中华人民共和国药典

2020 年版

一　部

国家药典委员会　编

中国医药科技出版社

图书在版编目（CIP）数据

中华人民共和国药典：2020 年版. 一部 / 国家药典委员会编. —北京：中国医药科技出版社，2020.5
（2024.11重印）

ISBN 978-7-5214-1574-2

Ⅰ. ①中⋯　Ⅱ. ①国⋯　Ⅲ. ①国家药典-中国　Ⅳ. ①R921.2

中国版本图书馆 CIP 数据核字（2020）第 026022 号

请扫描下方二维码，进行配备登记、
使用增值服务。咨询电话：010-62228771

ISBN 978-7-5214-1574-2

9 787521 415742 >

配备登记和增值服务 (一部)
请登录下面网址使用刮开明码配备登记；
或扫描二维码绑定手机后批量配备登记。
http://fuwu.chp.org.cn/login
扫描二维码
享增值服务
扫描二维码配套登记
刮开涂层
显示配备登记
在线阅读配套电子书
刮开涂层
扫码看书

责任编辑　匡罗均　李超霞　曹飒丽　李红日　王　梓　吴思思　樊　莹
责任校对　张芳芳　李青青　刘　婷
美术编辑　陈君杞

出版　中国医药科技出版社
地址　北京市海淀区文慧园北路甲 22 号
邮编　100082
电话　发行：010-62227427　邮购：010-62236938
网址　www.cmstp.com
规格　880×1230mm　¹⁄₁₆
印张　125¾
字数　5367 千字
版次　2020 年 5 月第 1 版
印次　2024 年 11 月第 5 次印刷
印刷　三河市万龙印装有限公司
经销　全国各地新华书店
书号　ISBN 978-7-5214-1574-2
定价　**1050. 00 元**

前　　言

《中华人民共和国药典》（简称《中国药典》）2020 年版为第十一版药典。按照第十一届药典委员会成立大会暨全体委员大会审议通过的药典编制大纲要求，以建立"最严谨的标准"为指导，以提升药品质量、保障用药安全、服务药品监管为宗旨，在国家药品监督管理局的领导下，在相关药品检验机构、科研院校的大力支持和国内外药品生产企业及学会协会积极参与下，国家药典委员会组织完成了《中国药典》2020 年版编制各项工作。2020 年 4 月 9 日，第十一届药典委员会执行委员会审议通过了《中国药典》2020 年版（草案）。经国家药品监督管理局会同国家卫生健康委员会审核批准颁布后施行。

本版药典收载品种 5911 种，新增 319 种，修订 3177 种，不再收载 10 种，因品种合并减少 6 种。一部中药收载 2711 种，其中新增 117 种、修订 452 种。二部化学药收载 2712 种，其中新增 117 种、修订 2387 种。三部生物制品收载 153 种，其中新增 20 种、修订 126 种；新增生物制品通则 2 个、总论 4 个。四部收载通用技术要求 361 个，其中制剂通则 38 个（修订 35 个）、检测方法及其他通则 281 个（新增 35 个、修订 51 个）、指导原则 42 个（新增 12 个、修订 12 个）；药用辅料收载 335 种，其中新增 65 种、修订 212 种。

本版药典主要特点：

稳步推进药典品种收载。品种收载以临床应用为导向，不断满足国家基本药物目录和基本医疗保险用药目录收录品种的需求，进一步保障临床用药质量。及时收载新上市药品标准，充分体现我国医药创新研发最新成果。

健全国家药品标准体系。通过完善药典凡例以及相关通用技术要求，进一步体现药品全生命周期管理理念。结合中药、化学药、生物制品各类药品特性，将质量控制关口前移，强化药品生产源头以及全过程的质量管理。逐步形成以保障制剂质量为目标的原料药、药用辅料和药包材标准体系，为推动关联审评审批制度改革提供技术支撑。

扩大成熟分析技术应用。紧跟国际前沿，不断扩大成熟检测技术在药品质量控制中的推广和应用，检测方法的灵敏度、专属性、适用性和可靠性显著提升，药品质量控制手段得到进一步加强。如新增聚合酶链式反应（PCR）法、DNA 测序技术指导原则等，推进分子生物学检测技术在中药饮片、动物组织来源材料、生物制品起始材料、微生物污染溯源鉴定中的应用；新增 X 射线荧光光谱法、单抗制品特性分析方法、采用转基因检测技术应用于重组产品活性检测等。

提高药品安全和有效控制要求。重点围绕涉及安全性和有效性的检测方法和限量开展研究，进一步提高药品质量的可控性。在安全性方面，进一步加强了对药材饮片重金属及有害元素、禁用农药残留、真菌毒素以及内源性有毒成分的控制。加强了对化学药杂质的定性定量研究，对已知杂质和未知杂质分别控制；对注射剂等高风险制剂增订了与安全性相关的质控项目，如渗透压摩尔浓度测定等。加强了生物制品病毒安全性控制、建立了疫苗氢氧化铝佐剂以及重组技术产品相关蛋白的控制。在有效性方面，建立和完善了中药材与饮片专属性鉴别方法，部分产品制定了与临床疗效相关的成分含量控制。结合通过仿制药质量与疗效一致性评价品种的注册标准，修订了药典相关标准的溶出度项目；进一步完善了化学药与有效性相关的质量控制要求。增订人用聚乙二醇化重组蛋白及多肽制品、螨变应原制品和人用基因治疗制品总论等，重组类治疗生物制品增订相关蛋白检测及限度要求等。

提升辅料标准水平。重点增加制剂生产常用药用辅料标准的收载，完善药用辅料自身安全性和功能性指标，逐步健全药用辅料国家标准体系，促进药用辅料质量提升，进一步保证制剂质量。

加强国际标准协调。加强与国外药典的比对研究，注重国际成熟技术标准的借鉴和转化，不断推进与各国药典标准的协调。参考人用药品注册技术要求国际协调会（ICH）相关指导原则，新增遗传毒性杂质控制指导原则，修订原料药物与制剂稳定性试验、分析方法验证、药品杂质分析等指导原则，新增溶出度测定流池法、堆密度和振实密度测定法，修订残留溶剂测定法等，逐步推进 ICH 相关指导原则在《中国药典》的转化实施。

强化药典导向作用。紧跟国际药品标准发展的趋势，兼顾我国药品生产的实际状况，在药品监管理念、质量控制要求、检测技术应用、工艺过程控制、产品研发指导等方面不断加强。在检测项目和限量设置方面，既考虑保障药品安全的底线，又充分关注临床用药的可及性，进一步强化药典对药品质量控制的导向作用。

完善药典工作机制。始终坚持公开、公正、公平的原则，不断完善药品标准的形成机制。组织药品检验机构、科研院校等单位持续开展标准课题研究，鼓励更多药品生产企业、行业组织和社会各界积极参与国家药品标准制修订工作，积极研究和回应业界反馈意见和建议。严格执行专业委员会工作规则，强化委员管理，防止利益冲突。完善质量保证体系、优化工作流程、加强风险防控、强化全程管理，进一步保障药典编制质量。

本版药典编制秉承科学性、先进性、实用性和规范性的原则，不断强化《中国药典》在国家药品标准中的核心地位，标准体系更加完善、标准制定更加规范、标准内容更加严谨、与国际标准更加协调，药品标准整体水平得到进一步提升，全面反映出我国医药发展和检测技术应用的现状，在提高我国药品质量，保障公众用药安全，促进医药产业健康发展，提升《中国药典》国际影响力等方面必将发挥重要作用。

国家药典委员会
2020 年 4 月

第十一届药典委员会委员名单

主 任 委 员　焦　红(女)

副主任委员　曾益新　陈时飞　张伯礼　陈凯先　曹雪涛

执 行 委 员　(按姓氏笔画排序)

丁　健	丁丽霞(女)	马双成	王　平	王　阶
王小刚	王广基	王军志	王佑春	尤启冬
田保国	丛　斌	兰　奋	朱　俊	刘景起
江英桥	孙飘扬	李　松	李　波	李　昱
李大鹏	杨　威	杨宝峰	杨昭鹏	肖　伟
吴以岭	吴海东	沈　琦(女)	张　伟	张　玫(女)
张　锋	张伯礼	张清波	陈　钢	陈志南
陈时飞	陈凯先	陈桂良	陈赛娟(女)	林瑞超
果德安	罗卓雅(女)	金宁一	周建平	周思源
赵　冲	胡昌勤	南　楠(女)	钟廷雄	钟国跃
侯仁萍(女)	饶春明	施亚琴(女)	贺浪冲	钱忠直
涂家生	黄璐琦	曹雪涛	屠鹏飞	董润生
程　京	程翼宇	焦　红(女)	曾益新	裴　钢
熊先军	魏于全			

顾 问 委 员　(按姓氏笔画排序)

王永炎	刘又宁	刘昌孝	孙　燕	李大魁
李连达	肖培根	陈可冀	罗国安	金少鸿
金有豫	赵　铠	侯惠民	俞永新	姚乃礼
姚新生	高学敏	高润霖		

委　　　员　(按姓氏笔画排序)

丁　健	丁　野	丁丽霞(女)	马　辰(女)	马　融
马双成	马玉楠(女)	马超美(女)	王　玉	王　平
王　伟	王　阶	王　杰(天津)	王　杰(山东)	王　建
王　柯	王　彦(女)	王　勇	王　浩	王　璇(女)
王　薇(女)	王小刚	王广基	王永炎	王向峰
王庆全	王庆国	王军志	王如伟	王佑春
王国治	王知坚	王春龙	王荣福	王峥涛
王铁杰(女)	王跃生	王智民	王箐舟(女)	支志明
尤启冬	毛秀红(女)	公雪杰(女)	孔令义	邓艳萍(女)
石远凯	石建功	叶　敏	叶　强	叶文才
叶正良	申玉华(女)	申昆玲(女)	田保国	田瑞华
史大卓	白　玉(女)	白政忠	仝小林	丛　斌
乐　健	邝耀深	冯　芳(女)	冯　丽(女)	冯　怡(女)
兰　奋	宁保明	尼玛顿珠	匡海学	朴晋华(女)
毕开顺	吕　扬(女)	吕佩源	吕爱平	朱　俊

朱凤才	朱立国	朱依谆	朱晓新	仲平
多杰	刘平	刘英(女)	刘浩	刘又宁
刘大为	刘万卉	刘玉玲(女)	刘永利	刘昌孝
刘建勋	刘保奎	刘海青	刘海静(女)	刘菊妍(女)
刘铜华	刘雁鸣(女)	刘景起	米亚娴(女)	江英桥
安国红(女)	那生桑	孙逊(女)	孙黎	孙燕
孙宁玲(女)	孙会敏	孙苓苓(女)	孙建宁(女)	孙晓波
孙增涛	孙飘扬	阳长明	芮菁(女)	花宝金
苏来曼·哈力克	杜冠华	杜增辉	李宁	李军(女)
李松	李波	李昱	李剑	李高
李萍(女)	李晶(女)	李大魁	李大鹏	李云霞(女)
李长贵	李文莉(女)	李玉华(女)	李向日(女)	李会林(女)
李连达	李青翠(女)	李泳雪(女)	李绍平	李玲玲(女)
李振国	李琦涵	李敬云(女)	杨明	杨威
杨焕(女)	杨化新(女)	杨世林	杨汇川	杨永健
杨利红(女)	杨秀伟	杨宏伟(女)	杨宝峰	杨建红(女)
杨昭鹏	杨美成(女)	杨晓明	肖伟	肖小河
肖培根	肖新月(女)	吴松	吴以岭	吴永林
吴传斌	吴海东	吴婉莹(女)	邱明华	邱模炎
何兰(女)	何仲贵	余立(女)	余伯阳	狄斌
邹全明	邹忠梅(女)	沈琦(女)	沈心亮	沈平嬢(女)
宋平顺	张伟	张玫(女)	张锋	张强
张小茜(女)	张卫东	张玉英(女)	张立群	张永文
张亚杰(女)	张志荣	张伯礼	张启明	张陆勇
张奉春	张春涛	张保献	张爱华(女)	张清波
张雯洁(女)	张尊建	张满来	陆益红(女)	陆敏仪
阿萍(女)	阿吉艾克拜尔·艾萨		陈英(女)	陈钢
陈楠(女)	陈震	陈薇(女)	陈士林	陈万生
陈卫衡	陈可冀	陈代杰	陈志南	陈时飞
陈国广	陈凯先	陈桂良	陈恩强	陈惠鹏
陈道峰	陈碧莲(女)	陈赛娟(女)	邵泓(女)	苗虹(女)
范颖(女)	范骁辉	范慧红(女)	茅向军	林彤(女)
林娜(女)	林梅(女)	林文翰	林丽英(女)	林瑞超
果德安	罗萍(女)	罗志福	罗卓雅(女)	罗国安
罗建辉	罗跃华	季申(女)	金方(女)	金斌
金于兰(女)	金少鸿	金宁一	金有豫	金红宇
金征宇	周旭(女)	周立春(女)	周国平	周建平
周思源	周跃华	郑台	郑健(女)	郑国钢
郑海发	单炜力	孟淑芳(女)	练鸿振	赵冲
赵明	赵明(女)	赵铠	赵中振	赵志刚
赵维良	赵瑞华(女)	郝海平	胡欣	胡昌勤
南楠(女)	钟大放	钟廷雄	钟国跃	钟瑞建
钟赣生	侯仁萍(女)	侯雪梅(女)	侯惠民	俞辉

俞永新	饶春明	施亚琴（女）	闻京伟	姜　红（女）
姜雄平	洪利娅（女）	洪建文（女）	祝　明（女）	姚乃礼
姚新生	贺浪冲	秦少容（女）	秦冬梅（女）	袁　军（女）
都广礼	热娜·卡斯木（女）		聂　晶（女）	聂小春
莫结丽（女）	贾立群	顾政一	钱忠直	钱家鸣（女）
笔雪艳（女）	倪　健	倪维芳（女）	徐　飞	徐丽华（女）
徐兵河	徐宏喜	徐寒梅（女）	徐愚聪	高　月（女）
高　申	高　华（女）	高　凯	高　春（女）	高　颖（女）
高　磊（女）	高秀梅（女）	高学敏	高润霖	郭　青（女）
郭巧生	郭旻彤	郭洪祝	郭景文	郭殿武
唐旭东	唐启盛	唐素芳（女）	唐锁勤	唐黎明
涂家生	陶巧凤（女）	黄　民	黄　瑛（女）	黄尧洲
黄晓龙	黄璐琦	梅　丹（女）	梅之南	曹　玲（女）
曹　晖	曹晓云（女）	曹雪涛	常俊标	崔一民
崔俊明	庾石山	梁成罡	梁争论	梁蔚阳（女）
屠鹏飞	绳金房	彭　成	斯拉甫·艾白	董关木
董顺玲	董润生	蒋　琳（女）	嵇　扬（女）	程　京
程作用	程奇珍（女）	程鹏飞（女）	程翼宇	傅欣彤（女）
焦　红（女）	奥乌力吉	鲁　静（女）	鲁卫星	鲁秋红（女）
曾　苏	曾　明	曾令冰	曾令高	曾益新
谢贵林	蔡少青	蔡姗英（女）	蔡美明（女）	裴　钢
廖嵩平	谭　睿（女）	谭仁祥	熊先军	樊夏雷
潘　阳	戴　红（女）	戴　忠	魏　锋	魏于全
魏立新	魏建和			

观　察　员（排名不分先后）

中国药学会

国际药用辅料协会（中国）有限公司

中国非处方药物协会

中国化学制药工业协会

中国生化制药工业协会

中国外商投资企业协会药品研制和开发行业委员会

中国药品监督管理研究会

中国医药包装协会

中国医药保健品进出口商会

中国医药创新促进会

中国医药设备工程协会

中国医药质量管理协会

中国中药协会

常设机构参与编写工作人员

（按姓氏笔画排序）

王　旭	王　绯	王志军	王晓娟	石上梅
申明睿	白晓菊	朱　冉	任重远	任跃明
许华玉	李　贺	李　浩	李慧义	宋宗华
张　军	张　鹏	张志芬	张筱红	陈　蕾
尚　悦	岳志华	岳瑞齐	周　怡	赵　雄
赵宇新	赵剑锋	郝　博	洪小栩	顾　宁
倪　龙	徐昕怡	高　洁	郭中平	曹　琰
麻广霖	程奇蕾	曾　熠	翟为民	

目　录

中国药典沿革

1953 年版（第一版） 1949 年 10 月 1 日中华人民共和国成立后,党和政府十分关怀人民的医药卫生保健工作,当年 11 月卫生部召集在京有关医药专家研讨编纂药典问题。1950 年 1 月卫生部从上海抽调药学专家孟目的教授负责组建中国药典编纂委员会和处理日常工作的干事会,筹划编制新中国药典。

1950 年 4 月在上海召开药典工作座谈会,讨论药典的收载品种原则和建议收载的品种,并根据卫生部指示,提出新中国药典要结合国情,编出一部具有民族化、科学化、大众化的药典。随后,卫生部聘请药典委员49 人,分设名词、化学药、制剂、植物药、生物制品、动物药、药理、剂量 8 个小组,另聘请通讯委员 35 人,成立了第一届中国药典编纂委员会。卫生部部长李德全任主任委员。

1951 年 4 月 24 日至 28 日在北京召开第一届中国药典编纂委员会第一次全体会议,会议对药典的名称、收载品种、专用名词、度量衡问题以及格式排列等作出决定。干事会根据全会讨论的意见,对药典草案进行修订,草案于 1952 年底报卫生部核转政务院文教委员会批准后,第一部《中国药典》1953 年版由卫生部编印发行。

该版药典共收载品种 531 种,其中化学药 215 种,植物药与油脂类 65 种,动物药 13 种,抗生素 2 种,生物制品 25 种,各类制剂 211 种。1957 年出版《中国药典》1953 年版增补本。

1963 年版（第二版） 1955 年卫生部组建第二届药典委员会,聘请委员 49 人,通讯委员 68 人,此届委员会因故未能开展工作。1957 年卫生部组建第三届药典委员会,聘请委员 80 人,药学专家汤腾汉教授为这届委员会主任委员(不设通讯委员),同年 7 月 28 日至 8 月 5 日在北京召开第一次全体委员会议,卫生部李德全部长做了药典工作报告,特别指出第一版《中国药典》未收载广大民众习用的中药的缺陷。会议在总结工作的基础上,通过了制订药典的原则,讨论了药典的性质和作用,修改了委员会章程,并一致认为应把合乎条件的中药收载到药典中。8 月 27 日卫生部批准委员会分设药理与医学、化学药品、药剂、生化药品、生药、生物制品六个专门委员会及名词小组,药典委员会设常务委员会,日常工作机构改称秘书室。

1958 年经常务委员会研究并经卫生部批准,增聘中医专家 8 人、中药专家 3 人组成中医药专门委员会,组织有关省市的中医药专家,根据传统中医药的理论和经验,起草中药材和中药成方(即中成药)的标准。

1959 年 6 月 25 日至 7 月 5 日在北京召开委员会第二次全体会议,会议主要审议新版药典草稿,并确定收载品种。草稿经修订补充后,分别由各专门委员会审定,于 1962 年完成送审稿,报请国务院批准后付印。1965 年 1 月 26 日卫生部颁布《中国药典》1963 年版。

该版药典共收载品种 1310 种,分一、二两部,各有凡例和有关的附录。一部收载中药材 446 种和中药成方制剂 197 种;二部收载化学药品 667 种。此外,一部记载药品的"功能与主治",二部增加了药品的"作用与用途"。

1977 年版（第三版） 由于"文革"影响,在相当一段时间内,药典委员会工作陷于停顿。1972 年 4 月 28 日国务院批复卫生部"同意恢复药典委员会,四部(卫生部、燃料化学工业部、商业部、解放军总后卫生部)参加,卫生部牵头"。据此,同年 5 月 31 日至 6 月 10 日在北京召开了编制国家新药典工作会议,出席会议的有全国各省(自治区、直辖市)的药品检验、药政管理以及有关单位代表共 88 人。这次会议着重讨论了编制药典的指导思想、方法、任务和要求,交流了工作经验,确定了编制新药典的方案,并分工落实起草任务。1973 年 4 月,在北京召开第二次全国药典工作会议,讨论制订药典的原则要求,以及中西药品的标准样稿和起草说明书,并根据药材主产地和药品生产情况,调整了起草任务。1979 年 10 月 4 日卫生部颁布《中国药典》1977 年版,自 1980 年 1 月 1 日起执行。

该版药典共收载品种 1925 种。一部收载中草药(包括少数民族药材)、中草药提取物、植物油脂以及单味药制剂等 882 种,成方制剂(包括少数民族药成方)270 种,共 1152 种;二部收载化学药品、生物制品等 773 种。

1985 年版(第四版)　1979 年卫生部组建第四届药典委员会,聘请委员 112 人,卫生部部长钱信忠兼任主任委员。同年 11 月 22 日至 28 日在北京召开第一次全体委员会议,会议讨论修改了委员会章程、药品标准工作管理办法及工作计划。委员会分设:中医、中药、医学与药理、化学药、生化药、药剂、抗生素、生物制品、放射性药品及名词 10 个专业组。由有关专业组分别推荐新药典收载的品种,中医专业组负责审查拟定一部收载的品种范围;医学与药理专业组负责审查拟定二部收载的品种范围;由主产地所在的省(自治区、直辖市)药品检验所和有关单位负责起草标准,药典委员会办公室组织交叉复核;部分项目组成专题协作组,通过实验研究后起草,参与标准草案审议的除专业组委员外,还邀请了药品检验所和企业的代表。经卫生部批准,《中国药典》1985 年版于 1985 年 9 月出版,1986 年 4 月 1 日起执行。

该版药典共收载品种 1489 种。一部收载中药材、植物油脂及单味制剂 506 种,成方制剂 207 种,共 713 种;二部收载化学药品、生物制品等 776 种。1987 年 11 月出版《中国药典》1985 年版增补本,新增品种 23 种,修订品种 172 种,附录 21 项。1988 年 10 月,第一部英文版《中国药典》1985 年版正式出版,同年还出版了药典二部注释选编。

1985 年 7 月 1 日《中华人民共和国药品管理法》正式执行,该法规定"药品必须符合国家药品标准或者省、自治区、直辖市药品标准"。明确"国务院卫生行政部门颁布的《中华人民共和国药典》和药品标准为国家药品标准"。"国务院卫生行政部门的药典委员会,负责组织国家药品标准的制定和修订"。进一步确定了药品标准的法定性质和药典委员会的任务。

1990 年版(第五版)　1986 年卫生部组建第五届药典委员会,聘请委员 150 人,卫生部崔月犁部长兼任主任委员,常设办事机构改为秘书长制。同年 5 月 5 日至 8 日召开第一次全体委员会议,讨论修订了委员会章程,通过了"七五"期间标准工作设想,确定了编制《中国药典》1990 年版的指导思想和原则要求,分别举行了中药材、中药成方制剂、化学药、抗生素、生化药及药理等专业会议,安排起草和科研任务。1989 年 3 月,药典委员会常设机构开始组织对 1990 年版药典标准的审稿和编辑加工。同年 12 月在北京举行药典委员会主任委员、副主任委员和各专业组长扩大会议进行审议,报卫生部批准后付印。1990 年 12 月 3 日卫生部颁布《中国药典》1990 年版,自 1991 年 7 月 1 日起执行。

该版药典收载品种共计 1751 种。一部收载 784 种,其中中药材、植物油脂等 509 种,中药成方及单味制剂 275 种;二部收载化学药品、生物制品等 967 种。与 1985 年版药典收载品种相比,一部新增 80 种,二部新增 213 种(含 1985 年版药典一部移入 5 种);删去 25 种(一部 3 种,二部 22 种);根据实际情况对药品名称作了适当修订。药典二部品种项下规定的"作用与用途"和"用法与用量",分别改为"类别"和"剂量",另组织编著《临床用药须知》一书,以指导临床用药。有关品种的红外光吸收图谱,收入《药品红外光谱集》另行出版,该版药典附录内不再刊印。

《中国药典》1990 年版的第一、第二增补本先后于 1992 年、1993 年出版,英文版版于 1993 年 7 月出版。

第五届药典委员会还完成了《中国药典》1985 年版增补本和英文版的编制等工作。

1995 年版(第六版)　1991 年卫生部组建第六届药典委员会,聘请委员 168 人,卫生部陈敏章部长兼任主任委员。同年 5 月 16 日至 18 日召开第一次全体委员会议,讨论通过了委员会的章程和编制《中国药典》1995 年版设计方案,并成立由主任委员、副主任委员和专家共 11 人组成的常务委员会。分设 13 个专业组,即中医专业组、中药材专业组、中成药专业组、西医专业组、药理专业组、化学药专业一组、化学药专业二组、化学药专业三组、抗生素专业组、生化药品专业组、生物制品专业组、放射性药品专业组、药品名词专业组。

1993 年,《中国药典》1995 年版附录初稿发往各地,作为起草、修订正文标准的依据。1994 年 7 月各地基本完成了标准的起草任务,由药典委员会各专业委员会分别组织审稿工作。1994 年 11 月 29 日提交常务委员会扩大会议讨论审议,获得原则通过,报请卫生部审批付印。卫生部批准颁布《中国药典》1995 年版,自 1996 年 4 月 1 日起执行。

该版药典收载品种共计 2375 种。一部收载 920 种,其中中药材、植物油脂等 522 种,中药成方及单味制剂 398 种;二部收载 1455 种,包括化学药、抗生素、生化药、放射性药品、生物制品及辅料等。一部新增品种 142 种,二部新增品种 499 种。二部药品外文名称改用英文名,取消拉丁名;中文名称只收载药品法定通用名称,不再列副名。

《中国药典》1995 年版的第一、第二增补本先后于 1997 年、1998 年出版，英文版于 1997 年出版。

第六届药典委员会还完成了《中国药典》1990 年版的增补本、英文版及二部注释和一部注释选编、《药品红外光谱集》（第一卷）、《临床用药须知》（第二版）、《中药彩色图集》、《中药薄层色谱彩色图集》及《中国药品通用名称》的编制工作。

1993 年 5 月 21 日卫生部决定将药典委员会常设机构从中国药品生物制品检定所分离出来，作为卫生部的直属单位。

2000 年版（第七版）　1996 年卫生部组建第七届药典委员会，聘请委员 204 人，其中名誉委员 18 人，卫生部陈敏章部长兼任主任委员。1998 年 9 月，根据中编办〔1998〕32 号文，卫生部药典委员会更名为国家药典委员会，并成建制划转国家药品监督管理局管理。因管理体制的变化等原因，在经有关部门同意后，按照第七届药典委员会章程精神，1999 年 12 月第七届药典委员会常务委员会议同意调整主任委员和副主任委员。国家药品监督管理局局长郑筱萸兼任主任委员。本届委员会设专业委员会共 16 个，分别为：中医专业委员会、中药第一专业委员会、中药第二专业委员会、中药第三专业委员会、中药第四专业委员会、医学专业委员会、药品名词专业委员会、附录专业委员会、制剂专业委员会、药理专业委员会、化学药品第一专业委员会、化学药品第二专业委员会、抗生素专业委员会、生化药品专业委员会、放射性药品专业委员会、生物制品专业委员会。

1996 年召开第七届药典委员会常务委员会第一次会议，通过了《中国药典》2000 年版设计方案，一部确立了"突出特色，立足提高"，二部确立了"赶超与国情相结合，先进与特色相结合"的指导思想。1996 年 10 月起，各专业委员会先后召开会议，落实设计方案提出的任务并分工进行工作。1997 年底至 1999 年 10 月，先后对完成的附录与制剂通则和药典初稿征求了各有关方面的意见，并先后召开了 16 个专业委员会审定稿会议。《中国药典》2000 年版于 1999 年 12 月经第七届药典委员会常务委员会议审议通过，报请国家药品监督管理局批准颁布，于 2000 年 1 月出版发行，2000 年 7 月 1 日起正式执行。

该版药典共收载品种 2691 种，其中新增品种 399 种，修订品种 562 种。一部收载 992 种，二部收载 1699 种。附录作了较大幅度的改进和提高，一部新增 10 个，修订 31 个；二部新增 27 个，修订 32 个。二部附录中首次收载了药品标准分析方法验证要求等六项指导原则，现代分析技术在这版药典中得到进一步扩大应用。为了严谨起见，将"剂量"、"注意"项内容移至《临床用药须知》。

《中国药典》2000 年版的第一、第二增补本先后于 2002 年、2004 年出版，英文版于 2002 年出版。

第七届药典委员会还完成了《中国药典》1995 年版增补本和英文版、《中国药品通用名称》（一九九八年增补本）、《药品红外光谱集》（第二卷）及《临床用药须知》（第三版）的编制工作。

2005 年版（第八版）　2002 年 10 月国家药品监督管理局（2003 年 9 月更名为国家食品药品监督管理局）组建第八届药典委员会，聘请委员 312 人，不再设立名誉委员。国家药品监督管理局局长郑筱萸兼任主任委员，原常务委员会更名为执行委员会。本届委员会设专业委员会 24 个，在上一届专业委员会的基础上，增设了民族药专业委员会（筹）、微生物专业委员会、药品包装材料与辅料专业委员会；原生物制品专业委员会扩增为血液制品专业委员会、病毒制品专业委员会、细菌制品专业委员会、体细胞治疗与基因治疗专业委员会、重组制品专业委员会和体外诊断用生物试剂专业委员会。

2002 年 10 月召开的第八届药典委员会全体大会及执行委员会第一次会议，通过了本届药典委员会提出的"《中国药典》2005 年版设计方案"。设计方案明确了"坚持继承与发展、理论与实际相结合"的方针；确定了"科学、实用、规范"等药典编纂原则；决定将《中国生物制品规程》并入药典，设为药典三部；并编制首部中成药《临床用药须知》。

2002 年 11 月起，各专业委员会先后召开会议，安排设计方案提出的任务并分别进行工作。2003 年 7 月，首先完成了附录草案，并发有关单位征求意见。2004 年初药典附录与品种初稿基本完成，增修订内容陆续在国家药典委员会网站上公示 3 个月，征求全国各有关方面的意见。6 月至 8 月，各专业委员会相继召开了审定稿会议。9 月，《中国药典》2005 年版经过第八届药典委员会执行委员会议审议通过，12 月报请国家食品药品监督管理局批准颁布，于 2005 年 1 月出版发行，2005 年 7 月 1 日起正式执行。

该版药典共收载品种 3217 种，其中新增 525 种，修订 1032 种。一部收载 1146 种，其中新增 154 种、修订 453 种；二部收载 1970 种，其中新增 327 种、修订 522 种；三部收载 101 种，其中新增 44 种、修订 57 种。

该版药典附录亦有较大幅度调整。一部收载附录 98 个,其中新增 12 个、修订 48 个,删除 1 个;二部收载附录 137 个,其中新增 13 个、修订 65 个、删除 1 个;三部收载附录 134 个。一、二、三部共同采用的附录分别在各部中予以收载,并进行了协调统一。

该版药典对药品的安全性问题更加重视。药典一部增加了有害元素测定法和中药注射剂安全性检查法应用指导原则。药典二部增加了药品杂质分析指导原则、正电子类和锝[^{99m}Tc]放射性药品质量控制指导原则;有 126 个静脉注射剂增订了不溶性微粒检查,增修订细菌内毒素检查的品种达 112 种;残留溶剂测定法中引入国际间已协调统一的有关残留溶剂的限度要求,并有 24 种原料药增订了残留溶剂检查。药典三部增订了逆转录酶活性检查法、人血白蛋白铝残留量测定法等。本版药典结合我国医药工业的现状和临床用药的实际情况,将原《澄明度检查细则和判断标准》修订为"可见异物检查法",以加强注射剂等药品的用药安全。

该版药典根据中医药理论,对收载的中成药标准项下的〔功能与主治〕进行了科学规范。

该版药典三部源于《中国生物制品规程》。自 1951 年以来,该规程已有六版颁布执行,分别为 1951 年及 1952 年修订版、1959 年版、1979 年版、1990 年版及 1993 年版(诊断制品类)、1995 年版、2000 年版及 2002 年版增补本。2002 年翻译出版了第一部英文版《中国生物制品规程》(2000 年版)。

《中国药典》2005 年版的增补本于 2009 年年初出版,英文版于 2005 年 9 月出版。

第八届药典委员会还完成了《中国药典》2000 年版增补本、《药品红外光谱集》(第三卷)、《临床用药须知》(中成药第一版、化学药第四版)及《中国药典》2005 年版英文版的编制工作。

2010 年版(第九版) 2007 年 11 月国家食品药品监督管理局组建第九届药典委员会。本届新增委员的遴选首次向社会公开选拔,采取差额选举、无记名投票的方式选举新增委员。该届委员会共有 323 名委员组成,其中续聘委员 163 名、新增委员 160 名(2008 年增补 2 名)。国家食品药品监督管理局局长邵明立兼任主任委员。该届委员会下设执行委员会和 25 个专业(工作)委员会。在上一届专业委员会的基础上,正式成立民族医药专业委员会;增设政策与发展委员会、标准物质专业委员会、标准信息工作委员会、注射剂工作委员会等 4 个专业(工作)委员会;取消原体细胞治疗与基因治疗专业委员会;将原体外诊断用生物试剂专业委员会与原血液制品专业委员会合并为血液制品专业委员会;将原 4 个中药专业委员会调整重组为中药材与饮片专业委员会、中成药专业委员会和天然药物专业委员会 3 个专业委员会。

2007 年 12 月召开第九届药典委员会成立暨全体委员大会,会议审议修订了《药典委员会章程》,并通过了"《中国药典》2010 年版编制大纲",编制大纲明确了《中国药典》2010 年版编制工作的指导思想、基本原则、发展目标和主要任务。随后,各专业委员会分别开展工作,进行品种遴选、科研立项、任务落实。

该版药典在编制工作的组织保障和科学管理方面进行了大胆探索和管理上的创新。药典部分科研任务首次以《标准研究课题任务书》的形式,明晰承担单位的职责与义务,明确项目的工作任务、研究目标、考核指标及进度要求。2008 年 12 月首次在编制工作进行的过程中召开全体委员参加的药典工作会议,研究解决药典编制工作中存在的问题。2009 年 3 月至 8 月各专业委员会相继集中召开审定稿会议。2009 年 8 月 27 日提交第九届药典委员会执行委员会扩大会议讨论审议,获得原则通过。该版药典于 2010 年 1 月出版发行,自 2010 年 7 月 1 日起正式执行。

该版药典与历版药典比较,收载品种明显增加。共收载品种 4567 种,其中新增 1386 种,修订 2237 种。药典一部收载品种 2165 种,其中新增 1019 种、修订 634 种;药典二部收载品种 2271 种,其中新增 330 种、修订 1500 种;药典三部收载品种 131 种,其中新增 37 种、修订 94 种。

该版药典附录一部收载附录 112 个,其中新增 14 个、修订 47 个;二部收载附录 152 个,其中新增 15 个、修订 69 个;三部收载附录 149 个,其中新增 18 个、修订 39 个。一、二、三部共同采用的附录分别在各部中予以收载,并尽可能做到统一协调、求同存异、体现特色。

该版药典中现代分析技术得到进一步扩大应用,除在附录中扩大收载成熟的新技术方法外,品种正文中进一步扩大了对新技术的应用;药品的安全性保障得到进一步加强,除在凡例和附录中加强安全性检查总体要求外,在品种正文标准中增加或完善安全性检查项目;对药品质量可控性、有效性的技术保障得到进一步提升,除在附录中新增和修订相关的检查方法和指导原则外,在品种正文标准中增加或完善有效性检查项目;为适应药品监督管理的需要,制剂通则中新增了药用辅料总体要求;积极引入了国际协调组织在药品杂质控制、无菌检查法等方面的要求和限度。此外,该版药典也体现了对野生资源保护与中药可持续发展的理念,不再收载濒危野生药材。

第九届药典委员会还完成了《中国药典》2005 年版增补本、《药品红外光谱集》(第四卷)、《临床用药须知》(中药材和饮片第一版、中成药第二版、化学药第五版)、《中药材显微鉴别彩色图鉴》及《中药材薄层色谱彩色图集》(第一册、第二册)的编制工作。

2015 年版(第十版) 2010 年 12 月国家食品药品监督管理局(2013 年 3 月 22 日更名为国家食品药品监督管理总局)组建第十届药典委员会。该届药典委员遴选工作按照新修订的《新增委员遴选办法》和《第十届药典委员会委员遴选工作方案》,向全社会公开征集新增委员候选人,并采取差额选举、无记名投票的方式选举新增委员。本届委员会共有委员 351 名,其中续聘委员 248 名,新增委员 103 名。时任第十一届全国人大常委会副委员长桑国卫任名誉主任委员,时任卫生部部长陈竺任主任委员,时任卫生部副部长、国家药品监督管理局局长邵明立任常务副主任委员。该届委员会下设执行委员会和 23 个专业委员会。执行委员会委员共计 67 名。其中院士委员 28 名、资深专家 3 名、各专业委员会主任 20 名、相关部委专家 4 名、总局相关技术单位负责人 7 名。根据药典标准工作需要,本届委员会以第九届药典委员会专业委员会设置为基础,对专业委员会的设立进行了适当调整;为加强化学药标准的制定工作,增设了化学药品第三专业委员会,扩大化学药委员的人数;同时,根据实际工作需要,取消政策与发展委员会、标准信息工作委员会和注射剂工作委员会。

2010 年 12 月第十届药典委员会成立暨全体委员大会召开。会议审议通过了"《中国药典》2015 年版编制大纲",编制大纲明确了《中国药典》2015 年版编制工作的指导思想、基本原则、发展目标和主要任务。

按照《国家药品安全"十二五"规划》的要求,国家药典委员会以实施"国家药品标准提高行动计划"为基础,组织各专业委员会和相关机构开展药典编制工作。药典委员会常设机构首次将 ISO 9001 质量管理体系引入药典编制的全过程管理,按照规范的"中国药典编制工作程序"开展品种遴选、课题立项、试验研究、标准起草、复核和审定等各项工作,稳步推进该版药典编制工作。2015 年 2 月 4 日《中国药典》2015 年版经第十届药典委员会执行委员会全体会议审议通过,于 2015 年 6 月 5 日经国家食品药品监督管理总局批准颁布,自2015 年 12 月 1 日起实施。

该版药典进一步扩大药品品种的收载和修订,共收载品种 5608 种。一部收载品种 2598 种,其中新增品种 440 种、修订品种 517 种、不收载品种 7 种。二部收载品种 2603 种,其中新增品种 492 种、修订品种 415种、不收载品种 28 种。三部收载品种 137 种,其中新增品种 13 种、修订品种 105 种、新增生物制品通则 1 个、新增生物制品总论 3 个、不收载品种 6 种。该版药典首次将上版药典附录整合为通则,并与药用辅料单独成卷作为《中国药典》四部。四部收载通则总数 317 个,其中制剂通则 38 个、检测方法 240 个(新增 27 个)、指导原则 30 个(新增 15 个)、标准品、标准物质及试液试药相关通则 9 个。药用辅料收载 270 种,其中新增 137种、修订 97 种、不收载 2 种。

该版药典完善了药典标准体系的建设,整体提升质量控制的要求,进一步扩大了先进、成熟检测技术的应用,药用辅料的收载品种大幅增加,质量要求和安全性控制更加严格,使《中国药典》的引领作用和技术导向作用进一步体现。

在编制该版药典的过程中,还完成了《中国药典》2010 年版第一、二、三增补本,《红外光谱集》(第五卷),《中国药品通用名称》,《国家药品标准工作手册》(第四版),《中国药典注释》的编制和修订工作,组织开展了《中国药典》2015 年版英文版、《临床用药须知》2015 年版的编制工作。

2020 年版(第十一版) 2017 年 8 月原国家食品药品监督管理总局组建第十一届药典委员会。本届委员会遴选工作按照新修订的《第十一届药典委员会委员遴选工作方案》,向全社会公开征集新增委员候选人,并采取差额选举、无记名投票的方式选举新增委员。本届委员会共有委员 405 名,时任国家食品药品监督管理总局局长毕井泉任主任委员。下设执行委员会和 26 个专业委员会。执行委员会委员共计 67 名,其中院士委员 16 名、资深委员 10 名、各专业委员会主任 26 名、机构委员 15 名。专业委员会的设置在上一届委员会的基础上进行了适当调整,增设了中药风险评估专业委员会和生物制品通则专业委员会。此外,还特别设立了观察员,由来自中国药学会、中国医药质量管理协会等社会团体和行业协会的 13 名代表组成。

2017 年 8 月 29 日第十一届药典委员会成立大会暨第一次全体委员会议在北京召开,审议通过了《中国药典》2020年版编制大纲。按照大纲的指导思想、总体目标、基本原则和具体目标,国家药典委员会继续以实施"国家药品标准提高行动计划"为基础,组织各专业委员会和相关机构按照中国药典编制工作程序开展品种遴选、课题立项、试验研究、起草复核和标准审定等各项工作。

根据国务院机构改革部门职能调整以及部分人员变动情况,对第十一届药典委员会执行委员会委员进行届中调整,国家药品监督管理局局长焦红任主任委员,国家卫生健康委员会副主任曾益新、国家药品监督管理局副局长陈时飞和张伯礼、陈凯先、曹雪涛三位院士共同担任副主任委员。2020年4月9日,第十一届药典委员会执行委员会以视频会议方式审议通过了《中国药典》2020年版(草案)。经国家药品监督管理局会同国家卫生健康委员会批准颁布后施行。

本版药典进一步扩大药品品种和药用辅料标准的收载,本版药典收载品种5911种,新增319种,修订3177种,不再收载10种,因品种合并减少6种。一部中药收载2711种,其中新增117种、修订452种。二部化学药收载2712种,其中新增117种、修订2387种。三部生物制品收载153种,其中新增20种、修订126种;新增生物制品通则2个、总论4个。四部收载通用技术要求361个,其中制剂通则38个(修订35个)、检测方法及其他通则281个(新增35个、修订51个)、指导原则42个(新增12个、修订12个);药用辅料收载335种,其中新增65种、修订212种。

本版药典持续完善了以凡例为基本要求、通则为总体规定、指导原则为技术引导、品种正文为具体要求的药典架构,不断健全以《中国药典》为核心的国家药品标准体系。贯彻药品全生命周期的管理理念,强化药品研发、生产、流通、使用等全过程质量控制。紧跟国际先进标准发展的趋势,密切结合我国药品生产实际,不断提升保证药品安全性和有效性的检测技术要求,充分发挥药典对促进药品质量提升、指导药品研发和推动产业高质量发展的导向作用。

在编制本版药典期间,还完成了《中国药典》2015年版第一增补本的工作,出版了《中国药典中药材薄层色谱彩色图集》、《中国药典中成药薄层色谱彩色图集》等药典配套丛书,组织开展了《中国药典》2020年版英文版的编制工作。

本版药典(一部)新增品种名单

药材和饮片

裸花紫珠

成方制剂和单味制剂

八珍丸(浓缩丸)	芪明颗粒	养血饮口服液
大黄利胆胶囊	芪参益气滴丸	活血止痛软胶囊
万灵五香膏	芪珍胶囊	恒制咳喘胶囊
小儿扶脾颗粒	芪黄通秘软胶囊	冠脉宁胶囊
小儿咳喘灵口服液	芪蛭降糖片	桂附地黄口服液
无比山药丸	苏黄止咳胶囊	唇齿清胃丸
五加生化胶囊	杏苏止咳口服液	柴胡滴丸
五灵胶囊	杞菊地黄口服液	积雪苷片
五福化毒片	连参通淋片	射麻口服液
止痢宁片	补肾益精丸	凉解感冒合剂
风湿骨痛片	补虚通瘀颗粒	益气通络颗粒
丹灯通脑软胶囊	坤宁口服液	益气聪明丸
丹灯通脑胶囊	坤泰胶囊	益心酮分散片
丹鹿通督片	苦甘颗粒	益心酮滴丸
正气片	苦参软膏	益肾化湿颗粒
四方胃胶囊	固肠止泻胶囊	益脑片
生白合剂(生白口服液)	和血明目片	消咳喘胶囊
老年咳喘片	和胃止泻胶囊	消栓肠溶胶囊
再造生血胶囊	金嗓开音颗粒	消癥丸
西汉养生口服液(滋肾健脑液)	金嗓清音胶囊	通窍耳聋丸
血栓通胶囊	金蝉止痒胶囊	黄芪生脉颗粒
血滞通胶囊	乳块消颗粒	银杏叶口服液
血塞通片	乳康颗粒	银杏叶软胶囊
血塞通胶囊	参芪五味子颗粒	银黄丸
血塞通颗粒	参芪降糖片	银黄清肺胶囊
壮腰健身丸	参芪降糖胶囊	痔疮胶囊
安胎丸	厚朴排气合剂	清降片
安脑片	胃疡宁丸	清宣止咳颗粒
妇宁栓	复方双花口服液	跌打七厘片
妇科止带胶囊	复方鱼腥草合剂	喉疾灵片
妇科养荣丸	复方益母草胶囊	舒肝丸(浓缩丸)
妇康宝口服液(妇康宝合剂)	脉络舒通丸	舒肝解郁胶囊
芩暴红止咳分散片	脉络舒通颗粒	舒泌通胶囊
芪风固表颗粒	养血当归胶囊	痛风定片

本版药典（一部）未收载 2015 年版药典（一部）中的品种名单

马兜铃
穿山甲

天仙藤
黄连羊肝丸

凡　例

总　则

一、《中华人民共和国药典》简称《中国药典》，依据《中华人民共和国药品管理法》组织制定和颁布实施。《中国药典》一经颁布实施，其所载同品种或相关内容的上版药典标准或原国家药品标准即停止使用。

《中国药典》由一部、二部、三部、四部及其增补本组成。一部收载中药，二部收载化学药品，三部收载生物制品及相关通用技术要求，四部收载通用技术要求和药用辅料。除特别注明版次外，《中国药典》均指现行版。

本部为《中国药典》一部。

二、《中国药典》主要由凡例、通用技术要求和品种正文构成。

凡例是为正确使用《中国药典》，对品种正文、通用技术要求以及药品质量检验和检定中有关共性问题的统一规定和基本要求。

通用技术要求包括《中国药典》收载的通则、指导原则以及生物制品通则和相关总论等。

《中国药典》各品种项下收载的内容为品种正文。

三、药品标准由品种正文及其引用的凡例、通用技术要求共同构成。

本版药典收载的凡例、通则/生物制品通则、总论的要求对未载入本版药典的其他药品标准具同等效力。

四、凡例和通用技术要求中采用"除另有规定外"这一用语，表示存在与凡例或通用技术要求有关规定不一致的情况时，则在品种正文中另作规定，并据此执行。

五、品种正文所设各项规定是针对符合《药品生产质量管理规范》（Good Manufacturing Practices，GMP）的产品而言。任何违反 GMP 或有未经批准添加物质所生产的药品，即使符合《中国药典》或按照《中国药典》未检出其添加物质或相关杂质，亦不能认为其符合规定。

六、《中国药典》的英文名称为 Pharmacopoeia of the People's Republic of China；英文简称为 Chinese Pharmacopoeia；英文缩写为 ChP。

通用技术要求

七、通则主要包括制剂通则、其他通则、通用检测方法。制剂通则系为按照药物剂型分类，针对剂型特点所规定的基本技术要求。通用检测方法系为各品种进行相同项目检验时所应采用的统一规定的设备、程序、方法及限度等。

指导原则系为规范药典执行，指导药品标准制定和修订，提高药品质量控制水平所规定的非强制性、推荐性技术要求。

生物制品通则是对生物制品生产和质量控制的基本要求，总论是对某一类生物制品生产和质量控制的相关技术要求。

品　种　正　文

八、品种正文系根据药物自身的理化与生物学特性，按照批准的来源、处方、制法和贮藏、运输等条件所制定的、用以检测药品质量是否达到用药要求并衡量其质量是否稳定均一的技术规定。

九、品种正文项下根据品种和剂型不同，可分别列有：（1）品名；（2）来源；（3）处方；（4）制法；（5）性状；（6）鉴别；（7）检查；（8）浸出物；（9）特征图谱或指纹图谱；（10）含量测定；（11）炮制；（12）性味与归经；（13）功能与主治；（14）用法与用量；（15）注意；（16）规格；（17）贮藏；（18）制剂；（19）附注等。

名 称 及 编 排

十、品种正文分为药材和饮片、植物油脂和提取物、成方制剂和单味制剂三部分。

药材和饮片名称包括中文名和汉语拼音，其中药材和单列饮片名称还包括拉丁名，植物油脂和提取物还包括英文名。

十一、品种正文中未列饮片和炮制项的，其名称与药材名相同，该正文同为药材和饮片标准。

十二、饮片系指药材经过炮制后可直接用于中医临床或制剂生产使用的药品。

饮片除需要单列者外，一般并列于药材的品种正文中，先列药材的项目，后列饮片的项目，中间用"饮片"分开，与药材相同的内容只列出项目名称，其要求用"同药材"表述；不同于药材的内容逐项列出，并规定相应的指标。饮片炮制项为净制、切制的，除另有规定外，其饮片名称和相关项目与药材相同。上述编排系为减少品种正文篇幅，药材和饮片仍应作为独立的标准。

植物油脂和提取物系指从植、动物中制得的挥发油、油脂、有效部位和有效成分。其中，提取物包括以水或醇为溶剂经提取制成的流浸膏、浸膏或干浸膏、含有一类或数类有效成分的有效部位和含量达到90％以上的单一有效成分。

十三、品种正文的三个部分分别按中文名笔画顺序排列，同笔画数的字按起笔笔形—丨丿、乛的顺序排列；单列的饮片排在相应药材的后面；制剂中同一正文项下凡因规格不同而致内容不同需单列者，在其名称后加括号注明；通用技术要求按分类编码。索引分别按中文索引、汉语拼音索引、拉丁名索引和拉丁学名索引顺序排列。

项 目 与 要 求

十四、单列饮片的标准，来源项一般描述为"本品为××的加工炮制品"，并以〔炮制〕项收载相应的炮制工艺，其余同药材和饮片标准。

十五、药材和饮片的质量标准，一般按干品制定，需用鲜品的，另制定鲜品的质量控制指标，并规定鲜品的用法与用量。

十六、药材原植（动）物的科名、植（动）物名、拉丁学名、药用部位（矿物药注明类、族、矿石名或岩石名、主要成分）及采收季节和产地加工等，均属药材的来源范畴。

药用部位一般系指已除去非药用部分的商品药材。采收（采挖等）和产地加工系对药用部位而言。

十七、药材产地加工及炮制规定的干燥方法如下：①烘干、晒干、阴干均可的，用"干燥"；②不宜用较高温度烘干的，则用"晒干"或"低温干燥"（一般不超过60℃）；③烘干、晒干均不适宜的，用"阴干"或"晾干"；④少数药材需要短时间干燥，则用"暴晒"或"及时干燥"。

制剂中的干燥方法一般用"干燥"或"低温干燥"，采用特殊干燥方法的，在具体品种项下注明。

十八、同一名称有多种来源的药材，其性状有明显区别的均分别描述。先重点描述一种，其他仅分述其区别点。

分写品种的名称，一般采用习用的药材名。没有习用名称者，采用植（动）物中文名。

十九、〔制法〕项不等同于生产工艺，主要记载规定工艺中的主要步骤和必要的技术参数，一般应明确提取溶剂的名称和提取、分离、浓缩、干燥等步骤及必要的条件。

二十、〔性状〕项下记载药品的外观、质地、断面、臭、味、溶解度以及物理常数等，在一定程度上反映药品的质量特性。

（1）外观是对药品的色泽外表感官的描述。

（2）溶解度是药品的一种物理性质。各品种项下选用的部分溶剂及其在该溶剂中的溶解性能，可供精制或制备溶液时参考。对在特定溶剂中的溶解性能需作质量控制时，在该品种〔检查〕项下作具体规定。药品的近似溶解度以下列名词术语表示：

极易溶解	系指溶质 1g(ml)能在溶剂不到 1ml 中溶解；
易溶	系指溶质 1g(ml)能在溶剂 1～不到 10ml 中溶解；
溶解	系指溶质 1g(ml)能在溶剂 10～不到 30ml 中溶解；
略溶	系指溶质 1g(ml)能在溶剂 30～不到 100ml 中溶解；
微溶	系指溶质 1g(ml)能在溶剂 100～不到 1000ml 中溶解；
极微溶解	系指溶质 1g(ml)能在溶剂 1000～不到 10000ml 中溶解；
几乎不溶或不溶	系指溶质 1g(ml)在溶剂 10000ml 中不能完全溶解。

试验法：除另有规定外，称取研成细粉的供试品或量取液体供试品，置于 25℃±2℃ 一定容量的溶剂中，每隔 5 分钟强力振摇 30 秒钟；观察 30 分钟内的溶解情况，如无目视可见的溶质颗粒或液滴时，即视为完全溶解。

（3）物理常数包括相对密度、馏程、熔点、凝点、比旋度、折光率、黏度、吸收系数、碘值、皂化值和酸值等；其测定结果不仅对药品具有鉴别意义，也可反映药品的纯度，是评价药品质量的主要指标之一。

二十一、〔鉴别〕项下包括经验鉴别、显微鉴别和理化鉴别。显微鉴别中的横切面、表面观及粉末鉴别，均指经过一定方法制备后在显微镜下观察的特征。理化鉴别包括物理、化学、光谱、色谱等鉴别方法。

二十二、〔检查〕项下规定的项目要求系指药品或在加工、生产和贮藏过程中可能含有并需要控制的物质或其限度指标，包括安全性、有效性、均一性与纯度等方面要求。

各类制剂，除另有规定外，均应符合各制剂通则项下有关的各项规定。制剂通则中的"单剂量包装"系指按规定一次服用的包装剂量。各品种〔用法与用量〕项下规定服用范围者，不超过一次服用最高剂量包装者也应按"单剂量包装"检查。

二十三、本版药典所收载品种正文中涉及的用于计算两个图谱相似程度的计算机软件系国家药典委员会制订的《中药色谱指纹图谱相似度评价系统》。

二十四、〔性味与归经〕项下的规定，一般是按中医理论和经验对该饮片性能的概括。其中对"有大毒"、"有毒"、"有小毒"的表述，系沿用历代本草的记载，此项内容作为临床用药的警示性参考。

二十五、〔功能与主治〕项下的规定，一般是按中医或民族医学的理论和临床用药经验对饮片和制剂所作的概括性描述；天然药物以适应症形式表述。此项内容作为临床用药的指导。

二十六、饮片的〔用法与用量〕，除另有规定外，用法系指水煎内服。用量系指成人一日常用剂量；必要时可遵医嘱。

二十七、〔注意〕系指主要的禁忌和不良反应。属中医一般常规禁忌者从略。

二十八、〔贮藏〕项下的规定，系对药品贮藏与保管的基本要求，除矿物药应置干燥洁净处不作具体规定外，一般以下列名词术语表示：

遮光　系指用不透光的容器包装，例如棕色容器或黑色包装材料包裹的无色透明、半透明容器；

避光　系指避免日光直射；

密闭　系指将容器密闭，以防止尘土及异物进入；

密封　系指将容器密封，以防止风化、吸潮、挥发或异物进入；

熔封或严封　系指将容器熔封或用适宜的材料严封，以防止空气与水分的侵入并防止污染；

阴凉处　系指不超过 20℃；

凉暗处　系指避光并不超过 20℃；

冷处　系指 2～10℃；

常温　系指 10～30℃。

除另有规定外，〔贮藏〕项未规定贮存温度的一般系指常温。

二十九、制剂中使用的饮片和辅料，均应符合本版药典的规定；本版药典未收载的药材和饮片，应符合国务院药品监督管理部门或省、自治区、直辖市的有关规定；本版药典未收载的制剂用辅料，应制定相应的标准。

三十、制剂处方中的药味，均指饮片，需经炒、蒸、煮等或加辅料炮炙的，处方中用炮制品名；同一饮片炮炙方法含两种以上的，采用在饮片名称后加注"（制）"来表述。某些毒性较大或必须注明生用者，在名称前，加注"生"字，以免误用。

三十一、除另有规定外，凡饮片均照本版药典规定的相应方法炮制；制剂中使用的饮片规格，应符合相应品种实际工艺的要求。本版药典规定的各饮片规格，系指临床配方使用的饮片规格。制剂处方中规定的药量，系指品种正文〔制法〕项规定的切碎、破碎或粉碎后的药量。

三十二、涉及国家秘密技术的，处方和制法从略；或只写出部分药味，不注明药量；或写出处方药味和简要制法，不注明药量。

检验方法和限度

三十三、本版药典正文收载的所有品种，均应按规定的方法进行检验。采用本版药典规定的方法进行检验时，应对方法的适用性进行确认。如采用其他方法，应进行方法学验证，并与规定的方法比对，根据试验结果选择使用，但应以本版药典规定的方法为准。

三十四、本版药典中规定的各种纯度和限度数值以及制剂的重（装）量差异，系包括上限和下限两个数值本身及中间数值。规定的这些数值不论是百分数还是绝对数字，其最后一位数字都是有效位。

试验结果在运算过程中，可比规定的有效数字多保留一位数，而后根据有效数字的修约规定进舍至规定有效位。计算所得的最后数值或测定读数值均可按修约规则进舍至规定的有效位，取此数值与标准中规定的限度数值比较，以判断是否符合规定的限度。

三十五、药材和饮片、植物油脂和提取物的含量（％）均按重量计。成方制剂与单味药制剂的含量，除另有规定外，一般按每一计量单位（1片、1丸、1袋、1ml等）的重量计；单一成分制剂如规定上限为100％以上时，系指用本版药典规定的分析方法测定时可能达到的数值，它为药典规定的限度或允许偏差，并非真实含量；如未规定上限时，系指不超过101.0％。

制剂的含量限度范围，是根据该药味含量的多少、测定方法、生产过程和贮存期间可能产生的偏差或变化而制定的，生产中应按处方量或成分标示量的100％投料。

对照品、对照药材、对照提取物、标准品

三十六、对照品、对照药材、对照提取物、标准品系指用于鉴别、检查、含量测定的标准物质。对照品应按其使用说明书上规定的方法处理后按标示含量使用。

对照品与标准品的建立或变更批号，应与国际对照品、国际标准品或原批号对照品、标准品进行对比，并经过一定的工作程序进行标定和技术审定。

对照品、对照药材、对照提取物和标准品均应附有使用说明书，标明批号、用途、使用期限、贮存条件和装量等。

计　　量

三十七、试验用的计量仪器均应符合国务院质量技术监督部门的规定。

三十八、本版药典采用的计量单位

（1）法定计量单位名称和符号如下：

长度	米（m）	分米（dm）	厘米（cm）	毫米（mm）	微米（μm）	纳米（nm）
体积	升（L）	毫升（ml）	微升（μl）			
质（重）量	千克（kg）	克（g）	毫克（mg）	微克（μg）	纳克（ng）	皮克（pg）

物质的量　　　摩尔(mol)　　毫摩尔(mmol)

压力　　　　　兆帕(MPa)　　千帕(kPa)　　帕(Pa)

温度　　　　　摄氏度(℃)

动力黏度　　　帕秒(Pa·s)　　　　毫帕秒(mPa·s)

运动黏度　　　平方米每秒(m²/s)　　平方毫米每秒(mm²/s)

波数　　　　　厘米的倒数(cm⁻¹)

密度　　　　　千克每立方米(kg/m³)　　克每立方厘米(g/cm³)

放射性活度　　吉贝可(GBq)　　兆贝可(MBq)　　千贝可(kBq)　　贝可(Bq)

(2) 本版药典使用的滴定液和试液的浓度，以 mol/L(摩尔/升)表示者，其浓度要求需精密标定的滴定液用"XXX 滴定液(YYYmol/L)"表示；作其他用途不需精密标定其浓度时用"YYYmol/L XXX 溶液"表示，以示区别。

(3) 温度描述，一般以下列名词术语表示：

水浴温度　　　除另有规定外，均指 98～100℃

热水　　　　　系指 70～80℃

微温或温水　　系指 40～50℃

室温(常温)　　系指 10～30℃

冷水　　　　　系指 2～10℃

冰浴　　　　　系指约 0℃

放冷　　　　　系指放冷至室温

(4) 符号"%"表示百分比，系指重量的比例；但溶液的百分比，除另有规定外，系指溶液 100ml 中含有溶质若干克；乙醇的百分比，系指在 20℃时容量的比例。此外，根据需要可采用下列符号：

%(g/g)　　　表示溶液 100g 中含有溶质若干克；

%(ml/ml)　　表示溶液 100ml 中含有溶质若干毫升；

%(ml/g)　　　表示溶液 100g 中含有溶质若干毫升；

%(g/ml)　　　表示溶液 100ml 中含有溶质若干克；

(5) 缩写"ppm"表示百万分比，系指重量或体积的比例。

(6) 缩写"ppb"表示十亿分比，系指重量或体积的比例。

(7) 液体的滴，系指在 20℃时，以 1.0ml 水为 20 滴进行换算。

(8) 溶液后标示的"(1→10)"等符号，系指固体溶质 1.0g 或液体溶质 1.0ml 加溶剂使成 10ml 的溶液；未指明用何种溶剂时，均系指水溶液；两种或两种以上液体的混合物，名称间用半字线"-"隔开，其后括号内所示的"："符号，系指各液体混合时的体积(重量)比例。

(9) 本版药典所用药筛，选用国家标准的 R40/3 系列，分等如下：

筛号	筛孔内径(平均值)	目号
一号筛	2000μm±70μm	10 目
二号筛	850μm±29μm	24 目
三号筛	355μm±13μm	50 目
四号筛	250μm±9.9μm	65 目
五号筛	180μm±7.6μm	80 目
六号筛	150μm±6.6μm	100 目
七号筛	125μm±5.8μm	120 目
八号筛	90μm±4.6μm	150 目
九号筛	75μm±4.1μm	200 目

粉末分等如下：

最粗粉　指能全部通过一号筛，但混有能通过三号筛不超过 20％ 的粉末；

粗　粉　指能全部通过二号筛，但混有能通过四号筛不超过 40％ 的粉末；

中　粉　指能全部通过四号筛，但混有能通过五号筛不超过 60％ 的粉末；

细　粉　指能全部通过五号筛，并含能通过六号筛不少于 95％ 的粉末；

最细粉　指能全部通过六号筛，并含能通过七号筛不少于 95％ 的粉末；

极细粉　指能全部通过八号筛，并含能通过九号筛不少于 95％ 的粉末。

（10）乙醇未指明浓度时，均系指 95％（ml/ml）的乙醇。

三十九、计算分子量以及换算因子等使用的原子量均按最新国际原子量表推荐的原子量。

精　确　度

四十、本版药典规定取样量的准确度和试验精密度。

（1）试验中供试品与试药等"称重"或"量取"的量，均以阿拉伯数码表示，其精确度可根据数值的有效数位来确定，如称取"0.1g"系指称取重量可为 0.06～0.14g；称取"2g"系指称取重量可为 1.5～2.5g；称取"2.0g"系指称取重量可为 1.95～2.05g；称取"2.00g"系指称取重量可为 1.995～2.005g。

"精密称定"系指称取重量应准确至所取重量的千分之一；"称定"系指称取重量应准确至所取重量的百分之一；"精密量取"系指量取体积的准确度应符合国家标准中对该体积移液管的精密度要求；"量取"系指可用量筒或按照量取体积的有效数位选用量具。取用量为"约"若干时，系指取用量不得超过规定量的 ±10％。

（2）恒重，除另有规定外，系指供试品连续两次干燥或炽灼后称重的差异在 0.3mg 以下的重量；干燥至恒重的第二次及以后各次称重均应在规定条件下继续干燥 1 小时后进行；炽灼至恒重的第二次称重应在继续炽灼 30 分钟后进行。

（3）试验中规定"按干燥品（或无水物，或无溶剂）计算"时，除另有规定外，应取未经干燥（或未去水，或未去溶剂）的供试品进行试验，并将计算中的取用量按〔检查〕项下测得的干燥失重（或水分，或溶剂）扣除。

（4）试验中的"空白试验"，系指在不加供试品或以等量溶剂替代供试液的情况下，按同法操作所得的结果；〔含量测定〕中的"并将滴定的结果用空白试验校正"，系指按供试品所耗滴定液的量（ml）与空白试验中所耗滴定液的量（ml）之差进行计算。

（5）试验时的温度，未注明者，系指在室温下进行；温度高低对试验结果有显著影响者，除另有规定外，应以 25℃±2℃ 为准。

试药、试液、指示剂

四十一、试验用的试药，除另有规定外，均应根据通则试药项下的规定，选用不同等级并符合国家标准或国务院有关行政主管部门规定的试剂标准。试液、缓冲液、指示剂与指示液、滴定液等，均应符合通则的规定或按照通则的规定制备。

四十二、试验用水，除另有规定外，均系指纯化水。酸碱度检查所用的水，均系指新沸并放冷至室温的水。

四十三、酸碱性试验时，如未指明用何种指示剂，均系指石蕊试纸。

动　物　试　验

四十四、动物试验所使用的动物应为健康动物，其管理应按国务院有关行政主管部门颁布的规定执行。动物品系、年龄、性别、体重等应符合药品检定要求。

说明书、包装、标签

四十五、药品说明书应符合《中华人民共和国药品管理法》及国务院药品监督管理部门对说明书的规定。

四十六、直接接触药品的包装材料和容器应符合国务院药品监督管理部门的有关规定，均应无毒、洁净，与内容药品应不发生化学反应，并不得影响内容药品的质量。

四十七、药品标签应符合《中华人民共和国药品管理法》及国务院药品监督管理部门对包装标签的规定，不同包装标签其内容应根据上述规定印制，并应尽可能多地包含药品信息。

四十八、麻醉药品、精神药品、医疗用毒性药品、放射性药品、外用药品和非处方药品的说明书和包装标签，必须印有规定的标识。

品 名 目 次

药材和饮片

植物油脂和提取物

成方制剂和单味制剂

三　画
三大万口山千川女小马

五　画
玉正功甘艾芄古左石右龙
戊平北归四生代白瓜乐
外冬宁冯玄半汉加孕

七　画
麦远坎花苁芩芪克苏杏杞更医尪连
抗护男牡利伸快肝肛肠龟辛沈沉
良启补灵局尿阿附妙纯驴

药材和饮片

一 枝 黄 花

Yizhihuanghua

SOLIDAGINIS HERBA

本品为菊科植物一枝黄花 Solidago decurrens Lour. 的干燥全草。秋季花果期采挖,除去泥沙,晒干。

【性状】 本品长 30～100cm。根茎短粗,簇生淡黄色细根。茎圆柱形,直径 0.2～0.5cm;表面黄绿色、灰棕色或暗紫红色,有棱线,上部被毛;质脆,易折断,断面纤维性,有髓。单叶互生,多皱缩、破碎,完整叶片展平后呈卵形或披针形,长 1～9cm,宽 0.3～1.5cm;先端稍尖或钝,全缘或有不规则的疏锯齿,基部下延成柄。头状花序直径约 0.7cm,排成总状,偶有黄色舌状花残留,多皱缩扭曲,苞片 3 层,卵状披针形。瘦果细小,冠毛黄白色。气微香,味微苦辛。

【鉴别】 (1)叶表面观:上表皮细胞多角形,垂周壁略呈念珠状增厚。下表皮细胞垂周壁波状弯曲,气孔不定式,略下陷。非腺毛有两类:表皮非腺毛由 3 个细胞组成,壁薄,顶端 1 个细胞常萎缩成鼠尾状,较小;叶缘非腺毛睫毛状由 3～7 个细胞组成,壁稍厚,长 180～500μm。

(2)取本品粉末 2g,加石油醚(60～90℃)50ml,超声处理 30 分钟,放冷,滤过,弃去石油醚挥去溶剂,药渣挥干溶剂,加 70% 乙醇 30ml,加热回流 1 小时,放冷,滤过,滤液蒸干,残渣加甲醇 1ml 使溶解,作为供试品溶液。另取一枝黄花对照药材 2g,同法制成对照药材溶液。再取芦丁对照品,加甲醇制成每 1ml 含 0.5mg 的溶液,作为对照品溶液。照薄层色谱法(通则 0502)试验,吸取供试品溶液 5～10μl、对照药材溶液和对照品溶液各 5μl,分别点于同一以含 4% 磷酸氢二钠溶液制备的硅胶 G 薄层板上,以乙酸乙酯-甲醇-甲酸-水(8:1:1:1)为展开剂,展开,取出,晾干,喷以 3% 三氯化铝乙醇溶液,晾干,置紫外光灯(365nm)下检视。供试品色谱中,在与对照药材色谱和对照品色谱相应的位置上,显相同颜色的荧光斑点;再喷以 5% 三氯化铁乙醇溶液,供试品色谱中,在与对照药材色谱和对照品色谱相应的位置上,显相同颜色的斑点。

【检查】 水分 不得过 13.0%(通则 0832 第二法)。

总灰分 不得过 8.0%(通则 2302)。

酸不溶性灰分 不得过 4.0%(通则 2302)。

【浸出物】 照水溶性浸出物测定法(通则 2201)项下的热浸法测定,不得少于 17.0%。

【含量测定】 照高效液相色谱法(通则 0512)测定。

色谱条件与系统适用性试验 以十八烷基硅烷键合硅胶为填充剂;以乙腈-甲醇-0.4% 醋酸溶液(16:8:76)为流动相;检测波长为 360nm。理论板数按芦丁峰计算应不低于 2500。

对照品溶液的制备 取芦丁对照品适量,精密称定,加甲醇制成每 1ml 含 0.1mg 的溶液,即得。

供试品溶液的制备 取本品粉末(过三号筛)约 2g,精密称定,置具塞锥形瓶中,精密加入 70% 乙醇 50ml,称定重量,加热回流 40 分钟,放冷,再称定重量,用 70% 乙醇补足减失的重量,摇匀,滤过,取续滤液,即得。

测定法 分别精密吸取对照品溶液与供试品溶液各 10μl,注入液相色谱仪,测定,即得。

本品按干燥品计算,含无水芦丁($C_{27}H_{30}O_{16}$)不得少于 0.10%。

饮片

【炮制】 除去杂质,喷淋清水,切段,干燥。

【性状】 本品呈不规则的段。根茎短粗,簇生淡黄色细根。茎圆柱形,直径 0.2～0.5cm;表面黄绿色、灰棕色或暗紫红色,有棱线,上部被毛;质脆,易折断,断面纤维性,有髓。叶多皱缩、破碎;先端稍尖或钝,全缘或有不规则的疏锯齿,基部下延成柄。偶有黄色舌状花残留,多皱缩扭曲,卵状披针形,瘦果细小。气微香,味微苦辛。

【性味与归经】 辛、苦,凉。归肺、肝经。

【功能与主治】 清热解毒,疏散风热。用于喉痹,乳蛾,咽喉肿痛,疮疖肿毒,风热感冒。

【用法与用量】 9～15g。

【贮藏】 置干燥处。

丁 公 藤

Dinggongteng

ERYCIBES CAULIS

本品为旋花科植物丁公藤 Erycibe obtusifolia Benth. 或光叶丁公藤 Erycibe schmidtii Craib 的干燥藤茎。全年均可采收,切段或片,晒干。

【性状】 本品为斜切的段或片,直径 1～10cm。外皮灰黄色、灰褐色或浅棕褐色,稍粗糙,有浅沟槽及不规则纵裂纹或龟裂纹,皮孔点状或疣状,黄白色,老的栓皮呈薄片剥落。质坚硬,纤维较多,不易折断,切面椭圆形,黄褐色或浅黄棕色,异型维管束呈花朵状或块状,木质部导管呈点状。气微,味淡。

【鉴别】 取本品粉末 3g,加乙醇 40ml,浸渍过夜,加热回流 6 小时,滤过,滤液加 6mol/L 盐酸溶液 6ml,加热回流 3 小时,蒸干,残渣加乙醇 10ml 使溶解,作为供试品溶液。另取东莨菪内酯对照品,加乙醇制成每 1ml 含 0.25mg 的溶液,作为对照品溶液。照薄层色谱法(通则 0502)试验,吸取上述两种溶液各 3μl,分别点于同一硅胶 G 薄层板上,以环己烷-三氯甲烷-乙酸乙酯-甲酸(6:10:7:1.2)为展开剂,展开,取出,晾干,置紫外光灯(365nm)下检视。供试品色谱中,在与对照品色谱相应的位置上,显相同的亮蓝色荧光斑点。

【检查】 水分 不得过 12.0%(通则 0832 第二法)。

总灰分 不得过 10.0%(通则 2302)。

【浸出物】 照醇溶性浸出物测定法(通则 2201)项下的热浸法测定,用乙醇作溶剂,不得少于 3.0%。

【含量测定】 照高效液相色谱法(通则 0512)测定。

色谱条件与系统适用性试验 以十八烷基硅烷键合硅胶为填充剂;以甲醇-水-冰醋酸(32:68:0.16)为流动相;检测波长为 298nm。理论板数按东莨菪内酯峰计算应不低于 2000。

对照品溶液的制备 取东莨菪内酯对照品适量,精密称定,加甲醇制成每 1ml 含 40μg 的溶液,即得。

供试品溶液的制备 取本品粉末(过四号筛)约 1g,精密称定,置具塞锥形瓶中,精密加入 70%乙醇 50ml,称定重量,加热回流 6 小时,放冷,再称定重量,用 70%乙醇补足减失的重量,摇匀,滤过。精密量取续滤液 25ml,置烧瓶中,浓缩至约 1ml,加 3mol/L 盐酸溶液 10ml,水浴中加热水解 2 小时,立即冷却,移入分液漏斗中,用水 10ml 分次洗涤容器,并入分液漏斗中,加氯化钠 2g,用三氯甲烷强力振摇提取 5 次,每次 15ml,合并三氯甲烷液,加无水硫酸钠 2g,搅拌,滤过,容器用少量三氯甲烷洗涤,滤过,滤液合并,70℃以下浓缩至近干,立即加甲醇使溶解,转移至 10ml 量瓶中,并稀释至刻度,摇匀,即得。

测定法 分别精密吸取对照品溶液与供试品溶液各 10μl,注入液相色谱仪,测定,即得。

本品按干燥品计算,含东莨菪内酯($C_{10}H_8O_4$)不得少于 0.050%。

饮片

【炮制】 除去杂质,洗净,润透,切片,干燥。

【性状】 本品为椭圆形、长椭圆形或不规则的斜切片,直径 1~10cm,厚 0.2~0.7cm。外皮灰黄色、灰褐色或浅棕褐色,有浅纵沟槽,皮孔点状或疣状,黄白色或灰褐色。质坚硬,纤维较多。切面黄褐色或浅黄棕色,异形维管束呈花朵状或块状,木质部导管呈点状。气微,味淡。

【鉴别】【检查】【浸出物】【含量测定】 同药材。

【性味与归经】 辛,温;有小毒。归肝、脾、胃经。

【功能与主治】 祛风除湿,消肿止痛。用于风湿痹痛,半身不遂,跌扑肿痛。

【用法与用量】 3~6g,用于配制酒剂,内服或外搽。

【注意】 本品有强烈的发汗作用,虚弱者慎用;孕妇禁用。

【贮藏】 置干燥处。

丁 香

Dingxiang

CARYOPHYLLI FLOS

本品为桃金娘科植物丁香 *Eugenia caryophyllata* Thunb. 的干燥花蕾。当花蕾由绿色转红时采摘,晒干。

【性状】 本品略呈研棒状,长 1~2cm。花冠圆球形,直径 0.3~0.5cm,花瓣 4,复瓦状抱合,棕褐色或褐黄色,花瓣内为雄蕊和花柱,搓碎后可见众多黄色细粒状的花药。萼筒圆柱状,略扁,有的稍弯曲,长 0.7~1.4cm,直径 0.3~0.6cm,红棕色或棕褐色,上部有 4 枚三角状的萼片,十字状分开。质坚实,富油性。气芳香浓烈,味辛辣、有麻舌感。

【鉴别】 (1)本品萼筒中部横切面:表皮细胞 1 列,有较厚角质层。皮层外侧散有 2~3 列径向延长的椭圆形油室,长 150~200μm;其下有 20~50 个小型双韧维管束,断续排列成环,维管束外围有少数中柱鞘纤维,壁厚,木化。内侧为数列薄壁细胞组成的通气组织,有大型腔隙。中心轴柱薄壁组织间散有多数细小维管束,薄壁细胞含众多细小草酸钙簇晶。

粉末暗红棕色。纤维梭形,顶端钝圆,壁较厚。花粉粒众多,极面观三角形,赤道表面观双凸镜形,具 3 副合沟。草酸钙簇晶众多,直径 4~26μm,存在于较小的薄壁细胞中。油室多破碎,分泌细胞界限不清,含黄色油状物。

(2)取本品粉末 0.5g,加乙醚 5ml,振摇数分钟,滤过,滤液作为供试品溶液。另取丁香酚对照品,加乙醚制成每 1ml 含 16μl 的溶液,作为对照品溶液。照薄层色谱法(通则 0502)试验,吸取上述两种溶液各 5μl,分别点于同一硅胶 G 薄层板上,以石油醚(60~90℃)-乙酸乙酯(9:1)为展开剂,展开,取出,晾干,喷以 5%香草醛硫酸溶液,在 105℃加热至斑点显色清晰。供试品色谱中,在与对照品色谱相应的位置上,显相同颜色的斑点。

【检查】 杂质 不得过 4%(通则 2301)。

水分 不得过 12.0%(通则 0832 第四法)。

【含量测定】 照气相色谱法(通则 0521)测定。

色谱条件与系统适用性试验 以聚乙二醇 20000(PEG-20M)为固定相,涂布浓度为 10%;柱温 190℃。理论板数按丁香酚峰计算应不低于 1500。

对照品溶液的制备 取丁香酚对照品适量,精密称定,加正己烷制成每 1ml 含 2mg 的溶液,即得。

供试品溶液的制备 取本品粉末(过二号筛)约 0.3g,精密称定,精密加入正己烷 20ml,称定重量,超声处理 15 分钟,放置至室温,再称定重量,用正己烷补足减失的重量,摇匀,滤过,取续滤液,即得。

测定法 分别精密吸取对照品溶液与供试品溶液各 1μl,注入气相色谱仪,测定,即得。

本品含丁香酚($C_{10}H_{12}O_2$)不得少于 11.0%。

饮片

【炮制】 除去杂质,筛去灰屑。用时捣碎。

【性状】【鉴别】【检查】【含量测定】 同药材。

【性味与归经】 辛,温。归脾、胃、肺、肾经。

【功能与主治】 温中降逆,补肾助阳。用于脾胃虚寒,呃逆呕吐,食少吐泻,心腹冷痛,肾虚阳痿。

【用法与用量】 1~3g,内服或研末外敷。

【注意】　不宜与郁金同用。

【贮藏】　置阴凉干燥处。

八 角 茴 香
Bajiaohuixiang
ANISI STELLATI FRUCTUS

本品为木兰科植物八角茴香 Illicium verum Hook. f. 的干燥成熟果实。秋、冬二季果实由绿变黄时采摘，置沸水中略烫后干燥或直接干燥。

【性状】　本品为聚合果，多由 8 个蓇葖果组成，放射状排列于中轴上。蓇葖果长 1～2cm，宽 0.3～0.5cm，高 0.6～1cm；外表面红棕色，有不规则皱纹，顶端呈鸟喙状，上侧多开裂；内表面淡棕色，平滑，有光泽；质硬而脆。果梗长 3～4cm，连于果实基部中央，弯曲，常脱落。每个蓇葖果含种子 1 粒，扁卵圆形，长约 6mm，红棕色或黄棕色，光亮，尖端有种脐；胚乳白色，富油性。气芳香，味辛、甜。

【鉴别】　(1)本品粉末红棕色。内果皮栅状细胞长柱形，长 200～546μm，壁稍厚，纹孔口十字状或人字状。种皮石细胞黄色，表面观类多角形，壁极厚，波状弯曲，胞腔分枝状，内含棕黑色物；断面观长方形，壁不均匀增厚。果皮石细胞类长方形、长圆形或分枝状，壁厚。纤维长，单个散在或成束，直径 29～60μm，壁木化，有纹孔。中果皮细胞红棕色，散有油细胞。内胚乳细胞多角形，含脂肪油滴和糊粉粒。

(2)取本品粉末 1g，加石油醚(60～90℃)-乙醚(1∶1)混合溶液 15ml，密塞，振摇 15 分钟，滤过，滤液挥干，残渣加无水乙醇 2ml 使溶解，作为供试品溶液。吸取供试品溶液 2μl，点于硅胶 G 薄层板上，挥干，再点加间苯三酚盐酸试液 2μl，即显粉红色至紫红色的圆环。

(3)精密吸取〔鉴别〕(2)项下的供试品溶液 10μl，置 10ml 量瓶中，加无水乙醇至刻度，摇匀，照紫外-可见分光光度法(通则 0401)测定，在 259nm 波长处有最大吸收。

(4)取八角茴香对照药材 1g，照〔鉴别〕(2)项下的供试品溶液制备方法，制成对照药材溶液。另取茴香醛对照品，加无水乙醇制成每 1ml 含 10μl 的溶液，作为对照品溶液。照薄层色谱法(通则 0502)试验，吸取〔鉴别〕(2)项下的供试品溶液及上述两种对照溶液各 5～10μl，分别点于同一硅胶 G 薄层板上，以石油醚(30～60℃)-丙酮-乙酸乙酯(19∶1∶1)为展开剂，展开，取出，晾干，喷以间苯三酚盐酸试液。供试品色谱中，在与对照药材色谱相应的位置上，显相同颜色的斑点；与对照品色谱相应的位置上，显相同的橙色至橙红色斑点。

【含量测定】　挥发油　照挥发油测定法(通则 2204)测定。

本品含挥发油不得少于 4.0%(ml/g)。

反式茴香脑　照气相色谱法(通则 0521)测定。

色谱条件与系统适用性试验　聚乙二醇 20000(PEG-20M)毛细管柱(柱长为 30m，内径为 0.32mm，膜厚度为 0.25μm)；程序升温：初始温度 100℃，以每分钟 5℃的速率升温至 200℃，保持 8 分钟；进样口温度 200℃，检测器温度 200℃。理论板数按反式茴香脑峰计算应不低于 30000。

对照品溶液的制备　取反式茴香脑对照品适量，精密称定，加乙醇制成每 1ml 含 0.4mg 的溶液，即得。

供试品溶液的制备　取本品粉末(过三号筛)约 0.5g，精密称定，精密加入乙醇 25ml，称定重量，超声处理(功率 600W，频率 40kHz)30 分钟，放冷，再称定重量，用乙醇补足减失的重量，摇匀，滤过，取续滤液，即得。

测定法　分别精密吸取对照品溶液与供试品溶液各 2μl，注入气相色谱仪，测定，即得。

本品含反式茴香脑($C_{10}H_{12}O$)不得少于 4.0%。

【性味与归经】　辛，温。归肝、肾、脾、胃经。

【功能与主治】　温阳散寒，理气止痛。用于寒疝腹痛，肾虚腰痛，胃寒呕吐，脘腹冷痛。

【用法与用量】　3～6g。

【贮藏】　置阴凉干燥处。

人 工 牛 黄
Rengong Niuhuang
BOVIS CALCULUS ARTIFACTUS

本品由牛胆粉、胆酸、猪去氧胆酸、牛磺酸、胆红素、胆固醇、微量元素等加工制成。

【性状】　本品为黄色疏松粉末。味苦，微甘。

【鉴别】　(1)取〔含量测定〕胆红素项下的续滤液，照紫外-可见分光光度法(通则 0401)测定，在 453nm 波长处有最大吸收。

(2)取本品 0.1g，置 10ml 量瓶中，加甲醇适量，超声处理 5 分钟，加甲醇稀释至刻度，摇匀，静置，取上清液作为供试品溶液。另取胆酸对照品、猪去氧胆酸对照品，加甲醇制成每 1ml 各含 1mg 的混合溶液，作为对照品溶液。照薄层色谱法(通则 0502)试验，吸取供试品溶液 4μl，对照品溶液 2μl，分别点于同一硅胶 G 薄层板上，以正己烷-乙酸乙酯-醋酸-甲醇(20∶25∶2∶3)上层溶液为展开剂，展开，取出，晾干，喷以 10%磷钼酸乙醇溶液，在 105℃加热至斑点显色清晰。供试品色谱中，在与对照品色谱相应的位置上，显相同颜色的斑点。

(3)取牛胆粉对照药材 10mg，加甲醇适量，超声处理使充分溶解，再加甲醇至 10ml，摇匀，静置，取上清液作为对照药材溶液。照薄层色谱法(通则 0502)试验，吸取〔鉴别〕(2)项下的供试品溶液和上述对照药材溶液各 8μl，分别点于同一硅胶 G 薄层板上,以甲苯-冰醋酸-水(7.5∶10∶0.3)为展开剂,展开,取出,晾干,喷以 10%磷钼酸乙醇溶液,在 105℃加热至斑点显色清晰。供试品色谱中,在与对照药材色谱相应的位置上,显相同颜色的斑点。

(4)取本品 50mg,加水 5ml,超声处理 5 分钟,加甲醇至 10ml,静置,取上清液作为供试品溶液。另取牛磺酸对照品,加甲醇制成每 1ml 含 0.5mg 的溶液,作为对照品溶液。照薄层色谱法(通则 0502)试验,吸取上述两种溶液各 2μl,分别点于同一硅胶 G 薄层板上,以正丁醇-乙醇-冰醋酸-水(4∶1∶2∶1)为展开剂,展开,取出,晾干,在 105℃加热 10 分钟,喷以 1%茚三酮乙醇溶液,在 105℃加热至斑点显色清晰。供试品色谱中,在与对照品色谱相应的位置上,显相同颜色的斑点。

【检查】　水分　不得过 5.0%(通则 0832 第二法)。

【含量测定】　胆酸　对照品溶液的制备　取胆酸对照品 12.5mg,精密称定,置 25ml 量瓶中,加 60%冰醋酸溶液使溶解,并稀释至刻度,摇匀,即得(每 1ml 中含胆酸 0.5mg)。

标准曲线的制备　精密量取对照品溶液 0.2ml、0.4ml、0.6ml、0.8ml、1ml,分别置具塞试管中,各管加入 60%冰醋酸溶液稀释成 1.0ml,再分别加新制的糠醛溶液(1→100)1.0ml,摇匀,在冰浴中放置 5 分钟,精密加入硫酸溶液(取硫酸 50ml 与水 65ml 混合)13ml,混匀,在 70℃水浴中加热 10 分钟,迅速移至冰浴中,放置 2 分钟,以相应的试剂为空白,照紫外-可见分光光度法(通则 0401),在 605nm 波长处测定吸光度,以吸光度为纵坐标,浓度为横坐标,绘制标准曲线。

测定法　取本品约 0.1g,精密称定,置 50ml 量瓶中,加 60%冰醋酸溶液适量,超声处理 5 分钟,用 60%冰醋酸溶液稀释至刻度,摇匀,滤过,弃去初滤液,精密量取续滤液各 1ml,分别置甲、乙两个具塞试管中,于甲管中加新制的糠醛溶液 1ml,乙管中加水 1ml 作空白,照标准曲线制备项下的方法,自“在冰浴中放置 5 分钟”起,依法测定吸光度,从标准曲线上读出供试品溶液中含胆酸的重量,计算,即得。

本品按干燥品计算,含胆酸($C_{24}H_{40}O_5$)不得少于 13.0%。

胆红素　对照品溶液的制备　取胆红素对照品 10mg,精密称定,置 100ml 棕色量瓶中,加三氯甲烷 80ml,超声处理使充分溶解,加三氯甲烷稀释至刻度,摇匀。精密量取 10ml,置 50ml 棕色量瓶中,用三氯甲烷稀释至刻度,摇匀,即得(每 1ml 中含胆红素 20μg)。

标准曲线的制备　精密量取对照品溶液 4ml、5ml、6ml、7ml、8ml,分别置 25ml 棕色量瓶中,用三氯甲烷稀释至刻度,摇匀,照紫外-可见分光光度法(通则 0401),在 453nm 处测定吸光度,以吸光度为纵坐标,浓度为横坐标,绘制标准曲线。

测定法　取本品约 80mg,精密称定,置 100ml 棕色量瓶中,加三氯甲烷 80ml 超声处理使充分溶解,用三氯甲烷稀释至刻度,摇匀,滤过,弃去初滤液,取续滤液,在 453nm 波长处测定吸光度,从标准曲线上读出供试品溶液中含胆红素的重量,计算,即得。

本品按干燥品计算,含胆红素($C_{33}H_{36}N_4O_6$)不得少于 0.63%。

【性味与归经】　甘,凉。归心、肝经。

【功能与主治】　清热解毒,化痰定惊。用于痰热谵狂,神昏不语,小儿急惊风,咽喉肿痛,口舌生疮,痈肿疔疮。

【用法与用量】　一次 0.15～0.35g,多作配方用。外用适量敷患处。

【注意】　孕妇慎用。

【贮藏】　密封,防潮,避光,置阴凉处。

附：1. 胆红素质量标准

胆 红 素

本品由猪(或牛)胆汁经提取、加工制成。

〔性状〕　本品为橙色至红棕色结晶性粉末。

〔鉴别〕　(1)取〔含量测定〕项下溶液,照紫外-可见分光光度法(通则 0401),在 400～500nm 波长处,测定吸收曲线,并与胆红素对照品图谱比较,应一致。其最大吸收为 453nm。

(2)取本品,加三氯甲烷制成每 1ml 含 0.1mg 的溶液,作为供试品溶液。另取胆红素对照品,同法制成对照品溶液。照薄层色谱法(通则 0502)试验,吸取上述两种溶液各 10μl,分别点于同一硅胶 G 薄层板上,以甲苯-乙酸乙酯-冰醋酸(10∶1∶0.5)为展开剂,展开,取出,晾干。供试品色谱中,在与对照品色谱相应的位置上,显相同颜色的斑点。

〔检查〕　干燥失重　取本品约 0.5g,在五氧化二磷 60℃减压干燥 4 小时,减失重量不得过 2.0%(通则 0831)。

〔含量测定〕　取本品约 10mg,精密称定,用少量三氯甲烷研磨后转移至 100ml 棕色量瓶中,超声处理使溶解,取出,迅速放冷,再加三氯甲烷稀释至刻度,摇匀。精密量取 5ml,置 100ml 棕色量瓶中,加三氯甲烷稀释至刻度,摇匀。照紫外-可见分光光度法(通则 0401),在 453nm 的波长处测定吸光度,按胆红素的吸收系数($E_{1cm}^{1\%}$)1038 计算,即得。

本品按干燥品计算,含胆红素($C_{33}H_{36}N_4O_6$)不得少于 90.0%。

〔用途〕　人工牛黄的原料。

〔贮藏〕　密闭,防潮,避光。

2. 猪去氧胆酸质量标准

猪去氧胆酸

本品由猪胆汁经提取、加工制成。

本品为 3α,6α-二羟基-5β-胆烷酸。

〔性状〕　本品为白色或类白色的粉末。气微,味微苦。

本品在乙醇中易溶,在丙酮中微溶,在乙酸乙酯、三氯甲烷或乙醚中极微溶解,在水中几乎不溶。

熔点 本品的熔点不得低于 170℃（通则 0612），熔融时同时分解。

〔鉴别〕 取本品约 5mg，加 60％冰醋酸溶液 2ml 溶解，加新制的 1％糠醛溶液 2ml，混匀，将此溶液分成 2 份，分别置甲、乙两管中，甲管中加硫酸溶液（7→10）10ml，乙管中加硫酸溶液（4→10）10ml，将甲、乙两管置 70℃水浴中保温数分钟，甲管应显红色渐变紫红色，乙管应不显色。

〔检查〕 **醇溶度** 取本品 0.5g，加乙醇 50ml，置 60℃水浴上温热使溶解，于 20～25℃静置 1 小时，溶液应澄清并不得有明显沉淀。

干燥失重 取本品，在 105℃干燥至恒重，减失重量不得过 1.0％（通则 0831）。

炽灼残渣 不得过 0.2％（通则 0841）。

〔用途〕 人工牛黄的原料。

〔贮藏〕 密闭保存。

3. 牛胆粉质量标准

牛 胆 粉

本品由牛胆汁加工制成。

〔性状〕 本品为黄棕色至黄褐色的粉末。味苦，有吸湿性。

〔鉴别〕 取本品 50mg，加甲醇 10ml，超声处理使充分溶解，静置使澄清，取上清液作为供试品溶液。另取牛胆粉对照药材 50mg，同法制成对照药材溶液。照薄层色谱法（通则 0502）试验，吸取上述两种溶液各 4μl，分别点于同一硅胶 G 薄层板上，以甲苯-冰醋酸-水（7.5：10：0.3）为展开剂，展开，取出，晾干，喷以 10％磷钼酸乙醇溶液，在 105℃加热约 5 分钟。供试品色谱中，在与对照药材色谱相应的位置上，显相同颜色的斑点。

〔检查〕 **水分** 不得过 5.0％（通则 0832 第二法）。

猪胆粉 取本品 0.1g，加甲醇 10ml，超声处理使溶解，滤过，滤液置水浴上蒸至近干，用 2.5mol/L 氢氧化钠溶液 5ml 分次溶解，并转入具塞试管中，置水浴上水解 5 小时后，取出，放冷，滴加盐酸调节 pH 值至 2～3，用乙酸乙酯提取 3 次，每次 10ml，合并乙酸乙酯液浓缩至干，残渣加甲醇 1ml 使溶解，作为供试品溶液。另取猪去氧胆酸对照品，加甲醇制成每 1ml 含 1mg 的溶液，作为对照品溶液。照薄层色谱法（通则 0502）试验，吸取上述两种溶液各 2μl，分别点于同一硅胶 G 薄层板上，以异辛烷-正丁醚-冰醋酸（8：5：5）为展开剂，展开，取出，晾干，喷以 10％磷钼酸乙醇溶液，在 105℃加热至斑点显色清晰。供试品色谱中，在与对照品色谱相应的位置上，不得显相同颜色的斑点。

〔含量测定〕 **对照品溶液的制备** 取胆酸对照品 12.5mg，精密称定，置 25ml 量瓶中，加 60％冰醋酸溶液使溶解，并稀释至刻度，摇匀，即得（每 1ml 中含胆酸 0.5mg）。

标准曲线的制备 精密量取对照品溶液 0.2ml、0.4ml、0.6ml、0.8ml、1ml，分别置具塞试管中，各管加入 60％冰醋酸溶液稀释成 1.0ml，再分别加新制的糠醛溶液（1→100）1.0ml，摇匀，在冰浴中放置 5 分钟，精密加入硫酸溶液（取硫酸 50ml 与水 65ml 混合）13ml，混匀，在 70℃水浴中加热 10 分钟，迅速移至冰浴中，放置 2 分钟，以相应的试剂为空白，照紫外-可见分光光度法（通则 0401），在 605nm 波长处测定吸光度，以吸光度为纵坐标，浓度为横坐标，绘制标准曲线。

测定法 取本品约 60mg，精密称定，加 60％冰醋酸溶液适量，充分研磨，转移至 50ml 量瓶中，用 60％冰醋酸溶液稀释至刻度，摇匀，滤过，弃去初滤液，精密量取续滤液各 1ml 分别置甲、乙两个具塞试管中，于甲管中加新制的糠醛溶液 1ml，乙管中加水 1ml 作空白，照标准曲线的制备项下的方法，自“在冰浴中放置 5 分钟”起，依法测定吸光度。从标准曲线上读出供试品溶液中含胆酸的重量，计算，即得。

本品按干燥品计算，含胆酸（$C_{24}H_{40}O_5$）不得少于 42.0％。

〔用途〕 人工牛黄的原料。

〔贮藏〕 置阴凉干燥处，避光，密封保存，防潮。

4. 胆酸质量标准

胆 酸

本品由牛、羊胆汁或胆膏经提取、加工制成。

〔性状〕 本品为白色或类白色的粉末。气微，味苦。

〔鉴别〕 取本品 0.1mg，加 60％冰醋酸溶液 2ml，超声处理 10 分钟使溶解，滤过，取滤液 1ml，置试管中，加新制的糠醛溶液（1→100）1ml 与硫酸溶液（取硫酸 50ml 与水 65ml 混合）13ml，在 70℃水浴中加热，溶液应呈蓝紫色。

〔检查〕 **醇溶度** 取本品 0.5g，加乙醇 50ml，于 60℃加热并超声处理使充分溶解，于 20～25℃静置 1 小时，溶液应澄清并不得有明显沉淀。

干燥失重 取本品，在 105℃干燥 2 小时，减失重量不得过 1.0％（通则 0831）。

炽灼残渣 不得过 0.3％（通则 0841）。

〔含量测定〕 **对照品溶液的制备** 取胆酸对照品 12.5mg，精密称定，置 25ml 量瓶中，加 60％冰醋酸溶液使溶解，并稀释至刻度，摇匀，即得（每 1ml 中含胆酸 0.5mg）。

标准曲线的制备 精密量取对照品溶液 0.2ml、0.4ml、0.6ml、0.8ml、1ml，分别置具塞试管中，各管加入 60％冰醋酸溶液稀释成 1.0ml，再分别加入新制的糠醛溶液（1→100）1.0ml，摇匀，在冰浴中放置 5 分钟，精密加入硫酸溶液（取硫酸 50ml 与水 65ml 混合）13ml，混匀，在 70℃水浴中加热 10 分钟，迅速移至冰浴中，放置 2 分钟，以相应的试剂为空白。照紫外-可见分光光度法（通则 0401），在 605nm 的波长处测定吸光度，以吸光度为纵坐标，浓度为横坐标，绘制标准曲线。

测定法 取本品约 0.15g，精密称定，置 50ml 量瓶中，加 60％冰醋酸溶液适量，超声处理使溶解，取出，放冷，加 60％冰醋酸溶液稀释至刻度，摇匀，滤过，弃去初滤液，精密量取续滤液 5ml,置 50ml 量瓶中,并用 60% 冰醋酸溶液稀释至刻度,摇匀,精密量取各 1ml,分别置甲、乙两个试管中。于甲管中加新制的糠醛溶液 1ml,乙管中加水 1ml 作空白,照标准曲线的制备项下的方法,自"在冰浴中放置 5 分钟"起,依法测定吸光度。从标准曲线上读出供试品溶液中含胆酸的重量,计算,即得。

本品按干燥品计算,含胆酸($C_{24}H_{40}O_5$)不得少于 80.0%。

〔用途〕 人工牛黄的原料。

〔贮藏〕 密闭保存。

5. 胆固醇质量标准

胆 固 醇

本品由牛、羊、猪脑经提取、加工制成。

〔性状〕 本品为白色、类白色结晶或结晶性粉末。气微。

熔点 本品的熔点不得低于 140℃(通则 0612)。

〔鉴别〕 (1)取本品 10mg,加三氯甲烷 1ml 使溶解,加硫酸 1ml,三氯甲烷层显血红色,硫酸层显绿色荧光。

(2)取本品约 5mg,加三氯甲烷 2ml 使溶解,加醋酐 1ml 与硫酸 1 滴,即显粉红色,立即成红色后变蓝色直至亮绿色。

〔检查〕 **醇溶度** 取本品 0.4g,加乙醇 50ml,温热使充分溶解,静置 2 小时,溶液应澄清并不得有沉淀产生。

酸度 取本品约 1g,精密称定,置锥形瓶中,加乙醚 10ml 使溶解,精密加 0.1mol/L 氢氧化钠溶液 10ml,振摇 1 分钟,缓缓加热,将乙醚除去,煮沸 5 分钟,放冷,加水 10ml 与酚酞指示液 2 滴,用硫酸滴定液(0.1mol/L)滴定至终点,并进行空白试验校正。供试品消耗量与空白试验消耗量之差不得过 0.5ml。

干燥失重 取本品,在 105℃ 干燥 3 小时,减失重量不得过 1.0%(通则 0831)。

炽灼残渣 取本品 1.0g,依法检查(通则 0841),残渣不得过 0.2%。

〔用途〕 人工牛黄的原料。

〔贮藏〕 密闭,避光。

人 参

Renshen

GINSENG RADIX ET RHIZOMA

本品为五加科植物人参 *Panax ginseng* C. A. Mey. 的干燥根和根茎。多于秋季采挖,洗净经晒干或烘干。栽培的俗称"园参";播种在山林野生状态下自然生长的称"林下山参",习称"籽海"。

〔性状〕 主根呈纺锤形或圆柱形,长 3~15cm,直径 1~2cm。表面灰黄色,上部或全体有疏浅断续的粗横纹及明显的纵皱,下部有支根 2~3 条,并着生多数细长的须根,须根上常有不明显的细小疣状突出。根茎(芦头)长 1~4cm,直径 0.3~1.5cm,多拘挛而弯曲,具不定根(芋)和稀疏的凹窝状茎痕(芦碗)。质较硬,断面淡黄白色,显粉性,形成层环纹棕黄色,皮部有黄棕色的点状树脂道及放射状裂隙。香气特异,味微苦、甘。

或主根多与根茎近等长或较短,呈圆柱形、菱角形或人字形,长 1~6cm。表面灰黄色,具纵皱纹,上部或中下部有环纹。支根多为 2~3 条,须根少而细长,清晰不乱,有较明显的疣状突起。根茎细长,少数粗短,中上部具稀疏或密集而深陷的茎痕。不定根较细,多下垂。

【鉴别】 (1)本品横切面:木栓层为数列细胞。栓内层窄。韧皮部外侧有裂隙,内侧薄壁细胞排列较紧密,有树脂道散在,内含黄色分泌物。形成层成环。木质部射线宽广,导管单个散在或数个相聚,断续排列成放射状,导管旁偶有非木化的纤维。薄壁细胞含草酸钙簇晶。

粉末淡黄白色。树脂道碎片易见,含黄色块状分泌物。草酸钙簇晶直径 20~68μm,棱角锐尖。木栓细胞表面观类方形或多角形,壁细波状弯曲。网纹导管和梯纹导管直径 10~56μm。淀粉粒甚多,单粒类球形、半圆形或不规则多角形,直径 4~20μm,脐点点状或裂缝状;复粒由 2~6 分粒组成。

(2)取本品粉末 1g,加三氯甲烷 40ml,加热回流 1 小时,弃去三氯甲烷液,药渣挥干溶剂,加水 0.5ml 搅拌湿润,加水饱和正丁醇 10ml,超声处理 30 分钟,吸取上清液加 3 倍量氨试液,摇匀,放置分层,取上层液蒸干,残渣加甲醇 1ml 使溶解,作为供试品溶液。另取人参对照药材 1g,同法制成对照药材溶液。再取人参皂苷 Rb_1 对照品、人参皂苷 Re 对照品、人参皂苷 Rf 对照品及人参皂苷 Rg_1 对照品,加甲醇制成每 1ml 各含 2mg 的混合溶液,作为对照品溶液。照薄层色谱法(通则 0502)试验,吸取上述三种溶液各 1~2μl,分别点于同一硅胶 G 薄层板上,以三氯甲烷-乙酸乙酯-甲醇-水(15:40:22:10)10℃ 以下放置的下层溶液为展开剂,展开,取出,晾干,喷以 10% 硫酸乙醇溶液,在 105℃ 加热至斑点显色清晰,分别置日光和紫外光灯(365nm)下检视。供试品色谱中,在与对照药材色谱和对照品色谱相应位置上,分别显相同颜色的斑点或荧光斑点。

【检查】 **水分** 不得过 12.0%(通则 0832 第二法)。

总灰分 不得过 5.0%(通则 2302)。

重金属及有害元素 照铅、镉、砷、汞、铜测定法(通则 2321 原子吸收分光光度法或电感耦合等离子体质谱法)测定,铅不得过 5mg/kg;镉不得过 1mg/kg;砷不得过 2mg/kg;汞不得过 0.2mg/kg;铜不得过 20mg/kg。

其他有机氯类农药残留量 照气相色谱法(通则 0521)测定。

色谱条件与系统适用性试验 分析柱:以键合交联 14% 氰丙基苯基二甲基硅氧烷为固定液(DM1701 或同类型)的毛细管柱(30m×0.32mm×0.25μm),验证柱:以键合交联 5% 苯基甲基硅氧烷为固定液(DB5 或同类型)的毛细管柱

（30m×0.32mm×0.25μm）；^{63}Ni-ECD 电子捕获检测器；进样口温度 230℃，检测器温度 300℃，不分流进样。程序升温：初始温度 60℃，保持 0.3 分钟，以每分钟 60℃升至 170℃，再以每分钟 10℃升至 220℃，保持 10 分钟，再以每分钟 1℃升至 240℃，再以每分钟 15℃升至 280℃，保持 5 分钟。理论板数按 α-BHC 峰计算应不低于 1×10^5，两个相邻色谱峰的分离度应大于 1.5。

混合对照品储备液的制备　分别精密称取五氯硝基苯、六氯苯、七氯（七氯、环氧七氯）、氯丹（顺式氯丹、反式氯丹、氧化氯丹）农药对照品适量，用正己烷溶解分别制成每 1ml 约含 100μg 的溶液。精密量取上述对照品溶液各 1ml，置同一 100ml 量瓶中，加正己烷至刻度，摇匀；或精密量取有机氯农药混合对照品溶液 1ml，置 10ml 量瓶中，加正己烷至刻度，摇匀，即得（每 1ml 含各农药对照品 1μg）。

混合对照品溶液的制备　精密量取上述混合对照品储备液，用正己烷制成每 1ml 分别含 1ng、2ng、5ng、10ng、20ng、50ng、100ng 的溶液，即得。

供试品溶液的制备　取本品，粉碎成细粉（过二号筛），取约 5g，精密称定，置具塞锥形瓶中，加水 30ml，振摇 10 分钟，精密加丙酮 50ml，称定重量，超声处理（功率 300W，频率 40kHz）30 分钟，放冷，再称定重量，用丙酮补足减失的重量，再加氯化钠约 8g，精密加二氯甲烷 25ml，称定重量，超声处理（功率 300W，频率 40kHz）15 分钟，再称定重量，用二氯甲烷补足减失的重量，振摇使氯化钠充分溶解，静置，转移至离心管中，离心（每分钟 3000 转）3 分钟，使完全分层，将有机相转移至装有适量无水硫酸钠的具塞锥形瓶中，放置 30 分钟。精密量取 15ml，置 40℃水浴中减压浓缩至约 1ml，加正己烷约 5ml，减压浓缩至近干，用正己烷溶解并转移至 5ml 量瓶中，并稀释至刻度，摇匀，转移至离心管中，缓缓加入硫酸溶液（9→10）1ml，振摇 1 分钟，离心（每分钟 3000 转）10 分钟，分取上清液，加水 1ml，振摇，取上清液，即得。

测定法　分别精密吸取供试品溶液和与之相应浓度的混合对照品溶液各 1μl，注入气相色谱仪，分别连续进样 3 次，取 3 次平均值，按外标法计算，即得。

本品中含五氯硝基苯不得过 0.1mg/kg；六氯苯不得过 0.1mg/kg；七氯（七氯、环氧七氯之和）不得过 0.05mg/kg；氯丹（顺式氯丹、反式氯丹、氧化氯丹之和）不得过 0.1mg/kg。

【含量测定】　照高效液相色谱法（通则 0512）测定。

色谱条件与系统适用性试验　以十八烷基硅烷键合硅胶为填充剂；以乙腈为流动相 A，以水为流动相 B，按下表中的规定进行梯度洗脱；检测波长为 203nm。理论板数按人参皂苷 Rg$_1$ 峰计算应不低于 6000。

时间（分钟）	流动相 A（%）	流动相 B（%）
0～35	19	81
35～55	19→29	81→71
55～70	29	71
70～100	29→40	71→60

对照品溶液的制备　精密称取人参皂苷 Rg$_1$ 对照品、人参皂苷 Re 对照品及人参皂苷 Rb$_1$ 对照品，加甲醇制成每 1ml 各含 0.2mg 的混合溶液，摇匀，即得。

供试品溶液的制备　取本品粉末（过四号筛）约 1g，精密称定，置索氏提取器中，加三氯甲烷加热回流 3 小时，弃去三氯甲烷液，药渣挥干溶剂，连同滤纸筒移入 100ml 锥形瓶中，精密加水饱和正丁醇 50ml，密塞，放置过夜，超声处理（功率 250W，频率 50kHz）30 分钟，滤过，弃去初滤液，精密量取续滤液 25ml，置蒸发皿中蒸干，残渣加甲醇溶解并转移至 5ml 量瓶中，加甲醇稀释至刻度，摇匀，滤过，取续滤液，即得。

测定法　分别精密吸取对照品溶液 10μl 与供试品溶液 10～20μl，注入液相色谱仪，测定，即得。

本品按干燥品计算，含人参皂苷 Rg$_1$（C$_{42}$H$_{72}$O$_{14}$）和人参皂苷 Re（C$_{48}$H$_{82}$O$_{18}$）的总量不得少于 0.30%，人参皂苷 Rb$_1$（C$_{54}$H$_{92}$O$_{23}$）不得少于 0.20%。

饮片

【炮制】　润透，切薄片，干燥，或用时粉碎、捣碎。

人参片　本品呈圆形或类圆形薄片。外表皮灰黄色。切面淡黄白色或类白色，显粉性，形成层环纹棕黄色，皮部有黄棕色的点状树脂道及放射性裂隙。体轻，质脆。香气特异，味微苦、甘。

【含量测定】　同药材，含人参皂苷 Rg$_1$（C$_{42}$H$_{72}$O$_{14}$）和人参皂苷 Re（C$_{48}$H$_{82}$O$_{18}$）的总量不得少于 0.27%，人参皂苷 Rb$_1$（C$_{54}$H$_{92}$O$_{23}$）不得少于 0.18%。

【鉴别】（除横切面外）　【检查】　同药材。

【性味与归经】　甘、微苦，微温。归脾、肺、心、肾经。

【功能与主治】　大补元气，复脉固脱，补脾益肺，生津养血，安神益智。用于体虚欲脱，肢冷脉微，脾虚食少，肺虚喘咳，津伤口渴，内热消渴，气血亏虚，久病虚羸，惊悸失眠，阳痿宫冷。

【用法与用量】　3～9g，另煎兑服；也可研粉吞服，一次 2g，一日 2 次。

【注意】　不宜与藜芦、五灵脂同用。

【贮藏】　置阴凉干燥处，密闭保存，防蛀。

人　参　叶

Renshenye

GINSENG FOLIUM

本品为五加科植物人参 Panax ginseng C. A. Mey. 的干燥叶。秋季采收，晾干或烘干。

【性状】　本品常扎成小把，呈束状或扇状，长 12～35cm。掌状复叶带有长柄，暗绿色，3～6 枚轮生。小叶通常 5 枚，偶有 7 或 9 枚，呈卵形或倒卵形。基部的小叶长 2～8cm，宽 1～4cm；上部的小叶大小相近，长 4～16cm，宽 2～7cm。基部楔形,先端渐尖,边缘具细锯齿及刚毛,上表面叶脉生刚毛,下表面叶脉隆起。纸质,易碎。气清香,味微苦而甘。

【鉴别】　(1)本品粉末黄绿色。上表皮细胞形状不规则,略呈长方形,长 35～92μm,宽 32～60μm;垂周壁波状或深波状。下表皮细胞与上表皮相似,略小;气孔不定式,保卫细胞长 31～35μm。叶肉无栅栏组织,多由 4 层类圆形薄壁细胞组成,直径 18～29μm,含叶绿体或草酸钙簇晶,草酸钙簇晶直径 12～40μm,棱角锐尖。

(2)取本品粉末 0.2g,置 10ml 具塞刻度试管中,加水 1ml,使成湿润状态,再加以水饱和的正丁醇 5ml,摇匀,室温下放置 48 小时,取上清液加 3 倍量以正丁醇饱和的水,摇匀,静置使分层(必要时离心),取上层液作为供试品溶液。另取人参皂苷 Rg₁ 对照品、人参皂苷 Re 对照品,加乙醇制成每 1ml 各含 2.5mg 的混合溶液,作为对照品溶液。照薄层色谱法(通则 0502)试验,吸取上述两种溶液各 10μl,分别点于同一硅胶 G 薄层板上,以正丁醇-乙酸乙酯-水(4:1:5)的上层溶液为展开剂,展开,取出,晾干,喷以 10%硫酸乙醇溶液,在 105℃加热至斑点显色清晰。供试品色谱中,在与对照品色谱相应的位置上,显相同颜色的斑点。

【检查】　水分　不得过 12.0%(通则 0832 第二法)。

总灰分　不得过 10.0%(通则 2302)。

【含量测定】　照高效液相色谱法(通则 0512)测定。

色谱条件与系统适用性试验　以十八烷基硅烷键合硅胶为填充剂;以乙腈-0.05%磷酸溶液(20:80)为流动相;检测波长为 203nm。理论板数按人参皂苷 Re 峰计算应不低于 1500。

对照品溶液的制备　取人参皂苷 Rg₁ 对照品、人参皂苷 Re 对照品适量,精密称定,加甲醇分别制成每 1ml 含人参皂苷 Rg₁ 0.25mg、人参皂苷 Re 0.5mg 的溶液,即得。

供试品溶液的制备　取本品粉末约 0.2g,精密称定,置索氏提取器中,加三氯甲烷 30ml,加热回流 1 小时,弃去三氯甲烷液,药渣挥去三氯甲烷,加甲醇 30ml,加热回流 3 小时,提取液低温蒸干,加水 10ml 使溶解,加石油醚(30～60℃)提取 2 次,每次 10ml,弃去醚液,水液通过 D101 型大孔吸附树脂柱(内径为 1.5cm,柱长为 15cm),以水 50ml 洗脱,弃去水液。再用 20%乙醇 50ml 洗脱,弃去 20%乙醇洗脱液,继用 80%乙醇 80ml 洗脱,收集洗脱液 70ml,蒸干,残渣加甲醇溶解,转移至 10ml 量瓶中,加甲醇至刻度,摇匀,滤过,取续滤液,即得。

测定法　分别精密吸取上述两种对照品溶液与供试品溶液各 10μl,注入液相色谱仪,测定,即得。

本品含人参皂苷 Rg₁(C₄₂H₇₂O₁₄)和人参皂苷 Re(C₄₈H₈₂O₁₈)的总量不得少于 2.25%。

【性味与归经】　苦、甘,寒。归肺、胃经。

【功能与主治】　补气,益肺,祛暑,生津。用于气虚咳嗽,暑热烦躁,津伤口渴,头目不清,四肢倦乏。

【用法与用量】　3～9g。

【注意】　不宜与藜芦、五灵脂同用。

【贮藏】　置阴凉干燥处,防潮。

儿　茶

Ercha

CATECHU

本品为豆科植物儿茶 *Acacia catechu* (L. f.) Willd. 的去皮枝、干的干燥煎膏。冬季采收枝、干,除去外皮,砍成大块,加水煎煮,浓缩,干燥。

【性状】　本品呈方形或不规则块状,大小不一。表面棕褐色或黑褐色,光滑而稍有光泽。质硬,易碎,断面不整齐,具光泽,有细孔,遇潮有黏性。气微,味涩、苦,略回甜。

【鉴别】　(1)本品粉末棕褐色。可见针状结晶及黄棕色块状物。

(2)取火柴杆浸于本品水浸液中,使轻微着色,待干燥后,再浸入盐酸中立即取出,置火焰附近烘烤,杆上即显深红色。

(3)取本品粉末 0.5g,加乙醚 30ml,超声处理 10 分钟,滤过,滤液蒸干,残渣加甲醇 5ml 使溶解,作为供试品溶液。另取儿茶素对照品、表儿茶素对照品,加甲醇制成每 1ml 各含 0.2mg 的混合溶液,作为对照品溶液。照薄层色谱法(通则 0502)试验,吸取供试品溶液 5μl、对照品溶液 2μl,分别点于同一纤维素预制板上,以正丁醇-醋酸-水(3:2:1)为展开剂,展开,取出,晾干,喷以 10%硫酸乙醇溶液,加热至斑点显色清晰。供试品色谱中,在与对照品色谱相应的位置上,显相同的红色斑点。

【检查】　水分　不得过 17.0%(通则 0832 第四法)。

【含量测定】　照高效液相色谱法(通则 0512)测定。

色谱条件与系统适用性试验　以十八烷基硅烷键合硅胶为填充剂;以 0.04mol/L 枸橼酸溶液-*N*,*N*-二甲基甲酰胺-四氢呋喃(45:8:2)为流动相;检测波长为 280nm;柱温 35℃。理论板数按儿茶素峰计算应不低于 3000。

对照品溶液的制备　取儿茶素对照品、表儿茶素对照品,精密称定,加甲醇-水(1:1)混合溶液分别制成每 1ml 含儿茶素 0.15mg、表儿茶素 0.1mg 的溶液,即得。

供试品溶液的制备　取本品细粉约 20mg,精密称定,置 50ml 量瓶中,加甲醇-水(1:1)混合溶液 40ml,超声处理 20 分钟,并加甲醇-水(1:1)混合溶液至刻度,摇匀,滤过,取续滤液,即得。

测定法　分别精密吸取上述两种对照品溶液与供试品溶液各 5μl,注入液相色谱仪,测定,即得。

本品含儿茶素(C₁₅H₁₄O₆)和表儿茶素(C₁₅H₁₄O₆)的总量不得少于 21.0%。

饮片

【炮制】　用时打碎。

【性味与归经】　苦、涩，微寒。归肺、心经。

【功能与主治】　活血止痛，止血生肌，收湿敛疮，清肺化痰。用于跌扑伤痛，外伤出血，吐血衄血，疮疡不敛，湿疹、湿疮，肺热咳嗽。

【用法与用量】　1～3g，包煎；多入丸散服。外用适量。

【贮藏】　置干燥处，防潮。

九 里 香

Jiulixiang

MURRAYAE FOLIUM ET CACUMEN

本品为芸香科植物九里香 *Murraya exotica* L. 和千里香 *Murraya paniculata* (L.) Jack 的干燥叶和带叶嫩枝。全年均可采收，除去老枝，阴干。

【性状】　**九里香**　嫩枝呈圆柱形，直径 1～5mm。表面灰褐色，具纵皱纹。质坚韧，不易折断，断面不平坦。羽状复叶有小叶 3～9 片，多已脱落；小叶片呈倒卵形或近菱形，最宽处在中部以上，长约 3cm，宽约 1.5cm；先端钝，急尖或凹入，基部略偏斜，全缘；黄绿色，薄革质，上表面有透明腺点，小叶柄短或近无柄，下部有时被柔毛。气香，味苦、辛，有麻舌感。

千里香　小叶片呈卵形或椭圆形，最宽处在中部或中部以下，长 2～8cm，宽 1～3cm，先端渐尖或短尖。

【鉴别】　(1) 本品粉末绿黄色或绿褐色。表皮细胞多角形或不规则形，有的垂周壁略波状弯曲。气孔多数不定式。非腺毛单细胞，壁厚，长 30～100μm。叶肉组织由圆形薄壁细胞组成，内含众多草酸钙簇晶，直径 9～25μm。纤维成束，周围薄壁细胞内含草酸钙方晶，形成晶纤维。栅栏组织细胞含草酸钙方晶，排列成行。油室圆形，直径 60～120μm，有的内含黄色油滴。

(2) 取本品粗粉 2g，加乙醇 20ml，回流提取 30 分钟，滤过。取滤液 5ml，蒸干，残渣加乙酸乙酯 2ml 使溶解，置试管中，加新制的 7% 盐酸羟胺甲醇溶液与 10% 氢氧化钾甲醇溶液各 2～3 滴，摇匀，微热，放冷，加稀盐酸调节 pH 值至 3～4，加 1% 三氯化铁乙醇溶液，显紫红色。

【检查】　**水分**　不得过 15.0%（通则 0832 第四法）。

总灰分　不得过 12.0%（通则 2302）。

饮片

【炮制】　除去杂质，切碎。

【性味与归经】　辛、微苦，温；有小毒。归肝、胃经。

【功能与主治】　行气止痛，活血散瘀。用于胃痛，风湿痹痛；外治牙痛，跌扑肿痛，虫蛇咬伤。

【用法与用量】　6～12g。

【贮藏】　置干燥处。

九 香 虫

Jiuxiangchong

ASPONGOPUS

本品为蝽科昆虫九香虫 *Aspongopus chinensis* Dallas 的干燥体。11 月至次年 3 月前捕捉，置适宜容器内，用酒少许将其闷死，取出阴干；或置沸水中烫死，取出，干燥。

【性状】　本品略呈六角状扁椭圆形，长 1.6～2cm，宽约 1cm。表面棕褐色或棕黑色，略有光泽。头部小，与胸部略呈三角形，复眼突出，卵圆状，单眼 1 对，触角 1 对各 5 节，多已脱落。背部有翅 2 对，外面的 1 对基部较硬，内部 1 对为膜质，透明。胸部有足 3 对，多已脱落。腹部棕红色至棕黑色，每节近边缘处有突起的小点。质脆，折断后腹内有浅棕色的内含物。气特异，味微咸。

【鉴别】　取本品粉末 0.2g，加石油醚 (60～90℃) 20ml 超声处理 20 分钟，滤过，药渣用石油醚洗涤 3 次，每次 5ml，合并洗液及滤液，浓缩至 10ml，作为供试品溶液。另取九香虫对照药材 0.2g，同法制成对照药材溶液。再取油酸对照品，加石油醚 (60～90℃) 制成每 1ml 含 5mg 的溶液，作为对照品溶液。照薄层色谱法（通则 0502）试验，吸取上述三种溶液各 2μl，分别点于同一硅胶 G 薄层板上，以石油醚 (60～90℃)-乙醚-冰醋酸 (36：9：0.9) 为展开剂，置用展开剂预饱和 20 分钟的展开缸内，展开，取出，晾干，置碘蒸气中熏至斑点显色清晰。供试品色谱中，在与对照药材色谱和对照品色谱相应的位置上，显相同颜色的斑点。

【检查】　**水分**　不得过 9.0%（通则 0832 第二法）。

总灰分　不得过 6.0%（通则 2302）。

黄曲霉毒素　照真菌毒素测定法（通则 2351）测定。

取本品粉末（过二号筛）约 5g，精密称定，加入氯化钠 3g，照黄曲霉毒素测定法项下供试品溶液的制备方法，其中，精密量取上清液 10ml，测定，计算，即得。

本品每 1000g 含黄曲霉毒素 B_1 不得过 5μg，含黄曲霉毒素 G_2、黄曲霉毒素 G_1、黄曲霉毒素 B_2 和黄曲霉毒素 B_1 的总量不得过 10μg。

【浸出物】　照醇溶性浸出物测定法（通则 2201）项下的热浸法测定，用稀乙醇作溶剂，不得少于 10.0%。

饮片

【炮制】　**九香虫**　除去杂质。

【性状】【鉴别】【检查】【浸出物】　同药材。

炒九香虫　取净九香虫，照清炒法（通则 0213）炒至有香气。

【性状】　本品形如九香虫。表面棕黑色至黑色，显油润光泽。气微腥，略带焦香气，味微咸。

【检查】　**水分**　同药材，不得过 7.0%。

【性味与归经】　咸，温。归肝、脾、肾经。

【功能与主治】 理气止痛，温中助阳。用于胃寒胀痛，肝胃气痛，肾虚阳痿，腰膝酸痛。

【用法与用量】 3～9g。

【贮藏】 置木箱内衬以油纸，防潮、防蛀。

刀 豆

Daodou

CANAVALIAE SEMEN

本品为豆科植物刀豆 Canavalia gladiata（Jacq.）DC. 的干燥成熟种子。秋季采收成熟果实，剥取种子，晒干。

【性状】 本品呈扁卵形或扁肾形，长 2～3.5cm，宽 1～2cm，厚 0.5～1.2cm。表面淡红色至红紫色，微皱缩，略有光泽。边缘具眉状黑色种脐，长约 2cm，上有白色纹 3 条。质硬，难破碎。种皮革质，内表面棕绿色而光亮；子叶 2，黄白色，油润。气微，味淡，嚼之有豆腥味。

【鉴别】 本品横切面：表皮为 1 列栅状细胞，种脐处 2 列，外被角质层，光辉带明显。支持细胞 2～6 列，呈哑铃状。营养层由十多列切向延长的薄壁细胞组成，内侧细胞呈颓废状；有维管束，种皮下方为数列多角形胚乳细胞。子叶细胞含众多淀粉粒。管胞岛椭圆形，壁网状增厚，具缘纹孔少见。周围有 4～5 层薄壁细胞，其两侧为星状组织，细胞呈星芒状，有大型的细胞间隙。

饮片

【炮制】 除去杂质，用时捣碎。

【性状】 **【鉴别】** 同药材。

【性味与归经】 甘，温。归胃、肾经。

【功能与主治】 温中，下气，止呃。用于虚寒呃逆，呕吐。

【用法与用量】 6～9g。

【贮藏】 置通风干燥处，防蛀。

三 七

Sanqi

NOTOGINSENG RADIX ET RHIZOMA

本品为五加科植物三七 Panax notoginseng（Burk.）F. H. Chen 的干燥根和根茎。秋季花开前采挖，洗净，分开主根、支根及根茎，干燥。支根习称"筋条"，根茎习称"剪口"。

【性状】 主根呈类圆锥形或圆柱形，长 1～6cm，直径 1～4cm。表面灰褐色或灰黄色，有断续的纵皱纹和支根痕。顶端有茎痕，周围有瘤状突起。体重，质坚实，断面灰绿色、黄绿色或灰白色，木部微呈放射状排列。气微，味苦回甜。

筋条呈圆柱形或圆锥形，长 2～6cm，上端直径约 0.8cm，

下端直径约 0.3cm。

剪口呈不规则的皱缩块状或条状，表面有数个明显的茎痕及环纹，断面中心灰绿色或白色，边缘深绿色或灰色。

【鉴别】 （1）本品粉末灰黄色。淀粉粒甚多，单粒圆形、半圆形或圆多角形，直径 4～30μm；复粒由 2～10 余分粒组成。树脂道碎片含黄色分泌物。梯纹导管、网纹导管及螺纹导管直径 15～55μm。草酸钙簇晶少见，直径 50～80μm。

（2）取本品粉末 0.5g，加水 5 滴，搅匀，再加以水饱和的正丁醇 5ml，密塞，振摇 10 分钟，放置 2 小时，离心，取上清液，加 3 倍量以正丁醇饱和的水，摇匀，放置使分层（必要时离心），取正丁醇层，蒸干，残渣加甲醇 1ml 使溶解，作为供试品溶液。另取人参皂苷 Rb$_1$ 对照品、人参皂苷 Re 对照品、人参皂苷 Rg$_1$ 对照品及三七皂苷 R$_1$ 对照品，加甲醇制成每 1ml 各含 0.5mg 的混合溶液，作为对照品溶液。照薄层色谱法（通则 0502）试验，吸取上述两种溶液各 1μl，分别点于同一硅胶 G 薄层板上，以三氯甲烷-乙酸乙酯-甲醇-水（15：40：22：10）10℃以下放置的下层溶液为展开剂，展开，取出，晾干，喷以硫酸溶液（1→10），在 105℃ 加热至斑点显色清晰。供试品色谱中，在与对照品色谱相应的位置上，显相同颜色的斑点；置紫外光灯（365nm）下检视，显相同的荧光斑点。

【检查】 **水分** 不得过 14.0%（通则 0832 第二法）。

总灰分 不得过 6.0%（通则 2302）。

酸不溶性灰分 不得过 3.0%（通则 2302）。

重金属及有害元素 照铅、镉、砷、汞、铜测定法（通则 2321 原子吸收分光光度法或电感耦合等离子体质谱法）测定，铅不得过 5mg/kg；镉不得过 1mg/kg；砷不得过 2mg/kg；汞不得过 0.2mg/kg；铜不得过 20mg/kg。

【浸出物】 照醇溶性浸出物测定法（通则 2201）项下的热浸法测定，用甲醇作溶剂，不得少于 16.0%。

【含量测定】 照高效液相色谱法（通则 0512）测定。

色谱条件与系统适用性试验 以十八烷基硅烷键合硅胶为填充剂；以乙腈为流动相 A，以水为流动相 B，按下表中的规定进行梯度洗脱；检测波长为 203nm。理论板数按三七皂苷 R$_1$ 峰计算应不低于 4000。

时间（分钟）	流动相 A（%）	流动相 B（%）
0～12	19	81
12～60	19→36	81→64

对照品溶液的制备 精密称取人参皂苷 Rg$_1$ 对照品、人参皂苷 Rb$_1$ 对照品及三七皂苷 R$_1$ 对照品适量，加甲醇制成每 1ml 含人参皂苷 Rg$_1$0.4mg、人参皂苷 Rb$_1$0.4mg、三七皂苷 R$_1$0.1mg 的混合溶液，即得。

供试品溶液的制备 取本品粉末（过四号筛）0.6g，精密称定，精密加入甲醇 50ml，称定重量，放置过夜，置 80℃水浴上保持微沸 2 小时，放冷，再称定重量，用甲醇补足减失的重量，摇匀，滤过，取续滤液，即得。

测定法 分别精密吸取对照品溶液与供试品溶液各

10μl,注入液相色谱仪,测定,即得。

本品按干燥品计算,含人参皂苷 Rg_1($C_{42}H_{72}O_{14}$)、人参皂苷 Rb_1($C_{54}H_{92}O_{23}$)及三七皂苷 R_1($C_{47}H_{80}O_{18}$)的总量不得少于 5.0%。

饮片

【炮制】 三七粉 取三七,洗净,干燥,碾成细粉。

【性状】 本品为灰黄色的粉末。气微,味苦回甜。

【鉴别】【检查】【浸出物】【含量测定】 同药材。

【性味与归经】 甘、微苦,温。归肝、胃经。

【功能与主治】 散瘀止血,消肿定痛。用于咯血,吐血,衄血,便血,崩漏,外伤出血,胸腹刺痛,跌扑肿痛。

【用法与用量】 3～9g;研粉吞服,一次 1～3g。外用适量。

【注意】 孕妇慎用。

【贮藏】 置阴凉干燥处,防蛀。

三 白 草
Sanbaicao
SAURURI HERBA

本品为三白草科植物三白草 *Saururus chinensis*(Lour.)Baill. 的干燥地上部分,全年均可采收,洗净,晒干。

【性状】 本品茎呈圆柱形,有纵沟 4 条,一条较宽广;断面黄棕色至棕褐色,纤维性,中空。单叶互生,叶片卵形或卵状披针形,长 4～15cm,宽 2～10cm;先端渐尖,基部心形,全缘,基出脉 5 条;叶柄较长,有纵皱纹。总状花序于枝顶与叶对生,花小,棕褐色。蒴果近球形。气微,味淡。

【鉴别】(1)本品叶表面观:上下表皮细胞略呈多角形,角质层纹理明显,表皮中有油细胞散在,圆形,直径 32～44μm,内含黄色油滴。上表皮无气孔。下表皮气孔多,不定式,有腺毛,2～3 细胞,长 40～70μm,基部直径 12～16μm。

茎横切面:表皮细胞类方形,下皮厚角细胞在棱线处较多。皮层可见通气组织,由类圆形薄壁细胞构成,排列成网状,有大型腔隙;有油细胞和分泌管散在,油细胞内含黄色油滴,分泌管内含淡棕色物质。中柱鞘纤维 3～4 列断续排列成环。维管束外韧型。髓部宽广,亦可见通气组织;有油细胞散在。薄壁细胞大多含草酸钙簇晶,直径 12～25μm。

(2)取本品粉末 2g,加甲醇 30ml,超声处理 20 分钟,滤过,滤液浓缩至 2ml,加于活性炭-氧化铝柱(活性炭 0.2g,中性氧化铝 100～200 目,4g,内径为 10mm,干法装柱)上,用甲醇 60ml 洗脱,收集洗脱液,蒸干,残渣加乙酸乙酯 1ml 使溶解,作为供试品溶液。另取三白草对照药材 2g,同法制成对照药材溶液。再取三白草酮对照品,加乙酸乙酯制成每 1ml 含 1mg 的溶液,作为对照品溶液。照薄层色谱法(通则 0502)试验,吸取上述供试品溶液和对照药材溶液各 10μl、对照品溶液 5μl,分别点于同一硅胶 G 薄层板上,以石油醚(60～90℃)-

丙酮(5:2)为展开剂,展开,取出,晾干,喷以 10%硫酸乙醇溶液,在 105℃加热至斑点显色清晰。供试品色谱中,在与对照药材色谱和对照品色谱相应的位置上,显相同颜色的斑点。

【检查】 杂质 不得过 3%(通则 2301)。

水分 不得过 13.0%(通则 0832 第二法)。

总灰分 不得过 12.0%(通则 2302)。

酸不溶性灰分 不得过 3.0%(通则 2302)。

【浸出物】 照醇溶性浸出物测定法(通则 2201)项下的热浸法测定,用稀乙醇作溶剂,不得少于 10.0%。

【含量测定】 照高效液相色谱法(通则 0512)测定。

色谱条件与系统适用性试验 以十八烷基硅烷键合硅胶为填充剂;以甲醇-水(63:37)为流动相;检测波长为 230nm。理论板数按三白草酮峰计算应不低于 4000。

对照品溶液的制备 取三白草酮对照品适量,精密称定,加甲醇制成每 1ml 含 40μg 的溶液,即得。

供试品溶液的制备 取本品粉末(过四号筛)约 0.5g,精密称定,置具塞锥形瓶中,精密加入甲醇 25ml,密塞,称定重量,放置 30 分钟,超声处理(功率 500W,频率 25kHz)40 分钟,放冷,再称定重量,用甲醇补足减失的重量,摇匀,滤过,取续滤液,即得。

测定法 分别精密吸取对照品溶液 10μl 与供试品溶液 10～20μl,注入液相色谱仪,测定,即得。

本品按干燥品计算,含三白草酮($C_{20}H_{20}O_6$)不得少于 0.10%。

饮片

【炮制】 除去杂质,洗净,切段,干燥。

【性状】 本品呈不规则的段。茎圆柱形,有纵沟 4 条,一条较宽广。切面黄棕色至棕褐色,中空。叶多破碎,完整叶片展平后呈卵形或卵状披针形,先端渐尖,基部心形,全缘,基出脉 5 条。总状花序,花小,棕褐色。蒴果近球形。气微,味淡。

【鉴别】(2)【检查】(水分 总灰分 酸不溶性灰分)【浸出物】【含量测定】 同药材。

【性味与归经】 甘、辛,寒。归肺、膀胱经。

【功能与主治】 利尿消肿,清热解毒。用于水肿,小便不利,淋沥涩痛,带下;外治疮疡肿毒,湿疹。

【用法与用量】 15～30g。

【贮藏】 置阴凉干燥处。

三 棱
Sanleng
SPARGANII RHIZOMA

本品为黑三棱科植物黑三棱 *Sparganium stoloniferum* Buch.-Ham. 的干燥块茎。冬季至次年春采挖,洗净,削去外皮，晒干。

【性状】 本品呈圆锥形，略扁，长 2～6cm，直径 2～4cm。表面黄白色或灰黄色，有刀削痕，须根痕小点状，略呈横向环状排列。体重，质坚实。气微，味淡，嚼之微有麻辣感。

【鉴别】 (1)本品横切面：皮层为通气组织，薄壁细胞不规则形细胞间有大的腔隙；内皮层细胞排列紧密。中柱薄壁细胞类圆形，壁略厚，内含淀粉粒；维管束外韧型及周木型，散在，导管非木化。皮层及中柱均散有分泌细胞，内含棕红色分泌物。

粉末黄白色。淀粉粒甚多，单粒类圆形、类多角形或椭圆形，直径 2～10μm，较大粒隐约可见点状或裂缝状脐点，分泌细胞内含红棕色分泌物。纤维多成束，壁较厚，微木化或木化，有稀疏单斜纹孔。木化薄壁细胞呈类长方形、长椭圆形或不规则形，壁呈连珠状，微木化。

(2)取本品粉末 2g，加乙醇 30ml，加热回流 1 小时，滤过，滤液蒸干，残渣加乙醇 2ml 使溶解，作为供试品溶液。另取三棱对照药材 2g，同法制成对照药材溶液。照薄层色谱法(通则 0502)试验，吸取上述两种溶液各 10μl，分别点于同一硅胶 G 薄层板上，以石油醚(60～90℃)-乙酸乙酯(4：1)为展开剂，展开，取出，晾干，置紫外光灯(365nm)下检视。供试品色谱中，在与对照药材色谱相应的位置上，显相同颜色的荧光斑点。

【检查】 水分 不得过 15.0%(通则 0832 第二法)。

总灰分 不得过 6.0%(通则 2302)。

【浸出物】 照醇溶性浸出物测定法(通则 2201)项下的热浸法测定，用稀乙醇作溶剂，不得少于 7.5%。

饮片

【炮制】 三棱 除去杂质，浸泡，润透，切薄片，干燥。

【性状】 本品呈类圆形的薄片。外表皮灰棕色。切面灰白色或黄白色，粗糙，有多数明显的细筋脉点。气微，味淡，嚼之微有麻辣感。

【鉴别】(除横切面外) 【检查】 【浸出物】 同药材。

醋三棱 取净三棱片，照醋炙法(通则 0213)炒至色变深。每 100kg 三棱，用醋 15kg。

【性状】 本品形如三棱片，切面黄色至黄棕色，偶见焦黄斑，微有醋香气。

【检查】 水分 同药材，不得过 13.0%。

总灰分 同药材，不得过 5.0%。

【鉴别】(2) 【浸出物】 同药材。

【性味与归经】 辛、苦，平。归肝、脾经。

【功能与主治】 破血行气，消积止痛。用于癥瘕痞块，痛经，瘀血经闭，胸痹心痛，食积胀痛。

【用法与用量】 5～10g。

【注意】 孕妇禁用；不宜与芒硝、玄明粉同用。

【贮藏】 置通风干燥处，防蛀。

三 颗 针

Sankezhen

BERBERIDIS RADIX

本品为小檗科植物拟獴猪刺 *Berberis soulieana* Schneid.、小黄连刺 *Berberis wilsonae* Hemsl.、细叶小檗 *Berberis poiretii* Schneid. 或匙叶小檗 *Berberis vernae* Schneid. 等同属数种植物的干燥根。春、秋二季采挖，除去泥沙和须根，晒干或切片晒干。

【性状】 本品呈类圆柱形，稍扭曲，有少数分枝，长 10～15cm，直径 1～3cm。根头粗大，向下渐细。外皮灰棕色，有细皱纹，易剥落。质坚硬，不易折断，切面不平坦，鲜黄色，切片近圆形或长圆形，稍显放射状纹理，髓部棕黄色。气微，味苦。

【鉴别】 (1)本品粉末黄棕色。韧皮纤维单个散在或数个成束，直径 12～30μm，淡黄色至黄色，长梭形，末端钝圆、渐尖或平截，边缘有时呈微波状弯曲，孔沟明显。石细胞黄棕色，不规则形或类长圆形，直径 20～55μm，纹孔及孔沟明显。草酸钙方晶类方形或长方形，直径 8～25μm，散在或存在于韧皮射线细胞中。木栓细胞表面观类长方形或多角形。可见淡黄色棕色团块。

(2)取本品粉末 1g，加甲醇 20ml，超声处理 20 分钟，滤过，取滤液作为供试品溶液。另取盐酸小檗碱对照品，加甲醇制成每 1ml 含 0.5mg 的溶液，作为对照品溶液。照薄层色谱法(通则 0502)试验，吸取上述两种溶液各 2μl，分别点于同一硅胶 G 薄层板上，以正丁醇-醋酸-水(2：0.5：1)的上层溶液为展开剂，展开，取出，晾干，置紫外光灯(365nm)下检视。供试品色谱中，在与对照品色谱相应的位置上，显相同颜色的荧光斑点。

【检查】 水分 不得过 12.0%(通则 0832 第二法)。

总灰分 不得过 3.0%(通则 2302)。

【浸出物】 照醇溶性浸出物测定法(通则 2201)项下的热浸法测定，用稀乙醇作溶剂，不得少于 9.0%。

【含量测定】 照高效液相色谱法(通则 0512)测定。

色谱条件与系统适用性试验 以十八烷基硅烷键合硅胶为填充剂；以乙腈-0.02mol/L 磷酸二氢钾溶液(24：76)为流动相；检测波长为 265nm。理论板数按盐酸小檗碱峰计算应不低于 4000。

对照品溶液的制备 取盐酸小檗碱对照品适量，精密称定，加甲醇制成每 1ml 含 20μg 的溶液，即得。

供试品溶液的制备 取本品粉末(过四号筛)约 0.1g，精密称定，置具塞锥形瓶中，精密加入甲醇 50ml，密塞，称定重量，超声处理(功率 250W，频率 40kHz)1 小时，放冷，再称定重量，用甲醇补足减失的重量，摇匀，滤过，取续滤液，即得。

　　测定法　分别精密吸取对照品溶液与供试品溶液各 $10\mu l$，注入液相色谱仪，测定，即得。

　　本品按干燥品计算，含盐酸小檗碱($C_{20}H_{17}NO_4 \cdot HCl$)不得少于 0.60%。

饮片

　　【炮制】　除去杂质；未切片者，喷淋清水，润透，切片，干燥。

　　【性状】　本品呈不规则的片。表面灰棕色至棕褐色，有细纵皱纹，栓皮易脱落。质坚硬，切面不平坦，鲜黄色，稍显放射状纹理。气微，味苦。

　　【鉴别】　【检查】　【浸出物】　【含量测定】　同药材。

　　【性味与归经】　苦，寒；有毒。归肝、胃、大肠经。

　　【功能与主治】　清热燥湿，泻火解毒。用于湿热泻痢，黄疸，湿疹，咽痛目赤，聤耳流脓，痈肿疮毒。

　　【用法与用量】　9～15g。

　　【贮藏】　置干燥处。

干　姜

Ganjiang

ZINGIBERIS RHIZOMA

　　本品为姜科植物姜 *Zingiber officinale* Rosc. 的干燥根茎。冬季采挖，除去须根和泥沙，晒干或低温干燥。趁鲜切片晒干或低温干燥者称为"干姜片"。

　　【性状】　**干姜**　呈扁平块状，具指状分枝，长 3～7cm，厚 1～2cm。表面灰黄色或浅灰棕色，粗糙，具纵皱纹和明显的环节。分枝处常有鳞叶残存，分枝顶端有茎痕或芽。质坚实，断面黄白色或灰白色，粉性或颗粒性，内皮层环纹明显，维管束及黄色油点散在。气香、特异，味辛辣。

　　干姜片　本品呈不规则纵切片或斜切片，具指状分枝，长 1～6cm，宽 1～2cm，厚 0.2～0.4cm。外皮灰黄色或浅黄棕色，粗糙，具纵皱纹及明显的环节。切面灰黄色或灰白色，略显粉性，可见较多的纵向纤维，有的呈毛状。质坚实，断面纤维性。气香、特异，味辛辣。

　　【鉴别】　(1)本品粉末淡黄棕色。淀粉粒众多，长卵圆形、三角状卵形、椭圆形、类圆形或不规则形，直径 5～40μm，脐点点状，位于较小端，也有呈裂缝状者，层纹有的明显。油细胞及树脂细胞散于薄壁组织中，内含淡黄色油滴或暗红棕色物质。纤维成束或散离，先端钝尖，少数分叉，有的一边呈波状或锯齿状，直径 15～40μm，壁稍厚，非木化，具斜细纹孔，常可见菲薄的横隔。梯纹导管、螺纹导管及网纹导管多见，少数为环纹导管，直径 15～70μm。导管或纤维旁有时可见内含暗红棕色物的管状细胞，直径12～20μm。

　　(2)取本品粉末 1g，加乙酸乙酯 20ml，超声处理 10 分钟，滤过，取滤液作为供试品溶液。另取干姜对照药材 1g，同法

制成对照药材溶液。再取 6-姜辣素对照品，加乙酸乙酯制成每 1ml 含 0.5mg 的溶液，作为对照品溶液。照薄层色谱法（通则 0502）试验，吸取上述三种溶液各 6μl，分别点于同一硅胶 G 薄层板上，以石油醚（60～90℃)-三氯甲烷-乙酸乙酯（2:1:1）为展开剂，展开，取出，晾干，喷以香草醛硫酸试液，在 105℃加热至斑点显色清晰。供试品色谱中，在与对照药材色谱和对照品色谱相应的位置上，显相同颜色的斑点。

　　【检查】　**水分**　不得过 19.0%（通则 0832 第四法）。

　　总灰分　不得过 6.0%（通则 2302）。

　　【浸出物】　照水溶性浸出物测定（通则 2201）项下的热浸法测定，不得少于 22.0%。

　　【含量测定】　**挥发油**　取本品最粗粉适量，加水 700ml，照挥发油测定法（通则 2204）测定。

　　本品含挥发油不得少于 0.8%（ml/g）。

　　6-姜辣素　照高效液相色谱法（通则 0512）测定。

　　色谱条件与系统适用性试验　以十八烷基硅烷键合硅胶为填充剂；以乙腈-甲醇-水（40:5:55）为流动相；检测波长为 280nm。理论板数按 6-姜辣素峰计算应不低于 5000。

　　对照品溶液的制备　取 6-姜辣素对照品适量，精密称定，加甲醇制成每 1ml 含 0.1mg 的溶液，即得。

　　供试品溶液的制备　取本品粉末（过三号筛）约 0.25g，精密称定，置具塞锥形瓶中，精密加入 75%甲醇 20ml，称定重量，超声处理（功率 100W，频率 40kHz）40 分钟，放冷，再称定重量，用 75%甲醇补足减失的重量，摇匀，滤过，取续滤液，即得。

　　测定法　分别精密吸取对照品溶液与供试品溶液各 10μl，注入液相色谱仪，测定，即得。

　　本品按干燥品计算，含 6-姜辣素($C_{17}H_{26}O_4$)不得少于 0.60%。

饮片

　　【炮制】　**干姜**　除去杂质，略泡，洗净，润透，切厚片或块，干燥。

　　【性状】　本品呈不规则片块状，厚 0.2～0.4cm。

　　【鉴别】　【检查】　【浸出物】　【含量测定】　同药材。

　　姜炭　取干姜块，照炒炭法（通则 0213）炒至表面黑色、内部棕褐色。

　　【性状】　本品形如干姜片块，表面焦黑色，内部棕褐色，体轻，质松脆。味微苦，微辣。

　　【鉴别】　取本品粉末 2g，加 75%甲醇 40ml，超声处理 20 分钟，滤过，滤液蒸干，残渣加乙酸乙酯 1ml 使溶解，作为供试品溶液。另取 6-姜辣素对照品、姜酮对照品，加乙酸乙酯分别制成每 1ml 各含 0.5mg 的溶液，作为对照品溶液。照薄层色谱法（通则 0502）试验，吸取供试品溶液和 6-姜辣素对照品溶液各 6μl、姜酮对照品溶液 4μl，分别点于同一硅胶 G 薄层板上，以石油醚（60～90℃)-三氯甲烷-乙酸乙酯（2:1:1）为展开剂，展开，取出，晾干，喷以香草醛硫酸试液，在 105℃加热至斑点显色清晰。供试品色谱中，在与对照品色谱相应

的位置上,显相同颜色的斑点。

【浸出物】　同药材,不得少于 26.0%。

【含量测定】　同药材,含 6-姜辣素($C_{17}H_{26}O_4$)不得少于 0.050%。

【性味与归经】　辛,热。归脾、胃、肾、心、肺经。

【功能与主治】　温中散寒,回阳通脉,温肺化饮。用于脘腹冷痛,呕吐泄泻,肢冷脉微,寒饮喘咳。

【用法与用量】　3～10g。

【贮藏】　置阴凉干燥处,防蛀。

【制剂】　姜流浸膏。

炮　姜

Paojiang

ZINGIBERIS RHIZOMA PRAEPARATUM

本品为干姜的炮制加工品。

【炮制】　取干姜,照炒法(通则 0213)用砂烫至鼓起,表面棕褐色。

【性状】　本品呈不规则膨胀的块状,具指状分枝。表面棕黑色或棕褐色。质轻泡,断面边缘处显棕黑色,中心棕黄色,细颗粒性,维管束散在。气香、特异,味微辛、辣。

【鉴别】　(1)本品粉末棕褐色。淀粉粒众多,长卵圆形、三角状卵形、椭圆形、类圆形或不规则形,直径 5～40μm,脐点点状,位于较小端,也有呈裂缝状者,层纹有的明显。偶见糊化淀粉粒团块。油细胞和树脂细胞散于薄壁组织中,内含淡黄色油滴或暗红棕色物质。纤维成束或散离,先端钝尖,少数分叉,有的一边呈波状或锯齿状,直径 15～40μm,壁稍厚,非木化,具斜细纹孔,常可见菲薄的横隔。梯纹导管、螺纹导管及网纹导管多见,少数为环纹导管,直径 15～70μm。导管或纤维旁有时可见内含暗红棕色物的管状细胞,直径 12～20μm。

(2)取本品粉末 2g,加乙酸乙酯 20ml,超声处理 10 分钟,滤过,取滤液作为供试品溶液。另取 6-姜辣素对照品,加乙酸乙酯制成每 1ml 含 0.5mg 的溶液,作为对照品溶液。照薄层色谱法(通则 0502)试验,吸取上述两种溶液各 6μl,分别点于同一硅胶 G 薄层板上,以石油醚(60～90℃)-三氯甲烷-乙酸乙酯(2:1:1)为展开剂,展开,取出,晾干,喷以香草醛硫酸试液,在 105℃加热至斑点显色清晰。供试品色谱中,在与对照品色谱相应的位置上,显相同颜色的斑点。

【检查】　水分　不得过 12.0%(通则 0832 第四法)。

总灰分　不得过 7.0%(通则 2302)。

【浸出物】　照水溶性浸出物测定法(通则 2201)项下的热浸法测定,不得少于 26.0%。

【含量测定】　照高效液相色谱法(通则 0512)测定。

色谱条件与系统适用性试验　以十八烷基硅烷键合硅胶

为填充剂;以乙腈-甲醇-水(40:5:55)为流动相;检测波长为 280nm。理论板数按 6-姜辣素峰计算应不低于 5000。

对照品溶液的制备　取 6-姜辣素对照品适量,精密称定,加甲醇制成每 1ml 含 0.1mg 的溶液,即得。

供试品溶液的制备　取本品粉末(过三号筛)约 0.25g,精密称定,置具塞锥形瓶中,精密加入 50%甲醇 20ml,称定重量,超声处理(功率 100W,频率 40kHz)30 分钟,放冷,再称定重量,用 50%甲醇补足减失的重量,摇匀,滤过,取续滤液,即得。

测定法　分别精密吸取对照品溶液 8μl 与供试品溶液 20μl,注入液相色谱仪,测定,即得。

本品按干燥品计算,含 6-姜辣素($C_{17}H_{26}O_4$)不得少于 0.30%。

【性味与归经】　辛,热。归脾、胃、肾经。

【功能与主治】　温经止血,温中止痛。用于阳虚失血,吐衄崩漏,脾胃虚寒,腹痛吐泻。

【用法与用量】　3～9g。

【贮藏】　同干姜。

干　漆

Ganqi

TOXICODENDRI RESINA

本品为漆树科植物漆树 *Toxicodendron vernicifluum* (Stokes)F. A. Barkl. 的树脂经加工后的干燥品。一般收集盛漆器具底留下的漆渣,干燥。

【性状】　本品呈不规则块状,黑褐色或棕褐色,表面粗糙,有蜂窝状细小孔洞或呈颗粒状。质坚硬,不易折断,断面不平坦。具特殊臭气。

【鉴别】　(1)本品粉末棕褐色。半透明不规则块状,黄棕色至红棕色,边缘淡黄棕色,表面常见放射状纹理,有时略呈层片状重叠。

(2)取本品一小块,置瓷蒸发皿中,点火即燃烧,产生黑烟并发出强烈漆臭。

(3)取本品粉末 1g,加乙醇 10ml,置热水浴中加热 5 分钟,放冷,滤过。取滤液 1ml,加三氯化铁试液 1～2 滴,显墨绿色。

【检查】　水分　不得过 7.0%(通则 0832 第四法)。

总灰分　不得过 8.0%(通则 2302)。

酸不溶性灰分　不得过 5.0%(通则 2302)。

【浸出物】　照醇溶性浸出物测定法(通则 2201)项下的热浸法测定,用乙醇作溶剂,不得少于 1.2%。

饮片

【炮制】　干漆炭　取干漆,置火上烧枯;或砸成小块,照炒炭法(通则 0213)炒至焦枯黑烟尽,取出,放凉。

【性状】 本品形如干漆,表面棕褐色至黑色,粗糙,呈蜂窝状或颗粒状。质松脆,断面有空隙。微具特殊臭气。

【性味与归经】 辛,温;有毒。归肝、脾经。

【功能与主治】 破瘀通经,消积杀虫。用于瘀血经闭,癥瘕积聚,虫积腹痛。

【用法与用量】 2~5g。

【注意】 孕妇及对漆过敏者禁用。

【贮藏】 密闭保存,防火。

土 木 香

Tumuxiang

INULAE RADIX

本品为菊科植物土木香 *Inula helenium* L. 的干燥根。秋季采挖,除去泥沙,晒干。

【性状】 本品呈圆锥形,略弯曲,长 5~20cm。表面黄棕色或暗棕色,有纵皱纹及须根痕。根头粗大,顶端有凹陷的茎痕及叶鞘残基,周围有圆柱形支根。质坚硬,不易折断,断面略平坦,黄白色至浅灰黄色,有凹点状油室。气微香,味苦、辛。

【鉴别】 (1)本品横切面:木栓层为数列木栓细胞。韧皮部宽广。形成层环不甚明显。木质部射线宽 6~25 列细胞;导管少,单个或数个成群,径向排列;木纤维少数,成束存在于木质部中心的导管周围。薄壁细胞含菊糖。油室分布于韧皮部与木质部,直径 80~300μm。

粉末淡黄棕色。菊糖众多,无色,呈不规则碎块状。网纹导管直径 30~100μm。木栓细胞多角形,黄棕色。木纤维长梭形,末端倾斜,具斜纹孔。

(2)取本品粉末 0.5g,加甲醇 4ml,密塞,振摇,放置 30 分钟,滤过,取滤液作为供试品溶液。另取土木香对照药材 0.5g,同法制成对照药材溶液。再取土木香内酯对照品与异土木香内酯对照品,加甲醇制成每 1ml 各含 2mg 的混合溶液,作为对照品溶液。照薄层色谱法(通则 0502)试验,吸取上述三种溶液各 3μl,分别点于同一硅胶 G 薄层板上,以石油醚(60~90℃)-乙酸乙酯(10∶1.5)为展开剂,展开,取出,晾干,喷以 5%茴香醛硫酸溶液,加热至斑点显色清晰。供试品色谱中,在与对照药材色谱和对照品色谱相应的位置上,显相同颜色的斑点。

【检查】 水分　不得过 14.0%(通则 0832 第四法)。

总灰分　不得过 7.0%(通则 2302)。

【浸出物】 照醇溶性浸出物测定法(通则 2201)项下的热浸法测定,用 30%乙醇作溶剂,不得少于 55.0%。

【含量测定】 照气相色谱法(通则 0521)测定。

色谱条件与系统适用性试验　聚乙二醇 20000(PEG-20M)毛细管柱(柱长为 30m,内径为 0.25mm,膜厚度为

0.25μm);程序升温:初始温度 190℃,保持 30 分钟,以每分钟 120℃的速率升温至 240℃,保持 5 分钟;进样口温度为 260℃;检测器温度为 280℃。理论板数按土木香内酯峰计算应不低于 13000。

对照品溶液的制备　取土木香内酯对照品、异土木香内酯对照品适量,精密称定,加乙酸乙酯制成每 1ml 各含 0.2mg 的混合溶液,即得。

供试品溶液的制备　取本品粉末(过三号筛)约 0.5g,精密称定,置具塞锥形瓶中,精密加入乙酸乙酯 25ml,称定重量,超声处理(功率 300W,频率 50kHz)30 分钟,放冷,再称定重量,用乙酸乙酯补足减失的重量,摇匀,滤过,取续滤液,即得。

测定法　分别精密吸取对照品溶液与供试品溶液各 1μl,注入气相色谱仪,测定,即得。

本品按干燥品计算,含土木香内酯($C_{15}H_{20}O_2$)和异土木香内酯($C_{15}H_{20}O_2$)的总量不得少于 2.2%。

饮片

【炮制】 除去杂质,洗净,润透,切片,干燥。

【性状】 本品呈类圆形或不规则形片。外表皮黄棕色至暗棕色,可见纵皱纹和纵沟。切面灰褐色至暗棕色,有放射状纹理,散在褐色油点,中间有棕色环纹。气微香,味苦、辛。

【鉴别】(除横切面外)**【检查】【浸出物】【含量测定】** 同药材。

【性味与归经】 辛、苦,温。归肝、脾经。

【功能与主治】 健脾和胃,行气止痛,安胎。用于胸胁、脘腹胀痛,呕吐泻痢,胸胁挫伤,岔气作痛,胎动不安。

【用法与用量】 3~9g,多入丸散服。

【贮藏】 置阴凉干燥处。

土 贝 母

Tubeimu

BOLBOSTEMMATIS RHIZOMA

本品为葫芦科植物土贝母 *Bolbostemma paniculatum*(Maxim.)Franquet 的干燥块茎。秋季采挖,洗净,掰开,煮至无白心,取出,晒干。

【性状】 本品为不规则的块,大小不等。表面淡红棕色或暗棕色,凹凸不平。质坚硬,不易折断,断面角质样,气微,味微苦。

【鉴别】 (1)本品粉末淡黄棕色。糊化淀粉粒团块,大小不一,存在于薄壁细胞内或散在。表皮细胞表面观呈类多角形,有的可见垂周壁连珠状增厚;断面观类长方形。导管少见,主要为螺纹或网纹。

(2)取本品粉末 0.1g,加 70%乙醇 20ml,超声处理 20 分钟,滤过,滤液蒸干,残渣加甲醇 1ml 使溶解,作为供试品溶

液。另取土贝母苷甲对照品,加甲醇制成每1ml含1mg的溶液,作为对照品溶液。照薄层色谱法(通则0502)试验,吸取上述两种溶液各 5μl,分别点于同一硅胶 G 薄层板上,以三氯甲烷-乙酸乙酯-甲醇-甲酸-水(12∶3∶8∶2∶2)为展开剂,展开,取出,晾干,喷以醋酐-硫酸-乙醇(1∶1∶10)混合溶液,在110℃加热至斑点显色清晰,在日光下检视。供试品色谱中,在与对照品色谱相应的位置上,显相同颜色的斑点。

【检查】　水分　不得过 12.0%(通则0832 第二法)。

总灰分　不得过 5.0%(通则2302)。

【浸出物】　照醇溶性浸出物测定法(通则2201)项下的热浸法测定,用乙醇作溶剂,不得少于 17.0%。

【含量测定】　照高效液相色谱法(通则0512)测定。

色谱条件与系统适用性试验　以十八烷基硅烷键合硅胶为填充剂;以甲醇-水(65∶35)为流动相;检测波长为214nm。理论板数按土贝母苷甲峰计算应不低于1500。

对照品溶液的制备　取土贝母苷甲对照品适量,精密称定,加流动相制成每1ml含0.1mg的溶液,即得。

供试品溶液的制备　取本品粉末(过四号筛)约 0.3g,精密称定,置具塞锥形瓶中,精密加入 70%乙醇 50ml,称定重量,超声处理(功率250W,频率50kHz)30 分钟,放冷,再称定重量,用70%乙醇补足减失的重量,摇匀,滤过,精密量取续滤液 25ml,水浴蒸至无醇味,加水 10ml,移置分液漏斗中,用水饱和的正丁醇振摇提取 4 次(20ml,20ml,10ml,10ml),合并正丁醇液,蒸干,残渣加甲醇溶解,转移至5ml量瓶中,加甲醇至刻度,摇匀,滤过,取续滤液,即得。

测定法　分别精密吸取对照品溶液与供试品溶液各 10μl,注入液相色谱仪,测定,即得。

本品按干燥品计算,含土贝母苷甲($C_{63}H_{98}O_{29}$)不得少于 1.0%。

【性味与归经】　苦,微寒。归肺、脾经。

【功能与主治】　解毒,散结,消肿。用于乳痈,瘰疬,痰核。

【用法与用量】　5～10g。

【贮藏】　置通风干燥处。

土 荆 皮
Tujingpi
PSEUDOLARICIS CORTEX

本品为松科植物金钱松 *Pseudolarix amabilis* (Nelson) Rehd. 的干燥根皮或近根树皮。夏季剥取,晒干。

【性状】　根皮　呈不规则的长条状,扭曲而稍卷,大小不一,厚2～5mm。外表面灰黄色,粗糙,有皱纹和灰白色横向皮孔样突起,粗皮常呈鳞片状剥落,剥落处红棕色;内表面黄棕色至红棕色,平坦,有细致的纵向纹理。质韧,折断面呈裂

片状,可层层剥离。气微,味苦而涩。

树皮　呈板片状,厚约至 8mm,粗皮较厚。外表面龟裂状,内表面较粗糙。

【鉴别】　(1)本品粉末淡棕色或棕红色。石细胞多,类长方形、类圆形或不规则分枝状,直径 30～96μm,含黄棕色块状物。筛胞大多成束,直径 20～40μm,侧壁上有多数椭圆形筛域。黏液细胞类圆形,直径 100～300μm。树脂细胞纵向连接成管状,含红棕色至黄棕色树脂状物,有的埋有草酸钙方晶。木栓细胞壁稍厚,有的木化,并有纹孔。

(2)取本品粉末 1g,加甲醇 20ml,超声处理 20 分钟,放冷,滤过,取滤液作为供试品溶液。另取土荆皮对照药材 1g,同法制成对照药材溶液。再取土荆皮乙酸对照品,加甲醇制成每1ml含 0.2mg 的溶液,作为对照品溶液。照薄层色谱法(通则0502)试验,吸取上述三种溶液各 5μl,分别点于同一硅胶 G 薄层板上,以甲苯-乙酸乙酯-乙酸(14∶4∶0.5)为展开剂,展开,取出,晾干,喷以 10%硫酸乙醇溶液,在 105℃加热至斑点显色清晰,置紫外光灯(365nm)下检视。供试品色谱中,在与对照药材色谱和对照品色谱相应的位置上,分别显相同颜色的荧光斑点。

【检查】　水分　不得过 13.0%(通则0832 第二法)。

总灰分　不得过 6.0%(通则2302)。

酸不溶性灰分　不得过 2.0%(通则2302)。

【浸出物】　照醇溶性浸出物测定法(通则2201)项下的热浸法测定,用 75%乙醇作溶剂,不得少于 15.0%。

【含量测定】　照高效液相色谱法(通则0512)测定。

色谱条件与系统适用性试验　以辛烷基硅烷键合硅胶为填充剂;以甲醇-1%醋酸溶液(50∶50)为流动相;检测波长为260nm。理论板数按土荆皮乙酸峰计算应不低于5000。

对照品溶液的制备　取土荆皮乙酸对照品适量,精密称定,加甲醇制成每1ml含 45μg 的溶液,即得。

供试品溶液的制备　取本品粉末(过三号筛)约 0.2g,精密称定,置具塞锥形瓶中,精密加入甲醇 25ml,密塞,称定重量,加热回流 1 小时,放冷,再称定重量,用甲醇补足减失的重量,摇匀,滤过,取续滤液,即得。

测定法　分别精密吸取对照品溶液与供试品溶液各 10μl,注入液相色谱仪,测定,即得。

本品按干燥品计算,含土荆皮乙酸($C_{23}H_{28}O_8$)不得少于 0.25%。

饮片

【炮制】　洗净,略润,切丝,干燥。

【性状】　本品呈条片状或卷筒状。外表面灰黄色,有时可见灰白色横向皮孔样突起。内表面黄棕色至红棕色,具细纵纹。切面淡红棕色至红棕色,有时可见有细小白色结晶,可层层剥离。气微,味苦而涩。

【检查】　总灰分　同药材,不得过5.0%。

【鉴别】【检查】(水分　酸不溶性灰分)　**【浸出物】【含量测定】**　同药材。

【性味与归经】 辛,温;有毒。归肺、脾经。

【功能与主治】 杀虫,疗癣,止痒。用于疥癣瘙痒。

【用法与用量】 外用适量,醋或酒浸涂擦,或研末调涂患处。

【贮藏】 置干燥处。

土 茯 苓
Tufuling
SMILACIS GLABRAE RHIZOMA

本品为百合科植物光叶菝葜 *Smilax glabra* Roxb. 的干燥根茎。夏、秋二季采挖,除去须根,洗净,干燥;或趁鲜切成薄片,干燥。

【性状】 本品略呈圆柱形,稍扁或呈不规则条块,有结节状隆起,具短分枝,长 5~22cm,直径 2~5cm。表面黄棕色或灰褐色,凹凸不平,有坚硬的须根残基,分枝顶端有圆形芽痕,有的外皮现不规则裂纹,并有残留的鳞叶。质坚硬。切片呈长圆形或不规则,厚 1~5mm,边缘不整齐;切面类白色至淡红棕色,粉性,可见点状维管束及多数小亮点;质略韧,折断时有粉尘飞扬,以水湿润后有黏滑感。气微,味微甘、涩。

【鉴别】 (1)本品粉末淡棕色。淀粉粒甚多,单粒类球形、多角形或类方形,直径 8~48μm,脐点裂缝状、星状、三叉状或点状,大粒可见层纹;复粒由 2~4 分粒组成。草酸钙针晶束存在于黏液细胞中或散在,针晶长 40~144μm,直径约 5μm。石细胞类椭圆形、类方形或三角形,直径 25~128μm,孔沟细密;另有深棕色石细胞,长条形,直径约 50μm,壁三面极厚,一面菲薄。纤维成束或散在,直径 22~67μm。具缘纹孔导管及管胞多见,具缘纹孔大多横向延长。

(2)取本品粉末 1g,加甲醇 20ml,超声处理 30 分钟,滤过,取滤液作为供试品溶液。另取落新妇苷对照品,加甲醇制成每 1ml 含 0.1mg 的溶液,作为对照品溶液。照薄层色谱法(通则 0502)试验,吸取上述两种溶液各 10μl,分别点于同一硅胶 G 薄层板上,以甲苯-乙酸乙酯-甲酸(13:32:9)为展开剂,展开,取出,晾干,喷以三氯化铝试液,放置 5 分钟后,置紫外光灯(365nm)下检视。供试品色谱中,在与对照品色谱相应的位置上,显相同颜色的荧光斑点。

【检查】 水分 不得过 15.0%(通则 0832 第二法)。

总灰分 不得过 5.0%(通则 2302)。

【浸出物】 照醇溶性浸出物测定法(通则 2201)项下的热浸法测定,用稀乙醇作溶剂,不得少于 15.0%。

【含量测定】 照高效液相色谱法(通则 0512)测定。

色谱条件与系统适用性试验 以十八烷基硅烷键合硅胶为填充剂;以甲醇-0.1%冰醋酸溶液(39:61)为流动相;检测波长为 291nm。理论板数按落新妇苷峰计算应不低于 5000。

对照品溶液的制备 取落新妇苷对照品适量,精密称定,

加 60%甲醇制成每 1ml 含 0.2mg 的溶液,即得。

供试品溶液的制备 取本品粉末(过二号筛)约 0.8g,精密称定,置圆底烧瓶中,精密加入 60%甲醇 100ml,称定重量,加热回流 1 小时,放冷,再称定重量,用 60%甲醇补足减失的重量,摇匀,滤过,取续滤液,即得。

测定法 分别精密吸取对照品溶液与供试品溶液各 10μl,注入液相色谱仪,测定,即得。

本品按干燥品计算,含落新妇苷($C_{21}H_{22}O_{11}$)不得少于 0.45%。

饮片

【炮制】 未切片者,浸泡,洗净,润透,切薄片,干燥。

【性状】 本品呈长圆形或不规则的薄片,边缘不整齐。切面黄白色或红棕色,粉性,可见点状维管束及多数小亮点;以水湿润后有黏滑感。气微,味微甘、涩。

【浸出物】 同药材,不得少于 10.0%。

【鉴别】【检查】【含量测定】 同药材。

【性味与归经】 甘、淡,平。归肝、胃经。

【功能与主治】 解毒,除湿,通利关节。用于梅毒及汞中毒所致的肢体拘挛,筋骨疼痛;湿热淋浊,带下,痈肿,瘰疬,疥癣。

【用法与用量】 15~60g。

【贮藏】 置通风干燥处。

土鳖虫(䗪虫)
Tubiechong
EUPOLYPHAGA STELEOPHAGA

本品为鳖蠊科昆虫地鳖 *Eupolyphaga sinensis* Walker 或冀地鳖 *Steleophaga plancyi* (Boleny)的雌虫干燥体。捕捉后,置沸水中烫死,晒干或烘干。

【性状】 地鳖 呈扁平卵形,长 1.3~3cm,宽 1.2~2.4cm。前端较窄,后端较宽,背部紫褐色,具光泽,无翅。前胸背板较发达,盖住头部;腹背板 9 节,呈覆瓦状排列。腹面红棕色,头部较小,有丝状触角 1 对,常脱落,胸部有足 3 对,具细毛和刺。腹部有横环节。质松脆,易碎。气腥臭,味微咸。

冀地鳖 长 2.2~3.7cm,宽 1.4~2.5cm。背部黑棕色,通常在边缘带有淡黄褐色斑块及黑色小点。

【鉴别】 (1)本品粉末灰棕色。体壁碎片深棕色或黄色,表面有不规则纹理,其上着生短粗或细长刚毛,常可见刚毛脱落后的圆形毛窝,直径 5~32μm;刚毛棕黄色或黄色,先端锐尖或钝圆,长 12~270μm,直径 10~32μm,有的具纵直纹理。横纹肌纤维无色或淡黄色,常碎断,有细密横纹,平直或呈微波状,明带较暗带为宽。

(2)取本品粉末 1g,加甲醇 25ml,超声处理 30 分钟,滤

过,滤液蒸干,残渣加甲醇 5ml 使溶解,作为供试品溶液。另取土鳖虫对照药材 1g,同法制成对照药材溶液。照薄层色谱法(通则 0502)试验,吸取上述两种溶液各 10μl,分别点于同一硅胶 G 薄层板上,以甲苯-二氯甲烷-丙酮(5:5:0.5)为展开剂,展开,取出,晾干,置紫外光灯(365nm)下检视。供试品色谱中,在与对照药材色谱相应的位置上,显相同颜色的荧光斑点;喷以香草醛硫酸试液,在 105℃加热至斑点显色清晰,显相同颜色的斑点。

【检查】　杂质　不得过 5%(通则 2301)。

水分　不得过 10.0%(通则 0832 第二法)。

总灰分　不得过 13.0%(通则 2302)。

酸不溶性灰分　不得过 5.0%(通则 2302)。

黄曲霉毒素　照真菌毒素测定法(通则 2351)测定。

取本品粉末(过二号筛)约 5g,精密称定,加入氯化钠 3g,照黄曲霉毒素测定法项下供试品溶液的制备方法,其中,精密量取上清液 10ml,测定,计算,即得。

本品每 1000g 含黄曲霉毒素 B_1 不得过 5μg,含黄曲霉毒素 G_2、黄曲霉毒素 G_1、黄曲霉毒素 B_2 和黄曲霉毒素 B_1 的总量不得过 10μg。

【浸出物】　照水溶性浸出物测定法(通则 2201)项下的热浸法测定,不得少于 22.0%。

【性味与归经】　咸,寒;有小毒。归肝经。

【功能与主治】　破血逐瘀,续筋接骨。用于跌打损伤,筋伤骨折,血瘀经闭,产后瘀阻腹痛,癥瘕痞块。

【用法与用量】　3~10g。

【注意】　孕妇禁用。

【贮藏】　置通风干燥处,防蛀。

大 叶 紫 珠

Dayezizhu

CALLICARPAE MACROPHYLLAE FOLIUM

本品为马鞭草科植物大叶紫珠 *Callicarpa macrophylla* Vahl 的干燥叶或带叶嫩枝。夏、秋二季采摘,晒干。

【性状】　本品多皱缩、卷曲,有的破碎。完整叶片展平后呈长椭圆形至椭圆状披针形,长 10~30cm,宽 5~11cm。上表面灰绿色或棕绿色,被短柔毛,较粗糙;下表面淡绿色或淡棕绿色,密被灰白色绒毛,主脉和侧脉突起,小脉伸入齿端,两面可见腺点。先端渐尖,基部楔形或钝圆,边缘有锯齿。叶柄长 0.8~2cm。纸质。气微,味辛微苦。

【鉴别】　(1)本品粉末灰黄色至棕褐色。非腺毛有两种:一种为星状毛,大多碎断,木化,完整者 1 至数轮,每轮 1~6 侧生细胞;另一种非腺毛 1~3 细胞,直径 25~33μm,壁较厚。腺鳞头部 8~11 细胞,扁球形,柄极短。小腺毛头部 2~4 细

胞,柄 1~2 细胞。草酸钙簇晶细小,散布于叶肉细胞中。

(2)取本品粉末 1g,加乙醚 30ml,加热回流 30 分钟,滤过,滤液蒸干,残渣加甲醇 2ml 使溶解,取上清液作为供试品溶液。另取熊果酸对照品,加甲醇制成每 1ml 含 1mg 的溶液,作为对照品溶液。照薄层色谱法(通则 0502)试验,吸取供试品溶液 3~5μl、对照品溶液 3μl,分别点于同一硅胶 G 薄层板上,以环己烷-三氯甲烷-乙酸乙酯-冰醋酸(20:5:8:0.1)为展开剂,展开,取出,晾干,喷以 10%硫酸乙醇溶液,在 105℃加热至斑点显色清晰。供试品色谱中,在与对照品色谱相应的位置上,显相同颜色的斑点。

【检查】　水分　不得过 15%(通则 0832 第二法)。

总灰分　不得过 11.0%(通则 2302)。

【浸出物】　照醇溶性浸出物测定法(通则 2201)项下的热浸法测定,用稀乙醇作溶剂,不得少于 15.0%。

【含量测定】　照高效液相色谱法(通则 0512)测定。

色谱条件与系统适用性试验　以十八烷基硅烷键合硅胶为填充剂;以乙腈-0.5%磷酸溶液(17:83)为流动相;检测波长为 332nm。理论板数按毛蕊花糖苷峰计算应不低于 3000。

对照品溶液的制备　取毛蕊花糖苷对照品适量,精密称定,加 50%甲醇制成每 1ml 含 50μg 的溶液,即得。

供试品溶液的制备　取本品粉末(过四号筛)约 0.25g,精密称定,置具塞锥形瓶中,精密加入 50%甲醇 50ml,密塞,称定重量,放置过夜,加热回流 1 小时,放冷,再称定重量,用 50%甲醇补足减失的重量,摇匀,滤过,取续滤液,即得。

测定法　分别精密吸取对照品溶液与供试品溶液各 10μl,注入液相色谱仪,测定,即得。

本品按干燥品计算,含毛蕊花糖苷($C_{29}H_{36}O_{15}$)不得少于 0.15%。

饮片

【炮制】　除去杂质,喷淋清水,切段,干燥。

【性味与归经】　辛、苦,平。归肝、肺、胃经。

【功能与主治】　散瘀止血,消肿止痛。用于衄血,咯血,吐血,便血,外伤出血,跌扑肿痛。

【用法与用量】　15~30g。外用适量,研末敷于患处。

【贮藏】　置通风干燥处。

大 血 藤

Daxueteng

SARGENTODOXAE CAULIS

本品为木通科植物大血藤 *Sargentodoxa cuneata*(Oliv.)Rehd. et Wils. 的干燥藤茎。秋、冬二季采收,除去侧枝,截段,干燥。

【性状】　本品呈圆柱形,略弯曲,长 30~60cm,直径 1~3cm。表面灰棕色,粗糙,外皮常呈鳞片状剥落,剥落处显暗

红棕色,有的可见膨大的节和略凹陷的枝痕或叶痕。质硬,断面皮部红棕色,有数处向内嵌入木部,木部黄白色,有多数细孔状导管,射线呈放射状排列。气微,味微涩。

【鉴别】 (1)本品横切面:木栓层为多列细胞,含棕红色物。皮层石细胞常数个成群,有的含草酸钙方晶。维管束外韧型。韧皮部分泌细胞常切向排列,与筛管群相间隔;有少数石细胞群散在。束内形成层明显。木质部导管多单个散在,类圆形,直径约至 $400\mu m$,周围有木纤维。射线宽广,外侧石细胞较多,有的含数个草酸钙方晶。髓部可见石细胞群。薄壁细胞含棕色或棕红色物。

(2)取本品粗粉 0.5g,加甲醇 20ml,超声处理 20 分钟,离心,上清液回收溶剂至干,残渣加甲醇 2ml 使溶解,作为供试品溶液。另取大血藤对照药材 0.5g,同法制成对照药材溶液。照薄层色谱法(通则 0502)试验,吸取上述两种溶液各 $2\sim4\mu l$,分别点于同一硅胶 G 薄层板上,以三氯甲烷-甲醇-丙酮-水(6:3:1:1)的下层溶液为展开剂,展开,取出,晾干,置碘蒸气中熏至斑点显色清晰。供试品色谱中,在与对照药材色谱相应的位置上,显相同颜色的斑点。

(3)照薄层色谱法(通则 0502)试验,吸取〔鉴别〕(2)项下的供试品溶液和对照药材溶液各 $2\sim4\mu l$,分别点于同一硅胶 G 薄层板上,以甲苯-乙酸乙酯-甲酸-冰醋酸-水(0.5:15:1:1:2)为展开剂,展开,取出,晾干,置紫外光灯(365nm)下检视。供试品色谱中,在与对照药材色谱相应的位置上,显相同颜色的荧光斑点。

【检查】 **水分** 不得过 12.0%(通则 0832 第二法)。

总灰分 不得过 4.0%(通则 2302)。

【浸出物】 照醇溶性浸出物测定法(通则 2201)项下的热浸法测定,用乙醇作溶剂,不得少于 8.0%。

【含量测定】 **总酚** 对照品溶液的制备 取没食子酸对照品适量,精密称定,加水制成每 1ml 含 $50\mu g$ 的溶液,即得。

标准曲线的制备 精密量取对照品溶液 0.2ml、0.4ml、0.6ml、0.8ml、1.0ml、1.2ml、1.4ml,分别置 10ml 量瓶中,加水 6ml,摇匀,再加入福林酚试液 B 0.5ml,摇匀,0.5~8 分钟内加入 20%碳酸钠溶液 1.5ml,加水至刻度,摇匀。在 75℃ 水浴中放置 10 分钟,以相应的试剂作空白,照紫外-可见分光光度法(通则 0401),在 760nm 波长处测定吸光度。以吸光度为纵坐标,浓度为横坐标,绘制标准曲线。

测定法 取本品粉末(过二号筛)约 1g,精密称定,置圆底烧瓶中,精密加入 50%乙醇 40ml,称定重量,加热回流 1 小时,放冷,再称定重量,用 50%乙醇补足减失的重量,摇匀,离心,精密量取上清液 $300\mu l$,置 25ml 量瓶中,加水稀释至刻度,摇匀。精密量取 2ml 置 10ml 量瓶中,照标准曲线的制备项下的方法,自"加水 6ml"起,依法测定吸光度,从标准曲线上读出供试品溶液中相当于没食子酸的浓度,计算,即得。

本品按干燥品计算,含总酚以没食子酸($C_7H_6O_5$)计不得少于 6.8%。

红景天苷、绿原酸 照高效液相色谱法(通则 0512)测定。

色谱条件与系统适用性试验 以十八烷基硅烷键合硅胶为填充剂;以乙腈为流动相 A,0.1%甲酸溶液为流动相 B,按下表中的规定进行梯度洗脱;检测波长为 275nm。理论板数按绿原酸峰计算应不低于 2000。

时间(分钟)	流动相 A(%)	流动相 B(%)
0~40	6→9	94→91

对照品溶液的制备 分别取红景天苷对照品、绿原酸对照品适量,精密称定,加 50%甲醇制成每 1ml 含绿原酸 0.1mg、红景天苷 $50\mu g$ 的混合溶液,即得。

供试品溶液的制备 取本品粉末(过二号筛)约 0.5g,精密称定,置具塞锥形瓶中,精密加入 50%甲醇 20ml,密塞,称定重量,超声处理(功率 200W,频率 53kHz)40 分钟,放冷,再称定重量,用 50%甲醇补足减失的重量,摇匀,滤过,取续滤液,即得。

测定法 分别精密吸取对照品溶液与供试品溶液各 $10\mu l$,注入液相色谱仪,测定,即得。

本品按干燥品计算,含红景天苷($C_{14}H_{20}O_7$)不得少于 0.040%,含绿原酸($C_{16}H_{18}O_9$)不得少于 0.20%。

饮片

【炮制】 除去杂质,洗净,润透,切厚片,干燥。

【性状】 本品为类椭圆形的厚片。外表皮灰棕色,粗糙。切面皮部红棕色,有数处向内嵌入木部,木部黄白色,有多数导管孔,射线呈放射状排列。气微,味微涩。

【鉴别】(2)(3) **【检查】** **【浸出物】** **【含量测定】** 同药材。

【性味与归经】 苦,平。归大肠、肝经。

【功能与主治】 清热解毒,活血,祛风止痛。用于肠痈腹痛,热毒疮疡,经闭,痛经,跌扑肿痛,风湿痹痛。

【用法与用量】 9~15g。

【贮藏】 置通风干燥处。

大豆黄卷
Dadouhuangjuan
SOJAE SEMEN GERMINATUM

本品为豆科植物大豆 *Glycine max* (L.)Merr. 的成熟种子经发芽干燥的炮制加工品。取净大豆,用水浸泡至膨胀,放去水,用湿布覆盖,每日淋水二次,待芽长至 0.5~1cm 时,取出,干燥。

【性状】 本品略呈肾形,长约 8mm,宽约 6mm。表面黄色或黄棕色,微皱缩,一侧有明显的脐点;一端有 1 弯曲胚根。外皮质脆,多破裂或脱落。子叶 2,黄色。气微,味淡,嚼之有豆腥味。

【鉴别】 (1)取本品粉末 1g,加稀乙醇 30ml,超声处理 30 分钟,离心(转速为每分钟 3000 转)10 分钟,滤过,滤液蒸干,残渣加稀乙醇 1ml 使溶解,取上清液作为供试品溶液。另取亮氨酸对照品,加稀乙醇制成每 1ml 含 0.5mg 的溶液,作为对照品溶液。照薄层色谱法(通则 0502)试验,吸取上述两种溶液各 5μl,分别点于同一硅胶 G 薄层板上,以正丁醇-冰醋酸-水(19∶5∶5)为展开剂,展开,取出,晾干,喷以茚三酮试液,在 105℃加热至斑点显色清晰。供试品色谱中,在与对照品色谱相应的位置上,显相同颜色的斑点。

(2)取本品粉末 2g,加 80%乙醇 30ml,超声处理 30 分钟,滤过,滤液蒸干,残渣加 80%乙醇 1ml 使溶解,取上清液作为供试品溶液。另取染料木苷对照品,加 80%乙醇制成每 1ml 含 1mg 的溶液,作为对照品溶液。照薄层色谱法(通则 0502)试验,吸取供试品溶液 5~10μl、对照品溶液 2μl,分别点于同一硅胶 G 薄层板上,以乙酸乙酯-甲醇-水(10∶1.7∶1.3)为展开剂,置展开缸中预饱和 30 分钟,展开,取出,晾干,喷以 2%三氯化铝乙醇溶液,在 105℃加热数分钟,置紫外光灯(365nm)下检视。供试品色谱中,在与对照品色谱相应的位置上,显相同颜色的荧光斑点。

【检查】 水分 不得过 11.0%(通则 0832 第二法)。

总灰分 不得过 7.0%(通则 2302)。

【含量测定】 照高效液相色谱法(通则 0512)测定。

色谱条件与系统适用性试验 以十八烷基硅烷键合硅胶为填充剂;以甲醇为流动相 A,以 1%醋酸溶液为流动相 B,按下表中的规定进行梯度洗脱;检测波长为 260nm。理论板数按大豆苷、染料木苷峰计算均不得低于 5000。

时间(分钟)	流动相 A(%)	流动相 B(%)
0~25	28	72
25~33	28→45	72→55

对照品溶液的制备 取大豆苷对照品、染料木苷对照品各 10mg,精密称定,置 50ml 量瓶中,加 70%甲醇至刻度,摇匀,精密量取 1ml,置 10ml 量瓶中,加甲醇至刻度,摇匀,即得(每 1ml 中含大豆苷与染料木苷各 20μg)。

供试品溶液的制备 取本品粉末(过四号筛)约 1g,精密称定,置具塞锥形瓶中,精密加入 70%甲醇 25ml,称定重量,加热回流 2 小时,放冷,再称定重量,用 70%甲醇补足减失的重量,摇匀,离心(转速为每分钟 2000 转)10 分钟,取上清液,滤过,取续滤液,即得。

测定法 分别精密吸取对照品溶液与供试品溶液各 10μl,注入液相色谱仪,测定,即得。

本品按干燥品计算,含大豆苷($C_{21}H_{20}O_9$)和染料木苷($C_{21}H_{20}O_{10}$)的总量不得少于 0.080%。

【性味与归经】 甘,平。归脾、胃、肺经。

【功能与主治】 解表祛暑,清热利湿。用于暑湿感冒,湿温初起,发热汗少,胸闷脘痞,肢体酸重,小便不利。

【用法与用量】 9~15g。

【贮藏】 置通风干燥处,防蛀。

大 皂 角

Dazaojiao

GLEDITSIAE SINENSIS FRUCTUS

本品为豆科植物皂荚 *Gleditsia sinensis* Lam. 的干燥成熟果实。秋季果实成熟时采摘,晒干。

【性状】 本品呈扁长的剑鞘状,有的略弯曲,长 15~40cm,宽 2~5cm,厚 0.2~1.5cm。表面棕褐色或紫褐色,被灰色粉霜,擦去后有光泽,种子所在处隆起。基部渐窄而弯曲,有短果柄或果柄痕,两侧有明显的纵棱线。质硬,摇之有声,易折断,断面黄色,纤维性。种子多数,扁椭圆形,黄棕色至棕褐色,光滑。气特异,有刺激性,味辛辣。

【鉴别】 取本品粉末 1g,加甲醇 10ml,超声处理 30 分钟,滤过,滤液蒸干,残渣加水 10ml 使溶解,用乙酸乙酯振摇提取 2 次,每次 10ml,合并乙酸乙酯液,蒸干,残渣加甲醇 1ml 使溶解,作为供试品溶液。另取大皂角对照药材 1g,同法制成对照药材溶液。照薄层色谱法(通则 0502)试验,吸取上述两种溶液各 10μl,分别点于同一硅胶 G 薄层板上,以三氯甲烷-甲醇-水-冰醋酸(18∶1∶0.6∶0.2)的下层溶液为展开剂,展开,取出,晾干,喷以 10%硫酸乙醇溶液,在 105℃加热至斑点显色清晰。供试品色谱中,在与对照药材色谱相应的位置上,显相同颜色的斑点。

饮片

【炮制】 用时捣碎。

【性状】【鉴别】 同药材。

【性味与归经】 辛、咸,温;有小毒。归肺、大肠经。

【功能与主治】 祛痰开窍,散结消肿。用于中风口噤,昏迷不醒,癫痫痰盛,关窍不通,喉痹痰阻,顽痰喘咳,咳痰不爽,大便燥结;外治痈肿。

【用法与用量】 1~1.5g,多入丸散用。外用适量,研末吹鼻取嚏或研末调敷患处。

【注意】 孕妇及咯血、吐血患者忌服。

【贮藏】 置干燥处,防蛀。

大 青 叶

Daqingye

ISATIDIS FOLIUM

本品为十字花科植物菘蓝 *Isatis indigotica* Fort. 的干燥叶。夏、秋二季分 2~3 次采收,除去杂质,晒干。

【性状】 本品多皱缩卷曲,有的破碎。完整叶片展平后呈长椭圆形至长圆状倒披针形,长 5～20cm,宽 2～6cm;上表面暗灰绿色,有的可见色较深稍突起的小点;先端钝,全缘或微波状,基部狭窄下延至叶柄呈翼状;叶柄长 4～10cm,淡棕黄色。质脆。气微,味微酸、苦、涩。

【鉴别】 (1)本品粉末绿褐色。下表皮细胞垂周壁稍弯曲,略成连珠状增厚;气孔不等式,副卫细胞 3～4 个。叶肉组织分化不明显;叶肉细胞中含蓝色细小颗粒状物,亦含橙皮苷样结晶。

(2)取本品粉末 0.5g,加三氯甲烷 20ml,加热回流 1 小时,滤过,滤液浓缩至 1ml,作为供试品溶液。另取靛蓝对照品、靛玉红对照品,加三氯甲烷制成每 1ml 各含 1mg 的混合溶液,作为对照品溶液。照薄层色谱法(通则 0502)试验,吸取上述两种溶液各 5μl,分别点于同一硅胶 G 薄层板上,以环己烷-三氯甲烷-丙酮(5:4:2)为展开剂,展开,取出,晾干。供试品色谱中,在与对照品色谱相应的位置上,分别显相同的蓝色斑点和浅紫红色斑点。

【检查】 水分 不得过 13.0%(通则 0832 第二法)。

【浸出物】 照醇溶性浸出物测定法(通则 2201)项下的热浸法测定,用乙醇作溶剂,不得少于 16.0%。

【含量测定】 照高效液相色谱法(通则 0512)测定。

色谱条件与系统适用性试验 以十八烷基硅烷键合硅胶为填充剂;以甲醇-水(75:25)为流动相;检测波长为 289nm。理论板数按靛玉红峰计算应不低于 4000。

对照品溶液的制备 取靛玉红对照品适量,精密称定,加甲醇制成每 1ml 含 2μg 的溶液,即得。

供试品溶液的制备 取本品细粉 0.25g,精密称定,置索氏提取器中,加三氯甲烷,浸泡 15 小时,加热回流提取至提取液无色。回收溶剂至干,残渣加甲醇使溶解并转移至 100ml 量瓶中,加甲醇至刻度,摇匀,滤过,取续滤液,即得。

测定法 分别精密吸取对照品溶液与供试品溶液各 20μl,注入液相色谱仪,测定,即得。

本品按干燥品计算,含靛玉红($C_{16}H_{10}N_2O_2$)不得少于 0.020%。

饮片

【炮制】 除去杂质,抢水洗,切碎,干燥。

【性状】 本品为不规则的碎段。叶片暗灰绿色,叶上表面有的可见色较深稍突起的小点;叶柄碎片淡棕黄色。质脆。气微,味微酸、苦、涩。

【检查】 水分 同药材,不得过 10.0%。

【鉴别】 【浸出物】 【含量测定】 同药材。

【性味与归经】 苦,寒。归心、胃经。

【功能与主治】 清热解毒,凉血消斑。用于温病高热,神昏,发斑发疹,痄腮,喉痹,丹毒,痈肿。

【用法与用量】 9～15g。

【贮藏】 置通风干燥处,防霉。

大 青 盐
Daqingyan
HALITUM

本品为卤化物类石盐族湖盐结晶体,主含氯化钠(NaCl)。自盐湖中采挖后,除去杂质,干燥。

【性状】 本品为立方体、八面体或菱形的结晶,有的为歪晶,直径 0.5～1.5cm。白色或灰白色,半透明,具玻璃样光泽。质硬,易砸碎,断面光亮。气微,味咸、微涩苦。

【鉴别】 (1)取本品粉末 0.1g,加水 5ml 使溶解,加硝酸银试液 1 滴,即生成白色沉淀。

(2)取铂丝,用盐酸湿润后,蘸取少许供试品粉末,在无色火焰中燃烧,火焰即显鲜黄色。

【含量测定】 取本品细粉约 0.15g,精密称定,置锥形瓶中,加水 50ml 溶解,加 2% 糊精溶液 10ml、碳酸钙 0.1g 与 0.1% 荧光黄指示液 8 滴,用硝酸银滴定液(0.1mol/L)滴定至浑浊液由黄绿色变为微红色,即得。每 1ml 硝酸银滴定液(0.1mol/L)相当于 5.844mg 的氯化钠(NaCl)。

本品含氯化钠(NaCl)不得少于 97.0%。

【性味与归经】 咸,寒。归心、肾、膀胱经。

【功能与主治】 清热,凉血,明目。用于吐血,尿血,牙龈肿痛出血,目赤肿痛,风眼烂弦。

【用法与用量】 1.2～2.5g;或入丸散用。外用适量,研末擦牙或水化漱口、洗目。

【注意】 水肿者慎用。

【贮藏】 置通风干燥处,防潮。

大 枣
Dazao
JUJUBAE FRUCTUS

本品为鼠李科植物枣 *Ziziphus jujuba* Mill. 的干燥成熟果实。秋季果实成熟时采收,晒干。

【性状】 本品呈椭圆形或球形,长 2～3.5cm,直径 1.5～2.5cm。表面暗红色,略带光泽,有不规则皱纹。基部凹陷,有短果梗。外果皮薄,中果皮棕黄色或淡褐色,肉质柔软,富糖性而油润。果核纺锤形,两端锐尖,质坚硬。气微香,味甜。

【鉴别】 (1)本品粉末棕色。外果皮棕色至棕红色;表皮细胞表面观类方形、多角形或长方形,胞腔内充满棕红色物,断面观外被较厚角质层;表皮下细胞黄色或黄棕色,类多角形,壁稍厚。草酸钙簇晶(有的碎为砂晶)或方晶较小,存在于中果皮薄壁细胞中。果核石细胞淡黄棕色,类多角形,层纹明显,孔沟细密,胞腔内含黄棕色物。

(2)取本品粉末 2g,加石油醚(60～90℃)10ml,浸泡 10 分钟,超声处理 10 分钟,滤过,弃去石油醚液,药渣晾干,加乙醚 20ml,浸泡 1 小时,超声处理 15 分钟,滤过,滤液浓缩至 2ml,作为供试品溶液。另取大枣对照药材 2g,同法制成对照药材溶液。再取齐墩果酸对照品、白桦脂酸对照品,加乙醇分别制成每 1ml 各含 1mg 的溶液,作为对照品溶液。照薄层色谱法(通则 0502)试验,吸取供试品溶液和对照药材溶液各 10μl、上述两种对照品溶液各 4μl,分别点于同一硅胶 G 薄层板上,以甲苯-乙酸乙酯-冰醋酸(14:4:0.5)为展开剂,展开,取出,晾干,喷以 10%硫酸乙醇溶液,加热至斑点显色清晰,分别置日光和紫外光灯(365nm)下检视。供试品色谱中,在与对照药材色谱和对照品色谱相应的位置上,显相同颜色的斑点或荧光斑点。

【检查】 总灰分　不得过 2.0%(通则 2302)。

黄曲霉毒素　照真菌毒素测定法(通则 2351)测定。

本品每 1000g 含黄曲霉毒素 B_1 不得过 5μg,黄曲霉毒素 G_2、黄曲霉毒素 G_1、黄曲霉毒素 B_2 和黄曲霉毒素 B_1 的总量不得过 10μg。

饮片

【炮制】　除去杂质,洗净,晒干。用时破开或去核。

【性状】【鉴别】【检查】　同药材。

【性味与归经】　甘,温。归脾、胃、心经。

【功能与主治】　补中益气,养血安神。用于脾虚食少,乏力便溏,妇人脏躁。

【用法与用量】　6～15g。

【贮藏】　置干燥处,防蛀。

大　黄

Dahuang

RHEI RADIX ET RHIZOMA

本品为蓼科植物掌叶大黄 *Rheum palmatum* L.、唐古特大黄 *Rheum tanguticum* Maxim. ex Balf. 或药用大黄 *Rheum officinale* Baill. 的干燥根和根茎。秋末茎叶枯萎或次春发芽前采挖,除去细根,刮去外皮,切瓣或段,绳穿成串干燥或直接干燥。

【性状】　本品呈类圆柱形、圆锥形、卵圆形或不规则块状,长 3～17cm,直径 3～10cm。除尽外皮者表面黄棕色至红棕色,有的可见类白色网状纹理及星点(异型维管束)散在,残留的外皮棕褐色,多具绳孔及粗皱纹。质坚实,有的中心稍松软,断面淡红棕色或黄棕色,显颗粒性;根茎髓部宽广,有星点环列或散在;根木部发达,具放射状纹理,形成层环明显,无星点。气清香,味苦而微涩,嚼之粘牙,有沙粒感。

【鉴别】　(1)本品横切面:根木栓层和栓内层大多已除去。韧皮部筛管群明显;薄壁组织发达。形成层成环。木质部射线较密,宽 2～4 列细胞,内含棕色物;导管非木化,常 1 至数个相聚,稀疏排列。薄壁细胞含草酸钙簇晶,并含多数淀粉粒。

根茎髓部宽广,其中常见黏液腔,内有红棕色物;异型维管束散在,形成层成环,木质部位于形成层外方,韧皮部位于形成层内方,射线呈星状射出。

粉末黄棕色。草酸钙簇晶直径 20～160μm,有的至 190μm。具缘纹孔导管、网纹导管、螺纹导管及环纹导管非木化。淀粉粒甚多,单粒类球形或多角形,直径 3～45μm,脐点星状;复粒由 2～8 分粒组成。

(2)取本品粉末少量,进行微量升华,可见菱状针晶或羽状结晶。

(3)取本品粉末 0.1g,加甲醇 20ml,浸泡 1 小时,滤过,取滤液 5ml,蒸干,残渣加水 10ml 使溶解,再加盐酸 1ml,加热回流 30 分钟,立即冷却,用乙醚分 2 次振摇提取,每次 20ml,合并乙醚液,蒸干,残渣加三氯甲烷 1ml 使溶解,作为供试品溶液。另取大黄对照药材 0.1g,同法制成对照药材溶液。再取大黄酸对照品,加甲醇制成每 1ml 含 1mg 的溶液,作为对照品溶液。照薄层色谱法(通则 0502)试验,吸取上述三种溶液各 4μl,分别点于同一以羧甲基纤维素钠为黏合剂的硅胶 H 薄层板上,以石油醚(30～60℃)-甲酸乙酯-甲酸(15:5:1)的上层溶液为展开剂,展开,取出,晾干,置紫外光灯(365nm)下检视。供试品色谱中,在与对照药材色谱相应的位置上,显相同的五个橙黄色荧光主斑点;在与对照品色谱相应的位置上,显相同的橙黄色荧光斑点,置氨蒸气中熏后,斑点变为红色。

【检查】 土大黄苷　取本品粉末 0.1g,加甲醇 10ml,超声处理 20 分钟,滤过,取滤液 1ml,加甲醇至 10ml,作为供试品溶液。另取土大黄苷对照品,加甲醇制成每 1ml 含 10μg 的溶液,作为对照品溶液(临用新制)。照薄层色谱法(通则 0502)试验,吸取上述两种溶液各 5μl,分别点于同一聚酰胺薄膜上,以甲苯-甲酸乙酯-丙酮-甲醇-甲酸(30:5:5:20:0.1)为展开剂,展开,取出,晾干,置紫外光灯(365nm)下检视。供试品色谱中,在与对照品色谱相应的位置上,不得显相同的亮蓝色荧光斑点。

水分　不得过 15.0%(通则 0832 第二法)。

总灰分　不得过 10.0%(通则 2302)。

【浸出物】　照水溶性浸出物测定法(通则 2201)项下的热浸法测定,不得少于 25.0%。

【含量测定】 总蒽醌　照高效液相色谱法(通则 0512)测定。

色谱条件与系统适用性试验　以十八烷基硅烷键合硅胶为填充剂;以甲醇-0.1%磷酸溶液(85:15)为流动相;检测波长为 254nm。理论板数按大黄素峰计算应不低于 3000。

对照品溶液的制备　精密称取芦荟大黄素对照品、大黄酸对照品、大黄素对照品、大黄酚对照品、大黄素甲醚对照品适量,加甲醇分别制成每 1ml 含芦荟大黄素、大黄酸、大黄素、大黄酚各 80μg,大黄素甲醚 40μg 的溶液;分别精密量取上述对照品溶液各 2ml,混匀,即得(每 1ml 中含芦荟大黄素、大黄酸、大黄素、大黄酚各 16μg,含大黄素甲醚 8μg)。

供试品溶液的制备　取本品粉末(过四号筛)约 0.15g,精密称定,置具塞锥形瓶中,精密加入甲醇 25ml,称定重量,加热回流 1 小时,放冷,再称定重量,用甲醇补足减失的重量,摇匀,滤过。精密量取续滤液 5ml,置烧瓶中,挥去溶剂,加 8% 盐酸溶液 10ml,超声处理 2 分钟,再加三氯甲烷 10ml,加热回流 1 小时,放冷,置分液漏斗中,用少量三氯甲烷洗涤容器,并入分液漏斗中,分取三氯甲烷层,酸液再用三氯甲烷提取 3 次,每次 10ml,合并三氯甲烷液,减压回收溶剂至干,残渣加甲醇使溶解,转移至 10ml 量瓶中,加甲醇至刻度,摇匀,滤过,取续滤液,即得。

测定法　分别精密吸取对照品溶液与供试品溶液各 10μl,注入液相色谱仪,测定,即得。

本品按干燥品计算,含总蒽醌以芦荟大黄素 $(C_{15}H_{10}O_5)$、大黄酸 $(C_{15}H_8O_6)$、大黄素 $(C_{15}H_{10}O_5)$、大黄酚 $(C_{15}H_{10}O_4)$ 和大黄素甲醚 $(C_{16}H_{12}O_5)$ 的总量计,不得少于 1.5%。

游离蒽醌　照高效液相色谱法(通则 0512)测定。

色谱条件与系统适用性试验　同〔含量测定〕总蒽醌项下。

对照品溶液的制备　取〔含量测定〕总蒽醌项下的对照品溶液,即得。

供试品溶液的制备　取本品粉末(过四号筛)约 0.5g,精密称定,置具塞锥形瓶中,精密加入甲醇 25ml,称定重量,加热回流 1 小时,放冷,再称定重量,用甲醇补足减失的重量,摇匀,滤过,取续滤液,即得。

测定法　分别精密吸取对照品溶液与供试品溶液各 10μl,注入液相色谱仪,测定,即得。

本品按干燥品计算,含游离蒽醌以芦荟大黄素 $(C_{15}H_{10}O_5)$、大黄酸 $(C_{15}H_8O_6)$、大黄素 $(C_{15}H_{10}O_5)$、大黄酚 $(C_{15}H_{10}O_4)$ 和大黄素甲醚 $(C_{16}H_{12}O_5)$ 的总量计,不得少于 0.20%。

饮片

【炮制】　**大黄**　除去杂质,洗净,润透,切厚片或块,晾干。

【性状】　本品呈不规则类圆形厚片或块,大小不等。外表皮黄棕色或棕褐色,有纵皱纹及疙瘩状隆起。切面黄棕色至淡红棕色,较平坦,有明显散在或排列成环的星点,有空隙。

【检查】　水分　同药材,不得过 13.0%。

【含量测定】　游离蒽醌　同药材,不得少于 0.35%。

【鉴别】【检查】(土大黄苷　总灰分)【浸出物】【含量测定】(总蒽醌)　同药材。

酒大黄　取净大黄片,照酒炙法(通则 0213)炒干。

【性状】　本品形如大黄片,表面深棕黄色,有的可见焦斑。微有酒香气。

【检查】　水分　同药材,不得过 13.0%。

【含量测定】　游离蒽醌　同药材,不得少于 0.50%。

【鉴别】【检查】(土大黄苷　总灰分)【浸出物】【含量测定】(总蒽醌)　同药材。

熟大黄　取净大黄块,照酒炖或酒蒸法(通则 0213)炖或蒸至内外均呈黑色。

【性状】　本品呈不规则的块片,表面黑色,断面中间隐约可见放射状纹理,质坚硬,气微香。

【检查】　水分　同药材,不得过 13.0%。

【含量测定】　游离蒽醌　同药材,不得少于 0.50%。

【鉴别】【检查】(土大黄苷　总灰分)【浸出物】【含量测定】(总蒽醌)　同药材。

大黄炭　取净大黄片,照炒炭法(通则 0213)炒至表面焦黑色、内部焦褐色。

【性状】　本品形如大黄片,表面焦黑色,内部深棕色或焦褐色,具焦香气。

【含量测定】　总蒽醌　同药材,不得少于 0.90%。

游离蒽醌　同药材,不得少于 0.50%。

【鉴别】(2)(3)　【检查】【浸出物】　同药材。

【性味与归经】　苦,寒。归脾、胃、大肠、肝、心包经。

【功能与主治】　泻下攻积,清热泻火,凉血解毒,逐瘀通经,利湿退黄。用于实热积滞便秘,血热吐衄,目赤咽肿,痈肿疔疮,肠痈腹痛,瘀血经闭,产后瘀阻,跌打损伤,湿热痢疾,黄疸尿赤,淋证,水肿;外治烧烫伤。酒大黄善清上焦血分热毒,用于目赤咽肿、齿龈肿痛。熟大黄泻下力缓、泻火解毒,用于火毒疮疡。大黄炭凉血化瘀止血,用于血热有瘀出血症。

【用法与用量】　3~15g;用于泻下不宜久煎。外用适量,研末敷于患处。

【注意】　孕妇及月经期、哺乳期慎用。

【贮藏】　置通风干燥处,防蛀。

大　蒜

Dasuan

ALLII SATIVI BULBUS

本品为百合科植物大蒜 *Allium sativum* L. 的鳞茎。夏季叶枯时采挖,除去须根和泥沙,通风晾晒至外皮干燥。

【性状】　本品呈类球形,直径 3~6cm。表面被白色、淡紫色或紫红色的膜质鳞皮。顶端略尖,中间有残留花葶,基部有多数须根痕。剥去外皮,可见独头或 6~16 个瓣状小鳞茎,着生于残留花茎基周围。鳞茎瓣略呈卵圆形,外皮膜质,先端略尖,一面弓状隆起,剥去皮膜,白色,肉质。气特异,味辛辣,具刺激性。

【鉴别】　取本品 6g,捣碎,35℃ 保温 1 小时,加无水乙醇

20ml，加热回流 1 小时，滤过，取滤液作为供试品溶液。另取大蒜素对照品，加无水乙醇制成每 1ml 含 0.4mg 的溶液，作为对照品溶液。照薄层色谱法（通则 0502）试验，吸取上述两种溶液各 5μl，分别点于同一硅胶 G 薄层板上，以正己烷为展开剂，展开，取出，晾干，以碘蒸气熏至斑点显色清晰。供试品色谱中，在与对照品色谱相应的位置上，显相同颜色的斑点。

【检查】　总灰分　不得过 2.0%（通则 2302）。

【浸出物】　照水溶性浸出物测定法（通则 2201）项下的热浸法测定，不得少于 63.0%。

【含量测定】　照高效液相色谱法（通则 0512）测定。

色谱条件与系统适用性试验　以十八烷基硅烷键合硅胶为填充剂；以甲醇-0.1% 甲酸溶液（75∶25）为流动相；检测波长为 210nm。理论板数按大蒜素峰计算应不低于 3000。

对照品溶液的制备　取大蒜素对照品适量，精密称定，加无水乙醇制成每 1ml 含 0.16mg 的溶液，即得。

供试品溶液的制备　取本品约 2g，捣碎，精密称定，置具塞锥形瓶中，在 35℃ 水浴保温 1 小时，精密加入无水乙醇 20ml，称定重量，加热回流 1 小时，取出，放冷，再称定重量，用无水乙醇补足减失的重量，摇匀，滤过，取续滤液，即得。

测定法　分别精密吸取对照品溶液与供试品溶液各 10μl，注入液相色谱仪，测定，即得。

本品按干燥品计算，含大蒜素（$C_6H_{10}S_3$）不得少于 0.15%。

【性味与归经】　辛，温。归脾、胃、肺经。

【功能与主治】　解毒消肿，杀虫，止痢。用于痈肿疮疡，疥癣，肺痨，顿咳，泄泻，痢疾。

【用法与用量】　9～15g。

【贮藏】　置阴凉干燥处。

大　蓟

Daji

CIRSII JAPONICI HERBA

本品为菊科植物蓟 Cirsium japonicum Fisch. ex DC. 的干燥地上部分。夏、秋二季花开时采割地上部分，除去杂质，晒干。

【性状】　本品茎呈圆柱形，基部直径可达 1.2cm；表面绿褐色或棕褐色，有数条纵棱，被丝状毛；断面灰白色，髓部疏松或中空。叶皱缩，多破碎，完整叶片展平后呈倒披针形或倒卵状椭圆形，羽状深裂，边缘具不等长的针刺；上表面灰绿色或黄棕色，下表面色较浅，两面均具灰白色丝状毛。头状花序顶生，球形或椭圆形，总苞黄褐色，羽状冠毛灰白色。气微，味淡。

【鉴别】　（1）叶表面观：上表皮细胞多角形；下表皮细胞

类长方形，垂周壁波状弯曲。气孔不定式或不等式，副卫细胞 3～5 个。非腺毛 4～18 细胞，顶端细胞细长而扭曲，直径约 7μm，壁具交错的角质纹理。

（2）取本品粉末 1g，加甲醇 10ml，超声处理 30 分钟，滤过，滤液蒸干，残渣加甲醇 2ml 使溶解，作为供试品溶液。另取大蓟对照药材 1g，同法制成对照药材溶液。照薄层色谱法（通则 0502）试验，吸取上述两种溶液各 1～2μl，分别点于同一聚酰胺薄膜上，以乙酰丙酮-丁酮-乙醇-水（1∶3∶3∶13）为展开剂，展开，取出，晾干，喷以三氯化铝试液，晾干，置紫外光灯（365nm）下检视。供试品色谱中，在与对照药材色谱相应的位置上，显相同颜色的荧光主斑点。

【检查】　杂质　不得过 2%（通则 2301）。

水分　不得过 13.0%（通则 0832 第二法）。

酸不溶性灰分　不得过 3.0%（通则 2302）。

【浸出物】　照醇溶性浸出物测定法（通则 2201）项下的热浸法规定，用稀乙醇作溶剂，不得少于 15.0%。

【含量测定】　照高效液相色谱法（通则 0512）测定。

色谱条件与系统适用性试验　以十八烷基硅烷键合硅胶为填充剂；以乙腈-0.1% 磷酸溶液（21∶79）为流动相；检测波长为 330nm。理论板数按柳穿鱼叶苷峰计算应不低于 3000。

对照品溶液的制备　取柳穿鱼叶苷对照品适量，精密称定，加 70% 乙醇制成每 1ml 含 55μg 的溶液，即得。

供试品溶液的制备　取本品粉末约 0.5g，精密称定，置具塞锥形瓶中，精密加入 70% 乙醇 100ml，称定重量，加热回流 1 小时，放冷，再称定重量，用 70% 乙醇补足减失的重量，摇匀，滤过，取续滤液，即得。

测定法　分别精密吸取对照品溶液与供试品溶液各 10μl，注入液相色谱仪，测定，即得。

本品按干燥品计算，含柳穿鱼叶苷（$C_{28}H_{34}O_{15}$）不得少于 0.20%。

饮片

【炮制】　除去杂质，抢水洗或润软后，切段，干燥。

【性状】　本品呈不规则的段。茎短圆柱形，表面绿褐色，有数条纵棱，被丝状毛；切面灰白色，髓部疏松或中空。叶皱缩，多破碎，边缘具不等长的针刺；两面均具灰白色丝状毛。头状花序多破碎。气微，味淡。

【鉴别】【含量测定】　同药材。

【性味与归经】　甘，苦，凉。归心、肝经。

【功能与主治】　凉血止血，散瘀解毒消痈。用于衄血，吐血，尿血，便血，崩漏，外伤出血，痈肿疮毒。

【用法与用量】　9～15g。

【贮藏】　置通风干燥处。

大　蓟　炭

Dajitan

CIRSII JAPONICI HERBA CARBONISATA

本品为大蓟的炮制加工品。

【炮制】　取大蓟段,照炒炭法(通则 0213)炒至表面焦黑色。

【性状】　本品呈不规则的段。表面黑褐色。质地疏脆,断面棕黑色。气焦香。

【鉴别】　(1)取本品粉末 2g,加 70% 乙醇 30ml,超声处理 30 分钟,滤过,滤液蒸干,残渣加 70% 乙醇 2ml 使溶解,作为供试品溶液。另取大蓟对照药材 1g,加 70% 乙醇 10ml,同法制成对照药材溶液。照薄层色谱法(通则 0502)试验,吸取供试品溶液、对照药材溶液各 1~2μl,分别点于同一聚酰胺薄膜上,以丙酮-水(1∶1)为展开剂,展开,取出,晾干,喷以 0.1% 三氯化铝乙醇溶液,晾干,置紫外光灯(365nm)下检视。供试品色谱中,在与对照药材色谱相应的位置上,显相同颜色的荧光斑点。

(2)取本品粉末 2g,加 75% 乙醇 30ml,超声处理 30 分钟,滤过,滤液蒸干,残渣加 75% 乙醇 10ml 使溶解,作为供试品溶液。另取柳穿鱼黄素对照品,加 75% 乙醇制成每 1ml 含 0.2mg 的溶液,作为对照品溶液。照薄层色谱法(通则 0502)试验,吸取上述两种溶液各 2μl,分别点于同一聚酰胺薄膜上,以三氯甲烷-甲醇-醋酸(1∶1∶1)为展开剂,展至约 7cm,取出,晾干,喷以三氯化铝乙醇试液,热风吹干,置紫外光灯(365nm)下检视。供试品色谱中,在与对照品色谱相应的位置上,显相同颜色的荧光斑点。

【浸出物】　照醇溶性浸出物测定法(通则 2201)项下的热浸法测定,用 70% 乙醇作溶剂,不得少于 13.0%。

【性味与归经】　苦、涩,凉。归心、肝经。

【功能与主治】　凉血止血。用于衄血,吐血,尿血,便血,崩漏,外伤出血。

【用法与用量】　5~10g,多入丸散服。

【贮藏】　置阴凉干燥处。

大　腹　皮

Dafupi

ARECAE PERICARPIUM

本品为棕榈科植物槟榔 *Areca catechu* L. 的干燥果皮。冬季至次春采收未成熟的果实,煮后干燥,纵剖两瓣,剥取果皮,习称"大腹皮";春末至秋初采收成熟果实,煮后干燥,剥取果皮,打松,晒干,习称"大腹毛"。

【性状】　大腹皮　略呈椭圆形或长卵形瓢状,长 4~7cm,宽 2~3.5cm,厚 0.2~0.5cm。外果皮深棕色至近黑色,具不规则的纵皱纹及隆起的横纹,顶端有花柱残痕,基部有果梗及残存萼片。内果皮凹陷,褐色或深棕色,光滑呈硬壳状。体轻,质硬,纵向撕裂后可见中果皮纤维。气微,味微涩。

大腹毛　略呈椭圆形或瓢状。外果皮多已脱落或残存。中果皮棕毛状,黄白色或淡棕色,疏松质柔。内果皮硬壳状,黄棕色或棕色,内表面光滑,有时纵向破裂。气微,味淡。

【鉴别】　(1)本品粉末黄白色或黄棕色。中果皮纤维成束,细长,直径 8~15μm,微木化,纹孔明显,周围细胞中含有圆簇状硅质块,直径约 8μm。内果皮细胞呈不规则多角形、类圆形或椭圆形,直径 48~88μm,纹孔明显。

(2)取本品粉末 5g,加甲醇 50ml,超声处理 30 分钟,滤过,滤液回收溶剂至干,加甲醇 2ml 使溶解,滤过,取续滤液,作为供试品溶液。另取大腹皮对照药材 5g,同法制成对照药材溶液。照薄层色谱法(通则 0502)试验,吸取上述两种溶液各 5μl,分别点于同一硅胶 G 薄层板上,以三氯甲烷-甲醇-甲酸(7∶0.1∶0.02)为展开剂,展开,取出,晾干,喷以 10% 硫酸乙醇溶液,在 105℃ 加热至斑点显色清晰,置紫外光灯(365nm)下检视。供试品色谱中,在与对照药材色谱相应的位置上,显相同颜色的荧光斑点。

【检查】　水分　不得过 12.0%(通则 0832 第二法)。

总灰分　不得过 7.0%(通则 2302)。

【浸出物】　照醇溶性浸出物测定法(通则 2201)项下的热浸法测定,用稀乙醇作溶剂,不得少于 9.0%。

饮片

【炮制】　大腹皮　除去杂质,洗净,切段,干燥。

【鉴别】　同药材。

大腹毛　除去杂质,洗净,干燥。

【鉴别】　同药材。

【性味与归经】　辛,微温。归脾、胃、大肠、小肠经。

【功能与主治】　行气宽中,行水消肿。用于湿阻气滞,脘腹胀闷,大便不爽,水肿胀满,脚气浮肿,小便不利。

【用法与用量】　5~10g。

【贮藏】　置干燥处。

山　麦　冬

Shanmaidong

LIRIOPES RADIX

本品为百合科植物湖北麦冬 *Liriope spicata* (Thunb.) Lour. var. *prolifera* Y. T. Ma 或短葶山麦冬 *Liriope muscari* (Decne.) Baily 的干燥块根。夏初采挖,洗净,反复暴晒、堆置,至近干,除去须根,干燥。

【性状】　湖北麦冬　呈纺锤形,两端略尖,长 1.2～3cm,直径 0.4～0.7cm。表面淡黄色至棕黄色,具不规则纵皱纹。质柔韧,干后质硬脆,易折断,断面淡黄色至棕黄色,角质样,中柱细小。气微,味甜,嚼之发黏。

短葶山麦冬　稍扁,长 2～5cm,直径 0.3～0.8cm,具粗纵纹。味甘、微苦。

【鉴别】　(1)本品横切面:湖北麦冬　表皮为 1 列薄壁细胞。外皮层为 1 列细胞。皮层宽广,薄壁细胞含草酸钙针晶束,针晶长 27～60μm;内皮层细胞壁增厚,木化,有通道细胞,外侧为 1～2 列石细胞,其内壁及侧壁增厚,纹孔细密。中柱甚小,韧皮部束 7～15 个,各位于木质部束的星角间,木质部束内侧的木化细胞连结成环层。髓小,薄壁细胞类圆形。

短葶山麦冬　根被为 3～6 列木化细胞。针晶束长 25～46μm。内皮层外侧为 1 列石细胞。韧皮部束 16～20 个。

(2)取本品的薄片,置紫外光灯(365nm)下观察,显浅蓝色荧光。

(3)取本品薄片 2g,加甲醇 50ml,加热回流 2 小时,滤过,滤液蒸干,残渣加水 10ml 使溶解,用水饱和正丁醇振摇提取 3 次(15ml,10ml,5ml),合并正丁醇液,蒸干,残渣加甲醇 0.5ml 使溶解,作为供试品溶液。另取山麦冬皂苷 B 对照品、短葶山麦冬皂苷 C 对照品,加甲醇制成每 1ml 各含 2mg 的溶液,作为对照品溶液。照薄层色谱法(通则 0502)试验,吸取供试品溶液 3～5μl、对照品溶液各 5μl,分别点于同一硅胶 G 薄层板上,以三氯甲烷-甲醇-水(13:7:2)的下层溶液为展开剂,展开,取出,晾干,喷以 10% 硫酸乙醇溶液,在 110℃ 加热至斑点显色清晰。供试品色谱中,湖北麦冬在与山麦冬皂苷 B 对照品色谱相应的位置上,显相同的墨绿色斑点;短葶山麦冬在与短葶山麦冬皂苷 C 对照品色谱相应的位置上,显相同的墨绿色斑点。

【检查】　总灰分　不得过 4.0%(通则 2302)。

【浸出物】　照水溶性浸出物测定法(通则 2201)项下的冷浸法测定,不得少于 75.0%。

饮片

【炮制】　除去杂质,洗净,干燥。

【性状】 【鉴别】 【检查】　同药材。

【性味与归经】　甘、微苦,微寒。归心、肺、胃经。

【功能与主治】　养阴生津,润肺清心。用于肺燥干咳,阴虚痨嗽,喉痹咽痛,津伤口渴,内热消渴,心烦失眠,肠燥便秘。

【用法与用量】　9～15g。

【贮藏】　置阴凉干燥处,防潮。

山 豆 根

Shandougen

SOPHORAE TONKINENSIS RADIX ET RHIZOMA

本品为豆科植物越南槐 *Sophora tonkinensis* Gagnep. 的干燥根和根茎。秋季采挖,除去杂质,洗净,干燥。

【性状】　本品根茎呈不规则的结节状,顶端常残存茎基,其下着生根数条。根呈长圆柱形,常有分枝,长短不等,直径 0.7～1.5cm。表面棕色至棕褐色,有不规则的纵皱纹及横长皮孔样突起。质坚硬,难折断,断面皮部浅棕色,木部淡黄色。有豆腥气,味极苦。

【鉴别】　(1)本品根横切面:木栓层为数列至 10 数列细胞。栓内层外侧的 1～2 列细胞含草酸钙方晶,断续形成含晶细胞环,含晶细胞的壁木化增厚。栓内层与韧皮部均散有纤维束。形成层成环。木质部发达,射线宽 1～8 列细胞;导管类圆形,大多单个散在,或 2 至数个相聚,有的含黄棕色物;木纤维成束散在。薄壁细胞含淀粉粒,少数含方晶。

(2)取本品粗粉约 0.5g,加三氯甲烷 10ml,浓氨试液 0.2ml,振摇 15 分钟,滤过,滤液蒸干,残渣加三氯甲烷 0.5ml 使溶解,作为供试品溶液。另取山豆根对照药材 0.5g,同法制成对照药材溶液。再取苦参碱对照品、氧化苦参碱对照品,加三氯甲烷制成每 1ml 各含 1mg 的混合溶液,作为对照品溶液。照薄层色谱法(通则 0502)试验,吸取供试品溶液和对照药材溶液各 1～2μl、对照品溶液 4～6μl,分别点于同一硅胶 G 薄层板上,以三氯甲烷-甲醇-浓氨试液(9:1:0.1)为展开剂,展开,取出,晾干,喷以稀碘化铋钾试液。供试品色谱中,在与对照药材色谱和对照品色谱相应的位置上,显相同的橙黄色斑点。

【检查】　水分　不得过 10.0%(通则 0832 第二法)。

总灰分　不得过 6.0%(通则 2302)。

【浸出物】　照醇溶性浸出物测定法(通则 2201)项下的热浸法测定,用乙醇作溶剂,不得少于 15.0%。

【含量测定】　照高效液相色谱法(通则 0512)测定。

色谱条件与系统适用性试验　以氨基键合硅胶为填充剂;以乙腈-异丙醇-3% 磷酸溶液(80:5:15)为流动相;检测波长为 210nm。理论板数按氧化苦参碱峰计算应不低于 4000。

对照品溶液的制备　取苦参碱对照品、氧化苦参碱对照品适量,精密称定,加流动相分别制成每 1ml 含苦参碱 20μg,氧化苦参碱 150μg 的混合溶液,即得。

供试品溶液的制备　取本品粉末(过三号筛)约 0.5g,精密称定,置具塞锥形瓶中,精密加入三氯甲烷-甲醇-浓氨试液(40:10:1)混合溶液 50ml,密塞,称定重量,放置 30 分钟,超声处理(功率 250W,频率 40kHz)30 分钟,再称定重量,用三氯甲烷-甲醇-浓氨试液(40:10:1)混合溶液补足减失的重量,摇匀,滤过,精密量取续滤液 10ml,40℃减压回收溶剂至干,残渣加甲醇适量使溶解,转移至 10ml 量瓶中,加甲醇至刻度,摇匀,滤过,取续滤液,即得。

测定法　分别精密吸取对照品溶液与供试品溶液各 5μl,注入液相色谱仪,测定,即得。

本品按干燥品计算,含苦参碱($C_{15}H_{24}N_2O$)和氧化苦参碱($C_{15}H_{24}N_2O_2$)的总量不得少于 0.70%。

饮片

【炮制】　除去残茎及杂质,浸泡,洗净,润透,切厚片,干燥。

【性状】　本品呈不规则的类圆形厚片。外表皮棕色至棕褐色。切面皮部浅棕色,木部淡黄色。有豆腥气,味极苦。

【含量测定】　同药材,含苦参碱($C_{15}H_{24}N_2O$)和氧化苦参碱($C_{15}H_{24}N_2O_2$)的总量不得少于 0.60%。

【鉴别】(除根横切面外)**【检查】【浸出物】**同药材。

【性味与归经】　苦,寒;有毒。归肺、胃经。

【功能与主治】　清热解毒,消肿利咽。用于火毒蕴结,乳蛾喉痹,咽喉肿痛,齿龈肿痛,口舌生疮。

【用法与用量】　3~6g。

【贮藏】　置干燥处。

山茱萸
Shanzhuyu
CORNI FRUCTUS

本品为山茱萸科植物山茱萸 *Cornus officinalis* Sieb. et Zucc. 的干燥成熟果肉。秋末冬初果皮变红时采收果实,用文火烘或置沸水中略烫后,及时除去果核,干燥。

【性状】　本品呈不规则的片状或囊状,长 1~1.5cm,宽 0.5~1cm。表面紫红色至紫黑色,皱缩,有光泽。顶端有的有圆形宿萼痕,基部有果梗痕。质柔软。气微,味酸、涩、微苦。

【鉴别】　(1)本品粉末红褐色。果皮表皮细胞橙黄色,表面观多角形或类长方形,直径 16~30μm,垂周壁连珠状增厚,外平周壁颗粒状角质增厚,胞腔含淡橙黄色物。中果皮细胞橙棕色,多皱缩。草酸钙簇晶少数,直径 12~32μm。石细胞类方形、卵圆形或长方形,纹孔明显,胞腔大。

(2)取本品粉末 0.5g,加乙酸乙酯 10ml,超声处理 15 分钟,滤过,滤液蒸干,残渣加无水乙醇 2ml 使溶解,作为供试品溶液。另取熊果酸对照品,加无水乙醇制成每 1ml 含 1mg 的溶液,作为对照品溶液。照薄层色谱法(通则 0502)试验,吸取上述两种溶液各 5μl,分别点于同一硅胶 G 薄层板上,以甲苯-乙酸乙酯-甲酸(20:4:0.5)为展开剂,展开,取出,晾干,喷以 10%硫酸乙醇溶液,在 105℃加热至斑点显色清晰。供试品色谱中,在与对照品色谱相应的位置上,显相同的紫红色斑点;置紫外光灯(365nm)下检视,显相同的橙黄色荧光斑点。

(3)取本品粉末 0.5g,加甲醇 10ml,超声处理 20 分钟,滤过,滤液蒸干,残渣加甲醇 2ml 使溶解,作为供试品溶液。另取莫诺苷对照品、马钱苷对照品,加甲醇制成每 1ml 各含 2mg 的混合溶液,作为对照品溶液。照薄层色谱法(通则 0502)试验,吸取上述两种溶液各 2μl,分别点于同一硅胶 G 薄层板上,以三氯甲烷-甲醇(3:1)为展开剂,展开,取出,晾干,喷以 10%硫酸乙醇溶液,在 105℃加热至斑点显色清晰,置紫外光灯(365nm)下检视。供试品色谱中,在与对照品色谱相应的位置上,显相同颜色的荧光斑点。

【检查】　杂质(果核、果梗)　不得过 3%(通则 2301)。

水分　不得过 16.0%(通则 0832 第二法)。

总灰分　不得过 6.0%(通则 2302)。

重金属及有害元素　照铅、镉、砷、汞、铜测定法(通则 2321 原子吸收分光光度法或电感耦合等离子体质谱法)测定,铅不得过 5mg/kg;镉不得过 1mg/kg;砷不得过 2mg/kg;汞不得过 0.2mg/kg;铜不得过 20mg/kg。

【浸出物】　照水溶性浸出物测定法(通则 2201)项下的冷浸法测定,不得少于 50.0%。

【含量测定】　照高效液相色谱法(通则 0512)测定。

色谱条件与系统适用性试验　以十八烷基硅烷键合硅胶为填充剂;以乙腈为流动相 A,以 0.3%磷酸溶液为流动相 B,按下表中的规定进行梯度洗脱;检测波长为 240nm;柱温为 35℃。理论板数按马钱苷峰计算应不低于 10000。

时间(分钟)	流动相 A(%)	流动相 B(%)
0~20	7	93
20~50	7→20	93→80

对照品溶液的制备　取莫诺苷对照品、马钱苷对照品适量,精密称定,加 80%甲醇制成每 1ml 各含 50μg 的混合溶液,即得。

供试品溶液的制备　取本品粉末(过三号筛)约 0.2g,精密称定,置具塞锥形瓶中,精密加入 80%甲醇 25ml,称定重量,加热回流 1 小时,放冷,再称定重量,用 80%甲醇补足减失的重量,摇匀,滤过,取续滤液,即得。

测定法　分别精密吸取对照品溶液与供试品溶液各 10μl,注入液相色谱仪,测定,即得。

本品按干燥品计算,含莫诺苷($C_{17}H_{26}O_{11}$)和马钱苷($C_{17}H_{26}O_{10}$)的总量不得少于 1.2%。

饮片

【炮制】　山萸肉　除去杂质和残留果核。

【性状】【鉴别】【检查】(水分　总灰分)**【含量测定】**同药材。

酒萸肉　取净山萸肉,照酒炖法或酒蒸法(通则 0213)炖或蒸至酒吸尽。

【性状】　本品形如山茱萸,表面紫黑色或黑色,质滋润柔软。微有酒香气。

【含量测定】　同药材,含莫诺苷($C_{17}H_{26}O_{11}$)和马钱苷($C_{17}H_{26}O_{10}$)的总量不得少于 0.70%。

【鉴别】【检查】(水分　总灰分)【浸出物】　同药材。

【性味与归经】　酸、涩,微温。归肝、肾经。

【功能与主治】　补益肝肾,收涩固脱。用于眩晕耳鸣,腰膝酸痛,阳痿遗精,遗尿尿频,崩漏带下,大汗虚脱,内热消渴。

【用法与用量】　6~12g。

【贮藏】　置干燥处,防蛀。

山　药
Shanyao

DIOSCOREAE RHIZOMA

本品为薯蓣科植物薯蓣 *Dioscorea opposita* Thunb. 的干燥根茎。冬季茎叶枯萎后采挖,切去根头,洗净,除去外皮和须根,干燥,习称"毛山药";或除去外皮,趁鲜切厚片,干燥,称为"山药片";也有选择肥大顺直的干燥山药,置清水中,浸至无干心,闷透,切齐两端,用木板搓成圆柱状,晒干,打光,习称"光山药"。

【性状】　毛山药　本品略呈圆柱形,弯曲而稍扁,长15~30cm,直径 1.5~6cm。表面黄白色或淡黄色,有纵沟、纵皱纹及须根痕,偶有浅棕色外皮残留。体重,质坚实,不易折断,断面白色,粉性。气微,味淡、微酸,嚼之发黏。

山药片　为不规则的厚片,皱缩不平,切面白色或黄白色,质坚脆,粉性。气微,味淡、微酸。

光山药　呈圆柱形,两端平齐,长 9~18cm,直径 1.5~3cm。表面光滑,白色或黄白色。

【鉴别】　(1)本品粉末类白色。淀粉粒单粒扁卵形、三角状卵形、类圆形或矩圆形,直径 8~35μm,脐点点状、人字状、十字状或短缝状,可见层纹;复粒稀少,由 2~3 分粒组成。草酸钙针晶束存在于黏液细胞中,长约至 240μm,针晶粗 2~5μm。具缘纹孔导管、网纹导管、螺纹导管及环纹导管直径 12~48μm。

(2)取本品粉末 4g,加乙醇 30ml,超声提取 30 分钟,滤过,滤液蒸干,残渣加乙醇 1ml 使溶解,作为供试品溶液。另取山药对照药材 4g,同法制成对照药材溶液。照薄层色谱法(通则 0502)试验,吸取上述两种溶液各 5μl,分别点于同一硅胶 G 薄层板上,以乙酸乙酯-甲醇-浓氨试液(9:1:0.5)为展开剂,展开,取出,晾干,喷以 10%硫酸乙醇溶液,在 105℃加热至斑点显色清晰,置紫外光灯(365nm)下检视。供试品色谱中,在与对照药材色谱相应的位置上,显相同颜色的荧光斑点。

【检查】　水分　毛山药和光山药不得过 16.0%;山药片不得过 12.0%(通则 0832 第二法)。

总灰分　毛山药和光山药不得过 4.0%;山药片不得过 5.0%(通则 2302)。

二氧化硫残留量　照二氧化硫残留量测定法(通则 2331)测定,毛山药和光山药不得过 400mg/kg;山药片不得过 10mg/kg。

【浸出物】　照水溶性浸出物测定法(通则 2201)项下的冷浸法测定,毛山药和光山药不得少于 7.0%;山药片不得少于 10.0%。

饮片

【炮制】　山药　取毛山药或光山药除去杂质,分开大小个,泡润至透,切厚片,干燥。

【性状】　本品为类圆形、椭圆形或不规则的厚片。表面类白色或淡黄白色,质脆,易折断,切面类白色,富粉性。气微,味淡、微酸,嚼之发黏。

【浸出物】　同药材,不得少于 4.0%。

【鉴别】【检查】　同药材。

山药片　取山药片,除去杂质。

【性状】　本品为不规则的厚片,皱缩不平,切面白色或黄白色,质坚脆,粉性。气微,味淡、微酸。

【鉴别】【检查】【浸出物】　同药材。

麸炒山药　取毛山药片或光山药片,照麸炒法(通则 0213)炒至黄色。

【性状】　本品形如毛山药片或光山药片,切面黄白色或微黄色,偶见焦斑,略有焦香气。

【检查】　水分　同药材,不得过 12.0%。

【浸出物】　同药材,不得少于 4.0%。

【鉴别】【检查】(总灰分　二氧化硫残留量)　同药材。

【性味与归经】　甘,平。归脾、肺、肾经。

【功能与主治】　补脾养胃,生津益肺,补肾涩精。用于脾虚食少,久泻不止,肺虚喘咳,肾虚遗精,带下,尿频,虚热消渴。麸炒山药补脾健胃。用于脾虚食少,泄泻便溏,白带过多。

【用法与用量】　15~30g。

【贮藏】　置通风干燥处,防蛀。

山　柰
Shannai

KAEMPFERIAE RHIZOMA

本品为姜科植物山柰 *Kaempferia galanga* L. 的干燥根茎。冬季采挖,洗净,除去须根,切片,晒干。

【性状】　本品多为圆形或近圆形的横切片,直径 1~2cm,厚 0.3~0.5cm。外皮浅褐色或黄褐色,皱缩,有的有根痕或残存须根;切面类白色,粉性,常鼓凸。质脆,易折断。气香特异,味辛辣。

【鉴别】　(1)本品粉末类黄白色。淀粉粒众多,主为单粒,圆形、椭圆形或类三角形,多数扁平,直径5~30μm,脐点、层纹均不明显。油细胞类圆形或椭圆形,直径 40~130μm,壁较薄,胞腔内含浅黄绿色或浅紫红色油滴。螺纹导管直径

$18\sim37\mu m$。色素块不规则形,黄色或黄棕色。

(2)取本品粉末 0.25g,加甲醇 5ml,超声处理 10 分钟,滤过,取滤液作为供试品溶液。另取对甲氧基肉桂酸乙酯对照品,加甲醇制成每 1ml 含 5mg 的溶液,作为对照品溶液。照薄层色谱法(通则 0502)试验,吸取上述两种溶液各 $2\mu l$,分别点于同一硅胶 GF$_{254}$ 薄层板上,以正己烷-乙酸乙酯(18:1)为展开剂,展开,取出,晾干,置紫外光灯(254nm)下检视。供试品色谱中,在与对照品色谱相应的位置上,显相同颜色的斑点。

【检查】 水分 不得过 13.0%(通则 0832 第四法)。

总灰分 不得过 8.0%(通则 2302)。

酸不溶性灰分 不得过 3.0%(通则 2302)。

【浸出物】 照醇溶性浸出物测定法(通则 2201)项下的热浸法测定,用乙醇作溶剂,不得少于 6.0%。

【含量测定】 挥发油 照挥发油测定法(通则 2204 乙法)测定。

本品含挥发油不得少于 4.5%(ml/g)。

对甲氧基肉桂酸乙酯 照高效液相色谱法(通则 0512)测定。

色谱条件与系统适用性试验 以十八烷基硅烷键合硅胶为填充剂;以乙腈-水(60:40)为流动相;检测波长为 309nm。理论板数按对甲氧基肉桂酸乙酯峰计算应不低于 3000。

对照品溶液的制备 取对甲氧基肉桂酸乙酯对照品适量,精密称定,加甲醇制成每 1ml 含 $10\mu g$ 的溶液,即得。

供试品溶液的制备 取本品粉末(用前粉碎,过二号筛)约 0.5g,精密称定,置具塞锥形瓶中,精密加入无水乙醇 25ml,称定重量,加热回流 1 小时,放冷,再称定重量,用无水乙醇补足减失的重量,摇匀,滤过,精密量取续滤液 2ml,置 100ml 量瓶中,用无水乙醇稀释至刻度,摇匀,滤过,取续滤液,即得。

测定法 分别精密吸取对照品溶液与供试品溶液各 $10\mu l$,注入液相色谱仪,测定,即得。

本品按干燥品计算,含对甲氧基肉桂酸乙酯($C_{12}H_{14}O_3$)不得少于 3.0%。

【性味与归经】 辛,温。归胃经。

【功能与主治】 行气温中,消食,止痛。用于胸膈胀满,脘腹冷痛,饮食不消。

【用法与用量】 6~9g。

【贮藏】 置阴凉干燥处。

山 香 圆 叶
Shanxiangyuanye
TURPINIAE FOLIUM

本品为省沽油科植物山香圆 *Turpinia arguta* Seem. 的干燥叶。夏、秋二季叶茂盛时采收,除去杂质,晒干。

【性状】 本品呈椭圆形或长圆形,长 7~22cm,宽 2~6cm。先端渐尖,基部楔形,边缘具疏锯齿,近基部全缘,锯齿的顶端具有腺点。上表面绿褐色,具光泽;下表面淡黄绿色,较粗糙,主脉淡黄色至浅褐色,于下表面突起,侧脉羽状;叶柄长 0.5~1cm。近革质而脆。气芳香,味苦。

【鉴别】 (1)本品横切面:上表皮细胞长方形,外被角质层,散有类圆形油细胞。下表皮细胞较小;可见顶端尖锐的单细胞非腺毛。栅栏组织位于上表皮下方,为 1~2 列细胞;海绵组织疏松,有的细胞内含有草酸钙簇晶。主脉向上、下突出,维管束外韧型,半圆状;束鞘纤维束排列成不连续的环。

(2)取本品粉末 2g,加水 50ml,煎煮 30 分钟,滤过,滤液浓缩至约 20ml,用乙醚振摇提取 2 次,每次 20ml,弃去乙醚液,水液用水饱和正丁醇提取 3 次,每次 20ml,合并正丁醇液,蒸干,残渣加甲醇 1ml 使溶解,作为供试品溶液。另取山香圆叶对照药材 2g,同法制成对照药材溶液。再取女贞苷对照品、野漆树苷对照品,加甲醇制成每 1ml 各含 1mg 的混合溶液,作为对照品溶液。照薄层色谱法(通则 0502)试验,吸取上述三种溶液各 $5\mu l$,分别点于同一用 0.5%氢氧化钠溶液制备的硅胶 G 薄层板上,以乙酸乙酯-丁酮-甲酸-水(6:3:1:1)为展开剂,展开,取出,晾干,喷以 1%三氯化铝甲醇溶液,置紫外光灯(365nm)下检视。供试品色谱中,在与对照药材色谱和对照品色谱相应的位置上,显相同颜色的荧光斑点。

【检查】 水分 不得过 13.0%(通则 0832 第四法)。

总灰分 不得过 13.0%(通则 2302)。

【浸出物】 照水溶性浸出物测定法(通则 2201)项下的冷浸法测定,不得少于 20.0%。

【含量测定】 照高效液相色谱法(通则 0512)测定。

色谱条件与系统适用性试验 以十八烷基硅烷键合硅胶为填充剂;以甲醇-0.5%磷酸溶液(43:57)为流动相;检测波长为 336nm。理论板数按女贞苷峰计算应不低于 3000。

对照品溶液的制备 取经五氧化二磷减压干燥 24 小时的女贞苷对照品和野漆树苷对照品各 10mg,精密称定,分别置 100ml 量瓶中,加 50%甲醇溶解并稀释至刻度,摇匀,精密量取女贞苷对照品溶液 25ml、野漆树苷对照品溶液 10ml,置同一 50ml 量瓶中,加 50%甲醇稀释至刻度,摇匀,即得(每 1ml 中含女贞苷 $50\mu g$、野漆树苷 $20\mu g$)。

供试品溶液的制备 取本品粉末(过三号筛)约 0.3g,精密称定,置具塞锥形瓶中,精密加入 50%甲醇 50ml,称定重量,超声处理(功率 250W,频率 25kHz)1 小时,放冷,再称定重量,用 50%甲醇补足减失的重量,摇匀,滤过,取续滤液,即得。

测定法 分别精密吸取对照品溶液与供试品溶液各 $10\mu l$,注入液相色谱仪,测定,即得。

本品按干燥品计算,含女贞苷($C_{33}H_{40}O_{18}$)不得少于 0.30%;含野漆树苷($C_{27}H_{30}O_{14}$)不得少于 0.10%。

饮片

【炮制】 除去杂质,喷淋清水,稍润,切丝,干燥。

【性状】 本品呈不规则的丝条状。边缘具疏锯齿,锯齿的顶端具有腺点。上表面绿褐色，具光泽；下表面淡黄绿色，较粗糙，主脉淡黄色至浅褐色，于下表面突起。近革质而脆。气芳香，味苦。

【检查】（水分）　**【浸出物】**　同药材。

【性味与归经】　苦，寒。归肺、肝经。

【功能与主治】　清热解毒，利咽消肿，活血止痛。用于乳蛾喉痹，咽喉肿痛，疮疡肿毒，跌扑伤痛。

【用法与用量】　15～30g。外用适量。

【贮藏】　置通风干燥处。

山 银 花

Shanyinhua

LONICERAE FLOS

本品为忍冬科植物灰毡毛忍冬 Lonicera macranthoides Hand.-Mazz.、红腺忍冬 Lonicera hypoglauca Miq.、华南忍冬 Lonicera confusa DC. 或黄褐毛忍冬 Lonicera fulvotomentosa Hsu et S. C. Cheng 的干燥花蕾或带初开的花。夏初花开放前采收，干燥。

【性状】　**灰毡毛忍冬**　呈棒状而稍弯曲，长 3～4.5cm，上部直径约 2mm，下部直径约 1mm。表面黄色或黄绿色。总花梗集结成簇，开放者花冠裂片不及全长之半。质稍硬，手捏之稍有弹性。气清香，味微苦甘。

红腺忍冬　长 2.5～4.5cm，直径 0.8～2mm。表面黄白色至黄棕色，无毛或疏被毛，萼筒无毛，先端 5 裂，裂片长三角形，被毛，开放者花冠下唇反转，花柱无毛。

华南忍冬　长 1.6～3.5cm，直径 0.5～2mm。萼筒和花冠密被灰白色毛。

黄褐毛忍冬　长 1～3.4cm，直径 1.5～2mm。花冠表面淡黄棕色或黄棕色，密被黄色茸毛。

【鉴别】　(1) 本品表面制片：灰毡毛忍冬　腺毛较少，头部大多圆盘形，顶端平坦或微凹，侧面观 5～16 细胞，直径 37～228μm；柄部 2～5 细胞，与头部相接处常为 2(～3)细胞并列，长 32～240μm，直径 15～51μm。厚壁非腺毛较多，单细胞，似角状，多数甚短，长 21～240(～315)μm，表面微具疣状突起，有的可见螺纹，呈短角状者体部胞腔不明显；基部稍扩大，似三角状。草酸钙簇晶，偶见。花粉粒，直径 54～82μm。

红腺忍冬　腺毛极多，头部盾形而大，顶面观 8～40 细胞，侧面观 7～10 细胞；柄部 1～4 细胞，极短，长 5～56μm。厚壁非腺毛长短悬殊，长 38～1408μm，表面具细密疣状突起，有的胞腔内含草酸钙结晶。

华南忍冬　腺毛较多，头部倒圆锥形或盘形，侧面观 20～60～100 细胞；柄部 2～4 细胞，长 50～176(～248)μm。厚壁非腺毛，单细胞，长 32～623(～848)μm，表面有微细疣状突起，有的具螺纹，边缘有波状角质隆起。

黄褐毛忍冬　腺毛有两种类型：一种较长大，头部倒圆锥形或倒卵形，侧面观 12～25 细胞，柄部微弯曲，3～5(～6)细胞，长 88～470μm；另一种较短小，头部顶面观 4～10 细胞，柄部 2～5 细胞，长 24～130(～190)μm。厚壁非腺毛平直或稍弯曲，长 33～2000μm，表面疣状突起较稀，有的具菲薄横隔。

(2) 取本品粉末 0.2g，加甲醇 5ml，放置 12 小时，滤过，取滤液作为供试品溶液。另取绿原酸对照品，加甲醇制成每 1ml 含 1mg 的溶液，作为对照品溶液。照薄层色谱法（通则 0502）试验，吸取供试品溶液 10～20μl，对照品溶液 10μl，分别点于同一硅胶 H 薄层板上，以乙酸丁酯-甲酸-水(7：2.5：2.5)的上层溶液为展开剂，展开，取出，晾干，置紫外光灯(365nm)下检视。供试品色谱中，在与对照品色谱相应的位置上，显相同颜色的荧光斑点。

【检查】　水分　不得过 15.0%（通则 0832 第二法）。

总灰分　不得过 10.0%（通则 2302）。

酸不溶性灰分　不得过 3.0%（通则 2302）。

【含量测定】　照高效液相色谱法（通则 0512）测定。

色谱条件与系统适用性试验　以十八烷基硅烷键合硅胶为填充剂；以乙腈为流动相 A，以 0.4% 醋酸溶液为流动相 B，按下表中的规定进行梯度洗脱；绿原酸检测波长为 330nm；皂苷用蒸发光散射检测器检测。理论板数按绿原酸峰计算应不低于 1000。

时间（分钟）	流动相 A（%）	流动相 B（%）
0～10	11.5→15	88.5→85
10～12	15→29	85→71
12～18	29→33	71→67
18～30	33→45	67→55

对照品溶液的制备　取绿原酸对照品、灰毡毛忍冬皂苷乙对照品、川续断皂苷乙对照品适量，精密称定，加 50% 甲醇制成每 1ml 含绿原酸 0.5mg、灰毡毛忍冬皂苷乙 0.6mg、川续断皂苷乙 0.2mg 的混合溶液，即得。

供试品溶液的制备　取本品粉末（过四号筛）约 0.5g，精密称定，置具塞锥形瓶中，精密加入 50% 甲醇 50ml，称定重量，超声处理（功率 300W，频率 40kHz）40 分钟，放冷，再称定重量，用 50% 甲醇补足减失的重量，摇匀，滤过，取续滤液，即得。

测定法　分别精密吸取对照品溶液 2μl、10μl，供试品溶液 5～10μl，注入液相色谱仪，测定，以外标两点法计算绿原酸的含量，以外标两点法对数方程计算灰毡毛忍冬皂苷乙、川续断皂苷乙的含量，即得。

本品按干燥品计算，含绿原酸（$C_{16}H_{18}O_9$）不得少于 2.0%，含灰毡毛忍冬皂苷乙（$C_{65}H_{106}O_{32}$）和川续断皂苷乙（$C_{53}H_{86}O_{22}$）的总量不得少于 5.0%。

【性味与归经】　甘，寒。归肺、心、胃经。

【功能与主治】　清热解毒，疏散风热。用于痈肿疔疮，喉痹,丹毒,热毒血痢,风热感冒,温病发热。

【用法与用量】　6～15g。

【贮藏】　置阴凉干燥处,防潮,防蛀。

山　楂

Shanzha

CRATAEGI FRUCTUS

本品为蔷薇科植物山里红 *Crataegus pinnatifida* Bge. var. *major* N. E. Br. 或山楂 *Crataegus pinnatifida* Bge. 的干燥成熟果实。秋季果实成熟时采收,切片,干燥。

【性状】　本品为圆形片,皱缩不平,直径 1～2.5cm,厚 0.2～0.4cm。外皮红色,具皱纹,有灰白色小斑点。果肉深黄色至浅棕色。中部横切片具 5 粒浅黄色果核,但核多脱落而中空。有的片上可见短而细的果梗或花萼残迹。气微清香,味酸、微甜。

【鉴别】　(1)本品粉末暗红棕色至棕色。石细胞单个散在或成群,无色或淡黄色,类多角形、长圆形或不规则形,直径 19～125μm,孔沟及层纹明显,有的胞腔内含深棕色物。果皮表皮细胞表面观呈类圆形或类多角形,壁稍厚,胞腔内常含红棕色或黄棕色物。草酸钙方晶或簇晶存于果肉薄壁细胞中。

(2)取本品粉末 1g,加乙酸乙酯 4ml,超声处理 15 分钟,滤过,取滤液作为供试品溶液。另取熊果酸对照品,加甲醇制成每 1ml 含 1mg 的溶液,作为对照品溶液。照薄层色谱法(通则 0502)试验,吸取上述两种溶液各 4μl,分别点于同一硅胶 G 薄层板上,以甲苯-乙酸乙酯-甲酸(20∶4∶0.5)为展开剂,展开,取出,晾干,喷以硫酸乙醇溶液(3→10),在 80℃加热至斑点显色清晰。供试品色谱中,在与对照品色谱相应的位置上,显相同的紫红色斑点;置紫外光灯(365nm)下检视,显相同的橙黄色荧光斑点。

【检查】　水分　不得过 12.0%(通则 0832 第二法)。

总灰分　不得过 3.0%(通则 2302)。

重金属及有害元素　照铅、镉、砷、汞、铜测定法(通则 2321 原子吸收分光光度法或电感耦合等离子体质谱法)测定,铅不得过 5mg/kg;镉不得过 1mg/kg;砷不得过 2mg/kg;汞不得过 0.2mg/kg;铜不得过 20mg/kg。

【浸出物】　照醇溶性浸出物测定法(通则 2201)项下的热浸法测定,用乙醇作溶剂,不得少于 21.0%。

【含量测定】　取本品细粉约 1g,精密称定,精密加入水 100ml,室温下浸泡 4 小时,时时振摇,滤过。精密量取续滤液 25ml,加水 50ml,加酚酞指示液 2 滴,用氢氧化钠滴定液(0.1mol/L)滴定,即得。每 1ml 氢氧化钠滴定液(0.1mol/L)相当于 6.404mg 的枸橼酸($C_6H_8O_7$)。

本品按干燥品计算,含有机酸以枸橼酸($C_6H_8O_7$)计,不得少于 5.0%。

饮片

【炮制】　净山楂　除去杂质及脱落的核。

炒山楂　取净山楂,照清炒法(通则 0213)炒至色变深。

【性状】　本品形如山楂片,果肉黄褐色,偶见焦斑。气清香,味酸、微甜。

【含量测定】　同药材,含有机酸以枸橼酸($C_6H_8O_7$)计,不得少于 4.0%。

【鉴别】　【检查】(水分)　同药材。

焦山楂　取净山楂,照清炒法(通则 0213)炒至表面焦褐色,内部黄褐色。

【性状】　本品形如山楂片,表面焦褐色,内部黄褐色。有焦香气。

【含量测定】　同药材,含有机酸以枸橼酸($C_6H_8O_7$)计,不得少于 4.0%。

【鉴别】　【检查】(水分)　同药材。

【性味与归经】　酸、甘,微温。归脾、胃、肝经。

【功能与主治】　消食健胃,行气散瘀,化浊降脂。用于肉食积滞,胃脘胀满,泻痢腹痛,瘀血经闭,产后瘀阻,心腹刺痛,胸痹心痛,疝气疼痛,高脂血症。焦山楂消食导滞作用增强。用于肉食积滞,泻痢不爽。

【用法与用量】　9～12g。

【贮藏】　置通风干燥处,防蛀。

山　楂　叶

Shanzhaye

CRATAEGI FOLIUM

本品为蔷薇科植物山里红 *Crataegus pinnatifida* Bge. var. *major* N. E. Br. 或山楂 *Crataegus pinnatifida* Bge. 的干燥叶。夏、秋二季采收,晾干。

【性状】　本品多已破碎,完整者展开后呈宽卵形,长 6～12cm,宽 5～8cm,绿色至棕黄色,先端渐尖,基部宽楔形,具 2～6 羽状裂片,边缘具尖锐重锯齿;叶柄长 2～6cm,托叶卵圆形至卵状披针形。气微,味涩、微苦。

【鉴别】　(1)本品粉末绿色至棕黄色。草酸钙簇晶直径 10～30μm,草酸钙方晶直径 15～30μm,散在或分布于叶维管束或纤维束旁。导管为螺纹导管,直径 20～40μm。非腺毛为单细胞,长圆锥形,基部直径 30～40μm。纤维成束,直径约 15μm,壁增厚。

(2)取本品粉末 2g,加稀乙醇 50ml,加热回流 1.5 小时,放冷,滤过,滤液蒸至无醇味,加水 10ml,用石油醚(30～60℃)洗涤 2 次,每次 20ml,弃去石油醚液,水液加乙酸乙酯振摇提取 2 次,每次 20ml,合并乙酸乙酯液,蒸干,残渣加乙醇 2ml 使溶解,作为供试品溶液。另取芦丁对照品、金丝桃苷对照品,加乙醇分别制成每 1ml 含 0.1mg 的溶液,作为对照品溶液。照薄层色谱法(通则 0502)试验,吸取上述三种溶液各 1~2μl,分别点于同一聚酰胺薄膜上,以乙醇-丙酮-水(7:5:6)为展开剂,展开,取出,晾干,喷以三氯化铝试液,热风吹干,置紫外光灯(365nm)下检视。供试品色谱中,在与对照品色谱相应的位置上,显相同颜色的荧光斑点。

【检查】　水分　不得过 12.0%(通则 0832 第二法)。

酸不溶性灰分　不得过 3.0%(通则 2302)。

【浸出物】　照醇溶性浸出物测定法(通则 2201)项下的冷浸法测定,用稀乙醇作溶剂,不得少于 20.0%。

【含量测定】　总黄酮　对照品溶液的制备　精密称取在 120℃干燥至恒重的芦丁对照品 25mg,置 50ml 量瓶中,加乙醇适量,超声处理使溶解,放冷,加乙醇至刻度,摇匀。精密量取 20ml,置 50ml 量瓶中,加水至刻度,摇匀,即得(每 1ml 中含无水芦丁 0.2mg)。

标准曲线的制备　精密量取对照品溶液 1ml、2ml、3ml、4ml、5ml、6ml,分别置 25ml 量瓶中,各加水至 6ml,加 5% 亚硝酸钠溶液 1ml,摇匀,放置 6 分钟,加 10% 硝酸铝溶液 1ml,摇匀,放置 6 分钟,加氢氧化钠试液 10ml,再加水至刻度,摇匀,放置 15 分钟,以相应试剂为空白,立即照紫外-可见分光光度法(通则 0401),在 500nm 的波长处测定吸光度,以吸光度为纵坐标,浓度为横坐标,绘制标准曲线。

测定法　取本品细粉约 1g,精密称定,置索氏提取器中,加三氯甲烷加热回流提取至提取液无色,弃去三氯甲烷液,药渣挥去三氯甲烷,加甲醇继续提取至无色(约 4 小时),提取液蒸干,残渣加稀乙醇溶解,转移至 50ml 量瓶中,加稀乙醇至刻度,摇匀,作为供试品贮备液。取供试品贮备液,滤过,精密量取续滤液 5ml,置 25ml 量瓶中,加水稀释至刻度,摇匀。精密量取 2ml,置 25ml 量瓶中,照标准曲线制备项下的方法,自"加水至 6ml"起依法测定吸光度,从标准曲线上读出供试品溶液中芦丁的重量,计算,即得。

本品按干燥品计算,含总黄酮以无水芦丁($C_{27}H_{30}O_{16}$)计,不得少于 7.0%。

金丝桃苷　照高效液相色谱法(通则 0512)测定。

色谱条件与系统适用性试验　以十八烷基硅烷键合硅胶为填充剂;以乙腈-甲醇-四氢呋喃-0.5% 醋酸溶液(1:1:19.4:78.6)为流动相;检测波长为 363nm。理论板数按金丝桃苷峰计算应不低于 3000。

对照品溶液的制备　取金丝桃苷对照品适量,精密称定,加稀乙醇制成每 1ml 含 20μg 的溶液,即得。

供试品溶液的制备　取〔含量测定〕总黄酮项下的供试品贮备液,滤过,取续滤液,即得。

测定法　分别精密吸取对照品溶液与供试品溶液各 10μl,注入液相色谱仪,测定,即得。

本品按干燥品计算,含金丝桃苷($C_{21}H_{20}O_{12}$)不得少于 0.050%。

【性味与归经】　酸,平。归肝经。

【功能与主治】　活血化瘀,理气通脉,化浊降脂。用于气滞血瘀,胸痹心痛,胸闷憋气,心悸健忘,眩晕耳鸣,高脂血症。

【用法与用量】　3~10g;或泡茶饮。

【贮藏】　置干燥处。

山 慈 菇
Shancigu
CREMASTRAE PSEUDOBULBUS
PLEIONES PSEUDOBULBUS

本品为兰科植物杜鹃兰 *Cremastra appendiculata*(D. Don)Makino、独蒜兰 *Pleione bulbocodioides*(Franch.)Rolfe 或云南独蒜兰 *Pleione yunnanensis* Rolfe 的干燥假鳞茎。前者习称"毛慈菇",后二者习称"冰球子"。夏、秋二季采挖,除去地上部分及泥沙,分开大小置沸水锅中蒸煮至透心,干燥。

【性状】　毛慈菇　呈不规则扁球形或圆锥形,顶端渐突起,基部有须根痕。长 1.8~3cm,膨大部直径 1~2cm。表面黄棕色或棕褐色,有纵皱纹或纵沟,中部有 2~3 条微突起的环节,节上有鳞片叶干枯腐烂后留下的丝状纤维。质坚硬,难折断,断面灰白色或黄白色,略呈角质。气微,味淡,带黏性。

冰球子　呈圆锥形,瓶颈状或不规则团块,直径 1~2cm,高 1.5~2.5cm。顶端渐尖,尖端断头处呈盘状,基部膨大且圆平,中央凹入,有 1~2 条环节,多偏向一侧。撞去外皮者表面黄白色,带表皮者浅棕色,光滑,有不规则皱纹。断面浅黄色,角质半透明。

【鉴别】　本品横切面:毛慈菇　最外层为一层扁平的表皮细胞,其内有 2~3 列细胞,壁稍厚,浅黄色,再向内为大的类圆形薄壁细胞,含黏液质,并含有淀粉粒。近表皮处的薄壁细胞中含有草酸钙针晶束,长 70~150μm。维管束散在,外韧型。

冰球子　表皮细胞切向延长,淀粉粒存在于较小的薄壁细胞中,维管束鞘纤维半月形,偶有两半月形。

饮片

【炮制】　除去杂质,水浸约 1 小时,润透,切薄片,干燥或洗净干燥,用时捣碎。

【性味与归经】　甘、微辛,凉。归肝、脾经。

【功能与主治】　清热解毒,化痰散结。用于痈肿疔毒,瘰疬痰核,蛇虫咬伤,癥瘕痞块。

【用法与用量】　3~9g。外用适量。

【贮藏】　置干燥处。

千 年 健
Qiannianjian
HOMALOMENAE RHIZOMA

本品为天南星科植物千年健 *Homalomena occulta*(Lour.)Schott 的干燥根茎。春、秋二季采挖,洗净,除去外皮,晒干。

【性状】　本品呈圆柱形,稍弯曲,有的略扁,长 15～40cm,直径 0.8～1.5cm。表面黄棕色或红棕色,粗糙,可见多数扭曲的纵沟纹、圆形根痕及黄色针状纤维束。质硬而脆,断面红褐色,黄色针状纤维束多而明显,相对另一断面呈多数针眼状小孔及有少数黄色针状纤维束,可见深褐色具光泽的油点。气香,味辛、微苦。

【鉴别】　(1)本品横切面:木栓细胞有的残存,棕色。基本组织中散有大的分泌腔,由数层木栓细胞组成;分泌细胞靠外侧较多,内含黄色至棕色分泌物;黏液细胞较大,内含草酸钙针晶束;草酸钙簇晶散在;维管束外韧型及周木型,散生,外韧型维管束外侧常伴有纤维束,单一纤维束少见,纤维壁较厚,木化。

(2)取本品粉末 1g,加石油醚(60～90℃)20ml,超声处理 20 分钟,放冷,滤过,滤液挥干,残渣加甲醇 1ml 使溶解,作为供试品溶液。另取千年健对照药材 1g,同法制成对照药材溶液。照薄层色谱法(通则 0502)试验,吸取上述两种溶液各 5μl,分别点于同一硅胶 G 薄层板上,以环己烷-乙酸乙酯(8:2)为展开剂,展开,取出,晾干,喷以硫酸乙醇溶液(1→10),在 105℃加热至斑点显色清晰。供试品色谱中,在与对照药材色谱相应的位置上,显相同颜色的斑点。

【检查】　**水分**　不得过 13.0%(通则 0832 第四法)。

总灰分　不得过 7.0%(通则 2302)。

【浸出物】　照醇溶性浸出物测定法(通则 2201)项下的热浸法测定,用稀乙醇作溶剂,不得少于 15.0%。

【含量测定】　照气相色谱法(通则 0521)测定。

色谱条件与系统适用性试验　DB-17 毛细管柱(交联 50%苯基-50%甲基聚硅氧烷为固定相)(柱长为 30m,内径为 0.25mm,膜厚度为 0.25μm);程序升温:初始温度 80℃,以每分钟 2℃的速率升温至 100℃,进样口温度为 280℃;检测器温度为 300℃;分流比为 5:1。理论板数按芳樟醇峰计算应不低于 20000。

对照品溶液的制备　取芳樟醇对照品适量,精密称定,加乙酸乙酯制成每 1ml 含 0.1mg 的溶液,即得。

供试品溶液的制备　取本品粉末(过二号筛)约 2g,精密称定,置具塞锥形瓶中,精密加入乙酸乙酯 20ml,密塞,称定重量,超声处理(功率 180W,频率 42kHz)30 分钟,放冷,再称定重量,用乙酸乙酯补足减失的重量,摇匀,离心,取上清液,即得。

测定法　分别精密吸取对照品溶液与供试品溶液各 1μl,注入气相色谱仪,测定,即得。

本品按干燥品计算,含芳樟醇($C_{10}H_{18}O$)不得少于 0.20%。

饮片

【炮制】　除去杂质,洗净,润透,切片,干燥。

【性状】　本品呈类圆形或不规则形的片。外表皮黄棕色至红棕色,粗糙,有的可见圆形根痕。切面红褐色,具有众多

黄色纤维束,有的呈针刺状。气香,味辛、微苦。

【检查】　**总灰分**　同药材,不得过 6.0%。

【鉴别】(除横切面外)　**【检查】**(水分)　**【浸出物】　【含量测定】**　同药材。

【性味与归经】　苦、辛,温。归肝、肾经。

【功能与主治】　祛风湿,壮筋骨。用于风寒湿痹,腰膝冷痛,拘挛麻木,筋骨痿软。

【用法与用量】　5～10g。

【贮藏】　置阴凉干燥处。

千 里 光

Qianliguang

SENECIONIS SCANDENTIS HEBRA

本品为菊科植物千里光 *Senecio scandens* Buch.-Ham. 的干燥地上部分。全年均可采收,除去杂质,阴干。

【性状】　本品茎呈细圆柱形,稍弯曲,上部有分枝;表面灰绿色、黄棕色或紫褐色,具纵棱,密被灰白色柔毛。叶互生,多皱缩破碎,完整叶片展平后呈卵状披针形或长三角形,有时具 1～6 侧裂片,边缘有不规则锯齿,基部戟形或截形,两面有细柔毛。头状花序;总苞钟形;花黄色至棕色,冠毛白色。气微,味苦。

【鉴别】　(1)叶表面观:上表皮细胞垂周壁微波状或波状弯曲;下表皮细胞形状不规则,垂周壁深波状弯曲。气孔不定式或不等式,副卫细胞 3～6 个。非腺毛 2～12 细胞,顶端细胞渐尖或钝圆,多弯曲,细胞内常含淡黄色油状物,壁稍增厚,具疣状突起。

(2)取本品粉末 2g,加 0.36%盐酸的无水乙醇 50ml,放置 1 小时,加热回流 3 小时,放冷,滤过,取续滤液 40ml,蒸干,残渣加 2%盐酸溶液 25ml 使溶解,滤过,滤液加浓氨试液调节 pH 值至 10～11,用二氯甲烷振摇提取 2 次,每次 25ml,合并二氯甲烷液,蒸干,残渣加二氯甲烷 1ml 使溶解,作为供试品溶液。另取千里光对照药材 2g,同法制成对照药材溶液。照薄层色谱法(通则 0502)试验,吸取上述两种溶液各 10μl,分别点于同一硅胶 G 薄层板上,以异丙醚-甲酸-水(90:7:3)为展开剂,薄层板置展开缸中预饱和 40 分钟,展开,取出,晾干,喷以 5%香草醛硫酸溶液,在 105℃加热至斑点显色清晰。供试品色谱中,在与对照药材色谱相应的位置上,显相同颜色的斑点。

【检查】　**水分**　不得过 14.0%(通则 0832 第二法)。

总灰分　不得过 10.0%(通则 2302)。

酸不溶性灰分　不得过 2.0%(通则 2302)。

阿多尼弗林碱　照高效液相色谱-质谱法(通则 0512 和通则 0431)测定。

色谱、质谱条件与系统适用性试验　以十八烷基硅烷键

合硅胶为填充剂;以乙腈-0.5%甲酸溶液(7∶93)为流动相;采用单级四极杆质谱检测器,电喷雾离子化(ESI)正离子模式下选择质荷比(*m/z*)为 366 离子进行检测。理论板数按阿多尼弗林碱峰计算应不低于 8000。

校正因子测定　取野百合碱对照品适量,精密称定,加 0.5%甲酸溶液制成每 1ml 含 0.2μg 的溶液,作为内标溶液。取阿多尼弗林碱对照品适量,精密称定,加 0.5%甲酸溶液制成每 1ml 含 0.1μg 的溶液,作为对照品溶液。精密量取对照品溶液 2ml,置 5ml 量瓶中,精密加入内标溶液 1ml,加 0.5%甲酸溶液至刻度,摇匀,吸取 2μl,注入液相色谱-质谱联用仪,计算校正因子。

测定法　取本品粉末(过三号筛)约 0.2g,精密称定,置具塞锥形瓶中,精密加入 0.5%甲酸溶液 50ml,称定重量,超声处理(功率 250W,频率 40kHz)40 分钟,放冷,再称定重量,用 0.5%甲酸溶液补足减失的重量,摇匀,滤过,精密量取续滤液 2ml,置 5ml 量瓶中,精密加入内标溶液 1ml,加 0.5%甲酸溶液至刻度,摇匀,吸取 2μl,注入液相色谱-质谱联用仪,测定,即得。

本品按干燥品计算,含阿多尼弗林碱($C_{18}H_{23}NO_7$)不得过 0.004%。

【含量测定】　照高效液相色谱法(通则 0512)测定。

色谱条件与系统适用性试验　以十八烷基硅烷键合硅胶为填充剂;以乙腈-0.2%醋酸溶液(18∶82)为流动相;检测波长为 360nm。理论板数按金丝桃苷峰计算应不低于 8000。

对照品溶液的制备　取金丝桃苷对照品适量,精密称定,加 75%甲醇制成每 1ml 含 40μg 的溶液,即得。

供试品溶液的制备　取本品粉末(过二号筛)约 1g,精密称定,置具塞锥形瓶中,精密加入 75%甲醇 25ml,称定重量,加热回流 1 小时,放冷,再称定重量,用 75%甲醇补足减失的重量,摇匀,滤过,取续滤液,即得。

测定法　分别精密吸取对照品溶液与供试品溶液各 20μl,注入液相色谱仪,测定,即得。

本品按干燥品计算,含金丝桃苷($C_{21}H_{20}O_{12}$)不得少于 0.030%。

【性味与归经】　苦,寒。归肺、肝经。

【功能与主治】　清热解毒,明目,利湿。用于痈肿疮毒,感冒发热,目赤肿痛,泄泻痢疾,皮肤湿疹。

【用法与用量】　15～30g。外用适量,煎水熏洗。

【贮藏】　置通风干燥处。

千 金 子

Qianjinzi

EUPHORBIAE SEMEN

本品为大戟科植物续随子 *Euphorbia lathyris* L. 的干燥成熟种子。夏、秋二季果实成熟时采收,除去杂质,干燥。

【性状】　本品呈椭圆形或倒卵形,长约 5mm,直径约 4mm。表面灰棕色或灰褐色,具不规则网状皱纹,网孔凹陷处灰黑色,形成细斑点。一侧有纵沟状种脊,顶端为突起的合点,下端为线形种脐,基部有类白色突起的种阜或具脱落后的疤痕。种皮薄脆,种仁白色或黄白色,富油质。气微,味辛。

【鉴别】　(1)本品横切面:种皮表皮细胞波齿状,外壁较厚,细胞内含棕色物质;下方为 1～3 列薄壁细胞组成的下皮;内表皮为 1 列类方形栅状细胞,其侧壁内方及内壁明显增厚。内种皮栅状细胞 1 列,棕色,细长柱状,壁厚,木化,有时可见壁孔。外胚乳为数列类方形薄壁细胞;内胚乳细胞类圆形;子叶细胞方形或长方形,均含糊粉粒。

(2)取本品粉末 2g,置索氏提取器中,加石油醚(30～60℃)80ml,加热回流 30 分钟,滤过,弃去石油醚液,药渣加乙醇 80ml,加热回流 1 小时,放冷,滤过,滤液蒸干,残渣加乙醇 10ml 使溶解,作为供试品溶液。另取秦皮乙素对照品,加乙醇制成每 1ml 含 1mg 的溶液,作为对照品溶液。照薄层色谱法(通则 0502)试验,吸取供试品溶液 5μl、对照品溶液 1μl,分别点于同一硅胶 G 薄层板上,以甲苯-乙酸乙酯-甲酸(5∶4∶1)为展开剂,展开,取出,晾干,置紫外光灯(365nm)下检视。供试品色谱中,在与对照品色谱相应的位置上,显相同的亮蓝色荧光斑点。

【含量测定】　**脂肪油**　取本品约 3g,精密称定,置索氏提取器中,加乙醚 100ml,加热回流 8 小时至脂肪油提尽,收集提取液,置已干燥至恒重的蒸发皿中,在水浴上低温蒸干,在 100℃干燥 1 小时,移置干燥器中,冷却 30 分钟,精密称定,计算,即得。

本品含脂肪油不得少于 35.0%。

千金子甾醇　照高效液相色谱法(通则 0512)测定。

色谱条件与系统适用性试验　以二甲基十八碳硅烷键合硅胶为填充剂;以正己烷-乙酸乙酯-乙腈(87.5∶10∶2.5)为流动相;检测波长为 275nm。理论板数按千金子甾醇峰计算应不低于 3000。

对照品溶液的制备　取千金子甾醇对照品适量,精密称定,加乙酸乙酯制成每 1ml 含 50μg 的溶液,即得。

供试品溶液的制备　取本品,打碎,研细,取约 0.2g,精密称定,置具塞锥形瓶中,精密加入乙酸乙酯 25ml,密塞,称定重量,超声处理(功率 250W,频率 25kHz)20 分钟,放冷,再称定重量,用乙酸乙酯补足减失的重量,摇匀,滤过,取续滤液,即得。

测定法　分别精密吸取对照品溶液与供试品溶液各 10～20μl,注入液相色谱仪,测定,即得。

本品含千金子甾醇($C_{32}H_{40}O_8$)不得少于 0.35%。

饮片

【炮制】　除去杂质,筛去泥沙,洗净,捞出,干燥,用时打碎。

【检查】　**水分**　不得过 7.0%(通则 0832 第二法)。

【性状】【鉴别】【含量测定】　同药材。

【性味与归经】　辛，温；有毒。归肝、肾、大肠经。

【功能与主治】　泻下逐水，破血消癥；外用疗癣蚀疣。用于二便不通，水肿，痰饮，积滞胀满，血瘀经闭；外治顽癣，赘疣。

【用法与用量】　1～2g，去壳，去油用，多入丸散服。外用适量，捣烂敷患处。

【注意】　孕妇禁用。以免中毒。

【贮藏】　置阴凉干燥处，防蛀。

千金子霜

Qianjinzishuang

EUPHORBIAE SEMEN PULVERATUM

本品为千金子的炮制加工品。

【炮制】　取千金子，去皮取净仁，照制霜法（通则 0213）制霜，即得。

【性状】　本品为均匀、疏松的淡黄色粉末，微显油性。味辛辣。

【鉴别】　照千金子项下的〔鉴别〕(2)项试验，显相同的结果。

【含量测定】　取本品 5g，精密称定，置索氏提取器中，加乙醚 100ml，加热回流 6～8 小时，至脂肪油提尽，收集提取液，置已干燥至恒重的蒸发皿中，在水浴上低温蒸干，在 100℃干燥 1 小时，放冷，精密称定，即得。

本品含脂肪油应为 18.0%～20.0%。

【性味与归经】　辛，温；有毒。归肝、肾、大肠经。

【功能与主治】　泻下逐水，破血消癥；外用疗癣蚀疣。用于二便不通，水肿，痰饮，积滞胀满，血瘀经闭；外治顽癣，赘疣。

【用法与用量】　0.5～1g，多入丸散服。外用适量。

【注意】　孕妇禁用。

【贮藏】　同千金子。

川 木 香

Chuanmuxiang

VLADIMIRIAE RADIX

本品为菊科植物川木香 *Vladimiria souliei*（Franch.）Ling 或灰毛川木香 *Vladimiria souliei*（Franch.）Ling var. *cinerea* Ling 的干燥根。秋季采挖，除去须根、泥沙及根头上的胶状物，干燥。

【性状】　本品呈圆柱形或有纵槽的半圆柱形，稍弯曲，长 10～30cm，直径 1～3cm。表面黄褐色或棕褐色，具纵皱纹，外皮脱落处可见丝瓜络状细筋脉；根头偶有黑色发黏的胶状物，习称"油头"。体较轻，质硬脆，易折断，断面黄白色或黄色，有深黄色稀疏油点及裂隙，木部宽广，有放射状纹理；有的中心呈枯朽状。气微香，味苦，嚼之粘牙。

【鉴别】　(1)本品横切面：木栓层为数列棕色细胞。韧皮部射线较宽；筛管群与纤维束以及木质部的导管群与纤维束均呈交互径向排列，呈整齐的放射状。形成层环波状弯曲，纤维束黄色，木化，并伴有石细胞。髓完好或已破裂。油室散在于射线或髓部薄壁组织中。薄壁细胞可见菊糖。

(2)取本品粉末 2g，加乙醚 20ml，超声处理 20 分钟，滤过，滤液挥干，残渣加甲醇 1ml 使溶解，作为供试品溶液。另取川木香对照药材 2g，同法制成对照药材溶液。照薄层色谱法（通则 0502）试验，吸取上述两种溶液各 5μl，分别点于同一硅胶 G 薄层板上，以甲苯-乙酸乙酯（19∶1）为展开剂，展开，取出，晾干，喷以 5%香草醛硫酸溶液，加热至斑点显色清晰。供试品色谱中，在与对照药材色谱相应的位置上，显相同颜色的斑点。

【检查】　水分　不得过 12.0%（通则 0832 第四法）。

总灰分　不得过 4.0%（通则 2302）。

【含量测定】　照高效液相色谱法（通则 0512）测定。

色谱条件与系统适用性试验　以十八烷基硅烷键合硅胶为填充剂；以甲醇-水（65∶35）为流动相；检测波长为 225nm。理论板数按木香烃内酯峰计算应不低于 6000。

对照品溶液的制备　取木香烃内酯对照品、去氢木香内酯对照品适量，精密称定，加甲醇制成每 1ml 各含 0.1mg 的混合溶液，即得。

供试品溶液的制备　取本品粉末（过四号筛）约 0.3g，精密称定，置具塞锥形瓶中，精密加入甲醇 50ml，密塞，称定重量，放置过夜，超声处理（功率 250W，频率 50kHz）30 分钟，取出，放冷，再称定重量，用甲醇补足减失的重量，摇匀，滤过，取续滤液，即得。

测定法　分别精密吸取对照品溶液与供试品溶液各 10μl，注入液相色谱仪，测定，即得。

本品按干燥品计算，含木香烃内酯（$C_{15}H_{20}O_2$）和去氢木香内酯（$C_{15}H_{18}O_2$）的总量，不得少于 3.2%。

饮　片

【炮制】　川木香　除去根头部的黑色"油头"和杂质，洗净，润透，切厚片，晾干或低温干燥。

【性状】　本品呈类圆形切片，直径 1.5～3cm。外皮黄褐色至棕褐色。切面黄白色至黄棕色，有深棕色稀疏油点，木部显菊花心状的放射纹理，有的中心呈枯朽状，周边有一明显的环纹，体较轻，质硬脆。气微香，味苦，嚼之粘牙。

【鉴别】（除横切面外）　【检查】　【含量测定】　同药材。

煨川木香　取净川木香片，在铁丝圈中，用一层草纸，一层川木香片，间隔平铺数层，置炉火旁或烘煨室内，烘煨至川木香中所含的挥发油渗至纸上，取出，放凉。

【性状】 本品形如川木香片，气微香，味苦，嚼之粘牙。

【鉴别】（除横切面外） 【检查】（水分） 【含量测定】同药材。

【性味与归经】 辛、苦，温。归脾、胃、大肠、胆经。

【功能与主治】 行气止痛。用于胸胁、脘腹胀痛，肠鸣腹泻，里急后重。

【用法与用量】 3～9g。

【贮藏】 置阴凉干燥处。

川 木 通
Chuanmutong
CLEMATIDIS ARMANDII CAULIS

本品为毛茛科植物小木通 *Clematis armandii* Franch. 或绣球藤 *Clematis montana* Buch.-Ham. 的干燥藤茎。春、秋二季采收，除去粗皮，晒干，或趁鲜切厚片，晒干。

【性状】 本品呈长圆柱形，略扭曲，长 50～100cm，直径 2～3.5cm。表面黄棕色或黄褐色，有纵向凹沟及棱线；节处多膨大，有叶痕及侧枝痕。残存皮部易撕裂。质坚硬，不易折断。切片厚 2～4mm，边缘不整齐，残存皮部黄棕色，木部浅黄棕色或浅黄色，有黄白色放射状纹理及裂隙，其间布满导管孔，髓部较小，类白色或黄棕色，偶有空腔。气微，味淡。

【鉴别】 （1）本品粉末黄白色至黄褐色。纤维甚多，木纤维长梭形，末端尖狭，直径 17～43μm，壁厚，木化，壁孔明显；韧皮纤维长梭形，直径 18～60μm，壁厚，木化、胞腔常狭小。导管为具缘纹孔导管和网纹导管，直径 39～190μm。石细胞类长方形、梭形或类三角形，壁厚而木化，孔沟及纹孔明显。

（2）取本品粉末 0.5g，加乙醇 25ml，加热回流 1 小时，滤过，滤液蒸干，残渣加甲醇 5ml 使溶解，作为供试品溶液。另取川木通对照药材 0.5g，同法制成对照药材溶液。照薄层色谱法（通则 0502）试验，吸取上述两种溶液各 15μl，分别点于同一硅胶 G 薄层板上，使成条状，以石油醚（60～90℃）-甲酸乙酯-甲酸（6：2：0.1）为展开剂，展开，取出，晾干，喷以 10% 硫酸乙醇溶液，在 105℃加热至斑点显色清晰，分别置日光和紫外光灯（365nm）下检视。供试品色谱中，在与对照药材色谱相应的位置上，显相同颜色的斑点或荧光斑点。

【检查】 水分 不得过 12.0%（通则 0832 第二法）。

总灰分 不得过 3.0%（通则 2302）。

【浸出物】 照醇溶性浸出物测定法（通则 2201）项下的热浸法测定，用 75% 乙醇作溶剂，不得少于 4.0%。

饮片

【炮制】 未切片者，略泡，润透，切厚片，干燥。

【性状】 本品呈类圆形厚片。切面边缘不整齐，残存皮部黄棕色，木部浅黄棕色或浅黄色，有黄白色放射状纹理及裂隙，其间密布细孔状导管，髓部较小，类白色或黄棕色，偶

有空腔。气微，味淡。

【鉴别】 【检查】 【浸出物】 同药材。

【性味与归经】 苦，寒。归心、小肠、膀胱经。

【功能与主治】 利尿通淋，清心除烦，通经下乳。用于淋证，水肿，心烦尿赤，口舌生疮，经闭乳少，湿热痹痛。

【用法与用量】 3～6g。

【贮藏】 置通风干燥处，防潮。

川 贝 母
Chuanbeimu
FRITILLARIAE CIRRHOSAE BULBUS

本品为百合科植物川贝母 *Fritillaria cirrhosa* D. Don、暗紫贝母 *Fritillaria unibracteata* Hsiao et K. C. Hsia、甘肃贝母 *Fritillaria przewalskii* Maxim.、梭砂贝母 *Fritillaria delavayi* Franch.、太白贝母 *Fritillaria taipaiensis* P. Y. Li 或瓦布贝母 *Fritillaria unibracteata* Hsiao et K. C. Hsia var. *wabuensis*（S. Y. Tang et S. C. Yue）Z. D. Liu, S. Wang et S. C. Chen 的干燥鳞茎。按性状不同分别习称"松贝"、"青贝"、"炉贝"和"栽培品"。夏、秋二季或积雪融化后采挖，除去须根、粗皮及泥沙，晒干或低温干燥。

【性状】 松贝 呈类圆锥形或近球形，高 0.3～0.8cm，直径 0.3～0.9cm。表面类白色。外层鳞叶 2 瓣，大小悬殊，大瓣紧抱小瓣，未抱部分呈新月形，习称"怀中抱月"；顶部闭合，内有类圆柱形、顶端稍尖的心芽和小鳞叶 1～2 枚；先端钝圆或稍尖，底部平，微凹入，中心有 1 灰褐色的鳞茎盘，偶有残存须根。质硬而脆，断面白色，富粉性。气微，味微苦。

青贝 呈类扁球形，高 0.4～1.4cm，直径 0.4～1.6cm。外层鳞叶 2 瓣，大小相近，相对抱合，顶部开裂，内有心芽和小鳞叶 2～3 枚及细圆柱形的残茎。

炉贝 呈长圆锥形，高 0.7～2.5cm，直径 0.5～2.5cm。表面类白色或浅棕黄色，有的具棕色斑点。外层鳞叶 2 瓣，大小相近，顶部开裂而略尖，基部稍尖或较钝。

栽培品 呈类扁球形或短圆柱形，高 0.5～2cm，直径 1～2.5cm。表面类白色或浅棕黄色，稍粗糙，有的具浅黄色斑点。外层鳞叶 2 瓣，大小相近，顶部多开裂而较平。

【鉴别】 （1）本品粉末类白色或浅黄色。

松贝、青贝及栽培品 淀粉粒甚多，广卵形、长圆形或不规则圆形，有的边缘不平整或略作分枝状，直径 5～64μm，脐点短缝状、点状、人字状或马蹄状，层纹隐约可见。表皮细胞类长方形，垂周壁微波状弯曲，偶见不定式气孔，圆形或扁圆形。螺纹导管直径 5～26μm。

炉贝 淀粉粒广卵形、贝壳形、肾形或椭圆形，直径约至 60μm，脐点人字状、星状或点状，层纹明显。螺纹导管和网纹导管直径可达 64μm。

（2）取本品粉末 10g，加浓氨试液 10ml，密塞，浸泡 1 小时，加二氯甲烷 40ml，超声处理 1 小时，滤过，滤液蒸干，残渣加甲醇 0.5ml 使溶解，作为供试品溶液。另取贝母素乙对照品，加甲醇制成每 1ml 含 1mg 的溶液，作为对照品溶液。照薄层色谱法（通则 0502）试验，吸取供试品溶液 1～6μl、对照品溶液 2μl，分别点于同一硅胶 G 薄层板上，以乙酸乙酯-甲醇-浓氨试液-水（18∶2∶1∶0.1）为展开剂，展开，取出，晾干，依次喷以稀碘化铋钾试液和亚硝酸钠乙醇试液。供试品色谱中，在与对照品色谱相应的位置上，显相同颜色的斑点。

（3）聚合酶链式反应-限制性内切酶长度多态性方法。

模板 DNA 提取 取本品 0.1g，依次用 75% 乙醇 1ml、灭菌超纯水 1ml 清洗，吸干表面水分，置乳钵中研磨成极细粉。取 20mg，置 1.5ml 离心管中，用新型广谱植物基因组 DNA 快速提取试剂盒提取 DNA〔加入缓冲液 AP1 400μl 和 RNA 酶溶液（10mg/ml）4μl，涡漩振荡，65℃ 水浴加热 10 分钟，加入缓冲液 AP2 130μl，充分混匀，冰浴冷却 5 分钟，离心（转速为每分钟 14000 转）10 分钟；吸取上清液转移入另一离心管中，加入 1.5 倍体积的缓冲液 AP3/E，混匀，加到吸附柱上，离心（转速为每分钟 13000 转）1 分钟，弃去过滤液，加入漂洗液 700μl，离心（转速为每分钟 12000 转）30 秒，弃去过滤液；再加入漂洗液 500μl，离心（转速为每分钟 12000 转）30 秒，弃去过滤液；再离心（转速为每分钟 13000 转）2 分钟，取出吸附柱，放入另一离心管中，加入 50μl 洗脱缓冲液，室温放置 3～5 分钟，离心（转速为每分钟 12000 转）1 分钟，将洗脱液再加入吸附柱中，室温放置 2 分钟，离心（转速为每分钟 12000 转）1 分钟〕，取洗脱液，作为供试品溶液，置 4℃ 冰箱中备用。另取川贝母对照药材 0.1g，同法制成对照药材模板 DNA 溶液。

PCR-RFLP 反应 鉴别引物：5′ CGTAACAAGGTTT-CCGTAGGTGAA3′ 和 5′ GCTACGTTCTTCATCGAT3′。PCR 反应体系：在 200μl 离心管中进行，反应总体积为 30μl，反应体系包括 10×PCR 缓冲液 3μl，二氯化镁（25mmol/L）2.4μl，dNTP（10mmol/L）0.6μl，鉴别引物（30μmol/L）各 0.5μl，高保真 *Taq* DAN 聚合酶（5U/μl）0.2μl，模板 1μl，无菌超纯水 21.8μl。将离心管置 PCR 仪，PCR 反应参数：95℃ 预变性 4 分钟，循环反应 30 次（95℃ 30 秒，55～58℃ 30 秒，72℃ 30 秒），72℃ 延伸 5 分钟。取 PCR 反应液，置 500μl 离心管中，进行酶切反应，反应总体积为 20μl，反应体系包括 10×酶切缓冲液 2μl，PCR 反应液 6μl，*Sma* I（10U/μl）0.5μl，无菌超纯水 11.5μl，酶切反应在 30℃ 水浴反应 2 小时。另取无菌超纯水，同法上述 PCR-RFLP 反应操作，作为空白对照。

电泳检测 照琼脂糖凝胶电泳法（通则 0541），胶浓度为 1.5%，胶中加入核酸凝胶染色剂 GelRed；供试品与对照药材酶切反应溶液的上样量分别为 8μl，DNA 分子量标记上样量为 1μl（0.5μg/μl）。电泳结束后，取凝胶片在凝胶成像仪上或紫外透射仪上检视。供试品凝胶电泳图谱中，在与对照药材凝胶电泳图谱相应的位置上，在 100～250bp 应有两条 DNA 条带，空白对照无条带。

【**检查**】 **水分** 不得过 15.0%（通则 0832 第二法）。

总灰分 不得过 5.0%（通则 2302）。

【**浸出物**】 照醇溶性浸出物测定法（通则 2201）项下的热浸法测定，用稀乙醇作溶剂，不得少于 9.0%。

【**含量测定**】 **对照品溶液的制备** 取西贝母碱对照品适量，精密称定，加三氯甲烷制成每 1ml 含 0.2mg 的溶液，即得。

标准曲线的制备 精密量取对照品溶液 0.1ml、0.2ml、0.4ml、0.6ml、1.0ml，置 25ml 具塞试管中，分别补加三氯甲烷至 10.0ml，精密加水 5ml，再精密加 0.05% 溴甲酚绿缓冲液（取溴甲酚绿 0.05g，用 0.2mol/L 氢氧化钠溶液 6ml 使溶解，加磷酸二氢钾 1g，加水使溶解并稀释至 100ml，即得）2ml，密塞，剧烈振摇 1 分钟，转移至分液漏斗中，放置 30 分钟。取三氯甲烷液，用干燥滤纸滤过，取续滤液，以相应的试剂为空白，照紫外-可见分光光度法（通则 0401），在 415nm 的波长处测定吸光度，以吸光度为纵坐标，浓度为横坐标，绘制标准曲线。

测定法 取本品粉末（过三号筛）约 2g，精密称定，置具塞锥形瓶中，加浓氨试液 3ml，浸润 1 小时，加三氯甲烷-甲醇（4∶1）混合溶液 40ml，置 80℃ 水浴加热回流 2 小时，放冷，滤过，滤液置 50ml 量瓶中，用适量三氯甲烷-甲醇（4∶1）混合溶液洗涤药渣 2～3 次，洗液并入同一量瓶中，加三氯甲烷-甲醇（4∶1）混合溶液至刻度，摇匀。精密量取 2～5ml，置 25ml 具塞试管中，水浴上蒸干，精密加入三氯甲烷 10ml 使溶解，照标准曲线的制备项下的方法，自“精密加水 5ml”起，依法测定吸光度，从标准曲线上读出供试品溶液中西贝母碱的重量（mg），计算，即得。

本品按干燥品计算，含总生物碱以西贝母碱（$C_{27}H_{43}NO_3$）计，不得少于 0.050%。

【**性味与归经**】 苦、甘，微寒。归肺、心经。

【**功能与主治**】 清热润肺，化痰止咳，散结消痈。用于肺热燥咳，干咳少痰，阴虚劳嗽，痰中带血，瘰疬，乳痈，肺痈。

【**用法与用量**】 3～10g；研粉冲服，一次 1～2g。

【**注意**】 不宜与川乌、制川乌、草乌、制草乌、附子同用。

【**贮藏**】 置通风干燥处，防蛀。

川 牛 膝

Chuanniuxi

CYATHULAE RADIX

本品为苋科植物川牛膝 *Cyathula officinalis* Kuan 的干燥根。秋、冬二季采挖，除去芦头、须根及泥沙，烘或晒至半干，堆放回润，再烘干或晒干。

【**性状**】 本品呈近圆柱形，微扭曲，向下略细或有少数分枝,长30～60cm,直径0.5～3cm。表面黄棕色或灰褐色,具纵皱纹、支根痕和多数横长的皮孔样突起。质韧,不易折断,断面浅黄色或棕黄色,维管束点状,排列成数轮同心环。气微,味甜。

【鉴别】 (1)本品横切面:木栓细胞数列。栓内层窄。中柱大,三生维管束外韧型,断续排列成4～11轮,内侧维管束的束内形成层可见;木质部导管多单个,常径向排列,木化;木纤维较发达,有的切向延伸或断续连接成环。中央次生构造维管系统常分成2～9股,有的根中心可见导管稀疏分布。薄壁细胞含草酸钙砂晶、方晶。

粉末棕色。草酸钙砂晶、方晶散在,或充塞于薄壁细胞中。具缘纹孔导管直径10～80μm,纹孔圆形或横向延长呈长圆形,互列,排列紧密,有的导管分子末端呈梭形。纤维长条形,弯曲,末端渐尖,直径8～25μm,壁厚3～5μm,纹孔呈单斜纹孔或人字形,也可见具缘纹孔,纹孔口交叉成十字形,孔沟明显,疏密不一。

(2)取本品粉末2g,加甲醇50ml,加热回流1小时,滤过,滤液浓缩至约1ml,加于中性氧化铝柱(100～200目,2g,内径为1cm)上,用甲醇-乙酸乙酯(1:1)40ml洗脱,收集洗脱液,蒸干,残渣加甲醇1ml使溶解,作为供试品溶液。另取川牛膝对照药材2g,同法制成对照药材溶液。再取杯苋甾酮对照品,加甲醇制成每1ml含0.5mg的溶液,作为对照品溶液。照薄层色谱法(通则0502)试验,吸取供试品溶液5～10μl、对照药材溶液和对照品溶液各5μl,分别点于同一硅胶G薄层板上,以三氯甲烷-甲醇(10:1)为展开剂,展开,取出,晾干,喷以10%硫酸乙醇溶液,在105℃加热至斑点显色清晰,置紫外光灯(365nm)下检视。供试品色谱中,在与对照药材色谱和对照品色谱相应的位置上,显相同颜色的荧光斑点。

【检查】 水分 不得过16.0%(通则0832第二法)。

总灰分 取本品切制成直径在3mm以下的颗粒,依法检查,不得过8.0%(通则2302)。

【浸出物】 取本品直径在3mm以下的颗粒,照水溶性浸出物测定法(通则2201)项下的冷浸法测定,不得少于65.0%。

【含量测定】 照高效液相色谱法(通则0512)测定。

色谱条件与系统适用性试验 以十八烷基硅烷键合硅胶为填充剂;以甲醇为流动相A,以水为流动相B,按下表中的规定进行梯度洗脱;检测波长为243nm。理论板数按杯苋甾酮峰计算应不低于3000。

时间(分钟)	流动相A(%)	流动相B(%)
0～5	10	90
5～15	10→37	90→63
15～30	37	63
30～31	37→100	63→0

对照品溶液的制备 取杯苋甾酮对照品适量,精密称定,加甲醇制成每1ml含25μg的溶液,即得。

供试品溶液的制备 取本品粉末(过三号筛)约1g,精密称定,置具塞锥形瓶中,精密加入甲醇20ml,密塞,称定重量,加热回流1小时,放冷,再称定重量,用甲醇补足减失的重量,摇匀,滤过,取续滤液,即得。

测定法 分别精密吸取对照品溶液10μl与供试品溶液5～20μl,注入液相色谱仪,测定,即得。

本品按干燥品计算,含杯苋甾酮(C$_{29}$H$_{44}$O$_8$)不得少于0.030%。

饮片

【炮制】 川牛膝 除去杂质及芦头,洗净,润透,切薄片,干燥。

【性状】 本品呈圆形或椭圆形薄片。外表皮黄棕色或灰褐色。切面浅黄色至棕黄色。可见多数排列成数轮同心环的黄色点状维管束。气微,味甜。

【检查】 水分 同药材,不得过12.0%。

【浸出物】 同药材,不得少于60.0%。

【鉴别】(除横切面外) 【检查】(总灰分) 【含量测定】同药材。

酒川牛膝 取川牛膝片,照酒炙法(通则0213)炒干。

【性状】 本品形如川牛膝片,表面棕黑色。微有酒香气,味甜。

【检查】 水分 同药材,不得过12.0%。

【浸出物】 同药材,不得少于60.0%。

【鉴别】(除横切面外) 【检查】(总灰分) 【含量测定】同药材。

【性味与归经】 甘、微苦,平。归肝、肾经。

【功能与主治】 逐瘀通经,通利关节,利尿通淋。用于经闭癥瘕,胞衣不下,跌扑损伤,风湿痹痛,足痿筋挛,尿血血淋。

【用法与用量】 5～10g。

【注意】 孕妇慎用。

【贮藏】 置阴凉干燥处,防潮。

川　乌
Chuanwu
ACONITI RADIX

本品为毛茛科植物乌头 Aconitum carmichaelii Debx. 的干燥母根。6月下旬至8月上旬采挖,除去子根、须根及泥沙,晒干。

【性状】 本品呈不规则的圆锥形,稍弯曲,顶端常有残茎,中部多向一侧膨大,长2～7.5cm,直径1.2～2.5cm。表面棕褐色或灰棕色,皱缩,有小瘤状侧根及子根脱离后的痕迹。质坚实,断面类白色或浅灰黄色,形成层环纹呈多角形。气微,味辛辣、麻舌。

【鉴别】 (1)本品横切面:后生皮层为棕色木栓化细胞;

皮层薄壁组织偶见石细胞，单个散在或数个成群，类长方形、方形或长椭圆形，胞腔较大；内皮层不甚明显。韧皮部散有筛管群；内侧偶见纤维束。形成层类多角形。其内外侧偶有 1 至数个异型维管束。木质部导管多列，呈径向或略呈"V"形排列。髓部明显。薄壁细胞充满淀粉粒。

粉末灰黄色。淀粉粒单粒球形、长圆形或肾形，直径 3～22μm；复粒由 2～15 分粒组成。石细胞近无色或淡黄绿色，呈类长方形、类方形、多角形或一边斜尖，直径 49～117μm，长 113～280μm，壁厚 4～13μm，壁厚者层纹明显，纹孔较稀疏。后生皮层细胞棕色，有的壁呈瘤状增厚突入细胞腔。导管淡黄色，主为具缘纹孔，直径 29～70μm，末端平截或短尖，穿孔位于端壁或侧壁，有的导管分子粗短拐曲或纵横连接。

(2) 取本品粉末 5g，加氨试液 2ml 润湿，加乙醚 30ml，超声处理 30 分钟，滤过，滤液挥干，残渣加二氯甲烷 1ml 使溶解，作为供试品溶液。另取乌头双酯型生物碱对照提取物，加异丙醇-三氯甲烷(1:1)混合溶液制成每 1ml 各含 3mg 的混合溶液，作为对照提取物溶液。照薄层色谱法(通则 0502)试验，吸取上述两种溶液各 10μl，分别点于同一硅胶 G 薄层板上，以正己烷-乙酸乙酯-甲醇(6.4:3.6:1)为展开剂，置氨蒸气预饱和 20 分钟的展开缸内，展开，取出，晾干，喷以稀碘化铋钾试液，置日光下检视。供试品色谱中，在与对照提取物色谱相应位置上，显相同颜色的斑点。

【检查】　水分　不得过 12.0%(通则 0832 第二法)。

总灰分　不得过 9.0%(通则 2302)。

酸不溶性灰分　不得过 2.0%(通则 2302)。

【含量测定】　照高效液相色谱法(通则 0512)测定。

色谱条件与系统适用性试验　以十八烷基硅烷键合硅胶为填充剂；以乙腈为流动相 A，以 0.2% 冰醋酸溶液(三乙胺调节 pH 值至 6.20)为流动相 B，按下表中的规定进行梯度洗脱；检测波长为 235nm。理论板数按新乌头碱峰计算应不低于 2000。

时间(分钟)	流动相 A(%)	流动相 B(%)
0～44	21→31	79→69
44～65	31→35	69→65
65～70	35	65

对照提取物溶液的制备　取乌头双酯型生物碱对照提取物(已标示新乌头碱、次乌头碱和乌头碱的含量)20mg，精密称定，置 10ml 量瓶中，加 0.01% 盐酸甲醇溶液使溶解并稀释至刻度，摇匀，即得。

标准曲线的制备　精密量取上述对照提取物溶液各 1ml，分别置 2ml、5ml、10ml、25ml 量瓶中，加 0.01% 盐酸甲醇溶液稀释至刻度，摇匀。分别精密量取对照提取物溶液及上述系列浓度对照提取物溶液各 10μl，注入液相色谱仪，测定，以对照提取物中相当于新乌头碱、次乌头碱和乌头碱的浓度为横坐标，相应色谱峰的峰面积值为纵坐标，绘制标准曲线。

测定法　取本品粉末(过三号筛)约 2g，精密称定，置具塞锥形瓶中，加氨试液 3ml，精密加入异丙醇-乙酸乙酯(1:1)混合溶液 50ml，称定重量，超声处理(功率 300W，频率 40kHz；水温在 25℃以下)30 分钟，放冷，再称定重量，用异丙醇-乙酸乙酯(1:1)混合溶液补足减失的重量，摇匀，滤过。精密量取续滤液 25ml，40℃以下减压回收溶剂至干，残渣加 0.01% 盐酸甲醇溶液使溶解，转移至 5ml 量瓶中，并稀释至刻度，摇匀，滤过，精密吸取 10μl，注入液相色谱仪，测定，按标准曲线计算，即得。

本品按干燥品计算，含乌头碱($C_{34}H_{47}NO_{11}$)、次乌头碱($C_{33}H_{45}NO_{10}$)和新乌头碱($C_{33}H_{45}NO_{11}$)的总量应为 0.050%～0.17%。

饮片

【炮制】　生川乌　除去杂质。用时捣碎。

【性状】【鉴别】【检查】【含量测定】　同药材。

【性味与归经】　辛、苦，热；有大毒。归心、肝、肾、脾经。

【功能与主治】　祛风除湿，温经止痛。用于风寒湿痹，关节疼痛，心腹冷痛，寒疝作痛及麻醉止痛。

【用法与用量】　一般炮制后用。

【注意】　生品内服宜慎；孕妇禁用；不宜与半夏、瓜蒌、瓜蒌子、瓜蒌皮、天花粉、川贝母、浙贝母、平贝母、伊贝母、湖北贝母、白蔹、白及同用。

【贮藏】　置通风干燥处，防蛀。

制 川 乌
Zhichuanwu

ACONITI RADIX COCTA

本品为川乌的炮制加工品。

【炮制】　取川乌，大小个分开，用水浸泡至内无干心，取出，加水煮沸 4～6 小时(或蒸 6～8 小时)至取大个及实心者切开内无白心，口尝微有麻舌感时，取出，晾至六成干，切片，干燥。

【性状】　本品为不规则或长三角形的片。表面黑褐色或黄褐色，有灰棕色形成层环纹。体轻，质脆，断面有光泽。气微，微有麻舌感。

【鉴别】　取本品粉末 2g，加氨试液 2ml 润湿，加乙醚 20ml，超声处理 30 分钟，滤过，滤液挥干，残渣加二氯甲烷 1ml 使溶解，作为供试品溶液。另取苯甲酰乌头原碱对照品、苯甲酰次乌头原碱对照品及苯甲酰新乌头原碱对照品，加异丙醇-三氯甲烷(1:1)混合溶液制成每 1ml 各含 1mg 的混合溶液，作为对照品溶液。照薄层色谱法(通则 0502)试验，吸取上述两种溶液各 5μl，分别点于同一硅胶 G 薄层板上，以正己烷-乙酸乙酯-甲醇(6.4:3.6:1)为展开剂，置氨蒸气饱和 20 分钟的展开缸内，展开，取出，晾干，喷以稀碘化铋钾试液。供试品色谱中，在与对照品色谱相应的位置上，显相同颜色的斑点。

【检查】　水分　不得过 11.0%（通则 0832 第二法）。

双酯型生物碱　照〔含量测定〕项下色谱条件、供试品溶液的制备方法试验。

对照品溶液的制备　取乌头碱对照品、次乌头碱对照品及新乌头碱对照品适量，精密称定，加异丙醇-三氯甲烷（1：1）混合溶液分别制成每 1ml 含乌头碱 50μg、次乌头碱和新乌头碱各 0.15mg 的混合溶液，即得。

测定法　分别精密吸取对照品溶液与〔含量测定〕项下供试品溶液各 10μl，注入液相色谱仪，测定，即得。

本品含双酯型生物碱以乌头碱（$C_{34}H_{47}NO_{11}$）、次乌头碱（$C_{33}H_{45}NO_{10}$）及新乌头碱（$C_{33}H_{45}NO_{11}$）的总量计，不得过 0.040%。

【含量测定】　照高效液相色谱法（通则 0512）测定。

色谱条件与系统适用性试验　以十八烷基硅烷键合硅胶为填充剂；以乙腈-四氢呋喃（25：15）为流动相 A，以 0.1mol/L 醋酸铵溶液（每 1000ml 加冰醋酸 0.5ml）为流动相 B，按下表中的规定进行梯度洗脱；检测波长为 235nm。理论板数按苯甲酰新乌头原碱峰计算应不低于 2000。

时间（分钟）	流动相 A（%）	流动相 B（%）
0～48	15→26	85→74
48～49	26→35	74→65
49～58	35	65
58～65	35→15	65→85

对照品溶液的制备　取苯甲酰乌头原碱对照品、苯甲酰次乌头原碱对照品、苯甲酰新乌头原碱对照品适量，精密称定，加异丙醇-三氯甲烷（1：1）混合溶液制成每 1ml 含苯甲酰乌头原碱和苯甲酰次乌头原碱各 50μg、苯甲酰新乌头原碱 0.3mg 的混合溶液，即得。

供试品溶液的制备　取本品粉末（过三号筛）约 2g，精密称定，置具塞锥形瓶中，加氨试液 3ml，精密加入异丙醇-乙酸乙酯（1：1）混合溶液 50ml，称定重量，超声处理（功率 300W，频率 40kHz；水温在 25℃以下）30 分钟，放冷，再称定重量，用异丙醇-乙酸乙酯（1：1）混合溶液补足减失的重量，摇匀，滤过。精密量取续滤液 25ml，40℃以下减压回收溶剂至干，残渣精密加入异丙醇-三氯甲烷（1：1）混合溶液 3ml 溶解，滤过，取续滤液，即得。

测定法　分别精密吸取对照品溶液与供试品溶液各 10μl，注入液相色谱仪，测定，即得。

本品按干燥品计算，含苯甲酰乌头原碱（$C_{32}H_{45}NO_{10}$）、苯甲酰次乌头原碱（$C_{31}H_{43}NO_9$）及苯甲酰新乌头原碱（$C_{31}H_{43}NO_{10}$）的总量应为 0.070%～0.15%。

【性味与归经】　辛、苦，热；有毒。归心、肝、肾、脾经。

【功能与主治】　祛风除湿，温经止痛。用于风寒湿痹，关节疼痛，心腹冷痛，寒疝作痛及麻醉止痛。

【用法与用量】　1.5～3g，先煎、久煎。

【注意】　孕妇慎用；不宜与半夏、瓜蒌、瓜蒌子、瓜蒌皮、天花粉、川贝母、浙贝母、平贝母、伊贝母、湖北贝母、白蔹、白及同用。

【贮藏】　置通风干燥处，防蛀。

川　芎
Chuanxiong
CHUANXIONG RHIZOMA

本品为伞形科植物川芎 *Ligusticum chuanxiong* Hort. 的干燥根茎。夏季当茎上的节盘显著突出，并略带紫色时采挖，除去泥沙，晒后烘干，再去须根。

【性状】　本品为不规则结节状拳形团块，直径 2～7cm。表面灰褐色或褐色，粗糙皱缩，有多数平行隆起的轮节，顶端有凹陷的类圆形茎痕，下侧及轮节上有多数小瘤状根痕。质坚实，不易折断，断面黄白色或灰黄色，散有黄棕色的油室，形成层环呈波状。气浓香，味苦、辛，稍有麻舌感，微回甜。

【鉴别】　（1）本品横切面：木栓层为 10 余列细胞。皮层狭窄，散有根迹维管束，其形成层明显。韧皮部宽广，形成层环波状或不规则多角形。木质部导管多角形或类圆形，大多单列或排成"V"形，偶有木纤维束。髓部较大。薄壁组织中散有多数油室，类圆形、椭圆形或形状不规则，淡黄棕色，靠近形成层的油室小，向外渐大。薄壁细胞中富含淀粉粒，有的薄壁细胞中含草酸钙晶体，呈类圆形团块或类簇晶状。

粉末淡黄棕色或灰棕色。淀粉粒较多，单粒椭圆形、长圆形、类圆形、卵圆形或肾形，直径 5～16μm，长约 21μm，脐点点状、长缝状或人字状；偶见复粒，由 2～4 分粒组成。草酸钙晶体存在于薄壁细胞中，呈类圆形团块或类簇晶状，直径 10～25μm。木栓细胞深黄棕色，表面观呈多角形，微波状弯曲。油室多已破碎，偶可见油室碎片，分泌细胞壁薄，含有较多的油滴。导管主为螺纹导管，亦有网纹导管及梯纹导管，直径 14～50μm。

（2）取本品粉末 1g，加石油醚（30～60℃）5ml，放置 10 小时，时时振摇，静置，取上清液 1ml，挥干后，残渣加甲醇 1ml 使溶解，再加 2% 3,5-二硝基苯甲酸的甲醇溶液 2～3 滴与甲醇饱和的氢氧化钾溶液 2 滴，显红紫色。

（3）取本品粉末 1g，加乙醚 20ml，加热回流 1 小时，滤过，滤液挥干，残渣加乙酸乙酯 2ml 使溶解，作为供试品溶液。另取川芎对照药材 1g，同法制成对照药材溶液。再取欧当归内酯 A 对照品，加乙酸乙酯制成每 1ml 含 0.1mg 的溶液（置棕色量瓶中），作为对照品溶液。照薄层色谱法（通则 0502）试验，吸取上述三种溶液各 10μl，分别点于同一硅胶 GF₂₅₄薄层板上，以正己烷-乙酸乙酯（3：1）为展开剂，展开，取出，晾干，置紫外光灯（254nm）下检视。供试品色谱中，在与对照药材色谱和对照品色谱相应的位置上，显相同颜色的斑点。

【检查】　水分　不得过 12.0%（通则 0832 第四法）。

总灰分　不得过 6.0%（通则 2302）。

酸不溶性灰分　不得过 2.0%（通则 2302）。

【浸出物】　照醇溶性浸出物测定法（通则 2201）项下的热浸法测定，用乙醇作溶剂，不得少于 12.0%。

【含量测定】　照高效液相色谱法（通则 0512）测定。

色谱条件与系统适用性试验　以十八烷基硅烷键合硅胶为填充剂；以甲醇-1%醋酸溶液（30：70）为流动相；检测波长为 321nm。理论板数按阿魏酸峰计算应不低于 4000。

对照品溶液的制备　取阿魏酸对照品适量，精密称定，置棕色量瓶中，加 70%甲醇制成每 1ml 含 20μg 的溶液，即得。

供试品溶液的制备　取本品粉末（过四号筛）约 0.5g，精密称定，置具塞锥形瓶中，精密加入 70%甲醇 50ml，密塞，称定重量，加热回流 30 分钟，放冷，再称定重量，用 70%甲醇补足减失的重量，摇匀，静置，取上清液，滤过，取续滤液，即得。

测定法　分别精密吸取对照品溶液与供试品溶液各 10μl，注入液相色谱仪，测定，即得。

本品按干燥品计算，含阿魏酸（$C_{10}H_{10}O_4$）不得少于 0.10%。

饮片

【炮制】　除去杂质，分开大小，洗净，润透，切厚片，干燥。

【性状】　本品为不规则厚片，外表皮灰褐色或褐色，有皱缩纹。切面黄白色或灰黄色，具有明显波状环纹或多角形纹理，散生黄棕色油点。质坚实。气浓香，味苦、辛、微甜。

【鉴别】【检查】（水分　总灰分）【浸出物】【含量测定】　同药材。

【性味与归经】　辛，温。归肝、胆、心包经。

【功能与主治】　活血行气，祛风止痛。用于胸痹心痛，胸胁刺痛，跌扑肿痛，月经不调，经闭痛经，癥瘕腹痛，头痛，风湿痹痛。

【用法与用量】　3～10g。

【贮藏】　置阴凉干燥处，防蛀。

川 射 干

Chuanshegan

IRIDIS TECTORI RHIZOMA

本品为鸢尾科植物鸢尾 Iris tectorum Maxim. 的干燥根茎。全年均可采挖，除去须根及泥沙，干燥。

【性状】　本品呈不规则条状或圆锥形，略扁，有分枝，长 3～10cm，直径 1～2.5cm。表面灰黄褐色或棕色，有环纹和纵沟。常有残存的须根及凹陷或圆点状突起的须根痕。质松脆，易折断，断面黄白色或黄棕色。气微，味甘、苦。

【鉴别】　（1）本品粉末浅黄色。草酸钙柱晶较多，多已破碎，完整者长 15～82μm（可达 300μm），直径 16～52μm。薄壁细胞类圆形或椭圆形，壁稍厚或略呈连珠状，具单纹孔。木栓细胞表面观多角形，壁薄，微波状弯曲，有的具棕色物。

（2）取本品粉末 1g，加甲醇 10ml，超声处理 30 分钟，滤过，滤液浓缩至约 1ml，作为供试品溶液。另取川射干对照药材 1g，同法制成对照药材溶液。再取射干苷对照品，加甲醇制成每 1ml 含 0.5mg 的溶液，作为对照品溶液。照薄层色谱法（通则 0502）试验，吸取上述三种溶液各 1μl，分别点于同一聚酰胺薄膜上，以三氯甲烷-丁酮-甲醇（3：1：1）为展开剂，展开，取出，晾干，喷以三氯化铝试液，置紫外光灯（365nm）下检视。供试品色谱中，在与对照药材色谱和对照品色谱相应的位置上，显相同颜色的荧光斑点。

【检查】　水分　不得过 15.0%（通则 0832 第二法）。

总灰分　不得过 7.0%（通则 2302）。

【浸出物】　照醇溶性浸出物测定法（通则 2201）项下的热浸法测定，用乙醇作溶剂，不得少于 24.0%。

【含量测定】　照高效液相色谱法（通则 0512）测定。

色谱条件与系统适用性试验　以十八烷基硅烷键合硅胶为填充剂；以甲醇-0.05mol/L 磷酸二氢钾溶液（用磷酸调节 pH 值至 3.0）（32：68）为流动相；检测波长为 265nm。理论板数按射干苷峰计算应不低于 2500。

对照品溶液的制备　取射干苷对照品适量，精密称定，加 70%乙醇制成每 1ml 含 20μg 的溶液，即得。

供试品溶液的制备　取本品粉末（过三号筛）约 0.5g，精密称定，置具塞锥形瓶中，精密加入 70%乙醇 25ml，密塞，称定重量，超声处理（功率 250W，频率 50kHz）1 小时，放冷，再称定重量，用 70%乙醇补足减失的重量，摇匀，滤过，精密量取续滤液 1ml，置 50ml 量瓶中，加 70%乙醇稀释至刻度，摇匀，即得。

测定法　分别精密吸取对照品溶液与供试品溶液各 10μl，注入液相色谱仪，测定，即得。

本品按干燥品计算，含射干苷（$C_{22}H_{24}O_{11}$）不得少于 3.6%。

饮片

【炮制】　除去杂质，洗净，润透，切薄片，干燥。

【性状】　本品为不规则薄片。外表皮灰黄褐色或棕色，有时可见环纹，或凹陷或圆点状突起的须根痕。切面黄白色或黄棕色。气微，味甘、苦。

【检查】　水分　同药材，不得过 13.0%。

总灰分　同药材，不得过 2.0%。

【鉴别】【浸出物】【含量测定】　同药材。

【性味与归经】　苦，寒。归肺经。

【功能与主治】　清热解毒，祛痰，利咽。用于热毒痰火郁结，咽喉肿痛，痰涎壅盛，咳嗽气喘。

【用法与用量】　6～10g。

【贮藏】　置干燥处。

川 楝 子

Chuanlianzi

TOOSENDAN FRUCTUS

本品为楝科植物川楝 *Melia toosendan* Sieb. et Zucc. 的干燥成熟果实。冬季果实成熟时采收,除去杂质,干燥。

【性状】 本品呈类球形,直径 2～3.2cm。表面金黄色至棕黄色,微有光泽,少数凹陷或皱缩,具深棕色小点。顶端有花柱残痕,基部凹陷,有果梗痕。外果皮革质,与果肉间常成空隙,果肉松软,淡黄色,遇水润湿显黏性。果核球形或卵圆形,质坚硬,两端平截,有 6～8 条纵棱,内分 6～8 室,每室含黑棕色长圆形的种子 1 粒。气特异,味酸、苦。

【鉴别】 (1)本品粉末黄棕色。果皮纤维成束,末端钝圆,直径 9～36μm,壁极厚,周围的薄壁细胞中含草酸钙方晶,形成晶纤维。果皮石细胞呈类圆形、不规则长条形或长多角形,有的有瘤状突起或钝圆短分枝,直径 14～54μm,长约至 150μm。种皮细胞鲜黄色或橙黄色,表皮下为一列类方形细胞,直径约至 44μm,壁极厚,有纵向微波状纹理,其下连接色素层。表皮细胞表面观多角形,有较密颗粒状纹理。种皮色素层细胞胞腔内充满红棕色物。种皮含晶细胞直径 13～27μm,壁厚薄不一,厚者形成石细胞,胞腔内充满淡黄色、黄棕色或红棕色物,并含细小草酸钙方晶,直径约 5μm。草酸钙簇晶直径 5～27μm。

(2)取本品粉末 2g,加水 80ml,超声处理 1 小时,放冷,离心,取上清液,用二氯甲烷振摇提取 3 次,每次 25ml,合并二氯甲烷液,蒸干,残渣加甲醇 2ml 使溶解,作为供试品溶液。另取川楝子对照药材 2g,同法制成对照药材溶液。再取川楝素对照品,加甲醇制成每 1ml 含 1mg 的溶液,作为对照品溶液。照薄层色谱法(通则 0502)试验,吸取上述三种溶液各 10μl,分别点于同一硅胶 G 薄层板上,以二氯甲烷-甲醇(16：1)为展开剂,展开,取出,晾干,喷以对二甲氨基苯甲醛试液,在 105℃加热至斑点显色清晰。供试品色谱中,在与对照药材色谱和对照品色谱相应的位置上,显相同颜色的斑点。

【检查】 **水分** 不得过 12.0%(通则 0832 第二法)。

总灰分 不得过 5.0%(通则 2302)。

【浸出物】 照水溶性浸出物测定法(通则 2201)项下的热浸法测定,不得少于 32.0%。

【含量测定】 照高效液相色谱-质谱法(通则 0512 和通则 0431)测定。

色谱、质谱条件与系统适用性试验 以十八烷基硅烷键合硅胶为填充剂;以乙腈-0.01%甲酸溶液(31：69)为流动相;采用单级四极杆质谱检测器,电喷雾离子化(ESI)负离子模式下选择质荷比(m/z)573 离子进行检测。理论板数按川楝素峰计算应不低于 8000。

对照品溶液的制备 取川楝素对照品适量,精密称定,加甲醇制成每 1ml 含 2μg 的溶液,即得。

供试品溶液的制备 取本品中粉约 0.25g,精密称定,置具塞锥形瓶中,精密加入甲醇 50ml,称定重量,加热回流 1 小时,放冷,再称定重量,用甲醇补足减失的重量,摇匀,滤过,取续滤液,即得。

测定法 分别精密吸取对照品溶液 2μl 与供试品溶液 1～2μl,注入液相色谱-质谱联用仪,测定,以川楝素两个峰面积之和计算,即得。

本品按干燥品计算,含川楝素($C_{30}H_{38}O_{11}$)应为 0.060%～0.20%。

饮片

【炮制】 **川楝子** 除去杂质。用时捣碎。

【性状】【鉴别】【检查】【浸出物】【含量测定】 同药材。

炒川楝子 取净川楝子,切厚片或碾碎,照清炒法(通则 0213)炒至表面焦黄色。

【性状】 本品呈半球状、厚片或不规则的碎块,表面焦黄色,偶见焦斑。气焦香,味酸、苦。

【检查】 **水分** 同药材,不得过 10.0%。

总灰分 同药材,不得过 4.0%。

【含量测定】 同药材,含川楝素($C_{30}H_{38}O_{11}$)应为 0.040%～0.20%。

【鉴别】【浸出物】 同药材。

【性味与归经】 苦,寒;有小毒。归肝、小肠、膀胱经。

【功能与主治】 疏肝泄热,行气止痛,杀虫。用于肝郁化火,胸胁、脘腹胀痛,疝气疼痛,虫积腹痛。

【用法与用量】 5～10g。外用适量,研末调涂。

【贮藏】 置通风干燥处,防蛀。

广 东 紫 珠

Guangdongzizhu

CALLICARPAE CAULIS ET FOLIUM

本品为马鞭草科植物广东紫珠 *Callicarpa kwangtungensis* Chun 的干燥茎枝和叶。夏、秋二季采收,切成 10～20cm 的段,干燥。

【性状】 本品茎呈圆柱形,分枝少,长 10～20cm,直径 0.2～1.5cm;表面灰绿色或灰褐色,有的具灰白色花斑,有细纵皱纹及多数长椭圆形稍突起的黄白色皮孔;嫩枝可见对生的类三角形叶柄痕,腋芽明显。质硬,切面皮部呈纤维状,中部具较大类白色髓。叶片多已脱落或皱缩、破碎,完整者呈狭椭圆状披针形,顶端渐尖,基部楔形,边缘具锯齿,下表面有黄色腺点;叶柄长 0.5～1.2cm。气微,味微苦涩。

【鉴别】 (1)本品粉末淡绿色至淡棕色。非腺毛为多细胞组成的层叠式及 3～6 细胞平面着生的星状毛,或 1～3 细胞组成的锥形叉状毛。腺鳞由多细胞组成。腺毛头部多细胞,类圆球形,柄单细胞,稍长。纤维狭长梭形或长条形,直径 6～30μm,单一或成束,有的有壁孔,或周围有含方晶的薄壁细胞。

(2)取本品粉末 2g,加甲醇 50ml,加热回流 30 分钟,滤过,滤液蒸干,残渣加水 20ml 加热使溶解,用三氯甲烷振摇提取 2 次,每次 20ml,弃去三氯甲烷液,水液用水饱和正丁醇振摇提取 2 次,每次 20ml,合并正丁醇液,蒸干,残渣加甲醇 1ml 使溶解,作为供试品溶液。另取广东紫珠对照药材 2g,同法制成对照药材溶液。照薄层色谱法(通则 0502)试验,吸取上述两种溶液各 5～10μl,分别点于同一用 0.5%氢氧化钠溶液制备的硅胶 G 薄层板上,使成条状,以正丁醇-冰醋酸-水(7:1:2)为展开剂,展开,取出,晾干,喷以 5%三氯化铁乙醇溶液,晾干。供试品色谱中,在与对照药材色谱相应的位置上,显相同颜色的斑点。

【检查】 水分 不得过 12.0%(通则 0832 第二法)。

总灰分 不得过 6.0%(通则 2302)。

【浸出物】 照水溶性浸出物测定法(通则 2201)项下的热浸法测定,不得少于 5.0%。

【含量测定】 照高效液相色谱法(通则 0512)测定。

色谱条件与系统适用性试验 以十八烷基硅烷键合硅胶为填充剂;以乙腈-0.5%磷酸溶液(18:82)为流动相;检测波长为 332nm。理论板数按连翘酯苷 B 峰计算应不低于 3000。

对照品溶液的制备 取连翘酯苷 B 对照品、金石蚕苷对照品适量,精密称定,加 50%甲醇制成每 1ml 各含 50μg 的混合溶液,即得。

供试品溶液的制备 取本品粉末(过三号筛)约 0.25g,精密称定,置具塞锥形瓶中,精密加入 50%甲醇 50ml,称定重量,加热回流 1 小时,放冷,再称定重量,用 50%甲醇补足减失的重量,摇匀,滤过,取续滤液,即得。

测定法 分别精密吸取对照品溶液与供试品溶液各 10μl,注入液相色谱仪,测定,即得。

本品按干燥品计算,含连翘酯苷 B($C_{34}H_{44}O_{19}$)和金石蚕苷($C_{35}H_{46}O_{19}$)的总量不得少于 0.50%。

【性味与归经】 苦、涩,凉。归肝、肺、胃经。

【功能与主治】 收敛止血,散瘀,清热解毒。用于衄血,咯血,吐血,便血,崩漏,外伤出血,肺热咳嗽,咽喉肿痛,热毒疮疡,水火烫伤。

【用法与用量】 9～15g。外用适量,研粉敷患处。

【贮藏】 置干燥通风处。

广 枣

Guangzao

CHOEROSPONDIATIS FRUCTUS

本品系蒙古族习用药材。为漆树科植物南酸枣 *Choerospondias axillaris*(Roxb.)Burtt et Hill 的干燥成熟果实。秋季果实成熟时采收,除去杂质,干燥。

【性状】 本品呈椭圆形或近卵形,长 2～3cm,直径 1.4～2cm。表面黑褐色或棕褐色,稍有光泽,具不规则的皱褶,基部有果梗痕。果肉薄,棕褐色,质硬而脆。核近卵形,黄棕色,顶端有 5 个(偶有 4 个或 6 个)明显的小孔,每孔内各含种子 1 枚。气微,味酸。

【鉴别】 (1)本品粉末棕色。内果皮石细胞呈类圆形、椭圆形、梭形、长方形或不规则形,有的延长呈纤维状或有分枝,直径 14～72μm,长 25～294μm,壁厚,孔沟明显,胞腔内含淡黄棕色或黄褐色物。内果皮纤维木化,多上下层纵横交错排列,壁厚或稍厚,有的胞腔内含黄棕色物。外果皮细胞表面观呈类多角形,胞腔内含棕色物;断面观细胞呈类长方形,径向延长,外壁及径向壁角质化增厚。中果皮薄壁细胞含草酸钙簇晶和少数方晶,簇晶直径 17～42μm,方晶菱形或不规则形,长 10～48μm,直径 7～27μm。

(2)取本品粉末 2g,加 70%乙醇 20ml,加热回流 15 分钟,滤过,滤液蒸干,加乙酸乙酯 10ml 使溶解,滤过,取滤液 1ml,置蒸发皿中,蒸干,加硼酸饱和的丙酮溶液与 10%枸橼酸丙酮溶液各 1ml,显黄绿色,继续蒸干,置紫外光灯(365nm)下观察,显黄绿色荧光;另取滤液 1ml,置试管中,蒸干,加甲醇 1ml 使溶解,加三氯化铝试液 3～4 滴,溶液黄色略加深,点于滤纸上,置紫外光灯(365nm)下观察,显黄绿色荧光。

(3)取本品粉末 5g,加 70%乙醇 30ml,加热回流 30 分钟,滤过,滤液蒸至约 2ml,加水 5ml 使溶解,用乙醚振摇提取 2 次,每次 15ml,合并乙醚液,蒸干,残渣加乙酸乙酯 1ml 使溶解,作为供试品溶液。另取没食子酸对照品,加无水乙醇制成每 1ml 含 1mg 的溶液,作为对照品溶液。照薄层色谱法(通则 0502)试验,吸取供试品溶液 10μl、对照品溶液 5μl,分别点于同一硅胶 G 薄层板上,以三氯甲烷-丙酮-甲酸(7:2:1)为展开剂,展开,展距 15cm,取出,晾干,置氨蒸气中熏至斑点显色清晰。供试品色谱中,在与对照品色谱相应的位置上,显相同颜色的斑点。

【检查】 水分 取本品去核粉末,照水分测定法(通则 0832 第二法)测定,不得过 13.0%。

总灰分 取本品去核粉末,照灰分测定法(通则 2302)测定,不得过 6.5%。

【浸出物】 取本品去核粉末,照醇溶性浸出物测定法(通则 2201)项下的热浸法测定,用稀乙醇作溶剂,不得少于 28.0%。

【含量测定】 照高效液相色谱法(通则 0512)测定。

色谱条件与系统适用性试验 以十八烷基硅烷键合硅胶为填充剂;以甲醇-水-冰醋酸(1:99:0.3)为流动相;检测波长为 270nm;柱温 30℃。理论板数按没食子酸峰计算应不低于 3000。

对照品溶液的制备 取没食子酸对照品适量,精密称定,加甲醇制成每 1ml 含 60μg 的溶液,即得。

供试品溶液的制备　取本品去核粉末(过二号筛)约 1g,精密称定,置具塞锥形瓶中,精密加入 70%甲醇 20ml,称定重量,加热回流 1 小时,放冷,再称定重量,用 70%甲醇补足减失的重量,摇匀,滤过,取续滤液,即得。

测定法　分别精密吸取对照品溶液与供试品溶液各 10μl,注入液相色谱仪,测定,即得。

本品去核后按干燥品计算,含没食子酸($C_7H_6O_5$)不得少于 0.060%。

【性味】　甘、酸,平。

【功能与主治】　行气活血,养心,安神。用于气滞血瘀,胸痹作痛,心悸气短,心神不安。

【用法与用量】　1.5～2.5g。

【贮藏】　置阴凉干燥处。

广金钱草
Guangjinqiancao
DESMODII STYRACIFOLII HERBA

本品为豆科植物广金钱草 *Desmodium styracifolium* (Osb.)Merr. 的干燥地上部分。夏、秋二季采割,除去杂质,晒干。

【性状】　本品茎呈圆柱形,长可达 1m;密被黄色伸展的短柔毛;质稍脆,断面中部有髓。叶互生,小叶 1 或 3,圆形或矩圆形,直径 2～4cm;先端微凹,基部心形或钝圆,全缘;上表面黄绿色或灰绿色,无毛,下表面具灰白色紧贴的绒毛,侧脉羽状;叶柄长 1～2cm,托叶 1 对,披针形,长约 0.8cm。气微香,味微甘。

【鉴别】　(1)本品粉末淡绿色至黄绿色。非腺毛两种:一种呈线状,长可达 1000μm 以上,顶端渐尖;另一种呈钩状,相对较短,顶端弯曲成钩状。腺毛球棒状,头部细胞 1～2 个,基部膨大。纤维成束,薄壁细胞含草酸钙方晶,形成晶鞘纤维。叶下表皮细胞垂周壁波状弯曲,具非腺毛,气孔多平轴式。

(2)取本品粉末 0.2g,加 80%甲醇 25ml,超声处理 20 分钟,滤过,滤液蒸干,残渣加 50%甲醇 10ml 使溶解,作为供试品溶液。另取广金钱草对照药材 0.2g,同法制成对照药材溶液。再取夏佛塔苷对照品,加 50%甲醇制成每 1ml 含 75μg 的溶液,作为对照品溶液。照薄层色谱法(通则 0502)试验,吸取上述三种溶液各 1μl,分别点于同一聚酰胺薄膜上,以乙酸乙酯-丁酮-甲酸(5∶1∶1)为展开剂,展开,取出,晾干,喷以三氯化铝试液,热风吹干,置紫外光灯(365nm)下检视。供试品色谱中,在与对照药材色谱和对照品色谱相应的位置上,显相同颜色的荧光斑点。

【检查】　**水分**　不得过 12.0%(通则 0832 第二法)。

总灰分　不得过 11.0%(通则 2302)。

酸不溶性灰分　不得过 5.0%(通则 2302)。

【浸出物】　照水溶性浸出物测定法(通则 2201)项下的

冷浸法测定,不得少于 5.0%。

【含量测定】　照高效液相色谱法(通则 0512)测定。

色谱条件与系统适用性试验　以十八烷基硅烷键合硅胶为填充剂;以甲醇-水(32∶68)为流动相;检测波长为 272nm。理论板数按夏佛塔苷峰计算应不低于 1500。

对照品溶液的制备　取夏佛塔苷对照品适量,精密称定,加 50%甲醇制成每 1ml 含 75μg 的溶液,即得。

供试品溶液的制备　取本品粉末(过三号筛)约 0.2g,精密称定,置具塞锥形瓶中,精密加入 80%甲醇 25ml,称定重量,超声处理(功率 100W,频率 40kHz)20 分钟,放冷,再称定重量,用 80%甲醇补足减失的重量,摇匀,滤过,滤液蒸干,残渣加 50%甲醇适量使溶解,转移至 10ml 量瓶中,加 50%甲醇至刻度,摇匀,滤过,取续滤液,即得。

测定法　分别精密吸取对照品溶液与供试品溶液各 5μl,注入液相色谱仪,测定,即得。

本品按干燥品计算,含夏佛塔苷($C_{26}H_{28}O_{14}$)计,不得少于 0.13%。

饮片

【炮制】　除去杂质,切段,晒干。

【鉴别】【检查】【含量测定】　同药材。

【性味与归经】　甘、淡,凉。归肝、肾、膀胱经。

【功能与主治】　利湿退黄,利尿通淋。用于黄疸尿赤,热淋,石淋,小便涩痛,水肿尿少。

【用法与用量】　15～30g。

【贮藏】　置干燥处。

广藿香
Guanghuoxiang
POGOSTEMONIS HERBA

本品为唇形科植物广藿香 *Pogostemon cablin*(Blanco) Benth. 的干燥地上部分。枝叶茂盛时采割,日晒夜闷,反复至干。

【性状】　本品茎略呈方柱形,多分枝,枝条稍曲折,长 30～60cm,直径 0.2～0.7cm;表面被柔毛;质脆,易折断,断面中部有髓;老茎类圆柱形,直径 1～1.2cm,被灰褐色栓皮。叶对生,皱缩成团,展平后叶片呈卵形或椭圆形,长 4～9cm,宽 3～7cm;两面均被灰白色绒毛;先端短尖或钝圆,基部楔形或钝圆,边缘具大小不规则的钝齿;叶柄细,长 2～5cm,被柔毛。气香特异,味微苦。

【鉴别】　(1)本品叶片粉末淡棕色。叶表皮细胞呈不规则形,气孔直轴式。非腺毛 1～6 细胞,平直或先端弯曲,长约至 590μm,壁具疣状突起,有的胞腔含黄棕色物。腺鳞头部 8 细胞,直径 37～70μm;柄单细胞,极短。间隙腺毛存在于叶肉组织的细胞间隙中,头部单细胞,呈不规则囊状,直径 13～

50μm,长约至 113μm;柄短、单细胞。小腺毛头部 2 细胞;柄 1～3 细胞,甚短。草酸钙针晶细小,散在于叶肉细胞中,长约至 27μm。

(2)取本品粗粉适量,照挥发油测定法(通则 2204)测定,分取挥发油 0.5ml,加乙酸乙酯稀释至 5ml,作为供试品溶液。另取百秋李醇对照品,加乙酸乙酯制成每 1ml 含 2mg 的溶液,作为对照品溶液。照薄层色谱法(通则 0502)试验,吸取上述两种溶液各 1～2μl,分别点于同一硅胶 G 薄层板上,以石油醚(30～60℃)-乙酸乙酯-冰醋酸(95:5:0.2)为展开剂,展开,取出,晾干,喷以 5%三氯化铁乙醇溶液。供试品色谱中显一黄色斑点;加热至斑点显色清晰,供试品色谱中,在与对照品色谱相应的位置上,显相同的紫蓝色斑点。

【检查】 杂质 不得过 2%(通则 2301)。

水分 不得过 14.0%(通则 0832 第四法)。

总灰分 不得过 11.0%(通则 2302)。

酸不溶性灰分 不得过 4.0%(通则 2302)。

叶 不得少于 20%。

【浸出物】 照醇溶性浸出物测定法(通则 2201)项下的冷浸法测定,用乙醇作溶剂,不得少于 2.5%。

【含量测定】 照气相色谱法(通则 0521)测定。

色谱条件与系统适用性试验 HP-5 毛细管柱(交联 5%苯基甲基聚硅氧烷为固定相)(柱长为 30m,内径为 0.32mm,膜厚度为 0.25μm);程序升温:初始温度 150℃,保持 23 分钟,以每分钟 8℃的速率升温至 230℃,保持 2 分钟;进样口温度为 280℃,检测器温度为 280℃;分流比为 20:1。理论板数按百秋李醇峰计算应不低于 50000。

校正因子测定 取正十八烷适量,精密称定,加正己烷制成每 1ml 含 15mg 的溶液,作为内标溶液。取百秋李醇对照品 30mg,精密称定,置 10ml 量瓶中,精密加入内标溶液 1ml,用正己烷稀释至刻度,摇匀,取 1μl 注入气相色谱仪,计算校正因子。

测定法 取本品粗粉约 3g,精密称定,置锥形瓶中,加三氯甲烷 50ml,超声处理 3 次,每次 20 分钟,滤过,合并滤液,回收溶剂至干,残渣加正己烷使溶解,转移至 5ml 量瓶中,精密加入内标溶液 0.5ml,加正己烷至刻度,摇匀,吸取 1μl,注入气相色谱仪,测定,即得。

本品按干燥品计算,含百秋李醇($C_{15}H_{26}O$)不得少于 0.10%。

饮片

【炮制】 除去残根和杂质,先抖下叶,筛净另放;茎洗净,润透,切段,晒干,再与叶混匀。

【性状】 本品呈不规则的段。茎略呈方柱形,表面灰褐色、灰黄色或带红棕色,被柔毛。切面有白色髓。叶破碎或皱缩成团,完整者展平后呈卵形或椭圆形,两面均被灰白色绒毛;基部楔形或钝圆,边缘具大小不规则的钝齿;叶柄细,被柔毛。气香特异,味微苦。

【鉴别】 同药材。

【性味与归经】 辛,微温。归脾、胃、肺经。

【功能与主治】 芳香化浊,和中止呕,发表解暑。用于湿浊中阻,脘痞呕吐,暑湿表证,湿温初起,发热倦怠,胸闷不舒,寒湿闭暑,腹痛吐泻,鼻渊头痛。

【用法与用量】 3～10g。

【贮藏】 置阴凉干燥处,防潮。

女 贞 子
Nüzhenzi
LIGUSTRI LUCIDI FRUCTUS

本品为木犀科植物女贞 *Ligustrum lucidum* Ait. 的干燥成熟果实。冬季果实成熟时采收,除去枝叶,稍蒸或置沸水中略烫后,干燥;或直接干燥。

【性状】 本品呈卵形、椭圆形或肾形,长 6～8.5mm,直径 3.5～5.5mm。表面黑紫色或灰黑色,皱缩不平,基部有果梗痕或具宿萼及短梗。体轻。外果皮薄,中果皮较松软,易剥离,内果皮木质,黄棕色,具纵棱,破开后种子通常为 1 粒,肾形,紫黑色,油性。气微,味甘、微苦涩。

【鉴别】 (1)本品粉末灰棕色或黑灰色。果皮表皮细胞(外果皮)断面观略呈扁圆形,外壁及侧壁呈圆拱形增厚,腔内含黄棕色物。内果皮纤维无色或淡黄色,上下数层纵横交错排列,直径 9～35μm。种皮细胞散有类圆形分泌细胞,淡棕色,直径 40～88μm,内含黄棕色分泌物及油滴。

(2)取本品粉末 0.5g,加稀乙醇 50ml,超声处理 30 分钟,滤过,滤液作为供试品溶液。另取女贞子对照药材 0.5g,同法制成对照药材溶液。照薄层色谱法(通则 0502)试验,吸取供试品溶液、对照药材溶液各 5μl 和〔含量测定〕项下对照品溶液 3μl,分别点于同一硅胶 G 薄层板上,以乙酸乙酯-丙酮-水(5:4:1)为展开剂,展开,取出,晾干,置碘蒸气中熏至斑点清晰,置日光下检视。供试品色谱中,在与对照药材色谱及对照品色谱相应的位置上,显相同颜色的斑点。

【检查】 杂质 不得过 3%(通则 2301)。

水分 不得过 8.0%(通则 0832 第二法)。

总灰分 不得过 5.5%(通则 2302)。

【浸出物】 照醇溶性浸出物测定法(通则 2201)项下的热浸法测定,用 30%乙醇作溶剂,不得少于 25.0%。

【含量测定】 照高效液相色谱法(通则 0512)测定。

色谱条件与系统适用性试验 以十八烷基硅烷键合硅胶为填充剂;以甲醇-水(40:60)为流动相;检测波长为 224nm。理论板数按特女贞苷峰计算应不低于 4000。

对照品溶液的制备 取特女贞苷对照品适量,精密称定,加甲醇制成每 1ml 含 0.25mg 的溶液,即得。

供试品溶液的制备 取本品粉末(过三号筛)约 0.5g,精密称定,置具塞锥形瓶中,精密加入稀乙醇 50ml,称定重量,加热回流 1 小时,放冷,再称定重量,用稀乙醇补足减失的重量,摇匀,滤过,取续滤液,即得。

测定法　分别精密吸取对照品溶液 5μl 与供试品溶液 10μl,注入液相色谱仪,测定,即得。

本品按干燥品计算,含特女贞苷($C_{31}H_{42}O_{17}$)不得少于 0.70%。

饮片

【炮制】　**女贞子**　除去杂质,洗净,干燥。

【性状】【鉴别】【检查】(水分　总灰分)【浸出物】【含量测定】　同药材。

酒女贞子　取净女贞子,照酒炖法或酒蒸法(通则 0213)炖至酒吸尽或蒸透。

【性状】　本品形如女贞子,表面黑褐色或灰黑色,常附有白色粉霜。微有酒香气。

【鉴别】　(2)取本品粉末 0.5g,加稀乙醇 50ml,超声处理 30 分钟,滤过,滤液作为供试品溶液。取〔含量测定〕项下红景天苷对照品溶液,再取特女贞苷对照品,加甲醇制成每 1ml 含 0.25mg 的溶液,分别作为对照品溶液。照薄层色谱法(通则 0502)试验,吸取供试品溶液与红景天苷对照品溶液各 5μl,特女贞苷对照品溶液 3μl,分别点于同一硅胶 G 薄层板上,以乙酸乙酯-丙酮-水(5:4:1)为展开剂,展开,取出,晾干,置碘蒸气中熏至斑点显色清晰。供试品色谱中,在与对照品色谱相应的位置上,显相同颜色的斑点。

【含量测定】　照高效液相色谱法(通则 0512)测定。

色谱条件与系统适用性试验　以十八烷基硅烷键合硅胶为填充剂;以甲醇-水(15:85)为流动相;检测波长为 275nm。理论板数按红景天苷峰计算应不低于 4000。

对照品溶液的制备　取红景天苷对照品适量,精密称定,加 70%甲醇制成每 1ml 含 70μg 的溶液,即得。

供试品溶液的制备　取本品粉末(过三号筛)约 0.5g,精密称定,置具塞锥形瓶中,精密加入 70%甲醇 50ml,称定重量,超声处理(功率 480W,频率 40kHz)30 分钟,放冷,再称定重量,用 70%甲醇补足减失的重量,摇匀,滤过,取续滤液,即得。

测定法　分别精密吸取对照品溶液与供试品溶液各 10μl,注入液相色谱仪,测定,即得。

本品按干燥品计算,含红景天苷($C_{14}H_{20}O_7$)不得少于 0.20%。

【鉴别】(1)【检查】(水分　总灰分)【浸出物】同药材。

【性味与归经】　甘、苦,凉。归肝、肾经。

【功能与主治】　滋补肝肾,明目乌发。用于肝肾阴虚,眩晕耳鸣,腰膝酸软,须发早白,目暗不明,内热消渴,骨蒸潮热。

【用法与用量】　6~12g。

【贮藏】　置干燥处。

小　叶　莲
Xiaoyelian
SINOPODOPHYLLI FRUCTUS

本品系藏族习用药材。为小檗科植物桃儿七 *Sinopodophyllum hexandrum*(Royle)Ying 的干燥成熟果实。秋季果实成熟时采摘,除去杂质,干燥。

【性状】　本品呈椭圆形或近球形,多压扁,长 3~5.5cm,直径 2~4cm。表面紫红色或紫褐色,皱缩,有的可见露出的种子。顶端稍尖,果梗黄棕色,多脱落。果皮与果肉粘连成薄片,易碎,内具多数种子。种子近卵形,长约 4mm;表面红紫色,具细皱纹,一端有小突起;质硬;种仁白色,有油性。气微,味酸甜、涩;种子味苦。

【鉴别】　(1)本品粉末暗红色。种皮表皮细胞橙红色至深红色,断面观长方形或类方形,壁厚,常与种皮薄壁细胞相连。果皮表皮细胞淡黄色,表面观多角形,直径 10~40μm。果皮下皮细胞淡黄棕色,表面观类多角形,直径 20~70μm。导管主为螺纹导管。胚乳细胞呈类多角形,胞腔内含糊粉粒及脂肪油滴。

(2)取本品粉末 5g,加甲醇 10ml,超声处理 20 分钟,滤过,滤液蒸干,残渣加甲醇 2ml 使溶解,作为供试品溶液。另取鬼臼毒素对照品,加甲醇制成每 1ml 含 0.5mg 的溶液,作为对照品溶液。照薄层色谱法(通则 0502)试验,吸取上述两种溶液各 4μl,分别点于同一硅胶 G 薄层板上,以环己烷-水饱和正丁醇-甲酸(6.5:2.5:0.8)的上层溶液为展开剂,展开,取出,晾干,喷以 1%的香草醛硫酸溶液,加热至斑点显色清晰。供试品色谱中,在与对照品色谱相应的位置上,显相同颜色的斑点。

【检查】　**水分**　不得过 11.0%(通则 0832 第二法)。

总灰分　不得过 6.0%(通则 2302)。

【性味】　甘,平;有小毒。

【功能与主治】　调经活血。用于血瘀经闭,难产,死胎、胎盘不下。

【用法与用量】　3~9g,多入丸散服。

【贮藏】　置干燥处。

小　驳　骨
Xiaobogu
GENDARUSSAE HERBA

本品为爵床科植物小驳骨 *Gendarussa vulgaris* Nees 的干燥地上部分。全年均可采收,除去杂质,晒干。

【性状】　本品茎呈圆柱形,有分枝,长 40~90cm,直径

0.2～3cm。茎表面黄绿色、淡绿褐色或褐绿色，有稀疏的黄色小皮孔；小枝微具四棱线，节膨大。质脆，易折断，断面黄白色。叶对生，卷缩破碎，展平后呈狭披针形或条状披针形，长4～14cm，宽1～2cm；先端渐尖，基部楔形，全缘，叶脉略带紫色。有的可见穗状花序，顶生或生于上部叶腋，苞片窄细，花冠二唇形。气微，味微辛、酸。

【鉴别】　(1)本品粉末黄绿色至黄褐色。钟乳体椭圆形或长圆形，常存在于叶肉细胞中。石细胞众多，黄色，直径20～80μm，层纹明显。腺鳞头部 4 细胞，柄单细胞。非腺毛2～4 细胞。叶下表皮细胞类长方形或类多角形，垂周壁略弯曲，气孔直轴式或不等式。薄壁细胞中含草酸钙方晶，直径2～10μm。

(2)取本品粉末 2g，加乙醇 50ml，超声处理 30 分钟，滤过，滤液蒸干，残渣加乙醇 1ml 使溶解，作为供试品溶液。另取小驳骨对照药材 2g，同法制成对照药材溶液。照薄层色谱法(通则 0502)试验，吸取上述两种溶液各 2μl，分别点于同一硅胶 G 薄层板上，以乙酸乙酯-丁酮-甲醇-水(6：3：1：1)为展开剂，展开，取出，晾干，喷以 1% 三氯化铝乙醇溶液，在105℃加热数分钟。置紫外光灯(365nm)下检视，供试品色谱中，在与对照药材色谱相应的位置上，显相同颜色的荧光斑点。

【检查】　水分　不得过 13.0%(通则 0832 第二法)。

总灰分　不得过 11.0%(通则 2302)。

【浸出物】　照水溶性浸出物测定法(通则 2201)项下的热浸法测定，不得少于 8.0%。

饮片

【炮制】　除去杂质，切段。

【性味与归经】　辛，温。归肝、肾经。

【功能与主治】　祛瘀止痛，续筋接骨。用于跌打损伤，筋伤骨折，风湿骨痛，血瘀经闭，产后腹痛。

【用法与用量】　9～15g。外用适量。

【注意】　孕妇慎用。

【贮藏】　置干燥处。

小　茴　香
Xiaohuixiang
FOENICULI FRUCTUS

本品为伞形科植物茴香 *Foeniculum vulgare* Mill. 的干燥成熟果实。秋季果实初熟时采割植株，晒干，打下果实，除去杂质。

【性状】　本品为双悬果，呈圆柱形，有的稍弯曲，长 4～8mm，直径 1.5～2.5mm。表面黄绿色或淡黄色，两端略尖，顶端残留有黄棕色突起的柱基，基部有时有细小的果梗。分果呈长椭圆形，背面有纵棱 5 条，接合面平坦而较宽。横切面略呈五边形，背面的四边约等长。有特异香气，味微甜、辛。

【鉴别】　(1)本品分果横切面：外果皮为 1 列扁平细胞，外被角质层。中果皮纵棱处有维管束，其周围有多数木化网纹细胞；背面纵棱间各有大的椭圆形棕色油管 1 个，接合面有油管 2 个，共 6 个。内果皮为 1 列扁平薄壁细胞，细胞长短不一。种皮细胞扁长，含棕色物。胚乳细胞多角形，含多数糊粉粒，每个糊粉粒中含有细小草酸钙簇晶。

(2)取本品粉末 2g，加乙醚 20ml，超声处理 10 分钟，滤过，滤液挥干，残渣加三氯甲烷 1ml 使溶解，作为供试品溶液。另取茴香醛对照品，加乙醇制成每 1ml 含 1μl 的溶液，作为对照品溶液。照薄层色谱法(通则 0502)试验，吸取供试品溶液5μl，对照品溶液 1μl，分别点于同一硅胶 G 薄层板上，以石油醚(60～90℃)-乙酸乙酯(17：2.5)为展开剂，展至 8cm，取出，晾干，喷以二硝基苯肼试液。供试品色谱中，在与对照品色谱相应的位置上，显相同的橙红色斑点。

【检查】　杂质　不得过 4%(通则 2301)。

总灰分　不得过 10.0%(通则 2302)。

【含量测定】　挥发油　照挥发油测定法(通则 2204)测定。

本品含挥发油不得少于 1.5%(ml/g)。

反式茴香脑　照气相色谱法(通则 0521)测定。

色谱条件与系统适用性试验　聚乙二醇毛细管柱(柱长为 30m，内径为 0.32mm，膜厚度为 0.25μm)；柱温为 145℃。理论板数按反式茴香脑峰计算应不低于 5000。

对照品溶液的制备　取反式茴香脑对照品适量，精密称定，加乙酸乙酯制成每 1ml 含 0.4mg 的溶液，即得。

供试品溶液的制备　取本品粉末(过三号筛)约 0.5g，精密称定，精密加入乙酸乙酯 25ml，称定重量，超声处理(功率300W，频率 40kHz)30 分钟，放冷，再称定重量，用乙酸乙酯补足减失的重量，摇匀，滤过，取续滤液，即得。

测定法　分别精密吸取对照品溶液与供试品溶液各 2μl，注入气相色谱仪，测定，即得。

本品含反式茴香脑($C_{10}H_{12}O$)不得少于 1.4%。

饮片

【炮制】　小茴香　除去杂质。

【检查】　水分　不得过 8.0%(通则 0832 第四法)。

【性状】【鉴别】【检查】(总灰分)【含量测定】同药材。

盐小茴香　取净小茴香，照盐水炙法(通则 0213)炒至微黄色。

【性状】　本品形如小茴香，微鼓起，色泽加深，偶有焦斑。味微咸。

【检查】　水分　不得过 6.0%(通则 0832 第四法)。

总灰分　同药材，不得过 12.0%。

【含量测定】　同药材，含反式茴香脑($C_{10}H_{12}O$)不得少于 1.3%。

【鉴别】　同药材。

【性味与归经】　辛，温。归肝、肾、脾、胃经。

【功能与主治】　散寒止痛,理气和胃。用于寒疝腹痛,睾丸偏坠,痛经,少腹冷痛,脘腹胀痛,食少吐泻。盐小茴香暖肾散寒止痛。用于寒疝腹痛,睾丸偏坠,经寒腹痛。

【用法与用量】　3～6g。

【贮藏】　置阴凉干燥处。

小　通　草

Xiaotongcao

STACHYURI MEDULLA

HELWINGIAE MEDULLA

本品为旌节花科植物喜马山旌节花 *Stachyurus himalaicus* Hook. f. et Thoms. 、中国旌节花 *Stachyurus chinensis* Franch. 或山茱萸科植物青荚叶 *Helwingia japonica* (Thunb.)Dietr. 的干燥茎髓。秋季割取茎,截成段,趁鲜取出髓部,理直,晒干。

【性状】　旌节花　呈圆柱形,长 30～50cm,直径 0.5～1cm。表面白色或淡黄色,无纹理。体轻,质松软,捏之能变形,有弹性,易折断,断面平坦,无空心,显银白色光泽。水浸后有黏滑感。气微,味淡。

青荚叶　表面有浅纵条纹。质较硬,捏之不易变形。水浸后无黏滑感。

【鉴别】　本品横切面:旌节花　均为薄壁细胞,类圆形、椭圆形或多角形,纹孔稀疏;有黏液细胞散在。中国旌节花有少数草酸钙簇晶,喜马山旌节花无簇晶。

青荚叶　薄壁细胞纹孔较明显,含无色液滴,有少数草酸钙簇晶,无黏液细胞。

饮　片

【炮制】　除去杂质,切段。

【性味与归经】　甘、淡,寒。归肺、胃经。

【功能与主治】　清热,利尿,下乳。用于小便不利,淋证,乳汁不下。

【用法与用量】　3～6g。

【贮藏】　置干燥处。

小　蓟

Xiaoji

CIRSII HERBA

本品为菊科植物刺儿菜 *Cirsium setosum*(Willd.)MB. 的干燥地上部分。夏、秋二季花开时采割,除去杂质,晒干。

【性状】　本品茎呈圆柱形,有的上部分枝,长 5～30cm,直径 0.2～0.5cm;表面灰绿色或带紫色,具纵棱及白色柔毛;

质脆,易折断,断面中空。叶互生,无柄或有短柄;叶片皱缩或破碎,完整者展平后呈长椭圆形或长圆状披针形,长 3～12cm,宽 0.5～3cm;全缘或微齿裂至羽状深裂,齿尖具针刺;上表面绿褐色,下表面灰绿色,两面均具白色柔毛。头状花序单个或数个顶生;总苞钟状,苞片 5～8 层,黄绿色;花紫红色。气微,味微苦。

【鉴别】　(1)本品叶表面观:上表皮细胞多角形,垂周壁平直,表面角质纹理明显;下表皮垂周壁波状弯曲,上下表皮均有气孔及非腺毛。气孔不定式或不等式。非腺毛 3～10 余细胞,顶端细胞细长呈鞭状,皱缩扭曲。叶肉细胞中含草酸钙结晶,多呈针簇状。

(2)取本品粉末 0.5g,加甲醇 5ml,超声处理 30 分钟,滤过,滤液蒸干,残渣加甲醇 2ml 使溶解,作为供试品溶液。另取小蓟对照药材 0.5g,同法制成对照药材溶液。再取蒙花苷对照品,加甲醇制成每 1ml 含 0.5mg 的溶液,作为对照品溶液。照薄层色谱法(通则 0502)试验,吸取上述三种溶液各 1μl,分别点于同一聚酰胺薄膜上,以乙酰丙酮-丁酮-乙醇-水(1:3:3:13)为展开剂,展开,取出,晾干,喷以三氯化铝试液,晾干,置紫外光灯(365nm)下检视。供试品色谱中,在与对照药材色谱和对照品色谱相应的位置上,显相同颜色的荧光斑点。

【检查】　杂质　不得过 2%(通则 2301)。

水分　不得过 12.0%(通则 0832 第二法)。

酸不溶性灰分　不得过 5.0%(通则 2302)。

【浸出物】　照醇溶性浸出物测定法(通则 2201)项下的热浸法测定,用稀乙醇作溶剂,不得少于 19.0%。

【含量测定】　照高效液相色谱法(通则 0512)测定。

色谱条件与系统适用性试验　以十八烷基硅烷键合硅胶为填充剂;以甲醇-0.5%醋酸溶液(55:45)为流动相;检测波长为 326nm。理论板数按蒙花苷峰计算应不低于 1500。

对照品溶液的制备　取蒙花苷对照品适量,精密称定,加甲醇制成每 1ml 含 0.1mg 的溶液,即得。

供试品溶液的制备　取本品粉末(过四号筛)约 0.1g,精密称定,置具塞锥形瓶中,精密加入甲醇 10ml,称定重量,超声处理(功率 100W,频率 40kHz)15 分钟,放冷,再称定重量,用甲醇补足减失的重量,摇匀,滤过,取续滤液,即得。

测定法　分别精密吸取对照品溶液与供试品溶液各 5μl,注入液相色谱仪,测定,即得。

本品按干燥品计算,含蒙花苷($C_{28}H_{32}O_{14}$)不得少于 0.70%。

饮　片

【炮制】　小蓟　除去杂质,洗净,稍润,切段,干燥。

【性状】　本品呈不规则的段。茎呈圆柱形,表面灰绿色或带紫色,具纵棱和白色柔毛。切面中空。叶片多皱缩或破碎,叶齿尖具针刺;两面均具白色柔毛。头状花序,总苞钟状;花紫红色。气微,味苦。

【浸出物】　同药材,不得少于 14.0%。

【鉴别】【检查】(水分　酸不溶性灰分)【含量测定】同药材。

　　小蓟炭　取净小蓟段,照炒炭法(通则0213)炒至黑褐色。

【性状】　本品形如小蓟段。表面黑褐色,内部焦褐色。

【鉴别】(除叶表面观外)　同药材。

【性味与归经】　甘、苦,凉。归心、肝经。

【功能与主治】　凉血止血,散瘀解毒消痈。用于衄血,吐血,尿血,血淋,便血,崩漏,外伤出血,痈肿疮毒。

【用法与用量】　5～12g。

【贮藏】　置通风干燥处。

飞 扬 草
Feiyangcao
EUPHORBIAE HIRTAE HERBA

　　本品为大戟科植物飞扬草 *Euphorbia hirta* L. 的干燥全草。夏、秋二季采挖,洗净,晒干。

【性状】　本品茎呈近圆柱形,长15～50cm,直径1～3mm。表面黄褐色或浅棕红色;质脆,易折断,断面中空;地上部分被长粗毛。叶对生,皱缩,展平后叶片椭圆状卵形或略近菱形,长1～4cm,宽0.5～1.3cm;绿褐色,先端急尖或钝,基部偏斜,边缘有细锯齿,有3条较明显的叶脉。聚伞花序密集成头状,腋生。蒴果卵状三棱形。气微,味淡、微涩。

【鉴别】　(1)本品粉末淡黄色。叶上表皮细胞表面观为多角形或类长方形,垂周壁较平直,气孔多为不等式。叶下表皮细胞垂周壁波状弯曲,气孔多为不定式或不等式。非腺毛2～6(8)细胞,顶端2个细胞特别长,基部细胞宽;表面具疣状突起,有的非腺毛缢缩。花粉粒类球形,表面光滑,直径约15μm。茎表皮细胞多角形,有的含黄色或黄棕色物。导管为螺纹导管、梯纹导管或网纹导管。

　　(2)取本品粗粉1g,加水50ml,加热回流1小时,滤过,滤液用乙酸乙酯振摇提取2次(40ml,30ml),合并乙酸乙酯液,蒸干,残渣加甲醇2ml使溶解,作为供试品溶液。另取飞扬草对照药材1g,同法制成对照药材溶液。再取槲皮苷对照品、没食子酸对照品,分别加甲醇制成每1ml各含1mg的溶液,作为对照品溶液。照薄层色谱法(通则0502)试验,吸取上述四种溶液各2μl,分别点于同一硅胶G薄层板上,以甲苯-乙酸乙酯-甲酸(6:10:1)为展开剂,展开,取出,晾干,喷以5%三氯化铝乙醇溶液,晾干,置紫外光灯(365nm)下检视。供试品色谱中,在与对照药材色谱和对照品色谱相应的位置上,显相同颜色的荧光斑点。

【检查】　杂质　不得过3.5%(通则2301)。

　　水分　不得过13.0%(通则0832第二法)。

　　总灰分　不得过9.0%(通则2302)。

【浸出物】　照醇溶性浸出物测定法(通则2201)项下的

热浸法测定,用稀乙醇作溶剂,不得少于12.0%。

饮片

【炮制】　除去杂质,洗净,稍润,切段,干燥。

【性味与归经】　辛、酸,凉;有小毒。归肺、膀胱、大肠经。

【功能与主治】　清热解毒,利湿止痒,通乳。用于肺痈,乳痈,疔疮肿毒,牙疳,痢疾,泄泻,热淋,血尿,湿疹,脚癣,皮肤瘙痒,产后少乳。

【用法与用量】　6～9g。外用适量,煎水洗。

【注意】　孕妇慎用。

【贮藏】　置干燥处。

马 齿 苋
Machixian
PORTULACAE HERBA

　　本品为马齿苋科植物马齿苋 *Portulaca oleracea* L. 的干燥地上部分。夏、秋二季采收,除去残根和杂质,洗净,略蒸或烫后晒干。

【性状】　本品多皱缩卷曲,常结成团。茎圆柱形,长可达30cm,直径0.1～0.2cm,表面黄褐色,有明显纵沟纹。叶对生或互生,易破碎,完整叶片倒卵形,长1～2.5cm,宽0.5～1.5cm;绿褐色,先端钝平或微缺,全缘。花小,3～5朵生于枝端,花瓣5,黄色。蒴果圆锥形,长约5mm,内含多数细小种子。气微,味微酸。

【鉴别】　(1)本品粉末灰绿色。草酸钙簇晶众多,大小不一,直径7～108μm,大型簇晶的晶块较大,棱角钝。草酸钙方晶宽8～69μm,长至125μm,有的方晶堆砌成簇晶状。叶表皮细胞垂周壁弯曲或较平直,气孔平轴式。含晶细胞常位于维管束旁,内含细小草酸钙簇晶。内果皮石细胞大多成群,呈长梭形或长方形,壁稍厚,可见孔沟与纹孔。种皮细胞棕红色或棕黄色,表面观呈多角星状,表面密布不整齐小突起。花粉粒类球形,直径48～65μm,表面具细刺状纹饰,萌发孔短横线状。

　　(2)取本品粉末2g,加水20ml,加甲酸调节pH值至3～4,冷浸3小时,滤过,滤液蒸干,残渣加水5ml使溶解,作为供试品溶液。另取马齿苋对照药材2g,同法制成对照药材溶液。照薄层色谱法(通则0502)试验,吸取上述两种溶液各1～2μl,分别点于同一硅胶G薄层板上,以水饱和正丁醇-冰醋酸-水(4:1:1)为展开剂,展开,取出,晾干,喷以0.2%茚三酮乙醇溶液,在110℃加热至斑点显色清晰。供试品色谱中,在与对照药材色谱相应的位置上,显相同颜色的斑点。

【检查】　水分　不得过12.0%(通则0832第二法)。

饮片

【炮制】　除去杂质,洗净,稍润,切段,干燥。

【性状】　本品呈不规则的段。茎圆柱形,表面黄褐色,有明显纵沟纹。叶多破碎,完整者展平后呈倒卵形,先端钝平或微缺,全缘。蒴果圆锥形,内含多数细小种子。气微,味微酸。

【检查】 水分 同药材,不得过 9.0%。

【鉴别】 同药材。

【性味与归经】 酸,寒。归肝、大肠经。

【功能与主治】 清热解毒,凉血止血,止痢。用于热毒血痢,痈肿疔疮,湿疹,丹毒,蛇虫咬伤,便血,痔血,崩漏下血。

【用法与用量】 9~15g。外用适量捣敷患处。

【贮藏】 置通风干燥处,防潮。

马 勃

Mabo

LASIOSPHAERA CALVATIA

本品为灰包科真菌脱皮马勃 *Lasiosphaera fenzlii* Reich.、大马勃 *Calvatia gigantea* (Batsch ex Pers.) Lloyd 或紫色马勃 *Calvatia lilacina* (Mont. et Berk.) Lloyd 的干燥子实体。夏、秋二季子实体成熟时及时采收,除去泥沙,干燥。

【性状】 脱皮马勃 呈扁球形或类球形,无不孕基部,直径 15~20cm。包被灰棕色至黄褐色,纸质,常破碎呈块片状,或已全部脱落。孢体灰褐色或浅褐色,紧密,有弹性,用手撕之,内有灰褐色棉絮状的丝状物。触之则孢子呈尘土样飞扬,手捻有细腻感。臭似尘土,无味。

大马勃 不孕基部小或无。残留的包被由黄棕色的膜状外包被和较厚的灰黄色的内包被所组成,光滑,质硬而脆,成块脱落。孢体浅青褐色,手捻有润滑感。

紫色马勃 呈陀螺形,或已压扁呈扁圆形,直径 5~12cm,不孕基部发达。包被薄,两层,紫褐色,粗皱,有圆形凹陷,外翻,上部常裂成小块或已部分脱落。孢体紫色。

【鉴别】 (1)取本品置火焰上,轻轻抖动,即可见微细的火星飞扬,熄灭后,发生大量白色浓烟。

(2)脱皮马勃 粉末灰褐色。孢丝长,淡褐色,有分枝,相互交织,直径 2~4.5μm,壁厚。孢子褐色,球形,直径 4.5~5μm,有小刺,长 1.5~3μm。

大马勃 粉末淡青褐色。孢丝稍分枝,有稀少横隔,直径 2.5~6μm。孢子淡青黄色,光滑或有的具微细疣点,直径 3.5~5μm。

紫色马勃 粉末灰紫色。孢丝分枝,有横隔,直径 2~5μm,壁厚。孢子紫色,直径 4~5.5μm,有小刺。

(3)取本品碎块 1g,加乙醇与 0.1mol/L 氢氧化钠溶液各 8ml,浸湿,低温烘干,缓缓炽灼,于 700℃ 使完全灰化,放冷,残渣加水 10ml 使溶解,滤过,滤液显磷酸盐的鉴别反应(通则 0301)。

(4)取本品粉末 1g,加二氯甲烷 40ml,加热回流 1 小时,放冷,滤过,滤液蒸干,残渣加二氯甲烷 1ml 使溶解,作为供试

品溶液。另取马勃对照药材 1g,同法制成对照药材溶液。照薄层色谱法(通则 0502)试验,吸取上述两种溶液各 5μl,分别点于同一硅胶 G 薄层板上,以环己烷-丙酮-乙醚(10:1:2)为展开剂,展开,取出,晾干,置紫外光灯(365nm)下检视。供试品色谱中,在与对照药材色谱相应的位置上,显相同颜色的荧光主斑点。

【检查】 水分 取本品粉末 0.5g,照水分测定法(通则 0832 第二法)测定,不得过 15.0%。

总灰分 取本品粉末 0.5g,照灰分测定法(通则 2302)测定,不得过 15.0%。

酸不溶性灰分 取本品粉末 0.5g,照灰分测定法(通则 2302)测定,不得过 10.0%。

【浸出物】 照醇溶性浸出物测定法(通则 2201)项下的热浸法测定,用稀乙醇作溶剂,不得少于 8.0%。

饮片

【炮制】 除去杂质,剪成小块。

【性状】 脱皮马勃 呈不规则的小块。其余同药材。

大马勃 呈不规则的小块。其余同药材。

紫色马勃 呈不规则的小块。其余同药材。

【性味与归经】 辛,平。归肺经。

【功能与主治】 清肺利咽,止血。用于风热郁肺咽痛,音哑,咳嗽;外治鼻衄,创伤出血。

【用法与用量】 2~6g。外用适量,敷患处。

【贮藏】 置干燥处,防尘。

马 钱 子

Maqianzi

STRYCHNI SEMEN

本品为马钱科植物马钱 *Strychnos nux-vomica* L. 的干燥成熟种子。冬季采收成熟果实,取出种子,晒干。

【性状】 本品呈纽扣状圆板形,常一面隆起,一面稍凹下,直径 1.5~3cm,厚 0.3~0.6cm。表面密被灰棕色或灰绿色绢状茸毛,自中间向四周呈辐射状排列,有丝样光泽。边缘稍隆起,较厚,有突起的珠孔,底面中心有突起的圆点状种脐。质坚硬,平行剖面可见淡黄白色胚乳,角质状,子叶心形,叶脉 5~7 条。气微,味极苦。

【鉴别】 (1)本品粉末灰黄色。非腺毛单细胞,基部膨大似石细胞,壁极厚,多碎断,木化。胚乳细胞多角形,壁厚,内含脂肪油及糊粉粒。

(2)取本品粉末 0.5g,加三氯甲烷-乙醇(10:1)混合溶液 5ml 与浓氨试液 0.5ml,密塞,振摇 5 分钟,放置 2 小时,滤过,取滤液作为供试品溶液。另取士的宁对照品、马钱子碱对照品,加三氯甲烷制成每 1ml 各含 2mg 的混合溶液,作为对照品溶液。照薄层色谱法(通则 0502)试验,吸取上述两种溶液

各 10μl,分别点于同一硅胶 G 薄层板上,以甲苯-丙酮-乙醇-浓氨试液(4∶5∶0.6∶0.4)为展开剂,展开,取出,晾干,喷以稀碘化铋钾试液。供试品色谱中,在与对照品色谱相应的位置上,显相同颜色的斑点。

【检查】 水分 不得过 13.0%(通则 0832 第二法)。

总灰分 不得过 2.0%(通则 2302)。

黄曲霉毒素 照真菌毒素测定法(通则 2351)测定。

取本品粉末(过二号筛)约 5g,精密称定,加入氯化钠 3g,照黄曲霉毒素测定法项下供试品溶液的制备方法,其中,精密量取上清液 10ml,测定,计算,即得。

本品每 1000g 含黄曲霉毒素 B_1 不得过 5μg,含黄曲霉毒素 G_2、黄曲霉毒素 G_1、黄曲霉毒素 B_2 和黄曲霉毒素 B_1 的总量不得过 10μg。

【含量测定】 照高效液相色谱法(通则 0512)测定。

色谱条件与系统适用性试验 以十八烷基硅烷键合硅胶为填充剂;以乙腈-0.01mol/L 庚烷磺酸钠与 0.02mol/L 磷酸二氢钾等量混合溶液(用 10% 磷酸调节 pH 值至 2.8)(21∶79)为流动相;检测波长为 260nm。理论板数按士的宁峰计算应不低于 5000。

对照品溶液的制备 取士的宁对照品 6mg、马钱子碱对照品 5mg,精密称定,分别置 10ml 量瓶中,加三氯甲烷适量使溶解并稀释至刻度,摇匀。分别精密量取 2ml,置同一 10ml 量瓶中,用甲醇稀释至刻度,摇匀,即得(每 1ml 含士的宁 0.12mg、马钱子碱 0.1mg)。

供试品溶液的制备 取本品粉末(过三号筛)约 0.6g,精密称定,置具塞锥形瓶中,加氢氧化钠试液 3ml,混匀,放置 30 分钟,精密加入三氯甲烷 20ml,密塞,称定重量,置水浴中回流提取 2 小时,放冷,再称定重量,用三氯甲烷补足减失的重量,摇匀,分取三氯甲烷液,用铺有少量无水硫酸钠的滤纸滤过,弃去初滤液,精密量取续滤液 3ml,置 10ml 量瓶中,加甲醇至刻度,摇匀,即得。

测定法 分别精密吸取对照品溶液与供试品溶液各 10μl,注入液相色谱仪,测定,即得。

本品按干燥品计算,含士的宁($C_{21}H_{22}N_2O_2$)应为 1.20%~2.20%,马钱子碱($C_{23}H_{26}N_2O_4$)不得少于 0.80%。

饮片

【炮制】 生马钱子 除去杂质。

【性状】 【鉴别】 【检查】 【含量测定】 同药材。

制马钱子 取净马钱子,照炒法(通则 0213)用砂烫至鼓起并显棕褐色或深棕色。

【性状】 本品形如马钱子,两面均膨胀鼓起,边缘较厚。表面棕褐色或深棕色,质坚脆,平行剖面可见棕褐色或深棕色的胚乳。微有香气,味极苦。

【鉴别】 (1)本品粉末棕褐色或深棕色。非腺毛单细胞,棕黄色,基部膨大似石细胞,壁极厚,多碎断,木化。胚乳细胞多角形,壁厚,内含棕褐色物。

【检查】 水分 同药材,不得过 12.0%。

【鉴别】(2) 【检查】(总灰分) 【含量测定】 同药材。

【性味与归经】 苦,温;有大毒。归肝、脾经。

【功能与主治】 通络止痛,散结消肿。用于跌打损伤,骨折肿痛,风湿顽痹,麻木瘫痪,痈疽疮毒,咽喉肿痛。

【用法与用量】 0.3~0.6g,炮制后入丸散用。

【注意】 孕妇禁用;不宜多服久服及生用;运动员慎用;有毒成分能经皮肤吸收,外用不宜大面积涂敷。

【贮藏】 置干燥处。

马钱子粉

Maqianzi Fen

STRYCHNI SEMEN PULVERATUM

本品为马钱子的炮制加工品。

【炮制】 取制马钱子,粉碎成细粉,照马钱子〔含量测定〕项下的方法测定士的宁含量后,加适量淀粉,使含量符合规定,混匀,即得。

【性状】 本品为黄褐色粉末。气微香,味极苦。

【鉴别】 照马钱子项下的〔鉴别〕(2)项试验,显相同的结果。

【检查】 水分 不得过 14.0%(通则 0832 第二法)。

总灰分 不得过 1.6%(通则 2302)。

【含量测定】 取本品粉末(过三号筛)约 0.6g,精密称定,置具塞锥形瓶中,加硅藻土 2g,混匀,加氢氧化钠试液 9ml,充分振摇,照马钱子〔含量测定〕项供试品溶液的制备,自"放置 30 分钟"起,同法测定。

本品按干燥品计算,含士的宁($C_{21}H_{22}N_2O_2$)应为 0.78%~0.82%,马钱子碱($C_{23}H_{26}N_2O_4$)不得少于 0.50%。

【性味与归经】 苦,温;有大毒。归肝、脾经。

【功能与主治】 通络止痛,散结消肿。用于跌打损伤,骨折肿痛,风湿顽痹,麻木瘫痪,痈疽疮毒,咽喉肿痛。

【用法与用量】 0.3~0.6g,入丸散用。

【注意】 孕妇禁用;不宜多服久服及生用;运动员慎用;有毒成分能经皮肤吸收,外用不宜大面积涂敷。

【贮藏】 密闭保存,置干燥处。

马鞭草

Mabiancao

VERBENAE HERBA

本品为马鞭草科植物马鞭草 Verbena officinalis L. 的干燥地上部分。6~8 月花开时采割,除去杂质,晒干。

【性状】 本品茎呈方柱形,多分枝,四面有纵沟,长 0.5~

1m;表面绿褐色,粗糙;质硬而脆,断面有髓或中空。叶对生,皱缩,多破碎,绿褐色,完整者展平后叶片 3 深裂,边缘有锯齿。穗状花序细长,有小花多数。气微,味苦。

【鉴别】 (1)本品粉末绿褐色。茎表皮细胞呈长多角形或类长方形,垂周壁多平直,具气孔。叶下表皮细胞垂周壁波状弯曲,气孔不定式或不等式,副卫细胞 3～5 个。腺鳞头部 4 细胞,直径 23～58μm;柄单细胞。非腺毛单细胞。花粉粒类圆形或类圆三角形,直径 24～35μm,表面光滑,有 3 个萌发孔。

(2)取本品粉末 1g,加二氯甲烷 20ml,超声处理 30 分钟,弃去二氯甲烷液,药渣加甲醇 10ml,超声处理 30 分钟,滤过,滤液作为供试品溶液。另取马鞭草对照药材 1g,同法制成对照药材溶液。再取马鞭草苷对照品和戟叶马鞭草苷对照品,加甲醇制成每 1ml 各含 0.1mg 的混合溶液,作为对照品溶液。照薄层色谱法(通则 0502)试验,吸取上述供试品溶液和对照药材溶液各 8μl,对照品溶液 5μl,分别点于同一硅胶 GF$_{254}$ 薄层板上,以乙酸乙酯-甲醇-水(9:2:1)为展开剂,展开,取出,晾干。置紫外光灯(254nm)下检视,供试品色谱中,在与对照药材色谱和对照品色谱相应的位置上,显相同颜色的斑点。喷以 10％ 硫酸乙醇溶液,在 105℃加热至斑点显色清晰,置日光下检视。供试品色谱中,在与对照药材色谱和对照品色谱相应的位置上,显相同颜色的斑点。

【检查】 水分 不得过 10.0％(通则 0832 第二法)。

总灰分 不得过 12.0％(通则 2302)。

酸不溶性灰分 不得过 4.0％(通则 2302)。

【含量测定】 照高效液相色谱法(通则 0512)测定。

色谱条件与系统适用性试验 以十八烷基硅烷键合硅胶为填充剂;以甲醇-0.2％醋酸溶液(82.5:17.5)为流动相;蒸发光散射检测器检测。理论板数按熊果酸峰计算应不低于 5000。

对照品溶液的制备 取齐墩果酸对照品、熊果酸对照品适量,精密称定,加甲醇制成每 1ml 含齐墩果酸 50μg、熊果酸 0.1mg 的混合溶液,即得。

供试品溶液的制备 取本品粉末(过四号筛)约 0.5g,精密称定,置具塞锥形瓶中,精密加入无水乙醇 25ml,称定重量,加热回流 4 小时,放冷,再称定重量,用无水乙醇补足减失的重量,摇匀,滤过。精密量取续滤液 10ml,加 1％氨水溶液 3ml,混匀,用石油醚(30～60℃)振摇提取 3 次,每次 15ml,弃去石油醚液,取乙醇液蒸干,残渣加甲醇溶解,转移至 5ml 量瓶中,加甲醇至刻度,摇匀,滤过,取续滤液,即得。

测定法 分别精密吸取对照品溶液 10μl、20μl,供试品溶液 20μl,注入液相色谱仪,测定,用外标两点法对数方程计算,即得。

本品按干燥品计算,含齐墩果酸(C$_{30}$H$_{48}$O$_3$)和熊果酸(C$_{30}$H$_{48}$O$_3$)的总量不得少于 0.30％。

饮片

【炮制】 除去残根及杂质,洗净,稍润,切段,干燥。

【性状】 本品呈不规则的段。茎方柱形,四面有纵沟,表面绿褐色,粗糙。切面有髓或中空。叶多破碎,绿褐色,完整者展平后叶片 3 深裂,边缘有锯齿。穗状花序,有小花多数。气微,味苦。

【鉴别】【检查】【含量测定】 同药材。

【性味与归经】 苦,凉。归肝、脾经。

【功能与主治】 活血散瘀,解毒,利水,退黄,截疟。用于癥瘕积聚,痛经经闭,喉痹,痈肿,水肿,黄疸,疟疾。

【用法与用量】 5～10g。

【贮藏】 置干燥处。

王 不 留 行
Wangbuliuxing
VACCARIAE SEMEN

本品为石竹科植物麦蓝菜 Vaccaria segetalis(Neck.)Garcke 的干燥成熟种子。夏季果实成熟、果皮尚未开裂时采割植株,晒干,打下种子,除去杂质,再晒干。

【性状】 本品呈球形,直径约 2mm。表面黑色,少数红棕色,略有光泽,有细密颗粒状突起,一侧有 1 凹陷的纵沟。质硬。胚乳白色,胚弯曲成环,子叶 2。气微,味微涩、苦。

【鉴别】 (1)本品粉末淡灰褐色。种皮表皮细胞红棕色或黄棕色,表面观多角形或长多角形,直径 50～120μm,垂周壁增厚,星角状或深波状弯曲。种皮内表皮细胞淡黄棕色,表面观类方形、类长方形或多角形,垂周壁呈紧密的连珠状增厚,表面可见网状增厚纹理。胚乳细胞多角形、类方形或类长方形,胞腔内充满淀粉粒和糊粉粒。子叶细胞含有脂肪油滴。

(2)取本品粉末 1.5g,加甲醇 20ml,加热回流 30 分钟,放冷,滤过,滤液回收溶剂至干,残渣加甲醇 2ml 使溶解,作为供试品溶液。另取王不留行对照药材 1.5g,同法制成对照药材溶液。再取王不留行黄酮苷对照品和刺桐碱对照品,加甲醇制成每 1ml 分别含 0.2mg 和 1mg 的溶液,作为对照品溶液。照薄层色谱法(通则 0502)试验,吸取上述四种溶液各 5μl,分别点于同一硅胶 G 薄层板上,以三氯甲烷-甲醇-水(15:7:2)的下层溶液为展开剂,展开,取出,晾干,喷以 2％三氯化铝乙醇溶液,热风吹干,置紫外光灯(365nm)下检视。供试品色谱中,在与对照药材色谱和王不留行黄酮苷对照品色谱相应的位置上,显相同颜色的荧光斑点。再置碘蒸气中熏至斑点显色清晰,置日光下检视。供试品色谱中,在与对照药材色谱和刺桐碱对照品色谱相应的位置上,显相同颜色的斑点。

【检查】 水分 不得过 12.0％(通则 0832 第二法)。

总灰分 不得过 4.0％(通则 2302)。

【浸出物】 照醇溶性浸出物测定法(通则 2201)项下的热浸法测定,用乙醇作溶剂,不得少于 6.0％。

【含量测定】 照高效液相色谱法(通则 0512)测定。

色谱条件与系统适用性试验 以十八烷基硅烷键合硅胶为填充剂;以甲醇为流动相 A,以 0.3%磷酸溶液为流动相 B,按下表中的规定进行梯度洗脱;检测波长为 280nm。理论板数按王不留行黄酮苷峰计算应不低于 3000。

时间(分钟)	流动相 A(%)	流动相 B(%)
0~10	35	65
10~20	35→40	65→60
20~35	40→50	60→50

对照品溶液的制备 取王不留行黄酮苷对照品适量,精密称定,加 70%甲醇制成每 1ml 含 0.1mg 的溶液,即得。

供试品溶液的制备 取本品粉末(过三号筛)约 1.2g,精密称定,置具塞锥形瓶中,精密加入 70%甲醇 50ml,称定重量,超声处理(功率 250W,频率 33kHz)30 分钟,放冷,再称定重量,用 70%甲醇补足减失的重量,摇匀,滤过,取续滤液,即得。

测定法 分别精密吸取对照品溶液与供试品溶液各 10μl,注入液相色谱仪,测定,即得。

本品按干燥品计算,含王不留行黄酮苷($C_{32}H_{38}O_{19}$)不得少于 0.40%。

饮片

【炮制】 王不留行 除去杂质。

【性状】【鉴别】【检查】【浸出物】【含量测定】 同药材。

炒王不留行 取净王不留行,照清炒法(通则 0213)炒至大多数爆开白花。

【性状】 本品呈类球形爆花状,表面白色,质松脆。

【检查】 水分 同药材,不得过 10.0%。

【含量测定】 同药材,含王不留行黄酮苷($C_{32}H_{38}O_{19}$)不得少于 0.15%。

【鉴别】(除显微粉末外)**【浸出物】** 同药材。

【性味与归经】 苦,平。归肝、胃经。

【功能与主治】 活血通经,下乳消肿,利尿通淋。用于经闭,痛经,乳汁不下,乳痈肿痛,淋证涩痛。

【用法与用量】 5~10g。

【注意】 孕妇慎用。

【贮藏】 置干燥处。

天山雪莲
Tianshanxuelian

SAUSSUREAE INVOLUCRATAE HERBA

本品系维吾尔族习用药材。为菊科植物天山雪莲 Saussurea involucrata(Kar. et Kir.)Sch. -Bip. 的干燥地上部分。夏、秋二季花开时采收,阴干。

【性状】 本品茎呈圆柱形,长 2~48cm,直径 0.5~3cm;表面黄绿色或黄棕色,有的微带紫色,具纵棱,断面中空。茎生叶密集排列,无柄,或脱落留有残基,完整叶片呈卵状长圆形或广披针形,两面被柔毛,边缘有锯齿和缘毛,主脉明显。头状花序顶生,10~42 个密集成圆球形,无梗。苞叶长卵形或卵形,无柄,中部凹陷呈舟状,膜质,半透明。总苞片 3~4 层,披针形,等长,外层多呈褐色,内层棕黄色或黄白色。花管状,紫红色,柱头 2 裂。瘦果圆柱形,具纵棱,羽状冠毛 2 层。体轻,质脆。气微香,味微苦。

【鉴别】 (1)本品粉末黄灰色至黄绿色。腺毛类棒槌形,头部和柄多为 2 列细胞。非腺毛为多细胞或单细胞,基部细胞类长方形,先端细胞较细或扭曲,长 40~300μm。花粉粒球形,直径 45~68μm,外壁有刺状突起,具 3 孔沟。气孔不定式。冠毛为多列分枝状毛。花柱碎片具刺状或绒毛状突起。

(2)取本品粉末 0.5g,加甲醇 20ml,超声处理 10 分钟,滤过,滤液蒸干,残渣加甲醇 1ml 使溶解,作为供试品溶液。另取天山雪莲对照药材 0.5g,同法制成对照药材溶液。再取芦丁对照品、绿原酸对照品,分别加甲醇制成每 1ml 各含 5mg 和 2mg 的溶液,作为对照品溶液。照薄层色谱法(通则 0502)试验,吸取上述四种溶液各 3~5μl,分别点于同一硅胶 G 薄层板上,以乙酸乙酯-丁酮-甲酸-水(10:6:1:2)的上层溶液为展开剂,展开,取出,晾干,再喷以 1%亚硝酸钠的 1%甲醇溶液,加热至斑点显色清晰。供试品色谱中,在与对照药材色谱和对照品色谱相应的位置上,显相同颜色的斑点。

【检查】 水分 不得过 12.0%(通则 0832 第二法)。

总灰分 不得过 12.0%(通则 2302)。

酸不溶性灰分 不得过 3.0%(通则 2302)。

【浸出物】 照醇溶性浸出物测定法(通则 2201)项下的热浸法测定,用 70%乙醇作溶剂,不得少于 15.0%。

【含量测定】 照高效液相色谱法(通则 0512)测定。

色谱条件与系统适用性试验 以十八烷基硅烷键合硅胶为填充剂;以甲醇-0.4%磷酸溶液(38:62)为流动相;检测波长为 340nm;柱温 40℃。理论板数按芦丁峰计算应不低于 8000。

对照品溶液的制备 取芦丁对照品(120℃干燥至恒重)、绿原酸对照品适量,精密称定,加 50%甲醇制成每 1ml 含芦丁 80μg、绿原酸 60μg 的混合溶液,即得。

供试品溶液的制备 取本品粉末(过三号筛)约 1g,精密称定,置具塞锥形瓶中,精密加入 50%甲醇 50ml,称定重量,超声处理 10 分钟,放冷,再称定重量,用 50%甲醇补足减失的重量,摇匀,滤过,取续滤液,即得。

测定法 分别精密吸取对照品溶液与供试品溶液各 10μl,注入液相色谱仪,测定,即得。

本品按干燥品计算,含无水芦丁($C_{27}H_{30}O_{16}$)不得少于 0.15%,绿原酸($C_{16}H_{18}O_9$)不得少于 0.15%。

【性味】 维吾尔医:性质,二级湿热。中医:微苦,温。

【功能与主治】 维吾尔医:补肾活血,强筋骨,营养神经,调节异常体液。用于风湿性关节炎,关节疼痛,肺寒咳嗽,肾与小腹冷痛,白带过多等。

中医:温肾助阳,祛风胜湿,通经活血。用于风寒湿痹痛、类风湿性关节炎,小腹冷痛,月经不调。

【用法与用量】 3~6g,水煎或酒浸服。外用适量。

【禁忌】 孕妇忌用。

【贮藏】 置阴凉干燥处。

天 仙 子
Tianxianzi
HYOSCYAMI SEMEN

本品为茄科植物莨菪 *Hyoscyamus niger* L. 的干燥成熟种子。夏、秋二季果皮变黄色时,采摘果实,暴晒,打下种子,筛去果皮、枝梗,晒干。

【性状】 本品呈类扁肾形或扁卵形,直径约 1mm。表面棕黄色或灰黄色,有细密的网纹,略尖的一端有点状种脐。切面灰白色,油质,有胚乳,胚弯曲。气微,味微辛。

【鉴别】 (1)本品粉末灰褐色。种皮外表皮细胞碎片众多,表面附着黄棕色颗粒状物,表面观不规则多角形或长多角形,垂周壁波状弯曲;侧面观呈波状突起。胚乳细胞类圆形,含糊粉粒及脂肪油滴。

(2)取本品粉末 1g,加石油醚(30~60℃)10ml,超声处理 15 分钟,弃去石油醚液,同上再处理一次,药渣挥干溶剂,加乙醇-浓氨试液(1:1)混合溶液 2ml 使湿润,加三氯甲烷 20ml,超声处理 15 分钟,滤过,滤液蒸干,残渣加无水乙醇 0.5ml 使溶解,作为供试品溶液。另取氢溴酸东莨菪碱对照品、硫酸阿托品对照品,加无水乙醇制成每 1ml 各含 1mg 的混合溶液,作为对照品溶液。照薄层色谱法(通则 0502)试验,吸取上述两种溶液各 5μl,分别点于同一硅胶 G 薄层板上,以乙酸乙酯-甲醇-浓氨试液(17:2:1)为展开剂,展开,取出,晾干,依次喷以碘化铋钾试液与亚硝酸钠乙醇试液。供试品色谱中,在与对照品色谱相应的位置上,显相同的两个棕色斑点。

【检查】 **总灰分** 不得过 8.0%(通则 2302)。

酸不溶性灰分 不得过 3.0%(通则 2302)。

【含量测定】 照高效液相色谱法(通则 0512)测定。

色谱条件与系统适用性试验 以十八烷基硅烷键合硅胶为填充剂;以甲醇-乙腈-30mmol/L 醋酸钠缓冲液(含 0.02% 三乙胺、0.3%四氢呋喃,用冰醋酸调节 pH 值至 6.0)(10:5:85)为流动相;检测波长为 210nm。理论板数按莨菪碱峰计算应不低于 4000。

对照品溶液的制备 取氢溴酸东莨菪碱对照品、硫酸阿托品对照品适量,精密称定,加甲醇制成每 1ml 含氢溴酸东莨菪碱 0.17mg、硫酸阿托品 0.15mg 的混合溶液,即得(东莨菪碱重量=氢溴酸东莨菪碱重量×0.7894;莨菪碱重量=硫酸阿托品重量×0.8551)。

供试品溶液的制备 取本品粉末(过三号筛)约 2g,精密称定,置索氏提取器中,加石油醚(30~60℃)适量,加热回流 2 小时,弃去石油醚液,药渣挥干溶剂,再加甲醇适量,加热回流 6 小时,提取液减压回收至干,残渣加浓氨试液(8→100)25ml 使溶解,转移至分液漏斗中,用少量三氯甲烷洗涤容器及残渣,并入分液漏斗中,用三氯甲烷提取 5 次,每次 15ml,合并三氯甲烷液,减压回收至干,残渣加无水乙醇使溶解,转移至 10ml 量瓶中,加无水乙醇至刻度,摇匀,即得。

测定法 分别精密吸取对照品溶液与供试品溶液各 5μl,注入液相色谱仪,测定,即得。

本品按干燥品计算,含东莨菪碱($C_{17}H_{21}NO_4$)和莨菪碱($C_{17}H_{23}NO_3$)的总量不得少于 0.080%。

【性味与归经】 苦、辛,温;有大毒。归心、胃、肝经。

【功能与主治】 解痉止痛,平喘,安神。用于胃脘挛痛,喘咳,癫狂。

【用法与用量】 0.06~0.6g。

【注意】 心脏病、心动过速、青光眼患者及孕妇禁用。

【贮藏】 置通风干燥处。

天 冬
Tiandong
ASPARAGI RADIX

本品为百合科植物天冬 *Asparagus cochinchinensis*(Lour.)Merr. 的干燥块根。秋、冬二季采挖,洗净,除去茎基和须根,置沸水中煮或蒸至透心,趁热除去外皮,洗净,干燥。

【性状】 本品呈长纺锤形,略弯曲,长 5~18cm,直径 0.5~2cm。表面黄白色至淡黄棕色,半透明,光滑或具深浅不等的纵皱纹,偶有残存的灰棕色外皮。质硬或柔润,有黏性,断面角质样,中柱黄白色。气微,味甜、微苦。

【鉴别】 (1)本品横切面:根被有时残存。皮层宽广,外侧有石细胞散在或断续排列成环,石细胞浅黄棕色,长条形、长椭圆形或类圆形,直径 32~110μm,壁厚,纹孔和孔沟极细密;黏液细胞散在,草酸钙针晶束存在于椭圆形黏液细胞中,针晶长 40~99μm。内皮层明显。中柱韧皮部束和木质部束各 31~135 个,相互间隔排列,少数导管深入至髓部,髓细胞亦含草酸钙针晶束。

(2)取本品粉末 1g,加甲醇 25ml,超声处理 30 分钟,滤过,取滤液回收溶剂至干,残渣加水 5ml 使溶解,通过已处理好的 C18 固相萃取柱(1.0g,6ml,依次用甲醇与水各 6ml 预洗),依次用水、10%甲醇、甲醇各 10ml 洗脱,收集甲醇洗脱液,回收溶剂至干,残渣加甲醇 1ml 使溶解,作为供试品溶液。另取天冬对照药材 1g,同法制成对照药材溶液。照薄层色谱法(通则 0502)试验,吸取上述两种溶液各 6μl,分别点于同一硅胶 G 薄层板上,使成条状。以三氯甲烷-甲醇-水

(13：7：2)10℃以下放置的下层溶液为展开剂,展开,取出,晾干,喷以 10％硫酸乙醇溶液,在 105℃加热至斑点显色清晰,分别置日光及紫外光灯(365nm)下检视。供试品色谱中,在与对照药材色谱相应的位置上,显相同颜色的斑点;紫外光下显相同颜色的荧光斑点。

【检查】 **水分** 不得过 16.0％(通则 0832 第二法)。

总灰分 不得过 5.0％(通则 2302)。

二氧化硫残留量 照二氧化硫残留量测定法(通则2331)测定,不得过 400mg/kg。

【浸出物】 照醇溶性浸出物测定法(通则 2201)项下的热浸法测定,用稀乙醇作溶剂,不得少于 80.0％。

饮片

【炮制】 除去杂质,迅速洗净,切薄片,干燥。

【性状】 本品呈类圆形或不规则形的片。外表面黄白色至淡黄棕色,半透明,光滑或具深浅不等的纵皱纹,偶有残存的灰棕色外皮。质硬或柔润,有黏性。切面角质样,中柱黄白色。气微,味甜、微苦。

【鉴别】【检查】【浸出物】 同药材。

【性味与归经】 甘、苦,寒。归肺、肾经。

【功能与主治】 养阴润燥,清肺生津。用于肺燥干咳,顿咳痰黏,腰膝酸痛,骨蒸潮热,内热消渴,热病津伤,咽干口渴,肠燥便秘。

【用法与用量】 6～12g。

【贮藏】 置通风干燥处,防霉,防蛀。

天 花 粉

Tianhuafen

TRICHOSANTHIS RADIX

本品为葫芦科植物栝楼 *Trichosanthes kirilowii* Maxim. 或双边栝楼 *Trichosanthes rosthornii* Harms 的干燥根。秋、冬二季采挖,洗净,除去外皮,切段或纵剖成瓣,干燥。

【性状】 本品呈不规则圆柱形、纺锤形或瓣块状,长 8～16cm,直径 1.5～5.5cm。表面黄白色或淡棕黄色,有纵皱纹、细根痕及略凹陷的横长皮孔,有的有黄棕色外皮残留。质坚实,断面白色或淡黄色,富粉性,横切面可见黄色木质部,略呈放射状排列,纵切面可见黄色条纹状木质部。气微,味微苦。

【鉴别】 (1)本品粉末类白色。淀粉粒甚多,单粒类球形、半圆形或盔帽形,直径 6～48μm,脐点点状、短缝状或人字状,层纹隐约可见;复粒由 2～14 分粒组成,常由一个大的分粒与几个小分粒复合。具缘纹孔导管大,多破碎,有的具缘纹孔呈六角形或方形,排列紧密。石细胞黄绿色,长方形、椭圆形、类方形、多角形或纺锤形,直径 27～72μm,壁较厚,纹孔细密。

(2)取本品粉末 2g,加稀乙醇 20ml,超声处理 30 分钟,滤

过,取滤液作为供试品溶液。另取天花粉对照药材 2g,同法制成对照药材溶液。再取瓜氨酸对照品,加稀乙醇制成每1ml 含 1mg 的溶液,作为对照品溶液。照薄层色谱法(通则0502)试验,吸取供试品溶液及对照药材溶液各 2μl,对照品溶液 1μl,分别点于同一硅胶 G 薄层板上,以正丁醇-无水乙醇-冰醋酸-水(8：2：2：3)为展开剂,展开,取出,晾干,喷以茚三酮试液,在 105℃加热至斑点显色清晰。供试品色谱中,在与对照药材色谱和对照品色谱相应的位置上,显相同颜色的斑点。

【检查】 **水分** 不得过 15.0％(通则 0832 第二法)。

总灰分 不得过 5.0％(通则 2302)。

二氧化硫残留量 照二氧化硫残留量测定法(通则2331)测定,不得过 400mg/kg。

【浸出物】 照水溶性浸出物测定法(通则 2201)项下的冷浸法测定,不得少于 15.0％。

饮片

【炮制】 略泡,润透,切厚片,干燥。

【性状】 本品呈类圆形、半圆形或不规则形的厚片。外表皮黄白色或淡棕黄色。切面可见黄色木质部小孔,略呈放射状排列。气微,味微苦。

【检查】 **总灰分** 不得过 4.0％(通则 2302)。

【浸出物】 照水溶性浸出物测定法(通则 2201)项下的冷浸法测定,不得少于 12.0％。

【鉴别】【检查】(水分 二氧化硫残留量) 同药材。

【性味与归经】 甘、微苦,微寒。归肺、胃经。

【功能与主治】 清热泻火,生津止渴,消肿排脓。用于热病烦渴,肺热燥咳,内热消渴,疮疡肿毒。

【用法与用量】 10～15g。

【注意】 孕妇慎用;不宜与川乌、制川乌、草乌、制草乌、附子同用。

【贮藏】 置干燥处,防蛀。

天 竺 黄

Tianzhuhuang

BAMBUSAE CONCRETIO SILICEA

本品为禾本科植物青皮竹 *Bambusa textilis* McClure 或华思劳竹 *Schizostachyum chinense* Rendle 等秆内的分泌液干燥后的块状物。秋、冬二季采收。

【性状】 本品为不规则的片块或颗粒,大小不一。表面灰蓝色、灰黄色或灰白色,有的洁白色,半透明,略带光泽。体轻,质硬而脆,易破碎,吸湿性强。气微,味淡。

【鉴别】 (1)取本品适量,炽灼灰化后,残渣加醋酸 2 滴使湿润,滴加钼酸铵试液 1 滴与硫酸亚铁试液 1 滴,残渣即显蓝色。

（2）取本品粉末 2g,加盐酸 10ml,振摇 2 分钟,滤过,取滤液备用。取滤纸 1 片,加亚铁氰化钾试液 1 滴,待干后,同一斑点上滴加滤液 1 滴,再缓缓滴加水 10 滴、0.1%茜素红的乙醇溶液 1 滴,置氨蒸气中熏后,滤纸上可见紫色或蓝紫色环,环中显红色。

（3）取本品粉末 1g,置 20ml 气相顶空进样瓶或其他耐压容器中,加 6mol/L 盐酸溶液 10ml,加盖密封,置水浴中加热 2 小时,取出,放冷,离心,取上清液,蒸干,残渣加稀乙醇 2ml 使溶解,作为供试品溶液。另取天竺黄对照药材 1g,同法制成对照药材溶液。再取亮氨酸对照品、丙氨酸对照品,分别加稀乙醇制成每 1ml 各含 0.5mg 的溶液,作为对照品溶液。照薄层色谱法(通则 0502)试验,吸取上述四种溶液各 2μl,分别点于同一硅胶 G 薄层板上,以正丁醇-冰醋酸-水(19:5:5)为展开剂,展开,取出,晾干,喷以茚三酮试液,在 105℃加热至斑点显色清晰,置日光下检视。供试品色谱中,在与对照药材色谱及对照品色谱相应位置上,显相同颜色的斑点。

【检查】　体积比　取本品中粉 10g,轻轻装入量筒内,体积不得少于 24ml。

吸水量　取本品 5g,加水 50ml,放置片刻,用湿润后的滤纸滤过,所得滤液不得过 44ml。

【性味与归经】　甘,寒。归心、肝经。

【功能与主治】　清热豁痰,凉心定惊。用于热病神昏,中风痰迷,小儿痰热惊痫、抽搐、夜啼。

【用法与用量】　3～9g。

【贮藏】　密闭,置干燥处。

天 南 星

Tiannanxing

ARISAEMATIS RHIZOMA

本品为天南星科植物天南星 *Arisaema erubescens* (Wall.)Schott、异叶天南星 *Arisaema heterophyllum* Bl. 或东北天南星 *Arisaema amurense* Maxim. 的干燥块茎。秋、冬二季茎叶枯萎时采挖,除去须根及外皮,干燥。

【性状】　本品呈扁球形,高 1～2cm,直径 1.5～6.5cm。表面类白色或淡棕色,较光滑,顶端有凹陷的茎痕,周围有麻点状根痕,有的块茎周边有小扁球状侧芽。质坚硬,不易破碎,断面不平坦,白色,粉性。气微辛,味麻辣。

【鉴别】　（1）本品粉末类白色。淀粉粒以单粒为主,圆球形或长圆形,直径 2～17μm,脐点点状、裂缝状,大粒层纹隐约可见;复粒少数,由 2～12 分粒组成。草酸钙针晶散在或成束存在于黏液细胞中,长 63～131μm。草酸钙方晶多见于导管旁的薄壁细胞中,直径 3～20μm。

（2）取本品粉末 5g,加 60%乙醇 50ml,超声处理 45 分钟,滤过,滤液置水浴上挥尽乙醇,加于 AB-8 型大孔吸附树脂柱

（内径为 1cm,柱高为 10cm）上,以水 50ml 洗脱,弃去水液,再用 30%乙醇 50ml 洗脱,收集洗脱液,蒸干,残渣加乙醇 1ml 使溶解,离心,取上清液作为供试品溶液。另取天南星对照药材 5g,同法制成对照药材溶液。照薄层色谱法(通则 0502)试验,吸取上述两种溶液各 6μl,分别点于同一硅胶 G 薄层板上,以乙醇-吡啶-浓氨试液-水(8:3:3:2)为展开剂,展开,取出,晾干,喷以 5%氢氧化钾甲醇溶液,分别置日光和紫外光灯(365nm)下检视。供试品色谱中,在与对照药材色谱相应的位置上,显相同颜色的斑点。

【检查】　水分　不得过 15.0%(通则 0832 第二法)。

总灰分　不得过 5.0%(通则 2302)。

【浸出物】　照醇溶性浸出物测定法(通则 2201)项下的热浸法测定,用稀乙醇作溶剂,不得少于 9.0%。

【含量测定】　对照品溶液的制备　取芹菜素对照品适量,精密称定,加 60%乙醇制成每 1ml 含 12μg 的溶液,即得。

标准曲线的制备　精密量取对照品溶液 1ml、2ml、3ml、4ml、5ml,分别置 10ml 量瓶中,各加 60%乙醇至 5ml,加 1%三乙胺溶液至刻度,摇匀,以相应的试剂为空白,照紫外-可见分光光度法(通则 0401),在 400nm 的波长处测定吸光度,以吸光度为纵坐标,浓度为横坐标,绘制标准曲线。

测定法　取本品粉末(过四号筛)约 0.6g,精密称定,置具塞锥形瓶中,精密加入 60%乙醇 50ml,密塞,称定重量,超声处理(功率 250W,频率 40kHz)45 分钟,放冷,再称定重量,用 60%乙醇补足减失的重量,摇匀,滤过。精密量取续滤液 5ml,置 10ml 量瓶中,照标准曲线的制备项下的方法,自"加 1%三乙胺溶液"起,依法测定吸光度,从标准曲线上读出供试品溶液中含芹菜素的重量,计算,即得。

本品按干燥品计算,含总黄酮以芹菜素($C_{15}H_{10}O_5$)计,不得少于 0.050%。

饮片

【炮制】　生天南星　除去杂质,洗净,干燥。

【性状】【鉴别】【检查】【浸出物】【含量测定】同药材。

【性味与归经】　苦、辛,温;有毒。归肺、肝、脾经。

【功能与主治】　散结消肿。外用治痈肿,蛇虫咬伤。

【用法与用量】　外用生品适量,研末以醋或酒调敷患处。

【注意】　孕妇慎用;生品内服宜慎。

【贮藏】　置通风干燥处,防霉、防蛀。

制 天 南 星

Zhitiannanxing

ARISAEMATIS RHIZOMA PREPARATUM

本品为天南星的炮制加工品。

【炮制】　取净天南星,按大小分别用水浸泡,每日换水 2～3 次,如起白沫时,换水后加白矾(每 100kg 天南星,加白

矾 2kg),泡一日后,再进行换水,至切开口尝微有麻舌感时取出。将生姜片、白矾置锅内加适量水煮沸后,倒入天南星共煮至无干心时取出,除去姜片,晾至四至六成干,切薄片,干燥。

每 100kg 天南星,用生姜、白矾各 12.5kg。

【性状】 本品呈类圆形或不规则形的薄片。黄色或淡棕色,质脆易碎,断面角质状。气微,味涩,微麻。

【鉴别】 (1)本品粉末灰黄色或黄棕色。糊化淀粉粒众多,多存在于薄壁细胞中。草酸钙针晶散在或成束,长 6～35μm。螺纹导管及环纹导管。

(2)取本品粉末 5g,加乙醇 50ml,加热回流 1.5 小时,滤过,滤液蒸干,残渣加乙醚 10ml 超声处理 5 分钟,滤过,残渣再用乙醚重复处理 2 次,合并乙醚液,蒸干,残渣加甲醇 0.5ml 使溶解,作为供试品溶液。另取干姜对照药材 0.5g,同法制成对照药材溶液。照薄层色谱法(通则 0502)试验,吸取上述两种溶液各 6μl,分别点于同一硅胶 G 薄层板上,以环己烷-乙醚-丙酮-冰醋酸(40:10:5:0.5)为展开剂,展开,取出,晾干,喷以 10%硫酸乙醇溶液,在 105℃加热至斑点显色清晰。供试品色谱中,在与对照药材色谱相应的位置上,显相同颜色的主斑点。

【检查】 水分 不得过 12.0%(通则 0832 第二法)。

总灰分 不得过 4.0%(通则 2302)。

白矾限量 取本品粉末(过四号筛)约 2g,精密称定,置坩埚中,缓缓加热,至完全炭化时,逐渐升高温度至 450℃,灰化 4 小时,放冷,在坩埚中小心加入稀盐酸 10ml,用表面皿覆盖坩埚,置水浴上加热 20 分钟,表面皿用热水 5ml 冲洗,洗液并入坩埚中,滤过,用水 25ml 分次洗涤滤渣及坩埚;合并滤液和洗液,加甲基红指示液 1 滴,摇匀,再滴加氨试液至溶液由红色转为黄色,加醋酸-醋酸铵缓冲液(pH 6.0)25ml,精密加乙二胺四醋酸二钠滴定液(0.05mol/L)25ml,煮沸 3～5 分钟,放冷,加二甲酚橙指示液 1ml,用锌滴定液(0.05mol/L)滴定至溶液自黄色转变为橘红色,并将滴定的结果用空白试验校正。每 1ml 的乙二胺四醋酸二钠滴定液(0.05mol/L)相当于 23.72mg 的含水硫酸铝钾〔KAl(SO$_4$)$_2$·12H$_2$O〕。

本品按干燥品计算,含白矾以含水硫酸铝钾〔KAl(SO$_4$)$_2$·12H$_2$O〕计,不得过 12.0%。

【含量测定】 取本品粉末(过四号筛)约 0.5g,精密称定,置具塞锥形瓶中,精密加入 60%乙醇 25ml,密塞,称定重量,超声处理(功率 250W,频率 40kHz)45 分钟,放冷,再称定重量,用 60%乙醇补足减失的重量,摇匀,滤过,精密量取续滤液 1～5ml,置 10ml 量瓶中,照天南星〔含量测定〕项下标准曲线制备项下的方法,自"加 1%三乙胺溶液"起,依法测定吸光度,从标准曲线上读出供试品溶液中芹菜素的重量,计算,即得。

本品按干燥品计算,含总黄酮以芹菜素(C$_{15}$H$_{10}$O$_5$)计,不得少于 0.050%。

【性味与归经】 苦、辛,温;有毒。归肺、肝、脾经。

【功能与主治】 燥湿化痰,祛风止痉,散结消肿。用于顽痰咳嗽,风痰眩晕,中风痰壅,口眼㖞斜,半身不遂,癫痫,惊风,破伤风;外用治痈肿,蛇虫咬伤。

【用法与用量】 3～9g。

【注意】 孕妇慎用。

【贮藏】 置通风干燥处,防霉、防蛀。

天 麻
Tianma
GASTRODIAE RHIZOMA

本品为兰科植物天麻 Gastrodia elata Bl. 的干燥块茎。立冬后至次年清明前采挖,立即洗净,蒸透,敞开低温干燥。

【性状】 本品呈椭圆形或长条形,略扁,皱缩而稍弯曲,长 3～15cm,宽 1.5～6cm,厚 0.5～2cm。表面黄白色至黄棕色,有纵皱纹及由潜伏芽排列而成的横环纹多轮,有时可见棕褐色菌索。顶端有红棕色至深棕色鹦嘴状的芽或残留茎基;另端有圆脐形疤痕。质坚硬,不易折断,断面较平坦,黄白色至淡棕色,角质样。气微,味甘。

【鉴别】 (1)本品横切面:表皮有残留,下皮由 2～3 列切向延长的栓化细胞组成。皮层为 10 数列多角形细胞,有的含草酸钙针晶束。较老块茎皮层与下皮相接处有 2～3 列椭圆形厚壁细胞,木化,纹孔明显。中柱占绝大部分,有小型周韧维管束散在;薄壁细胞亦含草酸钙针晶束。

粉末黄白色至黄棕色。厚壁细胞椭圆形或类多角形,直径 70～180μm,壁厚 3～8μm,木化,纹孔明显。草酸钙针晶成束或散在,长 25～75(93)μm。用甘油醋酸试液装片观察含糊化多糖类物的薄壁细胞无色,有的细胞可见长卵形、长椭圆形或类圆形颗粒,遇碘液显棕色或淡棕紫色。螺纹导管、网纹导管及环纹导管直径 8～30μm。

(2)取本品粉末 1g,加甲醇 10ml,超声处理 30 分钟,滤过,滤液浓缩至干,残渣加甲醇 1ml 使溶解,作为供试品溶液。另取天麻对照药材 1g,同法制成对照药材溶液。再取天麻素对照品,加甲醇制成每 1ml 含 1mg 的溶液,作为对照品溶液。照薄层色谱法(通则 0502)试验,吸取供试品溶液和对照药材溶液各 10μl,对照品溶液 5μl,分别点于同一硅胶 G 薄层板上,以二氯甲烷-乙酸乙酯-甲醇-水(2:4:2.5:1)为展开剂,展开,取出,晾干,喷以对羟基苯甲醛溶液(取对羟基苯甲醛 0.2g,溶于乙醇 10ml 中,加 50%硫酸溶液 1ml,混匀),在 120℃加热至斑点显色清晰,置日光下检视。供试品色谱中,在与对照药材色谱和对照品色谱相应的位置上,显相同颜色的斑点。

【特征图谱】 照高效液相色谱法(通则 0512)测定。

色谱条件与系统适用性试验 以十八烷基硅烷键合硅胶为填充剂;以乙腈为流动相 A,以 0.1%磷酸溶液为流动相 B,按下表中的规定进行梯度洗脱;流速为每分钟 0.8ml;柱温为

30℃；检测波长为 220nm。理论板数按天麻素峰计算应不低于 5000。

时间（分钟）	流动相 A（%）	流动相 B（%）
0～10	3→10	97→90
10～15	10→12	90→88
15～25	12→18	88→82
25～40	18	82
40～42	18→95	82→5

参照物溶液的制备 取天麻对照药材约 0.5g，置具塞锥形瓶中，加入 50% 甲醇 25ml，超声处理（功率 500W，频率 40kHz）30 分钟，放冷，摇匀，滤过，取续滤液，作为对照药材参照物溶液。另取〔含量测定〕项下的对照品溶液，作为对照品参照物溶液。

供试品溶液的制备 取本品粉末（过四号筛）约 0.5g，照对照药材参照物溶液制备方法同法制成供试品溶液。

测定法 分别精密吸取参照物溶液与供试品溶液各 3μl，注入液相色谱仪，测定，记录色谱图，即得。

供试品色谱中应呈现 6 个特征峰，并应与对照药材参照物色谱中的 6 个特征峰相对应，其中峰 1、峰 2 应与天麻素对照品和对羟基苯甲醇对照品参照物峰保留时间相一致。

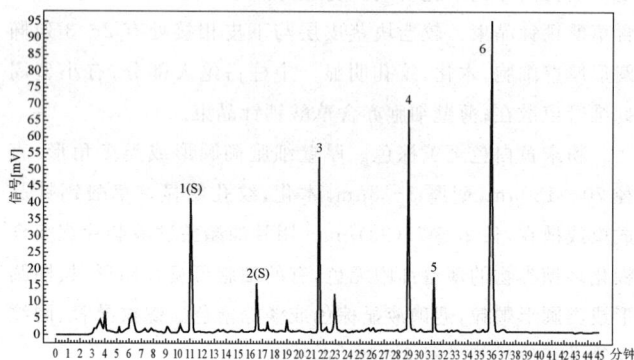

对照特征图谱

峰 1（S）：天麻素；峰 2（S）：对羟基苯甲醇；峰 3：巴利森苷 E；峰 4：巴利森苷 B；峰 5：巴利森苷 C；峰 6：巴利森苷 A。

【检查】 水分 不得过 15.0%（通则 0832 第二法）。

总灰分 不得过 4.5%（通则 2302）。

二氧化硫残留量 照二氧化硫残留量测定法（通则 2331）测定，不得过 400mg/kg。

【浸出物】 照醇溶性浸出物测定法（通则 2201）项下的热浸法测定，用稀乙醇作溶剂，不得少于 15.0%。

【含量测定】 照高效液相色谱法（通则 0512）测定。

色谱条件与系统适用性试验 以十八烷基硅烷键合硅胶为填充剂；以乙腈-0.05% 磷酸溶液（3：97）为流动相；检测波长为 220nm。理论板数按天麻素峰计算应不低于 5000。

对照品溶液的制备 取天麻素对照品、对羟基苯甲醇对照品适量，精密称定，加乙腈-水（3：97）混合溶液制成每 1ml

含天麻素 50μg、对羟基苯甲醇 25μg 的混合溶液，即得。

供试品溶液的制备 取本品粉末（过三号筛）约 2g，精密称定，置具塞锥形瓶中，精密加入稀乙醇 50ml，称定重量，超声处理（功率 120W，频率 40kHz）30 分钟，放冷，再称定重量，用稀乙醇补足减失的重量，滤过，精密量取续滤液 10ml，浓缩至近干无醇味，残渣加乙腈-水（3：97）混合溶液溶解，转移至 25ml 量瓶中，用乙腈-水（3：97）混合溶液稀释至刻度，摇匀，滤过，取续滤液，即得。

测定法 分别精密吸取对照品溶液与供试品溶液各 5μl，注入液相色谱仪，测定，即得。

本品按干燥品计算，含天麻素（$C_{13}H_{18}O_7$）和对羟基苯甲醇（$C_7H_8O_2$）的总量不得少于 0.25%。

饮片

【炮制】 洗净，润透或蒸软，切薄片，干燥。

【性状】 本品呈不规则的薄片。外表皮淡黄色至黄棕色，有时可见点状排成的横环纹。切面黄白色至淡棕色。角质样，半透明。气微，味甘。

【检查】 水分 同药材，不得过 12.0%。

【鉴别】（除横切面外） 【检查】（总灰分 二氧化硫残留量） 【浸出物】 【含量测定】 同药材。

【性味与归经】 甘，平。归肝经。

【功能与主治】 息风止痉，平抑肝阳，祛风通络。用于小儿惊风，癫痫抽搐，破伤风，头痛眩晕，手足不遂，肢体麻木，风湿痹痛。

【用法与用量】 3～10g。

【贮藏】 置通风干燥处，防蛀。

天 葵 子
Tiankuizi

SEMIAQUILEGIAE RADIX

本品为毛茛科植物天葵 Semiaquilegia adoxoides（DC.）Makino 的干燥块根。夏初采挖，洗净，干燥，除去须根。

【性状】 本品呈不规则短柱状、纺锤状或块状，略弯曲，长 1～3cm，直径 0.5～1cm。表面暗褐色至灰黑色，具不规则的皱纹及须根或须根痕。顶端常有茎叶残基，外被数层黄褐色鞘状鳞片。质较软，易折断，断面皮部类白色，木部黄白色或黄棕色，略呈放射状。气微，味甘、微苦辛。

【鉴别】（1）本品横切面：木栓层为多列细胞，含棕色物。栓内层较窄。韧皮部宽广。形成层成环。木质部射线宽至 20 余列细胞，导管放射状排列。有的可见细小髓部。

（2）取本品粉末 1g，加 70% 乙醇 10ml，加热回流 30 分钟，滤过，滤液蒸干，残渣加盐酸溶液（1→100）5ml 使溶解，滤过，滤液分置两支试管中，一管中加碘化铋钾试液 1～2 滴，生成橘红色沉淀；另一管中加硅钨酸试液 1～2 滴，生成黄色沉淀。

（3）取本品粉末 2g，加甲醇 20ml，加热回流 30 分钟，放冷，滤过，滤液浓缩至 5ml，作为供试品溶液。另取格列风内酯对照品、紫草氰苷对照品，加甲醇制成每 1ml 各含 2mg 的混合溶液，作为对照品溶液。照薄层色谱法（通则 0502）试验，吸取上述两种溶液各 1～2μl，分别点于同一硅胶 GF$_{254}$ 薄层板上，以三氯甲烷-甲醇-水（6：4：1）为展开剂，展开，取出，晾干，置紫外光灯（254nm）下检视。供试品色谱中，在与对照品色谱相应的位置上，显相同颜色的斑点。

【检查】 水分 不得过 15.0%（通则 0832 第二法）。

总灰分 不得过 6.0%（通则 2302）。

酸不溶性灰分 不得过 3.0%（通则 2302）。

【浸出物】 照醇溶性浸出物测定法（通则 2201）项下的热浸法测定，用乙醇作溶剂，不得少于 13.0%。

【性味与归经】 甘、苦，寒。归肝、胃经。

【功能与主治】 清热解毒，消肿散结。用于痈肿疔疮，乳痈，瘰疬，蛇虫咬伤。

【用法与用量】 9～15g。

【贮藏】 置通风干燥处，防蛀。

天然冰片（右旋龙脑）

Tianranbingpian

BORNEOLUM

本品为樟科植物樟 Cinnamomum camphora（L.）Presl 的新鲜枝、叶经提取加工制成。

【性状】 本品为白色结晶性粉末或片状结晶。气清香，味辛、凉。具挥发性，点燃时有浓烟，火焰呈黄色。

本品在乙醇、三氯甲烷或乙醚中易溶，在水中几乎不溶。

熔点 应为 204～209℃（通则 0612）。

比旋度 取本品适量，精密称定，加乙醇制成每 1ml 含 0.1g 的溶液，依法测定（通则 0621），比旋度应为 +34°～+38°。

【鉴别】 取本品 2mg，加三氯甲烷 1ml 使溶解，作为供试品溶液。另取右旋龙脑对照品适量，加三氯甲烷制成每 1ml 含 2mg 的溶液，作为对照品溶液。照薄层色谱法（通则 0502）试验，吸取上述两种溶液各 2μl，分别点于同一硅胶 G 薄层板上，以正己烷-乙酸乙酯（17：3）为展开剂，展开，取出，晾干，喷以 1% 香草醛硫酸溶液，在 105℃ 加热至斑点显色清晰。供试品色谱中，在与对照品色谱相应的位置上，显相同颜色的斑点。

【检查】 异龙脑 取异龙脑对照品，加三氯甲烷制成每 1ml 含 2mg 的溶液，作为对照品溶液。照薄层色谱法（通则 0502）试验，吸取〔鉴别〕项下的供试品溶液和上述对照品溶液各 2μl，照〔鉴别〕项下色谱条件操作。供试品色谱中，在与对照品色谱相应的位置上，不得显斑点。

樟脑 取本品适量，加乙酸乙酯制成每 1ml 含 15mg 的溶液，作为供试品溶液。另取樟脑对照品，加乙酸乙酯制成每 1ml 含 0.3mg 的溶液，作为对照品溶液。照〔含量测定〕项下条件试验，本品含樟脑（C$_{10}$H$_{16}$O）不得过 3.0%。

【含量测定】 照气相色谱法（通则 0521）测定。

色谱条件与系统适用性试验 以聚乙二醇 20000（PEG-20M）为固定相，涂布浓度为 10%；柱温为 170℃。理论板数按右旋龙脑峰计算应不低于 2000。

对照品溶液的制备 取右旋龙脑对照品适量，精密称定，加乙酸乙酯制成每 1ml 含 0.5mg 的溶液，即得。

供试品溶液的制备 取本品约 12.5mg，精密称定，置 25ml 量瓶中，加乙酸乙酯溶解并稀释至刻度，摇匀，即得。

测定法 精密吸取上述对照品溶液和供试品溶液各 2μl，注入气相色谱仪，测定，即得。

本品含右旋龙脑（C$_{10}$H$_{18}$O）不得少于 96.0%。

【性味与归经】 辛、苦，凉。归心、脾、肺经。

【功能与主治】 开窍醒神，清热止痛。用于热病神昏、惊厥，中风痰厥，气郁暴厥，中恶昏迷，胸痹心痛，目赤，口疮，咽喉肿痛，耳道流脓。

【用法与用量】 0.3～0.9g，入丸散服。外用适量，研粉点敷患处。

【注意】 孕妇慎用。

【贮藏】 密封，置阴凉处。

云 芝

Yunzhi

CORIOLUS

本品为多孔菌科真菌彩绒革盖菌 Coriolus versicolor（L. ex Fr.）Quel 的干燥子实体。全年均可采收，除去杂质，晒干。

【性状】 本品菌盖单个呈扇形、半圆形或贝壳形，常数个叠生成覆瓦状或莲座状；直径 1～10cm，厚 1～4mm。表面密生灰、褐、蓝、紫黑等颜色的绒毛（菌丝），构成多色的狭窄同心性环带，边缘薄；腹面灰褐色、黄棕色或淡黄色，无菌管处呈白色，菌管密集，管口近圆形至多角形，部分管口开裂成齿。革质，不易折断，断面菌肉类白色，厚约 1mm；菌管单层，长 0.5～2mm，多为浅棕色，管口近圆形至多角形，每 1mm 有 3～5 个。气微，味淡。

【鉴别】 （1）本品纵切面：皮壳外侧为绒毛层，为长短不等的菌丝，菌丝不分枝；皮壳菌丝紧密排列，菌丝胞腔内含众多的色素颗粒。菌肉层厚，无色，菌丝排列紧密。最下方为菌管层，菌管排列整齐。

粉末淡黄色。孢子卵圆形，长 5～7μm，直径 2～3μm，壁两层，外壁平滑无色，内壁浅褐色。菌丝分 4 种：绒毛菌丝无色,单个或数个相连,不分枝,直径 $3\sim5\mu m$,菌丝壁有多数颗粒性物质;骨架菌丝较粗,直径 $5\sim7\mu m$,不分枝,壁较平直,无色;生殖菌丝壁极薄,透明,直径 $3\sim4\mu m$,不分枝,壁平直;缠绕菌丝较细,直径 $1.5\sim4\mu m$,常弯曲。

(2)取本品粗粉 2g,加水 20ml,置水浴中加热 10 分钟,滤过,取滤液 2ml,加碱性酒石酸铜试液 $4\sim5$ 滴,置水浴上加热 5 分钟,生成红色沉淀。

【检查】 水分 不得过 13.0%(通则 0832 第二法)。

总灰分 不得过 6.0%(通则 2302)。

酸不溶性灰分 不得过 4.0%(通则 2302)。

【浸出物】 照水溶性浸出物测定法(通则 2201)项下的热浸法测定,不得少于 18.0%。

【含量测定】 总糖 取本品粗粉约 5g,精密称定,置锥形瓶中,精密加水 120ml,称定重量,加热回流 1 小时,放冷,再称定重量,用水补足减失的重量,摇匀,用脱脂棉滤过,精密量取滤液 40ml,加酚酞指示液 $1\sim2$ 滴,用氢氧化钠试液调节 pH 值至中性,加稀硫酸 25ml,加热回流 4 小时,放冷,用氢氧化钠试液调节 pH 值至中性,精密加入碘滴定液(0.1mol/L)25ml,逐滴加氢氧化钠试液 4ml,边加边剧烈振摇,密塞,置暗处放置 10 分钟,加稀硫酸 4ml,立即用硫代硫酸钠滴定液(0.1mol/L)滴定,至近终点时,加淀粉指示液 2ml,继续滴定至蓝色消失,并将滴定的结果用空白试验校正,即得。每 1ml 碘滴定液(0.1mol/L)相当于 9.008mg 的无水葡萄糖($C_6H_{12}O_6$)。

单糖 精密量取总糖项下的滤液 40ml,加酚酞指示液 $1\sim2$ 滴,用氢氧化钠试液调节 pH 值至中性,按总糖项下方法,自"精密加入碘滴定液(0.1mol/L)25ml"起,同法操作。每 1ml 碘滴定液(0.1mol/L)相当于 9.008mg 的无水葡萄糖($C_6H_{12}O_6$)。

总糖的含量减去单糖的含量,即为云芝多糖的含量。

本品按干燥品计算,含云芝多糖以无水葡萄糖($C_6H_{12}O_6$)计,不得少于 3.2%。

饮片

【炮制】 除去杂质,洗净,干燥。

【性味与归经】 甘,平。归心、脾、肝、肾经。

【功能与主治】 健脾利湿,清热解毒。用于湿热黄疸,胁痛,纳差,倦怠乏力。

【用法与用量】 $9\sim27g$。

【贮藏】 置通风干燥处。

木 瓜
Mugua
CHAENOMELIS FRUCTUS

本品为蔷薇科植物贴梗海棠 Chaenomeles speciosa (Sweet) Nakai 的干燥近成熟果实。夏、秋二季果实绿黄时采

收,置沸水中烫至外皮灰白色,对半纵剖,晒干。

【性状】 本品长圆形,多纵剖成两半,长 $4\sim9cm$,宽 $2\sim5cm$,厚 $1\sim2.5cm$。外表面紫红色或红棕色,有不规则的深皱纹;剖面边缘向内卷曲,果肉红棕色,中心部分凹陷,棕黄色;种子扁长三角形,多脱落。质坚硬。气微清香,味酸。

【鉴别】 (1)本品粉末黄棕色至棕红色。石细胞较多,成群或散在,无色、淡黄色或橙黄色,圆形、长圆形或类多角形,直径 $20\sim82\mu m$,层纹明显,孔沟细,胞腔含棕色或橙红色物。外果皮细胞多角形或类多角形,直径 $10\sim35\mu m$,胞腔内含棕色或红棕色物。中果皮薄壁细胞,淡黄色或浅棕色,类圆形,皱缩,偶含细小草酸钙方晶。

(2)取本品粉末 1g,加三氯甲烷 10ml,超声处理 30 分钟,滤过,滤液蒸干,残渣加甲醇-三氯甲烷(1:3)混合溶液 2ml 使溶解,作为供试品溶液。另取木瓜对照药材 1g,同法制成对照药材溶液。再取熊果酸对照品,加甲醇制成每 1ml 含 0.5mg 的溶液,作为对照品溶液。照薄层色谱法(通则 0502)试验,吸取上述三种溶液各 $1\sim2\mu l$,分别点于同一硅胶 G 薄层板上,以环己烷-乙酸乙酯-丙酮-甲酸(6:0.5:1:0.1)为展开剂,展开,取出,晾干,喷以 10% 硫酸乙醇溶液,在 105℃ 加热至斑点显色清晰,分别置日光和紫外光灯(365nm)下检视。供试品色谱中,在与对照药材色谱相应的位置上,显相同颜色的斑点和荧光斑点;在与对照品色谱相应的位置上,显相同的紫红色斑点和橙黄色荧光斑点。

【检查】 水分 不得过 15.0%(通则 0832 第二法)。

总灰分 不得过 5.0%(通则 2302)。

酸度 取本品粉末 5g,加水 50ml,振摇,放置 1 小时,滤过,滤液依法(通则 0631)测定,pH 值应为 $3.0\sim4.0$。

【浸出物】 照醇溶性浸出物测定法(通则 2201)项下的热浸法测定,用乙醇作溶剂,不得少于 15.0%。

【含量测定】 照高效液相色谱法(通则 0512)测定。

色谱条件与系统适用性试验 以十八烷基硅烷键合硅胶为填充剂;以甲醇-水-冰醋酸-三乙胺(265:35:0.1:0.05)为流动相;检测波长为 210nm;柱温 $16\sim18℃$。理论板数按齐墩果酸峰计应不低于 5000。

对照品溶液的制备 取齐墩果酸对照品、熊果酸对照品适量,精密称定,加甲醇制成每 1ml 各含 0.1mg 的混合溶液,即得。

供试品溶液的制备 取本品细粉约 0.5g,精密称定,置具塞锥形瓶中,精密加入甲醇 25ml,密塞,称定重量,超声处理(功率 250W,频率 40kHz)20 分钟,放冷,再称定重量,用甲醇补足减失的重量,摇匀,滤过,取续滤液,即得。

测定法 分别精密吸取对照品溶液与供试品溶液各 $20\mu l$,注入液相色谱仪,测定,即得。

本品按干燥品计算,含齐墩果酸($C_{30}H_{48}O_3$)和熊果酸($C_{30}H_{48}O_3$)的总量不得少于 0.50%。

饮片

【炮制】 洗净,润透或蒸透后切薄片,晒干。

【性状】 本品呈类月牙形薄片。外表紫红色或棕红色，有不规则的深皱纹。切面棕红色。气微清香，味酸。

【鉴别】【检查】【浸出物】 同药材。

【性味与归经】 酸、温。归肝、脾经。

【功能与主治】 舒筋活络，和胃化湿。用于湿痹拘挛，腰膝关节酸重疼痛，暑湿吐泻，转筋挛痛，脚气水肿。

【用法与用量】 6～9g。

【贮藏】 置阴凉干燥处，防潮，防蛀。

木芙蓉叶

Mufurongye

HIBISCI MUTABILIS FOLIUM

本品为锦葵科植物木芙蓉 *Hibiscus mutabilis* L. 的干燥叶。夏、秋二季采收，干燥。

【性状】 本品多卷缩、破碎，全体被毛。完整叶片展平后呈卵圆状心形，宽 10～20cm，掌状 3～7 浅裂，裂片三角形，边缘有钝齿。上表面暗黄绿色，下表面灰绿色，叶脉 7～11 条，于两面突起。叶柄长 5～20cm。气微，味微辛。

【鉴别】 (1)本品粉末暗黄绿色或灰绿色。非腺毛较多，单生或星状簇生，单细胞，长圆锥形，有的略弯曲。腺毛有 2 种：长柄腺毛多碎断，头部单细胞，腺柄(完整者)多至 24 个细胞，长至 570μm；短柄腺毛头部 3～4 细胞，腺柄极短，1～2 细胞。红棕色色素颗粒类圆形，散在于薄壁细胞中。黏液细胞类圆形，无色或浅棕色，直径 60～80μm，表面具辐射状细密的纹理。草酸钙簇晶，直径 15～20μm，单个散在或多个存在于薄壁细胞中。

(2)取本品粉末 0.5g，加甲醇 30ml，加热回流 30 分钟，滤过，滤液蒸干，残渣加水 15ml 使溶解，用三氯甲烷 20ml 振摇提取，弃去三氯甲烷液，水液用水饱和的正丁醇 25ml 振摇提取，取正丁醇液，回收溶剂至干，残渣加无水乙醇 2ml 使溶解，作为供试品溶液。另取木芙蓉叶对照药材 0.5g，同法制成对照药材溶液。再取芦丁对照品，加无水乙醇制成每 1ml 含 0.5mg 的溶液，作为对照品溶液。照薄层色谱法(通则 0502)试验，吸取供试品溶液和对照药材溶液各 2μl、对照品溶液 1μl，分别点于同一用 4% 醋酸钠溶液制备的硅胶 G 板上，以乙酸乙酯-甲酸-水-丙酮(15：2：3：7)为展开剂，展开，取出，晾干，喷以 10% 硫酸乙醇溶液，在 105℃加热至斑点显色清晰，置紫外光灯(365nm)下检视。供试品色谱中，在与对照药材色谱和对照品色谱相应的位置上，显相同颜色的荧光斑点。

【检查】 水分 不得过 15.0%(通则 0832 第二法)。

总灰分 不得过 14.0%(通则 2302)。

酸不溶性灰分 不得过 2.0%(通则 2302)。

【含量测定】 照高效液相色谱法(通则 0512)测定。

色谱条件与系统适用性试验 以十八烷基硅烷键合硅胶为填充剂；以四氢呋喃-0.3% 磷酸溶液(15：85)为流动相；检测波长为 359nm。理论板数按芦丁峰计算应不低于 3000。

对照品溶液的制备 取芦丁对照品适量，精密称定，加稀乙醇制成每 1ml 含 16μg 的溶液，即得。

供试品溶液的制备 取本品粉末(过三号筛)约 0.5g，精密称定，置具塞锥形瓶中，精密加入稀乙醇 25ml，称定重量，加热回流 1 小时，放冷，再称定重量，用稀乙醇补足减失的重量，摇匀，滤过，取续滤液，即得。

测定法 分别精密吸取对照品溶液与供试品溶液各 20μl，注入液相色谱仪，测定，即得。

本品按干燥品计算，含无水芦丁($C_{27}H_{30}O_{16}$)不得少于 0.070%。

饮片

【炮制】 除去杂质，喷淋清水，稍润，切丝或切碎，干燥；或研粉。

【性状】 本品呈不规则的片状或丝条状，多卷缩，上表面暗绿色，下表面黄绿色，密被短柔毛及星状毛，叶脉于两面突起。质脆易碎。气微，味微辛。

【性味与归经】 辛，平；归肺、肝经。

【功能与主治】 凉血，解毒，消肿，止痛。治痈疽焮肿，缠身蛇丹，烫伤，目赤肿痛，跌打损伤。

【用法与用量】 10～30g。外用适量。

【贮藏】 置通风干燥处。

木 香

Muxiang

AUCKLANDIAE RADIX

本品为菊科植物木香 *Aucklandia lappa* Decne. 的干燥根。秋、冬二季采挖，除去泥沙和须根，切段，大的再纵剖成瓣，干燥后撞去粗皮。

【性状】 本品呈圆柱形或半圆柱形，长 5～10cm，直径 0.5～5cm。表面黄棕色至灰褐色，有明显的皱纹、纵沟及侧根痕。质坚，不易折断，断面灰褐色至暗褐色，周边灰黄色或浅棕黄色，形成层环棕色，有放射状纹理及散在的褐色点状油室。气香特异，味微苦。

【鉴别】 (1)本品粉末黄绿色。菊糖多见，表面现放射状纹理。木纤维多成束，长梭形，直径 16～24μm，纹孔口横裂缝状、十字状或人字状。网纹导管多见，也有具缘纹孔导管，直径 30～90μm。油室碎片有时可见，内含黄色或棕色分泌物。

(2)取本品粉末 0.5g，加甲醇 10ml，超声处理 30 分钟，滤过，取滤液作为供试品溶液。另取去氢木香内酯对照品、木香烃内酯对照品，加甲醇分别制成每 1ml 含 0.5mg 的溶液，作为对照品溶液。照薄层色谱法(通则 0502)试验，吸取上述三种溶液各 5μl,分别点于同一硅胶 G 薄层板上,以环己烷-甲酸乙酯-甲酸(15：5：1)的上层溶液为展开剂,展开,取出,晾干,喷以 1%香草醛硫酸溶液,加热至斑点显色清晰。供试品色谱中,在与对照品色谱相应的位置上,显相同颜色的斑点。

【检查】　总灰分　不得过 4.0%(通则 2302)。

【含量测定】　照高效液相色谱法(通则 0512)测定。

色谱条件与系统适用性试验　以十八烷基硅烷键合硅胶为填充剂;以甲醇-水(65：35)为流动相;检测波长为 225nm。理论板数按木香烃内酯峰计算应不低于 3000。

对照品溶液的制备　取木香烃内酯对照品、去氢木香内酯对照品适量,精密称定,加甲醇制成每 1ml 含 0.1mg 的混合溶液,即得。

供试品溶液的制备　取本品粉末(过四号筛)约 0.3g,精密称定,置具塞锥形瓶中,精密加入甲醇 50ml,密塞,称定重量,放置过夜,超声处理(功率 250W,频率 50kHz)30 分钟,放冷,再称定重量,用甲醇补足减失的重量,摇匀,滤过,取续滤液,即得。

测定法　分别精密吸取对照品溶液与供试品溶液各 10μl,注入液相色谱仪,测定,即得。

本品按干燥品计算,含木香烃内酯($C_{15}H_{20}O_2$)和去氢木香内酯($C_{15}H_{18}O_2$)的总量不得少于 1.8%。

饮片

【炮制】　木香　除去杂质,洗净,闷透,切厚片,干燥。

【性状】　本品呈类圆形或不规则的厚片。外表皮黄棕色至灰褐色,有纵皱纹。切面棕黄色至棕褐色,中部有明显菊花心状的放射纹理,形成层环棕色,褐色油点(油室)散在。气香特异,味微苦。

【检查】　水分　不得过 14.0%(通则 0832 第四法)。

【浸出物】　取本品直径在 3mm 以下的颗粒,照醇溶性浸出物测定法(通则 2201)项下的热浸法测定,用乙醇作溶剂,不得少于 12.0%。

【含量测定】　同药材,含木香烃内酯($C_{15}H_{20}O_2$)和去氢木香内酯($C_{15}H_{18}O_2$)的总量不得少于 1.5%。

【鉴别】【检查】　同药材。

煨木香　取未干燥的木香片,在铁丝匾中,用一层草纸,一层木香片,间隔平铺数层,置炉火旁或烘干室内,烘煨至木香中所含的挥发油渗至纸上,取出。

【性状】　本品形如木香片。气微香,味微苦。

【检查】　总灰分　不得过 4.5%(通则 2302)。

【鉴别】　同药材。

【性味与归经】　辛、苦,温。归脾、胃、大肠、三焦、胆经。

【功能与主治】　行气止痛,健脾消食。用于胸胁、脘腹胀痛,泻痢后重,食积不消,不思饮食。煨木香实肠止泻。用于泄泻腹痛。

【用法与用量】　3～6g。

【贮藏】　置干燥处,防潮。

木　贼

Muzei

EQUISETI HIEMALIS HERBA

本品为木贼科植物木贼 *Equisetum hyemale* L. 的干燥地上部分。夏、秋二季采割,除去杂质,晒干或阴干。

【性状】　本品呈长管状,不分枝,长 40～60cm,直径 0.2～0.7cm。表面灰绿色或黄绿色,有 18～30 条纵棱,棱上有多数细小光亮的疣状突起;节明显,节间长 2.5～9cm,节上着生筒状鳞叶,叶鞘基部和鞘齿黑棕色,中部淡棕黄色。体轻,质脆,易折断,断面中空,周边有多数圆形的小空腔。气微,味甘淡、微涩,嚼之有沙粒感。

【鉴别】　(1)本品茎横切面:表皮细胞 1 列,外被角质层。表面有凹陷的沟槽和凸起的棱脊。棱脊上有透明硅质疣状突起 2 个,沟槽内有凹陷的气孔 2 个。皮层为薄壁组织,细胞呈长柱状或类圆形,位于棱脊内方的厚壁组织成楔形伸入皮层薄壁组织中。沟槽内厚壁组织仅 1～2 层细胞,沟槽下方有一空腔。内皮层有内外两列,外列呈波状环形,内列呈圆环状,均可见明显凯氏点。维管束外韧型,位于两列内皮层之间与纵棱相对,维管束内侧均有一束内腔。髓薄壁细胞扁缩,中央为髓腔。

(2)取本品粉末 1g,加 75%甲醇 25ml、盐酸 1ml,加热水解 1 小时,滤过,滤液蒸干,残渣加水 10ml 溶解,用乙酸乙酯提取 2 次,每次 10ml,合并乙酸乙酯液,蒸干,残渣加甲醇 1ml 使溶解,作为供试品溶液。另取山柰酚对照品,加甲醇制成每 1ml 含 1mg 的溶液,作为对照品溶液。照薄层色谱法(通则 0502)试验,吸取供试品溶液 5μl,对照品溶液 2μl,分别点于同一硅胶 G 薄层板上,以环己烷-乙酸乙酯-甲酸(8：4：0.4)为展开剂,展开,取出,晾干,喷以 5%三氯化铝乙醇溶液,立即置紫外光灯(365nm)下检视。供试品色谱中,在与对照品色谱相应的位置上,显相同颜色的荧光斑点。

【检查】　水分　不得过 13.0%(通则 0832 第二法)。

【浸出物】　照醇溶性浸出物测定法(通则 2201)项下的热浸法测定,用乙醇作溶剂,不得少于 5.0%。

【含量测定】　照高效液相色谱法(通则 0512)测定。

色谱条件与系统适用性试验　以十八烷基硅烷键合硅胶为填充剂;以乙腈-0.4%磷酸溶液(50：50)为流动相;检测波长为 365nm。理论板数按山柰酚峰计算应不低于 3000。

对照品溶液的制备　取山柰酚对照品适量,精密称定,加 75%甲醇制成每 1ml 含 20μg 的溶液,即得。

供试品溶液的制备　取本品粉末(过三号筛)约 0.75g,精密称定,置具塞锥形瓶中,精密加入 75%甲醇 50ml,密塞,称定重量,加热回流 1 小时,放冷,再称定重量,用 75%甲醇补足减失的重量,摇匀,滤过,精密量取续滤液 20ml,加盐酸 5ml,置水浴中加热水解 1 小时,放冷,转移至 50ml 量瓶中,加 75％甲醇至刻度,摇匀,滤过,取续滤液,即得。

测定法　分别精密吸取对照品溶液与供试品溶液各 10μl,注入液相色谱仪,测定,即得。

本品按干燥品计算,含山柰酚($C_{15}H_{10}O_6$)不得少于 0.20％。

饮片

【炮制】　除去枯茎及残根,喷淋清水,稍润,切段,干燥。

【性状】　本品呈管状的段。表面灰绿色或黄绿色,有 18～30 条纵棱,棱上有多数细小光亮的疣状突起;节明显,节上着生筒状鳞叶,叶鞘基部和鞘齿黑棕色,中部淡棕黄色。切面中空,周边有多数圆形的小空腔。气微,味甘淡、微涩,嚼之有沙粒感。

【鉴别】【检查】【浸出物】【含量测定】　同药材。

【性味与归经】　甘、苦,平。归肺、肝经。

【功能与主治】　疏散风热,明目退翳。用于风热目赤,迎风流泪,目生云翳。

【用法与用量】　3～9g。

【贮藏】　置干燥处。

木　通
Mutong
AKEBIAE CAULIS

本品为木通科植物木通 *Akebia quinata*（Thunb.）Decne.、三叶木通 *Akebia trifoliata*（Thunb.）Koidz. 或白木通 *Akebia trifoliata*（Thunb.）Koidz. var. *australis*（Diels）Rehd. 的干燥藤茎。秋季采收,截取茎部,除去细枝,阴干。

【性状】　本品呈圆柱形,常稍扭曲,长 30～70cm,直径 0.5～2cm。表面灰棕色至灰褐色,外皮粗糙而有许多不规则的裂纹或纵沟纹,具突起的皮孔。节部膨大或不明显,具侧枝断痕。体轻,质坚实,不易折断,断面不整齐,皮部较厚,黄棕色,可见淡黄色颗粒状小点,木部黄白色,射线呈放射状排列,髓小或有时中空,黄白色或黄棕色。气微,味微苦而涩。

【鉴别】　(1)本品粉末浅棕色或棕色。含晶石细胞方形或长方形,胞腔内含 1 至数个棱晶。中柱鞘纤维细长梭形,直径 10～40μm,胞腔内含密集的小棱晶,周围常可见含晶石细胞。木纤维长梭形,直径 8～28μm,壁增厚,具裂隙状单纹孔或小的具缘纹孔。具缘纹孔导管直径 20～110(220)μm,纹孔椭圆形、卵圆形或六边形。

(2)取本品粉末 1g,加 70％甲醇 50ml,超声处理 30 分钟,滤过,滤液蒸干,残渣加水 10ml 使溶解,用乙酸乙酯振摇提取 3 次,每次 10ml,合并乙酸乙酯液,蒸干,残渣加甲醇 1ml 使溶解,作为供试品溶液。另取木通苯乙醇苷 B 对照品,加甲醇制成每 1ml 含 1mg 的溶液,作为对照品溶液。照薄层色谱法(通则 0502)试验,吸取上述两种溶液各 5μl,分别点于同一硅胶 G 薄层板上,以三氯甲烷-甲醇-水(30∶10∶1)为展开

剂,展开,取出,晾干,喷以 2％香草醛硫酸溶液,在 105℃加热至斑点显色清晰。供试品色谱中,在与对照品色谱相应的位置上,显相同颜色的斑点。

【检查】　**水分**　不得过 10.0％(通则 0832 第二法)。

总灰分　不得过 6.5％(通则 2302)。

【含量测定】　照高效液相色谱法(通则 0512)测定。

色谱条件与系统适用性试验　以十八烷基硅烷键合硅胶为填充剂;以甲醇-水-磷酸溶液(35∶65∶0.5)为流动相;检测波长为 330nm。理论板数按木通苯乙醇苷 B 峰计算应不低于 3000。

对照品溶液的制备　取木通苯乙醇苷 B 对照品适量,精密称定,加甲醇制成每 1ml 含 40μg 的溶液,即得。

供试品溶液的制备　取本品粉末(过四号筛)约 0.5g,精密称定,置具塞锥形瓶中,精密加入 70％甲醇 25ml,称定重量,加热回流 45 分钟,放冷,再称定重量,用 70％甲醇补足减失的重量,摇匀,滤过,精密量取续滤液 4ml,置 10ml 量瓶中,加 70％甲醇至刻度,摇匀,滤过,取续滤液,即得。

测定法　分别精密吸取对照品溶液与供试品溶液各 5μl,注入液相色谱仪,测定,即得。

本品按干燥品计算,含木通苯乙醇苷 B($C_{23}H_{26}O_{11}$)不得少于 0.15％。

饮片

【炮制】　除去杂质,用水浸泡,泡透后捞出,切片,干燥。

【性状】　本品呈圆形、椭圆形或不规则形片。外表皮灰棕色或灰褐色。切面射线呈放射状排列,髓小或有时中空。气微,味微苦而涩。

【鉴别】【检查】(水分)　同药材。

【性味与归经】　苦,寒。归心、小肠、膀胱经。

【功能与主治】　利尿通淋,清心除烦,通经下乳。用于淋证,水肿,心烦尿赤,口舌生疮,经闭乳少,湿热痹痛。

【用法与用量】　3～6g。

【贮藏】　置通风干燥处。

木　棉　花
Mumianhua
GOSSAMPINI FLOS

本品为木棉科植物木棉 *Gossampinus malabarica*（DC.）Merr. 的干燥花。春季花盛开时采收,除去杂质,晒干。

【性状】　本品常皱缩成团。花萼杯状,厚革质,长 2～4cm,直径 1.5～3cm,顶端 3 或 5 裂,裂片钝圆形,反曲;外表面棕褐色,有纵皱纹,内表面被棕黄色短绒毛。花瓣 5 片,椭圆状倒卵形或披针状椭圆形,长 3～8cm,宽 1.5～3.5cm;外表面浅棕黄色或浅棕褐色,密被星状毛,内表面紫棕色,有疏毛。雄蕊多数,基部合生呈筒状,最外轮集生成 5 束,柱头 5 裂。气微,味淡、微甘、涩。

【鉴别】 (1)本品粉末淡棕红色。星状非腺毛众多,由多个呈长披针形的细胞组成,为 4～14 分叉,每分叉为一个单细胞,长 135～474μm,胞腔线形,有的胞腔内含棕色物。花粉粒类三角形,直径 50～60μm,表面有网状纹理,具 3 个萌发孔。

(2)取本品粉末 2g,加乙酸乙酯 25ml,浸泡 2 小时,超声处理 15 分钟,滤过,滤液浓缩至干,残渣加甲醇 1ml 使溶解,作为供试品溶液。另取木棉花对照药材 2g,同法制成对照药材溶液。照薄层色谱法(通则 0502)试验,吸取上述两种溶液各 5μl,分别点于同一硅胶 G 薄层板上,以二氯甲烷-丙酮-甲酸(20：4：0.2)为展开剂,展开,取出,晾干,喷以 10%硫酸乙醇溶液,加热至斑点显色清晰,分别置日光和紫外光灯(365nm)下检视。供试品色谱中,在与对照药材色谱相应的位置上,日光下显相同颜色的斑点,紫外光下显相同颜色的荧光斑点。

【浸出物】 照水溶性浸出物测定法(通则 2201)项下的热浸法测定,不得少于 15.0%。

【性味与归经】 甘、淡,凉。归大肠经。

【功能与主治】 清热利湿,解毒。用于泄泻,痢疾,痔疮出血。

【用法与用量】 6～9g。

【贮藏】 置通风干燥处。

【浸出物】 照醇溶性浸出物测定法(通则 2201)项下的热浸法测定,用 70%乙醇作溶剂,不得少于 20.0%。

【含量测定】 照高效液相色谱法(通则 0512)测定。

色谱条件与系统适用性试验 以十八烷基硅烷键合硅胶为填充剂;以甲醇-水-磷酸(42：58：0.2)为流动相;检测波长为 276nm。理论板数按木蝴蝶苷 B 峰计算应不低于 2000。

对照品溶液的制备 取木蝴蝶苷 B 对照品适量,精密称定,加 50%甲醇制成每 1ml 含 0.10mg 的溶液,即得。

供试品溶液的制备 取本品粉末(过二号筛)约 0.1g,精密称定,置具塞锥形瓶中,精密加入甲醇 50ml,称定重量,加热回流 1 小时,放冷,再称定重量,用甲醇补足减失的重量,摇匀,滤过,取续滤液,即得。

测定法 分别精密吸取对照品溶液与供试品溶液各 10μl,注入液相色谱仪,测定,即得。

本品按干燥品计算,含木蝴蝶苷 B($C_{27}H_{30}O_{15}$)不得少于 2.0%。

【性味与归经】 苦、甘,凉。归肺、肝、胃经。

【功能与主治】 清肺利咽,疏肝和胃。用于肺热咳嗽,喉痹,音哑,肝胃气痛。

【用法与用量】 1～3g。

【贮藏】 置通风干燥处。

木 蝴 蝶

Muhudie

OROXYLI SEMEN

本品为紫葳科植物木蝴蝶 *Oroxylum indicum*(L.)Vent. 的干燥成熟种子。秋、冬二季采收成熟果实,暴晒至果实开裂,取出种子,晒干。

【性状】 本品为蝶形薄片,除基部外三面延长成宽大菲薄的翅,长 5～8cm,宽 3.5～4.5cm。表面浅黄白色,翅半透明,有绢丝样光泽,上有放射状纹理,边缘多破裂。体轻,剥去种皮,可见一层薄膜状的胚乳紧裹于子叶之外。子叶 2,蝶形,黄绿色或黄色,长径 1～1.5cm。气微,味微苦。

【鉴别】 (1)本品粉末黄色或黄绿色。种翅细胞长纤维状,壁波状增厚,直径 20～40μm。胚乳细胞多角形,壁呈念珠状增厚。

(2)取本品粉末 0.1g,加甲醇 25ml,超声处理 30 分钟,滤过,取滤液作为供试品溶液。另取木蝴蝶苷 B 对照品、黄芩苷对照品,加甲醇分别制成每 1ml 含 0.1mg 和 1mg 的溶液,作为对照品溶液。照薄层色谱法(通则 0502)试验,吸取上述三种溶液各 5μl,分别点于同一聚酰胺薄膜上,以醋酸为展开剂,展开,取出,晾干,置紫外光灯(365nm)下检视。供试品色谱中,在与对照品色谱相应的位置上,显相同颜色的斑点;喷以 1%三氯化铁乙醇溶液,日光下显相同的暗绿色斑点。

【检查】 水分 不得过 6.0%(通则 0832 第二法)。

木 鳖 子

Mubiezi

MOMORDICAE SEMEN

本品为葫芦科植物木鳖 *Momordica cochinchinensis*(Lour.)Spreng. 的干燥成熟种子。冬季采收成熟果实,剖开,晒至半干,除去果肉,取出种子,干燥。

【性状】 本品呈扁平圆板状,中间稍隆起或微凹陷,直径 2～4cm,厚约 0.5cm。表面灰棕色至黑褐色,有网状花纹,在边缘较大的一个齿状突起上有浅黄色种脐。外种皮质硬而脆,内种皮灰绿色,绒毛样。子叶 2,黄白色,富油性。有特殊的油腻气,味苦。

【鉴别】 (1)本品粉末黄灰色。厚壁细胞椭圆形或类圆形,边缘波状,直径 51～117μm,壁厚,木化,胞腔明显,有的狭窄。子叶薄壁细胞多角形,内含脂肪油块和糊粉粒;脂肪油块类圆形,直径 27～73μm,表面可见网状纹理。

(2)照薄层色谱法(通则 0502)试验,吸取〔含量测定〕项下的供试品溶液及对照品溶液各 5μl,分别点于同一硅胶 G 薄层板上,以三氯甲烷-甲醇-水(8：2：1)为展开剂,展开,取出,晾干,喷以 10%硫酸乙醇溶液,在 105℃加热至斑点显色清晰。供试品色谱中,在与对照品色谱相应的位置上,显相同颜色的斑点。

【含量测定】 照高效液相色谱法(通则 0512)测定。

色谱条件与系统适用性试验　以十八烷基硅烷键合硅胶为填充剂；以乙腈-0.4％磷酸溶液（70：30）为流动相；检测波长为203nm。理论板数按丝石竹皂苷元 3-O-β-D-葡萄糖醛酸甲酯峰计算应不低于6000。

对照品溶液的制备　取丝石竹皂苷元 3-O-β-D-葡萄糖醛酸甲酯对照品适量，精密称定，加甲醇制成每 1ml 含0.5mg 的溶液，即得。

供试品溶液的制备　取木鳖子仁粗粉约 1.5g，精密称定，置索氏提取器中，加石油醚（60～90℃）-三氯甲烷（1：1）混合溶液 60ml，加热回流 1～2 小时，弃去石油醚-三氯甲烷混合溶液，滤纸筒挥尽溶剂，置圆底烧瓶中，加 60％甲醇100ml，加热回流 4 小时，提取液蒸干。残渣加水 10ml 使溶解并转移至具塞试管中，加硫酸 0.6ml，摇匀，塞紧。置沸水浴中加热 2 小时，取出，放冷，滤过，弃去滤液，残渣加甲醇 8ml 使溶解，转移至 10ml 量瓶中，加硫酸 1 滴使溶液 pH 值至 2，摇匀，50℃水浴中放置 4 小时，取出，放冷，加甲醇补至刻度，摇匀，滤过，取续滤液，即得。

测定法　分别精密吸取对照品溶液与供试品溶液各20μl，注入液相色谱仪，测定，即得。

本品按干燥品计算，木鳖子仁含丝石竹皂苷元 3-O-β-D-葡萄糖醛酸甲酯（$C_{37}H_{56}O_{10}$）不得少于 0.25％。

饮片

【炮制】　木鳖子仁　去壳取仁，用时捣碎。

【性状】　本品内种皮灰绿色，绒毛样。子叶 2，黄白色，富油性。有特殊的油腻气，味苦。

【鉴别】　（1）本品粉末白色或灰白色。子叶薄壁细胞多角形，内含脂肪油块和糊粉粒；脂肪油块类圆形，直径 27～73μm，表面可见网状纹理。

（2）同药材。

【含量测定】　同药材。

木鳖子霜　取净木鳖子仁，炒热，研末，用纸包裹，加压去油。

【性状】　本品为白色或灰白色的松散粉末。有特殊的油腻气，味苦。

【含量测定】　取本品约 0.75g，精密称定，加 60％甲醇100ml，加热回流 4 小时，照木鳖〔含量测定〕项下的方法测定。

本品含丝石竹皂苷元 3-O-β-D-葡萄糖醛酸甲酯（$C_{37}H_{56}O_{10}$）不得少于 0.40％。

【鉴别】　同木鳖子仁。

【性味与归经】　苦、微甘，凉；有毒。归肝、脾、胃经。

【功能与主治】　散结消肿，攻毒疗疮。用于疮疡肿毒，乳痈，瘰疬，痔瘘，干癣，秃疮。

【用法与用量】　0.9～1.2g。外用适量，研末，用油或醋调涂患处。

【注意】　孕妇慎用。

【贮藏】　置干燥处。

五　加　皮

Wujiapi

ACANTHOPANACIS CORTEX

本品为五加科植物细柱五加 *Acanthopanax gracilistylus* W. W. Smith 的干燥根皮。夏、秋二季采挖根部，洗净，剥取根皮，晒干。

【性状】　本品呈不规则卷筒状，长 5～15cm，直径 0.4～1.4cm，厚约 0.2cm。外表面灰褐色，有稍扭曲的纵皱纹和横长皮孔样斑痕；内表面淡黄色或灰黄色，有细纵纹。体轻，质脆，易折断，断面不整齐，灰白色。气微香，味微辣而苦。

【鉴别】　（1）本品横切面：木栓层为数列细胞。栓内层窄，有少数分泌道散在。韧皮部宽广，外侧有裂隙，射线宽1～5 列细胞；分泌道较多，周围分泌细胞 4～11 个。薄壁细胞含草酸钙簇晶及细小淀粉粒。

粉末灰白色。草酸钙簇晶直径 8～64μm，有时含晶细胞连接，簇晶排列成行。木栓细胞长方形或多角形，壁薄；老根皮的木栓细胞有时壁不均匀增厚，有少数纹孔。分泌道碎片含无色或淡黄色分泌物。淀粉粒甚多，单粒多角形或类球形，直径 2～8μm；复粒由 2 分粒至数十分粒组成。

（2）取本品粉末 0.2g，加二氯甲烷 10ml，超声处理 30 分钟，滤过，滤液回收溶剂至干，残渣加二氯甲烷 1ml 使溶解，作为供试品溶液。另取五加皮对照药材 0.2g，同法制成对照药材溶液。再取异贝壳杉烯酸对照品，加甲醇制成每 1ml 含2mg 的溶液，作为对照品溶液。照薄层色谱法（通则0502）试验，吸取上述三种溶液各 3μl，分别点于同一硅胶 G 薄层板上，以石油醚（60～90℃）-乙酸乙酯-甲酸（10：3：0.1）为展开剂，展开，取出，晾干，喷以 10％硫酸乙醇溶液，在 105℃加热至斑点显色清晰，分别置日光和紫外光灯（365nm）下检视。供试品色谱中，在与对照药材色谱和对照品色谱相应的位置上，日光下显相同颜色的斑点；紫外光下显相同颜色的荧光斑点。

【检查】　水分　不得过 12.0％（通则 0832 第二法）。

总灰分　不得过 11.5％（通则 2302）。

酸不溶性灰分　不得过 3.5％（通则 2302）。

【浸出物】　照醇溶性浸出物测定法（通则 2201）项下的热浸法测定，用乙醇作溶剂，不得少于 10.5％。

饮片

【炮制】　除去杂质，洗净，润透，切厚片，干燥。

【性状】　本品呈不规则的厚片。外表面灰褐色，有稍扭曲的纵皱纹及横长皮孔样斑痕；内表面淡黄色或灰黄色，有细纵纹。切面不整齐，灰白色。气微香，味微辣而苦。

【检查】　水分　同药材，不得过 11.0％。

【鉴别】（除横切面外）　**【检查】**（总灰分　酸不溶性灰分）

【浸出物】　同药材。

【性味与归经】 辛、苦,温。归肝、肾经。

【功能与主治】 祛风除湿,补益肝肾,强筋壮骨,利水消肿。用于风湿痹病,筋骨痿软,小儿行迟,体虚乏力,水肿,脚气。

【用法与用量】 5～10g。

【贮藏】 置干燥处,防霉,防蛀。

五 味 子

Wuweizi

SCHISANDRAE CHINENSIS FRUCTUS

本品为木兰科植物五味子 *Schisandra chinensis*(Turcz.)Baill. 的干燥成熟果实。习称"北五味子"。秋季果实成熟时采摘,晒干或蒸后晒干,除去果梗和杂质。

【性状】 本品呈不规则的球形或扁球形,直径 5～8mm。表面红色、紫红色或暗红色,皱缩,显油润;有的表面呈黑红色或出现"白霜"。果肉柔软,种子 1～2,肾形,表面棕黄色,有光泽,种皮薄而脆。果肉气微,味酸;种子破碎后,有香气,味辛、微苦。

【鉴别】 (1)本品横切面:外果皮为 1 列方形或长方形细胞,壁稍厚,外被角质层,散有油细胞;中果皮薄壁细胞 10余列,含淀粉粒,散有小型外韧型维管束;内果皮为 1 列小方形薄壁细胞。种皮最外层为 1 列径向延长的石细胞,壁厚,纹孔和孔沟细密;其下为数列类圆形、三角形或多角形石细胞,纹孔较大;石细胞层下为数列薄壁细胞,种脊部位有维管束;油细胞层为 1 列长方形细胞,含棕黄色油滴;再下为 3～5 列小形细胞;种皮内表皮为 1 列小细胞,壁稍厚,胚乳细胞含脂肪油滴及糊粉粒。

粉末暗紫色。种皮表皮石细胞表面观呈多角形或长多角形,直径 18～50μm,壁厚,孔沟极细密,胞腔内含深棕色物。种皮内层石细胞呈多角形、类圆形或不规则形,直径约至83μm,壁稍厚,纹孔较大。果皮表皮细胞表面观类多角形,垂周壁略呈连珠状增厚,表面有角质线纹;表皮中散有油细胞。中果皮细胞皱缩,含暗棕色物,并含淀粉粒。

(2)取本品粉末 1g,加三氯甲烷 20ml,加热回流 30 分钟,滤过,滤液蒸干,残渣加三氯甲烷 1ml 使溶解,作为供试品溶液。另取五味子对照药材 1g,同法制成对照药材溶液。再取五味子甲素对照品,加三氯甲烷制成每 1ml 含 1mg 的溶液,作为对照品溶液。照薄层色谱法(通则 0502)试验,吸取上述三种溶液各 2μl,分别点于同一硅胶 GF$_{254}$ 薄层板上,以石油醚(30～60℃)-甲酸乙酯-甲酸(15∶5∶1)的上层溶液为展开剂,展开,取出,晾干,置紫外光灯(254nm)下检视。供试品色谱中,在与对照药材色谱和对照品色谱相应的位置上,显相同颜色的斑点。

【检查】 杂质 不得过 1%(通则 2301)。

水分 不得过 16.0%(通则 0832 第二法)。

总灰分 不得过 7.0%(通则 2302)。

【含量测定】 照高效液相色谱法(通则 0512)测定。

色谱条件与系统适用性试验 以十八烷基硅烷键合硅胶为填充剂;以甲醇-水(65∶35)为流动相;检测波长为 250nm。理论板数按五味子醇甲峰计算应不低于 2000。

对照品溶液的制备 取五味子醇甲对照品适量,精密称定,加甲醇制成每 1ml 含五味子醇甲 0.3mg 的溶液,即得。

供试品溶液的制备 取本品粉末(过三号筛)约 0.25g,精密称定,置 20ml 量瓶中,加甲醇约 18ml,超声处理(功率250W,频率 20kHz)20 分钟,取出,加甲醇至刻度,摇匀,滤过,取续滤液,即得。

测定法 分别精密吸取对照品溶液与供试品溶液各10μl,注入液相色谱仪,测定,即得。

本品含五味子醇甲($C_{24}H_{32}O_7$)不得少于 0.40%。

饮片

【炮制】 五味子 除去杂质。用时捣碎。

【性状】 【鉴别】 【检查】(水分 总灰分) 【含量测定】同药材。

醋五味子 取净五味子,照醋蒸法(通则 0213)蒸至黑色。用时捣碎。

【性状】 本品形如五味子,表面乌黑色,油润,稍有光泽。有醋香气。

【浸出物】 照醇溶性浸出物测定法(通则 2201)项下的热浸法测定,用乙醇作溶剂,不得少于 28.0%。

【鉴别】(2) 【检查】(水分 总灰分) 【含量测定】 同药材。

【性味与归经】 酸、甘,温。归肺、心、肾经。

【功能与主治】 收敛固涩,益气生津,补肾宁心。用于久嗽虚喘,梦遗滑精,遗尿尿频,久泻不止,自汗盗汗,津伤口渴,内热消渴,心悸失眠。

【用法与用量】 2～6g。

【贮藏】 置通风干燥处,防霉。

五 倍 子

Wubeizi

GALLA CHINENSIS

本品为漆树科植物盐肤木 *Rhus chinensis* Mill. 、青麸杨 *Rhus potaninii* Maxim. 或红麸杨 *Rhus punjabensis* Stew. var. *sinica*(Diels)Rehd. et Wils. 叶上的虫瘿,主要由五倍子蚜 *Melaphis chinensis*(Bell)Baker 寄生而形成。秋季采摘,置沸水中略煮或蒸至表面呈灰色,杀死蚜虫,取出,干燥。按外形不同,分为"肚倍"和"角倍"。

【性状】 肚倍 呈长圆形或纺锤形囊状,长 2.5～9cm,

直径 1.5～4cm。表面灰褐色或灰棕色,微有柔毛。质硬而脆,易破碎,断面角质样,有光泽,壁厚 0.2～0.3cm,内壁平滑,有黑褐色死蚜虫及灰色粉状排泄物。气特异,味涩。

角倍 呈菱形,具不规则的钝角状分枝,柔毛较明显,壁较薄。

【鉴别】 取本品粉末 0.5g,加甲醇 5ml,超声处理 15 分钟,滤过,滤液作为供试品溶液。另取五倍子对照药材 0.5g,同法制成对照药材溶液。再取没食子酸对照品,加甲醇制成每 1ml 含 1mg 的溶液,作为对照品溶液。照薄层色谱法(通则 0502)试验,吸取上述三种溶液各 2μl,分别点于同一硅胶 GF$_{254}$ 薄层板上,以三氯甲烷-甲酸乙酯-甲酸(5:5:1)为展开剂,展开,取出,晾干,置紫外光灯(254nm)下检视。供试品色谱中,在与对照药材色谱和对照品色谱相应的位置上,显相同颜色的斑点。

【检查】 **水分** 不得过 12.0%(通则 0832 第二法)。

总灰分 不得过 3.5%(通则 2302)。

【含量测定】 **鞣质** 取本品粉末(过四号筛)约 0.2g,精密称定,照鞣质含量测定法(通则 2202)测定,即得。

本品按干燥品计算,含鞣质不得少于 50.0%。

没食子酸 照高效液相色谱法(通则 0512)测定。

色谱条件与系统适用性试验 以十八烷基硅烷键合硅胶为填充剂;以甲醇-0.1%磷酸溶液(15:85)为流动相;检测波长为 273nm。理论板数按没食子酸峰计算应不低于 3000。

对照品溶液的制备 取没食子酸对照品适量,精密称定,加 50%甲醇制成每 1ml 含 40μg 的溶液,即得。

供试品溶液的制备 取本品粉末(过四号筛)约 0.5g,精密称定,精密加入 4mol/L 盐酸溶液 50ml,水浴中加热水解 3.5 小时,放冷,滤过。精密量取续滤液 1ml,置 100ml 量瓶中,加 50%甲醇至刻度,摇匀,滤过,取续滤液,即得。

测定法 分别精密吸取对照品溶液与供试品溶液各 10μl,注入液相色谱仪,测定,即得。

本品按干燥品计算,含鞣质以没食子酸(C$_7$H$_6$O$_5$)计,不得少于 50.0%。

饮片

【炮制】 敲开,除去杂质。

【性状】 本品呈不规则碎片状。表面灰褐色或灰棕色,微有柔毛,内壁光滑。质硬而脆,断面角质样,有光泽。气特异,味涩。

【鉴别】【检查】【含量测定】 同药材。

【性味与归经】 酸、涩,寒。归肺、大肠、肾经。

【功能与主治】 敛肺降火,涩肠止泻,敛汗,止血,收湿敛疮。用于肺虚久咳,肺热痰嗽,久泻久痢,自汗盗汗,消渴,便血痔血,外伤出血,痈肿疮毒,皮肤湿烂。

【用法与用量】 3～6g。外用适量。

【贮藏】 置通风干燥处,防压。

太 子 参

Taizishen

PSEUDOSTELLARIAE RADIX

本品为石竹科植物孩儿参 *Pseudostellaria heterophylla* (Miq.)Pax ex Pax et Hoffm. 的干燥块根。夏季茎叶大部分枯萎时采挖,洗净,除去须根,置沸水中略烫后晒干或直接晒干。

【性状】 本品呈细长纺锤形或细长条形,稍弯曲,长 3～10cm,直径 0.2～0.6cm。表面灰黄色至黄棕色,较光滑,微有纵皱纹,凹陷处有须根痕。顶端有茎痕。质硬而脆,断面较平坦,周边淡黄棕色,中心淡黄白色,角质样。气微,味微甘。

【鉴别】 (1)本品横切面:木栓层为 2～4 列类方形细胞。栓内层薄,仅数列薄壁细胞,切向延长。韧皮部窄,射线宽广。形成层成环。木质部占根的大部分,导管稀疏排列成放射状,初生木质部 3～4 原型。薄壁细胞充满淀粉粒,有的薄壁细胞中可见草酸钙簇晶。

(2)取本品粉末 1g,加甲醇 10ml,温浸,振摇 30 分钟,滤过,滤液浓缩至 1ml,作为供试品溶液。另取太子参对照药材 1g,同法制成对照药材溶液。照薄层色谱法(通则 0502)试验,吸取上述两种溶液各 1μl,分别点于同一硅胶 G 薄层板上,以正丁醇-冰醋酸-水(4:1:1)为展开剂,置用展开剂预饱和 15 分钟的展开缸内,展开,取出,晾干,喷以 0.2%茚三酮乙醇溶液,在 105℃加热至斑点显色清晰。供试品色谱中,在与对照药材色谱相应的位置上,显相同颜色的斑点。

【检查】 **水分** 不得过 14.0%(通则 0832 第二法)。

总灰分 不得过 4.0%(通则 2302)。

【浸出物】 照水溶性浸出物测定法(通则 2201)项下的冷浸法测定,不得少于 25.0%。

【性味与归经】 甘、微苦,平。归脾、肺经。

【功能与主治】 益气健脾,生津润肺。用于脾虚体倦,食欲不振,病后虚弱,气阴不足,自汗口渴,肺燥干咳。

【用法与用量】 9～30g。

【贮藏】 置通风干燥处,防潮,防蛀。

车 前 子

Cheqianzi

PLANTAGINIS SEMEN

本品为车前科植物车前 *Plantago asiatica* L. 或平车前 *Plantago depressa* Willd. 的干燥成熟种子。夏、秋二季种子成熟时采收果穗,晒干,搓出种子,除去杂质。

【性状】 本品呈椭圆形、不规则长圆形或三角状长圆形,略扁,长约 2mm,宽约 1mm。表面黄棕色至黑褐色,有细皱纹,一面有灰白色凹点状种脐。质硬。气微,味淡。

【鉴别】 (1)车前 粉末深黄棕色。种皮外表皮细胞断面观类方形或略切向延长,细胞壁黏液质化。种皮内表皮细胞表面观类长方形,直径 5～19μm,长约至 83μm,壁薄,微波状,常作镶嵌状排列。内胚乳细胞壁甚厚,充满细小糊粉粒。

平车前 种皮内表皮细胞较小,直径 5～15μm,长 11～45μm。

(2)取本品粗粉 1g,加甲醇 10ml,超声处理 30 分钟,滤过,滤液蒸干,残渣加甲醇 2ml 使溶解,作为供试品溶液。另取京尼平苷酸对照品、毛蕊花糖苷对照品,加甲醇分别制成每 1ml 各含 1mg 的溶液,作为对照品溶液。照薄层色谱法(通则 0502)试验,吸取上述三种溶液各 5μl,分别点于同一硅胶 GF$_{254}$ 薄层板上,以乙酸乙酯-甲醇-甲酸-水(18：2：1.5：1)为展开剂,展开,取出,晾干,置紫外光灯(254nm)下检视。供试品色谱中,在与对照品色谱相应的位置上,显相同颜色的斑点;喷以 0.5％香草醛硫酸溶液,在 105℃加热至斑点显色清晰,供试品色谱中,在与对照品色谱相应的位置上,显相同颜色的斑点。

【检查】 水分 不得过 12.0％(通则 0832 第二法)。

总灰分 不得过 6.0％(通则 2302)。

酸不溶性灰分 不得过 2.0％(通则 2302)。

膨胀度 取本品 1g,称定重量,照膨胀度测定法(通则 2101)测定,应不低于 4.0。

【含量测定】 照高效液相色谱法(通则 0512)测定。

色谱条件与系统适用性试验 以十八烷基硅烷键合硅胶为填充剂;以甲醇为流动相 A,以 0.5％醋酸溶液为流动相 B,按下表中的规定进行梯度洗脱;检测波长为 254nm。理论板数按京尼平苷酸峰计算应不低于 3000。

时间(分钟)	流动相 A(％)	流动相 B(％)
0～1	5	95
1～40	5→60	95→40
40～50	5	95

对照品溶液的制备 取京尼平苷酸对照品、毛蕊花糖苷对照品适量,精密称定,置棕色量瓶中,加 60％甲醇制成每 1ml 各含 0.1mg 的混合溶液,即得。

供试品溶液的制备 取本品粉末(过二号筛)约 1g,精密称定,置具塞锥形瓶中,精密加入 60％甲醇 50ml,称定重量,加热回流 2 小时,放冷,再称定重量,用 60％甲醇补足减失的重量,摇匀,滤过,取续滤液,即得。

测定法 分别精密吸取对照品溶液与供试品溶液各 10μl,注入液相色谱仪,测定,即得。

本品按干燥品计算,含京尼平苷酸(C$_{16}$H$_{22}$O$_{10}$)不得少于 0.50％,毛蕊花糖苷(C$_{29}$H$_{36}$O$_{15}$)不得少于 0.40％。

饮片

【炮制】 车前子 除去杂质。

【性状】【鉴别】【检查】【含量测定】 同药材。

盐车前子 取净车前子,照盐水炙法(通则 0213)炒至起爆裂声时,喷洒盐水,炒干。

【性状】 本品形如车前子,表面黑褐色。气微香,味微咸。

【检查】 水分 同药材,不得过 10.0％。

总灰分 同药材,不得过 9.0％。

酸不溶性灰分 同药材,不得过 3.0％。

膨胀度 取本品 1g,称定重量,照膨胀度测定法(通则 2101)测定,应不低于 3.0。

【含量测定】 同药材,含京尼平苷酸(C$_{16}$H$_{22}$O$_{10}$)不得少于 0.40％,毛蕊花糖苷(C$_{29}$H$_{36}$O$_{15}$)不得少于 0.30％。

【鉴别】 同药材。

【性味与归经】 甘,寒。归肝、肾、肺、小肠经。

【功能与主治】 清热利尿通淋,渗湿止泻,明目,祛痰。用于热淋涩痛,水肿胀满,暑湿泄泻,目赤肿痛,痰热咳嗽。

【用法与用量】 9～15g,包煎。

【贮藏】 置通风干燥处,防潮。

车 前 草

Cheqiancao

PLANTAGINIS HERBA

本品为车前科植物车前 *Plantago asiatica* L. 或平车前 *Plantago depressa* Willd. 的干燥全草。夏季采挖,除去泥沙,晒干。

【性状】 车前 根丛生,须状。叶基生,具长柄;叶片皱缩,展平后呈卵状椭圆形或宽卵形,长 6～13cm,宽 2.5～8cm;表面灰绿色或污绿色,具明显弧形脉 5～7 条;先端钝或短尖,基部宽楔形,全缘或有不规则波状浅齿。穗状花序数条,花茎长。蒴果盖裂,萼宿存。气微香,味微苦。

平车前 主根直而长。叶片较狭,长椭圆形或椭圆状披针形,长 5～14cm,宽 2～3cm。

【鉴别】 (1)本品叶表面观:车前 上、下表皮细胞类长方形,上表皮细胞具角质线纹。气孔不定式,副卫细胞 3～4 个。腺毛头部 2 细胞,椭圆形,柄单细胞。非腺毛少见,2～5 细胞,长 100～320μm,壁稍厚,微具疣状突起。

平车前 非腺毛 3～7 细胞,长 350～900μm。

(2)取本品粉末 1g,加甲醇 10ml,超声处理 30 分钟,滤过,取滤液作为供试品溶液。另取大车前苷对照品,加甲醇制成每 1ml 含 1mg 的溶液,作为对照品溶液。照薄层色谱法(通则 0502)试验,吸取上述两种溶液各 10μl,分别点于同一硅胶 G 薄层板上,以乙酸乙酯-甲醇-甲酸-水(18：3：1.5：1)为展开剂,展开,取出,晾干,置紫外光灯(365nm)下检视。供试品色谱中,在与对照品色谱相应的位置上,显相同颜色的斑点。

【检查】 水分 不得过 13.0%（通则 0832 第二法）。

总灰分 不得过 15.0%（通则 2302）。

酸不溶性灰分 不得过 5.0%（通则 2302）。

【浸出物】 照水溶性浸出物测定法（通则 2201）项下的热浸法测定，不得少于 14.0%。

【含量测定】 照高效液相色谱法（通则 0512）测定。

色谱条件与系统适用性试验 以十八烷基硅烷键合硅胶为填充剂；以乙腈-0.1%甲酸溶液（17：83）为流动相；检测波长为 330nm。理论板数按大车前苷峰计算应不低于 3000。

对照品溶液的制备 取大车前苷对照品适量，精密称定，置棕色量瓶中，加 60%甲醇制成每 1ml 含 0.1mg 的溶液，即得。

供试品溶液的制备 取本品粉末（过二号筛）约 1g，精密称定，置具塞锥形瓶中，精密加入 60%甲醇 50ml，称定重量，超声处理（功率 250W，频率 40kHz）30 分钟，放冷，再称定重量，用 60%甲醇补足减失的重量，摇匀，滤过，取续滤液，即得。

测定法 分别精密吸取对照品溶液与供试品溶液各 10μl，注入液相色谱仪，测定，即得。

本品按干燥品计算，含大车前苷（$C_{29}H_{36}O_{16}$）不得少于 0.10%。

饮片

【炮制】 除去杂质，洗净，切段，干燥。

【性状】 本品为不规则的段。根须状或直而长。叶片皱缩，多破碎，表面灰绿色或污绿色，脉明显。可见穗状花序。气微，味微苦。

【鉴别】【检查】【浸出物】【含量测定】 同药材。

【性味与归经】 甘，寒。归肝、肾、肺、小肠经。

【功能与主治】 清热利尿通淋，祛痰，凉血，解毒。用于热淋涩痛，水肿尿少，暑湿泄泻，痰热咳嗽，吐血衄血，痈肿疮毒。

【用法与用量】 9～30g。

【贮藏】 置通风干燥处。

瓦 松
Wasong
OROSTACHYIS FIMBRIATAE HERBA

本品为景天科植物瓦松 *Orostachys fimbriata*（Turcz.）Berg. 的干燥地上部分。夏、秋二季花开时采收，除去根及杂质，晒干。

【性状】 本品茎呈细长圆柱形，长 5～27cm，直径 2～6mm。表面灰棕色，具多数突起的残留叶基，有明显的纵棱线。叶多脱落，破碎或卷曲，灰绿色。圆锥花序穗状，小花白色或粉红色，花梗长约 5mm。体轻，质脆，易碎。气微，味酸。

【鉴别】 （1）本品粉末灰棕色。叶表皮细胞类长方形，垂周壁略增厚，略弯曲，有的可见角质纹理，气孔不等式。分泌细胞广泛分布于叶肉细胞中，成类圆形或长圆形。茎皮层细胞中可见分泌道，呈长条形，含红棕色物。花冠表皮细胞类长方形，垂周壁深波状弯曲。花粉粒类球形，直径 15～22μm，具 3 个萌发孔。纤维多成束，壁稍厚，孔沟明显。棕色物团块散在，较多，形状、大小不规则。

（2）取本品粉末 5g，加甲醇-25%盐酸溶液（4：1）混合溶液 50ml，加热回流 1 小时，滤过，滤液蒸至近干，残渣加水 20ml 使溶解，用乙酸乙酯振摇提取 2 次，每次 20ml，合并乙酸乙酯液，用水 10ml 洗涤，弃去水液，滤液挥干，残渣加甲醇 2ml 使溶解，作为供试品溶液。另取瓦松对照药材 2g，同法制成对照药材溶液。再取山奈酚对照品，加甲醇制成每 1ml 含 0.5mg 的溶液，作为对照品溶液。照薄层色谱法（通则 0502）试验，吸取供试品溶液和对照药材溶液各 5μl、对照品溶液 2μl，分别点于同一用 1%氢氧化钠溶液制备的硅胶 G 薄层板上，以甲苯-乙酸乙酯-甲酸（25：20：1）为展开剂，展开，取出，晾干，喷以 10%三氯化铝乙醇溶液，置紫外光灯（365nm）下检视。供试品色谱中，在与对照药材色谱和对照品色谱相应的位置上，显相同颜色的荧光斑点。

【检查】 杂质 不得过 2%（通则 2301）。

水分 不得过 13.0%（通则 0832 第二法）。

【浸出物】 照醇溶性浸出物测定法（通则 2201）项下的热浸法测定，用乙醇作溶剂，不得少于 3.0%。

【含量测定】 照高效液相色谱法（通则 0512）测定。

色谱条件与系统适用性试验 以十八烷基硅烷键合硅胶为填充剂；以甲醇-0.5%磷酸溶液（47：53）为流动相；检测波长为 360nm。理论板数按槲皮素峰计算应不低于 4000。

对照品溶液的制备 取槲皮素对照品、山奈酚对照品适量，精密称定，加甲醇制成每 1ml 含槲皮素 10μg、山奈酚 20μg 的混合溶液，即得。

供试品溶液的制备 取本品粉末（过三号筛）约 1g，精密称定，置具塞锥形瓶中，精密加入甲醇-25%盐酸溶液（4：1）混合溶液 50ml，密塞，称定重量，置水浴中回流 1 小时，立即冷却，再称定重量，用甲醇补足减失的重量，摇匀，滤过，取续滤液，即得。

测定法 分别精密吸取对照品溶液 10μl 与供试品溶液 10～20μl，注入液相色谱仪，测定，即得。

本品按干燥品计算，含槲皮素（$C_{15}H_{10}O_7$）和山奈酚（$C_{15}H_{10}O_6$）的总量不得少于 0.020%。

饮片

【炮制】 除去残根及杂质，切段。

【性状】 本品形如药材，茎呈圆柱段状，长 0.5～6cm。气微，味酸。

【鉴别】【检查】（水分）【浸出物】【含量测定】 同药材。

【性味与归经】 酸、苦，凉。归肝、肺、脾经。

【功能与主治】　凉血止血,解毒,敛疮。用于血痢,便血,痔血,疮口久不愈合。

【用法与用量】　3～9g。外用适量,研末涂敷患处。

【贮藏】　置通风干燥处。

瓦 楞 子
Walengzi
ARCAE CONCHA

　　本品为蚶科动物毛蚶 *Arca subcrenata* Lischke、泥蚶 *Arca granosa* Linnaeus 或魁蚶 *Arca inflata* Reeve 的贝壳。秋、冬至次年春捕捞,洗净,置沸水中略煮,去肉,干燥。

【性状】　毛蚶　略呈三角形或扇形,长 4～5cm,高 3～4cm。壳外面隆起,有棕褐色茸毛或已脱落;壳顶突出,向内卷曲;自壳顶至腹面有延伸的放射肋 30～34 条。壳内面平滑,白色,壳缘有与壳外面直楞相对应的凹陷,铰合部具小齿 1 列。质坚。气微,味淡。

　　泥蚶　长 2.5～4cm,高 2～3cm。壳外面无棕褐色茸毛,放射肋 18～21 条,肋上有颗粒状突起。

　　魁蚶　长 7～9cm,高 6～8cm。壳外面放射肋 42～48 条。

【鉴别】　本品粉末类白色。碎块长条状、类四边形、类三角形、类圆形或不规则状,呈明显的颗粒性,有的碎块表面可见较深条纹,平直或稍弯曲。

【含量测定】　本品细粉约 0.15g,精密称定,置锥形瓶中,加稀盐酸 10ml,加热使溶解,加水 20ml 与甲基红指示液 1 滴,滴加 10%氢氧化钠溶液至溶液显黄色,继续多加 10ml,再加钙黄绿素指示剂少量,用乙二胺四醋酸二钠滴定液(0.05mol/L)滴定至溶液黄绿色荧光消失而显橙色。每 1ml 乙二胺四醋酸二钠滴定液(0.05mol/L)相当于 5.004mg 的碳酸钙($CaCO_3$)。

　　本品含碳酸钙($CaCO_3$)不得少于 93.0%。

饮　片

【炮制】　瓦楞子　洗净,干燥,碾碎。

【性状】　本品为不规则碎块或粉末。类白色、灰白色至灰黄色。较大碎块外表可见放射状肋线,有的可见棕褐色茸毛。气微,味淡。

【鉴别】【含量测定】　同药材。

　　煅瓦楞子　取净瓦楞子,照明煅法(通则 0213)煅至酥脆。

【性状】　本品形如瓦楞子,灰白色至深灰色。质酥脆。气微,味淡。

【含量测定】　同药材,含碳酸钙($CaCO_3$)不得少于 95.0%。

【鉴别】　同药材。

【性味与归经】　咸,平。归肺、胃、肝经。

【功能与主治】　消痰化瘀,软坚散结,制酸止痛。用于顽痰胶结,黏稠难咯,瘿瘤,瘰疬,癥瘕痞块,胃痛泛酸。

【用法与用量】　9～15g,先煎。

【贮藏】　置干燥处。

牛　黄
Niuhuang
BOVIS CALCULUS

　　本品为牛科动物牛 *Bos taurus domesticus* Gmelin 的干燥胆结石。宰牛时,如发现有牛黄,即滤去胆汁,将牛黄取出,除去外部薄膜,阴干。

【性状】　本品多呈卵形、类球形、三角形或四方形,大小不一,直径 0.6～3(4.5)cm,少数呈管状或碎片。表面黄红色至棕黄色,有的表面挂有一层黑色光亮的薄膜,习称"乌金衣",有的粗糙,具疣状突起,有的具龟裂纹。体轻,质酥脆,易分层剥落,断面金黄色,可见细密的同心层纹,有的夹有白心。气清香,味苦而后甘,有清凉感,嚼之易碎,不粘牙。

【鉴别】　(1)取本品少量,加清水调和,涂于指甲上,能将指甲染成黄色,习称"挂甲"。

　　(2)取本品少许,用水合氯醛试液装片,不加热,置显微镜下观察:不规则团块由多数黄棕色或棕红色小颗粒集成,稍放置,色素迅速溶解,并显鲜明金黄色,久置后变绿色。

　　(3)取本品粉末 10mg,加三氯甲烷 20ml,超声处理 30 分钟,滤过,滤液蒸干,残渣加乙醇 1ml 使溶解,作为供试品溶液。另取胆酸对照品、去氧胆酸对照品,加乙醇制成每 1ml 各含 2mg 的混合溶液,作为对照品溶液。照薄层色谱法(通则 0502)试验,吸取上述两种溶液各 2μl,分别点于同一硅胶 G 薄层板上,以异辛烷-乙酸乙酯-冰醋酸(15∶7∶5)为展开剂,展开,取出,晾干,喷以 10%硫酸乙醇溶液,在 105℃加热至斑点显色清晰,置紫外光灯(365nm)下检视。供试品色谱中,在与对照品色谱相应的位置上,显相同颜色的荧光斑点。

　　(4)取本品粉末 10mg,加三氯甲烷-冰醋酸(4∶1)混合溶液 5ml,超声处理 5 分钟,滤过,取滤液作为供试品溶液。另取胆红素对照品,加三氯甲烷-冰醋酸(4∶1)混合溶液制成每 1ml 含 0.5mg 的溶液,作为对照品溶液。照薄层色谱法(通则 0502)试验,吸取上述两种溶液各 5μl,分别点于同一硅胶 G 薄层板上,以环己烷-乙酸乙酯-甲醇-冰醋酸(10∶3∶0.1∶0.1)为展开剂,展开,取出,晾干。供试品色谱中,在与对照品色谱相应的位置上,显相同颜色的斑点。

【检查】　水分　不得过 9.0%(通则 0832 第二法)。

　　总灰分　不得过 10.0%(通则 2302)。

　　游离胆红素　照高效液相色谱法(通则 0512)测定(避光操作)。

　　色谱条件与系统适用性试验　同〔含量测定〕胆红素项下。

对照品溶液的制备　取胆红素对照品适量,精密称定,加二氯甲烷制成每 1ml 含 6.87μg 的溶液,即得。

供试品溶液的制备　取本品粉末(过六号筛)约 10mg,精密称定,置具塞锥形瓶中,精密加入二氯甲烷 50ml,密塞,称定重量,振摇混匀,冰浴中超声处理(功率 500W,频率 53kHz)40 分钟,再称定重量,用二氯甲烷补足减失的重量,摇匀,离心(转速为每分钟 4000 转),分取二氯甲烷液,滤过,取续滤液,即得。

测定法　分别精密吸取对照品溶液与供试品溶液各 5μl,注入液相色谱仪,测定,即得。

供试品色谱中,在与对照品色谱峰保留时间相对应的位置上出现的色谱峰面积应小于对照品色谱峰面积或不出现色谱峰。

【含量测定】 胆酸　取本品细粉约 0.2g,精密称定,置具塞锥形瓶中,精密加入甲醇 50ml,密塞,称定重量,超声处理 30 分钟,放冷,再称定重量,用甲醇补足减失的重量,摇匀,滤过。精密量取续滤液 25ml,蒸干,残渣加 20% 氢氧化钠溶液 10ml,加热回流 2 小时,冷却,加稀盐酸 19ml,调节 pH 值至酸性,用乙酸乙酯提取 4 次(25ml,25ml,20ml,20ml),乙酸乙酯液均用同一铺有少量无水硫酸钠的脱脂棉滤过,滤液合并,回收溶剂至干,残渣加甲醇溶解,转移至 10ml 量瓶中,加甲醇至刻度,摇匀,作为供试品溶液。另取胆酸对照品适量,精密称定,加甲醇制成每 1ml 含 0.48mg 的溶液,作为对照品溶液。照薄层色谱法(通则 0502)试验,精密吸取供试品溶液 2μl、对照品溶液 1μl 与 3μl,分别交叉点于同一硅胶 G 薄层板上,以异辛烷-乙酸丁酯-冰醋酸-甲酸(8:4:2:1)为展开剂,展至 14～17cm,取出,晾干,喷以 30% 硫酸乙醇溶液,在 105℃加热至斑点显色清晰,取出,在薄层板上覆盖同样大小的玻璃板,周围用胶布固定,照薄层色谱法(通则 0502)进行扫描,波长:$\lambda_S = 380$nm,$\lambda_R = 650$nm,测量供试品吸光度积分值与对照品吸光度积分值,计算,即得。

本品按干燥品计算,含胆酸($C_{24}H_{40}O_5$)不得少于 4.0%。

胆红素　照高效液相色谱法(通则 0512)测定(避光操作)。

色谱条件与系统适用性试验　以十八烷基硅烷键合硅胶为填充剂;以乙腈-1% 冰醋酸溶液(95:5)为流动相;检测波长为 450nm。理论板数按胆红素峰计算应不低于 3000。

对照品溶液的制备　取胆红素对照品适量,精密称定,加二氯甲烷制成每 1ml 含 40μg 的溶液,即得。

供试品溶液的制备　取本品粉末(过六号筛)约 10mg,精密称定,置具塞锥形瓶中,加入 10% 草酸溶液 10ml,密塞,涡旋混匀,精密加入水饱和二氯甲烷 100ml,密塞,称定重量,充分振摇,涡旋混匀,超声处理(功率 500W,频率 53kHz,水温 25～35℃)40 分钟,放冷,再称定重量,用水饱和二氯甲烷补足减失的重量,摇匀,离心(转速为每分钟 4000 转),分取二氯甲烷液,滤过,取续滤液,即得。

测定法　分别精密吸取对照品溶液与供试品溶液各 5μl,注入液相色谱仪,测定,即得。

本品按干燥品计算,含胆红素($C_{33}H_{36}N_4O_6$)不得少于 25.0%。

【性味与归经】 甘,凉。归心、肝经。

【功能与主治】 清心,豁痰,开窍,凉肝,息风,解毒。用于热病神昏,中风痰迷,惊痫抽搐,癫痫发狂,咽喉肿痛,口舌生疮,痈肿疔疮。

【用法与用量】 0.15～0.35g,多入丸散用。外用适量,研末敷患处。

【注意】 孕妇慎用。

【贮藏】 遮光,密闭,置阴凉干燥处,防潮、防压。

牛 蒡 子

Niubangzi

ARCTII FRUCTUS

本品为菊科植物牛蒡 *Arctium lappa* L. 的干燥成熟果实。秋季果实成熟时采收果序,晒干,打下果实,除去杂质,再晒干。

【性状】 本品呈长倒卵形,略扁,微弯曲,长 5～7mm,宽 2～3mm。表面灰褐色,带紫黑色斑点,有数条纵棱,通常中间 1～2 条较明显。顶端钝圆,稍宽,顶面有圆环,中间具点状花柱残迹;基部略窄,着生面色较淡。果皮较硬,子叶 2,淡黄白色,富油性。气微,味苦后微辛而稍麻舌。

【鉴别】 (1)本品粉末灰褐色。内果皮石细胞略扁平,表面观呈尖梭形、长椭圆形或尖卵圆形,长 70～224μm,宽 13～70μm,壁厚约至 20μm,木化,纹孔横长;侧面观类长方形或长条形,侧弯。中果皮网纹细胞横断面观类多角形,垂周壁具细点状增厚;纵断面观细胞延长,壁具细密交叉的网状纹理。草酸钙方晶直径 3～9μm,成片存在于黄色的中果皮薄壁细胞中,含晶细胞界限不分明。子叶细胞充满糊粉粒,有的糊粉粒中有细小簇晶,并含脂肪油滴。

(2)取本品粉末 0.5g,加乙醇 20ml,超声处理 30 分钟,滤过,滤液蒸干,残渣加乙醇 2ml 使溶解,作为供试品溶液。另取牛蒡子对照药材 0.5g,同法制成对照药材溶液。再取牛蒡苷对照品,加乙醇制成每 1ml 含 5mg 的溶液,作为对照品溶液。照薄层色谱法(通则 0502)试验,吸取供试品溶液及对照药材溶液各 3μl、对照品溶液 5μl,分别点于同一硅胶 G 薄层板上,以三氯甲烷-甲醇-水(40:8:1)为展开剂,展开,取出,晾干,喷以 10% 硫酸乙醇溶液,在 105℃加热至斑点显色清晰。供试品色谱中,在与对照药材色谱和对照品色谱相应的位置上,显相同颜色的斑点。

【检查】 水分　不得过 9.0%(通则 0832 第二法)。

总灰分　不得过 7.0%(通则 2302)。

【含量测定】 照高效液相色谱法(通则 0512)测定。

色谱条件与系统适用性试验　以十八烷基硅烷键合硅胶

为填充剂;以甲醇-水(1:1.1)为流动相;检测波长为 280nm。理论板数按牛蒡苷峰计算应不低于 1500。

对照品溶液的制备 取牛蒡苷对照品适量,精密称定,加甲醇制成每 1ml 含 0.5mg 的溶液,即得。

供试品溶液的制备 取本品粉末(过三号筛)约 0.5g,精密称定,置 50ml 量瓶中,加甲醇约 45ml,超声处理(功率 150W,频率 20kHz)20 分钟,放冷,加甲醇至刻度,摇匀,滤过,取续滤液,即得。

测定法 分别精密吸取对照品溶液与供试品溶液各 10μl,注入液相色谱仪,测定,即得。

本品含牛蒡苷($C_{27}H_{34}O_{11}$)不得少于 5.0%。

饮片

【炮制】 牛蒡子 除去杂质,洗净,干燥。用时捣碎。

【性状】【鉴别】【检查】【含量测定】 同药材。

炒牛蒡子 取净牛蒡子,照清炒法(通则 0213)炒至略鼓起、微有香气。用时捣碎。

【性状】 本品形如牛蒡子,色泽加深,略鼓起。微有香气。

【检查】 水分 同药材,不得过 7.0%。

【鉴别】【检查】(总灰分)【含量测定】 同药材。

【性味与归经】 辛、苦,寒。归肺、胃经。

【功能与主治】 疏散风热,宣肺透疹,解毒利咽。用于风热感冒,咳嗽痰多,麻疹,风疹,咽喉肿痛,痄腮,丹毒,痈肿疮毒。

【用法与用量】 6～12g。

【贮藏】 置通风干燥处。

牛 膝

Niuxi

ACHYRANTHIS BIDENTATAE RADIX

本品为苋科植物牛膝 *Achyranthes bidentata* Bl. 的干燥根。冬季茎叶枯萎时采挖,除去须根和泥沙,捆成小把,晒至干皱后,将顶端切齐,晒干。

【性状】 本品呈细长圆柱形,挺直或稍弯曲,长 15～70cm,直径 0.4～1cm。表面灰黄色或淡棕色,有微扭曲的细纵皱纹、排列稀疏的侧根痕和横长皮孔样的突起。质硬脆,易折断,受潮后变软,断面平坦,淡棕色,略呈角质样而油润,中心维管束木质部较大,黄白色,其外周散有多数黄白色点状维管束,断续排列成 2～4 轮。气微,味微甜而稍苦涩。

【鉴别】 (1)本品横切面:木栓层为数列扁平细胞,切向延伸。栓内层较窄。异型维管束外韧型,断续排列成 2～4 轮,最外轮的维管束较小,有的仅 1 至数个导管,束间形成层几连接成环,向内维管束较大;木质部主要由导管及小的木纤维组成,根中心木质部集成 2～3 群。薄壁细胞含有草酸

钙砂晶。

(2)取本品粉末 4g,加 80%甲醇 50ml,加热回流 3 小时,滤过,滤液蒸干,残渣加水 15ml,微热使溶解,加在 D101 型大孔吸附树脂柱(内径为 1.5cm,柱高为 15cm)上,用水 100ml 洗脱,弃去水液,再用 20%乙醇 100ml 洗脱,弃去洗脱液,继用 80%乙醇 100ml 洗脱,收集洗脱液,蒸干,残渣加 80%甲醇 1ml 使溶解,作为供试品溶液。另取牛膝对照药材 4g,同法制成对照药材溶液。再取 β-蜕皮甾酮对照品、人参皂苷 Ro 对照品,加甲醇分别制成每 1ml 含 1mg 的溶液,作为对照品溶液。照薄层色谱法(通则 0502)试验,吸取供试品溶液 4～8μl、对照药材溶液和对照品溶液各 4μl,分别点于同一硅胶 G 薄层板上,以三氯甲烷-甲醇-水-甲酸(7:3:0.5:0.05)为展开剂,展开,取出,晾干,喷以 5%香草醛硫酸溶液,在 105℃加热至斑点显色清晰。供试品色谱中,在与对照药材色谱和对照品色谱相应的位置上,显相同颜色的斑点。

【检查】 水分 不得过 15.0%(通则 0832 第二法)。

总灰分 不得过 9.0%(通则 2302)。

二氧化硫残留量 照二氧化硫残留量测定法(通则 2331)测定,不得过 400mg/kg。

【浸出物】 照醇溶性浸出物测定法(通则 2201)项下的热浸法测定,用水饱和正丁醇作溶剂,不得少于 6.5%。

【含量测定】 照高效液相色谱法(通则 0512)测定。

色谱条件与系统适用性试验 以十八烷基硅烷键合硅胶为填充剂;以乙腈-水-甲酸(16:84:0.1)为流动相;检测波长为 250nm。理论板数按 β-蜕皮甾酮峰计算应不低于 4000。

对照品溶液的制备 取 β-蜕皮甾酮对照品适量,精密称定,加甲醇制成每 1ml 含 0.1mg 的溶液,即得。

供试品溶液的制备 取本品粉末(过三号筛)约 1g,精密称定,置具塞锥形瓶中,加水饱和正丁醇 30ml,密塞,浸泡过夜,超声处理(功率 300W,频率 40kHz)30 分钟,滤过,用甲醇 10ml 分数次洗涤容器及残渣,合并滤液和洗液,蒸干,残渣加甲醇使溶解,转移至 5ml 量瓶中,加甲醇至刻度,摇匀,即得。

测定法 分别精密吸取对照品溶液与供试品溶液各 10μl,注入液相色谱仪,测定,即得。

本品按干燥品计算,含 β-蜕皮甾酮($C_{27}H_{44}O_7$)不得少于 0.030%。

饮片

【炮制】 牛膝 除去杂质,洗净,润透,除去残留芦头,切段,干燥。

【性状】 本品呈圆柱形的段。外表皮灰黄色或淡棕色,有微细的纵皱纹及横长皮孔。质硬脆,易折断,受潮变软。切面平坦,淡棕色或棕色,略呈角质样而油润,中心维管束木部较大,黄白色,其外围散有多数黄白色点状维管束,断续排列成 2～4 轮。气微,味微甜而稍苦涩。

【浸出物】 同药材,不得少于 5.0%。

【鉴别】【检查】【含量测定】 同药材。

酒牛膝 取净牛膝段,照酒炙法(通则 0213)炒干。

【性状】 本品形如牛膝段,表面色略深,偶见焦斑。微有酒香气。

【浸出物】 同药材,不得少于4.0%。

【鉴别】【检查】【含量测定】 同药材。

【性味与归经】 苦、甘、酸,平。归肝、肾经。

【功能与主治】 逐瘀通经,补肝肾,强筋骨,利尿通淋,引血下行。用于经闭,痛经,腰膝酸痛,筋骨无力,淋证,水肿,头痛,眩晕,牙痛,口疮,吐血,衄血。

【用法与用量】 5~12g。

【注意】 孕妇慎用。

【贮藏】 置阴凉干燥处,防潮。

毛诃子

Maohezi

TERMINALIAE BELLIRICAE FRUCTUS

本品系藏族习用药材。为使君子科植物毗黎勒 *Terminalia bellirica* (Gaertn.)Roxb. 的干燥成熟果实。冬季果实成熟时采收,除去杂质,晒干。

【性状】 本品呈卵形或椭圆形,长2~3.8cm,直径1.5~3cm。表面棕褐色,被细密绒毛,基部有残留果柄或果柄痕。具5棱脊,棱脊间平滑或有不规则皱纹。质坚硬。果肉厚2~5mm,暗棕色或浅绿黄色,果核淡棕黄色。种子1,种皮棕黄色,种仁黄白色,有油性。气微,味涩、苦。

【鉴别】 (1)本品粉末黄褐色。非腺毛易见,为2细胞,基部细胞常内含棕黄色物。草酸钙簇晶众多,直径13~65μm。石细胞类圆形、卵圆形或长方形,孔沟明显,具层纹。内果皮纤维壁厚,木化,孔沟明显。外果皮表皮细胞具非腺毛脱落的疤痕。可见油滴和螺纹导管。

(2)取本品(去核)粉末0.5g,加无水乙醇30ml,加热回流30分钟,滤过,滤液蒸干,残渣用甲醇5ml溶解,加在中性氧化铝柱(100~200目,5g,内径为2cm)上,用稀乙醇50ml洗脱,收集洗脱液,蒸干,残渣用水5ml溶解后加在C18固相萃取小柱上,以30%甲醇10ml洗脱,弃去30%甲醇液,再用甲醇10ml洗脱,收集洗脱液,蒸干,残渣用甲醇1ml使溶解,作为供试品溶液。另取毛诃子对照药材(去核)0.5g,同法制成对照药材溶液。照薄层色谱法(通则0502)试验,吸取上述两种溶液各4μl,分别点于同一硅胶G薄层板上,以甲苯-冰醋酸-水(12:10:0.4)为展开剂,展开,取出,晾干,喷以10%硫酸乙醇溶液,在105℃加热至斑点显色清晰,置紫外光灯(365nm)下检视。供试品色谱中,在与对照药材色谱相应的位置上,显相同颜色的斑点。

【检查】 水分 不得过12.0%(通则0832第二法)。

总灰分 不得过5.0%(通则2302)。

【浸出物】 照水溶性浸出物测定法(通则2201)项下的

冷浸法测定,不得少于20.0%。

【性味】 甘、涩,平。

【功能与主治】 清热解毒,收敛养血,调和诸药。用于各种热证,泻痢,黄水病,肝胆病,病后虚弱。

【用法与用量】 3~9g,多入丸散服。

【贮藏】 置干燥处,防蛀。

升 麻

Shengma

CIMICIFUGAE RHIZOMA

本品为毛茛科植物大三叶升麻 *Cimicifuga heracleifolia* Kom.、兴安升麻 *Cimicifuga dahurica* (Turcz.)Maxim. 或升麻 *Cimicifuga foetida* L. 的干燥根茎。秋季采挖,除去泥沙,晒至须根干时,燎去或除去须根,晒干。

【性状】 本品为不规则的长形块状,多分枝,呈结节状,长10~20cm,直径2~4cm。表面黑褐色或棕褐色,粗糙不平,有坚硬的细须根残留,上面有数个圆形空洞的茎基痕,洞内壁显网状沟纹;下面凹凸不平,具须根痕。体轻,质坚硬,不易折断,断面不平坦,有裂隙,纤维性,黄绿色或淡黄白色。气微,味微苦而涩。

【鉴别】 (1)本品粉末黄棕色。后生皮层细胞黄棕色,表面观呈类多角形,有的垂周壁及平周壁瘤状增厚,突入胞腔。木纤维多,散在,细长,纹孔口斜裂缝状或相交成人字形或十字形。韧皮纤维多散在或成束,呈长梭形,孔沟明显。

(2)取本品粉末1g,加乙醇50ml,加热回流1小时,滤过,滤液蒸干,残渣加乙醇1ml使溶解,作为供试品溶液。另取升麻对照药材1g,同法制成对照药材溶液。再取阿魏酸对照品、异阿魏酸对照品,加乙醇制成每1ml各含1mg的混合溶液,作为对照品溶液。照薄层色谱法(通则0502)试验,吸取上述三种溶液各5μl,分别点于同一硅胶G薄层板上,以环己烷-乙酸乙酯-冰醋酸(7:2:1)为展开剂,展开,取出,晾干,置紫外光灯(365nm)下检视。供试品色谱中,在与对照药材色谱和对照品色谱相应的位置上,显相同颜色的荧光斑点。

【检查】 杂质 不得过5%(通则2301)。

水分 不得过13.0%(通则0832第二法)。

总灰分 不得过8.0%(通则2302)。

酸不溶性灰分 不得过4.0%(通则2302)。

【浸出物】 照醇溶性浸出物测定法(通则2201)项下的热浸法测定,用稀乙醇作溶剂,不得少于17.0%。

【含量测定】 照高效液相色谱法(通则0512)测定。

色谱条件与系统适用性试验 以十八烷基硅烷键合硅胶为填充剂;以乙腈-0.1%磷酸溶液(13:87)为流动相;检测波长为316nm。理论板数按异阿魏酸峰计算应不低于5000。

对照品溶液的制备 取异阿魏酸对照品适量,精密称定,置棕色量瓶中,加 10%乙醇制成每 1ml 含异阿魏酸 20μg 的溶液,即得。

供试品溶液的制备 取本品粉末(过二号筛)约 0.5g,精密称定,置具塞锥形瓶中,精密加入 10%乙醇 25ml,密塞,称定重量,加热回流 2.5 小时,放冷,再称定重量,用 10%乙醇补足减失的重量,摇匀,滤过,取续滤液,即得。

测定法 分别精密吸取对照品溶液与供试品溶液各 10μl,注入液相色谱仪,测定,即得。

本品按干燥品计算,含异阿魏酸 $(C_{10}H_{10}O_4)$ 不得少于 0.10%。

饮片

【炮制】 除去杂质,略泡,洗净,润透,切厚片,干燥。

【性状】 本品为不规则的厚片,厚 2~4mm。外表面黑褐色或棕褐色,粗糙不平,有的可见须根痕或坚硬的细须根残留,切面黄绿色或淡黄白色,具有网状或放射状纹理。体轻,质硬,纤维性。气微,味微苦而涩。

【检查】 **水分** 同药材,不得过 11.0%。

总灰分 同药材,不得过 6.5%。

酸不溶性灰分 同药材,不得过 1.0%。

【浸出物】 同药材。

【性味与归经】 辛、微甘,微寒。归肺、脾、胃、大肠经。

【功能与主治】 发表透疹,清热解毒,升举阳气。用于风热头痛,齿痛,口疮,咽喉肿痛,麻疹不透,阳毒发斑,脱肛,子宫脱垂。

【用法与用量】 3~10g。

【贮藏】 置通风干燥处。

片 姜 黄

Pianjianghuang

WENYUJIN RHIZOMA CONCISUM

本品为姜科植物温郁金 *Curcuma wenyujin* Y. H. Chen et C. Ling 的干燥根茎。冬季茎叶枯萎后采挖,洗净,除去须根,趁鲜纵切厚片,晒干。

【性状】 本品呈长圆形或不规则的片状,大小不一,长 3~6cm,宽 1~3cm,厚 0.1~0.4cm。外皮灰黄色,粗糙皱缩,有时可见环节及须根痕。切面黄白色至棕黄色,有一圈环纹及多数筋脉小点。质脆而坚实。断面灰白色至棕黄色,略粉质。气香特异,味微苦而辛凉。

【鉴别】 (1)本品横切面:表皮有残留,外壁稍厚。木栓细胞多列。皮层散有叶迹维管束;内皮层明显。中柱大,维管束外韧型,靠外侧的较小,排列紧密,有的木质部仅 1~2 个导管。皮层及中柱薄壁组织中散有油细胞;薄壁细胞含淀粉粒。

(2)取本品粉末 1g,加石油醚(30~60℃)5ml,时时振摇,

约 30 分钟,滤过,滤液转移至 5ml 量瓶中,加石油醚(30~60℃)至刻度,作为供试品溶液。另取片姜黄对照药材 1g,同法制成对照药材溶液。照薄层色谱法(通则 0502)试验,吸取上述两种溶液各 2μl,分别点于同一硅胶 G 薄层板上,以石油醚(30~60℃)-乙酸乙酯(17:3)为展开剂,展开,取出,晾干,喷以 1%香草醛硫酸溶液,在 100℃加热至斑点显色清晰。供试品色谱中,在与对照药材色谱相应的位置上,显相同颜色的斑点。

【含量测定】 照挥发油测定法(通则 2204 甲法)测定。

本品含挥发油不得少于 1.0%(ml/g)。

【性味与归经】 辛、苦,温。归脾、肝经。

【功能与主治】 破血行气,通经止痛。用于胸胁刺痛,胸痹心痛,痛经经闭,癥瘕,风湿肩臂疼痛,跌扑肿痛。

【用法与用量】 3~9g。

【注意】 孕妇慎用。

【贮藏】 置阴凉干燥处,防蛀。

化 橘 红

Huajuhong

CITRI GRANDIS EXOCARPIUM

本品为芸香科植物化州柚 *Citrus grandis* 'Tomentosa' 或柚 *Citrus grandis*(L.)Osbeck 的未成熟或近成熟的干燥外层果皮。前者习称"毛橘红",后者习称"光七爪"、"光五爪"。夏季果实未成熟时采收,置沸水中略烫后,将果皮割成 5 或 7 瓣,除去果瓤和部分中果皮,压制成形,干燥。

【性状】 **化州柚** 呈对折的七角或展平的五角星状,单片呈柳叶形。完整者展平后直径 15~28cm,厚 0.2~0.5cm。外表面黄绿色,密布茸毛,有皱纹及小油室;内表面黄白色或淡黄棕色,有脉络纹。质脆,易折断,断面不整齐,外缘有 1 列不整齐的下凹的油室,内侧稍柔而有弹性。气芳香,味苦、微辛。

柚 外表面黄绿色至黄棕色,无毛。

【鉴别】 (1)本品粉末暗绿色至棕色。中果皮薄壁细胞形状不规则,壁不均匀增厚,有的作连珠状或在角隅处特厚。果皮表皮细胞表面观多角形、类方形或长方形,垂周壁增厚,气孔类圆形,直径 18~31μm,副卫细胞 5~7 个,侧面观外被角质层,靠外方的径向壁增厚。偶见碎断的非腺毛,碎段细胞多至十数个,最宽处直径约 33μm,具壁疣或外壁光滑、内壁粗糙,胞腔内含淡黄色或棕色颗粒状物。草酸钙方晶成片或成行存在于中果皮薄壁细胞中,呈多面形、菱形、棱柱形、长方形或形状不规则,直径 1~32μm,长 5~40μm。导管为螺纹导管和网纹导管。偶见石细胞及纤维。

(2)取本品粉末 0.5g,加甲醇 5ml,超声处理 15 分钟,离心,取上清液作为供试品溶液。另取柚皮苷对照品,加甲醇制

成每 1ml 含 1mg 的溶液,作为对照品溶液。照薄层色谱法(通则 0502)试验,吸取上述两种溶液各 2μl,分别点于同一高效硅胶 G 薄层板上,以乙酸乙酯-丙酮-冰醋酸-水(8：4：0.3：1)为展开剂,展开,取出,晾干,喷以 5% 三氯化铝乙醇溶液,在 105℃加热 1 分钟,置紫外光灯(365nm)下检视。供试品色谱中,在与对照品色谱相应的位置上,显相同颜色的荧光斑点。

【检查】　水分　不得过 11.0%(通则 0832 第四法)。

总灰分　不得过 5.0%(通则 2302)。

【含量测定】　照高效液相色谱法(通则 0512)测定。

色谱条件与系统适用性试验　以十八烷基硅烷键合硅胶为填充剂;以甲醇-醋酸-水(35：4：61)为流动相;检测波长为 283nm。理论板数按柚皮苷峰计算应不低于 1000。

对照品溶液的制备　取柚皮苷对照品适量,精密称定,加甲醇制成每 1ml 含 60μg 的溶液,即得。

供试品溶液的制备　取本品粉末(过二号筛)约 0.5g,精密称定,置具塞锥形瓶中,精密加入甲醇 50ml,称定重量,水浴加热回流 1 小时,放冷,再称定重量,用甲醇补足减失的重量,摇匀,滤过,精密量取续滤液 5ml,置 50ml 量瓶中,加 50% 甲醇至刻度,摇匀,即得。

测定法　分别精密吸取对照品溶液与供试品溶液各 10μl,注入液相色谱仪,测定,即得。

本品按干燥品计算,含柚皮苷($C_{27}H_{32}O_{14}$)不得少于 3.5%。

饮片

【炮制】　除去杂质,洗净,闷润,切丝或块,晒干。

【性味与归经】　辛、苦,温。归肺、脾经。

【功能与主治】　理气宽中,燥湿化痰。用于咳嗽痰多,食积伤酒,呕恶痞闷。

【用法与用量】　3～6g。

【贮藏】　置阴凉干燥处,防蛀。

月 季 花

Yuejihua

ROSAE CHINENSIS FLOS

本品为蔷薇科植物月季 *Rosa chinensis* Jacq. 的干燥花。全年均可采收,花微开时采摘,阴干或低温干燥。

【性状】　本品呈类球形,直径 1.5～2.5cm。花托长圆形,萼片 5,暗绿色,先端尾尖;花瓣呈覆瓦状排列,有的散落,长圆形,紫红色或淡紫红色;雄蕊多数,黄色。体轻,质脆。气清香,味淡、微苦。

【鉴别】　(1)本品粉末淡棕色。单细胞非腺毛有两种:一种较细长,多弯曲,长 85～280μm,直径 13～23μm;另一种粗长,先端尖或钝圆,长约至 1200μm,直径 38～65μm。花粉粒类球形,直径 30～45μm,具 3 孔沟,表面有细密点状雕纹,有的中心有一圆形核状物。草酸钙簇晶直径 19～40μm,棱角较短尖。花瓣上表皮细胞外壁突起,有细密脑纹状纹理;下表皮细胞垂周壁波状弯曲。

(2)取本品粉末 1g,加 70% 甲醇 20ml,超声处理 40 分钟,滤过,取滤液作为供试品溶液。另取金丝桃苷对照品、异槲皮苷对照品,加甲醇制成每 1ml 各含 0.4mg 的混合溶液,作为对照品溶液。照薄层色谱法(通则 0502)试验,吸取上述两种溶液各 1μl,分别点于同一硅胶 G 薄层板上,以乙酸乙酯-甲酸-水(15：1：1)为展开剂,展开,取出,晾干,喷以 10% 硫酸乙醇溶液,在 105℃加热数分钟,立即置紫外光灯(365nm)下检视。供试品色谱中,在与对照品色谱相应的位置上,显相同颜色的荧光斑点。

【检查】　水分　不得过 12.0%(通则 0832 第二法)。

总灰分　不得过 5.0%(通则 2302)。

【含量测定】　照高效液相色谱法(通则 0512)测定。

色谱条件与系统适用性试验　以十八烷基硅烷键合硅胶为填充剂;以乙腈-0.1% 甲酸溶液(15：85)为流动相;检测波长为 354nm。理论板数按金丝桃苷峰计算应不低于 3000。

对照品溶液的制备　取金丝桃苷对照品、异槲皮苷对照品适量,精密称定,加 50% 甲醇制成每 1ml 各含 20μg 的混合溶液,即得。

供试品溶液的制备　取本品粉末(过四号筛)约 0.2g,精密称定,置具塞锥形瓶中,精密加入 50% 甲醇 25ml,密塞,称定重量,加热回流 1 小时,放冷,再称定重量,用 50% 甲醇补足减失的重量,摇匀,滤过,取续滤液,即得。

测定法　分别精密吸取对照品溶液与供试品溶液各 20μl,注入液相色谱仪,测定,即得。

本品按干燥品计算,含金丝桃苷($C_{21}H_{20}O_{12}$)和异槲皮苷($C_{21}H_{20}O_{12}$)的总量不得少于 0.38%。

【性味与归经】　甘,温。归肝经。

【功能与主治】　活血调经,疏肝解郁。用于气滞血瘀,月经不调,痛经,闭经,胸胁胀痛。

【用法与用量】　3～6g。

【贮藏】　置阴凉干燥处,防压、防蛀。

丹 参

Danshen

SALVIAE MILTIORRHIZAE
RADIX ET RHIZOMA

本品为唇形科植物丹参 *Salvia miltiorrhiza* Bge. 的干燥根和根茎。春、秋二季采挖,除去泥沙,干燥。

【性状】　本品根茎短粗,顶端有时残留茎基。根数条,长圆柱形,略弯曲,有的分枝并具须状细根,长 10～20cm,直径

0.3～1cm。表面棕红色或暗棕红色,粗糙,具纵皱纹。老根外皮疏松,多显紫棕色,常呈鳞片状剥落。质硬而脆,断面疏松,有裂隙或略平整而致密,皮部棕红色,木部灰黄色或紫褐色,导管束黄白色,呈放射状排列。气微,味微苦涩。

栽培品较粗壮,直径0.5～1.5cm。表面红棕色,具纵皱纹,外皮紧贴不易剥落。质坚实,断面较平整,略呈角质样。

【鉴别】 (1)本品粉末红棕色。石细胞类圆形、类三角形、类长方形或不规则形,也有延长呈纤维状,边缘不平整,直径14～70μm,长可达257μm,孔沟明显,有的胞腔内含黄棕色物。木纤维多为纤维管胞,长梭形,末端斜尖或钝圆,直径12～27μm,具缘纹孔点状,纹孔斜裂缝状或十字形,孔沟稀疏。网纹导管和具缘纹孔导管直径11～60μm。

(2)取本品粉末1g,加乙醇5ml,超声处理15分钟,离心,取上清液作为供试品溶液。另取丹参对照药材1g,同法制成对照药材溶液。再取丹参酮ⅡA对照品、丹酚酸B对照品,加乙醇制成每1ml分别含0.5mg和1.5mg的混合溶液,作为对照品溶液。照薄层色谱法(通则0502)试验,吸取上述三种溶液各5μl,分别点于同一硅胶G薄层板上,使成条状,以三氯甲烷-甲苯-乙酸乙酯-甲醇-甲酸(6:4:8:1:4)为展开剂,展开,展至约4cm,取出,晾干,再以石油醚(60～90℃)-乙酸乙酯(4:1)为展开剂,展开,展至约8cm,取出,晾干,分别置日光及紫外光灯(365nm)下检视。供试品色谱中,在与对照药材色谱和对照品色谱相应的位置上,显相同颜色的斑点或荧光斑点。

【检查】 水分 不得过13.0%(通则0832第二法)。

总灰分 不得过10.0%(通则2302)。

酸不溶性灰分 不得过3.0%(通则2302)。

重金属及有害元素 照铅、镉、砷、汞、铜测定法(通则2321原子吸收分光光度法或电感耦合等离子体质谱法)测定,铅不得过5mg/kg;镉不得过1mg/kg;砷不得过2mg/kg;汞不得过0.2mg/kg;铜不得过20mg/kg。

【浸出物】 水溶性浸出物 照水溶性浸出物测定法(通则2201)项下的冷浸法测定,不得少于35.0%。

醇溶性浸出物 照醇溶性浸出物测定法(通则2201)项下的热浸法测定,用乙醇作溶剂,不得少于15.0%。

【含量测定】 丹参酮类 照高效液相色谱法(通则0512)测定。

色谱条件与系统适用性试验 以十八烷基硅烷键合硅胶为填充剂;以乙腈为流动相A,以0.02%磷酸溶液为流动相B,按下表中的规定进行梯度洗脱;柱温为20℃;检测波长为270nm。理论板数按丹参酮ⅡA峰计算应不低于60000。

时间(分钟)	流动相A(%)	流动相B(%)
0～6	61	39
6～20	61→90	39→10
20～20.5	90→61	10→39
20.5～25	61	39

对照品溶液的制备 取丹参酮ⅡA对照品适量,精密称定,置棕色量瓶中,加甲醇制成每1ml含20μg的溶液,即得。

供试品溶液的制备 取本品粉末(过三号筛)约0.3g,精密称定,置具塞锥形瓶中,精密加入甲醇50ml,密塞,称定重量,超声处理(功率140W,频率42kHz)30分钟,放冷,再称定重量,用甲醇补足减失的重量,摇匀,滤过,取续滤液,即得。

测定法 分别精密吸取对照品溶液与供试品溶液各10μl,注入液相色谱仪,测定。以丹参酮ⅡA对照品为参照,以其相应的峰为S峰,计算隐丹参酮、丹参酮Ⅰ的相对保留时间,其相对保留时间应在规定值的±5%范围之内。相对保留时间及校正因子见下表。

待测成分(峰)	相对保留时间	校正因子
隐丹参酮	0.75	1.18
丹参酮Ⅰ	0.79	1.31
丹参酮ⅡA	1.00	1.00

以丹参酮ⅡA的峰面积为对照,分别乘以校正因子,计算隐丹参酮、丹参酮Ⅰ、丹参酮ⅡA的含量。

本品按干燥品计算,含丹参酮ⅡA($C_{19}H_{18}O_3$)、隐丹参酮($C_{19}H_{20}O_3$)和丹参酮Ⅰ($C_{18}H_{12}O_3$)的总量不得少于0.25%。

丹酚酸B 照高效液相色谱法(通则0512)测定。

色谱条件与系统适用性试验 以十八烷基硅烷键合硅胶为填充剂;以乙腈-0.1%磷酸溶液(22:78)为流动相;柱温为20℃;流速为每分钟1.2ml;检测波长为286nm。理论板数按丹酚酸B峰计算应不低于6000。

对照品溶液的制备 取丹酚酸B对照品适量,精密称定,加甲醇-水(8:2)混合溶液制成每1ml含0.10mg的溶液,即得。

供试品溶液的制备 取本品粉末(过三号筛)约0.15g,精密称定,置具塞锥形瓶中,精密加入甲醇-水(8:2)混合溶液50ml,密塞,称定重量,超声处理(功率140W,频率42kHz)30分钟,放冷,再称定重量,用甲醇-水(8:2)混合溶液补足减失的重量,摇匀,滤过,精密量取续滤液5ml,移至10ml量瓶中,加甲醇-水(8:2)混合溶液稀释至刻度,摇匀,滤过,取续滤液,即得。

测定法 分别精密吸取对照品溶液与供试品溶液各10μl,注入液相色谱仪,测定,即得。

本品按干燥品计算,含丹酚酸B($C_{36}H_{30}O_{16}$)不得少于3.0%。

饮片

【炮制】 丹参 除去杂质和残茎,洗净,润透,切厚片,干燥。

【性状】 本品呈类圆形或椭圆形的厚片。外表皮棕红色或暗棕红色,粗糙,具纵皱纹。切面有裂隙或略平整而致密,有的呈角质样,皮部棕红色,木部灰黄色或紫褐色,有黄白色放射状纹理。气微,味微苦涩。

【检查】 酸不溶性灰分 同药材,不得过2.0%(通则 2302）。

【浸出物】 醇溶性浸出物 同药材，不得少于 11.0%。

【鉴别】【检查】（水分 总灰分）【浸出物】（水溶性浸出物） 同药材。

酒丹参 取丹参片，照酒炙法（通则 0213）炒干。

【性状】 本品形如丹参片，表面红褐色，略具酒香气。

【检查】 水分 同药材，不得过 10.0%（通则 0832 第二法）。

【浸出物】 醇溶性浸出物 同药材，不得少于 11.0%。

【鉴别】【检查】（总灰分）【浸出物】（水溶性浸出物） 同药材。

【性味与归经】 苦，微寒。归心、肝经。

【功能与主治】 活血祛瘀，通经止痛，清心除烦，凉血消痈。用于胸痹心痛，脘腹胁痛，癥瘕积聚，热痹疼痛，心烦不眠，月经不调，痛经经闭，疮疡肿痛。

【用法与用量】 10～15g。

【注意】 不宜与藜芦同用。

【贮藏】 置干燥处。

乌 药

Wuyao

LINDERAE RADIX

本品为樟科植物乌药 Lindera aggregata（Sims）Kosterm. 的干燥块根。全年均可采挖，除去细根，洗净，趁鲜切片，晒干，或直接晒干。

【性状】 本品多呈纺锤状，略弯曲，有的中部收缩成连珠状，长 6～15cm，直径 1～3cm。表面黄棕色或黄褐色，有纵皱纹及稀疏的细根痕。质坚硬。切片厚 0.2～2mm，切面黄白色或淡黄棕色，射线放射状，可见年轮环纹，中心颜色较深。气香，味微苦、辛，有清凉感。

质老、不呈纺锤状的直根，不可供药用。

【鉴别】 （1）本品粉末黄白色。淀粉粒甚多，单粒类球形、长圆形或卵圆形，直径 4～39μm，脐点叉状、人字状或裂缝状；复粒由 2～4 分粒组成。木纤维淡黄色，多成束，直径 20～30μm，壁厚约 5μm，有单纹孔，胞腔含淀粉粒。韧皮纤维近无色，长梭形，多单个散在，直径 15～17μm，壁极厚，孔沟不明显。具缘纹孔导管直径约至 68μm，具缘纹孔排列紧密。木射线细胞壁稍增厚，纹孔较密。油细胞长圆形，含棕色分泌物。

（2）取本品粉末 1g，加石油醚（30～60℃）30ml，放置 30 分钟，超声处理（保持水温低于 30℃）10 分钟，滤过，滤液挥干，残渣加乙酸乙酯 1ml 使溶解，作为供试品溶液。另取乌药对照药材 1g，同法制成对照药材溶液。再取乌药醚内酯对照品，用乙酸乙酯溶解，制成每 1ml 含 0.75mg 的溶液，作为

对照品溶液。照薄层色谱法（通则 0502）试验，吸取供试品溶液 4μl、对照药材溶液 4μl、对照品溶液 3μl，分别点于同一硅胶 H 薄层板上，以甲苯-乙酸乙酯（15：1）为展开剂，展开，取出，晾干，喷以 1% 香草醛硫酸溶液。供试品色谱中，在与对照药材色谱和对照品色谱相应的位置上，显相同颜色的斑点。

【检查】 水分 不得过 11.0%（通则 0832 第四法）。

总灰分 不得过 4.0%（通则 2302）。

酸不溶性灰分 不得过 2.0%（通则 2302）。

【浸出物】 照醇溶性浸出物测定法（通则 2201）项下的热浸法测定，用 70% 乙醇作溶剂，不得少于 12.0%。

【含量测定】 乌药醚内酯 照高效液相色谱法（通则 0512）测定。

色谱条件与系统适用性试验 以十八烷基硅烷键合硅胶为填充剂；以乙腈-水（56：44）为流动相；检测波长为 235nm。理论板数按乌药醚内酯峰计算应不低于 2000。

对照品溶液的制备 取乌药醚内酯对照品 10mg，精密称定，置 100ml 量瓶中，用甲醇溶解并稀释至刻度，摇匀，精密量取 10ml，置 25ml 量瓶中，加甲醇至刻度，摇匀，即得（每 1ml 中含乌药醚内酯 40μg）。

供试品溶液的制备 取本品粗粉约 1g，精密称定，置索氏提取器中，加乙醚 50ml，提取 4 小时，提取液挥干，残渣用甲醇分次溶解，转移至 50ml 量瓶中，加甲醇至刻度，摇匀，滤过，取续滤液，即得。

测定法 分别精密吸取对照品溶液与供试品溶液各 10μl，注入液相色谱仪，测定，即得。

本品按干燥品计算，含乌药醚内酯（$C_{15}H_{16}O_4$）不得少于 0.030%。

去甲异波尔定 照高效液相色谱法（通则 0512）测定。

色谱条件与系统适用性试验 以十八烷基硅烷键合硅胶为填充剂；以乙腈为流动相 A，以含 0.5% 甲酸和 0.1% 三乙胺溶液为流动相 B，按下表中的规定进行梯度洗脱；检测波长为 280nm。理论板数按去甲异波尔定峰计算应不低于 5000。

时间（分钟）	流动相 A（%）	流动相 B（%）
0～13	10→22	90→78
13～22	22	78

对照品溶液的制备 取去甲异波尔定对照品适量，精密称定，加甲醇-盐酸溶液（0.5→100）（2：1）的混合溶液制成每 1ml 含 0.2mg 的溶液，即得。

供试品溶液的制备 取本品粉末（过三号筛）约 0.5g，精密称定，置圆底烧瓶中，精密加入甲醇-盐酸溶液（0.5→100）（2：1）的混合溶液 25ml，密塞，称定重量，加热回流并保持微沸 1 小时，放冷，再称定重量，用甲醇-盐酸溶液（0.5→100）（2：1）的混合溶液补足减失的重量，摇匀，滤过，取续滤液，即得。

测定法　分别精密吸取对照品溶液与供试品溶液各 5μl，注入液相色谱仪，测定，即得。

本品按干燥品计算，含去甲异波尔定（$C_{18}H_{19}NO_4$）不得少于 0.40%。

饮片

【炮制】　未切片者，除去细根，大小分开，浸透，切薄片，干燥。

【性状】　本品呈类圆形的薄片。外表皮黄棕色或黄褐色。切面黄白色或淡黄棕色，射线放射状，可见年轮环纹。质脆。气香，味微苦、辛，有清凉感。

【鉴别】【检查】【浸出物】【含量测定】　同药材。

【性味与归经】　辛，温。归肺、脾、肾、膀胱经。

【功能与主治】　行气止痛，温肾散寒。用于寒凝气滞，胸腹胀痛，气逆喘急，膀胱虚冷，遗尿尿频，疝气疼痛，经寒腹痛。

【用法与用量】　6～10g。

【贮藏】　置阴凉干燥处，防蛀。

乌 梢 蛇
Wushaoshe
ZAOCYS

本品为游蛇科动物乌梢蛇 *Zaocys dhumnades*（Cantor）的干燥体。多于夏、秋二季捕捉，剖开腹部或先剥皮留头尾，除去内脏，盘成圆盘状，干燥。

【性状】　本品呈圆盘状，盘径约 16cm。表面黑褐色或绿黑色，密被菱形鳞片；背鳞行数成双，背中央 2～4 行鳞片强烈起棱，形成两条纵贯全体的黑线。头盘在中间，扁圆形，眼大而下凹陷，有光泽。上唇鳞 8 枚，第 4、5 枚入眶，颊鳞 1 枚，眼前下鳞 1 枚，较小，眼后鳞 2 枚。脊部高耸成屋脊状。腹部剖开边缘向内卷曲，脊肌肉厚，黄白色或淡棕色，可见排列整齐的肋骨。尾部渐细而长，尾下鳞双行。剥皮者仅留头尾之皮鳞，中段较光滑。气腥，味淡。

【鉴别】　本品粉末黄色或淡棕色。角质鳞片近无色或淡黄色，表面具纵向条纹。表皮表面观密布棕色或棕黑色色素颗粒，常连成网状、分枝状或聚集成团。横纹肌纤维淡黄色或近无色。有明暗相间的细密横纹。骨碎片近无色或淡灰色，呈不规则碎块，骨陷窝长梭形，大多同方向排列，骨小管密而较粗。

【浸出物】　照醇溶性浸出物测定法（通则 2201）项下的热浸法测定，用稀乙醇作溶剂，不得少于 12.0%。

饮片

【炮制】　**乌梢蛇**　去头及鳞片，切寸段。

【性状】　本品呈半圆筒状或圆槽状的段，长 2～4cm，背部黑褐色或灰黑色，腹部黄白色或浅棕色，脊部隆起呈屋脊状，脊部两侧各有 2～3 条黑线，肋骨排列整齐，肉淡黄色或浅棕色。有的可见尾部。质坚硬，气腥，味淡。

【鉴别】　聚合酶链式反应法。

模板 DNA 提取　取本品 0.5g，置乳钵中，加液氮适量，充分研磨使成粉末，取 0.1g 置 1.5ml 离心管中，加入消化液 275μl[细胞核裂解液 200μl，0.5mol/L 乙二胺四醋酸二钠溶液 50μl，蛋白酶 K（20mg/ml）20μl，RNA 酶溶液 5μl]，在 55℃ 水浴保温 1 小时，加入裂解缓冲液 250μl，混匀，加到 DNA 纯化柱中，离心（转速为每分钟 10000 转）3 分钟；弃去过滤液，加入洗脱液 800μl[5mol/L 醋酸钾溶液 26μl，1mol/L Tris-盐酸溶液（pH 值 7.5）18μl，0.5mol/L 乙二胺四醋酸二钠溶液（pH 值 8.0）3μl，无水乙醇 480μl，灭菌双蒸水 273μl]，离心（转速为每分钟 10000 转）1 分钟；弃去过滤液，用上述洗脱液反复洗脱 3 次，每次离心（转速为每分钟 10000 转）1 分钟；弃去过滤液，再离心 2 分钟，将 DNA 纯化柱转移入另一离心管中，加入无菌双蒸水 100μl，室温放置 2 分钟后，离心（转速为每分钟 10000 转）2 分钟，取上清液，作为供试品溶液，置零下 20℃ 保存备用。另取乌梢蛇对照药材 0.5g，同法制成对照药材模板 DNA 溶液。

PCR 反应　鉴别引物：5′GCGAAAGCTCGACCTAG-CAAGGGGACCACA3′ 和 5′CAGGCTCCTCTAGGTTGTTA-TGGGGTACCG3′。PCR 反应体系：在 200μl 离心管中进行，反应总体积为 25μl，反应体系包括 10×PCR 缓冲液 2.5μl，dNTP（2.5mmol/L）2μl，鉴别引物（10μmol/L）各 0.5μl，高保真 Taq DNA 聚合酶（5U/μl）0.2μl，模板 0.5μl，无菌双蒸水 18.8μl。将离心管置 PCR 仪，PCR 反应参数：95℃ 预变性 5 分钟，循环反应 30 次（95℃ 30 秒，63℃ 45 秒），延伸（72℃）5 分钟。

电泳检测　照琼脂糖凝胶电泳法（通则 0541），胶浓度为 1%，胶中加入核酸凝胶染色剂 GelRed；供试品与对照药材 PCR 反应溶液的上样量分别为 8μl，DNA 分子量标记上样量为 2μl（0.5μg/μl）。电泳结束后，取凝胶片在凝胶成像仪上或紫外透射仪上检视。供试品凝胶电泳图谱中，在与对照药材凝胶电泳图谱相应的位置上，在 300～400bp 应有单一 DNA 条带。

【检查】　水分　不得过 13.0%（通则 0832 第二法）。

【浸出物】　同药材。

乌梢蛇肉　去头及鳞片后，用黄酒闷透，除去皮骨，干燥。每 100kg 乌梢蛇，用黄酒 20kg。

【性状】　本品为不规则的片或段，长 2～4cm，淡黄色至黄褐色。质脆。气腥，略有酒气。

【鉴别】　同乌梢蛇（饮片）。

【检查】　水分　不得过 11.0%（通则 0832 第二法）。

【浸出物】　同药材，不得少于 14.0%。

酒乌梢蛇　取净乌梢蛇段，照酒炙法（通则 0213）炒干。每 100kg 乌梢蛇，用黄酒 20kg。

【性状】　本品形如乌梢蛇段。表面棕褐色至黑色，蛇肉浅棕黄色至黄褐色，质坚硬。略有酒气。

【鉴别】　同乌梢蛇（饮片）。

【检查】　水分　不得过 13.0%（通则 0832 第二法）。

【浸出物】　同药材。

【性味与归经】　甘，平。归肝经。

【功能与主治】　祛风，通络，止痉。用于风湿顽痹，麻木拘挛，中风口眼㖞斜，半身不遂，抽搐痉挛，破伤风，麻风，疥癣。

【用法与用量】　6～12g。

【贮藏】　置干燥处，防霉，防蛀。

乌　　梅

Wumei

MUME FRUCTUS

本品为蔷薇科植物梅 *Prunus mume*（Sieb.）Sieb. et Zucc. 的干燥近成熟果实。夏季果实近成熟时采收，低温烘干后闷至色变黑。

【性状】　本品呈类球形或扁球形，直径 1.5～3cm。表面乌黑色或棕黑色，皱缩不平，基部有圆形果梗痕。果核坚硬，椭圆形，棕黄色，表面有凹点；种子扁卵形，淡黄色。气微，味极酸。

【鉴别】　(1)本品粉末红棕色。内果皮石细胞极多，单个散在或数个成群，几无色或淡绿黄色，类多角形、类圆形或长圆形，直径 10～72μm，壁厚，孔沟细密，常内含红棕色物。非腺毛单细胞，稍弯曲或作钩状，胞腔多含黄棕色物。种皮石细胞棕黄色或棕红色，侧面观呈贝壳形、盔帽形或类长方形，底部较宽，外壁呈半月形或圆拱形，层纹细密。果皮表皮细胞淡黄棕色，表面观类多角形，壁稍厚，非腺毛或毛茸脱落后的痕迹多见。

(2)取本品粉末 5g，加甲醇 30ml，超声处理 30 分钟，滤过，滤液蒸干，残渣加水 20ml 使溶解，加乙醚振摇提取 2 次，每次 20ml，合并乙醚液，蒸干，残渣用石油醚(30～60℃)浸泡 2 次，每次 15ml(浸泡约 2 分钟)，倾去石油醚，残渣加无水乙醇 2ml 使溶解，作为供试品溶液。另取乌梅对照药材 5g，同法制成对照药材溶液。再取熊果酸对照品，加无水乙醇制成每 1ml 含 0.5mg 的溶液，作为对照品溶液。照薄层色谱法(通则 0502)试验，吸取上述三种溶液各 1～2μl，分别点于同一硅胶 G 薄层板上，以环己烷-三氯甲烷-乙酸乙酯-甲酸(20：5：8：0.1)为展开剂，展开，取出，晾干，喷以 10% 硫酸乙醇溶液，在 105℃加热至斑点显色清晰。供试品色谱中，在与对照药材色谱和对照品色谱相应的位置上，显相同颜色的斑点。

【检查】　水分　不得过 16.0%（通则 0832 第二法）。

总灰分　不得过 5.0%（通则 2302）。

【浸出物】　照水溶性浸出物测定法（通则 2201）项下的热浸法测定，不得少于 24.0%。

【含量测定】　照高效液相色谱法（通则 0512）测定。

色谱条件与系统适用性试验　以十八烷基硅烷键合硅胶为填充剂；以乙腈-0.5%磷酸二氢铵溶液(3：97)（用磷酸调节 pH 值至 3.0）为流动相；检测波长为 210nm。理论板数按枸橼酸峰计算应不低于 7000。

对照品溶液的制备　取枸橼酸对照品适量，精密称定，加水制成每 1ml 含 0.5mg 的溶液，即得。

供试品溶液的制备　取本品最粗粉约 0.2g，精密称定，精密加入水 50ml，称定重量，加热回流 1 小时，放冷，再称定重量，用水补足减失的重量，摇匀，离心，取上清液，即得。

测定法　分别精密吸取对照品溶液 10μl 与供试品溶液 5μl，注入液相色谱仪，测定，即得。

本品按干燥品计算，含枸橼酸($C_6H_8O_7$)不得少于 12.0%。

饮片

【炮制】　乌梅　除去杂质，洗净，干燥。

【性状】【鉴别】【浸出物】【含量测定】　同药材。

乌梅肉　取净乌梅，水润使软或蒸软，去核。

乌梅炭　取净乌梅，照炒炭法（通则 0213）炒至皮肉鼓起。

【性状】　本品形如乌梅，皮肉鼓起，表面焦黑色。味酸略有苦味。

【浸出物】　同药材，不得少于 18.0%。

【含量测定】　同药材，含枸橼酸($C_6H_8O_7$)不得少于 6.0%。

【鉴别】（除显微粉末外）　同药材。

【性味与归经】　酸、涩，平。归肝、脾、肺、大肠经。

【功能与主治】　敛肺，涩肠，生津，安蛔。用于肺虚久咳，久泻久痢，虚热消渴，蛔厥呕吐腹痛。

【用法与用量】　6～12g。

【贮藏】　置阴凉干燥处，防潮。

火　麻　仁

Huomaren

CANNABIS FRUCTUS

本品为桑科植物大麻 *Cannabis sativa* L. 的干燥成熟果实。秋季果实成熟时采收，除去杂质，晒干。

【性状】　本品呈卵圆形，长 4～5.5mm，直径 2.5～4mm。表面灰绿色或灰黄色，有微细的白色或棕色网纹，两边有棱，顶端略尖，基部有 1 圆形果梗痕。果皮薄而脆，易破碎。种皮绿色，子叶 2，乳白色，富油性。气微，味淡。

【鉴别】　取本品粉末 2g，加乙醚 50ml，加热回流 1 小时，滤过，药渣再加乙醚 20ml 洗涤，弃去乙醚液，药渣加甲醇 30ml，加热回流 1 小时，滤过，滤液蒸干，残渣加甲醇 2ml 使溶解，作为供试品溶液。另取火麻仁对照药材 2g，同法制成对照药材溶液。照薄层色谱法（通则 0502）试验，吸取上述两种溶液各 2μl，分别点于同一硅胶 G 薄层板上，以甲苯-乙酸乙酯-甲酸(15：1：0.3)为展开剂，展开，取出，晾干，喷以 1% 香草醛乙醇溶液-硫酸(1：1)混合溶液，在 105℃加热至斑点显色清晰。供试品色谱中，在与对照药材色谱相应的位置上，显相同颜色的斑点。

饮片

【炮制】　火麻仁　除去杂质及果皮。

【鉴别】　同药材。

炒火麻仁　取净火麻仁,照清炒法(通则 0213)炒至微黄色,有香气。

【性味与归经】　甘,平。归脾、胃、大肠经。

【功能与主治】　润肠通便。用于血虚津亏,肠燥便秘。

【用法与用量】　10～15g。

【贮藏】　置阴凉干燥处,防热,防蛀。

巴　豆

Badou

CROTONIS FRUCTUS

本品为大戟科植物巴豆 *Croton tiglium* L. 的干燥成熟果实。秋季果实成熟时采收,堆置 2～3 天,摊开,干燥。

【性状】　本品呈卵圆形,一般具三棱,长 1.8～2.2cm,直径 1.4～2cm。表面灰黄色或稍深,粗糙,有纵线 6 条,顶端平截,基部有果梗痕。破开果壳,可见 3 室,每室含种子 1 粒。种子呈略扁的椭圆形,长 1.2～1.5cm,直径 0.7～0.9cm,表面棕色或灰棕色,一端有小点状的种脐和种阜的疤痕,另端有微凹的合点,其间有隆起的种脊;外种皮薄而脆,内种皮呈白色薄膜;种仁黄白色,油质。气微,味辛辣。

【鉴别】　(1)本品横切面:外果皮为表皮细胞 1 列,外被多细胞星状毛。中果皮外侧为 10 余列薄壁细胞,散有石细胞、草酸钙方晶或簇晶;中部有约 4 列纤维状石细胞组成的环带;内侧为数列薄壁细胞。内果皮为 3～5 列纤维状厚壁细胞。种皮表皮细胞由 1 列径向延长的长方形细胞组成,其下为 1 列厚壁性栅状细胞,胞腔线性,外端略膨大。

(2)取本品种仁,研碎,取 0.1g,加石油醚(30～60℃)10ml,超声处理 20 分钟,滤过,滤液作为供试品溶液。另取巴豆对照药材 0.1g,同法制成对照药材溶液。照薄层色谱法(通则 0502)试验,吸取供试品溶液 10μl、对照药材溶液 4μl,分别点于同一硅胶 G 薄层板上,以石油醚(60～90℃)-乙酸乙酯-甲酸(10∶1∶0.5)为展开剂,展开,取出,晾干,喷以 10% 硫酸乙醇溶液,在 105℃加热至斑点显色清晰。供试品色谱中,在与对照药材色谱相应的位置上,显相同颜色的斑点。

【检查】　水分　不得过 12.0%(通则 0832 第二法)。

总灰分　不得过 5.0%(通则 2302)。

【含量测定】　脂肪油　取本品粗粉 1g,精密称定,置索氏提取器中,加乙醚适量,加热回流提取(8 小时)至脂肪油提尽,收集提取液,置已干燥至恒重的蒸发皿中,在水浴上低温蒸干,在 100℃干燥 1 小时,移置干燥器中,冷却 30 分钟,精密称定,计算,即得。

本品按干燥品计算,含脂肪油不得少于 22.0%。

巴豆苷　照高效液相色谱法(通则 0512)测定。

色谱条件与系统适用性试验　以十八烷基硅烷键合硅胶为填充剂;以乙腈-甲醇-水(1∶4∶95)为流动相;检测波长为292nm。理论板数按巴豆苷峰计算应不低于 5000。

对照品溶液的制备　取巴豆苷对照品适量,精密称定,加水制成每 1ml 含 60μg 的溶液,即得。

供试品溶液的制备　取本品种仁粉末(过三号筛)约 0.3g,精密称定,置索氏提取器中,加乙醚 50ml,加热回流 3 小时,弃去乙醚液,药渣挥干溶剂,连同滤纸筒移入具塞锥形瓶中,精密加入水 50ml,称定重量,超声处理(功率 300W,频率 24kHz)20 分钟,放冷,再称定重量,用水补足减失的重量,摇匀,滤过,即得。

测定法　分别精密吸取对照品溶液与供试品溶液各10μl,注入液相色谱仪,测定,即得。

本品按干燥品计算,含巴豆苷($C_{10}H_{13}N_5O_5$)不得少于0.80%。

饮片

【炮制】　生巴豆　去皮取净仁。

【性状】　本品呈扁椭圆形,长 9～14mm,直径 5～8mm。表面黄白色或黄棕色,平滑有光泽,常附有白色薄膜;一端有微凹的合点,另一端有小点状的种脐。内胚乳肥厚,淡黄色,油质;子叶 2,菲薄。气微,味辛辣。

【性味与归经】　辛,热;有大毒。归胃、大肠经。

【功能与主治】　外用蚀疮。用于恶疮疥癣,疣痣。

【用法与用量】　外用适量,研末涂患处,或捣烂以纱布包擦患处。

【注意】　孕妇禁用;不宜与牵牛子同用。

【贮藏】　置阴凉干燥处。

巴　豆　霜

Badoushuang

CROTONIS SEMEN PULVERATUM

本品为巴豆的炮制加工品。

【炮制】　取巴豆仁,照制霜法(通则 0213)制霜,或取仁碾细后,照〔含量测定〕项下的方法,测定脂肪油含量,加适量的淀粉,使脂肪油含量符合规定,混匀,即得。

【性状】　本品为粒度均匀、疏松的淡黄色粉末,显油性。

【鉴别】　(1)本品粉末淡黄棕色。胚乳细胞类圆形,内含脂肪油滴、糊粉粒及草酸钙结晶。

(2)取本品,照巴豆〔鉴别〕(2)项试验,显相同的结果。

【检查】　水分　不得过 12.0%(通则 0832 第二法)。

总灰分　不得过 7.0%(通则 2302)。

【含量测定】　脂肪油　取本品约 5g,精密称定,置索氏提取器中,加乙醚100ml,加热回流提取(6~8 小时)至脂肪油提尽,收集提取液,置已干燥至恒重的蒸发皿中,在水浴上低温蒸干,在100℃干燥 1 小时,移置干燥器中,冷却 30 分钟,精密称定,计算,即得。

本品含脂肪油应为 18.0%~20.0%。

巴豆苷 照高效液相色谱法(通则0512)测定。

色谱条件与系统适用性试验 以十八烷基硅烷键合硅胶为填充剂;以乙腈-甲醇-水(1:4:95)为流动相;检测波长为292nm。理论板数按巴豆苷峰计算应不低于 5000。

对照品溶液的制备 取巴豆苷对照品适量,精密称定,加水制成每 1ml 含 60μg 的溶液,即得。

供试品溶液的制备 取本品约 0.15g,精密称定,置索氏提取器中,加乙醚 50ml,加热回流 3 小时,弃去乙醚液,药渣挥干溶剂,连同滤纸筒移入具塞锥形瓶中,精密加入水 50ml,称定重量,超声处理(功率 300W,频率 24kHz)20 分钟,放冷,再称定重量,用水补足减失的重量,摇匀,滤过,即得。

测定法 分别精密吸取对照品溶液与供试品溶液各 10μl,注入液相色谱仪,测定,即得。

本品按干燥品计算,含巴豆苷($C_{10}H_{13}N_5O_5$)不得少于 0.80%。

【性味与归经】 辛,热;有大毒。归胃、大肠经。

【功能与主治】 峻下冷积,逐水退肿,豁痰利咽;外用蚀疮。用于寒积便秘,乳食停滞,腹水臌胀,二便不通,喉风,喉痹;外治痈肿脓成不溃,疥癣恶疮,疣痣。

【用法与用量】 0.1~0.3g,多入丸散用。外用适量。

【注意】 孕妇禁用;不宜与牵牛子同用。

【贮藏】 置阴凉干燥处。

巴 戟 天
Bajitian

MORINDAE OFFICINALIS RADIX

本品为茜草科植物巴戟天 *Morinda officinalis* How 的干燥根。全年均可采挖,洗净,除去须根,晒至六七成干,轻轻捶扁,晒干。

【性状】 本品为扁圆柱形,略弯曲,长短不等,直径0.5~2cm。表面灰黄色或暗灰色,具纵纹和横裂纹,有的皮部横向断离露出木部;质韧,断面皮部厚,紫色或淡紫色,易与木部剥离;木部坚硬,黄棕色或黄白色,直径 1~5mm。气微,味甘而微涩。

【鉴别】 (1)本品横切面:木栓层为数列细胞。栓内层外侧石细胞单个或数个成群,断续排列成环;薄壁细胞含有草酸钙针晶束,切向排列。韧皮部宽广,内侧薄壁细胞含草酸钙针晶束,轴向排列。形成层明显。木质部导管单个散在或2~3 个相聚,呈放射状排列,直径至105μm;木纤维较发达;木射线宽1~3 列细胞;偶见非木化的木薄壁细胞群。

粉末淡紫色或紫褐色。石细胞淡黄色,类圆形、类方形、类长方形、长条形或不规则形,有的一端尖,直径 21~96μm,壁厚至 39μm,有的层纹明显,纹孔和孔沟明显,有的石细胞形大,壁稍厚。草酸钙针晶多成束存在于薄壁细胞中,针晶长至 184μm。具缘纹孔导管淡黄色,直径至 105μm,具缘纹孔细密。纤维管胞长梭形,具缘纹孔较大,纹孔口斜缝状或相交成人字形、十字形。

(2)取本品粉末 2.5g,加乙醇 25ml,加热回流 1 小时,放冷,滤过,滤液浓缩至 1ml,作为供试品溶液。另取巴戟天对照药材 2.5g,同法制成对照药材溶液。照薄层色谱法(通则0502)试验,吸取上述两种溶液各 10μl,分别点于同一硅胶GF₂₅₄薄层板上,以甲苯-乙酸乙酯-甲酸(8:2:0.1)为展开剂,展开,取出,晾干,置紫外光灯(254nm)下检视。供试品色谱中,在与对照药材色谱相应的位置上,显相同颜色的斑点。

【检查】 水分 不得过 15.0%(通则 0832 第二法)。

总灰分 不得过 6.0%(通则 2302)。

【浸出物】 照水溶性浸出物测定法(通则 2201)项下的冷浸法测定,不得少于 50.0%。

【含量测定】 照高效液相色谱法(通则 0512)测定。

色谱条件与系统适用性试验 以十八烷基硅烷键合硅胶为填充剂;以甲醇-水(3:97)为流动相;蒸发光散射检测器检测。理论板数按耐斯糖峰计算应不低于 2000。

对照品溶液的制备 取耐斯糖对照品适量,精密称定,加流动相制成每 1ml 含 0.2mg 的溶液,即得。

供试品溶液的制备 取本品粉末(过三号筛)0.5g,精密称定,置具塞锥形瓶中,精密加入流动相 50ml,称定重量,沸水浴中加热 30 分钟,放冷,再称定重量,用流动相补足减失的重量,摇匀,放置,取上清液滤过,取续滤液,即得。

测定法 分别精密吸取对照品溶液 10μl、30μl,供试品溶液 10μl,注入液相色谱仪,测定,用外标两点法对数方程计算,即得。

本品按干燥品计算,含耐斯糖($C_{24}H_{42}O_{21}$)不得少于 2.0%。

饮片

【炮制】 巴戟天 除去杂质。

【性状】【鉴别】【检查】【浸出物】【含量测定】 同药材。

巴戟肉 取净巴戟天,照蒸法(通则 0213)蒸透,趁热除去木心,切段,干燥。

【性状】 本品呈扁圆柱形短段或不规则块。表面灰黄色或暗灰色,具纵纹和横裂纹。切面皮部厚,紫色或淡紫色,中空。气微,味甘而微涩。

【鉴别】(除横切面和显微粉末外) **【检查】【浸出物】【含量测定】** 同药材。

盐巴戟天 取净巴戟天,照盐蒸法(通则 0213)蒸透,趁热除去木心,切段,干燥。

【性状】 本品呈扁圆柱形短段或不规则块。表面灰黄色或暗灰色,具纵纹和横裂纹。切面皮部厚,紫色或淡紫色,中空。气微，味甘、咸而微涩。

【检查】　总灰分　同药材，不得过 8.0%。

【鉴别】(除横切面和显微粉末外)　【检查】(水分)　【浸出物】【含量测定】　同药材。

制巴戟天　取甘草，捣碎，加水煎汤，去渣，加入净巴戟天拌匀，照煮法(通则 0213)煮透，趁热除去木心，切段，干燥。

每 100kg 巴戟天，用甘草 6kg。

【性状】　本品呈扁圆柱形短段或不规则块。表面灰黄色或暗灰色，具纵纹和横裂纹。切面皮部厚，紫色或淡紫色，中空。气微，味甘而微涩。

【鉴别】(除横切面和显微粉末外)　【检查】【浸出物】【含量测定】　同药材。

【性味与归经】　甘、辛，微温。归肾、肝经。

【功能与主治】　补肾阳，强筋骨，祛风湿。用于阳痿遗精，宫冷不孕，月经不调，少腹冷痛，风湿痹痛，筋骨痿软。

【用法与用量】　3～10g。

【贮藏】　置通风干燥处，防霉，防蛀。

水　飞　蓟

Shuifeiji

SILYBI FRUCTUS

本品为菊科植物水飞蓟 *Silybum marianum*(L.)Gaertn. 的干燥成熟果实。秋季果实成熟时采收果序，晒干，打下果实，除去杂质，晒干。

【性状】　本品呈长倒卵形或椭圆形，长 5～7mm，宽 2～3mm。表面淡灰棕色至黑褐色，光滑，有细纵花纹。顶端钝圆，稍宽，有一圆环，中间具点状花柱残迹，基部略窄。质坚硬。破开后可见子叶 2 片，浅黄白色，富油性。气微，味淡。

【鉴别】　(1)本品粉末灰褐色。外果皮细胞表面观类长多角形，有的细胞含有色素。中果皮细胞圆柱形或椭圆形，壁具网状纹理。草酸钙柱晶散在。内果皮石细胞表面观宽梭形，层纹不明显。子叶细胞含有细小簇晶和脂肪油滴。

(2)取本品粉末 0.5g，加乙醚 20ml，加热回流 30 分钟，滤过，弃去乙醚液，药渣挥尽乙醚，加甲醇 20ml，加热回流 30 分钟，滤过，滤液蒸干，残渣加甲醇 1ml 使溶解，作为供试品溶液。另取水飞蓟宾对照品，加甲醇制成每 1ml 含 2mg 的溶液，作为对照品溶液。照薄层色谱法(通则 0502)试验，吸取上述供试品溶液 2μl、对照品溶液 5μl，分别点于同一硅胶 G 薄层板上，以甲苯-甲酸乙酯-甲酸(10：6：1)为展开剂，展开二次，展距 8cm，取出，晾干，喷以 5% 三氯化铝乙醇溶液，置紫外光灯(365nm)下检视。供试品色谱中，在与对照品色谱相应的位置上，显相同颜色的荧光斑点。

【检查】　水分　不得过 10.0%(通则 0832 第二法)。

总灰分　不得过 9.0%(通则 2302)。

【浸出物】　照醇溶性浸出物测定法(通则 2201)项下的热浸法测定，用乙醇作溶剂，不得少于 18.0%。

【含量测定】　照高效液相色谱法(通则 0512)测定。

色谱条件与系统适用性试验　以十八烷基硅烷键合硅胶为填充剂；以甲醇-水-冰醋酸(48：52：1)为流动相；检测波长为 287nm。理论板数按水飞蓟宾峰计算应不低于 5000。

对照品溶液的制备　取水飞蓟宾对照品适量，精密称定，加甲醇制成每 1ml 含 0.12mg 的溶液，即得。

供试品溶液的制备　取本品粉末(过三号筛)0.5g，精密称定，置具塞锥形瓶中，精密加入 75% 甲醇 50ml，称定重量，加热回流 30 分钟，放冷，再称定重量，用 75% 甲醇补足减失的重量，摇匀，静置，取上清液，即得。

测定法　分别精密吸取对照品溶液与供试品溶液各 5μl，注入液相色谱仪，测定，以水飞蓟宾两个峰面积之和计算，即得。

本品按干燥品计算，含水飞蓟宾($C_{25}H_{22}O_{10}$)不得少于 0.60%。

饮片

【炮制】　取原药材，除去杂质，筛去灰屑。

【性状】　【鉴别】　【检查】　【浸出物】　【含量测定】　同药材。

【性味与归经】　苦，凉。归肝、胆经。

【功能与主治】　清热解毒，疏肝利胆。用于肝胆湿热，胁痛，黄疸。

【用法与用量】　供配制成药用。

【贮藏】　置阴凉干燥处，防蛀。

水　牛　角

Shuiniujiao

BUBALI CORNU

本品为牛科动物水牛 *Bubalus bubalis* Linnaeus 的角。取角后，水煮，除去角塞，干燥。

【性状】　本品呈稍扁平而弯曲的锥形，长短不一。表面棕黑色或灰黑色，一侧有数条横向的沟槽，另一侧有密集的横向凹陷条纹。上部渐尖，有纵纹，基部略呈三角形，中空。角质，坚硬。气微腥，味淡。

【鉴别】　本品粉末灰褐色。不规则碎块淡灰白色或灰黄色。纵断面观可见细长梭形纹理，有纵长裂缝，布有微细灰棕色色素颗粒；横断面观梭形纹理平行排列，并弧状弯曲似波峰样，有众多黄棕色色素颗粒。有的碎块表面较平整，色素颗粒及裂隙较小，难于察见。

饮片

【炮制】　洗净，镑片或锉成粗粉。

【性味与归经】　苦，寒。归心、肝经。

【功能与主治】 清热凉血，解毒，定惊。用于温病高热，神昏谵语，发斑发疹，吐血衄血，惊风，癫狂。

【用法与用量】 15～30g，宜先煎 3 小时以上。

【贮藏】 置干燥处，防霉。

水 红 花 子

Shuihonghuazi

POLYGONI ORIENTALIS FRUCTUS

本品为蓼科植物红蓼 *Polygonum orientale* L. 的干燥成熟果实。秋季果实成熟时割取果穗，晒干，打下果实，除去杂质。

【性状】 本品呈扁圆形，直径 2～3.5mm，厚 1～1.5mm。表面棕黑色，有的红棕色，有光泽，两面微凹，中部略有纵向隆起。顶端有突起的柱基，基部有浅棕色略突起的果梗痕，有的有膜质花被残留。质硬。气微，味淡。

【鉴别】 (1)本品粉末灰棕色或灰褐色。果皮栅状细胞多成片，黄棕色或红棕色，侧面观细胞 1 列，长 100～190μm，宽 15～30μm，壁厚约 9μm；表面观细胞多角形或类圆形，细胞间隙不明显，胞腔小，稍下胞腔星状；底面观类圆形，内含黄棕色或红棕色物。角质层与种皮细胞碎片易见，与角质层连结的表皮细胞甚扁平；表面观角质层边缘常卷曲，表皮细胞长形，垂周壁深波状弯曲，凸出部分末端较平截，有的与相邻细胞嵌合不全形成类圆或圆锥形间隙；种皮细胞长条形或不规则形，排列疏松，细胞间隙大。

(2)取本品粉末 1g，加甲醇 20ml，超声处理 40 分钟，滤过，滤液蒸干，残渣加甲醇 1ml 使溶解，作为供试品溶液。另取花旗松素对照品，加甲醇制成每 1ml 含 1mg 的溶液，作为对照品溶液。照薄层色谱法（通则 0502）试验，吸取供试品溶液 10μl、对照品溶液 5μl，分别点于同一硅胶 G 薄层板上，以石油醚（60～90℃）-乙酸乙酯-甲酸（10∶11∶0.5）为展开剂，展开，取出，晾干，喷以 10% 硫酸乙醇溶液，在 105℃ 加热至斑点显色清晰。供试品色谱中，在与对照品色谱相应的位置上，显相同颜色的斑点。

【检查】 总灰分 不得过 5.0%（通则 2302）。

【含量测定】 照高效液相色谱法（通则 0512）测定。

色谱条件与系统适用性试验 以十八烷基硅烷键合硅胶为填充剂；以乙腈为流动相 A，以 0.1% 磷酸溶液为流动相 B，按下表中的规定进行梯度洗脱；检测波长为 290nm。理论板数按花旗松素峰计算应不低于 6000。

时间（分钟）	流动相 A（%）	流动相 B（%）
0～20	16	84
20～25	16→100	84→0
25～30	100→16	0→84

对照品溶液的制备 取花旗松素对照品适量，精密称定，加甲醇制成每 1ml 含 70μg 的溶液，即得。

供试品溶液的制备 取本品粉末（过三号筛）约 0.5g，精密称定，置具塞锥形瓶中，精密加入甲醇 25ml，称定重量，加热回流 40 分钟，放冷，再称定重量，用甲醇补足减失的重量，摇匀，滤过，取续滤液，即得。

测定法 分别精密吸取对照品溶液与供试品溶液各 10μl，注入液相色谱仪，测定，即得。

本品按干燥品计算，含花旗松素（$C_{15}H_{12}O_7$）不得少于 0.15%。

【性味与归经】 咸，微寒。归肝、胃经。

【功能与主治】 散血消癥，消积止痛，利水消肿。用于癥瘕痞块，瘿瘤，食积不消，胃脘胀痛，水肿腹水。

【用法与用量】 15～30g。外用适量，熬膏敷患处。

【贮藏】 置干燥处。

水 蛭

Shuizhi

HIRUDO

本品为水蛭科动物蚂蟥 *Whitmania pigra* Whitman、水蛭 *Hirudo nipponica* Whitman 或柳叶蚂蟥 *Whitmania acranulata* Whitman 的干燥全体。夏、秋二季捕捉，用沸水烫死，晒干或低温干燥。

【性状】 蚂蟥 呈扁平纺锤形，有多数环节，长 4～10cm，宽 0.5～2cm。背部黑褐色或黑棕色，稍隆起，用水浸后，可见黑色斑点排成 5 条纵纹；腹面平坦，棕黄色。两侧棕黄色，前端略尖，后端钝圆，两端各具 1 吸盘，前吸盘不显著，后吸盘较大。质脆，易折断，断面胶质状。气微腥。

水蛭 扁长圆柱形，体多弯曲扭转，长 2～5cm，宽 0.2～0.3cm。

柳叶蚂蟥 狭长而扁，长 5～12cm，宽 0.1～0.5cm。

【鉴别】 取本品粉末 1g，加乙醇 5ml，超声处理 15 分钟，滤过，取滤液作为供试品溶液。另取水蛭对照药材 1g，同法制成对照药材溶液。照薄层色谱法（通则 0502）试验，吸取上述两种溶液各 5μl，分别点于同一硅胶 G 薄层板上，以环己烷-乙酸乙酯（4∶1）为展开剂，展开，取出，晾干，喷以 10% 硫酸乙醇溶液，在 105℃ 加热至斑点显色清晰。供试品色谱中，在与对照药材色谱相应的位置上，显相同的紫红色斑点；紫外光灯（365nm）下显相同的橙红色荧光斑点。

【检查】 水分 不得过 18.0%（通则 0832 第二法）。

总灰分 不得过 8.0%（通则 2302）。

酸不溶性灰分 不得过 2.0%（通则 2302）。

酸碱度 取本品粉末（过三号筛）约 1g，加入 0.9% 氯化钠溶液 10ml，充分搅拌，浸提 30 分钟，并时时振摇，离心，取上清液，照 pH 值测定法（通则 0631）测定，应为 5.0～7.5。

重金属及有害元素 照铅、镉、砷、汞、铜测定法（通则 2321 原子吸收分光光度法或电感耦合等离子体质谱法）测定，铅不得过 10mg/kg、镉不得过 1mg/kg、砷不得过5mg/kg、汞不得过 1mg/kg。

黄曲霉毒素 照真菌毒素测定法（通则 2351）测定。

本品每1000g含黄曲霉毒素 B_1 不得过 5μg；黄曲霉毒素 G_2、黄曲霉毒素 G_1、黄曲霉毒素 B_2 和黄曲霉毒素 B_1 的总量不得过 10μg。

【含量测定】 取本品粉末（过三号筛）约 1g，精密称定，精密加入 0.9％氯化钠溶液 5ml，充分搅拌，浸提 30 分钟，并时时振摇，离心，精密量取上清液 100μl，置试管（8mm×38mm）中，加入含 0.5％（牛）纤维蛋白原（以凝固物计）的三羟甲基氨基甲烷盐酸缓冲液[注1]（临用配制）200μl，摇匀，置水浴中（37℃±0.5℃）温浸 5 分钟，滴加每 1ml 中含 40 单位的凝血酶溶液[注2]（每 1 分钟滴加 1 次，每次 5μl，边滴加边轻轻摇匀）至凝固（水蛭）或滴加每 1ml 中含 10 单位的凝血酶溶液[注2]（每 4 分钟滴加 1 次，每次 2μl，边滴加边轻轻摇匀）至凝固（蚂蟥、柳叶蚂蟥），记录消耗凝血酶溶液的体积，按下式计算：

$$U=\frac{C_1 V_1}{C_2 V_2}$$

式中 U 为每1g含凝血酶活性单位，U/g；

C_1 为凝血酶溶液的浓度，μ/ml；

C_2 为供试品溶液的浓度，g/ml；

V_1 为消耗凝血酶溶液的体积，μl；

V_2 为供试品溶液的加入量，μl。

中和一个单位的凝血酶的量，为一个抗凝血酶活性单位。

本品每 1g 含抗凝血酶活性水蛭应不低于 16.0U；蚂蟥、柳叶蚂蟥应不低于 3.0U。

饮片

【炮制】 水蛭 洗净，切段，干燥。

【性状】 本品呈不规则的段状、扁块状或扁圆柱状。背部表面黑褐色，稍隆起，腹面棕褐色，均可见细密横环纹。切面灰白色至棕黄色，胶质状。质脆，气微腥。

烫水蛭 取净水蛭段，照炒法（通则 0213）用滑石粉烫至微鼓起。

【性状】 本品呈不规则段状、扁块状或扁圆柱状，略鼓起，背部黑褐色，腹面棕黄色至棕褐色，附有少量白色滑石粉。断面松泡，灰白色至焦黄色。气微腥。

【检查】 水分 同药材，不得过 14.0％。

总灰分 同药材，不得过 10.0％。

酸不溶性灰分 同药材，不得过 3.0％。

【鉴别】【检查】（酸碱度 重金属及有害元素 黄曲霉毒素）同药材。

【性味与归经】 咸、苦，平；有小毒。归肝经。

【功能与主治】 破血通经，逐瘀消癥。用于血瘀经闭，癥瘕痞块，中风偏瘫，跌扑损伤。

【用法与用量】 1～3g。

【注意】 孕妇禁用。

【贮藏】 置干燥处，防蛀。

注：[1]三羟甲基氨基甲烷盐酸缓冲液的配制 取 0.2mol/L 三羟甲基氨基甲烷溶液 25ml 与 0.1mol/L 盐酸溶液约 40ml，加水至 100ml，调节 pH 值至 7.4。

[2]凝血酶溶液的配制 取凝血酶试剂适量，加生理盐水配制成每 1ml 含凝血酶 40 个单位或 10 个单位的溶液（临用配制）。

玉 竹

Yuzhu

POLYGONATI ODORATI RHIZOMA

本品为百合科植物玉竹 *Polygonatum odoratum*（Mill.）Druce 的干燥根茎。秋季采挖，除去须根，洗净，晒至柔软后，反复揉搓、晾晒至无硬心，晒干；或蒸透后，揉至半透明，晒干。

【性状】 本品呈长圆柱形，略扁，少有分枝，长 4～18cm，直径 0.3～1.6cm。表面黄白色或淡黄棕色，半透明，具纵皱纹和微隆起的环节，有白色圆点状的须根痕和圆盘状茎痕。质硬而脆或稍软，易折断，断面角质样或显颗粒性。气微，味甘，嚼之发黏。

【鉴别】 本品横切面：表皮细胞扁圆形或扁长方形，外壁稍厚，角质化。薄壁组织中散有多数黏液细胞，直径 80～140μm，内含草酸钙针晶束。维管束外韧型，稀有周木型，散列。

【检查】 水分 不得过 16.0％（通则 0832 第二法）。

总灰分 不得过 3.0％（通则 2302）。

【浸出物】 照醇溶性浸出物测定法（通则 2201）项下的冷浸法测定，用 70％乙醇作溶剂，不得少于 50.0％。

【含量测定】 对照品溶液的制备 取无水葡萄糖对照品适量，精密称定，加水制成每 1ml 含无水葡萄糖 0.6mg 的溶液，即得。

标准曲线的制备 精密量取对照品溶液 1.0ml、1.5ml、2.0ml、2.5ml、3.0ml，分别置 50ml 量瓶中，加水至刻度，摇匀。精密量取上述各溶液 2ml，置具塞试管中，分别加 4％苯酚溶液 1ml，混匀，迅速加入硫酸 7.0ml，摇匀，于 40℃水浴中保温 30 分钟，取出，置冰水浴中 5 分钟，取出，以相应试剂为空白，照紫外-可见分光光度法（通则 0401），在 490nm 的波长处测定吸光度，以吸光度为纵坐标，浓度为横坐标，绘制标准曲线。

测定法 取本品粗粉约 1g，精密称定，置圆底烧瓶中，加水 100ml，加热回流 1 小时，用脱脂棉滤过，如上重复提取 1 次，两次滤液合并，浓缩至适量，转移至 100ml 量瓶中，加水至刻度，摇匀，精密量取 2ml，加乙醇 10ml，搅拌，离心，取沉淀加水溶解,置 50ml 量瓶中,并稀释至刻度,摇匀,精密量取 2ml,照标准曲线的制备项下的方法,自"加 4% 苯酚溶液 1ml"起,依法测定吸光度,从标准曲线上读出供试品溶液中无水葡萄糖的重量(mg),计算,即得。

本品按干燥品计算,含玉竹多糖以葡萄糖($C_6H_{12}O_6$)计,不得少于 6.0%。

饮片

【炮制】 除去杂质,洗净,润透,切厚片或段,干燥。

【性状】 本品呈不规则厚片或段。外表皮黄白色至淡黄棕色,半透明,有时可见环节。切面角质样或显颗粒性。气微,味甘,嚼之发黏。

【检查】【浸出物】【含量测定】 同药材。

【性味与归经】 甘,微寒。归肺、胃经。

【功能与主治】 养阴润燥,生津止渴。用于肺胃阴伤,燥热咳嗽,咽干口渴,内热消渴。

【用法与用量】 6~12g。

【贮藏】 置通风干燥处,防霉,防蛀。

功 劳 木

Gonglaomu

MAHONIAE CAULIS

本品为小檗科植物阔叶十大功劳 Mahonia bealei(Fort.)Carr. 或细叶十大功劳 Mahonia fortunei(Lindl.)Fedde 的干燥茎。全年均可采收,切块片,干燥。

【性状】 本品为不规则的块片,大小不等。外表面灰黄色至棕褐色,有明显的纵沟纹和横向细裂纹,有的外皮较光滑,有光泽,或有叶柄残基。质硬,切面皮部薄,棕褐色,木部黄色,可见数个同心性环纹及排列紧密的放射状纹理,髓部色较深。气微,味苦。

【鉴别】 (1)本品粉末黄色。韧皮纤维淡黄色,直径20~27μm,木化纹孔明显,常 2~3 个成束。石细胞淡黄色,类方形或圆形,直径 20~30μm,壁厚,孔沟明显。网纹导管和具缘纹孔导管,直径 15~27μm。

(2)取本品粉末 0.3g,加甲醇 5ml,超声处理 15 分钟,滤过,滤液补加甲醇至 5ml,作为供试品溶液。另取盐酸小檗碱对照品、盐酸巴马汀对照品、盐酸药根碱对照品,加甲醇制成每 1ml 各含 0.5mg 的混合溶液,作为对照品溶液。照薄层色谱法(通则 0502)试验,吸取上述两种溶液各 1μl,分别点于同一硅胶 G 薄层板上,以甲苯-乙酸乙酯-甲醇-异丙醇-浓氨试液(6:3:1.5:1.5:0.5)为展开剂,置氨蒸气饱和的展开缸内,展开,取出,晾干,置紫外光灯(365nm)下检视。供试品色谱中,在与对照品色谱相应的位置上,显三个相同的黄色荧光斑点。

【检查】 水分 不得过 9.0%(通则 0832 第二法)。

总灰分 不得过 2.0%(通则 2302)。

【浸出物】 照醇溶性浸出物测定法(通则 2201)项下的热浸法测定,用乙醇作溶剂,不得少于 3.0%。

【含量测定】 照高效液相色谱法(通则 0512)测定。

色谱条件与系统适用性试验 以十八烷基硅烷键合硅胶为填充剂;以乙腈为流动相 A,以 0.05mol/L 磷酸二氢钾缓冲液(磷酸调节 pH 值至 3.0)为流动相 B,按下表中的规定进行梯度洗脱;检测波长为 345nm。理论板数按小檗碱峰计算应不低于 5000。

时间(分钟)	流动相 A(%)	流动相 B(%)
0~10	25→28	75→72
10~18	28→50	72→50
18~22	50	50

对照提取物溶液的制备 取功劳木对照提取物(已标示非洲防己碱、药根碱、巴马汀、小檗碱的含量)适量,精密称定,加乙腈-水(25:75)混合溶液制成每 1ml 含 0.4mg 的溶液,即得。

供试品溶液的制备 取本品粉末(过三号筛)约 0.25g,精密称定,置具塞锥形瓶中,精密加入盐酸-甲醇(1:100)混合溶液 50ml,密塞,称定重量,超声处理(功率 500W,频率 40kHz)45 分钟,取出,放冷,再称定重量,用盐酸-甲醇(1:100)混合溶液补足减失的重量,摇匀,滤过,取续滤液,即得。

测定法 分别精密吸取对照提取物溶液与供试品溶液各 10~20μl,注入液相色谱仪,测定。计算非洲防己碱、药根碱、巴马汀和小檗碱的含量。

本品按干燥品计算,含非洲防己碱($C_{20}H_{20}NO_4$)、药根碱($C_{20}H_{20}NO_4$)、巴马汀($C_{21}H_{21}NO_4$)、小檗碱($C_{20}H_{17}NO_4$)的总量,不得少于 1.5%。

【性味与归经】 苦,寒。归肝、胃、大肠经。

【功能与主治】 清热燥湿,泻火解毒。用于湿热泻痢,黄疸尿赤,目赤肿痛,胃火牙痛,疮疖痈肿。

【用法与用量】 9~15g。外用适量。

【贮藏】 置干燥处。

甘 松

Gansong

NARDOSTACHYOS RADIX ET RHIZOMA

本品为败酱科植物甘松 Nardostachys jatamansi DC. 的干燥根及根茎。春、秋二季采挖,除去泥沙和杂质,晒干或阴干。

【性状】 本品略呈圆锥形,多弯曲,长 5~18cm。根茎短小,上端有茎、叶残基,呈狭长的膜质片状或纤维状。外层黑棕色,内层棕色或黄色。根单一或数条交结、分枝或并列,直径 0.3～1cm。表面棕褐色，皱缩，有细根和须根。质松脆，易折断，断面粗糙，皮部深棕色，常成裂片状，木部黄白色。气特异，味苦而辛，有清凉感。

【鉴别】 (1)本品粉末暗棕色。石细胞类圆形或不规则多角形，偶见长条形，单个或成群，直径 33～64μm，长可至 200μm 或更长，壁甚厚，无色，胞腔狭小。梯纹导管或网纹导管，直径 7～40μm，小型梯纹导管成束，其旁有时可见细长的木纤维。木栓细胞多为不规则多角形，壁暗棕色，较薄，内含黄色至棕黄色挥发油。基生叶残基碎片较多，细胞呈长方形或长多角形，淡黄色至棕色，直径 20～31μm，长50～90μm，壁呈念珠状增厚。另一种碎片细胞呈长条形，长可达 200μm，壁有时呈念珠状增厚。

(2)取本品粉末 0.5g，加石油醚(60～90℃)20ml，超声处理 30 分钟，滤过，滤液蒸干，残渣加石油醚 5ml 使溶解，作为供试品溶液。另取甘松对照药材 0.5g，同法制成对照药材溶液。再取甘松新酮对照品，加三氯甲烷制成每 1ml 含 2mg 的溶液，作为对照品溶液。照薄层色谱法(通则 0502)试验，吸取上述三种溶液各 10μl，分别点于同一硅胶 GF$_{254}$ 薄层板上，以石油醚(60～90℃)-乙酸乙酯(4：1)为展开剂，展开，取出，晾干，置紫外光灯(254nm)下检视。供试品色谱中，在与对照药材色谱和对照品色谱相应的位置上，显相同颜色的斑点。喷以 0.5%香草醛硫酸溶液，在 105℃加热至斑点显色清晰。供试品色谱中，在与对照药材色谱和对照品色谱相应的位置上，显相同的橙黄色斑点。

【检查】 水分　不得过 12.0%(通则 0832 第四法)。

【含量测定】 挥发油　照挥发油测定法(通则 2204)测定。本品含挥发油不得少于 2.0%(ml/g)。

甘松新酮　照高效液相色谱法(通则 0512)测定。

色谱条件与系统适用性试验　以十八烷基硅烷键合硅胶为填充剂；以乙腈-水(65：35)为流动相；检测波长为 254nm。理论板数按甘松新酮峰计算应不低于 5000。

对照品溶液的制备　取甘松新酮对照品适量，精密称定，置棕色量瓶中，加甲醇制成每 1ml 含 0.28mg 的溶液，即得(10℃以下保存)。

供试品溶液的制备　取本品粉末(过二号筛)约 0.5g，精密称定，置具塞锥形瓶中，精密加入甲醇 20ml，密塞，称定重量，超声处理(功率 50W，频率 45kHz)15 分钟，放冷，再称定重量，用甲醇补足减失的重量，摇匀，滤过，取续滤液，即得。

测定法　分别精密吸取对照品溶液与供试品溶液各10～15μl，注入液相色谱仪，测定，即得。

本品按干燥品计算，含甘松新酮($C_{15}H_{22}O_3$)不得少于 0.10%。

饮片

【炮制】 除去杂质和泥沙，洗净，切长段，干燥。

【性状】 本品呈不规则的长段。根呈圆柱形，表面棕褐色。质松脆。切面皮部深棕色，常成裂片状，木部黄白色。气特异，味苦而辛。

【检查】 水分　同药材，不得过 10.0%。

【含量测定】 同药材，挥发油不得少于 1.8%(ml/g)。

【鉴别】 同药材。

【性味与归经】 辛、甘，温。归脾、胃经。

【功能与主治】 理气止痛，开郁醒脾；外用祛湿消肿。用于脘腹胀满，食欲不振，呕吐；外用治牙痛，脚气肿毒。

【用法与用量】 3～6g。外用适量，泡汤漱口或煎汤洗脚或研末敷患处。

【贮藏】 置阴凉干燥处，防潮，防蛀。

甘　草
Gancao
GLYCYRRHIZAE RADIX ET RHIZOMA

本品为豆科植物甘草 *Glycyrrhiza uralensis* Fisch.、胀果甘草 *Glycyrrhiza inflata* Bat. 或光果甘草 *Glycyrrhiza glabra* L. 的干燥根和根茎。春、秋二季采挖，除去须根，晒干。

【性状】 甘草　根呈圆柱形，长 25～100cm，直径 0.6～3.5cm。外皮松紧不一。表面红棕色或灰棕色，具显著的纵皱纹、沟纹、皮孔及稀疏的细根痕。质坚实，断面略显纤维性，黄白色，粉性，形成层环明显，射线放射状，有的有裂隙。根茎呈圆柱形，表面有芽痕，断面中部有髓。气微，味甜而特殊。

胀果甘草　根和根茎木质粗壮，有的分枝，外皮粗糙，多灰棕色或灰褐色。质坚硬，木质纤维多，粉性小。根茎不定芽多而粗大。

光果甘草　根和根茎质地较坚实，有的分枝，外皮不粗糙，多灰棕色，皮孔细而不明显。

【鉴别】 (1)本品横切面：木栓层为数列棕色细胞。栓内层较窄。韧皮部射线宽广，多弯曲，常现裂隙；纤维多成束，非木化或微木化，周围薄壁细胞常含草酸钙方晶；筛管群常因压缩而变形。束内形成层明显。木质部射线宽3～5列细胞；导管较多，直径约至 160μm；木纤维成束，周围薄壁细胞亦含草酸钙方晶。根中心无髓；根茎中心有髓。

粉末淡棕黄色。纤维成束，直径8～14μm，壁厚，微木化，周围薄壁细胞含草酸钙方晶，形成晶纤维。草酸钙方晶多见。具缘纹孔导管较大，稀有网纹导管。木栓细胞红棕色，多角形，微木化。

(2)取本品粉末 1g，加乙醚 40ml，加热回流 1 小时，滤过，弃去醚液，药渣加甲醇 30ml，加热回流 1 小时，滤过，滤液蒸干，残渣加水 40ml 使溶解，用正丁醇提取 3 次，每次 20ml，合并正丁醇液，用水洗涤 3 次，弃去水液，正丁醇液蒸干，残渣加甲醇 5ml 使溶解，作为供试品溶液。另取甘草对照药材 1g，同法制成对照药材溶液。再取甘草酸单铵盐对照品，加甲醇制成每 1ml 含 2mg 的溶液，作为对照品溶液。照薄层色谱法

(通则 0502)试验,吸取上述三种溶液各 1~2μl,分别点于同一用 1%氢氧化钠溶液制备的硅胶 G 薄层板上,以乙酸乙酯-甲酸-冰醋酸-水(15:1:1:2)为展开剂,展开,取出,晾干,喷以 10%硫酸乙醇溶液,在 105℃加热至斑点显色清晰,置紫外光灯(365nm)下检视。供试品色谱中,在与对照药材色谱相应的位置上,显相同颜色的荧光斑点;在与对照品色谱相应的位置上,显相同的橙黄色荧光斑点。

【检查】 **水分** 不得过 12.0%(通则 0832 第二法)。

总灰分 不得过 7.0%(通则 2302)。

酸不溶性灰分 不得过 2.0%(通则 2302)。

重金属及有害元素 照铅、镉、砷、汞、铜测定法(通则 2321 原子吸收分光光度法或电感耦合等离子体质谱法)测定,铅不得过 5mg/kg;镉不得过 1mg/kg;砷不得过 2mg/kg;汞不得过 0.2mg/kg;铜不得过 20mg/kg。

其他有机氯类农药残留量 照农药残留量测定法(通则 2341 有机氯类农药残留量测定—第一法)测定。

含五氯硝基苯不得过 0.1mg/kg。

【含量测定】 照高效液相色谱法(通则 0512)测定。

色谱条件与系统适用性试验 以十八烷基硅烷键合硅胶为填充剂;以乙腈为流动相 A,以 0.05%磷酸溶液为流动相 B,按下表中的规定进行梯度洗脱;检测波长为 237nm。理论板数按甘草苷峰计算应不低于 5000。

时间(分钟)	流动相 A(%)	流动相 B(%)
0~8	19	81
8~35	19→50	81→50
35~36	50→100	50→0
36~40	100→19	0→81

对照品溶液的制备 取甘草苷对照品、甘草酸铵对照品适量,精密称定,加 70%乙醇分别制成每 1ml 含甘草苷 20μg、甘草酸铵 0.2mg 的溶液,即得(甘草酸重量=甘草酸铵重量/1.0207)。

供试品溶液的制备 取本品粉末(过三号筛)约 0.2g,精密称定,置具塞锥形瓶中,精密加入 70%乙醇 100ml,密塞,称定重量,超声处理(功率 250W,频率 40kHz)30 分钟,放冷,再称定重量,用 70%乙醇补足减失的重量,摇匀,滤过,取续滤液,即得。

测定法 分别精密吸取对照品溶液与供试品溶液各 10μl,注入液相色谱仪,测定,即得。

本品按干燥品计算,含甘草苷($C_{21}H_{22}O_9$)不得少于 0.50%,甘草酸($C_{42}H_{62}O_{16}$)不得少于 2.0%。

饮片

【炮制】 **甘草片** 除去杂质,洗净,润透,切厚片,干燥。

【性状】 本品呈类圆形或椭圆形的厚片。外表皮红棕色或灰棕色,具纵皱纹。切面略显纤维性,中心黄白色,有明显放射状纹理及形成层。质坚实,具粉性。气微,味甜而特殊。

【检查】 **总灰分** 同药材,不得过 5.0%。

【含量测定】 同药材,含甘草苷($C_{21}H_{22}O_9$)不得少于

0.45%,甘草酸($C_{42}H_{62}O_{16}$)不得少于 1.8%。

【鉴别】(除横切面外) **【检查】**(水分 重金属及有害元素) 同药材。

【性味与归经】 甘,平。归心、肺、脾、胃经。

【功能与主治】 补脾益气,清热解毒,祛痰止咳,缓急止痛,调和诸药。用于脾胃虚弱,倦怠乏力,心悸气短,咳嗽痰多,脘腹、四肢挛急疼痛,痈肿疮毒,缓解药物毒性、烈性。

【用法与用量】 2~10g。

【注意】 不宜与海藻、京大戟、红大戟、甘遂、芫花同用。

【贮藏】 置通风干燥处,防蛀。

炙 甘 草
Zhigancao
GLYCYRRHIZAE RADIX ET RHIZOMA
PRAEPARATA CUM MELLE

本品为甘草的炮制加工品。

【炮制】 取甘草片,照蜜炙法(通则 0213)炒至黄色至深黄色,不粘手时取出,晾凉。

【性状】 本品呈类圆形或椭圆形切片。外表皮红棕色或灰棕色,微有光泽。切面黄色至深黄色,形成层环明显,射线放射状。略有黏性。具焦香气,味甜。

【鉴别】 照甘草项下的〔鉴别〕(2)项试验,显相同的结果。

【检查】 **水分** 不得过 10.0%(通则 0832 第二法)。

总灰分 不得过 5.0%(通则 2302)。

【含量测定】 同甘草药材,含甘草苷($C_{21}H_{22}O_9$)不得少于 0.50%,甘草酸($C_{42}H_{62}O_{16}$)不得少于 1.0%。

【性味与归经】 甘,平。归心、肺、脾、胃经。

【功能与主治】 补脾和胃,益气复脉。用于脾胃虚弱,倦怠乏力,心动悸,脉结代。

【用法与用量】 **【注意】** **【贮藏】** 同甘草。

甘 遂
Gansui
KANSUI RADIX

本品为大戟科植物甘遂 Euphorbia kansui T. N. Liou ex T. P. Wang 的干燥块根。春季开花前或秋末茎叶枯萎后采挖,撞去外皮,晒干。

【性状】 本品呈椭圆形、长圆柱形或连珠形,长 1~5cm,直径 0.5~2.5cm。表面类白色或黄白色,凹陷处有棕色外皮残留。质脆,易折断,断面粉性,白色,木部微显放射状纹理;长圆柱状者纤维性较强。气微,味微甘而辣。

【鉴别】 (1)本品粉末类白色。淀粉粒甚多,单粒球形或半球形,直径5～34μm,脐点点状、裂缝状或星状;复粒由2～8分粒组成。无节乳管含淡黄色微细颗粒状物。厚壁细胞长方形、梭形、类三角形或多角形,壁微木化或非木化。具缘纹孔导管多见,常伴有纤维束。

(2)取本品粉末1g,加乙醇10ml,超声处理30分钟,滤过,滤液蒸干,残渣加乙醇1ml使溶解,作为供试品溶液。另取甘遂对照药材1g,同法制成对照药材溶液。再取大戟二烯醇对照品,加甲醇制成每1ml含1mg的溶液,作为对照品溶液。照薄层色谱法(通则0502)试验,吸取上述三种溶液各2μl,分别点于同一硅胶G薄层板上,以石油醚(30～60℃)-丙酮(5:1)为展开剂,展开,取出,晾干,喷以10%硫酸乙醇溶液,在105℃加热至斑点显色清晰。分别置日光和紫外光灯(365nm)下检视,供试品色谱中,在与对照药材色谱和对照品色谱相应的位置上,显相同颜色的斑点或荧光斑点。

【检查】 **水分** 不得过12.0%(通则0832第二法)。

总灰分 不得过3.0%(通则2302)。

【浸出物】 照醇溶性浸出物测定法(通则2201)项下的热浸法测定,用稀乙醇作溶剂,不得少于15.0%。

【含量测定】 照高效液相色谱法(通则0512)测定。

色谱条件与系统适用性试验 以辛基硅烷键合硅胶为填充剂;以乙腈-水(95:5)为流动相;检测波长为210nm。理论板数按大戟二烯醇峰计算应不低于8000。

对照品溶液的制备 取大戟二烯醇对照品适量,精密称定,加甲醇制成每1ml含0.2mg的溶液,即得。

供试品溶液的制备 取本品粉末(过四号筛)约2g,精密称定,置具塞锥形瓶中,精密加入乙酸乙酯25ml,密塞,称定重量,超声处理(功率250W,频率50kHz)40分钟,放冷,再称定重量,用乙酸乙酯补足减失的重量,摇匀,滤过,精密量取续滤液10ml,蒸干,残渣加甲醇溶解,转移至10ml量瓶中,加甲醇至刻度,摇匀,即得。

测定法 分别精密吸取对照品溶液与供试品溶液各10μl,注入液相色谱仪,测定,即得。

本品按干燥品计算,含大戟二烯醇($C_{30}H_{50}O$)不得少于0.12%。

饮片

【炮制】 **生甘遂** 除去杂质,洗净,干燥。

【性状】【鉴别】【检查】【浸出物】【含量测定】 同药材。

醋甘遂 取净甘遂,照醋炙法(通则0213)炒干。

每100kg甘遂,用醋30kg。

【性状】 本品形如甘遂,表面黄色至棕黄色,有的可见焦斑。微有醋香气,味微酸而辣。

【鉴别】【检查】【浸出物】【含量测定】 同药材。

【性味与归经】 苦,寒;有毒。归肺、肾、大肠经。

【功能与主治】 泻水逐饮,消肿散结。用于水肿胀满,胸腹积水,痰饮积聚,气逆咳喘,二便不利,风痰癫痫,痈肿疮毒。

【用法与用量】 0.5～1.5g,炮制后多入丸散用。外用适量,生用。

【注意】 孕妇禁用;不宜与甘草同用。

【贮藏】 置通风干燥处,防蛀。

艾片(左旋龙脑)

Aipian

l-BORNEOLUM

本品为菊科植物艾纳香 *Blumea balsamifera*(L.)DC. 的新鲜叶经提取加工制成的结晶。

【性状】 本品为白色半透明片状、块状或颗粒状结晶,质稍硬而脆,手捻不易碎。具清香气,味辛、凉,具挥发性,点燃时有黑烟,火焰呈黄色,无残迹遗留。

本品在乙醇、三氯甲烷或乙醚中易溶,在水中几乎不溶。

熔点 应为201～205℃(通则0612)。

比旋度 取本品适量,精密称定,加乙醇制成每1ml含50mg的溶液,依法测定(通则0621),比旋度应为-36.5°～-38.5°。

【鉴别】 取本品5mg,加乙醇2ml使溶解,作为供试品溶液。另取龙脑对照品,加乙醇制成每1ml含2mg的溶液,作为对照品溶液。照薄层色谱法(通则0502)试验,吸取上述两种溶液各2～5μl,分别点于同一硅胶G薄层板上,以石油醚(60～90℃)-乙酸乙酯(4:1)为展开剂,展开,取出,晾干,喷以1%香草醛硫酸溶液,在105℃加热至斑点显色清晰。供试品色谱中,在与对照品色谱相应的位置上,显相同颜色的斑点。

【检查】 **异龙脑** 取本品适量,精密称定,加乙酸乙酯制成每1ml含15mg的溶液,作为供试品溶液。另取异龙脑对照品,加乙酸乙酯制成每1ml含2mg的溶液,作为对照品溶液。照〔含量测定〕项下的方法测定,计算,即得。

本品含异龙脑($C_{10}H_{18}O$)不得过5.0%。

樟脑 取〔检查〕异龙脑项下的供试品溶液作为供试品溶液。另取樟脑对照品适量,精密称定,加乙酸乙酯制成每1ml含0.5mg的溶液,作为对照品溶液。照〔含量测定〕项下的方法测定,计算,即得。

本品含樟脑($C_{10}H_{16}O$)不得过10.0%。

【含量测定】 照气相色谱法(通则0521)测定。

色谱条件与系统适用性试验 聚乙二醇20000(PEG-20M)毛细管柱(柱长为30m,内径为0.53mm,膜厚度为1.0μm),柱温为170℃。理论板数按龙脑峰计算应不低于3000。

对照品溶液的制备 取龙脑对照品适量,精密称定,加乙酸乙酯制成每1ml含4mg的溶液,即得。

供试品溶液的制备 取本品细粉约40mg,精密称定,置

10ml 量瓶中,加乙酸乙酯溶解并稀释至刻度,摇匀,即得。

测定法 分别精密吸取对照品溶液与供试品溶液各 1μl,注入气相色谱仪,测定,即得。

本品含左旋龙脑以龙脑（$C_{10}H_{18}O$）计,不得少于 85.0%。

【性味与归经】 辛、苦,微寒。归心、脾、肺经。

【功能与主治】 开窍醒神,清热止痛。用于热病神昏、痉厥,中风痰厥,气郁暴厥,中恶昏迷,目赤,口疮,咽喉肿痛,耳道流脓。

【用法与用量】 0.15～0.3g,入丸散用。外用研粉点敷患处。

【注意】 孕妇慎用。

【贮藏】 密封,置阴凉处。

艾 叶

Aiye

ARTEMISIAE ARGYI FOLIUM

本品为菊科植物艾 *Artemisia argyi* Lévl. et Vant. 的干燥叶。夏季花未开时采摘,除去杂质,晒干。

【性状】 本品多皱缩、破碎,有短柄。完整叶片展平后呈卵状椭圆形,羽状深裂,裂片椭圆状披针形,边缘有不规则的粗锯齿;上表面灰绿色或深黄绿色,有稀疏的柔毛和腺点;下表面密生灰白色绒毛。质柔软。气清香,味苦。

【鉴别】 （1）本品粉末绿褐色。非腺毛有两种:一种为T形毛,顶端细胞长而弯曲,两臂不等长,柄2～4细胞;另一种为单列性非腺毛,3～5细胞,顶端细胞特长而扭曲,常断落。腺毛表面观鞋底形,由4、6细胞相对叠合而成,无柄。草酸钙簇晶,直径3～7μm,存在于叶肉细胞中。

（2）取本品粉末 2g,加石油醚（60～90℃）25ml,置水浴上加热回流 30 分钟,滤过,滤液挥干,残渣加正己烷 1ml 使溶解,作为供试品溶液。另取艾叶对照药材 1g,同法制成对照药材溶液。照薄层色谱法（通则 0502）试验,吸取上述两种溶液各 2～5μl,分别点于同一硅胶 G 薄层板上,以石油醚（60～90℃）-甲苯-丙酮（10∶8∶0.5）为展开剂,展开,取出,晾干,喷以 1%香草醛硫酸溶液,在 105℃加热至斑点显色清晰。供试品色谱中,在与对照药材色谱相应的位置上,显相同颜色的主斑点。

【检查】 水分 不得过 15.0%（通则 0832 第四法）。

总灰分 不得过 12.0%（通则 2302）。

酸不溶性灰分 不得过 3.0%（通则 2302）。

【含量测定】 照气相色谱法（通则 0521）测定。

色谱条件与系统适用性试验 以 50%苯基-甲基聚硅氧烷为固定相（柱长为 30m,内经为 0.25mm,膜厚度为 0.25μm）;柱温为程序升温,初始温度 45℃,先以每分钟 2℃的速率升温至 75℃,保持 5 分钟;然后以每分钟 1℃的速率升

温至 90℃,保持 6 分钟;再以每分钟 5℃的速率升温至 150℃;最后以每分钟 10℃的速率升温至 250℃,保持 5 分钟;进样口温度为 240℃;检测器温度为 250℃。流量为每分钟 0.6ml;分流进样,分流比为 5∶1。理论板数按龙脑峰计算应不低于 50000。

对照品溶液的制备 取桉油精对照品、龙脑对照品适量,精密称定,加乙酸乙酯制成每 1ml 含桉油精 0.2mg、龙脑 0.1mg 的混合溶液,即得。

供试品溶液的制备 取艾叶适量,剪碎成约 0.5cm 的碎片,取约 2.5g,精密称定,置圆底烧瓶中,加水 300ml,连接挥发油测定器。自测定器上端加水使充满刻度部分,并溢流入烧瓶时为止,再加乙酸乙酯 2.5ml,连接回流冷凝管。加热至沸腾,再加热 5 小时,放冷,分取乙酸乙酯,置 10ml 量瓶中,用乙酸乙酯分次洗涤测定器及冷凝管,转入同一量瓶中,用乙酸乙酯稀释至刻度,摇匀,即得。

测定法 分别精密吸取对照品溶液与供试品溶液各 1μl,注入气相色谱仪,测定,即得。

本品按干燥品计算,含桉油精（$C_{10}H_8O$）不得少于 0.050%,含龙脑（$C_{10}H_{18}O$）不得少于 0.020%。

饮片

【炮制】 艾叶 除去杂质及梗,筛去灰屑。

【性状】【鉴别】【检查】【含量测定】 同药材。

醋艾炭 取净艾叶,照炒炭法（通则 0213）炒至表面焦黑色,喷醋,炒干。

每 100kg 艾叶,用醋 15kg。

【性状】 本品呈不规则的碎片,表面黑褐色,有细条状叶柄。具醋香气。

【鉴别】（除显微粉末外） 同药材。

【性味与归经】 辛、苦,温;有小毒。归肝、脾、肾经。

【功能与主治】 温经止血,散寒止痛;外用祛湿止痒。用于吐血,衄血,崩漏,月经过多,胎漏下血,少腹冷痛,经寒不调,宫冷不孕;外治皮肤瘙痒。醋艾炭温经止血,用于虚寒性出血。

【用法与用量】 3～9g。外用适量,供灸治或熏洗用。

【贮藏】 置阴凉干燥处。

石 韦

Shiwei

PYRROSIAE FOLIUM

本品为水龙骨科植物庐山石韦 *Pyrrosia sheareri*（Bak.）Ching、石韦 *Pyrrosia lingua*（Thunb.）Farwell 或有柄石韦 *Pyrrosia petiolosa*（Christ）Ching 的干燥叶。全年均可采收,除去根茎和根,晒干或阴干。

【性状】 庐山石韦 叶片略皱缩,展平后呈披针形,长10～25cm,宽3～5cm。先端渐尖,基部耳状偏斜,全缘,边缘

常向内卷曲;上表面黄绿色或灰绿色,散布有黑色圆形小凹点;下表面密生红棕色星状毛,有的侧脉间布满棕色圆点状的孢子囊群。叶柄具四棱,长 10～20cm,直径 1.5～3mm,略扭曲,有纵槽。叶片革质。气微,味微涩苦。

石韦 叶片披针形或长圆披针形,长 8～12cm,宽 1～3cm。基部楔形,对称。孢子囊群在侧脉间,排列紧密而整齐。叶柄长 5～10cm,直径约 1.5mm。

有柄石韦 叶片多卷曲呈筒状,展平后呈长圆形或卵状长圆形,长 3～8cm,宽 1～2.5cm。基部楔形,对称;下表面侧脉不明显,布满孢子囊群。叶柄长 3～12cm,直径约 1mm。

【鉴别】 本品粉末黄棕色。星状毛体部 7～12 细胞,辐射状排列成上、下两轮,每个细胞呈披针形,顶端急尖,有的表面有纵向或不规则网状纹理;柄部 1～9 细胞。孢子囊环带细胞,表面观扁长方形。孢子极面观椭圆形,赤道面观肾形,外壁具疣状突起。叶下表皮细胞多角形,垂周壁连珠状增厚,气孔类圆形。纤维长梭形,胞腔内充满红棕色或棕色块状物。

【检查】 杂质 不得过 3%(通则 2301)。

水分 不得过 13.0%(通则 0832 第二法)。

总灰分 不得过 7.0%(通则 2302)。

【浸出物】 照醇溶性浸出物测定法(通则 2201)项下的热浸法测定,用稀乙醇作溶剂,不得少于 18.0%。

【含量测定】 照高效液相色谱法(通则 0512)测定。

色谱条件与系统适用性试验 以十八烷基硅烷键合硅胶为填充剂;以乙腈-0.5%磷酸溶液(11:89)为流动相;检测波长为 326nm。理论板数按绿原酸峰计算应不低于 2000。

对照品溶液的制备 取绿原酸对照品适量,精密称定,置棕色量瓶中,加 50%甲醇制成每 1ml 含 40μg 的溶液,即得。

供试品溶液的制备 取本品粉末(过二号筛)约 0.2g,精密称定,置具塞锥形瓶中,精密加入 50%甲醇 25ml,称定重量,超声处理(功率 300W,频率 25kHz)45 分钟,放冷,再称定重量,用 50%甲醇补足减失的重量,摇匀,滤过,取续滤液,即得。

测定法 分别精密吸取对照品溶液与供试品溶液各 10μl,注入液相色谱仪,测定,即得。

本品按干燥品计算,含绿原酸($C_{16}H_{18}O_9$)不得少于 0.20%。

饮片

【炮制】 除去杂质,洗净,切段,干燥,筛去细屑。

【性状】 本品呈丝条状。上表面黄绿色或灰褐色,下表面密生红棕色星状毛。孢子囊群着生侧脉间或下表面布满孢子囊群。叶全缘。叶片革质。气微,味微涩苦。

【鉴别】【检查】(水分 总灰分)【浸出物】【含量测定】 同药材。

【性味与归经】 甘、苦,微寒。归肺、膀胱经。

【功能与主治】 利尿通淋,清肺止咳,凉血止血。用于热淋,血淋,石淋,小便不通,淋沥涩痛,肺热喘咳,吐血,衄血,尿血,崩漏。

【用法与用量】 6～12g。

【贮藏】 置通风干燥处。

石 吊 兰
Shidiaolan
LYSIONOTI HERBA

本品为苦苣苔科植物吊石苣苔 *Lysionotus pauciflorus* Maxim. 的干燥地上部分。夏、秋二季叶茂盛时采割,除去杂质,晒干。

【性状】 本品茎呈圆柱形,长 25～60cm,直径 0.2～0.5cm;表面淡棕色或灰褐色,有纵皱纹,节膨大,常有不定根;质脆,易折断,断面黄绿色或黄棕色,中心有空隙。叶轮生或对生,有短柄;叶多脱落,脱落后叶柄痕明显;叶片披针形至狭卵形,长 1.5～6cm,宽 0.5～1.5cm,边缘反卷,边缘上部有齿,两面灰绿色至灰棕色。气微,味苦。

【鉴别】 (1)本品茎横切面:表皮有时残存。木栓层由多列木栓细胞组成。皮层宽广,外侧散有石细胞,壁厚有明显的层纹,胞腔小;内皮层明显。韧皮部狭窄。形成层环不明显。木质部由纤维、导管连接成环。髓部较大。

叶横切面:上表皮细胞长方形,外被菲薄角质层,其下方为 2～3 列大型薄壁细胞,类方形、长方形或类圆形;下表皮细胞较小,有气孔。栅栏组织细胞 2～3 列,通过主脉;海绵组织细胞类圆形,排列疏松。主脉维管束外韧型,外侧或近下表皮处偶见单个石细胞。

(2)取本品粉末 0.5g,加甲醇 20ml,超声处理 30 分钟,滤过,滤液回收溶剂至干,残渣加甲醇 1ml 使溶解,作为供试品溶液。另取石吊兰素对照品,加甲醇制成每 1ml 含 0.2mg 溶液,作为对照品溶液。照薄层色谱法(通则 0502)试验,吸取上述两种溶液各 10μl,分别点于同一硅胶 G 薄层板上,以三氯甲烷-甲醇-甲酸(20:1:0.5)为展开剂,展开,取出,晾干,喷以 2%三氯化铁乙醇溶液,在 105℃加热至斑点显色清晰。供试品色谱中,在与对照品色谱相应的位置上,显相同颜色的斑点。

【检查】 水分 不得过 13.0%(通则 0832 第二法)。

总灰分 不得过 6.0%。(通则 2302)。

【浸出物】 照醇溶性浸出物测定法(通则 2201)项下的热浸法测定,用稀乙醇作溶剂,不得少于 17.0%。

【含量测定】 照高效液相色谱法(通则 0512)测定。

色谱条件与系统适用性试验 以十八烷基硅烷键合硅胶为填充剂;以甲醇-水(68:32)为流动相;检测波长为 334nm。理论板数按石吊兰素峰计算应不低于 3000。

对照品溶液的制备 取石吊兰素对照品适量,精密称定,加甲醇制成每 1ml 含 25μg 的溶液,即得。

供试品溶液的制备 取本品中粉约 0.5g,精密称定,置具塞锥形瓶中,精密加入 75％甲醇 25ml,密塞,称定重量,超声处理(功率 240W,频率 45kHz)20 分钟,放冷,再称定重量,用 75％甲醇补足减失的重量,摇匀,滤过,取续滤液,即得。

测定法　分别精密吸取对照品溶液与供试品溶液各 10μl,注入液相色谱仪,测定,即得。

本品按干燥品计算,含石吊兰素($C_{18}H_{16}O_7$)不得少于 0.10％。

饮片

【炮制】　除去杂质,洗净,切段,干燥。

【性状】　本品呈不规则段状。茎圆柱形,表面淡棕色或灰褐色,有纵皱纹,节常膨大,常有不定根;切面黄白色或黄棕色,中心有的有空隙。叶多破碎、卷缩,完整者披针形,边缘上部有齿,常反卷,两面灰绿色至灰棕色,主脉下面凸出。气微,味苦。

【性味与归经】　苦,温。归肺经。

【功能与主治】　化痰止咳,软坚散结。用于咳嗽痰多,瘰疬痰核。

【用法与用量】　9～15g。外用适量,捣敷或煎水外洗。

【贮藏】　置干燥处。

石 决 明
Shijueming
HALIOTIDIS CONCHA

本品为鲍科动物杂色鲍 *Haliotis diversicolor* Reeve、皱纹盘鲍 *Haliotis discus hannai* Ino、羊鲍 *Haliotis ovina* Gmelin、澳洲鲍 *Haliotis ruber*(Leach)、耳鲍 *Haliotis asinina* Linnaeus 或白鲍 *Haliotis laevigata*(Donovan)的贝壳。夏、秋二季捕捞,去肉,洗净,干燥。

【性状】　**杂色鲍**　呈长卵圆形,内面观略呈耳形,长 7～9cm,宽 5～6cm,高约 2cm。表面暗红色,有多数不规则的螺肋和细密生长线,螺旋部小,体螺部大,从螺旋部顶处开始向右排列有 20 余个疣状突起,末端 6～9 个开孔,孔口与壳面平。内面光滑,具珍珠样彩色光泽。壳较厚,质坚硬,不易破碎。气微,味微咸。

皱纹盘鲍　呈长椭圆形,长 8～12cm,宽 6～8cm,高 2～3cm。表面灰棕色,有多数粗糙而不规则的皱纹,生长线明显,常有苔藓类或石灰虫等附着物,末端 4～5 个开孔,孔口突出壳面,壳较薄。

羊鲍　近圆形,长 4～8cm,宽 2.5～6cm,高 0.8～2cm。壳顶位于近中部而高于壳面,螺旋部与体螺部各占 1/2,从螺旋部边缘有 2 行整齐的突起,尤以上部较为明显,末端 4～5 个开孔,呈管状。

澳洲鲍　呈扁平卵圆形,长 13～17cm,宽 11～14cm,高 3.5～6cm。表面砖红色,螺旋部约为壳面的 1/2,螺肋和生长线呈波状隆起,疣状突起 30 余个,末端 7～9 个开孔,孔口突出壳面。

耳鲍　狭长,略扭曲,呈耳状,长 5～8cm,宽 2.5～3.5cm,高约 1cm。表面光滑,具翠绿色、紫色及褐色等多种颜色形成的斑纹,螺旋部小,体螺部大,末端 5～7 个开孔,孔口与壳平,多为椭圆形,壳薄,质较脆。

白鲍　呈卵圆形,长 11～14cm,宽 8.5～11cm,高 3～6.5cm。表面砖红色,光滑,壳顶高于壳面,生长线颇为明显,螺旋部约为壳面的 1/3,疣状突起 30 余个,末端 9 个开孔,孔口与壳平。

【鉴别】　本品粉末类白色。珍珠层碎块不规则形,表面多不平整,或呈明显的颗粒型,边缘多不整齐,有的呈层状结构;棱柱层碎块少见,断面观呈棱柱状,多有明显的平行条纹。

【含量测定】　取本品细粉约 0.15g,精密称定,置锥形瓶中,加稀盐酸 10ml,加热使溶解,加水 20ml 与甲基红指示液 1 滴,滴加 10％氢氧化钾溶液至溶液显黄色,继续多加 10ml,加钙黄绿素指示剂少量,用乙二胺四醋酸二钠滴定液(0.05mol/L)滴定至溶液黄绿色荧光消失而显橙色。每 1ml 乙二胺四醋酸二钠滴定液(0.05mol/L)相当于 5.004mg 的碳酸钙($CaCO_3$)。

本品含碳酸钙($CaCO_3$)不得少于 93.0％。

饮片

【炮制】　**石决明**　除去杂质,洗净,干燥,碾碎。

【性状】　本品为不规则的碎块。灰白色,有珍珠样彩色光泽。质坚硬。气微,味微咸。

【鉴别】　**【含量测定】**　同药材。

煅石决明　取净石决明,照明煅法(通则 0213)煅至酥脆。

【性状】　本品为不规则的碎块或粗粉。灰白色无光泽,质酥脆。断面呈层状。

【鉴别】　本品呈不规则团块状,暗灰色,不透明,加酸后产生气泡。粉末类白色。珍珠层碎块不规则形,表面多不平整,或呈明显的颗粒型,边缘多不整齐,有的呈层状结构;棱柱层碎块少见,断面观呈棱柱状,多有明显的平行条纹。

【含量测定】　同药材,含碳酸钙($CaCO_3$)不得少于 95.0％。

【性味与归经】　咸,寒。归肝经。

【功能与主治】　平肝潜阳,清肝明目。用于头痛眩晕,目赤翳障,视物昏花,青盲雀目。

【用法与用量】　6～20g,先煎。

【贮藏】　置干燥处。

石 菖 蒲
Shichangpu
ACORI TATARINOWII RHIZOMA

本品为天南星科植物石菖蒲 *Acorus tatarinowii* Schott 的干燥根茎。秋、冬二季采挖,除去须根和泥沙,晒干。

【性状】　本品呈扁圆柱形,多弯曲,常有分枝,长 3～20cm,直径 0.3～1cm。表面棕褐色或灰棕色,粗糙,有疏密不匀的环节,节间长 0.2～0.8cm,具细纵纹,一面残留须根或圆点状根痕;叶痕呈三角形,左右交互排列,有的其上有毛鳞状的叶基残余。质硬,断面纤维性,类白色或微红色,内皮层环明显,可见多数维管束小点及棕色油细胞。气芳香,味苦、微辛。

【鉴别】　(1)本品横切面:表皮细胞外壁增厚,棕色,有的含红棕色物。皮层宽广,散有纤维束和叶迹维管束;叶迹维管束外韧型,维管束鞘纤维成环,木化;内皮层明显。中柱维管束周木型及外韧型,维管束鞘纤维较少。纤维束和维管束鞘纤维周围细胞中含草酸钙方晶,形成晶纤维。薄壁组织中散有类圆形油细胞;并含淀粉粒。

粉末灰棕色。淀粉粒单粒球形、椭圆形或长卵形,直径 2～9μm;复粒由 2～20(或更多)分粒组成。纤维束周围细胞中含草酸钙方晶,形成晶纤维。草酸钙方晶呈多面形、类多角形、双锥形,直径 4～16μm。分泌细胞呈类圆形或长圆形,胞腔内充满黄绿色、橙红色或红色分泌物。

(2)取本品粉末 0.2g,加石油醚(60～90℃)20ml,加热回流 1 小时,滤过,滤液蒸干,残渣加石油醚(60～90℃)1ml 使溶解,作为供试品溶液。另取石菖蒲对照药材 0.2g,同法制成对照药材溶液。照薄层色谱法(通则 0502)试验,吸取上述两种溶液各 2μl,分别点于同一硅胶 G 薄层板上,以石油醚(60～90℃)-乙酸乙酯(4:1)为展开剂,展开,取出,晾干,放置约 1 小时,置紫外光灯(365nm)下检视。供试品色谱中,在与对照药材色谱相应的位置上,显相同颜色的荧光斑点;再以碘蒸气熏至斑点显色清晰,供试品色谱中,在与对照药材色谱相应的位置上,显相同颜色的斑点。

【检查】　水分　不得过 13.0%(通则 0832 第四法)。

总灰分　不得过 10.0%(通则 2302)。

【浸出物】　照醇溶性浸出物测定法(通则 2201)项下的冷浸法测定,用稀乙醇作溶剂,不得少于 12.0%。

【含量测定】　照挥发油测定法(通则 2204)测定。本品含挥发油不得少于 1.0%(ml/g)。

饮片

【炮制】　除去杂质,洗净,润透,切厚片,干燥。

【性状】　本品呈扁圆形或长条形的厚片。外表皮棕褐色或灰棕色,有的可见环节及根痕。切面纤维性,类白色或微红色,有明显环纹及油点。气芳香,味苦、微辛。

【浸出物】　同药材,不得少于 10.0%。

【含量测定】　同药材,含挥发油不得少于 0.7%(ml/g)。

【鉴别】(除横切面外)　【检查】　同药材。

【性味与归经】　辛、苦,温。归心、胃经。

【功能与主治】　开窍豁痰,醒神益智,化湿开胃。用于神昏癫痫,健忘失眠,耳鸣耳聋,脘痞不饥,噤口下痢。

【用法与用量】　3～10g。

【贮藏】　置干燥处,防霉。

石　斛
Shihu

DENDROBII CAULIS

本品为兰科植物金钗石斛 *Dendrobium nobile* Lindl.、霍山石斛 *Dendrobium huoshanense* C. Z. Tang et S. J. Cheng、鼓槌石斛 *Dendrobium chrysotoxum* Lindl. 或流苏石斛 *Dendrobium fimbriatum* Hook. 的栽培品及其同属植物近似种的新鲜或干燥茎。全年均可采收,鲜用者除去根和泥沙;干用者采收后,除去杂质,用开水略烫或烘软,再边搓边烘晒,至叶鞘搓净,干燥。霍山石斛 11 月至翌年 3 月采收,除去叶、根须及泥沙等杂质,洗净,鲜用,或加热除去叶鞘制成干条;或边加热边扭成螺旋状或弹簧状,干燥,称霍山石斛枫斗。

【性状】　鲜石斛　呈圆柱形或扁圆柱形,长约 30cm,直径 0.4～1.2cm。表面黄绿色,光滑或有纵纹,节明显,色较深,节上有膜质叶鞘。肉质多汁,易折断。气微,味微苦而回甜,嚼之有黏性。

金钗石斛　呈扁圆柱形,长 20～40cm,直径 0.4～0.6cm,节间长 2.5～3cm。表面金黄色或黄中带绿色,有深纵沟。质硬而脆,断面较平坦而疏松。气微,味苦。

霍山石斛　干条呈直条状或不规则弯曲形,长 2～8cm,直径 1～4mm。表面淡黄绿色至黄绿色,偶有黄褐色斑块,有细纵纹,节明显,节上有的可见残留的灰白色膜质叶鞘;一端可见茎基部残留的短须根或须根痕,另一端为茎尖,较细。质硬而脆,易折断,断面平坦,灰黄色至灰绿色,略角质状。气微,味淡,嚼之有黏性。鲜品稍肥大。肉质,易折断,断面淡黄绿色至深绿色。气微,味淡,嚼之有黏性且少有渣。枫斗呈螺旋形或弹簧状,通常为 2～5 个旋纹,茎拉直后性状同干条。

鼓槌石斛　呈粗纺锤形,中部直径 1～3cm,具 3～7 节。表面光滑,金黄色,有明显凸起的棱。质轻而松脆,断面海绵状。气微,味淡,嚼之有黏性。

流苏石斛等　呈长圆柱形,长 20～150cm,直径 0.4～1.2cm,节明显,节间长 2～6cm。表面黄色至暗黄色,有深纵槽。质疏松,断面平坦或呈纤维性。味淡或微苦,嚼之有黏性。

【鉴别】　(1)本品横切面:金钗石斛　表皮细胞 1 列,扁平,外被鲜黄色角质层。基本组织细胞大小较悬殊,有壁孔,散在多数外韧型维管束,排成 7～8 圈。维管束外侧纤维束新月形或半圆形,其外侧薄壁细胞有的含类圆形硅质块,木质部有 1～3 个导管直径较大。含草酸钙针晶细胞多见于维管束旁。

霍山石斛　表皮细胞 1 列,扁平,外壁及侧壁稍增厚,微木化,外被黄色或橘黄色角质层,有的外层可见无色的薄壁细胞组成的叶鞘层。基本薄壁组织细胞多角形,大小相似,其间散在 9～47 个维管束,近维管束处薄壁细胞较小,维管束为有限外韧型,维管束鞘纤维群呈单帽状,偶成双帽状,纤维 1～2 列,外侧纤维直径通常小于内侧纤维,有的外侧小型薄壁细胞中含有硅质块。草酸钙针晶束多见于近表皮处薄壁细胞或近表皮处维管束旁的薄壁细胞中。

鼓槌石斛 表皮细胞扁平,外壁及侧壁增厚,胞腔狭长形;角质层淡黄色。基本组织细胞大小差异较显著。多数外韧型维管束略排成 10～12 圈。木质部导管大小近似。有的可见含草酸钙针晶束细胞。

流苏石斛等 表皮细胞扁圆形或类方形,壁增厚或不增厚。基本组织细胞大小相近或有差异,散列多数外韧型维管束,略排成数圈。维管束外侧纤维束新月形或呈帽状,其外缘小细胞有的含硅质块;内侧纤维束无或有,有的内外侧纤维束连接成鞘。有的薄壁细胞中含草酸钙针晶束和淀粉粒。

粉末灰绿色或灰黄色。角质层碎片黄色;表皮细胞表面观呈长多角形或类多角形,垂周壁连珠状增厚。束鞘纤维成束或离散,长梭形或细长,壁较厚,纹孔稀少,周围具排成纵行的含硅质块的小细胞。木纤维细长,末端尖或钝圆,壁稍厚。网纹导管、梯纹导管或具缘纹孔导管直径 12～50μm。草酸钙针晶成束或散在。

(2)金钗石斛 取本品(鲜品干燥后粉碎)粉末 1g,加甲醇 10ml,超声处理 30 分钟,滤过,滤液作为供试品溶液。另取石斛碱对照品,加甲醇制成每 1ml 含 1mg 的溶液,作为对照品溶液。照薄层色谱法(通则 0502)试验,吸取供试品溶液 20μl、对照品溶液 5μl,分别点于同一硅胶 G 薄层板上,以石油醚(60～90℃)-丙酮(7∶3)为展开剂,展开,取出,晾干,喷以碘化铋钾试液。供试品色谱中,在与对照品色谱相应的位置上,显相同颜色的斑点。

霍山石斛 取本品(鲜品干燥后粉碎)粉末(过二号筛)1g,加无水甲醇 20ml,超声处理 30 分钟,滤过,滤液回收溶剂至干,残渣加水 15ml 使溶解,用石油醚(60～90℃)洗涤 2 次,每次 20ml,弃去石油醚液,水液用乙酸乙酯洗涤 2 次,每次 20ml,弃去乙酸乙酯液,用水饱和正丁醇振摇提取 2 次,每次 20ml,合并正丁醇液,回收溶剂至干,残渣加无水甲醇 1ml 使溶解,作为供试品溶液。另取霍山石斛对照药材 1g,同法制成对照药材溶液。再取夏佛塔苷对照品适量,加甲醇制成每 1ml 含 0.5mg 的溶液,作为对照品溶液。照薄层色谱法(通则 0502)试验,吸取上述三种溶液各 3～5μl,分别点于同一聚酰胺薄膜上,以乙醇-丁酮-乙酰丙酮-水(4∶4∶1∶17)为展开剂,20℃以下展开,取出,晾干,在 105℃烘干,取出,喷以 5%三氯化铝乙醇溶液,在 105℃加热约 3 分钟,取出,置紫外光灯(365nm)下检视。供试品色谱中,在与对照药材色谱和对照品色谱相应的位置上,显相同颜色的荧光斑点。

鼓槌石斛 取鼓槌石斛〔含量测定〕项下的续滤液 25ml,回收溶剂至干,残渣加甲醇 5ml 使溶解,作为供试品溶液。另

取毛兰素对照品,加甲醇制成每 1ml 含 0.2mg 的溶液,作为对照品溶液。照薄层色谱法(通则 0502)试验,吸取供试品溶液 5～10μl、对照品溶液 5μl,分别点于同一高效硅胶 G 薄层板上,以石油醚(60～90℃)-乙酸乙酯(3∶2)为展开剂,展开,展距 8cm,取出,晾干,喷以 10%硫酸乙醇溶液,在 105℃加热至斑点显色清晰。供试品色谱中,在与对照品色谱相应的位置上,显相同颜色的斑点。

流苏石斛等 取本品(鲜品干燥后粉碎)粉末 0.5g,加甲醇 25ml,超声处理 45 分钟,滤过,滤液蒸干,残渣加甲醇 5ml 使溶解,作为供试品溶液。另取石斛酚对照品,加甲醇制成每 1ml 含 0.2mg 的溶液,作为对照品溶液。照薄层色谱法(通则 0502)试验,吸取上述供试品溶液 5～10μl、对照品溶液 5μl,分别点于同一高效硅胶 G 薄层板上,以石油醚(60～90℃)-乙酸乙酯(3∶2)为展开剂,展开,展距 8cm,取出,晾干,喷以 10%硫酸乙醇溶液,在 105℃加热至斑点显色清晰。供试品色谱中,在与对照品色谱相应的位置上,显相同颜色的斑点。

(3)霍山石斛 聚合酶链式反应-限制性内切酶长度多态性方法。

模板 DNA 提取 取本品 0.1g(鲜品干燥),加液氮适量研磨,过五号筛。取粉末 25mg,置 1.5ml 离心管中,加入 CTAB 沉淀液〔2%十六烷基三甲基溴化铵,100mmol/L Tris-盐酸 pH＝8.0,10mmol/L 乙二胺四乙酸二钠〕1000μl,涡旋震荡,65℃水浴加热 20 分钟(中间震荡混匀 3 次),离心(转速为每分钟 12000 转)10 分钟,弃去上清液;再加入 CTAB 沉淀液 1000μl,涡旋震荡,65℃水浴加热 10 分钟,离心(转速为每分钟 12000 转)10 分钟,弃去上清液;再同法操作一次;弃去上清液,加入 CTAB 提取液〔2%十六烷基三甲基溴化铵,100mmol/L Tris-盐酸 pH＝8.0,20mmol/L 乙二胺四乙酸二钠,2.5mol/L 氯化钠〕900μl、蛋白酶 K(20mg/ml)5μl 充分混匀,65℃水浴加热 30 分钟,离心(转速为每分钟 12000 转)10 分钟,吸取上清液置另一 2.0ml 离心管中;加入 900μl 三氯甲烷-异戊醇(体积比 24∶1)溶液,充分混匀,离心(转速为每分钟 12000 转)10 分钟;取上清液,加入等体积三氯甲烷-异戊醇(体积比 24∶1)溶液(约 800μl),充分混匀,离心(转速为每分钟 12000 转)10 分钟;取上清液置另一 2.0ml 离心管中,加入 2/3 体积的异丙醇,置-20℃放置 30 分钟;离心(转速为每分钟 12000 转)10 分钟,弃去上清液;沉淀加 70%乙醇 500μl 震荡 1 分钟,离心(转速为每分钟 12000 转)3 分钟;弃去上清液,沉淀再用 70%乙醇 500μl 震荡 1 分钟,离心(转速为每分钟 12000 转)3 分钟;弃去上清液,置 37℃水浴中挥干溶剂;加入高压灭菌超纯水 50μl,溶解,作为供试品溶液,置 4℃冰箱中备用。另取霍山石斛对照药材 0.1g,同法制成对照药材模板 DNA 溶液。

PCR-RFLP 反应 鉴别引物:5'-ATTCTTCATCAAGT-TTAGTGCATTC-3' 和 5'-AGAGCTGATGGGCCTTTGA-3'。PCR 反应体系:在 200μl 离心管中进行,反应总体积为

$25\mu l$，反应体系包括 $10\times$ PCR 缓冲液 $2.5\mu l$，dNTP $(10mmol/L)$ $1\mu l$，鉴别引物 $(10\mu mol/L)$ 各 $0.2\mu l$，Taq DNA 聚合酶 $(5U/\mu l)$ $0.2\mu l$，$10mg/ml$ 牛血清蛋白 $1\mu l$，25% 聚乙烯吡咯烷酮 $1\mu l$，模板 $1\mu l$，无菌超纯水 $18.4\mu l$。将离心管置 PCR 仪，PCR 反应参数：95℃预变性 5 分钟，循环反应 40 次（95℃ 10 秒，56℃ 20 秒，72℃ 20 秒），72℃延伸 5 分钟。取 PCR 反应液，置 $200\mu l$ 离心管中，进行酶切反应，反应总体积为 $20\mu l$，反应体系包括 $10\times$ 酶切缓冲液 $2\mu l$，PCR 反应液 $17.5\mu l$，Alu I 内切酶 $(10U/\mu l)$ $0.5\mu l$，酶切反应在 37℃水浴反应 30 分钟。另取无菌超纯水，同法上述 PCR-RFLP 反应操作，作为空白对照。

电泳检测 照琼脂糖凝胶电泳法（通则 0541），胶浓度为 2.5%，胶中加入核酸凝胶染色剂 GelRed；以 DL500 作为 DNA 分子量标记，供试品与对照药材 PCR 产物和酶切反应产物的上样量分别各 $8\mu l$，DNA 分子量标记上样量为 $2\mu l$ $(0.5\mu g/\mu l)$。电泳结束后，取凝胶片在凝胶成像仪上或紫外透射仪上检视。霍山石斛供试品凝胶电泳图谱中，在与对照药材凝胶电泳图谱相应位置上，在 $100\sim200bp$ 间应有单一 DNA 条带，且 PCR 产物与酶切产物条带位置一致。空白对照无条带。

【特征图谱】 霍山石斛 照高效液相色谱法（通则 0512 测定）。

色谱条件与系统适用性试验 以十八烷基硅烷键合硅胶为填充剂；以乙腈-甲醇溶液（1：1）为流动相 A，$0.01mol/L$ 乙酸铵溶液为流动相 B，按下表中的规定进行梯度洗脱；流速为每分钟 $0.8ml$；柱温40℃；检测波长为 $340nm$。理论板数按夏佛塔苷峰计算应不低于 5000。

时间(分钟)	流动相 A(%)	流动相 B(%)
0～20	14→18	86→82
20～35	18→22	82→78
35～45	22→26	78→74
45～55	26→30	74→70

参照物溶液的制备 取霍山石斛对照药材约 $1g$，加入甲醇 $50ml$，超声处理 30 分钟（功率 250W，频率 50kHz），取出，放冷，滤过，滤液浓缩至 $5ml$，作为对照药材参照物溶液。另取夏佛塔苷对照品加甲醇制成每 $1ml$ 含 $50\mu g$ 的溶液，作为对照品参照物溶液，即得。

供试品溶液的制备 取本品（鲜品干燥后粉碎）粉末（过三号筛）约 $1g$，同对照药材参照物溶液制备方法，制成供试品溶液，即得。

测定法 分别精密吸取上述参照物溶液与供试品溶液各 $5\sim20\mu l$，注入液相色谱仪，记录色谱图，即得。

供试品色谱中应呈现 5 个特征峰，并应与对照药材参照物色谱峰中的 5 个特征峰保留时间相对应，其中峰 1 应与对照品参照物峰保留时间相对应。

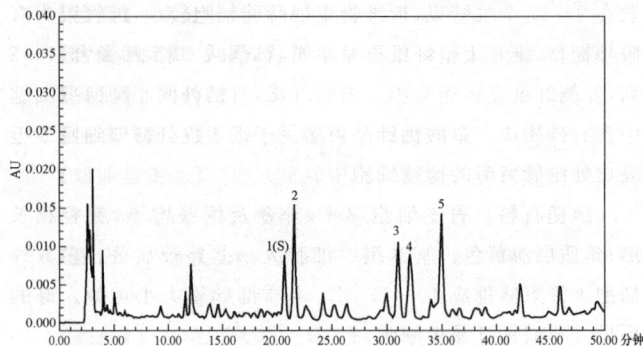

对照特征图谱

峰 1(S)：夏佛塔苷

【检查】 水分 干石斛 不得过 12.0%（通则 0832 第二法）。

总灰分 干石斛 不得过 5.0%（通则 2302）。

霍山石斛 不得过 7.0%（通则 2302）。

【浸出物】 霍山石斛 照醇溶性浸出物测定法（通则 2201）项下的热浸法测定，用乙醇作溶剂，干品不得少于 8.0%。

【含量测定】 金钗石斛 照气相色谱法（通则 0521）测定。

色谱条件与系统适用性试验 DB-1 毛细管柱（100%二甲基聚硅氧烷为固定相）（柱长为 30m，内径为 0.25mm，膜厚度为 $0.25\mu m$）；程序升温：初始温度为 80℃，以每分钟 10℃的速率升温至 250℃，保持 5 分钟；进样口温度为 250℃，检测器温度为 250℃。理论板数按石斛碱峰计算应不低于 10000。

校正因子测定 取萘对照品适量，精密称定，加甲醇制成每 $1ml$ 含 $25\mu g$ 的溶液，作为内标溶液。取石斛碱对照品适量，精密称定，加甲醇制成每 $1ml$ 含 $50\mu g$ 的溶液，作为对照品溶液。精密量取对照品溶液 $2ml$，置 $5ml$ 量瓶中，精密加入内标溶液 $1ml$，加甲醇至刻度，摇匀，吸取 $1\mu l$，注入气相色谱仪，计算校正因子。

测定法 取本品（鲜品干燥后粉碎）粉末（过三号筛）约 $0.25g$，精密称定，置圆底烧瓶中，精密加入 0.05% 甲酸的甲醇溶液 $25ml$，称定重量，加热回流 3 小时，放冷，再称定重量，用 0.05% 甲酸的甲醇溶液补足减失的重量，摇匀，滤过。精密量取续滤液 $2ml$，置 $5ml$ 量瓶中，精密加入内标溶液 $1ml$，加甲醇至刻度，摇匀，吸取 $1\mu l$，注入气相色谱仪，测定，即得。

本品按干燥品计算，含石斛碱（$C_{16}H_{25}NO_2$）不得少于 0.40%。

霍山石斛 照紫外-可见分光光度法（通则 0401）测定。

对照品溶液的制备 取 D-无水葡萄糖对照品适量，精密称定，加水制成每 $1ml$ 含 $100\mu g$ 的溶液，即得。

标准曲线的制备 精密量取对照品溶液 $0.2ml$、$0.4ml$、$0.6ml$、$0.8ml$、$1.0ml$，分别置 $10ml$ 具塞试管中，各加水至 $1.0ml$，精密加入 5%苯酚溶液 $1ml$（临用配制），摇匀，再精密加硫酸 $5ml$，摇匀，置沸水浴中加热 20 分钟，取出，置冰浴中冷却 5 分钟,以相应试剂为空白,照紫外-可见分光光度法(通则 0401),在 488nm 的波长处测定吸光度,以吸光度为纵坐标,浓度为横坐标,绘制标准曲线。

测定法 取本品(鲜品干燥后粉碎)粉末(过三号筛)约 0.4g,精密称定,加水 200ml,加热回流 2 小时,放冷,转移至 250ml 量瓶中,用少量水分次洗涤容器,洗液并入同一量瓶中,加水至刻度,摇匀,滤过。精密量取续滤液 2ml,置 15ml 离心管中,精密加入无水乙醇 10ml,摇匀,冷藏 1 小时,取出,离心(转速为每分钟 4000 转)20 分钟,弃去上清液,沉淀加 80% 乙醇洗涤 2 次,每次 8ml,离心,弃去上清液,沉淀加热水溶解,转移至 25ml 量瓶中,放至室温,加水至刻度,摇匀。精密量取供试品溶液 1ml,置 10ml 具塞试管中,照标准曲线制备项下的方法,自"精密加入 5% 苯酚溶液 1ml"起依法测定吸光度,从标准曲线上读出供试品溶液中 D-无水葡萄糖的量,计算,即得。

本品按干燥品计算,含多糖以无水葡萄糖($C_6H_{12}O_6$)计,不得少于 17.0%。

鼓槌石斛 照高效液相色谱法(通则 0512)测定。

色谱条件与系统适用性试验 以十八烷基硅烷键合硅胶为填充剂;以乙腈-0.05% 磷酸溶液(37:63)为流动相;检测波长为 230nm。理论板数按毛兰素峰计算应不低于 6000。

对照品溶液的制备 取毛兰素对照品适量,精密称定,加甲醇制成每 1ml 含 15μg 的溶液,即得。

供试品溶液的制备 取本品(鲜品干燥后粉碎)粉末(过三号筛)约 1g,精密称定,置具塞锥形瓶中,精密加入甲醇 50ml,密塞,称定重量,浸渍 20 分钟,超声处理(功率 250W,频率 40kHz)45 分钟,放冷,再称定重量,用甲醇补足减失的重量,摇匀,滤过,取续滤液,即得。

测定法 分别精密吸取对照品溶液与供试品溶液各 20μl,注入液相色谱仪,测定,即得。

本品按干燥品计算,含毛兰素($C_{18}H_{22}O_5$)不得少于 0.030%。

饮 片

【炮制】 干石斛 除去残根,洗净,切段,干燥。霍山石斛除去杂质。

【性状】 本品呈扁圆柱形或圆柱形的段。表面金黄色、绿黄色或棕黄色,有光泽,有深纵沟或纵棱,有的可见棕褐色的节。切面黄白色至黄褐色,有多数散在的筋脉点。气微,味淡或微苦,嚼之有黏性。

鲜石斛 鲜品洗净,切段。

【性状】 呈圆柱形或扁圆柱形的段。直径 0.4~1.2cm。表面黄绿色,光滑或有纵纹,肉质多汁。气微,味微苦而回甜,嚼之有黏性。

【鉴别】(除横切面外) 【检查】 同药材。

霍山石斛 【性状】【鉴别】【检查】【特征图谱】【浸出物】【含量测定】 同药材。

【性味与归经】 甘,微寒。归胃、肾经。

【功能与主治】 益胃生津,滋阴清热。用于热病津伤,口干烦渴,胃阴不足,食少干呕,病后虚热不退,阴虚火旺,骨蒸劳热,目暗不明,筋骨痿软。

【用法与用量】 6~12g;鲜品 15~30g。

【贮藏】 干品置通风干燥处,防潮;鲜品置阴凉潮湿处,防冻。

石 榴 皮
Shiliupi
GRANATI PERICARPIUM

本品为石榴科植物石榴 *Punica granatum* L. 的干燥果皮。秋季果实成熟后收集果皮,晒干。

【性状】 本品呈不规则的片状或瓢状,大小不一,厚 1.5~3mm。外表面红棕色、棕黄色或暗棕色,略有光泽,粗糙,有多数疣状突起,有的有突起的筒状宿萼及粗短果梗或果梗痕。内表面黄色或红棕色,有隆起呈网状的果蒂残痕。质硬而脆,断面黄色,略显颗粒状。气微,味苦涩。

【鉴别】 (1)本品横切面:外果皮为 1 列表皮细胞,排列较紧密,外被角质层。中果皮较厚,薄壁细胞内含淀粉粒和草酸钙簇晶或方晶;石细胞单个散在,类圆形、长方形或不规则形,少数呈分枝状,壁较厚;维管束散在。内果皮薄壁细胞较小,亦含淀粉粒和草酸钙晶体,石细胞较小。

粉末红棕色。石细胞类圆形、长方形或不规则形,少数分枝状,直径 27~102μm,壁较厚,孔沟细密,胞腔大,有的含棕色物。表皮细胞类方形或类长方形,壁略厚。草酸钙簇晶直径 10~25μm,稀有方晶。螺纹导管和网纹导管直径 12~18μm。淀粉粒类圆形,直径 2~10μm。

(2)取本品粉末 1g,加水 10ml,置 60℃ 水浴中加热 10 分钟,趁热滤过。取滤液 1ml,加 1% 三氯化铁乙醇溶液 1 滴,即显墨绿色。

(3)取本品 3g,加无水乙醇 30ml,加热回流 1 小时,滤过,滤液蒸干,残渣加水 20ml 使溶解,滤过,滤液用石油醚(60~90℃)振摇提取 2 次,每次 20ml,弃去石油醚液,水液再用乙酸乙酯振摇提取 2 次,每次 20ml,合并乙酸乙酯液,蒸干,残渣加甲醇 1ml 使溶解,作为供试品溶液。另取没食子酸对照品,加甲醇制成每 1ml 含 1mg 的溶液,作为对照品溶液。照薄层色谱法(通则 0502)试验,吸取上述两种溶液各 5μl,分别点于同一聚酰胺薄膜上,以乙酸乙酯-丁酮-甲酸-水(10:1:1:1)为展开剂,展开,取出,晾干,喷以 1% 三氯化铁乙醇溶液。供试品色谱中,在与对照品色谱相应的位置上,显相同颜色的斑点。

【检查】 杂质 不得过 6%(通则 2301)。

水分 不得过 17.0%(通则 0832 第二法)。

总灰分 不得过 7.0%(通则 2302)。

【浸出物】 照醇溶性浸出物测定法(通则 2201)项下的热浸法测定,用乙醇作溶剂,不得少于 15.0%。

【含量测定】 **鞣质** 取本品粉末(过三号筛)约 0.4g,精密称定,照鞣质含量测定法(通则 2202)测定,即得。

本品按干燥品计算,含鞣质不得少于 10.0%。

鞣花酸 照高效液相色谱法(通则 0512)测定。

色谱条件与系统适用性试验 以十八烷基硅烷键合硅胶为填充剂;以乙腈-0.2%磷酸溶液(21:79)为流动相;检测波长为 254nm。理论板数按鞣花酸峰计算应不低于 5000。

对照品溶液的制备 取鞣花酸对照品适量,精密称定,加甲醇制成每 1ml 含 20μg 的溶液,即得。

供试品溶液的制备 取本品粉末(过三号筛)约 0.2g,精密称定,置具塞锥形瓶中,精密加入甲醇 50ml,密塞,称定重量,超声处理(功率 150W,频率 40kHz)40 分钟,放冷,再称定重量,用甲醇补足减失的重量,摇匀,滤过,取续滤液,即得。

测定法 分别精密吸取对照品溶液 5μl、10μl,供试品溶液 5~10μl,注入液相色谱仪,测定,用外标两点法计算,即得。

本品按干燥品计算,含鞣花酸($C_{14}H_6O_8$)不得少于 0.30%。

饮片

【炮制】 **石榴皮** 除去杂质,洗净,切块,干燥。

【性状】 本品呈不规则的长条状或不规则的块状。外表面红棕色、棕黄色或暗棕色,略有光泽,有多数疣状突起,有时可见筒状宿萼及果梗痕。内表面黄色或红棕色,有种子脱落后的小凹坑及隔瓤残迹。切面黄色或鲜黄色,略显颗粒状。气微,味苦涩。

【检查】 **水分** 同药材,不得过 15.0%。

【鉴别】 【检查】(总灰分) 同药材。

石榴皮炭 取净石榴皮块,照炒炭法(通则 0213)炒至表面黑黄色、内部棕褐色。

【性状】 本品形如石榴皮丝或块,表面黑黄色,内部棕褐色。

【性味与归经】 酸、涩,温。归大肠经。

【功能与主治】 涩肠止泻,止血,驱虫。用于久泻,久痢,便血,脱肛,崩漏,带下,虫积腹痛。

【用法与用量】 3~9g。

【贮藏】 置阴凉干燥处。

石 膏

Shigao

GYPSUM FIBROSUM

本品为硫酸盐类矿物石膏族石膏,主含含水硫酸钙($CaSO_4 \cdot 2H_2O$),采挖后,除去杂石及泥沙。

【性状】 本品为纤维状的集合体,呈长块状、板块状或不规则块状。白色、灰白色或淡黄色,有的半透明。体重,质软,纵断面具绢丝样光泽。气微,味淡。

【鉴别】 (1)取本品一小块(约 2g),置具有小孔软木塞的试管内,灼烧,管壁有水生成,小块变为不透明体。

(2)取本品粉末 0.2g,加稀盐酸 10ml,加热使溶解,溶液显钙盐(通则 0301)与硫酸盐(通则 0301)的鉴别反应。

(3)取本品粉末适量,溴化钾压片法制备供试品,照红外分光光度法(通则 0402)试验,供试品的红外吸收图谱应与二水硫酸钙对照品($CaSO_4 \cdot 2H_2O$)具有相同的特征吸收峰。

【检查】 **重金属** 取本品 8g,加冰醋酸 4ml 与水 96ml,煮沸 10 分钟,放冷,加水至原体积,滤过。取滤液 25ml,依法检查(通则 0821 第一法),含重金属不得过 10mg/kg。

砷盐 取本品 1g,加盐酸 5ml,加水至 23ml,加热使溶解,放冷,依法检查(通则 0822 第二法),含砷量不得过 2mg/kg。

【含量测定】 取本品细粉约 0.2g,精密称定,置锥形瓶中,加稀盐酸 10ml,加热使溶解,加水 100ml 与甲基红指示液 1 滴,滴加氢氧化钾试液至溶液显浅黄色,再继续多加 5ml,加钙黄绿素指示剂少量,用乙二胺四醋酸二钠滴定液(0.05mol/L)滴定,至溶液的黄绿色荧光消失,并显橙色。每 1ml 乙二胺四醋酸二钠滴定液(0.05mol/L)相当于 8.608mg 的含水硫酸钙($CaSO_4 \cdot 2H_2O$)。

本品含含水硫酸钙($CaSO_4 \cdot 2H_2O$)不得少于 95.0%。

饮片

【炮制】 **生石膏** 打碎,除去杂石,粉碎成粗粉。

【性味与归经】 甘、辛,大寒。归肺、胃经。

【功能与主治】 清热泻火,除烦止渴。用于外感热病,高热烦渴,肺热喘咳,胃火亢盛,头痛,牙痛。

【用法与用量】 15~60g,先煎。

【贮藏】 置干燥处。

煅 石 膏

Duanshigao

GYPSUM USTUM

本品为石膏的炮制品。

【炮制】 取石膏,照明煅法(通则 0213)煅至酥松。

【性状】 本品为白色的粉末或酥松块状物,表面透出微红色的光泽,不透明。体较轻,质软,易碎,捏之成粉。气微,味淡。

【检查】 **重金属** 照石膏项下的方法检查,不得过 10mg/kg。

【含量测定】 取本品细粉约 0.15g,精密称定,照石膏项下的方法,自"置锥形瓶中,加稀盐酸 10ml"起,依法测定。每 1ml 乙二胺四醋酸二钠滴定液(0.05mol/L)相当于 6.807mg 的硫酸钙($CaSO_4$)。

本品含硫酸钙($CaSO_4$)不得少于 92.0%[1g 硫酸钙（$CaSO_4$）相当于含水硫酸钙（$CaSO_4 \cdot 2H_2O$）1.26g]。

【性味与归经】 甘、辛、涩,寒。归肺、胃经。

【功能与主治】 收湿,生肌,敛疮,止血。外治溃疡不敛,湿疹瘙痒,水火烫伤,外伤出血。

【用法与用量】 外用适量,研末撒敷患处。

【贮藏】 置干燥处。

布 渣 叶

Buzhaye

MICROCTIS FOLIUM

本品为椴树科植物破布叶 *Microcos paniculata* L. 的干燥叶。夏、秋二季采收,除去枝梗和杂质,阴干或晒干。

【性状】 本品多皱缩或破碎。完整叶展平后呈卵状长圆形或卵状矩圆形,长 8～18cm,宽 4～8cm。表面黄绿色、绿褐色或黄棕色。先端渐尖,基部钝圆,稍偏斜,边缘具细齿。基出脉 3 条,侧脉羽状,小脉网状。具短柄,叶脉及叶柄被柔毛。纸质,易破碎。气微,味淡,微酸涩。

【鉴别】 (1)本品粉末淡黄绿色。表皮细胞类多角形或类圆形。气孔不定式。非腺毛两种:一种星状毛,分枝多数,每分枝有数个分隔;另一种非腺毛单细胞。纤维细长,成束,壁稍厚,纹孔较清晰。草酸钙方晶多见;草酸钙簇晶直径 5～20μm。

(2)取本品粉末 1g,加水 50ml,加热回流 2 小时,滤过,滤液浓缩至 30ml,用乙酸乙酯提取 2 次(30ml、25ml),合并乙酸乙酯液,回收溶剂至干,残渣加无水乙醇 1ml 使溶解,作为供试品溶液。另取布渣叶对照药材 1g,同法制成对照药材溶液。照薄层色谱法(通则 0502)试验,吸取上述两种溶液各 2μl,分别点于同一硅胶 G 薄层板上,以二氯甲烷-丁酮-甲酸-水(10:1:0.1:0.1)为展开剂,展开,取出,晾干,置紫外光灯(365nm)下检视。供试品色谱中,在与对照药材色谱相应的位置上,显相同颜色的荧光斑点。

【检查】 杂质 不得过 2%(通则 2301)。

水分 不得过 12.0%(通则 0832 第二法)。

总灰分 不得过 8.0%(通则 2302)。

【浸出物】 照醇溶性浸出物测定法(通则 2201)项下的热浸法测定,用稀乙醇作溶剂,不得少于 17.0%。

【含量测定】 照高效液相色谱法(通则 0512)测定。

色谱条件与系统适用性试验 以十八烷基硅烷键合硅胶为填充剂;以甲醇-0.4%磷酸溶液(30:70)为流动相;检测波长为 339nm。理论板数按牡荆苷峰计算应不低于 3000。

对照品溶液的制备 取牡荆苷对照品适量,精密称定,加 70%甲醇制成每 1ml 含 20μg 的溶液,即得。

供试品溶液的制备 取本品粉末(过三号筛)约 2.5g,精密称定,置具塞锥形瓶中,精密加入 70%甲醇 50ml,密塞,称定重量,超声处理(功率 250W,频率 33kHz)1 小时,放冷,再称定重量,用 70%甲醇补足减失的重量,摇匀,滤过,取续滤液,即得。

测定法 分别精密吸取对照品溶液与供试品溶液各 10μl,注入液相色谱仪,测定,即得。

本品按干燥品计算,含牡荆苷（$C_{21}H_{20}O_{10}$）不得少于 0.040%。

【性味与归经】 微酸,凉。归脾、胃经。

【功能与主治】 消食化滞,清热利湿。用于饮食积滞,感冒发热,湿热黄疸。

【用法与用量】 15～30g。

【贮藏】 置干燥处。

龙 胆

Longdan

GENTIANAE RADIX ET RHIZOMA

本品为龙胆科植物条叶龙胆 *Gentiana manshurica* Kitag.、龙胆 *Gentiana scabra* Bge.、三花龙胆 *Gentiana triflora* Pall. 或坚龙胆 *Gentiana rigescens* Franch. 的干燥根和根茎。前三种习称"龙胆",后一种习称"坚龙胆"。春、秋二季采挖,洗净,干燥。

【性状】 龙胆 根茎呈不规则的块状,长 1～3cm,直径 0.3～1cm;表面暗灰棕色或深棕色,上端有茎痕或残留茎基,周围和下端着生多数细长的根。根圆柱形,略扭曲,长 10～20cm,直径 0.2～0.5cm;表面淡黄色或黄棕色,上部多有显著的横皱纹,下部较细,有纵皱纹及支根痕。质脆,易折断,断面略平坦,皮部黄白色或淡黄棕色,木部色较浅,呈点状环列。气微,味甚苦。

坚龙胆 表面无横皱纹,外皮膜质,易脱落,木部黄白色,易与皮部分离。

【鉴别】 (1)本品横切面:龙胆 表皮细胞有时残存,外壁较厚。皮层窄;外皮层细胞类方形,壁稍厚,木栓化;内皮层细胞切向延长,每一细胞由纵向壁分隔成数个类方形小细胞。韧皮部宽广,有裂隙。形成层不甚明显。木质部导管3～10个群束。髓部明显。薄壁细胞含细小草酸钙针晶。

坚龙胆 内皮层以外组织多已脱落。木质部导管发达,均匀密布。无髓部。

粉末淡黄棕色。龙胆 外皮层细胞表面观类纺锤形,每一细胞由横壁分隔成数个扁方形的小细胞。内皮层细胞表面观类长方形,甚大,平周壁显纤细的横向纹理,每一细胞由纵隔壁分隔成数个栅状小细胞,纵隔壁大多连珠状增厚。薄壁细胞含细小草酸钙针晶。网纹导管及梯纹导管直径约至 45μm。

坚龙胆 无外皮层细胞。内皮层细胞类方形或类长方形,平周壁的横向纹理较粗而密,有的粗达 3μm,每一细胞分隔成多数栅状小细胞,隔壁稍增厚或呈连珠状。

(2)取〔含量测定〕项下的备用滤液,作为供试品溶液。另取龙胆苦苷对照品,加甲醇制成每 1ml 含 1mg 的溶液,作为对照品溶液。照薄层色谱法(通则 0502)试验,吸取供试品溶液 5μl、对照品溶液 1μl,分别点于同一硅胶 GF$_{254}$ 薄层板上,以乙酸乙酯-甲醇-水(10:2:1)为展开剂,展开,取出,晾干,置紫外光灯(254nm)下检视。供试品色谱中,在与对照品色谱相应的位置上,显相同颜色的斑点。

【检查】 水分 不得过 9.0%(通则 0832 第二法)。

总灰分 不得过 7.0%(通则 2302)。

酸不溶性灰分 不得过 3.0%(通则 2302)。

【浸出物】 照水溶性浸出物测定法(通则 2201)项下的热浸法测定,不得少于 36.0%。

【含量测定】 照高效液相色谱法(通则 0512)测定。

色谱条件与系统适用性试验 以十八烷基硅烷键合硅胶为填充剂;以甲醇-水(25:75)为流动相;检测波长为 270nm。理论板数按龙胆苦苷峰计算应不低于 3000。

对照品溶液的制备 取龙胆苦苷对照品适量,精密称定,加甲醇制成每 1ml 含 0.2mg 的溶液,即得。

供试品溶液的制备 取本品粉末(过四号筛)约 0.5g,精密称定,精密加入甲醇 20ml,称定重量,加热回流 15 分钟,放冷,再称定重量,用甲醇补足减失的重量,摇匀,滤过,滤液备用,精密量取续滤液 2ml,置 10ml 量瓶中,加甲醇至刻度,摇匀,即得。

测定法 分别精密吸取对照品溶液与供试品溶液各 10μl,注入液相色谱仪,测定,即得。

本品按干燥品计算,龙胆含龙胆苦苷(C$_{16}$H$_{20}$O$_9$)不得少于 3.0%;坚龙胆含龙胆苦苷(C$_{16}$H$_{20}$O$_9$)不得少于 1.5%。

饮片

【炮制】 除去杂质,洗净,润透,切段,干燥。

【性状】 龙胆 本品呈不规则形的段。根茎呈不规则块片,表面暗灰棕色或深棕色。根圆柱形,表面淡黄色至黄棕色,有的有横皱纹,具纵皱纹。切面皮部黄白色至棕黄色,木部色较浅。气微,味甚苦。

坚龙胆 本品呈不规则形的段。根表面无横皱纹,膜质外皮已脱落,表面黄棕色至深棕色。切面皮部黄棕色,木部色较浅。

【含量测定】 同药材,龙胆含龙胆苦苷(C$_{16}$H$_{20}$O$_9$)不得少于 2.0%;坚龙胆含龙胆苦苷(C$_{16}$H$_{20}$O$_9$)不得少于 1.0%。

【鉴别】(除横切面外)【检查】【浸出物】 同药材。

【性味与归经】 苦,寒。归肝、胆经。

【功能与主治】 清热燥湿,泻肝胆火。用于湿热黄疸,阴肿阴痒,带下,湿疹瘙痒,肝火目赤,耳鸣耳聋,胁痛口苦,强中,惊风抽搐。

【用法与用量】 3~6g。

【贮藏】 置干燥处。

龙 眼 肉

Longyanrou

LONGAN ARILLUS

本品为无患子科植物龙眼 *Dimocarpus longan* Lour. 的假种皮。夏、秋二季采收成熟果实,干燥,除去壳、核,晒至干爽不黏。

【性状】 本品为纵向破裂的不规则薄片,或呈囊状,长约 1.5cm,宽 2~4cm,厚约 0.1cm。棕黄色至棕褐色,半透明。外表面皱缩不平,内表面光亮而有细纵皱纹。薄片者质柔润,囊状者质稍硬。气微香,味甜。

【鉴别】 (1)本品横切面:外表皮细胞 1 列,呈类方形。内表皮细胞 1 列,壁稍厚,外被较厚的角质层。内外表皮间为多列大型条状薄壁细胞,直径约 148μm。有的细胞中含淡黄色团块及脂肪油滴。

(2)取本品粉末 1g,加乙酸乙酯 20ml,超声处理 20 分钟,滤过,滤液蒸干,残渣加乙酸乙酯 1ml 使溶解,作为供试品溶液。另取龙眼肉对照药材 1g,同法制成对照药材溶液。照薄层色谱法(通则 0502)试验,吸取上述两种溶液各 10μl,分别点于同一硅胶 G 薄层板上,以环己烷-丙酮(4:1)为展开剂,展开,取出,晾干,喷以 5%香草醛硫酸溶液,在 105℃ 加热至斑点显色清晰。供试品色谱中,在与对照药材色谱相应的位置上,显相同颜色的斑点。

【检查】 水分 不得过 15.0%(通则 0832 第二法)。

总灰分 不得过 4.0%(通则 2302)。

【浸出物】 照水溶性浸出物测定法(通则 2201)项下的热浸法测定,不得少于 70.0%。

【性味与归经】 甘,温。归心、脾经。

【功能与主治】 补益心脾,养血安神。用于气血不足,心悸怔忡,健忘失眠,血虚萎黄。

【用法与用量】 9~15g。

【贮藏】 置通风干燥处,防潮,防蛀。

龙 脷 叶

Longliye

SAUROPI FOLIUM

本品为大戟科植物龙脷叶 *Sauropus spatulifolius* Beille 的干燥叶。夏、秋二季采收,晒干。

【性状】 本品呈团状或长条状皱缩,展平后呈长卵形、卵状披针形或倒卵状披针形,表面黄褐色、黄绿色或绿褐色,长 5~9cm,宽 2.5~3.5cm。先端圆钝稍内凹而有小尖刺,基部楔形或稍圆,全缘或稍皱缩成波状。下表面中脉腹背突出,基部偶见柔毛,侧脉羽状,5～6 对,于近外缘处合成边脉;叶柄短。气微,味淡、微甘。

【鉴别】　(1)本品叶表面观:上、下表皮细胞垂周壁波状弯曲;气孔平轴式,有的副卫细胞大小悬殊。近主脉处有乳头状突起。

本品粉末淡黄棕色。纤维细长,壁稍厚。草酸钙簇晶散在或成行排列于栅栏组织细胞或海绵组织细胞中,直径 15～30μm。表皮细胞垂周壁波状弯曲,含油滴。气孔平轴式,有的副卫细胞大小悬殊。螺纹导管、网纹导管及具缘纹孔导管,直径 40～140μm。

(2)取本品粉末 1g,加水饱和的正丁醇 30ml,超声处理 30 分钟,滤过,滤液蒸干,残渣加乙醇 1ml 使溶解,作为供试品溶液。另取龙脷叶对照药材 1g,同法制成对照药材溶液。照薄层色谱法(通则 0502)试验,吸取上述两种溶液各 2μl,分别点于同一硅胶 G 薄层板上,以环己烷-乙酸乙酯(8:1.5)为展开剂,展开,取出,晾干,喷以 2%香草醛硫酸溶液,在 105℃加热至斑点显色清晰。供试品色谱中,在与对照药材色谱相应的位置上,显相同颜色的斑点。

【检查】　**杂质**　不得过 2%(通则 2301)。

水分　不得过 15.0%(通则 0832 第二法)。

总灰分　不得过 11.0%(通则 2302)。

【浸出物】　照醇溶性浸出物测定法(通则 2201)项下的热浸法测定,用稀乙醇作溶剂,不得少于 22.0%。

【含量测定】　照高效液相色谱法(通则 0512)测定。

色谱条件与系统适用性试验　以十八烷基硅烷键合硅胶为填充剂;以甲醇-0.4%磷酸溶液(48:52)为流动相;检测波长为 349nm。理论板数按山奈酚-3-O-龙胆二糖苷峰计算应不低于 3000。

对照品溶液的制备　取山奈酚-3-O-龙胆二糖苷对照品适量,精密称定,加 50%甲醇制成每 1ml 含 55μg 的溶液,即得。

供试品溶液的制备　取本品粉末(过二号筛)约 1g,精密称定,置具塞锥形瓶中,精密加入 50%甲醇 25ml,密塞,称定重量,超声处理(功率 250W,频率 33kHz)40 分钟,放冷,再称定重量,用 50%甲醇补足减失的重量,摇匀,滤过,取续滤液,即得。

测定法　分别精密吸取对照品溶液与供试品溶液各 10μl,注入液相色谱仪,测定,即得。

本品按干燥品计算,含山奈酚-3-O-龙胆二糖苷($C_{27}H_{30}O_{16}$)不得少于 0.035%。

【性味与归经】　甘、淡,平。归肺、胃经。

【功能与主治】　润肺止咳,通便。用于肺燥咳嗽,咽痛失音,便秘。

【用法与用量】　9～15g。

【贮藏】　置通风干燥处。

平 贝 母
Pingbeimu
FRITILLARIAE USSURIENSIS BULBUS

本品为百合科植物平贝母 *Fritillaria ussuriensis* Maxim. 的干燥鳞茎。春季采挖,除去外皮、须根及泥沙,晒干或低温干燥。

【性状】　本品呈扁球形,高 0.5～1cm,直径 0.6～2cm。表面黄白色至浅棕色,外层鳞叶 2 瓣,肥厚,大小相近或一片稍大抱合,顶端略平或微凹入,常稍开裂;中央鳞片小。质坚实而脆,断面粉性。气微,味苦。

【鉴别】　(1)本品粉末类白色。淀粉粒单粒多为圆三角形、卵形、圆贝壳形、三角状卵形、长茧形,直径 6～58(74)μm,长约至 67μm,脐点裂缝状、点状或人字状,多位于较小端,层纹细密;半复粒稀少,脐点 2 个;多脐点单粒可见,脐点 2～4 个。气孔类圆形或扁圆形,直径 40～48(50)μm,副卫细胞 4～6 个。

(2)取本品粉末 10g,加浓氨试液 10ml、三氯甲烷 30ml,超声处理 30 分钟,滤过,滤液蒸干,残渣加甲醇 0.5ml 使溶解,作为供试品溶液。另取平贝母对照药材 10g,同法制成对照药材溶液。照薄层色谱法(通则 0502)试验,吸取供试品溶液 3～5μl、对照药材溶液 3μl,分别点于同一硅胶 G 薄层板上,以乙酸乙酯-甲醇-浓氨试液-水(10:1:0.5:0.05)为展开剂,展开,取出,晾干,依次喷以稀碘化铋钾试液和亚硝酸钠乙醇试液。供试品色谱中,在与对照药材色谱相应的位置上,显相同颜色的斑点。

【检查】　**水分**　不得过 15.0%(通则 0832 第二法)。

总灰分　不得过 4.0%(通则 2302)。

【浸出物】　照醇溶性浸出物测定法(通则 2201)项下的热浸法测定,用 50%乙醇作溶剂,不得少于 8.0%。

【含量测定】　**对照品溶液的制备**　取贝母素乙对照品适量,精密称定,加三氯甲烷制成每 1ml 含 0.1mg 的溶液,即得。

标准曲线的制备　精密量取对照品溶液 0.5ml、1ml、2ml、3ml、4ml,分别置 25ml 量瓶中,各精密加入 0.2mol/L 邻苯二甲酸氢钾缓冲溶液(取 0.2mol/L 邻苯二甲酸氢钾溶液 100ml,用 0.2mol/L 氢氧化钠溶液约 50ml 调节 pH 值为 5.0,即得)5ml,再精密加 0.03%溴百里香酚蓝试液(取溴百里香酚蓝 0.03g,用 1mol/L 氢氧化钠溶液 0.5ml 使溶解,加水稀释至 100ml,即得)2ml,加三氯甲烷至刻度,剧烈振摇,转移至分液漏斗中,放置 45 分钟。取三氯甲烷液,用干燥滤纸滤过,取续滤液,以相应的试剂为空白,照紫外-可见分光光度法(通则 0401)在 412nm 的波长处测定吸光度,以吸光度为纵坐标,浓度为横坐标,绘制标准曲线。

测定法　取本品粉末(过四号筛)约 2g,精密称定,置具塞锥形瓶中,加浓氨试液 3ml,浸润 1 小时,加三氯甲烷-甲醇(4∶1)混合溶液 40ml,置 80℃水浴加热回流 2 小时,放冷,滤过,用适量三氯甲烷-甲醇(4∶1)混合溶液洗涤药渣2～3 次,洗液与滤液合并,蒸干,残渣加三氯甲烷使溶解,转移至 25ml 量瓶中,加三氯甲烷至刻度,摇匀。精密量取 2ml,置 25ml 量瓶中,照标准曲线制备项下的方法,自"各精密加入0.2mol/L 邻苯二甲酸氢钾缓冲液 5ml"起,依法测定吸光度,从标准曲线上读出供试品溶液中贝母素乙的重量(mg),计算,即得。

本品按干燥品计算,含总生物碱以贝母素乙($C_{27}H_{43}NO_3$)计,不得少于 0.050%。

饮片

【炮制】　除去杂质,用时捣碎。

【性状】【鉴别】【检查】【浸出物】【含量测定】同药材。

【性味与归经】　苦、甘,微寒。归肺、心经。

【功能与主治】　清热润肺,化痰止咳。用于肺热燥咳,干咳少痰,阴虚劳嗽,咳痰带血。

【用法与用量】　3～9g;研粉冲服,一次 1～2g。

【注意】　不宜与川乌、制川乌、草乌、制草乌、附子同用。

【贮藏】　置通风干燥处,防蛀。

北 刘 寄 奴

Beiliujinu

SIPHONOSTEGIAE HERBA

本品为玄参科植物阴行草 *Siphonostegia chinensis* Benth. 的干燥全草。秋季采收,除去杂质,晒干。

【性状】　本品长 30～80cm,全体被短毛。根短而弯曲,稍有分枝。茎圆柱形,有棱,有的上部有分枝,表面棕褐色或黑棕色;质脆,易折断,断面黄白色,中空或有白色髓。叶对生,多脱落破碎,完整者羽状深裂,黑绿色。总状花序顶生,花有短梗,花萼长筒状,黄棕色至黑棕色,有明显 10 条纵棱,先端 5 裂,花冠棕黄色,多脱落。蒴果狭卵状椭圆形,较萼稍短,棕黑色。种子细小。气微,味淡。

【鉴别】　(1)本品茎横切面:表皮可见非腺毛,非腺毛2～4 细胞。皮层由 2～4 列细胞组成。中柱鞘纤维成环状。韧皮部较窄。形成层不明显。木质部 10 余列,由导管和木纤维组成,射线细胞单列。髓薄壁细胞排列紧密,有的细胞具细密的纹孔。

(2)取本品粉末 2g,加甲醇 20ml,超声处理 30 分钟,滤过,滤液浓缩至 1ml,作为供试品溶液。另取木犀草素对照品,加甲醇制成每 1ml 含 1mg 的溶液,作为对照品溶液。照薄层色谱法(通则 0502)试验,吸取上述两种溶液各 5μl,分别点于同一硅胶 G 薄层板上,以甲苯-甲酸乙酯-甲酸(5∶4∶1)为展开剂,展开,取出,晾干,喷以 1%三氯化铝试

液,在 105℃加热数分钟,置紫外光灯(365nm)下检视。供试品色谱中,在与对照品色谱相应的位置上,显相同颜色的荧光斑点。

【检查】　水分　不得过 12.0%(通则 0832 第二法)。

总灰分　不得过 8.0%(通则 2302)。

【浸出物】　照醇溶性浸出物测定法(通则 2201)项下的热浸法测定,用 70%乙醇作溶剂,不得少于 10.0%。

【含量测定】　照高效液相色谱法(通则 0512)测定。

色谱条件与系统适用性试验　以十八烷基硅烷键合硅胶为填充剂;以甲醇为流动相 A,以 0.05%磷酸溶液为流动相B;按下表中的规定进行梯度洗脱;毛蕊花糖苷检测波长为310nm,木犀草素检测波长为 350nm。理论板数按毛蕊花糖苷峰计算应不低于 3000。

时间(分钟)	流动相 A(%)	流动相 B(%)
0～15	33	67
15～30	33→60	67→40
30～40	60	40

对照品溶液的制备　取木犀草素对照品、毛蕊花糖苷对照品适量,精密称定,加甲醇制成每 1ml 含木犀草素 70μg、毛蕊花糖苷 0.25mg 的混合溶液,即得。

供试品溶液的制备　取本品粉末(过二号筛)约 2g,精密称定,置具塞锥形瓶中,精密加入 85%甲醇 25ml,称定重量,加热回流 1.5 小时,放冷,再称定重量,用 85%甲醇补足减失的重量,摇匀,滤过,取续滤液,即得。

测定法　分别精密吸取对照品溶液与供试品溶液各 5μl,注入液相色谱仪,测定,即得。

本品按干燥品计算,含木犀草素($C_{15}H_{10}O_6$)不得少于0.050%;含毛蕊花糖苷($C_{29}H_{36}O_{15}$)不得少于 0.060%。

饮片

【炮制】　除去杂质,洗净,切段,干燥。

【性状】　本品呈不规则的段。茎呈圆柱形,有棱,表面棕褐色或黑棕色,被短毛。切面黄白色,中空或有白色髓。花萼长筒状,黄棕色至黑棕色,有明显 10 条纵棱,先端 5 裂。蒴果狭卵状椭圆形,较萼稍短,棕黑色,种子细小。

【鉴别】(除茎横切面外)【检查】【浸出物】【含量测定】同药材。

【性味与归经】　苦,寒。归脾、胃、肝、胆经。

【功能与主治】　活血祛瘀,通经止痛,凉血,止血,清热利湿。用于跌打损伤,外伤出血,瘀血经闭,月经不调,产后瘀痛,癥瘕积聚,血痢,血淋,湿热黄疸,水肿腹胀,白带过多。

【用法与用量】　6～9g。

【贮藏】　置干燥处。

北 豆 根

Beidougen

MENISPERMI RHIZOMA

本品为防己科植物蝙蝠葛 *Menispermum dauricum* DC. 的干燥根茎。春、秋二季采挖,除去须根和泥沙,干燥。

【性状】 本品呈细长圆柱形,弯曲,有分枝,长可达 50cm,直径 0.3～0.8cm。表面黄棕色至暗棕色,多有弯曲的细根,并可见突起的根痕和纵皱纹,外皮易剥落。质韧,不易折断,断面不整齐,纤维细,木部淡黄色,呈放射状排列,中心有髓。气微,味苦。

【鉴别】 (1)本品横切面:表皮细胞 1 列,外被棕黄色角质层,木栓层为数列细胞。皮层较宽,老的根茎有石细胞散在。中柱鞘纤维排列成新月形。维管束外韧型,环列。束间形成层不明显。木质部由导管、管胞、木纤维及木薄壁细胞组成,均木化。中央有髓。薄壁细胞含淀粉粒及细小草酸钙结晶。

粉末淡棕黄色。石细胞单个散在,淡黄色,分枝状或不规则形,直径 43～147μm(200μm),胞腔较大。中柱鞘纤维多成束,淡黄色,直径 18～34μm,常具分隔。木纤维成束,直径 10～26μm,壁具斜纹孔或交叉纹孔。具缘纹孔导管。草酸钙结晶细小。淀粉粒单粒直径 3～12μm;复粒 2～8 分粒。

(2)取本品粉末 0.5g,加乙酸乙酯 15ml,浓氨试液 0.5ml,加热回流 30 分钟,滤过,滤液蒸干,残渣加乙酸乙酯 1ml 使溶解,作为供试品溶液。另取北豆根对照药材 0.5g,同法制成对照药材溶液。照薄层色谱法(通则 0502)试验,吸取上述两种溶液各 2μl,分别点于同一硅胶 G 薄层板上,以三氯甲烷-甲醇-浓氨试液(9:1:1 滴)为展开剂,展开,取出,晾干,置紫外光灯(365nm)下检视。供试品色谱中,在与对照药材色谱相应的位置上,显相同颜色的荧光斑点。

【检查】 杂质 不得过 5%(通则 2301)。

水分 不得过 12.0%(通则 0832 第二法)。

总灰分 不得过 7.0%(通则 2302)。

酸不溶性灰分 不得过 2.0%(通则 2302)。

【浸出物】 照醇溶性浸出物测定法(通则 2201)项下的热浸法测定,用乙醇作溶剂,不得少于 13.0%。

【含量测定】 照高效液相色谱法(通则 0512)测定。

色谱条件与系统适用性试验 以十八烷基硅烷键合硅胶为填充剂;以乙腈-0.05%三乙胺溶液(45:55)为流动相;检测波长为 284nm。理论板数按蝙蝠葛碱峰计算应不低于 6000。

对照品溶液的制备 取经硅胶 G 减压干燥 18 小时以上的蝙蝠葛苏林碱、蝙蝠葛碱对照品适量,精密称定,置棕色量瓶中,加甲醇制成每 1ml 含蝙蝠葛苏林碱 20μg,蝙蝠葛碱 35μg 的混合溶液,即得(本品临用前新制,避光保存)。

供试品溶液的制备 取本品粉末(过三号筛)约 0.2g,精密称定,置具塞锥形瓶中,精密加入甲醇 25ml,密塞,称定重量,超声处理(功率 140W,频率 42kHz)30 分钟,取出,放冷,再称定重量,用甲醇补足减失的重量,摇匀,滤过,取续滤液,即得。

测定法 分别精密吸取对照品溶液与供试品溶液各 10μl,注入液相色谱仪,测定,即得。

本品按干燥品计算,含蝙蝠葛苏林碱($C_{37}H_{42}N_2O_6$)和蝙蝠葛碱($C_{38}H_{44}N_2O_6$)的总量不得少于 0.60%。

饮片

【炮制】 除去杂质,洗净,润透,切厚片,干燥。

【性状】 本品为不规则的圆形厚片。表面淡黄色至棕褐色,木部淡黄色,呈放射状排列,纤维性,中心有髓,白色。气微,味苦。

【鉴别】(除横切面外) 【检查】(除杂质外) 【浸出物】同药材。

【含量测定】 同药材,含蝙蝠葛苏林碱($C_{37}H_{42}N_2O_6$)和蝙蝠葛碱($C_{38}H_{44}N_2O_6$)的总量不得少于 0.45%。

【性味与归经】 苦,寒,有小毒。归肺、胃、大肠经。

【功能与主治】 清热解毒,祛风止痛。用于咽喉肿痛,热毒泻痢,风湿痹痛。

【用法与用量】 3～9g。

【贮藏】 置干燥处。

北 沙 参

Beishashen

GLEHNIAE RADIX

本品为伞形科植物珊瑚菜 *Glehnia littoralis* Fr. Schmidt ex Miq. 的干燥根。夏、秋二季采挖,除去须根,洗净,稍晾,置沸水中烫后,除去外皮,干燥。或洗净直接干燥。

【性状】 本品呈细长圆柱形,偶有分枝,长 15～45cm,直径 0.4～1.2cm。表面淡黄白色,略粗糙,偶有残存外皮,不去外皮的表面黄棕色。全体有细纵皱纹和纵沟,并有棕黄色点状细根痕;顶端常留有黄棕色根茎残基;上端稍细,中部略粗,下部渐细。质脆,易折断,断面皮部浅黄白色,木部黄色。气特异,味微甘。

【鉴别】 本品横切面:栓内层为数列薄壁细胞,有分泌道散在。不去外皮的可见木栓层。韧皮部宽广,射线明显;外侧筛管群颓废作条状;分泌道散在,直径 20～65μm,内含黄棕色分泌物,周围分泌细胞 5～8 个。形成层成环。木质部射线宽2～5 列细胞;导管大多成"V"形排列;薄壁细胞含糊化淀粉粒。

饮片

【炮制】 除去残茎和杂质,略润,切段,干燥。

【性味与归经】 甘、微苦,微寒。归肺、胃经。

【功能与主治】 养阴清肺,益胃生津。用于肺热燥咳,劳嗽痰血,胃阴不足,热病津伤,咽干口渴。

【用法与用量】 5~12g。

【注意】 不宜与藜芦同用。

【贮藏】 置通风干燥处,防蛀。

四 季 青

Sijiqing

ILICIS CHINENSIS FOLIUM

本品为冬青科植物冬青 *Ilex chinensis* Sims 的干燥叶。秋、冬二季采收,晒干。

【性状】 本品呈椭圆形或狭长椭圆形,长 6~12cm,宽 2~4cm。先端急尖或渐尖,基部楔形,边缘具疏浅锯齿。上表面棕褐色或灰绿色,有光泽;下表面色较浅;叶柄长 0.5~1.8cm。革质。气微清香,味苦、涩。

【鉴别】 (1)本品粉末棕褐色至灰绿色。上表皮细胞多角形,垂周壁平直或微弯曲,壁稍厚。下表皮细胞不规则形或类长方形,细胞较小。气孔不定式。叶肉细胞含草酸钙簇晶及少数方晶,簇晶直径 18~55μm。纤维单个散在或成束,多细长,直径 9~20μm。

(2)取本品粉末 1g,加乙酸乙酯 20ml,超声处理 30 分钟,滤过,滤液蒸干,残渣加甲醇 1ml 使溶解,作为供试品溶液。另取原儿茶酸对照品、长梗冬青苷对照品,加甲醇制成每 1ml 各含 1mg 的混合溶液,作为对照品溶液。照薄层色谱法(通则 0502)试验,吸取上述两种溶液各 4μl,分别点于同一硅胶 GF$_{254}$薄层板上,以三氯甲烷-甲醇-甲酸(7:1:0.2)为展开剂,展开,取出,晾干,置紫外光灯(254nm)下检视。供试品色谱中,在与对照品色谱相应的位置上,显相同颜色的斑点;喷以 1%香草醛硫酸溶液,在 105℃加热至斑点显色清晰。供试品色谱中,在与对照品色谱相应的位置上,显相同颜色的斑点。

【检查】 水分 不得过 12.0%(通则 0832 第二法)。

总灰分 不得过 7.0%(通则 2302)。

酸不溶性灰分 不得过 3.0%(通则 2302)。

【含量测定】 照高效液相色谱法(通则 0512)测定。

色谱条件与系统适用性试验 以十八烷基硅烷键合硅胶为填充剂;以甲醇(含 10%的异丙醇)为流动相 A,以水(含 10%的异丙醇)为流动相 B,按下表中的规定进行梯度洗脱;蒸发光散射检测器检测。理论板数按长梗冬青苷峰计算应不低于 2000。

时间(分钟)	流动相 A(%)	流动相 B(%)
0~10	30→35	70→65
10~12	35→43	65→57
12~30	43	57
30~40	43→57	57→43

对照品溶液的制备 取长梗冬青苷对照品适量,精密称定,加 80%甲醇制成每 1ml 含 0.3mg 的溶液,即得。

供试品溶液的制备 取本品粉末(过四号筛)约 1g,精密称定,置具塞锥形瓶中,精密加入 80%甲醇 50ml,称定重量,超声处理(功率 300W,频率 40kHz)30 分钟,放冷,再称定重量,用 80%甲醇补足减失的重量,摇匀,滤过,取续滤液,即得。

测定法 分别精密吸取对照品溶液 10μl、20μl,供试品溶液 10μl,注入液相色谱仪,测定,用外标两点法对数方程计算,即得。

本品按干燥品计算,含长梗冬青苷(C$_{36}$H$_{58}$O$_{10}$)不得少于 1.35%。

【性味与归经】 苦、涩,凉。归肺、大肠、膀胱经。

【功能与主治】 清热解毒,消肿祛瘀。用于肺热咳嗽,咽喉肿痛,痢疾,胁痛,热淋;外治烧烫伤,皮肤溃疡。

【用法与用量】 15~60g。外用适量,水煎外涂。

【贮藏】 置干燥处。

生 姜

Shengjiang

ZINGIBERIS RHIZOMA RECENS

本品为姜科植物姜 *Zingiber officinale* Rosc. 的新鲜根茎。秋、冬二季采挖,除去须根和泥沙。

【性状】 本品呈不规则块状,略扁,具指状分枝,长 4~18cm,厚 1~3cm。表面黄褐色或灰棕色,有环节,分枝顶端有茎痕或芽。质脆,易折断,断面浅黄色,内皮层环纹明显,维管束散在。气香特异,味辛辣。

【鉴别】 (1)本品横切面:木栓层为多列木栓细胞。皮层中散有外韧型叶迹维管束;内皮层明显,可见凯氏带。中柱占根茎大部分,有多数外韧型维管束散列,近中柱鞘部位维管束形小,排列紧密,木质部内侧或周围有非木化的纤维束。薄壁组织中散有多数油细胞;并含淀粉粒。

(2)取本品 1g,切成 1~2mm 的小块,加乙酸乙酯 20ml,超声处理 10 分钟,滤过,滤液蒸干,残渣加乙酸乙酯 1ml 使溶解,作为供试品溶液。另取 6-姜辣素对照品,加甲醇制成每 1ml 含 0.5mg 的溶液,作为对照品溶液。照薄层色谱法(通则 0502)试验,吸取供试品溶液 6μl、对照品溶液 4μl,分别点于同一硅胶 G 薄层板上,以石油醚(60~90℃)-三氯甲烷-乙酸乙酯(2:1:1)为展开剂,展开,取出,晾干,喷以香草醛硫酸试液,在 105℃加热至斑点显色清晰。供试品色谱中,在与对照品色谱相应的位置上,显相同颜色的斑点。

【检查】 总灰分 不得过 2.0%(通则 2302)。

【含量测定】 挥发油 取本品适量,切成 1~2mm 的小块,加水 300ml,照挥发油测定法(通则 2204 甲法)测定。

本品含挥发油不得少于 0.12%(ml/g)。

6-姜辣素　8-姜酚　10-姜酚　照高效液相色谱法（通则0512）测定。

色谱条件与系统适用性试验　以十八烷基硅烷键合硅胶为填充剂；以乙腈为流动相 A，0.1%甲酸溶液为流动相 B，按下表中的规定进行梯度洗脱；流速为每分钟 0.5ml，检测波长为 282nm。理论板数按6-姜辣素峰计算应不低于5000。

时间（分钟）	流动相 A（%）	流动相 B（%）
0～10	45	55
10～15	45→48	55→52
15～17	48→60	52→40
17～43	60	40
43～45	60→67	40→33
45～48	67→69	33→31
48～58	69→71	31→29

对照品溶液的制备　取6-姜辣素对照品适量，精密称定，加甲醇制成每1ml含0.05mg的溶液，即得。

供试品溶液的制备　取本品切成 1～2mm 的小块，取约1g，精密称定，置100ml圆底烧瓶中，精密加入甲醇50ml，密塞，称定重量，加热回流30分钟，放冷，再称定重量，用甲醇补足减失的重量，摇匀，滤过，取续滤液，即得。

测定法　分别精密吸取对照品溶液与供试品溶液各15μl，注入液相色谱仪，测定，计算 6-姜辣素的含量；以6-姜辣素为对照，利用校正因子分别计算8-姜酚和10-姜酚的含量。

供试品色谱中，8-姜酚和10-姜酚色谱峰与6-姜辣素对照品相应色谱峰的相对保留时间应在规定值的±5%范围之内。相对保留时间及校正因子见下表：

待测成分	相对保留时间	校正因子
6-姜辣素	1.00	1.0000
8-姜酚	1.51	0.7708
10-姜酚	2.42	0.7823

本品含6-姜辣素（$C_{17}H_{26}O_4$）不得少于0.050%，8-姜酚（$C_{19}H_{30}O_4$）与10-姜酚（$C_{21}H_{34}O_4$）总量不得少于0.040%。

饮片

【炮制】　生姜　除去杂质，洗净。用时切厚片。

【性状】　本品呈不规则的厚片，可见指状分枝。切面浅黄色，内皮层环纹明显，维管束散在。气香特异，味辛辣。

【含量测定】　照高效液相色谱法（通则0512）测定。

色谱条件与系统适用性试验　以十八烷基硅烷键合硅胶为填充剂；以乙腈-甲醇-水（40：5：55）为流动相；检测波长为280nm。理论板数按6-姜辣素峰计算应不低于5000。

对照品溶液的制备　取6-姜辣素对照品适量，精密称定，加甲醇制成每1ml含0.1mg的溶液，即得。

供试品溶液的制备　取本品粉末约0.8g，精密称定，置具塞锥形瓶中，精密加入甲醇25ml，称定重量，加热回流

30分钟，放冷，再称定重量，用甲醇补足减失的重量，摇匀，滤过，取续滤液，即得。

测定法　分别精密吸取对照品溶液 8μl 与供试品溶液20μl，注入液相色谱仪，测定，即得。

本品含6-姜辣素（$C_{17}H_{26}O_4$）不得少于0.050%。

【鉴别】（除横切面外）　【检查】　同药材。

姜皮　取净生姜，削取外皮。

【性味与归经】　辛，微温。归肺、脾、胃经。

【功能与主治】　解表散寒，温中止呕，化痰止咳，解鱼蟹毒。用于风寒感冒，胃寒呕吐，寒痰咳嗽，鱼蟹中毒。

【用法与用量】　3～10g。

【贮藏】　置阴凉潮湿处，或埋入湿砂内，防冻。

仙　茅

Xianmao

CURCULIGINIS RHIZOMA

本品为石蒜科植物仙茅 Curculigo orchioides Gaertn. 的干燥根茎。秋、冬二季采挖，除去根头和须根，洗净，干燥。

【性状】　本品呈圆柱形，略弯曲，长 3～10cm，直径0.4～1.2cm。表面棕色至褐色，粗糙，有细孔状的须根痕和横皱纹。质硬而脆，易折断，断面不平坦，灰白色至棕褐色，近中心处色较深。气微香，味微苦、辛。

【鉴别】　（1）本品横切面：木栓细胞 3～10 列。皮层宽广，偶见根迹维管束，皮层外缘有的细胞含草酸钙方晶。内皮层明显。中柱维管束周木型及外韧型，散列。薄壁组织中散有多数黏液细胞，类圆形，直径 60～200μm，内含草酸钙针晶束，长 50～180μm。薄壁细胞充满淀粉粒。

（2）取本品粉末 2g，加乙醇 20ml，加热回流 30 分钟，滤过，滤液蒸干，残渣加乙醇 1ml 使溶解，作为供试品溶液。另取仙茅对照药材 2g，同法制成对照药材溶液。再取仙茅苷对照品，加乙醇制成每 1ml 含 0.2mg 的溶液，作为对照品溶液。照薄层色谱法（通则 0502）试验，吸取供试品溶液和对照药材溶液各 4μl，对照品溶液 6μl，分别点于同一硅胶 G 薄层板上，以二氯甲烷-丙酮-甲酸（5：2：1）为展开剂，展开，取出，晾干，喷以 2%香草醛的 10%硫酸乙醇溶液，在 105℃加热至斑点显色清晰，置日光下检视。供试品色谱中，在与对照药材色谱和对照品色谱相应的位置上，显相同颜色的斑点。

【检查】　杂质（须根、芦头）　不得过 4%（通则 2301）。

水分　不得过 13.0%（通则 0832 第二法）。

总灰分　不得过 10.0%（通则 2302）。

酸不溶性灰分　不得过 2.0%（通则 2302）。

【浸出物】　照醇溶性浸出物测定法（通则 2201）项下的热浸法测定，用乙醇作溶剂，不得少于 7.0%。

【含量测定】　照高效液相色谱法（通则 0512）测定。

色谱条件与系统适用性试验　以十八烷基硅烷键合硅胶为填充剂；以乙腈-0.1%磷酸溶液（21：79）为流动相；检测波长为 285nm。理论板数按仙茅苷峰计算应不低于 3000。

对照品溶液的制备　取仙茅苷对照品适量，精密称定，加甲醇制成每 1ml 含 70μg 的溶液，即得。

供试品溶液的制备　取本品粉末（过三号筛）约 1g，精密称定，精密加入甲醇 50ml，称定重量，加热回流 2 小时，取出，放冷，再称定重量，用甲醇补足减失的重量，摇匀，滤过。精密量取续滤液 20ml，蒸干，残渣加甲醇溶解，转移至 10ml 量瓶中，加甲醇至刻度，摇匀，滤过，取续滤液，即得。

测定法　分别精密吸取对照品溶液与供试品溶液各 10μl，注入液相色谱仪，测定，即得。

本品按干燥品计算，含仙茅苷（$C_{22}H_{26}O_{11}$）不得少于 0.10%。

饮片

【炮制】　除去杂质，洗净，切段，干燥。

【性状】　本品呈类圆形或不规则形的厚片或段，外表皮棕色至褐色，粗糙，有的可见纵横皱纹和细孔状的须根痕。切面灰白色至棕褐色，有多数棕色小点，中间有深色环纹。气微香，味微苦、辛。

【含量测定】　同药材，含仙茅苷（$C_{22}H_{26}O_{11}$）不得少于 0.080%。

【鉴别】（除横切面外）　**【检查】**（除杂质外）　**【浸出物】**同药材。

【性味与归经】　辛，热；有毒。归肾、肝、脾经。

【功能与主治】　补肾阳，强筋骨，祛寒湿。用于阳痿精冷，筋骨痿软，腰膝冷痛，阳虚冷泻。

【用法与用量】　3～10g。

【贮藏】　置干燥处，防霉，防蛀。

仙　鹤　草
Xianhecao
AGRIMONIAE HERBA

本品为蔷薇科植物龙芽草 *Agrimonia pilosa* Ledeb. 的干燥地上部分。夏、秋二季茎叶茂盛时采割，除去杂质，干燥。

【性状】　本品长 50～100cm，全体被白色柔毛。茎下部圆柱形，直径 4～6mm，红棕色，上部方柱形，四面略凹陷，绿褐色，有纵沟和棱线，有节；体轻，质硬，易折断，断面中空。单数羽状复叶互生，暗绿色，皱缩卷曲；质脆，易碎；叶片有大小 2 种，相间生于叶轴上，顶端小叶较大，完整小叶片展平后呈卵形或长椭圆形，先端尖，基部楔形，边缘有锯齿；托叶 2，抱茎，斜卵形。总状花序细长，花萼下部呈筒状，萼筒上部有钩刺，先端 5 裂，花瓣黄色。气微，味微苦。

【鉴别】　(1)本品叶的粉末暗绿色。上表皮细胞多角形；下表皮细胞壁波状弯曲，气孔不定式或不等式。非腺毛单细胞，长短不一，壁厚，木化，具疣状突起，少数有螺旋纹理。小腺毛头部 1～4 细胞，卵圆形，柄 1～2 细胞；另有少数腺鳞，头部单细胞，直径约至 68μm，含油滴，柄单细胞。草酸钙簇晶甚多，直径 9～50μm。

(2)取本品粉末 2g，加石油醚（60～90℃）40ml，超声处理 30 分钟，滤过，滤液蒸干。残渣加三氯甲烷 10ml 溶解，用 5% 氢氧化钠溶液 10ml 振摇提取，弃去三氯甲烷液，氢氧化钠液用稀盐酸调节 pH 值至 1～2，用三氯甲烷振摇提取 2 次，每次 10ml，合并三氯甲烷液，加水 10ml 洗涤，弃去水液，三氯甲烷液浓缩至 1ml，作为供试品溶液。另取仙鹤草对照药材 2g，同法制成对照药材溶液。再取仙鹤草酚 B 对照品，加三氯甲烷制成每 1ml 含 0.5mg 的溶液，作为对照品溶液。照薄层色谱法（通则 0502）试验，吸取上述三种溶液各 10μl，分别点于同一硅胶 G 薄层板上，以石油醚（60～90℃）-乙酸乙酯-醋酸（100：9：5）的上层溶液为展开剂，展开，取出，晾干，喷以 10% 硫酸乙醇溶液，在 105℃ 加热至斑点显色清晰。供试品色谱中，在与对照药材色谱和对照品色谱相应的位置上，显相同颜色的斑点。

【检查】　水分　不得过 12.0%（通则 0832 第二法）。

总灰分　不得过 10.0%（通则 2302）。

饮片

【炮制】　除去残根和杂质，洗净，稍润，切段，干燥。

【性状】　本品为不规则的段，茎多数方柱形，有纵沟和棱线，有节。切面中空。叶多破碎，暗绿色，边缘有锯齿；托叶抱茎。有时可见黄色花或带钩刺的果实。气微，味微苦。

【检查】　水分　同药材，不得过 10.0%。

【鉴别】　同药材。

【性味与归经】　苦、涩，平。归心、肝经。

【功能与主治】　收敛止血，截疟，止痢，解毒，补虚。用于咯血，吐血，崩漏下血，疟疾，血痢，痈肿疮毒，阴痒带下，脱力劳伤。

【用法与用量】　6～12g。外用适量。

【贮藏】　置通风干燥处。

白　及
Baiji
BLETILLAE RHIZOMA

本品为兰科植物白及 *Bletilla striata* (Thunb.) Reichb. f. 的干燥块茎。夏、秋二季采挖，除去须根，洗净，置沸水中煮或蒸至无白心，晒至半干，除去外皮，晒干。

【性状】　本品呈不规则扁圆形，多有 2～3 个爪状分枝，少数具 4～5 个爪状分枝，长 1.5～6cm，厚 0.5～3cm。表面灰白色至灰棕色，或黄白色，有数圈同心环节和棕色点状须根痕,上面有突起的茎痕,下面有连接另一块茎的痕迹。质坚硬,不易折断,断面类白色,角质样。气微,味苦,嚼之有黏性。

【鉴别】 (1)本品粉末淡黄白色。表皮细胞表面观垂周壁波状弯曲,略增厚,木化,孔沟明显。草酸钙针晶束存在于大的类圆形黏液细胞中,或随处散在,针晶长 $18\sim88\mu m$。纤维成束,直径 $11\sim30\mu m$,壁木化,具人字形或椭圆形纹孔;含硅质块细胞小,位于纤维周围,排列纵行。梯纹导管、具缘纹孔导管及螺纹导管直径 $10\sim32\mu m$。糊化淀粉粒团块无色。

(2)取本品粉末 2g,加 70%甲醇 20ml,超声处理 30 分钟,滤过,滤液蒸干,残渣加水 10ml 使溶解,用乙醚振摇提取 2 次,每次 20ml,合并乙醚液,挥至 1ml,作为供试品溶液。另取白及对照药材 1g,同法制成对照药材溶液。照薄层色谱法(通则 0502)试验,吸取供试品溶液 $5\sim10\mu l$、对照药材溶液 $5\mu l$,分别点于同一硅胶 G 薄层板上,以环己烷-乙酸乙酯-甲醇(6:2.5:1)为展开剂,展开,取出,晾干,喷以 10%硫酸乙醇溶液,在 105℃加热数分钟,放置 $30\sim60$ 分钟。供试品色谱中,在与对照药材色谱相应的位置上,显相同颜色的斑点;置紫外光灯(365nm)下检视,显相同的棕红色荧光斑点。

【检查】 水分 不得过 15.0%(通则 0832 第二法)。

总灰分 不得过 5.0%(通则 2302)。

二氧化硫残留量 照二氧化硫残留量测定法(通则 2331)测定,不得过 400mg/kg。

【含量测定】 照高效液相色谱法(通则 0512)测定。

色谱条件与系统适用性试验 以十八烷基硅烷键合硅胶为填充剂;以乙腈-0.1%磷酸溶液(22:78)为流动相,检测波长为 223nm。理论板数按 1,4-二[4-(葡萄糖氧)苄基]-2-异丁基苹果酸酯峰计算应不低于 2000。

对照品溶液的制备 取 1,4-二[4-(葡萄糖氧)苄基]-2-异丁基苹果酸酯对照品适量,精密称定,加稀乙醇制成每 1ml 含 0.15mg 的溶液,即得。

供试品溶液的制备 取本品粉末(过三号筛)约 0.2g,精密称定,置具塞锥形瓶中,精密加入稀乙醇 25ml,称定重量,超声处理(功率 300W,频率 37kHz)30 分钟,放冷,再称定重量,用乙醇补足减失的重量,取上清液滤过,即得。

测定法 分别精密吸取对照品溶液与供试品溶液各 10μl,注入液相色谱仪,测定,即得。

本品按干燥品计算,含 1,4-二[4-(葡萄糖氧)苄基]-2-异丁基苹果酸酯($C_{34}H_{46}O_{17}$)不得少于 2.0%。

饮片

【炮制】 洗净,润透,切薄片,晒干。

【性状】 本品呈不规则的薄片。外表皮灰白色至灰棕色,或黄白色。切面类白色至黄白色,角质样,半透明,维管束小点状,散生。质脆。气微,味苦,嚼之有黏性。

【含量测定】 同药材,含 1,4-二[4-(葡萄糖氧)苄基]-2-异丁基苹果酸酯($C_{34}H_{46}O_{17}$)不得少于 1.5%。

【鉴别】【检查】 同药材。

【性味与归经】 苦、甘、涩,微寒。归肺、肝、胃经。

【功能与主治】 收敛止血,消肿生肌。用于咯血,吐血,外伤出血,疮疡肿毒,皮肤皲裂。

【用法与用量】 $6\sim15g$;研末吞服 $3\sim6g$。外用适量。

【注意】 不宜与川乌、制川乌、草乌、制草乌、附子同用。

【贮藏】 置通风干燥处。

白 术

Baizhu

ATRACTYLODIS MACROCEPHALAE RHIZOMA

本品为菊科植物白术 *Atractylodes macrocephala* Koidz. 的干燥根茎。冬季下部叶枯黄、上部叶变脆时采挖,除去泥沙,烘干或晒干,再除去须根。

【性状】 本品为不规则的肥厚团块,长 $3\sim13cm$,直径 $1.5\sim7cm$。表面灰黄色或灰棕色,有瘤状突起及断续的纵皱和沟纹,并有须根痕,顶端有残留茎基和芽痕。质坚硬不易折断,断面不平坦,黄白色至淡棕色,有棕黄色的点状油室散在;烘干者断面角质样,色较深或有裂隙。气清香,味甘、微辛,嚼之略带黏性。

【鉴别】 (1)本品粉末淡黄棕色。草酸钙针晶细小,长 $10\sim32\mu m$,存在于薄壁细胞中,少数针晶直径至 $4\mu m$。纤维黄色,大多成束,长梭形,直径约至 $40\mu m$,壁甚厚,木化,孔沟明显。石细胞淡黄色,类圆形、多角形、长方形或少数纺锤形,直径 $37\sim64\mu m$。薄壁细胞含菊糖,表面显放射状纹理。导管分子短小,为网纹导管及具缘纹孔导管,直径至 $48\mu m$。

(2)取本品粉末 0.5g,加正己烷 2ml,超声处理 15 分钟,滤过,取滤液作为供试品溶液。另取白术对照药材 0.5g,同法制成对照药材溶液。照薄层色谱法(通则 0502)试验,吸取上述新制备的两种溶液各 10μl,分别点于同一硅胶 G 薄层板上,以石油醚(60~90℃)-乙酸乙酯(50:1)为展开剂,展开,取出,晾干,喷以 5%香草醛硫酸溶液,加热至斑点显色清晰。供试品色谱中,在与对照药材色谱相应的位置上,显相同颜色的斑点,并应显有一桃红色主斑点(苍术酮)。

【检查】 水分 不得过 15.0%(通则 0832 第二法)。

总灰分 不得过 5.0%(通则 2302)。

二氧化硫残留量 照二氧化硫残留量测定法(通则 2331)测定,不得过 400mg/kg。

色度 取本品最粗粉 1g,精密称定,置具塞锥形瓶中,加 55%乙醇 200ml,用稀盐酸调节 pH 值至 2~3,连续振摇 1 小时,滤过,吸取滤液 10ml,置比色管中,照溶液颜色检查法(通则 0901 第一法)试验,与黄色 9 号标准比色液比较,不得更深。

【浸出物】 照醇溶性浸出物测定法(通则 2201)项下的热浸法测定,用 60%乙醇作溶剂,不得少于 35.0%。

饮片

【炮制】　白术　除去杂质,洗净,润透,切厚片,干燥。

【性状】　本品呈不规则的厚片。外表皮灰黄色或灰棕色。切面黄白色至淡棕色,散生棕黄色的点状油室,木部具放射状纹理;烘干者切面角质样,色较深或有裂隙。气清香,味甘、微辛,嚼之略带黏性。

【鉴别】(除显微粉末外)　**【检查】　【浸出物】**　同药材。

麸炒白术　将蜜炙麸皮撒入热锅内,待冒烟时加入白术片,炒至黄棕色、逸出焦香气,取出,筛去蜜炙麸皮。

每 100kg 白术片,用蜜炙麸皮 10kg。

【性状】　本品形如白术片,表面黄棕色,偶见焦斑。略有焦香气。

【检查】　色度　同药材,与黄色 10 号比色液比较,不得更深。

【鉴别】(除显微粉末外)　**【检查】**(水分　总灰分　二氧化硫残留量)　**【浸出物】**　同药材。

【性味与归经】　苦、甘,温。归脾、胃经。

【功能与主治】　健脾益气,燥湿利水,止汗,安胎。用于脾虚食少,腹胀泄泻,痰饮眩悸,水肿,自汗,胎动不安。

【用法与用量】　6～12g。

【贮藏】　置阴凉干燥处,防蛀。

白 头 翁

Baitouweng

PULSATILLAE RADIX

本品为毛茛科植物白头翁 *Pulsatilla chinensis*(Bge.)Regel 的干燥根。春、秋二季采挖,除去泥沙,干燥。

【性状】　本品呈类圆柱形或圆锥形,稍扭曲,长 6～20cm,直径 0.5～2cm。表面黄棕色或棕褐色,具不规则纵皱纹或纵沟,皮部易脱落,露出黄色的木部,有的有网状裂纹或裂隙,近根头处常有朽状凹洞。根头部稍膨大,有白色绒毛,有的可见鞘状叶柄残基。质硬而脆,断面皮部黄白色或淡黄棕色,木部淡黄色。气微,味微苦涩。

【鉴别】　(1)本品粉末灰棕色。韧皮纤维梭形或纺锤形,长 100～390μm,直径 16～42μm,壁木化。非腺毛单细胞,直径 13～33μm,基部稍膨大,壁大多木化,有的可见螺状或双螺状纹理。具缘纹孔导管、网纹导管及螺纹导管,直径 10～72μm。

(2)取本品 1g,研细,加甲醇 10ml,超声处理 10 分钟,滤过,取滤液作为供试品溶液。另取白头翁对照药材 1g,同法制成对照药材溶液。照薄层色谱法(通则 0502)试验,吸取上述两种溶液各 5μl,分别点于同一硅胶 G 薄层板上,以正丁醇-醋酸-水(4:1:2)的上层溶液为展开剂,展开,取出,晾干,喷以 10%硫酸乙醇溶液,在 105℃加热至斑点显色清晰。

供试品色谱中,在与对照药材色谱相应的位置上,显相同颜色的斑点。

【检查】　水分　不得过 13.0%(通则 0832 第二法)。

总灰分　不得过 11.0%(通则 2302)。

酸不溶性灰分　不得过 6.0%(通则 2302)。

【浸出物】　照醇溶性浸出物测定法(通则 2201)项下的冷浸法测定,用水饱和的正丁醇作溶剂,不得少于 17.0%。

【含量测定】　照高效液相色谱法(通则 0512)测定。

色谱条件与系统适用性试验　以十八烷基硅烷键合硅胶为填充剂;以甲醇-水(64:36)为流动相;检测波长为 201nm。理论板数按白头翁皂苷 B_4 峰计算应不低于 3000。

对照品溶液的制备　取白头翁皂苷 B_4 对照品适量,精密称定,加甲醇制成每 1ml 含 0.1mg 的溶液,即得。

供试品溶液的制备　取本品粉末(过三号筛)0.2g,精密称定,置具塞锥形瓶中,加甲醇 10ml,密塞,超声处理(功率 150W,频率 40kHz)25 分钟,放冷,滤过,滤液置 250ml 量瓶中,用少量流动相洗涤容器及残渣,洗液并入同一量瓶中,加流动相至刻度,摇匀,即得。

测定法　分别精密吸取对照品溶液与供试品溶液各 20μl,注入液相色谱仪,测定,即得。

本品按干燥品计算,含白头翁皂苷 B_4($C_{59}H_{96}O_{26}$)不得少于 4.6%。

饮片

【炮制】　除去杂质,洗净,润透,切薄片,干燥。

【性状】　本品呈类圆形的片。外表皮黄棕色或棕褐色,具不规则纵皱纹或纵沟,近根头部有白色绒毛。切面皮部黄白色或淡黄棕色,木部淡黄色。气微,味微苦涩。

【鉴别】　【检查】　【浸出物】　【含量测定】　同药材。

【性味与归经】　苦,寒。归胃、大肠经。

【功能与主治】　清热解毒,凉血止痢。用于热毒血痢,阴痒带下。

【用法与用量】　9～15g。

【贮藏】　置通风干燥处。

白 芍

Baishao

PAEONIAE RADIX ALBA

本品为毛茛科植物芍药 *Paeonia lactiflora* Pall. 的干燥根。夏、秋二季采挖,洗净,除去头尾和细根,置沸水中煮后除去外皮或去皮后再煮,晒干。

【性状】　本品呈圆柱形,平直或稍弯曲,两端平截,长 5～18cm,直径 1～2.5cm。表面类白色或淡棕红色,光洁或有纵皱纹及细根痕,偶有残存的棕褐色外皮。质坚实,不易折断,断面较平坦,类白色或微带棕红色,形成层环明显,射线放射状。气微，味微苦、酸。

【鉴别】　(1)本品粉末黄白色。糊化淀粉粒团块甚多。草酸钙簇晶直径 11～35μm，存在于薄壁细胞中，常排列成行，或一个细胞中含数个簇晶。具缘纹孔导管和网纹导管直径 20～65μm。纤维长梭形，直径 15～40μm，壁厚，微木化，具大的圆形纹孔。

(2)取本品粉末 0.5g，加乙醇 10ml，振摇 5 分钟，滤过，滤液蒸干，残渣加乙醇 1ml 使溶解，作为供试品溶液。另取芍药苷对照品，加乙醇制成每 1ml 含 1mg 的溶液，作为对照品溶液。照薄层色谱法(通则 0502)试验，吸取上述两种溶液各 10μl，分别点于同一硅胶 G 薄层板上，以三氯甲烷-乙酸乙酯-甲醇-甲酸(40：5：10：0.2)为展开剂，展开，取出，晾干，喷以 5% 香草醛硫酸溶液，加热至斑点显色清晰。供试品色谱中，在与对照品色谱相应的位置上，显相同的蓝紫色斑点。

【检查】　水分　不得过 14.0%(通则 0832 第二法)。

总灰分　不得过 4.0%(通则 2302)。

重金属及有害元素　照铅、镉、砷、汞、铜测定法(通则 2321 原子吸收分光光度法或电感耦合等离子体质谱法)测定，铅不得过 5mg/kg；镉不得过 1mg/kg；砷不得过 2mg/kg；汞不得过 0.2mg/kg；铜不得过 20mg/kg。

二氧化硫残留量　照二氧化硫残留量测定法(通则 2331)测定，不得过 400mg/kg。

【浸出物】　照水溶性浸出物测定法(通则 2201)项下的热浸法测定，不得少于 22.0%。

【含量测定】　照高效液相色谱法(通则 0512)测定。

色谱条件与系统适用性试验　以十八烷基硅烷键合硅胶为填充剂；以乙腈-0.1% 磷酸溶液(14：86)为流动相；检测波长为 230nm。理论板数按芍药苷峰计算应不低于 2000。

对照品溶液的制备　取芍药苷对照品适量，精密称定，加甲醇制成每 1ml 含 60μg 的溶液，即得。

供试品溶液的制备　取本品中粉约 0.1g，精密称定，置 50ml 量瓶中，加稀乙醇 35ml，超声处理(功率 240W，频率 45kHz)30 分钟，放冷，加稀乙醇至刻度，摇匀，滤过，取续滤液，即得。

测定法　分别精密吸取对照品溶液与供试品溶液各 10μl，注入液相色谱仪，测定，即得。

本品按干燥品计算，含芍药苷($C_{23}H_{28}O_{11}$)不得少于 1.6%。

饮片

【炮制】　白芍　洗净，润透，切薄片，干燥。

【性状】　本品呈类圆形的薄片。表面淡棕红色或类白色。切面微带棕红色或类白色，形成层环明显，可见稍隆起的筋脉纹呈放射状排列。气微，味微苦、酸。

【含量测定】　同药材，含芍药苷($C_{23}H_{28}O_{11}$)不得少于 1.2%。

【鉴别】　【检查】(水分　总灰分　二氧化硫残留量)【浸出物】同药材。

炒白芍　取净白芍片，照清炒法(通则 0213)炒至微黄色。

【性状】　本品形如白芍片，表面微黄色或淡棕黄色，有的可见焦斑。气微香。

【检查】　水分　同药材，不得过 10.0%。

【含量测定】　同药材，含芍药苷($C_{23}H_{28}O_{11}$)不得少于 1.2%。

【鉴别】　【检查】(总灰分　二氧化硫残留量)【浸出物】同药材。

酒白芍　取净白芍片，照酒炙法(通则 0213)炒至微黄色。

【性状】　本品形如白芍片，表面微黄色或淡棕黄色，有的可见焦斑。微有酒香气。

【浸出物】　同药材，不得少于 20.5%。

【含量测定】　同药材，含芍药苷($C_{23}H_{28}O_{11}$)不得少于 1.2%。

【鉴别】　【检查】(水分　总灰分　二氧化硫残留量)　同药材。

【性味与归经】　苦、酸，微寒。归肝、脾经。

【功能与主治】　养血调经，敛阴止汗，柔肝止痛，平抑肝阳。用于血虚萎黄，月经不调，自汗，盗汗，胁痛，腹痛，四肢挛痛，头痛眩晕。

【用法与用量】　6～15g。

【注意】　不宜与藜芦同用。

【贮藏】　置干燥处，防蛀。

白　芷

Baizhi

ANGELICAE DAHURICAE RADIX

本品为伞形科植物白芷 Angelica dahurica (Fisch. ex Hoffm.) Benth. et Hook. f. 或杭白芷 Angelica dahurica (Fisch. ex Hoffm.) Benth. et Hook. f. var. formosana (Boiss.) Shan et Yuan 的干燥根。夏、秋间叶黄时采挖，除去须根和泥沙，晒干或低温干燥。

【性状】　本品呈长圆锥形，长 10～25cm，直径 1.5～2.5cm。表面灰棕色或黄棕色，根头部钝四棱形或近圆形，具纵皱纹、支根痕及皮孔样的横向突起，有的排列成四纵行。顶端有凹陷的茎痕。质坚实，断面白色或灰白色，粉性，形成层环棕色，近方形或近圆形，皮部散有多数棕色油点。气芳香，味辛，微苦。

【鉴别】　(1)本品粉末黄白色。淀粉粒甚多，单粒圆球形、多角形、椭圆形或盔帽形，直径 3～25μm，脐点点状、裂缝状、十字状、三叉状、星状或人字状；复粒多由 2～12 分粒组成。网纹导管、螺纹导管直径 10～85μm。木栓细胞多角形或类长方形，淡黄棕色。油管多已破碎，含淡黄棕色分泌物。

(2)取本品粉末 0.5g,加乙醚 10ml,浸泡 1 小时,时时振摇,滤过,滤液挥干,残渣加乙酸乙酯 1ml 使溶解,作为供试品溶液。另取白芷对照药材 0.5g,同法制成对照药材溶液。再取欧前胡素对照品、异欧前胡素对照品,加乙酸乙酯制成每 1ml 各含 1mg 的混合溶液,作为对照品溶液。照薄层色谱法(通则 0502)试验,吸取上述三种溶液各 4μl,分别点于同一硅胶 G 薄层板上,以石油醚(30~60℃)-乙醚(3:2)为展开剂,在 25℃以下展开,取出,晾干,置紫外光灯(365nm)下检视。供试品色谱中,在与对照药材色谱和对照品色谱相应的位置上,显相同颜色的荧光斑点。

【检查】 **水分** 不得过 14.0%(通则 0832 第四法)。

总灰分 不得过 6.0%(通则 2302)。

重金属及有害元素 照铅、镉、砷、汞、铜测定法(通则 2321 原子吸收分光光度法或电感耦合等离子体质谱法)测定,铅不得过 5mg/kg;镉不得过 1mg/kg;砷不得过 2mg/kg;汞不得过 0.2mg/kg;铜不得过 20mg/kg。

【浸出物】 照醇溶性浸出物测定法(通则 2201)项下的热浸法,用稀乙醇作溶剂,不得少于 15.0%。

【含量测定】 照高效液相色谱法(通则 0512)测定。

色谱条件与系统适用性试验 以十八烷基硅烷键合硅胶为填充剂;以甲醇-水(55:45)为流动相;检测波长为 300nm。理论板数按欧前胡素峰计算应不低于 3000。

对照品溶液的制备 取欧前胡素对照品适量,精密称定,加甲醇制成每 1ml 含 10μg 的溶液,即得。

供试品溶液的制备 取本品粉末(过三号筛)约 0.4g,精密称定,置 50ml 量瓶中,加甲醇 45ml,超声处理(功率 300W,频率 50kHz)1 小时,取出,放冷,加甲醇至刻度,摇匀,滤过,取续滤液,即得。

测定法 分别精密吸取对照品溶液与供试品溶液各 20μl,注入液相色谱仪,测定,即得。

本品按干燥品计算,含欧前胡素($C_{16}H_{14}O_4$)不得少于 0.080%。

饮片

【炮制】 除去杂质,大小分开,略浸,润透,切厚片,干燥。

【性状】 本品呈类圆形的厚片。外表皮灰棕色或黄棕色。切面白色或灰白色,具粉性,形成层环棕色,近方形或近圆形,皮部散有多数棕色油点。气芳香,味辛、微苦。

【检查】 **总灰分** 同药材,不得过 5.0%。

【鉴别】【检查】(水分)**【浸出物】【含量测定】** 同药材。

【性味与归经】 辛,温。归胃、大肠、肺经。

【功能与主治】 解表散寒,祛风止痛,宣通鼻窍,燥湿止带,消肿排脓。用于感冒头痛,眉棱骨痛,鼻塞流涕,鼻鼽、鼻渊,牙痛,带下,疮疡肿痛。

【用法与用量】 3~10g。

【贮藏】 置阴凉干燥处,防蛀。

白　附　子

Baifuzi

TYPHONII RHIZOMA

本品为天南星科植物独角莲 *Typhonium giganteum* Engl. 的干燥块茎。秋季采挖,除去须根和外皮,晒干。

【性状】 本品呈椭圆形或卵圆形,长 2~5cm,直径 1~3cm。表面白色至黄白色,略粗糙,有环纹及须根痕,顶端有茎痕或芽痕。质坚硬,断面白色,粉性。气微,味淡、麻辣刺舌。

【鉴别】 (1)本品横切面:木栓细胞有时残存。内皮层不明显。薄壁组织中散有大型黏液腔,外侧较大,常环状排列,向中心渐小而少,黏液细胞随处可见,内含草酸钙针晶束。维管束散列,外韧型及周木型。薄壁细胞含众多淀粉粒。

粉末黄白色。淀粉粒甚多,单粒球形或类球形,直径 2~29μm,脐点点状、裂缝状或人字状;复粒由 2~12 分粒组成,以 2~4 分粒者为多见。草酸钙针晶散在或成束存在于黏液细胞中,针晶长约至 97(136)μm,螺纹导管、环纹导管直径 9~45μm。

(2)取本品粉末 10g,置索氏提取器中,加三氯甲烷-甲醇(3:1)混合溶液 100ml,加热回流 2 小时,提取液蒸干,残渣加丙酮 2ml 使溶解,作为供试品溶液。另取白附子对照药材 10g,同法制成对照药材溶液。再取 β-谷甾醇对照品,加丙酮制成每 1ml 含 1mg 的溶液,作为对照品溶液。照薄层色谱法(通则 0502)试验,吸取上述三种溶液各 2~3μl,分别点于同一硅胶 GF$_{254}$ 薄层板上,以三氯甲烷-丙酮(25:1)为展开剂,展开,取出,晾干,喷以 10%硫酸乙醇溶液,在 105℃加热至斑点显色清晰,分别置日光和紫外光灯(365nm)下检视。供试品色谱中,在与对照药材色谱和对照品色谱相应的位置上,显相同颜色的斑点或荧光斑点。

【检查】 **水分** 不得过 15.0%(通则 0832 第二法)。

总灰分 不得过 4.0%(通则 2302)。

【浸出物】 照醇溶性浸出物测定法(通则 2201)项下的热浸法测定,用 70%乙醇作溶剂,不得少于 7.0%。

饮片

【炮制】 **生白附子** 除去杂质。

【性状】【鉴别】【检查】【浸出物】 同药材。

制白附子 取净白附子,分开大小个,浸泡,每日换水 2~3 次,数日后如起黏沫,换水后加白矾(每 100kg 白附子,用白矾 2kg),泡 1 日后再进行换水,至口尝微有麻舌感为度,取出。将生姜片、白矾粉置锅内加适量水,煮沸后,倒入白附子共煮至无白心,捞出,除去生姜片,晾至六七成干,切厚片,干燥。

每 100kg 白附子,用生姜、白矾各 12.5kg。

【性状】 本品为类圆形或椭圆形厚片,外表皮淡棕色,切面黄色,角质。味淡,微有麻舌感。

【鉴别】 (1)粉末黄棕色。糊化淀粉粒团块类白色。草酸钙针晶成束或散在,针晶长 97～136μm,螺纹导管、环纹导管直径 9～45μm。

(2)同药材〔鉴别〕(2)。

【检查】 水分 同药材,不得过 13.0%。

【浸出物】 照醇溶性浸出物测定法(通则 2201)项下的热浸法测定,用稀乙醇作溶剂,不得少于 15.0%。

【检查】(总灰分) 同药材。

【性味与归经】 辛,温;有毒。归胃、肝经。

【功能与主治】 祛风痰,定惊搐,解毒散结,止痛。用于中风痰壅,口眼㖞斜,语言謇涩,惊风癫痫,破伤风,痰厥头痛,偏正头痛,瘰疬痰核,毒蛇咬伤。

【用法与用量】 3～6g。一般炮制后用,外用生品适量捣烂,熬膏或研末以酒调敷患处。

【注意】 孕妇慎用;生品内服宜慎。

【贮藏】 置通风干燥处,防蛀。

白茅根
Baimaogen
IMPERATAE RHIZOMA

本品为禾本科植物白茅 Imperata cylindrica Beauv. var. major(Nees)C. E. Hubb. 的干燥根茎。春、秋二季采挖,洗净,晒干,除去须根和膜质叶鞘,捆成小把。

【性状】 本品呈长圆柱形,长 30～60cm,直径 0.2～0.4cm。表面黄白色或淡黄色,微有光泽,具纵皱纹,节明显,稍突起,节间长短不等,通常长 1.5～3cm。体轻,质略脆,断面皮部白色,多有裂隙,放射状排列,中柱淡黄色,易与皮部剥离。气微,味微甜。

【鉴别】 (1)本品横切面:表皮细胞 1 列,类方形,形小,有的含硅质块。下皮纤维 1～3 列,壁厚,木化。皮层较宽广,有 10 余个叶迹维管束,有限外韧型,其旁常有裂隙;内皮层细胞内壁增厚,有的含硅质块。中柱内散有多数有限外韧型维管束,维管束鞘纤维环列,木化,外侧的维管束与纤维连接成环。中央常成空洞。

粉末黄白色。表皮细胞平行排列,每纵行常由 1 个长细胞和 2 个短细胞相间排列,长细胞壁波状弯曲。内皮层细胞长方形,一侧壁增厚,层纹和壁孔明显,壁上有硅质块。下皮纤维壁厚,木化,常具横隔。

(2)取本品粉末 1g,加乙醚 20ml,超声处理 10 分钟,滤过,滤液蒸干,残渣加乙醚 1ml 使溶解,作为供试品溶液。另取白茅根对照药材 1g,同法制成对照药材溶液。照薄层色谱法(通则 0502)试验,吸取上述两种溶液各 10μl,分别点于同一硅胶 G 薄层板上,以二氯甲烷为展开剂,展开,取出,晾干,喷以 10%硫酸乙醇溶液,在 105℃加热至斑点显色清晰。供试品色谱中,在与对照药材色谱相应的位置上,显相同颜色的斑点。

【检查】 水分 不得过 12.0%(通则 0832 第二法)。

总灰分 不得过 5.0%(通则 2302)。

【浸出物】 照水溶性浸出物测定法(通则 2201)项下的热浸法测定,不得少于 24.0%。

饮片

【炮制】 白茅根 洗净,微润,切段,干燥,除去碎屑。

【性状】 本品呈圆柱形的段。外表皮黄白色或淡黄色,微有光泽,具纵皱纹,有的可见稍隆起的节。切面皮部白色,多有裂隙,放射状排列,中柱淡黄色或中空,易与皮部剥离。气微,味微甜。

【浸出物】 同药材,不得少于 28.0%。

【鉴别】【检查】 同药材。

茅根炭 取净白茅根段,照炒炭法(通则 0213)炒至焦褐色。

【性状】 本品形如白茅根,表面黑褐色至黑色,具纵皱纹,有的可见淡棕色稍隆起的节。略具焦香气,味苦。

【浸出物】 同药材,不得少于 7.0%。

【鉴别】(2) 同药材。

【性味与归经】 甘,寒。归肺、胃、膀胱经。

【功能与主治】 凉血止血,清热利尿。用于血热吐血,衄血,尿血,热病烦渴,湿热黄疸,水肿尿少,热淋涩痛。

【用法与用量】 9～30g。

【贮藏】 置干燥处。

白矾
Baifan
ALUMEN

本品为硫酸盐类矿物明矾石族明矾石经加工提炼制成。主含含水硫酸铝钾〔KAl(SO$_4$)$_2$·12H$_2$O〕。

【性状】 本品呈不规则的块状或粒状。无色或淡黄白色,透明或半透明。表面略平滑或凹凸不平,具细密纵棱,有玻璃样光泽。质硬而脆。气微,味酸、微甘而极涩。

【鉴别】 本品水溶液显铝盐(通则 0301)、钾盐(通则 0301)与硫酸盐(通则 0301)的鉴别反应。

【检查】 铵盐 取本品约 0.1g,精密称定,照氮测定法(通则 0704 第二法或第三法,无需消解)测定,含铵盐以总氮(N)计,不得过 0.3%。

铜盐与锌盐 取本品 1g,加水 100ml 与稍过量的氨试液,煮沸,滤过,滤液不得显蓝色,滤液中加醋酸使成酸性后,再加硫化氢试液,不得发生浑浊。

铁盐 取本品 0.35g,加水 20ml 溶解后,加硝酸 2 滴,煮沸 5 分钟,滴加氢氧化钠试液中和至微显浑浊,加稀盐酸 1ml、亚铁氰化钾试液 1ml 与水适量使成 50ml,摇匀,1 小时内不得显蓝色。

重金属 取本品 1g,加稀醋酸 2ml 与水适量使溶解成

25ml,依法检查(通则 0821 第一法),含重金属不得过 20mg/kg。

【含量测定】　取本品约 0.3g,精密称定,加水 20ml 溶解后,加醋酸-醋酸铵缓冲液(pH6.0)20ml,精密加乙二胺四醋酸二钠滴定液(0.05mol/L)25ml,煮沸 3～5 分钟,放冷,加二甲酚橙指示液 1ml,用锌滴定液(0.05mol/L)滴定至溶液自黄色转变为红色,并将滴定的结果用空白试验校正。每 1ml 的乙二胺四醋酸二钠滴定液(0.05mol/L)相当于 23.72mg 的含水硫酸铝钾〔KAl(SO₄)₂·12H₂O〕。

本品含含水硫酸铝钾〔$KAl(SO_4)_2 \cdot 12H_2O$〕不得少于 99.0％。

饮片

【炮制】　白矾　除去杂质。用时捣碎。

【鉴别】【检查】【含量测定】　同药材。

枯矾　取净白矾,照明煅法(通则 0213)煅至松脆。

【性状】　本品呈不规则的块状、颗粒或粉末。白色或淡黄白色,无玻璃样光泽。不规则的块状表面粗糙,凹凸不平或呈蜂窝状。体轻,质疏松而脆,手捻易碎,有颗粒感。气微,味微甘而极涩。

【性味与归经】　酸、涩,寒。归肺、脾、肝、大肠经。

【功能与主治】　外用解毒杀虫,燥湿止痒;内服止血止泻,祛除风痰。外治用于湿疹,疥癣,脱肛,痔疮,聤耳流脓;内服用于久泻不止,便血,崩漏,癫痫发狂。枯矾收湿敛疮,止血化腐。用于湿疹湿疮,脱肛,痔疮,聤耳流脓,阴痒带下,鼻衄齿衄,鼻瘜肉。

【用法与用量】　0.6～1.5g。外用适量,研末敷或化水洗患处。

【贮藏】　置干燥处。

白　果

Baiguo

GINKGO SEMEN

本品为银杏科植物银杏 *Ginkgo biloba* L. 的干燥成熟种子。秋季种子成熟时采收,除去肉质外种皮,洗净,稍蒸或略煮后,烘干。

【性状】　本品略呈椭圆形,一端稍尖,另端钝,长 1.5～2.5cm,宽 1～2cm,厚约 1cm。表面黄白色或淡棕黄色,平滑,具 2～3 条棱线。中种皮(壳)骨质,坚硬。内种皮膜质,种仁宽卵球形或椭圆形,一端淡棕色,另一端金黄色,横断面外层黄色,胶质样,内层淡黄色或淡绿色,粉性,中间有空隙。气微,味甘、微苦。

【鉴别】　(1)本品粉末浅黄棕色。石细胞单个散在或数个成群,类圆形、长圆形、类长方形或不规则形,有的具突起,长 60～322μm,直径 27～125μm,壁厚,孔沟较细密。内种皮薄壁细胞浅黄棕色至红棕色,类方形、长方形或类多角形。胚乳薄壁细胞多类长方形,内充满糊化淀粉粒。具缘纹孔管胞

多破碎,直径 33～72μm。

(2)取本品粉末 10g,加甲醇 40ml,加热回流 1 小时,放冷,滤过,滤液回收溶剂至干,残渣加水 15ml 使溶解,通过少量棉花滤过,滤液通过聚酰胺柱(80～100 目,3g,内径为 10～15mm),用水 70ml 洗脱,收集洗脱液,用乙酸乙酯振摇提取 2 次,每次 40ml,合并乙酸乙酯液,回收溶剂至干,残渣加甲醇 1ml 使溶解,作为供试品溶液。另取银杏内酯 A 对照品、银杏内酯 C 对照品,加甲醇制成每 1ml 各含 0.5mg 的混合溶液,作为对照品溶液。照薄层色谱法(通则 0502)试验,吸取上述两种溶液各 10μl,分别点于同一以含 4％醋酸钠的羧甲基纤维素钠溶液为黏合剂的硅胶 G 薄层板上,以甲苯-乙酸乙酯-丙酮-甲醇(10:5:5:0.6)为展开剂,展开,取出,晾干,喷以醋酐,在 140～160℃加热 30 分钟,置紫外光灯(365nm)下检视。供试品色谱中,在与对照品色谱相应的位置上,显相同颜色的荧光斑点。

【检查】　水分　照水分测定法(通则 0832 第二法)测定,不得过 10.0％。

【浸出物】　照醇溶性浸出物测定法(通则 2201)项下的热浸法测定,用稀乙醇作溶剂,不得少于 13.0％。

饮片

【炮制】　白果仁　取白果,除去杂质及硬壳,用时捣碎。

【性状】　本品种仁宽卵球形或椭圆形,有残留膜质内种皮,一端淡棕色,另一端金黄色。质地较硬。横断面胶质样,外层黄色,内层淡黄色,粉性,中间有空隙。气微,味甘、微苦。

【鉴别】(2)　【检查】　【浸出物】　同药材。

炒白果仁　取净白果仁,照清炒法(通则 0213)炒至有香气。用时捣碎。

【性状】　本品形如白果仁,色泽加深,略有焦斑,横断面胶质样,外层黄色,内层淡黄色,粉性,中间有空隙。有香气,味甘、微苦。

【鉴别】(2)　【检查】　【浸出物】　同药材。

【性味与归经】　甘、苦、涩,平;有毒。归肺、肾经。

【功能与主治】　敛肺定喘,止带缩尿。用于痰多喘咳,带下白浊,遗尿尿频。

【用法与用量】　5～10g。

【注意】　生食有毒。

【贮藏】　置通风干燥处。

白 屈 菜

Baiqucai

CHELIDONII HERBA

本品为罂粟科植物白屈菜 *Chelidonium majus* L. 的干燥全草。夏、秋二季采挖,除去泥沙,阴干或晒干。

【性状】　本品根呈圆锥状,多有分枝,密生须根。茎干瘪

中空,表面黄绿色或绿褐色,有的可见白粉。叶互生,多皱缩、破碎,完整者为一至二回羽状分裂,裂片近对生,先端钝,边缘具不整齐的缺刻;上表面黄绿色,下表面绿灰色,具白色柔毛,脉上尤多。花瓣 4 片,卵圆形,黄色,雄蕊多数,雌蕊 1。蒴果细圆柱形;种子多数,卵形,细小,黑色。气微,味微苦。

【鉴别】 (1)本品粉末绿褐色或黄褐色。叶上表皮细胞多角形;叶下表皮细胞壁波状弯曲,气孔为不定式。乳汁管碎片长条形,含黄棕色分泌物。非腺毛由 1～10 余个细胞组成,表面有细密的疣状突起,顶端细胞较尖,中部常有一至数个细胞缢缩。花粉粒类球形,直径20～38μm,表面具细密的点状纹理,具 3 个萌发孔。果皮表皮细胞长方形或长梭形,长60～100μm,宽 25～40μm,有的细胞中含草酸钙方晶,细胞壁呈连珠状增厚。

(2)取本品粉末 1g,加盐酸-甲醇(0.5∶100)混合溶液20ml,加热回流 45 分钟,滤过,滤液蒸干,残渣加水 10ml 使溶解,用石油醚(60～90℃)振摇提取 2 次,每次 10ml,弃去石油醚液,用 0.1mol/L 氢氧化钠溶液调节 pH 值至 7～8,用二氯甲烷振摇提取 2 次,每次 20ml,合并二氯甲烷液,蒸干,残渣加甲醇1ml使溶解,作为供试品溶液。另取白屈菜对照药材1g,同法制成对照药材溶液。再取白屈菜红碱对照品,加甲醇制成每1ml含0.1mg的溶液,作为对照品溶液。照薄层色谱法(通则0502)试验,吸取上述三种溶液各2μl,分别点于同一硅胶 G 薄层板上,以甲苯-乙酸乙酯-甲醇(10∶2∶0.2)为展开剂,展开,取出,晾干,置紫外光灯(365nm)下检视。供试品色谱中,在与对照药材色谱和对照品色谱相应的位置上,显相同颜色的荧光斑点。

【检查】 水分 不得过 13.0%(通则 0832 第二法)。

总灰分 不得过 12.0%(通则 2302)。

【浸出物】 照醇溶性浸出物测定法(通则 2201)项下的热浸法测定,用稀乙醇作溶剂,不得少于 17.0%。

【含量测定】 照高效液相色谱法(通则 0512)测定。

色谱条件与系统适用性试验 以十八烷基硅烷键合硅胶为填充剂;以乙腈-1%三乙胺溶液(磷酸调节 pH 值至 3.0)(26∶74)为流动相;检测波长为 269nm。理论板数按白屈菜红碱峰计算应不低于 2000。

对照品溶液的制备 取白屈菜红碱对照品适量,精密称定,加甲醇制成每1ml含50μg的溶液,即得。

供试品溶液的制备 取本品粉末(过三号筛)约 2g,精密称定,置圆底烧瓶中,精密加盐酸-甲醇(0.5∶100)混合溶液40ml,称定重量,加热回流 1.5 小时,放冷,再称定重量,用盐酸-甲醇(0.5∶100)混合溶液补足减失的重量,摇匀,滤过,精密量取续滤液 20ml,蒸干,残渣加 50%甲醇使溶解,转移至10ml量瓶中,加 50%甲醇至刻度,摇匀,滤过,取续滤液,即得。

测定法 分别精密吸取对照品溶液与供试品溶液各10μl,注入液相色谱仪,测定,即得。

本品按干燥品计算,含白屈菜红碱($C_{21}H_{18}NO_4^+$)不得少于 0.020%。

饮片

【炮制】 除去杂质,喷淋清水,稍润,切段,干燥。

【性状】 本品为不规则的段。根呈黑褐色,有的可见须根。茎干瘪中空,表面黄绿色或绿褐色,有的可见白粉。叶多破碎,上表面黄绿色,下表面绿灰色,具白色柔毛,脉上尤多。有时可见黄色小花。气微,味微苦。

【性味与归经】 苦,凉;有毒。归肺、胃经。

【功能与主治】 解痉止痛,止咳平喘。用于胃脘挛痛,咳嗽气喘,百日咳。

【用法与用量】 9～18g。

【贮藏】 置通风干燥处。

白 前
Baiqian
CYNANCHI STAUNTONII RHIZOMA ET RADIX

本品为萝藦科植物柳叶白前 *Cynanchum stauntonii*(Decne.) Schltr. ex Lévl. 或芫花叶白前 *Cynanchum glaucescens*(Decne.) Hand.-Mazz. 的干燥根茎和根。秋季采挖,洗净,晒干。

【性状】 柳叶白前 根茎呈细长圆柱形,有分枝,稍弯曲,长 4～15cm,直径 1.5～4mm。表面黄白色或黄棕色,节明显,节间长 1.5～4.5cm,顶端有残茎。质脆,断面中空。节处簇生纤细弯曲的根,长可达 10cm,直径不及 1mm,有多次分枝呈毛须状,常盘曲成团。气微,味微甜。

芫花叶白前 根茎较短小或略呈块状;表面灰绿色或灰黄色,节间长 1～2cm。质较硬。根稍弯曲,直径约 1mm,分枝少。

【鉴别】 取本品粗粉 1g,加 70%乙醇 10ml,加热回流1 小时,滤过。取滤液 1ml,蒸干,残渣加醋酐 1ml 使溶解,再加硫酸 1 滴,柳叶白前显红紫色,放置后变为污绿色;芫花叶白前显棕红色,放置后不变色。

饮片

【炮制】 白前 除去杂质,洗净,润透,切段,干燥。

【性状】 柳叶白前 根茎呈细圆柱形的段,直径 1.5～4mm。表面黄白色或黄棕色,节明显。质脆,断面中空。有时节处簇生纤细的根或根痕,根直径不及 1mm。气微,味微甜。

芫花叶白前 根茎呈细圆柱形的段,表面灰绿色或灰黄色。质较硬。根直径约 1mm。

【检查】 水分 不得过 12.0%(通则 0832 第二法)。

蜜白前 取净白前,照蜜炙法(通则 0213)炒至不粘手。

【性状】 根茎呈细圆柱形的段,直径 1.5～4mm。表面深黄色至黄棕色,节明显。断面中空。有时节处簇生纤细的根或根痕。略有黏性,味甜。

【检查】 水分 不得过 11.0%(通则 0832 第二法)。

【性味与归经】　辛、苦,微温。归肺经。

【功能与主治】　降气,消痰,止咳。用于肺气壅实,咳嗽痰多,胸满喘急。

【用法与用量】　3～10g。

【贮藏】　置通风干燥处。

白 扁 豆

Baibiandou

LABLAB SEMEN ALBUM

本品为豆科植物扁豆 *Dolichos lablab* L. 的干燥成熟种子。秋、冬二季采收成熟果实,晒干,取出种子,再晒干。

【性状】　本品呈扁椭圆形或扁卵圆形,长 8～13mm,宽 6～9mm,厚约 7mm。表面淡黄白色或淡黄色,平滑,略有光泽,一侧边缘有隆起的白色眉状种阜。质坚硬。种皮薄而脆,子叶 2,肥厚,黄白色。气微,味淡,嚼之有豆腥气。

【鉴别】　本品横切面:表皮为 1 列栅状细胞,种脐处 2 列,光辉带明显。支持细胞 1 列,呈哑铃状,种脐部位为 3～5 列。其下为 10 列薄壁细胞,内侧细胞呈颓废状。子叶细胞含众多淀粉粒。种脐部位栅状细胞的外侧有种阜,内侧有管胞岛,椭圆形,细胞壁网状增厚,其两侧为星状组织,细胞星芒状,有大型的细胞间隙,有的胞腔含棕色物。

【检查】　水分　不得过 14.0%(通则 0832 第二法)。

饮 片

【炮制】　白扁豆　除去杂质。用时捣碎。

【性状】【鉴别】【检查】　同药材。

炒白扁豆　取净白扁豆,照清炒法(通则 0213)炒至微黄色具焦斑。用时捣碎。

【性味与归经】　甘,微温。归脾、胃经。

【功能与主治】　健脾化湿,和中消暑。用于脾胃虚弱,食欲不振,大便溏泻,白带过多,暑湿吐泻,胸闷腹胀。炒白扁豆健脾化湿。用于脾虚泄泻,白带过多。

【用法与用量】　9～15g。

【贮藏】　置干燥处,防蛀。

白 蔹

Bailian

AMPELOPSIS RADIX

本品为葡萄科植物白蔹 *Ampelopsis japonica*(Thunb.)Makino 的干燥块根。春、秋二季采挖,除去泥沙和细根,切成纵瓣或斜片,晒干。

【性状】　本品纵瓣呈长圆形或近纺锤形,长 4～10cm,直径 1～2cm。切面周边常向内卷曲,中部有 1 突起的棱线。外皮红棕色或红褐色,有纵皱纹、细横纹及横长皮孔,易层层脱落,脱落处呈淡红棕色。斜片呈卵圆形,长 2.5～5cm,宽 2～3cm。切面类白色或浅红棕色,可见放射状纹理,周边较厚,微翘起或略弯曲。体轻,质硬脆,易折断,折断时,有粉尘飞出。气微,味甘。

【鉴别】　(1)粉末淡红棕色。淀粉粒单粒,长圆形、长卵形、肾形或不规则形,直径 3～13μm,脐点不明显;复粒少数。草酸钙针晶长 86～169μm,散在或成束存在于黏液细胞中。草酸钙簇晶直径 25～78μm,棱角宽大。具缘纹孔导管,直径 35～60μm。

(2)取本品粉末 2g,加乙醇 30ml,加热回流 1 小时,滤过,滤液蒸干,残渣加乙醇 2ml 使溶解,作为供试品溶液。另取白蔹对照药材 2g,同法制成对照药材溶液。照薄层色谱法(通则 0502)试验,吸取上述两种溶液各 5μl,分别点于同一硅胶 G 薄层板上,以三氯甲烷-甲醇(6:1)为展开剂,展开,取出,晾干,喷以 10%硫酸乙醇溶液,在 105℃ 加热至斑点显色清晰。供试品色谱中,在与对照药材色谱相应的位置上,显相同颜色的斑点。

【检查】　杂质　不得过 3%(通则 2301)。

水分　不得过 15.0%(通则 0832 第二法)。

总灰分　不得过 12.0%(通则 2302)。

酸不溶性灰分　不得过 3.0%(通则 2302)。

【浸出物】　照醇溶性浸出物测定法(通则 2201)项下的冷浸法测定,用 25%乙醇作溶剂,不得少于 18.0%。

饮 片

【炮制】　除去杂质,洗净,润透,切厚片,干燥。

【性状】　本品为不规则的厚片。外皮红棕色或红褐色,有纵皱纹、细横纹及横长皮孔,易层层脱落,脱落处呈淡红棕色。切面类白色或浅红棕色,可见放射状纹理,周边较厚,微翘起或略弯曲。体轻,质硬脆,易折断,折断时,有粉尘飞出,气微,味甘。

【性味与归经】　苦,微寒。归心、胃经。

【功能与主治】　清热解毒,消痈散结,敛疮生肌。用于痈疽发背,疔疮,瘰疬,烧烫伤。

【用法与用量】　5～10g。外用适量,煎汤洗或研成极细粉敷患处。

【注意】　不宜与川乌、制川乌、草乌、制草乌、附子同用。

【贮藏】　置通风干燥处,防蛀。

白 鲜 皮

Baixianpi

DICTAMNI CORTEX

本品为芸香科植物白鲜 *Dictamnus dasycarpus* Turcz. 的干燥根皮。春、秋二季采挖根部,除去泥沙和粗皮,剥取根皮,干燥。

【性状】　本品呈卷筒状,长 5～15cm,直径 1～2cm,厚 0.2～0.5cm。外表面灰白色或淡灰黄色,具细纵皱纹和细根痕,常有突起的颗粒状小点;内表面类白色,有细纵纹。质脆,折断时有粉尘飞扬,断面不平坦,略呈层片状,剥去外层,迎光可见闪烁的小亮点。有羊膻气,味微苦。

【鉴别】　(1)本品横切面:木栓层为 10 余列细胞。栓内层狭窄,纤维多单个散在,黄色,直径 25～100μm,壁厚,层纹明显。韧皮部宽广,射线宽 1～3 列细胞;纤维单个散在。薄壁组织中有多数草酸钙簇晶,直径 5～30μm。

(2)取本品粉末 1g,加甲醇 20ml,超声处理 30 分钟,滤过,滤液蒸干,残渣加甲醇 1ml 使溶解,作为供试品溶液。另取黄柏酮对照品和桦酮对照品,加甲醇制成每 1ml 各含 1mg 的混合溶液,作为对照品溶液。照薄层色谱法(通则 0502)试验,吸取上述两种溶液各 5μl,分别点于同一硅胶 G 薄层板上,以甲苯-环己烷-乙酸乙酯(3:3:3)为展开剂,展开,取出,晾干,喷以 5%香草醛硫酸溶液,在 105℃加热至斑点显色清晰。供试品色谱中,在与对照品色谱相应的位置上,显相同颜色的斑点。

【检查】　水分　不得过 14.0%(通则 0832 第二法)。

【浸出物】　照水溶性浸出物测定法(通则 2201)项下的冷浸法测定,不得少于 20.0%。

【含量测定】　照高效液相色谱法(通则 0512)测定。

色谱条件与系统适用性试验　以十八烷基硅烷键合硅胶为填充剂;以甲醇-水(60:40)为流动相;检测波长为 236nm。理论板数以桦酮峰计算应不低于 3000。

对照品溶液的制备　取桦酮对照品、黄柏酮对照品适量,精密称定,加甲醇分别制成每 1ml 含桦酮 60μg、黄柏酮 0.1mg 的溶液,即得。

供试品溶液的制备　取本品粗粉(过四号筛)约 1g,精密称定,置具塞锥形瓶中,精密加入甲醇 25ml,称定重量,加热回流 1 小时,放冷,再称定重量,用甲醇补足减失的重量,摇匀,滤过,取续滤液,即得。

测定法　分别精密吸取对照品溶液与供试品溶液各 10μl,注入液相色谱仪,测定,即得。

本品按干燥品计算,含桦酮($C_{14}H_{16}O_3$)不得少于 0.050%,黄柏酮($C_{26}H_{34}O_7$)不得少于 0.15%。

饮片

【炮制】　除去杂质,洗净,稍润,切厚片,干燥。

【性状】　本品呈不规则的厚片。外表皮灰白色或淡灰黄色,具细纵皱纹及细根痕,常有突起的颗粒状小点;内表面类白色,有细纵纹。切面类白色,略呈层片状。有羊膻气,味微苦。

【鉴别】(除横切面外)　【检查】【浸出物】【含量测定】同药材。

【性味与归经】　苦,寒。归脾、胃、膀胱经。

【功能与主治】　清热燥湿,祛风解毒。用于湿热疮毒,黄水淋漓,湿疹,风疹,疥癣疮癞,风湿热痹,黄疸尿赤。

【用法与用量】　5～10g。外用适量,煎汤洗或研粉敷。

【贮藏】　置通风干燥处。

白　薇

Baiwei

CYNANCHI ATRATI RADIX ET RHIZOMA

本品为萝藦科植物白薇 *Cynanchum atratum* Bge. 或蔓生白薇 *Cynanchum versicolor* Bge. 的干燥根和根茎。春、秋二季采挖,洗净,干燥。

【性状】　本品根茎粗短,有结节,多弯曲。上面有圆形的茎痕,下面及两侧簇生多数细长的根,根长 10～25cm,直径 0.1～0.2cm。表面棕黄色。质脆,易折断,断面皮部黄白色,木部黄色。气微,味微苦。

【鉴别】　(1)根横切面:表皮细胞 1 列,通常仅部分残留。下皮细胞 1 列,径向稍延长;分泌细胞长方形或略弯曲,内含黄色分泌物。皮层宽广,内皮层明显。木质部细胞均木化,导管大多位于两侧,木纤维位于中央。薄壁细胞含草酸钙簇晶及大量淀粉粒。

粉末灰棕色。草酸钙簇晶较多,直径 7～45μm。分泌细胞类长方形,常内含黄色分泌物。木纤维长 160～480μm,直径 14～24μm。石细胞长 40～50μm,直径 10～30μm。导管以网纹导管、具缘纹孔导管为主。淀粉粒单粒脐点点状、裂缝状或三叉状,直径 4～10μm;复粒由 2～6 分粒组成。

(2)取本品粉末 1g,加甲醇 30ml,超声处理 20 分钟,放冷,滤过,滤液蒸干,残渣加甲醇 1ml 使溶解,作为供试品溶液。另取白薇对照药材 1g,同法制成对照药材溶液。照薄层色谱法(通则 0502)试验,吸取上述两种溶液各 2μl,分别点于同一硅胶 G 薄层板上,以正丁醇-乙酸乙酯-水(4:1:5)的上层溶液为展开剂,展开,取出,晾干,喷以硫酸乙醇溶液(1→10),在 105℃加热至斑点显色清晰。供试品色谱中,在与对照药材色谱相应的位置上,显相同颜色的斑点。

【检查】　杂质　不得过 4%(通则 2301)。

水分　不得过 11.0%(通则 0832 第二法)。

总灰分　不得过 13.0%(通则 2302)。

酸不溶性灰分　不得过 4.0%(通则 2302)。

【浸出物】　照醇溶性浸出物测定法(通则 2201)项下的热浸法测定,用稀乙醇作溶剂,不得少于 19.0%。

饮片

【炮制】　除去杂质,洗净,润透,切段,干燥。

【性状】　本品呈不规则的段。根茎不规则形,可见圆形凹陷的茎痕,结节处残存多数簇生的根。根细,直径小于 0.2cm,表面棕黄色。切面皮部类白色或黄白色,木部较皮部窄小,黄色。质脆。气微,味微苦。

【检查】(除杂质外) 【浸出物】 同药材。

【性味与归经】 苦、咸、寒。归胃、肝、肾经。

【功能与主治】 清热凉血,利尿通淋,解毒疗疮。用于温邪伤营发热,阴虚发热,骨蒸劳热,产后血虚发热,热淋,血淋,痈疽肿毒。

【用法与用量】 5~10g。

【贮藏】 置通风干燥处。

瓜 子 金

Guazijin

POLYGALAE JAPONICAE HERBA

本品为远志科植物瓜子金 *Polygala japonica* Houtt. 的干燥全草。春末花开时采挖,除去泥沙,晒干。

【性状】 本品根呈圆柱形,稍弯曲,直径可达 4mm;表面黄褐色,有纵皱纹;质硬,断面黄白色。茎少分枝,长 10~30cm,淡棕色,被细柔毛。叶互生,展平后呈卵形或卵状披针形,长 1~3cm,宽 0.5~1cm;侧脉明显,先端短尖,基部圆形或楔形,全缘,灰绿色;叶柄短,有柔毛。总状花序腋生,最上的花序低于茎的顶端;花蝶形。蒴果圆而扁,直径约 5mm,边缘具膜质宽翅,无毛,萼片宿存。种子扁卵形,褐色,密被柔毛。气微,味微辛苦。

【鉴别】 (1)本品粉末灰绿色。叶表皮细胞表面观呈类多角形,垂周壁稍增厚或略呈连珠状;有微细的角质纹理,气孔不定式。非腺毛单细胞,长短不一,多弯曲。草酸钙簇晶直径 12~40μm,棱角钝圆。花粉粒淡黄色,椭圆形或球形,直径 32~56μm,表面有子午线排列的条状雕纹。

(2)取本品粉末 1g,加 70%甲醇 20ml,超声处理 30 分钟,滤过,滤液蒸干,残渣加 70%甲醇 1ml 使溶解,作为供试品溶液。另取瓜子金对照药材 1g,同法制成对照药材溶液。再取瓜子金皂苷己对照品,加 70%甲醇制成每 1ml 含 2mg 的溶液,作为对照品溶液。照薄层色谱法(通则 0502)试验,吸取上述三种溶液各 3μl,分别点于同一硅胶 G 薄层板上,以正丁醇-醋酸-水(4∶1∶5)的上层溶液为展开剂,展开,取出,晾干,喷以 10%硫酸乙醇溶液,在 105℃加热至斑点显色清晰。供试品色谱中,在与对照药材色谱和对照品色谱相应的位置上,显相同颜色的斑点。

【检查】 水分 不得过 12.0%(通则 0832 第二法)。

总灰分 不得过 9.0%(通则 2302)。

酸不溶性灰分 不得过 6.0%(通则 2302)。

【含量测定】 照高效液相色谱法(通则 0512)测定。

色谱条件与系统适用性试验 以十八烷基硅烷键合硅胶为填充剂;以乙腈-水(30∶70)为流动相;蒸发光散射检测器检测。理论板数按瓜子金皂苷己峰计算应不低于 3000。

对照品溶液的制备 取瓜子金皂苷己对照品适量,精密称定,加 70%甲醇制成每 1ml 含 0.2mg 的溶液,即得。

供试品溶液的制备 取本品粉末(过三号筛)约 0.5g,精密称定,置具塞锥形瓶中,精密加入 70%甲醇 10ml,密塞,称定重量,超声处理(功率 250W,频率 25kHz)1 小时,放冷,再称定重量,用 70%甲醇补足减失的重量,摇匀,滤过,取续滤液,即得。

测定法 分别精密吸取对照品溶液 10μl、20μl,供试品溶液 5~10μl,注入液相色谱仪,测定,用外标两点法对数方程计算,即得。

本品按干燥品计算,含瓜子金皂苷己($C_{53}H_{86}O_{23}$)不得少于 0.60%。

饮片

【炮制】 除去杂质,洗净,稍润至软,切段,干燥。

【性状】 本品为不规则的段,根、茎、叶混合,花、果偶见。根切段呈圆柱形,直径可达 4mm,表面黄褐色,有纵皱纹;质硬,切面黄白色。茎灰绿色或绿棕色,密被柔毛或渐脱落;表面具多条纵条棱。叶互生,完整者呈卵形或卵状披针形,长 1~3cm,宽 0.5~1cm;侧脉明显,先端短尖,基部圆形或楔形,全缘,灰绿色或有少数黄棕色;叶柄短,有柔毛。可见总状花序腋生,花蝶形。蒴果圆而扁,直径约 5mm,边缘具膜质宽翅,无毛,萼片宿存。偶见种子扁卵形,褐色,密被柔毛。气微,味微辛苦。

【检查】 同药材。

【性味与归经】 辛、苦,平。归肺经。

【功能与主治】 祛痰止咳,活血消肿,解毒止痛。用于咳嗽痰多,咽喉肿痛;外治跌打损伤,疔疮疖肿,蛇虫咬伤。

【用法与用量】 15~30g。

【贮藏】 置通风干燥处,防蛀。

瓜 蒌

Gualou

TRICHOSANTHIS FRUCTUS

本品为葫芦科植物栝楼 *Trichosanthes kirilowii* Maxim. 或双边栝楼 *Trichosanthes rosthornii* Harms 的干燥成熟果实。秋季果实成熟时,连果梗剪下,置通风处阴干。

【性状】 本品呈类球形或宽椭圆形,长 7~15cm,直径 6~10cm。表面橙红色或橙黄色,皱缩或较光滑,顶端有圆形的花柱残基,基部略尖,具残存的果梗。轻重不一。质脆,易破开,内表面黄白色,有红黄色丝络,果瓤橙黄色,黏稠,与多数种子粘结成团。具焦糖气,味微酸、甜。

【鉴别】 (1)本品粉末黄棕色至棕褐色。石细胞较多,数个成群或单个散在,黄绿色或淡黄色,呈类方形,圆多角形,纹孔细密,孔沟细而明显。果皮表皮细胞,表面观类方形或类多角形,垂周壁厚度不一。种皮表皮细胞表面观类多角形或不规则形,平周壁具稍弯曲或平直的角质条纹。厚壁细胞较大,多单个散在,棕色,形状多样。螺纹导管、网纹导管多见。

(2)取本品粉末 2g,加甲醇 20ml,超声处理 20 分钟,滤过,滤液挥干,残渣加水 5ml 使溶解,用水饱和的正丁醇振摇提取 4 次,每次 5ml,合并正丁醇液,蒸干,残渣加甲醇 2ml 使溶解,作为供试品溶液。另取瓜蒌对照药材 2g,同法制成对照药材溶液。照薄层色谱法(通则 0502)试验,吸取上述两种溶液各 4μl,分别点于同一硅胶 G 薄层板上,以乙酸乙酯-甲醇-甲酸-水(12:1:0.1:0.1)为展开剂,展开,取出,晾干,喷以 10% 硫酸乙醇溶液,在 105℃ 加热至斑点显色清晰。分别置日光和紫外光灯(365nm)下检视。供试品色谱中,在与对照药材色谱相应的位置上,显相同颜色的斑点或荧光斑点。

【检查】 水分 不得过 16.0%(通则 0832 第二法)。

总灰分 不得过 7.0%(通则 2302)。

【浸出物】 照水溶性浸出物测定法(通则 2201)项下的热浸法测定,不得少于 31.0%。

饮片

【炮制】 压扁,切丝或切块。

【性状】 本品呈不规则的丝或块状。外表面橙红色或橙黄色,皱缩或较光滑;内表面黄白色,有红黄色丝络,果瓤橙黄色,与多数种子粘结成团。具焦糖气,味微酸、甜。

【鉴别】【检查】【浸出物】 同药材。

【性味与归经】 甘、微苦,寒。归肺、胃、大肠经。

【功能与主治】 清热涤痰,宽胸散结,润燥滑肠。用于肺热咳嗽,痰浊黄稠,胸痹心痛,结胸痞满,乳痈,肺痈,肠痈,大便秘结。

【用法与用量】 9～15g。

【注意】 不宜与川乌、制川乌、草乌、制草乌、附子同用。

【贮藏】 置阴凉干燥处,防霉,防蛀。

瓜 蒌 子
Gualouzi

TRICHOSANTHIS SEMEN

本品为葫芦科植物栝楼 *Trichosanthes kirilowii* Maxim. 或双边栝楼 *Trichosanthes rosthornii* Harms 的干燥成熟种子。秋季采摘成熟果实,剖开,取出种子,洗净,晒干。

【性状】 栝楼 呈扁平椭圆形,长 12～15mm,宽 6～10mm,厚约 3.5mm。表面浅棕色至棕褐色,平滑,沿边缘有 1 圈沟纹。顶端较尖,有种脐,基部钝圆或较狭。种皮坚硬;内种皮膜质,灰绿色,子叶 2,黄白色,富油性。气微,味淡。

双边栝楼 较大而扁,长 15～19mm,宽 8～10mm,厚约 2.5mm。表面棕褐色,沟纹明显而环边较宽。顶端平截。

【鉴别】 (1)本品粉末暗红棕色。种皮表皮细胞表面观呈类多角形或不规则形,平周壁具稍弯曲或平直的角质条纹。石细胞单个散在或数个成群,棕色,呈长条形、长圆形、类三角形或不规则形,壁波状弯曲或呈短分枝状。星状细胞淡棕色、淡绿色或几无色,呈不规则长方形或长圆形,壁弯曲,具数个短分枝或突起,枝端钝圆。螺纹导管直径20～40μm。

(2)取本品粉末 1g,加石油醚(60～90℃)10ml,超声处理 10 分钟,滤过,滤液作为供试品溶液。另取 3,29-二苯甲酰基栝楼仁三醇对照品,加三氯甲烷制成每 1ml 含 0.12mg 的溶液,作为对照品溶液。照薄层色谱法(通则 0502)试验,吸取上述两种溶液各 10μl,分别点于同一硅胶 G 薄层板上,以环己烷-乙酸乙酯(5:1)为展开剂,展开,取出,晾干,喷以 10% 硫酸乙醇溶液,在 105℃ 加热至斑点显色清晰。供试品色谱中,在与对照品色谱相应的位置上,显相同颜色的斑点。

【检查】 水分 不得过 10.0%(通则 0832 第二法)。

总灰分 不得过 3.0%(通则 2302)。

【浸出物】 照醇溶性浸出物测定法(通则 2201)项下的冷浸法测定,用石油醚(60～90℃)作溶剂,不得少于 4.0%。

【含量测定】 照高效液相色谱法(通则 0512)测定。

色谱条件与系统适用性试验 以十八烷基硅烷键合硅胶为填充剂;以甲醇-水(93:7)为流动相;检测波长为 230nm。理论板数按 3,29-二苯甲酰基栝楼仁三醇峰计算应不低于 2000。

对照品溶液的制备 取 3,29-二苯甲酰基栝楼仁三醇对照品适量,精密称定,加二氯甲烷制成每 1ml 含 0.1mg 的溶液,即得(临用配制)。

供试品溶液的制备 取本品粗粉(40℃ 干燥 6 小时)约 1g,精密称定,置具塞锥形瓶中,精密加入二氯甲烷 10ml,密塞,称定重量,超声处理(功率 250W,频率 40kHz)30 分钟,放冷,再称定重量,用二氯甲烷补足减失的重量,摇匀,滤过,取续滤液,即得。

测定法 分别精密吸取对照品溶液与供试品溶液各 5μl,注入液相色谱仪,测定,即得。

本品按干燥品计算,含 3,29-二苯甲酰基栝楼仁三醇($C_{44}H_{58}O_5$)不得少于 0.080%。

饮片

【炮制】 除去杂质和干瘪的种子,洗净,晒干。用时捣碎。

【性状】【鉴别】【检查】【浸出物】【含量测定】 同药材。

【性味与归经】 甘,寒。归肺、胃、大肠经。

【功能与主治】 润肺化痰,滑肠通便。用于燥咳痰黏,肠燥便秘。

【用法与用量】 9～15g。

【注意】 不宜与川乌、制川乌、草乌、制草乌、附子同用。

【贮藏】 置阴凉干燥处,防霉,防蛀。

炒瓜蒌子

Chaogualouzi

TRICHOSANTHIS SEMEN TOSTUM

本品为瓜蒌子的炮制加工品。

【炮制】　取瓜蒌子，照炒法(通则 0213)，用文火炒至微鼓起，取出，放凉。

【性状】　本品呈扁平椭圆形，长 12～15mm，宽 6～10mm，厚度约 3.5mm。表面浅褐色至棕褐色，平滑，偶有焦斑，沿边缘有 1 圈沟纹，顶端较尖，有种脐，基部钝圆或较狭。种皮坚硬；内种皮膜质，灰绿色，子叶 2，黄白色，富油性。气略焦香，味淡。

【鉴别】　取本品粉末 1g，置具塞锥形瓶中，加入石油醚(60～90℃)10ml，超声处理 10 分钟，滤过，取滤液作为供试品溶液。照薄层色谱法(通则 0502)试验，吸取上述供试品溶液及〔含量测定〕项下的对照品溶液各 10μl，分别点于同一硅胶 G 薄层板上，以环己烷-乙酸乙酯(5∶1)为展开剂，展开，取出，晾干，喷以 10%硫酸乙醇溶液，在 105℃加热至斑点显色清晰。供试品色谱中，在与对照品色谱相应的位置上，显相同颜色的斑点。

【检查】　水分　不得过 10.0%(通则 0832 第二法)。

总灰分　不得过 5.0%(通则 2302)。

【含量测定】　照高效液相色谱法(通则 0512)测定。

色谱条件与系统适用性试验　以十八烷基硅烷键合硅胶为填充剂；以甲醇-水(93∶7)为流动相；检测波长为 230nm。理论板数按 3,29-二苯甲酰基栝楼仁三醇峰计算应不低于 2000。

对照品溶液的制备　取 3,29-二苯甲酰基栝楼仁三醇对照品适量，精密称定，加二氯甲烷制成每 1ml 含 0.12mg 的溶液，即得(临用配制)。

供试品溶液的制备　取本品粗粉(40℃干燥 6 小时)约 1g，精密称定，置 50ml 具塞锥形瓶中，精密加入二氯甲烷 10ml，密塞，称定重量，超声处理(功率 250W，频率 40kHz)30 分钟，放冷，再称定重量，用二氯甲烷补足减失的重量，摇匀，静置，取上清液，即得。

测定法　分别精密吸取对照品溶液与供试品溶液各 5μl，注入液相色谱仪，测定，即得。

本品按干燥品计算，含 3,29-二苯甲酰基栝楼仁三醇 $(C_{44}H_{58}O_5)$ 不得少于 0.060%。

【性味与归经】　甘，寒。归肺、胃、大肠经。

【功能与主治】　润肺化痰，滑肠通便。用于燥咳痰黏，肠燥便秘。

【用法与用量】　9～15g。

【注意】　不宜与川乌、制川乌、草乌、制草乌、附子同用。

【贮藏】　密闭，置阴凉干燥处，防霉，防蛀。

瓜 蒌 皮

Gualoupi

TRICHOSANTHIS PERICARPIUM

本品为葫芦科植物栝楼 *Trichosanthes kirilowii* Maxim. 或双边栝楼 *Trichosanthes rosthornii* Harms 的干燥成熟果皮。秋季采摘成熟果实，剖开，除去果瓤及种子，阴干。

【性状】　本品常切成 2 至数瓣，边缘向内卷曲，长 6～12cm。外表面橙红色或橙黄色，皱缩，有的有残存果梗；内表面黄白色。质较脆，易折断。具焦糖气，味淡、微酸。

【鉴别】　(1)本品粉末淡黄棕色或黄棕色。石细胞较多，数个成群或单个散在，黄绿色或淡黄色，类方形、圆多角形，孔沟细密而明显。果皮表皮细胞，表面观类方形或类多角形，垂周壁厚薄不一；气孔不定式或近环式，副卫细胞 4～7 个。

(2)取本品，在 60℃烘干，粉碎，取粗粉 2g，加乙醇 20ml，超声处理 15 分钟，滤过，滤液蒸干，残渣加甲醇 2ml 使溶解，作为供试品溶液。另取瓜蒌皮对照药材 2g，同法制成对照药材溶液。照薄层色谱法(通则 0502)试验，吸取上述两种溶液各 5μl，分别点于同一硅胶 G 薄层板上，以石油醚(60～90℃)-乙酸乙酯(4∶1)为展开剂，展开，取出，晾干，喷以 5%香草醛硫酸溶液，加热至斑点显色清晰。供试品色谱中，在与对照药材色谱相应的位置上，显相同颜色的斑点。

饮片

【炮制】　洗净，稍晾，切丝，晒干。

【性状】　本品呈丝条状，边缘向内卷曲。外表面橙红色或橙黄色，皱缩，有时可见残存果梗；内表面黄白色。质较脆，易折断。具焦糖气，味淡、微酸。

【性味与归经】　甘，寒。归肺、胃经。

【功能与主治】　清热化痰，利气宽胸。用于痰热咳嗽，胸闷胁痛。

【用法与用量】　6～10g。

【注意】　不宜与川乌、制川乌、草乌、制草乌、附子同用。

【贮藏】　置阴凉干燥处，防霉，防蛀。

冬 瓜 皮

Dongguapi

BENINCASAE EXOCARPIUM

本品为葫芦科植物冬瓜 *Benincasa hispida* (Thunb.) Cogn. 的干燥外层果皮。食用冬瓜时，洗净，削取外层果皮，晒干。

【性状】　本品为不规则的碎片，常向内卷曲，大小不一。外表面灰绿色或黄白色，被有白霜，有的较光滑不被白霜；

内表面较粗糙,有的可见筋脉状维管束。体轻,质脆。气微,味淡。

【鉴别】 本品粉末淡棕黄色或黄绿色。果皮表皮细胞表面观类多角形,垂周壁平直;气孔不定式,副卫细胞 5～7 个。石细胞大多成群,呈类圆形或多角形,直径 10～56μm,纹孔和孔沟明显。螺纹导管多见,直径 16～54μm。

【检查】 水分 不得过 12.0%(通则 0832 第二法)。

总灰分 不得过 12.0%(通则 2302)。

饮 片

【炮制】 除去杂质,洗净,切块或宽丝,干燥。

【鉴别】 同药材。

【性味与归经】 甘,凉。归脾、小肠经。

【功能与主治】 利尿消肿。用于水肿胀满,小便不利,暑热口渴,小便短赤。

【用法与用量】 9～30g。

【贮藏】 置干燥处。

冬 虫 夏 草
Dongchongxiacao

CORDYCEPS

本品为麦角菌科真菌冬虫夏草菌 *Cordyceps sinensis* (BerK.)Sacc. 寄生在蝙蝠蛾科昆虫幼虫上的子座和幼虫尸体的干燥复合体。夏初子座出土,孢子未发散时挖取,晒至六七成干,除去似纤维状的附着物及杂质,晒干或低温干燥。

【性状】 本品由虫体与从虫头部长出的真菌子座相连而成。虫体似蚕,长 3～5cm,直径 0.3～0.8cm;表面深黄色至黄棕色,有环纹 20～30 个,近头部的环纹较细;头部红棕色;足 8 对,中部 4 对较明显;质脆,易折断,断面略平坦,淡黄白色。子座细长圆柱形,长 4～7cm,直径约 0.3cm;表面深棕色至棕褐色,有细纵皱纹,上部稍膨大;质柔韧,断面类白色。气微腥,味微苦。

【检查】 重金属及有害元素 照铅、镉、砷、汞、铜测定法(通则 2321 原子吸收分光光度法或电感耦合等离子体质谱法)测定,铅不得过 5mg/kg;镉不得过 1mg/kg;汞不得过 0.2mg/kg;铜不得过 20mg/kg。

【含量测定】 照高效液相色谱法(通则 0512)测定。

色谱条件与系统适用性试验 以十八烷基硅烷键合硅胶为填充剂;以磷酸盐缓冲液(pH 6.5)[取 0.01mol/L 磷酸二氢钠 68.5ml 与 0.01mol/L 磷酸氢二钠 31.5ml,混合(pH 6.5)]-甲醇(85：15)为流动相;检测波长为 260nm。理论板数按腺苷峰计算应不低于 2000。

对照品溶液的制备 取腺苷对照品适量,精密称定,加 90%甲醇制成每 1ml 含 20μg 的溶液,即得。

供试品溶液的制备 取本品粉末(过三号筛)约 0.5g,精密称定,置具塞锥形瓶中,精密加入 90%甲醇 10ml,密塞,摇匀,称定重量,加热回流 30 分钟,放冷,再称定重量,用 90%甲醇补足减失的重量,摇匀,滤过,取续滤液,即得。

测定法 分别精密吸取对照品溶液与供试品溶液各 10μl,注入液相色谱仪,测定,即得。

本品含腺苷($C_{10}H_{13}N_5O_4$)不得少于 0.010%。

【性味与归经】 甘,平。归肺、肾经。

【功能与主治】 补肾益肺,止血化痰。用于肾虚精亏,阳痿遗精,腰膝酸痛,久咳虚喘,劳嗽咯血。

【用法与用量】 3～9g。

【注意】 久服宜慎。

【贮藏】 置阴凉干燥处,防蛀。

冬 凌 草
Donglingcao

RABDOSIAE RUBESCENTIS HERBA

本品为唇形科植物碎米桠 *Rabdosia rubescens* (Hemsl.) Hara 的干燥地上部分。夏、秋二季茎叶茂盛时采割,晒干。

【性状】 本品茎基部近圆形,上部方柱形,长 30～70cm。表面红紫色,有柔毛;质硬而脆,断面淡黄色。叶对生,有柄;叶片皱缩或破碎,完整者展平后呈卵形或卵形菱状,长 2～6cm,宽 1.5～3cm;先端锐尖或渐尖,基部宽楔形,急缩下延成假翅,边缘具粗锯齿;上表面棕绿色,下表面淡绿色,沿叶脉被疏柔毛。有时带花,聚伞状圆锥花序顶生,花小,花萼筒状钟形,5 裂齿,花冠二唇形。气微香,味苦、甘。

【鉴别】 (1)本品叶表面观:上表皮细胞呈多角形或不规则形;垂周壁波状弯曲。腺鳞头部圆形或扁圆形,4 细胞。腺毛头部 1～2 细胞,柄单细胞。非腺毛 1～5 细胞,外壁具疣状突起。下表皮细胞呈不规则形,垂周壁波状弯曲。非腺毛、腺毛及腺鳞较多。气孔直轴式或不定式。

(2)取本品粉末 1g,加甲醇 30ml,超声处理 30 分钟,滤过,滤液浓缩至 1ml,作为供试品溶液。另取冬凌草对照药材 1g,同法制成对照药材溶液。再取冬凌草甲素对照品,加甲醇制成每 1ml 含 1mg 的溶液,作为对照品溶液。照薄层色谱法(通则 0502)试验,吸取上述三种溶液各 5μl,分别点于同一 GF$_{254}$ 薄层板上,使成条带状,以二氯甲烷-乙醇-丙酮(36：3：1)为展开剂,展开,取出,晾干,喷以 30%硫酸乙醇溶液,在 105℃加热约 5 分钟,分别置日光和紫外光灯(254nm)下检视。供试品色谱中,在与对照药材色谱相应的位置上,显相同颜色的斑点;紫外光灯(254nm)下,供试品色谱中,在与对照药材色谱和对照品色谱相应的位置上,显相同颜色的斑点。

【检查】 水分 不得过 12.0%(通则 0832 第二法)。

总灰分 不得过 12.0%(通则 2302)。

酸不溶性灰分 不得过 2.0%(通则 2302)。

【浸出物】 照醇溶性浸出物测定法（通则 2201）项下的热浸法测定，用乙醇作溶剂，不得少于 6.0%。

【含量测定】 照高效液相色谱法（通则 0512）测定。

色谱条件与系统适用性试验 以十八烷基硅烷键合硅胶为填充剂；以甲醇-水（55：45）为流动相；检测波长为 239nm。理论板数按冬凌草甲素峰计算应不低于 4000。

对照品溶液的制备 取冬凌草甲素对照品适量，精密称定，加甲醇制成每 1ml 含 60μg 的溶液，即得。

供试品溶液的制备 取本品粉末（过四号筛）约 1g，精密称定，置具塞锥形瓶中，精密加入甲醇 50ml，称定重量，放置 30 分钟，超声处理（功率 250W，频率 40kHz）30 分钟，放冷，再称定重量，用甲醇补足减失的重量，摇匀，滤过，取续滤液，即得。

测定法 分别精密吸取对照品溶液与供试品溶液各 10μl，注入液相色谱仪，测定，即得。

本品按干燥品计算，含冬凌草甲素（$C_{20}H_{28}O_6$）不得少于 0.25%。

饮片

【炮制】 除去杂质，切段，干燥。

【性状】 本品为不规则的段。长 0.5～1.5cm。茎呈近圆形或方柱形，表面灰棕色、灰褐色或红紫色。有的可见柔毛，质硬而脆，切面淡黄色。叶片多皱缩或破碎，完整者展平后呈卵形或菱状卵形，先端锐尖或渐尖，基部宽楔形，急缩下延成假翅，边缘具粗锯齿，上表面棕绿色，下表面淡绿色，沿叶脉被疏柔毛。气微香，味苦、甘。

【性味与归经】 苦、甘，微寒。归肺、胃、肝经。

【功能与主治】 清热解毒，活血止痛。用于咽喉肿痛，癥瘕痞块，蛇虫咬伤。

【用法与用量】 30～60g。外用适量。

【贮藏】 置干燥处。

冬 葵 果

Dongkuiguo

MALVAE FRUCTUS

本品系蒙古族习用药材。为锦葵科植物冬葵 Malva verticillata L. 的干燥成熟果实。夏、秋二季果实成熟时采收，除去杂质，阴干。

【性状】 本品呈扁球状盘形，直径 4～7mm。外被膜质宿萼，宿萼钟状，黄绿色或黄棕色，有的微带紫色，先端 5 齿裂，裂片内卷，其外有条状披针形的小苞片 3 片。果梗细短。果实由分果瓣 10～12 枚组成，在圆锥形中轴周围排成 1 轮，分果类扁圆形，直径 1.4～2.5mm。表面黄白色或黄棕色，具隆起的环向细脉纹。种子肾形，棕黄色或黑褐色。气微，味涩。

【鉴别】 （1）本品宿萼表面观：下表皮星状毛由 2～8（多由 4～8）细胞组成，单个细胞长 50～1140μm，直径约 75μm，壁稍厚；腺毛头部椭圆形，5～7 细胞，直径 25～38μm。上表皮单细胞非腺毛细长，弯曲或平直，长约至 1190μm，壁薄或稍厚。上下表皮气孔均为不等式。叶肉薄壁细胞含草酸钙簇晶，直径 6～25μm，棱角较尖。

本品果皮横切面：外果皮为一层长方形表皮细胞，壁稍厚，外被角质层。中果皮由 2～3 层类圆形薄壁细胞和一层含草酸钙棱晶的细胞组成，薄壁组织中有大型黏液细胞散在。含晶细胞类圆形，壁厚且木化。中果皮与内果皮间有 10 余束纤维束，呈环状排列。内果皮为 1 列径向延长的石细胞，呈栅栏状，侧壁及内壁甚厚，木化。

（2）取本品粉末 2g，加水 20ml，振摇 15 分钟，滤过，滤液加活性炭 1g，水浴上加热 15 分钟，滤过，取滤液 2ml，加碱性酒石酸铜试液 4 滴，置水浴上加热 5 分钟，生成棕红色沉淀；另取滤液 2ml，加 10% α-萘酚乙醇溶液 3 滴，摇匀，沿管壁加硫酸 0.5ml，两液接界处显紫红色环。

（3）取本品粉末 1g，加 70% 乙醇加热回流 2 小时，滤过，滤液蒸干，残渣加甲醇 10ml 使溶解，取上清液 2ml，通过 C18 固相萃取小柱，用水 5ml 洗脱，收集洗脱液，作为供试品溶液。另取咖啡酸对照品，加甲醇制成每 1ml 含 1mg 的溶液，作为对照品溶液。照薄层色谱法（通则 0502）试验，吸取供试品溶液 20μl、对照品溶液 4μl，分别点于同一聚酰胺薄膜上，以甲醇-水-冰醋酸（3：2：0.1）为展开剂，展开，取出，晾干，置紫外光灯（365nm）下检视。供试品色谱中，在与对照品色谱相应的位置上，显相同颜色的荧光斑点。

【检查】 水分 不得过 10.0%（通则 0832 第二法）。

总灰分 不得过 11.0%（通则 2302）。

【含量测定】 对照品溶液的制备 取咖啡酸对照品适量，精密称定，加无水甲醇制成每 1ml 含 30μg 的溶液，即得。

标准曲线的制备 精密量取对照品溶液 0.25ml、0.5ml、1ml、1.5ml、2ml、2.5ml、3ml、4ml，分别置 25ml 量瓶中，加无水乙醇补至 5.0ml，加 0.3% 十二烷基硫酸钠 2.0ml 及 0.6% 三氯化铁-0.9% 铁氰化钾（1：0.9）混合溶液 1.0ml，混匀，在暗处放置 5 分钟，加 0.1mol/L 盐酸溶液至刻度，摇匀，在暗处放置 20 分钟，以相应的试剂为空白，照紫外-可见分光光度法（通则 0401），在 700nm 波长测定吸光度，以吸光度为纵坐标，浓度为横坐标，绘制标准曲线。

测定法 取本品粉末约 2.5g，精密称定，置圆底烧瓶中，加 70% 乙醇 50ml，加热回流提取 2 小时，滤过，用 70% 乙醇 20ml 分 2 次洗涤容器，洗液并入同一圆底烧瓶中，40℃减压回收溶剂至近干，加适量无水甲醇溶解，并转移至 25ml 量瓶中，用无水甲醇稀释至刻度，摇匀，精密量取 5ml，置 10ml 量瓶中，加无水甲醇至刻度，摇匀（避光备用）。精密量取 0.5ml，置 25ml 量瓶中，照标准曲线制备项下的方法，自"加无水乙醇补至 5.0ml"起，依法测定吸光度，从标准曲线上读出供试品溶液中含咖啡酸的重量，计算，即得。

本品按干燥品计算,含总酚酸以咖啡酸($C_9H_8O_4$)计,不得少于 0.15%。

【性味】 甘、涩,凉。

【功能与主治】 清热利尿,消肿。用于尿闭,水肿,口渴;尿路感染。

【用法与用量】 3～9g。

【贮藏】 置干燥处。

玄 明 粉
Xuanmingfen
NATRII SULFAS EXSICCATUS

本品为芒硝经风化干燥制得。主含硫酸钠(Na_2SO_4)。

【性状】 本品为白色粉末。气微,味咸。有引湿性。

【鉴别】 本品的水溶液显钠盐(通则 0301)与硫酸盐(通则 0301)的鉴别反应。

【检查】 铁盐与锌盐、镁盐、氯化物 照芒硝项下的方法检查,但取用量减半,应符合规定。

重金属 取本品 1.0g,加稀醋酸 2ml 与适量的水溶解使成 25ml,依法检查(通则 0821 第一法),含重金属不得过 20mg/kg。

砷盐 取本品 0.10g,加水 23ml 溶解后,加盐酸 5ml,依法检查(通则 0822),含砷量不得过 20mg/kg。

酸碱度 取本品 0.5g,加水 20ml 使溶解。取 10ml,加甲基红指示剂 2 滴,不得显红色;另取 10ml,加溴麝香草酚蓝指示液 5 滴,不得显蓝色。

【含量测定】 取本品,置 105℃ 干燥至恒重后,取约 0.3g,精密称定,照芒硝〔含量测定〕项下的方法测定,即得。

本品按干燥品计算,含硫酸钠(Na_2SO_4)不得少于 99.0%。

【性味与归经】 咸、苦,寒。归胃、大肠经。

【功能与主治】 泻下通便,润燥软坚,清火消肿。用于实热积滞,大便燥结,腹满胀痛,外治咽喉肿痛,口舌生疮,牙龈肿痛,目赤,痈肿,丹毒。

【用法与用量】 3～9g,溶入煎好的汤液中服用。外用适量。

【注意】 孕妇慎用;不宜与硫黄、三棱同用。

【贮藏】 密封,防潮。

玄 参
Xuanshen
SCROPHULARIAE RADIX

本品为玄参科植物玄参 *Scrophularia ningpoensis* Hemsl. 的干燥根。冬季茎叶枯萎时采挖,除去根茎、幼芽、须根及泥沙,晒或烘至半干,堆放 3～6 天,反复数次至干燥。

【性状】 本品呈类圆柱形,中间略粗或上粗下细,有的微弯曲,长 6～20cm,直径 1～3cm。表面灰黄色或灰褐色,有不规则的纵沟、横长皮孔样突起和稀疏的横裂纹和须根痕。质坚实,不易折断,断面黑色,微有光泽。气特异似焦糖,味甘、微苦。

【鉴别】 (1)本品横切面:皮层较宽,石细胞单个散在或 2～5 个成群,多角形、类圆形或类方形,壁较厚,层纹明显。韧皮射线多裂隙。形成层成环。木质部射线宽广,亦多裂隙;导管少数,类多角形,直径约至 113μm,伴有木纤维。薄壁细胞含核状物。

(2)取本品粉末 2g,加甲醇 25ml,浸泡 1 小时,超声处理 30 分钟,滤过,滤液蒸干,残渣加水 25ml 使溶解,用水饱和的正丁醇振摇提取 2 次,每次 30ml,合并正丁醇液,蒸干,残渣加甲醇 5ml 使溶解,作为供试品溶液。另取玄参对照药材 2g,同法制成对照药材溶液。再取哈巴俄苷对照品,加甲醇制成每 1ml 含 1mg 的溶液,作为对照品溶液。照薄层色谱法(通则 0502)试验,吸取上述三种溶液各 4μl,分别点于同一硅胶 G 薄层板上,以三氯甲烷-甲醇-水(12:4:1)的下层溶液为展开剂,置用展开剂预饱和 15 分钟的展开缸内,展开,取出,晾干,喷以 5% 香草醛硫酸溶液,热风吹至斑点显色清晰。供试品色谱中,在与对照药材色谱和对照品色谱相应的位置上,显相同颜色的斑点。

【检查】 水分 不得过 16.0%(通则 0832 第二法)。

总灰分 不得过 5.0%(通则 2302)。

酸不溶性灰分 不得过 2.0%(通则 2302)。

【浸出物】 照水溶性浸出物测定法(通则 2201)项下的热浸法测定,不得少于 60.0%。

【含量测定】 照高效液相色谱法(通则 0512)测定。

色谱条件与系统适用性试验 以十八烷基硅烷键合硅胶为填充剂;以乙腈为流动相 A,以 0.03% 磷酸溶液为流动相 B,按下表中的规定进行梯度洗脱;检测波长为 210nm。理论板数按哈巴俄苷与哈巴苷峰计算均应不低于 5000。

时间(分钟)	流动相 A(%)	流动相 B(%)
0～10	3→10	97→90
10～20	10→33	90→67
20～25	33→50	67→50
25～30	50→80	50→20
30～35	80	20
35～37	80→3	20→97

对照品溶液的制备 取哈巴苷对照品、哈巴俄苷对照品适量,精密称定,加 30% 甲醇制成每 1ml 含哈巴苷 60μg,哈巴俄苷 20μg 的混合溶液,即得。

供试品溶液的制备 取本品粉末(过三号筛)约 0.5g,精密称定,置具塞锥形瓶中,精密加入 50% 甲醇 50ml,密塞,称定重量,浸泡 1 小时,超声处理(功率 500W,频率 40kHz)

45 分钟,放冷,再称定重量,用 50％甲醇补足减失的重量,摇匀,滤过,取续滤液,即得。

测定法 分别精密吸取对照品溶液与供试品溶液各 10μl,注入液相色谱仪,测定,即得。

本品按干燥品计算,含哈巴苷($C_{15}H_{24}O_{10}$)和哈巴俄苷($C_{24}H_{30}O_{11}$)的总量不得少于 0.45％。

饮片

【炮制】 除去残留根茎和杂质,洗净,润透,切薄片,干燥;或微泡,蒸透,稍晾,切薄片,干燥。

【性状】 本品呈类圆形或椭圆形的薄片。外表皮灰黄色或灰褐色。切面黑色,微有光泽,有的具裂隙。气特异似焦糖,味甘、微苦。

【鉴别】(除横切面外)**【检查】【浸出物】【含量测定】**同药材。

【性味与归经】 甘、苦、咸,微寒。归肺、胃、肾经。

【功能与主治】 清热凉血,滋阴降火,解毒散结。用于热入营血,温毒发斑,热病伤阴,舌绛烦渴,津伤便秘,骨蒸劳嗽,目赤,咽痛,白喉,瘰疬,痈肿疮毒。

【用法与用量】 9～15g。

【注意】 不宜与藜芦同用。

【贮藏】 置干燥处,防霉,防蛀。

半 边 莲

Banbianlian

LOBELIAE CHINENSIS HERBA

本品为桔梗科植物半边莲 *Lobelia chinensis* Lour. 的干燥全草。夏季采收,除去泥沙,洗净,晒干。

【性状】 本品常缠结成团。根茎极短,直径 1～2mm;表面淡棕黄色,平滑或有细纵纹。根细小,黄色,侧生纤细须根。茎细长,有分枝,灰绿色,节明显,有的可见附生的细根。叶互生,无柄,叶片多皱缩,绿褐色,展平后叶片呈狭披针形,长1～2.5cm,宽 0.2～0.5cm,边缘具疏而浅的齿或全缘。花梗细长,花小,单生于叶腋,花冠基部筒状,上部 5 裂,偏向一边,浅紫红色,花冠筒内有白色茸毛。气微特异,味微甘而辛。

【鉴别】 (1)本品粉末灰绿黄色或淡棕黄色。叶表皮细胞垂周壁微波状,气孔不定式,副卫细胞 3～7 个。螺纹导管和网纹导管多见,直径 7～34μm。草酸钙簇晶常存在于导管旁,有时排列成行。导管旁可见乳汁管,内含颗粒状物和油滴状物。薄壁细胞中含菊糖,薄壁细胞长方形,细胞壁螺纹状增厚。

(2)取本品粉末 1g,加甲醇 50ml,超声处理 30 分钟,放冷,滤过,滤液蒸干,残渣加甲醇 2ml 使溶解,作为供试品溶液。另取半边莲对照药材1g,同法制成对照药材溶液。照薄层色谱法(通则0502)试验,吸取上述两种溶液各 5μl,分别点

于同一硅胶 G 薄层板上,以三氯甲烷-甲醇(9：1)为展开剂,展开,取出,晾干,喷以 10％硫酸乙醇溶液,在 105℃加热至斑点显色清晰,分别置日光和紫外光灯(365nm)下检视。供试品色谱中,在与对照药材色谱相应的位置上,显相同颜色的斑点或荧光斑点。

【检查】 水分 不得过 10.0％(通则 0832 第二法)。

【浸出物】 照醇溶性浸出物测定法(通则 2201)项下的热浸法测定,用乙醇作溶剂,不得少于 12.0％。

饮片

【炮制】 除去杂质,洗净,切段,干燥。

【性状】 本品呈不规则的段。根及根茎细小,表面淡棕黄色或黄色。茎细,灰绿色,节明显。叶无柄,叶片多皱缩,绿褐色,狭披针形,边缘具疏而浅的齿或全缘。气味特异,味微甘而辛。

【鉴别】【检查】【浸出物】 同药材。

【性味与归经】 辛,平。归心、小肠、肺经。

【功能与主治】 清热解毒,利尿消肿。用于痈肿疔疮,蛇虫咬伤,臌胀水肿,湿热黄疸,湿疹湿疮。

【用法与用量】 9～15g。

【贮藏】 置干燥处。

半 枝 莲

Banzhilian

SCUTELLARIAE BARBATAE HERBA

本品为唇形科植物半枝莲 *Scutellaria barbata* D. Don 的干燥全草。夏、秋二季茎叶茂盛时采挖,洗净,晒干。

【性状】 本品长 15～35cm,无毛或花轴上疏被毛。根纤细。茎丛生,较细,方柱形;表面暗紫色或棕绿色。叶对生,有短柄;叶片多皱缩,展平后呈三角状卵形或披针形,长 1.5～3cm,宽 0.5～1cm;先端钝,基部宽楔形,全缘或有少数不明显的钝齿;上表面暗绿色,下表面灰绿色。花单生于茎枝上部叶腋,花萼裂片钝或较圆;花冠二唇形,棕黄色或浅蓝紫色,长约 1.2cm,被毛。果实扁球形,浅棕色。气微,味微苦。

【鉴别】 (1)本品茎横切面:茎类方形。表皮细胞 1 列,类长方形,外被角质层,可见气孔、腺鳞。四棱脊处具 2～4 列皮下纤维,木化。皮层细胞类圆形。内皮层细胞 1 列。中柱鞘纤维单个或 2～4～12 个成群,断续排列成环,四角较密集,壁较厚。维管束外韧型,四棱脊处较为发达。韧皮部狭窄。形成层成环。木质部由导管、木纤维和木薄壁细胞组成。髓部宽广,薄壁细胞类圆形,大小不等,可见壁孔,中部常呈空洞状。

叶片粉末灰绿色。叶表皮细胞不规则形,垂周壁波状弯曲,气孔直轴式或不定式。腺鳞头部 4～8 细胞,直径 24.5～38.5μm,高约 25μm,柄单细胞。非腺毛 1～3～(5)细胞,先

端弯曲,长 60~150~319μm,具壁疣,毛基部具放射状纹理。腺毛少见,头部 1~4 细胞,柄 1~4 细胞,长约 80μm。

(2)取本品粉末 1g,加甲醇 30ml,超声处理 40 分钟,滤过,滤液回收溶剂至干,残渣加甲醇 1ml 使溶解,作为供试品溶液。另取半枝莲对照药材 1g,同法制成对照药材溶液。再取木犀草素对照品、芹菜素对照品,分别加甲醇制成每 1ml 含 1mg 的溶液,作为对照品溶液。照薄层色谱法(通则 0502)试验,吸取上述四种溶液各 1μl,分别点于同一硅胶 G 薄层板上,以甲苯-甲酸乙酯-甲酸(3:3:1)为展开剂,展开,取出,晾干,喷以 1% 三氯化铝乙醇溶液,在 105℃加热数分钟,置紫外光灯(365nm)下检视。供试品色谱中,在与对照品药材色谱和对照品色谱相应的位置上,显相同颜色的荧光斑点。

【检查】 杂质 不得过 2.0%(通则 2301)。

水分 不得过 12.0%(通则 0832 第二法)。

总灰分 不得过 10.0%(通则 2302)。

酸不溶性灰分 不得过 3.0%(通则 2302)。

【浸出物】 照水溶性浸出物测定法(通则 2201)项下的热浸法测定,不得少于 18.0%。

【含量测定】 总黄酮 对照品溶液的制备 取野黄芩苷对照品适量,精密称定,加甲醇制成每 1ml 含 0.2mg 的溶液,即得。

标准曲线的制备 精密量取对照品溶液 0.4ml、0.8ml、1.2ml、1.6ml、2.0ml,分别置 25ml 量瓶中,加甲醇至刻度,摇匀。以甲醇为空白,照紫外-可见分光光度法(通则 0401),在 335nm 的波长处分别测定吸光度,以吸光度为纵坐标,浓度为横坐标,绘制标准曲线。

测定法 精密量取〔含量测定〕项野黄芩苷项下经索氏提取并稀释至 100ml 的甲醇溶液 1ml,置 50ml 量瓶中,加甲醇至刻度,摇匀,照标准曲线制备项下方法,自"以甲醇为空白"起,依法测定吸光度,从标准曲线上读出供试品溶液中野黄芩苷的重量(mg),计算,即得。

本品按干燥品计算,含总黄酮以野黄芩苷($C_{21}H_{18}O_{12}$)计,不得少于 1.50%。

野黄芩苷 照高效液相色谱法(通则 0512)测定。

色谱条件与系统适用性试验 以十八烷基硅烷键合硅胶为填充剂;以甲醇-水-醋酸(35:61:4)为流动相;检测波长为 335nm。理论板数按野黄芩苷峰计算应不低于 1500。

对照品溶液的制备 取野黄芩苷对照品适量,精密称定,加甲醇制成每 1ml 含 80μg 的溶液,即得。

供试品溶液的制备 取本品粉末(过三号筛)约 1g,精密称定,置索氏提取器中,加石油醚(60~90℃)提取至无色,弃去醚液,药渣挥去石油醚,加甲醇继续提取至无色,转移至 100ml 量瓶中,加甲醇至刻度,摇匀,精密量取 25ml,蒸干,残渣用 20% 甲醇溶解,转移至 25ml 量瓶中,并稀释至刻度,摇匀,滤过,取续滤液,即得。

测定法 分别精密吸取对照品溶液与供试品溶液各 10μl,注入液相色谱仪,测定,即得。

本品按干燥品计算,含野黄芩苷($C_{21}H_{18}O_{12}$)不得少于 0.20%。

饮片

【炮制】 除去杂质,洗净,切段,干燥。

【性状】 本品呈不规则的段。茎方柱形,中空,表面暗紫色或棕绿色。叶对生,多破碎,上表面暗绿色,下表面灰绿色。花萼下唇裂片钝或较圆;花冠唇形,棕黄色或浅蓝紫色,被毛。果实扁球形,浅棕色。气微,味微苦。

【鉴别】(除茎横切面外)【检查】(水分 总灰分 酸不溶性灰分)【浸出物】【含量测定】 同药材。

【性味与归经】 辛、苦,寒。归肺、肝、肾经。

【功能与主治】 清热解毒,化瘀利尿。用于疔疮肿毒,咽喉肿痛,跌扑伤痛,水肿,黄疸,蛇虫咬伤。

【用法与用量】 15~30g。

【贮藏】 置干燥处。

半 夏

Banxia

PINELLIAE RHIZOMA

本品为天南星科植物半夏 *Pinellia ternata*(Thunb.)Breit. 的干燥块茎。夏、秋二季采挖,洗净,除去外皮和须根,晒干。

【性状】 本品呈类球形,有的稍偏斜,直径 0.7~1.6cm。表面白色或浅黄色,顶端有凹陷的茎痕,周围密布麻点状根痕;下面钝圆,较光滑。质坚实,断面洁白,富粉性。气微,味辛辣、麻舌而刺喉。

【鉴别】 (1)本品粉末类白色。淀粉粒甚多,单粒类圆形、半圆形或圆多角形,直径 2~20μm,脐点裂缝状、人字状或星状;复粒由 2~6 分粒组成。草酸钙针晶束存在于椭圆形黏液细胞中,或随处散在,针晶长 20~144μm。螺纹导管直径 10~24μm。

(2)取本品粉末 1g,加甲醇 10ml,加热回流 30 分钟,滤过,滤液挥至 0.5ml,作为供试品溶液。另取精氨酸对照品、丙氨酸对照品、缬氨酸对照品、亮氨酸对照品,加 70% 甲醇制成每 1ml 各含 1mg 的混合溶液,作为对照品溶液。照薄层色谱法(通则 0502)试验,吸取供试品溶液 5μl、对照品溶液 1μl,分别点于同一硅胶 G 薄层板上,以正丁醇-冰醋酸-水(8:3:1)为展开剂,展开,取出,晾干,喷以茚三酮试液,在 105℃加热至斑点显色清晰。供试品色谱中,在与对照品色谱相应的位置上,显相同颜色的斑点。

(3)取本品粉末 1g,加乙醇 10ml,加热回流 1 小时,滤过,滤液浓缩至 0.5ml,作为供试品溶液。另取半夏对照药材 1g,同法制成对照药材溶液。照薄层色谱法(通则 0502)试验,吸取上述两种溶液各 5μl,分别点于同一硅胶 G 薄层板上,以石油醚(60~90℃)-乙酸乙酯-丙酮-甲酸(30:6:4:0.5)为展开剂,展开,取出,晾干,喷以 10% 硫酸乙醇溶液,在 105℃加热至斑点显色清晰。供试品色谱中,在与对照药材色谱相应的位置上,显相同颜色的斑点。

【检查】　水分　不得过 13.0%(通则 0832 第二法)。

总灰分　不得过 4.0%(通则 2302)。

【浸出物】　照水溶性浸出物测定法(通则 2201)项下的冷浸法测定,不得少于 7.5%。

饮片

【炮制】　生半夏　用时捣碎。

【性状】【鉴别】【检查】【浸出物】　同药材。

【性味与归经】　辛、温;有毒。归脾、胃、肺经。

【功能与主治】　燥湿化痰,降逆止呕,消痞散结。用于湿痰寒痰,咳喘痰多,痰饮眩悸,风痰眩晕,痰厥头痛,呕吐反胃,胸脘痞闷,梅核气;外治痈肿痰核。

【用法与用量】　内服一般炮制后使用,3~9g。外用适量,磨汁涂或研末以酒调敷患处。

【注意】　不宜与川乌、制川乌、草乌、制草乌、附子同用;生品内服宜慎。

【贮藏】　置通风干燥处,防蛀。

法 半 夏

Fabanxia

PINELLIAE RHIZOMA PRAEPARATUM

本品为半夏的炮制加工品。

【炮制】　取半夏,大小分开,用水浸泡至内无干心,取出;另取甘草适量,加水煎煮二次,合并煎液,倒入用适量水制成的石灰液中,搅匀,加入上述已浸透的半夏,浸泡,每日搅拌 1~2 次,并保持浸液 pH 值 12 以上,至剖面黄色均匀,口尝微有麻舌感时,取出,洗净,阴干或烘干,即得。

每 100kg 净半夏,用甘草 15kg、生石灰 10kg。

【性状】　本品呈类球形或破碎成不规则颗粒状。表面淡黄白色、黄色或棕黄色。质较松脆或硬脆,断面黄色或淡黄色,颗粒者质稍硬脆。气微,味淡略甘、微有麻舌感。

【鉴别】　(1)本品粉末淡黄色至黄色。照半夏项下的〔鉴别〕(1)项试验,显相同的结果。

(2)取本品粉末 2g,加盐酸 2ml,三氯甲烷 20ml,加热回流 1 小时,放冷,滤过,滤液蒸干,残渣加无水乙醇 0.5ml 使溶解,作为供试品溶液。另取半夏对照药材 2g,同法制成对照药材溶液。再取甘草次酸对照品,加无水乙醇制成每 1ml 含 1mg 的溶液,作为对照品溶液。照薄层色谱法(通则 0502)试验,吸取供试品溶液和对照药材溶液各 5μl、对照品溶液 2μl,分别点于同一硅胶 GF₂₅₄薄层板上,以石油醚(30~60℃)-乙酸乙酯-丙酮-甲酸(30:6:5:0.5)为展开剂,展开,取出,

晾干,置紫外光灯(254nm)下检视。供试品色谱中,在与对照药材色谱和对照品色谱相应的位置上,显相同颜色的斑点。

【检查】　水分　不得过 13.0%(通则 0832 第二法)。

总灰分　不得过 9.0%(通则 2302)。

【浸出物】　照水溶性浸出物测定法(通则 2201)项下的冷浸法测定,不得少于 5.0%。

【性味与归经】　辛,温。归脾、胃、肺经。

【功能与主治】　燥湿化痰。用于痰多咳喘,痰饮眩悸,风痰眩晕,痰厥头痛。

【用法与用量】　3~9g。

【注意】　不宜与川乌、制川乌、草乌、制草乌、附子同用。

【贮藏】　同半夏。

姜 半 夏

Jiangbanxia

PINELLIAE RHIZOMA PRAEPARATUM CUM ZINGIBERE ET ALUMINE

本品为半夏的炮制加工品。

【炮制】　取净半夏,大小分开,用水浸泡至内无干心时,取出;另取生姜切片煎汤,加白矾与半夏共煮透,取出,晾干,或晾至半干,干燥;或切薄片,干燥。

每 100kg 净半夏,用生姜 25kg、白矾 12.5kg。

【性状】　本品呈片状、不规则颗粒状或类球形。表面棕色至棕褐色。质硬脆,断面淡黄棕色,常具角质样光泽。气微香,味淡、微有麻舌感,嚼之略粘牙。

【鉴别】　(1)本品粉末黄褐色至黄棕色。薄壁细胞可见淡黄色糊化淀粉粒。草酸钙针晶束存在于椭圆形黏液细胞中,或随处散在,针晶长 20~144μm。螺纹导管直径 10~24μm。

(2)取本品粉末 5g,加甲醇 50ml,加热回流 1 小时,放冷,滤过,滤液蒸干,残渣加乙醚 30ml 使溶解,滤过,滤液挥干,残渣加甲醇 0.5ml 使溶解,作为供试品溶液。另取半夏对照药材 5g、干姜对照药材 0.1g,同法分别制成对照药材溶液。照薄层色谱法(通则 0502)试验,吸取上述三种溶液各 10μl,分别点于同一硅胶 G 薄层板上,以石油醚(60~90℃)-乙酸乙酯-冰醋酸(10:7:0.1)为展开剂,展开,取出,晾干,喷以 10%硫酸乙醇溶液,在 105℃加热至斑点显色清晰。供试品色谱中,在与半夏对照药材色谱相应的位置上,显相同颜色的主斑点;在与干姜对照药材色谱相应的位置上,显一个相同颜色的斑点。

【检查】　水分　不得过 13.0%(通则 0832 第二法)。

总灰分　不得过 7.5%(通则 2302)。

白矾限量　取本品粉末(过四号筛)约 5g,精密称定,照

清半夏白矾限量项下的方法测定。

本品按干燥品计算，含白矾以含水硫酸铝钾〔KAl(SO₄)₂·12H₂O〕计，不得过8.5%。

【浸出物】 照水溶性浸出物测定法（通则2201）项下的冷浸法测定，不得少于10.0%。

【性味与归经】 辛，温。归脾、胃、肺经。

【功能与主治】 温中化痰，降逆止呕。用于痰饮呕吐，胃脘痞满。

【用法与用量】 3～9g。

【注意】 不宜与川乌、制川乌、草乌、制草乌、附子同用。

【贮藏】 置通风干燥处，防蛀。

清 半 夏
Qingbanxia
PINELLIAE RHIZOMA PRAEPARATUM CUM ALUMINE

本品为半夏的炮制加工品。

【炮制】 取净半夏，大小分开，用8%白矾溶液浸泡或煮至内无干心，口尝微有麻舌感，取出，洗净，切厚片，干燥。

每100kg净半夏，煮法用白矾12.5kg，浸泡法用白矾20kg。

【性状】 本品呈椭圆形、类圆形或不规则的片。切面淡灰色至灰白色或黄白色至黄棕色，可见灰白色点状或短线状维管束迹，有的残留栓皮处下方显淡紫红色斑纹。质脆，易折断，断面略呈粉性或角质样。气微，味微涩、微有麻舌感。

【鉴别】 (1)本品粉末类白色至黄棕色。淀粉粒甚多，单粒类圆形、半圆形或圆多角形，直径2～20μm，脐点裂缝状、人字状或星状，复粒由2～6分粒组成；或糊化淀粉粒众多，存在于薄壁细胞中。草酸钙针晶束存在于椭圆形黏液细胞中或散在，针晶长20～144μm；螺纹导管直径10～24μm。

(2)取本品粉末1g，加甲醇10ml，加热回流30分钟，滤过，滤液挥至0.5ml，作为供试品溶液。另取丙氨酸对照品、缬氨酸对照品、亮氨酸对照品，加70%甲醇制成每1ml各含1mg的混合溶液，作为对照品溶液。照薄层色谱法（通则0502）试验，吸取供试品溶液5μl、对照品溶液1μl，分别点于同一硅胶G薄层板上，以正丁醇-冰醋酸-水(8：3：1)为展开剂，展开，取出，晾干，喷以茚三酮试液，在105℃加热至斑点显色清晰。供试品色谱中，在与对照品色谱相应的位置上，显相同颜色的斑点。

(3)照半夏项下的〔鉴别〕(3)试验，显相同的结果。

【检查】 水分 不得过13.0%（通则0832第二法）。

总灰分 不得过4.5%（通则2302）。

白矾限量 取本品粉末（过四号筛）约5g，精密称定，置坩埚中，缓缓炽热，至完全炭化时，逐渐升高温度至450℃，灰

化4小时，取出，放冷，在坩埚中小心加入稀盐酸约10ml，用表面皿覆盖坩埚，置水浴上加热10分钟，表面皿用热水5ml冲洗，洗液并入坩埚中，滤过，用水50ml分次洗涤坩埚及滤渣，合并滤液及洗液，加0.025%甲基红乙醇溶液1滴，滴加氨试液至溶液显微黄色。加醋酸-醋酸铵缓冲液(pH6.0)20ml，精密加乙二胺四醋酸二钠滴定液(0.05mol/L)25ml，煮沸3～5分钟，放冷，加二甲酚橙指示液1ml，用锌滴定液(0.05mol/L)滴定至溶液自黄色转变为红色，并将滴定的结果用空白试验校正。每1ml的乙二胺四醋酸二钠滴定液(0.05mol/L)相当于23.72mg的含水硫酸铝钾〔KAl(SO₄)₂·12H₂O〕。

本品按干燥品计算，含白矾以含水硫酸铝钾〔KAl(SO₄)₂·12H₂O〕计，不得过10.0%。

【浸出物】 照水溶性浸出物测定法（通则2201）项下的冷浸法测定，不得少于7.0%。

【性味与归经】 辛，温。归脾、胃、肺经。

【功能与主治】 燥湿化痰。用于湿痰咳嗽，胃脘痞满，痰涎凝聚，咯吐不出。

【用法与用量】 3～9g。

【注意】 不宜与川乌、制川乌、草乌、制草乌、附子同用。

【贮藏】 置通风干燥处，防蛀。

母 丁 香
Mudingxiang
CARYOPHYLLI FRUCTUS

本品为桃金娘科植物丁香 *Eugenia caryophyllata* Thunb. 的干燥近成熟果实。果将熟时采摘，晒干。

【性状】 本品呈卵圆形或长椭圆形，长1.5～3cm，直径0.5～1cm。表面黄棕色或褐棕色，有细皱纹；顶端有四个宿存萼片向内弯曲成钩状；基部有果梗痕；果皮与种仁可剥离，种仁由两片子叶合抱而成，棕色或暗棕色，显油性，中央具一明显的纵沟；内有胚，呈细杆状。质较硬，难折断。气香，味麻辣。

【鉴别】 (1)本品粉末棕褐色。淀粉粒众多，单粒长卵形、类贝壳形、类圆形或不规则形，直径14～35μm。纤维较多，成束或单个散在，淡黄棕色，多呈长梭形，直径9～41μm。石细胞单个散在或数个成群，淡黄棕色，呈长条形、类三角形或不规则形，偶有分枝状，直径14～88μm，层纹较密，孔沟明显。草酸钙簇晶存在于薄壁细胞中，直径7～43μm。偶见草酸钙小方晶。油室多破碎。

(2)取本品粉末1.5g，加乙酸乙酯5ml，超声处理5分钟，滤过，滤液作为供试品溶液。另取母丁香对照药材1.5g，同法制成对照药材溶液。再取母丁香酚对照品，加甲醇制成每1ml含2mg的溶液，作为对照品溶液。照薄层色谱法（通则0502）试验，吸取供试品溶液1μl、对照药材溶液及对照品溶

各 2μl,分别点于同一硅胶 G 薄层板上,以石油醚(60～90℃)-乙酸乙酯(7∶1)为展开剂,展开,取出,晾干,喷以 5%香草醛硫酸溶液,在 105℃加热至斑点显色清晰。供试品色谱中,在与对照药材色谱和对照品色谱相应的位置上,显相同颜色的斑点。

【检查】　水分　不得过 12.0%(通则 0832 第四法)。

总灰分　不得过 4.0%(通则 2302)。

【浸出物】　照醇溶性浸出物测定法(通则 2201)项下的热浸法测定,用乙醇作溶剂,不得少于 15.0%。

【含量测定】　照高效液相色谱法(通则 0512)测定。

色谱条件与系统适用性试验　以十八烷基硅烷键合硅胶为填充剂;以甲醇-水(65∶40)为流动相;检测波长为 280nm。理论板数按母丁香酚峰计算应不低于 3000。

对照品溶液的制备　取丁香酚对照品及母丁香酚对照品适量,精密称定,分别加甲醇制成每 1ml 含丁香酚 0.1mg 及母丁香酚 0.08mg 的混合溶液,即得。

供试品溶液的制备　取本品粉末(过二号筛)约 0.3g,精密称定,置烧瓶中,精密加入甲醇 25ml,称定重量,加热回流 20 分钟,放冷,再称定重量,用甲醇补足减失的重量,摇匀,滤过,取续滤液,即得。

测定法　分别精密吸取对照品溶液与供试品溶液各 10μl,注入液相色谱仪,测定,即得。

本品按干燥品计算,含丁香酚($C_{10}H_{12}O_2$)不得少于 0.65%,母丁香酚($C_{11}H_{14}O_4$)不得少于 0.80%。

饮片

【炮制】　除去杂质,用时捣碎。

【性状】【鉴别】【检查】【浸出物】【含量测定】　同药材。

【性味与归经】　辛,温。归脾、胃、肺、肾经。

【功能与主治】　温中降逆,补肾助阳。用于脾胃虚寒,呃逆呕吐,食少吐泻,心腹冷痛,肾虚阳痿。

【用法与用量】　1～3g。内服或研末外敷。

【注意】　不宜与郁金同用。

【贮藏】　置阴凉干燥处。

丝 瓜 络
Sigualuo
LUFFAE FRUCTUS RETINERVUS

本品为葫芦科植物丝瓜 *Luffa cylindrica* (L.)Roem. 的干燥成熟果实的维管束。夏、秋二季果实成熟、果皮变黄、内部干枯时采摘,除去外皮和果肉,洗净,晒干,除去种子。

【性状】　本品为丝状维管束交织而成,多呈长棱形或长圆筒形,略弯曲,长 30～70cm,直径 7～10cm。表面黄白色。体轻,质韧,有弹性,不能折断。横切面可见子房 3 室,呈空洞

状。气微,味淡。

【鉴别】　本品粉末灰白色。木纤维单个散在或成束,细长,稍弯曲,末端斜尖,有分叉或呈短分枝,直径 7～39μm,壁薄。螺纹导管和网纹导管直径 8～28μm。

【检查】　水分　不得过 9.5%(通则 0832 第二法)。

总灰分　不得过 2.5%(通则 2302)。

饮片

【炮制】　除去残留种子及外皮,切段。

【鉴别】　同药材。

【性味与归经】　甘,平。归肺、胃、肝经。

【功能与主治】　祛风,通络,活血,下乳。用于痹痛拘挛,胸胁胀痛,乳汁不通,乳痈肿痛。

【用法与用量】　5～12g。

【贮藏】　置干燥处。

老 鹳 草
Laoguancao
ERODII HERBA GERANII HERBA

本品为牻牛儿苗科植物牻牛儿苗 *Erodium stephanianum* Willd. 、老鹳草 *Geranium wilfordii* Maxim. 或野老鹳草 *Geranium carolinianum* L. 的干燥地上部分,前者习称"长嘴老鹳草",后两者习称"短嘴老鹳草",夏、秋二季果实近成熟时采割,捆成把,晒干。

【性状】　长嘴老鹳草　茎长 30～50cm,直径 0.3～0.7cm,多分枝,节膨大。表面灰绿色或带紫色,有纵沟纹和稀疏茸毛。质脆,断面黄白色,有的中空。叶对生,具细长叶柄;叶片卷曲皱缩,质脆易碎,完整者为二回羽状深裂,裂片披针线形。果实长圆形,长 0.5～1cm。宿存花柱长 2.5～4cm,形似鹳喙,有的裂成 5 瓣,呈螺旋形卷曲。气微,味淡。

短嘴老鹳草　茎较细,略短。叶片圆形,3 或 5 深裂,裂片较宽,边缘具缺刻。果实球形,长 0.3～0.5cm。花柱长 1～1.5cm,有的 5 裂向上卷曲呈伞形。野老鹳草叶片掌状 5～7 深裂,裂片条形,每裂片又 3～5 深裂。

【鉴别】　本品叶表面观:牻牛儿苗　上表皮细胞垂周壁近平直或稍弯曲,少数波状弯曲。单细胞非腺毛多见,直立或弯曲,壁具细小疣状突起。腺毛较少,头部单细胞,类圆形,柄部 1～4 细胞。叶肉中含草酸钙簇晶。下表皮细胞垂周壁波状弯曲,气孔多为不定式,少见不等式。

老鹳草　上、下表皮细胞垂周壁均波状弯曲,下表皮细胞有时可见连珠状增厚。非腺毛单细胞,硬锥形,基部膨大。腺毛头部卵圆形,柄部多单细胞。

野老鹳草　叶肉中偶见草酸钙簇晶。腺毛头部长卵圆形,柄部多单细胞。

【检查】　杂质　不得过 2%(通则 2301)。

水分　不得过 12.0%（通则 0832 第二法）。

总灰分　不得过 10.0%（通则 2302）。

【浸出物】　照水溶性浸出物测定法（通则 2201）项下的热浸法测定，不得少于 18.0%。

饮片

【炮制】　除去残根及杂质，略洗，切段，干燥。

【性状】　本品呈不规则的段。茎表面灰绿色或带紫色，节膨大。切面黄白色，有时中空。叶对生，卷曲皱缩，灰褐色，具细长叶柄。果实长圆形或球形，宿存花柱形似鹳喙。气微，味淡。

【检查】（除杂质外）　同药材。

【性味与归经】　辛、苦，平。归肝、肾、脾经。

【功能与主治】　祛风湿，通经络，止泻痢。用于风湿痹痛，麻木拘挛，筋骨酸痛，泄泻痢疾。

【用法与用量】　9～15g。

【贮藏】　置阴凉干燥处。

地　龙

Dilong

PHERETIMA

本品为钜蚓科动物参环毛蚓 *Pheretima aspergillum*（E. Perrier）、通俗环毛蚓 *Pheretima vulgaris* Chen、威廉环毛蚓 *Pheretima guillelmi*（Michaelsen）或栉盲环毛蚓 *Pheretima pectinifera* Michaelsen 的干燥体。前一种习称"广地龙"，后三种习称"沪地龙"。广地龙春季至秋季捕捉，沪地龙夏季捕捉，及时剖开腹部，除去内脏和泥沙，洗净，晒干或低温干燥。

【性状】　广地龙　呈长条状薄片，弯曲，边缘略卷，长 15～20cm，宽 1～2cm。全体具环节，背部棕褐色至紫灰色，腹部浅黄棕色；第 14～16 环节为生殖带，习称"白颈"，较光亮。体前端稍尖，尾端钝圆，刚毛圈粗糙而硬，色稍浅。雄生殖孔在第 18 环节腹侧刚毛圈一小孔突上，外缘有数环绕的浅皮褶，内侧刚毛圈隆起，前面两边有横排（一排或二排）小乳突，每边 10～20 个不等。受精囊孔 2 对，位于 7/8 至 8/9 环节间一椭圆形突起上，约占节周 5/11。体轻，略呈革质，不易折断。气腥，味微咸。

沪地龙　长 8～15cm，宽 0.5～1.5cm。全体具环节，背部棕褐色至黄褐色，腹部浅黄棕色；第 14～16 环节为生殖带，较光亮。第 18 环节有一对雄生殖孔。通俗环毛蚓的雄交配腔能全部翻出，呈花菜状或阴茎状；威廉环毛蚓的雄交配腔孔呈纵向裂缝状；栉盲环毛蚓的雄生殖孔内侧有 1 或多个小乳突。受精囊孔 3 对，在 6/7 至 8/9 环节间。

【鉴别】　(1)本品粉末淡灰色或灰黄色。斜纹肌纤维无色或淡棕色，肌纤维散在或相互绞结成片状，多稍弯曲，直径 4～26μm，边缘常不平整。表皮细胞呈棕黄色，细胞界限不明显，布有暗棕色的色素颗粒。刚毛少见，常碎断散在，淡棕色或黄棕色，直径 24～32μm，先端多钝圆，有的表面可见纵裂纹。

(2)取本品粉末 1g，加水 10ml，加热至沸，放冷，离心，取上清液作为供试品溶液。另取赖氨酸对照品、亮氨酸对照品、缬氨酸对照品，分别加水制成每 1ml 各含 1mg、1mg 和 0.5mg 的溶液，作为对照品溶液。照薄层色谱法（通则 0502）试验，吸取上述四种溶液各 3μl，分别点于同一硅胶 G 薄层板上，以正丁醇-冰醋酸-水（4∶1∶1）为展开剂，展开，取出，晾干，喷以茚三酮试液，在 105℃加热至斑点显色清晰。供试品色谱中，在与对照品色谱相应的位置上，显相同颜色的斑点。

(3)取本品粉末 1g，加三氯甲烷 20ml，超声处理 20 分钟，滤过，滤液蒸干，残渣加三氯甲烷 1ml 使溶解，作为供试品溶液。另取地龙对照药材 1g，同法制成对照药材溶液。照薄层色谱法（通则 0502）试验，吸取上述两种溶液各 5μl，分别点于同一硅胶 G 薄层板上，以甲苯-丙酮（9∶1）为展开剂，展开，取出，晾干，置紫外光灯（365nm）下检视。供试品色谱中，在与对照药材色谱相应的位置上，显相同颜色的荧光斑点。

【检查】　杂质　不得过 6%（通则 2301）。

水分　不得过 12.0%（通则 0832 第二法）。

总灰分　不得过 10.0%（通则 2302）。

酸不溶性灰分　不得过 5.0%（通则 2302）。

重金属　取本品 1.0g，依法检查（通则 0821 第二法），含重金属不得过 30mg/kg。

黄曲霉毒素　照真菌毒素测定法（通则 2351）测定。

本品每 1000g 含黄曲霉毒素 B_1 不得过 5μg，黄曲霉毒素 G_2、黄曲霉毒素 G_1、黄曲霉毒素 B_2 和黄曲霉毒素 B_1 的总量不得过 10μg。

【浸出物】　照水溶性浸出物测定法（通则 2201）项下的热浸法测定，不得少于 16.0%。

饮片

【炮制】　除去杂质，洗净，切段，干燥。

【检查】　黄曲霉毒素　同药材。

【性味与归经】　咸，寒。归肝、脾、膀胱经。

【功能与主治】　清热定惊，通络，平喘，利尿。用于高热神昏，惊痫抽搐，关节痹痛，肢体麻木，半身不遂，肺热喘咳，水肿尿少。

【用法与用量】　5～10g。

【贮藏】　置通风干燥处，防霉，防蛀。

地　枫　皮

Difengpi

ILLICII CORTEX

本品为木兰科植物地枫皮 *Illicium difengpi* K. I. B. et K. I. M. 的干燥树皮。春、秋二季剥取，晒干或低温干燥。

【性状】　本品呈卷筒状或槽状，长 5～15cm，直径 1～

4cm,厚 0.2～0.3cm。外表面灰棕色至深棕色,有的可见灰白色地衣斑,粗皮易剥离或脱落,脱落处棕红色。内表面棕色或棕红色,具明显的细纵皱纹。质松脆,易折断,断面颗粒状。气微香,味微涩。

【鉴别】 (1)本品横切面:木栓层为数列细胞,其内壁较厚,含红棕色物。皮层散有石细胞群,其间嵌有少数纤维束;有分泌细胞分布。韧皮射线细胞 1 列;亦有分泌细胞,较皮层处为小。薄壁细胞含红棕色物和淀粉粒。

(2)取本品粗粉 2g,加三氯甲烷 5ml,振摇,浸渍 30 分钟,滤过。取滤液点于滤纸上,干后置紫外光灯(254nm)下观察,显猩红色至淡猩红色荧光。

饮片

【炮制】 除去杂质,洗净,打碎,干燥。

【性状】 本品形如药材,呈不规则颗粒状或块片状。气微香,味微涩。

【性味与归经】 微辛、涩,温;有小毒。归膀胱、肾经。

【功能与主治】 祛风除湿,行气止痛。用于风湿痹痛,劳伤腰痛。

【用法与用量】 6～9g。

【贮藏】 置干燥处。

地 肤 子

Difuzi

KOCHIAE FRUCTUS

本品为藜科植物地肤 *Kochia scoparia* (L.) Schrad. 的干燥成熟果实。秋季果实成熟时采收植株,晒干,打下果实,除去杂质。

【性状】 本品呈扁球状五角星形,直径 1～3mm。外被宿存花被,表面灰绿色或浅棕色,周围具膜质小翅 5 枚,背面中心有微突起的点状果梗痕及放射状脉纹 5～10 条;剥离花被,可见膜质果皮,半透明。种子扁卵形,长约 1mm,黑色。气微,味微苦。

【鉴别】 (1)本品粉末棕褐色。花被表皮细胞多角形,气孔不定式,薄壁细胞中含草酸钙簇晶。果皮细胞呈类长方形或多边形,壁薄,波状弯曲,含众多草酸钙小方晶。种皮细胞棕褐色,呈多角形或类方形,多皱缩。

(2)取本品粉末 1g,加甲醇 10ml,超声处理 30 分钟,滤过,滤液作为供试品溶液。另取地肤子皂苷 I_c 对照品,加甲醇制成每 1ml 含 0.5mg 的溶液,作为对照品溶液。照薄层色谱法(通则 0502)试验,吸取上述两种溶液各 5μl,分别点于同一硅胶 G 薄层板上,以三氯甲烷-甲醇-水(16:9:2)为展开剂,展开,取出,晾干,喷以 10%硫酸乙醇溶液,热风吹至斑点显色清晰。供试品色谱中,在与对照品色谱相应的位置上,显

相同的紫红色斑点。

【检查】 **水分** 不得过 14.0%(通则 0832 第二法)。

总灰分 不得过 10.0%(通则 2302)。

酸不溶性灰分 不得过 3.0%(通则 2302)。

【含量测定】 照高效液相色谱法(通则 0512)测定。

色谱条件与系统适用性试验 以十八烷基硅烷键合硅胶为填充剂;以甲醇-水-冰醋酸(85:15:0.2)为流动相;蒸发光散射检测器检测。理论板数按地肤子皂苷 I_c 峰计算应不低于 3000。

对照品溶液的制备 取地肤子皂苷 I_c 对照品适量,精密称定,加甲醇制成每 1ml 含 0.5mg 的溶液,即得。

供试品溶液的制备 取本品粉末(过三号筛)约 0.5g,精密称定,置具塞锥形瓶中,精密加入甲醇 50ml,密塞,称定重量,放置过夜,超声处理 30 分钟,放冷,再称定重量,用甲醇补足减失的重量,摇匀,滤过,取续滤液,即得。

测定法 分别精密吸取对照品溶液 10μl、20μl,供试品溶液 20μl,注入液相色谱仪,测定,以外标两点法对数方程计算,即得。

本品按干燥品计算,含地肤子皂苷 I_c($C_{41}H_{64}O_{13}$)不得少于 1.8%。

【性味与归经】 辛、苦,寒。归肾、膀胱经。

【功能与主治】 清热利湿,祛风止痒。用于小便涩痛,阴痒带下,风疹,湿疹,皮肤瘙痒。

【用法与用量】 9～15g。外用适量,煎汤熏洗。

【贮藏】 置通风干燥处,防蛀。

地 骨 皮

Digupi

LYCII CORTEX

本品为茄科植物枸杞 *Lycium chinense* Mill. 或宁夏枸杞 *Lycium barbarum* L. 的干燥根皮。春初或秋后采挖根部,洗净,剥取根皮,晒干。

【性状】 本品呈筒状或槽状,长 3～10cm,宽 0.5～1.5cm,厚 0.1～0.3cm。外表面灰黄色至棕黄色,粗糙,有不规则纵裂纹,易成鳞片状剥落。内表面黄白色至灰黄色,较平坦,有细纵纹。体轻,质脆,易折断,断面不平坦,外层黄棕色,内层灰白色。气微,味微甘而后苦。

【鉴别】 (1)本品横切面:木栓层为 4～10 余列细胞,其外有较厚的落皮层。韧皮射线大多宽 1 列细胞;纤维单个散在或 2 至数个成束。薄壁细胞含草酸钙砂晶,并含多数淀粉粒。

(2)取本品粉末 1.5g,加甲醇 15ml,超声处理 30 分钟,滤过,滤液蒸干,残渣加甲醇 1ml 使溶解,作为供试品溶液。另取地骨皮对照药材 1.5g,同法制成对照药材溶液。照薄层色

谱法（通则 0502）试验，吸取上述两种溶液各 5μl，分别点于同一硅胶 G 薄层板上，以甲苯-丙酮-甲酸（10：1：0.1）为展开剂，展开，取出，晾干，置紫外光灯（365nm）下检视。供试品色谱中，在与对照药材色谱相应的位置上，显相同颜色的荧光斑点。

【检查】　水分　不得过 11.0%（通则 0832 第二法）。

总灰分　不得过 11.0%（通则 2302）。

酸不溶性灰分　不得过 3.0%（通则 2302）。

饮片

【炮制】　除去杂质及残余木心，洗净，晒干或低温干燥。

【性状】　本品呈筒状或槽状，长短不一。外表面灰黄色至棕黄色，粗糙，有不规则纵裂纹，易成鳞片状剥落。内表面黄白色至灰黄色，较平坦，有细纵纹。体轻，质脆，易折断，断面不平坦，外层黄棕色，内层灰白色。气微，味微甘而后苦。

【鉴别】【检查】　同药材。

【性味与归经】　甘，寒。归肺、肝、肾经。

【功能与主治】　凉血除蒸，清肺降火。用于阴虚潮热，骨蒸盗汗，肺热咳嗽，咯血，衄血，内热消渴。

【用法与用量】　9～15g。

【贮藏】　置干燥处。

地　黄

Dihuang

REHMANNIAE RADIX

本品为玄参科植物地黄 *Rehmannia glutinosa* Libosch. 的新鲜或干燥块根。秋季采挖，除去芦头、须根及泥沙，鲜用；或将地黄缓缓烘焙至约八成干。前者习称"鲜地黄"，后者习称"生地黄"。

【性状】　鲜地黄　呈纺锤形或条状，长 8～24cm，直径 2～9cm。外皮薄，表面浅红黄色，具弯曲的纵皱纹、芽痕、横长皮孔样突起及不规则疤痕。肉质，易断，断面皮部淡黄白色，可见橘红色油点，木部黄白色，导管呈放射状排列。气微，味微甜、微苦。

生地黄　多呈不规则的团块状或长圆形，中间膨大，两端稍细，有的细小，长条状，稍扁而扭曲，长 6～12cm，直径 2～6cm。表面棕黑色或棕灰色，极皱缩，具不规则的横曲纹。体重，质较软而韧，不易折断，断面棕黄色至黑色或乌黑色，有光泽，具黏性。气微，味微甜。

【鉴别】　（1）本品横切面：木栓细胞数列。栓内层薄壁细胞排列疏松；散有较多分泌细胞，含橙黄色油滴；偶有石细胞。韧皮部较宽，分泌细胞较少。形成层成环。木质部射线宽广；导管稀疏，排列成放射状。

生地黄粉末深棕色。木栓细胞淡棕色。薄壁细胞类圆形，内含类圆形核状物。分泌细胞形状与一般薄壁细胞相似，

内含橙黄色或橙红色油滴状物。具缘纹孔导管和网纹导管直径约至 92μm。

（2）取本品粉末 2g，加甲醇 20ml，加热回流 1 小时，放冷，滤过，滤液浓缩至 5ml，作为供试品溶液。另取梓醇对照品，加甲醇制成每 1ml 含 0.5mg 的溶液，作为对照品溶液。照薄层色谱法（通则 0502）试验，吸取上述两种溶液各 5μl，分别点于同一硅胶 G 薄层板上，以三氯甲烷-甲醇-水（14：6：1）为展开剂，展开，取出，晾干，喷以茴香醛试液，在 105℃ 加热至斑点显色清晰。供试品色谱中，在与对照品色谱相应的位置上，显相同颜色的斑点。

（3）取本品粉末 1g，加 80% 甲醇 50ml，超声处理 30 分钟，滤过，滤液蒸干，残渣加水 5ml 使溶解，用水饱和的正丁醇振摇提取 4 次，每次 10ml，合并正丁醇液，蒸干，残渣加甲醇 2ml 使溶解，作为供试品溶液。另取毛蕊花糖苷对照品，加甲醇制成每 1ml 含 1mg 的溶液，作为对照品溶液。照薄层色谱法（通则 0502）试验，吸取上述供试品溶液 5μl、对照品溶液 2μl，分别点于同一硅胶 G 薄层板上，以乙酸乙酯-甲醇-甲酸（16：0.5：2）为展开剂，展开，取出，晾干，用 0.1% 的 2,2-二苯基-1-苦肼基无水乙醇溶液浸板，晾干。供试品色谱中，在与对照品色谱相应的位置上，显相同颜色的斑点。

【检查】　水分　生地黄　不得过 15.0%（通则 0832 第二法）。

总灰分　不得过 8.0%（通则 2302）。

酸不溶性灰分　不得过 3.0%（通则 2302）。

【浸出物】　照水溶性浸出物测定法（通则 2201）项下的冷浸法测定，不得少于 65.0%。

【含量测定】　梓醇　照高效液相色谱法（通则 0512）测定。

色谱条件与系统适用性试验　以十八烷基硅烷键合硅胶为填充剂；以甲醇-0.1% 磷酸溶液（1：99）为流动相；检测波长为 210nm。理论板数按梓醇峰计算应不低于 5000。

对照品溶液的制备　取梓醇对照品适量，精密称定，加流动相制成每 1ml 含 50μg 的溶液，即得。

供试品溶液的制备　取本品（生地黄）切成约 5mm 的小块，经 80℃ 减压干燥 24 小时后，磨成粗粉，取约 0.8g，精密称定，置具塞锥形瓶中，精密加入甲醇 50ml，称定重量，加热回流提取 1.5 小时，放冷，再称定重量，用甲醇补足减失的重量，摇匀，滤过，精密量取续滤液 10ml，浓缩至近干，残渣用流动相溶解，转移至 10ml 量瓶中，并用流动相稀释至刻度，摇匀，滤过，取续滤液，即得。

测定法　分别精密吸取对照品溶液与供试品溶液各 10μl，注入液相色谱仪，测定，即得。

生地黄含梓醇（$C_{15}H_{22}O_{10}$）不得少于 0.20%。

地黄苷 D　照高效液相色谱法（通则 0512）测定。

色谱条件与系统适用性试验　以十八烷基硅烷键合硅胶为填充剂；以甲醇-0.1% 磷酸溶液（5：95）为流动相；检测波长为 203nm。理论板数按地黄苷 D 峰计算应不低于 5000。

　　对照品溶液的制备　　取地黄苷 D 对照品适量,精密称定,加 25% 甲醇制成每 1ml 含 70μg 的溶液,即得。

　　供试品溶液的制备　　取本品(生地黄)切成约 5mm 的小块,经 80℃ 减压干燥 24 小时后,研成粗粉,取约 1g,精密称定,置具塞锥形瓶中,精密加入 25% 甲醇 25ml,称定重量,超声处理(功率 400W,频率 50kHz)1 小时,放冷,再称定重量,用 25% 甲醇补足减失的重量,摇匀,高速离心 10 分钟,取上清液滤过,取续滤液,即得。

　　测定法　　分别精密吸取对照品溶液与供试品溶液各 10μl,注入液相色谱仪,测定,即得。

　　生地黄含地黄苷 D($C_{27}H_{42}O_{20}$)不得少于 0.10%。

饮片

　　【炮制】　除去杂质,洗净,闷润,切厚片,干燥。

　　【性状】　本品呈类圆形或不规则的厚片。外表皮棕黑色或棕灰色,极皱缩,具不规则的横曲纹。切面棕黄色至黑色或乌黑色,有光泽,具黏性。气微,味微甜。

　　【鉴别】(除横切面外)【检查】【浸出物】【含量测定】同药材。

　　【性味与归经】　鲜地黄　甘、苦,寒。归心、肝、肾经。

　　生地黄　甘,寒。归心、肝、肾经。

　　【功能与主治】　鲜地黄　清热生津,凉血,止血。用于热病伤阴,舌绛烦渴,温毒发斑,吐血,衄血,咽喉肿痛。

　　生地黄　清热凉血,养阴生津。用于热入营血,温毒发斑,吐血衄血,热病伤阴,舌绛烦渴,津伤便秘,阴虚发热,骨蒸劳热,内热消渴。

　　【用法与用量】　鲜地黄　12～30g。

　　生地黄　10～15g。

　　【贮藏】　鲜地黄埋在沙土中,防冻;生地黄置通风干燥处,防霉,防蛀。

熟 地 黄

Shudihuang

REHMANNIAE RADIX PRAEPARATA

本品为生地黄的炮制加工品。

　　【炮制】　(1)取生地黄,照酒炖法(通则 0213)炖至酒吸尽,取出,晾晒至外皮黏液稍干时,切厚片或块,干燥,即得。

　　每 100kg 生地黄,用黄酒 30～50kg。

　　(2)取生地黄,照蒸法(通则 0213)蒸至黑润,取出,晒至约八成干时,切厚片或块,干燥,即得。

　　【性状】　本品为不规则的块片、碎块,大小、厚薄不一。表面乌黑色,有光泽,黏性大。质柔软而带韧性,不易折断,断面乌黑色,有光泽。气微,味甜。

　　【鉴别】　取本品粉末 1g,加 80% 甲醇 50ml,超声处理 30 分钟,滤过,滤液蒸干,残渣加水 5ml 使溶解,用水饱和正丁醇振摇提取 4 次,每次 10ml,合并正丁醇液,蒸干,残渣加甲醇 2ml 使溶解,作为供试品溶液。另取毛蕊花糖苷对照品,加甲醇制成每 1ml 含 1mg 的溶液,作为对照品溶液。照薄层色谱法(通则 0502)试验,吸取供试品溶液 5μl、对照品溶液 2μl,分别点于同一硅胶 G 薄层板上,以乙酸乙酯-甲醇-甲酸(16:0.5:2)为展开剂,展开,取出,晾干,用 0.1% 的 2,2 -二苯基-1-苦肼基无水乙醇溶液浸渍,晾干。供试品色谱中,在与对照品色谱相应的位置上,显相同的颜色斑点。

　　【检查】【浸出物】　同地黄。

　　【含量测定】　照高效液相色谱法(通则 0512)测定。

　　色谱条件与系统适用性试验　　以十八烷基硅烷键合硅胶为填充剂;以甲醇-0.1% 磷酸溶液(5:95)为流动相,检测波长为 203nm。理论板数按地黄苷 D 峰计算应不低于 5000。

　　对照品溶液的制备　　取地黄苷 D 对照品适量,精密称定,加 25% 甲醇制成每 1ml 含 70μg 的溶液,即得。

　　供试品溶液的制备　　取本品切成约 5mm 的小块,经 80℃ 减压干燥 24 小时后,研成粗粉,取约 1g,精密称定,置具塞锥形瓶中,精密加入 25% 甲醇 25ml,称定重量,超声处理(功率 400W,频率 50kHz)1 小时,放冷,再称定重量,用 25% 甲醇补足减失的重量,摇匀,高速离心 10 分钟,取上清液滤过,取续滤液,即得。

　　测定法　　分别精密吸取对照品溶液与供试品溶液各 10μl,注入液相色谱仪,测定,即得。

　　本品含地黄苷 D($C_{27}H_{42}O_{20}$)不得少于 0.050%。

　　【性味与归经】　甘,微温。归肝、肾经。

　　【功能与主治】　补血滋阴,益精填髓。用于血虚萎黄,心悸怔忡,月经不调,崩漏下血,肝肾阴虚,腰膝酸软,骨蒸潮热,盗汗遗精,内热消渴,眩晕,耳鸣,须发早白。

　　【用法与用量】　9～15g。

　　【贮藏】　置通风干燥处。

地 榆

Diyu

SANGUISORBAE RADIX

本品为蔷薇科植物地榆 Sanguisorba officinalis L. 或长叶地榆 Sanguisorba officinalis L. var. longifolia(Bert.)Yü et Li 的干燥根。后者习称"绵地榆"。春季将发芽时或秋季植株枯萎后采挖,除去须根,洗净,干燥,或趁鲜切片,干燥。

　　【性状】　地榆　本品呈不规则纺锤形或圆柱形,稍弯曲,长 5～25cm,直径 0.5～2cm。表面灰褐色至暗棕色,粗糙,有纵纹。质硬,断面较平坦,粉红色或淡黄色,木部略呈放射状排列。气微,味微苦涩。

　　绵地榆　本品呈长圆柱形,稍弯曲,着生于短粗的根茎上;表面红棕色或棕紫色,有细纵纹。质坚韧,断面黄棕色或红棕色,皮部有多数黄白色或黄棕色绵状纤维。气微,味微苦涩。

【鉴别】 (1)本品根横切面:地榆 木栓层为数列棕色细胞。栓内层细胞长圆形。韧皮部有裂隙。形成层环明显。木质部导管径向排列,纤维非木化,初生木质部明显。薄壁细胞内含多数草酸钙簇晶、细小方晶及淀粉粒。

绵地榆 栓内层内侧与韧皮部有众多的单个或成束的纤维,韧皮射线明显;木质部纤维少。

地榆粉末灰黄色至土黄色。草酸钙簇晶众多,棱角较钝,直径 18～65µm。淀粉粒众多,多单粒,长 11～25µm,直径 3～9µm,类圆形、广卵形或不规则形,脐点多为裂缝状,层纹不明显。木栓细胞黄棕色,长方形,有的胞腔内含黄棕色块状物或油滴状物。导管多为网纹导管和具缘纹孔导管,直径 13～60µm。纤维较少,单个散在或成束,细长,直径 5～9µm,非木化,孔沟不明显。草酸钙方晶直径 5～20µm。

绵地榆粉末红棕色。韧皮纤维众多,单个散在或成束,壁厚,直径 7～26µm,较长,非木化。

(2)取本品粉末 2g,加 10%盐酸的 50%甲醇溶液 50ml,加热回流 2 小时,放冷,滤过,滤液用盐酸饱和的乙醚振摇提取 2 次,每次 25ml,合并乙醚液,挥干,残渣加甲醇 1ml 使溶解,作为供试品溶液。另取没食子酸对照品,加甲醇制成每 1ml 含 0.5mg 的溶液,作为对照品溶液。照薄层色谱法(通则 0502)试验,吸取供试品溶液 5～10µl、对照品溶液 5µl,分别点于同一硅胶 G 薄层板上,以甲苯(用水饱和)-乙酸乙酯-甲酸(6:3:1)为展开剂,展开,取出,晾干,喷以 1%三氯化铁乙醇溶液。供试品色谱中,在与对照品色谱相应的位置上,显相同颜色的斑点。

【检查】 水分 不得过 14.0%(通则 0832 第二法)。

总灰分 不得过 10.0%(通则 2302)。

酸不溶性灰分 不得过 2.0%(通则 2302)。

【浸出物】 照醇溶性浸出物测定法(通则 2201)项下的热浸法测定,用稀乙醇作溶剂,不得少于 23.0%。

【含量测定】 鞣质 取本品粉末(过四号筛)约 0.4g,精密称定,照鞣质含量测定法(通则 2202)测定,在"不被吸附的多酚"测定中,同时作空白试验校正,计算,即得。

按干燥品计算,不得少于 8.0%。

没食子酸 照高效液相色谱法(通则 0512)测定。

色谱条件与系统适用性试验 以十八烷基硅烷键合硅胶为填充剂;以甲醇-0.05%磷酸溶液(5:95)为流动相;检测波长为 272nm。理论板数按没食子酸峰计算应不低于 2000。

对照品溶液的制备 取没食子酸对照品适量,精密称定,加水制成每 1ml 含 30µg 的溶液,即得。

供试品溶液的制备 取本品粉末(过四号筛)约 0.2g,精密称定,置具塞锥形瓶中,加 10%盐酸溶液 10ml,加热回流 3 小时,放冷,滤过,滤液置 100ml 量瓶中,用水适量分数次洗涤容器和残渣,洗液滤入同一量瓶中,加水至刻度,摇匀,滤过,取续滤液,即得。

测定法 分别精密吸取对照品溶液与供试品溶液各 10µl,注入液相色谱仪,测定,即得。

本品按干燥品计算,含没食子酸($C_7H_6O_5$)不得少于 1.0%。

饮片

【炮制】 地榆 除去杂质;未切片者,洗净,除去残茎,润透,切厚片,干燥。

【性状】 本品呈不规则的类圆形片或斜切片。外表皮灰褐色至深褐色。切面较平坦,粉红色、淡黄色或黄棕色,木部略呈放射状排列;或皮部有多数黄棕色绵状纤维。气微,味微苦涩。

【检查】 水分 同药材,不得过 12.0%。

【鉴别】(除横切面外) 【检查】(总灰分 酸不溶性灰分)
【浸出物】 【含量测定】 同药材。

地榆炭 取净地榆片,照炒炭法(通则 0213)炒至表面焦黑色、内部棕褐色。

【性状】 本品形如地榆片,表面焦黑色,内部棕褐色。具焦香气,味微苦涩。

【鉴别】(2) 同药材。

【浸出物】 同药材,不得少于 20.0%。

【含量测定】 同药材,鞣质不得少于 2.0%;没食子酸不得少于 0.60%。

【性味与归经】 苦、酸、涩,微寒。归肝、大肠经。

【功能与主治】 凉血止血,解毒敛疮。用于便血,痔血,血痢,崩漏,水火烫伤,痈肿疮毒。

【用法与用量】 9～15g。外用适量,研末涂敷患处。

【贮藏】 置通风干燥处,防蛀。

地 锦 草

Dijincao

EUPHORBIAE HUMIFUSAE HERBA

本品为大戟科植物地锦 *Euphorbia humifusa* Willd. 或斑地锦 *Euphorbia maculata* L. 的干燥全草。夏、秋二季采收,除去杂质,晒干。

【性状】 地锦 常皱缩卷曲,根细小。茎细,呈叉状分枝,表面带紫红色,光滑无毛或疏生白色细柔毛;质脆,易折断,断面黄白色,中空。单叶对生,具淡红色短柄或几无柄;叶片多皱缩或已脱落,展平后呈长椭圆形,长 5～10mm,宽 4～6mm;绿色或带紫红色,通常无毛或疏生细柔毛;先端钝圆,基部偏斜,边缘具小锯齿或呈微波状。杯状聚伞花序腋生,细小。蒴果三棱状球形,表面光滑。种子细小,卵形,褐色。气微,味微涩。

斑地锦 叶上表面具红斑。蒴果被稀疏白色短柔毛。

【鉴别】 (1)本品粉末绿褐色。叶表皮细胞外壁呈乳头状突起。叶肉组织中,细脉末端周围的细胞放射状排列。非腺毛 3～8 细胞,直径约 14μm,多碎断。

(2)取本品粉末 1g,加 80%甲醇 50ml,加热回流 1 小时,放冷,滤过,滤液蒸干,残渣加水-乙醚(1:1)混合溶液 60ml 使溶解,静置分层,弃去乙醚液,水液加乙醚提取 2 次,每次 20ml,弃去乙醚液,水液加盐酸 5ml,置水浴中水解 1 小时,取出,迅速冷却,用乙醚提取 2 次,每次 20ml,合并乙醚液,用水 30ml 洗涤,弃去水液,乙醚液挥干,残渣加乙醇 1ml 使溶解,作为供试品溶液。另取槲皮素对照品,加乙醇制成每 1ml 含 1mg 的溶液,作为对照品溶液。照薄层色谱法(通则 0502)试验,吸取供试品溶液 10μl、对照品溶液 2μl,分别点于同一硅胶 G 薄层板上,以甲苯-乙酸乙酯-甲酸(5:4.5:0.5)为展开剂,展开,取出,晾干,喷以 3%三氯化铝乙醇溶液,在 105℃加热数分钟,置紫外光灯(365nm)下检视。供试品色谱中,在与对照品色谱相应的位置上,显相同颜色的荧光斑点。

【检查】 **杂质** 不得过 3%(通则 2301)。

水分 不得过 10.0%(通则 0832 第二法)。

总灰分 不得过 12.0%(通则 2302)。

酸不溶性灰分 不得过 3.0%(通则 2302)。

【浸出物】 照醇溶性浸出物测定法(通则 2201)项下的热浸法测定,用 75%乙醇作溶剂,不得少于 18.0%。

【含量测定】 照高效液相色谱法(通则 0512)测定。

色谱条件与系统适用性试验 以十八烷基硅烷键合硅胶为填充剂;以甲醇-0.4%磷酸溶液(50:50)为流动相;检测波长为 360nm。理论板数按槲皮素峰计算应不低于 2500。

对照品溶液的制备 取槲皮素对照品适量,精密称定,加 80%甲醇制成每 1ml 含 20μg 的溶液,即得。

供试品溶液的制备 取本品粉末(过三号筛)约 1.5g,精密称定,置具塞锥形瓶中,精密加入 80%甲醇 50ml,称定重量,加热回流 1.5 小时,放冷,再称定重量,用 80%甲醇补足减失的重量,摇匀,滤过,精密量取续滤液 20ml,精密加入 25%盐酸溶液 7ml,置 85℃水浴中水解 30 分钟,取出,迅速冷却,转移至 50ml 量瓶中,加甲醇稀释至刻度,摇匀,滤过,取续滤液,即得。

测定法 分别精密吸取对照品溶液与供试品溶液各 10μl,注入液相色谱仪,测定,即得。

本品按干燥品计算,含槲皮素($C_{15}H_{10}O_7$)不得少于 0.10%。

饮片

【炮制】 除去杂质,喷淋清水,稍润,切段,干燥。

【性状】 **地锦** 本品呈段状。根细小。茎细,呈叉状分枝,表面黄绿色或紫红色,光滑无毛或疏生白色细柔毛;质脆,易折断,断面黄白色,中空。单叶对生,具淡红色短柄或几无柄;叶片多皱缩或已脱落;绿色或带紫红色,通常无毛或疏生细柔毛;先端钝圆,基部偏斜,边缘具小锯齿或呈微波状。可见蒴果三棱状球形,表面光滑。种子细小,卵形,褐色。气微,味微涩。

斑地锦 叶上表面具红斑。蒴果被稀疏白色短柔毛。

【鉴别】【检查】(水分 总灰分 酸不溶性灰分)【浸出物】 同药材。

【性味与归经】 辛,平。归肝、大肠经。

【功能与主治】 清热解毒,凉血止血,利湿退黄。用于痢疾,泄泻,咯血,尿血,便血,崩漏,疮疖痈肿,湿热黄疸。

【用法与用量】 9～20g。外用适量。

【贮藏】 置通风干燥处。

芒 硝

Mangxiao

NATRII SULFAS

本品为硫酸盐类矿物芒硝族芒硝,经加工精制而成的结晶体。主含含水硫酸钠($Na_2SO_4 \cdot 10H_2O$)。

【性状】 本品为棱柱状、长方形或不规则块状及粒状。无色透明或类白色半透明。质脆,易碎,断面呈玻璃样光泽。气微,味咸。

【鉴别】 本品的水溶液显钠盐(通则 0301)与硫酸盐(通则 0301)的鉴别反应。

【检查】 **铁盐与锌盐** 取本品 5g,加水 20ml 溶解后,加硝酸 2 滴,煮沸 5 分钟,滴加氢氧化钠试液中和,加稀盐酸 1ml、亚铁氰化钾试液 1ml 与适量的水使成 50ml,摇匀,放置 10 分钟,不得发生浑浊或显蓝色。

镁盐 取本品 2g,加水 20ml 溶解后,加氨试液与磷酸氢二钠试液各 1ml,5 分钟内不得发生浑浊。

氯化物 取本品 0.20g,依法检查(通则 0801),与标准氯化钠溶液 7.0ml 制成的对照液比较,不得更浓(0.035%)。

干燥失重 取本品,在 105℃干燥至恒重,减失重量应为 51.0%～57.0%(通则 0831)。

重金属 取本品 2.0g,加稀醋酸试液 2ml 与适量的水溶解使成 25ml,依法检查(通则 0821 第一法),含重金属不得过 10mg/kg。

砷盐 取本品 0.20g,加水 23ml 溶解后,加盐酸 5ml,依法检查(通则 0822),含砷量不得过 10mg/kg。

酸碱度 取本品 1.0g,加水 20ml 使溶解。取 10ml,加甲基红指示剂 2 滴,不得显红色;另取 10ml,加溴麝香草酚蓝指示液 5 滴,不得显蓝色。

【含量测定】 取本品,置 105℃干燥至恒重后,取约 0.3g,精密称定,加水 200ml 溶解后,加盐酸 1ml,煮沸,不断搅拌,并缓缓加入热氯化钡试液(约 20ml),至不再生成沉淀,置水浴上加热 30 分钟,静置 1 小时,用无灰滤纸或称定重量的古氏坩埚滤过,沉淀用水分次洗涤,至洗液不再显氯化物的反应,干燥,并炽灼至恒重,精密称定,与 0.6086 相乘,即得供试品中含有硫酸钠(Na_2SO_4)的重量。

本品按干燥品计算,含硫酸钠(Na_2SO_4)不得少于

99.0%。

【性味与归经】　咸、苦,寒。归胃、大肠经。

【功能与主治】　泻下通便,润燥软坚,清火消肿。用于实热积滞,腹满胀痛,大便燥结,肠痈肿痛;外治乳痈,痔疮肿痛。

【用法与用量】　6～12g,一般不入煎剂,待汤剂煎得后,溶入汤液中服用。外用适量。

【注意】　孕妇慎用;不宜与硫黄、三棱同用。

【贮藏】　密闭,在30℃以下保存,防风化。

亚乎奴(锡生藤)

Yahunu

CISSAMPELOTIS HERBA

本品系傣族习用药材。为防己科植物锡生藤 *Cissampelos pareira* L. var. *hirsuta*(Buch. ex DC.)Forman 的干燥全株。春、夏二季采挖,除去泥沙,晒干。

【性状】　本品根呈扁圆柱形,多弯曲,长短不一,直径约 1cm。表面棕褐色或暗褐色,有皱纹及支根痕;断面枯木状。匍匐茎圆柱形,节略膨大,常有根痕或细根;表面棕褐色,节间有扭旋的纵沟纹;易折断,折断时有粉尘飞扬,断面具放射状纹理。缠绕茎纤细,有分枝,表面被黄棕色绒毛。叶互生,有柄,微盾状着生;叶片多皱缩,展平后呈心状扁圆形,先端微凹,具小突尖,上表面疏被白色柔毛,下表面密被褐黄色绒毛。气微,味苦、微甜。

【鉴别】　(1)本品粉末灰棕色。淀粉粒甚多,单粒圆形、半圆形或多角形,直径 2～21μm,脐点点状或裂缝状;复粒由 2～4 分粒组成。石细胞多,淡黄色,类方形、椭圆形或多角形,直径 30～65μm;另有类梭形,长 80～180μm。具缘纹孔导管直径 24～140μm。纤维细长,可至 1000μm,直径约 24μm,壁厚,木化。草酸钙方晶较少,极细小。非腺毛 1～5 细胞,长 220～1260μm。

(2)取本品粉末 5g,加乙醇 40ml,浸泡 2 小时,滤过,取滤液 20ml,蒸干,残渣用稀醋酸溶解后,加水适量,加氨试液使成碱性,用三氯甲烷适量振摇提取,分取三氯甲烷液,再加稀醋酸适量振摇提取,分取醋酸液 2ml,加碘化汞钾试液 2 滴,生成红棕色沉淀;另取醋酸液 2ml,加碘化铋钾试液 2 滴,生成红棕色沉淀。

【性味】　甘、苦,温。

【功能与主治】　消肿止痛,止血,生肌。用于外伤肿痛,创伤出血。

【用法与用量】　外伤肿痛,干粉适量加酒或蛋清调敷患处。创伤出血,干粉适量外敷,一日 1 次。

【贮藏】　置干燥处。

亚　麻　子

Yamazi

LINI SEMEN

本品为亚麻科植物亚麻 *Linum usitatissimum* L. 的干燥成熟种子。秋季果实成熟时采收植株,晒干,打下种子,除去杂质,再晒干。

【性状】　本品呈扁平卵圆形,一端钝圆,另端尖而略偏斜,长 4～6mm,宽 2～3mm。表面红棕色或灰褐色,平滑有光泽,种脐位于尖端的凹入处;种脊浅棕色,位于一侧边缘。种皮薄,胚乳棕色,薄膜状;子叶 2,黄白色,富油性。气微,嚼之有豆腥味。

【鉴别】　(1)取本品少量,加温水浸泡后,表皮黏液层膨胀而成一透明黏液膜,包围整个种子。

(2)本品横切面:表皮细胞较大,类长方形,壁含黏液质,遇水膨胀显层纹,外面有角质层。下皮为 1～5 列薄壁细胞,壁稍厚。纤维层为 1 列排列紧密的纤维细胞,略径向延长,直径 3～5μm,壁厚,木化,胞腔较窄,层纹隐约可见。颓废层细胞不明显。色素层为一层扁平薄壁细胞,内含棕红色物质。胚乳及子叶细胞多角形,内含脂肪油及糊粉粒。糊粉粒直径 7～14μm,含拟晶体及拟球体 1～2 个。

(3)取本品粉末 0.5g,置试管中,加水少许,试管中悬挂一条浸有 10%碳酸钠溶液的三硝基苯酚试纸,塞紧(试纸勿接触粉末和管壁),置热水浴中 3～5 分钟,试纸显砖红色。

【含量测定】　照气相色谱法(通则 0521)测定。

色谱条件与系统适用性试验　聚乙二醇 20000(PEG-20M)毛细管柱(柱长为 30m,内径为 0.32mm,膜厚度为 0.5μm);柱温:190℃;检测器温度为 250℃,进样口温度为 250℃;分流比为 25:1。理论板数按 α-亚麻酸甲酯峰计算应不低于 20000。

对照品溶液的制备　取亚油酸对照品、α-亚麻酸对照品各 150mg,精密称定,置锥形瓶中,分别加入 10%三氟化硼的甲醇溶液 1ml,置 60℃水浴中加热 15 分钟,取出,放冷。各精密加入正辛烷 10ml,充分振摇,再加饱和氯化钠溶液 15ml。分别精密吸取亚油酸正辛烷和 α-亚麻酸正辛烷液 1ml,置 5ml 量瓶中,加正辛烷稀释至刻度,摇匀,即得。

供试品溶液的制备　取本品粉碎(过二号筛)约 30g,精密称定,置锥形瓶中,加入石油醚(60～90℃)200ml,超声处理(功率 250W,频率 40kHz)30 分钟,滤过,滤渣再用石油醚(60～90℃)150ml,重复处理 1 次,合并滤液,减压回收溶剂得脂肪油。取脂肪油 70mg,精密称定,置锥形瓶中,加入 0.5mol/L 氢氧化钾的甲醇溶液 1ml,置 60℃水浴中加热 30 分钟,取出,放冷,再加入 10%三氟化硼的甲醇溶液 1ml,置 60℃水浴中加热 15 分钟,取出,放冷。精密加入正辛烷 5ml,

充分振摇,加饱和氯化钠溶液 20ml,取正辛烷液,滤过,取续滤液,即得(4 小时内测定)。

测定法 分别精密吸取对照品溶液与供试品溶液各 1μl,注入气相色谱仪,测定,即得。

本品按干燥品计算,含亚油酸($C_{18}H_{32}O_2$)和 α-亚麻酸($C_{18}H_{30}O_2$)的总量不得少于 13.0%。

饮片

【炮制】 除去杂质,生用捣碎或炒研。

【检查】 **水分** 不得过 13.0%(通则 0832 第四法)。

总灰分 不得过 5.0%(通则 2302)。

【浸出物】 照醇溶性浸出物测定法(通则 2201)项下的热浸法测定,用乙醇做溶剂,不得少于 15.0%。

【性状】【鉴别】 同药材。

【性味与归经】 甘,平。归肺、肝、大肠经。

【功能与主治】 润燥通便,养血祛风。用于肠燥便秘,皮肤干燥,瘙痒,脱发。

【用法与用量】 9～15g。

【注意】 大便滑泻者禁用。

【贮藏】 置阴凉干燥处,防蛀。

西 瓜 霜

Xiguashuang

MIRABILITUM PRAEPARATUM

本品为葫芦科植物西瓜 *Citrullus lanatus*(Thunb.)Matsumu. et Nakai 的成熟新鲜果实与皮硝经加工制成。

【性状】 本品为类白色至黄白色的结晶性粉末。气微、味咸。

【鉴别】 (1)本品的水溶液显钠盐(通则 0301)与硫酸盐(通则 0301)的鉴别反应。

(2)取本品 2g,加 6mol/L 盐酸溶液 15ml,置沸水浴中加热回流 2 小时,放冷,滤过,滤液蒸干,用 70%乙醇 20ml 分次洗涤残渣及析出的结晶,搅拌,滤过,合并滤液,蒸干,残渣用水 20ml 使溶解,加在 732 型强酸性阳离子交换树脂柱(内径为 1.5～2cm,柱长为 8cm)上,用水 200ml 洗脱,弃去水液,再用氨溶液(浓氨溶液 10ml→100ml)100ml 洗脱,收集洗脱液,蒸干,残渣加 70%乙醇 1ml 使溶解,作为供试品溶液。另取谷氨酸对照品、苯丙氨酸对照品,加 70%乙醇制成每 1ml 各含 0.5mg 的溶液,作为对照品溶液。照薄层色谱法(通则 0502)试验,吸取供试品溶液 5μl,对照品溶液各 1μl,分别点于同一硅胶 G 薄层板上,以正丁醇-冰醋酸-水(3:1:1)为展开剂,展开,取出,晾干,喷以 5%茚三酮乙醇溶液,在 105℃加热至斑点显色清晰。供试品色谱中,在与对照品色谱相应的位置上,显相同颜色的斑点。

【检查】 **重金属** 取本品 1.0g,依法检查(通则 0821 第二法),含重金属不得过 10mg/kg。

砷盐 取本品 0.20g,加水 23ml 溶解,加盐酸 5ml,依法检查(通则 0822 第一法),含砷量不得过 10mg/kg。

【含量测定】 取本品 0.4g,精密称定,加水 150ml,振摇 10 分钟,滤过,沉淀用水 50ml 分 3 次洗涤,滤过,合并滤液,加盐酸 1ml,煮沸,不断搅拌,并缓缓加入热氯化钡试液(约 20ml),至不再生成沉淀,置水浴上加热 30 分钟,静置 1 小时,用无灰滤纸或称定重量的古氏坩埚滤过,沉淀用水分次洗涤,至洗液不再显氯化物的反应,干燥,并炽灼至恒重,精密称定,与 0.6086 相乘,即得供试品中含有硫酸钠(Na_2SO_4)的重量。

本品按干燥品计算,含硫酸钠(Na_2SO_4)不得少于 90.0%。

【性味与归经】 咸,寒。归肺、胃、大肠经。

【功能与主治】 清热泻火,消肿止痛。用于咽喉肿痛,喉痹,口疮。

【用法与用量】 0.5～1.5g。外用适量,研末吹敷患处。

【贮藏】 密封,置干燥处。

西 红 花

Xihonghua

CROCI STIGMA

本品为鸢尾科植物番红花 *Crocus sativus* L. 的干燥柱头。

【性状】 本品呈线形,三分枝,长约 3cm。暗红色,上部较宽而略扁平,顶端边缘显不整齐的齿状,内侧有一短裂隙,下端有时残留一小段黄色花柱。体轻,质松软,无油润光泽,干燥后质脆易断。气特异,微有刺激性,味微苦。

【鉴别】 (1)本品粉末橙红色。表皮细胞表面观长条形,壁薄,微弯曲,有的外壁凸出呈乳头状或绒毛状,表面隐约可见纤细纹理。柱头顶端表皮细胞绒毛状,直径 26～56μm,表面有稀疏纹理。草酸钙结晶聚集于薄壁细胞中,呈颗粒状、圆簇状、梭形或类方形,直径 2～14μm。

(2)取本品浸水中,可见橙黄色成直线下降,并逐渐扩散,水被染成黄色,无沉淀。柱头呈喇叭状,有短缝;在短时间内,用针拨之不破碎。

(3)取本品少量,置白瓷板上,加硫酸 1 滴,酸液显蓝色经紫色缓缓变为红褐色或棕色。

(4)取吸光度项下的溶液,照紫外-可见分光光度法(通则 0401),在 458nm 的波长处测定吸光度,458nm 与 432nm 波长处的吸光度的比值应为 0.85～0.90。

(5)取本品粉末 20mg,加甲醇 1ml,超声处理 10 分钟,放置使澄清,取上清液作为供试品溶液。另取西红花对照药材 20mg,同法制成对照药材溶液。照薄层色谱法(通则 0502)试验,吸取上述两种溶液各 3～5μl,分别点于同一硅胶 G 薄层板上,以乙酸乙酯-甲醇-水(100∶16.5∶13.5)为展开剂,展开,取出,晾干,分别置日光和紫外光灯(365nm)下检视。供试品色谱中,在与对照药材色谱相应的位置上,显相同颜色的斑点或荧光斑点(避光操作)。

【检查】　干燥失重　取本品2g,精密称定,在105℃干燥6小时,减失重量不得过12.0%(通则0831)。

总灰分　不得过7.5%(通则2302)。

吸光度　取本品,置硅胶干燥器中,减压干燥24小时,研成细粉,精密称取30mg,置索氏提取器中,加甲醇70ml,加热回流至提取液无色,放冷,提取液移至100ml量瓶中(必要时滤过),用甲醇分次洗涤提取器,洗液并入同一量瓶中,加甲醇至刻度,摇匀。精密量取5ml,置50ml量瓶中,加甲醇至刻度,摇匀,照紫外-可见分光光度法(通则0401),在432nm的波长处测定吸光度,不得低于0.50。

【浸出物】　照醇溶性浸出物测定法(通则2201)项下的热浸法测定,用30%乙醇作溶剂,不得少于55.0%。

【含量测定】　避光操作。照高效液相色谱法(通则0512)测定。

色谱条件与系统适用性试验　以十八烷基硅烷键合硅胶为填充剂;以乙腈为流动相A,以水为流动相B,按下表中的规定进行梯度洗脱;苦番红花素检测波长为254nm,西红花苷-Ⅰ和西红花苷-Ⅱ检测波长为440nm。理论板数按西红花苷-Ⅰ峰计算应不低于3500。

时间(分钟)	流动相A(%)	流动相B(%)
0～20	13	87
20～23	13 →23	87 →77
23～45	23 →25	77 →75
45～50	25 →50	75 →50

对照品溶液的制备　取西红花苷-Ⅰ对照品、西红花苷-Ⅱ对照品、苦番红花素对照品适量,精密称定,加稀乙醇分别制成每1ml含西红花苷-Ⅰ30μg、西红花苷-Ⅱ12μg和苦番红花素18μg的溶液,即得。

供试品溶液的制备　取本品粉末(过三号筛)约10mg,精密称定,置50ml棕色量瓶中,加稀乙醇适量,置冰浴中超声处理(功率300W,频率50kHz)20分钟,放至室温,加稀乙醇稀释至刻度,摇匀,滤过,取续滤液,即得。

测定法　分别精密吸取对照品溶液与供试品溶液各10μL,注入液相色谱仪,测定,即得。

本品按干燥品计算,含西红花苷-Ⅰ($C_{44}H_{64}O_{24}$)和西红花苷-Ⅱ($C_{38}H_{54}O_{19}$)的总量不得少于10.0%,含苦番红花素($C_{16}H_{26}O_7$)不得少于5.0%。

【性味与归经】　甘,平。归心、肝经。

【功能与主治】　活血化瘀,凉血解毒,解郁安神。用于经闭癥瘕,产后瘀阻,温毒发斑,忧郁痞闷,惊悸发狂。

【用法与用量】　1～3g,煎服或沸水泡服。

【注意】　孕妇慎用。

【贮藏】　置通风阴凉干燥处,避光,密闭。

西 青 果

Xiqingguo

CHEBULAE FRUCTUS IMMATURUS

本品为使君子科植物诃子 *Terminalia chebula* Retz. 的干燥幼果。

【性状】　本品呈长卵形,略扁,长1.5～3cm,直径0.5～1.2cm。表面黑褐色,具有明显的纵皱纹,一端较大,另一端略小,钝尖,下部有果梗痕。质坚硬。断面褐色,有胶质样光泽,果核不明显,常有空心,小者黑褐色,无空心。气微,味苦涩,微甘。

【鉴别】　(1)本品粉末黄棕色。纤维淡黄色,成束,纵横交错排列,有时纤维束与石细胞、木化细胞相连结。木化细胞淡黄色或几无色,类圆形、椭圆形、长条形或不规则形,有的一端膨大成靴状,纹孔明显。草酸钙簇晶直径5～35μm,单个散在或成行排列镶嵌在薄壁细胞中。果皮表皮细胞表面观呈多角形。

(2)取本品(去核)粉末0.5g,加无水乙醇30ml,加热回流30分钟,滤过,滤液蒸干,残渣用甲醇5ml溶解,加在中性氧化铝柱(100～200目,5g,内径为2cm)上,用稀乙醇50ml洗脱,收集洗脱液,蒸干,残渣用水5ml溶解后通过C18固相萃取小柱,以30%甲醇10ml洗脱,弃去30%甲醇溶液,再用甲醇10ml洗脱,收集洗脱液,蒸干,残渣用甲醇1ml使溶解,作为供试品溶液。另取西青果对照药材(去核)0.5g,同法制成对照药材溶液。照薄层色谱法(通则0502)试验,吸取上述两种溶液各4μl,分别点于同一硅胶G薄层板上,以甲苯-冰醋酸-水(12∶10∶0.4)为展开剂,展开,取出,晾干,喷以10%硫酸乙醇溶液,在105℃加热至斑点显色清晰,置紫外光灯(365nm)下检视。供试品色谱中,在与对照药材色谱相应的位置上,显相同颜色的荧光斑点。

【检查】　水分　不得过12.0%(通则0832第二法)。

【浸出物】　照水溶性浸出物测定法(通则2201)项下的冷浸法测定,不得少于48.5%。

饮 片

【炮制】　除去杂质,或破碎,或润软切碎,干燥。

【性状】　本品完整者形如药材。破碎、切碎者呈不规则片或块状。表面黄褐色至黑褐色,具明显纵皱纹。断面黄色、褐色或黑褐色,有胶质样光泽。质坚硬,气微,味苦涩,微甘。

【鉴别】【检查】【浸出物】　同药材。

【性味与归经】　苦、酸、涩,平。归肺、大肠经。

【功能与主治】　清热生津,解毒。用于阴虚白喉。

【用法与用量】　1.5～3g。

西 河 柳

Xiheliu

TAMARICIS CACUMEN

本品为柽柳科植物柽柳 *Tamarix chinensis* Lour. 的干燥细嫩枝叶。夏季花未开时采收，阴干。

【性状】 本品茎枝呈细圆柱形，直径 0.5～1.5mm。表面灰绿色，有多数互生的鳞片状小叶。质脆，易折断。稍粗的枝表面红褐色，叶片常脱落而残留突起的叶基，断面黄白色，中心有髓。气微，味淡。

【鉴别】 （1）本品粉末灰绿色。叶表皮细胞横断面观类方形，外壁增厚并呈乳头状突起。不定式气孔下陷。硫酸钙结晶众多，大多聚集呈簇状，有的棱角明显。纤维多成束，壁稍厚，木化，表面平滑或有刺状突起；有的周围细胞含有硫酸钙结晶，形成晶纤维。可见螺纹导管和具缘纹孔导管。

（2）取本品粉末 2g，加甲醇 25ml，超声处理 20 分钟，滤过，取滤液作为供试品溶液。另取西河柳对照药材 2g，同法制成对照药材溶液。照薄层色谱法（通则 0502）试验，吸取上述两种溶液各 3μl，分别点于同一聚酰胺薄膜上，以乙醇-丙酮-甲酸-水（10：6：0.5：5）为展开剂，展开，取出，晾干，喷以 3％三氯化铝乙醇溶液，置紫外光灯（365nm）下检视。供试品色谱中，在与对照药材色谱相应的位置上，显相同颜色的荧光斑点。

【检查】 **水分** 不得过 15.0％（通则 0832 第二法）。

总灰分 不得过 15.0％（通则 2302）。

【浸出物】 照水溶性浸出物测定法（通则 2201）项下的热浸法测定，不得少于 25.0％。

饮片

【炮制】 除去老枝及杂质，洗净，稍润，切段，干燥。

【性状】 本品呈圆柱形的段。表面灰绿色或红褐色，叶片常脱落而残留突起的叶基。切面黄白色，中心有髓。气微，味淡。

【鉴别】 **【检查】** **【浸出物】** 同药材。

【性味与归经】 甘、辛，平。归心、肺、胃经。

【功能与主治】 发表透疹，祛风除湿。用于麻疹不透，风湿痹痛。

【用法与用量】 3～6g。外用适量，煎汤擦洗。

【贮藏】 置干燥处。

西 洋 参

Xiyangshen

PANACIS QUINQUEFOLII RADIX

本品为五加科植物西洋参 *Panax quinquefolium* L. 的干燥根。均系栽培品，秋季采挖，洗净，晒干或低温干燥。

【性状】 本品呈纺锤形、圆柱形或圆锥形，长 3～12cm，直径 0.8～2cm。表面浅黄褐色或黄白色，可见横向环纹和线形皮孔状突起，并有细密浅纵皱纹和须根痕。主根中下部有一至数条侧根，多已折断。有的上端有根茎（芦头），环节明显，茎痕（芦碗）圆形或半圆形，具不定根（艼）或已折断。体重，质坚实，不易折断，断面平坦，浅黄白色，略显粉性，皮部可见黄棕色点状树脂道，形成层环纹棕黄色，木部略呈放射状纹理。气微而特异，味微苦、甘。

【鉴别】 取本品粉末 1g，加甲醇 25ml，加热回流 30 分钟，滤过，滤液蒸干，残渣加水 20ml 使溶解，加水饱和的正丁醇振摇提取 2 次，每次 25ml，合并正丁醇提取液，用水洗涤 2 次，每次 10ml，分取正丁醇液，蒸干，残渣加甲醇 4ml 使溶解，作为供试品溶液。另取西洋参对照药材 1g，同法制成对照药材溶液。再取拟人参皂苷 F_{11} 对照品、人参皂苷 Rb_1 对照品、人参皂苷 Re 对照品、人参皂苷 Rg_1 对照品，加甲醇制成每 1ml 各含 2mg 的溶液，作为对照品溶液。照薄层色谱法（通则 0502）试验，吸取上述六种溶液各 2μl，分别点于同一硅胶 G 薄层板上，以三氯甲烷-乙酸乙酯-甲醇-水（15：40：22：10）5～10℃放置 12 小时的下层溶液为展开剂，展开，取出，晾干，喷以 10％硫酸乙醇溶液，在 105℃加热至斑点显色清晰，分别置日光和紫外光灯（365nm）下检视。供试品色谱中，在与对照药材色谱和对照品色谱相应的位置上，分别显相同颜色的斑点或荧光斑点。

【检查】 **水分** 不得过 13.0％（通则 0832 第二法）。

总灰分 不得过 5.0％（通则 2302）。

人参 取人参对照药材 1g，照〔鉴别〕项下对照药材溶液制备的方法制成对照药材溶液。照薄层色谱法（通则 0502）试验，吸取〔鉴别〕项下的供试品溶液和上述对照药材溶液各 2μl，分别点于同一硅胶 G 薄层板上，以三氯甲烷-甲醇-水（13：7：2）5～10℃放置 12 小时的下层溶液为展开剂，展开，取出，晾干，喷以 10％硫酸乙醇溶液，在 105℃加热至斑点显色清晰，分别置日光和紫外光灯（365nm）下检视。供试品色谱中，不得显与对照药材完全相一致的斑点。

重金属及有害元素 照铅、镉、砷、汞、铜测定法（通则 2321 原子吸收分光光度法或电感耦合等离子体质谱法）测定，铅不得过 5mg/kg；镉不得过 1mg/kg；砷不得过 2mg/kg；汞不得过 0.2mg/kg；铜不得过 20mg/kg。

其他有机氯类农药残留量 照气相色谱法（通则 0521）测定。

色谱条件与系统适用性试验 分析柱：以键合交联 14％氰丙基苯基二甲基硅氧烷为固定液（DM1701 或同类型）的毛细管柱（30m×0.32mm×0.25μm），验证柱：以键合交联 5％苯基甲基硅氧烷为固定液（DB5 或同类型）的毛细管柱（30m×0.32mm×0.25μm）；[63]Ni-ECD 电子捕获检测器；进样口温度 230℃，检测器温度 300℃，不分流进样。柱温为程序升温：初始温度 60℃，保持 0.3 分钟，以每分钟 60℃升至 170℃，再以每分钟 10℃升至 220℃，保持 10 分钟，再以每分钟 1℃升至 240℃，每分钟 15℃升至 280℃，保持 5 分钟。理论板数按 α-BHC 峰计

算应不低于 $1×10^5$，两个相邻色谱峰的分离度应大于 1.5。

混合对照品储备液的制备　分别精密称取五氯硝基苯、六氯苯、七氯(七氯、环氧七氯)、氯丹(顺式氯丹、反式氯丹、氧化氯丹)农药对照品适量，用正己烷溶解分别制成每 1ml 约含 100μg 的溶液。精密量取上述对照品溶液各 1ml，置同一 100ml 量瓶中，加正己烷至刻度，摇匀；或精密量取有机氯农药混和对照品溶液 1ml，置 10ml 量瓶中，加正己烷至刻度，摇匀，即得(每 1ml 含各农药对照品 1μg)。

混合对照品溶液的制备　精密量取上述混合对照品储备液，用正己烷制成每 1ml 分别含 1ng、2ng、5ng、10ng、20ng、50ng、100ng 的溶液，即得。

供试品溶液的制备　取本品，粉碎成细粉(过二号筛)，取约 5g，精密称定，置具塞锥形瓶中，加水 30ml，振摇 10 分钟，精密加丙酮 50ml，称定重量，超声处理(功率 300W，频率 40kHz)30 分钟，放冷，再称定重量，用丙酮补足减失的重量，再加氯化钠约 8g，精密加二氯甲烷 25ml，称定重量，超声处理(功率 300W，频率 40kHz)15 分钟，再称定重量，用二氯甲烷补足减失的重量，振摇使氯化钠充分溶解，静置，转移至离心管中，离心(每分钟 3000 转)3 分钟，使完全分层，将有机相转移至装有适量无水硫酸钠的具塞锥形瓶中，放置 30 分钟。精密量取 15ml，置 40℃水浴中减压浓缩至约 1ml，加正己烷约 5ml，减压浓缩至近干，用正己烷溶解并转移至 5ml 量瓶中，并稀释至刻度，摇匀，转移至离心管中，缓缓加入硫酸溶液(9→10)1ml，振摇 1 分钟，离心(每分钟 3000 转)10 分钟，分取上清液，加水 1ml，振摇，取上清液，即得。

测定法　分别精密吸取供试品溶液和与之相应浓度的混合对照品溶液各 1μl，注入气相色谱仪，分别连续进样 3 次，取 3 次平均值，按外标法计算，即得。

本品中含五氯硝基苯不得过 0.1mg/kg；六氯苯不得过 0.1mg/kg；七氯(七氯、环氧七氯之和)不得过 0.05mg/kg；氯丹(顺式氯丹、反式氯丹、氧化氯丹之和)不得过 0.1mg/kg。

【浸出物】　照醇溶性浸出物测定法项下的热浸法(通则 2201)测定，用 70% 乙醇作溶剂，不得少于 30.0%。

【含量测定】　照高效液相色谱法(通则 0512)测定。

色谱条件与系统适用性试验　以十八烷基硅烷键合硅胶为填充剂；以乙腈为流动相 A，以 0.1% 磷酸溶液为流动相 B，按下表中的规定进行梯度洗脱；检测波长为 203nm；柱温 40℃。理论板数按人参皂苷 Rb_1 峰计算应不低于 5000。

时间(分钟)	流动相 A(%)	流动相 B(%)
0～25	19→20	81→80
25～60	20→40	80→60
60～90	40→55	60→45
90～100	55→60	45→40

对照品溶液的制备　取人参皂苷 Rg_1 对照品、人参皂苷 Re 对照品、人参皂苷 Rb_1 对照品适量，精密称定，加甲醇制成每 1ml 各含人参皂苷 Rg_1 0.1mg、人参皂苷 Re 0.4mg、人参皂苷 Rb_1 1mg 的溶液，即得。

供试品溶液的制备　取本品粉末(过三号筛)约 1g，精密称定，置具塞锥形瓶中，精密加入水饱和的正丁醇 50ml，称定重量，置水浴中加热回流提取 1.5 小时，放冷，再称定重量，用水饱和正丁醇补足减失的重量，摇匀，滤过。精密量取续滤液 25ml，置蒸发皿中，蒸干，残渣加 50% 甲醇适量使溶解，转移至 10ml 量瓶中，加 50% 甲醇至刻度，摇匀，滤过，取续滤液，即得。

测定法　分别精密吸取对照品溶液与供试品溶液各 10μl，注入液相色谱仪，测定，即得。

本品含人参皂苷 Rg_1 ($C_{42}H_{72}O_{14}$)、人参皂苷 Re ($C_{48}H_{82}O_{18}$) 和人参皂苷 Rb_1 ($C_{54}H_{92}O_{23}$) 的总量不得少于 2.0%。

饮片

【炮制】　去芦，润透，切薄片，干燥或用时捣碎。

【性状】　本品呈长圆形或类圆形薄片。外表皮浅黄褐色。切面淡黄白至黄白色，形成层环棕黄色，皮部有黄棕色点状树脂道，近形成层环处较多而明显，木部略呈放射状纹理。气微而特异，味微苦、甘。

【浸出物】　同药材，不得少于 25.0%。

【鉴别】【检查】【含量测定】　同药材。

【性味与归经】　甘、微苦，凉。归心、肺、肾经。

【功能与主治】　补气养阴，清热生津。用于气虚阴亏，虚热烦倦，咳喘痰血，内热消渴，口燥咽干。

【用法与用量】　3～6g，另煎兑服。

【注意】　不宜与藜芦同用。

【贮藏】　置阴凉干燥处，密闭，防蛀。

百　合

Baihe

LILII BULBUS

本品为百合科植物卷丹 *Lilium lancifolium* Thunb.、百合 *Lilium brownii* F. E. Brown var. *viridulum* Baker 或细叶百合 *Lilium pumilum* DC. 的干燥肉质鳞叶。秋季采挖，洗净，剥取鳞叶，置沸水中略烫，干燥。

【性状】　本品呈长椭圆形，长 2～5cm，宽 1～2cm，中部厚 1.3～4mm。表面黄白色至淡棕黄色，有的微带紫色，有数条纵直平行的白色维管束。顶端稍尖，基部较宽，边缘薄，微波状，略向内弯曲。质硬而脆，断面较平坦，角质样。气微，味微苦。

【鉴别】　取本品粉末 1g，加甲醇 10ml，超声处理 20 分钟，滤过，滤液浓缩至 1ml，作为供试品溶液。另取百合对照药材 1g，同法制成对照药材溶液。照薄层色谱法(通则 0502)试验，吸取上述两种溶液各 10μl，分别点于同一硅胶 G 薄层板上，以石油醚(60～90℃)-乙酸乙酯-甲酸(15:5:1)的上层溶液为展开剂，展开，取出，晾干，喷以 10% 磷钼酸乙醇溶液，加热至斑点显色清晰。供试品色谱中，在与对照药材色谱相应的位置上,显相同颜色的斑点。

【检查】 水分 不得过 13.0%(通则 0832 第二法)。

总灰分 不得过 5.0%(通则 2302)。

【浸出物】 照水溶性浸出物测定法(通则 2201)项下的冷浸法测定,不得少于 18.0%。

【含量测定】 对照品溶液的制备 精密称取经 105℃ 干燥至恒重的无水葡萄糖对照品 50mg,置 50ml 量瓶中,加水溶解并稀释至刻度,摇匀,即得(每 1ml 中含无水葡萄糖 1mg)。

标准曲线的制备 精密量取对照品溶液 2.0ml、2.5ml、3.0ml、3.5ml、4.0ml、4.5ml,分别置 50ml 量瓶中,加水至刻度,摇匀,精密量取上述各溶液 1ml,分别置棕色具塞试管中,分别加 0.2%蒽酮-硫酸溶液 4.0ml,混匀,迅速置冰水浴中冷却后,置沸水浴中加热 10 分钟,取出,置冰水浴中放置 5 分钟,室温放置 10 分钟,以相应试剂为空白,照紫外-可见分光光度法(通则 0401),在 580nm 的波长处测定吸光度,以吸光度为纵坐标,浓度为横坐标,绘制标准曲线。

测定法 取本品粉末(过四号筛)约 1g,精密称定,置圆底烧瓶中,精密加水 100ml,称定重量,加热回流 2 小时,放冷,再称定重量,用水补足减失的重量,摇匀,离心,精密量取上清液 1.5ml,加乙醇 7.5ml,摇匀,离心,取沉淀加水溶解,置 50ml 量瓶中,并稀释至刻度,摇匀,精密量取 1ml,照标准曲线的制备项下的方法,自"加 0.2%蒽酮-硫酸溶液 4.0ml"起,依法测定吸光度,从标准曲线上读出供试品溶液中含无水葡萄糖的重量(mg),计算,即得。

本品按干燥品计算,含百合多糖以无水葡萄糖($C_6H_{12}O_6$)计,不得少于 21.0%。

饮片

【炮制】 百合 除去杂质。

蜜百合 取净百合,照蜜炙法(通则 0213)炒至不粘手。

每 100kg 百合,用炼蜜 5kg。

【性状】 本品形如百合,表面棕黄色,偶见焦斑,略带黏性。味甜。

【检查】(水分) 同药材。

【性味与归经】 甘,寒。归心、肺经。

【功能与主治】 养阴润肺,清心安神。用于阴虚燥咳,劳嗽咳血,虚烦惊悸,失眠多梦,精神恍惚。

【用法与用量】 6～12g。

【贮藏】 置通风干燥处。

百 部

Baibu

STEMONAE RADIX

本品为百部科植物直立百部 Stemona sessilifolia(Miq.)Miq.、蔓生百部 Stemona japonica(Bl.)Miq. 或对叶百部 Stemona tuberosa Lour. 的干燥块根。春、秋二季采挖,除去须根,洗净,置沸水中略烫或蒸至无白心,取出,晒干。

【性状】 直立百部 呈纺锤形,上端较细长,皱缩弯曲,长 5～12cm,直径 0.5～1cm。表面黄白色或淡棕黄色,有不规则深纵沟,间或有横皱纹。质脆,易折断,断面平坦,角质样,淡黄棕色或黄白色,皮部较宽,中柱扁缩。气微,味甘、苦。

蔓生百部 两端稍狭细,表面多不规则皱褶和横皱纹。

对叶百部 呈长纺锤形或长条形,长 8～24cm,直径 0.8～2cm。表面浅黄棕色至灰棕色,具浅纵皱纹或不规则纵槽。质坚实,断面黄白色至暗棕色,中柱较大,髓部类白色。

【鉴别】 (1)本品横切面:直立百部 根被为 3～4 列细胞,壁木栓化及木化,具致密的细条纹。皮层较宽。中柱韧皮部束与木质部束各 19～27 个,间隔排列,韧皮部束内侧有少数非木化纤维;木质部束导管 2～5 个,并有木纤维和管胞,导管类多角形,径向直径约至 48μm,偶有导管深入至髓部。髓部散有少数细小纤维。

蔓生百部 根被为 3～6 列细胞。韧皮部纤维木化。导管径向直径约至 184μm,通常深入至髓部,与外侧导管束作 2～3 轮排列。

对叶百部 根被为 3 列细胞,细胞壁无细条纹,其最内层细胞的内壁特厚。皮层外侧散有纤维,类方形,壁微木化。中柱韧皮部束与木质部束各 32～40 个。木质部束导管圆多角形,直径至 107μm,其内侧与木纤维和微木化的薄壁细胞连接成环层。

(2)取本品粉末 5g,加 70%乙醇 50ml,加热回流 1 小时,滤过,滤液蒸去乙醇,残渣加浓氨试液调节 pH 值至 10～11,再加三氯甲烷 5ml 振摇提取,分取三氯甲烷层,蒸干,残渣加 1%盐酸溶液 5ml 使溶解,滤过。滤液分为两份:一份中滴加碘化铋钾试液,生成橙红色沉淀;另一份中滴加硅钨酸试液,生成乳白色沉淀。

【浸出物】 照水溶性浸出物测定法(通则 2201)项下热浸法测定,不得少于 50.0%。

饮片

【炮制】 百部 除去杂质,洗净,润透,切厚片,干燥。

【性状】 本品呈不规则厚片或不规则条形斜片;表面灰白色、棕黄色,有深纵皱纹;切面灰白色、淡黄棕色或黄白色,角质样;皮部较厚,中柱扁缩。质韧软。气微,味甘、苦。

【检查】 水分 不得过 12.0%(通则 0832 第二法)。

蜜百部 取百部片,照蜜炙法(通则 0213)炒至不粘手。

每 100kg 百合,用炼蜜 12.5kg。

【性状】 本品形同百部片,表面棕黄色或褐棕色,略带焦斑,稍有黏性。味甜。

【检查】 水分 不得过 12.0%(通则 0832 第二法)。

【性味与归经】 甘、苦,微温。归肺经。

【功能与主治】 润肺下气止咳,杀虫灭虱。用于新久咳嗽,肺痨咳嗽,顿咳;外用于头虱,体虱,蛲虫病,阴痒。蜜百部润肺止咳。用于阴虚劳嗽。

【用法与用量】 3～9g。外用适量,水煎或酒浸。

【贮藏】 置通风干燥处,防潮。

当 归

Danggui

ANGELICAE SINENSIS RADIX

本品为伞形科植物当归 Angelica sinensis (Oliv.) Diels 的干燥根。秋末采挖,除去须根和泥沙,待水分稍蒸发后,捆成小把,上棚,用烟火慢慢熏干。

【性状】 本品略呈圆柱形,下部有支根 3~5 条或更多,长 15~25cm。表面浅棕色至棕褐色,具纵皱纹和横长皮孔样突起。根头(归头)直径 1.5~4cm,具环纹,上端圆钝,或具数个明显突出的根茎痕,有紫色或黄绿色的茎和叶鞘的残基;主根(归身)表面凹凸不平;支根(归尾)直径 0.3~1cm,上粗下细,多扭曲,有少数须根痕。质柔韧,断面黄白色或淡黄棕色,皮部厚,有裂隙和多数棕色点状分泌腔,木部色较淡,形成层环黄棕色。有浓郁的香气,味甘、辛、微苦。

柴性大、干枯无油或断面呈绿褐色者不可供药用。

【鉴别】 (1)本品横切面:木栓层为数列细胞。栓内层窄,有少数油室。韧皮部宽广,多裂隙,油室和油管类圆形,直径 25~160μm,外侧较大,向内渐小,周围分泌细胞 6~9 个。形成层成环。木质部射线宽 3~5 列细胞;导管单个散在或 2~3 个相聚,呈放射状排列;薄壁细胞含淀粉粒。

粉末淡黄棕色。韧皮薄壁细胞纺锤形,壁略厚,表面有极微细的斜向交错纹理,有时可见菲薄的横隔。梯纹导管和网纹导管多见,直径约至 80μm。有时可见油室碎片。

(2)取本品粉末 0.5g,加乙醚 20ml,超声处理 10 分钟,滤过,滤液蒸干,残渣加乙醇 1ml 使溶解,作为供试品溶液。另取当归对照药材 0.5g,同法制成对照药材溶液。照薄层色谱法(通则 0502)试验,吸取上述两种溶液各 10μl,分别点于同一硅胶 G 薄层板上,以正己烷-乙酸乙酯(4:1)为展开剂,展开,取出,晾干,置紫外光灯(365nm)下检视。供试品色谱中,在与对照药材色谱相应的位置上,显相同颜色的荧光斑点。

(3)取本品粉末 3g,加 1%碳酸氢钠溶液 50ml,超声处理 10 分钟,离心,取上清液用稀盐酸调节 pH 值至 2~3,用乙醚振摇提取 2 次,每次 20ml,合并乙醚液,挥干,残渣加甲醇 1ml 使溶解,作为供试品溶液。另取阿魏酸对照品、藁本内酯对照品,加甲醇制成每 1ml 各含 1mg 的溶液,作为对照品溶液。照薄层色谱法(通则 0502)试验,吸取上述三种溶液各 10μl,分别点于同一硅胶 G 薄层板上,以环己烷-二氯甲烷-乙酸乙酯-甲酸(4:1:1:0.1)为展开剂,展开,取出,晾干,置紫外光灯(365nm)下检视。供试品色谱中,在与对照品色谱相应的位置上,显相同颜色的荧光斑点。

【检查】 水分 不得过 15.0%(通则 0832 第四法)。

总灰分 不得过 7.0%(通则 2302)。

酸不溶性灰分 不得过 2.0%(通则 2302)。

重金属及有害元素 照铅、镉、砷、汞、铜测定法(通则 2321 原子吸收分光光度法或电感耦合等离子体质谱法)测定,铅不得过 5mg/kg;镉不得过 1mg/kg;砷不得过 2mg/kg;汞不得过 0.2mg/kg;铜不得过 20mg/kg。

【浸出物】 照醇溶性浸出物测定法(通则 2201)项下的热浸法测定,用 70%乙醇作溶剂,不得少于 45.0%。

【含量测定】 挥发油 照挥发油测定法(通则 2204 乙法)测定。

本品含挥发油不得少于 0.4%(ml/g)。

阿魏酸 照高效液相色谱法(通则 0512)测定。

色谱条件与系统适用性试验 以十八烷基硅烷键合硅胶为填充剂;以乙腈-0.085%磷酸溶液(17:83)为流动相;检测波长为 316nm;柱温 35℃。理论板数按阿魏酸峰计算应不低于 5000。

对照品溶液的制备 取阿魏酸对照品适量,精密称定,置棕色量瓶中,加 70%甲醇制成每 1ml 含 12μg 的溶液,即得。

供试品溶液的制备 取本品粉末(过三号筛)约 0.2g,精密称定,置具塞锥形瓶中,精密加入 70%甲醇 20ml,密塞,称定重量,加热回流 30 分钟,放冷,再称定重量,用 70%甲醇补足减失的重量,摇匀,静置,取上清液滤过,取续滤液,即得。

测定法 分别精密吸取对照品溶液与供试品溶液各 10μl,注入液相色谱仪,测定,即得。

本品按干燥品计算,含阿魏酸($C_{10}H_{10}O_4$)不得少于 0.050%。

饮 片

【炮制】 当归 除去杂质,洗净,润透,切薄片,晒干或低温干燥。

【性状】 本品呈类圆形、椭圆形或不规则薄片。外表皮浅棕色至棕褐色。切面浅棕黄色或黄白色,平坦,有裂隙,中间有浅棕色的形成层环,并有多数棕色的油点,香气浓郁,味甘、辛、微苦。

【鉴别】(除横切面外)【检查】【浸出物】 同药材。

酒当归 取净当归片,照酒炙法(通则 0213)炒干。

【性状】 本品形如当归片。切面深黄色或浅棕黄色,略有焦斑。香气浓郁,并略有酒香气。

【检查】 水分 同药材,不得过 10.0%。

【浸出物】 同药材,不得少于 50.0%。

【鉴别】(除横切面外)【检查】(总灰分 酸不溶性灰分)同药材。

【性味与归经】 甘、辛,温。归肝、心、脾经。

【功能与主治】 补血活血,调经止痛,润肠通便。用于血虚萎黄,眩晕心悸,月经不调,经闭痛经,虚寒腹痛,风湿痹痛,跌扑损伤,痈疽疮疡,肠燥便秘。酒当归活血通经。用于经闭痛经,风湿痹痛,跌扑损伤。

【用法与用量】 6~12g。

【贮藏】 置阴凉干燥处,防潮,防蛀。

当 药

Dangyao

SWERTIAE HERBA

本品为龙胆科植物瘤毛獐牙菜 *Swertia pseudochinensis* Hara 的干燥全草。夏、秋二季采挖,除去杂质,晒干。

【性状】 本品长 10~40cm。根呈长圆锥形,长 2~7cm,表面黄色或黄褐色,断面类白色。茎方柱形,常具狭翅,多分枝,直径 1~2.5mm;表面黄绿色或黄棕色带紫色,节处略膨大;质脆,易折断,断面中空。叶对生,无柄;叶片多皱缩或破碎,完整者展平后呈条状披针形,长 2~4cm,宽 0.3~0.9cm,先端渐尖,基部狭,全缘。圆锥状聚伞花序顶生或腋生。花萼5 深裂,裂片线形。花冠淡蓝紫色或暗黄色,5 深裂,裂片内侧基部有 2 腺体,腺体周围有长毛。蒴果椭圆形。气微,味苦。

【鉴别】 (1)取本品花冠内侧基部腺体周围的细毛,置显微镜下观察,表面可见瘤状突起。

(2)在〔含量测定〕项的色谱图中,供试品色谱中应分别呈现与獐牙菜苦苷、当药苷对照品色谱峰保留时间相应的色谱峰。

【检查】 水分 不得过 10.0%(通则 0832 第二法)。

总灰分 不得过 5.0%(通则 2302)。

【含量测定】 当药苷 照高效液相色谱法(通则 0512)测定。

色谱条件与系统适用性试验 以十八烷基硅烷键合硅胶为填充剂;以甲醇-水(20:80)为流动相;检测波长为 247nm。理论板数按当药苷峰计算应不低于 6000。

对照品溶液的制备 取当药苷对照品适量,精密称定,加甲醇制成每 1ml 含 40μg 的溶液,即得。

供试品溶液的制备 取本品粉末(过三号筛)约 2g,精密称定,置具塞锥形瓶中,精密加入甲醇 50ml,密塞,称定重量,超声处理(功率 250W,频率 40kHz)20 分钟,放冷,再称定重量,用甲醇补足减失的重量,摇匀,滤过,取续滤液,即得。

测定法 分别精密吸取对照品溶液与供试品溶液各 10μl,注入液相色谱仪,测定,即得。

本品按干燥品计算,含当药苷($C_{16}H_{22}O_9$)不得少于 0.070%。

獐牙菜苦苷 照高效液相色谱法(通则 0512)测定。

色谱条件与系统适用性试验 以十八烷基硅烷键合硅胶为填充剂;以甲醇-水(20:80)为流动相;检测波长为 238nm。理论板数按獐牙菜苦苷峰计算应不低于 3000。

对照品溶液的制备 取獐牙菜苦苷对照品适量,精密称定,加甲醇制成每 1ml 含 60μg 的溶液,即得。

供试品溶液的制备 取本品粉末(过三号筛)约 0.1g,精密称定,置具塞锥形瓶中,精密加入甲醇 50ml,密塞,称定重量,超声处理(功率 250W,频率 40kHz)20 分钟,放冷,再称定重量,用甲醇补足减失的重量,摇匀,滤过,取续滤液,即得。

测定法 分别精密吸取对照品溶液与供试品溶液各 10μl,注入液相色谱仪,测定,即得。

本品按干燥品计算,含獐牙菜苦苷($C_{16}H_{22}O_{10}$)不得少于 3.5%。

饮片

【炮制】 除去杂质,喷淋清水,稍润,切段,干燥。

【性状】 本品为不规则的段。根呈类圆柱形;表面黄色或黄褐色。茎方柱形,常具狭翅,有的可见分枝;表面黄绿色或黄棕色带紫色,节处略膨大,切面中空。叶片与花多破碎,花冠裂片内侧基部有 2 腺体,腺体周围有长毛。蒴果椭圆形。气微,味苦。

【鉴别】【检查】 同药材。

【性味与归经】 苦,寒。归肝、胃、大肠经。

【功能与主治】 清湿热,健胃。用于湿热黄疸,胁痛,痢疾腹痛,食欲不振。

【用法与用量】 6~12g,儿童酌减。

【贮藏】 置干燥处。

虫 白 蜡

Chongbaila

CERA CHINENSIS

本品为蜡蚧科昆虫白蜡蚧(白蜡虫)*Ericerus pela* (Chavannes) Guerin 的雄虫群栖于木犀科植物白蜡树 *Fraxinus chinensis* Roxb.、女贞 *Ligustrum lucidum* Ait. 或女贞属他种植物枝干上分泌的蜡,经精制而成。

【性状】 本品呈块状,白色或类白色。表面平滑,或稍有皱纹,具光泽。体轻,质硬而稍脆,搓捻则粉碎。断面呈条状或颗粒状。气微,味淡。

熔点 应为 81~85℃(通则 0612)。

【检查】 酸值 应不大于 1(通则 0713)。

皂化值 应为 70~92(通则 0713)。

碘值 应不大于 9(通则 0713)。

【用途】 作为赋形剂,制丸、片的润滑剂。

【贮藏】 密闭,置阴凉处。

肉 苁 蓉

Roucongrong

CISTANCHES HERBA

本品为列当科植物肉苁蓉 *Cistanche deserticola* Y. C. Ma 或管花肉苁蓉 *Cistanche tubulosa* (Schenk) Wight 的干燥带鳞

叶的肉质茎。春季苗刚出土时或秋季冻土之前采挖,除去茎尖。切段,晒干。

【性状】 肉苁蓉 呈扁圆柱形,稍弯曲,长 3～15cm,直径 2～8cm。表面棕褐色或灰棕色,密被覆瓦状排列的肉质鳞叶,通常鳞叶先端已断。体重,质硬,微有柔性,不易折断,断面棕褐色,有淡棕色点状维管束,排列成波状环纹。气微,味甜、微苦。

管花肉苁蓉 呈类纺锤形、扁纺锤形或扁柱形,稍弯曲,长 5～25cm,直径 2.5～9cm。表面棕褐色至黑褐色。断面颗粒状,灰棕色至灰褐色,散生点状维管束。

【鉴别】 取本品粉末 1g,加甲醇 20ml,超声处理 15 分钟,滤过,滤液浓缩至近干,残渣加甲醇 2ml 使溶解,作为供试品溶液。另取松果菊苷对照品、毛蕊花糖苷对照品,加甲醇分别制成每 1ml 含 1mg 的溶液,作为对照品溶液。照薄层色谱法(通则 0502)试验,吸取上述三种溶液各 2μl,分别点于同一聚酰胺薄层板上,以甲醇-醋酸-水(2:1:7)为展开剂,展开,取出,晾干,置紫外光灯(365nm)下检视。供试品色谱中,在与对照品色谱相应的位置上,显相同颜色的荧光斑点。

【检查】 水分 不得过 10.0%(通则 0832 第二法)。

总灰分 不得过 8.0%(通则 2302)。

【浸出物】 照醇溶性浸出物测定法(通则 2201)项下的冷浸法测定,用稀乙醇作溶剂,肉苁蓉不得少于 35.0%,管花肉苁蓉不得少于 25.0%。

【含量测定】 照高效液相色谱法(通则 0512)测定。

色谱条件与系统适用性试验 以十八烷基硅烷键合硅胶为填充剂;以甲醇为流动相 A,以 0.1%甲酸溶液为流动相 B,按下表中的规定进行梯度洗脱;检测波长为 330nm。理论板数按松果菊苷峰计算应不低于 3000。

时间(分钟)	流动相 A(%)	流动相 B(%)
0～17	26.5	73.5
17～20	26.5→29.5	73.5→70.5
20～27	29.5	70.5

对照品溶液的制备 取松果菊苷对照品、毛蕊花糖苷对照品适量,精密称定,加 50%甲醇制成每 1ml 各含 0.2mg 的混合溶液,即得。

供试品溶液的制备 取本品粉末(过四号筛)约 1g,精密称定,置 100ml 棕色量瓶中,精密加入 50%甲醇 50ml,密塞,摇匀,称定重量,浸泡 30 分钟,超声处理 40 分钟(功率 250W,频率 35kHz),放冷,再称定重量,加 50%甲醇补足减失的重量,摇匀,静置,取上清液,滤过,取续滤液,即得。

测定法 分别精密吸取对照品溶液与供试品溶液各 10μl,注入液相色谱仪,测定,即得。

本品按干燥品计算,肉苁蓉含松果菊苷($C_{35}H_{46}O_{20}$)和毛蕊花糖苷($C_{29}H_{36}O_{15}$)的总量不得少于 0.30%;管花肉苁蓉含松果菊苷($C_{35}H_{46}O_{20}$)和毛蕊花糖苷($C_{29}H_{36}O_{15}$)的总量不

得少于 1.5%。

饮片

【炮制】 肉苁蓉片 除去杂质,洗净,润透,切厚片,干燥。

【性状】 肉苁蓉片 呈不规则形的厚片。表面棕褐色或灰棕色。有的可见肉质鳞叶。切面有淡棕色或棕黄色点状维管束,排列成波状环纹。气微,味甜、微苦。

管花肉苁蓉片 切面散生点状维管束。

【鉴别】【检查】【浸出物】【含量测定】 同药材。

酒苁蓉 取净肉苁蓉片,照酒炖或酒蒸法(通则 0213)炖或蒸至酒吸尽。

【性状】 酒苁蓉 形如肉苁蓉片。表面黑棕色,切面点状维管束,排列成波状环纹。质柔润。略有酒香气,味甜、微苦。

酒管花肉苁蓉 切面散生点状维管束。

【鉴别】【检查】【浸出物】【含量测定】 同药材。

【性味与归经】 甘、咸,温。归肾、大肠经。

【功能与主治】 补肾阳,益精血,润肠通便。用于肾阳不足,精血亏虚,阳痿不孕,腰膝酸软,筋骨无力,肠燥便秘。

【用法与用量】 6～10g。

【贮藏】 置通风干燥处,防蛀。

肉 豆 蔻

Roudoukou

MYRISTICAE SEMEN

本品为肉豆蔻科植物肉豆蔻 *Myristica fragrans* Houtt. 的干燥种仁。

【性状】 本品呈卵圆形或椭圆形,长 2～3cm,直径 1.5～2.5cm。表面灰棕色或灰黄色,有时外被白粉(石灰粉末)。全体有浅色纵行沟纹和不规则网状沟纹。种脐位于宽端,呈浅色圆形突起,合点呈暗凹陷。种脊呈纵沟状,连接两端。质坚,断面显棕黄色相杂的大理石花纹,宽端可见干燥皱缩的胚,富油性。气香浓烈,味辛。

【鉴别】 (1)本品横切面:外层外胚乳组织,由 10 余列扁平皱缩细胞组成,内含棕色物,偶见小方晶,错入组织有小维管束,暗棕色的外胚乳深入于浅黄色的内胚乳中,形成大理石样花纹,内含多数油细胞。内胚乳细胞壁薄,类圆形,充满淀粉粒、脂肪油及糊粉粒,内有疏散的浅黄色细胞。淀粉粒多为单粒,直径 10～20μm,少数为 2～6 分粒组成的复粒,直径 25～30μm,脐点明显。以碘液染色,甘油装置立即观察,可见在众多蓝黑色淀粉粒中杂有较大的糊粉粒。以水合氯醛装置观察,可见脂肪油常呈块片状、鳞片状,加热即成油滴状。

(2)取本品粉末 2g,加石油醚(60～90℃)10ml,超声处理 30 分钟,滤过,取滤液作为供试品溶液。另取肉豆蔻对照药

材 2g,同法制成对照药材溶液。照薄层色谱法(通则 0502)试验,吸取上述两种溶液各 5μl,分别点于同一高效硅胶 G 预制薄层板上,以石油醚(60～90℃)-乙酸乙酯(9:1)为展开剂,展开缸中预饱和 15 分钟,展开,取出,晾干,喷以 5%香草醛硫酸溶液,在 105℃加热至斑点显色清晰。供试品色谱中,在与对照药材色谱相应的位置上,显相同颜色的斑点。

【检查】 水分 不得过 10.0%(通则 0832 第四法)。

黄曲霉毒素 照真菌毒素测定法(通则 2351)测定。

本品每 1000g 含黄曲霉毒素 B$_1$ 不得过 5μg,黄曲霉毒素 G$_2$、黄曲霉毒素 G$_1$、黄曲霉毒素 B$_2$ 和黄曲霉毒素 B$_1$ 的总量不得过 10μg。

【含量测定】 挥发油 取本品粗粉约 20g,精密称定,照挥发油测定法(通则 2204)测定。

本品含挥发油不得少于 6.0%(ml/g)。

去氢二异丁香酚 照高效液相色谱法(通则 0512)测定。

色谱条件与系统适用性试验 以十八烷基硅烷键合硅胶为填充剂;以甲醇-水(75:25)为流动相;检测波长为 274nm。理论板数按去氢二异丁香酚峰计算应不低于 3000。

对照品溶液的制备 取去氢二异丁香酚对照品适量,精密称定,加甲醇制成每 1ml 含 30μg 的溶液,即得。

供试品溶液的制备 取本品粉末(过二号筛)约 0.5g,精密称定,置具塞锥形瓶中,精密加入甲醇 50ml,称定重量,超声处理(功率 250W,频率 40kHz)30 分钟,放冷,再称定重量,用甲醇补足减失的重量,摇匀,滤过,取续滤液,即得。

测定法 分别精密吸取对照品溶液与供试品溶液各 10μl,注入液相色谱仪,测定,即得。

本品按干燥品计算,含去氢二异丁香酚(C$_{20}$H$_{22}$O$_4$)不得少于 0.10%。

饮片

【炮制】 肉豆蔻 除去杂质,洗净,干燥。

【性状】【鉴别】【检查】【含量测定】 同药材。

麸煨肉豆蔻 取净肉豆蔻,加入麸皮,麸煨温度 150～160℃,约 15 分钟,至麸皮呈焦黄色,肉豆蔻呈棕褐色,表面有裂隙时取出,筛去麸皮,放凉。用时捣碎。

每 100kg 肉豆蔻,用麸皮 40kg。

【性状】 本品形如肉豆蔻,表面为棕褐色,有裂隙。气香,味辛。

【含量测定】 同药材,含挥发油不得少于 4.0%(ml/g);含去氢二异丁香酚(C$_{20}$H$_{22}$O$_4$)不得少于 0.080%。

【鉴别】【检查】 同药材。

【性味与归经】 辛,温。归脾、胃、大肠经。

【功能与主治】 温中行气,涩肠止泻。用于脾胃虚寒,久泻不止,脘腹胀痛,食少呕吐。

【用法与用量】 3～10g。

【贮藏】 置阴凉干燥处,防蛀。

肉 桂

Rougui

CINNAMOMI CORTEX

本品为樟科植物肉桂 *Cinnamomum cassia* Presl 的干燥树皮。多于秋季剥取,阴干。

【性状】 本品呈槽状或卷筒状,长 30～40cm,宽或直径 3～10cm,厚 0.2～0.8cm。外表面灰棕色,稍粗糙,有不规则的细皱纹和横向突起的皮孔,有的可见灰白色的斑纹;内表面红棕色,略平坦,有细纵纹,划之显油痕。质硬而脆,易折断,断面不平坦,外层棕色而较粗糙,内层红棕色而油润,两层间有 1 条黄棕色的线纹。气香浓烈,味甜、辣。

【鉴别】 (1)本品横切面:木栓细胞数列,最内层细胞外壁增厚,木化。皮层散有石细胞和分泌细胞。中柱鞘部位有石细胞群,断续排列成环,外侧伴有纤维束,石细胞通常外壁较薄。韧皮部射线宽 1～2 列细胞,含细小草酸钙针晶;纤维常 2～3 个成束;油细胞随处可见。薄壁细胞含淀粉粒。

粉末红棕色。纤维大多单个散在,长梭形,长 195～920μm,直径约至 50μm,壁厚,木化,纹孔不明显。石细胞类方形或类圆形,直径 32～88μm,壁厚,有的一面菲薄。油细胞类圆形或长圆形,直径 45～108μm。草酸钙针晶细小,散在于射线细胞中。木栓细胞多角形,含红棕色物。

(2)取本品粉末 0.5g,加乙醇 10ml,冷浸 20 分钟,时时振摇,滤过,取滤液作为供试品溶液。另取桂皮醛对照品,加乙醇制成每 1ml 含 1μl 的溶液,作为对照品溶液。照薄层色谱法(通则 0502)试验,吸取供试品溶液 2～5μl、对照品溶液 2μl,分别点于同一硅胶 G 薄层板上,以石油醚(60～90℃)-乙酸乙酯(17:3)为展开剂,展开,取出,晾干,喷以二硝基苯肼乙醇试液。供试品色谱中,在与对照品色谱相应的位置上,显相同颜色的斑点。

【检查】 水分 不得过 15.0%(通则 0832 第四法)。

总灰分 不得过 5.0%(通则 2302)。

【含量测定】 挥发油 照挥发油测定法(通则 2204 乙法)测定。

本品含挥发油不得少于 1.2%(ml/g)。

桂皮醛 照高效液相色谱法(通则 0512)测定。

色谱条件与系统适用性试验 以十八烷基硅烷键合硅胶为填充剂;以乙腈-水(35:75)为流动相;检测波长为 290nm。理论板数按桂皮醛峰计算应不低于 3000。

对照品溶液的制备 取桂皮醛对照品适量,精密称定,加甲醇制成每 1ml 含 10μg 的溶液,即得。

供试品溶液的制备 取本品粉末(过三号筛)约 0.5g,精密称定,置具塞锥形瓶中,精密加入甲醇 25ml,称定重量,超声处理(功率 350W,频率 35kHz)10 分钟,放置过夜,同法超声处理一次,再称定重量,用甲醇补足减失的重量,摇匀,滤过。精密量取续滤液 1ml,置 25ml 量瓶中,加甲醇至刻度,摇匀,即得。

测定法　分别精密吸取对照品溶液与供试品溶液各 10μl,注入液相色谱仪,测定,即得。

本品按干燥品计算,含桂皮醛(C_9H_8O)不得少于 1.5%。

饮片

【炮制】　除去杂质及粗皮。用时捣碎。

【性状】【鉴别】【检查】　同药材。

【性味与归经】　辛、甘,大热。归肾、脾、心、肝经。

【功能与主治】　补火助阳,引火归元,散寒止痛,温通经脉。用于阳痿宫冷,腰膝冷痛,肾虚作喘,虚阳上浮,眩晕目赤,心腹冷痛,虚寒吐泻,寒疝腹痛,痛经经闭。

【用法与用量】　1～5g。

【注意】　有出血倾向者及孕妇慎用;不宜与赤石脂同用。

【贮藏】　置阴凉干燥处。

朱　砂

Zhusha

CINNABARIS

本品为硫化物类矿物辰砂族辰砂,主含硫化汞(HgS)。采挖后,选取纯净者,用磁铁吸净含铁的杂质,再用水淘去杂石和泥沙。

【性状】　本品为粒状或块状集合体,呈颗粒状或块片状。鲜红色或暗红色,条痕红色至褐红色,具光泽。体重,质脆,片状者易破碎,粉末状者有闪烁的光泽。气微,味淡。

【鉴别】　(1)取本品粉末,用盐酸湿润后,在光洁的铜片上摩擦,铜片表面显银白色光泽,加热烘烤后,银白色即消失。

(2)取本品粉末 2g,加盐酸-硝酸(3:1)的混合溶液 2ml 使溶解,蒸干,加水 2ml 使溶解,滤过,滤液显汞盐(通则 0301)与硫酸盐(通则 0301)的鉴别反应。

【检查】　铁　取本品 1g,加稀盐酸 20ml,加热煮沸 10 分钟,放冷,滤过,滤液置 250ml 量瓶中,加氢氧化钠试液中和后,加水至刻度。取 10ml,照铁盐检查法(通则 0807)检查,如显颜色,与标准铁溶液 4ml 制成的对照液比较,不得更深(0.1%)。

二价汞　照汞、砷元素形态及价态测定法(通则 2322)中汞元素形态及其价态测定法测定。

对照品贮备溶液的制备　精密吸取汞元素标准溶液(1mg/ml,介质类型为硝酸)适量,加水制成每 1ml 含汞 100ng 的溶液,即得。

标准曲线溶液的制备　精密吸取对照品贮备溶液适量,加 8%甲醇分别制成每 1ml 含汞 0.5ng、1ng、5ng、10ng、20ng、50ng 的系列溶液,即得。

供试品溶液的制备　取本品粉末(过五号筛)约 30mg,精密称定,置 250ml 塑料量瓶中,一式 2 份,一份加人工胃液约 200ml,另一份加人工肠液约 200ml,摇匀,置 37℃水浴中超声处理(功率 300W,频率 45kHz)2 小时(每隔 15 分钟充分摇

匀一次),放冷,分别用相应溶液稀释至刻度,摇匀,取适量至 50ml 塑料离心管中,静置 20～24 小时,用洗耳球轻轻吹去上层表面溶液,吸取中层溶液约 15ml(吸取时应避免带入颗粒),用微孔滤膜(10μm)滤过,精密量取续滤液 2ml,置 10ml 塑料量瓶中,加水稀释至刻度,摇匀,即得。同法制备试剂空白溶液。

测定法　分别精密吸取标准曲线溶液与供试品溶液各 20μl,注入液相色谱-电感耦合等离子体质谱联用仪,测定。以标准曲线溶液测得的二价汞峰面积为纵坐标,相应浓度为横坐标,绘制标准曲线,计算供试品中二价汞含量,即得。

本品含二价汞以汞(Hg)计,不得过 0.10%。

【含量测定】　取本品粉末约 0.3g,精密称定,置锥形瓶中,加硫酸 10ml 与硝酸钾 1.5g,加热使溶解,放冷,加水 50ml,并加 1%高锰酸钾溶液至显粉红色,再滴加 2%硫酸亚铁溶液至红色消失后,加硫酸铁铵指示液 2ml,用硫氰酸铵滴定液(0.1mol/L)滴定。每 1ml 硫氰酸铵滴定液(0.1mol/L)相当于 11.63mg 的硫化汞(HgS)。

本品含硫化汞(HgS)不得少于 96.0%。

饮片

【炮制】　朱砂粉　取朱砂,用磁铁吸去铁屑,照水飞法(通则 0213)水飞,晾干或 40℃以下干燥。

【性状】　本品为朱红色极细粉末,体轻,以手指撮之无粒状物,以磁铁吸之,无铁末。气微,味淡。照上述〔鉴别〕(1)、(2)和〔检查〕项下试验,应显相同的结果。

【检查】　可溶性汞盐　取本品 1g,加水 10ml,搅匀,滤过,静置,滤液不得显汞盐(通则 0301)的鉴别反应。

【含量测定】　同药材,取本品约 0.20g,精密称定,照上述〔含量测定〕项下的方法测定,含硫化汞(HgS)不得少于 98.0%。

【鉴别】【检查】　同药材。

【性味与归经】　甘,微寒;有毒。归心经。

【功能与主治】　清心镇惊,安神,明目,解毒。用于心悸易惊,失眠多梦,癫痫发狂,小儿惊风,视物昏花,口疮,喉痹,疮疡肿毒。

【用法与用量】　0.1～0.5g,多入丸散服,不宜入煎剂。外用适量。

【注意】　本品有毒,不宜大量服用,也不宜少量久服;孕妇及肝肾功能不全者禁用。

【贮藏】　置干燥处。

朱　砂　根

Zhushagen

ARDISIAE CRENATAE RADIX

本品为紫金牛科植物朱砂根 Ardisia crenata Sims 的干

燥根。秋、冬二季采挖,洗净,晒干。

【性状】　本品根簇生于略膨大的根茎上,呈圆柱形,略弯曲,长 5～30cm,直径 0.2～1cm。表面灰棕色或棕褐色,可见多数纵皱纹,有横向或环状断裂痕,皮部与木部易分离。质硬而脆,易折断,断面不平坦,皮部厚,约占断面的 1/3～1/2,类白色或粉红色,外侧有紫红色斑点散在,习称"朱砂点";木部黄白色,不平坦。气微,味微苦,有刺舌感。

【鉴别】　(1)本品横切面:木栓层由 3～10 列类方形细胞组成,排列整齐,内侧有石细胞散在。皮层宽广,由 10 余列类圆形的薄壁细胞组成,有的细胞内含红棕色块状物。内皮层明显,具凯氏点,细胞内含红棕色物。中柱鞘石细胞断续排列成环。韧皮部狭窄。束内形成层明显。木质部发达,导管多径向单列,有的含有黄棕色物;木射线宽 2～4 列细胞。薄壁细胞含淀粉粒。

粉末黄棕色。木栓细胞类方形,壁略厚,排列整齐。具缘纹孔导管较多见,直径为 24～95μm。木纤维细长,直径约 11μm。石细胞呈类方形或不规则长方形,长径为 112～160μm,短径为 44～110μm,孔沟明显,有的可见层纹,胞腔较大。可见大量红棕色块状物。淀粉粒众多,呈类圆形、盔帽形或不规则形,直径为 4～36μm,脐点明显,呈点状、裂缝状或人字形,层纹不明显;复粒由 2～4 个分粒组成。

(2)取本品粉末 0.2g,加甲醇 20ml,超声处理 30 分钟,放冷,滤过,滤液蒸干,残渣加甲醇 1ml 使溶解,作为供试品溶液。另取岩白菜素对照品,加甲醇制成每 1ml 含 0.5mg 的溶液,作为对照品溶液。照薄层色谱法(通则 0502)试验,吸取上述两种溶液各 3μl,分别点于同一硅胶 G 薄层板上,以三氯甲烷-乙酸乙酯-甲醇(5:4:2)为展开剂,展开,取出,晾干,喷以 1%三氯化铁溶液-1%铁氰化钾溶液(1:1)的混合溶液。供试品色谱中,在与对照品色谱相应的位置上,显相同颜色的斑点。

【检查】　水分　不得过 13.0%(通则 0832 第二法)。

总灰分　不得过 6.0%(通则 2302)。

酸不溶性灰分　不得过 2.0%(通则 2302)。

【浸出物】　照醇溶性浸出物测定法(通则 2201)项下的热浸法测定,用 70%乙醇作溶剂,不得少于 18.0%。

【含量测定】　照高效液相色谱法(通则 0512)测定。

色谱条件与系统适用性试验　以十八烷基硅烷键合硅胶为填充剂;以甲醇-水(25:75)为流动相;检测波长为 275nm。理论板数按岩白菜素峰计算应不低于 1500。

对照品溶液的制备　取岩白菜素对照品适量,精密称定,加甲醇制成每 1ml 含 50μg 的溶液,即得。

供试品溶液的制备　取本品细粉约 0.2g,精密称定,置具塞锥形瓶中,精密加入甲醇 20ml,密塞,称定重量,超声处理(功率 200W,频率 40kHz)40 分钟,放冷,再称定重量,用甲醇补足减失的重量,摇匀,滤过,精密量取续滤液 5ml,置 10ml 量瓶中,加甲醇至刻度,摇匀,即得。

测定法　分别精密吸取对照品溶液与供试品溶液各 5μl,注入液相色谱仪,测定,即得。

本品按干燥品计算,含岩白菜素($C_{14}H_{16}O_9$)不得少于 1.5%。

饮片

【炮制】　除去杂质,洗净,润透,切段,干燥。

【性状】　本品呈不规则的段。外表皮灰棕色或棕褐色,可见纵皱纹,有横向或环状断裂痕,皮部与木部易分离。切面皮部厚,约占 1/3～1/2,类白色或粉红色,外侧有紫色斑点散在;木部黄白色,不平坦。气微,味微苦,有刺舌感。

【检查】　总灰分　同药材,不得过 5.0%。

【含量测定】　同药材,含岩白菜素($C_{14}H_{16}O_9$)不得少于 1.0%。

【鉴别】(除横切面外)　【检查】(水分)　【浸出物】　同药材。

【性味与归经】　微苦、辛,平。归肺、肝经。

【功能与主治】　解毒消肿,活血止痛,祛风除湿。用于咽喉肿痛,风湿痹痛,跌打损伤。

【用法与用量】　3～9g。

【贮藏】　置干燥处。

竹　节　参

Zhujieshen

PANACIS JAPONICI RHIZOMA

本品为五加科植物竹节参 *Panax japonicus* C. A. Mey. 的干燥根茎。秋季采挖,除去主根和外皮,干燥。

【性状】　本品略呈圆柱形,稍弯曲,有的具肉质侧根。长 5～22cm,直径 0.8～2.5cm。表面黄色或黄褐色,粗糙,有致密的纵皱纹及根痕。节明显,节间长 0.8～2cm,每节有 1 凹陷的茎痕。质硬,断面黄白色至淡黄棕色,黄色点状维管束排列成环。气微,味苦,后微甜。

【鉴别】　(1)本品横切面:木栓层为 2～10 列细胞。皮层稍宽,有少数分泌道。维管束外韧型,环状排列,形成层成环。韧皮部偶见分泌道。木质部束略作 2～4 列放射状排列,也有呈单行排列;木纤维常 1～4 束,有的纤维束旁有较大的木化厚壁细胞。中央有髓。薄壁细胞中含众多草酸钙簇晶,直径 17～70μm,并含淀粉粒。

粉末黄白色至黄棕色。木纤维成束,直径约 25μm,壁稍厚,纹孔斜裂缝状,有的交叉呈人字形。草酸钙簇晶多见,直径 15～70μm。梯纹导管、网纹导管或具缘纹孔导管直径 20～70μm。树脂道碎片偶见,内含黄色块状物。木栓组织碎片细胞呈多角形、长方形或不规则形,壁厚。淀粉粒众多,多单粒,呈类圆形,直径约 10μm,或已糊化。

(2)取本品粉末约 0.2g,加 60%甲醇 25ml,超声处理 40 分钟,滤过,滤液作为供试品溶液。另取人参皂苷 Ro 对照品和竹节参皂苷 IVa 对照品,分别加 60%甲醇制成每 1ml 含 1mg 的溶液,作为对照品溶液。照薄层色谱法(通则 0502)试验，吸取供试品溶液和对照品溶液各 $10\mu l$，分别点于同一硅胶 GF$_{254}$薄层板上，以三氯甲烷-甲醇-甲酸-水（4.5：1.5：0.1：0.3）的下层溶液为展开剂，展开，取出，晾干，喷以 10% 硫酸乙醇溶液，加热至斑点显色清晰，置紫外光灯（365nm）下检视。供试品色谱中，在与对照品色谱相应的位置上显相同颜色的斑点。

【检查】　水分　不得过 13.0%（通则 0832 第二法）。

总灰分　不得过 8.0%（通则 2302）。

酸不溶性灰分　不得过 2.0%（通则 2302）。

【含量测定】　照高效液相色谱法（通则 0512）测定。

色谱条件与系统适用性试验　以十八烷基硅烷键合硅胶为填充剂；以乙腈为流动相 A，以 0.15% 磷酸溶液为流动相 B，按下表中的规定进行梯度洗脱；柱温 40℃，检测波长为 203nm。理论板数按人参皂苷 Ro 峰计算应不低于 10000。

时间（分钟）	流动相 A（%）	流动相 B（%）
0～3	25	75
3～11	25→33	75→67
11～35	33	67
35～40	33→37	67→63
40～50	37	63

对照品溶液的制备　取人参皂苷 Ro 对照品和竹节参皂苷 IVa 对照品适量，精密称定，分别加 60% 甲醇制成每 1ml 含 1.0mg 的溶液，即得。

供试品溶液的制备　取本品粉末（过二号筛）约 0.2g，精密称定，置具塞锥形瓶中，精密加 60% 甲醇 25ml，称定重量，25℃超声处理（功率 500W，频率 28kHz）40 分钟，放冷，再称定重量，用 60% 甲醇补足减失的重量，摇匀，滤过，取续滤液，即得。

测定法　分别精密吸取对照品溶液与供试品溶液各 $20\mu l$，注入液相色谱仪，测定，即得。

本品按干燥品计算，含人参皂苷 Ro（$C_{48}H_{76}O_{19}$）和竹节参皂苷 IVa（$C_{42}H_{66}O_{14}$）分别不得少于 1.5%。

饮片

【炮制】　用时捣碎。

【性味与归经】　甘、微苦，温。归肝、脾、肺经。

【功能与主治】　散瘀止血，消肿止痛，祛痰止咳，补虚强壮。用于痨嗽咯血，跌扑损伤，咳嗽痰多，病后虚弱。

【用法与用量】　6～9g。

【贮藏】　置通风干燥处，防蛀。

竹　茹

Zhuru

BAMBUSAE CAULIS IN TAENIAS

本品为禾本科植物青秆竹 *Bambusa tuldoides* Munro、大头典竹 *Sinocalamus beecheyanus*（Munro）McClure var.

pubescens P. F. Li 或淡竹 *Phyllostachys nigra*（Lodd.）Munro var. *henonis*（Mitf.）Stapf ex Rendle 的茎秆的干燥中间层。全年均可采制，取新鲜茎，除去外皮，将稍带绿色的中间层刮成丝条，或削成薄片，捆扎成束，阴干。前者称"散竹茹"，后者称"齐竹茹"。

【性状】　本品为卷曲成团的不规则丝条或呈长条形薄片状。宽窄厚薄不等，浅绿色、黄绿色或黄白色。纤维性，体轻松，质柔韧，有弹性。气微，味淡。

【检查】　水分　不得过 7.0%（通则 0832 第二法）。

【浸出物】　照水溶性浸出物测定法（通则 2201）项下的热浸法测定，不得少于 4.0%。

饮片

【炮制】　竹茹　除去杂质，切段或揉成小团。

【性状】【检查】【浸出物】　同药材。

姜竹茹　取净竹茹，照姜汁炙法（通则 0213）炒至黄色。

【性状】　本品形如竹茹，表面黄色。微有姜香气。

【检查】【浸出物】　同药材。

【性味与归经】　甘，微寒。归肺、胃、心、胆经。

【功能与主治】　清热化痰，除烦，止呕。用于痰热咳嗽，胆火挟痰，惊悸不宁，心烦失眠，中风痰迷，舌强不语，胃热呕吐，妊娠恶阻，胎动不安。

【用法与用量】　5～10g。

【贮藏】　置干燥处，防霉，防蛀。

延胡索（元胡）

Yanhusuo

CORYDALIS RHIZOMA

本品为罂粟科植物延胡索 *Corydalis yanhusuo* W. T. Wang 的干燥块茎。夏初茎叶枯萎时采挖，除去须根，洗净，置沸水中煮或蒸至恰无白心时，取出，晒干。

【性状】　本品呈不规则的扁球形，直径 0.5～1.5cm。表面黄色或黄褐色，有不规则网状皱纹。顶端有略凹陷的茎痕，底部常有疙瘩状突起。质硬而脆，断面黄色，角质样，有蜡样光泽。气微，味苦。

【鉴别】　（1）本品粉末绿黄色。糊化淀粉粒团块淡黄色或近无色。下皮厚壁细胞绿黄色，细胞多角形、类方形或长条形，壁稍弯曲，木化，有的成连珠状增厚，纹孔细密。螺纹导管直径 16～32μm。

（2）取本品粉末 1g，加甲醇 50ml，超声处理 30 分钟，滤过，滤液蒸干，残渣加水 10ml 使溶解，加浓氨试液调至碱性，用乙醚振摇提取 3 次，每次 10ml，合并乙醚液，蒸干，残渣加甲醇 1ml 使溶解，作为供试品溶液。另取延胡索对照药材 1g，同法制成对照药材溶液。再取延胡索乙素对照品，加甲醇制成每 1ml 含 0.5mg 的溶液，作为对照品溶液。照薄层色谱法(通则 0502)试验,吸取上述三种溶液各 2～3μl,分别点于同一用 1%氢氧化钠溶液制备的硅胶 G 薄层板上,以甲苯-丙酮(9：2)为展开剂,展开,取出,晾干,置碘缸中约 3 分钟后取出,挥尽板上吸附的碘后,置紫外光灯(365nm)下检视。供试品色谱中,在与对照药材色谱和对照品色谱相应的位置上,显相同颜色的荧光斑点。

【检查】 **水分** 不得过 15.0%(通则 0832 第二法)。

总灰分 不得过 4.0%(通则 2302)。

黄曲霉毒素 照真菌毒素测定法(通则 2351)中黄曲霉毒素测定法第一法测定。

供试品溶液的制备 取供试品粉末约 5g,精密称定,置于均质瓶中,加入氯化钠 1g,精密加入 70%甲醇溶液 75ml,高速振荡 5 分钟,离心 10 分钟(离心速度 8000 转/分钟),精密量取上清液 15ml,置 100ml 量瓶中,用水稀释至刻度,摇匀,离心 10 分钟(离心速度 8000 转/分钟),精密量取上清液 20ml,通过免疫亲合柱,流速每分钟 3ml,用水 10～20ml 洗脱,弃去水洗液,使空气进入柱子,将水挤出柱子,再用 1.5ml 甲醇洗脱,收集洗脱液,置 2ml 量瓶中,并用水稀释至刻度,摇匀,即得。

本品每 1000g 含黄曲霉毒素 B_1 不得过 5μg,含黄曲霉毒素 G_2、黄曲霉毒素 G_1、黄曲霉毒素 B_2、黄曲霉毒素 B_1 的总量不得过 10μg。

【浸出物】 照醇溶性浸出物测定法(通则 2201)项下的热浸法测定,用稀乙醇作溶剂,不得少于 13.0%。

【含量测定】 照高效液相色谱法(通则 0512)测定。

色谱条件与系统适用性试验 以十八烷基硅烷键合硅胶为填充剂;以甲醇-0.1%磷酸溶液(三乙胺调节 pH 值至 6.0)(55：45)为流动相;检测波长为 280nm。理论板数按延胡索乙素峰计算应不低于 3000。

对照品溶液的制备 取延胡索乙素对照品适量,精密称定,加甲醇制成每 1ml 含 46μg 的溶液,即得。

供试品溶液的制备 取本品粉末(过三号筛)约 0.5g,精密称定,置平底烧瓶中,精密加入浓氨试液-甲醇(1：20)混合溶液 50ml,称定重量,冷浸 1 小时后加热回流 1 小时,放冷,再称定重量,用浓氨试液-甲醇(1：20)混合溶液补足减失的重量,摇匀,滤过。精密量取续滤液 25ml,蒸干,残渣加甲醇溶解,转移至 5ml 量瓶中,并稀释至刻度,摇匀,滤过,取续滤液,即得。

测定法 分别精密吸取对照品溶液与供试品溶液各 10μl,注入液相色谱仪,测定,即得。

本品按干燥品计算,含延胡索乙素($C_{21}H_{25}NO_4$)不得少于 0.050%。

饮片

【炮制】 **延胡索** 除去杂质,洗净,干燥,切厚片或用时捣碎。

【性状】 本品呈不规则的圆形厚片。外表皮黄色或黄褐色,有不规则细皱纹。切面或断面黄色,角质样,具蜡样光泽。

气微,味苦。

【含量测定】 同药材,含延胡索乙素($C_{21}H_{25}NO_4$)不得少于 0.040%。

【鉴别】【检查】【浸出物】 同药材。

醋延胡索 取净延胡索,照醋炙法(通则 0213)炒干,或照醋煮法(通则 0213)煮至醋吸尽,切厚片或用时捣碎。

【性状】 本品形如延胡索或片,表面和切面黄褐色,质较硬。微具醋香气。

【含量测定】 同药材,含延胡索乙素($C_{21}H_{25}NO_4$)不得少于 0.040%。

【鉴别】【检查】【浸出物】 同药材。

【性味与归经】 辛、苦,温。归肝、脾经。

【功能与主治】 活血,行气,止痛。用于胸胁、脘腹疼痛,胸痹心痛,经闭痛经,产后瘀阻,跌扑肿痛。

【用法与用量】 3～10g;研末吞服,一次 1.5～3g。

【贮藏】 置干燥处,防蛀。

华　山　参

Huashanshen

PHYSOCHLAINAE RADIX

本品为茄科植物漏斗泡囊草 *Physochlaina infundibularis* Kuang 的干燥根。春季采挖,除去须根,洗净,晒干。

【性状】 本品呈长圆锥形或圆柱形,略弯曲,有的有分枝,长 10～20cm,直径 1～2.5cm。表面棕褐色,有黄白色横长皮孔样突起、须根痕及纵皱纹,上部有环纹。顶端常有 1 至数个根茎,其上有茎痕和疣状突起。质硬,断面类白色或黄白色,皮部狭窄,木部宽广,可见细密的放射状纹理。具烟草气,味微苦,稍麻舌。

【鉴别】 (1)本品横切面:木栓层为数列至 10 余列木栓细胞,最外层细胞黄棕色。形成层环明显。木质部占根的大部分,导管数个相聚,有的导管旁有细小筛管群,为木间韧皮部。木薄壁组织和射线内含有砂晶细胞。近中心的导管或导管群四周有时围有数层至 10 余层棕色扁平形木栓化细胞,内含黄棕色分泌物。薄壁细胞充满淀粉粒,有的含草酸钙砂晶。

粉末灰白色。淀粉粒甚多,单粒类圆形,直径 3～15μm,脐点点状、裂缝状或叉状;复粒由 2～4 分粒组成。草酸钙砂晶多存在于薄壁细胞中。网纹导管直径 17～85μm。

(2)取本品细粉 4g,加 85%乙醇 15ml,振摇 15 分钟,滤过,滤液蒸干,加 1%硫酸溶液 2ml,搅拌,滤过,滤液加氨试液使成碱性,再加三氯甲烷 2ml,振摇提取,分取三氯甲烷液,蒸干,残渣加发烟硝酸 5 滴,蒸干,放冷,残渣加乙醇制氢氧化钾试液 3～4 滴与氢氧化钾一小块,即显紫堇色。

(3)取本品中粉 1g,加浓氨试液-乙醇(1：1)混合溶液 2ml 湿润,再加三氯甲烷 20ml,加热回流 1 小时,滤过,滤液小心蒸干,加三氯甲烷 1ml 使溶解,作为供试品溶液。另取硫酸阿托品对照品、氢溴酸东莨菪碱对照品、氢溴酸山莨菪碱对照品和东莨菪内酯对照品,加乙醇制成每 1ml 各含 1mg 的混合溶液,作为对照品溶液。照薄层色谱法(通则 0502)试验,吸取上述两种溶液各 5μl,分别点于同一硅胶 G 薄层板上,以乙酸乙酯-甲醇-浓氨试液(17:2:1)为展开剂,展开,取出,晾干,置紫外光灯(365nm)下检视。供试品色谱中,在与对照品色谱相应的位置上,显相同的蓝白色荧光主斑点(东莨菪内酯)。再依次喷以碘化铋钾试液和亚硝酸钠乙醇试液。供试品色谱中,在与对照品色谱相应的位置上,显相同的四个棕色斑点。

【检查】 水分 不得过 12.0%(通则 0832 第二法)。

总灰分 不得过 8.0%(通则 2302)。

【浸出物】 照醇溶性浸出物测定法(通则 2201)项下的热浸法测定,用乙醇作溶剂,不得少于 11.0%。

【含量测定】 生物碱 对照品溶液的制备 取在 120℃ 干燥至恒重的硫酸阿托品对照品适量,精密称定,加水制成每 1ml 相当于含莨菪碱 75μg 的溶液。

供试品溶液的制备 取本品中粉约 0.25g,精密称定,置具塞锥形瓶中,精密加入枸橼酸-磷酸氢二钠缓冲液(pH4.0)25ml,振摇 5 分钟,放置过夜,用干燥滤纸滤过,取续滤液,即得。

测定法 精密量取供试品溶液与对照品溶液各 2ml,分别置分液漏斗中,各精密加枸橼酸-磷酸氢二钠缓冲液(pH4.0)10ml,再精密加入用上述缓冲液配制的 0.04%溴甲酚绿溶液 2ml,摇匀,用三氯甲烷 10ml 振摇提取 5 分钟,待溶液完全分层后,分取三氯甲烷液,用三氯甲烷湿润的滤纸滤入 25ml 量瓶中,再用三氯甲烷提取 3 次,每次 5ml,依次滤入量瓶中,并用三氯甲烷洗涤滤纸,滤入量瓶中,加三氯甲烷至刻度,摇匀,照紫外-可见分光光度法(通则 0401)在 415nm 的波长处分别测定吸光度,计算,即得。

本品含生物碱以莨菪碱($C_{17}H_{23}NO_3$)计算,不得少于 0.20%。

东莨菪内酯 照高效液相色谱法(通则 0512)测定。

色谱条件与系统适用性试验 以十八烷基硅烷键合硅胶为填充剂;以甲醇-0.3%磷酸溶液(30:70)为流动相;检测波长为 344nm。理论板数按东莨菪内酯峰计算应不低于 4000。

对照品溶液的制备 取东莨菪内酯对照品适量,精密称定,加甲醇制成每 1ml 含 16μg 的溶液,即得。

供试品溶液的制备 取本品粉末(过三号筛)约 0.5g,精密称定,置具塞锥形瓶中,精密加入甲醇 25ml,密塞,称定重量,放置 1 小时,时时振摇,超声处理(功率 300W,频率 40kHz)1 小时,放冷,再称定重量,用甲醇补足减失的重量,摇匀,滤过,取续滤液,即得。

测定法 分别精密吸取对照品溶液与供试品溶液各 10μl,注入液相色谱仪,测定,即得。

本品按干燥品计算,含东莨菪内酯($C_{10}H_8O_4$)不得少于 0.080%。

饮片

【炮制】 用时捣碎。

【性味与归经】 甘、微苦,温;有毒。归肺、心经。

【功能与主治】 温肺祛痰,平喘止咳,安神镇惊。用于寒痰喘咳,惊悸失眠。

【用法与用量】 0.1～0.2g。

【注意】 不宜多服,以免中毒;青光眼患者禁服;孕妇及前列腺重度肥大者慎用。

【贮藏】 置通风干燥处,防蛀。

自 然 铜

Zirantong

PYRITUM

本品为硫化物类矿物黄铁矿族黄铁矿,主含二硫化铁(FeS_2)。采挖后,除去杂石。

【性状】 本品晶形多为立方体,集合体呈致密块状。表面亮淡黄色,有金属光泽;有的黄棕色或棕褐色,无金属光泽。具条纹,条痕绿黑色或棕红色。体重,质坚硬或稍脆,易砸碎,断面黄白色,有金属光泽;或断面棕褐色,可见银白色亮星。

【鉴别】 取本品粉末 1g,加稀盐酸 4ml,振摇,滤过,滤液显铁盐(通则 0301)的鉴别反应。

【含量测定】 取本品细粉约 0.25g,精密称定,置瓷坩埚中,在 650℃灼烧约 30 分钟,取出,放冷,将灼烧物转移至锥形瓶中,加盐酸 15ml 与 25%氟化钾溶液 3ml,盖上表面皿,加热至微沸,滴加 6%氯化亚锡溶液,不断振摇,待分解完全,瓶底仅留白色残渣时,用少量水洗涤表面皿及瓶内壁,趁热滴加 6%氯化亚锡溶液至显浅黄色(如氯化亚锡过量,可滴加高锰酸钾试液至显浅黄色),加水 100ml 与 25%钨酸钠溶液 15 滴,并滴加 1%三氯化钛溶液至显蓝色,再小心滴加重铬酸钾滴定液(0.01667mol/L)至蓝色刚好褪尽,立即加硫酸-磷酸-水(2:3:5)10ml 与 0.5%二苯胺磺酸钠溶液 10 滴,用重铬酸钾滴定液(0.01667mol/L)滴定至溶液显稳定的蓝紫色。每 1ml 重铬酸钾滴定液(0.01667mol/L)相当于 5.585mg 的铁(Fe)。

本品含铁(Fe)应为 40.0%～55.0%。

饮片

【炮制】 自然铜 除去杂质,洗净,干燥。用时砸碎。

【性状】 同药材。

煅自然铜 取净自然铜,照煅淬法(通则 0213)煅至暗红,醋淬至表面呈黑褐色,光泽消失并酥松。

每 100kg 自然铜,用醋 30kg。

【性状】 本品为小立方体或不规则的碎粒或粉末状,呈棕褐色至黑褐色或灰黑色,无金属光泽。质酥脆。略有醋酸气。

【含量测定】 同药材,本品含铁(Fe)不得少于 40.0%。

【鉴别】 同药材。

【性味与归经】 辛,平。归肝经。

【功能与主治】 散瘀止痛,续筋接骨。用于跌打损伤,筋骨折伤,瘀肿疼痛。

【用法与用量】 3～9g,多入丸散服,若入煎剂宜先煎。外用适量。

【贮藏】 置干燥处。

伊 贝 母

Yibeimu

FRITILLARIAE PALLIDIFLORAE BULBUS

本品为百合科植物新疆贝母 *Fritillaria walujewii* Regel 或伊犁贝母 *Fritillaria pallidiflora* Schrenk 的干燥鳞茎。5～7 月间采挖,除去泥沙,晒干,再去须根和外皮。

【性状】 **新疆贝母** 呈扁球形,高 0.5～1.5cm。表面类白色,光滑。外层鳞叶 2 瓣,月牙形,肥厚,大小相近而紧靠。顶端平展而开裂,基部圆钝,内有较大的鳞片和残茎、心芽各 1 枚。质硬而脆,断面白色,富粉性。气微,味微苦。

伊犁贝母 呈圆锥形,较大。表面稍粗糙,淡黄白色。外层鳞叶两瓣,心脏形,肥大,一片较大或近等大,抱合。顶端稍尖,少有开裂,基部微凹陷。

【鉴别】 (1)本品粉末类白色,以淀粉粒为主体。

新疆贝母 淀粉粒单粒广卵形、卵形或贝壳形,直径 5～54μm,脐点点状、人字状或短缝状,层纹明显;复粒少,由 2 分粒组成。表皮细胞类长方形,垂周壁微波状弯曲,细胞内含细小草酸钙方晶。气孔不定式,副卫细胞 4～6。螺纹导管和环纹导管直径 9～56μm。

伊犁贝母 淀粉粒单粒广卵形、三角状卵形、贝壳形或不规则圆形,直径约 60μm,脐点点状、人字状或十字状。导管直径约 50μm。

(2)取本品粉末 5g,加浓氨试液 2ml 与三氯甲烷 20ml,振摇,放置过夜,滤过,滤液蒸干,残渣加三氯甲烷 0.5ml 使溶解,作为供试品溶液。另取伊贝母对照药材 5g,同法制成对照药材溶液。再取西贝母碱对照品,加三氯甲烷制成每 1ml 含 0.5mg 的溶液,作为对照品溶液。照薄层色谱法(通则 0502)试验,吸取上述三种溶液各 2～4μl,分别点于同一用 2%氢氧化钠溶液制备的硅胶 G 薄层板上,以三氯甲烷-乙酸乙酯-甲醇-水(8∶8∶3∶2)10℃ 以下放置的下层溶液为展开剂,展开,取出,晾干,依次喷以稀碘化铋钾试液和亚硝酸钠试液。供试品色谱中,在与对照药材色谱相应的位置上,显相同颜色的斑点;在与对照品色谱相应的位置上,显相同的棕色斑点。

【检查】 **水分** 不得过 15.0%(通则 0832 第二法)。

总灰分 不得过 4.5%(通则 2302)。

【浸出物】 照水溶性浸出物测定法(通则 2201)项下的冷浸法测定,用 70%乙醇作溶剂,不得少于 9.0%。

【含量测定】 照高效液相色谱法(通则 0512)测定。

色谱条件与系统适用性试验 以十八烷基硅烷键合硅胶为填充剂;以乙腈-水-二乙胺(55∶45∶0.03)为流动相;蒸发光散射检测器检测。理论板数按西贝素苷峰计算应不低于 3000。

对照品溶液的制备 取西贝母碱苷对照品、西贝母碱对照品适量,精密称定,加甲醇制成每 1ml 各含 0.2mg 的混合溶液,即得。

供试品溶液的制备 取本品粉末(过四号筛)约 1g,精密称定,置圆底烧瓶中,加浓氨试液 2ml 浸润 1 小时,精密加入三氯甲烷-甲醇(4∶1)的混合溶液 20ml,称定重量,混匀,置 80℃ 水浴上加热回流 2 小时,放冷,再称定重量,用三氯甲烷-甲醇(4∶1)的混合溶液补足减失的重量,摇匀,滤过,精密量取续滤液 10ml,蒸干,残渣加甲醇溶解,转移至 2ml 量瓶中,加甲醇至刻度,摇匀,即得。

测定法 分别精密吸取对照品溶液 10μl、20μl,供试品溶液 20μl,注入液相色谱仪,测定,用外标两点法对数方程计算,即得。

本品以干燥品计算,含西贝母碱苷($C_{33}H_{53}NO_8$)和西贝母碱($C_{27}H_{43}NO_3$)的总量不得少于 0.070%。

【性味与归经】 苦、甘,微寒。归肺、心经。

【功能与主治】 清热润肺,化痰止咳。用于肺热燥咳,干咳少痰,阴虚劳嗽,咳痰带血。

【用法与用量】 3～9g。

【注意】 不宜与川乌、制川乌、草乌、制草乌、附子同用。

【贮藏】 置通风干燥处,防蛀。

血 余 炭

Xueyutan

CRINIS CARBONISATUS

本品为人发制成的炭化物。取头发,除去杂质,碱水洗去油垢,清水漂净,晒干,焖煅成炭,放凉。

【性状】 本品呈不规则块状,乌黑光亮,有多数细孔。体轻,质脆。用火烧之有焦发气,味苦。

【检查】 **酸不溶性灰分** 不得过 10.0%(通则 2302)。

【性味与归经】 苦,平。归肝、胃经。

【功能与主治】 收敛止血,化瘀,利尿。用于吐血,咯血,衄血,血淋,尿血,便血,崩漏,外伤出血,小便不利。

【用法与用量】 5～10g。

【贮藏】 置干燥处。

血　竭

Xuejie

DRACONIS SANGUIS

本品为棕榈科植物麒麟竭 *Daemonorops draco* Bl. 果实渗出的树脂经加工制成。

【性状】　本品略呈类圆四方形或方砖形，表面暗红，有光泽，附有因摩擦而成的红粉。质硬而脆，破碎面红色，研粉为砖红色。气微，味淡。在水中不溶，在热水中软化。

【鉴别】　(1)取本品粉末，置白纸上，用火隔纸烘烤即熔化，但无扩散的油迹，对光照视呈鲜艳的红色。以火燃烧则产生呛鼻的烟气。

(2)取本品粉末 0.1g，加乙醚 10ml，密塞，振摇 10 分钟，滤过，取滤液作为供试品溶液。另取血竭对照药材 0.1g，同法制成对照药材溶液。照薄层色谱法(通则 0502)试验，吸取供试品溶液、对照药材溶液及〔含量测定〕项下血竭素高氯酸盐对照品溶液各 10～20μl，分别点于同一硅胶 G 薄层板上，以三氯甲烷-甲醇(19：1)为展开剂，展开，取出，晾干，置日光下检视。供试品色谱中，在与对照药材色谱和对照品色谱相应的位置上，显相同的橙色斑点。

(3)取本品粉末 0.5g，加乙醇 10ml，密塞，振摇 10 分钟，滤过，滤液加稀盐酸 5ml，混匀，析出棕黄色沉淀，放置后逐渐凝成棕黑色树脂状物。取树脂状物，用稀盐酸 10ml 分次充分洗涤，弃去洗液，加 20%氢氧化钾溶液 10ml，研磨，加三氯甲烷 5ml 振摇提取，三氯甲烷层显红色，取三氯甲烷液作为供试品溶液。另取血竭对照药材 0.5g，同法制成对照药材溶液。照薄层色谱法(通则 0502)试验，吸取上述两种溶液各 10～20μl，分别点于同一硅胶 G 薄层板上，以三氯甲烷-甲醇(19：1)为展开剂，展开，取出，晾干，置日光下检视。供试品色谱中，在与对照药材色谱相应的位置上，显相同的橙色斑点。

【检查】　**总灰分**　不得过 6.0%(通则 2302)。

松香　取本品粉末 0.2g，加乙醇 25ml，超声处理 15 分钟，滤过，滤液作为供试品溶液。另取松香酸对照品，加乙醇制成每 1ml 含 1mg 的溶液，作为对照品溶液。照薄层色谱法(通则 0502)试验，吸取上述供试品溶液 2μl、对照品溶液 5μl，分别点于同一硅胶 GF$_{254}$ 薄层板上，以石油醚(60～90℃)-乙酸乙酯-冰醋酸(9：1：0.1)为展开剂，展开，取出，晾干，置紫外光灯(254nm)下检视。供试品色谱中，在与对照品色谱相应的位置上，不得显相同颜色的斑点；再喷以 10%硫酸乙醇溶液，在 105℃加热至斑点显色清晰，置紫外光灯(365nm)下检视，不得显相同的蓝白色荧光斑点。

醇不溶物　取本品粉末约 2g，精密称定，置于已知重量的滤纸筒中，置索氏提取器内，加乙醇 200～400ml，回流提取至提取液无色，取出滤纸筒，挥去乙醇，于 105℃干燥 4 小时，精密称定，计算，不得过 25.0%。

【含量测定】　照高效液相色谱法(通则 0512)测定。

色谱条件与系统适用性试验　以十八烷基硅烷键合硅胶为填充剂；以乙腈-0.05mol/L 磷酸二氢钠溶液(50：50)为流动相；检测波长为 440nm；柱温 40℃。理论板数按血竭素峰计算应不低于 4000。

对照品溶液的制备　取血竭素高氯酸盐对照品 9mg，精密称定，置 50ml 棕色量瓶中，加 3%磷酸甲醇溶液使溶解，并稀释至刻度，摇匀，精密量取 1ml，置 5ml 棕色量瓶中，加甲醇至刻度，摇匀，即得(每 1ml 中含血竭素 26μg)(血竭素重量＝血竭素高氯酸盐重量/1.377)。

供试品溶液的制备　取本品适量，研细，取 0.05～0.15g，精密称定，置具塞试管中，精密加入 3%磷酸甲醇溶液 10ml，密塞，振摇 3 分钟，滤过，精密量取续滤液 1ml，置 5ml 棕色量瓶中，加甲醇至刻度，摇匀，即得。

测定法　分别精密吸取对照品溶液与供试品溶液各 10μl，注入液相色谱仪，测定，即得。

本品含血竭素($C_{17}H_{14}O_3$)不得少于 1.0%。

饮片

【炮制】　除去杂质，打成碎粒或研成细末。

【性味与归经】　甘、咸，平。归心、肝经。

【功能与主治】　活血定痛，化瘀止血，生肌敛疮。用于跌打损伤，心腹瘀痛，外伤出血，疮疡不敛。

【用法与用量】　研末，1～2g，或入丸剂。外用研末撒或入膏药用。

【贮藏】　置阴凉干燥处。

全　蝎

Quanxie

SCORPIO

本品为钳蝎科动物东亚钳蝎 *Buthus martensii* Karsch 的干燥体。春末至秋初捕捉，除去泥沙，置沸水或沸盐水中，煮至全身僵硬，捞出，置通风处，阴干。

【性状】　本品头胸部与前腹部呈扁平长椭圆形，后腹部呈尾状，皱缩弯曲，完整者体长约 6cm。头胸部呈绿褐色，前面有 1 对短小的螯肢和 1 对较长大的钳状脚须，形似蟹螯，背面覆有梯形背甲，腹面有足 4 对，均为 7 节，末端各具 2 爪钩；前腹部由 7 节组成，第 7 节色深，背甲上有 5 条隆脊线。背面绿褐色，后腹部棕黄色，6 节，节上均有纵沟，末节有锐钩状毒刺，毒刺下方无距。气微腥，味咸。

【鉴别】　本品粉末黄棕色或淡棕色。体壁碎片外表皮表面观呈多角形网格样纹理，表面密布细小颗粒，可见毛窝、细小圆孔和淡棕色或近无色的瘤状突起；内表皮无色，有横向条纹，内、外表皮纵贯较多长短不一的微细孔道。刚毛红棕色，多碎断，先端锐尖或钝圆，具纵直纹理，髓腔细窄。横纹肌纤维多碎断,明带较暗带宽,明带中有一暗线,暗带有致密的短纵纹理。

【检查】 水分 不得过 20.0%(通则 0832 第二法)。

总灰分 不得过 17.0%(通则 2302)。

酸不溶性灰分 不得过 3.0%(通则 2302)。

黄曲霉毒素 照真菌毒素测定法(通则 2351)测定。

本品每 1000g 含黄曲霉毒素 B_1 不得过 $5\mu g$,黄曲霉毒素 G_2、黄曲霉毒素 G_1、黄曲霉毒素 B_2 和黄曲霉毒素 B_1 的总量不得过 $10\mu g$。

【浸出物】 照醇溶性浸出物测定法(通则 2201)项下的热浸法测定,用乙醇作溶剂,不得少于 18.0%。

饮片

【炮制】 除去杂质,洗净,干燥。

【性状】【鉴别】【检查】【浸出物】 同药材。

【性味与归经】 辛,平;有毒。归肝经。

【功能与主治】 息风镇痉,通络止痛,攻毒散结。用于肝风内动,痉挛抽搐,小儿惊风,中风口喎,半身不遂,破伤风,风湿顽痹,偏正头痛,疮疡,瘰疬。

【用法与用量】 3~6g。

【注意】 孕妇禁用。

【贮藏】 置干燥处,防蛀。

合 欢 皮

Hehuanpi

ALBIZIAE CORTEX

本品为豆科植物合欢 *Albizia julibrissin* Durazz. 的干燥树皮。夏、秋二季剥取,晒干。

【性状】 本品呈卷曲筒状或半筒状,长 40~80cm,厚 0.1~0.3cm。外表面灰棕色至灰褐色,稍有纵皱纹,有的成浅裂纹,密生明显的椭圆形横向皮孔,棕色或棕红色,偶有突起的横棱或较大的圆形枝痕,常附有地衣斑;内表面淡黄棕色或黄白色,平滑,有细密纵纹。质硬而脆,易折断,断面呈纤维性片状,淡黄棕色或黄白色。气微香,味淡、微涩、稍刺舌,而后喉头有不适感。

【鉴别】 (1)本品粉末灰黄色。石细胞类长圆形、类圆形、长方形、长条形或不规则形,直径 16~58μm,壁较厚,孔沟明显,有的分枝。纤维细长,直径 7~22μm,常成束,周围细胞含草酸钙方晶,形成晶纤维,含晶细胞壁不均匀增厚,木化或微木化。草酸钙方晶直径 5~26μm。

(2)取本品粉末 1g,加 50%甲醇 10ml,浸泡 1 小时,超声处理 30 分钟,滤过,滤液蒸干,残渣加水 5ml 使溶解,用正丁醇振摇提取 2 次,每次 5ml,合并正丁醇液,蒸干,残渣加甲醇 0.5ml 使溶解,作为供试品溶液。另取合欢皮对照药材 1g,同法制成对照药材溶液。照薄层色谱法(通则 0502)试验,吸取

上述两种溶液各 $3\mu l$,分别点于同一高效硅胶 G 薄层板上,以三氯甲烷-甲醇-水(13:5:2)的下层溶液(每 10ml 加甲酸 0.1ml)为展开剂,展开,取出,晾干,喷以 5%磷钼酸乙醇试液,在 90℃加热至斑点显色清晰。供试品色谱中,在与对照药材色谱相应的位置上,显相同颜色的斑点。

【检查】 水分 不得过 10.0%(通则 0832 第二法)。

总灰分 不得过 6.0%(通则 2302)。

【浸出物】 照醇溶性浸出物测定法(通则 2201)项下的热浸法测定,用稀乙醇作溶剂,不得少于 12.0%。

【含量测定】 照高效液相色谱法(通则 0512)测定。

色谱条件与系统适用性试验 以十八烷基硅烷键合硅胶为填充剂;以乙腈-0.04%磷酸溶液(18:82)为流动相;检测波长为 204nm。理论板数按(一)-丁香树脂酚-4-O-β-D-呋喃芹糖基-(1→2)-β-D-吡喃葡萄糖苷峰计算应不低于 3000。

对照品溶液的制备 取(一)-丁香树脂酚-4-O-β-D-呋喃芹糖基-(1→2)-β-D-吡喃葡萄糖苷对照品适量,精密称定,加甲醇制成每 1ml 含 $25\mu g$ 的溶液,即得。

供试品溶液的制备 取本品粉末(过三号筛)约 0.5g,精密称定,置具塞锥形瓶中,精密加入 50%甲醇 20ml,密塞,称定重量,浸泡 1 小时,超声处理(功率 250W,频率 40kHz)30 分钟,放冷,再称定重量,用 50%甲醇补足减失的重量,摇匀,滤过,取续滤液,即得。

测定法 分别精密吸取对照品溶液与供试品溶液各 20μl,注入液相色谱仪,测定,即得。

按干燥品计算,含(一)-丁香树脂酚-4-O-β-D-呋喃芹糖基-(1→2)-β-D-吡喃葡萄糖苷($C_{33}H_{44}O_{17}$)不得少于 0.030%。

饮片

【炮制】 除去杂质,洗净,润透,切丝或块,干燥。

【性状】 本品呈弯曲的丝或块片状。外表面灰棕色至灰褐色,稍有纵皱纹,密生明显的椭圆形横向皮孔,棕色或棕红色。内表面淡黄棕色或黄白色,平滑,具细密纵纹。切面呈纤维性片状,淡黄棕色或黄白色。气微香,味淡、微涩、稍刺舌,而后喉头有不适感。

【浸出物】 同药材,不得少于 10.0%。

【鉴别】【检查】【含量测定】 同药材。

【性味与归经】 甘,平。归心、肝、肺经。

【功能与主治】 解郁安神,活血消肿。用于心神不安,忧郁失眠,肺痈,疮肿,跌扑伤痛。

【用法与用量】 6~12g。外用适量,研末调敷。

【贮藏】 置通风干燥处。

合 欢 花

Hehuanhua

ALBIZIAE FLOS

本品为豆科植物合欢 *Albizia julibrissin* Durazz. 的干燥

花序或花蕾。夏季花开放时择晴天采收或花蕾形成时采收，及时晒干。前者习称"合欢花"，后者习称"合欢米"。

【性状】　合欢花　头状花序，皱缩成团。总花梗长 3～4cm，有时与花序脱离，黄绿色，有纵纹，被稀疏毛茸。花全体密被毛茸，细长而弯曲，长 0.7～1cm，淡黄色或黄褐色，无花梗或几无花梗。花萼筒状，先端有 5 齿；花冠筒长约为萼筒的 2 倍，先端 5 裂，裂片披针形；雄蕊多数，花丝细长，黄棕色至黄褐色，下部合生，上部分离，伸出花冠筒外。气微香，味淡。

合欢米　呈棒槌状，长 2～6mm，膨大部分直径约 2mm，淡黄色至黄褐色，全体被毛茸，花梗极短或无。花萼筒状，先端有 5 小齿；花冠未开放；雄蕊多数，细长并弯曲，基部连合，包于花冠内。气微香，味淡。

【鉴别】　(1)本品粉末灰黄色。非腺毛单细胞，长 81～447μm。草酸钙方晶较多，存在于薄壁细胞中，直径 3～31μm。复合花粉粒呈扁球形，为 16 合体，直径 81～146μm，外围 8 个围在四周；单个分体呈类方形或长球形。

(2)取本品粉末 0.6g，加 70% 乙醇 30ml，加热回流 1 小时，滤过，滤液蒸干，残渣加水 25ml 使溶解，用水饱和的正丁醇振摇提取 2 次，每次 30ml，合并正丁醇液，蒸干，残渣加甲醇 10ml 使溶解，作为供试品溶液。另取合欢花对照药材 0.6g，同法制成对照药材溶液。再取槲皮苷对照品，加甲醇制成每 1ml 含 0.5mg 的溶液，作为对照品溶液。照薄层色谱法(通则 0502)试验，吸取上述三种溶液各 1μl，分别点于同一聚酰胺薄膜上，以甲苯-乙酸乙酯-88% 甲酸-水(1：8：1：1)的上层溶液为展开剂，展开，取出，晾干，喷以三氯化铝试液，热风吹约 1 分钟，置紫外光灯(365nm)下检视。供试品色谱中，在与对照药材色谱和对照品色谱相应的位置上，显相同颜色的荧光斑点。

【检查】　杂质　不得过 2%(通则 2301)。

水分　不得过 15.0%(通则 0832 第二法)。

总灰分　不得过 10.0%(通则 2302)。

酸不溶性灰分　不得过 3.0%(通则 2302)。

【浸出物】　照醇溶性浸出物测定法(通则 2201)项下的热浸法测定，用稀乙醇作溶剂，不得少于 25.0%。

【含量测定】　照高效液相色谱法(通则 0512)测定。

色谱条件与系统适用性试验　以十八烷基硅烷键合硅胶为填充剂；以乙腈-0.1% 磷酸溶液(25：75)为流动相；检测波长为 256nm。理论板数按槲皮苷峰计算应不低于 3000。

对照品溶液的制备　取槲皮苷对照品适量，精密称定，加稀乙醇制成每 1ml 含 60μg 的溶液，即得。

供试品溶液的制备　取本品粉末(过三号筛)约 0.25g，精密称定，置具塞锥形瓶中，精密加入稀乙醇 50ml，称定重量，加热回流 30 分钟，放冷，再称定重量，用稀乙醇补足减失的重量，摇匀，滤过，取续滤液，即得。

测定法　分别精密吸取对照品溶液与供试品溶液各 10μl，注入液相色谱仪，测定，即得。

本品按干燥品计算，含槲皮苷($C_{21}H_{20}O_{11}$)不得少于 1.0%。

【性味与归经】　甘，平。归心、肝经。

【功能与主治】　解郁安神。用于心神不安，忧郁失眠。

【用法与用量】　5～10g。

【贮藏】　置通风干燥处。

决 明 子
Juemingzi
CASSIAE SEMEN

本品为豆科植物钝叶决明 *Cassia obtusifolia* L. 或决明(小决明)*Cassia tora* L. 的干燥成熟种子。秋季采收成熟果实，晒干，打下种子，除去杂质。

【性状】　决明　略呈菱方形或短圆柱形，两端平行倾斜，长 3～7mm，宽 2～4mm。表面绿棕色或暗棕色，平滑有光泽。一端较平坦，另端斜尖，背腹面各有 1 条突起的棱线，棱线两侧各有 1 条斜向对称而色较浅的线形凹纹。质坚硬，不易破碎。种皮薄，子叶 2，黄色，呈"S"形折曲并重叠。气微，味微苦。

小决明　呈短圆柱形，较小，长 3～5mm，宽 2～3mm。表面棱线两侧各有 1 片宽广的浅黄棕色带。

【鉴别】　(1)本品粉末黄棕色。种皮栅状细胞无色或淡黄色，侧面观细胞 1 列，呈长方形，排列稍不平整，长 42～53μm，壁较厚，光辉带 2 条；表面观呈类多角形，壁稍皱缩。种皮支持细胞表面观呈类圆形，直径 10～35(55)μm，可见两个同心圆圈；侧面观呈哑铃状或葫芦状。角质层碎片厚 11～19μm。草酸钙簇晶众多，多存在于薄壁细胞中，直径 8～21μm。

(2)取本品粉末 1g，加甲醇 10ml，浸渍 1 小时，滤过，滤液蒸干，残渣加水 10ml 使溶解，再加盐酸 1ml，置水浴上加热 30 分钟，立即冷却，用乙醚提取 2 次，每次 20ml，合并乙醚液，蒸干，残渣加三氯甲烷 1ml 使溶解，作为供试品溶液。另取橙黄决明素对照品、大黄酚对照品，加无水乙醇-乙酸乙酯(2：1)制成每 1ml 各含 1mg 的混合溶液，作为对照品溶液。照薄层色谱法(通则 0502)试验，吸取上述两种溶液各 2μl，分别点于同一硅胶 H 薄层板上，以石油醚(30～60℃)-丙酮(2：1)为展开剂，展开，取出，晾干。供试品色谱中，在与对照品色谱相应的位置上，显相同颜色的斑点；置氨蒸气中熏后，斑点变为亮黄色(橙黄决明素)和粉红色(大黄酚)。

【检查】　水分　不得过 15.0%(通则 0832 第二法)。

总灰分　不得过 5.0%(通则 2302)。

黄曲霉毒素　照真菌毒素测定法(通则 2351)测定。

本品每 1000g 含黄曲霉毒素 B_1 不得过 5μg，黄曲霉毒素

G_2、黄曲霉毒素 G_1、黄曲霉毒素 B_2 和黄曲霉毒素 B_1 总量不得过 $10\mu g$。

【含量测定】 照高效液相色谱法(通则 0512)测定。

色谱条件与系统适用性试验 以十八烷基硅烷键合硅胶为填充剂;以乙腈为流动相 A,以 0.1%磷酸溶液为流动相 B,按下表中的规定进行梯度洗脱;检测波长为 284nm。理论板数按橙黄决明素峰计算应不低于 3000。

时间(分钟)	流动相 A(%)	流动相 B(%)
0～15	40	60
15～30	40→90	60→10
30～40	90	10

对照品溶液的制备 取大黄酚对照品、橙黄决明素对照品适量,精密称定,加无水乙醇-乙酸乙酯(2∶1)混合溶液制成每 1ml 含大黄酚 30μg、橙黄决明素 20μg 的混合溶液,即得。

供试品溶液的制备 取本品粉末(过三号筛)约 0.5g,精密称定,置具塞锥形瓶中,精密加入甲醇 50ml,称定重量,加热回流 2 小时,放冷,再称定重量,用甲醇补足减失的重量,摇匀,滤过,精密量取续滤液 25ml,蒸干,加稀盐酸 30ml,置水浴中加热水解 1 小时,立即冷却,用三氯甲烷振摇提取 4 次,每次 30ml,合并三氯甲烷液,回收溶剂至干,残渣用无水乙醇-乙酸乙酯(2∶1)混合溶液使溶解,转移至 25ml 量瓶中,并稀释至刻度,摇匀,滤过,取续滤液,即得。

测定法 分别精密吸取对照品溶液与供试品溶液各 10μl,注入液相色谱仪,测定,即得。

本品按干燥品计算,含大黄酚($C_{15}H_{10}O_4$)不得少于 0.20%,含橙黄决明素($C_{17}H_{14}O_7$)不得少于 0.080%。

饮片

【炮制】 决明子　除去杂质,洗净,干燥。用时捣碎。

【性状】 【鉴别】 【检查】 【含量测定】 同药材。

炒决明子　取净决明子,照清炒法(通则 0213)炒至微鼓起、有香气。用时捣碎。

【性状】 本品形如决明子,微鼓起,表面绿褐色或暗棕色,偶见焦斑。微有香气。

【检查】 水分 同药材,不得过 12.0%。

总灰分 同药材,不得过 6.0%。

【含量测定】 同药材,含大黄酚($C_{15}H_{10}O_4$)不得少于 0.12%,含橙黄决明素($C_{17}H_{14}O_7$)不得少于 0.080%。

【鉴别】 同药材。

【性味与归经】 甘、苦、咸,微寒。归肝、大肠经。

【功能与主治】 清热明目,润肠通便。用于目赤涩痛,羞明多泪,头痛眩晕,目暗不明,大便秘结。

【用法与用量】 9～15g。

【贮藏】 置干燥处。

冰片(合成龙脑)
Bingpian
BORNEOLUM SYNTHETICUM

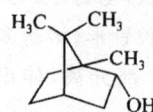

$C_{10}H_{18}O$　154.25

【性状】 本品为无色透明或白色半透明的片状松脆结晶;气清香,味辛、凉;具挥发性,点燃发生浓烟,并有带光的火焰。

本品在乙醇、三氯甲烷或乙醚中易溶,在水中几乎不溶。

熔点 应为 205～210℃(通则 0612)。

【鉴别】 (1)取本品 10mg,加乙醇数滴使溶解,加新制的 1%香草醛硫酸溶液 1～2 滴,即显紫色。

(2)取本品 3g,加硝酸 10ml,即产生红棕色的气体,待气体产生停止后,加水 20ml,振摇,滤过,滤渣用水洗净后,有樟脑臭。

【检查】 pH 值 取本品 2.5g,研细,加水 25ml,振摇,滤过,分取滤液两份,每份 10ml,一份加甲基红指示液 2 滴,另一份加酚酞指示液 2 滴,均不得显红色。

不挥发物 取本品 10g,置称定重量的蒸发皿中,置水浴上加热挥发后,在 105℃干燥至恒重,遗留残渣不得过 3.5mg(0.035%)。

水分 取本品 1g,加石油醚 10ml,振摇使溶解,溶液应澄清。

重金属 取本品 2g,加乙醇 23ml 溶解后,加稀醋酸 2ml,依法检查(通则 0821 第一法),含重金属不得过 5mg/kg。

砷盐 取本品 1g,加氢氧化钙 0.5g 与水 2ml,混匀,置水浴上加热使本品挥发后,放冷,加盐酸中和,再加盐酸 5ml 与水适量使成 28ml,依法检查(通则 0822),含砷量不得过 2mg/kg。

樟脑 取本品细粉约 0.15g,精密称定,置 10ml 量瓶中,加乙酸乙酯溶解并稀释至刻度,摇匀,滤过,取续滤液作为供试品溶液。另取樟脑对照品适量,精密称定,加乙酸乙酯制成每 1ml 含 0.3mg 的溶液,作为对照品溶液。照〔含量测定〕项下的方法测定,计算,即得。

本品含樟脑($C_{10}H_{16}O$)不得过 0.50%。

【含量测定】 照气相色谱法(通则 0521)测定。

色谱条件与系统适用性试验 以聚乙二醇 20000(PEG-20M)为固定相,涂布浓度为 10%;柱温为 140℃。理论板数按龙脑峰计算应不低于 2000。

对照品溶液的制备 取龙脑对照品适量,精密称定,加乙酸乙酯制成每 1ml 含 5mg 的溶液,即得。

供试品溶液的制备 取本品细粉约 50mg,精密称定,置 10ml 量瓶中,加乙酸乙酯溶解并稀释至刻度,摇匀,即得。

测定法 分别精密吸取对照品溶液与供试品溶液各 1μl,注入气相色谱仪,测定,即得。

本品含龙脑($C_{10}H_{18}O$)不得少于 55.0%。

【性味与归经】　辛、苦，微寒。归心、脾、肺经。

【功能与主治】　开窍醒神，清热止痛。用于热病神昏、惊厥，中风痰厥，气郁暴厥，中恶昏迷，胸痹心痛，目赤，口疮，咽喉肿痛，耳道流脓。

【用法与用量】　0.15～0.3g，入丸散用。外用研粉点敷患处。

【注意】　孕妇慎用。

【贮藏】　密封，置凉处。

关 黄 柏

Guanhuangbo

PHELLODENDRI AMURENSIS CORTEX

本品为芸香科植物黄檗 *Phellodendron amurense* Rupr. 的干燥树皮。剥取树皮，除去粗皮，晒干。

【性状】　本品呈板片状或浅槽状，长宽不一，厚 2～4mm。外表面黄绿色或淡棕黄色，较平坦，有不规则的纵裂纹，皮孔痕小而少见，偶有灰白色的粗皮残留；内表面黄色或黄棕色。体轻，质较硬，断面纤维性，有的呈裂片状分层，鲜黄色或黄绿色。气微，味极苦，嚼之有黏性。

【鉴别】　(1)本品粉末绿黄色或黄色。纤维鲜黄色，直径 16～38μm，常成束，周围细胞含草酸钙方晶，形成晶纤维；含晶细胞壁木化增厚。石细胞鲜黄色，类圆形或纺锤形，直径 35～80μm，有的呈分枝状，壁厚，层纹明显。草酸钙方晶直径约 24μm。

(2)取本品粉末 0.2g，加乙酸乙酯 20ml，超声处理 30 分钟，滤过，滤液浓缩至 1ml，作为供试品溶液。另取关黄柏对照药材 0.2g，同法制成对照药材溶液。再取黄柏酮对照品，加乙酸乙酯制成每 1ml 含 0.6mg 的溶液，作为对照品溶液。照薄层色谱法(通则 0502)试验，吸取上述三种溶液各 5μl，分别点于同一硅胶 G 薄层板上，以石油醚(60～90℃)-乙酸乙酯(1：1)为展开剂，展开，取出，晾干，喷以 10%硫酸乙醇溶液，在 105℃加热至斑点显色清晰。供试品色谱中，在与对照药材色谱和对照品色谱相应的位置上，显相同颜色的斑点。

【检查】　水分　不得过 11.0%(通则 0832 第二法)。

总灰分　不得过 9.0%(通则 2302)。

【浸出物】　照醇溶性浸出物测定法(通则 2201)项下的热浸法测定，用 60%乙醇作溶剂，不得少于 17.0%。

【含量测定】　照高效液相色谱法(通则 0512)测定。

色谱条件与系统适用性试验　以十八烷基硅烷键合硅胶为填充剂；以乙腈为流动相 A，以 0.1%磷酸溶液(加入磷酸二氢钠使其达到 0.02mol/L 的浓度)为流动相 B，按下表中的规定进行梯度洗脱；检测波长为 345nm。理论板数按盐酸小檗碱峰计算应不低于 4000。

时间(分钟)	流动相 A(%)	流动相 B(%)
0～20	25	75
20～40	25→65	75→35
40～45	65→90	35→10
45～50	90	10
50～65	25	75

对照品溶液的制备　取盐酸小檗碱对照品、盐酸巴马汀对照品适量，精密称定，加 60%乙醇制成每 1ml 各含 50μg 的混合溶液，即得。

供试品溶液的制备　取本品粉末(过三号筛)约 0.2g，精密称定，置 50ml 量瓶中，加入 60%乙醇 40ml，超声处理(功率 250W，频率 40kHz)45 分钟，放冷，加 60%乙醇至刻度，摇匀，滤过，取续滤液，即得。

测定法　分别精密吸取对照品溶液与供试品溶液各 10μl，注入液相色谱仪，测定，即得。

本品按干燥品计算，含盐酸小檗碱($C_{20}H_{17}NO_4 \cdot HCl$)不得少于 0.60%，盐酸巴马汀($C_{21}H_{21}NO_4 \cdot HCl$)不得少于 0.30%。

饮片

【炮制】　关黄柏　除去杂质，喷淋清水，润透，切丝，干燥。

【性状】　本品呈丝状。外表面黄绿色或淡棕黄色，较平坦。内表面黄色或黄棕色。切面鲜黄色或黄绿色，有的呈片状分层。气微，味极苦。

【鉴别】【检查】【浸出物】【含量测定】　同药材。

盐关黄柏　取关黄柏丝，照盐水炙法(通则 0213)炒干。

【性状】　本品形如关黄柏丝，深黄色，偶有焦斑。略具咸味。

【检查】　水分　同药材，不得过 10.0%。

总灰分　同药材，不得过 14.0%。

【鉴别】(除显微粉末外)　**【浸出物】【含量测定】**　同药材。

关黄柏炭　取关黄柏丝，照炒炭法(通则 0213)炒至表面焦黑色。

【性状】　本品形如关黄柏丝，表面焦黑色，断面焦褐色。质轻而脆。味微苦、涩。

【鉴别】(除显微粉末外)　同药材。

【性味与归经】　苦，寒。归肾、膀胱经。

【功能与主治】　清热燥湿，泻火除蒸，解毒疗疮。用于湿热泻痢，黄疸尿赤，带下阴痒，热淋涩痛，脚气痿躄，骨蒸劳热，盗汗，遗精，疮疡肿毒，湿疹湿疮。盐关黄柏滋阴降火。用于阴虚火旺，盗汗骨蒸。

【用法与用量】　3～12g。外用适量。

【贮藏】　置通风干燥处，防潮。

灯 心 草

Dengxincao

JUNCI MEDULLA

本品为灯心草科植物灯心草 *Juncus effusus* L. 的干燥茎

髓。夏末至秋季割取茎,晒干,取出茎髓,理直,扎成小把。

【性状】　本品呈细圆柱形,长达 90cm,直径 0.1～0.3cm。表面白色或淡黄白色,有细纵纹。体轻,质软,略有弹性,易拉断,断面白色。气微,味淡。

【鉴别】　(1)本品粉末类白色。全部为星状薄壁细胞,彼此以星芒相接,形成大的三角形或四边形气腔,星芒 4～8,长 5～51μm,宽 5～12μm,壁稍厚,有的可见细小纹孔,星芒相接的壁菲薄,有的可见 1～2 个念珠状增厚。

(2)取本品粉末 1g,加甲醇 100ml,加热回流 1 小时,放冷,滤过,滤液蒸干,残渣用乙醚 2ml 洗涤,弃去乙醚液,加甲醇 1ml 使溶解,作为供试品溶液。另取灯心草对照药材 1g,同法制成对照药材溶液。照薄层色谱法(通则 0502)试验,吸取供试品溶液 3～5μl、对照药材溶液 3μl,分别点于同一硅胶 G 薄层板上,以环己烷-乙酸乙酯(10∶7)为展开剂,展开,取出,晾干,喷以 10%磷钼酸乙醇溶液,在 105℃加热至斑点显色清晰。供试品色谱中,在与对照药材色谱相应的位置上,显相同颜色的主斑点。

【检查】　水分　不得过 11.0%(通则 0832 第二法)。

总灰分　不得过 5.0%(通则 2302)。

【浸出物】　取本品 0.5g,照醇溶性浸出物测定法(通则 2201)项下的热浸法测定,用稀乙醇作溶剂,不得少于 5.0%。

饮片

【炮制】　灯心草　除去杂质,剪段。

【性状】　本品形如药材,呈段状,约 2～5cm。体轻,质软,断面白色。气微,味淡。

灯心炭　取净灯心草,照煅炭法(通则 0213)制炭。

【性状】　本品呈细圆柱形的段。表面黑色。体轻,质松脆,易碎。气微,味微涩。

【性味与归经】　甘、淡,微寒。归心、肺、小肠经。

【功能与主治】　清心火,利小便。用于心烦失眠,尿少涩痛,口舌生疮。

【用法与用量】　1～3g。

【贮藏】　置干燥处。

灯盏细辛(灯盏花)

Dengzhanxixin

ERIGERONTIS HERBA

本品为菊科植物短葶飞蓬 *Erigeron breviscapus*(Vant.)Hand.-Mazz. 的干燥全草。夏、秋二季采挖,除去杂质,晒干。

【性状】　本品长 15～25cm。根茎长 1～3cm,直径 0.2～0.5cm;表面凹凸不平,着生多数圆柱形细根,直径约 0.1cm,淡褐色至黄褐色。茎圆柱形,长 14～22cm,直径 0.1～0.2cm;黄绿色至淡棕色,具细纵棱线,被白色短柔毛;质脆,断面黄白色,有髓或中空。基生叶皱缩、破碎,完整者展平后

呈倒卵状披针形、匙形、阔披针形或阔倒卵形,长 1.5～9cm,宽 0.5～1.3cm;黄绿色,先端钝圆,有短尖,基部渐狭,全缘;茎生叶互生,披针形,基部抱茎。头状花序顶生。瘦果扁倒卵形。气微香,味微苦。

【鉴别】　(1)本品叶表面观:表皮细胞壁波状弯曲,有角质线纹,气孔不定式。非腺毛 1～8 细胞,长约 180～560μm。腺毛头部 1～4 细胞,柄 1 至多细胞。

(2)取本品,照〔含量测定〕项下的方法试验,供试品色谱应呈现与对照品色谱保留时间相一致的色谱峰。

【检查】　水分　不得过 12.0%(通则 0832 第二法)。

总灰分　不得过 15.0%(通则 2302)。

酸不溶性灰分　不得过 8.0%(通则 2302)。

【浸出物】　照醇溶性浸出物测定法(通则 2201)项下的热浸法测定,用乙醇作溶剂,不得少于 7.0%。

【含量测定】　照高效液相色谱法(通则 0512)测定。

色谱条件与系统适用性试验　以十八烷基硅烷键合硅胶为填充剂;以甲醇-0.1%磷酸溶液(40∶60)为流动相;检测波长为 335nm。理论板数按野黄芩苷峰计算应不低于 5000。

对照品溶液的制备　取野黄芩苷对照品适量,精密称定,加甲醇制成每 1ml 含 0.1mg 的溶液,即得。

供试品溶液的制备　取本品粗粉约 0.5g,精密称定,置索氏提取器中,加三氯甲烷适量,加热回流至提取液无绿色,弃去三氯甲烷液,药渣挥去溶剂,连同滤纸筒移入具塞锥形瓶中,精密加入甲醇 50ml,密塞,称定重量,放置 1 小时,水浴中加热回流 1 小时,放冷,再称定重量,用甲醇补足减失的重量,摇匀,滤过。精密量取续滤液 25ml,回收溶剂至干,残渣用甲醇溶解并转移至 10ml 量瓶中,加甲醇至刻度,摇匀,滤过,取续滤液,即得。

测定法　分别精密吸取对照品溶液与供试品溶液各 5～10μl,注入液相色谱仪,测定,即得。

本品按干燥品计算,含野黄芩苷($C_{21}H_{18}O_{12}$)不得少于 0.30%。

【性味与归经】　辛、微苦,温。归心、肝经。

【功能与主治】　活血通络止痛,祛风散寒。用于中风偏瘫,胸痹心痛,风湿痹痛,头痛,牙痛。

【用法与用量】　9～15g,煎服或研末蒸鸡蛋服。外用适量。

【贮藏】　置干燥处。

安 息 香

Anxixiang

BENZOINUM

本品为安息香科植物白花树 *Styrax tonkinensis*(Pierre)Craib ex Hart. 的干燥树脂。树干经自然损伤或于夏、秋二季割裂树干,收集流出的树脂,阴干。

【性状】 本品为不规则的小块,稍扁平,常黏结成团块。表面橙黄色,具蜡样光泽(自然出脂);或为不规则的圆柱状、扁平块状。表面灰白色至淡黄白色(人工割脂)。质脆,易碎,断面平坦,白色,放置后逐渐变为淡黄棕色至红棕色。加热则软化熔融。气芳香,味微辛,嚼之有沙粒感。

【鉴别】 (1)取本品约 0.25g,置干燥试管中,缓缓加热,即发生刺激性香气,并产生多数棱柱状结晶的升华物。

(2)取本品约 0.1g,加乙醇 5ml,研磨,滤过,滤液加 5%三氯化铁乙醇溶液 0.5ml,即显亮绿色,后变为黄绿色。

(3)取本品粉末 0.1g,加甲醇 2ml,超声处理 5 分钟,取上清液作为供试品溶液。另取安息香对照药材 0.1g,同法制成对照药材溶液。再取苯甲酸对照品,加甲醇制成每 1ml 含 4mg 的溶液,作为对照品溶液。照薄层色谱法(通则 0502)试验,吸取上述三种溶液各 5µl,分别点于同一硅胶 GF$_{254}$ 薄层板上,以石油醚(60～90℃)-正己烷-乙酸乙酯-冰醋酸(6∶4∶3∶0.5)为展开剂,展开,取出,晾干,置紫外光灯(254nm)下检视。供试品色谱中,在与对照药材色谱和对照品色谱相应的位置上,显相同颜色的斑点。

【检查】 干燥失重 取本品粗粉,置硫酸减压干燥器内,干燥至恒重,减失重量不得过 2.0%(通则 0831)。

总灰分 不得过 0.50%(通则 2302)。

醇中不溶物 取本品细粉约 2.5g,精密称定,置索氏提取器中,加乙醇适量,加热回流提取至提取液无色,弃去乙醇液,残渣挥干,在 105℃干燥 4 小时,精密称定,计算供试品中所含乙醇中不溶物,不得过 2.0%。

【含量测定】 照高效液相色谱法(通则 0512)测定。

色谱条件与系统适用性试验 以十八烷基硅烷键合硅胶为填充剂;以甲醇-水-冰醋酸(47∶53∶0.2)为流动相;检测波长为 228nm。理论板数按苯甲酸峰计算应不低于 5000。

对照品溶液的制备 取苯甲酸对照品适量,精密称定,加甲醇制成每 1ml 含 0.1mg 的溶液,即得。

供试品溶液的制备 取本品粉末(过三号筛)0.1g,精密称定,置具塞锥形瓶中,加氢氧化钾 0.8g,甲醇 20ml,加热回流 1 小时,取出,放冷,加醋酸 5ml,摇匀,转移至 50ml 量瓶中,用少量水分次洗涤容器,洗液并入同一量瓶中,加水至刻度,摇匀,滤过,精密量取续滤液 5ml,置 25ml 量瓶中,加 50%甲醇至刻度,摇匀,即得。

测定法 分别精密吸取对照品溶液与供试品溶液各 10µl,注入液相色谱仪,测定,即得。

本品含总香脂酸以苯甲酸(C$_7$H$_6$O$_2$)计,不得少于 27.0%。

【性味与归经】 辛、苦,平。归心、脾经。

【功能与主治】 开窍醒神,行气活血,止痛。用于中风痰厥,气郁暴厥,中恶昏迷,心腹疼痛,产后血晕,小儿惊风。

【用法与用量】 0.6～1.5g,多入丸散用。

【贮藏】 置阴凉干燥处。

防 己
Fangji

STEPHANIAE TETRANDRAE RADIX

本品为防己科植物粉防己 Stephania tetrandra S. Moore 的干燥根。秋季采挖,洗净,除去粗皮,晒至半干,切段,个大者再纵切,干燥。

【性状】 本品呈不规则圆柱形、半圆柱形或块状,多弯曲,长 5～10cm,直径 1～5cm。表面淡灰黄色,在弯曲处常有深陷横沟而成结节状的瘤块样。体重,质坚实,断面平坦,灰白色,富粉性,有排列较稀疏的放射状纹理。气微,味苦。

【鉴别】 (1)本品横切面:木栓层有时残存。栓内层散有石细胞群,常切向排列。韧皮部较宽。形成层成环。木质部占大部分,射线较宽;导管稀少,呈放射状排列;导管旁有木纤维。薄壁细胞充满淀粉粒,并可见细小杆状草酸钙结晶。

(2)取本品粉末 1g,加乙醇 15ml,加热回流 1 小时,放冷,滤过,滤液蒸干,残渣加乙醇 5ml 使溶解,作为供试品溶液。另取粉防己碱对照品、防己诺林碱对照品,加三氯甲烷制成每 1ml 各含 1mg 的混合溶液,作为对照品溶液。照薄层色谱法(通则 0502)试验,吸取上述两种溶液各 5µl,分别点于同一硅胶 G 薄层板上,以三氯甲烷-丙酮-甲醇-5%浓氨试液(6∶1∶1∶0.1)为展开剂,展开,取出,晾干,喷以稀碘化铋钾试液。供试品色谱中,在与对照品色谱相应的位置上,显相同颜色的斑点。

【检查】 水分 不得过 12.0%(通则 0832 第二法)。

总灰分 不得过 4.0%(通则 2302)。

【浸出物】 照醇溶性浸出物测定法(通则 2201)项下的热浸法测定,用甲醇作溶剂,不得少于 5.0%。

【含量测定】 照高效液相色谱法(通则 0512)测定。

色谱条件与系统适用性试验 以十八烷基硅烷键合硅胶为填充剂;以乙腈-甲醇-水-冰醋酸(40∶30∶30∶1)(每 100ml 含十二烷基磺酸钠 0.41g)为流动相;检测波长为 280nm。理论板数按粉防己碱峰计算应不低于 4000。

对照品溶液的制备 取粉防己碱对照品、防己诺林碱对照品适量,精密称定,加甲醇分别制成每 1ml 含粉防己碱 0.1mg、防己诺林碱 0.05mg 的混合溶液,即得。

供试品溶液的制备 取本品粉末(过三号筛)约 0.5g,精密称定,精密加入 2%盐酸甲醇溶液 25ml,称定重量,加热回流 30 分钟,放冷,再称定重量,用 2%盐酸甲醇溶液补足减失的重量,摇匀,滤过,精密量取续滤液 5ml,置 10ml 量瓶中,加流动相至刻度,摇匀,即得。

测定法 分别精密吸取对照品溶液与供试品溶液各 10µl,注入液相色谱仪,测定,即得。

本品按干燥品计算,含粉防己碱(C$_{38}$H$_{42}$N$_2$O$_6$)和防己诺林碱(C$_{37}$H$_{40}$N$_2$O$_6$)的总量不得少于 1.6%。

饮片

【炮制】 除去杂质,稍浸,洗净,润透,切厚片,干燥。

【性状】 本品呈类圆形或半圆形的厚片。外表皮淡灰黄色。切面灰白色,粉性,有稀疏的放射状纹理。气微,味苦。

【含量测定】 同药材,含粉防己碱($C_{38}H_{42}N_2O_6$)和防己诺林碱($C_{37}H_{40}N_2O_6$)的总量不得少于 1.4%。

【鉴别】(除横切面外) 【检查】【浸出物】 同药材。

【性味与归经】 苦,寒。归膀胱、肺经。

【功能与主治】 祛风止痛,利水消肿。用于风湿痹痛,水肿脚气,小便不利,湿疹疮毒。

【用法与用量】 5~10g。

【贮藏】 置干燥处,防霉,防蛀。

防 风
Fangfeng

SAPOSHNIKOVIAE RADIX

本品为伞形科植物防风 *Saposhnikovia divaricata* (Turcz.)Schischk. 的干燥根。春、秋二季采挖未抽花茎植株的根,除去须根和泥沙,晒干。

【性状】 本品呈长圆锥形或长圆柱形,下部渐细,有的略弯曲,长 15~30cm,直径 0.5~2cm。表面灰棕色或棕褐色,粗糙,有纵皱纹、多数横长皮孔样突起及点状的细根痕。根头部有明显密集的环纹,有的环纹上残存棕褐色毛状叶基。体轻,质松,易折断,断面不平坦,皮部棕黄色至棕色,有裂隙,木部黄色。气特异,味微甘。

【鉴别】 (1)本品横切面:木栓层为 5~30 列细胞。栓内层窄,有较大的椭圆形油管。韧皮部较宽,有多数类圆形油管,周围分泌细胞 4~8 个,管内可见金黄色分泌物;射线多弯曲,外侧常成裂隙。形成层明显。木质部导管甚多,呈放射状排列。根头处有髓,薄壁组织中偶见石细胞。

粉末淡棕色。油管直径 17~60μm,充满金黄色分泌物。叶基维管束常伴有纤维束。网纹导管直径 14~85μm。石细胞少见,黄绿色,长圆形或类长方形,壁较厚。

(2)取本品粉末 1g,加丙酮 20ml,超声处理 20 分钟,滤过,滤液蒸干,残渣加乙醇 1ml 使溶解,作为供试品溶液。另取防风对照药材 1g,同法制成对照药材溶液。再取升麻素苷对照品、5-O-甲基维斯阿米醇苷对照品,加乙醇制成每 1ml 各含 1mg 的混合溶液,作为对照品溶液。照薄层色谱法(通则 0502)试验,吸取上述三种溶液各 10μl,分别点于同一硅胶 GF$_{254}$薄层板上,以三氯甲烷-甲醇(4:1)为展开剂,展开,取出,晾干,置紫外光灯(254nm)下检视。供试品色谱中,在与对照药材色谱和对照品色谱相应的位置上,显相同颜色的斑点。

【检查】 水分 不得过 10.0%(通则 0832 第二法)。

总灰分 不得过 6.5%(通则 2302)。

酸不溶性灰分 不得过 1.5%(通则 2302)。

【浸出物】 照醇溶性浸出物测定法(通则 2201)项下的热浸法测定,用乙醇作溶剂,不得少于 13.0%。

【含量测定】 照高效液相色谱法(通则 0512)测定。

色谱条件与系统适用性试验 以十八烷基硅烷键合硅胶为填充剂;以甲醇-水(40:60)为流动相;检测波长为 254nm。理论板数按升麻素苷峰计算应不低于 2000。

对照品溶液的制备 取升麻素苷对照品及 5-O-甲基维斯阿米醇苷对照品适量,精密称定,分别加甲醇制成每 1ml 各含 60μg 的溶液,即得。

供试品溶液的制备 取本品细粉约 0.25g,精密称定,置具塞锥形瓶中,精密加入甲醇 10ml,称定重量,水浴回流 2 小时,放冷,再称定重量,用甲醇补足减失的重量,摇匀,滤过,取续滤液,即得。

测定法 分别精密吸取对照品溶液各 3μl 与供试品溶液 2μl,注入液相色谱仪,测定,即得。

本品按干燥品计算,含升麻素苷($C_{22}H_{28}O_{11}$)和 5-O-甲基维斯阿米醇苷($C_{22}H_{28}O_{10}$)的总量不得少于 0.24%。

饮片

【炮制】 除去杂质,洗净,润透,切厚片,干燥。

【性状】 本品为圆形或椭圆形的厚片。外表皮灰棕色或棕褐色,有纵皱纹、有的可见横长皮孔样突起、密集的环纹或残存的毛状叶基。切面皮部棕黄色至棕色,有裂隙,木部黄色,具放射状纹理。气特异,味微甘。

【鉴别】【检查】【浸出物】【含量测定】 同药材。

【性味与归经】 辛、甘,微温。归膀胱、肝、脾经。

【功能与主治】 祛风解表,胜湿止痛,止痉。用于感冒头痛,风湿痹痛,风疹瘙痒,破伤风。

【用法与用量】 5~10g。

【贮藏】 置阴凉干燥处,防蛀。

红 大 戟
Hongdaji

KNOXIAE RADIX

本品为茜草科植物红大戟 *Knoxia valerianoides* Thorel et Pitard 的干燥块根。秋、冬二季采挖,除去须根,洗净,置沸水中略烫,干燥。

【性状】 本品略呈纺锤形,偶有分枝,稍弯曲,长 3~10cm,直径 0.6~1.2cm。表面红褐色或红棕色,粗糙,有扭曲的纵皱纹。上端常有细小的茎痕。质坚实,断面皮部红褐色,木部棕黄色。气微,味甘、微辛。

【鉴别】 (1)本品横切面:木栓细胞数列。韧皮部宽广。形成层成环。木质部导管束断续径向排列,近形成层处者由数列导管组成,渐向内呈单列或单个散在。射线较宽。薄壁组织中散在含草酸钙针晶束的黏液细胞和含红棕色物的分泌细胞。

粉末红棕色。草酸钙针晶散在或成束存在于黏液细胞中，长 50～153μm。导管主为具缘纹孔，直径 12～74μm。木纤维多成束，长梭形，直径 16～24μm，纹孔口斜裂缝状或人字状。木栓细胞表面观呈类长方形或类多角形，微木化，有的细胞中充满红棕色或棕色物。色素块散在，淡黄色、棕黄色或红棕色。

（2）取本品粉末 1g，置试管中，加水 10ml，煮沸 10 分钟，滤过，滤液加氢氧化钠试液 1 滴，显樱红色，再滴加盐酸酸化后，变为橙黄色。

（3）取本品粉末 0.1g，加甲醇 1ml，超声处理 30 分钟，静置或离心，取上清液作为供试品溶液。另取红大戟对照药材 0.1g，同法制成对照药材溶液。再取 3-羟基巴戟醌对照品、芦西定对照品，加甲醇分别制成每 1ml 各含 0.1mg 的溶液，作为对照品溶液。照薄层色谱法（通则 0502）试验，吸取上述四种溶液各 5μl，分别点于同一硅胶 G 薄层板上，以三氯甲烷-丙酮-甲酸（8：1：0.1）为展开剂，展开，取出，晾干，置紫外光灯（365nm）下检视。供试品色谱中，在与对照药材色谱和对照品色谱相应的位置上，显相同颜色的荧光斑点；在氢氧化钠试液中快速浸渍后，置日光下检视，显相同颜色的斑点。

【检查】　水分　不得过 11.0%（通则 0832 第二法）。

总灰分　不得过 15.0%（通则 2302）。

酸不溶性灰分　不得过 4.0%（通则 2302）。

【浸出物】　照醇溶性浸出物测定法（通则 2201）项下的冷浸法测定，用乙醇作溶剂，不得少于 7.0%。

【含量测定】　3-羟基巴戟醌　照高效液相色谱法（通则 0512）测定。

色谱条件与系统适用性试验　以十八烷基硅烷键合硅胶为填充剂；以甲醇-1% 冰醋酸溶液（75：25）为流动相；检测波长为 276nm。理论板数按 3-羟基巴戟醌峰计算应不低于 3000。

对照品溶液的制备　取 3-羟基巴戟醌对照品适量，精密称定，加甲醇制成每 1ml 含 30μg 的溶液，即得。

供试品溶液的制备　取本品粉末（过四号筛）约 1g，精密称定，置具塞锥形瓶中，精密加入甲醇 20ml，称定重量，超声处理（功率 300W，频率 40kHz）30 分钟，放冷，再称定重量，用甲醇补足减失的重量，摇匀，滤过，取续滤液，即得。

测定法　分别精密吸取对照品溶液与供试品溶液各 20μl，注入液相色谱仪，测定，即得。

本品按干燥品计算，含 3-羟基巴戟醌（$C_{15}H_9O_6$）不得少于 0.030%。

芦西定　照高效液相色谱法（通则 0512）测定。

色谱条件与系统适用性试验　以十八烷基硅烷键合硅胶为填充剂；以甲醇-1% 冰醋酸溶液（60：40）为流动相；检测波长为 280nm。理论板数按芦西定峰计算应不低于 3000。

对照品溶液的制备　取芦西定对照品适量，精密称定，加甲醇超声处理使溶解制成每 1ml 含 50μg 的溶液，即得。

供试品溶液的制备　取本品粉末（过四号筛）约 1g，精密称定，置具塞锥形瓶中，精密加入甲醇 20ml，称定重量，超声处理（功率 300W，频率 40kHz）1 小时，放冷，再称定重量，用甲醇补足减失的重量，摇匀，滤过，取续滤液，即得。

测定法　分别精密吸取对照品溶液与供试品溶液各 20μl，注入液相色谱仪，测定，即得。

本品按干燥品计算，含芦西定（$C_{15}H_{10}O_5$）应为 0.040%～0.15%。

饮片

【炮制】　除去杂质，洗净，润透，切厚片，干燥。

【性状】　本品呈不规则长圆形或圆形厚片。外表皮红褐色或棕黄色，切面棕黄色。气微，味甘、微辛。

【鉴别】【检查】【浸出物】【含量测定】　同药材。

【性味与归经】　苦，寒；有小毒。归肺、脾、肾经。

【功能与主治】　泻水逐饮，消肿散结。用于水肿胀满，胸腹积水，痰饮积聚，气逆咳喘，二便不利，痈肿疮毒，瘰疬痰核。

【用法与用量】　1.5～3g，入丸散服，每次 1g；内服醋制用。外用适量，生用。

【贮藏】　置阴凉干燥处。

红　花
Honghua
CARTHAMI FLOS

本品为菊科植物红花 Carthamus tinctorius L. 的干燥花。夏季花由黄变红时采摘，阴干或晒干。

【性状】　本品为不带子房的管状花，长 1～2cm。表面红黄色或红色。花冠筒细长，先端 5 裂，裂片呈狭条形，长 5～8mm；雄蕊 5，花药聚合成筒状，黄白色；柱头长圆柱形，顶端微分叉。质柔软。气微香，味微苦。

【鉴别】　（1）本品粉末橙黄色。花冠、花丝、柱头碎片多见，有长管状分泌细胞常位于导管旁，直径约至 66μm，含黄棕色至红棕色分泌物。花冠裂片顶端表皮细胞外壁突起呈短绒毛状。柱头和花柱上部表皮细胞分化成圆锥形单细胞毛，先端尖或稍钝。花粉粒类圆形、椭圆形或橄榄形，直径约至 60μm，具 3 个萌发孔，外壁有齿状突起。草酸钙方晶存在于薄壁细胞中，直径 2～6μm。

（2）取本品粉末 0.5g，加 80% 丙酮溶液 5ml，密塞，振摇 15 分钟，静置，取上清液作为供试品溶液。另取红花对照药材 0.5g，同法制成对照药材溶液。照薄层色谱法（通则 0502）试验，吸取上述两种溶液各 5μl，分别点于同一硅胶 H 薄层板上，以乙酸乙酯-甲酸-水-甲醇（7：2：3：0.4）为展开剂，展开，取出，晾干。供试品色谱中，在与对照药材色谱相应的位置上，显相同颜色的斑点。

【检查】　杂质　不得过 2%（通则 2301）。

水分　不得过 13.0%（通则 0832 第二法）。

总灰分　不得过 15.0%（通则 2302）。

酸不溶性灰分 不得过 5.0％（通则 2302）。

吸光度 红色素 取本品，置硅胶干燥器中干燥 24 小时，研成细粉，取约 0.25g，精密称定，置锥形瓶中，加 80％丙酮溶液 50ml，连接冷凝器，置 50℃水浴上温浸 90 分钟，放冷，用 3 号垂熔玻璃漏斗滤过，收集滤液于 100ml 量瓶中，用 80％丙酮溶液 25ml 分次洗涤，洗液并入量瓶中，加 80％丙酮溶液至刻度，摇匀，照紫外-可见分光光度法（通则 0401），在 518nm 的波长处测定吸光度，不得低于 0.20。

【浸出物】 照水溶性浸出物测定法（通则 2201）项下的冷浸法测定，不得少于 30.0％。

【含量测定】 羟基红花黄色素 A 照高效液相色谱法（通则 0512）测定。

色谱条件与系统适用性试验 以十八烷基硅烷键合硅胶为填充剂；以甲醇-乙腈-0.7％磷酸溶液（26：2：72）为流动相；检测波长为 403nm。理论板数按羟基红花黄色素 A 峰计算应不低于 3000。

对照品溶液的制备 取羟基红花黄色素 A 对照品适量，精密称定，加 25％甲醇制成每 1ml 含 0.13mg 的溶液，即得。

供试品溶液的制备 取本品粉末（过三号筛）约 0.4g，精密称定，置具塞锥形瓶中，精密加入 25％甲醇 50ml，称定重量，超声处理（功率 300W，频率 50kHz）40 分钟，放冷，再称定重量，用 25％甲醇补足减失的重量，摇匀，滤过，取续滤液，即得。

测定法 分别精密吸取对照品溶液与供试品溶液各 10μl，注入液相色谱仪，测定，即得。

本品按干燥品计算，含羟基红花黄色素 A（$C_{27}H_{32}O_{16}$）不得少于 1.0％。

山柰酚 照高效液相色谱法（通则 0512）测定。

色谱条件与系统适用性试验 以十八烷基硅烷键合硅胶为填充剂；以甲醇-0.4％磷酸溶液（52：48）为流动相；检测波长为 367nm。理论板数按山柰酚峰计算应不低于 3000。

对照品溶液的制备 取山柰酚对照品适量，精密称定，加甲醇制成每 1ml 含 9μg 的溶液，即得。

供试品溶液的制备 取本品粉末（过三号筛）约 0.5g，精密称定，置具塞锥形瓶中，精密加入甲醇 25ml，称定重量，加热回流 30 分钟，放冷，再称定重量，用甲醇补足减失的重量，摇匀，滤过，精密量取续滤液 15ml，置平底烧瓶中，加盐酸溶液（15→37）5ml，摇匀，置水浴中加热水解 30 分钟，立即冷却，转移至 25ml 量瓶中，用甲醇稀释至刻度，摇匀，滤过，取续滤液，即得。

测定法 分别精密吸取对照品溶液与供试品溶液各 10μl，注入液相色谱仪，测定，即得。

本品按干燥品计算，含山柰酚（$C_{15}H_{10}O_6$）不得少于 0.050％。

饮片

【炮制】 除去杂质。

【性状】【鉴别】【检查】【浸出物】【含量测定】 同药材。

【性味与归经】 辛，温。归心、肝经。

【功能与主治】 活血通经，散瘀止痛。用于经闭，痛经，恶露不行，癥瘕痞块，胸痹心痛，瘀滞腹痛，胸胁刺痛，跌扑损伤，疮疡肿痛。

【用法与用量】 3～10g。

【注意】 孕妇慎用。

【贮藏】 置阴凉干燥处，防潮，防蛀。

红花龙胆
Honghualongdan
GENTIANAE RHODANTHAE HERBA

本品为龙胆科植物红花龙胆 *Gentiana rhodantha* Franch. 的干燥全草。秋、冬二季采挖，除去泥沙，晒干。

【性状】 本品长 30～60cm。根茎短，具数条细根；根直径 1～2mm，表面浅棕色或黄白色。茎具棱，直径 1～2mm，黄绿色或带紫色，质脆，断面中空。花单生于枝顶及上部叶腋，花萼筒状，5 裂；花冠喇叭状，长 2～3.5cm，淡紫色或淡黄棕色，先端 5 裂，裂片间褶流苏状。蒴果狭长，2 瓣裂。种子扁卵形，长约 1mm，具狭翅。气微清香，茎叶味微苦，根味极苦。

【鉴别】 （1）本品粉末绿色或黄绿色。下表皮细胞有明显的角质纹理，中央有小且短的乳突，气孔不定式。上表皮细胞稍小，隐现角质纹理。非腺毛 1～9 个细胞，表面具明显的纵向角质纹理，有的细胞含红色色素，基部常膨大或突起呈分支状。木纤维单个或成束散在，细长条形，尖端倾斜或平截，直径 8～18μm，具斜纹孔，直径小者纹孔不明显。花粉粒直径约 35μm，具三个萌发孔。

（2）取本品粉末 0.5g，加甲醇 10ml，超声处理 15 分钟，滤过，滤液作为供试品溶液。另取红花龙胆对照药材 0.5g，同法制成对照药材溶液。再取芒果苷对照品，加甲醇制成每 1ml 含 1mg 的溶液，作为对照品溶液。照薄层色谱法（通则 0502）试验，吸取上述三种溶液各 5μl，分别点于同一硅胶 GF₂₅₄ 薄层板上，以乙酸乙酯-甲醇-水（10：2：1）为展开剂，展开，取出，晾干，置紫外光灯（254nm）下检视。供试品色谱中，在与对照药材色谱和对照品色谱相应的位置上，显相同颜色的斑点。

【检查】 水分 不得过 9.0％（通则 0832 第二法）。

总灰分 不得过 8.0％（通则 2302）。

酸不溶性灰分 不得过 3.0％（通则 2302）。

【含量测定】 照高效液相色谱法（通则 0512）测定。

色谱条件与系统适用性试验 以十八烷基硅烷键合硅胶为填充剂；以乙腈-0.02％磷酸溶液（13：87）为流动相；检测波长为 254nm。理论板数按芒果苷峰计算应不低于 3000。

对照品溶液的制备 取芒果苷对照品适量，精密称定，加甲醇制成每 1ml 含 40μg 的溶液，即得。

供试品溶液的制备 取本品粉末（过三号筛）约 0.3g，精密称定，置具塞锥形瓶中，精密加入 60％甲醇 50ml，密塞，称定重量，超声处理（功率 250W，频率 40kHz）30 分钟，放冷，再称定重量，用 60％甲醇补足减失的重量，摇匀，滤过，精密量取续滤液 3ml,置 10ml 量瓶中,加 60％甲醇至刻度,摇匀,即得。

　　测定法　分别精密吸取对照品溶液与供试品溶液各 10μl,注入液相色谱仪,测定,即得。

　　本品按干燥品计算,含芒果苷($C_{19}H_{18}O_{11}$)不得少于 2.0％。

饮片

　　【炮制】　除去杂质,喷淋清水,稍润,切段,干燥。

　　【性味与归经】　苦,寒。归肝、胆经。

　　【功能与主治】　清热除湿,解毒,止咳。用于湿热黄疸,小便不利,肺热咳嗽。

　　【用法与用量】　9～15g。

　　【贮藏】　置干燥处,防潮。

红　芪

Hongqi

HEDYSARI RADIX

　　本品为豆科植物多序岩黄芪 *Hedysarum polybotrys* Hand.-Mazz. 的干燥根。春、秋二季采挖,除去须根和根头,晒干。

　　【性状】　本品呈圆柱形,少有分枝,上端略粗,长 10～50cm,直径 0.6～2cm。表面灰红棕色,有纵皱纹、横长皮孔样突起及少数支根痕,外皮易脱落,剥落处淡黄色。质硬而韧,不易折断,断面纤维性,并显粉性,皮部黄白色,木部淡黄棕色,射线放射状,形成层环浅棕色。气微,味微甜,嚼之有豆腥味。

　　【鉴别】　(1)本品横切面:木栓层为 6～8 列细胞。栓内层狭窄,外侧有 2～4 列厚角细胞。韧皮部较宽,外侧有裂隙,纤维成束散在,纤维壁厚,微木化;韧皮射线外侧常弯曲。形成层成环。木质部导管单个散在或 2～3 个相聚,其周围有木纤维。纤维束周围的薄壁细胞含草酸钙方晶。

　　粉末黄棕色。纤维成束,直径 5～22μm,壁厚,微木化,周围细胞含草酸钙方晶,形成晶纤维,含晶细胞壁不均匀增厚。草酸钙方晶直径 7～14μm,长约至 22μm。具缘纹孔导管直径至 145μm。淀粉粒单粒类圆形或卵圆形,直径 2～19μm;复粒由 2～8 分粒组成。

　　(2)取本品粉末 1g,加甲醇 10ml,超声处理 30 分钟,滤过,滤液浓缩至 1ml,作为供试品溶液。另取红芪对照药材 1g,同法制成对照药材溶液。照薄层色谱法(通则 0502)试验,吸取上述两种溶液各 5μl,分别点于同一硅胶 GF$_{254}$ 薄层板上,以二氯甲烷-丙酮(15：1)为展开剂,展开,取出,晾干,置紫外光灯(254nm)下检视。供试品色谱中,在与对照药材色谱相应的位置上显相同颜色斑点;喷以 1％香草醛硫酸溶液。供试品色谱中,在与对照药材色谱相应的位置上,显相同颜色的斑点。

　　【检查】　水分　不得过 10.0％(通则 0832 第二法)。

　　总灰分　不得过 6.0％(通则 2302)。

　　【浸出物】　照醇溶性浸出物测定法(通则 2201)项下的热浸法测定,用 45％乙醇作溶剂,不得少于 25.0％。

饮片

　　【炮制】　除去杂质,大小分开,洗净,润透,切厚片,干燥。

　　【性状】　本品呈类圆形或椭圆形的厚片。外表皮红棕色或黄棕色。切面皮部黄白色,形成层环浅棕色,木质部淡黄棕色,呈放射状纹理。气微,味微甜,嚼之有豆腥味。

　　【鉴别】【检查】【浸出物】　同药材。

　　【性味与归经】　甘,微温。归肺、脾经。

　　【功能与主治】　补气升阳,固表止汗,利水消肿,生津养血,行滞通痹,托毒排脓,敛疮生肌。用于气虚乏力,食少便溏,中气下陷,久泻脱肛,便血崩漏,表虚自汗,气虚水肿,内热消渴,血虚萎黄,半身不遂,痹痛麻木,痈疽难溃,久溃不敛。

　　【用法与用量】　9～30g。

　　【贮藏】　置通风干燥处,防潮,防蛀。

炙红芪

Zhihongqi

HEDYSARI RADIX PRAEPARATA CUM MELLE

　　本品为红芪的炮制加工品。

　　【炮制】　取红芪片,照蜜炙法(通则 0213)炒至不粘手。

　　【性状】　本品呈圆形或椭圆形的厚片,直径 0.4～1.5cm,厚 0.2～0.4cm。外表皮红棕色,略有光泽,可见纵皱纹和残留少数支根痕。切面皮部浅黄色,形成层环浅棕色,木质部浅黄棕色至浅棕色,可见放射状纹理。具蜜香气,味甜,略带黏性,嚼之有豆腥味。

　　【鉴别】　取本品粉末 1g,照红芪项下的〔鉴别〕(2)项试验,显相同的结果。

　　【检查】　水分　不得过 10.0％(通则 0832 第二法)。

　　总灰分　不得过 5.0％(通则 2302)。

　　【浸出物】　照红芪〔浸出物〕项下测定法测定,不得少于 35.0％。

　　【性味与归经】　甘,温。归肺、脾经。

　　【功能与主治】　补中益气。用于气虚乏力,食少便溏。

　　【用法与用量】　9～30g。

　　【贮藏】　同红芪。

红豆蔻

Hongdoukou

GALANGAE FRUCTUS

　　本品为姜科植物大高良姜 *Alpinia galanga* Willd. 的干燥成熟果实。秋季果实变红时采收,除去杂质,阴干。

【性状】　本品呈长球形,中部略细,长 0.7～1.2cm,直径 0.5～0.7cm。表面红棕色或暗红色,略皱缩,顶端有黄白色管状宿萼,基部有果梗痕。果皮薄,易破碎。种子 6,扁圆形或三角状多面形,黑棕色或红棕色,外被黄白色膜质假种皮,胚乳灰白色。气香,味辛辣。

【鉴别】　(1)种子横切面:假种皮细胞 4～7 列,圆形或切向延长,壁稍厚。种皮的外层为 1～5 列非木化厚壁纤维,呈圆形或多角形,直径 13～45μm,其下为 1 列扁平的黄棕色或深棕色色素细胞;油细胞 1 列,方形或长方形,直径 16～54μm;色素层细胞 3～5 列,含红棕色物;内种皮为 1 列栅状厚壁细胞,长约 65μm,宽约 30μm,黄棕色或红棕色,内壁及靠内方的侧壁极厚,胞腔偏外侧,内含硅质块。外胚乳细胞充满淀粉粒团,偶见草酸钙小方晶。内胚乳细胞含糊粉粒和脂肪油滴。

(2)取本品粉末 1g,加乙醚 20ml,超声处理 10 分钟,滤过,残渣再加乙醚 10ml 洗涤一次,滤过,合并乙醚液,蒸干,残渣加乙酸乙酯 1ml 使溶解,作为供试品溶液。另取红豆蔻对照药材 1g,同法制成对照药材溶液。照薄层色谱法(通则 0502)试验,吸取上述两种溶液各 5～10μl,分别点于同一硅胶 GF₂₅₄ 薄层板上,以环己烷-乙酸乙酯(17：3)为展开剂,展开,取出,晾干,置紫外光灯(254nm)下检视。供试品色谱中,在与对照药材色谱相应的位置上,显三个相同颜色的斑点;喷以 5%香草醛硫酸溶液,在 105℃加热至斑点显色清晰。供试品色谱中,在与对照药材色谱相应的位置上,显三个相同颜色的斑点。

【含量测定】　取本品种子,照挥发油测定法(通则 2204)测定。

本品种子含挥发油不得少于 0.40%(ml/g)。

饮片

【炮制】　除去杂质。用时捣碎。

【性状】【鉴别】【含量测定】　同药材。

【性味与归经】　辛,温。归脾、肺经。

【功能与主治】　散寒燥湿,醒脾消食。用于脘腹冷痛,食积胀满,呕吐泄泻,饮酒过多。

【用法与用量】　3～6g。

【贮藏】　置阴凉干燥处。

红　参

Hongshen

GINSENG RADIX ET RHIZOMA RUBRA

本品为五加科植物人参 *Panax ginseng* C. A. Mey. 的栽培品经蒸制后的干燥根和根茎。秋季采挖,洗净,蒸制后,干燥。

【性状】　主根呈纺锤形、圆柱形或扁方柱形,长 3～10cm,直径 1～2cm。表面半透明,红棕色,偶有不透明的暗黄褐色斑块,具纵沟、皱纹及细根痕;上部有时具断续的不明显环纹;下部有 2～3 条扭曲交叉的支根,并带弯曲的须根或仅具须根残迹。根茎(芦头)长 1～2cm,上有数个凹窝状茎痕(芦碗),有的带有 1～2 条完整或折断的不定根(艼)。质硬而脆,断面平坦,角质样。气微香而特异,味甘、微苦。

【鉴别】　(1)照人参项下的〔鉴别〕(1)项试验,除淀粉粒糊化轮廓模糊外,其他特征应相同。

(2)照人参项下的〔鉴别〕(2)项试验,应显相同的结果。

【检查】　水分　不得过 12.0%(通则 0832 第二法)。

其他有机氯类农药残留量　照气相色谱法(通则 0521)测定。

色谱条件与系统适用性试验　分析柱:以键合交联 14%氰丙基苯基二甲基硅氧烷为固定液(DM1701 或同类型)的毛细管柱(30m×0.32mm×0.25μm),验证柱:以键合交联 5%苯基甲基硅氧烷为固定液(DB5 或同类型)的毛细管柱(30m×0.32mm×0.25μm);⁶³Ni-ECD 电子捕获检测器;进样口温度 230℃,检测器温度 300℃,不分流进样。恒压控制模式,初始流速为每分钟 1.5ml。程序升温:初始温度 60℃,保持 0.5 分钟,以每分钟 60℃升至 170℃,再以每分钟 15℃升至 220℃,保持 5 分钟,再以每分钟 1℃升至 240℃,以每分钟 15℃升至 280℃,保持 5 分钟。理论板数按五氯硝基苯峰计算应不低于 1×10⁵,两个相邻色谱峰的分离度应大于 1.5。

混合对照品储备液的制备　分别精密称取五氯硝基苯、六氯苯、七氯(七氯、环氧七氯)、氯丹(顺式氯丹、反式氯丹、氧化氯丹)农药对照品适量,精密称定,用正己烷溶解分别制成每 1ml 约含 100μg 的溶液。精密量取上述对照品溶液各 1ml,置同一 100ml 量瓶中,加正己烷至刻度,摇匀;或精密量取有机氯农药混合对照品溶液 1ml,置 10ml 量瓶中,加正己烷至刻度,摇匀,即得(每 1ml 含各农药对照品 1μg)。

混合对照品溶液的制备　精密量取上述混合对照品储备液,用正己烷制成每 1ml 分别含 1ng、2ng、5ng、10ng、20ng、50ng、100ng 的溶液,即得。

供试品溶液的制备　取本品,粉碎成细粉(过二号筛),取约 5g,精密称定,置具塞锥形瓶中,加水 30ml,振摇 10 分钟,精密加丙酮 50ml,称定重量,超声处理(功率 300W,频率 40kHz)30 分钟,放冷,再称定重量,用丙酮补足减失的重量,再加氯化钠约 8g,精密加二氯甲烷 25ml,称定重量,超声处理(功率 300W,频率 40kHz)15 分钟,放冷,再称定重量,用二氯甲烷补足减失的重量,振摇使氯化钠充分溶解,静置,转移至离心管中,离心(每分钟 3000 转)3 分钟,使完全分层,将上层有机相转移至装有适量无水硫酸钠的具塞锥形瓶中,放置 30 分钟。精密量取 15ml,置 40℃水浴中减压浓缩至约 1ml,加正己烷约 5ml,减压浓缩至近干,用正己烷溶解并转移至 5ml 量瓶中,并稀释至刻度,摇匀,转移至离心管中,缓缓加入硫酸溶液(9→10)1ml,振摇 1 分钟,离心(每分钟 3000 转)10 分钟,分取上清液,加水 1ml,振摇,取上清液,即得。

　　测定法　分别精密吸取供试品溶液和与之相应浓度的混合对照品溶液各 1μl,注入气相色谱仪,分别连续进样 3 次,取平均值,按外标法计算,即得。

　　本品含五氯硝基苯不得过 0.1mg/kg;七氯(七氯、环氧七氯之和)不得过 0.05mg/kg;氯丹(顺式氯丹、反式氯丹和氧化氯丹之和)不得过 0.1mg/kg。

　　【含量测定】　照高效液相色谱法(通则 0512)测定。

　　色谱条件与系统适用性试验　以十八烷基硅烷键合硅胶为填充剂;以乙腈为流动相 A,以水为流动相 B,按下表中的规定进行梯度洗脱;检测波长为 203nm。理论板数按人参皂苷 Rg₁ 峰计算应不低于 6000。

时间(分钟)	流动相 A(%)	流动相 B(%)
0~35	19	81
35~55	19→29	81→71
55~70	29	71
70~100	29→40	71→60

　　对照品溶液的制备　分别取人参皂苷 Rg₁ 对照品、人参皂苷 Re 对照品、人参皂苷 Rb₁ 对照品,加甲醇制成每 1ml 中含人参皂苷 Rg₁ 0.5mg、人参皂苷 Re 0.3mg、人参皂苷 Rb₁ 0.5mg 的混合溶液,即得。

　　供试品溶液的制备　取本品粉末(过四号筛)约 1g,精密称定,置索氏提取器中,加三氯甲烷适量,加热回流 3 小时,弃去三氯甲烷液,药渣挥干溶剂,连同滤纸筒移入具塞锥形瓶中,精密加入水饱和正丁醇 50ml,密塞,放置过夜,超声处理(功率 250W,频率 50kHz)30 分钟,滤过。精密量取续滤液 25ml,置蒸发皿中蒸干,残渣加甲醇溶解,转移至 5ml 量瓶中,加甲醇至刻度,摇匀,滤过,取续滤液,即得。

　　测定法　分别精密吸取对照品溶液 10μl 与供试品溶液 10~20μl,注入液相色谱仪,测定,即得。

　　本品按干燥品计算,含人参皂苷 Rg₁($C_{42}H_{72}O_{14}$)和人参皂苷 Re($C_{48}H_{82}O_{18}$)的总量不得少于 0.25%,人参皂苷 Rb₁($C_{54}H_{92}O_{23}$)不得少于 0.20%。

饮片

　　【炮制】　润透,切薄片,干燥,用时粉碎或捣碎。

　　红参片　本品呈类圆形或椭圆形薄片。外表皮红棕色,半透明。切面平坦,角质样。质硬而脆。气微香而特异,味甘、微苦。

　　【含量测定】　同药材,含人参皂苷 Rg₁($C_{42}H_{72}O_{14}$)和人参皂苷 Re($C_{48}H_{82}O_{18}$)的总量不得少于 0.22%,人参皂苷 Rb₁($C_{54}H_{92}O_{23}$)不得少于 0.18%。

　　【鉴别】【检查】　同药材。

　　【性味与归经】　甘、微苦,温。归脾、肺、心、肾经。

　　【功能与主治】　大补元气,复脉固脱,益气摄血。用于体虚欲脱,肢冷脉微,气不摄血,崩漏下血。

　　【用法与用量】　3~9g,另煎兑服。

　　【注意】　不宜与藜芦、五灵脂同用。

　　【贮藏】　置阴凉干燥处,密闭,防蛀。

红　粉

Hongfen

HYDRARGYRI OXYDUM RUBRUM

　　本品为红氧化汞(HgO)。

　　【性状】　本品为橙红色片状或粉状结晶,片状的一面光滑略具光泽,另一面较粗糙。粉末橙色。质硬,性脆;遇光颜色逐渐变深。气微。

　　【鉴别】　取本品 0.5g,加水 10ml,搅匀,缓缓滴加适量的盐酸溶解,溶液显汞盐(通则 0301)的鉴别反应。

　　【检查】　**亚汞化合物**　取本品 0.5g,加稀盐酸 25ml,溶解后,溶液允许显微浊。

　　氯化物　取本品 0.5g,加水适量与硝酸 3ml,溶解后,加水稀释使至约 40ml,依法检查(通则 0801)。如显浑浊,与标准氯化钠溶液 3ml 制成的对照液比较,不得更浓(0.006%)。

　　【含量测定】　取本品约 0.2g,精密称定,加稀硝酸 25ml 溶解后,加水 80ml 与硫酸铁铵指示液 2ml,用硫氰酸铵滴定液(0.1mol/L)滴定。每 1ml 硫氰酸铵滴定液(0.1mol/L)相当于 10.83mg 的氧化汞(HgO)。

　　本品含氧化汞(HgO)不得少于 99.0%。

　　【性味与归经】　辛,热;有大毒。归肺、脾经。

　　【功能与主治】　拔毒,除脓,去腐,生肌。用于痈疽疔疮,梅毒下疳,一切恶疮,肉暗紫黑,腐肉不去,窦道瘘管,脓水淋漓,久不收口。

　　【用法与用量】　外用适量,研极细粉单用或与其他药味配成散剂或制成药捻。

　　【注意】　本品有毒,只可外用,不可内服;外用亦不宜久用;孕妇禁用。

　　【贮藏】　置干燥处,遮光,密闭。

红　景　天

Hongjingtian

RHODIOLAE CRENULATAE RADIX
ET RHIZOMA

　　本品为景天科植物大花红景天 *Rhodiola crenulata*(Hook. f. et Thoms.)H. Ohba 的干燥根和根茎。秋季花茎凋枯后采挖,除去粗皮,洗净,晒干。

　　【性状】　本品根茎呈圆柱形,粗短,略弯曲,少数有分枝,长 5~20cm,直径 2.9~4.5cm。表面棕色或褐色,粗糙有褶皱,剥开外表皮有一层膜质黄色表皮且具粉红色花纹;宿存部分老花茎,花茎基部被三角形或卵形膜质鳞片;节间不规则;断面粉红色至紫红色,有一环纹,质轻,疏松。主根呈圆柱形,粗短,长约 20cm,上部直径约 1.5cm,侧根长 10～30cm;断面橙红色或紫红色,有时具裂隙。气芳香,味微苦涩、后甜。

【鉴别】 (1)本品根横切面:木栓层 5～8 列细胞,栓内层细胞椭圆形、类圆形。中柱占极大部分,有多数维管束排列成 2～4 轮环,外轮维管束较大,为外韧型;内侧 2～3 轮维管束渐小,为周木型。

根茎横切面:老根茎有 2～3 条木栓层带,嫩根茎无木栓层带。木栓层为数列细胞,栓内层不明显。皮层窄。中柱维管束为大型的周韧型维管束,放射状环列;维管束中内侧和外侧的维管组织发达呈对列状,中间为薄壁组织,韧皮部和木质部近等长,被次生射线分隔成细长条形,形成层明显。髓部宽广,由薄壁细胞组成,散生周韧型的髓维管束。薄壁细胞含有棕色分泌物。

(2)照薄层色谱法(通则 0502)试验,吸取〔含量测定〕项下的对照品溶液和供试品溶液各 10μl,分别点于同一硅胶 G 薄层板上,以三氯甲烷-甲醇-丙酮-水(6:3:1:1)的下层溶液为展开剂,展开,展距 18cm,取出,晾干,置碘蒸气中熏。供试品色谱中,在与对照品色谱相应的位置上,显相同颜色的斑点。

【检查】 **水分** 不得过 12.0%(通则 0832 第二法)。

总灰分 不得过 8.0%(通则 2302)。

酸不溶性灰分 不得过 2.0%(通则 2302)。

【浸出物】 照醇溶性浸出物测定法(通则 2201)项下的热浸法测定,用 70%乙醇作溶剂,不得少于 22.0%。

【含量测定】 照高效液相色谱法(通则 0512)测定。

色谱条件与系统适用性试验 以十八烷基硅烷键合硅胶为填充剂;以甲醇-水(15:85)为流动相;检测波长为 275nm。理论板数按红景天苷峰计算应不低于 2000。

对照品溶液的制备 取红景天苷对照品适量,精密称定,加甲醇制成每 1ml 含 0.5mg 的溶液,即得。

供试品溶液的制备 取本品粉末(过三号筛)约 0.5g,精密称定,置具塞锥形瓶中,精密加入甲醇 10ml,密塞,称定重量,超声处理 30 分钟,放冷,再称定重量,用甲醇补足减失的重量,摇匀,滤过,取续滤液,即得。

测定法 分别精密吸取对照品溶液与供试品溶液各 10μl,注入液相色谱仪,测定,即得。

本品按干燥品计算,含红景天苷($C_{14}H_{20}O_7$)不得少于 0.50%。

饮片

【炮制】 除去须根、杂质,切片,干燥。

【性状】 本品呈圆形、类圆形或不规则的片状。外表皮棕色、红棕色或褐色,有的剥开外表皮有一层膜质黄色表皮,具粉红色花纹。切面粉红色至紫红色,有时具裂隙。质轻,疏松。气芳香,味微苦涩、后甜。

【浸出物】 同药材,不得少于 25.0%。

【检查】 同药材。

【性味与归经】 甘、苦,平。归肺、心经。

【功能与主治】 益气活血,通脉平喘。用于气虚血瘀,胸痹心痛,中风偏瘫,倦怠气喘。

【用法与用量】 3～6g。

【贮藏】 置通风干燥处,防潮,防蛀。

麦　冬
Maidong
OPHIOPOGONIS RADIX

本品为百合科植物麦冬 *Ophiopogon japonicus*(L.f)Ker-Gawl. 的干燥块根。夏季采挖,洗净,反复暴晒、堆置,至七八成干,除去须根,干燥。

【性状】 本品呈纺锤形,两端略尖,长 1.5～3cm,直径 0.3～0.6cm。表面淡黄色或灰黄色,有细纵纹。质柔韧,断面黄白色,半透明,中柱细小。气微香,味甘、微苦。

【鉴别】 (1)本品横切面:表皮细胞 1 列或脱落,根被为 3～5 列木化细胞。皮层宽广,散有含草酸钙针晶束的黏液细胞,有的针晶直径至 10μm;内皮层细胞壁均匀增厚,木化,有通道细胞,外侧为 1 列石细胞,其内壁及侧壁增厚,纹孔细密。中柱较小,韧皮部束 16～22 个,木质部由导管、管胞、木纤维以及内侧的木化细胞连结成环层。髓小,薄壁细胞类圆形。

(2)取本品 2g,剪碎,加三氯甲烷-甲醇(7:3)混合溶液 20ml,浸泡 3 小时,超声处理 30 分钟,放冷,滤过,滤液蒸干,残渣加三氯甲烷 0.5ml 使溶解,作为供试品溶液。另取麦冬对照药材 2g,同法制成对照药材溶液。照薄层色谱法(通则 0502)试验,吸取上述两种溶液各 6μl,分别点于同一硅胶 GF$_{254}$薄层板上,以甲苯-甲醇-冰醋酸(80:5:0.1)为展开剂,展开,取出,晾干,置紫外光灯(254nm)下检视。供试品色谱中,在与对照药材色谱相应的位置上,显相同颜色的斑点。

【检查】 **水分** 不得过 18.0%(通则 0832 第二法)。

总灰分 不得过 5.0%(通则 2302)。

【浸出物】 照水溶性浸出物测定法(通则 2201)项下的冷浸法测定,不得少于 60.0%。

【含量测定】 **对照品溶液的制备** 取鲁斯可皂苷元对照品适量,精密称定,加甲醇制成每 1ml 含 50μg 的溶液,即得。

标准曲线的制备 精密量取对照品溶液 0.5ml、1ml、2ml、3ml、4ml、5ml、6ml,分别置具塞试管中,于水浴中挥干溶剂,精密加入高氯酸 10ml,摇匀,置热水中保温 15 分钟,取出,冰水冷却,以相应的试剂为空白,照紫外-可见分光光度法(通则 0401),在 397nm 波长处测定吸光度,以吸光度为纵坐标,浓度为横坐标,绘制标准曲线。

测定法 取本品细粉约 3g,精密称定,置具塞锥形瓶中,精密加入甲醇 50ml,称定重量,加热回流 2 小时,放冷,再称定重量,用甲醇补足减失的重量,摇匀,滤过,精密量取续滤液

25ml,回收溶剂至干,残渣加水 10ml 使溶解,用水饱和正丁醇振摇提取 5 次,每次 10ml,合并正丁醇液,用氨试液洗涤 2 次,每次 5ml,弃去氨液,正丁醇液蒸干。残渣用 80％甲醇溶解,转移至 50ml 量瓶中,加 80％甲醇至刻度,摇匀。精密量取供试品溶液 2～5ml,置 10ml 具塞试管中,照标准曲线的制备项下的方法,自"于水浴中挥干溶剂"起,依法测定吸光度,从标准曲线上读出供试品溶液中鲁斯可皂苷元的重量,计算,即得。

本品按干燥品计算,含麦冬总皂苷以鲁斯可皂苷元 ($C_{27}H_{42}O_4$)计,不得少于 0.12％。

饮片

【炮制】 除去杂质,洗净,润透,轧扁,干燥。

【性状】 本品形如麦冬,或为轧扁的纺锤形块片。表面淡黄色或灰黄色,有细纵纹。质柔韧,断面黄白色,半透明,中柱细小。气微香,味甘、微苦。

【鉴别】 【检查】 【含量测定】 同药材。

【性味与归经】 甘、微苦,微寒。归心、肺、胃经。

【功能与主治】 养阴生津,润肺清心。用于肺燥干咳,阴虚痨嗽,喉痹咽痛,津伤口渴,内热消渴,心烦失眠,肠燥便秘。

【用法与用量】 6～12g。

【贮藏】 置阴凉干燥处,防潮。

麦　芽

Maiya

HORDEI FRUCTUS GERMINATUS

本品为禾本科植物大麦 *Hordeum vulgare* L. 的成熟果实经发芽干燥的炮制加工品。将麦粒用水浸泡后,保持适宜温、湿度,待幼芽长至约 5mm 时,晒干或低温干燥。

【性状】 本品呈梭形,长 8～12mm,直径 3～4mm。表面淡黄色,背面为外稃包围,具 5 脉;腹面为内稃包围。除去内外稃后,腹面有 1 条纵沟;基部胚根处生出幼芽和须根,幼芽长披针状条形,长约 5mm。须根数条,纤细而弯曲。质硬,断面白色,粉性。气微,味微甘。

【鉴别】 (1)本品粉末灰白色。淀粉粒单粒类圆形,直径 3～60μm,脐点人字形或裂隙状。稃片外表皮表面观长细胞与 2 个短细胞(栓化细胞、硅质细胞)交互排列;长细胞壁厚,紧密深波状弯曲,短细胞类圆形,有稀疏壁孔。麦芒非腺毛细长,多碎断;稃片表皮非腺毛壁较薄,长 80～230μm;鳞片非腺毛锥形,壁稍厚,长 30～110μm。

(2)取本品粉末 5g,加无水乙醇 30ml,超声处理 40 分钟,滤过,滤液加 50％氢氧化钾溶液 1.5ml,加热回流 15 分钟,置冰浴中冷却 5 分钟,用石油醚(30～60℃)振摇提取 3 次,每次 10ml,合并石油醚液,挥干,残渣加乙酸乙酯 1ml 使溶解,作为供试品溶液。另取麦芽对照药材 5g,同法制成对照药材溶液。照薄层色谱法(通则 0502)试验,吸取上述两种溶液各

2μl,分别点于同一硅胶 G 薄层板上,使成条状,以甲苯-三氯甲烷-乙酸乙酯(10∶10∶2)为展开剂,展开,取出,晾干,再以甲苯-三氯甲烷-乙酸乙酯(10∶10∶1)为展开剂,展开,取出,晾干,喷以 15％硝酸乙醇溶液,在 100℃ 加热至斑点显色清晰,置紫外光灯(365nm)下检视。供试品色谱中,在与对照药材色谱相应的位置上,显相同颜色的荧光斑点。

【检查】 水分 不得过 13.0％(通则 0832 第二法)。

总灰分 不得过 5.0％(通则 2302)。

出芽率 取本品 10g,照药材和饮片取样法(通则 0211),取对角两份供试品,检查出芽粒数与总粒数,计算出芽率(％)。本品出芽率不得少于 85％。

黄曲霉毒素 照真菌毒素测定法(通则 2351)测定。

本品每 1000g 含黄曲霉毒素 B_1 不得过 5μg,黄曲霉毒素 G_2、黄曲霉毒素 G_1、黄曲霉毒素 B_2 和黄曲霉毒素 B_1 总量不得过 10μg。

饮片

【炮制】 麦芽 除去杂质。

【性状】 【鉴别】 【检查】 同药材。

炒麦芽 取净麦芽,照清炒法(通则 0213)炒至棕黄色,放凉,筛去灰屑。

【性状】 本品形如麦芽,表面棕黄色,偶有焦斑。有香气,味微苦。

【检查】 水分 同药材,不得过 12.0％。

总灰分 同药材,不得过 4.0％。

【鉴别】 同药材。

焦麦芽 取净麦芽,照清炒法(通则 0213)炒至焦褐色,放凉,筛去灰屑。

【性状】 本品形如麦芽,表面焦褐色,有焦斑。有焦香气,味微苦。

【检查】 水分 同药材,不得过 10.0％。

总灰分 同药材,不得过 4.0％。

【鉴别】 同药材。

【性味与归经】 甘,平。归脾、胃经。

【功能与主治】 行气消食,健脾开胃,回乳消胀。用于食积不消,脘腹胀痛,脾虚食少,乳汁郁积,乳房胀痛,妇女断乳,肝郁胁痛,肝胃气痛。生麦芽健脾和胃,疏肝行气。用于脾虚食少,乳汁郁积。炒麦芽行气消食回乳。用于食积不消,妇女断乳。焦麦芽消食化滞。用于食积不消,脘腹胀痛。

【用法与用量】 10～15g;回乳炒用 60g。

【贮藏】 置通风干燥处,防蛀。

远　志

Yuanzhi

POLYGALAE RADIX

本品为远志科植物远志 *Polygala tenuifolia* Willd. 或卵

叶远志 Polygala sibirica L. 的干燥根。春、秋二季采挖，除去须根和泥沙，晒干或抽去木心晒干。

【性状】 本品呈圆柱形，略弯曲，长 2～30cm，直径 0.2～1cm。表面灰黄色至灰棕色，有较密的并深陷的横皱纹、纵皱纹及裂纹，老根的横皱纹较密更深陷，略呈结节状。质硬而脆，易折断，断面皮部棕黄色，木部黄白色，皮部易与木部剥离，抽取木心者中空。气微，味苦、微辛，嚼之有刺喉感。

【鉴别】 (1)本品横切面：木栓细胞 10 余列。栓内层为 20 余列薄壁细胞，有切向裂隙。韧皮部较宽广，常现径向裂隙。形成层成环。有木心者木质部发达，均木化，射线宽 1～3 列细胞。薄壁细胞大多含脂肪油滴；有的含草酸钙簇晶和方晶。

(2)取本品粉末 0.5g，加 70% 乙醇 5ml，超声处理 15 分钟，滤过，滤液作为供试品溶液。另取远志对照药材 0.5g，同法制成对照药材溶液。照薄层色谱法(通则 0502)试验，吸取上述两种溶液各 2μl，分别点于同一硅胶 G 薄层板上，以乙酸乙酯-冰醋酸-水(55：13：13)为展开剂，展开，取出，晾干，置紫外光灯(365nm)下检视。供试品色谱中，在与对照药材色谱相应的位置上，显相同颜色的荧光斑点。

(3)取细叶远志皂苷〔含量测定〕项下的供试品溶液 20μl 和对照品溶液 4μl，分别点于同一硅胶 G 薄层板上，以三氯甲烷-甲醇-水(6：3：0.5)为展开剂，展开，取出，晾干，喷以 10% 硫酸乙醇溶液，在 105℃ 加热至斑点显色清晰。供试品色谱中，在与对照品色谱相应的位置上，显相同颜色的斑点。

【检查】 水分 不得过 12.0%(通则 0832 第二法)。

总灰分 不得过 6.0%(通则 2302)。

黄曲霉毒素 照真菌毒素测定法(通则 2351)测定。

本品每 1000g 含黄曲霉毒素 B_1 不得过 5μg，黄曲霉毒素 G_2、黄曲霉毒素 G_1、黄曲霉毒素 B_2 和黄曲霉毒素 B_1 总量不得过 10μg。

【浸出物】 照醇溶性浸出物测定法(通则 2201)项下的热浸法测定，用 70% 乙醇作溶剂，不得少于 30.0%。

【含量测定】 细叶远志皂苷 照高效液相色谱法(通则 0512)测定。

色谱条件与系统适用性试验 以十八烷基硅烷键合硅胶为填充剂；以甲醇-0.05% 磷酸溶液(70：30)为流动相；检测波长为 210nm。理论板数按细叶远志皂苷峰计算应不低于 3000。

对照品溶液的制备 取细叶远志皂苷对照品适量，精密称定，加甲醇制成每 1ml 含 1mg 的溶液，即得。

供试品溶液的制备 取本品粉末(过三号筛)约 1g，精密称定，置具塞锥形瓶中，精密加入 70% 甲醇 50ml，称定重量，超声处理(功率 400W，频率 40kHz)1 小时，放冷，再称定重量，用 70% 甲醇补足减失的重量，摇匀，滤过，精密量取续滤液 25ml，置圆底烧瓶中，蒸干，残渣加 10% 氢氧化钠溶液 50ml，加热回流 2 小时，放冷，用盐酸调节 pH 值至 4～5，用水饱和的正丁醇振摇提取 3 次，每次 50ml，合并正丁醇液，回收溶剂至干，残渣加甲醇适量使溶解，转移至 25ml 量瓶中，加甲

醇至刻度，摇匀，即得。

测定法 分别精密吸取对照品溶液与供试品溶液各 10μl，注入液相色谱仪，测定，即得。

本品按干燥品计算，含细叶远志皂苷($C_{36}H_{56}O_{12}$)，不得少于 2.0%。

远志㕮酮 Ⅲ 和 3,6′-二芥子酰基蔗糖 照高效液相色谱法(通则 0512)测定。

色谱条件与系统适用性试验 以十八烷基硅烷键合硅胶为填充剂；以乙腈-0.05% 磷酸溶液(18：82)为流动相；检测波长为 320nm。理论板数按 3,6′-二芥子酰基蔗糖峰计算应不低于 3000。

对照品溶液的制备 取远志㕮酮 Ⅲ 对照品、3,6′-二芥子酰基蔗糖对照品适量，精密称定，加甲醇制成每 1ml 含远志㕮酮 Ⅲ 0.15mg、含 3,6′-二芥子酰基蔗糖 0.2mg 的混合溶液，即得。

供试品溶液的制备 取本品粉末(过三号筛)约 1g，精密称定，置具塞锥形瓶中，精密加入 70% 甲醇 25ml，称定重量，加热回流 1.5 小时，放冷，再称定重量，用 70% 甲醇补足减失的重量，摇匀，滤过，取续滤液，即得。

测定法 分别精密吸取对照品溶液与供试品溶液各 10μl，注入液相色谱仪，测定，即得。

本品按干燥品计算，含远志㕮酮 Ⅲ($C_{25}H_{28}O_{15}$)不得少于 0.15%，含 3,6′-二芥子酰基蔗糖($C_{36}H_{46}O_{17}$)不得少于 0.50%。

饮片

【炮制】 远志 取抽去木心者，除去杂质，略洗，润透，切段，干燥。

【性状】 本品呈圆筒形的段。外表皮灰黄色至灰棕色，有横皱纹。切面棕黄色。气微，味苦、微辛，嚼之有刺喉感。

【鉴别】(除横切面外) 【检查】 【浸出物】 【含量测定】 同药材。

制远志 取甘草，加适量水煎汤，去渣，加入净远志，用文火煮至汤吸尽，取出，干燥。

每 100kg 远志，用甘草 6kg。

【性状】 本品形如远志段，表面黄棕色。味微甜。

【检查】 酸不溶性灰分 不得过 3.0%(通则 2302)。

【含量测定】 同药材，含远志㕮酮 Ⅲ($C_{25}H_{28}O_{15}$)不得少于 0.10%，含 3,6′-二芥子酰基蔗糖($C_{36}H_{46}O_{17}$)不得少于 0.30%。含细叶远志皂苷($C_{36}H_{56}O_{12}$)不得少于 2.0%。

【鉴别】(除横切面外) 【检查】 【浸出物】 同药材。

【性味与归经】 苦、辛，温。归心、肾、肺经。

【功能与主治】 安神益智，交通心肾，祛痰，消肿。用于心肾不交引起的失眠多梦、健忘惊悸、神志恍惚，咳痰不爽，疮疡肿毒，乳房肿痛。

【用法与用量】 3～10g。

【贮藏】 置通风干燥处。

赤 小 豆

Chixiaodou

VIGNAE SEMEN

本品为豆科植物赤小豆 *Vigna umbellata* Ohwi et Ohashi 或赤豆 *Vigna angularis* Ohwi et Ohashi 的干燥成熟种子。秋季果实成熟而未开裂时拔取全株,晒干,打下种子,除去杂质,再晒干。

【性状】 赤小豆 呈长圆形而稍扁,长 5~8mm,直径 3~5mm。表面紫红色,无光泽或微有光泽;一侧有线形突起的种脐,偏向一端,白色,约为全长 2/3,中间凹陷成纵沟;另侧有 1 条不明显的棱脊。质硬,不易破碎。子叶 2,乳白色。气微,味微甘。

赤豆 呈短圆柱形,两端较平截或钝圆,直径 4~6mm。表面暗棕红色,有光泽,种脐不突起。

【鉴别】 (1)本品横切面:赤小豆 种皮表皮为 1 列栅状细胞,种脐处 2 列,细胞内含淡红棕色物,光辉带明显。支持细胞 1 列,呈哑铃状,其下为 10 列薄壁细胞,内侧细胞呈颓废状。子叶细胞含众多淀粉粒,并含有细小草酸钙方晶和簇晶。种脐部位栅状细胞的外侧有种阜,内侧有管胞岛,椭圆形,细胞壁网状增厚,其两侧为星状组织,细胞呈星芒状,有大型细胞间隙。

赤豆 子叶细胞偶见细小草酸钙方晶,不含簇晶。

(2)取本品粉末 2g,加 75% 乙醇 10ml,超声处理 30 分钟,滤过,滤液作为供试品溶液。另取赤小豆对照药材 2g,同法制成对照药材溶液。照薄层色谱法(通则 0502)试验,吸取上述两种溶液各 5μl,分别点于同一硅胶 G 薄层板上,以三氯甲烷-冰醋酸-甲醇-水(70:35:10:8)为展开剂,展开,取出,晾干,喷以 2% 香草醛硫酸溶液,在 105℃ 加热至斑点显色清晰。供试品色谱中,在与对照药材色谱相应的位置上,显相同颜色的斑点。

【检查】 水分 不得过 14.0%(通则 0832 第二法)。

总灰分 不得过 5.0%(通则 2302)。

【浸出物】 照醇溶性浸出物测定法(通则 2201)项下的热浸法测定,用 75% 乙醇作溶剂,不得少于 7.0%。

饮片

【炮制】 除去杂质,筛去灰屑。

【性状】【鉴别】【检查】【浸出物】 同药材。

【性味与归经】 甘、酸,平。归心、小肠经。

【功能与主治】 利水消肿,解毒排脓。用于水肿胀满,脚气浮肿,黄疸尿赤,风湿热痹,痈肿疮毒,肠痈腹痛。

【用法与用量】 9~30g。外用适量,研末调敷。

【贮藏】 置干燥处,防蛀。

赤 石 脂

Chishizhi

HALLOYSITUM RUBRUM

本品为硅酸盐类矿物多水高岭石族多水高岭石,主含四水硅酸铝〔$Al_4(Si_4O_{10})(OH)_8 \cdot 4H_2O$〕。采挖后,除去杂石。

【性状】 本品为块状集合体,呈不规则的块状。粉红色、红色至紫红色,或有红白相间的花纹。质软,易碎,断面有的具蜡样光泽。吸水性强。具黏土气,味淡,嚼之无沙粒感。

饮片

【炮制】 赤石脂 除去杂质,打碎或研细粉。

煅赤石脂 取赤石脂细粉,用醋调匀,搓条,切段,干燥,照明煅法(通则 0213)煅至红透。用时捣碎。

【性味与归经】 甘、酸、涩,温。归大肠、胃经。

【功能与主治】 涩肠,止血,生肌敛疮。用于久泻久痢,大便出血,崩漏带下;外治疮疡久溃不敛,湿疮脓水浸淫。

【用法与用量】 9~12g,先煎。外用适量,研末敷患处。

【注意】 不宜与肉桂同用。

【贮藏】 置干燥处,防潮。

赤 芍

Chishao

PAEONIAE RADIX RUBRA

本品为毛茛科植物芍药 *Paeonia lactiflora* Pall. 或川赤芍 *Paeonia veitchii* Lynch 的干燥根。春、秋二季采挖,除去根茎、须根及泥沙,晒干。

【性状】 本品呈圆柱形,稍弯曲,长 5~40cm,直径 0.5~3cm。表面棕褐色,粗糙,有纵沟和皱纹,并有须根痕和横长的皮孔样突起,有的外皮易脱落。质硬而脆,易折断,断面粉白色或粉红色,皮部窄,木部放射状纹理明显,有的有裂隙。气微香,味微苦、酸涩。

【鉴别】 (1)本品横切面:木栓层为数列棕色细胞。栓内层薄壁细胞切向延长。韧皮部较窄。形成层成环。木质部射线较宽,导管群作放射状排列,导管旁有木纤维。薄壁细胞含草酸钙簇晶,并含淀粉粒。

(2)取本品粉末 0.5g,加乙醇 10ml,振摇 5 分钟,滤过,滤液蒸干,残渣加乙醇 2ml 使溶解,作为供试品溶液。另取芍药苷对照品,加乙醇制成每 1ml 含 2mg 的溶液,作为对照品溶液。照薄层色谱法(通则 0502)试验,吸取上述两种溶液各 4μl,分别点于同一硅胶 G 薄层板上,以三氯甲烷-乙酸乙酯-甲醇-甲酸(40:5:10:0.2)为展开剂,展开,取出,晾干,喷以 5% 香草醛硫酸溶液,加热至斑点显色清晰。供试品色谱中,在与对照品色谱相应的位置上,显相同的蓝紫色斑点。

【含量测定】 照高效液相色谱法(通则 0512)测定。

色谱条件与系统适用性试验　以十八烷基硅烷键合硅胶为填充剂;以甲醇-0.05mol/L 磷酸二氢钾溶液(40:65)为流动相;检测波长为 230nm。理论板数按芍药苷峰计算应不低于 3000。

对照品溶液的制备　取经五氧化二磷减压干燥器中干燥 36 小时的芍药苷对照品适量,精密称定,加甲醇制成每 1ml 含 0.5mg 的溶液,即得。

供试品溶液的制备　取本品粗粉约 0.5g,精密称定,置具塞锥形瓶中,精密加入甲醇 25ml,称定重量,浸泡 4 小时,超声处理 20 分钟,放冷,再称定重量,用甲醇补足减失的重量,摇匀,滤过,取续滤液,即得。

测定法　分别精密吸取对照品溶液与供试品溶液各 10μl,注入液相色谱仪,测定,即得。

本品含芍药苷($C_{23}H_{28}O_{11}$)不得少于 1.8%。

饮片

【炮制】 除去杂质,分开大小,洗净,润透,切厚片,干燥。

【性状】 本品为类圆形切片,外表皮棕褐色。切面粉白色或粉红色,皮部窄,木部放射状纹理明显,有的有裂隙。

【含量测定】 同药材,含芍药苷($C_{23}H_{28}O_{11}$)不得少于 1.5%。

【鉴别】 同药材。

【性味与归经】 苦,微寒。归肝经。

【功能与主治】 清热凉血,散瘀止痛。用于热入营血,温毒发斑,吐血衄血,目赤肿痛,肝郁胁痛,经闭痛经,癥瘕腹痛,跌扑损伤,痈肿疮疡。

【用法与用量】 6~12g。

【注意】 不宜与藜芦同用。

【贮藏】 置通风干燥处。

芫　花

Yuanhua

GENKWA FLOS

本品为瑞香科植物芫花 *Daphne genkwa* Sieb. et Zucc. 的干燥花蕾。春季花未开放时采收,除去杂质,干燥。

【性状】 本品常 3~7 朵簇生于短花轴上,基部有苞片 1~2 片,多脱落为单朵。单朵呈棒槌状,多弯曲,长 1~1.7cm,直径约 1.5mm;花被筒表面淡紫色或灰绿色,密被短柔毛,先端 4 裂,裂片淡紫色或黄棕色。质软。气微,味甘、微辛。

【鉴别】 (1)本品粉末:灰褐色。花粉粒黄色,类球形,直径 23~45μm,表面有较明显的网状雕纹,萌发孔多数,散在。花被下表面有非腺毛,单细胞,多弯曲,长 88~780μm,直径 15~23μm,壁较厚,微具疣状突起。

(2)取本品粉末 1g,加甲醇 25ml,超声处理 10 分钟,滤过,滤液蒸干,残渣加乙醇 1ml 使溶解,作为供试品溶液。另取芫花对照药材 1g,同法制成对照药材溶液。再取芫花素对照品,加甲醇制成每 1ml 含 2mg 的溶液,作为对照品溶液。照薄层色谱法(通则 0502)试验,吸取上述三种溶液各 4μl,分别点于同一硅胶 G 薄层板上。以甲苯-乙酸乙酯-甲酸(8:4:0.2)为展开剂,展开,取出,晾干,喷以 10% 硫酸乙醇溶液,在 105℃加热至斑点显色清晰,置紫外光灯(365nm)下检视。供试品色谱中,在与对照药材色谱和对照品色谱相应的位置上,显相同颜色的荧光斑点。

【浸出物】 照醇溶性浸出物测定法(通则 2201)项下的热浸法测定,用稀乙醇作溶剂,不得少于 20%。

【含量测定】 照高效液相色谱法(通则 0512)测定。

色谱条件与系统适用性试验　以十八烷基硅烷键合硅胶为填充剂;以甲醇-水-冰醋酸(65:35:0.8)为流动相;检测波长为 338nm。理论板数按芫花素峰计算应不低于 6000。

对照品溶液的制备　取芫花素对照品适量,精密称定,加甲醇制成每 1ml 含 90μg 的溶液,即得。

供试品溶液的制备　取本品粉末(过四号筛)约 0.5g,精密称定,置具塞锥形瓶中,精密加入甲醇 25ml,称定重量,加热回流 1 小时,放冷,再称定重量,用甲醇补足减失的重量,摇匀,滤过,取续滤液,即得。

测定法　分别精密吸取对照品溶液与供试品溶液各 10μl,注入液相色谱仪,测定,即得。

本品按干燥品计算,含芫花素($C_{16}H_{12}O_5$)不得少于 0.20%。

饮片

【炮制】 芫花　除去杂质。

【性状】【鉴别】【浸出物】【含量测定】 同药材。

醋芫花　取净芫花,照醋炙法(通则 0213)炒至醋吸尽。每 100kg 芫花,用醋 30kg。

【性状】 本品形如芫花,表面微黄色。微有醋香气。

【性味与归经】 苦、辛,温;有毒。归肺、脾、肾经。

【功能与主治】 泻水逐饮;外用杀虫疗疮。用于水肿胀满,胸腹积水,痰饮积聚,气逆咳喘,二便不利;外治疥癣秃疮,痈肿,冻疮。

【用法与用量】 1.5~3g。醋芫花研末吞服,一次 0.6~0.9g,一日 1 次。外用适量。

【注意】 孕妇禁用;不宜与甘草同用。

【贮藏】 置通风干燥处,防霉,防蛀。

花　椒

Huajiao

ZANTHOXYLI PERICARPIUM

本品为芸香科植物青椒 *Zanthoxylum schinifolium* Sieb. et Zucc. 或花椒 *Zanthoxylum bungeanum* Maxim. 的干

燥成熟果皮。秋季采收成熟果实，晒干，除去种子和杂质。

【性状】 青椒 多为 2～3 个上部离生的小蓇葖果，集生于小果梗上，蓇葖果球形，沿腹缝线开裂，直径 3～4mm。外表面灰绿色或暗绿色，散有多数油点和细密的网状隆起皱纹；内表面类白色，光滑。内果皮常由基部与外果皮分离。残存种子呈卵形，长 3～4mm，直径 2～3mm，表面黑色，有光泽。气香，味微甜而辛。

花椒 蓇葖果多单生，直径 4～5mm。外表面紫红色或棕红色，散有多数疣状突起的油点，直径 0.5～1mm，对光观察半透明；内表面淡黄色。香气浓，味麻辣而持久。

【鉴别】 (1)青椒 粉末暗棕色。外果皮表皮细胞表面观类多角形，垂周壁平直，外平周壁具细密的角质纹理，细胞内含橙皮苷结晶。内果皮细胞多呈长条形或类长方形，壁增厚，孔沟明显，镶嵌排列或上下交错排列。草酸钙簇晶偶见，直径 15～28μm。

花椒 粉末黄棕色。外果皮表皮细胞垂周壁连珠状增厚。草酸钙簇晶较多见，直径 10～40μm。

(2)取本品粉末 2g，加乙醚 10ml，充分振摇，浸渍过夜，滤过，滤液挥至 1ml，作为供试品溶液。另取花椒对照药材 2g，同法制成对照药材溶液。照薄层色谱法（通则 0502）试验，吸取上述两种溶液各 5μl，分别点于同一硅胶 G 薄层板上，以正己烷-乙酸乙酯（4：1）为展开剂，展开，取出，晾干，置紫外光灯（365nm）下检视。供试品色谱中，在与对照药材色谱相应的位置上，显相同的红色荧光主斑点。

【含量测定】 照挥发油测定法（通则 2204）测定。

本品含挥发油不得少于 1.5%（ml/g）。

饮片

【炮制】 花椒 除去椒目、果柄等杂质。

【性状】 同药材。

炒花椒 取净花椒，照清炒法（通则 0213）炒至有香气。

【性状】 本品形如药材，可见或偶见焦斑。

【性味与归经】 辛，温。归脾、胃、肾经。

【功能与主治】 温中止痛，杀虫止痒。用于脘腹冷痛，呕吐泄泻，虫积腹痛；外治湿疹，阴痒。

【用法与用量】 3～6g。外用适量，煎汤熏洗。

【贮藏】 置通风干燥处。

花 蕊 石

Huaruishi

OPHICALCITUM

本品为变质岩类岩石蛇纹大理岩。主含碳酸钙（$CaCO_3$）。采挖后，除去杂石和泥沙。

【性状】 本品为粒状和致密块状的集合体，呈不规则的块状，具棱角，而不锋利。白色或浅灰白色，其中夹有点状或条状的蛇纹石，呈浅绿色或淡黄色，习称"彩晕"，对光观察有闪星状光泽。体重，质硬，不易破碎。气微，味淡。

【鉴别】 (1)取本品粗粉 1g，加稀盐酸 10ml，即泡沸，发生二氧化碳气体，导入氢氧化钙试液中，即生成白色沉淀。

(2)取本品细粉 0.2g，置锥形瓶中，加稀盐酸 5ml，取上层澄清液 1 滴，置载玻片上，加硫酸溶液（1→4）1 滴，静置片刻，显微镜下可以观察到针状结晶。

(3)取本品粉末 0.2g，加稀盐酸 5ml，滴加氢氧化钠试液，即生成白色沉淀。分离，沉淀分成两份，一份中加过量的氢氧化钠试液，沉淀不溶解，另一份中加碘试液，沉淀变为红棕色。

【含量测定】 取本品细粉约 0.2g，精密称定，置锥形瓶中，加稀盐酸 5ml，加热使溶解，加水 100ml 与甲基红指示剂 1 滴，滴加 10% 氢氧化钾溶液至溶液显黄色，再继续多加 10ml，并加钙黄绿素指示剂约 20mg，用乙二胺四醋酸二钠滴定液（0.05mol/L）滴定至溶液的黄绿色荧光消失，并显橙色。每 1ml 乙二胺四醋酸二钠滴定液（0.05mol/L）相当于 5.004mg 碳酸钙（$CaCO_3$）。

本品含碳酸钙（$CaCO_3$）不得少于 40.0%。

饮片

【炮制】 花蕊石 洗净，干燥，砸成碎块。

煅花蕊石 取净花蕊石，照明煅法（通则 0213）煅至红透。

【鉴别】 取本品细粉 0.2g，置锥形瓶中，加稀盐酸 5ml，取上层澄清液 1 滴，置载玻片上，加硫酸溶液（1→4）1 滴，静置片刻，显微镜下可以观察到簇状结晶。

【含量测定】 同药材。

【性味与归经】 酸、涩，平。归肝经。

【功能与主治】 化瘀止血。用于咯血，吐血，外伤出血，跌扑伤痛。

【用法与用量】 4.5～9g，多研末服。外用适量。

【贮藏】 置干燥处。

芥 子

Jiezi

SINAPIS SEMEN

本品为十字花科植物白芥 *Sinapis alba* L. 或芥 *Brassica juncea*（L.）Czern. et Coss. 的干燥成熟种子。前者习称"白芥子"，后者习称"黄芥子"。夏末秋初果实成熟时采割植株，晒干，打下种子，除去杂质。

【性状】 白芥子 呈球形，直径 1.5～2.5mm。表面灰白色至淡黄色，具细微的网纹，有明显的点状种脐。种皮薄而脆，破开后内有白色折叠的子叶，有油性。气微，味辛辣。

黄芥子 较小，直径 1～2mm。表面黄色至棕黄色，少数呈暗红棕色。研碎后加水浸湿，则产生辛烈的特异臭气。

【鉴别】 (1)本品横切面：白芥子 种皮表皮为黏液细

胞,有黏液质纹理;下皮为 2 列厚角细胞;栅状细胞 1 列,内壁及侧壁增厚,外壁菲薄。内胚乳为 1 列类方形细胞,含糊粉粒。子叶和胚根薄壁细胞含脂肪油滴和糊粉粒。

黄芥子　种皮表皮细胞切向延长;下皮为 1 列菲薄的细胞。

(2)取本品粉末 1g,加甲醇 50ml,超声处理 1 小时,滤过,滤液蒸干,残渣加甲醇 5ml 使溶解,作为供试品溶液。另取芥子碱硫氰酸盐对照品,加甲醇制成每 1ml 含 1mg 的溶液,作为对照品溶液。照薄层色谱法(通则 0502)试验,吸取上述两种溶液各 5～10μl,分别点于同一硅胶 G 薄层板上,以乙酸乙酯-丙酮-甲酸-水(3.5：5：1：0.5)为展开剂,展开,取出,晾干,喷以稀碘化铋钾试液。供试品色谱中,在与对照品色谱相应的位置上,显相同颜色的斑点。

【检查】　水分　不得过 14.0%(通则 0832 第二法)。

总灰分　不得过 6.0%(通则 2302)。

【浸出物】　照水溶性浸出物测定法(通则 2201)项下的冷浸法测定,不得少于 12.0%。

【含量测定】　照高效液相色谱法(通则 0512)测定。

色谱条件与系统适用性试验　以十八烷基硅烷键合硅胶为填充剂;以乙腈-0.08mol/L 磷酸二氢钾溶液(10：90)为流动相;检测波长为 326nm。理论板数按芥子碱峰计算应不低于 3000。

对照品溶液的制备　取芥子碱硫氰酸盐对照品适量,精密称定,加流动相制成每 1ml 含 0.2mg 的溶液,即得。

供试品溶液的制备　取本品细粉约 1g,精密称定,置具塞锥形瓶中,加甲醇 50ml,超声处理 20 分钟(功率 250W,频率 20kHz),滤过,滤渣再用甲醇同法提取三次,滤液合并。减压回收溶剂至干,残渣加流动相溶解,转移至 50ml 量瓶中,用流动相稀释至刻度,摇匀,滤过,取续滤液,即得。

测定法　分别精密吸取对照品溶液与供试品溶液各 10μl,注入液相色谱仪,测定,即得。

本品按干燥品计算,含芥子碱以芥子碱硫氰酸盐($C_{16}H_{24}NO_5 \cdot SCN$)计,不得少于 0.50%。

饮片

【炮制】　芥子　除去杂质。用时捣碎。

【性状】【鉴别】【检查】【含量测定】　同药材。

炒芥子　取净芥子,照清炒法(通则 0213)炒至淡黄色至深黄色(炒白芥子)或深黄色至棕褐色(炒黄芥子),有香辣气。用时捣碎。

【性状】　本品形如芥子,表面淡黄色至深黄色(炒白芥子)或深黄色至棕褐色(炒黄芥子),偶有焦斑。有香辣气。

【检查】　水分　同药材,不得过 8.0%。

【含量测定】　同药材,含芥子碱以芥子碱硫氰酸盐($C_{16}H_{24}NO_5 \cdot SCN$)计,不得少于 0.40%。

【鉴别】【检查】(总灰分)【浸出物】　同药材。

【性味与归经】　辛,温。归肺经。

【功能与主治】　温肺豁痰利气,散结通络止痛。用于寒痰咳嗽,胸胁胀痛,痰滞经络,关节麻木、疼痛,痰湿流注,阴疽肿毒。

【用法与用量】　3～9g。外用适量。

【贮藏】　置通风干燥处,防潮。

苍　术

Cangzhu

ATRACTYLODIS RHIZOMA

本品为菊科植物茅苍术 *Atractylodes lancea*(Thunb.)DC. 或北苍术 *Atractylodes chinensis*(DC.)Koidz. 的干燥根茎。春、秋二季采挖,除去泥沙,晒干,撞去须根。

【性状】　茅苍术　呈不规则连珠状或结节状圆柱形,略弯曲,偶有分枝,长 3～10cm,直径 1～2cm。表面灰棕色,有皱纹、横曲纹及残留须根,顶端具茎痕或残留茎基。质坚实,断面黄白色或灰白色,散有多数橙黄色或棕红色油室,暴露稍久,可析出白色细针状结晶。气香特异,味微甘、辛、苦。

北苍术　呈疙瘩块状或结节状圆柱形,长 4～9cm,直径 1～4cm。表面黑棕色,除去外皮者黄棕色。质较疏松,断面散有黄棕色油室。香气较淡,味辛、苦。

【鉴别】　(1)本品粉末棕色。草酸钙针晶细小,长 5～30μm,不规则地充塞于薄壁细胞中。纤维大多成束,长梭形,直径约至 40μm,壁甚厚,木化。石细胞甚多,有时与木栓细胞连结,多角形、类圆形或类长方形,直径 20～80μm,壁极厚。菊糖多见,表面呈放射状纹理。

(2)取本品粉末 0.8g,加甲醇 10ml,超声处理 15 分钟,滤过,取滤液作为供试品溶液。另取苍术对照药材 0.8g,同法制成对照药材溶液。再取苍术素对照品,加甲醇制成每 1ml 含 0.2mg 的溶液,作为对照品溶液。照薄层色谱法(通则 0502)试验,吸取供试品溶液和对照药材溶液各 6μl、对照品溶液 2μl,分别点于同一硅胶 G 薄层板上,以石油醚(60～90℃)-丙酮(9：2)为展开剂,展开,取出,晾干,喷以 10% 硫酸乙醇溶液,加热至斑点显色清晰。供试品色谱中,在与对照药材色谱和对照品色谱相应的位置上,显相同颜色的斑点。

【检查】　水分　不得过 13.0%(通则 0832 第四法)。

总灰分　不得过 7.0%(通则 2302)。

【含量测定】　避光操作。照高效液相色谱法(通则 0512)测定。

色谱条件与系统适用性试验　以十八烷基硅烷键合硅胶为填充剂;以甲醇-水(79：21)为流动相;检测波长为 340nm。理论板数按苍术素峰计算应不低于 5000。

对照品溶液的制备　取苍术素对照品适量,精密称定,加甲醇制成每 1ml 含 20μg 的溶液,即得。

供试品溶液的制备　取本品粉末(过三号筛)约 0.2g,精密称定,置具塞锥形瓶中,精密加入甲醇 50ml,密塞,称定重量,超声处理(功率 250W,频率 40kHz)1 小时,放冷,再称定重量,用甲醇补足减失的重量,摇匀,滤过,取续滤液,即得。

测定法 分别精密吸取对照品溶液与供试品溶液各 $10\mu l$,注入液相色谱仪,测定,即得。

本品按干燥品计算,含苍术素($C_{13}H_{10}O$)不得少于 0.30%。

饮片

【炮制】 **苍术** 除去杂质,洗净,润透,切厚片,干燥。

【性状】 本品呈不规则类圆形或条形厚片。外表皮灰棕色至黄棕色,有皱纹,有时可见根痕。切面黄白色或灰白色,散有多数橙黄色或棕红色油室,有的可析出白色细针状结晶。气香特异,味微甘、辛、苦。

【检查】 **水分** 同药材,不得过 11.0%。

总灰分 同药材,不得过 5.0%。

【鉴别】【含量测定】 同药材。

麸炒苍术 取苍术片,照麸炒法(通则 0213)炒至表面深黄色。

【性状】 本品形如苍术片,表面深黄色,散有多数棕褐色油室。有焦香气。

【检查】 **水分** 同药材,不得过 10.0%。

总灰分 同药材,不得过 5.0%。

【含量测定】 同药材,含苍术素($C_{13}H_{10}O$)不得少于 0.20%。

【鉴别】(除显微粉末外) 同药材。

【性味与归经】 辛、苦,温。归脾、胃、肝经。

【功能与主治】 燥湿健脾,祛风散寒,明目。用于湿阻中焦,脘腹胀满,泄泻,水肿,脚气痿躄,风湿痹痛,风寒感冒,夜盲,眼目昏涩。

【用法与用量】 3～9g。

【贮藏】 置阴凉干燥处。

苍 耳 子

Cang'erzi

XANTHII FRUCTUS

本品为菊科植物苍耳 *Xanthium sibiricum* Patr. 的干燥成熟带总苞的果实。秋季果实成熟时采收,干燥,除去梗、叶等杂质。

【性状】 本品呈纺锤形或卵圆形,长 1～1.5cm,直径 0.4～0.7cm。表面黄棕色或黄绿色,全体有钩刺,顶端有 2 枚较粗的刺,分离或相连,基部有果梗痕。质硬而韧,横切面中央有纵隔膜,2 室,各有 1 枚瘦果。瘦果略呈纺锤形,一面较平坦,顶端具 1 突起的花柱基,果皮薄,灰黑色,具纵纹。种皮膜质,浅灰色,子叶 2,有油性。气微,味微苦。

【鉴别】 (1)本品粉末淡黄棕色至淡黄绿色。总苞纤维成束,常呈纵横交叉排列。果皮表皮细胞棕色,类长方形,常与下层纤维相连。果皮纤维成束或单个散在,细长梭形,纹孔

和孔沟明显或不明显。种皮细胞淡黄色,外层细胞类多角形,壁稍厚;内层细胞具乳头状突起。木薄壁细胞类长方形,具纹孔。子叶细胞含糊粉粒和油滴。

(2)取本品粉末 2g,加甲醇 25ml,超声处理 20 分钟,滤过,滤液浓缩至 2ml,作为供试品溶液。另取苍耳子对照药材 2g,同法制成对照药材溶液。照薄层色谱法(通则 0502)试验,吸取上述两种溶液各 $4\mu l$,分别点于同一硅胶 G 薄层板上,以正丁醇-冰醋酸-水(4:1:5)上层溶液为展开剂,展开,取出,晾干,置氨蒸气中熏至斑点显色清晰。供试品色谱中,在与对照药材色谱相应的位置上,显相同颜色的斑点。

【检查】 **水分** 不得过 12.0%(通则 0832 第二法)。

总灰分 不得过 5.0%(通则 2302)。

【含量测定】 照高效液相色谱法(通则 0512)测定。

色谱条件与系统适用性试验 以十八烷基硅烷键合硅胶为填充剂;以乙腈-0.4%磷酸溶液(10:90)为流动相;检测波长为 327nm。理论板数按绿原酸峰计算应不低于 3000。

对照品溶液的制备 取绿原酸对照品适量,精密称定,置棕色量瓶中,加 50%甲醇制成每 1ml 含 $50\mu g$ 的溶液,即得(10℃以下保存)。

供试品溶液的制备 取本品粉末(过三号筛)约 0.5g,精密称定,置具塞锥形瓶中,精密加入 5%甲酸的 50%甲醇溶液 25ml,称定重量,超声处理(功率 300W,频率 40kHz)40 分钟,放冷,再称定重量,用 5%甲酸的 50%甲醇补足减失的重量,摇匀,滤过,取续滤液(置棕色瓶中),即得。

测定法 分别精密吸取对照品溶液与供试品溶液各 $5\mu l$,注入液相色谱仪,测定,即得。

本品按干燥品计算,含绿原酸($C_{16}H_{18}O_9$)不得少于 0.25%。

饮片

【炮制】 **苍耳子** 除去杂质。

【性状】【鉴别】【检查】【含量测定】 同药材。

炒苍耳子 取净苍耳子,照清炒法(通则 0213)炒至黄褐色,去刺,筛净。

【性状】 本品形如苍耳子,表面黄褐色,有刺痕。微有香气。

【检查】 **水分** 同药材,不得过 10.0%。

【鉴别】【检查】(总灰分)【含量测定】 同药材。

【性味与归经】 辛、苦,温;有毒。归肺经。

【功能与主治】 散风寒,通鼻窍,祛风湿。用于风寒头痛,鼻塞流涕,鼻鼽,鼻渊,风疹瘙痒,湿痹拘挛。

【用法与用量】 3～10g。

【贮藏】 置干燥处。

芡 实

Qianshi

EURYALES SEMEN

本品为睡莲科植物芡 *Euryale ferox* Salisb. 的干燥成熟种仁。秋末冬初采收成熟果实,除去果皮,取出种子,洗净,再除去硬壳(外种皮),晒干。

【性状】 本品呈类球形,多为破粒,完整者直径 5～8mm。表面有棕红色或红褐色内种皮,一端黄白色,约占全体 1/3,有凹点状的种脐痕,除去内种皮显白色。质较硬,断面白色,粉性。气微,味淡。

【鉴别】 (1)本品粉末类白色。主为淀粉粒,单粒类圆形,直径 1～4μm,大粒脐点隐约可见;复粒多数由百余分粒组成,类球形,直径 13～35μm,少数由 2～3 分粒组成。

(2)取本品粉末 2g,加二氯甲烷 30ml,超声处理 15 分钟,滤过,滤液蒸干,残渣加乙酸乙酯 2ml 使溶解,作为供试品溶液。另取芡实对照药材 2g,同法制成对照药材溶液。照薄层色谱法(通则 0502)试验,吸取上述两种溶液各 10μl,分别点于同一硅胶 G 薄层板上,以正己烷-丙酮(5:1)为展开剂,展开,取出,晾干,喷以 10%硫酸乙醇溶液,在 105℃加热至斑点显色清晰。供试品色谱中,在与对照药材色谱相应的位置上,显相同颜色的斑点。

【检查】 水分 不得过 14.0%(通则 0832 第二法)。

总灰分 不得过 1.0%(通则 2302)。

【浸出物】 照水溶性浸出物测定法(通则 2201)项下的热浸法测定,不得少于 8.0%。

饮片

【炮制】 芡实 除去杂质。

【性状】【鉴别】【检查】【浸出物】 同药材。

麸炒芡实 取净芡实,照麸炒法(通则 0213)炒至微黄色。

【性状】 本品形如芡实,表面黄色或微黄色。味淡、微酸。

【检查】 水分 同药材,不得过 10.0%。

【鉴别】(2) **【检查】**(总灰分) **【浸出物】** 同药材。

【性味与归经】 甘、涩,平。归脾、肾经。

【功能与主治】 益肾固精,补脾止泻,除湿止带。用于遗精滑精,遗尿尿频,脾虚久泻,白浊,带下。

【用法与用量】 9～15g。

【贮藏】 置通风干燥处,防蛀。

芦 荟

Luhui

ALOE

本品为百合科植物库拉索芦荟 *Aloe barbadensis* Miller、好望角芦荟 *Aloe ferox* Miller 或其他同属近缘植物叶的汁液浓缩干燥物。前者习称"老芦荟",后者习称"新芦荟"。

【性状】 库拉索芦荟 呈不规则块状,常破裂为多角形,大小不一。表面呈暗红褐色或深褐色,无光泽。体轻,质硬,不易破碎,断面粗糙或显麻纹。富吸湿性。有特殊臭气,味极苦。

好望角芦荟 表面呈暗褐色,略显绿色,有光泽。体轻,质松,易碎,断面玻璃样而有层纹。

【鉴别】 (1)取本品粉末 0.5g,加水 50ml,振摇,滤过,取滤液 5ml,加硼砂 0.2g,加热使溶解,取溶液数滴,加水 30ml,摇匀,显绿色荧光,置紫外光灯(365nm)下观察,显亮黄色荧光;再取滤液 2ml,加硝酸 2ml,摇匀,库拉索芦荟显棕红色,好望角芦荟显黄绿色;再取滤液 2ml,加等量饱和溴水,生成黄色沉淀。

(2)取本品粉末 0.5g,加甲醇 20ml,置水浴上加热至沸,振摇数分钟,滤过,滤液作为供试品溶液。另取芦荟苷对照品,加甲醇制成每 1ml 含 5mg 的溶液,作为对照品溶液。照薄层色谱法(通则 0502)试验,吸取上述两种溶液各 5μl,分别点于同一硅胶 G 薄层板上,以乙酸乙酯-甲醇-水(100:17:13)为展开剂,展开,取出,晾干,喷以 10%氢氧化钾甲醇溶液,置紫外光灯(365nm)下检视。供试品色谱中,在与对照品色谱相应的位置上,显相同颜色的荧光斑点。

【检查】 水分 不得过 12.0%(通则 0832 第二法)。

总灰分 不得过 4.0%(通则 2302)。

【含量测定】 照高效液相色谱法(通则 0512)测定。

色谱条件与系统适用性试验 以十八烷基硅烷键合硅胶为填充剂;以乙腈-水(25:75)为流动相;检测波长为 355nm。理论板数按芦荟苷峰计算应不低于 2000。

对照品溶液的制备 取芦荟苷对照品适量,精密称定,加甲醇制成每 1ml 含 0.2mg 的溶液,即得。

供试品溶液的制备 取库拉索芦荟粉末(过五号筛)约 0.1g(或好望角芦荟粉末约 0.2g),精密称定,置 100ml 量瓶中,加入甲醇适量,超声处理(功率 250W,频率 33kHz)30 分钟,放冷,加甲醇稀释至刻度,摇匀,滤过,取续滤液,即得。

测定法 分别精密吸取对照品溶液与供试品溶液各 10μl,注入液相色谱仪,测定,即得。

本品按干燥品计算,含芦荟苷($C_{21}H_{22}O_9$)库拉索芦荟不得少于 16.0%,好望角芦荟不得少于 6.0%。

饮片

【炮制】 砸成小块。

【鉴别】【检查】【含量测定】 同药材。

【性味与归经】 苦,寒。归肝、胃、大肠经。

【功能与主治】 泻下通便,清肝泻火,杀虫疗疮。用于热结便秘,惊痫抽搐,小儿疳积;外治癣疮。

【用法与用量】 2～5g,宜入丸散。外用适量,研末敷患处。

【注意】 孕妇慎用。

【贮藏】 置阴凉干燥处。

芦 根

Lugen

PHRAGMITIS RHIZOMA

本品为禾本科植物芦苇 *Phragmites communis* Trin. 的新鲜或干燥根茎。全年均可采挖,除去芽、须根及膜状叶,鲜用或晒干。

【性状】 鲜芦根 呈长圆柱形,有的略扁,长短不一,直径 1～2cm。表面黄白色,有光泽,外皮疏松可剥离,节呈环状,有残根和芽痕。体轻,质韧,不易折断。切断面黄白色,中空,壁厚 1～2mm,有小孔排列成环。气微,味甘。

芦根 呈扁圆柱形。节处较硬,节间有纵皱纹。

【鉴别】 (1)本品粉末浅灰棕色。表皮细胞表面观有长细胞与两个短细胞(栓质细胞、硅质细胞)相间排列;长细胞长条形,壁厚并波状弯曲,纹孔细小;栓质细胞新月形,硅质细胞较栓质细胞小,扁圆形。纤维成束或单根散在,直径 6～33μm,壁厚不均,有的一边厚一边薄,孔沟较密。石细胞多单个散在,形状不规则,有的作纤维状,有的具短分支,大小悬殊,直径 5～40μm,壁厚薄不等。厚壁细胞类长方形或长圆形,壁较厚,孔沟和纹孔较密。

(2)取本品粉末(鲜品干燥后粉碎)1g,加三氯甲烷 10ml,超声处理 20 分钟,滤过,滤液作为供试品溶液。另取芦根对照药材 1g,同法制成对照药材溶液。照薄层色谱法(通则0502)试验,吸取上述两种溶液各 10μl,分别点于同一硅胶 G 薄层板上,以石油醚(60～90℃)-甲酸乙酯(15:5)为展开剂,展开,取出,晾干,喷以 10%硫酸乙醇溶液,在 110℃加热至斑点显色清晰,置紫外光灯(365nm)下检视。供试品色谱中,在与对照药材色谱相应的位置上,显相同颜色的荧光斑点。

【检查】 水分 不得过 12.0%(通则 0832 第二法)。

总灰分 不得过 11.0%(通则 2302)。

酸不溶性灰分 不得过 8.0%(通则 2302)。

饮片

【炮制】 鲜芦根 除去杂质,洗净,切段。

【性状】 本品呈圆柱形段。表面黄白色,有光泽,节呈环状。切面黄白色,中空,有小孔排列成环。气微,味甘。

芦根 除去杂质,洗净,切段,干燥。

【性状】 本品呈扁圆柱形段。表面黄白色,节间有纵皱纹。切面中空,有小孔排列成环。

【浸出物】 照水溶性浸出物测定法(通则 2201)项下的热浸法测定,不得少于 12.0%。

【鉴别】【检查】 同药材。

【性味与归经】 甘,寒。归肺、胃经。

【功能与主治】 清热泻火,生津止渴,除烦,止呕,利尿。用于热病烦渴,肺热咳嗽,肺痈吐脓,胃热呕哕,热淋涩痛。

【用法与用量】 15～30g;鲜品用量加倍,或捣汁用。

【贮藏】 干芦根置干燥处;鲜芦根埋于湿沙中。

苏 木

Sumu

SAPPAN LIGNUM

本品为豆科植物苏木 *Caesalpinia sappan* L. 的干燥心材。多于秋季采伐,除去白色边材,干燥。

【性状】 本品呈长圆柱形或对剖半圆柱形,长 10～100cm,直径 3～12cm。表面黄红色至棕红色,具刀削痕,常见纵向裂缝。质坚硬。断面略具光泽,年轮明显,有的可见暗棕色、质松、带亮星的髓部。气微,味微涩。

【鉴别】 (1)本品横切面:射线宽 1～2 列细胞。导管直径约至 160μm,常含黄棕色或红棕色物。木纤维多角形,壁极厚。木薄壁细胞壁厚,木化,有的含草酸钙方晶。髓部薄壁细胞不规则多角形,大小不一,壁微木化,具纹孔。

(2)取本品粉末 1g,加甲醇 10ml,超声处理 30 分钟,滤过,取滤液作为供试品溶液。另取苏木对照药材 1g,同法制成对照药材溶液。照薄层色谱法(通则 0502)试验,吸取上述两种溶液各 2μl,分别点于同一硅胶 GF₂₅₄薄层板上,以三氯甲烷-丙酮-甲酸(8:4:1)为展开剂,展开,取出,晾干,立即置干燥器内放置 12 小时后置紫外光灯(254nm)下检视。供试品色谱中,在与对照药材色谱相应的位置上,显相同颜色的斑点。

【检查】 水分 不得过 12.0%(通则 0832 第二法)。

【浸出物】 照醇溶性浸出物测定法(通则 2201)项下的热浸法测定,用乙醇作溶剂,不得少于 7.0%。

饮片

【炮制】 锯成长约 3cm 的段,再劈成片或碾成粗粉。

【性状】 本品呈细条状、不规则片状,或为粗粉。片、条表面黄红色至棕红色,常见纵向纹理。质坚硬。有的可见暗棕色、质松、带亮星的髓部。气微,味微涩。

【性味与归经】 甘、咸,平。归心、肝、脾经。

【功能与主治】 活血祛瘀,消肿止痛。用于跌打损伤,骨折筋伤,瘀滞肿痛,经闭痛经,产后瘀阻,胸腹刺痛,痈疽肿痛。

【用法与用量】 3～9g。

【注意】 孕妇慎用。

【贮藏】 置干燥处。

苏 合 香
Suhexiang
STYRAX

本品为金缕梅科植物苏合香树 *Liquidambar orientalis* Mill. 的树干渗出的香树脂经加工精制而成。

【性状】 本品为半流动性的浓稠液体。棕黄色或暗棕色，半透明。质黏稠。气芳香。

本品在 90％乙醇、二硫化碳、三氯甲烷或冰醋酸中溶解，在乙醚中微溶。

【鉴别】 (1)取本品 1g 与细沙 3g 混合后，置试管中，加高锰酸钾试液 5ml，微热，即产生显著的苯甲醛香气。

(2)取本品 1g，加乙醚 10ml 溶解，上清液作为供试品溶液。另取桂皮醛、肉桂酸对照品，加乙醚制成每 1ml 各含 1mg 的溶液，作为对照品溶液。照薄层色谱法(通则 0502)试验，吸取上述供试品溶液 2μl、对照品溶液各 1μl，分别点于同一硅胶 GF_{254} 薄层板上，以石油醚(30～60℃)-正己烷-甲酸乙酯-甲酸(10：30：15：1)为展开剂，在 10～15℃展开，取出，晾干，置紫外光灯(254nm)下检视。供试品色谱中，在与对照品色谱相应的位置上，显相同颜色的斑点。

【检查】 **酸值** 应为 52～76(通则 0713)。

皂化值 应为 160～190(通则 0713)。

【含量测定】 照高效液相色谱法(通则 0512)测定。

色谱条件与系统适用性试验 以十八烷基硅烷键合硅胶为填充剂；以甲醇-1％冰醋酸溶液(50：50)为流动相；检测波长为 285nm。理论板数按肉桂酸峰计算应不低于 7000。

对照品溶液的制备 取肉桂酸对照品适量，精密称定，加甲醇制成每 1ml 含 8μg 的溶液，即得。

供试品溶液的制备 取本品约 0.5g，精密称定，加新制的乙醇制氢氧化钾试液(0.5mol/L)10ml，加热回流 1 小时，于低温迅速蒸去乙醇，残渣加热水 20ml 使均匀分散，放冷，加水 30ml 与硫酸镁溶液(1.5→50)20ml，混匀，静置 10 分钟，滤过，滤渣用水 20ml 分次洗涤，合并滤液与洗液，加盐酸使成酸性后，用乙醚振摇提取 4 次，每次 40ml，合并乙醚液，挥干。残渣用甲醇溶解，转移至 100ml 量瓶中，并稀释至刻度，摇匀。精密量取 1ml，置 50ml 量瓶中，加甲醇稀释至刻度，摇匀，滤过，取续滤液，即得。

测定法 分别精密吸取对照品溶液与供试品溶液各 10μl，注入液相色谱仪，测定，即得。

本品按干燥品计算，含肉桂酸($C_9H_8O_2$)不得少于 5.0％。

【性味与归经】 辛，温。归心、脾经。

【功能与主治】 开窍，辟秽，止痛。用于中风痰厥，猝然

昏倒，胸痹心痛，胸腹冷痛，惊痫。

【用法与用量】 0.3～1g，宜入丸散服。

【贮藏】 密闭，置阴凉干燥处。

杜 仲
Duzhong
EUCOMMIAE CORTEX

本品为杜仲科植物杜仲 *Eucommia ulmoides* Oliv. 的干燥树皮。4～6 月剥取，刮去粗皮，堆置"发汗"至内皮呈紫褐色，晒干。

【性状】 本品呈板片状或两边稍向内卷，大小不一，厚 3～7mm。外表面淡棕色或灰褐色，有明显的皱纹或纵裂槽纹，有的树皮较薄，未去粗皮，可见明显的皮孔。内表面暗紫色，光滑。质脆，易折断，断面有细密、银白色、富弹性的橡胶丝相连。气微，味稍苦。

【鉴别】 (1)本品粉末棕色。橡胶丝成条或扭曲成团，表面显颗粒性。石细胞甚多，大多成群，类长方形、类圆形、长条形或形状不规则，长约至 180μm，直径 20～80μm，壁厚，有的胞腔内含橡胶团块。木栓细胞表面观多角形，直径 15～40μm，壁不均匀增厚，木化，有细小纹孔；侧面观长方形，壁三面增厚，一面薄，孔沟明显。

(2)取本品粉末 1g，加三氯甲烷 10ml，浸渍 2 小时，滤过。滤液挥干，加乙醇 1ml，产生具弹性的胶膜。

【浸出物】 照醇溶性浸出物测定法(通则 2201)项下的热浸法测定，用 75％乙醇作溶剂，不得少于 11.0％。

【含量测定】 照高效液相色谱法(通则 0512)测定。

色谱条件与系统适用性试验 以十八烷基硅烷键合硅胶为填充剂；以甲醇-水(25：75)为流动相；检测波长为 277nm。理论板数按松脂醇二葡萄糖苷峰计算应不低于 1000。

对照品溶液的制备 取松脂醇二葡萄糖苷对照品适量，精密称定，加甲醇制成每 1ml 含 0.5mg 的溶液，即得。

供试品溶液的制备 取本品约 3g，剪成碎片，揉成絮状，取约 2g，精密称定，置索氏提取器中，加入三氯甲烷适量，加热回流 6 小时，弃去三氯甲烷液，药渣挥去三氯甲烷，再置索氏提取器中，加入甲醇适量，加热回流 6 小时，提取液回收甲醇至适量，转移至 10ml 量瓶中，加甲醇至刻度，摇匀，滤过，取续滤液，即得。

测定法 分别精密吸取对照品溶液与供试品溶液各 10μl，注入液相色谱仪，测定，即得。

本品含松脂醇二葡萄糖苷($C_{32}H_{42}O_{16}$)不得少于 0.10％。

饮片

【炮制】 **杜仲** 刮去残留粗皮，洗净，切块或丝，干燥。

【性状】 本品呈小方块或丝状。外表面淡棕色或灰褐色，有明显的皱纹。内表面暗紫色，光滑。断面有细密、银白

色、富弹性的橡胶丝相连。气微,味稍苦。

【鉴别】【浸出物】【含量测定】 同药材。

盐杜仲 取杜仲块或丝,照盐炙法(通则 0213)炒至断丝、表面焦黑色。

【性状】 本品形如杜仲块或丝,表面黑褐色,内表面褐色,折断时胶丝弹性较差。味微咸。

【检查】 **水分** 不得过 13.0%。

总灰分 不得过 10.0%。

【浸出物】 同药材,不得少于 12.0%。

【鉴别】【含量测定】 同药材。

【性味与归经】 甘、温。归肝、肾经。

【功能与主治】 补肝肾,强筋骨,安胎。用于肝肾不足,腰膝酸痛,筋骨无力,头晕目眩,妊娠漏血,胎动不安。

【用法与用量】 6～10g。

【贮藏】 置通风干燥处。

杜 仲 叶
Duzhongye
EUCOMMIAE FOLIUM

本品为杜仲科植物杜仲 *Eucommia ulmoides* Oliv. 的干燥叶。夏、秋二季枝叶茂盛时采收,晒干或低温烘干。

【性状】 本品多破碎,完整叶片展平后呈椭圆形或卵形,长 7～15cm,宽 3.5～7cm。表面黄绿色或黄褐色,微有光泽,先端渐尖,基部圆形或广楔形,边缘有锯齿,具短叶柄。质脆,搓之易碎,折断面有少量银白色橡胶丝相连。气微,味微苦。

【鉴别】 (1)本品粉末棕褐色。橡胶丝较多,散在或贯穿于叶肉组织及叶脉组织碎片中,灰绿色,细长条状,多扭结成束,表面显颗粒性。上、下表皮细胞表面观呈类方形或多角形,垂周壁近平直或微弯曲,呈连珠状增厚,表面有角质条状纹理;下表皮可见气孔,不定式,较密,保卫细胞有环状纹理。非腺毛单细胞,直径 10～31μm,有细小疣状突起,可见螺状纹理,胞腔内含黄棕色物。

(2)取〔含量测定〕项下的供试品溶液作为供试品溶液。另取杜仲叶对照药材 1g,加甲醇 25ml,加热回流 1 小时,放冷,滤过,滤液作为对照药材溶液。再取绿原酸对照品,加甲醇制成每 1ml 含 1mg 的溶液,作为对照品溶液。照薄层色谱法(通则 0502)试验,吸取上述三种溶液各 5～10μl,分别点于同一硅胶 H 薄层板上,以乙酸丁酯-甲酸-水(7:2.5:2.5)的上层溶液为展开剂,展开,取出,晾干,置紫外光灯(365nm)下检视。供试品色谱中,在与对照药材色谱和对照品色谱相应的位置上,显相同颜色的荧光斑点。

【检查】 **水分** 不得过 15.0%(通则 0832 第二法)。

【浸出物】 照醇溶性浸出物测定法(通则 2201)项下的热浸法测定,用稀乙醇作溶剂,不得少于 16.0%。

【含量测定】 照高效液相色谱法(通则 0512)测定。

色谱条件与系统适用性试验 以十八烷基硅烷键合硅胶为填充剂;以乙腈-0.4%磷酸溶液(13:87)为流动相;检测波长为 327nm。理论板数按绿原酸峰计算应不低于 2000。

对照品溶液的制备 取绿原酸对照品适量,精密称定,置棕色量瓶中,加 50%甲醇制成每 1ml 含 50μg 的溶液,即得。

供试品溶液的制备 取本品粉末(过三号筛)约 1g,精密称定,置具塞锥形瓶中,精密加入 50%甲醇 25ml,称定重量,加热回流 30 分钟,放冷,再称定重量,用 50%甲醇补足减失的重量,摇匀,滤过,取续滤液,即得。

测定法 分别精密吸取对照品溶液与供试品溶液各 10μl,注入液相色谱仪,测定,即得。

本品按干燥品计算,含绿原酸($C_{16}H_{18}O_9$)不得少于 0.080%。

【性味与归经】 微辛,温。归肝、肾经。

【功能与主治】 补肝肾,强筋骨。用于肝肾不足,头晕目眩,腰膝酸痛,筋骨痿软。

【用法与用量】 10～15g。

【贮藏】 置干燥处。

杠 板 归
Gangbangui
POLYGONI PERFOLIATI HERBA

本品为蓼科植物杠板归 *Polygonum perfoliatum* L. 的干燥地上部分。夏季开花时采割,晒干。

【性状】 本品茎略呈方柱形,有棱角,多分枝,直径可达 0.2cm;表面紫红色或紫棕色,棱角上有倒生钩刺,节略膨大,节间长 2～6cm,断面纤维性,黄白色,有髓或中空。叶互生,有长柄,盾状着生;叶片多皱缩,展平后呈近等边三角形,灰绿色至红棕色,下表面叶脉和叶柄均有倒生钩刺,托叶鞘包于茎节上或脱落。短穗状花序顶生或生于上部叶腋,苞片圆形,花小,多萎缩或脱落。气微,茎味淡,叶味酸。

【鉴别】 (1)本品茎横切面:表皮为 1 列细胞。皮层薄,为 3～5 列细胞。中柱鞘纤维束连续成环,细胞壁厚,木化。韧皮部老茎具韧皮纤维,壁厚,木化。形成层明显。木质部导管大,单个或 3～5 个成群。髓部细胞大,有时成空腔。老茎在皮层、韧皮部、射线及髓部可见多数草酸钙簇晶,嫩茎则少见或无。老茎的表皮和皮层细胞含红棕色物。

叶表面观:上表皮细胞不规则多角形,垂周壁近平直或微弯曲。下表皮细胞垂周壁波状弯曲;气孔不等式。主脉和叶缘疏生由多列斜方形或长方形细胞组成的钩状刺。叶肉细胞含草酸钙簇晶,直径 17～62μm。

(2)取本品粉末 2g,加石油醚(60～90℃)50ml,超声处理

30 分钟,滤过,弃去石油醚液,药渣挥干溶剂,加热水 25ml,置80℃水浴上热浸 30 分钟,不时振摇,取出,趁热滤过,滤液加稀盐酸 1 滴,用乙酸乙酯振摇提取 2 次,每次 30ml,合并乙酸乙酯液,蒸干,残渣加甲醇 1ml 使溶解,作为供试品溶液。另取咖啡酸对照品,加甲醇制成每 1ml 含 0.5mg 的溶液,作为对照品溶液。照薄层色谱法(通则 0502)试验,吸取供试品溶液 5~10μl、对照品溶液 5μl,分别点于同一硅胶 G 薄层板上,以甲苯-乙酸乙酯-甲酸(5:3:1)为展开剂,展开,取出,晾干,置紫外光灯(365nm)下检视。供试品色谱中,在与对照品色谱相应的位置上,显相同颜色的荧光斑点。

【检查】　**水分**　不得过 13.0%(通则 0832 第二法)。

　总灰分　不得过 10.0%(通则 2302)。

【浸出物】　照水溶性浸出物测定法(通则 2201)项下的热浸法测定,不得少于 15.0%。

【含量测定】　照高效液相色谱法(通则 0512)测定。

　色谱条件与系统适用性试验　以十八烷基硅烷键合硅胶为填充剂;以甲醇-0.4%磷酸溶液(50:50)为流动相;检测波长为 360nm。理论板数按槲皮素峰计算应不低于 3000。

　对照品溶液的制备　取槲皮素对照品适量,精密称定,加甲醇制成每 1ml 含 30μg 的溶液,即得。

　供试品溶液的制备　取本品粉末(过三号筛)约 0.7g,精密称定,置具塞锥形瓶中,精密加入甲醇-盐酸(4:1)混合溶液 50ml,称定重量,置 90℃水浴中加热回流 1 小时,放冷,再称定重量,用甲醇补足减失的重量,摇匀,滤过,取续滤液,即得。

　测定法　分别精密吸取对照品溶液与供试品溶液各 10μl,注入液相色谱仪,测定,即得。

　本品按干燥品计算,含槲皮素($C_{15}H_{10}O_7$)不得少于 0.15%。

饮片

【炮制】　除去杂质,略洗,切段,干燥。

【性状】　本品呈不规则的段,其余同药材。

【性味与归经】　酸、微寒。归肺、膀胱经。

【功能与主治】　清热解毒,利水消肿,止咳。用于咽喉肿痛,肺热咳嗽,小儿顿咳,水肿尿少,湿热泻痢,湿疹,疮肿,蛇虫咬伤。

【用法与用量】　15~30g。外用适量,煎汤熏洗。

【贮藏】　置干燥处。

巫山淫羊藿
Wushan Yinyanghuo
EPIMEDII WUSHANENSIS FOLIUM

　本品为小檗科植物巫山淫羊藿 *Epimedium wushanense* T. S. Ying 的干燥叶。夏、秋季茎叶茂盛时采收,除去杂质,晒干或阴干。

【性状】　本品为三出复叶,小叶片披针形至狭披针形,长 9~23cm,宽 1.8~4.5cm,先端渐尖或长渐尖,边缘具刺齿,侧生小叶基部的裂片偏斜,内边裂片小,圆形,外边裂片大,三角形,渐尖。下表面被绵毛或秃净。近革质。气微,味微苦。

【鉴别】　取本品粉末 0.5g,加乙醇 10ml,温浸 30 分钟,滤过,滤液蒸干,残渣加乙醇 1ml 使溶解,作为供试品溶液。照薄层色谱法(通则 0502)试验,吸取上述供试品溶液和〔含量测定〕项下的对照品溶液各 10μl,分别点于同一硅胶 G 薄层板上,以三氯甲烷-甲醇-水(3:1:0.1)为展开剂,展开,取出,晾干,喷以三氯化铝试液,在 105℃加热 5 分钟,置紫外光灯(365nm)下检视。供试品色谱中,在与对照品色谱相应的位置上,显相同的黄绿色荧光斑点。

【检查】　**杂质**　不得过 3%(通则 2301)。

　水分　不得过 12.0%(通则 0832 第二法)。

　总灰分　不得过 8.0%(通则 2302)。

【浸出物】　照醇溶性浸出物测定法(通则 2201)项下的冷浸法测定,用稀乙醇作溶剂,不得少于 15.0%。

【含量测定】　照高效液相色谱法(通则 0512)测定。

　色谱条件与系统适用性试验　以十八烷基硅烷键合硅胶为填充剂;以乙腈为流动相 A,以水为流动相 B,按下表中的规定进行梯度洗脱;检测波长为 270nm。理论板数按朝藿定 C 峰计算应不低于 2000。

时间(分钟)	流动相 A(%)	流动相 B(%)
0~5	30	70
5~30	30→27	70→73

　对照品溶液的制备　取朝藿定 C 对照品适量,精密称定,加甲醇制成每 1ml 含 0.1mg 的溶液,即得。

　供试品溶液的制备　取本品粉末(过三号筛)约 0.2g,精密称定,置具塞锥形瓶中,精密加入 70%乙醇 50ml,称定重量,超声处理(功率 300W,频率 25kHz)30 分钟,放冷,再称定重量,用 70%乙醇补足减失的重量,摇匀,滤过,取续滤液,即得。

　测定法　分别精密吸取对照品溶液与供试品溶液各 10μl,注入液相色谱仪,测定,即得。

　本品按干燥品计算,含朝藿定 C($C_{39}H_{50}O_{19}$)不得少于 1.0%。

饮片

【炮制】　**巫山淫羊藿**　除去杂质,喷淋清水,稍润,切丝,干燥。

　炙巫山淫羊藿　取羊脂油加热熔化,加入巫山淫羊藿丝,用文火炒至均匀有光泽,取出,放凉。

　每 100kg 巫山淫羊藿,用羊脂油(炼油)20kg。

【性味与归经】　辛、甘、温。归肝、肾经。

【功能与主治】　补肾阳,强筋骨,祛风湿。用于肾阳虚衰,阳痿遗精,筋骨痿软,风湿痹痛,麻木拘挛,绝经期眩晕。

【用法与用量】　3~9g。

【贮藏】　置通风干燥处。

豆　蔻

Doukou

AMOMI FRUCTUS ROTUNDUS

本品为姜科植物白豆蔻 Amomum kravanh Pierre ex Gagnep. 或爪哇白豆蔻 Amomum compactum Soland ex Maton 的干燥成熟果实。按产地不同分为"原豆蔻"和"印尼白蔻"。

【性状】　原豆蔻　呈类球形,直径 1.2～1.8cm。表面黄白色至淡黄棕色,有 3 条较深的纵向槽纹,顶端有突起的柱基,基部有凹下的果柄痕,两端均具浅棕色绒毛。果皮体轻,质脆,易纵向裂开,内分 3 室,每室含种子约 10 粒;种子呈不规则多面体,背面略隆起,直径 3～4mm,表面暗棕色,有皱纹,并被有残留的假种皮。气芳香,味辛凉略似樟脑。

印尼白蔻　个略小。表面黄白色,有的微显紫棕色。果皮较薄,种子瘦瘪。气味较弱。

【鉴别】　(1)本品粉末灰棕色至棕色。种皮表皮细胞淡黄色,表面观呈长条形,常与下皮细胞上下层垂直排列。下皮细胞含棕色或红棕色物。色素层细胞多皱缩,内含深红棕色物。油细胞类圆形或长圆形,含黄绿色油滴。内种皮厚壁细胞黄棕色、红棕色或深棕色,表面观多角形,壁厚,胞腔内含硅质块;断面观为 1 列栅状细胞。外胚乳细胞类长方形或不规则形,充满细小淀粉粒集结成的淀粉团,有的含细小草酸钙方晶。

(2)照薄层色谱法(通则 0502)试验,吸取〔含量测定〕桉油精项下的供试品溶液和对照品溶液各 10μl,分别点于同一硅胶 G 薄层板上,以环己烷-二氯甲烷-乙酸乙酯(15:5:0.5)为展开剂,展开,取出,晾干,喷以 5% 香草醛硫酸溶液,在 105℃加热至斑点显色清晰,立即检视。供试品色谱中,在与对照品色谱相应的位置上,显相同颜色的斑点。

【检查】　杂质　原豆蔻不得过 1%;印尼白蔻不得过 2%(通则 2301)。

水分　原豆蔻不得过 11.0%;印尼白蔻不得过 12.0%(通则 0832 第四法)。

【含量测定】　挥发油　取豆蔻仁适量,捣碎后称取 30～50g,照挥发油测定法(通则 2204)测定。

原豆蔻仁含挥发油不得少于 5.0%(ml/g);印尼白蔻仁不得少于 4.0%(ml/g)。

桉油精　照气相色谱法(通则 0521)测定。

色谱条件与系统适用性试验　以甲基硅橡胶(SE-54)为固定相。涂布浓度 10%;柱温 110℃。理论板数按桉油精峰计算应不低于 1000。

对照品溶液的制备　取桉油精对照品适量,精密称定,加正己烷制成每 1ml 含 25mg 的溶液,即得。

供试品溶液的制备　取豆蔻仁粉末(过三号筛)约 5g,精密称定,置圆底烧瓶中,加水 200ml,连接挥发油测定器,自测定器上端加水至刻度 3ml,再加正己烷 2～3ml,连接回流冷凝管,加热至微沸,并保持 2 小时,放冷,分取正己烷液,通过铺有无水硫酸钠约 1g 的漏斗滤过,滤液置 5ml 量瓶中,挥发油测定器内壁用正己烷少量洗涤,洗液并入同一量瓶中,用正己烷稀释至刻度,摇匀,滤过,取续滤液,即得。

测定法　分别精密吸取对照品溶液与供试品溶液各 1μl,注入气相色谱仪,测定,即得。

本品按干燥品计算,豆蔻仁含桉油精($C_{10}H_{18}O$)不得少于 3.0%。

饮片

【炮制】　除去杂质。用时捣碎。

【性状】　【鉴别】　【检查】　【含量测定】　同药材。

【性味与归经】　辛,温。归肺、脾、胃经。

【功能与主治】　化湿行气,温中止呕,开胃消食。用于湿浊中阻,不思饮食,湿温初起,胸闷不饥,寒湿呕逆,胸腹胀痛,食积不消。

【用法与用量】　3～6g,后下。

【贮藏】　密闭,置阴凉干燥处,防蛀。

两 头 尖

Liangtoujian

ANEMONES RADDEANAE RHIZOMA

本品为毛茛科植物多被银莲花 Anemone raddeana Regel 的干燥根茎。夏季采挖,除去须根,洗净,干燥。

【性状】　本品呈类长纺锤形,两端尖细,微弯曲,其中近一端处较膨大,长 1～3cm,直径 2～7mm。表面棕褐色至棕黑色,具微细纵皱纹,膨大部位常有 1～3 个支根痕呈鱼鳍状突起,偶见不明显的 3～5 环节。质硬而脆,易折断,断面略平坦,类白色或灰褐色,略角质样。气微,味先淡后微苦而麻辣。

【鉴别】　(1)本品横切面:表皮细胞 1 列,切向延长,外壁增厚。皮层由 10 余列类圆形薄壁细胞构成。维管束外韧型,10 余个排成环状,韧皮部细胞皱缩,木质部导管 6～24 个,形成层不明显。射线宽阔,髓部较大,为类圆形薄壁细胞组成。薄壁细胞充满淀粉粒。

粉末灰褐色。淀粉粒众多,单粒类圆形或椭圆形,直径 2～11μm,脐点点状或短缝状,层纹不明显;复粒由 2～4 分粒组成。表皮细胞红棕色、黄色或亮黄色,外壁木栓化增厚,常呈脊状或瘤状突入细胞内。网纹导管、螺纹导管或梯纹导管多见,直径 10～33μm,少有具缘纹孔导管。

(2)取竹节香附素 A 对照品,加甲醇制成每 1ml 含 1mg 的溶液,作为对照品溶液。照薄层色谱法(通则 0502)试验,吸取〔含量测定〕项下供试品溶液和上述对照品溶液各 2μl,分别点于同一硅胶 G 薄层板上,以三氯甲烷-甲醇-水(7:3:1)的下层溶液为展开剂,展开,取出,晾干,喷以 10% 硫酸乙醇溶液,在 105℃加热 5 分钟。供试品色谱中,在与对照品色谱相应的位置上,显相同颜色的斑点。

【检查】 水分 不得过 12.0%(通则 0832 第二法)。

总灰分 不得过 6.0%(通则 2302)。

酸不溶性灰分 不得过 2.0%(通则 2302)。

【浸出物】 照醇溶性浸出物测定法(通则 2201)项下的热浸法测定,用乙醇作溶剂,不得少于 12.0%。

【含量测定】 照高效液相色谱法(通则 0512)测定。

色谱条件与系统适用性试验 以十八烷基硅烷键合硅胶为填充剂,以乙腈为流动相 A,以 0.1%磷酸溶液为流动相 B,按下表中的规定进行梯度洗脱;检测波长为 206nm。理论板数按竹节香附素 A 峰计算应不低于 4000。

时间(分钟)	流动相 A(%)	流动相 B(%)
0～7	47	53
7～15	47→55	53→45

对照品溶液的制备 取竹节香附素 A 对照品适量,精密称定,加甲醇制成每 1ml 含 1mg 的溶液,即得。

供试品溶液的制备 取本品粉末(过三号筛)约 5g,精密称定,置索氏提取器中,加甲醇适量,加热回流提取 3 小时,提取液回收溶剂至干,残渣加水 10ml 溶解,用乙醚振摇提取 2 次(20ml、10ml),弃去乙醚液。水液用水饱和的正丁醇振摇提取 5 次(20ml、20ml、15ml、15ml、15ml),合并正丁醇液,减压回收溶剂至干。残渣加甲醇溶解并转移至 10ml 量瓶中,加甲醇至刻度,摇匀,滤过,取续滤液,即得。

测定法 分别精密吸取对照品溶液与供试品溶液各 5μl,注入液相色谱仪,测定,即得。

本品按干燥品计算,含竹节香附素 A($C_{47}H_{76}O_{16}$)不得少于 0.20%。

【性味与归经】 辛,热;有毒。归脾经。

【功能与主治】 祛风湿,消痈肿。用于风寒湿痹,四肢拘挛,骨节疼痛,痈肿溃烂。

【用法与用量】 1～3g。外用适量。

【注意】 孕妇禁用。

【贮藏】 置阴凉干燥处。

两 面 针

Liangmianzhen

ZANTHOXYLI RADIX

本品为芸香科植物两面针 Zanthoxylum nitidum(Roxb.)DC. 的干燥根。全年均可采挖,洗净,切片或段,晒干。

【性状】 本品为厚片或圆柱形短段,长 2～20cm,厚 0.5～6(10)cm。表面淡棕黄色或淡黄色,有鲜黄色或黄褐色类圆形皮孔样斑痕。切面较光滑,皮部淡棕色,木部淡黄色,可见同心性环纹和密集的小孔。质坚硬。气微香,味辛辣麻舌而苦。

【鉴别】 (1)本品横切面:木栓层为 10～15 列木栓细胞。韧皮部有少数草酸钙方晶和油细胞散在,油细胞长径 52～122μm,短径 28～87μm;韧皮部外缘有木化的纤维,单个或 2～5 个成群。木质部导管直径 35～98μm,周围有纤维束;木射线宽 1～3 列细胞,有单纹孔。薄壁细胞充满淀粉粒。

(2)取本品粉末 1g,加乙醇 40ml,超声处理 1 小时,滤过,滤液蒸干,残渣加乙醇 1ml 使溶解,作为供试品溶液。另取两面针对照药材 1g,同法制成对照药材溶液。再取氯化两面针碱对照品,加乙醇制成每 1ml 含 1mg 的溶液,作为对照品溶液。照薄层色谱法(通则 0502)试验,吸取上述三种溶液各 2μl,分别点于同一硅胶 G 薄层板上,以三氯甲烷-甲醇-浓氨试液(30:1:0.2)为展开剂,展开,取出,晾干,喷以 10%硫酸乙醇溶液,在 105℃加热至斑点显色清晰,置紫外光灯(365nm)下检视。供试品色谱中,在与对照药材色谱相应的位置上,显相同颜色的荧光斑点;在与对照品色谱相应的位置上,显相同的浅黄色荧光斑点。

(3)取乙氧基白屈菜红碱对照品,加乙醇制成每 1ml 含 1mg 的溶液,作为对照品溶液。照薄层色谱法(通则 0502)试验,吸取〔鉴别〕(2)项下的供试品溶液、对照药材溶液和上述对照品溶液各 2μl,分别点于同一硅胶 G 薄层板上,以三氯甲烷-甲醇(25:1)为展开剂,展开,取出,晾干,置紫外光灯(365nm)下检视。供试品色谱中,在与对照药材色谱相应的位置上,显相同颜色的荧光斑点;在与对照品色谱相应的位置上,显相同的浅黄色荧光斑点。

【检查】 水分 不得过 10.0%(通则 0832 第二法)。

总灰分 不得过 7.0%(通则 2302)。

毛两面针 取毛两面针素对照品,加乙醇制成每 1ml 含 1mg 的溶液,作为对照品溶液。另取〔含量测定〕项下的供试品溶液 4ml,浓缩至 2ml,作为供试品溶液。照薄层色谱法(通则 0502)试验,吸取上述两种溶液各 2μl,分别点于同一硅胶 G 薄层板上,以石油醚(60～90℃)-三氯甲烷-甲醇(2:13:1)为展开剂,预饱和 20 分钟,展开,取出,晾干,置紫外光灯(365nm)下检视。供试品色谱中,在与对照品色谱相应的位置上,应不得显相同颜色的荧光斑点。

【浸出物】 照醇溶性浸出物测定法(通则 2201)项下的热浸法测定,用乙醇作溶剂,不得少于 5.5%。

【含量测定】 照高效液相色谱法(通则 0512)测定。

色谱条件与系统适用性试验 以十八烷基硅烷键合硅胶为填充剂;以乙腈为流动相 A,以 0.1%甲酸-三乙胺(pH 4.5)为流动相 B,按下表中的规定进行梯度洗脱;检测波长为 273nm。理论板数按两面针碱峰计算应不低于 2500。

时间(分钟)	流动相 A(%)	流动相 B(%)
0～30	20→50	80→50
30～35	50→100	50→0

对照品溶液的制备　取氯化两面针碱对照品适量,精密称定,加 70％甲醇制成每 1ml 含 50μg 的溶液,即得。

供试品溶液的制备　取本品粉末(过三号筛)约 1g,精密称定,置具塞锥形瓶中,加 70％甲醇 20ml,超声处理(功率 200W,频率 59kHz)30 分钟,放冷,滤过,滤液置 50ml 量瓶中,滤渣和滤纸再加 70％甲醇 20ml,同法超声处理 30 分钟,放冷,滤过,滤液置同一量瓶中,加适量 70％甲醇洗涤 2 次,洗液并入同一量瓶中,加 70％甲醇至刻度,摇匀,即得。

测定法　分别精密吸取对照品溶液与供试品溶液各 10μl,注入液相色谱仪,测定,即得。

本品按干燥品计算,含氯化两面针碱($C_{21}H_{18}NO_4 \cdot Cl$)不得少于 0.13％。

【性味与归经】　苦、辛,平;有小毒。归肝、胃经。

【功能与主治】　活血化瘀,行气止痛,祛风通络,解毒消肿。用于跌扑损伤,胃痛,牙痛,风湿痹痛,毒蛇咬伤;外治烧烫伤。

【用法与用量】　5～10g。外用适量,研末调敷或煎水洗患处。

【注意】　不能过量服用;忌与酸味食物同服。

【贮藏】　置干燥处,防潮,防蛀。

连 钱 草
Lianqiancao

GLECHOMAE HERBA

本品为唇形科植物活血丹 *Glechoma longituba* (Nakai) Kupr. 的干燥地上部分。春至秋季采收,除去杂质,晒干。

【性状】　本品长 10～20cm,疏被短柔毛。茎呈方柱形,细而扭曲;表面黄绿色或紫红色,节上有不定根;质脆,易折断,断面常中空。叶对生,叶片多皱缩,展平后呈肾形或近心形,长 1～3cm,宽 1.5～3cm,灰绿色或绿褐色,边缘具圆齿;叶柄纤细,长 4～7cm。轮伞花序腋生,花冠二唇形,长达 2cm。搓之气芳香,味微苦。

【鉴别】　(1)粉末灰绿色,非腺毛多细胞,常有一至几个细胞溢缩,另有单细胞锥状非腺毛。腺鳞头部 8 细胞。小腺毛头部单细胞;柄单细胞。叶下表皮细胞壁波状弯曲。气孔直轴式。上表皮细胞垂周壁波状弯曲,有较细密的角质纹理。螺纹导管、网纹导管直径 20～30μm。

(2)取本品粉末 2.5g,加 70％甲醇 50ml,加热回流 1 小时,滤过,滤液蒸干,残渣依次用石油醚(30～60℃)、二氯甲烷各 5ml,分别浸渍 3 分钟,弃去石油醚与二氯甲烷液,挥干,残渣加水 5ml 使溶解,通过 D101 型大孔吸附树脂柱(内径为 1.5cm,柱高为 12cm),用水 80ml 洗脱,弃去水液,再用 35％乙醇 150ml 洗脱,弃去洗脱液,继用 70％乙醇 40ml 洗脱,收集洗脱液,蒸干,残渣加甲醇 2ml 使溶解,作为供试品溶液。另取连钱草对照药材 2.5g,同法制成对照药材溶液。再取木

犀草素对照品,加甲醇制成每 1ml 含 0.1mg 的溶液,作为对照品溶液。照薄层色谱法(通则 0502)试验,吸取供试品溶液和对照药材溶液各 2～6μl、对照品溶液 2μl,分别点于同一硅胶 G 薄层板上,以环己烷-乙酸乙酯-甲酸(8:9:0.5)为展开剂,展开,取出,晾干,喷以 3％三氯化铝乙醇溶液,在 105℃加热数分钟,置紫外光灯(365nm)下检视。供试品色谱中,在与对照药材色谱和对照品色谱相应的位置上,显相同颜色的荧光斑点。

【检查】　杂质　不得过 2％(通则 2301)。

水分　不得过 13.0％(通则 0832 第二法)。

总灰分　不得过 13.0％(通则 2302)。

酸不溶性灰分　不得过 3.0％(通则 2302)。

【浸出物】　照醇溶性浸出物测定法(通则 2201)项下的热浸法测定,用稀乙醇作溶剂,不得少于 25.0％。

饮片

【炮制】　除去杂质,洗净,切段,干燥。

【性状】　本品呈不规则的段。茎四方形,表面黄绿色或紫红色。切面常中空。叶对生,叶片多皱缩,灰绿色或绿褐色。轮伞花序腋生,花冠唇形。搓之气芳香,味微苦。

【鉴别】　【检查】(除杂质外)　**【浸出物】**　同药材。

【性味与归经】　辛、微苦,微寒。归肝、肾、膀胱经。

【功能与主治】　利湿通淋,清热解毒,散瘀消肿。用于热淋,石淋,湿热黄疸,疮痈肿痛,跌打损伤。

【用法与用量】　15～30g。外用适量,煎汤洗。

【贮藏】　置干燥处,防霉。

连 翘
Lianqiao

FORSYTHIAE FRUCTUS

本品为木犀科植物连翘 *Forsythia suspensa* (Thunb.) Vahl 的干燥果实。秋季果实初熟尚带绿色时采收,除去杂质,蒸熟,晒干,习称"青翘";果实熟透时采收,晒干,除去杂质,习称"老翘"。

【性状】　本品呈长卵形至卵形,稍扁,长 1.5～2.5cm,直径 0.5～1.3cm。表面有不规则的纵皱纹和多数突起的小斑点,两面各有 1 条明显的纵沟。顶端锐尖,基部有小果梗或已脱落。青翘多不开裂,表面绿褐色,突起的灰白色小斑点较少;质硬;种子多数,黄绿色,细长,一侧有翅。老翘自顶端开裂或裂成两瓣,表面黄棕色或红棕色,内表面多为浅黄棕色,平滑,具一纵隔;质脆;种子棕色,多已脱落。气微香,味苦。

【鉴别】　(1)本品果皮横切面:外果皮为 1 列扁平细胞,外壁及侧壁增厚,被角质层。中果皮外侧薄壁组织中散有维管束;中果皮内侧为多列石细胞,长条形、类圆形或长圆形,壁厚薄不一,多切向镶嵌状排列。内果皮为 1 列薄壁细胞。

（2）取本品粉末 1g，加石油醚（30～60℃）20ml，密塞，超声处理 15 分钟，滤过，滤液回收溶剂至干，残渣加乙醇 5ml 使溶解，作为供试品溶液。另取连翘对照药材 1g，同法制成对照药材溶液。照薄层色谱法（通则 0502）试验，吸取上述两种溶液各 3μl，分别点于同一硅胶 G 薄层板上，以环己烷-甲酸乙酯-甲酸（15：10：0.25）为展开剂，展开，取出，晾干，喷以 10%硫酸乙醇溶液，在 105℃加热至斑点显色清晰，分别置日光及紫外光灯（365nm）下检视。供试品色谱中，在与对照药材色谱相应的位置上，日光下显相同颜色的斑点，紫外光下显相同颜色的荧光斑点。

【检查】　杂质　青翘不得过 3%；老翘不得过 9%（通则 2301）。

水分　不得过 10.0%（通则 0832 第四法）。

总灰分　不得过 4.0%（通则 2302）。

【浸出物】　照醇溶性浸出物测定法（通则 2201）项下的冷浸法测定，用 65%乙醇作溶剂，青翘不得少于 30.0%；老翘不得少于 16.0%。

【含量测定】　挥发油　照挥发油测定法（通则 2204 甲法）测定。

本品青翘含挥发油不得少于 2.0%（ml/g）。

连翘苷　照高效液相色谱法（通则 0512）测定。

色谱条件与系统适用性试验　以十八烷基硅烷键合硅胶为填充剂；以乙腈-水（25：75）为流动相；检测波长为 277nm。理论板数按连翘苷峰计算应不低于 3000。

对照品溶液的制备　取连翘苷对照品适量，精密称定，加甲醇制成每 1ml 含 0.2mg 的溶液，即得。

供试品溶液的制备　取本品粉末（过五号筛）约 2g，精密称定，置具塞锥形瓶中，精密加入甲醇 25ml，称定重量，超声处理（功率 250W，频率 40kHz）25 分钟，放冷，再称定重量，用甲醇补足减失的重量，摇匀，滤过，精密量取续滤液 10ml，置 25ml 量瓶中，加水稀释至刻度，摇匀，滤过，取续滤液，即得。

测定法　分别精密吸取对照品溶液与供试品溶液各 10μl，注入液相色谱仪，测定，即得。

本品按干燥品计算，含连翘苷（$C_{27}H_{34}O_{11}$）不得少于 0.15%。

连翘酯苷 A　照高效液相色谱法（通则 0512）测定。

色谱条件与系统适用性试验　以十八烷基硅烷键合硅胶为填充剂；以乙腈-0.4%冰醋酸溶液（15：85）为流动相；检测波长为 330nm。理论板数按连翘酯苷 A 峰计算应不低于 5000。

对照品溶液的制备　取连翘酯苷 A 对照品适量，精密称定，加甲醇制成每 1ml 含 0.1mg 的溶液，即得（临用配制）。

供试品溶液的制备　取本品粉末（过五号筛）约 0.5g，精密称定，置具塞锥形瓶中，精密加入 70%甲醇 15ml，密塞，称定重量，超声处理（功率 250W，频率 40kHz）30 分钟，放冷，再称定重量，用 70%甲醇补足减失的重量，摇匀，滤过，取续滤液，即得。

测定法　分别精密吸取对照品溶液与供试品溶液各 10μl，注入液相色谱仪，测定，即得。

本品按干燥品计算，青翘含连翘酯苷 A（$C_{29}H_{36}O_{15}$）不得少于 3.5%；老翘含连翘酯苷 A（$C_{29}H_{36}O_{15}$）不得少于 0.25%。

【性味与归经】　苦，微寒。归肺、心、小肠经。

【功能与主治】　清热解毒，消肿散结，疏散风热。用于痈疽，瘰疬，乳痈，丹毒，风热感冒，温病初起，温热入营，高热烦渴，神昏发斑，热淋涩痛。

【用法与用量】　6～15g。

【贮藏】　置干燥处。

吴　茱　萸
Wuzhuyu
EUODIAE FRUCTUS

本品为芸香科植物吴茱萸 *Euodia rutaecarpa*（Juss.）Benth.、石虎 *Euodia rutaecarpa*（Juss.）Benth. var. *officinalis*（Dode）Huang 或疏毛吴茱萸 *Euodia rutaecarpa*（Juss.）Benth. var. *bodinieri*（Dode）Huang 的干燥近成熟果实。8～11 月果实尚未开裂时，剪下果枝，晒干或低温干燥，除去枝、叶、果梗等杂质。

【性状】　本品呈球形或略呈五角状扁球形，直径 2～5mm。表面暗黄绿色至褐色，粗糙，有多数点状突起或凹下的油点。顶端有五角星状的裂隙，基部残留被有黄色茸毛的果梗。质硬而脆，横切面可见子房 5 室，每室有淡黄色种子 1 粒。气芳香浓郁，味辛辣而苦。

【鉴别】　（1）本品粉末褐色。非腺毛 2～6 细胞，长 140～350μm，壁疣明显，有的胞腔内含棕黄色至棕红色物。腺毛头部 7～14 细胞，椭圆形，常含黄棕色内含物；柄 2～5 细胞。草酸钙簇晶较多，直径 10～25μm；偶有方晶。石细胞类圆形或长方形，直径 35～70μm，胞腔大。油室碎片有时可见，淡黄色。

（2）取本品粉末 0.4g，加乙醇 10ml，静置 30 分钟，超声处理 30 分钟，滤过，取滤液作为供试品溶液。另取吴茱萸次碱对照品、吴茱萸碱对照品，加乙醇分别制成每 1ml 含 0.2mg 和 1.5mg 的溶液，作为对照品溶液。照薄层色谱法（通则 0502）试验，吸取上述三种溶液各 2μl，分别点于同一硅胶 G 薄层板上，以石油醚（60～90℃）-乙酸乙酯-三乙胺（7：3：0.1）为展开剂，展开，取出，晾干，置紫外光灯（365nm）下检视。供试品色谱中，在与对照品色谱相应的位置上，显相同颜色的荧光斑点。

【检查】　杂质　不得过 7%（通则 2301）。

水分　不得过 15.0%（通则 0832 第二法）。

总灰分　不得过 10.0%（通则 2302）。

【浸出物】　照醇溶性浸出物测定法（通则 2201）项下的热浸法测定，用稀乙醇作溶剂，不得少于 30.0%。

【含量测定】 照高效液相色谱法(通则 0512)测定。

色谱条件与系统适用性试验 以十八烷基硅烷键合硅胶为填充剂;以[乙腈-四氢呋喃(25∶15)]-0.02%磷酸溶液(35∶65)为流动相;检测波长为 215nm。理论板数按柠檬苦素峰计算应不低于 3000。

对照品溶液的制备 取吴茱萸碱对照品、吴茱萸次碱对照品、柠檬苦素对照品适量,精密称定,加甲醇制成每 1ml 含吴茱萸碱 80μg 和吴茱萸次碱 50μg、柠檬苦素 0.1mg 的混合溶液,即得。

供试品溶液的制备 取本品粉末(过三号筛)约 0.3g,精密称定,置具塞锥形瓶中,精密加入 70%乙醇 25ml,称定重量,浸泡 1 小时,超声处理(功率 300W,频率 40kHz)40 分钟,放冷,再称定重量,用 70%乙醇补足减失的重量,摇匀,滤过,取续滤液,即得。

测定法 分别精密吸取对照品溶液与供试品溶液各 10μl,注入液相色谱仪,测定,即得。

本品按干燥品计算,含吴茱萸碱($C_{19}H_{17}N_3O$)和吴茱萸次碱($C_{18}H_{13}N_3O$)的总量不得少于 0.15%,柠檬苦素($C_{26}H_{30}O_8$)不得少于 0.20%。

饮片

【炮制】 吴茱萸　除去杂质。

【性状】【鉴别】【检查】(水分　总灰分)**【浸出物】【含量测定】** 同药材。

制吴茱萸 取甘草捣碎,加适量水,煎汤,去渣,加入净吴茱萸,闷润吸尽后,炒至微干,取出,干燥。

每 100kg 吴茱萸,用甘草 6kg。

【性状】 本品形如吴茱萸,表面棕褐色至暗褐色。

【鉴别】【检查】(水分　总灰分)**【浸出物】【含量测定】** 同药材。

【性味与归经】 辛、苦,热;有小毒。归肝、脾、胃、肾经。

【功能与主治】 散寒止痛,降逆止呕,助阳止泻。用于厥阴头痛,寒疝腹痛,寒湿脚气,经行腹痛,脘腹胀痛,呕吐吞酸,五更泄泻。

【用法与用量】 2～5g。外用适量。

【贮藏】 置阴凉干燥处。

牡 丹 皮

Mudanpi

MOUTAN CORTEX

本品为毛茛科植物牡丹 *Paeonia suffruticosa* Andr. 的干燥根皮。秋季采挖根部,除去细根和泥沙,剥取根皮,晒干;或刮去粗皮,除去木心,晒干。前者习称"连丹皮",后者习称"刮丹皮"。

【性状】 连丹皮　呈筒状或半筒状,有纵剖开的裂缝,略向内卷曲或张开,长 5～20cm,直径 0.5～1.2cm,厚 0.1～0.4cm。外表面灰褐色或黄褐色,有多数横长皮孔样突起和细根痕,栓皮脱落处粉红色;内表面淡灰黄色或浅棕色,有明显的细纵纹,常见发亮的结晶。质硬而脆,易折断,断面较平坦,淡粉红色,粉性。气芳香,味微苦而涩。

刮丹皮 外表面有刮刀削痕,外表面红棕色或淡灰黄色,有时可见灰褐色斑点状残存外皮。

【鉴别】 (1)本品粉末淡红棕色。淀粉粒甚多,单粒类圆形或多角形,直径 3～16μm,脐点点状、裂缝状或飞鸟状;复粒由 2～6 分粒组成。草酸钙簇晶直径 9～45μm,有时含晶细胞连接,簇晶排列成行,或一个细胞含数个簇晶。连丹皮可见木栓细胞长方形,壁稍厚,浅红色。

(2)取本品粉末 1g,加乙醚 10ml,密塞,振摇 10 分钟,滤过,滤液挥干,残渣加丙酮 2ml 使溶解,作为供试品溶液。另取丹皮酚对照品,加丙酮制成每 1ml 含 2mg 的溶液,作为对照品溶液。照薄层色谱法(通则 0502)试验,吸取上述两种溶液各 10μl,分别点于同一硅胶 G 薄层板上,以环己烷-乙酸乙酯-冰醋酸(4∶1∶0.1)为展开剂,展开,取出,晾干,喷以 2%香草醛硫酸乙醇溶液(1→10),在 105℃加热至斑点显色清晰。供试品色谱中,在与对照品色谱相应的位置上,显相同颜色的斑点。

【检查】 水分　不得过 13.0%(通则 0832 第四法)。

总灰分　不得过 5.0%(通则 2302)。

【浸出物】 照醇溶性浸出物测定法(通则 2201)项下的热浸法测定,用乙醇作溶剂,不得少于 15.0%。

【含量测定】 照高效液相色谱法(通则 0512)测定。

色谱条件与系统适用性试验 以十八烷基硅烷键合硅胶为填充剂;以甲醇-水(45∶55)为流动相;检测波长为 274nm。理论板数按丹皮酚峰计算应不低于 5000。

对照品溶液的制备 取丹皮酚对照品适量,精密称定,加甲醇制成每 1ml 含 20μg 的溶液,即得。

供试品溶液的制备 取本品粗粉约 0.5g,精密称定,置具塞锥形瓶中,精密加入甲醇 50ml,密塞,称定重量,超声处理(功率 300W,频率 50kHz)30 分钟,放冷,再称定重量,用甲醇补足减失的重量,摇匀,滤过,精密量取续滤液 1ml,置 10ml 量瓶中,加甲醇稀释至刻度,摇匀,即得。

测定法 分别精密吸取对照品溶液与供试品溶液各 10μl,注入液相色谱仪,测定,即得。

本品按干燥品计算,含丹皮酚($C_9H_{10}O_3$)不得少于 1.2%。

饮片

【炮制】 迅速洗净,润后切薄片,晒干。

【性状】 本品呈圆形或卷曲形的薄片。连丹皮外表面灰褐色或黄褐色,栓皮脱落处粉红色;刮丹皮外表面红棕色或淡灰黄色。内表面有时可见发亮的结晶。切面淡粉红色,粉性。气芳香,味微苦而涩。

【鉴别】【检查】【浸出物】【含量测定】 同药材。

【性味与归经】 苦、辛,微寒。归心、肝、肾经。

【功能与主治】 清热凉血,活血化瘀。用于热入营血,温毒发斑,吐血衄血,夜热早凉,无汗骨蒸,经闭痛经,跌扑伤痛,痈肿疮毒。

【用法与用量】 6～12g。

【注意】 孕妇慎用。

【贮藏】 置阴凉干燥处。

牡 荆 叶

Mujingye

VITICIS NEGUNDO FOLIUM

本品为马鞭草科植物牡荆 *Vitex negundo* L. var. *cannabifolia*(Sieb. et Zucc.) Hand.-Mazz. 的新鲜叶。夏、秋二季叶茂盛时采收,除去茎枝。

【性状】 本品为掌状复叶,小叶 5 片或 3 片,披针形或椭圆状披针形,中间小叶长 5～10cm,宽 2～4cm,两侧小叶依次渐小,先端渐尖,基部楔形,边缘具粗锯齿;上表面绿色,下表面淡绿色,两面沿叶脉有短茸毛,嫩叶下表面毛较密;总叶柄长 2～6cm,有一浅沟槽,密被灰白色茸毛。气芳香,味辛微苦。

【鉴别】 本品横切面:上表皮细胞排列较整齐,上、下表面均有毛茸,下表面毛茸较多。叶肉栅栏组织为 3～4 列细胞,海绵组织较疏松。主脉维管束外韧型,呈月牙形或"U"字形,"U"形的凹部另有 1～5 个较小的维管束;周围薄壁细胞可见纹孔;上、下表皮内方有数列厚角细胞。

本品表面观:上表皮细胞呈类多角形或不规则形,垂周壁波状弯曲;非腺毛 1～4 细胞,先端细胞较长,表面有疣状突起;腺鳞头部 4 细胞,直径约至 55μm,柄单细胞;小腺毛少见,头部 1～4 细胞,直径约至 25μm,柄 1～3 细胞,甚短。下表皮细胞较小,长 17～30(45)μm,直径 12～25μm,垂周壁微弯曲或较平直;气孔不定式,直径 15～20μm,副卫细胞 3～6 个;非腺毛、腺鳞和小腺毛较多。

【性味与归经】 微苦、辛,平。归肺经。

【功能与主治】 祛痰,止咳,平喘。用于咳嗽痰多。

【用法与用量】 鲜用,供提取牡荆油用。

【贮藏】 置阴凉处。

牡 蛎

Muli

OSTREAE CONCHA

本品为牡蛎科动物长牡蛎 *Ostrea gigas* Thunberg、大连湾牡蛎 *Ostrea talienwhanensis* Crosse 或近江牡蛎 *Ostrea rivularis* Gould 的贝壳。全年均可捕捞,去肉,洗净,晒干。

【性状】 **长牡蛎** 呈长片状,背腹缘几平行,长 10～

50cm,高 4～15cm。右壳较小,鳞片坚厚,层状或层纹状排列。壳外面平坦或具数个凹陷,淡紫色、灰白色或黄褐色;内面瓷白色,壳顶二侧无小齿。左壳凹陷深,鳞片较右壳粗大,壳顶附着面小。质硬,断面层状,洁白。气微,味微咸。

大连湾牡蛎 呈类三角形,背腹缘呈八字形。右壳外面淡黄色,具疏松的同心鳞片,鳞片起伏成波浪状,内面白色。左壳同心鳞片坚厚,自壳顶部放射肋数个,明显,内面凹下呈盒状,铰合面小。

近江牡蛎 呈圆形、卵圆形或三角形等。右壳外面稍不平,有灰、紫、棕、黄等色,环生同心鳞片,幼体者鳞片薄而脆,多年生长后鳞片层层相叠,内面白色,边缘有的淡紫色。

【鉴别】 (1)本品粉末灰白色。珍珠层呈不规则碎块,较大碎块呈条状或片状,表面隐约可见细小条纹。棱柱层少见,断面观呈棱柱状,断端平截,长 29～130μm,宽 10～36μm,有的一端渐尖,亦可见数个并列成排;表面观呈类多角形、方形或三角形。

(2)取本品粉末 2g,加稀盐酸 15ml,即产生大量气泡,滤过,滤液用氢氧化钠试液调节 pH 值至 10,静置,离心(转速为每分钟 12000 转)10 分钟,取沉淀置 15ml 安瓿中,加 6.0mol/L 盐酸 10ml,150℃水解 1 小时。水解液蒸干,残渣加 10%异丙醇-0.1mol/L 盐酸溶液 1ml 使溶解,作为供试品溶液。另取牡蛎对照药材 2g,同法制成对照药材溶液。照薄层色谱法(通则 0502)试验,吸取上述两种溶液各 2μl,分别点于同一硅胶 G 薄层板上,以正丁醇-冰醋酸-水-丙酮-无水乙醇-0.5%茚三酮丙酮溶液(40:14:12:5:4:4)为展开剂,展开,取出,晾干,在 105℃加热至斑点显色清晰。供试品色谱中,在与对照药材色谱相应的位置上,显相同颜色的斑点。

【检查】 **酸不溶性灰分** 取本品粉末 2g,置炽灼至恒重的坩埚中,炽灼至完全灰化,加入稀盐酸约 20ml,照灰分测定法(通则 2302)测定,不得过 2.0%。

重金属及有害元素 照铅、镉、砷、汞、铜测定法(通则 2321 原子吸收分光光度法或电感耦合等离子体质谱法)测定,铅不得过 5mg/kg;镉不得过 0.3mg/kg;砷不得过 2mg/kg;汞不得过 0.2mg/kg;铜不得过 20mg/kg。

【含量测定】 取本品细粉约 0.15g,精密称定,置锥形瓶中,加稀盐酸 10ml,加热使溶解,加水 20ml 与甲基红指示液 1 滴,滴加 10%氢氧化钾溶液至溶液显黄色,继续多加 10ml,再加钙黄绿素指示剂少量,用乙二胺四醋酸二钠滴定液(0.05mol/L)滴定至溶液黄绿色荧光消失而显橙色。每 1ml乙二胺四醋酸二钠滴定液(0.05mol/L)相当于 5.004mg 的碳酸钙(CaCO₃)。

本品含碳酸钙(CaCO₃)不得少于 94.0%。

饮片

【炮制】 **牡蛎** 洗净,干燥,碾碎。

【性状】 本品为不规则的碎块。白色。质硬,断面层状。气微,味微咸。

【含量测定】 同药材。

　　煅牡蛎　取净牡蛎,照明煅法(通则 0213)煅至酥脆。

【性状】　本品为不规则的碎块或粗粉。灰白色。质酥脆,断面层状。

【含量测定】　同药材。

【性味与归经】　咸,微寒。归肝、胆、肾经。

【功能与主治】　重镇安神,潜阳补阴,软坚散结。用于惊悸失眠,眩晕耳鸣,瘰疬痰核,癥瘕痞块。煅牡蛎收敛固涩,制酸止痛。用于自汗盗汗,遗精滑精,崩漏带下,胃痛吞酸。

【用法与用量】　9～30g,先煎。

【贮藏】　置干燥处。

体外培育牛黄
Tiwai Peiyu Niuhuang
BOVIS CALCULUS SATIVUS

　　本品以牛科动物牛 Bos taurus domesticus Gmelin 的新鲜胆汁作母液,加入去氧胆酸、胆酸、复合胆红素钙等制成。

【性状】　本品呈球形或类球形,直径 0.5～3cm。表面光滑,呈黄红色至棕黄色。体轻,质松脆,断面有同心层纹。气香,味苦而后甘,有清凉感,嚼之易碎,不粘牙。

【鉴别】　(1)取本品粉末少量,用清水调和,涂于指甲上,能将指甲染成黄色。

　　(2)取本品粉末少许,用水合氯醛试液装片,不加热,置显微镜下观察:不规则团块由多数黄棕色或棕红色小颗粒集成,稍放置,色素迅速溶解,并显鲜明金黄色,久置后变绿色。

　　(3)取本品粉末少量,加三氯甲烷 1ml,摇匀,再加硫酸与浓过氧化氢溶液(30%)各 2 滴,振摇,溶液即显绿色。

　　(4)取本品粉末 0.1g,加盐酸 1ml 和三氯甲烷 10ml,充分振摇,混匀,三氯甲烷液呈黄褐色,分取三氯甲烷液,加氢氧化钡试液 5ml,振摇,即生成黄褐色沉淀。分离除去水层和沉淀,取三氯甲烷液约 1ml,加醋酐 1ml 与硫酸 2 滴,摇匀,放置,溶液呈绿色。

　　(5)取本品粉末 10mg,加三氯甲烷 20ml,超声处理 30 分钟,滤过,滤液蒸干,残渣加乙醇 1ml 使溶解,作为供试品溶液。另取胆酸对照品、去氧胆酸对照品,加乙醇制成每 1ml 各含 2mg 的混合溶液,作为对照品溶液。照薄层色谱法(通则 0502)试验,吸取上述两种溶液各 2μl,分别点于同一硅胶 G 薄层板上,以异辛烷-乙酸乙酯-冰醋酸(15∶7∶5)为展开剂,展开,取出,晾干,喷以 10%硫酸乙醇溶液,在 105℃加热至斑点显色清晰,置紫外光灯(365nm)下检视。供试品色谱中,在与对照品色谱相应的位置上,显相同颜色的荧光斑点。

【检查】　**水分**　不得过 9.0%(通则 0832 第二法)。

　　游离胆红素　取本品细粉 10mg,精密称定,置 5ml 量瓶中,加三氯甲烷 4ml,微温,放冷,加三氯甲烷至刻度,摇匀,滤过,取续滤液,照紫外-可见分光光度法(通则 0401),在 453nm

波长处测定吸光度。吸光度不得过 0.70。

【含量测定】　**胆酸**　取本品细粉 0.2g,精密称定,置具塞锥形瓶中,精密加入甲醇 50ml,密塞,称定重量,超声处理 30 分钟,放冷,再称定重量,用甲醇补足减失的重量,摇匀,滤过。精密量取续滤液 25ml,蒸干,残渣加 20%氢氧化钠溶液 10ml,加热回流 2 小时,冷却,加稀盐酸 19ml 调节 pH 值至酸性,用乙酸乙酯提取 4 次(25ml、25ml、20ml、20ml),乙酸乙酯液均用同一铺有少量无水硫酸钠的脱脂棉滤过,滤液合并,回收溶剂至干,残渣用甲醇溶解,转移至 10ml 量瓶中,加甲醇至刻度,摇匀,作为供试品溶液。另取胆酸对照品适量,精密称定,加甲醇制成每 1ml 含 0.48mg 的溶液,作为对照品溶液。照薄层色谱法(通则 0502)试验,精密吸取供试品溶液 2μl、对照品溶液 1μl 与 3μl,分别交叉点于同一硅胶 G 薄层板上,以异辛烷-乙酸丁酯-冰醋酸-甲酸(8∶4∶2∶1)为展开剂,展距 14～17cm,取出,晾干,喷以 30%硫酸乙醇溶液,在 105℃加热至斑点显色清晰,取出,在薄层板上覆盖同样大小的玻璃板,周围用胶布固定,照薄层色谱法(通则 0502 薄层色谱扫描法)进行扫描,波长:$\lambda_S=380nm$,$\lambda_R=650nm$,测量供试品吸光度积分值与对照品吸光度积分值,计算,即得。

　　本品按干燥品计算,含胆酸($C_{24}H_{40}O_5$)不得少于 6.0%。

　　胆红素　对照品溶液的制备　取胆红素对照品 10mg,精密称定,置 100ml 棕色量瓶中,用三氯甲烷溶解并稀释至刻度,摇匀,精密量取 5ml,置 50ml 棕色量瓶中,加乙醇至刻度,摇匀,即得(每 1ml 中含胆红素 10μg)。

　　标准曲线的制备　精密量取对照品溶液 1ml、2ml、3ml、4ml、5ml,分别置具塞试管中,加乙醇至 9ml,各精密加入重氮化溶液(甲液:取对氨基苯磺酸 0.1g,加盐酸 1.5ml 与水适量使成 100ml。乙液:取亚硝酸钠 0.5g,用水溶解并稀释至 100ml,置冰箱内保存。临用时取甲液 10ml 与乙液 0.3ml,混匀)1ml,摇匀,在 15～20℃的暗处放置 1 小时,以相应的试剂为空白,照紫外-可见分光光度法(通则 0401),在 533nm 波长处测定吸光度,以吸光度为纵坐标、浓度为横坐标,绘制标准曲线。

　　测定法　取本品细粉约 10mg,精密称定,置锥形瓶中,加三氯甲烷-乙醇(7∶3)的混合溶液 60ml、盐酸 1 滴,摇匀,置水浴上加热回流 30 分钟,放冷,转移至 100ml 棕色量瓶中,容器用少量上述混合溶液洗涤,洗液并入同一量瓶中,加上述混合溶液至刻度,摇匀。精密量取上清液 10ml,置 50ml 棕色量瓶中,加乙醇至刻度,摇匀。精密量取 3ml,置具塞试管中,照标准曲线的制备项下的方法,自"加乙醇至 9ml"起,依法测定吸光度,从标准曲线上读出供试品溶液中含胆红素的重量(mg),计算,即得。

　　本品按干燥品计算,含胆红素($C_{33}H_{36}N_4O_6$)不得少于 35.0%。

【性味与归经】　甘,凉。归心、肝经。

【功能与主治】　清心,豁痰,开窍,凉肝,息风,解毒。用于热病神昏,中风痰迷,惊痫抽搐,癫痫发狂,咽喉肿痛,口舌生疮,痈肿疔疮。

【用法与用量】　0.15～0.35g,多入丸散用。外用适量,研末敷患处。

【注意】　孕妇慎用;偶有轻度消化道不适。

【贮藏】　密闭,遮光,防潮,防压,室温保存。

附:1. 去氧胆酸质量标准

去氧胆酸

本品由牛胆汁经提取、加工制成。

〔性状〕　本品为白色的结晶性粉末。气微,味微苦。

本品易溶于冰醋酸和乙醇,不溶于水。

〔鉴别〕　取本品 10mg,加乙醇 5ml 使溶解,作为供试品溶液。另取去氧胆酸对照品,加乙醇制成每 1ml 含 2mg 的溶液,作为对照品溶液。照薄层色谱法(通则 0502)试验,吸取上述两种溶液各 2μl,分别点于同一硅胶 G 薄层板上,以异辛烷-乙酸乙酯-冰醋酸(15:7:5)为展开剂,展开,取出,晾干,喷以 10% 硫酸乙醇溶液,在 105℃加热至斑点显色清晰,置紫外光灯(365nm)下检视。供试品色谱中,在与对照品色谱相应的位置上,显相同颜色的荧光斑点。

〔检查〕 干燥失重　取本品,在 105℃干燥 4 小时,减失重量不得过 0.5%(通则 0831)。

炽灼残渣　不得过 0.2%(通则 0841)。

〔含量测定〕　取本品约 0.5g,精密称定,加中性乙醇(对酚酞指示液显中性)60ml,置水浴中加热使溶解,冷却,加酚酞指示液数滴及新沸过的冷水 20ml,用氢氧化钠滴定液(0.1mol/L)滴定,近终点时加新沸过的冷水 100ml,继续滴定至终点。每 1ml 氢氧化钠滴定液(0.1mol/L)相当于 39.26mg 的去氧胆酸($C_{24}H_{40}O_4$)。

本品按干燥品计算,含去氧胆酸($C_{24}H_{40}O_4$)不得少于 95.0%。

〔用途〕　体外培育牛黄的原料。

〔贮藏〕　密封。

2. 胆酸质量标准

胆　酸

本品由牛、羊胆汁或胆膏经提取、加工制成。

〔性状〕　本品为白色的结晶性粉末。气微,味苦。

〔鉴别〕　取本品 10mg,加乙醇 5ml 使溶解,作为供试品溶液。另取胆酸对照品,加乙醇制成每 1ml 含 2mg 的溶液,作为对照品溶液。照薄层色谱法(通则 0502)试验,吸取上述两种溶液各 2μl,分别点于同一硅胶 G 薄层板上,以异辛烷-乙酸乙酯-冰醋酸(15:7:5)为展开剂,展开,取出,晾干,喷以 10%硫酸乙醇溶液,在 105℃加热至斑点显色清晰,置紫外光灯(365nm)下检视。供试品色谱中,在与对照品色谱相应的位置上,显相同颜色的荧光斑点。

〔检查〕 干燥失重　取本品,在 105℃干燥 4 小时,减失重量不得过 0.5%(通则 0831)。

炽灼残渣　不得过 0.2%(通则 0841)。

〔含量测定〕　取本品约 0.4g,精密称定,置 250ml 锥形瓶中,加水 20ml 和乙醇 40ml,用表面皿覆盖,置水浴中缓缓加热使完全溶解,冷却,加酚酞指示液 5 滴,用氢氧化钠滴定液(0.1mol/L)滴定。每 1ml 氢氧化钠滴定液(0.1mol/L)相当于 40.86mg 的胆酸($C_{24}H_{40}O_5$)。

本品按干燥品计算,含胆酸($C_{24}H_{40}O_5$)不得少于 95.0%。

〔用途〕　体外培育牛黄的原料。

〔贮藏〕　密封。

3. 复合胆红素钙质量标准

复合胆红素钙

本品由牛胆汁、胆红素和饱和氢氧化钙溶液经加工制成。

〔性状〕　本品为棕红色或棕黄色的粉末。味微腥。

〔鉴别〕　取本品粉末 5mg,加三氯甲烷 15ml,加盐酸溶液(5→10)0.1ml,超声处理 30 分钟,加三氯甲烷 35ml,摇匀,滤过,取续滤液作为供试品溶液。另取胆红素对照品,加三氯甲烷制成每 1ml 含 0.1mg 的溶液,作为对照品溶液。照薄层色谱法(通则 0502)试验,吸取上述两种溶液各 10μl,分别点于同一硅胶 G 薄层板上,以甲苯-乙酸乙酯-冰醋酸(10:1:0.5)为展开剂,展开,取出,晾干。供试品色谱中,在与对照品色谱相应的位置上,显相同颜色的斑点。

〔检查〕 水分　不得过 5.0%(通则 0832 第二法)。

〔含量测定〕 对照品溶液的制备　取胆红素对照品 10mg,精密称定,置 100ml 棕色量瓶中,用三氯甲烷溶解并稀释至刻度,摇匀。精密量取 5ml,置 50ml 棕色量瓶中,加乙醇至刻度,摇匀,即得(每 1ml 中含胆红素 10μg)。

标准曲线的制备　精密量取对照品溶液 1ml、2ml、3ml、4ml、5ml,分别置具塞试管中,加乙醇至 9ml,各精密加入重氮化溶液(甲液:取对氨基苯磺酸 0.1g,加盐酸 1.5ml 与水适量使成 100ml。乙液:取亚硝酸钠 0.5g,用水溶解并稀释至 100ml,置冰箱内保存。临用时,取甲液 10ml 与乙液 0.3ml,混匀)1ml,摇匀,在 15～20℃的暗处放置 1 小时,以相应的试剂为空白,照紫外-可见分光光度法(通则 0401),在 533nm 波长处测定吸光度,以吸光度为纵坐标、浓度为横坐标,绘制标准曲线。

测定法　取本品细粉,约 10mg,精密称定,置锥形瓶中,加三氯甲烷-乙醇(7:3)的混合溶液 60ml、盐酸 1 滴,摇匀,置水浴上加热回流 30 分钟,放冷,转移至 100ml 棕色量瓶中,容器用少量上述混合溶液洗涤,洗液并入同一量瓶中,加上述混合溶液至刻度,摇匀。精密量取上清液 10ml,置 50ml 棕色量瓶中,加乙醇至刻度,摇匀。精密量取 3ml,置具塞试管中,照标准曲线的制备项下的方法,自"加乙醇至 9ml"起,依法测定吸光度,从标准曲线上读出供试品溶液中含胆红素的重量(mg),计算,即得。

本品按干燥品计算,含胆红素($C_{33}H_{36}N_4O_6$)不得少于43.0%。

〔用途〕 体外培育牛黄的原料。

〔贮藏〕 密封。

何 首 乌
Heshouwu
POLYGONI MULTIFLORI RADIX

本品为蓼科植物何首乌 *Polygonum multiflorum* Thunb. 的干燥块根。秋、冬二季叶枯萎时采挖,削去两端,洗净,个大的切成块,干燥。

【性状】 本品呈团块状或不规则纺锤形,长 6～15cm,直径 4～12cm。表面红棕色或红褐色,皱缩不平,有浅沟,并有横长皮孔样突起和细根痕。体重,质坚实,不易折断,断面浅黄棕色或浅红棕色,显粉性,皮部有 4～11 个类圆形异型维管束环列,形成云锦状花纹,中央木部较大,有的呈木心。气微,味微苦而甘涩。

【鉴别】 (1)本品横切面:木栓层为数列细胞,充满棕色物。韧皮部较宽,散有类圆形异型维管束 4～11 个,为外韧型,导管稀少。根的中央形成层成环;木质部导管较少,周围有管胞和少数木纤维。薄壁细胞含草酸钙簇晶和淀粉粒。

粉末黄棕色。淀粉粒单粒类圆形,直径 4～50μm,脐点人字形、星状或三叉状,大粒者隐约可见层纹;复粒由 2～9 分粒组成。草酸钙簇晶直径 10～80(160)μm,偶见簇晶与较大的方形结晶共生。棕色细胞类圆形或椭圆形,壁稍厚,胞腔内充满淡黄棕色、棕色或红棕色物质,并含淀粉粒。具缘纹孔导管直径 17～178μm。棕色块散在,形状、大小及颜色深浅不一。

(2)取本品粉末 0.25g,加乙醇 50ml,加热回流 1 小时,滤过,滤液浓缩至 3ml,作为供试品溶液。另取何首乌对照药材 0.25g,同法制成对照药材溶液。照薄层色谱法(通则 0502)试验,吸取上述两种溶液各 2μl,分别点于同一以羧甲基纤维素钠为黏合剂的硅胶 H 薄层板上使成条状,以三氯甲烷-甲醇(7:3)为展开剂,展至约 3.5cm,取出,晾干,再以三氯甲烷-甲醇(20:1)为展开剂,展至约 7cm,取出,晾干,置紫外光灯(365nm)下检视。供试品色谱中,在与对照药材色谱相应的位置上,显相同颜色的荧光斑点。

【检查】 水分 不得过 10.0%(通则 0832 第二法)。

总灰分 不得过 5.0%(通则 2302)。

【含量测定】 二苯乙烯苷 避光操作。照高效液相色谱法(通则 0512)测定。

色谱条件与系统适用性试验 以十八烷基硅烷键合硅胶为填充剂;以乙腈-水(25:75)为流动相;检测波长为 320nm。理论板数按 2,3,5,4'-四羟基二苯乙烯-2-O-β-D-葡萄糖苷峰计算应不低于 2000。

对照品溶液的制备 取 2,3,5,4'-四羟基二苯乙烯-2-O-β-D-葡萄糖苷对照品适量,精密称定,加稀乙醇制成每 1ml 含 0.2mg 的溶液,即得。

供试品溶液的制备 取本品粉末(过四号筛)约 0.2g,精密称定,置具塞锥形瓶中,精密加入稀乙醇 25ml,称定重量,加热回流 30 分钟,放冷,再称定重量,用稀乙醇补足减失的重量,摇匀,静置,上清液滤过,取续滤液,即得。

测定法 分别精密吸取对照品溶液与供试品溶液各 10μl,注入液相色谱仪,测定,即得。

本品按干燥品计算,含 2,3,5,4'-四羟基二苯乙烯-2-O-β-D-葡萄糖苷($C_{20}H_{22}O_9$)不得少于 1.0%。

结合蒽醌 照高效液相色谱法(通则 0512)测定。

色谱条件与系统适用性试验 以十八烷基硅烷键合硅胶为填充剂;以甲醇-0.1%磷酸溶液(80:20)为流动相;检测波长为 254nm。理论板数按大黄素峰计算应不低于 3000。

对照品溶液的制备 取大黄素对照品、大黄素甲醚对照品适量,精密称定,加甲醇分别制成每 1ml 含大黄素 80μg,大黄素甲醚 40μg 的溶液,即得。

供试品溶液的制备 取本品粉末(过四号筛)约 1g,精密称定,置具塞锥形瓶中,精密加入甲醇 50ml,称定重量,加热回流 1 小时,取出,放冷,再称定重量,用甲醇补足减失的重量,摇匀,滤过,取续滤液 5ml 作为供试品溶液 A(测游离蒽醌用)。另精密量取续滤液 25ml,置具塞锥形瓶中,水浴蒸干,精密加 8%盐酸溶液 20ml,超声处理(功率 100W,频率 40kHz)5 分钟,加三氯甲烷 20ml,水浴中加热回流 1 小时,取出,立即冷却,置分液漏斗中,用少量三氯甲烷洗涤容器,洗液并入分液漏斗中,分取三氯甲烷液,酸液再用三氯甲烷振摇提取 3 次,每次 15ml,合并三氯甲烷液,回收溶剂至干,残渣加甲醇使溶解,转移至 10ml 量瓶中,加甲醇至刻度,摇匀,滤过,取续滤液,作为供试品溶液 B(测总蒽醌用)。

测定法 分别精密吸取对照品溶液与上述两种供试品溶液各 10μl,注入液相色谱仪,测定,即得。

结合蒽醌含量=总蒽醌含量-游离蒽醌含量

本品按干燥品计算,含结合蒽醌以大黄素($C_{15}H_{10}O_5$)和大黄素甲醚($C_{16}H_{12}O_5$)的总量计,不得少于 0.10%。

饮 片

【炮制】 除去杂质,洗净,稍浸,润透,切厚片或块,干燥。

【性状】 本品呈不规则的厚片或块。外表皮红棕色或红褐色,皱缩不平,有浅沟,并有横长皮孔样突起及细根痕。切面浅黄棕色或浅红棕色,显粉性;横切面有的皮部可见云锦状花纹,中央木部较大,有的呈木心。气微,味微苦而甘涩。

【含量测定】 结合蒽醌 同药材,含结合蒽醌以大黄素($C_{15}H_{10}O_5$)和大黄素甲醚($C_{16}H_{12}O_5$)的总量计,不得少于 0.05％。

【鉴别】（除横切面外）【检查】【含量测定】（二苯乙烯苷） 同药材。

【性味与归经】 苦、甘、涩、微温。归肝、心、肾经。

【功能与主治】 解毒，消痈，截疟，润肠通便。用于疮痈，瘰疬，风疹瘙痒，久疟体虚，肠燥便秘。

【用法与用量】 3～6g。

【贮藏】 置干燥处，防蛀。

制何首乌
Zhiheshouwu
POLYGONI MULTIFLORI RADIX
PRAEPARATA

本品为何首乌的炮制加工品。

【炮制】 取何首乌片或块，照炖法（通则 0213）用黑豆汁拌匀，置非铁质的适宜容器内，炖至汁液吸尽；或照蒸法（通则 0213），清蒸或用黑豆汁拌匀后蒸，蒸至内外均呈棕褐色，或晒至半干，切片，干燥。

每 100kg 何首乌片（块），用黑豆 10kg。

黑豆汁制法 取黑豆 10kg，加水适量，煮约 4 小时，熬汁约 15kg，豆渣再加水煮约 3 小时，熬汁约 10kg，合并得黑豆汁约 25kg。

【性状】 本品呈不规则皱缩状的块片，厚约 1cm。表面黑褐色或棕褐色，凹凸不平。质坚硬，断面角质样，棕褐色或黑色。气微，味微甘而苦涩。

【鉴别】 照何首乌项下的〔鉴别〕（2）项试验，显相同的结果。

【检查】 **水分** 不得过 12.0％（通则 0832 第二法）。

总灰分 不得过 9.0％（通则 2302）。

【浸出物】 照醇溶性浸出物测定法（通则 2201）项下的热浸法测定，用乙醇作溶剂，不得少于 5.0％。

【含量测定】 **二苯乙烯苷** 避光操作。

取本品粉末（过四号筛）约 0.2g，精密称定，照何首乌药材〔含量测定〕项下的方法测定。

本品按干燥品计算，含 2,3,5,4′-四羟基二苯乙烯-2-O-β-D-葡萄糖苷（$C_{20}H_{22}O_9$）不得少于 0.70％。

游离蒽醌 照高效液相色谱法（通则 0512）测定。

色谱条件与系统适用性试验 以十八烷基硅烷键合硅胶为填充剂；以甲醇-0.1％磷酸溶液（80∶20）为流动相；检测波长为 254nm。理论板数按大黄素峰计算应不低于 3000。

对照品溶液的制备 取大黄素对照品、大黄素甲醚对照品适量，精密称定，加甲醇分别制成每 1ml 含大黄素 80μg、大黄素甲醚 40μg 的溶液，即得。

供试品溶液的制备 取本品粉末（过四号筛）约 1g，精密

称定，置具塞锥形瓶中，精密加入甲醇 50ml，称定重量，加热回流 1 小时，取出，放冷，再称定重量，用甲醇补足减失的重量，摇匀，滤过，取续滤液，即得。

测定法 分别精密吸取对照品溶液与供试品溶液各 10μl，注入液相色谱仪，测定，即得。

本品按干燥品计算，含游离蒽醌以大黄素（$C_{15}H_{10}O_5$）和大黄素甲醚（$C_{16}H_{12}O_5$）的总量计，不得少于 0.10％。

【性味与归经】 苦、甘、涩、微温。归肝、心、肾经。

【功能与主治】 补肝肾，益精血，乌须发，强筋骨，化浊降脂。用于血虚萎黄，眩晕耳鸣，须发早白，腰膝酸软，肢体麻木，崩漏带下，高脂血症。

【用法与用量】 6～12g。

【贮藏】 置干燥处，防蛀。

伸 筋 草
Shenjincao
LYCOPODII HERBA

本品为石松科植物石松 *Lycopodium japonicum* Thunb. 的干燥全草。夏、秋二季茎叶茂盛时采收，除去杂质，晒干。

【性状】 本品匍匐茎呈细圆柱形，略弯曲，长可达 2m，直径 1～3mm，其下有黄白色细根；直立茎作二叉状分枝。叶密生茎上，螺旋状排列，皱缩弯曲，线形或针形，长 3～5mm，黄绿色至淡黄棕色，无毛，先端芒状，全缘，易碎断。质柔软，断面皮部浅黄色，木部类白色。气微，味淡。

【鉴别】 （1）本品茎横切面：表皮细胞 1 列。皮层宽广，有叶迹维管束散在，表皮下方和中柱外侧各有 10～20 余列厚壁细胞，其间有 3～5 列细胞壁略增厚；内皮层不明显。中柱鞘为数列薄壁细胞，木质部束呈不规则的带状或分枝状，韧皮部束交错其间，有的细胞含黄棕色物。

（2）取本品粉末 1g，加乙醚 15ml，浸泡过夜，滤过，滤液挥干，残渣加无水乙醇 1ml 使溶解，作为供试品溶液。另取伸筋草对照药材 1g，同法制成对照药材溶液。照薄层色谱法（通则 0502）试验，吸取上述两种溶液各 5μl，分别点于同一硅胶 G 薄层板上，以三氯甲烷-甲醇（40∶1）为展开剂，展开，取出，晾干，喷以 5％硫酸乙醇溶液，在 105℃加热至斑点显色清晰。供试品色谱中，在与对照药材色谱相应的位置上，显相同颜色的斑点。

【检查】 **水分** 不得过 10.0％（通则 0832 第二法）。

总灰分 不得过 6.0％（通则 2302）。

饮片

【炮制】 除去杂质，洗净，切段，干燥。

【性状】 本品呈不规则的段，茎呈圆柱形，略弯曲。叶密生茎上，螺旋状排列，皱缩弯曲，线形或针形，黄绿色至淡黄棕色，先端芒状，全缘。切面皮部浅黄色，木部类白色。气微，

味淡。

【鉴别】(除横切面外) 【检查】 同药材。

【性味与归经】 微苦、辛,温。归肝、脾、肾经。

【功能与主治】 祛风除湿,舒筋活络。用于关节酸痛,屈伸不利。

【用法与用量】 3～12g。

【贮藏】 置干燥处。

皂 角 刺

Zaojiaoci

GLEDITSIAE SPINA

本品为豆科植物皂荚 *Gleditsia sinensis* Lam. 的干燥棘刺。全年均可采收,干燥,或趁鲜切片,干燥。

【性状】 本品为主刺和1～2次分枝的棘刺。主刺长圆锥形,长3～15cm或更长,直径0.3～1cm;分枝刺长1～6cm,刺端锐尖。表面紫棕色或棕褐色。体轻,质坚硬,不易折断。切片厚0.1～0.3cm,常带有尖细的刺端;木部黄白色,髓部疏松,淡红棕色;质脆,易折断。气微,味淡。

【鉴别】 (1)本品横切面:表皮细胞1列,外被角质层,有时可见单细胞非腺毛。皮层为2～3列薄壁细胞,细胞中有的含棕红色物。中柱鞘纤维束断续排列成环,纤维束周围的细胞有的含草酸钙方晶,偶见簇晶,纤维束旁常有单个或2～3个相聚的石细胞,壁薄。韧皮部狭窄。形成层成环。木质部连接成环,木射线宽1～2列细胞。髓部宽广,薄壁细胞含少量淀粉粒。

(2)取本品粉末1g,加甲醇10ml,超声处理30分钟,滤过,滤液蒸干,残渣加水10ml使溶解,加乙酸乙酯10ml振摇提取,取乙酸乙酯液,蒸干,残渣加甲醇1ml使溶解,作为供试品溶液。另取皂角刺对照药材1g,同法制成对照药材溶液。照薄层色谱法(通则0502)试验,吸取供试品溶液5～10μl,对照药材溶液5μl,分别点于同一硅胶G薄层板上,以二氯甲烷-甲醇-浓氨试液(9:1:0.2)的下层溶液为展开剂,展开,取出,晾干,置紫外光灯(365nm)下检视。供试品色谱中,在与对照药材色谱相应的位置上,显相同颜色的荧光斑点。

饮片

【炮制】 除去杂质;未切片者略泡,润透,切厚片,干燥。

【鉴别】 同药材。

【性味与归经】 辛,温。归肝、胃经。

【功能与主治】 消肿托毒,排脓,杀虫。用于痈疽初起或脓成不溃;外治疥癣麻风。

【用法与用量】 3～10g。外用适量,醋蒸取汁涂患处。

【贮藏】 置干燥处。

皂矾(绿矾)

Zaofan

MELANTERITUM

本品为硫酸盐类矿物水绿矾族水绿矾的矿石。主含含水硫酸亚铁($FeSO_4 \cdot 7H_2O$)。采挖后,除去杂石。

【性状】 本品为不规则碎块。浅绿色或黄绿色,半透明,具光泽,表面不平坦。质硬脆,断面具玻璃样光泽。有铁锈气,味先涩后微甜。

【鉴别】 取本品0.5g,加水适量使溶解(必要时滤过),溶液显亚铁盐(通则0301)与硫酸盐(通则0301)的鉴别反应。

【检查】 铁盐 取本品0.1g,精密称定,置100ml量瓶中,加稀硫酸10ml及水适量使溶解,加水至刻度,摇匀,滤过,精密量取续滤液1ml,置25ml纳氏比色管中,加水稀释至约20ml,加30%硫氰酸铵溶液3ml,再加水稀释使成25ml,摇匀,立即与标准铁溶液(通则0807)5ml制成的对照溶液(取标准铁溶液5ml,置25ml纳氏比色管中,加水稀释至约20ml,加30%硫氰酸铵溶液3ml,再加水稀释使成25ml,摇匀)比较,不得更深(5%)。

【含量测定】 取本品细粉约0.8g,精密称定,置100ml量瓶中,加稀硫酸10ml与水适量使溶解,加水至刻度,摇匀,用干燥滤纸滤过,精密量取续滤液50ml,加邻二氮菲指示液数滴,立即用硫酸铈滴定液(0.1mol/L)滴定至溶液由浅红色转变为淡绿色。每1ml硫酸铈滴定液(0.1mol/L)相当于27.80mg的含水硫酸亚铁($FeSO_4 \cdot 7H_2O$)。

本品含含水硫酸亚铁($FeSO_4 \cdot 7H_2O$)不得少于85.0%。

饮片

【炮制】 皂矾 取原药材,除去杂质,打碎。

煅皂矾 取净皂矾,照明煅法(通则0213)煅至红透。

【性味与归经】 酸,凉。归肝、脾经。

【功能与主治】 解毒燥湿,杀虫补血。用于黄肿胀满,疳积久痢,肠风便血,血虚萎黄,湿疮疥癣,喉痹口疮。

【用法与用量】 0.8～1.6g。外用适量。

【注意】 孕妇慎用。

【贮藏】 置阴凉干燥处,防潮,防尘。

佛 手

Foshou

CITRI SARCODACTYLIS FRUCTUS

本品为芸香科植物佛手 *Citrus medica* L. var. *sarcodactylis* Swingle 的干燥果实。秋季果实尚未变黄或变黄时采收,纵切成薄片,晒干或低温干燥。

【性状】 本品为类椭圆形或卵圆形的薄片,常皱缩或卷曲,长 6～10cm,宽 3～7cm,厚 0.2～0.4cm。顶端稍宽,常有3～5 个手指状的裂瓣,基部略窄,有的可见果梗痕。外皮黄绿色或橙黄色,有皱纹和油点。果肉浅黄白色或浅黄色,散有凹凸不平的线状或点状维管束。质硬而脆,受潮后柔韧。气香,味微甜后苦。

【鉴别】 (1)本品粉末淡棕黄色。中果皮薄壁组织众多,细胞呈不规则形或类圆形,壁不均匀增厚。果皮表皮细胞表面观呈不规则多角形,偶见类圆形气孔。草酸钙方晶成片存在于多角形的薄壁细胞中,呈多面形、菱形或双锥形。

(2)取本品粉末 1g,加无水乙醇 10ml,超声处理 20 分钟,滤过,滤液浓缩至干,残渣加无水乙醇 0.5ml 使溶解,作为供试品溶液。另取佛手对照药材 1g,同法制成对照药材溶液。照薄层色谱法(通则 0502)试验,吸取上述两种溶液各 2μl,分别点于同一硅胶 G 薄层板上,以环己烷-乙酸乙酯(3∶1)为展开剂,展开,取出,晾干,置紫外光灯(365nm)下检视。供试品色谱中,在与对照药材色谱相应的位置上,显相同颜色的荧光斑点。

【检查】 水分 不得过 15.0%(通则 0832 第二法)。

【浸出物】 照醇溶性浸出物测定法(通则 2201)项下的热浸法测定,用乙醇作溶剂,不得少于 10.0%。

【含量测定】 照高效液相色谱法(通则 0512)测定。

色谱条件与系统适用性试验 以十八烷基硅烷键合硅胶为填充剂;以甲醇-水-冰醋酸(33∶63∶2)为流动相;检测波长为 284nm。理论板数按橙皮苷峰计算应不低于 5000。

对照品溶液的制备 取橙皮苷对照品适量,精密称定,加甲醇制成每 1ml 含 15μg 的溶液,即得。

供试品溶液的制备 取本品粉末(过五号筛)约 0.5g,精密称定,置具塞锥形瓶中,精密加入甲醇 25ml,称定重量,加热回流 1 小时,放冷,再称定重量,用甲醇补足减失的重量,摇匀,滤过,取续滤液,即得。

测定法 分别精密吸取对照品溶液与供试品溶液各 10μl,注入液相色谱仪,测定,即得。

本品按干燥品计算,含橙皮苷($C_{28}H_{34}O_{15}$)不得少于 0.030%。

饮片

【炮制】 除去杂质;或润透,切丝,干燥。

【性状】 本品为类椭圆形、卵圆形的薄片或不规则的丝条,常皱缩或卷曲。薄片长 6～10cm,宽 3～7cm,厚 0.2～0.4cm;顶端稍宽,常有 3～5 个手指状的裂瓣,基部略窄,有的可见果梗痕。丝长 0.4～10cm,宽 0.2～1cm,厚 0.2～0.4cm。外皮黄绿色或橙黄色,有皱纹和油点。果肉浅黄白色或浅黄色,散有凹凸不平的线状或点状维管束。质硬而脆,受潮后柔韧。气香,味微甜后苦。

【鉴别】【检查】【浸出物】【含量测定】 同药材。

【性味与归经】 辛、苦、酸,温。归肝、脾、胃、肺经。

【功能与主治】 疏肝理气,和胃止痛,燥湿化痰。用于肝胃气滞,胸胁胀痛,胃脘痞满,食少呕吐,咳嗽痰多。

【用法与用量】 3～10g。

【贮藏】 置阴凉干燥处,防霉,防蛀。

余甘子
Yuganzi
PHYLLANTHI FRUCTUS

本品系藏族习用药材。为大戟科植物余甘子 *Phyllanthus emblica* L. 的干燥成熟果实。冬季至次春果实成熟时采收,除去杂质,干燥。

【性状】 本品呈球形或扁球形,直径 1.2～2cm。表面棕褐色或墨绿色,有浅黄色颗粒状突起,具皱纹及不明显的 6 棱,果梗长约 1mm。外果皮厚 1～4mm,硬质而脆。内果皮黄白色,硬核样,表面略具 6 棱,背缝线的偏上部有数条筋脉纹,干后可裂成 6 瓣,种子 6,近三棱形,棕色。气微,味酸涩,回甜。

【鉴别】 (1)本品粉末淡棕黄色。外果皮表皮细胞呈不规则多角形或类方形,壁厚。种皮栅栏细胞表面观呈多角形,断面观呈类长方形,排列紧密,直径 53～96μm,壁极厚,孔沟细密,胞腔明显。纤维单个散在或数个成群,长条形,直径 12～29μm,两端多圆钝,壁厚而木化,有的胞腔内含黄棕色物。石细胞圆三角形或不规则形,直径 17～75μm,壁厚,孔沟明显。草酸钙簇晶直径 7～66μm,并可见草酸钙方晶。

(2)取本品粉末 0.5g,加乙醇 20ml,超声处理 20 分钟,滤过,滤液蒸干,残渣加水 20ml 使溶解,加乙酸乙酯 30ml 振摇提取,取乙酸乙酯液,蒸干,残渣加甲醇 1ml 使溶解,作为供试品溶液。另取余甘子对照药材 0.5g,同法制成对照药材溶液。照薄层色谱法(通则 0502)试验,吸取上述两种溶液各 2～4μl,分别点于同一硅胶 G 薄层板上,以三氯甲烷-乙酸乙酯-甲醇-甲酸(9∶9∶3∶0.2)为展开剂,展开,取出,晾干,喷以 10%硫酸乙醇溶液,热风吹至斑点显色清晰,置紫外光灯(365nm)下检视。供试品色谱中,在与对照药材色谱相应的位置上,显相同颜色的荧光斑点。

【检查】 水分 不得过 13.0%(通则 0832 第二法)。

总灰分 不得过 5.0%(通则 2302)。

【浸出物】 照水溶性浸出物测定法(通则 2201)项下的冷浸法测定,不得少于 30.0%。

【含量测定】 照高效液相色谱法(通则 0512)测定。

色谱条件与系统适用性试验 以十八烷基硅烷键合硅胶为填充剂;以甲醇-0.2%磷酸溶液(5∶95)为流动相;检测波长为 273nm。理论板数按没食子酸峰计算应不低于 2000。

对照品溶液的制备 取没食子酸对照品适量,精密称定,加 50%甲醇制成每 1ml 含 25μg 的溶液,即得。

供试品溶液的制备 取本品粉末(过三号筛)约 0.1g,精密称定,置具塞锥形瓶中,精密加入 50%甲醇 50ml,称定重量,加热回流 1 小时,放冷,再称定重量,用 50%甲醇补足减失的重量,摇匀,滤过,取续滤液,即得。

测定法 分别精密吸取对照品溶液 10μl 与供试品溶液 5～10μl,注入液相色谱仪,测定,即得。

本品按干燥品计算,含没食子酸($C_7H_6O_5$)不得少于 1.2%。

【**性味与归经**】 甘、酸、涩、凉。归肺、胃经。

【**功能与主治**】 清热凉血,消食健胃,生津止咳。用于血热血瘀,消化不良,腹胀,咳嗽,喉痛,口干。

【**用法与用量**】 3～9g,多入丸散服。

【**贮藏**】 置阴凉干燥处。

谷 芽
Guya
SETARIAE FRUCTUS GERMINATUS

本品为禾本科植物粟 *Setaria italica*(L.)Beauv. 的成熟果实经发芽干燥的炮制加工品。将粟谷用水浸泡后,保持适宜的温、湿度,待须根长至约 6mm 时,晒干或低温干燥。

【**性状**】 本品呈类圆球形,直径约 2mm,顶端钝圆,基部略尖。外壳为革质的稃片,淡黄色,具点状皱纹,下端有初生的细须根,长约 3～6mm,剥去稃片,内含淡黄色或黄白色颖果(小米)1 粒。气微,味微甘。

【**鉴别**】 本品粉末类白色。淀粉粒单粒,类圆形,直径约 30μm;脐点星状深裂。稃片表皮细胞淡黄色,回行弯曲,壁较厚,微木化,孔沟明显。下皮纤维成片长条形,壁稍厚,木化。

【**检查**】 **水分** 不得过 14.0%(通则 0832 第二法)。

总灰分 不得过 5.0%(通则 2302)。

酸不溶性灰分 不得过 3.0%(通则 2302)。

出芽率 取本品 5g,照药材和饮片取样法(通则 0211)取对角两份供试品,检查出芽粒数与总粒数,计算出芽率(%)。

本品出芽率不得少于 85%。

饮片

【**炮制**】 **谷芽** 除去杂质。

【**性状**】【**鉴别**】【**检查**】 同药材。

炒谷芽 取净谷芽,照清炒法(通则 0213)炒至深黄色。

【**性状**】 本品形如谷芽,表面深黄色。有香气,味微苦。

【**检查**】 **水分** 同药材,不得过 13.0%。

总灰分 同药材,不得过 4.0%。

酸不溶性灰分 同药材,不得过 2.0%。

焦谷芽 取净谷芽,照清炒法(通则 0213)炒至焦褐色。

【**性状**】 本品形如谷芽,表面焦褐色。有焦香气。

【**性味与归经**】 甘、温。归脾、胃经。

【**功能与主治**】 消食和中,健脾开胃。用于食积不消,腹胀口臭,脾胃虚弱,不饥食少。炒谷芽偏于消食,用于不饥食少。焦谷芽善化积滞,用于积滞不消。

【**用法与用量**】 9～15g。

【**贮藏**】 置通风干燥处,防蛀。

谷 精 草
Gujingcao
ERIOCAULI FLOS

本品为谷精草科植物谷精草 *Eriocaulon buergerianum* Koern. 的干燥带花茎的头状花序。秋季采收,将花序连同花茎拔出,晒干。

【**性状**】 本品头状花序呈半球形,直径 4～5mm。底部有苞片层层紧密排列,苞片淡黄绿色,有光泽,上部边缘密生白色短毛;花序顶部灰白色。揉碎花序,可见多数黑色花药和细小黄绿色未成熟的果实。花茎纤细,长短不一,直径不及 1mm,淡黄绿色,有数条扭曲的棱线。质柔软。气微,味淡。

【**鉴别**】 (1)本品粉末黄绿色。腺毛头部长椭圆形,1～4 细胞,顶端细胞较长,表面有细密网状纹理;柄单细胞。非腺毛甚长,2～4 细胞。种皮表皮细胞表面观扁长六角形,壁上衍生伞形支柱。花茎表皮细胞表面观长条形,表面有纵直角质纹理,气孔类长方形。果皮细胞表面观类多角形,垂周壁念珠状增厚。花粉粒类圆形,具螺旋状萌发孔。

(2)取本品粉末 1g,加乙醇 30ml,超声处理 30 分钟,滤过,滤液蒸干,残渣加乙醇 1ml 使溶解,作为供试品溶液。另取谷精草对照药材 1g,同法制成对照药材溶液。照薄层色谱法(通则 0502)试验,吸取上述两种溶液各 5μl,分别点于同一硅胶 G 薄层板上,以甲苯-丙酮(10:0.6)为展开剂,展开,取出,晾干,置紫外光灯(365nm)下检视。供试品色谱中,在与对照药材色谱相应的位置上,显相同颜色的荧光主斑点。

饮片

【**炮制**】 除去杂质,切段。

【**鉴别**】 同药材。

【**性味与归经**】 辛、甘、平。归肝、肺经。

【**功能与主治**】 疏散风热,明目退翳。用于风热目赤,肿痛羞明,眼生翳膜,风热头痛。

【**用法与用量**】 5～10g。

【**贮藏**】 置通风干燥处。

龟 甲
Guijia
TESTUDINIS CARAPAX ET PLASTRUM

本品为龟科动物乌龟 *Chinemys reevesii*(Gray)的背甲及腹甲。全年均可捕捉,以秋、冬二季为多,捕捉后杀死,或用沸水烫死,剥取背甲和腹甲,除去残肉,晒干。

【性状】 本品背甲及腹甲由甲桥相连,背甲稍长于腹甲,与腹甲常分离。背甲呈长椭圆形拱状,长 7.5~22cm,宽 6~18cm;外表面棕褐色或黑褐色,脊棱 3 条;颈盾 1 块,前窄后宽;椎盾 5 块,第 1 椎盾长大于宽或近相等,第 2~4 椎盾宽大于长;肋盾两侧对称,各 4 块;缘盾每侧 11 块;臀盾 2 块。腹甲呈板片状,近长方椭圆形,长 6.4~21cm,宽 5.5~17cm;外表面淡黄棕色至棕黑色,盾片 12 块,每块常具紫褐色放射状纹理,腹盾、胸盾和股盾中缝均长,喉盾、肛盾次之,肱盾中缝最短;内表面黄白色至灰白色,有的略带血迹或残肉,除净后可见骨板 9 块,呈锯齿状嵌接;前端钝圆或平截,后端具三角形缺刻,两侧残存呈翼状向斜上方弯曲的甲桥。质坚硬。气微腥,味微咸。

【鉴别】 取本品粉末 1g,加甲醇 10ml,超声处理 30 分钟,滤过,滤液蒸干,残渣加甲醇 1ml 使溶解,作为供试品溶液。另取龟甲对照药材 1g,同法制成对照药材溶液。再取胆固醇对照品,加甲醇制成每 1ml 含 1mg 的溶液,作为对照品溶液。照薄层色谱法(通则 0502)试验,吸取供试品溶液和对照药材溶液各 10~20μl,对照品溶液 5~10μl,分别点于同一硅胶 G 薄层板上,以甲苯-乙酸乙酯-甲醇-甲酸(15:2:1:0.6)为展开剂,展开 16cm,取出,晾干,喷以硫酸无水乙醇溶液(1→10),在 105℃加热至斑点显色清晰。供试品色谱中,在与对照药材色谱和对照品色谱相应的位置上,显相同颜色的斑点。

【浸出物】 照水溶性浸出物测定法(通则 2201)项下的热浸法测定,不得少于 4.5%。

饮片

【炮制】 **龟甲** 置蒸锅内,沸水蒸 45 分钟,取出,放入热水中,立即用硬刷除净皮肉,洗净,晒干。

【性状】【鉴别】【浸出物】 同药材。

醋龟甲 取净龟甲,照烫法(通则 0213)用砂子炒至表面淡黄色,取出,醋淬,干燥。用时捣碎。

每 100kg 龟甲,用醋 20kg。

【性状】 本品呈不规则的块状。背甲盾片略呈拱状隆起,腹甲盾片呈平板状,大小不一。表面黄色或棕褐色,有的可见深棕褐色斑点,有不规则纹理。内表面棕黄色或棕褐色,边缘有的呈锯齿状。断面不平整,有的有蜂窝状小孔。质松脆。气微腥,味微咸,微有醋香气。

【鉴别】 同药材。

【浸出物】 同药材,不得少于 8.0%。

【性味与归经】 咸、甘,微寒。归肝、肾、心经。

【功能与主治】 滋阴潜阳,益肾强骨,养血补心,固经止崩。用于阴虚潮热,骨蒸盗汗,头晕目眩,虚风内动,筋骨痿软,心虚健忘,崩漏经多。

【用法与用量】 9~24g,先煎。

【贮藏】 置干燥处,防蛀。

龟 甲 胶

Guijiajiao

TESTUDINIS CARAPACIS ET PLASTRI COLLA

本品为龟甲经水煎煮、浓缩制成的固体胶。

【制法】 将龟甲漂泡洗净,分次水煎,滤过,合并滤液(或加入白矾细粉少许),静置,滤取胶液,浓缩(可加适量的黄酒、冰糖及豆油)至稠膏状,冷凝,切块,晾干,即得。

【性状】 本品呈长方形或方形的扁块或丁状。深褐色。质硬而脆,断面光亮,对光照视时呈半透明状。气微腥,味淡。

【鉴别】 (1)取本品粉末 2g,加水 10ml 使溶解,滤过,滤液照下述方法试验:

①取滤液 1ml,加茚三酮试液 0.5ml,置水浴上加热 15 分钟,溶液显蓝紫色。

②取滤液 1ml,加新制的 1%硫酸铜溶液和 40%氢氧化钠溶液(1:1)混合溶液数滴,振摇,溶液显紫红色。

(2)取本品粉末 0.1g,加 1%碳酸氢铵溶液 50ml,超声处理 30 分钟,用微孔滤膜滤过,取续滤液 100μl,置微量进样瓶中,加胰蛋白酶溶液 10μl(取序列分析用胰蛋白酶,加 1%碳酸氢铵溶液制成每 1ml 中含 1mg 的溶液,临用时配制),摇匀,37℃恒温酶解 12 小时,作为供试品溶液。另取龟甲胶对照药材 0.1g,同法制成对照药材溶液。照高效液相色谱法-质谱法(通则 0512 和通则 0431)试验,以十八烷基硅烷键合硅胶为填充剂(色谱柱内径为 2.1mm);以乙腈为流动相 A,以 0.1%甲酸溶液为流动相 B,按下表中的规定进行梯度洗脱;流速为每分钟 0.3ml。采用质谱检测器,电喷雾正离子模式(ESI+),进行多反应监测(MRM),选择质荷比(m/z)631.3(双电荷)→546.4 和 631.3(双电荷)→921.4 作为检测离子对。取龟甲胶对照药材溶液,进样 5μl,按上述检测离子对测定的 MRM 色谱峰的信噪比均应大于 3:1。

时间(分钟)	流动相 A(%)	流动相 B(%)
0~25	5→20	95→80
25~40	20→50	80→50

吸取供试品溶液 5μl,注入高效液相色谱-质谱联用仪,测定。以质荷比(m/z)631.3(双电荷)→546.4 和 m/z 631.3(双电荷)→921.4 离子对提取的供试品离子流色谱中,应同时呈现与对照药材色谱保留时间一致的色谱峰。

【检查】 **水分** 取本品 1g,精密称定,加水 2ml,加热溶解后,置水浴上蒸干,使厚度不超过 2mm,照水分测定法(通则 0832 第二法)测定,不得过 15.0%。

总灰分 不得过 2.0%(通则 2302)。

水不溶物 取本品 1.0g,精密称定,加水 10ml 加热溶解,将溶液移入已恒重的 10ml 离心管中,离心,去除管壁浮油,倾去上清液,沿管壁加入温水至刻度,离心,如法清洗 3 次,倾去上清液,离心管于 105℃加热 2 小时,取出,置干燥器中冷却 30 分钟,精密称定,计算,即得。

本品水不溶物不得过 2.0%。

重金属 取炽灼残渣(通则 0841),依法检查(通则 0821 第二法),不得过 30mg/kg。

其他 应符合胶剂项下有关的各项规定(通则 0184)。

【含量测定】 照高效液相色谱法(通则 0512)测定。

色谱条件与系统适用性试验 以十八烷基硅烷键合硅胶为填充剂;以乙腈-0.1mol/L 醋酸钠溶液(用醋酸调节 pH 值至 6.5)(7:93)为流动相 A,以乙腈-水(4:1)为流动相 B,按下表中的规定进行梯度洗脱;检测波长为 254nm。柱温为 43℃。理论板数按 L-羟脯氨酸峰计算应不低于 4000。

时间(分钟)	流动相 A(%)	流动相 B(%)
0～11	100→93	0→7
11～13.9	93→88	7→12
13.9～14	88→85	12→15
14～29	85→66	15→34
29～30	66→0	34→100

对照品溶液的制备 取 L-羟脯氨酸对照品、甘氨酸对照品、丙氨酸对照品、L-脯氨酸对照品适量,精密称定,加 0.1mol/L 盐酸溶液制成每 1ml 含 L-羟脯氨酸 70μg、甘氨酸 0.14mg、丙氨酸 60μg、L-脯氨酸 70μg 的混合溶液,即得。

供试品溶液的制备 取本品粗粉约 0.25g,精密称定,置 25ml 量瓶中,加 0.1mol/L 盐酸溶液 20ml,超声处理(功率 300W,频率 40kHz)30 分钟,放冷,加 0.1mol/L 盐酸溶液至刻度,摇匀。精密量取 2ml,置 5ml 安瓿中,加盐酸 2ml, 150℃水解 1 小时,放冷,移至蒸发皿中,用水 10ml 分次洗涤,洗液并入蒸发皿中,蒸干,残渣加 0.1mol/L 盐酸溶液溶解,转移至 25ml 量瓶中,加 0.1mol/L 盐酸溶液至刻度,摇匀,即得。

精密量取上述对照品溶液和供试品溶液各 5ml,分别置 25ml 量瓶中,各加 0.1mol/L 异硫氰酸苯酯(PITC)的乙腈溶液 2.5ml,1mol/L 三乙胺的乙腈溶液 2.5ml,摇匀,室温放置 1 小时后,加 50% 乙腈至刻度,摇匀。取 10ml,加正己烷 10ml,振摇,放置 10 分钟,取下层溶液,滤过,取续滤液,即得。

测定法 分别精密吸取衍生化后的对照品溶液与供试品溶液各 5μl,注入液相色谱仪,测定,即得。

本品按干燥品计算,含 L-羟脯氨酸不得少于 5.4%、甘氨酸不得少于 12.4%、丙氨酸不得少于 5.2%、L-脯氨酸不得少于 6.2%。

【性味与归经】 咸、甘,凉。归肝、肾、心经。

【功能与主治】 滋阴,养血,止血。用于阴虚潮热,骨蒸盗汗,腰膝酸软,血虚萎黄,崩漏带下。

【用法与用量】 3～9g,烊化兑服。

【贮藏】 密闭。

辛　夷

Xinyi

MAGNOLIAE FLOS

本品为木兰科植物望春花 *Magnolia biondii* Pamp.、玉兰 *Magnolia denudata* Desr. 或武当玉兰 *Magnolia sprengeri* Pamp. 的干燥花蕾。冬末春初花未开放时采收,除去枝梗,阴干。

【性状】 **望春花** 呈长卵形,似毛笔头,长 1.2～2.5cm, 直径 0.8～1.5cm。基部常具短梗,长约 5mm,梗上有类白色点状皮孔。苞片 2～3 层,每层 2 片,两层苞片间有小鳞芽,苞片外表面密被灰白色或灰绿色茸毛,内表面类棕色,无毛。花被片 9,棕色,外轮花被片 3,条形,约为内两轮长的 1/4,呈萼片状,内两轮花被片 6,每轮 3,轮状排列。雄蕊和雌蕊多数,螺旋状排列。体轻,质脆。气芳香,味辛凉而稍苦。

玉兰 长 1.5～3cm,直径 1～1.5cm。基部枝梗较粗壮,皮孔浅棕色。苞片外表面密被灰白色或灰绿色茸毛。花被片 9,内外轮同型。

武当玉兰 长 2～4cm,直径 1～2cm。基部枝梗粗壮,皮孔红棕色。苞片外表面密被淡黄色或淡黄绿色茸毛,有的最外层苞片茸毛已脱落而呈黑褐色。花被片 10～12(15),内外轮无显著差异。

【鉴别】 (1)本品粉末灰绿色或淡黄绿色。非腺毛甚多,散在,多碎断;完整者 2～4 细胞,亦有单细胞,壁厚 4～13μm,基部细胞短粗膨大,细胞壁极度增厚似石细胞。石细胞多成群,呈椭圆形、不规则形或分枝状,壁厚 4～20μm,孔沟不甚明显,胞腔中可见棕黄色分泌物。油细胞较多,类圆形,有的可见微小油滴。苞片表皮细胞扁方形,垂周壁连珠状。

(2)取本品粗粉 1g,加三氯甲烷 10ml,密塞,超声处理 30 分钟,滤过,滤液蒸干,残渣加三氯甲烷 2ml 使溶解,作为供试品溶液。另取木兰脂素对照品,加甲醇制成每 1ml 含 1mg 的溶液,作为对照品溶液。照薄层色谱法(通则 0502) 试验,吸取上述两种溶液各 2～10μl,分别点于同一硅胶 H 薄层板上,以三氯甲烷-乙醚(5:1)为展开剂,展开,取出,晾干,喷以 10% 硫酸乙醇溶液,在 90℃加热至斑点显色清晰。供试品色谱中,在与对照品色谱相应的位置上,显相同的紫红色斑点。

【检查】 **水分** 不得过 18.0%(通则 0832 第五法)。

【含量测定】 **挥发油** 照挥发油测定法(通则 2204) 测定。

本品含挥发油不得少于 1.0%(ml/g)。

木兰脂素 照高效液相色谱法(通则 0512)测定。

色谱条件与系统适用性试验 以辛基键合硅胶为填充剂;以乙腈-四氢呋喃-水(35:1:64)为流动相;检测波长为 278nm。理论板数按木兰脂素峰计算应不低于 9000。

对照品溶液的制备 取木兰脂素对照品适量,精密称定,加甲醇制成每 1ml 含木兰脂素 0.1mg 的溶液,即得。

供试品溶液的制备　取本品粗粉约 1g,精密称定,置具塞锥形瓶中,精密加入乙酸乙酯 20ml,称定重量,浸泡 30 分钟,超声处理(功率 250W,频率 33kHz)30 分钟,放冷,再称定重量,用甲醇补足减失的重量,摇匀,滤过,精密量取续滤液 3ml,加在中性氧化铝柱(100～200 目,2g,内径为 9mm,湿法装柱,用乙酸乙酯 5ml 预洗)上,用甲醇 15ml 洗脱,收集洗脱液,置 25ml 量瓶中,加甲醇至刻度,摇匀,滤过,取续滤液,即得。

测定法　分别精密吸取对照品溶液与供试品溶液各 4～10μl,注入液相色谱仪,测定,即得。

本品按干燥品计算,含木兰脂素($C_{23}H_{28}O_7$)不得少于 0.40%。

【性味与归经】　辛,温。归肺、胃经。

【功能与主治】　散风寒,通鼻窍。用于风寒头痛,鼻塞流涕,鼻鼽,鼻渊。

【用法与用量】　3～10g,包煎。外用适量。

【贮藏】　置阴凉干燥处。

羌　活

Qianghuo

NOTOPTERYGII RHIZOMA ET RADIX

本品为伞形科植物羌活 *Notopterygium incisum* Ting ex H. T. Chang 或宽叶羌活 *Notopterygium franchetii* H. de Boiss. 的干燥根茎和根。春、秋二季采挖,除去须根及泥沙,晒干。

【性状】　羌活　为圆柱状略弯曲的根茎,长 4～13cm,直径 0.6～2.5cm,顶端具茎痕。表面棕褐色至黑褐色,外皮脱落处呈黄色。节间缩短,呈紧密隆起的环状,形似蚕,习称"蚕羌";节间延长,形如竹节状,习称"竹节羌"。节上有多数点状或瘤状突起的根痕及棕色破碎鳞片。体轻,质脆,易折断,断面不平整,有多数裂隙,皮部黄棕色至暗棕色,油润,有棕色油点,木部黄白色,射线明显,髓部黄色至黄棕色。气香,味微苦而辛。

宽叶羌活　为根茎和根。根茎类圆柱形,顶端具茎和叶鞘残基,根类圆锥形,有纵皱纹和皮孔;表面棕褐色,近根茎处有较密的环纹,长 8～15cm,直径 1～3cm,习称"条羌"。有的根茎粗大,不规则结节状,顶部具数个茎基,根较细,习称"大头羌"。质松脆,易折断,断面略平坦,皮部浅棕色,木部黄白色。气味较淡。

【鉴别】　取本品粉末 1g,加甲醇 5ml,超声处理 20 分钟,静置,取上清液作为供试品溶液。另取紫花前胡苷对照品,加甲醇制成每 1ml 含 0.5mg 的溶液,作为对照品溶液。照薄层色谱法(通则 0502)试验,吸取上述两种溶液各 2～4μl,分别点于同一用 3% 醋酸钠溶液制备的硅胶 G 薄层板上,以三氯甲烷-甲醇(8:2)为展开剂,展开,取出,晾干,置紫外光灯(365nm)下检视。供试品色谱中,在与对照品色谱相应的位置上,显相同的蓝色荧光斑点。

【检查】　总灰分　不得过 8.0%(通则 2302)。

酸不溶性灰分　不得过 3.0%(通则 2302)。

【特征图谱】　照高效液相色谱法(通则 0512)测定。

色谱条件与系统适用性试验　以十八烷基硅烷键合硅胶(非亲水性)为填充剂(柱长为 250mm,内径为 4.6mm,粒度为 5μm);以乙腈为流动相 A,以 0.1% 磷酸溶液为流动相 B,按下表中的规定进行梯度洗脱;柱温为 25℃;检测波长为 246nm。理论板数按羌活醇峰计算应不低于 18000。

时间(分钟)	流动相 A(%)	流动相 B(%)
0～6	48→53	52→47
6～12	53	47
12～20	53→80	47→20
20～30	80	20

对照提取物溶液的制备　取羌活对照提取物 10mg,精密称定,置 5ml 量瓶中,加甲醇溶解并稀释至刻度,摇匀,即得。

供试品溶液的制备　取〔含量测定〕项下的供试品溶液,即得。

测定法　分别精密吸取对照提取物溶液与供试品溶液各 10μl,注入液相色谱仪,测定,记录色谱图,即得。

供试品特征图谱中应呈现与对照提取物中的 4 个主要特征峰保留时间相对应的色谱峰。

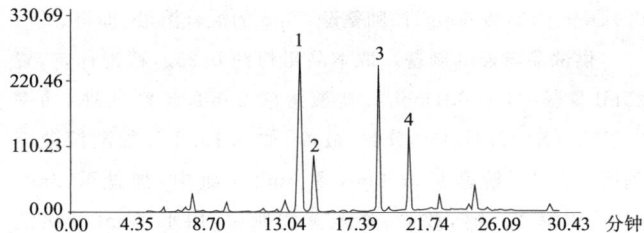

对照特征图谱

峰 1:羌活醇　　峰 2:阿魏酸苯乙醇酯

峰 3:异欧前胡素　峰 4:镰叶芹二醇

【浸出物】　照醇溶性浸出物测定法(通则 2201)项下的热浸法测定,用乙醇作溶剂,不得少于 15.0%。

【含量测定】　挥发油　照挥发油测定法(通则 2204)测定。本品含挥发油不得少于 1.4%(ml/g)。

羌活醇和异欧前胡素　照高效液相色谱法(通则 0512)测定。

色谱条件与系统适用性试验　以十八烷基硅烷键合硅胶为填充剂;以乙腈-水(44:56)为流动相;检测波长为 310nm。理论板数按羌活醇峰计算应不低于 5000。

对照品溶液的制备　取羌活醇对照品、异欧前胡素对照品适量,精密称定,加甲醇制成每 1ml 含羌活醇 60μg、异欧前胡素 30μg 的混合溶液,即得。

供试品溶液的制备　取本品粉末(过三号筛)约 0.4g,精密称定,置具塞锥形瓶中,精密加入甲醇 50ml,称定重量,超声处理(功率 250W,频率 50kHz)30 分钟,放冷,再称定重量,用甲醇补足减失的重量,摇匀,滤过,取续滤液,即得。

测定法　分别精密吸取对照品溶液 5μl 与供试品溶液 5～10μl,注入液相色谱仪,测定,即得。

本品按干燥品计算,含羌活醇($C_{21}H_{22}O_5$)和异欧前胡素($C_{16}H_{14}O_4$)的总量不得少于 0.40%。

饮片

【炮制】　除去杂质,洗净,润透,切厚片,干燥。

【性状】　本品呈类圆形、不规则形横切或斜切片,表皮棕褐色至黑褐色,切面外侧棕褐色,木部黄白色,有的可见放射状纹理。体轻,质脆。气香,味微苦而辛。

【检查】　水分　不得过 9.0%(通则 0832 第四法)。

【鉴别】【检查】(总灰分　酸不溶性灰分)　【特征图谱】【浸出物】【含量测定】　同药材。

【性味与归经】　辛、苦,温。归膀胱、肾经。

【功能与主治】　解表散寒,祛风除湿,止痛。用于风寒感冒,头痛项强,风湿痹痛,肩背酸痛。

【用法与用量】　3～10g。

【贮藏】　置阴凉干燥处,防蛀。

沙苑子
Shayuanzi
ASTRAGALI COMPLANATI SEMEN

本品为豆科植物扁茎黄芪 *Astragalus complanatus* R. Br. 的干燥成熟种子。秋末冬初果实成熟尚未开裂时采割植株,晒干,打下种子,除去杂质,晒干。

【性状】　本品略呈肾形而稍扁,长 2～2.5mm,宽 1.5～2mm,厚约 1mm。表面光滑,褐绿色或灰褐色,边缘一侧微凹处具圆形种脐。质坚硬,不易破碎。子叶 2,淡黄色,胚根弯曲,长约 1mm。气微,味淡,嚼之有豆腥味。

【鉴别】　(1)本品粉末灰白色。种皮栅状细胞断面观 1 列,外被角质层;近外侧 1/5～1/8 处有一条光辉带;表面观呈多角形,壁极厚,胞腔小,孔沟细密。种皮支持细胞侧面观呈短哑铃形;表面观呈 3 个类圆形或椭圆形的同心环。子叶细胞含脂肪油。

(2)取本品粉末 0.2g,加甲醇 10ml,超声处理 30 分钟,放冷,滤过,滤液蒸干,残渣加甲醇 2ml 使溶解,作为供试品溶液。另取沙苑子对照药材 0.2g,同法制成对照药材溶液。再取沙苑子苷对照品,加 60%乙醇制成每 1ml 含 0.05mg 的溶液,作为对照品溶液。照薄层色谱法(通则 0502)试验,吸取上述三种溶液各 2μl,分别点于同一聚酰胺薄膜上,以乙醇-丁酮-乙酰丙酮-水(3∶3∶1∶13)为展开剂,展开,取出,晾干,喷以三氯化铝试液,热风吹干,置紫外光灯(365nm)下检视。供试品色谱中,在与对照药材色谱和对照品色谱相应的位置

上,显相同颜色的荧光斑点。

【检查】　水分　不得过 13.0%(通则 0832 第二法)。

总灰分　不得过 5.0%(通则 2302)。

酸不溶性灰分　不得过 2.0%(通则 2302)。

【含量测定】　照高效液相色谱法(通则 0512)测定。

色谱条件与系统适用性试验　以十八烷基硅烷键合硅胶为填充剂;以乙腈-0.1%磷酸溶液(21∶79)为流动相;检测波长为 266nm。理论板数按沙苑子苷峰计算应不低于 4000。

对照品溶液的制备　取沙苑子苷对照品适量,精密称定,加 60%乙醇制成每 1ml 含 15μg 的溶液,即得。

供试品溶液的制备　取本品粉末(过三号筛)约 0.5g,精密称定,置具塞锥形瓶中,精密加入 60%乙醇 25ml,称定重量,加热回流 1 小时,放冷,再称定重量,用 60%乙醇补足减失的重量,摇匀,滤过,取续滤液,即得。

测定法　分别精密吸取对照品溶液与供试品溶液各 10μl,注入液相色谱仪,测定,即得。

本品按干燥品计算,含沙苑子苷($C_{28}H_{32}O_{16}$)不得少于 0.060%。

饮片

【炮制】　沙苑子　除去杂质,洗净,干燥。

【性状】【鉴别】【检查】【含量测定】　同药材。

盐沙苑子　取净沙苑子,照盐水炙法(通则 0213)炒干。

【性状】　本品形如沙苑子,表面鼓起,深褐绿色或深灰褐色。气微,味微咸,嚼之有豆腥味。

【检查】　水分　同药材,不得过 10.0%。

总灰分　同药材,不得过 6.0%。

【含量测定】　同药材,含沙苑子苷($C_{28}H_{32}O_{16}$)不得少于 0.050%。

【鉴别】【检查】(酸不溶性灰分)　同药材。

【性味与归经】　甘,温。归肝、肾经。

【功能与主治】　补肾助阳,固精缩尿,养肝明目。用于肾虚腰痛,遗精早泄,遗尿尿频,白浊带下,眩晕,目暗昏花。

【用法与用量】　9～15g。

【贮藏】　置通风干燥处。

沙棘
Shaji
HIPPOPHAE FRUCTUS

本品系蒙古族、藏族习用药材。为胡颓子科植物沙棘 *Hippophae rhamnoides* L. 的干燥成熟果实。秋、冬二季果实成熟或冻硬时采收,除去杂质,干燥或蒸后干燥。

【性状】　本品呈类球形或扁球形,有的数个粘连,单个直径 5～8mm。表面橙黄色或棕红色,皱缩,顶端有残存花柱,基部具短小果梗或果梗痕。果肉油润,质柔软。种子斜卵形,

长约 4mm,宽约 2mm;表面褐色,有光泽,中间有一纵沟;种皮较硬,种仁乳白色,有油性。气微,味酸、涩。

【鉴别】 (1)果皮表面观:果皮表皮细胞表面观多角形,垂周壁稍厚。表皮上盾状毛较多,由 100 多个单细胞毛毗连而成,末端分离,单个细胞长 80~220μm,直径约 5μm,毛脱落后的疤痕由 7~8 个圆形细胞聚集而成,细胞壁稍厚。果肉薄壁细胞含多数橙红色或橙黄色颗粒状物。鲜黄色油滴甚多。

(2)取〔含量测定〕异鼠李素项下的供试品溶液 30ml,浓缩至约 5ml,加水 25ml,用乙酸乙酯提取 2 次,每次 20ml,合并乙酸乙酯液,蒸干,残渣加甲醇 1ml 使溶解,作为供试品溶液。另取异鼠李素对照品、槲皮素对照品,加甲醇制成每 1ml 各含 1mg 的混合溶液,作为对照品溶液。照薄层色谱法(通则 0502)试验,吸取上述两种溶液各 2μl,分别点于同一含 3% 醋酸钠溶液制备的硅胶 G 薄层板上,以甲苯-乙酸乙酯-甲酸(5:2:1)为展开剂,展开,取出,晾干,喷以三氯化铝试液,置紫外光灯(365nm)下检视。供试品色谱中,在与对照品色谱相应的位置上,显相同颜色的荧光斑点。

【检查】 杂质 不得过 4%(通则 2301)。

水分 不得过 15.0%(通则 0832 第二法)。

总灰分 不得过 6.0%(通则 2302)。

酸不溶性灰分 不得过 3.0%(通则 2302)。

【浸出物】 照醇溶性浸出物测定法(通则 2201)项下的热浸法测定,用乙醇作溶剂,不得少于 25.0%。

【含量测定】 总黄酮 对照品溶液的制备 取芦丁对照品 20mg,精密称定,置 50ml 量瓶中,加 60% 乙醇适量,置水浴上微热使溶解,放冷,加 60% 乙醇至刻度,摇匀。精密量取 25ml,置 50ml 量瓶中,加水稀释至刻度,摇匀,即得(每 1ml 含芦丁 0.2mg)。

标准曲线的制备 精密量取对照品溶液 1ml、2ml、3ml、4ml、5ml、6ml,分别置 25ml 量瓶中,各加 30% 乙醇至 6.0ml,加 5% 亚硝酸钠溶液 1ml,混匀,放置 6 分钟,再加 10% 硝酸铝溶液 1ml,摇匀,放置 6 分钟。加氢氧化钠试液 10ml,再加 30% 乙醇至刻度,摇匀,放置 15 分钟,以相应试剂为空白,照紫外-可见分光光度法(通则 0401),在 500nm 的波长处测定吸光度,以吸光度为纵坐标,浓度为横坐标,绘制标准曲线。

测定法 取本品粗粉约 2g,精密称定,加 60% 乙醇 30ml,加热回流 2 小时,放冷,滤过,残渣再分别加 60% 乙醇 25ml,加热回流 2 次,每次 1 小时,滤过,合并滤液,置 100ml 量瓶中,残渣用 60% 乙醇洗涤,洗液并入同一量瓶中,用 60% 乙醇稀释至刻度,摇匀。精密量取 25ml,置 50ml 量瓶中,加水至刻度,摇匀,作为供试品溶液。精密量取供试品溶液 3ml,置 25ml 量瓶中,加 30% 乙醇至 6ml,照标准曲线制备项下的方法,自"加亚硝酸钠溶液 1ml"起,依法测定吸光度,同时取供试品溶液 3ml,除不加氢氧化钠试液外,其余同上操作,作为空白,从标准曲线上读出供试品溶液中含芦丁的重量(mg),计算,即得。

本品按干燥品计算,含总黄酮以芦丁($C_{27}H_{30}O_{16}$)计,不得少于 1.5%。

异鼠李素 照高效液相色谱法(通则 0512)测定。

色谱条件与系统适用性试验 以十八烷基硅烷键合硅胶为填充剂;以甲醇-0.4% 磷酸溶液(58:42)为流动相;检测波长为 370nm。理论板数按异鼠李素峰计算应不低于 3000。

对照品溶液的制备 取异鼠李素对照品适量,精密称定,加甲醇制成每 1ml 含 10μg 的溶液,即得。

供试品溶液的制备 取本品粉末(过三号筛)0.5g,精密称定,置具塞锥形瓶中,精密加入乙醇 50ml,称定重量,加热回流 1 小时,放冷,再称定重量,用乙醇补足减失的重量,摇匀,滤过。精密量取续滤液 25ml,置具塞锥形瓶中,加盐酸 3.5ml,在 75℃ 水浴中加热水解 1 小时,立即冷却,转移至 50ml 量瓶中,用适量乙醇洗涤容器,洗液并入同一量瓶中,加乙醇至刻度,摇匀,滤过,取续滤液,即得。

测定法 分别精密吸取对照品与供试品溶液各 10μl,注入液相色谱仪,测定,即得。

本品按干燥品计算,含异鼠李素($C_{16}H_{12}O_7$)不得少于 0.10%。

【性味与归经】 酸、涩,温。归脾、胃、肺、心经。

【功能与主治】 健脾消食,止咳祛痰,活血散瘀。用于脾虚食少,食积腹痛,咳嗽痰多,胸痹心痛,瘀血经闭,跌扑瘀肿。

【用法与用量】 3~10g。

【贮藏】 置通风干燥处,防霉,防蛀。

沉 香

Chenxiang

AQUILARIAE LIGNUM RESINATUM

本品为瑞香科植物白木香 *Aquilaria sinensis*(Lour.)Gilg 含有树脂的木材。全年均可采收,割取含树脂的木材,除去不含树脂的部分,阴干。

【性状】 本品呈不规则块、片状或盔帽状,有的为小碎块。表面凹凸不平,有刀痕,偶有孔洞,可见黑褐色树脂与黄白色木部相间的斑纹,孔洞及凹窝表面多呈朽木状。质较坚实,断面刺状。气芳香,味苦。

【鉴别】 (1)本品横切面:射线宽 1~2 列细胞,充满棕色树脂。导管圆多角形,直径 42~128μm,有的含棕色树脂。木纤维多角形,直径 20~45μm,壁稍厚,木化。木间韧皮部扁长椭圆状或条带状,常与射线相交,细胞壁薄,非木化,内含棕色树脂;其间散有少数纤维,有的薄壁细胞含草酸钙柱晶。

(2)取〔浸出物〕项下醇溶性浸出物,进行微量升华,得黄褐色油状物,香气浓郁;于油状物上加盐酸 1 滴与香草醛少量,再滴加乙醇 1~2 滴,渐显樱红色,放置后颜色加深。

(3)取本品粉末 0.5g,加乙醚 30ml,超声处理 60 分钟,滤过,滤液蒸干,残渣加三氯甲烷 2ml 使溶解,作为供试品溶液。另取沉香对照药材 0.5g,同法制成对照药材溶液。照薄层色谱法(通则 0502)试验,吸取上述两种溶液各 10μl,分别点于同一硅胶 G 薄层板上,以三氯甲烷-乙醚(10∶1)为展开剂,展开,取出,晾干,置紫外光灯(365nm)下检视。供试品色谱中,在与对照药材色谱相应的位置上,显相同颜色的荧光斑点。

【特征图谱】 照高效液相色谱法(通则 0512)测定。

色谱条件与系统适用性试验 以十八烷基硅烷键合硅胶为填充剂(柱长为 25cm,内径为 4.6mm,粒径为 5μm,Diamonsil C18 或 Phenomenex luna C18 色谱柱);以乙腈为流动相 A,以 0.1%甲酸溶液为流动相 B,按下表中的规定进行梯度洗脱;流速为每分钟 0.7ml;柱温为 30℃;检测波长为 252nm。理论板数按沉香四醇峰计算应不低于 6000。

时间(分钟)	流动相 A(%)	流动相 B(%)
0～10	15→20	85→80
10～19	20→23	80→77
19～21	23→33	77→67
21～39	33	67
39～40	33→35	67→65
40～50	35	65
50.1～60	95	5

参照物溶液的制备 取沉香对照药材约 0.2g,精密称定,置具塞锥形瓶中,精密加入乙醇 10ml,称定重量,超声处理(功率 250W,频率 40kHz)1 小时,放冷,再称定重量,用乙醇补足减失的重量,摇匀,静置,取上清液滤过,取续滤液,作为对照药材参照物溶液。另取〔含量测定〕项下的对照品溶液,作为对照品参照物溶液。

供试品溶液的制备 取〔含量测定〕项下的供试品溶液,即得。

测定法 分别精密吸取参照物溶液与供试品溶液各 10μl,注入液相色谱仪,测定,即得。

供试品特征图谱中应呈现 6 个特征峰,并应与对照药材参照物色谱峰中的 6 个特征峰相对应,其中峰 1 应与对照品参照物峰保留时间相一致。

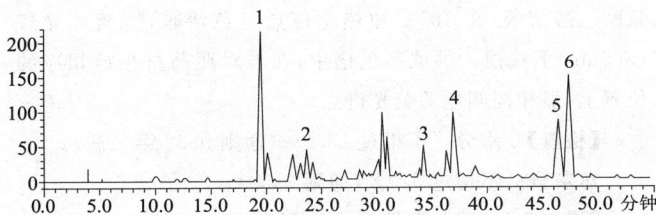

对照特征图谱

6 个特征峰中　峰 1:沉香四醇;峰 3:8-氯-2-(2-苯乙基)-5,6,7-三羟基-5,6,7,8-四氢色酮;
峰 5:6,4'-二羟基-3'-甲氧基-2-(2-苯乙基)色酮

【浸出物】 照醇溶性浸出物测定法(通则 2201)项下的热浸法测定,用乙醇作溶剂,不得少于 10.0%。

【含量测定】 照高效液相色谱法(通则 0512)测定。

色谱条件与系统适用性试验 以十八烷基硅烷键合硅胶为填充剂;以乙腈为流动相 A,0.1%甲酸溶液为流动相 B,按下表中的规定进行梯度洗脱;柱温为 30℃;检测波长为 252nm。理论板数按沉香四醇峰计算应不低于 6000。

时间(分钟)	流动相 A(%)	流动相 B(%)
0～10	15→20	85→80
10～19	20→23	80→77
19～21	23→33	77→67
21～25	33	67
25.1～35	95	5

对照品溶液的制备 取沉香四醇对照品适量,精密称定,加乙醇制成每 1ml 含 60μg 的溶液,即得。

供试品溶液的制备 取本品粉末(过三号筛)约 0.2g,精密称定,置具塞锥形瓶中,精密加入乙醇 10ml,称定重量,浸泡 0.5 小时,超声处理(功率 250W,频率 40kHz)1 小时,放冷,再称定重量,用乙醇补足减失的重量,摇匀,静置,取上清液滤过,取续滤液,即得。

测定法 分别精密吸取对照品溶液与供试品溶液各 10μl,注入液相色谱仪,测定,即得。

本品按干燥品计算,含沉香四醇($C_{17}H_{18}O_6$)不得少于 0.10%。

饮片

【炮制】 除去枯废白木,劈成小块。用时捣碎或研成细粉。

【性状】 本品呈不规则片状、长条形或类方形小碎块状,长 0.3～7.0cm,宽 0.2～5.5cm。表面凹凸不平,有的有刀痕,偶有孔洞,可见黑褐色树脂与黄白色木部相间的斑纹。质较坚实,刀切面平整,折断面刺状。气芳香,味苦。

【性味与归经】 辛、苦,微温。归脾、胃、肾经。

【功能与主治】 行气止痛,温中止呕,纳气平喘。用于胸腹胀闷疼痛,胃寒呕吐呃逆,肾虚气逆喘急。

【用法与用量】 1～5g,后下。

【贮藏】 密闭,置阴凉干燥处。

没 药

Moyao

MYRRHA

本品为橄榄科植物地丁树 *Commiphora myrrha* Engl. 或哈地丁树 *Commiphora molmol* Engl. 的干燥树脂。分为天然没药和胶质没药。

【性状】 **天然没药** 呈不规则颗粒性团块,大小不等,大者直径长达 6cm 以上。表面黄棕色或红棕色,近半透明部分呈棕黑色,被有黄色粉尘。质坚脆,破碎面不整齐,无光泽。有特异香气,味苦而微辛。

胶质没药 呈不规则块状和颗粒,多黏结成大小不等的团块,大者直径长达 6cm 以上,表面棕黄色至棕褐色,不透明,质坚实或疏松,有特异香气,味苦而有黏性。

【鉴别】 (1)取本品粉末 0.1g,加乙醚 3ml,振摇,滤过,滤液置蒸发皿中,挥尽乙醚,残留的黄色液体滴加硝酸,显褐紫色。

(2)取本品粉末少量,加香草醛试液数滴,天然没药立即显红色,继而变为红紫色,胶质没药立即显紫红色,继而变为蓝紫色。

(3)取〔含量测定〕项下的挥发油适量,加环己烷制成每 1ml 含天然没药 10mg 或胶质没药 50mg 的溶液,作为供试品溶液。另取天然没药对照药材或胶质没药对照药材各 2g,照挥发油测定法(通则 2204 乙法)加环己烷 2ml,缓缓加热至沸,并保持微沸约 2.5 小时,放置后,取环己烷溶液作为对照药材溶液。照薄层色谱法(通则 0502)试验,吸取上述两种溶液各 4μl,分别点于同一硅胶 G 薄层板上,以环己烷-乙醚(4∶1)为展开剂,展开,取出,晾干,立即喷以 10%硫酸乙醇溶液,在 105℃加热至斑点显色清晰。供试品色谱中,在与对照药材色谱相应的位置上,显相同颜色的斑点。

【检查】 **杂质** 天然没药不得过 10%,胶质没药不得过 15%(通则 2301)。

总灰分 不得过 15.0%(通则 2302)。

酸不溶性灰分 不得过 10.0%(通则 2302)。

【含量测定】 取本品 20g(除去杂质),照挥发油测定法(通则 2204 乙法)测定。

本品含挥发油天然没药不得少于 4.0%(ml/g),胶质没药不得少于 2.0%(ml/g)。

饮片

【炮制】 **醋没药** 取净没药,照醋炙法(通则 0213),炒至表面光亮。

每 100kg 没药,用醋 5kg。

【性状】 本品呈不规则小块状或类圆形颗粒状,表面棕褐色或黑褐色,有光泽。具特异香气,略有醋香气,味苦而微辛。

【检查】 **酸不溶性灰分** 不得过 8.0%(通则 2302)。

【含量测定】 同药材,含挥发油不得少于 2.0%(ml/g)。

【鉴别】 同药材。

【性味与归经】 辛、苦,平。归心、肝、脾经。

【功能与主治】 散瘀定痛,消肿生肌。用于胸痹心痛,胃脘疼痛,痛经经闭,产后瘀阻,癥瘕腹痛,风湿痹痛,跌打损伤,痈肿疮疡。

【用法与用量】 3~5g,炮制去油,多入丸散用。

【注意】 孕妇及胃弱者慎用。

【贮藏】 置阴凉干燥处。

诃 子

Hezi

CHEBULAE FRUCTUS

本品为使君子科植物诃子 *Terminalia chebula* Retz. 或绒毛诃子 *Terminalia chebula* Retz. var. *tomentella* Kurt. 的干燥成熟果实。秋、冬二季果实成熟时采收,除去杂质,晒干。

【性状】 本品为长圆形或卵圆形,长 2~4cm,直径 2~2.5cm。表面黄棕色或暗棕色,略具光泽,有 5~6 条纵棱线和不规则的皱纹,基部有圆形果梗痕。质坚实。果肉厚 0.2~0.4cm,黄棕色或黄褐色。果核长 1.5~2.5cm,直径 1~1.5cm,浅黄色,粗糙,坚硬。种子狭长纺锤形,长约 1cm,直径 0.2~0.4cm,种皮黄棕色,子叶 2,白色,相互重叠卷旋。气微,味酸涩后甜。

【鉴别】 (1)本品粉末黄白色或黄褐色。

诃子 纤维淡黄色,成束,纵横交错排列或与石细胞、木化厚壁细胞相连结。石细胞类方形、类多角形或呈纤维状,直径 14~40μm,长至 130μm,壁厚,孔沟细密;胞腔内偶见草酸钙方晶和砂晶。木化厚壁细胞淡黄色或无色,呈长方形、多角形或不规则形,有的一端膨大成靴状;细胞壁上纹孔密集;有的含草酸钙簇晶或砂晶。草酸钙簇晶直径 5~40μm,单个散在或成行排列于细胞中。

绒毛诃子 非腺毛,2~3 细胞,含黄棕色分泌物。

(2)取本品(去核)粉末 0.5g,加无水乙醇 30ml,加热回流 30 分钟,滤过,滤液蒸干,残渣用甲醇 5ml 溶解,通过中性氧化铝柱(100~200 目,5g,内径为 2cm),用稀乙醇 50ml 洗脱,收集洗脱液,蒸干,残渣用水 5ml 溶解后通过 C18(300mg)固相萃取小柱,用 30%甲醇 10ml 洗脱,弃去 30%甲醇液,再用甲醇 10ml 洗脱,收集洗脱液,回收溶剂至干,残渣加甲醇 1ml 使溶解,作为供试品溶液。另取诃子对照药材 0.5g,同法制成对照药材溶液。照薄层色谱法(通则 0502)试验,吸取上述两种溶液各 4μl,分别点于同一硅胶 G 薄层板上,以甲苯-冰醋酸-水(12∶10∶0.4)为展开剂,展开,取出,晾干,喷以 10%硫酸乙醇溶液,在 105℃加热至斑点显色清晰,置紫外光灯(365nm)下检视。供试品色谱中,在与对照药材色谱相应的位置上,显相同颜色的荧光斑点。

【检查】 **水分** 不得过 13.0%(通则 0832 第二法)。

总灰分 不得过 5.0%(通则 2302)。

【浸出物】 照水溶性浸出物测定法(通则 2201)项下的冷浸法测定,不得少于 30.0%。

饮片

【炮制】 **诃子** 除去杂质,洗净,干燥。用时打碎。

【性状】 同药材。

诃子肉　取净诃子,稍浸,闷润,去核,干燥。

【性状】　本品呈全裂或半裂开的扁长梭形、扁长圆形或扁卵圆形、横断裂开的锥形或不规则块状。外表面棕色、黄褐色或暗棕褐色。内表面暗棕色、暗黄褐色或暗棕褐色,粗糙凹凸不平。质坚脆、可碎断。气微,味微酸、涩后甜。

【性味与归经】　苦、酸、涩,平。归肺、大肠经。

【功能与主治】　涩肠止泻,敛肺止咳,降火利咽。用于久泻久痢,便血脱肛,肺虚喘咳,久嗽不止,咽痛音哑。

【用法与用量】　3～10g。

【贮藏】　置干燥处。

补 骨 脂
Buguzhi
PSORALEAE FRUCTUS

本品为豆科植物补骨脂 *Psoralea corylifolia* L. 的干燥成熟果实。秋季果实成熟时采收果序,晒干,搓出果实,除去杂质。

【性状】　本品呈肾形,略扁,长 3～5mm,宽 2～4mm,厚约 1.5mm。表面黑色、黑褐色或灰褐色,具细微网状皱纹。顶端圆钝,有一小突起,凹侧有果梗痕。质硬。果皮薄,与种子不易分离;种子 1 枚,子叶 2,黄白色,有油性。气香,味辛、微苦。

【鉴别】　(1)本品粉末灰黄色。种皮栅状细胞侧面观有纵沟纹,光辉带 1 条,位于上侧近边缘处,顶面观多角形,胞腔极小,孔沟细,底面观呈圆多角形,胞腔含红棕色物。支持细胞侧面观哑铃形,表面观类圆形。壁内腺(内生腺体)多破碎,完整者类圆形,由十数个至数十个纵向延长呈放射状排列的细胞构成。草酸钙柱晶细小,成片存在于中果皮细胞中。

(2)取本品粉末 0.5g,加乙酸乙酯 20ml,超声处理 15 分钟,滤过,滤液蒸干,残渣加乙酸乙酯 1ml 使溶解,作为供试品溶液。另取补骨脂素对照品、异补骨脂素对照品,加乙酸乙酯制成每 1ml 各含 2mg 的混合溶液,作为对照品溶液。照薄层色谱法(通则 0502)试验,吸取上述两种溶液各 2～4μl,分别点于同一硅胶 G 薄层板上,以正己烷-乙酸乙酯(4:1)为展开剂,展开,取出,晾干,喷以 10%氢氧化钾甲醇溶液,置紫外光灯(365nm)下检视。供试品色谱中,在与对照品色谱相应的位置上,显相同的两个荧光斑点。

【检查】　杂质　不得过 5%(通则 2301)。

水分　不得过 9.0%(通则 0832 第二法)。

总灰分　不得过 8.0%(通则 2302)。

酸不溶性灰分　不得过 2.0%(通则 2302)。

【含量测定】　照高效液相色谱法(通则 0512)测定。

色谱条件与系统适用性试验　以十八烷基硅烷键合硅胶为填充剂;以甲醇-水(55:45)为流动相;检测波长为 246nm。理论板数按补骨脂素峰计算应不低于 3000。

对照品溶液的制备　取补骨脂素对照品、异补骨脂素对照品适量,精密称定,分别加甲醇制成每 1ml 各含 20μg 的溶液,即得。

供试品溶液的制备　取本品粉末(过三号筛)约 0.5g,精密称定,置索氏提取器中,加甲醇适量,加热回流提取 2 小时,放冷,转移至 100ml 量瓶中,加甲醇至刻度,摇匀,滤过,取续滤液,即得。

测定法　分别精密吸取对照品溶液与供试品溶液各 5～10μl,注入液相色谱仪,测定,即得。

本品按干燥品计算,含补骨脂素($C_{11}H_6O_3$)和异补骨脂素($C_{11}H_6O_3$)的总量不得少于 0.70%。

饮片

【炮制】　补骨脂　除去杂质。

【性状】　【鉴别】　【检查】(水分　总灰分　酸不溶性灰分)　【含量测定】　同药材。

盐补骨脂　取净补骨脂,照盐炙法(通则 0213)炒至微鼓起。

【性状】　本品形如补骨脂。表面黑色或黑褐色,微鼓起。气微香,味微咸。

【检查】　水分　同药材,不得过 7.5%。

总灰分　同药材,不得过 8.5%。

【鉴别】　【含量测定】　同药材。

【性味与归经】　辛、苦,温。归肾、脾经。

【功能与主治】　温肾助阳,纳气平喘,温脾止泻;外用消风祛斑。用于肾阳不足,阳痿遗精,遗尿尿频,腰膝冷痛,肾虚作喘,五更泄泻;外用治白癜风,斑秃。

【用法与用量】　6～10g。外用 20%～30%酊剂涂患处。

【贮藏】　置干燥处。

灵 芝
Lingzhi
GANODERMA

本品为多孔菌科真菌赤芝 *Ganoderma lucidum*(Leyss. ex Fr.)Karst. 或紫芝 *Ganoderma sinense* Zhao,Xu et Zhang 的干燥子实体。全年采收,除去杂质,剪除附有朽木、泥沙或培养基质的下端菌柄,阴干或在 40～50℃烘干。

【性状】　赤芝　外形呈伞状,菌盖肾形、半圆形或近圆形,直径 10～18cm,厚 1～2cm。皮壳坚硬,黄褐色至红褐色,有光泽,具环状棱纹和辐射状皱纹,边缘薄而平截,常稍内卷。菌肉白色至淡棕色。菌柄圆柱形,侧生,少偏生,长 7～15cm,直径 1～3.5cm,红褐色至紫褐色,光亮。孢子细小,黄褐色。气微香,味苦涩。

紫芝 皮壳紫黑色,有漆样光泽。菌肉锈褐色。菌柄长 17～23cm。

栽培品 子实体较粗壮、肥厚,直径 12～22cm,厚 1.5～4cm。皮壳外常被有大量粉尘样的黄褐色孢子。

【鉴别】 (1)本品粉末浅棕色、棕褐色至紫褐色。菌丝散在或粘结成团,无色或淡棕色,细长,稍弯曲,有分枝,直径 2.5～6.5μm。孢子褐色,卵形,顶端平截,外壁无色,内壁有疣状突起,长 8～12μm,宽 5～8μm。

(2)取本品粉末 2g,加乙醇 30ml,加热回流 30 分钟,滤过,滤液蒸干,残渣加甲醇 2ml 使溶解,作为供试品溶液。另取灵芝对照药材 2g,同法制成对照药材溶液。照薄层色谱法(通则 0502)试验,吸取上述两种溶液各 4μl,分别点于同一硅胶 G 薄层板上,以石油醚(60～90℃)-甲酸乙酯-甲酸(15:5:1)的上层溶液为展开剂,展开,取出,晾干,置紫外光灯(365nm)下检视。供试品色谱中,在与对照药材色谱相应的位置上,显相同颜色的荧光斑点。

(3)取本品粉末 1g,加水 50ml,加热回流 1 小时,趁热滤过,滤液置蒸发皿中,用少量水分次洗涤容器,合并洗液并入蒸发皿中,置水浴上蒸干,残渣用水 5ml 溶解,置 50ml 离心管中,缓缓加入乙醇 25ml,不断搅拌,静置 1 小时,离心(转速为每分钟 4000 转),取沉淀物,用乙醇 10ml 洗涤,离心,取沉淀物,烘干,放冷,加 4mol/L 三氟乙酸溶液 2ml,置 10ml 安瓿瓶或顶空瓶中,封口,混匀,在 120℃水解 3 小时,放冷,水解液转移至 50ml 烧瓶中,用 2ml 水洗涤容器,洗涤液并入烧瓶中,60℃减压蒸干,用 70%乙醇 2ml 溶解,置离心管中,离心,取上清液作为供试品溶液。另取半乳糖对照品、葡萄糖对照品、甘露糖对照品和木糖对照品适量,精密称定,加 70%乙醇制成每 1ml 各含 0.1mg 的混合溶液,作为对照品溶液。照薄层色谱法(通则 0502)试验,吸取上述两种溶液各 3μl,分别点于同一高效硅胶 G 薄层板上,以正丁醇-丙酮-水(5:1:1)为展开剂,展开,取出,晾干,喷以对氨基苯甲酸溶液(取 4-氨基苯甲酸 0.5g,溶于冰醋酸 9ml 中,加水 10ml 和 85%磷酸溶液 0.5ml,混匀),在 105℃加热约 10 分钟,置紫外光灯(365nm)下检视。供试品色谱中,在与对照品色谱相应的位置上,显相同颜色的荧光斑点。其中最强荧光斑点为葡萄糖,甘露糖和半乳糖荧光斑点强度相近,位于葡萄糖斑点上、下两侧,木糖斑点在甘露糖上,荧光斑点强度最弱。

【检查】 **水分** 不得过 17.0%(通则 0832 第二法)。

总灰分 不得过 3.2%(通则 2302)。

【浸出物】 照水溶性浸出物测定法(通则 2201)项下的热浸法测定,不得少于 3.0%。

【含量测定】 **多糖** 对照品溶液的制备 取无水葡萄糖对照品适量,精密称定,加水制成每 1ml 含 0.12mg 的溶液,即得。

标准曲线的制备 精密量取对照品溶液 0.2ml、0.4ml、0.6ml、0.8ml、1.0ml、1.2ml,分别置 10ml 具塞试管中,各加水至 2.0ml,迅速精密加入硫酸蒽酮溶液(精密称取蒽酮

0.1g,加硫酸 100ml 使溶解,摇匀)6ml,立即摇匀,放置 15 分钟后,立即置冰浴中冷却 15 分钟,取出,以相应的试剂为空白,照紫外-可见分光光度法(通则 0401),在 625nm 波长处测定吸光度,以吸光度为纵坐标,浓度为横坐标,绘制标准曲线。

供试品溶液的制备 取本品粉末约 2g,精密称定,置圆底烧瓶中,加水 60ml,静置 1 小时,加热回流 4 小时,趁热滤过,用少量热水洗涤滤器和滤渣,将滤渣及滤纸置烧瓶中,加水 60ml,加热回流 3 小时,趁热滤过,合并滤液,置水浴上蒸干,残渣用水 5ml 溶解,边搅拌边缓慢滴加乙醇 75ml,摇匀,在 4℃放置 12 小时,离心,弃去上清液,沉淀物用热水溶解并转移至 50ml 量瓶中,放冷,加水至刻度,摇匀,取溶液适量,离心,精密量取上清液 3ml,置 25ml 量瓶中,加水至刻度,摇匀,即得。

测定法 精密量取供试品溶液 2ml,置 10ml 具塞试管中,照标准曲线制备项下的方法,自"迅速精密加入硫酸蒽酮溶液 6ml"起,同法操作,测定吸光度,从标准曲线上读出供试品溶液中无水葡萄糖的含量,计算,即得。

本品按干燥品计算,含灵芝多糖以无水葡萄糖($C_6H_{12}O_6$)计,不得少于 0.90%。

三萜及甾醇 对照品溶液的制备 取齐墩果酸对照品适量,精密称定,加甲醇制成每 1ml 含 0.2mg 的溶液,即得。

标准曲线的制备 精密量取对照品溶液 0.1ml、0.2ml、0.3ml、0.4ml、0.5ml,分别置 15ml 具塞试管中,挥干,放冷,精密加入新配制的香草醛冰醋酸溶液(精密称取香草醛 0.5g,加冰醋酸使溶解成 10ml,即得)0.2ml、高氯酸 0.8ml,摇匀,在 70℃水浴中加热 15 分钟,立即置冰浴中冷却 5 分钟,取出,精密加入乙酸乙酯 4ml,摇匀,以相应试剂为空白,照紫外-可见分光光度法(通则 0401),在 546nm 波长处测定吸光度,以吸光度为纵坐标、浓度为横坐标绘制标准曲线。

供试品溶液的制备 取本品粉末约 2g,精密称定,置具塞锥形瓶中,加乙醇 50ml,超声处理(功率 140W,频率 42kHz)45 分钟,滤过,滤液置 100ml 量瓶中,用适量乙醇,分次洗涤滤器和滤渣,洗液并入同一量瓶中,加乙醇至刻度,摇匀,即得。

测定法 精密量取供试品溶液 0.2ml,置 15ml 具塞试管中,照标准曲线制备项下的方法,自"挥干"起,同法操作,测定吸光度,从标准曲线上读出供试品溶液中齐墩果酸的含量,计算,即得。

本品按干燥品计算,含三萜及甾醇以齐墩果酸($C_{30}H_{48}O_3$)计,不得少于 0.50%。

【性味与归经】 甘,平。归心、肺、肝、肾经。

【功能与主治】 补气安神,止咳平喘。用于心神不宁,失眠心悸,肺虚咳喘,虚劳短气,不思饮食。

【用法与用量】 6～12g。

【贮藏】 置干燥处,防霉,防蛀。

阿　胶

Ejiao

ASINI CORII COLLA

本品为马科动物驴 *Equus asinus* L. 的干燥皮或鲜皮经煎煮、浓缩制成的固体胶。

【制法】　将驴皮浸泡去毛,切块洗净,分次水煎,滤过,合并滤液,浓缩(可分别加入适量的黄酒、冰糖及豆油)至稠膏状,冷凝,切块,晾干,即得。

【性状】　本品呈长方形块、方形块或丁状。棕色至黑褐色,有光泽。质硬而脆,断面光亮,碎片对光照视呈棕色半透明状。气微,味微甘。

【鉴别】　取本品粉末 0.1g,加 1%碳酸氢铵溶液 50ml,超声处理 30 分钟,用微孔滤膜滤过,取续滤液 100μl,置微量进样瓶中,加胰蛋白酶溶液 10μl(取序列分析用胰蛋白酶,加 1%碳酸氢铵溶液制成每 1ml 含 1mg 的溶液,临用时配制),摇匀,37℃恒温酶解 12 小时,作为供试品溶液。另取阿胶对照药材 0.1g,同法制成对照药材溶液。照〔含量测定〕特征多肽项下色谱、质谱条件试验,选择质荷比(m/z)539.8(双电荷)→612.4 和 m/z 539.8(双电荷)→923.8 作为检测离子对。取阿胶对照药材溶液,进样 5μl,按上述检测离子对测定的 MRM 色谱峰的信噪比均应大于 3:1。

吸取供试品溶液 5μl,注入高效液相色谱-质谱联用仪,测定。以质荷比(m/z)539.8(双电荷)→612.4 和 m/z 539.8(双电荷)→923.8 离子对提取的供试品离子流色谱中,应同时呈现与对照药材色谱保留时间一致的色谱峰。

【检查】　水分　取本品 1g,精密称定,加水 2ml,加热溶解后,置水浴上蒸干,使厚度不超过 2mm,照水分测定法(通则 0832 第二法)测定,不得过 15.0%。

重金属及有害元素　照铅、镉、砷、汞、铜测定法(通则 2321 原子吸收分光光度法或电感耦合等离子体质谱法)测定,铅不得过 5mg/kg;镉不得过 0.3mg/kg;砷不得过 2mg/kg;汞不得过 0.2mg/kg;铜不得过 20mg/kg。

水不溶物　取本品 1.0g,精密称定,加水 5ml,加热使溶解,转移至已恒重 10ml 具塞离心管中,用温水 5ml 分 3 次洗涤,洗液并入离心管中,摇匀。置 40℃水浴保温 15 分钟,离心(转速为每分钟 2000 转)10 分钟,去除管壁浮油,倾去上清液,沿管壁加入温水至刻度,离心,如法清洗 3 次,倾去上清液,离心管在 105℃加热 2 小时,取出,置干燥器中冷却 30 分钟,精密称定,计算,即得。

本品水不溶物不得过 2.0%。

其他　应符合胶剂项下有关的各项规定(通则 0184)。

【含量测定】　氨基酸　照高效液相色谱法(通则 0512)测定。

色谱条件与系统适用性试验　以十八烷基硅烷键合硅胶为填充剂;以乙腈-0.1mol/L 醋酸钠溶液(用醋酸调节 pH 值至 6.5)(7:93)为流动相 A,以乙腈-水(4:1)为流动相 B,按下表中的规定进行梯度洗脱;检测波长为 254nm;柱温为 43℃。理论板数按 L-羟脯氨酸峰计算应不低于 4000。

时间(分钟)	流动相 A(%)	流动相 B(%)
0～11	100→93	0→7
11～13.9	93→88	7→12
13.9～14	88→85	12→15
14～29	85→66	15→34
29～30	66→0	34→100

对照品溶液的制备　取 L-羟脯氨酸对照品、甘氨酸对照品、丙氨酸对照品、L-脯氨酸对照品适量,精密称定,加 0.1mol/L 盐酸溶液制成每 1ml 分别含 L-羟脯氨酸 80μg、甘氨酸 0.16mg、丙氨酸 70μg、L-脯氨酸 0.12mg 的混合溶液,即得。

供试品溶液的制备　取本品粗粉约 0.25g,精密称定,置 25ml 量瓶中,加 0.1mol/L 盐酸溶液 20ml,超声处理(功率 500W,频率 40kHz)30 分钟,放冷,加 0.1mol/L 盐酸溶液至刻度,摇匀。精密量取 2ml,置 5ml 安瓿中,加盐酸 2ml,150℃水解 1 小时,放冷,移至蒸发皿中,用水 10ml 分次洗涤,洗液并入蒸发皿中,蒸干,残渣加 0.1mol/L 盐酸溶液溶解,转移至 25ml 量瓶中,加 0.1mol/L 盐酸溶液至刻度,摇匀,即得。

精密量取上述对照品溶液和供试品溶液各 5ml,分别置 25ml 量瓶中,各加 0.1mol/L 异硫氰酸苯酯(PITC)的乙腈溶液 2.5ml,1mol/L 三乙胺的乙腈溶液 2.5ml,摇匀,室温放置 1 小时后,加 50%乙腈至刻度,摇匀。取 10ml,加正己烷 10ml,振摇,放置 10 分钟,取下层溶液,滤过,取续滤液,即得。

测定法　分别精密吸取衍生化后的对照品溶液与供试品溶液各 5μl,注入液相色谱仪,测定,即得。

本品按干燥品计算,含 L-羟脯氨酸不得少于 8.0%,甘氨酸不得少于 18.0%,丙氨酸不得少于 7.0%,L-脯氨酸不得少于 10.0%。

特征多肽　照高效液相色谱-质谱法(通则 0512 和通则 0431)测定。

色谱、质谱条件与系统适用性试验　以十八烷基硅烷键合硅胶为填充剂(色谱柱内径 2.1mm);以乙腈为流动相 A,以 0.1%甲酸溶液为流动相 B,按下表中的规定进行梯度洗脱,流速为每分钟 0.3ml。

时间(分钟)	流动相 A(%)	流动相 B(%)
0～25	5→20	95→80
25～40	20→50	80→50

采用三重四极杆质谱检测器,电喷雾离子化(ESI)正离子模式下多反应监测(MRM),监测离子对见下表:

测定成分	定量离子对 m/z	定性离子对 m/z
驴源多肽 A_1	469.25（双电荷） →712.30	469.25（双电荷） →783.40
驴源多肽 A_2	618.35（双电荷） →779.40	618.35（双电荷） →850.40

理论板数按驴源多肽 A_1 峰计算应不低于 4000。

对照品溶液的制备　取驴源多肽 A_1 对照品、驴源多肽 A_2 对照品适量，精密称定，加 1% 碳酸氢铵溶液分别制成每 1ml 含 2.5μg 的混合溶液，即得。

供试品溶液的制备　取本品粉末 0.1g，精密称定，置 50ml 量瓶中，加 1% 碳酸氢铵溶液 40ml，超声处理（功率 250W，频率 40kHz）30 分钟，加 1% 碳酸氢铵溶液稀释至刻度，摇匀。精密量取 1ml 至 5ml 量瓶中，加胰蛋白酶溶液（取序列分析级胰蛋白酶，加 1% 碳酸氢铵溶液制成每 1ml 中含 1mg 的溶液，临用前新制）1ml，加 1% 碳酸氢铵溶液稀释至刻度，摇匀，37℃ 恒温酶解 12 小时，滤过，取续滤液，即得。

测定法　精密量取对照品溶液 1ml、2ml、5ml、10ml、20ml 和 25ml，分别置 50ml 量瓶中，加 1% 碳酸氢铵溶液稀释至刻度，制成标准曲线溶液。分别精密吸取不同浓度的标准曲线溶液与供试品溶液各 5μl，注入高效液相色谱-质谱联用仪，以对照品峰面积为纵坐标，对照品浓度为横坐标制备标准曲线。从标准曲线读出供试品溶液中相当于驴源多肽 A_1 和驴源多肽 A_2 的量，计算即得。

本品按干燥品计算，含特征多肽以驴源多肽 A_1（$C_{41}H_{68}N_{12}O_{13}$）和驴源多肽 A_2（$C_{51}H_{82}N_{18}O_{18}$）的总量计应不得少于 0.15%。

饮片

【炮制】　阿胶　捣成碎块。

【性状】　本品呈不规则块状，大小不一。其余同药材。

【检查】（水分　水不溶物）　同药材。

阿胶珠　取阿胶，烘软，切成 1cm 左右的丁，照炒法（通则 0213）用蛤粉烫至成珠，内无溏心时，取出，筛去蛤粉，放凉。

【性状】　本品呈类球形。表面棕黄色或灰白色，附有白色粉末。体轻，质酥，易碎。断面中空或多孔状，淡黄色至棕色。气微，味微甜。

【检查】　水分　同药材，不得过 10.0%。

总灰分　不得过 4.0%（通则 2302）。

【鉴别】【含量测定】（氨基酸）　同药材。

【性味与归经】　甘，平。归肺、肝、肾经。

【功能与主治】　补血滋阴，润燥，止血。用于血虚萎黄，眩晕心悸，肌痿无力，心烦不眠，虚风内动，肺燥咳嗽，劳嗽咯血，吐血尿血，便血崩漏，妊娠胎漏。

【用法与用量】　3~9g。烊化兑服。

【贮藏】　密闭。

阿　魏

Awei

FERULAE RESINA

本品为伞形科植物新疆阿魏 Ferula sinkiangensis K. M. Shen 或阜康阿魏 Ferula fukanensis K. M. Shen 的树脂。春末夏初盛花期至初果期，分次由茎上部往下斜割，收集渗出的乳状树脂，阴干。

【性状】　本品呈不规则的块状和脂膏状。颜色深浅不一，表面蜡黄色至棕黄色。块状者体轻，质地似蜡，断面稍有孔隙；新鲜切面颜色较浅，放置后色渐深。脂膏状者黏稠，灰白色。具强烈而持久的蒜样特异臭气，味辛辣，嚼之有灼烧感。

【鉴别】　（1）取本品粉末 0.2g，置 25ml 量瓶中，加无水乙醇适量，超声处理 10 分钟，加无水乙醇稀释至刻度，摇匀，滤过，取滤液 0.2ml，置 50ml 量瓶中，加无水乙醇至刻度，摇匀。照紫外-可见分光光度法（通则 0401）测定。在 323nm 的波长处应有最大吸收。

（2）取本品粉末 0.5g，加稀盐酸 20ml，超声处理 10 分钟，取上清液（必要时离心）用乙醚（40ml、20ml）振摇提取 2 次，合并乙醚液，挥干，残渣加无水乙醇 1ml 使溶解，作为供试品溶液。另取阿魏酸对照品，加乙醇-5% 冰醋酸（1:4）的混合溶液，制成每 1ml 含 1mg 的溶液，作为对照品溶液。照薄层色谱法（通则 0502）试验，吸取上述两种溶液各 2μl，分别点于同一硅胶 G 薄层板上，以环己烷-二氯甲烷-冰醋酸（8:8:1）为展开剂，展开，取出，晾干，喷以 1% 三氯化铁乙醇溶液-1% 铁氰化钾溶液（1:1）混合溶液（临用配制）。供试品色谱中，在与对照品色谱相应的位置上，显相同颜色的斑点。

【检查】　水分　不得过 8.0%（通则 0832 第二法）。

总灰分　不得过 5.0%（通则 2302）。

【浸出物】　照醇溶性浸出物测定法（通则 2201）项下的热浸法规定，用乙醇作溶剂，不得少于 20.0%。

【含量测定】　取本品 5~10g，照挥发油测定法（通则 2204）测定。

本品含挥发油不得少于 10.0%（ml/g）。

【性味与归经】　苦、辛，温。归脾、胃经。

【功能与主治】　消积，化癥，散痞，杀虫。用于肉食积滞，瘀血癥瘕，腹中痞块，虫积腹痛。

【用法与用量】　1~1.5g，多入丸散和外用膏药。

【注意】　孕妇禁用。

【贮藏】　密闭，置阴凉干燥处。

陈 皮

Chenpi

CITRI RETICULATAE PERICARPIUM

本品为芸香科植物橘 *Citrus reticulata* Blanco 及其栽培变种的干燥成熟果皮。药材分为"陈皮"和"广陈皮"。采摘成熟果实,剥取果皮,晒干或低温干燥。

【性状】 **陈皮** 常剥成数瓣,基部相连,有的呈不规则的片状,厚 1～4mm。外表面橙红色或红棕色,有细皱纹和凹下的点状油室;内表面浅黄白色,粗糙,附黄白色或黄棕色筋络状维管束。质稍硬而脆。气香,味辛、苦。

广陈皮 常 3 瓣相连,形状整齐,厚度均匀,约 1mm。外表面橙黄色至棕褐色,点状油室较大,对光照视,透明清晰。质较柔软。

【鉴别】 (1)本品粉末黄白色至黄棕色。中果皮薄壁组织众多,细胞形状不规则,壁不均匀增厚,有的成连珠状。果皮表皮细胞表面观多角形、类方形或长方形,垂周壁稍厚,气孔类圆形,直径 18～26μm,副卫细胞不清晰;侧面观外被角质层,靠外方的径向壁增厚。草酸钙方晶成片存在于中果皮薄壁细胞中,呈多面体形、菱形或双锥形,直径 3～34μm,长 5～53μm,有的一个细胞内含有由两个多面体构成的平行双晶或 3～5 个方晶。橙皮苷结晶大多存在于薄壁细胞中,黄色或无色,呈圆形或无定形团块,有的可见放射状条纹。可见螺纹导管、孔纹导管和网纹导管及较小的管胞。

(2)取本品粉末 0.3g,加甲醇 10ml,超声处理 20 分钟,滤过,取滤液 5ml,浓缩至 1ml,作为供试品溶液。另取橙皮苷对照品,加甲醇制成饱和溶液,作为对照品溶液。照薄层色谱法(通则 0502)试验,吸取上述两种溶液各 2μl,分别点于同一用 0.5％氢氧化钠溶液制备的硅胶 G 薄层板上,以乙酸乙酯-甲醇-水(100：17：13)为展开剂,展至约 3cm,取出,晾干,再以甲苯-乙酸乙酯-甲酸-水(20：10：1：1)的上层溶液为展开剂,展至约 8cm,取出,晾干,喷以三氯化铝试液,置紫外光灯(365nm)下检视。供试品色谱中,在与对照品色谱相应的位置上,显相同颜色的荧光斑点。

(3)另取 2-甲氨基苯甲酸甲酯对照品,加甲醇制成每 1ml 含 0.1mg 的溶液,作为对照品溶液,再取广陈皮对照提取物,加甲醇超声处理 20 分钟,制成每 1ml 含 15mg 的溶液,作为对照提取物溶液。照薄层色谱法(通则 0502)试验,吸取上述两种溶液及〔鉴别〕(2)项下的供试品溶液各 2μl,分别点于同一硅胶 G 薄层板上,以甲苯-乙酸乙酯-甲醇-水(10：4：2：0.5)10℃以下放置的上层溶液为展开剂,展至约 5cm,取出,晾干,再以环己烷为展开剂,展至约 8cm,取出,晾干,置紫外光灯(365nm)下检视。供试品色谱中,在与对照提取物色谱和对照品色谱相应的位置上,显相同颜色的荧光斑点(广陈皮)。

【检查】 **水分** 不得过 13.0％(通则 0832 第四法)。

黄曲霉毒素 照真菌毒素测定法(通则 2351)测定。

取本品粉末(过二号筛)约 5g,精密称定,加入氯化钠 3g,照黄曲霉毒素测定法项下供试品的制备方法测定,计算,即得。

本品每 1000g 含黄曲霉毒素 B_1 不得过 $5\mu g$,黄曲霉毒素 G_2、黄曲霉毒素 G_1、黄曲霉毒素 B_2 和黄曲霉毒素 B_1 的总量不得过 $10\mu g$。

【含量测定】 **陈皮** 照高效液相色谱法(通则 0512)测定。

色谱条件与系统适用性试验 以十八烷基硅烷键合硅胶为填充剂;以乙腈-水(22：78)为流动相;检测波长为 283nm。理论板数按橙皮苷峰计算应不低于 2000。

对照品溶液的制备 取橙皮苷对照品适量,精密称定,加甲醇制成每 1ml 含 0.4mg 的溶液,即得。

供试品溶液的制备 取本品粗粉(过二号筛)约 0.2g,精密称定,置具塞锥形瓶中,精密加入甲醇 25ml,密塞,称定重量,超声处理(功率 300W;频率 40kHz)45 分钟,放冷,再称定重量,用甲醇补足减失的重量,摇匀,滤过,取续滤液,即得。

测定法 分别精密吸取对照品溶液与供试品溶液各 5μl,注入液相色谱仪,测定,即得。

本品按干燥品计算,含橙皮苷($C_{28}H_{34}O_{15}$)不得少于 3.5％。

广陈皮 照高效液相色谱法(通则 0512)测定。

色谱条件与系统适用性试验 以十八烷基硅烷键合硅胶为填充剂;以乙腈为流动相 A,以水为流动相 B,按下表中的规定进行梯度洗脱;橙皮苷检测波长为 283nm,川陈皮素和橘皮素检测波长为 330nm。理论板数按橙皮苷峰和川陈皮素峰计算均应不低于 2000。

时间(分钟)	流动相 A(％)	流动相 B(％)	检测波长(nm)
0～10	22	78	283
10～20	22→48	78→52	283
20～35	48	52	330

对照品溶液的制备 取橙皮苷对照品、川陈皮素对照品、橘皮素对照品适量,精密称定,加甲醇制成每 1ml 含橙皮苷 0.2mg、川陈皮素 25μg、橘皮素 15μg 的混合溶液,即得。

供试品溶液的制备 取本品粗粉(过二号筛)约 0.2g,精密称定,置具塞锥形瓶中,精密加入甲醇 25ml,密塞,称定重量,超声处理(功率 300W;频率 40kHz)45 分钟,放冷,再称定重量,用甲醇补足减失的重量,摇匀,滤过,取续滤液,即得。

测定法 分别精密吸取对照品溶液与供试品溶液各 5μl,注入液相色谱仪,测定,即得。

本品按干燥品计算,含橙皮苷($C_{28}H_{34}O_{15}$)不得少于 2.0％;含川陈皮素($C_{21}H_{22}O_8$)和橘皮素($C_{20}H_{20}O_7$)的总量,不得少于 0.42％。

饮片

【炮制】 除去杂质,喷淋水,润透,切丝,干燥。

【性状】 本品呈不规则的条状或丝状。外表面橙红色或红棕色,有细皱纹和凹下的点状油室。内表面浅黄白色,粗糙,附黄白色或黄棕色筋络状维管束。气香,味辛、苦。

【含量测定】 陈皮 同药材,含橙皮苷($C_{28}H_{34}O_{15}$)不得少于 2.5%。

广陈皮 同药材,含橙皮苷($C_{28}H_{34}O_{15}$)不得少于 1.75%;含川陈皮素($C_{21}H_{22}O_8$)和橘皮素($C_{20}H_{20}O_7$)的总量,不得少于 0.40%。

【鉴别】【检查】 同药材。

【性味与归经】 苦、辛,温。归肺、脾经。

【功能与主治】 理气健脾,燥湿化痰。用于脘腹胀满,食少吐泻,咳嗽痰多。

【用法与用量】 3~10g。

【贮藏】 置阴凉干燥处,防霉,防蛀。

注:栽培变种主要有茶枝柑 Citrus reticulata ‘Chachi’(广陈皮)、大红袍 Citrus reticulata ‘Dahongpao’、温州蜜柑 Citrus reticulata ‘Unshiu’、福橘 Citrus reticulata ‘Tangerina’。

附 子

Fuzi

ACONITI LATERALIS RADIX PRAEPARATA

本品为毛茛科植物乌头 Aconitum carmichaelii Debx. 的子根的加工品。6月下旬至8月上旬采挖,除去母根、须根及泥沙,习称“泥附子”,加工成下列规格。

(1)选择个大、均匀的泥附子,洗净,浸入胆巴的水溶液中过夜,再加食盐,继续浸泡,每日取出晒晾,并逐渐延长晒晾时间,直至附子表面出现大量结晶盐粒(盐霜)、体质变硬为止,习称“盐附子”。

(2)取泥附子,按大小分别洗净,浸入胆巴的水溶液中数日,连同浸液煮至透心,捞出,水漂,纵切成厚约 0.5cm 的片,再用水浸漂,用调色液使附片染成浓茶色,取出,蒸至出现油面、光泽后,烘至半干,再晒干或继续烘干,习称“黑顺片”。

(3)选择大小均匀的泥附子,洗净,浸入胆巴的水溶液中数日,连同浸液煮至透心,捞出,剥去外皮,纵切成厚约 0.3cm 的片,用水浸漂,取出,蒸透,晒干,习称“白附片”。

【性状】 盐附子 呈圆锥形,长 4~7cm,直径 3~5cm。表面灰黑色,被盐霜,顶端有凹陷的芽痕,周围有瘤状突起的支根或支根痕。体重,横切面灰褐色,可见充满盐霜的小空隙和多角形形成层环纹,环纹内侧导管束排列不整齐。气微,味咸而麻,刺舌。

黑顺片 为纵切片,上宽下窄,长 1.7~5cm,宽 0.9~

3cm,厚 0.2~0.5cm。外皮黑褐色,切面暗黄色,油润具光泽,半透明状,并有纵向导管束。质硬而脆,断面角质样。气微,味淡。

白附片 无外皮,黄白色,半透明,厚约 0.3cm。

【鉴别】 取本品粉末 2g,加氨试液 3ml 润湿,加乙醚 25ml,超声处理 30 分钟,滤过,滤液挥干,残渣加二氯甲烷 0.5ml 使溶解,作为供试品溶液。另取苯甲酰新乌头原碱对照品、苯甲酰乌头原碱对照品、苯甲酰次乌头原碱对照品,加异丙醇-二氯甲烷(1:1)混合溶液制成每1ml各含1mg的混合溶液,作为对照品溶液(单酯型生物碱)。再取新乌头碱对照品、次乌头碱对照品、乌头碱对照品,加异丙醇-二氯甲烷(1:1)混合溶液制成每1ml各含1mg的混合溶液,作为对照品溶液(双酯型生物碱)。照薄层色谱法(通则 0502)试验,吸取供试品溶液和对照品溶液各5~10μl,分别点于同一硅胶 G 薄层板上,以正己烷-乙酸乙酯-甲醇(6.4:3.6:1)为展开剂,置氨蒸气饱和20分钟的展开缸内,展开,取出,晾干,喷以稀碘化铋钾试液。供试品色谱中,盐附子在与新乌头碱对照品、次乌头碱对照品和乌头碱对照品色谱相应的位置上,显相同颜色的斑点;黑顺片或白附片在与苯甲酰新乌头原碱对照品、苯甲酰乌头原碱对照品、苯甲酰次乌头原碱对照品色谱相应的位置上,显相同颜色的斑点。

【检查】 水分 不得过 15.0%(通则 0832 第二法)。

双酯型生物碱 照〔含量测定〕项下色谱条件、供试品溶液的制备方法试验。

对照品溶液的制备 取新乌头碱对照品、次乌头碱对照品、乌头碱对照品适量,精密称定,加异丙醇-二氯甲烷(1:1)混合溶液制成每1ml各含 5μg 的混合溶液,即得。

测定法 分别精密吸取上述对照品溶液与〔含量测定〕项下供试品溶液各 10μl,注入液相色谱仪,测定,即得。

本品含双酯型生物碱以新乌头碱($C_{33}H_{45}NO_{11}$)、次乌头碱($C_{33}H_{45}NO_{10}$)和乌头碱($C_{34}H_{47}NO_{11}$)的总量计,不得过 0.020%。

【含量测定】 照高效液相色谱法(通则 0512)测定。

色谱条件与系统适用性试验 以十八烷基硅烷键合硅胶为填充剂;以乙腈-四氢呋喃(25:15)为流动相 A,以0.1mol/L醋酸铵溶液(每1000ml加冰醋酸0.5ml)为流动相 B,按下表中的规定进行梯度洗脱,检测波长为235nm。理论板数按苯甲酰新乌头原碱峰计算应不低于3000。

时间(分钟)	流动相 A(%)	流动相 B(%)
0~48	15→26	85→74
48~49	26→35	74→65
49~58	35	65
58~65	35→15	65→85

对照品溶液的制备 取苯甲酰新乌头原碱对照品、苯甲酰乌头原碱对照品、苯甲酰次乌头原碱对照品适量,精密称定,加异丙醇-二氯甲烷(1:1)混合溶液制成每1ml各含

10μg 的混合溶液,即得。

供试品溶液的制备　取本品粉末(过三号筛)约 2g,精密称定,置具塞锥形瓶中,加氨试液 3ml,精密加入异丙醇-乙酸乙酯(1∶1)混合溶液 50ml,称定重量,超声处理(功率 300W,频率 40kHz,水温在 25℃以下)30 分钟,放冷,再称定重量,用异丙醇-乙酸乙酯(1∶1)混合溶液补足减失的重量,摇匀,滤过。精密量取续滤液 25ml,40℃以下减压回收溶剂至干,残渣精密加入异丙醇-二氯甲烷(1∶1)混合溶液 3ml 溶解,滤过,取续滤液,即得。

测定法　分别精密吸取对照品溶液与供试品溶液各 10μl,注入液相色谱仪,测定,即得。

本品按干燥品计算,含苯甲酰新乌头原碱($C_{31}H_{43}NO_{10}$)、苯甲酰乌头原碱($C_{32}H_{45}NO_{10}$)和苯甲酰次乌头原碱($C_{31}H_{43}NO_9$)的总量,不得少于 0.010%。

饮片

【炮制】　附片(黑顺片、白附片)　直接入药。

【检查】　总灰分　不得过 6.0%(通则 2302)。

酸不溶性灰分　不得过 1.0%(通则 2302)。

【性状】【鉴别】【检查】(水分　双酯型生物碱)**【含量测定】**　同药材。

淡附片　取盐附子,用清水浸漂,每日换水 2～3 次,至盐分漂尽,与甘草、黑豆加水共煮透心,至切开后口尝无麻舌感时,取出,除去甘草,黑豆,切薄片,晒干。

每 100kg 盐附子,用甘草 5kg,黑豆 10kg。

【性状】　本品呈纵切片,上宽下窄,长 1.7～5cm,宽 0.9～3cm,厚 0.2～0.5cm。外皮褐色。切面褐色,半透明,有纵向导管束。质硬,断面角质样。气微,味淡,口尝无麻舌感。

【检查】　双酯型生物碱　同药材,含双酯型生物碱以新乌头碱($C_{33}H_{45}NO_{11}$)、次乌头碱($C_{33}H_{45}NO_{10}$)和乌头碱($C_{34}H_{47}NO_{11}$)的总量计,不得过 0.010%。

总灰分　不得过 7.0%(通则 2302)。

酸不溶性灰分　不得过 1.0%(通则 2302)。

【鉴别】【检查】(水分)**【含量测定】**　同药材。

炮附片　取附片,照炒法(通则 0213)用砂烫至鼓起并微变色。

【性状】　本品形如黑顺片或白附片,表面鼓起黄棕色,质松脆。气微,味淡。

【鉴别】【检查】　同附片。

【性味与归经】　辛、甘,大热;有毒。归心、肾、脾经。

【功能与主治】　回阳救逆,补火助阳,散寒止痛。用于亡阳虚脱,肢冷脉微,心阳不足,胸痹心痛,虚寒吐泻,脘腹冷痛,肾阳虚衰,阳痿宫冷,阴寒水肿,阳虚外感,寒湿痹痛。

【用法与用量】　3～15g,先煎,久煎。

【注意】　孕妇慎用;不宜与半夏、瓜蒌、瓜蒌子、瓜蒌皮、天花粉、川贝母、浙贝母、平贝母、伊贝母、湖北贝母、白蔹、白

及同用。

【贮藏】　盐附子密闭,置阴凉干燥处;黑顺片及白附片置干燥处,防潮。

注:盐附子仅做〔性状〕检测。

忍 冬 藤
Rendongteng

LONICERAE JAPONICAE CAULIS

本品为忍冬科植物忍冬 *Lonicera japonica* Thunb. 的干燥茎枝。秋、冬二季采割,晒干。

【性状】　本品呈长圆柱形,多分枝,常缠绕成束,直径1.5～6mm。表面棕红色至暗棕色,有的灰绿色,光滑或被茸毛;外皮易剥落。枝上多节,节间长 6～9cm,有残叶和叶痕。质脆,易折断,断面黄白色,中空。气微,老枝味微苦,嫩枝味淡。

【鉴别】　(1)本品粉末浅棕黄色至黄棕色。非腺毛较多,单细胞,多断碎,壁厚,表面有疣状突起。表皮细胞棕黄色至棕红色,表面观类多角形,常有非腺毛脱落后的痕迹,石细胞状。薄壁细胞内含草酸钙簇晶,常排列成行,也有的单个散在,棱角较钝,直径 5～15μm。

(2)取本品粉末 1g,加 50%甲醇 10ml,超声处理 30 分钟,滤过,取滤液作为供试品溶液。另取忍冬藤对照药材 1g,同法制成对照药材溶液。再取马钱苷对照品,加 50%甲醇制成每 1ml 含 1mg 的溶液,作为对照品溶液。照薄层色谱法(通则 0502)试验,吸取供试品溶液和对照药材溶液各 10μl、对照品溶液 5μl,分别点于同一硅胶 G 薄层板上,以三氯甲烷-甲醇-水(65∶35∶10)10℃以下放置的下层溶液为展开剂,展开,取出,晾干,喷以 10%硫酸乙醇溶液,在 105℃加热至斑点显色清晰。供试品色谱中,在与对照药材色谱和对照品色谱相应的位置上,显相同颜色的斑点。

【检查】　水分　不得过 12.0%(通则 0832 第二法)。

总灰分　不得过 4.0%(通则 2302)。

【浸出物】　照醇溶性浸出物测定法(通则 2201)项下的热浸法测定,用 50%乙醇作溶剂,不得少于 14.0%。

【含量测定】　绿原酸　照高效液相色谱法(通则 0512)测定。

色谱条件与系统适用性试验　以十八烷基硅烷键合硅胶为填充剂;以乙腈-0.4%磷酸溶液(10∶90)为流动相;检测波长为 327nm。理论板数按绿原酸峰计算应不低于 1000。

对照品溶液的制备　取绿原酸对照品适量,精密称定,加 50%甲醇制成每 1ml 含 40μg 的溶液,即得。

供试品溶液的制备　取本品粉末(过三号筛)约 1g,精密称定,置具塞锥形瓶中,精密加入 50%甲醇 25ml,称定重量,超声处理(功率 250W,频率 30kHz)30 分钟,放冷,再称定重量,用 50%甲醇补足减失的重量,摇匀,滤过,取续滤液,

即得。

测定法　分别精密吸取对照品溶液 10μl 与供试品溶液 5～10μl，注入液相色谱仪，测定，即得。

本品按干燥品计算，含绿原酸（$C_{16}H_{18}O_9$）不得少于 0.10%。

马钱苷　照高效液相色谱法（通则 0512）测定。

色谱条件与系统适用性试验　以苯基硅烷键合硅胶为填充剂；以乙腈-0.4%磷酸溶液（12：88）为流动相；检测波长为 236nm。理论板数按马钱苷峰计算应不低于 3000。

对照品溶液的制备　取马钱苷对照品适量，精密称定，加 50%甲醇制成每 1ml 含 40μg 的溶液，即得。

供试品溶液的制备　取本品粉末（过三号筛）约 1g，精密称定，置具塞锥形瓶中，精密加入 50%甲醇 25ml，称定重量，超声处理（功率 500W，频率 40kHz）30 分钟，放冷，再称定重量，用 50%甲醇补足减失的重量，摇匀，滤过，取续滤液，即得。

测定法　分别精密吸取对照品溶液 10μl 与供试品溶液 2～10μl，注入液相色谱仪，测定，即得。

本品按干燥品计算，含马钱苷（$C_{17}H_{26}O_{10}$）不得少于 0.10%。

饮片

【**炮制**】　除去杂质，洗净，闷润，切段，干燥。

【**性状**】　本品呈不规则的段。表面棕红色（嫩枝），有的灰绿色，光滑或被茸毛；外皮易脱落。切面黄白色，中空。偶有残叶，暗绿色，略有茸毛。气微，老枝味微苦，嫩枝味淡。

【**含量测定**】　同药材，含绿原酸（$C_{16}H_{18}O_9$）不得少于 0.070%。

【**鉴别**】【**检查**】【**浸出物**】【**含量测定**】（马钱苷）　同药材。

【**性味与归经**】　甘，寒。归肺、胃经。

【**功能与主治**】　清热解毒，疏风通络。用于温病发热，热毒血痢，痈肿疮疡，风湿热痹，关节红肿热痛。

【**用法与用量**】　9～30g。

【**贮藏**】　置干燥处。

鸡　内　金

Jineijin

GALLI GIGERII ENDOTHELIUM
CORNEUM

本品为雉科动物家鸡 *Gallus gallus domesticus* Brisson 的干燥沙囊内壁。杀鸡后，取出鸡肫，立即剥下内壁，洗净，干燥。

【**性状**】　本品为不规则卷片，厚约 2mm。表面黄色、黄绿色或黄褐色，薄而半透明，具明显的条状皱纹。质脆，易碎，断面角质样，有光泽。气微腥，味微苦。

【**检查**】　**水分**　不得过 15.0%（通则 0832 第二法）。

总灰分　不得过 2.0%（通则 2302）。

【**浸出物**】　照醇溶性浸出物测定法（通则 2201）项下的

热浸法测定，用稀乙醇作溶剂，不得少于 7.5%。

饮片

【**炮制**】　**鸡内金**　洗净，干燥。

炒鸡内金　取净鸡内金，照清炒或烫法（通则 0213）炒至鼓起。

【**性状**】　本品表面暗黄褐色或焦黄色，用放大镜观察，显颗粒状或微细泡状。轻折即断，断面有光泽。

醋鸡内金　取净鸡内金，照清炒法（通则 0213）炒至鼓起，喷醋，取出，干燥。

每 100kg 鸡内金，用醋 15kg。

【**性味与归经**】　甘，平。归脾、胃、小肠、膀胱经。

【**功能与主治**】　健胃消食，涩精止遗，通淋化石。用于食积不消，呕吐泻痢，小儿疳积，遗尿，遗精，石淋涩痛，胆胀胁痛。

【**用法与用量**】　3～10g。

【**贮藏**】　置干燥处，防蛀。

鸡　血　藤

Jixueteng

SPATHOLOBI CAULIS

本品为豆科植物密花豆 *Spatholobus suberectus* Dunn 的干燥藤茎。秋、冬二季采收，除去枝叶，切片，晒干。

【**性状**】　本品为椭圆形、长矩圆形或不规则的斜切片，厚 0.3～1cm。栓皮灰棕色，有的可见灰白色斑，栓皮脱落处显红棕色。质坚硬。切面木部红棕色或棕色，导管孔多数；韧皮部有树脂状分泌物呈红棕色至黑棕色，与木部相间排列呈数个同心性椭圆形环或偏心性半圆形环；髓部偏向一侧。气微，味涩。

【**鉴别**】　（1）本品横切面：木栓细胞数列，含棕红色物。皮层较窄，散有石细胞群，胞腔内充满棕红色物；薄壁细胞含草酸钙方晶。维管束异型，由韧皮部与木质部相间排列成数轮。韧皮部最外侧为石细胞群与纤维束组成的厚壁细胞层；射线多被挤压；分泌细胞甚多，充满棕红色物，常数个至 10 多个切向排列成带状；纤维束较多，非木化至微木化，周围细胞含草酸钙方晶，形成晶纤维，含晶细胞壁木化增厚；石细胞群散在。木质部射线有的含棕红色物；导管多单个散在，类圆形，直径约至 400μm；木纤维束亦均形成晶纤维；木薄壁细胞少数含棕红色物。

（2）本品粉末棕黄色。棕红色块散在，形状、大小及颜色深浅不一。以具缘纹孔导管为主，直径 20～400μm，有的含黄棕色物。石细胞单个散在或 2～3 个成群，淡黄色，呈长方形、类圆形、类三角形或类方形，直径 14～75μm，层纹明显。纤维束周围的细胞含草酸钙方晶，形成晶纤维。草酸钙方晶呈类双锥形或不规则形。

（3）取本品粉末 2g，加乙醇 40ml，超声处理 30 分钟，滤过,滤液蒸干,残渣加水 10ml 使溶解,用乙酸乙酯 10ml 振摇提取,乙酸乙酯液挥干,残渣加甲醇 1ml 使溶解,作为供试品溶液。另取鸡血藤对照药材 2g,同法制成对照药材溶液。照薄层色谱法(通则 0502)试验,吸取供试品溶液 5~10μl、对照药材溶液 5μl,分别点于同一硅胶 GF₂₅₄ 薄层板上,以二氯甲烷-丙酮-甲醇-甲酸(8∶1.2∶0.3∶0.5)为展开剂,展开,取出,晾干,置紫外光灯(254nm)下检视。供试品色谱中,在与对照药材色谱相应的位置上,显相同颜色的斑点;喷以 5% 香草醛硫酸溶液,在 105℃ 加热至斑点显色清晰。在与对照药材色谱相应的位置上,显相同颜色的斑点。

【检查】 水分 不得过 13.0%(通则 0832 第二法)。

总灰分 不得过 4.0%(通则 2302)。

【浸出物】 照醇溶性浸出物测定法(通则 2201)项下的热浸法测定,用乙醇作溶剂,不得少于 8.0%。

【性味与归经】 苦、甘,温。归肝、肾经。

【功能与主治】 活血补血,调经止痛,舒筋活络。用于月经不调,痛经,经闭,风湿痹痛,麻木瘫痪,血虚萎黄。

【用法与用量】 9~15g。

【贮藏】 置通风干燥处,防霉,防蛀。

鸡骨草

Jigucao

ABRI HERBA

本品为豆科植物广州相思子 *Abrus cantoniensis* Hance 的干燥全株。全年均可采挖,除去泥沙,干燥。

【性状】 本品根多呈圆锥形,上粗下细,有分枝,长短不一,直径 0.5~1.5cm;表面灰棕色,粗糙,有细纵纹,支根极细,有的断落或留有残基;质硬。茎丛生,长 50~100cm,直径约 0.2cm;灰棕色至紫褐色,小枝纤细,疏被短柔毛。羽状复叶互生,小叶 8~11 对,多脱落,小叶矩圆形,长 0.8~1.2cm;先端平截,有小突尖,下表面被伏毛。气微香,味微苦。

【鉴别】 (1)本品粉末灰绿色。非腺毛单细胞,顶端尖或长尖,长 60~970μm,直径 12~22μm,壁厚 3~6μm,层纹明显,有疣状突起。气孔平轴式。纤维束周围细胞含草酸钙方晶,形成晶纤维,含晶细胞壁不均匀增厚。石细胞类圆形、类方形或长圆形,直径 16~40μm,有的壁稍厚。木栓细胞黄棕色。草酸钙方晶直径 5~11μm。

(2)取本品粉末 2g,加甲醇 50ml,超声处理 1 小时,滤过,滤液蒸干,残渣加正丁醇 10ml 使溶解,用 2% 盐酸溶液振摇提取 3 次,每次 10ml,合并酸液,用 5% 氢氧化钠溶液调节 pH 值至 7,再用正丁醇振摇提取 3 次,每次 5ml,合并正丁醇液,蒸干,残渣加甲醇 1ml 使溶解,作为供试品溶液。另取相思子碱对照品,加 80% 甲醇制成每 1ml 含 0.1mg 的溶液,作为对照品溶液。照薄层色谱法(通则 0502)试验,吸取供试品溶液 5~

10μl、对照品溶液 2μl,分别点于同一硅胶 G 薄层板上,以正丁醇-醋酸-水(4∶1∶5)的上层溶液为展开剂,展开,取出,晾干,喷以茚三酮试液,在 105℃ 加热至斑点显色清晰。供试品色谱中,在与对照品色谱相应的位置上,显相同颜色的斑点。

【检查】 水分 不得过 15.0%(通则 0832 第二法)。

总灰分 不得过 7.5%(通则 2302)。

【浸出物】 照醇溶性浸出物测定法(通则 2201)项下的热浸法测定,用稀乙醇作溶剂,不得少于 6.0%。

饮片

【炮制】 除去杂质和荚果,切段。

【性状】 本品为不规则的段,根多呈圆柱形,直径 0.2~1.5cm,表面灰棕色至紫褐色,粗糙,有细纵纹,部分疏被短柔毛,切面淡黄色。小叶多脱落,矩圆形,先端平截,有小突尖,下表面被伏毛。气微香,味微苦。

【性味与归经】 甘、微苦,凉。归肝、胃经。

【功能与主治】 利湿退黄,清热解毒,疏肝止痛。用于湿热黄疸,胁肋不舒,胃脘胀痛,乳痈肿痛。

【用法与用量】 15~30g。

【贮藏】 置干燥处。

鸡冠花

Jiguanhua

CELOSIAE CRISTATAE FLOS

本品为苋科植物鸡冠花 *Celosia cristata* L. 的干燥花序。秋季花盛开时采收,晒干。

【性状】 本品为穗状花序,多扁平而肥厚,呈鸡冠状,长 8~25cm,宽 5~20cm,上缘宽,具皱褶,密生线状鳞片,下端渐窄,常残留扁平的茎。表面红色、紫红色或黄白色。中部以下密生多数小花,每花宿存的苞片和花被片均呈膜质。果实盖裂,种子扁圆肾形,黑色,有光泽。体轻,质柔韧。气微,味淡。

【鉴别】 取本品 2g,剪碎,加乙醇 30ml,加热回流 30 分钟,滤过,滤液蒸干,残渣加乙醇 2ml 使溶解,作为供试品溶液。另取鸡冠花对照药材 2g,同法制成对照药材溶液。照薄层色谱法(通则 0502)试验,吸取上述两种溶液各 2μl,分别点于同一硅胶 G 薄层板上,以环己烷-丙酮(5∶1)为展开剂,展开,取出,晾干,喷以 5% 香草醛硫酸溶液,加热至斑点显色清晰。供试品色谱中,在与对照药材色谱相应的位置上,显相同颜色的斑点。

【检查】 水分 不得过 13.0%(通则 0832 第二法)。

总灰分 不得过 13.0%(通则 2302)。

酸不溶性灰分 不得过 3.0%(通则 2302)。

【浸出物】 照水溶性浸出物测定法(通则 2201)项下的热浸法测定,用水作溶剂,不得少于 17.0%。

饮片

【炮制】 鸡冠花　除去杂质和残茎,切段。

【性状】 本品为不规则的块段。扁平,有的呈鸡冠状。表面红色、紫红色或黄白色。可见黑色扁圆肾形的种子。气微,味淡。

鸡冠花炭　取净鸡冠花,照炒炭法(通则0213)炒至焦黑色。

【性状】 本品形如鸡冠花。表面黑褐色,内部焦褐色。可见黑色种子。具焦香气,味苦。

【浸出物】 同药材,不得少于16.0%。

【鉴别】 同药材。

【性味与归经】 甘、涩,凉。归肝、大肠经。

【功能与主治】 收敛止血,止带,止痢。用于吐血,崩漏,便血,痔血,赤白带下,久痢不止。

【用法与用量】 6～12g。

【贮藏】 置通风干燥处。

青 风 藤

Qingfengteng

SINOMENII CAULIS

本品为防己科植物青藤 *Sinomenium acutum*(Thunb.)Rehd. et Wils. 和毛青藤 *Sinomenium acutum*(Thunb.)Rehd. et Wils. var. *cinereum* Rehd. et Wils. 的干燥藤茎。秋末冬初采割,扎把或切长段,晒干。

【性状】 本品呈长圆柱形,常微弯曲,长20～70cm或更长,直径0.5～2cm。表面绿褐色至棕褐色,有的灰褐色,有细纵纹和皮孔。节部稍膨大,有分枝。体轻,质硬而脆,易折断,断面不平坦,灰黄色或淡灰棕色,皮部窄,木部射线呈放射状排列,髓部淡黄白色或黄棕色。气微,味苦。

【鉴别】 (1)本品横切面:最外层为表皮,外被厚角质层,或为木栓层。皮层散有纤维和石细胞。中柱鞘纤维束新月形,其内侧常为2～5列石细胞,并切向延伸与射线中的石细胞群连接成环。维管束外韧型。韧皮射线向外渐宽,可见锥形或分枝状石细胞;韧皮部细胞大多颓废,有的散有1～3个纤维。木质部导管单个散在或数个切向连接。髓细胞壁稍厚,纹孔明显。薄壁细胞含淀粉粒和草酸钙针晶。

粉末黄褐色或灰褐色。表皮细胞黄色或黄棕色,断面观类圆形或矩圆形,直径24～78μm,被有角质层。石细胞淡黄色或黄色,类方形、梭形、椭圆形或不规则形,壁较厚,孔沟明显。皮层纤维微黄色或黄色,直径27～70μm,壁极厚,胞腔狭窄。草酸钙针晶细小,存在于薄壁细胞中。

(2)取本品粉末2g,加乙醇25ml,加热回流1小时,滤过,滤液蒸干,残渣加乙醇1ml使溶解,作为供试品溶液。另取青藤碱对照品,加乙醇制成每1ml含1mg的溶液,作为对照品溶液。照薄层色谱法(通则0502)试验,吸取上述两种溶液各

5μl,分别点于同一硅胶G薄层板上,以甲苯-乙酸乙酯-甲醇-水(2:4:2:1)10℃以下放置的上层溶液为展开剂,置浓氨试液预饱和20分钟的展开缸内展开,取出,晾干,依次喷以碘化铋钾试液和亚硝酸钠乙醇试液。供试品色谱中,在与对照品色谱相应的位置上,显相同颜色的斑点。

【检查】 水分　不得过13.0%(通则0832第二法)。

总灰分　不得过6.0%(通则2302)。

【含量测定】 照高效液相色谱法(通则0512)测定。

色谱条件与系统适用性试验　以十八烷基硅烷键合硅胶为填充剂;以甲醇-磷酸盐缓冲液(0.005mol/L磷酸氢二钠溶液,以0.005mol/L的磷酸二氢钠调节pH值至8.0,再以1%三乙胺调节pH值至9.0)(55:45)为流动相;检测波长为262nm。理论板数按青藤碱峰计算应不低于1500。

对照品溶液的制备　取青藤碱对照品适量,精密称定,加甲醇制成每1ml含0.5mg的溶液,即得。

供试品溶液的制备　取本品粉末(过三号筛)约0.5g,精密称定,置具塞锥形瓶中,精密加入70%乙醇20ml,密塞,称定重量,超声处理(功率250W,频率20kHz)20分钟,放冷,再称定重量,用70%乙醇补足减失的重量,摇匀,滤过,取续滤液,即得。

测定法　分别精密吸取对照品溶液与供试品溶液各5μl,注入液相色谱仪,测定,即得。

本品按干燥品计算,含青藤碱(C$_{19}$H$_{23}$NO$_4$)不得少于0.50%。

饮片

【炮制】 除去杂质,略泡,润透,切厚片,干燥。

【性状】 本品呈类圆形的厚片。外表面绿褐色至棕褐色,有的灰褐色,有纵纹,有的可见皮孔。切面灰黄色至淡灰黄色,皮部窄,木部有明显的放射状纹理,其间具有多数小孔,髓部淡黄白色至棕黄色。气微,味苦。

【检查】 水分　同药材,不得过9.0%。

【鉴别】(除横切面外)**【检查】**(总灰分)**【含量测定】** 同药材。

【性味与归经】 苦、辛,平。归肝、脾经。

【功能与主治】 祛风湿,通经络,利小便。用于风湿痹痛,关节肿胀,麻痹瘙痒。

【用法与用量】 6～12g。

【贮藏】 置干燥处。

青 叶 胆

Qingyedan

SWERTIAE MILEENSIS HERBA

本品为龙胆科植物青叶胆 *Swertia mileensis* T. N. Ho et W. L. Shih 的干燥全草。秋季花果期采收,除去泥沙,晒干。

【性状】　本品长 15～45cm。根长圆锥形,长 2～7cm,直径约 0.2cm,有的有分枝;表面黄色或黄棕色。茎四棱形,棱角具极狭的翅,直径 0.1～0.2cm;表面黄绿色或黄棕色,下部常显红紫色,断面中空。叶对生,无柄;叶片多皱缩或破碎,完整者展平后呈条形或狭披针形,长 1～4cm,宽 0.2～0.7cm。圆锥状聚伞花序,萼片 4,条形,黄绿色;花冠 4,深裂,黄色,裂片卵状披针形,内侧基部具 2 腺窝;雄蕊 4。蒴果狭卵形,种子多数,细小,棕褐色。气微,味苦。

【鉴别】　(1)本品粉末绿色或黄绿色。石细胞类圆形、类长方形、长条形或长梭形,有的有突起或一端延长,长 100～120μm,直径 40～50μm,木化,壁厚 5～10μm,孔沟明显。纤维长梭形,长 180～220μm,直径 8～10μm,木化,壁厚约 2.5μm,孔沟明显。叶的上表皮细胞壁波状;下表皮细胞角质纹理不甚明显,气孔多数,不等式或不定式。草酸钙结晶呈杆状、针状或片状,多存在于叶肉细胞中。花粉粒圆形,直径 30～37μm,具 3 孔沟,表面有细网状纹理。

(2)取本品粉末 0.2g,加甲醇 10ml,超声处理 10 分钟,滤过,滤液作为供试品溶液。另取青叶胆对照药材 0.2g,同法制成对照药材溶液。再取獐牙菜苦苷对照品、齐墩果酸对照品,分别加甲醇制成每 1ml 含 2mg 和 1mg 的溶液,作为对照品溶液。照薄层色谱法(通则 0502)试验,吸取上述四种溶液各 5μl,分别点于同一硅胶 G 薄层板上,以三氯甲烷-甲醇-水-甲酸(8:2:0.2:0.2)为展开剂,展开,取出,晾干,喷以 10%硫酸乙醇溶液,在 105℃加热至斑点显色清晰,置紫外光灯(365nm)下检视。供试品色谱中,在与对照药材色谱和对照品色谱相应的位置上,显相同颜色的荧光斑点。

【检查】　水分　不得过 12.0%(通则 0832 第二法)。

总灰分　不得过 10.0%(通则 2302)。

酸不溶性灰分　不得过 5.0%(通则 2302)。

【含量测定】　照高效液相色谱法(通则 0512)测定。

色谱条件与系统适用性试验　以十八烷基硅烷键合硅胶为填充剂;以甲醇-0.05%磷酸溶液(22:78)为流动相;检测波长为 237nm。理论板数按獐牙菜苦苷峰计算应不低于 5000。

对照品溶液的制备　取獐牙菜苦苷对照品适量,精密称定,加甲醇制成每 1ml 含 0.1mg 的溶液,即得。

供试品溶液的制备　取本品粉末(过三号筛)0.5g,精密称定,置具塞锥形瓶中,精密加入甲醇 50ml,称定重量,超声处理(功率 250W,频率 40kHz)30 分钟,放冷,再称定重量,用甲醇补足减失的重量,摇匀,滤过,精密量取续滤液 5ml,置 25ml 量瓶中,加甲醇稀释至刻度,摇匀,滤过,取续滤液,即得。

测定法　分别精密吸取对照品溶液与供试品溶液各 5～10μl,注入液相色谱仪,测定,即得。

本品按干燥品计算,含獐牙菜苦苷($C_{16}H_{22}O_{10}$)不得少于 8.0%。

饮片

【炮制】　除去杂质,喷淋清水,稍润,切段,干燥。

【性状】　本品呈不规则的段。根类圆形,有的有分枝;表面黄色或黄棕色。茎四棱形,棱角具极狭的翅;表面黄绿色或黄棕色,切面中空。叶片多破碎。气微,味苦。

【鉴别】【检查】【含量测定】　同药材。

【性味与归经】　苦、甘,寒。归肝、胆、膀胱经。

【功能与主治】　清肝利胆,清热利湿。用于肝胆湿热,黄疸尿赤,胆胀胁痛,热淋涩痛。

【用法与用量】　10～15g。

【注意】　虚寒者慎服。

【贮藏】　置阴凉干燥处。

青　皮

Qingpi

CITRI RETICULATAE PERICARPIUM VIRIDE

本品为芸香科植物橘 Citrus reticulata Blanco 及其栽培变种的干燥幼果或未成熟果实的果皮。5～6 月收集自落的幼果,晒干,习称"个青皮";7～8 月采收未成熟的果实,在果皮上纵剖成四瓣至基部,除尽瓤瓣,晒干,习称"四花青皮"。

【性状】　四花青皮　果皮剖成 4 裂片,裂片长椭圆形,长 4～6cm,厚 0.1～0.2cm。外表面灰绿色或黑绿色,密生多数油室;内表面类白色或黄白色,粗糙,附黄白色或黄棕色小筋络。质稍硬,易折断,断面外缘有油室 1～2 列。气香,味苦、辛。

个青皮　呈类球形,直径 0.5～2cm。表面灰绿色或黑绿色,微粗糙,有细密凹下的油室,顶端有稍突起的柱基,基部有圆形果梗痕。质硬,断面果皮黄白色或淡黄棕色,厚 0.1～0.2cm,外缘有油室 1～2 列。瓤囊 8～10 瓣,淡棕色。气清香,味酸、苦、辛。

【鉴别】　(1)四花青皮　本品粉末灰绿色或淡灰棕色。中果皮薄壁组织众多,细胞形状不规则,壁稍增厚,有的成连珠状。果皮表皮细胞表面观多角形或类方形,垂周壁增厚,气孔长圆形,直径 20～28μm,副卫细胞 5～7 个;侧面观外被角质层,靠外方的径向壁稍增厚。草酸钙方晶存在于近表皮的薄壁细胞中,呈多面体形、菱形或方形,直径 3～28μm,长至 32μm。橙皮苷结晶棕黄色,呈半圆形、类圆形或无定形团块。螺纹导管、网纹导管细小。

个青皮　瓤囊表皮细胞狭长,壁薄,有的呈微波状,细胞中含有草酸钙方晶,并含橙皮苷结晶。

(2)取本品粉末 0.3g,加甲醇 10ml,加热回流 20 分钟,滤过,取滤液 5ml,浓缩至 1ml,作为供试品溶液。另取橙皮苷对照品,加甲醇制成饱和溶液,作为对照品溶液。照薄层色谱法(通则0502)试验,吸取上述两种溶液各 2μl,分别点于同一用 0.5％氢氧化钠溶液制备的硅胶 G 薄层板上,以乙酸乙酯-甲醇-水(100∶17∶13)为展开剂,展至约 3cm,取出,晾干,再以甲苯-乙酸乙酯-甲酸-水(20∶10∶1∶1)的上层溶液为展开剂,展至约 8cm,取出,晾干,喷以三氯化铝试液,置紫外光灯(365nm)下检视。供试品色谱中,在与对照品色谱相应的位置上,显相同颜色的荧光斑点。

【检查】　水分　不得过 13.0％(通则 0832 第四法)。

总灰分　不得过 6.0％(通则 2302)。

【含量测定】　照高效液相色谱法(通则 0512)测定。

色谱条件与系统适用性试验　以十八烷基硅烷键合硅胶为填充剂;以甲醇-水(25∶75)为流动相;检测波长为 284nm。理论板数按橙皮苷峰计算应不低于 1000。

对照品溶液的制备　取橙皮苷对照品适量,精密称定,加甲醇制成每 1ml 含 0.1mg 的溶液,即得。

供试品溶液的制备　取本品细粉约 0.2g,精密称定,置50ml 量瓶中,加甲醇 30ml,超声处理 30 分钟,放冷,加甲醇至刻度,摇匀,滤过,精密量取续滤液 2ml,置 5ml 量瓶中,加甲醇至刻度,摇匀,即得。

测定法　分别精密吸取对照品溶液与供试品溶液各10μl,注入液相色谱仪,测定,即得。

本品含橙皮苷($C_{28}H_{34}O_{15}$)不得少于 5.0％。

饮片

【炮制】　青皮　除去杂质,洗净,闷润,切厚片或丝,晒干。

【性状】　本品呈类圆形厚片或不规则丝状。表面灰绿色或黑绿色,密生多数油室,切面黄白色或淡黄棕色,有时可见瓤囊 8～10 瓣,淡棕色。气香,味苦、辛。

【检查】　水分　同药材,不得过 11.0％。

【含量测定】　同药材,含橙皮苷($C_{28}H_{34}O_{15}$)不得少于 4.0％。

【鉴别】　【检查】(总灰分)　同药材。

醋青皮　取青皮片或丝,照醋炙法(通则 0213)炒至微黄色。

每 100kg 青皮,用醋 15kg。

【性状】　本品形如青皮片或丝,色泽加深,略有醋香气,味苦、辛。

【检查】　水分　同药材,不得过 11.0％。

【含量测定】　同药材,含橙皮苷($C_{28}H_{34}O_{15}$)不得少于 3.0％。

【鉴别】　【检查】(总灰分)　同药材。

【性味与归经】　苦、辛,温。归肝、胆、胃经。

【功能与主治】　疏肝破气,消积化滞。用于胸胁胀痛,疝气疼痛,乳癖,乳痈,食积气滞,脘腹胀痛。

【用法与用量】　3～10g。

【贮藏】　置阴凉干燥处。

青　果

Qingguo

CANARII FRUCTUS

本品为橄榄科植物橄榄 *Canarium album* Raeusch. 的干燥成熟果实。秋季果实成熟时采收,干燥。

【性状】　本品呈纺锤形,两端钝尖,长 2.5～4cm,直径1～1.5cm。表面棕黄色或黑褐色,有不规则皱纹。果肉灰棕色或棕褐色,质硬。果核梭形,暗红棕色,具纵棱;内分 3 室,各有种子 1 粒。气微,果肉味涩,久嚼微甜。

【鉴别】　(1)本品果皮横切面:外果皮为 1～3 列厚壁细胞,含黄棕色物,外被角质层。中果皮为 10 余列薄壁细胞,有维管束散在,油室多散列于维管束的外侧。内果皮为数列石细胞。薄壁细胞含草酸钙簇晶和方晶。

本品粉末棕黄色。果皮表皮细胞表面观呈不规则形,壁较厚,含黄棕色物。薄壁细胞呈不规则形或类圆形,壁不均匀增厚,内含或散在草酸钙簇晶和方晶。石细胞多见,由数个紧密排列或单个散在,呈纺锤形、类长方形或不规则形,壁厚,孔沟细密,有的纹孔明显。导管多为螺纹。

(2)取本品粉末 1g,加乙醇 10ml,超声处理 20 分钟,滤过,滤液蒸干,残渣加乙醇 1ml 使溶解,作为供试品溶液。另取青果对照药材 1g,同法制成对照药材溶液。再取没食子酸对照品,加乙醇制成每 1ml 含 0.5mg 的溶液,作为对照品溶液。照薄层色谱法(通则 0502)试验,吸取上述三种溶液各2μl,分别点于同一硅胶 G 薄层板上,以环己烷-乙酸乙酯-甲酸(8∶6∶1)为展开剂,展开,取出,晾干,喷以 2％三氯化铁乙醇溶液。供试品色谱中,在与对照药材色谱和对照品色谱相应的位置上,显相同颜色的斑点。

【检查】　水分　不得过 12.0％(通则 0832 第二法)。

总灰分　不得过 6.0％(通则 2302)。

【浸出物】　照醇溶性浸出物测定法(通则 2201)项下的热浸法测定,用稀乙醇作溶剂,不得少于 30.0％。

饮片

【炮制】　除去杂质,洗净,干燥。用时打碎。

【性状】　【鉴别】　【浸出物】　同药材。

【性味与归经】　甘、酸,平。归肺、胃经。

【功能与主治】　清热解毒,利咽,生津。用于咽喉肿痛,咳嗽痰黏,烦热口渴,鱼蟹中毒。

【用法与用量】　5～10g。

【贮藏】　置干燥处,防蛀。

青 葙 子

Qingxiangzi

CELOSIAE SEMEN

本品为苋科植物青葙 Celosia argentea L. 的干燥成熟种子。秋季果实成熟时采割植株或摘取果穗,晒干,收集种子,除去杂质。

【性状】　本品呈扁圆形,少数呈圆肾形,直径 1～1.5mm。表面黑色或红黑色,光亮,中间微隆起,侧边微凹处有种脐。种皮薄而脆。气微,味淡。

【鉴别】　(1)本品粉末灰黑色。种皮外表皮细胞暗红棕色,表面观多角形至长多角形,有多角形网格状增厚纹理。种皮内层细胞淡黄色或无色,表面观多角形,密布细直纹理。胚乳细胞充满淀粉粒和糊粉粒,并含脂肪油滴和草酸钙方晶。

(2)取本品粉末 2g,加 50%乙醇 40ml,超声处理 30 分钟,离心 10 分钟,取上清液,蒸干,残渣加水 10ml 使溶解,通过 D101 型大孔吸附树脂柱(内径 1cm,柱高 10cm),用水 50ml 洗脱,弃去水液;再用 60%乙醇溶液 50ml 洗脱,收集洗脱液,蒸干,残渣加 50%乙醇溶液 5ml 使溶解,作为供试品溶液。另取青葙子对照药材 1g,同法制成对照药材溶液。照薄层色谱法(通则 0502)试验,吸取上述两种溶液各 2～5μl,分别点于同一硅胶 G 薄层板上,以乙酸乙酯-甲醇-水-甲酸(13:7:2:0.1)为展开剂,展开,取出,晾干,喷以 10%硫酸乙醇溶液,在 105℃加热至斑点显色清晰,置日光下检视。供试品色谱中,在与对照药材色谱相应的位置上,显相同颜色的斑点。

【检查】　水分　不得过 12.0%(通则 0832 第二法)。

总灰分　不得过 13.0%(通则 2302)。

酸不溶性灰分　不得过 9.0%(通则 2302)。

饮片

【炮制】　青葙子　除去杂质。

【性状】【鉴别】【检查】　同药材。

【性味与归经】　苦,微寒。归肝经。

【功能与主治】　清肝泻火,明目退翳。用于肝热目赤,目生翳膜,视物昏花,肝火眩晕。

【用法与用量】　9～15g。

【注意】　本品有扩散瞳孔作用,青光眼患者禁用。

【贮藏】　置干燥处。

青 蒿

Qinghao

ARTEMISIAE ANNUAE HERBA

本品为菊科植物黄花蒿 Artemisia annua L. 的干燥地上部分。秋季花盛开时采割,除去老茎,阴干。

【性状】　本品茎呈圆柱形,上部多分枝,长 30～80cm,直径 0.2～0.6cm;表面黄绿色或棕黄色,具纵棱线;质略硬,易折断,断面中部有髓。叶互生,暗绿色或棕绿色,卷缩易碎,完整者展平后为三回羽状深裂,裂片和小裂片矩圆形或长椭圆形,两面被短毛。气香特异,味微苦。

【鉴别】　取本品粉末 3g,加石油醚(60～90℃)50ml,加热回流 1 小时,滤过,滤液蒸干,残渣加正己烷 30ml 使溶解,用 20%乙腈溶液振摇提取 3 次,每次 10ml,合并乙腈液,蒸干,残渣加乙醇 0.5ml 使溶解,作为供试品溶液。另取青蒿素对照品,加乙醇制成每 1ml 含 1mg 的溶液,作为对照品溶液。照薄层色谱法(通则 0502)试验,吸取上述两种溶液各 5μl,分别点于同一硅胶 G 薄层板上,以石油醚(60～90℃)-乙醚(4:5)为展开剂,展开,取出,晾干,喷以 2%香草醛的 10%硫酸乙醇溶液,在 105℃加热至斑点显色清晰,置紫外光灯(365nm)下检视。供试品色谱中,在与对照品色谱相应的位置上,显相同颜色的荧光斑点。

【检查】　水分　不得过 14.0%(通则 0832 第二法)。

总灰分　不得过 8.0%(通则 2302)。

【浸出物】　照醇溶性浸出物测定法(通则 2201)项下的冷浸法测定,用无水乙醇作溶剂,不得少于 1.9%。

饮片

【炮制】　除去杂质,喷淋清水,稍润,切段,干燥。

【性状】　本品呈不规则的段,长 0.5～1.5cm。茎呈圆柱形,表面黄绿色或棕黄色,具纵棱线,质略硬,切面黄白色,髓白色。叶片多皱缩或破碎,暗绿色或棕绿色,完整者展平后为三回羽状深裂,裂片及小裂片矩圆形或长椭圆形,两面被短毛。花黄色,气香特异,味微苦。

【性味与归经】　苦、辛,寒。归肝、胆经。

【功能与主治】　清虚热,除骨蒸,解暑热,截疟,退黄。用于温邪伤阴,夜热早凉,阴虚发热,骨蒸劳热,暑邪发热,疟疾寒热,湿热黄疸。

【用法与用量】　6～12g,后下。

【贮藏】　置阴凉干燥处。

青 礞 石

Qingmengshi

CHLORITI LAPIS

本品为变质岩类黑云母片岩或绿泥石化云母碳酸盐片岩。采挖后,除去杂石和泥沙。

【性状】　黑云母片岩　主为鳞片状或片状集合体。呈不规则扁块状或长斜块状,无明显棱角。褐黑色或绿黑色,具玻璃样光泽。质软,易碎,断面呈较明显的层片状。碎粉主为绿黑色鳞片(黑云母),有似星点样的闪光。气微,味淡。

绿泥石化云母碳酸盐片岩　为鳞片状或粒状集合体。呈灰色或绿灰色,夹有银色或淡黄色鳞片,具光泽。质松,易碎,粉末为灰绿色鳞片(绿泥石化云母片)和颗粒(主为碳酸盐),片状者具星点样闪光。遇稀盐酸产生气泡,加热后泡沸激烈。气微,味淡。

饮片

【炮制】 青礞石 除去杂石,砸成小块。

【性状】 本品呈鳞片状、不规则碎块状或颗粒,碎块直径 0.5～2cm,厚 0.5～1cm,无明显棱角。褐黑色、绿褐色或灰绿色,具玻璃样光泽。碎块断面呈较明显层片状。质软,易碎,气微,味淡。

煅青礞石 取净青礞石,照明煅法(通则 0213)煅至红透。

【性状】 本品呈不规则碎块状或鳞片状粉末,碎块直径 0.5～1.5cm,厚 0.5～1cm,无明显棱角。黄绿色至青黄色,鳞片状粉末光泽性更强。碎块断面呈较明显层片状。质松软,易碎,气微,味淡。

【性味与归经】 甘、咸,平。归肺、心、肝经。

【功能与主治】 坠痰下气,平肝镇惊。用于顽痰胶结,咳逆喘急,癫痫发狂,烦躁胸闷,惊风抽搐。

【用法与用量】 多入丸散服,3～6g;煎汤 10～15g,布包先煎。

【贮藏】 置干燥处。

青　黛

Qingdai

INDIGO NATURALIS

本品为爵床科植物马蓝 *Baphicacanthus cusia*(Nees)Bremek.、蓼科植物蓼蓝 *Polygonum tinctorium* Ait. 或十字花科植物菘蓝 *Isatis indigotica* Fort. 的叶或茎叶经加工制得的干燥粉末、团块或颗粒。

【性状】 本品为深蓝色的粉末,体轻,易飞扬;或呈不规则多孔性的团块、颗粒,用手搓捻即成细末。微有草腥气,味淡。

【鉴别】 (1)取本品少量,用微火灼烧,有紫红色的烟雾产生。

(2)取本品少量,滴加硝酸,产生气泡并显棕红色或黄棕色。

(3)取本品 50mg,加三氯甲烷 5ml,充分搅拌,滤过,滤液作为供试品溶液。另取靛蓝对照品、靛玉红对照品,加三氯甲烷分别制成每 1ml 含 1mg 和 0.5mg 的溶液,作为对照品溶液。照薄层色谱法(通则 0502)试验,吸取上述三种溶液各 5μl,分别点于同一硅胶 G 薄层板上,以甲苯-三氯甲烷-丙酮(5:4:1)为展开剂,展开,取出,晾干。供试品色谱中,在与对照品色谱相应的位置上,显相同的蓝色和浅紫红色的斑点。

【检查】 水分 不得过 7.0%(通则 0832 第二法)。

水溶性色素 取本品 0.5g,加水 10ml,振摇后放置片刻,水层不得显深蓝色。

【含量测定】 靛蓝 照高效液相色谱法(通则 0512)测定。

色谱条件与系统适用性试验 以十八烷基硅烷键合硅胶为填充剂;以甲醇-水(75:25)为流动相;检测波长为 606nm。理论板数按靛蓝峰计算应不低于 1800。

对照品溶液的制备 取靛蓝对照品 2.5mg,精密称定,置 250ml 量瓶中,加 2% 水合氯醛的三氯甲烷溶液(取水合氯醛,置硅胶干燥器中放置 24 小时,称取 2.0g,加三氯甲烷至 100ml,放置,出现浑浊,以无水硫酸钠脱水,滤过,即得)约 220ml,超声处理(功率 250W,频率 33kHz)1.5 小时,放冷,加 2% 水合氯醛的三氯甲烷溶液至刻度,摇匀,即得(每 1ml 中含靛蓝 10μg)。

供试品溶液的制备 取本品细粉约 50mg,精密称定,置 250ml 量瓶中,加 2% 水合氯醛的三氯甲烷溶液约 220ml,超声处理(功率 250W,频率 33kHz)30 分钟,放冷,加 2% 水合氯醛的三氯甲烷溶液至刻度,摇匀,滤过,取续滤液,即得。

测定法 分别精密吸取对照品溶液与供试品溶液各 10μl,注入液相色谱仪,测定,即得。

本品按干燥品计算,含靛蓝($C_{16}H_{10}N_2O_2$)不得少于 2.0%。

靛玉红 照高效液相色谱法(通则 0512)测定。

色谱条件与系统适用性试验 以十八烷基硅烷键合硅胶为填充剂;以甲醇-水(70:30)为流动相;检测波长为 292nm。理论板数按靛玉红峰计算应不低于 3000。

对照品溶液的制备 取靛玉红对照品 2.5mg,精密称定,置 50ml 量瓶中,加 N,N-二甲基甲酰胺约 45ml,超声处理(功率 250W,频率 33kHz)使溶解,放冷,加 N,N-二甲基甲酰胺至刻度,摇匀;精密量取 10ml,置 100ml 量瓶中,加 N,N-二甲基甲酰胺至刻度,摇匀,即得(每 1ml 中含靛玉红 5μg)。

供试品溶液的制备 取本品细粉约 50mg,精密称定,置 25ml 量瓶中,加 N,N-二甲基甲酰胺约 20ml,超声处理(功率 250W,频率 33kHz)30 分钟,放冷,加 N,N-二甲基甲酰胺至刻度,摇匀,滤过,取续滤液,即得。

测定法 分别精密吸取对照品溶液与供试品溶液各 10μl,注入液相色谱仪,测定,即得。

本品按干燥品计算,含靛玉红($C_{16}H_{10}N_2O_2$)不得少于 0.13%。

【性味与归经】 咸,寒。归肝经。

【功能与主治】 清热解毒,凉血消斑,泻火定惊。用于温毒发斑,血热吐衄,胸痛咳血,口疮,痄腮,喉痹,小儿惊痫。

【用法与用量】 1～3g,宜入丸散用。外用适量。

【贮藏】 置干燥处。

玫 瑰 花

Meiguihua

ROSAE RUGOSAE FLOS

本品为蔷薇科植物玫瑰 *Rosa rugosa* Thunb. 的干燥花蕾。春末夏初花将开放时分批采摘，及时低温干燥。

【性状】 本品略呈半球形或不规则团状，直径 0.7～1.5cm。残留花梗上被细柔毛，花托半球形，与花萼基部合生；萼片 5，披针形，黄绿色或棕绿色，被有细柔毛；花瓣多皱缩，展平后宽卵形，呈覆瓦状排列，紫红色，有的黄棕色；雄蕊多数，黄褐色；花柱多数，柱头在花托口集成头状，略突出，短于雄蕊。体轻，质脆。气芳香浓郁，味微苦涩。

【鉴别】 本品萼片表面观：非腺毛较密，单细胞，多弯曲，长 136～680μm，壁厚，木化。腺毛头部多细胞，扁球形，直径 64～180μm，柄部多细胞，多列性，长 50～340μm，基部有时可见单细胞分枝。草酸钙簇晶直径9～25μm。

【检查】 水分 不得过 12.0%（通则 0832 第二法）。

总灰分 不得过 7.0%（通则 2302）。

【浸出物】 照醇溶性浸出物测定法（通则 2201）项下的热浸法测定，用 20%乙醇作溶剂，不得少于 28.0%。

【性味与归经】 甘、微苦，温。归肝、脾经。

【功能与主治】 行气解郁，和血，止痛。用于肝胃气痛，食少呕恶，月经不调，跌扑伤痛。

【用法与用量】 3～6g。

【贮藏】 密闭，置阴凉干燥处。

苦 木

Kumu

PICRASMAE RAMULUS ET FOLIUM

本品为苦木科植物苦木 *Picrasma quassioides*（D. Don）Benn. 的干燥枝和叶。夏、秋二季采收，干燥。

【性状】 本品枝呈圆柱形，长短不一，直径 0.5～2cm；表面灰绿色或棕绿色，有细密的纵纹和多数点状皮孔；质脆，易折断，断面不平整，淡黄色，嫩枝色较浅且髓部较大。叶为单数羽状复叶，易脱落；小叶卵状长椭圆形或卵状披针形，近无柄，长 4～16cm，宽1.5～6cm；先端锐尖，基部偏斜或稍圆，边缘具钝齿；两面通常绿色，有的下表面淡紫红色，沿中脉有柔毛。气微，味极苦。

【鉴别】 (1)本品粉末黄绿色。叶上表皮细胞呈多边形；下表皮气孔甚多，气孔不定式。叶肉细胞中含众多草酸钙簇晶。纤维成束，细长，周围薄壁细胞含草酸钙簇晶，偶见方晶。网纹导管和具缘纹孔导管巨大，多破碎。木射线细胞高 1～8

列细胞，细胞壁稍厚，纹孔较明显。

(2)取本品粉末 1g，加甲醇 10ml，冷浸过夜，滤过，滤液蒸干，残渣加甲醇 1ml 使溶解，作为供试品溶液。另取苦木对照药材 1g，同法制成对照药材溶液。照薄层色谱法（通则 0502）试验，吸取上述两种溶液各 10μl，分别点于同一硅胶 G 薄层板上，以三氯甲烷-甲醇（17：3）为展开剂，展开，取出，晾干，喷以改良碘化铋钾试液。供试品色谱中，在与对照药材色谱相应的位置上，显相同颜色的斑点。

饮片

【炮制】 除去杂质，枝洗净，润透，切片，干燥；叶喷淋清水，稍润，切丝，干燥。

【性味与归经】 苦，寒；有小毒。归肺、大肠经。

【功能与主治】 清热解毒，祛湿。用于风热感冒，咽喉肿痛，湿热泻痢，湿疹，疮疖，蛇虫咬伤。

【用法与用量】 枝 3～4.5g；叶 1～3g。外用适量。

【贮藏】 置干燥处。

苦 玄 参

Kuxuanshen

PICRIAE HERBA

本品为玄参科植物苦玄参 *Picria fel-terrae* Lour. 的干燥全草。秋季采收，除去杂质，晒干。

【性状】 本品须根细小。茎略呈方柱形，节稍膨大，多分枝，长 30～80cm，直径 1.5～2.5mm，黄绿色，老茎略带紫色；折断面纤维性，髓部中空。单叶对生，多皱缩，完整者展平后呈卵形或卵圆形，长 3～5cm，宽 2～3cm，黄绿色至灰绿色；先端锐尖，基部楔形，边缘有圆钝锯齿。叶柄长1～2cm。全体被短糙毛。总状花序顶生或腋生，花萼裂片 4，外 2 片较大，卵圆形，内 2 片细小，条形；花冠唇形。蒴果扁卵形，包于宿存的萼片内。种子细小，多数。气微，味苦。

【鉴别】 (1)本品茎横切面：表皮细胞 1 列，嫩茎外被非腺毛。表皮下方有厚角组织 1～3 列。皮层为 4～6 列薄壁细胞，在棱突处有类圆形韧皮纤维束。韧皮部细胞 3～8 层，老茎韧皮部细胞含黄棕色至红棕色物，呈一明显环带。形成层不明显。木质部导管较大连续成环，木射线细胞 1～3 列径向排列。髓部薄壁细胞较大，含草酸钙针晶或短柱晶。

(2)取本品粉末 0.5g，加乙酸乙酯-甲醇（5：1）混合溶液 25ml，超声处理 30 分钟，滤过，滤液蒸干，残渣加乙醇 1ml 使溶解，作为供试品溶液。另取苦玄参对照药材 0.5g，同法制成对照药材溶液。再取苦玄参苷 I_A 对照品，加乙醇制成每 1ml 含 1mg 的溶液，作为对照品溶液。照薄层色谱法（通则 0502）试验，吸取上述三种溶液各 3μl，分别点于同一硅胶 G 薄层板上，以三氯甲烷-甲醇（4：1）为展开剂，展开，取出，晾干，喷以 5%香草醛硫酸溶液，在 105℃加热至斑点显色清晰。

供试品色谱中,在与对照药材色谱和对照品色谱相应的位置上,显相同颜色的斑点。

【检查】 水分 不得过 13.0%(通则 0832 第二法)。

总灰分 不得过 13.0%(通则 2302)。

酸不溶性灰分 不得过 5.0%(通则 2302)。

【浸出物】 照醇溶性浸出物测定法(通则 2201)项下的热浸法测定,用 70%乙醇作溶剂,不得少于 13.0%。

【含量测定】 照高效液相色谱法(通则 0512)测定。

色谱条件与系统适用性试验 以十八烷基硅烷键合硅胶为填充剂;以乙腈-水(35:65)为流动相;检测波长为 264nm;柱温 35℃。理论板数按苦玄参苷 I_A 峰计算应不低于 4000。

对照品溶液的制备 取苦玄参苷 I_A 对照品适量,精密称定,加甲醇制成每 1ml 含 0.1mg 的溶液,即得。

供试品溶液的制备 取本品粉末(过三号筛)约 1g,精密称定,置具塞锥形瓶中,精密加入 60%甲醇 25ml,密塞,称定重量,加热回流 30 分钟,放冷,再称定重量,用 60%甲醇补足减失的重量,摇匀,滤过,取续滤液,即得。

测定法 分别精密吸取对照品溶液与供试品溶液各 10μl,注入液相色谱仪,测定,即得。

本品按干燥品计算,含苦玄参苷 I_A($C_{41}H_{62}O_{13}$)不得少于 0.25%。

【性味与归经】 苦,寒。归肺、胃、肝经。

【功能与主治】 清热解毒,消肿止痛。用于风热感冒,咽喉肿痛,喉痹,疔腮,脘腹疼痛,痢疾,跌打损伤,疖肿,毒蛇咬伤。

【用法与用量】 9~15g。外用适量。

【贮藏】 置干燥处。

苦 地 丁
Kudiding
CORYDALIS BUNGEANAE HERBA

本品为罂粟科植物地丁草 *Corydalis bungeana* Turcz. 的干燥全草。夏季花果期采收,除去杂质,晒干。

【性状】 本品皱缩成团,长 10~30cm。主根圆锥形,表面棕黄色。茎细,多分枝,表面灰绿色或黄绿色,具 5 纵棱,质软,断面中空。叶多皱缩破碎,暗绿色或灰绿色,完整叶片二至三回羽状全裂。花少见,花冠唇形,有距,淡紫色。蒴果扁长椭圆形,呈荚果状。种子扁心形,黑色,有光泽。气微,味苦。

【鉴别】 (1)本品茎横切面:表皮细胞 1 列,类圆形,外被厚的角质层,气孔下陷。皮层薄壁细胞形状不规则,棱脊处厚角细胞 7~10 列。中柱鞘为 1~2 列纤维,环状排列,棱脊处纤维排成半月状。外韧型维管束位于棱脊处,韧皮部狭窄,木质部由导管、管胞、纤维及薄壁细胞组成。髓部较宽广,中央具大空腔。

(2)取本品粉末 0.5g,加浓氨试液湿润,加三氯甲烷 10ml,放置过夜,滤过,滤液蒸干,残渣加三氯甲烷 1ml 使溶解,作为

供试品溶液。另取紫堇灵对照品,加甲醇制成每 1ml 含 1mg 的溶液,作为对照品溶液。照薄层色谱法(通则 0502)试验,吸取上述两种溶液各 10μl,分别点于同一用 0.4%氢氧化钠溶液制备的硅胶 G 薄层板上,以环己烷-三氯甲烷-甲醇(7:2:1)为展开剂,展开,取出,晾干,喷以稀碘化铋钾试液。供试品色谱中,在与对照品色谱相应的位置上,显相同颜色的斑点。

【检查】 杂质 不得过 2%(通则 2301)。

水分 不得过 13.0%(通则 0832 第二法)。

【浸出物】 照水溶性浸出物测定法(通则 2201)项下的热浸法测定,不得少于 18.0%。

【含量测定】 照高效液相色谱法(通则 0512)测定。

色谱条件与系统适用性试验 以十八烷基硅烷键合硅胶为填充剂;以甲醇-0.015mol/L 磷酸盐缓冲液(pH6.7)(取磷酸二氢钾 1.58g 和磷酸氢二钾 0.76g,加水 1000ml 溶解,混匀,用氢氧化钠试液调节 pH 值至 6.7)(70:30)为流动相;检测波长为 289nm。理论板数按紫堇灵峰计算应不低于 6000。

对照品溶液的制备 取紫堇灵对照品适量,精密称定,加甲醇制成每 1ml 含 40μg 的溶液,即得。

供试品溶液的制备 取本品粉末(过三号筛)约 0.5g,精密称定,置具塞锥形瓶中,精密加入甲醇 25ml,密塞,称定重量,浸泡 1 小时,超声处理(功率 250W,频率 33kHz)30 分钟,取出,放冷,再称定重量,用甲醇补足减失的重量,摇匀,滤过,取续滤液,即得。

测定法 分别精密吸取对照品溶液与供试品溶液各 20μl,注入液相色谱仪,测定,即得。

本品按干燥品计算,含紫堇灵($C_{21}H_{21}O_5N$)不得少于 0.14%。

饮 片

【炮制】 除去杂质,洗净,切段,干燥。

【性状】 本品呈不规则的段。茎细,表面灰绿色,具 5 纵棱,断面中空。叶多破碎,暗绿色或灰绿色。花少见,花冠唇形,有距,淡紫色。蒴果扁长椭圆形,呈荚果状。种子扁心形,黑色,有光泽。气微,味苦。

【鉴别】 【检查】(水分) 【浸出物】 【含量测定】 同药材。

【性味与归经】 苦,寒。归心、肝、大肠经。

【功能与主治】 清热解毒,散结消肿。用于时疫感冒,咽喉肿痛,疔疮肿痛,痈疽发背,疔腮丹毒。

【用法与用量】 9~15g。外用适量,煎汤洗患处。

【贮藏】 置干燥处。

苦 杏 仁
Kuxingren
ARMENIACAE SEMEN AMARUM

本品为蔷薇科植物山杏 *Prunus armeniaca* L. var. *ansu* Maxim.、西伯利亚杏 *Prunus sibirica* L.、东北杏 *Prunus* mandshurica（Maxim.）Koehne 或杏 *Prunus armeniaca* L. 的干燥成熟种子。夏季采收成熟果实，除去果肉和核壳，取出种子，晒干。

【性状】 本品呈扁心形，长 1～1.9cm，宽 0.8～1.5cm，厚 0.5～0.8cm。表面黄棕色至深棕色，一端尖，另端钝圆，肥厚，左右不对称，尖端一侧有短线形种脐，圆端合点处向上具多数深棕色的脉纹。种皮薄，子叶 2，乳白色，富油性。气微，味苦。

【鉴别】 （1）种皮表面观：种皮石细胞单个散在或数个相连，黄棕色至棕色，表面观类多角形、类长圆形或贝壳形，直径 25～150μm。种皮外表皮细胞浅橙黄色至棕黄色，常与种皮石细胞相连，类圆形或多边形，壁常皱缩。

（2）取本品粉末 2g，置索氏提取器中，加二氯甲烷适量，加热回流 2 小时，弃去二氯甲烷液，药渣挥干溶剂，加甲醇 30ml，加热回流 30 分钟，放冷，滤过，滤液作为供试品溶液。另取苦杏仁苷对照品，加甲醇制成每 1ml 含 2mg 的溶液，作为对照品溶液。照薄层色谱法（通则 0502）试验，吸取上述两种溶液各 3μl，分别点于同一硅胶 G 薄层板上，以三氯甲烷-乙酸乙酯-甲醇-水（15：40：22：10）5～10℃放置 12 小时的下层溶液为展开剂，展开，取出，立即用 0.8％磷钼酸的 15％硫酸乙醇溶液浸板，在 105℃加热至斑点显色清晰。供试品色谱中，在与对照品色谱相应的位置上，显相同颜色的斑点。

【检查】 水分 不得过 7.0％（通则 0832 第四法）。

过氧化值 不得过 0.11（通则 2303）。

【含量测定】 照高效液相色谱法（通则 0512）测定。

色谱条件与系统适用性试验 以十八烷基硅烷键合硅胶为填充剂；以乙腈-0.1％磷酸溶液（8：92）为流动相；检测波长为 207nm。理论板数按苦杏仁苷峰计算应不低于 7000。

对照品溶液的制备 取苦杏仁苷对照品适量，精密称定，加甲醇制成每 1ml 含 40μg 的溶液，即得。

供试品溶液的制备 取本品粉末（过二号筛）约 0.25g，精密称定，置具塞锥形瓶中，精密加入甲醇 25ml，密塞，称定重量，超声处理（功率 250W，频率 50kHz）30 分钟，放冷，再称定重量，用甲醇补足减失的重量，摇匀，滤过，精密量取续滤液 5ml，置 50ml 量瓶中，加 50％甲醇稀释至刻度，摇匀，滤过，取续滤液，即得。

测定法 分别精密吸取对照品溶液与供试品溶液各 10～20μl，注入液相色谱仪，测定，即得。

本品按干燥品计算，含苦杏仁苷（$C_{20}H_{27}NO_{11}$）不得少于 3.0％。

饮片

【炮制】 苦杏仁 用时捣碎。

【性状】【鉴别】【检查】【含量测定】 同药材。

焯苦杏仁 取净苦杏仁，照焯法（通则 0213）去皮。用时捣碎。

【性状】 本品呈扁心形。表面乳白色或黄白色，一端尖，另端钝圆，肥厚，左右不对称，富油性。有特异的香气，味苦。

【含量测定】 同药材，含苦杏仁苷（$C_{20}H_{27}NO_{11}$）不得少于 2.4％。

【鉴别】（2）【检查】 同药材。

炒苦杏仁 取焯苦杏仁，照清炒法（通则 0213）炒至黄色。用时捣碎。

【性状】 本品形如焯苦杏仁，表面黄色至棕黄色，微带焦斑。有香气，味苦。

【检查】 水分 同药材，不得过 6.0％。

【含量测定】 同药材，含苦杏仁苷（$C_{20}H_{27}NO_{11}$）不得少于 2.4％。

【鉴别】（2）【检查】（过氧化值） 同药材。

【性味与归经】 苦，微温；有小毒。归肺、大肠经。

【功能与主治】 降气止咳平喘，润肠通便。用于咳嗽气喘，胸满痰多，肠燥便秘。

【用法与用量】 5～10g，生品入煎剂后下。

【注意】 内服不宜过量，以免中毒。

【贮藏】 置阴凉干燥处，防蛀。

苦　参

Kushen

SOPHORAE FLAVESCENTIS RADIX

本品为豆科植物苦参 *Sophora flavescens* Ait. 的干燥根。春、秋二季采挖，除去根头和小支根，洗净，干燥，或趁鲜切片，干燥。

【性状】 本品呈长圆柱形，下部常有分枝，长 10～30cm，直径 1～6.5cm。表面灰棕色或棕黄色，具纵皱纹和横长皮孔样突起，外皮薄，多破裂反卷，易剥落，剥落处显黄色，光滑，质硬，不易折断，断面纤维性；切片厚 3～6mm；切面黄白色，具放射状纹理和裂隙，有的具异型维管束呈同心性环列或不规则散在。气微，味极苦。

【鉴别】 （1）本品粉末淡黄色。木栓细胞淡棕色，横断面观呈扁长方形，壁微弯曲；表面观呈类多角形，平周壁表面有不规则细裂纹，垂周壁有纹孔呈断续状。纤维和晶纤维，多成束；纤维细长，直径 11～27μm，壁厚，非木化；纤维束周围的细胞含草酸钙方晶，形成晶纤维，含晶细胞的壁不均匀增厚。草酸钙方晶，呈类双锥形、菱形或多面形，直径约至 237μm。淀粉粒，单粒类圆形或长圆形，直径 2～20μm，脐点裂缝状，大粒层纹隐约可见；复粒较多，由 2～12 分粒组成。

（2）取本品横切片，加氢氧化钠试液数滴，栓皮即呈橙红色，渐变为血红色，久置不消失。木质部不呈现颜色反应。

（3）取本品粉末 0.5g，加浓氨试液 0.3ml、三氯甲烷 25ml，放置过夜，滤过，滤液蒸干，残渣加三氯甲烷 0.5ml 使溶解，作为供试品溶液。另取苦参碱对照品、槐定碱对照品，加乙醇制成每 1ml 各含 0.2mg 的混合溶液，作为对照品溶液。照薄层色谱法（通则 0502）试验，吸取上述两种溶液各 4μl，分别点于同一用 2％氢氧化钠溶液制备的硅胶 G 薄层板上,以甲苯-丙酮-甲醇(8:3:0.5)为展开剂,展开,展距8cm,取出,晾干,再以甲苯-乙酸乙酯-甲醇-水(2:4:2:1)10℃以下放置的上层溶液为展开剂,展开,取出,晾干,依次喷以碘化铋钾试液和亚硝酸钠乙醇试液。供试品色谱中,在与对照品色谱相应的位置上,显相同的橙色斑点。

(4)取氧化苦参碱对照品,加乙醇制成每1ml含0.2mg的溶液,作为对照品溶液。照薄层色谱法(通则0502)试验,吸取〔鉴别〕(3)项下的供试品溶液和上述对照品溶液各4μl,分别点于同一用2%氢氧化钠溶液制备的硅胶G薄层板上,以三氯甲烷-甲醇-浓氨试液(5:0.6:0.3)10℃以下放置的下层溶液为展开剂,展开,取出,晾干,依次喷以碘化铋钾试液和亚硝酸钠乙醇试液。供试品色谱中,在与对照品色谱相应的位置上,显相同的橙色斑点。

【检查】　水分　不得过11.0%(通则0832第二法)。

总灰分　不得过8.0%(通则2302)。

【浸出物】　照水溶性浸出物测定法(通则2201)项下的冷浸法测定,不得少于20.0%。

【含量测定】　照高效液相色谱法(通则0512)测定。

色谱条件与系统适用性试验　以十八烷基硅烷键合硅胶为填充剂;以乙腈-[0.01mol/L乙酸铵溶液(浓氨试液调pH8.1)](3:2)为流动相A,0.01mol/L乙酸铵溶液(浓氨试液调pH8.1)为流动相B,按下表中的规定进行梯度洗脱;检测波长为225nm,理论板数按氧化苦参碱峰计算应不低于4000。

时间(分钟)	流动相A(%)	流动相B(%)
0~20	10→30	90→70
20~40	30→40	70→60
40~50	40→60	60→40

对照品溶液的制备　取苦参碱对照品、氧化苦参碱对照品适量,精密称定,加乙醇分别制成每1ml含苦参碱50μg、氧化苦参碱0.15mg的溶液,即得。

供试品溶液的制备　取本品粉末(过三号筛)约0.3g,精密称定,置具塞锥形瓶中,加浓氨试液0.4ml,精密加入三氯甲烷25ml,密塞,称定重量,超声处理(功率250W,频率33kHz)40分钟,放冷,再称定重量,用三氯甲烷补足减失的重量,摇匀,滤过,精密量取续滤液10ml,回收溶剂至干,残渣加无水乙醇适量使溶解,转移至10ml量瓶中,加无水乙醇至刻度,摇匀,即得。

测定法　分别精密吸取上述两种对照品溶液各5μl与供试品溶液5~10μl,注入液相色谱仪,测定,即得。

本品按干燥品计算,含苦参碱($C_{15}H_{24}N_2O$)和氧化苦参碱($C_{15}H_{24}N_2O_2$)的总量不得少于1.2%。

饮片

【炮制】　除去残留根头,大小分开,洗净,浸泡至约六成透时,润透,切厚片,干燥。

【性状】　本品呈类圆形或不规则形的厚片。外表皮灰棕色或棕黄色,有时可见横长皮孔样突起,外皮薄,常破裂反卷或脱落,脱落处显黄色或棕黄色,光滑。切面黄白色,纤维性,具放射状纹理和裂隙,有的可见同心性环纹。气微,味极苦。

【含量测定】　同药材,含苦参碱($C_{15}H_{24}N_2O$)和氧化苦参碱($C_{15}H_{24}N_2O_2$)的总量不得少于1.0%。

【鉴别】【检查】【浸出物】　同药材。

【性味与归经】　苦,寒。归心、肝、胃、大肠、膀胱经。

【功能与主治】　清热燥湿,杀虫,利尿。用于热痢,便血,黄疸尿闭,赤白带下,阴肿阴痒,湿疹,湿疮,皮肤瘙痒,疥癣麻风;外治滴虫性阴道炎。

【用法与用量】　4.5~9g。外用适量,煎汤洗患处。

【注意】　不宜与藜芦同用。

【贮藏】　置干燥处。

苦　楝　皮
Kulianpi
MELIAE CORTEX

本品为楝科植物川楝 *Melia toosendan* Sieb. et Zucc. 或楝 *Melia azedarach* L. 的干燥树皮和根皮。春、秋二季剥取,晒干,或除去粗皮,晒干。

【性状】　本品呈不规则板片状、槽状或半卷筒状,长宽不一,厚2~6mm。外表面灰棕色或灰褐色,粗糙,有交织的纵皱纹和点状灰棕色皮孔,除去粗皮者淡黄色;内表面类白色或淡黄色。质韧,不易折断,断面纤维性,呈层片状,易剥离。气微,味苦。

【鉴别】　(1)取本品一段,用手折叠揉搓,可分为多层薄片,层层黄白相间,每层薄片有极细的网纹。

(2)本品粉末红棕色。纤维多成束,周围薄壁细胞含草酸钙方晶,形成晶鞘纤维。草酸钙方晶较多,呈正方形、多面形或类双锥形,直径14~25μm。木栓细胞多角形,内含红棕色物。

(3)取本品粉末2g,加水40ml,超声处理1小时,放冷,离心,取上清液,用乙酸乙酯振摇提取3次,每次25ml,合并乙酸乙酯液,蒸干,残渣加甲醇2ml使溶解,作为供试品溶液。另取苦楝皮对照药材2g,同法制成对照药材溶液。再取儿茶素对照品,加甲醇制成每1ml含1mg的溶液,作为对照品溶液。照薄层色谱法(通则0502)试验,吸取上述三种溶液各10μl,分别点于同一硅胶GF₂₅₄薄层板上,以二氯甲烷-甲醇-甲酸(4:1:1)为展开剂,展开,取出,晾干,置紫外光灯(254nm)下检视。供试品色谱中,在与对照药材色谱和对照品色谱相应的位置上,显相同颜色的斑点;喷以10%硫酸乙醇溶液,在105℃加热至斑点显色清晰。供试品色谱中,在与对照药材色谱和对照品色谱相应的位置上,显相同颜色的斑点。

【检查】 水分 不得过 12.0%(通则 0832 第二法)。

总灰分 不得过 10.0%(通则 2302)。

【含量测定】 照高效液相色谱-质谱法(通则 0512 和通则 0431)测定。

色谱、质谱条件与系统适用性试验 以十八烷基硅烷键合硅胶为填充剂;以乙腈-0.01% 甲酸溶液(31∶69)为流动相;采用单级四极杆质谱检测器,电喷雾离子化(ESI)负离子模式下选择质荷比(m/z)为 573 离子进行检测。理论板数按川楝素峰计算应不低于 8000。

对照品溶液的制备 取川楝素对照品适量,精密称定,加甲醇制成每 1ml 含 1μg 的溶液,即得。

供试品溶液的制备 取本品粉末(过四号筛)约 0.25g,精密称定,置圆底烧瓶中,精密加入甲醇 50ml,称定重量,加热回流 1 小时,放冷,再称定重量,用甲醇补足减失的重量,摇匀,滤过,取续滤液,即得。

测定法 分别精密吸取对照品溶液 2μl 与供试品溶液 1～2μl,注入液相色谱-质谱联用仪,测定,以川楝素两个峰面积之和计算,即得。

本品按干燥品计算,含川楝素($C_{30}H_{38}O_{11}$)应为 0.010%～0.20%。

饮片

【炮制】 除去杂质、粗皮,洗净,润透,切丝,干燥。

【性状】 本品呈不规则的丝状。外表面灰棕色或灰褐色,除去粗皮者呈淡黄色。内表面类白色或淡黄色。切面纤维性,略呈层片状,易剥离。气微,味苦。

【鉴别】【检查】【含量测定】 同药材。

【性味与归经】 苦,寒;有毒。归肝、脾、胃经。

【功能与主治】 杀虫,疗癣。用于蛔虫病,蛲虫病,虫积腹痛;外治疥癣瘙痒。

【用法与用量】 3～6g。外用适量,研末,用猪脂调敷患处。

【注意】 孕妇及肝肾功能不全者慎用。

【贮藏】 置通风干燥处,防潮。

苘 麻 子
Qingmazi
ABUTILI SEMEN

本品为锦葵科植物苘麻 *Abutilon theophrasti* Medic. 的干燥成熟种子。秋季采收成熟果实,晒干,打下种子,除去杂质。

【性状】 本品呈三角状肾形,长 3.5～6mm,宽 2.5～4.5mm,厚 1～2mm。表面灰黑色或暗褐色,有白色稀疏绒毛,凹陷处有类椭圆状种脐,淡棕色,四周有放射状细纹。种皮坚硬,子叶 2,重叠折曲,富油性。气微,味淡。

【鉴别】 (1)本品横切面:表皮细胞 1 列,扁长方形,有的分化成单细胞非腺毛。下皮细胞 1 列,略径向延长。栅状

细胞 1 列,长柱形,长约至 88μm,壁极厚,上部可见线形胞腔,其末端膨大,内含细小球状结晶。色素层 4～5 列细胞,含黄棕色或红棕色物。胚乳和子叶细胞含脂肪油和糊粉粒,子叶细胞还含少数细小草酸钙簇晶。

(2)取本品粉末 2g,置索氏提取器中,加石油醚(60～90℃)适量,加热回流至提取液无色,放冷,弃去石油醚液,药渣挥干,加乙醇 30ml,超声处理 30 分钟,放冷,滤过,滤液浓缩至 2ml,作为供试品溶液。另取苘麻子对照药材 2g,同法制成对照药材溶液。照薄层色谱法(通则 0502)试验,吸取上述两种溶液各 5μl,分别点于同一硅胶 G 薄层板上,以三氯甲烷-丙酮-甲醇-甲酸(3∶1∶0.5∶0.1)为展开剂,展开,取出,晾干,喷以 10% 硫酸乙醇溶液,在 110℃加热至斑点显色清晰,置紫外光灯(365nm)下检视。供试品色谱中,在与对照药材色谱相应的位置上,显相同颜色的荧光斑点。

【检查】 杂质 不得过 1%(通则 2301)。

水分 不得过 10.0%(通则 0832 第四法)。

总灰分 不得过 7.0%(通则 2302)。

【浸出物】 照醇溶性浸出物测定法(通则 2201)项下的热浸法测定,用乙醇作溶剂,不得少于 17.0%。

【性味与归经】 苦,平。归大肠、小肠、膀胱经。

【功能与主治】 清热解毒,利湿,退翳。用于赤白痢疾,淋证涩痛,痈肿疮毒,目生翳膜。

【用法与用量】 3～9g。

【贮藏】 置阴凉干燥处。

枇 杷 叶
Pipaye
ERIOBOTRYAE FOLIUM

本品为蔷薇科植物枇杷 *Eriobotrya japonica* (Thunb.) Lindl. 的干燥叶。全年均可采收,晒至七、八成干时,扎成小把,再晒干。

【性状】 本品呈长圆形或倒卵形,长 12～30cm,宽 4～9cm。先端尖,基部楔形,边缘有疏锯齿,近基部全缘。上表面灰绿色、黄棕色或红棕色,较光滑;下表面密被黄色绒毛,主脉于下表面显著突起,侧脉羽状;叶柄极短,被棕黄色绒毛。革质而脆,易折断。气微,味微苦。

【鉴别】 (1)本品横切面:上表皮细胞扁方形,外被厚角质层;下表皮有多数单细胞非腺毛,常弯曲,近主脉处多弯成人字形,气孔可见。栅栏组织为 3～4 列细胞,海绵组织疏松,均含草酸钙方晶和簇晶。主脉维管束外韧型,近环状;束鞘纤维束排列成不连续的环,壁木化,其周围薄壁细胞含草酸钙方晶,形成晶纤维;薄壁组织中散有黏液细胞,并含草酸钙方晶。

(2)取本品粉末 1g,加甲醇 20ml,超声处理 20 分钟,滤过,滤液蒸干,残渣加甲醇 5ml 使溶解,作为供试品溶液。另

取枇杷叶对照药材 1g，同法制成对照药材溶液。再取熊果酸对照品，加甲醇制成每 1ml 含 1mg 的溶液，作为对照品溶液。照薄层色谱法（通则 0502）试验，吸取上述三种溶液各 1μl，分别点于同一硅胶 G 薄层板上，以甲苯-丙酮（5∶1）为展开剂，展开，取出，晾干，喷以 10% 硫酸乙醇溶液，在 105℃ 加热至斑点显色清晰。供试品色谱中，在与对照药材色谱和对照品色谱相应的位置上，显相同颜色的斑点。

【检查】　水分　不得过 13.0%（通则 0832 第二法）。

总灰分　不得过 9.0%（通则 2302）。

【浸出物】　照醇溶性浸出物测定法（通则 2201）项下的热浸法测定，用 75% 乙醇作溶剂，不得少于 18.0%。

【含量测定】　照高效液相色谱法（通则 0512）测定。

色谱条件与系统适用性试验　以十八烷基硅烷键合硅胶为填充剂；以乙腈-甲醇-0.5% 醋酸铵溶液（67∶12∶21）为流动相；检测波长为 210nm。理论板数按熊果酸峰计算应不低于 5000。

对照品溶液的制备　取齐墩果酸对照品、熊果酸对照品适量，精密称定，加乙醇制成每 1ml 含齐墩果酸 50μg、熊果酸 0.2mg 的混合溶液，即得。

供试品溶液的制备　取本品粗粉约 1g，精密称定，置具塞锥形瓶中，精密加入乙醇 50ml，称定重量，超声处理（功率 250W，频率 50kHz）30 分钟，放冷，再称定重量，加乙醇补足减失的重量，摇匀，滤过，取续滤液，即得。

测定法　分别精密吸取对照品溶液与供试品溶液各 10μl，注入液相色谱仪，测定，即得。

本品按干燥品计算，含齐墩果酸（$C_{30}H_{48}O_3$）和熊果酸（$C_{30}H_{48}O_3$）的总量不得少于 0.70%。

饮片

【炮制】　枇杷叶　除去绒毛，用水喷润，切丝，干燥。

【性状】　本品呈丝条状。表面灰绿色、黄棕色或红棕色，较光滑。下表面可见绒毛，主脉突出。革质而脆。气微，味微苦。

【检查】　水分　同药材，不得过 10.0%。

总灰分　同药材，不得过 7.0%。

【浸出物】　同药材，不得少于 16.0%。

【鉴别】（除横切面外）【含量测定】　同药材。

蜜枇杷叶　取枇杷叶丝，照蜜炙法（通则 0213）炒至不粘手。每 100kg 枇杷叶丝，用炼蜜 20kg。

【性状】　本品形如枇杷叶丝，表面黄棕色或红棕色，微显光泽，略带黏性。具蜜香气，味微甜。

【检查】　水分　同药材，不得过 10.0%。

总灰分　同药材，不得过 7.0%。

【鉴别】（除横切面外）【含量测定】　同药材。

【性味与归经】　苦，微寒。归肺、胃经。

【功能与主治】　清肺止咳，降逆止呕。用于肺热咳嗽，气逆喘急，胃热呕逆，烦热口渴。

【用法与用量】　6～10g。

【贮藏】　置干燥处。

板　蓝　根
Banlangen
ISATIDIS RADIX

本品为十字花科植物菘蓝 *Isatis indigotica* Fort. 的干燥根。秋季采挖，除去泥沙，晒干。

【性状】　本品呈圆柱形，稍扭曲，长 10～20cm，直径 0.5～1cm。表面淡灰黄色或淡棕黄色，有纵皱纹、横长皮孔样突起及支根痕。根头略膨大，可见暗绿色或暗棕色轮状排列的叶柄残基和密集的疣状突起。体实，质略软，断面皮部黄白色，木部黄色。气微，味微甜后苦涩。

【鉴别】　(1) 本品横切面：木栓层为数列细胞。栓内层狭。韧皮部宽广，射线明显。形成层成环。木质部导管黄色，类圆形，直径约至 80μm；有木纤维束。薄壁细胞含淀粉粒。

(2) 取本品粉末 0.5g，加稀乙醇 20ml，超声处理 20 分钟，滤过，滤液蒸干，残渣加稀乙醇 1ml 使溶解，作为供试品溶液。另取板蓝根对照药材 0.5g，同法制成对照药材溶液。再取精氨酸对照品，加稀乙醇制成每 1ml 含 0.5mg 的溶液，作为对照品溶液。照薄层色谱法（通则 0502）试验，吸取上述三种溶液各 1～2μl，分别点于同一硅胶 G 薄层板上，以正丁醇-冰醋酸-水（19∶5∶5）为展开剂，展开，取出，热风吹干，喷以茚三酮试液，在 105℃ 加热至斑点显色清晰。供试品色谱中，在与对照药材色谱和对照品色谱相应的位置上，显相同颜色的斑点。

(3) 取本品粉末 1g，加 80% 甲醇 20ml，超声处理 30 分钟，滤过，滤液蒸干，残渣加甲醇 1ml 使溶解，作为供试品溶液。另取板蓝根对照药材 1g，同法制成对照药材溶液。再取 (R,S)-告依春对照品，加甲醇制成每 1ml 含 0.5mg 的溶液，作为对照品的溶液。照薄层色谱法（通则 0502）试验，吸取上述三种溶液各 5～10μl，分别点于同一硅胶 GF₂₅₄ 薄层板上，以石油醚（60～90℃）-乙酸乙酯（1∶1）为展开剂，展开，取出，晾干，置紫外光灯（254nm）下检视。供试品色谱中，在与对照药材色谱和对照品色谱相应的位置上，显相同颜色的斑点。

【检查】　水分　不得过 15.0%（通则 0832 第二法）。

总灰分　不得过 9.0%（通则 2302）。

酸不溶性灰分　不得过 2.0%（通则 2302）。

【浸出物】　照醇溶性浸出物测定法（通则 2201）项下的热浸法测定，用 45% 乙醇作溶剂，不得少于 25.0%。

【含量测定】　照高效液相色谱法（通则 0512）测定。

色谱条件与系统适用性试验　以十八烷基硅烷键合硅胶为填充剂；以甲醇-0.02% 磷酸溶液（7∶93）为流动相；检测波长为 245nm。理论板数按 (R,S)-告依春峰计算应不低于 5000。

对照品溶液的制备　取 (R,S)-告依春对照品适量，精密称定,加甲醇制成每 1ml 含 40μg 的溶液,即得。

供试品溶液的制备　取本品粉末(过四号筛)约 1g,精密称定,置圆底瓶中,精密加入水 50ml,称定重量,煎煮 2 小时,放冷,再称定重量,用水补足减失的重量,摇匀,滤过,取续滤液,即得。

测定法　分别精密吸取对照品溶液与供试品溶液各 10～20μl,注入液相色谱仪,测定,即得。

本品按干燥品计算,含(R,S)-告依春(C₅H₇NOS)不得少于 0.020%。

饮片

【炮制】　除去杂质,洗净,润透,切厚片,干燥。

【性状】　本品呈圆形的厚片。外表皮淡灰黄色至淡棕黄色,有纵皱纹。切面皮部黄白色,木部黄色。气微,味微甜后苦涩。

【检查】　**水分**　同药材,不得过 13.0%。

总灰分　同药材,不得过 8.0%。

【含量测定】　同药材,含(R,S)-告依春(C₅H₇NOS)不得少于 0.030%。

【鉴别】(除横切面外)　**【检查】**(酸不溶性灰分)　**【浸出物】**同药材。

【性味与归经】　苦,寒。归心、胃经。

【功能与主治】　清热解毒,凉血利咽。用于温疫时毒,发热咽痛,温毒发斑,痄腮,烂喉丹痧,大头瘟疫,丹毒,痈肿。

【用法与用量】　9～15g。

【贮藏】　置干燥处,防霉,防蛀。

松 花 粉

Songhuafen

PINI POLLEN

本品为松科植物马尾松 *Pinus massoniana* Lamb.、油松 *Pinus tabulieformis* Carr. 或同属数种植物的干燥花粉。春季花刚开时,采摘花穗,晒干,收集花粉,除去杂质。

【性状】　本品为淡黄色的细粉。体轻,易飞扬,手捻有滑润感。气微,味淡。

【鉴别】　本品粉末淡黄色。花粉粒椭圆形,长 45～55μm,直径 29～40μm,表面光滑,两侧各有一膨大的气囊,气囊有明显的网状纹理,网眼多角形。

【检查】　**水分**　不得过 13.0%(通则 0832 第二法)。

总灰分　不得过 8.0%(通则 2302)。

【性味与归经】　甘,温。归肝、脾经。

【功能与主治】　收敛止血,燥湿敛疮。用于外伤出血,湿疹,黄水疮,皮肤糜烂,脓水淋漓。

【用法与用量】　外用适量,撒敷患处。

【贮藏】　置干燥处,防潮。

枫 香 脂

Fengxiangzhi

LIQUIDAMBARIS RESINA

本品为金缕梅科植物枫香树 *Liquidambar formosana* Hance 的干燥树脂。7、8 月间割裂树干,使树脂流出,10 月至次年 4 月采收,阴干。

【性状】　本品呈不规则块状,淡黄色至黄棕色,半透明或不透明。质脆,断面具光泽。气香,味淡。

【鉴别】　(1)取本品少量,用微火灼烧,有多烟火焰,具特异香气。

(2)取本品约 50mg,置试管中,加四氯化碳 5ml,振摇使溶解,沿管壁加硫酸 2ml,两液接界处显红色环。

(3)取本品粉末 0.2g,加甲醇 10ml,超声处理 20 分钟,静置,取上清液作为供试品溶液。另取枫香脂对照药材 0.2g,同法制成对照药材溶液。照薄层色谱法(通则 0502)试验,吸取上述两种溶液各 1μl,分别点于同一硅胶 GF₂₅₄ 薄层板上,以正己烷-石油醚(60～90℃)-乙酸乙酯-冰醋酸(6∶2∶3∶0.2)为展开剂,展开,取出,晾干,置紫外光灯(254nm)下检视。供试品色谱中,在与对照药材色谱相应的位置上,显相同颜色的斑点。

【检查】　**干燥失重**　取本品粉末约 1g,精密称定,置五氧化二磷干燥器中,减压干燥至恒重,减失重量不得过 2.0%(通则 0831)。

总灰分　不得过 1.5%(通则 2302)。

【含量测定】　照挥发油测定法(通则 2204)测定。

本品含挥发油不得少于 1.0%(ml/g)。

【性味与归经】　辛、微苦,平。归肺、脾经。

【功能与主治】　活血止痛,解毒生肌,凉血止血。用于跌扑损伤,痈疽肿痛,吐血,衄血,外伤出血。

【用法与用量】　1～3g,宜入丸散服。外用适量。

【贮藏】　密闭,置阴凉处。

刺 五 加

Ciwujia

ACANTHOPANACIS SENTICOSI RADIX ET RHIZOMA SEU CAULIS

本品为五加科植物刺五加 *Acanthopanax senticosus*(Rupr. et Maxim.)Harms 的干燥根和根茎或茎。春、秋二季采收,洗净,干燥。

【性状】　本品根茎呈结节状不规则圆柱形,直径 1.4～4.2cm。根呈圆柱形,多扭曲,长 3.5～12cm,直径 0.3～1.5cm;表面灰褐色或黑褐色,粗糙,有细纵沟和皱纹,皮较薄,有的剥落,剥落处呈灰黄色。质硬,断面黄白色,纤维性。

有特异香气,味微辛、稍苦、涩。

本品茎呈长圆柱形,多分枝,长短不一,直径 0.5～2cm。表面浅灰色,老枝灰褐色,具纵裂沟,无刺;幼枝黄褐色,密生细刺。质坚硬,不易折断,断面皮部薄,黄白色,木部宽广,淡黄色,中心有髓。气微,味微辛。

【鉴别】(1)本品根横切面:木栓细胞数 10 列。栓内层菲薄,散有分泌道;薄壁细胞大多含草酸钙簇晶,直径 11～64μm。韧皮部外侧散有较多纤维束,向内渐稀少;分泌道类圆形或椭圆形,径向径 25～51μm,切向径 48～97μm;薄壁细胞含簇晶。形成层成环。木质部占大部分,射线宽 1～3 列细胞,导管壁较薄,多数个相聚;木纤维发达。

根茎横切面:韧皮部纤维束较根为多;有髓。

茎横切面:髓部较发达。

(2)取本品粉末 5g,加 75% 乙醇 50ml,加热回流 1 小时,滤过,滤液蒸干,残渣加水 10ml 使溶解,用三氯甲烷振摇提取 2 次,每次 5ml,合并三氯甲烷液,蒸干,残渣加甲醇 1ml 使溶解,作为供试品溶液。另取刺五加对照药材 5g,同法制成对照药材溶液。再取异嗪皮啶对照品,加甲醇制成每 1ml 含 1mg 的溶液,作为对照品溶液。照薄层色谱法(通则 0502)试验,吸取上述三种溶液各 10μl,分别点于同一硅胶 G 薄层板上,以三氯甲烷-甲醇(19:1)为展开剂,展开,取出,晾干,置紫外光灯(365nm)下检视。供试品色谱中,在与对照药材色谱相应的位置上,显相同颜色的荧光斑点;在与对照品色谱相应的位置上,显相同的蓝色荧光斑点。

【检查】 水分　不得过 10.0%(通则 0832 第二法)。

总灰分　不得过 9.0%(通则 2302)。

【浸出物】 照醇溶性浸出物测定法(通则 2201)项下热浸法测定,用甲醇作溶剂,不得少于 3.0%。

【含量测定】 照高效液相色谱法(通则 0512)测定。

色谱条件与系统适用性试验　以十八烷基硅烷键合硅胶为填充剂;以甲醇-水(20:80)为流动相;检测波长为 265nm。理论板数按紫丁香苷峰计算应不低于 2000。

对照品溶液的制备　取紫丁香苷对照品适量,精密称定,加甲醇制成每 1ml 含 80μg 的溶液,即得。

供试品溶液的制备　取本品粗粉约 2g,精密称定,置具塞锥形瓶中,精密加入甲醇 25ml,称定重量,超声处理(功率 250W,频率 33kHz)30 分钟,放冷,再称定重量,用甲醇补足减失的重量,摇匀,滤过,取续滤液,即得。

测定法　分别精密吸取对照品溶液与供试品溶液各 10μl,注入液相色谱仪,测定,即得。

本品按干燥品计算,含紫丁香苷($C_{17}H_{24}O_9$)不得少于 0.050%。

饮片

【炮制】 除去杂质,洗净,稍泡,润透,切厚片,干燥。

【性状】 本品呈类圆形或不规则形的厚片。根和根茎外表皮灰褐色或黑褐色,粗糙,有细纵沟和皱纹,皮较薄,有的剥落,剥落处呈灰黄色;茎外表皮浅灰色或灰褐色,无刺,幼枝黄褐色,密生细刺。切面黄白色,纤维性,茎的皮部薄,

木部宽广,中心有髓。根和根茎有特异香气,味微辛、稍苦、涩;茎气微,味微辛。

【检查】 水分　同药材,不得过 8.0%。

总灰分　同药材,不得过 7.0%。

【鉴别】(除横切面外)**【浸出物】【含量测定】** 同药材。

【性味与归经】 辛、微苦,温。归脾、肾、心经。

【功能与主治】 益气健脾,补肾安神。用于脾肺气虚,体虚乏力,食欲不振,肺肾两虚,久咳虚喘,肾虚腰膝酸痛,心脾不足,失眠多梦。

【用法与用量】 9～27g。

【贮藏】 置通风干燥处,防潮。

郁　李　仁

Yuliren

PRUNI SEMEN

本品为蔷薇科植物欧李 *Prunus humilis* Bge.、郁李 *Prunus japonica* Thunb. 或长柄扁桃 *Prunus pedunculata* Maxim. 的干燥成熟种子。前二种习称"小李仁",后一种习称"大李仁"。夏、秋二季采收成熟果实,除去果肉和核壳,取出种子,干燥。

【性状】 小李仁　呈卵形,长 5～8mm,直径 3～5mm。表面黄白色或浅棕色,一端尖,另端钝圆。尖端一侧有线形种脐,圆端中央有深色合点,自合点处向上具多条纵向维管束脉纹。种皮薄,子叶 2,乳白色,富油性。气微,味微苦。

大李仁　长 6～10mm,直径 5～7mm。表面黄棕色。

【鉴别】 取本品粉末 0.5g,加甲醇 10ml,超声处理 15 分钟,滤过,滤液蒸干,残渣加甲醇 2ml 使溶解,作为供试品溶液。另取苦杏仁苷对照品,加甲醇制成每 1ml 含 4mg 的溶液,作为对照品溶液。照薄层色谱法(通则 0502)试验,吸取上述两种溶液各 2μl,分别点于同一硅胶 G 薄层板上,以三氯甲烷-乙酸乙酯-甲醇-水(15:40:22:10)5～10℃放置 12 小时的下层溶液为展开剂,展开,取出,晾干,喷以磷钼酸硫酸溶液(磷钼酸 2g,加水 20ml 使溶解,再缓缓加入硫酸 30ml,混匀),在 105℃加热至斑点显色清晰。供试品色谱中,在与对照品色谱相应的位置上,显相同颜色的斑点。

【检查】 水分　不得过 6.0%(通则 0832 第二法)。

酸败度　照酸败度测定法(通则 2303)测定。

酸值　不得过 10.0。

羰基值　不得过 3.0。

过氧化值　不得过 0.050。

【含量测定】 照高效液相色谱法(通则 0512)测定。

色谱条件与系统适用性试验　以十八烷基硅烷键合硅胶为填充剂,以乙腈-水(12:88)为流动相;检测波长为 210nm。理论板数按苦杏仁苷峰计算应不低于 3000。

对照品溶液的制备　取苦杏仁苷对照品适量,精密称定,

加甲醇制成每 1ml 含 20μg 的溶液,即得。

供试品溶液的制备 取本品粉末(过二号筛)约 0.2g,精密称定,置具塞锥形瓶中,精密加入甲醇 20ml,称定重量,加热回流 1 小时,放冷,再称定重量,用甲醇补足减失的重量,摇匀,滤过,精密量取续滤液 1ml,置 10ml 量瓶中,加甲醇至刻度,摇匀,滤过,取续滤液,即得。

测定法 分别精密吸取对照品溶液与供试品溶液各 10μl,注入液相色谱仪,测定,即得。

本品按干燥品计算,含苦杏仁苷($C_{20}H_{27}NO_{11}$)不得少于 2.0%。

饮片

【炮制】 除去杂质。用时捣碎。

【性状】【鉴别】【检查】【含量测定】 同药材。

【性味与归经】 辛、苦、甘,平。归脾、大肠、小肠经。

【功能与主治】 润肠通便,下气利水。用于津枯肠燥,食积气滞,腹胀便秘,水肿,脚气,小便不利。

【用法与用量】 6~10g。

【注意】 孕妇慎用。

【贮藏】 置阴凉干燥处,防蛀。

郁 金

Yujin

CURCUMAE RADIX

本品为姜科植物温郁金 *Curcuma wenyujin* Y. H. Chen et C. Ling、姜黄 *Curcuma longa* L.、广西莪术 *Curcuma kwangsiensis* S. G. Lee et C. F. Liang 或蓬莪术 *Curcuma phaeocaulis* Val. 的干燥块根。前两者分别习称"温郁金"和"黄丝郁金",其余按性状不同习称"桂郁金"或"绿丝郁金"。冬季茎叶枯萎后采挖,除去泥沙和细根,蒸或煮至透心,干燥。

【性状】 **温郁金** 呈长圆形或卵圆形,稍扁,有的微弯曲,两端渐尖,长 3.5~7cm,直径 1.2~2.5cm。表面灰褐色或灰棕色,具不规则的纵皱纹,纵纹隆起处色较浅。质坚实,断面灰棕色,角质样;内皮层环明显。气微香,味微苦。

黄丝郁金 呈纺锤形,有的一端细长,长 2.5~4.5cm,直径 1~1.5cm。表面棕灰色或灰黄色,具细皱纹。断面橙黄色,外周棕黄色至棕红色。气芳香,味辛辣。

桂郁金 呈长圆锥形或长圆形,长 2~6.5cm,直径 1~1.8cm。表面具疏浅纵纹或较粗糙网状皱纹。气微,味微辛苦。

绿丝郁金 呈长椭圆形,较粗壮,长 1.5~3.5cm,直径 1~1.2cm。气微,味淡。

【鉴别】 (1)本品横切面:**温郁金** 表皮细胞有时残存,外壁稍厚。根被狭窄,为 4~8 列细胞,壁薄,略呈波状,排列整齐。皮层宽约为根直径的 1/2,油细胞难察见,内皮层明

显。中柱韧皮部束与木质部束各 40~55 个,间隔排列;木质部束导管 2~4 个,并有微木化的纤维,导管多角形,壁薄,直径 20~90μm。薄壁细胞中可见糊化淀粉粒。

黄丝郁金 根被最内层细胞壁增厚。中柱韧皮部束与木质部束各 22~29 个,间隔排列;有的木质部导管与纤维连接成环。油细胞众多。薄壁组织中随处散有色素细胞。

桂郁金 根被细胞偶有增厚,根被内方有 1~2 列厚壁细胞,成环,层纹明显。中柱韧皮部束与木质部束各 42~48 个,间隔排列;导管类圆形,直径可达 160μm。

绿丝郁金 根被细胞无增厚。中柱外侧的皮层处常有色素细胞。韧皮部皱缩,木质部束 64~72 个,导管扁圆形。

(2)取本品粉末 2g,加无水乙醇 25ml,超声处理 30 分钟,滤过,滤液蒸干,残渣加乙醇 1ml 使溶解,作为供试品溶液。另取郁金对照药材 2g,同法制成对照药材溶液。照薄层色谱法(通则 0502)试验,吸取上述两种溶液各 5μl,分别点于同一硅胶 G 薄层板上,以正己烷-乙酸乙酯(17:3)为展开剂,预饱和 30 分钟,展开,取出,晾干,喷以 10% 硫酸乙醇溶液,在 105℃加热至斑点显色清晰。置日光和紫外光灯(365nm)下检视。供试品色谱中,在与对照药材色谱相应的位置上,显相同颜色的主斑点或荧光斑点。

【检查】 **水分** 不得过 15.0%(通则 0832 第四法)。

总灰分 不得过 9.0%(通则 2302)。

饮片

【炮制】 洗净,润透,切薄片,干燥。

【性状】 本品呈椭圆形或长条形薄片。外表皮灰黄色、灰褐色至灰棕色,具不规则的纵皱纹。切面灰棕色、橙黄色至灰黑色。角质样,内皮层环明显。

【鉴别】(除横切面外)【检查】 同药材。

【性味与归经】 辛、苦,寒。归肝、心、肺经。

【功能与主治】 活血止痛,行气解郁,清心凉血,利胆退黄。用于胸胁刺痛,胸痹心痛,经闭痛经,乳房胀痛,热病神昏,癫痫发狂,血热吐衄,黄疸尿赤。

【用法与用量】 3~10g。

【注意】 不宜与丁香、母丁香同用。

【贮藏】 置干燥处,防蛀。

虎 杖

Huzhang

POLYGONI CUSPIDATI RHIZOMA

ET RADIX

本品为蓼科植物虎杖 *Polygonum cuspidatum* Sieb. et Zucc. 的干燥根茎和根。春、秋二季采挖,除去须根,洗净,趁鲜切短段或厚片,晒干。

【性状】 本品多为圆柱形短段或不规则厚片,长 1~

7cm，直径 0.5～2.5cm。外皮棕褐色，有纵皱纹和须根痕，切面皮部较薄，木部宽广，棕黄色，射线放射状，皮部与木部较易分离。根茎髓中有隔或呈空洞状。质坚硬。气微，味微苦、涩。

【鉴别】 （1）本品粉末橙黄色。草酸钙簇晶极多，较大，直径 30～100μm。石细胞淡黄色，类方形或类圆形，有的呈分枝状，分枝状石细胞常 2～3 个相连，直径 24～74μm，有纹孔，胞腔内充满淀粉粒。木栓细胞多角形或不规则形，胞腔充满红棕色物。具缘纹孔导管直径 56～150μm。

（2）取本品粉末 0.1g，加甲醇 10ml，超声处理 15 分钟，滤过，滤液蒸干，残渣加 2.5mol/L 硫酸溶液 5ml，水浴加热 30 分钟，放冷，用三氯甲烷振摇提取 2 次，每次 5ml，合并三氯甲烷液，蒸干，残渣加三氯甲烷 1ml 使溶解，作为供试品溶液。另取虎杖对照药材 0.1g，同法制成对照药材溶液。再取大黄素对照品、大黄素甲醚对照品，加甲醇制成每 1ml 各含 1mg 的溶液，作为对照品溶液。照薄层色谱法（通则 0502）试验，吸取供试品溶液和对照药材溶液各 4μl、对照品溶液各 1μl，分别点于同一硅胶 G 薄层板上，以石油醚（30～60℃）-甲酸乙酯-甲酸（15：5：1）的上层溶液为展开剂，展开，取出，晾干，置紫外光灯（365nm）下检视。供试品色谱中，在与对照药材色谱和对照品色谱相应的位置上，显相同颜色的荧光斑点；置氨蒸气中熏后，斑点变为红色。

【检查】 水分 不得过 12.0%（通则 0832 第二法）。

总灰分 不得过 5.0%（通则 2302）。

酸不溶性灰分 不得过 1.0%（通则 2302）。

【浸出物】 照醇溶性浸出物测定法（通则 2201）项下的冷浸法测定，用乙醇作为溶剂，不得少于 9.0%。

【含量测定】 大黄素 照高效液相色谱法（通则 0512）测定。

色谱条件与系统适用性试验 以十八烷基硅烷键合硅胶为填充剂；以甲醇-0.1%磷酸溶液（80：20）为流动相；检测波长为 254nm。理论板数按大黄素峰计算应不低于 3000。

对照品溶液的制备 取经五氧化二磷为干燥剂减压干燥 24 小时的大黄素对照品适量，精密称定，加甲醇制成每 1ml 含 48μg 的溶液，即得。

供试品溶液的制备 取本品粉末（过三号筛）约 0.1g，精密称定，精密加入三氯甲烷 25ml 和 2.5mol/L 硫酸溶液 20ml，称定重量，置 80℃ 水浴中加热回流 2 小时，冷却至室温，再称定重量，用三氯甲烷补足减失的重量，摇匀。分取三氯甲烷液，精密量取 10ml，蒸干，残渣加甲醇使溶解，转移至 10ml 量瓶中，加甲醇稀释至刻度，摇匀，滤过，取续滤液，即得。

测定法 分别精密吸取对照品溶液与供试品溶液各 5μl，注入液相色谱仪，测定，即得。

本品按干燥品计算，含大黄素（$C_{15}H_{10}O_5$）不得少于 0.60%。

虎杖苷 避光操作。照高效液相色谱法（通则 0512）测定。

色谱条件与系统适用性试验 以十八烷基硅烷键合硅胶为填充剂；以乙腈-水（23：77）为流动相；检测波长为 306nm。理论板数按虎杖苷峰计算应不低于 3000。

对照品溶液的制备 取经五氧化二磷为干燥剂减压干燥 24 小时的虎杖苷对照品适量，精密称定，加稀乙醇制成每 1ml 含 15μg 的溶液，即得。

供试品溶液的制备 取本品粉末（过三号筛）约 0.1g，精密称定，精密加入稀乙醇 25ml，称定重量，加热回流 30 分钟，冷却至室温，再称定重量，用稀乙醇补足减失的重量，摇匀，取上清液，滤过，取续滤液，即得。

测定法 分别精密吸取对照品溶液与供试品溶液各 10μl，注入液相色谱仪，测定，即得。

本品按干燥品计算，含虎杖苷（$C_{20}H_{22}O_8$）不得少于 0.15%。

饮片

【炮制】 除去杂质，洗净，润透，切厚片，干燥。

【性状】 本品为不规则厚片。外表皮棕褐色，有时可见纵皱纹及须根痕；切面皮部较薄，木部宽广，棕黄色，射线放射状，皮部与木部较易分离；根茎髓中有隔或呈空洞状。质坚硬。气微，味微苦、涩。

【性味与归经】 微苦，微寒。归肝、胆、肺经。

【功能与主治】 利湿退黄，清热解毒，散瘀止痛，止咳化痰。用于湿热黄疸，淋浊，带下，风湿痹痛，痈肿疮毒，水火烫伤，经闭，癥瘕，跌打损伤，肺热咳嗽。

【用法与用量】 9～15g。外用适量，制成煎液或油膏涂敷。

【注意】 孕妇慎用。

【贮藏】 置干燥处，防霉，防蛀。

昆 布

Kunbu

LAMINARIAE THALLUS
ECKLONIAE THALLUS

本品为海带科植物海带 *Laminaria japonica* Aresch. 或翅藻科植物昆布 *Ecklonia kurome* Okam. 的干燥叶状体。夏、秋二季采捞，晒干。

【性状】 海带 卷曲折叠成团状，或缠结成把。全体呈黑褐色或绿褐色，表面附有白霜。用水浸软则膨胀成扁平长带状，长 50～150cm，宽 10～40cm，中部较厚，边缘较薄而呈波状。类革质，残存柄部扁圆柱状。气腥，味咸。

昆布 卷曲皱缩成不规则团状。全体呈黑色，较薄。用水浸软则膨胀呈扁平的叶状，长宽约为 16～26cm，厚约 1.6mm；两侧呈羽状深裂，裂片呈长舌状，边缘有小齿或全缘。质柔滑。

【鉴别】 （1）本品体厚，以水浸泡即膨胀，表面黏滑，附着透明黏液质。手捻不分层者为海带,分层者为昆布。

(2)取本品约 10g,剪碎,加水 200ml,浸泡数小时,滤过,滤液浓缩至约 100ml。取浓缩液 2～3ml,加硝酸 1 滴与硝酸银试液数滴,即生成黄色乳状沉淀,在氨试液中微溶解,在硝酸中不溶解。

【检查】　**水分**　不得过 16.0%(通则 0832 第二法)。

总灰分　不得过 46%(通则 2302)。

重金属及有害元素　照铅、镉、砷、汞、铜测定法(通则 2321 原子吸收分光光度法或电感耦合等离子体质谱法)测定,铅不得过 5mg/kg;镉不得过 4mg/kg;汞不得过 0.1mg/kg;铜不得过 20mg/kg。

【浸出物】　照醇溶性浸出物测定法(通则 2201)项下的热浸法测定,用乙醇作溶剂,不得少于 7.0%。

【含量测定】　**碘**　取本品约 10g,剪碎,精密称定,置瓷皿中,缓缓加热炽灼,温度每上升 100℃维持 10 分钟,升温至 400～500℃时维持 40 分钟,取出,放冷。炽灼残渣置烧杯中,加水 100ml,煮沸约 5 分钟,滤过,残渣用水重复处理 2 次,每次 100ml,滤过,合并滤液,残渣再用热水洗涤 3 次,洗液与滤液合并,加热浓缩至约 80ml,放冷,浓缩液转移至 100ml 量瓶中,加水至刻度,摇匀,精密量取 5ml,置具塞锥形瓶中,加水 50ml 与甲基橙指示液 2 滴,滴加稀硫酸至显红色,加新制的溴试液 5ml,加热至沸,沿瓶壁加 20%甲酸钠溶液 5ml,再加热 10～15 分钟,用热水洗瓶壁,放冷,加稀硫酸 5ml 与 15%碘化钾溶液 5ml,立即用硫代硫酸钠滴定液(0.01mol/L)滴定至淡黄色,加淀粉指示液 1ml,继续滴定至蓝色消失。每 1ml 硫代硫酸钠滴定液(0.01mol/L)相当于 0.2115mg 的碘(I)。

本品按干燥品计算,海带含碘(I)不得少于 0.35%;昆布含碘(I)不得少于 0.20%。

多糖　对照品溶液的制备　取岩藻糖对照品适量,精密称定,加水制成每 1ml 含 0.12mg 的溶液,即得。

标准曲线的制备　精密吸取对照品溶液 0.2ml、0.4ml、0.6ml、0.8ml、1.0ml、1.2ml,分别置 15ml 具塞试管中,各加水至 2.0ml,迅速精密加入 0.1%蒽酮硫酸溶液 6ml,立即摇匀,放置 15 分钟,立即置冰浴中冷却 15 分钟,取出,以相应试剂为空白,照紫外-可见分光光度法(通则 0401),在 580nm 波长处测定吸光度,以吸光度为纵坐标,浓度为横坐标,绘制标准曲线。

测定法　取本品粉末(过三号筛)约 1g,精密称定,置圆底烧瓶中,加水 200ml,静置 1 小时,加热回流 4 小时,放冷,转移至 250ml 的离心杯中离心(转速为每分钟 9000 转)30 分钟。吸取上清液,转移至 250ml 量瓶中,沉淀用少量水分次洗涤,移置 50ml 离心管中,离心(转速为每分钟 9000 转)30 分钟。吸取上清液,置同一量瓶中,加水至刻度,摇匀。精密量取上清液 5ml,置 100ml 离心管中,边搅拌边缓慢滴加乙醇 75ml,摇匀,4℃放置 12 小时,取出,离心(转速为每分钟 9000 转)30 分钟,弃去上清液,沉淀加沸水适量溶解,放冷,

转移至 20ml 量瓶中,加水至刻度,摇匀,离心,精密量取上清液 2ml,置 15ml 具塞试管中,照标准曲线的制备项下的方法,自"迅速精密加入 0.1%蒽酮硫酸溶液 6ml"起,依法测定吸光度,从标准曲线上读出供试品溶液中含岩藻糖的重量(mg),计算,即得。

本品按干燥品计算,含昆布多糖以岩藻糖($C_6H_{12}O_5$)计,不得少于 2.0%。

饮片

【炮制】　除去杂质,漂净,稍晾,切宽丝,晒干。

【鉴别】【检查】【含量测定】　同药材。

【性味与归经】　咸,寒。归肝、胃、肾经。

【功能与主治】　消痰软坚散结,利水消肿。用于瘰瘤,瘰疬,睾丸肿痛,痰饮水肿。

【用法与用量】　6～12g。

【贮藏】　置干燥处。

明　党　参

Mingdangshen

CHANGII RADIX

本品为伞形科植物明党参 *Changium smyrnioides* Wolff 的干燥根。4～5 月采挖,除去须根,洗净,置沸水中煮至无白心,取出,刮去外皮,漂洗,干燥。

【性状】　本品呈细长圆柱形、长纺锤形或不规则条块,长 6～20cm,直径 0.5～2cm。表面黄白色或淡棕色,光滑或有纵沟纹和须根痕,有的具红棕色斑点。质硬而脆,断面角质样,皮部较薄,黄白色,有的易与木部剥离,木部类白色。气微,味淡。

【鉴别】　(1)本品横切面:木栓层有时残存,为多列扁平的木栓细胞。栓内层窄,有少数分泌道散在。韧皮部宽广,分泌道多数,由 5～7 个分泌细胞围绕而成,内含黄色分泌物。形成层成环。木质部导管单个散在或 2～5 个相聚,放射状排列。初生木质部二原型。薄壁细胞中含大量糊化淀粉粒团块。

粉末黄白色。糊化淀粉粒团块众多,多存在于薄壁细胞中。分泌道碎片易见,含黄棕色块状分泌物。环纹导管、网纹导管,壁木化。

(2)取本品粉末 1g,加稀乙醇 20ml,超声处理 20 分钟,滤过,滤液蒸干,残渣加酸性稀乙醇(用稀盐酸调节 pH 值至 2～3)1ml 使溶解,作为供试品溶液。另取明党参对照药材 1g,同法制成对照药材溶液。照薄层色谱法(通则 0502)试验,吸取上述两种溶液各 5μl,分别点于同一硅胶 G 薄层板上,以正丁醇-冰醋酸-水(19:5:5)为展开剂,二次展开,第一次展至 5cm,第二次展至 10cm,取出,热风吹干,喷以茚三酮试液,加热至斑点显色清晰。供试品色谱中,在与对照药材色谱相应

的位置上,显相同颜色的斑点。

【检查】　水分　不得过 13.0%(通则 0832 第二法)。

　　总灰分　不得过 3.0%(通则 2302)。

【浸出物】　照水溶性浸出物测定法(通则 2201)项下的冷浸法测定,不得少于 20.0%。

饮片

【炮制】　洗净,润透,切厚片,干燥。

【性状】　本品呈圆形或类圆形厚片。外表皮黄白色,光滑或有纵沟纹。切面黄白色或淡棕色,半透明,角质样,木部类白色,有的与皮部分离。气微,味淡。

【鉴别】(除横切面外)　【检查】　同药材。

【性味与归经】　甘、微苦,微寒。归肺、脾、肝经。

【功能与主治】　润肺化痰,养阴和胃,平肝,解毒。用于肺热咳嗽,呕吐反胃,食少口干,目赤眩晕,疔毒疮疡。

【用法与用量】　6～12g。

【贮藏】　置通风干燥处,防潮,防蛀。

岩 白 菜

Yanbaicai

BERGENIAE RHIZOMA

本品为虎耳草科植物岩白菜 Bergenia purpurascens (Hook. f. et Thoms.)Engl. 的干燥根茎。秋、冬二季采挖,除去叶鞘和杂质,晒干。

【性状】　本品根茎呈圆柱形,略弯曲,直径 0.6～2cm,长 3～10cm;表面灰棕色至黑褐色,具密集或疏而隆起的环节,节上有棕黑色叶基残存,有皱缩条纹和须状根痕。质坚实而脆,易折断。断面类白色或粉红色,略显粉质,部分断面有网状裂隙,近边缘处有点状维管束排列。气微,味苦、涩。

【鉴别】　(1)本品根茎横切面:常有残存的表皮细胞,木栓层由 10 余列扁平细胞组成。形成层明显。维管束外韧型,外侧偶见中柱鞘纤维。韧皮部组织多皱缩,木质部以导管为主。髓部宽广。薄壁细胞含草酸钙簇晶、淀粉粒和棕色物。

粉末棕黄色。草酸钙簇晶较多,直径 15～58μm。淀粉粒椭圆形或梨形,两端通常稍尖,直径 3～10μm,长 8～20μm,层纹和脐点不明显。导管多为网纹,直径 13～35μm。表皮细胞红棕色,表面观呈多角形或类长方形。木栓细胞表面观呈多角形。

(2)取本品粉末 0.2g,加甲醇 20ml,超声处理 40 分钟,放冷,滤过,取滤液作为供试品溶液。另取岩白菜素对照品、熊果苷对照品,加甲醇制成每 1ml 含 0.2mg 的混合溶液,作为对照品溶液。照薄层色谱法(通则 0502)试验,吸取上述两种溶液各 5μl,分别点于同一硅胶 GF₂₅₄ 薄层板上,以三氯甲烷-

乙酸乙酯-甲醇(4:4:1.5)为展开剂,展开 2 次,取出,晾干,置紫外光灯(254nm)下检视。供试品色谱中,在与岩白菜素对照品色谱相应的位置上,显相同颜色的斑点;再喷以 2%三氯化铁溶液-1%铁氰化钾溶液(1:1)的混合溶液,供试品色谱中,在与岩白菜素对照品、熊果苷对照品色谱相应的位置上,显相同颜色的斑点。

【检查】　水分　不得过 12.5%(通则 0832 第二法)。

　　总灰分　不得过 7.5%(通则 2302)。

【浸出物】　照醇溶性浸出物测定法(通则 2201)项下的热浸法测定,用乙醇作溶剂,不得少于 36.0%。

【含量测定】　照高效液相色谱法(通则 0512)测定。

色谱条件与系统适用性试验　以十八烷基硅烷键合硅胶为填充剂;以甲醇-水(20:80)为流动相;检测波长为 275nm。理论板数按岩白菜素峰计算应不低于 4500。

对照品溶液的制备　取岩白菜素对照品适量,精密称定,加 80%甲醇制成每 1ml 含 0.35mg 的溶液,即得。

供试品溶液的制备　取本品粉末(过二号筛)0.2g,精密称定,置 50ml 量瓶中,加 80%甲醇适量,超声处理(功率100W,频率 25kHz)40 分钟,放冷,加 80%甲醇稀释至刻度,摇匀,滤过,取续滤液,即得。

测定法　分别精密吸取对照品溶液与供试品溶液各 10μl,注入液相色谱仪,测定,即得。

本品按干燥品计算,含岩白菜素(C₁₄H₁₆O₉)不得少于 8.2%。

饮片

【炮制】　除去叶鞘和杂质,晒干。

【性味与归经】　苦、涩,平。归肺、肝、脾经。

【功能与主治】　收敛止泻,止血止咳,舒筋活络。用于腹泻,痢疾,食欲不振,内外伤出血,肺结核咳嗽,气管炎咳嗽,风湿疼痛,跌打损伤。

【用法与用量】　6～12g。外用适量。

【贮藏】　置阴凉干燥处。

罗 布 麻 叶

Luobumaye

APOCYNI VENETI FOLIUM

本品为夹竹桃科植物罗布麻 Apocynum venetum L. 的干燥叶。夏季采收,除去杂质,干燥。

【性状】　本品多皱缩卷曲,有的破碎,完整叶片展平后呈椭圆状披针形或卵圆状披针形,长 2～5cm,宽 0.5～2cm。淡绿色或灰绿色,先端钝,有小芒尖,基部钝圆或楔形,边缘具细齿,常反卷,两面无毛,叶脉于下表面突起;叶柄细,长约 4mm。质脆。气微,味淡。

【鉴别】　(1)本品表面观:上、下表皮细胞多角形,垂周壁平直,表面有颗粒状角质纹理;气孔平轴式。

本品横切面:表皮细胞扁平,外壁突起。叶两面均具栅栏组织,上表皮内栅栏细胞多为 2 列,下表皮内多为 1 列,细胞极短,海绵组织细胞 2~4 列,含棕色物。主脉维管束双韧型,维管束周围和韧皮部散有乳汁管。

(2)取本品粉末 1g,加乙醚 50ml,加热回流 1 小时,放冷,滤过,弃去乙醚液,药渣加水 25ml,加热回流 1 小时,放冷,滤过,滤液用乙酸乙酯振摇提取 2 次,每次 20ml,合并乙酸乙酯液,蒸干,残渣加甲醇 1ml 使溶解,作为供试品溶液。另取罗布麻叶对照药材 1g,同法制成对照药材溶液。照薄层色谱法(通则 0502)试验,吸取上述两种溶液各 3μl,分别点于同一硅胶 G 薄层板上,以三氯甲烷-甲醇-水(13:7:2)10℃以下放置过夜的下层溶液为展开剂,展开,取出,晾干,喷以 3% 三氯化铝乙醇溶液,在 105℃加热至斑点显色清晰,置紫外光灯(365nm)下检视。供试品色谱中,在与对照药材色谱相应的位置上,显相同颜色的荧光斑点。

(3)取本品粉末 0.5g,加 80% 甲醇 50ml,加热回流 1 小时,放冷,滤过,滤液蒸干,残渣加水 20ml 使溶解,用乙醚振摇提取 2 次,每次 20ml,弃去乙醚液,水液加盐酸 5ml,加热回流 1 小时,取出,立即冷却,用乙醚振摇提取 2 次,每次 20ml,合并乙醚液,用水 10ml 洗涤,弃去水液,乙醚液用铺有适量无水硫酸钠的滤纸过滤,滤液挥干,残渣加乙醇 1ml 使溶解,作为供试品溶液。另取槲皮素对照品、山柰酚对照品,分别加乙醇制成每 1ml 各含 0.5mg 的溶液,作为对照品溶液。照薄层色谱法(通则 0502)试验,吸取供试品溶液 5μl,两种对照品溶液各 2μl,分别点于同一硅胶 G 薄层板上,以正己烷-乙酸乙酯-甲酸(7:5:0.8)为展开剂,展开,取出,晾干,喷以 3% 三氯化铝乙醇溶液,在 105℃加热至斑点显色清晰,分别置日光和紫外光灯(365nm)下检视。供试品色谱中,在与对照品色谱相应的位置上,显相同颜色的斑点或荧光斑点。

【检查】　水分　不得过 11.0%(通则 0832 第二法)。

总灰分　不得过 12.0%(通则 2302)。

酸不溶性灰分　不得过 5.0%(通则 2302)。

【浸出物】　照醇溶性浸出物测定法(通则 2201)项下的热浸法测定,用 75% 乙醇作溶剂,不得少于 20.0%。

【含量测定】　照高效液相色谱法(通则 0512)测定。

色谱条件与系统适用性试验　以十八烷基硅烷键合硅胶为填充剂;以乙腈-0.2% 磷酸溶液(15:85)为流动相;检测波长为 256nm。理论板数按金丝桃苷峰计算应不低于 6000。

对照品溶液的制备　取金丝桃苷对照品适量,精密称定,加甲醇制成每 1ml 含 36μg 的溶液,即得。

供试品溶液的制备　取本品粉末(过三号筛)约 0.5g,精密称定,置具塞锥形瓶中,精密加入 50% 甲醇 50ml,密塞,称定重量,加热回流 30 分钟,放冷,再称定重量,用 50% 甲醇补足减失的重量,摇匀,滤过,取续滤液,即得。

测定法　分别精密吸取对照品溶液与供试品溶液各

10μl,注入液相色谱仪,测定,即得。

本品按干燥品计算,含金丝桃苷($C_{21}H_{20}O_{12}$)不得少于 0.30%。

【性味与归经】　甘、苦,凉。归肝经。

【功能与主治】　平肝安神,清热利水。用于肝阳眩晕,心悸失眠,浮肿尿少。

【用法与用量】　6~12g。

【贮藏】　置阴凉干燥处。

罗　汉　果
Luohanguo
SIRAITIAE FRUCTUS

本品为葫芦科植物罗汉果 *Siraitia grosvenorii* (Swingle) C. Jeffrey ex A. M. Lu et Z. Y. Zhang 的干燥果实。秋季果实由嫩绿色变深绿色时采收,晾数天后,低温干燥。

【性状】　本品呈卵形、椭圆形或球形,长 4.5~8.5cm,直径 3.5~6cm。表面褐色、黄褐色或绿褐色,有深色斑块和黄色柔毛,有的具 6~11 条纵纹。顶端有花柱残痕,基部有果梗痕。体轻,质脆,果皮薄,易破。果瓤(中、内果皮)海绵状,浅棕色。种子扁圆形,多数,长约 1.5cm,宽约 1.2cm;浅红色至棕红色,两面中间微凹陷,四周有放射状沟纹,边缘有槽。气微,味甜。

【鉴别】　(1)本品粉末棕褐色。果皮石细胞大多成群,黄色,方形或卵圆形,直径 7~38μm,壁厚,孔沟明显。种皮石细胞类长方形或不规则形,壁薄,具纹孔。纤维长梭形,直径 16~42μm,胞腔较大,壁孔明显。可见梯纹导管和螺纹导管。薄壁细胞不规则形,具纹孔。

(2)取本品粉末 1g,加水 50ml,超声处理 30 分钟,滤过,取滤液 20ml,加正丁醇振摇提取 2 次,每次 20ml,合并正丁醇液,减压蒸干,残渣加甲醇 1ml 使溶解,作为供试品溶液。另取罗汉果对照药材 1g,同法制成对照药材溶液。再取罗汉果皂苷 V 对照品,加甲醇制成每 1ml 含 1mg 的溶液,作为对照品溶液。照薄层色谱法(通则 0502)试验,吸取上述三种溶液各 5μl,分别点于同一硅胶 G 薄层板上,以正丁醇-乙醇-水(8:2:3)为展开剂,展开,取出,晾干,喷以 2% 香草醛的 10% 硫酸乙醇溶液,加热至斑点显色清晰。供试品色谱中,在与对照药材色谱和对照品色谱相应的位置上,显相同颜色的斑点。

【检查】　水分　不得过 15.0%(通则 0832 第二法)。

总灰分　不得过 5.0%(通则 2302)。

【浸出物】　照水溶性浸出物测定法(通则 2201)项下的热浸法测定,不得少于 30.0%。

【含量测定】　照高效液相色谱法(通则 0512)测定。

色谱条件与系统适用性试验　以十八烷基硅烷键合硅胶

为填充剂;以乙腈-水(23∶77)为流动相;检测波长为203nm。理论板数按罗汉果皂苷Ⅴ峰计算应不低于3000。

对照品溶液的制备 取罗汉果皂苷Ⅴ对照品适量,精密称定,加流动相制成每1ml含0.2mg的溶液,即得。

供试品溶液的制备 取本品粉末(过四号筛)约0.5g,精密称定,置具塞锥形瓶中,精密加入甲醇50ml,密塞,称定重量,加热回流2小时,放冷,再称定重量,用甲醇补足减失的重量,摇匀,滤过。精密量取续滤液20ml,回收溶剂至干,加水10ml溶解,通过大孔吸附树脂柱 AB-8(内径为1cm,柱高为10cm),以水100ml洗脱,弃去水液,再用20%乙醇100ml洗脱,弃去洗脱液,继用稀乙醇100ml洗脱,收集洗脱液,回收溶剂至干,残渣加流动相溶解,转移至10ml量瓶中,加流动相至刻度,摇匀,即得。

测定法 分别精密吸取对照品溶液与供试品溶液各10μl,注入液相色谱仪,测定,即得。

本品按干燥品计算,含罗汉果皂苷Ⅴ($C_{60}H_{102}O_{29}$)不得少于0.50%。

【性味与归经】 甘,凉。归肺、大肠经。

【功能与主治】 清热润肺,利咽开音,滑肠通便。用于肺热燥咳,咽痛失音,肠燥便秘。

【用法与用量】 9～15g。

【贮藏】 置干燥处,防霉,防蛀。

知 母

Zhimu

ANEMARRHENAE RHIZOMA

本品为百合科植物知母 *Anemarrhena asphodeloides* Bge. 的干燥根茎。春、秋二季采挖,除去须根和泥沙,晒干,习称"毛知母";或除去外皮,晒干。

【性状】 本品呈长条状,微弯曲,略扁,偶有分枝,长3～15cm,直径0.8～1.5cm,一端有浅黄色的茎叶残痕。表面黄棕色至棕色,上面有一凹沟,具紧密排列的环状节,节上密生黄棕色的残存叶基,由两侧向根茎上方生长;下面隆起而略皱缩,并有凹陷或突起的点状根痕。质硬,易折断,断面黄白色。气微,味微甜、略苦,嚼之带黏性。

【鉴别】 (1)本品粉末黄白色。黏液细胞类圆形、椭圆形或梭形,直径53～247μm,胞腔内含草酸钙针晶束。草酸钙针晶成束或散在,长26～110μm。

(2)取本品粉末0.5g,加稀乙醇10ml,超声处理20分钟,取上清液作为供试品溶液。另取芒果苷对照品,加稀乙醇制成每1ml含0.5mg的溶液,作为对照品溶液。照薄层色谱法(通则0502)试验,吸取上述两种溶液各4μl,分别点于同一聚酰胺薄膜上,以乙醇-水(1∶1)为展开剂,展开,取出,晾干,置紫外光灯(365nm)下检视。供试品色谱中,在与对照品色谱

相应的位置上,显相同颜色的荧光斑点。

(3)取本品粉末0.2g,加30%丙酮10ml,超声处理20分钟,取上清液作为供试品溶液。另取知母皂苷 BⅡ对照品,加30%丙酮制成每1ml含1mg的溶液,作为对照品溶液。照薄层色谱法(通则0502)试验,吸取上述两种溶液各4μl,分别点于同一硅胶 G 薄层板上,以正丁醇-冰醋酸-水(4∶1∶5)的上层溶液为展开剂,展开,取出,晾干,喷以香草醛硫酸试液,在105℃加热至斑点显色清晰。供试品色谱中,在与对照品色谱相应的位置上,显相同颜色的斑点。

【检查】 **水分** 不得过12.0%(通则0832第二法)。

总灰分 不得过9.0%(通则2302)。

酸不溶性灰分 不得过4.0%(通则2302)。

【含量测定】 **芒果苷** 照高效液相色谱法(通则0512)测定。

色谱条件与系统适用性试验 以十八烷基硅烷键合硅胶为填充剂;以乙腈-0.2%冰醋酸水溶液(15∶85)为流动相;检测波长为258nm。理论板数按芒果苷峰计算应不低于6000。

对照品溶液的制备 取芒果苷对照品适量,精密称定,加稀乙醇制成每1ml含50μg的溶液,即得。

供试品溶液的制备 取本品粉末(过三号筛)约0.1g,精密称定,置具塞锥形瓶中,精密加入稀乙醇25ml,称定重量,超声处理(功率400W,频率40kHz)30分钟,放冷,再称定重量,用稀乙醇补足减失的重量,摇匀,滤过,取续滤液,即得。

测定法 分别精密吸取对照品溶液和供试品溶液各10μl,注入液相色谱仪,测定,即得。

本品按干燥品计算,含芒果苷($C_{19}H_{18}O_{11}$)不得少于0.70%。

知母皂苷 BⅡ 照高效液相色谱法(通则0512)测定。

色谱条件与系统适用性试验 以辛烷基硅烷键合硅胶为填充剂;以乙腈-水(25∶75)为流动相;蒸发光散射检测器检测。理论板数按知母皂苷 BⅡ峰计算应不低于10000。

对照品溶液的制备 取知母皂苷 BⅡ对照品适量,精密称定,加30%丙酮制成每1ml含0.50mg的溶液,即得。

供试品溶液的制备 取本品粉末(过三号筛)约0.15g,精密称定,置具塞锥形瓶中,精密加入30%丙酮25ml,称定重量,超声处理(功率400W,频率40kHz)30分钟,取出,放冷,再称定重量,用30%丙酮补足减失的重量,摇匀。滤过,取续滤液,即得。

测定法 分别精密吸取对照品溶液5μl、10μl,供试品溶液5～10μl,注入液相色谱仪,测定,用外标两点法对数方程计算,即得。

本品按干燥品计算,含知母皂苷 BⅡ($C_{45}H_{76}O_{19}$)不得少于3.0%。

饮片

【炮制】 **知母** 除去杂质,洗净,润透,切厚片,干燥,去毛屑。

【性状】 本品呈不规则类圆形的厚片。外表皮黄棕色

或棕色,可见少量残存的黄棕色叶基纤维和凹陷或突起的点状根痕。切面黄白色至黄色。气微,味微甜、略苦,嚼之带黏性。

【检查】　酸不溶性灰分　同药材,不得过 2.0%。

【含量测定】　同药材,含芒果苷($C_{19}H_{18}O_{11}$)不得少于 0.50%,含知母皂苷 B II ($C_{45}H_{76}O_{19}$)不得少于 3.0%。

【鉴别】【检查】(水分　总灰分)　同药材。

盐知母　取知母片,照盐水炙法(通则 0213)炒干。

【性状】　本品形如知母片,色黄或微带焦斑。味微咸。

【检查】　酸不溶性灰分　同药材,不得过 2.0%。

【含量测定】　同药材,含芒果苷($C_{19}H_{18}O_{11}$)不得少于 0.40%,含知母皂苷 B II ($C_{45}H_{76}O_{19}$)不得少于 2.0%。

【鉴别】【检查】(水分　总灰分)　同药材。

【性味与归经】　苦、甘,寒。归肺、胃、肾经。

【功能与主治】　清热泻火,滋阴润燥。用于外感热病,高热烦渴,肺热燥咳,骨蒸潮热,内热消渴,肠燥便秘。

【用法与用量】　6～12g。

【贮藏】　置通风干燥处,防潮。

垂盆草
Chuipencao
SEDI HERBA

本品为景天科植物垂盆草 Sedum sarmentosum Bunge 的干燥全草。夏、秋二季采收,除去杂质,干燥。

【性状】　本品茎纤细,长可达 20cm 以上,部分节上可见纤细的不定根。3 叶轮生,叶片倒披针形至矩圆形,绿色,肉质,长 1.5～2.8cm,宽 0.3～0.7cm,先端近急尖,基部急狭,有距。气微,味微苦。

【鉴别】　(1)本品茎横切面:表皮细胞长方形,外壁增厚,内层约 10 列薄壁细胞。中柱小,维管束外韧型,导管类圆形。髓部呈三角状,细胞多角形,壁甚厚,非木化。紧靠韧皮部细胞和髓部细胞中含红棕色分泌物。

(2)取本品粉末 3g,加甲醇 20ml,超声处理 30 分钟,滤过,取滤液作为供试品溶液。另取垂盆草对照药材 3g,同法制成对照药材溶液。照薄层色谱法(通则 0502)试验,吸取上述两种溶液各 3μl,分别点于同一硅胶 G 薄层板上,以环己烷-乙酸乙酯(10∶1)为展开剂,展开,取出,晾干,喷以 5%磷钼酸乙醇溶液,在 105℃加热至斑点显色清晰,置日光下检视。供试品色谱中,在与对照药材色谱相应的位置上,显相同颜色的斑点。

【检查】　水分　不得过 13.0%(通则 0832 第二法)。

酸不溶性灰分　不得过 6.0%(通则 2302)。

【浸出物】　照水溶性浸出物测定法(通则 2201)项下的热浸法测定,不得少于 20.0%。

【含量测定】　照高效液相色谱法(通则 0512)测定。

色谱条件与系统适用性试验　以十八烷基硅烷键合硅胶为填充剂;以甲醇-0.4%磷酸溶液(45∶55)为流动相;检测波长为 360nm。理论板数按槲皮素峰计算应不低于 3000。

对照品溶液的制备　取槲皮素对照品、山柰酚对照品、异鼠李素对照品适量,精密称定,加甲醇制成每 1ml 含槲皮素 15μg、山柰酚 5μg、异鼠李素 5μg 的混合溶液,即得。

供试品溶液的制备　取本品粉末(过二号筛)约 0.5g,精密称定,精密加入甲醇-25%盐酸溶液(4∶1)混合溶液 25ml,称定重量,加热回流 1 小时,放冷,再称定重量,用甲醇-25%盐酸溶液(4∶1)混合溶液补足减失的重量,摇匀,滤过,取续滤液,即得。

测定法　分别精密吸取对照品溶液与供试品溶液各 10μl,注入液相色谱仪,测定,即得。

本品按干燥品计算,含槲皮素($C_{15}H_{10}O_{7}$)、山柰酚($C_{15}H_{10}O_{6}$)和异鼠李素($C_{16}H_{12}O_{7}$)的总量不得少于 0.10%。

饮片

【炮制】　除去杂质,切段。

【性状】　本品为不规则的段。部分节上可见纤细的不定根。3 叶轮生,叶片倒披针形至矩圆形,绿色。气微,味微苦。

【鉴别】(除茎横切面外)【检查】【浸出物】【含量测定】　同药材。

【性味与归经】　甘、淡,凉。归肝、胆、小肠经。

【功能与主治】　利湿退黄,清热解毒。用于湿热黄疸,小便不利,痈肿疮疡。

【用法与用量】　15～30g。

【贮藏】　置干燥处。

委陵菜
Weilingcai
POTENTILLAE CHINENSIS HERBA

本品为蔷薇科植物委陵菜 Potentilla chinensis Ser. 的干燥全草。春季未抽茎时采挖,除去泥沙,晒干。

【性状】　本品根呈圆柱形或类圆锥形,略扭曲,有的有分枝,长 5～17cm,直径 0.5～1.5cm;表面暗棕色或暗紫红色,有纵纹,粗皮易成片状剥落;根茎部稍膨大;质硬,易折断,断面皮部薄,暗棕色,常与木部分离,射线呈放射状排列。叶基生,单数羽状复叶,有柄;小叶 12～31 对,狭长椭圆形,边缘羽状深裂,下表面和叶柄均灰白色,密被灰白色绒毛。气微,味涩、微苦。

【鉴别】　(1)本品粉末灰褐色。非腺毛极多,单细胞两种:一种薄壁,极细长,长约至 4000μm,直径 3～6μm,缠结成团;另一种厚壁,长短不一,长者多碎断,平直或略有弯曲,胞腔较大,短者多弯曲或扭曲,或成钩状或平直,长多在 20～

$200\mu m$，直径 $6\sim72\mu m$。草酸钙簇晶存在于叶肉组织或薄壁组织中，直径 $6\sim65\mu m$。木纤维长梭形，直径 $7\sim14\mu m$，壁稍厚，孔沟明显。木栓细胞类多角形或扁长方形，内含黄棕色物。

(2)取本品粉末 2g，加乙醇 20ml，浸润 10 分钟，加热回流 1 小时，放冷，滤过，滤液浓缩至 3ml，作为供试品溶液。另取委陵菜对照药材 2g，同法制成对照药材溶液。再取没食子酸对照品，加乙醇制成每 1ml 含 0.5mg 的溶液，作为对照品溶液。照薄层色谱法（通则 0502）试验，吸取上述三种溶液各 $2\sim4\mu l$，分别点于同一硅胶 G 薄层板上，以甲苯-甲酸乙酯-甲酸(5：4：1)为展开剂，展开，取出，晾干，喷以 2% 三氯化铁溶液与铁氰化钾试液等量的混合溶液。供试品色谱中，在与对照药材色谱和对照品色谱相应的位置上，显相同的蓝色斑点。

【检查】 **水分** 不得过 13.0%（通则 0832 第二法）。

总灰分 不得过 14.0%（通则 2302）。

酸不溶性灰分 不得过 4.0%（通则 2302）。

【浸出物】 照醇溶性浸出物测定法（通则 2201）项下的热浸法测定，用稀乙醇作溶剂，不得少于 19.0%。

【含量测定】 照高效液相色谱法（通则 0512）测定。

色谱条件与系统适用性试验 以十八烷基硅烷键合硅胶为填充剂；以甲醇-0.1% 磷酸溶液(6：94)为流动相；检测波长为 272nm。理论板数按没食子酸峰计算应不低于 5000。

对照品溶液的制备 取没食子酸对照品适量，精密称定，加 50% 甲醇制成每 1ml 含 $10\mu g$ 的溶液，即得。

供试品溶液的制备 取本品粉末（过四号筛）约 0.5g，精密称定，置具塞锥形瓶中，精密加入 4mol/L 盐酸溶液 50ml，称定重量，加热回流 4 小时，放冷，再称定重量，用 4mol/L 盐酸溶液补足减失的重量，摇匀，滤过，取续滤液，即得。

测定法 精密吸取对照品溶液与供试品溶液各 $10\mu l$，注入液相色谱仪，测定，即得。

本品按干燥品计算，含没食子酸（$C_7H_6O_5$）不得少于 0.030%。

饮片

【炮制】 除去杂质，洗净，润透，切段，干燥。

【性状】 本品为不规则的段。根表面暗棕色或暗紫红色，栓皮易成片状剥落。切面皮部薄，暗棕色，常与木质部分离，射线呈放射状排列。叶边缘羽状深裂，下表面和叶柄均密被灰白色绒毛。气微，味涩、微苦。

【浸出物】 同药材。不得少于 17.0%。

【含量测定】 同药材。含没食子酸（$C_7H_6O_5$）不得少于 0.024%。

【鉴别】【检查】 同药材。

【性味与归经】 苦，寒。归肝、大肠经。

【功能与主治】 清热解毒，凉血止痢。用于赤痢腹痛，久痢不止，痔疮出血，痈肿疮毒。

【用法与用量】 $9\sim15g$。外用适量。

【贮藏】 置通风干燥处。

使 君 子

Shijunzi

QUISQUALIS FRUCTUS

本品为使君子科植物使君子 *Quisqualis indica* L. 的干燥成熟果实。秋季果皮变紫黑色时采收，除去杂质，干燥。

【性状】 本品呈椭圆形或卵圆形，具 5 条纵棱，偶有 4～9 棱，长 2.5～4cm，直径约 2cm。表面黑褐色至紫黑色，平滑，微具光泽。顶端狭尖，基部钝圆，有明显圆形的果梗痕。质坚硬，横切面多呈五角星形，棱角处壳较厚，中间呈类圆形空腔。种子长椭圆形或纺锤形，长约 2cm，直径约 1cm；表面棕褐色或黑褐色，有多数纵皱纹；种皮薄，易剥离；子叶 2，黄白色，有油性，断面有裂隙。气微香，味微甜。

【鉴别】 (1)本品粉末棕色。种皮网纹细胞较多，椭圆形或不规则形，壁稍厚，具密集网状纹孔。果皮木化细胞众多，纺锤状、类椭圆形或不规则形，多破碎，壁稍厚，具密集纹孔。果皮表皮细胞黄棕色，表面观呈多角形。种皮表皮细胞黄色至黄棕色，表面观呈类长方形或多角形，有的内含黄棕色物。纤维直径 $7\sim34\mu m$，多成束。草酸钙簇晶，直径 $5\sim49\mu m$，散在或存在于子叶细胞中。

(2)取本品种子的粉末 1g，加乙醚 20ml，超声处理 10 分钟，滤过，滤液挥干，残渣加乙酸乙酯 2ml 使溶解，作为供试品溶液。另取使君子仁对照药材 1g，同法制成对照药材溶液。照薄层色谱法（通则 0502）试验，吸取上述两种溶液各 $1\sim2\mu l$，分别点于同一硅胶 G 薄层板上，以石油醚(30～60℃)-乙酸乙酯(4：1)为展开剂，展开，取出，晾干，喷以 10% 硫酸乙醇溶液，在 105℃ 加热至斑点显色清晰。供试品色谱中，在与对照药材色谱相应的位置上，显相同颜色的斑点。

【检查】 **水分** 不得过 13.0%（通则 0832 第二法）。

黄曲霉毒素 照真菌毒素测定法（通则 2351）测定。

本品每 1000g 含黄曲霉毒素 B_1 不得过 $5\mu g$，黄曲霉毒素 G_2、黄曲霉毒素 G_1、黄曲霉毒素 B_2 和黄曲霉毒素 B_1 总量不得过 $10\mu g$。

【含量测定】 照高效液相色谱法（通则 0512）测定。

色谱条件与系统适用性试验 以氨基键合硅胶为填充剂；以乙腈-水(80：20)为流动相；检测波长为 265nm。理论板数按胡芦巴碱峰计算应不低于 4000。

对照品溶液的制备 取胡芦巴碱对照品适量，精密称定，加 50% 甲醇制成每 1ml 含 0.1mg 的溶液，即得。

供试品溶液的制备 取本品种子粉末（过二号筛）约 0.5g，精密称定，置具塞锥形瓶中，精密加入 50% 甲醇 20ml，称定重量,超声处理(功率250W,频率33kHz)30 分钟,放冷,再称定重量,用 50%甲醇补足减失的重量,摇匀,滤过,取续滤液,即得。

测定法　分别精密吸取对照品溶液与供试品溶液各10µl,注入液相色谱仪,测定,即得。

本品种子含胡芦巴碱(C₇H₇NO₂)不得少于 0.20%。

饮片

【炮制】　使君子　除去杂质。用时捣碎。

【性状】【鉴别】【检查】【含量测定】　同药材。

使君子仁　取净使君子,除去外壳。

【性状】　本品呈长椭圆形或纺锤形,长约2cm,直径约1cm。表面棕褐色或黑褐色,种皮脱落处为黄白色,有多数纵皱纹。种皮薄,易剥离,子叶2,黄白色,有油性,断面有裂隙。气微香,味微甜。

【鉴别】【检查】(水分)【含量测定】　同药材。

炒使君子仁　取使君子仁,照清炒法(通则0213)炒至有香气。

【性状】　本品形如使君子仁,表面黄白色,有多数纵皱纹;有时可见残留有棕褐色种皮。气香,味微甜。

【鉴别】【含量测定】　同药材。

【性味与归经】　甘,温。归脾、胃经。

【功能与主治】　杀虫消积。用于蛔虫病,蛲虫病,虫积腹痛,小儿疳积。

【用法与用量】　使君子9～12g,捣碎入煎剂;使君子仁6～9g,多入丸散或单用,作1～2次分服。小儿每岁1～1.5粒,炒香嚼服,1日总量不超过20粒。

【注意】　服药时忌饮浓茶。

【贮藏】　置通风干燥处,防霉,防蛀。

侧 柏 叶
Cebaiye
PLATYCLADI CACUMEN

本品为柏科植物侧柏 *Platycladus orientalis*(L.)Franco的干燥枝梢和叶。多在夏、秋二季采收,阴干。

【性状】　本品多分枝,小枝扁平。叶细小鳞片状,交互对生,贴伏于枝上,深绿色或黄绿色。质脆,易折断。气清香,味苦涩、微辛。

【鉴别】　(1)本品粉末黄绿色。叶上表皮细胞长方形,壁略厚。下表皮细胞类方形;气孔甚多,凹陷型,保卫细胞较大,侧面观呈哑铃状。薄壁细胞含油滴。纤维细长,直径约18µm。具缘纹孔管胞有时可见。

(2)取本品粉末3g,置索氏提取器中,加乙醚适量,加热回流至提取液无色,弃去乙醚液,药渣挥干乙醚,加70%乙醇50ml,加热回流1小时,趁热滤过,滤液蒸干,残渣加水25ml

使溶解,加盐酸3ml,加热水解30分钟,立即冷却,用乙酸乙酯振摇提取2次,每次20ml,合并乙酸乙酯液,用水洗涤3次,每次10ml,水浴蒸干,残渣加甲醇5ml溶解,作为供试品溶液。另取槲皮素对照品,加乙醇制成每1ml含0.1mg的溶液,作为对照品溶液。照薄层色谱法(通则0502)试验,吸取上述供试品溶液和对照品溶液各3µl,分别点于同一高效硅胶G薄层板上,以甲苯-乙酸乙酯-甲酸(5:2:1)的上层溶液为展开剂,展开,取出,晾干,喷以1%三氯化铝乙醇溶液,置紫外光灯(365nm)下检视。供试品色谱中,在与对照品色谱相应的位置上,显相同颜色的荧光斑点。

【检查】　杂质　不得过6%(通则2301)。

水分　不得过11.0%(通则0832第四法)。

总灰分　不得过10.0%(通则2302)。

酸不溶性灰分　不得过3.0%(通则2302)。

【浸出物】　照醇溶性浸出物测定法(通则2201)项下的热浸法测定,用乙醇作溶剂,不得少于15.0%。

【含量测定】　照高效液相色谱法(通则0512)测定。

色谱条件与系统适用性试验　以十八烷基硅烷键合硅胶为填充剂;以甲醇-0.01mol/L 磷酸二氢钾溶液-冰醋酸(40:60:1.5)为流动相;检测波长为254nm。理论板数按槲皮苷峰计算应不低于1500。

对照品溶液的制备　取槲皮苷对照品适量,精密称定,加甲醇制成每1ml含50µg的溶液,即得。

供试品溶液的制备　取本品粉末约0.5g,精密称定,置具塞锥形瓶中,精密加入甲醇20ml,密塞,称定重量,超声处理30分钟,放冷,再称定重量,用甲醇补足减失的重量,摇匀,滤过,取续滤液,即得。

测定法　分别精密吸取对照品溶液与供试品溶液各10µl,注入液相色谱仪,测定,即得。

本品按干燥品计算,含槲皮苷(C₂₁H₂₀O₁₁)不得少于0.10%。

饮片

【炮制】　侧柏叶　除去硬梗及杂质。

【性状】【鉴别】【检查】(水分)【浸出物】【含量测定】同药材。

侧柏炭　取净侧柏叶,照炒炭法(通则0213)炒至表面黑褐色,内部焦黄色。

【性状】　本品形如侧柏叶,表面黑褐色。质脆,易折断,断面焦黄色。气香,味微苦涩。

【鉴别】　取本品粉末4g,加甲醇20ml,超声处理1小时,放冷,滤过,滤液蒸干,残渣加甲醇1ml使溶解,作为供试品溶液。另取槲皮素对照品,加甲醇制成每1ml含0.3mg的溶液,作为对照品溶液。照薄层色谱法(通则0502)试验,吸取上述两种溶液各10µl,分别点于同一硅胶G薄层板上,以甲苯-乙酸乙酯-甲酸(5:2:1)为展开剂,展开,取出,晾干,喷以1%三氯化铝乙醇溶液,置紫外光灯(365nm)下检视。供试品色谱中,在与对照品色谱相应的位置上,显相同颜色的荧光斑点。

【浸出物】　同药材。

【性味与归经】　苦、涩,寒。归肺、肝、脾经。

【功能与主治】 凉血止血,化痰止咳,生发乌发。用于吐血,衄血,咯血,便血,崩漏下血,肺热咳嗽,血热脱发,须发早白。

【用法与用量】 6～12g。外用适量。

【贮藏】 置干燥处。

佩 兰
Peilan
EUPATORII HERBA

本品为菊科植物佩兰 *Eupatorium fortunei* Turcz. 的干燥地上部分。夏、秋二季分两次采割,除去杂质,晒干。

【性状】 本品茎呈圆柱形,长 30～100cm,直径 0.2～0.5cm;表面黄棕色或黄绿色,有的带紫色,有明显的节和纵棱线;质脆,断面髓部白色或中空。叶对生,有柄,叶片多皱缩、破碎,绿褐色;完整叶片 3 裂或不分裂,分裂者中间裂片较大,展平后呈披针形或长圆状披针形,基部狭窄,边缘有锯齿;不分裂者展平后呈卵圆形、卵状披针形或椭圆形。气芳香,味微苦。

【鉴别】 (1)本品叶表面观:上表皮细胞垂周壁略弯曲;下表皮细胞垂周壁波状弯曲,偶见非腺毛,由 3～6 细胞组成,长可达 105μm;叶脉上非腺毛较长,由 7～8 细胞组成,长 120～160μm。气孔不定式。

(2)取本品粉末 1g,加石油醚(30～60℃)15ml,超声处理 10 分钟,滤过,滤液挥干,残渣加石油醚(30～60℃)1ml 使溶解,作为供试品溶液。另取佩兰对照药材 1g,同法制成对照药材溶液。照薄层色谱法(通则 0502)试验,吸取上述两种溶液各 5μl,分别点于同一硅胶 G 薄层板上,以石油醚(30～60℃)-乙酸乙酯(19∶1)为展开剂,展开,取出,晾干,喷以香草醛硫酸试液,加热至斑点显色清晰。供试品色谱中,在与对照药材色谱相应的位置上,显相同颜色的斑点。

【检查】 水分 不得过 11.0%(通则 0832 第四法)。

总灰分 不得过 11.0%(通则 2302)。

酸不溶性灰分 不得过 2.0%(通则 2302)。

【含量测定】 照挥发油测定法(通则 2204 甲法)测定。

本品含挥发油不得少于 0.30%(ml/g)。

饮 片

【炮制】 除去杂质,洗净,稍润,切段,干燥。

【性状】 本品呈不规则的段。茎圆柱形,表面黄棕色或黄绿色,有的带紫色,有明显的节和纵棱线。切面髓部白色或中空。叶对生,叶片多皱缩、破碎,绿褐色。气芳香,味微苦。

【含量测定】 同药材,含挥发油不得少于 0.25%(ml/g)。

【鉴别】 【检查】 同药材。

【性味与归经】 辛,平。归脾、胃、肺经。

【功能与主治】 芳香化湿,醒脾开胃,发表解暑。用于湿浊中阻,脘痞呕恶,口中甜腻,口臭,多涎,暑湿表证,湿温初起,发热倦怠,胸闷不舒。

【用法与用量】 3～10g。

【贮藏】 置阴凉干燥处。

金 龙 胆 草
Jinlongdancao
CONYZAE HERBA

本品为菊科植物苦蒿 *Conyza blinii* Lévl. 的干燥地上部分。夏、秋二季采割,除去杂质,晒干。

【性状】 本品茎呈圆柱形,少分枝,长 30～100cm,直径 0.2～0.6cm;表面黄绿色或浅棕黄色,有纵棱和多数白色长绒毛;质硬而脆,易折断。单叶互生,叶片多卷缩、破碎,完整者展平后呈羽状深裂至全裂,裂片披针形,黄绿色,两面密被白色绒毛;下部叶具柄,上部叶几无柄。头状花序直径约 1cm,花黄白色。瘦果浅黄色,扁平,冠毛长 5～6mm。气微,味极苦。

【鉴别】 (1)本品粉末黄绿色。茎表皮细胞呈长方形或类方形,气孔不定式,副卫细胞 5～6 个。叶表皮细胞呈波状不规则形,气孔不定式,副卫细胞 4～5 个。腺毛头部 2～8 细胞,顶面观呈长圆形,细胞成对并生;柄部 4～13 细胞,排列成 1～2 列。非腺毛大多碎断呈纤维样,顶端尖,完整者可达 4mm,细胞相接处略膨大似竹节状。

(2)取本品粉末 0.5g,加甲醇 10ml,超声处理 15 分钟,滤过,取滤液作为供试品溶液。另取苦蒿素对照品,加甲醇制成每 1ml 含 0.2mg 的溶液,作为对照品溶液。照薄层色谱法(通则 0502)试验,吸取供试品溶液 6μl、对照品溶液 4μl,分别点于同一硅胶 G 薄层板上,以乙酸乙酯-丙酮(5∶3)为展开剂,展开,取出,晾干,喷以 1% 香草醛硫酸溶液,在 105℃ 加热至斑点显色清晰。供试品色谱中,在与对照品色谱相应的位置上,显相同颜色的斑点。

【检查】 水分 不得过 12.0%(通则 0832 第二法)。

总灰分 不得过 10.0%(通则 2302)。

酸不溶性灰分 不得过 3.0%(通则 2302)。

【含量测定】 照高效液相色谱法(通则 0512)测定。

色谱条件与系统适用性试验 以十八烷基硅烷键合硅胶为填充剂;以甲醇-水(55∶45)为流动相;检测波长为 210nm。理论板数按苦蒿素峰计算应不低于 5000。

对照品溶液的制备 取苦蒿素对照品适量,精密称定,加甲醇制成每 1ml 含 0.1mg 的溶液,即得。

供试品溶液的制备 取本品粉末(过三号筛)约 0.5g,精密称定,置具塞锥形瓶中,精密加入甲醇 20ml,称定重量,加热回流 1 小时,放冷,再称定重量,用甲醇补足减失的重量,摇匀,滤过,取续滤液,即得。

测定法 分别精密吸取对照品溶液与供试品溶液各 10μl,注入液相色谱仪,测定,即得。

本品按干燥品计算,含苦蒿素($C_{22}H_{32}O_6$)不得少于 0.30%。

饮片

【炮制】 除去杂质,喷淋清水,稍润,切段,干燥。

【性味与归经】 苦,寒。归肺、肝经。

【功能与主治】 清热化痰,止咳平喘,解毒利湿,凉血止血。用于肺热咳嗽,痰多气喘,咽痛,口疮,湿热黄疸,衄血,便血,崩漏,外伤出血。

【用法与用量】 6~9g。

【贮藏】 置通风干燥处。

金 果 榄

Jinguolan

TINOSPORAE RADIX

本品为防己科植物青牛胆 *Tinospora sagittata*(Oliv.)Gagnep. 或金果榄 *Tinospora capillipes* Gagnep. 的干燥块根。秋、冬二季采挖,除去须根,洗净,晒干。

【性状】 本品呈不规则圆块状,长 5~10cm,直径 3~6cm。表面棕黄色或淡褐色,粗糙不平,有深皱纹。质坚硬,不易击碎、破开,横断面淡黄白色,导管束略呈放射状排列,色较深。气微,味苦。

【鉴别】 (1)本品粉末黄白色或灰白色。石细胞众多,淡黄色或黄色,类长方形或多角形,直径 18~66μm,壁多三面增厚,胞腔内含草酸钙方晶。草酸钙方晶呈方形或长方形,直径 4~28μm。木栓细胞黄棕色或金黄色,表面观呈多角形,微木化。淀粉粒甚多,类球形、盔帽形或多角状圆形,直径 4~40μm,脐点人字形、短弧状或点状;复粒由 2~5 分粒组成。

(2)取本品粉末 1g,加甲醇 20ml,超声处理 30 分钟,滤过,滤液蒸干,残渣加甲醇 2ml 使溶解,作为供试品溶液。另取金果榄对照药材 1g,同法制成对照药材溶液。再取古伦宾对照品,加甲醇制成每 1ml 含 0.5mg 的溶液,作为对照品溶液。照薄层色谱法(通则 0502)试验,吸取上述三种溶液各 2~3μl,分别点于同一硅胶 G 薄层板上,以环己烷-乙酸乙酯-甲醇-浓氨试液(8:9:2:1)的上层溶液为展开剂,展开,取出,晾干,喷以 10%硫酸乙醇溶液,在 105℃加热至斑点显色清晰,置日光和紫外光灯(365nm)下检视。供试品色谱中,在与对照药材色谱和对照品色谱相应的位置上,日光下显相同颜色的斑点;紫外光下显相同颜色的荧光斑点。

【检查】 水分 不得过 13.0%(通则 0832 第二法)。

总灰分 不得过 7.0%(通则 2302)。

【浸出物】 照醇溶性浸出物测定法(通则 2201)项下的热浸法测定,用乙醇作溶剂,不得少于 7.0%。

【含量测定】 照高效液相色谱法(通则 0512)测定。

色谱条件与系统适用性试验 以十八烷基硅烷键合硅胶为填充剂;以乙腈-水(40:60)为流动相;检测波长为 210nm。

理论板数按古伦宾峰计算应不低于 2500。

对照品溶液的制备 取古伦宾对照品适量,精密称定,用 70%甲醇制成每 1ml 含 0.25mg 的溶液,即得。

供试品溶液的制备 取本品粉末(过三号筛)约 0.5g,精密称定,精密加入 70%甲醇 10ml,称定重量,超声处理(功率 200W,频率 59kHz)20 分钟,放冷,再称定重量,用 70%甲醇补足减失的重量,摇匀,滤过,精密量取续滤液 1ml,置 10ml 量瓶中,加 70%甲醇至刻度,摇匀,即得。

测定法 分别精密吸取对照品溶液与供试品溶液各 10μl,注入液相色谱仪,测定,即得。

本品按干燥品计算,含古伦宾($C_{20}H_{22}O_6$)不得少于 1.0%。

饮片

【炮制】 除去杂质,浸泡,润透,切厚片,干燥。

【性状】 本品呈类圆形或不规则形的厚片。外表皮棕黄色至暗褐色,皱缩,凹凸不平。切面淡黄白色,有时可见灰褐色排列稀疏的放射状纹理,有的具裂隙。气微,味苦。

【鉴别】【检查】【浸出物】【含量测定】 同药材。

【性味与归经】 苦,寒。归肺、大肠经。

【功能与主治】 清热解毒,利咽,止痛。用于咽喉肿痛,痈疽疔毒,泄泻,痢疾,脘腹疼痛。

【用法与用量】 3~9g。外用适量,研末吹喉或醋磨涂敷患处。

【贮藏】 置干燥处,防蛀。

金 沸 草

Jinfeicao

INULAE HERBA

本品为菊科植物条叶旋覆花 *Inula linariifolia* Turcz. 或旋覆花 *Inula japonica* Thunb. 的干燥地上部分。夏、秋二季采割,晒干。

【性状】 条叶旋覆花 茎呈圆柱形,上部分枝,长 30~70cm,直径 0.2~0.5cm;表面绿褐色或棕褐色,疏被短柔毛,有多数细纵纹;质脆,断面黄白色,髓部中空。叶互生,叶片条形或条状披针形,长 5~10cm,宽 0.5~1cm;先端尖,基部抱茎,全缘,边缘反卷,上表面近无毛,下表面被短柔毛。头状花序顶生,直径 0.5~1cm,冠毛白色,长约 0.2cm。气微,味微苦。

旋覆花 叶片椭圆状披针形,宽 1~2.5cm,边缘不反卷,头状花序较大,直径 1~2cm,冠毛长约 0.5cm。

【鉴别】 (1)本品叶表面观:条叶旋覆花 叶上表皮细胞多角形,垂周壁近平直;下表皮细胞垂周壁波状弯曲,气孔多见。非腺毛 4~7 细胞,多碎断,完整者长 500~1300μm,顶细胞较长。腺毛略呈棒槌形,头部 5~18 细胞,单列或双列,外被角质层。腺毛只存在于叶下表皮。

旋覆花 叶表面观上、下表皮细胞多角形,垂周壁波状弯曲。

（2）取本品粉末 5g，加 60％乙醇 100ml，密塞，冷浸 1 小时，超声处理 30 分钟，滤过，滤液蒸干，残渣加 30％乙醇使溶解，通过 D101 型大孔吸附树脂柱（内径为 1.5cm，柱高为 10cm），以 30％乙醇 50ml 洗脱，弃去洗脱液，再用 60％乙醇 50ml 洗脱，收集洗脱液，蒸干，残渣加丙酮 2ml 使溶解，作为供试品溶液。另取金沸草对照药材 5g，同法制成对照药材溶液。照薄层色谱法（通则 0502）试验，吸取上述两种溶液各 5μl，分别点于同一硅胶 G 薄层板上，以三氯甲烷-丙酮（9∶1）为展开剂，展开，取出，晾干，喷以 5％香草醛硫酸-乙醇（1∶4）混合溶液，在 105℃加热至斑点显色清晰。供试品色谱中，在与对照药材色谱相应的位置上，显相同颜色的斑点。

【检查】　水分　不得过 12.0％（通则 0832 第二法）。

【浸出物】　照醇溶性浸出物测定法（通则 2201）项下的热浸法测定，用乙醇作溶剂，不得少于 5.0％。

饮片

【炮制】　除去杂质，略洗，切段，干燥。

【性状】　条叶旋覆花　本品呈不规则的段。茎圆柱形，表面绿褐色或棕褐色，疏被短柔毛，有多数细纵纹。切面黄白色，髓部中空。叶多破碎，完整者先端尖，基部抱茎，全缘。头状花序，冠毛白色。气微，味苦。

【检查】　水分　同药材，不得过 10％。

【浸出物】　同药材，不得少于 4.5％。

【鉴别】　同药材。

【性味与归经】　苦、辛、咸，温。归肺、大肠经。

【功能与主治】　降气，消痰，行水。用于外感风寒，痰饮蓄结，咳喘痰多，胸膈痞满。

【用法与用量】　5～10g。

【贮藏】　置干燥处。

金荞麦
Jinqiaomai

FAGOPYRI DIBOTRYIS RHIZOMA

本品为蓼科植物金荞麦 *Fagopyrum dibotrys*（D. Don）Hara 的干燥根茎。冬季采挖，除去茎和须根，洗净，晒干。

【性状】　本品呈不规则团块或圆柱状，常有瘤状分枝，顶端有的有茎残基，长 3～15cm，直径 1～4cm。表面棕褐色，有横向环节和纵皱纹，密布点状皮孔，并有凹陷的圆形根痕和残存须根。质坚硬，不易折断，断面淡黄白色或淡棕红色，有放射状纹理，中央髓部色较深。气微，味微涩。

【鉴别】　（1）本品粉末淡棕色。淀粉粒甚多，单粒类球形、椭圆形或卵圆形，直径 5～48μm，脐点点状、星状、裂缝状或飞鸟状，位于中央或偏于一端，大粒可见层纹；复粒由 2～4 分粒组成；半复粒可见。木纤维成束，直径 10～38μm，具单斜纹孔或十字形纹孔。草酸钙簇晶直径 10～62μm。木薄壁细胞类方形或椭圆形，直径 28～37μm，长约至 100μm，壁稍厚，可见

稀疏的纹孔。具缘纹孔导管和网纹导管直径 21～83μm。

（2）取本品 2.5g，加甲醇 20ml，放置 1 小时，加热回流 1 小时，放冷，滤过，滤液浓缩至 5ml，作为供试品溶液。另取金荞麦对照药材 1g，同法制成对照药材溶液。再取表儿茶素对照品，加甲醇制成每 1ml 含 1mg 的溶液，作为对照品溶液。照薄层色谱法（通则 0502）试验，吸取供试品溶液 5～10μl、对照药材溶液和对照品溶液各 5μl，分别点于同一硅胶 G 薄层板上，以甲苯-乙酸乙酯-甲醇-甲酸（1∶2∶0.2∶0.1）为展开剂，展开，取出，晾干，喷以 25％磷钼酸乙醇溶液，在 110℃加热至斑点显色清晰。供试品色谱中，在与对照药材色谱和对照品色谱相应的位置上，显相同颜色的斑点。

【检查】　水分　不得过 15.0％（通则 0832 第二法）。

总灰分　不得过 5.0％（通则 2302）。

【浸出物】　照醇溶性浸出物测定法（通则 2201）项下的热浸法测定，用稀乙醇作溶剂，不得少于 14.0％。

【含量测定】　照高效液相色谱法（通则 0512）测定。

色谱条件与系统适用性试验　以十八烷基硅烷键合硅胶为填充剂；以乙腈-0.004％磷酸溶液（10∶90）为流动相；检测波长为 280nm。理论板数按表儿茶素峰计算应不低于 6000。

对照品溶液的制备　取表儿茶素对照品适量，精密称定，加流动相制成每 1ml 含 25μg 的溶液，即得。

供试品溶液的制备　取本品粗粉约 2g，精密称定，置具塞锥形瓶中，精密加入稀乙醇 50ml，密塞，精密称定，放置 1 小时，加热回流 1 小时，放冷，再称定重量，用稀乙醇补足减失的重量，摇匀，滤过，精密量取续滤液 25ml，减压浓缩（50～70℃）至近干，残渣加乙腈-水（10∶90）混合溶液分次洗涤，洗液转移至 10ml 量瓶中，加乙腈-水（10∶90）混合溶液至刻度，摇匀，离心（转速为每分钟 3000 转）5 分钟，精密量取上清液 5ml，加于聚酰胺柱（30～60 目，内径为 1.0cm，柱长为 15cm，湿法装柱）上，以水 50ml 洗脱，弃去水液，再用乙醇 100ml 洗脱，收集洗脱液，减压浓缩（50～70℃）至近干，残渣用乙腈-水（10∶90）混合溶液溶解，转移至 10ml 量瓶中，加乙腈-水（10∶90）混合溶液稀释至刻度，摇匀，即得。

测定法　分别精密吸取对照品溶液与供试品溶液各 20μl，注入液相色谱仪，测定，即得。

本品按干燥品计算，含表儿茶素（$C_{15}H_{14}O_6$）不得少于 0.030％。

饮片

【炮制】　除去杂质，洗净，润透，切厚片，干燥。

【性状】　本品呈不规则的厚片。外表皮棕褐色，或有时脱落。切面淡黄白色或淡棕红色，有放射状纹理，有的可见髓部，颜色较深。气微，味微涩。

【含量测定】　同药材，含表儿茶素（$C_{15}H_{14}O_6$）不得少于 0.020％。

【鉴别】　【检查】　【浸出物】　同药材。

【性味与归经】　微辛、涩，凉。归肺经。

【功能与主治】　清热解毒，排脓祛瘀。用于肺痈吐脓，肺热喘咳，乳蛾肿痛。

【用法与用量】 15～45g,用水或黄酒隔水密闭炖服。

【贮藏】 置干燥处,防霉,防蛀。

金钱白花蛇
Jinqianbaihuashe
BUNGARUS PARVUS

本品为眼镜蛇科动物银环蛇 *Bungarus multicinctus* Blyth 的幼蛇干燥体。夏、秋二季捕捉,剖开腹部,除去内脏,擦净血迹,用乙醇浸泡处理后,盘成圆形,用竹签固定,干燥。

【性状】 本品呈圆盘状,盘径 3～6cm,蛇体直径0.2～0.4cm。头盘在中间,尾细,常纳口内,口腔内上颌骨前端有毒沟牙 1 对,鼻间鳞 2 片,无颊鳞,上下唇鳞通常各为 7 片,背部黑色或灰黑色,有白色环纹 45～58 个,黑白相间,白环纹在背部宽 1～2 行鳞片,向腹面渐增宽,黑环纹宽 3～5 行鳞片,背正中明显突起一条脊棱,脊鳞扩大呈六角形,背鳞细密,通身 15 行,尾下鳞单行。气微腥,味微咸。

【鉴别】 聚合酶链式反应法。

模板 DNA 提取 取本品 0.5g,置乳钵中,加液氮适量,充分研磨使成粉末,取 50mg,置 2.0ml 离心管中,加入提取缓冲液 200μl(含 1%聚乙烯吡咯烷酮-40 和 1%曲拉通X-100 的0.5mol/L 氢氧化钠溶液),充分混匀;加入 0.1mol/L Tris-盐酸溶液(pH 8.0)800μl,混匀,离心(转速为每分钟 12000 转)5 分钟;将上清液 500μl 转移至另一离心管中,加入 0.1mol/L Tris-盐酸溶液(pH 8.0)500μl,混匀,离心(转速为每分钟 12000 转)5 分钟;将上清液 50μl 转移至另一离心管中,加入无菌双蒸水450μl,混匀,作为供试品溶液,置－20℃保存备用。另取金钱白花蛇对照药材 0.5g,同法制成对照药材模板 DNA 溶液。

PCR 反应 鉴别引物:5'GAAATTTCGGCTCTATGC-TTATAACCTGTCTTT3'和 5'GGAATCTTATCGATAT-CTGAATTAGTA3'。PCR 反应体系:在 200μl 离心管中进行,反应总体积为 25μl,反应体系包括 10×PCR 缓冲液2.5μl,dNTP(10mmol/L)1μl,鉴别引物(10μmol/L)各 0.2μl,Taq DNA 聚合酶(5U/μl)0.2μl,模板 DNA1μl,25%聚乙烯吡咯烷酮-40 溶液 1μl,10mg/ml 牛血清蛋白 0.5μl,无菌双蒸水18.4μl。将离心管置 PCR 仪,PCR 反应参数:95℃预变性 5 分钟,循环反应 30 次(95℃30 秒,60℃45 秒),延伸(72℃)5 分钟。

电泳检测 照琼脂糖凝胶电泳法(通则 0541),胶浓度为1.5%,每 100ml 胶中加入 10000×核酸凝胶染色剂 GelRed5μl;供试品与对照药材 PCR 反应溶液的上样量分别为 5μl,以 DL2000(DNA 条带从小到大分别为 100bp,250bp,500bp,750bp,1000bp 和 2000bp)作为 DNA 分子量标记,进行凝胶电泳检测。电泳结束后,取凝胶片在凝胶成像仪上或紫外透射仪上检视。供试品凝胶电泳图谱中,在与对照药材凝胶电泳图谱相应的位置上,在 500～750bp 之间应有单一 DNA 条

带,空白对照无条带。

【浸出物】 照醇溶性浸出物测定法(通则 2201)项下的热浸法测定,用稀乙醇作溶剂,不得少于 15.0%。

【性味与归经】 甘、咸,温;有毒。归肝经。

【功能与主治】 祛风,通络,止痉。用于风湿顽痹,麻木拘挛,中风口眼㖞斜,半身不遂,抽搐痉挛,破伤风,麻风,疥癣。

【用法与用量】 2～5g。研粉吞服 1～1.5g。

【贮藏】 置干燥处,防霉,防蛀。

金 钱 草
Jinqiancao
LYSIMACHIAE HERBA

本品为报春花科植物过路黄 *Lysimachia christinae* Hance 的干燥全草。夏、秋二季采收,除去杂质,晒干。

【性状】 本品常缠结成团,无毛或被疏柔毛。茎扭曲,表面棕色或暗棕红色,有纵纹,下部茎节上有时具须根,断面实心。叶对生,多皱缩,展平后呈宽卵形或心形,长 1～4cm,宽1～5cm,基部微凹,全缘;上表面灰绿色或棕褐色,下表面色较浅,主脉明显突起,用水浸后,对光透视可见黑色或褐色条纹;叶柄长 1～4cm。有的带花,花黄色,单生叶腋,具长梗。蒴果球形。气微,味淡。

【鉴别】 (1)本品茎横切面:表皮细胞外被角质层,有时可见腺毛,头部单细胞,柄部 1～2 细胞。栓内层宽广,细胞中有的含红棕色分泌物;分泌道散在,周围分泌细胞5～10 个,内含红棕色块状分泌物;内皮层明显。中柱鞘纤维断续排列成环,壁微木化。韧皮部狭窄。木质部连接成环。髓常成空腔。薄壁细胞含淀粉粒。

叶表面观:腺毛红棕色,头部单细胞,类圆形,直径 25μm,柄单细胞。分泌道散在于叶肉组织内,直径 45μm,含红棕色分泌物;被疏毛者茎、叶表面可见非腺毛,1～17 细胞,平直或弯曲,有的细胞呈缢缩状,长 59～1070μm,基部直径 13～53μm,表面可见细条纹,胞腔内含黄棕色物。

(2)取本品粉末 1g,加 80%甲醇 50ml,加热回流 1 小时,放冷,滤过,滤液蒸干,残渣加水 10ml 使溶解,用乙醚振摇提取 2 次,每次 10ml,弃去乙醚液,水液加稀盐酸 10ml,置水浴中加热 1 小时,取出,迅速冷却,用乙酸乙酯振摇提取 2 次,每次 20ml,合并乙酸乙酯液,用水 30ml 洗涤,弃去水液,乙酸乙酯液蒸干,残渣加甲醇 1ml 使溶解,作为供试品溶液。另取槲皮素对照品、山柰酚对照品,加甲醇制成每 1ml 含各 0.5mg的溶液,作为对照品溶液。照薄层色谱法(通则 0502)试验,吸取供试品溶液 5μl、对照品溶液各 2μl,分别点于同一硅胶 G薄层板上,以甲苯-甲酸乙酯-甲酸(10:8:1)为展开剂,展开,取出,晾干,喷以 3%三氯化铝乙醇溶液,在 105℃加热数分钟,置紫外光灯(365nm)下检视。供试品色谱中,在与对照

品色谱相应的位置上,显相同颜色的荧光斑点。

【检查】　杂质　不得过 8%(通则 2301)。

水分　不得过 13.0%(通则 0832 第二法)。

总灰分　不得过 13.0%(通则 2302)。

酸不溶性灰分　不得过 5.0%(通则 2302)。

【浸出物】　照醇溶性浸出物测定法(通则 2201)项下的热浸法测定,用 75%乙醇作溶剂,不得少于 8.0%。

【含量测定】　照高效液相色谱法(通则 0512)测定。

色谱条件与系统适用性试验　以十八烷基硅烷键合硅胶为填充剂;以甲醇-0.4%磷酸溶液(50∶50)为流动相;检测波长为 360nm。理论板数按槲皮素峰计算应不低于 2500。

对照品溶液的制备　取槲皮素对照品、山柰酚对照品适量,精密称定,加 80%甲醇制成每 1ml 各含槲皮素 4µg、山柰酚 20µg 的溶液,即得。

供试品溶液的制备　取本品粉末(过三号筛)约 1.5g,精密称定,置具塞锥形瓶中,精密加入 80%甲醇 50ml,密塞,称定重量,加热回流 1 小时,放冷,再称定重量,用 80%甲醇补足减失的重量,摇匀,滤过。精密量取续滤液 25ml,精密加入盐酸 5ml,置 90℃水浴中加热水解 1 小时,取出,迅速冷却,转移至 50ml 量瓶中,用 80%甲醇稀释至刻度,摇匀,滤过,取续滤液,即得。

测定法　分别精密吸取对照品溶液与供试品溶液各 10µl,注入液相色谱仪,测定,即得。

本品按干燥品计算,含槲皮素($C_{15}H_{10}O_7$)和山柰酚($C_{15}H_{10}O_6$)的总量不得少于 0.10%。

饮片

【炮制】　除去杂质,抢水洗,切段,干燥。

【性状】　本品为不规则的段。茎棕色或暗棕红色,有纵纹,实心。叶对生,展平后呈宽卵形或心形,上表面灰绿色或棕褐色,下表面色较浅,主脉明显突出,用水浸后,对光透视可见黑色或褐色的条纹。偶见黄色花,单生叶腋。气微,味淡。

【鉴别】【检查】(水分　总灰分　酸不溶性灰分)【浸出物】【含量测定】　同药材。

【性味与归经】　甘、咸,微寒。归肝、胆、肾、膀胱经。

【功能与主治】　利湿退黄,利尿通淋,解毒消肿。用于湿热黄疸,胆胀胁痛,石淋,热淋,小便涩痛,痈肿疔疮,蛇虫咬伤。

【用法与用量】　15~60g。

【贮藏】　置干燥处。

金 铁 锁
Jintiesuo

PSAMMOSILENES RADIX

本品为石竹科植物金铁锁 *Psammosilene tunicoides* W. C. Wu et C. Y. Wu 的干燥根。秋季采挖,除去外皮和杂质,

晒干。

【性状】　本品呈长圆锥形,有的略扭曲,长 8~25cm,直径 0.6~2cm。表面黄白色,有多数纵皱纹和褐色横孔纹。质硬,易折断,断面不平坦,粉性,皮部白色,木部黄色,有放射状纹理。气微,味辛、麻,有刺喉感。

【鉴别】　(1)本品粉末类白色。网纹导管多见,偶有螺纹导管或具缘纹孔导管,直径 16~25µm。

(2)取本品粉末 1g,加 70%甲醇 30ml,超声处理 1 小时,滤过,滤液蒸干,残渣加 50%甲醇 1ml 使溶解,作为供试品溶液。另取金铁锁对照药材 1g,同法制成对照药材溶液。照薄层色谱法(通则 0502)试验,吸取上述两种溶液各 2~3µl,分别点于同一硅胶 G 薄层板上,以正丁醇-醋酸-水(3∶1∶1)为展开剂,展开,取出,晾干,喷以茚三酮试液,在 105℃加热至斑点显色清晰。供试品色谱中,在与对照药材色谱相应的位置上,显相同颜色的斑点。

【检查】　水分　不得过 12.0%(通则 0832 第二法)。

总灰分　不得过 6.0%(通则 2302)。

【浸出物】　照醇溶性浸出物测定法(通则 2201)项下的冷浸法测定,用 90%乙醇作溶剂,不得少于 18.0%。

【性味与归经】　苦、辛,温;有小毒。归肝经。

【功能与主治】　祛风除湿,散瘀止痛,解毒消肿。用于风湿痹痛,胃脘冷痛,跌打损伤,外伤出血;外治疮疖,蛇虫咬伤。

【用法与用量】　0.1~0.3g,多入丸散服。外用适量。

【注意】　孕妇慎用。

【贮藏】　置干燥处。

金 银 花
Jinyinhua

LONICERAE JAPONICAE FLOS

本品为忍冬科植物忍冬 *Lonicera japonica* Thunb. 的干燥花蕾或带初开的花。夏初花开放前采收,干燥。

【性状】　本品呈棒状,上粗下细,略弯曲,长 2~3cm,上部直径约 3mm,下部直径约 1.5mm。表面黄白色或绿白色(贮久色渐深),密被短柔毛。偶见叶状苞片。花萼绿色,先端 5 裂,裂片有毛,长约 2mm。开放者花冠筒状,先端二唇形;雄蕊 5,附于筒壁,黄色;雌蕊 1,子房无毛。气清香,味淡、微苦。

【鉴别】　(1)本品粉末浅黄棕色或黄绿色。腺毛较多,头部倒圆锥形、类圆形或略扁圆形,4~33 细胞,排成 2~4 层,直径 30~64~108µm,柄部 1~5 细胞,长可达 700µm。非腺毛有两种:一种为厚壁非腺毛,单细胞,长可达 900µm,表面

有微细疣状或泡状突起,有的具螺纹;另一种为薄壁非腺毛,单细胞,甚长,弯曲或皱缩,表面有微细疣状突起。草酸钙簇晶直径 6～45μm。花粉粒类圆形或三角形,表面具细密短刺及细颗粒状雕纹,具 3 孔沟。

(2)取本品粉末 0.2g,加甲醇 5ml,放置 12 小时,滤过,取滤液作为供试品溶液。另取绿原酸对照品,加甲醇制成每 1ml 含 1mg 的溶液,作为对照品溶液。照薄层色谱法(通则 0502)试验,吸取供试品溶液 10～20μl、对照品溶液 10μl,分别点于同一硅胶 H 薄层板上,以乙酸丁酯-甲酸-水(7:2.5:2.5)的上层溶液为展开剂,展开,取出,晾干,置紫外光灯(365nm)下检视。供试品色谱中,在与对照品色谱相应的位置上,显相同颜色的荧光斑点。

【特征图谱】 照高效液相色谱法(通则 0512)测定。

色谱条件与系统适用性试验 除检测波长为 240nm 外,其他同〔含量测定〕酚酸类项下。

参照物溶液的制备 取绿原酸对照品适量,精密称定,加甲醇制成每 1ml 含 0.40mg 的溶液,即得。

供试品溶液的制备 同〔含量测定〕酚酸类项下。

测定法 分别精密吸取参照物溶液与供试品溶液各 2μl,注入液相色谱仪,测定,即得。

供试品特征图谱中应呈现 7 个特征峰,与参照物峰相应的峰为 S 峰,计算各特征峰与 S 峰的相对保留时间,应在规定值的 ±10% 之内,保留时间规定值为:0.91(峰 1)、1.00[峰 2(S)]、1.17(峰 3)、1.38(峰 4)、2.43(峰 5)、2.81(峰 6)、2.93(峰 7)。

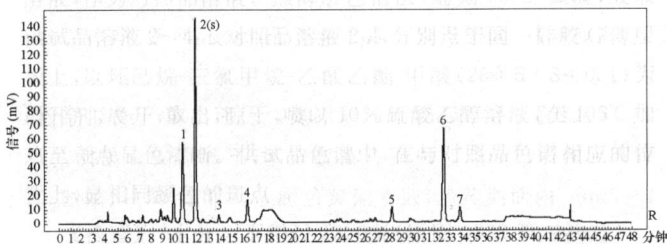

对照特征图谱

7 个特征峰　峰 2(S):绿原酸;峰 3:当药苷;

峰 4:断氧化马钱子苷;峰 5:(Z)-二聚断马钱苷烯醛;

峰 6:3,5-二-*O*-咖啡酰奎宁酸;

峰 7:4,5-二-*O*-咖啡酰奎宁酸

【检查】 水分 不得过 12.0%(通则 0832 第四法)。

总灰分 不得过 10.0%(通则 2302)。

酸不溶性灰分 不得过 3.0%(通则 2302)。

重金属及有害元素 照铅、镉、砷、汞、铜测定法(通则 2321 原子吸收分光光度法或电感耦合等离子体质谱法)测定,铅不得过 5mg/kg;镉不得过 1mg/kg;砷不得过 2mg/kg;汞不得过 0.2mg/kg;铜不得过 20mg/kg。

【含量测定】 酚酸类 照高效液相色谱法(通则 0512)测定。

色谱条件与系统适用性试验　以十八烷基硅烷键合硅胶为填充剂;以乙腈为流动相 A,0.1%磷酸溶液为流动相 B,按下表中的规定进行梯度洗脱;柱温不高于 25℃;流速为每分钟 0.7ml,检测波长为 327nm。理论板数按绿原酸峰计算应不低于 10000。

时间(分钟)	流动相 A(%)	流动相 B(%)
0～8	14→19	86→81
8～14	19	81
14～34	19→31	81→69
34～35	31→90	69→10
35～40	90	10

对照品溶液的制备 取绿原酸对照品、3,5-二-*O*-咖啡酰奎宁酸对照品和 4,5-二-*O*-咖啡酰奎宁酸对照品适量,精密称定,置棕色量瓶中,加 75%甲醇制成每 1ml 含 0.28mg、0.15mg、44μg 的溶液,即得。

供试品溶液的制备 取本品粉末(过四号筛)约 0.5g,精密称定,置具塞锥形瓶中,精密加入 75%甲醇 50ml,称定重量,超声处理(功率 500W,频率 40kHz)30 分钟,放冷,再称定重量,用 75%甲醇补足减失的重量,摇匀,滤过,取续滤液,即得。

测定法 分别精密吸取对照品溶液与供试品溶液各 2μl,注入液相色谱仪,测定,即得。

本品按干燥品计算,含绿原酸($C_{16}H_{18}O_9$)不得少于 1.5%,含酚酸类以绿原酸($C_{16}H_{18}O_9$)、3,5-二-*O*-咖啡酰奎宁酸($C_{25}H_{24}O_{12}$)和 4,5-二-*O*-咖啡酰奎宁酸($C_{25}H_{24}O_{12}$)的总量计,不得少于 3.8%。

木犀草苷 照高效液相色谱法(通则 0512)测定。

色谱条件与系统适用性试验　用苯基硅烷键合硅胶为填充剂(Agilent ZORBAX SB-phenyl 4.6mm×250mm,5μm),以乙腈为流动相 A,以 0.5%冰醋酸溶液为流动相 B,按下表中的规定进行梯度洗脱;检测波长为 350nm。理论板数按木犀草苷峰计算应不低于 20000。

时间(分钟)	流动相 A(%)	流动相 B(%)
0～15	10→20	90→80
15～30	20	80
30～40	20→30	80→70

对照品溶液的制备 取木犀草苷对照品适量,精密称定,加 70%乙醇制成每 1ml 含 40μg 的溶液,即得。

供试品溶液的制备 取本品粉末(过四号筛)约 2g,精密称定,置具塞锥形瓶中,精密加入 70%乙醇 50ml,称定重量,超声处理(功率 250W,频率 35kHz)1 小时,放冷,再称定重量,用 70%乙醇补足减失的重量,摇匀,滤过。精密量取续滤液 10ml,回收溶剂至干,残渣用 70%乙醇溶解,转移至 5ml 量瓶中,加 70%乙醇至刻度,即得。

测定法 分别精密吸取对照品溶液与供试品溶液各

$10\mu l$,注入液相色谱仪,测定,即得。

本品按干燥品计算,含木犀草苷($C_{21}H_{20}O_{11}$)不得少于 0.050%。

【性味与归经】　甘,寒。归肺、心、胃经。

【功能与主治】　清热解毒,疏散风热。用于痈肿疔疮,喉痹,丹毒,热毒血痢,风热感冒,温病发热。

【用法与用量】　6~15g。

【贮藏】　置阴凉干燥处,防潮,防蛀。

金 樱 子

Jinyingzi

ROSAE LAEVIGATAE FRUCTUS

本品为蔷薇科植物金樱子 *Rosa laevigata* Michx. 的干燥成熟果实。10~11 月果实成熟变红时采收,干燥,除去毛刺。

【性状】　本品为花托发育而成的假果,呈倒卵形,长 2~3.5cm,直径 1~2cm。表面红黄色或红棕色,有突起的棕色小点,系毛刺脱落后的残基。顶端有盘状花萼残基,中央有黄色柱基,下部渐尖。质硬。切开后,花托壁厚 1~2mm,内有多数坚硬的小瘦果,内壁及瘦果均有淡黄色绒毛。气微,味甘、微涩。

【鉴别】　(1)花托壁横切面:外表皮细胞类方形或略径向延长,外壁及侧壁增厚,角质化;表皮上的刺痕纵切面细胞径向延长。皮层薄壁细胞壁稍厚,纹孔明显,含有油滴,并含橙黄色物,有的含草酸钙方晶和簇晶;纤维束散生于近皮层外侧;维管束多存在于皮层中部和内侧,外韧型;韧皮部外侧有纤维束,导管散在或呈放射状排列。内表皮细胞长方形,内壁增厚,角质化;有木化的非腺毛或具残基。

花托粉末淡肉红色。非腺毛单细胞或多细胞,长 505~1836μm,直径 16~31μm,壁木化或微木化,表面常有螺旋状条纹,胞腔内含黄棕色物。表皮细胞多角形,壁厚,内含黄棕色物。草酸钙方晶多见,长方形或不规则形,直径16~39μm;簇晶少见,直径 27~66μm。螺纹导管、网纹导管、环纹导管及具缘纹孔导管直径 8~20μm。薄壁细胞多角形,木化,具纹孔,含黄棕色物。纤维梭形或条形,黄色,长至 1071μm,直径16~20μm,壁木化。树脂块不规则形,黄棕色,半透明。

(2)取本品粉末 2g,加乙醇 30ml,超声处理 30 分钟,滤过,滤液蒸干,残渣加水 20ml 使溶解,用乙酸乙酯振摇提取 2 次,每次 30ml,合并乙酸乙酯液,蒸干,残渣加甲醇 2ml 使溶解,作为供试品溶液。另取金樱子对照药材 2g,同法制成对照药材溶液。照薄层色谱法(通则 0502)试验,吸取上述两种溶液各 2μl,分别点于同一硅胶 G 薄层板上,以三氯甲烷-乙酸乙酯-甲醇-甲酸(5:5:1:0.1)为展开剂,展开,取出,晾干,喷以 10%硫酸乙醇溶液,在 105℃加热至斑点显色清晰。供试品色谱中,在与对照药材色谱相应的位置上,显相同颜色的斑点。

【检查】　水分　不得过 18.0%(通则 0832 第二法)。

总灰分　不得过 5.0%(通则 2302)。

【含量测定】　对照品溶液的制备　取经 105℃干燥至恒重的无水葡萄糖 60mg,精密称定,置 100ml 量瓶中,加水溶解并稀释至刻度,摇匀,即得(每 1ml 中含无水葡萄糖 0.6mg)。

标准曲线的制备　精密量取对照品溶液 0.5ml、1.0ml、1.5ml、2.0ml、2.5ml,分别置 50ml 量瓶中,各加水至刻度,摇匀。分别精密量取上述溶液 2ml,置具塞试管中,各精密加 4%苯酚溶液 1ml,混匀,迅速精密加入硫酸 7ml,摇匀,置 40℃水浴中保温 30 分钟,取出,置冰水浴中放置 5 分钟,取出,以相应试剂为空白,照紫外-可见分光光度法(通则 0401),在 490nm 的波长处测定吸光度,以吸光度为纵坐标,浓度为横坐标,绘制标准曲线。

测定法　取金樱子肉粗粉约 0.5g,精密称定,置具塞锥形瓶中,精密加水 50ml,称定重量,静置 1 小时,加热回流 1 小时,放冷,再称定重量,用水补足减失的重量,摇匀,滤过,精密量取续滤液 1ml,置 100ml 量瓶中,加水至刻度,摇匀,精密量取 25ml,置 50ml 量瓶中,加水至刻度,摇匀,精密量取 2ml,置具塞试管中,照标准曲线的制备项下的方法,自"各精密加 4%苯酚溶液 1ml"起,依法测定吸光度,从标准曲线上读出供试品溶液中金樱子多糖的重量(μg),计算,即得。

本品金樱子肉按干燥品计算,含金樱子多糖以无水葡萄糖($C_6H_{12}O_6$)计,不得少于 25.0%。

饮片

【炮制】　金樱子肉　取净金樱子,略浸,润透,纵切两瓣,除去毛、核,干燥。

【性状】　本品呈倒卵形纵剖瓣。表面红黄色或红棕色,有突起的棕色小点。顶端有花萼残基,下部渐尖。花托壁厚 1~2mm,内面淡黄色,残存淡黄色绒毛。气微,味甘、微涩。

【检查】　水分　同药材,不得过 16.0%。

【鉴别】【含量测定】　同药材。

【性味与归经】　酸、甘、涩,平。归肾、膀胱、大肠经。

【功能与主治】　固精缩尿,固崩止带,涩肠止泻。用于遗精滑精,遗尿尿频,崩漏带下,久泻久痢。

【用法与用量】　6~12g。

【贮藏】　置通风干燥处,防蛀。

金 礞 石

Jinmengshi

MICAE LAPIS AUREUS

本品为变质岩类蛭石片岩或水黑云母片岩。采挖后,除去杂石和泥沙。

【性状】 本品为鳞片状集合体。呈不规则块状或碎片,碎片直径 0.1～0.8cm;块状者直径 2～10cm,厚 0.6～1.5cm,无明显棱角。棕黄色或黄褐色,带有金黄色或银白色光泽。质脆,用手捻之,易碎成金黄色闪光小片。具滑腻感。气微,味淡。

【鉴别】 取本品碎片少量,置铁片上加热,即层裂或散裂,膨胀 2～5 倍,有的鳞片变成弯曲的蛭虫状;色泽变浅,重量减轻,可浮于水面。

饮片

【炮制】 金礞石　除去杂石。

【性状】 同药材。

煅金礞石　取净金礞石,照明煅法(通则 0213)煅至红透。

【性状】 呈不规则碎块状颗粒或鳞片状粉末。表面无明显棱角,棕黄色至金黄色,具金黄色光泽。碎块断面可见层纹。具滑腻感。质脆,易碎。气微,味淡。

【性味与归经】 甘、咸,平。归肺、心、肝经。

【功能与主治】 坠痰下气,平肝镇惊。用于顽痰胶结,咳逆喘急,癫痫发狂,烦躁胸闷,惊风抽搐。

【用法与用量】 多入丸散服,3～6g;煎汤 10～15g,布包先煎。

【贮藏】 置干燥处。

乳　香

Ruxiang

OLIBANUM

本品为橄榄科植物乳香树 *Boswellia carterii* Birdw. 及同属植物 *Boswellia bhaw-dajiana* Birdw. 树皮渗出的树脂。分为索马里乳香和埃塞俄比亚乳香,每种乳香又分为乳香珠和原乳香。

【性状】 本品呈长卵形滴乳状、类圆形颗粒或粘合成大小不等的不规则块状物。大者长达 2cm(乳香珠)或 5cm(原乳香)。表面黄白色,半透明,被有黄白色粉末,久存则颜色加深。质脆,遇热软化。破碎面有玻璃样或蜡样光泽。具特异香气,味微苦。

【鉴别】 (1)本品燃烧时显油性,冒黑烟,有香气;加水研磨成白色或黄白色乳状液。

(2)索马里乳香　取〔含量测定〕项下挥发油适量,加无水乙醇制成每1ml含2.5mg的溶液,作为供试品溶液。另取 α-蒎烯对照品,加无水乙醇制成每1ml含0.8mg的溶液,作为对照品溶液。照气相色谱法(通则0521)试验,以聚乙二醇(PEG-20M)毛细管柱,程序升温;初始温度50℃,保持 3 分钟,以每分钟25℃的速率升温至200℃,保持 1 分钟;进样口温度为200℃,检测器温度为220℃,分流比为20:1。理论板数按 α-蒎烯峰计算应不低于7000,分别取对照品溶液与供试

品溶液各 1μl,注入气相色谱仪。供试品溶液色谱中应呈现与对照品溶液色谱峰保留时间相一致的色谱峰。

埃塞俄比亚乳香　取乙酸辛酯对照品,加无水乙醇制成每1ml含 0.8mg 的溶液,作为对照品溶液。同索马里乳香鉴别方法试验,供试品溶液色谱中应呈现与对照品溶液色谱峰保留时间相一致的色谱峰。

【检查】 杂质　乳香珠不得过 2%,原乳香不得过 10%(通则 2301)。

【含量测定】 取本品 20g,精密称定,照挥发油测定法(通则 2204 甲法)测定。

索马里乳香含挥发油不得少于 6.0%(ml/g),埃塞俄比亚乳香含挥发油不得少于 2.0%(ml/g)。

饮片

【炮制】 醋乳香　取净乳香,照醋炙法(通则 0213)炒至表面光亮。

每 100kg 乳香,用醋 5kg。

【性味与归经】 辛、苦,温。归心、肝、脾经。

【功能与主治】 活血定痛,消肿生肌。用于胸痹心痛,胃脘疼痛,痛经经闭,产后瘀阻,癥瘕腹痛,风湿痹痛,筋脉拘挛,跌打损伤,痈肿疮疡。

【用法与用量】 煎汤或入丸、散,3～5g;外用适量,研末调敷。

【注意】 孕妇及胃弱者慎用。

【贮藏】 置阴凉干燥处。

肿　节　风

Zhongjiefeng

SARCANDRAE HERBA

本品为金粟兰科植物草珊瑚 *Sarcandra glabra*(Thunb.)Nakai 的干燥全草。夏、秋二季采收,除去杂质,晒干。

【性状】 本品长 50～120cm。根茎较粗大,密生细根。茎圆柱形,多分枝,直径 0.3～1.3cm;表面暗绿色至暗褐色,有明显细纵纹,散有纵向皮孔,节膨大;质脆,易折断,断面有髓或中空。叶对生,叶片卵状披针形至卵状椭圆形,长 5～15cm,宽 3～6cm;表面绿色、绿褐色至棕褐色或棕红色,光滑;边缘有粗锯齿,齿尖腺体黑褐色;叶柄长约 1cm;近革质。穗状花序顶生,常分枝。气微香,味微辛。

【鉴别】 (1)本品茎横切面:表皮细胞类长方形或长圆形,外被角质层,外缘呈钝齿状。皮层细胞 10 余列,外侧为 2～3 列厚角细胞,内侧薄壁细胞内含棕黄色色素,石细胞单个或成群散在。中柱鞘纤维束呈新月形,断续环列,木化。韧皮部狭窄。木质部管胞多数,射线宽 2～8 列细胞。髓部薄壁细胞较大,有时可见石细胞单个或成群散在。

粉末黄绿色至绿棕色。木薄壁细胞类方形或长方形,内

含棕黄色色素。石细胞类方形、类圆形或不规则多角形,单个或成群,直径 $40\sim60\mu m$,胞腔较大,内含分泌物,孔沟明显。纤维狭长梭形或长条形,直径 $6\sim30\mu m$,壁厚,木化。叶上表皮细胞方形或长方形,垂周壁微波状弯曲或稍平直,外被厚角质层。叶下表皮细胞类多角形,垂周壁微波状弯曲或稍平直,气孔稍下陷,不定式,副卫细胞 $3\sim5$ 个。网纹导管、螺纹导管及环纹导管易见,非木化。

(2)取本品粉末 2g,加水 50ml,超声处理 30 分钟,滤过,滤液加乙酸乙酯振摇提取 2 次,每次 25ml,合并乙酸乙酯液,蒸干,残渣加甲醇 1ml 使溶解,作为供试品溶液。另取肿节风对照药材 2g,同法制成对照药材溶液。再取异嗪皮啶对照品,加甲醇制成每 1ml 含 0.5mg 的溶液,作为对照品溶液。照薄层色谱法(通则 0502)试验,吸取上述三种溶液各 $4\mu l$,分别点于同一硅胶 G 薄层板上,以甲苯-乙酸乙酯-甲酸(9:4:1)为展开剂,展开,取出,晾干,置紫外光灯(365nm)下检视。供试品色谱中,在与对照药材色谱和对照品色谱相应的位置上,显相同颜色的荧光斑点;置氨蒸气中熏 10 分钟,与对照品色谱相应的斑点变为黄绿色。

【检查】　水分　不得过 15.0%(通则 0832 第二法)。

总灰分　不得过 10.0%(通则 2302)。

酸不溶性灰分　不得过 2.0%(通则 2302)。

【浸出物】　照水溶性浸出物测定法(通则 2201)项下的热浸法测定,不得少于 10.0%。

【含量测定】　避光操作。照高效液相色谱法(通则 0512)测定。

色谱条件与系统适用性试验　以十八烷基硅烷键合硅胶为填充剂;以乙腈-0.1%磷酸溶液(20:80)为流动相;检测波长为 342nm。理论板数按异嗪皮啶峰计算应不低于 4000。

对照品溶液的制备　取异嗪皮啶对照品、迷迭香酸对照品适量,精密称定,加甲醇制成每 1ml 各含 $10\mu g$ 的溶液,即得。

供试品溶液的制备　取本品粉末(过三号筛)约 0.4g,精密称定,置具塞锥形瓶中,精密加入甲醇 25ml,密塞,称定重量,加热回流 1 小时,放冷,再称定重量,用甲醇补足减失的重量,摇匀,滤过,取续滤液,即得。

测定法　分别精密吸取对照品溶液与供试品溶液各 $10\mu l$,注入液相色谱仪,测定,即得。

本品按干燥品计算,含异嗪皮啶($C_{11}H_{10}O_5$)不得少于 0.020%,含迷迭香酸($C_{18}H_{16}O_8$)不得少于 0.020%。

饮片

【炮制】　除去杂质,洗净,润透,切段,干燥。

【性状】　本品呈不规则的段。根茎密生细根。茎圆柱形,表面暗绿色至暗褐色,有明显细纵纹,散有纵向皮孔,节膨大。切面有髓或中空。叶多破碎,表面绿色、绿褐色至棕褐色或棕红色,光滑;边缘有粗锯齿,齿尖腺体黑褐色,近革质。气微香,味微辛。

【鉴别】(除横切面外)【检查】【浸出物】【含量测定】

同药材。

【性味与归经】　苦、辛,平。归心、肝经。

【功能与主治】　清热凉血,活血消斑,祛风通络。用于血热发斑发疹,风湿痹痛,跌打损伤。

【用法与用量】　$9\sim30g$。

【贮藏】　置通风干燥处。

鱼 腥 草
Yuxingcao
HOUTTUYNIAE HERBA

本品为三白草科植物蕺菜 Houttuynia cordata Thunb. 的新鲜全草或干燥地上部分。鲜品全年均可采割;干品夏季茎叶茂盛花穗多时采割,除去杂质,晒干。

【性状】　**鲜鱼腥草**　茎呈圆柱形,长 $20\sim45cm$,直径 $0.25\sim0.45cm$;上部绿色或紫红色,下部白色,节明显,下部节上生有须根,无毛或被疏毛。叶互生,叶片心形,长 $3\sim10cm$,宽 $3\sim11cm$;先端渐尖,全缘;上表面绿色,密生腺点,下表面常紫红色;叶柄细长,基部与托叶合生成鞘状。穗状花序顶生。具鱼腥气,味涩。

干鱼腥草　茎呈扁圆柱形,扭曲,表面黄棕色,具纵棱数条;质脆,易折断。叶片卷折皱缩,展平后呈心形,上表面暗黄绿色至暗棕色,下表面灰绿色或灰棕色。穗状花序黄棕色。

【鉴别】　(1)本品粉末灰绿色至棕色。油细胞类圆形或椭圆形,直径 $28\sim104\mu m$,内含黄色油滴。非腺毛 $1\sim16$ 细胞,表面具线状纹理。腺毛头部 $2\sim5$ 细胞,内含淡棕色物,直径 $9\sim24\mu m$。叶表皮细胞具波状条纹,气孔不定式。草酸钙簇晶直径可达 $57\mu m$。

(2)取干鱼腥草粉末适量,置小试管中,用玻棒压紧,滴加品红亚硫酸试液少量至上层粉末湿润,放置片刻,自侧壁观察,湿粉末显粉红色或红紫色。

(3)取干鱼腥草 25g(鲜鱼腥草 125g)剪碎,照挥发油测定法(通则 2204)加乙酸乙酯 1ml,缓缓加热至沸,并保持微沸 4 小时,放置半小时,取乙酸乙酯液作为供试品溶液。另取甲基正壬酮对照品,加乙酸乙酯制成每 1ml 含 $10\mu l$ 的溶液,作为对照品溶液。照薄层色谱法(通则 0502)试验,吸取供试品溶液 $5\mu l$、对照品溶液 $2\mu l$,分别点于同一硅胶 G 薄层板上,以环己烷-乙酸乙酯(9:1)为展开剂,展开,取出,晾干,喷以二硝基苯肼试液。供试品色谱中,在与对照品色谱相应的位置上,显相同的黄色斑点。

【检查】　水分(干鱼腥草)　不得过 15.0%(通则 0832 第二法)。

酸不溶性灰分(干鱼腥草)　不得过 2.5%(通则 2302)。

【浸出物】　干鱼腥草　照水溶性浸出物测定法(通则

2201)项下的冷浸法测定,不得少于 10.0%。

饮片

【炮制】　鲜鱼腥草　除去杂质。

干鱼腥草　除去杂质,迅速洗净,切段,干燥。

【性状】　本品为不规则的段。茎呈扁圆柱形,表面淡红棕色至黄棕色,有纵棱。叶片多破碎,黄棕色至暗棕色。穗状花序黄棕色。搓碎具鱼腥气,味涩。

【鉴别】【检查】【浸出物】　同药材(干鱼腥草)。

【性味与归经】　辛,微寒。归肺经。

【功能与主治】　清热解毒,消痈排脓,利尿通淋。用于肺痈吐脓,痰热喘咳,热痢,热淋,痈肿疮毒。

【用法与用量】　15～25g,不宜久煎;鲜品用量加倍,水煎或捣汁服。外用适量,捣敷或煎汤熏洗患处。

【贮藏】　干鱼腥草置干燥处;鲜鱼腥草置阴凉潮湿处。

狗　脊

Gouji

CIBOTII RHIZOMA

本品为蚌壳蕨科植物金毛狗脊 *Cibotium barometz*(L.) J. Sm. 的干燥根茎。秋、冬二季采挖,除去泥沙,干燥;或去硬根、叶柄及金黄色绒毛,切厚片,干燥,为“生狗脊片”;蒸后晒至六、七成干,切厚片,干燥,为“熟狗脊片”。

【性状】　本品呈不规则的长块状,长 10～30cm,直径2～10cm。表面深棕色,残留金黄色绒毛;上面有数个红棕色的木质叶柄,下面残存黑色细根。质坚硬,不易折断。无臭,味淡、微涩。生狗脊片呈不规则长条形或圆形,长 5～20cm,直径 2～10cm,厚 1.5～5mm;切面浅棕色,较平滑,近边缘 1～4mm 处有 1 条棕黄色隆起的木质部环纹或条纹,边缘不整齐,偶有金黄色绒毛残留;质脆,易折断,有粉性。熟狗脊片呈黑棕色,质坚硬。

【鉴别】　(1)本品横切面:表皮细胞 1 列,残存金黄色的非腺毛。其内有 10 余列棕黄色厚壁细胞,壁孔明显。木质部排列成环,由管胞组成,其内外均有韧皮部和内皮层。皮层和髓均由薄壁细胞组成,细胞充满淀粉粒,有的含黄棕色物。

(2)取本品粉末 2g,加甲醇 50ml,超声处理 30 分钟,滤过,滤液蒸干,残渣加甲醇 1ml 使溶解,作为供试品溶液。另取狗脊对照药材 2g,同法制成对照药材溶液。照薄层色谱法(通则 0502)试验,吸取供试品溶液 3～6μl、对照药材溶液 4μl,分别点于同一硅胶 G 薄层板上,使成条状,以甲苯-三氯甲烷-乙酸乙酯-甲酸(3∶5∶6∶1)为展开剂,展开,取出,晾干,喷以 2% 三氯化铁溶液-1% 铁氰化钾溶液(1∶1)(临用配制),放置至斑点显色清晰。供试品色谱中,在与对照药材色谱相应的位置上,显相同颜色的斑点。

【检查】　水分　不得过 13.0%(通则 0832 第二法)。

总灰分　不得过 3.0%(通则 2302)。

【浸出物】　照醇溶性浸出物测定法(通则 2201)项下的热浸法测定,用稀乙醇作溶剂,不得少于 20.0%。

饮片

【炮制】　狗脊　除去杂质;未切片者,洗净,润透,切厚片,干燥。

【性状】【鉴别】【检查】【浸出物】　同药材。

烫狗脊　取生狗脊片,照炒法(通则 0213)用砂烫至鼓起,放凉后除去残存绒毛。

【性状】　本品形如狗脊片,表面略鼓起。棕褐色。气微,味淡、微涩。

【鉴别】　取本品粉末 2g,加甲醇 50ml,超声处理 30 分钟,滤过,滤液蒸干,残渣加甲醇 1ml 使溶解,作为供试品溶液。另取原儿茶醛对照品、原儿茶酸对照品,加甲醇制成每 1ml 各含 0.5mg 的混合溶液,作为对照品溶液。照薄层色谱法(通则 0502)试验,吸取供试品溶液 3～6μl、对照品溶液 2μl,分别点于同一硅胶 G 薄层板上,使成条状,以三氯甲烷-乙酸乙酯-甲醇-甲酸(12∶2∶1∶0.8)为展开剂,展开,取出,晾干,喷以 2% 三氯化铁溶液-1% 铁氰化钾溶液(1∶1)(临用配制)。供试品色谱中,在与对照品色谱相应的位置上,显相同颜色的斑点。

【含量测定】　照高效液相色谱法(通则 0512)测定。

色谱条件与系统适用性试验　以十八烷基硅烷键合硅胶为填充剂;以乙腈-1% 冰醋酸溶液(5∶95)为流动相;检测波长为 260nm。理论板数按原儿茶酸峰计算应不低于 3000。

对照品溶液的制备　取原儿茶酸对照品适量,精密称定,加甲醇-1% 冰醋酸溶液(70∶30)混合溶液制成每 1ml 含 50μg 的溶液,即得。

供试品溶液的制备　取本品粉末(过三号筛)约 1g,精密称定,置具塞锥形瓶中,精密加入甲醇-1% 冰醋酸溶液(70∶30)混合溶液 25ml,称定重量,超声处理(功率 250W,频率 40kHz)30 分钟,放冷,再称定重量,用甲醇-1% 冰醋酸溶液(70∶30)混合溶液补足减失的重量,摇匀,滤过,取续滤液,即得。

测定法　分别精密吸取对照品溶液与供试品溶液各 10μl,注入液相色谱仪,测定,即得。

本品按干燥品计算,含原儿茶酸($C_7H_6O_4$)不得少于 0.020%。

【检查】【浸出物】　同药材。

【性味与归经】　苦、甘,温。归肝、肾经。

【功能与主治】　祛风湿,补肝肾,强腰膝。用于风湿痹痛,腰膝酸软,下肢无力。

【用法与用量】　6～12g。

【贮藏】　置通风干燥处,防潮。

京 大 戟

Jingdaji

EUPHORBIAE PEKINENSIS RADIX

本品为大戟科植物大戟 *Euphorbia pekinensis* Rupr. 的干燥根。秋、冬二季采挖,洗净,晒干。

【性状】 本品呈不整齐的长圆锥形,略弯曲,常有分枝,长 10～20cm,直径 1.5～4cm。表面灰棕色或棕褐色,粗糙,有纵皱纹、横向皮孔样突起及支根痕。顶端略膨大,有多数茎基及芽痕。质坚硬,不易折断,断面类白色或淡黄色,纤维性。气微,味微苦涩。

【鉴别】 (1)本品粉末淡黄色。淀粉粒单粒类圆形或卵圆形,直径 3～15μm,脐点点状或裂缝状;复粒由 2～3 分粒组成。草酸钙簇晶直径 19～40μm。具缘纹孔导管和网纹导管较多见,直径 26～50μm。纤维单个或成束,壁较厚,非木化。无节乳管多碎断,内含黄色微细颗粒状乳汁。

(2)取本品手切薄片 2 片,一片加冰醋酸与硫酸各 1 滴,置显微镜下观察,在韧皮部乳管群处呈现红色,5 分钟后渐褪去;另一片加氢氧化钾试液,呈棕黄色。

(3)取本品粉末 0.5g,加石油醚(60～90℃)5ml,浸渍 1 小时,滤过,滤液浓缩至 1ml,作为供试品溶液。另取京大戟对照药材 1g,同法制成对照药材溶液。再取大戟二烯醇对照品,加甲醇制成每 1ml 含 1mg 的溶液,作为对照品溶液。照薄层色谱法(通则 0502)试验,吸取上述三种溶液各 2μl,分别点于同一硅胶 G 薄层板上,以石油醚(60～90℃)-丙酮(7：1)为展开剂,展开,取出,晾干,喷以 10% 硫酸乙醇溶液,在 105℃加热至斑点显色清晰。分别置日光及紫外光灯(365nm)下检视。供试品色谱中,在与对照药材和对照品色谱相应的位置上,日光下显相同颜色的斑点;紫外光下显相同颜色的荧光斑点。

【检查】 水分 不得过 11.0%(通则 0832 第二法)。

【浸出物】 照醇溶性浸出物测定法(通则 2201)项下的冷浸法测定,用乙醇作溶剂,不得少于 8.0%。

【含量测定】 照高效液相色谱法(通则 0512)测定。

色谱条件与系统适用性试验 以辛烷基硅烷键合硅胶为填充剂;以乙腈-水(92：8)为流动相;检测波长为 210nm。理论板数按大戟二烯醇峰计算应不低于 5000。

对照品溶液的制备 取大戟二烯醇对照品适量,精密称定,加甲醇制成每 1ml 含 0.2mg 的溶液,即得。

供试品溶液的制备 取本品粉末(过四号筛)约 1g,精密称定,置具塞锥形瓶中,精密加入乙醇 50ml,密塞,称定重量,超声处理(功率 200W,频率 40kHz)30 分钟,放冷,再称定重量,用乙醇补足减失的重量,摇匀,滤过,精密量取续滤液 10ml,蒸干,残渣加甲醇溶解,转移至 5ml 量瓶中,加甲醇稀释至刻度,摇匀,滤过,取续滤液,即得。

测定法 分别精密吸取对照品溶液 10μl 与供试品溶液 5～10μl,注入液相色谱仪,测定,即得。

本品按干燥品计算,含大戟二烯醇($C_{30}H_{50}O$)不得少于 0.60%。

饮片

【炮制】 京大戟 除去杂质,洗净,润透,切厚片,干燥。

【性状】 本品为不规则长圆形或圆形厚片。外表皮灰棕色或棕褐色,粗糙,有皱纹。切面类白色或棕黄色,纤维性。质坚硬。气微,味微苦涩。

醋京大戟 取净京大戟,照醋煮法(通则 0213)煮至醋吸尽。每 100kg 京大戟,用醋 30kg。

【性状】 本品为不规则长圆形或圆形厚片。外表皮棕褐色,粗糙,有皱纹。切面棕黄色或棕褐色,纤维性。质坚硬。微有醋气,味微苦涩。

【性味与归经】 苦,寒;有毒。归肺、脾、肾经。

【功能与主治】 泻水逐饮,消肿散结。用于水肿胀满,胸腹积水,痰饮积聚,气逆咳喘,二便不利,痈肿疮毒,瘰疬痰核。

【用法与用量】 1.5～3g。入丸散服,每次 1g;内服醋制用。外用适量,生用。

【注意】 孕妇禁用;不宜与甘草同用。

【贮藏】 置干燥处,防蛀。

闹 羊 花

Naoyanghua

RHODODENDRI MOLLIS FLOS

本品为杜鹃花科植物羊踯躅 *Rhododendron molle* G. Don 的干燥花。4～5 月花初开时采收,阴干或晒干。

【性状】 本品数朵花簇生于一总柄上,多脱落为单朵;灰黄色至黄褐色,皱缩。花萼 5 裂,裂片半圆形至三角形,边缘有较长的细毛;花冠钟状,筒部较长,约至 2.5cm,顶端卷折,5 裂,花瓣宽卵形,先端钝或微凹;雄蕊 5,花丝卷曲,等长或略长于花冠,中部以下有茸毛,花药红棕色,顶孔裂;雌蕊 1,柱头头状;花梗长 1～2.8cm,棕褐色,有短茸毛。气微,味微麻。

【鉴别】 (1)本品粉末黄棕色。花粉粒四面体形,直径 58～97μm,具 3 个萌发孔。花萼非腺毛由多细胞组成,交叉排成数列,直径 29～68μm。花冠非腺毛单细胞,直径 10～20μm,长可达 400μm 以上,壁薄,有的可见壁疣。花粉囊表皮细胞类多角形或类圆形,直径 13～31μm,排列整齐而紧密,壁稍增厚,有的纹孔明显,细胞内含有黄棕色物质。花冠表皮细胞长方形、类方形或不规则形,直径 26～78μm,壁薄,呈波状弯曲。

(2)取本品粉末 1g,加水饱和的正丁醇 50ml,超声处理 30 分钟,滤过,滤液蒸干,残渣加无水乙醇 2ml 使溶解,作为供试品溶液。另取闹羊花对照药材 1g,同法制成对照药材溶液。照薄层色谱法(通则 0502)试验,吸取上述两种溶液各 5μl,分别点于同一硅胶 G 薄层板上,以甲苯-乙酸乙酯-甲醇(5∶4∶0.5)为展开剂,展开,取出,晾干,喷以 10% 三氯化锑的三氯甲烷溶液,在 105℃加热至斑点显色清晰。供试品色谱中,在与对照药材色谱相应的位置上,显相同颜色的斑点。

【检查】　水分　不得过 13.0%(通则 0832 第二法)。

总灰分　不得过 10.0%(通则 2302)。

酸不溶性灰分　不得过 4.0%(通则 2302)。

【性味与归经】　辛,温;有大毒。归肝经。

【功能与主治】　祛风除湿,散瘀定痛。用于风湿痹痛,偏正头痛,跌扑肿痛,顽癣。

【用法与用量】　0.6～1.5g,浸酒或入丸散。外用适量,煎水洗。

【注意】　不宜多服、久服;体虚者及孕妇禁用。

【贮藏】　置干燥处,防潮。

卷　柏
Juanbai
SELAGINELLAE HERBA

本品为卷柏科植物卷柏 *Selaginella tamariscina*(Beauv.) Spring 或垫状卷柏 *Selaginella pulvinata*(Hook. et Grev.) Maxim. 的干燥全草。全年均可采收,除去须根和泥沙,晒干。

【性状】　**卷柏**　本品卷缩似拳状,长 3～10cm。枝丛生,扁而有分枝,绿色或棕黄色,向内卷曲,枝上密生鳞片状小叶,叶先端具长芒。中叶(腹叶)两行,卵状矩圆形,斜向上排列,叶缘膜质,有不整齐的细锯齿;背叶(侧叶)背面的膜质边缘常呈棕黑色。基部残留棕色至棕褐色须根,散生或聚生成短干状。质脆,易折断。气微,味淡。

垫状卷柏　须根多散生。中叶(腹叶)两行,卵状披针形,直向上排列。叶片左右两侧不等,内缘较平直,外缘常因内折而加厚,呈全缘状。

【鉴别】　(1)本品粉末绿色至黄褐色。叶缘细胞狭长,向外突出呈齿状或长毛状。叶表皮细胞类方形或类长方形,垂周壁近平直,气孔不定式,多同向排列。孢子棕黄色或红棕色,类圆形或类三角形,直径 17～77μm,表面具不规则瘤状突起。管胞为梯纹。

(2)取本品粉末 2g,加甲醇 50ml,加热回流 1 小时,滤过,滤液蒸干,残渣加无水乙醇 3ml 使溶解,作为供试品溶液。另取卷柏对照药材 2g,同法制成对照药材溶液。照薄层色谱法(通则 0502)试验,吸取上述两种溶液各 3μl,分别点于同一硅胶 G 薄层板上,以异丙醇-浓氨试液-水(13∶1∶1)为展开剂,展开,取出,晾干,喷以 2% 三氯化铝甲醇溶液,置紫外光灯(365nm)下检视。供试品色谱中,在与对照药材色谱相应的位

置上,显相同颜色的荧光斑点。

【检查】　水分　不得过 10.0%(通则 0832 第二法)。

【含量测定】　照高效液相色谱法(通则 0512)测定。

色谱条件与系统适用性试验　以十八烷基硅烷键合硅胶为填充剂;以甲醇为流动相 A,以 0.1%磷酸溶液为流动相 B,按下表中的规定进行梯度洗脱;检测波长为 330nm。理论板数按穗花杉双黄酮峰计算应不低于 3000。

时间(分钟)	流动相 A(%)	流动相 B(%)
0～30	60	40
30～45	60→85	40→15

对照品溶液的制备　取穗花杉双黄酮对照品适量,精密称定,加甲醇制成每 1ml 含 0.1mg 的溶液,即得。

供试品溶液的制备　取本品粉末(过三号筛)约 0.2g,精密称定,置具塞锥形瓶中,精密加入甲醇 50ml,称定重量,加热回流 5 小时,放冷,再称定重量,用甲醇补足减失的重量,摇匀,滤过,取续滤液,即得。

测定法　分别精密吸取对照品溶液 10μl 与供试品溶液 20μl,注入液相色谱仪,测定,即得。

本品按干燥品计算,含穗花杉双黄酮($C_{30}H_{18}O_{10}$)不得少于 0.30%。

饮片

【炮制】　**卷柏**　除去残留须根及杂质,洗净,切段,干燥。

【性状】　本品呈卷缩的段状,枝扁而有分枝,绿色或棕黄色,向内卷曲,枝上密生鳞片状小叶。叶先端具长芒。中叶(腹叶)两行,卵状矩圆形或卵状披针形,斜向或直向上排列,叶缘膜质,有不整齐的细锯齿或全缘;背叶(侧叶)背面的膜质边缘常呈棕黑色。气微,味淡。

【鉴别】【检查】【含量测定】　同药材。

卷柏炭　取净卷柏,照炒炭法(通则 0213)炒至表面显焦黑色。

【性状】　本品形如卷柏,呈卷缩段状。表面焦黑色,微具光泽。质脆,具焦香气,味微苦。

【性味与归经】　辛,平。归肝、心经。

【功能与主治】　活血通经。用于经闭痛经,癥瘕痞块,跌扑损伤。卷柏炭化瘀止血。用于吐血,崩漏,便血,脱肛。

【用法与用量】　5～10g。

【注意】　孕妇慎用。

【贮藏】　置干燥处。

炉　甘　石
Luganshi
CALAMINA

本品为碳酸盐类矿物方解石族菱锌矿,主含碳酸锌($ZnCO_3$)。采挖后,洗净,晒干,除去杂石。

【性状】　本品为块状集合体,呈不规则的块状。灰白色或淡红色,表面粉性,无光泽,凹凸不平,多孔,似蜂窝状。体轻,易碎。气微,味微涩。

【鉴别】　(1)取本品粗粉 1g,加稀盐酸 10ml,即泡沸,发生二氧化碳气,导入氢氧化钙试液中,即生成白色沉淀。

(2)取本品粗粉 1g,加稀盐酸 10ml 使溶解,滤过,滤液加亚铁氰化钾试液,即生成白色沉淀,或杂有微量的蓝色沉淀。

【含量测定】　取本品粉末约 0.1g,在 105℃干燥 1 小时,精密称定,置锥形瓶中,加稀盐酸 10ml,振摇使锌盐溶解,加浓氨试液与氨-氯化铵缓冲液(pH10.0)各 10ml,摇匀,加磷酸氢二钠试液 10ml,振摇,滤过。锥形瓶与残渣用氨-氯化铵缓冲液(pH10.0)1 份与水 4 份的混合液洗涤 3 次,每次 10ml,合并洗液与滤液,加 30% 三乙醇胺溶液 15ml 与铬黑 T 指示剂少量,用乙二胺四醋酸二钠滴定液(0.05mol/L)滴定至溶液由紫红色变为纯蓝色。每 1ml 乙二胺四醋酸二钠滴定液(0.05mol/L)相当于 4.069mg 的氧化锌(ZnO)。

本品按干燥品计算,含氧化锌(ZnO)不得少于 40.0%。

饮片

【炮制】　炉甘石　除去杂质,打碎。

煅炉甘石　取净炉甘石,照明煅法(通则 0213)煅至红透,再照水飞法(通则 0213)水飞,干燥。

【性状】　本品呈白色、淡黄色或粉红色的粉末;体轻,质松软而细腻光滑。气微,味微涩。

【含量测定】　同药材,含氧化锌(ZnO)不得少于 56.0%。

【性味与归经】　甘,平。归肝、脾经。

【功能与主治】　解毒明目退翳,收湿止痒敛疮。用于目赤肿痛,睑弦赤烂,翳膜遮睛,胬肉攀睛,溃疡不敛,脓水淋漓,湿疮瘙痒。

【用法与用量】　外用适量。

【贮藏】　置干燥处。

油　松　节

Yousongjie

PINI LIGNUM NODI

本品为松科植物油松 *Pinus tabulieformis* Carr. 或马尾松 *Pinus massoniana* Lamb. 的干燥瘤状节或分枝节。全年均可采收,锯取后阴干。

【性状】　本品呈扁圆节段状或不规则的块状,长短粗细不一。外表面黄棕色、灰棕色或红棕色,有时带有棕色至黑棕色油斑,或有残存的栓皮。质坚硬。横截面木部淡棕色,心材色稍深,可见明显的年轮环纹,显油性;髓部小,淡黄棕色。纵断面具纵直或扭曲纹理。有松节油香气,味微苦辛。

【鉴别】　(1)本品粉末棕黄色。管胞常成束,多断裂,直径 10～81μm,圆形具缘纹孔明显;具缘纹孔单列于管胞壁,直径近等于管胞直径。射线管胞壁锯齿状增厚,交叉场纹孔窗格状。树脂团块不规则,棕黄色或棕红色。

(2)取〔含量测定〕项下的挥发油 0.1ml,加乙酸乙酯 1ml 使溶解,作为供试品溶液。另取 α-松油醇对照品,加乙酸乙酯制成每 1ml 含 10μl 的溶液,作为对照品溶液。照薄层色谱法(通则 0502)试验,吸取上述两种溶液各 1μl,分别点于同一硅胶 G 薄层板上,以石油醚(30～60℃)-乙酸乙酯(17：3)为展开剂,展开,取出,晾干,喷以香草醛硫酸试液,在 105℃加热至斑点显色清晰。供试品色谱中,在与对照品色谱相应的位置上,显相同颜色的斑点。

【含量测定】　挥发油　照挥发油测定法(通则 2204 甲法)测定。

本品含挥发油不得少于 0.40%(ml/g)。

α-蒎烯　照气相色谱法(通则 0521)测定。

色谱条件与系统适用性试验　弹性石英毛细管柱(柱长为 30m,内径为 0.32mm,膜厚度为 0.25μm)DB-5(交联 5% 苯基甲基聚硅氧烷为固定相);程序升温:初始温度 60℃,保持 5 分钟,以每分钟 5℃的速率升温至 160℃,然后以每分钟 70℃的速率升温至 300℃,保持 10 分钟;进样口温度为 200℃;检测器温度为 320℃;分流比为 5：1。理论板数按 α-蒎烯峰计算应不低于 25000。

对照品溶液的制备　取 α-蒎烯对照品适量,精密称定,加乙醇制成每 1ml 含 0.2mg 的溶液,即得。

供试品溶液的制备　取本品粉末(过三号筛)约 2g,精密称定,置具塞锥形瓶中,精密加入乙醇 20ml,密塞,称定重量,超声处理(功率 150W,频率 50kHz,水温 30℃以下)15 分钟,放冷,再称定重量,用乙醇补足减失的重量,摇匀,滤过,取续滤液,即得。

测定法　分别精密吸取对照品溶液与供试品溶液各 1μl,注入气相色谱仪,测定,即得。

本品按干燥品计算,含 α-蒎烯($C_{10}H_{16}$)不得少于 0.10%。

饮片

【炮制】　除去杂质,劈成薄片或小块。

【性状】　本品呈不规则的薄片或块,大小不一。外表面黄棕色、灰棕色或红棕色。体较重,质坚硬。有松节油香气,味微苦辛。

【检查】　水分　不得过 9.0%(通则 0832 第四法)。

【浸出物】　照醇溶性浸出物测定法(通则 2201)项下的热浸法测定,用乙醇作溶剂,不得少于 22.0%。

【性味与归经】　苦、辛,温。入肝、肾经。

【功能与主治】　祛风除湿,通络止痛。用于风寒湿痹,历节风痛,转筋挛急,跌打伤痛。

【用法与用量】　9～15g。

【注意】　阴虚血燥者慎用。

【贮藏】　置阴凉干燥处。

泽 兰

Zelan

LYCOPI HERBA

本品为唇形科植物毛叶地瓜儿苗 *Lycopus lucidus* Turcz. var. *hirtus* Regel 的干燥地上部分。夏、秋二季茎叶茂盛时采割,晒干。

【性状】 本品茎呈方柱形,少分枝,四面均有浅纵沟,长 50～100cm,直径 0.2～0.6cm;表面黄绿色或带紫色,节处紫色明显,有白色茸毛;质脆,断面黄白色,髓部中空。叶对生,有短柄或近无柄;叶片多皱缩,展平后呈披针形或长圆形,长 5～10cm;上表面黑绿色或暗绿色,下表面灰绿色,密具腺点,两面均有短毛;先端尖,基部渐狭,边缘有锯齿。轮伞花序腋生,花冠多脱落,苞片和花萼宿存,小包片披针形,有缘毛,花萼钟形,5 齿。气微,味淡。

【鉴别】 (1)叶表面观:上表皮细胞垂周壁近平直,非腺毛较多,由 1～5 细胞组成,表面有疣状突起。下表皮细胞垂周壁波状弯曲,角质线纹明显,气孔直轴式,主脉和侧脉上非腺毛较多,由 3～6 细胞组成,表面有疣状突起。腺鳞头部类圆形,8 细胞,直径 66～83μm。

(2)取本品粉末 1g,加丙酮 30ml,加热回流 30 分钟,滤过,滤液蒸干,残渣加石油醚(30～60℃)10ml,浸泡约 2 分钟,倾去石油醚液,蒸干,残渣加无水乙醇 2ml 使溶解,作为供试品溶液。另取熊果酸对照品,加无水乙醇制成每 1ml 含 0.5mg 的溶液,作为对照品溶液。照薄层色谱法(通则 0502)试验,吸取供试品溶液 2～4μl,对照品溶液 2μl,分别点于同一硅胶 G 薄层板上,以环己烷-三氯甲烷-乙酸乙酯-甲酸(20:5:8:0.1)为展开剂,展开,取出,晾干,喷以 10%硫酸乙醇溶液,在 105℃加热至斑点显色清晰。供试品色谱中,在与对照品色谱相应的位置上,显相同颜色的斑点。

【检查】 水分 不得过 13.0%(通则 0832 第二法)。

总灰分 不得过 10.0%(通则 2302)。

【浸出物】 照醇溶性浸出物测定法(通则 2201)项下的热浸法测定,用乙醇作溶剂,不得少于 7.0%。

饮片

【炮制】 除去杂质,略洗,润透,切段,干燥。

【性状】 本品呈不规则的段。茎呈方柱形,四面均有浅纵沟,表面黄绿色或带紫色,节处紫色明显,有白色茸毛。切面黄白色,中空。叶多破碎,展平后呈披针形或长圆形,边缘有锯齿。有时可见轮伞花序。气微,味淡。

【鉴别】【检查】【浸出物】 同药材。

【性味与归经】 苦、辛,微温。归肝、脾经。

【功能与主治】 活血调经,祛瘀消痈,利水消肿。用于月经不调,经闭,痛经,产后瘀血腹痛,疮痈肿毒,水肿腹水。

【用法与用量】 6～12g。

【贮藏】 置通风干燥处。

泽 泻

Zexie

ALISMATIS RHIZOMA

本品为泽泻科植物东方泽泻 *Alisma orientale*(Sam.) Juzep. 或泽泻 *Alisma plantago-aquatica* Linn. 的干燥块茎。冬季茎叶开始枯萎时采挖,洗净,干燥,除去须根和粗皮。

【性状】 本品呈类球形、椭圆形或卵圆形,长 2～7cm,直径 2～6cm。表面淡黄色至淡黄棕色,有不规则的横向环状浅沟纹和多数细小突起的须根痕,底部有的有瘤状芽痕。质坚实,断面黄白色,粉性,有多数细孔。气微,味微苦。

【鉴别】 (1)本品粉末淡黄棕色。淀粉粒甚多,单粒长卵形、类球形或椭圆形,直径 3～14μm,脐点人字状、短缝状或三叉状;复粒由 2～3 分粒组成。薄壁细胞类圆形,具多数椭圆形纹孔,集成纹孔群。内皮层细胞垂周壁波状弯曲,较厚,木化,有稀疏细孔沟。油室大多破碎,完整者类圆形,直径 54～110μm,分泌细胞中有时可见油滴。

(2)取本品粉末 2g,加 70%乙醇 20ml,超声处理 30 分钟,滤过,滤液蒸至无醇味,通过 HP20 型大孔吸附树脂柱(内径为 1cm,柱高为 5cm,30%乙醇湿法装柱),用 30%乙醇 15ml 洗脱,弃去洗脱液,再用 70%乙醇 15ml 洗脱,收集洗脱液,蒸干,残渣加甲醇 1ml 使溶解,作为供试品溶液。另取泽泻对照药材 2g,同法制成对照药材溶液。再取 23-乙酰泽泻醇 B 对照品和 23-乙酰泽泻醇 C 对照品,加甲醇制成每 1ml 含 1mg 的溶液,作为对照品溶液。照薄层色谱法(通则 0502)试验,吸取上述四种溶液各 10μl,分别点于同一硅胶 GF$_{254}$薄层板上,以二氯甲烷-甲醇(15:1)为展开剂,展开,取出,晾干,喷以 2%香草醛硫酸溶液-乙醇(1:9)混合溶液,在 105℃加热至斑点显色清晰,分别置日光和紫外光灯(365nm)下检视。供试品色谱中,在与对照药材色谱和对照品色谱相应位置上,分别显相同颜色的斑点或荧光斑点。

【检查】 水分 不得过 14.0%(通则 0832 第二法)。

总灰分 不得过 5.0%(通则 2302)。

【浸出物】 照醇溶性浸出物测定法(通则 2201)项下的热浸法测定,用乙醇作溶剂,不得少于 10.0%。

【含量测定】 照高效液相色谱法(通则 0512)测定。

色谱条件与系统适用性试验 以十八烷基硅烷键合硅胶为填充剂;以乙腈为流动相 A,以水为流动相 B,按下表中的规定进行梯度洗脱,23-乙酰泽泻醇 B 检测波长为 208nm,23-乙酰泽泻醇 C 检测波长为 246nm。理论板数按 23-乙酰泽泻醇 B 峰计算应不低于 3000。

时间(分钟)	流动相 A(%)	流动相 B(%)
0～5	45	55
5～30	45→84	55→16
30～40	84	16

对照品溶液的制备 取 23-乙酰泽泻醇 B 对照品和 23-乙酰泽泻醇 C 对照品适量,精密称定,加乙腈制成每 1ml 含 23-乙酰泽泻醇 B 35μg 和 23-乙酰泽泻醇 C 5μg 的混合溶液,即得。

供试品溶液的制备 取本品粉末(过五号筛)约 0.5g,精密称定,置具塞锥形瓶中,精密加入乙腈 25ml,密塞,称定重量,超声处理(功率 250W,频率 50kHz)30 分钟,放冷,再称定重量,用乙腈补足减失的重量,摇匀,滤过,取续滤液,即得。

测定法 分别精密吸取对照品溶液与供试品溶液各 20μl,注入液相色谱仪,测定,即得。

本品按干燥品计算,含 23-乙酰泽泻醇 B($C_{32}H_{50}O_5$)和 23-乙酰泽泻醇 C($C_{32}H_{48}O_6$)的总量不得少于 0.10%。

饮片

【炮制】 泽泻 除去杂质,稍浸,润透,切厚片,干燥。

【性状】 本品呈圆形或椭圆形厚片。外表皮淡黄色至淡黄棕色,可见细小突起的须根痕。切面黄白色至淡黄色,粉性,有多数细孔。气微,味微苦。

【检查】 水分 同药材,不得过 12.0%。

【鉴别】【检查】(总灰分)**【浸出物】【含量测定】** 同药材。

盐泽泻 取泽泻片,照盐水炙法(通则 0213)炒干。

【性状】 本品形如泽泻片,表面淡黄棕色或黄褐色,偶见焦斑。味微咸。

【检查】 水分 同药材,不得过 13.0%。

总灰分 同药材,不得过 6.0%。

【浸出物】 同药材,不得少于 9.0%。

【鉴别】(除显微粉末外)**【含量测定】** 同药材。

【性味与归经】 甘、淡,寒。归肾、膀胱经。

【功能与主治】 利水渗湿,泄热,化浊降脂。用于小便不利,水肿胀满,泄泻尿少,痰饮眩晕,热淋涩痛,高脂血症。

【用法与用量】 6～10g。

【贮藏】 置干燥处,防蛀。

降 香

Jiangxiang

DALBERGIAE ODORIFERAE LIGNUM

本品为豆科植物降香檀 *Dalbergia odorifera* T. Chen 树干和根的干燥心材。全年均可采收,除去边材,阴干。

【性状】 本品呈类圆柱形或不规则块状。表面紫红色或红褐色,切面有致密的纹理。质硬,有油性。气微香,味微苦。

【鉴别】 (1)本品粉末棕紫色或黄棕色。具缘纹孔导管巨大,完整者直径约至 300μm,多破碎,具缘纹孔大而清晰,管腔内含红棕色或黄棕色物。纤维成束,棕红色,直径 8～26μm,壁甚厚,有的纤维束周围细胞含草酸钙方晶,形成晶纤维,含晶细胞的壁不均匀木化增厚。草酸钙方晶直径 6～22μm。木射线宽 1～2 列细胞,高至 15 细胞,壁稍厚,纹孔较密。色素块红棕色、黄棕色或淡黄色。

(2)取本品粉末 1g,加甲醇 10ml,超声处理 30 分钟,放置,取上清液作为供试品溶液。另取降香对照药材 1g,同法制成对照药材溶液。照薄层色谱法(通则 0502)试验,吸取上述两种溶液各 2μl,分别点于同一硅胶 G 薄层板上,以甲苯-乙醚-三氯甲烷(7:2:1)为展开剂,展开,取出,晾干,喷以 1%香草醛硫酸溶液与无水乙醇(1:9)的混合溶液,在 105℃加热至斑点显色清晰。供试品色谱中,在与对照药材色谱相应的位置上,显相同颜色的斑点。

(3)取〔鉴别〕(2)项下供试品溶液和对照药材溶液,照薄层色谱法(通则 0502)试验,吸取上述两种溶液各 2μl,分别点于同一硅胶 G 薄层板上,以甲苯-乙酸乙酯(2:1)为展开剂,展开,取出,晾干,置紫外光灯(365nm)下检视。供试品色谱中,在与对照药材色谱相应的位置上,显相同颜色的荧光斑点。

【浸出物】 照醇溶性浸出物测定法(通则 2201)项下的热浸法测定,用乙醇作溶剂,不得少于 8.0%。

【含量测定】 挥发油 照挥发油测定法(通则 2204 甲法)测定。

本品含挥发油不得少于 1.0%(ml/g)。

饮片

【炮制】 除去杂质,劈成小块,碾成细粉或镑片。

【性味与归经】 辛,温。归肝、脾经。

【功能与主治】 化瘀止血,理气止痛。用于吐血,衄血,外伤出血,肝郁胁痛,胸痹刺痛,跌扑伤痛,呕吐腹痛。

【用法与用量】 9～15g,后下。外用适量,研细末敷患处。

【贮藏】 置阴凉干燥处。

细 辛

Xixin

ASARI RADIX ET RHIZOMA

本品为马兜铃科植物北细辛 *Asarum heterotropoides* Fr. Schmidt var. *mandshuricum*（Maxim.）Kitag.、汉城细辛 *Asarum sieboldii* Miq. var. *seoulense* Nakai 或华细辛 *Asarum sieboldii* Miq. 的干燥根和根茎。前二种习称"辽细辛"。夏季果熟期或初秋采挖，除净地上部分和泥沙，阴干。

【性状】 北细辛　常卷曲成团。根茎横生呈不规则圆柱状，具短分枝，长 1～10cm，直径 0.2～0.4cm；表面灰棕色，粗糙，有环形的节，节间长 0.2～0.3cm，分枝顶端有碗状的茎痕。根细长，密生节上，长 10～20cm，直径 0.1cm；表面灰黄色，平滑或具纵皱纹；有须根和须根痕；质脆，易折断，断面平坦，黄白色或白色。气辛香，味辛辣、麻舌。

汉城细辛　根茎直径 0.1～0.5cm，节间长 0.1～1cm。

华细辛　根茎长 5～20cm，直径 0.1～0.2cm，节间长 0.2～1cm。气味较弱。

【鉴别】（1）根横切面：表皮细胞 1 列，部分残存。皮层宽，有众多油细胞散在；外皮层细胞 1 列，类长方形，木栓化并微木化；内皮层明显，可见凯氏点。中柱鞘细胞 1～2 层，初生木质部 2～4 原型。韧皮部束中央可见 1～3 个明显较其周围韧皮部细胞大的薄壁细胞，但其长径显著小于最大导管直径，或者韧皮部中无明显的大型薄壁细胞。薄壁细胞含淀粉粒。

（2）取本品粉末 0.5g，加甲醇 20ml，超声处理 45 分钟，滤过，滤液蒸干，残渣加甲醇 2ml 使溶解，作为供试品溶液，另取细辛对照药材 0.5g，同法制成对照药材溶液。再取细辛脂素对照品，加甲醇制成每 1ml 含 1mg 的溶液，作为对照品溶液。照薄层色谱法（通则 0502）试验，吸取上述三种溶液各 10μl，分别点于同一硅胶 G 薄层板上，以石油醚（60～90℃）-乙酸乙酯（3:1）为展开剂，展开，取出，晾干，喷以 1％香草醛硫酸溶液，热风吹至斑点显色清晰。供试品色谱中，在与对照药材色谱和对照品色谱相应的位置上，显相同颜色的斑点。

【检查】 水分　不得过 10.0％（通则 0832 第三法）。

总灰分　不得过 12.0％（通则 2302）。

酸不溶性灰分　不得过 5.0％（通则 2302）。

马兜铃酸Ⅰ限量　照高效液相色谱法（通则 0512）测定。

色谱条件与系统适用性试验　以十八烷基硅烷键合硅胶为填充剂；以乙腈为流动相 A，以 0.05％磷酸溶液为流动相 B，按下表中的规定进行梯度洗脱；检测波长为 260nm。理论板数按马兜铃酸Ⅰ峰计算应不低于 5000。

时间（分钟）	流动相 A（％）	流动相 B（％）
0～10	30→34	70→66
10～18	34→35	66→65
18～20	35→45	65→55
20～30	45	55
30～31	45→53	55→47
31～35	53	47
35～40	53→100	47→0

对照品溶液的制备　取马兜铃酸Ⅰ对照品适量，精密称定，加甲醇制成每 1ml 含 0.2μg 的溶液，即得。

供试品溶液的制备　取本品中粉约 0.5g，精密称定，置具塞锥形瓶中，精密加入 70％甲醇 25ml，密塞，称定重量，超声处理（功率 500W，频率 40kHz）40 分钟，放冷，再称定重量，用 70％甲醇补足减失的重量，摇匀，滤过，取续滤液，即得。

测定法　分别精密吸取对照品溶液与供试品溶液各 10μl，注入液相色谱仪，测定，即得。

本品按干燥品计算，含马兜铃酸Ⅰ（$C_{17}H_{11}NO_7$）不得过 0.001％。

【浸出物】 照醇溶性浸出物测定法（通则 2201）项下的热浸法测定，用乙醇作溶剂，不得少于 9.0％。

【含量测定】 挥发油　照挥发油测定法（通则 2204）测定。

本品含挥发油不得少于 2.0％（ml/g）。

细辛脂素　照高效液相色谱法（通则 0512）测定。

色谱条件与系统适用性试验　以十八烷基硅烷键合硅胶为填充剂；以乙腈为流动相 A，以水为流动相 B，按下表中的规定进行梯度洗脱；柱温 40℃，检测波长为 287nm。理论板数按细辛脂素峰计算应不低于 10000。

时间（分钟）	流动相 A（％）	流动相 B（％）
0～20	50	50
20～26	50→100	50→0

对照品溶液的制备　取细辛脂素对照品适量，精密称定，加甲醇制成每 1ml 含 50μg 的溶液，即得。

供试品溶液的制备　取本品粉末（过三号筛）约 0.5g，精密称定，置具塞锥形瓶中，精密加入甲醇 15ml，密塞，称定重量，超声处理（功率 500W，频率 40kHz）45 分钟，放冷，再称定重量，用甲醇补足减失的重量，摇匀，滤过，取续滤液，即得。

测定法　分别精密吸取对照品溶液与供试品溶液各 10μl，注入液相色谱仪，测定，即得。

本品按干燥品计算，含细辛脂素（$C_{20}H_{18}O_6$）不得少于 0.050％。

饮片

【炮制】 除去杂质，喷淋清水，稍润，切段，阴干。

【性状】 本品呈不规则的段。根茎呈不规则圆形，外表皮灰棕色，有时可见环形的节。根细，表面灰黄色，平滑或具纵皱纹。切面黄白色或白色。气辛香，味辛辣、麻舌。

【检查】 总灰分　同药材，不得过 8.0％。

【鉴别】（除根横切面外）　**【检查】**（马兜铃酸Ⅰ限量）　**【浸出物】 【含量测定】** 同药材。

【性味与归经】 辛，温。归心、肺、肾经。

【功能与主治】 解表散寒，祛风止痛，通窍，温肺化饮。用于风寒感冒，头痛，牙痛，鼻塞流涕，鼻鼽，鼻渊，风湿痹痛，痰饮喘咳。

【用法与用量】 1～3g。散剂每次服 0.5～1g。外用适量。

【注意】 不宜与藜芦同用。

【贮藏】 置阴凉干燥处。

贯叶金丝桃

Guanyejinsitao

HYPERICI PERFORATI HERBA

本品为藤黄科植物贯叶金丝桃 *Hypericum perforatum* L. 的干燥地上部分。夏、秋二季开花时采割,阴干或低温烘干。

【性状】 本品茎呈圆柱形,长 10～100cm,多分枝,茎和分枝两侧各具一条纵棱,小枝细瘦,对生于叶腋。单叶对生,无柄抱茎,叶片披针形或长椭圆形,长 1～2cm,宽 0.3～0.7cm,散布透明或黑色的腺点,黑色腺点大多分布于叶片边缘或近顶端。聚伞花序顶生,花黄色,花萼、花瓣各 5 片,长圆形或披针形,边缘有黑色腺点;雄蕊多数,合生为 3 束,花柱 3。气微,味微苦涩。

【鉴别】 (1)本品叶表面观:叶上表皮细胞多角形,细胞壁连珠状增厚;叶下表皮细胞多角形,垂周壁波状弯曲,略呈连珠状增厚,气孔平轴式或不定式。黑色腺点由一团分泌细胞组成,细胞内容物红色;半透明腺点为分泌囊结构,由 1 层上皮细胞包围圆形腔隙构成,内含油状物。

(2)取本品粉末 0.1g,加甲醇 10ml,超声处理 10 分钟,滤过,滤液蒸干,残渣加甲醇 1ml 使溶解,作为供试品溶液。另取贯叶金丝桃对照药材 0.1g,同法制成对照药材溶液。照薄层色谱法(通则 0502)试验,吸取上述两种溶液各 2μl,分别点于同一硅胶 G 薄层板上,以乙酸乙酯-甲酸(25∶1)为展开剂,展开,取出,立即置紫外光灯(365nm)下检视。供试品色谱中,在与对照药材色谱相应的位置上,显相同颜色的荧光斑点。

(3)取金丝桃苷对照品、芦丁对照品,分别加甲醇制成每 1ml 各含 0.5mg 的溶液,作为对照品溶液。照薄层色谱法(通则 0502)试验,吸取〔鉴别〕(2)项下的供试品溶液和上述对照品溶液各 2μl,分别点于同一硅胶 G 薄层板上,以乙酸乙酯-甲酸-水(8∶1∶1)为展开剂,展开,取出,晾干,喷以 5%三氯化铝乙醇溶液,置紫外光灯(365nm)下检视。供试品色谱中,在与对照品色谱相应的位置上,显相同颜色的荧光斑点。

【检查】 水分 不得过 12.0%(通则 0832 第二法)。

【含量测定】 照高效液相色谱法(通则 0512)测定。

色谱条件与系统适用性试验 以十八烷基硅烷键合硅胶为填充剂;以乙腈-0.1%磷酸溶液(16∶84)为流动相;检测波长为 360nm。理论板数按金丝桃苷峰计算应不低于 3000。

对照品溶液的制备 取金丝桃苷对照品适量,精密称定,加甲醇制成每 1ml 含 32μg 的溶液,即得。

供试品溶液的制备 取本品粉末(过三号筛)约 0.4g,精密称定,置具塞锥形瓶中,精密加入 60%乙醇 50ml,称定重量,加热回流 1 小时,放冷,再称定重量,用 60%乙醇补足减失的重量,摇匀,滤过,取续滤液,即得。

测定法 分别精密吸取对照品溶液与供试品溶液各 10μl,注入液相色谱仪,测定,即得。

本品按干燥品计算,含金丝桃苷(C$_{21}$H$_{20}$O$_{12}$)不得少于 0.10%。

【性味与归经】 辛,寒。归肝经。

【功能与主治】 疏肝解郁,清热利湿,消肿通乳。用于肝气郁结,情志不畅,心胸郁闷,关节肿痛,乳痈,乳少。

【用法与用量】 2～3g。

【贮藏】 置干燥处。

珍 珠

Zhenzhu

MARGARITA

本品为珍珠贝科动物马氏珍珠贝 *Pteria martensii* (Dunker)、蚌科动物三角帆蚌 *Hyriopsis cumingii*(Lea)或褶纹冠蚌 *Cristaria plicata*(Leach)等双壳类动物受刺激形成的珍珠。自动物体内取出,洗净,干燥。

【性状】 本品呈类球形、长圆形、卵圆形或棒形,直径 1.5～8mm。表面类白色、浅粉红色、浅黄绿色或浅蓝色,半透明,光滑或微有凹凸,具特有的彩色光泽。质坚硬,破碎面显层纹。气微,味淡。

【鉴别】 (1)本品粉末类白色。不规则碎块,半透明,具彩虹样光泽。表面显颗粒性,由数至十数薄层重叠,片层结构排列紧密,可见致密的成层线条或极细密的微波状纹理。

本品磨片具同心层纹。

(2)取本品粉末,加稀盐酸,即产生大量气泡,滤过,滤液显钙盐(通则 0301)的鉴别反应。

(3)取本品,置紫外光灯(365nm)下观察,显浅蓝紫色或亮黄绿色荧光,通常环周部分较明亮。

【检查】 酸不溶性灰分 取本品粉末 2g,置炽灼至恒重的坩埚中,炽灼至完全灰化,加入稀盐酸约 20ml,照酸不溶性灰分测定法(通则 2302)测定,不得过 4.0%。

重金属及有害元素 照铅、镉、砷、汞、铜测定法(通则 2321 原子吸收分光光度法或电感耦合等离子体质谱法)测定,铅不得过 5mg/kg;镉不得过 0.3mg/kg;砷不得过 2mg/kg;汞不得过 0.2mg/kg;铜不得过 20mg/kg。

饮片

【炮制】 珍珠 洗净,晾干。

珍珠粉 取净珍珠,碾细,照水飞法(通则 0213)制成最细粉。

【性味与归经】 甘、咸，寒。归心、肝经。

【功能与主治】 安神定惊，明目消翳，解毒生肌，润肤祛斑。用于惊悸失眠，惊风癫痫，目赤翳障，疮疡不敛，皮肤色斑。

【用法与用量】 0.1～0.3g，多入丸散用。外用适量。

【贮藏】 密闭。

珍 珠 母

Zhenzhumu

MARGARITIFERA CONCHA

本品为蚌科动物三角帆蚌 Hyriopsis cumingii (Lea)、褶纹冠蚌 Cristaria plicata (Leach) 或珍珠贝科动物马氏珍珠贝 Pteria martensii (Dunker) 的贝壳。去肉，洗净，干燥。

【性状】 **三角帆蚌** 略呈不等边四角形。壳面生长轮呈同心环状排列。后背缘向上突起，形成大的三角形帆状后翼。壳内面外套痕明显；前闭壳肌痕呈卵圆形，后闭壳肌痕略呈三角形。左右壳均具两枚拟主齿，左壳具两枚长条形侧齿，右壳具一枚长条形侧齿；具光泽。质坚硬。气微腥，味淡。

褶纹冠蚌 呈不等边三角形。后背缘向上伸展成大形的冠。壳内面外套痕略明显；前闭壳肌痕大呈楔形，后闭壳肌痕呈不规则卵圆形，在后侧齿下方有与壳面相应的纵肋和凹沟。左、右壳均具一枚短而略粗后侧齿和一枚细弱的前侧齿，均无拟主齿。

马氏珍珠贝 呈斜四方形，后耳大，前耳小，背缘平直，腹缘圆，生长线极细密，成片状。闭壳肌痕大，长圆形。具一凸起的长形主齿。

【鉴别】 (1)本品粉末类白色。不规则碎块，表面多不平整，呈明显的颗粒性，有的呈层状结构，边缘多数为不规则锯齿状。棱柱形碎块少见，断面观呈棱柱状，断面大多平截，有明显的横向条纹，少数条纹不明显。

(2)取本品粉末，加稀盐酸，即产生大量气泡，滤过，滤液显钙盐(通则0301)的鉴别反应。

【检查】 **酸不溶性灰分** 取本品粉末 2g，置炽灼至恒重的坩埚中，炽灼至完全灰化，加入稀盐酸约 20ml，照酸不溶性灰分测定法(通则2302)测定，不得过 4.0%。

饮片

【炮制】 **珍珠母** 除去杂质，打碎。

煅珍珠母 取净珍珠母，照明煅法(通则0213)煅至酥脆。

【性味与归经】 咸，寒。归肝、心经。

【功能与主治】 平肝潜阳，安神定惊，明目退翳。用于头痛眩晕，惊悸失眠，目赤翳障，视物昏花。

【用法与用量】 10～25g，先煎。

【贮藏】 置干燥处，防尘。

荆 芥

Jingjie

SCHIZONEPETAE HERBA

本品为唇形科植物荆芥 Schizonepeta tenuifolia Briq. 的干燥地上部分。夏、秋二季花开到顶、穗绿时采割，除去杂质，晒干。

【性状】 本品茎呈方柱形，上部有分枝，长 50～80cm，直径 0.2～0.4cm；表面淡黄绿色或淡紫红色，被短柔毛；体轻，质脆，断面类白色。叶对生，多已脱落，叶片 3～5 羽状分裂，裂片细长。穗状轮伞花序顶生，长 2～9cm，直径约 0.7cm。花冠多脱落，宿萼钟状，先端 5 齿裂，淡棕色或黄绿色，被短柔毛；小坚果棕黑色。气芳香，味微涩而辛凉。

【鉴别】 (1)本品粉末黄棕色。宿萼表皮细胞垂周壁深波状弯曲。腺鳞头部 8 细胞，直径 96～112μm，柄单细胞，棕黄色。小腺毛头部 1～2 细胞，柄单细胞。非腺毛 1～6 细胞，大多具壁疣。外果皮细胞表面观多角形，壁黏液化，胞腔含棕色物；断面观细胞类方形或类长方形，胞腔小。内果皮石细胞淡棕色，表面观垂周壁深波状弯曲，密具纹孔。纤维直径14～43μm，壁平直或微波状。

(2)取本品粗粉 0.8g，加石油醚(60～90℃)20ml，密塞，时时振摇，放置过夜，滤过，滤液挥至1ml，作为供试品溶液。另取荆芥对照药材 0.8g，同法制成对照药材溶液。照薄层色谱法(通则0502)试验，吸取上述两种溶液各 10μl，分别点于同一硅胶 H 薄层板上，以正己烷-乙酸乙酯(17：3)为展开剂，展开，取出，晾干，喷以 5%香草醛的 5%硫酸乙醇溶液，在105℃加热至斑点显色清晰。供试品色谱中，在与对照药材色谱相应的位置上，显相同颜色的斑点。

【检查】 **水分** 不得过 12.0%(通则0832 第四法)。

总灰分 不得过 10.0%(通则2302)。

酸不溶性灰分 不得过 3.0%(通则2302)。

【含量测定】 **挥发油** 照挥发油测定法(通则2204)测定。本品含挥发油不得少于 0.60%(ml/g)。

胡薄荷酮 照高效液相色谱法(通则0512)测定。

色谱条件与系统适用性试验 以十八烷基硅烷键合硅胶为填充剂；以甲醇-水(80：20)为流动相；检测波长为 252nm。理论板数按胡薄荷酮峰计算应不低于 3000。

对照品溶液的制备 取胡薄荷酮对照品适量，精密称定，加甲醇制成每1ml 含 10μg 的溶液，即得。

供试品溶液的制备 取本品粉末(过二号筛)约 0.5g，精密称定，置具塞锥形瓶中，加甲醇 10ml，超声处理(功率250W，频率 50kHz)20 分钟，滤过，滤渣和滤纸再加甲醇10ml，同法超声处理一次，滤过，加甲醇适量洗涤 2 次，合并滤液和洗液，转移至 25ml 量瓶中，加甲醇至刻度，摇匀，即得。

测定法 分别精密吸取对照品溶液与供试品溶液各10μl，注入液相色谱仪，测定，即得。

本品按干燥品计算,含胡薄荷酮($C_{10}H_{16}O$)不得少于 0.020%。

饮片

【炮制】　除去杂质,喷淋清水,洗净,润透,于 50℃烘 1 小时,切段,干燥。

【性状】　本品呈不规则的段。茎呈方柱形,表面淡黄绿色或淡紫红色,被短柔毛。切面类白色。叶多已脱落。穗状轮伞花序。气芳香,味微涩而辛凉。

【含量测定】　同药材,含挥发油不得少于 0.30%(ml/g),胡薄荷酮($C_{10}H_{16}O$)不得少于 0.020%。

【鉴别】　同药材。

【性味与归经】　辛,微温。归肺、肝经。

【功能与主治】　解表散风,透疹,消疮。用于感冒,头痛,麻疹,风疹,疮疡初起。

【用法与用量】　5~10g。

【贮藏】　置阴凉干燥处。

荆 芥 炭

Jingjietan

SCHIZONEPETAE HERBA CARBONISATA

本品为荆芥的炮制加工品。

【炮制】　取荆芥段,照炒炭法(通则 0213)炒至表面焦黑色,内部焦黄色,喷淋清水少许,熄灭火星,取出,晾干。

【性状】　本品呈不规则段,长 5mm。全体黑褐色。茎方柱形,体轻,质脆,断面焦褐色。叶对生,多已脱落。花冠多脱落,宿萼钟状。略具焦香气,味苦而辛。

【鉴别】　本品粉末黑色。外果皮细胞表面观多角形,壁黏液化多不明显,胞腔含棕色物。内果皮石细胞淡棕色,表观垂周壁深波状弯曲,密具纹孔。纤维成束,壁平直或微波状。宿萼表皮细胞垂周壁深波状弯曲。腺鳞头部 8 细胞,直径95~110μm,柄单细胞。非腺毛 1~6 细胞,大多具壁疣。

【浸出物】　照醇溶性浸出物测定法(通则 2201)项下的热浸法规定,用 70%乙醇作溶剂,不得少于 8.0%。

【性味与归经】　辛、涩,微温。归肺、肝经。

【功能与主治】　收敛止血。用于便血,崩漏,产后血晕。

【用法与用量】　5~10g。

【贮藏】　置阴凉干燥处。

荆 芥 穗

Jingjiesui

SCHIZONEPETAE SPICA

本品为唇形科植物荆芥 Schizonepeta tenuisfolia Briq. 的干燥花穗。夏、秋二季花开到顶、穗绿时采摘,除去杂质,晒干。

【性状】　本品穗状轮伞花序呈圆柱形,长 3~15cm,直径约 7mm。花萼多脱落,宿萼黄绿色,钟形,质脆易碎,内有棕黑色小坚果。气芳香,味微涩而辛凉。

【鉴别】　(1)本品粉末黄棕色。宿萼表皮细胞垂周壁深波状弯曲。腺鳞头部 8 细胞,直径 95~110μm,柄单细胞,棕黄色。小腺毛头部 1~2 个细胞,柄单细胞。非腺毛 1~6 细胞,大多具壁疣。外果皮细胞表面观多角形,壁黏液化,胞腔含棕色物;断面观细胞类方形或类长方形,胞腔小。内果皮石细胞淡棕色,表面观垂周壁深波状弯曲,密具纹孔。纤维成束,壁平直或微波状。

(2)取本品粗粉 1g,加甲醇 10ml,密塞,超声处理 15 分钟,滤过,滤液作为供试品溶液。另取荆芥穗对照药材 1g,同法制成对照药材溶液。再取胡薄荷酮对照品,加石油醚(60~90℃)制成每 1ml 含 4mg 的溶液,作为对照品溶液。照薄层色谱法(通则 0502)试验,吸取供试品溶液 4μl、对照药材溶液 6μl 和对照品溶液 1μl,分别点于同一硅胶 G 薄层板上,以石油醚(60~90℃)-乙酸乙酯(37:3)为展开剂,展开,取出,晾干,喷以 1%香草醛硫酸溶液,加热至斑点显色清晰。供试品色谱中,在与对照药材色谱和对照品色谱相应的位置上,显相同颜色的斑点。

【检查】　水分　不得过 12.0%(通则 0832 第四法)。

总灰分　不得过 12.0%(通则 2302)。

酸不溶性灰分　不得过 3.0%(通则 2302)。

【浸出物】　照醇溶性浸出物测定法(通则 2201)项下的冷浸法测定,用乙醇作溶剂,不得少于 8.0%。

【含量测定】　挥发油　照挥发油测定法(通则 2204)测定。

本品含挥发油不得少于 0.40%(ml/g)。

胡薄荷酮　照高效液相色谱法(通则 0512)测定。

色谱条件与系统适用性试验　以十八烷基硅烷键合硅胶为填充剂;以甲醇-水(80:20)为流动相;检测波长为 252nm。理论板数按胡薄荷酮峰计算应不低于 3000。

对照品溶液的制备　取胡薄荷酮对照品适量,精密称定,加甲醇制成每 1ml 含 20μg 的溶液,即得。

供试品溶液的制备　取本品粉末(过二号筛)约 0.5g,精密称定,置具塞锥形瓶中,加入甲醇 10ml,超声处理(功率 250W,频率 50kHz)20 分钟,滤过,滤渣和滤纸再加甲醇 10ml,再超声处理一次,滤过,加适量甲醇洗涤 2 次,合并滤液和洗液,转移至 25ml 量瓶中,加甲醇至刻度,摇匀,即得。

测定法　分别精密吸取对照品溶液与供试品溶液各 10μl,注入液相色谱仪,测定,即得。

本品按干燥品计算,含胡薄荷酮($C_{10}H_{16}O$)不得少于 0.080%。

饮片

【炮制】　荆芥穗　除去杂质及残梗。

【性状】　本品为穗状轮伞花序呈圆柱形,长约 2~15cm,直径约 7mm。花冠多脱落,宿萼黄绿色或淡棕色,钟形,萼齿 5,质脆易碎,内有棕黑色小坚果。气芳香,味微涩而辛凉。

【鉴别】【检查】【浸出物】【含量测定】　同药材。

【性味与归经】　辛,微温。归肺、肝经。

【功能与主治】　解表散风,透疹,消疮。用于感冒,头痛,麻疹,风疹,疮疡初起。

【用法与用量】　5～10g。

【贮藏】　置阴凉干燥处。

荆 芥 穗 炭

Jingjiesuitan

SCHIZONEPETAE SPICA CARBONISATA

本品为荆芥穗的炮制加工品。

【炮制】　取荆芥穗段,照炒炭法(通则 0213)炒至表面黑褐色,内部焦黄色,喷淋清水少许,熄灭火星,取出,晾干。

【性状】　本品为不规则的段,长约 15mm。表面黑褐色。花冠多脱落,宿萼钟状,先端 5 齿裂,黑褐色。小坚果棕黑色。具焦香气,味苦而辛。

【鉴别】　外果皮细胞表面观多角形,壁黏液化,胞腔含棕色物。内果皮石细胞淡棕色,垂周壁深波状弯曲,密具纹孔。纤维成束。

【浸出物】　照醇溶性浸出物测定法(通则 2201)项下的热浸法测定,用 70%乙醇作溶剂,不得少于 13.0%。

【性味与归经】　辛,涩,微温。归肺、肝经。

【功能与主治】　收涩止血。用于便血,崩漏,产后血晕。

【用法与用量】　5～10g。

【贮藏】　置阴凉干燥处。

茜 草

Qiancao

RUBIAE RADIX ET RHIZOMA

本品为茜草科植物茜草 *Rubia cordifolia* L. 的干燥根和根茎。春、秋二季采挖,除去泥沙,干燥。

【性状】　本品根茎呈结节状,丛生粗细不等的根。根呈圆柱形,略弯曲,长 10～25cm,直径 0.2～1cm;表面红棕色或暗棕色,具细纵皱纹和少数细根痕;皮部脱落处呈黄红色。质脆,易折断,断面平坦皮部狭,紫红色,木部宽广,浅黄红色,导管孔多数。气微,味微苦,久嚼刺舌。

【鉴别】　(1)本品根横切面:木栓细胞 6～12 列,含棕色物。栓内层薄壁细胞有的含红棕色颗粒。韧皮部细胞较小。形成层不甚明显。木质部占根的主要部分,全部木化,射线不明显。薄壁细胞含草酸钙针晶束。

(2)取本品粉末 0.2g,加乙醚 5ml,振摇数分钟,滤过,滤液加氢氧化钠试液 1ml,振摇,静置使分层,水层显红色;醚层无色,置紫外光灯(365nm)下观察,显天蓝色荧光。

(3)取本品粉末 0.5g,加甲醇 10ml,超声处理 30 分钟,滤过,滤液浓缩至 1ml,作为供试品溶液。另取茜草对照药材0.5g,同法制成对照药材溶液。再取大叶茜草素对照品,加甲醇制成每 1ml 含 2.5mg 的溶液,作为对照品溶液。照薄层色谱法(通则 0502)试验,吸取上述三种溶液各 5μl,分别点于同一硅胶 G 薄层板上,以石油醚(60～90℃)-丙酮(4∶1)为展开剂,展开,取出,晾干,置紫外光灯(365nm)下检视。供试品色谱中,在与对照药材色谱和对照品色谱相应的位置上,显相同颜色的荧光斑点。

【检查】　水分　不得过 12.0%(通则 0832 第二法)。

总灰分　不得过 15.0%(通则 2302)。

酸不溶性灰分　不得过 5.0%(通则 2302)。

【浸出物】　照醇溶性浸出物测定法(通则 2201)项下的热浸法测定,用乙醇作溶剂,不得少于 9.0%。

【含量测定】　照高效液相色谱法(通则 0512)测定。

色谱条件与系统适用性试验　以十八烷基硅烷键合硅胶为填充剂;以甲醇-乙腈-0.2%磷酸溶液(25∶50∶25)为流动相;检测波长为 250nm。理论板数按大叶茜草素、羟基茜草素峰计算均应不低于 4000。

对照品溶液的制备　取大叶茜草素对照品、羟基茜草素对照品适量,精密称定,加甲醇分别制成每 1ml 含大叶茜草素 0.1mg、含羟基茜草素 40μg 的溶液,即得。

供试品溶液的制备　取本品粉末(过二号筛)约 0.5g,精密称定,置具塞锥形瓶中,精密加入甲醇 100ml,密塞,称定重量,放置过夜,超声处理(功率 250W,频率 40kHz)30 分钟,放冷,再称定重量,用甲醇补足减失的重量,摇匀,滤过,精密量取续滤液 50ml,蒸干,残渣加甲醇-25%盐酸(4∶1)混合溶液 20ml 溶解,置水浴中加热水解 30 分钟,立即冷却,加入三乙胺 3ml,混匀,转移至 25ml 量瓶中,加甲醇至刻度,摇匀,滤过,取续滤液,即得。

测定法　分别精密吸取对照品溶液 10μl 与供试品溶液20μl,注入液相色谱仪,测定,即得。

本品按干燥品计算,含大叶茜草素($C_{17}H_{15}O_4$)不得少于0.40%,羟基茜草素($C_{14}H_8O_5$)不得少于 0.10%。

饮片

【炮制】　茜草　除去杂质,洗净,润透,切厚片或段,干燥。

【性状】　本品呈不规则的厚片或段。根呈圆柱形,外表皮红棕色或暗棕色,具细纵纹;皮部脱落处呈黄红色。切面皮部狭,紫红色,木部宽广,浅黄红色,导管孔多数。气微,味微苦,久嚼刺舌。

【含量测定】　同药材,含大叶茜草素($C_{17}H_{15}O_4$)不得少于 0.20%,羟基茜草素($C_{14}H_8O_5$)不得少于 0.080%。

【鉴别】【检查】【浸出物】　同药材。

茜草炭　取茜草片或段,照炒炭法(通则 0213)炒至表面焦黑色。

【性状】　本品形如茜草片或段,表面黑褐色,内部棕褐色。气微,味苦、涩。

【鉴别】　取本品粉末 0.4g,加乙醚 5ml,振摇数分钟,滤过,滤液加氢氧化钠试液 1ml,振摇,静置使分层,水层显红色,醚层无色,置紫外光灯(365nm)下观察,显天蓝色荧光。

【检查】　水分　同药材,不得过 8.0%。

【浸出物】　同药材,不得少于 10.0%。

【性味与归经】　苦,寒。归肝经。

【功能与主治】　凉血,祛瘀,止血,通经。用于吐血,衄血,崩漏,外伤出血,瘀阻经闭,关节痹痛,跌扑肿痛。

【用法与用量】　6～10g。

【贮藏】　置干燥处。

荜　茇

Bibo

PIPERIS LONGI FRUCTUS

本品为胡椒科植物荜茇 *Piper longum* L. 的干燥近成熟或成熟果穗。果穗由绿变黑时采收,除去杂质,晒干。

【性状】　本品呈圆柱形,稍弯曲,由多数小浆果集合而成,长 1.5～3.5cm,直径 0.3～0.5cm。表面黑褐色或棕色,有斜向排列整齐的小突起,基部有果穗梗残存或脱落。质硬而脆,易折断,断面不整齐,颗粒状。小浆果球形,直径约 0.1cm。有特异香气,味辛辣。

【鉴别】　(1)本品粉末灰褐色。石细胞类圆形、长卵形或多角形,直径 25～61μm,长至 170μm,壁较厚,有的层纹明显。油细胞类圆形,直径 25～66μm。内果皮细胞表面观呈长多角形,垂周壁不规则连珠状增厚,常与棕色种皮细胞连结。种皮细胞红棕色,表面观呈长多角形。淀粉粒细小,常聚集成团块。

(2)取本品粉末少量,加硫酸 1 滴,显鲜红色,渐变红棕色,后转棕褐色。

(3)取本品粉末 0.8g,加无水乙醇 5ml,超声处理 30 分钟,滤过,取滤液作为供试品溶液。另取胡椒碱对照品,置棕色量瓶中,加无水乙醇制成每 1ml 含 4mg 的溶液,作为对照品溶液。照薄层色谱法(通则 0502)试验,吸取上述两种溶液各 2μl,分别点于同一硅胶 G 薄层板上,以甲苯-乙酸乙酯-丙酮(7:2:1)为展开剂,展开,取出,晾干,置紫外光灯(365nm)下检视。供试品色谱中,在与对照品色谱相应的位置上,显相同的蓝色荧光斑点;喷以 10%硫酸乙醇溶液,加热至斑点显色清晰,在与对照品色谱相应的位置,显相同的褐黄色斑点。

【检查】　杂质　不得过 3%(通则 2301)。

水分　不得过 11.0%(通则 0832 第四法)。

总灰分　不得过 5.0%(通则 2302)。

【含量测定】　照高效液相色谱法(通则 0512)测定。

色谱条件与系统适用性试验　以十八烷基硅烷键合硅胶为填充剂;以甲醇-水(77:23)为流动相;检测波长 343nm。理论板数按胡椒碱峰计算应不低于 1500。

对照品溶液的制备　取胡椒碱对照品适量,精密称定,置棕色量瓶中,加无水乙醇制成每 1ml 含 20μg 的溶液,即得。

供试品溶液的制备　取本品中粉约 0.1g,精密称定,置50ml 棕色量瓶中,加无水乙醇 40ml,超声处理(功率 250W,频率 20kHz)30 分钟,放冷,加无水乙醇至刻度,摇匀,滤过,精密量取续滤液 10ml,置 25ml 棕色量瓶中,加无水乙醇至刻度,摇匀,滤过,取续滤液,即得。

测定法　分别精密吸取对照品溶液与供试品溶液各 10μl,注入液相色谱仪,测定,即得。

本品按干燥品计算,含胡椒碱($C_{17}H_{19}NO_3$)不得少于 2.5%。

饮片

【炮制】　除去杂质。用时捣碎。

【性状】　【鉴别】　【检查】　【含量测定】　同药材。

【性味与归经】　辛,热。归胃、大肠经。

【功能与主治】　温中散寒,下气止痛。用于脘腹冷痛,呕吐,泄泻,寒凝气滞,胸痹心痛,头痛,牙痛。

【用法与用量】　1～3g。外用适量,研末塞龋齿孔中。

【贮藏】　置阴凉干燥处,防蛀。

荜 澄 茄

Bichengqie

LITSEAE FRUCTUS

本品为樟科植物山鸡椒 *Litsea cubeba*(Lour.)Pers. 的干燥成熟果实。秋季果实成熟时采收,除去杂质,晒干。

【性状】　本品呈类球形,直径 4～6mm。表面棕褐色至黑褐色,有网状皱纹。基部偶有宿萼和细果梗。除去外皮可见硬脆的果核,种子 1,子叶 2,黄棕色,富油性。气芳香,味稍辣而微苦。

【鉴别】　取本品粉末 0.25g,加石油醚(60～90℃)10ml,超声处理 15 分钟,放冷,滤过,取滤液作为供试品溶液。另取荜澄茄对照药材 0.25g,同法制成对照药材溶液。照薄层色谱法(通则 0502)试验,吸取上述两种溶液各 5μl,分别点于同一高效硅胶 G 薄层板上,以石油醚(60～90℃)-乙醚(3:2)为展开剂,展开,取出,晾干,喷以 10%硫酸乙醇溶液,在 105℃加热至斑点显色清晰,分别置日光和紫外光灯(365nm)下检视。供试品色谱中,在与对照药材色谱相应的位置上,显相同颜色的斑点或荧光斑点。

【检查】　水分　不得过 10.0%(通则 0832 第四法)。

总灰分　不得过 5.0%(通则 2302)。

【浸出物】　照醇溶性浸出物测定法(通则 2201)项下的热浸法测定,用乙醇作溶剂,不得少于 28.0%。

【性味与归经】　辛，温。归脾、胃、肾、膀胱经。

【功能与主治】　温中散寒，行气止痛。用于胃寒呕逆，脘腹冷痛，寒疝腹痛，寒湿郁滞，小便浑浊。

【用法与用量】　1～3g。

【贮藏】　置阴凉干燥处。

草　乌

Caowu

ACONITI KUSNEZOFFII RADIX

本品为毛茛科植物北乌头 *Aconitum kusnezoffii* Reichb. 的干燥块根。秋季茎叶枯萎时采挖，除去须根和泥沙，干燥。

【性状】　本品呈不规则长圆锥形，略弯曲，长 2～7cm，直径 0.6～1.8cm。顶端常有残茎和少数不定根残基，有的顶端一侧有一枯萎的芽，一侧有一圆形或扁圆形不定根残基。表面灰褐色或黑棕褐色，皱缩，有纵皱纹、点状须根痕及数个瘤状侧根。质硬，断面灰白色或暗灰色，有裂隙，形成层环纹多角形或类圆形，髓部较大或中空。气微，味辛辣、麻舌。

【鉴别】　(1)本品横切面：后生皮层为 7～8 列棕黄色栓化细胞；皮层有石细胞，单个散在或 2～5 个成群，类长方形、方形或长圆形，胞腔大；内皮层明显。韧皮部宽广，常有不规则裂隙，筛管群随处可见。形成层环呈不规则多角形或类圆形。木质部导管 1～4 列或数个相聚，位于形成层角隅的内侧，有的内含棕黄色物。髓部较大。薄壁细胞充满淀粉粒。

粉末灰棕色。淀粉粒单粒类圆形，直径 2～23μm；复粒由 2～16 分粒组成。石细胞无色，与后生皮层细胞连结的显棕色，呈类方形、类长方形、类圆形、梭形或长条形，直径 20～133(234)μm，长至 465μm，壁厚薄不一，壁厚者层纹明显，纹孔细，有的含棕色物。后生皮层细胞棕色，表面观呈类方形或长多角形，壁不均匀增厚，有的呈瘤状突入细胞腔。

(2)取本品粉末 1g，加氨试液 2ml 润湿，加乙醚 20ml，超声处理 30 分钟，滤过，滤液挥干，残渣加异丙醇-三氯甲烷 (1：1)混合溶液 1ml 使溶解，作为供试品溶液。另取乌头双酯型生物碱对照提取物，加异丙醇-三氯甲烷(1：1)混合溶液制成每1ml各含 3mg 的混合溶液，作为对照提取物溶液。照薄层色谱法(通则 0502)试验，吸取供试品溶液 5μl，对照提取物溶液 10μl，分别点于同一硅胶 G 薄层板上，以正己烷-乙酸乙酯-甲醇(6.4：3.6：1)为展开剂，置氨蒸气预饱和 20 分钟的展开缸内，展开，取出，晾干，喷以稀碘化铋钾试液，置日光下检视。供试品色谱中，在与对照提取物色谱相应的位置上，显相同颜色的斑点。

【检查】　杂质(残茎)　不得过 5%(通则 2301)。

水分　不得过 12.0%(通则 0832 第二法)。

总灰分　不得过 6.0%(通则 2302)。

【含量测定】　照高效液相色谱法(通则 0512)测定。

色谱条件与系统适用性试验　以十八烷基硅烷键合硅胶为填充剂；以乙腈为流动相 A，以 0.2%冰醋酸溶液(三乙胺调节 pH 值至 6.20)为流动相 B，按下表中的规定进行梯度洗脱；检测波长为 235nm。理论板数按新乌头碱峰计算应不低于 2000。

时间(分钟)	流动相 A(%)	流动相 B(%)
0～44	21→31	79→69
44～65	31→35	69→65
65～70	35	65

对照提取物溶液的制备　取乌头双酯型生物碱对照提取物(已标示新乌头碱、次乌头碱和乌头碱的含量)20mg，精密称定，置 10ml 量瓶中，加 0.01%盐酸乙醇溶液使溶解并稀释至刻度，摇匀，即得。

标准曲线的制备　精密量取上述对照提取物溶液各 1ml，分别置 2ml、5ml、10ml、25ml 量瓶中，加 0.01%盐酸乙醇溶液稀释至刻度，摇匀。分别精密量取对照提取物溶液及上述系列浓度对照提取物溶液各 10μl，注入液相色谱仪，测定，以对照提取物中相当于新乌头碱、次乌头碱和乌头碱的浓度为横坐标，相应色谱峰的峰面积值为纵坐标，绘制标准曲线。

测定法　取本品粉末(过三号筛)约 2g，精密称定，置具塞锥形瓶中，加氨试液 3ml，精密加入异丙醇-乙酸乙酯 (1：1)混合溶液 50ml，称定重量，超声处理(功率 300W，频率 40kHz；水温 25℃以下)30 分钟，放冷，再称定重量，用异丙醇-乙酸乙酯(1：1)混合溶液补足减失的重量，摇匀，滤过。精密量取续滤液 25ml，40℃以下减压回收溶剂至干，残渣加 0.01%盐酸乙醇溶液使溶解，转移至 5ml 量瓶中，并稀释至刻度，摇匀，滤过，精密吸取 10μl，注入液相色谱仪，测定，按标准曲线计算，即得。

本品按干燥品计算，含乌头碱($C_{34}H_{47}NO_{11}$)、次乌头碱($C_{33}H_{45}NO_{10}$)和新乌头碱($C_{33}H_{45}NO_{11}$)的总量应为 0.15%～0.75%。

饮片

【炮制】　生草乌　除去杂质，洗净，干燥。

【性状】【鉴别】【检查】【含量测定】　同药材。

【性味与归经】　辛、苦，热；有大毒。归心、肝、肾、脾经。

【功能与主治】　祛风除湿，温经止痛。用于风寒湿痹，关节疼痛，心腹冷痛，寒疝作痛及麻醉止痛。

【用法与用量】　一般炮制后用。

【注意】　生品内服宜慎；孕妇禁用；不宜与半夏、瓜蒌、瓜蒌子、瓜蒌皮、天花粉、川贝母、浙贝母、平贝母、伊贝母、湖北贝母、白蔹、白及同用。

【贮藏】　置通风干燥处，防蛀。

制 草 乌

Zhicaowu

ACONITI KUSNEZOFFII RADIX COCTA

本品为草乌的炮制加工品。

【炮制】　取草乌,大小个分开,用水浸泡至内无干心,取出,加水煮至取大个切开内无白心、口尝微有麻舌感时,取出,晾至六成干后切薄片,干燥。

【性状】　本品呈不规则圆形或近三角形的片。表面黑褐色,有灰白色多角形形成层环和点状维管束,并有空隙,周边皱缩或弯曲。质脆。气微,味微辛辣,稍有麻舌感。

【鉴别】　取本品粉末 2g,加氨试液 2ml 润湿,加乙醚 20ml,超声处理 30 分钟,滤过,滤液挥干,残渣加二氯甲烷 1ml 使溶解,作为供试品溶液。另取苯甲酰乌头原碱对照品、苯甲酰次乌头原碱对照品、苯甲酰新乌头原碱对照品,加异丙醇-三氯甲烷(1:1)混合溶液制成每 1ml 各含 1mg 的混合溶液,作为对照品溶液。照薄层色谱法(通则 0502)试验,吸取上述两种溶液各 5μl,分别点于同一硅胶 G 薄层板上,以正己烷-乙酸乙酯-甲醇(6.4:3.6:1)为展开剂,置氨蒸气饱和 20 分钟的展开缸内,展开,取出,晾干,喷以稀碘化铋钾试液。供试品色谱中,在与对照品色谱相应的位置上,显相同颜色的斑点。

【检查】　水分　不得过 12.0%(通则 0832 第二法)。

双酯型生物碱　照〔含量测定〕项下色谱条件和供试品溶液的制备方法试验。

对照品溶液的制备　取乌头碱对照品、次乌头碱对照品及新乌头碱对照品适量,精密称定,加异丙醇-三氯甲烷(1:1)混合溶液分别制成每 1ml 含乌头碱 30μg、次乌头碱 10μg、新乌头碱 50μg 的溶液,即得。

测定法　分别精密吸取对照品溶液与〔含量测定〕项下供试品溶液各 10μl,注入液相色谱仪,测定,即得。

本品含双酯型生物碱以乌头碱($C_{34}H_{47}NO_{11}$)、次乌头碱($C_{33}H_{45}NO_{10}$)和新乌头碱($C_{33}H_{45}NO_{11}$)的总量计,不得过 0.040%。

【含量测定】　照高效液相色谱法(通则 0512)测定。

色谱条件与系统适用性试验　以十八烷基硅烷键合硅胶为填充剂;以乙腈-四氢呋喃(25:15)为流动相 A,以 0.1mol/L 醋酸铵溶液(每 1000ml 加冰醋酸 0.5ml)为流动相 B,按下表中的规定进行梯度洗脱;检测波长为 235nm。理论板数按苯甲酰新乌头原碱峰计算应不低于 2000。

时间(分钟)	流动相 A(%)	流动相 B(%)
0~48	15→26	85→74
48~48.1	26→35	74→65
48.1~58	35	65
58~65	35→15	65→85

对照品溶液的制备　取苯甲酰乌头原碱对照品、苯甲酰次乌头原碱对照品、苯甲酰新乌头原碱对照品适量,精密称定,加异丙醇-三氯甲烷(1:1)混合溶液分别制成每 1ml 含苯甲酰乌头原碱 20μg、苯甲酰次乌头原碱 0.1mg、苯甲酰新乌头原碱 80μg 的混合溶液,即得。

供试品溶液的制备　取本品粉末(过三号筛)约 2g,精密称定,置具塞锥形瓶中,加氨试液 3ml,精密加入异丙醇-乙酸乙酯(1:1)混合溶液 50ml,称定重量,超声处理(功率 300W,频率 40kHz;水温在 25℃ 以下)30 分钟,放冷,再称定重量,用异丙醇-乙酸乙酯(1:1)混合溶液补足减失的重量,摇匀,滤过。精密量取续滤液 25ml,40℃ 以下减压回收溶剂至干,残渣精密加入异丙醇-三氯甲烷(1:1)混合溶液 3ml 溶解,滤过,取续滤液,即得。

测定法　分别精密吸取对照品溶液与供试品溶液各 10μl,注入液相色谱仪,测定,即得。

本品按干燥品计算,含苯甲酰乌头原碱($C_{32}H_{45}NO_{10}$)、苯甲酰次乌头原碱($C_{31}H_{43}NO_9$)及苯甲酰新乌头原碱($C_{31}H_{43}NO_{10}$)的总量应为 0.020%~0.070%。

【性味与归经】　辛、苦,热;有毒。归心、肝、肾、脾经。

【功能与主治】　同草乌。

【用法与用量】　1.5~3g,宜先煎、久煎。

【注意】【贮藏】　同制川乌。

草 乌 叶

Caowuye

ACONITI KUSNEZOFFII FOLIUM

本品系蒙古族习用药材。为毛茛科植物北乌头 *Aconitum kusnezoffii* Reichb. 的干燥叶。夏季叶茂盛花未开时采收,除去杂质,及时干燥。

【性状】　本品多皱缩卷曲、破碎。完整叶片展平后呈卵圆形,3 全裂,长 5~12cm,宽 10~17cm;灰绿色或黄绿色;中间裂片菱形,渐尖,近羽状深裂;侧裂片 2 深裂;小裂片披针形或卵状披针形。上表面微被柔毛,下表面无毛;叶柄长 2~6cm。质脆。气微,味微咸辛。

【鉴别】　(1)本品表面观:上表皮细胞垂周壁微波状弯曲,外平周壁有的可见稀疏角质纹理;非腺毛单细胞,多呈镰刀状弯曲,长约至 468μm,直径 44μm,壁具疣状突起。下表皮细胞垂周壁深波状弯曲;气孔较多,不定式,副卫细胞 3~5 个。

(2)取本品粉末 5g,加三氯甲烷 25ml,摇匀,加碳酸钠试液 2ml,振摇 30 分钟,滤过,取滤液加稀盐酸 4ml,振摇,分取酸液,滤过,将滤液分置两支试管中,一管中加碘化铋钾试液 2 滴,生成棕黄色沉淀;另一管中加硅钨酸试液 2 滴,生成灰白色沉淀。

【性味与归经】　辛、涩,平;有小毒。

【功能与主治】　清热，解毒，止痛。用于热病发热，泄泻腹痛，头痛，牙痛。

【用法与用量】　1～1.2g，多入丸散用。

【注意】　孕妇慎用。

【贮藏】　置干燥处。

草 豆 蔻

Caodoukou

ALPINIAE KATSUMADAI SEMEN

本品为姜科植物草豆蔻 Alpinia katsumadai Hayata 的干燥近成熟种子。夏、秋二季采收，晒至九成干，或用水略烫，晒至半干，除去果皮，取出种子团，晒干。

【性状】　本品为类球形的种子团，直径 1.5～2.7cm。表面灰褐色，中间有黄白色的隔膜，将种子团分成 3 瓣，每瓣有种子多数，粘连紧密，种子团略光滑。种子为卵圆状多面体，长 3～5mm，直径约 3mm，外被淡棕色膜质假种皮，种脊为一条纵沟，一端有种脐；质硬，将种子沿种脊纵剖两瓣，纵断面观呈斜心形，种皮沿种脊向内伸入部分约占整个表面积的 1/2；胚乳灰白色。气香，味辛、微苦。

【鉴别】　(1)本品横切面：假种皮有时残存，为多角形薄壁细胞。种皮表皮细胞类圆形，壁较厚；下皮为 1～3 列薄壁细胞，略切向延长；色素层为数列棕色细胞，其间散有类圆形油细胞 1～2 列，直径约 50μm；内种皮为 1 列栅状厚壁细胞，棕红色，内壁及侧壁极厚，胞腔小，内含硅质块。外胚乳细胞含淀粉粒和草酸钙方晶及少数细小簇晶。内胚乳细胞含糊粉粒。

粉末黄棕色。种皮表皮细胞表面观呈长条形，直径约至 30μm，壁稍厚，常与下皮细胞上下层垂直排列；下皮细胞表面观长多角形或类长方形。色素层细胞皱缩，界限不清楚，含红棕色物，易碎裂成不规则色素块。油细胞散生于色素层细胞间，呈类圆形或长圆形，含黄绿色油状物。内种皮厚壁细胞黄棕色或红棕色，表面观多角形，壁厚，非木化，胞腔内含硅质块；断面观细胞 1 列，栅状，内壁及侧壁极厚，胞腔偏外侧，内含硅质块。外胚乳细胞充满淀粉粒集结成的淀粉团，有的包埋有细小草酸钙方晶。内胚乳细胞含糊粉粒和脂肪油滴。

(2)取本品粉末 1g，加甲醇 5ml，置水浴中加热振摇 5 分钟，滤过，取滤液作为供试品溶液。另取山姜素对照品、小豆蔻明对照品，加甲醇制成每 1ml 各含 2mg 的混合溶液，作为对照品溶液。照薄层色谱法(通则 0502)试验，吸取上述两种溶液各 5μl，分别点于同一硅胶 G 薄层板上，以甲苯-乙酸乙酯-甲醇(15:4:1)为展开剂，展开，取出，晾干，在 100℃加热至斑点显色清晰，置紫外光灯(365nm)下检视。供试品色谱中，在与山姜素对照品色谱相应的位置上，显相同的浅蓝色荧光斑点；喷以 5% 三氯化铁乙醇溶液，供试品色谱中，在与小豆蔻明对照品色谱相应的位置上，显相同的褐色斑点。

【含量测定】　挥发油　照挥发油测定法(通则 2204)测定。

本品含挥发油不得少于 1.0%(ml/g)。

山姜素、乔松素、小豆蔻明与桤木酮　照高效液相色谱法(通则 0512)测定。

色谱条件与系统适用性试验　以十八烷基硅烷键合硅胶为填充剂；以甲醇为流动相 A，以水为流动相 B，按下表中的规定进行梯度洗脱，检测波长为 300nm。理论板数按小豆蔻明峰计算应不低于 5000。

时间(分钟)	流动相A(%)	流动相B(%)
0～20	60	40
20～21	60→74	40→26
21～31	74	26
31～32	74→80	26→20
32～42	80	20
42～45	80→95	20→5

对照品溶液的制备　取山姜素对照品、乔松素对照品、小豆蔻明对照品、桤木酮对照品适量，精密称定，加甲醇分别制成每 1ml 含山姜素、乔松素、小豆蔻明各 40μg，桤木酮 80μg 的溶液，即得。

供试品溶液的制备　取本品粉末(过三号筛)约 0.5g，精密称定，置具塞锥形瓶中，精密加入甲醇 50ml，称定重量，超声处理(功率 250W，频率 40kHz)30 分钟，放冷，再称定重量，用甲醇补足减失的重量，摇匀，滤过，取续滤液，即得。

测定法　分别精密吸取对照品溶液与供试品溶液各 5μl，注入液相色谱仪，测定，即得。

本品按干燥品计算，含山姜素($C_{16}H_{14}O_4$)、乔松素($C_{15}H_{12}O_4$)和小豆蔻明($C_{16}H_{14}O_4$)的总量不得少于 1.35%，桤木酮($C_{19}H_{18}O$)不得少于 0.50%。

饮片

【炮制】　除去杂质。用时捣碎。

【性状】【鉴别】【含量测定】　同药材。

【性味与归经】　辛，温。归脾、胃经。

【功能与主治】　燥湿行气，温中止呕。用于寒湿内阻，脘腹胀满冷痛，嗳气呕逆，不思饮食。

【用法与用量】　3～6g。

【贮藏】　置阴凉干燥处。

草 果

Caoguo

TSAOKO FRUCTUS

本品为姜科植物草果 Amomum tsao-ko Crevost et Lemaire 的干燥成熟果实。秋季果实成熟时采收，除去杂质，晒干或低温干燥。

【性状】 本品呈长椭圆形,具三钝棱,长 2～4cm,直径 1～2.5cm。表面灰棕色至红棕色,具纵沟及棱线,顶端有圆形突起的柱基,基部有果梗或果梗痕。果皮质坚韧,易纵向撕裂。剥去外皮,中间有黄棕色隔膜,将种子团分成 3 瓣,每瓣有种子多为 8～11 粒。种子呈圆锥状多面体,直径约 5mm;表面红棕色,外被灰白色膜质的假种皮,种脊为一条纵沟,尖端有凹状的种脐;质硬,胚乳灰白色。有特异香气,味辛、微苦。

【鉴别】 (1)本品种子横切面:假种皮薄壁细胞含淀粉粒。种皮表皮细胞棕色,长方形,壁较厚;下皮细胞 1 列,含黄色物;油细胞层为 1 列油细胞,类方形或长方形,切向 42～162μm,径向 48～68μm,含黄色油滴;色素层为数列棕色细胞,皱缩。内种皮为 1 列栅状厚壁细胞,棕红色,内壁与侧壁极厚,胞腔小,内含硅质块。外胚乳细胞含淀粉粒和少数细小草酸钙簇晶及方晶。内胚乳细胞含糊粉粒和淀粉粒。

(2)取〔含量测定〕项下的挥发油,加乙醇制成每 1ml 含 50μl 的溶液,作为供试品溶液。另取桉油精对照品,加乙醇制成每 1ml 含 20μl 的溶液,作为对照品溶液。照薄层色谱法(通则 0502)试验,吸取上述两种溶液各 1μl,分别点于同一硅胶 G 薄层板上,以正己烷-乙酸乙酯(17:3)为展开剂,展开,取出,晾干,喷以 5% 香草醛硫酸溶液,在 105℃加热至斑点显色清晰。供试品色谱中,在与对照品色谱相应的位置上,显相同的蓝色斑点。

【检查】 水分 不得过 15.0%(通则 0832 第四法)。

总灰分 不得过 8.0%(通则 2302)。

【含量测定】 照挥发油测定法(通则 2204)测定。

本品种子团含挥发油不得少于 1.4%(ml/g)。

饮片

【炮制】 草果仁 取草果,照清炒法(通则 0213)炒至焦黄色并微鼓起,去壳,取仁。用时捣碎。

【性状】 本品呈圆锥状多面体,直径约 5mm;表面棕色至红棕色,有的可见外被残留灰白色膜质的假种皮。种脊为一条纵沟,尖端有凹状的种脐。胚乳灰白色至黄白色。有特异香气,味辛、微苦。

【检查】 水分 同药材,不得过 10.0%。

总灰分 同药材,不得过 6.0%。

【含量测定】 同药材,含挥发油不得少于 1.0%(ml/g)。

【鉴别】 同药材。

姜草果仁 取净草果仁,照姜汁炙法(通则 0213)炒干。用时捣碎。

【性状】 本品形如草果仁,棕褐色,偶见焦斑。有特异香气,味辛辣、微苦。

【检查】 水分 同药材,不得过 10.0%。

总灰分 同药材,不得过 6.0%。

【含量测定】 同药材,含挥发油不得少于 0.7%(ml/g)。

【鉴别】 同药材。

【性味与归经】 辛,温。归脾、胃经。

【功能与主治】 燥湿温中,截疟除痰。用于寒湿内阻,脘腹胀痛,痞满呕吐,疟疾寒热,瘟疫发热。

【用法与用量】 3～6g。

【贮藏】 置阴凉干燥处。

茵 陈

Yinchen

ARTEMISIAE SCOPARIAE HERBA

本品为菊科植物滨蒿 Artemisia scoparia Waldst. et Kit. 或茵陈蒿 Artemisia capillaris Thunb. 的干燥地上部分。春季幼苗高 6～10cm 时采收或秋季花蕾长成至花初开时采割,除去杂质和老茎,晒干。春季采收的习称"绵茵陈",秋季采割的称"花茵陈"。

【性状】 绵茵陈 多卷曲成团状,灰白色或灰绿色,全体密被白色茸毛,绵软如绒。茎细小,长 1.5～2.5cm,直径 0.1～0.2cm,除去表面白色茸毛后可见明显纵纹;质脆,易折断。叶具柄;展平后叶片呈一至三回羽状分裂,叶片长 1～3cm,宽约 1cm;小裂片卵形或稍呈倒披针形、条形,先端锐尖。气清香,味微苦。

花茵陈 茎呈圆柱形,多分枝,长 30～100cm,直径 2～8mm;表面淡紫色或紫色,有纵条纹,被短柔毛;体轻,质脆,断面类白色。叶密集,或多脱落;下部叶二至三回羽状深裂,裂片条形或细条形,两面密被白色柔毛;茎生叶一至二回羽状全裂,基部抱茎,裂片细丝状。头状花序卵形,多数集成圆锥状,长 1.2～1.5mm,直径 1～1.2mm,有短梗;总苞片 3～4 层,卵形,苞片 3 裂;外层雌花 6～10 个,可多达 15 个,内层两性花 2～10 个。瘦果长圆形,黄棕色。气芳香,味微苦。

【鉴别】 绵茵陈 (1)本品粉末灰绿色。非腺毛"T"字形,长 600～1700μm,中部略折成"V"字形,两臂不等长,细胞壁极厚,胞腔多呈细缝状,柄 1～2 细胞。叶下表皮细胞垂周壁波状弯曲,气孔不定式,副卫细胞 3～5 个。腺毛较小,顶面观呈椭圆形或鞋底状,细胞成对叠生。

(2)取本品粉末 0.5g,加 50% 甲醇 20ml,超声处理 30 分钟,离心,取上清液作为供试品溶液。另取绿原酸对照品,加甲醇制成每 1ml 含 0.1mg 的溶液,作为对照品溶液。照薄层色谱法(通则 0502)试验,吸取上述两种溶液各 2μl,分别点于同一硅胶 G 薄层板上,以乙酸丁酯-甲酸-水(7:2.5:2.5)的上层溶液为展开剂,展开,取出,晾干,置紫外光灯(365nm)下检视。供试品色谱中,在与对照品色谱相应的位置上,显相同颜色的荧光斑点。

花茵陈 取本品粉末 0.4g,加甲醇 10ml,超声处理 30 分钟,滤过,滤液回收溶剂至干,残渣加甲醇 2ml 使溶解,作为供试品溶液。另取滨蒿内酯对照品,加甲醇制成每 1ml 含

0.4mg 的溶液,作为对照品溶液。照薄层色谱法(通则 0502)试验,吸取上述两种溶液各 5μl,分别点于同一硅胶 G 薄层板上,以石油醚(60~90℃)-乙酸乙酯-丙酮(6:3:0.5)为展开剂,展开,取出,晾干,置紫外光灯(365nm)下检视。供试品色谱中,在与对照品色谱相应的位置上,显相同颜色的荧光斑点。

【检查】 水分　不得过 12.0%(通则 0832 第二法)。

【浸出物】 绵茵陈　照水溶性浸出物测定法(通则 2201)项下的热浸法测定,不得少于 25.0%。

【含量测定】 绵茵陈　照高效液相色谱法(通则 0512)测定。

色谱条件与系统适用性试验　以十八烷基硅烷键合硅胶为填充剂;以乙腈-0.05%磷酸溶液(10:90)为流动相;检测波长为 327nm。理论板数按绿原酸峰计算应不低于 5000。

对照品溶液的制备　取绿原酸对照品适量,精密称定,置棕色量瓶中,加 50%甲醇制成每 1ml 含 40μg 的溶液,即得。

供试品溶液的制备　取本品粉末(过二号筛)约 1g,精密称定,置具塞锥形瓶中,精密加入 50%甲醇 50ml,称定重量,超声处理(功率 180W,频率 42kHz)30 分钟,放冷,再称定重量,用 50%甲醇补足减失的重量,摇匀,离心,精密量取上清液 5ml,置 25ml 棕色量瓶中,加 50%甲醇至刻度,摇匀,滤过,取续滤液,即得。

测定法　分别精密吸取对照品溶液 10μl 与供试品溶液 5~20μl,注入液相色谱仪,测定,即得。

本品按干燥品计算,含绿原酸($C_{16}H_{18}O_9$)不得少于 0.50%。

花茵陈　照高效液相色谱法(通则 0512)测定。

色谱条件与系统适用性试验　以十八烷基硅烷键合硅胶为填充剂;以乙腈-水(20:80)为流动相;检测波长为 345nm。理论板数按滨蒿内酯峰计算应不低于 2000。

对照品溶液的制备　取滨蒿内酯对照品适量,精密称定,加甲醇制成每 1ml 含 20μg 的溶液,即得。

供试品溶液的制备　取本品粉末(过二号筛)约 0.2g,精密称定,置具塞锥形瓶中,精密加入甲醇 50ml,称定重量,加热回流 40 分钟,放冷,再称定重量,用甲醇补足减失的重量,摇匀,离心,取上清液,即得。

测定法　分别精密吸取对照品溶液与供试品溶液各 10μl,注入液相色谱仪,测定,即得。

本品按干燥品计算,含滨蒿内酯($C_{11}H_{10}O_4$)不得少于 0.20%。

饮 片

【炮制】 除去残根和杂质,搓碎或切碎。绵茵陈筛去灰屑。

【性味与归经】 苦、辛,微寒。归脾、胃、肝、胆经。

【功能与主治】 清利湿热,利胆退黄。用于黄疸尿少,湿温暑湿,湿疮瘙痒。

【用法与用量】 6~15g。外用适量,煎汤熏洗。

【贮藏】 置阴凉干燥处,防潮。

茯　苓

Fuling

PORIA

本品为多孔菌科真菌茯苓 Poria cocos(Schw.)Wolf 的干燥菌核。多于 7~9 月采挖,挖出后除去泥沙,堆置"发汗"后,摊开晾至表面干燥,再"发汗",反复数次至现皱纹、内部水分大部散失后,阴干,称为"茯苓个";或将鲜茯苓按不同部位切制,阴干,分别称为"茯苓块"和"茯苓片"。

【性状】 茯苓个　呈类球形、椭圆形、扁圆形或不规则团块,大小不一。外皮薄而粗糙,棕褐色至黑褐色,有明显的皱缩纹理。体重,质坚实,断面颗粒性,有的具裂隙,外层淡棕色,内部白色,少数淡红色,有的中间抱有松根。气微,味淡,嚼之粘牙。

茯苓块　为去皮后切制的茯苓,呈立方块状或方块状厚片,大小不一。白色、淡红色或淡棕色。

茯苓片　为去皮后切制的茯苓,呈不规则厚片,厚薄不一。白色、淡红色或淡棕色。

【鉴别】 (1)本品粉末灰白色。不规则颗粒状团块和分枝状团块无色,遇水合氯醛液渐溶化。菌丝无色或淡棕色,细长,稍弯曲,有分枝,直径 3~8μm,少数至 16μm。

(2)取本品粉末少量,加碘化钾碘试液 1 滴,显深红色。

(3)取本品粉末 1g,加乙醚 50ml,超声处理 10 分钟,滤过,滤液蒸干,残渣加甲醇 1ml 使溶解,作为供试品溶液。另取茯苓对照药材 1g,同法制成对照药材溶液。照薄层色谱法(通则 0502)试验,吸取上述两种溶液各 2μl,分别点于同一硅胶 G 薄层板上,以甲苯-乙酸乙酯-甲酸(20:5:0.5)为展开剂,展开,取出,晾干,喷以 2%香草醛硫酸溶液-乙醇(4:1)混合溶液,在 105℃加热至斑点显色清晰。供试品色谱中,在与对照药材色谱相应的位置上,显相同颜色的主斑点。

【检查】 水分　不得过 18.0%(通则 0832 第二法)。

总灰分　不得过 2.0%(通则 2302)。

【浸出物】 照醇溶性浸出物测定法(通则 2201)项下的热浸法测定,用稀乙醇作溶剂,不得少于 2.5%。

饮 片

【炮制】 取茯苓个,浸泡,洗净,润后稍蒸,及时削去外皮,切制成块或切厚片,晒干。

【性状】 【鉴别】 【检查】 【浸出物】 同药材。

【性味与归经】 甘、淡,平。归心、肺、脾、肾经。

【功能与主治】 利水渗湿,健脾,宁心。用于水肿尿少,痰饮眩悸,脾虚食少,便溏泄泻,心神不安,惊悸失眠。

【用法与用量】 10~15g。

【贮藏】 置干燥处,防潮。

茯 苓 皮

Fulingpi

PORIAE CUTIS

本品为多孔菌科真菌茯苓 *Poria cocos*（Schw.）Wolf 菌核
的干燥外皮。多于 7～9 月采挖，加工"茯苓片"、"茯苓块"时，
收集削下的外皮，阴干。

【性状】 本品呈长条形或不规则块片，大小不一。外表
面棕褐色至黑褐色，有疣状突起，内面淡棕色并常带有白色
或淡红色的皮下部分。质较松软，略具弹性。气微、味淡，
嚼之粘牙。

【鉴别】 （1）本品粉末棕褐色。菌丝淡棕色，细长，直径
3～8μm，密集交结成团。

（2）取本品 0.5g，照茯苓项下的〔鉴别〕（3）试验，显相同
的结果。

【检查】 水分 不得过 15.0％（通则 0832 第二法）。

总灰分 不得过 5.5％（通则 2302）。

酸不溶性灰分 不得过 4.0％（通则 2302）。

【浸出物】 照醇溶性浸出物测定法（通则 2201）项下的
热浸法测定，用稀乙醇作溶剂，不得少于 6.0％。

【性味与归经】 甘、淡，平。归肺、脾、肾经。

【功能与主治】 利水消肿。用于水肿，小便不利。

【用法与用量】 15～30g。

【贮藏】 置干燥处，防潮。

茺 蔚 子

Chongweizi

LEONURI FRUCTUS

本品为唇形科植物益母草 *Leonurus japonicus* Houtt. 的
干燥成熟果实。秋季果实成熟时采割地上部分，晒干，打下果
实，除去杂质。

【性状】 本品呈三棱形，长 2～3mm，宽约 1.5mm。表
面灰棕色至灰褐色，有深色斑点，一端稍宽，平截状，另一端渐
窄而钝尖。果皮薄，子叶类白色，富油性。气微，味苦。

【鉴别】 （1）本品粉末黄棕色至深棕色。外果皮细胞横
断面观略径向延长，长度不一，形成多数隆起的脊，脊中央为
黄色网纹细胞，壁非木化；表面观类多角形，有条状角质纹理，
网纹细胞具条状增厚壁。内果皮厚壁细胞断面观略切向延
长，内壁极厚，外壁薄，胞腔偏靠外侧，内含草酸钙方晶；表面
观呈星状或细胞界限不明显，方晶明显。中果皮细胞表面观
类多角形，壁薄，细波状弯曲。种皮表皮细胞类方形，壁稍厚，
略波状弯曲，胞腔内含淡黄棕色物。内胚乳细胞含脂肪油滴

和糊粉粒。

（2）取本品粉末 3g，加乙醇 30ml，加热回流 1 小时，放冷，
滤过，滤液浓缩至约 5ml，加在活性炭-氧化铝柱（活性炭
0.5g；中性氧化铝 100～120 目，2g；内径为 10mm）上，用乙醇
30ml 洗脱，收集洗脱液，蒸干，残渣加乙醇 0.5ml 使溶解，作
为供试品溶液。另取盐酸水苏碱对照品，加乙醇制成每 1ml
含 5mg 的溶液，作为对照品溶液。照薄层色谱法（通则 0502）
试验，吸取上述两种溶液各 10μl，分别点于同一硅胶 G 薄层
板上，以正丁醇-盐酸-水（4：1：0.5）为展开剂，展开，取出，
晾干，喷以稀碘化铋钾试液。供试品色谱中，在与对照品色谱
相应的位置上，显相同颜色的斑点。

【检查】 水分 不得过 7.0％（通则 0832 第二法）。

总灰分 不得过 10.0％（通则 2302）。

【浸出物】 照醇溶性浸出物测定法（通则 2201）项下的
热浸法测定，用乙醇作溶剂，不得少于 17.0％。

【含量测定】 照高效液相色谱法（通则 0512）测定。

色谱条件与系统适用性试验 强阳离子交换（SCX）色谱
柱；以 15mmol/L 磷酸二氢钾溶液（含 0.06％ 三乙胺和
0.14％磷酸）为流动相；检测波长为 192nm。理论板数按盐酸
水苏碱峰计算应不低于 3000。

对照品溶液的制备 取盐酸水苏碱对照品适量，精密称
定，加流动相制成每 1ml 含 40μg 的溶液，即得。

供试品溶液的制备 取本品粉末（过三号筛）约 1g，精密
称定，置具塞锥形瓶中，精密加入乙醇 25ml，密塞，称定重量，
加热回流 1.5 小时，放冷，再称定重量，用乙醇补足减失的重
量，摇匀，滤过，精密量取续滤液 5ml，加在中性氧化铝柱
（100～200 目，3g，内径为 1cm，湿法装柱，用乙醇预洗）上，用
乙醇 100ml 洗脱，收集洗脱液，回收溶剂至干，残渣加流动相
溶解，转移至 5ml 量瓶中，并稀释到刻度，摇匀，滤过，取续滤
液，即得。

测定法 分别精密吸取对照品溶液与供试品溶液各
10μl，注入液相色谱仪，测定，即得。

本品按干燥品计算，含盐酸水苏碱（$C_7H_{13}NO_2 \cdot HCl$）不
得少于 0.050％。

饮片

【炮制】 茺蔚子 除去杂质，洗净，干燥。

炒茺蔚子 取净茺蔚子，照清炒法（通则 0213）炒至有爆
声，表面微鼓起，颜色加深时，取出，放凉。

【性状】 本品形如药材，微鼓起，质脆，断面淡黄色或黄
色，富油性。气微香，味苦。

【性味与归经】 辛、苦，微寒。归心包、肝经。

【功能与主治】 活血调经，清肝明目。用于月经不调，经
闭痛经，目赤翳障，头晕胀痛。

【用法与用量】 5～10g。

【注意】 瞳孔散大者慎用。

【贮藏】 置通风干燥处。

胡 芦 巴

Huluba

TRIGONELLAE SEMEN

本品为豆科植物胡芦巴 *Trigonella foenum-graecum* L. 的干燥成熟种子。夏季果实成熟时采割植株,晒干,打下种子,除去杂质。

【性状】 本品略呈斜方形或矩形,长 3~4mm,宽 2~3mm,厚约 2mm。表面黄绿色或黄棕色,平滑,两侧各具一深斜沟,相交处有点状种脐。质坚硬,不易破碎。种皮薄,胚乳呈半透明状,具黏性;子叶 2,淡黄色,胚根弯曲,肥大而长。气香,味微苦。

【鉴别】 (1)本品粉末棕黄色。表皮栅状细胞 1 列,外壁和侧壁上部较厚,有细密纵沟纹,下部胞腔较大,具光辉带;表面观类多角形,壁较厚,胞腔较小。支持细胞 1 列,略呈哑铃状,上端稍窄,下端较宽,垂周壁显条状纹理;底面观呈类圆形或六角形,有密集的放射状条纹增厚,似菊花纹状,胞腔明显。子叶细胞含糊粉粒和脂肪油滴。

(2)取本品粉末 1g,加石油醚(30~60℃)30ml,超声处理 30 分钟,静置,弃去上清液,残渣挥干,加甲醇 30ml,超声处理 30 分钟,滤过,滤液蒸干,残渣加甲醇 1ml 使溶解,作为供试品溶液。另取胡芦巴碱对照品,加甲醇制成每 1ml 含 2mg 的溶液,作为对照品溶液。照薄层色谱法(通则 0502)试验,吸取上述两种溶液各 1μl,分别点于同一硅胶 G 薄层板上,以正丁醇-盐酸-乙酸乙酯(8:3:1)为展开剂,展开,取出,晾干,在 105℃加热 1 小时,放冷,喷以稀碘化铋钾试液-三氯化铁试液(2:1)混合溶液。供试品色谱中,在与对照品色谱相应的位置上,显相同颜色的斑点。

(3)取〔鉴别〕(2)项下的供试品溶液,加甲醇稀释至 10ml,作为供试品溶液。另取胡芦巴对照药材 0.1g,按〔鉴别〕(2)供试品溶液制备方法,制成对照药材溶液。照薄层色谱法(通则 0502)试验,吸取上述两种溶液各 1μl,分别点于同一聚酰胺薄膜上,以乙醇-丁酮-乙酰丙酮-水(3:3:1:13)为展开剂,展开,取出,晾干,喷以三氯化铝试液,热风加热 5 分钟,置紫外光灯(365nm)下检视。供试品色谱中,在与对照药材色谱相应的位置上,显相同颜色的荧光斑点。

【检查】 水分 不得过 15.0%(通则 0832 第二法)。

总灰分 不得过 5.0%(通则 2302)。

酸不溶性灰分 不得过 1.0%(通则 2302)。

【浸出物】 照醇溶性浸出物测定法(通则 2201)项下的热浸法测定,用稀乙醇作溶剂,不得少于 18.0%。

【含量测定】 照高效液相色谱法(通则 0512)测定。

色谱条件与系统适用性试验 以十八烷基硅烷键合硅胶为填充剂;以甲醇-0.05% 十二烷基磺酸钠溶液-冰醋酸(20:80:0.1)为流动相;检测波长为 265nm。理论板数按胡芦巴碱峰计算应不低于 4000。

对照品溶液的制备 取胡芦巴碱对照品适量,精密称定,加 50% 甲醇制成每 1ml 含 60μg 的溶液,即得。

供试品溶液的制备 取本品粉末(过三号筛)约 0.5g,精密称定,精密加入 50% 甲醇 50ml,密塞,称定重量,放置 1 小时,超声处理(功率 300W,频率 50kHz)45 分钟,放冷,密塞,再称定重量,用 50% 甲醇补足减失的重量,摇匀,滤过,取续滤液,即得。

测定法 分别精密吸取对照品溶液与供试品溶液各 10μl,注入液相色谱仪,测定,即得。

本品按干燥品计算,含胡芦巴碱($C_7H_7NO_2$)不得少于 0.45%。

饮片

【炮制】 胡芦巴 除去杂质,洗净,干燥。

【性状】【鉴别】【检查】【浸出物】【含量测定】 同药材。

盐胡芦巴 取净胡芦巴,照盐水炙法(通则 0213)炒至鼓起,微具焦斑,有香气溢出时,取出,晾凉。用时捣碎。

【性状】 本品形如胡芦巴,表面黄棕色至棕色,偶见焦斑。略具香气,味微咸。

【检查】 水分 同药材,不得过 11.0%。

总灰分 同药材,不得过 7.5%。

【鉴别】【浸出物】【含量测定】 同药材。

【性味与归经】 苦,温。归肾经。

【功能与主治】 温肾助阳,祛寒止痛。用于肾阳不足,下元虚冷,小腹冷痛,寒疝腹痛,寒湿脚气。

【用法与用量】 5~10g。

【贮藏】 置干燥处。

胡 黄 连

Huhuanglian

PICRORHIZAE RHIZOMA

本品为玄参科植物胡黄连 *Picrorhiza scrophulariiflora* Pennell 的干燥根茎。秋季采挖,除去须根和泥沙,晒干。

【性状】 本品呈圆柱形,略弯曲,偶有分枝,长 3~12cm,直径 0.3~1cm。表面灰棕色至暗棕色,粗糙,有较密的环状节,具稍隆起的芽痕或根痕,上端密被暗棕色鳞片状的叶柄残基。体轻,质硬而脆,易折断,断面略平坦,淡棕色至暗棕色,木部有 4~10 个类白色点状维管束排列成环。气微,味极苦。

【鉴别】 (1)取本品粉末 0.5g,置适宜器皿中,60~80℃ 升华 4 小时,置显微镜下观察,可见针状、针簇状、棒状、板状结晶及黄色球状物。

(2)取〔鉴别〕(1)项下的升华物,加三氯甲烷数滴使溶解,作为供试品溶液。另取香草酸对照品、肉桂酸对照品,加三氯甲烷制成每 1ml 各含 1mg 的混合溶液,作为对照品溶液。照薄层色谱法(通则 0502)试验,吸取上述两种溶液各 5μl,分别点于同一硅胶 GF$_{254}$ 薄层板上，以正己烷-乙醚-冰醋酸（5∶5∶0.1）为展开剂，展开，取出，晾干，置紫外光灯（254nm）下检视。供试品色谱中，在与对照品色谱相应的位置上，显相同颜色的斑点。

【检查】 水分 不得过 13.0%（通则 0832 第二法）。

总灰分 不得过 7.0%（通则 2302）。

酸不溶性灰分 不得过 3.0%（通则 2302）。

【浸出物】 照醇溶性浸出物测定法（通则 2201）项下的热浸法测定，用乙醇作溶剂，不得少于 30.0%。

【含量测定】 照高效液相色谱法（通则 0512）测定。

色谱条件与系统适用性试验 以十八烷基硅烷键合硅胶为填充剂；以甲醇-水-磷酸（35∶65∶0.1）为流动相；检测波长为 275nm。理论板数按胡黄连苷 II 峰计算应不低于 3000。

对照品溶液的制备 取胡黄连苷 I 对照品、胡黄连苷 II 对照品适量，精密称定，加甲醇制成每 1ml 各含 40μg 的混合溶液，即得。

供试品溶液的制备 取本品粉末（过三号筛）约 0.1g，精密称定，置具塞锥形瓶中，精密加入甲醇 50ml，密塞，称定重量，超声处理（功率 250W，频率 33kHz）30 分钟，放冷，再称定重量，用甲醇补足减失的重量，摇匀，滤过，精密量取续滤液 1ml，置 5ml 量瓶中，加甲醇至刻度，摇匀，即得。

测定法 分别精密吸取对照品溶液与供试品溶液各 10μl，注入液相色谱仪，测定，即得。

本品按干燥品计算，含胡黄连苷 I（C$_{24}$H$_{28}$O$_{11}$）与胡黄连苷 II（C$_{23}$H$_{28}$O$_{13}$）的总量不得少于 9.0%。

饮片

【炮制】 除去杂质，洗净，润透，切薄片干燥或用时捣碎。

【性状】 本品呈不规则的圆形薄片。外表皮灰棕色至暗棕色。切面灰黑色或棕黑色，木部有 4～10 个类白色点状维管束排列成环，气微，味极苦。

【鉴别】【检查】【浸出物】【含量测定】 同药材。

【性味与归经】 苦，寒。归肝、胃、大肠经。

【功能与主治】 退虚热，除疳热，清湿热。用于骨蒸潮热，小儿疳热，湿热泻痢，黄疸尿赤，痔疮肿痛。

【用法与用量】 3～10g。

【贮藏】 置干燥处。

胡 椒

Hujiao

PIPERIS FRUCTUS

本品为胡椒科植物胡椒 *Piper nigrum* L. 的干燥近成熟或成熟果实。秋末至次春果实呈暗绿色时采收，晒干，为黑胡椒；果实变红时采收，用水浸渍数日，擦去果肉，晒干，为白胡椒。

【性状】 黑胡椒 呈球形，直径 3.5～5mm。表面黑褐色，具隆起网状皱纹，顶端有细小花柱残迹，基部有自果轴脱

落的疤痕。质硬，外果皮可剥离，内果皮灰白色或淡黄色。断面黄白色，粉性，中有小空隙。气芳香，味辛辣。

白胡椒 表面灰白色或淡黄白色，平滑，顶端与基部间有多数浅色线状条纹。

【鉴别】 （1）黑胡椒粉末暗灰色。外果皮石细胞类方形、长方形或形状不规则，直径 19～66μm，壁较厚。内果皮石细胞表面观类多角形，直径 20～30μm；侧面观方形，壁一面薄。种皮细胞棕色，多角形，壁连珠状增厚。油细胞较少，类圆形，直径 51～75μm。淀粉粒细小，常聚集成团块。

白胡椒粉末黄白色。种皮细胞、油细胞、淀粉粒同黑胡椒。

（2）取本品粉末少量，加硫酸 1 滴，显红色，渐变红棕色，后转棕褐色。

（3）取本品粉末 0.5g，加无水乙醇 5ml，超声处理 30 分钟，滤过，取滤液作为供试品溶液。另取胡椒碱对照品，置棕色量瓶中，加无水乙醇制成每 1ml 含 4mg 的溶液，作为对照品溶液。照薄层色谱法（通则 0502）试验，吸取上述两种溶液各 2μl，分别点于同一硅胶 G 薄层板上，以甲苯-乙酸乙酯-丙酮（7∶2∶1）为展开剂，展开，取出，晾干，喷以 10% 硫酸乙醇溶液，加热至斑点显色清晰，分别置日光和紫外光灯（365nm）下检视。供试品色谱中，在与对照品色谱相应的位置上，显相同颜色的斑点或荧光斑点。

【检查】 水分 不得过 14.0%（通则 0832 第四法）。

【含量测定】 照高效液相色谱法（通则 0512）测定。

色谱条件与系统适用性试验 以十八烷基硅烷键合硅胶为填充剂；以甲醇-水（77∶23）为流动相；检测波长为 343nm。理论板数按胡椒碱峰计算应不低于 1500。

对照品溶液的制备 取胡椒碱对照品适量，精密称定，置棕色量瓶中，加无水乙醇制成每 1ml 含 20μg 的溶液，即得。

供试品溶液的制备 取本品中粉约 0.1g，精密称定，置 50ml 棕色量瓶中，加无水乙醇 40ml，超声处理（功率 250W，频率 20kHz）30 分钟，放冷，加无水乙醇至刻度，摇匀，滤过，精密量取续滤液 10ml，置 25ml 棕色量瓶中，加无水乙醇至刻度，摇匀，滤过，取续滤液，即得。

测定法 分别精密吸取对照品溶液与供试品溶液各 10μl，注入液相色谱仪，测定，即得。

本品按干燥品计算，含胡椒碱（C$_{17}$H$_{19}$NO$_3$）不得少于 3.3%。

【性味与归经】 辛，热。归胃、大肠经。

【功能与主治】 温中散寒，下气，消痰。用于胃寒呕吐，腹痛泄泻，食欲不振，癫痫痰多。

【用法与用量】 0.6～1.5g，研粉吞服。外用适量。

【贮藏】 密闭，置阴凉干燥处。

荔 枝 核

Lizhihe

LITCHI SEMEN

本品为无患子科植物荔枝 *Litchi chinensis* Sonn. 的干燥成熟种子。夏季采摘成熟果实,除去果皮和肉质假种皮,洗净,晒干。

【性状】 本品呈长圆形或卵圆形,略扁,长 1.5～2.2cm,直径 1～1.5cm。表面棕红色或紫棕色,平滑,有光泽,略有凹陷及细波纹,一端有类圆形黄棕色的种脐,直径约 7mm。质硬。子叶 2,棕黄色。气微,味微甘、苦、涩。

【鉴别】 本品粉末棕黄色。镶嵌层细胞黄棕色,呈长条形,由数个细胞为一组,作不规则方向嵌列。星状细胞淡棕色,呈不规则星状分枝,分枝先端平截或稍钝圆,细胞间隙大,壁薄。石细胞成群或单个散在,呈类圆形、类方形、类多角形、长方形或长圆形,多有突起或分枝。子叶细胞呈类圆形或类圆多角形,充满淀粉粒,并可见棕色油细胞。

饮片

【炮制】 荔枝核 用时捣碎。

【鉴别】 同药材。

盐荔枝核 取净荔枝核,捣碎,照盐水炙法(通则 0213)炒干。

【性味与归经】 甘、微苦,温。归肝、肾经。

【功能与主治】 行气散结,祛寒止痛。用于寒疝腹痛,睾丸肿痛。

【用法与用量】 5～10g。

【贮藏】 置干燥处,防蛀。

南 五 味 子

Nanwuweizi

SCHISANDRAE SPHENANTHERAE

FRUCTUS

本品为木兰科植物华中五味子 *Schisandra sphenanthera* Rehd. et Wils. 的干燥成熟果实。秋季果实成熟时采摘,晒干,除去果梗和杂质。

【性状】 本品呈球形或扁球形,直径 4～6mm。表面棕红色至暗棕色,干瘪,皱缩,果肉常紧贴于种子上。种子1～2,肾形,表面棕黄色,有光泽,种皮薄而脆。果肉气微,味微酸。

【鉴别】 取本品粉末 1g,加环己烷 10ml,超声处理 30 分钟,滤过,滤液蒸干,残渣加甲醇 2ml 使溶解,离心,取上清液蒸干,残渣加环己烷 1ml 使溶解,作为供试品溶液。另取南五味子对照药材 1g,同法制成对照药材溶液。再取安五脂素对

照品,加环己烷制成每 1ml 含 2mg 的溶液,作为对照品溶液。照薄层色谱法(通则 0502)试验,吸取三种溶液各 2μl,分别点于同一硅胶 G 薄层板上,以三氯甲烷-丙酮(60∶1)为展开剂,展开,取出,晾干,喷以磷钼酸试液,在 105℃加热至斑点显色清晰。供试品色谱中,在与对照药材色谱和对照品色谱相应的位置上,显相同的深蓝色斑点。

【检查】 杂质 不得过 1%(通则 2301)。

水分 不得过 12.0%(通则 0832 第四法)。

总灰分 不得过 6.0%(通则 2302)。

【含量测定】 照高效液相色谱法(通则 0512)测定。

色谱条件与系统适用性试验 以十八烷基硅烷键合硅胶为填充剂;以四氢呋喃-水(38∶62)为流动相;检测波长为 254nm。理论板数按五味子酯甲峰计算应不低于 3000。

对照品溶液的制备 取五味子酯甲对照品适量,精密称定,加甲醇制成每 1ml 含 40μg 的溶液,即得。

供试品溶液的制备 取本品粉末(过三号筛)约 0.5g,精密称定,置具塞锥形瓶中,精密加入甲醇 50ml,称定重量,超声处理(功率 250W,频率 40kHz)30 分钟,放冷,再称定重量,用甲醇补足减失的重量,摇匀,滤过,取续滤液,即得。

测定法 分别精密吸取对照品溶液与供试品溶液各 20μl,注入液相色谱仪,测定,即得。

本品按干燥品计算,含五味子酯甲($C_{30}H_{32}O_9$)不得少于 0.20%。

饮片

【炮制】 南五味子 除去杂质。用时捣碎。

【性状】【鉴别】【检查】(水分 总灰分)【含量测定】同药材。

醋南五味子 取净南五味子,照醋蒸法(通则 0213)蒸至黑色。用时捣碎。

【性状】 本品形如南五味子,表面棕黑色,油润,稍有光泽。微有醋香气。

【鉴别】【检查】(水分 总灰分)【含量测定】 同药材。

【性味与归经】 酸、甘,温。归肺、心、肾经。

【功能与主治】 收敛固涩,益气生津,补肾宁心。用于久嗽虚喘,梦遗滑精,遗尿尿频,久泻不止,自汗盗汗,津伤口渴,内热消渴,心悸失眠。

【用法与用量】 2～6g。

【贮藏】 置通风干燥处,防霉。

南 沙 参

Nanshashen

ADENOPHORAE RADIX

本品为桔梗科植物轮叶沙参 *Adenophora tetraphylla* (Thunb.)Fisch. 或沙参 *Adenophora stricta* Miq. 的干燥根。

春、秋二季采挖,除去须根,洗后趁鲜刮去粗皮,洗净,干燥。

【性状】 本品呈圆锥形或圆柱形,略弯曲,长 7～27cm,直径 0.8～3cm。表面黄白色或淡棕黄色,凹陷处常有残留粗皮,上部多有深陷横纹,呈断续的环状,下部有纵纹和纵沟。顶端具 1 或 2 个根茎。体轻,质松泡,易折断,断面不平坦,黄白色,多裂隙。气微,味微甘。

【鉴别】 (1)本品粉末灰黄色。木栓石细胞类长方形、长条形、类椭圆形、类多边形,长 18～155μm,宽 18～61μm,有的垂周壁连珠状增厚。有节乳管常连接成网状。菊糖结晶扇形、类圆形或不规则形。

(2)取本品粗粉 2g,加水 20ml,置水浴中加热 10 分钟,滤过。取滤液 2ml,加 5% α-萘酚乙醇溶液 2～3 滴,摇匀,沿管壁缓缓加入硫酸 0.5ml,两液接界处即显紫红色环。另取滤液 2ml,加碱性酒石酸铜试液 4～5 滴,置水浴中加热 5 分钟,生成红棕色沉淀。

(3)取本品粉末 2g,加入二氯甲烷 60ml,超声处理 30 分钟,滤过,滤液蒸干,残渣加二氯甲烷 1ml 使溶解,作为供试品溶液。另取南沙参对照药材 2g,同法制成对照药材溶液。再取蒲公英萜酮对照品,加二氯甲烷制成每 1ml 含 0.2mg 的溶液,作为对照品溶液。照薄层色谱法(通则 0502)试验,吸取上述三种溶液各 5μl,分别点于同一硅胶 G 薄层板上,以正己烷-丙酮-甲酸(25∶1∶0.05)为展开剂,置用展开剂预饱和 20 分钟的展开缸内,展开,取出,晾干,喷以 2% 香草醛硫酸溶液,在 105℃加热至斑点显色清晰。供试品色谱中,在与对照药材色谱和对照品色谱相应的位置上,显相同颜色的斑点。

【检查】 水分 不得过 15.0%(通则 0832 第二法)。

总灰分 不得过 6.0%(通则 2302)。

酸不溶性灰分 不得过 2.0%(通则 2302)。

【浸出物】 照醇溶性浸出物测定法(通则 2201)项下的热浸法测定,用稀乙醇作溶剂,不得少于 30.0%。

饮片

【炮制】 除去根茎,洗净,润透,切厚片,干燥。

【性状】 本品呈圆形、类圆形或不规则形厚片。外表皮黄白色或淡棕黄色,切面黄白色,有不规则裂隙。气微,味微甘。

【鉴别】【检查】【浸出物】 同药材。

【性味与归经】 甘,微寒。归肺、胃经。

【功能与主治】 养阴清肺,益胃生津,化痰,益气。用于肺热燥咳,阴虚劳嗽,干咳痰黏,胃阴不足,食少呕吐,气阴不足,烦热口干。

【用法与用量】 9～15g。

【注意】 不宜与藜芦同用。

【贮藏】 置通风干燥处,防蛀。

南 板 蓝 根
Nanbanlangen

BAPHICACANTHIS CUSIAE RHIZOMA ET RADIX

本品为爵床科植物马蓝 *Baphicacanthus cusia*(Nees)Bremek. 的干燥根茎和根。夏、秋二季采挖,除去地上茎,洗净,晒干。

【性状】 本品根茎呈类圆形,多弯曲,有分枝,长 10～30cm,直径 0.1～1cm。表面灰棕色,具细纵纹;节膨大,节上长有细根或茎残基;外皮易剥落,呈蓝灰色。质硬而脆,易折断,断面不平坦,皮部蓝灰色,木部灰蓝色至淡黄褐色,中央有髓。根粗细不一,弯曲有分枝,细根细长而柔韧。气微,味淡。

【鉴别】 (1)本品根茎横切面:木栓层为数列细胞,内含棕色物。皮层宽广,外侧为数列厚角细胞;内皮层明显;可见石细胞。韧皮部较窄,韧皮纤维众多。木质部宽广,细胞均木化;导管单个或 2～4 个径向排列;木射线宽广。髓部细胞类圆形或多角形,偶见石细胞。薄壁细胞中含有椭圆形的钟乳体。

(2)取本品粉末 2g,加三氯甲烷 20ml,加热回流 1 小时,滤过,滤液浓缩至 2ml,作为供试品溶液。另取靛蓝对照品、靛玉红对照品,加三氯甲烷制成每 1ml 各含 0.1mg 的混合溶液,作为对照品溶液。照薄层色谱法(通则 0502)试验,吸取上述两种溶液各 20μl,分别点于同一硅胶 G 薄层板上,以石油醚(60～90℃)-三氯甲烷-乙酸乙酯(1∶8∶1)为展开剂,展开,取出,晾干,立即检视。供试品色谱中,在与对照品色谱相应的位置上,显相同的蓝色和紫红色斑点。

【检查】 水分 不得过 12.0%(通则 0832 第二法)。

总灰分 不得过 10.0%(通则 2302)。

【浸出物】 照醇溶性浸出物测定法(通则 2201)项下的热浸法测定,用稀乙醇作溶剂,不得少于 13.0%。

饮片

【炮制】 除去杂质,洗净,润透,切厚片,干燥。

【性状】 本品呈类圆形的厚片。外表皮灰棕色或暗棕色。切面灰蓝色至淡黄褐色,中央有类白色或灰蓝色海绵状的髓。气微,味淡。

【鉴别】(除横切面外)【检查】【浸出物】 同药材。

【性味与归经】 苦,寒。归心、胃经。

【功能与主治】 清热解毒,凉血消斑。用于温疫时毒,发热咽痛,温毒发斑,丹毒。

【用法与用量】 9～15g。

【贮藏】 置干燥处,防霉,防蛀。

南 鹤 虱

Nanheshi

CAROTAE FRUCTUS

本品为伞形科植物野胡萝卜 *Daucus carota* L. 的干燥成熟果实。秋季果实成熟时割取果枝,晒干,打下果实,除去杂质。

【性状】　本品为双悬果,呈椭圆形,多裂为分果,分果长 3～4mm,宽 1.5～2.5mm。表面淡绿棕色或棕黄色,顶端有花柱残基,基部钝圆,背面隆起,具 4 条窄翅状次棱,翅上密生 1 列黄白色钩刺,刺长约 1.5mm,次棱间的凹下处有不明显的主棱,其上散生短柔毛,接合面平坦,有 3 条脉纹,上具柔毛。种仁类白色,有油性。体轻。搓碎时有特异香气,味微辛、苦。

【鉴别】　(1)本品分果横切面:外果皮细胞 1 列,主棱处有分化成单细胞的非腺毛,长 86～390μm。中果皮有大型油管,在次棱基部各 1 个,接合面 2 个,扁长圆形,直径 50～120μm,内含黄棕色油滴;主棱内侧有细小维管束。内果皮为 1 列扁平薄壁细胞。种皮细胞含红棕色物质。胚乳丰富,薄壁细胞多角形,壁稍厚,含脂肪油和糊粉粒,糊粉粒中含有细小草酸钙簇晶。

(2)取本品粉末 1g,加乙醚 20ml,浸渍过夜,滤过,滤液挥干,残渣加乙醚 1ml 使溶解,作为供试品溶液。另取南鹤虱对照药材 1g,同法制成对照药材溶液。照薄层色谱法(通则 0502)试验,吸取上述两种溶液各 1～2μl,分别点于同一硅胶 G 薄层板上,以甲苯-乙酸乙酯-甲酸(8:1:1)为展开剂,展开,取出,晾干,置紫外光灯(365nm)下检视。供试品色谱中,在与对照药材色谱相应的位置上,显相同颜色的荧光斑点;再喷以 5% 香草醛硫酸溶液,加热至斑点显色清晰,供试品色谱中,在与对照药材色谱相应的位置上,显相同颜色的斑点。

【性味与归经】　苦、辛,平;有小毒。归脾、胃经。

【功能与主治】　杀虫消积。用于蛔虫病,蛲虫病,绦虫病,虫积腹痛,小儿疳积。

【用法与用量】　3～9g。

【贮藏】　置通风干燥处。

枳 壳

Zhiqiao

AURANTII FRUCTUS

本品为芸香科植物酸橙 *Citrus aurantium* L. 及其栽培变种的干燥未成熟果实。7 月果皮尚绿时采收,自中部横切为两半,晒干或低温干燥。

【性状】　本品呈半球形,直径 3～5cm。外果皮棕褐色至褐色,有颗粒状突起,突起的顶端有凹点状油室;有明显的花柱残迹或果梗痕。切面中果皮黄白色,光滑而稍隆起,厚 0.4～1.3cm,边缘散有 1～2 列油室,瓤囊 7～12 瓣,少数至 15 瓣,汁囊干缩呈棕色至棕褐色,内藏种子。质坚硬,不易折断。气清香,味苦、微酸。

【鉴别】　(1)本品粉末黄白色或棕黄色。中果皮细胞类圆形或形状不规则,壁大多呈不均匀增厚。果皮表皮细胞表面观多角形、类方形或长方形,气孔环式,直径 16～34μm,副卫细胞 5～9 个;侧面观外被角质层。汁囊组织淡黄色或无色,细胞多皱缩,并与下层细胞交错排列。草酸钙方晶存在于果皮和汁囊细胞中,呈斜方形、多面体形或双锥形,直径 3～30μm。螺纹导管、网纹导管及管胞细小。

(2)取本品粉末 0.2g,加甲醇 10ml,超声处理 30 分钟,滤过,滤液蒸干,残渣加甲醇 5ml 使溶解,作为供试品溶液。另取柚皮苷对照品、新橙皮苷对照品,加甲醇制成每 1ml 各含 0.5mg 的混合溶液,作为对照品溶液。照薄层色谱法(通则 0502)试验,吸取上述供试品溶液 10μl、对照品溶液 20μl,分别点于同一硅胶 G 薄层板上,以三氯甲烷-甲醇-水(13:6:2)下层溶液为展开剂,展开,取出,晾干,喷以 3% 三氯化铝乙醇溶液,在 105℃加热约 5 分钟,置紫外光灯(365nm)下检视。供试品色谱中,在与对照品色谱相应的位置上,呈相同颜色的荧光斑点。

【检查】　水分　不得过 12.0%(通则 0832 第四法)。

总灰分　不得过 7.0%(通则 2302)。

【含量测定】　照高效液相色谱法(通则 0512)测定。

色谱条件与系统适用性试验　以十八烷基硅烷键合硅胶为填充剂;以乙腈-水(20:80)(用磷酸调节 pH 值至 3)为流动相;检测波长为 283nm。理论板数按柚皮苷峰计算应不低于 3000。

对照品溶液的制备　取柚皮苷对照品、新橙皮苷对照品适量,精密称定,加甲醇分别制成每 1ml 含柚皮苷和新橙皮苷各 80μg 的溶液,即得。

供试品溶液的制备　取本品粗粉约 0.2g,精密称定,置具塞锥形瓶中,精密加入甲醇 50ml,称定重量,加热回流 1.5 小时,放冷,再称定重量,用甲醇补足减失的重量,摇匀,滤过。精密量取续滤液 10ml,置 25ml 量瓶中,加甲醇至刻度,摇匀,即得。

测定法　分别精密吸取对照品溶液与供试品溶液各 10μl,注入液相色谱仪,测定,即得。

本品按干燥品计算,含柚皮苷($C_{27}H_{32}O_{14}$)不得少于 4.0%,新橙皮苷($C_{28}H_{34}O_{15}$)不得少于 3.0%。

饮片

【炮制】　枳壳　除去杂质,洗净,润透,切薄片,干燥后筛去碎落的瓤核。

【性状】　本品呈不规则弧状条形薄片。切面外果皮棕褐色至褐色,中果皮黄白色至黄棕色,近外缘有 1～2 列点状油室,内侧有的有少量紫褐色瓤囊。

　　【鉴别】【检查】【含量测定】　同药材。

　　麸炒枳壳　取枳壳片,照麸炒法(通则 0213)炒至色变深。

　　【性状】　本品形如枳壳片,色较深,偶有焦斑。

　　【鉴别】【检查】【含量测定】　同药材。

　　【性味与归经】　苦、辛、酸,微寒。归脾、胃经。

　　【功能与主治】　理气宽中,行滞消胀。用于胸胁气滞,胀满疼痛,食积不化,痰饮内停,脏器下垂。

　　【用法与用量】　3～10g。

　　【注意】　孕妇慎用。

　　【贮藏】　置阴凉干燥处,防蛀。

　　注:栽培变种主要有黄皮酸橙 *Citrus aurantium* 'Huangpi'、代代花 *Citrus aurantium* 'Daidai'、朱栾 *Citrus aurantium* 'Chuluan'、塘橙 *Citrus aurantium* 'Tangcheng'。

枳　实

Zhishi

AURANTII FRUCTUS IMMATURUS

　　本品为芸香科植物酸橙 *Citrus aurantium* L. 及其栽培变种或甜橙 *Citrus sinensis* Osbeck 的干燥幼果。5～6 月收集自落的果实,除去杂质,自中部横切为两半,晒干或低温干燥,较小者直接晒干或低温干燥。

　　【性状】　本品呈半球形,少数为球形,直径 0.5～2.5cm。外果皮黑绿色或棕褐色,具颗粒状突起和皱纹,有明显的花柱残迹或果梗痕。切面中果皮略隆起,厚 0.3～1.2cm,黄白色或黄褐色,边缘有 1～2 列油室,瓤囊棕褐色。质坚硬。气清香,味苦、微酸。

　　【鉴别】　(1)本品粉末淡黄色或棕黄色。中果皮细胞类圆形或形状不规则,壁大多呈不均匀增厚。果皮表皮细胞表面观多角形、类方形或长方形,气孔环式,直径 18～26μm,副卫细胞 5～9 个;侧面观外被角质层。草酸钙方晶存在于果皮和汁囊细胞中,呈斜方形、多面体形或双锥形,直径2～24μm。橙皮苷结晶存在于薄壁细胞中,黄色或无色,呈圆形或无定形团块,有的显放射状纹理。油室碎片多见,分泌细胞狭长而弯曲。螺纹导管、网纹导管及管胞细小。

　　(2)取本品粉末 0.5g,加甲醇 10ml,超声处理 20 分钟,滤过,滤液蒸干,残渣加甲醇 0.5ml 使溶解,作为供试品溶液。另取辛弗林对照品,加甲醇制成每 1ml 含 0.5mg 的溶液,作为对照品溶液。照薄层色谱法(通则 0502)试验,吸取上述两种溶液各 2μl,分别点于同一硅胶 G 薄层板上,以正丁醇-冰醋酸-水(4:1:5)的上层溶液为展开剂,展开,取出,晾干,喷以 0.5％茚三酮乙醇溶液,在 105℃加热至斑点显色清晰。供试品色谱中,在与对照品色谱相应的位置上,显相同颜色的斑点。

　　【检查】　**水分**　不得过 15.0％(通则 0832 第四法)。

　　总灰分　不得过 7.0％(通则 2302)。

　　【浸出物】　照醇溶性浸出物测定法(通则 2201)项下的热浸法测定,用 70％乙醇作溶剂,不得少于 12.0％。

　　【含量测定】　照高效液相色谱法(通则 0512)测定。

　　色谱条件与系统适用性试验　以十八烷基硅烷键合硅胶为填充剂;以甲醇-磷酸二氢钾溶液(取磷酸二氢钾 0.6g,十二烷基磺酸钠 1.0g,冰醋酸 1ml,加水溶解并稀释至1000ml)(50:50)为流动相;检测波长为 275nm。理论板数按辛弗林峰计算应不低于 2000。

　　对照品溶液的制备　取辛弗林对照品适量,精密称定。加水制成每 1ml 含 30μg 的溶液,即得。

　　供试品溶液的制备　取本品中粉约 1g,精密称定,置具塞锥形瓶中,精密加入甲醇 50ml,称定重量,加热回流 1.5 小时,放冷,再称定重量,用甲醇补足减失的重量,摇匀,滤过,精密量取续滤液 10ml,蒸干,残渣加水 10ml 使溶解,通过聚酰胺柱(60～90 目,2.5g,内径为 1.5cm,干法装柱),用水 25ml 洗脱,收集洗脱液,转移至 25ml 量瓶中,加水至刻度,摇匀,即得。

　　测定法　分别精密吸取对照品溶液与供试品溶液各10～20μl,注入液相色谱仪,测定,即得。

　　本品按干燥品计算,含辛弗林($C_9H_{13}NO_2$)不得少于 0.30％。

饮　片

　　【炮制】　**枳实**　除去杂质,洗净,润透,切薄片,干燥。

　　【性状】　本品呈不规则弧状条形或圆形薄片。切面外果皮黑绿色或棕褐色,中果皮部分黄白色至黄棕色,近外缘有 1～2 列点状油室,条片内侧或圆片中央具棕褐色瓤囊。气清香,味苦、微酸。

　　【鉴别】【检查】【浸出物】【含量测定】　同药材。

　　麸炒枳实　取枳实片,照麸炒法(通则 0213)炒至色变深。

　　【性状】　本品形如枳实片,色较深,有的有焦斑。气焦香,味微苦、微酸。

　　【检查】　**水分**　同药材,不得过 10.0％。

　　【鉴别】【检查】(总灰分)【含量测定】　同药材。

　　【性味与归经】　苦、辛、酸,微寒。归脾、胃经。

　　【功能与主治】　破气消积,化痰散痞。用于积滞内停,痞满胀痛,泻痢后重,大便不通,痰滞气阻,胸痹,结胸,脏器下垂。

　　【用法与用量】　3～10g。

　　【注意】　孕妇慎用。

　　【贮藏】　置阴凉干燥处,防蛀。

　　注:栽培变种同枳壳。

柏 子 仁

Baiziren

PLATYCLADI SEMEN

本品为柏科植物侧柏 *Platycladus orientalis* (L.) Franco 的干燥成熟种仁。秋、冬二季采收成熟种子,晒干,除去种皮,收集种仁。

【性状】 本品呈长卵形或长椭圆形,长 4～7mm,直径1.5～3mm。表面黄白色或淡黄棕色,外包膜质内种皮,顶端略尖,有深褐色的小点,基部钝圆。质软,富油性。气微香,味淡。

【鉴别】 本品粉末深黄色至棕色。种皮表皮细胞长条形,常与含棕色色素的下皮细胞相连。内胚乳细胞类多角形或类圆形,胞腔内充满较大的糊粉粒和脂肪油滴,糊粉粒溶化后留有网格样痕迹。子叶细胞呈长方形,胞腔内充满较小的糊粉粒和脂肪油滴。

【检查】 酸败度 照酸败度测定法(通则 2303)测定。

酸值 不得过 40.0。

羰基值 不得过 30.0。

过氧化值 不得过 0.26。

黄曲霉毒素 照真菌毒素测定法(通则 2351)测定。

本品每1000g含黄曲霉毒素 B_1 不得过 $5\mu g$,黄曲霉毒素 G_2、黄曲霉毒素 G_1、黄曲霉毒素 B_2 和黄曲霉毒素 B_1 总量不得过 $10\mu g$。

饮片

【炮制】 柏子仁 除去杂质和残留的种皮。

【检查】 水分 不得过 6.0%(通则 0832 第二法)。

【性状】【鉴别】【检查】(酸败度 黄曲霉毒素) 同药材。

柏子仁霜 取净柏子仁,照制霜法(通则 0213)制霜。

【性状】 本品为均匀、疏松的淡黄色粉末,微显油性,气微香。

【检查】 同药材。

【性味与归经】 甘,平。归心、肾、大肠经。

【功能与主治】 养心安神,润肠通便,止汗。用于阴血不足,虚烦失眠,心悸怔忡,肠燥便秘,阴虚盗汗。

【用法与用量】 3～10g。

【贮藏】 置阴凉干燥处,防热,防蛀。

栀 子

Zhizi

GARDENIAE FRUCTUS

本品为茜草科植物栀子 *Gardenia jasminoides* Ellis 的干燥成熟果实。9～11 月果实成熟呈红黄色时采收,除去果梗和杂质,蒸至上气或置沸水中略烫,取出,干燥。

【性状】 本品呈长卵圆形或椭圆形,长 1.5～3.5cm,直径 1～1.5cm。表面红黄色或棕红色,具 6 条翅状纵棱,棱间常有 1 条明显的纵脉纹,并有分枝。顶端残存萼片,基部稍尖,有残留果梗。果皮薄而脆,略有光泽;内表面色较浅,有光泽,具2～3 条隆起的假隔膜。种子多数,扁卵圆形,集结成团,深红色或红黄色,表面密具细小疣状突起。气微,味微酸而苦。

【鉴别】 (1)本品粉末红棕色。内果皮石细胞类长方形、类圆形或类三角形,常上下层交错排列或与纤维连结,直径 14～34μm,长约至 75μm,壁厚 4～13μm;胞腔内常含草酸钙方晶。内果皮纤维细长,梭形,直径约 10μm,长约至 110μm,常交错、斜向镶嵌状排列。种皮石细胞黄色或淡棕色,长多角形、长方形或形状不规则,直径 60～112μm,长至 230μm,壁厚,纹孔甚大,胞腔棕红色。草酸钙簇晶直径19～34μm。

(2)取本品粉末 1g,加 50%甲醇 10ml,超声处理 40 分钟,滤过,取滤液作为供试品溶液。另取栀子对照药材 1g,同法制成对照药材溶液。再取栀子苷对照品,加乙醇制成每 1ml 含 4mg 的溶液,作为对照品溶液。照薄层色谱法(通则 0502)试验,吸取上述三种溶液各 2μl,分别点于同一硅胶 G 薄层板上,以乙酸乙酯-丙酮-甲酸-水(5∶5∶1∶1)为展开剂,展开,取出,晾干。供试品色谱中,在与对照药材色谱相应的位置上,显相同颜色的黄色斑点;再喷以 10%硫酸乙醇溶液,在 110℃加热至斑点显色清晰。供试品色谱中,在与对照药材色谱和对照品色谱相应的位置上,显相同颜色的斑点。

【检查】 水分 不得过 8.5%(通则 0832 第二法)。

总灰分 不得过 6.0%(通则 2302)。

重金属及有害元素 照铅、镉、砷、汞、铜测定法(通则 2321 原子吸收分光光度法或电感耦合等离子体质谱法)测定,铅不得过 5mg/kg;镉不得过 1mg/kg;砷不得过 2mg/kg;汞不得过 0.2mg/kg;铜不得过 20mg/kg。

【含量测定】 照高效液相色谱法(通则 0512)测定。

色谱条件与系统适用性试验 以十八烷基硅烷键合硅胶为填充剂;以乙腈-水(15∶85)为流动相;检测波长为 238nm。理论板数按栀子苷峰计算应不低于 1500。

对照品溶液的制备 取栀子苷对照品适量,精密称定,加甲醇制成每 1ml 含 30μg 的溶液,即得。

供试品溶液的制备 取本品粉末(过四号筛)约 0.1g,精密称定,置具塞锥形瓶中,精密加入甲醇 25ml,称定重量,超声处理 20 分钟,放冷,再称定重量,用甲醇补足减失的重量,摇匀,滤过。精密量取续滤液 10ml,置 25ml 量瓶中,加甲醇至刻度,摇匀,即得。

测定法 分别精密吸取对照品溶液与供试品溶液各 10μl,注入液相色谱仪,测定,即得。

本品按干燥品计算,含栀子苷($C_{17}H_{24}O_{10}$)不得少于 1.8%。

饮片

【炮制】 栀子 除去杂质,碾碎。

【性状】 本品呈不规则的碎块。果皮表面红黄色或棕红色,有的可见翅状纵棱。种子多数,扁卵圆形,深红色或红黄色。气微,味微酸而苦。

【鉴别】【检查】【含量测定】 同药材。

炒栀子 取净栀子,照清炒法(通则0213)炒至黄褐色。

【性状】 本品形如栀子碎块,黄褐色。

【含量测定】 同药材,药材含栀子苷($C_{17}H_{24}O_{10}$)不得少于1.5%。

【鉴别】【检查】(水分 总灰分) 同药材。

【性味与归经】 苦,寒。归心、肺、三焦经。

【功能与主治】 泻火除烦,清热利湿,凉血解毒;外用消肿止痛。用于热病心烦,湿热黄疸,淋证涩痛,血热吐衄,目赤肿痛,火毒疮疡;外治扭挫伤痛。

【用法与用量】 6～10g。外用生品适量,研末调敷。

【贮藏】 置通风干燥处。

焦 栀 子
Jiaozhizi

GARDENIAE FRUCTUS PRAEPARATUS

本品为栀子的炮制加工品。

【炮制】 取栀子,或碾碎,照清炒法(通则0213)用中火炒至表面焦褐色或焦黑色,果皮内表面和种子表面为黄棕色或棕褐色,取出,放凉。

【性状】 本品形状同栀子或为不规则的碎块,表面焦褐色或焦黑色。果皮内表面棕色,种子表面为黄棕色或棕褐色。气微,味微酸而苦。

【含量测定】 同栀子药材,含栀子苷($C_{17}H_{24}O_{10}$)不得少于1.0%。

【鉴别】【检查】(水分 总灰分) 同栀子药材。

【性味与归经】 苦,寒。归心、肺、三焦经。

【功能与主治】 凉血止血。用于血热吐血,衄血,尿血,崩漏。

【用法与用量】 6～9g。

【贮藏】 同栀子药材。

枸 杞 子
Gouqizi

LYCII FRUCTUS

本品为茄科植物宁夏枸杞 Lycium barbarum L. 的干燥成熟果实。夏、秋二季果实呈红色时采收,热风烘干,除去果梗,或晾至皮皱后,晒干,除去果梗。

【性状】 本品呈类纺锤形或椭圆形,长6～20mm,直径3～10mm。表面红色或暗红色,顶端有小突起状的花柱痕,基部有白色的果梗痕。果皮柔韧,皱缩;果肉肉质,柔润。种子20～50粒,类肾形,扁而翘,长1.5～1.9mm,宽1～1.7mm,表面浅黄色或棕黄色。气微,味甜。

【鉴别】 (1)本品粉末黄橙色或红棕色。外果皮表皮细胞表面观呈类多角形或长多角形,垂周壁平直或细波状弯曲,外平周壁表面有平行的角质条纹。中果皮薄壁细胞呈类多角形,壁薄,胞腔内含橙红色或红棕色球形颗粒。种皮石细胞表面观不规则多角形,壁厚,波状弯曲,层纹清晰。

(2)取本品0.5g,加水35ml,加热煮沸15分钟,放冷,滤过,滤液用乙酸乙酯15ml振摇提取,分取乙酸乙酯液,浓缩至1ml,作为供试品溶液。另取枸杞子对照药材0.5g,同法制成对照药材溶液。照薄层色谱法(通则0502)试验,吸取上述两种溶液各5μl,分别点于同一硅胶G薄层板上,以乙酸乙酯-三氯甲烷-甲酸(3：2：1)为展开剂,展开,取出,晾干,置紫外光灯(365nm)下检视。供试品色谱中,在与对照药材色谱相应的位置上,显相同颜色的荧光斑点。

【检查】 水分 不得过13.0%(通则0832第二法,温度为80℃)。

总灰分 不得过5.0%(通则2302)。

重金属及有害元素 照铅、镉、砷、汞、铜测定法(通则2321原子吸收分光光度法或电感耦合等离子体质谱法)测定,铅不得过5mg/kg;镉不得过1mg/kg;砷不得过2mg/kg;汞不得过0.2mg/kg;铜不得过20mg/kg。

【浸出物】 照水溶性浸出物测定法(通则2201)项下的热浸法测定,不得少于55.0%。

【含量测定】 枸杞多糖 对照品溶液的制备 取无水葡萄糖对照品25mg,精密称定,置250ml量瓶中,加水适量溶解,稀释至刻度,摇匀,即得(每1ml中含无水葡萄糖0.1mg)。

标准曲线的制备 精密量取对照品溶液0.2ml、0.4ml、0.6ml、0.8ml、1.0ml,分别置具塞试管中,分别加水补至2.0ml,各精密加入5%苯酚溶液1ml,摇匀,迅速精密加入硫酸5ml,摇匀,放置10分钟,置40℃水浴中保温15分钟,取出,迅速冷却至室温,以相应的试剂为空白,照紫外-可见分光光度法(通则0401),在490nm的波长处测定吸光度,以吸光度为纵坐标,浓度为横坐标,绘制标准曲线。

测定法 取本品粗粉约0.5g,精密称定,加乙醚100ml,加热回流1小时,静置,放冷,小心弃去乙醚液,残渣置水浴上挥尽乙醚。加入80%乙醇100ml,加热回流1小时,趁热滤过,滤渣与滤器用热80%乙醇30ml分次洗涤,滤渣连同滤纸置烧瓶中,加水150ml,加热回流2小时。趁热滤过,用少量热水洗涤滤器,合并滤液与洗液,放冷,移至250ml量瓶中,用水稀释至刻度,摇匀,精密量取1ml,置具塞试管中,加水1.0ml,照标准曲线的制备项下的方法,自"各精密加入5%苯酚溶液1ml"起,依法测定吸光度,从标准曲线上读出供试品溶液中含葡萄糖的重量(mg),计算,即得。

本品按干燥品计算,含枸杞多糖以葡萄糖($C_6H_{12}O_6$)计,不得少于 1.8%。

甜菜碱　照高效液相色谱法(通则 0512)测定。

色谱条件与系统适用性试验　以氨基键合硅胶为填充剂;以乙腈-水(85:15)为流动相;检测波长为 195nm。理论板数按甜菜碱峰计算应不低于 3000。

对照品溶液的制备　取甜菜碱对照品适量,精密称定,加水制成每 1ml 含 0.17mg 的溶液,即得。

供试品溶液的制备　取本品粉碎,取约 1g,精密称定,置具塞锥形瓶中,精密加入甲醇 50ml,密塞,称定重量,加热回流 1 小时,放冷,再称定重量,用甲醇补足减失的重量,摇匀,滤过。精密量取续滤液 2ml,置碱性氧化铝固相萃取柱(2g)上,用乙醇 30ml 洗脱,收集洗脱液,蒸干,残渣加水溶解,转移至 2ml 量瓶中,加水至刻度,摇匀,滤过,取续滤液,即得。

测定法　分别精密吸取对照品溶液与供试品溶液各 10μl,注入液相色谱仪,测定,即得。

本品按干燥品计算,含甜菜碱($C_5H_{11}NO_2$)不得少于 0.50%。

【性味与归经】　甘,平。归肝、肾经。

【功能与主治】　滋补肝肾,益精明目。用于虚劳精亏,腰膝酸痛,眩晕耳鸣,阳萎遗精,内热消渴,血虚萎黄,目昏不明。

【用法与用量】　6～12g。

【贮藏】　置阴凉干燥处,防闷热,防潮,防蛀。

枸骨叶

Gouguye

ILICIS CORNUTAE FOLIUM

本品为冬青科植物枸骨 *Ilex cornuta* Lindl. ex Paxt. 的干燥叶。秋季采收,除去杂质,晒干。

【性状】　本品呈类长方形或矩圆状长方形,偶有长卵圆形,长 3～8cm,宽 1.5～4cm。先端具 3 枚较大的硬刺齿,顶端 1 枚常反曲,基部平截或宽楔形,两侧有时各具刺齿 1～3 枚,边缘稍反卷;长卵圆形叶常无刺齿。上表面黄绿色或绿褐色,有光泽,下表面灰黄色或灰绿色。叶脉羽状,叶柄较短。革质,硬而厚。气微,味微苦。

【鉴别】　(1)本品叶片近基部横切面:上表皮细胞类方形,壁厚,外被厚的角质层,主脉处有单细胞非腺毛;下表皮细胞略小,可见气孔。栅栏组织为 2～4 列细胞,海绵组织疏松;主脉处上、下表皮内为 1 至数列厚角细胞。主脉维管束外韧型,其上、下方均具木化纤维群;叶缘表皮内常依次为厚角细胞和石细胞半环带,再内为木化纤维群;叶缘近叶柄

处仅有数列厚角细胞,近基部以上渐无厚角组织。叶缘表皮内和主脉处下表皮内厚角组织中偶有石细胞,韧皮部下方的纤维群外亦偶见。薄壁组织和下表皮细胞常含草酸钙簇晶。

(2)取本品粉末 2g,加 70% 乙醇 40ml,超声处理 30 分钟,滤过,滤液蒸干,残渣加水 40ml 使溶解,加三氯甲烷 40ml 振摇提取,弃去三氯甲烷液,水层加浓氨试液 2ml,摇匀,再加水饱和的正丁醇 40ml 振摇提取,分取正丁醇液,浓缩至干,残渣加甲醇 2ml 使溶解,作为供试品溶液。另取枸骨叶对照药材 2g,同法制成对照药材溶液。照薄层色谱法(通则 0502)试验,吸取上述两种溶液各 1μl,分别点于同一硅胶 G 薄层板上,以三氯甲烷-乙酸乙酯-甲醇-水(1:3:1:0.3)为展开剂,展开,取出,晾干,喷以 10% 硫酸乙醇溶液,在 105℃加热至斑点显色清晰。供试品色谱中,在与对照药材色谱相应的位置上,显相同颜色的斑点。

【检查】　水分　不得过 8.0%(通则 0832 第二法)。

总灰分　不得过 6.0%(通则 2302)。

【性味与归经】　苦,凉。归肝、肾经。

【功能与主治】　清热养阴,益肾,平肝。用于肺痨咯血,骨蒸潮热,头晕目眩。

【用法与用量】　9～15g。

【贮藏】　置干燥处。

柿　蒂

Shidi

KAKI CALYX

本品为柿树科植物柿 *Diospyros kaki* Thunb. 的干燥宿萼。冬季果实成熟时采摘,食用时收集,洗净,晒干。

【性状】　本品呈扁圆形,直径 1.5～2.5cm。中央较厚,微隆起,有果实脱落后的圆形疤痕,边缘较薄,4 裂,裂片多反卷,易碎;基部有果梗或圆孔状的果梗痕。外表面黄褐色或红棕色,内表面黄棕色,密被细绒毛。质硬而脆。气微,味涩。

【鉴别】　(1)本品粉末棕色。石细胞长条形、类方形、类三角形或不规则形,直径约至 80μm,壁不均匀增厚,外侧有瘤状突起或略呈短分支状,孔沟极细密。非腺毛单细胞,直径 20～26μm,壁厚约至 8μm,胞腔内含棕色物。外表皮细胞类方形或多角形,气孔不定式,副卫细胞 5～7。草酸钙方晶直径 5～20μm。

(2)取本品粗粉 2g,加 70% 乙醇 10ml,温浸 2 小时,滤过,滤液蒸干,残渣加甲醇 1ml 使溶解,作为供试品溶液。另取没食子酸对照品,加甲醇制成每 1ml 含 0.5mg 的溶液,作为对照品溶液。照薄层色谱法(通则 0502)试验,吸取供试品溶液 5μl,对照品溶液 2μl,分别点于同一硅胶 G 薄层板上,以甲苯(用水饱和)-甲酸乙酯-甲酸(5:4:1)为展开剂,展开,

取出,晾干,喷以 1%三氯化铁乙醇溶液。供试品色谱中,在与对照品色谱相应的位置上,显相同颜色的斑点。

【检查】　水分　不得过 14.0%(通则 0832 第二法)。

总灰分　不得过 8.0%(通则 2302)。

饮片

【炮制】　除去杂质,洗净,去柄,干燥或打碎。

【鉴别】【检查】　同药材。

【性味与归经】　苦、涩,平。归胃经。

【功能与主治】　降逆止呃。用于呃逆。

【用法与用量】　5~10g。

【贮藏】　置通风干燥处,防蛀。

威 灵 仙

Weilingxian

CLEMATIDIS RADIX ET RHIZOMA

本品为毛茛科植物威灵仙 Clematis chinensis Osbeck、棉团铁线莲 Clematis hexapetala Pall. 或东北铁线莲 Clematis manshurica Rupr. 的干燥根和根茎。秋季采挖,除去泥沙,晒干。

【性状】　威灵仙　根茎呈柱状,长 1.5~10cm,直径 0.3~1.5cm;表面淡棕黄色;顶端残留茎基;质较坚韧,断面纤维性;下侧着生多数细根。根呈细长圆柱形,稍弯曲,长7~15cm,直径 0.1~0.3cm;表面黑褐色,有细纵纹,有的皮部脱落,露出黄白色木部;质硬脆,易折断,断面皮部较广,木部淡黄色,略呈方形,皮部与木部间常有裂隙。气微,味淡。

棉团铁线莲　根茎呈短柱状,长 1~4cm,直径 0.5~1cm。根长 4~20cm,直径 0.1~0.2cm;表面棕褐色至棕黑色;断面木部圆形。味咸。

东北铁线莲　根茎呈柱状,长 1~11cm,直径 0.5~2.5cm。根较密集,长 5~23cm,直径 0.1~0.4cm;表面棕黑色;断面木部近圆形。味辛辣。

【鉴别】　(1)本品根横切面:威灵仙　表皮细胞外壁增厚,棕黑色。皮层宽,均为薄壁细胞,外皮层细胞切向延长;内皮层明显。韧皮部外侧常有纤维束和石细胞,纤维直径18~43μm。形成层明显。木质部全部木化。薄壁细胞含淀粉粒。

棉团铁线莲　外皮层细胞多径向延长,紧接外皮层的1~2 列细胞壁稍增厚。韧皮部外侧无纤维束和石细胞。

东北铁线莲　外皮层细胞径向延长,老根略切向延长。韧皮部外侧偶有纤维和石细胞。

(2)取本品粉末 1g,加乙醇 50ml,加热回流 2 小时,滤过,滤液浓缩至 20ml,加盐酸 3ml,加热回流 1 小时,加水 10ml,放冷,加石油醚(60~90℃)25ml 振摇提取,石油醚蒸干,残渣用无水乙醇 10ml 使溶解,作为供试品溶液。另取齐墩果酸对

照品,加无水乙醇制成每 1ml 含 0.45mg 的溶液,作为对照品溶液。照薄层色谱法(通则 0502)试验,吸取上述两种溶液各 3μl,分别点于同一硅胶 G 薄层板上,以甲苯-乙酸乙酯-甲酸(20:3:0.2)为展开剂,薄层板置展开缸中预饱和 30 分钟,展开,取出,晾干,喷以 10%硫酸乙醇溶液,在 105℃加热至斑点显色清晰。供试品色谱中,在与对照品色谱相应的位置上,显相同颜色的斑点。

【检查】　水分　不得过 15.0%(通则 0832 第二法)。

总灰分　不得过 10.0%(通则 2302)。

酸不溶性灰分　不得过 4.0%(通则 2302)。

【浸出物】　照醇溶性浸出物测定法(通则 2201)项下的热浸法测定,用乙醇作溶剂,不得少于 15.0%。

【含量测定】　照高效液相色谱法(通则 0512)测定。

色谱条件与系统适用性试验　以十八烷基硅烷键合硅胶为填充剂;以乙腈-水(90:10)为流动相;检测波长为 205nm。理论板数按齐墩果酸峰计算应不低于 3000。

对照品溶液的制备　取齐墩果酸对照品适量,精密称定,加甲醇制成每 1ml 含 1mg 的溶液,即得。

供试品溶液的制备　取本品粉末(过四号筛)约 4g,精密称定,置索氏提取器中,加乙酸乙酯适量,加热回流 3 小时,弃去乙酸乙酯液,药渣挥干溶剂,连同滤纸筒转移至锥形瓶中,精密加入稀乙醇 50ml,称定重量,加热回流 1 小时,放冷,再称定重量,用稀乙醇补足减失的重量,摇匀,滤过,精密量取续滤液 25ml,置水浴上蒸干,残渣加 2mol/L 盐酸溶液 30ml 使溶解,加热回流 2 小时。立即冷却,移入分液漏斗中,用水 10ml 分次洗涤容器,洗液并入分液漏斗中。加乙酸乙酯振摇提取 3 次,每次 15ml,合并乙酸乙酯液,70℃以下浓缩至近干,加甲醇溶解,转移至 10ml 量瓶中,加甲醇至刻度,摇匀,即得。

测定法　分别精密吸取对照品溶液与供试品溶液各 10μl,注入液相色谱仪,测定,即得。

本品按干燥品计算,含齐墩果酸($C_{30}H_{48}O_3$)不得少于 0.30%。

饮片

【炮制】　除去杂质,洗净,润透,切段,干燥。

【性状】　本品呈不规则的段。表面黑褐色、棕褐色或棕黑色,有细纵纹,有的皮部脱落,露出黄白色木部。切面皮部较广,木部淡黄色,略呈方形或近圆形,皮部与木部间常有裂隙。

【鉴别】(除横切面外)【检查】【浸出物】【含量测定】同药材。

【性味与归经】　辛、咸,温。归膀胱经。

【功能与主治】　祛风湿,通经络。用于风湿痹痛,肢体麻木,筋脉拘挛,屈伸不利。

【用法与用量】　6~10g。

【贮藏】　置干燥处。

厚　朴

Houpo

MAGNOLIAE OFFICINALIS CORTEX

本品为木兰科植物厚朴 *Magnolia officinalis* Rehd. et Wils. 或凹叶厚朴 *Magnolia officinalis* Rehd. et Wils. var. *biloba* Rehd. et Wils. 的干燥干皮、根皮及枝皮。4～6 月剥取，根皮和枝皮直接阴干；干皮置沸水中微煮后，堆置阴湿处，"发汗"至内表面变紫褐色或棕褐色时，蒸软，取出，卷成筒状，干燥。

【性状】　干皮　呈卷筒状或双卷筒状，长 30～35cm，厚 0.2～0.7cm，习称"筒朴"；近根部的干皮一端展开如喇叭口，长 13～25cm，厚 0.3～0.8cm，习称"靴筒朴"。外表面灰棕色或灰褐色，粗糙，有时呈鳞片状，较易剥落，有明显椭圆形皮孔和纵皱纹，刮去粗皮者显黄棕色。内表面紫棕色或深紫褐色，较平滑，具细密纵纹，划之显油痕。质坚硬，不易折断，断面颗粒性，外层灰棕色，内层紫褐色或棕色，有油性，有的可见多数小亮星。气香，味辛辣、微苦。

根皮（根朴）　呈单筒状或不规则块片；有的弯曲似鸡肠，习称"鸡肠朴"。质硬，较易折断，断面纤维性。

枝皮（枝朴）　呈单筒状，长 10～20cm，厚 0.1～0.2cm。质脆，易折断，断面纤维性。

【鉴别】　(1)本品横切面：木栓层为 10 余列细胞；有的可见落皮层。皮层外侧有石细胞环带，内侧散有多数油细胞和石细胞群。韧皮部射线宽 1～3 列细胞；纤维多数个成束；亦有油细胞散在。

粉末棕色。纤维甚多，直径 15～32μm，壁甚厚，有的呈波浪形或一边呈锯齿状，木化，孔沟不明显。石细胞类方形、椭圆形、卵圆形或不规则分枝状，直径 11～65μm，有时可见层纹。油细胞椭圆形或类圆形，直径 50～85μm，含黄棕色油状物。

(2)取本品粉末 0.5g，加甲醇 5ml，密塞，振摇 30 分钟，滤过，取滤液作为供试品溶液。另取厚朴酚对照品、和厚朴酚对照品，加甲醇制成每 1ml 各含 1mg 的混合溶液，作为对照品溶液。照薄层色谱法(通则 0502)试验，吸取上述两种溶液各 5μl，分别点于同一硅胶 G 薄层板上，以甲苯-甲醇(17：1)为展开剂，展开，取出，晾干，喷以 1%香草醛硫酸溶液，在 100℃加热至斑点显色清晰。供试品色谱中，在与对照品色谱相应的位置上，显相同颜色的斑点。

【检查】　水分　不得过 15.0%(通则 0832 第四法)。

总灰分　不得过 7.0%(通则 2302)。

酸不溶性灰分　不得过 3.0%(通则 2302)。

【含量测定】　照高效液相色谱法(通则 0512)测定。

色谱条件与系统适用性试验　以十八烷基硅烷键合硅胶为填充剂；以甲醇-水(78：22)为流动相；检测波长为 294nm。理论板数按厚朴酚峰计算应不低于 3800。

对照品溶液的制备　取厚朴酚对照品、和厚朴酚对照品

适量，精密称定，加甲醇分别制成每 1ml 含厚朴酚 40μg、和厚朴酚 24μg 的溶液，即得。

供试品溶液的制备　取本品粉末(过三号筛)约 0.2g，精密称定，置具塞锥形瓶中，精密加入甲醇 25ml，摇匀，密塞，浸渍 24 小时，滤过，精密量取续滤液 5ml，置 25ml 量瓶中，加甲醇至刻度，摇匀，即得。

测定法　分别精密吸取上述两种对照品溶液各 4μl 与供试品溶液 3～5μl，注入液相色谱仪，测定，即得。

本品按干燥品计算，含厚朴酚($C_{18}H_{18}O_2$)与和厚朴酚($C_{18}H_{18}O_2$)的总量不得少于 2.0%。

饮片

【炮制】　厚朴　刮去粗皮，洗净，润透，切丝，干燥。

【性状】　本品呈弯曲的丝条状或单、双卷筒状。外表面灰褐色，有时可见椭圆形皮孔或纵皱纹。内表面紫棕色或深紫褐色，较平滑，具细密纵纹，划之显油痕。切面颗粒性，有油性，有的可见小亮星。气香，味辛辣、微苦。

【检查】　水分　同药材，不得过 10.0%。

总灰分　同药材，不得过 5.0%。

【鉴别】(除横切面外)　【检查】(酸不溶性灰分)　【含量测定】　同药材。

姜厚朴　取厚朴丝，照姜汁炙法(通则 0213)炒干。

【性状】　本品形如厚朴丝，表面灰褐色，偶见焦斑。略有姜辣气。

【检查】　水分　同药材，不得过 10.0%。

总灰分　同药材，不得过 5.0%。

【含量测定】　同药材，含厚朴酚($C_{18}H_{18}O_2$)与和厚朴酚($C_{18}H_{18}O_2$)的总量不得少于 1.6%。

【鉴别】(除横切面外)　【检查】(酸不溶性灰分)　同药材。

【性味与归经】　苦、辛，温。归脾、胃、肺、大肠经。

【功能与主治】　燥湿消痰，下气除满。用于湿滞伤中，脘痞吐泻，食积气滞，腹胀便秘，痰饮喘咳。

【用法与用量】　3～10g。

【贮藏】　置通风干燥处。

厚　朴　花

Houpohua

MAGNOLIAE OFFICINALIS FLOS

本品为木兰科植物厚朴 *Magnolia officinalis* Rehd. et Wils. 或凹叶厚朴 *Magnolia officinalis* Rehd. et Wils. var. *biloba* Rehd. et Wils. 的干燥花蕾。春季花未开放时采摘，稍蒸后，晒干或低温干燥。

【性状】　本品呈长圆锥形，长 4～7cm，基部直径1.5～2.5cm。红棕色至棕褐色。花被多为 12 片，肉质，外层的呈长方倒卵形，内层的呈匙形。雄蕊多数，花药条形，淡黄棕色，

花丝宽而短。心皮多数,分离,螺旋状排列于圆锥形的花托上。花梗长 0.5～2cm,密被灰黄色绒毛,偶无毛。质脆,易破碎。气香,味淡。

【鉴别】 (1)本品粉末红棕色。花被表皮细胞多角形或椭圆形,表面有密集的疣状突起,有的具细条状纹理。石细胞众多,呈不规则分枝状,壁厚 7～13μm,孔沟明显,胞腔大。油细胞类圆形或椭圆形,直径 37～85μm,壁稍厚,内含黄棕色物。花粉粒椭圆形,长径 48～68μm,短径 37～48μm,具一远极沟,表面有细网状雕纹。非腺毛 1～3 细胞,长 820～2300μm,壁极厚,有的表面具螺状角质纹理,单细胞者先端长尖,基部稍膨大,多细胞者基部细胞较短或明显膨大,壁薄。

(2)取本品粉末 1g,加甲醇 8ml,密塞,振摇 30 分钟,滤过,取滤液作为供试品溶液。另取厚朴酚对照品、和厚朴酚对照品,加甲醇制成每 1ml 各含 1mg 的混合溶液,作为对照品溶液。照薄层色谱法(通则 0502)试验,吸取供试品溶液 10μl、对照品溶液 5μl,分别点于同一硅胶 G 薄层板上,以环己烷-二氯甲烷-乙酸乙酯-浓氨试液(5:2:4:0.5)为展开剂,展开,取出,晾干,喷以 1%香草醛硫酸溶液,在 100℃加热至斑点显色清晰。供试品色谱中,在与对照品色谱相应的位置上,显相同颜色的斑点。

【检查】 水分 不得过 10.0%(通则 0832 第三法)。

总灰分 不得过 7.0%(通则 2302)。

【含量测定】 照高效液相色谱法(通则 0512)测定。

色谱条件与系统适用性试验 以十八烷基硅烷键合硅胶为填充剂;以甲醇-乙腈-水(50:20:30)为流动相;检测波长为 294nm。理论板数按厚朴酚峰计算应不低于 1500。

对照品溶液的制备 取厚朴酚对照品、和厚朴酚对照品适量,精密称定,加甲醇分别制成每 1ml 含厚朴酚 60μg、和厚朴酚 40μg 的溶液,即得。

供试品溶液的制备 取本品粗粉约 1g,精密称定,置具塞锥形瓶中,精密加入甲醇 25ml,密塞,称定重量,超声处理 30 分钟,放冷,再称定重量,用甲醇补足减失的重量,摇匀,放置 30 分钟,取上清液,滤过,取续滤液,即得。

测定法 分别精密吸取上述两种对照品溶液与供试品溶液各 10μl,注入液相色谱仪,测定,即得。

本品含厚朴酚($C_{18}H_{18}O_2$)与和厚朴酚($C_{18}H_{18}O_2$)的总量不得少于 0.20%。

【性味与归经】 苦,微温。归脾、胃经。

【功能与主治】 芳香化湿,理气宽中。用于脾胃湿阻气滞,胸脘痞闷胀满,纳谷不香。

【用法与用量】 3～9g。

【贮藏】 置干燥处,防霉,防蛀。

砂 仁

Sharen

AMOMI FRUCTUS

本品为姜科植物阳春砂 *Amomum villosum* Lour.、绿壳砂 *Amomum villosum* Lour. var. *xanthioides* T. L. Wu et Senjen 或海南砂 *Amomum longiligulare* T. L. Wu 的干燥成熟果实。夏、秋二季果实成熟时采收,晒干或低温干燥。

【性状】 阳春砂、绿壳砂 呈椭圆形或卵圆形,有不明显的三棱,长 1.5～2cm,直径 1～1.5cm。表面棕褐色,密生刺状突起,顶端有花被残基,基部常有果梗。果皮薄而软。种子集结成团,具三钝棱,中有白色隔膜,将种子团分成 3 瓣,每瓣有种子 5～26 粒。种子为不规则多面体,直径 2～3mm;表面棕红色或暗褐色,有细皱纹,外被淡棕色膜质假种皮;质硬,胚乳灰白色。气芳香而浓烈,味辛凉、微苦。

海南砂 呈长椭圆形或卵圆形,有明显的三棱,长 1.5～2cm,直径 0.8～1.2cm。表面被片状、分枝的软刺,基部具果梗痕。果皮厚而硬。种子团较小,每瓣有种子 3～24 粒;种子直径 1.5～2mm。气味稍淡。

【鉴别】 (1)阳春砂种子横切面:假种皮有时残存。种皮表皮细胞 1 列,径向延长,壁稍厚;下皮细胞 1 列,含棕色或红棕色物。油细胞层为 1 列油细胞,长 76～106μm,宽 16～25μm,含黄色油滴。色素层为数列棕色细胞,细胞多角形,排列不规则。内种皮为 1 列栅状厚壁细胞,黄棕色,内壁及侧壁极厚,细胞小,内含硅质块。外胚乳细胞含淀粉粒,并有少数细小草酸钙方晶。内胚乳细胞含细小糊粉粒和脂肪油滴。

粉末灰棕色。内种皮厚壁细胞红棕色或黄棕色,表面观多角形,壁厚,非木化,胞腔内含硅质块;断面观为 1 列栅状细胞,内壁及侧壁极厚,胞腔偏外侧,内含硅质块。种皮表皮细胞淡黄色,表面观长条形,常与下皮细胞上下层垂直排列;下皮细胞含棕色或红棕色物。色素层细胞皱缩,界限不清楚,含红棕色或深棕色物。外胚乳细胞类长方形或不规则形,充满细小淀粉粒集结成的淀粉团,有的包埋有细小草酸钙方晶。内胚乳细胞含细小糊粉粒和脂肪油滴。油细胞无色,壁薄,偶见油滴散在。

(2)取〔含量测定〕项下的挥发油,加乙醇制成每 1ml 含 20μl 的溶液,作为供试品溶液。另取乙酸龙脑酯对照品,加乙醇制成每 1ml 含 10μl 的溶液,作为对照品溶液。照薄层色谱法(通则 0502)试验,吸取上述两种溶液各 1μl,分别点于同一硅胶 G 薄层板上,以环己烷-乙酸乙酯(22:1)为展开剂,展开,取出,晾干,喷以 5%香草醛硫酸溶液,加热至斑点显色清晰。供试品色谱中,在与对照品色谱相应的位置上,显相同的紫红色斑点。

【检查】 水分 不得过 15.0%(通则 0832 第四法)。

【含量测定】 挥发油 照挥发油测定法(通则 2204)测定。

阳春砂、绿壳砂种子团含挥发油不得少于 3.0%(ml/g);海南砂种子团含挥发油不得少于 1.0%(ml/g)。

乙酸龙脑酯 照气相色谱法(通则 0521)测定。

色谱条件与系统适用性试验 DB-1 毛细管柱(100% 二甲基聚硅氧烷为固定相)(柱长为 30m,内径为 0.25mm,膜厚度为 0.25μm);柱温 100℃,进样口温度 230℃,检测器(FID)温度 250℃;分流比为 10∶1。理论板数按乙酸龙脑酯峰计算应不低于 10000。

对照品溶液的制备 取乙酸龙脑酯对照品适量,精密称定,加无水乙醇制成每 1ml 含 0.3mg 的溶液,即得。

供试品溶液的制备 取本品粉末(过三号筛)约 1g,精密称定,置具塞锥形瓶中,精密加入无水乙醇 25ml,密塞,称定重量,超声处理(功率 300W,频率 40kHz)30 分钟,放冷,用无水乙醇补足减失的重量,摇匀,滤过,取续滤液,即得。

测定法 分别精密吸取对照品溶液与供试品溶液各 1μl,注入气相色谱仪,测定,即得。

本品按干燥品计算,含乙酸龙脑酯($C_{12}H_{20}O_2$)不得少于 0.90%。

饮片

【炮制】 除去杂质。用时捣碎。

【性味与归经】 辛,温。归脾、胃、肾经。

【功能与主治】 化湿开胃,温脾止泻,理气安胎。用于湿浊中阻,脘痞不饥,脾胃虚寒,呕吐泄泻,妊娠恶阻,胎动不安。

【用法与用量】 3~6g,后下。

【贮藏】 置阴凉干燥处。

牵牛子

Qianniuzi

PHARBITIDIS SEMEN

本品为旋花科植物裂叶牵牛 *Pharbitis nil*(L.)Choisy 或圆叶牵牛 *Pharbitis purpurea*(L.)Voigt 的干燥成熟种子。秋末果实成熟、果壳未开裂时采割植株,晒干,打下种子,除去杂质。

【性状】 本品似橘瓣状,长 4~8mm,宽 3~5mm。表面灰黑色或淡黄白色,背面有一条浅纵沟,腹面棱线的下端有一点状种脐,微凹。质硬,横切面可见淡黄色或黄绿色皱缩折叠的子叶,微显油性。气微,味辛、苦,有麻感。

【鉴别】 (1)取本品,加水浸泡后种皮呈龟裂状,手捻有明显的黏滑感。

(2)本品粉末淡黄棕色。种皮表皮细胞深棕色,形状不规则,壁波状。非腺毛单细胞,黄棕色,稍弯曲,长 50~240μm。子叶碎片中有分泌腔,圆形或椭圆形,直径 35~106μm。草酸钙簇晶直径 10~25μm。栅状组织碎片和光辉带有时可见。

(3)取本品粉末 1g,置索氏提取器中,用石油醚(60~90℃)适量,加热回流提取 2 小时,弃去石油醚液,药渣挥干溶剂,加入二氯甲烷-甲醇(3∶1)混合溶液提取 6 小时,回收溶剂至 5ml,作为供试品溶液。另取牵牛子对照药材 1g,同法制成对照药材溶液。再取咖啡酸对照品,加甲醇制成每 1ml 含 1mg 的溶液,作为对照品溶液。照薄层色谱法(通则 0502)试验,吸取供试品溶液和对照药材溶液各 10~20μl、对照品溶液 3μl,分别点于同一高效硅胶 G 薄层板上,以二氯甲烷-甲醇-甲酸(93∶9∶4)为展开剂,展开,取出,晾干,喷以磷钼酸试液,在 110℃加热至斑点显色清晰。供试品色谱中,在与对照药材色谱和对照品色谱相应的位置上,显相同的蓝黑色斑点。

【检查】 水分 不得过 10.0%(通则 0832 第二法)。

总灰分 不得过 5.0%(通则 2302)。

【浸出物】 照醇溶性浸出物测定法(通则 2201)项下的冷浸法测定,用乙醇作溶剂,不得少于 15.0%。

饮片

【炮制】 牵牛子 除去杂质。用时捣碎。

【性状】【鉴别】【检查】【浸出物】 同药材。

炒牵牛子 取净牵牛子,照清炒法(通则 0213)炒至稍鼓起。用时捣碎。

【性状】 本品形如牵牛子,表面黑褐色或黄棕色,稍鼓起。微具香气。

【检查】 水分 同药材,不得过 8.0%。

【浸出物】 同药材,不得少于 12.0%。

【鉴别】(除显微粉末外)**【检查】**(总灰分) 同药材。

【性味与归经】 苦、寒;有毒。归肺、肾、大肠经。

【功能与主治】 泻水通便,消痰涤饮,杀虫攻积。用于水肿胀满,二便不通,痰饮积聚,气逆喘咳,虫积腹痛。

【用法与用量】 3~6g。入丸散服,每次 1.5~3g。

【注意】 孕妇禁用;不宜与巴豆、巴豆霜同用。

【贮藏】 置干燥处。

轻粉

Qingfen

CALOMELAS

本品为氯化亚汞(Hg_2Cl_2)。

【性状】 本品为白色有光泽的鳞片状或雪花状结晶,或结晶性粉末;遇光颜色缓缓变暗。气微。

【鉴别】 (1)本品遇氢氧化钙试液、氨试液或氢氧化钠试液,即变成黑色。

(2)取本品,加等量的无水碳酸钠,混合后,置干燥试管中,加热,即分解析出金属汞,凝集在试管壁上,管中遗留的残渣加稀硝酸溶解后,滤过,滤液显氯化物(通则 0301)的鉴别反应。

【检查】 升汞 取本品 2g,加乙醚 20ml,振摇 5 分钟后,滤过,滤液挥去乙醚,残渣加水 10ml 与稀硝酸 2 滴溶解后,照氯化物检查法(通则 0801)检查,如发生浑浊,与标准氯化钠溶液 7ml 用同一方法制成的对照液比较,不得更浓。

汞珠 取本品约 1g,平铺于白纸上,用扩大镜检视,不应有汞珠存在。

炽灼残渣 不得过 0.1%(通则 0841)。

【含量测定】 取本品约 0.5g,精密称定,置碘瓶中,加水 10ml,摇匀,再精密加碘滴定液(0.05mol/L)50ml,密塞,强力振摇至供试品大部分溶解后,再加入碘化钾溶液(5→10) 8ml,密塞,强力振摇至完全溶解,用硫代硫酸钠滴定液 (0.1mol/L)滴定,至近终点时,加淀粉指示液,继续滴定至蓝色消失。每 1ml 碘滴定液(0.05mol/L)相当于 23.61mg 的氯化亚汞(Hg_2Cl_2)。

本品含氯化亚汞(Hg_2Cl_2)不得少于 99.0%。

【性味与归经】 辛,寒;有毒。归大肠、小肠经。

【功能与主治】 外用杀虫,攻毒,敛疮;内服祛痰消积,逐水通便。外治用于疥疮,顽癣,臁疮,梅毒,疮疡,湿疹;内服用于痰涎积滞,水肿臌胀,二便不利。

【用法与用量】 外用适量,研末掺敷患处。内服每次 0.1~0.2g,一日 1~2 次,多入丸剂或装胶囊服,服后漱口。

【注意】 本品有毒,不可过量;内服慎用;孕妇禁服。

【贮藏】 遮光,密闭,置干燥处。

鸦 胆 子
Yadanzi
BRUCEAE FRUCTUS

本品为苦木科植物鸦胆子 *Brucea javanica* (L.) Merr. 的干燥成熟果实。秋季果实成熟时采收,除去杂质,晒干。

【性状】 本品呈卵形,长 6~10mm,直径 4~7mm。表面黑色或棕色,有隆起的网状皱纹,网眼呈不规则的多角形,两侧有明显的棱线,顶端渐尖,基部有凹陷的果梗痕。果壳质硬而脆,种子卵形,长 5~6mm,直径 3~5mm,表面类白色或黄白色,具网纹;种皮薄,子叶乳白色,富油性。气微,味极苦。

【鉴别】 (1)本品果皮粉末棕褐色。表皮细胞多角形,含棕色物。薄壁细胞多角形,含草酸钙簇晶和方晶,簇晶直径约至 30μm。石细胞类圆形或多角形,直径 14~38μm。

种子粉末黄白色。种皮细胞略呈多角形,稍延长。胚乳和子叶细胞含糊粉粒。

(2)取本品粗粉 1g,加 50%甲醇 50ml,超声处理 30 分钟,离心,取上清液回收溶剂至干,残渣加水 50ml 使溶解,用二氯甲烷 50ml 振摇提取,分取二氯甲烷液,回收溶剂至干,残渣加甲醇 1ml 使溶解,作为供试品溶液。另取鸦胆子对照药材 1g,同法制成对照药材溶液。再取鸦胆苦醇对照品,加甲醇制成每 1ml 含 1mg 的溶液,作为对照品溶液。照薄层色谱法(通则 0502)试验,吸取上述三种溶液各 10μl,分别点于同一硅胶 GF$_{254}$ 薄层板上,以石油醚(60~90℃)-乙酸乙酯-冰醋酸(5:8.5:0.1)为展开剂,展开,取出,晾干,置紫外光灯(254nm)下检视。供试品色谱中,在与对照药材色谱和对照品色谱相应的位置上,显相同颜色的斑点。喷以 10%硫酸乙醇溶液,在 105℃加热至斑点显色清晰,置紫外光灯(365nm)下检视。供试品色谱中,在与对照药材色谱和对照品色谱相应的位置上,显相同颜色的荧光斑点。

【检查】 杂质 不得过 2.5%(通则 2301)。

水分 不得过 10.0%(通则 0832 第二法)。

总灰分 不得过 6.5%(通则 2302)。

【含量测定】 照气相色谱法(通则 0521)测定。

色谱条件与系统适用性试验 聚乙二醇 20000(PEG-20M)毛细管柱(柱长为 30m,内径为 0.25mm,膜厚度 0.25μm);检测器温度为 250℃(FID);进样口温度为 250℃;柱温为 205℃;分流比为 20:1。理论板数按油酸峰计算应不低于 5000。

校正因子测定 取油酸对照品适量,精密称定,加正己烷制成每 1ml 含 3mg 的溶液。精密量取 5ml,置 10ml 具塞试管中,用氮气吹干,加入 0.5mol/L 氢氧化钾甲醇溶液 2ml,置 60℃水浴中皂化 25 分钟,至油珠全部消失,放冷,加 15%三氟化硼乙醚溶液 2ml,置 60℃水浴中甲酯化 2 分钟,放冷;精密加入正己烷 2ml,振摇,加饱和氯化钠溶液 1ml,振摇,静置,取上层溶液作为对照品溶液。精密称取苯甲酸苯酯适量,加正己烷制成每 1ml 含 8mg 的溶液,作为内标溶液。精密量取对照品溶液和内标溶液各 1ml,摇匀,吸取 1μl,注入气相色谱仪,测定,计算校正因子。

测定法 取本品粗粉约 3g,精密称定,加入石油醚(60~90℃)30ml,超声处理(功率 280W,频率 42kHz)30 分钟,滤过,滤液置 50ml 量瓶中,用石油醚(60~90℃)15ml,分次洗涤滤器和残渣,洗液滤入同一量瓶中,加石油醚(60~90℃)至刻度,摇匀。精密量取 3ml,自“置 10ml 具塞试管中,用氮气吹干”起,同对照品溶液制备方法制备供试品溶液。精密量取供试品溶液和内标溶液各 1ml,摇匀,吸取 1μl,注入气相色谱仪,测定,即得。

本品按干燥品计算,含油酸($C_{18}H_{34}O_2$)不得少于 8.0%。

饮片

【炮制】 除去果壳及杂质。

【性味与归经】 苦,寒;有小毒。归大肠、肝经。

【功能与主治】 清热解毒,截疟,止痢;外用腐蚀赘疣。用于痢疾,疟疾;外治赘疣,鸡眼。

【用法与用量】 0.5~2g,用龙眼肉包裹或装入胶囊吞服。外用适量。

【贮藏】 置干燥处。

韭 菜 子

Jiucaizi

ALLII TUBEROSI SEMEN

本品为百合科植物韭菜 *Allium tuberosum* Rottl. ex Spreng. 的干燥成熟种子。秋季果实成熟时采收果序,晒干,搓出种子,除去杂质。

【性状】 本品呈半圆形或半卵圆形,略扁,长 2～4mm,宽 1.5～3mm。表面黑色,一面突起,粗糙,有细密的网状皱纹,另一面微凹,皱纹不甚明显。顶端钝,基部稍尖,有点状突起的种脐。质硬。气特异,味微辛。

【鉴别】 本品粉末灰黑色。种皮表皮细胞棕色或棕褐色,长条形、多角形或不规则形,表面具有网状纹理。胚乳细胞众多,多破碎,有较多大的类圆形或长圆形纹孔,壁增厚。可见油滴。

饮片

【炮制】 韭菜子 除去杂质。

盐韭菜子 取净韭菜子,照盐水炙法(通则 0213)炒干。

【性状】 本品形如韭菜子。气特异而微香,味微咸、微辛。

【性味与归经】 辛、甘,温。归肝、肾经。

【功能与主治】 温补肝肾,壮阳固精。用于肝肾亏虚,腰膝酸痛,阳痿遗精,遗尿尿频,白浊带下。

【用法与用量】 3～9g。

【贮藏】 置干燥处。

哈 蟆 油

Hamayou

RANAE OVIDUCTUS

本品为蛙科动物中国林蛙 *Rana temporaria chensinensis* David 雌蛙的输卵管,经采制干燥而得。

【性状】 本品呈不规则块状,弯曲而重叠,长 1.5～2cm,厚 1.5～5mm。表面黄白色,呈脂肪样光泽,偶有带灰白色薄膜状干皮。摸之有滑腻感,在温水中浸泡体积可膨胀。气腥,味微甘,嚼之有黏滑感。

【鉴别】 取本品粉末(过三号筛)2g,加三氯甲烷 40ml,加热回流 30 分钟,放冷,滤过,同法提取 3 次,合并滤液,挥干,残渣加水 5ml 使溶解,摇匀,放置 12 小时,作为供试品溶液。另取 1-甲基海因对照品,加水制成每 1ml 含 2μg 的溶液,作为对照品溶液。照高效液相色谱法(通则 0512)测定,以十八烷基硅烷键合硅胶为填充剂;以水为流动相;检测波长为 215nm。理论板数按 1-甲基海因峰计算应不低于 2000。分别吸取对照品溶液 10μl 与供试品溶液 3～20μl,注入液相色谱仪。供试品色谱中应呈现与对照品色谱峰保留时间相同的色谱峰。

【检查】 膨胀度 取本品,破碎成直径约 3mm 的碎块,于 80℃干燥 4 小时,称取 0.2g,照膨胀度测定法(通则 2101)测定,开始 6 小时每 1 小时振摇 1 次,然后静置 18 小时,倾去水液,读取供试品膨胀后的体积,计算,即得。

本品的膨胀度不得低于 55。

【性味与归经】 甘、咸,平。归肺、肾经。

【功能与主治】 补肾益精,养阴润肺。用于病后体弱,神疲乏力,心悸失眠,盗汗,痨嗽咳血。

【用法与用量】 5～15g,用水浸泡,炖服,或作丸剂服。

【贮藏】 置通风干燥处,防潮,防蛀。

骨 碎 补

Gusuibu

DRYNARIAE RHIZOMA

本品为水龙骨科植物槲蕨 *Drynaria fortunei*(Kunze)J. Sm. 的干燥根茎。全年均可采挖,除去泥沙,干燥,或再燎去茸毛(鳞片)。

【性状】 本品呈扁平长条状,多弯曲,有分枝,长 5～15cm,宽 1～1.5cm,厚 0.2～0.5cm。表面密被深棕色至暗棕色的小鳞片,柔软如毛,经火燎者呈棕褐色或暗褐色,两侧及上表面均具突起或凹下的圆形叶痕,少数有叶柄残基和须根残留。体轻,质脆,易折断,断面红棕色,维管束呈黄色点状,排列成环。气微,味淡、微涩。

【鉴别】 (1)本品横切面:表皮细胞 1 列,外壁稍厚。鳞片基部着生于表皮凹陷处,由 3～4 列细胞组成;内含类棕红色色素。维管束周韧型,17～28 个排列成环;各维管束外周有内皮层,可见凯氏点;木质部管胞类多角形。

粉末棕褐色。鳞片碎片棕黄色或棕红色,体部细胞呈长条形或不规则形,直径 13～86μm,壁稍弯曲或平直,边缘常有毛状物,两细胞并生,先端分离;柄部细胞形状不规则。基本组织细胞微木化,孔沟明显,直径 37～101μm。

(2)取本品粉末 0.5g,加甲醇 30ml,加热回流 1 小时,放冷,滤过,滤液蒸干,残渣加甲醇 1ml 使溶解,作为供试品溶液。另取骨碎补对照药材 0.5g,同法制成对照药材溶液。再取柚皮苷对照品,加甲醇制成每 1ml 含 0.5mg 的溶液,作为对照品溶液。照薄层色谱法(通则 0502)试验,吸取上述三种溶液各 4μl,分别点于同一硅胶 G 薄层板上,以甲苯-乙酸乙酯-甲酸-水(1∶12∶2.5∶3)的上层溶液为展开剂,展开,取出,晾干,喷以三氯化铝试液,置紫外光灯(365nm)下检视。供试品色谱中,在与对照药材色谱和对照品色谱相应的位置上,显相同颜色的荧光斑点。

【检查】 水分 不得过 15.0%(通则 0832 第二法)。

总灰分 不得过 8.0%(通则 2302)。

【浸出物】 照醇溶性浸出物测定法(通则 2201)项下的

热浸法测定,用稀乙醇作溶剂,不得少于 16.0%。

【含量测定】 照高效液相色谱法(通则 0512)测定。

色谱条件与系统适用性试验 以十八烷基硅烷键合硅胶为填充剂;以甲醇-醋酸-水(35:4:65)为流动相;检测波长为 283nm。理论板数按柚皮苷峰计算应不低于 3000。

对照品溶液的制备 取柚皮苷对照品适量,精密称定,加甲醇制成每 1ml 含柚皮苷 60μg 的溶液,即得。

供试品溶液的制备 取本品粗粉约 0.25g,精密称定,置锥形瓶中,加甲醇 30ml,加热回流 3 小时,放冷,滤过,滤液置 50ml 量瓶中,用少量甲醇分数次洗涤容器,洗液滤入同一量瓶中,加甲醇至刻度,摇匀,即得。

测定法 分别精密吸取对照品溶液与供试品溶液各 10μl,注入液相色谱仪,测定,即得。

本品按干燥品计算,含柚皮苷($C_{27}H_{32}O_{14}$)不得少于 0.50%。

饮片

【炮制】 **骨碎补** 除去杂质,洗净,润透,切厚片,干燥。

【性状】 本品呈不规则厚片。表面深棕色至棕褐色,常残留细小棕色的鳞片,有的可见圆形的叶痕。切面红棕色,黄色的维管束点状排列成环。气微,味淡、微涩。

【检查】 **水分** 同药材,不得过 14.0%。

总灰分 同药材,不得过 7.0%。

【鉴别】(除横切面外) **【浸出物】** **【含量测定】** 同药材。

烫骨碎补 取净骨碎补或片,照炒法(通则 0213)用砂烫至鼓起,撞去毛。

【性状】 本品形如骨碎补或片,表面黄棕色至深棕色。体膨大鼓起,质轻、酥松。

【检查】 **水分** 同药材,不得过 13.0%。

总灰分 同药材,不得过 10.0%。

【含量测定】 同药材,含柚皮苷($C_{27}H_{32}O_{14}$)不得少于 0.40%。

【鉴别】(2) **【浸出物】** 同药材。

【性味与归经】 苦,温。归肝、肾经。

【功能与主治】 疗伤止痛,补肾强骨;外用消风祛斑。用于跌扑闪挫,筋骨折伤,肾虚腰痛,筋骨痿软,耳鸣耳聋,牙齿松动;外治斑秃,白癜风。

【用法与用量】 3~9g。

【贮藏】 置干燥处。

钟　乳　石

Zhongrushi

STALACTITUM

本品为碳酸盐类矿物方解石族方解石,主含碳酸钙($CaCO_3$)。采挖后,除去杂石。

【性状】 本品为钟乳状集合体,略呈圆锥形或圆柱形。表面白色、灰白色或棕黄色,粗糙,凹凸不平。体重,质硬,断面较平整,白色至浅灰白色,对光观察具闪星状的亮光,近中心常有一圆孔,圆孔周围有多数浅橙黄色同心环层。气微,味微咸。

【鉴别】 取本品,滴加稀盐酸,即产生大量气泡,溶液显钙盐(通则 0301)的鉴别反应。

【含量测定】 取本品细粉约 0.12g,精密称定,置锥形瓶中,加稀盐酸 5ml,加热使溶解,加水 150ml 与甲基红指示液 1 滴,滴加氢氧化钾试液至溶液显黄色,再继续多加 10ml,加钙黄绿素指示剂少量,用乙二胺四醋酸二钠滴定液(0.05mol/L)滴定至溶液的黄绿色荧光消失,并显橙色。每 1ml 乙二胺四醋酸二钠滴定液(0.05mol/L)相当于 5.004mg 的碳酸钙($CaCO_3$)。

本品含碳酸钙($CaCO_3$)不得少于 95.0%。

饮片

【炮制】 **钟乳石** 洗净,砸成小块,干燥。

煅钟乳石 取净钟乳石块,照明煅法(通则 0213)煅至红透。

【性味与归经】 甘,温。归肺、肾、胃经。

【功能与主治】 温肺,助阳,平喘,制酸,通乳。用于寒痰咳喘,阳虚冷喘,腰膝冷痛,胃痛泛酸,乳汁不通。

【用法与用量】 3~9g,先煎。

【贮藏】 置干燥处。

钩　藤

Gouteng

UNCARIAE RAMULUS CUM UNCIS

本品为茜草科植物钩藤 *Uncaria rhynchophylla*(Miq.)Miq. ex Havil.、大叶钩藤 *Uncaria macrophylla* Wall.、毛钩藤 *Uncaria hirsuta* Havil.、华钩藤 *Uncaria sinensis*(Oliv.)Havil. 或无柄果钩藤 *Uncaria sessilifructus* Roxb. 的干燥带钩茎枝。秋、冬二季采收,去叶,切段,晒干。

【性状】 本品茎枝呈圆柱形或类方柱形,长 2~3cm,直径 0.2~0.5cm。表面红棕色至紫红色者具细纵纹,光滑无毛;黄绿色至灰褐色者有的可见白色点状皮孔,被黄褐色柔毛。多数枝节上对生两个向下弯曲的钩(不育花序梗),或仅一侧有钩,另一侧为突起的疤痕;钩略扁或稍圆,先端细尖,基部较阔;钩基部的枝上可见叶柄脱落后的窝点状痕迹和环状的托叶痕。质坚韧,断面黄棕色,皮部纤维性,髓部黄白色或中空。气微,味淡。

【鉴别】(1)钩藤 粉末淡黄棕色至红棕色。韧皮薄壁细胞成片,细胞延长,界限不明显,次生壁常与初生壁脱离,呈螺旋状或不规则扭曲状。纤维成束或单个散在,多断裂,直径 10~26μm,壁厚 3~11μm。具缘纹孔导管多破碎,直径可达 56μm,纹孔排列较密。表皮细胞棕黄色,表面观呈多角形或稍延长,直径 11~34μm。草酸钙砂晶存在于长圆形的薄壁细胞中,密集,有的含砂晶细胞连接成行。

华钩藤　与钩藤相似。

大叶钩藤　单细胞非腺毛多见,多细胞非腺毛 2~15 细胞。

毛钩藤　非腺毛 1~5 细胞。

无柄果钩藤　少见非腺毛,1~7 细胞。可见厚壁细胞,类长方形,长 41~121μm,直径 17~32μm。

(2)取本品粉末 2g,加入浓氨试液 2ml,浸泡 30 分钟,加入三氯甲烷 50ml,加热回流 2 小时,放冷,滤过,取滤液 10ml,挥干,残渣加甲醇 1ml 使溶解,作为供试品溶液。另取异钩藤碱对照品,加甲醇制成每 1ml 含 0.5mg 的溶液,作为对照品溶液。照薄层色谱法(通则 0502)试验,吸取供试品溶液 10~20μl、对照品溶液 5μl,分别点于同一硅胶 G 薄层板上,以石油醚(60~90℃)-丙酮(6:4)为展开剂,展开,取出,晾干,喷以改良碘化铋钾试液。供试品色谱中,在与对照品色谱相应的位置上,显相同颜色的斑点。

【检查】　水分　不得过 10.0%(通则 0832 第二法)测定。

总灰分　不得过 3.0%(通则 2302)。

【浸出物】　照醇溶性浸出物测定法(通则 2201)项下的热浸法测定,用乙醇作溶剂,不得少于 6.0%。

【性味与归经】　甘,凉。归肝、心包经。

【功能与主治】　息风定惊,清热平肝。用于肝风内动,惊痫抽搐,高热惊厥,感冒夹惊,小儿惊啼,妊娠子痫,头痛眩晕。

【用法与用量】　3~12g,后下。

【贮藏】　置干燥处。

香加皮

Xiangjiapi

PERIPLOCAE CORTEX

本品为萝藦科植物杠柳 *Periploca sepium* Bge. 的干燥根皮。春、秋二季采挖,剥取根皮,晒干。

【性状】　本品呈卷筒状或槽状,少数呈不规则的块片状,长 3~10cm,直径 1~2cm,厚 0.2~0.4cm。外表面灰棕色或黄棕色,栓皮松软常呈鳞片状,易剥落。内表面淡黄色或淡黄棕色,较平滑,有细纵纹。体轻,质脆,易折断,断面不整齐,黄白色。有特异香气,味苦。

【鉴别】　(1)本品粉末淡棕色。草酸钙方晶直径 9~20μm。石细胞长方形或类多角形,直径 24~70μm。乳管含无色油滴状颗粒。木栓细胞棕黄色,多角形。淀粉粒甚多,单粒类圆形或长圆形,直径 3~11μm;复粒由 2~6 分粒组成。

(2)取本品粉末 10g,置 250ml 烧瓶中,加水 150ml,加热蒸馏,馏出液具特异香气,收集馏出液 10ml,分置二支试管中,一管中加 1%三氯化铁溶液 1 滴,即显红棕色;另一管中加硫酸肼饱和溶液 5ml 与醋酸钠结晶少量,稍加热,放冷,生成淡黄绿色沉淀,置紫外光灯(365nm)下观察,显强烈的黄色荧光。

(3)取本品粉末 1g,加乙醇 10ml,加热回流 1 小时,滤过,滤液置 25ml 量瓶中,加乙醇至刻度,摇匀,精密量取 1ml,置 20ml 量瓶中,加乙醇至刻度,摇匀,照紫外-可见分光光度法(通则 0401)测定,在 278nm 的波长处有最大吸收。

(4)取本品粉末 2g,加甲醇 30ml,加热回流 1 小时,滤过,滤液蒸干,残渣加甲醇 2ml 使溶解,作为供试品溶液。另取 4-甲氧基水杨醛对照品,加甲醇制成每 1ml 含 1mg 的溶液,作为对照品溶液。照薄层色谱法(通则 0502)试验,吸取上述两种溶液各 2μl,分别点于同一硅胶 G 薄层板上,以石油醚(60~90℃)-乙酸乙酯-冰醋酸(20:3:0.5)为展开剂,展开,取出,晾干,喷以二硝基苯肼试液。供试品色谱中,在与对照品色谱相应的位置上,显相同颜色的斑点。

【检查】　水分　不得过 13.0%(通则 0832 第二法)。

总灰分　不得过 10.0%(通则 2302)。

酸不溶性灰分　不得过 4.0%(通则 2302)。

【浸出物】　照醇溶性浸出物测定法(通则 2201)项下的热浸法测定,用稀乙醇作溶剂,不得少于 20.0%。

【含量测定】　照高效液相色谱法(通则 0512)测定。

色谱条件与系统适用性试验　以十八烷基硅烷键合硅胶为填充剂;以甲醇-水-醋酸(70:30:2)为流动相;检测波长为 278nm。理论板数按 4-甲氧基水杨醛峰计算应不低于 1000。

内标溶液的制备　取对羟基苯甲酸丁酯适量,精密称定,加 60%甲醇制成每 1ml 含 6mg 的溶液,即得。

测定法　取 4-甲氧基水杨醛对照品适量,精密称定,置棕色量瓶中,加 60%甲醇制成每 1ml 含 1mg 的溶液。精密量取该溶液 4ml、内标溶液 2ml,置 25ml 量瓶中,加 60%甲醇至刻度,摇匀,吸取 20μl,注入液相色谱仪,记录色谱图;另取本品粗粉约 0.25~0.5g,60℃干燥 4 小时,精密称定,置 50ml 烧瓶中,加 60%甲醇 15ml,加热回流 1.5 小时,滤过,滤液置 25ml 量瓶中,用少量 60%甲醇洗涤容器,洗液滤入同一量瓶中,精密加入内标溶液 2ml,加 60%甲醇至刻度,摇匀,滤过,取续滤液作为供试品溶液。吸取 20μl 注入液相色谱仪,按内标法以峰面积计算,即得。

本品于 60℃干燥 4 小时,含 4-甲氧基水杨醛($C_8H_8O_3$)不得少于 0.20%。

饮片

【炮制】　除去杂质,洗净,润透,切厚片,干燥。

【性状】　本品呈不规则的厚片。外表面灰棕色或黄棕色,栓皮常呈鳞片状。内表面淡黄色或淡黄棕色,有细纵纹。切面黄白色。有特异香气,味苦。

【鉴别】【检查】【含量测定】　同药材。

【性味与归经】　辛、苦,温;有毒。归肝、肾、心经。

【功能与主治】　利水消肿,祛风湿,强筋骨。用于下肢浮肿,心悸气短,风寒湿痹,腰膝酸软。

【用法与用量】　3~6g。

【注意】　不宜过量服用。

【贮藏】　置阴凉干燥处。

香　附

Xiangfu

CYPERI RHIZOMA

本品为莎草科植物莎草 *Cyperus rotundus* L. 的干燥根茎。秋季采挖，燎去毛须，置沸水中略煮或蒸透后晒干，或燎后直接晒干。

【性状】　本品多呈纺锤形，有的略弯曲，长 2～3.5cm，直径 0.5～1cm。表面棕褐色或黑褐色，有纵皱纹，并有 6～10 个略隆起的环节，节上有未除净的棕色毛须和须根断痕；去净毛须者较光滑，环节不明显。质硬，经蒸煮者断面黄棕色或红棕色，角质样；生晒者断面色白而显粉性，内皮层环纹明显，中柱色较深，点状维管束散在。气香，味微苦。

【鉴别】　(1) 本品粉末浅棕色。分泌细胞类圆形，直径 35～72μm，内含淡黄棕色至红棕色分泌物，其周围 5～8 个细胞作放射状环列。表皮细胞多角形，常带有下皮纤维和厚壁细胞。下皮纤维成束，深棕色或红棕色，直径 7～22μm，壁厚。厚壁细胞类方形、类圆形或形状不规则，壁稍厚，纹孔明显。石细胞少数，类方形、类圆形或类多角形，壁较厚。

(2) 取本品粉末 1g，加乙醚 5ml，放置 1 小时，时时振摇，滤过，滤液挥干，残渣加乙酸乙酯 0.5ml 使溶解，作为供试品溶液。另取 α-香附酮对照品，加乙酸乙酯制成每 1ml 含 1mg 的溶液，作为对照品溶液。照薄层色谱法（通则 0502）试验，吸取上述两种溶液各 2μl，分别点于同一硅胶 GF$_{254}$ 薄层板上，以二氯甲烷-乙酸乙酯-冰醋酸（80∶1∶1）为展开剂，展开，取出，晾干，置紫外光灯（254nm）下检视。供试品色谱中，在与对照品色谱相应的位置上，显相同的深蓝色斑点；喷以二硝基苯肼试液，放置片刻，斑点渐变为橙红色。

【检查】　水分　不得过 13.0%（通则 0832 第四法）。

总灰分　不得过 4.0%（通则 2302）。

【浸出物】　照醇溶性浸出物测定法（通则 2201）项下的热浸法测定，用稀乙醇作溶剂，不得少于 15.0%。

【含量测定】　挥发油　照挥发油测定法（通则 2204）测定。

本品含挥发油不得少于 1.0%（ml/g）。

饮片

【炮制】　香附　除去毛须及杂质，切厚片或碾碎。

【性状】　本品为不规则厚片或颗粒状。外表皮棕褐色或黑褐色，有时可见环节。切面色白或黄棕色，质硬，内皮层环纹明显。气香，味微苦。

【浸出物】　同药材，不得少于 11.5%。

【鉴别】(2)　【检查】　【含量测定】　同药材。

醋香附　取香附片（粒），照醋炙法（通则 0213）炒干。

【性状】　本品形如香附片（粒），表面黑褐色。微有醋香气，味微苦。

【浸出物】　同药材，不得少于 13.0%。

【含量测定】　同药材，含挥发油不得少于 0.8%（ml/g）。

【鉴别】【检查】　同药材。

【性味与归经】　辛、微苦、微甘，平。归肝、脾、三焦经。

【功能与主治】　疏肝解郁，理气宽中，调经止痛。用于肝郁气滞，胸胁胀痛，疝气疼痛，乳房胀痛，脾胃气滞，脘腹痞闷，胀满疼痛，月经不调，经闭痛经。

【用法与用量】　6～10g。

【贮藏】　置阴凉干燥处，防蛀。

香　橼

Xiangyuan

CITRI FRUCTUS

本品为芸香科植物枸橼 *Citrus medica* L. 或香圆 *Citrus wilsonii* Tanaka 的干燥成熟果实。秋季果实成熟时采收，趁鲜切片，晒干或低温干燥。香圆亦可整个或对剖两半后，晒干或低温干燥。

【性状】　枸橼　本品呈圆形或长圆形片，直径 4～10cm，厚 0.2～0.5cm。横切片外果皮黄色或黄绿色，边缘呈波状，散有凹入的油点；中果皮厚 1～3cm，黄白色或淡棕黄色，有不规则的网状突起的维管束；瓤囊 10～17 室。纵切片中心柱较粗壮。质柔韧。气清香，味微甜而苦辛。

香圆　本品呈类球形，半球形或圆片，直径 4～7cm。表面黑绿色或黄棕色，密被凹陷的小油点及网状隆起的粗皱纹，顶端有花柱残痕及隆起的环圈，基部有果梗残基。质坚硬。剖面或横切薄片，边缘油点明显；中果皮厚约 0.5cm；瓤囊 9～11 室，棕色或淡红棕色，间有黄白色种子。气香，味酸而苦。

【鉴别】　取本品粉末 2g，加石油醚（60～90℃）30ml，浸泡 1 小时，超声处理 20 分钟，滤过，滤液挥干，残渣加石油醚（60～90℃）1ml 使溶解，作为供试品溶液。另取香橼对照药材 1g，同法制成对照药材溶液。照薄层色谱法（通则 0502）试验，吸取上述两种溶液各 5～10μl，分别点于同一硅胶 G 薄层板上，以环己烷-乙酸乙酯（5∶1）为展开剂，展开，取出，晾干，喷以 3% 香草醛硫酸溶液，加热至斑点显色清晰。供试品色谱中，在与对照药材色谱相应的位置上，显相同颜色的主斑点。

【含量测定】　香圆　照高效液相色谱法（通则 0512）测定。

色谱条件与系统适用性试验　以十八烷基硅烷键合硅胶为填充剂；以甲醇-水-冰醋酸（30∶63∶3）为流动相；检测波长为 284nm。理论板数按柚皮苷峰计算应不低于 4000。

对照品溶液的制备　取柚皮苷对照品适量，精密称定，加 50% 甲醇制成每 1ml 含 30μg 的溶液，即得。

供试品溶液的制备　取本品粉末（过五号筛）约 75mg，精密称定，置具塞锥形瓶中，精密加入 50% 甲醇 25ml，称定重量，加热回流 1 小时，放冷，再称定重量，用 50% 甲醇补足减失的重量，摇匀，滤过，精密量取续滤液 2ml，置 10ml 量瓶中，加 50% 甲醇至刻度，摇匀，滤过，取续滤液，即得。

测定法　分别精密吸取对照品溶液与供试品溶液各 20μl,注入液相色谱仪,测定,即得。

本品按干燥品计算,含柚皮苷($C_{27}H_{32}O_{14}$)不得少于 2.5％。

饮片

【炮制】　未切片者,打成小块;切片者润透,切丝,晾干。

【性状】　枸橼　本品呈不规则块状或丝条状,厚 0.2～0.5cm。外果皮黄色或黄绿色,边缘呈波状,散有凹入的油点;中果皮黄白色或淡棕黄色,有不规则的网状突起的维管束;瓤囊偶见。质柔韧。气清香,味微甜而苦辛。

香圆　本品呈不规则块状或丝条状。表面黑绿色或黄棕色,密被凹陷的小油点及网状隆起的粗皱纹,质坚硬。边缘油点明显;瓤囊棕色或淡红棕色,间或有黄白色种子。气香,味酸而苦。

【性味与归经】　辛、苦、酸,温。归肝、脾、肺经。

【功能与主治】　疏肝理气,宽中,化痰。用于肝胃气滞,胸胁胀痛,脘腹痞满,呕吐噫气,痰多咳嗽。

【用法与用量】　3～10g。

【贮藏】　置阴凉干燥处,防霉,防蛀。

香　薷

Xiangru

MOSLAE HERBA

本品为唇形科植物石香薷 *Mosla chinensis* Maxim. 或江香薷 *Mosla chinensis* 'Jiangxiangru' 的干燥地上部分。前者习称"青香薷",后者习称"江香薷"。夏季茎叶茂盛、花盛时择晴天采割,除去杂质,阴干。

【性状】　青香薷　长 30～50cm,基部紫红色,上部黄绿色或淡黄色,全体密被白色茸毛。茎方柱形,基部类圆形,直径 1～2mm,节明显,节间长 4～7cm;质脆,易折断。叶对生,多皱缩或脱落,叶片展平后呈长卵形或披针形,暗绿色或黄绿色,边缘有 3～5 疏浅锯齿。穗状花序顶生及腋生,苞片圆卵形或圆倒卵形,脱落或残存;花萼宿存,钟状,淡紫红色或灰绿色,先端 5 裂,密被茸毛。小坚果 4,直径 0.7～1.1mm,近圆球形,具网纹。气清香而浓,味微辛而凉。

江香薷　长 55～66cm。表面黄绿色,质较柔软。边缘有 5～9 疏浅锯齿。果实直径 0.9～1.4mm,表面具疏网纹。

【鉴别】　(1)青香薷　本品叶表面观:上表皮细胞多角形,垂周壁波状弯曲,略增厚;下表皮细胞壁不增厚,气孔直轴式,以下表皮为多。腺鳞头部 8 细胞,直径约 36～80μm,柄单细胞。上下表皮具非腺毛,多碎断,完整者 1～6 细胞,上部细胞多弯曲呈钩状,疣状突起较明显。小腺毛少见,头部圆形或长圆形,1～2 细胞,柄甚短,1～2 细胞。

江香薷　上表皮腺鳞直径约 90μm,柄单细胞,非腺毛由 2～3 细胞组成,下部细胞长于上部细胞,疣状突起不明显,非腺毛基足细胞 5～6,垂周壁连珠状增厚。

(2)取〔含量测定〕项下的挥发油,加乙醚制成每 1ml 含 3μl 的溶液,作为供试品溶液。另取麝香草酚对照品、香荆芥酚对照品,加乙醚分别制成每 1ml 含 1mg 的溶液,作为对照品溶液。照薄层色谱法(通则 0502)试验,吸取上述三种溶液各 5μl,分别点于同一硅胶 G 薄层板上,以甲苯为展开剂,展开,展距 15cm 以上,取出,晾干,喷以 5％香草醛硫酸溶液,在 105℃加热至斑点显色清晰。供试品色谱中,在与对照品色谱相应的位置上,显相同颜色的斑点。

【检查】　水分　不得过 12.0％(通则 0832 第四法)。

总灰分　不得过 8.0％(通则 2302)。

【含量测定】　挥发油　取本品约 1cm 的短段适量,照挥发油测定法(通则 2204)测定。

本品含挥发油不得少于 0.60％(ml/g)。

麝香草酚与香荆芥酚　照气相色谱法(通则 0521)测定。

色谱条件与系统适用性试验　以聚乙二醇(PEG)-20M 为固定液,涂布浓度 10％,柱温 190℃。理论板数按麝香草酚峰计算应不低于 1700。

对照品溶液的制备　取麝香草酚对照品、香荆芥酚对照品适量,精密称定,加无水乙醇分别制成每 1ml 各含 0.3mg 的溶液,即得。

供试品溶液的制备　取本品粉末(过二号筛)约 2g,精密称定,置具塞锥形瓶中,精密加入无水乙醇 20ml,密塞,称定重量,振摇 5 分钟,浸渍过夜,超声处理(功率 250W,频率 50kHz)15 分钟,放冷,再称定重量,用无水乙醇补足减失的重量,摇匀,用铺有活性炭 1g 的干燥滤器滤过,取续滤液,即得。

测定法　分别精密吸取对照品溶液与供试品溶液各 2μl,注入气相色谱仪,测定,即得。

本品按干燥品计算,含麝香草酚($C_{10}H_{14}O$)与香荆芥酚($C_{10}H_{14}O$)的总量不得少于 0.16％。

饮片

【炮制】　除去残根和杂质,切段。

【性味与归经】　辛,微温。归肺、胃经。

【功能与主治】　发汗解表,化湿和中。用于暑湿感冒,恶寒发热,头痛无汗,腹痛吐泻,水肿,小便不利。

【用法与用量】　3～10g。

【贮藏】　置阴凉干燥处。

重　楼

Chonglou

PARIDIS RHIZOMA

本品为百合科植物云南重楼 *Paris polyphylla* Smith var. *yunnanensis*(Franch.)Hand.-Mazz. 或七叶一枝花 *Paris polyphylla* Smith var. *chinensis*(Franch.)Hara 的干燥根茎。秋季采挖,除去须根,洗净,晒干。

【性状】　本品呈结节状扁圆柱形,略弯曲,长 5～12cm,直径 1.0～4.5cm。表面黄棕色或灰棕色,外皮脱落处呈白色;密具层状突起的粗环纹,一面结节明显,结节上具椭圆形凹陷茎痕,另一面有疏生的须根或疣状须根痕。顶端具鳞叶和茎的残基。质坚实,断面平坦,白色至浅棕色,粉性或角质。气微,味微苦、麻。

【鉴别】　(1)本品粉末白色。淀粉粒甚多,类圆形、长椭圆形或肾形,直径 3～18μm。草酸钙针晶成束或散在,长 80～250μm。梯纹导管及网纹导管直径 10～25μm。

(2)取本品粉末 0.5g,加乙醇 10ml,加热回流 30 分钟,滤过,滤液作为供试品溶液。另取重楼对照药材 0.5g,同法制成对照药材溶液。照薄层色谱法(通则 0502)试验,吸取供试品溶液和对照药材溶液各 5μl 及〔含量测定〕项下对照品溶液 10μl,分别点于同一硅胶 G 薄层板上,以三氯甲烷-甲醇-水(15：5：1)的下层溶液为展开剂,展开,展距 18cm,取出,晾干,喷以 10%硫酸乙醇溶液,在 105℃加热至斑点显色清晰,分别置日光和紫外光灯(365nm)下检视。供试品色谱中,在与对照药材色谱和对照品色谱相应的位置上,显相同颜色的斑点或荧光斑点。

【检查】　水分　不得过 12.0%(通则 0832 第二法)。

总灰分　不得过 6.0%(通则 2302)。

酸不溶性灰分　不得过 3.0%(通则 2302)。

【含量测定】　照高效液相色谱法(通则 0512)测定。

色谱条件与系统适用性试验　以十八烷基硅烷键合硅胶为填充剂;以乙腈为流动相 A,以水为流动相 B,按下表中的规定进行梯度洗脱;检测波长为 203nm。理论板数按重楼皂苷Ⅰ峰计算应不低于 4000。

时间(分钟)	流动相 A(%)	流动相 B(%)
0～40	30→60	70→40
40～50	60→30	40→70

对照品溶液的制备　取重楼皂苷Ⅰ对照品、重楼皂苷Ⅱ对照品和重楼皂苷Ⅶ对照品适量,精密称定,加甲醇制成每 1ml 各含 0.4mg 的混合溶液,即得。

供试品溶液的制备　取本品粉末(过三号筛)约 0.5g,精密称定,置具塞锥形瓶中,精密加入乙醇 25ml,称定重量,加热回流 30 分钟,放冷,再称定重量,用乙醇补足减失的重量,摇匀,滤过,取续滤液,即得。

测定法　分别精密吸取对照品溶液与供试品溶液各 10μl,注入液相色谱仪,测定,即得。

本品按干燥品计算,含重楼皂苷Ⅰ($C_{44}H_{70}O_{16}$),重楼皂苷Ⅱ($C_{51}H_{82}O_{20}$)和重楼皂苷Ⅶ($C_{51}H_{82}O_{21}$)的总量不得少于 0.60%。

饮片

【炮制】　除去杂质,洗净,润透,切片,晒干。

【性状】　本品为近圆形、椭圆形或不规则片状。表面白色、黄白色或浅棕色,周边表皮黄棕色或棕褐色,粉性或角质。气微,味微苦、麻。

【鉴别】【检查】【含量测定】　同药材。

【性味与归经】　苦,微寒;有小毒。归肝经。

【功能与主治】　清热解毒,消肿止痛,凉肝定惊。用于疗疮痈肿,咽喉肿痛,蛇虫咬伤,跌扑伤痛,惊风抽搐。

【用法与用量】　3～9g。外用适量,研末调敷。

【贮藏】　置阴凉干燥处,防蛀。

禹 州 漏 芦
Yuzhouloulu
ECHINOPSIS RADIX

本品为菊科植物驴欺口 Echinops latifolius Tausch. 或华东蓝刺头 Echinops grijsii Hance 的干燥根。春、秋二季采挖,除去须根和泥沙,晒干。

【性状】　本品呈类圆柱形,稍扭曲,长 10～25cm,直径 0.5～1.5cm。表面灰黄色或灰褐色,具纵皱纹,顶端有纤维状棕色硬毛。质硬,不易折断,断面皮部褐色,木部呈黄黑相间的放射状纹理。气微,味微涩。

【鉴别】　(1)本品粉末棕黄色。韧皮纤维多成束,直径 20～42μm,壁厚。细胞间隙有棕褐色树脂状物。木纤维细长,两端渐尖,直径 12～30μm,壁较厚。具缘纹孔导管和网纹导管较多见,直径 20～120μm。石细胞少见,类圆形、长方形或方形,直径 35～150μm,层纹及孔沟明显,细胞间隙有棕褐色树脂状物。分泌管长条状,直径 26～60μm,内含红棕色分泌物。

(2)取本品粉末 1g,加甲醇 10ml,超声处理 30 分钟,滤过,滤液作为供试品溶液。另取 α-三联噻吩对照品,加甲醇制成每 1ml 含 0.8mg 的溶液,作为对照品溶液。照薄层色谱法(通则 0502)试验,吸取供试品溶液 2～5μl、对照品溶液 5μl,分别点于同一硅胶 G 薄层板上,以石油醚(60～90℃)为展开剂,展开,取出,晾干,喷以 10%硫酸乙醇溶液,在 105℃加热至斑点显色清晰。供试品色谱中,在与对照品色谱相应的位置上,显相同颜色的斑点。

【检查】　水分　不得过 13.0%(通则 0832 第二法)。

总灰分　不得过 10.0%(通则 2302)。

酸不溶性灰分　不得过 4.5%(通则 2302)。

【浸出物】　照醇溶性浸出物测定法(通则 2201)项下的热浸法测定,用稀乙醇作溶剂,不得少于 13.0%。

饮片

【炮制】　除去杂质,洗净,润透,切厚片,晒干。

【性状】　本品呈圆形或类圆形的厚片。外表皮灰黄色至灰褐色。切面皮部褐色,木部呈黄黑相间的放射状纹理。气微,味微涩。

【检查】　酸不溶性灰分　同药材,不得过 2.0%。

【含量测定】　照高效液相色谱法(通则 0512)测定。

色谱条件与系统适用性试验 以十八烷基硅烷键合硅胶为填充剂；以甲醇-0.1%醋酸溶液（85∶15）为流动相；检测波长为 352nm。理论板数按 α-三联噻吩峰计算应不低于 3000。

对照品溶液的制备 取 α-三联噻吩对照品适量，精密称定，加甲醇制成每 1ml 含 0.26mg 的溶液，即得。

供试品溶液的制备 取本品粉末（过四号筛）约 0.25g，精密称定，置具塞锥形瓶中，精密加入甲醇 10ml，密塞，称定重量，超声处理（功率 300W，频率 40kHz）30 分钟，放冷，再称定重量，用甲醇补足减失的重量，摇匀，滤过，取续滤液，即得。

测定法 分别精密吸取对照品溶液与供试品溶液各 10μl，注入液相色谱仪，测定，即得。

本品按干燥品计算，含 α-三联噻吩（$C_{12}H_8S_3$）不得少于 0.20%。

【鉴别】【检查】（水分 总灰分）【浸出物】 同药材。

【性味与归经】 苦，寒。归胃经。

【功能与主治】 清热解毒，消痈，下乳，舒筋通脉。用于乳痈肿痛，痈疽发背，瘰疬疮毒，乳汁不通，湿痹拘挛。

【用法与用量】 5～10g。

【注意】 孕妇慎用。

【贮藏】 置通风干燥处。

禹 余 粮
Yuyuliang
LIMONITUM

本品为氢氧化物类矿物褐铁矿，主含碱式氧化铁〔FeO(OH)〕。采挖后，除去杂石。

【性状】 本品为块状集合体，呈不规则的斜方块状，长 5～10cm，厚 1～3cm。表面红棕色、灰棕色或浅棕色，多凹凸不平或附有黄色粉末。断面多显深棕色与淡棕色或浅黄色相间的层纹，各层硬度不同，质松部分指甲可划动。体重，质硬。气微，味淡，嚼之无砂粒感。

【鉴别】 取本品粉末 0.1g，加盐酸 2ml，振摇，滤过，滤液显铁盐（通则 0301）的鉴别反应。

饮片

【炮制】 **禹余粮** 除去杂石，洗净泥土，干燥，即得。

煅禹余粮 取净禹余粮，砸成碎块，照煅淬法（通则 0213）煅至红透。

每 100kg 禹余粮，用醋 30kg。

【性状】 本品为不规则碎块或粉末。块状者表面黄棕色、红棕色至黑褐色，粗糙，无光泽。断面红褐色、棕褐色至黑褐色，凹凸不平，体重，质脆。粉末状者呈黄棕色至棕褐色。气微，味淡。

【性味与归经】 甘、涩，微寒。归胃、大肠经。

【功能与主治】 涩肠止泻，收敛止血。用于久泻久痢，大便出血，崩漏带下。

【用法与用量】 9～15g，先煎；或入丸散。

【注意】 孕妇慎用。

【贮藏】 置干燥处。

胆 南 星
Dannanxing
ARISAEMA CUM BILE

本品为制天南星的细粉与牛、羊或猪胆汁经加工而成，或为生天南星细粉与牛、羊或猪胆汁经发酵加工而成。

【性状】 本品呈方块状或圆柱状。棕黄色、灰棕色或棕黑色。质硬。气微腥，味苦。

【鉴别】 （1）本品粉末淡黄棕色。薄壁细胞类圆形，充满糊化淀粉粒。草酸钙针晶束长 20～90μm。螺纹导管和环纹导管直径 8～60μm。

（2）取本品粉末 0.2g，加水 5ml，振摇，滤过，取滤液 2ml 置试管中，加新制的糠醛溶液（1→100）0.5ml，沿管壁加硫酸 2ml，两液接界处即显棕红色环。

【性味与归经】 苦、微辛，凉。归肺、肝、脾经。

【功能与主治】 清热化痰，息风定惊。用于痰热咳嗽，咯痰黄稠，中风痰迷，癫狂惊痫。

【用法与用量】 3～6g。

【贮藏】 置通风干燥处，防蛀。

胖 大 海
Pangdahai
STERCULIAE LYCHNOPHORAE SEMEN

本品为梧桐科植物胖大海 *Sterculia lychnophora* Hance 的干燥成熟种子。

【性状】 本品呈纺锤形或椭圆形，长 2～3cm，直径 1～1.5cm。先端钝圆，基部略尖而歪，具浅色的圆形种脐。表面棕色或暗棕色，微有光泽，具不规则的干缩皱纹。外层种皮极薄，质脆，易脱落。中层种皮较厚，黑褐色，质松易碎，遇水膨胀成海绵状。断面可见散在的树脂状小点。内层种皮可与中层种皮剥离，稍革质，内有 2 片肥厚胚乳，广卵形；子叶 2 枚，菲薄，紧贴于胚乳内侧，与胚乳等大。气微，味淡，嚼之有黏性。

【鉴别】 （1）取本品数粒置烧杯中，加沸水适量，放置数分钟即吸水膨胀成棕色半透明的海绵状物。

（2）本品粉末棕褐色。种皮表皮细胞表面观类方形或五角形，含淡棕黄色物，垂周壁呈连珠状增厚，气孔平轴式。种皮薄壁细胞呈不规则星形,具单纹孔,有的含淡棕黄色物。腺毛较多,头部呈扇形或腺鳞状,8~20 个细胞,含棕色分泌物,柄单细胞极短。内种皮栅状细胞淡黄色,表面观呈多角形,胞腔内含棕黄色物。

【检查】　水分　不得过 16.0%(通则 0832 第二法)。

黄曲霉毒素　照真菌毒素测定法(通则 2351)测定。

取本品粉末(过二号筛)约 5g,精密称定,加入氯化钠 3g,照黄曲霉毒素测定法项下供试品的制备方法,测定,计算,即得。

本品每 1000g 含黄曲霉毒素 B_1 不得过 5μg,含黄曲霉毒素 G_2、黄曲霉毒素 G_1、黄曲霉毒素 B_2 和黄曲霉毒素 B_1 的总量不得过 10μg。

【性味与归经】　甘,寒。归肺、大肠经。

【功能与主治】　清热润肺,利咽开音,润肠通便。用于肺热声哑,干咳无痰,咽喉干痛,热结便闭,头痛目赤。

【用法与用量】　2~3 枚,沸水泡服或煎服。

【贮藏】　置干燥处,防霉,防蛀。

独　一　味

Duyiwei

LAMIOPHLOMIS HERBA

本品系藏族习用药材。为唇形科植物独一味 *Lamiophlomis rotata* (Benth.)Kudo 的干燥地上部分。秋季花果期采割,洗净,晒干。

【性状】　本品叶莲座状交互对生,卷缩,展平后呈扇形或三角状卵形,长 4~12cm,宽 5~15cm;先端钝或圆形,基部浅心形或下延成宽楔形,边缘具圆齿;上表面绿褐色,下表面灰绿色;脉扇形,小脉网状,突起;叶柄扁平而宽。果序略呈塔形或短圆锥状,长 3~6cm;宿萼棕色,管状钟形,具 5 棱线,萼齿 5,先端具长刺尖。小坚果倒卵状三棱形。气微,味微涩、苦。

【鉴别】　(1)本品粉末棕褐色。非腺毛众多,2~3 细胞组成,直径 10~15μm,壁较厚,有疣状突起。叶肉细胞呈不规则形,内含众多草酸钙针晶,长 7~10μm。气孔直轴式或不等式。纤维长梭形,壁孔横裂。

(2)取本品粉末 1g,加乙醇 10ml,加热回流 15 分钟,滤过,取滤液作为供试品溶液。另取独一味对照药材 1g,同法制成对照药材溶液。再取山栀苷甲酯对照品、8-O-乙酰山栀苷甲酯对照品,加乙醇制成每 1ml 各含 0.5mg 的混合溶液,作为对照品溶液。照薄层色谱法(通则 0502)试验,吸取供试品溶液 5~10μl、对照药材溶液和对照品溶液各 5μl,分别点于同一硅胶 G 薄层板上,以三氯甲烷-甲醇(4:1)为展开剂,展开,取出,晾干,喷以磷钼酸试液,在 105℃加热至斑点显色清晰。供试品色谱中,在与对照药材色谱和对照品色谱相应的

位置上,显相同颜色的斑点。

【检查】　水分　不得过 13.0%(通则 0832 第二法)。

总灰分　不得过 13.0%(通则 2302)。

酸不溶性灰分　不得过 4.0%(通则 2302)。

【浸出物】　照醇溶性浸出物测定法(通则 2201)项下的热浸法测定,用 70%乙醇作溶剂,不得少于 20.0%。

【含量测定】　照高效液相色谱法(通则 0512)测定。

色谱条件与系统适用性试验　以十八烷基硅烷键合硅胶为填充剂;以乙腈为流动相 A,水为流动相 B,按下表中的规定进行梯度洗脱;检测波长为 235nm。理论板数按山栀苷甲酯峰计算应不低于 3000。

时间(分钟)	流动相 A(%)	流动相 B(%)
0~11	9	91
11~35	9→18	91→82
35~45	18	82

对照品溶液的制备　取山栀苷甲酯对照品、8-O-乙酰山栀苷甲酯对照品适量,精密称定,加甲醇制成每 1ml 各含 30μg 的混合溶液,即得。

供试品溶液的制备　取本品粉末(过三号筛)约 0.6g,精密称定,置具塞锥形瓶中,精密加入 70%甲醇 25ml,密塞,称定重量,加热回流 1 小时,放冷,再称定重量,用 70%甲醇补足减失的重量,摇匀,滤过,精密量取续滤液 2ml,置 10ml 量瓶中,加甲醇至刻度,摇匀,滤过,取续滤液,即得。

测定法　分别精密吸取对照品溶液与供试品溶液各 10μl,注入液相色谱仪,测定,即得。

本品按干燥品计算,含山栀苷甲酯($C_{17}H_{26}O_{11}$)和 8-O-乙酰山栀苷甲酯($C_{19}H_{28}O_{12}$)的总量不得少于 0.50%。

饮片

【炮制】　除去杂质,切碎。

【鉴别】【检查】【含量测定】　同药材。

【性味与归经】　甘、苦,平。归肝经。

【功能与主治】　活血止血,祛风止痛。用于跌打损伤,外伤出血,风湿痹痛,黄水病。

【用法与用量】　2~3g。

【贮藏】　置通风干燥处。

独　活

Duhuo

ANGELICAE PUBESCENTIS RADIX

本品为伞形科植物重齿毛当归 *Angelica pubescens* Maxim. f. *biserrata* Shan et Yuan 的干燥根。春初苗刚发芽或秋末茎叶枯萎时采挖,除去须根和泥沙,烘至半干,堆置 2~3 天,发软后再烘至全干。

【性状】 本品根略呈圆柱形,下部 2～3 分枝或更多,长 10～30cm。根头部膨大,圆锥状,多横皱纹,直径1.5～3cm,顶端有茎、叶的残基或凹陷。表面灰褐色或棕褐色,具纵皱纹,有横长皮孔样突起及稍突起的细根痕。质较硬,受潮则变软,断面皮部灰白色,有多数散在的棕色油室,木部灰黄色至黄棕色,形成层环棕色。有特异香气,味苦、辛、微麻舌。

【鉴别】 (1)本品横切面:木栓细胞数列。栓内层窄,有少数油室。韧皮部宽广,约占根的 1/2;油室较多,排成数轮,切向径约至 153μm,周围分泌细胞 6～10 个。形成层成环。木质部射线宽 1～2 列细胞;导管稀少,直径约至 84μm,常单个径向排列。薄壁细胞含淀粉粒。

(2)取本品粉末 1g,加甲醇 10ml,超声处理 15 分钟,滤过,取滤液作为供试品溶液。另取独活对照药材 1g,同法制成对照药材溶液。再取二氢欧山芹醇当归酸酯对照品、蛇床子素对照品,加甲醇分别制成每1ml 含 0.4mg 的溶液,作为对照品溶液。照薄层色谱法(通则 0502)试验,吸取供试品溶液和对照药材溶液各 8μl、对照品溶液各 4μl,分别点于同一硅胶 G 薄层板上,以石油醚(60～90℃)-乙酸乙酯(7:3)为展开剂,展开,取出,晾干,置紫外光灯(365nm)下检视。供试品色谱中,在与对照药材色谱和对照品色谱相应的位置上,显相同颜色的荧光斑点。

【检查】 水分 不得过 10.0%(通则 0832 第四法)。

总灰分 不得过 8.0%(通则 2302)。

酸不溶性灰分 不得过 3.0%(通则 2302)。

【含量测定】 照高效液相色谱法(通则 0512)测定。

色谱条件与系统适用性试验 以十八烷基硅烷键合硅胶为填充剂;以乙腈-水(49:51)为流动相;检测波长为 330nm。理论板数按二氢欧山芹醇当归酸酯峰计算应不低于 6000。

对照品溶液的制备 取蛇床子素对照品、二氢欧山芹醇当归酸酯对照品适量,精密称定,加甲醇分别制成每 1ml 各含 150μg、50μg 的溶液,即得。

供试品溶液的制备 取本品粉末(过三号筛)约 0.5g,精密称定,置具塞锥形瓶中,精密加入甲醇 20ml,密塞,称定重量,超声处理(功率 250W,频率 40kHz)30 分钟,放冷,再称定重量,用甲醇补足减失的重量,摇匀,滤过,精密量取续滤液 5ml,置 20ml 量瓶中,加甲醇至刻度,摇匀,滤过,取续滤液,即得。

测定法 分别精密吸取两种对照品溶液 10μl 与供试品溶液 10～20μl,注入液相色谱仪,测定,即得。

本品按干燥品计算,含蛇床子素($C_{15}H_{16}O_3$)不得少于 0.50%,含二氢欧山芹醇当归酸酯($C_{19}H_{20}O_5$)不得少于 0.080%。

饮片

【炮制】 除去杂质,洗净,润透,切薄片,晒干或低温干燥。

【性状】 本品呈类圆形薄片。外表皮灰褐色或棕褐色,具皱纹。切面皮部灰白色至灰褐色,有多数散在棕色油点,木部灰黄色至黄棕色,形成层环棕色。有特异香气。味苦、辛、微麻舌。

【检查】 酸不溶性灰分 同药材,不得过 2.0%。

【鉴别】【检查】(水分 总灰分)【含量测定】 同药材。

【性味与归经】 辛、苦,微温。归肾、膀胱经。

【功能与主治】 祛风除湿,通痹止痛。用于风寒湿痹,腰膝疼痛,少阴伏风头痛,风寒挟湿头痛。

【用法与用量】 3～10g。

【贮藏】 置干燥处,防霉,防蛀。

急 性 子

Jixingzi

IMPATIENTIS SEMEN

本品为凤仙花科植物凤仙花 *Impatiens balsamina* L. 的干燥成熟种子。夏、秋季果实即将成熟时采收,晒干,除去果皮和杂质。

【性状】 本品呈椭圆形、扁圆形或卵圆形,长 2～3mm,宽 1.5～2.5mm。表面棕褐色或灰褐色,粗糙,有稀疏的白色或浅黄棕色小点,种脐位于狭端,稍突出。质坚实,种皮薄,子叶灰白色,半透明,油质。气微,味淡、微苦。

【鉴别】 (1)本品粉末黄棕色或灰褐色。种皮表皮细胞表面观形状不规则,垂周壁波状弯曲。腺鳞头部类球形,4～5(～12)细胞,直径 22～60μm,细胞内充满黄棕色物。草酸钙针晶束存在于黏液细胞中,长 16～60μm。内胚乳细胞多角形,壁稍厚,内含脂肪油滴,常与种皮颓废组织相连。

(2)取本品粉末 4g,加丙酮 40ml,加热回流 1 小时,弃去丙酮液,药渣挥干,加水饱和正丁醇 40ml,超声处理 30 分钟,滤过,滤液回收溶剂至干,残渣加甲醇 1ml 使溶解,作为供试品溶液。另取急性子对照药材 4g,同法制成对照药材溶液。再取凤仙萜四醇皂苷 K 对照品、凤仙萜四醇皂苷 A 对照品,加甲醇制成每 1ml 各含 1mg 的混合溶液,作为对照品溶液。照薄层色谱法(通则 0502)试验,吸取上述三种溶液各 2μl,分别点于同一硅胶 G 薄层板上,以三氯甲烷-甲醇-水-甲酸(7:3:0.5:0.5)为展开剂,展开,取出,晾干,喷以 5% 香草醛硫酸溶液,在 105℃ 加热至斑点显色清晰,置日光下检视。供试品色谱中,在与对照药材色谱和对照品色谱相应的位置上,显相同颜色的斑点。

【检查】 杂质 不得过 5%(通则 2301)。

水分 不得过 11.0%(通则 0832 第二法)。

总灰分 不得过 6.0%(通则 2302)。

【浸出物】 照醇溶性浸出物测定法(通则 2201)项下的热浸法测定,用乙醇作溶剂,不得少于 10.0%。

【含量测定】 照高效液相色谱法(通则 0512)测定。

色谱条件与系统适用性试验 以十八烷基硅烷键合硅胶为填充剂;以乙腈为流动相 A,以水为流动相 B,按下表中的规定进行梯度洗脱;蒸发光散射检测器检测。理论板数按凤仙萜四醇皂苷 K 峰计算应不低于 3000。

时间(分钟)	流动相 A(%)	流动相 B(%)
0～15	24→28	76→72
15～25	28	72
25～30	28→40	72→60

对照品溶液的制备 取凤仙萜四醇皂苷 K 对照品、凤仙萜四醇皂苷 A 对照品适量,精密称定,加甲醇分别制成每 1ml 各含凤仙萜四醇皂苷 K 0.5mg、凤仙萜四醇皂苷 A 0.25mg 的溶液,即得。

供试品溶液的制备 取本品粉末(过三号筛)约 1g,精密称定,置索氏提取器中,加石油醚(60～90℃)适量,加热回流 2 小时,弃去石油醚液,药渣挥去溶剂,转移至具塞锥形瓶中,精密加入 80% 甲醇 50ml,称定重量,加热回流 1 小时,放冷,再称定重量,用 80% 甲醇补足减失的重量,摇匀,滤过,精密量取续滤液 20ml,回收溶剂至干,残渣加甲醇适量使溶解并转移至 2ml 量瓶中,加甲醇至刻度,摇匀,滤过,取续滤液,即得。

测定法 分别精密吸取对照品溶液 5μl、15μl,供试品溶液 10μl,注入液相色谱仪,测定,用外标两点法对数方程计算,即得。

本品按干燥品计算,含凤仙萜四醇皂苷 K($C_{54}H_{92}O_{25}$)和凤仙萜四醇皂苷 A($C_{48}H_{82}O_{20}$)的总量不得少于 0.20%。

【性味与归经】 微苦、辛,温;有小毒。归肺、肝经。

【功能与主治】 破血,软坚,消积。用于癥瘕痞块,经闭,噎膈。

【用法与用量】 3～5g。

【注意】 孕妇慎用。

【贮藏】 置干燥处。

姜 黄

Jianghuang

CURCUMAE LONGAE RHIZOMA

本品为姜科植物姜黄 *Curcuma longa* L. 的干燥根茎。冬季茎叶枯萎时采挖,洗净,煮或蒸至透心,晒干,除去须根。

【性状】 本品呈不规则卵圆形、圆柱形或纺锤形,常弯曲,有的具短叉状分枝,长 2～5cm,直径 1～3cm。表面深黄色,粗糙,有皱缩纹理和明显环节,并有圆形分枝痕及须根痕。质坚实,不易折断,断面棕黄色至金黄色,角质样,有蜡样光泽,内皮层环纹明显,维管束呈点状散在。气香特异,味苦、辛。

【鉴别】 (1)本品横切面:表皮细胞扁平,壁薄。皮层宽广,有叶迹维管束;外侧近表皮处有 6～8 列木栓细胞,扁平;内皮层细胞凯氏点明显。中柱鞘为 1～2 列薄壁细胞;维管束

外韧型,散列,近中柱鞘处较多,向内渐减少。薄壁细胞含油滴、淀粉粒及红棕色色素。

(2)取本品粉末 0.2g,加无水乙醇 20ml,振摇,放置 30 分钟,滤过,滤液蒸干,残渣加无水乙醇 2ml 使溶解,作为供试品溶液。另取姜黄对照药材 0.2g,同法制成对照药材溶液。再取姜黄素对照品,加无水乙醇制成每 1ml 含 0.5mg 的溶液,作为对照品溶液。照薄层色谱法(通则 0502)试验,吸取上述三种溶液各 4μl,分别点于同一硅胶 G 薄层板上,以三氯甲烷-甲醇-甲酸(96:4:0.7)为展开剂,展开,取出,晾干,分别置日光和紫外光灯(365nm)下检视。供试品色谱中,在与对照药材色谱和对照品色谱相应的位置上,分别显相同颜色的斑点或荧光斑点。

【检查】 **水分** 不得过 16.0%(通则 0832 第四法)。

总灰分 不得过 7.0%(通则 2302)。

【浸出物】 照醇溶性浸出物测定法(通则 2201)项下的热浸法测定,用稀乙醇作溶剂,不得少于 12.0%。

【含量测定】 **挥发油** 照挥发油测定法(通则 2204)测定。

本品含挥发油不得少于 7.0%(ml/g)。

姜黄素 照高效液相色谱法(通则 0512)测定。

色谱条件与系统适用性试验 以十八烷基硅烷键合硅胶为填充剂;以乙腈-4% 冰醋酸溶液(48:52)为流动相;检测波长为 430nm。理论板数按姜黄素峰计算应不低于 4000。

对照品溶液的制备 取姜黄素对照品适量,精密称定,加甲醇制成每 1ml 含 10μg 的溶液,即得。

供试品溶液的制备 取本品细粉约 0.2g,精密称定,置具塞锥形瓶中,精密加入甲醇 10ml,称定重量,加热回流 30 分钟,放冷,再称定重量,用甲醇补足减失的重量,摇匀,离心,精密量取上清液 1ml,置 20ml 量瓶中,加甲醇稀释至刻度,摇匀,即得。

测定法 分别精密吸取对照品溶液与供试品溶液各 5μl,注入液相色谱仪,测定,即得。

本品按干燥品计算,含姜黄素($C_{21}H_{20}O_6$)不得少于 1.0%。

饮片

【炮制】 除去杂质,略泡,洗净,润透,切厚片,干燥。

【性状】 本品为不规则或类圆形的厚片。外表皮深黄色,有时可见环节。切面棕黄色至金黄色,角质样,内皮层环纹明显,维管束呈点状散在。气香特异,味苦、辛。

【检查】 **水分** 同药材,不得过 13.0%。

【含量测定】 同药材,含挥发油不得少于 5.0%(ml/g);含姜黄素($C_{21}H_{20}O_6$)不得少于 0.90%。

【鉴别】 **【检查】**(总灰分) **【浸出物】** 同药材。

【性味与归经】 辛、苦,温。归脾、肝经。

【功能与主治】 破血行气,通经止痛。用于胸胁刺痛,胸痹心痛,痛经经闭,癥瘕,风湿肩臂疼痛,跌扑肿痛。

【用法与用量】 3～10g。外用适量。

【贮藏】 置阴凉干燥处。

前 胡

Qianhu

PEUCEDANI RADIX

本品为伞形科植物白花前胡 *Peucedanum praeruptorum* Dunn 的干燥根。冬季至次春茎叶枯萎或未抽花茎时采挖,除去须根,洗净,晒干或低温干燥。

【性状】 本品呈不规则的圆柱形、圆锥形或纺锤形,稍扭曲,下部常有分枝,长 3～15cm,直径 1～2cm。表面黑褐色或灰黄色,根头部多有茎痕和纤维状叶鞘残基,上端有密集的细环纹,下部有纵沟、纵皱纹及横向皮孔样突起。质较柔软,干者质硬,可折断,断面不整齐,淡黄白色,皮部散有多数棕黄色油点,形成层环纹棕色,射线放射状。气芳香,味微苦、辛。

【鉴别】 (1)本品横切面:木栓层为 10 列～20 余列扁平细胞。近栓内层处油管稀疏排列成一轮。韧皮部宽广,外侧可见多数大小不等的裂隙;油管较多,类圆形,散在,韧皮射线近皮层处多弯曲。形成层环状。木质部大导管与小导管相间排列;木射线宽 2～10 列细胞,有油管零星散在;木纤维少见。薄壁细胞含淀粉粒。

(2)取本品粉末 0.5g,加三氯甲烷 10ml,超声处理 10 分钟,滤过,滤液蒸干,残渣加甲醇 5ml 使溶解,作为供试品溶液。另取白花前胡甲素对照品、白花前胡乙素对照品,加甲醇制成每 1ml 各含 0.5mg 的混合溶液,作为对照品溶液。照薄层色谱法(通则 0502)试验,吸取上述两种溶液各 5μl,分别点于同一硅胶 G 薄层板上,以石油醚(60～90℃)-乙酸乙酯(3:1)为展开剂,展开,取出,晾干,置紫外光灯(365nm)下检视。供试品色谱中,在与对照品色谱相应的位置上,显相同颜色的荧光斑点。

【检查】 水分 不得过 12.0%(通则 0832 第二法)。

总灰分 不得过 8.0%(通则 2302)。

酸不溶性灰分 不得过 2.0%(通则 2302)。

【浸出物】 照醇溶性浸出物测定法(通则 2201)项下的冷浸法测定,用稀乙醇作溶剂,不得少于 20.0%。

【含量测定】 照高效液相色谱法(通则 0512)测定。

色谱条件与系统适用性试验 以十八烷基硅烷键合硅胶为填充剂;以甲醇-水(75:25)为流动相;检测波长为 321nm。理论板数按白花前胡甲素峰计算应不低于 3000。

对照品溶液的制备 取白花前胡甲素对照品和白花前胡乙素对照品适量,精密称定,加甲醇制成每 1ml 各含 50μg 的混合溶液,即得。

供试品溶液的制备 取本品粉末(过三号筛)约 0.5g,精密称定,置具塞锥形瓶中,精密加入三氯甲烷 25ml,密塞,称定重量,超声处理(功率 250W,频率 33kHz)10 分钟,放冷,再称定重量,用三氯甲烷补足减失的重量,摇匀,滤过,精密量取

续滤液 5ml,蒸干,残渣加甲醇溶解并转移至 25ml 量瓶中,加甲醇至刻度,摇匀,即得。

测定法 分别精密吸取对照品溶液与供试品溶液各 10μl,注入液相色谱仪,测定,即得。

本品按干燥品计算,含白花前胡甲素($C_{21}H_{22}O_7$)不得少于 0.90%,含白花前胡乙素($C_{24}H_{26}O_7$)不得少于 0.24%。

饮片

【炮制】 前胡 除去杂质,洗净,润透,切薄片,晒干。

【性状】 本品呈类圆形或不规则形的薄片。外表皮黑褐色或灰黄色,有时可见残留的纤维状叶鞘残基。切面黄白色至淡黄色,皮部散有多数棕黄色油点,可见一棕色环纹及放射状纹理。气芳香,味微苦、辛。

【检查】 总灰分 同药材,不得过 6.0%。

【鉴别】(除横切面外) 【检查】(水分) 【浸出物】 【含量测定】 同药材。

蜜前胡 取前胡片,照蜜炙法(通则 0213)炒至不粘手。

【性状】 本品形如前胡片,表面黄褐色,略具光泽,滋润。味微甜。

【检查】 水分 同药材,不得过 13.0%。

【鉴别】(除横切面外) 【检查】(总灰分 酸不溶性灰分) 【浸出物】 【含量测定】 同药材。

【性味与归经】 苦、辛,微寒。归肺经。

【功能与主治】 降气化痰,散风清热。用于痰热喘满,咯痰黄稠,风热咳嗽痰多。

【用法与用量】 3～10g。

【贮藏】 置阴凉干燥处,防霉,防蛀。

首 乌 藤

Shouwuteng

POLYGONI MULTIFLORI CAULIS

本品为蓼科植物何首乌 *Polygonum multiflorum* Thunb. 的干燥藤茎。秋、冬二季采割,除去残叶,捆成把或趁鲜切段,干燥。

【性状】 本品呈长圆柱形,稍扭曲,具分枝,长短不一,直径 4～7mm。表面紫红色或紫褐色,粗糙,具扭曲的纵皱纹,节部略膨大,有侧枝痕,外皮菲薄,可剥离。质脆,易折断,断面皮部紫红色,木部黄白色或淡棕色,导管孔明显,髓部疏松,类白色。切段者呈圆柱形的段。外表面紫红色或紫褐色,切面皮部紫红色,木部黄白色或淡棕色,导管孔明显,髓部疏松,类白色。气微,味微苦涩。

【鉴别】 (1)本品横切面:表皮细胞有时残存。木栓细胞 3～4 列,含棕色色素。皮层较窄。中柱鞘纤维束断续排列成环,纤维壁甚厚,木化;在纤维束间时有石细胞群。韧皮部较宽。形成层成环。木质部导管类圆形,直径约至

204μm，单个散列或数个相聚。髓较小。薄壁细胞含草酸钙簇晶。

（2）取本品粉末 0.25g，加乙醇 50ml，加热回流 1 小时，滤过，滤液浓缩至 1ml，作为供试品溶液。另取首乌藤对照药材 0.25g，同法制成对照药材溶液。再取大黄素对照品，加乙醇制成每 1ml 含 0.5mg 的溶液，作为对照品溶液。照薄层色谱法（通则 0502）试验，吸取上述三种溶液各 2μl，分别点于同一硅胶 H 薄层板上，以石油醚（30～60℃）-甲酸乙酯-甲酸（15：5：1）的上层溶液为展开剂，展开，取出，晾干，置紫外光灯（365nm）下检视。供试品色谱中，在与对照药材色谱和对照品色谱相应的位置上，显相同颜色的荧光斑点；置氨蒸气中熏后，斑点变为红色。

【检查】 水分 不得过 12.0%（通则 0832 第二法）。

总灰分 不得过 10.0%（通则 2302）。

【浸出物】 照醇溶性浸出物测定法（通则 2201）项下的热浸法测定，用乙醇作溶剂，不得少于 12.0%。

【含量测定】 避光操作。照高效液相色谱法（通则 0512）测定。

色谱条件与系统适用性试验 以十八烷基硅烷键合硅胶为填充剂；以乙腈-水（26：74）为流动相；检测波长为 320nm。理论板数按 2,3,5,4'-四羟基二苯乙烯-2-O-β-D-葡萄糖苷峰计算应不低于 2000。

对照品溶液的制备 取 2,3,5,4'-四羟基二苯乙烯-2-O-β-D-葡萄糖苷对照品适量，精密称定，加稀乙醇制成每 1ml 含 50μg 的溶液，即得。

供试品溶液的制备 取本品粉末（过四号筛）约 0.5g，精密称定，置具塞锥形瓶中，精密加入稀乙醇 25ml，称定重量，加热回流 30 分钟，放冷，再称定重量，用稀乙醇补足减失的重量，摇匀，上清液滤过，取续滤液，即得。

测定法 分别精密吸取对照品溶液与供试品溶液各 10μl，注入液相色谱仪，测定，即得。

本品按干燥品计算，含 2,3,5,4'-四羟基二苯乙烯-2-O-β-D-葡萄糖苷（$C_{20}H_{22}O_9$）不得少于 0.20%。

饮片

【炮制】 除去杂质，洗净，切段，干燥。

【性状】 本品呈圆柱形的段。外表面紫红色或紫褐色。切面皮部紫红色，木部黄白色或淡棕色，导管孔明显，髓部疏松，类白色。气微，味微苦涩。

【鉴别】【检查】【浸出物】【含量测定】 同药材。

【性味与归经】 甘，平。归心、肝经。

【功能与主治】 养血安神，祛风通络。用于失眠多梦，血虚身痛，风湿痹痛，皮肤瘙痒。

【用法与用量】 9～15g。外用适量，煎水洗患处。

【贮藏】 置干燥处。

洪 连

Honglian

LAGOTIDIS HERBA

本品系藏族习用药材。为玄参科植物短筒兔耳草 *Lagotis brevituba* Maxim. 的干燥全草。夏、秋二季花开时采收，除去杂质，洗净，阴干。

【性状】 本品长 5～15cm。根茎呈圆柱形，略弯曲，节间紧密，形似蚕；表面灰褐色或浅紫褐色；质脆，易折断，断面棕褐色或灰黄色，有 3～4 个白色的点状维管束，排列成环。根细长，圆柱形，扭曲，表面浅黄褐色或灰褐色，有纵皱纹。基生叶，具长柄；叶片多卷曲破碎，完整者展平后呈圆形或卵圆形，先端钝圆，边缘具圆齿，基部宽楔形。穗状花序顶生。果长圆形，黑褐色。气微，味微苦。

【鉴别】 （1）本品粉末红棕色。淀粉粒众多，单粒类圆形，直径 3～7μm，偶见盔帽形，脐点点状；复粒由 2～3(6) 分粒组成。薄壁细胞圆形或类圆形，内含浅棕色类圆形核状物。叶下表皮细胞垂周壁稍弯曲，气孔不定式和不等式。导管多为网纹导管和螺纹导管。

（2）取本品粉末 0.5g，加甲醇 10ml，超声处理 15 分钟，滤过，滤液作为供试品溶液。另取松果菊苷对照品、毛蕊花糖苷对照品，加甲醇分别制成每 1ml 含 1mg 的溶液，作为对照品溶液。照薄层色谱法（通则 0502）试验，吸取上述三种溶液各 2μl，分别点于同一聚酰胺薄层板上，以甲醇-醋酸-水（2：1：7）为展开剂，展开，取出，晾干，置紫外光灯（365nm）下检视。供试品色谱中，在与对照品色谱相应的位置上，显相同颜色的荧光斑点。

【检查】 水分 不得过 8.0%（通则 0832 第二法）。

总灰分 不得过 15.0%（通则 2302）。

酸不溶性灰分 不得过 10.0%（通则 2302）。

【浸出物】 照醇溶性浸出物测定法（通则 2201）项下的冷浸法测定，用乙醇作溶剂，不得少于 8.0%。

【含量测定】 照高效液相色谱法（通则 0512）测定。

色谱条件与系统适用性试验 以十八烷基硅烷键合硅胶为填充剂；以乙腈-甲醇-1%醋酸溶液（10：15：75）为流动相；检测波长为 334nm。理论板数按松果菊苷峰计算应不低于 4000。

对照品溶液的制备 取松果菊苷对照品适量，精密称定，置棕色量瓶中，加流动相制成每 1ml 含 0.25mg 的溶液，即得。

供试品溶液的制备 取本品粉末（过四号筛）约 0.5g，精密称定，置 50ml 棕色量瓶中，精密加入流动相 25ml，称定重量，浸泡 30 分钟，超声处理（功率 230W，频率 35kHz）15 分钟，放冷，再称定重量，用流动相补足减失的重量，摇匀，离心，静置，取上清液置棕色瓶中，即得。

测定法 分别精密吸取对照品溶液与供试品溶液各 10～20μl，注入液相色谱仪，测定，即得。

本品按干燥品计算，含松果菊苷（$C_{35}H_{46}O_{20}$）不得少于

0.80%。

【性味与归经】 苦、甘，寒。归肺、心、肝经。

【功能与主治】 清热，解毒，利湿，平肝，行血，调经。用于发热烦渴，肺热咳嗽，头痛眩晕，湿热黄疸，月经不调，药食中毒。

【用法与用量】 1~6g。

【贮藏】 置通风干燥处。

洋金花

Yangjinhua

DATURAE FLOS

本品为茄科植物白花曼陀罗 *Datura metel* L. 的干燥花。4~11 月花初开时采收，晒干或低温干燥。

【性状】 本品多皱缩成条状，完整者长 9~15cm。花萼呈筒状，长为花冠的 2/5，灰绿色或灰黄色，先端 5 裂，基部具纵脉纹 5 条，表面微有茸毛；花冠呈喇叭状，淡黄色或黄棕色，先端 5 浅裂，裂片有短尖，短尖下有明显的纵脉纹 3 条，两裂片之间微凹；雄蕊 5，花丝贴生于花冠筒内，长为花冠的 3/4；雌蕊 1，柱头棒状。烘干品质柔韧，气特异；晒干品质脆，气微，味微苦。

【鉴别】 (1)本品粉末淡黄色。花粉粒类球形或长圆形，直径 42~65μm，表面有条纹状雕纹。花萼非腺毛 1~3 细胞，壁具疣突；腺毛头部 1~5 细胞，柄 1~5 细胞。花冠裂片边缘非腺毛 1~10 细胞，壁微具疣突。花丝基部非腺毛粗大，1~5 细胞，基部直径约至 128μm，顶端钝圆。花萼、花冠薄壁细胞中有草酸钙砂晶、方晶及簇晶。

(2)取本品粉末 1g，加浓氨试液 1ml，混匀，加三氯甲烷 25ml，摇匀，放置过夜，滤过，滤液回收溶剂至干，残渣加三氯甲烷 1ml 使溶解，作为供试品溶液。另取硫酸天仙子胺对照品、氢溴酸东莨菪碱对照品，加甲醇制成每 1ml 各含 4mg 的混合溶液，作为对照品溶液。照薄层色谱法（通则 0502）试验，吸取上述两种溶液各 10μl，分别点于同一硅胶 G 薄层板上，以乙酸乙酯-甲醇-浓氨试液（17:2:1）为展开剂，展开，取出，晾干，喷以稀碘化铋钾试液，置日光下检视。供试品色谱中，在与对照品色谱相应的位置上，显相同颜色的斑点。

【检查】 水分 不得过 11.0%（通则 0832 第二法）。

总灰分 不得过 11.0%（通则 2302）。

酸不溶性灰分 不得过 2.0%（通则 2302）。

【浸出物】 照醇溶性浸出物测定法（通则 2201）项下的热浸法测定，用乙醇作溶剂，不得少于 9.0%。

【含量测定】 照高效液相色谱法（通则 0512）测定。

色谱条件与系统适用性试验 以十八烷基硅烷键合硅胶为填充剂；以乙腈-0.07mol/L 磷酸钠溶液（含 0.0175mol/L 十二烷基硫酸钠，用磷酸调节 pH 值至 6.0）（50:100）为流动相；检测波长为 216nm。理论板数按氢溴酸东莨菪碱峰计算应不低于 3000。

对照品溶液的制备 取氢溴酸东莨菪碱对照品适量，精密称定，加流动相制成每 1ml 含 0.5mg 的溶液，即得（东莨菪碱重量＝氢溴酸东莨菪碱/1.445）。

供试品溶液的制备 取本品粉末（过三号筛）约 1g，精密称定，置锥形瓶中，加入 2mol/L 盐酸溶液 10ml，超声处理（功率 250W，频率 40kHz）30 分钟，放冷，滤过，滤渣和滤器用 2mol/L 盐酸溶液 10ml 分数次洗涤，合并滤液和洗液，用浓氨试液调节 pH 值至 9，用三氯甲烷振摇提取 4 次，每次 10ml，合并三氯甲烷液，回收溶剂至干，残渣用流动相溶解，转移至 5ml 量瓶中，加流动相至刻度，摇匀，滤过，取续滤液，即得。

测定法 分别精密吸取对照品溶液与供试品溶液各 10μl，注入液相色谱仪，测定，即得。

本品按干燥品计算，含东莨菪碱（$C_{17}H_{21}NO_4$）不得少于 0.15%。

【性味与归经】 辛，温；有毒。归肺、肝经。

【功能与主治】 平喘止咳，解痉定痛。用于哮喘咳嗽，脘腹冷痛，风湿痹痛，小儿慢惊；外科麻醉。

【用法与用量】 0.3~0.6g，宜入丸散；亦可作卷烟分次燃吸（一日量不超过 1.5g）。外用适量。

【注意】 孕妇、外感及痰热咳喘、青光眼、高血压及心动过速患者禁用。

【贮藏】 置干燥处，防霉，防蛀。

穿山龙

Chuanshanlong

DIOSCOREAE NIPPONICAE RHIZOMA

本品为薯蓣科植物穿龙薯蓣 *Dioscorea nipponica* Makino 的干燥根茎。春、秋二季采挖，洗净，除去须根和外皮，晒干。

【性状】 根茎呈类圆柱形，稍弯曲，长 15~20cm，直径 1.0~1.5cm。表面黄白色或棕黄色，有不规则纵沟、刺状残根及偏于一侧的突起茎痕。质坚硬，断面平坦，白色或黄白色，散有淡棕色维管束小点。气微，味苦涩。

【鉴别】 (1)本品粉末淡黄色。淀粉粒单粒椭圆形、类三角形、圆锥形或不规则形，直径 3~17μm，长至 33μm，脐点长缝状。草酸钙针晶散在，或成束存在于黏液细胞中，长约至 110μm。木化薄壁细胞淡黄色或黄色，呈长椭圆形、长方形或棱形，纹孔较小而稀疏。具缘纹孔导管直径 17~56μm，纹孔细密，椭圆形。

(2)取本品粉末 0.5g，加甲醇 25ml，超声处理 30 分钟，滤过，滤液蒸干，残渣加 3mol/L 盐酸溶液 20ml 使溶解，置水浴中加热水解 30 分钟，放冷，再加入三氯甲烷 30ml，加热回流 15 分钟，滤过，取三氯甲烷液蒸干，残渣加三氯甲烷-甲醇（1:1）的混合溶液 2ml 使溶解，作为供试品溶液。另取薯蓣皂苷元对照品，加甲醇制成每 1ml 含 1mg 的溶液，作为对照品溶液。照薄层色谱法(通则0502)试验,吸取上述两种溶液各3μl,分别点于同一硅胶G薄层板上,以三氯甲烷-甲醇(20∶0.2)为展开剂,展开,取出,晾干,喷以10%磷钼酸乙醇溶液,在105℃加热10分钟。供试品色谱中,在与对照品色谱相应的位置上,显相同颜色的斑点。

【检查】　水分　不得过12.0%(通则0832第二法)。

总灰分　不得过5.0%(通则2302)。

【浸出物】　照醇溶性浸出物测定法(通则2201)项下的热浸法测定,用65%乙醇作溶剂,不得少于20.0%。

【含量测定】　照高效液相色谱法(通则0512)测定。

色谱条件与系统适用性试验　以十八烷基硅烷键合硅胶为填充剂;以乙腈-水(55∶45)为流动相;检测波长为203nm。理论板数按薯蓣皂苷峰计算应不低于3000。

对照品溶液的制备　取薯蓣皂苷对照品适量,精密称定,加甲醇制成每1ml含0.3mg的溶液,即得。

供试品溶液的制备　取本品粉末(过四号筛)约0.25g,精密称定,置具塞锥形瓶中,精密加入65%乙醇25ml,称定重量,超声处理(功率120W,频率40kHz)30分钟,放冷,再称定重量,用65%乙醇补足减失的重量,摇匀,滤过,取续滤液,即得。

测定法　分别精密吸取对照品溶液与供试品溶液各10μl,注入液相色谱仪,测定,即得。

本品按干燥品计算,含薯蓣皂苷($C_{45}H_{72}O_{16}$)不得少于1.3%。

饮片

【炮制】　除去杂质,洗净,润透,切厚片,干燥。

【性状】　本品呈圆形或椭圆形的厚片。外表皮黄白色或棕黄色,有时可见刺状残根。切面白色或黄白色,有淡棕色的点状维管束。气微。味苦涩。

【鉴别】【检查】【浸出物】【含量测定】　同药材。

【性味与归经】　甘、苦,温。归肝、肾、肺经。

【功能与主治】　祛风除湿,舒筋通络,活血止痛,止咳平喘。用于风湿痹病,关节肿胀,疼痛麻木,跌扑损伤,闪腰岔气,咳嗽气喘。

【用法与用量】　9～15g;也可制成酒剂用。

【注意】　粉碎加工时,注意防护,以免发生过敏反应。

【贮藏】　置于干燥处。

穿　心　莲
Chuanxinlian
ANDROGRAPHIS HERBA

本品为爵床科植物穿心莲 *Andrographis paniculata* (Burm. f.) Nees 的干燥地上部分。秋初茎叶茂盛时采割,晒干。

【性状】　本品茎呈方柱形,多分枝,长50～70cm,节稍膨大;质脆,易折断。单叶对生,叶柄短或近无柄;叶片皱缩、易

碎,完整者展平后呈披针形或卵状披针形,长3～12cm,宽2～5cm,先端渐尖,基部楔形下延,全缘或波状;上表面绿色,下表面灰绿色,两面光滑。气微,味极苦。

【鉴别】　(1)本品叶横切面:上表皮细胞类方形或长方形,下表皮细胞较小,上、下表皮均有含圆形、长椭圆形或棒状钟乳体的晶细胞;并有腺鳞,有的可见非腺毛。栅栏组织为1～2列细胞,贯穿于主脉上方;海绵组织排列疏松。主脉维管束外韧型,呈凹槽状,木质部上方亦有晶细胞。

叶表面观:上下表皮均有增大的晶细胞,内含大型螺状钟乳体,直径约至36μm,长约至180μm,较大端有脐样点痕,层纹波状。下表皮气孔密布,直轴式,副卫细胞大小悬殊,也有不定式。腺鳞头部扁球形,4、6(8)细胞,直径约40μm,柄极短。非腺毛1～4细胞,长约至160μm,基部直径约至40μm,表面有角质纹理。

(2)取穿心莲对照药材0.5g,加40%甲醇25ml,超声处理30分钟,滤过,滤液作为对照药材溶液。照薄层色谱法(通则0502)试验,吸取〔含量测定〕项下的对照品溶液、供试品溶液和上述对照药材溶液各10μl,分别点于同一硅胶G薄层板上,以三氯甲烷-甲苯-甲醇(8∶1∶1)为展开剂,展开,取出,晾干,喷以10%硫酸乙醇溶液,在105℃加热至斑点显色清晰,置紫外光灯(365nm)下检视。供试品色谱中,在与对照药材色谱和对照品色谱相应的位置上,显相同颜色的荧光斑点。

【检查】　叶　不得少于30%。

【浸出物】　照醇溶性浸出物测定法(通则2201)项下的热浸法测定,用乙醇作溶剂,不得少于8.0%。

【含量测定】　照高效液相色谱法(通则0512)测定。

色谱条件与系统适用性试验　以十八烷基硅烷键合硅胶为填充剂;以乙腈为流动相A,以水为流动相B,按下表中的规定进行梯度洗脱;检测波长为205nm。理论板数按穿心莲内酯峰计算应不低于8000。

时间(分钟)	流动相A(%)	流动相B(%)
0～15	20→25	80→75
15～30	25→28	75→72
30～60	28→40	72→60
60～65	40→85	60→15

对照品溶液的制备　取穿心莲内酯对照品适量,精密称定,加甲醇制成每1ml含0.3mg的溶液,即得。

供试品溶液的制备　取本品粉末(过四号筛)约0.5g,精密称定,置具塞锥形瓶中,精密加入40%甲醇25ml,密塞,称定重量,超声处理(功率250W,频率40kHz)30分钟,放冷,再称定重量,用40%甲醇补足减失的重量,摇匀,滤过,取续滤液,即得。

测定法　分别精密吸取对照品溶液与供试品溶液各5μl,注入液相色谱仪,测定。以穿心莲内酯对照品为参照,以其相应的峰为S峰,计算新穿心莲内酯、14-去氧穿心莲内

酯和脱水穿心莲内酯的相对保留时间,其相对保留时间应在规定值的±5%范围之内(若相对保留时间偏离超过5%,则应以相应的被替代对照品确证为准)。相对保留时间及校正因子见下表:

待测成分(峰)	相对保留时间	校正因子(F)
穿心莲内酯	1.00	1.00
新穿心莲内酯	1.95	1.12
14-去氧穿心莲内酯	2.18	0.79
脱水穿心莲内酯	2.25	0.63

以穿心莲内酯的峰面积为对照,分别乘以校正因子,计算穿心莲内酯、新穿心莲内酯、14-去氧穿心莲内酯和脱水穿心莲内酯的含量。

本品按干燥品计算,含穿心莲内酯($C_{20}H_{30}O_5$)、新穿心莲内酯($C_{26}H_{40}O_8$)、14-去氧穿心莲内酯($C_{20}H_{30}O_4$)和脱水穿心莲内酯($C_{20}H_{28}O_4$)的总量不得少于1.5%。

饮　片

【炮制】　除去杂质,洗净,切段,干燥。

【性状】　本品呈不规则的段。茎方柱形,节稍膨大。切面不平坦,具类白色髓。叶片多皱缩或破碎,完整者展平后呈披针形或卵状披针形,先端渐尖,基部楔形下延,全缘或波状;上表面绿色,下表面灰绿色,两面光滑。气微,味极苦。

【鉴别】(除叶横切面外)　同药材。

【检查】　叶　不得少于25%。

【含量测定】　同药材,本品按干燥品计算,含穿心莲内酯($C_{20}H_{30}O_5$)、新穿心莲内酯($C_{26}H_{40}O_8$)、14-去氧穿心莲内酯($C_{20}H_{30}O_4$)和脱水穿心莲内酯($C_{20}H_{28}O_4$)的总量不得少于1.2%。

【性味与归经】　苦,寒。归心、肺、大肠、膀胱经。

【功能与主治】　清热解毒,凉血,消肿。用于感冒发热,咽喉肿痛,口舌生疮,顿咳劳嗽,泄泻痢疾,热淋涩痛,痈肿疮疡,蛇虫咬伤。

【用法与用量】　6～9g。外用适量。

【贮藏】　置干燥处。

络　石　藤
Luoshiteng

TRACHELOSPERMI CAULIS ET FOLIUM

本品为夹竹桃科植物络石 *Trachelospermum jasminoides* (Lindl.) Lem. 的干燥带叶藤茎。冬季至次春采割,除去杂质,晒干。

【性状】　本品茎呈圆柱形,弯曲,多分枝,长短不一,直径

1～5mm;表面红褐色,有点状皮孔和不定根;质硬,断面淡黄白色,常中空。叶对生,有短柄;展平后叶片呈椭圆形或卵状披针形,长1～8cm,宽0.7～3.5cm;全缘,略反卷,上表面暗绿色或棕绿色,下表面色较淡,革质。气微,味微苦。

【鉴别】　(1)本品茎横切面:木栓层为棕红色数列木栓细胞;表面可见单细胞非腺毛,壁厚,具壁疣。木栓层内侧为石细胞环带,木栓层与石细胞环带之间有草酸钙方晶分布。皮层狭窄。韧皮部薄,外侧有非木化的纤维束,断续排列成环。形成层成环。木质部均由木化细胞组成,导管多单个散在。木质部内方尚有形成层和内生韧皮部。髓部木化纤维成束,周围薄壁细胞内含草酸钙方晶。髓部常破裂。

(2)取本品粉末1g,加甲醇10ml,超声处理30分钟,滤过,取滤液作为供试品溶液。另取络石藤对照药材1g,同法制成对照药材溶液。再取络石苷对照品,加甲醇制成每1ml含2mg的溶液,作为对照品溶液。照薄层色谱法(通则0502)试验,吸取上述三种溶液各20μl,分别点于同一硅胶G薄层板上,以三氯甲烷-甲醇-醋酸(8:1:0.2)为展开剂,展开,取出,晾干,喷以10%硫酸乙醇溶液,在105℃加热至斑点显色清晰,置日光下检视。供试品色谱中,在与对照药材色谱和对照品色谱相应的位置上,显相同颜色的斑点。

【检查】　水分　不得过8.0%(通则0832第二法)。

总灰分　不得过11.0%(通则2302)。

酸不溶性灰分　不得过4.5%(通则2302)。

【含量测定】　照高效液相色谱法(通则0512)测定。

色谱条件与系统适用性试验　以十八烷基硅烷键合硅胶为填充剂;以乙腈-水(30:70)为流动相;检测波长为280nm。理论板数按络石苷峰计算应不低于4500。

对照品溶液的制备　取络石苷对照品适量,精密称定,加甲醇制成每1ml含0.2mg的溶液,即得。

供试品溶液的制备　取本品粉末(过三号筛)约1g,精密称定,置具塞锥形瓶中,精密加入甲醇50ml,称定重量,浸泡过夜,超声处理(功率250W,频率35kHz)30分钟,放冷,再称定重量,用甲醇补足减失的重量,摇匀,滤过,取续滤液,即得。

测定法　分别精密吸取对照品溶液与供试品溶液各10～20μl,注入液相色谱仪,测定,即得。

本品按干燥品计算,含络石苷($C_{27}H_{34}O_{12}$)不得少于0.45%。

饮　片

【炮制】　除去杂质,洗净,稍润,切段,干燥。

【性状】　本品呈不规则的段。茎圆柱形,表面红褐色,可见点状皮孔。切面黄白色,中空。叶全缘,略反卷;革质。气微,味微苦。

【含量测定】　同药材,含络石苷($C_{27}H_{34}O_{12}$)不得少于0.40%。

【鉴别】【检查】　同药材。

【性味与归经】　苦,微寒。归心、肝、肾经。

【功能与主治】 祛风通络,凉血消肿。用于风湿热痹,筋脉拘挛,腰膝酸痛,喉痹,痈肿,跌扑损伤。

【用法与用量】 6～12g。

【贮藏】 置干燥处。

秦 艽
Qinjiao
GENTIANAE MACROPHYLLAE RADIX

本品为龙胆科植物秦艽 *Gentiana macrophylla* Pall.、麻花秦艽 *Gentiana straminea* Maxim.、粗茎秦艽 *Gentiana crassicaulis* Duthie ex Burk. 或小秦艽 *Gentiana dahurica* Fisch. 的干燥根。前三种按性状不同分别习称"秦艽"和"麻花艽",后一种习称"小秦艽"。春、秋二季采挖,除去泥沙;秦艽和麻花艽晒软,堆置"发汗"至表面呈红黄色或灰黄色时,摊开晒干,或不经"发汗"直接晒干;小秦艽趁鲜时搓去黑皮,晒干。

【性状】 **秦艽** 呈类圆柱形,上粗下细,扭曲不直,长10～30cm,直径1～3cm。表面黄棕色或灰黄色,有纵向或扭曲的纵皱纹,顶端有残存茎基及纤维状叶鞘。质硬而脆,易折断,断面略显油性,皮部黄色或棕黄色,木部黄色。气特异,味苦、微涩。

麻花艽 呈类圆锥形,多由数个小根纠聚而膨大,直径可达7cm。表面棕褐色,粗糙,有裂隙呈网状孔纹。质松脆,易折断,断面多呈枯朽状。

小秦艽 呈类圆锥形或类圆柱形,长8～15cm,直径0.2～1cm。表面棕黄色。主根通常1个,残存的茎基有纤维状叶鞘,下部多分枝。断面黄白色。

【鉴别】 (1)取本品粉末0.5g,加甲醇10ml,超声处理15分钟,滤过,取滤液作为供试品溶液。另取龙胆苦苷对照品,加甲醇制成每1ml含1mg的溶液,作为对照品溶液。照薄层色谱法(通则0502)试验,吸取供试品溶液5μl、对照品溶液1μl,分别点于同一硅胶 GF$_{254}$薄层板上,以乙酸乙酯-甲醇-水(10∶2∶1)为展开剂,展开,取出,晾干,置紫外光灯(254nm)下检视。供试品色谱中,在与对照品色谱相应的位置上,显相同颜色的斑点。

(2)取栎瘿酸对照品,加三氯甲烷制成每1ml含0.5mg的溶液,作为对照品溶液。照薄层色谱法(通则0502)试验,吸取〔鉴别〕(1)项下的供试品溶液5μl 和上述对照品溶液1μl,分别点于同一硅胶 G 薄层板上,以三氯甲烷-甲醇-甲酸(50∶1∶0.5)为展开剂,展开,取出,晾干,喷以10%硫酸乙醇溶液,在105℃加热至斑点显色清晰。供试品色谱中,在与对照品色谱相应的位置上,显相同颜色的斑点。

【检查】 **水分** 不得过9.0%(通则0832第二法)。

总灰分 不得过8.0%(通则2302)。

酸不溶性灰分 不得过3.0%(通则2302)。

【浸出物】 照醇溶性浸出物测定法(通则2201)项下的热浸法测定,用乙醇作溶剂,不得少于24.0%。

【含量测定】 照高效液相色谱法(通则0512)测定。

色谱条件与系统适用性试验 以十八烷基硅烷键合硅胶为填充剂;以乙腈-0.1%醋酸溶液(9∶91)为流动相;检测波长为254nm。理论板数按龙胆苦苷峰计算应不低于3000。

对照品溶液的制备 取龙胆苦苷对照品、马钱苷酸对照品适量,精密称定,加甲醇分别制成每1ml含龙胆苦苷0.5mg、马钱苷酸0.3mg的溶液,即得。

供试品溶液的制备 取本品粉末(过三号筛)约0.5g,精密称定,置具塞锥形瓶中,精密加入甲醇20ml,超声处理(功率500W,频率40kHz)30分钟,放冷,再称定重量,用甲醇补足减失的重量,摇匀,滤过,取续滤液,即得。

测定法 分别精密吸取两种对照品溶液与供试品溶液各5～10μl,注入液相色谱仪,测定,即得。

本品按干燥品计算,含龙胆苦苷(C$_{16}$H$_{20}$O$_9$)和马钱苷酸(C$_{16}$H$_{24}$O$_{10}$)的总量不得少于2.5%。

饮片

【炮制】 除去杂质,洗净,润透,切厚片,干燥。

【性状】 本品呈类圆形的厚片。外表皮黄棕色、灰黄色或棕褐色,粗糙,有扭曲纵纹或网状孔纹。切面皮部黄色或棕黄色,木部黄色,有的中心呈枯朽状。气特异,味苦、微涩。

【浸出物】 同药材,不得少于20.0%。

【鉴别】 【检查】 【含量测定】 同药材。

【性味与归经】 辛、苦,平。归胃、肝、胆经。

【功能与主治】 祛风湿,清湿热,止痹痛,退虚热。用于风湿痹痛,中风半身不遂,筋脉拘挛,骨节酸痛,湿热黄疸,骨蒸潮热,小儿疳积发热。

【用法与用量】 3～10g。

【贮藏】 置通风干燥处。

秦 皮
Qinpi
FRAXINI CORTEX

本品为木犀科植物苦枥白蜡树 *Fraxinus rhynchophylla* Hance、白蜡树 *Fraxinus chinensis* Roxb.、尖叶白蜡树 *Fraxinus szaboana* Lingelsh. 或宿柱白蜡树 *Fraxinus stylosa* Lingelsh. 的干燥枝皮或干皮。春、秋二季剥取,晒干。

【性状】 **枝皮** 呈卷筒状或槽状,长10～60cm,厚1.5～3mm。外表面灰白色、灰棕色至黑棕色或相间呈斑状,平坦或稍粗糙,并有灰白色圆点状皮孔及细斜皱纹,有的具分枝痕。内表面黄白色或棕色,平滑。质硬而脆,断面纤维性,黄白色。气微,味苦。

干皮　为长条状块片,厚 3～6mm。外表面灰棕色,具龟裂状沟纹及红棕色圆形或横长的皮孔。质坚硬,断面纤维性较强。

【鉴别】　(1)取本品,加热水浸泡,浸出液在日光下可见碧蓝色荧光。

(2)本品横切面:木栓层为 5～10 余列细胞。栓内层为数列多角形厚角细胞。皮层较宽,纤维及石细胞单个散在或成群。中柱鞘部位有石细胞及纤维束组成的环带,偶有间断。韧皮部射线宽 1～3 列细胞;纤维束及少数石细胞成层状排列,中间贯穿射线,形成“井”字形。薄壁细胞含草酸钙砂晶。

(3)取本品粉末 1g,加甲醇 10ml,加热回流 10 分钟,放冷,滤过,取滤液作为供试品溶液。另取秦皮甲素对照品、秦皮乙素对照品及秦皮素对照品,加甲醇制成每 1ml 各含 2mg 的混合溶液,作为对照品溶液。照薄层色谱法(通则 0502)试验,吸取上述两种溶液各 10μl,分别点于同一硅胶 G 薄层板或 GF$_{254}$薄层板上,以三氯甲烷-甲醇-甲酸(6:1:0.5)为展开剂,展开,取出,晾干,硅胶 GF$_{254}$板置紫外光灯(254nm)下检视;硅胶 G 板置紫外光灯(365nm)下检视。供试品色谱中,在与对照品色谱相应的位置上,显相同颜色的斑点或荧光斑点;硅胶 GF$_{254}$板喷以三氯化铁试液-铁氰化钾试液(1:1)的混合溶液,斑点变为蓝色。

【检查】　水分　不得过 7.0%(通则 0832 第二法)。

总灰分　不得过 8.0%(通则 2302)。

【浸出物】　照醇溶性浸出物测定法(通则 2201)项下的热浸法测定,用乙醇作溶剂,不得少于 8.0%。

【含量测定】　照高效液相色谱法(通则 0512)测定。

色谱条件与系统适用性试验　以十八烷基硅烷键合硅胶为填充剂;以乙腈-0.1%磷酸溶液(8:92)为流动相;检测波长为 334nm。理论板数按秦皮乙素峰计算应不低于 5000。

对照品溶液的制备　取秦皮甲素对照品、秦皮乙素对照品适量,精密称定,加甲醇制成每 1ml 含秦皮甲素 0.1mg、秦皮乙素 60μg 的混合溶液,即得。

供试品溶液的制备　取本品粉末(过三号筛)约 0.5g,精密称定,置具塞锥形瓶中,精密加入甲醇 50ml,密塞,称定重量,加热回流 1 小时,放冷,再称定重量,用甲醇补足减失的重量,摇匀,滤过,取续滤液,即得。

测定法　分别精密吸取对照品溶液与供试品溶液各 10μl,注入液相色谱仪,测定,即得。

本品按干燥品计算,含秦皮甲素(C$_{15}$H$_{16}$O$_9$)和秦皮乙素(C$_9$H$_6$O$_4$)的总量,不得少于 1.0%。

饮片

【炮制】　除去杂质,洗净,润透,切丝,干燥。

【性状】　本品为长短不一的丝条状。外表面灰白色、灰棕色或黑棕色。内表面黄白色或棕色,平滑。切面纤维性。质硬。气微,味苦。

【检查】　总灰分　同药材,不得过 6.0%。

【浸出物】　同药材,不得少于 10.0%。

【含量测定】　同药材,含秦皮甲素(C$_{15}$H$_{16}$O$_9$)和秦皮乙素(C$_9$H$_6$O$_4$)的总量,不得少于 0.80%。

【鉴别】(1)、(3)　【检查】(水分)　同药材。

【性味与归经】　苦、涩,寒。归肝、胆、大肠经。

【功能与主治】　清热燥湿,收涩止痢,止带,明目。用于湿热泻痢,赤白带下,目赤肿痛,目生翳膜。

【用法与用量】　6～12g。外用适量,煎洗患处。

【贮藏】　置通风干燥处。

珠　子　参

Zhuzishen

PANACIS MAJORIS RHIZOMA

本品为五加科植物珠子参 *Panax japonicus* C. A. Mey. var. *major* (Burk.) C. Y. Wu et K. M. Feng 或羽叶三七 *Panax japonicus* C. A. Mey. var. *bipinnatifidus* (Seem.) C. Y. Wu et K. M. Feng 的干燥根茎。秋季采挖,除去粗皮和须根,干燥;或蒸(煮)透后干燥。

【性状】　本品略呈扁球形、圆锥形或不规则菱角形,偶呈连珠状,直径 0.5～2.8cm。表面棕黄色或黄褐色,有明显的疣状突起和皱纹,偶有圆形凹陷的茎痕,有的一侧或两侧残存细的节间。质坚硬,断面不平坦,淡黄白色,粉性。气微,味苦、微甘,嚼之刺喉。蒸(煮)者断面黄白色或黄棕色,略呈角质样,味微苦、微甘,嚼之不刺喉。

【鉴别】　(1)本品横切面:木栓层为数列木栓细胞。皮层稍窄,有分泌道,呈圆形或长圆形,直径 32～500μm,周围分泌细胞 5～18 个。韧皮部分泌道较小。形成层断续可见。木质部导管呈放射状或“V”字形排列;导管类多角形,直径约至 76μm;射线宽广。中央有髓。薄壁细胞含淀粉粒,有的含草酸钙簇晶。

(2)取本品粉末 1g,加甲醇 30ml,超声处理 40 分钟,滤过,滤液蒸干,残渣加水 20ml 加热使溶解,用水饱和正丁醇振摇提取 3 次(20ml、15ml、15ml),合并正丁醇液,蒸干,残渣加甲醇 5ml 加热使溶解,作为供试品溶液。另取竹节参皂苷Ⅳa 对照品、人参皂苷 Ro 对照品,加甲醇制成每 1ml 各含 2mg 的溶液,作为对照品溶液。照薄层色谱法(通则 0502)试验,吸取上述三种溶液各 1μl,分别点于同一硅胶 G 薄层板上,以正丁醇-乙酸乙酯-甲醇-甲酸-水(5:10:0.5:0.3:3.5)上层溶液为展开剂,展开,取出,晾干,喷以 10%硫酸乙醇溶液,在 105℃加热至斑点显色清晰,置紫外光灯(365nm)下检视。供试品色谱中,在与对照品色谱相应的位置上,显相同颜色的荧光斑点。

【检查】　水分　不得过 14.0%(通则 0832 第二法)。

总灰分 不得过 7.0％（通则 2302）。

【含量测定】 照高效液相色谱法（通则 0512）测定。

色谱条件与系统适用性试验 以十八烷基硅烷键合硅胶为填充剂；以乙腈-0.2％磷酸溶液（35：65）为流动相；检测波长为 203nm；柱温 30℃。理论板数按竹节参皂苷Ⅳa 峰计算应不低于 3000。

对照品溶液的制备 取竹节参皂苷Ⅳa 对照品适量，精密称定，加 60％乙醇制成每 1ml 含 0.2mg 的溶液，即得。

供试品溶液的制备 取本品粉末（过二号筛）约 0.1g，精密称定，置具塞锥形瓶中，精密加入 60％乙醇 25ml，称定重量，超声处理（功率 180W，频率 40kHz）40 分钟，放冷，再称定重量，用 60％乙醇补足减失的重量，摇匀，滤过，取续滤液，即得。

测定法 分别精密吸取对照品溶液与供试品溶液各 20μl，注入液相色谱仪，测定，即得。

本品按干燥品计算，含竹节参皂苷Ⅳa（$C_{42}H_{66}O_{14}$）不得少于 3.0％。

饮片

【炮制】 除去杂质。用时捣碎。

【性状】【鉴别】【检查】【含量测定】 同药材。

【性味与归经】 苦、甘，微寒。归肝、肺、胃经。

【功能与主治】 补肺养阴，祛瘀止痛，止血。用于气阴两虚，烦热口渴，虚劳咳嗽，跌扑损伤，关节痹痛，咳血，吐血，衄血，崩漏，外伤出血。

【用法与用量】 3～9g。外用适量，研末敷患处。

【贮藏】 置干燥处，防蛀。

莱 菔 子

Laifuzi

RAPHANI SEMEN

本品为十字花科植物萝卜 *Raphanus sativus* L. 的干燥成熟种子。夏季果实成熟时采割植株，晒干，搓出种子，除去杂质，再晒干。

【性状】 本品呈类卵圆形或椭圆形，稍扁，长 2.5～4mm，宽 2～3mm。表面黄棕色、红棕色或灰棕色。一端有深棕色圆形种脐，一侧有数条纵沟。种皮薄而脆，子叶 2，黄白色，有油性。气微，味淡、微苦辛。

【鉴别】 （1）本品粉末淡黄色至棕黄色。种皮栅状细胞成片，淡黄色、橙黄色、黄棕色或红棕色，表面观呈多角形或长多角形，直径约至 15μm，常与种皮大形下皮细胞重叠，可见类多角形或长多角形暗影。内胚乳细胞表面观呈类多角形，含糊粉粒和脂肪油滴。子叶细胞无色或淡灰绿色，壁薄，含糊粉粒及脂肪油滴。

（2）取本品粉末 1g，加乙醚 30ml，加热回流 1 小时，弃去乙醚液，药渣挥干，加甲醇 20ml，加热回流 1 小时，滤过，滤液

蒸干，残渣加甲醇 2ml 使溶解，作为供试品溶液。另取莱菔子对照药材 1g，同法制成对照药材溶液。再取芥子碱硫氰酸盐对照品，加甲醇制成每 1ml 含 1mg 的溶液，作为对照品溶液。照薄层色谱法（通则 0502）试验，吸取上述三种溶液各 3～5μl，分别点于同一硅胶 G 薄层板上，以乙酸乙酯-甲酸-水（10：2：3）的上层溶液为展开剂，展开，取出，晾干，置紫外光灯（365nm）下检视。供试品色谱中，在与对照药材色谱和对照品色谱相应的位置上，显相同颜色的荧光斑点；喷以 1％香草醛的 10％硫酸乙醇溶液，加热至斑点显色清晰，显相同颜色的斑点。

【检查】 水分 不得过 8.0％（通则 0832 第四法）。

总灰分 不得过 6.0％（通则 2302）。

酸不溶性灰分 不得过 2.0％（通则 2302）。

【浸出物】 照醇溶性浸出物测定法（通则 2201）项下的热浸法测定，用乙醇作溶剂，不得少于 10.0％。

【含量测定】 照高效液相色谱法（通则 0512）测定。

色谱条件与系统适用性试验 以苯基硅烷键合硅胶为填充剂；以乙腈-3％冰醋酸溶液（15：85）为流动相；检测波长为 326nm。理论板数按芥子碱峰计算应不低于 5000。

对照品溶液的制备 取芥子碱硫氰酸盐对照品适量，精密称定，置棕色量瓶中，加甲醇制成每 1ml 含 40μg 的溶液，即得。

供试品溶液的制备 取本品粉末（过三号筛）约 0.5g，精密称定，置具塞锥形瓶中，精密加入 70％甲醇 50ml，密塞，称定重量，超声处理（功率 250W，频率 50kHz）30 分钟，放冷，再称定重量，用 70％甲醇补足减失的重量，摇匀，滤过，取续滤液，置棕色瓶中，即得。

测定法 分别精密吸取对照品溶液与供试品溶液各 5μl，注入液相色谱仪，测定，即得。

本品按干燥品计算，含芥子碱以芥子碱硫氰酸盐（$C_{16}H_{24}NO_5 \cdot SCN$）计，不得少于 0.40％。

饮片

【炮制】 莱菔子 除去杂质，洗净，干燥。用时捣碎。

【性状】【鉴别】【检查】【浸出物】【含量测定】 同药材。

炒莱菔子 取净莱菔子，照清炒法（通则 0213）炒至微鼓起。用时捣碎。

【性状】 本品形如莱菔子，表面微鼓起，色泽加深，质酥脆，气微香。

【鉴别】【检查】【浸出物】【含量测定】 同药材。

【性味与归经】 辛、甘，平。归肺、脾、胃经。

【功能与主治】 消食除胀，降气化痰。用于饮食停滞，脘腹胀痛，大便秘结，积滞泻痢，痰壅喘咳。

【用法与用量】 5～12g。

【贮藏】 置通风干燥处，防蛀。

莲 子

Lianzi

NELUMBINIS SEMEN

本品为睡莲科植物莲 *Nelumbo nucifera* Gaertn. 的干燥成熟种子。秋季果实成熟时采割莲房，取出果实，除去果皮，干燥，或除去莲子心后干燥。

【性状】 本品略呈椭圆形或类球形，长 1.2～1.8cm，直径 0.8～1.4cm。表面红棕色，有细纵纹和较宽的脉纹。一端中心呈乳头状突起，棕褐色，多有裂口，其周边略下陷。质硬，种皮薄，不易剥离。子叶 2，黄白色，肥厚，中有空隙，具绿色莲子心；或底部具有一小孔，不具莲子心。气微，味甘、微涩；莲子心味苦。

【鉴别】 （1）本品粉末类白色。主为淀粉粒，单粒长圆形、类圆形、卵圆形或类三角形，有的具小尖突，直径 4～25μm，脐点少数可见，裂缝状或点状；复粒稀少，由 2～3 分粒组成。色素层细胞黄棕色或红棕色，表面观呈类长方形、类长多角形或类圆形，有的可见草酸钙簇晶。子叶细胞呈长圆形，壁稍厚，有的呈连珠状，隐约可见纹孔域。可见螺纹导管和环纹导管。

（2）取本品粉末少许，加水适量，混匀，加碘试液数滴，呈蓝紫色，加热后逐渐褪色，放冷，蓝紫色复现。

（3）取本品粉末 0.5g，加水 5ml，浸泡，滤过，滤液置试管中，加 α-萘酚试液数滴，摇匀，沿管壁缓缓滴加硫酸 1ml，两液接界处出现紫色环。

（4）取本品粗粉 5g，加三氯甲烷 30ml，振摇，放置过夜，滤过，滤液蒸干，残渣加乙酸乙酯 2ml 使溶解，作为供试品溶液。另取莲子对照药材 5g，同法制成对照药材溶液。照薄层色谱法（通则 0502）试验，吸取两种溶液各 2μl，分别点于同一硅胶 G 薄层板上，以正己烷-丙酮（7：2）为展开剂，展开，取出，晾干，喷以 5% 香草醛的 10% 硫酸乙醇溶液，在 105℃ 加热至斑点显色清晰。供试品色谱中，在与对照药材色谱相应的位置上，显相同颜色的斑点。

【检查】 水分 不得过 14.0%（通则 0832 第二法）。

总灰分 不得过 5.0%（通则 2302）。

黄曲霉毒素 照真菌毒素测定法（通则 2351）测定。

本品每 1000g 含黄曲霉毒素 B_1 不得过 5μg，黄曲霉毒素 G_2、黄曲霉毒素 G_1、黄曲霉毒素 B_2 和黄曲霉毒素 B_1 总量不得过 10μg。

饮片

【炮制】 有心者，略浸，润透，切开，去心，干燥；或捣碎，去心。无心者，直接入药或捣碎。

【性状】 本品略呈椭圆形、类球形、类半球形或不规则碎块。表面红棕色，有细纵纹和较宽的脉纹。椭圆形、类球形、类半球形者一端中心呈乳头状突起，棕褐色，多有裂口，其周边略下陷。质硬，种皮薄，不易剥离。子叶黄白色，肥厚，中有空隙。气微，味微甘、微涩。

【检查】 黄曲霉毒素 同药材。

【性味与归经】 甘、涩，平。归脾、肾、心经。

【功能与主治】 补脾止泻，止带，益肾涩精，养心安神。用于脾虚泄泻，带下，遗精，心悸失眠。

【用法与用量】 6～15g。

【贮藏】 置干燥处，防蛀。

莲 子 心

Lianzixin

NELUMBINIS PLUMULA

本品为睡莲科植物莲 *Nelumbo nucifera* Gaertn. 的成熟种子中的干燥幼叶及胚根。取出，晒干。

【性状】 本品略呈细圆柱形，长 1～1.4cm，直径约 0.2cm。幼叶绿色，一长一短，卷成箭形，先端向下反折，两幼叶间可见细小胚芽。胚根圆柱形，长约 3mm，黄白色。质脆，易折断，断面有数个小孔。气微，味苦。

【鉴别】 （1）本品粉末灰绿色。表皮细胞略呈长方形，壁薄。叶肉细胞壁薄，类圆形，细胞内含众多淀粉粒与绿色色素。胚根细胞呈长方形，排列整齐，壁菲薄，有的含脂肪油滴。幼叶组织中细胞间隙较大。

（2）取本品粉末 2g，加甲醇 30ml，超声处理 30 分钟，滤过，滤液蒸干，残渣加甲醇 1ml 使溶解，作为供试品溶液。另取莲心碱高氯酸盐对照品，加甲醇制成每 1ml 含 1mg 的溶液，作为对照品溶液。照薄层色谱法（通则 0502）试验，吸取供试品溶液 4～6μl、对照品溶液 4μl，分别点于同一硅胶 G 薄层板上，以三氯甲烷-乙酸乙酯-二乙胺（5：4：1）为展开剂，展开，取出，晾干，喷以稀碘化铋钾试液。供试品色谱中，在与对照品色谱相应的位置上，显相同颜色的斑点。

【检查】 水分 不得过 12.0%（通则 0832 第二法）。

总灰分 不得过 5.0%（通则 2302）。

【含量测定】 照高效液相色谱法（通则 0512）测定。

色谱条件与系统适用性试验 以十八烷基硅烷键合硅胶为填充剂；以乙腈-0.015mol/L 醋酸钠溶液（每 100ml 中加十二烷基磺酸钠 0.4g，再以冰醋酸调 pH 值至 3.0）（52：48）为流动相；检测波长为 282nm。理论板数按甲基莲心碱峰计算应不低于 5000。

对照品溶液的制备 取甲基莲心碱对照品适量，精密称定，加甲醇制成每 1ml 含 0.1mg 的溶液，即得。

供试品溶液的制备 取本品粉末（过四号筛）约 0.5g，精密称定，精密加入 2% 盐酸甲醇溶液 25ml，称定重量，超声处理(功率 250W,频率 40kHz)30 分钟,放冷,再称定重量,用 2%盐酸甲醇溶液补足减失的重量,摇匀,滤过,精密量取续滤液 5ml,蒸至近干,残渣用甲醇溶解,转移至 10ml 量瓶中,并稀释至刻度,摇匀,滤过,取续滤液,即得。

测定法　分别精密吸取对照品溶液与供试品溶液各 10μl,注入液相色谱仪,测定,即得。

本品按干燥品计算,含甲基莲心碱($C_{38}H_{45}N_2O_6$)不得少于 0.70%。

【性味与归经】　苦,寒。归心、肾经。

【功能与主治】　清心安神,交通心肾,涩精止血。用于热入心包,神昏谵语,心肾不交,失眠遗精,血热吐血。

【用法与用量】　2~5g。

【贮藏】　置通风干燥处,防潮,防蛀。

莲　房

Lianfang

NELUMBINIS RECEPTACULUM

本品为睡莲科植物莲 *Nelumbo nucifera* Gaertn. 的干燥花托。秋季果实成熟时采收,除去果实,晒干。

【性状】　本品呈倒圆锥状或漏斗状,多撕裂,直径 5~8cm,高 4.5~6cm。表面灰棕色至紫棕色,具细纵纹和皱纹,顶面有多数圆形孔穴,基部有花梗残基。质疏松,破碎面海绵样,棕色。气微,味微涩。

【鉴别】　(1)本品粉末黄棕色。表皮细胞表面观呈多角形,乳头状突起呈双圆圈状。草酸钙簇晶多见,直径 10~54μm。棕色细胞类方形或类圆形,壁稍厚,胞腔内充满红棕色物。螺纹导管、环纹导管直径 8~80μm。纤维成束,直径 11~35μm,具纹孔。

(2)取本品粉末 0.5g,加乙醇 5ml,温热浸泡数分钟,滤过,滤液加镁粉少量与盐酸 1~2 滴,溶液渐变为红色。

【检查】　**水分**　不得过 14.0%(通则 0832 第二法)。

总灰分　不得过 7.0%(通则 2302)。

饮片

【炮制】　**莲房炭**　取净莲房,切碎,照煅炭法(通则 0213)制炭。

【性味与归经】　苦、涩,温。归肝经。

【功能与主治】　化瘀止血。用于崩漏,尿血,痔疮出血,产后瘀阻,恶露不尽。

【用法与用量】　5~10g。

【贮藏】　置干燥处,防潮。

莲　须

Lianxu

NELUMBINIS STAMEN

本品为睡莲科植物莲 *Nelumbo nucifera* Gaertn. 的干燥雄蕊。夏季花开时选晴天采收,盖纸晒干或阴干。

【性状】　本品呈线形。花药扭转,纵裂,长 1.2~1.5cm,直径约 0.1cm,淡黄色或棕黄色。花丝纤细,稍弯曲,长1.5~1.8cm,淡紫色。气微香,味涩。

【鉴别】　(1)本品粉末黄棕色。花粉粒类球形或长圆形,直径 45~86μm,具 3 孔沟,表面有颗粒网纹。表皮细胞呈长方形、多角形或不规则形,垂周壁微波状弯曲;侧面观外壁呈乳头状突起。花粉囊内壁细胞成片,呈长条形,壁稍厚,胞腔内充满黄棕色或红棕色物。可见螺纹导管。

(2)取本品粉末 1g,加甲醇 40ml,超声处理 30 分钟,滤过,滤液回收溶剂至干,残渣加水 20ml 使溶解,用乙酸乙酯振摇提取 3 次,每次 20ml,合并乙酸乙酯液,回收溶剂至干,残渣加乙酸乙酯 1ml 使溶解,作为供试品溶液。另取莲须对照药材 1g,同法制成对照药材溶液。照薄层色谱法(通则 0502)试验,吸取上述两种溶液各 3~8μl,分别点于同一硅胶 GF_{254} 薄层板上,以环己烷-乙酸乙酯-无水甲酸(9:3:0.7)为展开剂,展开,取出,晾干,喷以 10%硫酸乙醇溶液,在 105℃加热至斑点显色清晰,置紫外光灯(365nm)下检视。供试品色谱中,在与对照药材色谱相应的位置上,显相同颜色的荧光斑点。

【性味与归经】　甘、涩,平。归心、肾经。

【功能与主治】　固肾涩精。用于遗精滑精,带下,尿频。

【用法与用量】　3~5g。

【贮藏】　置干燥处,防霉。

莪　术

Ezhu

CURCUMAE RHIZOMA

本品为姜科植物蓬莪术 *Curcuma phaeocaulis* Val.、广西莪术 *Curcuma kwangsiensis* S. G. Lee et C. F. Liang 或温郁金 *Curcuma wenyujin* Y. H. Chen et C. Ling 的干燥根茎。后者习称"温莪术"。冬季茎叶枯萎后采挖,洗净,蒸或煮至透心,晒干或低温干燥后除去须根和杂质。

【性状】　**蓬莪术**　呈卵圆形、长卵形、圆锥形或长纺锤形,顶端多钝尖,基部钝圆,长 2~8cm,直径 1.5~4cm。表面灰黄色至灰棕色,上部环节突起,有圆形微凹的须根痕或残留的须根,有的两侧各有 1 列下陷的芽痕和类圆形的侧生根茎痕,有的可见刀削痕。体重,质坚实,断面灰褐色至蓝褐色,蜡样,常附有灰棕色粉末,皮层与中柱易分离,内皮层环纹棕褐色。气微香,味微苦而辛。

广西莪术　环节稍突起,断面黄棕色至棕色,常附有淡黄色粉末,内皮层环纹黄白色。

温莪术　断面黄棕色至棕褐色,常附有淡黄色至黄棕色粉末。气香或微香。

【鉴别】　(1)本品横切面:木栓细胞数列,有时已除去。皮层散有叶迹维管束;内皮层明显。中柱较宽,维管束外韧型,散在,沿中柱鞘部位的维管束较小,排列较密。薄壁细胞充满糊化的淀粉粒团块,薄壁组织中有含金黄色油状物的细胞散在。

粉末黄色或棕黄色。油细胞多破碎,完整者直径 62～110μm,内含黄色油状分泌物。导管多为螺纹导管、梯纹导管,直径 20～65μm。纤维孔沟明显,直径 15～35μm。淀粉粒大多糊化。

(2)取本品粉末 0.5g,置具塞离心管中,加石油醚(30～60℃)10ml,超声处理 20 分钟,滤过,滤液挥干,残渣加无水乙醇 1ml 使溶解,作为供试品溶液。另取吉马酮对照品,加无水乙醇制成每 1ml 含 0.4mg 的溶液,作为对照品溶液。照薄层色谱法(通则 0502)试验,吸取上述两种溶液各 10μl,分别点于同一硅胶 G 薄层板上,以石油醚(30～60℃)-丙酮-乙酸乙酯(94:5:1)为展开剂,展开,取出,晾干,喷以 1%香草醛硫酸溶液,在 105℃加热至斑点显色清晰。供试品色谱中,在与对照品色谱相应的位置上,显相同颜色的斑点。

【检查】　**吸光度**　取本品中粉 30mg,精密称定,置具塞锥形瓶中,加三氯甲烷 10ml,超声处理 40 分钟或浸泡 24 小时,滤过,滤液转移至 10ml 量瓶中,加三氯甲烷至刻度,摇匀,照紫外-可见分光光度法(通则 0401)测定,在 242nm 波长处有最大吸收,吸光度不得低于 0.45。

水分　不得过 14.0%(通则 0832 第四法)。

总灰分　不得过 7.0%(通则 2302)。

酸不溶性灰分　不得过 2.0%(通则 2302)。

【浸出物】　照醇溶性浸出物测定法(通则 2201)项下的热浸法测定,用稀乙醇作溶剂,不得少于 7.0%。

【含量测定】　照挥发油测定法(通则 2204)测定。本品含挥发油不得少于 1.5%(ml/g)。

饮片

【炮制】　**莪术**　除去杂质,略泡,洗净,蒸软,切厚片,干燥。

【性状】　本品呈类圆形或椭圆形的厚片。外表皮灰黄色或灰棕色,有时可见环节或须根痕。切面黄绿色、黄棕色或棕褐色,内皮层环纹明显,散在“筋脉”小点。气微香,味微苦而辛。

【含量测定】　同药材,含挥发油不得少于 1.0%(ml/g)。

【鉴别】(除横切面外)　**【检查】**　**【浸出物】**　同药材。

醋莪术　取净莪术,照醋煮法(通则 0213)煮至透心,取

出,稍凉,切厚片,干燥。

【性状】　本品形如莪术片,色泽加深,角质样,微有醋香气。

【含量测定】　同药材,含挥发油不得少于 1.0%(ml/g)。

【鉴别】(除横切面外)　**【检查】**　**【浸出物】**　同药材。

【性味与归经】　辛、苦,温。归肝、脾经。

【功能与主治】　行气破血,消积止痛。用于癥瘕痞块,瘀血经闭,胸痹心痛,食积胀痛。

【用法与用量】　6～9g。

【注意】　孕妇禁用。

【贮藏】　置干燥处,防蛀。

荷　叶

Heye

NELUMBINIS FOLIUM

本品为睡莲科植物莲 *Nelumbo nucifera* Gaertn. 的干燥叶。夏、秋二季采收,晒至七八成干时,除去叶柄,折成半圆形或折扇形,干燥。

【性状】　本品呈半圆形或折扇形,展开后呈类圆形,全缘或稍呈波状,直径 20～50cm。上表面深绿色或黄绿色,较粗糙;下表面淡灰棕色,较光滑,有粗脉 21～22 条,自中心向四周射出;中心有突起的叶柄残基。质脆,易破碎。稍有清香气,味微苦。

【鉴别】　(1)本品粉末灰绿色。上表皮细胞表面观多角形,外壁乳头状或短绒毛状突起,呈双圆圈状;断面观长方形,外壁呈乳头状突起;气孔不定式,副卫细胞 5～8 个。下表皮细胞表面观垂周壁略微波状弯曲,有时可见连珠状增厚。草酸钙簇晶多见,直径约至 40μm。

(2)取本品粉末 1g,加浓氨试液 1ml 润湿,加二氯甲烷 40ml,超声处理 30 分钟,滤过,滤液回收溶剂至干,残渣加甲醇 1ml 使溶解,作为供试品溶液。另取荷叶对照药材 1g,同法制成对照药材溶液。再取荷叶碱对照品,加甲醇制成每 1ml 含 1mg 的溶液,作为对照品溶液。照薄层色谱法(通则 0502)试验,吸取上述供试品溶液和对照药材溶液各 15μl,对照品溶液 5μl,分别点于同一硅胶 G 薄层板上,以二氯甲烷-乙酸乙酯-甲醇-水(3:4:2:1)的下层溶液为展开剂,展开,取出,晾干,喷以碘化铋钾试液,置日光下检视。供试品色谱中,在与对照药材色谱和对照品色谱相应的位置上,显相同颜色的斑点。

【检查】　**水分**　不得过 15.0%(通则 0832 第二法)。

总灰分　不得过 12.0%(通则 2302)。

【浸出物】　照醇溶性浸出物测定法(通则 2201)项下的热浸法测定,用 70%乙醇作溶剂,不得少于 10.0%。

【含量测定】　照高效液相色谱法(通则 0512)测定。

色谱条件与系统适用性试验　以十八烷基硅烷键合硅胶为填充剂；以乙腈-水-三乙胺-冰醋酸（27：70.6：1.6：0.78）为流动相；检测波长为 270nm。理论板数按荷叶碱峰计算应不低于 2000。

对照品溶液的制备　取荷叶碱对照品适量，精密称定，加甲醇制成每 1ml 含 16μg 的溶液，即得。

供试品溶液的制备　取本品粗粉约 0.5g，精密称定，置具塞锥形瓶中，精密加入甲醇 50ml，称定重量，加热回流 2.5 小时，放冷，再称定重量，用甲醇补足减失的重量，摇匀，滤过，精密量取续滤液 5ml，置 10ml 量瓶中，加水至刻度，摇匀，即得。

测定法　分别精密吸取对照品溶液与供试品溶液各 20μl，注入液相色谱仪，测定，即得。

本品按干燥品计算，含荷叶碱（$C_{19}H_{21}NO_2$）不得少于 0.10%。

饮片

【炮制】　**荷叶**　喷水，稍润，切丝，干燥。

【性状】　本品呈不规则的丝状。上表面深绿色或黄绿色，较粗糙；下表面淡灰棕色，较光滑，叶脉明显突起。质脆，易破碎。稍有清香气，味微苦。

【含量测定】　同药材，含荷叶碱（$C_{19}H_{21}NO_2$）不得少于 0.070%。

【鉴别】【检查】【浸出物】　同药材。

荷叶炭　取净荷叶，照煅炭法（通则 0213）煅成炭。

【性状】　本品呈不规则的片状，表面棕褐色或黑褐色。气焦香，味涩。

【性味与归经】　苦，平。归肝、脾、胃经。

【功能与主治】　清暑化湿，升发清阳，凉血止血。用于暑热烦渴，暑湿泄泻，脾虚泄泻，血热吐衄，便血崩漏。荷叶炭收涩化瘀止血。用于出血症和产后血晕。

【用法与用量】　3～10g；荷叶炭 3～6g。

【贮藏】　置通风干燥处，防蛀。

桂　枝

Guizhi

CINNAMOMI RAMULUS

本品为樟科植物肉桂 *Cinnamomum cassia* Presl 的干燥嫩枝。春、夏二季采收，除去叶，晒干，或切片晒干。

【性状】　本品呈长圆柱形，多分枝，长 30～75cm，粗端直径 0.3～1cm。表面红棕色至棕色，有纵棱线、细皱纹及小疙瘩状的叶痕、枝痕和芽痕，皮孔点状。质硬而脆，易折断。切片厚 2～4mm，切面皮部红棕色，木部黄白色至浅黄棕色，髓部略呈方形。有特异香气，味甜、微辛，皮部味较浓。

【鉴别】　（1）本品横切面：表皮细胞 1 列，嫩枝有时可见单细胞非腺毛。木栓细胞 3～5 列，最内 1 列细胞外壁增厚。皮层有油细胞及石细胞散在。中柱鞘石细胞群断续排列成环，并伴有纤维束。韧皮部有分泌细胞和纤维散在。形成层明显。木质部射线宽 1～2 列细胞，含棕色物；导管单个散列或 2 至数个相聚；木纤维壁较薄，与木薄壁细胞不易区别。髓部细胞壁略厚，木化。射线细胞偶见细小草酸钙针晶。

粉末红棕色。石细胞类方形或类圆形，直径 30～64μm，壁厚，有的一面菲薄。韧皮纤维大多成束或单个散离，无色或棕色，梭状，有的边缘齿状突出，直径 12～40μm，壁甚厚，木化，孔沟不明显。油细胞类圆形或椭圆形，直径 41～104μm。木纤维众多，常成束，具斜纹孔或相交成十字形。木栓细胞黄棕色，表面观多角形，含红棕色物。导管主为具缘纹孔，直径约至 76μm。

（2）取本品粉末 0.5g，加乙醇 10ml，密塞，浸泡 20 分钟，时时振摇，滤过，取滤液作为供试品溶液。另取桂皮醛对照品，加乙醇制成每 1ml 含 1μl 的溶液，作为对照品溶液。照薄层色谱法（通则 0502）试验，吸取供试品溶液 10～15μl、对照品溶液 2μl，分别点于同一硅胶 G 薄层板上，以石油醚（60～90℃）-乙酸乙酯（17：3）为展开剂，展开，取出，晾干，喷以二硝基苯肼乙醇试液。供试品色谱中，在与对照品色谱相应的位置上，显相同的橙红色斑点。

（3）取本品粉末 2g，加乙醚 10ml，浸泡 30 分钟，时时振摇，滤过，滤液挥干，残渣加三氯甲烷 1ml 使溶解，作为供试品溶液。另取桂枝对照药材 2g，同法制成对照药材溶液。照薄层色谱法（通则 0502）试验，吸取上述两种溶液各 15μl，分别点于同一硅胶 G 薄层板上，使成条状，以石油醚（60～90℃）-乙酸乙酯（17：3）为展开剂，展开，取出，晾干，喷以香草醛硫酸试液，在 105℃加热至斑点显色清晰。供试品色谱中，在与对照药材色谱相应的位置上，显相同颜色的斑点。

【检查】　**水分**　不得过 12.0%（通则 0832 第四法）。

总灰分　不得过 3.0%（通则 2302）。

【浸出物】　照醇溶性浸出物测定法（通则 2201）项下的热浸法测定，用乙醇作溶剂，不得少于 6.0%。

【含量测定】　照高效液相色谱法（通则 0512）测定。

色谱条件与系统适用性试验　以十八烷基硅烷键合硅胶为填充剂；以乙腈-水（32：68）为流动相；检测波长为 290nm。理论板数按桂皮醛峰计算应不低于 3000。

对照品溶液的制备　取桂皮醛对照品适量，精密称定，加甲醇制成每 1ml 含 10μg 的溶液，即得。

供试品溶液的制备　取本品粉末（过四号筛）约 0.5g，精密称定，置具塞锥形瓶中，精密加入甲醇 25ml，称定重量，超声处理（功率 250W，频率 40kHz）30 分钟，放冷，再称定重量，用甲醇补足减失的重量，摇匀，滤过，精密量取续滤液 1ml，置 25ml 量瓶中，加甲醇至刻度，摇匀，即得。

测定法　分别精密吸取对照品溶液与供试品溶液各 10μl，注入液相色谱仪，测定，即得。

本品按干燥品计算,含桂皮醛(C_9H_8O)不得少于 1.0%。

饮片

【炮制】 除去杂质,洗净,润透,切厚片,干燥。

【性状】 本品呈类圆形或椭圆形的厚片。表面红棕色至棕色,有时可见点状皮孔或纵棱线。切面皮部红棕色,木部黄白色或浅黄棕色,髓部类圆形或略呈方形,有特异香气,味甜、微辛。

【鉴别】(除横切面外)【检查】【浸出物】【含量测定】同药材。

【性味与归经】 辛、甘,温。归心、肺、膀胱经。

【功能与主治】 发汗解肌,温通经脉,助阳化气,平冲降气。用于风寒感冒,脘腹冷痛,血寒经闭,关节痹痛,痰饮,水肿,心悸,奔豚。

【用法与用量】 3~10g。

【注意】 孕妇慎用。

【贮藏】 置阴凉干燥处。

桔 梗

Jiegeng

PLATYCODONIS RADIX

本品为桔梗科植物桔梗 *Platycodon grandiflorum* (Jacq.) A. DC. 的干燥根。春、秋二季采挖,洗净,除去须根,趁鲜剥去外皮或不去外皮,干燥。

【性状】 本品呈圆柱形或略呈纺锤形,下部渐细,有的有分枝,略扭曲,长 7~20cm,直径 0.7~2cm。表面淡黄白色至黄色,不去外皮者表面黄棕色至灰棕色,具纵扭皱沟,并有横长的皮孔样斑痕及支根痕,上部有横纹。有的顶端有较短的根茎或不明显,其上有数个半月形茎痕。质脆,断面不平坦,形成层环棕色,皮部黄白色,有裂隙,木部淡黄色。气微,味微甜后苦。

【鉴别】 (1)本品横切面:木栓细胞有时残存,不去外皮者有木栓层,细胞中含草酸钙小棱晶。栓内层窄。韧皮部乳管群散在,乳管壁略厚,内含微细颗粒状黄棕色物。形成层成环。木质部导管单个散在或数个相聚,呈放射状排列。薄壁细胞含菊糖。

(2)取本品,切片,用稀甘油装片,置显微镜下观察,可见扇形或类圆形的菊糖结晶。

(3)取本品粉末 1g,加 7%硫酸乙醇-水(1:3)混合溶液 20ml,加热回流 3 小时,放冷,用三氯甲烷振摇提取 2 次,每次 20ml,合并三氯甲烷液,加水洗涤 2 次,每次 30ml,弃去洗液,三氯甲烷液用无水硫酸钠脱水,滤过,滤液回收溶剂至干,残渣加甲醇 1ml 使溶解,作为供试品溶液。另取桔梗对照药材 1g,同法制成对照药材溶液。照薄层色谱法(通则 0502)试验,吸取上述两种溶液各 10μl,分别点于同一硅胶 G 薄层板上,以三氯甲烷-乙醚(2:1)为展开剂,展开,取出,晾干,喷以 10%硫酸乙醇溶液,在 105℃加热至斑点显色清晰。供试品色谱中,在与对照药材色谱相应的位置上,显相同颜色的斑点。

【检查】 水分 不得过 15.0%(通则 0832 第二法)。

总灰分 不得过 6.0%(通则 2302)。

【浸出物】 照醇溶性浸出物测定法(通则 2201)项下的热浸法测定,用乙醇作溶剂,不得少于 17.0%。

【含量测定】 照高效液相色谱法(通则 0512)测定。

色谱条件与系统适用性试验 以十八烷基硅烷键合硅胶为填充剂,YMC-Pack ODS-A 色谱柱(柱长为 25cm,内径为 4.6mm,粒径为 5μm);以乙腈-水(25:75)为流动相;蒸发光散射检测器检测;理论板数按桔梗皂苷 D 峰计算应不低于 3000。

对照品溶液的制备 取桔梗皂苷 D 对照品适量,精密称定,加甲醇制成每 1ml 含 0.5mg 的溶液,即得。

供试品溶液的制备 取本品粉末(过二号筛)约 2g,精密称定,置具塞锥形瓶中,精密加入 50%甲醇 50ml,称定重量,超声处理(功率 250W,频率 40kHz)30 分钟,放冷,再称定重量,用 50%甲醇补足减失的重量,摇匀,滤过,精密量取续滤液 25ml,蒸干,残渣加水 20ml,微热使溶解,用水饱和的正丁醇振摇提取 3 次,每次 20ml,合并正丁醇液,用氨试液 50ml 洗涤,弃去氨液,再用正丁醇饱和的水 50ml 洗涤,弃去水液,正丁醇液回收溶剂至干,残渣加甲醇适量使溶解,转移至 5ml 量瓶中,加甲醇至刻度,摇匀,滤过,取续滤液,即得。

测定法 分别精密吸取对照品溶液 10μl、20μl,供试品溶液 10~15μl,注入液相色谱仪,测定,以外标两点法对数方程计算,即得。

本品按干燥品计算,含桔梗皂苷 D($C_{57}H_{92}O_{28}$)不得少于 0.10%。

饮片

【炮制】 除去杂质,洗净,润透,切厚片,干燥。

【性状】 本品呈椭圆形或不规则厚片。外皮多已除去或偶有残留。切面皮部黄白色,较窄;形成层环纹明显,棕色;木部宽,有较多裂隙。气微,味微甜后苦。

【检查】 水分 不得过 12.0%(通则 0832 第二法)。

总灰分 不得过 5.0%(通则 2302)。

【鉴别】(除横切面外)【浸出物】【含量测定】 同药材。

【性味与归经】 苦、辛,平。归肺经。

【功能与主治】 宣肺,利咽,祛痰,排脓。用于咳嗽痰多,胸闷不畅,咽痛音哑,肺痈吐脓。

【用法与用量】 3~10g。

【贮藏】 置通风干燥处,防蛀。

桃　仁

Taoren

PERSICAE SEMEN

本品为蔷薇科植物桃 *Prunus persica*（L.）Batsch 或山桃 *Prunus davidiana*（Carr.）Franch. 的干燥成熟种子。果实成熟后采收，除去果肉和核壳，取出种子，晒干。

【性状】 桃仁　呈扁长卵形，长 1.2～1.8cm，宽 0.8～1.2cm，厚 0.2～0.4cm。表面黄棕色至红棕色，密布颗粒状突起。一端尖，中部膨大，另端钝圆稍偏斜，边缘较薄。尖端一侧有短线形种脐，圆端有颜色略深不甚明显的合点，自合点处散出多数纵向维管束。种皮薄，子叶 2，类白色，富油性。气微，味微苦。

山桃仁　呈类卵圆形，较小而肥厚，长约 0.9cm，宽约 0.7cm，厚约 0.5cm。

【鉴别】（1）本品种皮粉末（或解离）片：桃仁　石细胞黄色或黄棕色，侧面观贝壳形、盔帽形、弓形或椭圆形，高 54～153μm，底部宽约至 180μm，壁一边较厚，层纹细密；表面观类圆形、圆多角形或类方形，底部壁上纹孔大而较密。

山桃仁　石细胞淡黄色、橙黄色或橙红色，侧面观贝壳形、矩圆形、椭圆形或长条形，高 81～198（279）μm，宽约至 128（198）μm；表面观类圆形、类六角形、长多角形或类方形，底部壁厚薄不匀，纹孔较小。

（2）取本品粗粉 2g，加石油醚（60～90℃）50ml，加热回流 1 小时，滤过，弃去石油醚液，药渣再用石油醚 25ml 洗涤，弃去石油醚，药渣挥干，加甲醇 30ml，加热回流 1 小时，放冷，滤过，取滤液作为供试品溶液。另取苦杏仁苷对照品，加甲醇制成每 1ml 含 2mg 的溶液，作为对照品溶液。照薄层色谱法（通则 0502）试验，吸取上述两种溶液各 5μl，分别点于同一硅胶 G 薄层板上，以三氯甲烷-乙酸乙酯-甲醇-水（15∶40∶22∶10）5～10℃ 放置 12 小时的下层溶液为展开剂，展开，取出，立即喷以磷钼酸硫酸溶液（磷钼酸 2g，加水 20ml 使溶解，再缓缓加入硫酸 30ml，混匀），在 105℃ 加热至斑点显色清晰。供试品色谱中，在与对照品色谱相应的位置上，显相同颜色的斑点。

【检查】 水分　不得过 7.0%（通则 0832 第二法）。

酸败度　照酸败度测定法（通则 2303）测定。

酸值　不得过 10.0。

羰基值　不得过 11.0。

重金属及有害元素　照铅、镉、砷、汞、铜测定法（通则 2321 原子吸收分光光度法或电感耦合等离子体质谱法）测定，铅不得过 5mg/kg；镉不得过 1mg/kg；砷不得过 2mg/kg；汞不得过 0.2mg/kg；铜不得过 20mg/kg。

黄曲霉毒素　照真菌毒素测定法（通则 2351）测定。

本品每 1000g 含黄曲霉毒素 B_1 不得过 5μg，含黄曲霉毒素 G_2、黄曲霉毒素 G_1、黄曲霉毒素 B_2 和黄曲霉毒素 B_1 的总量不得过 10μg。

【含量测定】 照高效液相色谱法（通则 0512）测定。

色谱条件与系统适用性试验 以十八烷基硅烷键合硅胶为填充剂；以甲醇-水（20∶80）为流动相；检测波长为 210nm。理论板数按苦杏仁苷峰计算应不低于 3000。

对照品溶液的制备 取苦杏仁苷对照品适量，精密称定，加 70% 甲醇制成每 1ml 含苦杏仁苷 80μg 的溶液，即得。

供试品溶液的制备 取本品粗粉约 0.3g，精密称定，置具塞锥形瓶中，加石油醚（60～90℃）50ml，加热回流 1 小时，放冷，滤过，弃去石油醚液，药渣及滤纸挥干溶剂，放入原锥形瓶中，精密加入 70% 甲醇 50ml，称定重量，加热回流 1 小时，放冷，再称定重量，用 70% 甲醇补足减失的重量，摇匀，滤过。精密量取续滤液 5ml，置 10ml 量瓶中，加 50% 甲醇至刻度，摇匀，即得。

测定法 分别精密吸取对照品溶液与供试品溶液各 10μl，注入液相色谱仪，测定，即得。

本品按干燥品计算，含苦杏仁苷（$C_{20}H_{27}NO_{11}$）不得少于 2.0%。

饮片

【炮制】 桃仁　除去杂质。用时捣碎。

【性状】【鉴别】【检查】【含量测定】 同药材。

燀桃仁　取净桃仁，照燀法（通则 0213）去皮。用时捣碎。

【性状】 燀桃仁　本品呈扁长卵形，长 1.2～1.8cm，宽 0.8～1.2cm，厚 0.2～0.4cm。表面浅黄白色，一端尖，中部膨大，另端钝圆稍偏斜，边缘较薄。子叶 2，富油性。气微香，味微苦。

燀山桃仁　呈类卵圆形，较小而肥厚，长约 1cm，宽约 0.7cm，厚约 0.5cm。

【鉴别】（1）本品横切面：内胚乳细胞 1～3 列，呈类方形。子叶细胞较大，内含糊粉粒和脂肪油滴，有的可见细小拟晶体。

【检查】 水分　同药材，不得过 6.0%。

【含量测定】 同药材，含苦杏仁苷（$C_{20}H_{27}NO_{11}$）不得少于 1.50%。

【鉴别】（2）**【检查】**（酸败度　黄曲霉毒素）　同药材。

炒桃仁　取燀桃仁，照清炒法（通则 0213）炒至黄色。用时捣碎。

【性状】 炒桃仁　本品呈扁长卵形，长 1.2～1.8cm，宽 0.8～1.2cm，厚 0.2～0.4cm。表面黄色至棕黄色，可见焦斑。一端尖，中部膨大，另端钝圆稍偏斜，边缘较薄。子叶 2，富油性。气微香，味微苦。

炒山桃仁　2 枚子叶多分离，完整者呈类卵圆形，较小而肥厚。长约 1cm，宽约 0.7cm，厚约 0.5cm。

【鉴别】（1）本品横切面：内胚乳细胞 1～3 列，呈类方形。子叶细胞较大，内含糊粉粒和脂肪油滴，有的可见细小拟晶体。

【检查】　水分　同药材,不得过 5.0%。

【含量测定】　同药材,含苦杏仁苷($C_{20}H_{27}NO_{11}$)不得少于 1.60%。

【鉴别】(2)　【检查】(酸败度　黄曲霉毒素)　同药材。

【性味与归经】　苦、甘,平。归心、肝、大肠经。

【功能与主治】　活血祛瘀,润肠通便,止咳平喘。用于经闭痛经,癥瘕痞块,肺痈肠痈,跌扑损伤,肠燥便秘,咳嗽气喘。

【用法与用量】　5～10g。

【注意】　孕妇慎用。

【贮藏】　置阴凉干燥处,防蛀。

桃　枝

Taozhi

PERSICAE RAMULUS

本品为蔷薇科植物桃 *Prunus persica*(L.)Batsch 的干燥枝条。夏季采收,切段,晒干。

【性状】　本品呈圆柱形,长短不一,直径 0.2～1cm,表面红褐色,较光滑,有类白色点状皮孔。质脆,易折断,切面黄白色,木部占大部分,髓部白色。气微,味微苦、涩。

【鉴别】(1)本品横切面:表皮细胞有时残留,木栓细胞数列至 10 余列。皮层由 10 多层排列疏松的类圆形薄壁细胞组成。韧皮纤维断续排列成环。形成层明显。木质部射线单列;导管常单个散在,类圆形,呈放射状排列;木纤维较发达。髓部细胞壁略厚,木化。薄壁细胞含棕色物和草酸钙簇晶,簇晶棱角钝,直径 18～80μm。

(2)取本品粉末 0.5g,加乙醇 30ml,加热回流 1 小时,放冷,滤过,滤液浓缩至 5ml,加水 25ml,用乙酸乙酯振摇提取 2 次,每次 20ml,合并乙酸乙酯液,蒸干,残渣加甲醇 1ml 使溶解,作为供试品溶液。另取桃枝对照药材 0.5g,同法制成对照药材溶液。照薄层色谱法(通则 0502)试验,吸取上述两种溶液各 5～10μl,分别点于同一用 4% 醋酸钠溶液制备的硅胶 G 薄层板上,以甲苯-乙酸乙酯-甲酸(5:4:1)为展开剂,展开,取出,晾干,喷以 3% 三氯化铝乙醇溶液,置紫外光灯(365nm)下检视。供试品色谱中,在与对照药材色谱相应的位置上,显相同颜色的荧光斑点。

【检查】　水分　不得过 15.0%(通则 0832 第二法)。

总灰分　不得过 2.0%(通则 2302)。

【浸出物】　照醇溶性浸出物测定法(通则 2201)项下的热浸法测定,用稀乙醇作溶剂,不得少于 5.0%。

饮片

【炮制】　除去杂质,洗净,稍润,切段,干燥。

【性味与归经】　苦,平。归心、肝经。

【功能与主治】　活血通络,解毒杀虫。用于心腹刺痛,风湿痹痛,跌打损伤,疮癣。

【用法与用量】　9～15g。外用适量,煎汤洗浴。

【贮藏】　置干燥处。

核 桃 仁

Hetaoren

JUGLANDIS SEMEN

本品为胡桃科植物胡桃 *Juglans regia* L. 的干燥成熟种子。秋季果实成熟时采收,除去肉质果皮,晒干,再除去核壳和木质隔膜。

【性状】　本品多破碎,为不规则的块状,有皱曲的沟槽,大小不一;完整者类球形,直径 2～3cm。种皮淡黄色或黄褐色,膜状,维管束脉纹深棕色。子叶类白色。质脆,富油性。气微,味甘;种皮味涩、微苦。

【鉴别】　本品粉末黄白色或淡棕色。种皮表皮细胞淡棕色至棕色。表面观呈类多角形,直径 14～50μm,细胞壁平直,有的略呈连珠状增厚,细胞内含黄棕色物。气孔多见,扁圆形,直径 42～68μm,有的保卫细胞不等大,副卫细胞 3～8 个。

【检查】　水分　不得过 7.0%(通则 0832 第二法)。

酸败度　照酸败度测定法(通则 2303)测定。

酸值　不得过 10.0。

羰基值　不得过 10.0。

过氧化值　不得过 0.10。

【性味与归经】　甘,温。归肾、肺、大肠经。

【功能与主治】　补肾,温肺,润肠。用于肾阳不足,腰膝酸软,阳痿遗精,虚寒喘嗽,肠燥便秘。

【用法与用量】　6～9g。

【贮藏】　置阴凉干燥处,防蛀。

夏 天 无

Xiatianwu

CORYDALIS DECUMBENTIS RHIZOMA

本品为罂粟科植物伏生紫堇 *Corydalis decumbens*(Thunb.)Pers. 的干燥块茎。春季或初夏出苗后采挖,除去茎、叶及须根,洗净,干燥。

【性状】　本品呈类球形、长圆形或不规则块状,长0.5～3cm,直径 0.5～2.5cm。表面灰黄色、暗绿色或黑褐色,有瘤状突起和不明显的细皱纹,顶端钝圆,可见茎痕,四周有淡黄色点状叶痕及须根痕。质硬,断面黄白色或黄色,颗粒状或角质样,有的略带粉性。气微,味苦。

【鉴别】　(1)本品粉末浅黄棕色。下表皮厚壁细胞成片,淡黄棕色,细胞呈类长方形或不规则形,壁稍厚,呈断续的连珠状,常具壁孔。薄壁细胞淡黄色或几无色,呈类方形或类圆形;螺纹导管或网纹导管细小。淀粉粒单粒类圆形或长圆形,直径 5～16μm,脐点点状或飞鸟状,复粒由 2～6 分粒组成。糊化淀粉粒隐约可见,或经水合氯醛透化可见糊化淀粉粒痕迹。

(2)取本品粗粉 4g,加 1%碳酸钠溶液 25ml,置近沸的水浴中浸渍 5 分钟,滤过,滤液用稀盐酸调节 pH 值至 6,加三氯甲烷 15ml 振摇提取,分取三氯甲烷液 2ml,加硫酸 1ml,振摇,硫酸层即显棕红色,放置后显棕黑色。

(3)取本品粉末 4g,加三氯甲烷-甲醇-浓氨试液(5：1：0.1)混合溶液 40ml,超声处理 30 分钟,滤过,滤液浓缩至干,残渣加甲醇 2ml 使溶解,作为供试品溶液。另取原阿片碱对照品,加三氯甲烷制成每 1ml 含 2mg 的溶液,作为对照品溶液。照薄层色谱法(通则 0502)试验,吸取上述两种溶液各 5μl,分别点于同一硅胶 G 薄层板上,以环己烷-乙酸乙酯-二乙胺(16：3：1)为展开剂,预饱和 15 分钟,展开,取出,晾干,喷以稀碘化铋钾试液。供试品色谱中,在与对照品色谱相应的位置上,显相同颜色的斑点。

【检查】 水分 不得过 15.0%(通则 0832 第二法)。

总灰分 不得过 5.0%(通则 2302)。

【浸出物】 照醇溶性浸出物测定法(通则 2201)项下的热浸法测定,用乙醇作溶剂,不得少于 8.0%。

【含量测定】 照高效液相色谱法(通则 0512)测定。

色谱条件与系统适用性试验 以十八烷基硅烷键合硅胶为填充剂;以乙腈-三乙胺醋酸溶液(取三乙胺 8ml,冰醋酸 30ml,加水稀释至 1000ml)(18：82)为流动相;原阿片碱检测波长为 289nm,盐酸巴马汀检测波长为 345nm。理论板数按原阿片碱和盐酸巴马汀峰计算均应不低于 3000。

对照品溶液的制备 取原阿片碱对照品 10mg,精密称定,置 50ml 量瓶中,加 1%盐酸溶液 5ml 使溶解,再加甲醇至刻度,摇匀。另取盐酸巴马汀对照品 10mg,精密称定,置 100ml 量瓶中,加甲醇溶解并稀释至刻度,摇匀。精密量取上述两种溶液各 5ml,置同一 25ml 量瓶中,加甲醇至刻度,摇匀,即得(每 1ml 含原阿片碱 40μg、盐酸巴马汀 20μg)。

供试品溶液的制备 取本品细粉约 0.5g,精密称定,置具塞锥形瓶中,精密加入甲醇 50ml,称定重量,加热回流 1 小时,放冷,再称定重量,用甲醇补足减失的重量,摇匀,滤过,取续滤液,即得。

测定法 分别精密吸取对照品溶液与供试品溶液各 10μl,注入液相色谱仪,测定,即得。

本品按干燥品计算,含原阿片碱(C₂₀H₁₉NO₅)不得少于 0.30%,盐酸巴马汀(C₂₁H₂₁NO₄·HCl)不得少于 0.080%。

【性味与归经】 苦、微辛,温。归肝经。

【功能与主治】 活血止痛,舒筋活络,祛风除湿。用于中风偏瘫,头痛,跌扑损伤,风湿痹痛,腰腿疼痛。

【用法与用量】 6～12g,研末分 3 次服。

【贮藏】 置通风干燥处。

夏 枯 草

Xiakucao

PRUNELLAE SPICA

本品为唇形科植物夏枯草 *Prunella vulgaris* L. 的干燥果穗。夏季果穗呈棕红色时采收,除去杂质,晒干。

【性状】 本品呈圆柱形,略扁,长 1.5～8cm,直径 0.8～1.5cm;淡棕色至棕红色。全穗由数轮至 10 数轮宿萼与苞片组成,每轮有对生苞片 2 片,呈扇形,先端尖尾状,脉纹明显,外表面有白毛。每一苞片内有花 3 朵,花冠多已脱落,宿萼二唇形,内有小坚果 4 枚,卵圆形,棕色,尖端有白色突起。体轻。气微,味淡。

【鉴别】 (1)本品粉末灰棕色。非腺毛单细胞多见,呈三角形;多细胞者有时可见中间几个细胞缢缩,表面具细小疣状突起。腺毛有两种:一种单细胞头,双细胞柄;另一种双细胞头,单细胞柄,后者有的胞腔内充满黄色分泌物。腺鳞顶面观头部类圆形,4 细胞,直径 39～60μm,有的内含黄色分泌物。宿存花萼异形细胞表面观垂周壁深波状弯曲,直径 19～63μm,胞腔内有时含淡黄色或黄棕色物。

(2)取本品粉末 2.5g,加 70%乙醇 30ml,超声处理 30 分钟,滤过,滤液蒸干,残渣加乙醇 5ml 使溶解,作为供试品溶液。另取迷迭香酸对照品,加乙醇制成每 1ml 含 0.1mg 的溶液,作为对照品溶液。照薄层色谱法(通则 0502)试验,吸取供试品溶液 2μl,对照品溶液 5μl,分别点于同一硅胶 G 薄层板上,以环己烷-乙酸乙酯-异丙醇-甲酸(15：3：3.5：0.5)为展开剂,展开,取出,晾干,置紫外光灯(365nm)下检视。供试品色谱中,在与对照品色谱相应的位置上,显相同颜色的荧光斑点。

【检查】 水分 不得过 14.0%(通则 0832 第二法)。

总灰分 不得过 12.0%(通则 2302)。

酸不溶性灰分 不得过 4.0%(通则 2302)。

【浸出物】 照水溶性浸出物测定法(通则 2201)项下的热浸法测定,不得少于 10.0%。

【含量测定】 照高效液相色谱法(通则 0512)测定。

色谱条件与系统适用性试验 以十八烷基硅烷键合硅胶为填充剂;以甲醇-0.1%三氟醋酸溶液(42：58)为流动相;检测波长为 330nm。理论板数按迷迭香酸峰计算应不低于 6000。

对照品溶液的制备 取迷迭香酸对照品适量,精密称定,加稀乙醇制成每 1ml 含 0.5mg 的溶液,即得。

供试品溶液的制备 取本品粉末(过二号筛)约 0.5g,精密称定,置具塞锥形瓶中,精密加入稀乙醇 50ml,超声处理(功率 90W,频率 59kHz)30 分钟,放冷,再称定重量,用稀乙醇补足减失的重量,摇匀,滤过,取续滤液,即得。

测定法 分别精密吸取对照品溶液与供试品溶液各 5μl,注入液相色谱仪,测定,即得。

本品按干燥品计算,含迷迭香酸(C₁₈H₁₆O₈)不得少于 0.20%。

【性味与归经】 辛、苦,寒。归肝、胆经。

【功能与主治】 清肝泻火,明目,散结消肿。用于目赤肿痛,目珠夜痛,头痛眩晕,瘰疬,瘿瘤,乳痈,乳癖,乳房胀痛。

【用法与用量】　9～15g。

【贮藏】　置干燥处。

柴　胡
Chaihu
BUPLEURI RADIX

本品为伞形科植物柴胡 *Bupleurum chinense* DC. 或狭叶柴胡 *Bupleurum scorzonerifolium* Willd. 的干燥根。按性状不同,分别习称"北柴胡"和"南柴胡"。春、秋二季采挖,除去茎叶和泥沙,干燥。

【性状】　北柴胡　呈圆柱形或长圆锥形,长 6～15cm,直径 0.3～0.8cm。根头膨大,顶端残留 3～15 个茎基或短纤维状叶基,下部分枝。表面黑褐色或浅棕色,具纵皱纹、支根痕及皮孔。质硬而韧,不易折断,断面显纤维性,皮部浅棕色,木部黄白色。气微香,味微苦。

南柴胡　根较细,圆锥形,顶端有多数细毛状枯叶纤维,下部多不分枝或稍分枝。表面红棕色或黑棕色,靠近根头处多具细密环纹。质稍软,易折断,断面略平坦,不显纤维性。具败油气。

【鉴别】　北柴胡　取本品粉末 0.5g,加甲醇 20ml,超声处理 10 分钟,滤过,滤液浓缩至 5ml,作为供试品溶液。另取北柴胡对照药材 0.5g,同法制成对照药材溶液。再取柴胡皂苷a 对照品、柴胡皂苷d 对照品,加甲醇制成每 1ml 各含 0.5mg 的混合溶液,作为对照品溶液。照薄层色谱法(通则 0502)试验,吸取上述三种溶液各 5μl,分别点于同一硅胶 G 薄层板上,以乙酸乙酯-乙醇-水(8:2:1)为展开剂,展开,取出,晾干,喷以 2% 对二甲氨基苯甲醛的 40% 硫酸溶液,在 60℃加热至斑点显色清晰,分别置日光和紫外光灯(365nm)下检视。供试品色谱中,在与对照药材色谱和对照品色谱相应的位置上,显相同颜色的斑点或荧光斑点。

【检查】　水分　不得过 10.0%(通则 0832 第二法)。

总灰分　不得过 8.0%(通则 2302)。

酸不溶性灰分　不得过 3.0%(通则 2302)。

【浸出物】　照醇溶性浸出物测定法项下的热浸法(通则 2201)测定,用乙醇作溶剂,不得少于 11.0%。

【含量测定】　北柴胡　照高效液相色谱法(通则 0512)测定。

色谱条件与系统适用性试验　以十八烷基硅烷键合硅胶为填充剂;以乙腈为流动相 A,以水为流动相 B,按下表中的规定进行梯度洗脱;检测波长为 210nm。理论板数按柴胡皂苷a 峰计算应不低于 10000。

时间(分钟)	流动相 A(%)	流动相 B(%)
0～50	25→90	75→10
50～55	90	10

对照品溶液的制备　取柴胡皂苷a 对照品、柴胡皂苷d 对照品适量,精密称定,加甲醇制成每 1ml 含柴胡皂苷a 0.4mg、柴胡皂苷d 0.5mg 的溶液,摇匀,即得。

供试品溶液的制备　取本品粉末(过四号筛)约 0.5g,精密称定,置具塞锥形瓶中,加入含 5% 浓氨试液的甲醇溶液 25ml,密塞,30℃水温超声处理(功率 200W,频率 40kHz)30 分钟,滤过,用甲醇 20ml 分 2 次洗涤容器及药渣,洗液与滤液合并,回收溶剂至干。残渣加甲醇溶解,转移至 5ml 量瓶中,加甲醇至刻度,摇匀,滤过,取续滤液,即得。

测定法　分别精密吸取对照品溶液 20μl 与供试品溶液 10～20μl,注入液相色谱仪,测定,即得。

本品按干燥品计算,含柴胡皂苷a($C_{42}H_{68}O_{13}$)和柴胡皂苷d($C_{42}H_{68}O_{13}$)的总量不得少于 0.30%。

饮片

【炮制】　北柴胡　除去杂质和残茎,洗净,润透,切厚片,干燥。

【性状】　本品呈不规则厚片。外表皮黑褐色或浅棕色,具纵皱纹和支根痕。切面淡黄白色,纤维性。质硬。气微香,味微苦。

【鉴别】【检查】【浸出物】【含量测定】　同北柴胡。

醋北柴胡　取北柴胡片,照醋炙法(通则 0213)炒干。

【性状】　本品形如北柴胡片,表面淡棕黄色,微有醋香气,味微苦。

【浸出物】　照醇溶性浸出物测定法(通则 2201)项下的热浸法测定,用乙醇作溶剂,不得少于 12.0%。

【鉴别】【检查】【含量测定】　同北柴胡。

南柴胡　除去杂质,洗净,润透,切厚片,干燥。

【性状】　本品呈类圆形或不规则片。外表皮红棕色或黑褐色。有时可见根头处具细密环纹或有细毛状枯叶纤维。切面黄白色,平坦。具败油气。

醋南柴胡　取南柴胡片,照醋炙法(通则 0213)炒干。

【性状】　本品形如南柴胡片,微有醋香气。

【性味与归经】　辛、苦,微寒。归肝、胆、肺经。

【功能与主治】　疏散退热,疏肝解郁,升举阳气。用于感冒发热,寒热往来,胸胁胀痛,月经不调,子宫脱垂,脱肛。

【用法与用量】　3～10g。

【注意】　大叶柴胡 *Bupleurum longiradiatum* Turcz. 的干燥根茎,表面密生环节,有毒,不可当柴胡用。

【贮藏】　置通风干燥处,防蛀。

党　参
Dangshen
CODONOPSIS RADIX

本品为桔梗科植物党参 *Codonopsis pilosula* (Franch.)

Nannf.、素花党参 Codonopsis pilosula Nannf. var. modesta (Nannf.)L. T. Shen 或川党参 Codonopsis tangshen Oliv. 的干燥根。秋季采挖，洗净，晒干。

【性状】 党参 呈长圆柱形，稍弯曲，长 10～35cm，直径 0.4～2cm。表面灰黄色、黄棕色至灰棕色，根头部有多数疣状突起的茎痕及芽，每个茎痕的顶端呈凹下的圆点状；根头下有致密的环状横纹，向下渐稀疏，有的达全长的一半，栽培品环状横纹少或无；全体有纵皱纹和散在的横长皮孔样突起，支根断落处常有黑褐色胶状物。质稍柔软或稍硬而略带韧性，断面稍平坦，有裂隙或放射状纹理，皮部淡棕黄色至黄棕色，木部淡黄色至黄色。有特殊香气，味微甜。

素花党参（西党参） 长 10～35cm，直径 0.5～2.5cm。表面黄白色至灰黄色，根头下致密的环状横纹常达全长的一半以上。断面裂隙较多，皮部灰白色至淡棕色。

川党参 长 10～45cm，直径 0.5～2cm。表面灰黄色至黄棕色，有明显不规则的纵沟。质较软而结实，断面裂隙较少，皮部黄白色。

【鉴别】 （1）本品横切面：木栓细胞数列至 10 数列，外侧有石细胞，单个或成群。栓内层窄。韧皮部宽广，外侧常现裂隙，散有淡黄色乳管群，并常与筛管群交互排列。形成层成环。木质部导管单个散在或数个相聚，呈放射状排列。薄壁细胞含菊糖。

（2）取本品粉末 1g，加甲醇 25ml，超声处理 30 分钟，滤过，滤液蒸干，残渣加水 15ml 使溶解，通过 D101 型大孔吸附树脂柱（内径为 1.5cm，柱高为 10cm），用水 50ml 洗脱，弃去水液，再用 50%乙醇 50ml 洗脱，收集洗脱液，蒸干，残渣加甲醇 1ml 使溶解，作为供试品溶液。另取党参炔苷对照品，加甲醇制成每 1ml 含 1mg 的溶液，作为对照品溶液。照薄层色谱法（通则 0502）试验，吸取供试品溶液 2～4μl、对照品溶液 2μl，分别点于同一高效硅胶 G 薄层板上，以正丁醇-冰醋酸-水（7：1：0.5）为展开剂，展开，取出，晾干，喷以 10%硫酸乙醇溶液，在 100℃加热至斑点显色清晰，分别置日光和紫外光灯（365nm）下检视。供试品色谱中，在与对照品色谱相应的位置上，显相同颜色的斑点或荧光斑点。

【检查】 水分 不得过 16.0%（通则 0832 第二法）。

总灰分 不得过 5.0%（通则 2302）。

二氧化硫残留量 照二氧化硫残留量测定法（通则 2331）测定，不得过 400mg/kg。

【浸出物】 照醇溶性浸出物测定法（通则 2201）项下的热浸法测定，用 45%乙醇作溶剂，不得少于 55.0%。

饮片

【炮制】 党参片 除去杂质，洗净，润透，切厚片，干燥。

【性状】 本品呈类圆形的厚片。外表皮灰黄色、黄棕色至灰棕色，有时可见根头部有多数疣状突起的茎痕和芽。切面皮部淡棕黄色至黄棕色，木部淡黄色至黄色，有裂隙或放射状纹理。有特殊香气，味微甜。

【鉴别】 【检查】 【浸出物】 同药材。

米炒党参 取党参片，照炒法（通则 0213）用米拌炒至表面深黄色，取出，筛去米，放凉。

每 100kg 党参片，用米 20kg。

【性状】 本品形如党参片，表面深黄色，偶有焦斑。

【检查】 水分 同药材，不得过 10.0%。

【鉴别】 【检查】（总灰分 二氧化硫残留量）**【浸出物】** 同药材。

【性味与归经】 甘，平。归脾、肺经。

【功能与主治】 健脾益肺，养血生津。用于脾肺气虚，食少倦怠，咳嗽虚喘，气血不足，面色萎黄，心悸气短，津伤口渴，内热消渴。

【用法与用量】 9～30g。

【注意】 不宜与藜芦同用。

【贮藏】 置通风干燥处，防蛀。

鸭 跖 草

Yazhicao

COMMELINAE HERBA

本品为鸭跖草科植物鸭跖草 Commelina communis L. 的干燥地上部分。夏、秋二季采收，晒干。

【性状】 本品长可达 60cm，黄绿色或黄白色，较光滑。茎有纵棱，直径约 0.2cm，多有分枝或须根，节稍膨大，节间长 3～9cm；质柔软，断面中心有髓。叶互生，多皱缩、破碎，完整叶片展平后呈卵状披针形或披针形，长 3～9cm，宽 1～2.5cm；先端尖，全缘，基部下延成膜质叶鞘，抱茎，叶脉平行。花多脱落，总苞佛焰苞状，心形，两边不相连；花瓣皱缩，蓝色。气微，味淡。

【鉴别】 （1）本品叶表面观：非腺毛有两种，均为 2 细胞，一种短锥形，长 45～60μm，壁较厚，基部细胞直径约 45μm，顶端细胞短尖；另一种棒形，基部细胞长 45～60μm，壁稍厚，顶端细胞较长，先端钝圆，壁薄，常脱落。草酸钙针晶较多，长至 74μm。

（2）取本品粉末 0.5g，加乙醇 25ml，加热回流 30 分钟，滤过，滤液蒸干，残渣加乙醇 2ml 使溶解，作为供试品溶液。另取鸭跖草对照药材 0.5g，同法制成对照药材溶液。照薄层色谱法（通则 0502）试验，吸取上述两种溶液各 5μl，分别点于同一硅胶 G 薄层板上，以三氯甲烷-甲醇-水（5：1：0.05）为展开剂，薄层板置展开缸中预平衡 30 分钟，展开，取出，晾干，置紫外光灯（365nm）下检视。供试品色谱中，在与对照药材色谱相应的位置上，显相同颜色的荧光斑点；再置碘蒸气中熏至斑点显色清晰，供试品色谱中，在与对照药材色谱相应的位置上，显相同颜色的斑点。

【检查】 水分 不得过 12.0%（通则 0832 第二法）。

【浸出物】 照水溶性浸出物测定法（通则 2201）项下的

热浸法测定,不得少于 16.0%。

饮片

【炮制】 除去杂质,洗净,切段,干燥。

【性状】 本品呈不规则的段。茎有纵棱,节稍膨大。切面中心有髓。叶互生,多皱缩、破碎,完整叶片展平后呈卵状披针形或披针形,全缘,基部下延成膜质叶鞘,抱茎,叶脉平行。总苞佛焰苞状,心形。气微,味淡。

【鉴别】【检查】【浸出物】 同药材。

【性味与归经】 甘、淡,寒。归肺、胃、小肠经。

【功能与主治】 清热泻火,解毒,利水消肿。用于感冒发热,热病烦渴,咽喉肿痛,水肿尿少,热淋涩痛,痈肿疔毒。

【用法与用量】 15~30g。外用适量。

【贮藏】 置通风干燥处,防霉。

铁 皮 石 斛

Tiepishihu

DENDROBII OFFICINALIS CAULIS

本品为兰科植物铁皮石斛 *Dendrobium officinale* Kimura et Migo 的干燥茎。11 月至翌年 3 月采收,除去杂质,剪去部分须根,边加热边扭成螺旋形或弹簧状,烘干;或切成段,干燥或低温烘干,前者习称"铁皮枫斗"(耳环石斛);后者习称"铁皮石斛"。

【性状】 铁皮枫斗 本品呈螺旋形或弹簧状,通常为 2~6 个旋纹,茎拉直后长 3.5~8cm,直径 0.2~0.4cm。表面黄绿色或略带金黄色,有细纵皱纹,节明显,节上有时可见残留的灰白色叶鞘;一端可见茎基部留下的短须根。质坚实,易折断,断面平坦,灰白色至灰绿色,略角质状。气微,味淡,嚼之有黏性。

铁皮石斛 本品呈圆柱形的段,长短不等。

【鉴别】 (1)本品横切面:表皮细胞 1 列,扁平,外壁及侧壁稍增厚、微木化,外被黄色角质层,有的外层可见无色的薄壁细胞组成的叶鞘层。基本薄壁组织细胞多角形,大小相似,其间散在多数维管束,略排成 4~5 圈,维管束外韧型,外围排列有厚壁的纤维束,有的外侧小型薄壁细胞中含有硅质块。含草酸钙针晶束的黏液细胞多见于近表皮处。

(2)取本品粉末 1g,加三氯甲烷-甲醇(9:1)混合溶液 15ml,超声处理 20 分钟,滤过,滤液作为供试品溶液。另取铁皮石斛对照药材 1g,同法制成对照药材溶液,照薄层色谱法(通则 0502)试验,吸取上述两种溶液各 2~5μl,分别点于同一硅胶 G 薄层板上,以甲苯-甲酸乙酯-甲酸(6:3:1)为展开剂,展开,取出,烘干,喷以 10%硫酸乙醇溶液,在 95℃加热约 3 分钟,置紫外光灯(365nm)下检视。供试品色谱中,在与对照药材色谱相应的位置上,显相同颜色的荧光斑点。

【检查】 甘露糖与葡萄糖峰面积比 取葡萄糖对照品适量,精密称定,加水制成每 1ml 含 50μg 的溶液,作为对照品溶液。精密吸取 0.4ml,按〔含量测定〕甘露糖项下方法依法测定。供试品色谱中,甘露糖与葡萄糖的峰面积比应为 2.4~8.0。

水分 不得过 12.0%(通则 0832 第二法)。

总灰分 不得过 6.0%(通则 2302)。

【浸出物】 照醇溶性浸出物测定法(通则 2201)项下的热浸法测定,用乙醇作溶剂,不得少于 6.5%。

【含量测定】 多糖 对照品溶液的制备 取无水葡萄糖对照品适量,精密称定,加水制成每 1ml 含 90μg 的溶液,即得。

标准曲线的制备 精密量取对照品溶液 0.2ml、0.4ml、0.6ml、0.8ml、1.0ml,分别置 10ml 具塞试管中,各加水补至 1.0ml,精密加入 5%苯酚溶液 1ml(临用配制),摇匀,再精密加硫酸 5ml,摇匀,置沸水浴中加热 20 分钟,取出,置冰浴中冷却 5 分钟,以相应试剂为空白,照紫外-可见分光光度法(通则 0401),在 488nm 的波长处测定吸光度,以吸光度为纵坐标,浓度为横坐标,绘制标准曲线。

供试品溶液的制备 取本品粉末(过三号筛)约 0.3g,精密称定,加水 200ml,加热回流 2 小时,放冷,转移至 250ml 量瓶中,用少量水分次洗涤容器,洗液并入同一量瓶中,加水至刻度,摇匀,滤过,精密量取续滤液 2ml,置 15ml 离心管中,精密加入无水乙醇 10ml,摇匀,冷藏 1 小时,取出,离心(转速为每分钟 4000 转)20 分钟,弃去上清液(必要时滤过),沉淀加 80%乙醇洗涤 2 次,每次 8ml,离心,弃去上清液,沉淀加热水溶解,转移至 25ml 量瓶中,放冷,加水至刻度,摇匀,即得。

测定法 精密量取供试品溶液 1ml,置 10ml 具塞试管中,照标准曲线制备项下的方法,自"精密加入 5%苯酚溶液 1ml"起,依法测定吸光度,从标准曲线上读出供试品溶液中无水葡萄糖的量,计算,即得。

本品按干燥品计算,含铁皮石斛多糖以无水葡萄糖($C_6H_{12}O_6$)计,不得少于 25.0%。

甘露糖 照高效液相色谱法(通则 0512)测定。

色谱条件与系统适用性试验 以十八烷基硅烷键合硅胶为填充剂;以乙腈-0.02mol/L 的乙酸铵溶液(20:80)为流动相;检测波长为 250nm。理论板数按甘露糖峰计算应不低于 4000。

校正因子测定 取盐酸氨基葡萄糖适量,精密称定,加水制成每 1ml 含 12mg 的溶液,作为内标溶液。另取甘露糖对照品约 10mg,精密称定,置 100ml 量瓶中,精密加入内标溶液 1ml,加水适量使溶解并稀释至刻度,摇匀,吸取 400μl,加 0.5mol/L 的 PMP(1-苯基-3-甲基-5-吡唑啉酮)甲醇溶液与 0.3mol/L 的氢氧化钠溶液各 400μl,混匀,70℃ 水浴反应 100 分钟。再加 0.3mol/L 的盐酸溶液 500μl,混匀,用三氯甲烷洗涤 3 次,每次 2ml,弃去三氯甲烷液,水层离心后,取上清液 10μl,注入液相色谱仪,测定,计算校正因子。

测定法 取本品粉末(过三号筛)约 0.12g,精密称定,置索氏提取器中,加 80%乙醇适量,加热回流提取 4 小时,弃去乙醇液,药渣挥干乙醇,滤纸筒拆开置于烧杯中,加水 100ml,再精密加入内标溶液 2ml,煎煮 1 小时并时时搅拌,放冷,加水补至约 100ml,混匀,离心,吸取上清液 1ml,置安瓿瓶或顶空瓶中,加 3.0mol/L 的盐酸溶液 0.5ml,封口,混匀,110℃水解 1 小时,放冷,用 3.0mol/L 的氢氧化钠溶液调节 pH 值至中性,吸取 400μl,照校正因子测定方法,自"加 0.5mol/L 的 PMP 甲醇溶液"起,依法操作,取上清液 10μl,注入液相色谱仪,测定,即得。

本品按干燥品计算,含甘露糖($C_6H_{12}O_6$)应为 13.0%～38.0%。

【性味与归经】 甘,微寒。归胃、肾经。

【功能与主治】 益胃生津,滋阴清热。用于热病津伤,口干烦渴,胃阴不足,食少干呕,病后虚热不退,阴虚火旺,骨蒸劳热,目暗不明,筋骨痿软。

【用法与用量】 6～12g。

【贮藏】 置通风干燥处,防潮。

积 雪 草
Jixuecao
CENTELLAE HERBA

本品为伞形科植物积雪草 Centella asiatica (L.) Urb. 的干燥全草。夏、秋二季采收,除去泥沙,晒干。

【性状】 本品常卷缩成团状。根圆柱形,长 2～4cm,直径 1～1.5mm;表面浅黄色或灰黄色。茎细长弯曲,黄棕色,有细纵皱纹,节上常着生须状根。叶片多皱缩、破碎,完整者展平后呈近圆形或肾形,直径 1～4cm;灰绿色,边缘有粗钝齿;叶柄长 3～6cm,扭曲。伞形花序腋生,短小。双悬果扁圆形,有明显隆起的纵棱及细网纹,果梗甚短。气微,味淡。

【鉴别】 (1)本品茎横切面:表皮细胞类圆形或近方形。下方为 2～4 列厚角细胞。外韧型维管束 6～8 个;韧皮部外侧为微木化的纤维群,束内形成层明显,木质部导管径向排列。髓部较大。皮层和射线中可见分泌道,直径 23～34μm,周围分泌细胞 5～7 个。

叶表面观:上、下表皮细胞均呈多边形;气孔不等式或不定式,上表皮较少,下表皮较多。

(2)取本品粉末 1g,用乙醇 25ml,加热回流 30 分钟,滤过,滤液蒸干,残渣加水 20ml 使溶解,用水饱和的正丁醇振摇提取 2 次,每次 15ml,合并正丁醇液,用正丁醇饱和的水 15ml 洗涤,弃去水液,正丁醇液蒸干,残渣加甲醇 1ml 使溶解,作为供试品溶液。另取积雪草苷对照品、羟基积雪草苷对照品,加甲醇制成每 1ml 各含 1mg 的溶液,作为对照品溶液。照薄层色谱法(通则 0502)试验,吸取上述三种溶液各 5～10μl,分别点于同一硅胶 G 薄层板上,以三氯甲烷-甲醇-水(7：3：0.5)为展开剂,展开,取出,晾干,喷以 10%硫酸乙醇溶液,在

105℃加热至斑点显色清晰。供试品色谱中,在与对照品色谱相应的位置上,显相同颜色的斑点。

【检查】 水分 不得过 12.0%(通则 0832 第二法)。

总灰分 不得过 13.0%(通则 2302)。

酸不溶性灰分 不得过 3.5%(通则 2302)。

【浸出物】 照醇溶性浸出物测定法(通则 2201)项下的热浸法测定,用稀乙醇作溶剂,不得少于 25.0%。

【含量测定】 照高效液相色谱法(通则 0512)测定。

色谱条件与系统适用性试验 以十八烷基硅烷键合硅胶为填充剂;以乙腈-2mmol/L 倍他环糊精溶液(24：76)为流动相;检测波长为 205nm。理论板数按积雪草苷峰计算应不低于 5000。

对照品溶液的制备 取积雪草苷对照品、羟基积雪草苷对照品适量,精密称定,加甲醇制成每 1ml 各含 0.2mg 的溶液,即得。

供试品溶液的制备 取本品粉末(过二号筛)约 0.5g,精密称定,置具塞锥形瓶中,精密加入 80%甲醇 20ml,密塞,称定重量,超声处理(功率 180W,频率 42kHz)30 分钟,放冷,再称定重量,用 80%甲醇补足减失的重量,摇匀,离心,取上清液,即得。

测定法 分别精密吸取对照品溶液 10μl 与供试品溶液 10～20μl,注入液相色谱仪,测定,即得。

本品按干燥品计算,含积雪草苷($C_{48}H_{78}O_{19}$)和羟基积雪草苷($C_{48}H_{78}O_{20}$)的总量不得少于 0.80%。

饮片

【炮制】 除去杂质,洗净,切段,干燥。

【性状】 本品呈不规则的段。根圆柱形,表面浅黄色或灰黄色。茎细,黄棕色,有细纵皱纹,可见节,节上常着生须状根。叶片多皱缩、破碎,完整者展平后呈近圆形或肾形,灰绿色,边缘有粗钝齿。伞形花序短小。双悬果扁圆形,有明显隆起的纵棱及细网纹。气微,味淡。

【含量测定】 同药材,含积雪草苷($C_{48}H_{78}O_{19}$)和羟基积雪草苷($C_{48}H_{78}O_{20}$)的总量不得少于 0.70%。

【鉴别】(除茎横切面外) 【检查】【浸出物】 同药材。

【性味与归经】 苦、辛,寒。归肝、脾、肾经。

【功能与主治】 清热利湿,解毒消肿。用于湿热黄疸,中暑腹泻,石淋血淋,痈肿疮毒,跌扑损伤。

【用法与用量】 15～30g。

【贮藏】 置干燥处。

臭 灵 丹 草
Choulingdancao
LAGGERAE HERBA

本品为菊科植物翼齿六棱菊 Laggera pterodonta (DC.)

Benth. 的干燥地上部分。秋季茎叶茂盛时采割,干燥。

【性状】 本品长 50~150cm,全体密被淡黄色腺毛和柔毛。茎圆柱形,具 4~6 纵翅,翅缘锯齿状,易折断。叶互生,有短柄;叶片椭圆形,暗绿色,先端短尖或渐尖,基部楔形,下延成翅,边缘有锯齿。头状花序着生于枝端。气特异,味苦。

【鉴别】 取本品粉末 3g,加甲醇 50ml,加热回流 30 分钟,滤过,滤液蒸干,残渣加甲醇 2ml 使溶解,作为供试品溶液。另取洋艾素对照品,加甲醇制成每 1ml 含 1mg 的溶液,作为对照品溶液。照薄层色谱法(通则 0502)试验,吸取上述两种溶液各 5μl,分别点于同一硅胶 GF$_{254}$ 薄层板上,以二氯甲烷-甲酸乙酯-丙酮(6:0.5:0.3)为展开剂,展开,取出,晾干,置紫外光灯(254nm)下检视。供试品色谱中,在与对照品色谱相应的位置上,显相同颜色的斑点。

【检查】 水分 不得过 13.0%(通则 0832 第四法)。

总灰分 不得过 12.0%。(通则 2302)。

酸不溶性灰分 不得过 2.0%。(通则 2302)。

【浸出物】 照水溶性浸出物测定法(通则 2201)项下的热浸法测定,不得少于 12.0%。

【含量测定】 照高效液相色谱法(通则 0512)测定。

色谱条件与系统适用性试验 以十八烷基硅烷键合硅胶为填充剂;以乙腈-2%甲酸溶液(35:65)为流动相;检测波长为 350nm。理论板数按洋艾素峰计算应不低于 4000。

对照品溶液的制备 取洋艾素对照品适量,精密称定,加甲醇制成每 1ml 含 35μg 的溶液,即得。

供试品溶液的制备 取本品粉末(过三号筛)约 1.5g,精密称定,置具塞锥形瓶中,精密加入甲醇 50ml,密塞,称定重量,加热回流 1 小时,放冷,再称定重量,用甲醇补足减失的重量,摇匀,滤过,取续滤液,即得。

测定法 分别精密吸取对照品溶液与供试品溶液各 10μl,注入液相色谱仪,测定,即得。

本品按干燥品计算,含洋艾素(C$_{20}$H$_{20}$O$_8$)不得少于 0.10%。

【性味与归经】 辛、苦,寒;有毒。归肺经。

【功能与主治】 清热解毒,止咳祛痰。用于风热感冒,咽喉肿痛,肺热咳嗽。

【用法与用量】 9~15g。

【贮藏】 置阴凉干燥处。

射 干

Shegan

BELAMCANDAE RHIZOMA

本品为鸢尾科植物射干 *Belamcanda chinensis*(L.)DC. 的干燥根茎。春初刚发芽或秋末茎叶枯萎时采挖,除去须根和泥沙,干燥。

【性状】 本品呈不规则结节状,长 3~10cm,直径 1~2cm。表面黄褐色、棕褐色或黑褐色,皱缩,有较密的环纹。上面有数个圆盘状凹陷的茎痕,偶有茎基残存;下面有残留细根及根痕。质硬,断面黄色,颗粒性。气微,味苦、微辛。

【鉴别】 (1)本品横切面:表皮有时残存。木栓细胞多列。皮层稀有叶迹维管束;内皮层不明显。中柱维管束为周木型和外韧型,靠外侧排列较紧密。薄壁组织中含有草酸钙柱晶、淀粉粒及油滴。

粉末橙黄色。草酸钙柱晶较多,棱柱形,多已破碎,完整者长 49~240(315)μm,直径约至 49μm。淀粉粒单粒圆形或椭圆形,直径 2~17μm,脐点点状;复粒极少,由 2~5 分粒组成。薄壁细胞类圆形或椭圆形,壁稍厚或连珠状增厚,有单纹孔。木栓细胞棕色,垂周壁微波状弯曲,有的含棕色物。

(2)取本品粉末 1g,加甲醇 10ml,超声处理 30 分钟,滤过,滤液浓缩至 1.5ml,作为供试品溶液。另取射干对照药材 1g,同法制成对照药材溶液。照薄层色谱法(通则 0502)试验,吸取上述两种溶液各 1μl,分别点于同一聚酰胺薄膜上,以三氯甲烷-丁酮-甲醇(3:1:1)为展开剂,展开,取出,晾干,喷以三氯化铝试液,置紫外光灯(365nm)下检视。供试品色谱中,在与对照药材色谱相应的位置上,显相同颜色的荧光斑点。

【检查】 水分 不得过 10.0%(通则 0832 第二法)。

总灰分 不得过 7.0%(通则 2302)。

【浸出物】 照醇溶性浸出物测定法(通则 2201)项下的热浸法测定,用乙醇作溶剂,不得少于 18.0%。

【含量测定】 照高效液相色谱法(通则 0512)测定。

色谱条件与系统适用性试验 以十八烷基硅烷键合硅胶为填充剂;以甲醇-0.2%磷酸溶液(53:47)为流动相;检测波长为 266nm。理论板数按次野鸢尾黄素峰计算应不低于 8000。

对照品溶液的制备 取次野鸢尾黄素对照品适量,精密称定,加甲醇制成每 1ml 含 10μg 的溶液,即得。

供试品溶液的制备 取本品粉末(过四号筛)约 0.1g,精密称定,置具塞锥形瓶中,精密加入甲醇 25ml,称定重量,加热回流 1 小时,放冷,再称定重量,用甲醇补足减失的重量,摇匀,滤过,取续滤液,即得。

测定法 分别精密吸取对照品溶液 10μl 与供试品溶液 10~20μl,注入液相色谱仪,测定,即得。

本品按干燥品计算,含次野鸢尾黄素(C$_{20}$H$_{18}$O$_8$)不得少于 0.10%。

饮片

【炮制】 除去杂质,洗净,润透,切薄片,干燥。

【性状】 本品呈不规则形或长条形的薄片。外表皮黄褐色、棕褐色或黑褐色,皱缩,可见残留的须根和须根痕,有的可见环纹。切面淡黄色或鲜黄色,具散在筋脉小点或筋脉纹,有的可见环纹。气微,味苦、微辛。

【鉴别】(除横切面外)【检查】【浸出物】【含量测定】
同药材。

【性味与归经】 苦,寒。归肺经。

【功能与主治】 清热解毒,消痰,利咽。用于热毒痰火郁
结,咽喉肿痛,痰涎壅盛,咳嗽气喘。

【用法与用量】 3～10g。

【贮藏】 置干燥处。

徐 长 卿
Xuchangqing

CYNANCHI PANICULATI RADIX
ET RHIZOMA

本品为萝藦科植物徐长卿 *Cynanchum paniculatum*
(Bge.)Kitag. 的干燥根和根茎。秋季采挖,除去杂质,阴干。

【性状】 本品根茎呈不规则柱状,有盘节,长 0.5～
3.5cm,直径 2～4mm。有的顶端带有残茎,细圆柱形,长约
2cm,直径 1～2mm,断面中空;根茎节处周围着生多数根。
根呈细长圆柱形,弯曲,长 10～16cm,直径 1～1.5mm。表面
淡黄白色至淡棕黄色或棕色,具微细的纵皱纹,并有纤细的须
根。质脆,易折断,断面粉性,皮部类白色或黄白色,形成层环
淡棕色,木部细小。气香,味微辛凉。

【鉴别】 (1)本品粉末浅灰棕色。外皮层细胞表面观类
多角形,垂周壁细波状弯曲,细胞间有一类方形小细胞,木化;
侧面观呈类长方形,有的细胞径向壁有增厚的细条纹。草酸
钙簇晶直径 7～45μm。分泌细胞类圆形或长椭圆形,内含淡
黄棕色分泌物。内皮层细胞类长方形,垂周壁细波状弯曲。

(2)取本品粉末 1g,加乙醚 10ml,密塞,振摇 10 分钟,滤
过,滤液挥干,残渣加丙酮 1ml 使溶解,作为供试品溶液。
另取丹皮酚对照品,加丙酮制成每 1ml 含 2mg 的溶液,作为
对照品溶液。照薄层色谱法(通则 0502)试验,吸取供试品
溶液 5μl、对照品溶液 10μl,分别点于同一硅胶 G 薄层板上,
以环己烷-乙酸乙酯(3：1)为展开剂,展开,取出,晾干,喷以
盐酸酸性 5％的三氯化铁乙醇溶液,加热至斑点显色清晰。
供试品色谱中,在与对照品色谱相应的位置上,显相同的蓝褐
色斑点。

(3)取本品粉末 1g,加乙醚 10ml,密塞,振摇 10 分钟,滤
过,滤液蒸干,残渣加丙酮 1ml 使溶解,作为供试品溶液。另
取徐长卿对照药材 1g,同法制成对照药材溶液。照薄层色谱
法(通则 0502)试验,吸取上述两种溶液各 5μl,分别点于同一
硅胶 G 薄层板上,以环己烷-三氯甲烷-乙酸乙酯(10：2：
0.8)为展开剂,展开,取出,晾干,喷以 10％硫酸乙醇溶液,在
105℃加热至斑点显色清晰,分别置日光和紫外光灯(365nm)
下检视。供试品色谱中,在与对照药材色谱相应的位置上,显

相同颜色的斑点或荧光斑点。

【检查】 水分 不得过 15.0％(通则 0832 第四法)。

总灰分 不得过 10.0％(通则 2302)。

酸不溶性灰分 不得过 5.0％(通则 2302)。

【浸出物】 照醇溶性浸出物测定法(通则 2201)项下的
热浸法测定,用乙醇作溶剂,不得少于 10.0％。

【含量测定】 照高效液相色谱法(通则 0512)测定。

色谱条件与系统适用性试验 以十八烷基硅烷键合硅胶
为填充剂;以甲醇-水(45：55)为流动相;检测波长为 274nm。
理论板数按丹皮酚峰计算应不低于 3000。

对照品溶液的制备 取丹皮酚对照品适量,精密称定,加
甲醇制成每 1ml 含 20μg 的溶液,即得。

供试品溶液的制备 取本品粗粉约 0.5g,精密称定,置
具塞锥形瓶中,精密加入甲醇 50ml,称定重量,超声处理(功
率 250W,频率 33kHz)30 分钟,放冷,再称定重量,用甲醇补
足减失的重量,摇匀,滤过,精密量取续滤液 1ml,置 10ml 量
瓶中,加甲醇至刻度,摇匀,即得。

测定法 分别精密吸取对照品溶液与供试品溶液各
10μl,注入液相色谱仪,测定,即得。

本品按干燥品计算,含丹皮酚(C$_9$H$_{10}$O$_3$)不得少于 1.3％。

饮片

【炮制】 除去杂质,迅速洗净,切段,阴干。

【性状】 本品呈不规则的段。根茎有节,四周着生多数
根。根圆柱形,表面淡黄白色至淡棕黄色或棕色,有细纵皱
纹。切面粉性,皮部类白色或黄白色,形成层环淡棕色,木部
细小。气香,味微辛凉。

【鉴别】 同药材。

【性味与归经】 辛,温。归肝、胃经。

【功能与主治】 祛风,化湿,止痛,止痒。用于风湿痹痛,
胃痛胀满,牙痛,腰痛,跌扑伤痛,风疹、湿疹。

【用法与用量】 3～12g,后下。

【贮藏】 置阴凉干燥处。

狼 毒
Langdu

EUPHORBIAE EBRACTEOLATAE RADIX

本品为大戟科植物月腺大戟 *Euphorbia ebracteolata*
Hayata 或狼毒大戟 *Euphorbia fischeriana* Steud. 的干燥根。
春、秋二季采挖,洗净,切片,晒干。

【性状】 月腺大戟 为类圆形或长圆形块片,直径1.5～
8cm,厚 0.3～4cm。外皮薄,黄棕色或灰棕色,易剥落而露出
黄色皮部。切面黄白色,有黄色不规则大理石样纹理或环纹。
体轻,质脆,易折断,断面有粉性。气微,味微辛。

狼毒大戟 外皮棕黄色,切面纹理或环纹显黑褐色。水

浸后有黏性,撕开可见黏丝。

【鉴别】　(1)月腺大戟　粉末黄白色。淀粉粒甚多,单粒球形、长圆形或半圆形,直径 3~34μm,脐点裂隙状、人字状或星状,大粒层纹隐约可见;复粒由 2~5 粒组成;半复粒易见。网状具缘纹孔导管 18~80μm。无节乳管多碎断,所含的油滴状分泌物散在;有时可见乳管内充满黄色分泌物。

狼毒大戟　粉末黄棕色。淀粉粒单粒直径至 24μm,复粒由 2~7 粒组成,半复粒少见。网状具缘纹孔导管 102μm,乳汁无色。

(2)取本品粗粉 2g,加乙醇 30ml,加热回流 1 小时,放冷,滤过,滤液蒸干,残渣加甲醇 2ml 使溶解,作为供试品溶液。另取狼毒对照药材 2g,同法制成对照药材溶液。照薄层色谱法(通则 0502)试验,吸取上述两种溶液各 2μl,分别点于同一硅胶 G 薄层板上,以环己烷-乙酸乙酯(8.5:1.5)为展开剂,展开,取出,晾干,喷以 10%硫酸乙醇溶液,在 105℃加热至斑点显色清晰,置紫外光灯(365nm)下检视。供试品色谱中,在与对照药材色谱相应的位置上,显相同颜色的荧光斑点。

【检查】　杂质　不得过 2%(通则 2301)。

水分　不得过 13.0%(通则 0832 第二法)。

总灰分　不得过 9.0%(通则 2302)。

酸不溶性灰分　不得过 4.0%(通则 2302)。

【浸出物】　照醇溶性浸出物测定法(通则 2201)项下热浸法测定,用稀乙醇作溶剂,不得少于 18.0%。

饮片

【炮制】　生狼毒　除去杂质,洗净,润透,切片,晒干。

【性状】　月腺大戟　为类圆形、长圆形或不规则块片。外皮薄,黄棕色或灰棕色,易剥落而露出黄色皮部。切面黄白色,有淡黄白色至黄棕色不规则大理石样纹理或环纹。体轻,质脆,易折断,断面有粉性。气微,味微辛。

狼毒大戟　外皮棕黄色,切面纹理或环纹显黑褐色。水浸后有黏性,撕开可见黏丝。

醋狼毒　取净狼毒片,照醋制法(通则 0213)炒干。

每 100kg 狼毒片,用醋 30~50kg。

【性状】　本品形如狼毒。颜色略深,闻之微有醋香气。

【检查】　总灰分　同药材,不得过 7.0%。

酸不溶性灰分　同药材,不得过 1.0%。

【浸出物】　同药材,不得少于 20.0%。

【鉴别】　【检查】(水分)　同药材。

【性味与归经】　辛,平;有毒。归肝、脾经。

【功能与主治】　散结,杀虫。外用于淋巴结结核、皮癣;灭蛆。

【用法与用量】　熬膏外敷。

【注意】　不宜与密陀僧同用。

【贮藏】　置通风干燥处,防蛀。

凌 霄 花

Lingxiaohua

CAMPSIS FLOS

本品为紫葳科植物凌霄 *Campsis grandiflora*(Thunb.)K. Schum. 或美洲凌霄 *Campsis radicans*(L.)Seem. 的干燥花。夏、秋二季花盛开时采摘,干燥。

【性状】　凌霄　多皱缩卷曲,黄褐色或棕褐色,完整花朵长 4~5cm。萼筒钟状,长 2~2.5cm,裂片 5,裂至中部,萼筒基部至萼齿尖有 5 条纵棱。花冠先端 5 裂,裂片半圆形,下部联合呈漏斗状,表面可见细脉纹,内表面较明显。雄蕊 4,着生在花冠上,2 长 2 短,花药个字形,花柱 1,柱头扁平。气清香,味微苦、酸。

美洲凌霄　完整花朵长 6~7cm。萼筒长 1.5~2cm,硬革质,先端 5 齿裂,裂片短三角状,长约为萼筒的 1/3,萼筒外无明显的纵棱;花冠内表面具明显的深棕色脉纹。

【鉴别】　(1)本品粉末黄棕色。花粉粒类圆形,直径 24~31μm,具 3 孔沟,表面有极细密的网状雕纹。腺毛淡黄色或黄棕色,头部多细胞,呈扁圆形、类圆形或长圆形,侧面观细胞似栅状排列 1~2 层,柄部 1~3 细胞。花冠表皮细胞类多角形;具螺纹导管。

(2)取本品粉末 0.5g,加石油醚(60~90℃)15ml,超声处理 15 分钟,滤过,弃去石油醚液,药渣加甲醇 15ml,超声处理 15 分钟,滤过,滤液蒸干,残渣加甲醇 1ml 使溶解,作为供试品溶液。另取凌霄花对照药材 0.5g,同法制成对照药材溶液。照薄层色谱法(通则 0502)试验,吸取上述两种溶液各 3μl,分别点于同一硅胶 G 薄层板上,以三氯甲烷-甲醇(9:1)为展开剂,展开,取出,晾干,喷以 2%香草醛硫酸乙醇溶液(1→10),在 105℃加热至斑点显色清晰,置日光下检视。供试品色谱中,在与对照药材色谱相应的位置上,显相同颜色的斑点。

【检查】　水分　不得过 16.0%(通则 0832 第二法)。

总灰分　不得过 8.0%(通则 2302)。

酸不溶性灰分　不得过 2.0%(通则 2302)。

【性味与归经】　甘、酸,寒。归肝、心包经。

【功能与主治】　活血通经,凉血祛风。用于月经不调,经闭癥瘕,产后乳肿,风疹发红,皮肤瘙痒,痤疮。

【用法与用量】　5~9g。

【注意】　孕妇慎用。

【贮藏】　置通风干燥处,防潮。

高山辣根菜

Gaoshanlagencai

PEGAEOPHYTI RADIX ET RHIZOMA

本品为十字花科植物无茎荠 *Pegaeophyton scapiflorum*

（Hook. f. et Thoms.）Marq. et Shaw 的干燥根和根茎。秋季采挖，除去须根和泥沙，晒干。

【性状】 本品根茎顶端有数个分枝，有密集横环纹，其上有叶柄残基。根圆柱形，长 5～16cm，直径 0.6～1.5cm。表面黄棕色至灰黄褐色，粗糙，有明显的皱纹和纵沟。质松泡，易折断，断面不整齐，皮部淡棕色至黄棕色，木部淡黄白色至浅黄棕色，周边与中心部呈灰白与黄色相间的花纹。气微香，味微苦。

【鉴别】 （1）根横切面：木栓层为 10 数列，栓内层狭窄，细胞多数皱缩。韧皮部宽广，射线明显，在射线处具较大的分泌腔；束中形成层细胞数列或不明显，呈断续环状。木质部由导管、射线、木纤维组成，导管稀少。

（2）取本品粉末 1g，加三氯甲烷 10ml，超声处理 30 分钟，滤过，滤液浓缩至 1ml，作为供试品溶液。另取高山辣根菜对照药材 1g，同法制成对照药材溶液。照薄层色谱法（通则 0502）试验，吸取上述两种溶液各 10μl，分别点于同一硅胶 G 薄层板上，以环己烷-乙醚-乙酸乙酯（20：5.5：2.5）为展开剂，展开，取出，晾干，喷以 30％硫酸乙醇溶液，在 105℃加热至斑点显色清晰。供试品色谱中，在与对照药材色谱相应的位置上，显相同颜色的斑点。

【检查】 水分 不得过 12.0％（通则 0832 第二法）。

总灰分 不得过 8.0％（通则 2302）。

酸不溶性灰分 不得过 3.0％（通则 2302）。

【性味与归经】 苦、辛，寒。归肺、肝经。

【功能与主治】 清热解毒，清肺止咳，止血，消肿。用于温病发热，肺热咳嗽，咯血，创伤出血，四肢浮肿。

【用法与用量】 3～6g；或入丸、散。外用适量，研末敷。

【贮藏】 置通风干燥处。

高 良 姜

Gaoliangjiang

ALPINIAE OFFICINARUM RHIZOMA

本品为姜科植物高良姜 *Alpinia officinarum* Hance 的干燥根茎。夏末秋初采挖，除去须根和残留的鳞片，洗净，切段，晒干。

【性状】 本品呈圆柱形，多弯曲，有分枝，长 5～9cm，直径 1～1.5cm。表面棕红色至暗褐色，有细密的纵皱纹和灰棕色的波状环节，节间长 0.2～1cm，一面有圆形的根痕。质坚韧，不易折断，断面灰棕色或红棕色，纤维性，中柱约占 1/3。气香，味辛辣。

【鉴别】 （1）本品横切面：表皮细胞外壁增厚，有的含红棕色物。皮层中叶迹维管束较多，外韧型。内皮层明显。中柱外韧型维管束甚多，束鞘纤维成环，木化。皮层及中柱薄壁组织中散有多数分泌细胞，内含黄色或红棕色树脂状物；薄壁

细胞充满淀粉粒。

（2）取本品粉末 5g，置圆底烧瓶中，加水 200ml，连接挥发油测定器，自测定器上端加水使充满刻度部分，并溢流入烧瓶为止，加正己烷 3ml，连接回流冷凝管，加热至微沸，并保持 2 小时，放冷，取正己烷液作为供试品溶液。另取高良姜对照药材 5g，同法制成对照药材溶液。照薄层色谱法（通则 0502）试验，吸取上述两种溶液各 10μl，分别点于同一硅胶 G 薄层板上，以甲苯-乙酸乙酯（19：1）为展开剂，展开，取出，晾干，喷以 5％ 香草醛硫酸溶液，在 105℃加热至斑点显色清晰。供试品色谱中，在与对照药材色谱相应的位置上，显相同颜色的斑点。

【检查】 水分 不得过 16.0％（通则 0832 第四法）。

总灰分 不得过 4.0％（通则 2302）。

【含量测定】 照高效液相色谱法（通则 0512）测定。

色谱条件与系统适用性试验 以十八烷基硅烷键合硅胶为填充剂；以甲醇-0.2％磷酸溶液（55：45）为流动相；检测波长为 266nm。理论板数按高良姜素峰计算应不低于 6000。

对照品溶液的制备 取高良姜素对照品适量，精密称定，加甲醇制成每 1ml 含 40μg 的溶液，即得。

供试品溶液的制备 取本品粉末（过四号筛）约 0.2g，精密称定，置具塞锥形瓶中，精密加入甲醇 50ml，密塞，称定重量，加热回流 1 小时，放冷，再称定重量，用甲醇补足减失的重量，摇匀，滤过，取续滤液，即得。

测定法 分别精密吸取对照品溶液与供试品溶液各 10μl，注入液相色谱仪，测定，即得。

本品按干燥品计算，含高良姜素（$C_{15}H_{10}O_5$）不得少于 0.70％。

饮片

【炮制】 除去杂质，洗净，润透，切薄片，晒干。

【性状】 本品呈类圆形或不规则形的薄片。外表皮棕红色至暗棕色，有的可见环节和须根痕。切面灰棕色至红棕色，外周色较淡，具多数散在的筋脉小点，中心圆形，约占 1/3。气香，味辛辣。

【检查】 水分 同药材，不得过 13.0％。

【鉴别】（除横切面外） 【检查】（总灰分） 【含量测定】同药材。

【性味与归经】 辛，热。归脾、胃经。

【功能与主治】 温胃止呕，散寒止痛。用于脘腹冷痛，胃寒呕吐，嗳气吞酸。

【用法与用量】 3～6g。

【贮藏】 置阴凉干燥处。

拳　参

Quanshen

BISTORTAE RHIZOMA

本品为蓼科植物拳参 *Polygonum bistorta* L. 的干燥根茎。春初发芽时或秋季茎叶将枯萎时采挖,除去泥沙,晒干,去须根。

【性状】　本品呈扁长条形或扁圆柱形,弯曲,有的对卷弯曲,两端略尖,或一端渐细,长 6～13cm,直径 1～2.5cm。表面紫褐色或紫黑色,粗糙,一面隆起,一面稍平坦或略具凹槽,全体密具粗环纹,有残留须根或根痕。质硬,断面浅棕红色或棕红色,维管束呈黄白色点状,排列成环。气微,味苦、涩。

【鉴别】　(1)本品粉末淡棕红色。木栓细胞多角形,含棕红色物。草酸钙簇晶甚多,直径 15～65μm。具缘纹孔导管直径 20～55μm,亦有网纹导管与螺纹导管。纤维长梭形,直径 10～20μm,壁较厚,木化,孔沟明显。淀粉粒单粒椭圆形、卵形或类圆形,直径 5～12μm。

(2)取本品粉末 0.5g,加甲醇 20ml,超声处理 15 分钟,滤过,滤液蒸干,残渣加甲醇 5ml 使溶解,作为供试品溶液。另取拳参对照药材 0.5g,同法制成对照药材溶液。再取没食子酸对照品,加甲醇制成每 1ml 含 1mg 的溶液,作为对照品溶液。照薄层色谱法(通则 0502)试验,吸取上述三种溶液各 5μl,分别点于同一硅胶 G 薄层板上,以二氯甲烷-乙酸乙酯-甲酸(5:4:1)为展开剂,展开,取出,晾干,置氨蒸气中熏至斑点显色清晰。供试品色谱中,在与对照药材色谱和对照品色谱相应的位置上,显相同颜色的斑点。

【检查】　水分　不得过 15.0%(通则 0832 第二法)。

总灰分　不得过 9.0%(通则 2302)。

【浸出物】　照醇溶性浸出物测定法(通则 2201)项下的冷浸法测定,用乙醇作溶剂,不得少于 15.0%。

【含量测定】　照高效液相色谱法(通则 0512)测定。

色谱条件与系统适用性试验　以十八烷基硅烷键合硅胶为填充剂;以 0.05% 磷酸甲醇溶液为流动相 A,以 0.05% 磷酸溶液为流动相 B,按下表中的规定进行梯度洗脱;检测波长为 272nm。理论板数按没食子酸峰计算应不低于 6000。

时间(分钟)	流动相 A(%)	流动相 B(%)
0～7	10→5	90→95
7～15	5→18	95→82
15～20	18	82

对照品溶液的制备　取没食子酸对照品适量,精密称定,加 30% 甲醇制成每 1ml 含 20μg 的溶液,即得。

供试品溶液的制备　取本品粉末(过五号筛)约 0.25g,精密称定,置具塞锥形瓶中,精密加入 30% 甲醇 25ml,密塞,称定重量,浸泡 1 小时,超声处理(功率 250W,频率 45kHz)20 分钟,放冷,再称定重量,用 30% 甲醇补足减失的重量,摇匀,滤过,取续滤液,即得。

测定法　分别精密吸取对照品溶液与供试品溶液各 20μl,注入液相色谱仪,测定,即得。

本品按干燥品计算,含没食子酸(C$_7$H$_6$O$_5$)不得少于 0.12%。

饮片

【炮制】　除去杂质,洗净,略泡,润透,切薄片,干燥。

【性状】　本品呈类圆形或近肾形的薄片。外表皮紫褐色或紫黑色。切面棕红色或浅棕红色,平坦,近边缘有一圈黄白色小点(维管束),气微,味苦、涩。

【鉴别】【检查】【浸出物】【含量测定】　同药材。

【性味与归经】　苦、涩,微寒。归肺、肝、大肠经。

【功能与主治】　清热解毒,消肿,止血。用于赤痢热泻,肺热咳嗽,痈肿瘰疬,口舌生疮,血热吐衄,痔疮出血,蛇虫咬伤。

【用法与用量】　5～10g。外用适量。

【贮藏】　置干燥处。

粉　萆　薢

Fenbixie

DIOSCOREAE HYPOGLAUCAE RHIZOMA

本品为薯蓣科植物粉背薯蓣 *Dioscorea hypoglauca* Palibin 的干燥根茎。秋、冬二季采挖,除去须根,洗净,切片,晒干。

【性状】　本品为不规则的薄片,边缘不整齐,大小不一,厚约 0.5mm。有的有棕黑色或灰棕色的外皮。切面黄白色或淡灰棕色,维管束呈小点状散在。质松,略有弹性,易折断,新断面近外皮处显淡黄色。气微,味辛、微苦。

【鉴别】　(1)本品横切面:外层为多列木栓化细胞。皮层较窄,细胞多切向延长,壁略增厚,木化壁纹孔明显;黏液细胞散在,内含草酸钙针晶束。中柱散生外韧型维管束和周木型维管束。薄壁细胞壁略增厚,具纹孔,细胞中含淀粉粒。

本品粉末黄白色。淀粉粒单粒圆形、卵圆形或长椭圆形,直径 5～32μm,长至 40μm,脐点点状或裂缝状;复粒少数,多由 2 分粒组成。厚壁细胞众多,壁木化,孔沟明显,有的类似石细胞,多角形、梭形或类长方形,直径 40～80μm,长至 224μm。草酸钙针晶束长 64～84μm。

(2)取本品粉末 0.5g,加甲醇 25ml,超声处理 30 分钟,滤过,滤液蒸干,残渣加甲醇 2ml 使溶解,作为供试品溶液。另取粉草薢对照药材 0.5g,同法制成对照药材溶液。照薄层色谱法(通则 0502)试验,吸取上述两种溶液各 1～2μl,分别点于同一硅胶 G 薄层板上,以三氯甲烷-甲醇-水(13:7:2)

10℃以下放置的下层溶液为展开剂，展开，取出，晾干，喷以 10％硫酸乙醇溶液，在 105℃加热至斑点显色清晰，分别置日光和紫外光灯（365nm）下检视。供试品色谱中，在与对照药材色谱相应的位置上，显相同颜色的斑点或荧光斑点。

【检查】　水分　不得过 11.0％（通则 0832 第二法）。

总灰分　不得过 3.0％（通则 2302）。

【浸出物】　照醇溶性浸出物测定法（通则 2201）项下的热浸法测定，用稀乙醇作溶剂，不得少于 20.0％。

【性味与归经】　苦，平。归肾、胃经。

【功能与主治】　利湿去浊，祛风除痹。用于膏淋，白浊，白带过多，风湿痹痛，关节不利，腰膝疼痛。

【用法与用量】　9～15g。

【贮藏】　置通风干燥处。

粉　葛

Fenge

PUERARIAE THOMSONII RADIX

本品为豆科植物甘葛藤 *Pueraria thomsonii* Benth. 的干燥根。秋、冬二季采挖，除去外皮，稍干，截段或再纵切两半或斜切成厚片，干燥。

【性状】　本品呈圆柱形、类纺锤形或半圆柱形，长 12～15cm，直径 4～8cm；有的为纵切或斜切的厚片，大小不一。表面黄白色或淡棕色，未去外皮的呈灰棕色。体重，质硬，富粉性，横切面可见由纤维形成的浅棕色同心性环纹，纵切面可见由纤维形成的数条纵纹。气微，味微甜。

【鉴别】　（1）本品粉末黄白色。淀粉粒甚多，单粒少见，圆球形，直径 8～15µm，脐点隐约可见；复粒多，由 2～20 多个分粒组成。纤维多成束，壁厚，木化，周围细胞大多含草酸钙方晶，形成晶纤维，含晶细胞壁木化增厚。石细胞少见，类圆形或多角形，直径 25～43µm。具缘纹孔导管较大，纹孔排列极为紧密。

（2）取本品粉末 0.8g，加甲醇 10ml，放置 2 小时，滤过，滤液蒸干，残渣加甲醇 0.5ml 使溶解，作为供试品溶液。另取葛根素对照品，加甲醇制成每 1ml 含 1mg 的溶液，作为对照品溶液。照薄层色谱法（通则 0502）试验，吸取上述两种溶液各 10µl，分别点于同一硅胶 G 薄层板上，使成条状，以二氯甲烷-甲醇-水（7：2.5：0.25）为展开剂，展开，取出，晾干，置紫外光灯（365nm）下检视。供试品色谱中，在与对照品色谱相应的位置上，显相同颜色的荧光斑点。

【检查】　水分　不得过 14.0％（通则 0832 第二法）。

总灰分　不得过 5.0％（通则 2302）。

二氧化硫残留量　照二氧化硫残留量测定法（通则 2331）测定，不得过 400mg/kg。

【浸出物】　照醇溶性浸出物测定法（通则 2201）项下的热浸法测定，用 70％乙醇作溶剂，不得少于 10.0％。

【含量测定】　照高效液相色谱法（通则 0512）测定。

色谱条件与系统适用性试验　以十八烷基硅烷键合硅胶为填充剂；以甲醇-水（25：75）为流动相；检测波长为 250nm。理论板数按葛根素峰计算应不低于 4000。

对照品溶液的制备　取葛根素对照品适量，精密称定，加 30％乙醇制成每 1ml 含 80µg 的溶液，即得。

供试品溶液的制备　取本品粉末（过三号筛）约 0.8g，精密称定，置具塞锥形瓶中，精密加入 30％乙醇 50ml，密塞，称定重量，加热回流 30 分钟，放冷，再称定重量，用 30％乙醇补足减失的重量，摇匀，滤过，取续滤液，即得。

测定法　分别精密吸取对照品溶液与供试品溶液各 10µl，注入液相色谱仪，测定，即得。

本品按干燥品计算，含葛根素（$C_{21}H_{20}O_9$）不得少于 0.30％。

饮片

【炮制】　除去杂质，洗净，润透，切厚片或切块，干燥。

【性状】　本品呈不规则的厚片或立方块状。外表面黄白色或淡棕色。切面黄白色，横切面有时可见由纤维形成的浅棕色同心性环纹，纵切面可见由纤维形成的数条纵纹。体重，质硬，富粉性。气微，味微甜。

【检查】　水分　同药材，不得过 12.0％。

【鉴别】　【检查】（总灰分　二氧化硫残留量）　【浸出物】【含量测定】　同药材。

【性味与归经】　甘、辛，凉。归脾、胃经。

【功能与主治】　解肌退热，生津止渴，透疹，升阳止泻，通经活络，解酒毒。用于外感发热头痛，项背强痛，口渴，消渴，麻疹不透，热痢，泄泻，眩晕头痛，中风偏瘫，胸痹心痛，酒毒伤中。

【用法与用量】　10～15g。

【贮藏】　置通风干燥处，防蛀。

益　母　草

Yimucao

LEONURI HERBA

本品为唇形科植物益母草 *Leonurus japonicus* Houtt. 的新鲜或干燥地上部分。鲜品春季幼苗期至初夏花前期采割；干品夏季茎叶茂盛、花未开或初开时采割，晒干，或切段晒干。

【性状】　鲜益母草　幼苗期无茎，基生叶圆心形，5～9 浅裂，每裂片有 2～3 钝齿。花前期茎呈方柱形，上部多分枝，四面凹下成纵沟，长 30～60cm，直径 0.2～0.5cm；表面青绿色；质鲜嫩，断面中部有髓。叶交互对生，有柄；叶片青绿色，质鲜嫩，揉之有汁；下部茎生叶掌状 3 裂，上部叶羽状深裂或浅裂成 3 片，裂片全缘或具少数锯齿。气微，味微苦。

干益母草 茎表面灰绿色或黄绿色；体轻，质韧，断面中部有髓。叶片灰绿色，多皱缩、破碎，易脱落。轮伞花序腋生，小花淡紫色，花萼筒状，花冠二唇形。切段者长约 2cm。

【鉴别】 (1)本品茎横切面：表皮细胞外被角质层，有茸毛；腺鳞头部 4、6 细胞或 8 细胞，柄单细胞；非腺毛 1～4 细胞。下皮厚角细胞在棱角处较多。皮层为数列薄壁细胞；内皮层明显。中柱鞘纤维束微木化。韧皮部较窄。木质部在棱角处较发达。髓部薄壁细胞较大。薄壁细胞含细小草酸钙针晶和小方晶。鲜品近表皮部分皮层薄壁细胞含叶绿体。

(2)取盐酸水苏碱〔含量测定〕项下的供试品溶液 10ml，蒸干，残渣加无水乙醇 1ml 使溶解，离心，取上清液作为供试品溶液（鲜品干燥后粉碎，同法制成）。另取盐酸水苏碱对照品，加无水乙醇制成每 1ml 含 1mg 的溶液，作为对照品溶液。照薄层色谱法（通则 0502）试验，吸取上述两种溶液各 5～10μl，分别点于同一硅胶 G 薄层板上，以丙酮-无水乙醇-盐酸（10：6：1）为展开剂，展开，取出，晾干，在 105℃ 加热 15 分钟，放冷，喷以稀碘化铋钾试液-三氯化铁试液（10：1）混合溶液至斑点显色清晰。供试品色谱中，在与对照品色谱相应的位置上，显相同颜色的斑点。

【检查】 **水分** 干益母草 不得过 13.0%（通则 0832 第二法）。

总灰分 干益母草 不得过 11.0%（通则 2302）。

【浸出物】 干益母草 照水溶性浸出物测定法（通则 2201）项下的热浸法测定，不得少于 15.0%。

【含量测定】 干益母草 **盐酸水苏碱** 照高效液相色谱法（通则 0512）测定。

色谱条件与系统适用性试验 以丙基酰胺键合硅胶为填充剂；以乙腈-0.2%冰醋酸溶液（80：20）为流动相；用蒸发光散射检测器检测。理论板数按盐酸水苏碱峰计算应不低于 6000。

对照品溶液的制备 取盐酸水苏碱对照品适量，精密称定，加 70%乙醇制成每 1ml 含 0.5mg 的溶液，即得。

供试品溶液的制备 取本品粉末（过三号筛）约 1g，精密称定，置具塞锥形瓶中，精密加入 70%乙醇 25ml，称定重量，加热回流 2 小时，放冷，再称定重量，用 70%乙醇补足减失的重量，摇匀，滤过，取续滤液，即得。

测定法 分别精密吸取对照品溶液 5μl、10μl，供试品溶液 10～20μl，注入液相色谱仪，测定，用外标两点法对数方程计算，即得。

本品按干燥品计算，含盐酸水苏碱（$C_7H_{13}NO_2 \cdot HCl$）不得少于 0.50%。

盐酸益母草碱 照高效液相色谱法（通则 0512）测定。

色谱条件与系统适用性试验 以十八烷基硅烷键合硅胶为填充剂；以乙腈-0.4%辛烷磺酸钠的 0.1%磷酸溶液（24：76）为流动相；检测波长为 277nm。理论板数按盐酸益母草碱峰计算应不低于 6000。

对照品溶液的制备 取盐酸益母草碱对照品适量，精密称定，加 70%乙醇制成每 1ml 含 30μg 的溶液，即得。

测定法 分别精密吸取对照品溶液与盐酸水苏碱〔含量测定〕项下供试品溶液各 10μl，注入液相色谱仪，测定，即得。

本品按干燥品计算，含盐酸益母草碱（$C_{14}H_{21}O_5N_3 \cdot HCl$）不得少于 0.050%。

饮片

【炮制】 **鲜益母草** 除去杂质，迅速洗净。

干益母草 除去杂质，迅速洗净，略润，切段，干燥。

【性状】 本品呈不规则的段。茎方形，四面凹下成纵沟，灰绿色或黄绿色。切面中部有白髓。叶片灰绿色，多皱缩、破碎。轮伞花序腋生，花黄棕色，花萼筒状，花冠二唇形。气微，味微苦。

【浸出物】 同药材，不得少于 12.0%。

【含量测定】 同药材，含盐酸水苏碱（$C_7H_{13}NO_2 \cdot HCl$）不得少于 0.40%，含盐酸益母草碱（$C_{14}H_{21}O_5N_3 \cdot HCl$）不得少于 0.040%。

【鉴别】(除茎横切面外) 【检查】 同药材。

【性味与归经】 苦、辛，微寒。归肝、心包、膀胱经。

【功能与主治】 活血调经，利尿消肿，清热解毒。用于月经不调，痛经经闭，恶露不尽，水肿尿少，疮疡肿毒。

【用法与用量】 9～30g；鲜品 12～40g。

【注意】 孕妇慎用。

【贮藏】 干益母草置干燥处；鲜益母草置阴凉潮湿处。

益 智

Yizhi

ALPINIAE OXYPHYLLAE FRUCTUS

本品为姜科植物益智 *Alpinia oxyphylla* Miq. 的干燥成熟果实。夏、秋间果实由绿变红时采收，晒干或低温干燥。

【性状】 本品呈椭圆形，两端略尖，长 1.2～2cm，直径 1～1.3cm。表面棕色或灰棕色，有纵向凹凸不平的突起棱线 13～20 条，顶端有花被残基，基部常残存果梗。果皮薄而稍韧，与种子紧贴，种子集结成团，中有隔膜将种子团分为 3 瓣，每瓣有种子 6～11 粒。种子呈不规则的扁圆形，略有钝棱，直径约 3mm，表面灰褐色或灰黄色，外被淡棕色膜质的假种皮；质硬，胚乳白色。有特异香气，味辛、微苦。

【鉴别】 (1)本品种子横切面：假种皮薄壁细胞有时残存。种皮表皮细胞类圆形、类方形或长方形，略径向延长，壁较厚；下皮为 1 列薄壁细胞，含黄棕色物；油细胞 1 列，类方形或长方形，含黄色油滴；色素层为数列黄棕色细胞，其间散有较大的类圆形油细胞 1～3 列，含黄色油滴；内种皮为 1 列栅状厚壁细胞，黄棕色或红棕色，内壁与侧壁极厚，胞腔小，内含硅质块。外胚乳细胞充满细小淀粉粒集结成的淀粉团。内胚乳细胞含糊粉粒和脂肪油滴。

粉末黄棕色。种皮表皮细胞表面观呈长条形,直径约至 29μm,壁稍厚,常与下皮细胞上下层垂直排列。色素层细胞皱缩,界限不清楚,含红棕色或深棕色物,常碎裂成不规则色素块。油细胞类方形、长方形,或散列于色素层细胞间。内种皮厚壁细胞黄棕色或棕色,表面观多角形,壁厚,非木化,胞腔内含硅质块;断面观细胞 1 列,栅状,内壁和侧壁极厚,胞腔偏外侧,内含硅质块。外胚乳细胞充满细小淀粉粒集结成的淀粉团。内胚乳细胞含糊粉粒和脂肪油滴。

(2)取本品粉末 1g,加无水乙醇 5ml,超声处理 30 分钟,滤过,滤液作为供试品溶液。另取益智对照药材 1g,同法制成对照药材溶液。照薄层色谱法(通则 0502)试验,吸取上述两种溶液各 10μl,分别点于同一硅胶 G 薄层板上,以石油醚(60~90℃)-丙酮(5∶2)为展开剂,展开,取出,晾干,喷以 5% 香草醛硫酸溶液,在 105℃加热至斑点显色清晰,分别置日光和紫外光灯(365nm)下检视。供试品色谱中,在与对照药材色谱相应的位置上,显相同颜色的斑点或荧光斑点。

【检查】 **总灰分** 不得过 8.5%(通则 2302)。

酸不溶性灰分 不得过 1.5%(通则 2302)。

【含量测定】 取本品种子,照挥发油测定法(通则 2204)测定。

本品种子含挥发油不得少于 1.0%(ml/g)。

饮片

【炮制】 **益智仁** 除去杂质及外壳。用时捣碎。

【性状】 本品为不规则扁圆形的种子或种子团残瓣。种子略有钝棱,直径约 3mm;表面灰黄色至灰褐色,具细皱纹;外被淡棕色膜质的假种皮;质硬,胚乳白色。有特异香气,味辛、微苦。

【鉴别】 (2)除对照药材取益智仁外,同药材。

【检查】 **水分** 不得过 13.0%(通则 0832 第四法)。

【鉴别】(1) 【含量测定】 同药材。

盐益智仁 取益智仁,照盐水炙法(通则 0213)炒干。用时捣碎。

【性状】 本品形如益智仁。表面棕褐色至黑褐色,质硬,胚乳白色。有特异香气。味辛、微咸、苦。

【鉴别】 (1)除横切面外,同药材。

(2)除对照药材取益智仁外,同药材。

【检查】 **水分** 不得过 13.0%(通则 0832 第四法)。

【检查】(总灰分 酸不溶性灰分) 同药材。

【性味与归经】 辛,温。归脾、肾经。

【功能与主治】 暖肾固精缩尿,温脾止泻摄唾。用于肾虚遗尿,小便频数,遗精白浊,脾寒泄泻,腹中冷痛,口多唾涎。

【用法与用量】 3~10g。

【贮藏】 置阴凉干燥处。

浙 贝 母

Zhebeimu

FRITILLARIAE THUNBERGII BULBUS

本品为百合科植物浙贝母 *Fritillaria thunbergii* Miq. 的干燥鳞茎。初夏植株枯萎时采挖,洗净。大小分开,大者除去芯芽,习称“大贝”;小者不去芯芽,习称“珠贝”。分别撞擦,除去外皮,拌以煅过的贝壳粉,吸去擦出的浆汁,干燥;或取鳞茎,大小分开,洗净,除去芯芽,趁鲜切成厚片,洗净,干燥,习称“浙贝片”。

【性状】 **大贝** 为鳞茎外层的单瓣鳞叶,略呈新月形,高 1~2cm,直径 2~3.5cm。外表面类白色至淡黄色,内表面白色或淡棕色,被有白色粉末。质硬而脆,易折断,断面白色至黄白色,富粉性。气微,味微苦。

珠贝 为完整的鳞茎,呈扁圆形,高 1~1.5cm,直径 1~2.5cm。表面黄棕色至黄褐色,有不规则的皱纹;或表面类白色至淡黄色,较光滑或被有白色粉末。质硬,不易折断,断面淡黄色或类白色,略带角质状或粉性;外层鳞叶 2 瓣,肥厚,略似肾形,互相抱合,内有小鳞叶 2~3 枚和干缩的残茎。

浙贝片 为椭圆形或类圆形片,大小不一,长 1.5~3.5cm,宽 1~2cm,厚 0.2~0.4cm。外皮黄褐色或灰褐色,略皱缩;或淡黄色,较光滑。切面微鼓起,灰白色;或平坦,粉白色。质脆,易折断,断面粉白色,富粉性。

【鉴别】 (1)本品粉末淡黄白色。淀粉粒甚多,单粒卵形、广卵形或椭圆形,直径 6~56μm,层纹不明显。表皮细胞类多角形或长方形,垂周壁连珠状增厚;气孔少见,副卫细胞 4~5 个。草酸钙结晶少见,细小,多呈颗粒状,有的呈梭形、方形或细杆状。导管多为螺纹,直径至 18μm。

(2)取本品粉末 5g,加浓氨试液 2ml 与三氯甲烷 20ml,放置过夜,滤过,取滤液 8ml,蒸干,残渣加三氯甲烷 1ml 使溶解,作为供试品溶液。另取贝母素甲对照品、贝母素乙对照品,加三氯甲烷制成每 1ml 各含 2mg 的混合溶液,作为对照品溶液。照薄层色谱法(通则 0502)试验,吸取供试品溶液 10~20μl、对照品溶液 10μl,分别点于同一硅胶 G 薄层板上,以乙酸乙酯-甲醇-浓氨试液(17∶2∶1)为展开剂,展开,取出,晾干,喷以稀碘化铋钾试液。供试品色谱中,在与对照品色谱相应的位置上,显相同颜色的斑点。

【检查】 **水分** 不得过 18.0%(通则 0832 第二法)。

总灰分 不得过 6.0%(通则 2302)。

【浸出物】 照醇溶性浸出物测定法(通则 2201)项下的热浸法测定,用稀乙醇作溶剂,不得少于 8.0%。

【含量测定】 照高效液相色谱法(通则 0512)测定。

色谱条件与系统适用性试验 以十八烷基硅烷键合硅胶为填充剂;以乙腈-水-二乙胺(70∶30∶0.03)为流动相;蒸发光散射检测器检测。理论板数按贝母素甲峰计算应不低于 2000。

对照品溶液的制备　取贝母素甲对照品、贝母素乙对照品适量，精密称定，加甲醇制成每 1ml 含贝母素甲 0.2mg、贝母素乙 0.15mg 的混合溶液，即得。

供试品溶液的制备　取本品粉末（过四号筛）约 2g，精密称定，置烧瓶中，加浓氨试液 4ml 浸润 1 小时，精密加入三氯甲烷-甲醇（4：1）的混合溶液 40ml，称定重量，混匀，置 80℃水浴中加热回流 2 小时，放冷，再称定重量，加上述混合溶液补足减失的重量，滤过。精密量取续滤液 10ml，置蒸发皿中蒸干，残渣加甲醇使溶解并转移至 2ml 量瓶中，加甲醇至刻度，摇匀，即得。

测定法　分别精密吸取对照品溶液 10μl、20μl，供试品溶液 5～15μl，注入液相色谱仪，测定，用外标两点法对数方程分别计算贝母素甲、贝母素乙的含量，即得。

本品按干燥品计算，含贝母素甲（$C_{27}H_{45}NO_3$）和贝母素乙（$C_{27}H_{43}NO_3$）的总量，不得少于 0.080％。

饮片

【炮制】　除去杂质。未切片者，洗净，润透，切厚片，干燥；或打成碎块。

【性状】　**浙贝母**　为类圆形的厚片或碎块，有的具心芽。外皮黄褐色或灰褐色，略皱缩；或淡黄白色，较光滑或被有白色粉末。切面微鼓起或平坦，灰白色或粉白色，略角质状或富粉性。多质坚硬，易折断；或质硬，断面灰白色或白色，有的浅黄棕色。气微，味苦。

【鉴别】【检查】【浸出物】【含量测定】　同药材。

【性味与归经】　苦，寒。归肺、心经。

【功能与主治】　清热化痰止咳，解毒散结消痈。用于风热咳嗽，痰火咳嗽，肺痈，乳痈，瘰疬，疮毒。

【用法与用量】　5～10g。

【注意】　不宜与川乌、制川乌、草乌、制草乌、附子同用。

【贮藏】　置干燥处，防蛀。

娑 罗 子

Suoluozi

AESCULI SEMEN

本品为七叶树科植物七叶树 *Aesculus chinensis* Bge.、浙江七叶树 *Aesculus chinensis* Bge. var. *chekiangensis*（Hu et Fang）Fang 或天师栗 *Aesculus wilsonii* Rehd. 的干燥成熟种子。秋季果实成熟时采收，除去果皮，晒干或低温干燥。

【性状】　本品呈扁球形或类球形，似板栗，直径 1.5～4cm。表面棕色或棕褐色，多皱缩，凹凸不平，略具光泽；种脐色较浅，近圆形，约占种子面积的 1/4 至 1/2；其一侧有 1 条突起的种脊，有的不甚明显。种皮硬而脆，子叶 2，肥厚，坚硬，形似栗仁，黄白色或淡棕色，粉性。气微，味先苦后甜。

【鉴别】　（1）本品粉末淡红棕色至黄棕色。种皮外表皮细胞黄棕色，表面观多角形，壁略不均匀增厚，角部略有突起。种皮下皮细胞卵圆形、类圆形或类长方形，壁稍厚。种皮分枝细胞较大，常多层重叠；分枝细胞类多角形或不规则形，分枝长短不一，有的可见纹孔域。淀粉粒较多，单粒长圆形或类圆形，直径 2～38μm，脐点可见；复粒由 2～3 分粒组成。

（2）取本品，照〔含量测定〕项下的方法试验，对照品色谱图中 4 个主成分峰，以出峰前后的顺序分别为七叶皂苷 A、七叶皂苷 B、七叶皂苷 C 和七叶皂苷 D。供试品色谱中应呈现与七叶皂苷钠对照品四个主峰保留时间相同的色谱峰。

【检查】　**水分**　不得过 13.0％（通则 0832 第二法）。

总灰分　不得过 5.0％（通则 2302）。

【含量测定】　照高效液相色谱法（通则 0512）测定。

色谱条件与系统适用性试验　以十八烷基硅烷键合硅胶为填充剂；以乙腈-0.2％磷酸溶液（36：64）为流动相；检测波长为 220nm。理论板数按七叶皂苷 A 峰计算应不低于 3000。

对照品溶液的制备　取七叶皂苷钠对照品（已标示七叶皂苷 A 含量）适量，精密称定，加甲醇制成每 1ml 含 1mg 的溶液，即得。

供试品溶液的制备　取本品粉末（过三号筛）约 1g，精密称定，置索氏提取器中，加乙醚，加热回流 1 小时，弃去乙醚液，药渣连同滤纸筒挥干溶剂后，置具塞锥形瓶中，精密加入甲醇 50ml，称定重量，超声处理（功率 250W，频率 33kHz）30 分钟，放冷，再称定重量，用甲醇补足减失的重量，摇匀，滤过，精密量取续滤液 25ml，置蒸发皿中，于 40℃水浴上浓缩至适量，转移至 10ml 量瓶中，加甲醇稀释至刻度，摇匀，滤过，取续滤液，即得。

测定法　分别精密吸取对照品溶液与供试品溶液各 10μl，注入液相色谱仪，测定，以对照品溶液中七叶皂苷 A 位置相应峰的峰面积计算，即得。

本品按干燥品计算，含七叶皂苷 A（$C_{55}H_{86}O_{24}$）不得少于 0.70％。

饮片

【炮制】　除去外壳和杂质。用时打碎。

【性状】【鉴别】【检查】【含量测定】　同药材。

【性味与归经】　甘，温。归肝、胃经。

【功能与主治】　疏肝理气，和胃止痛。用于肝胃气滞，胸腹胀闷，胃脘疼痛。

【用法与用量】　3～9g。

【贮藏】　置干燥处，防霉，防蛀。

海 马

Haima

HIPPOCAMPUS

本品为海龙科动物线纹海马 *Hippocampus kelloggi*

Jordan et Snyder、刺海马 *Hippocampus histrix* Kaup、大海马 *Hippocampus kuda* Bleeker、三斑海马 *Hippocampus trimaculatus* Leach 或小海马（海蛆）*Hippocampus japonicus* Kaup 的干燥体。夏、秋二季捕捞，洗净，晒干；或除去皮膜和内脏，晒干。

【性状】　**线纹海马**　呈扁长形而弯曲，体长约 30cm。表面黄白色。头略似马头，有冠状突起，具管状长吻，口小，无牙，两眼深陷。躯干部七棱形，尾部四棱形，渐细卷曲，体上有瓦楞形的节纹并具短棘。体轻，骨质，坚硬。气微腥，味微咸。

刺海马　体长 15～20cm。头部及体上环节间的棘细而尖。

大海马　体长 20～30cm。黑褐色。

三斑海马　体侧背部第 1、4、7 节的短棘基部各有 1 黑斑。

小海马（海蛆）　体形小，长 7～10cm。黑褐色。节纹和短棘均较细小。

【鉴别】　本品粉末白色或黄白色。横纹肌纤维多碎断，有明暗相间的细密横纹；横断面观类长方形或长卵圆形，表面平滑，可见细点或裂缝状空隙。胶原纤维相互缠绕成团。皮肤碎片表面观细胞界限不清，可见棕色颗粒状色素物。骨碎片不规则形，骨陷窝呈长条形或裂缝状。

饮片

【炮制】　用时捣碎或碾粉。

【性味与归经】　甘、咸，温。归肝、肾经。

【功能与主治】　温肾壮阳，散结消肿。用于阳痿，遗尿，肾虚作喘，癥瘕积聚，跌扑损伤；外治痈肿疔疮。

【用法与用量】　3～9g。外用适量，研末敷患处。

【贮藏】　置阴凉干燥处，防蛀。

海 风 藤

Haifengteng

PIPERIS KADSURAE CAULIS

本品为胡椒科植物风藤 *Piper kadsura*（Choisy）Ohwi 的干燥藤茎。夏、秋二季采割，除去根、叶，晒干。

【性状】　本品呈扁圆柱形，微弯曲，长 15～60cm，直径 0.3～2cm。表面灰褐色或褐色，粗糙，有纵向棱状纹理及明显的节，节间长 3～12cm，节部膨大，上生不定根。体轻，质脆，易折断，断面不整齐，皮部窄，木部宽广，灰黄色，导管孔多数，射线灰白色，放射状排列，皮部与木部交界处常有裂隙，中心有灰褐色髓。气香，味微苦、辛。

【鉴别】　（1）粉末灰褐色。石细胞淡黄色或黄绿色，类圆形、类方形、圆多角形或长条形，直径 20～50μm，孔沟明显，有的胞腔含暗棕色物。草酸钙砂晶多存在于薄壁细胞中。木纤维多成束，直径 12～25μm，具斜纹孔或相交成十字形、人字

形。皮层纤维细长，直径 12～28μm，微木化，纹孔稀少，有的可见分隔。具缘纹孔导管直径 15～90μm，纹孔排列紧密，有的横向延长成梯状，排列整齐。

（2）取本品粉末 2g，加甲醇 30ml，超声处理 30 分钟，滤过，滤液蒸干，残渣加无水乙醇 2ml 使溶解，加入硅胶 G 3g，混匀，置水浴上挥干溶剂，加于硅胶 G 柱（15g，内径为 1.5～2cm）上，用环己烷-乙酸乙酯（1∶1）混合溶液 100ml 洗脱，收集洗脱液，蒸干，残渣加乙醇 2ml 使溶解，作为供试品溶液。另取海风藤对照药材 2g，同法制成对照药材溶液。照薄层色谱法（通则 0502）试验，吸取上述两种溶液各 5μl，分别点于同一硅胶 G 薄层板上，以三氯甲烷-丙酮-甲醇（7∶1∶0.5）为展开剂，展开，取出，晾干，置紫外光灯（365nm）下检视。供试品色谱中，在与对照药材色谱相应的位置上，显相同颜色的荧光斑点。

【检查】　**水分**　不得过 12.0%（通则 0832 第二法）。

总灰分　不得过 10.0%（通则 2302）。

酸不溶性灰分　不得过 2.0%（通则 2302）。

【浸出物】　照醇溶性浸出物测定法（通则 2201）项下的热浸法测定，用稀乙醇作溶剂，不得少于 10.0%。

饮片

【炮制】　除去杂质，浸泡，润透，切厚片，晒干。

【性状】　本品呈不规则的扁圆柱形厚片，直径 0.3～2.0cm。表面灰褐色或褐色，有纵向棱状纹理。切面皮部窄，木部宽广呈灰黄色，导管孔多束，有灰黄色与灰白色相间排列的放射状纹理，皮部与木部交界处有裂隙，中心有灰褐色髓。体轻，质脆。气香，味微苦、辛。

【鉴别】　【检查】　【浸出物】　同药材。

【性味与归经】　辛、苦，微温。归肝经。

【功能与主治】　祛风湿，通经络，止痹痛。用于风寒湿痹，肢节疼痛，筋脉拘挛，屈伸不利。

【用法与用量】　6～12g。

【贮藏】　置通风干燥处。

海 龙

Hailong

SYNGNATHUS

本品为海龙科动物刁海龙 *Solenognathus hardwickii*（Gray）、拟海龙 *Syngnathoides biaculeatus*（Bloch）或尖海龙 *Syngnathus acus* Linnaeus 的干燥体。多于夏、秋二季捕捞，刁海龙、拟海龙除去皮膜，洗净，晒干；尖海龙直接洗净，晒干。

【性状】　**刁海龙**　体狭长侧扁，全长 30～50cm。表面黄白色或灰褐色。头部具管状长吻，口小，无牙，两眼圆而深陷，头部与体轴略呈钝角。躯干部宽 3cm，五棱形，尾部前方六棱

形,后方渐细,四棱形,尾端卷曲。背棱两侧各有 1 列灰黑色斑点状色带。全体被以具花纹的骨环和细横纹,各骨环内有突起粒状棘。胸鳍短宽,背鳍较长,有的不明显,无尾鳍。骨质,坚硬。气微腥,味微咸。

拟海龙　体长平扁,躯干部略呈四棱形,全长 20～22cm。表面灰黄色。头部常与体轴成一直线。

尖海龙　体细长,呈鞭状,全长 10～30cm,未去皮膜。表面黄褐色。有的腹面可见育儿囊,有尾鳍。质较脆弱,易撕裂。

饮片

【炮制】　用时捣碎或切段。

【性味与归经】　甘、咸,温。归肝、肾经。

【功能与主治】　温肾壮阳,散结消肿。用于肾阳不足,阳痿遗精,癥瘕积聚,瘰疬痰核,跌扑损伤;外治痈肿疔疮。

【用法与用量】　3～9g。外用适量,研末敷患处。

【贮藏】　置阴凉干燥处,防蛀。

海　金　沙

Haijinsha

LYGODII SPORA

本品为海金沙科植物海金沙 *Lygodium japonicum* (Thunb.)Sw. 的干燥成熟孢子。秋季孢子未脱落时采割藤叶,晒干,搓揉或打下孢子,除去藤叶。

【性状】　本品呈粉末状,棕黄色或浅棕黄色。体轻,手捻有光滑感,置手中易由指缝滑落。气微,味淡。

【鉴别】　(1)取本品少量,撒于火上,即发出轻微爆鸣及明亮的火焰。

(2)本品粉末棕黄色或浅棕黄色。孢子为四面体、三角状圆锥形,顶面观三面锥形,可见三叉状裂隙,侧面观三角形,底面观类圆形,直径 60～85μm,外壁有颗粒状雕纹。

(3)取本品 1g,加甲醇 25ml,超声处理 30 分钟,滤过,滤液蒸干,残渣加甲醇 0.5ml 使溶解,作为供试品溶液。另取海金沙对照药材 1g,同法制成对照药材溶液。照薄层色谱法(通则 0502)试验,吸取上述两种溶液各 5μl,分别点于同一聚酰胺薄膜上,以甲醇-冰醋酸-水(4∶1∶5)为展开剂,展开,取出,晾干,喷以三氯化铝试液,晾干,置紫外光灯(365nm)下检视。供试品色谱中,在与对照药材色谱相应的位置上,显相同颜色的荧光斑点。

【检查】　总灰分　不得过 16.0%(通则 2302)。

【性味与归经】　甘、咸,寒。归膀胱、小肠经。

【功能与主治】　清利湿热,通淋止痛。用于热淋,石淋,血淋,膏淋,尿道涩痛。

【用法与用量】　6～15g,包煎。

【贮藏】　置干燥处。

海　螵　蛸

Haipiaoxiao

SEPIAE ENDOCONCHA

本品为乌贼科动物无针乌贼 *Sepiella maindroni* de Rochebrune 或金乌贼 *Sepia esculenta* Hoyle 的干燥内壳。收集乌贼鱼的骨状内壳,洗净,干燥。

【性状】　**无针乌贼**　呈扁长椭圆形,中间厚,边缘薄,长 9～14cm,宽 2.5～3.5cm,厚约 1.3cm。背面有磁白色脊状隆起,两侧略显微红色,有不甚明显的细小疣点;腹面白色,自尾端到中部有细密波状横层纹;角质缘半透明,尾部较宽平,无骨针。体轻,质松,易折断,断面粉质,显疏松层纹。气微腥,味微咸。

金乌贼　长 13～23cm,宽约 6.5cm。背面疣点明显,略呈层状排列;腹面的细密波状横层纹占全体大部分,中间有纵向浅槽;尾部角质缘渐宽,向腹面翘起,末端有 1 骨针,多已断落。

【鉴别】　(1)本品粉末类白色。角质层碎块类四边形,表面具横裂纹和细密纵纹交织成的网状纹理,亦可见只有纵纹的碎块。石灰质碎块呈条形、正方形或不规则状,多具细条纹或分枝状蛇形笾道。

(2)取本品粉末,滴加稀盐酸,产生气泡。

【检查】　重金属及有害元素　照铅、镉、砷、汞、铜测定法(通则 2321 原子吸收分光光度法或电感耦合等离子体质谱法)测定,铅不得过 5mg/kg;镉不得过 5mg/kg;砷不得过 10mg/kg;汞不得过 0.2mg/kg;铜不得过 20mg/kg。

【含量测定】　取本品细粉约 0.12g,精密称定,置锥形瓶中,加稀盐酸 10ml,沸水浴加热使溶解,加水 20ml 与甲基红指示液 1 滴,滴加 10%氢氧化钾溶液至溶液显黄色,再继续多加 10ml,加钙黄绿素指示剂少量,用乙二胺四醋酸二钠滴定液(0.05mol/L)滴定,至溶液的黄绿色荧光消失,并显橙色。每 1ml 乙二胺四醋酸二钠滴定液(0.05mol/L)相当于 5.004mg 碳酸钙($CaCO_3$)。

本品含碳酸钙($CaCO_3$)不得少于 86.0%。

饮片

【炮制】　除去杂质,洗净,干燥,砸成小块。

【性状】　本品为不规则形或类方形小块,类白色或微黄色,气微腥,味微咸。

【鉴别】【检查】【含量测定】　同药材。

【性味与归经】　咸、涩,温。归脾、肾经。

【功能与主治】　收敛止血,涩精止带,制酸止痛,收湿敛疮。用于吐血衄血,崩漏便血,遗精滑精,赤白带下,胃痛吞酸;外治损伤出血,湿疹湿疮,溃疡不敛。

【用法与用量】　5～10g。外用适量,研末敷患处。

【贮藏】　置干燥处。

海 藻

Haizao

SARGASSUM

本品为马尾藻科植物海蒿子 Sargassum pallidum (Turn.) C. Ag. 或羊栖菜 Sargassum fusiforme (Harv.) Setch. 的干燥藻体。前者习称"大叶海藻",后者习称"小叶海藻"。夏、秋二季采捞,除去杂质,洗净,晒干。

【性状】 大叶海藻 皱缩卷曲,黑褐色,有的被白霜,长 30～60cm。主干呈圆柱状,具圆锥形突起,主枝自主干两侧生出,侧枝自主枝叶腋生出,具短小的刺状突起。初生叶披针形或倒卵形,长 5～7cm,宽约 1cm,全缘或具粗锯齿;次生叶条形或披针形,叶腋间有着生条状叶的小枝。气囊黑褐色,球形或卵圆形,有的有柄,顶端钝圆,有的具细短尖。质脆,潮润时柔软,水浸后膨胀,肉质,黏滑。气腥,味微咸。

小叶海藻 较小,长 15～40cm。分枝互生,无刺状突起。叶条形或细匙形,先端稍膨大,中空。气囊腋生,纺锤形或球形,囊柄较长。质较硬。

【鉴别】 取本品 1g,剪碎,加水 20ml,冷浸数小时,滤过,滤液浓缩至 3～5ml,加三氯化铁试液 3 滴,生成棕色沉淀。

【检查】 水分 不得过 19.0%(通则 0832 第二法)。

重金属及有害元素 照铅、镉、砷、汞、铜测定法(通则 2321 原子吸收分光光度法或电感耦合等离子体质谱法)测定,铅不得过 5mg/kg;镉不得过 4mg/kg;汞不得过 0.1mg/kg;铜不得过 20mg/kg。

【浸出物】 照醇溶性浸出物测定法(通则 2201)项下的热浸法测定,用乙醇作溶剂,不得少于 6.5%。

【含量测定】 对照品溶液的制备 取岩藻糖对照品适量,精密称定,加水制成每 1ml 含 0.12mg 的溶液,即得。

标准曲线的制备 精密吸取对照品溶液 0.2ml、0.4ml、0.6ml、0.8ml、1.0ml、1.2ml,分别置 15ml 具塞试管中,各加水至 2.0ml,迅速精密加入 0.1%蒽酮-硫酸溶液 6ml,立即摇匀,放置 15 分钟,立即置冰浴中冷却 15 分钟,取出,以相应试剂为空白,照紫外-可见分光光度法(通则 0401),在 580nm 波长处测定吸光度,以吸光度为纵坐标,浓度为横坐标,绘制标准曲线。

测定法 取本品粉末(过三号筛)约 1g,精密称定,置圆底烧瓶中,加水 200ml,静置 1 小时,加热回流 4 小时,放冷,转移至 250ml 的离心杯中离心(转速为每分钟 9000 转)30 分钟。吸取上清液,转移至 250ml 量瓶中,沉淀用少量水分次洗涤,移置 50ml 离心管中,离心(转速为每分钟 9000 转)30 分钟。吸取上清液,置同一量瓶中,加水至刻度,摇匀。精密量取上清液 5ml,置 100ml 离心管中,边搅拌边缓慢滴加乙醇

75ml,摇匀,4℃放置 12 小时,取出,离心(转速为每分钟 9000 转)30 分钟,弃去上清液,沉淀加沸水适量溶解,放冷,转移至 10ml 量瓶中,加水至刻度,摇匀,离心,精密量取上清液 2ml,置 15ml 具塞试管中,照标准曲线的制备项下的方法,自"迅速精密加入 0.1%蒽酮-硫酸溶液 6ml"起,依法测定吸光度,从标准曲线上读出供试品溶液中含岩藻糖的重量(mg),计算,即得。

本品按干燥品计算,含海藻多糖以岩藻糖($C_6H_{12}O_5$)计,不得少于 1.70%。

饮片

【炮制】 除去杂质,洗净,稍晾,切段,干燥。

【性状】 大叶海藻 为不规则的段,卷曲状,棕褐色至黑褐色,有的被白霜。枝干可见短小的刺状突起;叶缘偶见锯齿。气囊棕褐色至黑褐色,球形或卵圆形,有的有柄。

小叶海藻 为不规则的段,卷曲状,棕黑色至黑褐色。枝干无刺状突起。叶条形或细匙形,先端稍膨大。气囊腋生,纺锤形或椭圆形,多脱落,囊柄较长。

【鉴别】【检查】【含量测定】 同药材。

【性味与归经】 苦、咸,寒。归肝、胃、肾经。

【功能与主治】 消痰软坚散结,利水消肿。用于瘿瘤,瘰疬,睾丸肿痛,痰饮水肿。

【用法与用量】 6～12g。

【注意】 不宜与甘草同用。

【贮藏】 置干燥处。

浮 萍

Fuping

SPIRODELAE HERBA

本品为浮萍科植物紫萍 Spirodela polyrrhiza (L.) Schleid. 的干燥全草。6～9 月采收,洗净,除去杂质,晒干。

【性状】 本品为扁平叶状体,呈卵形或卵圆形,长径 2～5mm。上表面淡绿色至灰绿色,偏侧有 1 小凹陷,边缘整齐或微卷曲。下表面紫绿色至紫棕色,着生数条须根。体轻,手捻易碎。气微,味淡。

【鉴别】 (1)本品粉末黄绿色。上表皮细胞垂周壁呈波状弯曲,气孔不定式。下表皮细胞垂周壁平直,无气孔。通气组织多破碎,由薄壁细胞组成,细胞间隙较大。草酸钙簇晶较小。草酸钙针晶成束。

(2)取本品粉末 1g,加甲醇 10ml,超声处理 30 分钟,放置,取上清液作为供试品溶液。另取浮萍对照药材 1g,同法制成对照药材溶液。照薄层色谱法(通则 0502)试验,吸取上述两种溶液各 2μl,分别点于同一硅胶 G 薄层板上,以乙酸乙酯-丁酮-甲酸-水(6:3:1:1)为展开剂,展开,取出,晾干,喷以 1%三氯化铝无水乙醇溶液,置紫外光灯(365nm)下检视。

供试品色谱中,在与对照药材色谱相应的位置上,显相同颜色的荧光斑点。

【检查】 水分 不得过 8.0%(通则 0832 第二法)。

【性味与归经】 辛,寒。归肺经。

【功能与主治】 宣散风热,透疹,利尿。用于麻疹不透,风疹瘙痒,水肿尿少。

【用法与用量】 3~9g。外用适量,煎汤浸洗。

【贮藏】 置通风干燥处,防潮。

通 关 藤
Tongguanteng
MARSDENIAE TENACISSIMAE CAULIS

本品为萝藦科植物通关藤 Marsdenia tenacissima (Roxb.) Wight et Arn. 的干燥藤茎。秋、冬二季采收,干燥。

【性状】 本品呈扁圆柱形,略扭曲,直径 2~5cm;节膨大,节间两侧各有 1 条明显纵沟,于节处交互对称。表面灰褐色,粗糙,栓皮松软,稍厚。质硬而韧,粗者难折断。断面不平整,常呈类"8"字形,皮部浅灰色,木部黄白色,密布针眼状细孔。髓部常中空。气微,味苦回甜。

【鉴别】 (1)本品粉末淡黄色。石细胞黄色,多边形、类圆形、类方形或椭圆形,直径 35~100μm,胞腔狭窄,孔沟明显。皮层纤维直径 12~35μm,壁厚,胞腔狭窄。木纤维黄色,壁稍厚,木化纹孔明显。乳管内可见淡黄色乳汁块。草酸钙簇晶众多,直径 12~30μm。导管为具缘纹孔导管和网纹导管,直径 30~200μm。

(2)取本品粉末 1g,加甲醇 10ml,超声处理 30 分钟,滤过,滤液蒸干,残渣加水 10ml 使溶解,加三氯甲烷 10ml 振摇提取,分取三氯甲烷液,浓缩至 1ml,作为供试品溶液。另取通关藤对照药材 1g,同法制成对照药材溶液。再取通关藤苷 H 对照品,加三氯甲烷制成每 1ml 含 0.5mg 的溶液,作为对照品溶液。照薄层色谱法(通则 0502)试验,吸取上述三种溶液各 5μl,分别点于同一硅胶 G 薄层板上,以三氯甲烷-丙酮-甲醇(20:1:1)为展开剂,展开,取出,晾干,喷以香草醛硫酸试液,在 105℃加热至斑点显色清晰。供试品色谱中,在与对照药材色谱和对照品色谱相应的位置上,显相同的黄色斑点。

【检查】 水分 不得过 10.0%(通则 0832 第二法)。

总灰分 不得过 8.0%(通则 2302)。

【含量测定】 照高效液相色谱法(通则 0512)测定。

色谱条件与系统适用性试验 以十八烷基硅烷键合硅胶为填充剂;以乙腈-水(50:50)为流动相;蒸发光散射检测器检测。理论板数按通关藤苷 H 峰计算应不低于 8000。

对照品溶液的制备 取通关藤苷 H 对照品适量,精密称定,加甲醇制成每 1ml 含 0.3mg 的溶液,即得。

供试品溶液的制备 取本品粉末(过三号筛)约 0.5g,精密称定,置具塞锥形瓶中,精密加入甲醇 50ml,称定重量,超声处理(功率 240W,频率 40kHz)45 分钟,放冷,再称定重量,用甲醇补足减失的重量,摇匀,滤过,精密量取续滤液 25ml,蒸干,残渣加甲醇溶解并转移至 2ml 量瓶中,加甲醇稀释至刻度,摇匀,滤过,取续滤液,即得。

测定法 分别精密吸取对照品溶液 10μl、20μl,供试品溶液 20μl,注入液相色谱仪,测定,用外标两点法对数方程计算,即得。

本品按干燥品计算,含通关藤苷 H($C_{42}H_{66}O_{14}$)不得少于 0.12%。

【性味与归经】 苦,微寒。归肺经。

【功能与主治】 止咳平喘,祛痰,通乳,清热解毒。用于喘咳痰多,产后乳汁不通,风湿肿痛,疮痈。

【用法与用量】 20~30g。外用适量。

【贮藏】 置干燥处。

通 草
Tongcao
TETRAPANACIS MEDULLA

本品为五加科植物通脱木 Tetrapanax papyrifer(Hook.) K. Koch 的干燥茎髓。秋季割取茎,截成段,趁鲜取出髓部,理直,晒干。

【性状】 本品呈圆柱形,长 20~40cm,直径 1~2.5cm。表面白色或淡黄色,有浅纵沟纹。体轻,质松软,稍有弹性,易折断,断面平坦,显银白色光泽,中部有直径 0.3~1.5cm 的空心或半透明的薄膜,纵剖面呈梯状排列,实心者少见。气微,味淡。

【鉴别】 本品横切面:全部为薄壁细胞,椭圆形、类圆形或近多角形,外侧的细胞较小,纹孔明显,有的细胞含草酸钙簇晶,直径 15~64μm。

【检查】 水分 不得过 16.0%(通则 0832 第二法)。

总灰分 不得过 8.0%(通则 2302)。

饮片

【炮制】 除去杂质,切厚片。

【性状】 本品为圆形或类圆形厚片。表面白色或淡黄色,有浅纵沟纹。体轻,质松软,稍有弹性,切面平坦,呈银白色光泽,中部空心或有半透明的薄膜,实心者少见。气微,味淡。

【性味与归经】 甘、淡,微寒。归肺、胃经。

【功能与主治】 清热利尿,通气下乳。用于湿热淋证,水肿尿少,乳汁不下。

【用法与用量】 3~5g。

【注意】 孕妇慎用。

【贮藏】 置干燥处。

预 知 子

Yuzhizi

AKEBIAE FRUCTUS

本品为木通科植物木通 *Akebia quinata*（Thunb.）Decne.、三叶木通 *Akebia trifoliata*（Thunb.）Koidz. 或白木通 *Akebia trifoliata*（Thunb.）Koidz. var. *australis*（Diels）Rehd. 的干燥近成熟果实。夏、秋二季果实绿黄时采收，晒干，或置沸水中略烫后晒干。

【性状】 本品呈肾形或长椭圆形，稍弯曲，长 3～9cm，直径 1.5～3.5cm。表面黄棕色或黑褐色，有不规则的深皱纹，顶端钝圆，基部有果梗痕。质硬，破开后，果瓤淡黄色或黄棕色；种子多数，扁长卵形，黄棕色或紫褐色，具光泽，有条状纹理。气微香，味苦。

【鉴别】 (1)本品粉末黄棕色。果皮石细胞较多，类多角形、类长圆形或不规则形，直径 13～90μm，壁厚，纹孔及孔沟明显，可见层纹，有的胞腔内含草酸钙方晶。草酸钙方晶直径 4～14μm。种皮表皮细胞黄棕色，类长方形，直径 6～16μm。果皮表皮细胞表面观多角形，有的胞腔内含黄棕色物。

(2)取〔含量测定〕项下的续滤液 10ml，蒸干，残渣加甲醇 1ml 使溶解，作为供试品溶液。另取预知子对照药材 1g，同法制成对照药材溶液。再取 α-常春藤皂苷对照品，加甲醇制成每 1ml 含 0.5mg 的溶液，作为对照品溶液。照薄层色谱法（通则 0502）试验，吸取上述三种溶液各 5μl，分别点于同一硅胶 G 薄层板上，以三氯甲烷-甲醇-水（13∶4∶1）的下层溶液为展开剂，展开，取出，晾干，喷以 10% 硫酸乙醇溶液，在 105℃加热至斑点显色清晰。供试品色谱中，在与对照药材色谱和对照品色谱相应的位置上，显相同颜色的斑点。

【检查】 水分 不得过 11.0%（通则 0832 第二法）。

总灰分 不得过 6.5%（通则 2302）。

【含量测定】 照高效液相色谱法（通则 0512）测定。

色谱条件与系统适用性试验 以十八烷基硅烷键合硅胶为填充剂；以乙腈-水-磷酸（45∶55∶0.1）为流动相；检测波长为 203nm。理论板数按 α-常春藤皂苷峰计算应不低于 5000。

对照品溶液的制备 取 α-常春藤皂苷对照品适量，精密称定，加甲醇制成每 1ml 含 40μg 的溶液，即得。

供试品溶液的制备 取本品粉末（过四号筛）约 1g，精密称定，置具塞锥形瓶中，精密加入 75% 甲醇 100ml，密塞，称定重量，超声处理（功率 300W，频率 50kHz）30 分钟，放冷，再称定重量，用 75% 甲醇补足减失的重量，摇匀，滤过，取续滤液，即得。

测定法 分别精密吸取对照品溶液与供试品溶液各 20μl，注入液相色谱仪，测定，即得。

本品按干燥品计算，含 α-常春藤皂苷（$C_{42}H_{66}O_{12}$）不得少于 0.20%。

饮片

【炮制】 洗净，晒干。用时打碎。

【性状】【鉴别】【检查】【含量测定】 同药材。

【性味与归经】 苦，寒。归肝、胆、胃、膀胱经。

【功能与主治】 疏肝理气，活血止痛，散结，利尿。用于脘胁胀痛，痛经经闭，痰核痞块，小便不利。

【用法与用量】 3～9g。

【贮藏】 置通风干燥处。

桑 叶

Sangye

MORI FOLIUM

本品为桑科植物桑 *Morus alba* L. 的干燥叶。初霜后采收，除去杂质，晒干。

【性状】 本品多皱缩、破碎。完整者有柄，叶片展平后呈卵形或宽卵形，长 8～15cm，宽 7～13cm。先端渐尖，基部截形、圆形或心形，边缘有锯齿或钝锯齿，有的不规则分裂。上表面黄绿色或浅黄棕色，有的有小疣状突起；下表面颜色稍浅，叶脉突出，小脉网状，脉上被疏毛，脉基具簇毛。质脆。气微，味淡、微苦涩。

【鉴别】 (1)本品粉末黄绿色或黄棕色。上表皮有含钟乳体的大型晶细胞，钟乳体直径 47～77μm。下表皮气孔不定式，副卫细胞 4～6 个。非腺毛单细胞，长 50～230μm。草酸钙簇晶直径 5～16μm；偶见方晶。

(2)取本品粉末 2g，加石油醚（60～90℃）30ml，加热回流 30 分钟，弃去石油醚液，药渣挥干，加乙醇 30ml，超声处理 20 分钟，滤过，滤液蒸干，残渣加热水 10ml，置 60℃水浴上搅拌使溶解，滤过，滤液蒸干，残渣加甲醇 1ml 使溶解，作为供试品溶液。另取桑叶对照药材 2g，同法制成对照药材溶液。照薄层色谱法（通则 0502）试验，吸取上述两种溶液各 5μl，分别点于同一硅胶 G 薄层板上，以甲苯-乙酸乙酯-甲酸（5∶2∶1）的上层溶液为展开剂，置用展开剂预饱和 10 分钟的展开缸内，展开约至 8cm，取出，晾干，置紫外光灯（365nm）下检视。供试品色谱中，在与对照药材色谱相应的位置上，显相同颜色的荧光斑点。

【检查】 水分 不得过 15.0%（通则 0832 第二法）。

总灰分 不得过 13.0%（通则 2302）。

酸不溶性灰分 不得过 4.5%（通则 2302）。

【浸出物】 照醇溶性浸出物测定法（通则 2201）项下的热浸法测定，用无水乙醇作溶剂，不得少于 5.0%。

【含量测定】 照高效液相色谱法（通则 0512）测定。

色谱条件与系统适用性试验 以十八烷基硅烷键合硅胶为填充剂；以甲醇为流动相 A，以 0.5% 磷酸溶液为流动相 B，按下表中的规定进行梯度洗脱;检测波长为 358nm。理论板数按芦丁峰计算应不低于 5000。

时间(分钟)	流动相 A(%)	流动相 B(%)
0～5	30	70
5～10	30→35	70→65
10～15	35→40	65→60
15～18	40→50	60→50

对照品溶液的制备 取芦丁对照品适量,精密称定,用甲醇制成每 1ml 含 0.1mg 的溶液,即得。

供试品溶液的制备 取本品粉末(过三号筛)约 1g,精密称定,置圆底烧瓶中,加甲醇 50ml,加热回流 30 分钟,滤过,滤渣再用甲醇 50ml,同法提取 2 次,合并滤液,减压回收溶剂,残渣用甲醇溶解,转移至 25ml 量瓶中,加甲醇至刻度,摇匀,滤过,取续滤液,即得。

测定法 分别精密吸取对照品溶液与供试品溶液各 10μl,注入液相色谱仪,测定,即得。

本品按干燥品计算,含芦丁 ($C_{27}H_{30}O_{16}$) 不得少于 0.10%。

饮片

【炮制】 除去杂质,搓碎,去柄,筛去灰屑。

【性状】 本品为不规则的破碎叶片。叶片边缘可见锯齿或钝锯齿,有的有不规则分裂。上表面黄绿色或浅黄棕色;下表面颜色稍浅,叶脉突出,小脉网状,脉上被疏毛,脉基具簇毛。质脆。气微,味淡、微苦涩。

【性味与归经】 甘、苦,寒。归肺、肝经。

【功能与主治】 疏散风热,清肺润燥,清肝明目。用于风热感冒,肺热燥咳,头晕头痛,目赤昏花。

【用法与用量】 5～10g。

【贮藏】 置干燥处。

桑 白 皮
Sangbaipi
MORI CORTEX

本品为桑科植物桑 *Morus alba* L. 的干燥根皮。秋末叶落时至次春发芽前采挖根部,刮去黄棕色粗皮,纵向剖开,剥取根皮,晒干。

【性状】 本品呈扭曲的卷筒状、槽状或板片状,长短宽窄不一,厚 1～4mm。外表面白色或淡黄白色,较平坦,有的残留橙黄色或棕黄色鳞片状粗皮;内表面黄白色或灰黄色,有细纵纹。体轻,质韧,纤维性强,难折断,易纵向撕裂,撕裂时有粉尘飞扬。气微,味微甘。

【鉴别】 (1)本品横切面:韧皮部射线宽 2～6 列细胞;散有乳管;纤维单个散在或成束,非木化或微木化;薄壁细胞含淀粉粒,有的细胞含草酸钙方晶。较老的根皮中,散在夹有石细胞的厚壁细胞群,胞腔大多含方晶。

粉末淡灰黄色。纤维甚多,多碎断,直径 13～26μm,壁厚,非木化至微木化。草酸钙方晶直径 11～32μm。石细胞类圆形、类方形或形状不规则,直径 22～52μm,壁较厚或极厚,纹孔和孔沟明显,胞腔内有的含方晶。另有含晶厚壁细胞。淀粉粒甚多,单粒类圆形,直径 4～16μm;复粒由 2～8 分粒组成。

(2)取本品粉末 2g,加饱和碳酸钠溶液 20ml,超声处理 20 分钟,滤过,滤液加稀盐酸调节 pH 值至 1～2,静置 30 分钟,滤过,滤液用乙酸乙酯振摇提取 2 次,每次 10ml,合并乙酸乙酯液,蒸干,残渣加甲醇 1ml 使溶解。作为供试品溶液。另取桑白皮对照药材 2g,同法制成对照药材溶液。照薄层色谱法(通则 0502)试验,吸取上述两种溶液各 5μl,分别点于同一聚酰胺薄膜上,以醋酸为展开剂,展开约 10cm,取出,晾干,置紫外光灯(365nm)下检视。供试品色谱中,在与对照药材色谱相应的位置上,显相同的两个荧光主斑点。

饮片

【炮制】 **桑白皮** 洗净,稍润,切丝,干燥。

【性状】 本品呈丝条状,外表面白色或淡黄白色,有的残留橙黄色或棕黄色鳞片状粗皮;内表面黄白色或灰黄色,有细纵纹。体轻,质韧,纤维性强。气微,味微甘。

【检查】 **水分** 不得过 10.0%(通则 0832 第二法)。

【鉴别】 同药材。

蜜桑白皮 取桑白皮丝,照蜜炙法(通则 0213)炒至不粘手。

【性状】 本品呈不规则的丝条状。表面深黄色或棕黄色,略具光泽,滋润,纤维性强,易纵向撕裂。气微,味甜。

【检查】 **水分** 不得过 10.0%(通则 0832 第二法)。

【鉴别】 (除横切面外) 同药材。

【性味与归经】 甘,寒。归肺经。

【功能与主治】 泻肺平喘,利水消肿。用于肺热喘咳,水肿胀满尿少,面目肌肤浮肿。

【用法与用量】 6～12g。

【贮藏】 置通风干燥处,防潮,防蛀。

桑 枝
Sangzhi
MORI RAMULUS

本品为桑科植物桑 *Morus alba* L. 的干燥嫩枝。春末夏初采收,去叶,晒干,或趁鲜切片,晒干。

【性状】 本品呈长圆柱形,少有分枝,长短不一,直径 0.5～1.5cm。表面灰黄色或黄褐色,有多数黄褐色点状皮孔及细纵纹,并有灰白色略呈半圆形的叶痕和黄棕色的腋芽。质坚韧,不易折断,断面纤维性。切片厚 0.2~0.5cm,皮部较薄,木部黄白色,射线放射状,髓部白色或黄白色。气微,味淡。

【鉴别】　本品粉末灰黄色。纤维较多,成束或散在,淡黄色或无色,略弯曲,直径 10~30μm,壁厚 5~15μm,弯曲处呈皱襞,胞腔甚细。石细胞淡黄色,呈类圆形、类方形,直径15~40μm,壁厚 5~20μm,胞腔小。含晶厚壁细胞成群或散在,形状、大小与石细胞近似,胞腔内含草酸钙方晶1~2个。草酸钙方晶存在于厚壁细胞中或散在,直径5~20μm。木栓细胞表面观呈多角形,垂周壁平直或弯曲。

【检查】　水分　不得过 11.0%(通则 0832 第二法)。

总灰分　不得过 4.0%(通则 2302)。

【浸出物】　照醇溶性浸出物测定法(通则 2201)项下的热浸法测定,用乙醇作溶剂,不得少于 3.0%。

饮片

【炮制】　桑枝　未切片者,洗净,润透,切厚片,干燥。

【性状】　本品呈类圆形或椭圆形的厚片。外表皮灰黄色或黄褐色,有点状皮孔。切面皮部较薄,木部黄白色,射线放射状,髓部白色或黄白色。气微,味淡。

【检查】　水分　同药材,不得过 10.0%。

【鉴别】　【检查】(总灰分)　【浸出物】　同药材。

炒桑枝　取桑枝片,照清炒法(通则 0213)炒至微黄色。

【性状】　本品形如桑枝片,切面深黄色。微有香气。

【检查】　水分　同药材,不得过 10.0%。

【鉴别】　【检查】(总灰分)　【浸出物】　同药材。

【性味与归经】　微苦,平。归肝经。

【功能与主治】　祛风湿,利关节。用于风湿痹病,肩臂、关节酸痛麻木。

【用法与用量】　9~15g。

【贮藏】　置干燥处。

桑　寄　生

Sangjisheng

TAXILLI HERBA

本品为桑寄生科植物桑寄生 *Taxillus chinensis*(DC.) Danser 的干燥带叶茎枝。冬季至次春采割,除去粗茎,切段,干燥,或蒸后干燥。

【性状】　本品茎枝呈圆柱形,长 3~4cm,直径 0.2~1cm;表面红褐色或灰褐色,具细纵纹,并有多数细小突起的棕色皮孔,嫩枝有的可见棕褐色茸毛;质坚硬,断面不整齐,皮部红棕色,木部色较浅。叶多卷曲,具短柄;叶片展平后呈卵形或椭圆形,长 3~8cm,宽 2~5cm;表面黄褐色,幼叶被细茸毛,先端钝圆,基部圆形或宽楔形,全缘;革质。气微,味涩。

【鉴别】　(1)本品茎横切面:表皮细胞有时残存。木栓层为 10 余列细胞,有的含棕色物。皮层窄,老茎有石细胞群,

薄壁细胞含棕色物。中柱鞘部位有石细胞群和纤维束,断续环列。韧皮部甚窄,射线散有石细胞。束内形成层明显。木质部射线宽 1~4 列细胞,近髓部也可见石细胞;导管单个散列或 2~3 个相聚。髓部有石细胞群,薄壁细胞含棕色物。有的石细胞含草酸钙方晶或棕色物。

粉末淡黄棕色。石细胞类方形、类圆形,偶有分枝,有的壁三面厚,一面薄,含草酸钙方晶。纤维成束,直径约 17μm。具缘纹孔导管、网纹导管及螺纹导管多见。星状毛分枝碎片少见。

(2)取本品粉末 5g,加甲醇-水(1:1)60ml,加热回流 1 小时,趁热滤过,滤液浓缩至约 20ml,加水 10ml,再加稀硫酸约 0.5ml,煮沸回流 1 小时,用乙酸乙酯振摇提取 2 次,每次 30ml,合并乙酸乙酯液,浓缩至 1ml,作为供试品溶液。另取槲皮素对照品,加乙酸乙酯制成每 1ml 含 0.5mg 的溶液,作为对照品溶液。照薄层色谱法(通则 0502)试验,吸取上述两种溶液各 10μl,分别点于同一用 0.5%氢氧化钠溶液制备的硅胶 G 薄层板上,以甲苯(水饱和)-甲酸乙酯-甲酸(5:4:1)为展开剂,展开,取出,晾干,喷以 5%三氯化铝乙醇溶液,置紫外光灯(365nm)下检视。供试品色谱中,在与对照品色谱相应的位置上,显相同颜色的荧光斑点。

【检查】　强心苷　取本品粗粉 10g,加 80%乙醇 50ml,加热回流 30 分钟,滤过,滤液蒸干,残渣加热水 10ml 使溶解,滤过,滤液加乙醚振摇提取 4 次,每次 15ml,弃去乙醚层,取下层水溶液,加醋酸铅饱和溶液至沉淀完全,滤过,滤液加乙醇 10ml,加硫酸钠饱和溶液脱铅,滤过,滤液加三氯甲烷振摇提取 3 次,每次 15ml,合并三氯甲烷液,浓缩至 1ml。取浓缩液点于滤纸上,干后,滴加碱性 3,5-二硝基苯甲酸溶液(取二硝基苯甲酸试液与氢氧化钠试液各 1ml,混合),不得显紫红色。

饮片

【炮制】　除去杂质,略洗,润透,切厚片或短段,干燥。

【性状】　本品为厚片或不规则短段。外表皮红褐色或灰褐色,具细纵纹,并有多数细小突起的棕色皮孔,嫩枝有的可见棕褐色茸毛。切面皮部红棕色,木部色较浅。叶多卷曲或破碎,完整者展平后呈卵形或椭圆形,表面黄褐色,幼叶被细茸毛,先端钝圆,基部圆形或宽楔形,全缘;革质。气微,味涩。

【鉴别】　【检查】　同药材。

【性味与归经】　苦、甘,平。归肝、肾经。

【功能与主治】　祛风湿,补肝肾,强筋骨,安胎元。用于风湿痹痛,腰膝酸软,筋骨无力,崩漏经多,妊娠漏血,胎动不安,头晕目眩。

【用法与用量】　9~15g。

【贮藏】　置干燥处,防蛀。

桑　椹

Sangshen

MORI FRUCTUS

本品为桑科植物桑 *Morus alba* L. 的干燥果穗。4～6 月果实变红时采收，晒干，或略蒸后晒干。

【性状】 本品为聚花果，由多数小瘦果集合而成，呈长圆形，长 1～2cm，直径 0.5～0.8cm。黄棕色、棕红色或暗紫色，有短果序梗。小瘦果卵圆形，稍扁，长约 2mm，宽约 1mm，外具肉质花被片 4 枚。气微，味微酸而甜。

【鉴别】 本品粉末红紫色。内果皮石细胞成片，淡黄色，表面观不规则多角形，垂周壁深波状弯曲，壁厚，孔沟和纹孔明显。内果皮含晶细胞成片，每个细胞含一草酸钙方晶，方晶直径 7～11μm，花被薄壁细胞充满紫红色或棕红色色素块，非腺毛单细胞，多碎断，长短不一，直径 12～45μm，有的足部膨大。草酸钙簇晶散在或存在于花被薄壁细胞中，直径 3～22μm，种皮表皮细胞黄棕色，表面观类长方形或多角形，直径 7～18μm，垂周壁连珠状增厚，孔沟明显。

【检查】 水分　不得过 18.0%（通则 0832 第二法）。

总灰分　不得过 12.0%（通则 2302）。

【浸出物】 照醇溶性浸出物测定法（通则 2201）项下的热浸法测定，用 85% 乙醇作溶剂，不得少于 15.0%。

【性味与归经】 甘、酸，寒。归心、肝、肾经。

【功能与主治】 滋阴补血，生津润燥。用于肝肾阴虚，眩晕耳鸣，心悸失眠，须发早白，津伤口渴，内热消渴，肠燥便秘。

【用法与用量】 9～15g。

【贮藏】 置通风干燥处，防蛀。

桑　螵　蛸

Sangpiaoxiao

MANTIDIS OÖTHECA

本品为螳螂科昆虫大刀螂 *Tenodera sinensis* Saussure、小刀螂 *Statilia maculata*（Thunberg）或巨斧螳螂 *Hierodula patellifera*（Serville）的干燥卵鞘。以上三种分别习称"团螵蛸"、"长螵蛸"及"黑螵蛸"。深秋至次春收集，除去杂质，蒸至虫卵死后，干燥。

【性状】 团螵蛸　略呈圆柱形或半圆形，由多层膜状薄片叠成，长 2.5～4cm，宽 2～3cm。表面浅黄褐色，上面带状隆起不明显，底面平坦或有凹沟。体轻，质松而韧，横断面可见外层为海绵状，内层为许多放射状排列的小室，室内各有一细小椭圆形卵，深棕色，有光泽。气微腥，味淡或微咸。

长螵蛸　略呈长条形，一端较细，长 2.5～5cm，宽 1～1.5cm。表面灰黄色，上面带状隆起明显，带的两侧各有一条暗棕色浅沟和斜向纹理。质硬而脆。

黑螵蛸　略呈平行四边形，长 2～4cm，宽 1.5～2cm。表面灰褐色，上面带状隆起明显，两侧有斜向纹理，近尾端微向上翘。质硬而韧。

【鉴别】 本品粉末浅黄棕色。斯氏液装片，卵黄颗粒较多，淡黄色，类圆形，直径 40～150μm，表面具不规则颗粒状物或凹孔。水合氯醛装片，卵鞘外壁碎片不规则，淡黄棕色至淡红棕色，表面具大小不等的圆形空腔，并有少量枸橼酸钙柱晶；卵鞘内层碎片淡黄色或淡黄棕色，密布大量枸橼酸钙柱晶，柱晶直径 2～10μm，长至 20μm。

【检查】 水分　不得过 15.0%（通则 0832 第二法）。

总灰分　不得过 8.0%（通则 2302）。

酸不溶性灰分　不得过 3.0%（通则 2302）。

饮片

【炮制】 除去杂质，蒸透，干燥。用时剪碎。

【性状】 本品形如药材。表面浅黄褐色至灰褐色。气微腥，味淡或微咸。

【性味与归经】 甘、咸，平。归肝、肾经。

【功能与主治】 固精缩尿，补肾助阳。用于遗精滑精，遗尿尿频，小便白浊。

【用法与用量】 5～10g。

【贮藏】 置通风干燥处，防蛀。

黄　山　药

Huangshanyao

DIOSCOREA PANTHAICAE RHIZOMA

本品为薯蓣科植物黄山药 *Dioscorea panthaica* Prain et Burk. 的干燥根茎。秋季采挖，除去须根，洗净，切片，晒干。

【性状】 本品呈长圆形或不规则厚片，边缘不整齐，厚 1～5mm。外表皮黄棕色，有纵皱纹，可见稀疏的须根残基。质硬。切面白色或黄白色，黄色点状维管束散在，断面纤维状。气微，味微苦。

【鉴别】 （1）本品粉末淡黄白色。木栓细胞淡棕色，类方形。淀粉粒众多，多为单粒，椭圆形或类圆形，直径 15～60μm，脐点点状、人字状、长缝状或短缝状，脐点多偏向一端，层纹不明显。草酸钙针晶成束存在于黏液细胞中或散在，针晶长 50～140μm。具缘纹孔导管直径 25～80μm。石细胞少数，单个散在，壁稍厚，层纹明显。

（2）取本品粉末 0.5g，加甲醇 5ml，超声处理 30 分钟，滤过，滤液蒸干，残渣加甲醇 0.5ml 使溶解，作为供试品溶液。另取伪原薯蓣皂苷对照品，加甲醇制成每 1ml 含 1mg 的溶液,作为对照品溶液。照薄层色谱法(通则 0502)试验,吸取上述两种溶液各 6μl,分别点于同一硅胶 G 薄层板上,以三氯甲烷-甲醇-水(75：35：4)为展开剂,展开,取出,晾干,喷以 10%硫酸乙醇溶液,在 105℃加热至斑点显色清晰。供试品色谱中,在与对照品色谱相应的位置上,显相同颜色的斑点。

【检查】 水分 不得过 9.0%(通则 0832 第二法)。

总灰分 不得过 5.0%(通则 2302)。

【浸出物】 照水溶性浸出物测定法(通则 2201)项下的冷浸法测定,不得少于 10.5%。

【含量测定】 照高效液相色谱法(通则 0512)测定。

色谱条件与系统适用性试验 以十八烷基硅烷键合硅胶为填充剂;以乙腈为流动相 A,以水为流动相 B,按下表中的规定进行梯度洗脱;检测波长为 203nm;柱温 40℃。理论板数按伪原薯蓣皂苷峰计算应不低于 15000。

时间(分钟)	流动相 A(%)	流动相 B(%)
0～25	30→40	70→60
25～25.5	40→30	60→70
25.5～40	30	70

对照品溶液的制备 取伪原薯蓣皂苷对照品适量,精密称定,加 75%乙醇制成每 1ml 含 0.1mg 的溶液,即得。

供试品溶液的制备 取本品粉末(过四号筛)约 2g,精密称定,置具塞锥形瓶中,精密加入 75%乙醇 50ml,称定重量,密塞,放置过夜,超声处理(功率 250W,频率 40kHz)30 分钟,放冷,再称定重量,用 75%乙醇补足减失的重量,摇匀,滤过,精密量取续滤液 25ml,蒸干,残渣加甲醇适量超声处理使溶解,转移至 5ml 量瓶中,加甲醇至刻度,摇匀,滤过,取续滤液,即得。

测定法 分别精密吸取对照品溶液与供试品溶液各 10～20μl,注入液相色谱仪,测定,即得。

本品按干燥品计算,含伪原薯蓣皂苷($C_{51}H_{82}O_{21}$)不得少于 0.050%。

【性味与归经】 苦、微辛,平。归胃、心经。

【功能与主治】 理气止痛,解毒消肿。用于胃痛,吐泻腹痛,跌打损伤;外治疮痈肿毒,瘰疬痰核。

【用法与用量】 15～30g。外用适量,捣烂敷患处。

【贮藏】 置通风干燥处。

黄 芩

Huangqin

SCUTELLARIAE RADIX

本品为唇形科植物黄芩 *Scutellaria baicalensis* Georgi 的干燥根。春、秋二季采挖,除去须根和泥沙,晒后撞去粗皮,晒干。

【性状】 本品呈圆锥形,扭曲,长 8～25cm,直径 1～3cm。表面棕黄色或深黄色,有稀疏的疣状细根痕,上部较粗糙,有扭曲的纵皱纹或不规则的网纹,下部有顺纹和细皱纹。质硬而脆,易折断,断面黄色,中心红棕色;老根中心呈枯朽状或中空,暗棕色或棕黑色。气微,味苦。

栽培品较细长,多有分枝。表面浅黄棕色,外皮紧贴,纵皱纹较细腻。断面黄色或浅黄色,略呈角质样。味微苦。

【鉴别】 (1)本品粉末黄色。韧皮纤维单个散在或数个成束,梭形,长 60～250μm,直径 9～33μm,壁厚,孔沟细。石细胞类圆形、类方形或长方形,壁较厚或甚厚。木栓细胞棕黄色,多角形。网纹导管多见,直径 24～72μm。木纤维多碎断,直径约 12μm,有稀疏斜纹孔。淀粉粒甚多,单粒类球形,直径 2～10μm,脐点明显,复粒由 2～3 分粒组成。

(2)取本品粉末 1g,加乙酸乙酯-甲醇(3：1)的混合溶液 30ml,加热回流 30 分钟,放冷,滤过,滤液蒸干,残渣加甲醇 5ml 使溶解,取上清液作为供试品溶液。另取黄芩对照药材 1g,同法制成对照药材溶液。再取黄芩苷对照品、黄芩素对照品、汉黄芩素对照品,加甲醇分别制成每 1ml 含 1mg、0.5mg、0.5mg 的溶液,作为对照品溶液。照薄层色谱法(通则 0502)试验,吸取上述供试品溶液、对照药材溶液各 2μl 及上述三种对照品溶液各 1μl,分别点于同一聚酰胺薄膜上,以甲苯-乙酸乙酯-甲醇-甲酸(10：3：1：2)为展开剂,预饱和 30 分钟,展开,取出,晾干,置紫外光灯(365nm)下检视。供试品色谱中,在与对照药材色谱相应的位置上,显相同颜色的斑点;在与对照品色谱相应的位置上,显三个相同的暗色斑点。

【检查】 水分 不得过 12.0%(通则 0832 第二法)。

总灰分 不得过 6.0%(通则 2302)。

【浸出物】 照醇溶性浸出物测定法(通则 2201)项下的热浸法测定,用稀乙醇作溶剂,不得少于 40.0%。

【含量测定】 照高效液相色谱法(通则 0512)测定。

色谱条件与系统适用性试验 以十八烷基硅烷键合硅胶为填充剂;以甲醇-水-磷酸(47：53：0.2)为流动相;检测波长为 280nm。理论板数按黄芩苷峰计算应不低于 2500。

对照品溶液的制备 取在 60℃减压干燥 4 小时的黄芩苷对照品适量,精密称定,加甲醇制成每 1ml 含 60μg 的溶液,即得。

供试品溶液的制备 取本品中粉约 0.3g,精密称定,加 70%乙醇 40ml,加热回流 3 小时,放冷,滤过,滤液置 100ml 量瓶中,用少量 70%乙醇分次洗涤容器和残渣,洗液滤入同一量瓶中,加 70%乙醇至刻度,摇匀。精密量取 1ml,置 10ml 量瓶中,加甲醇至刻度,摇匀,即得。

测定法 分别精密吸取对照品溶液与供试品溶液各 10μl,注入液相色谱仪,测定,即得。

本品按干燥品计算,含黄芩苷($C_{21}H_{18}O_{11}$)不得少于 9.0%。

饮片

【炮制】 黄芩片 除去杂质,置沸水中煮 10 分钟,取出,闷透,切薄片,干燥;或蒸半小时,取出,切薄片,干燥(注意避免暴晒)。

【性状】　本品为类圆形或不规则形薄片。外表皮黄棕色或棕褐色。切面黄棕色或黄绿色,具放射状纹理。

【含量测定】　同药材,含黄芩苷($C_{21}H_{18}O_{11}$)不得少于8.0%。

【鉴别】　同药材。

酒黄芩　取黄芩片,照酒炙法(通则0213)炒干。

【性状】　本品形如黄芩片。略带焦斑,微有酒香气。

【含量测定】　同药材,含黄芩苷($C_{21}H_{18}O_{11}$)不得少于8.0%。

【鉴别】　同药材。

【性味与归经】　苦,寒。归肺、胆、脾、大肠、小肠经。

【功能与主治】　清热燥湿,泻火解毒,止血,安胎。用于湿温、暑湿,胸闷呕恶,湿热痞满,泻痢,黄疸,肺热咳嗽,高热烦渴,血热吐衄,痈肿疮毒,胎动不安。

【用法与用量】　3～10g。

【贮藏】　置通风干燥处,防潮。

黄　芪

Huangqi

ASTRAGALI RADIX

本品为豆科植物蒙古黄芪 *Astragalus membranaceus* (Fisch.) Bge. var. *mongholicus*(Bge.)Hsiao 或膜荚黄芪 *Astragalus membranaceus*(Fisch.)Bge. 的干燥根。春、秋二季采挖,除去须根和根头,晒干。

【性状】　本品呈圆柱形,有的有分枝,上端较粗,长30～90cm,直径1～3.5cm。表面淡棕黄色或淡棕褐色,有不整齐的纵皱纹或纵沟。质硬而韧,不易折断,断面纤维性强,并显粉性,皮部黄白色,木部淡黄色,有放射状纹理和裂隙,老根中心偶呈枯朽状,黑褐色或呈空洞。气微,味微甜,嚼之微有豆腥味。

【鉴别】　(1)本品横切面:木栓细胞多列;栓内层为3～5列厚角细胞。韧皮部射线外侧常弯曲,有裂隙;纤维成束,壁厚,木化或微木化,与筛管群交互排列;近栓内层处有时可见石细胞。形成层成环。木质部导管单个散在或2～3个相聚;导管间有木纤维;射线中有时可见单个或2～4个成群的石细胞。薄壁细胞含淀粉粒。

粉末黄白色。纤维成束或散离,直径8～30μm,壁厚,表面有纵裂纹,初生壁常与次生壁分离,两端常断裂成须状,或较平截。具缘纹孔导管无色或橙黄色,具缘纹孔排列紧密。石细胞少见,圆形、长圆形或形状不规则,壁较厚。

(2)照薄层色谱法(通则0502)试验,吸取〔含量测定〕项下的供试品溶液及对照品溶液各5～10μl,分别点于同一硅胶

G薄层板上,以三氯甲烷-甲醇-水(13:7:2)的下层溶液为展开剂,展开,取出,晾干,喷以10%硫酸乙醇溶液,在105℃加热至斑点显色清晰,分别置日光和紫外光灯(365nm)下检视。供试品色谱中,在与对照品色谱相应的位置上,日光下显相同的棕褐色斑点;紫外光(365nm)下显相同的橙黄色荧光斑点。

(3)取本品粉末2g,加乙醇30ml,加热回流20分钟,滤过,滤液蒸干,残渣加0.3%氢氧化钠溶液15ml使溶解,滤过,滤液用稀盐酸调节pH值至5～6,用乙酸乙酯15ml振摇提取,分取乙酸乙酯液,用铺有适量无水硫酸钠的滤纸滤过,滤液蒸干。残渣加乙酸乙酯1ml使溶解,作为供试品溶液。另取黄芪对照药材2g,同法制成对照药材溶液。照薄层色谱法(通则0502)试验,吸取上述两种溶液各10μl,分别点于同一硅胶G薄层板上,以三氯甲烷-甲醇(10:1)为展开剂,展开,取出,晾干,置氨蒸气中熏后,置紫外光灯(365nm)下检视。供试品色谱中,在与对照药材色谱相应的位置上,显相同颜色的荧光主斑点。

【检查】　**水分**　不得过10.0%(通则0832第二法)。

总灰分　不得过5.0%(通则2302)。

重金属及有害元素　照铅、镉、砷、汞、铜测定法(通则2321原子吸收分光光度法或电感耦合等离子体质谱法)测定,铅不得过5mg/kg;镉不得过1mg/kg;砷不得过2mg/kg;汞不得过0.2mg/kg;铜不得过20mg/kg。

其他有机氯类农药残留量　照农药残留量测定法(通则2341有机氯类农药残留量测定法—第一法)测定。

五氯硝基苯不得过0.1mg/kg。

【浸出物】　照水溶性浸出物测定法(通则2201)项下的冷浸法测定,不得少于17.0%。

【含量测定】　**黄芪甲苷**　照高效液相色谱法(通则0512)测定。

色谱条件与系统适用性试验　以十八烷基硅烷键合硅胶为填充剂;以乙腈-水(32:68)为流动相;蒸发光散射检测器检测。理论板数按黄芪甲苷峰计算应不低于4000。

对照品溶液的制备　取黄芪甲苷对照品适量,精密称定,加80%甲醇制成每1ml含0.5mg的溶液,即得。

供试品溶液的制备　取本品粉末(过四号筛)约1g,精密称定,置具塞锥形瓶中,精密加入含4%浓氨试液的80%甲醇溶液(取浓氨试液4ml,加80%甲醇至100ml,摇匀)50ml,密塞,称定重量,加热回流1小时,放冷,再称定重量,用含4%浓氨试液的80%甲醇溶液补足减失的重量,摇匀,滤过,精密量取续滤液25ml,蒸干,残渣用80%甲醇溶解,转移至5ml量瓶中,加80%甲醇至刻度,摇匀,滤过,取续滤液,即得。

测定法　分别精密吸取对照品溶液2μl(或5μl)、10μl,供试品溶液10～20μl,注入液相色谱仪,测定,以外标两点法对数方程计算,即得。

本品按干燥品计算,含黄芪甲苷($C_{41}H_{68}O_{14}$)不得少于0.080%。

毛蕊异黄酮葡萄糖苷 照高效液相色谱法(通则 0512)测定。

色谱条件与系统适用性试验 以十八烷基硅烷键合硅胶为填充剂;以乙腈为流动相 A,以 0.2%甲酸溶液为流动相 B,按下表中的规定进行梯度洗脱;检测波长为 260nm。理论板数按毛蕊异黄酮葡萄糖苷峰计算应不低于 3000。

时间(分钟)	流动相 A(%)	流动相 B(%)
0~20	20→40	80→60
20~30	40	60

对照品溶液的制备 取毛蕊异黄酮葡萄糖苷对照品适量,精密称定,加甲醇制成每 1ml 含 50μg 的溶液,即得。

供试品溶液的制备 取本品粉末(过四号筛)约 1g,精密称定,置圆底烧瓶中,精密加入甲醇 50ml,称定重量,加热回流 4 小时,放冷,再称定重量,用甲醇补足减失的重量,摇匀,滤过,精密量取续滤液 25ml,回收溶剂至干,残渣加甲醇溶解,转移至 5ml 量瓶中,加甲醇至刻度,摇匀,即得。

测定法 分别精密吸取对照品溶液与供试品溶液各 10μl,注入液相色谱仪,测定,即得。

本品按干燥品计算,含毛蕊异黄酮葡萄糖苷($C_{22}H_{22}O_{10}$)不得少于 0.020%。

饮片

【炮制】 除去杂质,大小分开,洗净,润透,切厚片,干燥。

【性状】 本品呈类圆形或椭圆形的厚片,外表皮黄白色至淡棕褐色,可见纵皱纹或纵沟。切面皮部黄白色,木部淡黄色,有放射状纹理及裂隙,有的中心偶有枯朽状,黑褐色或呈空洞。气微,味微甜,嚼之有豆腥味。

【鉴别】(除横切面外) **【检查】 【浸出物】 【含量测定】** 同药材。

【性味与归经】 甘,微温。归肺、脾经。

【功能与主治】 补气升阳,固表止汗,利水消肿,生津养血,行滞通痹,托毒排脓,敛疮生肌。用于气虚乏力,食少便溏,中气下陷,久泻脱肛,便血崩漏,表虚自汗,气虚水肿,内热消渴,血虚萎黄,半身不遂,痹痛麻木,痈疽难溃,久溃不敛。

【用法与用量】 9~30g。

【贮藏】 置通风干燥处,防潮,防蛀。

炙 黄 芪

Zhihuangqi

ASTRAGALI RADIX PRAEPARATA CUM MELLE

本品为黄芪的炮制加工品。

【炮制】 取黄芪片,照蜜炙法(通则 0213)炒至不粘手。

【性状】 本品呈圆形或椭圆形的厚片,直径 0.8~3.5cm,厚 0.1~0.4cm。外表皮淡棕黄色或淡棕褐色,略有光泽,可见纵皱纹或纵沟。切面皮部黄白色,木部淡黄色,有放射状纹理和裂隙,有的中心偶有枯朽状,黑褐色或呈空洞。具蜜香气,味甜,略带黏性,嚼之微有豆腥味。

【鉴别】 照黄芪项下的〔鉴别〕(2)、(3)试验,显相同的结果。

【检查】 水分 不得过 10.0%(通则 0832 第二法)。

总灰分 不得过 4.0%(通则 2302)。

【含量测定】 黄芪甲苷 取本品粉末(过四号筛)约 1g,精密称定,照黄芪〔含量测定〕项下的方法测定。

本品按干燥品计算,含黄芪甲苷($C_{41}H_{68}O_{14}$)不得少于 0.060%。

毛蕊异黄酮葡萄糖苷 取本品粉末(过四号筛)约 2g,精密称定,照黄芪〔含量测定〕项下的方法测定。

本品按干燥品计算,含毛蕊异黄酮葡萄糖苷($C_{22}H_{22}O_{10}$)不得少于 0.020%。

【性味与归经】 甘,温。归肺、脾经。

【功能与主治】 益气补中。用于气虚乏力,食少便溏。

【用法与用量】 9~30g。

【贮藏】 置通风干燥处,防潮,防蛀。

黄 连

Huanglian

COPTIDIS RHIZOMA

本品为毛茛科植物黄连 Coptis chinensis Franch.、三角叶黄连 Coptis deltoidea C. Y. Cheng et Hsiao 或云连 Coptis teeta Wall. 的干燥根茎。以上三种分别习称"味连"、"雅连"、"云连"。秋季采挖,除去须根和泥沙,干燥,撞去残留须根。

【性状】 味连 多集聚成簇,常弯曲,形如鸡爪,单枝根茎长 3~6cm,直径 0.3~0.8cm。表面灰黄色或黄褐色,粗糙,有不规则结节状隆起、须根及须根残基,有的节间表面平滑如茎秆,习称"过桥"。上部多残留褐色鳞叶,顶端常留有残余的茎或叶柄。质硬,断面不整齐,皮部橙红色或暗棕色,木部鲜黄色或橙黄色,呈放射状排列,髓部有的中空。气微,味极苦。

雅连 多为单枝,略呈圆柱形,微弯曲,长 4~8cm,直径 0.5~1cm。"过桥"较长。顶端有少许残茎。

云连 弯曲呈钩状,多为单枝,较细小。

【鉴别】(1)本品横切面:味连 木栓层为数列细胞,其外有表皮,常脱落。皮层较宽,石细胞单个或成群散在。中柱鞘纤维成束或伴有少数石细胞,均显黄色。维管束外韧型,环列。木质部黄色,均木化,木纤维较发达。髓部均为薄壁细胞,无石细胞。

雅连 髓部有石细胞。

云连　皮层、中柱鞘及髓部均无石细胞。

（2）取本品粉末 0.25g，加甲醇 25ml，超声处理 30 分钟，滤过，取滤液作为供试品溶液。另取黄连对照药材 0.25g，同法制成对照药材溶液。再取盐酸小檗碱对照品，加甲醇制成每 1ml 含 0.5mg 的溶液，作为对照品溶液。照薄层色谱法（通则 0502）试验，吸取上述三种溶液各 1μl，分别点于同一高效硅胶 G 薄层板上，以环己烷-乙酸乙酯-异丙醇-甲醇-水-三乙胺（3：3.5：1：1.5：0.5：1）为展开剂，置用浓氨试液预饱和 20 分钟的展开缸内，展开，取出，晾干，置紫外光灯（365nm）下检视。供试品色谱中，在与对照药材色谱相应的位置上，显 4 个以上相同颜色的荧光斑点；对照品色谱相应的位置上，显相同颜色的荧光斑点。

【检查】　水分　不得过 14.0%（通则 0832 第二法）。

总灰分　不得过 5.0%（通则 2302）。

【浸出物】　照醇溶性浸出物测定法（通则 2201）项下的热浸法测定，用稀乙醇作溶剂，不得少于 15.0%。

【含量测定】　味连　照高效液相色谱法（通则 0512）测定。

色谱条件与系统适用性试验　以十八烷基硅烷键合硅胶为填充剂；以乙腈-0.05mol/L 磷酸二氢钾溶液（50：50）（每 100ml 中加十二烷基硫酸钠 0.4g，再以磷酸调节 pH 值为 4.0）为流动相；检测波长为 345nm。理论板数按盐酸小檗碱峰计算应不低于 5000。

对照品溶液的制备　取盐酸小檗碱对照品适量，精密称定，加甲醇制成每 1ml 含 90.5μg 的溶液，即得。

供试品溶液的制备　取本品粉末（过二号筛）约 0.2g，精密称定，置具塞锥形瓶中，精密加入甲醇-盐酸（100：1）的混合溶液 50ml，密塞，称定重量，超声处理（功率 250W，频率 40kHz）30 分钟，放冷，再称定重量，用甲醇补足减失的重量，摇匀，滤过，精密量取续滤液 2ml，置 10ml 量瓶中，加甲醇至刻度，摇匀，滤过，取续滤液，即得。

测定法　分别精密吸取对照品溶液与供试品溶液各 10μl，注入液相色谱仪，测定，以盐酸小檗碱对照品的峰面积为对照，分别计算小檗碱、表小檗碱、黄连碱和巴马汀的含量，用待测成分色谱峰与盐酸小檗碱色谱峰的相对保留时间确定。

表小檗碱、黄连碱、巴马汀、小檗碱的峰位，其相对保留时间应在规定值的 ±5% 范围之内，即得。相对保留时间见下表：

待测成分（峰）	相对保留时间
表小檗碱	0.71
黄连碱	0.78
巴马汀	0.91
小檗碱	1.00

本品按干燥品计算，以盐酸小檗碱（$C_{20}H_{18}ClNO_4$）计，含小檗碱（$C_{20}H_{17}NO_4$）不得少于 5.5%，表小檗碱（$C_{20}H_{17}NO_4$）不得少于 0.80%，黄连碱（$C_{19}H_{13}NO_4$）不得少于 1.6%，巴马汀（$C_{21}H_{21}NO_4$）不得少于 1.5%。

雅连　本品按干燥品计算，以盐酸小檗碱（$C_{20}H_{18}ClNO_4$）计，含小檗碱（$C_{20}H_{17}NO_4$）不得少于 4.5%。

云连　本品按干燥品计算，以盐酸小檗碱（$C_{20}H_{18}ClNO_4$）计，含小檗碱（$C_{20}H_{17}NO_4$）不得少于 7.0%。

饮片（味连）

【炮制】　黄连片　除去杂质，润透后切薄片，晾干，或用时捣碎。

【性状】　本品呈不规则的薄片。外表皮灰黄色或黄褐色，粗糙，有细小的须根。切面或碎断面鲜黄色或红黄色，具放射状纹理，气微，味极苦。

【检查】　水分　同药材，不得过 12.0%。

总灰分　同药材，不得过 3.5%。

【含量测定】　同药材，以盐酸小檗碱计，含小檗碱（$C_{20}H_{17}NO_4$）不得少于 5.0%，含表小檗碱（$C_{20}H_{17}NO_4$）、黄连碱（$C_{19}H_{13}NO_4$）和巴马汀（$C_{21}H_{21}NO_4$）的总量不得少于 3.3%。

【鉴别】（除横切面外）【浸出物】　同药材。

酒黄连　取净黄连，照酒炙法（通则 0213）炒干。

每 100kg 黄连，用黄酒 12.5kg。

【性状】　本品形如黄连片，色泽加深。略有酒香气。

【鉴别】【检查】【浸出物】【含量测定】　同黄连片。

姜黄连　取净黄连，照姜汁炙法（通则 0213）炒干。

每 100kg 黄连，用生姜 12.5kg。

【性状】　本品形如黄连片，表面棕黄色。有姜的辛辣味。

【鉴别】【检查】【浸出物】【含量测定】　同黄连片。

萸黄连　取吴茱萸加适量水煎煮，煎液与净黄连拌匀，待液吸尽，炒干。

每 100kg 黄连，用吴茱萸 10kg。

【性状】　本品形如黄连片，表面棕黄色。有吴茱萸的辛辣香气。

【鉴别】　取本品粉末 2g，加三氯甲烷 20ml，超声处理 30 分钟，滤过，滤渣同法处理两次，合并滤液，减压回收溶剂至干，加三氯甲烷 1ml 使溶解，作为供试品溶液。另取吴茱萸对照药材 0.5g，同法制成对照药材溶液。再取柠檬苦素对照品，加三氯甲烷制成每 1ml 含 1mg 的溶液，作为对照品溶液。照薄层色谱法（通则 0502）试验，吸取供试品溶液 6μl、对照药材溶液 3μl 和对照品溶液 2μl，分别点于同一高效硅胶 G 薄层板上，以石油醚（60～90℃）-三氯甲烷-丙酮-甲醇-二乙胺（5：2：2：1：0.2）为展开剂，预饱和 30 分钟，展开，取出，晾干，喷以 2% 香草醛硫酸溶液，在 105℃加热至斑点显色清晰。供试品色谱中，在与对照药材色谱相应的位置上，显相同颜色的主斑点；在与对照品色谱相应的位置上，显相同颜色的斑点。

【检查】【浸出物】【含量测定】　同黄连片。

【性味与归经】　苦，寒。归心、脾、胃、肝、胆、大肠经。

【功能与主治】　清热燥湿，泻火解毒。用于湿热痞满，呕吐吞酸，泻痢，黄疸，高热神昏，心火亢盛，心烦不寐，心悸不宁,血热吐衄,目赤,牙痛,消渴,痈肿疔疮;外治湿疹,湿疮,耳道流脓。酒黄连善清上焦火热。用于目赤,口疮。姜黄连清胃和胃止呕。用于寒热互结,湿热中阻,痞满呕吐。萸黄连舒肝和胃止呕。用于肝胃不和,呕吐吞酸。

【用法与用量】　2～5g。外用适量。

【贮藏】　置通风干燥处。

黄　柏

Huangbo

PHELLODENDRI CHINENSIS CORTEX

本品为芸香科植物黄皮树 *Phellodendron chinense* Schneid. 的干燥树皮。习称"川黄柏"。剥取树皮后,除去粗皮,晒干。

【性状】　本品呈板片状或浅槽状,长宽不一,厚 1～6mm。外表面黄褐色或黄棕色,平坦或具纵沟纹,有的可见皮孔痕及残存的灰褐色粗皮;内表面暗黄色或淡棕色,具细密的纵棱纹。体轻,质硬,断面纤维性,呈裂片状分层,深黄色。气微,味极苦,嚼之有黏性。

【鉴别】　(1)本品粉末鲜黄色。纤维鲜黄色,直径16～38μm,常成束,周围细胞含草酸钙方晶,形成晶纤维;含晶细胞壁木化增厚。石细胞鲜黄色,类圆形或纺锤形,直径35～128μm,有的呈分枝状,枝端锐尖,壁厚,层纹明显;有的可见大型纤维状的石细胞,长可达900μm。草酸钙方晶众多。

(2)取本品粉末 0.2g,加 1%醋酸甲醇溶液 40ml,于 60℃超声处理 20 分钟,滤过,滤液浓缩至 2ml,作为供试品溶液。另取黄柏对照药材 0.1g,加 1%醋酸甲醇 20ml,同法制成对照药材溶液。再取盐酸黄柏碱对照品,加甲醇制成每1ml含0.5mg的溶液,作为对照品溶液。照薄层色谱法(通则 0502)试验,吸取上述三种溶液各 3～5μl,分别点于同一硅胶 G 薄层板上,以三氯甲烷-甲醇-水(30:15:4)的下层溶液为展开剂,置氨蒸气饱和的展开缸内,展开,取出,晾干,喷以稀碘化铋钾试液。供试品色谱中,在与对照药材色谱和对照品色谱相应的位置上,显相同颜色的斑点。

【检查】　水分　不得过 12.0%(通则 0832 第二法)。

总灰分　不得过 8.0%(通则 2302)。

【浸出物】　照醇溶性浸出物测定法(通则 2201)项下的冷浸法测定,用稀乙醇作溶剂,不得少于 14.0%。

【含量测定】　小檗碱　照高效液相色谱法(通则 0512)测定。

色谱条件与系统适用性试验　以十八烷基硅烷键合硅胶为填充剂;以乙腈-0.1%磷酸溶液(50:50)(每100ml加十二烷基磺酸钠 0.1g)为流动相;检测波长为 265nm。理论板数按盐酸小檗碱峰计算应不低于 4000。

对照品溶液的制备　取盐酸小檗碱对照品适量,精密称定,加流动相制成每1ml含0.1mg的溶液,即得。

供试品溶液的制备　取本品粉末(过三号筛)约 0.1g,精密称定,置 100ml 量瓶中,加流动相 80ml,超声处理(功率250W,频率 40kHz)40 分钟,放冷,用流动相稀释至刻度,摇匀,滤过,取续滤液,即得。

测定法　分别精密吸取对照品溶液 5μl 与供试品溶液5～20μl,注入液相色谱仪,测定,即得。

本品按干燥品计算,含小檗碱以盐酸小檗碱($C_{20}H_{17}NO_4 \cdot HCl$)计,不得少于 3.0%。

黄柏碱　照高效液相色谱法(通则 0512)测定。

色谱条件与系统适用性试验　以十八烷基硅烷键合硅胶为填充剂;以乙腈-0.1%磷酸溶液(每 100ml 加十二烷基磺酸钠 0.2g)(36:64)为流动相;检测波长为 284nm。理论板数按盐酸黄柏碱峰计算应不低于 6000。

对照品溶液的制备　取盐酸黄柏碱对照品适量,精密称定,加流动相制成每1ml含0.1mg的溶液,即得。

供试品溶液制备　取本品粉末(过四号筛)约 0.5g,精密称定,置具塞锥形瓶中,精密加入流动相 25ml,称定重量,超声处理(功率 250W,频率 40kHz)30 分钟,放冷,再称定重量,用流动相补足减失的重量,摇匀,滤过,取续滤液,即得。

测定法　分别精密吸取对照品溶液与供试品溶液各 5μl,注入液相色谱仪,测定,即得。

本品按干燥品计算,含黄柏碱以盐酸黄柏碱($C_{20}H_{23}NO_4 \cdot HCl$)计,不得少于 0.34%。

饮片

【炮制】　黄柏　除去杂质,喷淋清水,润透,切丝,干燥。

【性状】　本品呈丝条状。外表面黄褐色或黄棕色。内表面暗黄色或淡棕色,具纵棱纹。切面纤维性,呈裂片状分层,深黄色。味极苦。

【鉴别】【检查】【含量测定】　同药材。

盐黄柏　取黄柏丝,照盐水炙法(通则 0213)炒干。

【性状】　本品形如黄柏丝,表面深黄色,偶有焦斑。味极苦,微咸。

【鉴别】【检查】【含量测定】　同药材。

黄柏炭　取黄柏丝,照炒炭法(通则 0213)炒至表面焦黑色。

【性状】　本品形如黄柏丝,表面焦黑色,内部深褐色或棕黑色。体轻,质脆,易折断。味苦涩。

【性味与归经】　苦,寒。归肾、膀胱经。

【功能与主治】　清热燥湿,泻火除蒸,解毒疗疮。用于湿热泻痢,黄疸尿赤,带下阴痒,热淋涩痛,脚气痿躄,骨蒸劳热,盗汗,遗精,疮疡肿毒,湿疹湿疮。盐黄柏滋阴降火。用于阴虚火旺,盗汗骨蒸。

【用法与用量】　3～12g。外用适量。

【贮藏】　置通风干燥处,防潮。

黄蜀葵花

Huangshukuihua

ABELMOSCHI COROLLA

本品为锦葵科植物黄蜀葵 *Abelmoschus manihot*（L.）Medic. 的干燥花冠。夏、秋二季花开时采摘，及时干燥。

【性状】 本品多皱缩破碎，完整的花瓣呈三角状阔倒卵形，长 7～10cm，宽 7～12cm，表面有纵向脉纹，呈放射状、淡棕色，边缘浅波状；内面基部紫褐色。雄蕊多数，联合成管状，长 1.5～2.5cm，花药近无柄。柱头紫黑色，匙状盘形，5 裂。气微香，味甘淡。

【鉴别】 （1）本品粉末淡黄色至褐黄色。花冠表皮细胞类长方形或不规则形，垂周壁微波状弯曲。花粉粒类圆形，直径约 170μm，具散在孔，孔数约 32～40，表面具刺。腺毛完整者长圆锥形，长 510～770μm；腺头略呈长棒状，6～14 细胞；腺柄 3 细胞，内含紫红色分泌物。非腺毛单细胞，长 140～180μm，壁平滑。花粉囊内壁细胞，断面观类长方形，壁呈条状增厚；表面观类多角形，垂周壁连珠状增厚。草酸钙簇晶细小，直径 9～19μm，棱角尖。

（2）取本品粉末 1g，加 0.18％盐酸乙醇溶液 20ml，置水浴上加热回流 1 小时，趁热滤过，滤液浓缩至 5ml，作为供试品溶液。另取槲皮素对照品，加乙醇制成每 1ml 含 0.5mg 的溶液，作为对照品溶液。照薄层色谱法（通则 0502）试验，吸取两种溶液各 1μl，分别点于同一用 0.5％氢氧化钠溶液制备的硅胶 G 薄层板上，以甲苯-乙酸乙酯-甲酸（5：4：1）为展开剂，展开，取出，晾干，喷以三氯化铝试液，置紫外光灯（365nm）下检视。供试品色谱中，在与对照品色谱相应的位置上，显相同颜色的荧光斑点。

【检查】 水分 不得过 12.0％（通则 0832 第二法）。

总灰分 不得过 8.0％（通则 2302）。

酸不溶性灰分 不得过 2.0％（通则 2302）。

【浸出物】 照醇溶性浸出物测定法（通则 2201）项下的冷浸法测定，用乙醇作溶剂，不得少于 18.0％。

【含量测定】 照高效液相色谱法（通则 0512）测定。

色谱条件与系统适用性试验 以十八烷基硅烷键合硅胶为填充剂；以乙腈-0.1％磷酸溶液（15：85）为流动相；检测波长为 360nm。理论板数按金丝桃苷峰计算应不低于 10000。

对照品溶液的制备 取金丝桃苷对照品适量，精密称定，加甲醇制成每 1ml 含 0.1mg 的溶液，即得。

供试品溶液的制备 取本品粉末（过四号筛）约 0.2g，精密称定，置 25ml 量瓶中，加甲醇 15ml，超声处理（功率 250W，频率 30kHz）30 分钟，放冷，加甲醇至刻度，摇匀，滤过，取续滤液，即得。

测定法 分别精密吸取对照品溶液与供试品溶液各 10μl，注入液相色谱仪，测定，即得。

本品按干燥品计算，含金丝桃苷（$C_{21}H_{20}O_{12}$）不得少于 0.50％。

饮片

【炮制】 除去杂质及灰屑。

【性状】【鉴别】【检查】【浸出物】【含量测定】 同药材。

【性味与归经】 甘、寒。归肾、膀胱经。

【功能与主治】 清利湿热，消肿解毒。用于湿热壅遏，淋浊水肿；外治痈疽肿毒，水火烫伤。

【用法与用量】 10～30g；研末内服，3～5g。外用适量，研末调敷。

【禁忌】 孕妇慎用。

【贮藏】 置干燥处。

黄　精

Huangjing

POLYGONATI RHIZOMA

本品为百合科植物滇黄精 *Polygonatum kingianum* Coll. et Hemsl. 、黄精 *Polygonatum sibiricum* Red. 或多花黄精 *Polygonatum cyrtonema* Hua 的干燥根茎。按形状不同，习称“大黄精”、“鸡头黄精”、“姜形黄精”。春、秋二季采挖，除去须根，洗净，置沸水中略烫或蒸至透心，干燥。

【性状】 大黄精 呈肥厚肉质的结节块状，结节长可达 10cm 以上，宽 3～6cm，厚 2～3cm。表面淡黄色至黄棕色，具环节，有皱纹及须根痕，结节上侧茎痕呈圆盘状，圆周凹入，中部突出。质硬而韧，不易折断，断面角质，淡黄色至黄棕色。气微，味甜，嚼之有黏性。

鸡头黄精 呈结节状弯柱形，长 3～10cm，直径 0.5～1.5cm。结节长 2～4cm，略呈圆锥形，常有分枝。表面黄白色或灰黄色，半透明，有纵皱纹，茎痕圆形，直径 5～8mm。

姜形黄精 呈长条结节块状，长短不等，常数个块状结节相连。表面灰黄色或黄褐色，粗糙，结节上侧有突出的圆盘状茎痕，直径 0.8～1.5cm。

味苦者不可药用。

【鉴别】 （1）本品横切面：大黄精 表皮细胞外壁较厚。薄壁组织间散有多数大的黏液细胞，内含草酸钙针晶束。维管束散列，大多为周木型。

鸡头黄精、姜形黄精 维管束多为外韧型。

（2）取本品粉末 1g，加 70％乙醇 20ml，加热回流 1 小时，抽滤，滤液蒸干，残渣加水 10ml 使溶解，加正丁醇振摇提取 2 次，每次 20ml，合并正丁醇液，蒸干，残渣加甲醇 1ml 使溶解，作为供试品溶液。另取黄精对照药材 1g，同法制成对照药材溶液。照薄层色谱法(通则 0502)试验,吸取上述两种溶液各 10μl,分别点于同一硅胶 G 薄层板上,以石油醚(60～90℃)-乙酸乙酯-甲酸(5：2：0.1)为展开剂,展开,取出,晾干,喷以 5%香草醛硫酸溶液,在 105℃加热至斑点显色清晰。供试品色谱中,在与对照药材色谱相应的位置上,显相同颜色的斑点。

【检查】　水分　不得过 18.0%(通则 0832 第四法)。

总灰分　取本品,80℃干燥 6 小时,粉碎后测定,不得过 4.0%(通则 2302)。

重金属及有害元素　照铅、镉、砷、汞、铜测定法(通则 2321 原子吸收分光光度法或电感耦合等离子体质谱法)测定,铅不得过 5mg/kg;镉不得过 1mg/kg;砷不得过 2mg/kg;汞不得过 0.2mg/kg;铜不得过 20mg/kg。

【浸出物】　照醇溶性浸出物测定法(通则 2201)项下的热浸法测定,用稀乙醇作溶剂,不得少于 45.0%。

【含量测定】　对照品溶液的制备　取经 105℃干燥至恒重的无水葡萄糖对照品 33mg,精密称定,置 100ml 量瓶中,加水溶解并稀释至刻度,摇匀,即得(每 1ml 中含无水葡萄糖 0.33mg)。

标准曲线的制备　精密量取对照品溶液 0.1ml、0.2ml、0.3ml、0.4ml、0.5ml、0.6ml,分别置 10ml 具塞刻度试管中,各加水至 2.0ml,摇匀,在冰水浴中缓缓滴加 0.2%蒽酮-硫酸溶液至刻度,混匀,放冷后置水浴中保温 10 分钟,取出,立即置冰水浴中冷却 10 分钟,取出,以相应试剂为空白。照紫外-可见分光光度法(通则 0401),在 582nm 波长处测定吸光度。以吸光度为纵坐标,浓度为横坐标,绘制标准曲线。

测定法　取 60℃干燥至恒重的本品细粉约 0.25g,精密称定,置圆底烧瓶中,加 80%乙醇 150ml,置水浴中加热回流 1 小时,趁热滤过,残渣用 80%热乙醇洗涤 3 次,每次 10ml,将残渣及滤纸置烧瓶中,加水 150ml,置沸水浴中加热回流 1 小时,趁热滤过,残渣及烧瓶用沸水洗涤 4 次,每次 10ml,合并滤液与洗液,放冷,转移至 250ml 量瓶中,加水至刻度,摇匀,精密量取 1ml,置 10ml 具塞干燥试管中,照标准曲线的制备项下的方法,自"加水至 2.0ml"起,依法测定吸光度,从标准曲线上读出供试品溶液中含无水葡萄糖的重量(mg),计算,即得。

本品按干燥品计算,含黄精多糖以无水葡萄糖($C_6H_{12}O_6$)计,不得少于 7.0%。

饮片

【炮制】　黄精　除去杂质,洗净,略润,切厚片,干燥。

【性状】　本品呈不规则的厚片,外表皮淡黄色至黄棕色。切面略呈角质样,淡黄色至黄棕色,可见多数淡黄色筋脉小点。质稍硬而韧。气微,味甜,嚼之有黏性。

【检查】　水分　同药材,不得过 15.0%。

【鉴别】(除横切面外)　【检查】(总灰分)　【浸出物】【含量测定】同药材。

酒黄精　取净黄精,照酒炖法或酒蒸法(通则 0213)炖透

或蒸透,稍晾,切厚片,干燥。

每 100kg 黄精,用黄酒 20kg。

【性状】　本品呈不规则的厚片。表面棕褐色至黑色,有光泽,中心棕色至浅褐色,可见筋脉小点。质较柔软。味甜,微有酒香气。

【检查】　水分　同药材,不得过 15.0%。

【含量测定】　同药材,含黄精多糖以无水葡萄糖($C_6H_{12}O_6$)计,不得少于 4.0%。

【鉴别】(除横切面外)　【检查】(总灰分)　【浸出物】同药材。

【性味与归经】　甘,平。归脾、肺、肾经。

【功能与主治】　补气养阴,健脾,润肺,益肾。用于脾胃气虚,体倦乏力,胃阴不足,口干食少,肺虚燥咳,劳嗽咳血,精血不足,腰膝酸软,须发早白,内热消渴。

【用法与用量】　9～15g。

【贮藏】　置通风干燥处,防霉,防蛀。

黄　藤

Huangteng

FIBRAUREAE CAULIS

本品为防己科植物黄藤 *Fibraurea recisa* Pierre. 的干燥藤茎。秋、冬二季采收,切段,晒干。

【性状】　本品呈长圆柱形,稍扭曲,直径 0.6～3cm。表面灰褐色至黄棕色,粗糙,有纵沟和横裂纹,老茎外皮较易剥落。质硬,不易折断,折断时可见大量粉尘飞扬,断面不整齐,黄色,具纤维性,有棕黄色与黄棕色相间排列的放射状纹理,导管呈细孔状,木质部有时具裂隙,中心多为枯黄棕色或空腔。气微,味苦。

【鉴别】　(1)本品粉末淡黄色。导管为网纹导管和具缘纹孔导管,多破碎,完整者直径至 150μm。木栓细胞黄棕色,表面观类多角形,有的壁木化增厚似石细胞。木纤维单个散在或成束,壁增厚,具缘纹孔稀疏。石细胞单个散在或成群,类方形或多角形,直径 40～120μm,壁厚,层纹、孔沟明显,有的胞腔内含棕色物。木射线细胞长方形,纹孔较明显。草酸钙方晶直径 20～40μm。淀粉粒多为复粒,由 2～5 分粒组成。

(2)取本品粉末 0.5g,加乙醇 10ml,超声处理 10 分钟,滤过,取滤液作为供试品溶液。另取盐酸巴马汀对照品,加甲醇制成每 1ml 含 0.1mg 的溶液,作为对照品溶液。照薄层色谱法(通则 0502)试验,吸取上述两种溶液各 2μl,分别点于同一硅胶 G 薄层板上,以甲苯-乙酸乙酯-异丙醇-甲醇-浓氨试液(6：3：1.5：1.5：0.5)为展开剂,置氨蒸气饱和的展开缸内,展开,取出,晾干,置紫外光灯(365nm)下检视。供试品色谱中,在与对照品色谱相应的位置上,显相同颜色的荧光斑点。

【检查】　水分　不得过 13.0%(通则 0832 第二法)。

总灰分　不得过 8.0%（通则 2302）。

【浸出物】　照醇溶性浸出物测定法（通则 2201）项下的热浸法测定,用 1% 盐酸甲醇溶液作溶剂,不得少于 17.0%。

【含量测定】　照高效液相色谱法（通则 0512）测定。

色谱条件与系统适用性试验　以十八烷基硅烷键合硅胶为填充剂;以乙腈-0.4% 磷酸溶液（32∶68）为流动相;柱温为 40℃;检测波长为 345nm。理论板数按盐酸巴马汀峰计算应不低于 5000。

对照品溶液的制备　取盐酸巴马汀对照品适量,精密称定,加 1% 盐酸甲醇溶液制成每 1ml 含 30μg 的溶液,即得。

供试品溶液的制备　取本品粉末（过三号筛）约 0.6g,精密称定,置具塞锥形瓶中,精密加入 1% 盐酸甲醇溶液 100ml,密塞,称定重量,放置过夜,加热回流 1 小时,放冷,再称定重量,用 1% 盐酸甲醇溶液补足减失的重量,摇匀,滤过,精密量取续滤液 2ml,置 10ml 量瓶中,加 1% 盐酸甲醇溶液至刻度,摇匀,即得。

测定法　分别精密吸取对照品溶液与供试品溶液各 5μl,注入液相色谱仪,测定,即得。

本品按干燥品计算,含盐酸巴马汀（$C_{21}H_{21}NO_4 \cdot HCl$）不得少于 2.0%。

【性味与归经】　苦,寒。归心、肝经。

【功能与主治】　清热解毒,泻火通便。用于热毒内盛,便秘,泻痢,咽喉肿痛,目赤红肿,痈肿疮毒。

【用法与用量】　30～60g。外用适量。

【贮藏】　置通风干燥处,防霉。

菥　蓂

Ximing

THLASPI HERBA

本品为十字花科植物菥蓂 *Thlaspi arvense* L. 的干燥地上部分。夏季果实成熟时采割,除去杂质,干燥。

【性状】　本品茎呈圆柱形,长 20～40cm,直径 0.2～0.5cm;表面黄绿色或灰黄色,有细纵棱线;质脆,易折断,断面髓部白色。叶互生,披针形,基部叶多为倒披针形,多脱落。总状果序生于茎枝顶端和叶腋,果实卵圆形而扁平,直径 0.5～1.3cm;表面灰黄色或灰绿色,中心略隆起,边缘有翅,宽约 0.2cm,两面中间各有 1 条纵棱线,先端凹陷,基部有细果梗,长约 1cm;果实内分 2 室,中间有纵隔膜,每室种子 5～7 粒。种子扁卵圆形。气微,味淡。

【鉴别】　（1）本品茎横切面:表皮为 1 列类方形薄壁细胞,外周壁增厚,棱脊处特厚。皮层为 5～10 余列薄壁细胞。中柱鞘纤维浅黄色,数个至十数个成群,壁微木化或非木化。韧皮部狭窄。木质部导管多角形,常数个成群。维管束间为木化纤维,宽 10～25 列细胞。髓部宽广,周围 5～10 列细胞

壁稍厚,木化,具圆形或长圆形单纹孔,其余为薄壁细胞。

（2）取本品粉末 1g,加甲醇 20ml,超声处理 30 分钟,滤过,滤液浓缩至 2ml,作为供试品溶液。另取菥蓂对照药材 1g,同法制成对照药材溶液。照薄层色谱法（通则 0502）试验,吸取上述两种溶液各 5μl,分别点于同一硅胶 G 薄层板上,以正丁醇-冰醋酸-水（4∶1∶5）的上层溶液为展开剂,展开,取出,晾干,置紫外光灯（365nm）下检视。供试品色谱中,在与对照药材色谱相应的位置上,显相同颜色的荧光斑点。

【检查】　杂质　不得过 3.0%（通则 2301）。

水分　不得过 10.0%（通则 0832 第四法）。

总灰分　不得过 10.0%（通则 2302）。

酸不溶性灰分　不得过 2.0%（通则 2302）。

【浸出物】　照水溶性浸出物测定法（通则 2201）项下的冷浸法测定,不得少于 15.0%。

饮片

【炮制】　除去杂质,稍润,切段,干燥。

【性味与归经】　辛,微寒。归肝、胃、大肠经。

【功能与主治】　清肝明目,和中利湿,解毒消肿。用于目赤肿痛,脘腹胀痛,胁痛,肠痈,水肿,带下,疮疖痈肿。

【用法与用量】　9～15g。

【贮藏】　置通风干燥处。

菝　葜

Baqia

SMILACIS CHINAE RHIZOMA

本品为百合科植物菝葜 *Smilax china* L. 的干燥根茎。秋末至次年春采挖,除去须根,洗净,晒干或趁鲜切片,干燥。

【性状】　本品为不规则块状或弯曲扁柱形,有结节状隆起,长 10～20cm,直径 2～4cm。表面黄棕色或紫棕色,具圆锥状突起的茎基痕,并残留坚硬的刺状须根残基或细根。质坚硬,难折断,断面呈棕黄色或红棕色,纤维性,可见点状维管束和多数小亮点。切片呈不规则形,厚 0.3～1cm,边缘不整齐,切面粗纤维性;质硬,折断时有粉尘飞扬。气微,味微苦、涩。

【鉴别】　（1）本品粉末红棕色。淀粉粒多为单粒,类圆形,直径 5～30μm,脐点点状、裂缝状或飞鸟状。石细胞单个散在或数个成群,淡黄色或红棕色,呈类圆形、长椭圆形、类方形或不规则形,具明显分枝状孔沟,胞腔较小,具椭圆形纹孔,有的胞腔中含红棕色物。纤维易见,成束或散在,淡黄色或深棕色。草酸钙针晶多散在,偶有成束存在于黏液细胞中,长 75～140μm。

（2）取本品粉末 5g,加乙醇 50ml,超声处理 30 分钟,滤过,滤液加盐酸 5ml,加热回流 2 小时,放冷,用 40% 氢氧化钠溶液调至中性,蒸至无醇味,残渣加热水 40ml 使溶解,用二氯

甲烷振摇提取2次(40ml,30ml),合并提取液,蒸干,残渣加甲醇1ml使溶解,作为供试品溶液。另取薯蓣皂苷元对照品,加甲醇制成每1ml含0.5mg的溶液,作为对照品溶液。照薄层色谱法(通则0502)试验,吸取上述两种溶液各10μl,分别点于同一硅胶G薄层板上,以环己烷-乙酸乙酯(4:1)为展开剂,展开,取出,晾干,喷以10%硫酸乙醇溶液,在105℃加热至斑点显色清晰。供试品色谱中,在与对照品色谱相应的位置上,显相同颜色的斑点。

(3)取本品粉末1g,加盐酸5ml,甲醇25ml,水浴加热回流1小时,放冷,滤过,取滤液2ml,蒸干,残渣加甲醇1ml使溶解,作为供试品溶液。另取菝葜对照药材1g,同法制成对照药材溶液。照薄层色谱法(通则0502)试验,吸取上述两种溶液各5μl,分别点于同一硅胶G薄层板上,以甲苯-乙酸乙酯-甲酸(5:5:0.2)为展开剂,展开,取出,晾干,在105℃下加热约5分钟,再喷以1%三氯化铁-1%铁氰化钾(1:1)混合溶液(新配制,临用前混合)。供试品色谱中,在与对照药材色谱相应的位置上,显相同颜色的斑点。

【检查】　**水分**　不得过15.0%(通则0832第二法)。

总灰分　不得过3.0%(通则2302)。

【浸出物】　照醇溶性浸出物测定法(通则2201)项下的热浸法测定,用60%乙醇作溶剂,不得少于15.0%。

饮片

【炮制】　除去杂质,洗净,润透,切片,干燥。

【性状】　本品呈不规则的片。外表皮黄棕色或紫棕色,可见残留刺状须根残基或细根。切面棕黄色或红棕色,纤维性,可见点状维管束。质硬,折断时有粉尘飞扬。气微,味微苦、涩。

【鉴别】【检查】【浸出物】　同药材。

【性味与归经】　甘、微苦、涩,平。归肝、肾经。

【功能与主治】　利湿去浊,祛风除痹,解毒散瘀。用于小便淋浊,带下量多,风湿痹痛,疔疮痈肿。

【用法与用量】　10～15g。

【贮藏】　置通风干燥处。

菟　丝　子
Tusizi
CUSCUTAE SEMEN

本品为旋花科植物南方菟丝子 *Cuscuta australis* R. Br. 或菟丝子 *Cuscuta chinensis* Lam. 的干燥成熟种子。秋季果实成熟时采收植株,晒干,打下种子,除去杂质。

【性状】　本品呈类球形,直径1～2mm。表面灰棕色至棕褐色,粗糙,种脐线形或扁圆形。质坚实,不易以指甲压碎。气微,味淡。

【鉴别】　(1)取本品少量,加沸水浸泡后,表面有黏性;加热煮至种皮破裂时,可露出黄白色卷旋状的胚,形如吐丝。

(2)本品粉末黄褐色或深褐色。种皮表皮细胞断面观呈类方形或类长方形,侧壁增厚;表面观呈圆多角形,角隅处壁明显增厚。种皮栅状细胞成片,断面观2列,外列细胞较内列细胞短,具光辉带,位于内侧细胞的上部;表面观呈多角形,皱缩。胚乳细胞呈多角形或类圆形,胞腔内含糊粉粒。子叶细胞含糊粉粒及脂肪油滴。

(3)取本品粉末0.5g,加甲醇40ml,加热回流30分钟,滤过,滤液浓缩至5ml,作为供试品溶液。另取菟丝子对照药材0.5g,同法制成对照药材溶液。再取金丝桃苷对照品,加甲醇制成每1ml含1mg的溶液,作为对照品溶液。照薄层色谱法(通则0502)试验,吸取上述三种溶液各1～2μl,分别点于同一聚酰胺薄膜上,以甲醇-冰醋酸-水(4:1:5)为展开剂,展开,取出,晾干,喷以三氯化铝试液,置紫外光灯(365nm)下检视。供试品色谱中,在与对照药材色谱和对照品色谱相应的位置上,显相同颜色的荧光斑点。

【检查】　**水分**　不得过10.0%(通则0832第二法)。

总灰分　不得过10.0%(通则2302)。

酸不溶性灰分　不得过4.0%(通则2302)。

【含量测定】　照高效液相色谱法(通则0512)测定。

色谱条件与系统适用性试验　以十八烷基硅烷键合硅胶为填充剂;以乙腈-0.1%磷酸溶液(17:83)为流动相;检测波长为360nm。理论板数按金丝桃苷峰计算应不低于5000。

对照品溶液的制备　取金丝桃苷对照品适量,精密称定,加甲醇制成每1ml含48μg的溶液,即得。

供试品溶液的制备　取本品粉末(过四号筛)1g,精密称定,置50ml量瓶中,加80%甲醇40ml,超声处理(功率500W,频率40kHz)1小时,放冷,加80%甲醇至刻度,摇匀,滤过,取续滤液,即得。

测定法　分别精密吸取对照品溶液与供试品溶液各10μl,注入液相色谱仪,测定,即得。

本品按干燥品计算,含金丝桃苷($C_{21}H_{20}O_{12}$)不得少于0.10%。

饮片

【炮制】　**菟丝子**　除去杂质,洗净,干燥。

【性状】【鉴别】【检查】【含量测定】　同药材。

盐菟丝子　取净菟丝子,照盐炙法(通则0213)炒至微鼓起。

【性状】　本品形如菟丝子,表面棕黄色,裂开,略有香气。

【鉴别】【检查】【含量测定】　同药材。

【性味与归经】　辛、甘,平。归肝、肾、脾经。

【功能与主治】　补益肝肾,固精缩尿,安胎,明目,止泻;外用消风祛斑。用于肝肾不足,腰膝酸软,阳痿遗精,遗尿尿频,肾虚胎漏,胎动不安,目昏耳鸣,脾肾虚泻;外治白癜风。

【用法与用量】　6～12g。外用适量。

【贮藏】　置通风干燥处。

菊　苣

Juju

CICHORII HERBA
CICHORII RADIX

本品系维吾尔族习用药材。为菊科植物毛菊苣 *Cichorium glandulosum* Boiss. et Huet 或菊苣 *Cichorium intybus* L. 的干燥地上部分或根。夏、秋二季采割地上部分或秋末挖根，除去泥沙和杂质，晒干。

【性状】　**毛菊苣**　茎呈圆柱形，稍弯曲；表面灰绿色或带紫色，具纵棱，被柔毛或刚毛，断面黄白色，中空。叶多破碎，灰绿色，两面被柔毛；茎中部的完整叶片呈长圆形，基部无柄，半抱茎；向上叶渐小，圆耳状抱茎，边缘有刺状齿。头状花序 5～13 个成短总状排列。总苞钟状，直径 5～6mm；苞片 2 层，外层稍短或近等长，被毛；舌状花蓝色。瘦果倒卵形，表面有棱及波状纹理，顶端截形，被鳞片状冠毛，长 0.8～1mm，棕色或棕褐色，密布黑棕色斑。气微，味咸、微苦。

毛菊苣根　主根呈圆锥形，有侧根和多数须根，长 10～20cm，直径 0.5～1.5cm。表面棕黄色，具细腻不规则纵皱纹。质硬，不易折断，断面外侧黄白色，中部类白色，有时空心。气微，味苦。

菊苣　茎表面近光滑。茎生叶少，长圆状披针形。头状花序少数，簇生；苞片外短内长，无毛或先端被稀毛。瘦果鳞片状，冠毛短，长 0.2～0.3mm。

菊苣根　顶端有时有 2～3 叉。表面灰棕色至褐色，粗糙，具深纵纹，外皮常脱落，脱落后显棕色至棕褐色，有少数侧根和须根。嚼之有韧性。

【鉴别】　(1)本品横切面：**毛菊苣茎**　表皮偶有多细胞腺毛。棱角处皮下为厚角细胞，皮层细胞充满黄棕色内含物；内皮层细胞凯氏点较明显，中柱鞘纤维不发达，维管束外韧型，约有 20～25 束，形成层明显，导管类圆形，单个或数个环列于木质部，直径 8～50μm。

毛菊苣根　木栓层 2～3 列细胞，棕黄色；韧皮射线或多列。形成层明显，木质部导管散在或 2～6 个径向排列，木射线 1～6 列，细胞宽，细胞壁薄，纹孔明显。

菊苣茎　中柱鞘纤维较发达，导管数个或十数个相聚，间断环列于木质部。

菊苣根　木质部约占横切面的 1/2。

(2)取本品粉末 1g，加石油醚(60～90℃)30ml，超声处理 30 分钟，滤过，药渣备用；滤液蒸干，残渣加乙酸乙酯-甲醇(1：1)混合溶液 1ml 使溶解，作为供试品溶液。另取菊苣(或菊苣根)对照药材 1g，同法制成对照药材溶液。照薄层色谱法(通则 0502)试验，吸取上述两种溶液各 10μl，分别点于同一硅胶 G 薄层板上，以石油醚(60～90℃)-二氯甲烷(1：4)为展开剂，展开，取出，晾干，喷以 10％硫酸乙醇溶液，在 105℃加热至斑点显色清晰。供试品色谱中，在与对照药材色谱相应的位置上，显相同颜色的斑点。

(3)取〔鉴别〕(2)项下的药渣，挥尽石油醚，加乙酸乙酯 30ml，超声处理 30 分钟，滤过，滤液蒸干，残渣加乙酸乙酯-甲醇(1：2)混合溶液 1ml 使溶解，作为供试品溶液。另取菊苣(或菊苣根)对照药材 1g，同法制成对照药材溶液。照薄层色谱法(通则 0502)试验，吸取上述两种溶液各 10μl，分别点于同一硅胶 GF$_{254}$薄层板上，以二氯甲烷-甲醇(9：1)为展开剂，展开，取出，晾干，置紫外光灯(254nm)下检视。供试品色谱中，在与对照药材色谱相应的位置上，显相同颜色的斑点；再喷以 10％硫酸乙醇溶液，在 105℃加热至斑点显色清晰，显相同颜色的斑点。

【检查】　**水分**　不得过 10.0％(通则 0832 第二法)。

总灰分　不得过 10.0％(通则 2302)。

【浸出物】　照醇溶性浸出物测定法(通则 2201)项下的热浸法测定，用 55％乙醇作溶剂，不得少于 10.0％。

饮片

【炮制】　除去杂质，切段。

【鉴别】【检查】【浸出物】　同药材。

【性味与归经】　微苦、咸，凉。归肝、胆、胃经。

【功能与主治】　清肝利胆，健胃消食，利尿消肿。用于湿热黄疸，胃痛食少，水肿尿少。

【用法与用量】　9～18g。

【贮藏】　置阴凉干燥处。

菊　花

Juhua

CHRYSANTHEMI FLOS

本品为菊科植物菊 *Chrysanthemum morifolium* Ramat. 的干燥头状花序。9～11 月花盛开时分批采收，阴干或焙干，或熏、蒸后晒干。药材按产地和加工方法不同，分为"亳菊"、"滁菊"、"贡菊"、"杭菊"、"怀菊"。

【性状】　**亳菊**　呈倒圆锥形或圆筒形，有时稍压扁呈扇形，直径 1.5～3cm，离散。总苞碟状；总苞片 3～4 层，卵形或椭圆形，草质，黄绿色或褐绿色，外面被柔毛，边缘膜质。花托半球形，无托片或托毛。舌状花数层，雌性，位于外围，类白色，劲直，上举，纵向折缩，散生金黄色腺点；管状花多数，两性，位于中央，为舌状花所隐藏，黄色，顶端 5 齿裂。瘦果不发育，无冠毛。体轻，质柔润，干时松脆。气清香，味甘、微苦。

滁菊　呈不规则球形或扁球形，直径 1.5～2.5cm。舌状花类白色，不规则扭曲，内卷，边缘皱缩，有时可见淡褐色腺点；管状花大多隐藏。

贡菊　呈扁球形或不规则球形，直径 1.5～2.5cm。舌状花白色或类白色，斜升，上部反折，边缘稍内卷而皱缩，通常无腺点;管状花少,外露。

杭菊 呈碟形或扁球形,直径 2.5~4cm,常数个相连成片。舌状花类白色或黄色,平展或微折叠,彼此粘连,通常无腺点;管状花多数,外露。

怀菊 呈不规则球形或扁球形,直径 1.5~2.5cm。多数为舌状花,舌状花类白色或黄色,不规则扭曲,内卷,边缘皱缩,有时可见腺点;管状花大多隐藏。

【鉴别】 (1)本品粉末黄白色。花粉粒类球形,直径 32~37μm,表面有网孔纹及短刺,具 3 孔沟。T 形毛较多,顶端细胞长大,两臂近等长,柄 2~4 细胞。腺毛头部鞋底状,6~8 细胞两两相对排列。草酸钙簇晶较多,细小。

(2)取本品 1g,剪碎,加石油醚(30~60℃)20ml,超声处理 10 分钟,弃去石油醚,药渣挥干,加稀盐酸 1ml 与乙酸乙酯 50ml,超声处理 30 分钟,滤过,滤液蒸干,残渣加甲醇 2ml 使溶解,作为供试品溶液。另取菊花对照药材 1g,同法制成对照药材溶液。再取绿原酸对照品,加乙醇制成每 1ml 含 0.5mg 的溶液,作为对照品溶液。照薄层色谱法(通则 0502)试验,吸取上述三种溶液各 0.5~1μl,分别点于同一聚酰胺薄膜上,以甲苯-乙酸乙酯-甲酸-冰醋酸-水(1:15:1:1:2)的上层溶液为展开剂,展开,取出,晾干,置紫外光灯(365nm)下检视。供试品色谱中,在与对照药材色谱和对照品色谱相应的位置上,显相同颜色的荧光斑点。

【检查】 水分 不得过 15.0%(通则 0832 第二法)。

【含量测定】 照高效液相色谱法(通则 0512)测定。

色谱条件与系统适用性试验 以十八烷基硅烷键合硅胶为填充剂;以乙腈为流动相 A,以 0.1%磷酸溶液为流动相 B,按下表中的规定进行梯度洗脱;检测波长为 348nm。理论板数按 3,5-O-二咖啡酰基奎宁酸峰计算应不低于 8000。

时间(分钟)	流动相 A(%)	流动相 B(%)
0~11	10→18	90→82
11~30	18→20	82→80
30~40	20	80

对照品溶液的制备 取绿原酸对照品、木犀草苷对照品、3,5-O-双咖啡酰基奎宁酸对照品适量,精密称定,置棕色量瓶中,加 70%甲醇制成每 1ml 含绿原酸 35μg,木犀草苷 25μg,3,5-O-二咖啡酰基奎宁酸 80μg 的混合溶液,即得(10℃以下保存)。

供试品溶液的制备 取本品粉末(过一号筛)约 0.25g,精密称定,置具塞锥形瓶中,精密加入 70%甲醇 25ml,密塞,称定重量,超声处理(功率 300W,频率 45kHz)40 分钟,放冷,再称定重量,用 70%甲醇补足减失的重量,摇匀,滤过,取续滤液,即得。

测定法 分别精密吸取对照品溶液与供试品溶液各 5μl,注入液相色谱仪,测定,即得。

本品按干燥品计算,含绿原酸($C_{16}H_{18}O_9$)不得少于 0.20%,含木犀草苷($C_{21}H_{20}O_{11}$)不得少于 0.080%,含 3,5-

O-二咖啡酰基奎宁酸($C_{25}H_{24}O_{12}$)不得少于 0.70%。

【性味与归经】 甘、苦,微寒。归肺、肝经。

【功能与主治】 散风清热,平肝明目,清热解毒。用于风热感冒,头痛眩晕,目赤肿痛,眼目昏花,疮痈肿毒。

【用法与用量】 5~10g。

【贮藏】 置阴凉干燥处,密闭保存,防霉,防蛀。

梅 花

Meihua

MUME FLOS

本品为蔷薇科植物梅 *Prunus mume*(Sieb.)Sieb. et Zucc. 的干燥花蕾。初春花未开放时采摘,及时低温干燥。

【性状】 本品呈类球形,直径 3~6mm,有短梗。苞片数层,鳞片状,棕褐色。花萼 5,灰绿色或棕红色。花瓣 5 或多数,黄白色或淡粉红色。雄蕊多数;雌蕊 1,子房密被细柔毛。质轻。气清香,味微苦、涩。

【鉴别】 (1)本品粉末棕色。花粉粒近球形,极面观呈类圆三角形,直径 35~45μm,3 孔沟。非腺毛无色或黄棕色,由 1~4 细胞组成,单细胞多见,平直或稍弯曲,长短不一,直径 10~28μm。草酸钙结晶存在于薄壁细胞中或散在,直径 8~33μm,棱角不明显或宽钝,有的呈碎块状。苞片或萼片表皮细胞表面观类方形、长方形或不规则多角形,垂周壁略呈连珠状增厚,角质纹理隐约可见,气孔可见。花粉囊内壁细胞具细密网状增厚纹理,少见。

(2)取本品粉末 0.5g,加 50%甲醇 15ml,超声处理 30 分钟,滤过,取滤液作为供试品溶液。另取梅花对照药材 0.5g,同法制成对照药材溶液。再取绿原酸对照品、异槲皮苷对照品,加甲醇制成每 1ml 含绿原酸 50μg、异槲皮苷 25μg 的混合溶液,作为对照品溶液。照薄层色谱法(通则 0502)试验,吸取上述三种溶液各 2~4μl,分别点于同一聚酰胺薄膜上,以正丁醇-醋酸-水(5:0.15:4)为展开剂,展开,取出,晾干,喷以 3%三氯化铝乙醇溶液,热风加热至斑点清晰,置紫外光灯(365nm)下检视。供试品色谱中,在与对照药材色谱和对照品色谱相应的位置上,显相同颜色的荧光斑点。

【检查】 水分 不得过 13.0%(通则 0832 第二法)。

总灰分 不得过 10.0%(通则 2302)。

【浸出物】 照醇溶性浸出物测定法(通则 2201)项下的热浸法测定,用稀乙醇作溶剂,不得少于 30.0%。

【含量测定】 照高效液相色谱法(通则 0512)测定。

色谱条件与系统适用性试验 以十八烷基硅烷键合硅胶为填充剂;以含 0.1%甲酸的乙腈为流动相 A,以 0.1%甲酸溶液为流动相 B,按下表中的规定进行梯度洗脱;检测波长为 355nm。理论板数按金丝桃苷峰计算应不低于 5000。

时间（分钟）	流动相A（%）	流动相B（%）
0～15	12～15	88～85
15～20	15～17	85～83
20～40	17	83

对照品溶液的制备　取绿原酸对照品、金丝桃苷对照品和异槲皮苷对照品适量，精密称定，加 50% 甲醇制成每 1ml含绿原酸 0.2mg、金丝桃苷 15μg、异槲皮苷 15μg 的混合溶液，即得。

供试品溶液的制备　取本品粉末（过四号筛）约 0.5g，精密称定，置具塞锥形瓶中，精密加入 50% 甲醇 50ml，密塞，称定重量，超声处理（功率 250W，频率 40kHz）45 分钟，放冷，再称定重量，用 50% 甲醇补足减失的重量，摇匀，滤过，取续滤液，即得。

测定法　分别精密吸取对照品溶液与供试品溶液各 5μl，注入液相色谱仪，测定，即得。

本品按干燥品计算，含绿原酸（$C_{16}H_{18}O_9$）不得少于 3.0%，含金丝桃苷（$C_{21}H_{20}O_{12}$）及异槲皮苷（$C_{21}H_{20}O_{12}$）的总量不得少于 0.35%。

【性味与归经】　微酸，平。归肝、胃、肺经。

【功能与主治】　疏肝和中，化痰散结。用于肝胃气痛，郁闷心烦，梅核气，瘰疬疮毒。

【用法与用量】　3～5g。

【贮藏】　置阴凉干燥处，防霉，防蛀。

救 必 应
Jiubiying
ILICIS ROTUNDAE CORTEX

本品为冬青科植物铁冬青 *Ilex rotunda* Thunb. 的干燥树皮。夏、秋二季剥取，晒干。

【性状】　本品呈卷筒状、半卷筒状或略卷曲的板状，长短不一，厚 1～15mm。外表面灰白色至浅褐色，较粗糙，有皱纹。内表面黄绿色、黄棕色或黑褐色，有细纵纹。质硬而脆，断面略平坦。气微香，味苦、微涩。

【鉴别】　（1）本品粉末浅棕色至棕褐色。石细胞甚多，浅黄绿色或浅黄色，单个散在或成群，直径 14～56μm，孔沟明显；有的胞腔内含草酸钙方晶。草酸钙方晶众多，散在或存在于薄壁细胞中，长 17～40μm，宽 7～25μm。有的薄壁组织中可见草酸钙簇晶。木栓细胞无色或浅棕色。

（2）取本品粉末 0.5g，加甲醇 25ml，超声处理 20 分钟，滤过，滤液蒸干，残渣加水 20ml 使溶解，用水饱和的正丁醇振摇提取 2 次，每次 25ml，合并正丁醇液，用氨试液 20ml 洗涤，弃去氨液，取正丁醇液，蒸干，残渣加甲醇 1ml 使溶解，作为供试品溶液。另取救必应对照药材 0.5g，同法制成对照药材溶

液。再取紫丁香苷对照品，加甲醇制成每 1ml 含 1mg 的溶液，作为对照品溶液。照薄层色谱法（通则 0502）试验，吸取上述三种溶液各 2μl，分别点于同一硅胶 G 薄层板上，以三氯甲烷-甲醇-无水甲酸（16：4：1）为展开剂，展开，取出，晾干，喷以 10% 硫酸乙醇溶液，在 105℃ 加热至斑点显色清晰，分别置日光和紫外光灯（365nm）下检视。供试品色谱中，在与对照药材色谱和对照品色谱相应的位置上，显相同颜色的斑点或荧光斑点。

【检查】　水分　不得过 11.0%（通则 0832 第二法）。

总灰分　不得过 8.0%（通则 2302）。

【浸出物】　照醇溶性浸出物测定法（通则 2201）项下的热浸法测定，用乙醇作溶剂，不得少于 25.0%。

【含量测定】　照高效液相色谱法（通则 0512）测定。

色谱条件与系统适用性试验　以十八烷基硅烷键合硅胶为填充剂；以乙腈为流动相 A，以水为流动相 B，按下表中的规定进行梯度洗脱；检测波长为 210nm。理论板数按紫丁香苷峰计算应不低于 3000。

时间（分钟）	流动相A（%）	流动相B（%）
0～10	10	90
10～20	10→40	90→60
20～30	40	60

对照品溶液的制备　取紫丁香苷对照品、长梗冬青苷对照品适量，精密称定，加 50% 甲醇制成每 1ml 含紫丁香苷 0.1mg、长梗冬青苷 0.3mg 的混合溶液，即得。

供试品溶液的制备　取本品粉末（过三号筛）约 0.1g，精密称定，置具塞锥形瓶中，精密加入 50% 甲醇 25ml，密塞，称定重量，超声处理（功率 250W，频率 40kHz）30 分钟，放冷，再称定重量，用 50% 甲醇补足减失的重量，摇匀，滤过，取续滤液，即得。

测定法　分别精密吸取对照品溶液与供试品溶液各 10μl，注入液相色谱仪，测定，即得。

本品按干燥品计算，含紫丁香苷（$C_{17}H_{24}O_9$）不得少于 1.0%，长梗冬青苷（$C_{36}H_{58}O_{10}$）不得少于 4.5%。

饮片

【炮制】　除去杂质，洗净，润透，切片，干燥。

【性状】　本品为卷筒状、半卷筒状或略卷曲的板状的横切片，切片宽 0.5～1.5cm。外表面灰白色至浅褐色，较粗糙，有细纵裂纹及横向纹理，有的可见白色斑点状皮孔。内表面黄绿色、黄棕色或黑褐色，有细纵纹。质硬而脆，切面略平坦。气微香，味苦、微涩。

【性味与归经】　苦，寒。归肺、胃、大肠、肝经。

【功能与主治】　清热解毒，利湿止痛。用于暑湿发热，咽喉肿痛，湿热泻痢，脘腹胀痛，风湿痹痛，湿疹，疮疖，跌打损伤。

【用法与用量】　9～30g。外用适量，煎浓汤涂敷患处。

【贮藏】　置干燥处。

常　山

Changshan

DICHROAE RADIX

本品为虎耳草科植物常山 *Dichroa febrifuga* Lour. 的干燥根。秋季采挖，除去须根，洗净，晒干。

【性状】　本品呈圆柱形，常弯曲扭转，或有分枝，长 9～15cm，直径 0.5～2cm。表面棕黄色，具细纵纹，外皮易剥落，剥落处露出淡黄色木部。质坚硬，不易折断，折断时有粉尘飞扬；横切面黄白色，射线类白色，呈放射状。气微，味苦。

【鉴别】　(1)本品横切面：木栓细胞数列。栓内层窄，少数细胞内含树脂块或草酸钙针晶束。韧皮部较窄，草酸钙针晶束较多。形成层显不规则波状环。木质部占主要部分，均木化，射线宽窄不一；导管多角形，单个散在或数个相聚，有的含黄色侵填体。薄壁细胞含淀粉粒。

粉末淡棕黄色。淀粉粒较多，单粒类圆形或长椭圆形，直径 3～18μm，复粒少，由 2～3 分粒组成。草酸钙针晶成束，存在于长圆形细胞中，长 10～50μm。导管多为梯状具缘纹孔导管，直径 15～45μm。木纤维细长，直径 10～43μm，壁稍厚。木薄壁细胞淡黄色，类多角形或类长多角形，壁略呈连珠状。

(2)取本品粉末 5g，加 2% 盐酸溶液 50ml，超声处理 30 分钟，滤过，滤液加浓氨试液调节 pH 值至 10，用三氯甲烷振摇提取 3 次，每次 40ml，合并三氯甲烷液，回收溶剂至干，残渣加甲醇 0.5ml 使溶解，作为供试品溶液。另取常山对照药材 5g，同法制成对照药材溶液。照薄层色谱法（通则0502）试验，吸取上述两种溶液各 5μl，分别点于同一硅胶 GF$_{254}$ 薄层板上，以三氯甲烷-甲醇-浓氨试液（9：1：0.1）为展开剂，展开，取出，晾干，置紫外光灯（254nm）下检视。供试品色谱中，在与对照药材色谱相应的位置上，显相同颜色的主斑点。

【检查】　水分　不得过 10.0%（通则 0832 第二法）。

总灰分　不得过 4.0%（通则 2302）。

饮片

【炮制】　常山　除去杂质，分开大小，浸泡，润透，切薄片，晒干。

【性状】　本品呈不规则的薄片。外表皮淡黄色，无外皮。切面黄白色，有放射状纹理。质硬。气微，味苦。

【鉴别】（除横切面外）　【检查】　同药材。

炒常山　取常山片，照清炒法（通则 0213）炒至色变深。

【性状】　本品形如常山片，表面黄色。

【鉴别】（除横切面外）　【检查】　同药材。

【性味与归经】　苦、辛，寒；有毒。归肺、肝、心经。

【功能与主治】　涌吐痰涎，截疟。用于痰饮停聚，胸膈痞塞，疟疾。

【用法与用量】　5～9g。

【注意】　有催吐副作用，用量不宜过大；孕妇慎用。

【贮藏】　置通风干燥处。

野　马　追

Yemazhui

EUPATORII LINDLEYANI HERBA

本品为菊科植物轮叶泽兰 *Eupatorium lindleyanum* DC. 的干燥地上部分。秋季花初开时采割，晒干。

【性状】　本品茎呈圆柱形，长 30～90cm，直径 0.2～0.5cm；表面黄绿色或紫褐色，有纵棱，密被灰白色茸毛；质硬，易折断，断面纤维性，髓部白色。叶对生，无柄；叶片多皱缩，展平后叶片 3 全裂，似轮生，裂片条状披针形，中间裂片较长；先端钝圆，边缘具疏锯齿，上表面绿褐色，下表面黄绿色，两面被毛，有腺点。头状花序顶生。气微，叶味苦、涩。

【鉴别】　(1)本品粉末灰绿色或黄绿色。非腺毛由 1～10 余个细胞组成，胞腔内常含有紫红色分泌物，中部常有一至数个细胞缢缩。腺毛圆球形，直径约 60μm，6 或 8 细胞，侧面观排成 3 或 4 层，顶面观成对排列。导管多为孔纹导管、梯纹导管及螺纹导管，直径 20～40μm。纤维多成束，淡黄色，两端平截。叶下表面细胞垂周壁波状弯曲，气孔不定式。

(2)取本品粉末 2g，加甲醇 30ml，浸泡过夜，超声处理 1 小时，滤过，滤液回收溶剂至干，残渣加甲醇 5ml 使溶解，作为供试品溶液。另取金丝桃苷对照品，加甲醇制成每 1ml 含 20μg 的溶液，作为对照溶液。照薄层色谱法（通则 0502）试验，吸取供试品溶液 2μl、对照品溶液 1μl，分别点于同一聚酰胺薄膜上，以正丁醇-醋酸-水（4：0.1：5）的上层溶液为展开剂，展开，取出，晾干，喷以 3% 三氯化铝乙醇溶液，热风吹干，置紫外光灯（365nm）下检视。供试品色谱中，在与对照品色谱相应的位置上，显相同颜色的荧光斑点。

(3)取〔鉴别〕(2)项下供试品溶液 3ml，置已处理好的聚酰胺柱(10g，内径为 1.5cm，湿法装柱)上，用 10% 乙醇洗脱，收集洗脱液 150ml，蒸干，残渣加甲醇 1ml 使溶解，作为供试品溶液。另取野马追内酯 A 对照品，加甲醇制成每 1ml 含 1mg 的溶液，作为对照品溶液。照薄层色谱法（通则 0502）试验，吸取供试品溶液 5μl、对照品溶液 2μl，分别点于同一硅胶 G 薄层板上，以二氯甲烷-甲醇（10：0.4）为展开剂，展开，取出，晾干，喷以 10% 硫酸乙醇溶液，在 105℃ 加热至斑点显色清晰，置日光下检视。供试品色谱中，在与对照品色谱相应的位置上，显相同颜色的斑点。

【检查】　水分　不得过 13.0%（通则 0832 第二法）。

总灰分　不得过 13.0%（通则 2302）。

酸不溶性灰分　不得过 2.5%（通则 2302）。

【浸出物】　照醇溶性浸出物测定法（通则 2201）项下的热浸法测定，用稀乙醇作溶剂，不得少于 9.0％。

【含量测定】　照高效液相色谱法（通则 0512）测定。

色谱条件与系统适用性试验　以十八烷基硅烷键合硅胶为填充剂；以乙腈-1％醋酸溶液（10：90）为流动相；检测波长为 255nm。理论板数按金丝桃苷峰计算应不低于 8000。

对照品溶液的制备　取金丝桃苷对照品适量，精密称定，加甲醇制成每 1ml 含 50μg 的溶液，即得。

供试品溶液的制备　取本品粉末（过三号筛）约 1g，精密称定，置圆底烧瓶中，精密加入 70％甲醇 20ml，称定重量，加热回流 1 小时，放冷，再称定重量，用 70％甲醇补足减失的重量，摇匀，离心（转速为每分钟 3000 转）15 分钟，精密量取上清液 10ml，置蒸发皿中，蒸干，残渣加甲醇适量使溶解，转移至 5ml 量瓶中，加甲醇至刻度，摇匀，滤过，取续滤液，即得。

测定法　分别精密吸取对照品溶液与供试品溶液各 10μl，注入液相色谱仪，测定，即得。

本品按干燥品计算，含金丝桃苷（$C_{21}H_{20}O_{12}$）不得少于 0.020％。

饮片

【炮制】　除去杂质，喷淋清水，稍润，切段，干燥。

【性状】　本品为不规则的短段。茎圆柱形，直径 0.2～0.5cm，表面黄绿色或紫褐色，有纵棱，密被灰白色茸毛；质硬，易折断，断面纤维性，髓部白色。叶皱缩，多破碎，表面黄绿色至绿褐色，两面被毛，有腺点。头状花序。气微，叶味苦、涩。

【性味与归经】　苦，平。归肺经。

【功能与主治】　化痰止咳平喘。用于痰多咳嗽气喘。

【用法与用量】　30～60g。

【贮藏】　置阴凉干燥处。

野 木 瓜
Yemugua
STAUNTONIAE CAULIS ET FOLIUM

本品为木通科植物野木瓜 *Stauntonia chinensis* DC. 的干燥带叶茎枝。全年均可采割，洗净，切段，干燥。

【性状】　本品茎呈圆柱形，长 3～5cm，直径 0.2～3cm。粗茎表面灰黄色或灰棕色，有粗纵纹，外皮常块状脱落；细茎表面深棕色，具光泽，纵纹明显，可见小枝痕或叶痕。切面皮部狭窄，深棕色，木部宽广，浅棕黄色，有密集的放射状纹理和成行小孔，髓部明显。质硬或稍韧。掌状复叶互生，小叶片长椭圆形，革质，长 5～10cm，宽 2～4cm，先端尖，基部近圆形，全缘，上表面深棕绿色，有光泽，下表面浅棕绿色，网脉明显；小叶柄长约 1.5cm。气微，味微苦涩。

【鉴别】　（1）本品粉末黄绿色。石细胞类长方形、菱形或不规则形，长 14～48μm，壁厚，孔沟明显，有的胞腔内含草酸钙方晶。中柱鞘纤维常成束，直径 9～20μm，有的胞腔内含草酸钙方晶。木纤维色淡黄色，直径 9～28μm，末端斜尖，纹孔密集，常呈十字状。草酸钙方晶类方形、菱形或多面体状，长 2～8μm。叶上表皮细胞表面观，垂周壁波状弯曲。下表皮气孔众多，不定式。

（2）取本品茎粉末 5g，加甲醇 50ml，加热回流 1 小时，滤过，滤液蒸至约 1ml，置于已处理好的聚酰胺柱（30～60 目，5g，内径为 1.5cm，用水湿法装柱）上，用 10％乙醇 80ml 洗脱，弃去洗脱液，继用稀乙醇 80ml 洗脱，收集洗脱液，蒸干，残渣加甲醇 1ml 使溶解，作为供试品溶液。另取木通苯乙醇苷 B 对照品，加甲醇制成每 1ml 含 1mg 的溶液，作为对照品溶液。照薄层色谱法（通则 0502）试验，吸取供试品溶液 10～20μl、对照品溶液 5μl，分别点于同一硅胶 G 薄层板上，以乙酸乙酯-甲醇-水-甲酸（100：17：13：0.5）为展开剂，展开，取出，晾干，喷以 5％三氯化铁乙醇溶液。供试品色谱中，在与对照品色谱相应的位置上，显相同颜色的斑点。

【检查】　**水分**　不得过 15.0％（通则 0832 第二法）。

总灰分　不得过 8.0％（通则 2302）。

酸不溶性灰分　不得过 3.0％（通则 2302）。

【浸出物】　照醇溶性浸出物测定法（通则 2201）项下的热浸法测定，用稀乙醇作溶剂，不得少于 10.0％。

【含量测定】　照高效液相色谱法（通则 0512）测定。

色谱条件与系统适用性试验　以十八烷基硅烷键合硅胶为填充剂；以甲醇-0.1％磷酸溶液（38：62）为流动相；检测波长为 324nm。理论板数按木通苯乙醇苷 B 峰计算应不低于 3000。

对照品溶液的制备　取木通苯乙醇苷 B 对照品适量，精密称定，加甲醇制成每 1ml 含 40μg 的溶液，即得。

供试品溶液的制备　取本品茎粉末（过三号筛）约 1g，精密称定，置具塞锥形瓶中，精密加入甲醇 25ml，密塞，称定重量，加热回流 1 小时，放冷，再称定重量，用甲醇补足减失的重量，摇匀，滤过，取续滤液，即得。

测定法　分别精密吸取对照品溶液与供试品溶液各 20μl，注入液相色谱仪，测定，即得。

本品茎按干燥品计算，含木通苯乙醇苷 B（$C_{23}H_{26}O_{11}$）不得少于 0.040％。

【性味与归经】　微苦，平。归肝、胃经。

【功能与主治】　祛风止痛，舒筋活络。用于风湿痹痛，腰腿疼痛，头痛，牙痛，痛经，跌打伤痛。

【用法与用量】　9～15g。

【贮藏】　置通风干燥处。

野 菊 花

Yejuhua

CHRYSANTHEMI INDICI FLOS

本品为菊科植物野菊 *Chrysanthemum indicum* L. 的干燥头状花序。秋、冬二季花初开放时采摘,晒干,或蒸后晒干。

【性状】 本品呈类球形,直径 0.3～1cm,棕黄色。总苞由 4～5 层苞片组成,外层苞片卵形或条形,外表面中部灰绿色或浅棕色,通常被白毛,边缘膜质;内层苞片长椭圆形,膜质,外表面无毛。总苞基部有的残留总花梗。舌状花 1 轮,黄色至棕黄色,皱缩卷曲;管状花多数,深黄色。体轻。气芳香,味苦。

【鉴别】 取本品粉末 0.3g,加甲醇 15ml,超声处理 30分钟,放冷,滤过,取滤液作为供试品溶液。另取野菊花对照药材 0.3g,同法制成对照药材溶液。再取蒙花苷对照品,加甲醇制成每 1ml 含 0.2mg 的溶液,作为对照品溶液。照薄层色谱法(通则 0502)试验,吸取上述三种溶液各 3μl,分别点于同一硅胶 G 薄层板上,以乙酸丁酯-甲酸-水(2:1:1)的上层溶液为展开剂,展开,取出,晾干,喷以 2%三氯化铝乙醇溶液,热风吹干,置紫外光灯(365nm)下检视。供试品色谱中,在与对照药材色谱和对照品色谱相应的位置上,显相同颜色的荧光斑点。

【检查】 水分 不得过 14.0%(通则 0832 第二法)。

总灰分 不得过 9.0%(通则 2302)。

酸不溶性灰分 不得过 2.0%(通则 2302)。

【含量测定】 照高效液相色谱法(通则 0512)测定。

色谱条件与系统适用性试验 以十八烷基硅烷键合硅胶为填充剂;以甲醇-水-冰醋酸(26:23:1)为流动相;检测波长为 334nm。理论板数按蒙花苷峰计算应不低于 3000。

对照品溶液的制备 取蒙花苷对照品适量,精密称定,加甲醇溶解(必要时加热)制成每 1ml 含 25μg 的溶液,即得。

供试品溶液的制备 取本品粉末(过三号筛)约 0.25g,精密称定,置具塞锥形瓶中,精密加入甲醇 100ml,称定重量,加热回流 3 小时,放冷,再称定重量,用甲醇补足减失的重量,摇匀,滤过,取续滤液,即得。

测定法 分别精密吸取对照品溶液与供试品溶液各 20μl,注入液相色谱仪,测定,即得。

本品按干燥品计算,含蒙花苷($C_{28}H_{32}O_{14}$)不得少于 0.80%。

【性味与归经】 苦、辛,微寒。归肝、心经。

【功能与主治】 清热解毒,泻火平肝。用于疔疮痈肿,目赤肿痛,头痛眩晕。

【用法与用量】 9～15g。外用适量,煎汤外洗或制膏外涂。

【贮藏】 置阴凉干燥处,防潮,防蛀。

蛇 床 子

Shechuangzi

CNIDII FRUCTUS

本品为伞形科植物蛇床 *Cnidium monnieri* (L.) Cuss. 的干燥成熟果实。夏、秋二季果实成熟时采收,除去杂质,晒干。

【性状】 本品为双悬果,呈椭圆形,长 2～4mm,直径约 2mm。表面灰黄色或灰褐色,顶端有 2 枚向外弯曲的柱基,基部偶有细梗。分果的背面有薄而突起的纵棱 5 条,接合面平坦,有 2 条棕色略突起的纵棱线。果皮松脆,揉搓易脱落。种子细小,灰棕色,显油性。气香,味辛凉,有麻舌感。

【鉴别】 (1)本品粉末黄绿色。油管多破碎,内壁有金黄色分泌物,可见类圆形油滴。内果皮镶嵌层细胞浅黄色,表面观细胞长条形,壁呈连珠状增厚。薄壁细胞类方形或类圆形,无色,壁条状或网状增厚。草酸钙簇晶或方晶,直径 3～6μm,内胚乳细胞多角形,细胞内含有糊粉粒和细小草酸钙簇晶。

(2)取本品粉末 0.3g,加乙醇 5ml,超声处理 5 分钟,放置,取上清液作为供试品溶液。另取蛇床子对照药材 0.3g,同法制成对照药材溶液。再取蛇床子素对照品,加乙醇制成每 1ml 含 1mg 的溶液,作为对照品溶液。照薄层色谱法(通则 0502)试验,吸取上述三种溶液各 2μl,分别点于同一硅胶 G 薄层板上,以甲苯-乙酸乙酯-正己烷(3:3:2)为展开剂,展开,取出,晾干,置紫外光灯(365nm)下检视。供试品色谱中,在与对照药材色谱和对照品色谱相应的位置上,显相同颜色的荧光斑点。

【检查】 水分 不得过 13.0%(通则 0832 第二法)。

总灰分 不得过 13.0%(通则 2302)。

酸不溶性灰分 不得过 6.0%(通则 2302)。

【浸出物】 照醇溶性浸出物测定法(通则 2201)项下的冷浸法测定,用乙醇作溶剂,不得少于 7.0%。

【含量测定】 照高效液相色谱法(通则 0512)测定。

色谱条件与系统适用性试验 以十八烷基硅烷键合硅胶为填充剂;以乙腈-水(65:35)为流动相;检测波长为 322nm。理论板数按蛇床子素峰计算应不低于 3000。

对照品溶液的制备 取蛇床子素对照品适量,精密称定,加乙醇制成每 1ml 含 45μg 的溶液,即得。

供试品溶液的制备 取本品粉末(过三号筛)约 0.1g,精密称定,置具塞锥形瓶中,精密加入无水乙醇 25ml,密塞,称定重量,放置 2 小时,超声处理(功率 300W,频率 50kHz)30 分钟,放冷,再称定重量,用无水乙醇补足减失的重量,摇匀;精密量取上清液 5ml,置 10ml 量瓶中,加无水乙醇至刻度,摇匀,即得。

测定法 分别精密吸取对照品溶液与供试品溶液各 10μl,注入液相色谱仪,测定,即得。

本品按干燥品计算,含蛇床子素(C$_{15}$H$_{16}$O$_3$)不得少于 1.0%。

【性味与归经】 辛、苦,温;有小毒。归肾经。

【功能与主治】 燥湿祛风,杀虫止痒,温肾壮阳。用于阴痒带下,湿疹瘙痒,湿痹腰痛,肾虚阳痿,宫冷不孕。

【用法与用量】 3～10g。外用适量,多煎汤熏洗,或研末调敷。

【贮藏】 置干燥处。

蛇 蜕

Shetui

SERPENTIS PERIOSTRACUM

本品为游蛇科动物黑眉锦蛇 *Elaphe taeniura* Cope、锦蛇 *Elaphe carinata*(Guenther)或乌梢蛇 *Zaocys dhumnades*(Cantor)等蜕下的干燥表皮膜。春末夏初或冬初收集,除去泥沙,干燥。

【性状】 本品呈圆筒形,多压扁而皱缩,完整者形似蛇,长可达 1m 以上。背部银灰色或淡灰棕色,有光泽,鳞迹菱形或椭圆形,衔接处呈白色,略抽皱或凹下;腹部乳白色或略显黄色,鳞迹长方形,呈覆瓦状排列。体轻,质微韧,手捏有润滑感和弹性,轻轻搓揉,沙沙作响。气微腥,味淡或微咸。

【检查】 **酸不溶性灰分** 不得过 3.0%(通则 2302)。

饮片

【炮制】 **蛇蜕** 除去杂质,切段。

【性状】 本品呈圆筒形段状,多压扁而皱缩;背部银灰色或淡灰棕色,有光泽,鳞迹菱形或椭圆形,衔接处呈白色,略抽皱或凹下;腹部乳白色或略显黄色,鳞迹长方形,呈覆瓦状排列。体轻,质微韧,手捏有润滑感和弹性,轻轻搓揉,沙沙作响。气微腥,味淡或微咸。

【检查】 同药材。

酒蛇蜕 取净蛇蜕,切段,照酒炙法(通则 0213)炒干。

每 100kg 蛇蜕,用黄酒 15kg。

【性状】 本品呈圆筒形段状,多压扁而皱缩;背部银灰色或淡灰棕色,有光泽,鳞迹菱形或椭圆形,衔接处呈白色,略抽皱或凹下;腹部乳白色或略显黄色,鳞迹长方形,呈覆瓦状排列。体轻,质微韧,手捏有润滑感和弹性,轻轻搓揉,沙沙作响。气微腥,略具酒气,味淡或微咸。

【检查】 同药材。

【性味与归经】 咸、甘,平。归肝经。

【功能与主治】 祛风,定惊,退翳,解毒。用于小儿惊风,抽搐痉挛,翳障,喉痹,疔肿,皮肤瘙痒。

【用法与用量】 2～3g;研末吞服 0.3～0.6g。

【贮藏】 置干燥处,防蛀。

银 杏 叶

Yinxingye

GINKGO FOLIUM

本品为银杏科植物银杏 *Ginkgo biloba* L. 的干燥叶。秋季叶尚绿时采收,及时干燥。

【性状】 本品多皱折或破碎,完整者呈扇形,长 3～12cm,宽 5～15cm。黄绿色或浅棕黄色,上缘呈不规则的波状弯曲,有的中间凹入,深者可达叶长的 4/5。具二叉状平行叶脉,细而密,光滑无毛,易纵向撕裂。叶基楔形,叶柄长 2～8cm。体轻。气微,味微苦。

【鉴别】 (1)取本品粉末 1g,加 40%乙醇 10ml,加热回流 10 分钟,放冷,滤过,取滤液作为供试品溶液。另取银杏叶对照药材 1g,同法制成对照药材溶液。照薄层色谱法(通则 0502)试验,吸取上述两种溶液各 6µl,分别点于同一用 4%醋酸钠溶液制备的硅胶 G 薄层板上,以乙酸乙酯-丁酮-甲酸-水(5：3：1：1)为展开剂,展开,取出,晾干,喷以 3%三氯化铝乙醇溶液,热风吹干,置紫外光灯(365nm)下检视。供试品色谱中,在与对照药材色谱相应的位置上,显相同颜色的荧光主斑点。

(2)取本品粉末 1g,加 50%丙酮溶液 40ml,加热回流 3 小时,滤过,滤液蒸干,残渣加水 20ml 使溶解,用乙酸乙酯振摇提取 2 次,每次 20ml,合并乙酸乙酯液,蒸干,残渣加 15%乙醇 5ml 使溶解,加入已处理好的聚酰胺柱(30～60 目,1g,内径为 1cm,用水湿法装柱)上,用 5%乙醇 40ml 洗脱,收集洗脱液,置水浴上蒸去乙醇,水液用乙酸乙酯振摇提取 2 次,每次 20ml,合并乙酸乙酯液,蒸干,残渣加丙酮 1ml 使溶解,作为供试品溶液。另取银杏内酯 A 对照品、银杏内酯 B 对照品、银杏内酯 C 对照品及白果内酯对照品,加丙酮制成每 1ml 各含银杏内酯 A 0.5mg、银杏内酯 B 0.5mg、银杏内酯 C 0.5mg、白果内酯 1mg 的混合溶液,作为对照品溶液。照薄层色谱法(通则 0502)试验,吸取上述两种溶液各 5µl,分别点于同一用 4%醋酸钠溶液制备的硅胶 G 薄层板上,以甲苯-乙酸乙酯-丙酮-甲醇(10：5：5：0.6)为展开剂,在 15℃以下展开,取出,晾干,在醋酐蒸气中熏 15 分钟,在 140～160℃中加热 30 分钟,置紫外光灯(365nm)下检视。供试品色谱中,在与对照品色谱相应的位置上,显相同颜色的荧光斑点。

【检查】 **杂质** 不得过 2%(通则 2301)。

水分 不得过 12.0%(通则 0832 第二法)。

总灰分 不得过 10.0%(通则 2302)。

酸不溶性灰分 不得过 2.0%(通则 2302)。

【浸出物】 照醇溶性浸出物测定法(通则 2201)项下的热浸法测定,用稀乙醇作溶剂,不得少于 25.0%。

【含量测定】 **总黄酮醇苷** 照高效液相色谱法(通则 0512)测定。

色谱条件与系统适用性试验 以十八烷基硅烷键合硅胶

为填充剂;以甲醇-0.4％磷酸溶液(50∶50)为流动相;检测波长为360nm。理论板数按槲皮素峰计算应不低于2500。

对照品溶液的制备 取槲皮素对照品、山奈酚对照品、异鼠李素对照品适量,精密称定,加甲醇制成每1ml含槲皮素30μg、山奈酚30μg、异鼠李素20μg的混合溶液,即得。

供试品溶液的制备 取本品中粉约1g,精密称定,置索氏提取器中,加三氯甲烷回流提取2小时,弃去三氯甲烷液,药渣挥干,加甲醇回流提取4小时,提取液蒸干,残渣加甲醇-25％盐酸溶液(4∶1)混合溶液25ml,加热回流30分钟,放冷,转移至50ml量瓶中,并加甲醇至刻度,摇匀,即得。

测定法 分别精密吸取对照品溶液与供试品溶液各10μl,注入液相色谱仪,测定,分别计算槲皮素、山奈酚和异鼠李素的含量,按下式换算成总黄酮醇苷的含量。

总黄酮醇苷含量＝(槲皮素含量＋山奈酚含量＋异鼠
李素含量)×2.51

本品按干燥品计算,含总黄酮醇苷不得少于0.40％。

萜类内酯 照高效液相色谱法(通则0512)测定。

色谱条件与系统适用性试验 以十八烷基硅烷键合硅胶为填充剂;以甲醇-四氢呋喃-水(25∶10∶65)为流动相;蒸发光散射检测器检测。理论板数按白果内酯峰计算应不低于3000。

对照品溶液的制备 取银杏内酯A对照品、银杏内酯B对照品、银杏内酯C对照品、白果内酯对照品适量,精密称定,加50％甲醇制成每1ml含银杏内酯A 0.18mg、银杏内酯B 0.08mg、银杏内酯C 0.10mg、白果内酯0.20mg的混合溶液,即得。

供试品溶液的制备 取本品中粉约1.5g,精密称定,置索氏提取器中,加石油醚(30～60℃)在70℃水浴上回流提取1小时,弃去石油醚(30～60℃)液,药渣和滤纸筒挥尽石油醚,置于60℃烘箱中烘干,再加甲醇回流提取6小时,提取液蒸干,残渣加甲醇使溶解,转移至10ml量瓶中,超声处理(功率300W,频率50kHz)30分钟,取出,放冷,加甲醇至刻度,摇匀,静置,精密量取上清液5ml,加入酸性氧化铝柱(200～300目,3g,内径为1cm,用甲醇湿法装柱)上,用甲醇25ml洗脱,收集洗脱液,回收溶剂至干,残渣用甲醇5ml分次转移至10ml量瓶中,加水约4.5ml,超声处理(功率300W,频率50kHz)30分钟,取出,放冷,加甲醇至刻度,摇匀,即得。

测定法 分别精密吸取对照品溶液10μl、20μl,供试品溶液10～20μl,注入液相色谱仪,测定,用外标两点法对数方程分别计算银杏内酯A、银杏内酯B、银杏内酯C和白果内酯的含量,即得。

本品按干燥品计算,含萜类内酯以银杏内酯A($C_{20}H_{24}O_9$)、银杏内酯B($C_{20}H_{24}O_{10}$)、银杏内酯C($C_{20}H_{24}O_{11}$)和白果内酯($C_{15}H_{18}O_8$)的总量计,不得少于0.25％。

【性味与归经】 甘、苦、涩,平。归心、肺经。

【功能与主治】 活血化瘀,通络止痛,敛肺平喘,化浊降脂。用于瘀血阻络,胸痹心痛,中风偏瘫,肺虚咳喘,高脂血症。

【用法与用量】 9～12g。

【注意】 有实邪者忌用。

【贮藏】 置通风干燥处。

银 柴 胡

Yinchaihu

STELLARIAE RADIX

本品为石竹科植物银柴胡 *Stellaria dichotoma* L. var. *lanceolata* Bge. 的干燥根。春、夏间植株萌发或秋后茎叶枯萎时采挖;栽培品于种植后第三年9月中旬或第四年4月中旬采挖,除去残茎、须根及泥沙,晒干。

【性状】 本品呈类圆柱形,偶有分枝,长15～40cm,直径0.5～2.5cm。表面浅棕黄色至浅棕色,有扭曲的纵皱纹和支根痕,多具孔穴状或盘状凹陷,习称"砂眼",从砂眼处折断可见棕色裂隙中有细砂散出。根头部略膨大,有密集的呈疣状突起的芽苞、茎或根茎的残基,习称"珍珠盘"。质硬而脆,易折断,断面不平坦,较疏松,有裂隙,皮部甚薄,木部有黄、白色相间的放射状纹理。气微,味甘。

栽培品有分枝,下部多扭曲,直径0.6～1.2cm。表面浅棕黄色或浅黄棕色,纵皱纹细腻明显,细支根痕多呈点状凹陷。几无砂眼。根头部有多数疣状突起。折断面质地较紧密,几无裂隙,略显粉性,木部放射状纹理不甚明显。味微甜。

【鉴别】 (1)本品横切面:木栓细胞数列至10余列。栓内层较窄。韧皮部筛管群明显。形成层成环。木质部发达。射线宽至10余列细胞。薄壁细胞含草酸钙砂晶,以射线细胞中为多见。

(2)取本品粉末1g,加无水乙醇10ml,浸渍15分钟,滤过。取滤液2ml,置紫外光灯(365nm)下观察,显亮蓝微紫色的荧光。

(3)取本品粉末0.1g,加甲醇25ml,超声处理10分钟,滤过,滤液置50ml量瓶中,加甲醇至刻度。照紫外-可见分光光度法(通则0401)测定,在270nm波长处有最大吸收。

【检查】 **酸不溶性灰分** 不得过5.0％(通则2302)。

【浸出物】 照醇溶性浸出物测定法(通则2201)项下的冷浸法测定,用甲醇作溶剂,不得少于20.0％。

饮片

【炮制】 除去杂质,洗净,润透,切厚片,干燥。

【性味与归经】 甘,微寒。归肝、胃经。

【功能与主治】 清虚热,除疳热。用于阴虚发热,骨蒸劳热,小儿疳热。

【用法与用量】 3～10g。

【贮藏】 置通风干燥处,防蛀。

甜 瓜 子

Tianguazi

MELO SEMEN

本品为葫芦科植物甜瓜 *Cucumis melo* L. 的干燥成熟种子。夏、秋二季果实成熟时收集，洗净，晒干。

【性状】 本品呈扁平长卵形，长 5～9mm，宽 2～4mm。表面黄白色、浅棕红色或棕黄色，平滑，微有光泽。一端稍尖，另端钝圆。种皮较硬而脆，内有膜质胚乳和子叶 2 片。气微，味淡。

【鉴别】 本品粉末黄棕色。种皮外侧石细胞，淡黄绿色或近无色，多延长呈长方形、长条形或不规则形，壁波状弯曲或呈瘤状突起。种皮内侧石细胞金黄色，表面观呈类长方形，壁深波状弯曲。星状细胞不规则形，具多个短分枝状突起，直径约 25μm，壁稍厚，木化。种皮下皮细胞表面观长方形或不规则形，壁波状弯曲或呈短小突起，与邻细胞相接形成明显的圆形细胞间隙，纹孔稀疏，有的具网状增厚。子叶细胞含糊粉粒。内胚乳细胞界限不明显，有横条纹和较密的交错纹理。

【检查】 总灰分 不得过 5.0%（通则 2302）。

饮片

【炮制】 除去杂质，洗净，晒干，用时捣碎。

【性状】【鉴别】【检查】 同药材。

【性味与归经】 甘，寒。归肺、胃、大肠经。

【功能与主治】 清肺，润肠，化瘀，排脓，疗伤止痛。用于肺热咳嗽，便秘，肺痈，肠痈，跌打损伤，筋骨折伤。

【用法与用量】 9～30g。

【贮藏】 置通风干燥处，防霉，防蛀。

猪 牙 皂

Zhuyazao

GLEDITSIAE FRUCTUS ABNORMALIS

本品为豆科植物皂荚 *Gleditsia sinensis* Lam. 的干燥不育果实。秋季采收，除去杂质，干燥。

【性状】 本品呈圆柱形，略扁而弯曲，长 5～11cm，宽 0.7～1.5cm。表面紫棕色或紫褐色，被灰白色蜡质粉霜，擦去后有光泽，并有细小的疣状突起和线状或网状的裂纹。顶端有鸟喙状花柱残基，基部具果梗残痕。质硬而脆，易折断，断面棕黄色，中间疏松，有淡绿色或淡棕黄色的丝状物，偶有发育不全的种子。气微，有刺激性，味先甜而后辣。

【鉴别】 （1）本品粉末棕黄色。石细胞众多，类圆形、长圆形或形状不规则，直径 15～53μm。纤维大多成束，直径

10～25μm，壁微木化，周围细胞含草酸钙方晶和少数簇晶，形成晶纤维；纤维束旁常伴有类方形厚壁细胞。草酸钙方晶长 6～15μm；簇晶直径 6～14μm。木化薄壁细胞甚多，纹孔和孔沟明显。果皮表皮细胞红棕色，表面观类多角形，壁较厚，表面可见颗粒状角质纹理。

（2）取本品粉末 1g，加乙醇 8ml，加热回流 5 分钟，放冷，滤过。取滤液 0.5ml，置小瓷皿中，蒸干，放冷，加醋酐 3 滴，搅匀，沿皿壁加硫酸 2 滴，渐显红紫色。

（3）取本品粉末 1g，加水 10ml，煮沸 10 分钟，滤过，滤液强烈振摇，即产生持久的泡沫（持续 15 分钟以上）。

（4）取本品粉末 1g，加甲醇 10ml，超声处理 30 分钟，滤过，滤液蒸干，残渣加水 10ml 使溶解，加乙酸乙酯 10ml 振摇提取，取乙酸乙酯液，蒸干，残渣加甲醇 1ml 使溶解，作为供试品溶液。另取猪牙皂对照药材 1g，同法制成对照药材溶液。照薄层色谱法（通则 0502）试验，吸取上述两种溶液各 10μl，分别点于同一硅胶 G 薄层板上，以三氯甲烷-甲醇-水-冰醋酸（18：1：0.6：0.2）的下层溶液为展开剂，展开，取出，晾干，喷以 10% 硫酸乙醇溶液，在 105℃ 加热至斑点显色清晰。供试品色谱中，在与对照药材色谱相应的位置上，显相同颜色的斑点。

【检查】 水分 不得过 14.0%（通则 0832 第二法）。

总灰分 不得过 5.0%（通则 2302）。

饮片

【炮制】 除去杂质，洗净，晒干。用时捣碎。

【性状】【鉴别】【检查】 同药材。

【性味与归经】 辛、咸，温；有小毒。归肺、大肠经。

【功能与主治】 祛痰开窍，散结消肿。用于中风口噤，昏迷不醒，癫痫痰盛，关窍不通，喉痹痰阻，顽痰喘咳，咯痰不爽，大便燥结；外治痈肿。

【用法与用量】 1～1.5g，多入丸散用。外用适量，研末吹鼻取嚏或研末调敷患处。

【注意】 孕妇及咯血、吐血患者禁用。

【贮藏】 置干燥处，防蛀。

猪 苓

Zhuling

POLYPORUS

本品为多孔菌科真菌猪苓 *Polyporus umbellatus*（Pers.）Fries 的干燥菌核。春、秋二季采挖，除去泥沙，干燥。

【性状】 本品呈条形、类圆形或扁块状，有的有分枝，长 5～25cm，直径 2～6cm。表面黑色、灰黑色或棕黑色，皱缩或有瘤状突起。体轻，质硬，断面类白色或黄白色，略呈颗粒状。气微，味淡。

【鉴别】 （1）本品切面：全体由菌丝紧密交织而成。外

层厚 27~54μm,菌丝棕色,不易分离;内部菌丝无色,弯曲,直径2~10μm,有的可见横隔,有分枝或呈结节状膨大。菌丝间有众多草酸钙方晶,大多呈正方八面体形、规则的双锥八面体形或不规则多面体,直径 3~60μm,长至 68μm,有时数个结晶集合。

(2)取本品粉末 1g,加甲醇 20ml,超声处理 30 分钟,滤过,取滤液作为供试品溶液。取麦角甾醇对照品,加甲醇制成每 1ml 含 1mg 的溶液,作为对照品溶液。照薄层色谱法(通则 0502)试验,吸取供试品溶液 20μl、对照品溶液 4μl,分别点于同一硅胶 G 薄层板上,以石油醚(60~90℃)-乙酸乙酯(3∶1)为展开剂,展开,取出,晾干,喷以 2% 香草醛硫酸溶液,在 105℃ 加热至斑点显色清晰。供试品色谱中,在与对照品色谱相应的位置上,显相同颜色的斑点。

【检查】 水分 不得过 14.0%(通则 0832 第二法)。

总灰分 不得过 12.0%(通则 2302)。

酸不溶性灰分 不得过 5.0%(通则 2302)。

【含量测定】 照高效液相色谱法(通则 0512)测定。

色谱条件与系统适用性试验 以十八烷基硅烷键合硅胶为填充剂;以甲醇为流动相;检测波长为 283nm。理论板数按麦角甾醇峰计算应不低于 5000。

对照品溶液的制备 取麦角甾醇对照品适量,精密称定,加甲醇制成每 1ml 含 50μg 的溶液,即得。

供试品溶液的制备 取本品粉末(过四号筛)约 0.5g,精密称定,置具塞锥形瓶中,精密加入甲醇 10ml,称定重量,超声处理(功率 220W,频率 50kHz)1 小时,放冷,再称定重量,用甲醇补足减失的重量,摇匀,滤过,取续滤液,即得。

测定法 分别精密吸取对照品溶液与供试品溶液各 20μl,注入液相色谱仪,测定,即得。

本品按干燥品计算,含麦角甾醇($C_{28}H_{44}O$)不得少于 0.070%。

饮片

【炮制】 除去杂质,浸泡,洗净,润透,切厚片,干燥。

【性状】 本品呈类圆形或不规则的厚片。外表皮黑色或棕黑色,皱缩。切面类白色或黄白色,略呈颗粒状。气微,味淡。

【检查】 水分 同药材,不得过 13.0%。

总灰分 同药材,不得过 10.0%。

【含量测定】 同药材,含麦角甾醇($C_{28}H_{44}O$)不得少于 0.050%。

【鉴别】(除切面外) 【检查】(酸不溶性灰分) 同药材。

【性味与归经】 甘、淡,平。归肾、膀胱经。

【功能与主治】 利水渗湿。用于小便不利,水肿,泄泻,淋浊,带下。

【用法与用量】 6~12g。

【贮藏】 置通风干燥处。

猪 胆 粉

Zhudanfen

SUIS FELLIS PULVIS

本品为猪科动物猪 *Sus scrofa domestica* Brisson. 胆汁的干燥品。

【制法】 取猪胆汁,滤过,干燥,粉碎,即得。

【性状】 本品为黄色或灰黄色粉末。气微腥,味苦,易吸潮。

【鉴别】 取本品细粉 0.1g,加 10% 氢氧化钠溶液 5ml,120℃ 加热 4 小时,放冷,滴加盐酸调节 pH 值至 2~3,摇匀。用乙酸乙酯振摇提取 4 次,每次 10ml,合并提取液,蒸干,残渣加乙醇 10ml 使溶解,作为供试品溶液。另取猪去氧胆酸对照品适量,加乙醇制成每 1ml 含 1mg 的溶液,作为对照品溶液。照薄层色谱法(通则 0502)试验,吸取上述两种溶液各 2μl,分别点于同一硅胶 G 薄层板上,以新配制的异辛烷-乙醚-冰醋酸-正丁醇-水(10∶5∶5∶3∶1)的上层溶液为展开剂,展开,取出,晾干,喷以 10% 硫酸乙醇溶液,在 105℃ 加热至斑点显色清晰,分别置日光和紫外光灯(365nm)下检视。供试品色谱中,在与对照品色谱相应的位置上,显相同颜色的斑点或荧光斑点。

【检查】 牛胆、羊胆 取牛胆、羊胆对照药材各 0.1g,按〔鉴别〕项下的供试品溶液制备方法,自"加 10% 氢氧化钠溶液 5ml"起,同法分别制成对照药材溶液。照薄层色谱法(通则 0502)试验,吸取〔鉴别〕项下的供试品溶液和上述对照药材溶液各 2μl,分别点于同一硅胶 G 薄层板上,同上述〔鉴别〕项下方法展开,显色。供试品色谱中,不得显与牛胆、羊胆对照药材相同的斑点。

还原糖 取本品 10mg,加水 2ml 使溶解,滴加 α-萘酚乙醇溶液(1→50)数滴,摇匀,沿管壁缓缓加入硫酸约 0.5ml,两液接界面不得显紫红色环。

异性有机物 取本品 10mg,加水 2ml 使溶解,离心或滤过,取不溶物,置显微镜下观察,不得有植物组织、动物组织或淀粉等。

水分 取本品约 0.3g,精密称定,照水分测定法(通则 0832 第三法)测定,不得过 10.0%。

【含量测定】 照高效液相色谱法(通则 0512)测定。

色谱条件与系统适用性试验 以十八烷基硅烷键合硅胶为填充剂(色谱柱长为 250mm;内径为 4.6mm);以甲醇-0.03mol/L 磷酸二氢钠溶液(70∶30)为流动相(用磷酸调节 pH 值至 4.4);检测波长为 200nm。理论板数按牛磺猪去氧胆酸峰计算应不低于 3000。

对照品溶液的制备 取牛磺猪去氧胆酸对照品适量,精密称定,加甲醇制成每 1ml 含 0.5mg 的溶液,即得。

供试品溶液的制备 取本品粉末约 0.5g,精密称定,置 50ml

量瓶中,加入甲醇 20ml,超声处理(功率 500W,频率 40kHz)20 分钟,放冷,加甲醇至刻度,摇匀,滤过,取续滤液,即得。

测定法　分别精密吸取对照品溶液与供试品溶液各 20μl,注入液相色谱仪,测定,即得。

本品按干燥品计算,含牛磺猪去氧胆酸($C_{26}H_{45}O_6NS$)不得少于 2.0%。

【**性味与归经**】　苦,寒。归肝、胆、肺、大肠经。

【**功能与主治**】　清热润燥,止咳平喘,解毒。用于顿咳,哮喘,热病燥渴,目赤,喉痹,黄疸,泄泻,痢疾,便秘,痈疮肿毒。

【**用法与用量**】　0.3~0.6g,冲服或入丸散。外用适量,研末或水调涂敷患处。

【**贮藏**】　密封,避光,置阴凉干燥处。

猫 爪 草
Maozhaocao
RANUNCULI TERNATI RADIX

本品为毛茛科植物小毛茛 *Ranunculus ternatus* Thunb. 的干燥块根。春季采挖,除去须根和泥沙,晒干。

【**性状**】　本品由数个至数十个纺锤形的块根簇生,形似猫爪,长 3~10mm,直径 2~3mm,顶端有黄褐色残茎或茎痕。表面黄褐色或灰黄色,久存色泽变深,微有纵皱纹,并有点状须根痕和残留须根。质坚实,断面类白色或黄白色,空心或实心,粉性。气微,味微甘。

【**鉴别**】　(1)本品横切面:表皮细胞切向延长,黄棕色,有的分化为表皮毛,微木化。皮层为 20~30 列细胞组成,壁稍厚,有纹孔;内皮层明显。中柱小;木质部、韧皮部各 2~3 束,间隔排列。薄壁细胞充满淀粉粒。

(2)取本品粉末 1g,加稀乙醇 10ml,超声处理 30 分钟,滤过,取滤液作为供试品溶液。另取猫爪草对照药材 1g,同法制成对照药材溶液。照薄层色谱法(通则 0502)试验,吸取上述两种溶液各 5~10μl,分别点于同一硅胶 G 薄层板上,以正丁醇-无水乙醇-冰醋酸-水(8∶2∶2∶3)为展开剂,展开,取出,晾干,喷以茚三酮试液,热风吹至斑点显色清晰。供试品色谱中,在与对照药材色谱相应的位置上,显相同颜色的主斑点。

【**检查**】　**水分**　不得过 13.0%(通则 0832 第二法)。

总灰分　不得过 8.0%(通则 2302)。

酸不溶性灰分　不得过 4.0%(通则 2302)。

【**浸出物**】　照醇溶性浸出物测定法(通则 2201)项下的热浸法测定,用稀乙醇作溶剂,不得少于 30.0%。

【**性味与归经**】　甘、辛,温。归肝、肺经。

【**功能与主治**】　化痰散结,解毒消肿。用于瘰疬痰核,疔疮肿毒,蛇虫咬伤。

【**用法与用量**】　15~30g,单味药可用至 120g。

【**贮藏**】　置通风干燥处,防蛀。

麻 黄
Mahuang
EPHEDRAE HERBA

本品为麻黄科植物草麻黄 *Ephedra sinica* Stapf、中麻黄 *Ephedra intermedia* Schrenk et C. A. Mey. 或木贼麻黄 *Ephedra equisetina* Bge. 的干燥草质茎。秋季采割绿色的草质茎,晒干。

【**性状**】　**草麻黄**　呈细长圆柱形,少分枝,直径 1~2mm。有的带少量棕色木质茎。表面淡绿色至黄绿色,有细纵脊线,触之微有粗糙感。节明显,节间长 2~6cm。节上有膜质鳞叶,长 3~4mm;裂片 2(稀 3),锐三角形,先端灰白色,反曲,基部联合成筒状,红棕色。体轻,质脆,易折断,断面略呈纤维性,周边绿黄色,髓部红棕色,近圆形。气微香,味涩、微苦。

中麻黄　多分枝,直径 1.5~3mm,有粗糙感。节上膜质鳞叶长 2~3mm,裂片 3(稀 2),先端锐尖。断面髓部呈三角状圆形。

木贼麻黄　较多分枝,直径 1~1.5mm,无粗糙感。节间长 1.5~3cm。膜质鳞叶长 1~2mm;裂片 2(稀 3),上部为短三角形,灰白色,先端多不反曲,基部棕红色至棕黑色。

【**鉴别**】　(1)本品横切面:草麻黄　表皮细胞外被厚的角质层;脊线较密,有蜡质疣状突起,两脊线间有下陷气孔。下皮纤维束位于脊线处,壁厚,非木化。皮层较宽,纤维成束散在。中柱鞘纤维束新月形。维管束外韧型,8~10 个。形成层环类圆形。木质部呈三角状。髓部薄壁细胞含棕色块;偶有环髓纤维。表皮细胞外壁、皮层薄壁细胞及纤维均有多数微小草酸钙砂晶或方晶。

中麻黄　维管束 12~15 个。形成层环类三角形。环髓纤维成束或单个散在。

木贼麻黄　维管束 8~10 个。形成层环类圆形。无环髓纤维。

(2)取本品粉末 0.2g,加水 5ml 与稀盐酸 1~2 滴,煮沸 2~3 分钟,滤过。滤液置分液漏斗中,加氨试液数滴使呈碱性,再加三氯甲烷 5ml,振摇提取。分取三氯甲烷液,置二支试管中,一管加氨制氯化铜试液与二硫化碳各 5 滴,振摇,静置,三氯甲烷层显深黄色;另一管为空白,以三氯甲烷 5 滴代替二硫化碳 5 滴,振摇后三氯甲烷层无色或显微黄色。

(3)取本品粉末 1g,加浓氨试液数滴,再加三氯甲烷 10ml,加热回流 1 小时,滤过,滤液蒸干,残渣加甲醇 2ml 充分振摇,滤过,取滤液作为供试品溶液。另取盐酸麻黄碱对照品,加甲醇制成每 1ml 含 1mg 的溶液,作为对照品溶液。照薄层色谱法(通则 0502)试验,吸取上述两种溶液各 5μl,分别点于同一硅胶 G 薄层板上,以三氯甲烷-甲醇-浓氨试液(20:5:0.5)为展开剂,展开,取出,晾干,喷以茚三酮试液,在 105℃加热至斑点显色清晰。供试品色谱中,在与对照品色谱相应的位置上,显相同的红色斑点。

【检查】 杂质 不得过 5%(通则 2301)。

水分 不得过 9.0%(通则 0832 第二法)。

总灰分 不得过 10.0%(通则 2302)。

【含量测定】 照高效液相色谱法(通则 0512)测定。

色谱条件与系统适用性试验 以极性乙醚连接苯基键合硅胶为填充剂;以甲醇-0.092%磷酸溶液(含 0.04%三乙胺和 0.02%二正丁胺)(1.5:98.5)为流动相;检测波长为 210nm。理论板数按盐酸麻黄碱峰计算应不低于 3000。

对照品溶液的制备 取盐酸麻黄碱对照品、盐酸伪麻黄碱对照品适量,精密称定,加甲醇分别制成每 1ml 各含 40μg 的混合溶液,即得。

供试品溶液的制备 取本品细粉约 0.5g,精密称定,置具塞锥形瓶中,精密加入 1.44%磷酸溶液 50ml,称定重量,超声处理(功率 600W,频率 50kHz)20 分钟,放冷,再称定重量,用 1.44%磷酸溶液补足减失的重量,摇匀,滤过,取续滤液,即得。

测定法 分别精密吸取对照品溶液与供试品溶液各 10μl,注入液相色谱仪,测定,即得。

本品按干燥品计算,含盐酸麻黄碱($C_{10}H_{15}NO \cdot HCl$)和盐酸伪麻黄碱($C_{10}H_{15}NO \cdot HCl$)的总量不得少于 0.80%。

饮片

【炮制】 麻黄 除去木质茎、残根及杂质,切段。

【性状】 本品呈圆柱形的段。表面淡黄绿色至黄绿色,粗糙,有细纵脊线,节上有细小鳞叶。切面中心显红黄色。气微香,味涩、微苦。

【检查】 总灰分 同药材,不得过 9.0%。

【鉴别】(除横切面外)【检查】(水分)【含量测定】 同药材。

蜜麻黄 取麻黄段,照蜜炙法(通则 0213)炒至不粘手。

每 100kg 麻黄,用炼蜜 20kg。

【性状】 本品形如麻黄段。表面深黄色,微有光泽,略具黏性。有蜜香气,味甜。

【检查】 总灰分 同药材,不得过 8.0%。

【鉴别】(除横切面外)【检查】(水分)【含量测定】 同药材。

【性味与归经】 辛、微苦,温。归肺、膀胱经。

【功能与主治】 发汗散寒,宣肺平喘,利水消肿。用于风寒感冒,胸闷喘咳,风水浮肿。蜜麻黄润肺止咳。多用于表证已解,气喘咳嗽。

【用法与用量】 2~10g。

【贮藏】 置通风干燥处。防潮。

麻 黄 根

Mahuanggen

EPHEDRAE RADIX ET RHIZOMA

本品为麻黄科植物草麻黄 *Ephedra sinica* Stapf 或中麻黄 *Ephedra intermedia* Schrenk et C. A. Mey. 的干燥根和根茎。秋末采挖,除去残茎、须根和泥沙,干燥。

【性状】 本品呈圆柱形,略弯曲,长 8~25cm,直径 0.5~1.5cm。表面红棕色或灰棕色,有纵皱纹和支根痕。外皮粗糙,易成片状剥落。根茎具节,节间长 0.7~2cm,表面有横长突起的皮孔。体轻,质硬而脆,断面皮部黄白色,木部淡黄色或黄色,射线放射状,中心有髓。气微,味微苦。

【鉴别】 (1)本品根横切面:木栓细胞 10 余列,其外有落皮层。栓内层为数列薄壁细胞,含草酸钙砂晶。中柱鞘由纤维及石细胞组成。韧皮部窄。形成层成环。木质部发达,由导管、管胞及木纤维组成;射线宽广,含草酸钙砂晶。有的髓部有纤维;薄壁细胞具纹孔。根茎的射线较窄。

粉末棕红色或棕黄色。木栓细胞呈长方形,棕色,含草酸钙砂晶。纤维多单个散在,直径 20~25μm,壁厚,木化,斜纹孔明显。螺纹导管、网纹导管直径 30~50μm,导管分子穿孔板上具多数圆形孔。石细胞有的可见,呈长圆形,类纤维状或有分枝,直径 20~50μm,壁厚。髓部薄壁细胞类方形、类长方形或类圆形,壁稍厚,具纹孔。薄壁细胞含草酸钙砂晶。

(2)取本品粉末 0.5g,加甲醇 10ml,超声处理 40 分钟,滤过,取滤液作为供试品溶液。另取麻黄根对照药材 0.5g,同法制成对照药材溶液。照薄层色谱法(通则 0502)试验,吸取上述两种溶液各 10μl,分别点于同一硅胶 G 薄层板上,以三氯甲烷-甲醇-水(40:10:1)为展开剂,展开,取出,晾干,喷以 1%香草醛硫酸溶液。供试品色谱中,在与对照药材色谱相应的位置上,显相同颜色的斑点。

【检查】 水分 不得过 10.0%(通则 0832 第二法)。

总灰分 不得过 8.0%(通则 2302)。

【浸出物】 照水溶性浸出物测定法(通则 2201)项下的冷浸法测定,不得少于 8.0%。

饮片

【炮制】 除去杂质,洗净,润透,切厚片,干燥。

【性状】 本品呈类圆形的厚片。外表面红棕色或灰棕色,有纵皱纹及支根痕。切面皮部黄白色,木部淡黄色或黄色,纤维性,具放射状纹,有的中心有髓。气微,味微苦。

【鉴别】(除横切面外)【检查】【浸出物】 同药材。

【性味与归经】 甘、涩,平。归心、肺经。

【功能与主治】 固表止汗。用于自汗,盗汗。

【用法与用量】 3~9g。外用适量,研粉撒扑。

【贮藏】 置干燥处。

鹿　角

Lujiao

CERVI CORNU

本品为鹿科动物马鹿 *Cervus elaphus* Linnaeus 或梅花鹿 *Cervus nippon* Temminck 已骨化的角或锯茸后翌年春季脱落的角基,分别习称"马鹿角""梅花鹿角""鹿角脱盘"。多于春季拾取,除去泥沙,风干。

【性状】　**马鹿角**　呈分枝状,通常分成 4~6 枝,全长 50~120cm。主枝弯曲,直径 3~6cm。基部盘状,上具不规则瘤状突起,习称"珍珠盘",周边常有稀疏细小的孔洞。侧枝多向一面伸展,第一枝与珍珠盘相距较近,与主干几成直角或钝角伸出,第二枝靠近第一枝伸出,习称"坐地分枝";第二枝与第三枝相距较远。表面灰褐色或灰黄色,有光泽,角尖平滑,中、下部常具疣状突起,习称"骨钉",并具长短不等的断续纵棱,习称"苦瓜棱"。质坚硬,断面外圈骨质,灰白色或微带淡褐色,中部多呈灰褐色或青灰色,具蜂窝状孔。气微,味微咸。

梅花鹿角　通常分成 3~4 枝,全长 30~60cm,直径 2.5~5cm。侧枝多向两旁伸展,第一枝与珍珠盘相距较近,第二枝与第一枝相距较远,主枝末端分成两小枝。表面黄棕色或灰棕色,枝端灰白色。枝端以下具明显骨钉,纵向排成"苦瓜棱",顶部灰白色或灰黄色,有光泽。

鹿角脱盘　呈盔状或扁盔状,直径 3~6cm(珍珠盘直径 4.5~6.5cm),高 1.5~4cm。表面灰褐色或灰黄色,有光泽。底面平,蜂窝状,多呈黄白色或黄棕色。珍珠盘周边常有稀疏细小的孔洞。上面略平或呈不规则的半球形。质坚硬,断面外圈骨质,灰白色或类白色。

【浸出物】　取供试品横切片约 10g,粉碎成中粉,混匀,取约 4g,精密称定,置烧杯中,加水 90ml,加热至沸,并保持微沸 1 小时(随时补足减失的水量),趁热滤过,残渣用热水 10ml 洗涤,滤过,合并滤液,转移至 100ml 量瓶中,加水至刻度,摇匀;精密量取 25ml,置已干燥至恒重的蒸发皿中,照水溶性浸出物测定法(通则 2201)项下的热浸法测定,不得少于 17.0%。

饮片

【炮制】　洗净,锯段,用温水浸泡,捞出,镑片,晾干;或锉成粗末。

【性味与归经】　咸,温。归肾、肝经。

【功能与主治】　温肾阳,强筋骨,行血消肿。用于肾阳不足,阳痿遗精,腰脊冷痛,阴疽疮疡,乳痈初起,瘀血肿痛。

【用法与用量】　6~15g。

【贮藏】　置干燥处。

鹿 角 胶

Lujiaojiao

CERVI CORNUS COLLA

本品为鹿角经水煎煮、浓缩制成的固体胶。

【制法】　将鹿角锯段,漂泡洗净,分次水煎,滤过,合并滤液(或加入白矾细粉少量),静置,滤取胶液,浓缩(可加适量黄酒、冰糖和豆油)至稠膏状,冷凝,切块,晾干,即得。

【性状】　本品呈扁方形块或丁状。黄棕色或红棕色,半透明,有的上部有黄白色泡沫层。质脆,易碎,断面光亮。气微,味微甜。

【鉴别】　取本品粉末 0.1g,加 1% 碳酸氢铵溶液 50ml,超声处理 30 分钟,用微孔滤膜滤过,取续滤液 100μl,置微量进样瓶中,加胰蛋白酶溶液 10μl(取序列分析用胰蛋白酶,加 1% 碳酸氢铵溶液制成每 1ml 中含 1mg 的溶液,临用时配制),摇匀,37℃恒温酶解 12 小时,作为供试品溶液。另取鹿角胶对照药材 0.1g,同法制成对照药材溶液。照高效液相色谱法-质谱法(通则 0512 和通则 0431)试验,以十八烷基硅烷键合硅胶为填充剂(色谱柱内径 2.1mm);以乙腈为流动相 A,以 0.1% 甲酸溶液为流动相 B,按下表中的规定进行梯度洗脱;流速为每分钟 0.3ml。采用质谱检测器,电喷雾正离子模式(ESI+),进行多反应监测(MRM),选择质荷比(m/z)765.4(双电荷)→554.0 和 m/z 765.4(双电荷)→733.0 作为检测离子对。取鹿角胶对照药材溶液,进样 5μl,按上述检测离子对测定的 MRM 色谱峰的信噪比均应大于 3:1。

时间(分钟)	流动相 A(%)	流动相 B(%)
0~25	5→20	95→80
25~40	20→50	80→50

吸取供试品溶液 5μl,注入高效液相色谱-质谱联用仪,测定。以质荷比(m/z)765.4(双电荷)→554.0 和 m/z 765.4(双电荷)→733.0 离子对提取的供试品离子流色谱中,应同时呈现与对照药材色谱保留时间一致的色谱峰。

【检查】　**水分**　取本品 1g,精密称定,加水 2ml,加热溶解后,置水浴上蒸干,使厚度不超过 2mm,照水分测定法(通则 0832 第二法)测定,不得过 15.0%。

总灰分　取本品 1.0g,依法检查(通则 2302),不得过 3.0%。

重金属　取总灰分项下的残渣,依法检查(通则 0821 第二法),不得过 30mg/kg。

砷盐　取本品 1.0g,加氢氧化钙 1g,混合,加少量水,搅匀,干燥后,先用小火烧灼使炭化,再在 500~600℃炽灼使完全灰化,放冷,加盐酸 5ml 与水 2ml,依法检查(通则 0822),不得过 2mg/kg。

水中不溶物　取本品 1.0g,精密称定,加水 10ml,加热溶解,将溶液移入已恒重的 10ml 离心管中,离心,去除管壁浮油,倾去上清液,沿管壁加入温水至刻度,离心,如法清洗 3 次,倾去上清液,离心管在 105℃ 加热 2 小时,取出,置干燥器中冷却 30 分钟,精密称定,计算,即得。

本品水中不溶物不得过 2.0%。

其他 应符合胶剂项下有关的各项规定(通则 0184)。

【含量测定】 照高效液相色谱法(通则 0512)测定。

色谱条件与系统适用性试验 以十八烷基硅烷键合硅胶为填充剂;以乙腈-0.1mol/L 醋酸钠溶液(用醋酸调节 pH 值至 6.5)(7:93)为流动相 A,以乙腈-水(4:1)为流动相 B,按下表中的规定进行梯度洗脱;检测波长为 254nm。柱温为 43℃。理论板数按 L-羟脯氨酸峰计算应不低于 4000。

时间(分钟)	流动相 A(%)	流动相 B(%)
0～11	100→93	0→7
11～13.9	93→88	7→12
13.9～14	88→85	12→15
14～29	85→66	15→34
29～30	66→0	34→100

对照品溶液的制备 取 L-羟脯氨酸对照品、甘氨酸对照品、丙氨酸对照品、L-脯氨酸对照品适量,精密称定,加 0.1mol/L 盐酸溶液制成每 1ml 含 L-羟脯氨酸 70μg、甘氨酸 0.14mg、丙氨酸 60μg、L-脯氨酸 70μg 的混合溶液,即得。

供试品溶液的制备 取本品粗粉约 0.25g,精密称定,置 25ml 量瓶中,加 0.1mol/L 盐酸溶液 20ml,超声处理(功率 300W,频率 40kHz)30 分钟,放冷,加 0.1mol/L 盐酸溶液至刻度,摇匀。精密量取 2ml,置 5ml 安瓿中,加盐酸 2ml,150℃ 水解 1 小时,放冷,移至蒸发皿中,用水 10ml 分次洗涤,洗液并入蒸发皿中,蒸干,残渣加 0.1mol/L 盐酸溶液溶解,转移至 25ml 量瓶中,加 0.1mol/L 盐酸溶液至刻度,摇匀,即得。

精密量取上述对照品溶液和供试品溶液各 5ml,分别置 25ml 量瓶中,各加 0.1mol/L 异硫氰酸苯酯(PITC)的乙腈溶液 2.5ml,1mol/L 三乙胺的乙腈溶液 2.5ml,摇匀,室温放置 1 小时后,加 50% 乙腈至刻度,摇匀。取 10ml,加正己烷 10ml,振摇,放置 10 分钟,取下层溶液,滤过,取续滤液,即得。

测定法 分别精密吸取衍生化后的对照品溶液与供试品溶液各 5μl,注入液相色谱仪,测定,即得。

本品按干燥品计算,含 L-羟脯氨酸不得少于 6.6%、甘氨酸不得少于 13.3%、丙氨酸不得少于 5.2%、L-脯氨酸不得少于 7.5%。

【性味与归经】 甘、咸,温。归肾、肝经。

【功能与主治】 温补肝肾,益精养血。用于肝肾不足所致的腰膝酸冷,阳痿遗精,虚劳羸瘦,崩漏下血,便血尿血,阴疽肿痛。

【用法与用量】 3～6g,烊化兑服。

【规格】 每块重 6g。

【贮藏】 密闭。

鹿 角 霜

Lujiaoshuang

CERVI CORNU DEGELATINATUM

本品为鹿角去胶质的角块。春、秋二季生产,将骨化角熬去胶质,取出角块,干燥。

【性状】 本品呈长圆柱形或不规则的块状,大小不一。表面灰白色,显粉性,常具纵棱,偶见灰色或灰棕色斑点。体轻,质酥,断面外层较致密,白色或灰白色,内层有蜂窝状小孔,灰褐色或灰黄色。有吸湿性。气微,味淡,嚼之有粘牙感。

【检查】 **水分** 不得过 8.0%(通则 0832 第二法)。

饮 片

【炮制】 用时捣碎。

【性味与归经】 咸、涩,温。归肝、肾经。

【功能与主治】 温肾助阳,收敛止血。用于脾肾阳虚,白带过多,遗尿尿频,崩漏下血,疮疡不敛。

【用法与用量】 9～15g,先煎。

【贮藏】 置干燥处。

鹿 茸

Lurong

CERVI CORNU PANTOTRICHUM

本品为鹿科动物梅花鹿 *Cervus nippon* Temminck 或马鹿 *Cervus elaphus* Linnaeus 的雄鹿未骨化密生茸毛的幼角。前者习称"花鹿茸",后者习称"马鹿茸"。夏、秋二季锯取鹿茸,经加工后,阴干或烘干。

【性状】 **花鹿茸** 呈圆柱状分枝,具一个分枝者习称"二杠",主枝习称"大挺",长 17～20cm,锯口直径 4～5cm,离锯口约 1cm 处分出侧枝,习称"门庄",长 9～15cm,直径较大挺略细。外皮红棕色或棕色,多光润,表面密生红黄色或棕黄色细茸毛,上端较密,下端较疏;分岔间具 1 条灰黑色筋脉,皮茸紧贴。锯口黄白色,外围无骨质,中部密布细孔。具二个分枝者,习称"三岔",大挺长 23～33cm,直径较二杠细,略呈弓形,微扁,枝端略尖,下部多有纵棱筋及突起疙瘩;皮红黄色,茸毛较稀而粗。体轻。气微腥,味微咸。

二茬茸与头茬茸相似,但挺长而不圆或下粗上细,下部有纵棱筋。皮灰黄色,茸毛较粗糙,锯口外围多已骨化。体较重。无腥气。

马鹿茸 较花鹿茸粗大,分枝较多,侧枝一个者习称"单门",二个者习称"莲花",三个者习称"三岔",四个者习称"四岔"或更多。按产地分为"东马鹿茸"和"西马鹿茸"。

东马鹿茸"单门"大挺长 25～27cm,直径约 3cm。外皮灰黑色,茸毛灰褐色或灰黄色,锯口面外皮较厚,灰黑色,中部密布细孔,质嫩;"莲花"大挺长可达 33cm,下部有棱筋,锯口面蜂窝状小孔稍大;"三岔"皮色深,质较老;"四岔"茸毛粗而稀,大挺下部具棱筋及疙瘩,分枝顶端多无毛,习称"捻头"。

西马鹿茸大挺多不圆,顶端圆扁不一,长 30～100cm。表面有棱,多抽缩干瘪,分枝较长且弯曲,茸毛粗长,灰色或黑灰色。锯口色较深,常见骨质。气腥臭,味咸。

【鉴别】 (1)本品粉末淡黄棕色或黄棕色。表皮角质层细胞淡黄色至黄棕色,表面颗粒状,凹凸不平。毛茸多碎断,表面由薄而透明的扁平细胞(鳞片)作覆瓦状排列的毛小皮所包围,呈短刺状突起,隐约可见细纵直纹;皮质有棕色或灰棕色色素;毛根常与毛囊相连,基部膨大作撕裂状。骨碎片呈不规则形,淡黄色或淡灰色,表面有细密的纵向纹理及点状孔隙;骨陷窝较多,类圆形或类梭形,边缘凹凸不平。未骨化骨组织近无色,边缘不整齐,具多数不规则的块状突起物,其间隐约可见条纹。角化棱形细胞多散在,呈类长圆形,略扁,侧面观棱形,无色或淡黄色,具折光性。

(2)取本品粉末 0.1g,加水 4ml,加热 15 分钟,放冷,滤过,取滤液 1ml,加茚三酮试液 3 滴,摇匀,加热煮沸数分钟,显蓝紫色;另取滤液 1ml,加 10％氢氧化钠溶液 2 滴,摇匀,滴加 0.5％硫酸铜溶液,显蓝紫色。

(3)取本品粉末 0.4g,加 70％乙醇 5ml,超声处理 15 分钟,滤过,取滤液作为供试品溶液。另取鹿茸对照药材 0.4g,同法制成对照药材溶液。再取甘氨酸对照品,加 70％乙醇制成每 1ml 含 2mg 的溶液,作为对照品溶液。照薄层色谱法(通则 0502)试验,吸取供试品溶液和对照药材溶液各 8μl、对照品溶液 1μl,分别点于同一硅胶 G 薄层板上,以正丁醇-冰醋酸-水(3:1:1)为展开剂,展开,取出,晾干,喷以 2％茚三酮丙酮溶液,在 105℃加热至斑点显色清晰。供试品色谱中,在与对照药材色谱相应的位置上,显相同颜色的主斑点;在与对照品色谱相应的位置上,显相同颜色的斑点。

饮片

【炮制】 **鹿茸片** 取鹿茸,燎去茸毛,刮净,以布带缠绕茸体,自锯口面小孔灌入热白酒,并不断添酒,至润透或灌酒稍蒸,横切薄片,压平,干燥。

鹿茸粉 取鹿茸,燎去茸毛,刮净,劈成碎块,研成细粉。

【性味与归经】 甘、咸,温。归肾、肝经。

【功能与主治】 壮肾阳,益精血,强筋骨,调冲任,托疮毒。用于肾阳不足,精血亏虚,阳痿滑精,宫冷不孕,羸瘦,神疲,畏寒,眩晕,耳鸣,耳聋,腰脊冷痛,筋骨痿软,崩漏带下,阴疽不敛。

【用法与用量】 1～2g,研末冲服。

【贮藏】 置阴凉干燥处,密闭,防蛀。

鹿 衔 草
Luxiancao
PYROLAE HERBA

本品为鹿蹄草科植物鹿蹄草 *Pyrola calliantha* H. Andres 或普通鹿蹄草 *Pyrola decorata* H. Andres 的干燥全草。全年均可采挖,除去杂质,晒至叶片较软时,堆置至叶片变紫褐色,晒干。

【性状】 本品根茎细长。茎圆柱形或具纵棱,长 10～30cm。叶基生,长卵圆形或近圆形,长 2～8cm,暗绿色或紫褐色,先端圆或稍尖,全缘或有稀疏的小锯齿,边缘略反卷,上表面有时沿脉具白色的斑纹,下表面有时具白粉。总状花序有花 4～10 余朵;花半下垂,萼片 5,舌形或卵状长圆形;花瓣 5,早落,雄蕊 10,花药基部有小角,顶孔开裂;花柱外露,有环状突起的柱头盘。蒴果扁球形,直径 7～10mm,5 纵裂,裂瓣边缘有蛛丝状毛。气微,味淡、微苦。

【鉴别】 (1)本品叶横切面:上、下表皮细胞类方形,外被角质层。下表皮可见气孔,内方具厚角细胞 5～7 列。上表皮内方有厚角细胞 1～3 列。栅栏细胞不明显,海绵细胞类圆形,含草酸钙簇晶。主脉维管束外韧型,木质部呈新月形,韧皮部窄。薄壁细胞含红棕色或棕黄色物。

(2)取本品粉末 1g,加乙醇 20ml,超声处理 30 分钟,滤过,滤液蒸干,残渣加甲醇 2ml 使溶解,取上清液作为供试品溶液。另取鹿衔草对照药材 1g,同法制成对照药材溶液。照薄层色谱法(通则 0502)试验,吸取上述两种溶液各 5μl,分别点于同一硅胶 H 薄层板上,以甲苯-甲酸乙酯-甲酸(5:4:1)为展开剂,展开,取出,晾干,喷以 10％硫酸乙醇溶液,在 105℃加热至斑点显色清晰。供试品色谱中,在与对照药材色谱相应的位置上,显相同颜色的斑点。

【检查】 **水分** 不得过 13.0％(通则 0832 第二法)。

总灰分 不得过 7.0％(通则 2302)。

【浸出物】 照醇溶性浸出物测定法(通则 2201)项下的热浸法测定,用稀乙醇作溶剂,不得少于 11.0％。

【含量测定】 照高效液相色谱法(通则 0512)测定。

色谱条件与系统适用性试验 以十八烷基硅烷键合硅胶为填充剂;以甲醇-0.1％磷酸溶液(5:95)为流动相;检测波长为 235nm。理论板数按水晶兰苷峰计算应不低于 3000。

对照品溶液的制备 取水晶兰苷对照品适量,精密称定,加水制成每 1ml 含 0.25mg 的溶液,即得。

供试品溶液的制备 取本品粗粉约 2g,精密称定,置具塞锥形瓶中,精密加水 50ml,称定重量,在 80℃水浴中提取 1 小时,放冷,再称定重量,用水补足减失的重量,摇匀,滤过,精密量取续滤液 20ml,减压浓缩至干,残渣加水适量使溶解,转移至 5ml 量瓶中,加水至刻度,摇匀,即得。

测定法 分别精密吸取对照品溶液与供试品溶液各 5μl,注入液相色谱仪,测定,即得。

本品按干燥品计算,含水晶兰苷($C_{16}H_{22}O_{11}$)不得少于 0.10%。

饮片

【炮制】 除去杂质,切段。

【性状】 本品为不规则的段或碎片。茎圆柱形,表面棕褐色至黑褐色,有的具纵棱。叶多破碎,完整者长卵圆形或近圆形,表面黄褐色至紫褐色,先端圆或稍尖,全缘或有稀疏的小锯齿,边缘略反卷,上表面有时沿脉具白色的斑纹。气微,味淡、微苦。

【鉴别】 【检查】 【浸出物】 【含量测定】 同药材。

【性味与归经】 甘、苦,温。归肝、肾经。

【功能与主治】 祛风湿,强筋骨,止血,止咳。用于风湿痹痛,肾虚腰痛,腰膝无力,月经过多,久咳劳嗽。

【用法与用量】 9～15g。

【贮藏】 置干燥处,防潮。

商 陆

Shanglu

PHYTOLACCAE RADIX

本品为商陆科植物商陆 *Phytolacca acinosa* Roxb. 或垂序商陆 *Phytolacca americana* L. 的干燥根。秋季至次春采挖,除去须根和泥沙,切成块或片,晒干或阴干。

【性状】 本品为横切或纵切的不规则块片,厚薄不等。外皮灰黄色或灰棕色。横切片弯曲不平,边缘皱缩,直径2～8cm;切面浅黄棕色或黄白色,木部隆起,形成数个突起的同心性环轮。纵切片弯曲或卷曲,长 5～8cm,宽 1～2cm,木部呈平行条状突起。质硬。气微,味稍甜,久嚼麻舌。

【鉴别】 (1)本品横切面:木栓细胞数列至 10 余列。栓内层较窄。维管组织为三生构造,有数层同心性形成层环,每环有几十个维管束。维管束外侧为韧皮部,内侧为木质部;木纤维较多,常数个相连或围于导管周围。薄壁细胞含草酸钙针晶束,并含淀粉粒。

粉末灰白色。商陆 草酸钙针晶成束或散在,针晶纤细,针晶束长 40～72μm,尚可见草酸钙方晶或簇晶。木纤维多成束,直径 10～20μm,壁厚或稍厚,有多数十字形纹孔。木栓细胞棕黄色,长方形或多角形,有的含颗粒状物。淀粉粒单粒类圆形或长圆形,直径 3～28μm,脐点短缝状、点状、星状和人字形,层纹不明显;复粒少数,由 2～3 分粒组成。

垂序商陆 草酸钙针晶束稍长,约至 96μm;无方晶和簇晶。

(2)取本品粉末 3g,加稀乙醇 25ml,超声处理 30 分钟,滤过,取滤液作为供试品溶液。照薄层色谱法(通则 0502)试验,吸取供试品溶液和〔含量测定〕项下的对照品溶液各 10μl,分别

点于同一硅胶 G 薄层板上,以三氯甲烷-甲醇-水(7∶3∶1)的下层溶液为展开剂,展开,取出,晾干,喷以 10%硫酸乙醇溶液,加热至斑点显色清晰。供试品色谱中,在与对照品色谱相应的位置上,显相同颜色的斑点。

【检查】 杂质 不得过 2%(通则 2301)。

水分 不得过 13.0%(通则 0832 第二法)。

酸不溶性灰分 不得过 2.5%(通则 2302)。

【浸出物】 照水溶性浸出物测定法(通则 2201)项下的冷浸法测定,不得少于 10.0%。

【含量测定】 照高效液相色谱法(通则 0512)测定。

色谱条件与系统适用性试验 以十八烷基硅烷键合硅胶为填充剂;以甲醇-0.4%冰醋酸溶液(70∶30)为流动相;蒸发光散射检测器检测。理论板数按商陆皂苷甲峰计算应不低于 2000。

对照品溶液的制备 取商陆皂苷甲对照品适量,精密称定,加甲醇制成每1ml 含 0.5mg 的溶液,即得。

供试品溶液的制备 取本品粉末(过三号筛)约 1g,精密称定,置具塞锥形瓶中,精密加入稀乙醇 25ml,称定重量,超声处理(功率 500W,频率 40kHz)30 分钟,放冷,再称定重量,用稀乙醇补足减失的重量,摇匀,滤过,取续滤液,即得。

测定法 分别精密吸取对照品溶液 10μl、20μl,供试品溶液 20μl,注入液相色谱仪,测定,用外标两点法对数方程计算,即得。

本品按干燥品计算,含商陆皂苷甲($C_{42}H_{66}O_{16}$)不得少于 0.15%。

饮片

【炮制】 生商陆 除去杂质,洗净,润透,切厚片或块,干燥。

醋商陆 取商陆片(块),照醋炙法(通则 0213)炒干。

每 100kg 商陆,用醋 30kg。

【性状】 本品形如商陆片(块)。表面黄棕色,微有醋香气,味稍甜,久嚼麻舌。

【检查】 酸不溶性灰分 同药材,不得过 2.0%。

【浸出物】 同药材,不得少于 15.0%。

【含量测定】 同药材,含商陆皂苷甲($C_{42}H_{66}O_{16}$)不得少于 0.20%。

【鉴别】(2) 【检查】(水分) 同药材。

【性味与归经】 苦,寒;有毒。归肺、脾、肾、大肠经。

【功能与主治】 逐水消肿,通利二便;外用解毒散结。用于水肿胀满,二便不通;外治痈肿疮毒。

【用法与用量】 3～9g。外用适量,煎汤熏洗。

【注意】 孕妇禁用。

【贮藏】 置干燥处,防霉,防蛀。

旋覆花

Xuanfuhua

INULAE FLOS

本品为菊科植物旋覆花 *Inula japonica* Thunb. 或欧亚旋覆花 *Inula britannica* L. 的干燥头状花序。夏、秋二季花开放时采收,除去杂质,阴干或晒干。

【性状】 本品呈扁球形或类球形,直径 1～2cm。总苞由多数苞片组成,呈覆瓦状排列,苞片披针形或条形,灰黄色,长 4～11mm;总苞基部有时残留花梗,苞片及花梗表面被白色茸毛,舌状花 1 列,黄色,长约 1cm,多卷曲,常脱落,先端 3 齿裂;管状花多数,棕黄色,长约 5mm,先端 5 齿裂;子房顶端有多数白色冠毛,长 5～6mm。有的可见椭圆形小瘦果。体轻,易散碎。气微,味微苦。

【鉴别】 (1)本品表面观:苞片非腺毛 1～8 细胞,多细胞者基部膨大,顶端细胞特长;内层苞片另有 2～3 细胞并生的非腺毛。冠毛为多列性非腺毛,边缘细胞稍向外突出。子房表皮细胞含草酸钙柱晶,长约至 48μm,直径 2～5μm;子房非腺毛 2 列性,1 列为单细胞,另列通常 2 细胞,长 90～220μm。苞片、花冠腺毛棒槌状,头部多细胞,多排成 2 列,围有角质囊,柄部多细胞,2 列。花粉粒类球形,直径 22～33μm,外壁有刺,长约 3μm,具 3 个萌发孔。

(2)取本品粉末 2g,置具塞锥形瓶中,加石油醚(60～90℃)30ml,密塞,冷浸 1 小时,加热回流 30 分钟,放冷,滤过,滤液浓缩至近干,残渣加石油醚(60～90℃)2ml 使溶解,作为供试品溶液。另取旋覆花对照药材 2g,同法制成对照药材溶液。照薄层色谱法(通则 0502)试验,吸取上述两种溶液各 5μl,分别点于同一硅胶 G 薄层板上,以石油醚(60～90℃)-乙酸乙酯(5:1)为展开剂,展开,取出,晾干,喷以 5%香草醛硫酸溶液,加热至斑点显色清晰。供试品色谱中,在与对照药材色谱相应的位置上,显相同颜色的主斑点。

饮片

【炮制】 旋覆花 除去梗、叶及杂质。

【性状】【鉴别】 同药材。

蜜旋覆花 取净旋覆花,照蜜炙法(通则 0213)炒至不粘手。

【性状】 本品形如旋覆花,深黄色。手捻稍粘手。具蜜香气,味甜。

【浸出物】 照醇溶性浸出物测定法(通则 2201)项下的热浸法测定,用乙醇作溶剂,不得少于 16.0%。

【鉴别】 同药材。

【性味与归经】 苦、辛、咸,微温。归肺、脾、胃、大肠经。

【功能与主治】 降气,消痰,行水,止呕。用于风寒咳嗽,痰饮蓄结,胸膈痞闷,喘咳痰多,呕吐噫气,心下痞硬。

【用法与用量】 3～9g,包煎。

【贮藏】 置干燥处,防潮。

羚 羊 角

Lingyangjiao

SAIGAE TATARICAE CORNU

本品为牛科动物赛加羚羊 *Saiga tatarica* Linnaeus 的角。猎取后锯取其角,晒干。

【性状】 本品呈长圆锥形,略呈弓形弯曲,长 15～33cm;类白色或黄白色,基部稍呈青灰色。嫩枝对光透视有"血丝"或紫黑色斑纹,光润如玉,无裂纹,老枝则有细纵裂纹。除尖端部分外,有 10～16 个隆起环脊,间距约 2cm,用手握之,四指正好嵌入凹处。角的基部横截面圆形,直径 3～4cm,内有坚硬质重的角柱,习称"骨塞",骨塞长约占全角的 1/2 或 1/3,表面有突起的纵棱与其外面角鞘内的凹沟紧密嵌合,从横断面观,其结合部呈锯齿状。除去"骨塞"后,角的下半段成空洞,全角呈半透明,对光透视,上半段中央有一条隐约可辨的细孔道直通角尖,习称"通天眼"。质坚硬。气微,味淡。

【鉴别】 本品横切面:可见组织构造多少呈波浪状起伏。角顶部组织波浪起伏最为明显,在峰部往往有束存在,束多呈三角形;角中部稍呈波浪状,束多呈双凸透镜形;角基部波浪形不明显,束呈椭圆形至类圆形。髓腔的大小不一,长径 10～50(80)μm,以角基部的髓腔最大。束的皮层细胞扁梭形,3～5 层。束间距离较宽广,充满着近等径性多边形、长菱形或狭长形的基本角质细胞。皮层细胞或基本角质细胞均显无色透明,其中不含或仅含少量细小浅灰色色素颗粒,细胞中央往往可见一个折光性强的圆粒或线状物。

饮片

【炮制】 羚羊角镑片 取羚羊角,置温水中浸泡,捞出,镑片,干燥。

羚羊角粉 取羚羊角,砸碎,粉碎成细粉。

【性状】 本品为类白色的粉末。气微,味淡。

【鉴别】 本品粉末类白色。不规则碎片,近无色,微透明,稍有光泽,小碎片显颗粒性。纵向碎片髓呈长管形,基本角质细胞呈长棱、长条形或裂缝状。横断面碎片少见,髓呈双凸透镜形、椭圆形、类圆形或类三角形,周围有同心性排列的皮层细胞,外侧基本角质细胞呈菱形、长方形或多角形;二类细胞均不含或仅含少数灰色色素颗粒,细胞中央常有一发亮的圆粒或线状物。角塞碎片多呈不规则形,无色,骨空洞呈类圆形、椭圆形,周围骨板环纹清晰可见,间有骨陷窝,骨板间可见放射状骨小管。骨膜碎片少见,淡黄色或棕黄色,胶质纤维束状。

【性味与归经】 咸,寒。归肝、心经。

【功能与主治】 平肝息风,清肝明目,散血解毒。用于肝风内动,惊痫抽搐,妊娠子痫,高热痉厥,癫痫发狂,头痛眩晕,目赤翳障,温毒发斑,痈肿疮毒。

【用法与用量】 1～3g,宜另煎 2 小时以上;磨汁或研粉服,每次 0.3～0.6g。

【贮藏】 置阴凉干燥处。

断 血 流

Duanxueliu

CLINOPODII HERBA

本品为唇形科植物灯笼草 *Clinopodium polycephalum* (Vaniot)C. Y. Wu et Hsuan 或风轮菜 *Clinopodium chinense* (Benth.)O. Kuntze 的干燥地上部分。夏季开花前采收,除去泥沙,晒干。

【性状】 本品茎呈方柱形,四面凹下呈槽,分枝对生,长30～90cm,直径 1.5～4mm;上部密被灰白色茸毛,下部较稀疏或近于无毛,节间长 2～8cm,表面灰绿色或绿褐色;质脆,易折断,断面不平整,中央有髓或中空。叶对生,有柄,叶片多皱缩、破碎,完整者展平后呈卵形,长 2～5cm,宽 1.5～3.2cm;边缘具疏锯齿,上表面绿褐色,下表面灰绿色,两面均密被白色茸毛。气微香,味涩、微苦。

【鉴别】 (1)本品叶表面观:下表皮细胞垂周壁呈波状,气孔直轴式。非腺毛细长、众多,由 1～9 细胞组成,长至1440μm,有的基部细胞膨大,直径至102μm;中部细胞直径10～55μm,有的细胞呈缢缩状,表面具疣状突起。腺鳞头部多为 8 细胞,直径至 60μm,柄单细胞,极短。小腺毛头部、柄均为单细胞,头部直径约 20μm。

(2)取本品粉末 1g,加甲醇 10ml,加热回流 30 分钟,滤过,滤液蒸干,残渣加水 10ml 使溶解,加乙醚振摇提取 2 次,每次 10ml,弃去乙醚液,水液加水饱和正丁醇振摇提取 2 次,每次 10ml,合并正丁醇液,蒸干,残渣加甲醇 1ml 使溶解,置中性氧化铝柱(100～120 目,5g,内径为 1～1.5cm,用水湿法装柱)上,用 40%甲醇 40ml 洗脱,收集洗脱液,蒸干,残渣加甲醇 1ml 使溶解,作为供试品溶液。另取醉鱼草皂苷Ⅳb 对照品,加甲醇制成每 1ml 含 2mg 的溶液,作为对照品溶液。照薄层色谱法(通则 0502)试验,吸取上述两种溶液各 4μl,分别点于同一硅胶 G 薄层板上,以三氯甲烷-甲醇-冰醋酸-水(7：2.5：1：0.5)为展开剂,展开,取出,晾干,喷以 10%硫酸乙醇溶液,在 110℃加热至斑点显色清晰,分别置日光和紫外光灯(365nm)下检视。供试品色谱中,在与对照品色谱相应的位置上,显相同的棕红色斑点或棕红色荧光斑点。

【检查】 **水分** 不得过 10.0%(通则 0832 第二法)。

总灰分 不得过 10.0%(通则 2302)。

【浸出物】 照醇溶性浸出物测定法(通则 2201)项下的热浸法测定,用 75%乙醇作溶剂,不得少于 10.0%。

饮片

【炮制】 除去杂质,喷淋清水,稍润,切段,干燥。

【性状】 本品呈不规则的段。茎呈方柱形,四面凹下呈槽,表面灰绿色或绿褐色,有的被灰白色茸毛。切面中央有髓或中空。叶片多皱缩、破碎,完整者展平后呈卵形,边缘具疏锯齿,上表面绿褐色,下表面灰绿色,两面均密被白色茸毛。气微香,味涩、微苦。

【鉴别】 **【检查】** **【浸出物】** 同药材。

【性味与归经】 微苦、涩,凉。归肝经。

【功能与主治】 收敛止血。用于崩漏,尿血,鼻衄,牙龈出血,创伤出血。

【用法与用量】 9～15g。外用适量,研末敷患处。

【贮藏】 置干燥处,防潮。

淫 羊 藿

Yinyanghuo

EPIMEDII FOLIUM

本品为小檗科植物淫羊藿 *Epimedium brevicornu* Maxim.、箭叶淫羊藿 *Epimedium sagittatum*(Sieb. et Zucc.)Maxim.、柔毛淫羊藿 *Epimedium pubescens* Maxim. 或朝鲜淫羊藿 *Epimedium koreanum* Nakai 的干燥叶。夏、秋季茎叶茂盛时采收,晒干或阴干。

【性状】 **淫羊藿** 二回三出复叶;小叶片卵圆形,长 3～8cm,宽 2～6cm;先端微尖,顶生小叶基部心形,两侧小叶较小,偏心形,外侧较大,呈耳状,边缘具黄色刺毛状细锯齿;上表面黄绿色,下表面灰绿色,主脉 7～9 条,基部有稀疏细长毛,细脉两面突起,网脉明显;小叶柄长 1～5cm。叶片近革质。气微,味微苦。

箭叶淫羊藿 一回三出复叶,小叶片长卵形至卵状披针形,长 4～12cm,宽 2.5～5cm;先端渐尖,两侧小叶基部明显偏斜,外侧多呈箭形。下表面疏被粗短伏毛或近无毛。叶片革质。

柔毛淫羊藿 一回三出复叶;叶下表面及叶柄密被绒毛状柔毛。

朝鲜淫羊藿 二回三出复叶;小叶较大,长 4～10cm,宽3.5～7cm,先端长尖。叶片较薄。

【鉴别】 (1)本品叶表面观:淫羊藿 上、下表皮细胞垂周壁深波状弯曲,沿叶脉均有异细胞纵向排列,内含 1～多个草酸钙柱晶;下表皮气孔众多,不定式,有时可见非腺毛。

箭叶淫羊藿 上、下表皮细胞较小;下表皮气孔较密,具有多数非腺毛脱落形成的疣状突起,有时可见非腺毛。

柔毛淫羊藿 下表皮气孔较稀疏,具有多数细长的非腺毛。

朝鲜淫羊藿 下表皮气孔和非腺毛均易见。

(2)取本品粉末 0.5g,加乙醇 10ml,温浸 30 分钟,滤过,滤液蒸干,残渣加乙醇 1ml 使溶解,作为供试品溶液。另取淫羊藿苷对照品,加甲醇制成每 1ml 含 0.1mg 的溶液,作为对照品溶液。照薄层色谱法(通则 0502)试验,吸取上述两种溶液各 10μl,分别点于同一硅胶 H 薄层板上,以乙酸乙酯-丁酮-甲酸-水(10∶1∶1∶1)为展开剂,展开,取出,晾干。置紫外光灯(365nm)下检视,供试品色谱中,在与对照品色谱相应的位置上,显相同的暗红色斑点;喷以三氯化铝试液,再置紫外光灯(365nm)下检视,显相同的橙红色荧光斑点。

【检查】 杂质 不得过 3.0%(通则 2301)。

水分 不得过 12.0%(通则 0832 第二法)。

总灰分 不得过 8.0%(通则 2302)。

【浸出物】 照醇溶性浸出物测定法(通则 2201)项下的冷浸法测定,用稀乙醇作溶剂,不得少于 15.0%。

【含量测定】 总黄酮 精密量取〔含量测定〕总黄酮醇苷项下的供试品溶液 0.5ml,置 50ml 量瓶中,加甲醇至刻度,摇匀,作为供试品溶液。另取淫羊藿苷对照品适量,精密称定,加甲醇制成每 1ml 含 10μg 的溶液,作为对照品溶液。分别取供试品溶液和对照品溶液,以相应试剂为空白,照紫外-可见分光光度法(通则 0401),在 270nm 波长处测定吸光度,计算,即得。

本品按干燥品计算,叶片含总黄酮以淫羊藿苷($C_{33}H_{40}O_{15}$)计,不得少于 5.0%。

总黄酮醇苷 照高效液相色谱法(通则 0512)测定。

色谱条件与系统适用性试验 以十八烷基硅烷键合硅胶为填充剂(柱长为 250mm,内径为 4.6mm);以乙腈为流动相 A,水为流动相 B,按下表中的规定进行梯度洗脱;柱温为 30℃;检测波长为 270nm。理论板数按淫羊藿苷峰计算应不低于 8000。

时间(分钟)	流动相 A(%)	流动相 B(%)
0~30	24 → 26	76 → 74
30~31	26 → 45	74 → 55
31~45	45 → 47	55 → 53

对照品溶液的制备 取淫羊藿苷对照品适量,精密称定,加甲醇制成每 1ml 含 40μg 的溶液,即得。

供试品溶液的制备 取本品叶片,粉碎过三号筛,取约 0.2g,精密称定,置具塞锥形瓶中,精密加入稀乙醇 20ml,称定重量,超声处理(功率 400W,频率 50kHz)1 小时,放冷,再称定重量,用稀乙醇补足减失的重量,摇匀,滤过,取续滤液,即得。

测定法 分别精密吸取对照品溶液与供试品溶液各 10μl,注入液相色谱仪,测定。以淫羊藿苷对照品为参照,以其相应的峰为 S 峰,计算朝藿定 A、朝藿定 B、朝藿定 C 峰的相对保留时间,其相对保留时间应在规定值的±5%范围之内。相对保留时间及校正因子见下表。

待测成分(峰)	相对保留时间	校正因子
朝藿定 A	0.73	1.35
朝藿定 B	0.81	1.28
朝藿定 C	0.90	1.22
淫羊藿苷(S)	1.00	1.00

以淫羊藿苷对照品为对照,分别乘以校正因子,计算朝藿定 A、朝藿定 B、朝藿定 C 和淫羊藿苷的含量。

本品按干燥品计算,叶片含朝藿定 A($C_{39}H_{50}O_{20}$)、朝藿定 B($C_{38}H_{48}O_{19}$)、朝藿定 C($C_{39}H_{50}O_{19}$)和淫羊藿苷($C_{33}H_{40}O_{15}$)的总量,朝鲜淫羊藿不得少于 0.50%;淫羊藿、柔毛淫羊藿、箭叶淫羊藿均不得少于 1.5%。

饮片

【炮制】 淫羊藿 除去杂质,摘取叶片,喷淋清水,稍润,切丝,干燥。

【性状】 本品呈丝片状。上表面绿色、黄绿色或浅黄色,下表面灰绿色,网脉明显,中脉及细脉凸出,边缘具黄色刺毛状细锯齿。近革质。气微,味微苦。

【鉴别】(除叶表面观外) **【检查】**(水分 总灰分) **【含量测定】** 同药材。

炙淫羊藿 取羊脂油加热熔化,加入淫羊藿丝,用文火炒至均匀有光泽,取出,放凉。

每 100kg 淫羊藿,用羊脂油(炼油)20kg。

【性状】 本品形如淫羊藿丝。表面浅黄色显油亮光泽。微有羊脂油气。

【检查】 水分 同药材,不得过 8.0%。

【含量测定】 照高效液相色谱法(通则 0512)测定。

对照品溶液的制备 取宝藿苷 I 对照品适量,精密称定,加甲醇制成每 1ml 含 10μg 的溶液,即得。淫羊藿苷对照品溶液同药材〔含量测定〕总黄酮醇苷项下。

色谱条件与系统适用性试验、供试品溶液的制备 同药材。

测定法 分别精密吸取对照品溶液与供试品溶液各 10μl,注入液相色谱仪,测定。以外标法计算宝藿苷 I 含量,朝藿定 A、朝藿定 B、朝藿定 C 和淫羊藿苷的含量计算方法同药材。

本品按干燥品计算,含宝藿苷 I($C_{27}H_{30}O_{10}$)不得少于 0.030%;含朝藿定 A($C_{39}H_{50}O_{20}$)、朝藿定 B($C_{38}H_{48}O_{19}$)、朝藿定 C($C_{39}H_{50}O_{19}$)和淫羊藿苷($C_{33}H_{40}O_{15}$)的总量,朝鲜淫羊藿不得少于 0.40%,淫羊藿、柔毛淫羊藿、箭叶淫羊藿均不得少于 1.2%。

【鉴别】(除叶表面观外) **【检查】**(总灰分) 同药材。

【性味与归经】 辛、甘,温。归肝、肾经。

【功能与主治】 补肾阳,强筋骨,祛风湿。用于肾阳虚衰,阳痿遗精,筋骨痿软,风湿痹痛,麻木拘挛。

【用法与用量】　6～10g。

【贮藏】　置通风干燥处。

淡 竹 叶
Danzhuye
LOPHATHERI HERBA

本品为禾本科植物淡竹叶 *Lophatherum gracile* Brongn. 的干燥茎叶。夏季未抽花穗前采割，晒干。

【性状】　本品长 25～75cm。茎呈圆柱形，有节，表面淡黄绿色，断面中空。叶鞘开裂。叶片披针形，有的皱缩卷曲，长 5～20cm，宽 1～3.5cm；表面浅绿色或黄绿色。叶脉平行，具横行小脉，形成长方形的网格状，下表面尤为明显。体轻，质柔韧。气微，味淡。

【鉴别】　本品叶表面观：上表皮细胞长方形或类方形，垂周壁波状弯曲，其下可见圆形栅栏细胞。下表皮长细胞与短细胞交替排列或数个相连，长细胞长方形，垂周壁波状弯曲；短细胞为哑铃形的硅质细胞和类方形的栓质细胞，于叶脉处短细胞成串；气孔较多，保卫细胞哑铃形，副卫细胞近圆三角形，非腺毛有三种：一种为单细胞长非腺毛；一种为单细胞短非腺毛，呈短圆锥形；另一种为双细胞短小毛茸，偶见。

【检查】　水分　不得过 13.0%（通则 0832 第二法）。

总灰分　不得过 11.0%（通则 2302）。

饮片

【炮制】　除去杂质，切段。

【性状】　本品呈不规则的段、片，可见茎碎片、节和开裂的叶鞘。叶碎片浅绿色或黄绿色，有的皱缩卷曲，叶脉平行，具横行小脉，形成长方形的网格状，下表面尤为明显。体轻，质柔韧。气微，味淡。

【检查】　酸不溶性灰分　不得超过 5.0%（通则 2302）。

【鉴别】　【检查】（水分　总灰分）　同药材。

【性味与归经】　甘、淡，寒。归心、胃、小肠经。

【功能与主治】　清热泻火，除烦止渴，利尿通淋。用于热病烦渴，小便短赤涩痛，口舌生疮。

【用法与用量】　6～10g。

【贮藏】　置干燥处。

淡 豆 豉
Dandouchi
SOJAE SEMEN PRAEPARATUM

本品为豆科植物大豆 *Glycine max*（L.）Merr. 的干燥

成熟种子（黑豆）的发酵加工品。

【制法】　取桑叶、青蒿各 70～100g，加水煎煮，滤过，煎液拌入净大豆 1000g 中，俟吸尽后，蒸透，取出，稍晾，再置容器内，用煎过的桑叶、青蒿渣覆盖，闷使发酵至黄衣上遍时，取出，除去药渣，洗净，置容器内再闷 15～20 天，至充分发酵、香气溢出时，取出，略蒸，干燥，即得。

【性状】　本品呈椭圆形，略扁，长 0.6～1cm，直径 0.5～0.7cm。表面黑色，皱缩不平，一侧有长椭圆形种脐。质稍柔软或脆，断面棕黑色。气香，味微甘。

【鉴别】　（1）取本品 1g，研碎，加水 10ml，加热至沸，并保持微沸数分钟，滤过，取滤液 0.5ml，点于滤纸上，待干，喷以 1% 吲哚醌-醋酸（10：1）的混合溶液，干后，在 100～110℃ 加热约 10 分钟，显紫红色。

（2）取本品粉末约 1g，加乙醇 25ml，超声处理 30 分钟，滤过，滤液蒸干，残渣加乙醇 1ml 使溶解，作为供试品溶液。另取淡豆豉对照药材 1g，青蒿对照药材 0.2g，同法分别制成对照药材溶液。再取大豆苷元对照品和染料木素对照品，分别加乙醇制成每 1ml 含 0.5mg 的溶液，作为对照品溶液。照薄层色谱法（通则 0502）试验，吸取上述五种溶液各 5～10μl，分别点于同一硅胶 GF$_{254}$ 薄层板上，以甲苯-甲酸乙酯-甲酸（10：4：0.5）为展开剂，展开，取出，晾干，置紫外光灯（365nm）下检视。供试品色谱中，在与青蒿对照药材色谱相应的位置上，显相同颜色的蓝色荧光主斑点；再置紫外光灯（254nm）下检视，供试品色谱中，在与淡豆豉对照药材色谱和对照品色谱相应的位置上，显相同颜色的斑点。

【检查】　取本品 1g，研碎，加水 10ml，在 50～60℃ 水浴中温浸 1 小时，滤过。取滤液 1ml，加 1% 硫酸铜溶液与 40% 氢氧化钾溶液各 4 滴，振摇，应无紫红色出现。

【含量测定】　照高效液相色谱法（通则 0512）测定。

色谱条件与系统适用性试验　以十八烷基硅烷键合硅胶为填充剂；以乙腈-1% 冰醋酸（25：75）为流动相；检测波长为 260nm。理论板数按大豆苷元峰和染料木素峰计算均应不低于 5000。

对照品溶液的制备　取大豆苷元对照品、染料木素对照品各 10mg，精密称定，置 50ml 量瓶中，加甲醇溶解并稀释至刻度，摇匀，精密量取 1ml，置 10ml 量瓶中，加甲醇至刻度，摇匀，即得（每 1ml 中含大豆苷元与染料木素各 20μg）。

供试品溶液的制备　取本品粉末（过二号筛）约 1g，精密称定，置具塞锥形瓶中，精密加入甲醇 25ml，称定重量，加热回流 1 小时，放冷，再称定重量，用甲醇补足减失的重量，摇匀，滤过，取续滤液，即得。

测定法　分别精密吸取对照品溶液与供试品溶液各 10μl，注入液相色谱仪，测定，即得。

本品按干燥品计算，含大豆苷元（$C_{15}H_{10}O_4$）和染料木素（$C_{15}H_{10}O_5$）的总量不得少于 0.040%。

【性味与归经】　苦、辛，凉。归肺、胃经。

【功能与主治】 解表,除烦,宣发郁热。用于感冒,寒热头痛,烦躁胸闷,虚烦不眠。

【用法与用量】 6～12g。

【贮藏】 置通风干燥处,防蛀。

密 蒙 花

Mimenghua

BUDDLEJAE FLOS

本品为马钱科植物密蒙花 *Buddleja officinalis* Maxim. 的干燥花蕾和花序。春季花未开放时采收,除去杂质,干燥。

【性状】 本品多为花蕾密聚的花序小分枝,呈不规则圆锥状,长 1.5～3cm。表面灰黄色或棕黄色,密被茸毛。花蕾呈短棒状,上端略大,长 0.3～1cm,直径 0.1～0.2cm;花萼钟状,先端 4 齿裂;花冠筒状,与萼等长或稍长,先端 4 裂,裂片卵形;雄蕊 4,着生在花冠管中部。质柔软。气微香,味微苦、辛。

【鉴别】 本品粉末棕色。非腺毛通常为 4 细胞,基部 2 细胞列;上部 2 细胞并列,每细胞又分 2 叉,每分叉长 50～500μm,壁甚厚,胞腔线形。花冠上表面有少数非腺毛,单细胞,长 38～600μm,壁具多数刺状突起。花粉粒球形,直径 13～20μm,表面光滑,有 3 个萌发孔。腺毛头部顶面观(1～)2 细胞,2 细胞者并列呈哑铃形或蝶形;柄极短。

【含量测定】 照高效液相色谱法(通则 0512)测定。

色谱条件与系统适用性试验 以十八烷基硅烷键合硅胶为填充剂;以甲醇-水-醋酸(45:54.5:0.5)为流动相;检测波长为 326nm。理论板数按蒙花苷峰计算应不低于 1000。

对照品溶液的制备 取蒙花苷对照品适量,精密称定,加甲醇制成每 1ml 含蒙花苷 0.1mg 的溶液,即得。

供试品溶液的制备 取本品粉末约 0.5g,精密称定,置索氏提取器中,加石油醚(60～90℃)100ml,加热回流 2 小时,弃去石油醚,药渣挥干,再加甲醇 100ml 继续加热回流 4 小时,提取液置蒸发皿中,浓缩至适量,转移至 50ml 量瓶中,残渣及容器用少量甲醇洗涤,洗液并入同一量瓶中,加甲醇至刻度,摇匀,滤过,取续滤液,即得。

测定法 分别精密吸取对照品溶液 10μl 与供试品溶液 5～10μl,注入液相色谱仪,测定,即得。

本品含蒙花苷($C_{28}H_{32}O_{14}$)不得少于 0.50%。

【性味与归经】 甘,微寒。归肝经。

【功能与主治】 清热泻火,养肝明目,退翳。用于目赤肿痛,多泪羞明,目生翳膜,肝虚目暗,视物昏花。

【用法与用量】 3～9g。

【贮藏】 置通风干燥处,防潮。

续 断

Xuduan

DIPSACI RADIX

本品为川续断科植物川续断 *Dipsacus asper* Wall. ex Henry 的干燥根。秋季采挖,除去根头和须根,用微火烘至半干,堆置"发汗"至内部变绿色时,再烘干。

【性状】 本品呈圆柱形,略扁,有的微弯曲,长 5～15cm,直径 0.5～2cm。表面灰褐色或黄褐色,有稍扭曲或明显扭曲的纵皱及沟纹,可见横列的皮孔样斑痕和少数须根痕。质软,久置后变硬,易折断,断面不平坦,皮部墨绿色或棕色,外缘褐色或淡褐色,木部黄褐色,导管束呈放射状排列。气微香,味苦、微甜而后涩。

【鉴别】 (1)本品横切面:木栓细胞数列。栓内层较窄。韧皮部筛管群稀疏散在。形成层环明显或不甚明显。木质部射线宽广,导管近形成层处分布较密,向内渐稀少,常单个散在或 2～4 个相聚。髓部小,细根多无髓。薄壁细胞含草酸钙簇晶。

粉末黄棕色。草酸钙簇晶甚多,直径 15～50μm,散在或存在于皱缩的薄壁细胞中,有时数个排列成紧密的条状。纺锤形薄壁细胞壁稍厚,有斜向交错的细纹理。具缘纹孔导管和网纹导管直径约至 72(90)μm。木栓细胞淡棕色,表面观类长方形、类方形、多角形或长多角形,壁薄。

(2)取本品粉末 3g,加浓氨试液 4ml,拌匀,放置 1 小时,加三氯甲烷 30ml,超声处理 30 分钟,滤过,滤液用盐酸溶液(4→100)30ml 分次振摇提取,提取液用浓氨试液调节 pH 值至 10,再用三氯甲烷 20ml 分次振摇提取,合并三氯甲烷液,浓缩至 0.5ml,作为供试品溶液。另取续断对照药材 3g,同法制成对照药材溶液。照薄层色谱法(通则 0502)试验,吸取上述两种溶液各 5μl,分别点于同一硅胶 G 薄层板上,以乙醚-丙酮(1:1)为展开剂,展开,取出,晾干,喷以改良碘化铋钾试液。供试品色谱中,在与对照药材色谱相应的位置上,显相同颜色的斑点。

(3)取本品粉末 0.2g,加甲醇 15ml,超声处理 30 分钟,滤过,滤液蒸干,残渣加甲醇 2ml 使溶解,作为供试品溶液。另取川续断皂苷 VI 对照品,加甲醇制成每 1ml 含 1mg 的溶液,作为对照品溶液。照薄层色谱法(通则 0502)试验,吸取上述两种溶液各 5μl,分别点于同一硅胶 G 薄层板上,以正丁醇-醋酸-水(4:1:5)的上层溶液为展开剂,展开,取出,晾干,喷以 10%硫酸乙醇溶液,加热至斑点显色清晰。供试品色谱中,在与对照品色谱相应的位置上,显相同颜色的斑点。

【检查】 **水分** 不得过 10.0%(通则 0832 第二法)。

总灰分 不得过 12.0%(通则 2302)。

酸不溶性灰分 不得过 3.0%(通则 2302)。

【浸出物】 照水溶性浸出物测定法(通则 2201)项下的

热浸法测定,不得少于 45.0%。

【含量测定】 照高效液相色谱法(通则 0512)测定。

色谱条件与系统适用性试验 以十八烷基硅烷键合硅胶为填充剂;以乙腈-水(30:70)为流动相;检测波长为 212nm。理论板数按川续断皂苷Ⅵ峰计算应不低于 3000。

对照品溶液的制备 取川续断皂苷Ⅵ对照品适量,精密称定,加甲醇制成每 1ml 含 1.5mg 的溶液。精密量取 1ml,置 10ml 量瓶中,加流动相稀释至刻度,摇匀,即得。

供试品溶液的制备 取本品细粉约 0.5g,精密称定,置具塞锥形瓶中,精密加入甲醇 25ml,密塞,称定重量,超声处理(功率 100W,频率 40kHz)30 分钟,放冷,再称定重量,用甲醇补足减失的重量,摇匀,滤过,精密量取续滤液 5ml,置 50ml 量瓶中,加流动相稀释至刻度,摇匀,即得。

测定法 分别精密吸取对照品溶液与供试品溶液各 20μl,注入液相色谱仪,测定,即得。

本品按干燥品计算,含川续断皂苷Ⅵ($C_{47}H_{76}O_{18}$)不得少于 2.0%。

饮片

【炮制】 **续断片** 洗净,润透,切厚片,干燥。

【性状】 本品呈类圆形或椭圆形的厚片。外表皮灰褐色至黄褐色,有纵皱。切面皮部墨绿色或棕褐色,木部灰黄色或黄褐色,可见放射状排列的导管束纹,形成层部位多有深色环。气微,味苦、微甜而涩。

【含量测定】 同药材,含川续断皂苷Ⅵ($C_{47}H_{76}O_{18}$)不得少于 1.5%。

【鉴别】(除横切面外) 【检查】【浸出物】 同药材。

酒续断 取续断片,照酒炙法(通则 0213)炒至微带黑色。

【性状】 本品形如续断片,表面浅黑色或灰褐色,略有酒香气。

【含量测定】 同药材,含川续断皂苷Ⅵ($C_{47}H_{76}O_{18}$)不得少于 1.5%。

【鉴别】(除横切面外) 【检查】【浸出物】 同药材。

盐续断 取续断片,照盐炙法(通则 0213)炒干。

【性状】 本品形如续断片,表面黑褐色,味微咸。

【含量测定】 同药材,含川续断皂苷Ⅵ($C_{47}H_{76}O_{18}$)不得少于 1.5%。

【鉴别】(除横切面外) 【检查】【浸出物】 同药材。

【性味与归经】 苦、辛,微温。归肝、肾经。

【功能与主治】 补肝肾,强筋骨,续折伤,止崩漏。用于肝肾不足,腰膝酸软,风湿痹痛,跌扑损伤,筋伤骨折,崩漏,胎漏。酒续断多用于风湿痹痛,跌扑损伤,筋伤骨折。盐续断多用于腰膝酸软。

【用法与用量】 9~15g。

【贮藏】 置干燥处,防蛀。

绵 马 贯 众
Mianmaguanzhong
DRYOPTERIDIS CRASSIRHIZOMATIS RHIZOMA

本品为鳞毛蕨科植物粗茎鳞毛蕨 *Dryopteris crassirhizoma* Nakai 的干燥根茎和叶柄残基。秋季采挖,削去叶柄,须根,除去泥沙,晒干。

【性状】 本品呈长倒卵形,略弯曲,上端钝圆或截形,下端较尖,有的纵剖为两半,长 7~20cm,直径 4~8cm。表面黄棕色至黑褐色,密被排列整齐的叶柄残基及鳞片,并有弯曲的须根。叶柄残基呈扁圆形,长 3~5cm,直径 0.5~1.0cm;表面有纵棱线,质硬而脆,断面略平坦,棕色,有黄白色维管束 5~13 个,环列;每个叶柄残基的外侧常有 3 条须根,鳞片条状披针形,全缘,常脱落。质坚硬,断面略平坦,深绿色至棕色,有黄白色维管束 5~13 个,环列,其外散有较多的叶迹维管束。气特异,味初淡而微涩,后渐苦、辛。

【鉴别】 (1)本品叶柄基部横切面:表皮为 1 列外壁增厚的小形细胞,常脱落。下皮为 10 余列多角形厚壁细胞,棕色至褐色,基本组织细胞排列疏松,细胞间隙中有单细胞的间隙腺毛,头部呈球形或梨形,内含棕色分泌物;周韧维管束 5~13 个,环列,每个维管束周围有 1 列扁小的内皮层细胞,凯氏点明显,有油滴散在,其外有 1~2 列中柱鞘薄壁细胞,薄壁细胞中含棕色物和淀粉粒。

(2)取本品粉末 0.5g,加环己烷 20ml,超声处理 30 分钟,滤过,取续滤液 10ml,浓缩至 5ml,作为供试品溶液。另取绵马贯众对照药材 0.5g,同法制成对照药材溶液。照薄层色谱法(通则 0502)试验,吸取供试品溶液 4μl、对照药材溶液 5μl,分别点于同一硅胶 G 薄层板上[取硅胶 G 10g、枸橼酸-磷酸氢二钠缓冲液(pH7.0)10ml、维生素 C 60mg、羧甲基纤维素钠溶液 20ml,调匀,铺板,室温避光晾干,50℃活化 2 小时后备用],以正己烷-三氯甲烷-甲醇(30:15:1)为展开剂,薄层板置展开缸中预饱和 2 小时,展开,展距 8cm 以上,取出,立即喷以 0.3% 坚牢蓝 BB 盐的稀乙醇溶液,在 40℃放置 1 小时。供试品色谱中,在与对照药材色谱相应的位置上,显相同颜色的斑点。

【检查】 **水分** 不得过 12.0%(通则 0832 第二法)。

总灰分 不得过 7.0%(通则 2302)。

酸不溶性灰分 不得过 3.0%(通则 2302)。

【浸出物】 照醇溶性浸出物测定法(通则 2201)项下的热浸法测定,用稀乙醇作溶剂,不得少于 25.0%。

饮片

【炮制】 除去杂质,喷淋清水,洗净,润透,切厚片,干燥,筛去灰屑,即得。

【性状】 本品呈不规则的厚片或碎块,根茎外表皮黄棕色至黑褐色,多被有叶柄残基,有的可见棕色鳞片,切面淡棕色至红棕色,有黄白色维管束小点,环状排列。气特异,味初淡而微涩,后渐苦、辛。

【鉴别】　本品粉末淡棕色至红棕色。间隙腺毛单细胞,多破碎,完整者呈椭圆形、类圆形,直径 $15\sim55\mu m$,内含黄棕色物。梯纹管胞直径 $10\sim85\mu m$。下皮纤维成束或单个散在,黄棕色或红棕色。淀粉粒类圆形,直径 $2\sim8\mu m$。

【检查】　总灰分　不得过 5.0%(通则 2302)。

【鉴别】(除横切面外)　【检查】(水分)　【浸出物】　同药材。

【性味与归经】　苦,微寒;有小毒。归肝、胃经。

【功能与主治】　清热解毒,驱虫。用于虫积腹痛,疮疡。

【用法与用量】　4.5~9g。

【贮藏】　置通风干燥处。

绵马贯众炭

Mianmaguanzhongtan

DRYOPTERIDIS CRASSIRHIZOMATIS RHIZOMA CARBONISATUM

本品为绵马贯众的炮制加工品。

【炮制】　取绵马贯众片,照炒炭法(通则 0213)炒至表面焦黑色,喷淋清水少许,熄灭火星,取出,晾干。

【性状】　本品为不规则的厚片或碎片。表面焦黑色,内部焦褐色。味涩。

【鉴别】　取本品粉末 1g,加环己烷 20ml,超声处理 30 分钟,取续滤液 10ml,浓缩至 5ml,作为供试品溶液。另取绵马贯众对照药材 0.5g,同法制成对照药材溶液。照薄层色谱法(通则 0502)试验,吸取供试品溶液 $4\mu l$、对照药材溶液 $5\mu l$,分别点于同一硅胶 G 薄层板上〔取硅胶 G 10g、枸橼酸-磷酸氢二钠缓冲液(pH7.0)10ml、维生素 C 60mg、羧甲基纤维素钠溶液 20ml 调匀,铺板,室温避光晾干,50℃活化 2 小时后备用〕,以正己烷-三氯甲烷-甲醇(30:15:1)为展开剂,薄层板置展开缸中预饱和 2 小时,展开,展距 8cm 以上,取出,立即喷以 0.3% 坚牢蓝 BB 盐的稀乙醇溶液,在 40℃放置 1 小时。供试品色谱中,在与对照药材色谱相应的位置上,显相同颜色的斑点。

【浸出物】　照醇溶性浸出物测定法(通则 2201)项下的热浸法测定,用稀乙醇作溶剂,不得少于 16.0%。

【性味与归经】　苦、涩,微寒;有小毒。归肝、胃经。

【功能与主治】　收涩止血。用于崩漏下血。

【用法与用量】　5~10g。

【贮藏】　置通风干燥处。

绵萆薢

Mianbixie

DIOSCOREAE SPONGIOSAE RHIZOMA

本品为薯蓣科植物绵萆薢 *Dioscorea spongiosa* J. Q. Xi, M. Mizuno et W. L. Zhao 或福州薯蓣 *Dioscorea futschauensis* Uline ex R. Kunth 的干燥根茎。秋、冬二季采挖,除去须根,洗净,切片,晒干。

【性状】　本品为不规则的斜切片,边缘不整齐,大小不一,厚 2~5mm。外皮黄棕色至黄褐色,有稀疏的须根残基,呈圆锥状突起。质疏松,略呈海绵状,切面灰白色至浅灰棕色,黄棕色点状维管束散在。气微,味微苦。

【鉴别】　(1)本品粉末淡黄棕色。淀粉粒众多,单粒卵圆形、椭圆形、类圆形、类三角形或不规则形,有的一端尖突,有的呈瘤状,直径 $10\sim70\mu m$,脐点裂缝状、人字状、点状,层纹大多不明显。草酸钙针晶多成束,长 $90\sim210\mu m$。薄壁细胞壁略增厚,纹孔明显。具缘纹孔导管直径 $17\sim84\mu m$,纹孔明显。木栓细胞棕黄色,多角形。

(2)取本品粉末 2g,加甲醇 50ml,加热回流 1 小时,滤过,滤液蒸干,残渣加水 25ml 使溶解,用乙醚 25ml 洗涤,弃去乙醚液,水液加盐酸 2ml,加热回流 1.5 小时,放冷,用乙醚振摇提取 2 次,每次 25ml,合并乙醚液,挥干,残渣加三氯甲烷 1ml 使溶解,作为供试品溶液。另取绵萆薢对照药材 2g,同法制成对照药材溶液。照薄层色谱法(通则 0502)试验,吸取上述两种溶液各 $10\mu l$,分别点于同一硅胶 G 薄层板上,以三氯甲烷-丙酮(9:1)为展开剂,展开,取出,晾干,喷以磷钼酸试液,在 105℃加热至斑点显色清晰。供试品色谱中,在与对照药材色谱相应的位置上,显相同颜色的斑点。

【检查】　水分　不得过 11.0%(通则 0832 第二法)。

总灰分　不得过 6.0%(通则 2302)。

【浸出物】　照醇溶性浸出物测定法(通则 2201)项下的热浸法测定,用稀乙醇作溶剂,不得少于 15.0%。

【性味与归经】　苦,平。归肾、胃经。

【功能与主治】　利湿去浊,祛风除痹。用于膏淋,白浊,白带过多,风湿痹痛,关节不利,腰膝疼痛。

【用法与用量】　9~15g。

【贮藏】　置通风干燥处。

斑蝥

Banmao

MYLABRIS

本品为芫青科昆虫南方大斑蝥 *Mylabris phalerata*

Pallas 或黄黑小斑蝥 *Mylabris cichorii* Linnaeus 的干燥体。夏、秋二季捕捉，闷死或烫死，晒干。

【性状】　**南方大斑蝥**　呈长圆形，长 1.5～2.5cm，宽 0.5～1cm。头及口器向下垂，有较大的复眼及触角各 1 对，触角多已脱落。背部具革质鞘翅 1 对，黑色，有 3 条黄色或棕黄色的横纹；鞘翅下面有棕褐色薄膜状透明的内翅 2 片。胸腹部乌黑色，胸部有足 3 对。有特殊的臭气。

黄黑小斑蝥　体型较小，长 1～1.5cm。

【鉴别】　(1)本品粉末棕褐色。体壁碎片黄白色至棕褐色，表面隐见斜向纹理，可见短小的刺、刚毛或刚毛脱落后留下的凹窝。刚毛多碎断，棕褐色或棕红色，完整者平直或呈镰刀状弯曲，先端锐尖；表面可见斜向纵纹。横纹肌纤维碎块近无色或淡黄棕色，表面可有明暗相间的波状纹理；侧面观常数条成束，表面淡黄棕色或黄白色，可见顺直纹理。气管壁碎片不规则，条状增厚壁呈棕色或深棕色螺旋状。鞘翅碎片淡棕黄色或棕红色，角质不规则形，表面有稀疏刚毛及凹陷的圆形环，直径 28～120μm。

(2)取本品粉末 2g，加三氯甲烷 20ml，超声处理 15 分钟，滤过，滤液回收溶剂至干，残渣用石油醚(30～60℃)洗 2 次，每次 5ml，小心倾去上清液，残渣加三氯甲烷 1ml 使溶解，作为供试品溶液。另取斑蝥素对照品，加三氯甲烷制成每 1ml 含 5mg 的溶液，作为对照品溶液。照薄层色谱法(通则 0502)试验，吸取上述两种溶液各 5μl，分别点于同一硅胶 G 薄层板上，以三氯甲烷-丙酮(49：1)为展开剂，展开，取出，晾干，喷以 0.1%溴酚绿乙醇溶液，加热至斑点显色清晰，置日光下检视。供试品色谱中，在与对照品色谱相应的位置上，显相同颜色的斑点。

【含量测定】　照高效液相色谱法(通则 0512)测定。

色谱条件与系统适用性试验　以十八烷基硅烷键合硅胶为填充剂；以甲醇-水(23：77)为流动相；检测波长为 230nm。理论板数按斑蝥素峰计算应不低于 3000。

对照品溶液的制备　取斑蝥素对照品适量，精密称定，加甲醇制成每 1ml 含 1mg 的溶液，即得。

供试品溶液的制备　取本品粗粉约 1g，精密称定，置具塞锥形瓶中，加三氯甲烷超声处理(功率 400W，频率 40kHz)2 次(每次 30ml，15 分钟)，合并三氯甲烷液，滤过，用少量三氯甲烷分次洗涤容器，洗液与滤液合并，回收溶剂至干，残渣加甲醇使溶解，并转移至 10ml 量瓶中，加甲醇至刻度，摇匀，滤过，取续滤液，即得。

测定法　分别精密吸取对照品溶液与供试品溶液各 10μl，注入液相色谱仪，测定，即得。

本品含斑蝥素($C_{10}H_{12}O_4$)不得少于 0.35%。

饮片

【炮制】　**生斑蝥**　除去杂质。

【性状】【鉴别】【含量测定】　同药材。

米斑蝥　取净斑蝥与米拌炒，至米呈黄棕色，取出，除去头、翅、足。

每 100kg 斑蝥，用米 20kg。

【性状】　**南方大斑蝥**　体型较大，头足翅偶有残留。色乌黑发亮，头部去除后的断面不整齐，边缘黑色，中心灰黄色。质脆易碎。有焦香气。

黄黑小斑蝥　体型较小。

【含量测定】　同药材，含斑蝥素($C_{10}H_{12}O_4$)应为 0.25%～0.65%。

【鉴别】　同药材。

【性味与归经】　辛，热；有大毒。归肝、胃、肾经。

【功能与主治】　破血逐瘀，散结消癥，攻毒蚀疮。用于癥瘕，经闭，顽癣，瘰疬，赘疣，痈疽不溃，恶疮死肌。

【用法与用量】　0.03～0.06g，炮制后多入丸散用。外用适量，研末或浸酒醋，或制油膏涂敷患处，不宜大面积用。

【注意】　本品有大毒，内服慎用；孕妇禁用。

【贮藏】　置通风干燥处，防蛀。

款 冬 花

Kuandonghua

FARFARAE FLOS

本品为菊科植物款冬 *Tussilago farfara* L. 的干燥花蕾。12 月或地冻前当花尚未出土时采挖，除去花梗和泥沙，阴干。

【性状】　本品呈长棒状。单生或 2～3 个基部连生，长 1～2.5cm，直径 0.5～1cm。上端较粗，下端渐细或带有短梗，外面被有多数鱼鳞状苞片。苞片外表面紫红色或淡红色，内表面密被白色絮状茸毛。体轻，撕开后可见白色茸毛。气香，味微苦而辛。

【鉴别】　(1)本品粉末棕色。非腺毛较多，单细胞，扭曲盘绕成团，直径 5～24μm。腺毛略呈棒槌形，头部 4～8 细胞，柄部细胞 2 列。花粉粒细小，类球形，直径 25～48μm，表面具尖刺，3 萌发孔。冠毛分枝状，各分枝单细胞，先端渐尖。分泌细胞类圆形或长圆形，含黄色分泌物。

(2)取本品粉末 1g，加乙醇 20ml，超声处理 1 小时，滤过，滤液蒸干，残渣加乙酸乙酯 1ml 使溶解，作为供试品溶液。另取款冬花对照药材 1g，同法制成对照药材溶液。另取款冬酮对照品，加乙酸乙酯制成每 1ml 含 1mg 的溶液，作为对照品溶液。照薄层色谱法(通则 0502)试验，吸取供试品溶液和对照药材溶液各 2～5μl，对照品溶液 2μl，分别点于同一硅胶 G 薄层板上，以石油醚(60～90℃)-丙酮(6：1)为展开剂，展开，取出，晾干，喷以 10%硫酸乙醇溶液，在 105℃加热至斑点显色清晰，置紫外光灯(365nm)下检视。供试品色谱中，在与对照药材色谱和对照品色谱相应的位置上，显相同颜色的斑点。

【浸出物】　照醇溶性浸出物测定法(通则 2201)项下的热浸法测定，用乙醇作溶剂，不得少于 20.0%。

【含量测定】 照高效液相色谱法(通则 0512)测定。

色谱条件与系统适用性试验 以十八烷基硅烷键合硅胶为填充剂;以甲醇-水(85∶15)为流动相;检测波长为 220nm。理论板数按款冬酮峰计算应不低于 5000。

对照品溶液的制备 取款冬酮对照品适量,精密称定,加流动相制成每 1ml 含 50μg 的溶液,即得。

供试品溶液的制备 取本品粉末(过四号筛)约 1g,精密称定,置具塞锥形瓶中,精密加入乙醇 20ml,称定重量,超声处理(功率 200W,频率 40kHz)1 小时,放冷,再称定重量,用乙醇补足减失的重量,摇匀,滤过,取续滤液,即得。

测定法 分别精密吸取对照品溶液与供试品溶液各 20μl,注入液相色谱仪,测定,即得。

本品按干燥品计算,含款冬酮(C_{23}H_{34}O_5)不得少于 0.070%。

饮片

【炮制】 款冬花 除去杂质及残梗。

【性状】 【鉴别】 【浸出物】 【含量测定】 同药材。

蜜款冬花 取净款冬花,照蜜炙法(通则 0213)用蜜水炒至不粘手。

【性状】 本品形如款冬花,表面棕黄色或棕褐色,稍带黏性。具蜜香气,味微甜。

【浸出物】 同药材,不得少于 22.0%。

【鉴别】 【含量测定】 同药材。

【性味与归经】 辛、微苦,温。归肺经。

【功能与主治】 润肺下气,止咳化痰。用于新久咳嗽,喘咳痰多,劳嗽咳血。

【用法与用量】 5～10g。

【贮藏】 置干燥处,防潮、防蛀。

葛 根

Gegen

PUERARIAE LOBATAE RADIX

本品为豆科植物野葛 *Pueraria lobata* (Willd.)Ohwi 的干燥根。习称野葛。秋、冬二季采挖,趁鲜切成厚片或小块;干燥。

【性状】 本品呈纵切的长方形厚片或小方块,长 5～35cm,厚 0.5～1cm。外皮淡棕色至棕色,有纵皱纹,粗糙。切面黄白色至淡黄棕色,有的纹理明显。质韧,纤维性强。气微,味微甜。

【鉴别】 (1)本品粉末淡棕色。淀粉粒单粒球形,直径 3～37μm,脐点点状、裂缝状或星状;复粒由 2～10 分粒组成。纤维多成束,壁厚,木化,周围细胞大多含草酸钙方晶,形成晶纤维,含晶细胞壁木化增厚。石细胞少见,类圆形或多角形,直径 38～70μm。具缘纹孔导管较大,具缘纹孔六角形或椭圆形,排列极为紧密。

(2)取本品粉末 0.8g,加甲醇 10ml,放置 2 小时,滤过,滤液蒸干,残渣加甲醇 0.5ml 使溶解,作为供试品溶液。另取葛根对照药材 0.8g,同法制成对照药材溶液。再取葛根素对照品,加甲醇制成每 1ml 含 1mg 的溶液,作为对照品溶液。照薄层色谱法(通则 0502)试验,吸取上述三种溶液各 10μl,分别点于同一硅胶 G 薄层板上,使成条状,以三氯甲烷-甲醇-水(7∶2.5∶0.25)为展开剂,展开,取出,晾干,置紫外光灯(365nm)下检视。供试品色谱中,在与对照药材色谱和对照品色谱相应的位置上,显相同颜色的荧光条斑。

【检查】 水分 不得过 14.0%(通则 0832 第二法)。

总灰分 不得过 7.0%(通则 2302)。

重金属及有害元素 照铅、镉、砷、汞、铜测定法(通则 2321 原子吸收分光光度法或电感耦合等离子体质谱法)测定,铅不得过 5mg/kg;镉不得过 1mg/kg;砷不得过 2mg/kg;汞不得过 0.2mg/kg;铜不得过 20mg/kg。

【浸出物】 照醇溶性浸出物测定法(通则 2201)项下的热浸法测定,用稀乙醇作溶剂,不得少于 24.0%。

【含量测定】 照高效液相色谱法(通则 0512)测定。

色谱条件与系统适用性试验 以十八烷基硅烷键合硅胶为填充剂;以甲醇-水(25∶75)为流动相;检测波长为 250nm。理论板数按葛根素峰计算应不低于 4000。

对照品溶液的制备 取葛根素对照品适量,精密称定,加 30%乙醇制成每 1ml 含 80μg 的溶液,即得。

供试品溶液的制备 取本品粉末(过三号筛)约 0.1g,精密称定,置具塞锥形瓶中,精密加入 30%乙醇 50ml,称定重量,加热回流 30 分钟,放冷,再称定重量,用 30%乙醇补足减失的重量,摇匀,滤过,取续滤液,即得。

测定法 分别精密吸取对照品溶液与供试品溶液各 10μl,注入液相色谱仪,测定,即得。

本品按干燥品计算,含葛根素(C_{21}H_{20}O_9)不得少于 2.4%。

饮片

【炮制】 除去杂质,洗净,润透,切厚片,晒干。

【性状】 本品呈不规则的厚片、粗丝或边长为 0.5～1.2cm 的方块。切面浅黄棕色至棕色。质韧,纤维性强。气微,味微甜。

【检查】 水分 同药材,不得过 13.0%。

总灰分 同药材,不得过 6.0%。

【鉴别】 【浸出物】 【含量测定】 同药材。

【性味与归经】 甘、辛,凉。归脾、胃、肺经。

【功能与主治】 解肌退热,生津止渴,透疹,升阳止泻,通经活络,解酒毒。用于外感发热头痛,项背强痛,口渴,消渴,麻疹不透,热痢,泄泻,眩晕头痛,中风偏瘫,胸痹心痛,酒毒伤中。

【用法与用量】 10～15g。

【贮藏】 置通风干燥处,防蛀。

葶 苈 子

Tinglizi

DESCURAINIAE SEMEN
LEPIDII SEMEN

本品为十字花科植物播娘蒿 *Descurainia sophia* (L.) Webb. ex Prantl. 或独行菜 *Lepidium apetalum* Willd. 的干燥成熟种子。前者习称"南葶苈子",后者习称"北葶苈子"。夏季果实成熟时采割植株,晒干,搓出种子,除去杂质。

【性状】 **南葶苈子** 呈长圆形略扁,长约 0.8~1.2mm,宽约 0.5mm。表面棕色或红棕色,微有光泽,具纵沟 2 条,其中 1 条较明显。一端钝圆,另端微凹或较平截,种脐类白色,位于凹入端或平截处。气微,味微辛、苦,略带黏性。

北葶苈子 呈扁卵形,长 1~1.5mm,宽0.5~1mm。一端钝圆,另端尖而微凹,种脐位于凹入端。味微辛辣,黏性较强。

【鉴别】 (1)取本品少量,加水浸泡后,用放大镜观察,南葶苈子透明状黏液层薄,厚度约为种子宽度的 1/5 以下。北葶苈子透明状黏液层较厚,厚度可超过种子宽度的 1/2 以上。

(2)**南葶苈子** 粉末黄棕色。种皮外表皮细胞为黏液细胞,断面观类方形,内壁增厚向外延伸成纤维素柱,纤维素柱长 8~18µm,顶端钝圆、偏斜或平截,周围可见黏液质纹理。种皮内表皮细胞为黄色,表面观呈长方多角形,直径15~42µm,壁厚5~8µm。

北葶苈子 种皮外表皮细胞断面观略呈类长方形,纤维素柱较长,长 24~34µm,种皮内表皮细胞表面观长方多角形或类方形。

(3)**南葶苈子** 取本品粉末 1g,加 70%甲醇 20ml,加热回流 1 小时,滤过,取滤液作为供试品溶液。另取槲皮素-3-*O*-β-D-葡萄糖-7-*O*-β-D-龙胆双糖苷对照品,加 30%甲醇制成每 1ml 含 90µg 的溶液,作为对照品溶液。照薄层色谱法(通则 0502)试验,吸取上述两种溶液各 1µl,分别点于同一聚酰胺薄膜上,以乙酸乙酯-甲醇-水(7:2:1)为展开剂,展开,取出,晾干,喷以 2%三氯化铝乙醇溶液,热风吹干,置紫外光灯(365nm)下检视。供试品色谱中,在与对照品色谱相应的位置上,显相同的黄色荧光斑点。

【检查】 **水分** 不得过 9.0%(通则 0832 第二法)。

总灰分 不得过 8.0%(通则 2302)。

酸不溶性灰分 不得过 3.0%(通则 2302)。

膨胀度 取本品 0.6g,称定重量,照膨胀度测定法(通则 2101)测定。南葶苈子不得低于 3,北葶苈子不得低于 12。

【含量测定】 **南葶苈子** 照高效液相色谱法(通则 0512)测定。

色谱条件与系统适用性试验 以十八烷基硅烷键合硅胶为填充剂;以乙腈-0.1%醋酸溶液(11:89)为流动相;检测波长为 254nm。理论板数按槲皮素-3-*O*-β-D-葡萄糖-7-*O*-β-D-龙胆双糖苷峰计算应不低于 5800。

对照品溶液的制备 取槲皮素-3-*O*-β-D-葡萄糖-7-*O*-β-D-龙胆双糖苷对照品适量,精密称定,加 30%甲醇制成每 1ml 含 20µg 的溶液,即得。

供试品溶液的制备 取本品粉末(过四号筛)约 1g,精密称定,置具塞锥形瓶中,精密加入 70%甲醇 50ml,密塞,称定重量,加热回流 1 小时,放冷,再称定重量,用 70%甲醇补足减失的重量,摇匀,滤过,取续滤液,即得。

测定法 分别精密吸取对照品溶液与供试品溶液各 25µl,注入液相色谱仪,测定,即得。

本品按干燥品计算,含槲皮素-3-*O*-β-D-葡萄糖-7-*O*-β-D-龙胆双糖苷($C_{33}H_{40}O_{22}$)不得少于 0.075%。

饮片

【炮制】 **葶苈子** 除去杂质和灰屑。

【性状】【鉴别】【检查】【含量测定】 同药材。

炒葶苈子 取净葶苈子,照清炒法(通则 0213)炒至有爆声。

【性状】 本品形如葶苈子,微鼓起,表面棕黄色。有油香气,不带黏性。

【检查】 **水分** 同药材,不得过 5.0%。

【含量测定】 **南葶苈子** 同药材,含槲皮素-3-*O*-β-D-葡萄糖-7-*O*-β-D-龙胆双糖苷($C_{33}H_{40}O_{22}$)不得少于 0.080%。

【鉴别】【检查】(总灰分 酸不溶性灰分) 同药材。

【性味与归经】 辛、苦,大寒。归肺、膀胱经。

【功能与主治】 泻肺平喘,行水消肿。用于痰涎壅肺,喘咳痰多,胸胁胀满,不得平卧,胸腹水肿,小便不利。

【用法与用量】 3~10g,包煎。

【贮藏】 置干燥处。

萹 蓄

Bianxu

POLYGONI AVICULARIS HERBA

本品为蓼科植物萹蓄 *Polygonum aviculare* L. 的干燥地上部分。夏季叶茂盛时采收,除去根及杂质,晒干。

【性状】 本品茎呈圆柱形而略扁,有分枝,长 15~40cm,直径 0.2~0.3cm。表面灰绿色或棕红色,有细密微突起的纵纹;节部稍膨大,有浅棕色膜质的托叶鞘,节间长约 3cm;质硬,易折断,断面髓部白色。叶互生,近无柄或具短柄,叶片多脱落或皱缩、破碎,完整者展平后呈披针形,全缘,两面均呈棕绿色或灰绿色。气微,味微苦。

【鉴别】 (1)本品茎横切面:表皮细胞 1 列,长方形,外壁稍厚,内含棕黄色物,外被角质层。皮层为数列薄壁细胞,细胞径向延长,栅栏状排列;角棱处有下皮纤维束。中柱鞘纤维束断续排列成环。韧皮部较窄。形成层成环。木质部导管单个散列;木纤维发达。髓较大。薄壁组织间有分泌细胞。有的细胞含草酸钙簇晶。

叶表面观:上、下表皮细胞均为长多角形、长方形或多角形,垂周壁微弯曲或近平直,呈细小连珠状增厚,外平周壁表面均有角质线纹。气孔不定式,副卫细胞 2～4 个。叶肉组织中可见众多草酸钙簇晶,直径 5～55μm。

(2)取杨梅苷对照品,加 60％乙醇制成每 1ml 含 0.2mg 的溶液,作为对照品溶液。照薄层色谱法(通则 0502)试验,吸取〔含量测定〕项下的供试品溶液及上述对照品溶液各 2μl,分别点于同一硅胶 G 薄层板上,以三氯甲烷-甲醇-甲酸(20：5：2)为展开剂,展开,取出,晾干,喷以三氯化铝试液,热风吹干,置紫外光灯(365nm)下检视。供试品色谱中,在与对照品色谱相应的位置上,显相同颜色的荧光斑点。

【检查】 水分 不得过 12.0％(通则 0832 第二法)。

总灰分 不得过 14.0％(通则 2302)。

酸不溶性灰分 不得过 4.0％(通则 2302)。

【浸出物】 照醇溶性浸出物测定法(通则 2201)项下的热浸法测定,用稀乙醇作溶剂,不得少于 8.0％。

【含量测定】 避光操作。照高效液相色谱法(通则 0512)测定。

色谱条件与系统适用性试验 以十八烷基硅烷键合硅胶为填充剂;以乙腈-0.5％磷酸溶液(14：86)为流动相;检测波长为 352nm。理论板数按杨梅苷峰计算应不低于 2000。

对照品溶液的制备 取杨梅苷对照品适量,精密称定,置棕色量瓶中,加 60％乙醇制成每 1ml 含 40μg 的溶液,即得。

供试品溶液的制备 取本品粉末(过四号筛)约 1g,精密称定,置具塞锥形瓶中,精密加入 60％乙醇 50ml,称定重量,冷浸 8 小时,超声处理(功率 300W,频率 40kHz)30 分钟,再称定重量,用 60％乙醇补足减失的重量,摇匀,滤过,药渣用 60％乙醇适量洗涤,合并滤液与洗液,回收溶剂至干,残渣加 60％乙醇溶解,转移至 5ml 量瓶中,加 60％乙醇至刻度,摇匀,滤过,取续滤液,即得。

测定法 分别精密吸取对照品溶液与供试品溶液各 10μl,注入液相色谱仪,测定,即得。

本品按干燥品计算,含杨梅苷($C_{21}H_{20}O_{12}$)不得少于 0.030％。

饮片

【炮制】 除去杂质,洗净,切段,干燥。

【性状】 本品呈不规则的段。茎呈圆柱形而略扁,表面灰绿色或棕红色,有细密微突起的纵纹;节部稍膨大,有浅棕色膜质的托叶鞘。切面髓部白色。叶片多破碎,完整者展平后呈披针形,全缘。气微,味微苦。

【浸出物】 同药材,不得少于 10.0％。

【鉴别】(除茎横切面外) 【检查】【含量测定】 同药材。

【性味与归经】 苦,微寒。归膀胱经。

【功能与主治】 利尿通淋,杀虫,止痒。用于热淋涩痛,小便短赤,虫积腹痛,皮肤湿疹,阴痒带下。

【用法与用量】 9～15g。外用适量,煎洗患处。

【贮藏】 置干燥处。

楮 实 子
Chushizi
BROUSSONETIAE FRUCTUS

本品为桑科植物构树 Broussonetia papyrifera(L.)Vent. 的干燥成熟果实。秋季果实成熟时采收,洗净,晒干,除去灰白色膜状宿萼和杂质。

【性状】 本品略呈球形或卵圆形,稍扁,直径约 1.5mm。表面红棕色,有网状皱纹或颗粒状突起,一侧有棱,一侧有凹沟,有的具果梗。质硬而脆,易压碎。胚乳类白色,富油性。气微,味淡。

【鉴别】 (1)本品粉末红棕色。果皮栅状细胞壁黏液化,残存具细齿状的条纹增厚部分,形似细芒。含晶厚壁细胞成片,棕黄色,表面观类多角形,内含草酸钙簇晶;断面观类长方形,内壁极厚,胞腔偏靠外侧,簇晶矩圆形。内果皮厚壁细胞甚扁平,常多层重叠,界限不清。种皮表皮细胞表面观多角形,壁略呈连珠状增厚,非木化,胞腔内含黄棕色物。

(2)取本品粉末 2g,置具塞锥形瓶中,加入石油醚(60～90℃)50ml,密塞,超声处理 30 分钟,滤过,弃去滤液,重复操作 3 次,残渣挥干,加入甲醇 50ml,超声处理 30 分钟,滤过,滤液蒸干,残渣加甲醇 1ml 使溶解,作为供试品溶液。另取楮实子对照药材 2g,同法制成对照药材溶液。照薄层色谱法(通则 0502)试验,吸取上述两种溶液各 8μl,分别点于同一以羧甲基纤维素钠为黏合剂的硅胶 H 薄层板上,以甲苯-乙酸乙酯-甲酸(10：8：1.3)为展开剂,展开,取出,晾干,喷以10％硫酸乙醇溶液,在 105℃加热至斑点显色清晰,置紫外光灯(365nm)下检视。供试品色谱中,在与对照药材色谱相应的位置上,显相同颜色的荧光斑点。

【检查】 水分 不得过 9.0％(通则 0832 第二法)。

总灰分 不得过 8.0％(通则 2302)。

【浸出物】 照醇溶性浸出物测定法(通则 2201)项下的热浸法测定,用乙醇作溶剂,不得少于 14.0％。

饮片

【炮制】除去杂质和灰屑。

【性状】【鉴别】【检查】【浸出物】 同药材。

【性味与归经】 甘,寒。归肝、肾经。

【功能与主治】 补肾清肝,明目,利尿。用于肝肾不足,腰膝酸软,虚劳骨蒸,头晕目昏,目生翳膜,水肿胀满。

【用法与用量】 6～12g。

【贮藏】 置干燥处,防蛀。

棕 榈

Zonglü

TRACHYCARPI PETIOLUS

本品为棕榈科植物棕榈 *Trachycarpus fortunei*(Hook. f.)H. Wendl. 的干燥叶柄。采棕时割取旧叶柄下延部分和鞘片,除去纤维状的棕毛,晒干。

【性状】 本品呈长条板状,一端较窄而厚,另端较宽而稍薄,大小不等。表面红棕色,粗糙,有纵直皱纹;一面有明显的凸出纤维,纤维的两侧着生多数棕色茸毛。质硬而韧,不易折断,断面纤维性。气微,味淡。

【鉴别】 (1)本品粉末红棕色至褐棕色。纤维成束,细长,直径 12～15μm,其外侧薄壁细胞含细小的草酸钙簇晶,形成晶纤维。气孔直轴式或不定式,副卫细胞 5～6 个。可见网纹导管、螺纹导管及梯纹管胞。

(2)取本品粉末 1g,加水 20ml,加热 5 分钟,滤过,滤液用水稀释成 20ml。取滤液 1ml,加三氯化铁试液 2～3 滴,即生成污绿色絮状沉淀;另取滤液 1ml,加氯化钠明胶试液 3 滴,即显白色浑浊。

饮 片

【炮制】 棕榈 除去杂质,洗净,干燥。

【性状】【鉴别】 同药材。

棕榈炭 取净棕榈,照煅炭法(通则 0213)制炭。

【性状】 本品呈不规则块状,大小不一。表面黑褐色至黑色,有光泽,有纵直条纹;触之有黑色炭粉。内部焦黄色,纤维性。略具焦香气,味苦涩。

【鉴别】 (1)本品粉末棕黑色。纤维成束,黑褐色,周围细胞含草酸钙方晶,形成晶纤维。梯纹导管,直径约 25μm。

(2)取本品粉末 5g,加甲醇 50ml,超声处理 20 分钟,滤过,滤液蒸干,残渣加甲醇 1ml 使溶解,作为供试品溶液。另取原儿茶醛对照品、原儿茶酸对照品,加甲醇制成每 1ml 各含 0.2mg 的溶液,作为对照品溶液。照薄层色谱法(通则 0502)试验,吸取上述三种溶液各 5μl,分别点于同一硅胶 G 薄层板上,以三氯甲烷-正丁醇-冰醋酸(20∶1∶1)为展开剂,展开,取出,晾干,喷以三氯化铁试液。供试品色谱中,在与对照品色谱相应的位置上,显相同的淡墨绿色斑点。

【性味与归经】 苦、涩,平。归肺、肝、大肠经。

【功能与主治】 收敛止血。用于吐血、衄血,尿血,便血,崩漏。

【用法与用量】 3～9g,一般炮制后用。

【贮藏】 置干燥处。

硫 黄

Liuhuang

SULFUR

本品为自然元素类矿物硫族自然硫,采挖后,加热熔化,除去杂质;或用含硫矿物经加工制得。

【性状】 本品呈不规则块状。黄色或略呈绿黄色。表面不平坦,呈脂肪光泽,常有多数小孔。用手握紧置于耳旁,可闻轻微的爆裂声。体轻,质松,易碎,断面常呈针状结晶形。有特异的臭气,味淡。

【鉴别】 本品燃烧时易熔融,火焰为蓝色,并有二氧化硫的刺激性臭气。

【含量测定】 取本品细粉约 0.2g,精密称定,置锥形瓶中,精密加入乙醇制氢氧化钾滴定液(0.5mol/L)50ml,加水 10ml,置水浴中加热使溶解,并挥去乙醇(直至无气泡、无醇臭)。加水 40ml,于瓶颈插入一小漏斗,微沸 10 分钟,冷却,小心滴加过氧化氢试液 5ml,摇匀,置沸水浴中加热 10 分钟,冷却至室温,用水冲洗漏斗及瓶内壁,加入甲基橙指示液 2 滴,用盐酸滴定液(0.5mol/L)滴定,并将滴定结果用空白试验校正。每 1ml 乙醇制氢氧化钾滴定液(0.5mol/L)相当于 8.015mg 的硫(S)。

本品含硫(S)不得少于 98.5%。

饮 片

【炮制】 硫黄 除去杂质,敲成碎块。

【鉴别】【含量测定】 同药材。

制硫黄 取净硫黄块,与豆腐同煮,至豆腐显黑绿色时,取出,漂净,阴干。

每 100kg 硫黄,用豆腐 200kg。

【性味与归经】 酸,温;有毒。归肾、大肠经。

【功能与主治】 外用解毒杀虫疗疮;内服补火助阳通便。外治用于疥癣,秃疮,阴疽恶疮;内服用于阳痿足冷,虚喘冷哮,虚寒便秘。

【用法与用量】 外用适量,研末油调涂敷患处。内服 1.5～3g,炮制后入丸散服。

【注意】 孕妇慎用。不宜与芒硝、玄明粉同用。

【贮藏】 置干燥处,防火。

雄 黄

Xionghuang

REALGAR

本品为硫化物类矿物雄黄族雄黄,主含二硫化二砷 (As₂S₂)。采挖后,除去杂质。

【性状】　本品为块状或粒状集合体,呈不规则块状。深红色或橙红色,条痕淡橘红色,晶面有金刚石样光泽。质脆,易碎,断面具树脂样光泽。微有特异的臭气,味淡。精矿粉为粉末状或粉末集合体,质松脆,手捏即成粉,橙黄色,无光泽。

【鉴别】　(1)取本品粉末 10mg,加水润湿后,加氯酸钾饱和的硝酸溶液 2ml,溶解后,加氯化钡试液,生成大量白色沉淀。放置后,倾出上层酸液,再加水 2ml,振摇,沉淀不溶解。

(2)取本品粉末 0.2g,置坩埚内,加热熔融,产生白色或黄白色火焰,伴有白色浓烟。取玻片覆盖后,有白色冷凝物,刮取少量,置试管内加水煮沸使溶解,必要时滤过,溶液加硫化氢试液数滴,即显黄色,加稀盐酸后生成黄色絮状沉淀,再加碳酸铵试液,沉淀复溶解。

【检查】　三价砷和五价砷　照汞、砷元素形态及价态测定法(通则 2322)中砷形态及其价态测定法测定。

对照品贮备溶液的制备　分别精密量取亚砷酸根溶液标准物质、砷酸根溶液标准物质适量,加水制成每 1ml 各含 2μg(均以砷计)的混合溶液,即得。

标准曲线溶液的制备　精密吸取对照品贮备溶液适量,加 0.02mol/L 乙二胺四醋酸二钠溶液分别制成每 1ml 含两种价态砷各 5ng、20ng、50ng、100ng、200ng、500ng、1000ng(均以砷计)的系列溶液,即得。

供试品溶液的制备　取本品粉末(过五号筛)约 30mg,精密称定,置 250ml 塑料量瓶中,加入人工肠液约 200ml,摇匀,置 37℃水浴中超声处理(功率 300W,频率 45kHz)2 小时(每隔 15 分钟充分摇匀一次),放冷,用人工肠液稀释至刻度,摇匀,取适量置 50ml 塑料离心管中,静置 20~24 小时,用洗耳球轻轻吹去上层表面溶液,吸取中层溶液约 15ml(吸取时应避免带入颗粒),用微孔滤膜(10μm)滤过,精密量取续滤液 5ml,置 50ml 塑料量瓶中,加 0.02mol/L 乙二胺四醋酸二钠溶液稀释至刻度,摇匀,即得。同法制备试剂空白溶液。

测定法　分别精密吸取标准曲线溶液与供试品溶液各 20μl,注入液相色谱-电感耦合等离子体质谱联用仪,测定。以标准曲线溶液测得不同价态砷的峰面积为纵坐标,相应浓度为横坐标,绘制标准曲线,计算供试品中价态砷含量,即得。

本品含三价砷和五价砷的总量以砷(As)计,不得过 7.0%。

【含量测定】　取本品粉末约 0.1g,精密称定,置锥形瓶中,加硫酸钾 1g、硫酸铵 2g 与硫酸 8ml,用直火加热至溶液澄明,放冷,缓缓加水 50ml,加热微沸 3~5 分钟,放冷,加酚酞指示液 2 滴,用氢氧化钠溶液(40→100)中和至显微红色,放冷,用 0.25mol/L 硫酸溶液中和至褪色,加碳酸氢钠 5g,摇匀后,用碘滴定液(0.05mol/L)滴定,至近终点时,加淀粉指示液 2ml,滴定至溶液显紫蓝色。每 1ml 碘滴定液(0.05mol/L)相当于 5.348mg 的二硫化二砷(As_2S_2)。

本品含砷量以二硫化二砷(As_2S_2)计,不得少于 90.0%。

饮片

【炮制】　雄黄粉　取雄黄照水飞法(通则 0213)水飞,晾干。

【性状】　本品为橙黄色或橙红色极细粉末,易粘手,气特异。

【鉴别】　【检查】　【含量测定】　同药材。

【性味与归经】　辛,温;有毒。归肝、大肠经。

【功能与主治】　解毒杀虫,燥湿祛痰,截疟。用于痈肿疔疮,蛇虫咬伤,虫积腹痛,惊痫,疟疾。

【用法与用量】　0.05~0.1g,入丸散用。外用适量,熏涂患处。

【注意】　内服宜慎;不可久用;孕妇禁用。

【贮藏】　置干燥处,密闭。

紫 石 英

Zishiying

FLUORITUM

本品为氟化物类矿物萤石族萤石,主含氟化钙(CaF_2)。采挖后,除去杂石。

【性状】　本品为块状或粒状集合体。呈不规则块状,具棱角。紫色或绿色,深浅不匀,条痕白色。半透明至透明,有玻璃样光泽。表面常有裂纹。质坚脆,易击碎。气微,味淡。

【鉴别】　(1)取本品细粉 0.1g,置烧杯中,加盐酸 2ml 与 4%硼酸溶液 5ml,加热微沸使溶解。取溶液 1 滴,置载玻片上,加硫酸溶液(1→4)1 滴,静置片刻,置显微镜下观察,可见针状结晶。

(2)取本品,置紫外光灯(365nm)下观察,显亮紫色、紫色至青紫色荧光。

(3)取本品细粉 20mg 与二氧化硅粉 15mg,混匀,置具外包锡纸的橡皮塞的干燥试管中,加硫酸 10 滴。另取细玻璃管穿过橡皮塞,玻璃管下端沾水一滴,塞置距试管底部约 3.5cm 处,小心加热(在石棉板上)试管底部,见水滴上下移动时,停止加热约 1 分钟,再继续加热,至有浓厚的白烟放出为止。放置 2~3 分钟,取下塞与玻璃管,用 2~3 滴水冲洗玻璃管下端使流入坩埚内,加钼酸铵溶液[取钼酸铵 3g,加水 60ml 溶解后,再加入硝酸溶液(1→2)20ml,摇匀]1 滴,稍加热,溶液显淡黄色,放置 1~2 分钟后,加联苯胺溶液(取联苯胺 1g,加入 10%醋酸使溶解成 100ml)1 滴和饱和醋酸钠溶液 1~2 滴,即显蓝色或生成蓝色沉淀。

【含量测定】　取本品细粉约 0.1g,精密称定,置锥形瓶中,加盐酸 2ml 与 4%硼酸溶液 5ml,加热溶解后,加水 300ml、10%三乙醇胺溶液 10ml 与甲基红指示剂 1 滴,滴加 10%氢氧化钾溶液至溶液显黄色,再继续多加 15ml,并加钙黄绿素指示剂约 30mg,用乙二胺四醋酸二钠滴定液(0.05mol/L)滴定至溶液黄绿色荧光消失而显橙色。每 1ml 乙二胺四醋酸二钠滴定液(0.05mol/L)相当于 3.904mg 的氟化钙(CaF₂)。

本品含氟化钙(CaF₂)不得少于 85.0%。

饮片

【炮制】 紫石英 除去杂石，砸成碎块。

【性状】 本品为不规则碎块。紫色或绿色，半透明至透明，有玻璃样光泽。气微，味淡。

【鉴别】【含量测定】 同药材。

煅紫石英 取净紫石英块，照煅淬法(通则 0213)煅透，醋淬。

每 100kg 紫石英，用醋 30kg。

【性状】 本品为不规则碎块或粉末。表面黄白色、棕色或紫色，无光泽。质酥脆。有醋香气，味淡。

【含量测定】 同药材，含氟化钙(CaF₂)不得少于 80.0%。

【鉴别】(1)、(3) 同药材。

【性味与归经】 甘，温。归肾、心、肺经。

【功能与主治】 温肾暖宫，镇心安神，温肺平喘。用于肾阳亏虚，宫冷不孕，惊悸不安，失眠多梦，虚寒咳喘。

【用法与用量】 9～15g，先煎。

【贮藏】 置干燥处。

紫花地丁

Zihuadiding

VIOLAE HERBA

本品为堇菜科植物紫花地丁 *Viola yedoensis* Makino 的干燥全草。春、秋二季采收，除去杂质，晒干。

【性状】 本品多皱缩成团。主根长圆锥形，直径 1～3mm；淡黄棕色，有细纵皱纹。叶基生，灰绿色，展平后叶片呈披针形或卵状披针形，长 1.5～6cm，宽 1～2cm；先端钝，基部截形或稍心形，边缘具钝锯齿，两面有毛；叶柄细，长 2～6cm，上部具明显狭翅。花茎纤细；花瓣 5，紫堇色或淡棕色；花距细管状。蒴果椭圆形或 3 裂，种子多数，淡棕色。气微，味微苦而稍黏。

【鉴别】 (1)本品叶横切面：上表皮细胞较大，切向延长，外壁较厚，内壁黏液化，常膨胀呈半圆形；下表皮细胞较小，偶有黏液细胞；上、下表皮有单细胞非腺毛，长 32～240μm，直径 24～32μm，具角质短线纹。栅栏细胞 2～3 列；海绵细胞类圆形，含草酸钙簇晶，直径 11～40μm。主脉维管束外韧型，上、下表皮内方有厚角细胞 1～2 列。

(2)取本品粉末 2g，加甲醇 20ml，超声处理 20 分钟，滤过，滤液蒸干，残渣加热水 10ml，搅拌使溶解，滤过，滤液回收溶剂至干，残渣加甲醇 1ml 使溶解，作为供试品溶液。另取紫花地丁对照药材 2g，同法制成对照药材溶液。再取秦皮乙素对照品，加甲醇制成每 1ml 含 0.1mg 的溶液作为对照品溶液。照薄层色谱法(通则 0502)试验，吸取供试品溶液 5～

10μl、对照药材溶液 5μl、对照品溶液 5μl，分别点于同一硅胶 G 薄层板上，以甲苯-乙酸乙酯-甲酸(5：3：1)的上层溶液为展开剂，展开，取出，晾干，置紫外光灯(365nm)下检视。供试品色谱中，在与对照药材色谱和对照品色谱相应的位置上，显相同颜色的荧光斑点。

【检查】 水分 不得过 13.0%(通则 0832 第二法)。

总灰分 不得过 18.0%(通则 2302)。

酸不溶性灰分 不得过 4.0%(通则 2302)。

【浸出物】 照醇溶性浸出物测定法(通则 2201)项下的冷浸法测定，用 95%乙醇作溶剂，不得少于 5.0%。

【含量测定】 照高效液相色谱法(通则 0512)测定。

色谱条件与系统适用性试验 以十八烷基硅烷键合硅胶为填充剂；以乙腈-0.1%磷酸溶液(10：90)为流动相；检测波长为 344nm，理论板数按秦皮乙素峰计算应不低于 5000。

对照品溶液的制备 取秦皮乙素对照品适量，精密称定，加甲醇制成每 1ml 含 0.1mg 的溶液，即得。

供试品溶液的制备 取本品粉末(过三号筛)约 0.5g，精密称定，精密加入甲醇 50ml，称定重量，70℃加热回流 30 分钟，放冷，再称定重量，用甲醇补足减失的重量，摇匀，滤过，取续滤液，即得。

测定法 分别精密吸取对照品溶液与供试品溶液各 5μl，注入液相色谱仪，测定，即得。

本品按干燥品计算，含秦皮乙素(C₉H₆O₄)不得少于 0.20%。

饮片

【炮制】 除去杂质，洗净，切碎，干燥。

【性味与归经】 苦、辛，寒。归心、肝经。

【功能与主治】 清热解毒，凉血消肿。用于疔疮肿毒，痈疽发背，丹毒，毒蛇咬伤。

【用法与用量】 15～30g。

【贮藏】 置干燥处。

紫花前胡

Zihuaqianhu

PEUCEDANI DECURSIVI RADIX

本品为伞形科植物紫花前胡 *Peucedanum decursivum* (Miq.)Maxim. 的干燥根。秋、冬二季地上部分枯萎时采挖，除去须根，晒干。

【性状】 本品多呈不规则圆柱形、圆锥形或纺锤形，主根较细，有少数支根，长 3～15cm，直径 0.8～1.7cm。表面棕色至黑棕色，根头部偶有残留茎基和膜状叶鞘残基，有浅直细纵皱纹，可见灰白色横向皮孔样突起和点状须根痕。质硬，断面类白色，皮部较窄，散有少数黄色油点。气芳香，味微苦、辛。

【鉴别】 (1)本品根横切面：木栓层为数列至 10 余列扁平细胞，外有落皮层。栓内层极窄，有油管散在。韧皮部宽广;油管多数,类圆形,略呈多轮环状排列,分泌细胞 5～10 个;韧皮射线近皮层处多弯曲且形成大小不等的裂隙。形成层环状。木质部较小,导管径向排列呈放射状;木射线较宽;木纤维少见。薄壁细胞含淀粉粒。

(2)取本品粉末 0.5g,加甲醇 25ml,超声处理 20 分钟,滤过,取滤液作为供试品溶液。另取紫花前胡苷对照品,加甲醇制成每 1ml 含 50μg 的溶液,作为对照品溶液。照薄层色谱法(通则 0502)试验,吸取上述两种溶液各 5μl,分别点于同一硅胶 G 薄层板上,以乙酸乙酯-甲醇-水(8∶1∶1)为展开剂,展开,取出,晾干,置紫外光灯(365nm)下检视。供试品色谱中,在与对照品色谱相应的位置上,显相同颜色的荧光斑点。

【检查】　水分　不得过 12.0%(通则 0832 第二法)。

总灰分　不得过 8.0%(通则 2302)。

酸不溶性灰分　不得过 4.0%(通则 2302)。

【浸出物】　照醇溶性浸出物测定法(通则 2201)项下的热浸法测定,用稀乙醇作溶剂,不得少于 30.0%。

【含量测定】　照高效液相色谱法(通则 0512)测定。

色谱条件与系统适用性试验　以十八烷基硅烷键合硅胶为填充剂;以甲醇-水(40∶60)为流动相;检测波长为 334nm。理论板数按紫花前胡苷峰计算应不低于 1500。

对照品溶液的制备　取紫花前胡苷对照品适量,精密称定,加甲醇制成每 1ml 含 50μg 的溶液,即得。

供试品溶液的制备　取本品粉末(过三号筛)约 0.5g,精密称定,置具塞锥形瓶中,精密加入甲醇 25ml,称定重量,浸泡 1 小时后超声处理(功率 100W,频率 40kHz)20 分钟,放冷,再称定重量,用甲醇补足减失的重量,摇匀,滤过,精密量取续滤液 1ml,置 10ml 量瓶中,加甲醇至刻度,摇匀,即得。

测定法　分别精密吸取对照品溶液与供试品溶液各 5μl,注入液相色谱仪,测定,即得。

本品按干燥品计算,含紫花前胡苷($C_{20}H_{24}O_9$)不得少于 0.90%。

饮片

【炮制】　除去杂质,洗净,润透,切薄片,晒干。

【性味与归经】　苦、辛,微寒。归肺经。

【功能与主治】　降气化痰,散风清热。用于痰热喘满,咯痰黄稠,风热咳嗽痰多。

【用法与用量】　3～9g,或入丸、散。

【贮藏】　置阴凉干燥处,防霉,防蛀。

紫 苏 子

Zisuzi

PERILLAE FRUCTUS

本品为唇形科植物紫苏 *Perilla frutescens* (L.)Britt. 的干燥成熟果实。秋季果实成熟时采收,除去杂质,晒干。

【性状】　本品呈卵圆形或类球形,直径约 1.5mm。表面灰棕色或灰褐色,有微隆起的暗紫色网纹,基部稍尖,有灰白色点状果梗痕。果皮薄而脆,易压碎。种子黄白色,种皮膜质,子叶 2,类白色,有油性。压碎有香气,味微辛。

【鉴别】　(1)本品粉末灰棕色。种皮表皮细胞断面观细胞极扁平,具钩状增厚壁;表面观呈类椭圆形,壁具致密雕花钩纹状增厚。外果皮细胞黄棕色,断面观细胞扁平,外壁呈乳突状;表面观呈类圆形,壁稍弯曲,表面具角质细纹理。内果皮组织断面观主为异型石细胞,呈不规则形;顶面观呈类多角形,细胞间界限不分明,胞腔星状。内胚乳细胞大小不一,含脂肪油滴;有的含细小草酸钙方晶。子叶细胞呈类长方形,充满脂肪油滴。

(2)取本品粉末 1g,加甲醇 25ml,超声处理 30 分钟,滤过,滤液蒸干,残渣加甲醇 1ml 使溶解,作为供试品溶液。另取紫苏子对照药材 1g,同法制成对照药材溶液。照薄层色谱法(通则 0502)试验,吸取上述两种溶液各 2μl,分别点于同一硅胶 G 薄层板上,以正己烷-甲苯-乙酸乙酯-甲酸(2∶5∶2.5∶0.5)为展开剂,展开,取出,晾干,喷以三氯化铝试液,置紫外光灯(365nm)下检视。供试品色谱中,在与对照药材色谱相应的位置上,显相同颜色的斑点。

【检查】　水分　不得过 8.0%(通则 0832 第二法)。

【含量测定】　照高效液相色谱法(通则 0512)测定。

色谱条件与系统适用性试验　以十八烷基硅烷键合硅胶为填充剂;以甲醇-0.1%甲酸溶液(40∶60)为流动相;检测波长为 330nm。理论板数按迷迭香酸峰计算应不低于 3000。

对照品溶液的制备　取迷迭香酸对照品适量,精密称定,加甲醇制成每 1ml 含 80μg 的溶液,即得。

供试品溶液的制备　取本品粉末(过二号筛)约 0.5g,精密称定,置具塞锥形瓶中,精密加入 80%甲醇 50ml,密塞,称定重量,加热回流 2 小时,放冷,再称定重量,用 80%甲醇补足减失的重量,摇匀,滤过,取续滤液,即得。

测定法　分别精密吸取对照品溶液 10μl 与供试品溶液 20μl,注入液相色谱仪,测定,即得。

本品按干燥品计算,含迷迭香酸($C_{18}H_{16}O_8$)不得少于 0.25%。

饮片

【炮制】　**紫苏子**　除去杂质,洗净,干燥。

【性状】【鉴别】【检查】【含量测定】　同药材。

炒紫苏子　取净紫苏子,照清炒法(通则 0213)炒至有爆声。

【性状】　本品形如紫苏子,表面灰褐色,有细裂口,有焦香气。

【检查】　水分　同药材,不得过 2.0%。

【含量测定】　同药材,含迷迭香酸($C_{18}H_{16}O_8$)不得少于 0.20%。

【鉴别】　同药材。

【性味与归经】 辛,温。归肺经。

【功能与主治】 降气化痰,止咳平喘,润肠通便。用于痰壅气逆,咳嗽气喘,肠燥便秘。

【用法与用量】 3~10g。

【贮藏】 置通风干燥处,防蛀。

紫 苏 叶

Zisuye

PERILLAE FOLIUM

本品为唇形科植物紫苏 Perilla frutescens(L.)Britt. 的干燥叶(或带嫩枝)。夏季枝叶茂盛时采收,除去杂质,晒干。

【性状】 本品叶片多皱缩卷曲、破碎,完整者展平后呈卵圆形,长 4~11cm,宽 2.5~9cm。先端长尖或急尖,基部圆形或宽楔形,边缘具圆锯齿。两面紫色或上表面绿色,下表面紫色,疏生灰白色毛,下表面有多数凹点状的腺鳞。叶柄长 2~7cm,紫色或紫绿色。质脆。带嫩枝者,枝的直径2~5mm,紫绿色,断面中部有髓。气清香,味微辛。

【鉴别】 (1)本品叶表面制片:表皮细胞中某些细胞内含有紫色素,滴加 10%盐酸溶液,立即显红色;或滴加 5%氢氧化钾溶液,即显鲜绿色,后变为黄绿色。

本品粉末棕绿色。非腺毛1~7细胞,直径 16~346μm,表面具线状纹理,有的细胞充满紫红色或粉红色物。腺毛头部多为 2 细胞,直径 17~36μm,柄单细胞。腺鳞常破碎,头部4~8细胞。上、下表皮细胞不规则形,垂周壁波状弯曲,气孔直轴式,下表皮气孔较多。草酸钙簇晶细小,存在于叶肉细胞中。

(2)取〔含量测定〕项下的挥发油,加正己烷制成每 1ml 含 10μl 的溶液,作为供试品溶液。另取紫苏醛对照品,加正己烷制成每 1ml 含 10μl 的溶液,作为对照品溶液。照薄层色谱法(通则 0502)试验,吸取上述两种溶液各 2μl,分别点于同一硅胶 G 薄层板上,以正己烷-乙酸乙酯(15∶1)为展开剂,展开,取出,晾干,喷以二硝基苯肼乙醇试液。供试品色谱中,在与对照品色谱相应的位置上,显相同颜色的斑点。

(3)取本品粉末 0.5g,加甲醇 25ml,超声处理 30 分钟,滤过,滤液浓缩至干,加甲醇 2ml 使溶解,作为供试品溶液。另取紫苏叶对照药材 0.5g,同法制成对照药材溶液。照薄层色谱法(通则 0502)试验,吸取上述两种溶液各 3μl,分别点于同一硅胶 G 薄层板上,以乙酸乙酯-甲醇-甲酸-水(9∶0.5∶1∶0.5)为展开剂,展开,取出,晾干,喷以 10%硫酸乙醇溶液,在105℃加热至斑点显色清晰,置紫外光灯(365nm)下检视。供试品色谱中,在与对照药材色谱相应的位置上,显相同颜色的荧光斑点。

【检查】 水分 不得过 12.0%(通则 0832 第四法)。

【含量测定】 照挥发油测定法(通则 2204)测定,保持微

沸 2.5 小时。

本品含挥发油不得少于 0.40%(ml/g)。

饮片

【炮制】 除去杂质和老梗;或喷淋清水,切碎,干燥。

【性状】 本品呈不规则的段或未切叶。叶多皱缩卷曲、破碎,完整者展平后呈卵圆形。边缘具圆锯齿。两面紫色或上表面绿色,下表面紫色,疏生灰白色毛。叶柄紫色或紫绿色。带嫩枝者,枝的直径 2~5mm,紫绿色,切面中部有髓。气清香,味微辛。

【含量测定】 同药材,含挥发油不得少于 0.20%(ml/g)。

【鉴别】【检查】 同药材。

【性味与归经】 辛,温。归肺、脾经。

【功能与主治】 解表散寒,行气和胃。用于风寒感冒,咳嗽呕恶,妊娠呕吐,鱼蟹中毒。

【用法与用量】 5~10g。

【贮藏】 置阴凉干燥处。

紫 苏 梗

Zisugeng

PERILLAE CAULIS

本品为唇形科植物紫苏 Perilla frutescens(L.)Britt. 的干燥茎。秋季果实成熟后采割,除去杂质,晒干,或趁鲜切片,晒干。

【性状】 本品呈方柱形,四棱钝圆,长短不一,直径0.5~1.5cm。表面紫棕色或暗紫色,四面有纵沟和细纵纹,节部稍膨大,有对生的枝痕和叶痕。体轻,质硬,断面裂片状。切片厚 2~5mm,常呈斜长方形,木部黄白色,射线细密,呈放射状,髓部白色,疏松或脱落。气微香,味淡。

【鉴别】 (1)本品粉末黄白色至灰绿色。木纤维众多,多成束,直径 8~45μm。中柱鞘纤维淡黄色或黄棕色,长梭形,直径 10~46μm,有的孔沟明显。表皮细胞棕黄色,表面观呈多角形或类方形,垂周壁连珠状增厚。草酸钙针晶细小,充塞于薄壁细胞中。

(2)取本品粉末 1g,加甲醇 25ml,超声处理 30 分钟,滤过,滤液浓缩至干,残渣加甲醇 1ml 使溶解,作为供试品溶液。另取迷迭香酸对照品,加甲醇制成每 1ml 含 0.2mg 的溶液,作为对照品溶液。照薄层色谱法(通则 0502)试验,吸取上述两种溶液各 2μl,分别点于同一硅胶 G 薄层板上,以正己烷-乙酸乙酯-甲酸(3∶3∶0.2)为展开剂,展开,取出,晾干,置紫外光灯(365nm)下检视。供试品色谱中,在与对照品色谱相应的位置上,显相同颜色的荧光斑点。

【检查】 水分 不得过 9.0%(通则 0832 第二法)。

总灰分 不得过 5.0%(通则 2302)。

【含量测定】 避光操作。照高效液相色谱法(通则

0512）测定。

色谱条件与系统适用性试验 以十八烷基硅烷键合硅胶为填充剂；以甲醇-0.1％甲酸溶液（38∶62）为流动相；检测波长为 330nm。理论板数按迷迭香酸峰计算应不低于 3000。

对照品溶液的制备 取迷迭香酸对照品适量，精密称定，加 60％丙酮制成每 1ml 含 40μg 的溶液，即得。

供试品溶液的制备 取本品粉末（过三号筛）约 0.5g，精密称定，置具塞锥形瓶中，精密加入 60％丙酮 25ml，密塞，称定重量，超声处理（功率 250W，频率 40kHz）30 分钟，再称定重量，用 60％丙酮补足减失的重量，摇匀，滤过，取续滤液，即得。

测定法 分别精密吸取对照品溶液 10μl 与供试品溶液 5～20μl，注入液相色谱仪，测定，即得。

本品按干燥品计算，含迷迭香酸（$C_{18}H_{16}O_8$）不得少于 0.10％。

饮片

【炮制】 除去杂质，稍浸，润透，切厚片，干燥。

【性状】 本品呈类方形的厚片。表面紫棕色或暗紫色，有的可见对生的枝痕和叶痕。切面木部黄白色，有细密的放射状纹理，髓部白色，疏松或脱落。气微香，味淡。

【鉴别】【检查】 同药材。

【性味与归经】 辛，温。归肺、脾经。

【功能与主治】 理气宽中，止痛，安胎。用于胸膈痞闷，胃脘疼痛，嗳气呕吐，胎动不安。

【用法与用量】 5～10g。

【贮藏】 置干燥处。

紫 草
Zicao
ARNEBIAE RADIX

本品为紫草科植物新疆紫草 *Arnebia euchroma* (Royle) Johnst. 或内蒙紫草 *Arnebia guttata* Bunge 的干燥根。春、秋二季采挖，除去泥沙，干燥。

【性状】 **新疆紫草**（软紫草） 呈不规则的长圆柱形，多扭曲，长 7～20cm，直径 1～2.5cm。表面紫红色或紫褐色，皮部疏松，呈条形片状，常 10 余层重叠，易剥落。顶端有的可见分歧的茎残基。体轻，质松软，易折断，断面不整齐，木部较小，黄白色或黄色。气特异，味微苦、涩。

内蒙紫草 呈圆锥形或圆柱形，扭曲，长 6～20cm，直径 0.5～4cm。根头部略粗大，顶端有残茎 1 或多个，被短硬毛。表面紫红色或暗紫色，皮部略薄，常数层相叠，易剥离。质硬而脆，易折断，断面较整齐，皮部紫红色，木部较小，黄白色。气特异，味涩。

【鉴别】 （1）粉末深紫红色。非腺毛单细胞，直径 13～

56μm，基部膨大成喇叭状，壁具纵细条纹，有的胞腔内含紫红色色素。栓化细胞红棕色，表面观呈多角形或圆多角形，含紫红色色素。薄壁细胞较多，淡棕色或无色，大多充满紫红色色素。导管主为网纹导管，少有具缘纹孔导管，直径 7～110μm。

（2）取本品粉末 0.5g，加石油醚（60～90℃）20ml，超声处理 20 分钟，滤过，滤液浓缩至 1ml，作为供试品溶液。另取紫草对照药材 0.5g，同法制成对照药材溶液。照薄层色谱法（通则 0502）试验，吸取两种溶液各 4μl，分别点于同一硅胶 G 薄层板上，以环己烷-甲苯-乙酸乙酯-甲酸（5∶5∶0.5∶0.1）为展开剂，展开，取出，晾干。供试品色谱中，在与对照药材色谱相应的位置上，显相同的紫红色斑点；再喷以 10％氢氧化钾甲醇溶液，斑点变为蓝色。

【检查】 **水分** 不得过 15.0％（通则 0832 第二法）。

【含量测定】 **羟基萘醌总色素** 取本品适量，在 50℃干燥 3 小时，粉碎（过三号筛），取约 0.5g，精密称定，置 100ml 量瓶中，加乙醇至刻度，4 小时内时时振摇，滤过。精密量取续滤液 5ml，置 25ml 量瓶中，加乙醇至刻度，摇匀。照紫外-可见分光光度法（通则 0401），在 516nm 波长处测定吸光度，按左旋紫草素（$C_{16}H_{16}O_5$）的吸收系数（$E_{1cm}^{1\%}$）为 242 计算，即得。

本品含羟基萘醌总色素以左旋紫草素（$C_{16}H_{16}O_5$）计，不得少于 0.80％。

β,β'-二甲基丙烯酰阿卡宁 照高效液相色谱法（通则 0512）测定。

色谱条件与系统适用性试验 以十八烷基硅烷键合硅胶为填充剂；以乙腈-水-甲酸（70∶30∶0.05）为流动相；检测波长为 275nm。理论板数按 β,β'-二甲基丙烯酰阿卡宁峰计算应不低于 2000。

对照品溶液的制备 取 β,β'-二甲基丙烯酰阿卡宁对照品适量，精密称定，加乙醇制成每 1ml 含 0.1mg 的溶液，即得。

供试品溶液的制备 取本品粉末（过四号筛）约 0.5g，精密称定，置具塞锥形瓶中，精密加入石油醚（60～90℃）25ml，称定重量，超声处理（功率 250W，频率 33kHz）30 分钟，放冷，再称定重量，用石油醚（60～90℃）补足减失的重量，摇匀，滤过。精密量取续滤液 10ml，蒸干，残渣加流动相溶解，转移至 10ml 量瓶中，加流动相至刻度，摇匀，滤过，取续滤液，即得。

测定法 分别精密吸取对照品溶液与供试品溶液各 10μl，注入液相色谱仪，测定，即得。

本品按干燥品计算，含 β,β'-二甲基丙烯酰阿卡宁（$C_{21}H_{22}O_6$）不得少于 0.30％。

饮片

【炮制】 **新疆紫草** 除去杂质，切厚片或段。

内蒙紫草 除去杂质，洗净，润透，切薄片，干燥。

新疆紫草切片 为不规则的圆柱形切片或条形片状，直径 1～2.5cm。紫红色或紫褐色。皮部深紫色。圆柱形切片，木部较小，黄白色或黄色。

内蒙紫草切片 为不规则的圆柱形切片或条形片状，有的可见短硬毛,直径 0.5～4cm,质硬而脆。紫红色或紫褐色。皮部深紫色。圆柱形切片,木部较小,黄白色或黄色。

【鉴别】【检查】【含量测定】　同药材。

【性味与归经】　甘、咸,寒。归心、肝经。

【功能与主治】　清热凉血,活血解毒,透疹消斑。用于血热毒盛,斑疹紫黑,麻疹不透,疮疡,湿疹,水火烫伤。

【用法与用量】　5～10g。外用适量,熬膏或用植物油浸泡涂擦。

【贮藏】　置干燥处。

紫　珠　叶
Zizhuye
CALLICARPAE FORMOSANAE FOLIUM

本品为马鞭草科植物杜虹花 *Callicarpa formosana* Rolfe 的干燥叶。夏、秋二季枝叶茂盛时采摘,干燥。

【性状】　本品多皱缩、卷曲,有的破碎。完整叶片展平后呈卵状椭圆形或椭圆形,长 4～19cm,宽 2.5～9cm。先端渐尖或钝圆,基部宽楔形或钝圆,边缘有细锯齿,近基部全缘。上表面灰绿色或棕绿色,被星状毛和短粗毛;下表面淡绿色或淡棕绿色,密被黄褐色星状毛和金黄色腺点,主脉和侧脉突出,小脉伸入齿端。叶柄长 0.5～1.5cm。气微,味微苦涩。

【鉴别】　(1)本品粉末灰黄色至棕褐色。非腺毛有两种:一种为星状毛,大多碎断,木化,完整者 1 至数轮,每轮 1～6 侧生细胞;另一种非腺毛 1～3 细胞,直径 25～33μm,壁较厚。腺鳞头部 8～11 细胞,扁球形,柄极短。小腺毛头部 2～4 细胞,柄 1～2 细胞。草酸钙簇晶细小,散布于叶肉细胞中。

(2)取本品粉末 1g,加乙醚 30ml,加热回流 30 分钟,滤过,滤液蒸干,残渣加甲醇 2ml 使溶解,取上清液作为供试品溶液。另取熊果酸对照品,加甲醇制成每 1ml 含 1mg 的溶液,作为对照品溶液。照薄层色谱法(通则 0502)试验,吸取供试品溶液 3～5μl、对照品溶液 3μl,分别点于同一硅胶 G 薄层板上,以环己烷-三氯甲烷-乙酸乙酯-冰醋酸(20:5:8:0.1)为展开剂,展开,取出,晾干,喷以 10%硫酸乙醇溶液,在 105℃加热至斑点显色清晰。供试品色谱中,在与对照品色谱相应的位置上,显相同颜色的斑点。

【检查】　水分　不得过 15.0%(通则 0832 第二法)。

总灰分　不得过 11.0%(通则 2302)。

【浸出物】　照醇溶性浸出物测定法(通则 2201)项下的热浸法测定,用稀乙醇作溶剂,不得少于 20.0%。

【含量测定】　照高效液相色谱法(通则 0512)测定。

色谱条件与系统适用性试验　以十八烷基硅烷键合硅胶为填充剂;以乙腈-0.5%磷酸溶液(17:83)为流动相;检测波长为 332nm。理论板数按毛蕊花糖苷峰计算应不低于 3000。

对照品溶液的制备　取毛蕊花糖苷对照品适量,精密称定,加 50%甲醇制成每 1ml 含 50μg 的溶液,即得。

供试品溶液的制备　取本品粉末(过四号筛)约 0.25g,精密称定,置具塞锥形瓶中,精密加入 50%甲醇 50ml,密塞,称定重量,放置过夜,加热回流 1 小时,放冷,再称定重量,用 50%甲醇补足减失的重量,摇匀,滤过,取续滤液,即得。

测定法　分别精密吸取对照品溶液与供试品溶液各 10μl,注入液相色谱仪,测定,即得。

本品按干燥品计算,含毛蕊花糖苷($C_{29}H_{36}O_{15}$)不得少于 0.50%。

饮片

【炮制】　除去杂质,洗净,切段,干燥。

【性味与归经】　苦、涩,凉。归肝、肺、胃经。

【功能与主治】　凉血收敛止血,散瘀解毒消肿。用于衄血,咯血,吐血,便血,崩漏,外伤出血,热毒疮疡,水火烫伤。

【用法与用量】　3～15g;研末吞服 1.5～3g。外用适量,敷于患处。

【贮藏】　置通风干燥处。

紫　萁　贯　众
Ziqiguanzhong
OSMUNDAE RHIZOMA

本品为紫萁科植物紫萁 *Osmunda japonica* Thunb. 的干燥根茎和叶柄残基。春、秋二季采挖,洗净,除去须根,晒干。

【性状】　本品略呈圆锥形或圆柱形,稍弯曲,长 10～20cm,直径 3～6cm。根茎横生或斜生,下侧着生黑色而硬的细根;上侧密生叶柄残基,叶柄基部呈扁圆形,斜向上,长 4～6cm,直径 0.2～0.5cm,表面棕色或棕黑色,切断面有"U"形筋脉纹(维管束),常与皮部分开。质硬,不易折断。气微,味甘、微涩。

【鉴别】　(1)叶柄基部横切面:表皮黄色,多脱落。下皮为 10 余列棕色厚壁细胞组成的环带。内皮层明显。周韧维管束"U"形,韧皮部有红棕色的分泌细胞散在;木质部管胞聚集 8～11 群,呈半圆形排列;维管束凹入侧有厚壁组织。薄壁细胞含淀粉粒。

(2)取本品粉末 3g,加含 1%盐酸的稀乙醇 50ml,加热回流 1 小时,放冷,滤过,滤液蒸干,残渣加水 30ml 使溶解,用乙酸乙酯振摇提取 2 次,每次 20ml,合并乙酸乙酯液,用水洗涤至中性,蒸干,残渣加乙酸乙酯 5ml 使溶解,加于硅胶柱(160～200 目,2g,内径为 1.8cm,干法装柱)上,用乙酸乙酯 10ml 洗脱,收集洗脱液,蒸干,残渣加甲醇 1ml 使溶解,作为供试品溶液。另取紫萁酮对照品,加甲醇制成每 1ml 含 0.2mg 的溶液,作为对照品溶液。照薄层色谱法(通则 0502)试验,吸取上述两种溶液各 5μl,分别点于同一硅胶 GF$_{254}$薄层板上,以石油醚(60～90℃)-乙酸乙酯-甲酸(6:4:0.1)为展开剂,展开,取出,晾干,置紫外光灯(254nm)下检视。供试品色谱中,在与对照品色谱相应的位置上,显相同颜色的斑点。

【检查】 水分 不得过 10.0%(通则 0832 第二法)。

总灰分 不得过 6.0%(通则 2302)。

酸不溶性灰分 不得过 4.0%(通则 2302)。

【浸出物】 照醇溶性浸出物测定法(通则 2201)项下的热浸法测定,用稀乙醇作溶剂,不得少于 10.0%。

饮片

【炮制】 除去杂质,略泡,洗净,润透,切片,干燥。

【性味与归经】 苦、微寒;有小毒。归肺、胃、肝经。

【功能与主治】 清热解毒,止血,杀虫。用于疫毒感冒,热毒泻痢,痈疽肿毒,吐血,衄血,便血,崩漏,虫积腹痛。

【用法与用量】 5～9g。

【贮藏】 置干燥处。

紫 菀

Ziwan

ASTERIS RADIX ET RHIZOMA

本品为菊科植物紫菀 Aster tataricus L. f. 的干燥根和根茎。春、秋二季采挖,除去有节的根茎(习称"母根")和泥沙,编成辫状晒干,或直接晒干。

【性状】 本品根茎呈不规则块状,大小不一,顶端有茎、叶的残基;质稍硬。根茎簇生多数细根,长 3～15cm,直径 0.1～0.3cm,多编成辫状;表面紫红色或灰红色,有纵皱纹;质较柔韧。气微香,味甜、微苦。

【鉴别】 (1)本品根横切面:表皮细胞多萎缩或有时脱落,内含紫红色色素。下皮细胞 1 列,略切向延长,侧壁及内壁稍厚,有的含紫红色色素。皮层宽广,有细胞间隙;分泌道 4～6 个,位于皮层内侧;内皮层明显。中柱小,木质部略呈多角形;韧皮部束位于木质部弧角间;中央通常有髓。

根茎表皮有腺毛,皮层散有石细胞和厚壁细胞。根和根茎薄壁细胞含菊糖,有的含草酸钙簇晶。

(2)取本品粉末 1g,加甲醇 25ml,超声处理 30 分钟,滤过,滤液挥干,残渣加乙酸乙酯 1ml 使溶解,作为供试品溶液。另取紫菀酮对照品,加乙酸乙酯制成每 1ml 含 1mg 的溶液,作为对照品溶液。照薄层色谱法(通则 0502)试验,吸取上述两种溶液各 3μl,分别点于同一硅胶 G 薄层板上,以石油醚(60～90℃)-乙酸乙酯(9:1)为展开剂,展开,取出,晾干,喷以 10%硫酸乙醇溶液,在 105℃加热至斑点显色清晰,分别置日光和紫外光灯(365nm)下检视。供试品色谱中,在与对照品色谱相应的位置上,显相同颜色的斑点或荧光斑点。

【检查】 水分 不得过 15.0%(通则 0832 第二法)。

总灰分 不得过 15.0%(通则 2302)。

酸不溶性灰分 不得过 8.0%(通则 2302)。

【浸出物】 照水溶性浸出物测定法(通则 2201)项下的热浸法测定,不得少于 45.0%。

【含量测定】 照高效液相色谱法(通则 0512)测定。

色谱条件与系统适用性试验 以十八烷基硅烷键合硅胶为填充剂;以乙腈-水(96:4)为流动相;检测波长为 200nm;柱温 40℃。理论板数按紫菀酮峰计算应不低于 3500。

对照品溶液的制备 取紫菀酮对照品适量,精密称定,加乙腈制成每 1ml 含 0.1mg 的溶液,即得。

供试品溶液的制备 取本品粉末(过三号筛)约 1g,精密称定,置具塞锥形瓶中,精密加入甲醇 20ml,称定重量,40℃温浸 1 小时,超声处理(功率 250W,频率 40kHz)15 分钟,取出,放冷,再称定重量,用甲醇补足减失的重量,摇匀,滤过,取续滤液,即得。

测定法 分别精密吸取对照品溶液与供试品溶液各 20μl,注入液相色谱仪,测定,即得。

本品按干燥品计算,含紫菀酮($C_{30}H_{50}O$)不得少于 0.15%。

饮片

【炮制】 紫菀 除去杂质,洗净,稍润,切厚片或段,干燥。

【性状】 本品呈不规则的厚片或段。根外表皮紫红色或灰红色,有纵皱纹。切面淡棕色,中心具棕黄色的木心。气微香,味甜,微苦。

【鉴别】【检查】(水分)【浸出物】【含量测定】 同药材。

蜜紫菀 取紫菀片(段),照蜜炙法(通则 0213)炒至不粘手。

【性状】 本品形如紫菀片(段),表面棕褐色或紫棕色。有蜜香气,味甜。

【检查】 水分 同药材,不得过 16.0%。

【含量测定】 同药材,含紫菀酮($C_{30}H_{50}O$)不得少于 0.10%。

【鉴别】 同药材。

【性味与归经】 辛、苦,温。归肺经。

【功能与主治】 润肺下气,消痰止咳。用于痰多喘咳,新久咳嗽,劳嗽咳血。

【用法与用量】 5～10g。

【贮藏】 置阴凉干燥处,防潮。

蛤 壳

Geqiao

MERETRICIS CONCHA

CYCLINAE CONCHA

本品为帘蛤科动物文蛤 Meretrix meretrix Linnaeus 或

青蛤 *Cyclina sinensis* Gmelin 的贝壳。夏、秋二季捕捞,去肉,洗净,晒干。

【性状】 **文蛤** 扇形或类圆形,背缘略呈三角形,腹缘呈圆弧形,长 3～10cm,高 2～8cm。壳顶突出,位于背面,稍靠前方。壳外面光滑,黄褐色,同心生长纹清晰,通常在背部有锯齿状或波纹状褐色花纹。壳内面白色,边缘无齿纹,前后壳缘有时略带紫色,铰合部较宽,右壳有主齿 3 个和前侧齿 2 个;左壳有主齿 3 个和前侧齿 1 个。质坚硬,断面有层纹。气微,味淡。

青蛤 类圆形,壳顶突出,位于背侧近中部。壳外面淡黄色或棕红色,同心生长纹凸出壳面略呈环肋状。壳内面白色或淡红色,边缘常带紫色并有整齐的小齿纹,铰合部左右两壳均具主齿 3 个,无侧齿。

【鉴别】 (1)本品粉末类白色。不规则状碎块,呈明显的颗粒性,有的表面可见较细密条纹与较宽条纹交织而成的网状纹理,较宽条纹平直或稍弯曲。

(2)取本品粉末 4g,加稀盐酸 30ml,即产生大量气泡,滤过,滤液用氢氧化钠试液调节 pH 值至 5,静置,离心(转速为每分钟 12000 转)10 分钟,取沉淀 15ml 安瓿中,加 6.0mol/L 盐酸 10ml,150℃水解 1 小时。水解液蒸干,残渣加 10%异丙醇-0.1mol/L 盐酸溶液 1ml 使溶解,作为供试品溶液。另取蛤壳对照药材 4g,同法制成对照药材溶液。照薄层色谱法(通则 0502)试验,吸取上述两种溶液各 2μl,分别点于同一硅胶 G 薄层板上,以正丁醇-冰醋酸-水-丙酮-无水乙醇-0.5%茚三酮丙酮溶液(40：14：12：5：4：4)为展开剂,展开,取出,晾干,在 105℃加热至斑点显色清晰。供试品色谱中,在与对照药材色谱相应的位置上,显相同颜色的斑点。

【检查】 **酸不溶性灰分** 取本品粉末 2g,置炽灼至恒重的坩埚中,炽灼至完全灰化,加入稀盐酸约 20ml,照灰分测定法(通则 2302)测定,不得过 2.0%。

重金属及有害元素 照铅、镉、砷、汞、铜测定法(通则 2321 原子吸收分光光度法或电感耦合等离子体质谱法)测定,铅不得过 5mg/kg;镉不得过 0.3mg/kg;砷不得过 2mg/kg;汞不得过 0.2mg/kg;铜不得过 20mg/kg。

饮片

【炮制】 **蛤壳** 洗净,碾碎,干燥。

【性状】 本品为不规则碎片。碎片外面黄褐色或棕红色,可见同心生长纹。内面白色。质坚硬。断面有层纹。气微,味淡。

煅蛤壳 取净蛤壳,照明煅法(通则 0213)煅至酥脆。

【性状】 本品为不规则碎片或粗粉。灰白色,碎片外面有时可见同心生长纹。质酥脆。断面有层纹。

【含量测定】 取本品细粉约 0.12g,精密称定,置锥形瓶中,加稀盐酸 3ml,加热至微沸使溶解,加水 100ml 与甲基红指示液 1 滴,滴加氢氧化钾试液至显黄色,继续多加 10ml,再加钙黄绿素指示剂少量,用乙二胺四醋酸二钠滴定液(0.05mol/L)滴定至溶液黄绿色荧光消失而显橙色。每 1ml 乙二胺四醋酸二钠滴定液(0.05mol/L)相当于 5.004mg 的

碳酸钙($CaCO_3$)。

本品含碳酸钙($CaCO_3$)不得少于 95.0%。

【性味与归经】 苦、咸,寒。归肺、肾、胃经。

【功能与主治】 清热化痰,软坚散结,制酸止痛;外用收湿敛疮。用于痰火咳嗽,胸胁疼痛,痰中带血,瘰疬瘿瘤,胃痛吞酸;外治湿疹,烫伤。

【用法与用量】 6～15g,先煎,蛤粉包煎。外用适量,研极细粉撒布或油调后敷患处。

【贮藏】 置干燥处。

蛤　蚧

Gejie

GECKO

本品为壁虎科动物蛤蚧 *Gekko gecko* Linnaeus 的干燥体。全年均可捕捉,除去内脏,拭净,用竹片撑开,使全体扁平顺直,低温干燥。

【性状】 本品呈扁片状,头颈部及躯干部长 9～18cm,头颈部约占三分之一,腹背部宽 6～11cm,尾长 6～12cm。头略呈扁三角状,两眼多凹陷成窟窿,口内有细齿,生于颚的边缘,无异型大齿。吻部半圆形,吻鳞不切鼻孔,与鼻鳞相连,上鼻鳞左右各 1 片,上唇鳞 12～14 对,下唇鳞(包括颏鳞)21 片。腹背部呈椭圆形,腹薄。背部呈灰黑色或银灰色,有黄白色、灰绿色或橙红色斑点散在或密集成不显著的斑纹,脊椎骨和两侧肋骨突起。四足均具 5 趾;趾间仅具蹼迹,足趾底有吸盘。尾细而坚实,微现骨节,与背部颜色相同,有 6～7 个明显的银灰色环带,有的再生尾较原生尾短,且银灰色环带不明显。全身密被圆形或多角形微有光泽的细鳞。气腥,味微咸。

【鉴别】 (1)本品粉末淡黄色或淡灰黄色。横纹肌纤维侧面观有波峰状或稍平直的细密横纹;横断面观三角形、类圆形或类方形。鳞片近无色,表面可见半圆形或类圆形的隆起,略作覆瓦状排列,布有极细小的粒状物,有的可见圆形孔洞。皮肤碎片表面可见棕色或棕黑色色素颗粒。骨碎片不规则碎块状,表面有细小裂缝状或针状空隙;可见裂缝状骨陷窝。

(2)取本品粉末 0.4g,加 70%乙醇 5ml,超声处理 30 分钟,滤过,滤液作为供试品溶液。另取蛤蚧对照药材 0.4g,同法制成对照药材溶液。照薄层色谱法(通则 0502)试验,吸取上述两种溶液各 5～8μl,分别点于同一硅胶 G 薄层板上,以正丁醇-冰醋酸-水(3：1：1)为展开剂,展开 15cm,取出,晾干,喷以茚三酮试液,在 105℃加热至斑点显色清晰。供试品色谱中,在与对照药材色谱相应的位置上,显相同颜色的斑点。

【浸出物】 照醇溶性浸出物测定法(通则 2201)项下的冷浸法测定,用稀乙醇作溶剂,不得少于 8.0%。

饮片

【炮制】 **蛤蚧** 除去鳞片及头足,切成小块。

【性状】 本品呈不规则的片状小块。表面灰黑色或银灰色,有棕黄色的斑点及鳞甲脱落的痕迹。切面黄白色或灰黄色。脊椎骨和肋骨突起。气腥,味微咸。

【鉴别】【浸出物】 同药材。

酒蛤蚧 取蛤蚧块,用黄酒浸润后,烘干。

【性状】 本品形如蛤蚧块,微有酒香气,味微咸。

【鉴别】【浸出物】 同药材。

【性味与归经】 咸,平。归肺、肾经。

【功能与主治】 补肺益肾,纳气定喘,助阳益精。用于肺肾不足,虚喘气促,劳嗽咳血,阳痿,遗精。

【用法与用量】 3～6g,多入丸散或酒剂。

【贮藏】 用木箱严密封装,常用花椒拌存,置阴凉干燥处,防蛀。

黑 芝 麻
Heizhima
SESAMI SEMEN NIGRUM

本品为脂麻科植物脂麻 *Sesamum indicum* L. 的干燥成熟种子。秋季果实成熟时采割植株,晒干,打下种子,除去杂质,再晒干。

【性状】 本品呈扁卵圆形,长约 3mm,宽约 2mm。表面黑色,平滑或有网状皱纹。尖端有棕色点状种脐。种皮薄,子叶 2,白色,富油性。气微,味甘,有油香气。

【鉴别】 (1)粉末灰褐色或棕黑色。种皮表皮细胞成片,胞腔含黑色色素,表面观呈多角形,内含球状结晶体;断面观呈栅状,外壁和上半部侧壁菲薄,大多破碎,下半部侧壁和内壁增厚。草酸钙结晶常见,球状或半球形结晶散在或存在于种皮表皮细胞中,直径 $14～38\mu m$;柱晶散在或存在于颓废细胞中,长约至 $24\mu m$,直径 $2～12\mu m$。

(2)取本品 1g,研碎,加石油醚(60～90℃)10ml,浸泡 1 小时,倾取上清液,置试管中,加含蔗糖 0.1g 的盐酸 10ml,振摇半分钟,酸层显粉红色,静置后,渐变为红色。

(3)取本品 0.5g,捣碎,加无水乙醇 20ml,超声处理 20 分钟,滤过,滤液蒸干,残渣加无水乙醇 1ml 使溶解,静置,取上清液作为供试品溶液。另取黑芝麻对照药材 0.5g,同法制成对照药材溶液。再取芝麻素对照品、β-谷甾醇对照品,加无水乙醇分别制成每 1ml 含 1mg 的溶液,作为对照品溶液。照薄层色谱法(通则 0502)试验,吸取上述供试品溶液和对照药材溶液各 8μl、对照品溶液各 4μl,分别点于同一硅胶 G 薄层板上,以环己烷-乙醚-乙酸乙酯(20∶5.5∶2.5)为展开剂,展开,取出,晾干,喷以 10%硫酸乙醇溶液,加热至斑点显色清晰。供试品色谱中,在与对照药材色谱和对照品色谱相应的位置上,显相同颜色的斑点。

【检查】 杂质 不得过 3%(通则 2301)。

水分 不得过 6.0%(通则 0832 第二法)。

总灰分 不得过 8.0%(通则 2302)。

饮片

【炮制】 黑芝麻 除去杂质,洗净,晒干。用时捣碎。

【性状】【鉴别】【检查】(水分 总灰分) 同药材。

炒黑芝麻 取净黑芝麻,照清炒法(通则 0213)炒至有爆声。用时捣碎。

【性状】 本品形如黑芝麻,微鼓起,有的可见爆裂痕,有油香气。

【鉴别】【检查】(水分 总灰分) 同药材。

【性味与归经】 甘,平。归肝、肾、大肠经。

【功能与主治】 补肝肾,益精血,润肠燥。用于精血亏虚,头晕眼花,耳鸣耳聋,须发早白,病后脱发,肠燥便秘。

【用法与用量】 9～15g。

【贮藏】 置通风干燥处,防蛀。

黑 豆
Heidou
SOJAE SEMEN NIGRUM

本品为豆科植物大豆 *Glycine max*(L.)Merr. 的干燥成熟种子。秋季采收成熟果实,晒干,打下种子,除去杂质。

【性状】 本品呈椭圆形或类球形,稍扁,长 6～12mm,直径 5～9mm。表面黑色或灰黑色,光滑或有皱纹,具光泽,一侧有淡黄白色长椭圆形种脐。质坚硬。种皮薄而脆,子叶 2,肥厚,黄绿色或淡黄色。气微,味淡,嚼之有豆腥味。

【鉴别】 (1)本品粉末黄绿色。种皮栅状细胞紫红色,侧面观细胞 1 列,长 $50～80\mu m$,壁厚,具光辉带;表面观呈多角形或长多角形,直径约至 $18\mu m$。种皮支持细胞 1 列,侧面观呈哑铃状或骨状,长 $26～185\mu m$;表面观呈类圆形或扁圆形,直径 $10～28\mu m$,可见两个同心圆圈。子叶细胞含糊粉粒和脂肪油滴。草酸钙结晶,存在于子叶细胞中,呈柱状、双锥形或方形,长 $3～33\mu m$,直径 $3～10\mu m$。

(2)取本品粉末 2g,加甲醇 20ml,超声处理 30 分钟,滤过,滤液蒸干,残渣加甲醇 1ml 使溶解,作为供试品溶液。另取黑豆对照药材 2g,同法制成对照药材溶液。再取大豆苷对照品、大豆苷元对照品,加甲醇分别制成每 1ml 各含 1mg 的溶液,作为对照品溶液。照薄层色谱法(通则 0502)试验,吸取上述四种溶液各 5μl,分别点于同一硅胶 G 薄层板上,以甲苯-甲醇-甲酸(14∶6∶0.1)为展开剂,展开,取出,晾干,置紫外光灯(254nm)下检视。供试品色谱中,在与对照药材色谱和对照品色谱相应的位置上,显相同颜色的荧光斑点。

【检查】　水分　不得过 9.0%（通则 0832 第二法）。

总灰分　不得过 7.0%（通则 2302）。

【浸出物】　照醇溶性浸出物测定法（通则 2201）项下的热浸法测定，用乙醇作溶剂，不得少于 12.0%。

【性味与归经】　甘，平。归脾、肾经。

【功能与主治】　益精明目，养血祛风，利水，解毒。用于阴虚烦渴，头晕目昏，体虚多汗，肾虚腰痛，水肿尿少，痹痛拘挛，手足麻木，药食中毒。

【用法与用量】　9～30g。外用适量，煎汤洗患处。

【贮藏】　置通风干燥处，防蛀。

黑 种 草 子
Heizhongcaozi
NIGELLAE SEMEN

本品系维吾尔族习用药材。为毛茛科植物腺毛黑种草 *Nigella glandulifera* Freyn et Sint. 的干燥成熟种子。夏、秋二季果实成熟时采割植株，晒干，打下种子，除去杂质，晒干。

【性状】　本品呈三棱状卵形，长 2.5～3mm，宽约 1.5mm。表面黑色，粗糙，顶端较狭而尖，下端稍钝，有不规则的突起。质坚硬，断面灰白色，有油性。气微香，味辛。

【鉴别】　（1）本品横切面：种皮表皮细胞 1 列，大小不一，类长方形或不规则长圆形，多切向延长，外壁大多向外突起呈乳突状或延伸似非腺毛状，壁稍厚，暗棕色，角质层较薄，隐约可见细密颗粒状纹理；种皮薄壁细胞 3～4 列，长方形或不规则形，略切向延长；内表皮细胞 1 列，扁平形，棕色。外胚乳为 1 列长方形细胞，径向延长，有时呈颓废状；内胚乳细胞多角形，充满油滴和糊粉粒。子叶细胞多角形或类圆形，最外一层略径向延长，充满糊粉粒和脂肪油滴。

粉末灰黑色。种皮表皮细胞暗棕色，表面观类多角形，大小不一，外壁拱起或呈乳突状。种皮内表皮细胞棕色，表面观长方形、类方形或类多角形，垂周壁连珠状增厚，平周壁有细密网状纹理。胚乳细胞多角形，内含油滴和糊粉粒。

（2）取常春藤皂苷元对照品，加甲醇制成每 1ml 含 1mg 的溶液，作为对照品溶液。照薄层色谱法（通则 0502）试验，吸取[含量测定]项下的供试品溶液 2～5μl 和上述对照品溶液 2μl，分别点于同一硅胶 G 薄层板上，以环己烷-乙酸乙酯-冰醋酸（6：4：0.25）为展开剂，展开，取出，晾干，喷以 10%硫酸乙醇溶液，在 105℃加热至斑点显色清晰，分别置日光和紫外光灯（365nm）下检视。供试品色谱中，在与对照品色谱相应的位置上，显相同颜色的斑点或荧光斑点。

【检查】　杂质　不得过 5%（通则 2301）。

水分　不得过 10.0%（通则 0832 第四法）。

总灰分　不得过 8.0%（通则 2302）。

【浸出物】　照醇溶性浸出物测定法（通则 2201）项下的热浸法测定，用乙醇作溶剂，不得少于 25.0%。

【含量测定】　照高效液相色谱法（通则 0512）测定。

色谱条件与系统适用性试验　以十八烷基硅烷键合硅胶为填充剂；以甲醇-水-冰醋酸-三乙胺（87：13：0.04：0.02）为流动相；检测波长为 210nm。理论板数按常春藤皂苷元峰计算应不低于 3000。

对照品溶液的制备　取常春藤皂苷元对照品适量，精密称定，加甲醇制成每 1ml 含 0.6mg 的溶液，即得。

供试品溶液的制备　取本品粉末（过三号筛）约 1g，精密称定，置索氏提取器中，加石油醚（60～90℃）适量，加热回流提取 2 小时，弃去石油醚液，药渣挥干，加甲醇适量，继续加热回流提取 4 小时，回收溶剂至干，残渣加正丁醇饱和的水 15ml 使溶解，并转移至分液漏斗中，加水饱和的正丁醇振摇提取 3 次，每次 20ml，合并正丁醇液，回收溶剂至干，残渣加甲醇 20ml、盐酸 2ml，加热回流 4 小时，放冷，加水 10ml，摇匀，用三氯甲烷振摇提取 3 次，每次 20ml，合并三氯甲烷液，回收溶剂至干，残渣加甲醇溶解，转移至 10ml 量瓶中，加甲醇至刻度，摇匀，滤过，取续滤液，即得。

测定法　分别精密吸取对照品溶液与供试品溶液各 10μl，注入液相色谱仪，测定，即得。

本品按干燥品计算，含常春藤皂苷元（$C_{30}H_{48}O_4$）不得少于 0.50%。

【性味与归经】　甘、辛，温。

【功能与主治】　补肾健脑，通经，通乳，利尿。用于耳鸣健忘，经闭乳少，热淋，石淋。

【用法与用量】　2～6g。

【注意】　孕妇及热性病患者禁用。

【贮藏】　置阴凉干燥处。

锁 阳
Suoyang
CYNOMORII HERBA

本品为锁阳科植物锁阳 *Cynomorium songaricum* Rupr. 的干燥肉质茎。春季采挖，除去花序，切段，晒干。

【性状】　本品呈扁圆柱形，微弯曲，长 5～15cm，直径 1.5～5cm。表面棕色或棕褐色，粗糙，具明显纵沟和不规则凹陷，有的残存三角形的黑棕色鳞片。体重，质硬，难折断，断面浅棕色或棕褐色，有黄色三角状维管束。气微，味甘而涩。

【鉴别】　（1）本品粉末黄棕色。淀粉粒极多，常存在于含棕色物的薄壁细胞中，或包埋于棕色块中；单粒类球形或椭圆形，直径 4～32μm，脐点十字状、裂缝状或点状，大粒层纹隐约可见。栓内层细胞淡棕色，表面观呈类方形或类长方形，壁多细波状弯曲,有的表面有纹理。导管黄棕色或近无色,主为网纹导管,也有螺纹导管,有的导管含淡棕色物。棕色块形状不一,略透明,常可见圆孔状腔隙。

(2)取本品粉末 1g,加水 10ml,浸渍 30 分钟,滤过,取滤液作为供试品溶液。另取脯氨酸对照品,加水制成每 1ml 含 2mg 的溶液,作为对照品溶液。照薄层色谱法(通则 0502)试验,吸取两种溶液各 5μl,分别点于同一硅胶 H 薄层板上,以正丙醇-冰醋酸-乙醇-水(4:1:1:2)为展开剂,展开,取出,晾干,喷以吲哚醌试液,晾干,在 100℃加热至斑点显色清晰。供试品色谱中,在与对照品色谱相应的位置上,显相同颜色的斑点。

(3)取本品粉末 1g,加乙酸乙酯 20ml,超声处理 30 分钟,滤过,滤液浓缩至 1ml,作为供试品溶液。另取熊果酸对照品,加甲醇制成每 1ml 含 0.5mg 的溶液,作为对照品溶液。照薄层色谱法(通则 0502)试验,吸取供试品溶液 10μl,对照品溶液 4μl,分别点于同一硅胶 G 薄层板上,以甲苯-乙酸乙酯-甲酸(20:4:0.5)为展开剂,展开,取出,晾干,喷以 10%硫酸乙醇溶液,加热至斑点显色清晰。供试品色谱中,在与对照品色谱相应的位置上,显相同的紫红色斑点。

【检查】　杂质　不得过 2%(通则 2301)。

水分　不得过 12.0%(通则 0832 第二法)。

总灰分　不得过 14.0%(通则 2302)。

【浸出物】　照醇溶性浸出物测定法(通则 2201)项下的热浸法测定,用乙醇作溶剂,不得少于 14.0%。

饮片

【炮制】　洗净,润透,切薄片,干燥。

【性状】　本品为不规则形或类圆形的片。外表皮棕色或棕褐色,粗糙,具明显纵沟及不规则凹陷。切面浅棕色或棕褐色,散在黄色三角状维管束。气微,味甘而涩。

【检查】　总灰分　同药材,不得过 9.0%(通则 2302)。

【浸出物】　同药材,不得少于 12.0%。

【鉴别】　【检查】(水分)　同药材。

【性味与归经】　甘,温。归肝、肾、大肠经。

【功能与主治】　补肾阳,益精血,润肠通便。用于肾阳不足,精血亏虚,腰膝痿软,阳痿滑精,肠燥便秘。

【用法与用量】　5～10g。

【贮藏】　置通风干燥处。

筋 骨 草

Jingucao

AJUGAE HERBA

本品为唇形科植物筋骨草 *Ajuga decumbens* Thunb. 的干燥全草。春季花开时采收,除去泥沙,晒干。

【性状】　本品长 10～35cm。根细小,暗黄色。地上部分灰

黄色或黄绿色,密被白色柔毛。细茎丛生,质软柔韧,不易折断。叶对生,多皱缩、破碎,完整叶片展平后呈匙形或倒卵状披针形,长 3～6cm,宽 1.5～2.5cm,绿褐色,边缘有波状粗齿,叶柄具狭翅。轮伞花序腋生,小花二唇形,黄棕色。气微,味苦。

【鉴别】　取本品粉末 1g,加甲醇 10ml,超声处理 30 分钟,滤过,取滤液作为供试品溶液。另取乙酰哈巴苷对照品、哈巴苷对照品,分别加甲醇制成每 1ml 含 1mg 的溶液,作为对照品溶液。照薄层色谱法(通则 0502)试验,吸取上述三种溶液各 2μl,分别点于同一硅胶 G 薄层板上,以乙酸乙酯-丙酮-甲酸-水(5:5:1:1)为展开剂,预平衡 30 分钟,展开,取出,晾干,喷以香草醛硫酸试液。供试品色谱中,在与对照品色谱相应的位置上,显相同颜色的斑点。

【检查】　水分　不得过 10.0%(通则 0832 第二法)。

总灰分　不得过 11.0%(通则 2302)。

酸不溶性灰分　不得过 4.0%(通则 2302)。

【含量测定】　照高效液相色谱法(通则 0512)测定。

色谱条件与系统适用性试验　以十八烷基硅烷键合硅胶为填充剂;以乙腈-水(12:88)为流动相;检测波长为 207nm。理论板数按乙酰哈巴苷峰计算应不低于 2000。

对照品溶液的制备　取乙酰哈巴苷对照品适量,精密称定,加甲醇制成每 1ml 含 0.2mg 的溶液,即得。

供试品溶液的制备　取本品粉末(过三号筛)约 0.5g,精密称定,置具塞锥形瓶中,精密加入 50%甲醇 50ml,称定重量,超声处理(功率 250W,频率 40kHz)30 分钟,放冷,再称定重量,用 50%甲醇补足减失的重量,摇匀,滤过,取续滤液,即得。

测定法　分别精密吸取对照品溶液与供试品溶液各 5～10μl,注入液相色谱仪,测定,即得。

本品按干燥品计算,含乙酰哈巴苷($C_{17}H_{26}O_{11}$)不得少于 0.40%。

饮片

【炮制】　除去杂质,洗净,切段,干燥。

【性味与归经】　苦,寒。归肺经。

【功能与主治】　清热解毒,凉血消肿。用于咽喉肿痛,肺热咯血,跌打肿痛。

【用法与用量】　15～30g。外用适量,捣烂敷患处。

【贮藏】　置阴凉干燥处。

鹅 不 食 草

Ebushicao

CENTIPEDAE HERBA

本品为菊科植物鹅不食草 *Centipeda minima* (L.) A. Br. et Aschers. 的干燥全草。夏、秋二季花开时采收,洗去泥沙,晒干。

【性状】　本品缠结成团。须根纤细,淡黄色。茎细,多分

枝;质脆,易折断,断面黄白色。叶小,近无柄;叶片多皱缩、破碎,完整者展平后呈匙形,表面灰绿色或棕褐色,边缘有 3～5 个锯齿。头状花序黄色或黄褐色。气微香,久嗅有刺激感,味苦、微辛。

【鉴别】 (1)本品粉末灰绿色至灰棕色。茎表皮细胞呈长方形或类多角形,壁稍厚,表面隐约可见角质纹理;具气孔。叶表皮细胞呈类多角形,垂周壁薄,波状弯曲;气孔不定式;副卫细胞 4～6 个。腺毛顶面观呈鞋底形,细胞成对排列,内含黄色物。花冠表皮细胞黄色,表面观呈长方形或类多角形,细胞向外延伸呈绒毛状突起,表面有角质纹理。非腺毛 2 列性,1 列为单细胞,稍短,另列为 2 细胞,基部细胞较短,先端常呈钩状或卷曲,上部 2/3 表面有微细角质纹理。花粉粒淡黄色,呈类圆形,直径 15～22μm,具 3 孔沟,表面有刺。

(2)取本品粉末 1g,加二氯甲烷 20ml,超声处理 30 分钟,滤过,滤液回收溶剂至干,残渣加甲醇 2ml 使溶解,作为供试品溶液。另取鹅不食草对照药材 1g,同法制成对照药材溶液。照薄层色谱法(通则 0502)试验,吸取上述两种溶液各 2μl,分别点于同一硅胶 G 薄层板上,以石油醚(60～90℃)-二氯甲烷(3：1)为展开剂,展开,取出,晾干,喷以 10%硫酸乙醇溶液,在 110℃加热至斑点显色清晰,置紫外光灯(365nm)下检视。供试品色谱中,在与对照药材色谱相应的位置上,显相同颜色的荧光斑点。

【检查】 杂质 不得过 2%(通则 2301)。

水分 不得过 12.0%(通则 0832 第二法)。

【浸出物】 照水溶性浸出物测定法(通则 2201)项下的冷浸法测定,不得少于 15.0%。

【含量测定】 照高效液相色谱法(通则 0512)测定。

色谱条件与系统适用性试验 以十八烷基硅烷键合硅胶为填充剂;以乙腈-水(45：55)为流动相;检测波长为 225nm。理论板数按短叶老鹳草素 A 峰计算应不低于 3000;短叶老鹳草素 A 与相邻色谱峰的分离度应符合要求。

对照品溶液的制备 取短叶老鹳草素 A 对照品适量,精密称定,加甲醇制成每 1ml 含 0.1mg 的溶液,即得。

供试品溶液的制备 取本品粉末(过二号筛)约 0.5g,精密称定,置具塞锥形瓶中,精密加入甲醇 20ml,密塞,称定重量,超声处理(功率 250W,频率 40kHz)30 分钟,放冷,再称定重量,用甲醇补足减失的重量,摇匀,滤过,取续滤液,即得。

测定法 分别精密吸取对照品溶液与供试品溶液各 10μl,注入液相色谱仪,测定,即得。

本品按干燥品计算,含短叶老鹳草素 A($C_{20}H_{26}O_5$)不得少于 0.10%。

饮片

【炮制】 除去杂质,切段,干燥。

【性状】 本品为不规则的小段,其余同药材。

【鉴别】【检查】(水分)【浸出物】【含量测定】 同药材。

【性味与归经】 辛,温。归肺经。

【功能与主治】 发散风寒,通鼻窍,止咳。用于风寒头痛,咳嗽痰多,鼻塞不通,鼻渊流涕。

【用法与用量】 6～9g。外用适量。

【贮藏】 置通风干燥处。

番 泻 叶
Fanxieye
SENNAE FOLIUM

本品为豆科植物狭叶番泻 *Cassia angustifolia* Vahl 或尖叶番泻 *Cassia acutifolia* Delile 的干燥小叶。

【性状】 狭叶番泻 呈长卵形或卵状披针形,长 1.5～5cm,宽 0.4～2cm,叶端急尖,叶基稍不对称,全缘。上表面黄绿色,下表面浅黄绿色,无毛或近无毛,叶脉稍隆起。革质。气微弱而特异,味微苦,稍有黏性。

尖叶番泻 呈披针形或长卵形,略卷曲,叶端短尖或微突,叶基不对称,两面均有细短毛茸。

【鉴别】 (1)本品粉末淡绿色或黄绿色。晶纤维多,草酸钙方晶直径 12～15μm。非腺毛单细胞,长 100～350μm,直径 12～25μm,壁厚,有疣状突起。草酸钙簇晶存在于叶肉薄壁细胞中,直径 9～20μm。上下表皮细胞表面观呈多角形,垂周壁平直;上下表皮均有气孔,主为平轴式,副卫细胞大多为 2 个,也有 3 个。

(2)取本品粉末 25mg,加水 50ml 和盐酸 2ml,置水浴中加热 15 分钟,放冷,加乙醚 40ml,振摇提取,分取醚层,通过无水硫酸钠层脱水,滤过,取滤液 5ml,蒸干,放冷,加氨试液 5ml,溶液显黄色或橙色,置水浴中加热 2 分钟后,变为紫红色。

(3)取本品粉末 1g,加稀乙醇 10ml,超声处理 30 分钟,离心,取上清液,蒸干,残渣加水 10ml 使溶解,用石油醚(60～90℃)振摇提取 3 次,每次 15ml,弃去石油醚液,取水液蒸干,残渣加稀乙醇 5ml 使溶解,作为供试品溶液。另取番泻叶对照药材 1g,同法制成对照药材溶液。照薄层色谱法(通则 0502)试验,吸取上述两种溶液各 3μl,分别点于同一硅胶 G 薄层板上,使成条状,以乙酸乙酯-正丙醇-水(4：4：3)为展开剂,展开缸预平衡 15 分钟,展开,取出,晾干,置紫外光灯(365nm)下检视。供试品色谱中,在与对照药材色谱相应的位置上,显相同颜色的荧光斑点;喷以 20%硝酸溶液,在 120℃加热约 10 分钟,放冷,再喷以 5%氢氧化钾的稀乙醇溶液,供试品色谱中,在与对照药材色谱相应的位置上,显相同颜色的斑点。

【检查】 杂质 不得过 6%(通则 2301)。

水分 不得过 10.0%(通则 0832 第二法)。

【含量测定】 照高效液相色谱法(通则 0512)测定。

色谱条件与系统适用性试验 以十八烷基硅烷键合硅

胶为填充剂；以乙腈-醋酸-醋酸钠缓冲液（pH5.0）（1→10）[注]（35∶65）混合溶液 1000ml 中，加入四庚基溴化铵 2.45g 为流动相；检测波长为 340nm；柱温为 40℃。理论板数按番泻苷 B 峰计算应不低于 6500。

对照品溶液的制备　取番泻苷 A 对照品、番泻苷 B 对照品适量，减压干燥 12 小时，置棕色量瓶中，加 0.1％碳酸氢钠溶液制成每 1ml 含番泻苷 A 50μg、番泻苷 B 0.1mg 的混合溶液，摇匀，即得。

供试品溶液的制备　取本品细粉约 0.5g，精密称定，置具塞锥形瓶中，精密加入 0.1％碳酸氢钠溶液 50ml，称定重量，超声处理 15 分钟（30～40℃），放冷，再称定重量，用 0.1％碳酸氢钠溶液补足减失的重量，摇匀，滤过，取续滤液，即得。

测定法　分别精密吸取对照品溶液与供试品溶液各 10μl，注入液相色谱仪，测定，即得。

本品按干燥品计算，含番泻苷 A（$C_{42}H_{38}O_{20}$）和番泻苷 B（$C_{42}H_{38}O_{20}$）的总量，不得少于 1.1％。

【性味与归经】　甘、苦，寒。归大肠经。

【功能与主治】　泻热行滞，通便，利水。用于热结积滞，便秘腹痛，水肿胀满。

【用法与用量】　2～6g，后下，或开水泡服。

【注意】　孕妇慎用。

【贮藏】　避光，置通风干燥处。

注：1mol/L 醋酸-醋酸钠（pH5.0）缓冲液的制备　取 1mol/L 醋酸钠溶液，用稀醋酸试液调制成 pH 为 5.0 的溶液，再稀释 10 倍，即得。

湖 北 贝 母

Hubeibeimu

FRITILLARIAE HUPEHENSIS BULBUS

本品为百合科植物湖北贝母 *Fritillaria hupehensis* Hsiao et K. C. Hsia 的干燥鳞茎。夏初植株枯萎后采挖，用石灰水或清水浸泡，干燥。

【性状】　本品呈扁圆球形，高 0.8～2.2cm，直径 0.8～3.5cm。表面类白色至淡棕色。外层鳞叶 2 瓣，肥厚，略呈肾形，或大小悬殊，大瓣紧抱小瓣，顶端闭合或开裂。内有鳞叶 2～6 枚及干缩的残茎。内表面淡黄色至类白色，基部凹陷呈窝状，残留有淡棕色表皮及少数须根。单瓣鳞叶呈元宝状，长 2.5～3.2cm，直径 1.8～2cm。质脆，断面类白色，富粉性。气微，味苦。

【鉴别】　（1）本品粉末淡棕黄色。淀粉粒甚多，广卵形、长椭圆形或类圆形，直径 7～54μm，脐点点状、人字状、裂缝状层纹明显，细密；偶见复粒，由 2～3 分粒组成，形小。表皮细胞方形或多角形，垂周壁呈不整齐的连珠状增厚；有时可见

气孔，扁圆形，直径 54～62μm，副卫细胞 4～5 个。草酸钙结晶棱形、方形、颗粒状或簇状，直径可达 50μm。导管螺纹或环纹，直径 6～20μm。

（2）取本品粉末 10g，加乙醇 50ml，加热回流 1 小时，滤过，滤液蒸干，残渣加稀盐酸 10ml，搅拌使溶解，滤过，滤液用 40％氢氧化钠溶液调节 pH 值至 10 以上，用二氯甲烷振摇提取 2 次，每次 10ml，合并二氯甲烷液，蒸干，残渣加无水乙醇 1ml 使溶解，作为供试品溶液。另取湖北贝母对照药材 10g，同法制成对照药材溶液。再取湖贝甲素对照品，加无水乙醇制成每 1ml 含 0.5mg 的溶液，作为对照品溶液。照薄层色谱法（通则 0502）试验，吸取上述三种溶液各 10μl，分别点于同一硅胶 G 薄层板上，以甲苯-乙酸乙酯-二乙胺（30∶20∶3.8）为展开剂，展开，取出，晾干，喷以稀碘化铋钾试液。供试品色谱中，在与对照药材色谱和对照品色谱相应的位置上，显相同颜色的斑点。

【检查】　**水分**　不得过 14.0％（通则 0832 第二法）。

总灰分　不得过 6.0％（通则 2302）。

【浸出物】　照醇溶性浸出物测定法（通则 2201）项下的热浸法测定，用稀乙醇作溶剂，不得少于 7.0％。

【含量测定】　照高效液相色谱法（通则 0512）测定。

色谱条件与系统适用性试验　以十八烷基硅烷键合硅胶为填充剂；以乙腈-0.02％二乙胺溶液（75∶25）为流动相；蒸发光散射检测器检测。理论板数按贝母素乙峰计算应不低于 5000。

对照品溶液的制备　取贝母素乙对照品适量，精密称定，加甲醇制成每 1ml 含 0.5mg 的溶液，即得。

供试品溶液的制备　取本品细粉约 5g，精密称定，置具塞锥形瓶中，精密加入盐酸-85％甲醇（2∶98）混合溶液 100ml，称定重量，放置 12 小时，加热回流 4 小时，放冷，再称定重量，用盐酸-85％甲醇（2∶98）混合溶液补足减失的重量，摇匀，滤过，精密量取续滤液 50ml，蒸至无醇味（约 3～4ml），用水 25ml 分次转移至分液漏斗中，加氨试液调节 pH 值至 11，用乙醚振摇提取 4 次，每次 25ml，合并乙醚液，挥干，残渣加甲醇适量使溶解，转移至 5ml 量瓶中，加甲醇至刻度，摇匀，滤过，取续滤液，即得。

测定法　分别精密吸取对照品溶液 4μl、12μl，供试品溶液 5～15μl，注入液相色谱仪，测定，用外标两点法对数方程计算，即得。

本品按干燥品计算，含贝母素乙（$C_{27}H_{43}NO_3$）不得少于 0.16％。

饮 片

【炮制】　洗净，干燥。

【性状】【鉴别】【检查】【浸出物】【含量测定】　同药材。

【性味与归经】　微苦，凉。归肺、心经。

【功能与主治】　清热化痰，止咳，散结。用于热痰咳嗽，瘰疬痰核，痈肿疮毒。

【用法与用量】 3~9g,研粉冲服。

【注意】 不宜与川乌、制川乌、草乌、制草乌、附子同用。

【贮藏】 置通风干燥处,防蛀。

滑 石

Huashi

TALCUM

本品为硅酸盐类矿物滑石族滑石,主含含水硅酸镁〔$Mg_3(Si_4O_{10})(OH)_2$〕。采挖后,除去泥沙和杂石。

【性状】 本品多为块状集合体。呈不规则的块状。白色、黄白色或淡蓝灰色,有蜡样光泽。质软、细腻,手摸有滑润感,无吸湿性,置水中不崩散。气微,味淡。

【鉴别】 (1)取本品粉末 0.2g,置铂坩埚中,加等量氟化钙或氟化钠粉末,搅拌,加硫酸 5ml,微热,立即将悬有 1 滴水的铂坩埚盖盖上,稍等片刻,取下铂坩埚盖,水滴出现白色浑浊。

(2)取本品粉末 0.5g,置烧杯中,加入盐酸溶液(4→10)10ml,盖上表面皿,加热至微沸,不时摇动烧杯,并保持微沸40 分钟,取下,用快速滤纸滤过,用水洗涤残渣 4~5 次。取残渣约 0.1g,置铂坩埚中,加入硫酸(1→2)10 滴和氢氟酸5ml,加热至冒三氧化硫白烟时,取下冷却后,加水 10ml 使溶解,取溶液 2 滴。加镁试剂(取对硝基偶氮间苯二酚 0.01g 溶于 4%氢氧化钠溶液 1000ml 中)1 滴,滴加氢氧化钠溶液(4→10)使成碱性,生成天蓝色沉淀。

饮片

【炮制】 除去杂石,洗净,砸成碎块,粉碎成细粉,或照水飞法(通则 0213)水飞,晾干。

【性味与归经】 甘、淡,寒。归膀胱、肺、胃经。

【功能与主治】 利尿通淋,清热解暑;外用祛湿敛疮。用于热淋,石淋,尿热涩痛,暑湿烦渴,湿热水泻;外治湿疹,湿疮,痱子。

【用法与用量】 10~20g,先煎。外用适量。

【贮藏】 置干燥处。

滑 石 粉

Huashifen

TALCI PULVIS

本品系滑石经精选净制、粉碎、干燥制成。

【性状】 本品为白色或类白色、微细、无砂性的粉末,手摸有滑腻感。气微,味淡。

本品在水、稀盐酸或稀氢氧化钠溶液中均不溶解。

【鉴别】 取本品,照滑石项下的〔鉴别〕(1)、(2)项试验,显相同的反应。

【检查】 酸碱度 取本品 10g,加水 50ml,煮沸 30 分钟,时时补充蒸失的水分,滤过。滤液遇中性石蕊试纸应显中性反应。

水中可溶物 取本品 5g,精密称定,置 100ml 烧杯中,加水 30ml,煮沸 30 分钟,时时补充蒸失的水分,放冷,用慢速滤纸滤过,滤渣加水 5ml 洗涤,洗液与滤液合并,蒸干,在 105℃干燥 1 小时,遗留残渣不得过 5mg(0.1%)。

酸中可溶物 取本品约 1g,精密称定,置 100ml 具塞锥形瓶中,精密加入加稀盐酸 20ml,称定重量,在 50℃浸渍 15 分钟,放冷,再称定重量,用稀盐酸补足减失的重量,摇匀,用中速滤纸滤过,精密量取续滤液 10ml,加稀硫酸 1ml,蒸干,炽灼至恒重,遗留残渣不得过 10.0mg(2.0%)。

铁盐 取〔酸碱度〕检查项下的滤液 1ml,加稀盐酸与亚铁氰化钾试液各 1ml,不得即时显蓝色。

炽灼失重 取本品 2g,在 600~700℃炽灼至恒重,减失重量不得过 5.0%。

重金属 取本品 5g,精密称定,置锥形瓶中,加0.5mol/L盐酸溶液 25ml,摇匀,置水浴加热回流 30 分钟,放冷,用中速滤纸滤过,滤液置 100ml 量瓶中,用热水 25ml 分次洗涤容器及残渣,滤过,洗液并入同一量瓶中,放冷,加水至刻度,摇匀,作为供试品溶液。

取供试品溶液 5.0ml,置 25ml 纳氏比色管中,加醋酸盐缓冲液(pH3.5)2ml,再加水稀释至刻度,依法检查(通则0821 第一法),含重金属不得过 40mg/kg。

砷盐 取重金属项下供试品溶液 20ml,加盐酸 5ml,依法检查(通则 0822 第一法),含砷盐不得过 2mg/kg。

【含量测定】 取本品 0.2g,精密称定,置于已盛有无水碳酸钠 4g 的铂坩埚中,混匀,上面再覆盖无水碳酸钠 1g,盖好坩埚盖。1000℃熔融处理 40 分钟,取出,放冷。在坩埚中加入少量热水使残渣脱落,用 2%盐酸溶液 5ml 分次冲洗坩埚,一并移入 250ml 烧杯中,于杯口缓慢加入盐酸 15ml,立即盖上表面皿,待反应完全后,将烧杯置电炉上加热,浓缩至近干,放冷。加入盐酸 10ml,置水浴锅加热溶解,再加入 1%明胶溶液[注1]5ml,充分搅拌,水浴保温 10 分钟。取下,加热水30ml,搅拌,趁热滤过,滤液置 100ml 量瓶中,用热水洗涤容器及残渣,洗液一并移入量瓶中,加水至刻度,摇匀,作为钙、镁总量测定溶液。

另取本品 0.2g,精密称定,置 250ml 烧杯中,加入 40%盐酸溶液(40→100)约 40ml,盖上表面皿,置电炉上加热至微沸,用玻璃棒时时搅拌,保持微沸 40 分钟,用 40%盐酸溶液(40→100)冲洗表面皿,浓缩至近干,放冷。加入 40%盐酸溶液(40→100)2ml,加水稀释至 20ml,并加热煮沸,滤过,滤液置 100ml 量瓶中,用热水洗涤容器及残渣,洗液一并移入量瓶中,放冷,加水至刻度,摇匀,作为可溶性钙、镁测定溶液。

分别精密量取上述两种溶液各 50ml,分别加入酒石酸钾钠-三乙醇胺混合溶液[注2] 5ml 和甲基红指示剂 2 滴,用氨-氯化铵缓冲溶液[注3] 中和至黄色并过量 6ml,加入酸性铬蓝 K-萘酚绿 B 混合指示剂[注4] 6 滴,用乙二胺四醋酸二钠滴定液(0.05mol/L)滴定至溶液由酒红色变成纯蓝色。按公式(1)分别计算钙、镁总量及可溶性钙、镁含量($X\%$)。

计算公式:

$$X\% = \frac{c \times V \times 24.30}{500 \times w} \times 100\% \qquad (1)$$

硅酸镁含量 = (钙、镁总量 − 可溶性钙镁含量) × 5.20 (2)

式中 c 为乙二胺四醋酸二钠滴定液的浓度,mol/L;

　　V 为消耗乙二胺四醋酸二钠滴定液的体积,ml;

　　w 为称样量,g;

　　24.30 为镁的原子量;

　　5.20 为镁换算为硅酸镁的系数。

本品含硅酸镁$[Mg_3(Si_4O_{10})(OH)_2]$,不得少于 88.0%。

【性味与归经】 甘、淡,寒。归膀胱、肺、胃经。

【功能与主治】 利尿通淋,清热解暑;外用祛湿敛疮。用于热淋,石淋,尿热涩痛,暑湿烦渴,湿热水泻,外治湿疹,湿疮,痱子。

【用法与用量】 10~20g,包煎。外用适量。

【贮藏】 密闭。

注:[1] 1% 明胶溶液　取明胶 1g,加水 100ml,加热使溶解(临用时配制),混匀,即得。

[2] 酒石酸钾钠-三乙醇胺混合溶液　取酒石酸钾钠 80g,加水 300ml 使溶解,加入三乙醇胺 100ml,混匀,即得。

[3] 氨-氯化铵缓冲溶液 pH = 10　取氯化铵 67.5g,加水 300ml 使溶解,加入氢氧化铵 570ml,用水稀释至 1000ml,混匀,即得。

[4] 酸性铬蓝 K-萘酚绿 B 混合指示剂　取酸性铬蓝 K 0.2g 和萘酚绿 B 0.34g,溶解于水中,稀释至 100ml,混匀,即得。

蓍　草

Shicao

ACHILLEAE HERBA

本品为菊科植物蓍 *Achillea alpina* L. 的干燥地上部分。夏、秋二季花开时采割,除去杂质,阴干。

【性状】 本品茎呈圆柱形,直径 1~5mm。表面黄绿色或黄棕色,具纵棱,被白色柔毛;质脆,易折断,断面白色,中部有髓或中空。叶常卷缩,破碎,完整者展平后为长线状披针形,裂片线形,表面灰绿色至黄棕色,两面被柔毛。头状花序密集成复伞房状,黄棕色;总苞片卵形或长圆形,覆瓦状排列。气微香,味微苦。

【鉴别】 (1)本品粉末灰绿色。非腺毛极多,多为 5 细胞,顶端细胞细长呈长鞭状。气孔不定式,副卫细胞 3~5 个。花粉粒类圆形,直径 20~40μm,外壁具细小刺状突起,具 3 个萌发孔。纤维成束或散在,多碎断,细胞壁厚,孔沟明显。

(2)取本品粉末 1g,加石油醚(60~90℃)20ml,超声处理 10 分钟,弃去石油醚,药渣挥干,加稀盐酸 1ml,乙酸乙酯 50ml,超声处理 30 分钟,滤过,滤液蒸干,残渣加甲醇 2ml 使溶解,作为供试品溶液。另取蓍草对照药材 1g,同法制成对照药材溶液。再取绿原酸对照品,加甲醇制成每 1ml 含 1mg 的溶液,作为对照品溶液。照薄层色谱法(通则 0502)试验,吸取供试品溶液及对照药材溶液各 2μl、对照品溶液 1μl,分别点于同一聚酰胺薄膜上,以甲苯-乙酸乙酯-甲酸-醋酸-水(1:15:1.5:1.5:2)的上层溶液为展开剂,展开,取出,晾干,置紫外光灯(365nm)下检视。供试品色谱中,在与对照药材色谱和对照品色谱相应的位置上,显相同颜色的荧光斑点。

【检查】 水分　不得过 10.0%(通则 0832 第二法)。

总灰分　不得过 7.0%(通则 2302)。

酸不溶性灰分　不得过 2.0%(通则 2302)。

【浸出物】 照醇溶性浸出物测定法(通则 2201)项下的热浸法测定,用乙醇作溶剂,不得少于 8.0%。

【含量测定】 照高效液相色谱法(通则 0512)测定。

色谱条件与系统适用性试验　以十八烷基硅烷键合硅胶为填充剂;以乙腈-0.4% 磷酸溶液(11:89)为流动相;检测波长为 327nm。理论板数按绿原酸峰计算应不低于 6000。

对照品溶液的制备　取绿原酸对照品适量,精密称定,置棕色量瓶中,加 50% 甲醇制成每 1ml 含 40μg 的溶液,即得。

供试品溶液的制备　取本品粉末(过二号筛)约 0.5g,精密称定,置具塞锥形瓶中,精密加入 50% 甲醇 50ml,称定重量,超声处理(功率 220W,频率 40kHz)30 分钟,放冷,再称定重量,用 50% 甲醇补足减失的重量,摇匀,滤过,精密量取续滤液 2ml 置 10ml 棕色量瓶中,加 50% 甲醇稀释至刻度,摇匀,滤过,取续滤液,即得。

测定法　分别精密吸取对照品溶液与供试品溶液各 20μl,注入液相色谱仪,测定,即得。

本品按干燥品计算,含绿原酸($C_{16}H_{18}O_9$)不得少于 0.40%。

【性味与归经】 苦、酸,平。归肺、脾、膀胱经。

【功能与主治】 解毒利湿,活血止痛。用于乳蛾咽痛,泄泻痢疾,肠痈腹痛,热淋涩痛,湿热带下,蛇虫咬伤。

【用法与用量】 15~45g,必要时日服二剂。

【贮藏】 置阴凉干燥处。

蓝　布　正

Lanbuzheng

GEI HERBA

本品为蔷薇科植物路边青 *Geum aleppicum* Jacq. 或柔毛路边青 *Geum japonicum* Thunb. var. *chinense* Bolle 的干燥全草。夏、秋二季采收,洗净,晒干。

【性状】 本品长 20~100cm。主根短,有多数细根,褐棕色。茎圆柱形,被毛或近无毛。基生叶有长柄,羽状全裂或近羽状复叶,顶裂片较大,卵形或宽卵形,边缘有大锯齿,两面被毛或几无毛;侧生裂片小,边缘有不规则的粗齿;茎生叶互生,卵形,3 浅裂或羽状分裂。花顶生,常脱落。聚合瘦果近球形。气微,味辛、微苦。

【鉴别】 (1)本品粉末灰绿色至灰棕色。非腺毛单细胞,有两种:一种细胞壁厚、胞腔窄,表面具交叉螺旋状纹理或表面光滑;另一种细胞壁薄、胞腔大,表面光滑。腺毛淡黄色或黄色,头部单细胞,椭圆形,直径 17～29μm,完整者柄 2～4 细胞。花粉粒淡黄色至黄色,呈类圆形,直径 14～26μm,表面具颗粒状雕纹,具 3 个萌发孔。草酸钙簇晶或方晶存在于薄壁细胞中。

(2)取本品粉末 1g,加稀乙醇 20ml,超声处理 30 分钟,滤过,滤液蒸干,残渣加水 10ml 使溶解,用三氯甲烷洗涤 2 次,每次 10ml,弃去三氯甲烷液,水液加乙酸乙酯振摇提取 2 次,每次 10ml,合并乙酸乙酯液,蒸干,残渣加丙酮 2ml 使溶解,作为供试品溶液。另取蓝布正对照药材 1g,同法制成对照药材溶液。再取没食子酸对照品,加丙酮制成每 1ml 含 1mg 的溶液,作为对照品溶液。照薄层色谱法(通则 0502)试验,吸取上述三种溶液各 2～3μl,分别点于同一硅胶 GF$_{254}$薄层板上,以三氯甲烷-甲酸乙酯-甲酸(5:5:1)为展开剂,展开,取出,晾干,置紫外光灯(254nm)下检视。供试品色谱中,在与对照药材色谱和对照品色谱相应的位置上,显相同颜色的斑点。

【检查】 水分 不得过 11.0%(通则 0832 第二法)。

【浸出物】 照醇溶性浸出物测定法(通则 2201)项下的热浸法测定,用乙醇作溶剂,不得少于 7.0%。

【含量测定】 照高效液相色谱法(通则 0512)测定。

色谱条件与系统适用性试验 以十八烷基硅烷键合硅胶为填充剂;以甲醇-0.1%磷酸溶液(12:88)为流动相;检测波长为 273nm。理论板数按没食子酸峰计算应不低于 2500。

对照品溶液的制备 取没食子酸对照品适量,精密称定,加 50%甲醇制成每 1ml 含 0.1mg 的溶液,即得。

供试品溶液的制备 取本品粉末(过三号筛)约 0.5g,精密称定,置具塞锥形瓶中,精密加入 4mol/L 盐酸溶液 30ml,称定重量,置 80℃水浴中加热水解 2 小时,放冷,再称定重量,用 4mol/L 盐酸溶液补足减失的重量,摇匀,滤过,取续滤液,即得。

测定法 分别精密吸取对照品溶液与供试品溶液各 10μl,注入液相色谱仪,测定,即得。

本品按干燥品计算,含没食子酸(C$_7$H$_6$O$_5$)不得少于 0.30%。

饮片

【炮制】 除去杂质,洗净,切段,干燥。

【性味与归经】 甘、微苦,凉。归肝、脾、肺经。

【功能与主治】 益气健脾,补血养阴,润肺化痰。用于气血不足,虚痨咳嗽,脾虚带下。

【用法与用量】 9～30g。

【贮藏】 置阴凉干燥处。

蓖 麻 子

Bimazi

RICINI SEMEN

本品为大戟科植物蓖麻 *Ricinus communis* L. 的干燥成熟种子。秋季采摘成熟果实,晒干,除去果壳,收集种子。

【性状】 本品呈椭圆形或卵形,稍扁,长 0.9～1.8cm,宽 0.5～1cm。表面光滑,有灰白色与黑褐色或黄棕色与红棕色相间的花斑纹。一面较平,一面较隆起,较平的一面有 1 条隆起的种脊;一端有灰白色或浅棕色突起的种阜。种皮薄而脆。胚乳肥厚,白色,富油性,子叶 2,菲薄。气微,味微苦辛。

【鉴别】 (1)本品粉末灰黄色或黄棕色。种皮栅状细胞红棕色,细长柱形,排列紧密,孔沟细密,胞腔内含红棕色物质。外胚乳组织细胞壁不明显,密布细小圆簇状结晶体,菊花形或圆球形,直径 8～20mm。内胚乳细胞类多角形,胞腔内含糊粉粒和脂肪油滴。

(2)取本品粗粉 1g,加无水乙醇 10ml,冷浸 30 分钟,滤过,取滤液作为供试品溶液。另取蓖麻子对照药材 1g,同法制成对照药材溶液。再取蓖麻酸对照品,加无水乙醇制成每 1ml 含 1μl 的溶液,作为对照品溶液。照薄层色谱法(通则 0502)试验,吸取供试品溶液和对照药材溶液各 1μl、对照品溶液 2μl,分别点于同一硅胶 G 薄层板上,以石油醚(60～90℃)-乙酸乙酯-甲酸(14:4:0.4)为展开剂,展开,取出,晾干,喷以 1%香草醛硫酸溶液,在 110℃加热至斑点显色清晰。供试品色谱中,在与对照药材色谱和对照品色谱相应的位置上,显相同颜色的斑点。

【检查】 水分 不得过 7.0%(通则 0832 第二法)。

酸败度 照酸败度测定法(通则 2303)测定。

酸值 不得过 35.0。

羰基值 不得过 7.0。

过氧化值 不得过 0.20。

蓖麻碱 照高效液相色谱法(通则 0512)测定。

色谱条件与系统适用性试验 以十八烷基硅烷键合硅胶为填充剂;以乙腈-水-二乙胺(11:89:0.03)为流动相;检测波长为 307nm。理论板数按蓖麻碱峰计算应不低于 3000。

对照品溶液的制备 取蓖麻碱对照品适量,精密称定,加甲醇制成每 1ml 含 0.125mg 的溶液,即得。

供试品溶液的制备 取本品粉末(过二号筛)约 2.5g,精密称定,置索氏提取器中,加石油醚(60～90℃)适量,加热回流提取 4 小时,弃去石油醚液,药渣挥去溶剂,转移至具塞锥形瓶中,精密加入 50%甲醇 50ml,称定重量,加热回流 2 小时,放冷,再称定重量,用 50% 甲醇补足减失的重量,摇匀,滤过,取续滤液,即得。

测定法　分别精密吸取对照品溶液与供试品溶液各 10μl,注入液相色谱仪,测定,即得。

本品按干燥品计算,含蓖麻碱(C₈H₈N₂O₂)不得过 0.32%。

饮片

【炮制】　用时去壳,捣碎。

【性状】【鉴别】【检查】　同药材。

【性味与归经】　甘、辛,平;有毒。归大肠、肺经。

【功能与主治】　泻下通滞,消肿拔毒。用于大便燥结,痈疽肿毒,喉痹,瘰疬。

【用法与用量】　2～5g。外用适量。

【贮藏】　置阴凉干燥处。

蒺　藜

Jili

TRIBULI FRUCTUS

本品为蒺藜科植物蒺藜 *Tribulus terrestris* L. 的干燥成熟果实。秋季果实成熟时采割植株,晒干,打下果实,除去杂质。

【性状】　本品由 5 个分果瓣组成,呈放射状排列,直径 7～12mm。常裂为单一的分果瓣,分果瓣呈斧状,长 3～6mm;背部黄绿色,隆起,有纵棱和多数小刺,并有对称的长刺和短刺各 1 对,两侧面粗糙,有网纹,灰白色。质坚硬。气微,味苦、辛。

【鉴别】　(1)本品粉末黄绿色。内果皮纤维木化,上下层纵横交错排列,少数单个散在,有时纤维束与石细胞群相连结。中果皮纤维多成束,多碎断,直径 15～40μm,壁甚厚,胞腔疏具圆形点状纹孔。石细胞长椭圆形或类圆形,黄色,成群。种皮细胞多角形或类方形,直径约 30μm,壁网状增厚,木化。草酸钙方晶直径 8～20μm。

(2)取本品粉末 3g,加三氯甲烷 50ml,超声处理 30 分钟,滤过,弃去三氯甲烷液,药渣挥干,加水 1ml,搅匀,加水饱和的正丁醇 50ml,超声处理 30 分钟,分取上清液,加 2 倍量的氨试液洗涤,弃去洗液,取正丁醇液,蒸干,残渣加甲醇 1ml 使溶解,作为供试品溶液。另取蒺藜对照药材 3g,同法制成对照药材溶液。照薄层色谱法(通则 0502)试验,吸取上述两种溶液各 5μl,分别点于同一硅胶 G 薄层板上,以三氯甲烷-甲醇-水(13∶7∶2)10℃ 以下放置的下层溶液为展开剂,展开,取出,晾干,喷以改良对二甲氨基苯甲醛溶液(取对二甲氨基苯甲醛 1g,加盐酸 34ml,甲醇 100ml,摇匀,即得),在 105℃ 加热至斑点显色清晰。供试品色谱中,在与对照药材色谱相应的位置上,显相同颜色的斑点。

【检查】　水分　不得过 9.0%(通则 0832 第二法)。

总灰分　不得过 12.0%(通则 2302)。

【含量测定】　**对照品溶液的制备**　取蒺藜苷元对照品适量,精密称定,加甲醇制成每 1ml 含 0.15mg 的溶液,即得。

标准曲线的制备　精密量取对照品溶液 0.1ml、0.2ml、0.3ml、0.4ml、0.5ml、0.6ml,分别置具塞试管中,置水浴中挥干溶剂,精密加入高氯酸 5ml,摇匀,置 60℃ 水浴保温 15 分钟,取出后立即冰水浴冷却至室温,以相应的试剂为空白,照紫外-可见分光光度法(通则 0401),在 285nm 波长处测定吸光度,以吸光度为纵坐标,浓度为横坐标,绘制标准曲线。

测定法　取本品细粉约 0.5g,精密称定,置具塞锥形瓶中,精密加入甲醇 50ml,称定重量,加热回流 2 小时,取出,放冷,再称定重量,用甲醇补足减失的重量,摇匀,滤过,精密吸取续滤液 10ml,回收溶剂至干,残渣加正丁醇饱和的水 10ml 溶解,用水饱和正丁醇振摇提取 5 次,每次 10ml,合并正丁醇液,用氨试液洗涤 2 次,每次 5ml,弃去氨试液,正丁醇液回收溶剂至干。残渣加 80% 甲醇溶解,转移至 50ml 量瓶中,加 80% 甲醇至刻度,摇匀。精密量取 1～2ml,置 10ml 具塞试管中,照标准曲线的制备项下的方法,自"置水浴中挥干溶剂"起,同法操作,依法测定吸光度,从标准曲线上读出供试品溶液中相当于蒺藜苷元的重量,计算,即得。

本品按干燥品计算,含蒺藜总皂苷以蒺藜苷元(C₂₇H₃₈O₄)计,不得少于 1.0%。

饮片

【炮制】　**蒺藜**　除去杂质。

【性状】【鉴别】【检查】【含量测定】　同药材。

炒蒺藜　取净蒺藜,照清炒法(通则 0213)炒至微黄色。

【性状】　本品多为单一的分果瓣,分果瓣呈斧状,长 3～6mm;背部棕黄色,隆起,有纵棱,两侧面粗糙,有网纹。气微香,味苦、辛。

【鉴别】【检查】　同药材。

【性味与归经】　辛、苦,微温;有小毒。归肝经。

【功能与主治】　平肝解郁,活血祛风,明目,止痒。用于头痛眩晕,胸胁胀痛,乳闭乳痈,目赤翳障,风疹瘙痒。

【用法与用量】　6～10g。

【贮藏】　置干燥处,防霉。

蒲　公　英

Pugongying

TARAXACI HERBA

本品为菊科植物蒲公英 *Taraxacum mongolicum* Hand. -Mazz.、碱地蒲公英 *Taraxacum borealisinense* Kitam. 或同属数种植物的干燥全草。春至秋季花初开时采挖,除去杂质,洗净,晒干。

【性状】　本品呈皱缩卷曲的团块。根呈圆锥状,多弯曲,长 3~7cm;表面棕褐色,抽皱;根头部有棕褐色或黄白色的茸毛,有的已脱落。叶基生,多皱缩破碎,完整叶片呈倒披针形,绿褐色或暗灰绿色,先端尖或钝,边缘浅裂或羽状分裂,基部渐狭,下延呈柄状,下表面主脉明显。花茎 1 至数条,每条顶生头状花序,总苞片多层,内面一层较长,花冠黄褐色或淡黄白色。有的可见多数具白色冠毛的长椭圆形瘦果。气微,味微苦。

【鉴别】　(1)本品叶表面观:上下表皮细胞垂周壁波状弯曲,表面角质纹理明显或稀疏可见。上下表皮均有非腺毛,3~9 细胞,直径 17~34µm,顶端细胞甚长,皱缩呈鞭状或脱落。下表皮气孔较多,不定式或不等式,副卫细胞 3~6 个,叶肉细胞含细小草酸钙结晶。叶脉旁可见乳汁管。

根横切面:木栓细胞数列,棕色。韧皮部宽广,乳管群断续排列成数轮。形成层成环。木质部较小,射线不明显;导管较大,散列。

(2)取本品粉末 1g,加 80%甲醇 10ml,超声处理 20 分钟,滤过,取滤液作为供试品溶液。另取蒲公英对照药材 1g,同法制成对照药材溶液。再取菊苣酸对照品,加 80%甲醇制成每 1ml 含 0.2mg 的溶液,作为对照品溶液。照薄层色谱法(通则 0502)试验,吸取供试品溶液、对照药材溶液各 4µl、对照品溶液 3µl,分别点于同一硅胶 G 薄层板上,以三氯甲烷-乙酸乙酯-甲酸-水(6:12:5:2)为展开剂,展开,取出,晾干,喷以 1%三氯化铝乙醇溶液,置紫外光灯(365nm)下检视。供试品色谱中,在与对照药材色谱和对照品色谱相应的位置上,显相同颜色的荧光斑点。

【检查】　水分　不得过 13.0%(通则 0832 第二法)。

【含量测定】　照高效液相色谱法(通则 0512)测定。

色谱条件与系统适用性试验　以十八烷基硅烷键合硅胶为填充剂;以甲醇为流动相 A,以 0.1%甲酸溶液为流动相 B,按下表中的规定进行梯度洗脱;检测波长为 327nm。理论板数按菊苣酸峰计算应不低于 5000。

时间(分钟)	流动相 A(%)	流动相 B(%)
0~7	13→20	87→80
7~18	20→30	80→70
18~28	30→41	70→59
28~35	41→45	59→55
35~38	45→62	55→38
38~45	62→69	38→31
45~50	69→95	31→5

对照品溶液的制备　取菊苣酸对照品适量,精密称定,加 80%甲醇制成每 1ml 含 0.2mg 的溶液,即得。

供试品溶液的制备　取本品粉末(过四号筛)约 0.5g,精密称定,置具塞锥形瓶中,精密加入 80%甲醇 20ml,称定重量,超声处理(功率 400W,频率 40kHz)20 分钟,放冷,再称定重量,用 80%甲醇补足减失的重量,摇匀,滤过,取续滤液,即得。

测定法　分别精密吸取对照品溶液与供试品溶液各 10µl,注入液相色谱仪,测定,即得。

本品按干燥品计算,含菊苣酸($C_{22}H_{18}O_{12}$)不得少于 0.45%。

饮片

【炮制】　除去杂质,洗净,切段,干燥。

【性状】　本品为不规则的段。根表面棕褐色,抽皱;根头部有棕褐色或黄白色的茸毛,有的已脱落。叶多皱缩破碎,绿褐色或暗灰绿色,完整者展平后呈倒披针形,先端尖或钝,边缘浅裂或羽状分裂,基部渐狭,下延呈柄状。头状花序,总苞片多层,花冠黄褐色或淡黄白色。有时可见具白色冠毛的长椭圆形瘦果。气微,味微苦。

【检查】　水分　同药材,不得过 10.0%。

【浸出物】　照醇溶性浸出物测定法(通则 2201)项下的热浸法测定,用 75%乙醇作溶剂,不得少于 18.0%。

【含量测定】　同药材,含菊苣酸($C_{22}H_{18}O_{12}$)不得少于 0.30%。

【鉴别】　同药材。

【性味与归经】　苦、甘,寒。归肝、胃经。

【功能与主治】　清热解毒,消肿散结,利尿通淋。用于疔疮肿毒,乳痈,瘰疬,目赤,咽痛,肺痈,肠痈,湿热黄疸,热淋涩痛。

【用法与用量】　10~15g。

【贮藏】　置通风干燥处,防潮,防蛀。

蒲　黄

Puhuang

TYPHAE POLLEN

本品为香蒲科植物水烛香蒲 *Typha angustifolia* L.、东方香蒲 *Typha orientalis* Presl 或同属植物的干燥花粉。夏季采收蒲棒上部的黄色雄花序,晒干后碾轧,筛取花粉。

【性状】　本品为黄色粉末。体轻,放水中则飘浮水面。手捻有滑腻感,易附着手指上。气微,味淡。

【鉴别】　(1)本品粉末黄色。花粉粒类圆形或椭圆形,直径 17~29µm,表面有网状雕纹,周边轮廓线光滑,呈凸波状或齿轮状,具单孔,不甚明显。

(2)取本品 2g,加 80%乙醇 50ml,冷浸 24 小时,滤过,滤液蒸干,残渣加水 5ml 使溶解,滤过,滤液加水饱和的正丁醇振摇提取 2 次,每次 5ml,合并正丁醇液,蒸干,残渣加乙醇 2ml 使溶解,作为供试品溶液。另取异鼠李素-3-O-新橙皮苷对照品、香蒲新苷对照品,加乙醇分别制成每 1ml 各含 1mg 的溶液,作为对照品溶液。照薄层色谱法(通则 0502)试验,吸取上述三种溶液各 2µl,分别点于同一聚酰胺薄膜上,以丙酮-水(1:2)为展开剂,展开,取出,晾干,喷以三氯化铝试液,置紫外光灯(365nm)下检视。供试品色谱中,在与对照品色谱相应的位置上,显相同颜色的荧光斑点。

【检查】　杂质　取本品 10g,称定重量,置七号筛中,保持水平状态过筛,左右往返,边筛边轻叩 2 分钟。取不能通过七号筛的杂质,称定重量,计算,不得过 10.0%。

水分 不得过 13.0%(通则 0832 第二法)。

总灰分 不得过 10.0%(通则 2302)。

酸不溶性灰分 不得过 4.0%,(通则 2302)。

【浸出物】 照醇溶性浸出物测定法(通则 2201)项下的热浸法测定,用乙醇作溶剂,不得少于 15.0%。

【含量测定】 照高效液相色谱法(通则 0512)测定。

色谱条件与系统适用性试验 以十八烷基硅烷键合硅胶为填充剂;以乙腈-0.05%磷酸溶液(15∶85)为流动相;检测波长为 254nm。理论板数按异鼠李素-3-O-新橙皮苷峰计算应不低于 5000。

对照品溶液的制备 取异鼠李素-3-O-新橙皮苷对照品、香蒲新苷对照品适量,精密称定,加甲醇分别制成每 1ml 各含 50μg 的溶液,即得。

供试品溶液的制备 取本品约 0.5g,精密称定,置具塞锥形瓶中,精密加入甲醇 50ml,称定重量,冷浸 12 小时后加热回流 1 小时,放冷,再称定重量,用甲醇补足减失的重量,摇匀,滤过,取续滤液,即得。

测定法 分别精密吸取上述两种对照品溶液与供试品溶液各 20μl,注入液相色谱仪,测定,即得。

本品按干燥品计算,含异鼠李素-3-O-新橙皮苷($C_{28}H_{32}O_{16}$)和香蒲新苷($C_{34}H_{42}O_{20}$)的总量不得少于 0.50%。

饮片

【炮制】 蒲黄 揉碎结块,过筛。

【性状】【鉴别】【检查】【浸出物】【含量测定】 同药材。

蒲黄炭 取净蒲黄,照炒炭法(通则 0213)炒至棕褐色。

【性状】 本品形如蒲黄,表面棕褐色或黑褐色。具焦香气,味微苦、涩。

【鉴别】 本品粉末棕褐色。花粉粒类圆形,表面有网状雕纹。

【浸出物】 同药材,不得少于 11.0%。

【性味与归经】 甘,平。归肝、心包经。

【功能与主治】 止血,化瘀,通淋。用于吐血,衄血,咯血,崩漏,外伤出血,经闭痛经,胸腹刺痛,跌扑肿痛,血淋涩痛。

【用法与用量】 5~10g,包煎。外用适量,敷患处。

【注意】 孕妇慎用。

【贮藏】 置通风干燥处,防潮,防蛀。

椿 皮

Chunpi

AILANTHI CORTEX

本品为苦木科植物臭椿 *Ailanthus altissima* (Mill.) Swingle

的干燥根皮或干皮。全年均可剥取,晒干,或刮去粗皮晒干。

【性状】 根皮 呈不整齐的片状或卷片状,大小不一,厚 0.3~1cm。外表面灰黄色或黄褐色,粗糙,有多数纵向皮孔样突起和不规则纵、横裂纹,除去粗皮者显黄白色;内表面淡黄色,较平坦,密布梭形小孔或小点。质硬而脆,断面外层颗粒性,内层纤维性。气微,味苦。

干皮 呈不规则板片状,大小不一,厚 0.5~2cm。外表面灰黑色,极粗糙,有深裂。

【鉴别】 (1)本品根皮粉末淡灰黄色。石细胞甚多,类圆形、类方形或形状不规则,直径 24~96μm,壁厚,或三面较厚,一面较薄,有的胞腔内含草酸钙方晶。纤维直径 20~40μm,壁极厚,木化。草酸钙方晶直径 11~48μm;簇晶直径约至 48μm。淀粉粒类球形或卵圆形,直径 3~13μm。

干皮粉末灰黄色。木栓细胞碎片较多,草酸钙簇晶偶见,无淀粉粒。

(2)取本品粉末 2g,加乙醚 20ml,超声处理 15 分钟,滤过,滤液挥干,残渣加乙醇 1ml 使溶解,作为供试品溶液。另取椿皮对照药材 2g,同法制成对照药材溶液。照薄层色谱法(通则 0502)试验,吸取上述两种溶液各 10μl,分别点于同一硅胶 G 薄层板上,以石油醚(60~90℃)-乙酸乙酯(4∶1)为展开剂,展开,取出,晾干,置紫外光灯(365nm)下检视。供试品色谱中,在与对照药材色谱相应的位置上,显相同颜色的荧光斑点。

【检查】 水分 不得过 13.0%(通则 0832 第二法)。

总灰分 不得过 11.0%(通则 2302)。

酸不溶性灰分 不得过 2.0%(通则 2302)。

【浸出物】 照醇溶性浸出物测定法(通则 2201)项下的热浸法测定,用稀乙醇作溶剂,不得少于 5.0%。

饮片

【炮制】 椿皮 除去杂质,洗净,润透,切丝或段,干燥。

【性状】 本品呈不规则的丝条状或段状。外表面灰黄色或黄褐色,粗糙,有多数纵向皮孔样突起和不规则纵、横裂纹,除去粗皮者显黄白色。内表面淡黄色,较平坦,密布梭形小孔或小点。气微,味苦。

【检查】 水分 同药材,不得过 10.0%。

【浸出物】 同药材,不得少于 6.0%。

【鉴别】【检查】(总灰分 酸不溶性灰分) 同药材。

麸炒椿皮 取椿皮丝(段),照麸炒法(通则 0213)炒至微黄色。

【性状】 本品形如椿皮丝(段),表面黄色或褐色,微有香气。

【检查】 水分 同药材,不得过 10.0%。

【浸出物】 同药材,不得少于 6.0%。

【鉴别】【检查】(总灰分 酸不溶性灰分) 同药材。

【性味与归经】 苦、涩,寒。归大肠、胃、肝经。

【功能与主治】 清热燥湿,收涩止带,止泻,止血。用于赤白带下,湿热泻痢,久泻久痢,便血,崩漏。

【用法与用量】　6～9g。

【贮藏】　置通风干燥处,防蛀。

槐　花

Huaihua

SOPHORAE FLOS

本品为豆科植物槐 *Sophora japonica* L. 的干燥花及花蕾。夏季花开放或花蕾形成时采收,及时干燥,除去枝、梗及杂质。前者习称"槐花",后者习称"槐米"。

【性状】　**槐花**　皱缩而卷曲,花瓣多散落。完整者花萼钟状,黄绿色,先端5浅裂;花瓣5,黄色或黄白色,1片较大,近圆形,先端微凹,其余4片长圆形。雄蕊10,其中9个基部连合,花丝细长。雌蕊圆柱形,弯曲。体轻。气微,味微苦。

槐米　呈卵形或椭圆形,长2～6mm,直径约2mm。花萼下部有数条纵纹。萼的上方为黄白色未开放的花瓣。花梗细小。体轻,手捻即碎。气微,味微苦涩。

【鉴别】　(1)本品粉末黄绿色。花粉粒类球形或钝三角形,直径14～19μm。具3个萌发孔。萼片表皮表面观呈多角形;非腺毛1～3细胞,长86～660μm。气孔不定式,副卫细胞4～8个。草酸钙方晶较多。

(2)取本品粉末0.2g,加甲醇5ml,密塞,振摇10分钟,滤过,取滤液作为供试品溶液。另取芦丁对照品,加甲醇制成每1ml含4mg的溶液,作为对照品溶液。照薄层色谱法(通则0502)试验,吸取上述两种溶液各10μl,分别点于同一硅胶G薄层板上,以乙酸乙酯-甲酸-水(8∶1∶1)为展开剂,展开,取出,晾干,喷以三氯化铝试液,待乙醇挥干后,置紫外光灯(365nm)下检视。供试品色谱中,在与对照品色谱相应的位置上,显相同颜色的荧光斑点。

【检查】　**水分**　不得过11.0%(通则0832第二法)。

总灰分　槐花不得过14.0%;槐米不得过9.0%(通则2302)。

酸不溶性灰分　槐花不得过8.0%;槐米不得过3.0%(通则2302)。

【浸出物】　照醇溶性浸出物测定法(通则2201)项下的热浸法测定,用30%甲醇作溶剂,槐花不得少于37.0%;槐米不得少于43.0%。

【含量测定】　**总黄酮**　对照品溶液的制备　取芦丁对照品50mg,精密称定,置25ml量瓶中,加甲醇适量,置水浴上微热使溶解,放冷,加甲醇至刻度,摇匀。精密量取10ml,置100ml量瓶中,加水至刻度,摇匀,即得(每1ml中含芦丁0.2mg)。

标准曲线的制备　精密量取对照品溶液1ml、2ml、3ml、4ml、5ml与6ml,分别置25ml量瓶中,各加水至6.0ml,加

5%亚硝酸钠溶液1ml,混匀,放置6分钟,加10%硝酸铝溶液1ml,摇匀,放置6分钟,加氢氧化钠试液10ml,再加水至刻度,摇匀,放置15分钟,以相应的试剂为空白,照紫外-可见分光光度法(通则0401),在500nm波长处测定吸光度,以吸光度为纵坐标,浓度为横坐标,绘制标准曲线。

测定法　取本品粗粉约1g,精密称定,置索氏提取器中,加乙醚适量,加热回流至提取液无色,放冷,弃去乙醚液。再加甲醇90ml,加热回流至提取液无色,转移至100ml量瓶中,用甲醇少量洗涤容器,洗液并入同一量瓶中,加甲醇至刻度,摇匀。精密量取10ml,置100ml量瓶中,加水至刻度,摇匀。精密量取3ml,置25ml量瓶中,照标准曲线制备项下的方法,自"加水至6.0ml"起,依法测定吸光度,从标准曲线上读出供试品溶液中含芦丁的重量(μg),计算,即得。

本品按干燥品计算,含总黄酮以芦丁($C_{27}H_{30}O_{16}$)计,槐花不得少于8.0%;槐米不得少于20.0%。

芦丁　照高效液相色谱法(通则0512)测定。

色谱条件与系统适用性试验　以十八烷基硅烷键合硅胶为填充剂;以甲醇-1%冰醋酸溶液(32∶68)为流动相;检测波长为257nm。理论板数按芦丁峰计算应不低于2000。

对照品溶液的制备　取芦丁对照品适量,精密称定,加甲醇制成每1ml含0.1mg的溶液,即得。

供试品溶液的制备　取本品粗粉(槐花约0.2g、槐米约0.1g),精密称定,置具塞锥形瓶中,精密加入甲醇50ml,称定重量,超声处理(功率250W,频率25kHz)30分钟,放冷,再称定重量,用甲醇补足减失的重量,摇匀,滤过。精密量取续滤液2ml,置10ml量瓶中,加甲醇至刻度,摇匀,即得。

测定法　分别精密吸取对照品溶液与供试品溶液各10μl,注入液相色谱仪,测定,即得。

本品按干燥品计算,含芦丁($C_{27}H_{30}O_{16}$)槐花不得少于6.0%;槐米不得少于15.0%。

饮片

【炮制】　**槐花**　除去杂质及灰屑。

【性状】【鉴别】【检查】【浸出物】【含量测定】　同药材。

炒槐花　取净槐花,照清炒法(通则0213)炒至表面深黄色。

槐花炭　取净槐花,照炒炭法(通则0213)炒至表面焦褐色。

【性味与归经】　苦,微寒。归肝、大肠经。

【功能与主治】　凉血止血,清肝泻火。用于便血,痔血,血痢,崩漏,吐血,衄血,肝热目赤,头痛眩晕。

【用法与用量】　5～10g。

【贮藏】　置干燥处,防潮,防蛀。

槐　角

Huaijiao

SOPHORAE FRUCTUS

本品为豆科植物槐 *Sophora japonica* L. 的干燥成熟果实。冬季采收，除去杂质，干燥。

【性状】　本品呈连珠状，长 1～6cm，直径 0.6～1cm。表面黄绿色或黄褐色，皱缩而粗糙，背缝线一侧呈黄色。质柔润，干燥皱缩，易在收缩处折断，断面黄绿色，有黏性。种子 1～6 粒，肾形，长约 8mm，表面光滑，棕黑色，一侧有灰白色圆形种脐；质坚硬，子叶 2，黄绿色。果肉气微，味苦，种子嚼之有豆腥气。

【鉴别】　(1)本品粉末深灰棕色。果皮表皮细胞表面观呈多角形，可见环式气孔。种皮栅状细胞侧面观呈柱状，壁较厚，光辉带位于顶端边缘处；顶面观多角形，壁呈紧密连珠状增厚；底面观类圆形，内含灰棕色物。种皮支持细胞侧面观，哑铃状，有的胞腔内含灰棕色物。草酸钙方晶菱形或棱柱形。石细胞类长方形、类圆形、类三角形或贝壳形，孔沟明显。

(2)取本品，照〔含量测定〕项下的方法试验，供试品色谱中应呈现与对照品色谱峰保留时间相一致的色谱峰。

【含量测定】　照高效液相色谱法(通则 0512)测定。

色谱条件与系统适用性试验　以十八烷基硅烷键合硅胶为填充剂；以甲醇-乙腈-0.07％磷酸溶液（12：20：68）为流动相；检测波长为 260nm。理论板数按槐角苷峰计算应不低于 3000。

对照品溶液的制备　取槐角苷对照品适量，精密称定，加甲醇制成每 1ml 含 40μg 的溶液，即得。

供试品溶液的制备　取本品粉末(过三号筛)约 2g，精密称定，置具塞锥形瓶中，精密加入 70％乙醇 50ml，称定重量，超声处理(功率 300W，频率 25kHz)45 分钟，放冷，再称定重量，用 70％乙醇补足减失的重量，摇匀，滤过。精密量取续滤液 0.5ml，置 20ml 量瓶中，加甲醇至刻度，摇匀，即得。

测定法　分别精密吸取对照品溶液与供试品溶液各 10μl，注入液相色谱仪，测定，即得。

本品按干燥品计算，含槐角苷($C_{21}H_{20}O_{10}$)不得少于 4.0％。

饮片

【炮制】　**槐角**　除去杂质。

【性状】【鉴别】【含量测定】　同药材。

蜜槐角　取净槐角，照蜜炙法(通则 0213)炒至外皮光亮、不粘手。

每 100kg 槐角，用炼蜜 5kg。

【性状】　本品形如槐角，表面稍隆起呈黄棕色至黑褐色，有光泽，略有黏性。具蜜香气，味微甜、苦。

【鉴别】　同药材。

【含量测定】　取本品，经 80℃烘 1～3 小时，粉碎(过三号筛)，取约 2g，精密称定，照槐角药材〔含量测定〕项下的方法测定。

本品按干燥品计算，含槐角苷($C_{21}H_{20}O_{10}$)不得少于 3.0％。

【性味与归经】　苦，寒。归肝、大肠经。

【功能与主治】　清热泻火，凉血止血。用于肠热便血，痔肿出血，肝热头痛，眩晕目赤。

【用法与用量】　6～9g。

【贮藏】　置通风干燥处，防蛀。

雷　丸

Leiwan

OMPHALIA

本品为白蘑科真菌雷丸 *Omphalia lapidescens* Schroet. 的干燥菌核。秋季采挖，洗净，晒干。

【性状】　本品为类球形或不规则团块，直径 1～3cm。表面黑褐色或棕褐色，有略隆起的不规则网状细纹。质坚实，不易破裂，断面不平坦，白色或浅灰黄色，常有黄白色大理石样纹理。气微，味微苦，嚼之有颗粒感，微带黏性，久嚼无渣。

断面色褐呈角质样者，不可供药用。

【鉴别】　(1)本品粉末灰黄色、棕色或黑褐色。菌丝黏结成大小不一的不规则团块，无色，少数黄棕色或棕红色。散在的菌丝较短，有分枝，直径约 4μm。草酸钙方晶细小，直径约至 8μm，有的聚集成群。加硫酸后可见多量针状结晶。

(2)取本品粉末 6g，加乙醇 30ml，超声处理 30 分钟，滤过，滤液蒸干，残渣加甲醇 0.5ml 使溶解，作为供试品溶液。另取麦角甾醇对照品，加甲醇制成每 1ml 含 2mg 的溶液，作为对照品溶液。照薄层色谱法(通则 0502)试验，吸取上述两种溶液各 10μl，分别点于同一硅胶 G 薄层板上，使成条状，以石油醚(60～90℃) - 乙酸乙酯 - 甲酸(7：4：0.3)为展开剂，展开，取出，晾干，喷以 10％磷钼酸乙醇溶液，在 140℃加热至斑点显色清晰。供试品色谱中，在与对照品色谱相应的位置上，显相同颜色的斑点。

【检查】　**水分**　不得过 15.0％(通则 0832 第二法)。

总灰分　不得过 6.0％(通则 2302)。

【浸出物】　照醇溶性浸出物测定法(通则 2201)项下的热浸法测定，用稀乙醇为溶剂，不得少于 2.0％。

【含量测定】　**对照品溶液的制备**　取牛血清白蛋白对照品适量，精密称定，加水制成每 1ml 含 0.25mg 的溶液，即得。

标准曲线的制备　精密量取对照品溶液 0.2ml、0.4ml、0.6ml、0.8ml 与 1.0ml，置具塞试管中，分别加水至 1.0ml，摇匀，各精密加入福林试剂 A 5ml，摇匀，于 20～25℃放置 10 分钟,再分别加入福林试剂 B 0.5ml,摇匀,于 20～25℃放置 30 分钟以上,以相应的试剂为空白,照紫外-可见分光光度法(通则 0401),在 650nm 波长处测定吸光度,以吸光度为纵坐标,浓度为横坐标,绘制标准曲线。

测定法 取本品细粉约 0.3g,精密称定,置具塞锥形瓶中,精密加入水 10ml,称定重量,浸泡 30 分钟,超声处理(功率 250W,频率 33kHz)30 分钟,放冷,再称定重量,用水补足减失的重量,摇匀,转移至离心管中,离心 10 分钟(转速为每分钟 3000 转),精密量取上清液 1ml,置具塞试管中,照标准曲线的制备项下的方法,自"加福林试剂 A 5ml"起,依法测定吸光度,从标准曲线上读出供试品溶液中含牛血清白蛋白的重量(mg),计算,即得。

本品按干燥品计算,含雷丸素以牛血清白蛋白计,不得少于 0.60%。

饮片

【炮制】 洗净,晒干,粉碎。不得蒸煮或高温烘烤。

【鉴别】【检查】【含量测定】 同药材。

【性味与归经】 微苦,寒。归胃、大肠经。

【功能与主治】 杀虫消积。用于绦虫病,钩虫病,蛔虫病,虫积腹痛,小儿疳积。

【用法与用量】 15～21g,不宜入煎剂,一般研粉服,一次 5～7g,饭后用温开水调服,一日 3 次,连服 3 天。

【贮藏】 置阴凉干燥处。

路 路 通

Lulutong

LIQUIDAMBARIS FRUCTUS

本品为金缕梅科植物枫香树 *Liquidambar formosana* Hance 的干燥成熟果序。冬季果实成熟后采收,除去杂质,干燥。

【性状】 本品为聚花果,由多数小蒴果集合而成,呈球形,直径 2～3cm。基部有总果梗。表面灰棕色或棕褐色,有多数尖刺和喙状小钝刺,长 0.5～1mm,常折断,小蒴果顶部开裂,呈蜂窝状小孔。体轻,质硬,不易破开。气微,味淡。

【鉴别】 (1)本品粉末棕褐色。纤维多碎断,直径 13～45μm,末端稍钝或钝圆,壁多波状弯曲,木化,胞腔宽或窄,内常含棕黄色物。果皮石细胞类方形、棱形、不规则形或分枝状,直径 53～398μm,壁极厚,孔沟分枝状。表皮细胞断面观长方形,长 34～55μm;表面观多角形,直径 6～17μm,壁厚,具孔沟,内含棕黄色物。单细胞非腺毛,常弯曲,长 42～126μm,基部宽 11～19μm,含棕黄色物。

(2)取本品粉末 2g,加乙酸乙酯 50ml,超声处理 30 分钟,滤过,滤液置水浴上浓缩至约 2ml,加于中性氧化铝柱

(200～300 目,2g,内径为 10mm)上,用乙酸乙酯 25ml 洗脱,弃去洗脱液,再以 50%甲醇 25ml 洗脱,收集洗脱液,蒸干,残渣加乙酸乙酯 1ml 使溶解,作为供试品溶液。另取路路通酸对照品,加乙酸乙酯制成每 1ml 含 1mg 的溶液,作为对照品溶液。照薄层色谱法(通则 0502)试验,吸取上述两种溶液各 6μl,分别点于同一硅胶 G 薄层板上,使成条状,以甲苯-乙酸乙酯-甲酸(20：2：1)5～10℃放置 12 小时的上层溶液为展开剂,展开缸预平衡 15 分钟,展开,取出,晾干,喷以 1%香草醛的 10%硫酸乙醇溶液,80℃加热至斑点显色清晰。供试品色谱中,在与对照品色谱相应的位置上,显相同颜色的条斑。

【检查】 **水分** 不得过 9.0%(通则 0832 第二法)。

总灰分 不得过 5.0%(通则 2302)。

酸不溶性灰分 不得过 2.5%(通则 2302)。

【含量测定】 照高效液相色谱法(通则 0512)测定。

色谱条件与系统适用性试验 以十八烷基硅烷键合硅胶为填充剂;以甲醇-水-冰醋酸(87：13：0.1)为流动相;蒸发光散射检测器检测。理论板数按路路通酸峰计算应不低于 6000。

对照品溶液的制备 取路路通酸对照品适量,精密称定,置棕色量瓶中,加无水乙醇制成每 1ml 含 0.3mg 的溶液,即得。

供试品溶液的制备 取本品粉末(过三号筛)约 0.6g,精密称定,置具塞锥形瓶中,精密加入无水乙醇 20ml,称定重量,超声处理 15 分钟,放冷,再称定重量,用无水乙醇补足减失的重量,摇匀,滤过,精密量取续滤液 10ml,蒸干,残渣加无水乙醇溶解,转移至 2ml 量瓶中,加无水乙醇至刻度,摇匀,滤过,取续滤液,即得。

测定法 分别精密吸取对照品溶液 5μl、8μl,供试品溶液 5μl,注入液相色谱仪,测定,用外标两点法对数方程计算,即得。

本品按干燥品计算,含路路通酸($C_{30}H_{46}O_3$)不得少于 0.15%。

【性味与归经】 苦,平。归肝、肾经。

【功能与主治】 祛风活络,利水,通经。用于关节痹痛,麻木拘挛,水肿胀满,乳少,经闭。

【用法与用量】 5～10g。

【贮藏】 置干燥处。

蜈 蚣

Wugong

SCOLOPENDRA

本品为蜈蚣科动物少棘巨蜈蚣 *Scolopendra subspinipes mutilans* L. Koch 的干燥体。春、夏二季捕捉,用竹片插入头

尾,绷直,干燥。

【性状】　本品呈扁平长条形,长 9～15cm,宽 0.5～1cm。由头部和躯干部组成,全体共 22 个环节。头部暗红色或红褐色,略有光泽,有头板覆盖,头板近圆形,前端稍突出,两侧贴有颚肢一对,前端两侧有触角一对。躯干部第一背板与头板同色,其余 20 个背板为棕绿色或墨绿色,具光泽,自第四背板至第二十背板上常有两条纵沟线;腹部淡黄色或棕黄色,皱缩;自第二节起,每节两侧有步足一对;步足黄色或红褐色,偶有黄白色,呈弯钩形,最末一对步足尾状,故又称尾足,易脱落。质脆,断面有裂隙。气微腥,有特殊刺鼻的臭气,味辛、微咸。

【检查】　水分　不得过 15.0%(通则 0832 第二法)。

总灰分　不得过 5.0%(通则 2302)。

黄曲霉毒素　照真菌毒素测定法(通则 2351)测定。

本品每 1000g 含黄曲霉毒素 B_1 不得过 $5\mu g$,黄曲霉毒素 G_2、黄曲霉毒素 G_1、黄曲霉毒素 B_2 和黄曲霉毒素 B_1 总量不得过 $10\mu g$。

【浸出物】　照醇溶性浸出物测定法(通则 2201)项下的热浸法测定,用稀乙醇作溶剂,不得少于 20.0%。

饮片

【炮制】　去竹片,洗净,微火焙黄,剪段。

【性状】　本品形如药材,呈段状,棕褐色或灰褐色,具焦香气。

【检查】(黄曲霉毒素)　同药材。

【性味与归经】　辛,温;有毒。归肝经。

【功能与主治】　息风镇痉,通络止痛,攻毒散结。用于肝风内动,痉挛抽搐,小儿惊风,中风口㖞,半身不遂,破伤风,风湿顽痹,偏正头痛,疮疡,瘰疬,蛇虫咬伤。

【用法与用量】　3～5g。

【注意】　孕妇禁用。

【贮藏】　置干燥处,防霉,防蛀。

蜂　房

Fengfang

VESPAE NIDUS

本品为胡蜂科昆虫果马蜂 *Polistes olivaceous*(DeGeer)、日本长脚胡蜂 *Polistes japonicus* Saussure 或异腹胡蜂 *Parapolybia varia* Fabricius 的巢。秋、冬二季采收,晒干,或略蒸,除去死蜂死蛹,晒干。

【性状】　本品呈圆盘状或不规则的扁块状,有的似莲房状,大小不一。表面灰白色或灰褐色。腹面有多数整齐的六角形房孔,孔径 3～4mm 或 6～8mm;背面有 1 个或数个黑色短柄。体轻,质韧,略有弹性。气微,味辛淡。

质酥脆或坚硬者不可供药用。

【检查】　水分　不得过 12.0%(通则 0832 第二法)。

总灰分　不得过 10.0%(通则 2302)。

酸不溶性灰分　不得过 5.0%(通则 2302)。

黄曲霉毒素　照真菌毒素测定法(通则 2351)测定。

取本品粉末(过二号筛)约 5g,精密称定,加入氯化钠 3g,照黄曲霉毒素测定法项下供试品溶液的制备方法,其中,精密量取上清液 10ml,测定,计算,即得。

本品每 1000g 含黄曲霉毒素 B_1 不得过 $5\mu g$,含黄曲霉毒素 G_2、黄曲霉毒素 G_1、黄曲霉毒素 B_2 和黄曲霉毒素 B_1 的总量不得过 $10\mu g$。

饮片

【炮制】　除去杂质,剪块。

【检查】　同药材。

【性味与归经】　甘,平。归胃经。

【功能与主治】　攻毒杀虫,祛风止痛。用于疮疡肿毒,乳痈,瘰疬,皮肤顽癣,鹅掌风,牙痛,风湿痹痛。

【用法与用量】　3～5g。外用适量,研末油调敷患处,或煎水漱,或洗患处。

【贮藏】　置通风干燥处,防压,防蛀。

蜂　胶

Fengjiao

PROPOLIS

本品为蜜蜂科昆虫意大利蜂 *Apis mellifera* L. 工蜂采集的植物树脂与其上颚腺、蜡腺等分泌物混合形成的具有黏性的固体胶状物。多为夏、秋季自蜂箱中收集,除去杂质。

【性状】　本品为团块状或不规则碎块,呈青绿色、棕黄色、棕红色、棕褐色或深褐色,表面或断面有光泽。20℃ 以下逐渐变硬、脆,20～40℃ 逐渐变软,有黏性和可塑性。气芳香,味微苦、略涩、有微麻感和辛辣感。

【鉴别】　(1)取本品适量,置载玻片上,用火焰加热至熔化并有轻烟产生,嗅之有树脂乳香气。放冷,深色树脂状物质周围有淡黄色或黄色蜡状物产生。

(2)取本品粉末 0.5g,加甲醇 20ml,超声处理 20 分钟,滤过,取滤液作为供试品溶液。另取蜂胶对照药材 0.5g,同法制成对照药材溶液。再取白杨素对照品、高良姜素对照品和乔松素对照品,加甲醇制成每 1ml 含 1mg 的混合溶液,作为对照品溶液。照薄层色谱法(通则 0502)试验,吸取上述三种溶液各 $1\mu l$,分别点于同一高效硅胶 G 薄层板上,以甲苯-乙酸乙酯-冰醋酸(10︰3︰0.5)为展开剂,展开,取出,晾干,喷以三氯化铝乙醇试液,热风吹干,置紫外光灯(365nm)下检视。供试品色谱中,在与对照药材色谱和对照品色谱相应的位置上,显相同颜色的荧光斑点。

【检查】　水分　不得过 3.5%(通则 0832 第三法)。

总灰分　不得过 8.0%(通则 2302)。

酸不溶性灰分 不得过 6.0%（通则 2302）。

重金属及有害元素 照铅、镉、砷、汞、铜测定法（通则 2321 原子吸收分光光度法或电感耦合等离子体质谱法）测定，铅不得过 8mg/kg。

氧化时间 取本品粉末约 1g，精密称定，置具塞锥形瓶中，精密加入乙醇 25ml，密塞，振摇 1 小时，再精密加入水 100ml，摇匀，滤过，精密量取续滤液 0.5ml，置 50ml 量瓶中，用水稀释至刻度，摇匀，精密量取 10ml，置具塞锥形瓶中，精密加入 20%硫酸溶液 2ml，振摇 1 分钟，精密加入 0.02mol/L 高锰酸钾溶液 0.05ml，同时，开动秒表计时，当溶液的紫红色完全消退时，停止秒表，记录的时间即为供试品的氧化时间。不得过 22 秒。

【浸出物】 照醇溶性浸出物测定法（通则 2201）项下的冷浸法测定，用乙醇作溶剂，不得少于 50.0%。

【含量测定】 **白杨素、高良姜素、咖啡酸苯乙酯** 照高效液相色谱法（通则 0512）测定。

色谱条件与系统适用性试验 以十八烷基硅烷键合硅胶为填充剂；以甲醇为流动相 A，以 0.1%磷酸溶液为流动相 B，按下表中的规定进行梯度洗脱；白杨素、高良姜素检测波长为 270nm，咖啡酸苯乙酯检测波长为 329nm；柱温为 30℃。理论板数按咖啡酸苯乙酯峰计算应不低于 3000。

时间（分钟）	流动相 A（%）	流动相 B（%）
0～65	53	47
65～70	100	0
70～82	53	47

对照品溶液的制备 取白杨素对照品、高良姜素对照品、咖啡酸苯乙酯对照品适量，精密称定，加甲醇分别制成每 1ml 含白杨素、高良姜素各 100μg，咖啡酸苯乙酯 40μg 的溶液；分别精密量取上述对照品溶液各 5ml，置同一 50ml 量瓶中，加甲醇稀释至刻度，摇匀，即得（每 1ml 中含白杨素、高良姜素各 10μg，含咖啡酸苯乙酯 4μg）。

供试品溶液的制备 取本品粉末（过二号筛）约 4g，精密称定，置具塞锥形瓶中，精密加入乙醇 100ml，密塞，冷浸 6 小时，并时时振摇，再静置 18 小时，滤过，精密量取续滤液 2ml，置 100ml 量瓶中，加乙醇至刻度，摇匀，滤过，取续滤液，即得。

测定法 分别精密吸取对照品溶液与供试品溶液各 10μl，注入液相色谱仪，测定，即得。

本品按干燥品计算，含白杨素（$C_{15}H_{10}O_4$）不得少于 2.0%；高良姜素（$C_{15}H_{10}O_5$）不得少于 1.0%；咖啡酸苯乙酯（$C_{17}H_{16}O_4$）不得少于 0.50%。

乔松素 照高效液相色谱法（通则 0512）测定。

色谱条件与系统适用性试验 以十八烷基硅烷键合硅胶为填充剂；以乙腈为流动相 A，以 0.1%磷酸溶液为流动相 B，按下表中的规定进行梯度洗脱；检测波长为 289nm；柱温为 30℃。理论板数按乔松素峰计算应不低于 3000。

时间（分钟）	流动相 A（%）	流动相 B（%）
0～55	34	66
55～60	100	0
60～72	34	66

对照品溶液的制备 取乔松素对照品适量，精密称定，加乙醇制成每 1ml 含 10μg 的溶液，即得。

供试品溶液的制备 取〔含量测定〕白杨素、高良姜素、咖啡酸苯乙酯项下的供试品溶液，即得。

测定法 分别精密吸取对照品溶液与供试品溶液各 10μl，注入液相色谱仪，测定，即得。

本品按干燥品计算，含乔松素（$C_{15}H_{12}O_4$）不得少于 1.0%。

饮片

【炮制】 **酒制蜂胶** 取蜂胶粉碎，用乙醇浸泡溶解，滤过，滤液回收乙醇，晾干。

【性味与归经】 苦、辛，寒。归脾、胃经。

【功能与主治】 补虚弱，化浊脂，止消渴；外用解毒消肿，收敛生肌。用于体虚早衰，高脂血症，消渴；外治皮肤皲裂，烧烫伤。

【用法与用量】 0.2～0.6g。外用适量。多入丸散用，或加蜂蜜适量冲服。

【注意】 过敏体质者慎用。

【贮藏】 置-4℃贮存。

蜂　蜡

Fengla

CERA FLAVA

本品为蜜蜂科昆虫中华蜜蜂 *Apis cerana* Fabricius 或意大利蜂 *Apis mellifera* Linnaeus 分泌的蜡。将蜂巢置水中加热，滤过，冷凝取蜡或再精制而成。

【性状】 本品为不规则团块，大小不一。呈黄色、淡黄棕色或黄白色，不透明或微透明，表面光滑。体较轻，蜡质，断面砂粒状，用手搓捏能软化。有蜂蜜样香气，味微甘。

【性味与归经】 甘，微温。归脾经。

【功能与主治】 解毒，敛疮，生肌，止痛。外用于溃疡不敛，臁疮糜烂，外伤破溃，烧烫伤。

【用法与用量】 外用适量，熔化敷患处；常作成药赋型剂及油膏基质。

【贮藏】 置阴凉处，防热。

蜂　蜜

Fengmi

MEL

本品为蜜蜂科昆虫中华蜜蜂 *Apis cerana* Fabricius 或意大

利蜂 Apis mellifera Linnaeus 所酿的蜜。春至秋季采收,滤过。

【性状】 本品为半透明、带光泽、浓稠的液体,白色至淡黄色或橘黄色至黄褐色,放久或遇冷渐有白色颗粒状结晶析出。气芳香,味极甜。

相对密度 本品如有结晶析出,可置于不超过 60℃ 的水浴中,待结晶全部融化后,搅匀,冷至 25℃,照相对密度测定法(通则 0601)项下的韦氏比重秤法测定,相对密度应在 1.349 以上。

【检查】 **水分** 不得过 24.0%(通则 0622 折光率测定法进行测定)。取本品(有结晶析出的样品置于不超过 60℃ 的恒温水浴中温热使融化)1~2 滴,滴于棱镜上(预先连接阿贝折光计与恒温水浴,并将水浴温度调至 40℃±0.1℃ 至恒温,用新沸过的冷水校正折光计的折光指数为 1.3305)测定,读取折光指数,按下式计算:

$$X = 100 - [78 + 390.7(n - 1.4768)]$$

式中 X 为样品中的水分含量,%;

      n 为样品在 40℃ 时的折光指数。

酸度 取本品 10g,加新沸过的冷水 50ml,混匀,加酚酞指示液 2 滴与氢氧化钠滴定液(0.1mol/L)4ml,应显粉红色,10 秒钟内不消失。

淀粉和糊精 取本品 2g,加水 10ml,加热煮沸,放冷,加碘试液 1 滴,不得显蓝色、绿色或红褐色。

寡糖 取本品 2g,置烧杯中,加入 10ml 水溶解后,缓缓加至活性炭固相萃取柱(在固相萃取空柱管底部塞入一个筛板,压紧,置固相萃取装置上。称取硅藻土 0.2g,加水适量混匀,用吸管加至固相萃取柱管中,自然沉降形成 3mm 厚的硅藻土层,打开真空泵吸引,称取活性炭 0.5g 加 10ml 水搅拌,混匀,用吸管加入,在真空泵的吸引下使活性炭沉降,当水面接近活性炭层面时,再次注入 0.2g 用水混匀的硅藻土,在真空泵的吸引下,以 1 秒/滴的速度用 25ml 的水预洗,当液面到达柱面上 2mm 时关掉活塞,再压入上筛板,备用)中,打开活塞,在真空泵的吸引下,使溶液通过柱子,待液面下降到柱面以上 2mm 时,用 7% 乙醇 25ml 洗脱,弃去洗脱液。再用 50% 乙醇 10ml 洗脱,收集洗脱液,置 65℃ 水浴中减压浓缩至干,残渣加 30% 乙醇 1ml 使溶解,作为供试品溶液。另取麦芽五糖对照品,加 30% 乙醇制成每 1ml 含 1mg 的溶液,作为对照品溶液。照薄层色谱法(通则 0502)试验,吸取供试品溶液与对照品溶液各 3μl,分别点于同一高效硅胶 G 薄层板上,以正丙醇-水-三乙胺(60:30:0.7)为展开剂,展开,取出,晾干,喷以苯胺-二苯胺-磷酸的混合溶液(取二苯胺 1g,苯胺 1ml,磷酸 5ml,加丙酮至 50ml,混匀),加热至斑点显色清晰,置日光下检视。供试品色谱中,在与对照品相应位置的下方,应不得显斑点。

5-羟甲基糠醛 照高效液相色谱法(通则 0512)测定。

色谱条件与系统适用性试验 以十八烷基硅烷键合硅胶为填充剂;以乙腈-0.1% 甲酸溶液(5:95)为流动相;5-羟甲基糠醛检测波长为 284nm,鸟苷检测波长为 254nm。理论板数按鸟苷峰计算应不低于 3000。

对照品溶液的制备 取鸟苷对照品适量,精密称定,加 10% 甲醇制成每 1ml 含鸟苷 0.2mg 的溶液,即得。另取 5-羟甲基糠醛对照品适量,加 10% 甲醇制成每 1ml 含 4μg 的溶液,作为定位用。

供试品溶液的制备 取本品 1g,置烧杯中,精密称定,加 10% 甲醇适量溶解,并分次转移至 50ml 量瓶中,精密加入鸟苷对照品溶液 1ml,加 10% 甲醇至刻度,摇匀,即得。

测定法 精密吸取供试品溶液 10μl,注入液相色谱仪,测定;另取鸟苷对照品溶液、5-羟甲基糠醛对照品溶液各 10μl,注入液相色谱仪,测定,用以确定供试品色谱中 5-羟甲基糠醛及鸟苷的色谱峰;以鸟苷对照品计算含量并乘以校正因子 0.340 进行校正,即得。

本品含 5-羟甲基糠醛,不得过 0.004%。

蔗糖和麦芽糖 照〔含量测定〕项下方法测定,分别计算含量。本品含蔗糖和麦芽糖分别不得过 5.0%。

【含量测定】 照高效液相色谱法(通则 0512)测定。

色谱条件与系统适用性试验 以 Prevail Carbohyrate ES 为色谱柱,以乙腈-水(75:25)为流动相;示差折光检测器检测。理论板数按果糖峰计算应不低于 2000。

标准曲线的制备 分别精密称取果糖对照品 1.0g,葡萄糖对照品 0.8g,置同一具塞锥形瓶中,精密加入 40% 乙腈 20ml,溶解,摇匀,作为果糖、葡萄糖对照品储备液。另精密称取蔗糖对照品 0.2g,麦芽糖对照品 0.2g,置同一具塞锥形瓶中,精密加入 40% 乙腈 10ml,溶解,摇匀,作为蔗糖、麦芽糖对照品储备液。分别精密量取果糖、葡萄糖对照品储备液和蔗糖、麦芽糖对照品储备液,加 40% 乙腈配成不同浓度的果糖、葡萄糖、蔗糖、麦芽糖混合对照品溶液。每一浓度溶液配制中,储备液的用量和稀释体积见下表。

精密吸取混合对照品溶液各 15μl,注入液相色谱仪,分别测定。以对照品浓度为横坐标,以峰面积值为纵坐标,绘制标准曲线,计算回归方程。

供试品溶液的制备 取本品约 1g,精密称定,置具塞锥形瓶中,精密加入 40% 乙腈 20ml,溶解,摇匀,滤过,取续滤液,即得。

测定法 精密量取供试品溶液 15μl,注入液相色谱仪,测定,按标准曲线法计算含量。

本品含果糖($C_6H_{12}O_6$)和葡萄糖($C_6H_{12}O_6$)的总量不得少于 60.0%,果糖与葡萄糖含量比值不得小于 1.0。

【性味与归经】 甘,平。归肺、脾、大肠经。

【功能与主治】 补中,润燥,止痛,解毒;外用生肌敛疮。用于脘腹虚痛,肺燥干咳,肠燥便秘,解乌头类药毒;外治疮疡不敛,水火烫伤。

【用法与用量】 15~30g。

【贮藏】 置阴凉处。

序号	果糖、葡萄糖	蔗糖、麦芽糖	稀释体积	混合对照品溶液浓度(mg/ml)			
	对照品储备液体积(ml)	对照品储备液体积(ml)	(ml)	果糖	葡萄糖	蔗糖	麦芽糖
1	1.0	0.125	5	10	8	0.5	0.5
2	3.0	0.5	10	15	12	1.0	1.0
3	2.0	0.5	5	20	16	2.0	2.0
4	5.0	2.0	10	25	20	4.0	4.0
5	3.0	1.5	5	30	24	6.0	6.0

锦 灯 笼

Jindenglong

PHYSALIS CALYX SEU FRUCTUS

本品为茄科植物酸浆 *Physalis alkekengi* L. var. *franchetii* (Mast.) Makino 的干燥宿萼或带果实的宿萼。秋季果实成熟、宿萼呈红色或橙红色时采收,干燥。

【性状】 本品略呈灯笼状,多压扁,长 3～4.5cm,宽 2.5～4cm。表面橙红色或橙黄色,有 5 条明显的纵棱,棱间有网状的细脉纹。顶端渐尖,微 5 裂,基部略平截,中心凹陷有果梗。体轻,质柔韧,中空,或内有棕红色或橙红色果实。果实球形,多压扁,直径 1～1.5cm,果皮皱缩,内含种子多数。气微,宿萼味苦,果实味甘、微酸。

【鉴别】 (1)本品粉末橙红色。表皮毛众多。腺毛头部椭圆形,柄 2～4 细胞,长 95～170μm。非腺毛 3～4 细胞,长 130～170μm,胞腔内含橙红色颗粒状物。宿萼内表皮细胞垂周壁波状弯曲;宿萼外表皮细胞垂周壁平整,气孔不定式。薄壁组织中含多量橙红色颗粒。

(2)取本品粉末 0.5g,加甲醇 5ml,超声处理 10 分钟,滤过,取滤液作为供试品溶液。另取酸浆苦味素 L 对照品,加二氯甲烷制成每 1ml 含 1mg 的溶液,作为对照品溶液。照薄层色谱法(通则 0502)试验,吸取供试品溶液 15μl、对照品溶液 2μl,分别点于同一高效硅胶 G 薄层板上,以三氯甲烷-丙酮-甲醇(25:1:1)为展开剂,展开,取出,晾干,喷以 5%硫酸乙醇溶液,在 105℃ 加热至斑点显色清晰,置紫外光灯(365nm)下检视。供试品色谱中,在与对照品色谱相应的位置上,显相同颜色的荧光斑点。

【检查】 水分 不得过 10.0%(通则 0832 第二法)。

【含量测定】 照高效液相色谱法(通则 0512)测定。

色谱条件与系统适用性试验 以十八烷基硅烷键合硅胶为填充剂;以乙腈-0.2%磷酸溶液(20:80)为流动相;检测波长为 350nm。理论板数按木犀草苷峰计算应不低于 3000。

对照品溶液的制备 取木犀草苷对照品适量,精密称定,加甲醇制成每 1ml 含 40μg 的溶液,即得。

供试品溶液的制备 取本品粉末(过三号筛)约 0.4g,精

密称定,置具塞锥形瓶中,精密加入 70%甲醇 20ml,密塞,称定重量,超声处理(功率 250W,频率 40kHz)1 小时,放冷,再称定重量,用 70%甲醇补足减失的重量,摇匀,滤过,取续滤液,即得。

测定法 分别精密吸取对照品溶液与供试品溶液各 20μl,注入液相色谱仪,测定,即得。

本品按干燥品计算,含木犀草苷($C_{21}H_{20}O_{11}$)不得少于 0.10%。

【性味与归经】 苦,寒。归肺经。

【功能与主治】 清热解毒,利咽化痰,利尿通淋。用于咽痛音哑,痰热咳嗽,小便不利,热淋涩痛;外治天疱疮,湿疹。

【用法与用量】 5～9g。外用适量,捣敷患处。

【贮藏】 置通风干燥处,防蛀。

矮 地 茶

Aidicha

ARDISIAE JAPONICAE HERBA

本品为紫金牛科植物紫金牛 *Ardisia japonica* (Thunb.) Blume 的干燥全草。夏、秋二季茎叶茂盛时采挖,除去泥沙,干燥。

【性状】 本品根茎呈圆柱形,疏生须根。茎略呈扁圆柱形,稍扭曲,长 10～30cm,直径 0.2～0.5cm;表面红棕色,有细纵纹、叶痕及节;质硬,易折断。叶互生,集生于茎梢;叶片略卷曲或破碎,完整者展平后呈椭圆形,长 3～7cm,宽 1.5～3cm;灰绿色、棕褐色或浅红棕色;先端尖,基部楔形,边缘具细锯齿;近革质。茎顶偶有红色球形核果。气微,味微涩。

【鉴别】 (1)本品茎横切面:表皮细胞壁厚,有腺毛;老茎可见木栓层。皮层较宽,外侧为数列厚角细胞;有的含草酸钙方晶;具分泌腔。内皮层明显。韧皮部甚窄,外侧有少数纤维。形成层环不明显。木质部细胞均木化,导管多单行排列。髓部较大,具分泌腔。薄壁细胞含草酸钙方晶和淀粉粒,有的含棕色物。

本品叶表面观:表皮细胞垂周壁波状弯曲;气孔为不等式,偶见不定式。腺鳞头部 8～10 细胞,柄单细胞。

本品粉末棕褐色。螺纹导管较多见,直径 7.5～25μm;

分泌腔多破碎,有的含黄棕色分泌物,可见内含棕褐色物质的分泌细胞。纤维壁厚。草酸钙方晶直径 7.5～26μm。腺毛由单细胞柄和 2 细胞头组成。气孔为不等式。可见棕色块状物。淀粉粒单粒卵圆形或圆形,直径 3.8～23μm,脐点点状或裂缝状;复粒由 2～3 分粒组成。

(2)取本品粉末 0.2g,加甲醇 20ml,超声处理 30 分钟,放冷,滤过,滤液浓缩至 1ml,作为供试品溶液。另取岩白菜素对照品,加甲醇制成每 1ml 含 0.5mg 的溶液,作为对照品溶液。照薄层色谱法(通则 0502)试验,吸取上述两种溶液各 3μl,分别点于同一硅胶 G 薄层板上,以二氯甲烷-乙酸乙酯-甲醇(5:4:2)为展开剂,展开,取出,晾干,喷以 1% 三氯化铁-1% 铁氰化钾(1:1)的混合溶液。供试品色谱中,在与对照品色谱相应的位置上,显相同颜色的斑点。

【检查】 水分 不得过 13.0%(通则 0832 第二法)。

总灰分 不得过 8.0%(通则 2302)。

【含量测定】 照高效液相色谱法(通则 0512)测定。

色谱条件与系统适用性试验 以十八烷基硅烷键合硅胶为填充剂;以甲醇-水(20:80)为流动相;检测波长为 275nm。理论板数按岩白菜素峰计算应不低于 1500。

对照品溶液的制备 取岩白菜素对照品适量,精密称定,加甲醇制成每 1ml 含 50μg 的溶液,即得。

供试品溶液的制备 取本品细粉约 0.2g,精密称定,置具塞锥形瓶中,精密加入甲醇 20ml,称定重量,超声处理(功率 200W,频率 40kHz)40 分钟,放冷,再称定重量,用甲醇补足减失的重量,摇匀,滤过,取续滤液,即得。

测定法 分别精密吸取对照品溶液与供试品溶液各 5μl,注入液相色谱仪,测定,即得。

本品按干燥品计算,含岩白菜素($C_{14}H_{16}O_9$)不得少于 0.50%。

饮 片

【炮制】 除去杂质,洗净,切段,干燥。

【性状】 本品呈不规则的段。根茎圆柱形而弯曲,疏生须根。茎略呈扁圆柱形,表面红棕色,具细纵纹,有的具分枝和互生叶痕。切面中央有淡棕色髓部。叶多破碎,灰绿色至棕绿色,顶端较尖,基部楔形,边缘具细锯齿,近革质。气微,味微涩。

【检查】 水分 同药材,不得过 11.0%。

【鉴别】(除茎横切面、叶表面观外) 【检查】(总灰分)【含量测定】 同药材。

【性味与归经】 辛、微苦,平。归肺、肝经。

【功能与主治】 化痰止咳,清利湿热,活血化瘀。用于新久咳嗽,喘满痰多,湿热黄疸,经闭瘀阻,风湿痹痛,跌打损伤。

【用法与用量】 15～30g。

【贮藏】 置阴凉干燥处。

满 山 红
Manshanhong
RHODODENDRI DAURICI FOLIUM

本品为杜鹃花科植物兴安杜鹃 *Rhododendron dauricum* L. 的干燥叶。夏、秋二季采收,阴干。

【性状】 本品多反卷成筒状,有的皱缩破碎,完整叶片展平后呈椭圆形或长倒卵形,长 2～7.5cm,宽 1～3cm。先端钝,基部近圆形或宽楔形,全缘;上表面暗绿色至褐绿色,散生浅黄色腺鳞;下表面灰绿色,腺鳞甚多;叶柄长 3～10mm。近革质。气芳香特异,味较苦、微辛。

【鉴别】(1)本品叶横切面:上表皮细胞长方形,外被角质层,凹陷处有盾状毛;下表皮细胞近圆形,壁波状,有气孔和盾状毛。栅栏细胞 2～3 列,海绵细胞类圆形。主脉维管束双韧型,外围有束鞘纤维不连续排列成环,上、下表皮内方有厚角细胞多列,叶脉上表面有单细胞非腺毛。薄壁细胞和海绵细胞含草酸钙簇晶。

(2)取本品粗粉 5g,加乙醇 50ml,超声处理 15 分钟,滤过,滤液蒸干,残渣加 40% 乙醇,分 3 次置水浴上加热溶解,每次 10ml,趁热滤过,合并滤液,蒸去乙醇,水溶液加乙醚振摇提取 2 次,每次 15ml,合并乙醚液,挥干,残渣加甲醇 1ml 使溶解,作为供试品溶液。另取满山红对照药材 5g,同法制成对照药材溶液。再取杜鹃素对照品,加甲醇制成每 1ml 含 1mg 的溶液,作为对照品溶液。照薄层色谱法(通则 0502)试验,吸取上述三种溶液各 5μl,分别点于同一硅胶 G 薄层板上,以甲苯-乙酸乙酯-甲酸(7:2:0.5)为展开剂,置用展开剂预饱和 15 分钟的展开缸内,展开,取出,晾干,喷以三氯化铝试液,在 105℃ 加热至斑点显色清晰,置紫外光灯(365nm)下检视。供试品色谱中,在与对照药材色谱和对照品色谱相应的位置上,显相同颜色的荧光斑点。

【检查】 水分 不得过 9.0%(通则 0832 第四法)。

总灰分 不得过 8.0%(通则 2302)。

酸不溶性灰分 不得过 3.0%(通则 2302)。

【浸出物】 照醇溶性浸出物测定法(通则 2201)项下的热浸法测定,用 60% 乙醇作溶剂,不得少于 20.0%。

【含量测定】 照高效液相色谱法(通则 0512)测定。

色谱条件与系统适用性试验 以十八烷基硅烷键合硅胶为填充剂;以甲醇-水(60:40)为流动相;检测波长为 295nm。理论板数按杜鹃素峰计算应不低于 2000。

对照品溶液的制备 取杜鹃素对照品适量,精密称定,加甲醇制成每 1ml 含 60μg 的溶液,即得。

供试品溶液的制备 取本品细粉约 1g,精密称定,置具塞锥形瓶中,精密加入 60% 甲醇 50ml,称定重量,超声处理(功率 250W,频率 33kHz)15 分钟,放冷,再称定重量,用 60%

甲醇补足减失的重量,摇匀,滤过,精密量取续滤液 25ml,蒸干,残渣加 60％甲醇溶解,转移至 5ml 量瓶中,加 60％甲醇至刻度,摇匀,滤过,取续滤液,即得。

测定法 分别精密吸取对照品溶液与供试品溶液各 10μl,注入液相色谱仪,测定,即得。

本品按干燥品计算,含杜鹃素($C_{17}H_{16}O_5$)不得少于 0.080％。

【性味与归经】 辛、苦,寒。归肺、脾经。

【功能与主治】 止咳祛痰。用于咳嗽气喘痰多。

【用法与用量】 25～50g;6～12g,用 40％乙醇浸服。

【贮藏】 置阴凉干燥处,防潮,防热。

滇 鸡 血 藤
Dianjixueteng
KADSURAE CAULIS

本品为木兰科植物内南五味子 *Kadsura interior* A. C. Smith 的干燥藤茎。秋季采收,除去枝叶,切片,晒干。

【性状】 本品呈圆形、椭圆形或不规则的斜切片,直径 1.8～6.5cm。表面灰棕色,栓皮剥落处呈暗红紫色,栓皮较厚,粗者具多数裂隙,呈龟裂状;细者具纵沟,常附有苔类和地衣。质坚硬,不易折断。横切面皮部窄,红棕色,纤维性强。木部宽,浅棕色,有多数细孔状导管。髓部小,黑褐色,呈空洞状。具特异香气,味苦而涩。

【鉴别】 (1)本品粉末暗红色。嵌晶纤维成束或散在,末端渐尖,直径 21～62μm,壁极厚,胞腔不明显,壁中嵌有众多细小草酸钙方晶,有的方晶突出于胞壁表面。嵌晶石细胞不规则形或长椭圆形,直径 38～92μm,壁厚,壁中嵌有众多细小草酸钙方晶。纤维管胞成束或散在。木栓细胞表面观多角形,垂周壁平直、菲薄;侧面观长方形。分泌细胞椭圆形,胞腔大,连有薄壁细胞碎片。导管为具缘纹孔导管,多破碎。棕色块散在,棕红色或棕色。

(2)取本品粉末 0.5g,加环己烷 10ml,超声处理 30 分钟,滤过,滤液蒸干,残渣加环己烷 0.5ml 使溶解,作为供试品溶液。另取异型南五味子丁素对照品,加环己烷制成每 1ml 含 1mg 的溶液,作为对照品溶液。照薄层色谱法(通则 0502)试验,吸取上述两种溶液各 5μl,分别点于同一硅胶 GF_{254}薄层板上,以石油醚(60～90℃)-乙酸乙酯(2∶1)为展开剂,展开,取出,晾干,置紫外光灯(254nm)下检视。供试品色谱中,在与对照品色谱相应的位置上,显相同颜色的斑点。

【检查】 **水分** 不得过 14.0％(通则 0832 第二法)。

总灰分 不得过 4.0％(通则 2302)。

【含量测定】 照高效液相色谱法(通则 0512)测定。

色谱条件与系统适用性试验 以十八烷基硅烷键合硅胶

为填充剂;以甲醇-乙腈-水(10∶48∶42)为流动相;检测波长为 230nm。理论板数按异型南五味子丁素峰计算应不低于 8000。

对照品溶液的制备 取异型南五味子丁素对照品适量,精密称定,加甲醇制成每 1ml 含 30μg 的溶液,即得。

供试品溶液的制备 取本品粉末(过三号筛)约 0.5g,精密称定,置具塞锥形瓶中,精密加入环己烷 50ml,称定重量,超声处理(功率 360W,频率 40kHz)50 分钟,放冷,再称定重量,用环己烷补足减失的重量,摇匀,滤过,精密量取续滤液 25ml,蒸干,残渣加甲醇溶解,转移至 5ml 量瓶中,加甲醇至刻度,摇匀,滤过,取续滤液,即得。

测定法 分别精密吸取对照品溶液与供试品溶液各 10μl,注入液相色谱仪,测定,即得。

本品按干燥品计算,含异型南五味子丁素($C_{27}H_{30}O_8$)不得少于 0.050％。

【性味与归经】 苦、甘,温。归肝、肾经。

【功能与主治】 活血补血,调经止痛,舒筋通络。用于月经不调,痛经,麻木瘫痪,风湿痹痛,气血虚弱。

【用法与用量】 15～30g。

【贮藏】 置干燥处。

裸 花 紫 珠
Luohuazizhu
CALLICARPAE NUDIFLORAE FOLIUM

本品为马鞭草科植物裸花紫珠 *Callicarpa nudiflora* Hook. et Arn. 的干燥叶。全年均可采收,除去杂质,晒干。

【性状】 本品多皱缩、卷曲。完整叶片展平后呈卵状披针形或矩圆形,长 10～25cm,宽 4～8cm。上表面黑色,下表面密被黄褐色星状毛。侧脉羽状,小脉近平行与侧脉几成直角。叶全缘或边缘有疏锯齿。叶柄长 1～3cm,被星状毛。质脆,易破碎。气微香,味涩微苦。

【鉴别】 (1)本品叶表面观:非腺毛有两种,一种为迭生星状毛,大多碎断,直径 18～30μm,壁厚,非木化,完整者 1～10 余轮;每轮 1～7 侧生细胞。另一种非腺毛 1～4 细胞,末端有分叉,壁薄。腺鳞头部 6～8 细胞,扁球形,直径 50～60μm。腺毛头部 4 细胞,直径 22～27μm,柄 1～2 细胞。上皮细胞多角形,壁略呈连珠状增厚。下表皮细胞不规则多角形,垂周壁微波状弯曲,气孔不定式,保卫细胞长约 25μm。

(2)取本品粉末 1g,加水 150ml,煎煮,保持微沸 1 小时,放冷,滤过,滤液加氯化钠 5g,振摇使溶解,溶液加乙酸乙酯 40ml 振摇提取,取乙酸乙酯液,回收溶剂至干,残渣加甲醇 1ml 使溶解,作为供试品溶液。另取裸花紫珠对照药材 1g,同法制成对照药材溶液。照薄层色谱法(通则 0502)试验,吸取上述两种溶液各 10～20μl,分别点于同一用 0.5％氢氧化钠溶液制备的硅胶 G 薄层板上,以乙酸乙酯-甲醇-浓氨试液(17:2:1)为展开剂,展开,取出,晾干,喷以 3％三氯化铝乙醇溶液,在 105℃加热 5 分钟,置紫外光灯(365nm)下检视。供试品色谱中,在与对照药材色谱相应的位置上,显相同颜色的荧光斑点。

【检查】 **水分** 不得过 13.0％(通则 0832 第二法)。

总灰分 不得过 10.0％(通则 2302)。

【浸出物】 照水溶性浸出物测定法(通则 2201)项下的热浸法测定,不得少于 15.0％。

【含量测定】 照高效液相色谱法(通则 0512)测定。

色谱条件与系统适用性试验 以十八烷基硅烷键合硅胶为填充剂;以乙腈为流动相 A,以 0.1％甲酸溶液为流动相 B,按下表中的规定进行梯度洗脱;木犀草苷检测波长为 350nm,毛蕊花糖苷检测波长为 330nm;柱温为 35℃,理论板数按木犀草苷和毛蕊花糖苷峰计算均应不低于 5000。

时间(分钟)	流动相 A(％)	流动相 B(％)
0~50	14	86
50~51	14→80	86→20
51~61	80	20

对照品溶液的制备 取木犀草苷对照品、毛蕊花糖苷对照品适量,精密称定,分别加 70％甲醇制成每 1ml 各含木犀草苷 20μg、毛蕊花糖苷 40μg 的溶液,即得。

供试品溶液的制备 取本品粉末(过四号筛)约 1g,精密称定,置具塞锥形瓶中,精密加入 70％甲醇 50ml,称定重量,超声处理(功率 500W,频率 40kHz)40 分钟,放冷,再称定重量,用 70％甲醇补足减失的重量,摇匀,滤过,取续滤液,作为木犀草苷供试品溶液。另精密量取续滤液 5ml,置 50ml 量瓶中,加 70％甲醇稀释至刻度,摇匀,作为毛蕊花糖苷供试品溶液。

测定法 分别精密吸取对照品溶液与供试品溶液各 10μl,注入液相色谱仪,测定,即得。

本品按干燥品计算,含木犀草苷($C_{21}H_{20}O_{11}$)不得少于 0.050％,含毛蕊花糖苷($C_{29}H_{36}O_{15}$)不得少于 0.80％。

【性味】 苦、微辛,平。

【功能与主治】 消炎,解肿毒,化湿浊,止血。用于细菌性感染引起炎症肿毒,急性传染性肝炎,内外伤出血。

【用法与用量】 9~30g。外用适量。

【贮藏】 置通风干燥处。

蔓 荆 子

Manjingzi

VITICIS FRUCTUS

本品为马鞭草科植物单叶蔓荆 Vitex trifolia L. var. simplicifolia Cham. 或蔓荆 Vitex trifolia L. 的干燥成熟果实。秋季果实成熟时采收,除去杂质,晒干。

【性状】 本品呈球形,直径 4~6mm。表面灰黑色或黑褐色,被灰白色粉霜状茸毛,有纵向浅沟 4 条,顶端微凹,基部有灰白色宿萼及短果梗。萼长为果实的 1/3~2/3,5 齿裂,其中 2 裂较深,密被茸毛。体轻,质坚韧,不易破碎,横切面可见 4 室,每室有种子 1 枚。气特异而芳香,味淡、微辛。

【鉴别】 (1)本品粉末灰褐色。花萼表皮细胞类圆形,壁多弯曲;非腺毛 2~3 细胞,顶端细胞基部稍粗,有疣突。外果皮细胞多角形,有角质纹理和毛茸脱落后的痕迹,并有腺毛与非腺毛:腺毛分头部单细胞、柄 1~2 细胞及头部 2~6 细胞、柄单细胞两种;非腺毛 2~4 细胞,长 14~68μm,多弯曲,有壁疣。中果皮细胞长圆形或类圆形,壁微木化,纹孔明显。油管多破碎,含分泌物,周围细胞有淡黄色油滴。内果皮石细胞椭圆形或近方形,直径 10~35μm。种皮细胞圆形或类圆形,直径 42~73μm,壁有网状纹理,木化。

(2)取本品粉末 5g,加石油醚(60~90℃)50ml,加热回流 2 小时,滤过,弃去石油醚液,药渣挥干,加丙酮 80ml,加热回流 1.5 小时,滤过,滤液蒸干,残渣加甲醇 2ml 使溶解,作为供试品溶液。另取蔓荆子黄素对照品,加甲醇制成每 1ml 含 1mg 的溶液,作为对照品溶液。照薄层色谱法(通则 0502)试验,吸取上述两种溶液各 5μl,分别点于同一用 1％氢氧化钠溶液制备的硅胶 G 薄层板上,以环己烷-乙酸乙酯-甲醇(3:2:0.2)为展开剂,展开,取出,晾干,喷以 10％三氯化铝乙醇溶液。供试品色谱中,在与对照品色谱相应的位置上,显相同颜色的斑点。

【检查】 **杂质** 不得过 2％(通则 2301)。

水分 不得过 14.0％(通则 0832 第四法)。

总灰分 不得过 7.0％(通则 2302)。

【浸出物】 照醇溶性浸出物测定法(通则 2201)项下的热浸法测定,用甲醇作溶剂,不得少于 8.0％。

【含量测定】 照高效液相色谱法(通则 0512)测定。

色谱条件与系统适用性试验 以十八烷基硅烷键合硅胶为填充剂;以甲醇-0.4％磷酸溶液(60:40)为流动相;检测波长为 258nm。理论板数按蔓荆子黄素峰计算应不低于 2000。

对照品溶液的制备 取蔓荆子黄素对照品适量,精密称定,加甲醇制成每 1ml 含 30μg 的溶液,即得。

供试品溶液的制备 取本品粉末(过三号筛)约 2g,精密称定,置具塞锥形瓶中,精密加入甲醇 50ml,称定重量,加热回流 1 小时,放冷,再称定重量,用甲醇补足减失的重量,摇匀,滤过,取续滤液,即得。

测定法 分别精密吸取对照品溶液与供试品溶液各 10μl,注入液相色谱仪,测定,即得。

本品按干燥品计算,含蔓荆子黄素($C_{19}H_{18}O_8$)不得少于 0.030％。

饮片

【炮制】 **蔓荆子** 除去杂质。

【性状】【鉴别】【检查】(水分　总灰分)【浸出物】
【含量测定】 同药材。

炒蔓荆子 取净蔓荆子,照清炒法(通则 0213)微炒。用
时捣碎。

【性状】 本品形如蔓荆子,表面黑色或黑褐色,基部有的
可见残留宿萼和短果梗。气特异而芳香,味淡、微辛。

【检查】 水分 同药材,不得过 7.0%。

【鉴别】(2) 【检查】(总灰分)【浸出物】【含量测定】
同药材。

【性味与归经】 辛、苦,微寒。归膀胱、肝、胃经。

【功能与主治】 疏散风热,清利头目。用于风热感冒头
痛,齿龈肿痛,目赤多泪,目暗不明,头晕目眩。

【用法与用量】 5～10g。

【贮藏】 置阴凉干燥处。

蓼大青叶

Liaodaqingye

POLYGONI TINCTORII FOLIUM

本品为蓼科植物蓼蓝 *Polygonum tinctorium* Ait. 的干燥
叶。夏、秋二季枝叶茂盛时采收两次,除去茎枝和杂质,干燥。

【性状】 本品多皱缩、破碎,完整者展平后呈椭圆形,长
3～8cm,宽 2～5cm。蓝绿色或黑蓝色,先端钝,基部渐狭,全
缘。叶脉浅黄棕色,于下表面略突起。叶柄扁平,偶带膜质托
叶鞘。质脆。气微,味微涩而稍苦。

【鉴别】 (1)本品叶表面观:表皮细胞多角形,垂周壁平
直或微波状弯曲;气孔平轴式,少数不等式。腺毛头部4～8
细胞;柄 2 个细胞并列,亦有多细胞构成多列的。非腺毛多列
性,壁木化增厚,常见于叶片边缘和主脉处。叶肉组织含多量
蓝色至蓝黑色色素颗粒。草酸钙簇晶多见,直径12～80μm。

(2)取〔含量测定〕项下供试品溶液10ml,浓缩至1ml,作为
供试品溶液。另取靛蓝对照品,加三氯甲烷制成每 1ml 含 1mg
的溶液,作为对照品溶液。照薄层色谱法(通则 0502)试验,吸
取上述两种溶液各 5μl,分别点于同一硅胶 G 薄层板上,以苯-
三氯甲烷-丙酮(5:4:1)为展开剂,展开,取出,晾干。供试品色
谱中,在与对照品色谱相应的位置上,显相同的蓝色斑点。

【含量测定】 照高效液相色谱法(通则 0512)测定。

色谱条件与系统适用性试验 以十八烷基硅烷键合硅胶
为填充剂;以甲醇-水(60:40)为流动相;检测波长为604nm。
理论板数按靛蓝峰计算应不低于 1800。

对照品溶液的制备 取靛蓝对照品 2.5mg,精密称定,置
250ml 量瓶中,加 2%水合氯醛的三氯甲烷溶液(取水合氯醛,
置硅胶干燥器中放置 24 小时,称取 2.0g,加三氯甲烷至
100ml,放置,出现浑浊,以无水硫酸钠脱水,滤过,即得)约
200ml,超声处理(功率 250W,频率 33kHz)1.5 小时,取出,放

冷至室温,加 2%水合氯醛的三氯甲烷溶液至刻度,摇匀,即
得(每 1ml 中含靛蓝 10μg)。

供试品溶液的制备 取本品细粉约 25mg,精密称定,置
25ml 量瓶中,加 2%水合氯醛的三氯甲烷溶液约 20ml,超声
处理(功率 250W,频率 33kHz)1.5 小时,取出,放冷,加 2%水
合氯醛的三氯甲烷溶液至刻度,摇匀,滤过,取续滤液,即得。

测定法 分别精密吸取对照品溶液与供试品溶液各 4～
10μl,注入液相色谱仪,测定,即得。

本品按干燥品计算,含靛蓝($C_{16}H_{10}N_2O_2$)不得少于 0.55%。

【性味与归经】 苦,寒。归心、胃经。

【功能与主治】 清热解毒,凉血消斑。用于温病发热,发
斑发疹,肺热咳喘,喉痹,痄腮,丹毒,痈肿。

【用法与用量】 9～15g。

【贮藏】 置通风干燥处。

榧　子

Feizi

TORREYAE SEMEN

本品为红豆杉科植物榧 *Torreya grandis* Fort. 的干燥
成熟种子。秋季种子成熟时采收,除去肉质假种皮,洗净,
晒干。

【性状】 本品呈卵圆形或长卵圆形,长 2～3.5cm,直径
1.3～2cm。表面灰黄色或淡黄棕色,有纵皱纹,一端钝圆,可
见椭圆形的种脐,另端稍尖。种皮质硬,厚约 1mm。种仁表
面皱缩,外胚乳灰褐色,膜质;内胚乳黄白色,肥大,富油性。
气微,味微甜而涩。

【鉴别】 取本品粉末 3g,加甲醇 30ml,超声处理 30 分
钟,滤过,滤液蒸干,残渣加水 20ml 使溶解,用三氯甲烷 30ml
振摇提取,分取三氯甲烷液,蒸干,残渣加乙酸乙酯 2ml 使溶
解,作为供试品溶液。另取榧子对照药材 3g,同法制成对照
药材溶液。照薄层色谱法(通则 0502)试验,吸取上述两种溶
液各 2μl,分别点于同一硅胶 G 薄层板上,以石油醚(60～
90℃)-乙酸乙酯(8:2)为展开剂,展开,取出,晾干,喷以 10%
硫酸乙醇溶液,在 105℃加热至斑点显色清晰,分别置日光和
紫外光灯(365nm)下检视。供试品色谱中,在与对照药材色
谱相应的位置上,显相同颜色的斑点或荧光斑点。

【检查】 酸败度 照酸败度测定法(通则 2303)测定。

酸值 不得过 30.0。

羰基值 不得过 20.0。

过氧化值 不得过 0.50。

饮片

【炮制】 去壳取仁。用时捣碎。

【性味与归经】 甘,平。归肺、胃、大肠经。

【功能与主治】 杀虫消积,润肺止咳,润燥通便。用于钩虫

病,蛔虫病,绦虫病,虫积腹痛,小儿疳积,肺燥咳嗽,大便秘结。

【用法与用量】 9～15g。

【贮藏】 置阴凉干燥处,防蛀。

榼 藤 子
Ketengzi
ENTADAE SEMEN

本品系民族习用药材。为豆科植物榼藤子 *Entada phaseoloides* (Linn.)Merr. 的干燥成熟种子。秋、冬二季采收成熟果实,取出种子,干燥。

【性状】 本品为扁圆形或扁椭圆形,直径 4～6cm,厚 1cm。表面棕红色至紫褐色,具光泽,有细密的网纹,有的被棕黄色细粉。一端有略凸出的种脐。质坚硬。种皮厚约 1.5mm,种仁乳白色,子叶 2。气微,味苦,嚼之有豆腥味。

【鉴别】 取本品种仁粉末 0.5g,加甲醇 15ml,超声处理 30 分钟,滤过,滤液回收溶剂至干,残渣加甲醇 2ml 使溶解,作为供试品溶液。另取榼藤子仁对照药材 0.5g,同法制成对照药材溶液。再取榼藤子苷对照品、榼藤酰胺 A-β-D-吡喃葡萄糖苷对照品,加甲醇分别制成每 1ml 含 2mg 的溶液,作为对照品溶液。照薄层色谱法(通则 0502)试验,吸取上述四种溶液各 1～2μl,分别点于同一硅胶 G 薄层板上,以正丁醇-乙酸乙酯-水(4：1：5)的上层溶液为展开剂,预饱和 15 分钟,展开,取出,晾干,喷以 5%香草醛硫酸溶液,在 105℃加热至斑点显色清晰。供试品色谱中,在与对照药材色谱和对照品色谱相应的位置上,显相同颜色的斑点。

【检查】 水分 不得过 9.5%(通则 0832 第二法)。

【浸出物】 取本品种仁,照醇溶性浸出物测定法(通则 2201)项下的冷浸法测定,用稀乙醇作溶剂,不得少于 29.0%。

【含量测定】 照高效液相色谱法(通则 0512)测定。

色谱条件与系统适用性试验 以十八烷基硅烷键合硅胶为填充剂;以甲醇为流动相 A,以 0.1%甲酸溶液为流动相 B,按下表中的规定进行梯度洗脱;检测波长为 280nm。理论板数按榼藤子苷峰计算应不低于 3000。

时间(分钟)	流动相 A(%)	流动相 B(%)
0～20	5→18	95→82

对照品溶液的制备 取榼藤子苷对照品、榼藤酰胺 A-β-D-吡喃葡萄糖苷对照品适量,精密称定,加 50%甲醇制成每 1ml 含榼藤子苷 0.5mg、榼藤酰胺 A-β-D-吡喃葡萄糖苷 25μg 的溶液,即得。

供试品溶液的制备 取本品种仁粉末(过三号筛)约 0.2g,精密称定,置具塞锥形瓶中,精密加入 50%甲醇 20ml,称定重量,超声处理(功率 750W,频率 55kHz)30 分钟,放冷,再称定重量,用 50%甲醇补足减失的重量,摇匀,滤过,取续滤液,即得。

测定法 分别精密吸取对照品溶液与供试品溶液各

10μl,注入液相色谱仪,测定,即得。

本品按干燥品计算,种仁含榼藤子苷($C_{14}H_{18}O_9$)不得少于 4.0%,含榼藤酰胺 A-β-D-吡喃葡萄糖苷($C_{12}H_{21}NO_7S$)不得少于 0.60%。

饮片

【炮制】 炒熟后去壳,研粉。

【性味与归经】 微苦,凉;有小毒。入肝、脾、胃、肾经。

【功能与主治】 补气补血,健胃消食,除风止痛,强筋硬骨。用于水血不足,面色苍白,四肢无力,脘腹疼痛,纳呆食少;风湿肢体关节痿软疼痛,性冷淡。

【用法与用量】 10～15g。

【注意】 不宜生用。

【贮藏】 置干燥处。

槟 榔
Binglang
ARECAE SEMEN

本品为棕榈科植物槟榔 *Areca catechu* L. 的干燥成熟种子。春末至秋初采收成熟果实,用水煮后,干燥,除去果皮,取出种子,干燥。

【性状】 本品呈扁球形或圆锥形,高 1.5～3.5cm,底部直径 1.5～3cm。表面淡黄棕色或淡红棕色,具稍凹下的网状沟纹,底部中心有圆形凹陷的珠孔,其旁有 1 明显瘢痕状种脐。质坚硬,不易破碎,断面可见棕色种皮与白色胚乳相间的大理石样花纹。气微,味涩、微苦。

【鉴别】 (1)本品横切面:种皮组织分内、外层,外层为数列切向延长的扁平石细胞,内含红棕色物,石细胞形状、大小不一,常有细胞间隙;内层为数列薄壁细胞,含棕红色物,并散有少数维管束。外胚乳较狭窄,种皮内层与外胚乳常插入内胚乳中,形成错入组织;内胚乳细胞白色,多角形,壁厚,纹孔大,含油滴和糊粉粒。

(2)取本品粉末 1g,加乙醚 50ml,再加碳酸盐缓冲液(取碳酸钠 1.91g 和碳酸氢钠 0.56g,加水使溶解成 100ml,即得)5ml,放置 30 分钟,时时振摇,加热回流 30 分钟,分取乙醚液,挥干,残渣加甲醇 1ml 使溶解,置具塞离心管中,静置 1 小时,离心,取上清液作为供试品溶液。另取槟榔对照药材 1g,同法制成对照药材溶液。再取氢溴酸槟榔碱对照品,加甲醇制成每 1ml 含 1.5mg 的溶液,作为对照品溶液。照薄层色谱法(通则 0502)试验,吸取上述三种溶液各 5μl,分别点于同一硅胶 G 薄层板上,以环己烷-乙酸乙酯-浓氨试液(7.5：7.5：0.2)为展开剂,置氨蒸气预饱和的展开缸内,展开,取出,晾干,置碘蒸气中熏至斑点清晰。供试品色谱中,在与对照药材色谱和对照品色谱相应的位置上,显相同颜色的斑点。

【检查】 水分 不得过 10.0%（通则 0832 第二法）。

黄曲霉毒素 照真菌毒素测定法（通则 2351）测定。

本品每 1000g 含黄曲霉毒素 B_1 不得过 $5\mu g$,含黄曲霉毒素 G_2、黄曲霉毒素 G_1、黄曲霉毒素 B_2 和黄曲霉毒素 B_1 总量不得过 $10\mu g$。

【含量测定】 照高效液相色谱法（通则 0512）测定。

色谱条件与系统适用性试验 以强阳离子交换键合硅胶为填充剂（SCX -强阳离子交换树脂柱）；以乙腈-磷酸溶液（2→1000,浓氨试液调节 pH 值至 3.8）（55∶45）为流动相；检测波长为 215nm。理论板数按槟榔碱峰计算应不低于 3000。

对照品溶液的制备 取氢溴酸槟榔碱对照品适量,精密称定,加流动相制成每 1ml 含 0.1mg 的溶液,即得（槟榔碱重量＝氢溴酸槟榔碱重量/1.5214）。

供试品溶液的制备 取本品粉末（过五号筛）约 0.3g,精密称定,置具塞锥形瓶中,加乙醚 50ml,再加碳酸盐缓冲液（取碳酸钠 1.91g 和碳酸氢钠 0.56g,加水使溶解成 100ml,即得）3ml,放置 30 分钟,时时振摇；加热回流 30 分钟,分取乙醚液,加入盛有磷酸溶液（5→1000）1ml 的蒸发皿中；残渣加乙醚加热回流提取 2 次（30ml、20ml）,每次 15 分钟,合并乙醚液置同一蒸发皿中,挥去乙醚,残渣加 50%乙腈溶液溶解,转移至 25ml 量瓶中,加 50%乙腈至刻度；摇匀,滤过,取续滤液,即得。

测定法 分别精密吸取对照品溶液与供试品溶液各 $10\mu l$,注入液相色谱仪,测定,即得。

本品按干燥品计算,含槟榔碱（$C_8H_{13}NO_2$）不得少于 0.20%。

饮片

【炮制】 槟榔 除去杂质,浸泡,润透,切薄片,阴干。

【性状】 本品呈类圆形的薄片。切面可见棕色种皮与白色胚乳相间的大理石样花纹。气微,味涩、微苦。

【鉴别】 （1）本品粉末红棕色至棕色。内胚乳细胞极多,多破碎,完整者呈不规则多角形或类方形,直径 $56\sim112\mu m$,纹孔较多,甚大,类圆形或矩圆形,外胚乳细胞呈类方形、类多角形或作长条状,胞腔内大多数充满红棕色至深棕色物。种皮石细胞呈纺锤形,多角形或长条形,淡黄棕色,纹孔少数,裂缝状,有的胞腔内充满红棕色物。

【鉴别】（2）【检查】【含量测定】 同药材。

炒槟榔 取槟榔片,照清炒法（通则 0213）炒至微黄色。

【性状】 本品形如槟榔片,表面微黄色,可见大理石样花纹。

【鉴别】（1）同槟榔片 【鉴别】（2）【检查】【含量测定】同药材。

【性味与归经】 苦、辛,温。归胃、大肠经。

【功能与主治】 杀虫,消积,行气,利水,截疟。用于绦虫病,蛔虫病,姜片虫病,虫积腹痛,积滞泻痢,里急后重,水肿脚气,疟疾。

【用法与用量】 3～10g;驱绦虫、姜片虫 30～60g。

【贮藏】 置通风干燥处,防蛀。

焦 槟 榔
Jiaobinglang
ARECAE SEMEN TOSTUM

本品为槟榔的炮制加工品。

【炮制】 取槟榔片,照清炒法（通则 0213）,炒至焦黄色。

【性状】 本品呈类圆形薄片,直径 1.5～3cm,厚 1～2mm。表面焦黄色,可见大理石样花纹。质脆,易碎。气微,味涩、微苦。

【鉴别】 （1）本品粉末焦黄色。内胚乳细胞极多,多破碎,无色,完整者呈不规则多角形或类方形,胞间层不甚明显,直径 $56\sim112\mu m$,壁厚 $6\sim11\mu m$,纹孔较多,甚大,类圆形或矩圆形,直径 $8\sim19\mu m$。外胚乳细胞呈类方形、类多角形或长条状,直径 $40\sim72\mu m$,壁稍厚,孔沟可观见,胞腔内大多数充满红棕色至深棕色物。种皮石细胞呈纺锤形,多角形或长条形,直径 $24\sim64\mu m$,壁厚 $5\sim12\mu m$,淡黄棕色,纹孔少数,裂缝状,有的胞腔内充满红棕色物。螺纹导管和网纹导管偶见,直径 $8\sim16\mu m$。

（2）照槟榔项下的〔鉴别〕（2）试验,显相同的结果。

【检查】 水分 不得过 9.0%（通则 0832 第二法）。

总灰分 不得过 2.5%（通则 2302）。

【含量测定】 照槟榔〔含量测定〕项下方法测定,计算,即得。本品按干燥品计算,含槟榔碱（$C_8H_{13}NO_2$）不得少于 0.10%。

【性味与归经】 苦、辛,温。归胃、大肠经。

【功能与主治】 消食导滞。用于食积不消,泻痢后重。

【用法与用量】 3～10g。

【贮藏】 同槟榔。

酸 枣 仁
Suanzaoren
ZIZIPHI SPINOSAE SEMEN

本品为鼠李科植物酸枣 *Ziziphus jujuba* Mill. var. *spinosa* (Bunge) Hu ex H. F. Chou 的干燥成熟种子。秋末冬初采收成熟果实,除去果肉和核壳,收集种子,晒干。

【性状】 本品呈扁圆形或扁椭圆形,长 5～9mm,宽 5～7mm,厚约 3mm。表面紫红色或紫褐色,平滑有光泽,有的有裂纹。有的两面均呈圆隆状突起；有的一面较平坦,中间有 1 条隆起的纵线纹；另一面稍突起。一端凹陷,可见线形种脐；另端有细小突起的合点。种皮较脆,胚乳白色,子叶 2,浅黄色,富油性。气微,味淡。

【鉴别】 （1）本品粉末棕红色。种皮栅状细胞棕红色,表面观多角形,直径约 $15\mu m$,壁厚,木化,胞腔小；侧面观呈长条形,外壁增厚,侧壁上、中部甚厚,下部渐薄;底面观类多角形或圆多角形。种皮内表皮细胞棕黄色,表面观长方形或类方形,垂周壁连珠状增厚,木化。子叶表皮细胞含细小草酸钙簇晶和方晶。

(2)取本品粉末 1g,加甲醇 30ml,加热回流 1 小时,滤过,滤液蒸干,残渣加甲醇 0.5ml 使溶解,作为供试品溶液。另取酸枣仁皂苷 A 对照品、酸枣仁皂苷 B 对照品,加甲醇制成每 1ml 各含 1mg 的混合溶液,作为对照品溶液。照薄层色谱法(通则 0502)试验,吸取上述两种溶液各 5μl,分别点于同一硅胶 G 薄层板上,以水饱和的正丁醇为展开剂,展开,取出,晾干,喷以 1% 香草醛硫酸溶液,立即检视。供试品色谱中,在与对照品色谱相应的位置上,显相同颜色的斑点。

(3)取本品粉末 1g,加石油醚(60~90℃)30ml,加热回流 2 小时,滤过,弃去石油醚液,药渣挥干,加甲醇 30ml,加热回流 1 小时,滤过,滤液蒸干,残渣加甲醇 2ml 使溶解,作为供试品溶液。另取酸枣仁对照药材 1g,同法制成对照药材溶液。再取斯皮诺素对照品,加甲醇制成每 1ml 含 0.5mg 的溶液,作为对照品溶液。照薄层色谱法(通则 0502)试验,吸取上述三种溶液各 2μl,分别点于同一硅胶 G 薄层板上,以水饱和的正丁醇为展开剂,展开,取出,晾干,喷以 1% 香草醛硫酸溶液,置紫外光灯(365nm)下检视。供试品色谱中,在与对照药材色谱和对照品色谱相应的位置上,显相同的蓝色荧光斑点。

【检查】 杂质(核壳等) 不得过 5%(通则 2301)。

水分 不得过 9.0%(通则 0832 第二法)。

总灰分 不得过 7.0%(通则 2302)。

重金属及有害元素 照铅、镉、砷、汞、铜测定法(通则 2321 原子吸收分光光度法或电感耦合等离子体质谱法)测定,铅不得过 5mg/kg;镉不得过 1mg/kg;砷不得过 2mg/kg;汞不得过 0.2mg/kg;铜不得过 20mg/kg。

黄曲霉毒素 照真菌毒素测定法(通则 2351)测定。

取本品粉末(过二号筛)约 5g,精密称定,加入氯化钠 3g,照黄曲霉毒素测定法项下供试品的制备方法,测定,计算,即得。

本品每 1000g 含黄曲霉毒素 B_1 不得过 5μg,含黄曲霉毒素 G_2、黄曲霉毒素 G_1、黄曲霉毒素 B_2 和黄曲霉毒素 B_1 的总量不得过 10μg。

【含量测定】 酸枣仁皂苷 A 照高效液相色谱法(通则 0512)测定。

色谱条件与系统适用性试验 以十八烷基硅烷键合硅胶为填充剂;以乙腈为流动相 A,以水为流动相 B;按下表中的规定进行梯度洗脱;蒸发光散射检测器检测。理论板数按酸枣仁皂苷 A 峰计算应不低于 2000。

时间(分钟)	流动相 A(%)	流动相 B(%)
0~15	20→40	80→60
15~28	40	60
28~30	40→70	60→30
30~32	70→100	30→0

对照品溶液的制备 取酸枣仁皂苷 A 对照品适量,精密称定,加甲醇制成每 1ml 含 0.1mg 的溶液,即得。

供试品溶液的制备 取本品粉末(过四号筛)约 1g,精密称定,置索氏提取器中,加石油醚(60~90℃)适量,加热回流 4 小时,弃去石油醚液,药渣挥去溶剂,转移至锥形瓶中,加入 70% 乙醇 20ml,加热回流 2 小时,滤过,滤渣用 70% 乙醇 5ml 洗涤,合并洗液与滤液,回收溶剂至干,残渣加甲醇溶解,转移至 5ml 量瓶中,加甲醇至刻度,摇匀,滤过,取续滤液,即得。

测定法 分别精密吸取对照品溶液 5μl、20μl,供试品溶液 10μl,注入液相色谱仪,测定,用外标两点法对数方程计算,即得。

本品按干燥品计算,含酸枣仁皂苷 A($C_{58}H_{94}O_{26}$)不得少于 0.030%。

斯皮诺素 照高效液相色谱法(通则 0512)测定。

色谱条件与系统适用性试验 以十八烷基硅烷键合硅胶为填充剂;以乙腈为流动相 A,以水为流动相 B,按下表中的规定进行梯度洗脱;检测波长为 335nm。理论板数按斯皮诺素峰计算应不低于 2000。

时间(分钟)	流动相 A(%)	流动相 B(%)
0~10	12→19	88→81
10~16	19→20	81→80
16~22	20→100	80→0
22~30	100	0

对照品溶液的制备 取斯皮诺素对照品适量,精密称定,加甲醇制成每 1ml 含 0.2mg 的溶液,即得。

供试品溶液的制备 取〔含量测定〕酸枣仁皂苷 A 项下的供试品溶液,作为供试品溶液。

测定法 分别精密吸取对照品溶液与供试品溶液各 10μl,注入液相色谱仪,测定,即得。

本品按干燥品计算,含斯皮诺素($C_{28}H_{32}O_{15}$)不得少于 0.080%。

饮片

【炮制】 酸枣仁 除去残留核壳。用时捣碎。

【性状】【鉴别】【检查】(水分 总灰分) 【含量测定】同药材。

炒酸枣仁 取净酸枣仁,照清炒法(通则 0213)炒至鼓起,色微变深。用时捣碎。

【性状】 本品形如酸枣仁。表面微鼓起,微具焦斑。略有焦香气,味淡。

【检查】 水分 同药材,不得过 7.0%。

总灰分 同药材,不得过 4.0%。

【鉴别】【含量测定】 同药材。

【性味与归经】 甘、酸,平。归肝、胆、心经。

【功能与主治】 养心补肝,宁心安神,敛汗,生津。用于虚烦不眠,惊悸多梦,体虚多汗,津伤口渴。

【用法与用量】　10～15g。

【贮藏】　置阴凉干燥处,防蛀。

磁　石
Cishi
MAGNETITUM

本品为氧化物类矿物尖晶石族磁铁矿,主含四氧化三铁(Fe_3O_4)。采挖后,除去杂石。

【性状】　本品为块状集合体,呈不规则块状,或略带方形,多具棱角。灰黑色或棕褐色,条痕黑色,具金属光泽。体重,质坚硬,断面不整齐。具磁性。有土腥气,味淡。

【鉴别】　取本品粉末约 0.1g,加盐酸 2ml,振摇,静置。上清液显铁盐的鉴别反应(通则 0301)。

【含量测定】　取本品细粉约 0.25g,精密称定,置锥形瓶中,加盐酸 15ml 与 25％氟化钾溶液 3ml,盖上表面皿,加热至微沸,滴加 6％氯化亚锡溶液,不断摇动,待分解完全,瓶底仅留白色残渣时,取下,用少量水冲洗表面皿及瓶内壁,趁热滴加 6％氯化亚锡溶液至显浅黄色(如氯化亚锡加过量,可滴加高锰酸钾试液至显浅黄色),加水 100ml 与 25％钨酸钠溶液 15 滴,并滴加 1％三氯化钛溶液至显蓝色,再小心滴加重铬酸钾滴定液(0.01667mol/L)至蓝色刚好褪尽,立即加硫酸-磷酸-水(2∶3∶5)10ml 与二苯胺磺酸钠指示液 5 滴,用重铬酸钾滴定液(0.01667mol/L)滴定至溶液显稳定的蓝紫色。每 1ml 重铬酸钾滴定液(0.01667mol/L)相当于 5.585mg 的铁(Fe)。

本品含铁(Fe)不得少于 50.0％。

饮片

【炮制】　磁石　除去杂质,砸碎。

【性状】　本品为不规则的碎块。灰黑色或褐色,条痕黑色,具金属光泽。质坚硬。具磁性。有土腥气,味淡。

【鉴别】【含量测定】　同药材。

煅磁石　取净磁石块,照煅淬法(通则 0213)煅至红透,醋淬,碾成粗粉。

每 100kg 磁石,用醋 30kg。

【性状】　本品为不规则的碎块或颗粒。表面黑色。质硬而酥。无磁性。有醋香气。

【含量测定】　同药材,含铁(Fe)不得少于 45.0％。

【鉴别】　同药材。

【性味与归经】　咸,寒。归肝、心、肾经。

【功能与主治】　镇惊安神,平肝潜阳,聪耳明目,纳气平喘。用于惊悸失眠,头晕目眩,视物昏花,耳鸣耳聋,肾虚气喘。

【用法与用量】　9～30g,先煎。

【贮藏】　置干燥处。

豨　莶　草
Xixiancao
SIEGESBECKIAE HERBA

本品为菊科植物豨莶 *Siegesbeckia orientalis* L.、腺梗豨莶 *Siegesbeckia pubescens* Makino 或毛梗豨莶 *Siegesbeckia glabrescens* Makino 的干燥地上部分。夏、秋二季花开前和花期均可采割,除去杂质,晒干。

【性状】　本品茎略呈方柱形,多分枝,长 30～110cm,直径 0.3～1cm;表面灰绿色、黄棕色或紫棕色,有纵沟和细纵纹,被灰色柔毛;节明显,略膨大;质脆,易折断,断面黄白色或带绿色,髓部宽广,类白色,中空。叶对生,叶片多皱缩、卷曲,展平后呈卵圆形,灰绿色,边缘有钝锯齿,两面皆有白色柔毛,主脉 3 出。有的可见黄色头状花序,总苞片匙形。气微,味微苦。

【鉴别】　(1)本品粉末黄绿色。叶上表皮细胞垂周壁略平直,可见少数气孔;下表皮细胞垂周壁呈波状弯曲,气孔不定式。叶上、下表皮多见非腺毛,常断裂,完整者 1～8 细胞,有的细胞缢缩。头状大腺毛,头部类圆形或半圆形,由数十个至百余个细胞组成;柄部常断裂,细胞排成 3～7 列。叶下表皮可见双列细胞小腺毛,顶面观长圆形或类圆形,两两相对列似气孔。花粉粒类圆形,直径 18～32μm,表面有刺状纹饰,具 3 孔沟。

(2)取本品粉末 1g,加甲醇 10ml,超声处理 15 分钟,滤过,取滤液作为供试品溶液。另取奇壬醇对照品,加甲醇制成每 1ml 含 0.1mg 的溶液,作为对照品溶液。照薄层色谱法(通则 0502)试验,吸取上述两种溶液各 5μl,分别点于同一硅胶 G 薄层板上,以三氯甲烷-甲醇(4∶1)为展开剂,展开,取出,晾干,喷以 5％香草醛硫酸溶液,加热至斑点显色清晰。供试品色谱中,在与对照品色谱相应的位置上,显相同颜色的斑点。

【检查】　水分　不得过 15.0％(通则 0832 第二法)。

总灰分　不得过 12.0％(通则 2302)。

【含量测定】　照高效液相色谱法(通则 0512)测定。

色谱条件与系统适用性试验　以十八烷基硅烷键合硅胶为填充剂;以乙腈为流动相 A,以水为流动相 B,按下表中的规定进行梯度洗脱;检测波长为 215nm。理论板数按奇壬醇峰计算应不低于 5000。

时间(分钟)	流动相 A(％)	流动相 B(％)
0～5	5→24	95→76
5～30	24	76

对照品溶液的制备　取奇壬醇对照品适量,精密称定,加甲醇制成每 1ml 含 20μg 的溶液,即得。

供试品溶液的制备　取本品粉末(过三号筛)约 1g,精密称定,置具塞锥形瓶中,精密加入甲醇 50ml,称定重量,加热回流 5 小时,放冷,再称定重量,用甲醇补足减失的重量,摇匀,滤过,取续滤液,即得。

测定法 分别精密吸取对照品溶液与供试品溶液各 20μl,注入液相色谱仪,测定,即得。

本品按干燥品计算,含奇壬醇($C_{20}H_{34}O_4$)不得少于 0.050%。

饮片

【炮制】 **豨莶草** 除去杂质,洗净,稍润,切段,干燥。

【性状】 本品呈不规则的段。茎略呈方柱形,表面灰绿色、黄棕色或紫棕色,有纵沟和细纵纹,被灰色柔毛。切面髓部类白色。叶多破碎,灰绿色,边缘有钝锯齿,两面皆具白色柔毛。有时可见黄色头状花序。气微,味微苦。

【鉴别】【检查】【含量测定】 同药材。

酒豨莶草 取净豨莶草段,照酒蒸法(通则 0213)蒸透。

每 100kg 豨莶草,用黄酒 20kg。

【性状】 本品形如豨莶草段,表面褐绿色或黑绿色。微具酒香气。

【鉴别】【检查】【含量测定】 同药材。

【性味与归经】 辛、苦,寒。归肝、肾经。

【功能与主治】 祛风湿,利关节,解毒。用于风湿痹痛,筋骨无力,腰膝酸软,四肢麻痹,半身不遂,风疹湿疮。

【用法与用量】 9~12g。

【贮藏】 置通风干燥处。

【制剂】 豨莶丸

蜘 蛛 香
Zhizhuxiang

VALERIANAE JATAMANSI RHIZOMA ET RADIX

本品为败酱科植物蜘蛛香 *Valeriana jatamansi* Jones 的干燥根茎和根。秋季采挖,除去泥沙,晒干。

【性状】 本品根茎呈圆柱形,略扁,稍弯曲,少分枝,长 1.5~8cm,直径 0.5~2cm;表面暗棕色或灰褐色,有紧密隆起的环节和突起的点状根痕,有的顶端略膨大,具茎、叶残基;质坚实,不易折断,折断面略平坦,黄棕色或灰棕色,可见筋脉点(维管束)断续排列成环。根细长,稍弯曲,长 3~15cm,直径约 0.2cm,有纵纵皱纹,质脆。气特异,味微苦、辛。

【鉴别】 (1)本品根茎横切面:表皮细胞 1 列,方形或类长方形,淡棕色,外壁增厚,木栓化,有时可见非腺毛或腺毛,有的木栓层外无表皮细胞存在。皮层宽广,常见根迹或叶迹维管束;内皮层明显。外韧型维管束多个,断续排列成环。髓部宽广。薄壁细胞内有众多淡黄棕色针簇状或扇形橙皮苷结晶。

本品粉末灰棕色。淀粉粒甚多,单粒类圆形、长圆形或卵形,有的一端尖突,直径 5~39μm,脐点裂缝状、三叉状或点状,有的可见层纹;复粒由 2~4 粒组成。导管主为网纹导管和单纹孔导管。薄壁细胞内含有淡棕褐色物和橙皮苷结晶。

(2)取本品粉末 0.2g,加乙醚 5ml,振摇,放置 5 分钟,滤过,滤液挥去乙醚,残渣加甲醇 0.5ml 使溶解,作为供试品溶液。另取缬草三酯对照品、乙酰缬草三酯对照品,加甲醇制成每 1ml 各含 1mg 的混合溶液,作为对照品溶液。照薄层色谱法(通则 0502)试验,吸取供试品溶液 5μl、对照品溶液 2μl,分别点于同一硅胶 GF$_{254}$ 薄层板上,以石油醚(30~60℃)-丙酮(5:1)为展开剂,展开,取出,晾干,置紫外光灯(254nm)下检视。供试品色谱中,在与对照品色谱相应的位置上,显相同颜色的斑点。

【检查】 **水分** 不得过 13.0%(通则 0832 第四法)。

总灰分 不得过 10.0%(通则 2302)。

酸不溶性灰分 不得过 3.0%(通则 2302)。

【浸出物】 照醇溶性浸出物测定法(通则 2201)项下的冷浸法测定,用乙醇作溶剂,不得少于 8.0%。

饮片

【炮制】 除去杂质,洗净,润透,切片,晒干。

【性味与归经】 微苦、辛,温。归心、脾、胃经。

【功能与主治】 理气止痛,消食止泻,祛风除湿,镇惊安神。用于脘腹胀痛,食积不化,腹泻痢疾,风湿痹痛,腰膝酸软,失眠。

【用法与用量】 3~6g。

【贮藏】 置干燥处,防尘、防蛀。

蝉 蜕
Chantui

CICADAE PERIOSTRACUM

本品为蝉科昆虫黑蚱 *Cryptotympana pustulata* Fabricius 的若虫羽化时脱落的皮壳。夏、秋二季收集,除去泥沙,晒干。

【性状】 本品略呈椭圆形而弯曲,长约 3.5cm,宽约 2cm。表面黄棕色,半透明,有光泽。头部有丝状触角 1 对,多已断落,复眼突出。额部先端突出,口吻发达,上唇宽短,下唇伸长成管状。胸部背面呈十字形裂开,裂口向内卷曲,脊背两旁具小翅 2 对;腹面有足 3 对,被黄棕色细毛。腹部钝圆,共 9 节。体轻,中空,易碎。气微,味淡。

饮片

【炮制】 除去杂质,洗净,干燥。

【性状】 本品形如药材。气微,味淡。

【性味与归经】 甘,寒。归肺、肝经。

【功能与主治】 疏散风热,利咽,透疹,明目退翳,解痉。

用于风热感冒，咽痛音哑，麻疹不透，风疹瘙痒，目赤翳障，惊风抽搐，破伤风。

【用法与用量】　3～6g。

【贮藏】　置干燥处，防压。

罂 粟 壳
Yingsuqiao

PAPAVERIS PERICARPIUM

本品为罂粟科植物罂粟 *Papaver somniferum* L. 的干燥成熟果壳。秋季将成熟果实或已割取浆汁后的成熟果实摘下，破开，除去种子和枝梗，干燥。

【性状】　本品呈椭圆形或瓶状卵形，多已破碎成片状，直径 1.5～5cm，长 3～7cm。外表面黄白色、浅棕色至淡紫色，平滑，略有光泽，无割痕或有纵向或横向的割痕；顶端有 6～14 条放射状排列呈圆盘状的残留柱头；基部有短柄。内表面淡黄色，微有光泽；有纵向排列的假隔膜，棕黄色，上面密布略突起的棕褐色小点。体轻，质脆。气微清香，味微苦。

【鉴别】　(1)本品粉末黄白色。果皮外表皮细胞表面观类多角形或类方形，直径 20～50μm，壁厚，有的胞腔内含淡黄色物。果皮内表皮细胞表面观长多角形、长方形或长条形，直径 20～65μm，长 25～230μm，垂周壁厚，纹孔和孔沟明显，有的可见层纹。果皮薄壁细胞类圆形或长圆形，壁稍厚。导管多为网纹导管或螺纹导管，直径 10～70μm。韧皮纤维长梭形，直径20～30μm，壁稍厚，斜纹孔明显，有的纹孔相交成人字形或十字形。乳汁管长条形，壁稍厚，内含淡黄色物。

(2)取本品粉末 1g，加乙醇 10ml，温浸 30 分钟，滤过，取滤液 0.5ml 置 25ml 量瓶中，加乙醇至刻度。照紫外-可见分光光度法（通则 0401）测定，在 283nm 波长处有最大吸收。

(3)取本品粉末 2g，加甲醇 20ml，加热回流 30 分钟，趁热滤过，滤液蒸干，残渣加甲醇 1ml 使溶解，作为供试品溶液。另取吗啡对照品、磷酸可待因对照品和盐酸罂粟碱对照品，加甲醇制成每 1ml 各含 1mg 的混合溶液，作为对照品溶液。照薄层色谱法（通则 0502）试验，吸取上述两种溶液各 2～4μl，分别点于同一用 2％氢氧化钠溶液制备的硅胶 G 薄层板上，以甲苯-丙酮-乙醇-浓氨试液（20：20：3：1）为展开剂，展开，取出，晾干，置紫外光灯（365nm）下检视。供试品色谱中，在与对照品色谱相应的位置上，显相同颜色的荧光斑点；再依次喷以稀碘化铋钾试液和亚硝酸钠乙醇试液，显相同颜色的斑点。

【检查】　杂质（枝梗、种子）　不得过 2％（通则 2301）。

水分　不得过 12.0％（通则 0832 第二法）。

【浸出物】　照醇溶性浸出物测定法（通则 2201）项下的

热浸法测定，用 70％乙醇作溶剂，不得少于 13.0％。

【含量测定】　照高效液相色谱法（通则 0512）测定。

色谱条件与系统适用性试验　以辛烷基硅烷键合硅胶为填充剂；以乙腈-0.01mol/L 磷酸氢二钾溶液-0.005mol/L 庚烷磺酸钠溶液（20：40：40）为流动相；检测波长为 220nm。理论板数按吗啡峰计算应不低于 1000。

对照品溶液的制备　取吗啡对照品适量，精密称定，置棕色量瓶中，加含 5％醋酸的 20％甲醇溶液制成每 1ml 含 24μg 的溶液，即得。

供试品溶液的制备　取本品粉末（过三号筛）约 0.5g，精密称定，置 50ml 量瓶中，精密加入含 5％醋酸的 20％甲醇溶液 25ml，密塞，称定重量，超声处理（功率 250W，频率 20kHz）30 分钟，取出，放冷，再称定重量，用含 5％醋酸的 20％甲醇溶液补足减失的重量，摇匀，静置，取上清液，即得。

测定法　分别精密吸取对照品溶液与供试品溶液各 10μl，注入液相色谱仪，测定，即得。

本品按干燥品计算，含吗啡（$C_{17}H_{19}O_3N$）应为 0.06％～0.40％。

饮片

【炮制】　罂粟壳　除去杂质，捣碎或洗净，润透，切丝，干燥。

【性状】　本品呈不规则的丝或块。外表面黄白色、浅棕色至淡紫色，平滑，偶见残留柱头。内表面淡黄色，有的具棕黄色的假隔膜。气微清香，味微苦。

【鉴别】【检查】（水分）　**【浸出物】【含量测定】**　同药材。

蜜罂粟壳　取净罂粟壳丝，照蜜炙法（通则 0213）炒至放凉后不粘手。

【性状】　本品形如罂粟壳丝，表面微黄色，略有黏性，味甜，微苦。

【浸出物】　同药材，不得少于 18.0％。

【鉴别】【检查】（水分）　**【含量测定】**　同药材。

【性味与归经】　酸、涩，平；有毒。归肺、大肠、肾经。

【功能与主治】　敛肺，涩肠，止痛。用于久咳，久泻，脱肛，脘腹疼痛。

【用法与用量】　3～6g。

【注意】　本品易成瘾，不宜常服；孕妇及儿童禁用；运动员慎用。

【贮藏】　置干燥处，防蛀。

辣 椒
Lajiao

CAPSICI FRUCTUS

本品为茄科植物辣椒 *Capsicum annuum* L. 或其栽培变

种的干燥成熟果实。夏、秋二季果皮变红色时采收,除去枝梗,晒干。

【性状】 本品呈圆锥形、类圆锥形,略弯曲。表面橙红色、红色或深红色,光滑或较皱缩,显油性,基部微圆,常有绿棕色、具5裂齿的宿萼及果柄。果肉薄。质较脆,横切面可见中轴胎座,有菲薄的隔膜将果实分为2~3室,内含多数种子。气特异,味辛、辣。

【鉴别】 (1)本品粉末红棕色或红橙色。外果皮细胞方形,多角形或不规则形,壁颇厚,略具壁孔。中果皮薄壁细胞含众多油滴(新鲜粉末)及红色或黄色球形颗粒,亦含草酸钙砂晶。内果皮石细胞壁较薄,波状,半透明,有念珠状壁孔。种皮石细胞较大,壁厚,波状,有较大的壁孔。内胚乳细胞多角形,充满糊粉粒。

(2)取本品粗粉 2g,加甲醇-四氢呋喃(1:1)混合溶液 25ml,超声处理 30 分钟,滤过,滤液蒸干,残渣加乙醇 2ml 使溶解,离心,取上清液作为供试品溶液。另取辣椒素对照品,加甲醇制成每 1ml 含 0.5mg 的溶液,作为对照品溶液。照薄层色谱法(通则 0502)试验,吸取供试品溶液 2~10μl、对照品溶液 5μl,分别点于同一硅胶 G 薄层板上,以石油醚(60~90℃)-乙酸乙酯-二氯甲烷-浓氨试液(10:10:5:0.05)为展开剂,展开,取出,晾干,喷以 0.5%2,6-二氯醌-4-氯亚胺甲醇溶液(临用配制),用氨蒸气熏至斑点显色清晰。供试品色谱中,在与对照品色谱相应的位置上,显相同颜色的斑点。

【含量测定】 照高效液相色谱法(通则 0512)测定。

色谱条件与系统适用性试验 以十八烷基硅烷键合硅胶为填充剂;以甲醇-水(50:50)为流动相;检测波长为 280nm,柱温 40℃。理论板数按辣椒素峰计算应不低于 3000。

对照品溶液的制备 取辣椒素对照品、二氢辣椒素对照品适量,精密称定,加甲醇制成每 1ml 含辣椒素 50μg、二氢辣椒素 20μg 的混合溶液,即得。

供试品溶液的制备 取本品粗粉约 0.5g,精密称定,置具塞锥形瓶中,精密加入甲醇-四氢呋喃(1:1)混合溶液 25ml,密塞,称定重量,超声处理(功率 250W,频率 35kHz)30 分钟,放冷,再称定重量,用甲醇-四氢呋喃(1:1)混合溶液补足减失的重量,摇匀,滤过,取续滤液,即得。

测定法 分别精密吸取对照品溶液与供试品溶液各 10~20μl,注入液相色谱仪,测定,即得。

本品按干燥品计算,含辣椒素($C_{18}H_{27}NO_3$)和二氢辣椒素($C_{18}H_{29}NO_3$)的总量不得少于 0.16%。

【性味与归经】 辛,热。归心、脾经。

【功能与主治】 温中散寒,开胃消食。用于寒滞腹痛,呕吐,泻痢,冻疮。

【用法与用量】 0.9~2.4g。外用适量。

【贮藏】 置通风干燥处。

漏 芦

Loulu

RHAPONTICI RADIX

本品为菊科植物祁州漏芦 *Rhaponticum uniflorum* (L.) DC. 的干燥根。春、秋二季采挖,除去须根和泥沙,晒干。

【性状】 本品呈圆锥形或扁片块状,多扭曲,长短不一,直径 1~2.5cm。表面暗棕色、灰褐色或黑褐色,粗糙,具纵沟及菱形的网状裂隙。外层易剥落,根头部膨大,有残茎和鳞片状叶基,顶端有灰白色绒毛。体轻,质脆,易折断,断面不整齐,灰黄色,有裂隙,中心有的呈星状裂隙,灰黑色或棕黑色。气特异,味微苦。

【鉴别】 (1)本品横切面:表皮常已脱落,后生皮层为数层至 20 余层棕色细胞,壁稍厚,木化及木栓化。韧皮部较宽广,射线宽。形成层成环。木质部导管较多,大型导管群常与小型导管群相间排列;木射线常有径向裂隙,中央有时呈星状裂隙,其周围的细胞壁木栓化。薄壁组织中有分泌管分布,内含红棕色分泌物。

粉末棕色。网纹导管和具缘纹孔导管较多,直径约至 133μm。分泌管长条状,直径 24~68μm,内含红棕色分泌物。根头部非腺毛细胞甚长,木化,长 0.5~4mm,直径 20~30μm。后生皮层细胞类方形或长方形,壁稍厚,红棕色,木化和木栓化。

(2)取本品粉末 1g,加甲醇 20ml,超声处理 20 分钟,滤过,滤液蒸干,残渣加乙酸乙酯 1ml 使溶解,作为供试品溶液。另取漏芦对照药材 1g,同法制成对照药材溶液。照薄层色谱法(通则 0502)试验,吸取上述两种溶液各 5μl,分别点于同一硅胶 G 薄层板上,以环己烷-丁酮(4:1)为展开剂,展开,取出,晾干,置紫外光灯(365nm)下检视。供试品色谱中,在与对照药材色谱相应的位置上,显相同颜色的荧光斑点。

【检查】 水分 不得过 15.0%(通则 0832 第二法)。

酸不溶性灰分 不得过 5.0%(通则 2302)。

【浸出物】 照醇溶性浸出物测定法(通则 2201)项下的热浸法测定,用稀乙醇作溶剂,不得少于 8.0%。

【含量测定】 照高效液相色谱法(通则 0512)测定。

色谱条件与系统适用性试验 以十八烷基硅烷键合硅胶为填充剂;以甲醇-水(31:69)为流动相,待 β-蜕皮甾酮色谱峰出峰后,用甲醇洗脱 6 分钟;检测波长为 247nm。理论板数按 β-蜕皮甾酮峰计算应不低于 6000。

对照品溶液的制备 取 β-蜕皮甾酮对照品适量,精密称定,加甲醇制成每 1ml 含 20μg 的溶液,即得。

供试品溶液的制备 取本品粉末(过三号筛)约 1g,精密称定,精密加入 30%甲醇 20ml,称定重量,加热回流 1 小时,放冷,再称定重量,用 30%甲醇补足减失的重量,摇匀,滤过,取续滤液,即得。

测定法　分别精密吸取对照品溶液与供试品溶液各 10μl，注入液相色谱仪，测定，即得。

本品按干燥品计算，含 β-蜕皮甾酮（$C_{27}H_{44}O_7$）不得少于 0.040%。

饮片

【炮制】　除去杂质，洗净，润透，切厚片，晒干。

【性状】　本品呈类圆形或不规则的厚片。外表皮暗棕色至黑褐色，粗糙，有网状裂纹。切面黄白色至灰黄色，有放射状裂隙。气特异，味微苦。

【检查】　酸不溶性灰分　同药材，不得过 4.0%。

【浸出物】　同药材，不得少于 6.0%。

【鉴别】（除横切面外）　【检查】（水分）　【含量测定】　同药材。

【性味与归经】　苦，寒。归胃经。

【功能与主治】　清热解毒，消痈，下乳，舒筋通脉。用于乳痈肿痛，痈疽发背，瘰疬疮毒，乳汁不通，湿痹拘挛。

【用法与用量】　5~9g。

【注意】　孕妇慎用。

【贮藏】　置通风干燥处。

赭　石

Zheshi

HAEMATITUM

本品为氧化物类矿物刚玉族赤铁矿，主含三氧化二铁（Fe_2O_3）。采挖后，除去杂石。

【性状】　本品为鲕状、豆状、肾状集合体，多呈不规则的扁平块状。暗棕红色或灰黑色，条痕樱红色或红棕色，有的有金属光泽。一面多有圆形的突起，习称"钉头"；另一面与突起相对应处有同样大小的凹窝。体重，质硬，砸碎后断面显层叠状。气微，味淡。

【鉴别】　取本品粉末 0.1g，加盐酸 2ml，振摇，滤过，取滤液 2 滴，加硫氰酸铵试液 2 滴，溶液即显血红色；另取滤液 2 滴，加亚铁氰化钾试液 1~2 滴，即生成蓝色沉淀；再加 25% 氢氧化钠溶液 5~6 滴，沉淀变成棕色。

【含量测定】　取本品细粉约 0.25g，精密称定，照磁石〔含量测定〕项下的方法测定，即得。

本品含铁（Fe）不得少于 45.0%。

饮片

【炮制】　赭石　除去杂质，砸碎。

煅赭石　取净赭石，砸成碎块，照煅淬法（通则 0213）煅至红透，醋淬，碾成粗粉。

每 100kg 赭石，用醋 30kg。

【性味与归经】　苦，寒。归肝、心、肺、胃经。

【功能与主治】　平肝潜阳，重镇降逆，凉血止血。用于眩晕耳鸣，呕吐，噫气，呃逆，喘息，吐血，衄血，崩漏下血。

【用法与用量】　9~30g，先煎。

【注意】　孕妇慎用。

蕤　仁

Ruiren

PRINSEPIAE NUX

本品为蔷薇科植物蕤核 Prinsepia uniflora Batal. 或齿叶扁核木 Prinsepia uniflora Batal. var. serrata Rehd. 的干燥成熟果核。夏、秋间采摘成熟果实，除去果肉，洗净，晒干。

【性状】　本品呈类卵圆形，稍扁，长 7~10mm，宽 6~8mm，厚 3~5mm。表面淡黄棕色或深棕色，有明显的网状沟纹，间有棕褐色果肉残留，顶端尖，两侧略不对称。质坚硬。种子扁平卵圆形，种皮薄，浅棕色或红棕色，易剥落；子叶 2，乳白色，有油脂。气微，味微苦。

【鉴别】　取本品粉末 2g，加石油醚（30~60℃）30ml，超声处理 30 分钟，弃去石油醚液，药渣再加石油醚（30~60℃）30ml 洗涤 2 次，每次 15ml，弃去石油醚液，药渣挥干，加无水乙醇 30ml，超声处理 30 分钟，滤过，滤液蒸干，残渣加无水乙醇 1ml 使溶解，作为供试品溶液。另取熊果酸对照品，加无水乙醇制成每 1ml 含 0.2mg 的溶液，作为对照品溶液。照薄层色谱法（通则 0502）试验，吸取上述两种溶液各 4~8μl，分别点于同一硅胶 G 薄层板上，以石油醚（30~60℃）-丙酮（5:2）为展开剂，展开，取出，晾干，喷以 10% 硫酸乙醇溶液，在 100℃ 加热至斑点显色清晰，分别置日光和紫外光灯（365nm）下检视。供试品色谱中，在与对照品色谱相应的位置上，显相同颜色的斑点或荧光斑点。

【检查】　水分　不得过 11.0%（通则 0832 第二法）。

饮片

【炮制】　除去杂质，洗净，干燥。用时捣碎。

【性状】　【鉴别】　【检查】　同药材。

【性味与归经】　甘，微寒。归肝经。

【功能与主治】　疏风散热，养肝明目。用于目赤肿痛，睑弦赤烂，目暗羞明。

【用法与用量】　5~9g。

【贮藏】　置干燥处。

蕲　蛇

Qishe

AGKISTRODON

本品为蝰科动物五步蛇 Agkistrodon acutus（Güenther）

的干燥体。多于夏、秋二季捕捉,剖开蛇腹,除去内脏,洗净,用竹片撑开腹部,盘成圆盘状,干燥后拆除竹片。

【性状】 本品卷呈圆盘状,盘径 17～34cm,体长可达 2m。头在中间稍向上,呈三角形而扁平,吻端向上,习称"翘鼻头"。上腭有管状毒牙,中空尖锐。背部两侧各有黑褐色与浅棕色组成的"V"形斑纹 17～25 个,其"V"形的两上端在背中线上相接,习称"方胜纹",有的左右不相接,呈交错排列。腹部撑开或不撑开,灰白色,鳞片较大,有黑色类圆形的斑点,习称"连珠斑";腹内壁黄白色,脊椎骨的棘突较高,呈刀片状上突,前后椎体下突基本同形,多为弯刀状,向后倾斜,尖端明显超过椎体后隆面。尾部骤细,末端有三角形深灰色的角质鳞片 1 枚。气腥,味微咸。

【浸出物】 照醇溶性浸出物测定法(通则 2201)项下的热浸法测定,用稀乙醇作溶剂,不得少于 10.0%。

饮片

【炮制】 蕲蛇　去头、鳞,切成寸段。

【性状】 本品呈段状,长 2～4cm,背部呈黑褐色,表皮光滑,有明显的鳞斑,可见不完整的方胜纹。腹部可见白色的肋骨,呈黄白色、淡黄色或黄色。断面中间可见白色菱形的脊椎骨,脊椎骨的棘突较高,棘突两侧可见淡黄色的肉块,棘突呈刀片状上突,前后椎体下突基本同形,多为弯刀状。肉质松散,轻捏易碎。气腥,味微咸。

【鉴别】 聚合酶链式反应法。

模板 DNA 提取　取本品 0.5g,置乳钵中,加液氮适量,充分研磨使成粉末,取 0.1g,置 1.5ml 离心管中,加入消化液 275μl[细胞核裂解液 200μl,0.5mol/L 乙二胺四醋酸二钠溶液 50μl,蛋白酶 K(20mg/ml)20μl,RNA 酶溶液 5μl],在 55℃ 水浴保温 1 小时,加入裂解缓冲液 250μl,混匀,加到 DNA 纯化柱中,离心(转速为每分钟 10000 转)3 分钟;弃去过滤液,加入洗脱液 800μl[5mol/L 醋酸钾溶液 26μl,1mol/L Tris-盐酸溶液(pH7.5)18μl,0.5mol/L 乙二胺四醋酸二钠溶液(pH8.0)3μl,无水乙醇 480μl,灭菌双蒸水 273μl],离心(转速为每分钟 10000 转)1 分钟;弃去过滤液,用上述洗脱液反复洗脱 3 次,每次离心(转速为每分钟 10000 转)1 分钟;弃去过滤液,再离心 2 分钟,将 DNA 纯化柱转移入另一离心管中,加入无菌双蒸水 100μl,室温放置 2 分钟后,离心(转速为每分钟 10000 转)2 分钟,取上清液,作为供试品溶液,置 −20℃ 保存备用。另取蕲蛇对照药材 0.5g,同法制成对照药材模板 DNA 溶液。

PCR 反应　鉴别引物:5′GGCAATTCACTACACAGCCAA -CATCAACT3′ 和 5′ CCATAGTCAGGTGGTTAGTGATAC 3′。PCR 反应体系:在 200μl 离心管中进行,反应总体积为 25μl,反应体系包括 10×PCR 缓冲液 2.5μl,dNTP(2.5mmol/L) 2μl,鉴别引物(10μmol/L)各 0.5μl,高保真 Taq DNA 聚合酶 (5U/μl)0.2μl,模板 0.5μl,无菌双蒸水 18.8μl。将离心管置 PCR 仪,PCR 反应参数:95℃ 预变性 5 分钟,循环反应 30 次 (95℃ 30 秒,63℃ 45 秒),延伸(72℃)5 分钟。

电泳检测　照琼脂糖凝胶电泳法方法 2(通则 0541),胶浓度为 1%,胶中加入核酸凝胶染色剂 GelRed;供试品与对照药材 PCR 反应溶液的上样量分别为 8μl,DNA 分子量标记上样量为 2μl(0.5μg/μl)。电泳结束后,取凝胶片在凝胶成像仪上或紫外透射仪上检视。供试品凝胶电泳图谱中,在与对照药材凝胶电泳图谱相应的位置上,在 300～400bp 应有单一 DNA 条带。

【检查】 水分　不得过 14.0%(通则 0832 第二法)。

【浸出物】 同药材,不得少于 12.0%。

蕲蛇肉　去头,用黄酒润透后,除去鳞、骨,干燥。

每 100kg 蕲蛇,用黄酒 20kg。

【性状】 本品呈条状或块状,长 2～5cm,可见深黄色的肉条及黑褐色的皮。肉条质地较硬,皮块质地较脆。有酒香气,味微咸。

【鉴别】 同蕲蛇(饮片)。

【检查】 水分　不得过 14.0%(通则 0832 第二法)。

总灰分　不得过 4.0%(通则 2302)。

【浸出物】 同药材,不得少于 12.0%。

酒蕲蛇　取净蕲蛇段,照酒炙法(通则 0213)炒干。

每 100kg 蕲蛇,用黄酒 20kg。

【性状】 本品形如蕲蛇段,表面棕褐色或黑色,略有酒气。气腥,味微咸。

【鉴别】 同蕲蛇(饮片)。

【检查】 水分　不得过 14.0%(通则 0832 第二法)。

【浸出物】 同药材,不得少于 12.0%。

【性味与归经】 甘、咸,温;有毒。归肝经。

【功能与主治】 祛风,通络,止痉。用于风湿顽痹,麻木拘挛,中风口眼㖞斜,半身不遂,抽搐痉挛,破伤风,麻风,疥癣。

【用法与用量】 3～9g;研末吞服,一次 1～1.5g,一日 2～3 次。

【贮藏】 置干燥处,防霉,防蛀。

槲　寄　生

Hujisheng

VISCI HERBA

本品为桑寄生科植物槲寄生 *Viscum coloratum* (Komar.)Nakai 的干燥带叶茎枝。冬季至次春采割,除去粗茎,切段,干燥,或蒸后干燥。

【性状】 本品茎枝呈圆柱形,2～5 叉状分枝,长约 30cm,直径 0.3～1cm;表面黄绿色、金黄色或黄棕色,有纵皱纹;节膨大,节上有分枝或枝痕;体轻,质脆,易折断,断面不平坦,皮部黄色,木部色较浅,射线放射状,髓部常偏向一边。叶对生于枝梢,易脱落,无柄;叶片呈长椭圆状披针形,长 2～7cm,宽 0.5～1.5cm;先端钝圆,基部楔形,全缘;表面黄绿色,有细皱纹,主脉 5 出,中间 3 条明显;革质。气微,味微苦,嚼之有黏性。

【鉴别】　(1)本品茎横切面:表皮细胞长方形,外被黄绿色角质层,厚 19～80μm。皮层较宽广,纤维数十个成束,微木化;老茎石细胞甚多,单个散在或数个成群,韧皮部较窄,老茎散有石细胞。形成层不明显。木质部散有纤维束;导管周围纤维甚多,并有少数异形细胞。髓明显。薄壁细胞含草酸钙簇晶和少数方晶。

本品茎粉末淡黄色。表皮碎片黄绿色,细胞类长方形,可见气孔。纤维成束,直径 10～34μm,壁较厚,略成波状,微木化。异形细胞形状不规则,壁较厚,微木化,胞腔大。草酸钙簇晶直径 17～45μm;方晶较少,直径 8～30μm。石细胞类方形、类多角形或不规则形,直径 42～102μm。

(2)取本品粉末 1.5g,加乙醇 30ml,加热回流 30 分钟,放冷,滤过,滤液蒸干,残渣加无水乙醇 1ml 使溶解,作为供试品溶液。另取槲寄生对照药材 1.5g,同法制成对照药材溶液。再取齐墩果酸对照品,加无水乙醇制成每 1ml 含 1mg 的溶液,作为对照品溶液。照薄层色谱法(通则 0502)试验,吸取供试品溶液和对照药材溶液各 4μl,对照品溶液 2μl,分别点于同一硅胶 G 薄层板上,以环己烷-乙酸乙酯-冰醋酸(20:6:1)为展开剂,展开,取出,晾干,喷以 10%硫酸乙醇溶液,在 80℃加热至斑点显色清晰。供试品色谱中,在与对照药材色谱和对照品色谱相应的位置上,显相同颜色的斑点;再置紫外光灯(365nm)下检视,显相同颜色的荧光斑点。

【检查】　杂质　不得过 2%(通则 2301)。

水分　不得过 12.0%,(通则 0832 第二法)。

总灰分　不得过 9.0%(通则 2302)。

酸不溶性灰分　不得过 2.5%(通则 2302)。

【浸出物】　照醇溶性浸出物测定法(通则 2201)项下的热浸法测定,用乙醇作溶剂,不得少于 20.0%。

【含量测定】　照高效液相色谱法(通则 0512)测定。

色谱条件与系统适用性试验　以十八烷基硅烷键合硅胶为填充剂;以甲醇-0.1%磷酸溶液(15:85)为流动相;检测波长为 264nm。理论板数按紫丁香苷峰计算应不低于 5000。

对照品溶液的制备　取紫丁香苷对照品适量,精密称定,加甲醇制成每 1ml 含 50μg 的溶液,即得。

供试品溶液的制备　取本品细粉约 2g,精密称定,置具塞锥形瓶中,精密加入 70%甲醇 25ml,密塞,称定重量,超声处理(功率 300W,频率 25kHz)30 分钟,放冷,再称定重量,用70%甲醇补足减失的重量,摇匀,滤过,取续滤液,即得。

测定法　分别精密吸取对照品溶液与供试品溶液各 10μl,注入液相色谱仪,测定,即得。

本品按干燥品计算,含紫丁香苷(C₁₇H₂₄O₉)不得少于 0.040%。

饮片

【炮制】　除去杂质,略洗,润透,切厚片,干燥。

【性状】　本品呈不规则的厚片。茎外皮黄绿色、黄棕色

或棕褐色。切面皮部黄色,木部浅黄色,有放射状纹理,髓部常偏向一边。叶片黄绿色或黄棕色,全缘,有细皱纹;革质。气微,味微苦,嚼之有黏性。

【含量测定】　同药材,含紫丁香苷(C₁₇H₂₄O₉)不得少于 0.025%。

【鉴别】(除茎横切面外)【检查】(水分　总灰分)【浸出物】　同药材。

【性味与归经】　苦,平。归肝、肾经。

【功能与主治】　祛风湿,补肝肾,强筋骨,安胎元。用于风湿痹痛,腰膝酸软,筋骨无力,崩漏经多,妊娠漏血,胎动不安,头晕目眩。

【用法与用量】　9～15g。

【贮藏】　置干燥处,防蛀。

暴 马 子 皮

Baomazipi

SYRINGAE CORTEX

本品为木犀科植物暴马丁香 *Syringa reticulata*(Bl.) Hara var. *mandshurica*(Maxim.)Hara 的干燥干皮或枝皮。春、秋二季剥取,干燥。

【性状】　本品呈槽状或卷筒状,长短不一,厚 2～4mm。外表面暗灰褐色,嫩皮平滑,有光泽,老皮粗糙,有横纹;横向皮孔椭圆形,暗黄色;外皮薄而韧,可横向撕剥,剥落处显暗黄绿色。内表面淡黄褐色。质脆,易折断,断面不整齐。气微香,味苦。

【鉴别】　(1)本品粉末灰黄色。石细胞较多,成群或单个散在,呈类圆形、长方形、多角形或不规则分枝状,直径 50～260μm,层纹、孔沟明显。木栓细胞黄棕色,呈长纺锤形或梭形,细胞内含油滴。纤维多碎断,常与石细胞伴生,直径 5～20μm,壁厚。

(2)取本品粉末 0.5g,加甲醇 20ml,超声处理 20 分钟,滤过,滤液蒸至 1ml,作为供试品溶液。另取紫丁香苷对照品,加甲醇制成每 1ml 含 1mg 的溶液,作为对照品溶液。照薄层色谱法(通则 0502)试验,吸取上述两种溶液各 2～5μl,分别点于同一硅胶 G 薄层板上,以三氯甲烷-甲醇(5:1)为展开剂,展开,取出,晾干,喷以 10%硫酸乙醇溶液,在 105℃加热至斑点显色清晰。供试品色谱中,在与对照品色谱相应的位置上,显相同颜色的斑点。

【检查】　水分　不得过 12.0%(通则 0832 第二法)。

总灰分　不得过 5.0%(通则 2302)。

【浸出物】　照醇溶性浸出物测定法(通则 2201)项下的热浸法测定,用甲醇作溶剂,不得少于 20.0%。

【含量测定】　照高效液相色谱法(通则 0512)测定。

色谱条件与系统适用性试验　以十八烷基硅烷键合硅胶为填充剂;以甲醇-水(25:75)为流动相;检测波长为 265nm。

理论板数按紫丁香苷峰计算应不低于 2000。

对照品溶液的制备 取紫丁香苷对照品适量,精密称定,加甲醇制成每 1ml 含 0.1mg 的溶液,即得。

供试品溶液的制备 取本品细粉 0.1g,精密称定,置 25ml 量瓶中,加甲醇适量,摇匀,浸泡 30 分钟后,超声处理(功率 250W,频率 33kHz)20 分钟,取出,放冷,加甲醇至刻度,摇匀,滤过,取续滤液,即得。

测定法 分别精密吸取对照品溶液与供试品溶液各 10μl,注入液相色谱仪,测定,即得。

本品按干燥品计算,含紫丁香苷($C_{17}H_{24}O_9$)不得少于 1.0%。

【性味与归经】 苦,微寒。归肺经。

【功能与主治】 清肺祛痰,止咳平喘。用于咳喘痰多。

【用法与用量】 30~45g。

【贮藏】 置通风干燥处,防潮。

墨 旱 莲

Mohanlian

ECLIPTAE HERBA

本品为菊科植物鳢肠 *Eclipta prostrata* L. 的干燥地上部分。花开时采割,晒干。

【性状】 本品全体被白色茸毛。茎呈圆柱形,有纵棱,直径 2~5mm;表面绿褐色或墨绿色。叶对生,近无柄,叶片皱缩卷曲或破碎,完整者展平后呈长披针形,全缘或具浅齿,墨绿色。头状花序直径 2~6mm。瘦果椭圆形而扁,长 2~3mm,棕色或浅褐色。气微,味微咸。

【鉴别】 (1)取本品,浸水后,搓其茎叶,显墨绿色。

(2)本品叶表面观:非腺毛多为 3 细胞,长 260~700μm,基部细胞稍膨大,中部细胞较长,壁增厚,有明显疣状突起,顶端细胞急尖而短,近三角形。气孔不定式,副卫细胞 3~4 个。

(3)取本品粉末 2g,加 70%甲醇 20ml,超声处理 45 分钟,滤过,取滤液作为供试品溶液。另取墨旱莲对照药材 2g,同法制成对照药材溶液。再取旱莲苷 A 对照品适量,加甲醇制成每 1ml 含 0.5mg 的溶液,作为对照品溶液。照薄层色谱法(通则 0502)试验,吸取供试品溶液和对照药材溶液各 10μl,对照品溶液 5μl,分别点于同一硅胶 G 薄层板上,以二氯甲烷-乙酸乙酯-甲醇-水(30:40:15:3)为展开剂,展开,取出,晾干,喷以香草醛硫酸试液,在 105℃加热至斑点显色清晰。供试品色谱中,在与对照药材色谱和对照品色谱相应的位置上,显相同颜色的斑点。

【检查】 **水分** 不得过 13.0%(通则 0832 第二法)。

总灰分 不得过 14.0%(通则 2302)。

酸不溶性灰分 不得过 3.0%(通则 2302)。

【含量测定】 照高效液相色谱法(通则 0512)测定。

色谱条件与系统适用性试验 以十八烷基硅烷键合硅胶为填充剂;以甲醇为流动相 A,以 0.5%醋酸溶液为流动相 B,按下表中的规定进行梯度洗脱;检测波长为 351nm。理论板数按蟛蜞菊内酯峰计算应不低于 6000。

时间(分钟)	流动相 A(%)	流动相 B(%)
0~10	35→59	65→41
10~20	59	41

对照品溶液的制备 取蟛蜞菊内酯对照品适量,精密称定,加甲醇制成每 1ml 含 10μg 的溶液,即得。

供试品溶液的制备 取本品粉末(过三号筛)约 1g,精密称定,置具塞锥形瓶中,精密加入 70%乙醇 50ml,称定重量,加热回流 1 小时,放冷,再称定重量,用 70%乙醇补足减失的重量,摇匀,滤过,取续滤液,即得。

测定法 分别精密吸取对照品溶液与供试品溶液各 20μl,注入液相色谱仪,测定,即得。

本品按干燥品计算,含蟛蜞菊内酯($C_{16}H_{12}O_7$)不得少于 0.040%。

饮片

【炮制】 除去杂质,略洗,切段,干燥。

【性状】 本品呈不规则的段。茎圆柱形,表面绿褐色或墨绿色,具纵棱,有白毛,切面中空或有白色髓。叶多皱缩或破碎,墨绿色,密生白毛,展平后,可见边缘全缘或具浅锯齿。头状花序。气微,味微咸。

【鉴别】 【检查】 【含量测定】 同药材。

【性味与归经】 甘、酸,寒。归肾、肝经。

【功能与主治】 滋补肝肾,凉血止血。用于肝肾阴虚,牙齿松动,须发早白,眩晕耳鸣,腰膝酸软,阴虚血热吐血、衄血、尿血,血痢,崩漏下血,外伤出血。

【用法与用量】 6~12g。

【贮藏】 置通风干燥处。

稻 芽

Daoya

ORYZAE FRUCTUS GERMINATUS

本品为禾本科植物稻 *Oryza sativa* L. 的成熟果实经发芽干燥的炮制加工品。将稻谷用水浸泡后,保持适宜的温、湿度,待须根长至约 1cm 时,干燥。

【性状】 本品呈扁长椭圆形,两端略尖,长 7~9mm,直径约 3mm。外稃黄色,有白色细茸毛,具 5 脉。一端有 2 枚对称的白色条形浆片,长 2~3mm,于一个浆片内侧伸出弯曲的须根 1~3 条,长 0.5~1.2cm。质硬,断面白色,粉性。气微,味淡。

【检查】 **出芽率** 取本品,照药材取样法(通则 0211),分取对角两份供试品至约 10g,检查出芽粒数与总粒数,计算出芽率(%)。

本品出芽率不得少于 85%。

饮片

【炮制】　稻芽　除去杂质。

【检查】　水分　不得过 13.0%(通则 0832 第二法)。

炒稻芽　取净稻芽,照清炒法(通则 0213)炒至深黄色。

【检查】　水分　不得过 10.0%(通则 0832 第二法)。

焦稻芽　取净稻芽,照清炒法(通则 0213)炒至焦黄色。

【检查】　水分　不得过 9.0%(通则 0832 第二法)。

【性味与归经】　甘,温。归脾、胃经。

【功能与主治】　消食和中,健脾开胃。用于食积不消,腹胀口臭,脾胃虚弱,不饥食少。炒稻芽偏于消食。用于不饥食少。焦稻芽善化积滞。用于积滞不消。

【用法与用量】　9~15g。

【贮藏】　置通风干燥处,防蛀。

僵　蚕

Jiangcan

BOMBYX BATRYTICATUS

本品为蚕蛾科昆虫家蚕 *Bombyx mori* Linnaeus 4~5 龄的幼虫感染(或人工接种)白僵菌 *Beauveria bassiana* (Bals.) Vuillant 而致死的干燥体。多于春、秋季生产,将感染白僵菌病死的蚕干燥。

【性状】　本品略呈圆柱形,多弯曲皱缩。长 2~5cm,直径 0.5~0.7cm。表面灰黄色,被有白色粉霜状的气生菌丝和分生孢子。头部较圆,足 8 对,体节明显,尾部略呈二分歧状。质硬而脆,易折断,断面平坦,外层白色,中间有亮棕色或亮黑色的丝腺环 4 个。气微腥,味微咸。

【鉴别】　本品粉末灰棕色或灰褐色。菌丝体近无色,细长卷曲缠结在体壁中。气管壁碎片略弯曲或呈弧状,具棕色或深棕色的螺旋丝。表皮组织表面具网格样皱缩纹理以及纹理突起形成的小尖突,有圆形毛窝,边缘黄色;刚毛黄色或黄棕色,表面光滑,壁稍厚。未消化的桑叶组织中大多含草酸钙簇晶或方晶。

【检查】　杂质　不得过 3%(通则 2301)。

水分　不得过 13.0%(通则 0832 第二法)。

总灰分　不得过 7.0%(通则 2302)。

酸不溶性灰分　不得过 2.0%(通则 2302)。

黄曲霉毒素　照真菌毒素测定法(通则 2351)测定。

本品每 1000g 含黄曲霉毒素 B_1 不得过 5μg,含黄曲霉毒素 G_2、黄曲霉毒素 G_1、黄曲霉毒素 B_2 和黄曲霉毒素 B_1 的总量不得过 10μg。

【浸出物】　照醇溶性浸出物测定法(通则 2201)项下的热浸法测定,用稀乙醇作溶剂,不得少于 20.0%。

饮片

【炮制】　僵蚕　淘洗后干燥,除去杂质。

【性状】【鉴别】【浸出物】　同药材。

炒僵蚕　取净僵蚕,照麸炒法(通则 0213)炒至表面黄色。

【性状】　本品形如药材。表面黄棕色或黄白色,偶有焦黄斑。气微腥,有焦麸气,味微咸。

【检查】(水分　总灰分　酸不溶性灰分)　同药材。

【性味与归经】　咸、辛,平。归肝、肺、胃经。

【功能与主治】　息风止痉,祛风止痛,化痰散结。用于肝风夹痰,惊痫抽搐,小儿急惊风,破伤风,中风口喎,风热头痛,目赤咽痛,风疹瘙痒,发颐痄腮。

【用法与用量】　5~10g。

【贮藏】　置干燥处,防蛀。

鹤　虱

Heshi

CARPESII FRUCTUS

本品为菊科植物天名精 *Carpesium abrotanoides* L. 的干燥成熟果实。秋季果实成熟时采收,晒干,除去杂质。

【性状】　本品呈圆柱状,细小,长 3~4mm,直径不及 1mm。表面黄褐色或暗褐色,具多数纵棱。顶端收缩呈细喙状,先端扩展成灰白色圆环;基部稍尖,有着生痕迹。果皮薄,纤维性,种皮菲薄透明,子叶 2,类白色,稍有油性。气特异,味微苦。

【鉴别】　本品横切面:外果皮细胞 1 列,均含草酸钙柱晶。中果皮薄壁细胞数列,棕色,细胞皱缩,界限不清楚,棱线处有纤维束,由数十个纤维组成,纤维壁厚,木化。内果皮细胞 1 列,深棕色。种皮细胞扁平,内胚乳有残存;胚薄壁细胞充满糊粉粒和脂肪油滴,子叶最外层细胞含细小的草酸钙结晶。

【性味与归经】　苦、辛,平;有小毒。归脾、胃经。

【功能与主治】　杀虫消积。用于蛔虫病,蛲虫病,绦虫病,虫积腹痛,小儿疳积。

【用法与用量】　3~9g。

【贮藏】　置阴凉干燥处。

薤　白

Xiebai

ALLII MACROSTEMONIS BULBUS

本品为百合科植物小根蒜 *Allium macrostemon* Bge. 或

薤 Allium chinense G. Don 的干燥鳞茎。夏、秋二季采挖，洗净，除去须根，蒸透或置沸水中烫透，晒干。

【性状】 **小根蒜** 呈不规则卵圆形，高 0.5～1.5cm，直径 0.5～1.8cm。表面黄白色或淡黄棕色，皱缩，半透明，有类白色膜质鳞片包被，底部有突起的鳞茎盘。质硬，角质样。有蒜臭，味微辣。

薤 呈略扁的长卵形，高 1～3cm，直径 0.3～1.2cm。表面淡黄棕色或棕褐色，具浅纵皱纹。质较软，断面可见鳞叶 2～3 层。嚼之粘牙。

【鉴别】 （1）小根蒜 粉末黄白色。较老的鳞叶外表皮细胞，细胞壁稍连珠状增厚。鳞叶内表皮细胞呈类长方形，长 68～197μm，宽 29～76μm，细胞排列紧密。草酸钙柱晶多见，长 (7)～17～29μm。气孔少见，多为不定式，副卫细胞 4 个。螺纹导管直径 12～17μm。

薤 鳞叶外表皮细胞，细胞壁无明显增厚。鳞叶内表皮细胞较大，长 258～668μm。

（2）取本品粉末 4g，加正己烷 20ml，超声处理 20 分钟，滤过，滤液挥干，残渣加正己烷 1ml 使溶解，作为供试品溶液。另取薤白对照药材 4g，同法制成对照药材溶液。照薄层色谱法（通则 0502）试验，吸取上述两种溶液各 10μl，分别点于同一硅胶 G 薄层板上，以正己烷-乙酸乙酯（10：1）为展开剂，展开，取出，晾干，喷以 10% 硫酸乙醇溶液，在 105℃加热至斑点显色清晰，置紫外光灯（365nm）下检视。供试品色谱中，在与对照药材色谱相应的位置上，显相同颜色的荧光斑点。

【检查】 **水分** 不得过 10.0%（通则 0832 第四法）。

总灰分 不得过 5.0%（通则 2302）。

【浸出物】 照醇溶性浸出物测定法（通则 2201）项下的热浸法测定，用 75% 乙醇作溶剂，不得少于 30.0%。

【性味与归经】 辛、苦，温。归心、肺、胃、大肠经。

【功能与主治】 通阳散结，行气导滞。用于胸痹心痛，脘腹痞满胀痛，泻痢后重。

【用法与用量】 5～10g。

【贮藏】 置干燥处，防蛀。

薏 苡 仁
Yiyiren
COICIS SEMEN

本品为禾本科植物薏米 Coix lacryma-jobi L. var. mayuen (Roman.) Stapf 的干燥成熟种仁。秋季果实成熟时采割植株，晒干，打下果实，再晒干，除去外壳、黄褐色种皮和杂质，收集种仁。

【性状】 本品呈宽卵形或长椭圆形，长 4～8mm，宽 3～6mm。表面乳白色，光滑，偶有残存的黄褐色种皮；一端钝圆，另端较宽而微凹，有 1 淡棕色点状种脐；背面圆凸，腹面有 1 条较宽而深的纵沟。质坚实，断面白色，粉性。气微，味微甜。

【鉴别】 （1）本品粉末淡类白色。主为淀粉粒，单粒类圆形或多面形，直径 2～20μm，脐点星状；复粒少见，一般由 2～3 分粒组成。

（2）取本品粉末 1g，加石油醚（60～90℃）30ml，超声处理 30 分钟，滤过，取滤液，作为供试品溶液。另取薏苡仁油对照提取物，加石油醚（60～90℃）制成每 1ml 含 2mg 的溶液，作为对照提取物溶液。照薄层色谱法（通则 0502）试验，吸取上述两种溶液各 2μl，分别点于同一硅胶 G 薄层板上，以石油醚（60～90℃）-乙醚-冰醋酸（83：17：1）为展开剂，展开，取出，晾干，喷以 5% 香草醛硫酸溶液，在 105℃加热至斑点显色清晰。供试品色谱中，在与对照提取物色谱相应的位置上，显相同颜色的斑点。

（3）取薏苡仁油对照提取物、甘油三油酸酯对照品，加〔含量测定〕项下的流动相分别制成每 1ml 含 1mg、0.14mg 的溶液，作为对照提取物、对照品溶液。照〔含量测定〕项下的色谱条件试验，分别吸取〔含量测定〕项下的供试品溶液、对照品溶液和上述对照提取物、对照品溶液各 10μl，注入液相色谱仪。供试品色谱图中，应呈现与对照品色谱峰保留时间一致的色谱峰；并呈现与对照提取物色谱峰保留时间一致的 7 个主要色谱峰。

【检查】 **杂质** 不得过 2%（通则 2301）。

水分 不得过 15.0%（通则 0832 第二法）。

总灰分 不得过 3.0%（通则 2302）。

黄曲霉毒素 照真菌毒素测定法（通则 2351）测定。

本品每 1000g 含黄曲霉毒素 B_1 不得过 5μg，含黄曲霉毒素 G_2、黄曲霉毒素 G_1、黄曲霉毒素 B_2 和黄曲霉毒素 B_1 的总量不得过 10μg。

玉米赤霉烯酮 照真菌毒素测定法（通则 2351）中玉米赤霉烯酮测定法第一法测定。

本品每 1000g 含玉米赤霉烯酮不得过 500μg。

【浸出物】 照醇溶性浸出物测定法（通则 2201）项下的热浸法测定，用无水乙醇作溶剂，不得少于 5.5%。

【含量测定】 照高效液相色谱法（通则 0512）测定。

色谱条件与系统适用性试验 以十八烷基硅烷键合硅胶为填充剂；以乙腈-二氯甲烷（65：35）为流动相；蒸发光散射检测器检测。理论板数按甘油三油酸酯峰计算应不低于 5000。

对照品溶液的制备 取甘油三油酸酯对照品适量，精密称定，加流动相制成每 1ml 含 0.14mg 的溶液，即得。

供试品溶液的制备 取本品粉末（过三号筛）约 0.6g，精密称定，置具塞锥形瓶中，精密加入流动相 50ml，称定重量，浸泡 2 小时，超声处理（功率 300W，频率 50kHz）30 分钟，放冷，再称定重量，用流动相补足减失的重量，摇匀，滤过，取续滤液，即得。

测定法 分别精密吸取对照品溶液 5μl、10μl，供试品溶液 5～10μl，注入液相色谱仪，测定，用外标两点法对数方程计算,即得。

本品按干燥品计算,含甘油三油酸酯($C_{57}H_{104}O_6$),不得少于 0.50%。

饮片

【炮制】　薏苡仁　除去杂质。

【检查】　杂质　同药材,不得过 1%。

总灰分　同药材,不得过 2.0%。

【性状】【鉴别】【检查】(水分　黄曲霉毒素　玉米赤霉烯酮)【浸出物】【含量测定】　同药材。

麸炒薏苡仁　取净薏苡仁,照麸炒法(通则 0213)炒至微黄色。

【性状】　本品形如薏苡仁,微鼓起,表面微黄色。

【检查】　水分　同药材,不得过 12.0%。

总灰分　同药材,不得过 2.0%。

【含量测定】　同药材,含甘油三油酸酯不得少于 0.40%。

【鉴别】【浸出物】　同药材。

【性味与归经】　甘、淡,凉。归脾、胃、肺经。

【功能与主治】　利水渗湿,健脾止泻,除痹,排脓,解毒散结。用于水肿,脚气,小便不利,脾虚泄泻,湿痹拘挛,肺痈,肠痈,赘疣,癌肿。

【用法与用量】　9～30g。

【注意】　孕妇慎用。

【贮藏】　置通风干燥处,防蛀。

薄　荷

Bohe

MENTHAE HAPLOCALYCIS HERBA

本品为唇形科植物薄荷 *Mentha haplocalyx* Briq. 的干燥地上部分。夏、秋二季茎叶茂盛或花开至三轮时,选晴天,分次采割,晒干或阴干。

【性状】　本品茎呈方柱形,有对生分枝,长 15～40cm,直径 0.2～0.4cm;表面紫棕色或淡绿色,棱角处具茸毛,节间长 2～5cm;质脆,断面白色,髓部中空。叶对生,有短柄;叶片皱缩卷曲,完整者展平后呈宽披针形、长椭圆形或卵形,长 2～7cm,宽 1～3cm;上表面深绿色,下表面灰绿色,稀被茸毛,有凹点状腺鳞。轮伞花序腋生,花萼钟状,先端 5 齿裂,花冠淡紫色。揉搓后有特殊清凉香气,味辛凉。

【鉴别】　(1)本品叶表面观:腺鳞头部 8 细胞,直径约至 90μm,柄单细胞;小腺毛头部及柄部均为单细胞。非腺毛1～8 细胞,常弯曲,壁厚,微具疣突。下表皮气孔多见,直轴式。

(2)取本品叶的粉末少量,经微量升华得油状物,加硫酸 2 滴及香草醛结晶少量,初显黄色至橙黄色,再加水 1 滴,即变紫红色。

(3)取本品粗粉 1g,加无水乙醇 10ml,超声处理 20 分钟,滤过,取滤液作为供试品溶液。另取薄荷对照药材 1g,同法制成对照药材溶液。再取薄荷脑对照品,加无水乙醇制成每 1ml 含 2mg 的溶液,作为对照品溶液。照薄层色谱法(通则 0502)试验,吸取上述三种溶液各 5～10μl,分别点于同一硅胶 G 薄层板上,以甲苯-乙酸乙酯(9:1)为展开剂,展开,取出,晾干,喷以 2%对二甲氨基苯甲醛的 40%硫酸乙醇溶液,在 80℃加热至斑点显色清晰,置紫外光灯(365nm)下检视。供试品色谱中,在与对照药材色谱和对照品色谱相应的位置上,显相同颜色的荧光斑点。

【检查】　叶　不得少于 30%。

水分　不得过 15.0%(通则 0832 第四法)。

总灰分　不得过 11.0%(通则 2302)。

酸不溶性灰分　不得过 3.0%(通则 2302)。

【含量测定】　挥发油　取本品约 5mm 的短段适量,每 100g 供试品加水 600ml,照挥发油测定法(通则 2204)保持微沸 3 小时测定。

本品含挥发油不得少于 0.80%(ml/g)。

薄荷脑　照气相色谱法(通则 0521)测定。

色谱条件与系统适用性试验　聚乙二醇为固定相的毛细管柱(柱长为 30m,内径为 0.32mm,膜厚度为 0.25μm);程序升温:初始温度 70℃,保持 4 分钟,先以每分钟 1.5℃的速率升温至 120℃,再以每分钟 3℃的速率升温至 200℃,最后以每分钟 30℃的速率升温至 230℃,保持 2 分钟;进样口温度 200℃;检测器温度 300℃;分流进样,分流比 5:1;理论板数按薄荷脑峰计算应不低于 10000。

对照品溶液的制备　取薄荷脑对照品适量,精密称定,加无水乙醇制成每 1ml 含 0.2mg 的溶液。

供试品溶液的制备　取本品粉末(过三号筛)约 2g,精密称定,置具塞锥形瓶中,精密加入无水乙醇 50ml,密塞,称定重量,超声处理(功率 250W,频率 33kHz)30 分钟,放冷,再称定重量,用无水乙醇补足减失的重量,摇匀,滤过,取续滤液,即得。

测定法　分别精密吸取对照品溶液与供试品溶液各 1μl,注入气相色谱仪,测定,即得。

本品按干燥品计算,含薄荷脑($C_{10}H_{20}O$)不得少于 0.20%。

饮片

【炮制】　除去老茎和杂质,略喷清水,稍润,切短段,及时低温干燥。

【性状】　本品呈不规则的段。茎方柱形,表面紫棕色或淡绿色,具纵棱线,棱角处具茸毛。切面白色,中空。叶多破碎,上表面深绿色,下表面灰绿色,稀被茸毛。轮伞花序腋生,花萼钟状,先端 5 齿裂,花冠淡紫色。揉搓后有特殊清凉香气,味辛凉。

【检查】　水分　同药材,不得过 13.0%。

【含量测定】　挥发油　同药材,含挥发油不得少于

0.40％(ml/g)。

　　薄荷脑　同药材,按干燥品计算,含薄荷脑($C_{10}H_{20}O$)不得少于 0.13％。

　　【鉴别】【检查】(总灰分　酸不溶性灰分)　同药材。

　　【性味与归经】　辛,凉。归肺、肝经。

　　【功能与主治】　疏散风热,清利头目,利咽,透疹,疏肝行气。用于风热感冒,风温初起,头痛,目赤,喉痹,口疮,风疹,麻疹,胸胁胀闷。

　　【用法与用量】　3～6g,后下。

　　【贮藏】　置阴凉干燥处。

颠 茄 草
Dianqiecao
BELLADONNAE HERBA

　　本品为茄科植物颠茄 *Atropa belladonna* L. 的干燥全草。在开花至结果期内采挖,除去粗茎和泥沙,切段干燥。

　　【性状】　本品根呈圆柱形,直径 5～15mm,表面浅灰棕色,具纵皱纹;老根木质,细根易折断,断面平坦,皮部狭,灰白色,木部宽广,棕黄色,形成层环纹明显;髓部白色。茎扁圆柱形,直径 3～6mm,表面黄绿色,有细纵皱纹和稀疏的细点状皮孔,中空,幼茎有毛。叶多皱缩破碎,完整叶片卵状椭圆形,黄绿色至深棕色。花萼 5 裂,花冠钟状。果实球形,直径 5～8mm,具长梗,种子多数。气微,味微苦、辛。

　　【鉴别】　(1)本品粉末浅绿色或浅棕绿色。草酸钙砂晶甚多,直径 3～10μm,含砂晶细胞中有的可见簇晶,直径15～28μm。叶表皮细胞垂周壁波状弯曲,具角质条纹;气孔不等式。腺毛头部单细胞、柄 2～4 细胞或头部 5～6 细胞、柄单细胞。淀粉粒稀少,直径 8～26μm。具缘纹孔导管和网纹导管,直径 24～40μm。亦可见木纤维、波状弯曲的种皮石细胞与花粉粒等。

　　(2)取本品粉末 4g,加乙醇 15ml,振摇 15 分钟。滤过,滤液蒸干,加硫酸溶液(1→100)2ml,搅拌后滤过,滤液加氨试液使呈碱性,再用三氯甲烷 2ml 振摇提取,分取三氯甲烷液,蒸干,残渣显托烷生物碱类(通则 0301)的鉴别反应。

　　(3)取本品粉末 2g,加浓氨试液 2ml,混匀,再加三氯甲烷 25ml,摇匀,放置过夜,滤过,滤液蒸干,残渣加三氯甲烷 0.5ml 使溶解,作为供试品溶液。另取硫酸阿托品对照品、氢溴酸东莨菪碱对照品,加甲醇制成每 1ml 各含 4mg 的混合溶液,作为对照品溶液。照薄层色谱法(通则 0502)试验,吸取上述两种溶液各 10μl,分别点于同一硅胶 G 薄层板上,以乙酸乙酯-甲醇-浓氨试液(17:2:1)为展开剂,展开,取出,晾干,喷以稀碘化铋钾试液。供试品色谱中,在与对照品色谱相应的位置上,显相同颜色的斑点。

　　【检查】　杂质　颜色不正常(黄色、棕色或近黑色)的颠

茄叶不得过 4％,直径超过 1cm 的颠茄茎不得过 3％(通则 2301)。

　　水分　不得过 13.0％(通则 0832 第二法)。

　　【含量测定】　取本品中粉约 10g,精密称定,置索氏提取器中,加乙醇 10ml、浓氨试液 8ml 与乙醚 20ml 的混合溶液适量,静置 12 小时,加乙醚 70ml,加热回流 3 小时,至生物碱提尽,提取液置水浴上蒸去大部分乙醚,移置分液漏斗中,用 0.5mol/L 硫酸溶液分次振摇提取,每次 10ml,至生物碱提尽,合并酸液,用三氯甲烷分次振摇提取,每次 10ml,至三氯甲烷层无色,合并三氯甲烷液,用 0.5mol/L 硫酸溶液 10ml 振摇提取,弃去三氯甲烷液,合并前后两次酸液,滤过,滤器用 0.5mol/L 硫酸溶液洗涤,合并洗液与滤液,加过量的浓氨试液使呈碱性,迅速用三氯甲烷分次振摇提取,至生物碱提尽。如发生乳化现象,可加乙醇数滴,每次得到的三氯甲烷液均用同一的水 10ml 洗涤,弃去洗液,合并三氯甲烷液,蒸干,加乙醇 3ml,蒸干,并在 80℃干燥 2 小时,残渣加三氯甲烷 2ml,必要时,微热使溶解,精密加硫酸滴定液(0.01mol/L)20ml,置水浴上加热,除去三氯甲烷,放冷,加甲基红指示液 1～2 滴,用氢氧化钠滴定液(0.02mol/L)滴定。每 1ml 硫酸滴定液(0.01mol/L)相当于 5.788mg 的莨菪碱($C_{17}H_{23}NO_3$)。

　　本品按干燥品计算,含生物碱以莨菪碱($C_{17}H_{23}NO_3$)计,不得少于 0.30％。

　　【用途】　抗胆碱药。

　　【贮藏】　置干燥处。

橘 红
Juhong
CITRI EXOCARPIUM RUBRUM

　　本品为芸香科植物橘 *Citrus reticulata* Blanco 及其栽培变种的干燥外层果皮。秋末冬初果实成熟后采收,用刀削下外果皮,晒干或阴干。

　　【性状】　本品呈长条形或不规则薄片状,边缘皱缩向内卷曲。外表面黄棕色或橙红色,存放后呈棕褐色,密布黄白色突起或凹下的油室。内表面黄白色,密布凹下透光小圆点。质脆易碎。气芳香,味微苦、麻。

　　【鉴别】　(1)本品粉末淡黄棕色。果皮表皮细胞表面观多角形、类方形或长方形,垂周壁增厚,气孔类圆形,直径18～26μm,副卫细胞不清晰;侧面观外被角质层,径向壁的外侧增厚。油室碎片的外围薄壁细胞壁微增厚。草酸钙方晶成片存在于薄壁组织中。

　　(2)取本品粉末 0.3g,加甲醇 10ml,加热回流 20 分钟,滤过,取滤液 5ml,浓缩至 1ml,作为供试品溶液。另取橙皮苷对照品,加甲醇制成饱和溶液,作为对照品溶液。照薄层色谱法(通则 0502)试验,吸取上述两种溶液各 2μl,分别点于同一

用 0.5％氢氧化钠溶液制备的硅胶 G 薄层板上,以乙酸乙酯-甲醇-水(100：17：13)为展开剂,展开约 3cm,取出,晾干,再以甲苯-乙酸乙酯-甲酸-水(20：10：1：1)的上层溶液为展开剂,展至约 8cm,取出,晾干,喷以三氯化铝试液,置紫外光灯(365nm)下检视。供试品色谱中,在与对照品色谱相应的位置上,显相同颜色的荧光斑点。

【检查】 水分 不得过 13.0％(通则 0832 第四法)。

总灰分 不得过 5.0％(通则 2302)。

【含量测定】 照高效液相色谱法(通则 0512)测定。

色谱条件与系统适用性试验 以十八烷基硅烷键合硅胶为填充剂;以甲醇-水(40：60)为流动相;检测波长为 284nm。理论板数按橙皮苷峰计算应不低于 2000。

对照品溶液的制备 取橙皮苷对照品适量,精密称定,加甲醇制成每 1ml 含 60μg 的溶液,即得。

供试品溶液的制备 取本品粉末(过四号筛)约 0.2g,精密称定,加甲醇 20ml,加热回流 1 小时,放冷,转移至 50ml 量瓶中,用少量甲醇分次洗涤容器和残渣,洗液并入同一量瓶中,加甲醇至刻度,摇匀,滤过,取续滤液,即得。

测定法 分别精密吸取对照品溶液与供试品溶液各 10μl,注入液相色谱仪,测定,即得。

本品按干燥品计算,含橙皮苷($C_{28}H_{34}O_{15}$)不得少于 1.7％。

饮片

【炮制】 除去杂质,切碎。

【性味与归经】 辛、苦,温。归肺、脾经。

【功能与主治】 理气宽中,燥湿化痰。用于咳嗽痰多,食积伤酒,呕恶痞闷。

【用法与用量】 3～10g。

【贮藏】 置阴凉干燥处,防蛀。

注:栽培变种主要有大红袍 *Citrus reticulata* 'Dahongpao'、福橘 *Citrus reticulata* 'Tangerina'。

橘 核

Juhe

CITRI RETICULATAE SEMEN

本品为芸香科植物橘 *Citrus reticulata* Blanco 及其栽培变种的干燥成熟种子。果实成熟后收集,洗净,晒干。

【性状】 本品略呈卵形,长 0.8～1.2cm,直径 0.4～0.6cm。表面淡黄白色或淡灰白色,光滑,一侧有种脊棱线,一端钝圆,另端渐尖成小柄状。外种皮薄而韧,内种皮菲薄,淡棕色,子叶 2,黄绿色,有油性。气微,味苦。

【鉴别】 本品横切面:种皮表皮细胞为黏液细胞层;其下为 1 列厚壁细胞,排列成栅状,外壁完整或上端呈尾状突起,壁厚薄不匀,木化,具十字形或斜纹孔;色素层细胞含橙黄色或黄棕色物,并含草酸钙方晶,直径 7～16μm。胚乳细胞

3～4 列,有的壁连珠状增厚,含脂肪油滴。子叶细胞含细小草酸钙簇晶或方晶,并含脂肪油滴和针簇状橙皮苷结晶。

饮片

【炮制】 橘核 除去杂质,洗净,干燥。用时捣碎。

【性状】 同药材。

盐橘核 取净橘核,照盐水炙法(通则 0213)炒干。用时捣碎。

【性状】 本品形如橘核。子叶淡棕色或黄绿色,少淡绿色。气微,味微咸、苦。

【性味与归经】 苦,平。归肝、肾经。

【功能与主治】 理气,散结,止痛。用于疝气疼痛,睾丸肿痛,乳痈乳癖。

【用法与用量】 3～9g。

【贮藏】 置干燥处,防霉,防蛀。

注:栽培变种主要有大红袍 *Citrus reticulata* 'Dahongpao'、福橘 *Citrus reticulata* 'Tangerina'。

藏 菖 蒲

Zangchangpu

ACORI CALAMI RHIZOMA

本品系藏族习用药材。为天南星科植物藏菖蒲 *Acorus calamus* L. 的干燥根茎。秋、冬二季采挖,除去须根和泥沙,晒干。

【性状】 本品呈扁圆柱形,略弯曲,长 4～20cm,直径 0.8～2cm。表面灰棕色至棕褐色,节明显,节间长 0.5～1.5cm,具纵皱纹,一面具密集圆点状根痕;叶痕呈斜三角形,左右交互排列,侧面茎基痕周围常残留有鳞片状叶基和毛发状须根。质硬,断面淡棕色,内皮层环明显,可见众多棕色油细胞小点。气浓烈而特异,味辛。

【鉴别】 (1)本品横切面:表皮细胞类方形,外壁增厚,棕褐色。皮层宽广,可见通气组织,由薄壁细胞构成,排列成网状,有大型腔隙;散有纤维束和叶迹维管束,叶迹维管束外韧型;内皮层明显。中柱散生多数维管束,周木型和外韧型。薄壁组织中散有棕色油细胞。薄壁细胞含淀粉粒。

(2)取本品粉末 2g,加乙醇 5ml,加热回流 20 分钟,放冷,取上清液作为供试品溶液。另取藏菖蒲对照药材 2g,同法制成对照药材溶液。照薄层色谱法(通则 0502)试验,吸取上述两种溶液各 5μl,分别点于同一硅胶 G 薄层板上,以三氯甲烷为展开剂,展开,取出,晾干,喷以 10％硫酸乙醇溶液,在105℃加热至斑点显色清晰。供试品色谱中,在与对照药材色谱相应的位置上,显相同颜色的主斑点。

【检查】 水分 不得过 8.0％(通则 0832 第四法)。

总灰分 不得过 8.0％(通则 2302)。

【含量测定】　照挥发油测定法(通则 2204)测定。

本品含挥发油不得少于 2.0%(ml/g)。

饮片

【炮制】　除去杂质,切片,干燥。

【性状】　本品为扁圆形、长条形或不规则的厚片。外表皮灰棕色至棕褐色,具纵皱纹,有些具螺纹,有的可见圆点状根痕;侧面茎基痕周围残留有鳞片状叶基和毛发状须根。质硬且脆,易折断。切面纤维性,类白色、淡黄色或黄棕色,内皮层环明显,可见众多维管束小点。气浓烈而特异,味辛。

【性味】　苦、辛,温、燥、锐。

【功能与主治】　温胃,消炎止痛。用于补胃阳,消化不良,食物积滞,白喉,炭疽等。

【用法与用量】　3～6g。

【贮藏】　置通风干燥处。

藁　本

Gaoben

LIGUSTICI RHIZOMA ET RADIX

本品为伞形科植物藁本 *Ligusticum sinense* Oliv. 或辽藁本 *Ligusticum jeholense* Nakai et Kitag. 的干燥根茎和根。秋季茎叶枯萎或次春出苗时采挖,除去泥沙,晒干或烘干。

【性状】　**藁本**　根茎呈不规则结节状圆柱形,稍扭曲,有分枝,长 3～10cm,直径 1～2cm。表面棕褐色或暗棕色,粗糙,有纵皱纹,上侧残留数个凹陷的圆形茎基,下侧有多数点状突起的根痕和残根。体轻,质较硬,易折断,断面黄色或黄白色,纤维状。气浓香,味辛、苦、微麻。

辽藁本　较小,根茎呈不规则的团块状或柱状,长 1～3cm,直径 0.6～2cm。有多数细长弯曲的根。

【鉴别】　取本品粉末 1g,加乙醚 10ml,冷浸 1 小时,超声处理 20 分钟,滤过,滤液浓缩至 1ml,作为供试品溶液。另取藁本对照药材 1g,同法制成对照药材溶液。照薄层色谱法(通则 0502)试验,吸取上述两种溶液各 1μl,分别点于同一硅胶 G 薄层板上,以石油醚(60～90℃)-丙酮(95:5)为展开剂,展开,展距 10cm,取出,晾干,置紫外光灯(365nm)下检视。供试品色谱中,在与对照药材色谱相应的位置上,显相同颜色的荧光主斑点。

【检查】　**水分**　不得过 10.0%(通则 0832 第四法)。

总灰分　不得过 15.0%(通则 2302)。

酸不溶性灰分　不得过 10.0%(通则 2302)。

【浸出物】　照醇溶性浸出物测定法(通则 2201)项下的热浸法测定,用乙醇作溶剂,不得少于 13.0%。

【含量测定】　照高效液相色谱法(通则 0512)测定。

色谱条件与系统适用性试验　以十八烷基硅烷键合硅胶为填充剂;以甲醇-水(40:60)(用磷酸调节 pH 值至 3.5)为流动相;检测波长为 320nm。理论板数按阿魏酸峰计算应不低于 2500。

对照品溶液的制备　取阿魏酸对照品适量,精密称定,加甲醇制成每 1ml 含 15μg 的溶液,即得。

供试品溶液的制备　取本品粗粉约 0.1g,精密称定,置 10ml 具塞离心管中,精密加入甲醇 5ml,称定重量,冷浸过夜,超声处理(功率 250W,频率 40kHz)20 分钟,再称定重量,用甲醇补足减失的重量,摇匀,离心,吸取上清液,即得。

测定法　分别精密吸取对照品溶液与供试品溶液各 10μl,注入液相色谱仪,测定,即得。

本品按干燥品计算,含阿魏酸($C_{10}H_{10}O_4$)不得少于 0.050%。

饮片

【炮制】　除去杂质,洗净,润透,切厚片,晒干。

【性状】　**藁本片**　本品呈不规则的厚片。外表皮棕褐色至黑褐色,粗糙。切面黄白色至浅黄褐色,具裂隙或孔洞,纤维性。气浓香,味辛、苦、微麻。

辽藁本片　外表皮可见根痕和残根突起呈毛刺状,或有呈枯朽空洞的老茎残基。切面木部有放射状纹理和裂隙。

【检查】　**总灰分**　同药材,不得过 10.0%。

酸不溶性灰分　同药材,不得过 5.0%。

【鉴别】【检查】(水分)**【浸出物】【含量测定】**　同药材。

【性味与归经】　辛,温。归膀胱经。

【功能与主治】　祛风,散寒,除湿,止痛。用于风寒感冒,巅顶疼痛,风湿痹痛。

【用法与用量】　3～10g。

【贮藏】　置阴凉干燥处,防潮,防蛀。

檀　香

Tanxiang

SANTALI ALBI LIGNUM

本品为檀香科植物檀香 *Santalum album* L. 树干的干燥心材。

【性状】　本品为长短不一的圆柱形木段,有的略弯曲,一般长约 1m,直径 10～30cm。外表面灰黄色或黄褐色,光滑细腻,有的具疤节或纵裂,横截面呈棕黄色,显油迹;棕色年轮明显或不明显,纵向劈开纹理顺直。质坚实,不易折断。气清香,燃烧时香气更浓;味淡,嚼之微有辛辣感。

【鉴别】　(1)本品横切面:导管单个散在,偶有 2～3 个联合。木射线由 1～2 列径向延长的细胞组成。木薄壁细胞单个散在或数个联结,有的含草酸钙方晶。导管、射线细胞、木薄壁细胞内均可见油滴。

(2)取本品〔含量测定〕项下的挥发油,加乙醚制成每 1ml 含 10μl 的溶液,作为供试品溶液。另取檀香醇对照品,加乙醚制成每 1ml 含 5μl 的溶液(或用印度檀香的挥发油加乙醚制成每 1ml 含 10μl 的溶液)作为对照品溶液。照薄层色谱法(通则 0502)试验,吸取上述两种溶液各 10μl,分别点于同一硅胶 G 薄层板上,以石油醚(60～90℃)-乙酸乙酯(17：3)为展开剂,展开,取出,晾干,喷以二甲氨基苯甲醛溶液(取对二甲氨基苯甲醛 0.25g,溶于冰醋酸 50g 中,加 85%磷酸溶液 5g 与水 20ml,混匀),在 80～90℃加热至斑点显色清晰。供试品色谱中,在与对照品色谱相应的位置上,显相同的紫蓝色斑点。

【检查】 水分 不得过 12.0%(通则 0832 第四法)。

【含量测定】 取本品刨花(厚 1mm)30g,照挥发油测定法(通则 2204)测定。

本品含挥发油不得少于 3.0%(ml/g)。

饮片

【炮制】 除去杂质,镑片或锯成小段,劈成小碎块。

【性味与归经】 辛,温。归脾、胃、心、肺经。

【功能与主治】 行气温中,开胃止痛。用于寒凝气滞,胸膈不舒,胸痹心痛,脘腹疼痛,呕吐食少。

【用法与用量】 2～5g。

【贮藏】 置阴凉干燥处。

翼 首 草
Yishoucao
PTEROCEPHALI HERBA

本品系藏族习用药材。为川续断科植物匙叶翼首草 *Pterocephalus hookeri* (C. B. Clarke) Höeck 的干燥全草。夏末秋初采挖,除去杂质,阴干。

【性状】 本品根呈类圆柱形,长 5～20cm,直径 0.8～2.5cm;表面棕褐色或黑褐色,具扭曲的纵皱纹和黄白色点状须根痕,外皮易脱落;顶端常有数个麻花状扭曲的根茎丛生,有的上部密被褐色叶柄残基。体轻,质脆,易折断,断面不平坦,木部白色。叶基生,灰绿色,多破碎,完整叶片长披针形至长椭圆形,全缘,基部常羽状浅裂至中裂,两面均被粗毛。花茎被毛,头状花序近球形,直径 0.8～2.5cm;花白色至淡黄色,萼片为羽毛状,多数。气微,味苦。

【鉴别】 (1)本品粉末灰棕色或灰绿色。非腺毛单细胞,长 240～980μm,壁较光滑,有的壁上有细小的疣状突起。草酸钙簇晶直径 12～56μm,单个散在或存在于薄壁细胞中,有的 2～5 个排列成行。导管多为网纹导管、螺纹导管,直径 16～68μm。花粉粒淡黄色,类圆球形或长圆形,直径 89～125μm,外壁具刺状突起,有 3 个萌发孔。

(2)取本品粉末 1g,加乙醚 30ml,超声处理 30 分钟,滤过,滤液蒸干,残渣加甲醇 2ml 使溶解,作为供试品溶液。另取熊果酸对照品,加甲醇制成每 1ml 含 1mg 的溶液,作为对照品溶液。照薄层色谱法(通则 0502)试验,吸取上述两种溶液各

2～8μl,分别点于同一硅胶 G 薄层板上,以三氯甲烷-丙酮(12：1)为展开剂,薄层板置展开缸中预饱和 10 分钟,展开,取出,晾干,喷以 10%硫酸乙醇溶液,在 105℃加热至斑点显色清晰,分别置日光和紫外光灯(365nm)下检视。供试品色谱中,在与对照品色谱相应的位置上,显相同颜色的斑点或荧光斑点。

【检查】 水分 不得过 12.0%(通则 0832 第二法)。

总灰分 不得过 15.0%(通则 2302)。

酸不溶性灰分 不得过 6.0%(通则 2302)。

【含量测定】 照高效液相色谱法(通则 0512)测定。

色谱条件与系统适用性试验 以十八烷基硅烷键合硅胶为填充剂;以甲醇-0.1mol/L 乙酸铵溶液(85：15)为流动相;检测波长为 210nm。理论板数按齐墩果酸峰计算应不低于 8000。

对照品溶液的制备 取齐墩果酸对照品、熊果酸对照品适量,精密称定,加甲醇制成每 1ml 含齐墩果酸 0.2mg、熊果酸 0.8mg 的溶液,即得。

供试品溶液的制备 取本品粉末(过三号筛)约 2g,精密称定,置具塞锥形瓶中,精密加入甲醇 50ml,密塞,称定重量,超声处理(功率 250W,频率 40kHz)30 分钟,放冷,再称定重量,用甲醇补足减失的重量,摇匀,滤过,用少量甲醇洗涤滤渣及滤器,合并滤液,蒸干,残渣加甲醇适量使溶解,转移至 10ml 量瓶中,加甲醇至刻度,摇匀,滤过,取续滤液,即得。

测定法 分别精密吸取上述两种对照品溶液与供试品溶液各 10～20μl,注入液相色谱仪,测定,即得。

本品按干燥品计算,含齐墩果酸($C_{30}H_{48}O_3$)和熊果酸($C_{30}H_{48}O_3$)的总量不得少于 0.20%。

饮片

【炮制】 除去杂质,洗净,切段,干燥。

【性味】 苦,寒;有小毒。

【功能与主治】 解毒除瘟,清热止痢,祛风通痹。

【用法与用量】 1～3g。

【贮藏】 置通风干燥处。

藕 节
Oujie
NELUMBINIS RHIZOMATIS NODUS

本品为睡莲科植物莲 *Nelumbo nucifera* Gaertn. 的干燥根茎节部。秋、冬二季采挖根茎(藕),切取节部,洗净,晒干,除去须根。

【性状】 本品呈短圆柱形,中部稍膨大,长 2～4cm,直径约 2cm。表面灰黄色至灰棕色,有残存的须根和须根痕,偶见暗红棕色的鳞叶残基。两端有残留的藕,表面皱缩有纵纹。

质硬,断面有多数类圆形的孔。气微,味微甘、涩。

【鉴别】 (1)取本品粉末 1g,加稀乙醇 20ml,超声处理 20 分钟,滤过,取滤液作为供试品溶液。另取藕节对照药材 1g,同法制成对照药材溶液。再取丙氨酸对照品,加稀乙醇制成每 1ml 含 0.5mg 的溶液,作为对照品溶液。照薄层色谱法(通则 0502)试验,吸取供试品溶液及对照药材溶液各 10μl、对照品溶液 2μl,分别点于同一硅胶 G 薄层板上,以正丁醇-冰醋酸-水(4:1:1)为展开剂,展开,取出,晾干,喷以茚三酮试液,在 105℃ 加热至斑点显色清晰。供试品色谱中,在与对照药材色谱和对照品色谱相应的位置上,显相同颜色的斑点。

(2)取本品粉末 1g,加甲醇 25ml,超声处理 30 分钟,滤过,滤液回收溶剂至干,残渣加甲醇 1ml 使溶解,作为供试品溶液。另取藕节对照药材 1g,同法制成对照药材溶液。再取白桦脂酸对照品,加甲醇制成每 1ml 含 1mg 的溶液,作为对照品溶液。照薄层色谱法(通则 0502)试验,吸取上述三种溶液各 8μl,分别点于同一硅胶 G 薄层板上,以二氯甲烷-甲醇(25:1)为展开剂,展开,取出,晾干,喷以 10% 硫酸乙醇溶液,在 105℃ 加热至斑点显色清晰。分别置日光和紫外光灯(365nm)下检视。供试品色谱中,在与对照药材色谱和对照品色谱相应的位置上,日光下显相同颜色的斑点;紫外光下显相同颜色的荧光斑点。

【检查】 水分 不得过 15.0%(通则 0832 第二法)。

总灰分 不得过 8.0%(通则 2302)。

酸不溶性灰分 不得过 3.0%(通则 2302)。

【浸出物】 照水溶性浸出物测定法(通则 2201)项下的热浸法测定,不得少于 15.0%。

饮 片

【炮制】 藕节 除去杂质,洗净,干燥。

藕节炭 取净藕节,照炒炭法(通则 0213)炒至表面黑褐色或焦黑色,内部黄褐色或棕褐色。

【性状】 本品形如藕节,表面黑褐色或焦黑色,内部黄褐色或棕褐色。断面可见多数类圆形的孔。气微,味微甘、涩。

【检查】 水分 同药材,不得过 10.0%。

【浸出物】 同药材,不得少于 20.0%。

【检查】(酸不溶性灰分) 同药材。

【性味与归经】 甘、涩,平。归肝、肺、胃经。

【功能与主治】 收敛止血,化瘀。用于吐血,咯血,衄血,尿血,崩漏。

【用法与用量】 9~15g。

【贮藏】 置干燥处,防潮,防蛀。

覆 盆 子

Fupenzi

RUBI FRUCTUS

本品为蔷薇科植物华东覆盆子 *Rubus chingii* Hu 的干燥果实。夏初果实由绿变绿黄时采收,除去梗、叶,置沸水中略烫或略蒸,取出,干燥。

【性状】 本品为聚合果,由多数小核果聚合而成,呈圆锥形或扁圆锥形,高 0.6~1.3cm,直径 0.5~1.2cm。表面黄绿色或淡棕色,顶端钝圆,基部中心凹入。宿萼棕褐色,下有果梗痕。小果易剥落,每个小果呈半月形,背面密被灰白色茸毛,两侧有明显的网纹,腹部有突起的棱线。体轻,质硬。气微,味微酸涩。

【鉴别】 (1)本品粉末棕黄色。非腺毛单细胞,长 60~450μm,直径 12~20μm,壁甚厚,木化,大多数具双螺纹,有的体部易脱落,足部残留而埋于表皮层,表面观圆多角形或长圆形,直径约至 23μm,胞腔分枝,似石细胞状。草酸钙簇晶较多见,直径 18~50μm。果皮纤维黄色,上下层纵横或斜向交错排列。

(2)取椴树苷对照品,加甲醇制成每 1ml 含 0.1mg 的溶液,作为对照品溶液。照薄层色谱法(通则 0502)试验,吸取〔含量测定〕山奈酚-3-O-芸香糖苷项下的供试品溶液 5μl,及上述对照品溶液 2μl,分别点于同一硅胶 G 薄层板上,以乙酸乙酯-甲醇-水-甲酸(90:4:4:0.5)为展开剂,展开,取出,晾干,喷以三氯化铝试液,在 105℃ 加热 5 分钟,置紫外光灯(365nm)下检视。供试品色谱中,在与对照品色谱相应的位置上,显相同颜色的荧光斑点。

【检查】 水分 不得过 12.0%(通则 0832 第二法)。

总灰分 不得过 9.0%(通则 2302)。

酸不溶性灰分 不得过 2.0%(通则 2302)。

【浸出物】 照水溶性浸出物测定法(通则 2201)项下的热浸法测定,不得少于 9.0%。

【含量测定】 鞣花酸 照高效液相色谱法(通则 0512)测定。

色谱条件与系统适用性试验 以十八烷基硅烷键合硅胶为填充剂;以乙腈-0.2% 磷酸溶液(15:85)为流动相;检测波长为 254nm。理论板数按鞣花酸峰计算应不低于 3000。

对照品溶液的制备 取鞣花酸对照品适量,精密称定,加 70% 甲醇制成每 1ml 含 5μg 的溶液,即得。

供试品溶液的制备 取本品粉末(过四号筛)约 0.5g,精密称定,置具塞锥形瓶中,精密加入 70% 甲醇 50ml,称定重量,加热回流 1 小时,放冷,再称定重量,用 70% 甲醇补足减失的重量,摇匀,滤过,精密量取续滤液 1ml,置 5ml 量瓶中,用 70% 甲醇稀释至刻度,摇匀,滤过,取续滤液,即得。

测定法 分别精密吸取对照品溶液与供试品溶液各 10μl,注入液相色谱仪,测定,即得。

本品按干燥品计算,含鞣花酸($C_{14}H_6O_8$)不得少于 0.20%。

山柰酚-3-O-芸香糖苷 照高效液相色谱法（通则 0512）测定。

色谱条件与系统适用性试验 以十八烷基硅烷键合硅胶为填充剂；以乙腈-0.2％磷酸溶液（15∶85）为流动相；检测波长为 344nm。理论板数按山柰酚-3-O-芸香糖苷峰计算应不低于 3000。

对照品溶液的制备 取山柰酚-3-O-芸香糖苷对照品适量，精密称定，加甲醇制成每 1ml 含 80μg 的溶液，即得。

供试品溶液的制备 取本品粉末（过四号筛）约 1g，精密称定，置具塞锥形瓶中，精密加入 70％甲醇 50ml，称定重量，加热回流提取 1 小时，放冷，再称定重量，用 70％甲醇补足减失的重量，摇匀，滤过，精密量取续滤液 25ml，蒸干，残渣加水 20ml 使溶解，用石油醚（30～60℃）振摇提取 3 次，每次 20ml，弃去石油醚液，再用水饱和正丁醇振摇提取 3 次，每次 20ml，合并正丁醇液，蒸干，残渣加甲醇适量使溶解，转移至 5ml 量瓶中，加甲醇至刻度，摇匀，滤过，取续滤液，即得。

测定法 分别精密吸取对照品溶液与供试品溶液各 10μl，注入液相色谱仪，测定，即得。

本品按干燥品计算，含山柰酚-3-O-芸香糖苷（$C_{27}H_{30}O_{15}$）不得少于 0.03％。

【性味与归经】 甘、酸，温。归肝、肾、膀胱经。

【功能与主治】 益肾固精缩尿，养肝明目。用于遗精滑精，遗尿尿频，阳痿早泄，目暗昏花。

【用法与用量】 6～12g。

【贮藏】 置干燥处。

瞿　麦
Qumai
DIANTHI HERBA

本品为石竹科植物瞿麦 *Dianthus superbus* L. 或石竹 *Dianthus chinensis* L. 的干燥地上部分。夏、秋二季花果期采割，除去杂质，干燥。

【性状】 瞿麦 茎圆柱形，上部有分枝，长 30～60cm；表面淡绿色或黄绿色，光滑无毛，节明显，略膨大，断面中空。叶对生，多皱缩，展平叶片呈条形至条状披针形。枝端具花及果实，花萼筒状，长 2.7～3.7cm；苞片 4～6，宽卵形，长约为萼筒的 1/4；花瓣棕紫色或棕黄色，卷曲，先端深裂成丝状。蒴果长筒形，与宿萼等长。种子细小，多数。气微，味淡。

石竹 萼筒长 1.4～1.8cm，苞片长约为萼筒的 1/2；花瓣先端浅齿裂。

【鉴别】 （1）本品粉末绿黄色或浅绿棕色。纤维多成束，边缘平直或波状，直径 10～25（～38）μm；有的纤维束外侧的细胞含有草酸钙簇晶，形成晶纤维。草酸钙簇晶较多，直径 7～35μm，散在或存在于薄壁细胞中。花粉粒类圆球形，直径

31～75μm，具散孔，表面有网状雕纹。

（2）取本品粉末 1g，加甲醇 10ml，超声处理 20 分钟，滤过，滤液浓缩至 1ml，作为供试品溶液。另取瞿麦对照药材和石竹对照药材各 1g，同法制成对照药材溶液。照薄层色谱法（通则 0502）试验，吸取上述三种溶液各 1μl，分别点于同一聚酰胺薄膜上，以正丁醇-丙酮-醋酸-水（2∶2∶1∶16）为展开剂，展开，取出，晾干，喷以三氯化铝试液，热风吹干，置紫外光灯（365nm）下检视。供试品色谱中，在与瞿麦对照药材或石竹对照药材色谱相应的位置上，显相同颜色的荧光斑点。

【检查】 水分 不得过 12.0％（通则 0832 第二法）。

总灰分 不得过 10.0％（通则 2302）。

饮片

【炮制】 除去杂质，洗净，稍润，切段，干燥。

【性状】 本品呈不规则段。茎圆柱形，表面淡绿色或黄绿色，节明显，略膨大。切面中空。叶多破碎。花萼筒状，苞片 4～6。蒴果长筒形，与宿萼等长。种子细小，多数。气微，味淡。

【鉴别】 **【检查】** 同药材。

【性味与归经】 苦，寒。归心、小肠经。

【功能与主治】 利尿通淋，活血通经。用于热淋，血淋，石淋，小便不通，淋沥涩痛，经闭瘀阻。

【用法与用量】 9～15g。

【注意】 孕妇慎用。

【贮藏】 置通风干燥处。

翻　白　草
Fanbaicao
POTENTILLAE DISCOLORIS HERBA

本品为蔷薇科植物翻白草 *Potentilla discolor* Bge. 的干燥全草。夏、秋二季开花前采挖，除去泥沙和杂质，干燥。

【性状】 本品块根呈纺锤形或圆柱形，长 4～8cm，直径 0.4～1cm；表面黄棕色或暗褐色，有不规则扭曲沟纹；质硬而脆，折断面平坦，呈灰白色或黄白色。基生叶丛生，单数羽状复叶，多皱缩弯曲，展平后长 4～13cm；小叶 5～9 片，柄短或无，长圆形或长椭圆形，顶端小叶片较大，上表面暗绿色或灰绿色，下表面密被白色绒毛，边缘有粗锯齿。气微，味甘、微涩。

【鉴别】 （1）本品根横切面：有落皮层残存。木栓层由 5～10 列扁平细胞组成，细胞壁稍厚。韧皮部狭窄，形成层成环。木质部宽广，约占根直径的 4/5，内有数列放射状排列的导管。射线宽广。薄壁细胞含草酸钙簇晶。

本品粉末黄棕色。叶上表皮细胞表面观类多角形，垂周壁近平直，可见少数单细胞非腺毛。叶下表皮细胞，垂周壁弯曲，气孔不定式，密被非腺毛。非腺毛有两种：一种极细长，卷曲，或缠绕成团；另一种平直或稍弯曲。草酸钙簇晶较多，

直径 8～25μm,棱角较钝。

(2)取本品粉末 1g,加甲醇 20ml,超声处理 30 分钟,滤过,滤液浓缩至约 1ml,作为供试品溶液。另取翻白草对照药材 1g,同法制成对照药材溶液。照薄层色谱法(通则 0502)试验,吸取上述两种溶液各 4μl,分别点于同一硅胶 G 薄层板上,以甲苯-甲酸乙酯-甲酸(5:4:1)为展开剂,展开,取出,晾干,喷以 2%三氯化铝乙醇溶液,置紫外光灯(365nm)下检视。供试品色谱中,在与对照药材色谱相应的位置上,显相同颜色的荧光斑点。

【检查】 水分 不得过 10.0%(通则 0832 第二法)。

总灰分 不得过 10.0%(通则 2302)。

酸不溶性灰分 不得过 3.0%(通则 2302)。

【浸出物】 照醇溶性浸出物测定法(通则 2201)项下的热浸法测定,用乙醇作溶剂,不得少于 4.0%。

饮片

【炮制】 除去杂质,洗净,稍润,切段,干燥。

【性状】 本品为不规则的段。根呈圆柱形,表面黄棕色或暗褐色;切面灰白色或黄白色,质硬而脆。叶多皱缩卷曲,上表面暗绿色或灰绿色,下表面密被白色绒毛,边缘有粗锯齿。气微,味甘、微涩。

【性味与归经】 甘、微苦,平。归肝、胃、大肠经。

【功能与主治】 清热解毒,止痢,止血。用于湿热泻痢,痈肿疮毒,血热吐衄,便血,崩漏。

【用法与用量】 9～15g。

【贮藏】 置于阴凉干燥处,防潮,防蛀。

蟾 酥

Chansu

BUFONIS VENENUM

本品为蟾蜍科动物中华大蟾蜍 *Bufo bufo gargarizans* Cantor 或黑眶蟾蜍 *Bufo melanostictus* Schneider 的干燥分泌物。多于夏、秋二季捕捉蟾蜍,洗净,挤取耳后腺和皮肤腺的白色浆液,加工,干燥。

【性状】 本品呈扁圆形团块状或片状。棕褐色或红棕色。团块状者质坚,不易折断,断面棕褐色,角质状,微有光泽;片状者质脆,易碎,断面红棕色,半透明。气微腥,味初甜而后有持久的麻辣感,粉末嗅之作嚏。

【鉴别】 (1)本品断面沾水,即呈乳白色隆起。

(2)取本品粉末 0.1g,加甲醇 5ml,浸泡 1 小时,滤过,滤液加对二甲氨基苯甲醛固体少量,滴加硫酸数滴,即显蓝紫色。

(3)取本品粉末 0.1g,加三氯甲烷 5ml,浸泡 1 小时,滤过,滤液蒸干,残渣加醋酐少量使溶解,滴加硫酸,初显蓝紫色,渐变为蓝绿色。

(4)取[含量测定]项下供试品溶液 10ml,水浴蒸干,用甲醇 2ml 溶解,作为供试品溶液。另取蟾酥对照药材 0.2g,加甲醇 10ml,加热回流 30 分钟,滤过,滤液作为对照药材溶液。照薄层色谱法(通则 0502)试验,吸取上述两种溶液各 10μl,分别点于同一硅胶 G 薄层板上,以环己烷-三氯甲烷-丙酮(4:3:3)为展开剂,展开,取出,晾干,喷以 10%硫酸乙醇溶液,加热至斑点显色清晰,分别置日光和紫外光灯(365nm)下检视。供试品色谱中,在与对照药材色谱相应的位置上,显相同颜色的斑点或荧光斑点。

【特征图谱】 照高效液相色谱法(通则 0512)测定。

色谱条件与系统适用性试验 同[含量测定]项。

参照物溶液的制备 取蟾酥对照药材 25mg,按[含量测定]项下供试品溶液制备方法制成对照药材参照物溶液;另取[含量测定]项下的对照品溶液,作为对照品参照物溶液。

供试品溶液的制备 取[含量测定]项下的供试品溶液,即得。

测定法 分别精密吸取参照物溶液与供试品溶液各 5μl,注入液相色谱仪,测定,即得。

供试品特征图谱中应呈现 5 个特征峰,并应与对照药材参照物色谱峰中的 5 个特征峰相对应,其中峰 4 应与华蟾酥毒基参照物峰的保留时间相一致。

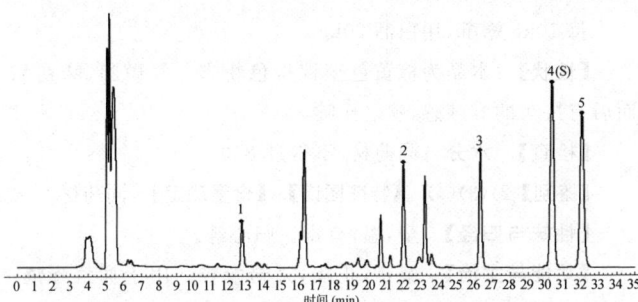

对照特征图谱

峰 1:日蟾毒它灵 峰 2:蟾毒它灵 峰 3:蟾毒灵
峰 4(S):华蟾酥毒基 峰 5:脂蟾毒配基

【检查】 水分 不得过 13.0%(通则 0832 第二法)。

总灰分 不得过 5.0%(通则 2302)。

酸不溶性灰分 不得过 2.0%(通则 2302)。

【含量测定】 照高效液相色谱法(通则 0512)测定。

色谱条件与系统适用性试验 以十八烷基硅烷键合硅胶为填充剂;以乙腈为流动相 A,0.3%乙酸溶液为流动相 B,按下表中的规定进行梯度洗脱;柱温为 30℃;流速为每分钟 0.6ml;检测波长为 296nm。理论板数按华蟾酥毒基峰计算应不低于 10000。

时间(分钟)	流动相 A(%)	流动相 B(%)
0～15	28→54	72→46
15～35	54	46

对照品溶液的制备 取华蟾酥毒基对照品适量,精密称

定,加甲醇制成每 1ml 含 100μg 的溶液,即得。

供试品溶液的制备 取本品细粉约 25mg,精密称定,置具塞锥形瓶中,精密加入甲醇 20ml,称定重量,加热回流 1 小时,放冷,再称定重量,用甲醇补足减失的重量,摇匀,滤过,取续滤液,即得。

测定法 分别精密吸取上述对照品溶液 10μl 与供试品溶液 10~20μl,注入液相色谱仪,测定,以华蟾酥毒基对照品为参照,以其相应的峰为 S 峰,计算蟾毒灵和脂蟾毒配基的相对保留时间,其相对保留时间应在规定值的 ±5% 范围之内。相对保留时间及校正因子见下表:

待测成分(峰)	相对保留时间	校正因子
蟾毒灵	0.873	0.923
华蟾酥毒基	1.00	1.00
脂蟾毒配基	1.05	1.04

以华蟾酥毒基对照品为对照,分别乘以校正因子,计算华蟾酥毒基、蟾毒灵和脂蟾毒配基的含量。

本品按干燥品计算,含蟾毒灵($C_{24}H_{34}O_4$)、华蟾酥毒基($C_{26}H_{34}O_6$)和脂蟾毒配基($C_{24}H_{32}O_4$)的总量不得少于 7.0%。

饮片

【炮制】 蟾酥粉 取蟾酥,捣碎,加白酒浸渍,时常搅动至呈稠膏状,干燥,粉碎。

每 10kg 蟾酥,用白酒 20kg。

【性状】 本品为棕黄色至棕褐色粉末。气微腥,味初甜而后有持久的麻辣感,嗅之作嚏。

【检查】 水分 同药材,不得过 8.0%。

【鉴别】(2)(3)(4) **【特征图谱】【含量测定】** 同药材。

【性味与归经】 辛,温;有毒。归心经。

【功能与主治】 解毒,止痛,开窍醒神。用于痈疽疔疮,咽喉肿痛,中暑神昏,痧胀腹痛吐泻。

【用法与用量】 0.015~0.03g,多入丸散用。外用适量。

【注意】 孕妇慎用。

【贮藏】 置干燥处,防潮。

鳖 甲

Biejia

TRIONYCIS CARAPAX

本品为鳖科动物鳖 *Trionyx sinensis* Wiegmann 的背甲。全年均可捕捉,以秋、冬二季为多,捕捉后杀死,置沸水中烫至背甲上的硬皮能剥落时,取出,剥取背甲,除去残肉,晒干。

【性状】 本品呈椭圆形或卵圆形,背面隆起,长 10~15cm,宽 9~14cm。外表面黑褐色或墨绿色,略有光泽,具细网状皱纹和灰黄色或灰白色斑点,中间有一条纵棱,两侧各有左右对称的横凹纹 8 条,外皮脱落后,可见锯齿状嵌接缝。内

表面类白色,中部有突起的脊椎骨,颈骨向内卷曲,两侧各有肋骨 8 条,伸出边缘。质坚硬。气微腥,味淡。

【检查】 水分 不得过 12.0%(通则 0832 第二法)。

【浸出物】 照醇溶性浸出物测定法(通则 2201)项下的热浸法测定,用稀乙醇作溶剂,不得少于 5.0%。

饮片

【炮制】 鳖甲 置蒸锅内,沸水蒸 45 分钟,取出,放入热水中,立即用硬刷除去皮肉,洗净,干燥。

醋鳖甲 取净鳖甲,照烫法(通则 0213)用砂烫至表面淡黄色,取出,醋淬,干燥。用时捣碎。

每 100kg 鳖甲,用醋 20kg。

【性味与归经】 咸,微寒。归肝、肾经。

【功能与主治】 滋阴潜阳,退热除蒸,软坚散结。用于阴虚发热,骨蒸劳热,阴虚阳亢,头晕目眩,虚风内动,手足瘛疭,经闭,癥瘕,久疟疟母。

【用法与用量】 9~24g,先煎。

【贮藏】 置干燥处,防蛀。

麝 香

Shexiang

MOSCHUS

本品为鹿科动物林麝 *Moschus berezovskii* Flerov、马麝 *Moschus sifanicus* Przewalski 或原麝 *Moschus moschiferus* Linnaeus 成熟雄体香囊中的干燥分泌物。野麝多在冬季至次春猎取,猎获后,割取香囊,阴干,习称"毛壳麝香";剖开香囊,除去囊壳,习称"麝香仁"。家麝直接从其香囊中取出麝香仁,阴干或用干燥器密闭干燥。

【性状】 毛壳麝香 为扁圆形或类椭圆形的囊状体,直径 3~7cm,厚 2~4cm。开口面的皮革质,棕褐色,略平,密生白色或灰棕色短毛,从两侧围绕中心排列,中间有 1 小囊孔。另一面为棕褐色略带紫色的皮膜,微皱缩,偶显肌肉纤维,略有弹性,剖开后可见中层皮膜呈棕褐色或灰褐色,半透明,内层皮膜呈棕色,内含颗粒状、粉末状的麝香仁和少量细毛及脱落的内层皮膜(习称"银皮")。

麝香仁 野生者质软,油润,疏松;其中不规则圆球形或颗粒状者习称"当门子",表面多呈紫黑色,油润光亮,微有麻纹,断面深棕色或黄棕色;粉末状者多呈棕褐色或黄棕色,并有少量脱落的内层皮膜和细毛。养殖者呈颗粒状、短条形或不规则的团块;表面不平,紫黑色或深棕色,显油性,微有光泽,并有少量毛和脱落的内层皮膜。气香浓烈而特异,味微辣、微苦带咸。

【鉴别】 (1)取毛壳麝香用特制槽针从囊孔插入,转动槽针,提取麝香仁,立即检视,槽内的麝香仁应有逐渐膨胀高出槽面的现象,习称"冒槽"。麝香仁油润,颗粒疏松,无锐角,香

气浓烈。不应有纤维等异物或异常气味。

(2)取麝香仁粉末少量,置手掌中,加水润湿,用手搓之能成团,再用手指轻揉即散,不应粘手、染手、顶指或结块。

(3)取麝香仁少量,撒于炽热的坩埚中灼烧,初则迸裂,随即融化膨胀起泡似珠,香气浓烈四溢,应无毛、肉焦臭,无火焰或火星出现。灰化后,残渣呈白色或灰白色。

(4)麝香仁粉末棕褐色或黄棕色。为无数无定形颗粒状物集成的半透明或透明团块,淡黄色或淡棕色;团块中包埋或散在有方形、柱状、八面体或不规则形的晶体;并可见圆形油滴,偶见毛和内皮层膜组织。

(5)取本品,照〔含量测定〕项下的方法试验,供试品色谱中应呈现与对照品色谱保留时间一致的色谱峰。

【检查】　本品不得检出动物组织、植物组织、矿物和其他掺伪物。不得有霉变。

干燥失重　取本品约 1g,精密称定,置五氧化二磷干燥器中,减压干燥至恒重,减失重量不得过 35.0%(通则 0831)。

总灰分　取本品约 0.2g,精密称定,照灰分测定法(通则 2302)测定,按干燥品计算,不得过 6.5%。

【含量测定】　照气相色谱法(通则 0521)测定。

色谱条件与系统适用性试验　以苯基(50%)甲基硅酮 (OV-17)为固定相,涂布浓度为 2%;柱温 200℃±10℃。理论板数按麝香酮峰计算应不低于 1500。

对照品溶液的制备　取麝香酮对照品适量,精密称定,加无水乙醇制成每 1ml 含 1.5mg 的溶液,即得。

供试品溶液的制备　取〔检查〕干燥失重项下所得干燥品约 0.2g,精密称定,精密加入无水乙醇 2ml,密塞,振摇,放置 1 小时,滤过,取续滤液,即得。

测定法　分别精密吸取对照品溶液与供试品溶液各 2μl,注入气相色谱仪,测定,即得。

本品按干燥品计算,含麝香酮($C_{16}H_{30}O$)不得少于 2.0%。

饮片

【炮制】　取毛壳麝香,除去囊壳,取出麝香仁,除去杂质,用时研碎。

【性状】　**麝香仁**　野生者由当门子和散香组成。当门子呈不规则圆形或颗粒状,表面多呈紫黑色,油润光亮,微有麻纹,断面深棕色或黄棕色;散香呈粉末状,多呈棕褐色或黄棕色。质软,油润,疏松,气香浓烈而特异,味微辣,微苦带咸。养殖者呈颗粒状、短条形或不规则的团块;表面不平,紫黑色或深棕色,显油性,微有光泽。

【检查】　同药材。

【性味与归经】　辛,温。归心、脾经。

【功能与主治】　开窍醒神,活血通经,消肿止痛。用于热病神昏,中风痰厥,气郁暴厥,中恶昏迷,经闭,癥瘕,难产死胎,胸痹心痛,心腹暴痛,跌扑伤痛,痹痛麻木,痈肿瘰疬,咽喉肿痛。

【用法与用量】　0.03~0.1g,多入丸散用。外用适量。

【注意】　孕妇禁用。

【贮藏】　密闭,置阴凉干燥处,遮光,防潮,防蛀。

植物油脂和提取物

丁香罗勒油

Dingxiangluole You

OCIMUM GRATISSIMUM OIL

本品为唇形科植物丁香罗勒 *Ocimum gratissimum* L. 的全草经水蒸气蒸馏提取的挥发油。

【性状】 本品为淡黄色的澄清液体;气芳香,味辛辣、有麻舌感。露置空气中或贮存日久,渐变棕色,质渐浓稠。

本品在乙醇、乙醚或冰醋酸中易溶,在水中几乎不溶。

相对密度 应为 1.030～1.050(通则 0601)。

折光率 应为 1.530～1.540(通则 0622)。

【鉴别】 取本品 0.5ml,加乙醇 1ml 使溶解,加 5％香草醛盐酸溶液(临用配制)5～10 滴,摇匀,即显墨绿色。

【检查】 **水溶性酚类** 取本品 1ml,加热水 20ml,振摇,放冷,用水湿润的滤纸滤过,滤液中加三氯化铁试液 1 滴,除显易消失的灰绿色外,不得显蓝色或紫色。

重金属 取本品 1.0g,依法检查(通则 0821 第二法),不得过 10mg/kg。

【含量测定】 照气相色谱法(通则 0521)测定。

色谱条件与系统适用性试验 以 100％二甲基聚硅氧烷(SE-30)为固定相,涂布浓度为 10％;柱温为 110℃。理论板数按丁香酚峰计算应不低于 3000。

校正因子测定 取水杨酸甲酯适量,精密称定,加无水乙醇制成每 1ml 含 20mg 的溶液,作为内标溶液。另取丁香酚对照品 50mg,精密称定,置 10ml 量瓶中,精密加入内标溶液 2ml,用无水乙醇稀释至刻度,摇匀,吸取 2μl 注入气相色谱仪,计算校正因子。

测定法 取本品约 50mg,精密称定,置 10ml 量瓶中,精密加入内标溶液 2ml,用无水乙醇溶解并稀释至刻度,摇匀,吸取 2μl,注入气相色谱仪,测定,即得。

本品含丁香酚($C_{10}H_{12}O_2$)不得少于 65.0％。

【贮藏】 遮光,密封,置阴凉处。

八角茴香油

Bajiaohuixiang You

STAR ANISE OIL

本品为木兰科植物八角茴香 *Illicium verum* Hook. f. 的新鲜枝叶或成熟果实经水蒸气蒸馏提取的挥发油。

【性状】 本品为无色或淡黄色的澄清液体;气味与八角茴香类似。冷时常发生浑浊或析出结晶,加温后又澄清。

本品在 90％乙醇中易溶。

相对密度 在 25℃时应为 0.975～0.988(通则 0601)。

凝点 应不低于 15℃(通则 0613)。

旋光度 取本品,依法测定(通则 0621),旋光度为 -2°～+1°。

折光率 应为 1.553～1.560(通则 0622)。

【检查】 **乙醇中不溶物** 取本品 1ml,加 90％乙醇 3ml,应溶解成澄清液体。

重金属 取本品 2.0g,依法检查(通则 0821 第二法),不得过 5mg/kg。

【含量测定】 照气相色谱法(通则 0521)测定。

色谱条件与系统适用性试验 以聚乙二醇 20000(PEG-20M)为固定相的毛细管柱(内径为 0.53mm,柱长为 30m,膜厚度为 1μm);柱温为程序升温:初始温度为 70℃,保持 3 分钟,以每分钟 5℃的速率升温至 200℃,保持 5 分钟;分流进样,分流比为 10∶1。理论板数按环己酮峰计算应不低于 50000。

校正因子测定 取环己酮适量,精密称定,加乙酸乙酯制成每 1ml 含 50mg 的溶液,作为内标溶液。另取反式茴香脑对照品 60mg,精密称定,置 50ml 量瓶中,精密加入内标溶液 1ml,加乙酸乙酯至刻度,摇匀,吸取 1μl,注入气相色谱仪,测定,计算校正因子。

测定法 取本品约 50mg,精密称定,置 50ml 量瓶中,精密加入内标溶液 1ml,加乙酸乙酯至刻度,摇匀,作为供试品溶液。吸取 1μl,注入气相色谱仪,测定,即得。

本品含反式茴香脑($C_{10}H_{12}O$)不得少于 80.0％。

【贮藏】 遮光,密封,置阴凉处。

人参茎叶总皂苷

Renshen Jingye Zongzaogan

TOTAL GINSENOSIDE OF GINSENG STEMS AND LEAVES

本品为五加科植物人参 *Panax ginseng* C. A. Mey. 的干燥茎叶经加工制成的总皂苷。

【制法】 取人参茎叶,切成 1～2cm 段,加水煎煮二次,第一次 2 小时,第二次 1.5 小时,煎液滤过,合并滤液,通过 D101 型大孔吸附树脂柱,水洗脱至无色,再用 60％乙醇洗脱,收集 60％乙醇洗脱液,滤液浓缩至相对密度为 1.06～1.08(80℃)的清膏,干燥,粉碎,即得。

【性状】 本品为黄白色或淡黄色的粉末;微臭,味苦;具吸湿性。

本品在甲醇或乙醇中易溶,在水中溶解,在乙醚或石油醚中几乎不溶。

【鉴别】 (1)取本品 0.1g,置试管中,加水 2ml,用力振摇,产生持久性泡沫。

(2)取本品 0.1g,加甲醇 10ml 使溶解,作为供试品溶液;

另取人参茎叶对照药材 1g,加水 100ml,煎煮 2 小时,滤过,滤液通过 D101 型大孔吸附树脂柱(内径为 1cm,柱高为 15cm),用水洗至无色,弃去水液,再用 60% 乙醇 20ml 洗脱,收集洗脱液,蒸干,残渣加甲醇 10ml 使溶解,作为对照药材溶液。再取人参皂苷 Rg₁ 对照品与人参皂苷 Re 对照品,加甲醇溶解制成每 1ml 各含 2mg 的混合溶液,作为对照品溶液。照薄层色谱法(通则 0502)试验,吸取上述三种溶液各 2μl,分别点于同一硅胶 G 薄层板上,以三氯甲烷-乙酸乙酯-甲醇-水(15:40:22:10)10℃ 以下放置的下层溶液为展开剂,展开,取出,晾干,喷以 10% 硫酸乙醇溶液,在 105℃ 加热至斑点显色清晰,分别置日光和紫外光灯(365nm)下检视。供试品色谱中,在与对照药材色谱和对照品色谱相应的位置上,日光下显相同颜色的斑点,紫外光下显相同颜色的荧光斑点。

【检查】 粒度 依法检查(通则 0982 第二法),能通过 120 目筛的粉末不少于 95%。

干燥失重 取本品,在 105℃ 干燥至恒重,减失重量不得过 5.0%(通则 0831)。

总灰分 不得过 1.5%(通则 2302)。

炽灼残渣 不得过 1.5%(通则 0841)。

重金属及有害元素 照铅、镉、砷、汞、铜测定法(通则 2321)测定,铅不得过 2mg/kg;镉不得过 0.2mg/kg;砷不得过 2mg/kg;汞不得过 0.2mg/kg;铜不得过 20mg/kg。

有机氯农药残留量 照农药残留量测定法(通则 2341 第一法)测定。六六六(总 BHC)不得过 0.1mg/kg;滴滴涕(总 DDT)不得过 1mg/kg;五氯硝基苯(PCNB)不得过 0.1mg/kg。

【特征图谱】 照高效液相色谱法(通则 0512)测定。

色谱条件与系统适用性试验 以十八烷基硅烷键合硅胶为填充剂(柱长为 25cm,内径为 4.6mm,粒径为 5μm,载碳量 11%);以乙腈为流动相 A,以 0.1% 磷酸溶液为流动相 B,按下表中的规定进行梯度洗脱;柱温为 30℃;流速为每分钟 1.3ml,检测波长为 203nm。理论板数按人参皂苷 Re 峰计算应不低于 6000,按人参皂苷 Rd 峰计算应不低于 200000。

时间(分钟)	流动相 A(%)	流动相 B(%)
0~30	19	81
30~35	19→24	81→76
35~60	24→40	76→60

参照物溶液的制备 取人参皂苷 Rg₁ 对照品、人参皂苷 Re 对照品和人参皂苷 Rd 对照品适量,精密称定,加甲醇制成每 1ml 各含人参皂苷 Rg₁ 0.3mg、人参皂苷 Re 0.5mg 和人参皂苷 Rd 0.2mg 的溶液,即得。

供试品溶液的制备 取本品 20mg,精密称定,置 10ml 量瓶中,加甲醇超声使溶解并稀释至刻度,滤过,取续滤液,即得。

测定法 分别精密吸取参照物溶液和供试品溶液各 10μl,注入液相色谱仪,测定,记录 60 分钟的色谱图,即得。

供试品特征图谱中应有 6 个特征峰,其中 3 个峰应分别与相应的参照物峰保留时间相同,与人参皂苷 Rd 参照物峰相应的峰为 S 峰,计算特征峰 3~6 的相对保留时间,其相对保留时间应在规定值的 ±5% 之内。规定值为:0.93(峰 3)、0.95(峰 4)、0.97(峰 5)、1.00(峰 6)。

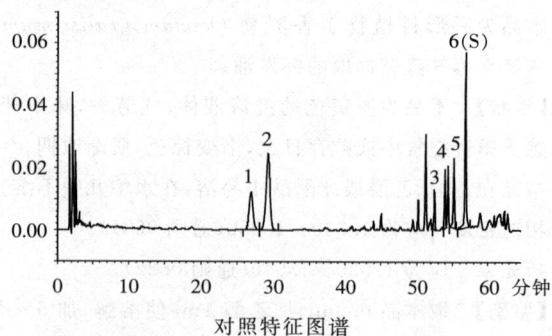

对照特征图谱

峰 1:人参皂苷 Rg₁ 峰 2:人参皂苷 Re 峰 3:人参皂苷 Rc 峰 4:人参皂苷 Rb₂ 峰 6(S):人参皂苷 Rd

【含量测定】 人参茎叶总皂苷 对照品溶液的制备 取人参皂苷 Re 对照品适量,精密称定,加甲醇制成每 1ml 含 1mg 的溶液,即得。

标准曲线的制备 精密吸取对照品溶液 20μl、40μl、80μl、120μl、160μl、200μl,分别置于具塞试管中,低温挥去溶剂,加入 1% 香草醛高氯酸试液 0.5ml,置 60℃ 恒温水浴上充分混匀后加热 15 分钟,立即用冰水冷却 2 分钟,加入 77% 硫酸溶液 5ml,摇匀;以相应试剂作空白,照紫外-可见分光光度法(通则 0401),在 540nm 波长处测定吸光度,以吸光度为纵坐标,浓度为横坐标绘制标准曲线。

测定法 取本品约 50mg,精密称定,置 25ml 量瓶中,加甲醇适量使溶解并稀释至刻度,摇匀,精密量取 50μl,照标准曲线制备项下的方法,自"置于具塞试管中"起依法操作,测定吸光度,从标准曲线上读出供试品溶液中人参皂苷 Re 的量,计算结果乘以 0.84,即得。

本品按干燥品计算,含人参总皂苷以人参皂苷 Re($C_{48}H_{82}O_{18}$)计,应为 75%~95%。

人参皂苷 Rg₁、Re、Rd 照高效液相色谱法(通则 0512)测定。

色谱条件与系统适用性试验 以十八烷基硅烷键合硅胶为填充剂;以乙腈为流动相 A,以 0.1% 磷酸溶液为流动相 B,按〔特征图谱〕项表中梯度进行洗脱;检测波长为 203nm。理论板数按人参皂苷 Re 峰计算应不低于 3000。

对照品溶液的制备 取人参皂苷 Rg₁ 对照品、人参皂苷 Re 对照品和人参皂苷 Rd 对照品适量,精密称定,加甲醇制成 1ml 中含人参皂苷 Rg₁ 0.30mg、人参皂苷 Re 0.50mg 和人参皂苷 Rd 0.20mg 的混合溶液。

供试品溶液的制备 取〔特征图谱〕项下的供试品溶液,即得。

测定法 分别精密吸取上述对照品溶液 20μl 与供试品

溶液 5～20μl，注入液相色谱仪，测定，即得。

本品按干燥品计算，含人参皂苷 Rg$_1$（C$_{42}$H$_{72}$O$_{14}$）、人参皂苷 Re（C$_{48}$H$_{82}$O$_{18}$）和人参皂苷 Rd（C$_{48}$H$_{82}$O$_{18}$）的总量应为 30％～45％。

【贮藏】 密闭，置干燥处。

【制剂】 口服。

人参总皂苷

Renshen Zongzaogan

TOTAL GINSENOSIDE GINSENG ROOT

本品为五加科植物人参 *Panax ginseng* C. A. Mey. 的干燥根及根茎经加工制成的总皂苷。

【制法】 取人参，切成厚片，加水煎煮二次，第一次 2 小时，第二次 1.5 小时，煎液滤过，合并滤液，通过 D101 型大孔吸附树脂柱，水洗脱至无色，再用 60％乙醇洗脱，收集 60％乙醇洗脱液，滤液浓缩至相对密度为 1.06～1.08（80℃）的清膏，干燥，粉碎，即得。

【性状】 本品为黄白色或淡黄色的粉末；微臭，味苦；具吸湿性。

本品在甲醇或乙醇中易溶，在水中溶解，在乙醚或石油醚中几乎不溶。

【鉴别】 （1）取本品 0.1g，置试管中，加水 2ml，用力振摇，产生持久性泡沫。

（2）取本品 0.1g，加甲醇 10ml 使溶解，作为供试品溶液；另取人参对照药材 1g，加水 100ml 煎煮 2 小时，滤过，滤液通过 D101 型大孔吸附树脂柱（内径为 1cm，柱高为 15cm），用水洗至无色，弃去水液，再用 60％乙醇 20ml 洗脱，收集洗脱液，蒸干，残渣加甲醇 10ml 使溶解，作为对照药材溶液。再取人参皂苷 Rb$_1$ 对照品、人参皂苷 Rg$_1$ 对照品与人参皂苷 Re 对照品，加甲醇溶解制成每 1ml 各含 2mg 的混合溶液，作为对照品溶液。照薄层色谱法（通则 0502）试验，吸取上述三种溶液各 2μl，分别点于同一硅胶 G 薄层板上，以三氯甲烷-乙酸乙酯-甲醇-水（15：40：22：10）10℃ 以下放置的下层溶液为展开剂，展开，取出，晾干，喷以 10％硫酸乙醇溶液，在 105℃ 加热至斑点显色清晰，分别置日光和紫外光灯（365nm）下检视。供试品色谱中，在与对照药材色谱和对照品色谱相应的位置上，日光下显相同颜色的斑点，紫外光下显相同颜色的荧光斑点。

【检查】 **粒度** 依法检查（通则 0982 第二法），能通过 120 目筛的粉末不少于 95％。

干燥失重 取本品，在 105℃ 干燥至恒重，减失重量不得过 5.0％（通则 0831）。

总灰分 不得过 6.0％（通则 2302）。

炽灼残渣 不得过 6.0％（通则 0841）。

重金属及有害元素 照铅、镉、砷、汞、铜测定法（通则 2321）测定，铅不得过 3mg/kg；镉不得过 0.2mg/kg；砷不得过 2mg/kg；汞不得过 0.2mg/kg；铜不得过 20mg/kg。

有机氯农药残留量 照农药残留量测定法（通则 2341 第一法）测定：六六六（总 BHC）不得过 0.1mg/kg；滴滴涕（总 DDT）不得过 1mg/kg；五氯硝基苯（PCNB）不得过 0.1mg/kg。

【特征图谱】 照高效液相色谱法（通则 0512）测定。

色谱条件与系统适用性试验 以十八烷基硅烷键合硅胶为填充剂（柱长为 25cm，内径为 4.6mm，粒径为 5μm，载碳量 11％）；以乙腈为流动相 A，以 0.1％磷酸溶液为流动相 B，按下表中的规定进行梯度洗脱；柱温为 30℃；流速为每分钟 1.3ml；检测波长为 203nm。理论板数按人参皂苷 Re 峰计算应不低于 6000，按人参皂苷 Rd 峰计算应不低于 200000。

时间（分钟）	流动相 A（％）	流动相 B（％）
0～30	19	81
30～35	19→24	81→76
35～60	24→40	76→60

参照物溶液的制备 取人参皂苷 Rg$_1$ 对照品、人参皂苷 Re 对照品和人参皂苷 Rd 对照品适量，精密称定，分别加甲醇制成每 1ml 含人参皂苷 Rg$_1$ 0.3mg、人参皂苷 Re 0.5mg 和人参皂苷 Rd 0.2mg 的溶液，即得。

供试品溶液的制备 取本品 30mg，精密称定，置 10ml 量瓶中，加甲醇超声处理使溶解并稀释至刻度，摇匀，滤过，取续滤液，即得。

测定法 分别精密吸取参照物溶液与供试品溶液各 10μl，注入液相色谱仪，测定，即得。

供试品特征图谱中应呈现 7 个特征峰，其中 3 个峰应分别与相应的参照物峰保留时间相同；与人参皂苷 Rd 参照物峰相应的峰为 S 峰，计算特征峰 3～7 的相对保留时间，其相对保留时间应在规定值的±5％之内，规定值为：0.84（峰 3）、0.91（峰 4）、0.93（峰 5）、0.95（峰 6）、1.00（峰 7）。

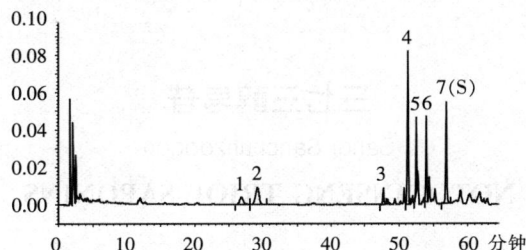

对照特征图谱

峰 1：人参皂苷 Rg$_1$　峰 2：人参皂苷 Re　峰 3：人参皂苷 Rf
峰 4：人参皂苷 Rb$_1$　峰 5：人参皂苷 Rc　峰 6：人参皂苷 Rb$_2$
峰 7（S）：人参皂苷 Rd

【含量测定】 **人参总皂苷** 对照品溶液的制备 取人参皂苷 Re 对照品适量，精密称定，加甲醇制成每 1ml 含 1mg 的溶液，即得。

标准曲线的制备　精密吸取对照品溶液 20μl、40μl、80μl、120μl、160μl、200μl，分别置于具塞试管中，低温挥去溶剂，加入 1% 香草醛高氯酸试液 0.5ml，置 60℃ 恒温水浴上充分混匀后加热 15 分钟，立即用冰水冷却 2 分钟，加入 77% 硫酸溶液 5ml，摇匀；以试剂作空白。消除气泡后照紫外-可见分光光度法（通则 0401），在 540nm 的波长处测定吸光度，以吸光度为纵坐标，浓度为横坐标绘制标准曲线。

测定法　取本品约 50mg，精密称定，置 25ml 量瓶中，加甲醇适量使溶解并稀释至刻度，摇匀，精密吸取 50μl，照标准曲线的制备项下的方法，自"置于具塞试管中"起依法操作，测定吸光度，从标准曲线上读出供试品溶液中人参皂苷 Re 的量，计算结果乘以 0.84，即得。

本品按干燥品计算，含人参总皂苷以人参皂苷 Re（$C_{48}H_{82}O_{18}$）计，应为 65%～85%。

人参皂苷 Rg_1、Re、Rd　照高效液相色谱法（通则 0512）测定。

色谱条件与系统适用性试验　以十八烷基硅烷键合硅胶为填充剂；以乙腈为流动相 A，以 0.1% 磷酸溶液为流动相 B，按〔特征图谱〕项表中梯度进行洗脱；检测波长为 203nm。理论板数按人参皂苷 Re 峰计算应不低于 3000。

对照品溶液的制备　取人参皂苷 Rg_1 对照品、人参皂苷 Re 对照品和人参皂苷 Rd 对照品适量，精密称定，加甲醇制成 1ml 中含人参皂苷 Rg_1 0.30mg，人参皂苷 Re 0.50mg 和人参皂苷 Rd 0.20mg 的混合溶液。

供试品溶液的制备　取〔特征图谱〕项下的供试品溶液，即得。

测定法　分别精密吸取供试品溶液 10～20μl 与对照品溶液 20μl，注入液相色谱仪，测定，即得。

本品按干燥品计算，含人参皂苷 Rg_1（$C_{42}H_{72}O_{14}$）、人参皂苷 Re（$C_{48}H_{82}O_{18}$）和人参皂苷 Rd（$C_{48}H_{82}O_{18}$）的总量计，应为 15%～25%。

【贮藏】　密闭，置干燥处。

三七三醇皂苷

Sanqi Sanchunzaogan

NOTOGINSENG TRIOL SAPONINS

本品为五加科植物三七 *Panax notoginseng*（Burk.）F. H. Chen 的干燥根及根茎经加工制成的提取物。

【制法】　取三七，粉碎成粗粉，用 60% 乙醇作溶剂，浸渍 24 小时后，每千克药材以每分钟 5～8ml 进行渗漉，收集 6 倍的渗漉液，浓缩，残留物用水溶解，滤过，滤液通过 D101 型大孔吸附树脂柱，以适量水洗脱，弃去水液，再用 40% 乙醇洗脱，收集洗脱液，滤过，滤液浓缩，干燥，研成细粉，即得。

【性状】　本品为浅黄棕色至黄棕色的粉末；无臭，味苦。

【鉴别】　取本品，照〔含量测定〕项下的方法试验，供试品色谱中应呈现与对照品三七皂苷 R_1、人参皂苷 Rg_1、人参皂苷 Re 色谱峰保留时间相同的色谱峰。

【检查】　**干燥失重**　取本品，以五氧化二磷为干燥剂，在室温减压干燥至恒重，减失重量不得过 7.0%（通则 0831）。

炽灼残渣　不得过 0.9%（通则 0841）。

重金属　取炽灼残渣项下遗留的残渣，依法检查（通则 0821 第二法），含重金属不得过 20mg/kg。

树脂残留　照残留溶剂测定法（通则 0861 第二法）测定。

色谱条件与系统适用性试验　以键合/交联聚乙二醇为固定相的毛细管柱（柱长为 30m，内径为 0.53mm，膜厚度为 1.0μm）；柱温为程序升温：起始温度 30℃，保持 6 分钟，再以每分钟 10℃ 的速率升温至 150℃，并保持 2 分钟；再以每分钟 30℃ 的速率升温至 180℃，保持 2 分钟。氢火焰离子化检测器检测，检测器温度 220℃，进样口温度 200℃。理论板数按苯乙烯峰计算，应不低于 20000；正己烷、苯、甲苯、苯乙烯的分离度应大于 1.5；二甲苯类峰、二乙烯苯类峰与其他峰之间的分离度应大于 1.5。

对照品贮备液的制备　取正己烷、苯、甲苯、二甲苯、苯乙烯、二乙基苯和二乙烯苯适量，精密称定，加 N,N-二甲基甲酰胺溶解并稀释成每 1ml 含正己烷、甲苯、二甲苯、苯乙烯、二乙基苯、二乙烯苯各 0.2mg 及苯 0.02mg 的混合溶液。精密量取 2.5ml，置 100ml 量瓶中，用水稀释至刻度，摇匀，作为对照品贮备液。

供试品溶液的制备　取本品 1g，精密称定，置 20ml 顶空取样瓶中，精密加入 5% N,N-二甲基甲酰胺水溶液 4ml，密封，超声处理使溶解，摇匀，在 60℃ 加热 50 分钟，作为供试品溶液。

对照品溶液的制备　取本品 1g，精密称定，置 20ml 顶空取样瓶中，精密加入标准贮备液 4ml，密封，超声处理使溶解，摇匀，在 60℃ 加热 50 分钟，作为对照品溶液。

测定法　分别精密量取对照品溶液和供试品溶液的顶空气体各 1ml，注入气相色谱仪，测定，即得。

本品含正己烷、甲苯、二甲苯、苯乙烯、二乙基苯和二乙烯苯均不得过 0.002%，苯不得过 0.0002%。

【指纹图谱】　照高效液相色谱法（通则 0512）测定。

色谱条件与系统适用性试验　以十八烷基硅烷键合硅胶为填充剂（柱长为 25cm，内径为 4.6mm，粒径为 5μm）；以乙腈为流动相 A，以水为流动相 B，按下表中的规定进行梯度洗脱；流速每分钟为 1.0ml；检测波长为 210nm。三七皂苷 R_1 与邻近色谱峰的分离度应大于 1.5，人参皂苷 Rg_1、人参皂苷 Re 色谱峰的分离度应大于 1.3。

时间（分钟）	流动相 A（%）	流动相 B（%）
0～5	15	85
5～43	15→25	85→75
43～55	25→35	75→65
55～60	35→40	65→60
60～62	40→15	60→85

参照物溶液的制备　取人参皂苷 Rg_1 对照品、人参皂苷

Re 对照品和三七皂苷 R$_1$ 对照品适量,精密称定,加乙腈-水(19.5:80.5)溶解并稀释成每 1ml 中含人参皂苷 Rg$_1$ 2.5mg、人参皂苷 Re 0.4mg 和三七皂苷 R$_1$ 0.8mg 的混合溶液,摇匀,即得。

供试品溶液的制备 取本品 0.12g,精密称定,置 25ml 量瓶中,加入乙腈-水(19.5:80.5)约 20ml,超声处理 30 分钟,放冷,用乙腈-水(19.5:80.5)稀释至刻度,摇匀,滤过,取续滤液,即得。

测定法 分别精密吸取参照物溶液和供试品溶液各 20μl,注入液相色谱仪,测定,记录色谱图,即得。

按中药色谱指纹图谱相似度评价系统,供试品指纹图谱与对照指纹图谱经相似度计算,相似度不得低于 0.90。

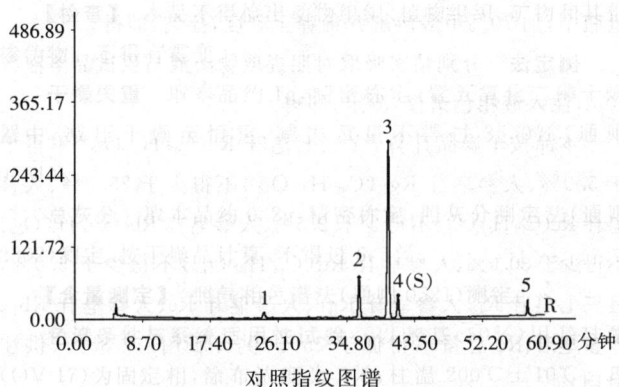

对照指纹图谱

5 个共有峰中 峰 2:三七皂苷 R$_1$ 峰 3:人参皂苷 Rg$_1$ 峰 4(S):人参皂苷 Re

积分参数 以人参皂苷 Rg$_1$ 峰面积的千分之五设置为最小峰面积值。

【含量测定】 照高效液相色谱法(通则 0512)测定。

色谱条件与系统适用性试验 以十八烷基硅烷键合硅胶为填充剂;以乙腈-水(19.5:80.5)为流动相;检测波长为 210nm,理论板数按人参皂苷 Rg$_1$ 峰计算应不低于 4000,人参皂苷 Rg$_1$ 与三七皂苷 R$_1$ 之间分离度应不低于 1.5,人参皂苷 Rg$_1$ 与人参皂苷 Re 之间分离度应不低于 1.3。

对照品溶液的制备 取人参皂苷 Rg$_1$ 对照品、人参皂苷 Re 对照品和三七皂苷 R$_1$ 对照品适量,精密称定,加流动相溶解并稀释成每 1ml 中含人参皂苷 Rg$_1$ 2.5mg、人参皂苷 Re 0.4mg 和三七皂苷 R$_1$ 0.8mg 的混合溶液,摇匀,即得。

供试品溶液的制备 取本品约 0.12g,精密称定,置 25ml 量瓶中,加入流动相约 20ml,超声处理(功率 160W,频率 40kHz)30 分钟,放冷,用流动相稀释至刻度,摇匀,滤过,取续滤液,即得。

测定法 分别精密吸取对照品溶液与供试品溶液各 10μl,注入液相色谱仪,测定,即得。

本品按干燥品计算,含人参皂苷 Rg$_1$(C$_{42}$H$_{72}$O$_{14}$)不得少于 50.0%;含人参皂苷 Re(C$_{48}$H$_{82}$O$_{18}$)不得少于 6.0%;含三七皂苷 R$_1$(C$_{47}$H$_{80}$O$_{18}$)不得少于 11.0%。

【贮藏】 遮光,密闭,置阴凉干燥处。
【制剂】 三七通舒胶囊

三七总皂苷

Sanqi Zongzaogan

NOTOGINSENG TOTAL SAPONINS

本品为五加科植物三七 *Panax notoginseng*(Burk.)F. H. Chen 的主根或根茎经加工制成的总皂苷。

【制法】 取三七粉碎成粗粉,用 70% 的乙醇提取,滤过,滤液减压浓缩,滤过,过苯乙烯型非极性或弱极性共聚体大孔吸附树脂柱,用水洗涤,水洗液弃去,以 80% 的乙醇洗脱,洗脱液减压浓缩,脱色,精制,减压浓缩至浸膏,干燥,即得。

【性状】 本品为类白色至淡黄色的无定形粉末;味苦、微甘。

【鉴别】 取本品,照〔含量测定〕项下的方法试验,供试品色谱图中应呈现与三七总皂苷对照提取物中三七皂苷 R$_1$、人参皂苷 Rg$_1$、人参皂苷 Re、人参皂苷 Rb$_1$、人参皂苷 Rd 色谱峰保留时间相同的色谱峰。

【检查】 干燥失重 取本品,在 80℃ 干燥至恒重,减失重量不得过 5.0%(通则 0831)。

炽灼残渣 不得过 0.5%(通则 0841)。

溶液的颜色 取本品适量,加水制成每 1ml 含三七总皂苷 25mg 的溶液,与黄色 4 号标准比色液(通则 0901)比较,不得更深。

有关物质(注射剂用)

蛋白质 取本品 50mg,加水 1ml 溶解,依法检查(通则 2400),应符合规定。

鞣质 取本品 50mg,加水 1ml 溶解,依法检查(通则 2400),应符合规定。

树脂 取本品 250mg,加水 5ml 溶解,依法检查(通则 2400),应符合规定。

草酸盐 取本品 200mg,加水 4ml 溶解,依法检查(通则 2400),应符合规定。

钾离子 取本品 0.1g,缓缓炽灼至完全炭化,再在 500~600℃ 炽灼使完全灰化,依法检查(通则 2400),应符合规定。

重金属及有害元素 照铅、镉、砷、汞、铜测定法(通则 2321)测定,铅不得过 5mg/kg;镉不得过 0.3mg/kg;砷不得过 2mg/kg;汞不得过 0.2mg/kg;铜不得过 20mg/kg。

树脂残留 照残留溶剂测定法(通则 0861 第二法)测定。

色谱条件与系统适用性试验 以键合/交联聚乙二醇为固定相的石英毛细管柱(柱长为 30m,内径为 0.25mm,膜厚度为 0.25μm);柱温为程序升温,起始温度为 60℃,保持 16 分钟,再以每分钟 20℃ 升温至 200℃,保持 2 分钟;用氢火焰离子化检测器检测,检测器温度 300℃;进样口温度 240℃;载气为氮气,流速为每分钟 1.0ml。顶空进样,顶空瓶平衡温度为 90℃,平衡时间为 30 分钟。理论板数以邻二甲苯峰计算应不低于 40000,各待测峰之间的分离度应符合规定。

对照品溶液的制备 精密称取正己烷、苯、甲苯、对二甲苯、邻二甲苯、苯乙烯、1,2-二乙基苯和二乙烯苯对照品适量,加 N,N-二甲基乙酰胺制成每 1ml 中分别含 $20\mu g$、$4\mu g$、$20\mu g$、$20\mu g$、$20\mu g$、$20\mu g$、$20\mu g$、$20\mu g$ 的溶液,作为对照品贮备液。精密吸取上述贮备液 2ml,置 50ml 量瓶中,加 25% N,N-二甲基乙酰胺溶液稀释至刻度,摇匀,精密量取 5ml,置 20ml 顶空瓶中,密封,即得。

供试品溶液的制备 取本品约 0.1g,精密称定,置 20ml 顶空瓶中,精密加入 25% N,N-二甲基乙酰胺溶液 5ml,密封,摇匀,即得。

测定法 分别精密量取顶空气体 1ml,注入气相色谱仪,测定,即得。

本品含苯不得过 0.0002%,含正己烷、甲苯、对二甲苯、邻二甲苯、苯乙烯、1,2-二乙基苯和二乙烯苯均不得过 0.002%(供注射用)。

异常毒性 取本品,加氯化钠注射液制成每 1ml 含三七总皂苷 5.0mg 的溶液,作为供试品溶液。取体重为 17~20g 小鼠 5 只,在 4~5 秒内每只小鼠注射供试品溶液 0.5ml 于尾静脉中,全部小鼠在给药后 48 小时内不得有死亡;如有死亡,另取体重为 18~19g 的小鼠 10 只复试,全部小鼠在 48 小时内不得有死亡(供注射用)。

热原 取本品,加氯化钠注射液制成每 1ml 含 50mg 的溶液,依法检查(通则 1142),剂量按家兔体重每 1kg 注射 0.5ml,应符合规定(供注射用)。

【指纹图谱】 取本品,照〔含量测定〕项下的方法试验,记录色谱图。

按中药色谱指纹图谱相似度评价系统,供试品指纹图谱与对照指纹图谱经相似度计算,5 分钟后的色谱峰,其相似度不得低于 0.95。

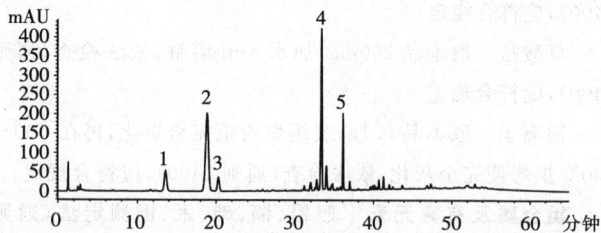

对照指纹图谱

峰 1:三七皂苷 R_1 峰 2:人参皂苷 Rg_1 峰 3:人参皂苷 Re
峰 4:人参皂苷 Rb_1 峰 5:人参皂苷 Rd

【含量测定】 照高效液相色谱法(通则 0512)测定。

色谱条件与系统适用性试验 以十八烷基硅烷键合硅胶为填充剂;以乙腈为流动相 A,以水为流动相 B,按下表中的规定进行梯度洗脱;流速每分钟为 1.5ml;检测波长为

203nm;柱温 25℃。人参皂苷 Rg_1 与人参皂苷 Re 的分离度应大于 1.5。理论板数按人参皂苷 Rg_1 峰计算应不低于 6000。

时间(分钟)	流动相 A(%)	流动相 B(%)
0~20	20	80
20~45	20→46	80→54
45~55	46→55	54→45
55~60	55	45

对照提取物溶液的制备 取三七总皂苷对照提取物适量,精密称定,加 70% 甲醇溶解并稀释制成每 1ml 含 2.5mg 的溶液,即得。

供试品溶液的制备 取本品 25mg,精密称定,置 10ml 量瓶中,加 70% 甲醇溶解并稀释至刻度,摇匀,即得。

测定法 分别精密吸取对照提取物溶液与供试品溶液各 $10\mu l$,注入液相色谱仪,测定,即得。

本品按干燥品计算,含三七皂苷 R_1($C_{47}H_{80}O_{18}$)不得少于 5.0%、人参皂苷 Rg_1($C_{42}H_{72}O_{14}$)不得少于 25.0%、人参皂苷 Re($C_{48}H_{82}O_{18}$)不得少于 2.5%、人参皂苷 Rb_1($C_{54}H_{92}O_{23}$)不得少于 30.0%、人参皂苷 Rd($C_{48}H_{82}O_{18}$)不得少于 5.0%,且三七皂苷 R_1、人参皂苷 Rg_1、人参皂苷 Re、人参皂苷 Rb_1、人参皂苷 Rd 总量不得低于 75%(供口服用)或 85%(供注射用)。

【贮藏】 密封,置干燥处。

【制剂】 口服制剂   注射剂

大黄流浸膏

Dahuang Liujingao

RHUBARB LIQUID EXTRACT

本品为大黄经加工制成的流浸膏。

【制法】 取大黄(最粗粉)1000g,用 60% 乙醇作溶剂,浸渍 24 小时后,以每分钟 1~3ml 的速度缓缓渗漉,收集初漉液 850ml,另器保存,继续渗漉,至渗漉液色淡为止,收集续漉液,浓缩至稠膏状,加入初漉液,混匀,用 60% 乙醇稀释至 1000ml,静置,俟澄清,滤过,即得。

【性状】 本品为棕色的液体;味苦而涩。

【鉴别】 (1)取本品 1ml,加 1% 氢氧化钠溶液 10ml,煮沸,放冷,滤过。取滤液 2ml,加稀盐酸数滴使呈酸性,加乙醚 10ml,振摇,乙醚层显黄色,分取乙醚液,加氨试液 5ml,振摇,乙醚层仍显黄色,氨液层显持久的樱红色。

(2)取本品 1ml,置瓷坩埚中,在水浴上蒸干后,坩埚上覆以载玻片,置石棉网上直火徐徐加热,至载玻片上呈现升华物后,取下载玻片,放冷,置显微镜下观察,有菱形针状、羽状和不规则晶体,滴加氢氧化钠试液,结晶溶解,溶液显紫红色。

(3)取本品 0.1ml,蒸干,残渣加水 20ml 使溶解,滤过,滤

液加盐酸 2ml,加热回流 30 分钟,立即冷却,用乙醚 20ml 分 2 次振摇提取,合并乙醚液,蒸干,残渣加三氯甲烷 1ml 使溶解,作为供试品溶液。另取大黄对照药材 0.1g,加乙醇 20ml,浸泡 1 小时,滤过,取滤液 5ml,蒸干,残渣加水 10ml、盐酸 1ml,自"加热回流 30 分钟"起,同法制成对照药材溶液。再取大黄酸对照品,加甲醇制成每 1ml 含 1mg 的溶液,作为对照品溶液。照薄层色谱法(通则 0502)试验,吸取供试品溶液 $2\mu l$、对照药材溶液和对照品溶液各 $4\mu l$,分别点于同一以羧甲基纤维素钠为黏合剂的硅胶 H 薄层板上,以石油醚(30～60℃)-甲酸乙酯-甲酸(15：5：1)的上层溶液为展开剂,展开,取出,晾干,置紫外光灯(365nm)下检视。供试品色谱中,在与对照药材色谱相应的位置上,显相同的五个橙色荧光斑点;在与对照品色谱相应的位置上,显相同的橙色荧光斑点;置氨蒸气中熏后,斑点变为红色。

【检查】　土大黄苷　取本品 0.2ml,加甲醇 2ml,温浸 10 分钟,放冷,取上清液 $10\mu l$,点于滤纸上,以 45% 乙醇展开,取出,晾干,放置 10 分钟,置紫外光灯(365nm)下观察,不得显持久的亮紫色荧光。

乙醇量　应为 40%～50%(通则 0711)。

总固体　取本品约 1g,置已干燥至恒重的蒸发皿中,精密称定,置水浴上蒸干后,在 105℃ 干燥 3 小时,移置干燥器中,冷却 30 分钟,迅速称定重量,遗留残渣不得少于 30.0%。

其他　应符合流浸膏剂与浸膏剂项下有关的各项规定(通则 0189)。

【含量测定】　照高效液相色谱法(通则 0512)测定。

色谱条件与系统适用性试验　以十八烷基硅烷键合硅胶为填充剂;以甲醇-0.1% 磷酸溶液(80：20)为流动相;检测波长为 254nm。理论板数按大黄素峰计算应不低于 1500。

对照品溶液的制备　取大黄素对照品和大黄酚对照品适量,精密称定,加甲醇制成每 1ml 各含大黄素和大黄酚 $5\mu g$ 的溶液,即得。

供试品溶液的制备　取本品约 0.2g,精密称定,置锥形瓶中,蒸干,精密加甲醇 25ml,称定重量,加热回流 30 分钟,放冷,再称定重量,用甲醇补足减失的重量,摇匀,滤过。精密量取续滤液 5ml,置圆底烧瓶中,挥去甲醇,加 2.5mol/L 硫酸溶液 10ml,超声处理(功率 120W,频率 45kHz)5 分钟,再加三氯甲烷 10ml,加热回流 1 小时,冷却,移至分液漏斗中,用少量三氯甲烷洗涤容器,并入分液漏斗中,分取三氯甲烷层,酸液用三氯甲烷提取 2 次,每次 10ml。三氯甲烷液依次以铺有无水硫酸钠 2g 的漏斗滤过,合并三氯甲烷液,回收溶剂至干,残渣精密加入甲醇 25ml,称定重量,置水浴中微热溶解残渣,放冷,再称定重量,用甲醇补足减失的重量,滤过,取续滤液,即得。

测定法　分别精密吸取对照品溶液与供试品溶液各 $20\mu l$,注入液相色谱仪,测定,即得。

本品含大黄素($C_{15}H_{10}O_5$)和大黄酚($C_{15}H_{10}O_4$)的总量不得少于 0.45%。

【贮藏】　密封。

大 黄 浸 膏

Dahuang Jingao

RHUBARB EXTRACT

本品为大黄经加工制成的浸膏。

【制法】　取大黄(最粗粉)1000g,照流浸膏剂与浸膏剂项下的渗漉法(通则 0189),用 60% 乙醇作溶剂,浸渍 12 小时后,以每分钟 1～3ml 的速度缓缓渗漉,收集渗漉液约 8000ml;或用 75% 乙醇回流提取 2 次(10000ml,8000ml),每次 1 小时,合并提取液。滤过,滤液减压回收乙醇至稠膏状,低温干燥,研细,过四号筛,即得。

【性状】　本品为棕色至棕褐色粉末;味苦,微涩。

【鉴别】　(1)取本品 1.0g,加 1% 氢氧化钠溶液 10ml,煮沸,放冷,滤过。取滤液 2ml,加稀盐酸数滴使呈酸性,加乙醚 10ml,振摇,乙醚层显黄色,分取乙醚液,加氨试液 5ml,振摇,乙醚层仍显黄色,氨液层显持久的樱红色。

(2)取本品 1.0g,置瓷坩埚中,坩埚上覆以载玻片,置石棉网上直火徐徐加热,至载玻片上呈现升华物后,取下载玻片,放冷,置显微镜下观察,有菱形针状、羽状和不规则晶体,滴加氢氧化钠试液,结晶溶解,溶液显紫红色。

(3)取本品 1.0g,加水 20ml 使溶解,滤过,滤液加盐酸 2ml,加热回流 30 分钟,立即冷却,用乙醚 20ml 分 2 次振摇提取,合并乙醚液,蒸干,残渣加三氯甲烷 1ml 使溶解,作为供试品溶液。另取大黄对照药材 0.1g,加乙醇 20ml,浸泡 1 小时,滤过,取滤液 5ml,蒸干,残渣加水 10ml、盐酸 1ml,自"加热回流 30 分钟"起,同法制成对照药材溶液。再取芦荟大黄素、大黄酸、大黄素、大黄酚和大黄素甲醚对照品,加甲醇制成每 1ml 含 1mg 的溶液,作为对照品溶液。照薄层色谱法(通则 0502)试验,吸取供试品溶液、对照药材溶液和对照品溶液各 $4\mu l$,分别点于同一硅胶 H 薄层板上,以石油醚(30～60℃)-甲酸乙酯-甲酸(15：5：1)的上层溶液为展开剂,展开,取出,晾干。置紫外光灯(365nm)下检视。供试品色谱中,在与对照药材色谱相应的位置上,显相同的五个橙色荧光斑点;在与对照品色谱相应的位置上,显相同的橙色荧光斑点;置氨蒸气中熏后,斑点变为红色。

【检查】　土大黄苷　取本品 1.0g,加甲醇 2ml,温浸 10 分钟,放冷,取上清液 $10\mu l$,点于滤纸上,以 45% 乙醇展开,取出,晾干,放置 10 分钟,置紫外光灯(365nm)下观察,不得显持久的亮紫色荧光。

水分　不得过 10.0%(通则 0832 第二法)。

其他　应符合流浸膏剂与浸膏剂项下有关的各项规定(通则 0189)。

【含量测定】　照高效液相色谱法(通则 0512)测定。

色谱条件与系统适用性试验　以十八烷基硅烷键合硅胶为填充剂;以甲醇-0.1% 磷酸溶液(80：20)为流动相;检测波

长为 254nm。理论板数按大黄素峰计算应不低于 1500。

对照品溶液的制备 取大黄素对照品和大黄酚对照品适量，精密称定，加甲醇制成每 1ml 各含大黄素和大黄酚 5μg 的溶液，即得。

供试品溶液的制备 取本品约 0.1g，精密称定，置锥形瓶中，精密加甲醇 25ml，称定重量，超声处理（功率 120W，频率 45kHz）5～10 分钟，使分散均匀，加热回流 30 分钟，放冷，再称定重量，用甲醇补足减失的重量，摇匀，滤过。精密量取续滤液 3ml，置圆底烧瓶中，挥去甲醇，加 2.5mol/L 硫酸溶液 10ml，超声处理（功率 120W，频率 45kHz）5 分钟，再加三氯甲烷 10ml，加热回流 1 小时，冷却，移至分液漏斗中，用少量三氯甲烷洗涤容器，并入分液漏斗中，分取三氯甲烷层，酸液用三氯甲烷提取 2 次，每次 10ml。三氯甲烷液依次以铺有无水硫酸钠 2g 的漏斗滤过，合并三氯甲烷液，回收溶剂至干，残渣精密加入甲醇 25ml，称定重量，置水浴中微热溶解残渣，放冷，再称定重量，用甲醇补足减失的重量，滤过，取续滤液，即得。

测定法 分别精密吸取对照品溶液与供试品溶液各 20μl，注入液相色谱仪，测定，即得。

本品含大黄素（$C_{15}H_{10}O_5$）和大黄酚（$C_{15}H_{10}O_4$）的总量不得少于 0.8%。

【贮藏】 密封，干燥。

山楂叶提取物

Shanzhaye Tiquwu

HAWTHORN LEAVE EXTRACT

本品为蔷薇科植物山里红 *Crataegus pinnatifida* Bge. var. *major* N. E. Br. 或山楂 *Crataegus pinnatifida* Bge. 的干燥叶经加工制成的提取物。

【制法】 取山楂叶，粉碎成粗粉，加 50% 乙醇提取两次（55～60℃），每次 2 小时，第一次加 10 倍量，第二次加 8 倍量，滤过，合并滤液，回收乙醇至滤液无醇味，用等量水稀释，通过 D101 大孔吸附树脂柱，依次用水及不同浓度的乙醇洗脱，收集相应的洗脱液，回收乙醇，浓缩至相对密度约 1.10（60℃）的清膏，喷雾干燥，即得。

【性状】 本品为浅棕色至黄棕色的粉末；气特异，味苦，有引湿性。

【鉴别】 取本品 5mg，用甲醇 2ml 溶解，滤过，滤液作为供试品溶液。另取牡荆素鼠李糖苷对照品，加甲醇制成每 1ml 含 1mg 的溶液，作为对照品溶液。照薄层色谱法（通则 0502）试验，吸取上述两种溶液各 2～3μl，分别点于同一硅胶 GF₂₅₄ 薄层板上，以乙酸乙酯-甲醇-水（25：5：3）为展开剂，展开，取出，晾干，置紫外光灯（254nm）下检视。供试品色谱中，在与对照品色谱相应的位置上，显相同颜色的荧光斑点。

【检查】 **干燥失重** 取本品 1g，精密称定，置干燥至恒

重的称量瓶中，在硫酸干燥器中干燥 24 小时，减失重量不得过 2.0%（通则 0831）。

【特征图谱】 照高效液相色谱法（通则 0512）测定。

色谱条件与系统适用性试验 以十八烷基硅烷键合硅胶为填充剂；以四氢呋喃-甲醇-乙腈-乙酸-水（38：3：3：4：152）为流动相；检测波长为 330nm。理论板数按牡荆素鼠李糖苷峰计算应不低于 2500。

参照物溶液的制备 取牡荆素鼠李糖苷对照品适量，精密称定，加 60% 乙醇制成每 1ml 含 100μg 的溶液，即得。

供试品溶液的制备 取本品 50mg，精密称定，置 50ml 量瓶中，加 60% 乙醇溶解并稀释至刻度，即得。

测定法 分别精密吸取参照物溶液与供试品溶液各 10μl，注入液相色谱仪，测定，记录色谱图，即得。

供试品特征图谱中应呈现 4 个特征峰，与参照物峰相应的峰为 S 峰，计算各特征峰与 S 峰的相对保留时间，应在规定值的 ±5% 范围之内。相对保留时间规定值为：0.76（峰 1）、1.00（峰 S）、1.55（峰 2）、1.94（峰 3）。

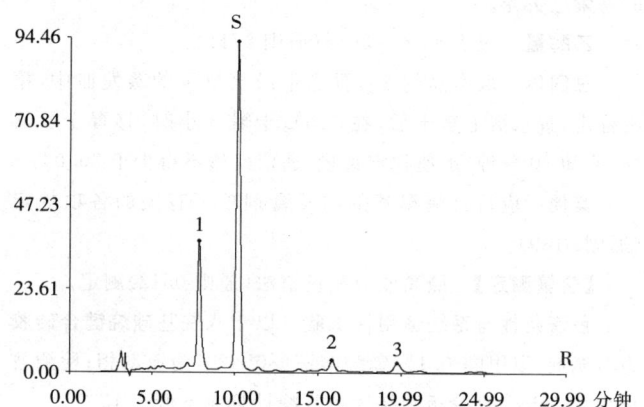

对照特征图谱

峰 1：牡荆素葡萄糖苷　峰 S：牡荆素鼠李糖苷　峰 2：牡荆素　峰 3：金丝桃苷

积分参数 斜率灵敏度为 5，峰宽为 0.04，最小峰面积为 10，最小峰高为 S 峰峰高的 1%。

【含量测定】 **总黄酮** **对照品溶液的制备** 取芦丁对照品适量，精密称定，加乙醇制成每 1ml 含芦丁 0.20mg 的溶液（必要时超声处理使溶解），即得。

标准曲线的制备 精密量取对照品溶液 1ml、2ml、3ml、4ml、5ml、6ml，分别置 25ml 量瓶中，各加水至 6ml，加 5% 亚硝酸钠溶液 1ml，使混匀，放置 6 分钟，加 10% 硝酸铝溶液 1ml，摇匀，放置 6 分钟，加氢氧化钠试液 10ml，再加水至刻度，摇匀，放置 15 分钟，以相应的试剂为空白，照紫外-可见分光光度法（通则 0401），在 500nm 的波长处测定吸光度，以吸光度为纵坐标，浓度为横坐标，绘制标准曲线。

测定法 取本品 0.15g，精密称定，置具塞锥形瓶中，精密加入稀乙醇 25ml，密塞，摇匀，超声处理 5 分钟，放置 3 小时以上，滤过，精密量取续滤液 2ml，置 25ml 量瓶中，用水稀

释至刻度,摇匀,作为供试品溶液。精密量取供试品溶液 2ml,置 25ml 量瓶中,照标准曲线的制备项下的方法,自"加水至 6ml"起,依法测定吸光度,同时精密量取供试品溶液 2ml,置 25ml 量瓶中,加水至刻度,摇匀,作为空白溶液。从标准曲线上读出供试品溶液中芦丁的量,计算,即得。

本品按干燥品计算,含总黄酮以芦丁($C_{27}H_{30}O_{16}$)计,不得少于 80.0%。

牡荆素鼠李糖苷　照高效液相色谱法(通则 0512)测定。

色谱条件与系统适用性试验　同〔特征图谱〕项下。

对照品溶液的制备　取牡荆素鼠李糖苷对照品适量,精密称定,加 60%乙醇制成每 1ml 含 100μg 的溶液,即得。

供试品溶液的制备　取本品 50mg,精密称定,置 50ml 量瓶中,加 60%乙醇溶解并稀释至刻度,即得。

测定法　分别精密吸取对照品溶液与供试品溶液各 10μl,注入液相色谱仪,测定,即得。

本品按干燥品计算,含牡荆素鼠李糖苷($C_{27}H_{30}O_{14}$)不得少于 8.8%。

【贮藏】　密封,置阴凉干燥处。

【制剂】　益心酮片　益心酮滴丸　益心酮分散片

广藿香油

Guanghuoxiang You

PATCHOULI OIL

本品为唇形科植物广藿香 Pogostemon cablin (Blanco) Benth. 的干燥地上部分经水蒸气蒸馏提取的挥发油。

【性状】　本品为红棕色或绿棕色的澄清液体;有特异的芳香气,味辛、微温。

本品与三氯甲烷、乙醚或石油醚任意混溶。

相对密度　应为 0.950~0.980(通则 0601)。

比旋度　取本品约 10g,精密称定,置 100ml 量瓶中,加 90%乙醇适量使溶解,再用 90%乙醇稀释至刻度,摇匀,放置 10 分钟,在 25℃依法测定(通则 0621),比旋度应为-66°~-43°。

折光率　应为 1.503~1.513(通则 0622)。

【鉴别】　取本品 0.3g,加石油醚(60~90℃)15ml 溶解,用 2mol/L 氢氧化钠溶液 3ml 提取,用 2mol/L 盐酸溶液调节 pH 值至 2.0,再用石油醚(60~90℃)6ml 振摇提取,分取石油醚层并浓缩至 0.5ml,作为供试品溶液。另取百秋李醇对照品和广藿香酮对照品,分别加乙酸乙酯制成每 1ml 各含 4mg 的溶液,作为对照品溶液。照薄层色谱法(通则 0502)试验,吸取供试品溶液 2μl、对照品溶液 1μl,分别点于同一硅胶 G 薄层板上,以石油醚(60~90℃)-乙酸乙酯-甲酸(10∶0.7∶0.6)为展开剂,展开,取出,晾干,5%三氯化铁乙醇溶液浸渍显色,加热至斑点显色清晰。供试品色谱中在与百秋李醇对照品相应的位置上,显相同的紫蓝色斑点;在与广藿香酮对照品相应的

位置上,显相同颜色的斑点。

【检查】　**乙醇中的不溶物**　取本品 1ml,加 90%乙醇 10ml,摇匀,溶液应澄清(25℃)。

【含量测定】　照气相色谱法(通则 0521)测定。

色谱条件与系统适用性试验　以 5%苯基甲基聚硅氧烷为固定相的毛细管柱(柱长为 30m,内径为 0.25mm,膜厚度为 0.25μm);柱温为程序升温:初始温度 180℃,保持 10 分钟,以每分钟 5℃的速率升温至 230℃,保持 3 分钟;检测器温度为 280℃,进样口温度为 280℃;分流进样,分流比为 10∶1。理论板数按百秋李醇峰计算应不低于 50000。

对照品溶液的制备　取百秋李醇对照品适量,精密称定,加正己烷制成每 1ml 含 6mg 的溶液,即得。

供试品溶液的制备　取本品 0.1g,精密称定,置 10ml 量瓶中,用正己烷溶解并稀释至刻度,摇匀,作为供试品溶液。

测定法　分别精密吸取对照品溶液与供试品溶液各 1μl,注入气相色谱仪,测定,即得。

本品含百秋李醇($C_{15}H_{26}O$)不得少于 26%。

【贮藏】　遮光,密封,置阴凉处。

丹参水提物(丹参总酚酸提取物)

Danshen Shuitiwu

WATER EXTRACTUM SALVIA MILTIORRHIZA SICCUS

本品为唇形科植物丹参 Salvia miltiorrhiza Bge. 的干燥根及根茎经加工制成的提取物。

【制法】　取丹参,切成小段,加水于 80℃提取两次,合并提取液,滤过,滤液于 60℃减压浓缩至相对密度为 1.18~1.22(50℃)的清膏,放冷,加乙醇使含醇量为 70%,静置 12 小时,取上清液,减压回收乙醇,并浓缩至稠膏,干燥,即得。

【性状】　本品为黄褐色粉末。

【鉴别】　(1)取本品 5mg,加水 1ml 使溶解,加三氯化铁试液 1 滴,显污绿色。

(2)取本品 50mg,加水 5ml 使溶解(如有不溶物,滤过,取滤液),作为供试品溶液。取丹参对照药材 0.5g,加水 20ml,加热回流 1 小时,放冷,滤过,滤液作为对照药材溶液。另取迷迭香酸对照品和丹酚酸 B 对照品,加水制成每 1ml 各含 1mg 的溶液,作为对照品溶液。照薄层色谱法(通则 0502)试验,吸取上述四种溶液各 5μl,分别点于同一硅胶 G 薄层板上,以甲苯-三氯甲烷-乙酸乙酯-甲醇-甲酸(2∶3∶4∶0.5∶2)为展开剂,展开,取出,晾干,置紫外光灯(365nm)下检视。供试品色谱中,在与对照药材色谱和对照品色谱相应的位置上,显相同颜色的荧光斑点。

【检查】　**水分**　不得过 5.0%(通则 0832 第二法)。

炽灼残渣　不得过 12.0%(通则 0841)。

重金属 取炽灼残渣项下残留的残渣,照重金属检查法(通则 0821 第二法)测定,不得过 10mg/kg。

【指纹图谱】 照高效液相色谱法(通则 0512)测定。

色谱条件与系统适用性试验 以十八烷基硅烷键合硅胶为填充剂(柱长为 25cm,内径为 4.6mm,粒径为 5μm);以乙腈为流动相 A,以 0.05%磷酸溶液为流动相 B,按下表中的规定进行梯度洗脱;检测波长为 286nm;柱温为 30℃;流速为每分钟 1.0ml。理论板数按迷迭香酸峰计算应不低于 20000。

时间(分钟)	流动相 A(%)	流动相 B(%)
0～15	10→20	90→80
15～35	20→25	80→75
35～45	25→30	75→70
45～55	30→90	70→10
55～70	90	10

参照物溶液的制备 取迷迭香酸对照品和丹酚酸 B 对照品适量,精密称定,加甲醇制成每 1ml 各含 0.2mg 的溶液,即得。

供试品溶液的制备 取〔含量测定〕项下的供试品溶液,即得。

测定法 分别精密吸取参照物溶液和供试品溶液各 10μl,注入液相色谱仪,测定,记录色谱图,即得。

按中药色谱指纹图谱相似度评价系统,供试品指纹图谱与对照指纹图谱经相似度计算,相似度不得低于 0.90。

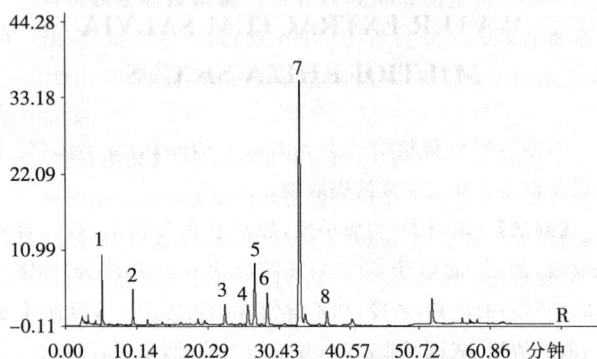

对照指纹图谱

8 个共有峰中　峰 2:原儿茶醛　峰 5:迷迭香酸　峰 6:紫草素　峰 7:丹酚酸 B

【含量测定】 照高效液相色谱法(通则 0512)测定。

色谱条件与系统适用性试验 以十八烷基硅烷键合硅胶为填充剂;以乙腈为流动相 A,以 0.05%磷酸溶液为流动相 B,按下表中的规定进行梯度洗脱;检测波长为 286nm;柱温为 30℃;流速为每分钟 1.0ml。理论板数按迷迭香酸峰计算应不低于 20000。

时间(分钟)	流动相 A(%)	流动相 B(%)
0～15	17→23	83→77
15～30	23→25	77→75
30～40	25→90	75→10
40～50	90	10

对照品溶液的制备 取迷迭香酸对照品和丹酚酸 B 对照品适量,精密称定,加水制成每 1ml 含迷迭香酸 7μg、丹酚酸 B 60μg 的混合溶液,即得。

供试品溶液的制备 取供试品 5mg,精密称定,置 5ml 量瓶中,加水使溶解,并稀释至刻度,摇匀,滤过,取续滤液,即得。

测定法 分别精密吸取对照品溶液与供试品溶液各 10μl,注入液相色谱仪,测定,即得。

本品按干燥品计算,含迷迭香酸($C_{18}H_{16}O_8$)不得少于 0.50%,含丹酚酸 B($C_{36}H_{30}O_{16}$)不得少于 5.0%。

【贮藏】 遮光,密封,置阴凉干燥处。

丹参酮提取物

Danshentong Tiquwu

TANSHINONES

本品为唇形科植物丹参 Salvia miltiorrhiza Bge. 的干燥根及根茎经加工制成的提取物。

【制法】 取丹参,粉碎成粗粉,加乙醇加热回流提取三次,滤过,合并滤液,减压回收乙醇并浓缩成相对密度为 1.30～1.35(60℃)稠膏,用热水洗至洗液无色,80℃干燥,粉碎成细粉,即得。

【性状】 本品为棕红色的粉末;有特殊气味,不具引湿性。

本品易溶于三氯甲烷、二氯甲烷,溶解于丙酮,微溶于甲醇、乙醇、乙酸乙酯。

【鉴别】 取本品 35mg,加甲醇 5ml 使溶解,作为供试品溶液。另取丹参对照药材 0.5g,加甲醇 20ml,加热回流提取 1 小时,放冷,滤过,滤液蒸干,残渣加热水洗至洗液无色,残渣加甲醇 1ml 使溶解,作为对照药材溶液。再取隐丹参酮对照品与丹参酮 IIA 对照品,加甲醇制成每 1ml 各含 1mg 的溶液,作为对照品溶液。照薄层色谱法(通则 0502)试验,吸取上述四种溶液各 5μl,分别点于同一硅胶 G 薄层板上,以石油醚(60～90℃)-乙酸乙酯(5∶1)为展开剂,展开,取出,晾干。供试品色谱中,在与对照药材色谱和对照品色谱相应的位置上,显相同颜色的斑点。

【检查】 **水分** 不得过 5.0%(通则 0832 第二法)。

炽灼残渣 照炽灼残渣检查法(通则 0841)测定,不得过 3.0%。

重金属 取炽灼残渣项下遗留的残渣,依法检查(通则 0821 第二法),不得过 10mg/kg。

【指纹图谱】 照高效液相色谱法(通则 0512)测定。

色谱条件与系统适用性试验 以十八烷基硅烷键合硅胶为填充剂(柱长为 25cm,内径为 4.6mm,粒径为 5μm);以乙腈为流动相 A,以 0.026%磷酸溶液为流动相 B,按下表中的规定进行梯度洗脱;检测波长为 270nm;柱温为 25℃;流速为每分钟 0.8ml。理论板数按隐丹参酮峰计算应不低于 20000。

时间(分钟)	流动相 A(%)	流动相 B(%)
0～20	20→60	80→40
20～50	60→80	40→20

参照物溶液的制备 取隐丹参酮对照品和丹参酮 II_A 对照品适量,精密称定,加甲醇制成每 1ml 含隐丹参酮 30μg 和丹参酮 II_A 130μg 的混合溶液,即得。

供试品溶液的制备 取本品约 5mg,精密称定,置 5ml 量瓶中,加甲醇使溶解并稀释至刻度,摇匀,滤过,取续滤液,即得。

测定法 分别精密吸取参照物溶液和供试品溶液各 10μl,注入液相色谱仪,测定,记录色谱图,即得。

供试品指纹图谱中应分别呈现与参照物色谱峰保留时间相同的色谱峰。按中药色谱指纹图谱相似度评价系统计算,供试品指纹图谱与对照指纹图谱的相似度不得低于 0.90;隐丹参酮的峰高值不得低于丹参酮 I 的峰高值。

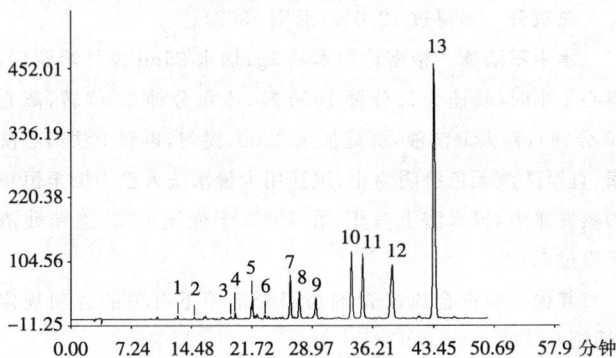

对照指纹图谱

13 个共有峰中   峰 8:15,16-二氢丹参酮 I   峰 10:隐丹参酮   峰 11:丹参酮 I   峰 13:丹参酮 II_A

【含量测定】 照高效液相色谱法(通则 0512)测定。

色谱条件与系统适用性试验 以十八烷基硅烷键合硅胶为填充剂;以乙腈为流动相 A,以 0.026% 磷酸溶液为流动相 B,按下表中的规定进行梯度洗脱;检测波长为 270nm;柱温为 25℃;流速为每分钟 1.2ml。理论板数按隐丹参酮峰计算应不低于 20000。

时间(分钟)	流动相 A(%)	流动相 B(%)
0～20	60→90	40→10
20～30	90	10

对照品溶液的制备 取隐丹参酮对照品和丹参酮 II_A 对照品适量,精密称定,加甲醇制成每 1ml 含隐丹参酮 10μg 和丹参酮 II_A 60μg 的混合溶液,即得。

供试品溶液的制备 取本品约 5mg,精密称定,置 10ml 量瓶中,加甲醇使溶解,并稀释至刻度,摇匀,滤过,取续滤液,即得。

测定法 分别精密吸取对照品溶液与供试品溶液各 10μl,注入液相色谱仪,测定,即得。

本品按干燥品计算,含隐丹参酮($C_{19}H_{20}O_3$)不得少于 2.1%,丹参酮 II_A($C_{19}H_{18}O_3$)不得少于 9.8%。

【贮藏】 遮光,密封,置阴凉干燥处。

水牛角浓缩粉

Shuiniujiao Nongsuofen

POWERDERED BUFFALO HORN EXTRACT

本品为牛科动物水牛 Bubalus bubalis Linnaens 的角的半浓缩粉。

【制法】 取水牛角,洗净,锯断,除去角塞,劈成小块。选取尖部实芯部分(习称"角尖"),用 75% 乙醇浸泡或蒸气消毒后,粉碎成细粉。其余部分(习称"角桩")打成粗颗粒或镑成薄片。取角桩粗颗粒或镑片 810g,加 10 倍量水煎煮两次,每次 7～10 小时,煎煮过程中随时补充蒸去的水分,合并煎液,滤过,滤液浓缩至 80～160ml,加入上述角尖细粉 190g,混匀,在 80℃以下干燥后,粉碎成细粉,过筛,即得。

【性状】 本品为淡灰色粉末;气微腥,味微咸。

【检查】 水分 不得过 11.0%(通则 0832 第二法)。

总灰分 不得过 3.5%(通则 2302)。

酸不溶性灰分 不得过 1.5%(通则 2302)。

【浸出物】 取本品,用水作溶剂,照浸出物测定法(通则 2201 水溶性浸出物测定法—热浸法)测定。

本品按干燥品计算,含水溶性浸出物不得少于 3.5%。

【含量测定】 取本品约 0.18g,精密称定,照氮测定法(通则 0704 第一法)测定。

本品按干燥品计算,含总氮(N)不得少于 15.0%。

【贮藏】 密闭,置干燥处。

甘草流浸膏

Gancao Liujingao

LICORICE LIQUID EXTRACT

本品为甘草浸膏经加工制成的流浸膏。

【制法】 取甘草浸膏 300～400g,加水适量,不断搅拌,并加热使溶解,滤过,在滤液中缓缓加入 85% 乙醇,随加随搅拌,直至溶液中含乙醇量达 65% 左右,静置过夜,小心取出上清液,遗留沉淀再加 65% 的乙醇,充分搅拌,静置过夜,取出上清液,沉淀再用 65% 乙醇提取一次,合并三次提取液,滤过,回收乙醇,测定甘草酸含量后,加水与乙醇适量,使甘草酸和乙醇量均符合规定,加浓氨试液适量调节 pH 值,静置使澄清,取出上清液,滤过,即得。

【性状】　本品为棕色或红褐色的液体;味甜、略苦、涩。

【鉴别】　取本品 1ml,加水 40ml,用正丁醇振摇提取 3 次,每次 20ml(必要时离心),合并正丁醇液,用水洗涤 3 次,每次 20ml,正丁醇液蒸干,残渣加甲醇 5ml 使溶解,作为供试品溶液。另取甘草酸铵对照品,加甲醇制成每 1ml 含 2mg 的溶液,作为对照品溶液。照薄层色谱法(通则 0502)试验,吸取上述两种溶液各 5µl,分别点于同一用 1%氢氧化钠溶液制备的硅胶 G 薄层板上,以乙酸乙酯-甲酸-冰醋酸-水(15∶1∶1∶2)为展开剂,展开,取出,晾干,喷以 10%硫酸乙醇溶液,在 105℃加热至斑点显色清晰,置紫外光灯(365nm)下检视。供试品色谱中,在与对照品色谱相应的位置上,显相同的橙黄色荧光斑点。

【检查】　pH 值　应为 7.5～8.5(通则 0631)。

乙醇量　应为 20%～25%(通则 0711)。

其他　应符合流浸膏剂与浸膏剂项下有关的各项规定(通则 0189)。

【含量测定】　照高效液相色谱法(通则 0512)测定。

色谱条件与系统适用性试验　以十八烷基硅烷键合硅胶为填充剂;以甲醇-冰醋酸-0.2mol/L 醋酸铵溶液(67∶1∶33)为流动相;检测波长为 250nm。理论板数按甘草酸峰计算应不低于 2000。

对照品溶液的制备　取甘草酸铵对照品约 10mg,精密称定,置 50ml 量瓶中,加流动相 45ml,超声处理使溶解,取出,放冷,加流动相稀释至刻度,摇匀,即得(每 1ml 含甘草酸铵 0.2mg,折合甘草酸为 0.1959mg)。

供试品溶液的制备　精密量取本品 1ml,置 50ml 量瓶中,加流动相约 20ml,超声处理(功率 200W,频率 50kHz)30 分钟,取出,放冷,加流动相稀释至刻度,摇匀,滤过。精密量取续滤液 10ml,置 25ml 量瓶中,加流动相稀释至刻度,摇匀,即得。

测定法　分别精密吸取对照品溶液和供试品溶液各 10µl,注入液相色谱仪,测定,即得。

本品含甘草酸($C_{42}H_{62}O_{16}$)不得少于 1.8%(g/ml)。

【贮藏】　密封。

甘 草 浸 膏

Gancao Jingao

LICORICE EXTRACT

本品为甘草经加工制成的浸膏。

【制法】　取甘草,润透,切片,加水煎煮三次,每次 2 小时,合并煎液,放置过夜使沉淀,取上清液浓缩至稠膏状,取出适量,照〔含量测定〕项下的方法,测定甘草酸含量,调节使符

合规定,即得;或干燥,使成细粉,即得。

【性状】　本品为棕褐色的块状固体或粉末;有微弱的特殊臭气和持久的特殊甜味。

【鉴别】　(1)取本品细粉约 1～2mg,置白瓷板上,加硫酸溶液(4→5)数滴,即显黄色,渐变为橙黄色至橙红色。

(2)取本品 1g,加水 40ml 溶解,用正丁醇振摇提取 3 次,每次 20ml(必要时离心),合并正丁醇液,用水洗涤 3 次,每次 20ml,正丁醇液蒸干,残渣加甲醇 5ml 使溶解,作为供试品溶液。另取甘草酸铵对照品,加甲醇制成每 1ml 含 2mg 的溶液,作为对照品溶液,照薄层色谱法(通则 0502)试验,吸取上述两种溶液各 5µl,分别点于同一用 1%氢氧化钠溶液制备的硅胶 G 薄层板上,以乙酸乙酯-甲酸-冰醋酸-水(15∶1∶1∶2)为展开剂,展开,取出,晾干,喷以 10%硫酸乙醇溶液,在 105℃加热至斑点显色清晰,置紫外光灯(365nm)下检视。供试品色谱中,在与对照品色谱相应的位置上,显相同的橙黄色荧光斑点。

【检查】　水分　照水分测定法(通则 0832 第二法)测定,块状固体不得过 13.5%;粉末不得过 10.0%。

总灰分　不得过 12.0%(通则 2302)。

水中不溶物　精密称取本品 1g,加水 25ml 搅拌溶解后,离心 1 小时(转速为每分钟 1000 转;或每分钟 2000 转,离心 30 分钟),弃去上清液,沉淀加水 25ml,搅匀,再照上法离心洗涤,直至洗液无色澄明为止,沉淀用少量水洗入已干燥至恒重的蒸发皿中,置水浴上蒸干,在 105℃干燥至恒重,遗留残渣不得过 5.0%。

其他　应符合流浸膏剂与浸膏剂项下有关的各项规定(通则 0189)。

【含量测定】　照高效液相色谱法(通则 0512)测定。

色谱条件与系统适用性试验　以十八烷基硅烷键合硅胶为填充剂;以乙腈为流动相 A,以 0.05%磷酸溶液为流动相 B,按下表中的规定进行梯度洗脱;检测波长为 237nm。理论板数按甘草酸峰计算应不低于 5000。

时间(分钟)	流动相 A(%)	流动相 B(%)
0～8	19	81
8～35	19→50	81→50
35～36	50→100	50→0
36～40	100→19	0→81

对照品溶液的制备　取甘草苷对照品适量,精密称定,用 70%乙醇制成每 1ml 含甘草苷 20µg 的对照品溶液;取甘草酸铵对照品适量,精密称定,用 70%乙醇制成每 1ml 含甘草酸铵 0.2mg(折合甘草酸为 0.1959mg)的对照品溶液。

供试品溶液的制备　取本品,研细,取约 0.2g,精密称定,置具塞锥形瓶中,精密加入 70%乙醇 100ml,密塞,称定重量,超声处理(功率 250W,频率 40kHz)30 分钟,取出,放冷,再称定重量,用 70%乙醇补足减失的重量,摇匀,滤过,取续滤液,即得。

测定法　分别精密吸取对照品溶液与供试品溶液各 10μl,注入液相色谱仪,测定,即得。

本品按干燥品计算,含甘草苷($C_{21}H_{22}O_9$)不得少于 0.5%,甘草酸($C_{42}H_{62}O_{16}$)不得少于 7.0%。

【贮藏】　密封,置阴凉干燥处。

【制剂】　甘草流浸膏

北豆根提取物

Beidougen Tiquwu

ASIATIC MOONSEED ROOT EXTRACT

本品为防己科植物蝙蝠葛 *Menispermum dauricum* DC. 的干燥根茎经加工制成的提取物。

【制法】　取北豆根,粉碎成粗粉,加 8 倍量硫酸水溶液(pH1~2),温浸(55~60℃)二次,每次 24 小时,滤过,合并滤液,静置,待沉淀完全,取上清液用 10%碳酸钠水溶液调节 pH 值至 8.0~9.0,静置,待沉淀完全,弃去上清液,取沉淀抽滤,用少量水洗至中性,50~60℃干燥,粉碎成细粉,即得。

【性状】　本品为灰棕色至黑棕色的粉末;气微,味苦。

【鉴别】　取本品 0.1g,加乙酸乙酯 15ml 及浓氨试液 0.5ml,振摇 10 分钟,滤过,滤液蒸干,残渣加乙酸乙酯 1ml 使溶解,作为供试品溶液。另取北豆根对照药材 0.5g,加乙酸乙酯 15ml 及浓氨试液 0.5ml,加热回流 30 分钟,滤过,同法制成对照药材溶液。再取蝙蝠葛碱对照品适量,加甲醇制成每 1ml 含 8mg 的溶液,作为对照品溶液。照薄层色谱法(通则 0502)试验,吸取上述三种溶液各 2μl,分别点于同一硅胶 G 薄层板上,以三氯甲烷-甲醇-浓氨试液(9:1:0.05)为展开剂,展开,取出,晾干,置紫外光灯(365nm)下检视。供试品色谱中,在与对照药材色谱和对照品色谱相应的位置上,显相同颜色的荧光斑点。

【检查】　水分　不得过 8.0%(通则 0832 第二法)。

【含量测定】　总生物碱　取本品研细,取适量(约相当于总生物碱 80mg),精密称定,置锥形瓶中,加乙酸乙酯 25ml,振摇 30 分钟,滤过,用乙酸乙酯 10ml 分 3 次洗涤容器及滤渣,洗液与滤液合并,置水浴上蒸干,残渣加无水乙醇 10ml 使溶解并转移至锥形瓶中,精密加入硫酸滴定液(0.01mol/L)25ml 与甲基红指示液 2 滴,用氢氧化钠滴定液(0.02mol/L)滴定,即得。每 1ml 硫酸滴定液(0.01mol/L)相当于 6.248mg 蝙蝠葛碱($C_{38}H_{44}N_2O_6$)。

本品按干燥品计算,含总生物碱以蝙蝠葛碱($C_{38}H_{44}N_2O_6$)计,应为 22.5%~27.5%。

蝙蝠葛碱　照高效液相色谱法(通则 0512)测定。

色谱条件与系统适用性试验　以十八烷基硅烷键合硅胶为填充剂;以乙腈-0.05%三乙胺溶液(45:55)为流动相;检测波长为 284nm。理论板数按蝙蝠葛碱峰计算应不低于 6000。

对照品溶液的制备　取蝙蝠葛碱对照品适量,精密称定,置棕色量瓶中,加甲醇制成每 1ml 含蝙蝠葛碱 0.2mg 的溶液,即得(本品临用配制,避光保存)。

供试品溶液的制备　取本品,研细,取约 30mg,精密称定,置具塞锥形瓶中,精密加入甲醇 25ml,密塞,称定重量,超声处理(功率 140W,频率 42kHz)30 分钟,取出,放冷,再称定重量,用甲醇补足减失的重量,摇匀,滤过,取续滤液,即得。

测定法　分别精密吸取对照品溶液与供试品溶液各 10μl,注入液相色谱仪,测定,即得。

本品按干燥品计算,含蝙蝠葛碱($C_{38}H_{44}N_2O_6$)不得少于 10.0%。

【贮藏】　密封,置干燥处。

【制剂】　北豆根片　北豆根胶囊

当归流浸膏

Danggui Liujingao

CHINESE ANGELICA LIQUID EXTRACT

本品为当归经加工制成的流浸膏。

【制法】　取当归粗粉 1000g,用 70%乙醇作溶剂,浸渍 48 小时,缓缓渗漉,收集初漉液 850ml,另器保存,继续渗漉,至渗漉液近无色或微黄色为止,收集续漉液,在 60℃以下浓缩至稠膏状,加入初漉液 850ml,混匀,用 70%乙醇稀释至 1000ml,静置数日,滤过,即得。

【性状】　本品为棕褐色的液体;气特异,味先微甜后转苦麻。

【鉴别】　(1)取本品 3ml,加 1%碳酸氢钠溶液 50ml,充分振荡,用稀盐酸调节 pH 值至 2~3,用乙醚振摇提取 2 次,每次 20ml,合并乙醚液,挥干,残渣加甲醇 1ml 使溶解,作为供试品溶液。另取阿魏酸对照品,加甲醇制成每 1ml 含 1mg 的溶液,作为对照品溶液。照薄层色谱法(通则 0502)试验,吸取上述两种溶液各 10μl,分别点于同一硅胶 G 薄层板上,以苯-乙酸乙酯-甲酸(4:1:0.1)为展开剂,展开,取出,晾干,置紫外光灯(365nm)下检视。供试品色谱中,在与对照品色谱相应的位置上,显相同颜色的荧光斑点。

(2)取本品 2ml,置分液漏斗中,用石油醚(30~60℃)振荡提取 5 次,每次 10ml,合并石油醚液,挥干,残渣加 1ml 甲醇使溶解,作为供试品溶液。另取藁本内酯对照品,加甲醇制成每 1ml 含 1mg 的溶液,作为对照品溶液。照薄层色谱法(通则 0502)试验,吸取上述两种溶液各 10μl,分别点于同一硅胶 G 薄层板上,以正己烷-乙酸乙酯(9:1)为展开剂,展开,取出,晾干,置紫外光灯(365nm)下检视。供试品色谱中,在与对照品色谱相应的位置上,显相同颜色的荧光斑点。

【检查】　乙醇量　应为 45%~50%(通则 0711)。

总固体　精密量取本品 10ml,置已干燥至恒重的蒸发皿中,置水浴上蒸干后,在 100℃干燥 3 小时,移置干燥器中,冷却 30 分钟,称定重量,遗留残渣不得少于 3.6g。

其他　应符合流浸膏剂与浸膏剂项下有关的各项规定(通则 0189)。

【含量测定】　照高效液相色谱法(通则 0512)测定。

色谱条件与系统适用性试验　以十八烷基硅烷键合硅胶为填充剂;以甲醇(含 0.4%醋酸)为流动相 A,以 0.4%醋酸溶液为流动相 B,按下表中的规定进行梯度洗脱;检测波长为 323nm;柱温为 35℃。理论板数按阿魏酸峰计算应不低于 5000。

时间(分钟)	流动相 A(%)	流动相 B(%)
0～15	38	62
15～20	38→70	62→30
20～40	70	30
40～45	70→38	30→62

对照品溶液的制备　取阿魏酸对照品适量,精密称定,置棕色量瓶中,加甲醇制成每 1ml 含 10μg 的溶液,即得。

供试品溶液的制备　精密量取本品 1ml,置 100ml 量瓶中,加甲醇稀释至刻度,摇匀,滤过,取续滤液,即得。

测定法　分别精密吸取对照品溶液与供试品溶液各 10μl,注入液相色谱仪,测定,即得。

本品含阿魏酸($C_{10}H_{10}O_4$)不得少于 0.016%(g/ml)。

【贮藏】　密封,置阴凉处。

肉　桂　油

Rougui You

CINNAMON OIL

本品为樟科植物肉桂 *Cinnamomum cassia* Presl 的干燥枝、叶经水蒸气蒸馏提取的挥发油。

【性状】　本品为黄色或黄棕色的澄清液体;有肉桂的特异香气,味甜、辛。露置空气中或存放日久,色渐变深,质渐浓稠。

本品在乙醇或冰醋酸中易溶。

相对密度　应为 1.055～1.070(通则 0601)。

折光率　应为 1.602～1.614(通则 0622)。

【鉴别】　(1)取本品,冷却至 0℃,加等容的硝酸振摇后,即析出结晶性沉淀。

(2)取本品适量,加乙醇制成每 1ml 含 1mg 的溶液,作为供试品溶液。另取桂皮醛对照品,加乙醇制成每 1ml 含 1mg 的溶液,作为对照品溶液。照薄层色谱法(通则 0502)试验,吸取供试品溶液 3μl、对照品溶液 2μl,分别点于同一硅胶 G 薄层板上,以石油醚(60～90℃)-乙酸乙酯(17:3)为展开剂,

展开,取出,晾干,喷以二硝基苯肼乙醇试液。供试品色谱中,在与对照品色谱相应的位置上,显相同颜色的斑点。

【检查】　**重金属**　取本品 10ml,加水 10ml 与盐酸 1 滴,振摇后,通硫化氢气使饱和,水层与油层均不得变色。

乙醇中不溶物　取本品 1ml,加 70%乙醇 3ml,摇匀,应呈澄清液体。

【含量测定】　照气相色谱法(通则 0521)测定。

色谱条件与系统适用性试验　以交联 5%苯基甲基聚硅氧烷为固定相的毛细管柱(柱长为 30m,内径为 0.32mm,膜厚度为 0.25μm),柱温为程序升温:初始温度为 100℃,以每分钟 5℃的速率升温至 150℃,保持 5 分钟,再以每分钟 5℃的速率升温至 200℃,保持 5 分钟;进样口温度为 200℃;检测器温度为 220℃;分流进样,分流比为 20:1。理论板数按桂皮醛峰计算应不低于 20000。

对照品溶液的制备　取桂皮醛对照品适量,精密称定,加乙酸乙酯制成每 1ml 含 3mg 的溶液,即得。

供试品溶液的制备　取本品 100mg,精密称定,置 25ml 量瓶中,加乙酸乙酯至刻度,摇匀,即得。

测定法　分别精密吸取对照品溶液与供试品溶液各 1μl,注入气相色谱仪,测定,即得。

本品含桂皮醛(C_9H_8O)不得少于 75.0%。

【贮藏】　遮光,密封,置阴凉处。

灯 盏 花 素

Dengzhanhuasu

BREVISCAPINE

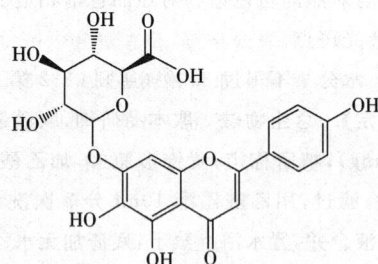

$C_{21}H_{18}O_{12}$　462.37

本品为菊科植物短葶飞蓬 *Erigeron breviscapus*(Vant.) Hand.-Mazz. 中提取分离所得。按干燥品计算,含野黄芩苷($C_{21}H_{18}O_{12}$)不得低于 83.5%(供口服用)或 91.0%(供注射用)。

【制法】　取灯盏细辛,粉碎成粗粉,加 75%乙醇(6 倍、4 倍、4 倍)加热回流提取三次,每次 2 小时,合并提取液,滤过,滤液浓缩至无醇味,加等体积水搅匀,静置过夜,滤过,滤液通过大孔吸附树脂(聚苯乙烯型)柱,用水洗脱,收集洗脱液,浓

缩,沉淀,滤过,沉淀用 10%硫酸溶液调 pH 值至 2.0～2.5,静置过夜,滤过,沉淀用乙醇洗涤,再用水洗至中性,干燥,干燥品用乙醇精制,重结晶,结晶用乙醇、丙酮洗涤,干燥,粉碎,混合,即得。或取灯盏细辛粉碎成粗粉,加入 2～6 倍量 75%乙醇,加热回流提取三次,每次 3 小时,滤过,合并滤液,浓缩至相对密度为 1.2(80℃)的清膏,加水适量,搅匀,加热至 80℃,用 5%氢氧化钠溶液调节 pH 值至 8,搅拌使溶解,静置 24 小时,滤过,滤液用 10%硫酸溶液调节 pH 值至 1～3,搅拌,静置48 小时,抽滤,沉淀用水洗至中性,或先用 3～4 倍量乙醇洗2～3 次,再用水洗涤至中性。加入 20 倍量 85%～95%乙醇及 1%量的活性炭,或加入适量甲醇溶解后,加 0.1%量的活性炭,加热回流 1 小时,滤过,滤液浓缩至原体积的 60%～80%,静置使析出结晶,滤过,将所得结晶用 45%乙醇洗涤 5次,于 50～80℃减压真空干燥。取结晶物,加水适量,用 30%精氨酸溶液或 10%碳酸氢钠溶液调节 pH 值至 7.0～7.5,加热使溶解,离心,取上清液,滤过,滤液通过大孔吸附树脂(聚苯乙烯型)柱,用水洗脱,收集洗脱液,滤过;或用 5%盐酸调节 pH 值至 1～3,静置,滤过,沉淀用水洗至中性,取沉淀,加入适量的水搅匀,加热,用 20%～30%磷酸氢二钠溶液调节pH 值至 6.5～7,煮沸,冷却至 35～55℃;减压浓缩,加入 8～10 倍量的丙酮,搅匀,静置,抽滤,用丙酮洗涤沉淀。取沉淀,加入适量 50%～70%丙酮溶液使成混悬液,用 10%盐酸溶液调节 pH 值至 1～2,静置,抽滤。取沉淀,用注射用水洗至中性,再用 90%乙醇洗涤,烘干,即得。

【性状】 本品为淡黄色至黄色粉末,有一定吸湿性;无臭,无味或味微咸。

本品在吡啶、稀碱溶液中溶解,在甲醇中微溶,在热水、乙醇、乙酸乙酯中略溶,在水、乙醚、三氯甲烷、苯、丙酮等有机溶剂中几乎不溶。无明显熔点。在 284nm±2nm 和335nm±2nm 波长处有最大吸收。

【鉴别】 照〔含量测定〕项下的方法试验,供试品色谱图中,应呈现与野黄芩苷对照品色谱峰保留时间相同的色谱峰。

【检查】 **溶液的颜色** 取本品,加 1%碳酸氢钠溶液溶解并稀释成每 1ml 含 0.02mg 的溶液,在 5 分钟内依法检查,应澄清,与黄绿色 6 号标准比色液(通则 0901 第一法)比较,不得更深(供注射用)。

干燥失重 取本品约 0.5g,置五氧化二磷干燥器中,减压干燥至恒重,减失重量不得过 2.0%(通则 0831)。

炽灼残渣 不得过 0.5%;供注射用不得过 0.2%(通则0841)。

有关物质 取本品,加 1%碳酸氢钠溶液溶解并稀释成每 1ml 含 0.02mg 的溶液,除"树脂"外,依法(通则 2400)检查,应符合规定(供注射用)。

树脂 取本品,加 1%碳酸氢钠溶液溶解并稀释成每 1ml含 0.02mg 的溶液,取溶液 5ml,加三氯甲烷 10ml 振摇提取,充分放置,分取三氯甲烷液,置水浴上蒸干,残渣加冰醋酸2ml 使溶解,置具塞试管中,加水 3ml,混匀,放置 30 分钟,不

得出现沉淀(供注射用)。

相关物质 照高效液相色谱法(通则 0512)测定(供注射用)。

检查法 取本品适量(相当于野黄芩苷 20mg),置 50ml量瓶中,加甲醇适量,超声处理(功率 300W,频率 50kHz)45分钟,放至室温,加甲醇稀释至刻度,摇匀,作为供试品溶液。精密量取供试品溶液 1ml,置 100ml 量瓶中,加甲醇稀释至刻度,摇匀,作为对照溶液。照〔含量测定〕项下的色谱条件,取对照溶液 5μl,注入液相色谱仪,调节检测灵敏度,使主成分色谱峰的峰高为满量程的 10%,再精密量取供试品溶液与对照溶液各 5μl,分别注入液相色谱仪,记录色谱图至主成分峰保留时间的 2.5 倍。供试品溶液色谱中,其他成分峰面积的和不得大于对照溶液主峰峰面积的 2 倍。

丙酮残留物 照残留溶剂测定法(通则 0861 第二法)测定(供注射用)。

色谱条件与系统适用性试验 以聚乙二醇为固定相,采用弹性石英毛细管柱(柱长为 30m,内径为 0.32mm,膜厚度为 0.5μm);柱温为程序升温:初始温度为 60℃,维持 16 分钟,以每分钟 20℃升温至 200℃,维持 2 分钟;检测器温度300℃;进样口温度 240℃;载气为氮气,流速为每分钟 1.0ml。顶空进样,顶空瓶平衡温度为 90℃,平衡时间为 30 分钟。理论板数以丙酮峰计算应不低于 10000。

对照品溶液的制备 取丙酮对照品适量,精密称定,加0.5%的碳酸钠溶液制成每 1ml 含 100μg 的溶液,作为对照溶液。精密量取 5ml,置 20ml 顶空瓶中,密封瓶口,即得。

供试品溶液的制备 取本品约 0.1g,精密称定,置 20ml顶空瓶中,精密加入 0.5%的碳酸钠溶液 5ml,密封瓶口,摇匀,即得。

测定法 分别精密量取对照品和供试品溶液顶空瓶气体1ml,注入气相色谱仪,记录色谱图,按外标法以峰面积计算,即得。

本品含丙酮不得过 0.5%。

大孔吸附树脂有机残留物 正己烷、苯、甲苯、对二甲苯、邻二甲苯、苯乙烯和 1,2-二乙基苯　照残留溶剂测定法(通则0861 第二法)测定(供注射用)。

色谱条件与系统适用性试验 以聚乙二醇为固定相,采用弹性石英毛细管柱(柱长为 30m,内径为 0.32mm,膜厚度为 0.5μm);柱温为程序升温:初始温度为 60℃,维持 16 分钟,以每分钟 20℃升温至 200℃,维持 2 分钟;检测器温度300℃;进样口温度 240℃;载气为氮气,流速为每分钟 2.5ml。顶空进样,顶空瓶平衡温度为 80℃,平衡时间为 30 分钟。理论板数以邻二甲苯峰计算应不低于 10000,各待测峰之间的分离度应符合规定。

对照品溶液的制备 取正己烷、苯、甲苯、对二甲苯、邻二甲苯、苯乙烯和 1,2-二乙基苯对照品适量,精密称定,加二甲亚砜制成每 1ml 中分别含 20μg、2μg、20μg、20μg、20μg、20μg 的溶液,作为对照品储备液。精密量取上述贮备

液 5ml,置 50ml 量瓶中,加入 2％碳酸钠的 25％二甲亚砜溶液稀释至刻度,摇匀,精密量取 2ml,置 20ml 顶空瓶中,密封瓶口,即得。

供试品溶液的制备 取本品约 0.2g,精密称定,置 20ml 顶空瓶中,精密加入 2％碳酸钠的 25％二甲亚砜溶液 2ml,密封瓶口,摇匀,即得。

测定法 分别精密量取对照品溶液和供试品溶液顶空瓶气体 1ml,注入气相色谱仪,记录色谱图,按外标法以峰面积计算,即得。

本品含苯不得过 0.0002％,含正己烷、甲苯、对二甲苯、邻二甲苯、苯乙烯和 1,2-二乙基苯均不得过 0.002％。

重金属及有害元素 照铅、镉、砷、汞、铜测定法(通则 2321)测定,铅不得过 5mg/kg;镉不得过 0.3mg/kg;砷不得过 2mg/kg;汞不得过 0.2mg/kg(供注射用)。

热原 取本品,按 100mg 加 1％碳酸氢钠溶液 2.3ml 的比例加入 1％碳酸氢钠无热原溶液,在 50℃水浴振摇使溶解,再加氯化钠注射液制成每 1ml 含 2.5mg 的溶液,依法(通则 1142)检查,剂量按家兔体重每 1kg 注射 1ml,应符合规定(供注射用)。

过敏反应 取本品,按 100mg 加 1％碳酸氢钠溶液 2.3ml 的比例加入 1％碳酸氢钠无菌溶液,在 50℃水浴振摇使溶解,再加氯化钠注射液制成每 1ml 中含 3mg 的溶液,依法(通则 1147)检查,应符合规定(供注射用)。

降压物质 取本品,按 100mg 加 1％碳酸氢钠溶液 2.3ml 的比例加入 1％碳酸氢钠无菌溶液,在 50℃水浴振摇使溶解,再加氯化钠注射液制成每 1ml 含 10mg 的溶液,依法(通则 1145)检查,剂量按每 1kg 注射 0.2ml,应符合规定(供注射用)。

异常毒性 取本品,按 100mg 加 1％碳酸氢钠溶液 2.3ml 的比例,加 1％碳酸氢钠无菌溶液,在 50℃水浴振摇使溶解,再加氯化钠注射液制成每 1ml 含 12mg 的溶液,依法(通则 1141)检查,按静脉注射法给药,应符合规定(供注射用)。

溶血与凝聚 2％红细胞混悬液的制备 取家兔心脏血,置有玻璃珠的容器内,振摇数分钟,除去纤维蛋白原使成脱纤血。加入 0.9％氯化钠溶液约 10 倍量,摇匀,每分钟 1000～1500 转离心 15 分钟,倾去上清液,沉淀的红细胞再用 0.9％氯化钠溶液按上述方法洗涤 3～4 次,至上清液不显红色,将所得红细胞用 0.9％氯化钠溶液制成 2％的混悬液。

溶液的制备 取本品,按每 25mg 加 10％精氨酸溶液 0.1ml 溶解,加氯化钠注射液稀释制成每 1ml 含 1mg 的溶液。

试验方法 取洁净试管 5 支,1、2、5 号管中各加供试品溶液 2.5ml,第 3 管加 0.9％氯化钠溶液 2.5ml 作为阴性对照管,第 4 管加蒸馏水 2.5ml 作为阳性对照管,然后 1～4 号管分别加 2％红细胞混悬液 2.5ml,第 5 管加 0.9％氯化钠溶液 2.5ml 作为供试品对照,摇匀,立即置恒温箱内,保持 37℃±0.5℃,在 3 小时内不得有溶血现象和凝聚现象(供注

射用)。

试管号	1	2	3	4	5
2％红细胞混悬液(ml)	2.5	2.5	2.5	2.5	
氯化钠注射液(ml)			2.5		2.5
蒸馏水(ml)				2.5	
供试品溶液(ml)	2.5	2.5			2.5

【含量测定】 照高效液相色谱法(通则 0512)测定。

色谱条件与系统适用性试验 以十八烷基硅烷键合硅胶为填充剂;以甲醇-0.1％磷酸溶液(40:60)为流动相;流速为每分钟 1.0ml;柱温 40℃;检测波长 335nm。理论板数按野黄芩苷峰计算应不低于 5000。

对照品溶液的制备 取野黄芩苷对照品 10mg,精密称定,置 100ml 量瓶中,加甲醇 70ml,超声处理(功率 300W,频率 50kHz)45 分钟,取出,放置室温,加甲醇稀释至刻度,摇匀,即得。

供试品溶液的制备 取本品 10mg,精密称定,置 100ml 量瓶中,加甲醇 70ml,超声处理(功率 300W,频率 50kHz)45 分钟,取出,放置室温,加甲醇稀释至刻度,摇匀,滤过,取续滤液,即得。

测定法 分别精密吸取对照品溶液和供试品溶液各 5μl,注入液相色谱仪,测定,即得。

【贮藏】 遮光,密闭。

【制剂】 口服制剂 注射剂

远志流浸膏

Yuanzhi Liujingao

POLYGALA LIQUID EXTRACT

本品为远志经加工制成的流浸膏。

【制法】 取远志中粉,照流浸膏剂与浸膏剂项下的渗漉法(通则 0189),用 60％乙醇作溶剂,浸渍 24 小时后,以每分钟 1～3ml 的速度缓缓渗漉,收集初漉液 850ml,另器保存,继续渗漉,俟有效成分完全漉出,收集续漉液,在 60℃以下浓缩至稠膏状,加入初滤液,混匀,滴加浓氨试液适量使微显碱性,并有氨臭,用 60％乙醇调整浓度至每 1ml 相当于原药材 1g,静置,俟澄清,滤过,即得。

【性状】 本品为棕色的液体。

【检查】 乙醇量 应为 38％～48％(通则 0711)。

其他 应符合流浸膏剂与浸膏剂项下有关的各项规定(通则 0189)。

【贮藏】 密封。

【制剂】 远志酊

连翘提取物

Lianqiao Tiquwu

WEEPING FORSYTHIA EXTRACT

本品为木犀科植物连翘 *Forsythia suspensa*（Thunb.）Vahl 的干燥果实经加工制成的提取物。

【制法】　取连翘，粉碎成粗粉，加水煎煮三次，每次 1.5 小时，滤过，合并滤液，滤液于 60℃以下减压浓缩至相对密度为 1.10～1.20（室温）的清膏，放冷，加入 4 倍量乙醇，搅匀，静置 2 小时，滤过，滤液减压回收乙醇，浓缩液喷雾干燥，即得。

【性状】　本品为棕褐色粉末；气香，味苦。

【鉴别】　取本品粉末 0.1g，加甲醇 10ml，超声处理 20 分钟，滤过，滤液作为供试品溶液。另取连翘对照药材 1g，同法制成对照药材溶液。照薄层色谱法（通则 0502）试验，吸取上述两种溶液各 10μl，分别点于同一硅胶 G 薄层板上，以三氯甲烷-甲醇（5：1）为展开剂，展开，取出，晾干，喷以 10%硫酸乙醇溶液，在 105℃加热至斑点显色清晰。供试品色谱中，在与对照药材色谱相应的位置上，显相同颜色的斑点。

【检查】　水分　不得过 5.0%（通则 0832 第二法）。

重金属　取本品 1g，依法检查（通则 0821 第二法），不得过 20mg/kg。

砷盐　取本品 5g，置坩埚中，取氧化镁 1g 覆盖其上，加入硝酸镁溶液（取硝酸镁 15g，溶于 100ml 水中）10ml，浸泡 4 小时，置水浴上蒸干，缓缓炽灼至完全炭化，逐渐升高温度至 500～600℃，使完全灰化，放冷，加水 5ml 使润湿，加 6mol/L 盐酸溶液 10ml，转移至 50ml 量瓶中，坩埚用 6mol/L 盐酸溶液洗涤 3 次，每次 5ml，再用水洗涤 3 次，每次 5ml，洗液并入同一量瓶中，加水至刻度，摇匀，取 10ml，加盐酸 3.5ml 与水 12.5ml，依法检查（通则 0822 第一法），不得过 2mg/kg。

【特征图谱】　照高效液相色谱法（通则 0512）测定。

色谱条件与系统适用性试验　以十八烷基硅烷键合硅胶为填充剂；以甲醇为流动相 A，以水为流动相 B，按下表中的规定进行梯度洗脱；检测波长为 235nm。理论板数按连翘酯苷 A 峰计算应不低于 4000。

时间（分钟）	流动相 A（%）	流动相 B（%）
0～10	10→25	90→75
10～40	25→40	75→60
40～60	40→60	60→40

参照物溶液的制备　取连翘苷对照品适量，精密称定，加甲醇制成每 1ml 含连翘苷 30μg 的溶液，即得。

供试品溶液的制备　取本品 25mg，精密称定，置 5ml 量瓶中，加甲醇适量使溶解并稀释至刻度，滤过，取续滤液，即得。

测定法　分别精密吸取参照物溶液与供试品溶液各 10μl，注入液相色谱仪，测定，即得。

供试品特征图谱中应有 4 个特征峰，与参照物峰相应的峰为 S 峰，计算各特征峰与 S 峰的相对保留时间，其相对保留时间应在规定值的±5%之内。规定值为：0.61（峰 1）、0.71（峰 2）、1.00（峰 S）、1.22（峰 3）。

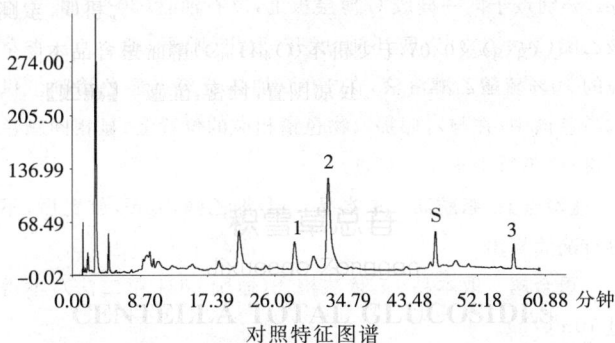

对照特征图谱

峰 1：松脂醇-β-D-葡萄糖苷　峰 2：连翘酯苷 A　峰 S：连翘苷　峰 3：连翘酯素

积分参数　斜率灵敏度为 50；峰宽为 0.1；最小峰面积为 1.0×10⁵，最小峰高为 0。

【含量测定】　照高效液相色谱法（通则 0521）测定。

色谱条件与系统适用性试验　同〔特征图谱〕项下。

对照品溶液的制备　取连翘酯苷 A 对照品和连翘苷对照品适量，精密称定，加甲醇制成每 1ml 含连翘酯苷 A 300μg 和连翘苷 30μg 的混合溶液，即得。

测定法　分别精密吸取对照品溶液与〔特征图谱〕项下供试品溶液各 10μl，注入液相色谱仪，测定，即得。

本品按干燥品计算，含连翘酯苷 A（$C_{29}H_{36}O_{15}$）不得少于 6.0%，连翘苷（$C_{27}H_{34}O_{11}$）不得少于 0.5%。

【贮藏】　密封，置干燥处。

牡　荆　油

Mujing You

VITEX OIL

本品为马鞭草科植物牡荆 *Vitex negundo* L. var. *cannabifolia*（Sieb. et Zucc.）Hand.-Mazz. 的新鲜叶经水蒸气蒸馏提取的挥发油。

【性状】　本品为淡黄色至橙黄色的澄清液体；具特殊的香气，味微辛辣。

本品能与无水乙醇、三氯甲烷或乙醚任意混溶，在水中几乎不溶。

相对密度　在 25℃时应为 0.890～0.910（通则 0601）。

折光率　应为 1.485～1.500（通则 0622）。

【鉴别】　（1）取亚硝酸钠约 0.1g，加水 1～2 滴使溶解，加本品 0.3ml 与稀硫酸 0.5ml，振摇，油层显翠绿色。

（2）取本品 1 滴，加三氯甲烷 1ml，摇匀，滴加 5%溴的三氯甲烷溶液，溴的颜色褪去，继续滴加 5%溴的三氯甲烷溶液至显微黄色时,放置,渐显绿色。

(3)取本品 0.1ml,加乙酸乙酯 4ml,振摇使溶解,作为供试品溶液。另取牡荆油对照提取物,同法制成对照提取物溶液。照薄层色谱法(通则 0502)试验,吸取上述两种溶液各 2μl,分别点于同一硅胶 G 薄层板上,以石油醚(30～60℃)-乙酸乙酯(10：0.3)为展开剂,展开,取出,晾干,喷以 5％香草醛的 10％硫酸乙醇溶液,在 105℃加热至斑点显色清晰。供试品色谱中,在与对照提取物色谱相应的位置上,显相同颜色的斑点(不得少于 4 个斑点)。

【检查】 脂肪油 取本品 1ml,加乙醇 10ml,放置后,不得有油滴析出。

重金属 取本品 1g,依法检查(通则 0821 第二法),不得过 10mg/kg。

【含量测定】 照气相色谱法(通则 0521)测定。

色谱条件与系统适用性试验 以交联 5％苯基甲基聚硅氧烷(SE－54)为固定相的毛细管柱(柱长为 25m,柱内径为 0.32mm,膜厚度为 0.6μm);柱温为程序升温：初始温度为 80℃,以每分钟 10℃的速率升温至 220℃,保持 6 分钟;进样口温度为 250℃,检测器温度为 280℃;分流进样,分流比为 10：1。理论板数按 β-丁香烯峰计算应不低于 50000。

校正因子测定 取正十八烷适量,精密称定,加乙酸乙酯制成每 1ml 含 2mg 的溶液,作为内标溶液。另取 β-丁香烯对照品约 20mg,精密称定,置 10ml 量瓶中,加乙酸乙酯溶解并稀释至刻度,摇匀,精密吸取 1ml,置 10ml 量瓶中,精密加入内标溶液 1ml,加乙酸乙酯至刻度,摇匀,吸取 1μl 注入气相色谱仪,计算校正因子。

测定法 取本品约 40mg,精密称定,置 10ml 量瓶中,加乙酸乙酯溶解并稀释至刻度,摇匀,精密吸取 1ml,置 10ml 量瓶中,精密加入内标溶液 1ml,加乙酸乙酯至刻度,摇匀,吸取 1μl 注入气相色谱仪,测定,即得。

本品含 β-丁香烯($C_{15}H_{24}$)不得少于 20.0％。

【贮藏】 遮光,密封,置阴凉处。

【制剂】 牡荆油胶丸

环维黄杨星 D

Huanweihuangyangxing D

CYCLOVIROBUXINE

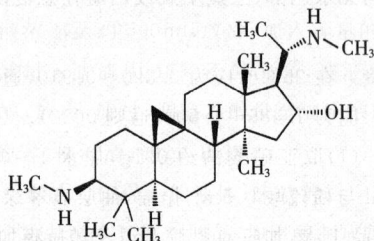

$C_{26}H_{46}N_2O$ 402.36

本品为黄杨科植物小叶黄杨 Buxus microphylla Sieb. et Zucc. var. sinica Rehd. et Wils. 及其同属植物中提取精制所得。

【性状】 本品为无色针状结晶;气微,味苦。

本品在三氯甲烷中易溶,在甲醇或乙醇中溶解,在丙酮中略溶,在水中微溶。

熔点 应为 219～222℃,熔融时同时分解(通则 0612)。

【鉴别】 (1)取本品约 5mg,加冰醋酸溶液(1→20)1ml 使溶解,加碘化铋钾试液 1～2 滴,即生成橙红色沉淀。

(2)取本品约 5mg,加乙醇 1ml 与硫酸 2ml,即显橙红色。

【检查】 其他生物碱 取本品,加三氯甲烷制成每 1ml 含 1mg 的溶液,作为供试品溶液。照薄层色谱法(通则 0502)试验,吸取上述溶液 10μl,点于硅胶 G 薄层板上,以三氯甲烷-丙酮-二乙胺(5：4：0.4)为展开剂,展开,取出,晾干,喷以稀碘化铋钾试液。供试品色谱中,除主斑点外,不得有其他斑点。

干燥失重 取本品,在 105℃干燥至恒重,减失重量不得过 0.5％(通则 0831)。

【含量测定】 取本品约 0.15g,精密称定,加冰醋酸 30ml 溶解后,加醋酐 1ml 与结晶紫指示液 1～2 滴,用高氯酸滴定液(0.1mol/L)滴定至溶液显纯蓝色,并将滴定的结果用空白试验校正。每 1ml 高氯酸滴定液(0.1mol/L)相当于 20.12mg 的环维黄杨星 D($C_{26}H_{46}N_2O$)。

本品按干燥品计算,含环维黄杨星 D($C_{26}H_{46}N_2O$)不得少于 99.0％。

【贮藏】 遮光,密闭。

【制剂】 黄杨宁片

松 节 油

Songjie You

TURPENTINE OIL

本品为松科松属数种植物中渗出的油树脂,经蒸馏或其他方法提取的挥发油。

【性状】 本品为无色至微黄色的澄清液体;臭特异。久贮或暴露空气中,臭渐增强,色渐变黄。本品易燃,燃烧时产生浓烟。

本品在乙醇中易溶,与三氯甲烷、乙醚或冰醋酸能任意混溶,在水中不溶。

相对密度 应为 0.850～0.870(通则 0601)。

馏程 取本品,照馏程测定法(通则 0611)测定,在 154～165℃馏出的数量不得少于 90.0％(ml/ml)。

折光率 应为 1.466～1.477(通则 0622)。

【鉴别】 (1)取本品 1g,加石油醚(30～60℃)5ml,摇匀,作为供试品溶液。另取松节油对照提取物 1g,同法制成对照提取物溶液。再取 α-蒎烯对照品,加石油醚(30～60℃)制成每 1ml 含 40mg 的溶液,作为对照品溶液。照薄层色谱法(通则 0502)试验,吸取上述三种溶液各 1~5μl,分别点于同一硅胶 G 薄层板上,以环己烷-丙酮(9:1)为展开剂,展开,取出,晾干,喷以 5%香草醛硫酸溶液,在 105℃加热至斑点显色清晰。供试品色谱中,在与对照提取物色谱和对照品色谱相应的位置上,显相同颜色的斑点。

(2)取本品 50mg,置棕色量瓶中,加无水乙醇 5ml 使溶解,摇匀,作为供试品溶液。另取 β-蒎烯对照品、莰烯对照品适量,加无水乙醇制成每 1ml 含各含 0.2mg 的溶液,作为对照品溶液。照气相色谱法(通则 0521)测定。

以 50%苯基-50%甲基聚硅氧烷毛细管柱(柱长为 30m,内径为 0.25mm,膜厚度为 0.25μm);柱温为程序升温:初始温度 40℃,以每分钟 1℃的速率升温至 50℃,再以每分钟 3℃的速率升温至 200℃;进样口温度 250℃;检测器温度 300℃;分流进样,分流比 15:1;流速为每分钟 1.0ml。理论板数按莰烯峰计算应不低于 20000。

分别吸取对照品溶液和供试品溶液各 1μl,注入气相色谱仪,记录色谱图。供试品色谱中应呈现与对照品色谱峰保留时间相一致的色谱峰。

【检查】 乙醇中不溶物 取本品 1ml,加 90%乙醇 7ml,振摇使溶解,溶液应澄清。

酸值 应不大于 0.5(通则 0713)。

【含量测定】 照气相色谱法(通则 0521)测定。

色谱条件与系统适用性试验 50%苯基-50%甲基聚硅氧烷毛细管柱(柱长为 30m,内径为 0.25mm,膜厚度为 0.25μm);柱温为程序升温:初始温度为 50℃,保持 4 分钟,以每分钟 20℃的速率升温至 150℃。理论板数按 α-蒎烯峰计算应不低于 8000。

校正因子测定 取正丁醇适量,精密称定,加无水乙醇制成每 1ml 含 10mg 的溶液,作为内标溶液。另取 α-蒎烯对照品约 70mg,精密称定,置 10ml 棕色量瓶中,加无水乙醇溶解并稀释至刻度,摇匀,精密量取 1ml,置 10ml 量瓶中,精密加入内标溶液 1ml,加无水乙醇至刻度,摇匀,吸取 1μl 注入气相色谱仪,计算校正因子。

测定法 取本品约 0.25g,精密称定,置 25ml 棕色量瓶中,用无水乙醇溶解并稀释至刻度,摇匀。精密量取 1ml,置 10ml 棕色量瓶中,精密加入内标溶液 1ml,用无水乙醇稀释至刻度,摇匀,吸取 1μl 注入气相色谱仪,测定,即得。

本品含 α-蒎烯($C_{10}H_{16}$)不得少于 80.0%。

【贮藏】 遮光,密封,置阴凉处。

刺五加浸膏

Ciwujia Jingao

ACANTHOPANAX EXTRACT

本品为刺五加经加工制成的浸膏。

【制法】 取刺五加 1000g,粉碎成粗粉,加水煎煮二次,每次

3 小时,合并煎液,滤过,滤液浓缩成浸膏 50g(水浸膏),即得;或取刺五加 1000g,粉碎成粗粉,加 75%乙醇,回流提取 12 小时,滤过,滤液回收乙醇至无醇味,浓缩成浸膏 40g(醇浸膏),即得。

【性状】 本品为黑褐色的稠膏状物;气香,味微苦、涩。

【鉴别】 取本品 0.5g,加 70%乙醇 20ml,超声处理 30 分钟,滤过,滤液蒸干,残渣加甲醇 1ml 使溶解,作为供试品溶液。另取刺五加对照药材 2.5g,加甲醇 20ml,加热回流 1 小时,滤过,滤液蒸干,残渣加甲醇 1ml 使溶解,作为对照药材溶液。再取异嗪皮啶对照品、紫丁香苷对照品,分别加甲醇制成每 1ml 含异嗪皮啶 0.5mg、紫丁香苷 1mg 的溶液,作为对照品溶液。照薄层色谱法(通则 0502)试验,吸取上述供试品溶液与对照药材溶液各 10μl、对照品溶液各 2μl,分别点于同一硅胶 G 薄层板上,以三氯甲烷-甲醇-水(6:2:1)的下层溶液为展开剂,展开,取出,晾干,置紫外光灯(365nm)下检视。供试品色谱中,在与对照药材色谱相应的位置上,显相同颜色的荧光主斑点;在与异嗪皮啶对照品色谱相应的位置上,显相同颜色的荧光斑点;喷以 10%硫酸乙醇溶液,在 105℃加热至斑点显色清晰,置日光下检视。供试品色谱中,在与对照药材色谱相应的位置上,显相同颜色的主斑点;在与紫丁香苷对照品色谱相应的位置上,显相同的蓝紫色斑点。

【检查】 水分 水浸膏不得过 30.0%;醇浸膏不得过 20.0%(通则 0832 第二法)。

总灰分 不得过 6.0%(通则 2302)。

其他 应符合流浸膏剂与浸膏剂项下有关的各项规定(通则 0189)。

【浸出物】 取本品水浸膏 2.5g,精密称定,置 100ml 具塞锥形瓶中,精密加水 25ml 使溶散(必要时以玻璃棒搅拌使溶散),再精密加水 25ml 冲洗瓶壁及玻璃棒,密塞,称定重量,超声处理 30 分钟,放冷,再称定重量,用水补足减失的重量,摇匀,滤过,精密量取续滤液 25ml,置已干燥至恒重的蒸发皿中,蒸干,于 105℃干燥 3 小时,置干燥器中冷却 30 分钟,迅速精密称定重量。以干燥品计算供试品中水溶性浸出物的含量,不得少于 90.0%。或取本品醇浸膏,照醇溶性浸出物测定法项下的热浸法(通则 2201)测定,用甲醇作溶剂,醇溶性浸出物不得少于 60.0%。

【特征图谱】 照高效液相色谱法(通则 0512)测定。

色谱条件与系统适用性试验 以十八烷基硅烷键合硅胶为填充剂,Agilent ZORBAX 色谱柱(柱长为 25cm,柱内径为 4.6mm,粒径为 5μm);以 30%乙腈为流动相 A,0.2%磷酸溶液为流动相 B,按下表中的规定进行梯度洗脱;检测波长为 220nm;柱温为 20℃;流速为每分钟 0.8ml。理论板数按紫丁香苷峰计算应不低于 6000。

时间(分钟)	流动相 A(%)	流动相 B(%)
0~3	15→18	85→82
3~50	18→69	82→31
50~60	69→80	31→20

参照物溶液的制备 取紫丁香苷对照品适量，精密称定，加甲醇制成每 1ml 含 45μg 的溶液，即得。

供试品溶液的制备 取本品 0.5g，精密称定，置具塞锥形瓶中，精密加入 50% 甲醇 25ml，密塞，称定重量，超声处理（功率 250W，频率 50kHz）30 分钟，放冷，再称定重量，用 50% 甲醇补足减失的重量，摇匀，滤过，取续滤液，即得。

测定法 分别精密吸取参照物溶液与供试品溶液各 10μl，注入液相色谱仪，测定，记录 60 分钟色谱图，即得。

供试品特征图谱中应呈现 9 个特征峰，其中与紫丁香苷参照物峰相应的峰为 S 峰，计算各特征峰与 S 峰的相对保留时间，其相对保留时间应在规定值的 ±5% 之内。规定值为：0.40（峰 1）、0.66（峰 2）、0.76（峰 3）、1.00（峰 S）、1.08（峰 5）、1.16（峰 6）、1.61（峰 7）、1.88（峰 8）、2.10（峰 9）。

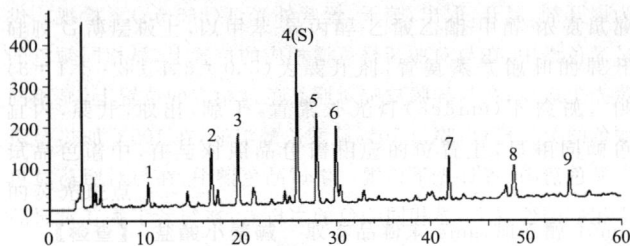

对照特征图谱

峰 2 为原儿茶酸，峰 4（S）为紫丁香苷，
峰 5 为绿原酸，峰 7 为刺五加苷 E，峰 8 为异嗪皮啶

【含量测定】 照高效液相色谱法（通则 0512）测定。

色谱条件与系统适用性试验 以十八烷基硅烷键合硅胶为填充剂；以乙腈为流动相 A，以 0.1% 磷酸溶液为流动相 B，按下表中的规定进行梯度洗脱；检测波长为 220nm；柱温 30℃。理论板数按紫丁香苷峰计算应不低于 10000；异嗪皮啶峰与相邻杂质峰的分离度应大于 1.5。

时间（分钟）	流动相 A（%）	流动相 B（%）
0～20	10→20	90→80
20～30	20→25	80→75
30～40	40	60
40～50	10	90

对照品溶液的制备 取紫丁香苷对照品、刺五加苷 E 对照品、异嗪皮啶对照品适量，精密称定，加甲醇（刺五加苷 E 对照品先加 50% 甲醇溶解）制成每 1ml 含紫丁香苷、刺五加苷 E 各 40μg、异嗪皮啶 10μg 的混合溶液，即得。

供试品溶液的制备 取本品约 0.2g，精密称定，置小烧杯中，用 50% 甲醇 20ml，分次溶解，转移至 25ml 量瓶中，超声处理（功率 250W，频率 50kHz）10 分钟，取出，放冷，加 50% 甲醇至刻度，摇匀，滤过，取续滤液，即得。

测定法 分别精密吸取对照品溶液 10μl 与供试品溶液 10～20μl，注入液相色谱仪，测定，即得。

本品按干燥品计算，水浸膏含紫丁香苷（$C_{17}H_{24}O_9$）不得

少于 0.60%、含刺五加苷 E（$C_{34}H_{46}O_{18}$）不得不少于 0.30%、含异嗪皮啶（$C_{11}H_{10}O_5$）不得少于 0.10%；醇浸膏含紫丁香苷（$C_{17}H_{24}O_9$）不得少于 0.50%、含刺五加苷 E（$C_{34}H_{46}O_{18}$）不得少于 0.30%、含异嗪皮啶（$C_{11}H_{10}O_5$）不得少于 0.12%。

【贮藏】 密封。

【制剂】 刺五加片 刺五加胶囊 刺五加脑灵合剂等

岩 白 菜 素
Yanbaicaisu
BERGENIN

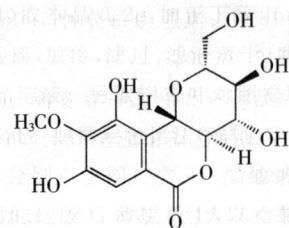

$C_{14}H_{16}O_9$　328.27

【性状】 本品为白色疏松的针状结晶或结晶性粉末；气微，味苦。遇光或热渐变色。

本品在甲醇中溶解，在水或乙醇中微溶。

熔点 取本品，在 130℃ 干燥后，依法测定（通则 0612），熔点为 232～240℃。

旋光度 取本品，精密称定，加甲醇制成每 1ml 含 20mg 的溶液，依法测定（通则 0621），按干燥品计算，比旋度应为 −38°～−45°。

【鉴别】 （1）取本品 50mg，加水 10ml，加热使溶解，放冷，取溶液 1ml，加每 1ml 中含三氯化铁试液 1 滴的铁氰化钾试液 2 滴，显翠绿色，后变为蓝色。

（2）取本品 5mg，加甲醇 1ml 使溶解，加 7% 盐酸羟胺的甲醇溶液数滴，再加 10% 氢氧化钾甲醇溶液使呈碱性，加热至微沸，放冷，加稀盐酸使呈酸性，加 1% 三氯化铁乙醇溶液 1～2 滴，显紫红色。

（3）取本品〔含量测定〕项下制备的溶液，照紫外-可见分光光度法（通则 0401）测定，在 275nm 与 220nm 的波长处有最大吸收。

【检查】 干燥失重 取本品，在 130℃ 干燥至恒重，减失重量不得过 6.0%（通则 0831）。

炽灼残渣 不得过 0.1%（通则 0841）。

【含量测定】 取本品约 20mg，精密称定，置 50ml 量瓶中，加甲醇溶解并稀释至刻度，摇匀，精密量取 1ml，置 25ml 量瓶中，加甲醇至刻度，摇匀。照紫外-可见分光光度法（通则 0401），在 275nm 的波长处测定吸光度，按岩白菜素（$C_{14}H_{16}O_9$）的吸收系数（$E_{1cm}^{1\%}$）248 计算，即得。

本品按干燥品计算，含岩白菜素（$C_{14}H_{16}O_9$）应为

97.0%～103.0%。

【贮藏】 遮光,密闭。

肿节风浸膏
Zhongjiefeng Jingao
GLABROUS SARCANDRA EXTRACT

本品为金粟兰科植物草珊瑚 *Sarcandra glabra* (Thunb.)Nakai 的干燥全株经加工制成的浸膏。

【制法】 取肿节风,加水煎煮三次,每次 1 小时,合并煎液,滤过,滤液浓缩成稠膏,85℃以下减压干燥,即得。

【性状】 本品为深棕色至深褐色的疏松不规则块;味苦,微涩。

【鉴别】 取本品粉末约 0.1g,加水 10ml,超声处理 30 分钟,滤过,滤液用乙酸乙酯振摇提取两次,每次 10ml,合并乙酸乙酯液,蒸干,残渣加甲醇 1ml 使溶解,作为供试品溶液。另取肿节风对照药材 1g,加水 50ml,超声处理 30 分钟,滤过,滤液用乙酸乙酯振摇提取两次,每次 25ml,合并乙酸乙酯液,蒸干,残渣加甲醇 1ml 使溶解,作为对照药材溶液。再取异嗪皮啶对照品,加甲醇制成每 1ml 含 0.5mg 的溶液,作为对照品溶液。照薄层色谱法(通则 0502)试验,吸取上述三种溶液各 4μl,分别点于同一硅胶 G 薄层板上,以甲苯-乙酸乙酯-甲酸(9：4：1)为展开剂,展开,取出,晾干,置紫外光灯(365nm)下检视,供试品色谱中,在与对照药材色谱和对照品色谱相应的位置上,显相同颜色的荧光斑点。

【检查】 水分 不得过 9.0%(通则 0832 第二法)。

酸不溶性灰分 不得过 0.5%(通则 2302)。

【特征图谱】 照高效液相色谱法(通则 0512)测定。

色谱条件与系统适用性试验 以十八烷基硅烷键合硅胶为填充剂;以乙腈(含 0.1%甲酸)为流动相 A,以 0.1%甲酸为流动相 B,按下表中的规定进行梯度洗脱;检测波长 330nm。理论板数按异嗪皮啶峰计算应不低于 5000。

时间(分钟)	流动相 A(%)	流动相 B(%)
0～5	8	92
5～60	8→35	92→65
60～70	35→60	65→40
70～72	60→100	40→0
72～80	100	0

参照物溶液的制备 取绿原酸对照品、异嗪皮啶对照品和迷迭香酸对照品适量,精密称定,分别加 60%甲醇制成每 1ml 含绿原酸 15μg、异嗪皮啶 15μg、迷迭香酸 25μg 的溶液,即得。

供试品溶液的制备 取本品粉末(过三号筛)约 0.1g,精密称定,置具塞锥形瓶中,加入 60%甲醇 10ml,称定重量,超声处理(功率 250W,频率 40kHz)30 分钟,取出,放冷,再称定重量,用 60%甲醇补足减失的重量,摇匀,滤过,即得。

测定法 分别精密吸取参照物溶液和供试品溶液各 10μl,注入液相色谱仪,测定,记录 70 分钟的色谱图,即得。

供试品特征图谱中应呈现 5 个特征峰,其中 3 个峰应分别与相应的参照物峰保留时间一致;与异嗪皮啶参照峰相应的峰为 S 峰,计算各特征峰与 S 峰的相对保留时间,其相对保留时间应在规定值的±5%之内。规定值为:0.35(峰 1)、0.53(峰 2)、0.58(峰 3)、1.00(峰 4)、1.31(峰 5)。

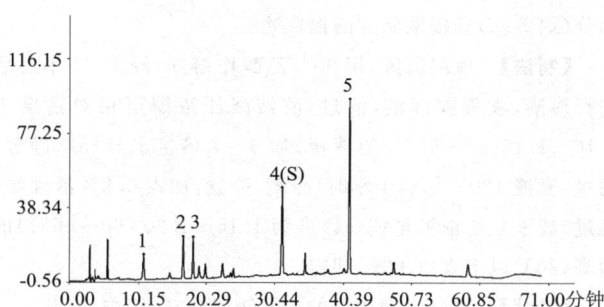

对照特征图谱

峰 1:新绿原酸　峰 2:绿原酸　峰 3:隐绿原酸　峰 4(S):异嗪皮啶　峰 5:迷迭香酸

【含量测定】 照高效液相色谱法(通则 0512)测定。

色谱条件与系统适用性试验 以十八烷基硅烷键合硅胶为填充剂;以乙腈(含 0.1%甲酸)为流动相 A,以 0.1%甲酸为流动相 B,按下表中的规定进行梯度洗脱;检测波长 330nm。理论板数分别按异嗪皮啶峰和迷迭香酸峰计算均应不低于 5000。

时间(分钟)	流动相 A(%)	流动相 B(%)
0～10	20	80
10～25	20→35	80→65
25～26	35→100	65→0
26～30	100	0

对照品溶液的制备 分别取异嗪皮啶和迷迭香酸对照品适量,精密称定,加 60%甲醇制成每 1ml 含异嗪皮啶 15μg,迷迭香酸 25μg 的混合溶液,即得。

供试品溶液的制备 取本品粉末(过三号筛)约 0.25g,精密称定,置具塞锥形瓶中,加入 60%甲醇 50ml,称定重量,超声处理(功率 250W,频率 40kHz)30 分钟,取出,放冷,再称定重量,用 60%甲醇补足减失的重量,摇匀,滤过,取续滤液,即得。

测定法 分别精密吸取对照品溶液与供试品溶液各 10μl,注入液相色谱仪,测定,即得。

本品按干燥品计算,含异嗪皮啶($C_{11}H_{10}O_5$)不得少于 0.19%,含迷迭香酸($C_{18}H_{16}O_8$)不得少于 0.14%。

【规格】 每 1g 干浸膏约相当于原药材 10g。

【贮藏】　密封。

【制剂】　肿节风片　血康口服液

茵陈提取物

Yinchen Tiquwu

GAPILLARY WORMWOOD EXTRACT

本品为菊科植物滨蒿 *Artemisia scoparia* Waldst. et Kit. 或茵陈蒿 *Artemisia capillaris* Thunb. 春季采收的干燥地上部分(绵茵陈)经提取制成的提取物。

【制法】　取绵茵陈,用 90% 乙醇作溶剂,浸渍 24 小时后进行渗漉,收集渗漉液,滤过,滤液减压浓缩至相对密度为 1.10～1.15(60～65℃)的清膏,加 6～7 倍量水,冷藏,静置,滤过,滤液 120℃加热 1 小时,冷藏,静置,加入 0.2% 活性炭,滤过,滤液减压浓缩至相对密度为 1.15～1.20 (60～65℃)的清膏,80℃以下真空干燥,即得。

【性状】　本品为棕褐色的块状物或颗粒;气香,味苦。

【鉴别】　(1)取本品 0.1g,加甲醇 10ml,超声处理 15 分钟,滤过,滤液作为供试品溶液。另取绿原酸对照品,加甲醇制成每 1ml 含 0.1mg 的溶液,作为对照品溶液。照薄层色谱法(通则 0502)试验,吸取上述两种溶液各 2μl,分别点于同一硅胶 G 薄层板上,以乙酸丁酯-甲酸-水(7:2.5:2.5)的上层溶液为展开剂,展开,取出,晾干,置紫外光灯(365nm)下检视。供试品色谱中,在与对照品色谱相应的位置上,显相同颜色的荧光斑点。

(2)取本品,照〔含量测定〕对羟基苯乙酮项下的方法试验,供试品色谱中应呈现与对照品色谱峰保留时间相同的色谱峰。

【检查】　水分　取本品 1g,照水分测定法(通则 0832 第二法)测定,不得过 10.0%。

重金属及有害元素　照铅、镉、砷、汞、铜测定法(通则 2321)测定,铅不得过 5mg/kg;镉不得过 0.3mg/kg;砷不得过 2mg/kg;汞不得过 0.2mg/kg;铜不得过 20mg/kg。

【特征图谱】　照高效液相色谱法(通则 0512)测定。

色谱条件与系统适用性试验　以十八烷基硅烷键合硅胶为填充剂(柱长为 25cm,内径为 4.6mm,粒径为 5μm);以甲醇为流动相 A,以 0.05% 磷酸溶液为流动相 B,按下表中的规定进行梯度洗脱;柱温为 30℃;检测波长为 327nm。理论板数按绿原酸峰计算应不低于 50000。

时间(分钟)	流动相 A(%)	流动相 B(%)
0	10	90
75	60	40

参照物溶液的制备　取绿原酸对照品适量,精密称定,加 60% 甲醇制成每 1ml 含 0.1mg 的溶液,即得。

供试品溶液的制备　取〔含量测定〕对羟基苯乙酮项下的供试品溶液,即得。

测定法　分别精密吸取参照物溶液和供试品溶液各 5μl,注入液相色谱仪,测定,即得。

供试品特征图谱中应有 7 个特征峰,与参照物峰相应的峰为 S 峰,计算各特征峰与 S 峰的相对保留时间,其相对保留时间应在规定值的 ±5% 之内。规定值为 0.509(峰 1)、0.627(峰 2)、1.000(峰 S)、1.109(峰 3)、2.045(峰 4)、2.075(峰 5)、2.367(峰 6)。

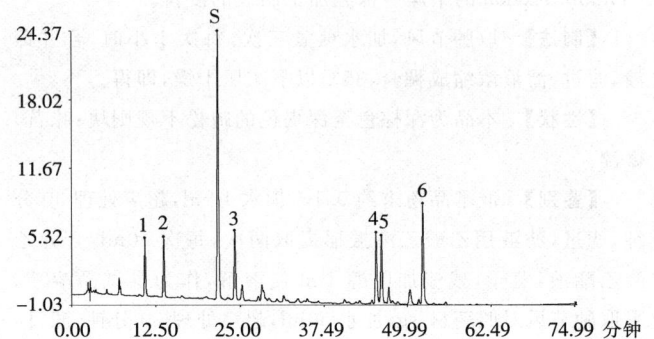

对照特征图谱

积分参数　斜率灵敏度为 1,峰宽为 0.1,最小峰面积为 10,最小峰高为 S 峰峰高的 1.5%。

【含量测定】　绿原酸　照高效液相色谱法(通则 0512)测定。

色谱条件与系统适用性试验　以十八烷基硅烷键合硅胶为填充剂;以乙腈-0.05% 磷酸溶液(10:90)为流动相;检测波长为 327nm。理论板数按绿原酸峰计算应不低于 10000。

对照品溶液的制备　取绿原酸对照品适量,精密称定,置棕色量瓶中,加 50% 甲醇制成每 1ml 含 40μg 的溶液,即得。

供试品溶液的制备　取本品 0.3g,精密称定,置 50ml 棕色量瓶中,加 50% 甲醇适量,超声处理使溶解,放冷,加 50% 甲醇至刻度,摇匀,离心,精密量取上清液 3ml,置 10ml 棕色量瓶中,加 50% 甲醇至刻度,摇匀,即得。

测定法　分别精密吸取对照品溶液与供试品溶液各 10～20μl,注入液相色谱仪,测定,即得。

本品按干燥品计算,含绿原酸($C_{16}H_{18}O_9$)不得少于 1.0%。

对羟基苯乙酮　照高效液相色谱法(通则 0512)测定。

色谱条件与系统适用性试验　以十八烷基硅烷键合硅胶为填充剂;以乙腈-0.05% 磷酸溶液(15:80)为流动相;检测波长为 275nm。理论板数按对羟基苯乙酮峰计算应不低于 10000。

对照品溶液的制备　取对羟基苯乙酮对照品适量,精密称定,加 50% 甲醇制成每 1ml 含 10μg 的溶液,即得。

供试品溶液的制备　取〔含量测定〕绿原酸项下离心后的上清液,即得。

测定法 分别精密吸取对照品溶液与供试品溶液各 10～20μl，注入液相色谱仪，测定，即得。

本品按干燥品计算，含对羟基苯乙酮（C₈H₈O₂）不得少于 0.10％。

【贮藏】 密封，置阴凉干燥处。

茶 油

Cha You

TEA-SEED OIL

本品为山茶科植物油茶 *Camellia oleifera* Abel 或小叶油茶 *Camellia meiocarpa* Hu ms. 的成熟种子用压榨法得到的脂肪油。

【性状】 本品为淡黄色的澄清液体。

本品在三氯甲烷、乙醚或二硫化碳中易溶，在乙醇中微溶。

相对密度 在 25℃时应为 0.909～0.915（通则 0601）。

折光率 在 25℃时应为 1.466～1.470（通则 0622）。

【鉴别】 取本品 2ml，小心加入新制放冷的发烟硝酸-硫酸-水（1：1：1）10ml 中，放置片刻，两液接界处显蓝绿色。

【检查】 桐油 取本品 3ml，加石油醚 3ml，溶解成澄清液，加亚硝酸钠结晶少量与稀硫酸数滴，即有气泡发生，强力振摇后，静置观察，油液层应澄清，油液与酸液接界处亦不得显浑浊。

棉子油 取本品 5ml，置试管中，加含硫黄的二硫化碳溶液（1→100）与戊醇的等容混合液 5ml，置饱和食盐水浴中，注意缓缓加热至泡沫停止（除去二硫化碳），继续加热使水浴保持沸腾，2 小时内不得显红色。

酸值 应不大于 3（通则 0713）。

皂化值 应为 185～196（通则 0713）。

碘值 应为 80～88（通则 0713）。

【用途】 用作注射用茶油的原料及软膏基质。

【贮藏】 遮光，密封，置阴凉处。

香 果 脂

Xiangguo Zhi

SPICELEAF KERNEL OIL

本品为樟科植物香果树 *Lindera communis* Hemsl. 的成熟种仁压榨提取得到的固体脂肪，或成熟种子压榨提取的油脂经氢化后精制而成。

【性状】 本品为白色结晶性粉末或淡黄白色块状物；质轻。气微，味淡。

本品在三氯甲烷或乙醚中易溶，在无水乙醇中溶解，在乙醇中极微溶解，在水中不溶。

熔点 应为 30～36℃（通则 0612）。

【检查】 酸值 应不大于 3（通则 0713）。

皂化值 应为 255～280（通则 0713）。

碘值 应为 1～5（通则 0713）。

【用途】 用作栓剂基质。

【贮藏】 遮光，密闭，置阴凉处。

姜 流 浸 膏

Jiang Liujingao

GINGER LIQUID EXTRACT

本品为姜科植物姜 *Zingiber officinale* Rosc. 的干燥根茎经加工制成的流浸膏。

【制法】 取干姜粉 1000g，用 90％乙醇作溶剂，浸渍 24 小时后，以每分钟 1～3ml 的速度缓缓渗漉，收集初漉液 850ml，另器保存，继续渗漉至漉液接近无色、姜的香气和辣味已淡薄为止，收集续漉液，在 60℃以下浓缩至稠膏状，加入初漉液，混匀，滤过，分取 20ml，依法测定含量，余液用 90％乙醇稀释，使含量与乙醇量均符合规定，静置，俟澄清，滤过，即得。

【性状】 本品为棕色的液体；有姜的香气，味辣。

【鉴别】 取本品 0.5ml，加 90％乙醇 10ml，摇匀，作为供试品溶液。另取 6-姜辣素对照品，加甲醇制成每 1ml 含 0.5mg 的对照品溶液。照薄层色谱法（通则 0502）试验，吸取上述两种溶液各 4μl，分别点于同一硅胶 G 薄层板上，以石油醚（60～90℃）-三氯甲烷-乙酸乙酯（5：2.5：2.5）为展开剂，展开，取出，晾干，喷以 2％香草醛硫酸溶液，在 105℃加热至斑点显色清晰。供试品色谱中，在与对照品色谱相应的位置上，显相同颜色的斑点。

【检查】 乙醇量 应为 72％～80％（通则 0711）。

其他 应符合流浸膏剂与浸膏剂项下有关的各项规定（通则 0189）。

【含量测定】 精密量取本品 20ml，回收乙醇至尽，放冷，加乙醚 50ml，用玻璃棒搅拌，使醚溶性物质溶解，倾取乙醚液，滤过，残液继续用乙醚提取 3 次，每次 50ml，滤过，合并乙醚液，低温回收乙醚，残渣置硫酸干燥器中干燥 24 小时，精密称定，即得供试品中所含醚溶性物质的重量。

本品含醚溶性物质不得少于 4.5％。

【贮藏】 遮光，密封，置阴凉处。

【制剂】 姜酊

穿心莲内酯

Chuanxinlianneizhi

ANDROGRAPHOLIDES

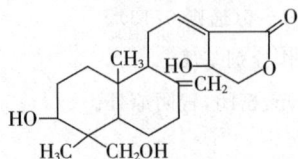

C$_{20}$H$_{30}$O$_5$　　350.45

【性状】　本品为无色结晶性粉末;无臭,味苦。

本品在沸乙醇中溶解,在甲醇或乙醇中略溶,在三氯甲烷中极微溶解,在水中几乎不溶。

熔点　应为 224～230℃,熔融时同时分解(通则 0612)。

【鉴别】　(1)取本品约 10mg,加乙醇 2ml 溶解后,加 2% 3,5-二硝基苯甲酸的乙醇溶液与 5%氢氧化钾的乙醇溶液各 2 滴,摇匀后,即显紫红色。

(2)取本品约 10mg,加乙醇 2ml 溶解后,加乙醇制氢氧化钾试液 2～3 滴,渐显红色,放置后变为黄色。

(3)取本品,加无水乙醇制成每 1ml 中含 10μg 的溶液,照紫外-可见分光光度法(通则 0401)测定,在 224nm 的波长处有最大吸收。

【检查】　**其他内酯**　取本品,加无水乙醇制成每 1ml 含 2mg 的溶液作为供试品溶液。照薄层色谱法(通则 0502)试验,吸取上述溶液 10μl,点于硅胶 G 薄层板上,以三氯甲烷-甲醇(19:1)为展开剂,展开,取出,晾干,喷以 2% 3,5-二硝基苯甲酸的乙醇溶液与 5%氢氧化钾的乙醇溶液的等量混合液(临用配制)。供试品色谱中,除主斑点外,不得显其他斑点。

干燥失重　取本品,在 105℃ 干燥至恒重,减失重量不得过 1.0%(通则 0831)。

炽灼残渣　不得过 0.1%(通则 0841)。

【含量测定】　照高效液相色谱法(通则 0512)测定。

色谱条件与系统适用性试验　以十八烷基硅烷键合硅胶为填充剂;以甲醇-水(60:40)为流动相;检测波长为 225nm。理论板数按穿心莲内酯峰计算应不低于 5000。

对照品溶液的制备　取穿心莲内酯对照品适量,精密称定,加甲醇制成每 1ml 含 0.1mg 的溶液,即得。

供试品溶液的制备　取本品约 25mg,精密称定,置 50ml 量瓶中,加甲醇溶解并稀释至刻度,摇匀。精密量取 5ml,置 25ml 量瓶中,加甲醇稀释至刻度,摇匀,即得。

测定法　分别精密吸取对照品溶液与供试品溶液各 10μl,注入液相色谱仪,测定,即得。

本品按干燥品计算,含穿心莲内酯(C$_{20}$H$_{30}$O$_5$)应为 95.0%～101.0%。

【贮藏】　遮光,密闭。

莪 术 油

Ezhu You

ZEDOARY TURMERIC OIL

本品为莪术(温莪术)经水蒸气蒸馏提取的挥发油。

【性状】　本品为浅棕色或深棕色的澄清液体;气特异,味微苦而辛。

本品在甲醇、乙醇、丙酮、乙酸乙酯、三氯甲烷、乙醚、甲苯或石油醚中易溶,几乎不溶于水。

相对密度　应为 0.970～0.990(通则 0601)。

比旋度　取本品,加乙醇制成每 1ml 中含 50mg 的溶液,依法测定(通则 0621),比旋度应为+20°～+25°。

折光率　应为 1.500～1.510(通则 0622)。

【鉴别】　取本品 4mg,加石油醚(60～90℃)1ml 使溶解,作为供试品溶液。另取莪术醇对照品、牻牛儿酮对照品和莪术二酮对照品,分别加石油醚(60～90℃)制成每 1ml 含 0.5mg 的溶液,作为对照品溶液。照薄层色谱法(通则 0502)试验,吸取上述四种溶液各 2μl,分别点于同一硅胶 G 薄层板上,以石油醚(60～90℃)-乙酸乙酯-冰醋酸(60:5:0.5)为展开剂,展开,取出,晾干,喷以 5%香草醛硫酸溶液,在 105℃ 加热至斑点显色清晰。供试品色谱中,在与对照品色谱相应的位置上,显相同颜色的斑点。

【检查】　**重金属**　取本品 2g,依法检查,不得过 10mg/kg(通则 0821 第二法)。

砷盐　取本品 1g,置坩埚中,加等量氢氧化钙,搅匀,先缓缓加热炭化,再在 500～600℃ 灰化,冷却,加盐酸 5ml,加水 23ml 使溶解,依法检查(通则 0822 第一法)。含砷不得过 2mg/kg。

【指纹图谱】　照高效液相色谱法(通则 0512)测定。

色谱条件与系统适用性试验　以十八烷基硅烷键合硅胶为填充剂;以乙腈为流动相 A,水为流动相 B,按下表中的规定进行梯度洗脱;检测波长为 216nm。理论板数按牻牛儿酮峰计算不低于 5000。

时间(分钟)	流动相 A(%)	流动相 B(%)
0～20	60→95	40→5
21～35	95	5

参照物溶液的制备　取牻牛儿酮对照品及呋喃二烯对照品适量,精密称定,加无水乙醇制成每 1ml 含牻牛儿酮 30μg、呋喃二烯 50μg 的混合溶液,即得。

供试品溶液的制备　取本品 0.1g,精密称定,置 50ml 量瓶中,加无水乙醇至刻度,摇匀,精密量取 5ml,置 25ml 量瓶中,加无水乙醇至刻度,摇匀,滤过,取续滤液,即得。

测定法　分别精密吸取参照物溶液和供试品溶液各 5μl,注入液相色谱仪,测定,记录色谱图,即得。

供试品指纹图谱中应分别呈现相应的参照物色谱峰保留时间相同的色谱峰。

按中药色谱指纹图谱相似度评价系统计算,供试品指纹图谱与对照指纹图谱的相似度不得低于 0.95。

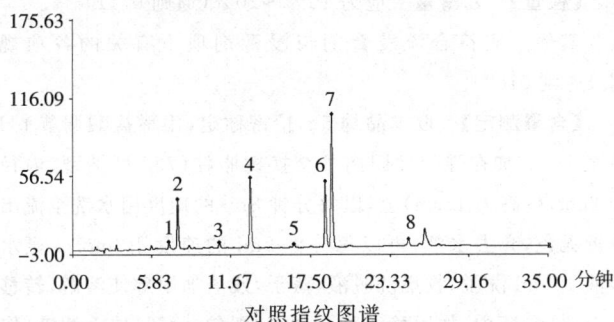

峰 4:蛔牛儿酮 峰 7:呋喃二烯

【含量测定】 照高效液相色谱法(通则 0512)测定。

色谱条件与系统适用性试验 同〔指纹图谱〕项下。

对照品溶液的制备 同〔指纹图谱〕项下参照物溶液的制备。

测定法 分别精密吸取对照品溶液和〔指纹图谱〕项下的供试品溶液各 5μl,注入液相色谱仪,测定,即得。

本品含蛔牛儿酮($C_{15}H_{22}O$)不得少于 7.5%,含呋喃二烯($C_{15}H_{20}O$)不得少于 10.0%。

【贮藏】 遮光,密封,置阴凉处。

桉 油

An You

EUCALYPTUS OIL

本品为桃金娘科植物蓝桉 Eucalyptus globulus Labill.、樟科植物樟 Cinnamomum camphora(L.)Presl 或上述两科同属其他植物经水蒸气蒸馏提取的挥发油。

【性状】 本品为无色或微黄色的澄清液体;有特异的芳香气,微似樟脑,味辛、凉。贮存日久,色稍变深。

本品在 70%乙醇中易溶。

相对密度 应为 0.895~0.920(通则 0601)。

折光率 应为 1.458~1.468(通则 0622)。

【鉴别】 取本品 0.1ml,加无水乙醇使成 1ml,振摇使溶解,作为供试品溶液。另取桉油精对照品,同法制成对照品溶液。照薄层色谱法(通则 0502)试验,吸取上述两种溶液各 2μl,分别点于同一硅胶 G 薄层板上,以环己烷-乙酸乙酯(9.5:0.5)为展开剂,展开,取出,晾干,喷以 1%香草醛硫酸溶液。供试品色谱中,在与对照品色谱相应的位置上,显相同颜色的斑点。

【检查】 **水茴香烃** 取本品 2.5ml,加石油醚(60~90℃)12.5ml,摇匀,加亚硝酸钠溶液(5→8)5ml,再缓缓加入

冰醋酸 5ml,搅匀,10 分钟内不得析出结晶。

重金属 取本品 1g,依法检查(通则 0821 第二法),不得过 10mg/kg。

【含量测定】 取本品,照桉油精含量测定法(通则 2203)测定,即得。

本品含桉油精($C_{10}H_{18}O$)不得少于 70.0%(g/g)。

【贮藏】 遮光,密封,置阴凉处。

积雪草总苷

Jixuecao Zonggan

CENTELLA TOTAL GLUCOSIDES

本品为伞形科植物积雪草 Centella asiatica(L.)Urb. 的全草经加工制成的总苷。

【性状】 本品为淡黄色至淡棕黄色粉末;无臭,味苦、稍具引湿性。

本品在水、乙醇中易溶,在三氯甲烷、乙醚中不溶。

【鉴别】 (1)取本品约 2mg,置试管中,加醋酐 1ml,摇匀,沿试管壁缓缓加入硫酸 1ml,在两液接界处呈紫红色环。

(2)取本品粉末,加乙醇制成每 1ml 含 10mg 的溶液,作为供试品溶液。另取羟基积雪草苷对照品、积雪草苷对照品,分别加乙醇制成每 1ml 各含 10mg 的溶液,作为对照品溶液。照薄层色谱法(通则 0502)试验,吸取上述三种溶液各 5μl,分别点于同一硅胶 G 薄层板上,以正丁醇-乙酸乙酯-水(4:1:5)的上层溶液为展开剂,展开,取出,晾干,喷以醋酐-硫酸-无水乙醇(1:1:10)溶液,在 105℃加热至斑点显色清晰。供试品色谱中,在与对照品色谱相应的位置上,显相同的两个蓝褐色斑点。

【检查】 **干燥失重** 取本品,在 105℃ 干燥至恒重,减失重量不得过 10.0%(通则 0831)。

重金属及有害元素 照铅、镉、砷、汞、铜测定法(通则 2321)测定,铅不得过 5mg/kg;镉不得过 0.3mg/kg;砷不得过 2mg/kg;汞不得过 0.2mg/kg;铜不得过 20mg/kg。

【指纹图谱】 照高效液相色谱法(通则 0512)测定。

色谱条件与系统适用性试验 以十八烷基硅烷键合硅胶为填充剂(柱长为 25cm,内径为 4.6mm,粒径为 5μm);以乙腈-2mmol/L 倍他环糊精溶液(24:76)为流动相;检测波长为 205nm。理论板数按积雪草苷峰计算应不低于 4000。

参照物溶液的制备 取羟基积雪草苷对照品、积雪草苷对照品,精密称定,加甲醇制成每 1ml 各含 0.2mg 的溶液,即得。

供试品溶液的制备 同〔含量测定〕项下的供试品溶液制备。

测定法 分别精密吸取参照物溶液和供试品溶液各 10μl,注入液相色谱仪,测定,记录色谱图,即得。

按中药色谱指纹图谱相似度评价系统,供试品指纹图谱与对照指纹图谱经相似度计算,相似度不得低于 0.90。

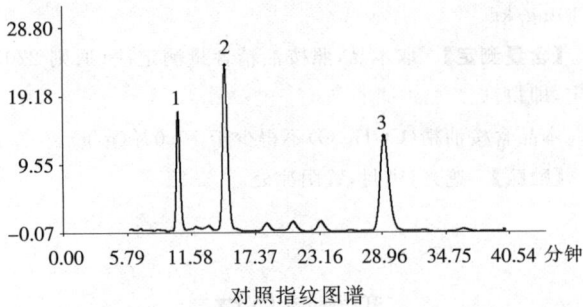

对照指纹图谱

峰 2:羟基积雪草苷　峰 3:积雪草苷

积分参数　斜率灵敏度为 1,峰宽为 0.1,最小峰面积为 20,最小峰高为 0.5。

【含量测定】　照高效液相色谱法(通则 0512)测定。

色谱条件与系统适用性试验　以十八烷基硅烷键合硅胶为填充剂;以乙腈-2mmol/L 倍他环糊精溶液(24:76)为流动相;检测波长为 205nm。理论板数按积雪草苷峰计算应不低于 4000。

对照品溶液的制备　取羟基积雪草苷对照品和积雪草苷对照品适量,精密称定,加甲醇制成每 1ml 各含 0.2mg 的溶液,即得。

供试品溶液的制备　取本品约 50mg,精密称定,置 50ml 量瓶中,加甲醇使溶解,并稀释至刻度,摇匀,滤过,取续滤液,即得。

测定法　分别精密吸取对照品溶液与供试品溶液各 10μl,注入液相色谱仪,测定,即得。

本品按干燥品计算,含总苷以羟基积雪草苷($C_{48}H_{78}O_{20}$)和积雪草苷($C_{48}H_{78}O_{19}$)的总量计,不得少于 55.0%。

【贮藏】　密封。

【制剂】　积雪苷片

益母草流浸膏

Yimucao Liujingao

LEONURUS LIQUID EXTRACT

本品为益母草经加工制成的流浸膏。

【制法】　取益母草 1000g,切碎,加水煎煮三次,合并煎液,滤过,滤液浓缩至约 500ml,放冷,加入等量的乙醇,搅匀,静置,沉淀,滤过。滤渣用 45% 乙醇洗涤,洗液与滤液合并,减压回收乙醇,放冷,滤过,调整乙醇量至规定浓度,并使总量为 1000ml,静置,俟澄清,滤过,即得。

【性状】　本品为棕褐色的液体;味微苦。

【鉴别】　取盐酸水苏碱对照品,加甲醇制成每 1ml 含 1mg 的溶液,作为对照品溶液。照薄层色谱法(通则 0502)试验,吸取

〔含量测定〕项下的供试品溶液及上述对照品溶液各 4μl,分别点于同一硅胶 G 薄层板上,以正丁醇-乙酸乙酯-盐酸(8:1:3)为展开剂,展开,取出,晾干,喷以稀碘化铋钾试液。供试品色谱中,在与对照品色谱相应的位置上,显相同颜色的斑点。

【检查】　**乙醇量**　应为 16%～20%(通则 0711)。

其他　应符合流浸膏剂与浸膏剂项下有关的各项规定(通则 0189)。

【含量测定】　取本品约 5g,精密称定,用稀盐酸调节 pH 值至 1～2,加在强酸性阳离子交换树脂柱(732 型钠型,内径为 2cm,柱高为 15cm)上,以每分钟 8ml 的速度用水洗至流出液近无色,弃去水液,再以每分钟 2ml 的速度用 2mol/L 氨水溶液 150ml 洗脱,收集洗脱液,蒸干,残渣加甲醇使溶解,转移至 10ml 量瓶中,加甲醇稀释至刻度,摇匀,静置,取上清液,作为供试品溶液。另取盐酸水苏碱对照品适量,精密称定,加甲醇制成每 1ml 含 2mg 的溶液,作为对照品溶液。照薄层色谱法(通则 0502)试验,精密吸取供试品溶液 8μl,对照品溶液 3μl 与 8μl,分别交叉点于同一硅胶 G 薄层板上,以正丁醇-乙酸乙酯-盐酸(8:1:3)为展开剂,展开,取出,晾干,在 105℃加热 15 分钟,放冷,喷以稀碘化铋钾试液-1% 三氯化铁乙醇溶液(10:1)混合溶液至斑点显色清晰,晾干,在薄层板上覆盖同样大小的玻璃板,周围用胶布固定,照薄层色谱法(通则 0502 薄层色谱扫描法)进行扫描,波长:$\lambda_S = 510nm$,$\lambda_R = 700nm$,测得供试品吸光度积分值与对照品吸光度积分值,计算,即得。

本品含盐酸水苏碱($C_7H_{13}NO_2 \cdot HCl$)不得少于 0.20%。

【注意】　孕妇禁用。

【贮藏】　密封。

浙贝流浸膏

Zhebei Liujingao

FRITILLARY THUNBERG LIQUID EXTRACT

本品为百合科植物浙贝母 *Fritillaria thunbergii* Miq. 的干燥鳞茎经加工制成的流浸膏。

【制法】　取浙贝母 1000g,粉碎成粗粉,用 70% 乙醇作溶剂,浸渍 18 小时后进行渗漉,收集初漉液 850ml,另器保存,继续渗漉,俟可溶性成分完全漉出,续漉液在 60℃以下浓缩至稠膏状,加入初漉液,混匀,加 70% 乙醇稀释至 1000ml,静置,滤过,即得。

【性状】　本品为棕黄色至棕褐色的液体;味苦。

【鉴别】　取本品 1ml,置具塞烧瓶中,加浓氨试液 8 滴,摇匀,蒸干,残渣加三氯甲烷 1ml 使溶解,作为供试品溶液。另取浙贝母对照药材 0.5g,加浓氨试液 8 滴使湿润,加入乙醚-三氯甲烷-乙醇(25:8:2.5)的混合液 40ml,超声处理 10 分钟,滤过,滤液蒸干,残渣加三氯甲烷 1ml 使溶解,作为

对照药材溶液。另取贝母素甲对照品、贝母素乙对照品适量,加三氯甲烷制成每 1ml 各含 2mg 的混合溶液,作为对照品溶液。照薄层色谱法(通则 0502)试验,吸取上述三种溶液各 10μl,分别点于同一硅胶 G 薄层板上,以乙酸乙酯-甲醇-浓氨试液(17:2:1)为展开剂,展开,取出,晾干,喷以稀碘化铋钾试液。供试品色谱中,在与对照药材色谱相应的位置上,显相同颜色的主斑点;在与对照品色谱相应的位置上,显相同颜色的斑点。

【检查】 乙醇量 应为 50%～70%(通则 0711)。

其他 应符合流浸膏剂与浸膏剂项下有关各项规定(通则 0189)。

【含量测定】 照高效液相色谱法(通则 0512)测定。

色谱条件与系统适用性试验 以十八烷基硅烷键合硅胶为填充剂;以乙腈-水-二乙胺(70:30:0.03)为流动相;用蒸发光散射检测器检测。理论板数按贝母素甲峰计算应不低于 2000。

对照品溶液的制备 取贝母素甲对照品、贝母素乙对照品适量,精密称定,加甲醇制成每 1ml 各含贝母素甲 0.1mg、贝母素乙 75μg 的混合溶液,即得。

供试品溶液的制备 精密吸取本品 2ml,加浓氨试液 4ml,混匀,精密加入三氯甲烷-甲醇(4:1)的混合溶液 40ml,称定重量,混匀,置 80℃ 水浴中加热回流 2 小时,放冷,再称定重量,用上述混合溶液补足减失的重量,混匀,静置数分钟,精密吸取下层溶液 25ml,蒸干,残渣加甲醇溶解并转移至 5ml 的量瓶中,加甲醇至刻度,摇匀,即得。

测定法 分别精密吸取对照品溶液 10μl、20μl,供试品溶液 20μl,注入液相色谱仪,测定,以外标两点法对数方程分别计算贝母素甲、贝母素乙的含量,即得。

本品每 1ml 含贝母素甲($C_{27}H_{45}NO_3$)和贝母素乙($C_{27}H_{43}NO_3$)的总量,不得少于 0.40mg。

【贮藏】 密封,置阴凉干燥处。

黄芩提取物

Huangqin Tiquwu

SCUTELLARIA EXTRACT

本品为唇形科植物黄芩 *Scutellaria baicalensis* Georgi 的干燥根经加工制成的提取物。

【制法】 取黄芩,加水煎煮,合并煎液,浓缩至适量,用盐酸调节 pH 值至 1.0～2.0,80℃ 保温,静置,滤过,沉淀物加适量水搅匀,用 40% 氢氧化钠溶液调节 pH 值至 7.0,加等量乙醇,搅拌使溶解,滤过,滤液用盐酸调节 pH 值至 1.0～2.0,60℃ 保温,静置,滤过,沉淀依次用适量水及不同浓度的乙醇洗至 pH 值至中性,挥尽乙醇,减压干燥,即得。

【性状】 本品为淡黄色至棕黄色的粉末;味淡、微苦。

【鉴别】 取本品 1mg,加甲醇 1ml 使溶解,作为供试品溶液。另取黄芩苷对照品,加甲醇制成每 1ml 含 1mg 溶液,作为对照品溶液。照薄层色谱法(通则 0502)试验,吸取上述两种溶液各 2μl,分别点于同一聚酰胺薄膜上,以醋酸为展开剂,展开,取出,晾干,置紫外光灯(365nm)下检视。供试品色谱中,在与对照品色谱相应的位置上,显相同颜色的荧光斑点。

【检查】 水分 不得过 5.0%(通则 0832 第二法)。

炽灼残渣 不得过 0.8%(通则 0841)。

重金属 取炽灼残渣项下遗留的残渣,依法检查(通则 0821 第二法),不得过 20mg/kg。

【含量测定】 照高效液相色谱法(通则 0512)测定。

色谱条件与系统适用性试验 以十八烷基硅烷键合硅胶为填充剂;以甲醇-水-磷酸(47:53:0.2)为流动相;检测波长为 280nm。理论板数按黄芩苷峰计算应不低于 2500。

对照品溶液的制备 取黄芩苷对照品适量,精密称定,加甲醇制成每 1ml 含 60μg 的溶液,即得。

供试品溶液的制备 取本品约 10mg,精密称定,置 25ml 量瓶中,加甲醇适量使溶解,再加甲醇至刻度,摇匀。精密量取 5ml,置 25ml 量瓶中,加甲醇至刻度,摇匀,滤过,取续滤液,即得。

测定法 分别精密吸取对照品溶液与供试品溶液各 10μl,注入液相色谱仪,测定,即得。

本品按干燥品计算,含黄芩苷($C_{21}H_{18}O_{11}$)不得少于 85.0%。

【贮藏】 密封,置阴凉干燥处。

黄 藤 素

Huangtengsu

FIBRIURETININ

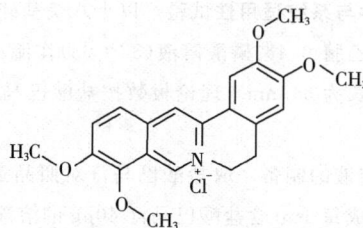

$C_{21}H_{22}ClNO_4$ 387.86

本品为防己科植物黄藤 *Fibraurea recisa* Pierre. 干燥藤茎中提取得到的生物碱。

【制法】 取黄藤粗粉 1000g,加 0.3%～0.5% 硫酸溶液浸泡 2 次,每次 24 小时,第一次 5 倍量,第二次 4 倍量,合并提取液,滤过,滤液加食盐约 800g,搅匀,静置,滤过,滤渣干燥,即得黄藤素粗品。取粗品 1000g,加 85% 乙醇 30000ml 及活性炭 100g,加热回流 30 分钟,趁热滤过,滤液浓缩至 15000ml,室温静置 48 小时使结晶,滤过,结晶置 70℃ 下干燥,粉碎,即得。

【性状】　本品为黄色的针状结晶;无臭,味极苦。

本品在热水中易溶,在水中略溶,在乙醇或三氯甲烷中微溶,在乙醚中几乎不溶。

【鉴别】　(1)取本品粉末 50mg,加乙醇 10ml,搅拌溶解,滤过,滤液蒸干,残渣加水 5ml,缓缓加热溶解后,加氢氧化钠试液 2 滴,显橙红色,放冷,滤过。取滤液,加丙酮 4 滴,即发生浑浊,放置后,生成橙黄色沉淀。取上清液,加丙酮 1 滴,如仍发生浑浊,再加丙酮适量使沉淀完全,滤过,滤液显氯化物的鉴别反应(通则 0301)。

(2)取本品粉末 1mg,加乙醇 10ml,搅拌溶解,滤过,滤液作为供试品溶液。另取盐酸巴马汀对照品,加甲醇制成每 1ml 含 0.1mg 的溶液,作为对照品溶液。照薄层色谱法(通则 0502)试验,吸取上述两种溶液各 2μl,分别点于同一硅胶 G 薄层板上,以甲苯-异丙醇-乙酸乙酯-甲醇-浓氨试液(6:1.5:3:1.5:0.5)为展开剂,置氨蒸气饱和的展开缸内,展开,取出,晾干,置紫外光灯(365nm)下检视。供试品色谱中,在与对照品色谱相应的位置上,显相同颜色的荧光斑点。

【检查】　盐酸小檗碱　取本品粉末 5mg,加乙醇 10ml,搅拌溶解,滤过,滤液作为供试品溶液。另取盐酸小檗碱对照品,加甲醇制成每 1ml 含 0.1mg 的溶液,作为对照品溶液。照薄层色谱法(通则 0502)试验,吸取上述两种溶液各 2μl,分别点于同一硅胶 G 薄层板上,以甲苯-异丙醇-乙酸乙酯-甲醇-浓氨试液(6:1.5:3:1.5:0.5)为展开剂,置氨蒸气饱和的展开缸内,展开,取出,晾干,置紫外光灯(365nm)下检视。供试品色谱中,在与对照品色谱相应的位置上,不得显相同颜色的荧光斑点。

水分　不得过 15.0%(通则 0832 第二法)。

炽灼残渣　不得过 0.5%(通则 0841)。

【含量测定】　照高效液相色谱法(通则 0512)测定。

色谱条件与系统适用性试验　以十八烷基硅烷键合硅胶为填充剂;以乙腈-0.4%磷酸溶液(32:68)作流动相;柱温为 40℃;检测波长为 345nm。理论板数按盐酸巴马汀峰计算应不低于 5000。

对照品溶液的制备　取盐酸巴马汀对照品适量,精密称定,加甲醇制成每 1ml 含盐酸巴马汀 40μg 的溶液,即得。

供试品溶液的制备　取本品研匀,取 100mg,精密称定,置 100ml 量瓶中,加入甲醇 20ml,超声处理(功率 300W,频率 50kHz)5 分钟,放冷,用水稀释至刻度,滤过,精密量取续滤液 2ml 置 50ml 量瓶中,加水稀释至刻度,即得。

测定法　分别精密吸取对照品溶液与供试品溶液各 5μl,注入液相色谱仪,测定,即得。

本品以干燥品计,含盐酸巴马汀($C_{21}H_{21}NO_4 \cdot HCl$)不得少于 90.0%。

【贮藏】　密闭。

【制剂】　黄藤素片

银杏叶提取物

Yinxingye Tiquwu

GINKGO LEAVES EXTRACT

本品为银杏科植物银杏 *Ginkgo biloba* L. 的干燥叶经加工制成的提取物。

【制法】　取银杏叶,粉碎,用稀乙醇加热回流提取,合并提取液,回收乙醇并浓缩至适量,加在已处理好的大孔吸附树脂柱上,依次用水及不同浓度的乙醇洗脱,收集相应的洗脱液,回收乙醇,喷雾干燥;或回收乙醇,浓缩成稠膏,真空干燥,粉碎,即得。

【性状】　本品为浅棕黄色至棕褐色的粉末;味微苦。

【鉴别】　(1)取本品 0.2g,加正丁醇 15ml,置水浴中温浸 15 分钟并时时振摇,放冷,滤过,滤液蒸干,残渣加乙醇 2ml 使溶解,作为供试品溶液。另取银杏叶对照提取物 0.2g,同法制成对照提取物溶液。照薄层色谱法(通则 0502)试验,吸取上述两种溶液各 1μl,分别点于同一含 4%醋酸钠的羧甲基纤维素钠溶液为黏合剂的硅胶 G 薄层板上,以乙酸乙酯-丁酮-甲酸-水(5:3:1:1)为展开剂,展开,取出,晾干,喷以 3%三氯化铝乙醇溶液,置紫外光灯(365nm)下检视。供试品色谱中,在与对照提取物色谱相应的位置上,显相同颜色的荧光斑点。

(2)取本品,照〔含量测定〕萜类内酯项下的方法试验,供试品色谱中应呈现与银杏叶总内酯对照提取物色谱峰保留时间相对应的色谱峰。

【检查】　水分　不得过 5.0%(通则 0832 第二法)。

炽灼残渣　不得过 0.8%(通则 0841)。

重金属　取炽灼残渣项下遗留的残渣,依法检查(通则 0821),不得过 20mg/kg。

黄酮苷元峰面积比　按〔含量测定〕项下的总黄酮醇苷色谱计算,槲皮素与山柰酚的峰面积比应为 0.8~1.2,异鼠李素与槲皮素的峰面积比值应大于 0.15。

总银杏酸　照高效液相色谱法(通则 0512)测定。

色谱条件与系统适用性试验　以十八烷基硅烷键合硅胶为填充剂(柱长为 150mm,柱内径为 4.6mm,粒径为 5μm);以含 0.1%三氟乙酸的乙腈为流动相 A,含 0.1%三氟乙酸的水为流动相 B,按下表中的规定进行梯度洗脱;检测波长为 310nm。理论板数按白果新酸峰计算应不低于 4000。

时间(分钟)	流动相 A(%)	流动相 B(%)
0~30	75→90	25→10
30~35	90	10
35~36	90→75	10→25
36~45	75	25

对照品溶液的制备　取白果新酸对照品适量,精密称定,加甲醇制成每 1ml 含 1μg 的溶液,作为对照品溶液;另取总银杏酸对照品适量,用甲醇制成每 1ml 含 20μg 的溶液,作为定

位用对照溶液。

供试品溶液的制备 取本品粉末约 2g,精密称定,置具塞锥形瓶中,精密加入甲醇 10ml,称定重量,超声使其溶解,放冷,用甲醇补足减失的重量,摇匀,滤过,取续滤液,即得。

测定法 精密吸取供试品溶液、对照品溶液及定位用对照溶液各 50μl,注入液相色谱仪,计算供试品溶液中与总银杏酸对照品相应色谱峰的总峰面积,以白果新酸对照品外标法计算总银杏酸含量,即得。

本品含总银杏酸不得过 5mg/kg。

【指纹图谱】 照高效液相色谱法(通则 0512)测定。

色谱条件与系统适用性试验 **方法一** 以十八烷基硅烷键合硅胶为填充剂(柱长为 25cm,内径为 4.6mm,粒径为 5μm);以乙腈为流动相 A、0.4%磷酸溶液为流动相 B,按表 1 中的规定进行梯度洗脱;流速每分钟为 1.0ml;检测波长为 360nm;柱温 45℃。理论板数按芦丁峰计算应不低于 10000。

表 1 梯度洗脱

时间(分钟)	A(%)	B(%)
0~8	15	85
8~17	15→17	85→83
17~25	17	83
25~34	17→20	83→80
34~40	20	80
40~70	20→35	80→65

方法二 以十八烷基硅烷键合硅胶为填充剂(柱长为 10cm,内径为 2.1mm,粒径为 1.8μm),按表 2 中的规定进行梯度洗脱;流速每分钟 0.4ml;柱温 35℃。其他同方法一。

表 2 梯度洗脱

时间(分钟)	A(%)	B(%)
0~2.3	16.6	83.4
2.3~4.6	16.6→19.7	83.4→80.3
4.6~7.3	19.7→24.0	80.3→76.0
7.3~9.0	24.0→27.0	76.0→73.0
9.0~12.0	27.0→30.0	73.0→70.0
12.0~14.0	30.0→40.0	70.0→60.0
14.0~14.01	40.0→80.0	60.0→20.0
14.01~15.0	80.0	20.0

参照物溶液的制备 精密称取芦丁对照品适量,加 80%甲醇制成每 1ml 含 30μg 的溶液,即得。

对照提取物溶液的制备 精密称取银杏叶对照提取物 40mg,精密加入 80%甲醇 20ml,超声处理(功率 250W,频率 33kHz)10 分钟,滤过,取续滤液,即得。

供试品溶液的制备 精密称取本品 40mg,同对照提取物溶液的制备方法制得供试品溶液。

测定法 分别精密吸取参照物溶液、对照提取物溶液与供试品溶液各 10μl(方法一)或 1μl(方法二),注入液相色谱仪,测定,记录 70 分钟(方法一)或 15 分钟(方法二)的色谱图,即得。

供试品指纹图谱中应呈现 17 个与对照提取物指纹图谱相对应的色谱峰,其中 6 号峰与参照物峰保留时间相对应;全峰匹配,按中药色谱指纹图谱相似度评价系统计算供试品指纹图谱与对照提取物指纹图谱的相似度,应不得低于 0.90。

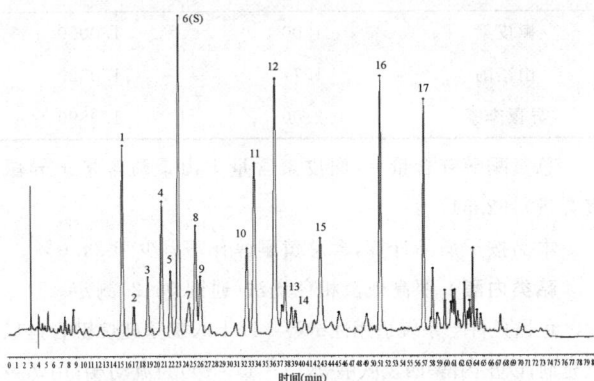

图 1 银杏叶对照提取物指纹图谱(方法一)

6(S) 芦丁对照品

参考色谱柱 Inertsil® ODS-3 C18

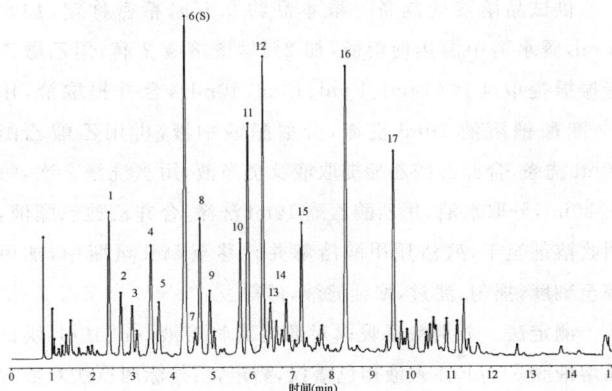

图 2 银杏叶对照提取物指纹图谱(方法二)

6(S) 芦丁对照品

参考色谱柱 Acquity UPLC© HSS T3

【含量测定】 **总黄酮醇苷** 照高效液相色谱法(通则 0512)测定。

色谱条件与系统适用性试验 以十八烷基硅烷键合硅胶为填充剂;以甲醇-0.4%磷酸溶液(50:50)为流动相;检测波长为 360nm。理论板数按槲皮素峰计算应不低于 2500。

对照品溶液的制备 取槲皮素对照品适量,精密称定,加甲醇制成每 1ml 含 30μg 的溶液,即得。

供试品溶液的制备 取本品约 35mg,精密称定,加甲醇-25%盐酸溶液(4:1)的混合溶液 25ml,置水浴中加热回流 30 分钟,迅速冷却至室温,转移至 50ml 量瓶中,用甲醇稀释至刻度,摇匀,滤过,取续滤液,即得。

测定法 分别精密吸取对照品溶液与供试品溶液各 10μl,注入液相色谱仪,测定,以槲皮素对照品的峰面积为对照,分别按下表相应的校正因子计算槲皮素、山奈酚和异鼠李素的含量,用待测成分色谱峰与槲皮素色谱峰的相对保留时间确定槲皮素、山奈酚和异鼠李素的峰位,其相对保留时间

应在规定值的 ±5% 范围之内(若相对保留时间偏离超过 5%,则应以相应的被替代对照品确证为准),即得。相对保留时间及校正因子(F)见下表:

待测成分(峰)	相对保留时间	校正因子(F)
槲皮素	1.00	1.0000
山柰酚	1.77	1.0020
异鼠李素	2.00	1.0890

总黄酮醇苷含量=(槲皮素含量+山柰酚含量+异鼠李素含量)×2.51

本品按干燥品计算,含总黄酮醇苷不得少于 24.0%。

萜类内酯　照高效液相色谱法(通则 0512)测定。

色谱条件与系统适用性试验　以十八烷基硅烷键合硅胶为填充剂;以正丙醇-四氢呋喃-水(1:15:84)为流动相;用蒸发光散射检测器检测。理论板数按白果内酯峰计算应不低于 2500。

对照提取物溶液的制备　取银杏叶总内酯对照提取物适量,精密称定,加甲醇制成每 1ml 含 2.5mg 的溶液,即得。

供试品溶液的制备　取本品约 0.15g,精密称定,加水 10ml,置水浴中温热使溶散,加 2% 盐酸溶液 2 滴,用乙酸乙酯振摇提取 4 次(15ml、10ml、10ml、10ml),合并提取液,用 5% 醋酸钠溶液 20ml 洗涤,分取醋酸钠液,再用乙酸乙酯 10ml 洗涤,合并乙酸乙酯提取液及洗涤液,用水洗涤 2 次,每次 20ml,分取水液,用乙酸乙酯 10ml 洗涤,合并乙酸乙酯液,回收溶剂至干,残渣用甲醇溶解并转移至 5ml 量瓶中,加甲醇至刻度,摇匀,滤过,取续滤液,即得。

测定法　分别精密吸取对照提取物溶液 5μl、10μl,供试品溶液 5~10μl,注入液相色谱仪,测定,用外标两点法对数方程分别计算白果内酯、银杏内酯 A、银杏内酯 B 和银杏内酯 C 的含量,即得。

本品按干燥品计算,含萜类内酯以白果内酯($C_{15}H_{18}O_8$)、银杏内酯 A($C_{20}H_{24}O_9$)、银杏内酯 B($C_{20}H_{24}O_{10}$)和银杏内酯 C($C_{20}H_{24}O_{11}$)的总量计,不得少于 6.0%。

【贮藏】　遮光,密封。

【制剂】　银杏叶制剂

麻　油

Ma You

SESAME OIL

本品为脂麻科植物脂麻 *Sesamum indicum* L. 的成熟种子用压榨法得到的脂肪油。

【性状】　本品为淡黄色或棕黄色的澄明液体;气微或带有熟芝麻的香气,味淡。

本品与三氯甲烷、乙醚、石油醚或二硫化碳能任意混溶,在乙醇中微溶。

相对密度　应为 0.917~0.923(通则 0601)。

折光率　应为 1.471~1.475(通则 0622)。

【鉴别】　取本品 1ml,置试管中,加含蔗糖 0.1g 的盐酸 10ml,振摇半分钟,酸层即显粉红色,静置后,渐变为红色。

【检查】　**酸值**　应不大于 2.5(通则 0713)。

皂化值　应为 188~195(通则 0713)。

碘值　应为 103~116(通则 0713)。

加热试验　取本品 50ml,依法试验(通则 0713),不得有沉淀析出。

杂质　不得过 0.2%(通则 0713)。

水分与挥发物　不得过 0.2%(通则 0713)。

【用途】　润滑剂及赋形剂。内服可润肠、润肺;外用作为软膏及硬膏基质。

【贮藏】　遮光,密封,置阴凉处。

蓖 麻 油

Bima You

CASTOR OIL

本品为大戟科植物蓖麻 *Ricinus communis* L. 的成熟种子经榨取并精制得到的脂肪油。

【性状】　本品为几乎无色或微带黄色的澄清黏稠液体;气微;味淡而后微辛。

本品在乙醇中易溶,与无水乙醇、三氯甲烷、乙醚或冰醋酸能任意混合。

相对密度　在 25℃ 时应为 0.956~0.969(通则 0601)。

折光率　应为 1.478~1.480(通则 0622)。

【鉴别】　取〔含量测定〕项下无水硫酸钠脱水后的上清液,作为供试品溶液。取蓖麻油酸甲酯对照品,加正己烷制成每 1ml 含 2mg 的溶液,作为对照品溶液。照薄层色谱法(通则 0502)试验,吸取两种溶液各 5μl,分别点于同一硅胶 G 薄层板上,以石油醚(60~90℃)-乙醚-甲酸(11:4.5:0.5)为展开剂,展开,取出,晾干,置碘蒸气中熏至斑点显色清晰。供试品色谱中,在与对照品色谱相应的位置上,显相同的黄色斑点。

【检查】　**酸值**　应不大于 2.0(通则 0713)。

皂化值　应为 176~186(通则 0713)。

碘值　应为 82~90(通则 0713)。

他种油类　取本品 1g,加乙醇 4ml,应澄清溶解,再加乙醇 15ml,溶液不得发生浑浊。

【含量测定】　照气相色谱法(通则 0521)测定。

色谱条件与系统适用性试验　以硝基对苯二甲酸改性聚乙二醇为固定相的毛细管柱(柱长为 30.0m,内径为 0.32mm,膜厚度为 0.5μm),柱温为 220℃。理论板数按蓖麻油酸甲酯计算应不低于 2000。

对照品溶液的制备　取蓖麻油酸甲酯对照品适量,精密称定,加正己烷制成每 1ml 含 0.5mg 的溶液,即得(每 1ml 折合蓖麻油酸为 0.4775mg)。

供试品溶液的制备　取本品 40mg,精密称定,置 50ml 圆底烧瓶中,加入 0.5mol/L 氢氧化钾-甲醇溶液 5ml,在 60℃ 水浴中回流 30 分钟,至油滴全部消失,再加入三氟化硼乙醚-甲醇(1∶3,ml/ml)4ml,回流 5 分钟,冷却,精密加入正己烷 5ml,振摇 5 分钟,分取正己烷,用饱和氯化钠溶液洗涤两次,每次 5ml,放置,取上清液,置 10ml 具塞试管中,加 1g 无水硫酸钠脱水,振摇,精密量取上清液 1ml,置 10ml 量瓶中,用正己烷稀释至刻度,摇匀,即得。

测定法　分别精密吸取对照品和供试品溶液各 1μl,注入气相色谱仪,测定,即得。

本品中含蓖麻油酸($C_{18}H_{34}O_3$)不得少于 50.0%。

【贮藏】　遮光,密封,置阴凉处。

满 山 红 油
Manshanhong You
DAHURIAN RHODODENDRON LEAF OIL

本品为杜鹃花科植物兴安杜鹃 *Rhododendron dauricum* L. 的叶经水蒸气蒸馏提取的挥发油。

【性状】　本品为淡黄绿色至黄棕色的澄清液体;有强烈刺激性香气,味清凉而辛辣。放冷至-10℃以下,即析出结晶。

本品在甲醇、乙醇、丙酮、三氯甲烷或乙醚中极易溶解,在水中微溶。

【鉴别】　取本品 0.1g,加正己烷 5ml 使溶解,置硅胶柱(120~150 目,3g,内径为 1cm,湿法装柱,上加无水硫酸钠 3g)上,用正己烷 50ml 洗脱,弃去洗脱液,再用正己烷-乙酸乙酯(50∶1)50ml 洗脱,收集洗脱液,作为供试品溶液。另取牻牛儿酮对照品,加正己烷制成每 1ml 含 0.5mg 的溶液,作为对照品溶液。照薄层色谱法(通则 0502)试验,吸取上述两种溶液各 10μl,分别点于同一硅胶 G 薄层板上,以正己烷-乙酸乙酯(14∶1)为展开剂,展开,取出,晾干,喷以香草醛硫酸试液,在 105℃加热至斑点显色清晰。供试品色谱中,在与对照品色谱相应的位置上,显相同颜色的斑点。

【检查】 相对密度　应为 0.935~0.950(通则 0601)。

折光率　应为 1.500~1.520(通则 0622)。

【特征图谱】　照气相色谱法(通则 0521)测定。

色谱条件与系统适用性试验　以 5%二苯基-95%二甲基聚硅氧烷为固定相的毛细管柱(柱长为 30m,内径为 0.25mm,膜厚度为 0.25μm);柱温为程序升温:初始温度 100℃,保持 18 分钟,以每分钟 0.5℃的速度升温至 110℃,保持 10 分钟;再以每分钟 1℃的速度升温至 140℃,保持 20 分钟;分流进样,分流比 10∶1。载气为氮气,载气流速为每分钟 1.3ml。理论板数按牻牛儿酮峰计算应不低于 400000,峰

4 与峰 5 的分离度应不低于 1.5。

参照物溶液的制备　取乙酸龙脑酯对照品、牻牛儿酮对照品适量,精密称定,分别加甲醇制成每 1ml 含乙酸龙脑酯 20μg 和牻牛儿酮 0.5mg 的溶液,即得。

供试品溶液的制备　取本品 0.1g,精密称定,置 50ml 量瓶中,加甲醇使溶解并稀释至刻度,摇匀,即得。

测定法　分别精密吸取对照品溶液与供试品溶液各 1μl,注入气相色谱仪,测定,记录色谱图,即得。

供试品特征图谱中应呈现 8 个特征峰,其中 2 个峰应分别与相应的参照物峰保留时间相同,与牻牛儿酮参照物峰相应的峰为 S 峰,计算特征峰 2~8 与 S 峰的相对保留时间,其相对保留时间应在规定值的±5%之内。规定值为:0.42(峰 2)、0.49(峰 3)、0.68(峰 4)、0.70(峰 5)、0.73(峰 6)、0.95(峰 7)、1.00(峰 8)。

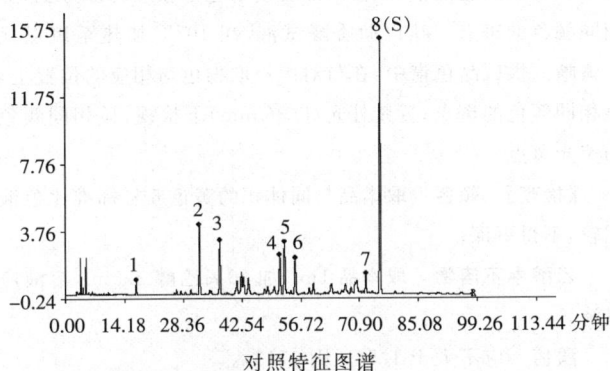

对照特征图谱

峰 1:乙酸龙脑酯　峰 8(S):牻牛儿酮

【含量测定】　照气相色谱法(通则 0521)测定。

色谱条件与系统适用性试验　以 5%二苯基-95%二甲基聚硅氧烷为固定相的毛细管柱(柱长为 30m,内径为 0.25mm,膜厚度为 0.25μm);柱温 130℃;分流进样,分流比 20∶1。理论板数按牻牛儿酮峰计算应不低于 50000。

对照品溶液的制备　取牻牛儿酮对照品适量,精密称定,加甲醇制成每 1ml 含 0.5mg 的溶液,即得。

供试品溶液的制备　取本品 0.1g,精密称定,置 50ml 量瓶中,加甲醇使溶解并稀释至刻度,摇匀,即得。

测定法　分别精密吸取对照品溶液与供试品溶液各 1μl,注入气相色谱仪,测定,即得。

本品含牻牛儿酮($C_{15}H_{22}O$)不得少于 20.0%。

【贮藏】　避光,密封,置阴凉处。

【制剂】　满山红油滴丸

薄 荷 素 油
Bohesu You
PEPPERMINT OIL

本品为唇形科植物薄荷 *Mentha haplocalyx* Briq. 的新鲜茎和叶经水蒸气蒸馏、冷冻、部分脱脑加工提取的挥发油。

【性状】　本品为无色或淡黄色的澄清液体;有特殊清凉香气,味初辛、后凉。存放日久,色渐变深。

本品与乙醇、三氯甲烷或乙醚能任意混溶。

相对密度　应为 0.888～0.908(通则 0601)。

旋光度　取本品,依法测定(通则 0621),旋光度应为 $-17°$～$-24°$。

折光率　应为 1.456～1.466(通则 0622)。

【鉴别】　取本品 0.1g,加无水乙醇 5ml 使溶解,作为供试品溶液。另取薄荷素油对照提取物,同法制成对照提取物溶液。照薄层色谱法(通则 0502)试验,吸取上述两种溶液各 5μl,分别点于同一硅胶 GF$_{254}$ 薄层板上,以甲苯-乙酸乙酯(19:1)为展开剂,展开,取出,晾干,置紫外光灯(254nm)下检视。供试品色谱中,在与对照提取物色谱相应的位置上,显相同颜色的斑点。喷以茴香醛试液,在 105℃ 加热至斑点显色清晰。供试品色谱中,在与对照提取物色谱相应的位置上,显相同颜色的斑点;置紫外光灯(365nm)下检视,显相同颜色的荧光斑点。

【检查】　**颜色**　取本品与同体积的黄色 6 号标准比色液比较,不得更深。

乙醇中不溶物　取本品 1ml,加 70% 乙醇 3.5ml,溶液应澄清。

酸值　应不大于 1.5(通则 0713)。

【指纹图谱】　照气相色谱法(通则 0521)测定。

色谱条件与系统适用性试验　以改性聚乙二醇为固定相的毛细管柱(柱长为 30m,内径为 0.25mm,膜厚度为 0.25μm);柱温为程序升温:初始温度 60℃,保持 4 分钟,以每分钟 1.5℃ 的速率升温至 130℃,再以每分钟 20℃ 速率升温至 200℃;进样口温度 250℃;检测器温度 250℃;分流进样,分流比 100:1。理论板数按薄荷脑峰计算应不低于 50000。

参照物溶液的制备　取桉油精对照品、(-)-薄荷酮对照品、薄荷脑对照品,精密称定,分别加无水乙醇制成每 1ml 含 5mg 的溶液,即得。

供试品溶液的制备　取本品,即得。

测定法　分别精密吸取参照物溶液 2μl 和供试品溶液 0.2μl,注入气相色谱仪,测定,记录色谱图,即得。

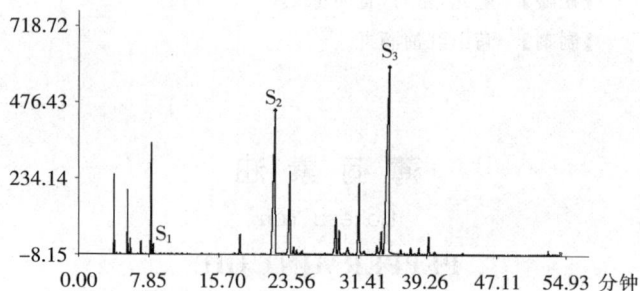

对照指纹图谱

峰 S$_1$:桉油精　峰 S$_2$:(-)-薄荷酮峰　峰 S$_3$:薄荷脑

供试品指纹图谱中应分别呈现与参照物色谱峰保留时间相同的色谱峰,按中药色谱指纹图谱相似度评价系统计算,供试品指纹图谱与对照指纹图谱的相似度不得低于 0.90。

积分参数　斜率灵敏度为 1,峰宽为 0.1,最小峰面积为 20,最小峰高为 10。

【含量测定】　照气相色谱法(通则 0521)测定。

色谱条件与系统适用性试验　以改性聚乙二醇为固定相的毛细管柱(柱长为 30m,内径为 0.25mm,膜厚度为 0.25μm);柱温为程序升温:初始温度 60℃,保持 4 分钟,以每分钟 2℃ 的速率升温至 100℃,再以每分钟 10℃ 的速率升温至 230℃,保持 1 分钟;进样口温度 250℃;检测器温度 250℃;分流进样,分流比 5:1。理论板数按萘峰计算应不低于 20000。

校正因子测定　取萘适量,精密称定,加无水乙醇制成每 1ml 含 1.8mg 的溶液,摇匀,作为内标溶液。另取薄荷脑对照品约 30mg,精密称定,置 10ml 量瓶中,加内标溶液至刻度,摇匀,吸取 1μl 注入气相色谱仪,计算校正因子。

测定法　取本品约 80mg,精密称定,置 10ml 量瓶中,加内标溶液至刻度,摇匀,吸取 1μl 注入气相色谱仪,测定,即得。

本品含薄荷脑($C_{10}H_{20}O$)应为 28.0%～40.0%。

【贮藏】　遮光,密封,置阴凉处。

薄 荷 脑

Bohenao

l - MENTHOL

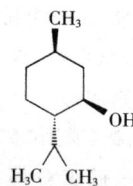

$C_{10}H_{20}O$　156.27

本品为唇形科植物薄荷 *Mentha haplocalyx* Briq. 的新鲜茎和叶经水蒸气蒸馏、冷冻、重结晶得到的一种饱和的环状醇,为 *l*-1-甲基-4-异丙基环己醇-3。

【性状】　本品为无色针状或棱柱状结晶或白色结晶性粉末;有薄荷的特殊香气,味初灼热后清凉。乙醇溶液显中性反应。

本品在乙醇、三氯甲烷、乙醚中极易溶解,在水中极微溶解。

熔点　应为 42～44℃(通则 0612)。

比旋度　取本品,精密称定,加乙醇制成每 1ml 含 0.1g 的溶液,依法测定(通则 0621),比旋度应为 $-49°$～$-50°$。

【鉴别】　(1)取本品 1g,加硫酸 20ml 使溶解,即显橙红色,24 小时后析出无薄荷脑香气的无色油层(与麝香草酚的区别)。

(2)取本品 50mg,加冰醋酸 1ml 使溶解,加硫酸 6 滴与硝酸 1 滴的冷混合液,仅显淡黄色(与麝香草酚的区别)。

【检查】　有关物质　取本品适量,加无水乙醇稀释制成每 1ml 含 50mg 的溶液,作为供试品溶液;精密量取薄荷脑对照品适量,加无水乙醇制成每 1ml 含薄荷脑 0.5mg 的溶液,作为对照品溶液。照〔含量测定〕项下的色谱条件,其中柱温为 110℃,取对照品溶液 1μl 注入气相色谱仪,调节检测灵敏度,使主成分色谱峰的峰高为满量程的 20%～30%;再精密量取供试品溶液与对照品溶液各 1μl,分别注入气相色谱仪,记录色谱图至主成分峰保留时间的 2 倍。供试品色谱图中如有杂质峰,各杂质峰面积的和不得大于对照品溶液的主峰面积(1.0%)。

不挥发物　取本品 2g,置已干燥至恒重的蒸发皿中,在水浴上加热,使缓缓挥散后,在 105℃ 干燥至恒重,遗留残渣不得过 1mg。

重金属及有害元素　照铅、镉、砷、汞、铜测定法(通则 2321)测定,铅不得过 5mg/kg;镉不得过 0.3mg/kg;砷不得过 2mg/kg;汞不得过 0.2mg/kg;铜不得过 20mg/kg。

【含量测定】　照气相色谱法(通则 0521)测定。

色谱条件与系统适用性试验　以交联键合聚乙二醇为固定相的毛细管柱;柱温 120℃;进样口温度 250℃;检测器温度 250℃;分流进样,分流比 10∶1。理论板数按薄荷脑峰计算应不低于 10000。

对照品溶液的制备　取薄荷脑对照品适量,精密称定,加无水乙醇制成每 1ml 约含 1mg 的溶液,即得。

供试品溶液的制备　取本品约 10mg,精密称定,置 10ml 量瓶中,加无水乙醇溶解并稀释至刻度,摇匀,即得。

测定法　分别精密吸取对照品溶液与供试品溶液各 1μl,注入气相色谱仪,测定,即得。

本品含薄荷脑($C_{10}H_{20}O$)应为 95.0%～105.0%。

【贮藏】　密封,置阴凉处。

颠茄流浸膏

Dianqie Liujingao

BELLADONNA LIQUID EXTRACT

本品为茄科植物颠茄 *Atropa belladonna* L. 的干燥全草经加工制成的流浸膏。

【制法】　取颠茄草粗粉 1000g,照颠茄浸膏的〔制法〕项下渗漉液制得稠膏,测定含量后,加 85% 乙醇适量,并用水稀释,使含量和乙醇量均符合规定,静置,俟澄清,滤过,即得。

【性状】　本品为棕色的液体;气微臭。

相对密度　应为 0.892～1.090(通则 0601)。

【鉴别】　取本品 0.3ml,加水 20ml、浓氨试液 1ml,摇匀,用乙醚 30ml 振摇提取,乙醚液挥干,残渣加甲醇 1ml 使溶解,作为供试品溶液。另取硫酸天仙子胺对照品、硫酸阿托品对照品,分别加甲醇制成每 1ml 各含 3mg 的溶液,作为对照品溶液。照薄层色谱法(通则 0502)试验,吸取上述三种溶液各 10～20μl,分别点于同一硅胶 G 薄层板上,以丙酮-水-浓氨试液(90∶7∶3)为展开剂,展开,取出,晾干,置 100～105℃ 干燥 5 分钟,放冷,喷以稀碘化铋钾试液。供试品色谱中,在与硫酸天仙子胺对照品色谱相应的位置上,显相同颜色的斑点。再喷以 10% 亚硝酸钠溶液,放置 5～15 分钟,供试品色谱中在与硫酸天仙子胺对照品相应的位置上应由橘黄色或棕色变为红棕色。

【检查】　阿托品　在喷以 10% 亚硝酸钠溶液的〔鉴别〕色谱图中,供试品色谱中的主斑点不得出现与硫酸阿托品对照品一致的灰蓝色斑点。

乙醇量　应为 52%～66%(通则 0711)。

总固体　精密量取本品 10ml,置已干燥至恒重的蒸发皿中,蒸干,在 105℃ 干燥 3 小时,移至干燥器中,冷却 30 分钟,迅速称定重量。本品含总固体不得少于 1.7g。

其他　应符合流浸膏剂与浸膏剂项下有关的各项规定(通则 0189)。

【特征图谱】　照高效液相色谱法(通则 0512)测定。

色谱条件与系统适用性试验　以十八烷基硅烷键合硅胶为填充剂;以甲醇为流动相 A,0.05% 磷酸溶液为流动相 B,按下表进行梯度洗脱;检测波长为 344nm。理论板数按东莨菪内酯峰计算应不低于 5000。

时间(分钟)	流动相 A(%)	流动相 B(%)
0～5	3→15	97→85
5～60	15→60	85→40

参照物溶液的制备　取东莨菪内酯对照品适量,精密称定,加 50% 甲醇制成每 1ml 中含 10μg 的溶液,即得。

供试品溶液的制备　精密量取本品 1ml,置 25ml 量瓶中,加 50% 甲醇溶解并稀释至刻度,摇匀,滤过,取续滤液,即得。

测定法　分别精密吸取参照物溶液与供试品溶液各 10μl,注入液相色谱仪,测定,即得。供试品特征图谱中应有 6 个特征峰,与参照物峰相应的峰为 S 峰,计算各特征峰与 S 峰的相对保留时间,其相对保留时间应在规定值的 ±5% 之内。规定值为 0.897(峰 1)、0.965(峰 2)、1.000〔峰 3(S)〕、1.354(峰 4)、1.473(峰 5)、1.528(峰 6)。计算峰 1、峰 5 与 S 峰的相对峰面积,峰 1 的相对峰面积不得小于 0.30,峰 5 的相对峰面积不得小于 0.10。

【含量测定】　硫酸天仙子胺　照高效液相色谱法(通则

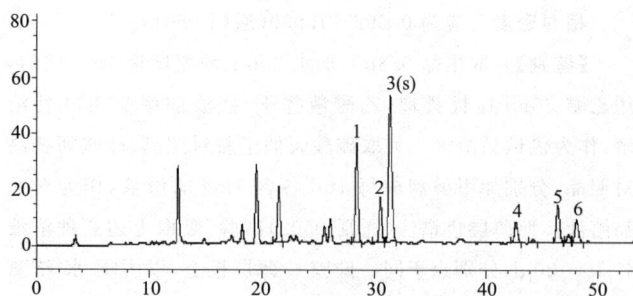

对照特征图谱

峰 3(S)：东莨菪内酯

参考色谱柱：月旭公司 XB-C18(250×4.6mm,5μm)

0512)测定。

色谱条件与系统适用性试验 以十八烷基硅烷键合硅胶为填充剂；以乙腈-0.25％十二烷基磺酸钠的 0.004％磷酸溶液(40：60)为流动相；检测波长为 210nm。理论板数按硫酸天仙子胺峰计算应不低于 2000。

对照品溶液的制备 取硫酸天仙子胺对照品适量，精密称定，加 50％甲醇制成每 1ml 含 0.25mg 的溶液，即得。

测定法 分别精密吸取对照品溶液与〔特征图谱〕项下供试品溶液各 10μl，注入液相色谱仪，测定，即得。

本品每 1ml 含生物碱以硫酸天仙子胺($C_{34}H_{46}N_2O_6 \cdot H_2SO_4$)计，应为 6.2～8.2mg。

东莨菪内酯 照高效液相色谱法(通则 0512)测定。

色谱条件与系统适用性试验 同〔特征图谱〕项下。

对照品溶液的制备 同〔特征图谱〕项下参照物溶液的制备。

测定法 分别精密吸取对照品溶液与〔特征图谱〕项下的供试品溶液各 10μl，注入液相色谱仪，测定，即得。

本品每 1ml 含东莨菪内酯($C_{10}H_8O_4$)不得少于 0.41mg。

【贮藏】 密封，置阴凉处。

颠 茄 浸 膏

Dianqie Jingao

BELLADONNA EXTRACT

本品为茄科植物颠茄 *Atropa belladonna* L. 的干燥全草经加工制成的浸膏。

【制法】 取颠茄草粗粉 1000g，用 85％乙醇作溶剂，浸渍 48 小时后，以每分钟 1～3ml 的速度缓缓渗漉，收集初漉液约 3000ml，另器保存，继续渗漉，俟生物碱完全漉出，续漉液作下次渗漉的溶剂用。将初漉液在 60℃减压回收乙醇，放冷至室温，分离除去叶绿素，滤过，滤液在 60～70℃蒸至稠膏状，加 10 倍量的乙醇，搅拌均匀，静置，

俟沉淀完全，吸取上清液，在 60℃减压回收乙醇后，浓缩至稠膏状，取出约 3g，照〔含量测定〕项下的方法，测定含量，加稀释剂适量，使含量符合规定，低温干燥，研细，过四号筛，即得。

【性状】 本品为灰绿色或浅棕色至棕色的粉末。

【鉴别】 取本品 0.2g，加浓氨试液 1ml 和乙醚 30ml，超声处理 30 分钟，滤过，滤液挥干，残渣加甲醇 0.5ml 使溶解，作为供试品溶液。另取硫酸天仙子胺对照品、硫酸阿托品对照品，分别加甲醇制成每 1ml 各含 3mg 的溶液，作为对照品溶液。照薄层色谱法(通则 0502)试验，吸取上述三种溶液各 10～20μl，分别点于同一硅胶 G 薄层板上，以丙酮-水-浓氨试液(90：7：3)为展开剂，展开，取出，晾干，置 100～105℃干燥 5 分钟，放冷，喷以稀碘化铋钾试液。供试品色谱中，在与硫酸天仙子胺对照品色谱相应的位置上，显相同颜色的斑点。再喷以 10％亚硝酸钠溶液，放置 5～15 分钟，供试品色谱中在与硫酸天仙子胺对照品相应的位置上应由橘黄色或棕色变为红棕色。

【检查】 **水分** 不得过 5.0％(通则 0832 第二法)。

阿托品 在喷以 10％亚硝酸钠溶液的〔鉴别〕色谱图中，供试品色谱中的主斑点不得出现与硫酸阿托品对照品一致的灰蓝色斑点。

其他 应符合流浸膏剂与浸膏剂项下有关的各项规定(通则 0189)。

【特征图谱】 照高效液相色谱法(通则 0512)测定。

色谱条件与系统适用性试验 以十八烷基硅烷键合硅胶为填充剂；以甲醇为流动相 A，0.05％磷酸溶液为流动相 B，按下表进行梯度洗脱；检测波长为 344nm。理论板数按东莨菪内酯峰计算应不低于 5000。

时间(分钟)	流动相 A(％)	流动相 B(％)
0～5	3→15	97→85
5～60	15→60	85→40

参照物溶液的制备 取东莨菪内酯对照品适量，精密称定，加 50％甲醇制成每 1ml 含 6μg 的溶液，即得。

供试品溶液的制备 取本品 0.5g，精密称定，置 100ml 锥形瓶中，精密加入 50％甲醇 25ml，称定重量，超声处理(功率 400W，频率 58kHz)15 分钟，放冷，再称定重量，用 50％甲醇补足减失的重量，摇匀，滤过，取续滤液，即得。

测定法 分别精密吸取参照物溶液与供试品溶液各 10μl，注入液相色谱仪，测定，即得。

供试品特征图谱中应有 6 个特征峰，与参照物峰相应的峰为 S 峰，计算各特征峰与 S 峰的相对保留时间，其相对保留时间应在规定值的±5％之内。规定值为 0.897(峰 1)、0.965(峰 2)、1.000[峰 3(S)]、1.354(峰 4)、1.473(峰 5)、1.528(峰 6)。计算峰 1、峰 5 与 S 峰的相对峰面积，峰 1 的相对峰面积不得小于 0.30，峰 5 的相对峰面积不得小于 0.10。

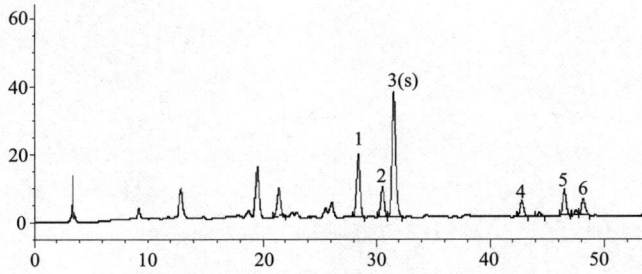

对照特征图谱

峰 3(S)：东莨菪内酯

参考色谱柱：月旭公司 XB C18(250×4.5mm,5μm)

【含量测定】　硫酸天仙子胺　照高效液相色谱法(通则 0512)测定。

色谱条件与系统适用性试验　以十八烷基硅烷键合硅胶为填充剂；以乙腈-0.25%十二烷基磺酸钠的 0.004%磷酸溶液(40：60)为流动相；检测波长为 210nm。理论板数按硫酸天仙子胺峰计算应不低于 2000。

对照品溶液的制备　取硫酸天仙子胺对照品适量,精密称定,加 50%甲醇制成每 1ml 中含 0.2mg 的溶液,即得。

测定法　分别精密吸取对照品溶液与〔特征图谱〕项下供试品溶液各 10μl,注入液相色谱仪,测定,即得。

本品每 1g 含生物碱以硫酸天仙子胺($C_{34}H_{46}N_2O_6 \cdot H_2SO_4$)计算,应为 8.3~11.0mg。

东莨菪内酯　照高效液相色谱法(通则 0512)测定。

色谱条件与系统适用性试验　同〔特征图谱〕项下。

对照品溶液的制备　同〔特征图谱〕项下参照物溶液的制备。

测定法　分别精密吸取对照品溶液与〔特征图谱〕项下的供试品溶液各 10μl,注入液相色谱仪,测定,即得。

本品每 1g 含东莨菪内酯($C_{10}H_8O_4$)不得少于 0.55mg。

【贮藏】　密封,置阴凉处。

【制剂】　颠茄片

成方制剂和单味制剂

一　捻　金

Yinianjin

【处方】　大黄 100g　　　　　炒牵牛子 200g
　　　　　槟榔 100g　　　　　人参 100g
　　　　　朱砂 30g

【制法】　以上五味,朱砂水飞成极细粉;其余大黄等四味粉碎成细粉,与上述粉末配研,过筛,混匀,即得。

【性状】　本品为黄棕色至黄褐色的粉末;气微,味微苦、涩。

【鉴别】　(1)取本品,置显微镜下观察:草酸钙簇晶大,直径 60～140μm(大黄)。草酸钙簇晶直径 20～68μm,棱角锐尖(人参)。种皮栅状细胞淡棕色或棕色,长 48～80μm(炒牵牛子)。内胚乳细胞碎片壁较厚,有较多大的类圆形纹孔(槟榔)。不规则细小颗粒暗棕红色,有光泽,边缘暗黑色(朱砂)。

(2)取本品 1.5g,加甲醇 25ml,浸渍 1 小时,滤过,滤液蒸干,残渣加水 20ml 使溶解,再加盐酸 2ml,置水浴中加热 30 分钟,立即冷却,用乙醚振摇提取 2 次,每次 20ml,合并乙醚液,蒸干,残渣加乙酸乙酯 1ml 使溶解,作为供试品溶液。另取大黄对照药材 0.1g,同法制成对照药材溶液。照薄层色谱法(通则 0502)试验,吸取上述两种溶液各 1～2μl,分别点于同一硅胶 G 薄层板上,以石油醚(30～60℃)-甲酸乙酯-甲酸(15:5:1)的上层溶液为展开剂,展开,取出,晾干,置紫外光灯(365nm)下检视。供试品色谱中,在与对照药材色谱相应的位置上,显相同的五个橙黄色荧光斑点;置氨蒸气中熏后,日光下检视,显相同的红色斑点。

(3)取本品 2.5g,加三氯甲烷 40ml,超声处理 30 分钟,滤过,弃去三氯甲烷液,残渣挥去溶剂,加水饱和的正丁醇 50ml,超声处理 30 分钟,滤过,滤液用三倍量氨试液洗涤,分取正丁醇液,蒸干,残渣加甲醇 1ml 使溶解,作为供试品溶液。另取人参对照药材 1g,同法制成对照药材溶液。再取人参皂苷 Rb₁ 对照品、人参皂苷 Re 对照品、人参皂苷 Rf 对照品、人参皂苷 Rg₁ 对照品,加甲醇制成每 1ml 各含 1mg 的混合溶液,作为对照品溶液。照薄层色谱法(通则 0502)试验,吸取上述三种溶液各 1～3μl,分别点于同一硅胶 G 薄层板上,以三氯甲烷-甲醇-水(13:7:2)10℃以下放置 12 小时的下层溶液为展开剂,展开,取出,晾干,喷以 10%硫酸乙醇溶液,在 105℃加热至斑点显色清晰,置日光下检视。供试品色谱中,在与对照药材色谱和对照品色谱相应的位置上,显相同颜色的斑点。

【检查】　应符合散剂项下有关的各项规定(通则 0115)。

【含量测定】　大黄　照高效液相色谱法(通则 0512)测定。

色谱条件与系统适用性试验　以十八烷基硅烷键合硅胶为填充剂;以甲醇-0.1%磷酸溶液(80:20)为流动相;检测波长为 254nm;柱温为 25℃。理论板数按大黄素峰计算应不低于 4000。

对照品溶液的制备　取芦荟大黄素对照品、大黄酸对照品、大黄素对照品、大黄酚对照品、大黄素甲醚对照品适量,精密称定,加甲醇制成每 1ml 中分别含芦荟大黄素、大黄酸、大黄素、大黄酚各 16μg,含大黄素甲醚 8μg 的混合溶液,摇匀,即得。

供试品溶液的制备　取本品 0.8g,精密称定,置具塞锥形瓶中,精密加入甲醇 25ml,称定重量,加热回流 1 小时,放冷,再称定重量,用甲醇补足减失的重量,摇匀,滤过。精密量取续滤液 5ml,置烧瓶中,挥去溶剂,加 8%盐酸溶液 10ml,超声处理(功率 250W,频率 40kHz)2 分钟,再加三氯甲烷 10ml,加热回流 1 小时,放冷,置分液漏斗中,用少量三氯甲烷洗涤容器,洗液并入分液漏斗中,分取三氯甲烷液,酸液再用三氯甲烷振摇提取 3 次,每次 10ml,合并三氯甲烷液,减压回收溶剂至干,残渣加甲醇适量使溶解,转移至 10ml 量瓶中,加甲醇至刻度,摇匀,滤过,取续滤液,即得。

测定法　分别精密吸取对照品溶液与供试品溶液各 10μl,注入液相色谱仪,测定,即得。

本品每袋含大黄以芦荟大黄素($C_{15}H_{10}O_5$)、大黄酸($C_{15}H_8O_6$)、大黄素($C_{15}H_{10}O_5$)、大黄酚($C_{15}H_{10}O_4$)和大黄素甲醚($C_{16}H_{12}O_5$)的总量计,不得少于 3.0mg。

朱砂　取本品 2g,精密称定,置 250ml 锥形瓶中,加硫酸 40ml 与硝酸钾 6g,缓缓加热使成乳白色,放冷,用水 50ml,滴加 1%高锰酸钾溶液至显粉红色,再滴加 2%硫酸亚铁溶液至粉红色消失后,加硫酸铁铵指示剂 2ml,用硫氰酸铵滴定液(0.1mol/L)滴定。每 1ml 硫氰酸铵滴定液(0.1mol/L)相当于 11.63mg 的硫化汞(HgS)。

本品每袋含朱砂以硫化汞(HgS)计,应为 55～75mg。

【功能与主治】　消食导滞,祛痰通便。用于脾胃不和、痰食阻滞所致的积滞,症见停食停乳、腹胀便秘、痰盛喘咳。

【用法与用量】　口服。周岁以内一次 0.3g,一至三岁一次 0.6g,四至六岁一次 1g,一日 1～2 次;或遵医嘱。

【注意】　不宜久服。

【规格】　每袋装 1.2g

【贮藏】　密封。

一捻金胶囊

Yinianjin Jiaonang

【处方】　大黄 56.6g　　　　　炒牵牛子 113.2g
　　　　　槟榔 56.6g　　　　　人参 56.6g
　　　　　朱砂 17g

【制法】　以上五味,朱砂水飞成极细粉;其余大黄等四味粉碎成细粉,与上述粉末配研,过筛,混匀,装入胶囊,制成 1000 粒,即得。

【性状】　本品为硬胶囊,内容物为黄棕色至黄褐色的粉末;气微,味微苦、涩。

【鉴别】 (1)取本品内容物,置显微镜下观察:草酸钙簇晶大,直径 60~140μm(大黄)。草酸钙簇晶直径 20~68μm,棱角锐尖(人参)。种皮栅状细胞淡棕色或棕色,长 48~80μm(炒牵牛子)。内胚乳细胞碎片壁较厚,有较多大的类圆形纹孔(槟榔)。不规则细小颗粒暗棕红色,有光泽,边缘暗黑色(朱砂)。

(2)取本品内容物 1.5g,加甲醇 25ml,浸渍 1 小时,滤过,滤液蒸干,残渣加水 20ml 使溶解,再加盐酸 2ml,置水浴中加热 30 分钟,立即冷却,用乙醚振摇提取 2 次,每次 20ml,合并乙醚液,蒸干,残渣加乙酸乙酯 1ml 使溶解,作为供试品溶液。另取大黄对照药材 0.1g,同法制成对照药材溶液。照薄层色谱法(通则 0502)试验,吸取上述两种溶液各 4μl,分别点于同一硅胶 G 薄层板上,以石油醚(30~60℃)-甲酸乙酯-甲酸(15:5:1)的上层溶液为展开剂,展开,取出,晾干,置紫外光灯(365nm)下检视。供试品色谱中,在与对照药材色谱相应的位置上,显相同的五个橙黄色荧光斑点;置氨蒸气中熏后,日光下检视,显相同的红色斑点。

(3)取本品内容物 2.5g,加三氯甲烷 40ml,超声处理 30 分钟,滤过,弃去三氯甲烷液,残渣挥去溶剂,加水饱和的正丁醇 50ml,超声处理 30 分钟,滤过,滤液用三倍量氨试液洗涤,分取正丁醇液,蒸干,残渣加甲醇 1ml 使溶解,作为供试品溶液。另取人参对照药材 1g,同法制成对照药材溶液。再取人参皂苷 Rb₁ 对照品、人参皂苷 Re 对照品、人参皂苷 Rf 对照品、人参皂苷 Rg₁ 对照品,加甲醇制成每 1ml 各含 1mg 的混合溶液,作为对照品溶液。照薄层色谱法(通则 0502)试验,吸取上述三种溶液各 1~3μl,分别点于同一硅胶 G 薄层板上,以三氯甲烷-甲醇-水(13:7:2)10℃ 以下放置 12 小时的下层溶液为展开剂,展开,取出,晾干,喷以 10% 硫酸乙醇溶液,在 105℃ 加热至斑点显色清晰,置日光下检视。供试品色谱中,在与对照药材色谱和对照品色谱相应的位置上,显相同颜色的斑点。

【检查】 应符合胶囊剂项下有关的各项规定(通则 0103)。

【含量测定】 大黄 照高效液相色谱法测定(通则 0512)。

色谱条件与系统适用性试验 以十八烷基硅烷键合硅胶为填充剂;以甲醇-0.1% 磷酸溶液(85:15)为流动相;检测波长为 254nm;柱温为 25℃。理论板数按大黄素峰计算应不低于 4000。

对照品溶液的制备 取芦荟大黄素对照品、大黄酸对照品、大黄素对照品、大黄酚对照品、大黄素甲醚对照品适量,精密称定,加甲醇制成每 1ml 中分别含芦荟大黄素、大黄酸、大黄素、大黄酚各 16μg,含大黄素甲醚 8μg 的混合溶液,摇匀,即得。

供试品溶液的制备 取装量差异项下的本品内容物 0.8g,精密称定,置具塞锥形瓶中,精密加入甲醇 25ml,称定重量,加热回流 1 小时,放冷,再称定重量,用甲醇补足减失的重量,摇匀,滤过。精密量取续滤液 5ml,置烧瓶中,挥去溶剂,加 8% 盐酸溶液 10ml,超声处理(功率 250W,频率 40kHz)2 分钟,再加三氯甲烷 10ml,加热回流 1 小时,放冷,置分液漏

斗中,用少量三氯甲烷洗涤容器,洗液并入分液漏斗中,分取三氯甲烷液,酸液再用三氯甲烷提取 3 次,每次 10ml,合并三氯甲烷液,减压回收溶剂至干,残渣加甲醇适量使溶解,转移至 10ml 量瓶中,加甲醇至刻度,摇匀,滤过,取续滤液,即得。

测定法 分别精密吸取对照品溶液与供试品溶液各 10μl,注入液相色谱仪,测定,即得。

本品每粒含大黄以芦荟大黄素($C_{15}H_{10}O_5$)、大黄酸($C_{15}H_8O_6$)、大黄素($C_{15}H_{10}O_5$)、大黄酚($C_{15}H_{10}O_4$)和大黄素甲醚($C_{16}H_{12}O_5$)的总量计,不得少于 0.76mg。

朱砂 取装量差异项下的本品内容物 2g,精密称定,置 250ml 锥形瓶中,加硫酸 40ml 与硝酸钾 6g,缓缓加热使成乳白色,放冷,用水 50ml,滴加 1% 高锰酸钾溶液至显粉红色,再滴加 2% 硫酸亚铁溶液至粉红色消失后,加硫酸铁铵指示剂 2ml,用硫氰酸铵滴定液(0.1mol/L)滴定。每 1ml 硫氰酸铵滴定液(0.1mol/L)相当于 11.63mg 的硫化汞(HgS)。

本品每粒含朱砂以硫化汞(HgS)计,应为 14~19mg。

【功能与主治】 消食导滞,祛痰通便。用于脾胃不和、痰食阻滞所致的积滞,症见停食停乳、腹胀便秘、痰盛喘咳。

【用法与用量】 口服,或倾出内容物,温水冲服。周岁以内一次 1 粒,一至三岁一次 2 粒,四至六岁一次 3 粒,一日 1~2 次,六岁以上请遵医嘱。

【注意】 不宜久用。

【规格】 每粒装 0.3g

【贮藏】 密封。

一 清 胶 囊
Yiqing Jiaonang

【处方】 黄连 660g   大黄 2000g
黄芩 1000g

【制法】 以上三味,分别加水煎煮两次,第一次 1.5 小时,第二次 1 小时,合并煎液,滤过,滤液分别减压浓缩,喷雾干燥,制得黄芩浸膏粉及大黄和黄连的混合浸膏粉。两种浸膏粉分别制颗粒,干燥,粉碎,加入淀粉、滑石粉和硬脂酸镁适量,混匀,装入胶囊,制成 1000 粒,即得。

【性状】 本品为硬胶囊,内容物为浅黄色至黄棕色的粉末;气微,味苦。

【鉴别】 (1)取本品内容物 0.5g,加甲醇 20ml,浸渍 1 小时,滤过,取滤液 10ml,蒸干,残渣加水 10ml 使溶解,再加盐酸 1ml,置水浴上加热回流 30 分钟,立即冷却,用乙醚振摇提取 2 次,每次 20ml,合并乙醚提取液,蒸干,残渣加三氯甲烷 1ml 使溶解,作为供试品溶液。另取大黄对照药材 0.1g,同法制成对照药材溶液。再取大黄素对照品,加三氯甲烷制成每 1ml 含 1mg 的溶液,作为对照品溶液。照薄层色谱法(通则 0502)试验,吸取上述三种溶液各 4μl,分别点于同一硅胶 G

薄层板上,以石油醚(30~60℃)-甲酸乙酯-甲酸(15∶5∶1)的上层溶液为展开剂,展开,取出,晾干,置紫外光灯(365nm)下检视。供试品色谱中,在与对照药材色谱相应的位置上,显相同的橙黄色荧光斑点;在与对照品色谱相应的位置上,显相同的橙黄色荧光斑点;置氨蒸气中熏后,日光下检视,显相同的红色斑点。

(2)取本品内容物 1g,加甲醇 15ml,超声处理 15 分钟,滤过,滤液蒸干,残渣加水 20ml,加热使溶解,用盐酸调 pH 值至 3~4,用乙酸乙酯振摇提取 2 次,每次 20ml,合并乙酸乙酯液,用 0.05mol/L 硫酸溶液 30ml 洗涤,再用水洗至中性,分取乙酸乙酯液,蒸干,残渣加甲醇 1ml 使溶解,作为供试品溶液。另取黄芩苷对照品,加甲醇制成每 1ml 含 1mg 的溶液,作为对照品溶液。照薄层色谱法(通则 0502)试验,吸取上述两种溶液各 5μl,分别点于同一以含 4% 醋酸钠的羧甲基纤维素钠溶液为黏合剂的硅胶 G 薄层板上,以乙酸乙酯-丁酮-甲酸-水(5∶3∶1∶1)为展开剂,展开,取出,晾干,喷以 2% 三氯化铁乙醇溶液。供试品色谱中,在与对照品色谱相应的位置上,显相同颜色的斑点。

(3)取本品内容物 0.5g,加甲醇 10ml,浸渍 30 分钟,时时振摇,滤过,滤液加甲醇至 10ml,作为供试品溶液。另取黄连对照药材 50mg,加甲醇 5ml,浸渍 30 分钟,时时振摇,滤过,滤液加甲醇至 5ml,作为对照药材溶液。再取盐酸小檗碱对照品,加甲醇制成每 1ml 含 0.5mg 的溶液,作为对照品溶液。照薄层色谱法(通则 0502)试验,吸取上述三种溶液各 1μl,分别点于同一硅胶 G 薄层板上,以甲苯-乙酸乙酯-异丙醇-甲醇-水(4∶2∶1∶1∶0.2)为展开剂,置氨蒸气饱和的展开缸内展开,取出,晾干,置紫外光灯(365nm)下检视。供试品色谱中,在与对照药材色谱相应的位置上,显相同的黄色荧光斑点;在与对照品色谱相应的位置上,显相同的黄色荧光斑点。

【检查】 应符合胶囊剂项下有关的各项规定(通则 0103)。

【含量测定】 黄芩 照高效液相色谱法(通则 0512)测定。

色谱条件与系统适用性试验 以十八烷基硅烷键合硅胶为填充剂;以甲醇-水-磷酸(47∶53∶0.2)为流动相;检测波长为 280nm。理论板数按黄芩苷峰计算应不低于 3000。

对照品溶液的制备 取黄芩苷对照品约 12.5mg,精密称定,置 250ml 量瓶中,用适量甲醇溶解,用流动相稀释至刻度,摇匀,即得(每 1ml 含黄芩苷 50μg)。

供试品溶液的制备 取装量差异项下的本品内容物,混匀,取约 0.1g,精密称定,置 100ml 量瓶中,加流动相 50ml,超声处理(功率 250W,频率 50kHz)30 分钟,放冷,加流动相至刻度,摇匀,离心,精密量取上清液 25ml,置 50ml 量瓶中,加流动相至刻度,摇匀,即得。

测定法 分别精密吸取对照品溶液与供试品溶液各 10μl,注入液相色谱仪,测定,即得。

本品每粒含黄芩以黄芩苷($C_{21}H_{18}O_{11}$)计,不得少于 30.0mg。

大黄 照高效液相色谱法(通则 0512)测定。

色谱条件与系统适用性试验 以十八烷基硅烷键合硅胶为填充剂;以甲醇-0.1% 磷酸(85∶15)为流动相;检测波长为 254nm。理论板数按大黄素峰计算应不低于 2000。

对照品溶液的制备 取大黄素对照品、大黄酚对照品适量,精密称定,加甲醇制成每 1ml 含大黄素、大黄酚各 10μg 的溶液,即得。

供试品溶液的制备 取装量差异项下的本品内容物,混匀,取约 0.1g,精密称定,置 100ml 锥形瓶中,加 2.5mol/L 硫酸溶液 10ml,超声处理(功率 250W,频率 50kHz)5 分钟,再加三氯甲烷 15ml,于 70℃ 水浴上加热回流 30 分钟,冷却,转移至分液漏斗中,分取三氯甲烷液,酸液再加三氯甲烷加热回流 2 次(10ml,10ml),每次 20 分钟,分取三氯甲烷液,酸液再用三氯甲烷 10ml 振摇提取,合并三氯甲烷液,蒸干,残渣用甲醇溶解,转移至 10ml 量瓶中,加甲醇至刻度,摇匀,滤过,取续滤液,即得。

测定法 分别精密吸取对照品溶液与供试品溶液各 10μl,注入液相色谱仪,测定,即得。

本品每粒含大黄以大黄素($C_{15}H_{10}O_5$)和大黄酚($C_{15}H_{10}O_4$)的总量计,不得少于 0.70mg。

【功能与主治】 清热泻火解毒,化瘀凉血止血。用于火毒血热所致的身热烦躁、目赤口疮、咽喉牙龈肿痛、大便秘结、吐血、咯血、衄血、痔血;咽炎、扁桃体炎、牙龈炎见上述证候者。

【用法与用量】 口服。一次 2 粒,一日 3 次。

【注意】 出现腹泻时,可酌情减量。

【规格】 每粒装 0.5g

【贮藏】 密封。

一 清 颗 粒
Yiqing Keli

【处方】 黄连 165g   大黄 500g
           黄芩 250g

【制法】 以上三味,分别加水煎煮二次,第一次 1.5 小时,第二次 1 小时,合并煎液,滤过,滤液减压浓缩至相对密度约为 1.25(70℃),喷雾干燥成干浸膏粉。将上述三种浸膏粉合并,加入适量蔗糖与糊精,混匀,制成颗粒,干燥,分装成 125 袋,即得。

【性状】 本品为黄褐色的颗粒;味微甜、苦。

【鉴别】 (1)取本品 4g,加甲醇 25ml,浸渍 2 小时并时时振摇,滤过,滤液蒸干,残渣加水 10ml 使溶解,再加盐酸 1ml,加热回流 30 分钟,立即冷却,用三氯甲烷振摇提取 2 次,每次 10ml,合并三氯甲烷液,浓缩至 1ml,作为供试品溶液。另取大黄对照药材 0.1g,同法制成对照药材溶液。再取大黄素对照品,加三氯甲烷制成每 1ml 含 0.5mg 的溶液,作为对照品溶液。照薄层色谱法(通则 0502)试验,吸取上述三种溶液各 5μl,分别点于同一硅胶 G 薄层板上,以石油醚(60～90℃)-甲酸乙酯-甲酸(15：5：1)的上层溶液为展开剂,展开,取出,晾干,置紫外光灯(365nm)下检视。供试品色谱中,在与对照药材色谱和对照品色谱相应的位置上,显相同颜色的荧光斑点;置氨蒸气中熏后,日光下检视,显相同的红色斑点。

(2)取本品 4g,加甲醇 25ml 及盐酸 1～2 滴,超声处理 20 分钟,滤过,滤液浓缩至 2ml,作为供试品溶液。另取黄芩对照药材 0.5g,同法制成对照药材溶液。再取黄芩苷对照品,加甲醇制成每 1ml 含 1mg 的溶液,作为对照品溶液。照薄层色谱法(通则 0502)试验,吸取上述三种溶液各 5μl,分别点于同一以含 4%醋酸钠的羧甲基纤维素钠溶液为黏合剂的硅胶 G 薄层板上,以乙酸乙酯-丁酮-甲酸-水(5：3：1：1)为展开剂,展开,取出,晾干,喷以 2%三氯化铁乙醇溶液。供试品色谱中,在与对照药材色谱和对照品色谱相应的位置上,显相同颜色的斑点。

(3)取本品 4g,加甲醇 25ml,浸渍 2 小时并时时振摇,滤过,滤液浓缩至 2ml,作为供试品溶液。另取黄连对照药材 50mg,加甲醇 5ml,加热回流 15 分钟,滤过,滤液加甲醇使成 5ml,作为对照药材溶液。再取盐酸小檗碱对照品,加甲醇制成每 1ml 含 0.5mg 的溶液,作为对照品溶液。照薄层色谱法(通则 0502)试验,吸取上述三种溶液各 1～2μl,分别点于同一硅胶 G 薄层板上,以甲苯-乙酸乙酯-异丙醇-甲醇-浓氨试液(12：6：3：3：1)为展开剂,置氨蒸气预饱和的展开缸内展开,取出,晾干,置紫外光灯(365nm)下检视。供试品色谱中,在与对照药材色谱和对照品色谱相应的位置上,显相同的黄色荧光斑点。

【检查】 应符合颗粒剂项下有关的各项规定(通则 0104)。

【含量测定】 照高效液相色谱法(通则 0512)测定。

色谱条件与系统适用性试验 以十八烷基硅烷键合硅胶为填充剂;以甲醇-0.2mol/L 磷酸二氢钠溶液(用磷酸调节 pH 值至 2.7)(42：58)为流动相;检测波长为 275nm。理论板数按黄芩苷峰计算应不低于 5000。

对照品溶液的制备 取黄芩苷对照品约 12.5mg,精密称定,置 250ml 量瓶中,加甲醇 10ml 使溶解,加水至刻度,摇匀,即得(每 1ml 含黄芩苷 50μg)。

供试品溶液的制备 取装量差异项下的本品,研细,取约 0.75g,精密称定,置 100ml 量瓶中,加甲醇 10ml,超声处理(功率 250W,频率 50kHz)10 分钟,放冷,加水稀释至刻度,摇匀,离心,取上清液,即得。

测定法 分别精密吸取对照品溶液与供试品溶液各 10μl,注入液相色谱仪,测定,即得。

本品每袋含黄芩以黄芩苷($C_{21}H_{18}O_{11}$)计,不得少于 21mg。

【功能与主治】 清热泻火解毒,化瘀凉血止血。用于火毒血热所致的身热烦躁、目赤口疮、咽喉牙龈肿痛、大便秘结、吐血、咯血、衄血、痔血;咽炎、扁桃体炎、牙龈炎见上述证候者。

【用法与用量】 开水冲服。一次 1 袋,一日 3～4 次。

【注意】 出现腹泻时,可酌情减量。

【规格】 每袋装 7.5g

【贮藏】 密封。

乙肝宁颗粒
Yiganning Keli

【处方】 黄芪 606g 白花蛇舌草 408g
茵陈 606g 金钱草 408g
党参 490g 蒲公英 408g
制何首乌 490g 牡丹皮 408g
丹参 490g 茯苓 408g
白芍 408g 白术 408g
川楝子 408g

【制法】 以上十三味,黄芪加水煎煮二次,每次 2 小时,合并煎液,滤过,滤液浓缩至适量;茵陈提取挥发油,用倍他环糊精 290g 包合,备用;药渣与其余党参等十一味加水煎煮二次,每次 2 小时,合并煎液,滤过,滤液浓缩成相对密度约为 1.25(20℃)的清膏,放冷,加乙醇使含醇量达 55%,静置 24 小时,上清液回收乙醇至无醇味,加入上述黄芪浓缩液,浓缩至适量,加入明胶 145g,甜菊素 1.2g,乳糖 162g 及上述挥发油包合物,制成颗粒,60℃以下干燥,制成 1000g(含乳糖);或加入上述挥发油包合物及蔗糖 5270g,制成颗粒,60℃以下干燥,制成 5670g,即得。

【性状】 本品为黄棕色至棕褐色的颗粒;味甜、微苦,或味甘、微苦(含乳糖)。

【鉴别】 (1)取本品 17g 或 3g(含乳糖),研细,加甲醇 50ml,加热回流 1 小时,放冷,滤过,滤液蒸干,残渣加水 30ml 使溶解,用水饱和的正丁醇提取 2 次,每次 30ml,合并正丁醇液,用 1%氢氧化钠溶液洗涤 2 次,每次 20ml,再用以正丁醇饱和的水洗至中性,正丁醇液蒸干,残渣加甲醇 1ml 使溶解,作为供试品溶液。另取黄芪甲苷对照品,加甲醇制成每 1ml 含 1mg 的溶液,作为对照品溶液。照薄层色谱法(通则 0502)试验,吸取上述两种溶液各 5μl,分别点于同一硅胶 G 薄层板上,以三氯甲烷-乙酸乙酯-甲醇-水(10：20：11：5)10℃以下放置 12 小时的下层溶液为展开剂,展开,取出,晾干,喷以 10%硫酸乙醇溶液,在 105℃加热至斑点显色清晰。供试品色谱中,在与对照品色谱相应的位置上,显相同颜色的斑点。

(2)取本品 17g 或 3g(含乳糖),加水 30ml 使溶解,用盐酸调节 pH 值至 2,用乙醚提取 2 次,每次 20ml,乙醚液蒸干,残渣加乙醇 1ml 使溶解,作为供试品溶液。另取原儿茶醛对照品,加乙醇制成每 1ml 含 1mg 的溶液,作为对照品溶液。照薄层色谱法(通则 0502)试验,吸取供试品溶液 2μl、对照品溶液 1μl,分别点于同一硅胶 G 薄层板上,以三氯甲烷-丙酮-甲酸(12：1：0.4)为展开剂,展开,取出,晾干,喷以 2%三氯化铁溶液-1％铁氰化钾溶液(1∶1)的混合溶液(临用配制)。供试品色谱中,在与对照品色谱相应的位置上,显相同颜色的斑点。

(3)取本品 34g 或 6g(含乳糖),研细,加甲醇 50ml,加热回流 1 小时,放冷,滤过,滤液蒸干,残渣加水 20ml 使溶解,用以水饱和的正丁醇提取 3 次,每次 20ml,合并正丁醇液,用氨试液 5ml 洗涤,再用以正丁醇饱和的水洗涤 2 次,每次 15ml,正丁醇液蒸干,残渣加乙醇 1ml 使溶解,作为供试品溶液。另取芍药苷对照品,加甲醇制成每 1ml 含 1mg 的溶液,作为对照品溶液。照薄层色谱法(通则 0502)试验,吸取上述两种溶液各 2μl,分别点于同一硅胶 G 薄层板上,以三氯甲烷-乙酸乙酯-甲醇-甲酸(40∶5∶10∶0.2)为展开剂,展开,取出,晾干,喷以香草醛硫酸试液,在 105℃加热至斑点显色清晰。供试品色谱中,在与对照品色谱相应的位置上,显相同颜色的斑点。

(4)取本品 17g 或 3g(含乳糖),研细,加 2mol/L 硫酸溶液 50ml,加乙醚振摇提取 2 次,每次 30ml,分取乙醚,蒸干,残渣加甲醇 1ml 使溶解,作为供试品溶液。另取何首乌对照药材 1g,加 2mol/L 硫酸溶液 20ml,加热回流 1 小时,冷却,同法制成对照药材溶液。再取大黄素对照品,加甲醇制成每 1ml 含 1mg 的溶液,作为对照品溶液。照薄层色谱法(通则 0502)试验,吸取供试品溶液 15μl、对照药材溶液和对照品溶液各 2μl,分别点于同一硅胶 G 薄层板上,以甲苯-乙酸乙酯-甲酸(15∶2∶1)为展开剂,展开,取出,晾干,置紫外光灯(365nm)下检视。供试品色谱中,在与对照药材色谱和对照品色谱相应的位置上,显相同颜色的荧光斑点;置氨气中熏后,日光下检视,显相同的红色斑点。

【检查】 水分 含乳糖颗粒不得过 8.0％(通则 0832)。

其他 应符合颗粒剂项下有关的各项规定(通则 0104)。

【含量测定】 照高效液相色谱法(通则 0512)测定。

色谱条件与系统适用性试验 以十八烷基硅烷键合硅胶为填充剂;以甲醇-水(75∶25)为流动相;用蒸发光散射检测器检测;柱温为 40℃。理论板数按黄芪甲苷峰计算应不低于 2000。

对照品溶液的制备 取黄芪甲苷对照品适量,精密称定,加甲醇制成每 1ml 含 60μg 的溶液,即得。

供试品溶液的制备 取装量差异项下的本品,混匀,取适量,研细,取约 5g 或 1g(含乳糖),精密称定,加水 20ml 使溶解,用水饱和的正丁醇振摇提取 4 次,每次 20ml,合并正丁醇液,用氨试液 20ml 分 2 次洗涤,再用正丁醇饱和的水 20ml 分 2 次洗涤,取正丁醇液,蒸干,残渣用适量甲醇溶解,转移至 5ml 量瓶中,加甲醇至刻度,摇匀,滤过,取续滤液,即得。

测定法 分别精密吸取对照品溶液 10μl、30μl 与供试品溶液 20μl,注入液相色谱仪,用外标两点法对数方程计算,即得。

本品每袋含黄芪以黄芪甲苷($C_{41}H_{68}O_{14}$)计,不得少于 0.50mg。

【功能与主治】 补气健脾,活血化瘀,清热解毒。用于慢性肝炎属脾气虚弱、血瘀阻络、湿热毒蕴证,症见胁痛、腹胀、乏力、尿黄;对急性肝炎属上述证候者亦有一定疗效。

【用法与用量】 口服。一次 1 袋,一日 3 次;儿童酌减。

治疗慢性肝炎者以 3 个月为一个疗程。

【注意】 服药期间忌食油腻、辛辣食物。

【规格】 (1)每袋装 17g (2)每袋装 3g(含乳糖)

【贮藏】 密封。

乙肝养阴活血颗粒

Yigan Yangyin Huoxue Keli

【处方】
地黄 66.67g	北沙参 83.33g
麦冬 66.67g	酒女贞子 83.33g
五味子 55.56g	黄芪 111.11g
当归 66.67g	制何首乌 83.33g
白芍 83.33g	阿胶珠 83.33g
泽兰 83.33g	牡蛎 111.11g
橘红 55.56g	丹参 111.11g
川楝子 55.56g	黄精(蒸)83.33g

【制法】 以上十六味,北沙参、白芍粉碎,过筛,取北沙参细粉 67g、白芍细粉 67g,混匀,备用;余下粗粉备用。阿胶珠粉碎成细粉。牡蛎粉碎,加水煎煮 0.5 小时后,与其余地黄等十二味及北沙参和白芍的粗粉(装袋)加水煎煮两次,第一次煎煮 1.5 小时,第二次 1 小时,合并煎液,离心,药液浓缩至相对密度为 1.18～1.22(50℃),加入适量的蔗糖粉及北沙参、白芍和阿胶珠细粉,制成颗粒,干燥,制成 1000g;或加入适量的糊精、阿司帕坦、北沙参、白芍及阿胶珠细粉,制成颗粒,干燥,制成 500g,即得。

【性状】 本品为浅棕色至浅棕褐色的颗粒;味甜、微苦;或味微甜、微苦(无蔗糖)。

【鉴别】 (1)取本品,置显微镜下观察:草酸钙簇晶直径 18～32μm,存在于薄壁细胞中,常排列成行,或一个细胞中含有数个簇晶(白芍)。油管含黄棕色分泌物(北沙参)。

(2)取本品 30g 或 15g(无蔗糖),研细,加三氯甲烷 40ml,置水浴上加热回流 1 小时,滤过,滤液蒸干,残渣加甲醇 1ml 使溶解,作为供试品溶液。另取齐墩果酸对照品,加甲醇制成每 1ml 含 1mg 的溶液,作为对照品溶液。照薄层色谱法(通则 0502)试验,吸取上述两种溶液各 10μl,分别点于同一硅胶 G 薄层板上,以甲苯-乙酸乙酯-醋酸(5∶5∶1)的上层溶液为展开剂,展开,取出,晾干,喷以 10％ 硫酸乙醇溶液,在 110℃加热至斑点显色清晰。供试品色谱中,在与对照品色谱相应的位置上,显相同颜色的斑点。

(3)取本品 10g 或 5g(无蔗糖),研细,加水 40ml,超声处理 30 分钟,离心,取上清液,用水饱和的正丁醇 30ml 提取,弃去水层,正丁醇液再用正丁醇饱和的水洗涤 2 次,每次 20ml,分取正丁醇液,蒸干,残渣加甲醇 0.5ml 使溶解,作为供试品溶液。另取芍药苷对照品,加甲醇制成每 1ml 含 1mg 的溶液,作为对照品溶液。照薄层色谱法(通则 0502)试验,吸取上述两种溶液各 10μl,分别点于同一硅胶 G 薄层板上,以三氯甲烷-甲醇-水(9∶3∶0.5)的下层溶液为展开剂,展开,取出,晾干,喷以 5% 香草醛硫酸溶液,在 105℃加热至斑点显色清晰。供试品色谱中,在与对照品色谱相应的位置上,显相同颜色的斑点。

(4)取本品 10g 或 5g(无蔗糖),加水 20ml,煎煮 10 分钟,离心,取上清液,浓缩至约 5ml,加 2mol/L 盐酸溶液 2.5ml,置水浴上浓缩至近干,加水 10ml 使溶解,用三氯甲烷 10ml 振摇提取,分取三氯甲烷液,蒸干,残渣加三氯甲烷 1ml 使溶解,作为供试品溶液。另取麦冬对照药材 1g,同法制成对照药材溶液。照薄层色谱法(通则 0502)试验,吸取上述两种溶液各 5μl,分别点于同一硅胶 G 薄层板上,以三氯甲烷-乙酸乙酯-丙酮(8∶1∶1)为展开剂,展开,取出,晾干,喷以 10% 硫酸乙醇溶液,在 105℃加热至斑点显色清晰。供试品色谱中,在与对照药材色谱相应的位置上,显相同颜色的斑点。

(5)取本品 10g 或 5g(无蔗糖),研细,加无水乙醇 20ml,超声处理 30 分钟,滤过,滤液蒸干,残渣加甲醇 1ml 使溶解,作为供试品溶液。另取丹参素钠对照品,加甲醇制成每 1ml 含 1mg 的溶液,作为对照品溶液。照薄层色谱法(通则 0502)试验,吸取供试品溶液 5~20μl、对照品溶液 5μl,分别点于同一硅胶 G 薄层板上,以三氯甲烷-丙酮-甲酸(25∶10∶4)为展开剂,展开,取出,晾干,喷以 1% 铁氰化钾溶液和 2% 三氯化铁溶液的等量混合液(临用配制)。供试品色谱中,在与对照品色谱相应的位置上,显相同颜色的斑点。

(6)取本品 20g 或 10g(无蔗糖),研细,加甲醇 30ml,超声处理 30 分钟,滤过,滤液蒸干,残渣加水 20ml 使溶解,用水饱和的正丁醇提取 2 次(20ml,20ml),合并正丁醇提取液,用氨试液洗涤 2 次(20ml,20ml),再用正丁醇饱和的水洗涤 2 次(20ml,20ml),正丁醇液蒸干,残渣加甲醇 1ml 使溶解,作为供试品溶液。另取黄芪甲苷对照品,加甲醇制成每 1ml 含 1mg 的溶液,作为对照品溶液。照薄层色谱法(通则 0502)试验,吸取供试品溶液 10μl、对照品溶液 5μl,分别点于同一硅胶 G 薄层板上,以三氯甲烷-甲醇-水(13∶7∶2)10℃以下放置的下层溶液为展开剂,薄层板置展开缸中预平衡 15 分钟,展开,取出,晾干,喷以 10% 硫酸乙醇溶液,在 105℃加热至斑点显色清晰,分别置日光和紫外光灯(365nm)下检视。供试品色谱中,在与对照品色谱相应的位置上,日光下显相同颜色的斑点;紫外光下显相同颜色的荧光斑点。

【检查】 应符合颗粒剂项下有关的各项规定(通则 0104)。

【含量测定】 照高效液相色谱法(通则 0512)测定。

色谱条件与系统适用性试验 以十八烷基硅烷键合硅胶为填充剂;以乙腈-0.1% 磷酸溶液(14∶86)为流动相;检测波长为 230nm。理论板数按芍药苷峰计算应不低于 4000。

对照品溶液的制备 取芍药苷对照品适量,精密称定,加水制成每 1ml 含 50μg 的溶液,即得。

供试品溶液的制备 取装量差异项下的本品,混匀,取适量,研细,取约 2g 或 1g(无蔗糖),精密称定,置具塞锥形瓶中,精密加水 50ml,密塞,称定重量,超声处理(功率为 250W,频率为 33kHz)15 分钟,放冷,再称定重量,用水补足减失的重量,摇匀,滤过,取续滤液,即得。

测定法 分别精密吸取对照品溶液与供试品溶液各 10μl,注入液相色谱仪,测定,即得。

本品每袋含白芍以芍药苷($C_{23}H_{28}O_{11}$)计,不得少于 10.0mg 或 20.0mg(无蔗糖)。

【功能与主治】 滋补肝肾,活血化瘀。用于肝肾阴虚型慢性肝炎,症见面色晦暗、头晕耳鸣、五心烦热、腰腿酸软、齿鼻衄血、胁下痞块、赤缕红斑、舌质红少苔、脉沉弦、细涩。

【用法与用量】 开水冲服。一次 20g 或一次 10g(无蔗糖),一日 3 次。

【注意】 忌烟、酒、油腻;肝胆湿热,脾虚气滞者忌用。

【规格】 每袋装 10g

【贮藏】 密封,置干燥处。

乙肝益气解郁颗粒

Yigan Yiqi Jieyu Keli

【处方】 柴胡(醋炙)62.5g 　枳壳 62.5g
白芍 93.75g 　橘叶 62.5g
丹参 93.75g 　黄芪 125g
党参 75g 　桂枝 31.25g
茯苓 93.75g 　刺五加 93.75g
瓜蒌 93.75g 　法半夏 75g
黄连 31.25g 　决明子 93.75g
山楂 93.75g 　五味子 62.5g

【制法】 以上十六味,白芍、茯苓、法半夏分别粉碎,过筛,依次取细粉 78g、78g、62g,混匀,备用;剩余的粗粉备用。五味子粉碎后用 80% 乙醇回流提取两次,第一次 3 小时,第二次 2 小时,合并提取液,回收乙醇,备用。其余柴胡(醋炙)等十二味及白芍等三味的粗粉加水煎煮两次,第一次浸泡 0.5 小时,煎煮 1.5 小时,第二次煎煮 1 小时,合并煎液,静置 12 小时,取上清液,与上述五味子提取液合并,浓缩至相对密度为 1.18~1.22(50℃),加入上述细粉及适量糖粉混匀,制成颗粒,干燥,制成 1000g;或加入上述细粉及糊精、阿司帕坦适量混匀,制成颗粒,干燥,制成 500g,即得。

【性状】 本品为棕黄色至棕褐色的颗粒;味甜、微苦;或味微甜、微酸涩、苦(无蔗糖)。

【鉴别】 (1)取本品,置显微镜下观察,草酸钙针晶成束存在于椭圆形黏液细胞中,针晶长 20~110μm,有时散在(法半夏)。不规则分枝状团块无色,遇水合氯醛液溶化;菌丝无色或淡棕色,直径 4~6μm(茯苓)。草酸钙簇晶直径 11~35μm,存在于薄壁细胞中,常排列成行或一个细胞中含数个簇晶(白芍)。

（2）取本品 30g 或 15g（无蔗糖），研细，加三氯甲烷 50ml，加热回流 1.5 小时，滤过，滤液蒸干，残渣加三氯甲烷 0.5ml 使溶解，作为供试品溶液。另取盐酸小檗碱对照品，加甲醇制成每 1ml 含 0.5mg 的溶液，作为对照品溶液。照薄层色谱法（通则 0502）试验，吸取供试品溶液 2～5μl、对照品溶液 2μl，分别点于同一硅胶 G 薄层板上，以正丁醇-水-冰醋酸（7：2：1）为展开剂，展开，取出，晾干，置紫外光灯（365nm）下检视。供试品色谱中，在与对照品色谱相应的位置上，显相同颜色的荧光斑点。

（3）取本品 20g 或 10g（无蔗糖），研细，加甲醇 30ml，超声处理 30 分钟，滤过，滤液蒸干，残渣加水 20ml 使溶解，用水饱和的正丁醇提取 2 次，每次 20ml，合并正丁醇液，用氨试液洗涤 2 次，每次 20ml，再用正丁醇饱和的水洗涤 2 次，每次 20ml，正丁醇液蒸干，残渣加甲醇 1ml 使溶解，作为供试品溶液。另取黄芪甲苷对照品，加甲醇制成每 1ml 含 1mg 的溶液，作为对照品溶液。照薄层色谱法（通则 0502）试验，吸取供试品溶液 5～10μl、对照品溶液 5μl，分别点于同一硅胶 G 薄层板上，以三氯甲烷-甲醇-水（13：7：2）10℃ 以下放置的下层溶液为展开剂，预平衡 15 分钟，展开，取出，晾干，喷以 10% 硫酸乙醇溶液，在 105℃ 加热至斑点显色清晰，分别置日光及紫外光灯（365nm）下检视。供试品色谱中，在与对照品色谱相应的位置上，日光下显相同颜色的斑点；紫外光下显相同颜色的荧光斑点。

（4）取本品 20g 或 10g（无蔗糖），研细，加乙酸乙酯 60ml，加热回流 1 小时，滤过，滤液蒸干，残渣加甲醇 1ml 使溶解，作为供试品溶液。另取柚皮苷对照品，加甲醇制成每 1ml 含 1mg 的溶液，作为对照品溶液。照薄层色谱法（通则 0502）试验，吸取供试品溶液 5～10μl、对照品溶液 2～5μl，分别点于同一硅胶 G 薄层板上，以三氯甲烷-甲醇-水（32：17：5）10℃ 以下放置的下层溶液为展开剂，展开，取出，晾干，喷以 2% 三氯化铝乙醇溶液，在 105℃ 加热约 5 分钟，置紫外光灯（365nm）下检视。供试品色谱中，在与对照品色谱相应的位置上，显相同颜色的荧光斑点。

（5）取五味子甲素对照品，加三氯甲烷制成每 1ml 含 1mg 的溶液，作为对照品溶液。照薄层色谱法（通则 0502）试验，吸取对照品溶液 1～2μl 与〔鉴别〕（2）项下的供试品溶液 10～20μl，分别点于同一硅胶 GF₂₅₄ 薄层板上，以石油醚（30～60℃）-甲酸乙酯-甲酸（15：5：1）的上层溶液为展开剂，展开，取出，晾干，置紫外光灯（254nm）下检视。供试品色谱中，在与对照品色谱相应的位置上，显相同颜色的斑点。

【检查】　应符合颗粒剂项下有关的各项规定（通则 0104）。

【含量测定】　照高效液相色谱法（通则 0512）测定。

色谱条件与系统适用性试验　以十八烷基硅烷键合硅胶为填充剂；以甲醇-0.02mol/L 磷酸二氢钾溶液（28：72）为流动相；检测波长为 230nm。理论板数按芍药苷峰计算应不低于 4000。

对照品溶液的制备　取芍药苷对照品适量，精密称定，加

水制成每 1ml 含 50μg 的溶液，即得。

供试品溶液的制备　取装量差异项下的本品，混匀，取适量，研细，取约 2g 或 1g（无蔗糖），精密称定，置具塞锥形瓶中，精密加水 50ml，称定重量，超声处理 15 分钟，放冷，再称定重量，用水补足减失的重量，摇匀，离心 10 分钟（转速为每分钟 4000 转），取上清液，滤过，取续滤液，即得。

测定法　分别精密吸取对照品溶液与供试品溶液各 10μl，注入液相色谱仪，测定，即得。

本品每袋含白芍以芍药苷（$C_{23}H_{28}O_{11}$）计，不得少于 10.0mg 或 20.0mg（无蔗糖）。

【功能与主治】　益气化湿，疏肝解郁。用于肝郁脾虚型慢性肝炎，症见胁痛腹胀、痞满纳呆、身倦乏力、大便溏薄、舌质淡暗、舌体胖或有齿痕、舌苔薄白或白腻、脉沉弦或沉缓。

【用法与用量】　开水冲服。一次 20g 或一次 10g（无蔗糖），一日 3 次。

【注意】　忌烟，酒，油腻；肝胆湿热，邪实证者忌用。

【规格】　每袋装 10g

【贮藏】　密封，置阴凉干燥处。

二十七味定坤丸
Ershiqiwei Dingkun Wan

【处方】

西洋参 60g	白术 18g
茯苓 30g	熟地黄 30g
当归 24g	白芍 18g
川芎 18g	黄芪 24g
阿胶 18g	醋五味子 18g
鹿茸（去毛）30g	肉桂 12g
艾叶（炒炭）60g	杜仲（炒炭）24g
续断 18g	佛手 12g
陈皮 18g	姜厚朴 6g
柴胡 18g	醋香附 12g
醋延胡索 18g	牡丹皮 18g
琥珀 12g	醋龟甲 18g
地黄 30g	麦冬 18g
黄芩 18g	

【制法】　以上二十七味，粉碎成细粉，过筛，混匀。每 100g 粉末加炼蜜 100～130g 制成小蜜丸或大蜜丸，即得。

【性状】　本品为黑色的小蜜丸或大蜜丸；味苦、微甜。

【鉴别】　（1）取本品，置显微镜下观察：不规则分枝状团块无色，遇水合氯醛试液溶化；菌丝无色或淡棕色，直径 4～6μm（茯苓）。种皮石细胞呈淡黄色或淡黄棕色，表面观呈多角形，壁较厚，孔沟细密，胞腔含深棕色物（醋五味子）。纤维成束，深棕色或红棕色，壁甚厚（醋香附）。

（2）取本品 36g，剪碎，加硅藻土 30g，研匀，加乙醚 60ml，

超声处理 30 分钟,滤过,药渣备用;滤液挥干,残渣加乙酸乙酯 1ml 使溶解,作为供试品溶液。另取当归对照药材、川芎对照药材各 0.5g,分别加乙醚 20ml,同法制成对照药材溶液。照薄层色谱法(通则 0502)试验,吸取上述三种溶液各 5μl,分别点于同一硅胶 G 薄层板上,以环己烷-乙酸乙酯(3∶1)为展开剂,展开,取出,晾干,置紫外光灯(365nm)下检视。供试品色谱中,在与对照药材色谱相应的位置上,显相同颜色的荧光主斑点。

(3)取〔鉴别〕(2)项下的供试品溶液作为供试品溶液。另取佛手对照药材 0.5g,加乙醚 20ml,同法制成对照药材溶液。照薄层色谱法(通则 0502)试验,吸取上述两种溶液各 5μl,分别点于同一硅胶 G 薄层板上,以正己烷-乙酸乙酯(9∶1)为展开剂,展开,取出,晾干,置紫外光灯(365nm)下检视。供试品色谱中,在与对照药材色谱相应的位置上,显相同颜色的荧光斑点。

(4)取〔鉴别〕(2)项下的备用药渣,加乙醇 60ml,超声处理 30 分钟,滤过,滤液蒸干,残渣加水 30ml 使溶解,用水饱和正丁醇振摇提取 3 次,每次 20ml,合并正丁醇提取液,用正丁醇饱和的水洗涤 3 次,每次 15ml,弃去水洗液,正丁醇液蒸干,残渣用甲醇 1ml 溶解,加在中性氧化铝柱(100~200 目,3g,内径为 1~1.5cm)上,用甲醇 30ml 洗脱,收集洗脱液,蒸干,残渣加甲醇 1ml 使溶解,作为供试品溶液。另取芍药苷对照品,加甲醇制成每 1ml 含 0.5mg 的溶液,作为对照品溶液。照薄层色谱法(通则 0502)试验,吸取上述两种溶液各 5μl,分别点于同一硅胶 G 薄层板上,以三氯甲烷-乙酸乙酯-甲醇-甲酸(40∶5∶10∶1)为展开剂,展开,取出,晾干。喷以 5％香草醛硫酸溶液,在 105℃加热至斑点显色清晰。供试品色谱中,在与对照品色谱相应的位置上,显相同颜色的斑点。

(5)取本品 36g,剪碎,加硅藻土 20g,研匀,加乙醚 80ml,超声处理 30 分钟,滤过,药渣挥尽乙醚,加水饱和的正丁醇 100ml,超声处理 60 分钟,滤过,滤液用氨试液洗涤 2 次,每次 20ml,再用正丁醇饱和的水洗涤 3 次,每次 15ml,正丁醇液蒸干,残渣加甲醇 1ml 使溶解,作为供试品溶液。另取黄芪甲苷对照品,加甲醇制成每 1ml 含 0.5mg 的溶液,作为对照品溶液。照薄层色谱法(通则 0502),吸取上述两种溶液各 5μl,分别点于同一硅胶 G 薄层板上,以三氯甲烷-甲醇-水(13∶7∶2)10℃以下放置的下层溶液为展开剂,展开,取出,晾干,喷 10％硫酸乙醇溶液,在 105℃加热至斑点显色清晰,置紫外光灯(365nm)下检视。供试品色谱中,在与对照品色谱相应的位置上,显相同颜色的荧光斑点。

(6)取〔鉴别〕(5)项下的供试品溶液作为供试品溶液。另取人参皂苷 Rb₁、人参皂苷 Re、人参皂苷 Rg₁、拟人参皂苷 F₁₁ 对照品,分别加甲醇制成每 1ml 含 0.5mg 的溶液,作为对照品溶液。照薄层色谱法(通则 0502)试验,吸取上述五种溶液各 2μl,分别点于同一硅胶 G 薄层板上,以三氯甲烷-乙酸乙酯-甲醇-水(15∶40∶22∶10)10℃以下放置的下层溶液为展开剂,展开,取出,晾干,喷以 10％硫酸乙醇溶液,在 105℃加热至斑点显色清晰,置紫外光灯(365nm)下检视。供试品色谱中,在与对照品色谱相应的位置上,显相同颜色的荧光斑点。

(7)取本品 12g,剪碎,加硅藻土 6g,研匀,加 70％乙醇 50ml,超声处理 30 分钟,滤过,滤液蒸干,残渣加水 20ml 使溶解,用浓氨试液调节 pH 值至 11,用乙酸乙酯振摇提取 2 次,每次 20ml,合并乙酸乙酯提取液,蒸干,残渣加乙酸乙酯 1ml 使溶解,作为供试品溶液。另取延胡索乙素对照品,加甲醇制成每 1ml 含 0.1mg 的溶液,作为对照品溶液。照薄层色谱法(通则 0502)试验,吸取上述两种溶液各 5μl,分别点于同一用 1％氢氧化钠溶液制备的硅胶 G 薄层板上,以甲苯-丙酮(9∶2)为展开剂,展开,取出,晾干,置碘缸中熏 3 分钟后取出,挥尽薄层板上吸附的碘,置紫外光灯(365nm)下检视。供试品色谱中,在与对照品色谱相应的位置上,显相同颜色的荧光斑点。

【检查】　应符合丸剂项下有关的各项规定(通则 0108)。

【含量测定】　照高效液相色谱法(通则 0512)测定。

色谱条件与系统适用性试验　以十八烷基硅烷键合硅胶为填充剂;以乙腈为流动相 A,以水为流动相 B,按下表中的规定进行梯度洗脱,检测波长为 203nm。理论板数按人参皂苷 Re 峰计算应不低于 4000。

时间(分钟)	流动相 A(％)	流动相 B(％)
0~33	19	81
33~35	19→40	81→60
35~42	40	60
42~45	40→19	60→81
60	19	81

对照品溶液的制备　取人参皂苷 Re 对照品适量,精密称定,加甲醇制成每 1ml 含 0.1mg 的溶液,即得。

供试品溶液的制备　取本品剪碎,取适量,精密称定,精密加入半量的硅藻土,研碎,过三号筛,取约 12g,精密称定,置索氏提取器中,加入二氯甲烷适量,加热回流提取 3 小时,弃去二氯甲烷提取液,残渣挥干,置索氏提取器中,加入甲醇 70ml,加热回流提取至提取液无色,提取液蒸干,残渣趁热加水 40ml 使溶解,用水饱和的正丁醇振摇提取 5 次(20ml,20ml,15ml,15ml,10ml),合并正丁醇提取液,用氨试液洗涤 2 次,每次 20ml,合并氨洗液,用水饱和的正丁醇提取 2 次,每次 10ml,合并正丁醇提取液,用正丁醇饱和的水洗涤 2 次,每次 15ml,弃去水洗液,正丁醇液蒸干,残渣用甲醇溶解并转移至 25ml 量瓶中,加甲醇至刻度,摇匀,滤过,取续滤液,即得。

测定法　分别精密吸取对照品溶液与供试品溶液各 20μl,注入液相色谱仪,测定,即得。

本品含西洋参以人参皂苷 Re($C_{48}H_{82}O_{18}$)计,小蜜丸每 1g 不得少于 0.30mg;大蜜丸每丸不得少于 3.6mg。

【功能与主治】　补气养血,舒郁调经,用于冲任虚损,气血两亏,身体瘦弱,月经不调,经期紊乱,行经腹痛,崩漏不止,腰酸腿软。

【用法与用量】　口服。小蜜丸一次 40 丸,大蜜丸一次 1

丸,一日 2 次。

【注意】　孕妇忌服。

【规格】　(1)小蜜丸　每 100 丸重 30g

（2)大蜜丸　每丸重 12g

【贮藏】　密封。

注:艾叶(炒炭)　取净艾叶,照炒炭法(通则 0213)炒至表面焦黑色,喷淋清水少许,熄灭火星,取出,晾干。

二十五味松石丸
Ershiwuwei Songshi Wan

本品系藏族验方。

【处方】

松石 50g	珍珠 10g
珊瑚 40g	朱砂 20g
诃子肉 50g	铁屑(诃子制)100g
余甘子 50g	五灵脂膏 40g
檀香 40g	降香 40g
木香马兜铃 50g	鸭嘴花 50g
牛黄 5g	木香 60g
绿绒蒿 50g	船形乌头 40g
肉豆蔻 20g	丁香 25g
伞梗虎耳草 50g	毛诃子(去核)5g
天竺黄 35g	西红花 5g
木棉花 35g	麝香 0.25g
石灰华 35g	

【制法】　以上二十五味,除牛黄、西红花、麝香、五灵脂膏外,其余珍珠等二十一味共研成细粉,过筛;牛黄、西红花、麝香研细,与上述粉末配研,过筛,混匀,用五灵脂膏加适量水泛丸,阴干,即得。

【性状】　本品为黑色的水丸;气香,味苦、涩。

【鉴别】　(1)取本品 1g,研细,加丙酮 20ml,超声处理 30 分钟,滤过,药渣备用,滤液浓缩至 1ml,作为供试品溶液。另取胆酸对照品,加丙酮制成每 1ml 含 0.2mg 的溶液,作为对照品溶液。照薄层色谱法(通则 0502)试验,吸取上述两种溶液各 10μl,分别点于同一硅胶 G 薄层板上,以乙醚-三氯甲烷-冰醋酸(2:2:1)为展开剂,展开,取出,晾干,喷以 10%硫酸乙醇溶液,在 105℃加热数分钟,置紫外光灯(365nm)下检视。供试品色谱中,在与对照品色谱相应的位置上,显相同颜色的荧光斑点。

（2)取〔鉴别〕(1)项下的药渣,晾干,用浓氨试液润湿,加无水乙醇 5ml,振摇 1 分钟,静置,上清液作为供试品溶液。另取西红花对照药材 20mg,同法制成对照药材溶液。照薄层色谱法(通则 0502)试验,吸取上述两种溶液各 10μl,分别点于同一硅胶 G 薄层板上,以乙酸乙酯-甲酸-水(4:1:1)为展开剂,展开,取出,晾干。供试品色谱中,在与对照药材色谱相

应的位置上,显相同的三个黄色斑点。

（3)取本品 4g,研细,加石油醚(60～90℃)20ml,超声处理 30 分钟,滤过,滤液浓缩至 1ml,作为供试品溶液。另取木香对照药材 2g,同法制成对照药材溶液。照薄层色谱法(通则 0502)试验,吸取上述两种溶液各 10μl,分别点于同一硅胶 G 薄层板上,以石油醚(30～60℃)-乙酸乙酯(9:1)为展开剂,展开,取出,晾干,喷以 5%香草醛硫酸溶液,在 105℃加热至斑点显色清晰。供试品色谱中,在与对照药材色谱相应的位置上,显相同颜色的斑点。

（4)取本品 4g,研细,加三氯甲烷 20ml,超声处理 30 分钟,滤过,滤液挥至约 1ml,作为供试品溶液。另取肉豆蔻对照药材 2g,同法制成对照药材溶液。照薄层色谱法(通则 0502)试验,吸取上述两种溶液各 10μl,分别点于同一硅胶 G 薄层板上,以石油醚(60～90℃)-丙酮(10:0.3)为展开剂,展开,取出,晾干,喷以 10%磷钼酸乙醇溶液。供试品色谱中,在与对照药材色谱相应的位置上,显相同颜色的斑点。

【检查】　应符合丸剂项下有关的各项规定(通则 0108)。

【功能与主治】　清热解毒,疏肝利胆,化瘀。用于肝郁气滞,血瘀,肝中毒,肝痛,肝硬化,肝渗水及各种急、慢性肝炎和胆囊炎。

【用法与用量】　开水泡服。一次 1g,一日 1 次。

【规格】　(1)每 4 丸重 1g　(2)每丸重 1g

【贮藏】　密封。

二十五味珍珠丸
Ershiwuwei Zhenzhu Wan

【处方】

珍珠	珍珠母
肉豆蔻	石灰华
红花	草果
丁香	降香
豆蔻	诃子
檀香	余甘子
沉香	肉桂
毛诃子	螃蟹
木香	冬葵果
荜茇	志达萨增
金礞石	体外培育牛黄
香旱芹	西红花
黑种草子	人工麝香
水牛角浓缩粉	

【制法】　以上药味,除珍珠、体外培育牛黄、人工麝香外,其余肉豆蔻等粉碎成细粉。珍珠、体外培育牛黄、人工麝香分别研细,与上述粉末混匀,用水泛丸,干燥,即得。

【性状】　本品为黄棕带微红色的水丸;气香,味苦、辛。

【鉴别】 (1)取本品 3g,研细,加丙酮 20ml,超声处理20 分钟,滤过,药渣备用;滤液浓缩至 2ml,作为供试品溶液。另取胆酸对照品,加丙酮制成每 1ml 含 0.4mg 的溶液,作为对照品溶液。照薄层色谱法(通则 0502)试验,吸取上述两种溶液各 3μl,分别点于同一硅胶 G 薄层板上,以三氯甲烷-丙酮-甲酸(2:1:0.1)为展开剂,展开,取出,晾干,喷以 10％硫酸乙醇溶液,置 105℃加热至斑点显色清晰,置紫外光灯(365nm)下检视。供试品色谱中,在与对照品色谱相应的位置上,显相同颜色的荧光斑点。

(2)取〔鉴别〕(1)项下的备用药渣 0.2g,置安瓿中,加稀盐酸试液 5ml,封口,置烘箱中,在 105℃加热 20 小时,取出,上清液作为供试品溶液。另取珍珠对照药材 0.02g,同法制成对照药材溶液。照薄层色谱法(通则 0502)试验,吸取上述两种溶液各 4μl,分别点于同一硅胶 G 薄层板上,以苯酚-水(7:2)为展开剂,展开,取出,在 105℃加热 5～10 分钟,立即喷以 0.2％茚三酮乙醇溶液,在 105℃加热至斑点显色清晰。供试品色谱中,在与对照药材色谱相应的位置上,显相同的紫红色斑点。

【检查】 应符合丸剂项下有关的各项规定(通则 0108)。

【含量测定】 照高效液相色谱法(通则 0512)测定。

色谱条件与系统适用性试验 以十八烷基硅烷键合硅胶为填充剂;以甲醇-水(45:55)为流动相;检测波长为 440nm。理论板数按西红花苷-Ⅰ峰计算应不低于 3000。

对照品溶液的制备 取西红花苷-Ⅰ对照品适量,精密称定,加稀乙醇制成每 1ml 含 25μg 的溶液,即得。

供试品溶液的制备 取本品,研细,取约 1.5g,精密称定,置具塞锥形瓶中,精密加入稀乙醇 20ml,超声处理(功率 250W,频率 40kHz)20 分钟,放冷,再称定重量,用稀乙醇补足减失的重量,摇匀,滤过,取续滤液,即得。

测定法 分别精密吸取对照品溶液与供试品溶液各 10μl,注入液相色谱仪,测定,即得。

本品每 1g 含西红花以西红花苷-Ⅰ($C_{44}H_{64}O_{24}$)计,不得少于 0.15mg。

【功能与主治】 安神开窍。用于中风;半身不遂,口眼歪斜,昏迷不醒,神志紊乱,谵语发狂等。

【用法与用量】 开水泡服。一次 1g,一日 1～2 次。

【规格】 (1)每 4 丸重 1g (2)每丸重 1g

【贮藏】 密封。

二十五味珊瑚丸

Ershiwuwei Shanhu Wan

本品系藏族验方。

【处方】 珊瑚 75g　　　　珍珠 15g
　　　　青金石 20g　　　珍珠母 50g

诃子 100g　　　　　木香 60g
红花 80g　　　　　丁香 35g
沉香 70g　　　　　朱砂 30g
龙骨 40g　　　　　炉甘石 25g
脑石 25g　　　　　磁石 25g
禹粮土 25g　　　　芝麻 40g
葫芦 30g　　　　　紫菀花 45g
獐牙菜 80g　　　　藏菖蒲 50g
榜那 45g　　　　　打箭菊 75g
甘草 75g　　　　　西红花 25g
人工麝香 2g

【制法】 以上二十五味,除珊瑚、珍珠、西红花、人工麝香外,其余珍珠母等二十一味粉碎成细粉,过筛;将珊瑚、珍珠、西红花、人工麝香研细,与上述粉末配研,过筛,混匀,用水泛丸,阴干,即得。

【性状】 本品为红棕色的水丸;气微香,味甘、苦、涩。

【鉴别】 (1)取本品粉末 0.2g,加盐酸 3ml 和硝酸 1ml,摇匀,置水浴中加热 10 分钟,加水 4ml,滤过,取滤液 1 滴,加碘化铜(硫酸铜试液与等量碘化钾试液混合,加少许硫代硫酸钠以除去多余的碘,取沉淀)少许,放置,沉淀由白色转为红色。另取滤液 1ml,加氯化钡试液 0.5ml,生成白色沉淀。

(2)取本品粉末 0.5g,加甲醇 4ml,超声处理 10 分钟,静置,上清液作为供试品溶液。另取西红花对照药材 20mg,同法制成对照药材溶液。照薄层色谱法(通则 0502)试验,吸取上述两种溶液各 10μl,分别点于同一硅胶 G 薄层板上使成条状,以乙酸乙酯-甲酸-水(5:1:0.8)为展开剂,展开,取出,晾干。供试品色谱中,在与对照药材色谱相应的位置上,显相同的三个黄色条斑。

(3)取本品 3g,研细,加 80％丙酮 10ml,超声处理 30 分钟,滤过,滤液作为供试品溶液。另取红花对照药材 0.5g,同法制成对照药材溶液。照薄层色谱法(通则 0502)试验,吸取上述两种溶液各 10μl,分别点于同一硅胶 G 薄层板上,以乙酸乙酯-甲醇-甲酸-水(7:0.4:2:3)为展开剂,展开,取出,晾干。供试品色谱中,在与对照药材色谱主斑点相应的位置上,显一个相同颜色的斑点。

【检查】 乌头碱限量 取本品适量,研细,取 5g,置锥形瓶中,加氨试液 4ml 及乙醚 50ml,摇匀,超声处理(功率 250W,频率 40kHz)30 分钟,滤过,残渣同法再提取一次,滤过,合并滤液,低温挥干,残渣用 10％甲醇(用磷酸调节至 pH2)溶解,转移至 10ml 量瓶中,加上述 10％甲醇至刻度,摇匀,滤过,取续滤液作为供试品溶液。取乌头碱对照品适量,精密称定,加 10％甲醇(用磷酸调节 pH 值至 2)制成每 1ml 含 10μg 的溶液,作为对照品溶液。照高效液相色谱法(通则 0512)试验,以十八烷基硅烷键合硅胶为填充剂;以 0.04mol/L 三乙胺溶液(用磷酸调节 pH 值至 3.0)-甲醇(60:40)为流动相;检测波长为 235nm;柱温为 40℃。理论板数按乌头碱峰计算应不低于 4000。分别精密吸取供试品溶液与对照品溶液各 20μl,注入液相色谱仪,测定,计算。本品每 1g 含榜那以乌头碱($C_{34}H_{47}NO_{11}$)计,不得过 0.15mg。

【其他】 应符合丸剂项下有关的各项规定(通则 0108)。

【功能与主治】 开窍,通络,止痛。用于"白脉病",神志不清,身体麻木,头昏目眩,脑部疼痛,血压不调,头痛,癫痫及各种神经性疼痛。

【用法与用量】 开水泡服。一次 1g,一日 1 次。

【规格】 (1)每 4 丸重 1g (2)每丸重 1g

【贮藏】 密封。

二 丁 颗 粒
Erding Keli

【处方】 紫花地丁 250g 半边莲 250g
蒲公英 250g 板蓝根 250g

【制法】 以上四味,加水煎煮两次,第一次 2 小时,第二次 1.5 小时,合并煎液,滤过,滤液浓缩至相对密度为 1.34～1.36(70℃),加入蔗糖 900g,混匀,制成颗粒,干燥,制成 1000g;或浓缩至相对密度为 1.20(50℃),喷雾干燥,加入糊精及乳糖 100g、甜菊素 0.3g,混匀,制成颗粒,干燥,制成 200g,即得。

【性状】 本品为棕褐色的颗粒;味甜、微苦;或味微甜、微苦(无蔗糖)。

【鉴别】 取本品 15g 或 3g(无蔗糖),研细,加甲醇 40ml,超声处理 30 分钟,滤过,滤液蒸干,残渣加热水 20ml 使溶解,放冷,用乙酸乙酯振摇提取 2 次,每次 20ml,合并乙酸乙酯提取液,蒸干,残渣加甲醇 1ml 使溶解,作为供试品溶液。另取秦皮乙素对照品、咖啡酸对照品,分别加甲醇制成每 1ml 含 0.5mg 的溶液,作为对照品溶液。照薄层色谱法(通则 0502)试验,吸取上述三种溶液各 5～8μl,分别点于同一硅胶 G 薄层板上,以甲苯-乙酸乙酯-甲酸(5:3:1)的上层溶液为展开剂,展开,取出,晾干,置碘蒸气中熏至斑点显色清晰。供试品色谱中,在与对照品色谱相应的位置上,显相同颜色的斑点。

【检查】 应符合颗粒剂项下有关的各项规定(通则 0104)。

【含量测定】 照高效液相色谱法(通则 0512)测定。

色谱条件与系统适用性试验 以十八烷基硅烷键合硅胶为填充剂;以甲醇-水-冰醋酸(20:80:0.4)为流动相;检测波长为 353nm。理论板数按秦皮乙素峰计算应不低于 3000。

对照品溶液的制备 取秦皮乙素对照品适量,精密称定,加甲醇制成每 1ml 含 20μg 的溶液,即得。

供试品溶液的制备 取装量差异项下的本品研细,取约 2.5g 或 0.3g(无蔗糖),精密称定,置具塞锥形瓶中,精密加入甲醇 25ml,称定重量,超声处理(功率 250W,频率 50kHz)30 分钟,放冷,再称定重量,用甲醇补足减失的重量,摇匀,滤过,取续滤液,即得。

测定法 分别精密吸取对照品溶液与供试品溶液各

10μl,注入液相色谱仪,测定,即得。

本品每袋含紫花地丁以秦皮乙素($C_9H_6O_4$)计,不得少于 1.8mg。

【功能与主治】 清热解毒。用于火热毒盛所致的热疖痈毒、咽喉肿痛、风热火眼。

【用法与用量】 开水冲服。一次 1 袋,一日 3 次。

【注意】 糖尿病患者慎用(含蔗糖颗粒)。

【规格】 每袋装 (1)20g (2)4g(无蔗糖)

【贮藏】 密封。

二 冬 膏
Erdong Gao

【处方】 天冬 500g 麦冬 500g

【制法】 以上二味,加水煎煮三次,第一次 3 小时,第二次、第三次各 2 小时,合并煎液,滤过,滤液浓缩成相对密度为 1.21～1.25(80℃)的清膏。每 100g 清膏加炼蜜 50g,混匀,即得。

【性状】 本品为黄棕色稠厚的半流体;味甜、微苦。

【检查】 应符合煎膏剂项下有关的各项规定(通则 0183)。

【功能与主治】 养阴润肺。用于肺阴不足引起的燥咳痰少、痰中带血、鼻干咽痛。

【用法与用量】 口服。一次 9～15g,一日 2 次。

【贮藏】 密封,置阴凉处。

二母宁嗽丸
Ermu Ningsou Wan

【处方】 川贝母 225g 知母 225g
石膏 300g 炒栀子 180g
黄芩 180g 蜜桑白皮 150g
茯苓 150g 炒瓜蒌子 150g
陈皮 150g 麸炒枳实 150g
炙甘草 30g 五味子(蒸)30g

【制法】 以上十二味,粉碎成细粉,过筛,混匀。每 100g 粉末加炼蜜 40～60g 及适量水制成水蜜丸,干燥;或加炼蜜 115～135g 制成大蜜丸,即得。

【性状】 本品为棕褐色的水蜜丸或大蜜丸;气微香,味甜、微苦。

【鉴别】 (1)取本品,置显微镜下观察:淀粉粒广卵形或贝壳形,直径 40～60μm,脐点短缝状、人字状或马蹄状,层纹可察见(川贝母)。草酸钙针晶成束或散在,长 26～110μm(知母)。果皮含晶石细胞类圆形或多角形,直径 17～31μm,壁厚,胞腔内含草酸钙方晶(栀子)。不规则分枝状团块无色,遇水合氯醛试液溶化;菌丝无色或淡棕色,直径 4～6μm(茯苓）。韧皮纤维淡黄色，棱形，壁厚，孔沟细（黄芩）。纤维束周围薄壁细胞含草酸钙方晶，形成晶纤维（甘草）。

（2）取本品水蜜丸 6g，粉碎；或取大蜜丸 15g，剪碎，加硅藻土 5g，研匀，加甲醇 40ml，超声处理 30 分钟，滤过，滤液蒸干，残渣加甲醇 1ml 使溶解，作为供试品溶液。另取橙皮苷对照品，加甲醇制成饱和溶液，作为对照品溶液。照薄层色谱法（通则 0502）试验，吸取上述两种溶液各 3μl，分别点于同一硅胶 G 薄层板上，以乙酸乙酯-甲醇-水（100：17：13）为展开剂，展至约 3cm，取出，晾干，再以甲苯-乙酸乙酯-甲酸-水（20：10：1：1）的上层溶液为展开剂，展开，展距约 8cm，取出，晾干，喷以三氯化铝试液，置紫外光灯（365nm）下检视。供试品色谱中，在与对照品色谱相应的位置上，显相同颜色的荧光斑点。

（3）取本品水蜜丸 5g，粉碎；或取大蜜丸 10g，剪碎，加硅藻土 5g，研匀，加甲醇 40ml，超声处理 30 分钟，滤过，滤液蒸干，残渣加水 20ml 使溶解，用盐酸调 pH 值至 1～2，用乙酸乙酯振摇提取 2 次，每次 20ml，合并提取液，蒸干，残渣加甲醇 1ml 使溶解，作为供试品溶液。另取黄芩对照药材 1g，加甲醇 20ml，同法制成对照药材溶液。再取黄芩苷对照品，加甲醇制成每 1ml 含 1mg 的溶液，作为对照品溶液。照薄层色谱法（通则 0502）试验，吸取上述三种溶液各 0.5～1μl，分别点于同一聚酰胺薄膜上，以乙酸乙酯-丁酮-甲酸-水（5：3：1：1）为展开剂，预平衡 30 分钟，展开，取出，晾干，喷以 1% 三氯化铁乙醇溶液。供试品色谱中，在与对照药材色谱和对照品色谱相应的位置上，显相同颜色的斑点。

（4）取本品水蜜丸 2g，粉碎；或取大蜜丸 2g，剪碎，加硅藻土 1g，研匀，加乙酸乙酯 30ml，加热回流 1 小时，放冷，滤过，滤液蒸至近干，加少量中性氧化铝，拌匀，蒸干，加在中性氧化铝柱（100～200 目，2g，内径为 1～1.5cm）上，用乙醇 40ml 洗脱，收集洗脱液，蒸干，残渣加乙醇 1ml 使溶解，作为供试品溶液。另取栀子苷对照品，加甲醇制成每 1ml 含 2mg 的溶液，作为对照品溶液。照薄层色谱法（通则 0502）试验，吸取上述两种溶液各 3～6μl，分别点于同一硅胶 G 薄层板上，以乙酸乙酯-丙酮-甲酸-水（5：5：1：1）为展开剂，展开，取出，晾干，喷以 10% 硫酸乙醇溶液，在 105℃ 加热至斑点显色清晰。供试品色谱中，在与对照品色谱相应的位置上，显相同颜色的斑点。

【检查】 应符合丸剂项下有关的各项规定（通则 0108）。

【含量测定】 照高效液相色谱法（通则 0512）测定。

色谱条件与系统适用性试验 以十八烷基硅烷键合硅胶为填充剂；以甲醇-0.1% 磷酸溶液（50：50）为流动相；柱温为 40℃；检测波长为 280nm。理论板数按黄芩苷峰计算应不低于 2500。

对照品溶液的制备 取黄芩苷对照品适量，精密称定，加甲醇制成每 1ml 含 16μg 的溶液，即得。

供试品溶液的制备 取本品水蜜丸适量，研碎，取约 0.6g，精密称定；或取重量差异项下的大蜜丸，剪碎，混匀，取约 1g，精密称定，置具塞锥形瓶中，精密加入 70% 乙醇 50ml，

称定重量，超声处理（功率 250W，频率 40kHz）30 分钟，放冷，再称定重量，用 70% 乙醇补足减失的重量，摇匀，滤过。精密量取续滤液 2ml，置 10ml 量瓶中，加甲醇至刻度，摇匀，滤过，取续滤液，即得。

测定法 分别精密吸取对照品溶液与供试品溶液各 10μl，注入液相色谱仪，测定，即得。

本品含黄芩以黄芩苷（$C_{21}H_{18}O_{11}$）计，水蜜丸每 1g 不得少于 5.0mg；大蜜丸每丸不得少于 30.0mg。

【功能与主治】 清肺润燥，化痰止咳。用于燥热蕴肺所致的咳嗽、痰黄而黏不易咳出、胸闷气促、久咳不止、声哑喉痛。

【用法与用量】 口服。大蜜丸一次 1 丸，水蜜丸一次 6g，一日 2 次。

【规格】 （1）大蜜丸 每丸重 9g
（2）水蜜丸 每 100 丸重 10g

【贮藏】 密封。

二母安嗽丸

Ermu Ansou Wan

【处方】 知母 108g 　玄参 108g
罂粟壳 216g 　麦冬 108g
款冬花 324g 　紫菀 108g
苦杏仁 108g 　百合 108g
浙贝母 54g

【制法】 以上九味，粉碎成细粉，过筛，混匀。每 100g 粉末加炼蜜 100～120g 制成大蜜丸，即得。

【性状】 本品为褐色至黑褐色的大蜜丸；味甜、微苦。

【鉴别】 （1）取本品 9g，剪碎，加硅藻土 6g，研匀，加乙醇 50ml，加热回流 40 分钟，放冷，滤过，滤液蒸干，残渣加水 5ml 使溶解，通过 D101 型大孔吸附树脂柱（内径为 1cm，柱高为 10cm），用水 50ml 洗脱，弃去水洗液，再用 70% 甲醇 50ml 洗脱，收集洗脱液，加盐酸 2ml，加热回流 40 分钟，蒸干，残渣加水 20ml 使溶解，加乙酸乙酯振摇提取 2 次，每次 20ml，合并乙酸乙酯液，蒸干，残渣加甲醇 2ml 使溶解，作为供试品溶液。另取菝葜皂苷元对照品，加甲醇制成每 1ml 含 1mg 的溶液，作为对照品溶液。照薄层色谱法（通则 0502）试验，吸取上述两种溶液各 5～10μl，分别点于同一硅胶 G 薄层板上，以甲苯-丙酮（9：1）为展开剂，展开，取出，晾干，喷以 5% 香草醛硫酸溶液，在 105℃ 加热至斑点显色清晰。供试品色谱中，在与对照品色谱相应的位置上，显相同颜色的斑点。

（2）取本品 9g，剪碎，加硅藻土 6g，研匀，加乙醇 50ml，加热回流 40 分钟，放冷，滤过，滤液蒸干，残渣加水 20ml 使溶解，用水饱和的正丁醇振摇提取 2 次，每次 20ml，合并正丁醇液，用氨试液 15ml 洗涤，弃去洗液，正丁醇液蒸干，残渣加甲醇 2ml 使溶解，加中性氧化铝约 1g，置水浴上拌匀、干燥，加

在中性氧化铝柱（100～200 目，2g，内径为 1cm）上，以甲醇 20ml 洗脱，弃去甲醇液，再用 70％甲醇 50ml 洗脱，收集洗脱液，蒸干，残渣加甲醇 1ml 使溶解，作为供试品溶液。另取玄参对照药材 1g，加水饱和的正丁醇 20ml，超声处理 30 分钟，滤过，滤液蒸干，残渣加甲醇 2ml 使溶解，作为对照药材溶液。照薄层色谱法（通则 0502）试验，吸取上述两种溶液各 5～10μl，分别点于同一硅胶 G 薄层板上，以三氯甲烷-甲醇-水（30：10：1）为展开剂，展开，取出，晾干，喷以 5％香草醛硫酸溶液，在 105℃加热至斑点显色清晰。供试品色谱中，在与对照药材色谱相应的位置上，显相同颜色的斑点。

（3）取本品 9g，剪碎，加硅藻土 6g，研匀，加甲醇 50ml，加热回流 40 分钟，放冷，滤过，滤液蒸干，残渣加盐酸溶液（1→100）30ml 使溶解，静置，滤过，滤液用浓氨溶液调节 pH 值至 10，用三氯甲烷振摇提取 2 次，每次 20ml，合并三氯甲烷液，蒸干，残渣加甲醇 1ml 使溶解，作为供试品溶液。另取罂粟壳对照药材 0.5g，加甲醇 20ml，同法制成对照药材溶液。照薄层色谱法（通则 0502）试验，吸取上述两种溶液各 10μl，分别点于同一硅胶 G 薄层板上，以甲苯-丙酮-乙醇-浓氨试液（20：20：3：1）为展开剂，展开，晾干，置紫外光灯（365nm）下检视。供试品色谱中，在与对照药材色谱相应的位置上，显相同颜色的荧光斑点；再依次喷以稀碘化铋钾试液和亚硝酸钠乙醇试液，置日光下检视，在与对照药材色谱相应的位置上，显相同颜色的斑点。

（4）取本品 9g，剪碎，加硅藻土 6g，研匀，加甲醇 50ml，加热回流 40 分钟，放冷，滤过，滤液蒸干，残渣加水 20ml 使溶解，用乙酸乙酯振摇提取 2 次，每次 20ml，合并乙酸乙酯液，蒸干，残渣用石油醚（60～90℃）1ml 浸泡，倾出上清液，备用；残渣加乙酸乙酯 1ml 使溶解，作为供试品溶液。另取款冬花对照药材 0.5g，加甲醇 20ml，同法制成对照药材溶液。照薄层色谱法（通则 0502）试验，吸取上述两种溶液各 4～8μl，分别点于同一硅胶 G 薄层板上，以乙酸乙酯-甲酸-水（8：1：1）为展开剂，展开，取出，晾干，置碘蒸气中熏至斑点显色清晰。供试品色谱中，在与对照药材色谱相应的位置上，显相同颜色的斑点。

（5）取〔鉴别〕（4）项下的备用上清液，作为供试品溶液。另取紫菀对照药材 2g，加甲醇 25ml，加热回流 40 分钟，放冷，滤过，滤液蒸干，残渣加水 20ml 使溶解，用乙酸乙酯振摇提取 2 次，每次 20ml，合并乙酸乙酯液，蒸干，残渣加石油醚（60～90℃）1ml 使溶解，作为对照药材溶液。照薄层色谱法（通则 0502）试验，吸取上述两种溶液各 5～10μl，分别点于同一硅胶 G 薄层板上，以石油醚（60～90℃）-甲苯-乙酸乙酯-无水甲酸（10：3：3：0.5）为展开剂，展开，取出，晾干，置紫外光灯（365nm）下检视。供试品色谱中，在与对照药材色谱相应的位置上，显相同颜色的荧光斑点。

【检查】　应符合丸剂项下有关的各项规定（通则 0108）。

【含量测定】　照高效液相色谱法（通则 0512）测定。

　色谱条件与系统适用性试验　以十八烷基硅烷键合硅胶为填充剂；以乙腈-0.1％磷酸溶液（15：85）（每 100ml 中加庚烷磺酸钠 0.1g）为流动相；检测波长为 220nm。理论板数按吗啡峰计算应不低于 17000。

　对照品溶液的制备　取吗啡对照品约 10mg，精密称定，置 100ml 棕色量瓶中，用甲醇溶解并稀释至刻度，摇匀，精密量取 5ml，置 50ml 棕色量瓶中，加 70％甲醇至刻度，摇匀，即得（每 1ml 含吗啡 10μg）。

　供试品溶液的制备　取重量差异项下的本品，剪碎，混匀，取约 1g，精密称定，置具塞锥形瓶中，精密加入甲醇 50ml，密塞，称定重量，加热回流 1 小时，放冷，再称定重量，用甲醇补足减失的重量，摇匀，滤过，精密量取续滤液 25ml，蒸干，残渣用 4％冰醋酸溶液 20ml 分次溶解，转移至分液漏斗中，加浓氨试液 6.5ml，摇匀，用三氯甲烷-异丙醇（9：1）混合溶液振摇提取 5 次，每次 20ml，合并提取液，蒸干，残渣用 70％甲醇溶解，并转移至 5ml 量瓶中，加 70％甲醇至刻度，摇匀，滤过，取续滤液，即得。

　测定法　分别精密吸取对照品溶液与供试品溶液各 10μl，注入液相色谱仪，测定，即得。

　本品每丸含罂粟壳以吗啡（$C_{17}H_{19}NO_3$）计，应为 0.41～2.68mg。

【功能与主治】　清肺化痰，止嗽定喘。用于虚劳久嗽，咳嗽痰喘，骨蒸潮热，音哑声重，口燥舌干，痰涎壅盛。

【用法与用量】　口服。一次 1 丸，一日 2 次。

【规格】　每丸重 9g

【贮藏】　密封。

二　至　丸
Erzhi Wan

【处方】　酒女贞子 500g　　　　墨旱莲 500g

【制法】　以上二味，酒女贞子粉碎成细粉；墨旱莲加水煎煮两次，每次 1 小时，合并煎液，滤过，滤液浓缩至适量，加炼蜜 60g 及水适量，与上述粉末泛丸，干燥，即得。

【性状】　本品为黑褐色的浓缩水蜜丸；气微，味甘而苦。

【鉴别】　（1）取本品，置显微镜下观察：果皮表皮细胞表面观类多角形，垂周壁厚薄不匀，胞腔含淡棕色物（酒女贞子）。

（2）取本品 6g，研细，加 70％甲醇 40ml 超声处理 45 分钟，放冷，滤过，滤液回收溶剂至干，残渣加水 25ml 使溶解，用三氯甲烷振摇提取 2 次，每次 20ml，弃去三氯甲烷液，水液用乙酸乙酯振摇提取 2 次，每次 20ml，合并乙酸乙酯液，回收溶剂至干，残渣加乙酸乙酯 1ml 使溶解，作为供试品溶液。另取墨旱莲对照药材 2g，加 70％甲醇 25ml，同法制成对照药材溶液。照薄层色谱法（通则 0502）试验，吸取上述两种溶液各 4～10μl，分别点于同一硅胶 G 薄层板上，以二氯甲烷-乙酸乙酯-甲醇-水（30：40：15：3）为展开剂，展开，取出，晾干，喷以 5％香草醛硫酸溶液，在 105℃加热至斑点显色清晰。供试品色谱中,在与对照药材色谱相应的位置上,显相同颜色的斑点。

【检查】 除溶散时限检查应在 2 小时内溶散外,其他应符合丸剂项下有关的各项规定(通则 0108)。

【含量测定】 照高效液相色谱法(通则 0512)测定。

色谱条件与系统适用性试验 以十八烷基硅烷键合硅胶为填充剂;以甲醇-水(36:64)为流动相;检测波长为 224nm。理论板数按特女贞苷峰计算应不低于 7000。

对照品溶液的制备 取特女贞苷对照品适量,精密称定,加 50% 甲醇制成每 1ml 含 90μg 的溶液,即得。

供试品溶液的制备 取本品适量,研细,取约 0.5g,精密称定,精密加入 50% 甲醇 50ml,密塞,称定重量,超声处理 45 分钟(功率 350W,频率 40kHz),放冷,再称定重量,用 50% 甲醇补足减失的重量,摇匀,离心,取上清液滤过,取续滤液,即得。

测定法 分别精密吸取对照品溶液与供试品溶液各 5~10μl,注入液相色谱仪,测定,即得。

本品每 1g 含女贞子以特女贞苷($C_{31}H_{42}O_{17}$)计,不得少于 4.0mg。

【功能与主治】 补益肝肾,滋阴止血。用于肝肾阴虚,眩晕耳鸣,咽干鼻燥,腰膝酸痛,月经量多。

【用法与用量】 口服。一次 9g,一日 2 次。

【贮藏】 密封。

二 陈 丸
Erchen Wan

【处方】 陈皮 250g　　　　半夏(制)250g
　　　　茯苓 150g　　　　甘草 75g

【制法】 以上四味,粉碎成细粉,过筛,混匀。另取生姜 50g,捣碎,加水适量,压榨取汁,与上述粉末泛丸,干燥,即得。

【性状】 本品为灰棕色至黄棕色的水丸;气微香,味甘、微辛。

【鉴别】 (1)取本品,置显微镜下观察:不规则分枝状团块无色,遇水合氯醛试液溶化;菌丝无色或淡棕色,直径 4~6μm(茯苓)。草酸钙针晶成束,长 32~144μm,存在于黏液细胞中或散在(半夏)。草酸钙方晶成片存在于薄壁组织中(陈皮)。纤维束周围薄壁细胞含草酸钙方晶,形成晶纤维(甘草)。

(2)取本品 5g,加甲醇 30ml,置水浴中加热回流 30 分钟,滤过,滤液浓缩至约 5ml,作为供试品溶液。另取橙皮苷对照品,加甲醇制成饱和溶液,作为对照品溶液。照薄层色谱法(通则 0502)试验,吸取上述两种溶液各 2μl,分别点于同一用 0.5% 氢氧化钠溶液制备的硅胶 G 薄层板上,以乙酸乙酯-甲醇-水(100:17:13)为展开剂,展开,展距约 3cm,取出,晾干;再以甲苯-乙酸乙酯-甲酸-水(20:10:1:1)的上层溶液为展开剂,展开,展距约 8cm,取出,晾干,喷以三氯化铝试液,置紫外光灯(365nm)下检视。供试品色谱中,在与对照品色

谱相应的位置上,显相同颜色的荧光斑点。

(3)取本品 10g,研细,加乙醚 40ml,加热回流 1 小时,滤过,药渣加甲醇 50ml,加热回流 1 小时,滤过,滤液蒸干,残渣加水 40ml 使溶解,用正丁醇振摇提取 3 次,每次 20ml,合并正丁醇液,用水洗涤 3 次,每次 20ml,正丁醇液蒸干,残渣加甲醇 5ml 使溶解,作为供试品溶液。另取甘草对照药材 1g,同法制成对照药材溶液。再取甘草酸铵对照品,加甲醇制成每 1ml 含 2mg 的溶液,作为对照品溶液。照薄层色谱法(通则 0502)试验,吸取上述三种溶液各 5μl,分别点于同一用 1% 氢氧化钠溶液制备的硅胶 G 薄层板上,以乙酸乙酯-甲酸-冰醋酸-水(15:1:1:2)为展开剂,展开,取出,晾干,喷以 10% 硫酸乙醇溶液,在 105℃ 加热至斑点显色清晰,置紫外光灯(365nm)下检视。供试品色谱中,在与对照药材色谱和对照品色谱相应的位置上,显相同颜色的荧光斑点。

【检查】 应符合丸剂项下有关的各项规定(通则 0108)。

【含量测定】 照高效液相色谱法(通则 0512)测定。

色谱条件与系统适用性试验 以十八烷基硅烷键合硅胶为填充剂;以甲醇-醋酸-水(42:4:54)为流动相;柱温为 40℃;检测波长为 283nm。理论板数按橙皮苷峰计算应不低于 2000。

对照品溶液的制备 精密称取橙皮苷对照品约 10mg,置 50ml 量瓶中,用甲醇溶解并稀释至刻度,摇匀,精密量取 2ml,置 10ml 量瓶中,用流动相稀释至刻度,摇匀,即得(每 1ml 含橙皮苷 40μg)。

供试品溶液的制备 取本品适量,研细,取约 1g,精密称定,置索氏提取器中,加石油醚(60~90℃)适量,加热回流 2~3 小时,弃去石油醚液,药渣挥干,加甲醇适量,再加热回流至提取液无色(6~8 小时),放冷,提取液转移至 100ml 量瓶中,用少量甲醇分次洗涤容器,洗涤液并入同一量瓶中,加甲醇至刻度,摇匀,精密量取 3ml,置 10ml 量瓶中,加流动相至刻度,摇匀,即得。

测定法 分别精密吸取对照品溶液与供试品溶液各 10μl,注入液相色谱仪,测定,即得。

本品每 1g 含陈皮以橙皮苷($C_{28}H_{34}O_{15}$)计,不得少于 10.0mg。

【功能与主治】 燥湿化痰,理气和胃。用于痰湿停滞导致的咳嗽痰多、胸脘胀闷、恶心呕吐。

【用法与用量】 口服。一次 9~15g,一日 2 次。

【贮藏】 密封。

二 妙 丸
Ermiao Wan

【处方】 苍术(炒)500g　　　　黄柏(炒)500g

【制法】 以上二味,粉碎成细粉,过筛,混匀,用水泛丸,

干燥,即得。

【性状】　本品为黄棕色的水丸;气微香,味苦涩。

【鉴别】　(1)取本品,置显微镜下观察:草酸钙针晶细小,长 10~32μm,不规则地充塞于薄壁细胞中(苍术)。纤维束鲜黄色,周围细胞含草酸钙方晶,形成晶纤维,含晶细胞壁木化增厚(黄柏)。

(2)取本品 2g,研细,加乙醚 15ml,超声处理 15 分钟,滤过,滤液挥去乙醚,残渣加乙酸乙酯 1ml 使溶解,作为供试品溶液。另取苍术对照药材 0.25g,同法制成对照药材溶液。照薄层色谱法(通则 0502)试验,吸取上述两种溶液各 5μl,分别点于同一硅胶 G 薄层板上,以石油醚(60~90℃)-乙酸乙酯(10:1)为展开剂,展开,展距 4cm,取出,晾干,再以环己烷为展开剂,展开,展距 7cm,取出,晾干,喷以 5% 对二甲氨基苯甲醛的 10% 硫酸乙醇溶液,在 80℃加热至斑点显色清晰。供试品色谱中,在与对照药材色谱相应的位置上,显相同颜色的斑点。

(3)取本品 0.1g,研碎,加甲醇 5ml,加热回流 15 分钟,滤过,滤液补加甲醇使成 5ml,作为供试品溶液。另取黄柏对照药材 0.1g,同法制成对照药材溶液。再取盐酸小檗碱对照品,加甲醇制成每 1ml 含 0.5mg 的溶液,作为对照品溶液。照薄层色谱法(通则 0502)试验,吸取上述三种溶液各 1μl,分别点于同一硅胶 G 薄层板上,以甲苯-乙酸乙酯-异丙醇-甲醇-浓氨试液(12:6:3:3:1)为展开剂,置氨蒸气预饱和的展开缸内展开,取出,晾干,置紫外光灯(365nm)下检视。供试品色谱中,在与对照药材色谱和对照品色谱相应的位置上,显相同的黄色荧光斑点。

【检查】　应符合丸剂项下有关的各项规定(通则 0108)。

【含量测定】　照高效液相色谱法(通则 0512)测定。

色谱条件与系统适用性试验　以十八烷基硅烷键合硅胶为填充剂;以乙腈-0.05mol/L 磷酸二氢钾溶液(50:50)(每 100ml 中加十二烷基硫酸钠 0.4g,再以磷酸调节 pH 值至 4.0)为流动相;检测波长为 345nm。理论板数按盐酸小檗碱峰计算应不低于 5000。

对照品溶液的制备　取盐酸小檗碱对照品适量,精密称定,加甲醇制成每 1ml 含 80μg 的溶液,即得。

供试品溶液的制备　取本品适量,研细,混匀,取约 0.1g,精密称定,置具塞锥形瓶中,精密加入盐酸-甲醇(1:100)混合溶液 25ml,称定重量,85℃水浴中加热回流 40 分钟,放冷,再称定重量,用盐酸-甲醇(1:100)混合溶液补足减失的重量,摇匀,离心,取上清液,滤过,取续滤液,即得。

测定法　分别精密吸取对照品溶液与供试品溶液各 5μl,注入液相色谱仪,测定,即得。

本品每 1g 含黄柏以盐酸小檗碱($C_{20}H_{17}NO_4 \cdot HCl$)计,不得少于 3.0mg。

【功能与主治】　燥湿清热。用于湿热下注,足膝红肿热痛,下肢丹毒,白带,阴囊湿痒。

【用法与用量】　口服。一次 6~9g,一日 2 次。

【贮藏】　密封。

十一味参芪片
Shiyiwei Shenqi Pian

【处方】

人参(去芦)45g	黄芪 134g
天麻 89g	当归 178g
熟地黄 178g	泽泻 133g
决明子 178g	菟丝子 133g
鹿角 44g	枸杞子 133g
细辛 5g	

【制法】　以上十一味,人参、细辛、当归及部分黄芪分别粉碎成细粉;鹿角锯成小块,加压煎煮,煎液备用;鹿角砸碎,和剩余诸药加水煎煮二次,合并煎液及鹿角煎液,滤过,滤液减压浓缩至适量,喷雾干燥,粉碎成细粉,与上述细粉混匀,制颗粒,压制成 1000 片,包糖衣或薄膜衣,即得。

【性状】　本品为糖衣片或薄膜衣片,除去包衣后显棕褐色;气芳香,味微苦。

【鉴别】　(1)取本品,置显微镜下观察:草酸钙簇晶直径 20~68μm,棱角锐尖(人参)。纤维成束或散离,壁厚,表面有纵裂纹,两端断裂成帚状或较平截(黄芪)。薄壁细胞纺锤形,壁略厚,表面有极微细的斜向交错纹理(当归)。

(2)取本品,除去包衣,研细,取约 3g,加水 3ml 使湿润,加水饱和正丁醇 20ml,超声处理 30 分钟,取上清液,加三倍量氨试液,摇匀,放置使分层,取正丁醇液,蒸干,残渣加甲醇 0.5ml 使溶解,作为供试品溶液。另取人参对照药材 1g,加水 1ml,同法制成对照药材溶液。再取人参皂苷 Re 对照品、人参皂苷 Rg_1 对照品,加甲醇制成每 1ml 各含 2mg 的混合溶液,作为对照品溶液。照薄层色谱法(通则 0502)试验,吸取上述三种溶液各 5μl,分别点于同一硅胶 G 薄层板上,以三氯甲烷-乙酸乙酯-甲醇-水(15:40:22:10)10℃以下放置的下层溶液为展开剂,展开,取出,晾干,喷以 10% 硫酸乙醇溶液。在 105℃加热至斑点显色清晰。供试品色谱中,在与对照药材色谱和对照品色谱相应的位置上,显相同颜色的斑点。

(3)取本品,除去包衣,研细,取约 4g,加乙醇 40ml,加热回流 30 分钟,滤过,滤液蒸干,残渣加 0.3% 氢氧化钠溶液 20ml 使溶解,滤过,滤液用稀盐酸调节 pH 值至 5~6,用乙酸乙酯 25ml 振摇提取,分取乙酸乙酯液,用铺有适量无水硫酸钠的滤纸滤过,滤液蒸干,残渣加乙酸乙酯液 1ml 使溶解,作为供试品溶液。另取黄芪对照药材 2g,同法制成对照药材溶液。照薄层色谱法(通则 0502)试验,吸取上述两种溶液各 5μl,分别点于同一硅胶 G 薄层板上,以三氯甲烷-甲醇(10:1)为展开剂,展开,取出,晾干,置氨蒸气中熏后,置紫外光灯

(365nm)下检视。供试品色谱中,在与对照药材色谱相应的位置上,显相同颜色的荧光斑点。

(4)取本品,除去包衣,研细,取约 3g,加乙酸乙酯 40ml,超声处理 20 分钟,滤过,滤液蒸干,残渣加乙酸乙酯 1ml 使溶解,作为供试品溶液。另取当归对照药材 1g,加乙酸乙酯 15ml,同法制成对照药材溶液。照薄层色谱法(通则 0502)试验,吸取上述两种溶液各 5μl,分别点于同一硅胶 G 薄层板上,以正己烷-乙酸乙酯(4:1)为展开剂,展开,取出,晾干,置紫外光灯(365nm)下检视。供试品色谱中,在与对照药材色谱相应的位置上,显相同颜色的荧光斑点。

(5)取本品,除去包衣,研细,取 3g,加水 30ml,加热煮沸 30 分钟,放冷,离心,上清液用乙酸乙酯振摇提取 2 次,每次 20ml,合并乙酸乙酯提取液,蒸干,残渣加甲醇 1ml 使溶解,作为供试品溶液。另取熟地黄对照药材 1g,加水 20ml,同法制成对照药材溶液。照薄层色谱法(通则 0502)试验,吸取上述两种溶液各 5μl,分别点于同一硅胶 G 薄层板上,以石油醚(60~90℃)-乙酸乙酯(1:1)为展开剂,展开,取出,晾干,喷以二硝基苯肼试液,在 105℃加热至斑点显色清晰,置日光下检视。供试品色谱中,在与对照药材色谱相应的位置上,显相同颜色的斑点。

(6)取本品,除去包衣,研细,取 5g,加甲醇 30ml,超声处理 30 分钟,滤过,滤液蒸干,残渣加水 10ml 使溶解,再加盐酸 1ml,加热回流 30 分钟,立即冷却,用乙醚振摇提取 2 次,每次 20ml,合并乙醚提取液,蒸干,残渣加三氯甲烷 1ml 使溶解,作为供试品溶液。另取决明子对照药材 1g,加甲醇 10ml,同法制成对照药材溶液。再取大黄酚对照品、橙黄决明素对照品,加无水无醇-乙酸乙酯(1:1)制成每 1ml 各含 1mg 的混合溶液,作为对照品溶液。照薄层色谱法(通则 0502)试验,吸取上述三种溶液各 3μl,分别点于同一硅胶 H 薄层板上,以石油醚(30~60℃)-丙酮(2:1)为展开剂,预平衡 30 分钟,展开,取出,晾干,置氨蒸气中熏至斑点显色清晰。供试品色谱图中,在与对照药材色谱和对照品色谱相应的位置上,显相同颜色的斑点。

【检查】 应符合片剂项下有关的各项规定(通则 0101)。

【含量测定】 人参　照高效液相色谱法(通则 0512)测定。

色谱条件与系统适用性试验　以十八烷基硅烷键合硅胶为填充剂;以乙腈-0.1%磷酸溶液(20:80)为流动相;检测波长为 203nm。理论板数按人参皂苷 Rg₁ 峰计算应不低于 6000。

对照品溶液的制备　取人参皂苷 Rg₁ 对照品、人参皂苷 Re 对照品适量,精密称定,加甲醇制成每 1ml 含人参皂苷 Rg₁ 0.06mg、人参皂苷 Re 0.2mg 的混合溶液,即得。

供试品溶液的制备　取本品 20 片,除去包衣,精密称定,研细,取约 3g,精密称定,置索氏提取器中,用乙酸乙酯加热回流 3 小时,弃去乙酸乙酯液,药渣挥尽溶剂,用甲醇回流提取至回流液无色,提取液蒸干,残渣加水 30ml 使溶解,用水饱和的正丁醇振摇提取 4 次(30ml,30ml,20ml,20ml),合并正丁醇提取液,用正丁醇饱和的氨试液洗涤 2 次(30ml,20ml),

再用正丁醇饱和的水 50ml 洗涤,正丁醇液蒸干,残渣加甲醇溶解并转移至 5ml 量瓶中,加甲醇稀释至刻度,摇匀,滤过,取续滤液,即得。

测定法　精密吸取对照品溶液 10μl 与供试品溶液 10~20μl,注入液相色谱仪,测定,即得。

本品每片含人参以人参皂苷 Rg₁($C_{42}H_{72}O_{14}$)和人参皂苷 Re($C_{48}H_{82}O_{18}$)的总量计,不得少于 0.12mg。

天麻　照高效液相色谱法(通则 0512)测定。

色谱条件与系统适用性试验　以十八烷基硅烷键合硅胶为填充剂;以乙腈-0.1%磷酸溶液(2:98)为流动相;检测波长为 220nm。理论板数按天麻素峰计算应不低于 6000。

对照品溶液的制备　取天麻素对照品适量,精密称定,加流动相制成每 1ml 含 50μg 的溶液,即得。

供试品溶液的制备　取本品 20 片,除去包衣,精密称定,研细,取约 3g,精密称定,置具塞锥形瓶中,精密加入稀乙醇 50ml,称定重量,加热回流 2 小时,放冷,再称定重量,用稀乙醇补足减失的重量,摇匀,滤过,精密量取续滤液 5ml,浓缩至近干,残渣用流动相溶解,转移至 10ml 量瓶中,并用流动相稀释至刻度,摇匀,滤过,取续滤液,即得。

测定法　精密吸取对照品溶液 10μl 与供试品溶液 20μl,注入液相色谱仪,测定,即得。

本品每片含天麻以天麻素($C_{13}H_{18}O_7$)计不得少于 0.15mg。

【功能与主治】 补脾益气。用于脾气虚所致的体弱、四肢无力。

【用法与用量】 口服。一次 4 片,一日 3 次。

【规格】 (1)薄膜衣　每片重 0.3g　(2)糖衣片　片心重 0.3g

【贮藏】 密封。

十一味参芪胶囊
Shiyiwei Shenqi Jiaonang

【处方】
人参(去芦)36g	黄芪 107g
当归 142g	天麻 71g
熟地黄 142g	泽泻 106g
决明子 142g	鹿角 35g
菟丝子 106g	细辛 4g
枸杞子 106g	

【制法】 以上十一味,人参、细辛、当归和黄芪 27g 分别粉碎成细粉;鹿角锯成小块,经高压煎煮 20 小时,砸碎鹿角与煎煮液、剩余黄芪和其余天麻等七味加水煎煮二次,第一次 1.5 小时,第二次 1 小时,合并煎液,滤过,减压浓缩至相对密度 1.20~1.25(60℃),喷雾干燥,粉碎成细粉,加入人参等四味的细粉,混匀,装入胶囊,制成 1000 粒,即得。

【性状】 本品为硬胶囊,内容物为灰棕色至棕褐色的粉末;气芳香,味微苦。

【鉴别】 (1)取本品,置显微镜下观察:草酸钙簇晶棱角尖锐(人参)。纤维成束或散离,壁厚,表面有纵裂纹,两端断裂成帚状或较平截(黄芪)。薄壁细胞纺锤形,壁略厚,表面有极微细的斜向交错纹理(当归)。

(2)取本品内容物 4g,用水 3ml 湿润,加水饱和的正丁醇 20ml,超声处理 30 分钟,取上清液,加氨试液 60ml,摇匀,放置使分层,取正丁醇液,蒸干,残渣加甲醇 0.5ml 使溶解,作为供试品溶液。另取人参对照药材 1g,加水 1ml,同法制成对照药材溶液。再取人参皂苷 Re 对照品、人参皂苷 Rg$_1$ 对照品和人参皂苷 Rb$_1$ 对照品,加甲醇制成每 1ml 各含 2mg 的混合溶液,作为对照品溶液。照薄层色谱法(通则 0502)试验,吸取上述三种溶液各 5μl,分别点于同一硅胶 G 薄层板上,以三氯甲烷-乙酸乙酯-甲醇-水(15:40:22:10)10℃以下放置的下层溶液为展开剂,展开,取出,晾干,喷以 10% 硫酸乙醇溶液,在 105℃ 加热至斑点清晰,置日光下检视。供试品色谱中,在与对照药材色谱和对照品色谱相应的位置上,显相同颜色的斑点。

(3)取本品内容物 4g,加乙醇 40ml,加热回流 30 分钟,滤过,滤液蒸干,残渣用 0.3% 氢氧化钠溶液 20ml 溶解,滤过,滤液用稀盐酸调节 pH 值至 5~6,用乙酸乙酯 25ml 振摇提取,分取乙酸乙酯液,用铺有适量无水硫酸钠的滤纸滤过,滤液蒸干,残渣加乙酸乙酯 1ml 使溶解,作为供试品溶液。另取黄芪对照药材 2g,同法制成对照药材溶液。照薄层色谱法(通则 0502)试验,吸取上述两种溶液各 5μl,分别点于同一硅胶 G 薄层板上,以三氯甲烷-甲醇(10:1)为展开剂,展开,取出,晾干,置氨蒸气中熏后,置紫外光灯(365nm)下检视。供试品色谱中,在与对照药材色谱相应的位置上,显相同颜色的荧光斑点。

(4)取本品内容物 3g,加乙酸乙酯 40ml,超声处理 20 分钟,滤过,滤液蒸干,残渣加乙酸乙酯 1ml 使溶解,作为供试品溶液。另取当归对照药材 1g,加乙酸乙酯 15ml,同法制成对照药材溶液。照薄层色谱法(通则 0502)试验,吸取上述两种溶液各 5μl,分别点于同一硅胶 G 薄层板上,以正己烷-乙酸乙酯(4:1)为展开剂,展开,取出,晾干,置紫外光灯(365nm)下检视。供试品色谱中,在与对照药材色谱相应的位置上,显相同颜色的荧光斑点。

(5)取本品内容物 3g,加水 30ml,加热煮沸 30 分钟,放冷,离心,取上清液,用乙酸乙酯振摇提取 2 次,每次 20ml,合并乙酸乙酯提取液,蒸干,残渣加甲醇 1ml 使溶解,作为供试品溶液。另取熟地黄对照药材 1g,加水 20ml,同法制成对照药材溶液。照薄层色谱法(通则 0502)试验,吸取上述两种溶液各 5μl,分别点于同一硅胶 G 薄层板上,以石油醚(60~90℃)-乙酸乙酯(1:1)为展开剂,展开,取出,晾干,喷以二硝基苯肼试液,在 105℃ 加热至斑点显色清晰,置日光下检视。供试品色谱中,在与对照药材色谱相应的位置上,显相同颜色的斑点。

(6)取本品内容物 5g,加甲醇 30ml,超声处理 30 分钟,滤过,滤液蒸干,残渣用水 10ml 溶解,再加盐酸 1ml,加热回流 30 分钟,立即冷却,用乙醚振摇提取 2 次,每次 20ml,合并乙醚提取液,蒸干,残渣加三氯甲烷 1ml 使溶解,作为供试品溶液。另取决明子对照药材 1g,加甲醇 10ml,同法制成对照药材溶液。再取大黄酚对照品、橙黄决明素对照品,加无水乙醇-乙酸乙酯(1:1)制成每 1ml 各含 1mg 的混合溶液,作为对照品溶液。照薄层色谱法(通则 0502)试验,吸取上述三种溶液各 3μl,分别点于同一硅胶 H 薄层板上,以石油醚(30~60℃)-丙酮(2:1)为展开剂,预平衡 30 分钟,展开,取出,晾干,置氨蒸气中熏至斑点显色清晰,置日光下检视。供试品色谱中,在与对照药材色谱和对照品色谱相应的位置上,显相同颜色的斑点。

【检查】 应符合胶囊剂项下有关的各项规定(通则 0103)。

【含量测定】 人参　照高效液相色谱法(通则 0512)测定。

色谱条件与系统适用性试验　以十八烷基硅烷键合硅胶为填充剂;以乙腈-0.1% 磷酸溶液(20:80)为流动相;检测波长为 203nm。理论板数按人参皂苷 Rg$_1$ 峰计算应不低于 6000。

对照品溶液的制备　取人参皂苷 Rg$_1$ 对照品、人参皂苷 Re 对照品适量,精密称定,加甲醇制成每 1ml 含人参皂苷 Rg$_1$ 0.06mg、人参皂苷 Re 0.2mg 的混合溶液,即得。

供试品溶液的制备　取本品 25 粒的内容物,精密称定,混匀,取约 3g,精密称定,置索氏提取器中,加乙酸乙酯,加热回流 3 小时,取药渣,挥尽溶剂,用甲醇加热回流提取至回流液无色,提取液蒸干,残渣用水 30ml 溶解,用水饱和的正丁醇振摇提取 4 次(30ml,30ml,20ml,20ml),合并正丁醇提取液,用正丁醇饱和的氨试液洗涤 2 次(30ml,20ml),再用正丁醇饱和的水 50ml 洗涤,正丁醇液蒸干,残渣用甲醇溶解并转移至 5ml 量瓶中,加甲醇至刻度,摇匀,滤过,取续滤液,即得。

测定法　精密吸取对照品溶液 10μl 与供试品溶液 10~20μl,注入液相色谱仪,测定,即得。

本品每粒含人参以人参皂苷 Rg$_1$($C_{42}H_{72}O_{14}$)和人参皂苷 Re($C_{48}H_{82}O_{18}$)的总量计,不得少于 0.10mg。

天麻　照高效液相色谱法(通则 0512)测定。

色谱条件与系统适用性试验　以十八烷基硅烷键合硅胶为填充剂;以乙腈-0.1% 磷酸溶液(2:98)为流动相;检测波长为 220nm。理论板数按天麻素峰计算应不低于 6000。

对照品溶液的制备　取天麻素对照品适量,精密称定,加流动相制成每 1ml 含 50μg 的溶液,即得。

供试品溶液的制备　取本品 25 粒的内容物,精密称定,混匀,取约 3g,精密称定,置具塞锥形瓶中,精密加入稀乙醇 50ml,称定重量,加热回流 2 小时,放冷,再称定重量,用稀乙醇补足减失的重量,摇匀,滤过,取续滤液 5ml,浓缩至近干,用流动相溶解并转移至 10ml 量瓶中,加流动相至刻度,摇匀,滤过,取续滤液,即得。

测定法　精密吸取对照品溶液 10μl 与供试品溶液 20μl，注入液相色谱仪，测定，即得。

本品每粒含天麻以天麻素（$C_{13}H_{18}O_7$）计，不得少于 0.11mg。

【功能与主治】　补脾益气，用于脾气虚所致的体弱、四肢无力。

【用法与用量】　口服。一次 5 粒，一日 3 次。

【规格】　每粒装 0.33g

【贮藏】　密封。

十一味能消丸
Shiyiwei Nengxiao Wan

本品系藏族验方。

【处方】　藏木香 30g　　　　　小叶莲 50g
　　　　　干姜 40g　　　　　　沙棘膏 38g
　　　　　诃子肉 75g　　　　　蛇肉（制）25g
　　　　　大黄 90g　　　　　　方海 25g
　　　　　北寒水石（制）100g　硇砂 17g
　　　　　碱花（制）125g

【制法】　以上十一味，粉碎成细粉，过筛，混匀。用水泛丸，干燥，即得。

【性状】　本品为黄棕色至黄褐色的水丸；气微，味咸、微苦、涩。

【鉴别】　(1)取本品，置显微镜下观察：果皮纤维层淡黄色，斜向交错排列，壁较薄，有纹孔（诃子肉）。草酸钙簇晶大，直径 60～140μm（大黄）。

(2)取本品粉末 1g，加水 5ml，振摇，滤过，取滤液 1ml，加硝酸使呈酸性，加硝酸银试液 2 滴，生成凝胶状沉淀，沉淀在氨试液中溶解，在硝酸中不溶。

(3)取本品 2g，研细，加甲醇 20ml，冷浸 1 小时，滤过，滤液蒸干，残渣加水 10ml 使溶解，滴加盐酸 1ml，置水浴中加热 30 分钟，立即冷却，用乙醚振摇提取 2 次，每次 10ml，合并乙醚液，蒸干，残渣加三氯甲烷 1ml 使溶解，作为供试品溶液。另取大黄对照药材 0.5g，同法制成对照药材溶液。照薄层色谱法（通则 0502）试验，吸取上述两种溶液各 4μl，分别点于同一硅胶 G 薄层板上，以正己烷-乙酸乙酯-甲酸（6:2:0.1）为展开剂，展开，取出，晾干，置紫外光灯（365nm）下检视。供试品色谱中，在与对照药材色谱相应的位置上，显相同的橙黄色荧光斑点；置氨蒸气中熏后，斑点变为红色。

(4)取本品 4g，研细，加乙醚 30ml，超声处理 30 分钟，滤过，滤液浓缩至 2ml，作为供试品溶液。另取土木香内酯对照品，加乙醚制成每 1ml 含 0.5mg 的溶液，作为对照品溶液。照薄层色谱法（通则 0502）试验，分别吸取上述两种溶液各 10μl，分别点于同一硅胶 G 薄层板上，以石油醚（60～90℃）-乙酸乙酯（17:3）为展开剂，展开，取出，晾干，喷以 5% 香草

醛硫酸溶液，在 105℃ 加热至斑点显色清晰。供试品色谱中，在与对照品色谱相应的位置上，显相同颜色的斑点。

【检查】　应符合丸剂项下有关的各项规定（通则 0108）。

【含量测定】　照高效液相色谱法（通则 0512）测定。

色谱条件与系统适用性试验　以十八烷基硅烷键合硅胶为填充剂；以甲醇-0.1% 磷酸溶液（85:15）为流动相；检测波长为 254nm。理论板数按大黄素峰计算应不低于 3000。

对照品溶液的制备　取大黄素对照品、大黄酚对照品适量，精密称定，分别加甲醇制成每 1ml 含大黄素 10μg 和每 1ml 含大黄酚 20μg 的溶液，即得。

供试品溶液的制备　取本品，研细，取约 2g，精密称定，置具塞锥形瓶中，精密加入甲醇 50ml，称定重量，摇匀，加热回流 30 分钟，放冷，再称定重量，用甲醇补足减失的重量，摇匀，滤过。精密量取续滤液 5ml，置锥形瓶中挥去甲醇，加 2.5mol/L 硫酸溶液 10ml，超声处理 5 分钟，加三氯甲烷 10ml，加热回流 1 小时，冷却，转移至分液漏斗中，用少量三氯甲烷洗涤容器，洗液并入分液漏斗中，分取三氯甲烷液，酸溶液用三氯甲烷提取 3 次，每次 8ml，合并三氯甲烷液，用无水硫酸钠脱水，滤过，滤液回收溶剂至干，残渣精密加入甲醇 10ml，称定重量，置水浴中，微热使残渣溶解，放冷，再称定重量，用甲醇补足减失的重量，摇匀，滤过，取续滤液，即得。

测定法　分别精密吸取对照品溶液与供试品溶液各 10μl，注入液相色谱仪，测定，即得。

本品每 1 丸含大黄以大黄素（$C_{15}H_{10}O_5$）和大黄酚（$C_{15}H_{10}O_4$）的总量计，不得少于 1.8mg。

【功能与主治】　化瘀行血，通经催产。用于经闭，月经不调，难产，胎盘不下，产后瘀血腹痛。

【用法与用量】　研碎后开水送服。一次 1～2 丸，一日 2 次。

【注意】　孕妇忌服。

【规格】　每丸重 1g

【贮藏】　密闭，防潮。

十二味翼首散
Shi'erwei Yishou San

本品系藏族验方。

【处方】　翼首草 100g　　　　榜嘎 75g
　　　　　节裂角茴香 75g　　　天竺黄 75g
　　　　　红花 60g　　　　　　檀香 50g
　　　　　安息香 25g　　　　　莪大夏 50g
　　　　　铁棒锤叶 40g　　　　五灵脂膏 50g
　　　　　牛黄 0.5g　　　　　　麝香 0.5g

【制法】　以上十二味，除麝香、牛黄外，其余翼首草等十味粉碎成细粉，过筛；将牛黄、麝香研细，与上述粉末配研，过

筛,混匀,即得。

【性状】　本品为灰棕色的粉末;气香,味苦,有麻舌感。

【鉴别】　(1)取本品,置显微镜下观察:单细胞非腺毛无色;腺毛头部为 2～4 个细胞,柄单细胞(翼首草)。梯纹导管多见,直径 16～32μm,梯形纹孔窄(榜嘎)。草酸钙方晶较多,直径 32～40μm(节裂角茴香)。不规则块片无色透明,边缘多平直,有棱角,遇水合氯醛试液溶化(天竺黄)。花粉粒圆球形或椭圆形,直径约至 60μm,外壁有刺,具 3 个萌发孔(红花)。木纤维束淡黄色,其周围的含晶细胞壁厚,木化,层纹可见,内含草酸钙方晶,形成晶纤维(檀香)。树脂结晶不定形,红棕色,半透明,棱角明显(安息香)。石细胞单个稍长,长约 70μm,直径 8～14μm,壁厚,有少数单纹孔(裁大夏)。叶表皮细胞呈长多角形或不规则形,垂周壁波状弯曲,气孔较多,长圆形或类圆形,副卫细胞 3～4 个,不等式(铁棒锤叶)。细胞多成片,淡黄色,呈椭圆形或半圆形,壁甚厚,胞腔明显(五灵脂膏)。不规则团块黄棕色或棕红色,由多数细小颗粒集成(牛黄)。

(2)取本品 5g,加甲醇 10ml,振摇,浸泡过夜,滤过,滤液作为供试品溶液。另取节裂角茴香对照药材,同法制成对照药材溶液。照薄层色谱法(通则 0502)试验,吸取上述两种溶液各 5μl,分别点于同一硅胶 G 薄层板上,以环己烷-三氯甲烷-甲醇(1∶7∶3)为展开剂,展开,取出,晾干,喷以改良碘化铋钾试液。供试品色谱中,在与对照药材色谱相应的位置上,显相同的棕褐色斑点。

【检查】　应符合散剂项下有关的各项规定(通则 0115)。

【功能与主治】　清热解毒,防疫。用于瘟疫,流行性感冒,乙型脑炎,痢疾,热病发烧等病症。

【用法与用量】　口服。一次 1g,一日 2 次。

【注意】　孕妇忌服。

【贮藏】　密封。

十三味榜嘎散

Shisanwei Bangga San

本品系藏族验方。

【处方】

榜嘎 60g	波棱瓜子 30g
秦艽花 40g	印度獐牙菜 40g
巴夏嘎 40g	苦荬菜 40g
洪连 40g	小檗皮 40g
节裂角茴香 40g	金腰草 30g
人工牛黄 3g	红花 20g
止泻木子 30g	

【制法】　以上十三味,除人工牛黄外,其余榜嘎等十二味粉碎成细粉,过筛;将人工牛黄研细,与上述粉末配研,过筛,混匀,即得。

【性状】　本品为黄绿色的粉末;气微香,味苦、甘。

【鉴别】　(1)取本品,置显微镜下观察:梯纹导管多见,直径 16～32μm,梯形纹孔窄(榜嘎)。石细胞形大,壁厚,细胞形状不规则,长约 120μm,直径 23～76μm,层纹清晰,孔沟不明显(波棱瓜子)。花粉粒极面观类圆球形,赤道面观扁球形,直径 36μm,表面雕纹不明显,有 3 个萌发孔(秦艽花)。木纤维成束或散在,纤维壁连珠状增厚,具斜纹孔,长约 148μm,直径 18～22μm(印度獐牙菜)。叶表皮细胞不规则形,垂周壁平直或弯曲,气孔不定式,副卫细胞 4～5 个(巴夏嘎)。单细胞非腺毛众多,散在或多个相聚,多碎断,细胞有分枝,长约 260μm,直径约 10μm,壁薄(苦荬菜)。纤维状细胞长条形或长梭形,长约 120μm,纹孔及孔沟不明显(洪连)。韧皮纤维淡黄色,成束,呈长梭形,平直,直径 14～20μm,木化(小檗皮)。草酸钙方晶较多,直径 32～40μm。内皮层细胞少见,凯氏带加厚明显(金腰草)。花粉粒圆球形或椭圆形,直径约至 60μm,外壁有刺,具 3 个萌发孔(红花)。种皮表皮细胞黄棕色,呈绒毛状突起或短的单细胞非腺毛状,先端钝圆,长短不等,壁稍厚(止泻木子)。

(2)取本品 5g,加甲醇 20ml,振摇,浸泡过夜,滤过,滤液浓缩至 2ml 作为供试品溶液。另取印度獐牙菜对照药材 1g,同法制成对照药材溶液。照薄层色谱法(通则 0502)试验,吸取上述两种溶液各 5μl,分别点于同一硅胶 G 薄层板上,以甲苯-乙酸乙酯-冰醋酸(12∶4∶0.5)为展开剂,展开,取出,晾干,喷以 10％硫酸乙醇溶液,置 105℃加热至斑点显色清晰。供试品色谱中,在与对照药材色谱相应的位置上,显相同的斑点。

(3)取小檗皮对照药材 1g,同〔鉴别〕(2)项下供试品溶液的制备方法制成对照药材溶液。另取盐酸小檗碱对照品,加甲醇制成每 1ml 含 0.5mg 的溶液,作为对照品溶液。照薄层色谱法(通则 0502)试验,吸取〔鉴别〕(2)项下的供试品溶液及上述对照药材溶液和对照品溶液各 5μl,分别点于同一硅胶 G 薄层板上,以正丁醇-冰醋酸-水(7∶1∶2)为展开剂,展开,取出,晾干,分别置日光和紫外光灯(365nm)下检视。供试品色谱中,在与对照药材色谱和对照品色谱相应的位置上,日光下显相同颜色的斑点,紫外光下显相同颜色的荧光斑点。

(4)取节裂角茴香对照药材和止泻木子对照药材各 1g,同〔鉴别〕(2)项下供试品溶液的制备方法分别制成对照药材溶液。照薄层色谱法(通则 0502)试验,吸取〔鉴别〕(2)项下的供试品溶液及上述对照药材溶液各 5μl,分别点于同一硅胶 G 薄层板上,以环己烷-三氯甲烷-二乙胺(8∶1∶1)为展开剂,展开,取出,晾干,喷以改良碘化铋钾试液。供试品色谱中,在与对照药材色谱相应的位置上,分别显相同的棕褐色斑点。

【检查】　乌头碱限量　取本品约 8g,加乙醇 30ml,加热回流 2 小时,滤过,滤液蒸干,残渣用 2％盐酸溶液 20ml 溶解,用三氯甲烷 20ml 振摇提取,弃去三氯甲烷液,水溶液用碳酸氢钠试液调节 pH 值至 8～9,用三氯甲烷振摇提取 2 次,每次 15ml,合并三氯甲烷液,用无水硫酸钠脱水,蒸干,残渣用甲醇溶解使成 2ml,作为供试品溶液。另取乌头碱对照品,加甲醇制成每 1ml 含 1.0mg 的溶液,作为对照品溶液。照薄层色谱法(通则 0502)试验,吸取供试品溶液 10μl 和对照品溶液 5μl,分别点于同一硅胶 G 薄层板上,以三氯甲烷-环己烷-乙酸乙酯-二乙胺(8:4:4:1)为展开剂,展开,取出,晾干,喷以稀碘化铋钾试液。供试品色谱中,在与对照品色谱相应的位置上出现的斑点应小于对照品斑点,或不出现斑点。

其他 应符合散剂项下有关的各项规定(通则 0115)。

【含量测定】 照高效液相色谱法(通则 0512)测定。

色谱条件与系统适用性试验 以十八烷基硅烷键合硅胶为填充剂;以乙腈-0.4%磷酸二氢钾溶液(含 0.2%三乙胺,用磷酸调 pH 值至 3.0~3.3)(20:80)为流动相;检测波长为 345nm。理论板数按盐酸小檗碱峰计算应不低于 3000。

对照品溶液的制备 取盐酸小檗碱对照品适量,精密称定,加甲醇制成每 1ml 含 20μg 的溶液,即得。

供试品溶液的制备 取本品适量,研匀,取约 1g,精密称定,置具塞锥形瓶中,精密加入甲醇 50ml,密塞,称定重量,超声处理(功率 200W,频率 40kHz)30 分钟,放冷,再称定重量,用甲醇补足减失的重量,摇匀,滤过,取续滤液,即得。

测定法 分别精密吸取对照品溶液 10μl 与供试品溶液 5μl,注入液相色谱仪,测定,即得。

本品每 1g 含小檗皮以盐酸小檗碱($C_{20}H_{17}NO_4 \cdot HCl$)计,不得少于 1.50mg。

【功能与主治】 清热解毒,凉肝利胆。用于热性"赤巴"病,胆囊炎,黄疸型肝炎。

【用法与用量】 口服。一次 1~1.5g,一日 2 次。

【贮藏】 密闭,防潮。

十五味沉香丸
Shiwuwei Chenxiang Wan

本品系藏族验方。

【处方】

沉香 100g	藏木香 150g
檀香 50g	紫檀香 150g
红花 100g	肉豆蔻 25g
高山辣根菜 150g	悬钩子茎(去皮、心)200g
宽筋藤(去皮)100g	干姜 50g
石灰华 100g	广枣 50g
诃子(去核)150g	毛诃子(去核)80g
余甘子 100g	

【制法】 以上十五味,粉碎成细粉,过筛,混匀,用水泛丸,干燥,即得。

【性状】 本品为黄褐色、棕红色至棕褐色的水丸;气香,味苦。

【鉴别】 (1)取本品,置显微镜下观察:具缘纹孔导管,

纹孔密,内含淡黄色或黄棕色树脂状物(沉香)。木纤维束淡黄色,其周围的含晶细胞壁厚,木化,层纹可见,内含草酸钙方晶,形成晶纤维(檀香)。木射线细胞切向纵断面观呈类圆形或类三角形,壁稍厚,木化,孔沟明显,胞腔内含草酸钙方晶(紫檀香)。花粉粒圆球形或椭圆形,直径约 60μm,外壁有刺,具 3 个萌发孔(红花)。脂肪油滴经水合氯醛试液加热后渐形成针簇状结晶(肉豆蔻)。双螺纹导管直径 10~26μm(高山辣根菜)。纤维多碎断,壁厚,有裂纹,纹孔及孔沟不明显(悬钩子茎)。淀粉粒长卵形、广卵形或形状不规则,直径 25~32μm,脐点点状,位于较小端,层纹明显(干姜)。碳酸钙结晶短棒状或柱状,直径 2~4μm,长至 65μm(石灰华)。果皮表皮细胞成片,表面观类圆形或类多角形,胞腔内颗粒状物(广枣)。木化细胞长方形,纹孔斜裂缝状,胞腔内含草酸钙簇晶(诃子)。非腺毛 1~2 细胞,直径 7~20μm,有的含黄色或黄棕色物(毛诃子)。薄壁细胞类圆形或类多角形,胞腔内含草酸钙方晶、砂晶和圆簇状结晶(余甘子)。

(2)取本品适量,研细,取 0.5g,加水 10ml,微温,滤过,滤液加热,发出明显的檀香香气,放冷,加三氯化铁试液 1 滴,即显蓝黑色,再加硫酸 1 滴,蓝黑色消失。

(3)取本品适量,研细,取 0.5g,加 0.1%氢氧化钾溶液 5ml,煮沸,放冷,加水 5ml,滤过,滤液加稀盐酸使成微酸性,加乙醚 5ml,振摇,分取乙醚液,加氨试液 5 滴,即显棕红色。

(4)取本品 3g,研细,用浓氨试液润湿,加乙醚 10ml,密塞,振摇,放置 12 小时,滤过,滤液挥散至 1ml,作为供试品溶液。另取藏木香对照药材 2g,同法制成对照药材溶液。照薄层色谱法(通则 0502)试验,吸取上述两种溶液各 10μl,分别点于同一硅胶 G 薄层板上,以环己烷-乙酸乙酯(3:1)为展开剂,展开,取出,晾干,喷以稀碘化铋钾试液。供试品色谱中,在与对照药材色谱相应的位置上,显相同颜色的斑点。

【检查】 应符合丸剂项下有关的各项规定(通则 0108)。

【功能与主治】 调和气血,止咳,安神。用于气血郁滞,胸痛,干咳气短,失眠。

【用法与用量】 研碎后开水送服。一次 3~4 丸,一日 2 次。

【注意】 肾病患者慎服。

【规格】 每丸重 0.5g

【贮藏】 密闭,防潮。

十六味冬青丸
Shiliuwei Dongqing Wan

本品系蒙古族验方。

【处方】

冬青叶 150g	石榴 25g
石膏 75g	肉桂 50g
豆蔻 50g	木香 50g

丁香 50g	甘草 50g
白葡萄干 125g	沉香 75g
拳参 75g	荜茇 50g
肉豆蔻 50g	红花 50g
广枣 50g	方海 50g

【制法】　以上十六味，除白葡萄干外，其余冬青叶等十五味粉碎成粗粉，加白葡萄干，粉碎，烘干，再粉碎成细粉，过筛，混匀。每100g粉末加炼蜜110～130g制成大蜜丸，即得。

【性状】　本品为棕褐色的大蜜丸；气微香，味甘辛、微苦而涩。

【鉴别】　(1)取本品，置显微镜下观察：腺鳞头部类圆形，由数十个细胞组成，呈放射状，直径40～80μm，棕黄色，多破碎成扇形(冬青叶)。石细胞无色，椭圆形或类圆形，壁厚，孔沟细密(石榴)。纤维单个散在，长梭形，直径24～50μm，壁厚，木化(肉桂)。内种皮厚壁细胞黄棕色或棕红色，表面观类多角形，壁厚，胞腔含硅质块(豆蔻)。花粉粒三角形，直径16μm(丁香)。纤维束周围薄壁细胞含草酸钙方晶，形成晶纤维(甘草)。纤维管胞壁略厚，有具缘纹孔，纹孔口人字状或十字状(沉香)。草酸钙簇晶直径约40μm(拳参)。花粉粒圆球形或椭圆形，直径约60μm，外壁有刺，具3个萌发孔(红花)。果皮纤维淡黄色，多扭曲，胞腔狭窄，内含棕黄色小颗粒状物(广枣)。不规则片状结晶，无色，有平直纹理(石膏)。

(2)取本品5g，剪碎，加乙醚20ml，振摇15分钟，滤过，滤液挥至约2ml，作为供试品溶液。另取木香对照药材0.2g，加乙醚10ml，同法制成对照药材溶液。再取丁香酚对照品，加乙醚制成每1ml含1μl的溶液，作为对照品溶液。照薄层色谱法(通则0502)试验，吸取供试品溶液及对照药材溶液各10μl、对照品溶液1μl，分别点于同一硅胶G薄层板上，以环己烷-乙酸乙酯(10∶3)为展开剂，展开，取出，晾干，喷以1%香草醛硫酸溶液。供试品色谱中，在与对照药材色谱相应的位置上，显相同颜色的斑点；在105℃加热约5分钟，置紫外光灯(365nm)下检视，在与对照品色谱相应的位置上，显相同颜色的荧光斑点。

(3)取本品6g，剪碎，加乙醇10ml，密塞，浸泡20分钟，时时振摇，滤过，滤液作为供试品溶液。另取桂皮醛对照品，加乙醇制成每1ml含1μl的溶液，作为对照品溶液。照薄层色谱法(通则0502)试验，吸取供试品溶液10μl、对照品溶液5μl，分别点于同一硅胶G薄层板上，以石油醚(60～90℃)-乙酸乙酯(17∶3)为展开剂，展开，取出，晾干，喷以二硝基苯肼乙醇试液。供试品色谱中，在与对照品色谱相应的位置上，显相同颜色的斑点。

【检查】　应符合丸剂项下有关的各项规定(通则0108)。

【含量测定】　照气相色谱法(通则0521)测定。

色谱条件与系统适用性试验　以聚乙二醇20000(PEG-20M)为固定相，涂布浓度为10%；柱温为190℃。理论板数按丁香酚峰计算应不低于1000。

对照品溶液的制备　取丁香酚对照品适量，精密称定，加正己烷制成每1ml含2mg的溶液，即得。

供试品溶液的制备　取重量差异项下的本品，剪碎，混匀，取约6.5g，精密称定，置1000ml圆底烧瓶中，加水300ml与玻璃珠数粒，连接挥发油测定器，自测定器上端加水使充满刻度部分，再加正己烷2ml，再连接回流冷凝管，加热回流5小时，放冷，分取正己烷液，测定器用正己烷洗涤3次，每次2ml，合并正己烷液于10ml量瓶中，加正己烷至刻度，摇匀，即得。

测定法　分别精密吸取对照品溶液与供试品溶液各1μl，注入气相色谱仪，测定，即得。

本品每丸含丁香以丁香酚($C_{10}H_{12}O_2$)计，不得少于12mg。

【功能与主治】　宽胸顺气，止嗽定喘。用于胸满腹胀，头昏浮肿，寒嗽痰喘。

【用法与用量】　口服。一次1丸，一日1～2次。

【规格】　每丸重6g

【贮藏】　密封。

十全大补丸
Shiquan Dabu Wan

【处方】

党参 80g	炒白术 80g
茯苓 80g	炙甘草 40g
当归 120g	川芎 40g
酒白芍 80g	熟地黄 120g
炙黄芪 80g	肉桂 20g

【制法】　以上十味，粉碎成细粉，过筛，混匀。每100g粉末用炼蜜35～50g加适量的水泛丸，干燥，制成水蜜丸；或加炼蜜100～120g制成小蜜丸或大蜜丸，即得。

【性状】　本品为棕褐色至黑褐色的水蜜丸、小蜜丸或大蜜丸；气香，味甘而微辛。

【鉴别】　(1)取本品，置显微镜下观察：不规则分枝状团块无色，遇水合氯醛试液溶化；菌丝无色或淡棕色，直径4～6μm(茯苓)。联结乳管直径12～15μm，含细小颗粒状物(党参)。薄壁组织灰棕色至黑棕色，细胞多皱缩，内含棕色核状物(熟地黄)。纤维成束或散离，壁厚，表面有纵裂纹，两端断裂成帚状或较平截(炙黄芪)。纤维束周围薄壁细胞含草酸钙方晶，形成晶纤维(炙甘草)。草酸钙针晶细小，长10～32μm，不规则地充塞于薄壁细胞中(炒白术)。草酸钙簇晶直径18～32μm，存在于薄壁细胞中，常排列成行，或一个细胞中含有数个簇晶(酒白芍)。薄壁细胞纺锤形，壁略厚，有极微细的斜向交错纹理(当归)。石细胞类圆形或类长方形，直径32～88μm，壁一面菲薄(肉桂)。螺纹导管直径14～50μm，增厚壁互相连结，似网状螺纹导管(川芎)。

(2)取本品水蜜丸18g，研细；或取小蜜丸、大蜜丸18g，剪碎,加硅藻土 10g,研匀,加乙醇 80ml,超声处理 20 分钟,滤过,取滤液 40ml(剩余的滤液备用),蒸干,残渣加水 20ml 使溶解,用水饱和的正丁醇振摇提取 3 次,每次 20ml,合并提取液,用水洗涤 3 次,每次 15ml,弃去水洗液,正丁醇液蒸干,残渣加乙醇 2ml 使溶解,作为供试品溶液。另取芍药苷对照品,加乙醇制成每 1ml 含 2mg 的溶液,作为对照品溶液。照薄层色谱法(通则 0502)试验,吸取上述两种溶液各 5～10μl,分别点于同一硅胶 G 薄层板上,以三氯甲烷-乙酸乙酯-甲醇-甲酸(40:5:10:0.2)为展开剂,展开,取出,晾干,喷以 5% 香草醛硫酸溶液,加热至斑点显色清晰。供试品色谱中,在与对照品色谱相应的位置上,显相同颜色的斑点。

(3)取〔鉴别〕(2)项下的备用滤液,作为供试品溶液。另取当归对照药材 1g,加乙醇 10ml,同法制成对照药材溶液。照薄层色谱法(通则 0502)试验,吸取上述两种溶液各 5～10μl,分别点于同一硅胶 G 薄层板上,以正己烷-乙酸乙酯(9:1)为展开剂,展开,取出,晾干,置紫外光灯(365nm)下检视。供试品色谱中,在与对照药材色谱相应的位置上,显相同颜色的荧光斑点。

(4)取本品水蜜丸 18g,研细;或取小蜜丸或大蜜丸 18g,剪碎,加硅藻土 10g,研匀,加乙醚 80ml,超声处理 15 分钟,弃去乙醚液,残渣挥去乙醚,加甲醇 80ml,超声处理 30 分钟,滤过,滤液蒸干,残渣加水 20ml 使溶解,用水饱和的正丁醇提取 3 次,每次 20ml,合并正丁醇液,用正丁醇饱和的氨试液洗涤 2 次,每次 50ml,再用水 20ml 洗涤。正丁醇液蒸干,残渣加水 25ml 使溶解,通过 D101 型大孔吸附树脂柱(内径为 1.5cm,柱高为 13cm),先后以水 50ml 和 40% 乙醇 40ml 洗脱,弃去洗脱液,再用 70% 乙醇 80ml 洗脱,收集洗脱液,蒸干,残渣加甲醇 1ml 使溶解,作为供试品溶液。另取黄芪甲苷对照品,加甲醇制成每 1ml 含 1mg 的溶液,作为对照品溶液。照薄层色谱法(通则 0502)试验,吸取上述两种溶液各 3～8μl,分别点于同一硅胶 G 薄层板上,以三氯甲烷-乙酸乙酯-甲醇-水(15:40:22:10)10℃ 以下放置的下层溶液为展开剂,展开,取出,晾干,喷以 10% 硫酸乙醇溶液,在 105℃ 加热至斑点显色清晰。供试品色谱中,在与对照品色谱相应的位置上,显相同颜色的斑点;置紫外光灯(365nm)下检视,显相同颜色的荧光斑点。

【检查】　应符合丸剂项下有关的各项规定(通则 0108)。

【含量测定】　照高效液相色谱法(通则 0512)测定。

色谱条件与系统适用性试验　以十八烷基硅烷键合硅胶为填充剂;以乙腈-水(17:83)为流动相;检测波长为 230nm。理论板数按芍药苷峰计算应不低于 3000。

对照品溶液的制备　取芍药苷对照品适量,精密称定,加稀乙醇制成每 1ml 含 40μg 的溶液,即得。

供试品溶液的制备　取本品水蜜丸适量,研细,取约 1g,精密称定;或取重量差异项下的小蜜丸或大蜜丸,剪碎,混匀,取约 1.2g,精密称定,置具塞锥形瓶中,精密加入稀乙醇 25ml,密塞,称定重量,超声处理(功率 250W,频率 30kHz)1

小时,放冷,再称定重量,用稀乙醇补足减失的重量,摇匀,离心,取上清液,即得。

测定法　分别精密吸取对照品溶液与供试品溶液各 10μl,注入液相色谱仪,测定,即得。

本品含酒白芍以芍药苷($C_{23}H_{28}O_{11}$)计,水蜜丸每 1g 不得少于 0.55mg,小蜜丸每 1g 不得少于 0.40mg,大蜜丸每丸不得少于 3.6mg。

【功能与主治】　温补气血。用于气血两虚,面色苍白,气短心悸,头晕自汗,体倦乏力,四肢不温,月经量多。

【用法与用量】　口服。水蜜丸一次 6g,小蜜丸一次 9g,大蜜丸一次 1 丸,一日 2～3 次。

【规格】　(1)小蜜丸　每 100 粒重 20g　(2)大蜜丸　每丸重 9g

【贮藏】　密封。

十味消渴胶囊
Shiwei Xiaoke Jiaonang

【处方】

天花粉 233g	乌梅肉 233g
枇杷叶 233g	麦冬 233g
五味子 233g	瓜蒌 233g
人参 233g	黄芪 233g
粉葛 233g	檀香 117g

【制法】　以上十味,取天花粉适量与人参粉碎成细粉,备用;五味子用 90% 乙醇加热回流提取二次,提取液回收乙醇,浓缩液备用;檀香提取挥发油,备用,蒸馏后的水溶液另器收集;将剩余天花粉与其余瓜蒌等六味加水煎煮二次,煎液滤过,滤液合并,浓缩至适量,加乙醇使含醇量达 60%,搅匀,静置,滤过,滤液减压回收乙醇,与上述五味子浓缩液、檀香水溶液合并,浓缩至适量,与人参等细粉混合制成颗粒,干燥,粉碎成细粉,制成颗粒,过筛,干燥,喷入檀香挥发油,混匀,密闭放置,装入胶囊,制成 1000 粒,即得。

【性状】　本品为硬胶囊,内容物为棕色至深褐色的颗粒和粉末;气香,味酸。

【鉴别】　(1)取本品,置显微镜下观察:石细胞黄绿色,长方形、椭圆形、类方形、多角形或纺锤形,直径 27～72μm,壁较厚,纹孔细密(天花粉)。

(2)取本品内容物 10g,加三氯甲烷 50ml,加热回流 1 小时,滤过,滤液备用;药渣挥干溶剂,加水饱和的正丁醇 50ml,超声处理 30 分钟,滤过,滤液用氨试液洗涤 3 次,每次 60ml,弃去氨试液,正丁醇液蒸干,残渣加甲醇 1ml 使溶解,作为供试品溶液。另取人参皂苷 Rb_1 对照品、人参皂苷 Re 对照品及人参皂苷 Rg_1 对照品,加甲醇制成每 1ml 各含 1mg 的混合溶液,作为对照品溶液。照薄层色谱法(通则 0502)试验,吸取供试品溶液 10μl,对照品溶液 5μl,分别点于同一硅胶 G 薄层板上,以三氯甲烷-乙酸乙酯-甲醇-水(15:40:22:10)10℃以下放置的下层溶液为展开剂,展开,取出,晾干,喷以10%硫酸乙醇溶液,在105℃加热至斑点显色清晰。供试品色谱中,在与对照品色谱相应的位置上,显相同颜色的斑点;置紫外光灯(365nm)下检视,显相同颜色的荧光斑点。

(3)取黄芪甲苷对照品,加甲醇制成每1ml含1mg的溶液,作为对照品溶液。照薄层色谱法(通则0502)试验,吸取〔鉴别〕(2)项下的供试品溶液10μl及上述对照品溶液5μl,分别点于同一硅胶 G 薄层板上,以三氯甲烷-甲醇-水(13:7:2)10℃以下放置的下层溶液为展开剂,展开,取出,晾干,喷以10%硫酸乙醇溶液,在105℃加热至斑点显色清晰。供试品色谱中,在与对照品色谱相应的位置上,显相同颜色的斑点;置紫外光灯(365nm)下检视,显相同颜色的荧光斑点。

(4)取〔鉴别〕(2)项下的备用滤液,浓缩至约10ml,作为供试品溶液。另取五味子甲素对照品与五味子乙素对照品,加三氯甲烷制成每1ml各含1mg的混合溶液,作为对照品溶液。照薄层色谱法(通则0502)试验,吸取上述两种溶液各2μl,分别点于同一硅胶 GF$_{254}$薄层板上,以石油醚(30~60℃)-甲酸乙酯-甲酸(15:5:1.5)的上层溶液为展开剂,展开,取出,晾干,置紫外光灯(254nm)下检视。供试品色谱中,在与对照品色谱相应的位置上,显相同颜色的斑点。

(5)取本品内容物2g,加甲醇10ml,摇匀,放置2小时,滤过,滤液蒸干,残渣加甲醇2ml使溶解,作为供试品溶液。另取葛根素对照品,加甲醇制成每1ml含0.5mg的溶液,作为对照品溶液。照薄层色谱法(通则0502)试验,吸取上述两种溶液各5μl,分别点于同一硅胶 G 薄层板上,以三氯甲烷-甲醇(4:1)为展开剂,展开,取出,晾干,置氨蒸气中熏15分钟,置紫外光灯(365nm)下检视。供试品色谱中,在与对照品色谱相应的位置上,显相同颜色的荧光斑点。

【检查】 应符合胶囊剂项下有关的各项规定(通则0103)。

【含量测定】 照高效液相色谱法(通则0512)测定。

色谱条件与系统适用性试验 以十八烷基硅烷键合硅胶为填充剂;以甲醇为流动相 A,水为流动相 B,按下表中的规定进行梯度洗脱;检测波长为250nm。理论板数按五味子醇甲峰计算应不低于8000。

时间(分钟)	流动相 A(%)	流动相 B(%)
0~15	62	38
15~20	62→100	38→0
20~25	100	0
25~30	100→62	0→38
30~40	62	38

对照品溶液的制备 取五味子醇甲对照品适量,精密称定,加甲醇制成每1ml含80μg的溶液,即得。

供试品溶液的制备 取装量差异项下的本品内容物研细,取约1g,精密称定,置具塞锥形瓶中,精密加入甲醇25ml,密塞,称定重量,超声处理(功率200W,频率40kHz)30分钟,放冷,再称定重量,用甲醇补足减失的重量,摇匀,滤过,取续滤液,即得。

测定法 分别精密吸取对照品溶液与供试品溶液各10μl,注入液相色谱仪,测定,即得。

本品每粒含五味子以五味子醇甲(C$_{24}$H$_{32}$O$_7$)计,不得少于0.55mg。

【功能与主治】 益气养阴,生津止渴。用于消渴病气阴两虚证,症见口渴喜饮、自汗盗汗、倦怠乏力、五心烦热;2型糖尿病见上述证候者。

【用法与用量】 口服。一次6粒,一日3次。

【规格】 每粒装0.44g

【贮藏】 密封。

十香止痛丸
Shixiang Zhitong Wan

【处方】
香附(醋炙)160g	乌药 80g
檀香 40g	延胡索(醋炙)80g
香橼 80g	蒲黄 40g
沉香 10g	厚朴(姜汁炙)80g
零陵香 80g	降香 40g
丁香 10g	五灵脂(醋炙)80g
木香 40g	香排草 10g
砂仁 10g	乳香(醋炙)40g
高良姜 6g	熟大黄 80g

【制法】 以上十八味,粉碎成细粉,过筛,混匀。每100g粉末加炼蜜140~160g制成大蜜丸,即得。

【性状】 本品为深棕褐色的大蜜丸;气香,味微苦。

【鉴别】 (1)取本品,置显微镜下观察:分泌细胞类圆形,含淡黄棕色至红棕色分泌物,其周围细胞作放射状排列(香附)。含晶细胞方形或长方形,壁厚,木化,层纹明显,胞腔含草酸钙方晶(檀香)。花粉粒黄色,类圆形或椭圆形,直径约30μm,表面有网状雕纹(蒲黄)。石细胞分枝状,壁厚,层纹明显(厚朴)。草酸钙簇晶大,直径60~140μm(熟大黄)。

(2)取本品9g,剪碎,加硅藻土5g,研匀,加乙醚40ml,置水浴上回流30分钟,滤过,滤液挥干,残渣加乙酸乙酯1ml使溶解,作为供试品溶液。另取 α-香附酮对照品,加乙酸乙酯制成每1ml含1mg的溶液,作为对照品溶液。照薄层色谱法(通则0502)试验,吸取上述两种溶液各5μl,分别点于同一硅胶 GF$_{254}$薄层板上,以甲苯-乙酸乙酯(9:1)为展开剂,展开,取出,晾干,置紫外光灯(254nm)下检视。供试品色谱中,在与对照品色谱相应的位置上,显相同颜色的斑点。

(3)取本品9g,剪碎,加硅藻土5g,研匀,加三氯甲烷40ml,加热回流30分钟,滤过,滤液用2%氢氧化钠溶液提取

3 次,每次 20ml,合并提取液,用盐酸调节 pH 值至 1～2,用三氯甲烷振摇提取 3 次,每次 20ml,合并三氯甲烷液,用适量水洗涤,用无水硫酸钠脱水,滤过,滤液蒸干,残渣加乙酸乙酯 0.5ml 使溶解,作为供试品溶液。另取厚朴酚对照品与和厚朴酚对照品,加乙酸乙酯制成每 1ml 含 1mg 的混合溶液,作为对照品溶液。照薄层色谱法(通则 0502)试验,吸取上述两种溶液各 3μl,分别点于同一硅胶 GF₂₅₄ 薄层板上,以环己烷-乙酸乙酯(3：1)为展开剂,展开,取出,晾干,置紫外光灯(254nm)下检视。供试品色谱中,在与对照品色谱相应的位置上,显相同颜色的斑点。

(4)取本品 6g,剪碎,加乙醇 20ml,加热回流 30 分钟,滤过,滤液蒸干,残渣用水 20ml 溶解,加盐酸 2ml,置沸水浴中加热 30 分钟,冷却,用乙醚 20ml 分两次提取,合并乙醚提取液,蒸干,残渣加乙酸乙酯 1ml 使溶解,作为供试品溶液。另取大黄对照药材 0.1g,加乙醇 10ml,同法制成对照药材溶液。照薄层色谱法(通则 0502)试验,吸取上述两种溶液各 5μl,分别点于同一硅胶 G 薄层板上,以石油醚(30～60℃)-甲酸乙酯-甲酸(15：5：1)的上层溶液为展开剂,展开,取出,晾干。供试品色谱中,在与对照药材色谱相应的位置上,显相同颜色的斑点;置氨蒸气中熏后,斑点变成红色。

【检查】 应符合丸剂项下有关的各项规定(通则 0108)。

【功能与主治】 疏气解郁,散寒止痛。用于气滞胃寒,两胁胀满,胃脘刺痛,腹部隐痛。

【用法与用量】 口服。一次 1 丸,一日 2 次。

【注意】 孕妇慎服。

【规格】 每丸重 6g

【贮藏】 密封。

十香返生丸
Shixiang Fansheng Wan

【处方】

沉香 30g	丁香 30g
檀香 30g	土木香 30g
醋香附 30g	降香 30g
广藿香 30g	乳香(醋炙)30g
天麻 30g	僵蚕(麸炒)30g
郁金 30g	莲子心 30g
瓜蒌子(蜜炙)30g	煅金礞石 30g
诃子肉 30g	甘草 60g
苏合香 30g	安息香 30g
人工麝香 15g	冰片 7.5g
朱砂 30g	琥珀 30g
牛黄 15g	

【制法】 以上二十三味,朱砂水飞成极细粉;琥珀、人工麝香、冰片、牛黄分别研成细粉;苏合香炖化,滤过;其余沉香等十七味粉碎成细粉,过筛,混匀。朱砂极细粉和琥珀等四味的细粉与沉香等十七味的细粉配研,过筛,混匀。每 100g 粉末加炼蜜 90～100g 及苏合香约 4.7g 制成大蜜丸,即得。

【性状】 本品为深棕色的大蜜丸;气芳香,味甘、苦。

【鉴别】 (1)取本品,置显微镜下观察:草酸钙针晶成束或散在,长 25～75μm;含糊化多糖类物的组织碎片遇碘液显棕色或淡棕紫色(天麻)。

(2)取本品 6g,剪碎,加乙醚 10ml,振摇提取 15 分钟,滤过,滤液作为供试品溶液。另取苏合香对照药材 0.15g,加乙醚 10ml,同法制成对照药材溶液。照薄层色谱法(通则 0502)试验,吸取供试品溶液 10μl、对照药材溶液 3μl,分别点于同一硅胶 GF₂₅₄ 薄层板上,以石油醚(30～60℃)-正己烷-甲酸乙酯-甲酸(10：30：15：1)为展开剂,在 11～13℃展开,取出,晾干,置紫外光灯(254nm)下检视。供试品色谱中,在与对照药材色谱相应的位置上,显相同颜色的斑点。

(3)取本品 10 丸,剪碎,取约 0.9g,加入等量硅藻土,研细,加甲醇 50ml,加热回流 3 小时,提取液蒸干,残渣加乙醇 5ml 超声使溶解,离心,取上清液作为供试品溶液。另取胆酸对照品适量,加乙醇制成每 1ml 含 0.5mg 的溶液,作为对照品溶液。照薄层色谱法(通则 0502)试验,精密吸取供试品溶液 10μl、对照品溶液各 5μl,分别点于同一硅胶 G 薄层板上,以环己烷-乙酸乙酯-甲醇-醋酸(20：25：3：2)的上层溶液为展开剂,展开二次,取出,晾干,喷以 10%硫酸乙醇溶液,置 105℃加热至斑点显色清晰,分别置日光及紫外光灯(365nm)下检视。供试品色谱中,在与对照品色谱相应的位置上,显相同颜色的斑点及荧光斑点。

(4)取本品 12g,剪碎,照挥发油测定法(通则 2204)试验,加正己烷 1ml 于挥发油测定器中,缓缓加热至沸,并保持微沸约 3 小时,放置 30 分钟后,取正己烷液,用适量无水硫酸钠脱水,上清液作为供试品溶液。另取冰片对照品,加正己烷制成每 1ml 含 2.5mg 的溶液,作为对照品溶液。照气相色谱法(通则 0521)试验,以苯基(50%)甲基硅酮(OV-17)为固定相,涂布浓度为 10%,柱长为 2m,柱温为 150℃。分别取对照品溶液与供试品溶液适量,注入气相色谱仪。供试品色谱中应呈现与对照品色谱峰保留时间相同的色谱峰。

【检查】 猪去氧胆酸 取〔鉴别〕(3)项下的供试品溶液作为供试品溶液。另取猪去氧胆酸对照品,加乙醇制成每 1ml 含 0.50mg 的溶液,作为对照品溶液。同〔鉴别〕(3)项下的方法试验,猪去氧胆酸对照品溶液点样量为 5μl。供试品色谱中,在与对照品色谱相应的位置上,不得显相同颜色的斑点及荧光斑点。

游离胆红素 照高效液相色谱法(通则 0512)测定(避光操作)。

色谱条件与系统适用性试验 同〔含量测定〕牛黄项下。

对照品溶液的制备 取胆红素对照品适量,精密称定,加二氯甲烷制成每 1ml 含 6.8μg 的溶液,即得。

供试品溶液的制备 取重量差异项下的本品,剪碎,取适量,精密称定,精密加入无水碳酸钙适量(约为取样量的

1～2倍),研匀,取粉末适量(相当于取本品0.30g),置具塞锥形瓶中,精密加入二氯甲烷20ml,密塞,称定重量,涡旋至充分混匀,冰浴超声处理(功率500W,频率53kHz)30分钟,再称定重量,用二氯甲烷补足减失的重量,摇匀,离心(转速为每分钟4000转),分取二氯甲烷液,滤过,取续滤液,即得。

测定法　分别精密吸取对照品溶液与供试品溶液各5μl,注入液相色谱仪,测定,即得。

供试品色谱中,在与对照品色谱峰保留时间相同的位置上出现的色谱峰面积应小于对照品色谱峰面积或不出现色谱峰。

其他　应符合丸剂项下有关的各项规定(通则0108)。

【含量测定】　丁香　照高效液相色谱法(通则0512)测定。

色谱条件与系统适用性试验　以十八烷基硅烷键合硅胶为填充剂;以甲醇-水-磷酸(65:35:0.05)为流动相;检测波长为203nm。理论板数按丁香酚计算应不低于4000。

对照品溶液的制备　取丁香酚对照品适量,精密称定,加甲醇制成每1ml含8μg的溶液,即得。

供试品溶液的制备　取重量差异项下的本品,剪碎,混匀,取约0.5g,精密称定,置具塞锥形瓶中,精密加入甲醇50ml,密塞,称定重量,超声处理(功率100W,频率40kHz)30分钟,放冷,再称定重量,用甲醇补足减失的重量,摇匀,滤过,精密量取续滤液2ml,置5ml量瓶中,加甲醇至刻度,摇匀,即得。

测定法　分别精密吸取对照品溶液与供试品溶液各10μl,注入液相色谱仪,测定,即得。

本品每丸含丁香以丁香酚($C_{10}H_{12}O_2$)计,不得少于13mg。

牛黄　照高效液相色谱法(通则0512)测定(避光操作)。

色谱条件与系统适用性试验　以十八烷基硅烷键合硅胶为填充剂;以乙腈-1%醋酸溶液(95:5)为流动相;检测波长为450nm。理论板数按胆红素峰计算应不低于5000。

对照品溶液的制备　取胆红素对照品适量,精密称定,加二氯甲烷制成每1ml含30μg的溶液,即得。

供试品溶液的制备　取重量差异下的本品,剪碎,取适量,精密称定,精密加入硅藻土适量(约为取样量的1～2倍),研匀,取适量(相当于取本品0.25g),精密称定,置具塞锥形瓶中,加入含0.15%十六烷基三甲基氯化铵的10%草酸溶液5ml,密塞,涡旋至充分混匀,精密加入水饱和的二氯甲烷25ml,密塞,称定重量,涡旋至充分混匀,超声处理(功率500W,频率53kHz)30分钟,放冷,再称定重量,用水饱和的二氯甲烷补足减失的重量,摇匀,离心(转速为每分钟4000转),分取二氯甲烷液,滤过,取续滤液,即得。

测定法　分别精密吸取对照品溶液与供试品溶液各5μl,注入液相色谱仪,测定,即得。

本品每丸含牛黄以胆红素($C_{33}H_{36}N_4O_6$)计,不得少于11.5mg。

【功能与主治】　开窍化痰,镇静安神。用于中风痰迷心窍引起的言语不清、神志昏迷、痰涎壅盛、牙关紧闭。

【用法与用量】　口服。一次1丸,一日2次;或遵医嘱。

【注意】　孕妇忌服。

【规格】　每丸重6g

【贮藏】　密封。

十　滴　水

Shidi Shui

【处方】　樟脑25g　　干姜25g
大黄20g　　小茴香10g
肉桂10g　　辣椒5g
桉油12.5ml

【制法】　以上七味,除樟脑和桉油外,其余干姜等五味粉碎成粗粉,混匀,用70%乙醇作溶剂,浸渍24小时后进行渗漉,收集渗漉液约750ml,加入樟脑和桉油,搅拌使完全溶解,再继续收集渗漉液至1000ml,搅匀,即得。

【性状】　本品为棕红色至棕褐色的澄清液体;气芳香,味辛辣。

【鉴别】　(1)取本品20ml,蒸干,残渣加30%乙醇-盐酸(10:1)的混合溶液20ml使溶解,置水浴中加热回流1小时,立即冷却,用三氯甲烷振摇提取2次,每次20ml,合并三氯甲烷液,蒸干,残渣加无水乙醇-乙酸乙酯(2:1)的混合溶液5ml使溶解,作为供试品溶液。另取大黄对照药材1g,加甲醇30ml,置水浴中加热回流30分钟,滤过,滤液蒸干,同法制成对照药材溶液。再取大黄素对照品、大黄酚对照品,加甲醇制成每1ml各含0.5mg的混合溶液,作为对照品溶液。照薄层色谱法(通则0502)试验,吸取上述三种溶液各3μl,分别点于同一硅胶G薄层板上,以石油醚(30～60℃)-甲酸乙酯-甲酸(15:5:1)的上层溶液为展开剂,展开,取出,晾干,置紫外光灯(365nm)下检视。供试品色谱中,在与对照药材色谱和对照品色谱相应的位置上,显相同的橙黄色荧光斑点;置氨蒸气中熏后,置日光下检视,显相同的红色斑点。

(2)取本品20ml,置分液漏斗中,加水50ml,混匀,用石油醚(30～60℃)25ml振摇提取,分取石油醚液,挥干,残渣加石油醚(30～60℃)0.5ml使溶解,作为供试品溶液。另取桂皮醛对照品与茴香醛对照品,加甲醇制成每1ml各含2μl的混合溶液,作为对照品溶液。照薄层色谱法(通则0502)试验,吸取上述两种溶液各2μl,分别点于同一硅胶G薄层板上,以石油醚(60～90℃)-乙酸乙酯(17:3)为展开剂,展开,取出,晾干,喷以二硝基苯肼试液。供试品色谱中,在与对照品色谱相应的位置上,显相同颜色的斑点。

【检查】　相对密度　应为0.87～0.92(通则0601)。

乙醇量　应为60%～70%(通则0711)。

总固体　精密量取本品上清液10ml,置已干燥至恒重的蒸发皿中,置水浴上蒸干,在105℃干燥3小时,置干燥器中冷却 30 分钟,迅速精密称定重量。遗留残渣不得少于 0.12g。

其他 应符合酊剂项下有关的各项规定(通则 0120)。

【含量测定】 照气相色谱法(通则 0521)测定。

色谱条件与系统适用性试验 改性聚乙二醇 20000 (PEG-20M)毛细管柱(柱长为 30m,内径为 0.53mm,膜厚度为 1μm);柱温为程序升温,初始温度为 65℃,以每分钟 6℃的速率升温至 155℃。理论板数按樟脑峰计算应不低于 12000。

校正因子测定 取环己酮适量,精密称定,加 70%乙醇制成每 1ml 含 10mg 的溶液,作为内标溶液。分别取樟脑对照品 20mg、桉油精对照品 10mg,精密称定,置同一 10ml 量瓶中,精密加入内标溶液 1ml,加 70%乙醇至刻度,摇匀。吸取 1μl,注入气相色谱仪,计算校正因子。

测定法 精密量取本品 1ml,置 10ml 量瓶中,精密加入内标溶液 1ml,加 70%乙醇至刻度,摇匀。吸取 1~2μl,注入气相色谱仪,测定,即得。

本品每 1ml 含樟脑($C_{10}H_{16}O$)应为 20.0~30.0mg;含桉油以桉油精($C_{10}H_{18}O$)计,不得少于 6.3mg。

【功能与主治】 健胃,祛暑。用于因中暑而引起的头晕、恶心、腹痛、胃肠不适。

【用法与用量】 口服。一次 2~5ml;儿童酌减。

【注意】 孕妇忌服。驾驶员和高空作业者慎用。

【贮藏】 遮光,密封。

十滴水软胶囊

Shidishui Ruanjiaonang

【处方】
樟脑 62.5g	干姜 62.5g
大黄 50g	小茴香 25g
肉桂 25g	辣椒 12.5g
桉油 31.25ml	

【制法】 以上七味,大黄、辣椒粉碎成粗粉;干姜、小茴香、肉桂提取挥发油,备用;药渣与大黄、辣椒粗粉用 80%乙醇作溶剂,浸渍 24 小时后,续加 70%乙醇进行渗漉,收集渗漉液,回收乙醇至无醇味,药液浓缩至相对密度为 1.30 (50℃),减压干燥,粉碎,加入适量大豆油,与上述挥发油及樟脑、桉油混匀,制成软胶囊 1000 粒,即得。

【性状】 本品为棕色的软胶囊,内容物为含有少量悬浮固体浸膏的黄色油状液体;气芳香,味辛辣。

【鉴别】 (1)取本品 2 粒的内容物,用甲醇振摇提取 2 次,每次 5ml,合并甲醇液,蒸干,残渣加水 10ml 使溶解,加盐酸 1ml,置水浴中加热回流 1 小时,放冷,用乙酸乙酯提取 2 次,每次 20ml,合并乙酸乙酯液,浓缩至约 1ml,作为供试品溶液。另取大黄对照药材 0.1g,同法制成对照药材溶液。照薄层色谱法(通则 0502)试验,吸取对照品溶液 2μl 或 4μl、供

试品溶液 5μl,分别点于同一以羧甲基纤维素钠为黏合剂的硅胶 H 薄层板上,以石油醚(30~60℃)-甲酸乙酯-甲酸(15:5:1)的上层溶液为展开剂,展开,取出,晾干,置紫外光灯(365nm)下检视。供试品色谱中,在与对照药材色谱相应的位置上,显相同颜色的斑点。

(2)取本品 2 粒的内容物,加甲醇 2ml,振摇提取,静置,取上层溶液作为供试品溶液。另取桂皮醛对照品,加乙醇制成每 1ml 含 1μl 的溶液,作为对照品溶液。照薄层色谱法(通则 0502)试验,吸取对照品溶液 2μl、供试品溶液 4μl,分别点于同一硅胶 G 薄层板上,以石油醚(60~90℃)-乙酸乙酯(17:3)为展开剂,展开,取出,晾干,喷以二硝基苯肼乙醇试液。供试品色谱中,在与对照品色谱相应的位置上,显相同颜色的斑点。

(3)取〔含量测定〕项下的供试品溶液作为供试品溶液。另取桉油精对照品,加无水乙醇制成每 1ml 含 2.4μl 的溶液,作为对照品溶液。照气相色谱法(通则 0521)试验,以聚乙二醇 20000(PEG-20M)为固定相,涂布浓度为 10%,柱温为 150℃,分别吸取对照品溶液与供试品溶液各 0.2~0.4μl,注入气相色谱仪。供试品色谱中应呈现与对照品色谱峰保留时间相同的色谱峰。

【检查】 应符合胶囊剂项下有关的各项规定(通则 0103)。

【含量测定】 照气相色谱法(通则 0521)测定。

色谱条件与系统适用性试验 改性聚乙二醇 20000 (PEG-20M)毛细管柱(柱长为 30m,内径为 0.53mm,膜厚度为 1μm);柱温为程序升温,初始温度为 65℃,以每分钟 2.5℃的速率升温至 102℃,再以每分钟 6℃的速率升温至 173℃;分流进样。理论板数按桉油精峰计算应不低于 10000。

校正因子测定 取环己酮适量,精密称定,加无水乙醇制成每 1ml 含 12.5mg 的溶液,作为内标溶液。分别取樟脑对照品约 25mg、桉油精对照品约 10mg,精密称定,置同一 10ml 量瓶中,精密加入内标溶液 1ml,加无水乙醇至刻度,摇匀。吸取 1μl,注入气相色谱仪,计算校正因子。

测定法 取装量差异项下的本品内容物,混匀,取约 0.8g,精密称定,置具塞试管中,用无水乙醇振摇提取 5 次,每次 4ml,分取乙醇提取液,转移至 25ml 量瓶中,加无水乙醇至刻度,摇匀,精密量取 5ml,置 10ml 量瓶中,精密加入内标溶液 1ml,加无水乙醇至刻度,摇匀,作为供试品溶液。吸取 1μl,注入气相色谱仪,测定,即得。

本品每粒含樟脑($C_{10}H_{16}O$)应为 53.0~71.8mg;含桉油精($C_{10}H_{18}O$)不得少于 15.7mg。

【功能与主治】 健胃,祛暑。用于因中暑而引起的头晕、恶心、腹痛、胃肠不适。

【用法与用量】 口服。一次 1~2 粒;儿童酌减。

【注意】 孕妇忌服。

【规格】 每粒装 0.425g

【贮藏】 密封,置阴凉干燥处。

七十味珍珠丸

Qishiwei Zhenzhu Wan

本品系藏族验方。为由珍珠、檀香、降香、九眼石、西红花、牛黄、麝香等药味加工制成的丸剂。

【性状】 本品为黑色的水丸;气芳香,味甘、涩、苦。

【鉴别】 (1)取本品,置显微镜下观察:不规则碎块无色或淡绿色,半透明,有光泽,有时可见细密波状纹理(珍珠)。不规则透明结晶红色、绿色或蓝色(九眼石)。紫红色纤维、晶纤维成束或单个散在,壁厚,均木化(降香)。

(2)取本品 2g,研细,加甲醇 30ml,超声处理 20 分钟,滤过,滤液蒸干,残渣用硫酸溶液(2→500)20ml 溶解,用乙酸乙酯振摇提取 2 次,每次 15ml,合并乙酸乙酯液,蒸干,残渣加甲醇 1ml 使溶解,作为供试品溶液。另取胆酸对照品,加甲醇制成每 1ml 含 1mg 的对照品溶液。照薄层色谱法(通则0502)试验,吸取供试品溶液 10μl、对照品溶液 5μl,分别点于同一硅胶 G 薄层板上,以三氯甲烷-乙酸乙酯-甲酸(5:5:0.5)为展开剂,展开,取出,晾干,喷以 10%硫酸乙醇溶液,加热至斑点显色清晰,置紫外光灯(365nm)下检视。供试品色谱中,在与对照品色谱相应的位置上,显相同蓝色的荧光斑点。

(3)取本品 1g,研细,加甲醇 20ml,超声处理 20 分钟,滤过,滤液蒸干,残渣加甲醇 1ml 使溶解,作为供试品溶液。另取西红花对照药材 20mg,加甲醇 4ml,超声处理 20 分钟,静置,取上清液作为对照药材溶液。照薄层色谱法(通则 0502)试验,吸取供试品溶液 10μl、对照药材溶液 5μl,分别点于同一硅胶 G 薄层板上,以乙酸乙酯-甲酸-水(4:1:1)为展开剂,展开,取出,晾干。供试品色谱中,在与对照药材色谱相应的位置上,显相同的黄色斑点。

(4)取本品 2g,研细,加乙醚 30ml,超声处理 30 分钟,滤过,滤液蒸干,残渣加甲醇 1ml 使溶解,作为供试品溶液。另取沉香对照药材 0.3g,加甲醇 5ml,超声处理 10 分钟,静置,取上清液作为对照药材溶液。照薄层色谱法(通则 0502)试验,吸取供试品溶液 10μl、对照药材溶液 5μl,分别点于同一硅胶 G 薄层板上,以正己烷-乙酸乙酯-甲酸(9:1:0.2)为展开剂,展开,取出,晾干,喷以 1%香草醛的 10%硫酸乙醇溶液,加热至斑点显色清晰。供试品色谱中,在与对照药材色谱相应的位置上,显相同的紫红色斑点。

(5)取安息香对照药材 0.1g,加甲醇 5ml,超声处理 10 分钟,静置,取上清液作为对照药材溶液。照薄层色谱法(通则0502)试验,吸取〔鉴别〕(4)项下的供试品溶液 10μl、上述对照药材溶液 5μl,分别点于同一硅胶 G 薄层板上,以石油醚(60~90℃)-乙酸乙酯(7:3)为展开剂,展开,取出,晾干,喷以 10%硫酸乙醇溶液,置紫外光灯(365nm)下检视。供试品色谱中,在与对照药材色谱相应的位置上,显相同的黄绿色荧光斑点。

(6)取本品 1g,研细,加 80%丙酮 4ml,超声处理 10 分钟,静置,取上清液作为供试品溶液。另取红花对照药材 0.5g,同法制得对照药材溶液。照薄层色谱法(通则 0502)试验,吸取供试品溶液 15μl、对照药材溶液 5μl,分别点于同一硅胶 G 薄层板上,以乙酸乙酯-甲醇-甲酸-水(7:2:3:0.4)为展开剂,展开,取出,晾干,置紫外光灯(365nm)下检视。供试品色谱中,在与对照药材色谱相应的位置上,显相同的黄色荧光斑点。

【检查】 应符合丸剂项下有关的各项规定(通则 0108)。

【功能与主治】 安神,镇静,通经活络,调和气血,醒脑开窍。用于"黑白脉病"、"龙血"不调;中风、瘫痪、半身不遂、癫痫、脑溢血、脑震荡、心脏病、高血压及神经性障碍。

【用法与用量】 研碎后开水送服。重病人一日 1g,每隔 3~7 日 1g。

【注意】 禁用陈旧、酸性食物。

【规格】 (1)每 30 丸重 1g (2)每丸重 1g

【贮藏】 密封。

七叶神安片

Qiye Shen'an Pian

【处方】 三七叶总皂苷 50g

【制法】 取三七叶总皂苷,与适量辅料制成颗粒,压制成 500 片或 1000 片,包糖衣或薄膜衣,即得。

【性状】 本品为糖衣片或薄膜衣片,除去包衣后显浅黄色至棕黄色;味苦、微甜。

【鉴别】 取人参皂苷 Rb$_1$ 对照品、人参皂苷 Rb$_3$ 对照品,分别加乙醇制成每 1ml 含 0.5mg 的溶液,作为对照品溶液。照〔含量测定〕项下的方法试验,吸取上述两种对照品溶液及〔含量测定〕项下的供试品溶液各 10μl,注入液相色谱仪,记录色谱图。供试品色谱中应呈现与对照品色谱峰保留时间相同的色谱峰。

【检查】 应符合片剂项下有关的各项规定(通则 0101)。

【含量测定】 照高效液相色谱法(通则 0512)测定。

色谱条件与系统适用性试验 以十八烷基硅烷键合硅胶为填充剂;以乙腈为流动相 A,以 0.2%磷酸溶液为流动相 B,按下表中的规定进行梯度洗脱;检测波长为 203nm。理论板数按人参皂苷 Rb$_3$ 峰计算应不低于 6000。

时间(分钟)	流动相 A(%)	流动相 B(%)
0~19	30→35	70→65
19~21	35→50	65→50
21~26	50	50

对照品溶液的制备 取人参皂苷 Rb$_3$ 对照品适量,精密称定,加乙醇制成每 1ml 含 0.5mg 的溶液,即得。

供试品溶液的制备 取本品 10 片,除去包衣,精密称定,研细,精密称取适量(约相当于含三七叶总皂苷 100mg),置

100ml 具塞锥形瓶中,精密加入乙醇 20ml,密塞,称定重量,超声处理(功率 300W,频率 50kHz)15 分钟,放冷,再称定重量,用乙醇补足减失的重量,摇匀,滤过,取续滤液,即得。

测定法 分别精密吸取对照品溶液与供试品溶液各 10μl,注入液相色谱仪,测定,即得。

本品每片含三七叶总皂苷以人参皂苷 Rb_3($C_{53}H_{90}O_{22}$)计,规格(1)不得少于 5.0mg;规格(2)不得少于 10.0mg。

【功能与主治】 益气安神,活血止痛。用于心气不足、心血瘀阻所致的心悸、失眠、胸痛、胸闷。

【用法与用量】 口服。一次 50～100mg,一日 3 次。饭后服或遵医嘱。

【规格】 每片含三七叶总皂苷 (1)50mg (2)100mg

【贮藏】 密封。

附:三七叶总皂苷质量标准

三七叶总皂苷

本品为从三七叶中提取的总皂苷。

〔制法〕 取三七叶,加水煎煮两次,每次 3 小时,合并煎液,滤过,滤液浓缩至相对密度为 1.2(60℃),加乙醇使含醇量达 60%,静置使沉淀,取上清液,滤过,脱色,脱色液回收乙醇并浓缩至相对密度为 1.2(60℃),干燥,即得。

〔性状〕 本品为浅黄色至棕黄色,味苦后微甜,有引湿性。

〔鉴别〕 (1)取本品,加醋酐 1ml 使溶解,沿试管壁滴加硫酸 1～2 滴,显紫红色,摇匀放置后显紫色。

(2)取本品,照七叶神安片〔鉴别〕项下试验,应显相同的结果。

〔检查〕 **干燥失重** 取本品在 80℃干燥至恒重,减失重量不得过 5.0%(通则 0831)。

炽灼残渣 不得过 4.0%(通则 0841)。

〔含量测定〕 取本品 50mg,精密称定,置 10ml 量瓶中,用乙醇溶解并稀释至刻度,摇匀,滤过,取续滤液,照七叶神安片〔含量测定〕项下的方法试验,即得。

本品含三七叶总皂苷以人参皂苷 Rb_3($C_{53}H_{90}O_{22}$)计,不得少于 10%。

〔贮藏〕 遮光,密闭。

〔制剂〕 七叶神安片

七味广枣丸

Qiwei Guangzao Wan

本品系蒙古族验方。

【处方】 广枣 450g   肉豆蔻 75g

        丁香 75g   木香 75g

        枫香脂 75g   沉香 75g

        牛心粉 75g

【制法】 以上七味,粉碎成细粉,过筛,混匀。每 100g 粉末加炼蜜 80～100g 制成大蜜丸,另取朱砂粉末包衣,即得。

【性状】 本品为红色的包衣大蜜丸,除去包衣后显棕褐色;气香,味甘、苦、辛、微酸。

【鉴别】 (1)取本品,置显微镜下观察:内果皮纤维淡黄色,多上下层纵横交错排列,壁稍厚,内含黄棕色物(广枣)。花粉粒三角形,直径 16μm(丁香)。纤维管胞壁略厚,有具缘纹孔,纹孔口人字状或十字状(沉香)。菊糖团块形状不规则,有时可见微细放射状纹理,加热后溶解(木香)。横纹肌纤维无色或淡黄色,横纹细密平直或微波状(牛心粉)。

(2)取本品 12g,剪碎,加硅藻土 4g,研匀,加乙酸乙酯 30ml,冷浸过夜,滤过,滤液低温蒸干,残渣加甲醇 5ml 使溶解,作为供试品溶液。另取木香对照药材 1g,加乙酸乙酯 5ml,同法制成对照药材溶液。再取丁香酚对照品,加甲醇制成每 1ml 含 1μl 的溶液,作为对照品溶液。照薄层色谱法(通则 0502)试验,吸取上述三种溶液各 5μl,分别点于同一硅胶 G 薄层板上,以苯-乙酸乙酯(19:1)为展开剂,展开,取出,晾干,喷以 5%香草醛硫酸溶液,加热至斑点显色清晰。供试品色谱中,在与对照药材色谱和对照品色谱相应的位置上,显相同颜色的斑点。

【检查】 应符合丸剂项下有关的各项规定(通则 0108)。

【功能与主治】 养心益气,安神。用于胸闷疼痛,心悸气短,心神不安,失眠健忘。

【用法与用量】 口服。一次 1 丸,一日 1～2 次。

【规格】 每丸重 6g

【贮藏】 密封。

七味姜黄搽剂(姜黄消痤搽剂)

Qiwei Jianghuang Chaji

【处方】 姜黄 50g   重楼 50g

        杠板归 50g   土荆芥 25g

        一枝黄花 25g   绞股蓝 25g

        珊瑚姜 50g

【制法】 以上七味,姜黄、珊瑚姜粉碎成粗粉,水蒸气蒸馏提取挥发油,备用。绞股蓝、一枝黄花、重楼粉碎成细粉,合并上述提油后药渣,用 80%乙醇浸渍后缓缓渗漉,收集渗漉液,备用。杠板归、土荆芥加水煎煮三次,第一次 2 小时,第二次 1.5 小时,第三次 1 小时,合并煎液,滤过,滤液浓缩至相对密度为 1.18～1.22(60℃)的清膏,加乙醇使含醇量达 50%,静置 24 小时,滤过,滤液与上述渗漉液合并。上述姜黄等挥发油加聚山梨酯 80 20ml,乳化后加入上述药液中,混匀,滤过,调整至 1000ml,即得。

【性状】 本品为黄色的澄清溶液;具特异香气。

【鉴别】　(1)取本品作为供试品溶液。另取姜黄对照药材 0.5g,加无水乙醇 5ml,超声处理 10 分钟,取上清液,作为对照药材溶液。再取姜黄素对照品,加甲醇制成每 1ml 含 0.1mg 的溶液,作为对照品溶液。照薄层色谱法(通则 0502)试验,吸取供试品溶液 3μl、对照药材溶液和对照品溶液各 2μl,分别点于同一硅胶 G 薄层板上,用三氯甲烷-甲醇-甲酸(9.6:0.4:0.1)为展开剂,展开,取出,晾干,置紫外光灯(365nm)下检视。供试品色谱中,在与对照药材色谱和对照品色谱相应的位置上,显相同颜色的荧光斑点。

(2)取本品作为供试品溶液。另取重楼对照药材 0.5g,加乙醇 10ml,加热回流 30 分钟,滤过,滤液作为对照药材溶液。再取重楼皂苷Ⅰ对照品,用甲醇制成每 1ml 含 0.2mg 的溶液,作为对照品溶液。照薄层色谱法(通则 0502)试验,吸取上述三种溶液各 3μl,分别点于同一高效硅胶 G 薄层板上,以三氯甲烷-甲醇-水(15:5:1)的下层溶液为展开剂,展开,取出,晾干,喷以 10%硫酸乙醇溶液,在 105℃加热至斑点显色清晰,分别置日光和紫外光灯(365nm)下检视。供试品色谱中,在与对照药材色谱和对照品色谱相应的位置上,日光下显相同颜色的斑点,紫外光下显相同颜色的荧光斑点。

(3)取本品作为供试品溶液。另取珊瑚姜对照药材 1g,加甲醇 10ml,超声处理 20 分钟,滤过,滤液回收溶剂至干,残渣用甲醇 1ml 使溶解,作为对照药材溶液。照薄层色谱法(通则 0502)试验,吸取上述两种溶液各 5μl,分别点于同一硅胶 G 薄层板上,以环己烷-乙醚(3:2)为展开剂,展开,取出,晾干,喷以 10%磷钼酸乙醇溶液,在 110℃加热至斑点显色清晰,置日光下检视。供试品色谱中,在与对照药材色谱相应的位置上,显相同颜色的斑点。

(4)取本品 10ml,置水浴上蒸至无醇味,加水 20ml,摇匀,用石油醚(30～60℃)振摇提取 2 次,每次 20ml,弃去石油醚液,水液加稀盐酸 4 滴,用乙酸乙酯振摇提取 2 次,每次 20ml,合并乙酸乙酯提取液,回收溶剂至干,残渣加甲醇 1ml 使溶解,作为供试品溶液。另取咖啡酸对照品,加甲醇制成每 1ml 含 0.5mg 的溶液,作为对照品溶液。照薄层色谱法(通则 0502)试验,吸取上述两种溶液各 2μl,分别点于同一硅胶 G 薄层板上,以甲苯-乙酸乙酯-甲酸(5:3:1)为展开剂,展开,取出,晾干,置紫外光灯(365nm)下检视。供试品色谱中,在与对照品色谱相应的位置上,显相同颜色的荧光斑点。

【检查】　乙醇量　应为 35%～60%(通则 0711)。

　pH 值　应为 3.0～5.0(通则 0631)。

　其他　应符合搽剂项下有关的各项规定(通则 0117)。

【含量测定】　照高效液相色谱法(通则 0512)测定。

　色谱条件与系统适用性试验　以十八烷基硅烷键合硅胶为填充剂;以乙腈为流动相 A,以 0.4%醋酸溶液为流动相 B,按下表的规定进行梯度洗脱;检测波长为 360nm。理论板数按姜黄素峰计算应不低于 5000。

时间(分钟)	流动相 A(%)	流动相 B(%)
0～7	17	83
7～9	17→44	83→56
9～25	44	56

　对照品溶液的制备　取姜黄素对照品适量,精密称定,加乙醇制成每 1ml 含 0.02mg 的溶液,摇匀,即得。

　供试品溶液的制备　精密量取本品 2ml,置 10ml 量瓶中,加乙醇至刻度,摇匀,超声处理(功率 300W,频率 28kHz)10 分钟,放冷,滤过,取续滤液,即得。

　测定法　精密吸取对照品溶液与供试品溶液各 10μl,注入液相色谱仪,测定,即得。

本品每 1ml 含姜黄以姜黄素($C_{21}H_{20}O_6$)计,不得少于 50μg。

【功能与主治】　苗医:旭嘎怡沓痂,维象样丢象:粉刺,油面风。

中医:清热祛湿,散风止痒,活血消痤。用于湿热郁肤所致的粉刺(痤疮),油面风(脂溢性皮炎)。

【用法与用量】　外用。用棉签蘸取本品涂患处,一日 2～3 次。

【注意】　(1)治疗期间少食动物脂肪及酒、酸、辣等刺激性食物。

(2)本品对有破损的痤疮患者有短暂轻微的刺痛感。

(3)乙醇过敏者慎用。

【规　格】　每瓶装　(1)10ml　(2)30ml　(3)50ml
(4)65ml

【贮藏】　避光,密闭。

七味都气丸
Qiwei Duqi Wan

【处方】　醋五味子 150g　　　山茱萸(制)200g
　　　　　茯苓 150g　　　　　牡丹皮 150g
　　　　　熟地黄 400g　　　　山药 200g
　　　　　泽泻 150g

【制法】　以上七味,粉碎成细粉,过筛,混匀。每 100g 粉末用炼蜜 30g 加适量的水泛丸,干燥,即得。

【性状】　本品为黑褐色的水蜜丸;气微香,味甘、微酸。

【鉴别】　(1)取本品,置显微镜下观察:不规则分枝状团块无色,遇水合氯醛试液溶化;菌丝无色或淡棕色,直径 4～6μm(茯苓)。薄壁组织灰棕色至黑棕色,细胞多皱缩,内含棕色核状物(熟地黄)。

(2)取本品 10g,剪碎,加乙醚 30ml,超声处理 15 分钟,滤过,滤液挥干,残渣加乙酸乙酯 0.5ml 使溶解,作为供试品溶液。另取五味子对照药材 0.5g,同法制成对照药材溶液。再取五味子甲素对照品、五味子乙素对照品,分别加三氯甲烷制成每 1ml 含 1mg 的溶液,作为对照品溶液。照薄层色谱法(通则 0502)试验,吸取供试品溶液、对照药材溶液各 2μl 及上述两种对照品溶液各 5μl,分别点于同一硅胶 GF₂₅₄ 薄层板上,以石油醚(30~60℃)-甲酸乙酯-甲酸(15:5:1)的上层溶液为展开剂,展开,取出,晾干,置紫外光灯(254nm)下检视。供试品色谱中,在与对照药材色谱相应的位置上,显相同颜色的主斑点;在与对照品色谱相应的位置上,显相同颜色的斑点。

(3)取熊果酸对照品,加乙醇制成每 1ml 含 1mg 的溶液,作为对照品溶液。照薄层色谱法(通则 0502)试验,吸取〔鉴别〕(2)项下的供试品溶液及上述对照品溶液各 1μl,分别点于同一用 0.5%硼酸溶液制备的硅胶 G 薄层板上,以环己烷-乙酸乙酯(3:1)为展开剂,展开,取出,晾干,喷以 10%硫酸乙醇溶液,在 100℃加热至斑点显色清晰。供试品色谱中,在与对照品色谱相应的位置上,显相同颜色的斑点。

(4)取丹皮酚对照品,加丙酮制成每 1ml 含 2mg 的溶液,作为对照品溶液。照薄层色谱法(通则 0502)试验,吸取〔鉴别〕(2)项下的供试品溶液及上述对照品溶液各 1μl,分别点于同一硅胶 G 薄层板上,以环己烷-乙酸乙酯-冰醋酸(9:3:0.25)为展开剂,展开,取出,晾干,喷以盐酸酸性 5%三氯化铁乙醇溶液,加热至斑点显色清晰。供试品色谱中,在与对照品色谱相应的位置上,显相同颜色的斑点。

【检查】 应符合丸剂项下有关的各项规定(通则 0108)。

【含量测定】 照高效液相色谱法(通则 0512)测定。

色谱条件与系统适用性试验 以十八烷基硅烷键合硅胶为填充剂;以甲醇-水(65:35)为流动相;检测波长为 216nm。理论板数按五味子醇甲峰计算应不低于 2000。

对照品溶液的制备 取五味子醇甲对照品适量,精密称定,加甲醇制成每 1ml 含 10μg 的溶液,即得。

供试品溶液的制备 取本品适量,切碎,研细,取约 0.5g,精密称定,置 25ml 量瓶中,加甲醇适量,超声处理(功率 250W,频率 20kHz)30 分钟,放冷,加甲醇至刻度,摇匀,滤过,取续滤液,即得。

测定法 分别精密吸取对照品溶液与供试品溶液各 10μl,注入液相色谱仪,测定,即得。

本品每 1g 含五味子以五味子醇甲($C_{24}H_{32}O_7$)计,不得少于 0.30mg。

【功能与主治】 补肾纳气,涩精止遗。用于肾不纳气所致的喘促、胸闷、久咳、气短、咽干、遗精、盗汗、小便频数。

【用法与用量】 口服。一次 9g,一日 2 次。

【注意】 外感咳嗽、气喘者忌服。

【规格】 每 40 丸重 3g

【贮藏】 密封。

七味铁屑丸
Qiwei Tiexie Wan

本品系藏族验方。

【处方】 铁屑(诃子制)250g　　北寒水石(奶制)300g
藏木香 150g　　　　　木香 100g
甘青青兰 150g　　　　红花 150g
五灵脂膏 80g

【制法】 以上七味,除五灵脂膏外,其余铁屑(诃子制)等六味粉碎成细粉,过筛,混匀;取五灵脂膏与适量水泛丸,另用适量的铁屑浆(取诃子制铁屑 1 份,加水 4 份,和匀成浆)打光,干燥,即得。

【性状】 本品为黑色的水丸;气香,味苦。

【鉴别】 (1)取本品,置显微镜下观察:不规则块片暗黑色,边缘有光泽(铁屑)。不规则块片状结晶有玻璃样光泽,边缘具明显的平直纹理(北寒水石)。非腺毛成锥形,由 1 至多细胞组成,具角质线纹和疣状凸起(甘青青兰)。花粉粒圆球形或椭圆形,直径约至 60μm,外壁有刺,具 3 个萌发孔;长管状分泌细胞内含黄棕色至红棕色分泌物(红花)。

(2)取本品粉末 0.5g,加稀盐酸 10ml,微温,滤过。取滤液 2ml,加亚铁氰化钾试液 5 滴,放置,溶液显绿色至蓝绿色,再加氢氧化钠试液至碱性,则颜色消失。

(3)取本品 4g,研细,加热水(70~80℃)30ml,搅拌 5 分钟,放冷,离心,取上清液,用乙醚振摇提取 2 次,每次 25ml,合并乙醚液,挥干,残渣加乙酸乙酯 2ml 使溶解,作为供试品溶液。另取木香对照药材 0.2g,加甲醇 5ml,超声处理 10 分钟,滤过,滤液作为对照药材溶液。照薄层色谱法(通则 0502)试验,吸取上述两种溶液各 5μl,分别点于同一硅胶 G 薄层板上,以环己烷-甲酸乙酯-甲酸(15:5:1)的上层溶液为展开剂,展开,取出,晾干,喷以 5%香草醛硫酸溶液,在 105℃加热至斑点显色清晰,置日光下检视。供试品色谱中,在与对照药材色谱相应的位置上,显相同颜色的斑点。

(4)取本品粉末 4g,加 80%丙酮 20ml,超声处理 30 分钟,滤过,滤液作为供试品溶液。另取红花对照药材 0.1g,同法制成对照药材溶液。照薄层色谱法(通则 0502)试验,吸取上述两种溶液各 10~20μl,分别点于同一硅胶 G 薄层板上,以乙酸乙酯-丁酮-甲酸-水(5:3:1:1)为展开剂,展开,取出,晾干,置日光下检视。供试品色谱中,在与对照药材色谱相应的位置上,显相同颜色的斑点。

(5)取本品 4g,研细,加水 10ml,浸泡 10 分钟,加正己烷-乙酸乙酯(1:1)10ml,振摇,浸泡 3 小时,离心,取上清液浓缩至约 1ml,作为供试品溶液。另取甘青青兰对照药材 0.5g,同法制成对照药材溶液。照薄层色谱法(通则 0502)试验,吸取上述两种溶液各 10μl,分别点于同一硅胶 G 薄层板上,以三氯甲烷-甲醇(9.5:0.5)为展开剂,展开,取出,晾干,喷以

10%硫酸乙醇溶液,在105℃加热至斑点显色清晰,置日光下检视。供试品色谱中,在与对照药材色谱相应的位置上,显相同颜色的斑点。

【检查】 除溶散时限不检查外,其他应符合丸剂项下有关的各项规定(通则0108)。

【含量测定】 照高效液相色谱法(通则0512)测定。

色谱条件与系统适用性试验 以十八烷基硅烷键合硅胶为填充剂,甲醇-水(65∶35)为流动相;检测波长为225nm。理论板数按木香烃内酯峰计算应不低于3000。

对照品溶液的制备 取木香烃内酯对照品适量,精密称定,加甲醇制成每1ml含0.1mg的溶液,摇匀,即得。

供试品溶液的制备 取本品,研细,取约3g,精密称定,置具塞锥形瓶中,精密加入甲醇50ml,密塞,称定重量,放置过夜,超声处理(功率250W,频率50kHz)30分钟,放冷,密塞,再称定重量,用甲醇补足减失的重量,摇匀,滤过,取续滤液,即得。

测定法 分别精密吸取对照品溶液与供试品溶液各10μl,注入液相色谱仪,测定,即得。

本品每1g含木香以木香烃内酯($C_{15}H_{20}O_2$)计,不得少于0.70mg。

【功能与主治】 行气活血,平肝清热止痛。用于肝区疼痛,肝脏肿大。

【用法与用量】 口服。一次1g,一日2次。

【规格】 (1)每丸重0.5g   (2)每丸重1g

【贮藏】 密闭,防潮。

七味葡萄散
Qiwei Putao San

本品系蒙古族验方。

【处方】

白葡萄干180g	石膏90g
红花90g	甘草90g
香附60g	肉桂60g
石榴60g	

【制法】 以上七味,除白葡萄干外,其余石膏等六味粉碎成粗粉,加白葡萄干,粉碎,烘干,再粉碎成细粉,过筛,混匀,即得。

【性状】 本品为黄棕色的粉末;气香,味甘、微涩。

【鉴别】 (1)取本品,置显微镜下观察:花冠碎片黄色,有红棕色或黄棕色管道状分泌细胞(红花)。分泌细胞类圆形,含淡黄棕色至红棕色分泌物,其周围细胞作放射状排列(香附)。石细胞类方形或类圆形,直径32～88μm,壁一面菲薄(肉桂)。石细胞无色,椭圆形或类圆形,壁厚,孔沟细密(石榴)。不规则片状结晶无色,有平直纹理(石膏)。

(2)取本品5g,加盐酸1ml、三氯甲烷15ml,加热回流1小时,放冷,滤过,滤液蒸干,残渣加乙醇2ml使溶解,作为供试品溶液。另取甘草次酸对照品,加无水乙醇制成每1ml含2mg的溶液,作为对照品溶液。照薄层色谱法(通则0502)试验,吸取供试品溶液1～2μl、对照品溶液2μl,分别点于同一硅胶G薄层板上,以石油醚(30～60℃)-甲苯-乙酸乙酯-冰醋酸(10∶20∶7∶0.5)为展开剂,展开,取出,晾干,喷以10%磷钼酸乙醇溶液,加热至斑点显色清晰。供试品色谱中,在与对照品色谱相应的位置上,显相同颜色的斑点。

(3)取本品5g,加乙醚20ml,振摇提取15分钟,滤过,滤液蒸干,残渣加无水乙醇1ml使溶解,作为供试品溶液。另取桂皮醛对照品,加无水乙醇制成每1ml含1μl的溶液,作为对照品溶液。照薄层色谱法(通则0502)试验,吸取供试品溶液10μl、对照品溶液5μl,分别点于同一硅胶G薄层板上,以石油醚(60～90℃)-乙酸乙酯(17∶3)为展开剂,展开,取出,晾干,喷以二硝基苯肼乙醇试液。供试品色谱中,在与对照品色谱相应的位置上,显相同颜色的斑点。

(4)取本品3g,加80%丙酮溶液10ml,密塞,振摇15分钟,静置,吸取上清液,作为供试品溶液。另取红花对照药材0.5g,同法制成对照药材溶液。照薄层色谱法(通则0502)试验,吸取上述两种溶液各5μl,分别点于同一以羧甲基纤维素钠为黏合剂的硅胶H薄层板上,以乙酸乙酯-甲醇-甲酸-水(7∶0.4∶2∶3)为展开剂,展开,取出,晾干。供试品色谱中,在与对照药材色谱相应的位置上,显相同颜色的斑点。

(5)取本品10g,加乙醚50ml,浸渍30分钟,时时振摇,滤过,滤液挥干,残渣加乙醇0.5ml使溶解,作为供试品溶液。另取香附对照药材1g,同法制成对照药材溶液。再取α-香附酮对照品,加乙醇制成每1ml含1mg的溶液,作为对照品溶液。照薄层色谱法(通则0502)试验,吸取上述三种溶液各10μl,分别点于同一硅胶G薄层板上,以石油醚(60～90℃)-乙酸乙酯(3∶2)为展开剂,展开,取出,晾干,喷以1%香草醛硫酸溶液,在105℃烘10分钟,置紫外光灯(365nm)下检视。供试品色谱中,在与对照药材色谱和对照品色谱相应的位置上,显相同颜色的荧光斑点。

【检查】 应符合散剂项下有关的各项规定(通则0115)。

【含量测定】 照高效液相色谱法(通则0512)测定。

色谱条件与系统适用性试验 以十八烷基硅烷键合硅胶为填充剂;以甲醇-0.2mol/L醋酸铵溶液-冰醋酸(67∶33∶1)为流动相;检测波长为250nm。理论板数按甘草酸峰计算应不低于2500。

对照品溶液的制备 取甘草酸铵对照品适量,精密称定,加流动相制成每1ml含0.2mg的溶液,即得(相当于每1ml含甘草酸0.1959mg)。

供试品溶液的制备 取本品约1g,精密称定,置具塞锥形瓶中,精密加入流动相25ml,称定重量,超声处理30分钟,放冷,再称定重量,用流动相补足减失的重量,摇匀,滤过,精密量取续滤液10ml,蒸干,残渣用水20ml溶解,用水饱和的正丁醇提取4次,每次20ml,合并正丁醇液,回收溶剂至干,残渣用流动相溶解,转移至 10ml 量瓶中,并稀释至刻度,摇匀,即得。

测定法　分别精密吸取对照品溶液与供试品溶液各 10μl,注入液相色谱仪,测定,即得。

本品每 1g 含甘草以甘草酸($C_{42}H_{62}O_{16}$)计,不得少于 2.3mg。

【功能与主治】　清肺,止嗽,定喘。用于虚劳咳嗽,年老气喘,胸满郁闷。

【用法与用量】　口服。一次 3g,一日 1～2 次。

【规格】　每袋装 15g

【贮藏】　密闭,防潮。

七味榼藤子丸

Qiwei Ketengzi Wan

【处方】　榼藤子仁(炒)220g　　　毛叶巴豆茎及叶 220g
　　　　　阿魏 3g　　　　　　　　胡椒 13g
　　　　　蔓荆子 66g　　　　　　蔓荆子叶 154g
　　　　　黑种草子 220g　　　　墨旱莲 220g

【制法】　以上八味,除墨旱莲外,其余榼藤子仁(炒)等七味粉碎成细粉,混匀;墨旱莲加水煎煮两次,每次 1 小时,滤过,滤液合并,浓缩至适量。将上述细粉与墨旱莲提取液及适量炼蜜混匀,制丸,于 60℃干燥,制成 1000g,即得。

【性状】　本品为棕褐色至黑褐色的水丸;有蒜样臭气,味辛、微苦。

【鉴别】　(1)取本品,置显微镜下观察:淀粉粒呈类圆形、卵形或盔帽形,直径 5～10μm,脐点点状、飞鸟状、裂缝状、一字形或十字形;复粒淀粉由 2～3 分粒组成(榼藤子仁)。星状毛呈黄色,星角 5～12,较尖锐,其中一角有时特别长(毛叶巴豆茎及叶)。草酸钙簇晶棱角钝,直径 5～50μm;非腺毛为 2～5 细胞,长 45～175μm,壁具疣突;腺毛较短,长 27～65μm,腺柄为 1～2 细胞,腺头为 1～2 细胞,分泌淡黄色物(蔓荆子叶)。花萼碎片细胞壁波状弯曲(黑种草子)。种皮细胞多角形,细胞壁念珠状增厚(蔓荆子)。石细胞淡黄色,成群或散在,呈类圆形或多角形,直径 20～35μm,胞腔大,壁厚,木化,孔沟明显(胡椒)。

(2)取本品 5g,研细,加硅藻土 2.5g,研匀,加乙醇 40ml,超声处理 30 分钟,放冷,滤过,滤液蒸干,残渣加甲醇 3ml 使溶解,作为供试品溶液。另取黑种草子对照药材 1g,加乙醇 10ml,超声处理 30 分钟,同法制成对照药材溶液。照薄层色谱法(通则 0502)试验,吸取上述两种溶液各 5μl,分别点于同一硅胶 G 薄层板上,以甲苯-甲醇-甲酸(18:3:0.2)为展开剂,展开,取出,晾干,喷以 5%香草醛硫酸溶液,在 105℃加热至斑点显色清晰。供试品色谱中,在与对照药材色谱相应的位置上,显相同颜色的斑点。

(3)照〔含量测定〕项下的方法试验,供试品色谱中应呈现与对照品色谱峰保留时间相同的色谱峰。

【检查】　应符合丸剂项下有关的各项规定(通则 0108)。

【含量测定】　照高效液相色谱法(通则 0512)测定。

色谱条件与系统适用性试验　以十八烷基硅烷键合硅胶为填充剂;以甲醇-水(50:50)为流动相;检测波长为 258nm。理论板数按蔓荆子黄素峰计算应不低于 3000。

对照品溶液的制备　取蔓荆子黄素对照品适量,精密称定,加甲醇制成每 1ml 含 20μg 的溶液,即得。

供试品溶液的制备　取本品适量,研细,取约 5g,精密称定,置具塞锥形瓶中,精密加入无水乙醇 25ml,称定重量,超声处理(功率 300W,频率 50kHz)30 分钟,放冷,再称定重量,用无水乙醇补足减失的重量,摇匀,滤过。精密量取续滤液 10ml,加水 2.5ml,摇匀,用石油醚(60～90℃)洗涤 3 次(15ml,15ml,10ml),石油醚液用 80%乙醇 10ml 洗涤,合并乙醇液,挥干,残渣用甲醇溶解,并转移至 10ml 量瓶中,加甲醇至刻度,摇匀,即得。

测定法　分别精密吸取对照品溶液与供试品溶液各 10μl,注入液相色谱仪,测定,即得。

本品每 1g 含蔓荆子与蔓荆子叶以蔓荆子黄素($C_{19}H_{18}O_8$)计,不得少于 66μg。

【功能与主治】　祛暑,和中,解痉止痛。用于吐泻腹痛,胸闷,胁痛,头痛发热。

【用法与用量】　口服。一次 3～6g,一日 3 次;外用,研末以麻油调敷患处。

【规格】　每袋装 3g

【贮藏】　密闭,防潮。

七制香附丸

Qizhi Xiangfu Wan

【处方】　醋香附 550g　　　　　地黄 20g
　　　　　茯苓 20g　　　　　　　当归 20g
　　　　　熟地黄 20g　　　　　　川芎 20g
　　　　　炒白术 20g　　　　　　白芍 20g
　　　　　益母草 20g　　　　　　艾叶(炭)10g
　　　　　黄芩 10g　　　　　　　酒萸肉 10g
　　　　　天冬 10g　　　　　　　阿胶 10g
　　　　　炒酸枣仁 10g　　　　　砂仁 7.5g
　　　　　醋延胡索 7.5g　　　　　艾叶 5g
　　　　　粳米 5g　　　　　　　盐小茴香 5g
　　　　　人参 5g　　　　　　　甘草 5g

【制法】　以上二十二味,艾叶、粳米、盐小茴香加水煎煮二次,滤过,合并滤液并浓缩至适量,加鲜牛乳 35g,混匀,再加食盐 3.5g,溶化后浸拌醋香附,微炒;其余地黄等十八味,与上述醋香附粉碎成细粉,过筛,混匀。每 100g 粉末用黄酒 50g 泛丸,干燥,即得。

【性状】 本品为黄棕色至棕色的水丸;味咸、苦。

【鉴别】 (1)取本品,置显微镜下观察:分泌细胞类圆形,含淡黄棕色至红棕色分泌物,其周围细胞作放射状排列(醋香附)。不规则分枝状团块无色,遇水合氯醛试液溶化;菌丝无色或淡棕色,直径 4～6μm(茯苓)。非腺毛 1～3 细胞,稍弯曲,壁有疣状突起(益母草)。T 字形毛棕色或焦黑色,弯曲,柄 2～4 细胞(艾叶)。内种皮厚壁细胞黄棕色或棕红色,表面观类多角形,壁厚,胞腔含硅质块(砂仁)。韧皮纤维淡黄色,梭形,壁厚,孔沟细(黄芩)。厚壁组织碎片绿黄色,细胞类多角形或略延长,壁稍弯曲,有的连珠状增厚,纹孔细密(醋延胡索)。

(2)取本品 6g,研细,加乙醚 30ml,超声处理 20 分钟,滤过,药渣备用;滤液挥干,残渣加乙酸乙酯 1ml 使溶解,作为供试品溶液。另取 α-香附酮对照品,加乙酸乙酯制成每 1ml 含 1mg 的溶液,作为对照品溶液。照薄层色谱法(通则 0502)试验,吸取上述两种溶液各 5～8μl,分别点于同一硅胶 GF$_{254}$ 薄层板上,以甲苯-乙酸乙酯-冰醋酸(92：5：5)为展开剂,展开,取出,晾干,置紫外光灯(254nm)下检视。供试品色谱中,在与对照品色谱相应的位置上,显相同颜色的斑点。

(3)取当归对照药材与川芎对照药材各 0.5g,加乙醚 10ml,超声处理 10 分钟,滤过,滤液挥干,残渣加乙酸乙酯 1ml 使溶解,作为对照药材溶液。照薄层色谱法(通则 0502)试验,吸取〔鉴别〕(2)项下的供试品溶液及上述两种对照药材溶液各 4～6μl,分别点于同一硅胶 G 薄层板上,以正己烷-乙酸乙酯(4：1)为展开剂,展开,取出,晾干,置紫外光灯(365nm)下检视。供试品色谱中,在与对照药材色谱相应的位置上,分别显相同颜色的荧光斑点。

(4)取〔鉴别〕(2)项下的备用药渣,加甲醇 20ml,超声处理 30 分钟,滤过,滤液蒸干,残渣加水 10ml 使溶解,用水饱和的正丁醇振摇提取 2 次,每次 20ml,合并正丁醇液,蒸干,残渣加甲醇 1ml 使溶解,加入中性氧化铝 0.5g,搅拌,静置,取上清液作为供试品溶液。另取芍药苷对照品,加甲醇制成每 1ml 含 1mg 的溶液,作为对照品溶液。照薄层色谱法(通则 0502)试验,吸取供试品溶液 10μl、对照品溶液 2μl,分别点于同一硅胶 G 薄层板上,以三氯甲烷-甲醇-水(40：10：1)为展开剂,展开,取出,晾干,喷以 5% 香草醛硫酸溶液,加热至斑点显色清晰。供试品色谱中,在与对照品色谱相应的位置上,显相同颜色的斑点。

【检查】 应符合丸剂项下有关的各项规定(通则 0108)。

【含量测定】 照高效液相色谱法(通则 0512)测定。

色谱条件与系统适用性试验 以十八烷基硅烷键合硅胶为填充剂;以乙腈-磷酸盐缓冲液(取 0.067mol/L 磷酸氢二钠溶液,用 0.067mol/L 磷酸二氢钾溶液调节至 pH7.4)(14：86)为流动相;检测波长为 230nm。理论板数按芍药苷峰计算应不低于 5000。

对照品溶液的制备 取芍药苷对照品适量,精密称定,加稀乙醇制成每 1ml 含 60μg 的溶液,即得。

供试品溶液的制备 取本品适量,研细,取约 2g,精密称定,精密加入稀乙醇 50ml,称定重量,超声处理(功率 55W,频率 50kHz)1 小时,放冷,再称定重量,用稀乙醇补足减失的重量,摇匀,滤过,精密量取续滤液 20ml,加在中性氧化铝柱(200～300 目,1g,内径为 1cm)上,用甲醇 30ml 洗脱,收集流出液与洗脱液,蒸干,残渣用甲醇溶解,转移至 10ml 量瓶中,加甲醇至刻度,摇匀,滤过,取续滤液,即得。

测定法 分别精密吸取对照品溶液与供试品溶液各 10μl,注入液相色谱仪,测定,即得。

本品每 1g 含白芍以芍药苷(C$_{23}$H$_{28}$O$_{11}$)计,不得少于 0.36mg。

【功能与主治】 舒肝理气,养血调经。用于气滞血虚所致的痛经、月经量少、闭经,症见胸胁胀痛、经行量少、行经小腹胀痛、经前双乳胀痛、经水数月不行。

【用法与用量】 口服。一次 6g,一日 2 次。

【规格】 每袋装 6g

【贮藏】 密闭,防潮。

七宝美髯颗粒

Qibao Meiran Keli

【处方】 制何首乌 128g   当归 32g
补骨脂(黑芝麻炒)16g   枸杞子(酒蒸)32g
菟丝子(炒)32g   茯苓 32g
牛膝(酒蒸)32g

【制法】 以上七味,菟丝子(炒)粉碎成粗粉,用 60% 乙醇作溶剂进行渗漉,渗漉液回收乙醇,浓缩至适量;其余制何首乌等六味加水煎煮两次,第一次 3 小时,第二次 2 小时,合并煎液,静置,取上清液,浓缩至适量,加入菟丝子提取液,充分搅匀,浓缩至适量,加入适量的糖粉及糊精,制成颗粒,干燥,制成 1000g,即得。

【性状】 本品为黄棕色的颗粒;味甜、微苦、涩。

【鉴别】 (1)取本品 10g,研细,加乙酸乙酯 20ml、盐酸 0.5ml,超声处理 20 分钟,滤过,滤液挥干,残渣加乙酸乙酯 0.5ml 使溶解,作为供试品溶液。另取何首乌对照药材 0.1g,同法制成对照药材溶液。再取大黄素对照品,加甲醇制成每 1ml 含 1mg 的溶液,作为对照品溶液。照薄层色谱法(通则 0502)试验,吸取供试品溶液 10μl、对照药材溶液 2μl、对照品溶液 1μl,分别点于同一硅胶 G 薄层板上,以甲苯-乙酸乙酯-甲酸(20：2：1)的上层溶液为展开剂,展开,取出,晾干,置氨蒸气中熏至斑点显色清晰。供试品色谱中,在与对照药材色谱和对照品色谱相应的位置上,显相同颜色的斑点。

(2)取补骨脂素对照品、异补骨脂素对照品,分别加乙酸乙酯制成每 1ml 含 2mg 的溶液,作为对照品溶液。照薄层色谱法(通则 0502)试验,吸取〔鉴别〕(1)项下的供试品溶液 5μl、上述两种对照品溶液各 1μl,分别点于同一硅胶 G 薄层板上,以正己烷-乙酸乙酯(4∶1)为展开剂,展开,取出,晾干,喷以 10%氢氧化钾甲醇溶液,置紫外光灯(365nm)下检视。供试品色谱中,在与对照品色谱相应的位置上,显相同颜色的荧光斑点。

(3)取本品 8g,研细,加水 40ml 使溶解,用三氯甲烷振摇提取 2 次,每次 30ml,合并三氯甲烷液,蒸干,残渣加甲醇 1ml 使溶解,作为供试品溶液。另取枸杞子对照药材 1g,加水 20ml,煎煮 10 分钟,滤过,滤液用三氯甲烷振摇提取 2 次,每次 30ml,合并三氯甲烷液,蒸干,残渣加甲醇 1ml 使溶解,作为对照药材溶液。照薄层色谱法(通则 0502)试验,吸取上述两种溶液各 5μl,分别点于同一硅胶 G 薄层板上,以甲苯-乙酸乙酯-甲酸(15∶5∶2)为展开剂,展开,取出,晾干,置紫外光灯(365nm)下检视。供试品色谱中,在与对照药材色谱相应的位置上,显相同颜色的荧光斑点。

【检查】 应符合颗粒剂项下有关的各项规定(通则 0104)。

【含量测定】 照高效液相色谱法(通则 0512)测定。

色谱条件与系统适用性试验 以十八烷基硅烷键合硅胶为填充剂;以乙腈-水(18∶82)为流动相;检测波长为 320nm。理论板数按 2,3,5,4′-四羟基二苯乙烯-2-O-β-D-葡萄糖苷峰计算应不低于 2000。

对照品溶液的制备 取 2,3,5,4′-四羟基二苯乙烯-2-O-β-D-葡萄糖苷对照品适量,精密称定,加甲醇制成每 1ml 含 30μg 的溶液,即得。

供试品溶液的制备 取装量差异项下的本品,混匀,取适量,研细,取约 3g,精密称定,精密加入甲醇 25ml,称定重量,加热回流 30 分钟,放冷,再称定重量,用甲醇补足减失的重量,摇匀,滤过,取续滤液,即得。

测定法 分别精密吸取对照品溶液与供试品溶液各 10μl,注入液相色谱仪,测定,即得。

本品每袋含制何首乌以 2,3,5,4′-四羟基二苯乙烯-2-O-β-D-葡萄糖苷($C_{20}H_{22}O_9$)计,不得少于 1.5mg。

【功能与主治】 滋补肝肾。用于肝肾不足,须发早白,遗精早泄,头眩耳鸣,腰痠背痛。

【用法与用量】 开水冲服。一次 1 袋,一日 2 次。

【规格】 每袋装 8g

【贮藏】 密封。

七 珍 丸

Qizhen Wan

【处方】

炒僵蚕 160g	全蝎 160g
人工麝香 16g	朱砂 80g
雄黄 80g	胆南星 80g
天竺黄 80g	巴豆霜 32g
寒食曲 160g	

【制法】 以上九味,除人工麝香、巴豆霜外,雄黄、朱砂分别水飞成极细粉;其余炒僵蚕等五味粉碎成细粉。将人工麝香研细,与上述粉末(取出适量朱砂作包衣用)配研,过筛,混匀,用水泛丸,低温干燥,用朱砂粉末包衣,即得。

【性状】 本品为朱红色的水丸;气芳香浓郁,味辣、微苦。

【鉴别】 取本品,置显微镜下观察:不规则块片无色透明,边缘多平直,有棱角,遇水合氯醛试液溶化(天竺黄)。草酸钙簇晶直径 8～24μm,存在于类圆形薄壁细胞中(巴豆霜)。体壁碎片无色,表面有极细的菌丝体(僵蚕)。体壁碎片淡黄色至黄色,有网状纹理及圆形毛窝,有时可见棕褐色刚毛(全蝎)。不规则碎块金黄色或橙黄色,有光泽(雄黄)。不规则细小颗粒暗棕红色,有光泽,边缘暗黑色(朱砂)。

【检查】 应符合丸剂项下有关的各项规定(通则 0108)。

【功能与主治】 定惊豁痰,消积通便。用于小儿急惊风,身热,昏睡,气粗,烦躁,痰涎壅盛,停乳停食,大便秘结。

【用法与用量】 口服。小儿三至四个月,一次 3 丸;五至六个月,一次 4～5 丸;周岁一次 6～7 丸,一日 1～2 次;周岁以上及体实者酌加用量,或遵医嘱。

【规格】 每 200 丸重 3g

【贮藏】 密封。

七 厘 胶 囊

Qili Jiaonang

【处方】

血竭 273g	乳香(制)41g
没药(制)41g	红花 41g
儿茶 65g	冰片 3.27g
人工麝香 3.27g	朱砂 32.7g

【制法】 以上八味,除人工麝香、冰片外,朱砂水飞成极细粉;其余血竭等五味粉碎成细粉;将人工麝香、冰片研细,与上述粉末配研,加入滑石粉 10g、微粉硅胶 5g 及硬脂酸镁适量,过筛,混匀,装入胶囊,制成 1000 粒,即得。

【性状】 本品为硬胶囊,内容物为朱红色至紫红色的粉末或易松散的块;气香,味辛、苦,有清凉感。

【鉴别】 (1)取本品,置显微镜下观察:不规则块片血红色,周围液体显鲜黄色,渐变红色(血竭)。花冠碎片黄色,有红棕色或黄棕色长管道状分泌细胞;花粉粒圆球形或椭圆形,直径约 60μm,外壁有刺,具 3 个萌发孔(红花)。不规则细小颗粒暗棕红色,有光泽,边缘暗黑色(朱砂)。

(2)取本品内容物 0.2g,加乙醚 5ml,密塞,振摇 10 分钟,滤过,滤液作为供试品溶液。另取血竭对照药材 0.1g,同法制成对照药材溶液。照薄层色谱法(通则 0502)试验,吸取上述两种溶液各 10μl，分别点于同一硅胶 G 薄层板上，以三氯甲烷-甲醇（19：1）为展开剂，展开，取出，晾干。供试品色谱中，在与对照药材色谱相应的位置上，显相同颜色的斑点。

（3）取本品内容物 6g，加水 60ml，80℃温浸 1 小时，放冷，离心 10 分钟，取上清液，减压浓缩至干，残渣加水 10ml 使溶解，通过 AB-8 大孔吸附树脂柱（内径为 2cm，柱高为 15cm），以水 30ml 洗脱，弃去水洗脱液，再用 10％乙醇洗脱至洗脱液无色，收集洗脱液，减压浓缩至干，残渣加无水乙醇 2ml 使溶解，离心 10 分钟，取上清液作为供试品溶液。另取红花对照药材 0.5g，同法制成对照药材溶液。再取羟基红花黄色素 A 对照品，加无水乙醇制成每 1ml 含 0.3mg 的溶液，作为对照品溶液。照薄层色谱法（通则 0502）试验，吸取上述三种溶液各 3μl，分别点于同一以羧甲基纤维素钠为黏合剂的硅胶 H 薄层板上，以正丁醇-甲醇-水（6：1：5）的上层溶液为展开剂，展开，取出，晾干，置紫外光灯（365nm）下检视。供试品色谱中，在与对照药材色谱和对照品色谱相应的位置上，显相同颜色的荧光斑点。

（4）取本品内容物 1g，加 50％甲醇 20ml，超声处理 15 分钟，放冷，离心 10 分钟，取上清液，蒸干，残渣加甲醇 6ml 使溶解，作为供试品溶液。另取儿茶对照药材 0.1g，同法制成对照药材溶液。再取儿茶素对照品，加甲醇制成每 1ml 含 0.4mg 的溶液，作为对照品溶液。照薄层色谱法（通则 0502）试验，吸取上述三种溶液各 2μl，分别点于同一以羧甲基纤维素钠为黏合剂的硅胶 H 薄层板上，以甲苯-乙酸乙酯-甲酸（30：25：4）为展开剂，展开，取出，晾干，喷以 2％三氯化铁乙醇溶液，热风吹至斑点显色清晰。供试品色谱中，在与对照药材色谱和对照品色谱相应的位置上，显相同颜色的斑点。

（5）取本品内容物 5g，加石油醚（30～60℃）20ml，浸渍 10 分钟，滤过，滤液置 100ml 坩埚内，挥至 2ml，加入活性炭 0.1g，拌匀，挥去溶剂，盖上坩埚盖，水浴加热 30 分钟，取下坩锅盖，用无水乙醇 1ml 溶解升华物，作为供试品溶液。另取冰片对照品，加无水乙醇制成每 1ml 含 2mg 的溶液，作为对照品溶液。照薄层色谱法（通则 0502）试验，吸取上述两种溶液各 5μl，分别点于同一硅胶 G 薄层板上，以石油醚（30～60℃）-乙酸乙酯（9：1）为展开剂，展开，取出，晾干，喷以 10％磷钼酸乙醇溶液，在 105℃加热至斑点显色清晰。供试品色谱中，在与对照品色谱相应的位置上，显相同颜色的斑点。

【检查】　应符合胶囊剂项下有关的各项规定（通则 0103）。

【含量测定】　血竭　照高效液相色谱法（通则 0512）测定。

色谱条件与系统适用性试验　以十八烷基硅烷键合硅胶为填充剂；以乙腈-0.05mol/L 磷酸二氢钠溶液（50：50）为流动相；柱温为 45℃；检测波长为 442nm。理论板数按血竭素峰计算应不低于 4000。

对照品溶液的制备　取血竭素高氯酸盐对照品适量，精密称定，置棕色量瓶中，加 3％磷酸甲醇溶液制成每 1ml 含 80μg 的溶液，即得（相当于每 1ml 含血竭素 58μg）。

供试品溶液的制备　取装量差异项下的本品内容物，混匀，研细，取 80mg，精密称定，置具塞试管中，精密加入 3％磷酸甲醇溶液 10ml，密塞，振摇 3 分钟，滤过，取续滤液，置棕色瓶中，即得。

测定法　分别精密吸取对照品溶液与供试品溶液各 10μl，注入液相色谱仪，测定，计算，即得。

本品每粒含血竭以血竭素（$C_{17}H_{14}O_3$）计，不得少于 2.6mg。

朱砂　取本品 20 粒的内容物，精密称定，混匀，研细，取 3.2g，精密称定，置 250ml 锥形瓶中，加入硫酸 40ml，硝酸钾 2.0g，加热 30 分钟，放冷，再加入硝酸钾 2.0g，加热 30 分钟，放冷，再加入硝酸钾 2.0g，加热 30 分钟，放冷，加水 50ml，并滴加 1％高锰酸钾溶液至显粉红色，再滴加 2％硫酸亚铁溶液至红色消失后，加硫酸铁铵指示液 2ml，用硫氰酸铵滴定液（0.1mol/L）滴定至溶液显浅橙黄色。每 1ml 硫氰酸铵滴定液（0.1mol/L）相当于 11.63mg 的硫化汞（HgS）。

本品每粒含硫化汞（HgS）应为 26.0～31.0mg。

【功能与主治】　化瘀消肿，止痛止血。用于跌扑损伤，血瘀疼痛，外伤出血。

【用法与用量】　口服。一次 2～3 粒，一日 1～3 次。

【注意】　孕妇禁用。

【规格】　每粒装 0.5g

【贮藏】　密封，置阴凉干燥处。

七　厘　散
Qili San

【处方】　血竭 500g　　　　　乳香（制）75g
　　　　　没药（制）75g　　　红花 75g
　　　　　儿茶 120g　　　　　冰片 6g
　　　　　人工麝香 6g　　　　朱砂 60g

【制法】　以上八味，除人工麝香、冰片外，朱砂水飞成极细粉；其余血竭等五味粉碎成细粉。将人工麝香、冰片研细，与上述粉末配研，过筛，混匀，即得。

【性状】　本品为朱红色至紫红色的粉末或易松散的块；气香，味辛、苦，有清凉感。

【鉴别】　（1）取本品，置显微镜下观察：不规则块片血红色，周围液体显鲜黄色，渐变红色（血竭）。不规则团块无色或淡黄色，表面及周围扩散出众多细小颗粒，久置溶化（乳香）。花冠碎片黄色，有红棕色或黄棕色长管道状分泌细胞；花粉粒圆球形或椭圆形，直径约 60μm，外壁有刺，具 3 个萌发孔（红花）。不规则细小颗粒暗棕红色，有光泽，边缘暗黑色（朱砂）。

（2）取本品 0.2g，加乙醇 2ml，振摇，滤过。取滤液 5 滴，置白瓷皿中，加 1％盐酸溶液 3 滴与 0.5％对二甲氨基苯甲醛的乙醇溶液 2ml,置水浴上加热,溶液周围应显紫色或紫红色。

(3)取本品 0.2g,加乙醚 5ml,密塞,振摇 10 分钟,滤过,滤液作为供试品溶液。另取血竭对照药材 0.1g,同法制成对照药材溶液。照薄层色谱法(通则 0502)试验,吸取上述两种溶液各 10μl,分别点于同一硅胶 G 薄层板上,以三氯甲烷-甲醇(19:1)为展开剂,展开,取出,晾干。供试品色谱中,在与对照药材色谱相应的位置上,显相同颜色的两个斑点。

【检查】 应符合散剂项下有关的各项规定(通则 0115)。

【浸出物】 取本品约 2g,称定重量,用乙醇作溶剂,照浸出物测定法(通则 2201 醇溶性浸出物测定法——热浸法)测定。本品含醇溶性浸出物不得少于 60%。

【含量测定】 照高效液相色谱法(通则 0512)测定。

色谱条件与系统适用性试验 以十八烷基硅烷键合硅胶为填充剂;以乙腈-0.05mol/L 磷酸二氢钠溶液(50:50)为流动相;检测波长为 440nm;柱温为 40℃。理论板数按血竭素峰计算应不低于 4000。

对照品溶液的制备 取血竭素高氯酸盐对照品约 9mg,精密称定,置 50ml 棕色量瓶中,用 3%磷酸甲醇溶液溶解,并稀释至刻度,摇匀,精密量取 1ml,置 5ml 棕色量瓶中,加甲醇至刻度,摇匀,即得(每 1ml 含血竭素高氯酸盐 36μg,相当于每 1ml 含血竭素 26μg)。

供试品溶液的制备 取装量差异项下的本品,研细,取 0.10~0.15g,精密称定,置 15ml 具塞试管中,精密加入 3%磷酸甲醇溶液 10ml,密塞,振摇 3 分钟,滤过,精密量取续滤液 1ml,置 5ml 棕色量瓶中,加甲醇至刻度,摇匀,即得。

测定法 分别精密吸取对照品溶液与供试品溶液各 10μl,注入液相色谱仪,测定,即得。

本品每 1g 含血竭以血竭素($C_{17}H_{14}O_3$)计,不得少于 5.5mg。

【功能与主治】 化瘀消肿,止痛止血。用于跌扑损伤,血瘀疼痛,外伤出血。

【用法与用量】 口服。一次 1~1.5g,一日 1~3 次;外用,调敷患处。

【注意】 孕妇禁用。

【规格】 每瓶装 (1)1.5g (2)3g

【贮藏】 密封,置阴凉处。

八 正 合 剂

Bazheng Heji

【处方】 瞿麦 118g　　车前子(炒)118g
　　　　 萹蓄 118g　　大黄 118g
　　　　 滑石 118g　　川木通 118g
　　　　 栀子 118g　　甘草 118g
　　　　 灯心草 59g

【制法】 以上九味,车前子用 25%乙醇浸渍,收集浸渍液。大黄用 50%乙醇作溶剂,浸渍 24 小时后进行渗漉,收集渗漉液,减压回收乙醇。其余瞿麦等七味加水煎煮三次,煎液滤过,滤液合并,滤液浓缩至约 1300ml,与浸渍液、渗漉液合并,静置,滤过,滤液浓缩至近 1000ml,加入苯甲酸钠 3g,加水至 1000ml,搅匀,分装,即得。

【性状】 本品为棕褐色的液体;味苦、微甜。

【鉴别】 (1)取本品 10ml,加盐酸 1ml,加热回流 30 分钟,立即冷却,用乙醚振摇提取 2 次,每次 15ml,合并乙醚液,回收溶剂至干,残渣加三氯甲烷 1ml 使溶解,作为供试品溶液。另取大黄对照药材 1g,加水煎煮 30 分钟,滤过,滤液浓缩至 10ml,自"加盐酸 1ml"起,同法制成对照药材溶液。照薄层色谱法(通则 0502)试验,吸取上述两种溶液各 5μl,分别点于同一以羧甲基纤维素钠为黏合剂的硅胶 H 薄层板上,以石油醚(30~60℃)-甲酸乙酯-甲酸(15:5:1)的上层溶液为展开剂,展开,取出,晾干,置紫外光灯(365nm)下检视。供试品色谱中,在与对照药材色谱相应的位置上,显相同颜色的荧光斑点;置氨蒸气中熏后,置日光下检视,斑点变为红色。

(2)取本品 20ml,加在中性氧化铝柱(200~300 目,10g,柱内径为 10~15mm)上,用 40%甲醇 100ml 洗脱,收集洗脱液,回收溶剂至干,残渣加水 30ml 使溶解,用水饱和的正丁醇振摇提取 2 次,每次 20ml,合并正丁醇液,用水洗涤 2 次,每次 20ml,弃去水液,取正丁醇液回收溶剂至干,残渣加甲醇 1ml 使溶解,作为供试品溶液。另取甘草对照药材 0.5g,加甲醇 20ml,加热回流 1 小时,滤过,滤液自"加在中性氧化铝柱"起,同法制成对照药材溶液。照薄层色谱法(通则 0502)试验,吸取供试品溶液 10~20μl、对照药材溶液 10μl,分别点于同一以 1%氢氧化钠溶液制备的硅胶 G 薄层板上,以乙酸乙酯-甲酸-冰醋酸-水(15:1:1:2)为展开剂,展开,取出,晾干,喷以 10%硫酸乙醇溶液,加热至斑点显色清晰,置日光下检视。供试品色谱中,在与对照药材色谱相应的位置上,显相同颜色的斑点。

(3)取本品 20ml,加乙醇 60ml,摇匀,静置 24 小时,滤过,滤液挥去乙醇,用乙醚振摇提取 2 次,每次 15ml,弃去乙醚液,水层用乙酸乙酯振摇提取 3 次(20ml,15ml,10ml),合并提取液,回收溶剂至干,残渣加甲醇 1ml 使溶解,作为供试品溶液。另取栀子苷对照品,加甲醇制成每 1ml 含 1mg 的溶液,作为对照品溶液。照薄层色谱法(通则 0502)试验,吸取上述两种溶液各 5μl,分别点于同一硅胶 G 薄层板上,以乙酸乙酯-丙酮-甲酸-水(6:4:0.5:0.5)为展开剂,展开,取出,晾干,喷以 10%硫酸乙醇溶液,在 105℃加热至斑点显色清晰,置日光下检视。供试品色谱中,在与对照品色谱相应的位置上,显相同颜色的斑点。

(4)取本品 100ml,用水饱和的正丁醇振摇提取 2 次(50ml,25ml),合并正丁醇液,用 2%氢氧化钠溶液洗涤 5 次,每次 30ml,弃去碱液,分取正丁醇液,用水洗涤至中性,取正丁醇液回收溶剂至干,残渣加乙醇 25ml 使溶解,加盐酸 2ml,

加热回流 1 小时,回收溶剂至干,残渣加水 10ml 使溶解,加水饱和的乙酸乙酯振摇提取 2 次,每次 10ml,合并乙酸乙酯液,回收溶剂至干,残渣加甲醇 1ml 使溶解,作为供试品溶液。另取川木通对照药材 2g,加水 100ml,煮沸 30 分钟,放冷,滤过,滤液自"用水饱和的正丁醇振摇提取 2 次"起,同法制成对照药材溶液。再取齐墩果酸对照品,加甲醇制成每 1ml 含 1mg 的溶液,作为对照品溶液。照薄层色谱法(通则 0502)试验,吸取上述三种溶液各 10～20μl,分别点于同一硅胶 G 薄层板上,以环己烷-丙酮(4:1)为展开剂,展开,取出,晾干,喷以 10%硫酸乙醇溶液,在 105℃加热至斑点显色清晰,置日光下检视。供试品色谱中,在与对照药材色谱和对照品色谱相应的位置上,显相同颜色的斑点。

【检查】　相对密度　应不低于 1.02(通则 0601)。

pH 值　应为 4.0～6.0(通则 0631)。

其他　应符合合剂项下有关的各项规定(通则 0181)。

【含量测定】　栀子　照高效液相色谱法(通则 0512)测定。

色谱条件与系统适用性试验　以十八烷基硅烷键合硅胶为填充剂;以乙腈-水(12:88)为流动相;检测波长为 238nm。理论板数按栀子苷峰计算应不低于 1500。

对照品溶液的制备　取栀子苷对照品适量,精密称定,加甲醇制成每 1ml 含 0.1mg 的溶液,即得。

供试品溶液的制备　精密量取本品 5ml,置 50ml 量瓶中,加稀乙醇至刻度,摇匀,离心,取上清液,即得。

测定法　分别精密吸取对照品溶液 10μl、供试品溶液 5～10μl,注入液相色谱仪,测定,即得。

本品每 1ml 含栀子以栀子苷($C_{17}H_{24}O_{10}$)计,不得少于 0.60mg。

大黄　照高效液相色谱法(通则 0512)测定。

色谱条件与系统适用性试验　以十八烷基硅烷键合硅胶为填充剂;以乙腈-甲醇-0.1%磷酸溶液(42:23:35)为流动相;检测波长为 254nm。理论板数按大黄酚峰计算应不低于 3000。

对照品溶液的制备　取大黄素对照品、大黄酚对照品适量,精密称定,分别加甲醇制成每 1ml 含大黄素 10μg、大黄酚 16μg 的溶液,即得。

供试品溶液的制备　精密量取本品 10ml,置 25ml 量瓶中,加稀乙醇 10ml,超声处理 5 分钟,用稀乙醇稀释至刻度,摇匀,离心。精密量取上清液 10ml,加盐酸 3ml,摇匀,置水浴中水解 1 小时,立即冷却,用三氯甲烷强力振摇提取 5 次,每次 15ml,合并三氯甲烷液,回收溶剂至干,残渣加甲醇溶解,转移至 25ml 量瓶中,加甲醇至刻度,摇匀,滤过,取续滤液,即得。

测定法　分别精密吸取对照品溶液与供试品溶液各 10μl,注入液相色谱仪,测定,即得。

本品每 1ml 含大黄以大黄酚($C_{15}H_{10}O_4$)和大黄素($C_{15}H_{10}O_5$)的总量计,不得少于 0.10mg。

【功能与主治】　清热,利尿,通淋。用于湿热下注,小便短赤,淋沥涩痛,口燥咽干。

【用法与用量】　口服。一次 15～20ml,一日 3 次,用时摇匀。

【规格】　(1)每瓶装 100ml　(2)每瓶装 120ml　(3)每瓶装 200ml

【贮藏】　密封,置阴凉处。

八味沉香散
Bawei Chenxiang San

本品系藏族验方。

【处方】　沉香 200g　　　　肉豆蔻 100g
　　　　　　广枣 100g　　　　　石灰华 100g
　　　　　　乳香 100g　　　　　木香 100g
　　　　　　诃子(煨)100g　　　木棉花 100g

【制法】　以上八味,粉碎成细粉,过筛,混匀,即得。

【性状】　本品为黄褐色的粉末;气芳香,味咸、涩、微苦。

【鉴别】　(1)取本品,置显微镜下观察:纤维管胞壁略厚,有具缘纹孔,纹孔口人字状或十字状(沉香)。不规则团块无色或淡黄色,表面及周围扩散出众多细小颗粒,久置溶化(乳香)。石细胞成群,呈类圆形、长卵形、长方形或长条形,孔沟细密而明显(诃子)。内果皮石细胞类圆形、椭圆形,壁厚,孔沟明显,胞腔内充满棕红色颗粒状物(广枣)。花粉粒三角形,直径 50～60μm,表面有网状雕纹,具 3 个萌发孔(木棉花)。

(2)取本品 4g,加乙醚 20ml,摇匀,密塞,放置 24 小时,滤过,滤液浓缩至约 2ml,作为供试品溶液。另取木香对照药材 0.5g,同法制成对照药材溶液。照薄层色谱法(通则 0502)试验,吸取上述两种溶液各 5μl,分别点于同一硅胶 G 薄层板上,以环己烷-乙酸乙酯(9:1)为展开剂,展开,取出,晾干,喷以 5%香草醛硫酸溶液,在 105℃加热至斑点显色清晰。供试品色谱中,在与对照药材色谱相应的位置上,显相同颜色的斑点。

【检查】　应符合散剂项下有关的各项规定(通则 0115)。

【含量测定】　照高效液相色谱法(通则 0512)测定。

色谱条件与系统适用性试验　以十八烷基硅烷键合硅胶为填充剂;以甲醇-乙腈-水(10:45:45)为流动相;检测波长为 225nm。理论板数按木香烃内酯峰计算应不低于 5000。

对照品溶液的制备　取木香烃内酯对照品适量,精密称定,加甲醇制成每 1ml 含 0.1mg 的溶液,即得。

供试品溶液的制备　取本品细粉约 2g,精密称定,置锥形瓶中,精密加入乙酸乙酯 50ml,称定重量,摇匀,加热回流 3 小时,放冷,再称定重量,用乙酸乙酯补足减失的重量,摇匀,滤过。精密量取续滤液 5ml,置水浴上蒸至近干,用二氯甲烷少量溶解,滤过,容器及滤器用二氯甲烷分次洗涤,合并滤液及洗液,回收溶剂至干,残渣用甲醇溶解,转移至 10ml 量瓶中,用甲醇稀释至刻度,摇匀,即得。

测定法 分别精密吸取对照品溶液与供试品溶液各 $10\mu l$,注入液相色谱仪,测定,即得。

本品每 1g 含木香以木香烃内酯($C_{15}H_{20}O_2$)计,不得少于 0.80mg。

【功能与主治】 清心热,养心,安神,开窍。用于热病攻心,神昏谵语;冠心病,心绞痛。

【用法与用量】 口服。一次 0.9~1.5g,一日 2~3 次。

【贮藏】 密闭,防潮。

八味清心沉香散

Bawei Qingxin Chenxiang San

本品系蒙古族验方。

【处方】 沉香 180g   广枣 180g
           檀香 90g   紫檀香 90g
           红花 90g   肉豆蔻 60g
           天竺黄 60g   北沙参 60g

【制法】 以上八味,粉碎成细粉,过筛,混匀,即得。

【性状】 本品为浅棕红色的粉末;气香,味微酸、苦。

【鉴别】 (1)取本品 10g,照挥发油测定法(通则 2204)试验,分取油层,加乙醚 2ml,混匀,作为供试品溶液。另取檀香油对照提取物,加乙醚制成每 1ml 含 $10\mu l$ 的溶液,作为对照提取物溶液。照薄层色谱法(通则 0502)试验,吸取上述两种溶液各 $10\mu l$,分别点于同一硅胶 G 薄层板上,以石油醚(60~90℃)-乙酸乙酯(17∶3)为展开剂,展开,取出,晾干,喷以对二甲氨基苯甲醛溶液(取对二甲氨基苯甲醛 0.25g,加冰醋酸 50g 使溶解,加磷酸 5g 与水 20ml,混匀),在 80~90℃加热至斑点显色清晰。供试品色谱中,在与对照提取物色谱相应的位置上,显相同颜色的斑点。

(2)取本品 3g,加丙酮 15ml,密塞,振摇 15 分钟,滤过,药渣再加丙酮 15ml,同上述操作,弃去滤液,药渣加 80% 丙酮 15ml,密塞,振摇 15 分钟,静置,吸取上清液,作为供试品溶液。另取红花对照药材 0.5g,除溶剂用量为 5ml 外,同法制成对照药材溶液。照薄层色谱法(通则 0502)试验,吸取上述两种溶液各 $5\mu l$,分别点于同一以羧甲基纤维素钠为黏合剂的硅胶 H 薄层板上使成条状,以乙酸乙酯-甲醇-甲酸-水(7∶0.4∶2∶3)为展开剂,展开,取出,晾干。供试品色谱中,在与对照药材色谱相应的位置上,显相同颜色的条斑。

【检查】 应符合散剂项下有关的各项规定(通则 0115)。

【功能与主治】 清心肺,理气,镇静安神。用于心肺火盛,胸闷不舒,胸胁闷痛,心悸气短。

【用法与用量】 口服。一次 3g,一日 1~2 次。

【规格】 每袋装 15g

【贮藏】 密闭,防潮。

八味檀香散

Bawei Tanxiang San

本品系蒙古族验方。

【处方】 檀香 200g   石膏 100g
           红花 100g   甘草 100g
           丁香 100g   北沙参 100g
           拳参 100g   白葡萄干 100g

【制法】 以上八味,除檀香、丁香、白葡萄干外,其余石膏等五味粉碎成粗粉,加白葡萄干,粉碎,烘干,再加檀香、丁香,粉碎成细粉,过筛,混匀,即得。

【性状】 本品为棕黄色的粉末;气香,味甘、微涩而凉。

【鉴别】 (1)取本品,置显微镜下观察:草酸钙簇晶直径约 $40\mu m$(拳参)。含晶细胞方形或长方形,壁厚,木化,层纹明显,胞腔含草酸钙方晶(檀香)。纤维束周围薄壁细胞含草酸钙方晶,形成晶纤维(甘草)。花粉粒圆球形或椭圆形,直径约 $60\mu m$,外壁有刺,有 3 个萌发孔(红花)。花粉粒三角形,直径约 $16\mu m$(丁香)。油管含棕黄色分泌物(北沙参)。

(2)取本品 50g,照挥发油测定法(通则 2204)试验,分取油层,加乙醚 2ml,混匀,作为供试品溶液。另取檀香油对照提取物,加乙醚制成每 1ml 含 $10\mu l$ 的溶液,作为对照提取物溶液。照薄层色谱法(通则 0502)试验,吸取供试品溶液 $10\mu l$、对照提取物溶液 $5\mu l$,分别点于同一硅胶 G 薄层板上,以石油醚(60~90℃)-乙酸乙酯(17∶3)为展开剂,展开,取出,晾干,喷以对二甲氨基苯甲醛溶液(取对二甲氨基苯甲醛 0.25g,加冰醋酸 50g 使溶解,加磷酸 5g 与水 20ml,混匀),在 80~90℃加热至斑点显色清晰。供试品色谱中,在与对照提取物色谱相应的位置上,显相同颜色的斑点。

(3)取本品 4g,加 80% 丙酮 10ml,密塞,振摇 15 分钟,静置,吸取上清液,作为供试品溶液。另取红花对照药材 0.5g,同法制成对照药材溶液。照薄层色谱法(通则 0502)试验,吸取供试品溶液 $15\mu l$、对照药材溶液 $5\mu l$,分别点于同一以羧甲基纤维素钠为黏合剂的硅胶 H 薄层板上,以乙酸乙酯-甲醇-甲酸-水(7∶0.4∶2∶3)为展开剂,展开,取出,晾干。供试品色谱中,在与对照药材色谱相应的位置上,显相同颜色的斑点。

(4)取本品 2.5g,加乙醚 10ml,密塞,振摇数分钟,滤过,滤液作为供试品溶液。另取丁香酚对照品,加乙醚制成每 1ml 含 $16\mu l$ 的溶液,作为对照品溶液。照薄层色谱法(通则 0502)试验,吸取供试品溶液 $10\mu l$、对照品溶液 $2\mu l$,分别点于同一硅胶 G 薄层板上,以石油醚(60~90℃)-乙酸乙酯(9∶1)为展开剂,展开,取出,晾干。喷以 5% 香草醛硫酸溶液,在 105℃加热至斑点显色清晰。供试品色谱中,在与对照品色谱相应的位置上,显相同颜色的斑点。

【检查】 应符合散剂项下有关的各项规定(通则 0115)。

【含量测定】 照高效液相色谱法(通则 0512)测定。

色谱条件与系统适用性试验　以十八烷基硅烷键合硅胶为填充剂；以甲醇-0.2mol/L 醋酸铵溶液-冰醋酸（67：33：1）为流动相；检测波长为 250nm。理论板数按甘草酸峰计算应不低于 2500。

对照品溶液的制备　取甘草酸铵对照品适量，精密称定，加甲醇制成每 1ml 含 0.15mg 的溶液作为对照品溶液，即得（相当于每 1ml 含甘草酸 0.1469mg）。

供试品溶液的制备　取本品约 1.5g，精密称定，置具塞锥形瓶中，精密加入甲醇 50ml，称定重量，超声处理（功率200W，频率50kHz）45 分钟，放冷，再称定重量，用甲醇补足减失的重量，摇匀，滤过。精密量取续滤液 25ml，蒸干，残渣用甲醇溶解，转移至 10ml 量瓶中，并稀释至刻度，摇匀，即得。

测定法　分别精密吸取对照品溶液与供试品溶液各 10μl，注入液相色谱仪，测定，即得。

本品每 1g 含甘草以甘草酸（$C_{42}H_{62}O_{16}$）计，不得少于 1.8mg。

【功能与主治】　清热润肺，止咳化痰。用于肺热咳嗽，痰中带脓。

【用法与用量】　口服。一次 2～3g，一日 1～2 次。

【规格】　每袋装 15g

【贮藏】　密闭，防潮。

八宝坤顺丸
Babao Kunshun Wan

【处方】

熟地黄 80g	地黄 80g
白芍 80g	当归 80g
川芎 80g	人参 40g
白术 80g	茯苓 80g
甘草 40g	益母草 40g
黄芩 80g	牛膝 40g
橘红 80g	沉香 40g
木香 16g	砂仁 40g
琥珀 40g	

【制法】　以上十七味，粉碎成细粉，过筛，混匀。每 100g 粉末加炼蜜 110～130g 制成大蜜丸，即得。

【性状】　本品为黑褐色的大蜜丸；味微苦。

【鉴别】　(1)取本品，置显微镜下观察：不规则分枝状团块无色，遇水合氯醛试液溶化；菌丝无色或淡棕色，直径 4～6μm（茯苓）。薄壁组织灰棕色至黑棕色，细胞多皱缩，内含棕色核状物（熟地黄、地黄）。薄壁细胞纺锤形，壁略厚，有极微细的斜向交错纹理（当归）。草酸钙方晶成片存在于薄壁组织中（橘红）。草酸钙簇晶直径 18～32μm，存在于薄壁细胞中，常排列成行，或一个细胞中含数个簇晶（白芍）。草酸钙针晶细小，长 10～32μm，不规则地充塞于薄壁细胞中（白术）。纤维束周围薄壁细胞含草酸钙方晶，形成晶纤维（甘草）。韧皮纤维淡黄色，梭形，壁厚，孔沟细（黄芩）。螺纹导管直径 14～50μm，增厚壁互相连接，似网状螺纹导管（川芎）。内种皮厚壁细胞黄棕色或棕红色，表面观类多角形，壁厚，胞腔含硅质块（砂仁）。非腺毛 1～3 细胞，稍弯曲，壁有疣状突起（益母草）。

(2)取本品 18g，剪碎，加无水乙醇 100ml，加热回流 2 小时，放冷，滤过，滤液蒸干，残渣加水 30ml 使溶解，加入氯化钠使成饱和溶液，充分搅拌，滤过。滤液用水饱和的正丁醇振摇提取 2 次，每次 15ml，合并正丁醇提取液，蒸干，残渣加无水乙醇 1ml 使溶解，加适量中性氧化铝在水浴上拌匀、干燥，加在中性氧化铝柱（200 目，1g，内径为 1～1.5cm）上，用乙酸乙酯-甲醇（3：1）混合溶液 30ml 洗脱，弃去洗脱液，用乙酸乙酯-甲醇（1：1）混合溶液 30ml 洗脱，收集洗脱液，蒸干，残渣加乙醇 0.5ml 使溶解，作为供试品溶液。另取芍药苷对照品，加乙醇制成每 1ml 含 2mg 的溶液，作为对照品溶液。照薄层色谱法（通则 0502）试验，吸取上述两种溶液各 4μl，分别点于同一硅胶 G 薄层板上，以三氯甲烷-乙酸乙酯-甲醇-甲酸（40：5：10：1）为展开剂，展开，取出，晾干，喷以 5% 香草醛硫酸溶液，加热至斑点显色清晰。供试品色谱中，在与对照品色谱相应的位置上，显相同颜色的斑点。

(3)取本品 6g，剪碎，加硅藻土 4g，研匀，加乙醚 30ml，超声处理 10 分钟，滤过，药渣挥去乙醚，加甲醇 30ml，超声处理 30 分钟，滤过，滤液蒸干，残渣加水 15ml 使溶解，用盐酸调节 pH 值为 1～2，用乙酸乙酯振摇提取 2 次，每次 20ml，合并乙酸乙酯提取液，蒸干，残渣加甲醇 2ml 使溶解，作为供试品溶液。另取黄芩苷对照品，加甲醇制成每 1ml 含 1mg 的溶液，作为对照品溶液。照薄层色谱法（通则 0502）试验，吸取上述两种溶液各 4μl，分别点于同一硅胶 G 薄层板上，以乙酸乙酯-丁酮-甲酸-水（5：3：1：1）为展开剂，展开，取出，晾干，喷以 5% 三氯化铁乙醇溶液。供试品色谱中，在与对照品色谱相应的位置上，显相同颜色的斑点。

(4)取本品 3g，剪碎，加乙醚 40ml，加热回流 30 分钟，滤过，滤液挥干，残渣加乙酸乙酯 2ml 使溶解，作为供试品溶液。另取当归对照药材、川芎对照药材各 1g，分别加乙醚 25ml，同法制成对照药材溶液。照薄层色谱法（通则 0502）试验，吸取上述三种溶液各 4μl，分别点于同一硅胶 G 薄层板上，以正己烷-乙酸乙酯（9：1）为展开剂，展开，取出，晾干，置紫外光灯（365nm）下检视。供试品色谱中，在与对照药材色谱相应的位置上，显相同颜色的荧光斑点。

【检查】　应符合丸剂项下有关的各项规定（通则 0108）。

【含量测定】　照高效液相色谱法（通则 0512）测定。

色谱条件与系统适用性试验　以十八烷基硅烷键合硅胶为填充剂；以甲醇-0.05mol/L 磷酸氢二钠溶液（用 0.05mol/L 磷酸二氢钾溶液调节 pH 值至 7.4）（15：85）为流动相；检测波长为 230nm。理论板数按芍药苷峰计算应不低于 2700。

对照品溶液的制备　取芍药苷对照品适量，精密称定，加甲醇制成每 1ml 含 30μg 的溶液，即得。

供试品溶液的制备 取重量差异项下的本品,剪碎,混匀,取约 2g,精密称定,精密加入 70%甲醇 50ml,称定重量,加热回流 30 分钟,放冷,再称定重量,用 70%甲醇补足减失的重量,摇匀,滤过。精密量取续滤液 25ml,加在中性氧化铝柱(100～200 目,2g,内径为 1cm,用 50%甲醇湿法装柱),收集至 50ml 量瓶中,再用 50%甲醇洗脱,收集洗脱液至近刻度,加 50%甲醇至刻度,摇匀,即得。

测定法 分别精密吸取对照品溶液 10μl 与供试品溶液 10～15μl,注入液相色谱仪,测定,即得。

本品每丸含白芍以芍药苷($C_{23}H_{28}O_{11}$)计,不得少于 2.6mg。

【功能与主治】 益气养血调经。用于气血两虚所致的月经不调、痛经,症见经期后错、经血量少、行经腹痛。

【用法与用量】 口服。一次 1 丸,一日 2 次。

【规格】 每丸重 9g

【贮藏】 密封。

八 珍 丸

Bazhen Wan

【处方】 党参 100g   炒白术 100g
         茯苓 100g   甘草 50g
         当归 150g   白芍 100g
         川芎 75g   熟地黄 150g

【制法】 以上八味,粉碎成细粉,过筛,混匀。每 100g 粉末用炼蜜 40～50g 加适量的水泛丸,干燥,制成水蜜丸;或加炼蜜 110～140g 制成大蜜丸,即得。

【性状】 本品为棕黑色的水蜜丸或黑褐色至黑色的大蜜丸;味甜、微苦。

【鉴别】 (1)取本品,置显微镜下观察:不规则分枝状团块无色,遇水合氯醛试液溶化;菌丝无色或淡棕色,直径 4～6μm(茯苓)。联结乳管直径 12～15μm,含细小颗粒状物(党参)。草酸钙针晶细小,长 10～32μm,不规则充塞于薄壁细胞中(炒白术)。草酸钙簇晶直径 18～32μm,存在于薄壁细胞中,常排列成行,或一个细胞中含有数个簇晶(白芍)。纤维束周围薄壁细胞含草酸钙方晶,形成晶纤维(甘草)。薄壁细胞纺锤形,壁略厚,有极微细的斜向交错纹理(当归)。薄壁组织灰棕色至黑棕色,细胞多皱缩,内含棕色核状物(熟地黄)。

(2)取本品水蜜丸 6g,研碎;或取大蜜丸 9g,剪碎,加硅藻土 4.5g,研匀。加水 50ml,研匀,再加水 50ml,搅拌约 20 分钟,抽滤,药渣用水 50ml 洗涤后,在 60℃干燥 2 小时,置索氏提取器中,加乙醇 70ml,置水浴上回流提取至提取液无色,放冷,滤过,滤液浓缩至近干,加乙醇 1ml 使溶解,作为供试品溶液。另取甘草对照药材 0.5g,加乙醇 30ml,加热回流 1 小时,滤过,滤液浓缩至约 1ml,作为对照药材溶液。再取甘草酸单铵盐对照品,加乙醇制成每 1ml 含 1mg 的溶液,作为对照品溶液。照薄层色谱法(通则 0502)试验,吸取上述三种溶液各

1μl,分别点于同一用 0.8%氢氧化钠溶液制备的硅胶 G 薄层板上,以乙酸乙酯-甲酸-冰醋酸-水(15:1:1:2)为展开剂,展开,取出,晾干,喷以硫酸乙醇溶液(1→10),在 105℃加热 5～10 分钟,置紫外光灯(365nm)下检视。供试品色谱中,在与对照药材色谱相应的位置上,显相同颜色的荧光斑点;在与对照品色谱相应的位置上,显相同的橙黄色荧光斑点。

(3)取本品水蜜丸 6g,研碎;或取大蜜丸 9g,剪碎,加硅藻土 5g,研匀。加乙醇 40ml,浸渍 1 小时,时时振摇,滤过,滤液蒸干,残渣加水 20ml 使溶解,用水饱和的正丁醇提取 3 次,每次 20ml,合并正丁醇液,用水洗 3 次,每次 10ml,正丁醇液蒸干,残渣加乙醇 0.5ml 使溶解,作为供试品溶液。另取芍药苷对照品,加乙醇制成每 1ml 含 2mg 的溶液,作为对照品溶液。照薄层色谱法(通则 0502)试验,吸取上述两种溶液各 3μl,分别点于同一硅胶 G 薄层板上,以三氯甲烷-乙酸乙酯-甲醇-甲酸(40:5:10:0.2)为展开剂,展开,取出,晾干,喷以 5%香草醛硫酸溶液,加热至斑点显色清晰。供试品色谱中,在与对照品色谱相应的位置上,显相同颜色的斑点。

【检查】 应符合丸剂项下有关的各项规定(通则 0108)。

【含量测定】 照高效液相色谱法(通则 0512)测定。

色谱条件与系统适用性试验 以十八烷基硅烷键合硅胶为填充剂;以乙腈-水(17:83)为流动相;检测波长为 230nm。理论板数按芍药苷峰计算应不低于 2000。

对照品溶液的制备 取芍药苷对照品适量,精密称定,加稀乙醇制成每 1ml 含 40μg 的溶液,即得。

供试品溶液的制备 取本品水蜜丸适量,研碎,混匀,取约 0.3g,精密称定;或取重量差异项下的大蜜丸,剪碎,混匀,取约 0.5g,精密称定,置具塞锥形瓶中,精密加入稀乙醇 20ml,密塞,称定重量,超声处理 1 小时,放冷,再称定重量,用稀乙醇补足减失的重量,摇匀,离心,取上清液,滤过,取续滤液,即得。

测定法 分别精密吸取对照品溶液与供试品溶液各 10μl,注入液相色谱仪,测定,即得。

本品含白芍以芍药苷($C_{23}H_{28}O_{11}$)计,水蜜丸每 1g 不得少于 0.64mg;大蜜丸每丸不得少于 3.6mg。

【功能与主治】 补气益血。用于气血两虚,面色萎黄,食欲不振,四肢乏力,月经过多。

【用法与用量】 口服。水蜜丸一次 6g,大蜜丸一次 1 丸,一日 2 次。

【规格】 大蜜丸 每丸重 9g

【贮藏】 密封。

八珍丸(浓缩丸)

Bazhen Wan

【处方】 党参 100g   茯苓 100g
         麸炒白术 100g   熟地黄 150g
         白芍 100g   当归 150g

  川芎 75g   甘草 50g

【制法】 以上八味,取党参、麸炒白术、白芍、茯苓加水煎煮二次,第一次 3 小时,第二次 2 小时,合并煎液,滤过,滤液浓缩成稠膏;取熟地黄、甘草加水煎煮三次,第一次 3 小时,第二次 2 小时,第三次 1 小时,合并煎液,滤过,滤液浓缩成稠膏;取川芎照流浸膏剂与浸膏剂项下的渗漉法(通则 0189),以 70%乙醇为溶剂,浸渍 24 小时后,进行渗漉,收集漉液,回收乙醇,浓缩成稠膏;当当归粉碎成细粉,与上述各稠膏混匀,制丸,干燥,打光,即得。

【性状】 本品为棕褐色的浓缩水丸;气香,味苦、辛、微酸。

【鉴别】 (1)取本品,置显微镜下观察:薄壁细胞纺锤形,壁略厚,有极微细的斜向交错纹理;梯纹及网纹导管多见,直径 13～80μm(当归)。

(2)取本品 10g,研细,加乙醇 50ml,超声处理 1 小时,滤过,滤液蒸干,残渣加水 20ml 使溶解,用水饱和的正丁醇振摇提取 3 次,每次 20ml,合并正丁醇液,用氨试液 5ml 洗涤,再用正丁醇饱和的水洗涤 2 次,每次 15ml,正丁醇液回收溶剂至干,残渣加乙醇 1ml 使溶解,作为供试品溶液。另取白芍对照药材 1g,加乙醇 10ml,超声处理 1 小时,滤过,滤液蒸干,残渣加乙醇 1ml 使溶解,作为对照药材溶液。再取芍药苷对照品,加甲醇制成每 1ml 含 1mg 的溶液,作为对照品溶液。照薄层色谱法(通则 0502)试验,吸取供试品溶液和对照药材溶液各 10μl,对照品溶液 5μl,分别点于同一硅胶 G 薄层板上,以三氯甲烷-乙酸乙酯-甲醇-甲酸(40:5:10:0.2)为展开剂,展开,取出,晾干,喷以 5%香草醛硫酸溶液,在 105℃加热至斑点显色清晰。供试品色谱中,在与对照药材色谱和对照品色谱相应的位置上,显相同颜色的斑点。

(3)取本品 10g,研细,加乙醚 50ml,加热回流 1 小时,滤过,乙醚提取液备用,药渣挥干溶剂,加甲醇 30ml,加热回流 1 小时,滤过,滤液回收溶剂至干,残渣加水 40ml 使溶解,用正丁醇振摇提取 3 次,每次 20ml,合并正丁醇液,用水洗涤 3 次,每次 30ml,正丁醇液回收溶剂至干,残渣加甲醇 5ml 使溶解,作为供试品溶液。另取甘草对照药材 1g,同法制成对照药材溶液。照薄层色谱法(通则 0502)试验,吸取上述两种溶液各 2μl,分别点于同一硅胶 G 薄层板上,以乙酸乙酯-甲酸-冰醋酸-水(15:1:1:2)为展开剂,展开,取出,晾干,喷以 10%硫酸乙醇溶液,在 105℃加热至斑点显色清晰,分别置日光和紫外光灯(365nm)下检视。供试品色谱中,在与对照药材色谱相应的位置上,显相同颜色的斑点和荧光斑点。

(4)取〔鉴别〕(3)项下的备用乙醚提取液,挥干,残渣加甲醇 2ml 使溶解,作为供试品溶液。另取当归、川芎对照药材各 0.5g,同供试品溶液制备方法分别制成对照药材溶液。照薄层色谱法(通则 0502)试验,吸取上述三种溶液各 2μl,分别点于同一硅胶 G 薄层板上,以石油醚(30～60℃)-乙酸乙酯(9:1)为展开剂,展开,取出,晾干,置紫外光灯(365nm)下检视。供试品色谱中,在与对照药材色谱相应的位置上,显相同颜色

的荧光斑点。

【检查】 应符合丸剂项下有关的各项规定(通则 0108)。

【含量测定】 照高效液相色谱法(通则 0512)测定。

色谱条件与系统适用性试验 以十八烷基硅烷键合硅胶为填充剂;以乙腈-水(17:83)为流动相;检测波长为 230nm。理论板数按芍药苷峰计算应不低于 2000。

对照品溶液的制备 取芍药苷对照品适量,精密称定,加稀乙醇制成每 1ml 含 50μg 的溶液,即得。

供试品溶液的制备 取本品适量,研细,取约 0.5g,精密称定,置具塞锥形瓶中,精密加入稀乙醇 25ml,称定重量,超声处理(功率 120W,频率 40kHz)30 分钟,放冷,再称定重量,用稀乙醇补足减失的重量,摇匀,滤过,取续滤液,即得。

测定法 分别精密吸取对照品溶液与供试品溶液各 10μl,注入液相色谱仪,测定,即得。

本品每 1g 含白芍以芍药苷($C_{23}H_{28}O_{11}$)计,不得少于 1.30mg。

【功能与主治】 补气益血。用于气血两虚,面色萎黄,食欲不振,四肢乏力,月经过多。

【用法与用量】 口服。一次 8 丸,一日 3 次。

【规格】 每 8 丸相当于原生药 3g

【贮藏】 密封。

八 珍 颗 粒
Bazhen Keli

【处方】 党参 60g   炒白术 60g
     茯苓 60g   炙甘草 30g
     当归 90g   炒白芍 60g
     川芎 45g   熟地黄 90g

【制法】 以上八味,当归、川芎和炒白术先后用 95%乙醇、50%乙醇分别加热回流提取 2 小时,滤过,滤液合并,回收乙醇,滤过,滤液备用;药渣与其余党参等五味加水煎煮二次,每次 1.5 小时,滤过,滤液合并,加入上述备用滤液,浓缩至适量,加入蔗糖和适量的糊精,混匀,制成颗粒,干燥,制成 1000g;或加入适量的可溶性淀粉及矫味剂,混匀,制成颗粒,干燥,制成 300g,即得。

【性状】 本品为浅棕色至棕褐色的颗粒;气微香,味甜、微苦。

【鉴别】 (1)取本品 2 袋的内容物,研细,加稀盐酸 20ml 和三氯甲烷 30ml,加热回流 1 小时,放冷,分取三氯甲烷液,盐酸液再用三氯甲烷 30ml 振摇提取,合并三氯甲烷提取液,回收溶剂至干,残渣加乙醇 1ml 使溶解,作为供试品溶液。另取党参对照药材 2g,加水煎煮 30 分钟,滤过,滤液浓缩至近干,加稀盐酸 20ml 和三氯甲烷 30ml,同法制成对照药材溶液。照薄层色谱法(通则 0502)试验,吸取上述两种溶液各 10μl,分别点于同一硅胶 G 薄层板上,以三氯甲烷-乙酸乙酯-甲酸

(20:4:0.5)为展开剂,展开,取出,晾干,喷以 10%硫酸乙醇溶液,在 105℃加热至斑点显色清晰,置日光下检视。供试品色谱中,在与对照药材色谱相应的位置上,显相同颜色的主斑点。

(2)取本品 2 袋的内容物,研细,加水 50ml 振摇使溶散,再加乙醚 50ml 振摇提取,分取乙醚层,挥干,残渣加乙醇 1ml 使溶解,作为供试品溶液。另取当归对照药材、川芎对照药材各 0.5g,分别同法制成对照药材溶液。照薄层色谱法(通则 0502)试验,吸取上述三种溶液各 10μl,分别点于同一硅胶 G 薄层板上,以环己烷-乙酸乙酯(4:1)为展开剂,展开,取出,晾干,置紫外光灯(365nm)下检视。供试品色谱中,在与对照药材色谱相应的位置上,显相同颜色的荧光斑点。

(3)取本品 1 袋的内容物,研细,加水饱和的正丁醇 30ml,超声处理 30 分钟,滤过,滤液用正丁醇饱和的水洗涤 3 次,每次 20ml,分取正丁醇液,蒸干,残渣加甲醇 1ml 使溶解,作为供试品溶液。另取白术对照药材 0.5g,加稀乙醇 20ml,加热回流 1 小时,滤过,滤液蒸至近干,用水 20ml 溶解,用水饱和的正丁醇振摇提取 2 次(20ml,10ml),分取正丁醇液,蒸干,残渣加甲醇 1ml 使溶解,作为对照药材溶液。照薄层色谱法(通则 0502)试验,吸取上述两种溶液各 5μl,分别点于同一硅胶 G 薄层板上,以甲苯-乙酸乙酯-甲酸(8:2:0.2)为展开剂,展开,取出,晾干,喷以 10%硫酸乙醇溶液,在 105℃加热至斑点显色清晰,置日光下检视。供试品色谱中,在与对照药材色谱相应的位置上,显相同颜色的斑点。

(4)取芍药苷对照品,加乙醇制成每 1ml 含 1mg 的溶液,作为对照品溶液。另取甘草对照药材 0.2g,加稀乙醇 20ml,加热回流 1 小时,滤过,滤液蒸至近干,用水 20ml 溶解,用水饱和的正丁醇振摇提取 2 次(20ml,10ml),分取正丁醇液,蒸干,残渣加甲醇 5ml 使溶解,作为对照药材溶液。照薄层色谱法(通则 0502)试验,吸取〔鉴别〕(3)项下的供试品溶液 10~20μl、上述对照品溶液与对照药材溶液各 10μl,分别点于同一硅胶 G 薄层板上,以乙酸乙酯-甲酸-冰醋酸-水(15:1:1:2)为展开剂,展开,取出,晾干,喷以 10%硫酸乙醇溶液,在 105℃加热至斑点显色清晰,置日光下检视。供试品色谱中,在与对照药材和对照品色谱相应的位置上,显相同颜色的斑点。

【检查】 应符合颗粒剂项下有关的各项规定(通则 0104)。

【含量测定】 照高效液相色谱法(通则 0512)测定。

色谱条件与系统适用性试验 以十八烷基硅烷键合硅胶为填充剂;以乙腈-0.1%磷酸溶液-三乙胺(13:87:0.04)为流动相;检测波长为 230nm。理论板数按芍药苷峰计算应不低于 3000。

对照品溶液的制备 取芍药苷对照品适量,精密称定,加 50%甲醇制成每 1ml 含 30μg 的溶液,即得。

供试品溶液的制备 取装量差异项下的本品内容物,研细,取约 1g 或 0.5g(无蔗糖),精密称定,置具塞锥形瓶中,精密加入 50%甲醇 25ml,密塞,称定重量,超声处理(功率 120W,频率 59kHz)30 分钟,放冷,再称定重量,用 50%甲醇补足减失的重量,摇匀,滤过,取续滤液,即得。

测定法 分别精密吸取对照品溶液与供试品溶液各 10μl,注入液相色谱仪,测定,即得。

本品每袋含白芍以芍药苷($C_{23}H_{28}O_{11}$)计,不得少于 4.0mg。

【功能与主治】 补气益血。用于气血两虚,面色萎黄,食欲不振,四肢乏力,月经过多。

【用法与用量】 开水冲服。一次 1 袋,一日 2 次。

【规格】 (1)每袋装 8g (2)每袋装 3.5g(无蔗糖)

【贮藏】 密封。

八珍益母丸

Bazhen Yimu Wan

【处方】 益母草 200g　　　党参 50g
　　　　　麸炒白术 50g　　　茯苓 50g
　　　　　甘草 25g　　　　　当归 100g
　　　　　酒白芍 50g　　　　川芎 50g
　　　　　熟地黄 100g

【制法】 以上九味,粉碎成细粉,过筛,混匀。每 100g 粉末用炼蜜 40~50g 加适量的水泛丸,干燥,制成水蜜丸;或加炼蜜 120~140g 制成小蜜丸或大蜜丸,即得。

【性状】 本品为棕黑色的水蜜丸、小蜜丸或大蜜丸;微有香气,味甜而微苦。

【鉴别】 (1)取本品,置显微镜下观察:不规则分枝状团块无色,遇水合氯醛试液溶化;菌丝无色或淡棕色,直径 4~6μm(茯苓)。联结乳管直径 12~15μm,含细小颗粒状物(党参)。非腺毛 1~3 细胞,稍弯曲,壁有疣状突起(益母草)。草酸钙针晶细小,长 10~32μm,不规则地充塞于薄壁细胞中(麸炒白术)。草酸钙簇晶直径 18~32μm,存在于薄壁细胞中,常排列成行,或一个细胞中含有数个簇晶(酒白芍)。纤维束周围薄壁细胞含草酸钙方晶,形成晶纤维(甘草)。薄壁组织灰棕色至黑棕色,细胞多皱缩,内含棕色核状物(熟地黄)。薄壁细胞纺锤形,壁略厚,有极微细的斜向交错纹理(当归)。

(2)取本品水蜜丸 6g,研碎;或取小蜜丸或大蜜丸 9g,剪碎,加硅藻土 5g,研匀。加乙醚 50ml,超声处理 20 分钟,滤过,滤液挥干,残渣加乙醇 1ml 使溶解,作为供试品溶液。另取当归对照药材、川芎对照药材各 0.5g,分别同法制成对照药材溶液。照薄层色谱法(通则 0502)试验,吸取上述三种溶液各 2~5μl,分别点于同一硅胶 G 薄层板上,以正己烷-乙酸乙酯(9:1)为展开剂,展开,取出,晾干,置紫外光灯(365nm)下检视。供试品色谱中,分别在与对照药材色谱相应的位置上,显相同颜色的荧光斑点。

(3)取本品水蜜丸 6g,研碎;或取小蜜丸或大蜜丸 9g,剪碎,加水 60ml 搅拌使溶解,加热回流 30 分钟,放冷,离心 10

分钟,取上清液,用稀盐酸调节 pH 值至 1~2,滤过,滤液通过已处理好的 732 钠型强酸性阳离子交换树脂柱(柱内径 1.5cm,柱高 15cm),以水洗至流出液近无色,弃去水液,再以 2mol/L 氨溶液 60ml 洗脱,收集洗脱液,蒸干,残渣加甲醇 2ml 使溶解,作为供试品溶液。另取益母草对照药材 1g,同法制成对照药材溶液。再取盐酸水苏碱对照品,加甲醇制成每 1ml 含 2mg 的溶液,作为对照品溶液。照薄层色谱法(通则 0502)试验,吸取上述三种溶液各 2~5μl,分别点于同一硅胶 G 薄层板上,以丙酮-无水乙醇-盐酸(10∶6∶1)为展开剂,展开,取出,晾干,在 105℃加热 15 分钟,放冷,喷以稀碘化铋钾试液-三氯化铁试液(10∶1)混合溶液至斑点显色清晰。供试品色谱中,在与对照药材色谱和对照品色谱相应的位置上,显相同颜色的斑点。

(4)取甘草对照药材 0.5g,同〔鉴别〕(5)项下供试品溶液制备方法制成对照药材溶液。照薄层色谱法(通则 0502)试验,吸取〔鉴别〕(5)项下的供试品溶液 5μl,上述对照药材溶液 3μl,分别点于同一硅胶 G 薄层板上,使成条带状,以三氯甲烷-甲醇-水(40∶10∶1)为展开剂,展开,取出,晾干,喷以 10%硫酸乙醇溶液,加热至斑点显色清晰,置紫外光灯(365nm)下检视。供试品色谱中,在与对照药材色谱相应的位置上,显相同颜色的荧光斑点。

(5)取本品水蜜丸 6g,研碎;或取小蜜丸或大蜜丸 9g,剪碎,加硅藻土 5g,研匀。加乙醇 40ml,浸渍 1 小时并时时振摇,滤过,滤液蒸干,残渣加水 20ml 使溶解,用水饱和的正丁醇振摇提取 3 次,每次 20ml,合并正丁醇提取液,用水洗涤 3 次,弃去水洗液,正丁醇液回收溶剂至干,残渣加乙醇 1ml 使溶解,作为供试品溶液。另取白芍对照药材 0.5g,同法制成对照药材溶液。再取芍药苷对照品,加乙醇制成每 1ml 含 2mg 的溶液,作为对照品溶液。照薄层色谱法(通则 0502)试验,吸取供试品溶液 5μl,对照药材溶液 5μl,对照品溶液 3μl,分别点于同一硅胶 G 薄层板上,使成条带状,以三氯甲烷-甲醇-水(40∶10∶1)为展开剂,展开,取出,晾干,喷以 5%香草醛硫酸溶液,加热至斑点显色清晰。供试品色谱中,在与对照药材色谱和对照品色谱相应的位置上,显相同颜色的斑点。

【检查】　应符合丸剂项下有关的各项规定(通则 0108)。

【含量测定】　照高效液相色谱法(通则 0512)测定。

色谱条件与系统适用性试验　以十八烷基硅烷键合硅胶为填充剂;以乙腈-0.1%磷酸溶液(13∶87)为流动相;检测波长为 230nm。理论板数按芍药苷峰计算应不低于 5000。

对照品溶液的制备　取芍药苷对照品适量,精密称定,加稀乙醇制成每 1ml 含 15μg 的溶液,即得。

供试品溶液的制备　取本品水蜜丸适量,研细,取约 0.5g,或取小蜜丸适量,剪碎,混匀,取约 1g,精密称定;或取重量差异项下的大蜜丸,剪碎,混匀,取约 1g,精密称定;置具塞锥形瓶中,精密加入稀乙醇 25ml,密塞,称定重量,超声处理(功率 250W,频率 40kHz)40 分钟,放冷,再称定重量,用稀乙醇补足减失的重量,摇匀,离心,取上清液,即得。

测定法　分别精密吸取对照品溶液与供试品溶液各 10μl,注入液相色谱仪,测定,即得。

本品含酒白芍以芍药苷($C_{23}H_{28}O_{11}$)计,水蜜丸每 1g 不得少于 0.40mg;小蜜丸每 1g 不得少于 0.27mg;大蜜丸每丸不得少于 2.5mg。

【功能与主治】　益气养血,活血调经。用于气血两虚兼有血瘀所致的月经不调,症见月经周期错后、行经量少、淋漓不净、精神不振、肢体乏力。

【用法与用量】　口服。水蜜丸一次 6g,小蜜丸一次 9g,大蜜丸一次 1 丸,一日 2 次。

【规格】　(1)大蜜丸　每丸重 9g　(2)水蜜丸　每 10 丸重 1g

【贮藏】　密封。

八珍益母胶囊

Bazhen Yimu Jiaonang

【处方】　益母草 273g　　　党参 68g
　　　　　炒白术 68g　　　　茯苓 68g
　　　　　甘草 34g　　　　　当归 137g
　　　　　酒白芍 68g　　　　川芎 68g
　　　　　熟地黄 137g

【制法】　以上九味,茯苓 22.5g 与酒白芍粉碎成粗粉,备用;当归、川芎、炒白术蒸馏提取挥发油,蒸馏后的水溶液另器收集;药渣与其余党参等四味及剩余茯苓加水煎煮二次,第一次 2 小时,第二次 1.5 小时,煎液滤过,滤液合并,与蒸馏后的水溶液合并,浓缩至相对密度为 1.25~1.30(60℃),加入上述粗粉,搅匀,80~90℃烘干,粉碎,加适量淀粉,过筛,混匀,用 90%乙醇制颗粒,干燥,喷入上述挥发油,密封,装入胶囊,制成 1000 粒,即得。

【性状】　本品为硬胶囊,内容物为深棕色的颗粒和粉末;气微香,味微苦。

【鉴别】　(1)取本品,置显微镜下观察:不规则分枝状团块无色,遇水合氯醛试液溶化;菌丝无色或淡棕色,直径 4~6μm(茯苓)。草酸钙簇晶直径 18~32μm,存在于薄壁细胞中,常排列成行,或一个细胞中含有数个簇晶(酒白芍)。

(2)取本品内容物 6g,加正己烷 25ml,超声处理 15 分钟,滤过,滤液挥干,残渣加正己烷 1ml 使溶解,作为供试品溶液。另取当归对照药材、川芎对照药材各 1g,分别加正己烷 15ml,同法制成对照药材溶液。照薄层色谱法(通则 0502)试验,吸取上述三种溶液各 3μl,分别点于同一硅胶 G 薄层板上,以石油醚(60~90℃)-乙酸乙酯(10∶0.4)为展开剂,展开,取出,晾干,置紫外光灯(365nm)下检视。供试品色谱中,在与对照药材色谱相应的位置上,显相同颜色的荧光斑点。

(3)取本品内容物 8g,加适量硅藻土,研匀,置索氏提取器中,用乙醇回流提取 4 小时,提取液滤过,滤液回收乙醇,用 0.1mol/L 盐酸溶液 8ml 分次溶解,酸溶液滤过,合并滤液,加入硫氰酸铬铵盐饱和溶液 12ml(临用配制),在 10℃以下放置 1 小时,用垂熔玻璃漏斗滤过,沉淀用少量水洗涤后,加丙酮 5ml 使溶解,再加入 0.5％硫酸银溶液(约 5ml)至沉淀不再析出,滤过,沉淀用少量丙酮洗涤,洗液与滤液合并,浓缩至约 2ml,加入 1％氯化钡溶液约 2.5ml,混匀,加在中性氧化铝柱(80～100 目,1.5g,内径为 15mm)上,用 70％乙醇 35ml 洗脱,收集洗脱液,浓缩至干,残渣加乙醇 1.5ml使溶解,作为供试品溶液。另取盐酸水苏碱对照品,加乙醇制成每 1ml 含 1mg 的溶液,作为对照品溶液。照薄层色谱法(通则 0502)试验,吸取上述两种溶液各 10μl,分别点于同一硅胶 G 薄层板上,以正丁醇-乙酸乙酯-盐酸(8:1:3)为展开剂,展开,取出,晾干,喷以新配制的改良碘化铋钾试液。供试品色谱中,在与对照品色谱相应的位置上,显相同颜色的斑点。

【检查】 应符合胶囊剂项下有关的各项规定(通则 0103)。

【含量测定】 照高效液相色谱法(通则 0512)测定。

色谱条件与系统适用性试验 以十八烷基硅烷键合硅胶为填充剂;以乙腈-0.1％磷酸溶液(13:87)为流动相;检测波长为 230nm。理论板数按芍药苷峰计算应不低于 1500。

对照品溶液的制备 取芍药苷对照品适量,精密称定,加 50％甲醇制成每 1ml 含 20μg 的溶液,即得。

供试品溶液的制备 取装量差异项下的本品内容物,混匀,研细,取约 0.3g,精密称定,精密加入 50％甲醇 50ml,称定重量,密塞,超声处理(功率 250W,频率 25kHz)60 分钟,放冷,再称定重量,用 50％甲醇补足减失的重量,摇匀,滤过,取续滤液,即得。

测定法 分别精密吸取对照品溶液与供试品溶液各 20μl,注入液相色谱仪,测定,即得。

本品每粒含酒白芍以芍药苷($C_{23}H_{28}O_{11}$)计,不得少于 0.90mg。

【功能与主治】 益气养血,活血调经。用于气血两虚兼有血瘀所致的月经不调,症见月经周期错后、行经量少、淋漓不净、精神不振、肢体乏力。

【用法与用量】 口服。一次 3 粒,一日 3 次。

【规格】 每粒装 0.28g

【贮藏】 密封。

人参再造丸

Renshen Zaizao Wan

【处方】 人参 100g   酒蕲蛇 100g
广藿香 100g   檀香 50g

母丁香 50g	玄参 100g
细辛 50g	醋香附 50g
地龙 25g	熟地黄 100g
三七 25g	乳香(醋制)50g
青皮 50g	豆蔻 50g
防风 100g	制何首乌 100g
川芎 100g	片姜黄 12.5g
黄芪 100g	甘草 100g
黄连 100g	茯苓 50g
赤芍 100g	大黄 100g
桑寄生 100g	葛根 75g
麻黄 100g	骨碎补(炒)50g
全蝎 75g	豹骨(制)50g
炒僵蚕 50g	附子(制)50g
琥珀 25g	醋龟甲 50g
粉草薢 100g	白术(麸炒)50g
沉香 50g	天麻 100g
肉桂 100g	白芷 100g
没药(醋制)50g	当归 50g
草豆蔻 100g	威灵仙 75g
乌药 50g	羌活 100g
橘红 200g	六神曲(麸炒)200g
朱砂 20g	血竭 15g
人工麝香 5g	冰片 5g
牛黄 5g	天竺黄 50g
胆南星 50g	水牛角浓缩粉 30g

【制法】 以上五十六味,除冰片、血竭、牛黄、水牛角浓缩粉、人工麝香、天竺黄外,朱砂、琥珀分别水飞成细粉;其余人参等四十八味粉碎成细粉;将冰片、血竭、牛黄、水牛角浓缩粉、人工麝香、天竺黄研细,与上述细粉配研,过筛,混匀。每 100g 粉末加炼蜜 100～110g 制成大蜜丸,即得。

【性状】 本品为黑色的大蜜丸;味甜、微苦。

【鉴别】 (1)取本品,置显微镜下观察:体壁碎片淡黄色至黄色,有网状纹理和圆形毛窝,有时可见棕褐色刚毛(全蝎)。体壁碎片无色,表面有极细的菌丝体(炒僵蚕)。树脂道碎片含黄色分泌物(三七)。

(2)取本品 20g,剪碎,加硅藻土适量,研匀,置索氏提取器中,加乙醚适量,加热回流提取 1 小时(药渣备用),乙醚提取液低温蒸干,残渣加无水乙醇 1ml 使溶解,作为供试品溶液。另取当归对照药材和川芎对照药材各 0.2g,同法制成对照药材溶液。照薄层色谱法(通则 0502)试验,吸取上述三种溶液各 10μl,分别点于同一硅胶 G 薄层板上,以甲苯-乙酸乙酯(30:1)为展开剂,展开,取出,晾干,置紫外光灯(365nm)下检视。供试品色谱中,在与当归对照药材、川芎对照药材色谱相应的位置上,显相同颜色的荧光斑点。

(3)取〔鉴别〕(2)项下的备用药渣,挥去溶剂,加甲醇 50ml,超声处理 30 分钟,滤过,滤液蒸干,残渣加水 20ml 使溶解,用水饱和的正丁醇提取 2 次,每次 25ml,合并正丁醇提取液,用氨试液洗涤 2 次,每次 20ml,正丁醇提取液蒸干,残渣加水 10ml 使溶解,通过 D101 型大孔吸附树脂柱(内径为 1.5cm,长为 15cm),先后用水和 20％乙醇各 50ml 洗脱,弃去洗脱液,继用 80％乙醇 80ml 洗脱,收集洗脱液,蒸干,残渣加甲醇 1ml 使溶解,作为供试品溶液。另取人参皂苷 Re 对照品、人参皂苷 Rg₁ 对照品适量,加甲醇制成每 1ml 各含 0.5mg 的混合溶液,作为对照品溶液。照薄层色谱法(通则 0502)试验,吸取上述两种溶液各 10μl,分别点于同一硅胶 G 薄层板上使成条状,以三氯甲烷-乙酸乙酯-甲醇-水(15：40：22：10)10℃以下放置的下层溶液为展开剂,展开,取出,晾干,喷以 10％硫酸乙醇溶液,在 105℃加热至斑点显色清晰。供试品色谱中,在与对照品色谱相应的位置上,显相同颜色的斑点。

(4)取〔含量测定〕项下的盐酸-甲醇(1：100)提取液 10ml,浓缩至 2ml,作为供试品溶液。另取黄连对照药材 0.1g,加盐酸-甲醇(1：100)的混合溶液 5ml,超声处理 10 分钟,取上清液作为对照药材溶液。再取盐酸小檗碱对照品适量,加甲醇制成每 1ml 含 0.2mg 的溶液,作为对照品溶液。照薄层色谱法(通则 0502)试验,吸取上述三种溶液各 2μl,分别点于同一硅胶 G 薄层板上,以甲苯-乙酸乙酯-异丙醇-甲醇-浓氨试液(12：6：3：3：1)为展开剂,置氨蒸气预饱和的展开缸内,展开,取出,晾干,置紫外光灯(365nm)下检视。供试品色谱中,在与对照药材色谱和对照品色谱相应的位置上,显相同颜色的荧光斑点。

【检查】　应符合丸剂项下有关的各项规定(通则 0108)。

【含量测定】　照高效液相色谱法(通则 0512)测定。

色谱条件与系统适用性试验　以十八烷基硅烷键合硅胶为填充剂;以乙腈-0.05mol/L 磷酸二氢钾溶液(28：72)为流动相;检测波长为 345nm。理论板数按盐酸小檗碱峰计算应不低于 3000。

对照品溶液的制备　取盐酸小檗碱对照品适量,精密称定,加甲醇制成每 1ml 含 50μg 的溶液,即得。

供试品溶液的制备　取重量差异项下的本品,剪碎,混匀,取约 5g,精密称定,置具塞锥形瓶中,精密加入盐酸-甲醇(1：100)的混合溶液 50ml,密塞,称定重量,超声处理(功率 250W,频率 50kHz)30 分钟,放冷,再称定重量,用盐酸-甲醇(1：100)的混合溶液补足减失的重量,摇匀,滤过,精密量取续滤液 25ml,浓缩至约 10ml,加在中性氧化铝柱(100～120 目,5g,内径为 0.9cm,湿法装柱,用甲醇 30ml 预洗)上,用乙醇 25ml 洗脱,收集洗脱液于 50ml 量瓶中,加乙醇至刻度,摇匀,滤过,取续滤液,即得。

测定法　分别精密吸取对照品溶液与供试品溶液各 10μl,注入液相色谱仪,测定,即得。

本品每丸含黄连以盐酸小檗碱($C_{20}H_{17}NO_4 \cdot HCl$)计,不得少于 1.0mg。

【功能与主治】　益气养血,祛风化痰,活血通络。用于气

虚血瘀、风痰阻络所致的中风,症见口眼㖞斜、半身不遂、手足麻木、疼痛、拘挛、言语不清。

【用法与用量】　口服。一次 1 丸,一日 2 次。

【注意】　孕妇忌服。

【规格】　每丸重 3g

【贮藏】　密封。

人参养荣丸

Renshen Yangrong Wan

【处方】
人参 100g	土白术 100g
茯苓 75g	炙甘草 100g
当归 100g	熟地黄 75g
白芍(麸炒)100g	炙黄芪 100g
陈皮 100g	制远志 50g
肉桂 100g	五味子(酒蒸)75g

【制法】　以上十二味,粉碎成细粉,过筛,混匀。另取生姜 50g、大枣 100g,分次加水煎煮至味尽,滤过,滤液浓缩至相对密度为 1.25(80℃)的清膏。每 100g 粉末加炼蜜 35～50g 与生姜、大枣液,泛丸,干燥,制成水蜜丸;或加炼蜜 90～100g 与生姜、大枣液拌匀,制成大蜜丸,即得。

【性状】　本品为棕褐色的水蜜丸或大蜜丸;味甘、微辛。

【鉴别】　(1)取本品,置显微镜下观察:不规则分枝状团块无色,遇水合氯醛试液溶化;菌丝无色或淡棕色(茯苓)。草酸钙簇晶直径 20～68μm,棱角锐尖(人参)。石细胞类圆形或长方形,直径 32～88μm,壁一面菲薄(肉桂)。纤维成束或散离,壁厚,表面有纵裂纹,两端断裂成帚状或较平截(炙黄芪)。纤维束周围薄壁细胞含草酸钙方晶,形成晶纤维(炙甘草)。种皮石细胞呈淡黄色或淡黄棕色,表面观呈多角形,壁较厚,孔沟细密,胞腔含深棕色物(五味子)。草酸钙簇晶直径 18～32μm,存在于薄壁细胞中,常排列成行,或一个细胞中含有数个簇晶(白芍)。薄壁细胞棕黄色至黑棕色,细胞多皱缩,内含棕色核状物(熟地黄)。草酸钙针晶细小,长 10～32μm,不规则地充塞于薄壁细胞中(土白术)。薄壁细胞纺锤形,壁略厚,有极微细的斜向交错纹理(当归)。草酸钙方晶成片存在于薄壁组织中(陈皮)。木栓细胞表面观呈多角形、类方形或类长方形,垂周壁较薄,有纹孔,呈断续状(制远志)。

(2)取本品 18g,剪碎,加硅藻土 10g,研匀,用 7％硫酸溶液充分研磨提取 3 次(100ml,50ml,50ml),离心,取酸水液,加热回流 1 小时,放冷,用石油醚(30～60℃)振摇提取 3 次,每次 50ml,合并石油醚液,挥干,残渣加无水乙醇 0.5ml 使溶解,作为供试品溶液。另取人参二醇对照品、人参三醇对照品,分别加无水乙醇制成每 1ml 含 1mg 的溶液,作为对照品溶液。照薄层色谱法(通则 0502)试验,吸取供试品溶液 10μl、对照品溶液各 5μl,分别点于同一硅胶 G 薄层板上,以乙

醚-三氯甲烷(1：1)为展开剂,展开,取出,晾干,喷以 10％硫酸乙醇溶液,在 105℃加热至斑点显色清晰,置紫外光灯(365nm)下检视。供试品色谱中,在与对照品色谱相应的位置上,显相同颜色的荧光斑点。

(3)取本品 9g,剪碎,加硅藻土 9g,研匀,置索氏提取器中,加甲醇适量,加热回流提取至提取液无色,提取液蒸干,残渣加水 30ml 使溶解,用水饱和的正丁醇振摇提取 3 次,每次 20ml,合并正丁醇提取液,用水 20ml 洗涤,弃去水洗液,正丁醇液蒸至约 1ml,加中性氧化铝 2g,在水浴上拌匀、干燥,加在中性氧化铝柱(200 目,2g,内径为 1～1.5cm)上,用乙酸乙酯-甲醇(1：1)混合溶液 50ml 洗脱,收集洗脱液,蒸干,残渣加乙醇 1ml 使溶解,上清液作为供试品溶液。另取芍药苷对照品,加乙醇制成每 1ml 含 1mg 的溶液,作为对照品溶液。照薄层色谱法(通则 0502)试验,吸取供试品溶液 10μl、对照品溶液 5μl,分别点于同一硅胶 G 薄层板上,以三氯甲烷-乙酸乙酯-甲醇-甲酸(40：5：10：0.2)为展开剂,展开,取出,晾干,喷以 10％硫酸乙醇溶液,在 105℃加热至斑点显色清晰。供试品色谱中,在与对照品色谱相应的位置上,显相同颜色的斑点。

(4)取本品 9g,剪碎,置圆底烧瓶中,加水 200ml,照挥发油测定法(通则 2204)试验,自测定器上端加水使充满刻度部分并溢流入烧瓶时为止,加乙酸乙酯 2ml,加热回流 1 小时,分取乙酸乙酯层,浓缩至约 0.25ml,作为供试品溶液。另取当归对照药材 0.5g,同法制成对照药材溶液。再取桂皮醛对照品,加乙酸乙酯制成每 1ml 含 1μl 的溶液,作为对照品溶液。照薄层色谱法(通则 0502)试验,吸取供试品溶液 2～6μl、对照药材溶液与对照品溶液各 2μl,分别点于同一硅胶 G 薄层板上,以正己烷-乙酸乙酯(9：1)为展开剂,展开,取出,晾干,置紫外光灯(365nm)下检视。供试品色谱中,在与当归对照药材色谱相应的位置上,显相同颜色的荧光斑点;喷以二硝基苯肼乙醇试液,加热至斑点显色清晰,置日光下检视,在与桂皮醛对照品色谱相应的位置上,显相同颜色的斑点。

(5)取本品 9g,剪碎,加硅藻土 4.5g,加水 50ml,研匀,离心,弃去上清液,药渣加水 50ml,同上重复处理 2 次后,在 50℃干燥 3 小时,置索氏提取器中,加石油醚(60～90℃)80ml 置水浴上加热回流 1 小时,弃去石油醚,药渣挥干,加甲醇 80ml,置水浴上加热回流提取至提取液无色,放冷,滤过,滤液浓缩至约 1ml,作为供试品溶液。另取陈皮对照药材 0.5g,加甲醇 5ml,超声处理 5 分钟,滤过,滤液作为对照药材溶液。再取橙皮苷对照品,加甲醇制成饱和溶液,作为对照品溶液。照薄层色谱法(通则 0502)试验,吸取上述三种溶液各 0.5μl,分别点于同一用 0.5％氢氧化钠溶液制备的硅胶 G 薄层板上,以乙酸乙酯-甲醇-水(100：17：13)为展开剂,展至约 3cm,取出,晾干;再以甲苯-乙酸乙酯-甲酸-水(20：10：1：1)的上层溶液为展开剂,展开,展距约 8cm,取出,晾干,喷以三氯化铝试液,置紫外光灯(365nm)下检视。供试品色谱中,在与对照药材色谱和对照品色谱相应的位置上,分别显相同颜色的荧光斑点。

【检查】 应符合丸剂项下有关的各项规定(通则 0108)。

【含量测定】 照高效液相色谱法(通则 0512)测定。

色谱条件与系统适用性试验 以十八烷基硅烷键合硅胶为填充剂;以甲醇-0.11％醋酸溶液(40：60)为流动相;检测波长为 283nm。理论板数按橙皮苷峰计算应不低于 2000。

对照品溶液的制备 取橙皮苷对照品适量,精密称定,加甲醇制成每 1ml 含 30μg 的溶液,即得。

供试品溶液的制备 取本品水蜜丸适量,研碎,取约 0.8g,精密称定;或取重量差异项下的大蜜丸,剪碎,混匀,取约 1g,精密称定,置具塞锥形瓶中,精密加入甲醇 50ml,密塞,称定重量,超声处理(功率 250W,频率 33kHz)1 小时,放冷,再称定重量,用甲醇补足减失的重量,摇匀,滤过,取续滤液,即得。

测定法 分别精密吸取对照品溶液 10μl 与供试品溶液 5～10μl,注入液相色谱仪,测定,即得。

本品含陈皮以橙皮苷($C_{28}H_{34}O_{15}$)计,水蜜丸每 1g 不得少于 2.0mg;大蜜丸每丸不得少于 13mg。

【功能与主治】 温补气血。用于心脾不足,气血两亏,形瘦神疲,食少便溏,病后虚弱。

【用法与用量】 口服。水蜜丸一次 6g,大蜜丸一次 1 丸,一日 1～2 次。

【规格】 大蜜丸 每丸重 9g

【贮藏】 密封。

人参首乌胶囊

Renshen Shouwu Jiaonang

【处方】 红参 400g   制何首乌 600g

【制法】 以上二味,粉碎成粗粉,用 30％乙醇作溶剂,浸渍 24 小时后,缓缓渗漉至渗漉液无色,收集渗漉液,静置 24 小时,滤取上清液,浓缩成稠膏,干燥,粉碎,加适量淀粉,混匀,装入胶囊,制成 1000 粒,即得。

【性状】 本品为硬胶囊,内容物为黄棕色至棕褐色的粉末;味微苦。

【鉴别】 (1)取本品内容物 2g,加水饱和的正丁醇 30ml,超声处理 30 分钟,滤过,滤液加氨试液 50ml,摇匀,放置使分层,取上层液,蒸干,残渣加甲醇 2ml 使溶解,作为供试品溶液。另取红参对照药材 0.5g,同法制成对照药材溶液。再取人参皂苷 Rb₁ 对照品、人参皂苷 Re 对照品、人参皂苷 Rg₁ 对照品,加甲醇制成每 1ml 各含 1mg 的混合溶液,作为对照品溶液。照薄层色谱法(通则 0502)试验,吸取上述三种溶液各 2～5μl,分别点于同一硅胶 G 薄层板上,以三氯甲烷-乙酸乙酯-甲醇-水(15：40：22：10)10℃以下放置的下层溶液为展开剂,展开,取出,晾干,喷以 10％硫酸乙醇溶液,在 105℃加热至斑点显色清晰。供试品色谱中,在与对照药材色谱和对照品色谱相应的位置上,显相同颜色的斑点;置紫外光灯(365nm)下检视,显相同颜色的荧光斑点。

(2)取本品内容物 2g,加乙醇 50ml,加热回流 1 小时,滤过,滤液浓缩至约 3ml,作为供试品溶液。另取制何首乌对照药材 0.5g,同法制成对照药材溶液。再取 2,3,5,4'-四羟基二苯乙烯-2-O-β-D-葡萄糖苷对照品,加乙醇制成每 1ml 含 0.5mg 的溶液,作为对照品溶液。照薄层色谱法(通则 0502)试验,吸取上述三种溶液各 2～5μl,分别点于同一硅胶 G 薄层板上,以甲苯-乙醇(2∶1)为展开剂,展开,展距约 3.5cm,取出,晾干,再以甲苯-乙醇(4∶1)为展开剂,展开,展距约 7cm,取出,晾干,置紫外光灯(365nm)下检视。供试品色谱中,在与对照药材色谱和对照品色谱相应的位置上,显相同颜色的荧光斑点。

【检查】 应符合胶囊剂项下有关的各项规定(通则 0103)。

【含量测定】 照高效液相色谱法(通则 0512)测定。

色谱条件与系统适用性试验 以十八烷基硅烷键合硅胶为填充剂;以乙腈-水(20∶80)为流动相;检测波长为 320nm。理论板数按 2,3,5,4'-四羟基二苯乙烯-2-O-β-D-葡萄糖苷峰计算应不低于 2000。

对照品溶液的制备 取 2,3,5,4'-四羟基二苯乙烯-2-O-β-D-葡萄糖苷对照品适量,精密称定,加稀乙醇制成每 1ml 含 50μg 的溶液,即得。

供试品溶液的制备 取装量差异项下的本品内容物,研匀,取约 0.2g,精密称定,置具塞锥形瓶中,精密加入稀乙醇 25ml,密塞,称定重量,超声处理(功率 250W,频率 40kHz)20 分钟,放冷,再称定重量,用稀乙醇补足减失的重量,摇匀,滤过,取续滤液,即得。

测定法 分别精密吸取对照品溶液与供试品溶液各 10μl,注入液相色谱仪,测定,即得。

本品每粒含制何首乌以 2,3,5,4'-四羟基二苯乙烯-2-O-β-D-葡萄糖苷($C_{20}H_{22}O_9$)计,不得少于 2.0mg。

【功能与主治】 益气养血。用于气血两虚所致的须发早白、健忘失眠、食欲不振、体疲乏力;神经衰弱见上述证候者。

【用法与用量】 口服。一次 1～2 粒,一日 3 次。饭前服用。

【规格】 每粒装 0.3g

【贮藏】 密封。

人参健脾丸

Renshen Jianpi Wan

【处方】 人参 25g　　　　白术(麸炒)150g
　　　　茯苓 50g　　　　山药 100g
　　　　陈皮 50g　　　　木香 12.5g
　　　　砂仁 25g　　　　炙黄芪 100g
　　　　当归 50g　　　　酸枣仁(炒)50g
　　　　远志(制)25g

【制法】 以上十一味,粉碎成细粉,过筛,混匀。每 100g 粉末用炼蜜 40～50g 加适量的水泛丸,干燥,制成水蜜丸;或加炼蜜 110～120g 制成大蜜丸,即得。

【性状】 本品为棕褐色至棕黑色的水蜜丸或大蜜丸;气香,味甜、微苦。

【鉴别】 (1)取本品,置显微镜下观察:草酸钙针晶束存在于黏液细胞中,长 80～240μm,针晶直径 2～5μm(山药)。草酸钙簇晶直径 20～68μm,棱角锐尖(人参)。内种皮厚壁细胞黄棕色或棕红色,表面观类多角形,壁厚,胞腔含硅质块(砂仁)。

(2)取本品水蜜丸 8g,研碎;或取大蜜丸 12g,剪碎,加硅藻土 6g,研匀,置索氏提取器中,加甲醇 100ml,加热回流提取 3 小时,放冷,滤过,滤液蒸干,残渣用水 30ml 溶解,转移至分液漏斗中,用水饱和的正丁醇振摇提取 3 次,每次 20ml,合并正丁醇提取液,用氨试液洗涤 2 次,每次 20ml,正丁醇液蒸干,残渣用水 30ml 溶解,滤过,滤液通过 D101 型大孔吸附树脂柱(内径 1.5cm,柱高为 12cm),先后用水 50ml、40%乙醇 30ml 和 70%乙醇 50ml 洗脱,收集 70%乙醇洗脱液,蒸干,残渣加甲醇 0.5ml 使溶解,作为供试品溶液。另取人参皂苷 Rg₁ 对照品、人参皂苷 Re 对照品、人参皂苷 Rb₁ 对照品及黄芪甲苷对照品,分别加甲醇制成每 1ml 含 1mg 的溶液,作为对照品溶液。照薄层色谱法(通则 0502)试验,吸取上述五种溶液各 5～10μl,分别点于同一硅胶 G 薄层板上,以三氯甲烷-甲醇-水(13∶6∶2)10℃以下放置过夜的下层溶液为展开剂,展开,取出,晾干,喷以 10%硫酸乙醇溶液,在 105℃加热至斑点显色清晰。供试品色谱中,在与对照品色谱相应的位置上,显相同颜色的斑点。

(3)取本品水蜜丸 8g,研碎;或取大蜜丸 12g,剪碎,加硅藻土 6g,研匀,用乙醚 30ml 加热回流 20 分钟,放冷,滤过,滤液挥干,残渣加乙酸乙酯 0.5ml 使溶解,作为供试品溶液。另取当归对照药材 1g,同法制成对照药材溶液。照薄层色谱法(通则 0502)试验,吸取上述两种溶液各 5μl,分别点于同一硅胶 G 薄层板上,以正己烷-乙酸乙酯(9∶1)为展开剂,展开,取出,晾干,置紫外光灯(365nm)下检视。供试品色谱中,在与对照药材色谱相应的位置上,显相同颜色的荧光斑点。

(4)取白术对照药材 0.5g,加正己烷 2ml,超声处理 15 分钟,滤过,滤液作为对照药材溶液。照薄层色谱法(通则 0502)试验,吸取〔鉴别〕(3)项下的供试品溶液及上述对照药材溶液各 10μl,分别点于同一硅胶 G 薄层板上,以石油醚(60～90℃)-乙酸乙酯(50∶1)为展开剂,置用展开剂预平衡 15 分钟的展开缸内展开,取出,晾干,喷以 5%香草醛硫酸溶液,加热至斑点显色清晰。供试品色谱中,在与对照药材色谱相应的位置上,显相同颜色的斑点,并显一桃红色主斑点。

【检查】 应符合丸剂项下有关的各项规定(通则 0108)。

【含量测定】 照高效液相色谱法(通则 0512)测定。

色谱条件与系统适用性试验 以十八烷基硅烷键合硅胶为填充剂;以甲醇-醋酸-水(35∶4∶61)为流动相;检测波长为 284nm。理论板数按橙皮苷峰计算应不低于 2000。

对照品溶液的制备 取橙皮苷对照品适量,精密称定,加甲醇制成每 1ml 含 0.25mg 的溶液。

供试品溶液的制备 取本品水蜜丸适量,研碎,取约 4g,精密称定;或取重量差异项下的大蜜丸,剪碎,混匀,取约 6g,精密称定,加硅藻土 6g,充分研磨成薄片后剪碎,置索氏提取器中,加石油醚(60~90℃)80ml,加热回流 3 小时,弃去石油醚,药渣挥干,加甲醇 80ml,加热回流 5 小时,放冷,滤过,滤液转移至 100ml 量瓶中,用少量甲醇分次洗涤容器,洗液滤入同一量瓶中,加甲醇至刻度,摇匀,即得。

测定法 分别精密吸取对照品溶液与供试品溶液各 10μl,注入液相色谱仪,测定,即得。

本品含陈皮以橙皮苷($C_{28}H_{34}O_{15}$)计,水蜜丸每 1g 不得少于 1.7mg;大蜜丸每丸不得少于 6.9mg。

【功能与主治】 健脾益气,和胃止泻。用于脾胃虚弱所致的饮食不化、脘闷嘈杂、恶心呕吐、腹痛便溏、不思饮食、体弱倦怠。

【用法与用量】 口服。水蜜丸一次 8g,大蜜丸一次 2丸,一日 2 次。

【规格】 大蜜丸 每丸重 6g

【贮藏】 密封。

儿宝颗粒
Erbao Keli

【处方】 太子参 120g　　北沙参 120g
　　　　　茯苓 120g　　　山药 120g
　　　　　炒山楂 45g　　　炒麦芽 45g
　　　　　陈皮 45g　　　　炒白芍 45g
　　　　　炒白扁豆 120g　麦冬 45g
　　　　　葛根(煨)45g

【制法】 以上十一味,加水煎煮二次,第一次 4 小时,第二次 3 小时,煎液滤过,滤液合并,静置,取上清液,浓缩至适量;另取饴糖 45g,加热煮沸,浓缩至相对密度 1.35(50℃)以上,加入枸橼酸 3g,搅匀,加入上述浓缩液中,搅匀,加入蔗糖粉 650g,糊精适量,混匀,制成颗粒,在 60℃干燥,制成 1000g;或加入蔗糖粉 270g、糊精适量,混匀,制成颗粒,在 60℃干燥,制成 900g,即得。

【性状】 本品为淡黄色至棕黄色的颗粒;味甜、微酸。

【鉴别】 (1)取本品 50g,研细,加乙醚 80ml,加热回流 1 小时,滤过,滤液蒸干,残渣加甲醇 0.5ml 使溶解,作为供试品溶液。另取太子参对照药材 3g,加水 50ml,煎煮 1 小时,离心,取上清液,用乙醚振摇提取 2 次,每次 40ml,合并乙醚液,蒸干,残渣加甲醇 0.5ml 使溶解,作为对照药材溶液。照薄层色谱法(通则 0502)试验,吸取上述两种溶液各 20μl,分别点于同一硅胶 G 薄层板上,以环己烷-乙酸乙酯(9∶1)为展开剂,展开,取出,晾干,喷以 5%香草醛硫酸溶液,在 105℃加热至斑点显色清晰。供试品色谱中,在与对照药材色谱相应的位置上,显相同颜色的斑点。

(2)取本品 10g,研细,加乙酸乙酯 30ml,加热回流 1 小时,滤过,滤液蒸干,残渣加甲醇 1ml 使溶解,作为供试品溶液。另取橙皮苷对照品,加甲醇制成饱和溶液,作为对照品溶液。照薄层色谱法(通则 0502)试验,吸取供试品溶液 5~10μl、对照品溶液 5μl,分别点于同一用 0.5%氢氧化钠溶液制备的硅胶 G 薄层板上,以乙酸乙酯-甲醇-水(100∶17∶13)为展开剂,展开,展距约 5cm,取出,晾干,再以甲苯-乙酸乙酯-甲酸-水(20∶10∶1∶1)的上层溶液为展开剂,展开,展距约 10cm,取出,晾干,喷以三氯化铝试液,在 105℃加热数分钟,置紫外光灯(365nm)下检视。供试品色谱中,在与对照品色谱相应的位置上,显相同颜色的荧光斑点。

(3)取葛根素对照品,加甲醇制成每 1ml 含 1mg 的溶液,作为对照品溶液。照薄层色谱法(通则 0502)试验,吸取〔鉴别〕(2)项下的供试品溶液 10μl 及上述对照品溶液 5μl,分别点于同一硅胶 G 薄层板上,以三氯甲烷-甲醇-水(7∶2.5∶0.25)为展开剂,展开,取出,晾干,置氨蒸气中熏 15 分钟,置紫外光灯(365nm)下检视。供试品色谱中,在与对照品色谱相应的位置上,显相同颜色的荧光斑点。

(4)取本品 20g,研细,加水 50ml 使溶解,用水饱和的正丁醇振摇提取 2 次,每次 50ml,合并正丁醇液,用氨试液洗涤 2 次,每次 50ml,正丁醇液蒸干,残渣加乙醇 1ml 使溶解,作为供试品溶液。另取芍药苷对照品,加乙醇制成每 1ml 含 1mg 的溶液,作为对照品溶液。照薄层色谱法(通则 0502)试验,吸取供试品溶液 20μl、对照品溶液 10μl,分别点于同一硅胶 G 薄层板上,以三氯甲烷-乙酸乙酯-甲醇-甲酸(40∶5∶10∶0.2)为展开剂,展开,取出,晾干,喷以 5%香草醛硫酸溶液,在 105℃加热至斑点显色清晰。供试品色谱中,在与对照品色谱相应的位置上,显相同颜色的斑点。

【检查】 应符合颗粒剂项下有关的各项规定(通则 0104)。

【含量测定】 照高效液相色谱法(通则 0512)测定。

色谱条件与系统适用性试验 以十八烷基硅烷键合硅胶为填充剂;以乙腈-0.1%磷酸溶液(12∶88)为流动相;检测波长为 230nm。理论板数按芍药苷峰计算应不低于 2000。

对照品溶液的制备 取芍药苷对照品适量,精密称定,加稀乙醇制成每 1ml 含 12μg 的溶液,即得。

供试品溶液的制备 取装量差异项下的本品,混匀,取适量,研细,取 1g,精密称定,置具塞锥形瓶中,精密加入稀乙醇 25ml,称定重量,超声处理(功率 250W,频率 25kHz)30 分钟,放冷,再称定重量,用稀乙醇补足减失的重量,摇匀,滤过,取续滤液,即得。

测定法　分别精密吸取对照品溶液与供试品溶液各 20μl,注入液相色谱仪,测定,即得。

本品每袋含白芍以芍药苷($C_{23}H_{28}O_{11}$)计,〔规格(1)〕和〔规格(2)〕不得少于 2.0mg;〔规格(3)〕和〔规格(4)〕不得少于 4.0mg;〔规格(5)〕不得少于 6.0mg。

【功能与主治】　健脾益气,生津开胃。用于脾气虚弱、胃阴不足所致的纳呆厌食、口干燥渴、大便久泻、面黄体弱、精神不振、盗汗。

【用法与用量】　开水冲服。一至三岁一次 5g 或 4.5g(低蔗糖型),四至六岁一次 7.5g 或 6.8g(低蔗糖型),六岁以上一次 10g 或 9g(低蔗糖型),一日 2~3 次。

【规格】　(1)每袋装 4.5g(低蔗糖型)　(2)每袋装 5g(3)每袋装 9g(低蔗糖型)　(4)每袋装 10g　(5)每袋装 15g

【贮藏】　密封。

儿康宁糖浆
Erkangning Tangjiang

【处方】
党参 60g	黄芪 20g
白术 60g	茯苓 40g
山药 60g	薏苡仁 60g
麦冬 60g	制何首乌 60g
大枣 20g	焦山楂 20g
麦芽(炒)20g	桑枝 40g

【制法】　以上十二味,加水煎煮两次,合并煎液,滤过,滤液浓缩至适量,加入蔗糖、炼蜜适量,混匀,滤过,加枸橼酸及防腐剂适量,混匀,再加入陈皮油 0.6ml,加水至 1000ml,混匀,分装,即得。

【性状】　本品为棕黄色至棕褐色的黏稠液体;气芳香,味甜。

【鉴别】　(1)取本品 10ml,加水饱和的正丁醇振摇提取 2 次,每次 20ml,分取正丁醇液,蒸干,残渣加甲醇 1ml 使溶解,作为供试品溶液。另取麦冬对照药材 1g,加水饱和的正丁醇 20ml,超声处理 20 分钟,滤过,滤液蒸干,残渣加正丁醇 1ml 使溶解,作为对照药材溶液。照薄层色谱法(通则 0502)试验,吸取上述两种溶液各 5~10μl,分别点于同一硅胶 G 薄层板上,以正丁醇-醋酸-水(4:1:1)的上层溶液为展开剂,展开,取出,晾干,喷以 10% 硫酸乙醇溶液,在 105℃加热约 5 分钟。供试品色谱中,在与对照药材色谱相应的位置上,显相同颜色的斑点。

(2)取本品 20ml,用三氯甲烷振摇提取 2 次,每次 20ml,合并三氯甲烷液,蒸干,残渣加三氯甲烷 1ml 使溶解,作为供试品溶液。另取大黄素对照品,加三氯甲烷制成每 1ml 含 1mg 的溶液,作为对照品溶液。照薄层色谱法(通则 0502)试

验,吸取供试品溶液 10~20μl、对照品溶液 5μl,分别点于同一硅胶 G 薄层板上,以甲苯-乙酸乙酯-甲酸(15:2:1)为展开剂,展开,取出,晾干,置紫外光灯(365nm)下检视。供试品色谱中,在与对照品色谱相应的位置上,显相同颜色的荧光斑点;置氨蒸气中熏后,置日光下检视,显相同的红色斑点。

(3)取本品 20ml,用水饱和的正丁醇振摇提取 3 次,每次 20ml,合并正丁醇液,用 1% 氢氧化钠溶液洗涤 3 次,每次 20ml,再用正丁醇饱和的水洗涤至中性,正丁醇液蒸干,残渣加甲醇 1ml 使溶解,作为供试品溶液。另取黄芪甲苷对照品,加甲醇制成每 1ml 含 1mg 的溶液,作为对照品溶液。照薄层色谱法(通则 0502)试验,吸取供试品溶液 10μl、对照品溶液 5μl,分别点于同一硅胶 G 薄层板上,以三氯甲烷-乙酸乙酯-甲醇-水(10:20:11:5)10℃以下放置的下层溶液为展开剂,展开,取出,晾干,喷以 10% 硫酸乙醇溶液,在 105℃加热至斑点显色清晰。供试品色谱中,在与对照品色谱相应的位置上,显相同颜色的斑点。

【检查】　相对密度　应不低于 1.24(通则 0601)。

pH 值　应为 4.0~5.0(通则 0631)。

其他　应符合糖浆剂项下有关的各项规定(通则 0116)。

【正丁醇提取物】　精密量取本品 20ml,用水饱和的正丁醇振摇提取 5 次(30ml,20ml,20ml,20ml,20ml),合并正丁醇提取液,置已干燥至恒重的蒸发皿中,蒸干,置 105℃干燥 3 小时,移置干燥器中,冷却 30 分钟,迅速精密称定重量,计算,即得。

本品含正丁醇提取物不得少于 3.0%。

【含量测定】　照高效液相色谱法(通则 0512)测定。

色谱条件与系统适用性试验　以十八烷基硅烷键合硅胶为填充剂;以乙腈-水(25:75)为流动相;检测波长为 320nm。理论板数按 2,3,5,4'-四羟基二苯乙烯-2-O-β-D-葡萄糖苷峰计算应不低于 2000。

对照品溶液的制备　取 2,3,5,4'-四羟基二苯乙烯-2-O-β-D-葡萄糖苷对照品适量,精密称定,加稀乙醇制成每 1ml 含 20μg 的溶液,即得。

供试品溶液的制备　精密量取本品 5ml,置 25ml 棕色量瓶中,加稀乙醇至刻度,摇匀,离心,取上清液,即得。

测定法　分别精密吸取对照品溶液与供试品溶液各 10μl,注入液相色谱仪,测定,即得。

本品每 1ml 含制何首乌以 2,3,5,4'-四羟基二苯乙烯-2-O-β-D-葡萄糖苷($C_{20}H_{22}O_9$)计,不得少于 30μg。

【功能与主治】　益气健脾,消食开胃。用于脾胃气虚所致的厌食,症见食欲不振、消化不良、面黄身瘦、大便稀溏。

【用法与用量】　口服。一次 10ml,一日 3 次,20~30 天为一疗程。

【规格】　(1)每支装 10ml　(2)每瓶装 150ml

【贮藏】　密封,置阴凉处。

儿童清肺丸

Ertong Qingfei Wan

【处方】 麻黄 10g　　　　　炒苦杏仁 20g
石膏 40g　　　　　　甘草 10g
蜜桑白皮 30g　　　　瓜蒌皮 30g
黄芩 40g　　　　　　板蓝根 40g
橘红 30g　　　　　　法半夏 30g
炒紫苏子 20g　　　　葶苈子 10g
浙贝母 40g　　　　　紫苏叶 20g
细辛 8g　　　　　　薄荷 30g
蜜枇杷叶 40g　　　　白前 30g
前胡 20g　　　　　　石菖蒲 30g
天花粉 30g　　　　　煅青礞石 10g

【制法】 以上二十二味，粉碎成细粉，过筛，混匀。每100g 粉末加炼蜜 45～65g 与适量的水，制成水蜜丸，干燥；或每 100g 粉末加炼蜜 140～160g 制成大蜜丸，即得。

【性状】 本品为棕褐色至黑褐色的水蜜丸或大蜜丸；味苦、辛辣。

【鉴别】 (1)取本品，置显微镜下观察：不规则片状结晶无色，有平直纹理(石膏)。韧皮纤维淡黄色，梭形，壁厚，孔沟细(黄芩)。纤维无色，直径 13～26μm，壁厚，孔沟不明显(蜜桑白皮)。气孔特异，保卫细胞侧面观似哑铃状(麻黄)。种皮内表皮细胞黄色，多角形或长多角形，壁稍厚(葶苈子)。叶肉组织中有细小草酸钙簇晶，直径 4～8μm(紫苏叶)。淀粉粒复粒由 2～14 分粒组成，常由一个大的帽盔状分粒与几个小分粒复合(天花粉)。

(2)取本品水蜜丸 6g，粉碎，或取大蜜丸 10g，剪碎，加硅藻土 5g，研匀，加浓氨试液 2ml、乙醇 5ml 和乙醚 50ml，加热回流 1 小时，滤过，滤液加盐酸溶液(1→20)1ml，低温蒸干，残渣用甲醇适量使溶解，加中性氧化铝 1g，拌匀，加在中性氧化铝柱(100～200 目，6g，柱内径为 1cm)上，用甲醇 30ml 洗脱，收集洗脱液，低温浓缩至 0.5ml，作为供试品溶液。另取盐酸麻黄碱对照品，加甲醇制成每 1ml 含 1mg 的溶液，作为对照品溶液。照薄层色谱法(通则 0502)试验，吸取供试品溶液 10μl，对照品溶液 2μl，分别点于同一硅胶 G 薄层板上，以三氯甲烷-甲醇-浓氨试液(4：1：0.1)为展开剂，展开，取出，晾干，喷以茚三酮试液，在 105℃加热至斑点显色清晰，置日光下检视。供试品色谱中，在与对照品色谱相应的位置上，显相同颜色的斑点。

(3)取本品水蜜丸 2g，粉碎，或取大蜜丸 3g，剪碎，加70%乙醇 20ml，加热回流 1 小时，滤过，滤液浓缩至 2ml，加在聚酰胺柱(80～100 目，1g，柱内径为 1cm，湿法装柱)上，分别用水、30%乙醇、60%乙醇和乙醇各 25ml 洗脱，收集 30%乙醇洗脱液(备用)，收集乙醇洗脱液，蒸干，残渣加甲醇 1ml 使

溶解，作为供试品溶液。另取黄芩苷对照品，加甲醇制成每1ml 含 1mg 的溶液，作为对照品溶液。照薄层色谱法(通则0502)试验，吸取供试品溶液 5μl、对照品溶液 1μl，分别点于同一聚酰胺薄膜上，以乙酸乙酯-丁酮-甲酸-水(5：3：1：0.5)为展开剂，展开，取出，晾干，喷以 1%三氯化铁乙醇溶液，热风吹至斑点显色清晰，置日光下检视。供试品色谱中，在与对照品色谱相应的位置上，显相同颜色的斑点。

(4)取〔鉴别〕(3)项下备用的 30%乙醇洗脱液，蒸干，残渣加甲醇 2ml 使溶解，作为供试品溶液。另取橙皮苷对照品，加甲醇制成饱和溶液，作为对照品溶液。照薄层色谱法(通则0502)试验，吸取上述两种溶液各 2μl，分别点于同一硅胶 G薄层板上，使成条状，以乙酸乙酯-甲醇-水(10：1.7：1.3)为展开剂，展开，取出，晾干，喷以 1%三氯化铝乙醇溶液，热风吹干，置紫外光灯(365nm)下检视。供试品色谱中，在与对照品色谱相应的位置上，显相同颜色的荧光条斑。

【检查】 应符合丸剂项下有关的各项规定(通则 0108)。

【含量测定】 麻黄 照高效液相色谱法(通则 0512)测定。

色谱条件与系统适用性试验 以十八烷基硅烷键合硅胶为填充剂；以乙腈-0.1%磷酸溶液(4：96)为流动相；检测波长为 206nm。理论板数按盐酸麻黄碱峰计算应不低于 3000。

对照品溶液的制备 取盐酸麻黄碱对照品、盐酸伪麻黄碱对照品适量，精密称定，加水制成每 1ml 含盐酸麻黄碱10μg、盐酸伪麻黄碱 5μg 的溶液，即得。

供试品溶液的制备 取本品水蜜丸适量，研碎，混匀，取约 3.4g，精密称定；或取重量差异项下的大蜜丸，剪碎，混匀，取约 6g，精密称定，置具塞锥形瓶中，精密加入水 100ml，称定重量，加热回流 30 分钟，放冷，再称定重量，用水补足减失的重量，摇匀，离心，精密量取上清液 50ml，加浓氨试液 2ml，摇匀，用乙醚振摇提取 3 次，每次 50ml，合并乙醚液，加入盐酸乙醇溶液(5→100)2ml，混匀，减压回收乙醚或挥尽乙醚，残渣加水使溶解，并转移至 10ml 量瓶中，加水至刻度，摇匀，放置 24 小时后，滤过，取续滤液，即得。

测定法 分别精密吸取对照品溶液 20μl 与供试品溶液10～20μl，注入液相色谱仪，测定，即得。

本品含麻黄以盐酸麻黄碱($C_{10}H_{15}NO \cdot HCl$)和盐酸伪麻黄碱($C_{10}H_{15}NO \cdot HCl$)的总量计，水蜜丸每 1g 不得少于66μg；大蜜丸每丸不得少于 0.11mg。

黄芩 照高效液相色谱法(通则 0512)测定。

色谱条件与系统适用性试验 以十八烷基硅烷键合硅胶为填充剂；以甲醇-水-磷酸(47：53：0.2)为流动相；检测波长为 280nm。理论板数按黄芩苷峰计算应不低于 2500。

对照品溶液的制备 取黄芩苷对照品适量，精密称定，加甲醇制成每 1ml 含 30μg 的溶液，即得。

供试品溶液的制备 取本品水蜜丸适量，研碎，取适量，精密称定，精密加入半量的硅藻土，研匀，取约 0.9g，精密称定；或取重量差异项下的大蜜丸，剪碎，混匀，取适量，精密称

定,精密加入半量的硅藻土,研匀,取约 1.5g,精密称定,加入 70％乙醇 40ml,加热回流 2 小时,放冷,滤过,滤液转移至 100ml 量瓶中,用少量 70％乙醇分次洗涤容器和残渣,洗液并入同一量瓶中,加 70％乙醇至刻度,摇匀,滤过,取续滤液,即得。

测定法　分别精密吸取对照品溶液与供试品溶液各 10μl,注入液相色谱仪,测定,即得。

本品含黄芩以黄芩苷($C_{21}H_{18}O_{11}$)计,水蜜丸每 1g 不得少于 2.7mg;大蜜丸每丸不得少于 4.5mg。

【功能与主治】　清肺,解表,化痰,止嗽。用于小儿风寒外束、肺经痰热所致的面赤身热、咳嗽气促、痰多黏稠、咽痛声哑。

【用法与用量】　口服。水蜜丸一次 1 袋,大蜜丸一次 1 丸,一日 2 次;三岁以下一次半袋或半丸。

【规格】　(1)水蜜丸　每袋装 1.7g　(2)大蜜丸　每丸重 3g

【贮藏】　密封。

儿童清热导滞丸
Ertong Qingre Daozhi Wan

【处方】　醋鸡内金 120g　　　　醋莪术 90g
　　　　　姜厚朴 90g　　　　　　枳实 90g
　　　　　焦山楂 60g　　　　　　醋青皮 90g
　　　　　法半夏 60g　　　　　　六神曲(焦)60g
　　　　　焦麦芽 60g　　　　　　焦槟榔 120g
　　　　　榧子 90g　　　　　　　使君子仁 120g
　　　　　胡黄连 60g　　　　　　苦楝皮 90g
　　　　　知母 120g　　　　　　　青蒿 60g
　　　　　酒黄芩 120g　　　　　　薄荷 60g
　　　　　钩藤 90g　　　　　　　盐车前子 120g

【制法】　以上二十味,粉碎成细粉,过筛,混匀。每 100g 粉末加炼蜜 115～125g 制成大蜜丸,即得。

【性状】　本品为棕褐色的大蜜丸;味甜、微苦。

【鉴别】　(1)取本品,置显微镜下观察:沙囊内碎块不规则块状,大小不等,边缘不整齐,半透明,淡黄色或近无色,棱角分明,有的可见线状纹理(醋鸡内金)。

(2)取本品 6g,剪碎,加甲醇 15ml,加热回流 15 分钟,放冷,滤过,滤液作为供试品溶液。另取黄芩苷对照品,加甲醇制成每 1ml 含 1mg 的溶液,作为对照品溶液。照薄层色谱法(通则 0502)试验,吸取上述两种溶液各 5μl,分别点于同一硅胶 G 薄层板上,以乙酸乙酯-丁酮-醋酸-水(10：7：5：3)为展开剂,展开,取出,晾干,喷以 1％三氯化铁乙醇溶液,加热至斑点显色清晰。供试品色谱中,在与对照品色谱相应的位置上,显相同颜色的斑点。

(3)取本品 6g,剪碎,加乙醚 15ml,充分振摇,浸渍 30 分钟,滤过,滤液挥干,残渣加甲醇 5ml 使溶解,滤过,滤液浓缩至约 1ml,作为供试品溶液。另取厚朴酚对照品与和厚朴酚对照品,加甲醇制成每 1ml 各含 1mg 的混合溶液,作为对照品溶液。照薄层色谱法(通则 0502)试验,吸取上述两种溶液各 5μl,分别点于同一硅胶 G 薄层板上,以甲苯-环己烷-甲醇(27：1：1)为展开剂,展开,取出,晾干,喷以 1％香草醛硫酸溶液,在 105℃加热至斑点显色清晰。供试品色谱中,在与对照品色谱相应的位置上,显相同颜色的斑点。

(4)取本品 6g,剪碎,加水 20ml,加热回流 1 小时,滤过,滤液用乙酸乙酯 30ml 振摇提取,分取乙酸乙酯液,蒸干,残渣加甲醇 1ml 使溶解,作为供试品溶液。另取橙皮苷对照品和柚皮苷对照品,分别加甲醇制成每 1ml 含 0.5mg 的溶液,作为对照品溶液。照薄层色谱法(通则 0502)试验,吸取上述三种溶液各 5μl,分别点于同一硅胶 G 薄层板上,以三氯甲烷-甲醇-水(32：17：5)10℃以下放置 12 小时的下层溶液为展开剂,展开,展距约 12cm,取出,晾干,喷以三氯化铝试液,置紫外光灯(365nm)下检视。供试品色谱中,在与对照品色谱相应的位置上,显相同颜色的荧光斑点。

(5)取本品 6g,加硅藻土约 3g,研细,加甲醇 30ml,超声处理 20 分钟,滤过,滤液蒸干,残渣加水 30ml 使溶解,用稀盐酸调节 pH 值至 1～2,用乙酸乙酯 25ml 振摇提取,分取乙酸乙酯液,蒸干,残渣加甲醇 1ml 使溶解,作为供试品溶液。另取胡黄连对照药材 1g,加甲醇 20ml,同法制成对照药材溶液。照薄层色谱法(通则 0502)试验,吸取上述两种溶液各 10μl,分别点于同一硅胶 GF_{254} 薄层板上,以石油醚(30～60℃)-乙酸乙酯-甲酸(5：1：0.1)为展开剂,展开,取出,晾干,置紫外光灯(254nm)下检视。供试品色谱中,在与对照药材色谱相应的位置上,显相同颜色的斑点。

【检查】　应符合丸剂项下有关的各项规定(通则 0108)。

【含量测定】　照高效液相色谱法(通则 0512)测定。

色谱条件与系统适用性试验　以十八烷基硅烷键合硅胶为填充剂;以甲醇-水(59：41)为流动相;检测波长为 294nm。理论板数按厚朴酚峰计算应不低于 3000。

对照品溶液的制备　取厚朴酚对照品与和厚朴酚对照品适量,精密称定,加甲醇制成每 1ml 含厚朴酚 70μg、和厚朴酚 20μg 的混合溶液,即得。

供试品溶液的制备　取重量差异项下的本品,剪碎,混匀,取约 1.5g,精密称定,置具塞锥形瓶中,精密加入甲醇 25ml,密塞,称定重量,加热回流 1.5 小时,放冷,再称定重量,用甲醇补足减失的重量,摇匀,滤过,取续滤液,即得。

测定法　分别精密吸取对照品溶液与供试品溶液各 10μl,注入液相色谱仪,测定,即得。

本品每丸含厚朴以厚朴酚($C_{18}H_{18}O_2$)与和厚朴酚($C_{18}H_{18}O_2$)的总量计,不得少于 1.5mg。

【功能与主治】　健胃导滞,消积化虫。用于食滞肠胃所致的疳症,症见不思饮食、消化不良、面黄肌瘦、烦躁口渴、胸膈满闷、积聚痞块,亦用于虫积腹痛。

【用法与用量】 口服。一次 1 丸,一日 3 次,周岁以内小儿酌减。

【规格】 每丸重 3g

【贮藏】 密封。

儿感退热宁口服液
Ergan Tuirening Koufuye

【处方】 青蒿 250g　　板蓝根 300g
菊花 300g　　苦杏仁 300g
桔梗 300g　　连翘 300g
薄荷 150g　　甘草 100g

【制法】 以上八味,青蒿、连翘、菊花、薄荷加水蒸馏,收集蒸馏液约 500ml,冷藏备用;药渣与其余板蓝根等四味加水煎煮二次(苦杏仁在水沸后加入),煎液滤过,滤液合并,浓缩成稠膏,放冷,加入乙醇,搅拌,静置,滤过,滤液回收乙醇并浓缩至适量,加入上述蒸馏液,滤过,滤液加单糖浆 250ml,以 10% 氢氧化钠溶液调节 pH 值至 7.0 ～ 7.5,加水使成 1000ml,搅匀,静置,滤过,灌封,灭菌,即得。

【性状】 本品为棕色至深棕色的液体;气香,味甜、微苦。

【鉴别】 (1)取本品 10ml,用乙酸乙酯提取 2 次,每次 20ml,合并乙酸乙酯提取液,蒸干,残渣加甲醇 1ml 使溶解,作为供试品溶液。另取东莨菪内酯对照品,加甲醇制成每 1ml 含 1mg 的溶液,作为对照品溶液。照薄层色谱法(通则 0502)试验,吸取上述两种溶液各 5μl,分别点于同一硅胶 G 薄层板上,以三氯甲烷-乙酸乙酯-冰醋酸(10∶8∶1)为展开剂,展开,取出,晾干,置紫外光灯(365nm)下检视。供试品色谱中,在与对照品色谱相应的位置上,显相同颜色的荧光斑点。

(2)取本品 10ml,加水 10ml,摇匀,用三氯甲烷提取 2 次,每次 25ml,合并三氯甲烷提取液,蒸干,残渣加甲醇 1ml 使溶解,作为供试品溶液。另取连翘对照药材 1g,加水 50ml,煎煮 15 分钟,滤过,滤液浓缩至 20ml,同法制成对照药材溶液。照薄层色谱法(通则 0502)试验,吸取上述两种溶液各 5μl,分别点于同一硅胶 G 薄层板上,以二甲苯-乙酸乙酯(1∶1)为展开剂,展开,取出,晾干,喷以 10% 硫酸乙醇溶液,在 105℃ 加热至斑点显色清晰。供试品色谱中,在与对照药材色谱相应的位置上,显相同颜色的斑点。

(3)取本品 20ml,用乙醚提取 2 次,每次 30ml,弃去乙醚液,水液用乙酸乙酯提取 2 次,每次 30ml,合并乙酸乙酯液,蒸干,残渣加甲醇 1ml 使溶解,作为供试品溶液。另取甘草对照药材 2g,加水 100ml,煎煮 30 分钟,滤过,滤液浓缩至 30ml,同法制成对照药材溶液。再取甘草苷对照品,加甲醇制成每 1ml 含 2mg 的溶液,作为对照品溶液。照薄层色谱法

(通则 0502)试验,吸取上述三种溶液各 10μl,分别点于同一硅胶 G 薄层板上,以乙酸乙酯-甲酸-冰醋酸-水(15∶1∶1∶2)为展开剂,展开,取出,晾干,喷以 10% 硫酸乙醇溶液,在 105℃ 加热至斑点显色清晰。供试品色谱中,在与对照药材色谱和对照品色谱相应的位置上,显相同颜色的斑点;置紫外光灯(365nm)下检视,显相同颜色的荧光斑点。

(4)取本品 20ml,加 7% 硫酸乙醇-水(1∶3)的混合溶液 20ml,加热回流 3 小时,放冷,滤过,滤液用三氯甲烷提取 2 次,每次 30ml,合并三氯甲烷液,用水 30ml 洗涤,弃去水液,三氯甲烷液用无水硫酸钠 10g 脱水,滤过,滤液蒸干,残渣加甲醇 1ml 使溶解,作为供试品溶液。另取桔梗对照药材 1g,同法制成对照药材溶液。照薄层色谱法(通则 0502)试验,吸取上述两种溶液各 10μl,分别点于同一硅胶 G 薄层板上,以正己烷-乙酸乙酯-冰醋酸(3∶2∶1)为展开剂,展开,取出,晾干,喷以 10% 硫酸乙醇溶液,在 105℃ 加热至斑点显色清晰。供试品色谱中,在与对照药材色谱相应的位置上,显相同颜色的斑点。

【检查】 相对密度 应不低于 1.13(通则 0601)。

pH 值 应为 5.0～7.0(通则 0631)。

其他 应符合合剂项下有关的各项规定(通则 0181)。

【含量测定】 照高效液相色谱法(通则 0512)测定。

色谱条件与系统适用性试验 以十八烷基硅烷键合硅胶为填充剂;以甲醇-0.2mol/L 醋酸铵溶液-冰醋酸(67∶33∶1)为流动相;检测波长为 250nm。理论板数按甘草酸峰计算应不低于 2000。

对照品溶液的制备 取甘草酸铵对照品适量,精密称定,加流动相制成每 1ml 含 40μg 的溶液,即得(相当于每 1ml 含甘草酸 39.18μg)。

供试品溶液的制备 精密量取本品 2ml,置 10ml 量瓶中,加流动相至刻度,摇匀,滤过,取续滤液,即得。

测定法 分别精密吸取对照品溶液与供试品溶液各 10μl,注入液相色谱仪,测定,即得。

本品每 1ml 含甘草以甘草酸($C_{42}H_{62}O_{16}$)计,不得少于 0.20mg。

【功能与主治】 解表清热,化痰止咳,解毒利咽。用于小儿外感风热,内郁化火,发烧头痛,咳嗽,咽喉肿痛。

【用法与用量】 口服。十岁以上一次 10～15ml,五至十岁一次 6～10ml,三至五岁一次 4～6ml,一日 3 次,或遵医嘱。

【规格】 每支装 10ml

【贮藏】 密封,置阴凉处。

九 一 散
Jiuyi San

【处方】 石膏(煅)900g　　红粉 100g

【制法】 以上二味,石膏(煅)研磨成极细粉;红粉水飞成

极细粉,配研,过绢筛(不得用金属筛),混匀,即得。

【性状】　本品为浅橙色或浅粉红色的细腻粉末。

【鉴别】　(1)取本品 0.1g,加水 10ml,振摇,滤过,取滤液,照钙盐与硫酸盐的鉴别方法(通则 0301)试验,显相同的反应。

(2)取本品 0.5g,加稀硝酸 10ml,振摇,滤过,取滤液 1ml,加碘化钾试液 1 滴,即生成猩红色沉淀,再加过量的碘化钾试液,沉淀即溶解。

【检查】　应符合散剂项下有关的各项规定(通则 0115)。

【含量测定】　取本品约 2g,精密称定,加稀硝酸 25ml,待红粉溶解后,滤过,滤渣用水约 80ml 分次洗涤,合并洗液与滤液,加硫酸铁铵指示液 2ml,用硫氰酸铵滴定液(0.1mol/L)滴定。每 1ml 硫氰酸铵滴定液(0.1mol/L)相当于 10.83mg 的氧化汞(HgO)。

本品每 1g 含红粉以氧化汞(HgO)计,应为 90～110mg。

【功能与主治】　提脓拔毒,去腐生肌。用于热毒壅盛所致的溃疡,症见疮面鲜活、脓腐将尽。

【用法与用量】　外用。取本品适量均匀地撒于患处,对深部疮口及瘘管,可用含本品的纸捻条插入,疮口表面均用油膏或敷料盖贴。每日换药一次或遵医嘱。

【注意】　本品专供外用,不可入口。凡肌薄无肉处不能化脓,或仅有稀水者忌用。

【规格】　每瓶装 1.5g

【贮藏】　密封,避光,防潮。

九气拈痛丸
Jiuqi Niantong Wan

【处方】　醋香附 138g　　　　木香 34.5g
　　　　　高良姜 34.5g　　　　陈皮 69g
　　　　　郁金 69g　　　　　　醋莪术 276g
　　　　　醋延胡索 138g　　　　槟榔 69g
　　　　　甘草 34.5g　　　　　五灵脂(醋炒)138g

【制法】　以上十味,粉碎成细粉,过筛,混匀,用水泛丸,干燥,即得。

【性状】　本品为黄褐色至棕褐色的水丸;气香,味苦、辣。

【鉴别】　(1)取本品,置显微镜下观察:厚壁组织碎片绿黄色,细胞类多角形或略延长,壁稍弯曲,有的连珠状增厚,纹孔细密(醋延胡索)。木纤维成束,长梭形,直径 16～24μm,壁稍厚,纹孔横裂缝状、十字状或人字状(木香)。纤维束周围薄壁细胞含草酸钙方晶,形成晶纤维(甘草)。分泌细胞类圆形,含淡黄棕色至红棕色分泌物,其周围细胞作放射状排列(醋香附)。草酸钙方晶成片存在于薄壁组织中(陈皮)。内胚乳细胞碎片无色,壁较厚,有较多大的类圆形纹孔(槟榔)。

(2)取本品 5g,研细,加浓氨试液 1ml 与三氯甲烷 20ml,浸渍 1 小时,时时振摇,滤过,滤液蒸干,残渣加乙醇 1ml 使溶解,滤过,滤液作为供试品溶液。另取延胡索乙素对照品,加乙醇制成每 1ml 含 1mg 的溶液,作为对照品溶液。照薄层色谱法(通则 0502)试验,吸取供试品溶液 4μl、对照品溶液 1μl,分别点于同一硅胶 G 薄层板上,以正己烷-三氯甲烷-甲醇(10:6:1)为展开剂,展开,取出,晾干,置碘蒸气中熏数秒钟后,置紫外光灯(365nm)下检视。供试品色谱中,在与对照品色谱相应的位置上,显相同颜色的荧光斑点。

(3)取本品 10g,研细,加乙醚 20ml,摇匀,放置过夜,滤过,滤液挥干,残渣加乙醇 1ml 使溶解,作为供试品溶液。另取香附对照药材 0.5g,加乙醚 20ml,同法制成对照药材溶液。照薄层色谱法(通则 0502)试验,吸取上述两种溶液各 10μl,分别点于同一硅胶 GF₂₅₄薄层板上,以甲苯-乙酸乙酯(9:1)为展开剂,展开,取出,晾干,置紫外光灯(254nm)下检视。供试品色谱中,在与对照药材色谱相应的位置上,显相同颜色的斑点。

(4)取木香对照药材 0.5g,加乙醚 10ml,超声处理 15 分钟,滤过,滤液挥干,残渣加乙醇 1ml 使溶解,作为对照药材溶液。照薄层色谱法(通则 0502)试验,吸取对照药材溶液 2μl 及〔鉴别〕(3)项下的供试品溶液 5μl,分别点于同一硅胶 G 薄层板上,以环己烷-三氯甲烷(1:5)为展开剂,展开,取出,晾干,喷以 1% 香草醛硫酸溶液,在 105℃ 加热至斑点显色清晰。供试品色谱中,在与对照药材色谱相应的位置上,显相同颜色的斑点。

(5)取本品 10g,研细,加甲醇 20ml,超声处理 30 分钟,滤过,滤液蒸干,残渣加乙醇 1ml 使溶解,作为供试品溶液。另取陈皮对照药材 0.5g,加甲醇 5ml,超声处理 30 分钟,滤过,滤液作为对照药材溶液。再取橙皮苷对照品,加甲醇制成饱和溶液,作为对照品溶液。照薄层色谱法(通则 0502)试验,吸取上述三种溶液各 5μl,分别点于同一硅胶 G 薄层板上,以乙酸乙酯-甲醇-水(100:17:13)为展开剂,展开,展距约 3cm,取出,晾干,再以甲苯-乙酸乙酯-甲酸-水(20:10:1:1)的上层溶液为展开剂,展开,展距约 8cm,取出,晾干,喷以三氯化铝试液,置紫外光灯(365nm)下检视。供试品色谱中,在与对照药材色谱和对照品色谱相应的位置上,显相同颜色的荧光斑点。

【检查】　应符合丸剂项下有关的各项规定(通则 0108)。

【含量测定】　照高效液相色谱法(通则 0512)测定。

色谱条件与系统适用性试验　以十八烷基硅烷键合硅胶为填充剂;以甲醇-水-醋酸(40:60:0.3)为流动相;检测波长为 283nm。理论板数按橙皮苷峰计算应不低于 2000。

对照品溶液的制备　取橙皮苷对照品适量,精密称定,加甲醇制成每 1ml 含 40μg 的溶液,即得。

供试品溶液的制备　取本品,研细,取约 0.5g,精密称定,置具塞锥形瓶中,精密加入甲醇 50ml,密塞,称定重量,浸渍过夜,超声处理(功率 250W,频率 33kHz)30 分钟,放冷,再称定重量,用甲醇补足减失的重量,摇匀,滤过,取续滤液,即得。

测定法 分别精密吸取对照品溶液与供试品溶液各 $10\mu l$,注入液相色谱仪,测定,即得。

本品每 1g 含陈皮以橙皮苷($C_{28}H_{34}O_{15}$)计,不得少于 2.2mg。

【功能与主治】 理气,活血,止痛。用于气滞血瘀导致的胸胁胀满疼痛、痛经。

【用法与用量】 口服。一次 6~9g,一日 2 次。

【注意】 孕妇禁用。

【贮藏】 密封。

九 分 散
Jiufen San

【处方】 马钱子粉 250g 麻黄 250g
乳香(制)250g 没药(制)250g

【制法】 以上四味,麻黄、乳香(制)、没药(制)粉碎成细粉;马钱子粉与上述粉末配研,过筛,混匀,即得。

【性状】 本品为黄褐色至深黄褐色的粉末,遇热或重压易粘结;气微香,味微苦。

【鉴别】 (1)取本品,置显微镜下观察:单细胞非腺毛形似纤维,多碎断,基部膨大似石细胞,木化(马钱子)。气孔特异,保卫细胞侧面观呈哑铃状,纤维上附有小晶体(麻黄)。不规则团块淡黄色或淡黄棕色,由无色或淡黄色油滴和小颗粒聚集而成,加苏丹Ⅲ试液,油滴呈红色(乳香)。不规则碎块淡黄色,碎块洞穴中含有微黄色油滴,加苏丹Ⅲ试液,油滴呈红色(没药)。

(2)取士的宁对照品、马钱子碱对照品适量,用三氯甲烷溶解;取盐酸麻黄碱对照品适量,用甲醇溶解;分别制成每 1ml 含 0.4mg 的溶液,作为对照品溶液。照薄层色谱法(通则 0502)试验,吸取〔含量测定〕项下的供试品溶液与上述三种对照品溶液各 $10\mu l$,分别点于同一用 0.2mol/L 氢氧化钠溶液制备的硅胶 G 薄层板上,以环己烷-三氯甲烷-乙醇(1:3:1)为展开剂,展开,取出,晾干,喷以茚三酮试液,在 105℃加热约 10 分钟。供试品色谱中,在与盐酸麻黄碱对照品色谱相应的位置上,显相同颜色的斑点;喷以稀碘化铋钾试液,在与士的宁对照品和马钱子碱对照品色谱相应的位置上,显相同颜色的斑点。

【检查】 **装量差异** 取本品,依法(通则 0115)检查,装量差异限度为±3.0%。应符合规定。

其他 应符合散剂项下有关的各项规定(通则 0115)。

【含量测定】 取装量差异项下的本品,混匀,取约 2g,精密称定,置具塞锥形瓶中,精密加三氯甲烷 20ml 与浓氨试液 1ml,轻轻摇匀,称重,于室温放置 24 小时,再称重,用三氯甲

烷补足减失的重量,充分振摇,滤过,精密量取续滤液 10ml,用硫酸溶液(3→100)分次提取至生物碱提尽,合并硫酸液,加浓氨试液使呈碱性,用三氯甲烷分次提取,合并三氯甲烷液,蒸干,精密加三氯甲烷 5ml 使残渣溶解,作为供试品溶液。另取士的宁对照品,加三氯甲烷制成每 1ml 含 0.4mg 的溶液,作为对照品溶液。照薄层色谱法(通则 0502)试验,吸取对照品溶液 $2\mu l$、$5\mu l$,供试品溶液 $5\mu l$,分别交叉点于同一硅胶 GF_{254} 薄层板上,以甲苯-丙酮-乙醇-浓氨试液(16:12:1:4)的上层溶液为展开剂,展开,取出,晾干。照薄层色谱法(通则 0502 薄层色谱扫描法)进行扫描,波长:$\lambda_S=254nm$,$\lambda_R=325nm$,测量供试品吸光度积分值与对照品吸光度积分值,计算,即得。

本品按干燥品计算,每袋含马钱子以士的宁($C_{21}H_{22}N_2O_2$)计,应为 4.5~5.5mg。

【功能与主治】 活血散瘀,消肿止痛。用于跌打损伤,瘀血肿痛。

【用法与用量】 口服,一次 2.5g,一日 1 次,饭后服用;外用,创伤青肿未破者以酒调敷患处。

【注意】 本品含毒性药,不可多服;孕妇禁用;小儿及体弱者遵医嘱服用;破伤出血者不可外敷。

【规格】 每袋装 2.5g

【贮藏】 密闭,防热,防潮。

九 圣 散
Jiusheng San

【处方】 苍术 150g 黄柏 200g
紫苏叶 200g 苦杏仁 400g
薄荷 200g 乳香 120g
没药 120g 轻粉 50g
红粉 50g

【制法】 以上九味,除轻粉、红粉外,其余苍术等七味粉碎成细粉;将轻粉、红粉分别水飞成极细粉,与上述粉末配研,过绢筛(不得用金属筛),混匀,即得。

【性状】 本品为棕黄色至浅棕色的粉末;气清香。

【鉴别】 取本品,置显微镜下观察:不规则团块无色或淡黄色,表面及周围扩散出众多细小颗粒,久置溶化(乳香)。叶肉组织中有细小草酸钙簇晶,直径 4~8μm(紫苏叶)。草酸钙针晶细小,长 10~32μm,不规则地充塞于薄壁细胞中(苍术)。纤维束鲜黄色,周围细胞含草酸钙方晶,形成晶纤维,含晶细胞的壁木化增厚(黄柏)。石细胞橙黄色,贝壳状,壁较厚,较宽一边纹孔明显(苦杏仁)。

【检查】 应符合散剂项下有关的各项规定(通则 0115)。

【功能与主治】 解毒消肿,燥湿止痒。用于湿毒瘀阻肌肤所致的湿疮、臁疮、黄水疮,症见皮肤湿烂、溃疡、渗出脓水。

【用法与用量】　外用,用花椒油或食用植物油调敷或撒布患处。

【注意】　不可内服。

【贮藏】　密闭,防潮。

九味石灰华散
Jiuwei Shihuihua San

本品为藏族验方。

【处方】
石灰华 100g	红花 80g
牛黄 4g	红景天 80g
榜嘎 100g	甘草(去皮)80g
高山辣根菜 80g	檀香 100g
洪连 100g	

【制法】　以上九味,除牛黄外,其余石灰华等八味粉碎成细粉。将牛黄研细,与上述粉末配研,过筛,混匀,即得。

【性状】　本品为淡黄色的粉末;气香,味甘、微苦。

【检查】　应符合散剂项下有关的各项规定(通则 0115)。

【功能与主治】　清热,解毒,止咳,安神。用于小儿肺炎,高热烦躁,咳嗽。

【用法与用量】　口服。一次 0.6~0.9g,一日 2 次;三岁以下小儿酌减。

【贮藏】　密闭,防潮。

九味肝泰胶囊
Jiuwei Gantai Jiaonang

【处方】
三七 80g	郁金 240g
蒺藜 240g	姜黄 80g
酒大黄 128g	黄芩 160g
蜈蚣 224g	山药 720g
五味子 64g	

【制法】　以上九味,三七粉碎成细粉,备用;五味子粉碎后,用 90%乙醇加热回流提取三次,每次 1 小时,合并提取液,滤过,滤液减压回收乙醇,浓缩至相对密度约为 1.15~1.25(60℃)的清膏,干燥,粉碎成细粉,备用;郁金、蒺藜、姜黄、黄芩、蜈蚣、山药加水煎煮 40 分钟,滤过,滤液备用;药渣再加水煎煮 30 分钟后,加入酒大黄再煎煮二次,每次 30 分钟,合并煎液,滤过,滤液与上述滤液合并,浓缩至相对密度约为 1.15~1.25(60℃)的清膏,干燥,粉碎,加入上述两种细粉,混匀,制成颗粒,干燥,装入胶囊,制成 1000 粒,即得。

【性状】　本品为硬胶囊,内容物为棕黄色至棕褐色的颗粒;气微,味苦。

【鉴别】　(1)取本品内容物 10g,加 70%乙醇 50ml,加热回流 1 小时,滤过,滤液回收溶剂至干,残渣加水 10ml 使溶解,用水饱和的正丁醇振摇提取 3 次,每次 10ml,合并正丁醇液,用 0.5%氢氧化钠溶液洗涤 2 次,每次 10ml,弃去碱液,再用水洗涤 2 次,每次 20ml,弃去水洗液,正丁醇液回收溶剂至干,残渣加甲醇 1ml 使溶解,作为供试品溶液。另取三七对照药材 0.5g,同法制成对照药材溶液。再取人参皂苷 Rb₁对照品、人参皂苷 Rg₁对照品与三七皂苷 R₁对照品,加甲醇制成每 1ml 各含 2.5mg 的混合溶液,作为对照品溶液。照薄层色谱法(通则 0502)试验,吸取供试品溶液 10μl、对照品溶液 1~2μl,对照药材溶液 10μl 分别点于同一硅胶 G 薄层板上,以正丁醇-乙酸乙酯-水(4:1:5)的上层溶液为展开剂,展开,取出,晾干,喷以 10%硫酸乙醇溶液,在 105℃加热至斑点显色清晰,置日光下检视。供试品色谱中,在与对照药材色谱和对照品色谱相应的位置上,显相同颜色的斑点。

(2)取本品内容物 10g,加甲醇 20ml,浸渍 1 小时,滤过,滤液回收溶剂至干,残渣加水 10ml 使溶解,再加盐酸 2ml,加热回流 30 分钟,放冷,用乙醚振摇提取 2 次,每次 20ml,合并乙醚液,挥干,残渣加三氯甲烷 1ml 使溶解,作为供试品溶液。另取大黄对照药材 0.1g,同法制成对照药材溶液。照薄层色谱法(通则 0502)试验,吸取上述两种溶液各 5μl,分别点于同一硅胶 G 薄层板上,以石油醚(30~60℃)-甲酸乙酯-甲酸(15:5:1)的上层溶液为展开剂,展开,取出,晾干,置紫外光灯(365nm)下检视。供试品色谱中,在与对照药材色谱相应的位置上,显相同的橙黄色荧光斑点;置氨蒸气中熏后,日光下检视,斑点变为红色。

(3)取本品内容物 5g,加甲醇 20ml,超声处理 15 分钟,滤过,滤液浓缩至 5ml,作为供试品溶液。另取黄芩苷对照品,加甲醇制成每 1ml 含 1mg 的溶液,作为对照品溶液。照薄层色谱法(通则 0502)试验,吸取上述两种溶液各 10μl,分别点于同一用含 4%醋酸钠的羧甲基纤维素钠溶液制备的硅胶 G 薄层板上,以乙酸乙酯-丁酮-甲酸-水(5:3:1:1)为展开剂,展开,取出,晾干,喷以 2%三氯化铁乙醇溶液,置日光下检视。供试品色谱中,在与对照品色谱相应的位置上,显相同颜色的斑点。

(4)取本品内容物 5g,加二氯甲烷 30ml,加热回流 1 小时,滤过,滤液回收溶剂至干,残渣加二氯甲烷 1ml 使溶解,作为供试品溶液。另取山药对照药材 2g,同法制成对照药材溶液。照薄层色谱法(通则 0502)试验,吸取上述两种溶液各 5μl,分别点于同一硅胶 G 薄层板上,以乙酸乙酯-甲醇-浓氨试液(9:1:0.5)为展开剂,展开,取出,晾干,喷以 10%磷钼酸乙醇溶液,在 105℃加热至斑点显色清晰,置日光下检视。供试品色谱中,在与对照药材色谱相应的位置上,显相同颜色的斑点。

(5)取五味子对照药材 1g,加二氯甲烷 30ml,加热回流 1 小时,滤过,滤液回收溶剂至干,残渣加二氯甲烷 1ml 使溶解,作为对照药材溶液。另取五味子甲素对照品,加二氯甲烷制成每 1ml 含 1mg 的溶液,作为对照品溶液。照薄层色谱法

（通则0502）试验，吸取〔鉴别〕（4）项下的供试品溶液及上述对照药材溶液与对照品溶液各10μl，分别点于同一硅胶GF$_{254}$薄层板上，以石油醚（30～60℃）-甲酸乙酯-甲酸（15：5：1）的上层溶液为展开剂，展开，取出，晾干，置紫外光灯（254nm）下检视。供试品色谱中，在与对照药材色谱和对照品色谱相应的位置上，显相同颜色的斑点。

【检查】　土大黄苷　取本品内容物0.6g，加乙酸乙酯20ml，加热回流30分钟，滤过，滤液回收溶剂至干，残渣加甲醇5ml使溶解，作为供试品溶液。另取土大黄苷对照品，加甲醇制成每1ml含0.2mg的溶液，作为对照品溶液。照薄层色谱法（通则0502）试验，吸取上述两种溶液各10μl，分别点于同一硅胶G薄层板上，以三氯甲烷-甲醇-甲酸-水（10：3.5：0.2：0.3）为展开剂，展开，取出，晾干，置紫外光灯（365nm）下检视。供试品色谱中，在与对照品色谱相应的位置上，不得显相同颜色的荧光斑点。

其他　应符合胶囊剂项下有关的各项规定（通则0103）。

【含量测定】　酒大黄　照高效液相色谱法（通则0512）测定。

色谱条件与系统适用性试验　以十八烷基硅烷键合硅胶为填充剂；以甲醇-水（76：24）为流动相；检测波长254nm。理论板数按大黄酚峰计算应不低于3000。

对照品溶液的制备　取大黄素对照品、大黄酚对照品适量，精密称定，加甲醇制成每1ml含大黄素、大黄酚各5μg的混合溶液，即得。

供试品溶液的制备　取装量差异项下的本品内容物，研细，取约1g，精密称定，精密加入甲醇50ml，称定重量，加热回流1小时，放冷，再称定重量，用甲醇补足减失的重量，摇匀，滤过，精密量取续滤液10ml，回收溶剂至干，残渣加5mol/L硫酸溶液20ml，再加三氯甲烷20ml，加热回流1小时，转移至分液漏斗中，分取三氯甲烷层，酸水液用三氯甲烷振摇提取3次，每次20ml，合并三氯甲烷液，回收溶剂至干，残渣加甲醇溶解并转移至10ml量瓶中，加甲醇至刻度，摇匀，滤过，即得。

测定法　分别精密吸取对照品溶液与供试品溶液各10μl，注入液相色谱仪，测定，即得。

本品每粒含酒大黄以大黄素（C$_{15}$H$_{10}$O$_5$）和大黄酚（C$_{15}$H$_{10}$O$_4$）的总量计，不得少于70μg。

五味子　照高效液相色谱法（通则0512）测定。

色谱条件与系统适用性试验　以十八烷基硅烷键合硅胶为填充剂；以甲醇-水（65：35）为流动相；检测波长250nm。理论板数按五味子醇甲峰计算应不低于3000。

对照品溶液的制备　取五味子醇甲对照品适量，精密称定，加甲醇制成每1ml含0.05mg的溶液，即得。

供试品溶液的制备　取本品30粒同装量差异项下操作，计算每粒的平均装量。取内容物研细，取3.5g，精密称定，置具塞锥形瓶中，精密加入甲醇50ml，称定重量，超声处理（功率300W，频率25kHz）30分钟，放冷，再称定重量，用甲醇补足减失的重量，滤过，取续滤液，即得。

测定法　分别精密吸取对照品溶液与供试品溶液各10μl，注入液相色谱仪，测定，即得。

本品每粒含五味子以五味子醇甲（C$_{24}$H$_{32}$O$_7$）计，不得少于0.10mg。

【功能与主治】　化瘀通络，疏肝健脾。用于气滞血瘀兼肝郁脾虚所致的胁肋痛或刺痛，抑郁烦闷，食欲不振，食后腹胀脘痞，大便不调，或胁下痞块。

【用法与用量】　口服。一次4粒，一日3次；或遵医嘱。

【注意】　孕妇忌用。

【规格】　每粒装0.35g

【贮藏】　密封。

九味羌活口服液
Jiuwei Qianghuo Koufuye

【处方】

羌活	150g	防风	150g
苍术	150g	细辛	50g
川芎	100g	白芷	100g
黄芩	100g	甘草	100g
地黄	100g		

【制法】　以上九味，白芷粉碎成粗粉，用70%乙醇作溶剂，浸渍24小时后进行渗漉，收集渗漉液，备用；羌活、防风、苍术、细辛、川芎蒸馏提取挥发油，蒸馏后的水溶液另器收集；药渣与其余黄芩等三味加水煎煮三次，每次1小时，合并煎液，滤过，滤液与上述水溶液合并，浓缩至约900ml，加等量乙醇使沉淀，取上清液与漉液合并，回收乙醇，浓缩至相对密度为1.10～1.20（70℃），用水稀释至800ml，备用。另取100g蔗糖，制成单糖浆，备用。将挥发油加入2ml聚山梨酯80中，再加入少量药液，混匀，然后加入药液、单糖浆以及山梨酸2g，混匀，加水至1000ml，混匀，分装，灭菌，即得。

【性状】　本品为棕褐色的液体；气微香，味苦、辛、微甜。

【鉴别】　（1）取本品40ml，加水150ml，照挥发油测定法（通则2204）试验，自测定器上端加入石油醚（60～90℃）1ml，加热并保持微沸2小时，放冷，取石油醚液作为供试品溶液。另取川芎对照药材0.5g，加乙醚15ml，超声处理15分钟，滤过，滤液低温挥去乙醚，残渣加乙酸乙酯1ml使溶解，作为对照药材溶液。照薄层色谱法（通则0502）试验，吸取供试品溶液10μl、对照药材溶液5μl，分别点于同一硅胶G薄层板上，以正己烷-乙酸乙酯（9：1）为展开剂，展开，取出，晾干，置紫外光灯（365nm）下检视。供试品色谱中，在与对照药材色谱相应的位置上，显相同颜色的荧光斑点。

（2）取本品30ml，加乙醚振摇提取3次（50ml，20ml，20ml），水溶液备用；合并乙醚液，置水浴上低温蒸干，残渣加乙酸乙酯1ml使溶解，作为供试品溶液。另取白芷对照药材1g，加乙醇10ml，超声处理20分钟，滤过，滤液浓缩至1ml，作为对照药材溶液。照薄层色谱法(通则0502)试验,吸取上述两种溶液各5μl,分别点于同一硅胶G薄层板上,以三氯甲烷-甲醇(10:1)为展开剂,在用展开剂预平衡20分钟的展开缸内展开,取出,晾干,置紫外光灯(365nm)下检视。供试品色谱中,在与对照药材色谱相应的位置上,显一个相同的黄色荧光斑点。

(3)取本品20ml,加三氯甲烷20ml、浓氨试液1ml,加热回流1小时,分取三氯甲烷液,蒸干,残渣加甲醇1ml使溶解,作为供试品溶液。另取防风对照药材0.5g,同法制成对照药材溶液。照薄层色谱法(通则0502)试验,吸取供试品溶液10μl、对照药材溶液2μl,分别点于同一硅胶G薄层板上,以甲苯-乙酸乙酯-丙酮-浓氨试液(2:4:3:0.2)为展开剂,展开,取出,晾干,喷以10%硫酸乙醇溶液,在105℃加热5分钟,置紫外光灯(365nm)下检视。供试品色谱中,在与对照药材色谱相应的位置上,显相同颜色的荧光主斑点。

(4)取〔鉴别〕(2)项下的备用水溶液,用乙酸乙酯振摇提取2次,每次30ml,合并乙酸乙酯液,置水浴上蒸干,残渣加甲醇1ml使溶解,作为供试品溶液。另取甘草对照药材1g,加乙醚40ml,回流提取1小时,滤过,取药渣,挥尽乙醚,加甲醇30ml,超声处理20分钟,滤过,滤液蒸干,残渣加水40ml使溶解,用水饱和的正丁醇振摇提取3次,每次20ml,合并正丁醇液,用水洗涤3次,每次30ml,正丁醇液蒸干,残渣加甲醇1ml使溶解,作为对照药材溶液。照薄层色谱法(通则0502)试验,吸取上述两种溶液各3μl,分别点于同一用1%氢氧化钠溶液制备的硅胶G薄层板上,以乙酸乙酯-甲酸-冰醋酸-水(15:1:1:2)为展开剂,展开,取出,晾干,喷以10%硫酸乙醇溶液,在105℃加热至斑点显色清晰。供试品色谱中,在与对照药材色谱相应的位置上,显相同颜色的斑点。

【检查】 相对密度 应不低于1.07(通则0601)。

pH值 应为4.0~6.0(通则0631)。

其他 应符合合剂项下有关的各项规定(通则0181)。

【含量测定】 照高效液相色谱法(通则0512)测定。

色谱条件与系统适用性试验 以十八烷基硅烷键合硅胶为填充剂;以甲醇-水-磷酸(43:57:0.2)为流动相;检测波长为280nm。理论板数按黄芩苷峰计算应不低于3000。

对照品溶液的制备 取黄芩苷对照品适量,精密称定,加甲醇制成每1ml含0.12mg的溶液,即得。

供试品溶液的制备 精密量取本品1ml,置25ml量瓶中,加甲醇至刻度,摇匀,滤过,取续滤液,即得。

测定法 分别精密吸取对照品溶液与供试品溶液各5μl,注入液相色谱仪,测定,即得。

本品每1ml含黄芩以黄芩苷($C_{21}H_{18}O_{11}$)计,不得少于1.5mg。

【功能与主治】 疏风解表,散寒除湿。用于外感风寒挟湿所致的感冒,症见恶寒、发热、无汗、头重而痛、肢体酸痛。

【用法与用量】 口服。一次20ml,一日2~3次。

【规格】 每支装10ml

【贮藏】 密封。

九味羌活丸
Jiuwei Qianghuo Wan

【处方】

羌活150g	防风150g
苍术150g	细辛50g
川芎100g	白芷100g
黄芩100g	甘草100g
地黄100g	

【制法】 以上九味,粉碎成细粉,过筛,混匀,用水泛丸,干燥,即得。

【性状】 本品为棕褐色的水丸;气香,味辛、微苦。

【鉴别】 (1)取本品,置显微镜下观察:淀粉粒单粒类圆形或椭圆形,直径21~26μm(白芷)。油管含金黄色分泌物,直径约30μm(防风)。纤维束周围薄壁细胞含草酸钙方晶,形成晶纤维(甘草)。韧皮纤维淡黄色,梭形,壁厚,孔沟细(黄芩)。薄壁组织灰棕色至黑棕色,细胞多皱缩,内含棕色核状物(地黄)。

(2)取本品3g,研细,加乙醚15ml,超声处理15分钟,滤过,滤液挥干,残渣加乙酸乙酯1ml使溶解,作为供试品溶液。另取苍术对照药材0.5g,同法制成对照药材溶液。照薄层色谱法(通则0502)试验,吸取上述两种溶液各5~10μl,分别点于同一硅胶G薄层板上,以石油醚(60~90℃)为展开剂,展开,取出,晾干,喷以5%对二甲氨基苯甲醛的10%硫酸溶液,加热至斑点显色清晰。供试品色谱中,在与对照药材色谱相应的位置上,显相同的暗绿色斑点。

(3)取川芎对照药材0.3g,同〔鉴别〕(2)项下供试品溶液制备方法制成对照药材溶液。照薄层色谱法(通则0502)试验,吸取〔鉴别〕(2)项下的供试品溶液与上述对照药材溶液各3μl,分别点于同一硅胶G薄层板上,以正己烷-乙酸乙酯(9:1)为展开剂,展开,取出,晾干,置紫外光灯(365nm)下检视。供试品色谱中,在与对照药材色谱相应的位置上,显相同颜色的荧光斑点。

(4)取本品10g,研细,加乙醚100ml,加热回流30分钟,滤过,滤渣备用;滤液用1%氢氧化钠溶液洗涤2次,每次20ml,再用水洗涤2次,每次20ml,弃去洗液,乙醚液挥干,残渣加乙酸乙酯2ml使溶解,作为供试品溶液。另取羌活对照药材0.5g,加乙醚20ml,超声处理15分钟,滤过,滤液挥干,残渣加乙酸乙酯2ml使溶解,作为对照药材溶液。照薄层色谱法(通则0502)试验,吸取上述两种溶液各5μl,分别点于同一硅胶G薄层板上,以石油醚(30~60℃)-乙酸乙酯(3:1)为展开剂,展开,取出,晾干,喷以5%香草醛硫酸溶液。供试品色谱中,在与对照药材色谱相应的位置上,显相同颜色的主斑点。

(5)取〔鉴别〕(4)项下的备用滤渣,加甲醇100ml,加热回流1小时,放冷,滤过,滤液蒸干,残渣加水40ml使溶解,滤过,滤液用正丁醇振摇提取 3 次,每次 30ml,合并正丁醇液,用水洗涤 3 次,每次 30ml,弃去洗液,正丁醇液蒸干,残渣加甲醇 5ml 使溶解,作为供试品溶液。另取甘草对照药材 1g,加甲醇 20ml,同法制成对照药材溶液。照薄层色谱法(通则 0502)试验,吸取上述两种溶液各 1～3μl,分别点于同一用 1％氢氧化钠溶液制备的硅胶 G 薄层板上,以乙酸乙酯-甲酸-冰醋酸-水(15∶1∶1∶2)为展开剂,展开,取出,晾干,喷以 10％硫酸乙醇溶液,在 105℃加热至斑点显色清晰。供试品色谱中,在与对照药材色谱相应的位置上,显相同颜色的斑点。

【检查】 总灰分 不得过 7.0％(通则 2302)。

酸不溶性灰分 不得过 2.0％(通则 2302)。

马兜铃酸 I 取本品适量,研细,取约 1g,精密称定,置具塞锥形瓶中,精密加入 70％甲醇 25ml,密塞,称定重量,超声处理(功率 250W,频率 40kHz)30 分钟,取出,放冷,再称定重量,用 70％甲醇补足减失的重量,摇匀,滤过,取续滤液,作为供试品溶液。另取马兜铃酸 I 对照品适量,精密称定,加 70％甲醇制成每 1ml 含 20ng 的溶液,作为对照品溶液。以十八烷基硅烷键合硅胶(粒径约 1.7μm)为填充剂;以乙腈为流动相 A,0.1％甲酸溶液为流动相 B,按下表中的规定进行梯度洗脱;柱温为 30℃;流速为每分钟 0.3ml。采用三重四极杆质谱检测器,电喷雾离子化(ESI)正离子模式,进行多反应监测(MRM),选择质荷比(m/z)359.0→298.0 和 359.0→296.0 离子对进行监测。照高效液相色谱法-质谱法(通则 0512 和通则 0431)试验。

时间(分钟)	流动相 A(％)	流动相 B(％)
0～10	35→38	65→62

分别精密吸取对照品溶液与供试品溶液各 1μl,注入液相色谱-质谱仪,测定。以质荷比(m/z)359.0→298.0 和 359.0→296.0 离子对提取的供试品离子流色谱中,应不得同时出现与对照品色谱保留时间一致的色谱峰;若同时出现,则供试品中 m/z 359.0→298.0 的色谱峰应小于对照品色谱峰。

其他 应符合丸剂项下有关的各项规定(通则 0108)。

【浸出物】 取本品粗粉 2g,用乙醚作溶剂,照浸出物测定法(通则 2201 挥发性醚浸出物测定法)测定。

本品含挥发性醚浸出物不得少于 0.30％。

【含量测定】 照高效液相色谱法(通则 0512)测定。

色谱条件与系统适用性试验 以十八烷基硅烷键合硅胶为填充剂;以甲醇-水-磷酸(47∶53∶0.2)为流动相;检测波长为 280nm。理论板数按黄芩苷峰计算应不低于 3000。

对照品溶液的制备 取黄芩苷对照品适量,精密称定,加甲醇制成每 1ml 含 60μg 的溶液,即得。

供试品溶液的制备 取本品适量,研细,取约 0.5g,精密称定,精密加入甲醇 50ml,称定重量,加热回流 1 小时,放冷,再称定重量,用甲醇补足减失的重量,摇匀,滤过,取续滤液,即得。

测定法 分别精密吸取对照品溶液与供试品溶液各

1μl,注入液相色谱仪,测定,即得。

本品每 1g 含黄芩以黄芩苷(C$_{21}$H$_{18}$O$_{11}$)计,不得少于 5.0mg。

【功能与主治】 疏风解表,散寒除湿。用于外感风寒挟湿所致的感冒,症见恶寒、发热、无汗、头重而痛、肢体酸痛。

【用法与用量】 姜葱汤或温开水送服。一次 6～9g,一日 2～3 次。

【贮藏】 密闭,防潮。

九味羌活颗粒
Jiuwei Qianghuo Keli

【处方】 羌活 150g　防风 150g
苍术 150g　细辛 50g
川芎 100g　白芷 100g
黄芩 100g　甘草 100g
地黄 100g

【制法】 以上九味,白芷粉碎成粗粉,用 70％乙醇作溶剂,浸渍 24 小时后进行渗漉,收集渗漉液 800ml,备用;羌活、防风、苍术、细辛、川芎水蒸气蒸馏提取挥发油,蒸馏后的水溶液另器收集;药渣与其余黄芩等三味加水煎煮三次,每次 1 小时,煎液滤过,滤液合并,与上述水溶液合并,浓缩至约 900ml,加等量的乙醇,静置,取上清液,与上述渗漉液合并,回收乙醇,浓缩成相对密度为 1.38～1.40(60～65℃)的稠膏。取稠膏 1 份、蔗糖粉 2.5 份、糊精 1.5 份,制成颗粒,干燥,喷入羌活等五味的挥发油,混匀,即得。

【性状】 本品为棕黄色的颗粒;气香,味甜、微苦。

【鉴别】 (1)取本品 10g,研细,加水 20ml,加热使溶解,放冷,通过 DA-201 型大孔吸附树脂柱(内径为 1cm,柱高为 12cm,湿法装柱),用水 100ml 冲洗后,再用 60％乙醇 30ml 洗脱,收集洗脱液,蒸干,残渣加甲醇 2ml 使溶解,取上清液作为供试品溶液。另取甘草对照药材 0.5g,加水 30ml,煮沸 30 分钟,滤过,滤液浓缩至 20ml,同法制成对照药材溶液。照薄层色谱法(通则 0502)试验,吸取上述两种溶液各 5μl,分别点于同一用 1％氢氧化钠溶液制备的硅胶 G 薄层板上,以乙酸乙酯-冰醋酸-甲酸-水(15∶1∶1∶2)为展开剂,展开,取出,晾干,喷以 10％硫酸乙醇溶液,在 105℃加热至斑点显色清晰,置紫外光灯(365nm)下检视。供试品色谱中,在与对照药材色谱相应的位置上,显相同颜色的荧光斑点。

(2)取本品 15g,研细,加甲醇 30ml,超声处理 30 分钟,滤过,滤液蒸干,残渣加甲醇 1ml 使溶解,作为供试品溶液。另取黄芩苷对照品,加甲醇制成每 1ml 含 1mg 的溶液,作为对照品溶液。照薄层色谱法(通则 0502)试验,吸取对照品溶液 5μl、供试品溶液 10μl,分别点于同一以含 4％醋酸钠的羧甲基纤维素钠溶液为黏合剂的硅胶 G 薄层板上,以乙酸乙酯-丁酮-甲酸-水(5：3：1：1)为展开剂,展开,取出,晾干,喷以 2%三氯化铁乙醇溶液。供试品色谱中,在与对照品色谱相应的位置上,显相同颜色的斑点。

(3)取本品 15g,加水 50ml、浓氨试液 1ml,振摇 5 分钟,加乙醚 50ml,加热回流 1 小时,立即冷却,用脱脂棉滤过,分取乙醚液,挥干,残渣加乙酸乙酯 2ml 使溶解,作为供试品溶液。另取羌活对照药材 0.5g,加水 20ml、浓氨试液 0.4ml,振摇 5 分钟,加乙醚 20ml,自"加热回流 1 小时"起,同法制成对照药材溶液。照薄层色谱法(通则 0502)试验,吸取上述两种溶液各 3μl,分别点于同一硅胶 G 薄层板上,以石油醚(60～90℃)-乙醚-三乙胺(3：2：0.2)为展开剂,展开,取出,晾干,喷以 10%硫酸乙醇溶液,置紫外光灯(365nm)下检视。供试品色谱中,在与对照药材色谱相应的位置上,显相同颜色的荧光斑点。

(4)取白芷对照药材 0.5g,同〔鉴别〕(3)项下羌活对照药材溶液的制备方法制成对照药材溶液。照薄层色谱法(通则 0502)试验,吸取〔鉴别〕(3)项下的供试品溶液及上述对照药材溶液各 3μl,分别点于同一硅胶 G 薄层板上,以石油醚(60～90℃)-乙醚-丙酮-三乙胺(5：2：3：0.2)为展开剂,展开,取出,晾干,喷以三氯化铝试液,置紫外光灯(254nm)下检视。供试品色谱中,在与对照药材色谱相应的位置上,显相同颜色的荧光斑点。

【检查】 应符合颗粒剂项下有关的各项规定(通则 0104)。

【含量测定】 照高效液相色谱法(通则 0512)测定。

色谱条件与系统适用性试验 以十八烷基硅烷键合硅胶为填充剂;以甲醇-水-磷酸(40：60：0.2)为流动相;检测波长为 280nm。理论板数按黄芩苷峰计算,应不低于 3000。

对照品溶液的制备 取黄芩苷对照品适量,精密称定,加甲醇制成每 1ml 含 18μg 的溶液,即得。

供试品溶液的制备 取装量差异项下的本品,混匀,取适量,研细,取约 1g,精密称定,精密加入 70%乙醇 20ml,称定重量,超声处理(功率 300W,频率 40kHz)10 分钟,放冷,再称定重量,用 70%乙醇补足减失的重量,摇匀,滤过,取续滤液,即得。

测定法 分别精密吸取对照品溶液与供试品溶液各 20μl,注入液相色谱仪,测定,即得。

本品每袋含黄芩以黄芩苷($C_{21}H_{18}O_{11}$)计,不得少于 1.5mg。

【功能与主治】 疏风解表,散寒除湿。用于外感风寒挟湿所致的感冒,症见恶寒、发热、无汗、头重而痛、肢体疼痛。

【用法与用量】 姜汤或开水冲服。一次 1 袋,一日 2～3 次。

【规格】 每袋装 15g

【贮藏】 密封。

九制大黄丸
Jiuzhi Dahuang Wan

【处方】 大黄 500g

【制法】 取大黄酌予碎断,加入黄酒 250g 与水适量,加盖密闭,高压或隔水加热炖至黄酒基本蒸尽,取出,干燥,粉碎成细粉,过筛,混匀,用水泛丸,干燥,即得。

【性状】 本品为棕褐色至黑褐色的水丸;味微苦。

【鉴别】 取本品,研细,取 0.5g,加甲醇 20ml,超声处理 20 分钟,滤过,滤液蒸干,残渣加水 10ml 使溶解,再加盐酸 1ml,加热回流 30 分钟,放冷,用乙醚振摇提取 2 次,每次 20ml,合并乙醚液,挥干,残渣加三氯甲烷 1ml 使溶解,作为供试品溶液。另取大黄对照药材 0.5g,加甲醇 10ml,超声处理 20 分钟,滤过,滤液蒸干,残渣加水 10ml 使溶解,再加盐酸 1ml,加热回流 30 分钟,放冷,用乙醚振摇提取 2 次,每次 10ml,同法制成对照药材溶液。照薄层色谱法(通则 0502)试验,吸取上述两种溶液各 5μl,分别点于同一硅胶 G 薄层板上,以石油醚(30～60℃)-甲酸乙酯-甲酸(15：5：1)的上层溶液为展开剂,展开,取出,晾干,置紫外光灯(365nm)下检视。供试品色谱中,在与对照药材色谱相应的位置上,显相同颜色的荧光斑点。

【检查】 应符合丸剂项下有关的各项规定(通则 0108)。

【含量测定】 照高效液相色谱法(通则 0512)测定。

色谱条件与系统适用性试验 以十八烷基硅烷键合硅胶为填充剂;以甲醇-0.1%磷酸溶液(85：15)为流动相;检测波长为 254nm。理论板数按大黄素峰计算应不低于 3000。

对照品溶液的制备 分别取芦荟大黄素对照品、大黄酸对照品、大黄素对照品、大黄酚对照品、大黄素甲醚对照品适量,精密称定,加甲醇制成每 1ml 含芦荟大黄素、大黄酸、大黄素各 20μg、大黄酚 40μg、大黄素甲醚 10μg 的混合溶液,即得。

供试品溶液的制备 取本品适量,研细,取约 0.3g,精密称定,置具塞锥形瓶中,精密加入甲醇 25ml,称定重量,加热回流 1 小时,放冷,再称定重量,用甲醇补足减失的重量,摇匀,滤过。精密量取续滤液 5ml,蒸干,加盐酸溶液(22→100)10ml,超声处理 5 分钟,再加三氯甲烷 10ml,加热回流 1 小时,放冷,置分液漏斗中,用少量三氯甲烷洗涤容器,并入分液漏斗中,分取三氯甲烷层,酸液再用三氯甲烷提取 3 次,每次 10ml,合并三氯甲烷液,蒸干,残渣加甲醇使溶解,转移至 10ml 量瓶中,加甲醇至刻度,摇匀,滤过,取续滤液,即得。

测定法 分别精密吸取对照品溶液与供试品溶液各 10μl,注入液相色谱仪,测定,即得。

本品每 1g 含大黄以芦荟大黄素($C_{15}H_{10}O_5$)、大黄酸($C_{15}H_8O_6$)、大黄素($C_{15}H_{10}O_5$)、大黄酚($C_{15}H_{10}O_4$)和大黄素甲醚($C_{16}H_{12}O_5$)的总量计,不得少于 12.0mg。

【功能与主治】 泻下导滞。用于胃肠积滞所致的便秘、湿热下痢、口渴不休、停食停水、胸热心烦、小便赤黄。

【用法与用量】 口服。一次 6g,一日 1 次。

【注意】 孕妇禁服;久病体弱者慎服;不宜久服。

【规格】 每袋装 6g

【贮藏】 密封。

九香止痛丸
Jiuxiang Zhitong Wan

【处方】
川木香 160g　　木香 20g
沉香 20g　　　　降香 80g
小茴香(盐水炙)80g　　八角茴香 80g
丁香 80g　　　　乳香(炒)80g
广藿香 80g

【制法】 以上九味,粉碎成细粉,每 100g 粉末加淀粉 7g,过筛,混匀,用水泛丸,低温干燥,即得。

【性状】 本品为棕褐色的水丸;气香,味辛、苦。

【鉴别】 (1)取本品,置显微镜下观察:树脂团块黄棕色,呈短圆柱或为不规则圆形团块(沉香)。非腺毛1~6细胞,平直或先端弯曲,壁有疣状突起,有的胞腔内含黄棕色物(广藿香)。

(2)取本品 3g,研细,加乙醚 15ml,超声处理 20 分钟,滤过,滤液挥干,残渣加乙醇 1ml 使溶解,作为供试品溶液。另取降香对照药材 0.5g,同法制成对照药材溶液。照薄层色谱法(通则 0502)试验,吸取上述供试品溶液 10μl、对照药材溶液 5μl,分别点于同一硅胶 G 薄层板上,以甲苯-乙酸乙酯(2:1)为展开剂,展开,取出,晾干,置紫外光灯(365nm)下检视。供试品色谱中,在与对照药材色谱相应的位置上,显相同颜色的荧光斑点。

(3)取本品 20g,研细,置 500ml 圆底烧瓶中,加水 250ml,加玻珠数粒,连接挥发油测定器,自测定器上端加水至刻度,并溢流入烧瓶中为止,再加乙酸乙酯 2ml,缓缓加热至沸,并保持微沸 3 小时,放冷,分取乙酸乙酯层,作为供试品溶液。另取丁香酚对照品,加乙酸乙酯制成每 1ml 含 16μl 的溶液,作为对照品溶液。照薄层色谱法(通则 0502)试验,吸取上述两种溶液各 2μl,分别点于同一硅胶 G 薄层板上,以环己烷-甲苯-丙酮(6:4:0.1)为展开剂,展开,取出,晾干,喷以 5%香草醛硫酸溶液,在 105℃加热至斑点显色清晰,置日光下检视。供试品色谱中,在与对照品色谱相应的位置上,显相同颜色的斑点。

(4)取本品 3g,研细,加乙醚 15ml,超声处理 5 分钟,滤过,滤液挥干,残渣加乙醚 1ml 使溶解,作为供试品溶液。另取乳香对照药材 0.5g,同法制成对照药材溶液。照薄层色谱法(通则 0502)试验,吸取上述供试品溶液 8μl、对照药材溶液 4μl,分别点于同一硅胶 G 薄层板上,以环己烷-乙酸乙酯

(11:1)为展开剂,展开,取出,晾干,喷以 5%香草醛硫酸溶液,在 105℃加热至斑点显色清晰,置日光下检视。供试品色谱中,在与对照药材色谱相应的位置上,显相同的黄色斑点。

【检查】 应符合丸剂项下有关的各项规定(通则 0108)。

【含量测定】 照高效液相色谱法(通则 0512)测定。

色谱条件与系统适用性试验 以十八烷基硅烷键合硅胶为填充剂;以甲醇-水(65:35)为流动相;检测波长为 225nm。理论板数按木香烃内酯峰计算应不低于 3000。

对照品溶液的制备 取木香烃内酯对照品、去氢木香内酯对照品适量,精密称定,加甲醇制成每 1ml 各含 0.1mg 的混合溶液,即得。

供试品溶液的制备 取本品适量,研细,过四号筛,取约 1.0g,精密称定,置具塞锥形瓶中,精密加入甲醇 20ml,称定重量,超声处理(功率 250W,频率 60kHz)30 分钟,放冷,再称定重量,用甲醇补足减失的重量,摇匀,滤过,取续滤液,即得。

测定法 分别精密吸取对照品溶液与供试品溶液各 10μl,注入液相色谱仪,测定,即得。

本品每 1g 含木香及川木香以木香烃内酯($C_{15}H_{20}O_2$)和去氢木香内酯($C_{15}H_{18}O_2$)的总量计,不得少于 4.0mg。

【功能与主治】 温中散寒,行气止痛。用于寒凝气滞,脘腹疼痛。

【用法与用量】 口服。一次 3~6g,一日 2 次,小儿酌减。

【规格】 每 20 丸重 1g

【贮藏】 密封。

三 七 片
Sanqi Pian

【处方】 三七 500g

【制法】 取三七,粉碎成细粉,加辅料适量,制成颗粒,压制成 1000 片,或包薄膜衣(大片);或压制成 2000 片(小片),即得。

【性状】 本品为灰黄色至棕黄色的片;或为薄膜衣片,除去包衣后显灰黄色至棕黄色;味苦而微甜。

【鉴别】 (1)取本品,置显微镜下观察:树脂道碎片含黄色分泌物。

(2)取本品粉末 0.5g,加甲醇 10ml,振摇 30 分钟,滤过,滤液蒸干,残渣加甲醇 1ml 使溶解,作为供试品溶液。另取三七皂苷 R_1 对照品及人参皂苷 Rb_1 对照品、人参皂苷 Rg_1 对照品,加甲醇制成每 1ml 各含 0.5mg 的混合溶液,作为对照品溶液。照薄层色谱法(通则 0502)试验,吸取上述两种溶液各 5μl,分别点于同一硅胶 G 薄层板上,以三氯甲烷-甲醇-水(7:3:0.5)为展开剂,展开,取出,晾干,喷以 10%硫酸乙醇溶液,在 105℃加热至斑点显色清晰,分别置日光和紫外光灯(365nm)下检视。供试品色谱中,在与对照品色谱相应的

位置上,日光下显相同颜色的斑点;紫外光下显相同颜色的荧光斑点。

【检查】 应符合片剂项下有关的各项规定(通则 0101)。

【含量测定】 照高效液相色谱法(通则 0512)测定。

色谱条件与系统适用性试验 以十八烷基硅烷键合硅胶为填充剂;以乙腈为流动相 A,以水为流动相 B,按下表中的规定进行梯度洗脱;检测波长为 203nm。理论板数按三七皂苷 R_1 峰计算应不低于 4000。

时间(分钟)	流动相 A(%)	流动相 B(%)
0~12	19	81
12~60	19→36	81→64

对照品溶液的制备 取人参皂苷 Rg_1 对照品、人参皂苷 Rb_1 对照品和三七皂苷 R_1 对照品适量,精密称定,加甲醇制成每 1ml 含人参皂苷 Rg_1 0.4mg、人参皂苷 Rb_1 0.4mg、三七皂苷 R_1 0.1mg 的混合溶液,即得。

供试品溶液的制备 取本品 10 片,精密称定,研细,取约 0.8g,精密称定,置具塞锥形瓶中,精密加入甲醇 50ml,称定重量,放置过夜,置 80℃水浴中加热回流 2 小时,放冷,再称定重量,用甲醇补足减失的重量,摇匀,滤过,取续滤液,即得。

测定法 分别精密吸取对照品溶液与供试品溶液各 10μl,注入液相色谱仪,测定,即得。

本品每片含三七以人参皂苷 Rg_1($C_{42}H_{72}O_{14}$)、人参皂苷 Rb_1($C_{54}H_{92}O_{23}$)和三七皂苷 R_1($C_{47}H_{80}O_{18}$)的总量计,小片不得少于 10.0mg,大片不得少于 20.0mg。

【功能与主治】 散瘀止血,消肿止痛。用于咯血,吐血,衄血,便血,崩漏,外伤出血,胸腹刺痛,跌扑肿痛。

【用法与用量】 口服。小片:一次 4~12 片,大片:一次 2~6 片,一日 3 次。

【注意】 孕妇忌服。

【规格】 每片含三七 (1)0.25g(小片) (2)0.5g(大片)

【贮藏】 密封。

三七伤药片

Sanqi Shangyao Pian

【处方】 三七 52.5g 制草乌 52.5g
雪上一枝蒿 23g 冰片 1.05g
骨碎补 492.2g 红花 157.5g
接骨木 787.5g 赤芍 87.5g

【制法】 以上八味,除冰片外,制草乌、三七、雪上一枝蒿粉碎成细粉;冰片研细;其余骨碎补等四味加水煎煮二次,第一次 2 小时,第二次 1 小时,合并煎液,滤过,滤液浓缩至相对密度 1.05(80~90℃),静置,吸取上清液,浓缩至适量,加入制草乌、三七、雪上一枝蒿细粉,制成颗粒,干燥,加入冰片细粉,混匀,压制成 1000 片,包糖衣或薄膜衣,即得。

【性状】 本品为糖衣片或薄膜衣片,除去包衣后显棕褐色;味微苦。

【鉴别】 (1)取本品 10 片,除去包衣,研细,加甲醇 15ml,超声处理 1 小时,滤过,滤液回收溶剂至干,残渣加甲醇 5ml 使溶解,作为供试品溶液。另取人参皂苷 Rg_1 对照品、三七皂苷 R_1 对照品,加甲醇制成每 1ml 各含 2mg 的混合溶液,作为对照品溶液。照薄层色谱法(通则 0502)试验,吸取上述两种溶液各 2μl,分别点于同一硅胶 G 薄层板上,以三氯甲烷-正丁醇-甲醇-水(2:4:1:2)的下层溶液为展开剂,展开,取出,晾干,喷以 10% 硫酸乙醇溶液,在 105℃加热数分钟。供试品色谱中,在与对照品色谱相应的位置上,显相同的紫红色斑点。

(2)取本品 6 片,除去包衣,研细,加甲醇 50ml,加热回流 1 小时,滤过,滤液回收溶剂至干,残渣加水 20ml 使溶解,用水饱和的正丁醇振摇提取 3 次,每次 25ml,合并正丁醇液,用正丁醇饱和的水洗涤 2 次,每次 25ml,正丁醇液回收溶剂至干,残渣加甲醇 1ml 使溶解,加在中性氧化铝柱(100~200 目,5g,内径为 1~1.5cm)上,用甲醇 50ml 洗脱,收集洗脱液,回收溶剂至干,残渣加甲醇 1ml 使溶解,作为供试品溶液。另取芍药苷对照品,加甲醇制成每 1ml 含 1mg 的溶液,作为对照品溶液。照薄层色谱法(通则 0502)试验,吸取供试品溶液 5~10μl、对照品溶液 2μl,分别点于同一硅胶 G 薄层板上,以三氯甲烷-甲醇-水(13:7:2)10℃以下放置的下层溶液为展开剂,展开,取出,晾干,喷以 5% 香草醛硫酸溶液,在 105℃加热至斑点显色清晰。供试品色谱中,在与对照品色谱相应的位置上,显相同颜色的斑点。

【检查】 **乌头碱限量** 取本品 30 片,除去包衣,研细,加氨试液 10ml 使润湿,加乙醚 150ml,振摇 30 分钟,放置 2 小时,分取乙醚液,回收溶剂至干,残渣用无水乙醇适量使溶解并加至 2.0ml,作为供试品溶液。另取乌头碱对照品,加无水乙醇制成每 1ml 含 1.0mg 的溶液,作为对照品溶液。照薄层色谱法(通则 0502)试验,吸取供试品溶液 10μl、对照品溶液 2μl,分别点于同一硅胶 G 薄层板上,以环己烷-乙酸乙酯-二乙胺(4:3:1)为展开剂,展开,取出,晾干,喷以稀碘化铋钾试液。供试品色谱中,在与对照品色谱相应的位置上出现的斑点应小于对照品的斑点,或不出现斑点。

其他 应符合片剂项下有关的各项规定(通则 0101)。

【含量测定】 照高效液相色谱法(通则 0512)测定。

色谱条件与系统适用性试验 以十八烷基硅烷键合硅胶为填充剂;以乙腈-水(20:80)为流动相;检测波长为 283nm。理论板数按柚皮苷峰计算应不低于 4000。

对照品溶液的制备 取柚皮苷对照品适量,精密称定,加甲醇制成每 1ml 含 80μg 的溶液,即得。

供试品溶液的制备 取本品 20 片,除去包衣,精密称定,研细,取约 0.5g,精密称定,精密加入甲醇 25ml,称定重量,超声处理(功率 350W,频率 50kHz)30 分钟,放冷,再称定重量,用甲醇补足减失的重量,摇匀,离心,取上清液,即得。

测定法 分别精密吸取对照品溶液与供试品溶液各10μl,注入液相色谱仪,测定,即得。

本品每片含骨碎补以柚皮苷($C_{27}H_{32}O_{14}$)计,不得少于0.50mg。

【功能与主治】 舒筋活血,散瘀止痛。用于跌打损伤,风湿瘀阻,关节痹痛;急慢性扭挫伤、神经痛见上述证候者。

【用法与用量】 口服。一次3片,一日3次;或遵医嘱。

【注意】 本品药性强烈,应按规定量服用;孕妇忌用;有心血管疾病患者慎用。

【规格】 (1)薄膜衣 每片重0.3g (2)薄膜衣 每片重0.35g (3)糖衣片 片心重0.3g

【贮藏】 密封。

三七伤药胶囊
Sanqi Shangyao Jiaonang

【处方】 三七 52.5g 制草乌 52.5g
雪上一枝蒿 23.0g 冰片 1.05g
骨碎补 492.2g 红花 157.5g
接骨木 787.5g 赤芍 87.5g

【制法】 以上八味,冰片研细;制草乌、三七、雪上一枝蒿粉碎成细粉;其余骨碎补等四味加水煎煮二次,第一次2小时,第二次1小时,合并煎液,滤过,滤液浓缩至相对密度为1.05(80~90℃)的清膏,静置,取上清液,浓缩至相对密度为1.40(80~90℃)的稠膏;加入制草乌、三七、雪上一枝蒿细粉及糊精适量,混匀,减压干燥,粉碎成细粉,将冰片用无水乙醇适量溶解,加入细粉中,混匀,装入胶囊,制成1000粒,即得。

【性状】 本品为硬胶囊,内容物为棕色至深棕色的粉末;味微苦。

【鉴别】 (1)取本品内容物5g,研细,加甲醇50ml,加热回流1小时,滤过,滤液蒸干,残渣加水20ml使溶解,用水饱和的正丁醇振摇提取3次,每次25ml,合并正丁醇液,用正丁醇饱和的水洗涤2次,每次25ml,正丁醇液回收溶剂至干,残渣加甲醇1ml使溶解,作为供试品溶液。另取三七对照药材1g,加甲醇50ml,同法制成对照药材溶液。再取人参皂苷 Rg₁ 对照品、人参皂苷 Rb₁ 对照品、三七皂苷 R₁ 对照品,加甲醇制成每1ml各含2mg的混合溶液,作为对照品溶液。照薄层色谱法(通则0502)试验,吸取上述三种溶液各5μl,分别点于同一硅胶G薄层板上,以三氯甲烷-乙酸乙酯-甲醇-水(15:40:22:10)10℃以下放置的下层溶液为展开剂,展开,取出,晾干,喷以10%硫酸乙醇溶液,在105℃加热至斑点显色清晰,置日光下检视。供试品色谱中,在与对照药材色谱和对照品色谱相应的位置上,显相同颜色的斑点。

(2)取赤芍对照药材1g,加乙醇15ml,超声处理20分钟,滤过,滤液蒸干,残渣加甲醇1ml使溶解,作为对照药材溶液。另取芍药苷对照品,加甲醇制成每1ml含1mg的溶液,作为对照品溶液。照薄层色谱法(通则0502)试验,吸取〔鉴别〕(1)项下的供试品溶液5μl、上述对照药材和对照品溶液各2μl,分别点于同一硅胶G薄层板上,以三氯甲烷-乙酸乙酯-甲醇-甲酸(40:5:10:0.2)为展开剂,展开,取出,晾干,喷以5%香草醛硫酸溶液,在105℃加热至斑点显色清晰,置日光下检视。供试品色谱中,在与对照药材色谱和对照品色谱相应的位置上,显相同颜色的斑点。

(3)取骨碎补对照药材2g,加乙醇15ml,超声处理20分钟,滤过,滤液蒸干,残渣加甲醇1ml使溶解,作为对照药材溶液。另取柚皮苷对照品,加甲醇制成每1ml含1mg的溶液,作为对照品溶液。照薄层色谱法(通则0502)试验,吸取〔鉴别〕(1)项下的供试品溶液10μl、上述对照药材和对照品溶液各5μl,分别点于同一硅胶G薄层板上,以甲苯-乙酸乙酯-甲酸-水(1:12:2.5:3)的上层溶液为展开剂,展开,取出,晾干,喷以三氯化铝试液,热风吹干,置紫外光灯(365nm)下检视。供试品色谱中,在与对照药材色谱和对照品色谱相应的位置上,显相同颜色的荧光斑点。

(4)取本品内容物7.5g,研细,加乙醚20ml,密塞,放置20分钟,超声处理10分钟,滤过,滤液低温挥干,残渣加三氯甲烷0.5ml使溶解,作为供试品溶液。另取冰片对照品,加三氯甲烷制成每1ml含1mg的溶液,作为对照品溶液。照薄层色谱法(通则0502)试验,吸取上述两种溶液各5μl,分别点于同一硅胶G薄层板上,以甲苯-乙酸乙酯(19:1)为展开剂,展开,取出,晾干,喷以1%香草醛硫酸溶液,在105℃加热至斑点显色清晰,置日光下检视。供试品色谱中,在与对照品色谱相应的位置上,显相同颜色的斑点。

【检查】 乌头碱限量 取本品内容物适量,研细,取约9g,精密称定,置具塞锥形瓶中,加乙醚150ml,密塞,不断振摇10分钟,加氨试液10ml,再振摇30分钟,放置2小时,滤过,残渣用乙醚10ml洗涤,滤过,合并滤液,低温挥干,残渣加无水乙醇溶解并转移至2ml量瓶中,加无水乙醇至刻度,摇匀,作为供试品溶液。另取乌头碱对照品,加无水乙醇制成每1ml含1.0mg的溶液,作为对照品溶液。照薄层色谱法(通则0502)试验,吸取供试品溶液10μl、对照品溶液2μl,分别点于同一硅胶G薄层板上,以环己烷-乙酸乙酯-二乙胺(4:3:1)为展开剂,展开,取出,晾干,喷以稀碘化铋钾试液,置日光下检视。供试品色谱中,在与对照品色谱相应位置上出现的斑点应小于对照品的斑点,或不出现斑点。

其他 应符合胶囊剂项下有关的各项规定(通则0103)。

【含量测定】 骨碎补 照高效液相色谱法(通则0512)测定。

色谱条件与系统适用性试验 以十八烷基硅烷键合硅胶为填充剂;以乙腈-水(16:84)为流动相;检测波长为283nm。理论板数按柚皮苷峰计算应不低于4000。

对照品溶液的制备 取柚皮苷对照品适量,精密称定,加甲醇制成每 1ml 含 80μg 的溶液，即得。

供试品溶液的制备　取本品 20 粒的内容物，精密称定，混匀，取约 2g，精密称定，精密加入甲醇 50ml，称定重量，放置过夜，超声处理（功率 350W，频率 50kHz）40 分钟，放冷，再称定重量，用甲醇补足减失的重量，摇匀，滤过，取续滤液，即得。

测定法　分别精密吸取对照品溶液与供试品溶液各 10μl，注入液相色谱仪，测定，即得。

本品每粒含骨碎补以柚皮苷（$C_{27}H_{32}O_{14}$）计，不得少于 0.50mg。

三七　照高效液相色谱法（通则 0512）测定。

色谱条件与系统适用性试验　以十八烷基硅烷键合硅胶为填充剂；以乙腈为流动相 A，以水为流动相 B，按下表中规定的梯度进行洗脱；检测波长为 203nm。理论板数按人参皂苷 Rg_1 峰计算应不低于 6000。

时间（分钟）	流动相 A（%）	流动相 B（%）
0～25	20	80
25～75	20→35	80→65
75～76	35→90	65→10
76～83	90	10

对照品溶液的制备　取人参皂苷 Rg_1 对照品、人参皂苷 Rb_1 对照品适量，精密称定，加甲醇制成每 1ml 各含 0.2mg 的混合溶液，即得。

供试品溶液的制备　精密吸取〔含量测定〕骨碎补项下的供试品溶液 25ml，蒸干，残渣加水 15ml 使溶解，用水饱和的正丁醇振摇提取 3 次，每次 20ml，合并正丁醇液，蒸干，残渣加甲醇溶解并转移至 10ml 量瓶中，加甲醇至刻度，摇匀，滤过，取续滤液，即得。

测定法　分别精密吸取对照品溶液与供试品溶液各 10μl，注入液相色谱仪，测定，即得。

本品每粒含三七以人参皂苷 Rg_1（$C_{42}H_{72}O_{14}$）、人参皂苷 Rb_1（$C_{54}H_{92}O_{23}$）的总量计，不得少于 0.70mg。

【功能与主治】　舒筋活血，散瘀止痛。用于跌打损伤，风湿瘀阻，关节痹痛；急慢性扭挫伤、神经痛见上述证候者。

【用法与用量】　口服。一次 3 粒，一日 3 次；或遵医嘱。

【注意】　本品药性强烈，应按规定量服用；孕妇忌用；有心血管疾病患者慎用。

【规格】　（1）每粒装 0.25g　（2）每粒装 0.3g

【贮藏】　密封。

三七伤药颗粒

Sanqi Shangyao Keli

【处方】　三七 157.5g　　　　制草乌 157.5g
　　　　　雪上一枝蒿 69.0g　　冰片 3.15g
　　　　　骨碎补 1476.6g　　　红花 472.5g
　　　　　接骨木 2362.5g　　　赤芍 262.5g

【制法】　以上八味，除冰片外，制草乌、三七、雪上一枝蒿粉碎成细粉；冰片研细；其余骨碎补等四味加水煎煮二次，第一次 2 小时，第二次 1 小时，合并煎液，滤过，滤液浓缩至相对密度为 1.05（80～90℃）的清膏，静置，吸取上清液，浓缩至相对密度为 1.40（80～90℃）的稠膏；加入制草乌、三七、雪上一枝蒿细粉及糊精适量，混匀，减压干燥，粉碎成细粉，制颗粒，干燥，加入冰片细粉，混匀，制成 1000g，即得。

【性状】　本品为棕色至棕褐色的颗粒；味微苦。

【鉴别】　（1）取本品 4.5g，研细，加甲醇 50ml，加热回流 1 小时，滤过，滤液蒸干，残渣加水 20ml 使溶解，用水饱和的正丁醇振摇提取 3 次，每次 25ml，合并正丁醇液，用正丁醇饱和的水洗涤 2 次，每次 25ml，正丁醇液蒸干，残渣加甲醇 2ml 使溶解，作为供试品溶液。另取三七对照药材 1g，加甲醇 50ml，同法制成对照药材溶液。再取人参皂苷 Rg_1 对照品、人参皂苷 Rb_1 对照品、三七皂苷 R_1 对照品，加甲醇制成每 1ml 各含 2mg 的混合溶液，作为对照品溶液。照薄层色谱法（通则 0502）试验，吸取上述三种溶液各 5μl，分别点于同一硅胶 G 薄层板上，以三氯甲烷-乙酸乙酯-甲醇-水（15：40：22：10）10℃ 以下放置的下层溶液为展开剂，展开，取出，晾干，喷以 10% 硫酸乙醇溶液，在 105℃ 加热至斑点显色清晰。供试品色谱中，在与对照药材色谱和对照品色谱相应的位置上，显相同颜色的斑点。

（2）取赤芍对照药材 1g，加乙醇 15ml，超声处理 20 分钟，滤过，滤液蒸干，残渣加甲醇 1ml 使溶解，作为对照药材溶液。另取芍药苷对照品，加甲醇制成每 1ml 含 1mg 的溶液，作为对照品溶液。照薄层色谱法（通则 0502）试验，吸取〔鉴别〕（1）项下的供试品溶液 5μl、上述对照药材和对照品溶液各 2μl，分别点于同一硅胶 G 薄层板上，以三氯甲烷-乙酸乙酯-甲醇-甲酸（40：5：10：0.2）为展开剂，展开，取出，晾干，喷以 5% 香草醛硫酸溶液，在 105℃ 加热至斑点显色清晰。供试品色谱中，在与对照药材色谱和对照品色谱相应的位置上，显相同颜色的斑点。

（3）取骨碎补对照药材 2g，加乙醇 15ml，超声处理 20 分钟，滤过，滤液蒸干，残渣加甲醇 1ml 使溶解，作为对照药材溶液。另取柚皮苷对照品，加甲醇制成每 1ml 含 1mg 的溶液，作为对照品溶液。照薄层色谱法（通则 0502）试验，吸取〔鉴别〕（1）项下的供试品溶液 10μl、上述对照药材和对照品溶液各 5μl，分别点于同一硅胶 G 薄层板上，以甲苯-乙酸乙酯-甲酸-水（1：12：2.5：3）的上层溶液为展开剂，展开，取出，晾干，喷以三氯化铝试液，热风吹干，置紫外光灯（365nm）下检视。供试品色谱中，在与对照药材色谱和对照品色谱相应的位置上，显相同颜色的荧光斑点。

（4）取本品 15g，研细，置具塞锥形瓶中，加乙醚 20ml，密塞，放置 20 分钟，超声处理 10 分钟，滤过，滤液低温挥干，残渣加三氯甲烷 1ml 使溶解，作为供试品溶液。另取冰片对照品,加三氯甲烷制成每1ml含1mg的溶液,作为对照品溶液。照薄层色谱法(通则0502)试验,吸取上述两种溶液各5μl,分别点于同一硅胶G薄层板上,以甲苯-乙酸乙酯(19:1)为展开剂,展开,取出,晾干,喷以1%香草醛硫酸溶液,在105℃加热至斑点显色清晰。供试品色谱中,在与对照品色谱相应的位置上,显相同颜色的斑点。

【检查】 乌头碱限量 取本品适量,研细,精密称取10g,置具塞锥形瓶中,加乙醚150ml,密塞,不断振摇10分钟,加氨试液10ml,再振摇30分钟,放置2小时,滤过,残渣用乙醚10ml洗涤,滤过,合并滤液,低温挥干,残渣加无水乙醇溶解并转移至2ml量瓶中,加无水乙醇至刻度,摇匀,作为供试品溶液。另取乌头碱对照品,加无水乙醇制成每1ml含1.0mg的溶液,作为对照品溶液。照薄层色谱法(通则0502)试验,吸取供试品溶液10μl、对照品溶液2μl,分别点于同一硅胶G薄层板上,以环己烷-乙酸乙酯-二乙胺(4:3:1)为展开剂,展开,取出,晾干,喷以稀碘化铋钾试液。供试品色谱中,在与对照品色谱相应位置上出现的斑点应小于对照品的斑点,或不出现斑点。

其他 应符合颗粒剂项下有关的各项规定(通则0104)。

【含量测定】 骨碎补 照高效液相色谱法(通则0512)测定。

色谱条件与系统适用性试验 以十八烷基硅烷键合硅胶为填充剂;以乙腈-水(16:84)为流动相;检测波长为283nm。理论板数按柚皮苷峰计算应不低于4000。

对照品溶液的制备 取柚皮苷对照品适量,精密称定,加甲醇制成每1ml含80μg的溶液,即得。

供试品溶液的制备 取装量差异项下的本品,研细,取约2g,精密称定,精密加入甲醇50ml,称定重量,放置过夜,超声处理(功率350W,频率50kHz)40分钟,放冷,再称定重量,用甲醇补足减失的重量,摇匀,滤过,即得。

测定法 分别精密吸取对照品溶液与供试品溶液各10μl,注入液相色谱仪,测定,即得。

本品每袋含骨碎补以柚皮苷($C_{27}H_{32}O_{14}$)计,不得少于1.50mg。

三七 照高效液相色谱法(通则0512)测定。

色谱条件与系统适用性试验 以十八烷基硅烷键合硅胶为填充剂;以乙腈为流动相A,以水为流动相B,按下表中规定的梯度进行洗脱;检测波长为203nm。理论板数按人参皂苷Rg_1峰计算应不低于6000。

时间(分钟)	流动相A(%)	流动相B(%)
0~25	20	80
25~75	20→35	80→65
75~76	35→90	65→10
76~83	90	10

对照品溶液的制备 取人参皂苷Rg_1对照品、人参皂苷Rb_1对照品适量,精密称定,加甲醇制成每1ml各含0.2mg的混合溶液,即得。

供试品溶液的制备 精密吸取〔含量测定〕骨碎补项下的供试品溶液25ml,蒸干,残渣加水15ml使溶解,用水饱和的正丁醇振摇提取3次,每次20ml,合并正丁醇液,蒸干,残渣加甲醇溶解并转移至10ml量瓶中,加甲醇至刻度,摇匀,滤过,取续滤液,即得。

测定法 分别精密吸取对照品溶液与供试品溶液各10μl,注入液相色谱仪,测定,即得。

本品每袋含三七以人参皂苷Rg_1($C_{42}H_{72}O_{14}$)、人参皂苷Rb_1($C_{54}H_{92}O_{23}$)的总量计,不得少于3.0mg。

【功能与主治】 舒筋活血,散瘀止痛。用于跌打损伤,风湿瘀阻,关节痹痛;急慢性扭挫伤、神经痛见上述证候者。

【用法与用量】 口服。一次1袋,一日3次;或遵医嘱。

【规格】 每袋装1g

【注意】 本品药性强烈,应按规定量服用;孕妇忌用;有心血管疾病患者慎用。

【贮藏】 密封。

三七血伤宁胶囊

Sanqi Xueshangning Jiaonang

【处方】 三七 56g 重楼 168g

制草乌 76g 大叶紫珠 200g

山药 26g 黑紫藜芦 12g

冰片 2g

【制法】 以上七味,冰片研细;部分大叶紫珠粉碎成细粉,剩余大叶紫珠加水煎煮三次,滤过,滤液合并,浓缩至适量,加入大叶紫珠细粉,拌匀,干燥,粉碎成细粉;取8g黑紫藜芦及其余三七等四味粉碎成细粉,与上述大叶紫珠细粉及适量的滑石粉混匀,制颗粒,加入冰片细粉,混匀,装入胶囊,制成1000粒,即得。

保险子:取剩余的黑紫藜芦,粉碎成细粉,用水泛丸,制成100丸,包薄膜衣,即得。

【性状】 本品为硬胶囊,内容物为浅灰黄色至棕黄色的颗粒和粉末;气香,味辛、微苦。保险子为朱红色的薄膜衣水丸,除去包衣后显棕黄色至棕褐色;气微,味苦。

【鉴别】 (1)取本品,置显微镜下观察:草酸钙针晶束成束或散在(重楼)。非腺毛大多已断裂,由1~3个细胞组成(大叶紫珠)。

取保险子,置显微镜下观察:草酸钙针晶束成束或散在;表皮细胞类长方形,木栓化;纤维壁厚,木化(黑紫藜芦)。

(2)取本品内容物5g,加乙醚30ml,密塞,振摇10分钟,滤过,药渣备用,滤液挥干,残渣加甲醇1ml使溶解,作为供试品溶液。另取冰片对照品,加甲醇制成每1ml含3mg的溶液,作为对照品溶液。照薄层色谱法(通则 0502)试验,吸取上述两种溶液各 5μl,分别点于同一硅胶 G 薄层板上,以石油醚(30~60℃)-甲苯-乙酸乙酯(9:2:1)为展开剂,展开,取出,晾干,喷以 5%香草醛硫酸溶液,在 105℃加热至斑点显色清晰。供试品色谱中,在与对照品色谱相应的位置上,显相同颜色的斑点。

(3)取〔鉴别〕(2)项下的备用药渣,挥尽乙醚,加水饱和的正丁醇 30ml,超声处理 30 分钟,放冷,滤过,滤液用氨试液洗涤 2 次,每次 20ml,分取正丁醇液,蒸干,残渣加甲醇 1ml 使溶解,作为供试品溶液。另取人参皂苷 Rg$_1$ 对照品和重楼皂苷 I 对照品,分别加甲醇制成每 1ml 含 2mg 的溶液,作为对照品溶液。照薄层色谱法(通则 0502)试验,吸取上述三种溶液各 3~5μl,分别点于同一硅胶 G 薄层板上,以三氯甲烷-正丁醇-甲醇-水(2:4:1:2)10℃以下放置分层的下层溶液为展开剂,展开,取出,晾干,喷以硫酸乙醇溶液(1→10),在 105℃加热至斑点显色清晰。供试品色谱中,在与对照品色谱相应的位置上,显相同颜色的斑点。

【检查】 乌头碱的限量 取本品 30 粒的内容物,研细,加乙醚 50ml,振摇 10 分钟,加氨试液 10ml,振摇 30 分钟,放置过夜,滤过,分取乙醚液,残渣用乙醚 20ml 洗涤,合并乙醚液,蒸干,残渣用无水乙醇溶解使成 1.0ml,作为供试品溶液。另取乌头碱对照品,加无水乙醇制成每 1ml 含 2.0mg 的溶液,作为对照品溶液。照薄层色谱法(通则 0502)试验,吸取上述两种溶液各 10μl,分别点于同一硅胶 G 薄层板上,以甲苯-乙酸乙酯-二乙胺(14:4:1)为展开剂,展开,取出,晾干,喷以稀碘化铋钾试液。供试品色谱中,在与对照品色谱相应位置上出现的斑点应小于对照品的斑点,或不出现斑点。

其他 应符合胶囊剂项下有关的各项规定(通则 0103)。

【含量测定】 照高效液相色谱法(通则 0512)测定。

色谱条件和系统适用性试验 以十八烷基硅烷键合硅胶为填充剂;以乙腈为流动相 A,以水为流动相 B,按下表中的规定进行梯度洗脱;检测波长为 203nm。理论板数按人参皂苷 Rg$_1$ 峰计算应不低于 14000。

时间(分钟)	流动相 A(%)	流动相 B(%)
0~25	20	80
25~75	20→35	80→65
75~76	35→90	65→10
76~83	90	10
83~90	20	80

对照品溶液的制备 取人参皂苷 Rg$_1$ 对照品和人参皂苷 Rb$_1$ 对照品适量,精密称定,加甲醇制成每 1ml 含人参皂苷 Rg$_1$ 0.6mg、人参皂苷 Rb$_1$ 0.4mg 的混合溶液,即得。

供试品溶液的制备 取本品 20 粒的内容物,精密称定,

研细,取约 2g,精密称定,置索氏提取器中,加甲醇适量,浸泡过夜,加热回流 8 小时,提取液回收甲醇至干,残渣加水 25ml 使溶解,用水饱和的正丁醇振摇提取 3 次,每次 25ml,合并正丁醇提取液,用正丁醇饱和的氨试液洗涤 2 次,每次 25ml,取正丁醇液,减压回收溶剂至干,残渣用甲醇溶解,并转移至 10ml 量瓶中,加甲醇至刻度,摇匀,即得。

测定法 分别精密吸取对照品溶液与供试品溶液各 10μl,注入液相色谱仪,测定,即得。

本品每粒含三七以人参皂苷 Rg$_1$(C$_{42}$H$_{72}$O$_{14}$)和人参皂苷 Rb$_1$(C$_{54}$H$_{92}$O$_{23}$)的总量计,不得少于 1.2mg。

【功能与主治】 止血镇痛,祛瘀生新。用于瘀血阻滞、血不归经之各种血证及瘀血肿痛,如胃、十二指肠溃疡出血,支气管扩张出血,肺结核咯血,功能性子宫出血,外伤及痔疮出血,妇女月经不调,痛经,经闭及月经血量过多,产后瘀血,胃痛,肋间神经痛等。

【用法与用量】 用温开水送服。一次 1 粒(重症者 2 粒),一日 3 次,每隔 4 小时服一次,初服者若无副作用,可如法连服多次;小儿二岁至五岁一次 1/10 粒,五岁以上一次 1/5 粒。跌打损伤较重者,可先用酒送服 1 丸保险子。瘀血肿痛者,用酒调和药粉,外擦患处;如外伤皮肤破损或外伤出血,只需内服。

【注意】 轻伤及其他病症患者忌服保险子;服药期间忌食蚕豆、鱼类和酸冷食物;孕妇禁用。

【规格】 每粒装 0.4g。每 100 丸保险子重 4g。每 10 粒胶囊配装 1 丸保险子

【贮藏】 密封。

三七通舒胶囊

Sanqi Tongshu Jiaonang

【处方】 三七三醇皂苷 100g

【制法】 取三七三醇皂苷,加淀粉 100g,混匀,制粒,干燥,加入硬脂酸镁 2g,混匀,装入胶囊,制成 1000 粒,即得。

【性状】 本品为肠溶胶囊,内容物为浅棕黄色的颗粒和粉末;无臭,味苦。

【鉴别】 在〔含量测定〕项的色谱图中,供试品色谱中应呈现与三七皂苷 R$_1$、人参皂苷 Rg$_1$、人参皂苷 Re 对照品色谱峰保留时间对应的色谱峰。

【检查】 应符合胶囊剂项下有关的各项规定(通则 0103)。

【指纹图谱】 照高效液相色谱法(通则 0512)测定。

色谱条件与系统适用性试验 以十八烷基硅烷键合硅胶为填充剂(柱长为 25cm,内径为 4.6mm,粒径为 5μm);以乙腈为流动相 A,以水为流动相 B,按下表中的规定进行梯度洗脱;检测波长为 210nm。三七皂苷 R$_1$ 与邻近色谱峰的分离度应不低于 1.5,人参皂苷 Rg$_1$ 与人参皂苷 Re 的分离度应不低

于 1.3。

时间(分钟)	流动相 A(%)	流动相 B(%)
0～5	15	85
5～43	15→25	85→75
43～55	25→35	75→65
55～60	35→40	65→60
60～62	40→15	60→85

参照物溶液的制备 取人参皂苷 Rg₁ 对照品、人参皂苷 Re 对照品和三七皂苷 R₁ 对照品适量,精密称定,加乙腈-水(19.5∶80.5)混合溶液制成每 1ml 含人参皂苷 Rg₁ 2.5mg、人参皂苷 Re 0.4mg 和三七皂苷 R₁ 0.8mg 的混合溶液,即得。

供试品溶液的制备 取装量差异项下的本品内容物 0.25g,置 25ml 量瓶中,加入乙腈-水(19.5∶80.5)混合溶液约 20ml,超声处理(功率 250W,频率 40kHz)10 分钟,放冷,加乙腈-水(19.5∶80.5)混合溶液至刻度,摇匀,滤过,取续滤液,即得。

测定法 分别精密吸取参照物溶液与供试品溶液各 20μl,注入液相色谱仪,测定,记录色谱图,即得。

供试品指纹图谱中应分别呈现与参照物色谱峰保留时间相同的色谱峰。按中药色谱指纹图谱相似度评价系统,供试品指纹图谱与对照指纹图谱经相似度计算,相似度不得低于 0.90。

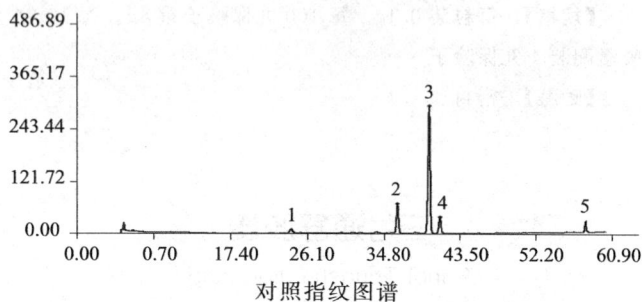

对照指纹图谱

5 个共有峰中 峰 2:三七皂苷 R₁ 峰 3:人参皂苷 Rg₁

峰 4:人参皂苷 Re

积分参数 以人参皂苷 Rg₁ 峰面积的千分之五设置为最小峰面积值。

【含量测定】 照高效液相色谱法(通则 0512)测定。

色谱条件与系统适用性试验 以十八烷基硅烷键合硅胶为填充剂;以乙腈-水(19.5∶80.5)为流动相;检测波长为 210nm。理论板数按人参皂苷 Rg₁ 峰计算应不低于 4000,人参皂苷 Rg₁ 与三七皂苷 R₁ 之间的分离度应不低于 1.5,人参皂苷 Rg₁ 与人参皂苷 Re 之间的分离度应不低于 1.3。

对照品溶液的制备 取人参皂苷 Rg₁ 对照品、人参皂苷 Re 对照品和三七皂苷 R₁ 对照品适量,精密称定,加流动相制成每 1ml 含人参皂苷 Rg₁ 2.5mg、人参皂苷 Re 0.4mg 和三七皂苷 R₁ 0.8mg 的混合溶液,即得。

供试品溶液的制备 取装量差异项下的本品内容物,混匀,取约 0.25g,精密称定,置 25ml 量瓶中,加入流动相约 20ml,超声处理(功率 250W,频率 40kHz)10 分钟,放冷,加流动相至刻度,摇匀,滤过,取续滤液,即得。

测定法 分别精密吸取对照品溶液与供试品溶液各 10μl,注入液相色谱仪,测定,即得。

本品每粒含人参皂苷 Rg₁(C₄₂H₇₂O₁₄)不得少于 50mg,含人参皂苷 Re(C₄₈H₈₂O₁₈)不得少于 6.0mg,含三七皂苷 R₁(C₄₇H₈₀O₁₈)不得少于 11mg。

【功能与主治】 活血化瘀,活络通脉,改善脑梗塞、脑缺血功能障碍,恢复缺血性脑代谢异常,抗血小板聚集,防止血栓形成,改善微循环,降低全血黏度,增加颈动脉血流量。主要用于心脑血管栓塞性病症,主治中风、半身不遂、口舌歪斜、言语謇涩、偏身麻木。

【用法与用量】 口服。一次 1 粒,一日 3 次。

【注意】 出血性中风在出血期间忌用,对出血后的瘀血症状要慎用。

【规格】 每粒装 0.2g

【贮藏】 遮光,密封,置阴凉干燥处。

三九胃泰胶囊

Sanjiu Weitai Jiaonang

【处方】

三叉苦 1923g	九里香 1923g
两面针 1923g	木香 1154g
黄芩 769g	茯苓 769g
地黄 769g	白芍 769g

【制法】 以上八味,加水煎煮二次,滤过,合并滤液,滤液静置,取上清液浓缩成稠膏,制粒,装入胶囊,制成 1000 粒,即得。

【性状】 本品为硬胶囊,内容物为棕黄色至深棕色的颗粒和粉末;味苦。

【鉴别】 (1)取本品内容物 2g,加水 10ml 使溶解,用浓氨试液调节 pH 值至 12,加二氯甲烷振摇提取 3 次,每次 30ml,合并二氯甲烷液,蒸干,残渣加二氯甲烷 0.5ml 使溶解,作为供试品溶液。另取两面针对照药材 1g,加水 50ml,煎煮 20 分钟,滤过,滤液同法制成对照药材溶液。照薄层色谱法(通则 0502)试验,吸取供试品溶液 10～20μl、对照药材溶液 4μl,分别点于同一硅胶 G 薄层板上,使成条状,以正丁醇-醋酸-水(7∶1∶2)的上层溶液为展开剂,展开,取出,晾干,置紫外光灯(365nm)下检视。供试品色谱中,在与对照药材色谱相应的位置上,显相同颜色的荧光条斑。

(2)取本品内容物 0.4g,加乙醇 30ml,加热回流 1 小时,放冷,滤过,滤液蒸干,残渣加水 20ml,加热使溶解,放冷,用盐酸调节 pH 值至 1～2,用乙酸乙酯 30ml 振摇提取,分取乙酸乙酯液,蒸干,残渣加乙醇 1ml 使溶解,作为供试品溶液。

另取黄芩对照药材 0.2g,加乙醇 20ml,同法制成对照药材溶液。再取黄芩苷对照品,加甲醇制成每 1ml 含 1mg 的溶液,作为对照品溶液。照薄层色谱法(通则 0502)试验,吸取上述三种溶液各 2μl,分别点于同一聚酰胺薄膜上,以乙酸乙酯-甲醇-醋酸(4:1:10)为展开剂,展开,取出,晾干,喷以 2% 三氯化铁乙醇溶液。供试品色谱中,在与对照药材色谱和对照品色谱相应的位置上,显相同颜色的斑点。

(3)取本品内容物 0.4g,加乙醇 30ml,加热回流 1 小时,放冷,滤过,滤液蒸干,残渣加乙醇 15ml 分次洗涤,滤过,合并滤液,蒸干,残渣加乙醇 1ml 使溶解,作为供试品溶液。另取白芍对照药材 0.6g,加乙醇 20ml,超声处理 20 分钟,滤过,滤液蒸干,残渣加乙醇 1ml 使溶解,作为对照药材溶液。再取芍药苷对照品,加乙醇制成每 1ml 含 1mg 的溶液,作为对照品溶液。照薄层色谱法(通则 0502)试验,吸取上述三种溶液各 10μl,分别点于同一硅胶 G 薄层板上,使成条状,以二氯甲烷-乙酸乙酯-甲醇-甲酸(40:5:9:0.2)为展开剂,展开,取出,晾干,喷以 5% 香草醛硫酸溶液,105℃ 加热至斑点显色清晰。供试品色谱中,在与对照药材色谱和对照品色谱相应的位置上,显相同颜色的条斑。

(4)取本品内容物 0.4g,加甲醇 50ml,超声处理 30 分钟,滤过,滤液蒸干,残渣加二氯甲烷-甲醇(1:1)1ml 使溶解,作为供试品溶液。另取九里香(千里香)对照药材 1.5g,同法制成对照药材溶液。再取九里香酮对照品,加二氯甲烷-甲醇(1:1)制成每 1ml 含 0.5mg 的溶液,作为对照品溶液。照薄层色谱法(通则 0502)试验,吸取供试品溶液 4μl、对照药材溶液及对照品溶液各 1μl,分别点于同一用 4% 草酸溶液制备的硅胶 G 薄层板上,以二氯甲烷-甲醇(23:1)为展开剂,在用展开剂预饱和 1 小时的展开缸内展开,取出,晾干,置紫外光灯(365nm)下检视。供试品色谱中,在与对照药材色谱和对照品色谱相应的位置上,显相同颜色的荧光斑点。

【检查】 应符合胶囊剂项下有关的各项规定(通则 0103)。

【含量测定】 照高效液相色谱法(通则 0512)测定。

色谱条件与系统适用性试验 以十八烷基硅烷键合硅胶为填充剂;以甲醇-磷酸盐缓冲溶液[0.05mol/L 磷酸二氢钾溶液-0.05mol/L 磷酸溶液(2:3)](45:55)为流动相;检测波长为 280nm。理论板数按黄芩苷峰计算应不低于 2500。

对照品溶液的制备 取黄芩苷对照品适量,精密称定,加甲醇制成每 1ml 含 0.1mg 的溶液,即得。

供试品溶液的制备 取装量差异项下的本品内容物,混匀,研细,取约 0.5g,精密称定,加水 60ml,加热使溶解,放冷,转移至 100ml 量瓶中,加水稀释至刻度,摇匀,精密量取 10ml,加 1mol/L 盐酸溶液调节 pH 值至 3,加乙酸乙酯振摇提取 4 次,每次 30ml,合并乙酸乙酯溶液,回收乙酸乙酯,蒸干,残渣加甲醇使溶解,转移至 10ml 量瓶中,加甲醇至刻度,摇匀,滤过,取续滤液,即得。

测定法 分别精密吸取对照品溶液与供试品溶液各 10μl,注入液相色谱仪,测定,即得。

本品每粒含黄芩以黄芩苷(C_{21}H_{18}O_{11})计,不得少于 7.5mg。

【功能与主治】 清热燥湿,行气活血,柔肝止痛。用于湿热内蕴、气滞血瘀所致的胃痛,症见脘腹隐痛、饱胀反酸、恶心呕吐、嘈杂纳减;浅表性胃炎、糜烂性胃炎、萎缩性胃炎见上述证候者。

【用法与用量】 口服。一次 2~4 粒,一日 2 次。

【注意】 胃寒患者慎用;忌油腻、生冷、难消化食物。

【规格】 每粒装 0.5g

【贮藏】 密封。

注:九里香 为芸香科植物千里香 *Murraya paniculata* (L.)Jack 的干燥叶和带叶嫩枝。

三九胃泰颗粒
Sanjiu Weitai Keli

【处方】

三叉苦 384.6g	九里香 384.6g
两面针 384.6g	木香 230.8g
黄芩 153.85g	茯苓 153.85g
地黄 153.85g	白芍 153.85g

【制法】 以上八味,加水煎煮二次,煎液滤过,滤液合并,静置,取上清液,浓缩至适量,加蔗糖约 900g,制成颗粒,干燥,制成 1000g[规格(1)];或加蔗糖约 400g,制成颗粒,干燥,制成 500g[规格(2)];或加乳糖适量,制成颗粒,干燥,制成 125g[规格(3)],即得。

【性状】 本品为棕色至深棕色的颗粒,味甜、微苦;或为灰棕色至棕褐色的颗粒,味苦[规格(3)]。

【鉴别】 (1)取本品 20g[规格(1)]或 10g[规格(2)],加水 50ml 使溶解;或取 2.5g[规格(3)],加水 10ml 使溶解,用浓氨试液调节 pH 值至 12,用二氯甲烷振摇提取 3 次,每次 30ml,合并二氯甲烷液,蒸干,残渣加二氯甲烷 0.5ml 使溶解,作为供试品溶液。另取两面针对照药材 1g,加水 50ml,煎煮 20 分钟,滤过,取滤液,同法制成对照药材溶液。照薄层色谱法(通则 0502)试验,吸取供试品溶液 10~20μl、对照药材溶液 4μl,分别点于同一硅胶 G 薄层板上使成条状,以正丁醇-醋酸-水(7:1:2)的上层溶液为展开剂,展开,取出,晾干,置紫外光灯(365nm)下检视。供试品色谱中,在与对照药材色谱相应的位置上,显相同颜色的荧光条斑。

(2)取本品 4g[规格(1)]、2g[规格(2)]或 0.5g[规格(3)],加乙醇 30ml,加热回流 1 小时,放冷,滤过,滤液蒸干,残渣加水 20ml,加热使溶解,放冷,用盐酸调节 pH 值至 1~2,用乙酸乙酯 30ml 振摇提取,分取乙酸乙酯液,蒸干,残渣加乙醇 1ml 使溶解,作为供试品溶液。另取黄芩对照药材 0.2g,加乙醇 20ml,同法制成对照药材溶液。再取黄芩苷对照品,加甲醇制成每 1ml 含 1mg 的溶液,作为对照品溶液。

照薄层色谱法(通则 0502)试验,吸取上述三种溶液各 2μl,分别点于同一聚酰胺薄膜上,以乙酸乙酯-甲醇-醋酸(4∶1∶10)为展开剂,展开,取出,晾干,喷以 2%三氯化铁乙醇溶液。供试品色谱中,在与对照药材色谱和对照品色谱相应的位置上,显相同颜色的斑点。

(3)取本品 4g〔规格(1)〕、2g〔规格(2)〕或 0.5g〔规格(3)〕,加乙醇 30ml,加热回流 1 小时,放冷,滤过,滤液蒸干,残渣用乙醇 15ml 分次溶解,滤过,合并滤液,蒸干,残渣加乙醇 1ml 使溶解,作为供试品溶液。另取白芍对照药材 0.6g,加乙醇 20ml,超声处理 20 分钟,滤过,滤液蒸干,残渣加乙醇 1ml 使溶解,作为对照药材溶液。再取芍药苷对照品,加乙醇制成每 1ml 含 1mg 的溶液,作为对照品溶液。照薄层色谱法(通则 0502)试验,吸取上述三种溶液各 10μl,分别点于同一硅胶 G 薄层板上使成条状,以二氯甲烷-乙酸乙酯-甲醇-甲酸(40∶5∶9∶0.2)为展开剂,展开,取出,晾干,喷以 5%香草醛硫酸溶液,在 105℃加热至斑点显色清晰。供试品色谱中,在与对照药材色谱和对照品色谱相应的位置上,显相同颜色的条斑。

(4)取本品 4g〔规格(1)〕、2g〔规格(2)〕或 0.5g〔规格(3)〕,加甲醇 50ml,超声处理 30 分钟,滤过,滤液蒸干,残渣用二氯甲烷-甲醇(1∶1)的混合溶液 1ml 溶解,作为供试品溶液。另取九里香(千里香)对照药材 1.5g,同法制成对照药材溶液。再取九里香酮对照品,加二氯甲烷-甲醇(1∶1)的混合溶液制成每 1ml 含 0.5mg 的溶液,作为对照品溶液。照薄层色谱法(通则 0502)试验,吸取供试品溶液 4μl、对照药材溶液及对照品溶液各 1μl,分别点于同一用 4%草酸溶液制备的硅胶 G 薄层板上,以二氯甲烷-甲醇(23∶1)为展开剂,薄层板置展开缸内预平衡 1 小时后展开,取出,晾干,置紫外光灯(365nm)下检视。供试品色谱中,在与对照药材色谱和对照品色谱相应的位置上,显相同颜色的荧光斑点。

【检查】 应符合颗粒剂项下有关的各项规定(通则 0104)。

【含量测定】 照高效液相色谱法(通则 0512)测定。

色谱条件与系统适用性试验 以十八烷基硅烷键合硅胶为填充剂;以甲醇-磷酸盐缓冲溶液〔0.05mol/L 磷酸二氢钾溶液-0.05mol/L 磷酸溶液(2∶3)〕(45∶55)为流动相;检测波长为 280nm。理论板数按黄芩苷峰计算应不低于 2500。

对照品溶液的制备 取黄芩苷对照品适量,精密称定,加甲醇制成每 1ml 含 0.1mg 的溶液,即得。

供试品溶液的制备 取装量差异项下的本品内容物,混匀,研细,取约 5g〔规格(1)〕、2.5g〔规格(2)〕或 0.6g〔规格(3)〕,精密称定,加水 60ml,加热使溶解,放冷,转移至 100ml 量瓶中,加水至刻度,摇匀,精密量取 10ml,用 1mol/L 盐酸溶液调节至 pH3,用乙酸乙酯振摇提取 4 次,每次 30ml,合并乙酸乙酯提取液,蒸干,残渣用甲醇溶解并转移至 10ml 量瓶中,加甲醇至刻度,摇匀,滤过,取续滤液,即得。

测定法 分别精密吸取对照品溶液与供试品溶液各

10μl,注入液相色谱仪,测定,即得。

本品每袋含黄芩以黄芩苷($C_{21}H_{18}O_{11}$)计,不得少于 30.0mg。

【功能与主治】 清热燥湿,行气活血,柔肝止痛。用于湿热内蕴、气滞血瘀所致的胃痛,症见脘腹隐痛、饱胀反酸、恶心呕吐、嘈杂纳减;浅表性胃炎、糜烂性胃炎、萎缩性胃炎见上述证候者。

【用法与用量】 开水冲服。一次 1 袋,一日 2 次。

【注意】 胃寒患者慎用;忌油腻、生冷、难消化食物。

【规格】 (1)每袋装 20g (2)每袋装 10g (3)每袋装 2.5g(无蔗糖)

【贮藏】 密封。

注:九里香 为芸香科植物千里香 *Murraya paniculata* (L.)Jack 的干燥叶和带叶嫩枝。

三 子 散

Sanzi San

本品系蒙古族验方。

【处方】 诃子 200g   川楝子 200g
栀子 200g

【制法】 以上三味,粉碎成粗粉,过筛,混匀,即得。

【性状】 本品为姜黄色至棕黄色的粉末;气微,味苦、涩、微酸。

【鉴别】 (1)取本品,置显微镜下观察:果皮纤维束旁的细胞中含草酸钙方晶或少数簇晶,形成晶纤维,含晶细胞壁厚薄不一,木化(川楝子)。种皮石细胞黄色或淡棕色,多破碎,完整者长多角形、长方形或不规则形,壁厚,有大的圆形纹孔,胞腔棕红色(栀子)。果皮纤维层淡黄色,斜向交错排列,壁较薄,有纹孔(诃子)。

(2)取本品 1g,加乙醚 10ml,振摇提取 10 分钟,弃去乙醚液,药渣挥去乙醚,加乙酸乙酯 10ml,加热回流 1 小时,放冷,滤过,滤液蒸干,残渣加乙醇 2ml 使溶解,作为供试品溶液。另取诃子对照药材 0.5g,同法制成对照药材溶液。再取栀子苷对照品,加乙醇制成每 1ml 含 1mg 的溶液,作为对照品溶液。照薄层色谱法(通则 0502)试验,吸取上述三种溶液各 5μl,分别点于同一硅胶 G 薄层板上,以乙酸乙酯-丙酮-甲酸-水(10∶7∶2∶0.5)为展开剂,展开,取出,晾干,喷以 10%硫酸乙醇溶液,加热至斑点显色清晰。供试品色谱中,分别在与对照药材色谱和对照品色谱相应的位置上,显相同颜色的斑点。

【检查】 应符合茶剂项下有关的各项规定(通则 0188)。

【含量测定】 照高效液相色谱法(通则 0512)测定。

色谱条件与系统适用性试验 以十八烷基硅烷键合硅胶为填充剂;以乙腈-水(15∶85)为流动相;检测波长为 238nm。理论板数按栀子苷峰计算应不低于 4000。

对照品溶液的制备 取栀子苷对照品适量,精密称定,加甲醇制成每 1ml 含 30μg 的溶液,即得。

供试品溶液的制备 取本品约 0.3g,精密称定,置具塞锥形瓶中,精密加入甲醇 25ml,密塞,称定重量,超声处理20 分钟(功率 200W,频率 50kHz),放冷,再称定重量,用甲醇补足减失的重量,摇匀,滤过。精密量取续滤液 10ml,置25ml 量瓶中,加甲醇至刻度,摇匀,即得。

测定法 分别精密吸取对照品溶液与供试品溶液各10μl,注入液相色谱仪,测定,即得。

本品每 1g 含栀子以栀子苷($C_{17}H_{24}O_{10}$)计,不得少于5.4mg。

【**功能与主治**】 清热凉血,解毒。用于温热,血热,新久热。

【**用法与用量**】 水煎服。一次 3~4.5g,一日 2~3 次。

【**贮藏**】 密闭,防潮。

三两半药酒
Sanliangban Yaojiu

【**处方**】 当归 100g　　　　　　炙黄芪 100g
牛膝 100g　　　　　　防风 50g

【**制法**】 以上四味,粉碎成粗颗粒,用白酒 2400ml 与黄酒 8000ml 的混合液作溶剂,浸渍 48 小时后,缓缓渗漉,收集渗漉液,加入蔗糖 840g,搅拌使溶解后静置,滤过,即得。

【**性状**】 本品为黄棕色的澄清液体;气香,味微甜、微辛。

【**鉴别**】 (1)取本品 50ml,加盐酸 2ml,加热回流 1 小时,用石油醚(60~90℃)振摇提取 2 次,每次 20ml,合并提取液,蒸干,残渣加乙醇 1ml 使溶解,作为供试品溶液。另取齐墩果酸对照品,加乙醇制成每 1ml 含 1mg 的溶液,作为对照品溶液。照薄层色谱法(通则 0502)试验,吸取供试品溶液 4μl、对照溶液 2μl,分别点于同一硅胶 G 薄层板上,以三氯甲烷-甲醇(40:3)为展开剂,展开,取出,晾干,喷以磷钼酸试液,加热至斑点显色清晰。供试品色谱中,在与对照品色谱相应的位置上,显相同颜色的斑点。

(2)取本品 50ml,置水浴上蒸至约 30ml,放冷,用乙醚20ml 振摇提取,分取乙醚液,挥干,残渣加无水乙醇 1ml 使溶解,作为供试品溶液。另取当归对照药材 0.2g,加乙醚 3ml,浸泡 1 小时,取上清液作为对照药材溶液。照薄层色谱法(通则 0502)试验,吸取供试品溶液 6μl、对照药材溶液 1~2μl,分别点于同一硅胶 G 薄层板上,以正己烷-乙酸乙酯(9:1)为展开剂,展开,取出,晾干,置紫外光灯(365nm)下检视。供试品色谱中,在与对照药材色谱相应的位置上,显相同颜色的荧光斑点。

(3)取本品 100ml,置水浴上蒸至约 50ml,滤过,滤液加10%氢氧化钠溶液 1.5ml,混匀,滤过,滤液用稀盐酸调节 pH值至 5~6,用乙酸乙酯 25ml 振摇提取,分取乙酸乙酯液,用铺有适量无水硫酸钠的滤纸滤过,滤液蒸干,残渣加乙酸乙酯1ml 使溶解,作为供试品溶液。另取黄芪对照药材 1g,加乙醇20ml,加热回流 20 分钟,滤过,滤液蒸干,残渣用 0.3%氢氧化钠溶液 15ml 溶解,滤过,取滤液,自"滤液用稀盐酸调节pH 值至 5~6"起,同法制成对照药材溶液。照薄层色谱法(通则 0502)试验,吸取上述两种溶液各 5μl,分别点于同一硅胶 G 薄层板上使成条状,以三氯甲烷-甲醇(10:1)为展开剂,展开,取出,晾干,用氨蒸气熏后置紫外光灯(254nm)下检视。供试品色谱中,在与对照药材色谱相应的位置上,显相同颜色的荧光条斑。

【**检查**】 **乙醇量** 应为 20%~25%(通则 0711)。

总固体 不得少于 1.0%(通则 0185 第一法)。

其他 应符合酒剂项下有关的各项规定(通则 0185)。

【**功能与主治**】 益气活血,祛风通络。用于气血不和、感受风湿所致的痹病,症见四肢疼痛、筋脉拘挛。

【**用法与用量**】 口服。一次 30~60ml,一日 3 次。

【**注意**】 高血压患者慎服;孕妇忌服。

【**贮藏**】 密封,置阴凉处。

三 妙 丸
Sanmiao Wan

【**处方**】 苍术(炒)600g　　　　黄柏(炒)400g
牛膝 200g

【**制法**】 以上三味,粉碎成细粉,过筛,混匀,用水泛丸,干燥,即得。

【**性状**】 本品为灰黄色的水丸;味苦、辛。

【**鉴别**】 (1)取本品,置显微镜下观察:草酸钙针晶细小,长 10~32μm,不规则地充塞于薄壁细胞中(苍术)。纤维束鲜黄色,周围细胞含草酸钙方晶,形成晶纤维,含晶细胞壁木化增厚(黄柏)。木纤维成束,壁较薄,非木化,纹孔斜裂缝状、人字状或十字状(牛膝)。

(2)取本品适量,研细,取 0.1g,加乙醚 10ml,超声处理15 分钟,滤过,弃去乙醚液,药渣加甲醇 5ml,超声处理 15 分钟,滤过,滤液浓缩至 1ml,作为供试品溶液。另取黄柏对照药材 0.1g,加甲醇 5ml,超声处理 15 分钟,滤过,滤液作为对照药材溶液。再取盐酸小檗碱对照品,加甲醇制成每 1ml 含0.5mg 的溶液,作为对照品溶液。照薄层色谱法(通则 0502)试验,吸取供试品溶液 2μl、对照药材溶液与对照品溶液各1μl,分别点于同一硅胶 G 薄层板上,以甲苯-乙酸乙酯-异丙醇-甲醇-浓氨试液(12:6:3:3:1)为展开剂,置氨蒸气预饱和的展开缸内展开,取出,晾干,置紫外光灯(365nm)下检视。供试品色谱中,在与对照药材色谱和对照品色谱相应的位置上,显相同的黄色荧光斑点。

【检查】　应符合丸剂项下有关的各项规定(通则 0108)。

【含量测定】　照高效液相色谱法(通则 0512)测定。

色谱条件与系统适用性试验　以十八烷基硅烷键合硅胶为填充剂;以乙腈-0.05mol/L 磷酸二氢钾溶液(50∶50)(每 100ml 中加十二烷基硫酸钠 0.4g,再以磷酸调节 pH 值为 4.0)为流动相;检测波长为 345nm。理论板数按盐酸小檗碱峰计算应不低于 5000。

对照品溶液的制备　取盐酸小檗碱对照品适量,精密称定,加甲醇制成每 1ml 含 80μg 的溶液,即得。

供试品溶液的制备　取本品适量,研细,混匀,取约 0.25g,精密称定,置具塞锥形瓶中,精密加入盐酸-甲醇(1∶100)混合溶液 25ml,称定重量,85℃ 水浴中加热回流 40 分钟,放冷,再称定重量,用盐酸-甲醇(1∶100)混合溶液补足减失的重量,摇匀,离心,上清液滤过,取续滤液,即得。

测定法　分别精密吸取对照品溶液与供试品溶液各 5μl,注入液相色谱仪,测定,即得。

本品按干燥品计算,每 1g 含黄柏以盐酸小檗碱(C_{20}H_{17}NO_4·HCl)计,不得少于 2.0mg。

【功能与主治】　清热燥湿。用于湿热下注所致的痹病,症见足膝红肿热痛、下肢沉重、小便黄少。

【用法与用量】　口服。一次 6~9g,一日 2~3 次。

【注意】　孕妇慎用。

【贮藏】　密封。

三　拗　片
San'ao Pian

【处方】　麻黄 833g　　　　苦杏仁 833g
　　　　　甘草 833g　　　　生姜 500g

【制法】　以上四味,取麻黄、生姜用水蒸气蒸馏,提取挥发油 2 小时,收集挥发油,备用;称取 6 倍挥发油量的倍他环糊精制成 60℃ 的饱和水溶液,边搅拌边加入挥发油,并在 60℃ 保温条件下连续搅拌 2 小时,冷藏 24 小时,抽滤,室温干燥,备用。麻黄、生姜药渣与甘草加水煎煮二次,第一次加水煮沸后加入苦杏仁,煎煮 1.5 小时,第二次煎煮 1 小时,合并煎液,滤过,滤液减压浓缩至相对密度为 1.08~1.10(60℃)的清膏,喷雾干燥,得干膏粉;取干膏粉加入挥发油的倍他环糊精包合物及适量的微晶纤维素和羧甲基淀粉钠,混匀,压制成 1000 片,包薄膜衣,即得。

【性状】　本品为薄膜衣片,除去薄膜衣后,显褐色至棕褐色;气香,味微苦。

【鉴别】　(1)取本品 5 片,除去薄膜衣,研细,加水 30ml,加热使溶解,用水饱和的正丁醇振摇提取 2 次,每次 15ml,合并正丁醇液,用正丁醇饱和的水洗涤 2 次,每次 20ml,弃去水洗液,正丁醇液回收溶剂至干,残渣加甲醇 1ml 使溶解,作为

供试品溶液。另取甘草对照药材 1g,加水饱和的正丁醇 30ml,超声处理 20 分钟,滤过,正丁醇液蒸干,残渣加甲醇 1ml 使溶解,作为对照药材溶液。照薄层色谱法(通则 0502)试验,吸取上述两种溶液各 5μl,分别点于同一硅胶 G 薄层板上,以二氯甲烷-甲醇-水(40∶10∶1)为展开剂,展开,取出,晾干,喷以 10% 硫酸乙醇溶液,在 105℃ 加热至斑点显色清晰。供试品色谱中,在与对照药材色谱相应的位置上,显相同颜色的斑点。

(2)取本品 40 片,研细,置 250ml 圆底烧瓶中,加水 100ml 与玻璃珠数粒,连接挥发油测定器,自测定器上端加水至刻度并溢流入烧瓶时为止,再加乙酸乙酯 1ml,加热回流 3 小时,放冷,取乙酸乙酯层作为供试品溶液。另取生姜油对照提取物,加乙酸乙酯制成每 1ml 含 0.05ml 的溶液,作为对照提取物溶液。照薄层色谱法(通则 0502)试验,吸取上述两种溶液各 20μl,分别点于同一硅胶 G 薄层板上,以石油醚-乙酸乙酯(17∶3)为展开剂,展开,取出,晾干,喷以 1% 香草醛硫酸溶液,在 105℃ 加热至斑点显色清晰。供试品色谱中,在与对照提取物色谱相应的位置上,显相同颜色的斑点。

【检查】　应符合片剂项下有关的各项规定(通则 0101)。

【含量测定】　麻黄　照高效液相色谱法(通则 0512)测定。

色谱条件与系统适用性试验　以极性乙醚连接苯基键合硅胶为填充剂;以甲醇-0.092% 磷酸溶液(含 0.04% 三乙胺和 0.02% 二正丁胺)(1.5∶98.5)为流动相;检测波长为 210nm。理论板数按盐酸麻黄碱峰计算应不低于 3000。

对照品溶液的制备　取盐酸麻黄碱对照品、盐酸伪麻黄碱对照品适量,精密称定,加流动相制成每 1ml 含盐酸麻黄碱 25μg、盐酸伪麻黄碱 10μg 的混合溶液,即得。

供试品溶液的制备　取本品 10 片,除去薄膜衣,精密称定,研细,取约 1g,精密称定,置 25ml 量瓶中,加入 70% 甲醇 20ml,超声处理(功率 250W,频率 33kHz)30 分钟,放冷,加 70% 甲醇至刻度,摇匀,滤过,精密量取续滤液 1ml,加在中性氧化铝柱(100~200 目,1g,内径为 1cm)上,用 30% 甲醇 10ml 洗脱,收集洗脱液置 10ml 量瓶中,加 30% 甲醇至刻度,摇匀,滤过,取续滤液,即得。

测定法　分别精密吸取对照品溶液与供试品溶液各 5μl,注入液相色谱仪,测定,即得。

本品每片含麻黄以盐酸麻黄碱(C_{10}H_{15}NO·HCl)和盐酸伪麻黄碱(C_{10}H_{15}NO·HCl)的总量计,不得少于 3.5mg。

苦杏仁　照高效液相色谱法(通则 0512)测定。

色谱条件与系统适用性试验　以十八烷基硅烷键合硅胶为填充剂;以甲醇-0.1% 磷酸溶液(15∶85)为流动相;检测波长为 207nm。理论板数按苦杏仁苷峰计算应不低于 7000。

对照品溶液的制备　取苦杏仁苷对照品适量,精密称定,加甲醇制成每 1ml 含 50μg 的溶液,即得。

　　供试品溶液的制备　取本品 10 片,除去薄膜衣,精密称定,研细,取约 0.2g,精密称定,精密加入甲醇 25ml,称定重量,超声处理(功率 250W,频率 33kHz)30 分钟,放冷,再称定重量,用甲醇补足减失的重量,摇匀,滤过,精密量取续滤液 2ml,置 10ml 量瓶中,加 50%甲醇至刻度,摇匀,滤过,取续滤液,即得。

　　测定法　分别精密吸取对照品溶液与供试品溶液各 10μl,注入液相色谱仪,测定,即得。

　　本品每片含苦杏仁以苦杏仁苷($C_{20}H_{27}NO_{11}$)计,不得少于 6.5mg。

【功能与主治】　宣肺解表。用于风寒袭肺证,症见咳嗽声重,咳嗽痰多,痰白清稀;急性支气管炎见上述证候者。

【用法与用量】　口服。一次 2 片,一日 3 次。

【规格】　每片重 0.5g

【贮藏】　密封,置阴凉处。

三味蒺藜散

Sanwei Jili San

本品系蒙古族验方。

【处方】　蒺藜 250g　　　　　冬葵果 150g
　　　　　方海 150g

【制法】　以上三味,粉碎成粗粉,过筛,混匀,即得。

【性状】　本品为灰黄色的粉末;气微腥,味苦、微咸。

【鉴别】　(1)取本品,置显微镜下观察:石细胞长椭圆形或类圆形,黄色,成群或散在,壁孔明显;纤维长梭形,淡黄色,散在或成束,长 250～360μm(蒺藜)。多细胞星状毛,多破碎(冬葵果)。

　　(2)取本品 1g,加 2mol/L 盐酸 10ml,加热回流 4 小时,放冷,滤过,滤渣先用水 5ml 洗涤,再用 10%碳酸钠溶液 2ml 洗涤,最后用水洗至中性,在 80～100℃烘干,置索氏提取器中,用石油醚(30～60℃)回流提取 2 小时,提取液回收石油醚,残渣用三氯甲烷 2ml 溶解,作为供试品溶液。另取蒺藜对照药材 0.5g,加 2mol/L 盐酸 5ml,同法制成对照药材溶液。照薄层色谱法(通则 0502)试验,吸取上述两种溶液各 10μl,分别点于同一硅胶 G 薄层板上,以三氯甲烷-丙酮(19:1)为展开剂,展开,取出,晾干,喷以 30%磷钼酸乙醇液,在 105℃加热至斑点显色清晰。供试品色谱中,在与对照药材色谱相应的位置上,显相同的蓝色斑点。

【检查】　应符合茶剂项下有关的各项规定(通则 0188)。

【功能与主治】　清湿热,利尿。用于湿热下注,小便热痛。

【用法与用量】　水煎服。一次 3～4.5g,一日 2～3 次。

【规格】　每袋装　(1)3g　(2)15g

【贮藏】　密闭,防潮。

三　金　片

Sanjin Pian

【处方】　金樱根 808g　　　　菝葜 404g
　　　　　羊开口 404g　　　　金沙藤 242.4g
　　　　　积雪草 242.4g

【制法】　以上五味,加水煎煮二次,第一次 2 小时,第二次 1 小时,煎液滤过,滤液合并,浓缩至适量,喷雾干燥,加入辅料适量,混匀,制成颗粒,干燥,压制成 1000 片(小片)或 600 片(大片),包糖衣或薄膜衣,即得。

【性状】　本品为糖衣片或薄膜衣片,除去包衣后显棕色至黑褐色;味酸、涩、微苦。

【鉴别】　(1)取本品 15 片(小片)或 10 片(大片),除去包衣,研细,加乙醇 15ml,超声处理 20 分钟,滤过,滤液蒸干,残渣加 0.01mol/L 氢氧化钠溶液 20ml,微热使溶解,用乙醚 10ml 振摇提取,弃去乙醚液,水溶液再用乙酸乙酯 10ml 振摇提取,水溶液备用;乙酸乙酯液浓缩至 1ml,作为供试品溶液。另取金樱根对照药材 2.5g,同法制成对照药材溶液。照薄层色谱法(通则 0502)试验,吸取上述两种溶液各 10μl,分别点于同一硅胶 G 薄层板上,以三氯甲烷-甲醇(17:3)为展开剂,展开,取出,晾干,喷以 10%硫酸乙醇溶液,加热至斑点显色清晰。供试品色谱中,在与对照药材色谱相应的位置上,显两个或两个以上相同颜色的主斑点。

　　(2)取〔鉴别〕(1)项下的备用水溶液,用水饱和的正丁醇 15ml 振摇提取,分取正丁醇液,用正丁醇饱和的水 5ml 洗涤,弃去水洗液,正丁醇液蒸干,残渣加甲醇 1ml 使溶解,作为供试品溶液。另取积雪草苷对照品,加甲醇制成每 1ml 含 1mg 的溶液,作为对照品溶液。照薄层色谱法(通则 0502)试验,吸取上述两种溶液各 10μl,分别点于同一硅胶 G 薄层板上,以三氯甲烷-甲醇-水(7:3:0.5)为展开剂,展开,取出,晾干,喷以 10%硫酸乙醇溶液,加热至斑点显色清晰。供试品色谱中,在与对照品色谱相应的位置上,显相同颜色的斑点。

　　(3)取本品 10 片(小片)或 6 片(大片),除去包衣,研细,加乙醇 50ml,超声处理 30 分钟,滤过,滤液加盐酸 5ml,加热回流 2 小时,放冷,用 40%氢氧化钠溶液调至中性,蒸至无醇味,残渣用热水 40ml 溶解,用二氯甲烷振摇提取 2 次(40ml、30ml),合并二氯甲烷提取液,蒸干,残渣加甲醇 1ml 使溶解,作为供试品溶液。另取菝葜对照药材 5g,同法制成对照药材溶液。再取薯蓣皂苷元对照品,加甲醇制成每 1ml 含 0.5mg 的溶液,作为对照品溶液。照薄层色谱法(通则 0502)试验,吸取上述两种溶液各 10μl,分别点于同一硅胶 G 薄层板上,以环己烷-乙酸乙酯(4:1)为展开剂,展开,取出,晾干,喷以 10%硫酸乙醇溶液,在 105℃加热至斑点显色清晰,置紫外光灯(365nm)下检视。供试品色谱中,在与对照药材色谱相应的位置上,显两个或两个以上相同颜色的荧光斑点;在与对照品色谱相应的位置上,显相同颜色的荧光斑点。

(4)取本品 15 片(小片)或 10 片(大片),研细,加甲醇 100ml,超声处理 20 分钟,滤过,滤液浓缩至约 10ml,加在中性氧化铝柱(100～200 目,5g,内径为 1cm)上,用甲醇 50ml 洗脱,收集流出液与洗脱液,蒸干,残渣用水 20ml 溶解,用乙酸乙酯振摇提取 2 次,每次 15ml,合并乙酸乙酯提取液,蒸干,残渣加甲醇 1ml 使溶解,作为供试品溶液。另取羊开口对照药材 5g,加水 100ml,加热回流 1 小时,滤过,滤液蒸干,残渣加甲醇 20ml,同法制成对照药材溶液。照薄层色谱法(通则 0502)试验,吸取上述两种溶液各 5～10μl,分别点于同一硅胶 G 薄层板上,以三氯甲烷-丙酮-水(6∶14∶1)为展开剂,展开,取出,晾干,置紫外光灯(365nm)下检视。供试品色谱中,在与对照药材色谱相应的位置上,显相同颜色的荧光斑点。

【检查】 应符合片剂项下有关的各项规定(通则 0101)。

【含量测定】 照高效液相色谱法(通则 0512)测定。

色谱条件与系统适用性试验 以十八烷基硅烷键合硅胶为填充剂;以甲醇-水(48∶52)为流动相;用蒸发光散射检测器检测。理论板数按羟基积雪草苷峰计算应不低于 2000。

对照品溶液的制备 分别取羟基积雪草苷对照品适量,精密称定,加甲醇制成每 1ml 含 0.2mg 的溶液和每 1ml 含 0.6mg 的溶液,即得。

供试品溶液的制备 取本品 30 片(小片)或 20 片(大片),除去包衣,精密称定,研细,取约 1.5g,精密称定,精密加入甲醇 50ml,称定重量,超声处理(功率 250W,频率 40kHz)45 分钟,放冷,再称定重量,用甲醇补足减失的重量,摇匀,滤过。精密量取续滤液 25ml,回收溶剂至干,残渣加水 20ml 使溶解,用水饱和的正丁醇振摇提取 3 次,每次 15ml,合并正丁醇提取液,用氨试液洗涤 2 次,每次 15ml,取正丁醇液,减压回收溶剂至干,残渣用甲醇溶解,转移至 5ml 量瓶中,加甲醇至刻度,摇匀,即得。

测定法 分别精密吸取上述两种浓度的对照品溶液各 10μl 与供试品溶液 5～10μl,注入液相色谱仪,测定,用外标两点法对数方程计算,即得。

本品每片含积雪草以羟基积雪草苷($C_{48}H_{78}O_{20}$)计,小片不得少于 0.22mg;大片不得少于 0.35mg。

【功能与主治】 清热解毒,利湿通淋,益肾。用于下焦湿热所致的热淋、小便短赤、淋沥涩痛、尿急频数;急慢性肾盂肾炎、膀胱炎、尿路感染见上述证候者;慢性非细菌性前列腺炎肾虚湿热下注证。

【用法与用量】 口服。(1)慢性非细菌性前列腺炎:大片一次 3 片,一日 3 次。疗程为 4 周。(2)其他适应症:小片一次 5 片,大片一次 3 片,一日 3～4 次。

【注意】 (1)偶见血清丙氨酸氨基转移酶(ALT)、血清门冬氨酸氨基转移酶(AST)轻度升高,血尿素氮(BUN)轻度升高,血白细胞(WBC)轻度降低。(2)用药期间请注意肝、肾功能的监测。

【规格】 (1)薄膜衣小片 每片重 0.18g(相当于饮片 2.1g)

(2)薄膜衣大片 每片重 0.29g(相当于饮片 3.5g)

(3)糖衣小片 片心重 0.17g(相当于饮片 2.1g)

(4)糖衣大片 片心重 0.28g(相当于饮片 3.5g)

【贮藏】 密封。

三 宝 胶 囊
Sanbao Jiaonang

【处方】

人参 20g	鹿茸 20g
当归 40g	山药 60g
醋龟甲 20g	砂仁(炒)10g
山茱萸 20g	灵芝 20g
熟地黄 60g	丹参 100g
五味子 20g	菟丝子(炒)30g
肉苁蓉 30g	何首乌 40g
菊花 20g	牡丹皮 20g
赤芍 20g	杜仲 40g
麦冬 10g	泽泻 20g
玄参 20g	

【制法】 以上二十一味,人参、鹿茸、山药、醋龟甲、当归、砂仁(炒)和山茱萸粉碎成细粉,过筛,混匀;其余灵芝等十四味加水煎煮二次,每次 1.5 小时,合并煎液,滤过,滤液浓缩至相对密度为 1.20～1.25(85℃),加入上述细粉,混匀,在 60℃以下干燥,粉碎成细粉,装入胶囊,制成 1000 粒,即得。

【性状】 本品为硬胶囊,内容物为深棕色的粉末;气微,味微酸、甜。

【鉴别】 (1)取本品,置显微镜下观察:内种皮厚壁细胞黄棕色或红棕色,表面观类多角形,壁厚,胞腔含硅质块(砂仁)。不规则块片灰黄色,表面有微细纹理或孔隙(醋龟甲)。淀粉粒三角状卵形或矩圆形,直径 24～40μm,脐点短缝状或人字状(山药)。果皮表皮细胞橙黄色,表面观类多角形,垂周壁连珠状增厚(山茱萸)。

(2)取本品内容物 5g,置索氏提取器中,加乙醚 80ml,加热回流至提取液近无色,乙醚液备用;药渣挥去乙醚,加水饱和的正丁醇 60ml,加热回流 30 分钟,滤过,滤液用正丁醇饱和的 0.1%氢氧化钠溶液洗涤 3 次,每次 15ml,再用正丁醇饱和的水洗涤 2 次,每次 20ml,正丁醇液蒸干,残渣加甲醇 1ml 使溶解,作为供试品溶液。另取人参皂苷 Rb_1 对照品、人参皂苷 Re 对照品、人参皂苷 Rg_1 对照品适量,分别加甲醇制成每 1ml 含 1mg 的溶液,作为对照品溶液。照薄层色谱法(通则 0502)试验,吸取供试品溶液 5μl、上述三种对照品溶液各 3μl,分别点于同一硅胶 G 薄层板上,以三氯甲烷-甲醇-水(13∶7∶2)10℃以下放置的下层溶液为展开剂,展开,取出,晾干,喷以 10%硫酸乙醇溶液,在 100℃加热至斑点显色清晰,分别置日光和紫外光灯(365nm)下检视。供试品色谱中,在与对照品色谱相应的位置上,日光下显相同颜色的斑点;紫外光下显相同颜色的荧光斑点。

（3）取〔鉴别〕（2）项下备用的乙醚液 1/3 量，低温挥干，残渣加乙醇 1ml 使溶解，作为供试品溶液。另取当归对照药材 0.5g，加乙醇 20ml，超声处理 20 分钟，滤过，滤液浓缩至干，残渣加乙醇 5ml 使溶解，作为对照品溶液。照薄层色谱法（通则 0502）试验，吸取供试品溶液 10μl、对照品溶液 1μl，分别点于同一硅胶 G 薄层板上，以正己烷-乙酸乙酯（9：1）为展开剂，展开，取出，晾干，置紫外光灯（365nm）下检视。供试品色谱中，在与对照药材色谱相应的位置上，显相同颜色的荧光斑点。

（4）取〔鉴别〕（2）项下备用的乙醚液 1/3 量，低温挥干，残渣加无水乙醇-三氯甲烷（3：2）混合溶液 1ml 使溶解，作为供试品溶液。另取熊果酸对照品，加无水乙醇制成每 1ml 含 0.5mg 的溶液，作为对照品溶液。照薄层色谱法（通则 0502）试验，吸取供试品溶液 10μl、对照品溶液 2μl，分别点于同一硅胶 G 薄层板上，以环己烷-三氯甲烷-乙酸乙酯-冰醋酸（20：5：8：0.5）为展开剂，展开，取出，晾干，喷以 10% 硫酸乙醇溶液，在 100℃加热至斑点显色清晰。供试品色谱中，在与对照品色谱相应的位置上，显相同颜色的斑点。

（5）取本品内容物 2g，加甲醇 15ml，超声处理 20 分钟，滤过，滤液蒸干，残渣加水 10ml、盐酸 1ml，置沸水浴中加热 30 分钟，立即冷却，用乙醚振摇提取 4 次，每次 10ml，合并乙醚液，挥干，残渣加乙酸乙酯 1ml 使溶解，作为供试品溶液。另取大黄素对照品适量，加乙酸乙酯制成每 1ml 含 0.25mg 的溶液，作为对照品溶液。照薄层色谱法（通则 0502）试验，吸取供试品溶液 10μl、对照品溶液 1μl，分别点于同一硅胶 G 薄层板上，以石油醚（30~60℃）-甲酸乙酯-甲酸（15：5：1）的上层溶液为展开剂，展开，取出，晾干。供试品色谱中，在与对照品色谱相应的位置上，显相同颜色的斑点；置氨蒸气中熏后，斑点变为红色。

（6）取本品，照〔含量测定〕项下的方法试验，供试品色谱中应呈现与对照品色谱峰保留时间相同的色谱峰。

【检查】　应符合胶囊剂项下有关的各项规定（通则 0103）。

【含量测定】　照高效液相色谱法（通则 0512）测定。

　　色谱条件与系统适用性试验　以十八烷基硅烷键合硅胶为填充剂；以甲醇-1% 醋酸溶液（12：88）为流动相；检测波长为 279nm。理论板数按原儿茶醛峰计算应不低于 2000。

　　对照品溶液的制备　取原儿茶醛对照品适量，精密称定，加甲醇制成每 1ml 含 12μg 的溶液，即得。

　　供试品溶液的制备　取本品 20 粒的内容物，精密称定，研细，取约 2g，精密称定，置具塞锥形瓶中，精密加入甲醇 50ml，密塞，称定重量，加热回流 1 小时，放冷，再称定重量，用甲醇补足减失的重量，摇匀，滤过，精密量取续滤液 25ml，蒸干，残渣加水 10ml 使溶解，用稀盐酸调节 pH 值至 2，用乙醚提取 4 次，每次 10ml，合并乙醚提取液，挥干，残渣用甲醇溶解，转移至 10ml 量瓶中，加甲醇至刻度，摇匀，滤过，取续滤

液，即得。

　　测定法　分别精密吸取对照品溶液与供试品溶液各 10μl，注入液相色谱仪，测定，即得。

　　本品每粒含丹参以原儿茶醛（$C_7H_6O_3$）计，不得少于 22μg。

【功能与主治】　益肾填精，养心安神。用于肾精亏虚、心血不足所致的腰疼腿软、阳痿遗精、头晕眼花、耳鸣耳聋、心悸失眠、食欲不振。

【用法与用量】　口服。一次 3~5 粒，一日 2 次。

【规格】　每粒装 0.3g

【贮藏】　密封。

三 黄 片
Sanhuang Pian

【处方】　大黄 300g　　　　　　盐酸小檗碱 5g
　　　　　黄芩浸膏 21g

【制法】　以上三味，黄芩浸膏系取黄芩，加水煎煮三次，第一次 1.5 小时，第二次 1 小时，第三次 40 分钟，合并煎液，滤过，滤液用盐酸调节 pH 值至 1~2，静置 1 小时，取沉淀，用水洗涤使 pH 值至 5~7，烘干，粉碎成细粉。取大黄 150g，粉碎成细粉；剩余大黄粉碎成粗粉，用 30% 乙醇回流提取三次，滤过，合并滤液，回收乙醇并减压浓缩成稠膏，加入大黄细粉、盐酸小檗碱细粉、黄芩浸膏细粉及适量辅料，混匀，制成颗粒，干燥，压制成 1000 片，包糖衣或薄膜衣；或压制成 500 片，包薄膜衣，即得。

【性状】　本品为糖衣或薄膜衣片，除去包衣后显棕色；味苦、微涩。

【鉴别】　（1）取本品，置显微镜下观察：草酸钙簇晶大，直径 60~140μm（大黄）。

（2）取本品 5 片，除去包衣，研细，取 0.25g 加甲醇 5ml，超声处理 5 分钟，滤过，滤液作为供试品溶液。另取盐酸小檗碱对照品，加甲醇制成每 1ml 含 0.2mg 的溶液；再取黄芩苷对照品，加甲醇制成每 1ml 含 1mg 的溶液，作为对照品溶液。照薄层色谱法（通则 0502）试验，吸取上述三种溶液各 3~5μl，分别点于同一硅胶 GF₂₅₄ 薄层板上，以乙酸乙酯-丁酮-甲酸-水（10：7：1：1）为展开剂，展开，取出，晾干，分别置紫外光灯（365nm）和紫外光灯（254nm）下检视。供试品色谱中，在与盐酸小檗碱对照品色谱相应的位置上，紫外光（365nm）下显相同颜色的荧光斑点；在与黄芩苷对照品色谱相应的位置上，紫外光（254nm）下显相同颜色的斑点。

（3）取〔鉴别〕（2）项下的供试品溶液作为供试品溶液。另取大黄对照药材 0.2g，加甲醇 3ml，超声处理 5 分钟，取上清液作为对照药材溶液。照薄层色谱法（通则 0502）试验，吸取上述两种溶液各 5μl，分别点于同一硅胶 G 薄层板上，以环己

烷-乙酸乙酯-甲酸(12∶3∶0.1)为展开剂,展开,取出,晾干,置紫外光灯(365nm)下检视。供试品色谱中,在与对照药材色谱相应的位置上,显相同颜色的荧光斑点。

【检查】 **土大黄苷** 取本品小片 2 片或大片 1 片,糖衣片除去糖衣,研细,加甲醇 15ml,加热回流 30 分钟,放冷,滤过,滤液作为供试品溶液。另取土大黄苷对照品,加甲醇制成每 1ml 含 0.3mg 的溶液,作为对照品溶液。照薄层色谱法(通则 0502)试验,吸取上述两种溶液各 2μl,分别点于同一硅胶 G 薄层板上,以三氯甲烷-甲醇-甲酸-水(100∶30∶2∶3)为展开剂,展开,取出,晾干,置紫外光灯(365nm)下检视。供试品色谱中,在与对照品色谱相应的位置上,不得显相同颜色的荧光斑点。

其他 应符合片剂项下有关的各项规定(通则 0101)。

【含量测定】 **大黄** 照高效液相色谱法(通则 0512)测定。

色谱条件与系统适用性试验 以十八烷基硅烷键合硅胶为填充剂;以甲醇-0.1％磷酸溶液(85∶15)为流动相;检测波长为 254nm。理论板数按大黄素峰计算应不低于 2000。

对照品溶液的制备 取大黄素对照品和大黄酚对照品适量,精密称定,加无水乙醇-乙酸乙酯(2∶1)的混合溶液制成每 1ml 含大黄素 10μg、大黄酚 25μg 的混合溶液,即得。

供试品溶液的制备 取本品 20 片,除去包衣,精密称定,研细(过三号筛),取约 0.26g,精密称定,置锥形瓶中,精密加入乙醇 25ml,称定重量,加热回流 1 小时,放冷,用乙醇补足减失的重量,摇匀,滤过,精密量取续滤液 10ml,置烧瓶中,蒸干,加 30％乙醇-盐酸(10∶1)的混合溶液 15ml,置水浴中加热回流 1 小时,立即冷却,用三氯甲烷强力振摇提取 4 次,每次 15ml,合并三氯甲烷液,蒸干,残渣用无水乙醇-乙酸乙酯(2∶1)的混合溶液溶解,转移至 25ml 量瓶中,并稀释至刻度,摇匀,滤过,取续滤液,即得。

测定法 分别精密吸取对照品溶液与供试品溶液各 10μl,注入液相色谱仪,测定,即得。

本品每片含大黄以大黄素($C_{15}H_{10}O_5$)和大黄酚($C_{15}H_{10}O_4$)的总量计,小片不得少于 1.55mg;大片不得少于 3.1mg。

盐酸小檗碱 照高效液相色谱法(通则 0512)测定。

色谱条件与系统适用性试验 以十八烷基硅烷键合硅胶为填充剂;以乙腈-水(1∶1)(每 1000ml 中加入磷酸二氢钾 3.4g 和十二烷基硫酸钠 1.7g)为流动相;检测波长为 265nm。理论板数按盐酸小檗碱峰计算应不低于 3000。

对照品溶液的制备 取盐酸小檗碱对照品适量,精密称定,加甲醇制成每 1ml 含 0.1mg 的溶液,即得。

供试品溶液的制备 取本品 10 片,除去包衣,精密称定,研细,取约 0.1g,精密称定,置具塞锥形瓶中,精密加入甲醇-盐酸(500∶1)的混合溶液 20ml,密塞,称定重量,超声处理(功率 160W,频率 40kHz)30 分钟,放冷,再称定重量,用甲醇补足减失的重量,摇匀,滤过,取续滤液,即得。

测定法 分别精密吸取对照品溶液 5～10μl、供试品溶液 10μl,注入液相色谱仪,测定,即得。

本品每片含盐酸小檗碱($C_{20}H_{17}NO_4 \cdot HCl \cdot 2H_2O$),小片应为 4.0～5.8mg;大片应为 8.0～11.5mg。

黄芩浸膏 照高效液相色谱法(通则 0512)测定。

色谱条件与系统适用性试验 以十八烷基硅烷键合硅胶为填充剂;以甲醇-0.1％磷酸溶液(40∶60)为流动相;检测波长为 280nm。理论板数按黄芩苷峰计算应不低于 3000。

对照品溶液的制备 取黄芩苷对照品适量,精密称定,加甲醇制成每 1ml 含 25μg 的溶液,即得。

供试品溶液的制备 取本品 10 片,除去包衣,精密称定,研细,取约 0.1g,精密称定,置具塞锥形瓶中,精密加入 70％甲醇 25ml,密塞,称定重量,超声处理(功率 160W,频率 50kHz)10 分钟,放冷,再称定重量,用 70％甲醇补足减失的重量,摇匀,滤过,精密量取续滤液 1ml,置 10ml 量瓶中,加 70％甲醇至刻度,摇匀,滤过,取续滤液,即得。

测定法 分别精密吸取对照品溶液与供试品溶液各 10μl,注入液相色谱仪,测定,即得。

本品每片含黄芩浸膏以黄芩苷($C_{21}H_{18}O_{11}$)计,小片不得少于 13.5mg,大片不得少于 27.0mg。

【功能与主治】 清热解毒,泻火通便。用于三焦热盛所致的目赤肿痛、口鼻生疮、咽喉肿痛、牙龈肿痛、心烦口渴、尿黄、便秘;亦用于急性胃肠炎、痢疾。

【用法与用量】 口服。小片一次 4 片,大片一次 2 片,一日 2 次;小儿酌减。

【注意】 孕妇慎用。

【规格】 (1)薄膜衣小片 每片重 0.26g
(2)薄膜衣大片 每片重 0.52g

【贮藏】 密封。

大 七 厘 散
Daqili San

【处方】 煅自然铜 96.6g 　　土鳖虫(炒)96.6g
酒大黄 96.6g 　　骨碎补 96.6g
当归尾(酒制)96.6g 　　乳香(制)96.6g
没药(制)96.6g 　　硼砂(煅)96.6g
血竭 96.6g 　　三七 87.0g
冰片 43.5g

【制法】 以上十一味,除三七、冰片外,其余煅自然铜等九味,粉碎成最细粉;另取三七、冰片,分别研成最细粉,与上述细粉配研,混匀,制成 1000g,即得。

【性状】 本品为棕褐色至黑褐色的粉末或可松散团块;气香,味微苦、略辛凉。

【鉴别】 (1)取本品,置显微镜下观察:鳞片碎片黄棕色或红棕色(骨碎补)。不规则块片血红色,周围液体显姜黄色,渐变红色(血竭)。体壁碎片黄色或棕红色,有圆形毛窝,直径 8～24μm,有的可见长短不一的刚毛;横纹肌纤维无色或淡黄色,常碎断,有细密横纹,平直或呈微波状,明带较暗带为宽(土鳖虫)。

(2)取本品 6g,研细,加甲醇 20ml,超声处理 20 分钟,滤过,滤液蒸干,残渣加水 20ml 使溶解,再加盐酸 2ml,加热回流 30 分钟,冷却,用乙醚振摇提取 3 次,每次 10ml,合并乙醚液,蒸干,残渣加甲醇 1ml 使溶解,作为供试品溶液。另取大黄对照药材 0.5g,同法制成对照药材溶液。再取芦荟大黄素对照品、大黄酸对照品、大黄素对照品、大黄素甲醚对照品和大黄酚对照品,加甲醇制成每 1ml 各含 0.5mg 的混合溶液,作为对照品溶液。照薄层色谱法(通则 0502)试验,吸取供试品溶液 10～15μl、对照药材溶液及对照品溶液各 5μl,分别点于同一高效硅胶 G 薄层板上,以石油醚(30～60℃)-甲酸乙酯-甲酸(15:6:1)的上层溶液为展开剂,展开,取出,晾干,置紫外光灯(365nm)下检视。供试品色谱中,在与对照药材色谱相应的位置上,显相同的五个橙黄色荧光主斑点;在与对照品色谱相应的位置上,显相同的橙黄色荧光斑点,置氨蒸气中熏后,斑点变为红色。

(3)取本品 10g,加乙醚 30ml,加热回流 1 小时,滤过,乙醚液备用,药渣挥尽乙醚,加甲醇 30ml,加热回流 1 小时,滤过,滤液浓缩至 2ml,作为供试品溶液。另取骨碎补对照药材 0.5g,同法制成对照药材溶液。再取柚皮苷对照品,加甲醇制成每 1ml 含 0.5mg 的溶液,作为对照品溶液。照薄层色谱法(通则 0502)试验,吸取上述三种溶液各 4μl,分别点于同一硅胶 G 薄层板上,以甲苯-乙酸乙酯-甲酸-水(1:12:2.8:3)的上层溶液为展开剂,展开,取出,晾干,喷以 1% 三氯化铝试液,在 105℃ 加热 5 分钟,置紫外光灯(365nm)下检视。供试品色谱中,在与对照药材色谱及对照品色谱相应的位置上,显相同颜色的荧光斑点。

(4)取〔鉴别〕(3)项下的备用乙醚液 60℃ 挥干,残渣加乙醇 1ml 使溶解,作为供试品溶液。另取当归对照药材 0.5g,同法制成对照药材溶液。再取冰片对照品,加乙醇制成每 1ml 含 5mg 的溶液,作为对照品溶液。照薄层色谱法(通则 0502)试验,吸取上述三种溶液各 5μl,分别点于同一硅胶 G 薄层板上,以环己烷-乙酸乙酯(9:1)为展开剂,展开,取出,晾干,置紫外光灯(365nm)下检视。供试品色谱中,在与对照药材色谱相应的位置上,显相同颜色的荧光斑点;喷以 5% 香草醛硫酸-乙醇溶液(1:4),在 105℃ 加热至斑点显色清晰,置日光下检视。供试品色谱中,在与对照品色谱相应的位置上,显相同颜色的斑点。

(5)取本品 6g,加乙醚 30ml,加热回流 1 小时,滤过,弃去乙醚液,药渣挥尽乙醚,加甲醇 30ml,加热回流 1 小时,滤过,滤液蒸干,残渣加水 20ml 使溶解,用水饱和的正丁醇振摇提取 3 次,每次 25ml,合并正丁醇液,用水洗涤 2 次,每次 20ml,弃去水洗液,正丁醇液蒸至近干,残渣加甲醇 1ml 使溶解,作为供试品溶液。另取三七对照药材 0.5g,同法制成对照药材

溶液。再取三七皂苷 R$_1$ 对照品、人参皂苷 Rb$_1$ 对照品和人参皂苷 Rg$_1$ 对照品,加甲醇制成每 1ml 各含 2mg 的混合溶液,作为对照品溶液。照薄层色谱法(通则 0502)试验,吸取上述三种溶液各 5μl,分别点于同一硅胶 G 薄层板上,以正丁醇-乙酸乙酯-水(4:1:5)的上层溶液为展开剂,展开,取出,晾干,喷以硫酸乙醇(1→10)溶液,在 105℃ 加热至斑点显色清晰,分别置日光和紫外光灯(365nm)下检视。供试品色谱中,在与对照药材色谱及对照品色谱相应的位置上,日光下显相同颜色的斑点;紫外光下显相同颜色的荧光斑点。

【检查】 干燥失重　取本品,在 105℃ 干燥至恒重,减失重量不得过 12.0%(通则 0831)。

其他　应符合散剂项下有关的各项规定(通则 0115)。

【含量测定】　避光操作。照高效液相色谱法(通则 0512)测定。

色谱条件与系统适用性试验　以十八烷基硅烷键合硅胶为填充剂;以乙腈-0.05mol/L 磷酸二氢钠溶液(50:50)为流动相;检测波长为 440nm;柱温 30℃。理论板数按血竭素峰计算应不低于 4000。

对照品溶液的制备　取血竭素高氯酸盐对照品适量,精密称定,置棕色量瓶中,加 12% 磷酸甲醇溶液制成每 1ml 含血竭素 10μg 的溶液,即得(血竭素重量＝血竭素高氯酸盐重量/1.377)。

供试品溶液的制备　取本品粉末,研细,混匀,取约 0.3g,精密称定,置 25ml 棕色量瓶中,加 12% 磷酸甲醇溶液 20ml,超声处理(功率 300W,频率 28kHz)30 分钟,放冷,加 12% 磷酸甲醇溶液至刻度,摇匀,静置,取上清液,滤过,取续滤液,即得。

测定法　分别精密吸取对照品溶液与供试品溶液各 5μl,注入液相色谱仪,测定,即得。

本品每 1g 含血竭以血竭素($C_{17}H_{14}O_3$)计,不得少于 0.85mg。

【功能与主治】　化瘀消肿,止痛止血。用于跌打损伤,瘀血疼痛,外伤止血。

【用法与用量】　用黄酒或温开水冲服。一次 0.6～1.5g,一日 2～3 次;外用以白酒调敷患处。

【注意】　孕妇忌服,但可外用。

【规格】　每袋装 1.5g

【贮藏】　密封。

大 山 楂 丸

Dashanzha Wan

【处方】　山楂 1000g　　　　　六神曲(麸炒)150g
　　　　　炒麦芽 150g

【制法】　以上三味,粉碎成细粉,过筛,混匀;另取蔗糖

600g,加水 270ml 与炼蜜 600g,混合,炼至相对密度约为 1.38 (70℃)时,滤过,与上述粉末混匀,制成大蜜丸,即得。

【性状】 本品为棕红色或褐色的大蜜丸;味酸、甜。

【鉴别】 (1)取本品,置显微镜下观察:果皮石细胞淡紫红色、红色或黄棕色,类圆形或多角形,直径约 125μm(山楂)。表皮细胞纵列,由 1 个长细胞与 2 个短细胞相间连接,长细胞壁厚,波状弯曲,木化(炒麦芽)。

(2)取本品 9g,剪碎,加乙醇 40ml,加热回流 10 分钟,滤过,滤液蒸干,残渣加水 10ml,加热使溶解,用正丁醇 15ml 振摇提取,分取正丁醇液,蒸干,残渣加甲醇 5ml 使溶解,滤过。取滤液 1ml,加少量镁粉与盐酸 2~3 滴,加热 4~5 分钟后,即显橙红色。

(3)取〔鉴别〕(2)项下的滤液,作为供试品溶液。另取熊果酸对照品,加甲醇制成每 1ml 含 1mg 的溶液,作为对照品溶液。照薄层色谱法(通则 0502)试验,吸取上述两种溶液各 2μl,分别点于同一硅胶 G 薄层板上,以三氯甲烷-丙酮(9:1)为展开剂,展开,取出,晾干,喷以 10% 硫酸乙醇溶液,在 105℃加热至斑点显色清晰。供试品色谱中,在与对照品色谱相应的位置上,显相同的紫红色斑点。

【检查】 应符合丸剂项下有关的各项规定(通则 0108)。

【含量测定】 取重量差异项下的本品,剪碎,混匀,取约 3g,精密称定,加水 30ml,60℃水浴温热使充分溶散,加硅藻土 2g,搅匀,滤过,残渣用水 30ml 洗涤,100℃烘干,连同滤纸一并置索氏提取器中,加乙醚适量,加热回流提取 4 小时,提取液回收溶剂至干,残渣用石油醚(30~60℃)浸泡 2 次(每次约 2 分钟),每次 5ml,倾去石油醚液,残渣加无水乙醇-三氯甲烷(3:2)的混合溶液适量,微热使溶解,转移至 5ml 量瓶中,用上述混合溶液稀释至刻度,摇匀,作为供试品溶液。另取熊果酸对照品适量,精密称定,加无水乙醇制成每 1ml 含 0.5mg 的溶液,作为对照品溶液。照薄层色谱法(通则 0502)试验,分别精密吸取供试品溶液 5μl、对照品溶液 4μl 与 8μl,分别交叉点于同一硅胶 G 薄层板上,以环己烷-三氯甲烷-乙酸乙酯-甲酸(20:5:8:0.1)为展开剂,展开,取出,晾干,喷以 10% 硫酸乙醇溶液,在 110℃加热至斑点显色清晰,在薄层板上覆盖同样大小的玻璃板,周围用胶布固定,照薄层色谱法(通则 0502 薄层色谱扫描法)进行扫描,波长:$\lambda_S = 535nm$,$\lambda_R = 650nm$,测量供试品吸光度积分值与对照品吸光度积分值,计算,即得。

本品每丸含山楂以熊果酸($C_{30}H_{48}O_3$)计,不得少于 7.0mg。

【功能与主治】 开胃消食。用于食积内停所致的食欲不振、消化不良、脘腹胀闷。

【用法与用量】 口服。一次 1~2 丸,一日 1~3 次;小儿酌减。

【规格】 每丸重 9g

【贮藏】 密封。

大川芎口服液
Dachuanxiong Koufuye

【处方】 川芎 1250g   天麻 500g

【制法】 以上二味,加水煎煮二次,煎液滤过,滤液合并,浓缩,加入三倍量 90% 乙醇,搅匀,静置,取上清液,回收乙醇至无醇味,加入苯甲酸钠 2g,混匀,加水至 1000ml,搅匀,滤过,分装,即得。

【性状】 本品为棕红色的澄清液体;气香,味苦。

【鉴别】 (1)取本品 1ml,加乙醇 4ml,混匀,作为供试品溶液。另取天麻素对照品,加乙醇制成每 1ml 含 1mg 的溶液,作为对照品溶液。照薄层色谱法(通则 0502)试验,吸取上述两种溶液各 5μl,分别点于同一硅胶 G 薄层板上,以三氯甲烷-乙酸乙酯-甲醇(9:1:3)为展开剂,展开,取出,晾干,喷以 10% 磷钼酸乙醇溶液,在 110℃加热至斑点显色清晰。供试品色谱中,在与对照品色谱相应的位置上,显相同颜色的斑点。

(2)取本品 20ml,用氢氧化钠溶液(1→10)调节 pH 值至 8~10,用三氯甲烷提取 2 次,每次 10ml,合并提取液,蒸干,残渣加三氯甲烷 1ml 使溶解,作为供试品溶液。另取川芎对照药材 2g,加水 400ml,煎煮 1.5 小时,离心,上清液浓缩至 7ml,用氢氧化钠溶液(1→10)调节 pH 值至 8~10,用三氯甲烷提取 2 次(30ml,15ml),合并提取液,蒸干,残渣加三氯甲烷 0.5ml 使溶解,作为对照药材溶液。照薄层色谱法(通则 0502)试验,吸取供试品溶液 2~5μl、对照药材溶液 10~20μl,分别点于同一硅胶 G 薄层板上,以石油醚(30~60℃)-三氯甲烷-三乙胺(6:2:0.5)为展开剂,展开,取出,晾干,喷以 10% 硫酸乙醇溶液,105℃加热 5 分钟,置紫外光灯(365nm)下检视。供试品色谱中,在与对照药材色谱相应的位置上,显相同颜色的荧光斑点。

【检查】 相对密度 应为 1.03~1.08(通则 0601)。

pH 值 应为 3.5~5.0(通则 0631)。

其他 应符合合剂项下有关的各项规定(通则 0181)。

【含量测定】 照高效液相色谱法(通则 0512)测定。

色谱条件与系统适用性试验 以十八烷基硅烷键合硅胶为填充剂;以乙腈-0.05% 磷酸溶液(3:97)为流动相;检测波长为 220nm。理论板数按天麻素峰计算应不低于 5000。

对照品溶液的制备 取天麻素对照品适量,精密称定,加流动相制成每 1ml 含 20μg 的溶液,即得。

供试品溶液的制备 精密量取本品 2ml,置 50ml 量瓶中,加流动相至刻度,摇匀,精密量取 15ml,置 100ml 量瓶中,加流动相至刻度,摇匀,滤过,取续滤液,即得。

测定法 分别精密吸取对照品溶液与供试品溶液各 10μl,注入液相色谱仪,测定,即得。

本品每 1ml 含天麻以天麻素($C_{13}H_{18}O_7$)计,不得少于 2.9mg。

【功能与主治】 活血化瘀、平肝熄风。用于瘀血阻络，肝阳化风所致的头痛、头胀、眩晕、颈项紧张不舒、上下肢或偏身麻木、舌部瘀斑。

【用法与用量】 口服。一次 10ml，一日 3 次，15 天为一个疗程；或遵医嘱。

【注意】 外感头痛、孕妇、出血性脑血管病急性期患者忌用；重症患者请遵医嘱服用。

【规格】 每支装 10ml

【贮藏】 密封。

大补阴丸

Dabuyin Wan

【处方】 熟地黄 120g   盐知母 80g
盐黄柏 80g   醋龟甲 120g
猪脊髓 160g

【制法】 以上五味，熟地黄、盐黄柏、醋龟甲、盐知母粉碎成粗粉，猪脊髓置沸水中略煮，除去外皮，与上述粗粉拌匀，干燥，粉碎成细粉，过筛，混匀。每 100g 粉末加炼蜜 10～15g 与适量的水制成水蜜丸，干燥；或每 100g 粉末加炼蜜 80～100g 制成大蜜丸，即得。

【性状】 本品为深棕黑色的水蜜丸；或为黑褐色的大蜜丸；味苦、微甜带涩。

【鉴别】 (1)取本品，置显微镜下观察：薄壁组织灰棕色至黑棕色，细胞多皱缩，内含棕色核状物(熟地黄)。纤维束鲜黄色，周围细胞含草酸钙方晶，形成晶纤维，含晶细胞的壁木化增厚(盐黄柏)。不规则块片灰黄色，表面有微细纹理或孔隙(醋龟甲)。草酸钙针晶成束或散在，长 26～110μm(盐知母)。

(2)取本品水蜜丸 5g，研碎；或取大蜜丸 10g，剪碎，加甲醇 30ml，超声处理 30 分钟，滤过，滤液浓缩至约 10ml，作为供试品溶液。另取知母对照药材 0.5g，同法制成对照药材溶液。再取芒果苷对照品，加甲醇制成每 1ml 含 0.2mg 的溶液，作为对照品溶液。照薄层色谱法(通则 0502)试验，吸取供试品溶液 10μl、对照药材溶液和对照品溶液各 2μl，分别点于同一硅胶 G 薄层板上，以乙酸乙酯-丁酮-甲酸-水(5：3：1：1)为展开剂，展开，取出，晾干，喷以 5％三氯化铁乙醇溶液。供试品色谱中，在与对照药材色谱和对照品色谱相应的位置上，显相同颜色的斑点。

(3)取本品水蜜丸 1g，研碎；或取大蜜丸 2g，剪碎，加甲醇 10ml，加热回流 15 分钟，滤过，滤液作为供试品溶液。另取黄柏对照药材 0.1g，同法制成对照药材溶液。再取盐酸小檗碱对照品，加甲醇制成每 1ml 含 0.5mg 的溶液，作为对照品溶液。照薄层色谱法(通则 0502)试验，吸取供试品溶液 1～2μl、对照药材溶液和对照品溶液各 1μl，分别点于同一硅胶 G

薄层板上，以正丁醇-冰醋酸-水(7：1：2)为展开剂，展开，取出，晾干，置紫外光灯(365nm)下检视。供试品色谱中，在与对照药材色谱和对照品色谱相应的位置上，显相同的黄色荧光斑点。

【检查】 应符合丸剂项下有关的各项规定(通则 0108)。

【含量测定】 照高效液相色谱法(通则 0512)测定。

色谱条件与系统适用性试验 以十八烷基硅烷键合硅胶为填充剂；以乙腈-0.05mol/L 磷酸二氢钾溶液(25：75)为流动相；检测波长为 265nm。理论板数按盐酸小檗碱峰计算应不低于 4000。

对照品溶液的制备 取盐酸小檗碱对照品适量，精密称定，加盐酸-甲醇(1：100)的混合溶液制成每 1ml 含 50μg 的溶液，即得。

供试品溶液的制备 取本品水蜜丸，研细，取约 0.3g，精密称定；或取重量差异项下的大蜜丸，剪碎，混匀，取约 0.5g，精密称定，置具塞锥形瓶中，精密加入盐酸-甲醇(1：100)的混合溶液 25ml，密塞，称定重量，超声处理(功率 140W，频率 42kHz)1 小时，放冷，再称定重量，用上述混合溶液补足减失的重量，摇匀，滤过，取续滤液，即得。

测定法 分别精密吸取对照品溶液与供试品溶液各 10μl，注入液相色谱仪，测定，即得。

本品含盐黄柏以盐酸小檗碱($C_{20}H_{17}NO_4 \cdot HCl$)计，水蜜丸每 1g 不得少于 3.6mg；大蜜丸每丸不得少于 19.0mg。

【功能与主治】 滋阴降火。用于阴虚火旺，潮热盗汗，咳嗽咯血，耳鸣遗精。

【用法与用量】 口服。水蜜丸一次 6g，一日 2～3 次；大蜜丸一次 1 丸，一日 2 次。

【规格】 大蜜丸 每丸重 9g

【贮藏】 密封。

大黄利胆胶囊

Dahuang Lidan Jiaonang

【处方】 大黄 100g   手参 100g
余甘子 100g

【制法】 以上三味，手参粉碎成细粉，备用；大黄、余甘子粉碎成粗粉，用 60％乙醇加热回流提取三次，第一次 2 小时，第二次 1 小时，第三次 0.5 小时，滤过，合并提取液，减压回收乙醇，浓缩至适量，加入上述细粉，干燥，粉碎，加入淀粉适量，混匀，装入胶囊，制成 1000 粒，即得。

【性状】 本品为硬胶囊，内容物为棕黄色至棕褐色的颗粒或粉末；气微，味苦、涩。

【鉴别】 (1)取本品内容物，置显微镜下观察：草酸钙针晶束散在或存在于黏液细胞中，长 8～65μm(手参)。

(2)取本品内容物 1g，研细，加甲醇 15ml，超声处理 30 分钟,滤过,取滤液回收溶剂至干,残渣加水 10ml 使溶解,再加盐酸 1ml,置水浴中加热 30 分钟,立即冷却,用乙醚振摇提取 2 次,每次 20ml,合并乙醚液,回收溶剂至干,残渣加三氯甲烷 1ml 使溶解,作为供试品溶液。另取大黄对照药材 0.1g,同法制成对照药材溶液。再取大黄酸对照品,加甲醇制成每 1ml 含 1mg 的溶液,作为对照品溶液。照薄层色谱法(通则 0502)试验,吸取上述三种溶液各 6μl,分别点于同一以羧甲基纤维素钠为黏合剂的硅胶 H 薄层板上,以石油醚(30～60℃)-甲酸乙酯-甲酸(15:5:1)的上层溶液为展开剂,展开,取出,晾干,置紫外光灯(365nm)下检视。供试品色谱中,在与对照药材色谱相应的位置上,显相同的五个橙黄色荧光主斑点;在与对照品色谱相应的位置上,显相同的橙黄色荧光斑点;置氨蒸气中熏后,置日光下检视,斑点变为红色。

(3)取本品内容物 3g,研细,加 70％乙醇 30ml,超声处理 30 分钟,滤过,滤液浓缩至约 3ml,加水 5ml 使溶解,用乙醚振摇提取 2 次,每次 20ml,合并乙醚液,回收溶剂至干,残渣加乙酸乙酯 2ml 使溶解,作为供试品溶液。另取没食子酸对照品,加无水乙醇制成每 1ml 含 1mg 的溶液,作为对照品溶液。照薄层色谱法(通则 0502)试验,吸取上述两种溶液各 2μl,分别点于同一硅胶 G 薄层板上,以三氯甲烷-丙酮-甲酸(7:2:1)为展开剂,展开,取出,晾干,置氨蒸气中熏后,置日光下检视。供试品色谱中,在与对照品色谱相应的位置上,显相同颜色的斑点。

【检查】 应符合胶囊剂项下有关的各项规定(通则 0103)。

【含量测定】 大黄 照高效液相色谱法(通则 0512)测定。

色谱条件与系统适用性试验 以十八烷基硅烷键合硅胶为填充剂;以甲醇-0.1％磷酸溶液(85:15)为流动相;检测波长为 254nm。理论板数按大黄素峰计算应不低于 3000。

对照品溶液的制备 取芦荟大黄素对照品、大黄酸对照品、大黄素对照品、大黄酚对照品、大黄素甲醚对照品适量,精密称定,加甲醇分别制成每 1ml 含芦荟大黄素、大黄酸、大黄素、大黄酚各 80μg,大黄素甲醚 40μg 的溶液;分别精密量取上述对照品溶液各 2ml,混匀,即得(每 1ml 中含芦荟大黄素、大黄酸、大黄素、大黄酚各 16μg,含大黄素甲醚 8μg)。

供试品溶液的制备 取装量差异项下的本品内容物,混匀,研细,取约 0.6g,精密称定,置具塞锥形瓶中,精密加入甲醇 25ml,称定重量,加热回流 1 小时,放冷,再称定重量,用甲醇补足减失的重量,摇匀,滤过。精密量取续滤液 5ml,置烧瓶中,挥去溶剂,加 8％盐酸溶液 10ml,超声处理 2 分钟,再加三氯甲烷 10ml,加热回流 1 小时,放冷,置分液漏斗中,用少量三氯甲烷洗涤容器,并入分液漏斗中,分取三氯甲烷层,酸液再用三氯甲烷提取三次,每次 10ml,合并三氯甲烷液,减压回收溶剂至干,残渣加甲醇使溶解,转移至 10ml 量瓶中,加甲醇至刻度,摇匀,滤过,取续滤液,即得。

测定法 分别精密吸取对照品溶液与供试品溶液各

10μl,注入液相色谱仪,测定,即得。

本品每粒含大黄以芦荟大黄素($C_{15}H_{10}O_5$)、大黄酸($C_{15}H_8O_6$)、大黄素($C_{15}H_{10}O_5$)、大黄酚($C_{15}H_6O_4$)和大黄素甲醚($C_{16}H_{12}O_5$)的总量计,不得少于 0.80mg。

余甘子 照高效液相色谱法(通则 0512)测定。

色谱条件与系统适用性试验 以十八烷基硅烷键合硅胶为填充剂;以甲醇-0.2％磷酸溶液(5:95)为流动相;检测波长为 273nm。理论板数按没食子酸峰计算应不低于 6000。

对照品溶液的制备 取没食子酸对照品适量,精密称定,加 50％甲醇制成每 1ml 含 40μg 的溶液,即得。

供试品溶液的制备 取装量差异项下的本品内容物,混匀,研细,取 0.3g,精密称定,置 50ml 量瓶中,加 50％甲醇 40ml,超声处理(功率 250W,频率 25kHz)30 分钟,放冷,加 50％甲醇至刻度,摇匀,取上清液,滤过,取续滤液,即得。

测定法 分别精密吸取对照品溶液与供试品溶液各 10μl,注入液相色谱仪,测定,即得。

本品每粒含余甘子以没食子酸($C_7H_6O_5$)计,不得少于 1.1mg。

【功能与主治】 清热利湿,解毒退黄。用于肝胆湿热所致的胁痛,口苦,食欲不振;胆囊炎,脂肪肝见上述证候者。

【用法与用量】 口服。一次 2 粒,一日 2～3 次。

【禁忌】 孕妇忌用。

【规格】 每粒装 0.3g

【贮藏】 密封。

大黄清胃丸
Dahuang Qingwei Wan

【处方】
大黄 504g		木通 63g
槟榔 63g		黄芩 96g
胆南星 42g		羌活 42g
滑石粉 168g		白芷 42g
炒牵牛子 42g		芒硝 63g

【制法】 以上十味,粉碎成细粉,过筛,混匀。每 100g 粉末加炼蜜 120～150g 制成大蜜丸,即得。

【性状】 本品为黑褐色的大蜜丸;味苦、辛。

【鉴别】 (1)取本品,置显微镜下观察:草酸钙簇晶大,直径 60～140μm(大黄)。韧皮纤维淡黄色,梭形,壁厚,孔沟细(黄芩)。种皮栅状细胞淡棕色或棕色,长 48～80μm(炒牵牛子)。内胚乳细胞碎片无色,壁较厚,有较多大的类圆形纹孔(槟榔)。油管含棕黄色分泌物,直径约 100μm(羌活)。

(2)取本品 3g,加水 50ml,混匀,滤过,滤液备用,滤渣用水反复漂洗至剩下少量白色沉淀,取沉淀物,照滑石项下的鉴别法试验,显相同的反应。

(3)取〔鉴别〕(2)项下的滤液,照钠盐与硫酸盐的鉴别方法(通则 0301)试验,显相同的反应。

(4)取本品 2g,切碎,加甲醇 50ml,超声处理 20 分钟,滤过,取滤液 5ml,蒸干,残渣加水 10ml 使溶解,加盐酸 1ml,水浴加热 30 分钟,立即冷却,用乙醚 20ml 分 2 次提取,合并乙醚液,蒸干,残渣加乙酸乙酯 1ml 使溶解,作为供试品溶液。另取大黄对照药材 0.1g,加甲醇 20ml,同法制成对照药材溶液。照薄层色谱法(通则 0502)试验,吸取上述两种溶液各 2μl,分别点于同一以羧甲基纤维素钠为黏合剂的硅胶 H 薄层板上,以石油醚(30~60℃)-甲酸乙酯-甲酸(15:5:1)的上层溶液为展开剂,展开,取出,晾干,置紫外光灯(365nm)下检视。供试品色谱中,在与对照药材色谱相应的位置上,显相同的五个橙色荧光斑点;用氨蒸气熏后,置日光下检视,显相同的红色斑点。

(5)取本品 30g,切碎,加硅藻土 10g,研匀,加三氯甲烷 50ml 和浓氨试液 1ml,超声处理 30 分钟,滤过,滤液用 2%盐酸溶液 20ml 振摇提取,提取液用浓氨试液调节 pH 值至 8~9,再用三氯甲烷振摇提取 2 次,每次 10ml,合并三氯甲烷液,蒸干,残渣加三氯甲烷 1ml 使溶解,作为供试品溶液。另取槟榔对照药材 1g,加三氯甲烷 30ml 与浓氨试液 0.5ml,同法制成对照药材溶液。照薄层色谱法(通则 0502)试验,吸取上述两种溶液各 30μl,分别点于同一硅胶 G 薄层板上,以三氯甲烷-甲醇(9:1)为展开剂,展开,取出,晾干,喷以稀碘化铋钾试液。供试品色谱中,在与对照药材色谱相应的位置上,显相同颜色的斑点。

【检查】　应符合丸剂项下有关的各项规定(通则 0108)。

【含量测定】　照高效液相色谱法(通则 0512)测定。

色谱条件与系统适用性试验　以十八烷基硅烷键合硅胶为填充剂;以甲醇-0.1%磷酸(85:15)为流动相;检测波长为 254nm。理论板数按大黄素峰计算应不低于 2000。

对照品溶液的制备　取大黄素对照品、大黄酚对照品适量,精密称定,分别加甲醇制成每 1ml 含大黄素 10μg 的溶液和每 1ml 含大黄酚 20μg 的溶液,即得。

供试品溶液的制备　取重量差异项下的本品,剪碎,混匀,取约 5g,精密称定,精密加入等量的硅藻土,研匀,取约 2g,精密称定,精密加甲醇 25ml,称定重量,超声处理(功率 360W,频率 50kHz)10 分钟,放冷,称定重量,用甲醇补足减失的重量,摇匀,滤过,取续滤液,即得。

测定法　分别精密吸取对照品溶液与供试品溶液各 10μl,注入液相色谱仪,测定,即得。

本品每丸含大黄以大黄素($C_{15}H_{10}O_5$)和大黄酚($C_{15}H_{10}O_4$)的总量计,不得少于 4.7mg。

【功能与主治】　清热通便。用于胃火炽盛所致的口燥舌干、头痛目眩、大便燥结。

【用法与用量】　口服。一次 1 丸,一日 2 次。

【注意】　孕妇忌服。

【规格】　每丸重 9g

【贮藏】　密封。

大黄䗪虫丸
Dahuang Zhechong Wan

【处方】

熟大黄 300g	土鳖虫(炒)30g
水蛭(制)60g	虻虫(去翅足,炒)45g
蛴螬(炒)45g	干漆(煅)30g
桃仁 120g	炒苦杏仁 120g
黄芩 60g	地黄 300g
白芍 120g	甘草 90g

【制法】　以上十二味,粉碎成细粉,过筛,混匀。每 100g 粉末用炼蜜 30~45g 加适量的水泛丸,干燥,制成水蜜丸;或加炼蜜 80~100g 制成小蜜丸或大蜜丸,即得。

【性状】　本品为黑色的水蜜丸、小蜜丸或大蜜丸;气浓,味甘、微苦。

【鉴别】　(1)取本品,置显微镜下观察:草酸钙簇晶大,直径 60~140μm(大黄)。草酸钙簇晶直径 18~32μm,存在于薄壁细胞中,常排列成行,或一个细胞中含数个簇晶(白芍)。薄壁组织灰棕色至黑棕色,细胞多皱缩,内含棕色核状物(地黄)。韧皮纤维淡黄色,梭形,壁厚,孔沟细(黄芩)。纤维束周围薄壁细胞含草酸钙方晶,形成晶纤维(甘草)。体壁碎片黄色或棕红色,有圆形毛窝,直径 8~24μm,可见长短不一的刚毛(土鳖虫)。体壁碎片金黄色或黄棕色,毛窝呈双圈状,有时表面可见疣状或针尖状突起(虻虫)。体壁碎片淡黄色,毛窝边缘为重叠圈状(蛴螬)。

(2)取本品水蜜丸 1.5g,研细,加甲醇 4ml,超声处理 10 分钟,滤过,滤液作为供试品溶液;或取小蜜丸或大蜜丸 3g,剪碎,加甲醇 15ml,研磨使分散,超声处理 10 分钟,滤过,滤液蒸干,残渣用甲醇 2ml 分 2 次轻摇,每次 10 秒钟,取上清液作为供试品溶液。另取大黄对照药材 0.3g、黄芩对照药材 0.2g,分别加甲醇 3ml,超声处理 10 分钟,取上清液作为对照药材溶液。照薄层色谱法(通则 0502)试验,吸取上述三种溶液各 3~6μl,分别点于同一硅胶 GF_{254} 薄层板上,以环己烷-乙酸乙酯-甲酸(7:3:0.2)为展开剂,展开,取出,晾干。置紫外光灯(365nm)下检视,供试品色谱中,在与大黄对照药材色谱和黄芩对照药材色谱相应的位置上,显相同颜色的荧光斑点;置紫外光灯(254nm)下检视,供试品色谱中,在与黄芩对照药材色谱相应的位置上,显相同颜色的斑点;喷以 5%香草醛硫酸溶液-乙醇(1:6)的混合溶液,在 105℃加热至斑点显色清晰,供试品色谱中,在与黄芩对照药材色谱相应的位置上,显一个相同的红色斑点。

(3)取甘草对照药材 0.2g,加甲醇 3ml,超声处理 10 分钟,取上清液作为对照药材溶液。照薄层色谱法(通则 0502)试验,吸取上述对照药材溶液和〔鉴别〕(2)项下的供试品溶液各 3~5μl,分别点于同一硅胶 G 薄层板上,以环己烷-乙酸乙酯-甲酸(13:7:0.2)为展开剂,展开,取出,晾干,置紫外光灯(365nm)下检视。供试品色谱中,在与对照药材色谱相应的位置上,至少显一个相同颜色的荧光主斑点。

(4)取白芍对照药材 0.3g,加甲醇 3ml,超声处理 10 分钟,静置,取上清液作为对照药材溶液。照薄层色谱法(通则 0502)试验,吸取对照药材溶液和〔鉴别〕(2)项下的供试品溶液各 3～5μl,分别点于同一硅胶 G 薄层板上,以三氯甲烷-乙酸乙酯-甲醇-浓氨试液(8:1:4:1)为展开剂,展开,取出,晾干,喷以 5％香草醛硫酸溶液-乙醇(1:6)的混合溶液,在 105℃加热至斑点显色清晰。供试品色谱中,在与对照药材色谱相应位置上,显相同颜色的主斑点。

【检查】 应符合丸剂项下有关的各项规定(通则 0108)。

【含量测定】 照高效液相色谱法(通则 0512)测定。

色谱条件与系统适用性试验 以十八烷基硅烷键合硅胶为填充剂;以乙腈-甲醇-0.1％磷酸溶液(42:23:35)为流动相;检测波长为 254nm。理论板数按大黄酚峰计算应不低于 3000。

对照品溶液的制备 取大黄酚对照品和大黄素对照品适量,精密称定,加甲醇制成每 1ml 含大黄酚 10μg、大黄素 5μg 的混合溶液,即得。

供试品溶液的制备 (1)取本品水蜜丸适量,研细,混匀,取 0.5g,精密称定;或取小蜜丸或重量差异项下的大蜜丸,剪碎,混匀,取 1g,精密称定,置具塞锥形瓶中,精密加入甲醇-盐酸(10:1)的混合溶液 25ml,称定重量,小蜜丸、大蜜丸浸泡 10 小时以上,超声处理使溶散,置 80℃水浴中加热回流 30 分钟,若瓶壁有黏附物,须超声处理去除,放冷,再称定重量,用甲醇补足减失的重量,摇匀,滤过,精密量取续滤液 2ml,置 5ml 量瓶中,加 2％氢氧化钠溶液 1ml,加甲醇至刻度,摇匀,滤过,取续滤液,用于测定总大黄酚和总大黄素的含量。

(2)取上述水蜜丸粉末 0.5g,精密称定;或上述剪碎的小蜜丸或大蜜丸 1g,精密称定,置具塞锥形瓶中,精密加入甲醇 25ml,称定重量,小蜜丸、大蜜丸浸泡 10 小时以上,用玻棒研磨使供试品溶散,用数滴甲醇冲洗玻棒于锥形瓶中,超声处理(功率 160W,频率 50kHz)30 分钟,放冷,再称定重量,用甲醇补足减失的重量,或挥散至原重量,摇匀,滤过,取续滤液,用于测定游离大黄酚和游离大黄素的含量。

测定法 分别精密吸取对照品溶液与上述两种供试品溶液各 10～20μl,注入液相色谱仪,测定,即得。分别计算总大黄酚和总大黄素的总量与游离大黄酚和游离大黄素的总量。

本品含大黄以总大黄酚($C_{15}H_{10}O_4$)和总大黄素($C_{15}H_{10}O_5$)的总量计,水蜜丸每 1g 不得少于 1.1mg,小蜜丸每 1g 不得少于 0.8mg,大蜜丸每丸不得少于 2.4mg;以游离大黄酚($C_{15}H_{10}O_4$)和游离大黄素($C_{15}H_{10}O_5$)的总量计,水蜜丸每 1g 不得少于 0.7mg,小蜜丸每 1g 不得少于 0.5mg,大蜜丸每丸不得少于 1.6mg。

【功能与主治】 活血破瘀,通经消癥。用于瘀血内停所致的癥瘕、闭经,症见腹部肿块、肌肤甲错、面色黯黑、潮热羸瘦、经闭不行。

【用法与用量】 口服。水蜜丸一次 3g,小蜜丸一次 3～6 丸,大蜜丸一次 1～2 丸,一日 1～2 次。

【注意】 孕妇禁用;皮肤过敏者停服。

【规格】 大蜜丸 每丸重 3g

【贮藏】 密封。

万氏牛黄清心丸

Wanshi Niuhuang Qingxin Wan

【处方】 牛黄 10g　　　　朱砂 60g
黄连 200g　　　栀子 120g
郁金 80g　　　　黄芩 120g

【制法】 以上六味,除牛黄外,朱砂水飞成极细粉;其余黄连等四味粉碎成细粉;将牛黄研细,与上述粉末配研,过筛,混匀。每 100g 粉末加炼蜜 100～120g 制成大蜜丸,即得。

【性状】 本品为红棕色至棕褐色的大蜜丸;气特异,味甜、微涩、苦。

【鉴别】 (1)取本品,置显微镜下观察:糊化淀粉粒团块几乎无色(郁金)。种皮石细胞黄色或淡棕色,多破碎,完整者长多角形、长方形或不规则形,壁厚,有大的圆形纹孔,胞腔棕红色(栀子)。韧皮纤维淡黄色,梭形,壁厚,孔沟细(黄芩)。纤维束鲜黄色,壁稍厚,纹孔明显(黄连)。不规则细小颗粒暗棕色,有光泽,边缘暗黑色(朱砂)。

(2)取本品 3g,加水适量,研匀,反复洗去悬浮物,可得少量朱红色沉淀。取沉淀,加入盐酸 1ml 及少量铜片,加热煮沸,铜片由黄色变为银白色。

(3)取本品 3g,剪碎,加硅藻土 0.6g,研匀,加三氯甲烷 10ml、冰醋酸 0.5ml,加热回流 30 分钟,放冷,滤过,滤液蒸干,残渣加乙醇 2ml 使溶解,滤过,滤液作为供试品溶液。另取胆酸对照品,加乙醇制成每 1ml 含 1mg 的溶液,作为对照品溶液。照薄层色谱法(通则 0502)试验,吸取上述两种溶液各 10μl,分别点于同一硅胶 G 薄层板上,以正己烷-乙酸乙酯-甲醇-醋酸(6:32:1:1)为展开剂,展开,取出,晾干,喷以 10％磷钼酸乙醇溶液,在 110℃加热约 10 分钟。供试品色谱中,在与对照品色谱相应的位置上,显相同颜色的斑点。

(4)取本品 3g,剪碎,加硅藻土 0.5g,研匀,加甲醇 20ml,加热回流 1 小时,放冷,滤过,滤液作为供试品溶液。另取黄芩苷对照品,加甲醇制成每 1ml 含 1mg 的溶液,作为对照品溶液。照薄层色谱法(通则 0502)试验,吸取上述两种溶液各 5μl,分别点于同一以含 4％醋酸钠的羧甲基纤维素钠溶液为黏合剂的硅胶 G 薄层板上,以乙酸乙酯-丁酮-甲酸-水(5:3:1:1)为展开剂,展开,取出,晾干,喷以 2％三氯化铁乙醇溶液。供试品色谱中,在与对照品色谱相应的位置上,显相同颜色的斑点。

(5)取本品 3g,加乙醚 15ml,研磨,弃去乙醚液,药渣挥去乙醚,加乙酸乙酯 30ml,加热回流 1 小时,放冷,滤过,滤液蒸干,残渣加甲醇 3ml 使溶解,滤过,滤液作为供试品溶液。另取栀子苷对照品,加甲醇制成每 1ml 含 1mg 的溶液,作为对照品溶液。照薄层色谱法(通则 0502)试验,吸取上述两种溶液各 5μl,分别点于同一硅胶 G 薄层板上,以乙酸乙酯-丙酮-甲酸-水(10∶7∶2∶0.5)为展开剂,展开,取出,晾干,喷以 10%硫酸乙醇溶液,在 105℃加热 10 分钟。供试品色谱中,在与对照品色谱相应的位置上,显相同颜色的斑点。

(6)取〔含量测定〕黄连项下的供试品溶液作为供试品溶液。取黄连对照药材 50mg,加甲醇 10ml,加热回流 15 分钟,滤过,滤液蒸干,残渣加甲醇 1ml 使溶解,作为对照药材溶液。另取盐酸小檗碱对照品,加甲醇制成每 1ml 含 0.5mg 的溶液,作为对照品溶液。照薄层色谱法(通则 0502)试验,吸取上述三种溶液各 2μl,分别点于同一硅胶 G 薄层板上,以甲苯-乙酸乙酯-异丙醇-甲醇-浓氨试液(12∶6∶3∶3∶1)为展开剂,在氨蒸气饱和下展开,取出,晾干,置紫外光灯(365nm)下检视。供试品色谱中,在与对照药材色谱和对照品色谱相应的位置上,显相同的黄色荧光斑点。

【检查】 **猪去氧胆酸** 取本品,剪碎,取 0.6g,加入等量硅藻土,研细,加甲醇 50ml,加热回流 3 小时,滤过,滤液蒸干,残渣加乙醇 5ml 超声使溶解,离心,取上清液作为供试品溶液。另取猪去氧胆酸对照品,加乙醇制成每 1ml 含 0.5mg 的溶液,作为对照品溶液。照薄层色谱法(通则 0502)试验,吸取上述两种溶液各 5μl,分别点于同一硅胶 G 薄层板上,以环己烷-乙酸乙酯-36%乙酸-甲醇(20∶25∶2∶3)的上层溶液为展开剂,展开 2 次,取出,晾干,喷以 10%硫酸乙醇溶液,在 105℃加热至斑点显色清晰,分别置日光及紫外光灯(365nm)下检视。供试品色谱中,在与对照品色谱相应的位置上,不得显相同颜色的斑点及荧光斑点。

游离胆红素 照高效液相色谱法(通则 0512)测定(避光操作)。

色谱条件与系统适用性试验 同〔含量测定〕胆红素项下。

对照品溶液的制备 取胆红素对照品适量,精密称定,加二氯甲烷制成每 1ml 含 6.5μg 的溶液,即得。

供试品溶液的制备 取重量差异项下的本品,剪碎,取约 2g,精密称定,精密加入无水碳酸钙适量(根据样品含水量加入 1~2 倍量),充分混匀后研细,取粉末适量(相当于取本品 413mg),精密称定,置具塞锥形瓶中,精密加入二氯甲烷 20ml,密塞,称定重量,涡旋至充分混匀,冰浴超声处理(功率 500W,频率 53kHz)30 分钟,再称定重量,用二氯甲烷补足减失的重量,摇匀,离心(转速为每分钟 4000 转),取二氯甲烷液,滤过,取续滤液,即得。

测定法 分别精密吸取对照品溶液与供试品溶液各 5μl,注入液相色谱仪,测定,即得。

供试品色谱中,在与对照品色谱峰保留时间相对应的位置上,出现的色谱峰应小于对照品色谱峰,或不出现色谱峰。

其他 应符合丸剂项下有关的各项规定(通则 0108)。

【含量测定】 **胆红素** 照高效液相色谱法(通则 0512)测定(避光操作)。

色谱条件与系统适用性试验 以十八烷基硅烷键合硅胶为填充剂;以乙腈-1%冰醋酸(95∶5)为流动相;检测波长为 450nm。理论板数按胆红素峰计算应不低于 3000。

对照品溶液的制备 取胆红素对照品适量,精密称定,加二氯甲烷制成每 1ml 含 10μg 的溶液,即得。

供试品溶液的制备 取重量差异项下本品,剪碎,取约 0.5g,精密称定,精密加入硅藻土适量,充分混匀后研细,取粉末适量(相当于取本品约 0.1g),精密称定,置具塞锥形瓶中,加入 10%草酸溶液(含 0.15%十六烷基三甲基氯化铵)4ml,密塞,涡旋至充分混匀,精密加入水饱和二氯甲烷 20ml,密塞,称定重量,涡旋至充分混匀,超声处理(功率 500W,频率 53kHz)30 分钟,放冷,再称定重量,用水饱和二氯甲烷补足减失的重量,摇匀,离心(转速为每分钟 4000 转),取二氯甲烷液,滤过,取续滤液,即得。

测定法 分别精密吸取对照品溶液与供试品溶液各 5μl,注入液相色谱仪,测定,即得。

本品每丸含牛黄以胆红素($C_{33}H_{36}N_4O_6$)计,〔规格(1)〕不得少于 2.0mg、〔规格(2)〕不得少于 4.0mg。

朱砂 取重量差异项下的本品,剪碎,混匀,取约 5g,精密称定,置 250ml 凯氏烧瓶中,加硫酸 30ml 与硝酸钾 8g,加热俟溶液至近无色,放冷,转入 250ml 锥形瓶中,用水 50ml 分次洗涤烧瓶,洗液并入溶液中,加 1%高锰酸钾溶液至显粉红色且两分钟内不消失,再滴加 2%硫酸亚铁溶液至红色消失后,加硫酸铁铵指示液 2ml,用硫氰酸铵滴定液(0.1mol/L)滴定。每 1ml 硫氰酸铵滴定液(0.1mol/L)相当于 11.63mg 的硫化汞(HgS)。

本品每丸含朱砂以硫化汞(HgS)计,〔规格(1)〕应为 69~90mg;〔规格(2)〕应为 138~180mg。

黄连 照高效液相色谱法(通则 0512)测定。

色谱条件与系统适用性试验 以十八烷基硅烷键合硅胶为填充剂;以乙腈-0.05mol/L 磷酸二氢钾溶液(50∶50)(每 100ml 中加十二烷基硫酸钠 0.4g,再以磷酸调节 pH 值至 4.0)为流动相;检测波长为 345nm。理论板数按盐酸小檗碱峰计算应不低于 5000。

对照品溶液的制备 取盐酸小檗碱对照品适量,精密称定,加甲醇制成每 1ml 含 80μg 的溶液,即得。

供试品溶液的制备 取重量差异项下的本品,剪碎,混匀,取约 0.3g,精密称定,置具塞锥形瓶中,精密加入盐酸-甲醇(1∶100)混合溶液 25ml,称定重量,85℃水浴中加热回流 40 分钟,放冷,再称定重量,用盐酸-甲醇(1∶100)混合溶液补足减失的重量,摇匀,离心,上清液滤过,取续滤液,即得。

测定法 分别精密吸取对照品溶液与供试品溶液各 5μl,注入液相色谱仪,测定,即得。

本品每丸含黄连以盐酸小檗碱($C_{20}H_{17}NO_4 \cdot HCl$)计,

小丸不得少于 7.5mg；大丸不得少于 15.0mg。

【功能与主治】 清热解毒，镇惊安神。用于热入心包、热盛动风证，症见高热烦躁、神昏谵语及小儿高热惊厥。

【用法与用量】 口服。一次 2 丸〔规格（1）〕或一次 1 丸〔规格（2）〕，一日 2～3 次。

【注意】 孕妇慎用。

【规格】 （1）每丸重 1.5g　　（2）每丸重 3g

【贮藏】 密封。

万 应 胶 囊
Wanying Jiaonang

【处方】

胡黄连 54g	黄连 54g
儿茶 54g	冰片 3.3g
香墨 108g	熊胆粉 10.8g
人工麝香 2.7g	牛黄 2.7g
牛胆汁 87g	

【制法】 以上九味，胡黄连、黄连、儿茶、香墨粉碎成细粉；将牛黄与上述细粉混匀。熊胆粉用适量沸水溶化，牛胆汁浓缩至适量，滤过，与熊胆粉液混合，加入上述粉末中，混匀，制成颗粒。将冰片、人工麝香研细，与上述颗粒混匀，装入胶囊，制成 1000 粒〔规格（1）〕或 2000 粒〔规格（2）〕，即得。

【性状】 本品为硬胶囊，内容物为墨绿色或黑色的颗粒和粉末；气芳香，味苦、有清凉感。

【鉴别】 （1）取本品内容物 1.8g，研细，加乙醚 20ml，置水浴上加热回流 1 小时，滤过，滤液挥干，残渣加三氯甲烷 1ml 使溶解，作为供试品溶液。另取香草酸对照品，加三氯甲烷制成每 1ml 含 1mg 的溶液，作为对照品溶液。照薄层色谱法（通则 0502）试验，吸取供试品溶液 10μl、对照品溶液 5μl，分别点于同一硅胶 GF$_{254}$ 薄层板上，以正己烷-乙醚-甲酸（12：8：1）为展开剂，展开，取出，晾干，置紫外光灯（254nm）下检视。供试品色谱中，在与对照品色谱相应的位置上，显相同颜色的斑点。

（2）取本品内容物 1g，研细，加甲醇 20ml，超声处理 20 分钟，滤过，滤液作为供试品溶液。另取黄连对照药材 50mg，加甲醇 5ml，加热回流 15 分钟，滤过，滤液作为对照药材溶液。再取盐酸小檗碱对照品，加甲醇制成每 1ml 含 1mg 的溶液，作为对照品溶液。照薄层色谱法（通则 0502）试验，吸取上述三种溶液各 1μl，分别点于同一硅胶 G 薄层板上，以甲苯-乙酸乙酯-异丙醇-甲醇-浓氨试液（12：6：3：3：1）为展开剂，置氨蒸气预饱和的展开缸内展开，取出，晾干，置紫外光灯（365nm）下检视。供试品色谱中，在与对照药材色谱和对照品色谱相应的位置上，显相同的黄色荧光斑点。

（3）取本品内容物 0.5g，研细，加乙醚 20ml，密塞，冷浸 30 分钟，滤过，滤液挥干，残渣加乙醇 1ml 使溶解，作为供试品溶液。另取冰片对照品，加乙醇制成每 1ml 含 2mg 的溶液，作为对照品溶液。照薄层色谱法（通则 0502）试验，吸取供试品溶液 5μl、对照品溶液 2μl，分别点于同一硅胶 G 薄层板上，以甲苯-乙酸乙酯（19：1）为展开剂，展开，取出，晾干，喷以 5% 香草醛硫酸溶液，在 105℃加热至斑点显色清晰，置日光下检视。供试品色谱中，在与对照品色谱相应的位置上，显相同颜色的斑点。

（4）取〔鉴别〕（2）项下剩余的供试品溶液，回收溶剂至干，残渣加 10% 氢氧化钠溶液 5ml 使溶解，加热回流 5 小时，放冷，用盐酸调节 pH 值至 2～3，用乙醚振摇提取 2 次，每次 15ml，合并乙醚液，用水洗涤 2 次，每次 15ml，乙醚液挥干，残渣加乙酸乙酯 1ml 使溶解，作为供试品溶液。另取胆酸对照品、熊去氧胆酸对照品，加乙酸乙酯制成每 1ml 各含 1mg 的混合溶液，作为对照品溶液。照薄层色谱法（通则 0502），吸取供试品溶液 5μl、对照品溶液 2μl，分别点于同一硅胶 G 薄层板上，以正己烷-乙酸乙酯-甲醇-醋酸（20：25：3：2）的上层溶液为展开剂，展开，取出，晾干，喷以 10% 硫酸乙醇溶液，在 105℃加热 5 分钟，置紫外光灯（365nm）下检视。供试品色谱中，在与对照品色谱相应的位置上，显相同颜色的荧光斑点。

【检查】 **游离胆红素** 照高效液相色谱法（通则 0512）测定（避光操作）。

色谱条件与系统适用性试验 同〔含量测定〕牛黄项下。

对照品溶液的制备 取胆红素对照品适量，精密称定，加二氯甲烷制成每 1ml 含 6.5μg 的溶液，即得。

供试品溶液的制备 取本品，研细，取约 0.36g，精密称定，置具塞锥形瓶中，精密加入二氯甲烷 20ml，称定重量，涡旋至充分混匀，冰浴中超声处理（功率 500W，频率 53kHz）30 分钟，再称定重量，用二氯甲烷补足减失的重量，摇匀，离心，取二氯甲烷液，滤过，取续滤液，即得。

测定法 分别精密吸取对照品溶液与供试品溶液各 5μl，注入液相色谱仪，测定，即得。

供试品色谱中，在与对照品色谱峰保留时间相对应的位置上，出现的色谱峰应小于对照品色谱峰，或不出现色谱峰。

其他 应符合胶囊剂项下有关的各项规定（通则 0103）。

【含量测定】 **黄连** 照高效液相色谱法（通则 0512）测定。

色谱条件与系统适用性试验 以十八烷基硅烷键合硅胶为填充剂；以乙腈-0.033mol/L 磷酸二氢钾溶液（30：70）为流动相；检测波长为 265nm。理论板数按盐酸小檗碱峰计算应不低于 3000。

对照品溶液的制备 取盐酸小檗碱对照品适量，精密称定，加盐酸-70% 乙醇（1：100）混合溶液制成每 1ml 含 10μg 的溶液，即得。

供试品溶液的制备 取装量差异项下的本品内容物，研细，取约 0.3g，精密称定，加盐酸-70% 乙醇（1：100）混合溶液 30ml，加热回流 1 小时，放冷，滤过，滤液置 50ml 量瓶中，容器与滤渣用盐酸-70％乙醇(1：100)混合溶液洗涤数次,洗液并入同一量瓶中,加盐酸-70％乙醇(1：100)混合溶液稀释至刻度,摇匀,离心,精密量取上清液 1ml,置 10ml 量瓶中,用流动相稀释至刻度,摇匀,即得。

测定法 分别精密吸取对照品溶液与供试品溶液各 10μl,注入液相色谱仪,测定,即得。

本品每粒含黄连以盐酸小檗碱($C_{20}H_{17}NO_4 \cdot HCl$)计,〔规格(1)〕不得少于 3.0mg;〔规格(2)〕不得少于 1.5mg。

牛黄 照高效液相色谱法(通则 0512)测定(避光操作)。

色谱条件与系统适用性试验 以十八烷基硅烷键合硅胶为填充剂;以乙腈-1％冰醋酸溶液(95：5)为流动相;检测波长为 450nm。理论板数按胆红素峰计算应不低于 3000。

对照品溶液的制备 取胆红素对照品适量,精密称定,加二氯甲烷制成每 1ml 含 15μg 的溶液,即得。

供试品溶液的制备 取装量差异项下的本品内容物,研细,取约 0.3g,精密称定,置具塞锥形瓶中,加入 10％草酸溶液(含 0.15％十六烷基三甲基氯化铵)10ml,涡旋至充分混匀,精密加入水饱和的二氯甲烷 50ml,密塞,称定重量,涡旋至充分混匀,超声处理(功率 500W,频率 53kHz)40 分钟,放冷,再称定重量,用水饱和的二氯甲烷补足减失的重量,摇匀,离心,取二氯甲烷液,滤过,取续滤液,即得。

测定法 分别精密吸取对照品溶液与供试品溶液各 5μl,注入液相色谱仪,测定,即得。

本品每粒含牛黄以胆红素($C_{33}H_{36}N_4O_6$)计,〔规格(1)〕不得少于 0.48mg;〔规格(2)〕不得少于 0.24mg。

【功能与主治】 清热,解毒,镇惊。用于邪毒内蕴所致的口舌生疮、牙龈咽喉肿痛、小儿高热、烦躁易惊。

【用法与用量】 口服。一次 1～2 粒〔规格(1)〕或 2～4 粒〔规格(2)〕,一日 2 次;三岁以内小儿酌减。

【注意】 孕妇慎用。

【规格】 (1)每粒装 0.3g (2)每粒装 0.15g

【贮藏】 密封。

万 应 锭
Wanying Ding

【处方】

胡黄连 100g	黄连 100g
儿茶 100g	冰片 6g
香墨 200g	熊胆粉 20g
人工麝香 5g	牛黄 5g
牛胆汁 160g	

【制法】 以上九味,胡黄连、黄连、儿茶、香墨粉碎成细粉;将牛黄、冰片、人工麝香研细,与上述粉末配研,过筛,混匀。取熊胆粉加温水适量溶化,牛胆汁浓缩至适量,滤过,与熊胆液混合,泛制成锭,低温干燥,即得。

【性状】 本品为黑色光亮的球形小锭;气芳香,味苦,有清凉感。

【鉴别】 (1)取本品,置显微镜下观察:纤维束鲜黄色,壁稍厚,纹孔明显(黄连)。不规则团块棕黑色或黑色(香墨)。升华物结晶呈针状、针簇状、棒状、板状及黄色球状物(胡黄连)。

(2)取本品 0.15g,研细,进行微量升华,升华物置显微镜下观察:呈不定形的无色片状结晶,加新配制的 1％香草醛硫酸溶液 1 滴,渐显紫红色。

(3)取本品 6g,研碎,加甲醇 20ml,置水浴中温浸 1 小时,滤过,取滤液 10ml(剩余的滤液备用),蒸干,残渣加 5％氢氧化钠溶液 5ml,置水浴中加热 8 小时,放冷,用盐酸调节 pH 值至 2～3,加水 10ml,摇匀,用乙醚提取 2 次,每次 30ml,合并乙醚液,挥干,残渣加甲醇 1ml 使溶解,作为供试品溶液。另取熊去氧胆酸对照品、胆酸对照品、去氧胆酸对照品,分别加甲醇制成每 1ml 含 1mg 的溶液,作为对照品溶液。照薄层色谱法(通则 0502)试验,吸取上述四种溶液各 2μl,分别点于同一硅胶 G 薄层板上,以异辛烷-乙酸乙酯-冰醋酸(15：7：5)为展开剂,展开(相对湿度小于 40％),展距约 18cm,取出,挥尽溶剂,喷以硫酸乙醇溶液(1→10),在 110℃ 加热数分钟。供试品色谱中,在与对照品色谱相应的位置上,显相同颜色的斑点;置紫外光灯(365nm)下检视,显相同颜色的荧光斑点。

(4)取〔鉴别〕(3)项下的备用滤液 5ml,用甲醇稀释至 10ml,作为供试品溶液。另取黄连对照药材 50mg,加甲醇 5ml,同法制成对照药材溶液。再取盐酸小檗碱对照品,加甲醇制成每 1ml 含 1mg 的溶液,作为对照品溶液。照薄层色谱法(通则 0502)试验,吸取上述三种溶液各 2μl,分别点于同一硅胶 G 薄层板上,以甲苯-乙酸乙酯-异丙醇-甲醇-浓氨试液(12：6：3：3：1)为展开剂,置氨蒸气预饱和的展开缸内展开,取出,晾干,置紫外光灯(365nm)下检视。供试品色谱中,在与对照药材色谱和对照品色谱相应的位置上,显相同的黄色荧光斑点。

【检查】 应符合锭剂项下有关的各项规定(通则 0182)。

【功能与主治】 清热,解毒,镇惊。用于邪毒内蕴所致的口舌生疮、牙龈咽喉肿痛、小儿高热、烦躁易惊。

【用法与用量】 口服。一次 2～4 锭,一日 2 次;三岁以内小儿酌减。

【注意】 孕妇慎用。

【规格】 每 10 锭重 1.5g

【贮藏】 密封。

万灵五香膏
Wanling Wuxiang Gao

【处方】

穿山甲 30g	羌活 30g
桃仁 30g	肉桂 60g

大黄 30g	制没药 30g
玄参 30g	马钱子 30g
牛膝 30g	赤芍 30g
血余炭 30g	红花 30g
制乳香 30g	苦杏仁 30g
地黄 30g	人工麝香 10g
生川乌 30g	白芷 30g
当归 30g	川芎 30g
续断 30g	

【制法】 以上二十一味,肉桂、白芷粉碎成细粉与人工麝香配研,过筛,混匀,分装成小瓶或小袋。制乳香、制没药粉碎成细粉,过筛,混匀。穿山甲、地黄、马钱子、桃仁酌予碎断,与食用植物油3750g同置锅内加热至200℃,加入酌予碎断的当归等其余十二味,炸枯,去渣,滤过,炼至滴水成珠,加入红丹约1700g,搅匀,收膏,将膏浸泡于水中。取膏,用文火加热熔化后,加入乳香、没药细粉搅匀,分摊于兽皮或布上,即得。

【性状】 本品为摊于兽皮或布上的黑膏药和瓶(袋)装的黄棕色药粉,气香。

【鉴别】 (1)取药粉 1.5g,加乙醚 30ml,冷浸 1 小时,时时振摇,滤过,滤液挥干,残渣加乙酸乙酯 1ml 使溶解,作为供试品溶液。另取白芷对照药材 0.5g,同法制成对照药材溶液。再取欧前胡素对照品、异欧前胡素对照品,加乙酸乙酯制成每 1ml 各含 1mg 的混合溶液,作为对照品溶液。照薄层色谱法(通则 0502)试验,吸取供试品溶液及对照药材溶液各 4μl,对照品溶液 2μl,分别点于同一硅胶 G 薄层板上,以石油醚(30～60℃)-乙醚(5:2)为展开剂,在 25℃以下展开,取出,晾干,置紫外光灯(365nm)下检视。供试品色谱中,在与对照药材色谱和对照品色谱相应的位置上,显相同颜色的荧光斑点。

(2)取药粉 1.0g,加乙醇 10ml,冷浸 20 分钟,时时振摇,滤过,取滤液作为供试品溶液。另取桂皮醛对照品,加乙醇制成每 1ml 含 1μl 的溶液,作为对照品溶液。照薄层色谱法(通则 0502)试验,吸取供试品溶液 4μl,对照品溶液 2μl,分别点于同一硅胶 G 薄层板上,以石油醚(30～60℃)-乙醚(3:2)为展开剂,展开,取出,晾干,喷以二硝基苯肼乙醇试液,置日光下检视。供试品色谱中,在与对照品色谱相应的位置上,显相同颜色的斑点。

【检查】 膏药软化点 应为 55.0～75.0℃(通则 2102)。

其他 药粉的外观均匀度、装量差异应符合散剂项下的有关规定(通则 0115)。

膏药应符合膏药项下有关的各项规定(通则 0186)。

【含量测定】 照气相色谱法(通则 0521)测定。

色谱条件与系统适用性试验 以 50％苯基-50％甲基聚硅氧烷为固定相的弹性石英毛细管柱(柱长为 30m,柱内径为 0.32mm,膜厚度为 0.25μm);柱温为程序升温,初始温度200℃,保持 15 分钟,以每分钟 25℃的速率升温至 250℃,保持 10 分钟;理论板数按麝香酮峰计算应不低于 15000。

对照品溶液的制备 取麝香酮对照品适量,精密称定,加无水乙醇制成每1ml含0.3mg的溶液,即得。

供试品溶液的制备 取药粉约 1.0g,精密称定,精密加入无水乙醇 10ml,密塞、振摇,放置 1 小时,滤过,取续滤液,即得。

测定法 分别精密吸取对照品溶液和供试品溶液各 2μl,注入气相色谱仪,测定,即得。

本品每 1g 药粉中含麝香酮($C_{16}H_{30}O$)不得少于 1.2mg。

【功能与主治】 活血通络,消肿止痛。用于风湿痹症,关节肿痛,筋骨酸楚,跌打损伤,骨折瘀阻,陈伤隐疼。

【用法与用量】 外用。加温软化,将小瓶内的药粉倒在膏药中心,稍加黏合后,贴于患处。每次用 1～2 贴,3～4 天换一次。

【注意】 (1)本品含乌头碱、马钱子,应严格在医生指导下使用。(2)心脏病患者慎用。(3)孕妇及皮肤破损处禁用。

【规格】 (1)每张膏药净重 15g,每小瓶装药粉 0.38g (2)每张膏药净重 30g,每小瓶装药粉 0.38g

【贮藏】 密封(药粉),密闭(膏药)。

万通炎康片
Wantong Yankang Pian

【处方】 苦玄参 1500g   肿节风 1500g

【制法】 以上二味,加水煎煮二次,每次 2 小时,合并煎液,滤过,滤液浓缩至相对密度为 1.10～1.15(75℃),放冷,加入三倍量乙醇,搅匀,静置 24 小时,取上清液回收乙醇,浓缩至相对密度为 1.10～1.20(70℃),加入辅料适量,制成颗粒,干燥,压制成 1000 片(大片)或 1500 片(小片),包薄膜衣;或压制成 3000 片,包糖衣,即得。

【性状】 本品为薄膜衣片或糖衣片,除去包衣后显黄棕色至棕色;味苦。

【鉴别】 (1)取本品糖衣片 10 片或薄膜衣片大片 3 片、小片 5 片,除去包衣,研细,加 75％乙醇 5ml,研磨,滤过,滤液蒸干,残渣加水 5ml 使溶解,滤过,滤液用石油醚(60～90℃)振摇提取 2 次,每次 5ml,弃去石油醚液,水溶液加稀盐酸 1 滴,用乙酸乙酯 5ml 振摇提取,分取乙酸乙酯液,浓缩至约 1ml,作为供试品溶液。另取肿节风对照药材 5g,加水煎煮 1 小时,滤过,滤液浓缩至约 5ml,加乙醇 15ml,搅匀,滤过,滤液蒸干,残渣加水 5ml 使溶解,自"用石油醚(60～90℃)振摇提取 2 次"起,同法制成对照药材溶液。照薄层色谱法(通则 0502)试验,吸取上述两种溶液各 5～10μl,分别点于同一硅胶 G 薄层板上,以甲苯-三氯甲烷-甲醇(4:6:1)为展开剂,展开,取出,晾干,喷以 2％铁氰化钾溶液与 2％三氯化铁溶液的等量混合溶液(临用配制)。供试品色谱中,在与对照药材色谱相应的位置上,显相同颜色的斑点。

(2)取苦玄参对照药材 5g,按〔鉴别〕(1)项下肿节风对照药材溶液制备方法制成对照药材溶液。照薄层色谱法(通则 0502)试验,吸取对照药材溶液与〔鉴别〕(1)项下的供试品溶液各 5～10μl,分别点于同一硅胶 G 薄层板上,以三氯甲烷-甲醇(4∶1)为展开剂,展开,取出,晾干,喷以 1%香草醛硫酸溶液,在 105℃加热至斑点显色清晰。供试品色谱中,在与对照药材色谱相应的位置上,显相同颜色的斑点。

【检查】　应符合片剂项下有关的各项规定(通则 0101)。

【含量测定】　照高效液相色谱法(通则 0512)测定。

色谱条件与系统适用性试验　以十八烷基硅烷键合硅胶为填充剂;以乙腈-0.1%磷酸溶液(25∶75)为流动相;检测波长为 344nm。理论板数按异嗪皮啶峰计算应不低于 3500。

对照品溶液的制备　取异嗪皮啶对照品适量,精密称定,加甲醇制成每 1ml 含 20μg 的溶液,即得。

供试品溶液的制备　取本品 20 片,除去包衣,精密称定,研细,取 2g(糖衣片)或 1g(薄膜衣片),精密称定,置具塞锥形瓶中,加水 20ml,超声处理 20 分钟(功率 250W,频率 33kHz),滤过,用少量水洗涤容器和滤器,洗液与滤液合并,用三氯甲烷振摇提取 5 次,每次 10ml,合并三氯甲烷提取液,回收溶剂至干,残渣用甲醇溶解,转移至 25ml 量瓶中,加甲醇至刻度,摇匀,滤过,取续滤液,即得。

测定法　分别精密吸取对照品溶液与供试品溶液各 10μl,注入液相色谱仪,测定,即得。

本品每片含肿节风以异嗪皮啶($C_{11}H_{10}O_5$)计,薄膜衣片大片不得少于 120μg,小片不得少于 80μg;糖衣片不得少于 40μg。

【功能与主治】　疏风清热,解毒消肿。用于外感风热所致的咽部红肿、牙龈红肿、疮疡肿痛;急慢性咽炎、扁桃体炎、牙龈炎、疮疖见上述证候者。

【用法与用量】　口服。薄膜衣片:小片一次 3 片,重症一次 4 片,一日 3 次;大片一次 2 片,重症一次 3 片,一日 3 次。糖衣片:一次 6 片,重症一次 9 片,一日 3 次;小儿酌减。

【规格】　(1)薄膜衣片　每片重 0.35g(大片)

　　　　　(2)薄膜衣片　每片重 0.24g(小片)

【贮藏】　密封。

口炎清颗粒

Kouyanqing Keli

【处方】　天冬 250g　　　　麦冬 250g
　　　　　玄参 250g　　　　山银花 300g
　　　　　甘草 125g

【制法】　以上五味,加水煎煮二次,第一次 2 小时,第二次 1.5 小时,合并煎液,滤过,滤液浓缩至相对密度为 1.26～1.29(80℃),加入乙醇使含醇量达 50%,充分搅拌,静置 12 小时以上,取上清液,滤过,滤液回收乙醇并浓缩成稠膏,

加入适量的蔗糖、糊精,制成颗粒,干燥,制成 1000g;或加入适量的可溶性淀粉、糊精及蛋白糖,制成颗粒,干燥,制成 300g(无蔗糖),即得。

【性状】　本品为棕黄色至棕褐色的颗粒;味甜、微苦;或味甘、微苦(无蔗糖)。

【鉴别】　(1)取本品 20g 或 6g(无蔗糖),加甲醇 100ml,超声处理 30 分钟,滤过,滤液回收溶剂至干,残渣加水 30ml 使溶解,加盐酸 5ml,加热回流 1 小时,放冷,用石油醚(60～90℃)振摇提取 2 次,每次 30ml,合并石油醚液,回收溶剂至干,残渣加甲醇 0.5ml 使溶解,作为供试品溶液。另取天冬对照药材 1g,加水 50ml,煎煮 30 分钟,放冷,滤过,滤液加一倍量的无水乙醇,摇匀,离心,取上清液,蒸干,残渣加水 30ml 使溶解,同法制成对照药材溶液。照薄层色谱法(通则 0502)试验,吸取上述两种溶液各 5μl,分别点于同一以含 1%氢氧化钠的 0.5%羧甲基纤维素钠溶液为黏合剂的硅胶 G 薄层板上,以石油醚(60～90℃)-乙酸乙酯-甲酸(5∶1.5∶0.2)为展开剂,展开,取出,晾干,置紫外光灯(365nm)下检视。供试品色谱中,在与对照药材色谱相应的位置上,显相同颜色的荧光斑点。

(2)取本品 20g 或 6g(无蔗糖),加甲醇 100ml,超声处理 30 分钟,滤过,滤液回收溶剂至干,残渣加水 3ml 使溶解,通过 C_{18} 固相萃取小柱(500mg,依次用甲醇、水各 20ml 预洗活化),依次用水 15ml、30%甲醇 10ml、甲醇 15ml 洗脱,收集甲醇洗脱液,回收溶剂至干,残渣加甲醇 1ml 使溶解,作为供试品溶液。另取玄参对照药材 1g,加水 50ml,煎煮 30 分钟,放冷,滤过,滤液加一倍量的无水乙醇,摇匀,离心,取上清液,蒸干,自"残渣加水 3ml 使溶解"起,同法制成对照药材溶液。再取哈巴俄苷对照品,加甲醇制成每 1ml 含 1mg 的溶液,作为对照品溶液。照薄层色谱法(通则 0502)试验,吸取供试品溶液 6μl、对照药材溶液和对照品溶液各 2μl,分别点于同一硅胶 G 薄层板上,以三氯甲烷-甲醇-水(12∶4∶1)的下层溶液为展开剂,展开,取出,晾干,喷以 5%香草醛硫酸溶液,在 105℃加热至斑点显色清晰,置日光下检视。供试品色谱中,在与对照药材色谱和对照品色谱相应的位置上,显相同颜色的斑点。

(3)取本品 10g 或 3g(无蔗糖),加甲醇 30ml,超声处理 15 分钟,滤过,滤液回收溶剂至干,残渣加水 20ml 使溶解,加盐酸 2ml,用乙酸乙酯振摇提取 2 次,每次 20ml,合并乙酸乙酯液,回收溶剂至干,残渣加甲醇 1ml 使溶解,作为供试品溶液。另取山银花对照药材 1g,加水 50ml,煎煮 30 分钟,放冷,滤液加一倍量的无水乙醇,摇匀,离心,取上清液,蒸干,残渣加水 20ml 使溶解,同法制成对照药材溶液。照薄层色谱法(通则 0502)试验,吸取上述两种溶液各 2μl,分别点于同一硅胶 G 薄层板上,以乙酸丁酯-甲酸-水(7∶2.5∶2.5)10℃以下放置的上层溶液为展开剂,展开,取出,晾干,喷以 2%三氯化铁乙醇溶液,置日光下检视。供试品色谱中,在与对照药材色谱相应的位置上,显相同颜色的斑点。

（4）取本品 20g 或 6g（无蔗糖），加甲醇 100ml、超声处理30 分钟，滤过，滤液回收溶剂至干，残渣加水 15ml 使溶解，用水饱和的正丁醇振摇提取 2 次，每次 20ml，合并正丁醇液，用正丁醇饱和的水洗涤 2 次，每次 20ml，正丁醇液回收溶剂至干，残渣加甲醇 2ml 使溶解，加在中性氧化铝柱（100～200 目，5g，内径为 1.5cm）上，用甲醇 20ml 洗脱，再用 40％甲醇30ml 洗脱，收集 40％甲醇洗脱液，蒸干，残渣加甲醇 1ml 使溶解，作为供试品溶液。另取甘草对照药材 1g，加水 50ml，煎煮 30 分钟，放冷，滤过，滤液加一倍量的无水乙醇，摇匀，离心，取上清液，蒸干，自"残渣加水 15ml 使溶解"起，同法制成对照药材溶液。照薄层色谱法（通则 0502）试验，吸取供试品溶液 5μl、对照药材溶液 2μl，分别点于同一硅胶 G 薄层板上，以乙酸丁酯-甲酸-水（7：2.5：2.5）10℃以下放置的上层溶液为展开剂，展开，取出，晾干，喷以 10％硫酸乙醇溶液，在105℃加热至斑点显色清晰，置紫外光灯（365nm）下检视。供试品色谱中，在与对照药材色谱相应的位置上，显相同颜色的荧光斑点。

【检查】 应符合颗粒剂项下有关的各项规定（通则 0104）。

【含量测定】 照高效液相色谱法（通则 0512）测定。

色谱条件与系统适用性试验 以十八烷基硅烷键合硅胶为填充剂；以乙腈为流动相 A，以 0.4％醋酸溶液为流动相 B，按下表中的规定进行梯度洗脱；绿原酸检测波长为 330nm；皂苷用蒸发光散射检测器检测。理论板数按绿原酸峰计算应不低于 5000。

时间（分钟）	流动相 A（％）	流动相 B（％）
0～10	8→15	92→85
10～12	15→29	85→71
12～18	29→33	71→67
18～25	33→40	67→60

对照品溶液的制备 取绿原酸对照品、灰毡毛忍冬皂苷乙对照品、川续断皂苷乙对照品适量，精密称定，加 50％甲醇制成每 1ml 含绿原酸 150μg、灰毡毛忍冬皂苷乙 250μg、川续断皂苷乙 40μg 的混合溶液，即得。

供试品溶液的制备 取装量差异项下的本品，混匀，取适量，研细，取约 5.0g，或约 1.5g（无蔗糖），精密称定，置具塞锥形瓶中，精密加入 50％甲醇 50ml，密塞，称定重量，超声处理（功率 250W，频率 37kHz）30 分钟，放冷，再称定重量，用 50％甲醇补足减失的重量，摇匀，滤过，取续滤液，即得。

测定法 分别精密吸取对照品溶液 2μl、10μl，供试品溶液 5～10μl，注入液相色谱仪，测定，以外标两点法计算绿原酸的含量，以外标两点法对数方程计算灰毡毛忍冬皂苷乙和川续断皂苷乙的含量，即得。

本品每袋含山银花以绿原酸（$C_{16}H_{18}O_9$）计，不得少于8.0mg，以灰毡毛忍冬皂苷乙（$C_{65}H_{106}O_{32}$）和川续断皂苷乙（$C_{53}H_{86}O_{22}$）的总量计，不得少于 16.0mg。

【功能与主治】 滋阴清热，解毒消肿。用于阴虚火旺所

致的口腔炎症。

【用法与用量】 口服。一次 2 袋，一日 1～2 次。

【规格】 （1）每袋装 10g　（2）每袋装 3g（无蔗糖）

【贮藏】 密封。

口 咽 清 丸
Kouyanqing Wan

【处方】

儿茶 606g	马槟榔 61g
薄荷 121g	乌梅肉 30g
硼砂 61g	诃子 30g
山豆根 30g	冰片 30.3g
甘草 30g	

【制法】 以上九味，冰片、硼砂分别研细，其余儿茶等七味粉碎成细粉，加入硼砂、冰片细粉，混匀，用适量乙醇泛丸，干燥，制成水丸 1000g，上衣，打光，即得。

【性状】 本品为黑色的水丸，除去包衣后显棕色至棕褐色；味苦凉、涩、微甜。

【鉴别】 （1）取本品，置显微镜下观察：可见黄棕色块状物（儿茶）。石细胞形状不一，纹孔明显，有的内含红棕色物质，分枝状石细胞壁厚（马槟榔）。

（2）取火柴杆浸于本品水浸液中，使轻微着色，待干燥后，再浸入盐酸中立即取出，置火焰附近烘烤，杆上即显紫红色。

（3）取本品 8g，研细，置具塞锥形瓶中，加无水乙醇-浓氨试液（3：2）5ml，密塞，放置 15 分钟，加入三氯甲烷 50ml，加热回流 1 小时，放冷后滤过，滤液蒸干，残渣加入无水乙醇1ml 使溶解，作为供试品溶液。另取苦参碱对照品，加无水乙醇制成每 1ml 含 2mg 的溶液，作为对照品溶液。照薄层色谱法（通则 0502）试验，吸取供试品溶液 10～15μl，对照品溶液15μl，分别点于同一硅胶 G 薄层板上，以三氯甲烷-甲醇-浓氨试液（12：1：0.1）为展开剂，展开，取出，晾干，喷以稀碘化铋钾试液，置日光下检视。供试品色谱中，在与对照品色谱相应的位置上，显相同颜色的斑点。

（4）取本品 8g，研细，置 250ml 圆底瓶中，加水 50ml，照挥发油测定法（通则 2204）操作，加乙酸乙酯 3ml，加热至沸腾并保持微沸 1 小时，分取乙酸乙酯液作为供试品溶液。另取冰片对照品，加乙酸乙酯制成每 1ml 含 1mg 的溶液，作为对照品溶液。照薄层色谱法（通则 0502）试验，吸取供试品溶液3～8μl，对照品溶液 10～15μl，分别点于同一硅胶 G 薄层板上，以石油醚（60～90℃）-乙酸乙酯（17：3）为展开剂，展开，取出，晾干，喷以 10％磷钼酸乙醇溶液，在 105℃加热至斑点显色清晰，置日光下检视。供试品色谱中，在与对照品色谱相应的位置上，显相同颜色的斑点。

（5）取本品 0.5g，研细，加乙醇 30ml，超声处理 15 分钟，滤过，滤液蒸干，残渣加甲醇 5ml 使溶解，作为供试品溶液。

另取儿茶对照药材 0.1g，加乙醇 20ml，超声处理 15 分钟，滤过，滤液蒸干，残渣加甲醇 2ml 使溶解，作为对照药材溶液。照薄层色谱法（通则 0502）试验，吸取上述两种溶液各 1～2μl，分别点于同一硅胶 G 薄层板上，以三氯甲烷-甲醇-甲酸（20∶5∶1）为展开剂，展开，取出，晾干，喷以 10％硫酸乙醇溶液，在 105℃加热至斑点显色清晰，置日光下检视。供试品色谱中，在与对照药材色谱相应的位置上，显相同颜色的斑点。

【检查】 应符合丸剂项下有关的各项规定（通则 0108）。

【含量测定】 照高效液相色谱法（通则 0512）测定。

色谱条件与系统适用性试验 以十八烷基硅烷键合硅胶为填充剂；以乙腈-水（10∶90）为流动相；检测波长为 280nm。理论板数按儿茶素峰计算应不低于 2000。

对照品溶液的制备 取儿茶素对照品、表儿茶素对照品适量，精密称定，加 50％乙醇制成每 1ml 含儿茶素 0.2mg、表儿茶素 0.1mg 的混合溶液，即得。

供试品溶液的制备 取本品适量，研细，取约 0.1g，精密称定，置 50ml 量瓶中，加 50％乙醇 40ml，超声处理（功率 160W，频率 50kHz）30 分钟，取出，放冷，加 50％乙醇至刻度，摇匀，滤过，取续滤液，即得。

测定法 分别精密吸取对照品溶液与供试品溶液各 10μl，注入液相色谱仪，测定，即得。

本品每 1g 含儿茶以儿茶素（$C_{15}H_{14}O_6$）及表儿茶素（$C_{15}H_{14}O_6$）的总量计，不得少于 80mg。

【功能与主治】 清热降火，生津止渴。用于火热伤津所致的咽部肿痛、口舌生疮、牙龈红肿、口干舌燥。

【用法与用量】 吞服或含服。一次 0.5g，一日 2～4 次。

【规格】 每瓶装 8g

【贮藏】 密闭，防潮。

口腔溃疡散

Kouqiang Kuiyang San

【处方】 青黛 240g　　　　枯矾 240g
　　　　　冰片 24g

【制法】 以上三味，分别研成细粉，过筛，混匀，即得。

【性状】 本品为淡蓝色的粉末；气芳香，味涩。

【鉴别】 （1）取本品 0.5g，加水 10ml，振摇，滤过，滤液显钾盐、铝盐与硫酸盐（通则 0301）的鉴别反应。

（2）取本品约 40mg，加三氯甲烷 5ml 使溶解，滤过，滤液作为供试品溶液。另取靛蓝、靛玉红对照品，加三氯甲烷制成每 1ml 中各含 1mg 的混合溶液，作为对照品溶液。照薄层色谱法（通则 0502）试验，吸取上述两种溶液各 5μl，分别点于同一硅胶 G 薄层板上，以三氯甲烷-乙醇（9∶1）为展开剂，展开，取出，晾干。供试品色谱中，在与对照品色谱相应的位置

上，显相同颜色的斑点。

（3）取本品 0.5g，加乙醚 10ml，振摇，滤过，滤液挥干，残渣加乙醇 1ml 使溶解，作为供试品溶液。另取冰片对照品，加乙醇制成每 1ml 含 1mg 的溶液，作为对照品溶液。照薄层色谱法（通则 0502）试验，吸取上述两种溶液各 3μl，分别点于同一硅胶 G 薄层板上，以环己烷-乙酸乙酯（17∶3）为展开剂，展开，取出，晾干，喷以 5％香草醛硫酸溶液，在 105℃加热至斑点显色清晰。供试品色谱中，在与对照品色谱相应的位置上，显相同颜色的斑点。

【检查】 除水分不检查外，其他应符合散剂项下有关的各项规定（通则 0115）。

【含量测定】 照高效液相色谱法（通则 0512）测定。

色谱条件与系统适用性试验 以十八烷基硅烷键合硅胶为填充剂；以甲醇-0.1％醋酸溶液（70∶30）为流动相；检测波长为 290nm；柱温 40℃。理论板数按靛玉红峰计算应不低于 2000。

对照品溶液的制备 取靛玉红对照品适量，精密称定，加三氯甲烷-无水乙醇（3∶2）混合溶液制成每 1ml 含 20μg 的溶液，即得。

供试品溶液的制备 取本品适量，混匀，取 0.5g，精密称定，置具塞锥形瓶中，精密加入三氯甲烷-无水乙醇（3∶2）混合溶液 50ml，密塞，称定重量，超声处理（功率 250W，频率 50kHz）1 小时，放冷，再称定重量，用三氯甲烷-无水乙醇（3∶2）混合溶液补足减失的重量，摇匀，滤过，取续滤液，即得。

测定法 分别精密吸取对照品溶液与供试品溶液各 5μl，注入液相色谱仪，测定，即得。

本品每 1g 含青黛以靛玉红（$C_{16}H_{10}N_2O_2$）计，不得少于 0.54mg。

【功能与主治】 清热，消肿，止痛。用于火热内蕴所致的口舌生疮、黏膜破溃、红肿灼痛；复发性口疮、急性口炎见上述证候者。

【用法与用量】 用消毒棉球蘸药擦患处。一日 2～3 次。

【规格】 每瓶装 3g

【贮藏】 密封。

山东阿胶膏

Shandong Ejiao Gao

【处方】 阿胶 100g　　　　党参 80g
　　　　　白术 40g　　　　黄芪 80g
　　　　　枸杞子 40g　　　白芍 20g
　　　　　甘草 40g

【制法】 以上七味，除阿胶外，其余黄芪等六味切碎，加水煎煮二次，合并煎液，滤过，滤液浓缩至适量，备用；取阿胶，加红糖 400g，加水适量，加热使溶化，滤过，滤液与上述

浓缩液混合,浓缩至适量,加入山梨酸钾 2g,混匀,制成 1000g,即得。

【性状】 本品为棕褐色稠厚的半流体;味甜。

【鉴别】 (1)取本品 1g,置具塞试管中,加 6mol/L 盐酸溶液 4ml,密塞,置 105℃ 烘箱中加热 6 小时,加水 6ml,摇匀,滤过,滤液蒸干,残渣加 10%乙醇 10ml 使溶解,作为供试品溶液。另取甘氨酸对照品、L-羟脯氨酸对照品,加 10%乙醇制成每 1ml 各含 1mg 的混合溶液,作为对照品溶液。照薄层色谱法(通则 0502)试验,吸取供试品溶液 2μl、对照品溶液 1μl,分别点于同一硅胶 G 薄层板上使成条带状,以苯酚-0.5%硼砂溶液(4:1)为展开剂,展开,取出,晾干,喷以 0.2%茚三酮乙醇溶液,在 105℃ 加热至斑点显色清晰。供试品色谱中,在与对照品色谱相应的位置上,显相同颜色的斑点。

(2)取本品 18g,加甲醇 80ml,振摇提取 5 分钟,滤过,滤液蒸干,残渣加水 20ml 溶解,用水饱和的正丁醇振摇提取 2 次,每次 20ml,合并正丁醇提取液,用 1%氢氧化钠溶液洗涤 2 次,每次 10ml,再用正丁醇饱和的水洗至中性,正丁醇液蒸干,残渣加甲醇 1ml 使溶解,作为供试品溶液。另取黄芪甲苷对照品,加甲醇制成每 1ml 含 1mg 的混合溶液,作为对照品溶液。照薄层色谱法(通则 0502)试验,吸取上述两种溶液各 5μl,分别点于同一硅胶 G 薄层板上,以三氯甲烷-甲醇-水(13:7:2)10℃ 以下放置的下层溶液为展开剂,展开,取出,晾干,喷以 10%硫酸乙醇溶液,在 105℃ 加热至斑点显色清晰。供试品色谱中,在与对照品色谱相应的位置上,显相同颜色的斑点。

(3)取本品 20g,加水 30ml,搅匀,加水饱和的正丁醇 100ml,加热回流 1 小时,分取正丁醇层,蒸干,残渣用 10ml 水溶解,通过 D101 型大孔吸附树脂柱(柱内径为 2cm,柱高为 15cm),分别用水、20%乙醇各 100ml 洗脱,弃去洗脱液,继用 40%乙醇 100ml 洗脱,收集洗脱液,蒸干,残渣加甲醇 1ml 使溶解,作为供试品溶液。另取甘草对照药材 0.5g,加甲醇 30ml,加热回流 1 小时,滤过,滤液蒸干,残渣用水 40ml 溶解,用水饱和的正丁醇振摇提取 3 次,每次 20ml,合并正丁醇提取液,用水洗涤 3 次,每次 30ml,弃去洗涤液,正丁醇液蒸干,残渣加甲醇 1ml 使溶解,作为对照药材溶液。照薄层色谱法(通则 0502)试验,吸取上述两种溶液各 5μl,分别点于同一硅胶 G 薄层板上,以乙酸乙酯-甲酸-冰醋酸-水(15:1:1:2)为展开剂,展开,取出,晾干,喷以 10%硫酸乙醇溶液,在 105℃ 加热至斑点显色清晰,分别置日光和紫外光灯(365nm)下检视。供试品色谱中,在与对照药材色谱相应的位置上,日光下显相同颜色的斑点;紫外光下显相同颜色的荧光斑点。

【检查】 相对密度 应不低于 1.08(通则 0183)。

其他 应符合煎膏剂项下有关的各项规定(通则 0183)。

【含量测定】 总氮量 取本品 2g,精密称定,照氮测定法(通则 0704 第一法)测定,即得。

本品每 1g 含总氮(N)不得少于 15mg。

【功能与主治】 补益气血,润燥。用于气血两虚所致的虚劳咳嗽、吐血、妇女崩漏、胎动不安。

【用法与用量】 开水冲服,一次 20~25g,一日 3 次。

【规格】 每瓶装(1)80g 　(2)200g 　(3)300g 　(4)400g

【贮藏】 密封,置阴凉处。

山 玫 胶 囊
Shanmei Jiaonang

【处方】 山楂叶 825g 　　　　刺玫果 620g

【制法】 以上二味,山楂叶加 50%乙醇,回流提取二次,合并提取液,滤过,滤液回收乙醇,减压干燥成干膏。刺玫果加 70%乙醇,回流提取二次,合并提取液,滤过,滤液回收乙醇,减压干燥成干膏。将上述干膏合并,粉碎,混匀,过筛,装入胶囊,制成 1000 粒,即得。

【性状】 本品为硬胶囊,内容物为棕褐色的粉末;味微苦、酸、涩。

【鉴别】 (1)取本品内容物 1.5g,加甲醇 40ml,超声处理 20 分钟,滤过,滤液蒸干,残渣加甲醇 1ml 使溶解,作为供试品溶液。另取山楂叶对照药材 1g,加乙醚 40ml,超声处理 5 分钟,滤过,滤渣挥去乙醚,加 70%乙醇 40ml,超声处理 30 分钟,滤过,滤液蒸干,残渣加甲醇 0.5ml 使溶解,作为对照药材溶液。照薄层色谱法(通则 0502)试验,吸取上述两种溶液各 1μl,分别点于同一聚酰胺薄膜上,以 25%醋酸溶液为展开剂,展开,取出,晾干,喷以三氯化铝试液,热风吹干,置紫外光灯(365nm)下检视。供试品色谱中,在与对照药材色谱相应的位置上,显相同颜色的荧光斑点。

(2)取刺玫果对照药材 1g,加乙醚 40ml,超声处理 10 分钟,滤过,滤液挥干,残渣加甲醇 0.5ml 使溶解,作为对照药材溶液。照薄层色谱法(通则 0502)试验,吸取〔鉴别〕(1)项下的供试品溶液及上述对照药材溶液各 5μl,分别点于同一硅胶 G 薄层板上,以环己烷-乙酸乙酯-丙酮(10:1:0.5)为展开剂,展开,取出,晾干,置紫外光灯(365nm)下检视。供试品色谱中,在与对照药材色谱相应的位置上,显一个相同的亮蓝绿色荧光斑点。

【检查】 应符合胶囊剂项下有关的各项规定(通则 0103)。

【含量测定】 照高效液相色谱法(通则 0512)测定。

色谱条件与系统适用性试验 以十八烷基硅烷键合硅胶为填充剂;以四氢呋喃-甲醇-乙腈-0.5%醋酸溶液(17:1:1:81)为流动相;检测波长为 363nm。理论板数按金丝桃苷峰计算应不低于 2500。

对照品溶液的制备 取金丝桃苷对照品适量,精密称定,加甲醇制成每 1ml 含 20μg 的溶液,即得。

供试品溶液的制备 取装量差异项下的本品内容物,混匀,研细,取约 0.5g,精密称定,置具塞锥形瓶中,精密加入

75％甲醇 25ml,称定重量,加热回流 1 小时,放冷,再称定重量,用 75％甲醇补足减失的重量,摇匀,滤过,取续滤液,即得。

测定法　分别精密吸取对照品溶液与供试品溶液各 10μl,注入液相色谱仪,测定,即得。

本品每粒含山楂叶以金丝桃苷($C_{21}H_{20}O_{12}$)计,不得少于 0.16mg。

【功能与主治】　益气化瘀。用于冠心病、脑动脉硬化气滞血瘀证,症见胸痛、痛有定处、胸闷憋气,或眩晕、心悸、气短、乏力、舌质紫暗。

【用法与用量】　口服。一次 3 粒,一日 3 次;或遵医嘱。

【注意】　孕妇慎用。

【规格】　每粒装 0.25g

【贮藏】　密封。

山香圆片
Shanxiangyuan Pian

【处方】　山香圆叶 3000g

【制法】　取山香圆叶 100g,粉碎成细粉;剩余的山香圆叶加水煎煮二次,每次 1.5 小时,煎液滤过,滤液合并,浓缩至相对密度为 1.20～1.25(55～60℃),放冷,加乙醇使含醇量达 50％,搅匀,静置 24 小时,滤过,滤液回收乙醇并浓缩成稠膏状,加入上述细粉及适量的糊精,混匀,制成颗粒,干燥,加硬脂酸镁适量,压制成 1000 片,包糖衣或薄膜衣,即得。

【性状】　本品为糖衣片或异形薄膜衣片,除去包衣后显棕色至棕褐色;味苦、涩。

【鉴别】　取本品 2 片,除去包衣,研细,加甲醇 50ml,加热回流 15 分钟,滤过,滤液蒸干,残渣加水 20ml 溶解,用乙醚振摇提取 2 次,每次 20ml,弃去乙醚液,水溶液用水饱和的正丁醇振摇提取 3 次,每次 20ml,合并正丁醇提取液,蒸干,残渣加甲醇 1ml 使溶解,作为供试品溶液。另取山香圆叶对照药材 2g,加水 50ml,煎煮 30 分钟,滤过,滤液浓缩至约 20ml,自"用乙醚振摇提取 2 次"起,同法制成对照药材溶液。再取女贞苷对照品和野漆树苷对照品,加甲醇制成每 1ml 各含 1mg 的混合溶液,作为对照品溶液。照薄层色谱法(通则 0502)试验,吸取上述三种溶液各 5μl,分别点于同一用 0.5％氢氧化钠溶液制备的硅胶 G 薄层板上,以乙酸乙酯-丁酮-甲酸-水(6:3:1:1)为展开剂,展开,取出,晾干,喷以 1％三氯化铝乙醇溶液,晾干,置紫外光灯(365nm)下检视。供试品色谱中,在与对照药材色谱和对照品色谱相应的位置上,显相同颜色的荧光斑点。

【检查】　应符合片剂项下有关的各项规定(通则 0101)。

【含量测定】　照高效液相色谱法(通则 0512)测定。

色谱条件与系统适用性试验　以十八烷基硅烷键合硅胶为填充剂;以甲醇-0.5％磷酸溶液(43:57)为流动相;检测波

长为 336nm。理论板数按女贞苷峰计算应不低于 3000。

对照品溶液的制备　取女贞苷对照品和野漆树苷对照品适量,精密称定,加 50％甲醇制成每 1ml 含女贞苷 50μg、野漆树苷 20μg 的混合溶液,即得。

供试品溶液的制备　取本品 20 片,除去包衣,精密称定,研细,取约 0.3g,精密称定,置锥形瓶中,精密加入 50％甲醇 50ml,称定重量,加热回流 60 分钟,放冷,再称定重量,用 50％甲醇补足减失的重量,摇匀,滤过,取续滤液,即得。

测定法　分别精密吸取对照品溶液与供试品溶液各 10μl,注入液相色谱仪,测定,即得。

本品每片含山香圆叶以女贞苷($C_{33}H_{40}O_{18}$)和野漆树苷($C_{27}H_{30}O_{14}$)的总量计,不得少于 3.0mg。

【功能与主治】　清热解毒,利咽消肿。用于喉痹,乳蛾,咽喉肿痛等症。

【用法与用量】　口服。一次 2～3 片,一日 3～4 次;小儿酌减。

【注意】　忌食辛辣、油腻、厚味食物。

【规格】　薄膜衣片　每片重 0.5g

【贮藏】　密封。

山菊降压片
Shanju Jiangya Pian

【处方】　山楂 500g　　　　　　菊花 83.3g
　　　　　盐泽泻 62.5g　　　　夏枯草 62.5g
　　　　　小蓟 83.3g　　　　　炒决明子 83.3g

【制法】　以上六味,盐泽泻粉碎成细粉,其余山楂等五味加水煎煮二次,第一次 3 小时,每二次 2 小时,合并煎液,滤过,滤液减压浓缩至相对密度为 1.30～1.40(50℃)的稠膏,加入泽泻细粉,混匀,真空干燥,粉碎,过筛,加入适量淀粉或淀粉、羟甲淀粉钠、微晶纤维素、二十烷基硫酸钠、欧巴代适量,混匀,制成颗粒,干燥,压制成 1000 片或 600 片,包薄膜衣,即得。

【性状】　本品为薄膜衣片,除去包衣后显棕褐色;味酸、微涩。

【鉴别】　(1)取本品,置显微镜下观察:薄壁细胞类圆形,有椭圆形纹孔,集成纹孔群;内皮层细胞垂周壁波状弯曲,较厚,木化,有稀疏细孔沟(盐泽泻)。

(2)取本品 5 片(小片)或 3 片(大片),研细,加稀硫酸 20ml 与三氯甲烷 20ml,加热回流 15 分钟,放冷,分取三氯甲烷层,浓缩至约 1ml,作为供试品溶液。另取决明子对照药材 0.5g,同法制成对照药材溶液。再取大黄素对照品、大黄酚对照品,加甲醇制成每 1ml 各含 0.5mg 的混合溶液,作为对照品溶液。照薄层色谱法(通则 0502)试验,吸取供试品溶液 10μl,对照药材溶液及对照品溶液各 5μl,分别点于同一硅胶 G 薄层板上,以石油醚(30～60℃)-甲酸乙酯-甲酸(15：5：1)的上层溶液为展开剂,展开,取出,晾干,置紫外光灯(365nm)下检视。供试品色谱中,在与对照药材色谱相应的位置上,显相同的橙黄色荧光主斑点,在与对照品色谱相应的位置上,显相同的橙黄色荧光斑点;置氨蒸气中熏后,置日光下检视,显相同的红色斑点。

【检查】 应符合片剂项下有关的各项规定(通则 0101)。

【乙酸乙酯浸出物】 取本品 30 片(小片)或 18 片(大片),精密称定,研细,取约 3g,精密称定,精密加入乙酸乙酯 50ml,照浸出物测定法(通则 2201 热浸法)测定。本品每片含乙酸乙酯浸出物,小片不得少于 7.0mg;大片不得少于 11.7mg。

【含量测定】 照高效液相色谱法(通则 0512)测定。

色谱条件与系统适用性试验 以十八烷基硅烷键合硅胶为填充剂;以甲醇-0.1%磷酸溶液(85：15)为流动相;检测波长为 430nm。理论板数按大黄酚峰计算应不低于 2000。

对照品溶液的制备 取大黄酚对照品适量,精密称定,加甲醇制成每 1ml 含 4μg 的溶液,即得。

供试品溶液的制备 取本品 30 片,精密称定,研细,取约 3g,精密称定,置具塞锥形瓶中,精密加入甲醇 50ml,密塞,称定重量,超声处理(功率 160W,频率 50kHz)30 分钟,放冷,再称定重量,用甲醇补足减失的重量,摇匀,滤过,精密量取续滤液 25ml,加盐酸 2ml,摇匀,置水浴中加热回流 1 小时,冷却,转移至 50ml 量瓶中,加甲醇至刻度,摇匀,滤过,取续滤液,即得。

测定法 分别精密吸取对照品溶液与供试品溶液各 20μl,注入液相色谱仪,测定,即得。

本品每片含炒决明子以大黄酚($C_{15}H_{10}O_4$)计,小片不得少于 40μg;大片不得少于 67μg。

【功能与主治】 平肝潜阳。用于阴虚阳亢所致的头痛眩晕、耳鸣健忘、腰膝酸软、五心烦热、心悸失眠;高血压病见上述证候者。

【用法与用量】 口服。一次 5 片〔规格(1)〕,一次 3 片〔规格(2)〕,一日 2 次;或遵医嘱。

【注意】 偶见胃脘部不适,一般可自行缓解。

【规格】 (1)每片重 0.3g (2)每片重 0.5g

【贮藏】 密封。

山绿茶降压片
Shanlücha Jiangya Pian

【处方】 山绿茶 1800g

【制法】 将山绿茶粉碎成粗粉,过筛,取适量细粉备用;剩余的粗粉用 70%乙醇为溶剂,浸渍后进行渗漉,收集渗漉液,渗漉液回收乙醇并浓缩至稠膏状,加入上述细粉及适量的淀粉,混匀,制成颗粒,干燥,压制成 1000 片,包糖衣或薄膜衣,即得。

【性状】 本品为糖衣片或薄膜衣片,除去包衣后显深褐色;味苦。

【鉴别】 (1)取本品,置显微镜下观察:纤维单个散在,边缘微波状,壁厚,5～10μm;导管为网纹、螺纹,直径 10～30μm;石细胞类圆形、长方形、类三角形或椭圆形,直径 25～80μm,长 35～100μm,壁厚,胞腔小。

(2)取本品 5 片,除去包衣,加水 20ml,研磨数分钟,移入分液漏斗中,用乙醚 20ml 振摇提取,分取乙醚液,加活性炭 0.5g,振摇数分钟,滤过,滤液挥干,残渣加甲醇 1ml 使溶解,滤过,滤液作为供试品溶液。另取山绿茶对照药材 5g,加 70%乙醇 50ml,加热回流 30 分钟,滤过,滤液蒸干,残渣加水 20ml 使溶解,同法制成对照药材溶液。照薄层色谱法(通则 0502)试验,吸取上述两种溶液各 1～2μl,分别点于同一硅胶 G 薄层板上,以三氯甲烷-甲醇(19：1)为展开剂,展开,取出,晾干,喷以 2%香草醛硫酸溶液,在 105℃加热至斑点显色清晰。供试品色谱中,在与对照药材色谱相应的位置上,显相同颜色的斑点。

【检查】 应符合片剂项下有关的各项规定(通则 0101)。

【含量测定】 照高效液相色谱法(通则 0512)测定。

色谱条件与系统适用性试验 以十八烷基硅烷键合硅胶为填充剂;以乙腈-0.2%磷酸溶液-四氢呋喃(13.5：85：1.5)为流动相;检测波长为 360nm。理论板数按芦丁峰计算应不低于 5000。

对照品溶液的制备 取芦丁对照品约 10mg,精密称定,置 100ml 量瓶中,加甲醇 70ml,置水浴上微热使溶解,放冷,加甲醇至刻度,摇匀,精密量取 3ml,置 10ml 量瓶中,加 70%甲醇至刻度,摇匀,即得(每 1ml 含芦丁 30μg)。

供试品溶液的制备 取本品 20 片,除去包衣,精密称定,研细,取约 0.5g,精密称定,置索氏提取器中,加乙醚 80ml,加热回流至回流液无色,放冷,弃去乙醚液,药渣加甲醇 80ml,加热回流至回流液无色,放冷,转移至 100ml 量瓶中,用少量甲醇洗涤容器,洗液并入同一量瓶中,加甲醇至刻度,摇匀。精密量取 25ml,置水浴上蒸至近干,残渣用甲醇 7ml 溶解,转移至 10ml 量瓶中,加水 2ml,超声处理 2 分钟,放冷,加水至刻度,摇匀,即得。

测定法 分别精密吸取对照品溶液与供试品溶液各 20μl,注入液相色谱仪,测定,即得。

本品每片含山绿茶以芦丁($C_{27}H_{30}O_{16}$)计,不得少于 0.30mg。

【功能与主治】 清热泻火,平肝潜阳。用于眩晕耳鸣,头痛头胀,心烦易怒,少寐多梦;高血压、高脂血症见上述证候者。

【用法与用量】 口服。一次 2～4 片,一日 3 次。

【规格】 (1)薄膜衣片 每片重 0.2g

(2)糖衣片 片心重 0.2g

【贮藏】 密封。

山楂化滞丸

Shanzha Huazhi Wan

【处方】　山楂 500g　　　　　麦芽 100g
　　　　　六神曲 100g　　　　槟榔 50g
　　　　　莱菔子 50g　　　　　牵牛子 50g

【制法】　以上六味,粉碎成细粉,过筛,混匀。每 100g 粉末加红糖 25g 及炼蜜 90～100g 制成大蜜丸,即得。

【性状】　本品为棕色的大蜜丸;味酸、甜。

【鉴别】　(1)取本品,置显微镜下观察:果皮石细胞淡紫红色、红色或黄棕色,类圆形或多角形,直径约 125μm(山楂)。表皮细胞纵列,由 1 个长细胞与 2 个短细胞相间连接,长细胞壁厚,波状弯曲,木化(麦芽)。内胚乳细胞碎片无色,壁较厚,有较多大的类圆形纹孔(槟榔)。种皮栅状细胞淡棕色或棕色,长 48～80μm(牵牛子)。种皮栅状细胞黄色或棕红色,表面观多角形,细胞小,壁厚(莱菔子)。

(2)取本品 9g,切碎,加硅藻土适量,研匀,加甲醇 50ml,置水浴上加热回流 30 分钟,滤过,滤液作为供试品溶液。另取熊果酸对照品,加甲醇制成每 1ml 含 1mg 的溶液,作为对照品溶液。照薄层色谱法(通则 0502)试验,吸取上述两种溶液各 10μl,分别点于同一硅胶 G 薄层板上,以三氯甲烷-丙酮(9:1)为展开剂,展开,取出,晾干,喷以 10% 硫酸乙醇溶液,在 105℃加热至斑点显色清晰。供试品色谱中,在与对照品色谱相应的位置上,显相同颜色的斑点。

【检查】　应符合丸剂项下有关的各项规定(通则 0108)。

【含量测定】　取重量差异项下的本品,剪碎,混匀,取 3g,精密称定,加水 10ml,放置使溶散,滤过;药渣再用水 10ml 洗涤,在室温干燥至呈松软的粉末状,在 100℃烘干,连同滤纸一并置索氏提取器内,加乙醚适量,低温加热回流提取 4 小时,提取液回收乙醚至干,残渣用石油醚(30～60℃)浸泡 2 次(5ml,5ml),每次 2 分钟,倾去石油醚液,残渣加适量无水乙醇-三氯甲烷(3:2)的混合溶液,微热使溶解,转移至 5ml 量瓶中,加上述混合溶液至刻度,摇匀,作为供试品溶液。另取熊果酸对照品适量,精密称定,加无水乙醇制成每 1ml 含 0.5mg 的溶液,作为对照品溶液。照薄层色谱法(通则 0502)试验,分别精密吸取供试品溶液 6μl 及对照品溶液 4μl 与 8μl,交叉点于同一硅胶 G 薄层板上,以环己烷-三氯甲烷-乙酸乙酯-甲酸(20:5:8:0.1)为展开剂,展开,取出,晾干,喷以 10% 硫酸乙醇溶液,在 110℃加热 5～7 分钟,至斑点显色清晰,放冷,在薄层板上覆盖同样大小的玻璃板,周围用胶布固定,照薄层色谱法(通则 0502 薄层色谱扫描法)进行扫描,波长:λ_S=535nm,λ_R=650nm,测量供试品吸光度积分值与对照品吸光度积分值,计算,即得。

本品每丸含山楂以熊果酸($C_{30}H_{48}O_3$)计,不得少于 4.5mg。

【功能与主治】　消食导滞。用于饮食不节所致的食积,症见脘腹胀满、纳少饱胀、大便秘结。

【用法与用量】　口服。一次 2 丸,一日 1～2 次。

【注意】　孕妇忌服。

【规格】　每丸重 9g

【贮藏】　密封。

千金止带丸(大蜜丸)

Qianjin Zhidai Wan

【处方】　同千金止带丸(水丸)。

【制法】　以上十七味,粉碎成细粉,过筛,混匀。每 100g 粉末加炼蜜 140～160g 制成大蜜丸,即得。

【性状】　本品为黑褐色的大蜜丸;气微香,味甜、涩、微苦。

【鉴别】　同千金止带丸(水丸)〔鉴别〕(1)。

【检查】　应符合丸剂项下有关的各项规定(通则 0108)。

【功能与主治】　健脾补肾,调经止带。用于脾肾两虚所致的月经不调、带下病,症见月经先后不定期、量多或淋漓不净、色淡无块,或带下量多、色白清稀、神疲乏力、腰膝酸软。

【用法与用量】　口服。一次 1 丸,一日 2 次。

【规格】　每丸重 9g

【贮藏】　密封。

千金止带丸(水丸)

Qianjin Zhidai Wan

【处方】　党参 50g　　　　　　炒白术 50g
　　　　　当归 100g　　　　　白芍 50g
　　　　　川芎 100g　　　　　醋香附 200g
　　　　　木香 50g　　　　　　砂仁 50g
　　　　　小茴香(盐炒)50g　　醋延胡索 50g
　　　　　盐杜仲 50g　　　　　续断 50g
　　　　　盐补骨脂 50g　　　　鸡冠花 200g
　　　　　青黛 50g　　　　　　椿皮(炒)200g
　　　　　煅牡蛎 50g

【制法】　以上十七味,粉碎成细粉,过筛,混匀,用水泛丸,干燥,即得。

【性状】　本品为灰黑色的水丸;气微香,味涩、微苦。

【鉴别】　(1)取本品,置显微镜下观察:联结乳管直径 12～15μm,含细小颗粒状物(党参)。分泌细胞类圆形,含淡黄棕色至红棕色分泌物,其周围细胞作放射状排列(醋香附)。种皮栅状细胞淡棕色或棕红色,表面观类多角形,壁稍厚,胞腔含红棕色物(盐补骨脂)。草酸钙针晶细小,长 10～32μm,

不规则地充塞于薄壁细胞中(炒白术)。橡胶丝呈条状或扭曲成团,表面显颗粒性(盐杜仲)。石细胞类圆形或类多角形,胞腔含草酸钙方晶(椿皮)。内种皮厚壁细胞黄棕色或棕红色,表面观类多角形,壁厚,胞腔内含硅质块(砂仁)。厚壁组织碎片绿黄色,细胞类多角形或略延长,壁稍弯曲,有的连珠状增厚,纹孔细密(醋延胡索)。花粉粒球形,直径约 37μm,外壁有细小疣点,有散孔(鸡冠花)。不规则块片或颗粒蓝色(青黛)。

(2)取本品 10g,研碎,加甲醇 100ml,温浸 1 小时,时时振摇,滤过,滤液回收溶剂至干,残渣加水 30ml 使溶解,用乙醚振摇提取 3 次,每次 30ml,弃去乙醚液,水溶液再用水饱和的正丁醇提取 3 次,每次 30ml,合并正丁醇液,用水洗 2 次,每次 30ml,弃去水洗液,正丁醇液回收溶剂至干,残渣加乙醇约 1ml 使溶解,加适量中性氧化铝,在水浴上拌匀、干燥,加在中性氧化铝柱(200~300 目,1g,内径为 1~1.5cm)上,以甲醇 60ml 洗脱,收集洗脱液,回收溶剂至干,残渣加甲醇 1ml 使溶解,作为供试品溶液。另取芍药苷对照品,加乙醇制成每 1ml 含 2mg 的溶液,作为对照品溶液。照薄层色谱法(通则 0502)试验,吸取供试品溶液 4μl、对照品溶液 2μl,分别点于同一硅胶 G 薄层板上,以三氯甲烷-乙酸乙酯-甲醇-甲酸(40:5:10:0.2)为展开剂,展开,取出,晾干,喷以 5% 香草醛硫酸溶液,加热至斑点显色清晰。供试品色谱中,在与对照品色谱相应的位置上,显相同颜色的斑点。

(3)取本品 4g,研碎,加甲醇 30ml,超声处理 30 分钟,滤过,滤液蒸干,残渣加乙酸乙酯 2ml 使溶解,加在中性氧化铝柱(100~200 目,3g,内径为 1~1.5cm)上,以乙酸乙酯 10ml 洗脱,收集洗脱液,蒸干,残渣加乙酸乙酯 1ml 使溶解,作为供试品溶液。另取补骨脂素对照品、异补骨脂素对照品及靛蓝对照品、靛玉红对照品,分别加三氯甲烷制成每 1ml 含 1mg 的溶液,作为对照品溶液。照薄层色谱法(通则 0502)试验,吸取供试品溶液 5μl、对照品溶液各 2μl,分别点于同一硅胶 G 薄层板上,以正己烷-乙酸乙酯(4:1)为展开剂,展开,取出,晾干。供试品色谱中,在与靛玉红对照品色谱、靛蓝对照品色谱相应的位置上,显相同颜色的斑点;喷以 10% 氢氧化钾甲醇溶液,置紫外光灯(365nm)下检视,供试品色谱中,在与补骨脂素对照品色谱、异补骨脂素对照品色谱相应的位置上,显相同颜色的荧光斑点。

【检查】 应符合丸剂项下有关的各项规定(通则 0108)。

【含量测定】 照高效液相色谱法(通则 0512)测定。

色谱条件与系统适用性试验 以十八烷基硅烷键合硅胶为填充剂;以乙腈-水(12:88)为流动相;检测波长为 230nm;柱温为 40℃。理论板数按芍药苷峰计算应不低于 3000。

对照品溶液的制备 取芍药苷对照品适量,精密称定,加甲醇制成每 1ml 含 20μg 的溶液,即得。

供试品溶液的制备 取本品适量,研细,取约 1g,精密称定,置具塞锥形瓶中,精密加入 30% 乙醇 25ml,密塞,称定重量,超声处理(功率 100W,频率 40kHz)30 分钟,放冷,再称定重量,用 30% 乙醇补足减失的重量,摇匀,滤过,取续滤液,即得。

测定法 分别精密吸取对照品溶液 10μl 与供试品溶液 15μl,注入液相色谱仪,测定,即得。

本品每 1g 含白芍以芍药苷($C_{23}H_{28}O_{11}$)计,不得少于 0.30mg。

【功能与主治】 健脾补肾,调经止带。用于脾肾两虚所致的月经不调、带下病,症见月经先后不定期、量多或淋漓不净、色淡无块,或带下量多、色白清稀、神疲乏力、腰膝痠软。

【用法与用量】 口服。一次 6~9g,一日 2~3 次。

【贮藏】 密闭,防潮。

千柏鼻炎片
Qianbai Biyan Pian

【处方】 千里光 2424g   卷柏 404g
        羌活 16g   决明子 242g
        麻黄 81g   川芎 8g
        白芷 8g

【制法】 以上七味,羌活、川芎、白芷粉碎成细粉;其余千里光等四味加水煎煮二次,合并煎液,滤过,滤液浓缩成稠膏,加入羌活等三味的细粉,混匀,干燥,粉碎,制成颗粒;或滤液浓缩至适量,干燥,加入羌活等三味的细粉,混匀,加入辅料适量混匀,制成颗粒,加入辅料适量,压制成 1000 片,包糖衣或薄膜衣,即得。

【性状】 本品为糖衣片或薄膜衣片,除去包衣后显棕褐色至棕黑色;味苦。

【鉴别】 (1)取本品 20 片,除去包衣,研细,加乙醇 40ml,加热回流 1 小时,滤过,取滤液约 15ml(剩余的滤液备用),浓缩至近干,加乙醇 2ml 使溶解,作为供试品溶液。另取千里光对照药材 25g,加水煎煮 1 小时,滤过,滤液浓缩成稠膏,加乙醇 40ml,同法制成对照药材溶液。照薄层色谱法(通则 0502)试验,吸取上述两种溶液各 3μl,分别点于同一硅胶 G 薄层板上,以甲苯-乙酸乙酯-甲酸(5:4:1)为展开剂,展开,取出,晾干,喷以茴香醛-硫酸-甲醇(2.5:2.5:100)溶液,热风吹至斑点显色清晰,置日光下检视。供试品色谱中,在与对照药材色谱相应的位置上,显相同颜色的斑点。

(2)取〔鉴别〕(1)项下的备用滤液,回收溶剂至干,残渣加水 10ml 使溶解,再加盐酸 1ml,置水浴上加热 30 分钟,立即冷却,用乙醚提取 2 次,每次 20ml,合并乙醚液,挥干,残渣加甲醇 1ml 使溶解,作为供试品溶液。另取决明子对照药材 1g,加水煎煮 1 小时,滤过,滤液回收溶剂至干,残渣加乙醇 10ml 使溶解,同法制成对照药材溶液。再取大黄酚对照品,加甲醇制成每 1ml 含 1mg 的溶液,作为对照品溶液。照薄层色谱法(通则 0502)试验,吸取供试品溶液 10μl、对照药材溶液和对照品溶液各 2μl,分别点于同一硅胶 H 薄层板上,以石油醚(30~60℃)-甲酸乙酯-甲酸(15:5:1)为展开剂,展开,取出,晾干,喷以氢氧化钾饱和的乙醇溶液,置日光下检视。供试品色谱中,在与对照药材色谱和对照品色谱相应的位置上,显相同颜色的斑点。

(3)取本品 20 片,除去包衣,研细,加浓氨试液 1ml、三氯甲烷 20ml,加热回流 1 小时,滤过,滤液回收溶剂至干,残渣加甲醇 1ml 使溶解,作为供试品溶液。另取盐酸麻黄碱对照品,加甲醇制成每 1ml 含 1mg 的溶液,作为对照品溶液。照薄层色谱法(通则 0502)试验,吸取供试品溶液 5～10μl、对照品溶液 2μl,分别点于同一硅胶 G 薄层板上,以三氯甲烷-甲醇-浓氨试液(4:1:0.1)为展开剂,展开,取出,晾干,喷以茚三酮试液,在 105℃加热至斑点显色清晰,置日光下检视。供试品色谱中,在与对照品色谱相应的位置上,显相同颜色的斑点。

(4)取本品 30 片,除去包衣,研细,加乙醚 20ml,摇匀,浸泡 30 分钟,滤过,滤液挥干,残渣加乙酸乙酯 1ml 使溶解,作为供试品溶液。另取羌活对照药材 0.5g,同法制成对照药材溶液。照薄层色谱法(通则 0502)试验,吸取供试品溶液 5～10μl、对照药材溶液 2μl,分别点于同一硅胶 G 薄层板上,以石油醚(60～90℃)-乙酸乙酯(3:1)为展开剂,展开,取出,晾干,喷以 5%香草醛硫酸溶液,在 105℃加热至斑点显色清晰,置日光下检视。供试品色谱中,在与对照药材色谱相应的位置上,显相同颜色的斑点。

【检查】 应符合片剂项下有关的各项规定(通则 0101)。

【含量测定】 照高效液相色谱法(通则 0512)测定。

色谱条件与系统适用性试验 以十八烷基硅烷键合硅胶为填充剂;以乙腈-0.2%冰醋酸溶液(15:85)为流动相;检测波长为 360nm。理论板数按金丝桃苷峰计算应不低于 7000。

对照品溶液的制备 取金丝桃苷对照品适量,精密称定,加甲醇制成每 1ml 含 20μg 的溶液,即得。

供试品溶液的制备 取本品 20 片,糖衣片除去包衣,精密称定,研细,取适量(约相当于 2 片重量),精密称定,精密加入 75%甲醇 25ml,称定重量,加热回流 1 小时,放冷,再称定重量,用 75%甲醇补足减失的重量,摇匀,滤过,取续滤液,即得。

测定法 分别精密吸取对照品溶液与供试品溶液各 10μl,注入液相色谱仪,测定,即得。

本品每片含千里光以金丝桃苷($C_{21}H_{20}O_{12}$)计,不得少于 0.18mg。

【功能与主治】 清热解毒,活血祛风,宣肺通窍。用于风热犯肺、内郁化火、凝滞气血所致的鼻塞、鼻痒气热、流涕黄稠,或持续鼻塞、嗅觉迟钝;急慢性鼻炎、急慢性鼻窦炎见上述证候者。

【用法与用量】 口服。一次 3～4 片,一日 3 次。

【规格】 薄膜衣片 每片重 0.44g

【贮藏】 密封。

千柏鼻炎胶囊

Qianbai Biyan Jiaonang

【处方】 千里光 4848g   卷柏 808g
羌活 32g   决明子 484g
麻黄 162g   川芎 16g
白芷 16g

【制法】 以上七味,羌活、川芎、白芷粉碎成细粉;其余千里光等四味加水煎煮二次,合并煎液,滤过,滤液浓缩至适量或干燥成干膏,与上述羌活等细粉混匀,制成颗粒,干燥,加辅料适量,混匀,装入胶囊,制成 1000 粒,即得。

【性状】 本品为硬胶囊,内容物为棕褐色至棕黑色的粉末和颗粒;气微香,味苦。

【鉴别】 (1)取本品内容物 5g,研细,加乙醇 40ml,加热回流 1 小时,滤过,取滤液约 15ml(剩余的滤液备用),浓缩至近干,加乙醇 2ml 使溶解,作为供试品溶液。另取千里光对照药材 25g,加水煎煮 1 小时,滤过,滤液浓缩成稠膏,加乙醇 40ml,同法制成对照药材溶液。照薄层色谱法(通则 0502)试验,吸取上述两种溶液各 3μl,分别点于同一硅胶 G 薄层板上,以甲苯-乙酸乙酯-甲酸(5:4:1)为展开剂,展开,取出,晾干,喷以茴香醛-硫酸-甲醇(2.5:2.5:100)溶液,热风吹至斑点显色清晰,置日光下检视。供试品色谱中,在与对照药材色谱相应的位置上,显相同颜色的斑点。

(2)取〔鉴别〕(1)项下的备用滤液,回收溶剂至干,残渣加水 10ml 使溶解,再加盐酸 1ml,置水浴中加热 30 分钟,立即冷却,用乙醚振摇提取 2 次,每次 20ml,合并乙醚液,挥干,残渣加甲醇 1ml 使溶解,作为供试品溶液。另取决明子对照药材 1g,加水煎煮 1 小时,滤过,滤液回收溶剂至干,残渣加乙醇 10ml 使溶解,同法制成对照药材溶液。再取大黄酚对照品,加甲醇制成每 1ml 含 1mg 的溶液,作为对照品溶液。照薄层色谱法(通则 0502)试验,吸取供试品溶液 10μl、对照药材溶液和对照品溶液各 2μl,分别点于同一硅胶 H 薄层板上,以石油醚(30～60℃)-甲酸乙酯-甲酸(15:5:1)为展开剂,展开,取出,晾干,喷以氢氧化钾饱和的乙醇溶液,置日光下检视。供试品色谱中,在与对照药材色谱和对照品色谱相应的位置上,显相同颜色的斑点。

(3)取本品内容物 5g,研细,加浓氨试液 1ml、三氯甲烷 20ml,加热回流 1 小时,滤过,滤液回收溶剂至干,残渣加甲醇 1ml 使溶解,作为供试品溶液。另取盐酸麻黄碱对照品,加甲醇制成每 1ml 含 1mg 的溶液,作为对照品溶液。照薄层色谱法(通则 0502)试验,吸取供试品溶液 5～10μl、对照品溶液 2μl,分别点于同一硅胶 G 薄层板上,以三氯甲烷-甲醇-浓氨试液(4:1:0.1)为展开剂,展开,取出,晾干,喷以茚三酮试液,在 105℃加热至斑点显色清晰,置日光下检视。供试品色谱中,在与对照品色谱相应的位置上,显相同颜色的斑点。

　　(4)取本品内容物 7.5g,研细,加乙醚 20ml,摇匀,浸泡 30 分钟,滤过,滤液挥干,残渣加乙酸乙酯 1ml 使溶解,作为供试品溶液。另取羌活对照药材 0.5g,同法制成对照药材溶液。照薄层色谱法(通则 0502)试验,吸取供试品溶液 5～10μl、对照药材溶液 2μl,分别点于同一硅胶 G 薄层板上,以石油醚(60～90℃)-乙酸乙酯(3∶1)为展开剂,展开,取出,晾干,喷以 5%香草醛硫酸溶液,在 105℃加热至斑点显色清晰,置日光下检视。供试品色谱中,在与对照药材色谱相应的位置上,显相同颜色的斑点。

　　【检查】　应符合胶囊剂项下有关的各项规定(通则 0103)。

　　【含量测定】　照高效液相色谱法(通则 0512)测定。

　　色谱条件与系统适用性试验　以十八烷基硅烷键合硅胶为填充剂;以乙腈-0.2%冰醋酸溶液(15∶85)为流动相;检测波长为 360nm。理论板数按金丝桃苷峰计算应不低于 7000。

　　对照品溶液的制备　取金丝桃苷对照品适量,精密称定,加甲醇制成每 1ml 含 15μg 的溶液,即得。

　　供试品溶液的制备　取装量差异项下的本品内容物,研细,取约 0.5g,精密称定,精密加入 75%甲醇 25ml,称定重量,加热回流 1 小时,放冷,再称定重量,用 75%甲醇补足减失的重量,摇匀,滤过,取续滤液,即得。

　　测定法　分别精密吸取对照品溶液与供试品溶液各 10μl,注入液相色谱仪,测定,即得。

　　本品每粒含千里光以金丝桃苷(C$_{21}$H$_{20}$O$_{12}$)计,不得少于 0.24mg。

　　【功能与主治】　清热解毒,活血祛风,宣肺通窍。用于风热犯肺、内郁化火、凝滞气血所致的鼻塞、鼻痒气热、流涕黄稠,或持续鼻塞、嗅觉迟钝;急慢性鼻炎、急慢性鼻窦炎见上述证候者。

　　【用法与用量】　口服。一次 2 粒,一日 3 次,15 天为一个疗程。症状减轻后,减量维持或遵医嘱。

　　【规格】　每粒装 0.5g

　　【贮藏】　密封。

千 喜 片
Qianxi Pian

　　【处方】　穿心莲 2000g　　　　千里光 2000g

　　【制法】　以上二味,取穿心莲 40g 粉碎成细粉,过筛;剩余的穿心莲与千里光粉碎成粗粉,用 1%～1.5%的氢氧化钠溶液适量浸渍过夜,加水渗漉,收集渗漉液约 10000ml,加 1/7 量的饱和食盐水,再用盐酸调节 pH 值至 2～3,搅匀,静置 12 小时,弃去上清液,收集沉淀,甩干,加入上述穿心莲细粉、淀粉、明胶适量,混匀,制成颗粒,干燥,加入低取代羟丙基纤维素适量,混匀,压制成 1000 片,包糖衣或薄膜衣,即得。

　　【性状】　本品为糖衣片或薄膜衣片,除去包衣后显绿褐色至黑褐色;味苦。

　　【鉴别】　(1)取本品 24 片,除去包衣,研细,加石油醚(60～90℃)15ml,浸渍 20 分钟,超声处理 30 分钟,滤过,药渣用石油醚适量洗涤 2 次,弃去石油醚液,加三氯甲烷 30ml,超声处理 20 分钟,滤过,滤液回收溶剂至干,残渣加无水乙醇 1ml 使溶解,作为供试品溶液。另取穿心莲内酯对照品和脱水穿心莲内酯对照品,分别加无水乙醇制成每 1ml 各含 1mg 的溶液,作为对照品溶液。照薄层色谱法(通则 0502)试验,吸取供试品溶液 15μl、对照品溶液各 10μl,分别点于同一硅胶 G 薄层板上,以三氯甲烷-丙酮(3∶2)为展开剂,展开,取出,晾干,喷以 2%的 3,5-二硝基苯甲酸甲醇溶液与 7%氢氧化钾甲醇溶液等体积混合溶液(临用新配),在 105℃加热至斑点显色清晰。供试品色谱中,在与对照品色谱相应的位置上,显相同颜色的斑点。

　　(2)取本品 6 片,除去包衣,研细,加水 100ml,于 60℃水浴温浸 30 分钟,离心,取上清液,加乙酸乙酯振摇提取 2 次,每次 50ml,合并乙酸乙酯液,回收溶剂至干,残渣加甲醇 1ml 使溶解,作为供试品溶液。另取千里光对照药材 0.5g,加水 20ml,于 60℃水浴温浸 30 分钟,滤过,滤液加乙酸乙酯振摇提取 2 次,每次 30ml,合并乙酸乙酯液,回收溶剂至干,残渣加甲醇 1ml 使溶解,作为对照药材溶液。照薄层色谱法(通则 0502)试验,吸取上述两种溶液各 5μl,分别点于同一硅胶 G 薄层板上,以三氯甲烷-丙酮-甲酸(20∶6∶0.2)为展开剂,展开,取出,晾干,喷以 3%三氯化铝乙醇溶液,在 105℃加热约 40 分钟,置紫外光灯(365nm)下检视。供试品色谱中,在与对照药材色谱相应的位置上,显相同颜色的荧光主斑点。

　　【检查】　应符合片剂项下有关的各项规定(通则 0101)。

　　【含量测定】　照高效液相色谱法(通则 0512)测定。

　　色谱条件与系统适用性试验　以十八烷基硅烷键合硅胶为填充剂;以乙腈-水(32∶68)为流动相;穿心莲内酯检测波长为 225nm,脱水穿心莲内酯检测波长为 254nm。理论板数按穿心莲内酯和脱水穿心莲内酯峰计算均应不低于 2000。

　　对照品溶液的制备　取穿心莲内酯对照品、脱水穿心莲内酯对照品适量,精密称定,加甲醇制成每 1ml 含穿心莲内酯 30μg、脱水穿心莲内酯 80μg 的混合溶液,即得。

　　供试品溶液的制备　取本品 10 片,除去包衣,精密称定,研细,取约 0.5g,精密称定,置具塞锥形瓶中,精密加入甲醇 25ml,密塞,称定重量,超声处理(功率 500W,频率 40kHz)40 分钟,放冷,再称定重量,用甲醇补足减失重量,摇匀,滤过,取续滤液,即得。

　　测定法　分别精密吸取对照品溶液与供试品溶液各 10μl,注入液相色谱仪,测定,即得。

　　本品每片含穿心莲以穿心莲内酯(C$_{20}$H$_{30}$O$_5$)和脱水穿心莲内酯(C$_{20}$H$_{28}$O$_4$)的总量计,不得少于 0.80mg。

　　【功能与主治】　清热解毒,消炎止痛,止泻止痢。用于热毒蕴结所致肠炎、结肠炎、细菌性痢疾和鼻窦炎。

【用法与用量】 口服。一次 2～3 片，一日 3～4 次，重症患者首次可服 4～6 片。

【规格】 (1)薄膜衣片　每片重 0.31g　(2)糖衣片　片心重 0.3g

【贮藏】 密封。

千喜胶囊
Qianxi Jiaonang

【处方】 穿心莲 2000g　　　　千里光 2000g

【制法】 以上两味，取穿心莲 40g 粉碎成细粉，过筛；剩余的穿心莲与千里光粉碎成粗粉，用 1%～1.5% 的氢氧化钠溶液适量浸渍过夜，加水渗漉，收集渗漉液约 10000ml，加 1/7 量的饱和食盐水，再用盐酸调节 pH 值至 2～3，搅匀，静置 12 小时，弃去上清液，收集沉淀，滤干，加入上述穿心莲细粉、淀粉 45g(其中 11.25g 煮浆用)、明胶 7.5g(煮浆用)，混匀，制成颗粒，干燥，装入胶囊，制成 1000 粒，即得。

【性状】 本品为硬胶囊，内容物为绿褐色至黑褐色的颗粒和粉末；味苦。

【鉴别】 (1)取本品内容物 7.2g，研细，加石油醚(60～90℃)20ml，浸渍 20 分钟，超声处理 30 分钟，滤过，药渣用石油醚适量洗涤 2 次，弃去石油醚液，加三氯甲烷 30ml，超声处理 20 分钟，滤过，滤液回收溶剂至干，残渣加无水乙醇 1ml 使溶解，作为供试品溶液。另取穿心莲内酯对照品和脱水穿心莲内酯对照品，分别加无水乙醇制成每 1ml 各含 1mg 的溶液，作为对照品溶液。照薄层色谱法(通则 0502)试验，吸取供试品溶液 15μl、对照品溶液各 10μl，分别点于同一硅胶 G 薄层板上，以三氯甲烷-丙酮(3：2)为展开剂，展开，取出，晾干，喷以 2% 的 3,5-二硝基苯甲酸甲醇溶液与 7% 氢氧化钾甲醇溶液等体积混合溶液(临用新配)，在 105℃ 加热至斑点显色清晰，置日光下检视。供试品色谱中，在与对照品色谱相应的位置上，显相同颜色的斑点。

(2)取本品内容物 1.8g，研细，加水 100ml，于 60℃ 水浴温浸 30 分钟，离心，取上清液，加乙酸乙酯振摇提取 2 次，每次 50ml，合并乙酸乙酯液，回收溶剂至干，残渣加甲醇 1ml 使溶解，作为供试品溶液。另取千里光对照药材 0.5g，加水 20ml，于 60℃ 水浴温浸 30 分钟，滤过，滤液加乙酸乙酯振摇提取 2 次，每次 30ml，合并乙酸乙酯液，回收溶剂至干，残渣加甲醇 1ml 使溶解，作为对照药材溶液。照薄层色谱法(通则 0502)试验，吸取上述两种溶液各 5μl，分别点于同一硅胶 G 薄层板上，以三氯甲烷-丙酮-甲酸(20：6：0.2)为展开剂，展开，取出，晾干，喷以 3% 三氯化铝乙醇溶液，在 105℃ 加热约 40 分钟，置紫外光灯(365nm)下检视。供试品色谱中，在与对照药材色谱相应的位置上，显相同颜色的荧光主斑点。

【检查】 应符合胶囊剂项下有关的各项规定(通则 0103)。

【含量测定】 照高效液相色谱法(通则 0512)测定。

色谱条件与系统适用性试验 以十八烷基硅烷键合硅胶为填充剂；以乙腈-水(32：68)为流动相；穿心莲内酯检测波长为 225nm，脱水穿心莲内酯检测波长为 254nm。理论板数按穿心莲内酯和脱水穿心莲内酯峰计算均应不低于 2000。

对照品溶液的制备 取穿心莲内酯对照品、脱水穿心莲内酯对照品适量，精密称定，加甲醇制成每 1ml 含穿心莲内酯 30μg、脱水穿心莲内酯 80μg 的混合溶液，即得。

供试品溶液的制备 取装量差异项下的本品内容物，混匀，研细，取约 0.5g，精密称定，置具塞锥形瓶中，精密加入甲醇 25ml，密塞，称定重量，超声处理(功率 500W，频率 40kHz)40 分钟，放冷，再称定重量，用甲醇补足减失重量，摇匀，滤过，取续滤液，即得。

测定法 分别精密吸取对照品溶液与供试品溶液各 10μl，注入液相色谱仪，测定，即得。

本品每粒含穿心莲以穿心莲内酯($C_{20}H_{30}O_5$)和脱水穿心莲内酯($C_{20}H_{28}O_4$)的总量计，不得少于 0.80mg。

【功能与主治】 清热解毒，消炎止痛，止泻止痢。用于热毒蕴结所致肠炎、结肠炎、细菌性痢疾和鼻窦炎。

【用法与用量】 口服。一次 2～3 粒，一日 3～4 次，重症患者首次可服 4～6 粒。

【规格】 每粒装 0.3g

【贮藏】 密封。

川贝止咳露
Chuanbei Zhike Lu

【处方】
川贝母 5g　　　　　　枇杷叶 130.9g
百部 23.4g　　　　　　前胡 14.1g
桔梗 9.1g　　　　　　 桑白皮 9.4g
薄荷脑 0.16g

【制法】 以上七味，除薄荷脑外，其余川贝母等六味加水煎煮二次，第一次 2.5 小时，第二次 2 小时，合并煎液，滤过，滤液浓缩至适量，加入蔗糖 300g 及防腐剂适量，煮沸使溶解，滤过，滤液加入薄荷脑、杏仁香精的乙醇溶液适量，加水至 1000ml，搅匀，即得。

【性状】 本品为棕黄色至棕褐色的液体；气芳香，味甜、凉、微苦。

【鉴别】 (1)取本品 200ml，浓缩至约 70ml，转移至三角烧瓶中，用少量水清洗容器并转移至三角烧瓶中，加浓氨试液 2ml，摇匀，加三氯甲烷 100ml，加热回流 30 分钟，放冷，分取三氯甲烷液，加无水硫酸钠适量，滤过，滤液回收溶剂至干，残渣加三氯甲烷 0.5ml 使溶解，作为供试品溶液。另取贝母素乙对照品，加甲醇制成每 1ml 含 1mg 的溶液，作为对照品溶液。照薄层色谱法(通则 0502)试验，吸取供试品溶液 5～

10μl、对照品溶液 5μl，分别点于同一硅胶 G 薄层板上，以乙酸乙酯-甲醇-浓氨试液（17：2：1）为展开剂，展开，取出，晾干，喷以稀碘化铋钾试液，置日光下检视。供试品色谱中，在与对照品色谱相应的位置上，显相同颜色的斑点。

（2）取本品 25ml，用水饱和的正丁醇振摇提取 3 次，每次 20ml，合并正丁醇液，回收溶剂至干，残渣加水 3～5ml 使溶解，通过 D101 型大孔吸附树脂柱（柱内径为 1.5cm，柱高为 8cm），用水 50ml 洗脱，弃去洗脱液，再用稀乙醇洗脱至无色，收集洗脱液，回收溶剂至干，残渣加甲醇 0.5ml 使溶解，作为供试品溶液。另取枇杷叶对照药材 2g，加水 100ml，煎煮 1 小时，滤过，滤液同法制成对照药材溶液。照薄层色谱法（通则 0502）试验，吸取上述两种溶液各 10～20μl，分别点于同一硅胶 G 薄层板上，使呈条状，以环己烷-乙酸乙酯-冰醋酸（8：4：0.1）为展开剂，展开，取出，晾干，喷以 5％香草醛硫酸溶液，在 105℃加热至斑点显色清晰，置日光下检视。供试品色谱中，在与对照药材色谱相应的位置上，显相同颜色的主条斑。

（3）取本品 50ml，加盐酸 1ml，摇匀，用乙醚振摇提取 2 次，每次 40ml，合并乙醚液，回收溶剂至干，残渣加乙酸乙酯 0.5ml 使溶解，作为供试品溶液。另取前胡对照药材 1g，加水 150ml，煎煮 30 分钟，滤过，滤液浓缩至 50ml，同法制成对照药材溶液。照薄层色谱法（通则 0502）试验，吸取上述两种溶液各 5～10μl，分别点于同一硅胶 G 薄层板上，以石油醚（60～90℃）-乙酸乙酯（3：1）为展开剂，展开，取出，晾干，喷以饱和的氢氧化钠乙醇溶液，置紫外光灯（365nm）下检视。供试品色谱中，在与对照药材色谱相应的位置上，显相同的蓝色荧光主斑点。

（4）取本品 30ml，加 10％硫酸乙醇溶液 10ml，加热回流 3 小时，放冷，加三氯甲烷 60ml，振摇，转移至分液漏斗中，分取三氯甲烷液，水液再用三氯甲烷 60ml 振摇提取，合并三氯甲烷液，用水 60ml 洗涤，弃去洗液，三氯甲烷液用铺有适量无水硫酸钠的漏斗滤过，滤液回收溶剂至干，残渣加甲醇 0.5ml 使溶解，作为供试品溶液。另取桔梗对照药材 1g，加 10％硫酸乙醇溶液 10ml 及水 30ml，同法制成对照药材溶液。照薄层色谱法（通则 0502）试验，吸取供试品溶液 2～10μl、对照药材溶液 5～10μl，分别点于同一硅胶 G 薄层板上，以三氯甲烷-乙醚（1：1）为展开剂，展开，取出，晾干，喷以 10％硫酸乙醇溶液，在 105℃加热至斑点显色清晰，置日光下检视。供试品色谱中，在与对照药材色谱相应的位置上，显相同颜色的主斑点。

（5）取本品 15ml，用石油醚（30～60℃）振摇提取 2 次，每次 15ml，合并石油醚液，低温浓缩至约 1ml，作为供试品溶液。另取薄荷脑对照品，加石油醚（30～60℃）制成每 1ml 含 0.5mg 的溶液，作为对照品溶液。照薄层色谱法（通则 0502）试验，吸取上述两种溶液各 10μl，分别点于同一硅胶 G 薄层板上，以环己烷-乙酸乙酯（17：3）为展开剂，展开，取出，晾干，喷以 5％香草醛硫酸溶液，热风吹至斑点显色清晰，置日光下检视。供试品色谱中，在与对照品色谱相应的位置上，显相同颜色的斑点。

【检查】 相对密度 应为 1.11～1.15（通则 0601）。

其他 应符合糖浆剂项下有关的各项规定（通则 0116）。

【含量测定】 照气相色谱法（通则 0521）测定。

色谱条件与系统适用性试验 改性聚乙二醇毛细管柱（柱长为 30m，柱内径为 0.32mm，膜厚度为 0.25μm），柱温 110℃，进样口温度为 220℃，检测器温度为 250℃；分流比为 5：1。理论板数按萘峰计算应不低于 5000。

校正因子测定 取萘适量，精密称定，加环己烷制成每 1ml 含 5mg 的溶液，作为内标溶液。另取薄荷脑对照品 60mg，精密称定，置 10ml 量瓶中，加环己烷溶解并稀释至刻度，摇匀。精密量取 1ml，置 50ml 量瓶中，精密加入内标溶液 1ml，加环己烷至刻度，摇匀。吸取 1μl，注入气相色谱仪，测定，计算校正因子。

测定法 精密量取本品 50ml，用环己烷振摇提取 4 次，每次 10ml，合并环己烷液，用氯化钠饱和溶液 10ml 洗涤，弃去洗涤液。环己烷液用铺有无水硫酸钠 1g 的漏斗滤过，滤液置 50ml 量瓶中，用环己烷洗涤滤器至约 48ml，精密加入内标溶液 1ml，加环己烷至刻度，摇匀，吸取 1μl，注入气相色谱仪，测定，即得。

本品每 1ml 含薄荷脑（$C_{10}H_{20}O$）应不得少于 0.10mg。

【功能与主治】 止嗽祛痰。用于风热咳嗽，痰多上气或燥咳。

【用法与用量】 口服。一次 15ml，一日 3 次；小儿减半。

【规格】 （1）每瓶装 100ml　（2）每瓶装 120ml　（3）每瓶装 150ml

【贮藏】 密封，置阴凉处。

川贝枇杷糖浆
Chuanbei Pipa Tangjiang

【处方】 川贝母流浸膏 45ml　　桔梗 45g
枇杷叶 300g　　　　　薄荷脑 0.34g

【制法】 以上四味，川贝母流浸膏系取川贝母 45g，粉碎成粗粉，用 70％乙醇作溶剂，浸渍 5 天后，缓缓渗漉，收集初渗漉液 38ml，另器保存，继续渗漉，俟可溶性成分完全漉出，续渗漉液浓缩至适量，与初渗漉液混合，继续浓缩至 45ml，滤过。桔梗和枇杷叶加水煎煮二次，第一次 2.5 小时，第二次 2 小时，合并煎液，滤过，滤液浓缩至适量，加入蔗糖 400g 及防腐剂适量，煮沸使溶解，滤过，滤液与川贝母流浸膏混合，放冷，加入薄荷脑和含适量杏仁香精的乙醇溶液，加水至 1000ml，搅匀，即得。

【性状】 本品为棕红色的黏稠液体；气香，味甜、微苦、凉。

【鉴别】 取本品 20ml，用水饱和的正丁醇振摇提取 3 次，每次 15ml，合并正丁醇液，蒸干，残渣加水 3～5ml 使溶解，放冷，通过 D101 型大孔吸附树脂柱（内径为 1.5cm，柱高为 8cm），以水 50ml 洗脱，弃去水洗脱液，再用稀乙醇洗脱至洗脱液无色，收集洗脱液，蒸干，残渣加甲醇 1ml 使溶解，作为供试品溶液。另取枇杷叶对照药材 2g,加水 100ml,煎煮 1 小时,滤过,滤液同法制成对照药材溶液。照薄层色谱法(通则 0502)试验,吸取上述两种溶液各 10~20μl,分别点于同一硅胶 G 薄层板上使成条状,以环己烷-乙酸乙酯-冰醋酸(8:4:0.1)为展开剂,展开,取出,晾干,喷以 5% 香草醛硫酸溶液,在 105℃加热至斑点显色清晰。供试品色谱中,在与对照药材色谱相应的位置上,显相同颜色的主斑点。

【检查】　**相对密度**　应不低于 1.13(通则 0601)。

其他　应符合糖浆剂项下有关的各项规定(通则 0116)。

【含量测定】　照气相色谱法(通则 0521)测定。

色谱条件与系统适用性试验　改性聚乙二醇毛细管柱(柱长为 30m,内径为 0.32mm,膜厚度为 0.25μm),柱温为 110℃;分流进样,分流比为 25:1。理论板数按萘峰计算应不低于 5000。

校正因子测定　取萘适量,精密称定,加环己烷制成每 1ml 含 15mg 的溶液,作为内标溶液。另取薄荷脑对照品 75mg,精密称定,置 5ml 量瓶中,用环己烷溶解并稀释至刻度,摇匀。精密量取 1ml,置 20ml 量瓶中,精密加入内标溶液 1ml,加环己烷至刻度,摇匀。吸取 1μl,注入气相色谱仪,计算校正因子。

测定法　精密量取本品 50ml,加水 250ml,照挥发油测定法(通则 2204)试验,自测定器上端加水使充满刻度部分并溢流入烧瓶时为止,加环己烷 3ml,连接回流冷凝管,加热至沸并保持微沸 4 小时,放冷,将测定器中的液体移至分液漏斗中,冷凝管及挥发油测定器内壁用少量环己烷洗涤,并入分液漏斗中,分取环己烷液,水液再用环己烷提取 2 次,每次 3ml,用铺有无水硫酸钠 0.5g 的漏斗滤过,合并环己烷液,置 20ml 量瓶中,精密加入内标溶液 1ml,加环己烷至刻度,摇匀,即得。吸取 1μl,注入气相色谱仪,测定,即得。

本品每 1ml 含薄荷脑($C_{10}H_{20}O$)应不少于 0.20mg。

【功能与主治】　清热宣肺,化痰止咳。用于风热犯肺、痰热内阻所致的咳嗽痰黄或咯痰不爽、咽喉肿痛、胸闷胀痛;感冒、支气管炎见上述证候者。

【用法与用量】　口服。一次 10ml,一日 3 次。

【贮藏】　密封,置阴凉处。

川贝雪梨膏

Chuanbei Xueli Gao

【处方】　梨清膏 400g　　　　川贝母 50g
　　　　　麦冬 100g　　　　　百合 50g
　　　　　款冬花 25g

【制法】　以上五味,梨清膏系取鲜梨,洗净,压榨取汁,梨渣加水煎煮 2 小时,滤过,滤液与上述梨汁合并,静置 24 小时,取上清液,浓缩成相对密度为 1.30(90℃)。川贝母粉碎

成粗粉,用 70% 乙醇作溶剂,浸渍 48 小时后进行渗漉,收集渗漉液,回收乙醇,备用;药渣与其余麦冬等三味加水煎煮二次,第一次 4 小时,第二次 3 小时,合并煎液,滤过,滤液静置 12 小时,取上清液,浓缩至适量,加入上述川贝母渗漉液及梨清膏,浓缩至相对密度为 1.30(90℃)的清膏。每 100g 清膏加入用蔗糖 400g 制成的转化糖,混匀,浓缩至规定的相对密度,即得。

【性状】　本品为棕黄色的稠厚半流体;味甜。

【鉴别】　(1)取本品 20g,加水 20ml 及碳酸钠试液 5ml,搅匀,用乙醚 20ml 振摇提取,分取乙醚液,挥干,残渣加 1% 盐酸溶液 2ml 使溶解,滤过,滤液分置二支试管中。一管中加碘化铋钾试液 1~2 滴,生成红棕色沉淀;另一管中加碘化汞钾试液 1~2 滴,呈现白色浑浊。

(2)取本品 15g,加水 15ml,摇匀,用水饱和的正丁醇提取 2 次,每次 25ml,合并正丁醇液,蒸干,残渣用水 10ml 溶解,再加盐酸 2ml,沸水浴上回流 1 小时,放冷,用三氯甲烷提取 2 次,每次 20ml,合并三氯甲烷液,蒸干,残渣加三氯甲烷 1ml 使溶解,作为供试品溶液。另取麦冬对照药材 1g,加水 30ml,煎煮 30 分钟,放冷,滤过,滤液加盐酸 2ml,同法制成对照药材溶液。照薄层色谱法(通则 0502)试验,吸取上述两种溶液各 2~5μl,分别点于同一硅胶 G 薄层板上,以三氯甲烷-丙酮(4:1)为展开剂,展开,取出,晾干,喷以 10% 硫酸乙醇溶液,在 105℃加热至斑点显色清晰。供试品色谱中,在与对照药材色谱相应的位置上,显相同颜色的斑点。

【检查】　**相对密度**　取本品 10g,加水 20ml 稀释后,依法(通则 0601)测定应不低于 1.10。

其他　应符合煎膏剂项下有关的各项规定(通则 0183)。

【功能与主治】　润肺止咳,生津利咽。用于阴虚肺热,咳嗽,喘促,口燥咽干。

【用法与用量】　口服。一次 15g,一日 2 次。

【注意】　忌辛辣食物。

【贮藏】　密封。

川芎茶调丸

Chuanxiong Chatiao Wan

【处方】　川芎 120g　　　　　白芷 60g
　　　　　羌活 60g　　　　　细辛 30g
　　　　　防风 45g　　　　　荆芥 120g
　　　　　薄荷 240g　　　　　甘草 60g

【制法】　以上八味,粉碎成细粉,过筛,混匀,用水泛丸,低温干燥,即得。

【性状】　本品为黄棕色至棕褐色的水丸;气香,味辛、甘、微苦。

【鉴别】　(1)取本品,置显微镜下观察:淀粉粒复粒由

8~12分粒组成(白芷)。螺纹导管直径 14~50μm,增厚壁互相连接,似网状螺纹导管(川芎)。油管含棕黄色分泌物,直径约 100μm(羌活)。油管含金黄色分泌物,直径约 30μm(防风)。纤维束周围薄壁细胞含草酸钙方晶,形成晶纤维(甘草)。

(2)取本品 3g,研细,加石油醚(60~90℃)20ml,密塞,时时振摇,浸渍 4 小时,滤过,滤液浓缩至 1ml,作为供试品溶液。另取川芎对照药材 0.3g,同法制成对照药材溶液。照薄层色谱法(通则 0502)试验,吸取上述两种溶液各 10μl,分别点于同一硅胶 G 薄层板上,以环己烷-乙酸乙酯(9:1)为展开剂,展开,取出,晾干,置紫外光灯(365nm)下检视。供试品色谱中,在与对照药材色谱相应的位置上,显相同颜色的荧光主斑点。

(3)取本品 20g,研细,加水 300ml,煎煮 30 分钟,放冷,离心(转速为每分钟 1500 转)10 分钟,取上清液,二分之一量的上清液备用;剩余的上清液用稀盐酸调节 pH 值至 2~3,用二氯甲烷振摇提取 2 次,每次 20ml,合并二氯甲烷液,蒸干,残渣加二氯甲烷 1ml 使溶解,作为供试品溶液。另取白芷对照药材 1g,加水 100ml,同法制成对照药材溶液。照薄层色谱法(通则 0502)试验,吸取上述两种溶液各 10μl,分别点于同一硅胶 G 薄层板上,以二氯甲烷-甲醇(20:1)为展开剂,在用展开剂预平衡 20 分钟的展开缸内展开,取出,晾干,置紫外光灯(365nm)下检视。供试品色谱中,在与对照药材色谱相应的位置上,显相同颜色的荧光主斑点。

(4)取[鉴别](3)项下的备用上清液,用乙醚振摇提取 2 次,每次 20ml,合并乙醚提取液,挥干,残渣加乙酸乙酯 1ml 使溶解,作为供试品溶液。另取羌活对照药材 0.5g,加水 60ml,煎煮 30 分钟,放冷,离心 10 分钟,取上清液,同法制成对照药材溶液。照薄层色谱法(通则 0502)试验,吸取上述两种溶液各 10μl,分别点于同一硅胶 G 薄层板上,以环己烷-乙酸乙酯(4:1)为展开剂,展开,取出,晾干,喷以 10% 硫酸乙醇溶液,在 85℃加热约 5 分钟,置紫外光灯(365nm)下检视。供试品色谱中,在与对照药材色谱相应的位置上,显相同颜色的荧光主斑点。

【检查】 应符合丸剂项下有关的各项规定(通则 0108)。

【含量测定】 照高效液相色谱法(通则 0512)测定(避光操作)。

色谱条件与系统适用性试验 以十八烷基硅烷键合硅胶为填充剂;以甲醇-2%醋酸溶液(20:80)为流动相;检测波长为 323nm。理论板数按阿魏酸峰计算应不低于 8000。

对照品溶液的制备 取阿魏酸对照品适量,精密称定,加 45%乙醇-冰醋酸(20:1)混合溶液制成每 1ml 含 10μg 的溶液,即得。

供试品溶液的制备 取本品,研细,取约 0.5g,精密称定,精密加入加 45%乙醇-冰醋酸(20:1)混合溶液 25ml,称定重量,加热回流 1 小时,放冷,再称定重量,用 45%乙醇-冰醋酸(20:1)混合溶液补足减失的重量,摇匀,离心,取上清液,即得。

测定法 分别精密吸取对照品溶液与供试品溶液各 10μl,注入液相色谱仪,测定,即得。

本品每 1g 含川芎和羌活以阿魏酸($C_{10}H_{10}O_4$)计,不得少于 0.25mg。

【功能与主治】 疏风止痛。用于外感风邪所致的头痛,或有恶寒、发热、鼻塞。

【用法与用量】 饭后清茶送服。一次 3~6g,一日 2 次。

【注意】 孕妇慎服。

【贮藏】 密闭,防潮。

川芎茶调丸(浓缩丸)
Chuanxiong Chatiao Wan

【处方】 川芎 61.2g 白芷 30.6g
羌活 30.6g 细辛 15.3g
防风 23g 荆芥 61.2g
薄荷 122.4g 甘草 30.6g

【制法】 以上八味,取川芎 35.7g,甘草 15.3g 及白芷、细辛混合粉碎成细粉;剩余川芎及羌活、防风粉碎成粗粉,以 70%乙醇作溶剂,进行渗漉,收集渗漉液,回收乙醇,浓缩成稠膏;薄荷、荆芥提取挥发油,备用,药渣和剩余甘草加水煎煮二次,每次 1.5 小时,煎液滤过,滤液浓缩成稠膏;将以上各稠膏、药材细粉和挥发油加适量蜂蜜或饴糖混匀,制成 1000 丸,烘干,打光,即得。

【性状】 本品为黄棕色至深棕色的浓缩丸;气香,味辛、甘、微苦。

【鉴别】 (1)取本品,置显微镜下观察:淀粉粒众多,单粒呈球形或多角形,脐点呈点状、星状、人字形或分叉状,复粒由 6~12 粒组成(白芷)。螺纹导管直径 14~50μm,增厚壁互相连接,似网状螺纹导管(川芎)。纤维束周围薄壁细胞含草酸钙方晶,形成晶纤维(甘草)。

(2)取本品 10g,研细,加水约 150ml,煎煮 30 分钟,放冷,离心,取上清液,用盐酸调节 pH 值至 2~3,用二氯甲烷振摇提取 2 次,每次 20ml,合并二氯甲烷液,回收溶剂至干,残渣加甲醇 1ml 使溶解,作为供试品溶液。另取白芷对照药材 1g,同法制成对照药材溶液。照薄层色谱法(通则 0502)试验,吸取上述两种溶液各 10μl,分别点于同一硅胶 G 薄层板上,以二氯甲烷-甲醇(20:1)为展开剂,展开,取出,晾干,置紫外光灯(365nm)下检视。供试品色谱中,在与对照药材色谱相应的位置上,显相同颜色的荧光斑点。

(3)取本品 3g,研细,置具塞锥形瓶中,加石油醚(60~90℃)20ml,密塞,时时振摇,超声处理 15 分钟,滤过,滤液回收溶剂至干,残渣加甲醇 1ml 使溶解,作为供试品溶液。另取川芎对照药材 0.3g,同法制成对照药材溶液。照薄层色谱法(通则 0502)试验,吸取上述两种溶液各 10μl,分别点于同一硅胶 G 薄层板上,以环己烷-乙酸乙酯(9∶1)为展开剂,展开,取出,晾干,置紫外光灯(365nm)下检视。供试品色谱中,在与对照药材色谱相应的位置上,显相同颜色的荧光斑点。

(4)取本品 2g,研细,加乙醚 40ml,加热回流 30 分钟,滤过,弃去滤液,滤渣加甲醇 30ml,加热回流 1 小时,滤过,滤液回收溶剂至干,残渣加水 40ml 使溶解,用水饱和的正丁醇振摇提取 2 次,每次 20ml,合并正丁醇液,用正丁醇饱和的水 50ml 洗涤,弃去水洗液,正丁醇液回收溶剂至干,残渣加甲醇 1ml 使溶解,作为供试品溶液。另取甘草对照药材 1g,同法制成对照药材溶液。照薄层色谱法(通则 0502)试验,吸取上述两种溶液各 10μl,分别点于同一硅胶 G 薄层板上,以乙酸乙酯-甲酸-冰醋酸-水(15∶1∶1∶2)为展开剂,展开,取出,晾干,喷以 10% 硫酸乙醇溶液,在 105℃加热至斑点显色清晰,置日光下检视。供试品色谱中,在与对照药材色谱相应的位置上,显相同颜色的斑点。

(5)取羌活对照药材 0.1g,加甲醇 20ml,超声处理 20 分钟,滤过,滤液回收溶剂至干,残渣加甲醇 1ml 使溶解,作为对照药材溶液。照薄层色谱法(通则 0502)试验,吸取〔鉴别〕(4)项下的供试品溶液和上述对照药材溶液各 10μl,分别点于同一硅胶 G 薄层板上,以二氯甲烷-甲醇(4∶1)为展开剂,展开,取出,晾干,置紫外光灯(365nm)下检视。供试品色谱中,在与对照药材色谱相应的位置上,显相同颜色的荧光斑点。

【检查】 应符合丸剂项下有关的各项规定(通则 0108)。

【含量测定】 照高效液相色谱法(通则 0512)测定。

色谱条件与系统适用性试验 以十八烷基硅烷键合硅胶为填充剂;以乙腈-0.5%磷酸溶液(含 1mmol/L 醋酸铵溶液)(33∶67)为流动相;检测波长为 254nm。理论板数按甘草酸峰计算应不低于 6000。

对照品溶液的制备 取甘草酸铵对照品适量,精密称定,加甲醇制成每 1ml 含 0.1mg 的溶液,即得(甘草酸重量=甘草酸铵/1.0207)。

供试品溶液的制备 取本品 10 丸,精密称定,研细,取 0.5g,精密称定,置具塞锥形瓶中,精密加入 70% 乙醇 10ml,密塞,称定重量,超声处理(功率 500W,频率 53kHz)45 分钟,放冷,再称定重量,用 70% 乙醇补足减失的重量,摇匀,滤过,取续滤液,即得。

测定法 分别精密吸取对照品溶液与供试品溶液各 20μl,注入液相色谱仪,测定,即得。

本品每丸含甘草以甘草酸($C_{42}H_{62}O_{16}$)计,不得少于 0.37mg。

【功能与主治】 疏风止痛。用于外感风邪所致的头痛,或有恶寒、发热、鼻塞。

【用法与用量】 饭后清茶送服。一次 8 丸,一日 3 次。

【注意】 孕妇慎服。

【规格】 每 8 丸相当于原药材 3g

【贮藏】 密封。

川芎茶调片
Chuanxiong Chatiao Pian

【处方】 川芎 240g　　　　白芷 120g
　　　　羌活 120g　　　　细辛 60g
　　　　防风 90g　　　　　荆芥 240g
　　　　薄荷 480g　　　　甘草 120g

【制法】 以上八味,白芷和甘草粉碎成细粉,过筛,取 180g 细粉,备用;剩余粉末另存。其余川芎等六味蒸馏提取挥发油,收集挥发油;蒸馏后的水溶液另器收集;药渣与白芷和甘草剩余的粉末加水煎煮二次,每次 1 小时,煎液滤过,滤液合并,加入上述水溶液,浓缩成稠膏,加入备用的白芷和甘草细粉,混匀,干燥,粉碎成细粉,过筛,制颗粒,干燥,加入上述挥发油,混匀,压制成 1000 片,即得。

【性状】 本品为棕褐色的片;气香,味辛、微苦。

【鉴别】 (1)取本品,置显微镜下观察:淀粉粒复粒由 8~12 分粒组成(白芷)。纤维束周围薄壁细胞含草酸钙方晶,形成晶纤维(甘草)。

(2)取本品 20 片,研细,置具塞锥形瓶中,加石油醚(60~90℃)20ml,超声处理 20 分钟,滤过,滤液蒸干,残渣加甲醇 1ml 使溶解,作为供试品溶液。另取川芎对照药材 0.3g,同法制成对照药材溶液。照薄层色谱法(通则 0502)试验,吸取上述两种溶液各 10μl,分别点于同一硅胶 G 薄层板上,以环己烷-乙酸乙酯(9∶1)为展开剂,展开,取出,晾干,置紫外光灯(365nm)下检视。供试品色谱中,在与对照药材色谱相应位置上,显相同颜色的荧光斑点。

(3)取本品 10 片,研细,加水 25ml,超声处理 10 分钟,离心,取上清液,用稀盐酸调节 pH 值至 2~3,用二氯甲烷振摇提取 2 次,每次 20ml,合并二氯甲烷提取液,蒸干,残渣加甲醇 1ml 使溶解,作为供试品溶液。另取白芷对照药材 1g,同法制成对照药材溶液。照薄层色谱法(通则 0502)试验,吸取上述两种溶液各 10μl,分别点于同一硅胶 G 薄层板上,以石油醚(30~60℃)-乙醚(12∶7)为展开剂,展开,取出,晾干,置紫外光灯(254nm)下检视。供试品色谱中,在与对照药材色谱相应位置上,显相同颜色的荧光主斑点。

(4)取本品 10 片,研细,加乙醚 40ml,低温加热回流 30 分钟,放冷,滤过,弃去滤液,滤渣挥尽乙醚,加甲醇 30ml,加热回流 1 小时,放冷,滤过,滤液蒸干,残渣加水 40ml 使溶解,用水饱和的正丁醇振摇提取 2 次,每次 20ml,合并正丁醇提取液,用正丁醇饱和的水 50ml 洗涤,正丁醇液蒸干,残渣加甲醇 1ml 使溶解,作为供试品溶液。另取甘草对照药材 1g,同法制成对照药材溶液。照薄层色谱法(通则 0502)试验,吸取上述两种溶液各 5μl,分别点于同一硅胶 G 薄层板上,以乙酸乙酯-甲酸-冰醋酸-水(15∶1∶1∶2)为展开剂,展开,取出,晾干,喷以 10% 硫酸乙醇溶液,在 105℃加热至斑点显色清晰,置日光下检视。供试品色谱中,在与对照药材色谱相应位置上,显相同颜色的主斑点。

(5)取〔鉴别〕(4)项下的供试品溶液作为供试品溶液。另取羌活对照药材 0.1g,加甲醇 20ml,超声处理 20 分钟,滤过,滤液蒸干,残渣加甲醇 1ml 使溶解,作为对照药材溶液。照薄层色谱法(通则 0502)试验,吸取上述两种溶液各 2μl,分别点于同一硅胶 G 薄层板上,以二氯甲烷-甲醇(4:1)为展开剂,展开,取出,晾干,置紫外光灯(365nm)下检视。供试品色谱中,在与对照药材色谱相应位置上,显相同颜色的荧光主斑点。

【检查】 应符合片剂项下有关的各项规定(通则 0101)。

【含量测定】 照高效液相色谱法(通则 0512)测定(避光操作)。

色谱条件与系统适用性试验 以十八烷基硅烷键合硅胶为填充剂;以乙腈-1%醋酸溶液(11:89)为流动相;检测波长为 320nm。理论板数按阿魏酸峰计算应不低于 6000。

对照品溶液的制备 取阿魏酸对照品适量,精密称定,加 70%甲醇制成每 1ml 含 10μg 的溶液,即得。

供试品溶液的制备 取重量差异项下的本品,研细,取约 1g,精密称定,精密加入 70%甲醇 20ml,称定重量,超声处理(功率 500W,频率 53kHz)10 分钟,放冷,再称定重量,用 70%甲醇补足减失的重量,摇匀,滤过,取续滤液,即得。

测定法 精密吸取对照品溶液与供试品溶液各 20μl,注入液相色谱仪,测定,即得。

本品每片含川芎和羌活以阿魏酸($C_{10}H_{10}O_4$)计,不得少于 62.0μg。

【功能与主治】 疏风止痛。用于外感风邪所致的头痛,或有恶寒、发热、鼻塞。

【用法与用量】 饭后清茶送服。一次 4～6 片,一日 3 次。

【注意】 孕妇慎服。

【规格】 每片重 0.48g

【贮藏】 密封。

川芎茶调袋泡茶
Chuanxiong Chatiao Daipaocha

【处方】 川芎 241.5g　　　　白芷 120.8g
　　　　羌活 120.8g　　　　细辛 60.4g
　　　　防风 90.6g　　　　荆芥 241.5g
　　　　薄荷 483g　　　　甘草 120.8g

【制法】 以上八味,与茶叶 120.8g 粉碎成粗粉,过筛,混匀,用水制成颗粒,80℃干燥,制成 1000 袋,即得。

【性状】 本品为黄褐色的颗粒;气香,味辛、微苦。

【鉴别】 (1)取本品,置显微镜下观察;螺纹导管直径

14～50μm,增厚壁互相连接,似网状螺纹导管(川芎)。油管含棕黄色分泌物,直径约 100μm(羌活)。油管含金黄色分泌物,直径约 30μm(防风)。纤维束周围薄壁细胞含草酸钙方晶,形成晶纤维(甘草)。

(2)取本品 15g,加水 250ml,煎煮 30 分钟,放冷,离心(转速为每分钟 1500 转)10 分钟,取上清液的三分之一(其余上清液备用),用乙醚振摇提取 2 次,每次 30ml,合并乙醚液,挥干,残渣加乙酸乙酯 1ml 使溶解,作为供试品溶液。另取羌活对照药材 0.5g,加水 60ml,煎煮 30 分钟,放冷,离心(转速为每分钟 1500 转)10 分钟,取上清液,同法制成对照药材溶液。照薄层色谱法(通则 0502)试验,吸取上述两种溶液各 10μl,分别点于同一硅胶 G 薄层板上,以环己烷-乙酸乙酯(8:2)为展开剂,展开,取出,晾干,喷以 10%硫酸乙醇溶液,在 85℃加热约 5 分钟,置紫外光灯(365nm)下检视。供试品色谱中,在与对照药材色谱相应的位置上,显相同颜色的荧光主斑点。

(3)取〔鉴别〕(2)项下的供试品溶液 0.5ml,加乙酸乙酯 2ml,混匀,作为供试品溶液。另取川芎对照药材 0.3g,加水 20ml,煎煮 30 分钟,放冷,离心,取上清液,用乙醚振摇提取 2 次,每次 30ml,合并乙醚液,挥干,残渣加乙酸乙酯 1ml 使溶解,作为对照药材溶液。照薄层色谱法(通则 0502)试验,吸取上述两种溶液各 10μl,分别点于同一硅胶 G 薄层板上,以环己烷-乙酸乙酯(9:1)为展开剂,展开,取出,晾干,置紫外光灯(365nm)下检视。供试品色谱中,在与对照药材色谱相应的位置上,显相同颜色的一个荧光主斑点。

(4)取〔鉴别〕(2)项下剩余的上清液,用稀盐酸调节 pH 值至 2～3,用二氯甲烷振摇提取 2 次,每次 40ml,合并二氯甲烷液,蒸干,残渣加二氯甲烷 1ml 使溶解,作为供试品溶液。另取白芷对照药材 1g,加水 100ml,煎煮 30 分钟,放冷,离心(转速为每分钟 1500 转)10 分钟,取上清液,同法制成对照药材溶液。照薄层色谱法(通则 0502)试验,吸取上述两种溶液各 10μl,分别点于同一硅胶 G 薄层板上,以二氯甲烷-甲醇(20:1)为展开剂,置展开剂预饱和 20 分钟的展开缸内展开,取出,晾干,置紫外光灯(365nm)下检视。供试品色谱中,在与对照药材色谱相应的位置上,显相同颜色的荧光主斑点。

【检查】 除装量差异限度为±5%外,其他应符合茶剂项下有关的各项规定(通则 0188)。

【浸出物】 取本品,除保持微沸 10 分钟外,照水溶性浸出物测定法(通则 2201)项下的热浸法测定,不得少于 20.0%。

【含量测定】 照高效液相色谱法(通则 0512)测定(避光操作)。

色谱条件与系统适用性试验 以十八烷基硅烷键合硅胶为填充剂;以甲醇-2%冰醋酸溶液(15:85)为流动相;检测波长为 323nm。理论板数按阿魏酸峰计算应不低于 8000。

对照品溶液的制备 取阿魏酸对照品适量,精密称定,加 45%乙醇-冰醋酸(20:1)混合溶液制成每 1ml 含 10μg 的溶

液,即得。

供试品溶液的制备 取本品研细,取约 1.5g,精密称定,精密加 45%乙醇-冰醋酸(20:1)混合溶液 20ml,密塞,称定重量,加热回流 1 小时,放冷,再称定重量,用 45%乙醇-冰醋酸(20:1)混合溶液补足减失的重量,摇匀,离心,取上清液,即得。

测定法 分别精密吸取对照品溶液与供试品溶液各 10μl,注入液相色谱仪,测定,即得。

本品每 1g 含川芎和羌活以阿魏酸($C_{10}H_{10}O_4$)计,不得少于 0.23mg。

【功能与主治】 疏风止痛。用于外感风邪所致的头痛、或有恶寒、发热、鼻塞。

【用法与用量】 开水泡服。一次 2 袋,一日 2～3 次。

【注意】 孕妇慎服。

【规格】 每袋装 1.6g

【贮藏】 密闭、防潮。

川芎茶调散

Chuanxiong Chatiao San

【处方】　川芎 120g　　　　白芷 60g
　　　　　　羌活 60g　　　　　细辛 30g
　　　　　　防风 45g　　　　　荆芥 120g
　　　　　　薄荷 240g　　　　　甘草 60g

【制法】 以上八味,粉碎成细粉,过筛,混匀,即得。

【性状】 本品为黄棕色的粉末;气香,味辛、微苦。

【鉴别】 (1)取本品,置显微镜下观察:淀粉粒复粒由 8～12 分粒组成(白芷)。螺纹导管直径 14～50μm,增厚壁互相连接,似网状螺纹导管(川芎)。油管含棕黄色分泌物,直径约 100μm(羌活)。油管含金黄色分泌物,直径约 30μm(防风)。纤维束周围薄壁细胞含草酸钙方晶,形成晶纤维(甘草)。

(2)取本品 3g,加石油醚(60～90℃)20ml,密塞,时时振摇,浸渍 4 小时,滤过,滤液浓缩至 1ml,作为供试品溶液。另取川芎对照药材 0.3g,同法制成对照药材溶液。照薄层色谱法(通则 0502)试验,吸取上述两种溶液各 10μl,分别点于同一硅胶 G 薄层板上,以环己烷-乙酸乙酯(9:1)为展开剂,展开,取出,晾干,置紫外光灯(365nm)下检视。供试品色谱中,在与对照药材色谱相应的位置上,显一个相同颜色的荧光主斑点。

(3)取本品 20g,加水 300ml,煎煮 30 分钟,放冷,离心(转速为每分钟 1500 转)10 分钟,取上清液,二分之一的上清液备用;剩余上清液用稀盐酸调节 pH 值至 2～3,用二氯甲烷振摇提取 2 次,每次 20ml,合并二氯甲烷液,蒸干,残渣加二氯甲烷 1ml 使溶解,作为供试品溶液。另取白芷对照药材 1g,加水 100ml,同法制成对照药材溶液。照薄层色谱法(通则

0502)试验,吸取上述两种溶液各 10μl,分别点于同一硅胶 G 薄层板上,以二氯甲烷-甲醇(20:1)为展开剂,在用展开剂预平衡 20 分钟的展开缸内展开,取出,晾干,置紫外光灯(365nm)下检视。供试品色谱中,在与对照药材色谱相应的位置上,显相同颜色的荧光主斑点。

(4)取〔鉴别〕(3)项下的备用上清液,用乙醚振摇提取 2 次,每次 20ml,合并乙醚提取液,挥干,残渣加乙酸乙酯 1ml 使溶解,作为供试品溶液。另取羌活对照药材 0.5g,加水 60ml,煎煮 30 分钟,放冷,离心 10 分钟,取上清液,同法制成对照药材溶液。照薄层色谱法(通则 0502)试验,吸取上述两种溶液各 10μl,分别点于同一硅胶 G 薄层板上,以环己烷-乙酸乙酯(4:1)为展开剂,展开,取出,晾干,喷以 10%硫酸乙醇溶液,在 85℃加热约 5 分钟,置紫外光灯(365nm)下检视。供试品色谱中,在与对照药材色谱相应的位置上,显相同颜色的荧光主斑点。

(5)取本品 10g,加丙酮 50ml,超声处理 20 分钟,滤过,滤液蒸干,残渣用甲醇 1ml 溶解,加在中性氧化铝柱(100～200 目,2g,内径为 1cm)上,用 80%甲醇 5ml 洗脱,收集洗脱液,蒸干,残渣加甲醇 1ml 使溶解,作为供试品溶液。另取防风对照药材 1g,加丙酮 10ml,同法制成对照药材溶液。再取升麻素苷对照品和 5-O-甲基维斯阿米醇苷对照品,分别加甲醇制成每 1ml 含 1mg 的溶液,作为对照品溶液。照薄层色谱法(通则 0502)试验,吸取上述四种溶液各 10μl,分别点于同一硅胶 GF₂₅₄ 薄层板上,以二氯甲烷-甲醇(4:1)为展开剂,展开,取出,晾干,置紫外光灯(254nm)下检视。供试品色谱中,在与对照药材色谱和对照品色谱相应的位置上,显相同颜色的斑点。

【检查】 应符合散剂项下有关的各项规定(通则 0115)。

【含量测定】 照高效液相色谱法(通则 0512)测定(避光操作)。

色谱条件与系统适用性试验 以十八烷基硅烷键合硅胶为填充剂;以甲醇-2%醋酸溶液(18:82)为流动相;检测波长为 323nm。理论板数按阿魏酸峰计算应不低于 8000。

对照品溶液的制备 取阿魏酸对照品适量,精密称定,加 45%乙醇-冰醋酸(20:1)混合溶液制成每 1ml 含 10μg 的溶液,即得。

供试品溶液的制备 取本品约 0.5g,精密称定,精密加入 45%乙醇-冰醋酸(20:1)混合溶液 20ml,称定重量,加热回流 1 小时,放冷,再称定重量,用 45%乙醇-冰醋酸(20:1)混合溶液补足减失的重量,摇匀,离心,取上清液,即得。

测定法 分别精密吸取对照品溶液与供试品溶液各 10μl,注入液相色谱仪,测定,即得。

本品每 1g 含川芎和羌活以阿魏酸($C_{10}H_{10}O_4$)计,不得少于 0.25mg。

【功能与主治】 疏风止痛。用于外感风邪所致的头痛,或有恶寒、发热、鼻塞。

【用法与用量】 饭后清茶冲服。一次 3～6g,一日 2 次。

【注意】 孕妇慎服。

【贮藏】 密闭,防潮。

川芎茶调颗粒

Chuanxiong Chatiao Keli

【处方】 川芎 153.8g   白芷 76.9g

羌活 76.9g   细辛 38.5g

防风 57.7g   荆芥 153.8g

薄荷 307.7g   甘草 76.9g

【制法】 以上八味,薄荷、荆芥蒸馏提取挥发油,挥发油备用,或挥发油加 8 倍量倍他环糊精包合,干燥,制得挥发油包合物,备用;蒸馏后的水溶液滤过,滤液备用;其余川芎等六味加水煎煮二次,第一次 1.5 小时,第二次 1 小时,煎液滤过,滤液合并;与上述水溶液合并,浓缩至适量,浓缩液喷雾干燥,制成浸膏粉,加入蔗糖、糊精适量,混匀,制颗粒,干燥,喷入薄荷和荆芥的挥发油,混匀,制成 1000g〔规格(1)〕;或浓缩液喷雾干燥,与适量乳糖、糊精制成颗粒,干燥,喷入薄荷和荆芥的挥发油,混匀,制成 513g〔规格(2)〕;或浓缩液喷雾干燥,制得浸膏粉,加入糊精、可溶性淀粉、甜菊素适量,混匀,制颗粒,干燥,加入挥发油包合物,混匀,制成 513g〔规格(3)〕,即得。

【性状】 本品为棕色的颗粒,气香,味甜,微苦〔规格(1)〕;或为棕色至棕褐色的颗粒,气香,微苦〔规格(2)〕;或为棕色的颗粒,夹杂有少许白色颗粒,气香,微苦〔规格(3)〕。

【鉴别】 (1)取本品 7.8g〔规格(1)〕或 4g〔规格(2)、规格(3)〕,研细,置具塞锥形瓶中,加乙醚 20ml,密塞,振摇,冰浴中超声处理 20 分钟,滤过,滤液挥至约 1ml,作为供试品溶液。另取薄荷脑对照品,加乙醇制成每 1ml 含 0.5mg 的溶液,作为对照品溶液。照薄层色谱法(通则 0502)试验,吸取上述两种溶液各 10μl,分别点于同一硅胶 G 薄层板上,以甲苯-乙酸乙酯(17:3)为展开剂,展开,取出,晾干,喷以 5% 香草醛硫酸溶液,在 105℃加热至斑点显色清晰,置日光下检视。供试品色谱中,在与对照品色谱相应的位置上,显相同颜色的斑点。

(2)取本品 15.6g〔规格(1)〕或 8g〔规格(2)、规格(3)〕,研细,加水 100ml 使溶解,离心,取上清液,用乙醚振摇提取 2 次,每次 30ml,合并乙醚提取液,浓缩至约 1ml,作为供试品溶液。另取川芎对照药材 0.3g,加乙醚 20ml,密塞,超声处理 20 分钟,滤过,滤液挥至约 1ml,作为对照药材溶液。照薄层色谱法(通则 0502)试验,吸取上述两种溶液各 10μl,分别点于同一硅胶 G 薄层板上,以环己烷-乙酸乙酯(9:1)为展开剂,展开,取出,晾干,置紫外光灯(365nm)下检视。供试品色谱中,在与对照药材色谱相应的位置上,显一个相同颜色的荧光主斑点。

(3)取羌活对照药材 0.5g,加水 50ml,煎煮 20 分钟,放冷,离心,取上清液,用乙醚振摇提取 2 次,每次 20ml,合并乙醚提取液,挥至约 1ml,作为对照药材溶液。照薄层色谱法

(通则 0502)试验,吸取〔鉴别〕(2)项下的供试品溶液及上述对照药材溶液各 15μl,分别点于同一硅胶 G 薄层板上,以环己烷-乙酸乙酯(4:1)为展开剂,展开,取出,晾干,喷以 10% 硫酸乙醇溶液,在 85℃加热约 5 分钟,置紫外光灯(365nm)下检视。供试品色谱中,在与对照药材色谱相应的位置上,显相同颜色的荧光主斑点。

(4)取本品 15.6g〔规格(1)〕或 8g〔规格(2)、规格(3)〕,研细,加甲醇 10ml 使润湿,加丙酮 50ml,超声处理 20 分钟,滤过,滤液回收溶剂至干,残渣加甲醇 1ml 使溶解,加在中性氧化铝柱(100～200 目,2g,内径 1cm)上,以 80% 甲醇 5ml 洗脱,收集洗脱液,蒸干,残渣加甲醇 0.5ml 使溶解,作为供试品溶液。另取防风对照药材 1g,加丙酮 10ml,同法制成对照药材溶液。再取升麻素苷对照品和 5-O-甲基维斯阿米醇苷对照品,分别加甲醇制成每 1ml 含 1mg 的溶液,作为对照品溶液。照薄层色谱法(通则 0502)试验,吸取供试品溶液 20μl、对照药材溶液和对照品溶液各 10μl,分别点于同一硅胶 GF$_{254}$薄层板上,以二氯甲烷-甲醇(4:1)为展开剂,展开,取出,晾干,置紫外光灯(254nm)下检视。供试品色谱中,在与对照药材色谱相应的位置上,显相同颜色的主斑点;在与对照品色谱相应的位置上,显相同颜色的斑点。

(5)取本品 15.6g〔规格(1)〕或 8g〔规格(2)、规格(3)〕,研细,加乙醚 40ml,低温加热回流 30 分钟,放冷,滤过,弃去滤液,滤渣挥尽乙醚,加甲醇 30ml,加热回流 1 小时,放冷,滤过,滤液回收溶剂至干,残渣加水 40ml 使溶解,用水饱和的正丁醇振摇提取 2 次,每次 20ml,合并正丁醇提取液,用正丁醇饱和的水 50ml 洗涤,正丁醇液回收溶剂至干,残渣加甲醇 1ml 使溶解,作为供试品溶液。另取甘草对照药材 1g,加乙醚 20ml,同法制成对照药材溶液。照薄层色谱法(通则 0502)试验,吸取上述两种溶液各 10μl,分别点于同一硅胶 G 薄层板上,以乙酸乙酯-甲酸-冰醋酸-水(15:1:1:2)为展开剂,展开,取出,晾干,喷以 10% 硫酸乙醇溶液,在 105℃加热至斑点显色清晰,置日光下检视。供试品色谱中,在与对照药材色谱相应的位置上,显相同的黄色主斑点。

(6)取本品 7.8g〔规格(1)〕或 4g〔规格(2)、规格(3)〕,加水 50ml,超声处理 10 分钟,离心,取上清液,用稀盐酸调节 pH 值至2～3,用二氯甲烷振摇提取 2 次,每次 20ml,合并二氯甲烷提取液,回收溶剂至干,残渣加甲醇 1ml 使溶解,作为供试品溶液。另取白芷对照药材 1g,同法制成对照药材溶液。照薄层色谱法(通则 0502)试验,吸取上述两种溶液各 10μl,分别点于同一硅胶 G 薄层板上,以石油醚(30～60℃)-乙醚(12:7)为展开剂,展开,取出,晾干,置紫外光灯(365nm)下检视。供试品色谱中,在与对照药材色谱相应的位置上,显相同颜色的荧光主斑点。

【检查】 应符合颗粒剂项下有关的各项规定(通则 0104)。

【含量测定】 川芎   羌活   照高效液相色谱法(通则 0512)测定(避光操作)。

色谱条件与系统适用性试验   以十八烷基硅烷键合硅胶

为填充剂;以乙腈-2%醋酸溶液(10:90)为流动相;检测波长为323nm。理论板数按阿魏酸峰计算应不低于8000。

对照品溶液的制备 取阿魏酸对照品适量,精密称定,加45%乙醇-冰醋酸(20:1)的混合溶液制成每1ml含10μg的溶液,即得。

供试品溶液的制备 取装量差异项下的本品,混匀,取适量,研细,取3g〔规格(1)〕或1.5g〔规格(2)、规格(3)〕,精密称定,精密加入45%乙醇-冰醋酸(20:1)的混合溶液25ml,称定重量,加热回流30分钟,放冷,再称定重量,用上述混合溶液补足减失的重量,摇匀,离心(转速为每分钟4000转)10分钟,取上清液,即得。

测定法 分别精密吸取对照品溶液与供试品溶液各10μl,注入液相色谱仪,测定,即得。

本品每袋含川芎和羌活以阿魏酸($C_{10}H_{10}O_4$)计,不得少于0.39mg。

甘草 照高效液相色谱法(通则0512)测定。

色谱条件与系统适用性试验 以十八烷基硅烷键合硅胶为填充剂;以乙腈-0.5%磷酸溶液(含1mmol/L醋酸铵)(33:67)为流动相;检测波长为254nm。理论板数按甘草酸峰计算应不低于4000。

对照品溶液的制备 取甘草酸铵对照品适量,精密称定,加甲醇制成每1ml含50μg的溶液,即得(甘草酸重量=甘草酸铵/1.0207)。

供试品溶液的制备 取装量差异项下的本品,混匀,取适量,研细,取1g〔规格(1)〕或0.5g〔规格(2)、规格(3)〕,精密称定,置具塞锥形瓶中,精密加入70%乙醇20ml,称定重量,超声处理(功率500W,频率53kHz)30分钟,放冷,再称定重量,用70%乙醇补足减失的重量,摇匀,滤过,取续滤液,即得。

测定法 分别精密吸取对照品溶液与供试品溶液各20μl,注入液相色谱仪,测定,即得。

本品每袋含甘草以甘草酸($C_{42}H_{62}O_{16}$)计,不得少于4.0mg。

【功能与主治】 疏风止痛。用于外感风邪所致的头痛,或有恶寒、发热、鼻塞。

【用法与用量】 饭后用温开水或浓茶冲服。一次1袋,一日2次;儿童酌减。

【注意】 孕妇慎服。

【规格】 (1)每袋装7.8g (2)每袋装4g(无蔗糖) (3)每袋装4g

【贮藏】 密封。

女 金 丸
Nüjin Wan

【处方】 当归140g　　白芍70g
　　　　　川芎70g　　熟地黄70g

党参55g	炒白术70g
茯苓70g	甘草70g
肉桂70g	益母草200g
牡丹皮70g	没药(制)70g
醋延胡索70g	藁本70g
白芷70g	黄芩70g
白薇70g	醋香附150g
砂仁50g	陈皮140g
煅赤石脂70g	鹿角霜150g
阿胶70g	

【制法】 以上二十三味,粉碎成细粉,过筛,混匀。每100g粉末用炼蜜35～50g加适量的水制丸,干燥,制成水蜜丸;或加炼蜜120～150g制成小蜜丸或大蜜丸,即得。

【性状】 本品为棕褐色至黑棕色的水蜜丸、小蜜丸或大蜜丸;气芳香,味甜、微苦。

【鉴别】 (1)取本品,置显微镜下观察:糊化淀粉粒团块淡黄色(延胡索)。不规则分枝状团块无色,遇水合氯醛试液溶化;菌丝无色或淡棕色,直径4～6μm(茯苓)。非腺毛1～3细胞,稍弯曲,壁有疣状突起(益母草)。草酸钙方晶成片存在于薄壁组织中(陈皮)。纤维单个散在,长梭形,直径24～50μm,壁厚,木化(肉桂)。内种皮厚壁细胞黄棕色或棕红色,表面观类多角形,壁厚,胞腔含硅质块(砂仁)。纤维束周围薄壁细胞含草酸钙方晶,形成晶纤维(甘草)。韧皮纤维淡黄色,梭形,壁厚,孔沟细(黄芩)。纤维成束,红棕色或黄棕色,壁甚厚(香附)。薄壁组织灰棕色至黑棕色,细胞多皱缩,内含棕色核状物(熟地黄)。薄壁细胞纺锤形,壁略厚,有极微细的斜向交错纹理(当归)。不规则块片半透明,边缘折光较强,表面有纤细短纹理和小孔及细裂隙(鹿角霜)。

(2)取本品水蜜丸10g,研碎;或取小蜜丸或大蜜丸18g,剪碎,置500ml圆底烧瓶中,加水200ml,连接挥发油测定器,自测定器上端加水至刻度并溢流入烧瓶时为止,再加入石油醚(60～90℃)1ml,连接回流冷凝管,加热并保持微沸1小时,放冷,取石油醚液作为供试品溶液。另取丹皮酚对照,加石油醚(60～90℃)制成每1ml含1mg的溶液,作为对照品溶液。照薄层色谱法(通则0502)试验,吸取上述两种溶液各2μl,分别点于同一用1%氢氧化钠溶液制备的硅胶G薄层板上,以环己烷-乙酸乙酯(3:1)为展开剂,展开,取出,晾干,喷以2%三氯化铁乙醇溶液-盐酸(50:1)的混合溶液。供试品色谱中,在与对照品色谱相应的位置上,显相同颜色的斑点。

(3)取桂皮醛对照品,加石油醚(60～90℃)制成每1ml含0.5μl的溶液,作为对照品溶液。照薄层色谱法(通则0502)试验,吸取〔鉴别〕(2)项下的供试品溶液5μl与上述对照品溶液2μl,分别点于同一用1%氢氧化钠溶液制备的硅胶G薄层板上,以石油醚(60～90℃)-乙酸乙酯(17:3)为展开剂,展开,取出,晾干,喷以二硝基苯肼乙醇试液,放置30分钟至斑点显色清晰。供试品色谱中,在与对照品色谱相应的位置上,显相同颜色的斑点。

(4)取本品水蜜丸 5g,研碎;或取小蜜丸或大蜜丸 9g,剪碎,加水 60ml,搅拌使溶散,加热回流 30 分钟,放冷,离心,取上清液,用稀盐酸调 pH 值至 1～2,离心,取上清液,滤过,滤液通过 732 氢型阳离子交换树脂柱(内径为 10mm,柱高为 15cm)流速为每分钟 1.0～1.5ml,以水洗至洗脱液近无色,弃去洗脱液,再以氨溶液(15→100)30ml 洗脱,收集洗脱液,水浴蒸干,残渣用 80% 乙醇 10ml 分次溶解,加在活性炭-中性氧化铝柱(活性炭 100 目以上,0.3g;中性氧化铝 100～200 目,2g;混匀,装柱,内径为 15mm)上,用 80% 乙醇 20ml 洗脱,收集流出液与洗脱液,蒸干,残渣加甲醇 0.5ml 使溶解,作为供试品溶液。另取盐酸水苏碱对照品,加甲醇制成每 1ml 含 2mg 的溶液,作为对照品溶液。照薄层色谱法(通则 0502)试验,吸取上述两种溶液各 2～5μl,分别点于同一硅胶 G 薄层板上,以正丁醇-乙酸乙酯-盐酸(8:1:3)为展开剂,展开,取出,晾干 12 小时以上,喷以稀碘化铋钾试液,放置 2.5 小时,再次喷稀碘化铋钾试液。供试品色谱中,在与对照品色谱相应的位置上,显相同颜色的斑点。

(5)取本品水蜜丸 10g,研碎,加浓氨试液 5ml;或取小蜜丸或大蜜丸 18g,剪碎,加硅藻土 10g,研匀,加浓氨试液 10ml,密塞,振摇,放置 10 分钟,加三氯甲烷 60ml,加热回流 30 分钟,滤过,滤液浓缩至约 10ml,用 0.5mol/L 盐酸溶液振摇提取 2 次,每次 10ml,合并提取液,加浓氨试液 5ml(使 pH 值至 11 以上),用三氯甲烷振摇提取 2 次,每次 10ml,合并三氯甲烷液,水浴蒸干,残渣用三氯甲烷溶解使成 0.5ml,作为供试品溶液。另取延胡索对照药材 0.5g,加浓氨试液 0.5ml,振摇,放置 10 分钟,加三氯甲烷 20ml,同法制成对照药材溶液。照薄层色谱法(通则 0502)试验,吸取供试品溶液 10～20μl、对照药材溶液 10μl,分别点于同一用 1% 氢氧化钠溶液制备的硅胶 G 薄层板上,以甲苯-丙酮(9:2)为展开剂,展开,取出,晾干,喷以稀碘化铋钾试液。供试品色谱中,在与对照药材色谱相应的位置上,显相同颜色的主斑点。

(6)取本品水蜜丸 5g,研碎;或取小蜜丸或大蜜丸 9g,剪碎,加硅藻土 5g,研匀,加甲醇 50ml,超声处理 30 分钟,滤过,滤液蒸干,残渣加水 5ml 使溶解,用脱脂棉滤过,滤液通过 D101 型大孔吸附树脂柱(16～60 目,内径为 1.5cm,柱高为 15cm)流速为每分钟 1.0～1.5ml,依次用水、30% 乙醇各 50ml 洗脱,弃去洗脱液,继用 70% 乙醇 50ml 洗脱,收集洗脱液,蒸干,残渣用 50% 乙醇 5ml 溶解,通过聚酰胺柱(100～200 目,1g,内径为 1cm,湿法装柱)用 50% 乙醇 10ml 洗脱,收集流出液及洗脱液,备用;继用乙醇 10ml 洗脱,收集洗脱液,蒸干,残渣加甲醇 1ml 使溶解,作为供试品溶液。另取黄芩对照药材 0.1g,加甲醇 5ml,超声处理 10 分钟,摇匀,静置,取上清液作为对照药材溶液。再取黄芩苷对照品,加甲醇制成每 1ml 含 0.5mg 的溶液,作为对照品溶液。照薄层色谱法(通则 0502)试验,吸取上述三种溶液各 4μl,分别点于同一聚酰胺薄膜上,以醋酸为展开剂,展开,取出,晾干,喷以 1% 三氯化铁乙醇溶液。供试品色谱中,在与对照药材色谱和对照

品色谱相应的位置上,显相同颜色的斑点。

(7)取[鉴别](6)项下的备用溶液,水浴蒸去乙醇,加水至约 5ml,用乙酸乙酯振摇提取 2 次,每次 5ml,水溶液备用;合并乙酸乙酯液,蒸干,残渣加甲醇 1ml 使溶解,作为供试品溶液。另取陈皮对照药材 0.1g,加甲醇 5ml,超声处理 10 分钟,静置,取上清液作为对照药材溶液。照薄层色谱法(通则 0502)试验,吸取上述两种溶液各 2μl,分别点于同一硅胶 G 薄层板上,以三氯甲烷-甲醇-水(28:10:1)为展开剂,展开,取出,晾干,喷以三氯化铝试液,在 105℃ 加热约 5 分钟,置紫外光灯(365nm)下检视。供试品色谱中,在与对照药材色谱相应的位置上,显相同颜色的荧光斑点。

(8)取[鉴别](7)项下的备用水溶液,用水饱和的正丁醇振摇提取 2 次,每次 8ml,合并正丁醇提取液,蒸干,残渣用甲醇 5ml 分次溶解,加在中性氧化铝柱(100～200 目,2g,内径为 1cm)上,用 80% 甲醇 20ml 洗脱,收集流出液及洗脱液,蒸干,残渣加甲醇 1ml 使溶解,作为供试品溶液。另取芍药苷对照品,加甲醇制成每 1ml 含 1mg 的溶液,作为对照品溶液。照薄层色谱法(通则 0502)试验,吸取上述两种溶液各 5μl,分别点于同一用 1% 氢氧化钠溶液制备的硅胶 G 薄层板上,以三氯甲烷-乙酸乙酯-甲醇-水(15:40:18:10)10℃ 以下放置分层的下层溶液为展开剂,展开,取出,晾干,喷以 2% 香草醛硫酸溶液,在 105℃ 加热至斑点显色清晰。供试品色谱中,在与对照品色谱相应的位置上,显相同颜色的斑点。

【检查】 应符合丸剂项下的有关规定(通则 0108)。

【含量测定】 照高效液相色谱法(通则 0512)测定。

色谱条件与系统适用性试验 以十八烷基硅烷键合硅胶为填充剂;以甲醇-乙腈-0.1% 磷酸溶液(12:13:75)为流动相(必要时,每次进样测定后增加乙腈的比例,尽快冲出杂质成分);检测波长为 284nm。理论板数按橙皮苷峰计算应不低于 7000。

对照品溶液的制备 取橙皮苷对照品适量,精密称定,加甲醇制成每 1ml 含 30μg 的溶液,即得。

供试品溶液的制备 取本品水蜜丸适量,研碎,取约 0.7g,精密称定;或取重量差异项下的小蜜丸或大蜜丸,剪碎,混匀,取约 1g,精密称定,置具塞锥形瓶中,精密加入 80% 甲醇 50ml,密塞,称定重量,超声处理(功率 400W,频率 40kHz)15 分钟使溶散,加热回流 40 分钟,放冷,再称定重量,用 80% 甲醇补足减失的重量,摇匀,滤过,取续滤液,即得。

测定法 分别精密吸取对照品溶液与供试品溶液各 10μl,注入液相色谱仪,测定,即得。

本品含陈皮以橙皮苷($C_{28}H_{34}O_{15}$)计,水蜜丸每 1g 不得少于 1.4mg;小蜜丸每 1g 不得少于 0.89mg;大蜜丸每丸不得少于 8.0mg。

【功能与主治】 益气养血,理气活血,止痛。用于气血两虚、气滞血瘀所致的月经不调,症见月经提前、月经错后、月经量多、神疲乏力、经水淋漓不净、行经腹痛。

【用法与用量】 口服。水蜜丸一次 5g,小蜜丸一次 9g(45 丸),大蜜丸一次 1 丸,一日 2 次。

【注意】 (1)对本品过敏者禁用,过敏体质者慎用。(2)孕妇慎用。(3)湿热蕴结者不宜使用。(4)忌食辛辣、生冷食物。(5)感冒时不宜服用。(6)平素月经正常突然出现月经过少或经期错后,或阴道不规则出血者应去医院就诊;治疗痛经,宜在经前3~5天开始服药,连服一周;服药后痛经不减轻或重度痛经者,应到医院诊治。

【规格】 (1)水蜜丸 每10丸重2g (2)小蜜丸 每100丸重20g (3)大蜜丸 每丸重9g

【贮藏】 密封。

女 金 胶 囊

Nǚjīn Jiāonáng

【处方】

当归 89.6g	白芍 44.8g
川芎 44.8g	熟地黄 44.8g
党参 35.2g	麸炒白术 44.8g
茯苓 44.8g	甘草 44.8g
肉桂 44.8g	益母草 128g
牡丹皮 44.8g	醋没药 44.8g
醋延胡索 44.8g	藁本 44.8g
白芷 44.8g	黄芩 44.8g
白薇 44.8g	醋香附 96g
砂仁 32g	陈皮 89.6g
煅赤石脂 44.8g	鹿角霜 96g
阿胶 44.8g	

【制法】 以上二十三味,砂仁、牡丹皮、肉桂、麸炒白术粉碎,过100目筛;陈皮、当归、白芷、川芎、藁本提取挥发油,蒸馏后的水溶液另器收集;药渣与白芍、醋延胡索、黄芩、醋香附、醋没药用60%乙醇回流提取二次,第一次2小时,第二次1.5小时,滤过,滤液合并,减压回收乙醇,浓缩至相对密度为1.30(60℃)以上的稠膏;药渣再与白薇、熟地黄、甘草、益母草、茯苓、鹿角霜、煅赤石脂、党参加水煎煮二次,第一次2小时,第二次1.5小时,滤过,合并滤液及上述蒸馏液,阿胶溶化后加入药液中,减压浓缩至相对密度为1.30(60℃)以上的稠膏。合并上述两种稠膏,与上述细粉混匀,制成颗粒,干燥,喷加挥发油,混匀,密闭,装入胶囊,制成1000粒,即得。

【性状】 本品为硬胶囊,内容物为棕色至棕褐色的颗粒或粉末;气香,味微苦。

【鉴别】 (1)取本品,置显微镜下观察:草酸钙簇晶存在于无色薄壁细胞中,有时数个排列成行(牡丹皮)。内种皮厚壁细胞黄棕色或棕红色,表面观类多角形,壁厚,胞腔含硅质块(砂仁)。纤维单个散在,长梭形,直径24~50μm,壁厚,木化(肉桂)。

(2)取本品内容物4g,加水100ml,连接挥发油测定器,自测定器上端加水至刻度并溢流入烧瓶时为止,再加入乙酸乙酯1ml,加热至沸,并保持微沸4小时,放冷,取乙酸乙酯液作

为供试品溶液。另取白术对照药材0.5g,加正己烷10ml,超声处理15分钟,滤过,滤液作为对照药材溶液。照薄层色谱法(通则0502)试验,吸取上述新制备的供试品溶液10μl、对照药材溶液2μl,分别点于同一硅胶G薄层板上,以石油醚(60~90℃)-乙酸乙酯(50:1)为展开剂,展开,取出,晾干,喷以5%香草醛硫酸溶液,加热至斑点显色清晰,置日光下检视。供试品色谱中,在与对照药材色谱相应的位置上,显相同颜色的斑点。

(3)取〔鉴别〕(2)项下的供试品溶液作为供试品溶液。另取丹皮酚对照品,加乙醇制成每1ml含2mg的溶液,作为对照品溶液。照薄层色谱法(通则0502)试验,吸取上述两种溶液各5μl,分别点于同一硅胶G薄层板上,以环己烷-乙酸乙酯(3:1)为展开剂,展开,取出,晾干,喷以盐酸酸性的2%三氯化铁乙醇溶液,加热至斑点显色清晰,置日光下检视。供试品色谱中,在与对照品色谱相应的位置上,显相同颜色的斑点。

(4)取本品内容物4g,加乙醇10ml,振摇5分钟,滤过,滤液蒸干,残渣加乙醇1ml使溶解,作为供试品溶液。另取芍药苷对照品,加乙醇制成每1ml含1mg的溶液,作为对照品溶液。照薄层色谱法(通则0502)试验,吸取上述两种溶液各10μl,分别点于同一硅胶G薄层板上,以三氯甲烷-乙酸乙酯-甲醇-甲酸(40:5:10:0.2)为展开剂,展开,取出,晾干,喷以5%香草醛硫酸溶液,加热至斑点显色清晰,置日光下检视。供试品色谱中,在与对照品色谱相应的位置上,显相同颜色的斑点。

(5)取本品内容物4g,加甲醇50ml,超声处理30分钟,滤过,滤液蒸干,残渣加水10ml使溶解,加浓氨试液调至碱性,用乙醚振摇提取3次,每次10ml,合并乙醚液,蒸干,残渣加甲醇1ml使溶解,作为供试品溶液。另取延胡索对照药材1g,同法制成对照药材溶液。再取延胡索乙素对照品,加甲醇制成每1ml含0.5mg的溶液,作为对照品溶液。照薄层色谱法(通则0502)试验,吸取供试品溶液和对照药材溶液各5μl、对照品溶液1μl,分别点于同一硅胶G薄层板上,以正己烷-三氯甲烷-甲醇(10:6:0.8)为展开剂,置氨蒸气饱和的展开缸中,展开,取出,晾干,置碘蒸气中熏至斑点显色清晰,挥尽薄层板上吸附的碘,置紫外光灯(365nm)下检视。供试品色谱中,在与对照药材色谱和对照品色谱相应的位置上,显相同颜色的荧光斑点。

(6)在含量测定项的色谱图,供试品色谱中应呈现与对照品色谱峰保留时间相对应的色谱峰。

【检查】 应符合胶囊剂项下有关的各项规定(通则0103)。

【含量测定】 照高效液相色谱法(通则0512)测定。

色谱条件与系统适用性试验 以十八烷基硅烷键合硅胶为填充剂;以甲醇-0.4%磷酸溶液(42.5:57.5)为流动相;检测波长为276nm。理论板数按黄芩苷峰计算应不低于5000。

对照品溶液的制备 取黄芩苷对照品适量,精密称定,加50%乙醇制成每1ml含10μg的溶液,即得。

供试品溶液的制备 取装量差异项下的本品内容物,研细,取约0.15g,精密称定,置50ml量瓶中,加50%乙醇约

40ml,超声处理(功率 200W,频率 40kHz)30 分钟,取出,放冷,加 50％乙醇至刻度,摇匀,滤过,取续滤液,即得。

　　测定法　分别精密吸取对照品溶液与供试品溶液各 20μl,注入液相色谱仪,测定,即得。

　　本品每粒含黄芩以黄芩苷($C_{21}H_{18}O_{11}$)计,不得少于 1.0mg。

　　【**功能与主治**】　益气养血,理气活血,止痛。用于气血两虚、气滞血瘀所致的月经不调,症见月经提前、月经错后、月经量多、神疲乏力、经水淋漓不净、行经腹痛。

　　【**用法与用量**】　口服。一次 3 粒,一日 2 次。30 天为一疗程。

　　【**注意**】　(1)对本品过敏者禁用,过敏体质者慎用。(2)孕妇慎用。(3)湿热蕴结者不宜使用;忌食辛辣、生冷食物。(4)感冒时不宜服用。(5)平素月经正常,突然出现月经过少,或经期错后,或阴道不规则出血者应去医院就诊;治疗痛经,宜在经前 3～5 天开始服药,连服 1 周;服药后痛经不减轻,或重度痛经者,应到医院诊治。

　　【**规格**】　每粒装 0.38g

　　【**贮藏**】　密封。

女 珍 颗 粒
Nüzhen Keli

　　【**处方**】　女贞子 200g　　　　墨旱莲 200g
　　　　　　　　地黄 200g　　　　　　紫草 200g
　　　　　　　　炒酸枣仁 200g　　　　柏子仁 166.7g
　　　　　　　　钩藤 200g　　　　　　珍珠粉 16.7g
　　　　　　　　茯苓 200g　　　　　　莲子心 50g

　　【**制法**】　以上十味,除珍珠粉外,女贞子、炒酸枣仁、钩藤粉碎成最粗粉,与其余墨旱莲等六味加水煎煮二次,每次 1.5 小时,合并煎液,滤过,滤液浓缩至相对密度约 1.15(80℃),加乙醇使含醇量达 50％,静置 24 小时,回收乙醇并浓缩至相对密度 1.33～1.35(50℃),60℃减压干燥成干浸膏,粉碎,加入甜菊素 5g 及糊精适量,与上述珍珠粉混匀,制成颗粒,干燥,加橙子香精 1g,混匀,制成 1000g,即得。

　　【**性状**】　本品为棕褐色的颗粒;气芳香,味甘、微苦。

　　【**鉴别**】　(1)取本品,置显微镜下观察:可见不规则形或类圆形碎块;无色或少数淡黄棕色,边缘色较暗,半透明,有光泽,块片由数至数十薄层重叠,片层结构排列紧密,可见致密的成层线条或极细的微波状纹理(珍珠粉)。

　　(2)取本品 6g,研细,加浓氨试液 3ml 使湿润,加三氯甲烷 50ml,超声处理 30 分钟,滤过,滤液蒸干,残渣加甲醇 1ml 使溶解,作为供试品溶液。另取钩藤碱对照品,加甲醇制成每 1ml 含 0.5mg 的溶液,作为对照品溶液。照薄层色谱法(通则 0502)试验,吸取供试品溶液 15μl、对照品溶液 5μl,分别点

于同一硅胶 GF₂₅₄ 薄层板上,以三氯甲烷-甲醇-浓氨溶液(50:2:1)为展开剂,展开,取出,晾干,置紫外光灯(254nm)下检视。供试品色谱中,在与对照品色谱相应的位置上,显相同颜色的斑点。

　　(3)取本品 5g,研细,加正丁醇 30ml,超声处理 30 分钟,滤过,滤液蒸干,残渣加甲醇 1ml 使溶解,作为供试品溶液。另取女贞子对照药材 0.5g,同法制成对照药材溶液。照薄层色谱法(通则 0502)试验,吸取上述两种溶液各 10μl,分别点于同一硅胶 G 薄层板上,以环己烷-乙酸乙酯-冰醋酸(17:2:1)为展开剂,展开,取出,晾干,喷以 5％磷钼酸乙醇溶液,加热至斑点显色清晰。供试品色谱中,在与对照药材色谱相应的位置上,显相同颜色的斑点。

　　(4)取莲子心对照药材 0.5g,加浓氨试液适量使湿润,加三氯甲烷 20ml,超声处理 30 分钟,滤过,滤液蒸干,残渣加甲醇 1ml 使溶解,作为对照药材溶液。照薄层色谱法(通则 0502)试验,吸取〔鉴别〕(2)项下的供试品溶液 10μl、上述对照药材溶液 3μl,分别点于同一硅胶 G 薄层板上,以三氯甲烷-乙酸乙酯-二乙胺(5:4:1)为展开剂,展开,取出,晾干,置紫外光灯(365nm)下检视。供试品色谱中,在与对照药材色谱相应的位置上,显相同颜色的荧光斑点。

　　(5)取本品 12g,研细,加乙醚 60ml,超声处理 30 分钟,滤过,弃去滤液,滤渣挥干,加甲醇 100ml,超声处理 30 分钟,滤过,滤液蒸干,残渣加水 10ml 微热使溶解,通过 D101 大孔吸附树脂柱(内径 1.5cm,柱高为 15cm),依次用水和 20％乙醇各 70ml 洗脱,再用 70％乙醇 100ml 洗脱,收集 70％乙醇洗脱液,蒸干,残渣加水 15ml 使溶解,用水饱和的正丁醇振摇提取 2 次,每次 15ml,合并正丁醇液,用 0.5％氢氧化钠溶液洗涤 2 次,每次 15ml,弃去洗液,正丁醇液蒸干,残渣加甲醇 1ml 使溶解,作为供试品溶液。另取酸枣仁皂苷 A 对照品、酸枣仁皂苷 B 对照品,加甲醇制成每 1ml 各含 1mg 的溶液,作为对照品溶液。照薄层色谱法(通则 0502)试验,吸取上述供试品溶液 10μl、对照品溶液 5μl,分别点于同一硅胶 G 薄层板上,以水饱和的正丁醇为展开剂,展开,取出,晾干,喷以香草醛硫酸试液,立即检视。供试品色谱中,在与对照品色谱相应的位置上,显相同颜色的斑点。

　　【**检查**】　应符合颗粒剂项下有关的各项规定(通则 0104)。

　　【**浸出物**】　照醇溶性浸出物测定法(通则 2201)项下的热浸法测定,用乙醇作溶剂,不得少于 10.0％。

　　【**含量测定**】　照高效液相色谱法(通则 0512)测定。

　　色谱条件与系统适用性试验　以十八烷基硅烷键合硅胶为填充剂;以甲醇-水(30:70)为流动相;检测波长为 224nm。理论板数按特女贞苷峰计算应不低于 4000。

　　对照品溶液的制备　取特女贞苷对照品适量,精密称定,加甲醇制成每 1ml 含 50μg 的溶液,即得。

　　供试品溶液的制备　取装量差异项下的本品,研细,取约 1g,精密称定,精密加入稀乙醇 50ml,称定重量,超声处理(功

率 500W,频率 40kHz)30 分钟,放冷,再称定重量,用稀乙醇补足减失的重量,摇匀,滤过,取续滤液,即得。

　　测定法　分别精密吸取对照品溶液与供试品溶液各 5μl,注入液相色谱仪,测定,即得。

　　本品每袋含女贞子以特女贞苷($C_{31}H_{42}O_{17}$)计,不得少于 8.0mg。

　　【**功能与主治**】　滋肾,宁心。用于更年期综合征属肝肾阴虚、心肝火旺证者,可改善烘热汗出,五心烦热,心悸,失眠。

　　【**用法与用量**】　开水冲服。一次 1 袋,一日 3 次。

　　【**注意**】　个别病例服药后出现 ALT 轻度升高,是否与受试药物有关尚无法判定;过敏体质或对本药过敏者慎用。

　　【**规格**】　每袋装 6g

　　【**贮藏**】　密封。

小儿七星茶口服液

Xiao'er Qixingcha Koufuye

　　【**处方**】　薏苡仁 417g　　　　稻芽 417g
　　　　　　　山楂 208g　　　　　　淡竹叶 313g
　　　　　　　钩藤 156g　　　　　　蝉蜕 52g
　　　　　　　甘草 52g

　　【**制法**】　以上七味,稻芽用 70～80℃的热水浸泡二次,每次 0.5 小时,滤过,滤液合并,备用。其余薏苡仁等六味加水煎煮二次,每次 2 小时,煎液滤过,滤液合并,与稻芽药液合并,混匀,浓缩至相对密度为 1.08～1.12(55℃)的清膏,加入乙醇使含醇量达 50%,静置 24 小时,滤过,滤液回收乙醇至无醇味,加水至 500ml,用 8% 的氢氧化钠溶液调节 pH 值至 5.5～6.5,静置,滤过,滤液加入单糖浆 155g、山梨酸钾 2g,加水至 1000ml,搅匀,滤过,灌装,灭菌,即得。

　　【**性状**】　本品为棕红色的澄清液体;味甜、微苦。

　　【**鉴别**】　(1)取本品 20ml,蒸干,残渣加盐酸乙醇溶液(2→100)20ml 使溶解,取上清液蒸干,残渣加无水乙醇 2ml 使溶解,离心,取上清液,挥至 1ml,作为供试品溶液。另取山楂对照药材 1g,加盐酸乙醇溶液(2→100)20ml,超声处理 30 分钟,滤过,滤液蒸干,同法制成对照药材溶液。照薄层色谱法(通则 0502)试验,吸取供试品溶液 5μl、对照药材溶液 3μl,分别点于同一硅胶 G 薄层板上,以乙醚-三氯甲烷-甲酸(5:5:1)为展开剂,展开,取出,晾干,在 105℃加热 15 分钟,趁热喷以溴酚蓝指示剂,加热至斑点显色清晰,置日光下检视,供试品色谱中,在与对照药材色谱相应的位置上,显相同颜色的斑点。

　　(2)取本品 20ml,用浓氨试液调节 pH 值至 9,用乙醚振摇提取 3 次,每次 25ml,合并乙醚液,挥干,残渣加甲醇 1ml 使溶解,作为供试品溶液。另取钩藤对照药材 1g,加浓氨试液 1ml 润湿,加三氯甲烷 20ml,超声处理 20 分钟,滤过,滤液

用硫酸溶液(3→100)振摇提取 3 次,每次 20ml,合并酸液,用浓氨试液调节 pH 值至 9～10,再用三氯甲烷振摇提取 3 次,每次 20ml,合并三氯甲烷液,蒸干,残渣加甲醇 1ml 使溶解,作为对照药材溶液。照薄层色谱法(通则 0502)试验,吸取上述两种溶液各 15μl,分别点于同一硅胶 GF$_{254}$薄层板上,以石油醚(60～90℃)-三氯甲烷(3:7)为展开剂,置氨蒸气饱和的展开缸内,展开,取出,晾干,置紫外光灯(254nm)下检视。供试品色谱中,在与对照药材色谱相应的位置上,显相同颜色的斑点。

　　(3)取本品 10ml,用乙酸乙酯振摇提取 2 次,每次 10ml,合并乙酸乙酯液,蒸干,残渣加无水乙醇 1ml 使溶解,作为供试品溶液。另取甘草对照药材 0.2g,加乙醚 20ml,超声处理 30 分钟,滤过,弃去滤液,药渣挥干乙醚,加甲醇 10ml,超声处理 30 分钟,滤过,滤液蒸干,残渣加水 10ml 使溶解,同法制成对照药材溶液。照薄层色谱法(通则 0502)试验,吸取上述两种溶液各 4μl,分别点于同一用 1% 氢氧化钠溶液制备的硅胶 G 薄层板上,以乙酸乙酯-甲酸-冰醋酸-水(15:1:1:1)为展开剂,展开,取出,晾干,喷以硫酸乙醇溶液(1→10),在 105℃加热至斑点显色清晰,置紫外光灯(365nm)下检视。供试品色谱中,在与对照药材色谱相应的位置上,显相同颜色的荧光斑点。

　　【**检查**】　**相对密度**　应不低于 1.05(通则 0601)。

　　pH 值　应为 4.5～6.5(通则 0631)。

　　其他　应符合合剂项下有关的各项规定(通则 0181)。

　　【**含量测定**】　**总黄酮**　对照品溶液的制备　取芦丁对照品 50mg,精密称定,置 25ml 量瓶中,加 70% 乙醇 20ml,置水浴上微热使溶解,放冷,加 70% 乙醇至刻度,摇匀。精密量取 5ml,置 50ml 量瓶中,加水至刻度,摇匀,即得(每 1ml 含芦丁 0.2mg)。

　　标准曲线的制备　精密量取对照品溶液 1.0ml、2.0ml、3.0ml、4.0ml、5.0ml、6.0ml,分别置 25ml 量瓶中,各加水至 6.0ml,加 5% 亚硝酸钠溶液 1ml,混匀,放置 6 分钟,加 10% 硝酸铝溶液 1ml,混匀,放置 6 分钟,加氢氧化钠试液 10ml,再加水至刻度,摇匀,放置 15 分钟;以相应的试剂为空白,照紫外-可见分光光度法(通则 0401),在 505nm 波长处测定吸光度,以吸光度为纵坐标,对照品浓度为横坐标,绘制标准曲线。

　　测定法　取装量项下的本品,混匀,精密量取 5ml,置 50ml 量瓶中,加水至刻度,摇匀。精密量取 2ml,置 25ml 量瓶中,照标准曲线制备项下的方法,自"加水至 6.0ml"起依法测定吸光度,从标准曲线上读出供试品溶液中芦丁的量,计算,即得。

　　本品每 1ml 含总黄酮以芦丁($C_{27}H_{30}O_{16}$)计,不得少于 3.0mg。

　　甘草　照高效液相色谱法(通则 0512)测定。

　　色谱条件与系统适用性试验　以十八烷基硅烷键合硅胶为填充剂;以甲醇-0.2mol/L 醋酸铵溶液-冰醋酸(67:33:1)

为流动相;检测波长为 250nm。理论板数按甘草酸铵峰计算应不低于 2000。

对照品溶液的制备 取甘草酸铵对照品适量,精密称定,加流动相制成每 1ml 含 30μg 的溶液,即得(甘草酸重量=甘草酸铵重量/1.0207)。

供试品溶液的制备 取装量项下的本品,混匀,精密量取 5ml,置 50ml 量瓶中,加流动相至刻度,摇匀,滤过,取续滤液,即得。

测定法 分别精密吸取对照品溶液与供试品溶液各 10μl,注入液相色谱仪,测定,即得。

本品每 1ml 含甘草以甘草酸($C_{42}H_{62}O_{16}$)计,不得少于 0.25mg。

【功能与主治】 开胃消滞,清热定惊。用于小儿积滞化热,消化不良,不思饮食,烦躁易惊,夜寐不安,大便不畅,小便短赤。

【用法与用量】 口服。一次 10～20ml,一日 2 次,婴儿酌减。

【规格】 每支装 10ml

【贮藏】 密封,置阴凉处。

小儿七星茶颗粒
Xiao'er Qixingcha Keli

【处方】

薏苡仁 893g	稻芽 893g
山楂 446g	淡竹叶 670g
钩藤 335g	蝉蜕 112g
甘草 112g	

【制法】 以上七味,薏苡仁、稻芽加水煎煮二次,每次 2 小时,煎液滤过,滤液合并,浓缩至相对密度为 1.08～1.12(55℃),加入乙醇使含醇量达 45%,静置,滤过,滤液回收乙醇并浓缩成稠膏;其余山楂等五味加水煎煮二次,每次 2 小时,煎液滤过,滤液合并,滤液浓缩至适量,与上述稠膏合并,加入适量蔗糖粉,制成颗粒,干燥,制成 1000g,即得。

【性状】 本品为浅黄棕色至红棕色的颗粒;气微,味甜、微苦。

【鉴别】 (1)取本品 7g,置研钵中,加 2%盐酸乙醇溶液 20ml,研细,转移至锥形瓶中,浸渍 30 分钟,时时振摇,滤过,滤液蒸干,用无水乙醇约 2ml 清洗残渣,将清洗液及残渣转移至离心试管中,离心,取上清液,挥散至 1ml,作为供试品溶液。另取山楂对照药材 1g,加 2%盐酸乙醇溶液 20ml,超声处理 30 分钟,滤过,自"滤液蒸干"起,同法制成对照药材溶液。照薄层色谱法(通则 0502)试验,吸取上述两种溶液各 6μl,分别点于同一硅胶 G 薄层板上,以乙醚-三氯甲烷-甲酸(5:5:1)为展开剂,将薄层板在展开缸中预平衡 15 分钟,展开,取出,晾干,在 105℃加热 15 分钟,喷以溴酚蓝指示液。

供试品色谱中,在与对照药材色谱相应的位置上,显相同颜色的斑点。

(2)取本品 7g,加水 15ml,温热使溶解,用乙酸乙酯振摇提取 2 次,每次 10ml,合并乙酸乙酯液,蒸干,残渣加无水乙醇 1ml 使溶解,作为供试品溶液。另取甘草对照药材 0.2g,加乙醚 20ml,超声处理 30 分钟,滤过,药渣加甲醇 10ml,超声处理 30 分钟,滤过,滤液蒸干,残渣用水 10ml 溶解,自"用乙酸乙酯振摇提取 2 次"起,同法制成对照药材溶液。照薄层色谱法(通则 0502)试验,吸取上述两种溶液各 4μl,分别点于同一用 1%氢氧化钠溶液制备的硅胶 G 薄层板上,以乙酸乙酯-甲酸-冰醋酸-水(15:1:1:1)为展开剂,将薄层板在展开缸中预平衡 15 分钟,展开,取出,晾干,喷以 10%硫酸乙醇溶液,在 105℃加热至斑点显色清晰,置紫外光灯(365nm)下检视。供试品色谱中,在与对照药材色谱相应的位置上,显相同颜色的荧光斑点。

【检查】 应符合颗粒剂项下有关的各项规定(通则 0104)。

【含量测定】 照高效液相色谱法(通则 0512)测定。

色谱条件与系统适用性试验 以十八烷基硅烷键合硅胶为填充剂;以甲醇-0.2mol/L 醋酸铵溶液-冰醋酸(65:35:1)为流动相;检测波长为 250nm。理论板数按甘草酸峰计算应不低于 2000。

对照品溶液的制备 取甘草酸铵对照品适量,精密称定,加流动相制成每 1ml 含 16μg 的溶液,即得(相当于每 1ml 含甘草酸 15.67μg)。

供试品溶液的制备 取装量差异项下的本品,混匀,取适量,研细,取约 7g,精密称定,置 50ml 量瓶中,加流动相约 45ml,超声处理(功率 300W,频率 40kHz)30 分钟,放冷,加流动相至刻度,摇匀,滤过,取续滤液,即得。

测定法 精密吸取对照品溶液与供试品溶液各 20μl,注入液相色谱仪,测定,即得。

本品每袋含甘草以甘草酸($C_{42}H_{62}O_{16}$)计,小袋不得少于 0.25mg,大袋不得少于 0.50mg。

【功能与主治】 开胃消滞,清热定惊。用于小儿积滞化热,消化不良,不思饮食,烦躁易惊,夜寐不安,大便不畅,小便短赤。

【用法与用量】 开水冲服。一次 3.5～7g,一日 3 次。

【规格】 (1)每袋装 3.5g (2)每袋装 7g

【贮藏】 密封。

小儿止咳糖浆
Xiao'er Zhike Tangjiang

【处方】

甘草流浸膏 150ml	桔梗流浸膏 30ml
氯化铵 10g	橙皮酊 20ml

【制法】　以上四味，氯化铵用适量水溶解，备用；另取蔗糖 650g，加水煮沸，放冷，加入其余甘草流浸膏等三味，加苯甲酸钠 2g，混匀，静置，取上清液，煮沸，滤过，滤液冷却至 40℃ 以下，缓缓加入上述氯化铵溶液与香兰素 25mg，加水至 1000ml，混匀，即得。

【性状】　本品为红棕色的半透明黏稠液体；味甜。

【鉴别】　(1) 取本品 2ml，加水 6ml，摇匀，滤过，取滤液 1ml，加稀盐酸数滴，生成沉淀，再加氨试液适量，沉淀可溶解。

(2) 取〔鉴别〕(1) 项下的滤液，照铵盐与氯化物的鉴别方法(通则 0301)试验，显相同的反应。

(3) 取本品 20ml，用水饱和的正丁醇振摇提取 2 次，每次 20ml，合并正丁醇液，用正丁醇饱和的水洗涤 2 次，每次 15ml，正丁醇液蒸干，残渣加甲醇 5ml 使溶解，作为供试品溶液。另取甘草对照药材 0.5g，加甲醇 20ml，加热回流 20 分钟，滤过，滤液蒸干，残渣加甲醇 5ml 使溶解，作为对照药材溶液。照薄层色谱法(通则 0502)试验，吸取上述两种溶液各 1μl，分别点于同一硅胶 G 薄层板上，以三氯甲烷-甲醇(9：1)为展开剂，展开，取出，晾干，喷以 10% 硫酸乙醇溶液，在 105℃ 加热至斑点显色清晰，置紫外光灯(365nm)下检视。供试品色谱中，在与对照药材色谱相应的位置上，显相同颜色的荧光斑点。

【检查】　相对密度　应为 1.20～1.30(通则 0601)。

pH 值　应为 5.0～7.0(通则 0631)。

其他　应符合糖浆剂项下有关的各项规定(通则 0116)。

【含量测定】　氯化铵　用内容量移液管精密量取本品 10ml，置凯氏烧瓶中，用水冲洗移液管内壁，洗液并入烧瓶中，加水 250ml，摇匀，加玻璃珠数粒，再加 20% 氢氧化钠溶液 10ml，立即用氮气球将烧瓶与冷凝管连接，冷凝管的尖端浸入 4% 硼酸溶液 50ml 的液面下，加热蒸馏，至 2/3 的溶液馏出时，将冷凝管提出接近液面，让蒸汽冲洗 1 分钟，用水淋洗尖端后停止蒸馏，馏出液加甲基红-溴甲酚绿混合指示液 10 滴，用硫酸滴定液(0.05mol/L)滴定，并将滴定结果用空白试验校正，即得。每 1ml 硫酸滴定液(0.05mol/L)相当于 5.349mg 氯化铵(NH$_4$Cl)。

本品每 1ml 含氯化铵(NH$_4$Cl)应为 9.0～12.0mg。

甘草酸　照高效液相色谱法(通则 0512)测定。

色谱条件与系统适用性试验　以十八烷基硅烷键合硅胶为填充剂；以甲醇-0.2mol/L 醋酸铵溶液-冰醋酸(65：35：1)为流动相；检测波长为 250nm。理论板数按甘草酸峰计算应不低于 2000。

对照品溶液的制备　取甘草酸铵对照品适量，精密称定，加流动相制成每 1ml 含 40μg 的溶液，即得(相当于每 1ml 含甘草酸 39.18μg)。

供试品溶液的制备　用内容量移液管精密量取本品 1ml，置 50ml 量瓶中，用流动相冲洗移液管内壁，洗液并入量瓶中，加流动相至刻度，摇匀，滤过，取续滤液，即得。

测定法　分别精密吸取对照品溶液和供试品溶液各 20μl，注入液相色谱仪，测定，即得。

本品每 1ml 含甘草以甘草酸(C$_{42}$H$_{62}$O$_{16}$)计，不得少于 1.8mg。

【功能与主治】　祛痰，镇咳。用于小儿感冒引起的咳嗽。

【用法与用量】　口服。二至五岁一次 5ml，五岁以上一次 5～10ml，二岁以下酌减，一日 3～4 次。

【规格】　(1) 每瓶装 60ml　(2) 每瓶装 100ml　(3) 每瓶装 120ml

【贮藏】　密封。

小儿止嗽糖浆

Xiao'er Zhisou Tangjiang

【处方】
玄参 14g	麦冬 14g
胆南星 14g	杏仁水 12ml
焦槟榔 10g	桔梗 10g
竹茹 10g	桑白皮 10g
天花粉 10g	川贝母 10g
瓜蒌子 10g	甘草 10g
炒紫苏子 7g	知母 7g
紫苏叶油 0.02ml	

【制法】　以上十五味，除杏仁水、紫苏叶油外，桔梗、川贝母、炒紫苏子、知母粉碎成粗粉，用 60% 乙醇作溶剂，浸渍 28 小时后进行渗漉，收集渗漉液 187ml；其余玄参等九味加水煎煮二次，每次 2 小时，煎液滤过，滤液合并，浓缩至适量，与上述渗漉液合并，混匀，静置，取上清液；沉淀加 60% 乙醇，混匀，静置，取上清液，余液滤除沉淀，与上清液合并，回收乙醇并浓缩至适量，加入用乙醇溶解的紫苏叶油及杏仁水、单糖浆 750ml、苯甲酸钠 3g，混匀，静置，滤过，加水至 1000ml，搅匀，灌装，即得。

【性状】　本品为深棕色的澄清液体；气香，味甜、微苦。

【鉴别】　(1) 取本品 30ml，用乙醚振摇提取 2 次，每次 20ml，弃去乙醚液，再用水饱和的正丁醇振摇提取 2 次，每次 20ml，合并正丁醇液，蒸干，残渣加甲醇 1ml 使溶解，作为供试品溶液。另取玄参对照药材 2g，加乙醇 20ml，加热回流 1 小时，滤过，滤液蒸干，残渣加水 15ml 使溶解，同法制成对照药材溶液。照薄层色谱法(通则 0502)试验，吸取供试品溶液 5μl、对照药材溶液 2μl，分别点于同一硅胶 G 薄层板上，以三氯甲烷-甲醇(5：1)为展开剂，展开，取出，晾干，喷以 5% 香草醛硫酸溶液，加热至斑点显色清晰。供试品色谱中，在与对照药材色谱相应的位置上，显相同颜色的斑点。

(2) 取本品 30ml，加三氯甲烷 20ml、盐酸 2ml，加热回流 1 小时，分取三氯甲烷液，水溶液用三氯甲烷振摇提取 2 次，每次 10ml，合并三氯甲烷液，蒸干，残渣加三氯甲烷 1ml 使溶解，作为供试品溶液。另取麦冬对照药材 1g，加水 30ml，煎煮

30 分钟,放冷,滤过,取滤液,同法制成对照药材溶液。照薄层色谱法(通则 0502)试验,吸取上述两种溶液各 4μl,分别点于同一硅胶 G 薄层板上,以三氯甲烷-丙酮(4∶1)为展开剂,展开,取出,晾干,喷以 10％硫酸乙醇溶液,加热至斑点显色清晰。供试品色谱中,在与对照药材色谱相应的位置上,显相同颜色的斑点。

(3)取本品 30ml,浓缩至约 15ml,通过 D101 型大孔吸附树脂柱(内径为 1cm,柱高为 12cm),先后用水和 30％甲醇各 50ml 洗脱,弃去洗脱液,继用 70％甲醇 50ml 洗脱,收集洗脱液,加盐酸 2ml,加热回流 1 小时,蒸至约 2ml,加水 20ml,用乙酸乙酯振摇提取 2 次,每次 20ml,合并乙酸乙酯液,蒸干,残渣加乙酸乙酯 1ml 使溶解,作为供试品溶液。另取菝葜皂苷元对照品,加乙酸乙酯制成每 1ml 含 5mg 的溶液,作为对照品溶液。照薄层色谱法(通则 0502)试验,吸取上述两种溶液各 6μl,分别点于同一硅胶 G 薄层板上,以甲苯-丙酮(9∶1)为展开剂,展开,取出,晾干,喷以 5％香草醛硫酸溶液,加热至斑点显色清晰。供试品色谱中,在与对照品色谱相应的位置上,显相同颜色的斑点。

【检查】 相对密度 应不低于 1.20(通则 0601)。

pH 值 应为 4.0～6.0(通则 0631)。

其他 应符合糖浆剂项下有关的各项规定(通则 0116)。

【含量测定】 照高效液相色谱法(通则 0512)测定。

色谱条件与系统适用性试验 以十八烷基硅烷键合硅胶为填充剂;以甲醇-0.2mol/L 醋酸铵溶液-冰醋酸(67∶33∶1)为流动相;检测波长为 250nm。理论板数按甘草酸峰计算应不低于 4000。

对照品溶液的制备 取甘草酸铵对照品适量,精密称定,加甲醇制成每 1ml 含 0.1mg 的溶液,即得(相当于每 1ml 含甘草酸为 97.95μg)。

供试品溶液的制备 精密量取本品 10ml,置 25ml 量瓶中,加甲醇适量,摇匀,加甲醇至刻度,摇匀,离心,取上清液,即得。

测定法 分别精密吸取对照品溶液与供试品溶液各 10μl,注入液相色谱仪,测定,即得。

本品每 1ml 含甘草以甘草酸($C_{42}H_{62}O_{16}$)计,不得少于 0.12mg。

【功能与主治】 润肺清热,止嗽化痰。用于小儿痰热内蕴所致的发热、咳嗽、黄痰、咳吐不爽、口干舌燥、腹满便秘、久嗽痰盛。

【用法与用量】 口服。一次 10ml,一日 2 次;周岁以内酌减。

【规格】 (1)每瓶装 10ml (2)每瓶装 120ml

【贮藏】 密封,置阴凉干燥处。

注:杏仁水的制法和含量测定方法

〔制法〕 取苦杏仁 1200g,捣碎,压榨除去脂肪油,研细,置蒸馏器中,加水 2000ml,搅匀,放置 2 小时以上,通水蒸气蒸馏,蒸馏液导入盛有 90％乙醇约 300ml 的容器内,俟全量

达 900ml 时停止蒸馏。分取蒸馏液 50ml,照〔含量测定〕项下的方法测定 HCN 含量。用 22.5％乙醇稀释剩余的蒸馏液,使达到每 100ml 中含氢氰酸 0.1g,即得。

〔含量测定〕 精密量取〔制法〕项中的蒸馏液 50ml,加水 100ml、碘化钾试液与氨试液各 2ml,用硝酸银滴定液(0.1mol/L)缓缓滴定至溶液显黄白色浑浊而不消失,即得。每 1ml 硝酸银滴定液(0.1mol/L)相当于 5.405mg 的 HCN。

本品含氢氰酸(HCN)应为 0.09％～0.11％(g/ml)。

小儿化毒散

Xiao'er Huadu San

【处方】

人工牛黄 8g	珍珠 16g
雄黄 40g	大黄 80g
黄连 40g	甘草 30g
天花粉 80g	川贝母 40g
赤芍 80g	乳香(制)40g
没药(制)40g	冰片 10g

【制法】 以上十二味,除人工牛黄、冰片外,雄黄水飞成极细粉;珍珠水飞或粉碎成极细粉;其余乳香(制)等八味粉碎成细粉;将冰片研细,与人工牛黄及上述粉末配研,过筛,混匀,即得。

【性状】 本品为杏黄色至棕黄色的粉末;味苦,有清凉感。

【鉴别】 (1)取本品,置显微镜下观察:纤维束鲜黄色,壁稍厚,纹孔明显(黄连)。纤维束周围薄壁细胞含草酸钙方晶,形成晶纤维(甘草)。具缘纹孔导管大,多破碎,有的具缘纹孔呈六角形或斜方形,排列紧密(天花粉)。草酸钙簇晶大,直径 60～140μm(大黄)。不规则碎块金黄色或橙黄色,有光泽(雄黄)。不规则碎块无色或淡绿色,半透明,有光泽,有时可见细密波状纹理(珍珠)。

(2)取本品少许,经五氧化二磷干燥后,进行微量升华,将升华物置显微镜下观察,呈不定形的无色片状结晶。

(3)取本品 0.6g,加甲醇 5ml,置水浴上加热回流 15 分钟,滤过,滤液补加甲醇使成 5ml,作为供试品溶液。另取黄连对照药材 50mg,同法制成对照药材溶液。再取盐酸小檗碱对照品,加甲醇制成每 1ml 含 1mg 的溶液,作为对照品溶液。照薄层色谱法(通则 0502)试验,吸取上述三种溶液各 1μl,分别点于同一硅胶 G 薄层板上,以甲苯-乙酸乙酯-异丙醇-甲醇-浓氨试液(12∶6∶3∶3∶1)为展开剂,置氨蒸气预饱和的展开缸内,展开,取出,晾干,置紫外光灯(365nm)下检视。供试品色谱中,在与对照药材色谱和对照品色谱相应的位置上,显相同的黄色荧光斑点。

(4)取本品 0.6g,加甲醇 20ml,浸渍 1 小时,滤过,取滤液 5ml,蒸干,残渣用水 5ml 溶解,再加盐酸 0.5ml,置水浴上加

热 30 分钟,立即冷却,用乙醚 20ml 分 2 次振摇提取,合并乙醚提取液,蒸干,残渣加三氯甲烷 1ml 使溶解,作为供试品溶液。另取大黄对照药材 0.1g,同法制成对照药材溶液。照薄层色谱法(通则 0502)试验,吸取上述两种溶液各 4μl,分别点于同一以羧甲基纤维素钠为黏合剂的硅胶 H 薄层板上,以石油醚(30～60℃)-甲酸乙酯-甲酸(15:5:1)的上层溶液为展开剂,展开,取出,晾干,置紫外光灯(365nm)下检视。供试品色谱中,在与对照药材色谱相应的位置上,显相同的五个橙色荧光斑点;置氨蒸气中熏后,置日光下检视,显相同的红色斑点。

(5)取本品 0.6g,加 0.1％氢氧化钠溶液 5ml,研磨,移入离心管中离心分离,倾取上清液,置分液漏斗中,加水 10ml,摇匀,用乙酸乙酯振摇提取 2 次,每次 15ml,弃去乙酸乙酯液,水溶液用稀盐酸调 pH 值至 1,再用乙酸乙酯振摇提取 2 次,每次 15ml,合并乙酸乙酯提取液,用少量水洗后,浓缩至干,残渣加甲醇 1ml 使溶解,作为供试品溶液。另取胆酸对照品,加乙醇制成每 1ml 含 2mg 的溶液,作为对照品溶液。照薄层色谱法(通则 0502)试验,吸取上述两种溶液各 2μl,分别点于同一硅胶 G 薄层板上,以异辛烷-乙酸乙酯-冰醋酸(15:7:5)为展开剂,展开,取出,晾干,喷以 10％硫酸乙醇溶液,在 105℃加热数分钟,置紫外光灯(365nm)下检视。供试品色谱中,在与对照品色谱相应的位置上,显相同颜色的荧光斑点。

【检查】　应符合散剂项下有关的各项规定(通则 0115)。

【功能与主治】　清热解毒,活血消肿。用于热毒内蕴、毒邪未尽所致的口疮肿痛、疮疡溃烂、烦躁口渴、大便秘结。

【用法与用量】　口服。一次 0.6g,一日 1～2 次;三岁以内小儿酌减。外用,敷于患处。

【贮藏】　密闭,防潮。

小儿化食口服液

Xiao'er Huashi Koufuye

【处方】　六神曲(炒焦)10g　　　　焦山楂 10g
　　　　　焦麦芽 10g　　　　　　　焦槟榔 10g
　　　　　醋莪术 5g　　　　　　　　三棱(麸炒)5g
　　　　　大黄 10g　　　　　　　　炒牵牛子 20g

【制法】　以上八味,加水煎煮三次,第一次 2 小时,第二、三次各 1 小时,合并煎液,滤过,滤液浓缩至相对密度为 1.01～1.05(60℃),放冷,加水至约 700ml,静置 24 小时,离心,加炼蜜 300g 及苯甲酸钠 0.8g,搅匀,静置 24 小时,滤过,加水制成 1000ml,灌封,灭菌,即得。

【性状】　本品为棕色的液体;气微,味甜。

【鉴别】　(1)取本品 50ml,加浓氨试液调节 pH 值至 8～9,加三氯甲烷振摇提取 2 次,每次 40ml,合并三氯甲烷液,蒸

至近干,残渣加甲醇 0.5ml 使溶解,作为供试品溶液。另取槟榔对照药材 1g,加浓氨试液适量使湿润,加三氯甲烷 30ml,加热回流 30 分钟,滤过,滤液蒸至近干,残渣加甲醇 0.5ml 使溶解,作为对照药材溶液。照薄层色谱法(通则 0502)试验,吸取供试品溶液 10μl、对照药材溶液 5μl,分别点于同一硅胶 G 薄层板上,以环己烷-乙酸乙酯-浓氨试液(15:15:0.2)为展开剂,置氨蒸气预饱和的展开缸内,展开,取出,晾干,喷以碘化铋钾试液,置日光下检视。供试品色谱中,在与对照药材色谱相应的位置上,显相同颜色的斑点。

(2)取〔含量测定〕项下的供试品溶液 10ml,蒸干,残渣加甲醇 0.5ml 使溶解,作为供试品溶液。另取大黄对照药材 0.5g,加水 50ml,煎煮 1 小时,放冷,滤过,滤液浓缩至约 20ml,加盐酸 1ml,置水浴中加热回流 1 小时,冷却,用乙酸乙酯振摇提取 2 次,每次 20ml,合并乙酸乙酯液,蒸干,残渣加甲醇 1ml 使溶解,作为对照药材溶液。照薄层色谱法(通则 0502)试验,吸取上述两种溶液各 2μl,分别点于同一以羧甲基纤维素钠为黏合剂的硅胶 H 薄层板上,以石油醚(30～60℃)-甲酸乙酯-甲酸(15:5:1)的上层溶液为展开剂,展开,取出,晾干,置紫外光灯(365nm)下检视。供试品色谱中,在与对照药材色谱相应的位置上,显相同的五个橙黄色荧光主斑点。

(3)取本品 25ml,加盐酸调节 pH 值至 1～2,加乙酸乙酯振摇提取 2 次,每次 25ml,合并乙酸乙酯液,蒸干,残渣加甲醇 0.5ml 使溶解,作为供试品溶液。另取牵牛子对照药材 0.5g,加水煎煮 1 小时,放冷,滤过,滤液加盐酸调节 pH 值至 1～2,同法制成对照药材溶液。照薄层色谱法(通则 0502)试验,吸取上述两种溶液各 10μl,分别点于同一硅胶 G 薄层板上,以乙酸-三氯甲烷-甲酸(10:50:1)为展开剂,展开,取出,晾干,置紫外光灯(365nm)下检视。供试品色谱中,在与对照药材色谱相应的位置上,显相同颜色的荧光斑点。

【检查】　相对密度　应为 1.08～1.14(通则 0601)。

pH 值　应为 3.5～5.5(通则 0631)。

其他　应符合合剂项下有关的各项规定(通则 0181)。

【含量测定】　照高效液相色谱法(通则 0512)测定。

色谱条件与系统适用性试验　以十八烷基硅烷键合硅胶为填充剂;以甲醇-0.1％磷酸(70:30)为流动相;检测波长为 254nm。理论板数按芦荟大黄素峰计算应不低于 9000。

对照品溶液的制备　取芦荟大黄素对照品、大黄酸对照品、大黄素对照品、大黄酚对照品适量,精密称定,加甲醇制成每 1ml 含芦荟大黄素 10μg、大黄酸 25μg、大黄素 10μg、大黄酚 12μg 的溶液,即得。

供试品溶液的制备　精密量取本品 20ml,置圆底烧瓶中,加盐酸 1ml,置水浴中加热回流 1 小时,立即冷却,转移至分液漏斗中,用水 10ml 分次洗涤容器,洗液并入分液漏斗中,用乙酸乙酯振摇提取 5 次(30ml,20ml,20ml,20ml,20ml),每次乙酸乙酯提取液分别用水 15ml 洗涤,弃去水洗液,合并乙酸乙酯液,减压浓缩至干,残渣加甲醇适量使溶

解,转移至 10ml 量瓶中,加甲醇至刻度,摇匀,滤过,取续滤液,即得。

测定法 精密吸取对照品溶液与供试品溶液各 10µl,注入液相色谱仪,测定,即得。

本品每支含大黄以芦荟大黄素（$C_{15}H_{10}O_5$）、大黄酸（$C_{15}H_8O_6$）、大黄素（$C_{15}H_{10}O_5$）和大黄酚（$C_{15}H_{10}O_4$）的总量计,不得少于 0.15mg。

【功能与主治】 消食化滞,泻火通便。用于食滞化热所致的积滞,症见厌食、烦躁、恶心呕吐、口渴、脘腹胀满、大便干燥。

【用法与用量】 口服。三岁以上每次 10ml,一日 2 次。

【注意】 忌食辛辣油腻。

【规格】 每支装 10ml

【贮藏】 密封,置阴凉处。

小儿化食丸

Xiao'er Huashi Wan

【处方】 六神曲(炒焦)100g　　焦山楂 100g
焦麦芽 100g　　焦槟榔 100g
醋莪术 50g　　三棱(制)50g
牵牛子(炒焦)200g　　大黄 100g

【制法】 以上八味,粉碎成细粉,过筛,混匀。每 100g 粉末加炼蜜 90～110g 制成大蜜丸,即得。

【性状】 本品为棕褐色的大蜜丸;味微苦。

【鉴别】 (1)取本品,置显微镜下观察:果皮石细胞淡紫红色、红色或黄棕色,类圆形或多角形,直径约 125µm(焦山楂)。内胚乳细胞碎片无色,壁较厚,有较多大的类圆形纹孔(焦槟榔)。表皮细胞纵列,由 1 个长细胞与 2 个短细胞相间连接,长细胞壁厚,波状弯曲,木化(焦麦芽)。种皮栅状细胞淡棕色或棕色,长 48～80µm(牵牛子)。

(2)取本品 1 丸,剪碎,加甲醇 20ml,浸渍 1 小时,滤过,滤液蒸干,残渣加水 40ml、盐酸 4ml,摇匀,置水浴中加热 30 分钟,立即冷却,用乙醚振摇提取 2 次,每次 20ml,合并乙醚提取液,挥干,残渣用乙酸乙酯 1ml 使溶解,作为供试品溶液。另取大黄对照药材 0.1g,同法制成对照药材溶液。照薄层色谱法(通则 0502)试验,吸取上述两种溶液各 2µl,分别点于同一硅胶 G 薄层板上,以石油醚(30～60℃)-甲酸乙酯-甲酸(15:5:1)的上层溶液为展开剂,展开,取出,晾干,置紫外光灯(365nm)下检视。供试品色谱中,在与对照药材色谱相应的位置上,显相同颜色的荧光斑点;置氨蒸气中熏后,斑点变为红色。

(3)取本品 3g,剪碎,加硅藻土 1g,研匀,加乙醚 20ml,超声处理 15 分钟,滤过,滤液挥干,残渣加无水乙醇 1ml 使溶解,作为供试品溶液。另取山楂对照药材 1g,加乙醚 15ml,同

法制成对照药材溶液。再取熊果酸对照品,加无水乙醇制成每 1ml 含 1mg 的溶液,作为对照品溶液。照薄层色谱法(通则 0502)试验,吸取供试品溶液 10µl、对照药材溶液与对照品溶液各 2µl,分别点于同一硅胶 G 薄层板上,以环己烷-三氯甲烷-乙酸乙酯(20:5:8)为展开剂,展开,取出,晾干,喷以 10%硫酸乙醇溶液,在 110℃加热 10 分钟。供试品色谱中,在与对照药材色谱和对照品色谱相应的位置上,显相同的紫红色斑点。

(4)取本品 15g,剪碎,加硅藻土 10g,研匀,加三氯甲烷 50ml 及浓氨试液 4ml,加热回流 1 小时,滤过,滤液加稀盐酸 5ml 及水 20ml,振摇提取,分取酸水层,加浓氨试液调节 pH 值至 8～9,用三氯甲烷振摇提取 2 次,每次 10ml,分取三氯甲烷液,挥干,残渣加甲醇 0.5ml 使溶解,作为供试品溶液。另取槟榔对照药材 1g,加三氯甲烷 20ml 及浓氨试液 1ml,同法制成对照药材溶液。照薄层色谱法(通则 0502)试验,吸取供试品溶液 20µl、对照药材溶液 2µl,分别点于同一硅胶 G 薄层板上,以环己烷-乙酸乙酯-浓氨试液(7.5:7.5:0.2)为展开剂,置氨蒸气饱和的展开缸内,展开,取出,晾干,喷以稀碘化铋钾试液。供试品色谱中,在与对照药材色谱相应的位置上,显相同的橙色斑点。

【检查】 应符合丸剂项下有关的各项规定(通则 0108)。

【含量测定】 照高效液相色谱法(通则 0512)测定。

色谱条件与系统适用性试验 以十八烷基硅烷键合硅胶为填充剂;以甲醇-水-磷酸(85:15:0.05)为流动相;检测波长为 289nm。理论板数按大黄素峰计算应不低于 2500。

对照品溶液的制备 取大黄素对照品适量,精密称定,加甲醇制成每 1ml 含 3µg 的溶液,即得。

供试品溶液的制备 取重量差异项下的本品,剪碎,取约 6g,精密称定,再精密加入等量的硅藻土,研匀,精密称取约 4g,置具塞锥形瓶中,精密加入甲醇 50ml,密塞,称定重量,加热回流 1 小时,放冷,再称定重量,用甲醇补足减失的重量,摇匀,滤过。精密量取续滤液 10ml,置圆底烧瓶中,置水浴上蒸去甲醇,加 2.5mol/L 硫酸溶液 20ml,超声处理 10 分钟使溶解,置水浴中加热 1 小时,取出,立即冷却,用乙醚提取 4 次,每次 25ml,合并乙醚液,用水 15ml 洗涤,弃去水洗液,乙醚液低温回收溶剂至干,残渣用适量甲醇溶解,并转移至 25ml 量瓶中,加甲醇至刻度,摇匀,即得。

测定法 分别精密吸取对照品溶液与供试品溶液各 10µl,注入液相色谱仪,测定,即得。

本品每丸含大黄以大黄素（$C_{15}H_{10}O_5$）计,不得少于 0.15mg。

【功能与主治】 消食化滞,泻火通便。用于食滞化热所致的积滞,症见厌食、烦躁、恶心呕吐、口渴、脘腹胀满、大便干燥。

【用法与用量】 口服。周岁以内一次 1 丸,周岁以上一次 2 丸,一日 2 次。

【注意】 忌食辛辣油腻。

【规格】　每丸重 1.5g

【贮藏】　密封。

小儿百寿丸

Xiao'er Baishou Wan

【处方】

钩藤 45g	炒僵蚕 45g
胆南星(酒炙)75g	天竺黄 75g
桔梗 30g	木香 75g
砂仁 45g	陈皮 75g
麸炒苍术 75g	茯苓 30g
炒山楂 150g	六神曲(麸炒)45g
炒麦芽 45g	薄荷 45g
滑石 150g	甘草 30g
朱砂 10g	牛黄 10g

【制法】　以上十八味，除牛黄外，朱砂水飞成极细粉；其余钩藤等十六味粉碎成细粉；将牛黄研细，与上述粉末配研，过筛，混匀。每 100g 粉末加炼蜜 100～120g 制成大蜜丸，即得。

【性状】　本品为棕红色的大蜜丸；气香，味甜。

【鉴别】　(1)取本品，置显微镜下观察：不规则块片无色，有层层剥落痕迹(滑石)。纤维束周围薄壁细胞中含草酸钙方晶，形成晶纤维(甘草)。联结乳管直径 14～25μm，含淡黄色颗粒状物(桔梗)。草酸钙砂晶存在于薄壁细胞中，有时含晶细胞连接成行(钩藤)。体壁碎片无色，表面有极细的菌丝体(僵蚕)。不规则分枝状团块无色，遇水合氯醛试液溶化；菌丝无色或淡棕色，直径 4～6μm(茯苓)。草酸钙方晶存在于薄壁细胞中(陈皮)。表皮细胞纵列，由 1 个长细胞与 2 个短细胞相间连接，长细胞壁厚，波状弯曲，木化(麦芽)。内种皮厚壁细胞黄棕色或棕红色，表面观类多角形，壁厚，胞腔内含硅质块(砂仁)。果皮石细胞淡紫红色、红色或黄棕色，类圆形或多角形，直径约 125μm(山楂)。不规则细小颗粒暗棕红色，有光泽，边缘暗黑色(朱砂)。

(2)取本品 9g，剪碎，加硅藻土 3g，研匀，加乙醚 30ml，超声处理 10 分钟，滤过，滤液挥至 1ml，作为供试品溶液。另取木香对照药材 0.5g，加乙醚 10ml，同法制成对照药材溶液。照薄层色谱法(通则 0502)试验，吸取上述两种溶液各 2μl，分别点于同一硅胶 G 薄层板上，以甲苯-甲醇(27：1)为展开剂，展开，取出，晾干，喷以 1％香草醛硫酸溶液，加热至斑点显色清晰，置日光下检视。供试品色谱中，在与对照药材色谱相应的位置上，显两个相同颜色的斑点。

(3)取熊果酸对照品，加甲醇制成每 1ml 含 1mg 的溶液，作为对照品溶液。照薄层色谱法(通则 0502)试验，吸取〔鉴别〕(2)项下的供试品溶液及上述对照品溶液各 2μl，分别点于同一硅胶 G 薄层板上，以三氯甲烷-丙酮(12：1)为展开剂，展开，取出，晾干，喷以 10％硫酸乙醇溶液，在 105℃加热数分钟，置紫外光灯(365nm)下检视。供试品色谱中，在与对照品色谱相应的位置上，显相同颜色的荧光斑点。

【检查】　游离胆红素　照高效液相色谱法(通则 0512)测定(避光操作)。

色谱条件与系统适用性试验　同〔含量测定〕牛黄项下。

对照品溶液的制备　取胆红素对照品适量，精密称定，加二氯甲烷制成每 1ml 含 6.5μg 的溶液，即得。

供试品溶液的制备　取本品剪碎，取适量，精密称定，精密加入无水碳酸钙适量(约为取样量的 3 倍)，混合均匀后充分研磨成细粉，取细粉约 3g(相当于本品 0.76g)，精密称定，置具塞锥形瓶中，精密加入二氯甲烷 20ml，密塞，称定重量，涡旋至充分混匀，冰浴中超声处理(功率 500W，频率 53kHz) 30 分钟，再称定重量，用二氯甲烷补足减失的重量，摇匀，离心，取二氯甲烷液，滤过，取续滤液，即得。

测定法　分别精密吸取对照品溶液与供试品溶液各 5μl，注入液相色谱仪，测定，即得。

供试品色谱中，在与对照品色谱峰保留时间相对应的位置上，出现的色谱峰应小于对照品色谱峰或不出现色谱峰。

其他　应符合丸剂项下有关的各项规定(通则 0108)。

【含量测定】　木香　照高效液相色谱法(通则 0512)测定。

色谱条件与系统适用性试验　以十八烷基硅烷键合硅胶为填充剂；以甲醇-0.1％磷酸溶液(63：37)为流动相；检测波长为 225nm。理论板数按去氢木香内酯峰计算应不低于 14000。

对照品溶液的制备　取木香烃内酯对照品、去氢木香内酯对照品适量，精密称定，加甲醇制成每 1ml 各含 30μg 的混合溶液，即得。

供试品溶液的制备　取重量差异项下的本品，剪碎，混匀，取约 3g，精密称定，精密加入甲醇 50ml，密塞，称定重量，超声处理(功率 200W，频率 40kHz)45 分钟，放冷，再称定重量，用甲醇补足减失的重量，摇匀，滤过，取续滤液，即得。

测定法　分别精密吸取对照品溶液与供试品溶液各 10μl，注入液相色谱仪，测定，即得。

本品每丸含木香以木香烃内酯($C_{15}H_{20}O_2$)和去氢木香内酯($C_{15}H_{18}O_2$)的总量计，不得少于 1.25mg。

牛黄　照高效液相色谱法(通则 0512)测定(避光操作)。

色谱条件与系统适用性试验　以十八烷基硅烷键合硅胶为填充剂；以乙腈-1％冰醋酸溶液(95：5)为流动相；检测波长为 450nm。理论板数按胆红素峰计算应不低于 3000。

对照品溶液的制备　取胆红素对照品适量，精密称定，加二氯甲烷制成每 1ml 含 15μg 的溶液，即得。

供试品溶液的制备　取重量差异项下的本品，剪碎，取适量，精密称定，精密加入硅藻土适量(约为取样量的 2 倍)，混合均匀后充分研磨成细粉，取细粉约 1.5g(相当于本品 0.5g)，精密称定，置具塞锥形瓶中，加入 10％草酸溶液(含

0.15％十六烷基三甲基氯化铵)10ml,密塞,涡旋至充分混匀,精密加入水饱和的二氯甲烷 50ml,密塞,称定重量,涡旋至充分混匀,超声处理(功率 500W,频率 53kHz)40 分钟,放冷,再称定重量,用水饱和的二氯甲烷补足减失的重量,摇匀,离心,取二氯甲烷液,滤过,取续滤液,即得。

测定法 分别精密吸取对照品溶液与供试品溶液各 $5\mu l$,注入液相色谱仪,测定,即得。

本品每丸含牛黄以胆红素($C_{33}H_{36}N_4O_6$)计,不得少于 2.2mg。

【功能与主治】 清热散风,消食化滞。用于小儿风热感冒、积滞,症见发热头痛、脘腹胀满、停食停乳、不思饮食、呕吐酸腐、咳嗽痰多、惊风抽搐。

【用法与用量】 口服。一次 1 丸,一日 2 次;周岁以内小儿酌减。

【规格】 每丸重 3g

【贮藏】 密封。

小儿百部止咳糖浆
Xiao'er Baibu Zhike Tangjiang

【处方】 蜜百部 100g   苦杏仁 50g
            桔梗 50g   桑白皮 50g
            麦冬 25g   知母 25g
            黄芩 100g   陈皮 100g
            甘草 25g   制天南星 25g
            枳壳(炒)50g

【制法】 以上十一味,加水煎煮二次,第一次 3 小时,第二次 2 小时,合并煎液,滤过,滤液静置 6 小时以上,取上清液,浓缩至适量。另取蔗糖 650g 加水煮沸制成糖浆,与上述浓缩液混匀,煮沸,放冷,加入苯甲酸钠 2.5g 与香精适量,加水至 1000ml,搅匀,静置,滤过,即得。

【性状】 本品为棕褐色的黏稠液体;味甜。

【鉴别】 (1)取本品 5ml,加 75％乙醇 15ml,超声处理 20 分钟,滤过,滤液作为供试品溶液。另取黄芩苷对照品,加 75％乙醇制成每 1ml 含 0.2mg 的溶液,作为对照品溶液。照薄层色谱法(通则 0502)试验,吸取上述两种溶液各 1～3μl,分别点于同一聚酰胺薄膜上,以醋酸为展开剂,展开,取出,晾干,置紫外光灯(365nm)下检视。供试品色谱中,在与对照品色谱相应的位置上,显相同颜色的荧光斑点。

(2)取本品 1ml,置具塞离心管中,加甲醇 1ml,振摇,离心,取上清液作为供试品溶液。另取橙皮苷对照品,加甲醇制成饱和溶液,作为对照品溶液。照薄层色谱法(通则 0502)试验,吸取上述两种溶液各 2μl,分别点于同一用 0.5％氢氧化钠溶液制备的硅胶 G 薄层板上,以乙酸乙酯-甲醇-水(100:17:3)为展开剂,展至约 3cm,取出,晾干,再以甲苯-

乙酸乙酯-甲醇-水(20:10:1:1)的上层溶液为展开剂,展至约 8cm,取出,晾干,喷以三氯化铝试液,置紫外光灯(365nm)下检视。供试品色谱中,在与对照品色谱相应的位置上,显相同颜色的荧光斑点。

【检查】 相对密度 应为 1.26～1.32(通则 0601)。

pH 值 应为 4.0～5.0(通则 0631)。

其他 应符合糖浆剂项下有关的各项规定(通则 0116)。

【含量测定】 照高效液相色谱法(通则 0512)测定。

色谱条件与系统适用性试验 以十八烷基硅烷键合硅胶为填充剂;以甲醇-水-磷酸(45:55:0.04)为流动相;检测波长为 276nm。理论板数按黄芩苷峰计算应不低于 2500。

对照品溶液的制备 取黄芩苷对照品适量,精密称定,加 50％甲醇制成每 1ml 含 20μg 的溶液,即得。

供试品溶液的制备 精密量取本品 2ml,置 100ml 量瓶中,用水溶解并稀释至刻度,摇匀,精密量取 10ml,置 50ml 量瓶中,加 65％甲醇至刻度,摇匀,滤过,取续滤液,即得。

测定法 分别精密吸取对照品溶液与供试品溶液各 10μl,注入液相色谱仪,测定,即得。

本品每 1ml 含黄芩以黄芩苷($C_{21}H_{18}O_{11}$)计,不得少于 3.7mg。

【功能与主治】 清肺,止咳、化痰。用于小儿痰热蕴肺所致的咳嗽、顿咳,症见咳嗽、痰多、痰黄黏稠、咯吐不爽,或痰咳不已、痰稠难出;百日咳见上述证候者。

【用法与用量】 口服。二岁以上一次 10ml,二岁以内一次 5ml,一日 3 次。

【规格】 (1)每瓶装 10ml   (2)每瓶装 100ml

【贮藏】 密封。

小儿至宝丸
Xiao'er Zhibao Wan

【处方】 紫苏叶 50g   广藿香 50g
            薄荷 50g   羌活 50g
            陈皮 50g   制白附子 50g
            胆南星 50g   炒芥子 30g
            川贝母 50g   槟榔 50g
            炒山楂 50g   茯苓 200g
            六神曲(炒)200g   炒麦芽 50g
            琥珀 30g   冰片 4g
            天麻 50g   钩藤 50g
            僵蚕(炒)50g   蝉蜕 50g
            全蝎 50g   人工牛黄 6g
            雄黄 50g   滑石 50g
            朱砂 10g

【制法】 以上二十五味,除人工牛黄、冰片外,雄黄、朱砂分别水飞成极细粉;其余紫苏叶等二十一味粉碎成细粉;将冰片研细,与人工牛黄及上述粉末配研,过筛,混匀。每 100g 粉末加炼蜜 110～140g 制成大蜜丸,即得。

【性状】 本品为橙黄色至棕黄色的大蜜丸;气微香,味微苦,有辛凉感。

【鉴别】 (1)取本品,置显微镜下观察:淀粉粒广卵形或贝壳形,直径 40～64μm,脐点短缝状、人字状或马蹄状,层纹可察见(川贝母)。不规则分枝状团块无色,遇水合氯醛试液溶化;菌丝无色或淡棕色,直径 4～6μm(茯苓)。叶肉组织中有细小草酸钙簇晶,直径 4～8μm(紫苏叶)。叶肉组织中散有细小草酸钙针晶(广藿香)。草酸钙砂晶存在于薄壁细胞中,有时含晶细胞连接成行(钩藤)。油管含棕黄色分泌物,直径约 100μm(羌活)。几丁质皮壳碎片淡黄棕色,半透明,密布乳头状或短刺状突起(蝉蜕)。草酸钙簇晶单个散在或存在于果肉组织中,直径 25～54μm(山楂)。表皮细胞纵列,由 1 个长细胞与 2 个短细胞相间连接,长细胞壁厚,波状弯曲,木化(麦芽)。内胚乳细胞碎片无色,壁较厚,有较多大的类圆形纹孔(槟榔)。种皮栅状细胞表面观细小,多角形,壁厚,侧面观类长方形,侧壁及内壁增厚(芥子)。体壁碎片无色,表面有极细的菌丝体(僵蚕)。体壁碎片淡黄色至黄色,有网状纹理及圆形毛窝,有时可见棕褐色刚毛(全蝎)。不规则碎块金黄色或橙黄色,有光泽(雄黄)。不规则细小颗粒暗棕红色,有光泽,边缘暗黑色(朱砂)。

(2)取本品 9g,剪碎,置烧瓶中,加水 200ml,连接挥发油测定器,自测定器上端加水使充满刻度部分,并溢入烧瓶时为止,再加入乙酸乙酯 1ml,连接冷凝管,加热回流 4 小时,放冷,分取乙酸乙酯液并补足至 1ml,混匀,作为供试品溶液。另取百秋李醇对照品,加乙酸乙酯制成每 1ml 含 2mg 的溶液,作为对照品溶液。照薄层色谱法(通则 0502)试验,吸取供试品溶液 10μl、对照品溶液 2μl,分别点于同一硅胶 H 薄层板上,以环己烷-丙酮(18:3)为展开剂,展开,取出,晾干,喷以 5%三氯化铁乙醇溶液,在 105℃加热至斑点显色清晰。供试品色谱中,在与对照品色谱相应的位置上,显相同颜色的斑点。

(3)取本品 7.5g,剪碎,加硅藻土 5g,研匀,置索氏提取器中,加乙醚适量,加热回流 3 小时,提取液低温挥去乙醚,残渣用乙酸乙酯 1ml 溶解,取上清液作为供试品溶液。另取羌活对照药材 0.25g,加乙醚 25ml,冷浸 30 分钟,时时振摇,滤过,滤液挥干,残渣加乙酸乙酯 2ml 使溶解,取上清液作为对照药材溶液。照薄层色谱法(通则 0502)试验,吸取供试品溶液 2μl、对照药材溶液 1μl,分别点于同一含 4%醋酸钠的羧甲基纤维素钠溶液为黏合剂的硅胶 H 薄层板上,以正己烷-乙酸乙酯(5:3)为展开剂,展开,取出,晾干,置紫外光灯(254nm)下检视。供试品色谱中,在与对照药材色谱相应的位置上,显相同颜色的荧光主斑点。

(4)取本品 4.5g,剪碎,加甲醇 20ml,加热回流 30 分钟,放冷,滤过,滤液挥干,残渣用水 10ml 溶解,用乙酸乙酯振摇提取 2 次,每次 20ml,合并乙酸乙酯提取液,蒸干,残渣加甲醇 1ml 使溶解,作为供试品溶液。另取橙皮苷对照品,加甲醇制成饱和溶液,作为对照品溶液。照薄层色谱法(通则 0502)试验,吸取供试品溶液 2μl、对照品溶液 4μl,分别点于同一以含 1%氢氧化钠的羧甲基纤维素钠溶液为黏合剂的硅胶 H 薄层板上,以三氯甲烷-乙酸乙酯-甲醇-水(15:40:22:10)10℃以下放置 4 小时的下层溶液为展开剂,展开,取出,晾干,喷以 1%三氯化铝乙醇溶液,置紫外光灯(365nm)下检视。供试品色谱中,在与对照品色谱相应的位置上,显相同颜色的荧光斑点。

(5)取[鉴别](2)项下的供试品溶液作为供试品溶液。另取冰片对照品,加石油醚(60～90℃)制成每 1ml 含 5mg 的溶液,作为对照品溶液。照薄层色谱法(通则 0502)试验,吸取上述两种溶液各 2μl,分别点于同一硅胶 G 薄层板上,以环己烷-三氯甲烷-乙酸乙酯(9:1:2)为展开剂,展开,取出,晾干,喷以 1%香草醛硫酸溶液,放置 10～20 分钟。供试品色谱中,在与对照品色谱相应的位置上,显相同颜色的斑点。

(6)取本品 4.5g,剪碎,加甲醇 25ml,加热回流 30 分钟,放冷,滤过,滤液挥干,残渣加水 15ml 使溶解,用氨试液调节 pH 值至 9～10,用乙酸乙酯振摇提取 2 次,每次 20ml,弃去乙酸乙酯液,水溶液用稀盐酸调节 pH 值至 2～3,用乙醚振摇提取 2 次,每次 20ml,合并乙醚提取液,挥干,残渣加乙醚 5ml 使溶解,用 0.05%氢氧化钠溶液 5ml 振摇提取,碱水提取液再用乙醚洗涤 2 次,每次 5ml,弃去乙醚液,水溶液用稀盐酸调节 pH 值至 2～3,用乙醚振摇提取 2 次,每次 5ml,合并乙醚提取液,挥干,残渣加甲醇 1ml 使溶解,作为供试品溶液。另取胆酸对照品,加甲醇制成每 1ml 含 0.2mg 的溶液,作为对照品溶液。照薄层色谱法(通则 0502)试验,吸取上述两种溶液各 5μl,分别点于同一硅胶 H 薄层板上,以正己烷-乙酸乙酯-甲醇-冰醋酸(6:32:1.5:1)为展开剂,展开,取出,晾干,喷以 10%硫酸乙醇溶液,在 105℃加热至斑点显色清晰,置紫外光灯(365nm)下检视。供试品色谱中,在与对照品色谱相应的位置上,显相同颜色的荧光斑点。

【检查】 应符合丸剂项下有关的各项规定(通则 0108)。

【含量测定】 照高效液相色谱法(通则 0512)测定。

色谱条件与系统适用性试验 以十八烷基硅烷键合硅胶为填充剂;以甲醇-乙腈-0.1%磷酸溶液(12:14:74)为流动相;检测波长为 284nm。理论板数按橙皮苷峰计算应不低于 5000。

对照品溶液的制备 取橙皮苷对照品适量,精密称定,加甲醇制成每 1ml 含 20μg 的溶液,即得。

供试品溶液的制备 取重量差异下的本品,剪碎,取 1g,精密称定,置具塞锥形瓶中,精密加入甲醇 50ml,密塞,称定重量,加热回流 30 分钟,放冷,再称定重量,用甲醇补足减失的重量,摇匀,滤过,取续滤液,即得。

测定法 分别精密吸取对照品溶液与供试品溶液各

10μl,注入液相色谱仪,测定,即得。

本品每丸含陈皮以橙皮苷($C_{28}H_{34}O_{15}$)计,不得少于 0.70mg。

【功能与主治】 疏风镇惊,化痰导滞。用于小儿风寒感冒,停食停乳,发热鼻塞,咳嗽痰多,呕吐泄泻。

【用法与用量】 口服。一次 1 丸,一日 2～3 次。

【规格】 每丸重 1.5g

【贮藏】 密封。

小儿扶脾颗粒
Xiao'er Fupi Keli

【处方】 白术 48g   陈皮 24g
        山楂 48g   党参 48g
        莲子 48g   茯苓 38g

【制法】 以上六味,加水煎煮二次,第一次 1.5 小时,第二次 2 小时,合并煎液,滤过,滤液浓缩至相对密度为 1.10～1.20(60℃)的清膏,加炼蜜 48g,混匀,再加蔗糖适量,制成颗粒,干燥,制成 1000g,即得。

【性状】 本品为淡黄色至棕黄色的颗粒;味甜、微酸。

【鉴别】 (1)取本品 50g,加水 50ml,加热使溶解,放冷,用乙酸乙酯振摇提取三次,每次 30ml,合并乙酸乙酯液,回收溶剂至干,残渣加甲醇 0.5ml 使溶解,作为供试品溶液。另取白术对照药材 1g,加水 150ml,煎煮 30 分钟,滤过,滤液浓缩至约 30ml,放冷,自"用乙酸乙酯振摇提取三次"起,同法制成对照药材溶液。照薄层色谱法(通则 0502)试验,吸取上述两种溶液各 10μl,分别点于同一硅胶 G 薄层板上,以环己烷-乙酸乙酯(7：3)为展开剂,展开,取出,晾干,喷以 5% 对二甲氨基苯甲醛硫酸溶液,在 105℃加热至斑点显色清晰,置紫外光灯(365nm)下检视。供试品色谱中,在与对照药材色谱相应的位置上,显相同颜色的荧光斑点。

(2)取〔鉴别〕(1)项下的供试品溶液作为供试品溶液。另取陈皮对照药材 1g,加水 150ml,煎煮 30 分钟,滤过,滤液浓缩至约 30ml,放冷,用乙酸乙酯振摇提取三次,每次 30ml,合并乙酸乙酯液,回收溶剂至干,残渣加甲醇 0.5ml 使溶解,作为对照药材溶液。照薄层色谱法(通则 0502)试验,吸取上述两种溶液各 2μl,分别点于同一硅胶 G 薄层板上,以环己烷-乙酸乙酯(2：3)为展开剂,展开,取出,晾干,喷以 5% 三氯化铝乙醇溶液,在 105℃加热至斑点显色清晰,置紫外光灯(365nm)下检视。供试品色谱中,在与对照药材色谱相应的位置上,显相同颜色的荧光斑点。

(3)取本品 10g,加水 50ml,加热使溶解,放冷,用稀盐酸调节 pH 值至 1～2,用乙酸乙酯振摇提取三次,每次 50ml,合并乙酸乙酯液,回收溶剂至干,残渣加甲醇 25ml 使溶解,滤过,滤液作为供试品溶液。另取原儿茶酸对照品,加甲醇制成每 1ml 含 2μg 的溶液,作为对照品溶液。照高效液相色谱法(通则 0512)试验,以十八烷基硅烷键合硅胶为填充剂;以甲醇-1% 醋酸溶液(1：99)为流动相;检测波长为 293nm;理论板数按原儿茶酸峰计算应不低于 3000。分别吸取上述两种溶液各 1μl,注入液相色谱仪。供试品色谱中应呈现与对照品色谱峰保留时间相对应的色谱峰。

(4)取本品 100g,加水 100ml,加热使溶解,放冷,加盐酸 2ml,用乙醚振摇提取三次,每次 50ml,弃去乙醚液,水液加氨试液调节 pH 值至 9～11,用乙醚振摇提取三次,每次 50ml,合并乙醚液,蒸干,残渣加甲醇 0.5ml 使溶解,作为供试品溶液。另取莲子对照药材 2.5g,加水 150ml,煎煮 30 分钟,滤过,滤液自"加盐酸 2ml"起,同法制成对照药材溶液。照薄层色谱法(通则 0502)试验,吸取上述两种溶液各 20μl,分别点于同一硅胶 G 薄层板上,以三氯甲烷-二乙胺(7：1)为展开剂,展至约 12cm,取出,晾干,放置过夜,置紫外光灯(365nm)下检视。供试品色谱中,在与对照药材色谱相应的位置上,显两个或两个以上相同颜色的荧光主斑点。

【检查】 应符合颗粒剂项下有关的各项规定(通则 0104)。

【含量测定】 照高效液相色谱法(通则 0512)测定。

色谱条件与系统适用性试验 以十八烷基硅烷键合硅胶为填充剂;以甲醇-水(32：68)为流动相;检测波长为 283nm。理论板数按橙皮苷峰计算应不低于 2000。

对照品溶液的制备 取橙皮苷对照品适量,精密称定,加甲醇制成每 1ml 含 40μg 的溶液,即得。

供试品溶液的制备 取装量差异项下的本品,混匀,取适量,研细,取约 5g,精密称定,置具塞锥形瓶中,精密加入甲醇 25ml,称定重量,加热回流 1 小时,放冷,再称定重量,用甲醇补足减失的重量,摇匀,滤过,取续滤液,即得。

测定法 分别精密吸取对照品溶液与供试品溶液各 10μl,注入液相色谱仪,测定,即得。

本品每 1g 含陈皮以橙皮苷($C_{28}H_{34}O_{15}$)计,不得少于 0.20mg。

【功能与主治】 健脾胃,助消化。用于小儿脾胃气虚,消化不良,体质消瘦。

【用法与用量】 开水冲服。一次 5～10g,一日 2～3 次;或遵医嘱。

【规格】 (1)每袋装 5g   (2)每袋装 10g

【贮藏】 密封。

小儿抗痫胶囊
Xiao'er Kangxian Jiaonang

【处方】 胆南星 80g   天麻 48g
        太子参 80g   茯苓 80g
        水半夏(制)80g   橘红 48g
        九节菖蒲 120g   青果 120g

琥珀 24g　　　　　　　　沉香 24g

六神曲(麸炒)80g　　　　麸炒枳壳 48g

川芎 48g　　　　　　　　羌活 48g

【制法】 以上十四味,胆南星、九节菖蒲、琥珀、沉香、六神曲(麸炒)、天麻、川芎、羌活粉碎成细粉,过筛,备用;其余太子参等六味加水煎煮三次,滤过,滤液合并,浓缩至适量,与上述细粉混匀,制成颗粒,干燥,粉碎,装入胶囊,制成 1000 粒,即得。

【性状】 本品为硬胶囊,内容物为棕黄色至黄棕色的粉末;味微苦。

【鉴别】 (1)取本品,置显微镜下观察:纤维管胞壁略厚,有具缘纹孔,纹孔口人字形或十字形(沉香)。

(2)取本品内容物 5g,加乙醚 20ml,超声处理 15 分钟,滤过,滤液挥干,残渣加乙醚 2ml 使溶解,作为供试品溶液。另取川芎对照药材 1g,加乙醚 15ml,同法制成对照药材溶液。照薄层色谱法(通则 0502)试验,吸取上述两种溶液各4~6μl,分别点于同一硅胶 G 薄层板上,以正己烷-乙酸乙酯(4:1)为展开剂,展开,取出,晾干,置紫外光灯(365nm)下检视。供试品色谱中,在与对照药材色谱相应的位置上,显相同颜色的荧光斑点。

(3)取本品内容物 5g,加无水乙醇 30ml,超声处理 30 分钟,滤过,滤液蒸干,残渣加无水乙醇 2ml 使溶解,作为供试品溶液。另取羌活对照药材 1g,加无水乙醇 15ml,同法制成对照药材溶液。照薄层色谱法(通则 0502)试验,吸取上述两种溶液各 4~6μl,分别点于同一硅胶 GF$_{254}$薄层板上,以甲苯-丙酮(9:1)为展开剂,展开,取出,晾干,置紫外光灯(254nm)下检视。供试品色谱中,在与对照药材色谱相应的位置上,显相同颜色的斑点;再喷以 5% 香草醛硫酸溶液,加热至斑点显色清晰,在与对照药材色谱相应的位置上,显相同颜色的斑点。

【检查】 应符合胶囊剂项下有关的各项规定(通则 0103)。

【含量测定】 **麸炒枳壳与橘红** 照高效液相色谱法(通则 0512)测定。

色谱条件与系统适用性试验　以十八烷基硅烷键合硅胶为填充剂;以甲醇-冰醋酸-水(33:1:67)为流动相;检测波长为 280nm。理论板数按柚皮苷峰计算应不低于 2500。

对照品溶液的制备　取柚皮苷对照品适量,精密称定,加甲醇制成每 1ml 含 25μg 的溶液,即得。

供试品溶液的制备　取装量差异项下的本品内容物,研细,取约 1g,精密称定,置具塞锥形瓶中,精密加甲醇 50ml,密塞,称定重量,超声处理(功率 200W,频率 40kHz)30 分钟,放冷,再称定重量,用甲醇补足减失的重量,摇匀,滤过,取续滤液,即得。

测定法　分别精密吸取对照品溶液与供试品溶液各 5~10μl,注入液相色谱仪,测定,即得。

本品每粒含麸炒枳壳、橘红以柚皮苷(C$_{27}$H$_{32}$O$_{14}$)计,不得少于 0.75mg。

天麻 照高效液相色谱法(通则 0512)测定。

色谱条件与系统适用性试验　以十八烷基硅烷键合硅胶为填充剂;以乙腈-0.1%磷酸溶液(1.6:98.4)为流动相;检测波长为 220nm。理论板数按天麻素峰计算应不低于 8500。

对照品溶液的制备　取天麻素对照品适量,精密称定,加 50% 甲醇制成每 1ml 含 20μg 的溶液,即得。

供试品溶液的制备　取装量差异项下的本品内容物,研细,取约 2g,精密称定,精密加 50% 甲醇 25ml,称定重量,超声处理(功率 200W,频率 40kHz)60 分钟,放冷,再称定重量,用 50% 甲醇补足减失的重量,离心(转速为每分钟 3000 转)5 分钟,精密量取上清液 3ml,加在中性氧化铝柱(100~200 目,1g,内径为 1cm)上,用 50% 甲醇洗脱,收集流出液及洗脱液 9.5ml 于 10ml 量瓶中,用 50% 甲醇稀释至刻度,摇匀,滤过,取续滤液,即得。

测定法　分别精密吸取对照品溶液与供试品溶液各 5~10μl,注入液相色谱仪,测定,即得。

本品每粒含天麻以天麻素(C$_{13}$H$_{18}$O$_7$)计,不得少于 0.10mg。

【功能与主治】 豁痰熄风,健脾理气。用于原发性全身性强直-阵挛发作型儿童癫痫风痰闭阻证,发作时症见四肢抽搐、口吐涎沫、二目上窜、甚至昏仆。

【用法与用量】 口服。三至六岁一次 5 粒,七至十三岁一次 8 粒,一日 3 次。本品胶囊较大,患儿不习惯或吞服有困难者,可从胶囊中取出药粉冲服。

【注意】 忌食牛羊肉、无鳞鱼及辛辣刺激食物;少数患儿服药后出现食欲不振、恶心呕吐、腹痛腹泻等消化道症状,饭后服用或继续服药 1~3 周一般可自行消失;停药、减量需在医生指导下进行。

【规格】 每粒装 0.5g

【贮藏】 密封。

小儿肝炎颗粒

Xiao'er Ganyan Keli

【处方】 茵陈 120g　　　　　　栀子(姜炙)30g

黄芩 60g　　　　　　　黄柏 60g

焦山楂 90g　　　　　　大豆黄卷 90g

郁金 15g　　　　　　　通草 30g

【制法】 以上八味,栀子(姜炙)、黄芩、黄柏粉碎成细粉;其余茵陈等五味加水煎煮二次,合并煎液,滤过,滤液浓缩成相对密度为 1.30~1.35(50℃)的稠膏。取稠膏 1 份,加蔗糖 3 份,糊精 1 份及上述细粉混匀,制成颗粒,干燥,即得。

【性状】 本品为黄绿色至黄褐色的颗粒;味甜、微苦而涩。

【鉴别】 (1)取本品,置显微镜下观察:韧皮纤维淡黄色,梭形,壁厚,孔沟细(黄芩)。果皮含晶石细胞类圆形或多角形,直径 $17\sim31\mu m$,壁厚,胞腔内含草酸钙方晶(栀子)。纤维束鲜黄色,周围细胞含草酸钙方晶,形成晶纤维,含晶细胞壁木化增厚(黄柏)。

(2)取本品 1g,研细,加乙醇 5ml,浸泡过夜,滤过,滤液浓缩至 1ml,作为供试品溶液。另取黄柏对照药材 0.1g,加乙醇 5ml,浸泡过夜,滤过,滤液作为对照药材溶液。再取盐酸小檗碱对照品,加乙醇制成每 1ml 含 0.5mg 的溶液,作为对照品溶液。照薄层色谱法(通则 0502)试验,吸取上述三种溶液各 $1\mu l$,分别点于同一硅胶 G 薄层板上,以甲苯-乙酸乙酯-异丙醇-甲醇-浓氨试液(12:6:3:3:1)为展开剂,置氨蒸气预饱和的展开缸内,展开,取出,晾干,置紫外光灯(365nm)下检视。供试品色谱中,在与对照药材和对照品色谱相应的位置上,显相同颜色的荧光斑点。

(3)取本品 15g,研细,加乙酸乙酯 50ml,加热回流 1 小时,滤过,滤液蒸干,残渣加乙醇 30ml 使溶解,加活性炭 0.5g,搅匀,滤过,滤液蒸干,残渣加乙醇 2ml 使溶解,作为供试品溶液。另取栀子苷对照品,加乙醇制成每 1ml 含 1mg 的溶液,作为对照品溶液。照薄层色谱法(通则 0502)试验,吸取上述两种溶液各 $4\mu l$,分别点于同一硅胶 G 薄层板上,以乙酸乙酯-丙酮-水(5:5:0.6)为展开剂,展开,取出,晾干,喷以 10% 硫酸乙醇溶液,在 105℃ 加热至斑点显色清晰。供试品色谱中,在与对照品色谱相应的位置上,显相同颜色的斑点。

(4)取本品 5g,研细,加水 30ml,搅拌溶解,滤过,滤液用三氯甲烷振摇提取 3 次,每次 30ml,合并三氯甲烷液,蒸干,残渣加三氯甲烷 1ml 使溶解,作为供试品溶液。另取茵陈对照药材 1g,加水 20ml,煎煮 30 分钟,滤过,滤液同法制成对照药材溶液。照薄层色谱法(通则 0502)试验,吸取上述两种溶液各 $5\mu l$,分别点于同一硅胶 G 薄层板上,以石油醚(60~90℃)-乙酸乙酯-丙酮(6:3:0.5)为展开剂,展开,取出,晾干,置紫外光灯(365nm)下检视。供试品色谱中,在与对照药材色谱相应的位置上,显相同颜色的荧光斑点。

(5)取本品 2g,研细,加甲醇 20ml,超声处理 30 分钟,滤过,滤液蒸干,残渣加甲醇 1ml 使溶解,作为供试品溶液。另取黄芩苷对照品,加甲醇制成每 1ml 含 1mg 的溶液,作为对照品溶液。照薄层色谱法(通则 0502)试验,吸取上述两种溶液各 $5\mu l$,分别点于同一硅胶 G 薄层板上,以乙酸乙酯-丁酮-甲酸-水(5:3:1:1)为展开剂,展开,取出,晾干,喷以 1% 三氯化铁乙醇溶液。供试品色谱中,在与对照品色谱相应的位置上,显相同颜色的斑点。

【检查】 应符合颗粒剂项下有关的各项规定(通则 0104)。

【含量测定】 照高效液相色谱法(通则 0512)测定。

色谱条件与系统适用性试验 以十八烷基硅烷键合硅胶为填充剂;以甲醇-水-冰醋酸(50:50:1)为流动相;检测波长为 277nm。理论板数按黄芩苷峰计算应不低于 3500。

对照品溶液的制备 取黄芩苷对照品适量,精密称定,加甲醇制成每 1ml 含 60μg 的溶液,即得。

供试品溶液的制备 取装量差异项下的本品,混匀,取适量,研细,取约 0.5g,精密称定,置具塞锥形瓶中,精密加入 70% 乙醇 100ml,密塞,称定重量,超声处理(功率 250W,频率 33kHz)40 分钟,放冷,再称定重量,用 70% 乙醇补足减失的重量,摇匀,滤过,取续滤液,即得。

测定法 分别精密吸取对照品溶液与供试品溶液各 $10\mu l$,注入液相色谱仪,测定,即得。

本品每袋含黄芩以黄芩苷($C_{21}H_{18}O_{11}$)计,不得少于 90.0mg。

【功能与主治】 清热利湿,解郁止痛。用于肝胆湿热所致的黄疸、胁痛、腹胀、发热、恶心呕吐、食欲减退、身体倦懒、皮肤黄染;黄疸型肝炎或无黄疸型肝炎见上述证候者。

【用法与用量】 开水冲服。一至三岁一次 5~10g,四至七岁一次 10~15g,八至十岁一次 15g,十一岁以上酌增,一日 3 次。

【规格】 每袋装 10g

【贮藏】 密封。

小儿金丹片
Xiao'er Jindan Pian

【处方】

朱砂 80g	橘红 40g
川贝母 40g	胆南星 30g
前胡 30g	玄参 30g
清半夏 30g	大青叶 30g
木通 30g	桔梗 30g
荆芥穗 30g	羌活 30g
西河柳 30g	地黄 30g
枳壳(炒)30g	赤芍 30g
钩藤 30g	葛根 20g
牛蒡子 20g	天麻 20g
甘草 20g	防风 20g
冰片 10g	水牛角浓缩粉 10g
羚羊角粉 5g	薄荷脑 0.1g

【制法】 以上二十六味,除薄荷脑外,冰片粉碎成细粉;朱砂水飞成极细粉;川贝母、天麻、胆南星粉碎成细粉;与羚羊角粉、水牛角浓缩粉、朱砂粉末配研,过筛,混匀;荆芥穗、橘红、羌活、前胡提取挥发油,药渣与其余甘草等十四味,加水煎煮二次,第一次 3 小时,第二次 2 小时,合并煎液,滤过,滤液浓缩成膏。将上述混合粉末及辅料适量加入浓缩膏中,混匀,干燥,粉碎成细粉,过筛,制成颗粒,干燥。再加入冰片、薄荷脑及荆芥穗等挥发油,混匀,压片,即得。

【性状】 本品为暗红色的片;气辛,味苦。

【鉴别】 取本品 4 片,研细,加乙醚 10ml,研磨使溶解,滤过,滤液挥干,残渣加乙醇 0.5ml 使溶解,作为供试品溶液。

另取冰片对照品,加乙醇制成每 1ml 含 2mg 的溶液,作为对照品溶液。照薄层色谱法(通则 0502)试验,吸取供试品溶液 5μl,对照品溶液 2μl,分别点于同一硅胶 G 薄层板上,以甲苯-乙酸乙酯(19:1)为展开剂,展开,取出,晾干,喷以 10％磷钼酸乙醇溶液,加热至斑点显色清晰。供试品色谱中,在与对照品色谱相应的位置上,显相同颜色的斑点。

【检查】 应符合片剂项下有关的各项规定(通则 0101)。

【含量测定】 取重量差异项下的本品,研细,取约 0.5g,精密称定,置锥形瓶中,加硫酸 25ml、硝酸钾 2g,加热使成乳白色,放冷,加水 50ml,滴加 1％高锰酸钾溶液至显粉红色,再滴加 2％硫酸亚铁溶液至红色消失,加硫酸铁铵指示液 2ml,用硫氰酸铵滴定液(0.1mol/L)滴定。每 1ml 硫氰酸铵滴定液(0.1mol/L)相当于 11.63mg 的硫化汞(HgS)。

本品每片含朱砂以硫化汞(HgS)计,小片应为 32～39mg,大片应为 48～58mg。

【功能与主治】 祛风化痰,清热解毒。用于外感风热,痰火内盛所致的感冒,症见发热、头痛、咳嗽、气喘、咽喉肿痛、呕吐,及高热惊风。

【用法与用量】 口服。周岁一次 0.6g,周岁以下酌减,一日 3 次。

【规格】 每片重 (1)0.2g (2)0.3g

【贮藏】 密封。

小儿肺咳颗粒

Xiao'er Feike Keli

【处方】
人参 20g	茯苓 20g
白术 8g	陈皮 20g
鸡内金 20g	酒大黄 12g
鳖甲 20g	地骨皮 23g
北沙参 39g	炙甘草 12g
青蒿 29g	麦冬 39g
桂枝 8g	干姜 8g
淡附片 8g	瓜蒌 29g
款冬花 20g	紫菀 20g
桑白皮 23g	胆南星 8g
黄芪 20g	枸杞子 20g

【制法】 以上二十二味,黄芪、地骨皮、北沙参、麦冬、炙甘草、青蒿、桂枝、瓜蒌、紫菀、桑白皮加水煎煮二次,每次 2 小时,合并煎液,滤过,滤液浓缩成相对密度为 1.26～1.30(80℃)的清膏;其余人参等十二味粉碎成细粉,与上述清膏、蔗糖适量混匀,制成颗粒,干燥,制成 1000g,即得。

【性状】 本品为黄棕色至棕褐色的颗粒;味甜。

【鉴别】 (1)取本品 3g,加水适量使溶解,离心,取沉淀,置显微镜下观察:不规则分枝状团块无色,遇水合氯醛试液融化;菌丝无色或淡棕色(茯苓)。花粉粒呈类圆球形,直径 28～40μm,外壁有刺,较尖(款冬花)。种皮石细胞,表面观呈不规则多角形,垂周壁呈深波状或微波状弯曲,层纹清晰(枸杞子)。

(2)取本品 50g,研细,加甲醇 120ml,加热回流 2 小时,滤过,滤液蒸干,残渣加 7％硫酸溶液 30ml 使溶解,加热回流 1 小时,用石油醚(60～90℃)振摇提取 3 次,每次 20ml,合并石油醚液,用水洗涤 3 次,每次 20ml,分取石油醚液,挥干,残渣加无水乙醇 1ml 使溶解,作为供试品溶液。另取人参对照药材 1g,加甲醇 30ml,同法制成对照药材溶液。再取人参二醇对照品,加甲醇制成每 1ml 含 1mg 的溶液,作为对照品溶液。照薄层色谱法(通则 0502)试验,吸取上述三种溶液各 10μl,分别点于同一硅胶 G 薄层板上,以甲苯-丙酮(2:1)为展开剂,展开,取出,晾干,喷以硫酸乙醇溶液(1→10),在 100℃加热至斑点显色清晰,分别置日光及紫外光灯(365nm)下检视。供试品色谱中,在与对照药材色谱和对照品色谱相应的位置上,日光下显相同颜色的斑点;紫外光下显相同颜色的荧光斑点。

(3)取本品 15g,研细,加水饱和的正丁醇 50ml,超声处理 30 分钟,滤过,滤液用水洗涤 3 次,每次 20ml,弃去水洗液,正丁醇液蒸干,残渣加甲醇 1ml 使溶解,作为供试品溶液。另取白术对照药材 0.5g,加水煎煮 2 小时,滤过,滤液用水饱和的正丁醇振摇提取 3 次,每次 15ml,合并正丁醇液,蒸干,残渣加甲醇 1ml 使溶解,作为对照药材溶液。照薄层色谱法(通则 0502)试验,吸取上述两种溶液各 5μl,分别点于同一硅胶 G 薄层板上,以三氯甲烷-丙酮-甲酸(9.5:0.5:0.06)为展开剂,展开,取出,晾干,置紫外光灯(365nm)下检视。供试品色谱中,在与对照药材色谱相应的位置上,显一个相同的蓝色荧光斑点。

(4)取本品 10g,研细,加甲醇 30ml,加热回流 1 小时,滤过,滤液蒸干,残渣加甲醇 4ml 使溶解,滤过,滤液作为供试品溶液。另取辛弗林对照品,加甲醇制成每 1ml 含 1mg 的溶液,作为对照品溶液。照薄层色谱法(通则 0502)试验,吸取上述两种溶液各 5μl,分别点于同一硅胶 G 薄层板上,以三氯甲烷-丙酮-甲醇-浓氨试液(13:4:3:0.5)为展开剂,展开,取出,晾干,喷以 0.5％茚三酮乙醇溶液,在 105℃加热至斑点显色清晰。供试品色谱中,在与对照品色谱相应的位置上,显相同颜色的斑点。

(5)取本品 10g,研细,加三氯甲烷 30ml,超声处理 20 分钟,滤过,滤液挥干,残渣加三氯甲烷 1ml 使溶解,作为供试品溶液。另取青蒿对照药材 1g,加水煎煮 30 分钟,滤过,滤液蒸干,残渣加三氯甲烷 20ml 搅拌使溶解,滤过,滤液蒸干,残渣加三氯甲烷 1ml 使溶解,作为对照药材溶液。照薄层色谱法(通则 0502)试验,吸取上述两种溶液各 5μl,分别点于同一硅胶 G 薄层板上,以三氯甲烷-甲醇(18:0.5)为展开剂,展开,取出,晾干,置紫外光灯(365nm)下检视。供试品色谱中,在与对照药材色谱相应的位置上,显一个相同的蓝色荧光斑点。

（6）取本品 5g，研细，加甲醇 20ml，超声处理 20 分钟，滤过，滤液蒸干，残渣加水 10ml 使溶解，再加盐酸 1ml，置水浴中加热 30 分钟，立即冷却，用乙醚振摇提取 2 次，每次 20ml，合并乙醚液，蒸干，残渣加三氯甲烷 1ml 使溶解，作为供试品溶液。另取大黄对照药材 0.1g，同法制成对照药材溶液。再取大黄素对照品，加甲醇制成每 1ml 含 1mg 的溶液，作为对照品溶液。照薄层色谱法（通则 0502）试验，吸取上述三种溶液各 3μl，分别点于同一硅胶 G 薄层板上，以石油醚（30～60℃）-甲酸乙酯-甲酸（15：5：1）的上层溶液为展开剂，展开，取出，晾干，置紫外光灯（365nm）下检视。供试品色谱中，在与对照药材色谱相应的位置上，显相同的五个橙黄色荧光主斑点；在与对照品色谱相应的位置上，显相同的橙黄色荧光斑点，置氨蒸气中熏后，置日光下检视，斑点变为红色。

（7）取本品 50g，研细，加甲醇 100ml，超声处理 1 小时，滤过，滤液蒸干，残渣加水 50ml 使溶解，用乙酸乙酯振摇提取 4 次，每次 50ml，合并乙酸乙酯液，蒸干，残渣加甲醇 1ml 使溶解，作为供试品溶液。另取款冬花对照药材 1g，加甲醇 20ml，超声处理 30 分钟，滤过，滤液浓缩至 1ml，作为对照药材溶液。照薄层色谱法（通则 0502）试验，吸取上述两种溶液各 5μl，分别点于同一硅胶 GF254 薄层板上，以石油醚（60～90℃）-丙酮（6：1）为展开剂，展开，取出，晾干，置紫外光灯（254nm）下检视。供试品色谱中，在与对照药材色谱相应的位置上，显相同颜色的斑点。

（8）取枸杞子对照药材 1g，加甲醇 30ml，超声处理 30 分钟，滤过，滤液蒸干，残渣加甲醇 1ml 使溶解，作为对照药材溶液。照薄层色谱法（通则 0502）试验，吸取〔鉴别〕（7）项下的供试品溶液及上述对照药材溶液各 5μl，分别点于同一硅胶 G 薄层板上，以乙酸乙酯-三氯甲烷-甲酸（3：3：1）为展开剂，展开，取出，晾干，置紫外光灯（365nm）下检视。供试品色谱中，在与对照药材色谱相应的位置上，显相同颜色的荧光斑点。

【检查】 乌头碱限量 取本品 36g，研细，置具塞锥形瓶中，加浓氨试液 10ml 使润湿，加入三氯甲烷 80ml，超声处理 30 分钟，滤过，滤液蒸干，残渣加 3％硫酸溶液 30ml 使溶解，用三氯甲烷振摇提取 3 次，每次 40ml，弃去三氯甲烷液，水层用浓氨试液调节 pH 值至 10，用三氯甲烷振摇提取 5 次，每次 30ml，合并三氯甲烷液，蒸干，残渣加三氯甲烷适量使溶解，并移置 2ml 量瓶中，加三氯甲烷至刻度，摇匀，作为供试品溶液。另取乌头碱对照品，加三氯甲烷制成每 1ml 含 1.5mg 的溶液，作为对照品溶液。照薄层色谱法（通则 0502）试验，吸取上述两种溶液各 5μl，分别点于同一硅胶 G 薄层板上，以环己烷-乙酸乙酯-甲醇（6.4：3.6：1）为展开剂，展开，取出，晾干，喷以稀碘化铋钾试液。供试品色谱中，在与对照品色谱相应的位置上，出现的斑点应小于对照品斑点，或不出现斑点。

其他 应符合颗粒剂项下有关的各项规定（通则 0104）。

【含量测定】 照高效液相色谱法（通则 0512）测定。

色谱条件与系统适用性试验 以十八烷基硅烷键合硅胶为填充剂；以甲醇-5％醋酸溶液（33：67）为流动相；检测波长为 283nm。理论板数按橙皮苷峰计算应不低于 3000。

对照品溶液的制备 取橙皮苷对照品适量，精密称定，加 75％甲醇制成每 1ml 含 30μg 的溶液，即得。

供试品溶液的制备 取装量差异项下的本品内容物，研细，取约 3g，精密称定，置具塞锥形瓶中，精密加入甲醇 50ml，称定重量，超声处理（功率 80W，频率 250kHz）30 分钟，放冷，再称定重量，用甲醇补足减失的重量，摇匀，滤过，取续滤液，即得。

测定法 分别精密吸取对照品溶液与供试品溶液各 10μl，注入液相色谱仪，测定，即得。

本品每 1g 含陈皮以橙皮苷（$C_{28}H_{34}O_{15}$）计，不得少于 0.57mg。

【功能与主治】 健脾益肺，止咳平喘。用于肺脾不足，痰湿内壅所致咳嗽或痰多稠黄，咳吐不爽，气短，喘促，动辄汗出，食少纳呆，周身乏力，舌红苔厚；小儿支气管炎见以上证候者。

【用法与用量】 开水冲服。周岁以内一次 2g，一至四岁一次 3g，五至八岁一次 6g，一日 3 次。

【注意】 高热咳嗽慎用。

【规格】 每袋装（1）2g （2）3g （3）6g

【贮藏】 密封。

小儿肺热平胶囊
Xiao'er Feireping Jiaonang

【处方】 人工牛黄 3.3g　　地龙 55g
珍珠 3.3g　　拳参 44g
牛胆粉 11g　　甘草 11g
平贝母 66g　　人工麝香 0.22g
射干 55g　　朱砂 0.44g
黄连 44g　　黄芩 88g
羚羊角 0.44g　　北寒水石 55g
冰片 0.44g　　新疆紫草 33g
柴胡 66g

【制法】 以上十七味，黄连、平贝母、北寒水石粉碎成粗粉；射干、拳参、新疆紫草、黄芩、地龙、柴胡、甘草加水煎煮二次，第一次 2 小时，第二次 1 小时，煎液滤过，滤液合并，浓缩至相对密度为 1.25～1.30（80℃），与上述粗粉混匀，在 40～60℃减压干燥，粉碎成细粉；朱砂、珍珠分别水飞成极细粉；羚羊角锉研成细粉；人工牛黄、人工麝香、冰片分别研细，与上述配研，混匀，过筛，装入胶囊，制成 1000 粒，即得。

【性状】 本品为硬胶囊，内容物为黄色至黄棕色的粉末；气辛，味苦。

【鉴别】 （1）取本品，置显微镜下观察：不规则块片状结晶有玻璃样光泽,边缘具明显的平直纹理(北寒水石)。

(2)取本品内容物少许,进行微量升华,升华物置显微镜下观察,升华物呈不定形的无色片状结晶。

(3)取本品内容物 0.5g,加 10%盐酸乙醇溶液 20ml,振摇 10 分钟,滤过,取滤液 1ml,加碘化铋钾试液 2 滴,生成橘黄色沉淀。

(4)取本品内容物 5g,加甲醇 50ml,超声处理 30 分钟,滤过,滤液蒸干,残渣加水 40ml 使溶解,用水饱和的正丁醇振摇提取 3 次(30ml,20ml,20ml),合并正丁醇提取液,置水浴上蒸干,残渣加甲醇 1ml 使溶解,作为供试品溶液。另取甘草对照药材 0.5g,同法制成对照药材溶液。照薄层色谱法(通则 0502)试验,吸取供试品溶液 10μl、对照药材溶液 5μl,分别点于同一硅胶 G 薄层板上,以石油醚(60～90℃)-乙酸乙酯(9:11)为展开剂,展开,取出,晾干,喷以 10%的硫酸乙醇溶液,在 105℃加热至斑点显色清晰。供试品色谱中,在与对照药材色谱相应的位置上,显相同的黄色斑点。

(5)取黄芩对照药材 1g,照〔鉴别〕(4)项下供试品溶液的制备方法制成对照药材溶液。另取黄芩苷对照品,加甲醇制成每 1ml 含 1mg 的溶液,作为对照品溶液。照薄层色谱法(通则 0502)试验,吸取〔鉴别〕(4)项下的供试品溶液 5μl 及上述对照药材与对照品溶液各 2μl,分别点于同一含 4%醋酸钠的羧甲基纤维素钠为黏合剂的硅胶 G 薄层板上,以乙酸乙酯-丁酮-甲酸-水(5:3:1:1)为展开剂,展开,取出,晾干,喷以 1%的三氯化铁乙醇溶液。供试品色谱中,在与对照药材色谱和对照品色谱相应的位置上,显相同颜色的斑点。

【检查】　应符合胶囊剂项下有关的各项规定(通则 0103)。

【含量测定】　照高效液相色谱法(通则 0512)测定。

色谱条件与系统适用性试验　以十八烷基硅烷键合硅胶为填充剂;以乙腈-0.033mol/L 磷酸二氢钾溶液(33:67)为流动相;检测波长为 424nm。理论板数按盐酸小檗碱峰计算应不低于 3000。

对照品溶液的制备　取盐酸小檗碱对照品适量,精密称定,加甲醇制成每 1ml 含 0.5mg 的溶液,即得。

供试品溶液的制备　取装量差异项下的本品内容物,混匀,取约 1g,精密称定,置具塞锥形瓶中,精密加入盐酸-甲醇(1→100)混合溶液 50ml,密塞,称定重量,超声处理(功率 250W,频率 33kHz)40 分钟,放冷,再称定重量,用盐酸-甲醇(1→100)混合溶液补足减失的重量,摇匀,滤过,取续滤液,即得。

测定法　分别精密吸取对照品溶液与供试品溶液各 5μl,注入液相色谱仪,测定,即得。

本品每粒含黄连以盐酸小檗碱($C_{20}H_{17}NO_4 \cdot HCl$)计,不得少于 0.80mg。

【功能与主治】　清热化痰,止咳平喘,镇惊开窍。用于小儿痰热壅肺所致喘嗽,症见喘咳、吐痰黄稠、壮热烦渴、神昏抽搐、舌红苔黄腻。

【用法与用量】　口服。六个月以内小儿一次服 0.125g,七至十二个月一次服 0.25g,一至二岁一次服 0.375g,二至三岁一次服 0.5g,三岁以上一次服 0.75～1.0g,一日 3～4 次。

【注意】　本品不宜久服;肝肾功能不全者慎用。

【规格】　每粒装 0.25g

【贮藏】　密封。

小儿肺热咳喘口服液

Xiao'er Feire Kechuan Koufuye

【处方】　麻黄 50g　　　　　苦杏仁 100g
　　　　　石膏 400g　　　　　甘草 50g
　　　　　金银花 167g　　　　连翘 167g
　　　　　知母 167g　　　　　黄芩 167g
　　　　　板蓝根 167g　　　　麦冬 167g
　　　　　鱼腥草 167g

【制法】　以上十一味,石膏加水煎煮 0.5 小时,加入其余麻黄等十味,加水煎煮二次,每次 1 小时,合并煎液,滤过,滤液浓缩至相对密度为 1.10～1.15(80℃),放冷,加乙醇使含醇量达 75%,搅匀,静置 24 小时,滤过,滤液回收乙醇并浓缩至相对密度为 1.20～1.25(80℃)的清膏,加水约至 1000ml,搅匀,冷藏(4～7℃)36～48 小时,滤过,滤液加入苯甲酸钠 3g 和甜蜜素 5g,加水至 1000ml,搅匀,灌装,灭菌,即得。

【性状】　本品为棕红色的液体;味苦、微甜。

【鉴别】　(1)取本品 10ml,加氯化钠饱和水溶液 10ml,用 10%氢氧化钠溶液调节 pH 值至 12～13,用乙醚振摇提取 2 次,每次 20ml,合并乙醚提取液,加盐酸乙醇(1→20)溶液 2ml,低温挥干,残渣立即用甲醇 5ml 溶解,作为供试品溶液。另取盐酸麻黄碱对照品适量,加甲醇制成每 1ml 含 0.5mg 的溶液,作为对照品溶液。照薄层色谱法(通则 0502)试验,吸取上述两种溶液各 3μl,分别点于同一硅胶 G 薄层板上,以乙醇-浓氨试液(10:0.5)为展开剂,展开,取出,晾干,喷以茚三酮试液,在 105℃加热至斑点显色清晰。供试品色谱中,在与对照品色谱相应的位置上,显相同颜色的斑点。

(2)取本品 5ml,加水 5ml,摇匀,加稀盐酸调节 pH 值至 1～2,离心 10 分钟,沉淀备用。分取上清液,用乙酸乙酯 15ml 振摇提取,乙酸乙酯液蒸干,残渣加乙酸乙酯 1ml 使溶解,作为供试品溶液 I。取上述备用沉淀,加乙醇 5ml 使溶解,作为供试品溶液 II。再取绿原酸对照品、黄芩苷对照品,分别加乙醇制成每 1ml 含 1mg 和 0.3mg 的溶液,作为对照品溶液。照薄层色谱法(通则 0502)试验,吸取上述四种溶液各 1～2μl,分别点于同一聚酰胺薄膜上,以乙酸乙酯-甲醇-甲酸(8:1:1)为展开剂,展开,取出,晾干,置紫外光灯(365nm)下检视。供试品色谱中,在与两种对照品色谱相应的位置上,分别显相同颜色的荧光斑点。

（3）取本品作为供试品溶液。另取连翘对照药材0.5g，加甲醇10ml，加热回流20分钟，滤过，滤液作为对照药材溶液。再取连翘苷对照品，加甲醇制成每1ml含1mg的溶液，作为对照品溶液。照薄层色谱法（通则0502）试验，吸取供试品溶液和对照溶液各5μl、对照品溶液10μl，分别点于同一硅胶G薄层板上，以三氯甲烷-甲醇（5：1）为展开剂，展开，取出，晾干，喷以10％硫酸乙醇溶液，在105℃加热至斑点显色清晰。供试品色谱中，在与对照药材色谱和对照品色谱相应的位置上，显相同颜色的斑点。

【检查】　相对密度　应为1.07～1.12（通则0601）。

pH值　应为5.0～7.0（通则0631）。

其他　应符合合剂项下有关的各项规定（通则0181）。

【含量测定】　照高效液相色谱法（通则0512）测定。

色谱条件与系统适用性试验　以十八烷基硅烷键合硅胶为填充剂；以乙腈-0.2％磷酸溶液（3：97）为流动相；检测波长为210nm。理论板数按盐酸麻黄碱峰计算应不低于7000。

对照品溶液的制备　取盐酸麻黄碱对照品、盐酸伪麻黄碱对照品适量，精密称定，分别加水制成每1ml含盐酸麻黄碱30μg的溶液和每1ml含盐酸伪麻黄碱15μg的溶液，即得。

供试品溶液的制备　精密量取本品5ml，通过D101型大孔吸附树脂柱（内径为1.5cm，柱高为13cm），先后以水100ml和20％乙醇75ml洗脱，弃去洗脱液，继用40％乙醇15ml、60％乙醇15ml和80％乙醇70ml洗脱，收集上述洗脱液，浓缩至约10ml，用适量10％乙醇转移至25ml量瓶中，加10％乙醇至刻度，摇匀，即得。

测定法　分别精密吸取对照品溶液与供试品溶液各10μl，注入液相色谱仪，测定，即得。

本品每1ml含麻黄以盐酸麻黄碱（$C_{10}H_{15}NO \cdot HCl$）和盐酸伪麻黄碱（$C_{10}H_{15}NO \cdot HCl$）的总量计，不得少于0.18mg。

【功能与主治】　清热解毒，宣肺化痰。用于热邪犯于肺卫所致发热、汗出、微恶风寒、咳嗽、痰黄，或兼喘息、口干而渴。

【用法与用量】　口服。一至三岁一次10ml，一日3次；四至七岁一次10ml，一日4次；八至十二岁一次20ml，一日3次，或遵医嘱。

【注意】　大剂量服用，可能有轻度胃肠不适反应。

【规格】　每支装10ml

【贮藏】　密封。

小儿泻速停颗粒
Xiao'er Xiesuting Keli

【处方】　地锦草360g　　　　　儿茶54g
　　　　　乌梅60g　　　　　　焦山楂90g
　　　　　茯苓180g　　　　　　白芍90g
　　　　　甘草360g

【制法】　以上七味，乌梅、焦山楂、白芍加水煎煮1小时，滤过，药渣加入地锦草，再加水煎煮二次，滤过，滤液合并，滤液浓缩至适量，加乙醇使含醇量达60％，静置，取上清液，回收乙醇至无醇味。儿茶加水煎煮二次，煎液滤过，滤液合并，或浓缩至适量，冷藏，滤过；茯苓、甘草加水煎煮二次，煎液滤过，滤液合并，浓缩至适量，冷藏，滤过，滤液与上述药液合并，浓缩至适量，加蔗糖500g与适量糊精、甜菊素，制颗粒；或合并药液经喷雾干燥制得浸膏粉，加蔗糖500g与适量糊精和阿司帕坦，混匀，制成颗粒，干燥，制成1000g，即得。

【性状】　本品为棕黄色的颗粒；味甜、微涩。

【鉴别】　（1）取本品8g，研细，加乙酸乙酯-甲醇（1：1）的混合溶液20ml，加热回流30分钟，滤过，滤液挥干，残渣加乙醇2ml使溶解，作为供试品溶液。另取芍药苷对照品，加乙醇制成每1ml含1ml的溶液，作为对照品溶液。照薄层色谱法（通则0502）试验，吸取上述两种溶液各10μl，分别点于同一硅胶G薄层板上，以三氯甲烷-乙酸乙酯-甲醇（8：1：4）为展开剂，置氨蒸气预饱和的展开缸内，展开，取出，晾干，喷以10％硫酸乙醇溶液，在100℃加热至斑点显色清晰。供试品色谱中，在与对照品色谱相应的位置上，显相同颜色的斑点。

（2）取本品1g，研细，加乙醚20ml，加热回流1小时，滤过，弃去乙醚液，药渣加甲醇20ml，加热回流1小时，滤过，滤液蒸干，残渣加水20ml使溶解，用水饱和的正丁醇振摇提取3次，每次20ml，合并正丁醇液，用正丁醇饱和的水洗涤3次，正丁醇液蒸干，残渣加甲醇5ml使溶解，作为供试品溶液。另取甘草对照药材1g，同法制成对照药材溶液。照薄层色谱法（通则0502）试验，吸取上述两种溶液各2μl，分别点于同一用1％氢氧化钠溶液制备的硅胶G薄层板上，以乙酸乙酯-甲酸-冰醋酸-水（15：1：1：2）为展开剂，展开，取出，晾干，喷以10％硫酸乙醇溶液，在105℃加热至斑点显色清晰，置紫外光灯（365nm）下检视。供试品色谱中，在与对照药材色谱相应的位置上，显相同颜色的荧光斑点。

【检查】　应符合颗粒剂项下有关的各项规定（通则0104）。

【含量测定】　照高效液相色谱法（通则0512）测定。

色谱条件与系统适用性试验　以十八烷基硅烷键合硅胶为填充剂；以四氢呋喃-N,N-二甲基甲酰胺-0.04mol/L枸橼酸溶液（2.6：10.4：87）为流动相；检测波长为280nm。理论板数按儿茶素峰计算应不低于3000。

对照品溶液的制备　取儿茶素对照品、表儿茶素对照品适量，精密称定，加50％甲醇溶解，制成每1ml含儿茶素100μg、表儿茶素50μg的混合溶液，即得。

供试品溶液的制备　取装量差异项下的本品，混匀，取适量，研细，取1g，精密称定，置具塞锥形瓶中，精密加入50％甲醇50ml，密塞，称定重量，超声处理（功率300W，频率55kHz）30分钟，放冷，再称定重量，用50％甲醇补足减失的重量，摇匀，滤过，取续滤液，即得。

测定法　分别精密吸取对照品溶液及供试品溶液各 10μl,注入液相色谱仪,测定,即得。

本品每 1g 含儿茶以儿茶素($C_{15}H_{14}O_6$)和表儿茶素($C_{15}H_{14}O_6$)的总量计,不得少于 7.0mg。

【功能与主治】　清热利湿,健脾止泻,缓急止痛,用于小儿湿热壅遏大肠所致的泄泻,症见大便稀薄如水样、腹痛、纳差;小儿秋季腹泻及迁延性、慢性腹泻见上述证候者。

【用法与用量】　口服。六个月以下,一次 1.5～3g,六个月至一岁以内,一次 3～6g,一至三岁,一次 6～9g,三至七岁,一次 10～15g,七至十二岁,一次 15～20g,一日 3～4 次;或遵医嘱。

【注意】　忌食生冷油腻;腹泻严重,有较明显脱水表现者应及时就医。

【规格】　每袋装　(1)3g　(2)5g　(3)10g

【贮藏】　密封。

小儿泻痢片
Xiao'er Xieli Pian

【处方】　葛根 37.5g　　　黄芩 62.5g
　　　　　黄连 31.3g　　　厚朴 62.5g
　　　　　白芍 62.5g　　　茯苓 62.5g
　　　　　焦山楂 62.5g　　乌梅 31.3g
　　　　　甘草 12.5g　　　滑石粉 75g

【制法】　以上十味,黄连粉碎成细粉;其余葛根等九味加水煎煮二次,第一次 3 小时,第二次 2 小时,煎液滤过,滤液合并,浓缩成稠膏,加入黄连细粉,混匀,干燥,粉碎成细粉,制颗粒,压制成 1000 片,包糖衣或薄膜衣;或滤液浓缩至相对密度为 1.15～1.20(60℃),喷雾干燥,与上述黄连细粉混匀,制颗粒,干燥,压制成 1000 片,包糖衣或薄膜衣,即得。

【性状】　本品为糖衣片或薄膜衣片,除去包衣后显棕色至棕褐色;气微,味苦。

【鉴别】　(1)取本品,置显微镜下观察:纤维束鲜黄色,壁稍厚,纹孔明显(黄连)。

(2)取本品 15 片,除去包衣,研细,加甲醇 10ml,超声处理 30 分钟,滤过,滤液蒸干,残渣用 5% 碳酸氢钠溶液 15ml 溶解,滤过,滤液用稀盐酸调节 pH 值至 2～3,用水饱和的正丁醇振摇提取 2 次,每次 10ml,合并正丁醇液,蒸干,残渣加甲醇 1ml 使溶解,作为供试品溶液。另取葛根素对照品,加甲醇制成每 1ml 含 1mg 的溶液,作为对照品溶液。照薄层色谱法(通则 0502)试验,吸取供试品溶液 5～10μl、对照品溶液 4μl,分别点于同一硅胶 G 薄层板上使成条状,以三氯甲烷-甲醇-水(14:5:0.5)为展开剂,展开,取出,晾干,置氨蒸气中熏 15 分钟,置紫外光灯(365nm)下检视。供试品色谱中,在与对照品色谱相应的位置上,显相同颜色的荧光斑点。

(3)取本品 5 片,除去包衣,研细,加甲醇 10ml,超声处理 30 分钟,滤过,滤液作为供试品溶液。另取黄连对照药材 0.15g,同法制成对照药材溶液。再取盐酸小檗碱对照品,加甲醇制成每 1ml 含 0.5mg 的溶液,作为对照品溶液。照薄层色谱法(通则 0502)试验,吸取上述三种溶液各 3μl,分别点于同一硅胶 G 薄层板上,以甲苯-乙酸乙酯-异丙醇-甲醇-水(12:6:3:3:1)为展开剂,置氨蒸气饱和的展开缸内,展开,取出,晾干,置紫外光灯(365nm)下检视。供试品色谱中,在与对照药材色谱和对照品色谱相应的位置上,显相同颜色的荧光斑点。

(4)取本品 30 片,除去包衣,研细,加乙酸乙酯 40ml,超声处理 30 分钟,滤过,滤液蒸干,残渣加甲醇 1ml 使溶解,作为供试品溶液。另取厚朴酚对照品与和厚朴酚对照品,加甲醇制成每 1ml 各含 1mg 的混合溶液,作为对照品溶液。照薄层色谱法(通则 0502)试验,吸取供试品溶液 10～20μl,对照品溶液 5μl,分别点于同一含 0.5% 氢氧化钠的羧甲基纤维素钠溶液为黏合剂的硅胶 G 薄层板上,以甲苯-乙酸乙酯-甲醇(18:3:1)为展开剂,展开,取出,晾干,喷以 1% 香草醛硫酸溶液,在 105℃ 加热至斑点显色清晰。供试品色谱中,在与对照品色谱相应的位置上,显相同颜色的斑点。

(5)取本品 40 片,除去包衣,研细,加乙醇 40ml,超声处理 30 分钟,滤过,滤液蒸干,残渣加水 20ml,微热使溶解,滤过,滤液用水饱和的正丁醇 30ml 振摇提取,分取正丁醇液,用氨试液 30ml 洗涤,正丁醇液蒸干,残渣加甲醇 1ml 使溶解,作为供试品溶液。另取芍药苷对照品,加甲醇制成每 1ml 含 1mg 的溶液,作为对照品溶液。照薄层色谱法(通则 0502)试验,吸取供试品溶液 5～10μl、对照品溶液 5μl,分别点于同一硅胶 G 薄层板上,以三氯甲烷-乙酸乙酯-甲醇-浓氨试液(8:1:4:1)为展开剂,展开,取出,晾干,喷以 5% 香草醛硫酸溶液,在 105℃ 加热至斑点显色清晰。供试品色谱中,在与对照品色谱相应的位置上,显相同颜色的斑点。

【检查】　应符合片剂项下有关的各项规定(通则 0101)。

【含量测定】　照高效液相色谱法(通则 0512)测定。

色谱条件与系统适用性试验　以十八烷基硅烷键合硅胶为填充剂;以甲醇-水-磷酸(50:50:0.2)为流动相;检测波长为 277nm。理论板数按黄芩苷峰计算应不低于 3000。

对照品溶液的制备　取黄芩苷对照品适量,精密称定,加甲醇制成每 1ml 含 60μg 的溶液,即得。

供试品溶液的制备　取本品 20 片,除去包衣,精密称定,研细,取约 0.5g,精密称定,置具塞锥形瓶中,精密加入 70% 乙醇 25ml,称定重量,超声处理(功率 250W,频率 33kHz)30 分钟,放冷,再称定重量,用 70% 乙醇补足减失的重量,摇匀,滤过,精密量取续滤液 2ml,置 10ml 量瓶中,加甲醇至刻度,摇匀,即得。

测定法　分别精密吸取对照品溶液与供试品溶液各 10μl,注入液相色谱仪,测定,即得。

本品每片含黄芩以黄芩苷（$C_{21}H_{18}O_{11}$）计，不得少于 2.2mg。

【功能与主治】 清热利湿，止泻。用于小儿湿热下注所致的痢疾、泄泻，症见大便次数增多或里急后重、下利赤白。

【用法与用量】 口服。一岁以下一次 1 片，二至三岁一次 2～3 片，四岁以上一次 4～6 片，一日 4 次。

【规格】 (1)薄膜衣片　每片重 0.18g

(2)糖衣片　片心重 0.17g

【贮藏】 密封。

小儿宝泰康颗粒
Xiao'er Baotaikang Keli

【处方】

连翘 416g	地黄 416g
滇柴胡 416g	玄参 208g
桑叶 208g	浙贝母 208g
蒲公英 208g	南板蓝根 416g
滇紫草 208g	桔梗 416g
莱菔子 416g	甘草 208g

【制法】 以上十二味，浙贝母、滇紫草分别用 70%乙醇回流提取二次，滤过，滤液合并，回收乙醇并浓缩至适量，备用。其余连翘等十味，加水煎煮二次，滤过，滤液合并，浓缩至适量，放冷，加乙醇使含醇量达 70%，搅匀，静置，取上清液，回收乙醇并浓缩至适量，加入适量糊精和蔗糖 400～500g 及浙贝母和滇紫草的醇提浓缩液，制成颗粒，干燥，制成 1000g，即得。

【性状】 本品为棕色至棕红色的颗粒；气微，味甜、微苦。

【鉴别】 (1)取本品 16g，加 70%乙醇 100ml，加热回流 30 分钟，放冷，滤过，滤液蒸干，残渣加氨试液 1ml，搅拌使湿润，再加甲苯 10ml，搅拌使溶解，滤过，滤液蒸干，残渣加三氯甲烷 0.5ml 使溶解，作为供试品溶液。另取浙贝母对照药材 1g，加 20%乙醇 20ml，同法制成对照药材溶液。再取贝母素甲对照品，加三氯甲烷制成每 1ml 含 1mg 的溶液，作为对照品溶液。照薄层色谱法（通则 0502）试验，吸取供试品溶液 10～20μl，对照药材溶液和对照品溶液各 10μl，分别点于同一硅胶 G 薄层板上，以乙酸乙酯-甲醇-浓氨试液（17：2：1）为展开剂，展开，取出，晾干，喷以稀碘化铋钾试液。供试品色谱中，在与对照药材色谱和对照品色谱相应的位置上，显相同颜色的斑点。

(2)取本品 16g，加乙酸乙酯 30ml，超声处理 20 分钟，滤过，滤液浓缩至约 0.5ml，作为供试品溶液。另取连翘对照药材 2g，加水 40ml，置热水浴中温浸 1 小时，滤过，滤液蒸干，残渣加乙醇 20ml，加热回流 1 小时，放冷，滤过，滤液蒸干，残渣加乙醇 2ml 使溶解，作为对照药材溶液。照薄层色谱法（通则 0502）试验，吸取上述两种溶液各 10μl，分别点于同一硅胶 G

薄层板上，以三氯甲烷-甲醇（20：1）为展开剂，展开，取出，晾干，喷以醋酐-硫酸（26：1）的混合溶液，在 105℃ 加热至斑点显色清晰。供试品色谱中，在与对照药材色谱相应的位置上，显相同颜色的斑点。

【检查】 应符合颗粒剂项下有关的各项规定（通则 0104）。

【含量测定】 对照品溶液的制备　取贝母素甲对照品 14mg，精密称定，置 50ml 量瓶中，加 0.1mol/L 盐酸溶液 5ml 和水 4ml 使溶解，加水至刻度，摇匀，即得（每 1ml 含贝母素甲 0.28mg）。

标准曲线的制备　精密量取对照品溶液 0.1ml、0.3ml、0.5ml、0.7ml、0.9ml，分别置分液漏斗中，加水至 2ml，各加溴甲酚绿溶液（取溴甲酚绿 50mg 与邻苯二甲酸氢钾 1.021g，加 0.2mol/L 氢氧化钠溶液 6ml 使溶解，再加水稀释至 100ml）2ml，摇匀，再精密加入三氯甲烷 10ml，剧烈振摇约 2 分钟，静置，分取三氯甲烷液，用干燥滤纸滤过，取续滤液。另取水 2ml，同法操作，以三氯甲烷液为空白。照紫外-可见分光光度法（通则 0401），在 411nm 波长处测定吸光度，以吸光度为纵坐标、浓度为横坐标，绘制标准曲线。

测定法　取装量差异项下的本品，混匀，取适量，研细，取约 8g，精密称定，加水 30ml，搅拌使溶解，用氨试液调节 pH 值至 11，用乙醚振摇提取 4 次，每次 30ml，合并乙醚液，挥干，残渣加 0.1mol/L 盐酸溶液 0.5ml 和水 2ml，搅拌使溶解，转移至 25ml 量瓶中，加水至刻度，摇匀，滤过，取续滤液 2ml，置分液漏斗中，照标准曲线的制备项下的方法，自"加溴甲酚绿溶液 2ml"起，依法测定吸光度，从标准曲线上读出供试品溶液中贝母素甲的量，计算，即得。

本品每 1g 含浙贝母总生物碱以贝母素甲（$C_{27}H_{45}NO_3$）计，不得少于 0.15mg。

【功能与主治】 解表清热，止咳化痰。用于小儿风热外感，症见发热、流涕、咳嗽、脉浮。

【用法与用量】 温开水冲服。周岁以内一次 2.6g，一至三岁一次 4g，三至十二岁一次 8g，一日 3 次。

【规格】 每袋装　(1)2.6g　(2)4g　(3)8g

【贮藏】 密封。

小儿咽扁颗粒
Xiao'er Yanbian Keli

【处方】

金银花 109.4g	射干 62.5g
金果榄 78.1g	桔梗 78.1g
玄参 78.1g	麦冬 78.1g
人工牛黄 0.31g	冰片 0.16g

【制法】 以上八味，除人工牛黄、冰片外，其余金银花等六味加水煎煮二次，第一次 2.5 小时，第二次 1.5 小时，滤过

滤液合并,减压浓缩至相对密度为 1.32~1.35(50℃),加入蔗糖 700~800g,适量糊精及人工牛黄,混匀,制成颗粒,干燥,加入冰片,混匀,制成 1000g;或加入甜菊素约 9g,适量糊精及人工牛黄,混匀,制成颗粒,干燥,加入冰片,混匀,制成 500g,即得。

【性状】 本品为黄棕色至棕褐色的颗粒;味甜、微苦,或味微甜、微苦(无蔗糖)。

【鉴别】 (1)取本品 8g 或 4g(无蔗糖),研细,加甲醇 50ml,加热回流 30 分钟,滤过,滤液蒸干,残渣加水 25ml 使溶解,用三氯甲烷振摇提取 2 次,每次 25ml,弃去三氯甲烷液,再用乙酸乙酯振摇提取 2 次,每次 25ml,合并乙酸乙酯液,蒸干,残渣加甲醇 2ml 使溶解,作为供试品溶液。另取绿原酸对照品,加甲醇制成每 1ml 含 1mg 的溶液,作为对照品溶液。照薄层色谱法(通则 0502)试验,吸取上述两种溶液各 2μl,分别点于同一聚酰胺薄膜上,以醋酸为展开剂,展开,取出,晾干,置紫外光灯(365nm)下检视。供试品色谱中,在与对照品色谱相应的位置上,显相同颜色的荧光斑点。

(2)取射干对照药材 1g,加水 60ml,煎煮 20 分钟,离心,取上清液加三氯甲烷同法制成对照药材溶液。照薄层色谱法(通则 0502)试验,吸取〔鉴别〕(1)项下的供试品溶液 10μl、对照药材溶液 5μl,分别点于同一硅胶 GF$_{254}$薄层板上,以三氯甲烷-丁酮-甲醇(3:1:1)为展开剂,展开,取出,晾干,置紫外光灯(254nm)下检视。供试品色谱中,在与对照药材色谱相应的位置上,显相同颜色的斑点。

(3)取本品 8g 或 4g(无蔗糖),研细,加甲醇 50ml,加热回流 30 分钟,滤过,滤液蒸干,残渣加水 30ml 使溶解,加盐酸 3ml,加热回流 1 小时,放冷,用三氯甲烷振摇提取 2 次,每次 30ml,合并三氯甲烷液,蒸干,残渣加甲醇 1ml 使溶解,作为供试品溶液。另取麦冬对照药材 1g,加甲醇同法制成对照药材溶液。照薄层色谱法(通则 0502)试验,吸取上述两种溶液各 5μl,分别点于同一硅胶 G 薄层板上,以三氯甲烷-丙酮(4:1)为展开剂,展开,取出,喷以 10%硫酸乙醇溶液,在 105℃加热至斑点显色清晰。供试品色谱中,在与对照药材色谱相应的位置上,显相同颜色的斑点。

(4)取本品 16g 或 8g(无蔗糖),研细,加甲醇 50ml,加热回流 1 小时,滤过,滤液蒸干,残渣加水 25ml 使溶解,加三氯甲烷振摇提取 2 次,每次 25ml,水溶液备用,合并三氯甲烷液,蒸干,残渣加甲醇 1ml 使溶解,作为供试品溶液。另取盐酸巴马汀对照品,加甲醇制成每 1ml 含 1mg 的溶液,作为对照品溶液。照薄层色谱法(通则 0502)试验,吸取供试品溶液 10μl、对照品溶液 3μl,分别点于同一硅胶 G 薄层板上,以乙酸乙酯-甲醇-甲酸-水(10:1:1:1)为展开剂,展开,取出,晾干,置紫外光灯(365nm)下检视。供试品色谱中,在与对照品色谱相应的位置上,显相同颜色的荧光斑点。

(5)取〔鉴别〕(4)项下的备用水溶液,用水饱和正丁醇振摇提取 2 次,每次 25ml,合并正丁醇液,用氨试液洗涤 2 次,

每次 25ml,弃去洗涤液,正丁醇液蒸干,残渣用水 5ml 溶解,通过 D101 型大孔吸附树脂柱(内径为 1.5cm,柱高为 12cm),先后用水 60ml 和 40%乙醇 40ml 洗脱,弃去洗脱液,继用 70%乙醇 60ml 洗脱,收集洗脱液,蒸干,残渣加甲醇 1ml 使溶解,作为供试品溶液。另取哈巴俄苷对照品,加甲醇制成每 1ml 含 1mg 的溶液,作为对照品溶液。照薄层色谱法(通则 0502)试验,吸取供试品溶液 10μl、对照品溶液 5μl,分别点于同一硅胶 G 薄层板上,以正丁醇-醋酸-水(7:1:2)的上层溶液为展开剂,展开,取出,晾干,喷以 2%香草醛硫酸溶液,在 105℃加热至斑点显色清晰。供试品色谱中,在与对照品色谱相应的位置上,显相同颜色的斑点。

【检查】 应符合颗粒剂项下有关的各项规定(通则 0104)。

【含量测定】 照高效液相色谱法(通则 0512)测定。

色谱条件与系统适用性试验 以十八烷基硅烷键合硅胶为填充剂;以乙腈-0.4%磷酸溶液(12:88)为流动相;检测波长为 327nm。理论板数按绿原酸峰计算应不低于 2000。

对照品溶液的制备 取绿原酸对照品适量,精密称定,置棕色量瓶中,加 50%甲醇制成每 1ml 含 20μg 的溶液,即得。

供试品溶液的制备 取装量差异项下的本品内容物,混匀,取适量,研细,取约 1g 或 0.5g(无蔗糖),精密称定,置具塞锥形瓶中,精密加入 50%甲醇 50ml,密塞,称定重量,超声处理(功率 250W,频率 25kHz)30 分钟,放冷,再称定重量,用 50%甲醇补足减失的重量,摇匀,滤过,取续滤液,即得。

测定法 分别精密吸取对照品溶液与供试品溶液各 10μl,注入液相色谱仪,测定,即得。

本品每袋含金银花以绿原酸(C$_{16}$H$_{18}$O$_9$)计,不得少于 3.0mg。

【功能与主治】 清热利咽,解毒止痛。用于小儿肺卫热盛所致的喉痹、乳蛾,症见咽喉肿痛、咳嗽痰盛、口舌糜烂;急性咽炎、急性扁桃腺炎见上述证候者。

【用法与用量】 开水冲服。一至二岁一次 4g 或 2g(无蔗糖),一日 2 次;三至五岁一次 4g 或 2g(无蔗糖),一日 3 次;六至十四岁一次 8g 或 4g(无蔗糖),一日 2~3 次。

【规格】 (1)每袋装 8g (2)每袋装 4g(无蔗糖)

【贮藏】 密封。

小儿咳喘灵口服液

Xiao'er Kechuanling Koufuye

【处方】 麻黄 12.5g   金银花 125g
         苦杏仁 62.5g   板蓝根 125g
         石膏 187.5g   甘草 62.5g
         瓜蒌 62.5g

【制法】 以上七味,苦杏仁、石膏、板蓝根、甘草、瓜蒌加

水煎煮 1 小时,滤过,滤液备用;药渣与麻黄、金银花加水煎煮 1 小时,滤过,合并滤液,静置,取上清液,浓缩至流浸膏,加入乙醇使含醇量为 65%,搅匀,静置冷藏;取上清液,滤过,滤液回收乙醇,浓缩至适量,加入甜菊素及防腐剂适量,搅拌均匀,滤过,滤液加水至 1000ml〔规格(1)〕;或加入甜菊素 1g 及苯甲酸钠 1.5g,搅拌均匀,滤过,滤液加水至 500ml〔规格(2)〕,即得。

【性状】 本品为棕黄色〔规格(1)〕或棕褐色〔规格(2)〕的液体;味甜,微苦、辛。

【鉴别】 (1)取本品 20ml〔规格(1)〕或 10ml〔规格(2)〕,加浓氨试液 1ml,用三氯甲烷振摇提取 3 次,每次 20ml,合并三氯甲烷提取液,回收溶剂至干,残渣加甲醇 1ml 使溶解,作为供试品溶液。另取麻黄对照药材 1g,加水 100ml,微沸 1 小时,趁热滤过,滤液放冷,同法制成对照药材溶液。再取盐酸麻黄碱对照品,加甲醇制成每 1ml 含 1mg 的溶液,作为对照品溶液。照薄层色谱法(通则 0502)试验,吸取供试品溶液 2~8μl,对照药材溶液和对照品溶液各 2μl,分别点于同一硅胶 G 薄层板上,以三氯甲烷-甲醇-浓氨试液(20:5:0.5)为展开剂,展开,取出,晾干,喷以茚三酮试液,在 105℃加热至斑点显色清晰。供试品色谱中,在与对照药材色谱和对照品色谱相应的位置上,显相同颜色的斑点。

(2)取本品 20ml〔规格(1)〕或 10ml〔规格(2)〕,用稀盐酸调节 pH 值至 1~2,用乙酸乙酯振摇提取 3 次,每次 20ml,合并乙酸乙酯提取液,加活性炭 1g,置水浴上微热搅拌 3 分钟,滤过,滤液回收溶剂至干,残渣加甲醇 1ml 使溶解,作为供试品溶液。另取金银花对照药材 0.5g,加甲醇 20ml,超声处理 30 分钟,滤过,滤液浓缩至约 2ml,作为对照药材溶液。再取绿原酸对照品,加甲醇制成每 1ml 含 1mg 的溶液,作为对照品溶液。照薄层色谱法(通则 0502)试验,吸取上述三种溶液各 2μl,分别点于同一硅胶 G 薄层板上,以乙酸丁酯-甲酸-水(14:5:5)10℃以下放置过夜的上层溶液为展开剂,展开,取出,晾干,喷以 5%三氯化铁乙醇溶液。供试品色谱中,在与对照药材色谱和对照品色谱相应的位置上,显相同颜色的斑点。

(3)取本品 20ml〔规格(1)〕或 10ml〔规格(2)〕,用水饱和的正丁醇 30ml 振摇提取,分取正丁醇液,加氨试液 30ml,振摇,放置分层,取上层液回收溶剂至干,残渣加甲醇 1ml 使溶解,作为供试品溶液。另取苦杏仁苷对照品,加甲醇制成每 1ml 含 1mg 的溶液,作为对照品溶液。照薄层色谱法(通则 0502)试验,吸取上述两种溶液各 5μl,分别点于同一硅胶 G 薄层板上使成条带状,以三氯甲烷-乙酸乙酯-甲醇-水(15:40:22:10)5~10℃放置 12 小时的下层溶液为展开剂,展开,取出,晾干,立即喷以 10%磷钼酸的 10%硫酸乙醇溶液,在 105℃加热至斑点显色清晰。供试品色谱中,在与对照品色谱相应的位置上,显相同颜色的斑点。

(4)取本品 20ml〔规格(1)〕或 10ml〔规格(2)〕,用乙酸乙酯振摇提取 2 次,每次 20ml,合并乙酸乙酯液,回收溶剂至干,残渣加甲醇 5ml 使溶解,作为供试品溶液。另取(R,S)-告依春对照品,加甲醇制成每 1ml 含 30μg 的溶液,作为对照品溶液。照高效液相色谱法(通则 0512)试验,以十八烷基硅烷键合硅胶为填充剂;以甲醇为流动相 A,以水为流动相 B,按下表中的规定进行梯度洗脱;检测波长为 245nm;理论板数按(R,S)-告依春峰计算应不低于 5000。分别吸取对照品溶液与供试品溶液各 10μl,注入液相色谱仪。供试品色谱中应呈现与对照品色谱峰保留时间相同的色谱峰。

时间(分钟)	流动相 A(%)	流动相 B(%)
0~3	3	97
3~20	3→10	97→90
20~40	10→70	90→30

(5)取本品 1ml〔规格(1)〕或 0.5ml〔规格(2)〕,置中性氧化铝柱(100~200 目,3g,内径 1~1.5cm)上,用 40%甲醇 40ml 洗脱,收集洗脱液,蒸干,残渣加甲醇 1ml 使溶解,作为供试品溶液。另取甘草对照药材 1g,加水 50ml,煎煮 30 分钟,滤过,滤液浓缩至约 3ml,置中性氧化铝柱(100~200 目,3g,内径 1~1.5cm)上,同法制成对照药材溶液。照薄层色谱法(通则 0502)试验,吸取供试品溶液各 2~10μl,对照药材溶液 2μl,分别点于同一硅胶 G 薄层板上,以乙酸乙酯-甲醇-冰醋酸-水(15:1:1:2)为展开剂,展开,取出,晾干,喷以 10%硫酸乙醇溶液,在 105℃加热至斑点显色清晰,置紫外光灯(365nm)下检视。供试品色谱中,在与对照药材色谱相应的位置上,显相同颜色的荧光斑点。

【检查】 相对密度 应不低于 1.01〔规格(1)〕或 1.03〔规格(2)〕(通则 0601)。

pH 值 应为 4.0~6.0(通则 0631)。

其他 应符合合剂项下有关的各项规定(通则 0181)。

【含量测定】 照高效液相色谱法(通则 0512)测定。

色谱条件与系统适用性试验 以十八烷基硅烷键合硅胶为填充剂;以甲醇-0.01mol/L 磷酸二氢钾溶液(用磷酸调节 pH 值至 2.3)(11:89)为流动相;检测波长为 210nm。理论板数按盐酸麻黄碱峰计算应不低于 5000。

对照品溶液的制备 取盐酸麻黄碱对照品和盐酸伪麻黄碱对照品适量,精密称定,加流动相制成每 1ml 分别含盐酸麻黄碱 5μg、盐酸伪麻黄碱 3μg 的溶液,即得。

供试品溶液的制备 精密量取本品 5ml〔规格(1)〕或 3ml〔规格(2)〕,置 500ml 圆底烧瓶中,加入 10%氢氧化钠溶液 120ml,摇匀,蒸馏,用盛有 0.01mol/L 磷酸二氢钾溶液(磷酸调节 pH 值至 2.3)5ml 的 100ml 量瓶收集蒸馏液至约 95ml,加水至刻度,摇匀,取续滤液,即得。

测定法 分别精密吸取对照品溶液与供试品溶液各 20μl,注入液相色谱仪,测定,即得。

本品每 1ml 含麻黄以盐酸麻黄碱($C_{10}H_{15}NO \cdot HCl$)和盐酸伪麻黄碱($C_{10}H_{15}NO \cdot HCl$)的总量计,〔规格(1)〕不得少于 35μg,〔规格(2)〕不得少于 70μg。

【功能与主治】〔规格(1)〕宣肺清热，止咳、祛痰、平喘。用于上呼吸道感染，气管炎，肺炎，咳嗽。

〔规格(2)〕宣肺、清热、止咳、祛痰。用于上呼吸道感染引起的咳嗽。

【用法与用量】 口服。〔规格(1)〕二岁以内一次5ml，三至四岁一次7.5ml，五至七岁一次10ml，一日3～4次；〔规格(2)〕二岁以内一次2.5ml，三至四岁一次3.75ml，五至七岁一次5ml，一日3～4次。

【规格】 (1)每支装10ml (2)每支装5ml(浓缩型) 每支装1.25ml(浓缩型) 每支装2.5ml(浓缩型)

【贮藏】 密封，置阴凉处。

小儿咳喘颗粒
Xiao'er Kechuan Keli

【处方】 麻黄90g   川贝母90g
苦杏仁(炒)150g   黄芩150g
天竺黄150g   紫苏子(炒)180g
僵蚕(炒)180g   山楂(炒)180g
莱菔子(炒)180g   石膏300g
鱼腥草360g   细辛15g
茶叶15g   甘草90g
桔梗150g

【制法】 以上十五味，川贝母粉碎成细粉；细辛、鱼腥草蒸馏提取挥发油，蒸馏后的水溶液另器收集；药渣与其余麻黄等十二味加水煎煮二次，每次1.5小时，合并煎液，滤过，滤液与上述水溶液合并，浓缩至适量，加入适量的蔗糖和糊精及川贝母细粉，混匀，制成颗粒，干燥，喷加细辛和鱼腥草的挥发油，混匀，制成1000g，即得。

【性状】 本品为黄棕色至棕色的颗粒；气微凉，味甜、微苦。

【鉴别】 (1)取本品，置显微镜下观察：淀粉粒广卵形或贝壳形，直径40～64μm，脐点短缝状、人字状或马蹄状，层纹可察见(川贝母)。

(2)取本品6g，研细，用热水30ml溶解，滤过，滤液放冷，加浓氨试液30ml，摇匀，用乙醚60ml振摇提取，分取乙醚液，挥干，残渣加甲醇1ml使溶解，作为供试品溶液。另取盐酸麻黄碱对照品，加甲醇制成每1ml含1mg的溶液，作为对照品溶液。照薄层色谱法(通则0502)试验，吸取上述两种溶液各10μl，分别点于同一硅胶G薄层板上，以三氯甲烷-甲醇-浓氨试液(5∶1∶0.1)10℃以下放置的下层溶液为展开剂，展开，取出，晾干，喷以0.5%茚三酮乙醇溶液，在105℃加热至斑点显色清晰。供试品色谱中，在与对照品色谱相应的位置上，显相同颜色的斑点。

(3)取本品3g，加甲醇30ml，超声处理30分钟，放冷，滤

过，滤液浓缩至约5ml，作为供试品溶液。另取黄芩苷对照品，加甲醇制成每1ml含1mg的溶液，作为对照品溶液。照薄层色谱法(通则0502)试验，吸取上述两种溶液各1μl，分别点于同一聚酰胺薄膜上，以醋酸为展开剂，展开，取出，晾干，置紫外光灯(365nm)下检视。供试品色谱中，在与对照品色谱相应的位置上，显相同颜色的荧光斑点。

【检查】 应符合颗粒剂项下有关的各项规定(通则0104)。

【含量测定】 照高效液相色谱法(通则0512)测定。

色谱条件与系统适用性试验 以十八烷基硅烷键合硅胶为填充剂；以甲醇-水(1∶1)为流动相；检测波长为254nm。理论板数按盐酸麻黄碱峰计算应不低于3000。

对照品溶液的制备 取盐酸麻黄碱对照品12.5mg，精密称定，置100ml量瓶中，用水溶解并稀释至刻度，摇匀，精密量取5ml，置100ml量瓶中，用水稀释至刻度，摇匀，精密量取10ml，置25ml量瓶中，加入高碘酸溶液(0.25g→10ml)1ml、0.25mol/L氢氧化钠溶液2.5ml，摇匀，放置30分钟，用0.5mol/L盐酸溶液调节pH值至7，加甲醇至刻度，摇匀，即得(每1ml含盐酸麻黄碱2.5μg)。

供试品溶液的制备 取装量差异项下的本品，混匀，取适量，研细，取约2g，精密称定，加5mol/L氢氧化钠溶液120ml，摇匀，加氯化钠7.5g，超声处理(功率250W，频率33kHz)10分钟，蒸馏，用盛有0.5mol/L盐酸溶液5ml的100ml量瓶收集蒸馏液近95ml，加水至刻度，摇匀。精密量取10ml，置25ml量瓶中，照对照品溶液的制备项下的方法，自"加入高碘酸溶液"起，至"加甲醇至刻度"止，依法操作，摇匀，滤过，取续滤液，即得。

测定法 分别精密吸取对照品溶液与供试品溶液各10μl，注入液相色谱仪，测定，即得。

本品每袋含麻黄以盐酸麻黄碱($C_{10}H_{15}NO \cdot HCl$)计，不得少于1.2mg。

【功能与主治】 清热宣肺，化痰止咳，降逆平喘。用于小儿痰热壅肺所致的咳嗽、发热、痰多、气喘。

【用法与用量】 温开水冲服。周岁以内一次2～3g，一至五岁，一次3～6g，六岁以上，一次9～12g，一日3次。

【规格】 每袋装6g

【贮藏】 密封。

小儿香橘丸
Xiao'er Xiangju Wan

【处方】 木香9g   陈皮54g
苍术(米泔炒)54g   炒白术54g
茯苓54g   甘草18g
白扁豆(去皮)36g   麸炒山药36g

莲子 36g	麸炒薏苡仁 36g
炒山楂 36g	炒麦芽 36g
六神曲(麸炒)36g	姜厚朴 36g
麸炒枳实 36g	醋香附 54g
砂仁 18g	法半夏 36g
泽泻 18g	

【制法】 以上十九味,粉碎成细粉,过筛,混匀;每 100g 粉末加炼蜜 140～160g 制成大蜜丸,即得。

【性状】 本品为棕褐色的大蜜丸;气微香,味苦。

【鉴别】 (1)取本品,置显微镜下观察:不规则分枝状团块无色,遇水合氯醛液溶化,菌丝无色或淡棕色,直径 4～6μm(茯苓)。淀粉粒三角状卵形或矩圆形,直径 24～40μm,脐点短缝状或人字状(麸炒山药)。果皮石细胞淡紫红色、红色或黄棕色,类圆形或多角形(炒山楂)。表皮细胞纵列,常有 1 个长细胞与 2 个短细胞相间连接,长细胞壁厚,波状弯曲,木化(炒麦芽)。石细胞分枝状,壁厚,层纹明显(姜厚朴)。分泌细胞类圆形,含淡黄棕色至红棕色分泌物,其周围细胞作放射状排列(醋香附)。内种皮石细胞黄棕色或棕红色,表面观类多角形,壁厚,胞腔含硅质块(砂仁)。薄壁细胞类圆形,有椭圆形纹孔,集成纹孔群(泽泻)。

(2)取本品 15g,剪碎,加硅藻土 5g,研匀,加石油醚(60～90℃)50ml,超声处理 30 分钟,滤过,滤液浓缩至 1ml,作为供试品溶液。另取木香对照药材 0.5g,加石油醚(60～90℃)20ml,同法制成对照药材溶液。照薄层色谱法(通则 0502)试验,吸取上述两种溶液各 5μl,分别点于同一硅胶 G 薄层板上,以石油醚(60～90℃)-乙酸乙酯(9∶1)为展开剂,展开,取出,晾干,喷以 5%香草醛硫酸溶液,在 105℃加热至斑点显色清晰。供试品色谱中,在与对照药材色谱相应的位置上,显相同颜色的斑点。

(3)取苍术对照药材 0.5g,加石油醚(60～90℃)20ml,同〔鉴别〕(2)项下供试品溶液制备方法制成对照药材溶液。照薄层色谱法(通则 0502)试验,吸取〔鉴别〕(2)项下的供试品溶液与上述对照药材溶液各 3～6μl,分别点于同一硅胶 G 薄层板上,以环己烷-乙酸乙酯(40∶1)为展开剂,展开,取出,晾干,喷以 5%香草醛硫酸溶液,在 105℃加热至斑点显色清晰。供试品色谱中,在与对照药材色谱相应的位置上,显一相同的污绿色斑点。

(4)取本品 15g,剪碎,加硅藻土 5g,研匀,加乙醚 30ml,加热回流 1 小时,滤过,滤液挥干,残渣加乙醇 1ml 使溶解,作为供试品溶液。另取山楂对照药材 1g,加乙醚 30ml,同法制成对照药材溶液。再取熊果酸对照品,加乙醇制成每 1ml 含 0.5mg 的溶液,作为对照品溶液。照薄层色谱法(通则 0502)试验,吸取上述三种溶液各 2～4μl,分别点于同一高效硅胶 G 薄层板上,以甲苯-乙酸乙酯-甲酸(20∶4∶0.5)为展开剂,置用展开剂预平衡 20 分钟的展开缸内展开,取出,晾干,喷以 10%硫酸乙醇溶液,在 105℃加热至斑点显色清晰,分别置日光和紫外光灯(365nm)下检视。供试品色谱中,在与对照药

材色谱和对照品色谱相应的位置上,日光下显相同颜色的斑点;紫外光下显相同颜色的荧光斑点。

【检查】 应符合丸剂项下有关的各项规定(通则 0108)。

【含量测定】 照高效液相色谱法(通则 0512)测定。

色谱条件与系统适用性试验 以十八烷基硅烷键合硅胶为填充剂;以甲醇-0.1%磷酸溶液(40∶60)为流动相;流速为 0.70ml/min;检测波长为 283nm;柱温为 35℃。理论板数按橙皮苷峰计算应不低于 2500。

对照品溶液的制备 取橙皮苷对照品适量,精密称定,加甲醇制成每 1ml 含 20μg 的溶液,即得。

供试品溶液的制备 取重量差异项下的本品,剪碎,取约 6g,精密称定,精密加入硅藻土 3g,研匀,取 1g,精密称定,置具塞锥形瓶中,精密加入甲醇 50ml,密塞,称定重量,浸泡过夜,超声处理(功率 250W,频率 40kHz)30 分钟,放冷,再称定重量,用甲醇补足减失的重量,摇匀,滤过,取续滤液,即得。

测定法 分别精密吸取对照品溶液 5～20μl 与供试品溶液 10μl,注入液相色谱仪,测定,即得。

本品每丸含枳实和陈皮以橙皮苷($C_{28}H_{34}O_{15}$)计,不得少于 4.5mg。

【功能与主治】 健脾和胃,消食止泻。用于脾虚食滞所致的呕吐便泻、脾胃不和、身热腹胀、面黄肌瘦、不思饮食。

【用法与用量】 口服。一次 1 丸,一日 3 次;周岁以内小儿酌减。

【规格】 每丸重 3g

【贮藏】 密封。

小儿退热合剂(小儿退热口服液)
Xiao'er Tuire Heji

【处方】

大青叶 150g	板蓝根 90g
金银花 90g	连翘 90g
栀子 90g	牡丹皮 90g
黄芩 90g	淡竹叶 60g
地龙 60g	重楼 45g
柴胡 90g	白薇 60g

【制法】 以上十二味,牡丹皮、柴胡、连翘用水蒸气蒸馏,收集蒸馏液,药渣与其余大青叶等九味加水煎煮二次,每次 1 小时,合并煎液,滤过,滤液浓缩至相对密度为 1.15～1.20 (80℃)的清膏,加乙醇使含醇量达 70%,静置,取上清液滤过,回收乙醇,浓缩至相对密度为 1.20～1.25(80℃),加水搅匀,静置,取上清液,滤过。另取蔗糖 400g 制成糖浆,与上述药液及蒸馏液合并,加入甜菊素 2g、苯甲酸钠或山梨酸钾 2g,加水至 1000ml,搅匀,滤过,灌装,灭菌,即得。

【性状】 本品为红褐色的液体;气芳香,味苦、辛、微甜。

【鉴别】　(1)取本品 1ml,加 75% 乙醇 2ml,摇匀,作为供试品溶液。另取黄芩苷对照品、绿原酸对照品,分别加 75% 乙醇制成每 1ml 含 0.1mg 的溶液,作为对照品溶液。照薄层色谱法(通则 0502)试验,吸取上述三种溶液各 1～2μl,分别点于同一聚酰胺薄膜上,以醋酸为展开剂,展开,取出,晾干,置紫外光灯(365nm)下检视。供试品色谱中,在与对照品色谱相应的位置上,显相同颜色的荧光斑点。

(2)取本品 5ml,蒸至近干,残渣加丙酮 2ml 使溶解,作为供试品溶液。另取栀子苷对照品,加丙酮制成每 1ml 含 0.5mg 的溶液,作为对照品溶液。照薄层色谱法(通则 0502)试验,吸取上述两种溶液各 5μl,分别点于同一硅胶 G 薄层板上,以三氯甲烷-甲醇(3:1)为展开剂,展开,取出,晾干,喷以 10% 硫酸乙醇溶液,在 105℃ 加热至斑点显色清晰。供试品色谱中,在与对照品色谱相应的位置上,显相同颜色的斑点。

(3)取本品 10ml,加水 10ml,摇匀,用乙醚振摇提取 2 次,每次 20ml,合并乙醚液,水液备用,乙醚液挥干,残渣加丙酮 1ml 使溶解,作为供试品溶液。另取丹皮酚对照品,加丙酮制成每 1ml 含 1mg 的溶液,作为对照品溶液。照薄层色谱法(通则 0502)试验,吸取上述两种溶液各 5μl,分别点于同一硅胶 G 薄层板上,以环己烷-乙酸乙酯(5:1)为展开剂,展开,取出,晾干,喷以盐酸酸性 5% 三氯化铁乙醇溶液,在 105℃ 加热至斑点显色清晰。供试品色谱中,在与对照品色谱相应的位置上,显相同颜色的斑点。

(4)取〔鉴别〕(3)项下的备用水液,用水饱和的正丁醇振摇提取 3 次,每次 20ml,合并正丁醇液,用氨试液洗涤 2 次,每次 20ml,弃去氨液,正丁醇液蒸干,残渣加甲醇 1ml 使溶解,作为供试品溶液。另取连翘对照药材 2g,加乙醇 50ml,加热回流 30 分钟,滤过,滤液蒸干,残渣加水 30ml 微热使溶解,滤过,滤液用乙醚振摇提取 2 次,每次 20ml,弃去乙醚液,水液同法制成对照药材溶液。再取连翘苷对照品,加甲醇制成每 1ml 含 1mg 的溶液,作为对照品溶液。照薄层色谱法(通则 0502)试验,吸取上述三种溶液各 10μl,分别点于同一硅胶 G 薄层板上,以三氯甲烷-丙酮-甲醇-甲酸(12:2.5:2:0.2)为展开剂,展开,取出,晾干,喷以 10% 硫酸乙醇溶液,在 105℃ 加热至斑点显色清晰。供试品色谱中,在与对照药材色谱和对照品色谱相应的位置上,显相同颜色的斑点。

【检查】　相对密度　应不低于 1.10(通则 0601)。

pH 值　应为 4.0～6.0(通则 0631)。

其他　应符合合剂项下有关的各项规定(通则 0181)。

【含量测定】　栀子　照高效液相色谱法(通则 0512)测定。

色谱条件与系统适用性试验　以十八烷基硅烷键合硅胶为填充剂;以甲醇-水(20:80)为流动相;检测波长为 238nm。理论板数按栀子苷峰计算应不低于 3000。

对照品溶液的制备　取栀子苷对照品适量,精密称定,加流动相制成每 1ml 含 40μg 的溶液,即得。

供试品溶液的制备　精密量取本品 1ml,置 50ml 量瓶中,加水稀释至刻度,摇匀,滤过,取续滤液,即得。

测定法　分别精密吸取对照品溶液 10μl 与供试品溶液 10～20μl,注入液相色谱仪,测定,即得。

本品每 1ml 含栀子以栀子苷($C_{17}H_{24}O_{10}$)计,不得少于 0.75mg。

黄芩　照高效液相色谱法(通则 0512)测定。

色谱条件与系统适用性试验　以十八烷基硅烷键合硅胶为填充剂;以甲醇-水-磷酸(47:53:0.2)为流动相;检测波长为 278nm。理论板数按黄芩苷峰计算应不低于 3000。

对照品溶液的制备　取黄芩苷对照品适量,精密称定,加 50% 甲醇制成每 1ml 含 30μg 的溶液,即得。

供试品溶液的制备　精密量取本品 1ml,置 50ml 量瓶中,加 50% 甲醇适量,超声处理(功率 300W,频率 40kHz)5 分钟,加 50% 甲醇稀释至刻度,摇匀,滤过,取续滤液,即得。

测定法　分别精密吸取对照品溶液与供试品溶液各 5μl,注入液相色谱仪,测定,即得。

本品每 1ml 含黄芩以黄芩苷($C_{21}H_{18}O_{11}$)计,不得少于 1.1mg。

【功能与主治】　疏风解表,解毒利咽。用于小儿外感风热所致的感冒,症见发热恶风、头痛目赤、咽喉肿痛;上呼吸道感染见上述证候者。

【用法与用量】　口服。五岁以下一次 10ml,五至十岁一次 20～30ml,一日 3 次;或遵医嘱。

【规格】　(1)每支装 10ml　(2)每瓶装 100ml

【贮藏】　密封。

小儿退热颗粒
Xiao'er Tuire Keli

【处方】　大青叶 300g　　　　板蓝根 180g
　　　　　金银花 180g　　　　连翘 180g
　　　　　栀子 180g　　　　　牡丹皮 180g
　　　　　黄芩 180g　　　　　淡竹叶 120g
　　　　　地龙 120g　　　　　重楼 90g
　　　　　柴胡 180g　　　　　白薇 120g

【制法】　以上十二味,牡丹皮用水蒸气蒸馏提取挥发性成分,备用;柴胡、连翘提取挥发油,收集挥发油备用;上述三种药渣与其余大青叶等九味加水煎煮二次,合并煎液,滤过,滤液浓缩至相对密度为 1.06～1.08(80℃),加乙醇使含醇量达 55%～60%,放置 48 小时,取上清液,浓缩成稠膏,加蔗糖粉、糊精(4:1)适量,混匀,制成颗粒,干燥,喷入上述挥发油、挥发性成分及 2% 薄荷脑乙醇液 10ml,混匀,制成 1000g,即得。

【性状】　本品为棕黄色至棕色的颗粒;气芳香,味甜、微苦。

【鉴别】　(1)取本品 30g,研细,加乙醚 50ml,超声处理

30 分钟,滤过,滤液挥干,残渣加丙酮 1ml 使溶解,作为供试品溶液。另取靛玉红对照品,加三氯甲烷制成每 1ml 含 0.1mg 的溶液,作为对照品溶液。照薄层色谱法(通则 0502)试验,吸取供试品溶液 10~20μl、对照品溶液 5μl,分别点于同一硅胶 G 薄层板上,以环己烷-乙酸乙酯(3:1)为展开剂,展开,取出,晾干。供试品色谱中,在与对照品色谱相应的位置上,显相同颜色的斑点。

(2)取本品 10g,研细,加水 20ml 使溶解,用乙醚振摇提取 3 次,每次 20ml,弃去乙醚液,再用水饱和的正丁醇振摇提取 3 次,每次 20ml,合并正丁醇液,用 0.25％氢氧化钠溶液洗涤 3 次,每次 20ml,再用正丁醇饱和的水洗涤 2 次,每次 20ml,正丁醇液蒸干,残渣加甲醇 1ml 使溶解,作为供试品溶液。另取连翘苷对照品,加甲醇制成每 1ml 含 1mg 的溶液,作为对照品溶液。照薄层色谱法(通则 0502)试验,吸取供试品溶液 10~20μl、对照品溶液 10μl,分别点于同一硅胶 G 薄层板上,以三氯甲烷-丙酮-甲醇-甲酸(12:2.5:2:0.2)为展开剂,展开,取出,晾干,喷以 10％硫酸乙醇溶液,在 105℃加热至斑点显色清晰。供试品色谱中,在与对照品色谱相应的位置上,显相同颜色的荧光斑点。

(3)取本品 10g,研细,加无水乙醇 30ml,超声处理 30 分钟,滤过,滤液蒸干,残渣加无水乙醇 2ml 使溶解,作为供试品溶液。另取栀子苷对照品,加丙酮制成每 1ml 含 0.5mg 的溶液,作为对照品溶液。照薄层色谱法(通则 0502)试验,吸取上述两种溶液各 5μl,分别点于同一硅胶 G 薄层板上,以三氯甲烷-甲醇(3:1)为展开剂,展开,取出,晾干,喷以 10％硫酸乙醇溶液,在 105℃加热至斑点显色清晰。供试品色谱中,在与对照品色谱相应的位置上,显相同颜色的斑点。

(4)取丹皮酚对照品,加丙酮制成每 1ml 含 1mg 的溶液,作为对照品溶液。照薄层色谱法(通则 0502)试验,吸取〔鉴别〕(1)项下的供试品溶液 10~20μl 和上述对照品溶液 5μl,分别点于同一硅胶 G 薄层板上,以环己烷-乙酸乙酯(5:1)为展开剂,展开,取出,晾干,喷以盐酸酸性 5％三氯化铁乙醇溶液,在 105℃加热至斑点显色清晰。供试品色谱中,在与对照品色谱相应的位置上,显相同颜色的斑点。

(5)取本品 10g,研细,加乙醇 20ml,超声处理 30 分钟,滤过,滤液浓缩至约 5ml,作为供试品溶液。另取黄芩苷对照品、绿原酸对照品,分别加 75％乙醇制成每 1ml 含 0.1mg 的溶液,作为对照品溶液。照薄层色谱法(通则 0502)试验,吸取上述三种溶液各 1μl,分别点于同一聚酰胺薄膜上,以醋酸为展开剂,展开,取出,晾干,置紫外光灯(365nm)下检视。供试品色谱中,在与对照品色谱相应的位置上,显相同颜色的荧光斑点。

【检查】 应符合颗粒剂项下有关的各项规定(通则 0104)。

【含量测定】 黄芩 照高效液相色谱法(通则 0512)测定。

色谱条件与系统适用性试验 以十八烷基硅烷键合硅胶

为填充剂;以甲醇-水-磷酸(47:53:0.2)为流动相;检测波长为 278nm。理论板数按黄芩苷峰计算应不低于 2000。

对照品溶液的制备 取黄芩苷对照品适量,精密称定,加 70％乙醇制成每 1ml 含 40μg 的溶液,即得。

供试品溶液的制备 取装量差异项下的本品,混匀,取适量,研细,取约 1g,精密称定,置具塞锥形瓶中,精密加入 70％乙醇 50ml,密塞,称定重量,超声处理(功率 300W,频率 40kHz)30 分钟,放冷,再称定重量,用 70％乙醇补足减失的重量,摇匀,滤过,取续滤液,即得。

测定法 分别精密吸取对照品溶液与供试品溶液各 20μl,注入液相色谱仪,测定,即得。

本品每袋含黄芩以黄芩苷($C_{21}H_{18}O_{11}$)计,〔规格(1)〕不得少于 7.5mg;〔规格(2)〕不得少于 22.5mg。

栀子 照高效液相色谱法(通则 0512)测定。

色谱条件与系统适用性试验 以十八烷基硅烷键合硅胶为填充剂;以甲醇-水(20:80)为流动相;检测波长为 238nm。理论板数按栀子苷峰计算应不低于 3000。

对照品溶液的制备 取栀子苷对照品适量,精密称定,加流动相制成每 1ml 含 20μg 的溶液,即得。

供试品溶液的制备 取装量差异项下的本品,混匀,取适量,研细,取约 1g,精密称定,置具塞锥形瓶中,精密加入 50％甲醇 50ml,密塞,称定重量,超声处理(功率 300W,频率 40kHz)30 分钟,放冷,再称定重量,用 50％甲醇补足减失的重量,摇匀,滤过,取续滤液,即得。

测定法 分别精密吸取对照品溶液与供试品溶液各 10μl,注入液相色谱仪,测定,即得。

本品每袋含栀子以栀子苷($C_{17}H_{24}O_{10}$)计,〔规格(1)〕不得少于 3.0mg;〔规格(2)〕不得少于 9.0mg。

【功能与主治】 疏风解表,解毒利咽。用于小儿外感风热所致的感冒,症见发热恶风、头痛目赤、咽喉肿痛;上呼吸道感染见上述证候者。

【用法与用量】 开水冲服。五岁以下小儿一次 5g,五至十岁一次 10~15g,一日 3 次;或遵医嘱。

【规格】 (1)每袋装 5g (2)每袋装 15g

【贮藏】 密封。

小儿柴桂退热口服液
Xiao'er Chaigui Tuire Koufuye

【处方】 柴胡 130g   桂枝 45g
葛根 130g   浮萍 45g
黄芩 60g   白芍 45g
蝉蜕 45g

【制法】 以上七味,桂枝、柴胡用水蒸馏 4 小时,收集蒸馏液,备用;蒸馏后的水溶液滤过,药渣再加水煎煮 30 分钟,煎液滤过,滤液与上述滤液合并,滤液备用;葛根用 50%乙醇加热回流提取 3 次,第一、二次各 2 小时,第三次 1 小时,提取液滤过,滤液合并,回收乙醇并浓缩至相对密度为 1.12～1.16(50℃)的清膏,加乙醇使含醇量达 70%～75%,静置,取上清液,滤过,滤液回收乙醇,备用;黄芩加水煎煮三次,第一次 1 小时,第二、三次各 30 分钟,煎液滤过,滤液合并,在80～85℃用 10%盐酸调节 pH 值至 1.5～2.0,保温 1 小时,静置 24 小时,滤过,沉淀物加 6 倍量水,用 40%氢氧化钠溶液调节 pH 值至 7.0～7.5,加入等量的乙醇,搅匀,滤过,滤液用 10%盐酸调节 pH 值至 2.0,60℃保温 30 分钟,静置 24 小时,滤过,沉淀用水洗至中性,备用;白芍、浮萍、蝉蜕加水煎煮二次,第一次 1 小时,第二次 0.5 小时,煎液滤过,滤液合并,再与桂枝、柴胡水溶液合并,浓缩至相对密度约为 1.12～1.16(50℃)的清膏,加乙醇使含醇量达 60%～70%,静置48 小时,取上清液,滤过,滤液回收乙醇,加入黄芩粗提物、葛根提取液、蔗糖 100g 及山梨酸钾 1.5g,用 10%氢氧化钠溶液调节 pH 值至 5.5～6.0,加入桂枝和柴胡的蒸馏液,混匀,滤过,加水至 1000ml,混匀,灭菌,灌封,即得。

【性状】　本品为棕黄色至棕红色的液体;气清香,味甜,微苦。

【鉴别】　(1)取本品 10ml,用水饱和的正丁醇振摇提取 2 次,每次 25ml,合并正丁醇提取液,用氨试液 50ml 洗涤,弃去氨洗液,再用正丁醇饱和的水洗涤 2 次,每次 50ml,弃去水洗液,取正丁醇液蒸干,残渣加甲醇 1ml 使溶解,作为供试品溶液。另取柴胡对照药材 1g,加水 100ml,煎煮 30 分钟,滤过,滤液同法制备对照药材溶液。再取柴胡皂苷 a 对照品,加甲醇制成每 1ml 含 1mg 的溶液,作为对照品溶液。照薄层色谱法(通则 0502)试验,吸取上述供试品溶液 10μl、对照药材溶液与对照品溶液各 5μl,分别点于同一硅胶 G 薄层板上,使成条状,以乙酸乙酯-乙醇-水(8:2:1)为展开剂,展开,取出,晾干,喷以 2%对二甲氨基苯甲醛的 40%硫酸乙醇溶液,加热至斑点显色清晰,放置 30 分钟后,置紫外光灯(365nm)下检视。供试品色谱中,在与对照药材色谱和对照品色谱相应的位置上,显相同颜色的荧光条斑。

(2)取本品 15ml,用乙醚振摇提取 2 次,每次 10ml,合并乙醚提取液,挥干,残渣加乙酸乙酯 1ml 使溶解,作为供试品溶液。另取桂皮醛对照品,加乙酸乙酯制成每 1ml 含 1μl 的溶液,作为对照品溶液。照薄层色谱法(通则 0502)试验,吸取上述供试品溶液 10μl、对照品溶液 1μl,分别点于同一硅胶 G 薄层板上,以石油醚(60～90℃)-乙酸乙酯(17:3)为展开剂,展开,取出,晾干,喷以二硝基苯肼乙醇试液,置日光下检视。供试品色谱中,在与对照品色谱相应的位置上,显相同颜色的斑点。

(3)取本品 1ml,加乙醇 3ml,摇匀,作为供试品溶液。另取黄芩苷对照品,加甲醇制成每 1ml 含 1mg 溶液,作为对照品溶液。照薄层色谱法(通则 0502)试验,吸取上述供试品溶液 10μl、对照品溶液 5μl,分别点于同一硅胶 G 薄层板上,以

乙酸乙酯-丁酮-甲酸-水(5:3:1:1)为展开剂,展开,取出,晾干,喷以 2%三氯化铁乙醇溶液,置日光下检视。供试品色谱中,在与对照品色谱相应的位置上,显相同颜色的斑点。

(4)取本品 10ml,用乙醚振摇提取 2 次,每次 15ml,弃去乙醚液,水液以水饱和正丁醇振摇提取 2 次(30ml,20ml),合并正丁醇提取液,蒸干,残渣加甲醇 5ml 使溶解,加在中性氧化铝柱(100～200 目,3g,柱内径为 10mm)上,以甲醇 100ml洗脱,收集洗脱液,蒸干,残渣加甲醇 2ml 使溶解,作为供试品溶液。另取芍药苷对照品,加甲醇制成每 1ml 含 0.5mg 的溶液,作为对照品溶液。照薄层色谱法(通则 0502)试验,取上述两种溶液各 5μl,分别点于同一硅胶 G 薄层板上,使成条状,以二氯甲烷-甲醇-浓氨试液(4:1:0.1)为展开剂,展开,取出,晾干,喷以 5%香草醛的 10%硫酸乙醇溶液,热风吹至斑点显色清晰,置日光下检视。供试品色谱中,在与对照品色谱相应的位置上,显相同颜色的条斑。

【检查】　**相对密度**　应不低于 1.04(通则 0601)。

pH 值　应为 4.5～6.0(通则 0631)。

其他　应符合合剂项下有关的各项规定(通则 0181)。

【含量测定】　照高效液相色谱法(通则 0512)测定。

色谱条件与系统适用性试验　以十八烷基硅烷键合硅胶为填充剂;以甲醇-水(25:75)为流动相;检测波长为 250nm。理论板数按葛根素峰计算应不低于 3000。

对照品溶液的制备　取葛根素对照品适量,精密称定,加水制成每 1ml 含 32μg 的溶液,即得。

供试品溶液的制备　精密量取本品 5ml,置 50ml 量瓶中,加水至刻度,摇匀,精密量取 10ml,置 50ml 量瓶中,加水至刻度,摇匀,滤过,取续滤液,即得。

测定法　分别精密吸取对照品溶液与供试品溶液各 5μl,注入液相色谱仪,测定,即得。

本品每 1ml 含葛根以葛根素($C_{21}H_{20}O_9$)计,不得少于 2.0mg。

【功能与主治】　发汗解表,清里退热。用于小儿外感发热。症见:发热,头身痛,流涕,口渴,咽红,溲黄,便干。

【用法与用量】　口服。周岁以内,一次 5ml;一至三岁,一次 10ml;四至六岁,一次 15ml;七至十四岁,一次 20ml;一日 4 次,3 天为一个疗程。

【规格】　每支装 10ml

【贮藏】　密封。

小儿柴桂退热颗粒
Xiao'er Chaigui Tuire Keli

【处方】

柴胡 260g		桂枝 90g	
葛根 260g		浮萍 90g	
黄芩 120g		白芍 90g	
蝉蜕 90g			

【制法】 以上七味,桂枝、柴胡粉碎,80℃加水温浸1小时,再蒸馏4小时,馏出液加10%氯化钠,冷藏12小时,分取上层油液,用倍他环糊精包合,包合物50℃干燥,粉碎,过筛,备用;蒸馏后的水溶液滤过,滤液备用,药渣再加水煎煮0.5小时,滤过,滤液与蒸馏后的水溶液合并,备用。葛根粉碎成最粗粉,备用。用50%乙醇作溶剂,浸渍24小时后进行渗漉,收集8倍量渗漉液,减压回收乙醇,并浓缩至相对密度1.25(60℃)的清膏。黄芩粉碎成最粗粉,布袋包煎,加水煎煮三次,第一次1小时,第二、三次各0.5小时,合并煎液,滤过,滤液在80~85℃加10%盐酸调节pH值1.5~2.0,保温1小时,静置24小时,滤过,沉淀物加6倍量水,搅匀,用40%氢氧化钠溶液调节pH值7.0~7.5,加等量乙醇,搅匀,滤过,滤液用10%盐酸溶液调节pH值至2.0,60℃保温30分钟,静置24小时,滤过,沉淀用水洗至中性,得黄芩粗提物。其余白芍等三味加水煎煮二次,第一次1小时,第二次0.5小时,合并煎液,滤过,滤液与桂枝、柴胡水提液合并,浓缩至相对密度为1.07~1.10(50℃),加乙醇使含醇量达60%,冷藏24小时,滤过,减压回收乙醇,并浓缩至相对密度1.25(60℃)的清膏。与葛根提取浓缩液合并,加入黄芩粗提物,混匀,加入3倍量蔗糖,倍他环糊精包合物及糊精适量,制粒,60℃干燥,喷入甜橙香精1.1g,混匀,制成800g〔规格(1)〕或60℃干燥,制成1000g〔规格(2)〕,即得。

【性状】 本品为浅棕黄色至棕黄色的颗粒;气香,味甜、微苦。

【鉴别】 (1)取本品8g〔规格(1)〕或10g〔规格(2)〕,研细,加水饱和的正丁醇60ml,超声处理30分钟,滤过,滤液用氨试液50ml洗涤,弃去氨洗液,再用正丁醇饱和的水洗涤2次,每次50ml,正丁醇液回收溶剂至干,残渣加甲醇1ml使溶解,作为供试品溶液。另取柴胡对照药材1g,加水100ml,煎煮30分钟,滤过,滤液用水饱和的正丁醇振摇提取2次,每次25ml,用氨试液50ml洗涤,弃去氨洗液,再用正丁醇饱和的水洗涤2次,每次50ml,正丁醇液回收溶剂至干,残渣加甲醇1ml使溶解,作为对照药材溶液。取柴胡皂苷a对照品,加甲醇制成每1ml含1mg的溶液,作为对照品溶液。照薄层色谱法(通则0502)试验,吸取上述供试品溶液10μl、对照药材溶液与对照品溶液各5μl,分别点于同一硅胶G薄层板上,使成条状,以乙酸乙酯-乙醇-水(8:2:1)为展开剂,展开,取出,晾干,喷以2%对二甲氨基苯甲醛的40%硫酸乙醇溶液,加热至斑点显色清晰,放置30分钟后,置紫外光灯(365nm)下检视。供试品色谱中,在与对照药材色谱和对照品色谱相应的位置上,显相同颜色的荧光斑点。

(2)取本品4g〔规格(1)〕或5g〔规格(2)〕,加水10ml使溶解,用乙醚振摇提取2次,每次10ml,合并乙醚提取液,挥干,残渣加乙酸乙酯1ml使溶解,作为供试品溶液。另取桂皮醛对照品,加乙酸乙酯制成每1ml含1μl的溶液,作为对照品溶液。照薄层色谱法(通则0502)试验,取上述供试品溶液10μl、对照品溶液1μl,分别点于同一硅胶G薄层板上,以石油

醚(60~90℃)-乙酸乙酯(17:3)为展开剂,展开,取出,晾干,喷以二硝基苯肼乙醇试液,置日光下检视。供试品色谱中,在与对照品色谱相应的位置上,显相同颜色的斑点。

(3)取本品2g〔规格(1)〕或2.5g〔规格(2)〕,研细,加甲醇20ml,超声处理20分钟,滤过,滤液作为供试品溶液。另取黄芩苷对照品,加甲醇制成每1ml含1mg溶液,作为对照品溶液。照薄层色谱法(通则0502)试验,吸取上述供试品溶液10μl、对照品溶液5μl,分别点于同一硅胶G薄层板上,以乙酸乙酯-丁酮-甲酸-水(5:3:1:1)为展开剂,展开,取出,晾干,喷以2%三氯化铁乙醇溶液。供试品色谱中,在与对照品色谱相应的位置上,显相同颜色的斑点。

(4)取本品8g〔规格(1)〕或10g〔规格(2)〕,研细,加甲醇60ml,超声处理20分钟,滤过,滤液蒸干,残渣加水10ml使溶解,用乙醚振摇提取2次,每次15ml,弃去乙醚液,再用水饱和的正丁醇振摇提取2次(30ml,20ml),合并正丁醇液,回收正丁醇至干,残渣加甲醇5ml使溶解,加在中性氧化铝柱(100~200目,3g,柱内径为10mm)上,以甲醇100ml洗脱,收集洗脱液,回收甲醇至干,残渣加甲醇2ml使溶解,作为供试品溶液。另取芍药苷对照品,加甲醇制成每1ml含1mg的溶液,作为对照品溶液。照薄层色谱法(通则0502)试验,吸取上述两种溶液各5μl,分别点于同一硅胶G薄层板上,使成条状,以二氯甲烷-甲醇-浓氨试液(4:1:0.1)为展开剂,展开,取出,晾干,喷以5%香草醛的10%硫酸乙醇溶液,加热至斑点显色清晰,置日光下检视。供试品色谱中,在与对照品色谱相应的位置上,显相同颜色的斑点。

【检查】 应符合颗粒剂项下有关的各项规定(通则0104)。

【含量测定】 照高效液相色谱法(通则0512)测定。

色谱条件与系统适用性试验 以十八烷基硅烷键合硅胶为填充剂;以甲醇-水(25:75)为流动相;检测波长为250nm。理论板数按葛根素峰计算应不低于3000。

对照品溶液的制备 取葛根素对照品适量,精密称定,加水制成每1ml含32μg的溶液,即得。

供试品溶液的制备 取装量差异项下的本品内容物,研细,取约0.2g,精密称定,置25ml量瓶中,加水15ml,振摇使溶解,加水至刻度,摇匀,滤过,取续滤液,即得。

测定法 分别精密吸取对照品溶液与供试品溶液各5μl,注入液相色谱仪,测定,即得。

本品每袋含葛根以葛根素($C_{21}H_{20}O_9$)计,不得少于20.0mg。

【功能与主治】 发汗解表,清里退热。用于小儿外感发热。症见发热,头身痛,流涕,口渴,咽红,溲黄,便干。

【用法与用量】 开水冲服。周岁以内,一次0.5袋;一至三岁,一次1袋;四至六岁,一次1.5袋;七至十四岁,一次2袋;一日4次,3天为一个疗程。

【规格】 (1)每袋装4g (2)每袋装5g

【贮藏】 密封。

小儿热速清口服液

Xiao'er Resuqing Koufuye

【处方】　柴胡 250g　　　　黄芩 125g
　　　　　板蓝根 250g　　　葛根 125g
　　　　　金银花 137.5g　　水牛角 62.5g
　　　　　连翘 150g　　　　大黄 62.5g

【制法】　以上八味，柴胡、金银花、连翘蒸馏提取挥发油，蒸馏后的水溶液另器收集；水牛角加水煎煮 3 小时后，再与柴胡等三味的药渣及其余黄芩等四味加水煎煮二次，每次 1 小时，合并煎液，滤过，滤液与上述水溶液合并，浓缩至相对密度为 1.20~1.25(85℃)，放冷，加乙醇使含醇量达 65%，搅匀，静置，取上清液，回收乙醇，浓缩至适量，与挥发油合并，加入矫味剂，调节 pH 值至规定范围，加水至 1000ml，混匀，静置，滤过，灌装，灭菌，即得。

【性状】　本品为红棕色的澄清液体；气香，味甜、微苦。

【鉴别】　(1) 取本品 30ml，置水浴上蒸至近干，加硅藻土 10g，研匀，加乙酸乙酯 50ml，超声处理 30 分钟，滤过，滤液蒸干，残渣加甲醇 1ml 使溶解，作为供试品溶液。另取葛根素对照品，加甲醇制成每 1ml 含 1mg 的溶液，作为对照品溶液。照薄层色谱法(通则 0502)试验，吸取上述两种溶液各 3μl，分别点于同一硅胶 G 薄层板上，以三氯甲烷-甲醇-水(7:2.5:0.25)为展开剂，展开，取出，晾干，置紫外光灯(365nm)下检视。供试品色谱中，在与对照品色谱相应的位置上，显相同颜色的荧光斑点。

(2) 取本品 20ml，用乙醚振摇提取 2 次，每次 15ml，水溶液备用；合并乙醚提取液，浓缩至约 1ml，作为供试品溶液。另取大黄对照药材 0.2g，加乙醚 10ml，振摇提取 20 分钟，滤过，滤液浓缩至约 1ml，作为对照药材溶液。照薄层色谱法(通则 0502)试验，吸取上述两种溶液各 5μl，分别点于同一硅胶 H 薄层板上，以石油醚(30~60℃)-甲酸乙酯-甲酸(15:5:1)的上层溶液为展开剂，展开，取出，晾干，置紫外光灯(365nm)下检视。供试品色谱中，在与对照药材色谱相应的位置上，显相同的 5 个橙色荧光斑点；置氨蒸气中熏后，斑点变为红色。

(3) 取本品 20ml，浓缩至约 10ml，通过 D101 型大孔吸附树脂柱(内径约为 1.5cm，柱高为 10cm)，以每分钟 1.5ml 的流速，先后用水 100ml 和甲醇 100ml 洗脱，收集甲醇洗脱液，浓缩至约 2ml，作为供试品溶液。另取连翘对照药材 1g，加甲醇 10ml，超声处理 20 分钟，滤过，滤液作为对照药材溶液。再取连翘苷对照品，加甲醇制成每 1ml 含 1mg 的溶液，作为对照品溶液。照薄层色谱法(通则 0502)试验，吸取上述三种溶液各 5μl，分别点于同一硅胶 G 薄层板上，以三氯甲烷-甲醇(5:1)为展开剂，展开，取出，晾干，喷以 10% 硫酸乙醇溶液，在 105℃ 加热至斑点显色清晰。供试品色谱中，在与对照药

材色谱和对照品色谱相应的位置上，显相同颜色的斑点。

(4) 取〔鉴别〕(2) 项下的备用水溶液，用水饱和的正丁醇振摇提取 3 次，每次 15ml，合并正丁醇提取液，用氨试液 30ml 洗涤，正丁醇液蒸干，残渣加甲醇 1ml 使溶解，作为供试品溶液。另取柴胡对照药材 0.5g，加甲醇 10ml，超声处理 10 分钟，滤过，滤液浓缩至约 5ml，作为对照药材溶液。照薄层色谱法(通则 0502)试验，吸取上述两种溶液各 5μl，分别点于同一硅胶 G 薄层板上，以三氯甲烷-甲醇-水(13:7:2)10℃ 以下放置的下层溶液为展开剂，展开，取出，晾干，喷以 2% 对二甲氨基苯甲醛的 40% 硫酸溶液，在 60℃ 加热至斑点显色清晰，分别置日光及紫外光灯(365nm)下检视。供试品色谱中，在与对照药材色谱相应的位置上，日光下显相同颜色的斑点；紫外光下显相同颜色的荧光斑点。

(5) 取本品，照〔含量测定〕项下的方法试验。供试品色谱中应呈现与黄芩苷对照品色谱峰保留时间相同的色谱峰。

【检查】　**相对密度**　应不低于 1.08(通则 0601)。

pH 值　应为 4.5~7.0(通则 0631)。

其他　应符合合剂项下有关的各项规定(通则 0181)。

【含量测定】　照高效液相色谱法(通则 0512)测定。

色谱条件与系统适用性试验　以十八烷基硅烷键合硅胶为填充剂；以甲醇-水-磷酸(47:53:0.2)为流动相；检测波长为 276nm。理论板数按黄芩苷峰计算应不低于 2500。

对照品溶液的制备　取黄芩苷对照品约 10mg，精密称定，置 200ml 量瓶中，加 50% 甲醇适量，置热水浴中振摇使溶解，放冷，加 50% 甲醇至刻度，摇匀，即得(每 1ml 含黄芩苷 50μg)。

供试品溶液的制备　精密量取本品 0.5ml，通过 D101 型大孔吸附树脂柱(内径约为 1.5cm，柱高为 10cm)，以每分钟 1.5ml 的流速用水 70ml 洗脱，继用 40% 乙醇洗脱，弃去 7~9ml 洗脱液，收集续洗脱液于 50ml 量瓶中至刻度，摇匀，即得。

测定法　分别精密吸取对照品溶液 5μl 与供试品溶液 10μl，注入液相色谱仪，测定，即得。

本品每 1ml 含黄芩以黄芩苷($C_{21}H_{18}O_{11}$)计，不得少于 2.2mg。

【功能与主治】　清热解毒，泻火利咽。用于小儿外感风热所致的感冒，症见高热、头痛、咽喉肿痛、鼻塞流涕、咳嗽、大便干结。

【用法与用量】　口服。周岁以内一次 2.5~5ml，一至三岁一次 5~10ml，三至七岁一次 10~15ml，七至十二岁一次 15~20ml，一日 3~4 次。

【注意】　如病情较重或服药 24 小时后疗效不明显者，可酌情增加剂量。

【规格】　每支装 10ml

【贮藏】　密封，避光。

小儿热速清颗粒

Xiao'er Resuqing Keli

【处方】 柴胡 1250g 黄芩 625g
板蓝根 1250g 葛根 625g
金银花 687.5g 水牛角 312.5g
连翘 750g 大黄 312.5g

【制法】 以上八味,柴胡、金银花、连翘蒸馏提取挥发油,蒸馏后的水溶液另器收集;水牛角加水先煎煮 3 小时后,再与柴胡等三味的药渣及黄芩等四味加水煎煮二次,每次 1 小时,合并煎液,滤过,滤液与上述水溶液合并,浓缩至相对密度为 1.10~1.25(60℃)稠膏,冷至室温,加乙醇使含醇量达 65%,搅匀,静置 24 小时,取上清液回收乙醇并浓缩至相对密度为 1.20~1.35(80℃)的清膏,干燥、粉碎,加蔗糖、糊精适量,混匀,制成颗粒,干燥,喷入上述挥发油,混匀,制成 3000g〔规格 (1)〕;或制成 1000g〔规格 (2)〕,即得。

【性状】 本品为棕黄色至棕褐色的颗粒;味甜或味微苦。

【鉴别】 (1)取本品 2 袋的内容物,研细,加水 40ml 使溶解,用水饱和的正丁醇振摇提取 3 次,每次 30ml,合并正丁醇提取液,用氨试液洗涤 2 次,每次 30ml,弃去氨试液,正丁醇液回收溶剂至干,残渣加甲醇 2ml 使溶解,作为供试品溶液。另取柴胡对照药材 0.5g,加水 40ml,加热微沸 1 小时,滤过,自"用水饱和的正丁醇振摇提取 3 次,"起,同法制成对照药材溶液。照薄层色谱法(通则 0502)试验,吸取供试品溶液 10μl、对照药材溶液 3μl,分别点于同一硅胶 G 薄层板上,以三氯甲烷-甲醇-水(13:7:2)10℃以下放置的下层溶液为展开剂,展开,取出,晾干,喷以 2% 对二甲氨基苯甲醛的 40% 硫酸溶液,在 60℃加热至斑点显色清晰,分别置日光及紫外光灯(365nm)下检视。供试品色谱中,在与对照药材色谱相应的位置上,日光下显相同颜色的斑点;紫外光下显相同颜色的荧光斑点。

(2)取本品 2 袋的内容物,研细,加甲醇 40ml,超声处理 30 分钟,滤过,滤液蒸干,残渣加水 20ml 使溶解,加盐酸 2ml,加热回流 30 分钟,立即冷却,用乙醚振摇提取 2 次,每次 20ml,合并乙醚液,蒸干,残渣加甲醇 2ml 使溶解,作为供试品溶液。另取大黄对照药材 0.1g,同法制成对照药材溶液。再取大黄素对照品,加甲醇制成每 1ml 含 0.5mg 的溶液,作为对照品溶液。照薄层色谱法(通则 0502)试验,吸取供试品溶液 10μl、对照药材溶液及对照品溶液各 1μl,分别点于同一硅胶 H 薄层板上,以石油醚(30~60℃)-甲酸乙酯-甲酸(15:5:1)的上层溶液为展开剂,展开,取出,晾干,置紫外光灯(365nm)下检视。供试品色谱中,在与对照药材色谱和对照品色谱相应的位置上,显相同颜色的荧光斑点。

(3)取本品 2 袋的内容物,研细,加水 30ml 使溶解,离心 10 分钟,通过 D101 型大孔吸附树脂柱(柱内径为 2cm,柱高为

15cm),依次用水 150ml 和甲醇 100ml 洗脱,收集甲醇洗脱液,回收溶剂至干,残渣加甲醇 2ml 使溶解,静置,取上清液,作为供试品溶液。另取连翘对照药材 1g,加甲醇 10ml,加热回流 30 分钟,滤过,滤液浓缩至 2ml,作为对照药材溶液。再取连翘苷对照品,加甲醇制成每 1ml 含 1mg 的溶液,作为对照品溶液。照薄层色谱法(通则 0502)试验,吸取供试品溶液 10μl、对照药材溶液与对照品溶液各 5μl,分别点于同一硅胶 G 薄层板上,以三氯甲烷-甲醇-冰醋酸(16:3:1)为展开剂,展开,取出,晾干,喷以 5% 香草醛硫酸溶液,在 105℃加热至斑点显色清晰,置日光下检视。供试品色谱中,在与对照药材色谱和对照品色谱相应的位置上,显相同颜色的斑点。

(4)取本品 2 袋的内容物,研细,加甲醇 20ml,超声处理 30 分钟,滤过,滤液蒸干,残渣加水 20ml 使溶解,用水饱和的正丁醇振摇提取 2 次,每次 30ml,合并正丁醇提取液,备用;水液置水浴上蒸干,残渣加甲醇 1ml 使溶解,作为供试品溶液。另取绿原酸对照品,加甲醇制成每 1ml 含 1mg 的溶液,作为对照品溶液。照薄层色谱法(通则 0502)试验,吸取上述两种溶液各 2μl,分别点于同一聚酰胺薄膜上,以醋酸为展开剂,展开,取出,晾干,置紫外光灯(365nm)下检视。供试品色谱中,在与对照品色谱相应的位置上,显相同颜色的荧光斑点。

(5)取〔鉴别〕(4)项下的正丁醇备用液,回收溶剂至干,残渣加甲醇 1ml 使溶解,作为供试品溶液。另取黄芩苷对照品,加甲醇制成每 1ml 含 1mg 的溶液,作为对照品溶液。照薄层色谱法(通则 0502)试验,吸取上述两种溶液各 5μl,分别点于同一硅胶 G 薄层板上,以乙酸乙酯-丙酮-醋酸-水(10:4:5:3)的上层溶液为展开剂,置预饱和 30 分钟的展开缸内,展开,取出,晾干,喷以 1% 的三氯化铁乙醇溶液。供试品色谱中,在与对照品色谱相应的位置上,显相同颜色的斑点。

(6)取本品 2 袋的内容物,研细,加乙酸乙酯 50ml,超声处理 30 分钟,滤过,滤液回收溶剂至干,残渣加甲醇 1ml 使溶解,作为供试品溶液。另取葛根素对照品,加甲醇制成每 1ml 含 0.5mg 的溶液,作为对照品溶液。照薄层色谱法(通则 0502)试验,吸取供试品溶液 10μl、对照品溶液 5μl,分别点于同一硅胶 G 薄层板上,以三氯甲烷-甲醇-水(7:2.5:0.25)为展开剂,展开,取出,晾干,置紫外光灯(365nm)下检视。供试品色谱中,在与对照品色谱相应的位置上,显相同颜色的荧光斑点。

【检查】 应符合颗粒剂项下有关的各项规定(通则 0104)。

【含量测定】 黄芩 照高效液相色谱法(通则 0512)测定。

色谱条件与系统适用性试验 以十八烷基硅烷键合硅胶为填充剂;以甲醇-0.2% 磷酸溶液(47:53)为流动相;检测波长为 277nm。理论板数按黄芩苷峰计算应不低于 2500。

对照品溶液的制备 取黄芩苷对照品适量,精密称定,加 50% 甲醇制成每 1ml 含 20μg 的溶液,即得。

供试品溶液的制备 取装量差异项下的本品,研细,取约 0.3g〔规格 (1)〕或 0.1g〔规格 (2)〕,精密称定,置 50ml 量瓶中,加 50% 甲醇 40ml,超声处理(功率 250W,频率 25kHz)30 分钟,

放冷,加 50% 甲醇至刻度,摇匀,滤过,取续滤液,即得。

测定法　分别精密吸取对照品溶液与供试品溶液各 10μl,注入液相色谱仪,测定,即得。

本品每袋含黄芩以黄芩苷($C_{21}H_{18}O_{11}$)计,不得少于 24.0mg。

连翘　照高效液相色谱法(通则 0512)测定。

色谱条件与系统适用性试验　以十八烷基硅烷键合硅胶为填充剂;以乙腈为流动相 A,以水为流动相 B,按下表中的规定进行梯度洗脱;检测波长为 229nm。理论板数按连翘苷峰计算应不低于 3000。

时间(分钟)	流动相 A(%)	流动相 B(%)
0～10	24	76
10～15	24→20	76→80
15～18	20	80

对照品溶液的制备　取连翘苷对照品,精密称定,加甲醇制成每 1ml 含 15μg 的溶液,即得。

供试品溶液的制备　取装量差异项下的本品适量,研细,取约 3g〔规格(1)〕或 1g〔规格(2)〕,精密称定,精密加入甲醇 25ml,密塞,称定重量,超声处理(功率 250W,频率 25kHz)30 分钟,放冷,再称定重量,用甲醇补足减失的重量,摇匀,滤过,取续滤液,即得。

测定法　分别精密吸取对照品溶液与供试品溶液各 10μl,注入液相色谱仪,测定,即得。

本品每袋含连翘以连翘苷($C_{27}H_{34}O_{11}$)计,不得少于 0.50mg。

【功能与主治】　清热解毒,泻火利咽。用于小儿外感风热所致的感冒,症见高热、头痛、咽喉肿痛、鼻塞流涕、咳嗽、大便干结。

【用法与用量】　口服。周岁以内,一次 1.5～3g〔规格(1)〕或 0.5～1g〔规格(2)〕;一至三岁,一次 3～6g〔规格(1)〕或 1～2g〔规格(2)〕;三至七岁,一次 6～9g〔规格(1)〕或 2～3g〔规格(2)〕;七至十二岁,一次 9～12g〔规格(1)〕或 3～4g〔规格(2)〕;一日 3～4 次。

【注意】　如病情较重或服药 24 小时后疗效不明显者,可酌情增加剂量。

【规格】　每袋装(1)6g　(2)2g

【贮藏】　密封。

小儿热速清糖浆
Xiao'er Resuqing Tangjiang

【处方】　柴胡 250g　　　　黄芩 125g
　　　　　葛根 125g　　　　水牛角 62.5g
　　　　　金银花 187.5g　　板蓝根 250g
　　　　　连翘 150g　　　　大黄 62.5g

【制法】　以上八味,柴胡、金银花、连翘提取挥发油,蒸馏后的水溶液另器收集;水牛角加水先煎煮 3 小时后,再加入蒸馏后的药渣与黄芩等四味煎煮二次,每次 1 小时,合并煎液,滤过,滤液与上述水溶液合并,减压浓缩至相对密度为 1.12～1.17(60℃)的清膏,加乙醇使含醇量达 65%,搅匀,静置 48 小时,取上清液回收乙醇,浓缩液加水适量,蔗糖 600g,苯甲酸钠 3g,煮沸使溶解,滤过,放冷,加入上述挥发油,搅匀,调整总量至 1000ml,搅匀,即得。

【性状】　本品为红棕色的黏稠液体;气香,味甜、微苦。

【鉴别】　(1)取本品 40ml,加乙醚振摇提取 2 次,每次 15ml,合并乙醚液,备用;水溶液用水饱和的正丁醇振摇提取 3 次,每次 15ml,合并正丁醇液,用氨试液 30ml 洗涤,取正丁醇液回收溶剂至干,残渣加甲醇 1ml 使溶解,作为供试品溶液。另取柴胡对照药材 0.5g,加水 30ml,加水煎煮 1 小时,趁热滤过,自"用水饱和的正丁醇振摇提取 3 次"起,同法制成对照药材溶液。照薄层色谱法(通则 0502)试验,吸取上述两种溶液各 5μl,分别点于同一硅胶 G 薄层板上,以三氯甲烷-甲醇-水(13:7:2)10℃ 以下放置的下层溶液为展开剂,展开,取出,晾干,喷以 2% 对二甲氨基苯甲醛的 40% 硫酸溶液,在 60℃ 加热至斑点显色清晰,分别置日光及紫外光灯(365nm)下检视。供试品色谱中,在与对照药材色谱相应的位置上,显相同颜色的斑点或荧光斑点。

(2)取本品 40ml,用乙酸乙酯 40ml 振摇提取,分取乙酸乙酯液,回收溶剂至干,残渣加甲醇 10ml 使溶解,作为供试品溶液。另取(R,S)-告依春对照品,加甲醇制成每 1ml 含 40μg 的溶液,作为对照品溶液。照高效液相色谱法(通则 0512)试验,以十八烷基硅烷键合硅胶为填充剂;以甲醇-0.02% 磷酸溶液(7:93)为流动相;检测波长为 245nm。理论板数按(R,S)-告依春峰计算应不低于 5000。分别吸取对照品溶液与供试品溶液各 10～20μl,注入液相色谱仪,测定。供试品色谱中,应呈现与对照品色谱峰保留时间相对应的色谱峰。

(3)取本品 40ml,浓缩至约 10ml,通过 D101 型大孔吸附树脂柱(内径为 1.5cm,柱高为 10cm),以每分钟 1.5ml 的流速,先后用水 100ml 和甲醇 100ml 洗脱,收集甲醇洗脱液,回收甲醇至约 2ml,作为供试品溶液。另取连翘对照药材 1g,加甲醇 10ml,超声处理 20 分钟,滤过,滤液作为对照药材溶液。再取连翘苷对照品,加甲醇制成每 1ml 含 1mg 的溶液,作为对照品溶液。照薄层色谱法(通则 0502)试验,吸取上述三种溶液各 5μl,分别点于同一硅胶 G 薄层板上,以三氯甲烷-甲醇(10:1)为展开剂,展开,取出,晾干,喷以 10% 硫酸乙醇溶液,在 105℃ 加热至斑点显色清晰。供试品色谱中,在与对照药材及对照品色谱相应的位置上,显相同颜色的斑点。

(4)取〔鉴别〕(1)项下备用的乙醚液,挥至约 1ml,作为供试品溶液。另取大黄对照药材 0.2g,加乙醚 10ml,振摇提取 20 分钟,滤过,滤液挥至约 1ml,作为对照药材溶液。再取大黄素对照品,加甲醇制成每 1ml 含 1mg 的溶液,作为对照品溶液。照薄层色谱法(通则 0502)试验,吸取上述三种溶液各

5μl,分别点于同一硅胶 G 薄层板上,以甲苯-乙酸乙酯-甲酸(75∶24∶1)为展开剂,展开,取出,晾干,置紫外光灯(365nm)下检视。供试品色谱中,在与对照药材及对照品色谱相应的位置上,显相同颜色的荧光斑点。

(5)取本品,照〔含量测定〕项下的方法试验。供试品色谱中,应呈现与黄芩苷对照品及葛根素对照品色谱峰保留时间相对应的色谱峰。

【检查】　相对密度　应不低于 1.18(通则 0601)。

pH 值　应为 4.5~6.5(通则 0631)。

其他　应符合糖浆剂项下有关的各项规定(通则 0116)。

【含量测定】　照高效液相色谱法(通则 0512)测定。

色谱条件与系统适用性试验　以十八烷基硅烷键合硅胶为填充剂;以乙腈为流动相 A,0.1%磷酸溶液为流动相 B,按下表中的规定进行梯度洗脱:葛根素检测波长 250nm,黄芩苷检测波长 274nm。理论板数按葛根素峰计算应不低于 6000。

时间(分)	流动相 A(%)	流动相 B(%)
0~15	12	88
15~30	12→60	88→40
30~31	60→12	40→88
31~40	12	88

对照品溶液的制备　取葛根素对照品、黄芩苷对照品适量,精密称定,加 50%甲醇分别制成每 1ml 含葛根素 20μg、黄芩苷 60μg 的溶液,即得。

供试品溶液的制备　精密量取本品 1ml,置 100ml 量瓶中,加 50%甲醇稀释至刻度,摇匀,即得。

测定法　分别精密吸取对照品溶液与供试品溶液各 10μl,注入液相色谱仪,测定,即得。

本品每 1ml 含黄芩以黄芩苷($C_{21}H_{18}O_{11}$)计,不得少于 3.0mg;含葛根以葛根素($C_{21}H_{20}O_9$)计,不得少于 1.5mg。

【功能与主治】　清热解毒,泻火利咽。用于小儿外感风热所致的感冒,症见高热、头痛、咽喉肿痛、鼻塞流涕、咳嗽、大便干结。

【用法与用量】　口服。周岁以内,一次 2.5~5ml;一至三岁,一次 5~10ml;三至七岁,一次 10~15ml;七至十二岁,一次 15~20ml;一日 3~4 次。

【注意】　如病情较重或服药 24 小时后疗效不明显者,可酌情增加剂量。

【规格】　每支装 10ml;每瓶装 120ml

【贮藏】　密封,置阴凉处。

小儿消食片

Xiao'er Xiaoshi Pian

【处方】　炒鸡内金 4.7g　　　　山楂 93.3g
六神曲(炒)85.5g　　　炒麦芽 85.5g
槟榔 23.3g　　　　　　陈皮 7.8g

【制法】　以上六味,山楂粉碎成细粉;槟榔、陈皮加水煎煮二次,每次 2 小时,合并煎液,滤过;炒鸡内金、六神曲(炒)、炒麦芽加水温浸提取二次,每次 2 小时,合并提取液,滤过,滤液与上述滤液合并,减压浓缩成稠膏,加入上述细粉及适量糖粉,制成颗粒,干燥,压制成 1000 片;或压制成 750 片,包薄膜衣,即得。

【性状】　本品为浅棕色的片;或为异型薄膜衣片,除去包衣后显浅棕色;气微,味甘、微酸。

【鉴别】　(1)取本品,置显微镜下观察:果皮石细胞淡紫红色、红色或黄棕色,类圆形或多角形,直径约 125μm(山楂)。

(2)取本品 40 片或 30 片(薄膜衣片),研细,加三氯甲烷 30ml 与浓氨试液 2ml,超声处理 15 分钟,滤过,滤渣用三氯甲烷 10ml 洗涤,合并三氯甲烷液,加盐酸溶液(1→5)25ml,振摇提取,分取酸水层,加浓氨试液调节 pH 值至 9,用三氯甲烷振摇提取 2 次,每次 20ml,合并三氯甲烷液,挥干,残渣加甲醇 0.5ml 使溶解,作为供试品溶液。另取槟榔对照药材 2g,同法制成对照药材溶液。照薄层色谱法(通则 0502)试验,吸取供试品溶液 10μl、对照药材溶液 5μl,分别点于同一硅胶 G 薄层板上,以三氯甲烷-甲醇-浓氨试液(92∶8∶1)为展开剂,展开,取出,晾干,喷以稀碘化铋钾试液。供试品色谱中,在与对照药材色谱相应的位置上,显相同颜色的斑点。

(3)取本品 6 片或 5 片(薄膜衣片),研细,加甲醇 10ml,超声处理 30 分钟,滤过,滤液浓缩至约 2ml,作为供试品溶液。另取橙皮苷对照品,加甲醇制成饱和溶液,作为对照品溶液。照薄层色谱法(通则 0502)试验,吸取上述两种溶液各 5μl,分别点于同一用 1%氢氧化钠溶液制备的硅胶 G 薄层板上,以乙酸乙酯-甲醇-水(100∶17∶13)为展开剂,展开,取出,晾干,喷以三氯化铝试液,置紫外光灯(365nm)下检视。供试品色谱中,在与对照品色谱相应的位置上,显相同颜色的荧光斑点。

【检查】　应符合片剂项下有关的各项规定(通则 0101)。

【含量测定】　照高效液相色谱法(通则 0512)测定。

色谱条件与系统适用性试验　以十八烷基硅烷键合硅胶为填充剂;以甲醇-0.05%醋酸溶液(88∶12)为流动相;检测波长为 215nm。理论板数按熊果酸峰计算应不低于 13000。

对照品溶液的制备　取熊果酸对照品适量,精密称定,加甲醇制成每 1ml 含 0.15mg 的溶液,即得。

供试品溶液的制备　取重量差异项下的本品,研细,取约 2g,精密称定,置具塞锥形瓶中,加乙醚 100ml,超声处理(功率 500W,频率 40kHz)1 小时,放冷,摇匀,滤过,滤渣用乙醚洗涤 2 次,每次 25ml,合并乙醚液,挥干,残渣用石油醚(30~60℃)浸泡 2 次,每次 10ml(约浸泡 1 分钟),倾去石油醚,残渣用甲醇溶解并转移至 10ml 量瓶中,加甲醇至刻度,摇匀,滤过,取续滤液,即得。

测定法　分别精密吸取对照品溶液与供试品溶液各 10μl,注入液相色谱仪,测定,即得。

本品每片含山楂以熊果酸($C_{30}H_{48}O_3$)计,素片不得少于 0.14mg,薄膜衣片不得少于 0.18mg。

【功能与主治】 消食化滞,健脾和胃。用于食滞肠胃所致积滞,症见食少、便秘、脘腹胀满、面黄肌瘦。

【用法与用量】 口服或咀嚼。一至三岁一次 2～4 片,三至七岁一次 4～6 片,成人一次 6～8 片〔规格(1)〕或一至三岁一次 2～3 片,三至七岁一次 3～5 片,成人一次 5～6 片〔规格(2)〕;一日 3 次。

【规格】 (1)每片重 0.3g

(2)薄膜衣片 每片重 0.4g

【贮藏】 密封。

小儿消积止咳口服液
Xiao'er Xiaoji Zhike Koufuye

【处方】 炒山楂 100g　　槟榔 100g
枳实 100g　　蜜枇杷叶 100g
瓜蒌 134g　　炒莱菔子 100g
炒葶苈子 100g　　桔梗 100g
连翘 100g　　蝉蜕 66g

【制法】 以上十味,加水煎煮二次,合并煎液,滤过,滤液减压浓缩至适量,加乙醇使含醇量达 60%,静置,滤过,滤液回收乙醇并浓缩适量,加水适量,搅拌,冷藏,滤过,滤液加入倍他环糊精,搅拌包合,再加入蔗糖,搅匀,加水至 1000ml,滤过,灌装,灭菌,即得。

【性状】 本品为棕红色的液体;味甜、微苦。

【鉴别】 (1)取本品 40ml,加浓氨试液 3ml、三氯甲烷 30ml 振摇提取,取三氯甲烷液,加稀盐酸 5ml 及水 20ml 振摇提取,分取酸水层,用浓氨试液调节 pH 值至 8～9,加三氯甲烷振摇提取 2 次,每次 20ml,合并三氯甲烷液,蒸干,残渣加甲醇 0.5ml 使溶解,作为供试品溶液。另取槟榔对照药材 1g,加三氯甲烷 30ml 及浓氨试液 3ml,加热回流 1 小时,滤过,滤液同法制成对照药材溶液。照薄层色谱法(通则 0502)试验,吸取上述两种溶液各 10μl,分别点于同一硅胶 G 薄层板上,以三氯甲烷-甲醇-浓氨试液(45:5:1)为展开剂,展开,取出,晾干,喷以稀碘化铋钾试液。供试品色谱中,在与对照药材色谱相应的位置上,显相同的橙红色斑点。

(2)取本品 10ml,用水饱和的正丁醇 20ml 振摇提取,分取正丁醇液,蒸干,残渣加甲醇 2ml 使溶解,作为供试品溶液。另取连翘对照药材 1g,加甲醇 10ml,加热回流 20 分钟,滤过,滤液作为对照药材溶液。照薄层色谱法(通则 0502)试验,吸取上述两种溶液各 5μl,分别点于同一硅胶 G 薄层板上,以三氯甲烷-甲醇(20:3)为展开剂,展开,取出,晾干,喷以 10%硫酸乙醇溶液,在 105℃加热至斑点显色清晰。供试品色谱中,在与对照药材色谱相应的位置上,显相同颜色的斑点。

(3)取辛弗林对照品,加甲醇制成每 1ml 含 1mg 的溶液,作为对照品溶液。照薄层色谱法(通则 0502)试验,吸取〔鉴别〕(2)项下的供试品溶液及上述对照品溶液各 10μl,分别点于同一以含 4%醋酸钠的羧甲基纤维素钠溶液为黏合剂的硅胶 G 薄层板上,以三氯甲烷-甲醇-浓氨试液(20:5:1.5)的下层溶液为展开剂,展开,取出,晾干,喷以 0.5%茚三酮乙醇溶液,加热至斑点显色清晰。供试品色谱中,在与对照品色谱相应的位置上,显相同颜色的斑点。

(4)取本品 10ml,加 7%硫酸乙醇-水(1:3)混合溶液 20ml,加热回流 3 小时,放冷,用三氯甲烷振摇提取 2 次,每次 20ml,合并三氯甲烷液,用水 30ml 洗涤,弃去洗液,三氯甲烷液用无水硫酸钠脱水,滤过,滤液蒸干,残渣加甲醇 1ml 使溶解,作为供试品溶液。另取桔梗对照药材 1g,同法制成对照药材溶液。照薄层色谱法(通则 0502)试验,吸取上述两种溶液各 10μl,分别点于同一硅胶 G 薄层板上,以乙醚-三氯甲烷(1:1)为展开剂,展开,取出,晾干,喷以 10%硫酸乙醇溶液,在 105℃加热至斑点显色清晰。供试品色谱中,在与对照药材色谱相应的位置上,显相同颜色的斑点。

【检查】 相对密度 应不低于 1.10(通则 0601)。

pH 值 应为 4.5～6.5(通则 0631)。

其他 应符合合剂项下有关的各项规定(通则 0181)。

【含量测定】 照高效液相色谱法(通则 0512)测定。

色谱条件与系统适用性试验 以十八烷基硅烷键合硅胶为填充剂;以乙腈-甲醇-磷酸二氢钾溶液(取磷酸二氢钾 0.6g,十二烷基磺酸钠 1.0g,冰醋酸 1ml,加水溶解并稀释至 1000ml)(15:30:55)为流动相;检测波长为 224nm。理论板数按辛弗林峰计算应不低于 2000。

对照品溶液的制备 取辛弗林对照品适量,精密称定,加 50%甲醇制成每 1ml 含 20μg 的溶液,即得。

供试品溶液的制备 精密量取本品 5ml,通过聚酰胺柱(30～60 目,2.5g,内径为 12.5mm),用水 30ml 洗脱,收集洗脱液置 50ml 量瓶中,加水至刻度,摇匀,滤过,取续滤液,即得。

测定法 分别精密吸取对照品溶液与供试品溶液各 20μl,注入液相色谱仪,测定,即得。

本品每 1ml 含枳实以辛弗林($C_9H_{13}NO_2$)计,不得少于 0.12mg。

【功能与主治】 清热肃肺,消积止咳。用于小儿饮食积滞、痰热蕴肺所致的咳嗽、夜间加重、喉间痰鸣、腹胀、口臭。

【用法与用量】 口服。周岁以内一次 5ml,一至二岁一次 10ml,三至四岁一次 15ml,五岁以上一次 20ml,一日 3 次;5 天为一疗程。

【规格】 每支装 10ml

【贮藏】 密封。

小儿豉翘清热颗粒

Xiao'er Chiqiao Qingre Keli

【处方】 连翘 444g 淡豆豉 333g

薄荷 222g 荆芥 222g

炒栀子 189g 大黄 189g

青蒿 333g 赤芍 222g

槟榔 167g 厚朴 333g

黄芩 333g 半夏 333g

柴胡 222g 甘草 189g

【制法】 以上十四味，连翘、薄荷、荆芥、柴胡提取挥发油，挥发油用倍他环糊精包结，蒸馏后的水溶液备用。其余淡豆豉等十味与上述药渣加水煎煮二次，第一次 1.5 小时，第二次 1 小时，合并煎液，滤过，滤液与上述水溶液合并，浓缩至相对密度为 1.05～1.10（55℃）的清膏，加乙醇使含醇量达65％，搅拌，静置过夜，滤过，滤液回收乙醇，浓缩至相对密度为 1.30～1.35（55℃）的稠膏（含蔗糖）或浓缩至 1.10～1.20（55℃）的清膏（无蔗糖）。取稠膏加入蔗糖、糊精、甜菊素适量，真空干燥，粉碎后与挥发油包结物混匀，制成颗粒，60℃以下真空干燥得颗粒 1000g（含蔗糖）；或取清膏加入甜菊素和枸橼酸适量混匀，加糊精适量和挥发油包结物，制粒，加入香精适量混匀，制成 1000g（无蔗糖），即得。

【性状】 本品为淡黄色至棕褐色的颗粒；味甘、微苦。

【鉴别】 (1) 取本品 5g，研细，加甲醇 20ml，振摇，浸渍1 小时，滤过，取滤液 10ml，蒸干，残渣加水 10ml 使溶解，再加盐酸 1ml，置水浴上加热回流 30 分钟，立即冷却，用乙醚振摇提取 2 次，每次 10ml，合并乙醚液，蒸干，残渣加甲醇 2ml使溶解，作为供试品溶液。另取大黄对照药材 0.1g，同法制成对照药材溶液。再取大黄酚对照品，加甲醇制成每 1ml 含1mg 的溶液，作为对照品溶液。照薄层色谱法（通则 0502）试验，吸取供试品溶液 10μl、对照药材溶液和对照品溶液各 5μl，分别点于同一硅胶 H 薄层板上，以石油醚（30～60℃）-甲酸乙酯-甲酸（15：5：1）的上层溶液为展开剂，展开，取出，晾干，置紫外光灯（365nm）下检视。供试品色谱中，在与对照药材色谱相应的位置上，显相同颜色的荧光主斑点；在与对照品色谱相应的位置上，显相同颜色的荧光斑点，置氨蒸气中熏后，斑点变为红色。

(2) 取本品 5g，研细，加 75％乙醇 10ml，温浸 2 小时，滤过，取滤液 1ml，通过已处理好的 D101 型大孔吸附树脂（柱内径为 1cm，柱高为 5cm），以水 5ml 洗脱，弃去水液，以 40％甲醇 5ml 洗脱，收集洗脱液，蒸干，残渣加甲醇 1ml 使溶解，作为供试品溶液。另取芍药苷对照品，加甲醇制成每 1ml 含1mg 的溶液，作为对照品溶液。照薄层色谱法（通则 0502）试验，吸取上述两种溶液各 5μl，分别点于同一硅胶 G 薄层板上，以乙酸乙酯-丙酮-甲酸-水（10：4：1：0.5）为展开剂，展

开，取出，晾干，喷以 10％硫酸乙醇溶液，在 105℃烘约 5 分钟，置日光下检视。供试品色谱中，在与对照品色谱相应的位置上，显相同颜色的斑点。

(3) 取本品 5g，研细，加甲醇 10ml，温浸 2 小时，滤过，作为供试品溶液。另取连翘对照药材 1g，加甲醇 20ml，同法制成对照药材溶液。照薄层色谱法（通则 0502）试验，吸取上述两种溶液各 10μl，分别点于同一硅胶 G 薄层板上，以三氯甲烷-甲醇（49：1）为展开剂，展开，取出，晾干，喷以 10％硫酸乙醇溶液，在 105℃烘约 5 分钟。供试品色谱中，在与对照药材色谱相应的位置上，显相同颜色的斑点。

(4) 取本品 10g，研细，照挥发油测定法（通则 2204）操作，加石油醚（60～90℃）1ml 于挥发油测定器中，提取挥发油，分取石油醚液作为供试品溶液。另取荆芥对照药材 2g，同法制成对照药材溶液。照薄层色谱法（通则 0502）试验，吸取上述两种溶液各 2μl，分别点于同一硅胶 G 薄层板上，以正己烷-乙酸乙酯（10：1）为展开剂，展开，取出，晾干，喷以 5％香草醛硫酸溶液，在 105℃加热至斑点显色清晰，置日光下检视。供试品色谱中，在与对照药材色谱相应的位置上，显相同颜色的斑点。

(5) 取本品 3g，研细，加 65％乙醇 30ml，加热回流 1.5 小时，滤过，取续滤液作为供试品溶液，另取黄芩苷对照品，加甲醇制成每 1ml 含 1mg 的溶液，作为对照品溶液。照薄层色谱法（通则 0502）试验，吸取上述两种溶液各 5μl，分别点于同一硅胶 G 薄层板上，以乙酸乙酯-甲醇-甲酸-水（10：2：0.3：1）为展开剂，展开，取出，晾干，喷以 1％三氯化铁乙醇溶液，在105℃加热至斑点显色清晰，置日光下检视。供试品色谱中，在与对照品色谱相应的位置上，显相同颜色的斑点。

【检查】 应符合颗粒剂项下有关的各项规定（通则 0104）。

【含量测定】 栀子 照高效液相色谱法（通则 0512）测定。

色谱条件与系统适用性试验 以十八烷基硅烷键合硅胶为填充剂；以甲醇-5mmol/L 枸橼酸溶液（含 2.5％异丙醇）（10：90）为流动相；柱温 35℃；检测波长为 238nm。理论板数按栀子苷峰计算应不低于 3000。

对照品溶液的制备 取栀子苷对照品适量，精密称定，加流动相溶解制成每 1ml 含 20μg 的溶液，即得。

供试品溶液的制备 取装量差异项下的本品内容物，研细，取约 0.45g，精密称定，置具塞锥形瓶中，精密加入甲醇20ml，密塞，称定重量，超声（功率 300W，频率 50kHz）处理30 分钟，放冷，再称定重量，用甲醇补足减失的重量，摇匀，滤过。精密量取续滤液 2ml，置 10ml 量瓶中，加流动相稀释至刻度，摇匀，即得。

测定法 分别精密吸取对照品溶液与供试品溶液各20μl，注入液相色谱仪，测定，即得。

本品每袋含栀子以栀子苷（$C_{17}H_{24}O_{10}$）计，〔规格(1)、规格(3)〕不得少于 6.4mg；〔规格(2)、规格(4)〕不得少于 12.8mg。

连翘　照高效液相色谱法(通则 0512)测定。

色谱条件与系统适用性试验　以十八烷基硅烷键合硅胶为填充剂;以乙腈-水(22:78)为流动相;柱温 35℃;检测波长为 277nm。理论板数按连翘苷峰计算应不低于 3000。

对照品溶液的制备　取连翘苷对照品适量,精密称定,加甲醇溶解制成每 1ml 含 0.1mg 的溶液,即得。

供试品溶液的制备　取装量差异项下的本品内容物,研细,取约 2g,精密称定,置具塞锥形瓶中,精密加入甲醇 25ml,密塞,称定重量,超声处理(功率 300W,频率 50kHz)30 分钟,放冷,再称定重量,用甲醇补足减失的重量,摇匀,滤过。精密量取续滤液 10ml,蒸干,加 70％乙醇 5ml 溶解,加在中性氧化铝柱(100～200 目,2g,柱内径为 1.5cm)上,用 70％乙醇 80ml 洗脱,收集洗脱液,浓缩至干,残渣用 50％甲醇溶解,转移至 5ml 量瓶中,并稀释至刻度,摇匀,滤过,取续滤液,即得。

测定法　分别精密吸取对照品溶液与供试品溶液各 10μl,注入液相色谱仪,测定,即得。

本品每袋含连翘以连翘苷($C_{27}H_{34}O_{11}$)计,〔规格(1)、规格(3)〕不得少于 0.68mg;〔规格(2)、规格(4)〕不得少于 1.36mg。

【功能与主治】　疏风解表,清热导滞。用于小儿风热感冒夹滞证,症见发热咳嗽,鼻塞流涕,咽红肿痛,纳呆口渴,脘腹胀满,便秘或大便酸臭,溲黄。

【用法与用量】　开水冲服。六个月至一岁,一次 1～2g;一至三岁,一次 2～3g;四至六岁,一次 3～4g;七至九岁,一次 4～5g;十岁以上,一次 6g;一日 3 次。

【规格】　(1)每袋装 2g　(2)每袋装 4g　(3)每袋装 2g(无蔗糖)　(4)每袋装 4g(无蔗糖)

【贮藏】　密封。

小儿惊风散
Xiao'er Jingfeng San

【处方】　全蝎 130g　　　　炒僵蚕 224g
　　　　　雄黄 40g　　　　　朱砂 60g
　　　　　甘草 60g

【制法】　以上五味,雄黄、朱砂分别水飞成极细粉;其余全蝎等三味粉碎成细粉,与上述粉末配研,过筛,混匀,即得。

【性状】　本品为橘黄色或棕黄色的粉末;气特异,味甜、咸。

【鉴别】　(1)取本品,置显微镜下观察:体壁碎片淡黄色至黄色,有网状纹理及圆形毛窝,有时可见棕褐色刚毛(全蝎)。体壁碎片无色,表面有极细的菌丝体(炒僵蚕)。纤维束周围薄壁细胞含草酸钙方晶,形成晶纤维(甘草)。不规则细小颗粒暗棕红色,有光泽,边缘暗黑色(朱砂)。不规则碎块金黄色或橙黄色,有光泽(雄黄)。

(2)取本品 1g,加盐酸-硝酸(3:1)5ml,置水浴上加热使溶解,蒸干,残渣加水 10ml 使溶解,滤过。取滤液 2ml,加氯化亚锡试液数滴,即生成白色沉淀并迅速变为灰黑色。另取滤液 2ml,加碘化钾试液数滴,即生成猩红色沉淀,加入过量的碘化钾试液,沉淀复溶解。

(3)取本品 0.2g,置坩埚中,加热至产生白烟,取玻片覆盖后,有白色冷凝物,将此玻片置烧杯中,加水 10ml,加热使溶解。取溶液 5ml,加硫化氢试液数滴,即显黄色,加稀盐酸,生成黄色絮状沉淀,加入碳酸铵试液后沉淀复溶解。

(4)取本品 0.2g,用水湿润,加氯酸钾饱和的硝酸溶液 2ml 使溶解,加入 10％氯化钡溶液后生成白色沉淀,此沉淀不溶于水。

【检查】　应符合散剂项下有关的各项规定(通则 0502)。

【含量测定】　照高效液相色谱法(通则 0512)测定。

色谱条件与系统适用性试验　以十八烷基硅烷键合硅胶为填充剂;以甲醇-乙腈-0.5％磷酸溶液(5:20:75)为流动相;检测波长为 276nm。理论板数按甘草苷峰计算应不低于 5000。

对照品溶液的制备　取甘草苷对照品适量,精密称定,加 30％乙醇制成每 1ml 含 30μg 的溶液,即得。

供试品溶液的制备　取装量差异项下的本品,混匀,取约 0.3g,精密称定,精密加入 30％乙醇 25ml,称定重量,超声处理(功率 320W,频率 40kHz)30 分钟,再称定重量,用 30％乙醇补足减失的重量,摇匀,滤过,取续滤液,即得。

测定法　分别精密吸取对照品溶液与供试品溶液各 10μl,注入液相色谱仪,测定,即得。

本品每袋含甘草以甘草苷($C_{21}H_{22}O_9$)计,不得少于 1.6mg。

【功能与主治】　镇惊熄风。用于小儿惊风,抽搐神昏。

【用法与用量】　口服。周岁小儿一次 1.5g,一日 2 次;周岁以内小儿酌减。

【规格】　每袋装 1.5g

【贮藏】　密封。

小儿清肺止咳片
Xiao'er Qingfei Zhike Pian

【处方】　紫苏叶 15g　　　　菊花 30g
　　　　　葛根 45g　　　　　川贝母 45g
　　　　　炒苦杏仁 45g　　　枇杷叶 60g
　　　　　炒紫苏子 15g　　　蜜桑白皮 45g
　　　　　前胡 45g　　　　　射干 30g
　　　　　栀子(姜炙)45g　　黄芩 45g
　　　　　知母 45g　　　　　板蓝根 45g
　　　　　人工牛黄 15g　　　冰片 8g

【制法】　以上十六味,川贝母、射干、黄芩粉碎成细粉;人工牛黄与冰片分别研细;蜜桑白皮、葛根、板蓝根、栀子(姜炙)、炒紫苏子、知母、前胡、枇杷叶加水煎煮三次,第一次 3 小时,第二次 1 小时,第三次 30 分钟,煎液滤过;紫苏叶、菊花加水热浸三次,第一次 2 小时,第二次 1 小时,第三次 30 分钟,浸出液滤过;炒苦杏仁用 80%乙醇加热回流提取二次,或压榨去油后用 80%乙醇加热回流提取二次;第一次 3 小时,第二次 2 小时,提取液滤过,滤液回收乙醇并浓缩至相对密度为 1.15~1.20(50℃)。将上述三种药液合并,减压浓缩至适量,加入川贝母等三味的细粉,混匀,干燥,粉碎,加入人工牛黄细粉及适量淀粉,制颗粒,干燥,加入冰片细粉及适量辅料,压制成 1000 片,或包薄膜衣,即得。

【性状】　本品为浅棕黄色至棕色的片;或为薄膜衣片,除去包衣后显浅棕黄色至棕色;气香,味微苦。

【鉴别】　(1)取本品,置显微镜下观察:淀粉粒广卵形或贝壳形,直径 40~60μm,脐点短缝状、人字状或马蹄状,层纹可察见(川贝母)。草酸钙柱晶直径约 30~40μm(射干)。韧皮纤维淡黄色,梭形,壁厚,孔沟细(黄芩)。

(2)取本品 1 片,研细,加三氯甲烷 10ml,超声处理 30 分钟,滤过,滤液蒸干,残渣加无水乙醇 1ml 使溶解,作为供试品溶液。另取胆酸对照品、猪去氧胆酸对照品,加无水乙醇制成每 1ml 各含 1mg 的溶液,作为对照品溶液。照薄层色谱法(通则 0502)试验,吸取上述三种溶液各 3μl,分别点于同一硅胶 G 薄层板上,以乙酸乙酯-冰醋酸(18:1)为展开剂,展开,取出,晾干,喷以 10%硫酸乙醇溶液,在 105℃加热至斑点显色清晰。供试品色谱中,在与对照品色谱相应的位置上,显相同颜色的斑点。

(3)取本品 4 片,研细,加乙酸乙酯 10ml,超声处理 15 分钟,滤过,滤液作为供试品溶液。另取龙脑对照品,加无水乙醇制成每 1ml 含 1mg 的溶液,作为对照品溶液。照薄层色谱法(通则 0502)试验,吸取上述两种溶液各 2μl,分别点于同一硅胶 G 薄层板上,以石油醚(60~90℃)-乙酸乙酯(9:1)为展开剂,展开,取出,晾干,喷以 5%香草醛硫酸溶液,热风吹至斑点显色清晰。供试品色谱中,在与对照品色谱相应的位置上,显相同颜色的斑点。

(4)取本品 5 片,研细,加甲醇 10ml,超声处理 30 分钟,滤过,滤液蒸干,残渣加甲醇 2ml 使溶解,作为供试品溶液。另取葛根素对照品,加甲醇制成每 1ml 含 1mg 的溶液,作为对照品溶液。照薄层色谱法(通则 0502)试验,吸取上述两种溶液各 2μl,分别点于同一硅胶 G 薄层板上,以三氯甲烷-乙酸乙酯-甲醇-水(15:40:22:10)10℃以下放置的下层溶液为展开剂,展开,取出,晾干,置氨蒸气中熏 5 分钟后,置紫外光灯(365nm)下检视。供试品色谱中,在与对照品色谱相应的位置上,显相同颜色的荧光斑点。

(5)取黄芩苷对照品,加甲醇制成每 1ml 含 1mg 的溶液,作为对照品溶液。照薄层色谱法(通则 0502)试验,吸取〔鉴别〕(4)项下的供试品溶液及上述对照品溶液各 2μl,分别点于

同一聚酰胺薄膜上,以醋酸为展开剂,展开,取出,晾干,喷以 2%三氯化铁乙醇溶液。供试品色谱中,在与对照品色谱相应的位置上,显相同颜色的斑点。

(6)取栀子苷对照品,加乙醇制成每 1ml 含 4mg 的溶液,作为对照品溶液。照薄层色谱法(通则 0502)试验,吸取〔鉴别〕(4)项下的供试品溶液 10μl 及上述对照品溶液 2μl,分别点于同一硅胶 G 薄层板上,以正丁醇-冰醋酸-水(7:1:2)为展开剂,展开,取出,晾干,喷以 5%香草醛硫酸溶液,加热至斑点显色清晰。供试品色谱中,在与对照品色谱相应的位置上,显相同颜色的斑点。

【检查】　应符合片剂项下有关的各项规定(通则 0101)。

【含量测定】　照高效液相色谱法(通则 0512)测定。

色谱条件与系统适用性试验　以十八烷基硅烷键合硅胶为填充剂;以甲醇-0.38%磷酸溶液(50:50)为流动相;检测波长为 280nm。理论板数按黄芩苷峰计算应不低于 3000。

对照品溶液的制备　取黄芩苷对照品适量,精密称定,加甲醇制成每 1ml 含 50μg 的溶液,即得。

供试品溶液的制备　取重量差异项下的本品,研细;或薄膜衣片除去包衣后,精密称定,研细,取约 0.15g,精密称定,置具塞锥形瓶中,精密加入 70%乙醇 50ml,密塞,称定重量,超声处理(功率 250W,频率 50kHz)45 分钟,放冷,再称定重量,用 70%乙醇补足减失的重量,摇匀,滤过,取续滤液,即得。

测定法　分别精密吸取对照品溶液与供试品溶液各 10μl,注入液相色谱仪,测定,即得。

本品每片含黄芩以黄芩苷($C_{21}H_{18}O_{11}$)计,不得少于 2.9mg。

【功能与主治】　清热解表,止咳化痰。用于小儿外感风热、内闭肺火所致的身热咳嗽、气促痰多、烦躁口渴、大便干燥。

【用法与用量】　口服。周岁以内一次 1~2 片,一至三岁一次 2~3 片,三岁以上一次 3~5 片,一日 2 次。

【规格】　(1)素片　每片重 0.15g

(2)素片　每片重 0.2g

(3)薄膜衣片　每片重 0.26g

(4)薄膜衣片　每片重 0.21g

【贮藏】　密封。

小儿清肺化痰口服液
Xiao'er Qingfei Huatan Koufuye

【处方】　麻黄 90g　　　　前胡 225g
　　　　黄芩 225g　　　炒紫苏子 225g
　　　　石膏 675g　　　炒苦杏仁 225g
　　　　葶苈子 279g　　竹茹 225g

【制法】　以上八味,石膏加水煎煮 1 小时后,加入麻黄等七味(葶苈子包煎),煎煮二次,每次 1 小时,滤过,滤液合并,

浓缩至相对密度为 1.18～1.22(50℃),加乙醇使含醇量达70％,搅匀,静置,滤过,滤液回收乙醇至无醇味,加入蔗糖100g,蜂蜜 200g,山梨酸 2g,加水至 1000ml,搅匀,滤过,灌封,灭菌,即得。

【性状】 本品为黄棕色至棕红色的液体;味甜、微苦。

【鉴别】 (1)在〔含量测定〕麻黄项下的色谱图中,供试品色谱中应呈现与对照品色谱峰保留时间相对应的色谱峰。

(2)在〔含量测定〕黄芩项下的色谱图中,供试品色谱中应呈现与对照品色谱峰保留时间相对应的色谱峰。

(3)取本品 2ml,加水 8ml,摇匀,加乙酸乙酯 20ml 振摇提取,取乙酸乙酯液,蒸干,残渣加乙酸乙酯 1ml 使溶解,作为供试品溶液。另取前胡对照药材 0.3g,加水适量,煎煮 30 分钟,滤过,滤液浓缩至约 15ml,用乙酸乙酯 20ml 振摇提取,分取乙酸乙酯液,蒸干,残渣加乙酸乙酯 2ml 使溶解,作为对照药材溶液。照薄层色谱法(通则 0502)试验,吸取上述两种溶液各 5μl,分别点于同一硅胶 G 薄层板上,以三氯甲烷-甲醇-浓氨试液(20：5：0.5)为展开剂,展开,取出,晾干,喷以10％氢氧化钠溶液,置紫外光灯(365nm)下检视。供试品色谱中,在与对照药材色谱相应的位置上,显相同颜色的荧光主斑点。

【检查】 相对密度 应不低于 1.04(通则 0601)。

pH值 应为 3.5～6.0(通则 0631)。

其他 应符合合剂项下有关的各项规定(通则 0181)。

【含量测定】 麻黄 照高效液相色谱法(通则 0512)测定。

色谱条件与系统适用性试验 以十八烷基硅烷键合硅胶为填充剂;以乙腈-0.1％磷酸溶液(4：96)为流动相;检测波长为 210nm。理论板数按盐酸麻黄碱峰计算应不低于 7000。

对照品溶液的制备 取盐酸麻黄碱对照品和盐酸伪麻黄碱对照品各 10mg,精密称定,分别置 50ml 量瓶中,加甲醇溶解并稀释至刻度,摇匀,精密量取上述盐酸麻黄碱溶液 2ml、盐酸伪麻黄碱溶液 1ml,置同一 25ml 量瓶中,加甲醇-浓氨试液(95：5)混合溶液稀释并定容至刻度,摇匀,即得。

供试品溶液的制备 取装量项下的本品,混匀,精密量取 5ml,置 50ml 量瓶中,用 0.1mol/L 盐酸溶液稀释至刻度,摇匀,滤过,精密量取续滤液 5ml,加在已处理好的固相萃取柱(以混合型阳离子交换反相吸附剂为填充剂的固相萃取柱,规格:6ml/150mg,30μm。依次用甲醇、水各 6ml 预洗)上,依次用 0.1mol/L 盐酸溶液、甲醇各 6ml 洗脱,弃去洗脱液,继用新鲜配制的甲醇-浓氨试液(95：5)混合溶液 5ml 洗脱,收集洗脱液于 5ml 的量瓶中,加上述混合溶液至刻度,摇匀,滤过,取续滤液,即得。

测定法 分别精密吸取对照品溶液与供试品溶液各 10μl,注入液相色谱仪,测定,即得。

本品每 1ml 含麻黄以盐酸麻黄碱($C_{10}H_{15}NO \cdot HCl$)与盐酸伪麻黄碱($C_{10}H_{15}NO \cdot HCl$)的总量计,不得少于 0.20mg。

黄芩 照高效液相色谱法(通则 0512)测定。

色谱条件与系统适用性试验 以十八烷基硅烷键合硅胶为填充剂;以甲醇-0.1％磷酸溶液(45：55)为流动相;检测波长为 277nm。理论板数按黄芩苷峰计算应不低于 2500。

对照品溶液的制备 取黄芩苷对照品适量,精密称定,加甲醇制成每 1ml 含 50μg 的溶液,即得。

供试品溶液的制备 取装量项下的本品,混匀,精密量取 3ml,置 50ml 量瓶中,加稀乙醇稀释至刻度,摇匀,精密量取 5ml,置 25ml 量瓶中,加稀乙醇稀释至刻度,摇匀,滤过,取续滤液,即得。

测定法 分别精密吸取对照品溶液与供试品溶液各 10μl,注入液相色谱仪,测定,即得。

本品每 1ml 含黄芩以黄芩苷($C_{21}H_{18}O_{11}$)计,不得少于 3.6mg。

【功能与主治】 清热化痰,止咳平喘。用于小儿风热犯肺所致的咳嗽,症见呼吸气促、咳嗽痰喘、喉中作响。

【用法与用量】 口服。周岁以内一次 3ml,一至五岁一次 10ml,五岁以上一次 15～20ml,一日 2～3 次,用时摇匀。

【注意】 脾虚泄泻者慎用。

【规格】 每支装 10ml

【贮藏】 密封。

注:葶苈子 为播娘蒿 *Descurainia sophia*(L.)Webb. ex Prantl.的干燥成熟种子。

小儿清热止咳合剂(小儿清热止咳口服液)
Xiao'er Qingre Zhike Heji

【处方】 麻黄 90g 炒苦杏仁 120g
石膏 270g 甘草 90g
黄芩 180g 板蓝根 180g
北豆根 90g

【制法】 以上七味,麻黄、石膏加水煎煮 30 分钟,再加入其余炒苦杏仁等五味,煎煮二次,第一次 2 小时,第二次 1 小时,合并煎液,滤过,滤液减压浓缩至适量,静置,滤过,滤液加蜂蜜 200g,蔗糖 100g 及苯甲酸钠 3g,煮沸使溶解,加水使成1000ml,搅匀,冷藏 24～48 小时,滤过,灌封,灭菌,即得;或滤液加热煮沸后 100℃保温 30 分钟,放冷,灌封,即得。

【性状】 本品为棕黄色的液体,久置有少量沉淀;味甘、微苦。

【鉴别】 (1)取本品 20ml,加浓氨试液 1ml,用乙醚振摇提取 2 次,每次 20ml,合并乙醚液,加盐酸乙醇溶液(1→20)1ml,摇匀,回收溶剂至干,残渣加甲醇 1ml 使溶解,作为供试品溶液。另取盐酸麻黄碱对照品,加甲醇制成每 1ml 含 1mg 的溶液,作为对照品溶液。照薄层色谱法(通则 0502)试验,吸取上述两种溶液各 10μl,分别点于同一硅胶 G 薄层板上,以三氯甲烷-甲醇-浓氨试液(20：3.5：0.5)为展开剂,展开,取出,晾干,喷以茚三酮试液,在 105℃ 加热至斑点显色清晰。供试品色谱中,在与对照品色谱相应的位置上,显相同的红色斑点。

(2)取本品 20ml,加盐酸 3ml 与三氯甲烷 30ml,加热回流 1 小时,放冷,分取三氯甲烷液,回收溶剂至干,残渣加甲醇 1ml 使溶解,作为供试品溶液。另取甘草次酸对照品,加甲醇制成每 1ml 含 1mg 的溶液,作为对照品溶液。照薄层色谱法(通则 0502)试验,吸取上述两种溶液各 5μl,分别点于同一硅胶 G 薄层板上,以正己烷-乙酸乙酯-丙酮-甲酸(10∶2∶4∶0.1)为展开剂,展开,取出,晾干,喷以 10% 磷钼酸乙醇溶液,在 105℃ 加热至斑点显色清晰。供试品色谱中,在与对照品色谱相应的位置上,显相同颜色的斑点。

(3)取本品 2ml,加乙醇 8ml,摇匀,静置,取上清液作为供试品溶液。另取黄芩苷对照品,加甲醇制成每 1ml 含 1mg 的溶液,作为对照品溶液。照薄层色谱法(通则 0502)试验,吸取上述两种溶液各 3μl,分别点于同一硅胶 G 薄层板上,以乙酸乙酯-丁酮-甲酸-水(5∶3∶1∶1)为展开剂,展开,取出,晾干,喷以 1% 三氯化铁乙醇溶液。供试品色谱中,在与对照品色谱相应的位置上,显相同颜色的斑点。

【检查】　相对密度　应不低于 1.04(通则 0601)。

pH 值　应为 3.5～5.5(通则 0631)。

其他　应符合合剂项下有关的各项规定(通则 0181)。

【含量测定】　照高效液相色谱法(通则 0512)测定。

色谱条件与系统适用性试验　以十八烷基硅烷键合硅胶为填充剂;以乙腈-0.1% 磷酸溶液(含 0.1% 三乙胺)(3∶97)为流动相;检测波长为 205nm。理论板数按盐酸麻黄碱峰计算应不低于 4000。

对照品溶液的制备　取盐酸麻黄碱对照品适量,精密称定,加 0.1mol/L 的盐酸溶液制成每 1ml 含 45μg 的溶液,即得。

供试品溶液的制备　精密量取本品 5ml,加水 10ml 及浓氨试液 0.5ml,用乙醚振摇提取 5 次(30ml、30ml、20ml、20ml、20ml),合并乙醚液,加盐酸乙醇溶液(1→20)2ml,混匀,低温回收溶剂至干,残渣用乙醇 5ml 溶解,转移至 25ml 量瓶中,加 0.1mol/L 盐酸溶液至刻度,摇匀,即得。

测定法　分别精密吸取对照品溶液与供试品溶液各 10μl,注入液相色谱仪,测定,即得。

本品每 1ml 含麻黄以盐酸麻黄碱($C_{10}H_{15}NO \cdot HCl$)计,不得少于 0.15mg。

【功能与主治】　清热宣肺,平喘,利咽。用于小儿外感风热所致的感冒,症见发热恶寒、咳嗽痰黄、气促喘息、口干音哑、咽喉肿痛。

【用法与用量】　口服。一至二岁一次 3～5ml,三至五岁一次 5～10ml,六至十四岁一次 10～15ml,一日 3 次。用时摇匀。

【规格】　(1)每支装 10ml　(2)每瓶装 100ml　(3)每瓶装 120ml

【贮藏】　密封。

小儿清热片

Xiao'er Qingre Pian

【处方】　黄柏 117.6g　　　　灯心草 23.5g
栀子 117.6g　　　　钩藤 47g
雄黄 47g　　　　　黄连 70.6g
朱砂 23.5g　　　　龙胆 47g
黄芩 117.6g　　　　大黄 47g
薄荷素油 0.47g

【制法】　以上十一味,除薄荷素油外,朱砂、雄黄分别水飞成极细粉;黄连、大黄粉碎成细粉;黄柏、龙胆用 70% 乙醇渗漉,收集渗漉液,回收乙醇,浓缩成稠膏;其余灯心草等四味加水煎煮二次,每次 2 小时,合并煎液,滤过,滤液浓缩成稠膏,与上述稠膏及粉末混匀,干燥,粉碎,制成颗粒,干燥,加入薄荷素油,压制成 1000 片,包糖衣,即得。

【性状】　本品为糖衣片,除去糖衣后显棕黄色;气特异,味苦。

【鉴别】　(1)取本品,置显微镜下观察:纤维束鲜黄色,壁稍厚,纹孔明显(黄连)。不规则碎块金黄色或橙黄色,有光泽(雄黄)。不规则细小颗粒暗棕红色,有光泽,边缘暗黑色(朱砂)。草酸钙簇晶大,直径 60～140μm(大黄)。

(2)取本品 8 片,研细,加在中性氧化铝柱(200～300 目,5g,内径为 1.5～2cm)上,用无水乙醇 50ml 洗脱,收集洗脱液,蒸干,残渣加乙醇 2ml 使溶解,作为供试品溶液。另取黄连对照药材 0.5g,加甲醇 5ml,超声处理 15 分钟,滤过,滤液加甲醇至 5ml,作为对照药材溶液。再取盐酸小檗碱对照品,加甲醇制成每 1ml 含 0.5mg 的溶液,作为对照品溶液。照薄层色谱法(通则 0502)试验,吸取上述三种溶液各 1μl,分别点于同一硅胶 G 薄层板上,以苯-乙酸乙酯-异丙醇-甲醇-浓氨试液(12∶6∶3∶3∶1)为展开剂,置氨蒸气预饱和的展开缸内展开,取出,晾干,置紫外光灯(365nm)下检视。供试品色谱中,在与对照药材色谱和对照品色谱相应的位置上,显相同的黄色荧光斑点。

(3)取本品 8 片,除去糖衣,研细,加甲醇 30ml,加热回流 1 小时,滤过,取滤液 10ml,蒸干,残渣加乙酸乙酯 1ml 使溶解,作为供试品溶液。另取栀子苷对照品,加乙醇制成每 1ml 含 0.5mg 的溶液,作为对照品溶液。照薄层色谱法(通则 0502)试验,吸取供试品溶液 10μl、对照品溶液 5μl,分别点于同一硅胶 G 薄层板上,以乙酸乙酯-丙酮-甲酸-水(5∶5∶1∶1)为展开剂,展开,取出,晾干,喷以 10% 硫酸乙醇溶液,在 105℃ 加热约 10 分钟。供试品色谱中,在与对照品色谱相应的位置上,显相同颜色的斑点。

(4)取本品 5 片,除去糖衣,研细,加甲醇 10ml,超声处理 15 分钟,放冷,滤过,滤液蒸干,残渣加甲醇 2ml 使溶解,作为供试品溶液。另取黄芩苷对照品,加甲醇制成每 1ml 含 1mg

的溶液,作为对照品溶液。照薄层色谱法(通则 0502)试验,吸取供试品溶液 2μl、对照品溶液 5μl,分别点于同一以含 4%醋酸钠的羧甲基纤维素钠溶液为黏合剂的硅胶 G 薄层板上,以乙酸乙酯-丁酮-甲酸-水(5∶3∶1∶1)为展开剂,展开剂预饱和 30 分钟,展开,取出,晾干,喷以 1%三氯化铁乙醇溶液。供试品色谱中,在与对照品色谱相应的位置上,显相同的暗绿色斑点。

(5)取本品 5 片,除去糖衣,研细,加甲醇 10ml,超声处理 15 分钟,放冷,滤过,滤液蒸干,残渣加水 10ml 使溶解,再加盐酸 1ml,置水浴中加热回流 30 分钟,立即冷却,用乙醚振摇提取 2 次,每次 20ml,合并乙醚液,挥干,残渣加甲醇 2ml 使溶解,作为供试品溶液。另取大黄对照药材 0.1g,同法制成对照药材溶液。照薄层色谱法(通则 0502)试验,吸取上述两种溶液各 4μl,分别点于同一硅胶 G 薄层板上,以石油醚(30～60℃)-甲酸乙酯-甲酸(15∶5∶1)的上层溶液为展开剂,展开,取出,晾干,置紫外光灯(365nm)下检视。供试品色谱中,在与对照药材色谱相应的位置上,显相同的五个橙黄色荧光主斑点;置氨蒸气中熏后,在日光下检视,显相同的红色斑点。

【检查】 应符合片剂项下有关的各项规定(通则 0101)。

【含量测定】 照高效液相色谱法(通则 0512)测定。

色谱条件与系统适用性试验 以十八烷基硅烷键合硅胶为填充剂;以甲醇-水(25∶75)为流动相;检测波长为 238nm。理论板数按栀子苷峰计算应不低于 1500。

对照品溶液的制备 取栀子苷对照品适量,精密称定,加甲醇制成每 1ml 含 50μg 的溶液,即得。

供试品溶液的制备 取本品 20 片,除去糖衣,精密称定,研细,取约 0.5g,精密称定,精密加入甲醇 50ml,称定重量,超声处理(功率 300W,频率 50kHz)30 分钟,放冷,再称定重量,用甲醇补足减失的重量,摇匀,滤过。精密量取续滤液 10ml,置 25ml 量瓶中,加甲醇至刻度,摇匀,即得。

测定法 分别精密吸取对照品溶液与供试品溶液各 10μl,注入液相色谱仪,测定,即得。

本品每片含栀子以栀子苷($C_{17}H_{24}O_{10}$)计,不得少于 1.5mg。

【功能与主治】 清热解毒,祛风镇惊。用于小儿风热,烦躁抽搐,发热口疮,小便短赤,大便不利。

【用法与用量】 口服。一次 2～3 片,一日 1～2 次;周岁以内小儿酌减。

【贮藏】 密封。

小儿感冒口服液

Xiao'er Ganmao Koufuye

【处方】 广藿香 85g　　　　菊花 85g
连翘 85g　　　　大青叶 141g
板蓝根 85g　　　　地黄 85g
地骨皮 85g　　　　白薇 85g
薄荷 56g　　　　石膏 141g

【制法】 以上十味,广藿香、薄荷、菊花蒸馏提取挥发油,蒸馏后的水溶液另器收集;药渣与其余连翘等七味加水煎煮二次(石膏先煎 1 小时),合并煎液,滤过,滤液与上述水溶液合并,浓缩至适量,加乙醇使含醇量为 65%,冷藏 48 小时,滤过,滤液回收乙醇,浓缩至适量,加入单糖浆、山梨酸钾,加热使溶解,冷藏,滤过,滤液加入上述挥发油及聚山梨酯 80,加水至 1000ml,搅匀,灌封,灭菌,即得。

【性状】 本品为棕红色的液体;气微香,味苦、辛、微甜。

【鉴别】 (1)取本品 20ml,用乙醚振摇提取 2 次,每次 10ml,合并乙醚液,置水浴上浓缩至约 1ml,作为供试品溶液。另取广藿香对照药材 1g,加乙醇 10ml,密塞,振摇,冷浸过夜,滤过,滤液蒸干,残渣加乙醇 1ml 使溶解,作为对照药材溶液。照薄层色谱法(通则 0502)试验,吸取上述两种溶液各 10μl,分别点于同一硅胶 G 薄层板上,以石油醚(60～90℃)-乙酸乙酯(19∶1)为展开剂,展开,取出,晾干,喷以 1%香草醛硫酸溶液,在 105℃加热 5 分钟。供试品色谱中,在与对照药材色谱相应的位置上,显相同颜色的斑点。

(2)取本品 20ml,用石油醚(60～90℃)振摇提取 2 次,每次 20ml,合并石油醚液,置水浴上浓缩至约 1ml,作为供试品溶液。另取薄荷对照药材 0.5g,加石油醚(60～90℃)5ml,密塞,振摇数分钟,放置 30 分钟,滤过,滤液作为对照药材溶液。再取薄荷脑对照品,加石油醚(60～90℃)制成每 1ml 含 2mg 的溶液,作为对照品溶液。照薄层色谱法(通则 0502)试验,吸取供试品溶液和对照药材溶液各 15μl、对照品溶液 5μl,分别点于同一硅胶 G 薄层板上,以甲苯-乙酸乙酯(19∶1)为展开剂,展开,取出,晾干,喷以 1%香草醛硫酸溶液-乙醇(1∶4)的混合溶液,在 105℃加热至斑点显色清晰。供试品色谱中,在与对照药材色谱和对照品色谱相应的位置上,显相同颜色的斑点。

【检查】 **相对密度** 应不低于 1.05(通则 0601)。

pH 值 3.5～5.5(通则 0631)。

其他 应符合合剂项下有关的各项规定(通则 0181)。

【含量测定】 照气相色谱法(通则 0521)测定。

色谱条件与系统适用性试验 以甲基聚硅氧烷为固定相的毛细管柱(柱长为 30m,内径为 0.22mm,膜厚度为 0.25μm);柱温为程序升温,初始温度 110℃,以每分钟 5℃的速率升温至 160℃,保持 20 分钟;分流进样。理论板数按百秋李醇峰计算应不低于 50000。

对照品溶液的制备 取百秋李醇对照品适量,精密称定,加正己烷制成每 1ml 含 0.1mg 的溶液,即得。

供试品溶液的制备 精密量取本品 100ml,照挥发油测定法(通则 2204)试验,自测定器上端加水至充满刻度部分,并溢流入烧瓶时为止,再加正己烷 5ml,连接回流冷凝管,加热并保持微沸 4 小时,放冷,待溶液分层清晰后,分取正己烷液,置 10ml 量瓶中,用少量正己烷分次洗涤挥发油测定器内壁,正己烷洗液并入同一量瓶中,加正己烷至刻度,摇匀,即得。

测定法 精密吸取对照品溶液与供试品溶液各 1μl,注入气相色谱仪,测定,即得。

本品每 1ml 含广藿香以百秋李醇($C_{15}H_{26}O$)计,不得少于 8.5μg。

【功能与主治】 清热解表。用于小儿外感风热所致发热重、微恶风寒、头痛、有汗或少汗、咽红肿痛、口渴、舌尖红、苔薄黄而干、脉浮数。

【用法与用量】 口服。周岁以内一次 5ml,一至三岁一次 5~10ml,四至七岁一次 10~15ml,八至十二岁一次 20ml,一日 2 次,摇匀服用。

【规格】 每支装 10ml

【贮藏】 密封。

小儿感冒茶
Xiao'er Ganmao Cha

【处方】
广藿香 750g	菊花 750g
连翘 750g	大青叶 1250g
板蓝根 750g	地黄 750g
地骨皮 750g	白薇 750g
薄荷 500g	石膏 1250g

【制法】 以上十味,石膏 250g、板蓝根粉碎成细粉;地黄、白薇、地骨皮、石膏 1000g 加水煎煮二次,第一次 3 小时,第二次 1 小时,煎液滤过,滤液合并;菊花、大青叶加水热浸二次,第一次 2 小时,第二次 1 小时,合并浸出液,滤过;广藿香、薄荷、连翘提取挥发油,其水溶液滤过,滤液与上述滤液合并,浓缩至适量,加入上述细粉及蔗糖粉约 4100g、糊精适量,混匀,制成颗粒,干燥,加入上述挥发油,混匀,压制成 1000 块,即得。

【性状】 本品为浅棕色的块状物;味甜、微苦。

【鉴别】 (1)取本品 30g,研细,加三氯甲烷 40ml,加热回流 1 小时,放冷,滤过,滤液浓缩至约 0.5ml,作为供试品溶液。另取靛蓝对照品,加三氯甲烷制成每 1ml 含 1mg 的溶液,作为对照品溶液。照薄层色谱法(通则 0502)试验,吸取供试品溶液 10μl、对照品溶液 5μl,分别点于同一硅胶 G 薄层板上,以三氯甲烷-乙酸乙酯(10:1)为展开剂,展开,取出,晾干。供试品色谱中,在与对照品色谱相应的位置上,显相同颜色的斑点。

(2)取本品 12g,研细,加甲醇 30ml,超声处理 20 分钟,滤过,滤液蒸干,残渣加 0.2%氢氧化钠溶液 20ml,加热使溶解,用水饱和的正丁醇振摇提取 2 次,每次 30ml,合并正丁醇提取液,蒸干,残渣加 0.2%氢氧化钠溶液 20ml,加热使溶解,用三氯甲烷振摇提取 2 次,每次 30ml,合并三氯甲烷提取液,蒸干,残渣加甲醇 1ml 使溶解,作为供试品溶液。另取连翘苷对

照品,加甲醇制成每 1ml 含 1mg 的溶液,作为对照品溶液。照薄层色谱法(通则 0502)试验,吸取供试品溶液 10~15μl、对照品溶液 10μl,分别点于同一硅胶 G 薄层板上,以三氯甲烷-甲醇-甲酸(9:1:0.1)为展开剂,展开,取出,晾干,喷以 5%香草醛硫酸溶液,在 105℃加热至斑点显色至清晰。供试品色谱中,在与对照品色谱相应的位置上,显相同颜色的斑点。

(3)取本品 12g,研细,加甲醇 30ml,超声处理 20 分钟,滤过,滤液蒸干,残渣用水 20ml 溶解,用稀盐酸调节 pH 值至 2,用乙酸乙酯振摇提取 3 次,每次 20ml,合并乙酸乙酯提取液,蒸干,残渣加甲醇 1ml 使溶解,作为供试品溶液。另取菊花对照药材 1g,加稀盐酸 1ml 和乙酸乙酯 20ml,超声处理 30 分钟,滤过,滤液蒸干,残渣加乙酸乙酯 1ml 使溶解,作为对照药材溶液。照薄层色谱法(通则 0502)试验,吸取供试品溶液 1~2μl、对照品溶液 2μl,分别点于同一硅胶 G 薄层板上,以甲苯-乙酸乙酯-甲酸(7:3:0.5)为展开剂,展开,取出,晾干,喷以 5%三氯化铝乙醇溶液,在 105℃加热至斑点显色至清晰,置紫外光灯(365nm)下检视。供试品色谱中,在与对照药材色谱相应的位置上,显相同颜色的荧光斑点。

【检查】 应符合茶剂项下有关的各项规定(通则 0188)。

【含量测定】 照高效液相色谱法(通则 0512)测定。

色谱条件与系统适用性试验 以十八烷基硅烷键合硅胶为填充剂;以乙腈-水(20:80)为流动相;检测波长为 202nm。理论板数按连翘苷峰计算应不低于 5000。

对照品溶液的制备 取连翘苷对照品适量,精密称定,加 50%甲醇制成每 1ml 含 20μg 的溶液,即得。

供试品溶液的制备 取重量差异项下的本品,研碎,混匀,取适量,研细,取 3g,精密称定,置具塞锥形瓶中,精密加入甲醇 50ml,密塞,称定重量,超声处理(功率 400W,频率 40kHz)30 分钟,放冷,再称定重量,用甲醇补足减失的重量,摇匀,滤过,精密量取续滤液 20ml,蒸干,残渣用 70%乙醇 10ml 溶解,加在中性氧化铝柱(100~200 目,5g,内径为 1.5cm)上,用 70%乙醇 100ml 洗脱,收集流出液和洗脱液,蒸干,残渣用适量 50%甲醇溶解,转移至 5ml 量瓶中,加 50%甲醇至刻度,摇匀,滤过,取续滤液,即得。

测定法 分别精密吸取对照品溶液与供试品溶液各 10μl,注入液相色谱仪,测定,即得。

本品每块含连翘以连翘苷($C_{27}H_{34}O_{11}$)计,不得少于 0.55mg。

【功能与主治】 疏风解表,清热解毒。用于小儿风热感冒,症见发热重、头胀痛、咳嗽痰黏、咽喉肿痛;流感见上述证候者。

【用法与用量】 开水冲服。一岁以内一次 6g,一至三岁一次 6~12g,四至七岁一次 12~18g,八至十二岁一次 24g,一日 2 次。

【规格】 每块重 6g

【贮藏】 密闭,防潮。

小儿感冒颗粒

Xiao'er Ganmao Keli

【处方】 广藿香 75g   菊花 75g
         连翘 75g   大青叶 125g
         板蓝根 75g   地黄 75g
         地骨皮 75g   白薇 75g
         薄荷 50g   石膏 125g

【制法】 以上十味，取石膏 25g、板蓝根粉碎成细粉；地黄、白薇、地骨皮、石膏 100g 加水煎煮二次，第一次 3 小时，第二次 1 小时，合并煎液，滤过；菊花、大青叶热浸二次，第一次 2 小时，第二次 1 小时，合并浸出液，滤过；广藿香、薄荷、连翘提取挥发油，其水溶液滤过，滤液与以上二液合并，浓缩至相对密度为 1.30～1.35(50℃)的清膏；取清膏 1 份、蔗糖粉 2 份、糊精 1 份，与上述细粉混匀，制成颗粒，干燥，加入挥发油，混匀，即得。

【性状】 本品为浅棕色的颗粒；味甜、微苦。

【鉴别】 取本品 30g，研细，加三氯甲烷 40ml，加热回流提取 1 小时，放冷，滤过，滤液浓缩至约 0.5ml，作为供试品溶液。另取靛蓝对照品，加三氯甲烷制成每 1ml 含 1mg 的溶液，作为对照品溶液。照薄层色谱法(通则 0502)试验，吸取供试品溶液 10μl、对照品溶液 5μl，分别点于同一硅胶 G 薄层板上，以甲苯-三氯甲烷-丙酮(5：4：1)为展开剂，展开，取出，立即观察。供试品色谱中，在与对照品色谱相应的位置上，显相同颜色的斑点。

【检查】 应符合颗粒剂项下有关的各项规定(通则 0104)。

【功能与主治】 疏风解表，清热解毒。用于小儿风热感冒，症见发热重、头胀痛、咳嗽痰黏、咽喉肿痛；流感见上述证候者。

【用法与用量】 开水冲服。周岁以内一次 6g，一至三岁一次 6～12g，四至七岁一次 12～18g，八至十二岁一次 24g，一日 2 次。

【规格】 每袋装 12g

【贮藏】 密封。

小儿感冒宁糖浆

Xiao'er Ganmaoning Tangjiang

【处方】 薄荷 80g   荆芥穗 67g
         苦杏仁 80g   牛蒡子 80g
         黄芩 80g   桔梗 67g
         前胡 80g   白芷 27g
         炒栀子 40g   焦山楂 27g
         六神曲(焦)27g   焦麦芽 27g
         芦根 120g   金银花 120g
         连翘 80g

【制法】 以上十五味，薄荷、荆芥穗提取挥发油，苦杏仁压榨去油，加五倍水，37℃浸渍 3 小时，浸渍液水蒸气蒸馏，用 90％乙醇液 20ml 收集蒸馏液至 60ml，过滤，密封储存。其余牛蒡子等十二味加水煎煮二次，第一次 2 小时，第二次 1 小时，煎液滤过，滤液合并，静置 48 小时，取上清液浓缩至适量，加入蔗糖 450g 及羟苯乙酯 0.25g，苯甲酸钠 3g，煮沸使溶解，加入杏仁水混匀，静置，取上清液，加入挥发油及柠檬香精、香蕉香精适量，加水至 1000ml，搅匀，滤过，分装，即得。

【性状】 本品为深棕色的液体；味甜、微苦。

【鉴别】 (1)取本品 40ml，加石油醚(30～60℃)50ml，振摇提取，分取石油醚(必要时离心)，挥干，残渣加乙酸乙酯 0.5ml 使溶解，作为供试品溶液。另取薄荷脑对照品、荆芥油对照品，分别加乙酸乙酯制成每 1ml 含 2mg 的溶液，作为对照品溶液。照薄层色谱法(通则 0502)试验，吸取上述三种溶液各 5μl，分别点于同一硅胶 G 薄层板上，以环己烷-乙酸乙酯(6：1)为展开剂，展开，取出，晾干，喷以 5％香草醛乙醇溶液-硫酸(18：1)的混合溶液，在 105℃加热至斑点显色清晰。供试品色谱中，在与对照品色谱相应的位置上，显相同颜色的斑点。

(2)取本品 10ml，加水至 50ml，离心，取上清液，通过 D101 型大孔吸附树脂柱(内径为 1.5cm，柱高为 12cm)，用水洗脱至洗脱液无色，再用 50％乙醇 100ml 洗脱，收集洗脱液，蒸干，残渣加甲醇 10ml 使溶解，离心，上清液作为供试品溶液。另取绿原酸对照品，加甲醇制成每 1ml 含 1mg 的溶液，作为对照品溶液。照薄层色谱法(通则 0502)试验，吸取上述两种溶液各 5μl，分别点于同一硅胶 G 薄层板上，以乙酸丁酯-甲酸-水(7：2.5：2.5)的上层溶液为展开剂，展开，取出，晾干，置紫外光灯(365nm)下检视。供试品色谱中，在与对照品色谱相应的位置上，显相同颜色的荧光斑点。

(3)取黄芩苷对照品，加甲醇制成每 1ml 含 1mg 的溶液，作为对照品溶液。照薄层色谱法(通则 0502)试验，吸取〔鉴别〕(2)项下的供试品溶液和上述对照品溶液各 5μl，分别点于同一含 4％醋酸钠的羧甲基纤维素钠为黏合剂的硅胶 G 薄层板上，以乙酸乙酯-丁酮-甲酸-水(5：3：1：1)为展开剂，展开，取出，晾干，喷以 2％三氯化铁乙醇溶液。供试品色谱中，在与对照品色谱相应的位置上，显相同颜色的斑点。

(4)取〔鉴别〕(2)项下的供试品溶液 2ml，蒸干，残渣加乙醇 1ml 使溶解，作为供试品溶液。另取栀子苷对照品，加甲醇制成每 1ml 含 1mg 的溶液，作为对照品溶液。照薄层色谱法(通则 0502)试验，吸取上述两种溶液各 5μl，分别点于同一硅胶 G 薄层板上，以三氯甲烷-甲醇-水(13：7：2)10℃以下放置的下层溶液为展开剂，展开，取出，晾干，喷以 10％硫酸乙醇溶液，在 105℃加热至斑点显色清晰。供试品色谱中，在与对照品色谱相应的位置上，显相同颜色的斑点。

【检查】 相对密度 应不低于 1.20(通则 0601)。

pH 值 应为 3.5～5.5(通则 0631)。

其他 应符合糖浆剂项下有关的各项规定(通则 0116)。

【含量测定】 照高效液相色谱法(通则 0512)测定。

色谱条件与系统适用性试验 以十八烷基硅烷键合硅胶为填充剂；以甲醇-水-磷酸（50∶50∶0.2）为流动相；检测波长为 315nm。理论板数按黄芩苷峰计算应不低于 3000。

对照品溶液的制备 取黄芩苷对照品适量，精密称定，加甲醇制成每 1ml 含 10μg 的溶液，即得。

供试品溶液的制备 取本品 6g，精密称定，置 100ml 量瓶中，缓缓加入甲醇 50ml，边加边摇，超声处理（功率 150W，频率 50kHz）20 分钟，加甲醇至刻度，摇匀，静置，取上清液，离心（转速为每分钟 5000 转），精密量取上清液 2ml，置 25ml 量瓶中，加甲醇至刻度，摇匀，即得。

测定法 分别精密吸取对照品溶液与供试品溶液各 10μl，注入液相色谱仪，测定，即得。

本品每 1g 含黄芩以黄芩苷（$C_{21}H_{18}O_{11}$）计，不得少于 1.50mg。

【功能与主治】 疏散风热，清热止咳。用于小儿外感风热所致的感冒，症见发热、汗出不爽、鼻塞流涕、咳嗽咽痛。

【用法与用量】 口服。初生儿至一岁，一次 5ml，二至三岁，一次 5～10ml，四至六岁，一次 10～15ml，七至十二岁，一次 15～20ml，一日 3～4 次，或遵医嘱。

【规格】 （1）每瓶装 100ml　（2）每瓶装 120ml

【贮藏】 密封，置阴凉处。

小儿腹泻宁糖浆
Xiao'er Fuxiening Tangjiang

【处方】

党参 150g	白术 200g
茯苓 200g	葛根 250g
甘草 50g	广藿香 50g
木香 50g	

【制法】 以上七味，白术、广藿香、木香加水蒸馏，收集蒸馏液；药渣与其余党参等四味加水煎煮二次，每次 2 小时，合并煎液，滤过，滤液浓缩至相对密度为 1.15～1.20（50℃），放冷，加入乙醇使含醇量达 50%，静置，滤过，滤液回收乙醇，加蔗糖 610g 及山梨酸 3g，煮沸使溶解，滤过，滤液加入上述蒸馏液，搅匀，制成 1000ml，即得。

【性状】 本品为深棕色的黏稠液体；气香，味甜、微涩。

【鉴别】 （1）取本品 5ml，用水饱和的正丁醇振摇提取 2 次，每次 20ml，合并正丁醇提取液，蒸干，残渣用甲醇 2ml 溶解，加在中性氧化铝柱（100～120 目，5g，内径为 1～1.5cm）上，以 40%甲醇 50ml 洗脱，收集洗脱液，蒸干，残渣加甲醇 5ml 使溶解，作为供试品溶液。另取党参对照药材 0.5g，加水 50ml，煮沸 30 分钟，滤过，取滤液，同法制成对照药材溶液。照薄层色谱法（通则 0502）试验，吸取上述两种溶液各 0.5～1μl，分别点于同一硅胶 G 薄层板上，以正丁醇-乙醇-水（7∶2∶1）为展开剂，展开，取出，晾干，喷以 10%硫酸乙醇溶液，在 105℃加热至斑点显色清晰。供试品色谱中，在与对照药材色谱相应的位置上，显相同颜色的斑点。

（2）取本品 30ml，用石油醚（30～60℃）10ml 振摇提取，弃去石油醚液，水层用乙醚振摇提取 2 次，每次 20ml，合并乙醚提取液，挥干，残渣加乙酸乙酯 1ml 使溶解，作为供试品溶液。另取白术对照药材 1.5g，加水 30ml，振摇 5 分钟，滤过，取滤液，同法制成对照药材溶液。照薄层色谱法（通则 0502）试验，吸取上述两种溶液各 10μl，分别点于同一硅胶 G 薄层板上使成条状，以环己烷-乙酸乙酯（7∶3）为展开剂，展开，取出，晾干，喷以 5%对二甲氨基苯甲醛的 10%硫酸溶液，在 105℃加热至斑点显色清晰，置紫外光灯（365nm）下检视。供试品色谱中，在与对照药材色谱相应的位置上，显相同颜色的荧光条斑。

（3）取本品 60ml，用石油醚（60～90℃）振摇提取 2 次，每次 30ml，合并石油醚提取液，低温蒸干，残渣加乙酸乙酯 1ml 使溶解，作为供试品溶液。另取木香对照药材 0.5g，加石油醚（60～90℃）15ml，超声处理 15 分钟，滤过，滤液挥干，残渣加乙酸乙酯 1ml 使溶解，作为对照药材溶液。再取百秋李醇对照品，加乙酸乙酯制成每 1ml 含 0.2mg 的溶液，作为对照品溶液。照薄层色谱法（通则 0502）试验，吸取供试品溶液 15μl、对照药材溶液和对照品溶液各 5μl，分别点于同一硅胶 G 薄层板上使成条状，以环己烷-乙酸乙酯（17∶3）为展开剂，展开，取出，晾干，喷以 5%香草醛硫酸溶液，在 105℃加热至斑点显色清晰。供试品色谱中，在与对照药材色谱和对照品色谱相应的位置上，显相同颜色的条斑。

【检查】 **相对密度** 应为 1.24～1.28（通则 0601）。

pH 值 应为 3.5～5.5（通则 0631）。

其他 应符合糖浆剂项下有关的各项规定（通则 0116）。

【含量测定】 照高效液相色谱法（通则 0512）测定。

色谱条件与系统适用性试验 以十八烷基硅烷键合硅胶为填充剂；以甲醇-水（25∶75）为流动相；检测波长为 250nm。理论板数按葛根素峰计算应不低于 2000。

对照品溶液的制备 取葛根素对照品适量，精密称定，加甲醇制成每 1ml 含 80μg 的溶液，即得。

供试品溶液的制备 取本品约 6g，精密称定，置 50ml 量瓶中，用甲醇稀释至刻度，摇匀，滤过，取续滤液，即得。

测定法 分别精密吸取对照品溶液与供试品溶液各 5～10μl，注入液相色谱仪，测定，即得。

本品每 1g 含葛根以葛根素（$C_{21}H_{20}O_9$）计，不得少于 1.0mg。

【功能与主治】 健脾和胃，生津止泻，用于脾胃气虚所致的泄泻，症见大便泄泻、腹胀腹痛、纳减、呕吐、口干、倦怠乏力、舌淡苔白。

【用法与用量】 口服。十岁以上儿童一次 10ml，一日 2 次；十岁以下儿童酌减。

【注意】 呕吐、腹泻后舌红口渴，小便短赤者慎用。

【规格】 每瓶装 10ml

【贮藏】 密封。

小儿解表颗粒

Xiao'er Jiebiao Keli

【处方】　金银花 300g　　　连翘 250g
　　　　　炒牛蒡子 250g　　蒲公英 300g
　　　　　黄芩 300g　　　　防风 150g
　　　　　紫苏叶 150g　　　荆芥穗 100g
　　　　　葛根 150g　　　　人工牛黄 1g

【制法】　以上十味，连翘、紫苏叶、荆芥穗提取挥发油，蒸馏后的水溶液另器收集；金银花、炒牛蒡子、蒲公英、黄芩、防风、葛根加水煎煮二次，第一次 2.5 小时，第二次 1.5 小时，滤过，滤液与上述水溶液合并，浓缩至相对密度为 1.32～1.35（50℃）的稠膏。取稠膏 1 份，蔗糖粉 4 份，糊精 1 份，人工牛黄（先与蔗糖粉、糊精配研均匀）及乙醇适量制成颗粒，干燥，加入上述连翘等挥发油，混匀，即得。

【性状】　本品为黄褐色的颗粒；味甜、微苦。

【鉴别】　(1) 取本品 15g，研细，加甲醇 40ml，超声处理 20 分钟，滤过，滤液蒸干，残渣加水 40ml 使溶解，用乙醚提取 2 次，每次 20ml，弃去乙醚液，水液用乙酸乙酯提取 2 次，每次 25ml，合并乙酸乙酯液，蒸干，残渣加甲醇 2ml 使溶解，作为供试品溶液。另取绿原酸对照品，加甲醇制成每 1ml 含 0.2mg 的溶液，作为对照品溶液。照薄层色谱法（通则 0502）试验，吸取上述两种溶液各 5μl，分别点于同一聚酰胺薄膜上，以醋酸为展开剂，展开，取出，晾干，置紫外光灯（365nm）下检视。供试品色谱中，在与对照品色谱相应的位置上，显相同颜色的荧光斑点。

(2) 取牛蒡子对照药材 0.5g，加乙醇 20ml，超声处理 20 分钟，滤过，滤液蒸干，残渣加甲醇 2ml 使溶解，作为对照药材溶液。照薄层色谱法（通则 0502）试验，吸取〔鉴别〕(1) 项下的供试品溶液及上述对照药材溶液各 5μl，分别点于同一硅胶 G 薄层板上，以三氯甲烷-甲醇-水（40：10：1）为展开剂，展开，取出，晾干，喷以 10% 硫酸乙醇溶液，在 105℃ 加热至斑点显色清晰。供试品色谱中，在与对照药材色谱相应的位置上，显相同颜色的斑点。

(3) 取本品 10g，研细，加甲醇 20ml，超声处理 10 分钟，滤过，滤液蒸干，残渣加甲醇 1ml 使溶解，作为供试品溶液。另取黄芩苷对照品，加甲醇制成每 1ml 含 1mg 的溶液，作为对照品溶液。照薄层色谱法（通则 0502）试验，吸取上述两种溶液各 5μl，分别点于同一硅胶 G 薄层板上，以乙酸乙酯-丁酮-甲酸-水（10：7：5：3）的上层溶液为展开剂，展开，取出，晾干，喷以 1% 三氯化铁乙醇溶液。供试品色谱中，在与对照品色谱相应的位置上，显相同颜色的斑点。

(4) 取本品 10g，研细，加乙酸乙酯 30ml，超声处理 20 分钟，滤过，滤液蒸干，残渣加甲醇 1ml 使溶解，作为供试品溶液。另取葛根素对照品，加甲醇制成 1ml 含 0.5mg 的溶液，作为对照品溶液。照薄层色谱法（通则 0502）试验，吸取上述两种溶液各 5μl，分别点于同一硅胶 G 薄层板上，以三氯甲烷-甲醇-水（28：10：1）为展开剂，展开，取出，晾干，置紫外光灯（365nm）下检视。供试品色谱中，在与对照品色谱相应的位置上，显相同颜色的荧光斑点。

【检查】　应符合颗粒剂项下有关的各项规定（通则 0104）。

【含量测定】　照高效液相色谱法（通则 0512）测定。

色谱条件与系统适用性试验　以十八烷基硅烷键合硅胶为填充剂；以甲醇-水-冰醋酸（50：50：1）为流动相；检测波长为 277nm。理论板数按黄芩苷峰计算应不低于 3000。

对照品溶液的制备　取黄芩苷对照品适量，精密称定，加甲醇制成每 1ml 含 60μg 的溶液，即得。

供试品溶液的制备　取装量差异项下的本品，混匀，取适量，研细，取约 0.8g，精密称定，置 50ml 量瓶中，加 70% 乙醇 40ml，超声处理（功率 250W，频率 40kHz）20 分钟，放冷，加 70% 乙醇至刻度，摇匀，静置，取上清液，即得。

测定法　分别精密吸取对照品溶液与供试品溶液各 10μl，注入液相色谱仪，测定，即得。

本品每袋含黄芩以黄芩苷（$C_{21}H_{18}O_{11}$）计，不得少于 27mg。

【功能与主治】　宣肺解表，清热解毒。用于小儿外感风热所致的感冒，症见发热恶风、头痛咳嗽、鼻塞流涕、咽喉痛痒。

【用法与用量】　开水冲服。一至二岁一次 4g，一日 2 次；三至五岁一次 4g，一日 3 次；六至十四岁一次 8g，一日 2～3 次。

【规格】　每袋装 8g

【贮藏】　密封。

小儿解热丸

Xiao'er Jiere Wan

【处方】　全蝎 80g　　　　胆南星 70g
　　　　　防风 70g　　　　羌活 70g
　　　　　天麻 60g　　　　麻黄 50g
　　　　　钩藤 50g　　　　薄荷 50g
　　　　　猪牙皂 50g　　　煅青礞石 50g
　　　　　天竺黄 40g　　　陈皮 40g
　　　　　茯苓 40g　　　　甘草 40g
　　　　　琥珀 40g　　　　炒僵蚕 20g
　　　　　蜈蚣 5g　　　　珍珠 40g
　　　　　朱砂 10g　　　　人工牛黄 10g
　　　　　人工麝香 10g　　冰片 5g

【制法】　以上二十二味，珍珠、朱砂分别水飞成极细粉；人工牛黄、人工麝香、冰片分别研细；其余全蝎等十七味粉碎成细粉。将朱砂和珍珠的极细粉、人工牛黄等三味的粉末与其他药味的粉末配研,过筛,混匀。每 100g 粉末加炼蜜 110～130g 制成大蜜丸,即得。

【性状】 本品为棕色至棕褐色的大蜜丸;气香,味微苦。

【鉴别】 (1)取本品,置显微镜下观察:体壁碎片淡黄色至黄色,有网状纹理及圆形毛窝,有时可见棕褐色刚毛(全蝎)。气孔特异,保卫细胞侧面观似哑铃状(麻黄)。石细胞成群或单个散在,类圆形、长圆形或不规则形,直径 15～53μm(猪牙皂)。草酸钙方晶成片存在于薄壁组织中(陈皮)。不规则分枝状团块无色,遇水合氯醛试液溶化;菌丝无色或淡棕色,直径 4～6μm(茯苓)。纤维束周围薄壁细胞含草酸钙方晶,形成晶纤维(甘草)。体壁碎片无色,表面有极细的菌丝体(僵蚕)。不规则碎块无色或淡绿色,半透明,具光泽,有时可见细密波状纹理(珍珠)。不规则细小颗粒暗棕红色,有光泽,边缘暗黑色(朱砂)。

(2)取本品 12g,剪碎,加硅藻土 3g,研匀,加丙酮 40ml,超声处理 30 分钟,滤过,滤液蒸干,残渣加乙醇 1ml 使溶解,作为供试品溶液。另取防风对照药材 1g,加丙酮 20ml,同法制成对照药材溶液。再取 5-O-甲基维斯阿米糖苷对照品和升麻素苷对照品,加乙醇制成每 1ml 各含 1mg 的混合溶液,作为对照品溶液。照薄层色谱法(通则 0502)试验,吸取供试品溶液 10μl、对照药材溶液及对照品溶液各 5μl,分别点于同一硅胶 GF₂₅₄薄层板上,以三氯甲烷-甲醇(4:1)为展开剂,展开,取出,晾干,置紫外光灯(254nm)下检视。供试品色谱中,在与对照药材色谱和对照品色谱相应的位置上,显相同颜色的斑点。

(3)取本品 10g,剪碎,加甲醇 30ml,超声处理 30 分钟,滤过,滤液蒸干,残渣加水 20ml 使溶解,用三氯甲烷振摇提取 2 次,每次 20ml,合并三氯甲烷液,蒸干,残渣加乙醇 1ml 使溶解,作为供试品溶液。另取胆酸对照品,加乙醇制成每 1ml 含 1mg 的溶液,作为对照品溶液。照薄层色谱法(通则 0502)试验,吸取供试品溶液 5～10μl、对照品溶液 2μl,分别点于同一硅胶 G 薄层板上,以正己烷-乙酸乙酯-甲醇-醋酸(20:25:3:2)的上层溶液为展开剂,展开,取出,晾干,喷以 10% 硫酸乙醇溶液,加热至斑点显色清晰。供试品色谱中,在与对照品色谱相应的位置上,显相同颜色的斑点。

(4)取本品 10g,剪碎,加浓氨试液 5ml,三氯甲烷 30ml,加热回流 30 分钟,分取三氯甲烷层,低温蒸干,残渣加甲醇 1ml 使溶解,作为供试品溶液。另取盐酸麻黄碱对照品,加甲醇制成每 1ml 含 1mg 的溶液,作为对照品溶液。照薄层色谱法(通则 0502)试验,吸取上述两种溶液各 5μl,分别点于同一硅胶 G 薄层板上,以三氯甲烷-甲醇-浓氨试液(4:1:0.1)为展开剂,展开,取出,晾干,喷以茚三酮试液,加热至斑点显色清晰。供试品色谱中,在与对照品色谱相应的位置上,显相同颜色的斑点。

(5)取本品 10g,剪碎,加乙醚 40ml,加热回流 1 小时,滤过,药渣加甲醇 40ml,加热回流 1 小时,滤过,滤液蒸干,残渣加水 40ml 使溶解,用水饱和的正丁醇提取 3 次,每次 20ml,

合并正丁醇液,用水洗涤 3 次,每次 20ml,分取正丁醇液,蒸干,残渣加甲醇 5ml 使溶解,作为供试品溶液。另取甘草酸铵对照品,加甲醇制成每 1ml 含 2mg 的溶液,作为对照品溶液。照薄层色谱法(通则 0502)试验,吸取上述两种溶液各 5μl,分别点于同一硅胶 GF₂₅₄薄层板上,以正丁醇-甲醇-浓氨试液-水(5:1.5:0.4:1.6)为展开剂,展开,取出,晾干,置紫外光灯(254nm)下检视。供试品色谱中,在与对照品色谱相应的位置上,显相同颜色的斑点。

【检查】 应符合丸剂项下有关的各项规定(通则 0108)。

【含量测定】 照高效液相色谱法(通则 0512)测定。

色谱条件与系统适用性试验 以十八烷基硅烷键合硅胶为填充剂;以甲醇-水-磷酸(35:65:0.05)为流动相;检测波长为 283nm。理论板数按橙皮苷峰计算应不低于 3000。

对照品溶液的制备 取橙皮苷对照品适量,精密称定,加甲醇制成每 1ml 含 70μg 的溶液,即得。

供试品溶液的制备 取重量差异项下的本品适量,剪碎,混匀,取约 2.5g,精密称定,精密加入甲醇 50ml,称定重量,加热回流 30 分钟,放冷,再称定重量,用甲醇补足减失的重量,摇匀,滤过,取续滤液,即得。

测定法 分别精密吸取对照品溶液与供试品溶液各 10μl,注入液相色谱仪,测定,即得。

本品每丸含陈皮以橙皮苷(C₂₈H₃₄O₁₅)计,不得少于 0.64mg。

【功能与主治】 清热化痰,镇惊,息风。用于小儿感冒发热,痰涎壅盛,高热惊风,项背强直,手足抽搐,神志昏蒙,呕吐咳嗽。

【用法与用量】 口服。一次 1 丸,一日 2 次;周岁以内酌减。

【规格】 每丸重 1g

【贮藏】 密封,置阴凉干燥处。

小儿解感片

Xiao'er Jiegan Pian

【处方】 大青叶 830g　　　柴胡 415g
　　　　黄芩 415g　　　　荆芥 415g
　　　　桔梗 250g　　　　甘草 165g

【制法】 以上六味,取桔梗 125g 粉碎成细粉;柴胡蒸馏提取挥发油,蒸馏后的挥发油与水溶液另器收集;药渣与大青叶、黄芩、荆芥、甘草及剩余桔梗,加水煎煮二次,第一次 3 小时,第二次 2 小时,合并煎液及蒸馏后的水溶液,滤过,滤液浓缩至相对密度为 1.20～1.25(70℃)的清膏,加乙醇使含醇量为 70%,充分搅拌,静置 24 小时,取上清液回收乙醇,并浓缩至相对密度为 1.30～1.35(80℃)的稠膏,加入桔梗细粉,混匀,制粒,干燥,过筛,加入挥发油及硬脂酸镁适量,混匀,压制成 1000 片,包糖衣,即得。

【性状】 本品为糖衣片,除去糖衣后呈棕褐色;味苦。

【鉴别】 (1)取本品 30 片,除去糖衣,研细,加水 100ml,加热使保持微沸 30 分钟,放冷,离心,上清液用乙醚振摇提取 2 次,每次 20ml,合并乙醚液,挥干,残渣加三氯甲烷 1ml 使溶解,作为供试品溶液。另取大青叶对照药材 1g,加三氯甲烷 20ml,超声处理 30 分钟,滤过,滤液浓缩至 1ml,作为对照药材溶液。再取靛玉红对照品,加三氯甲烷制成每 1ml 含 1mg 的溶液,作为对照品溶液。照薄层色谱法(通则 0502)试验,吸取上述三种溶液各 10μl,分别点于同一硅胶 G 薄层板上,以甲苯-三氯甲烷-丙酮(5∶4∶1)为展开剂,展开,取出,晾干。供试品色谱中,在与对照药材色谱和对照品色谱相应的位置上,显相同颜色的斑点。

(2)取本品 10 片,除去糖衣,研细,加 70% 乙醇 30ml,超声处理 30 分钟,滤过,滤液蒸至无醇味,加水 20ml 使溶解,滤过,取续滤液 5ml,置离心管中,滴加盐酸 1 滴,摇匀,离心 2 分钟(转速为每分钟 3000 转),弃去上清液,沉淀加甲醇 2ml 使溶解,作为供试品溶液。另取黄芩对照药材 1g,加甲醇 20ml,超声处理 20 分钟,滤过,滤液浓缩至 2ml,作为对照药材溶液。再取黄芩苷对照品,加甲醇制成每 1ml 含 2mg 的溶液,作为对照品溶液。照薄层色谱法(通则 0502)试验,吸取上述三种溶液各 10μl,分别点于同一硅胶 G 薄层板上,以乙酸乙酯-丙酮-二甲基甲酰胺-冰醋酸-水-(250∶100∶11∶15∶50)为展开剂,展开,取出,晾干,喷以 1% 三氯化铁乙醇溶液。供试品色谱中,在与对照药材色谱和对照品色谱相应的位置上,显相同颜色的斑点。

(3)取本品 7 片,除去糖衣,研细,加三氯甲烷-水-盐酸 (10∶10∶3)的混合溶液 46ml,加热回流 3 小时,放冷,分取三氯甲烷液,蒸干,残渣加甲醇 1ml 使溶解,作为供试品溶液。另取桔梗对照药材 2g,同法制成对照药材溶液。照薄层色谱法(通则 0502)试验,吸取上述两种溶液各 5μl,分别点于同一硅胶 G 薄层板上,以三氯甲烷-乙醚(1∶1)为展开剂,展开,取出,晾干,喷以 10% 硫酸乙醇溶液,在 105℃加热至斑点显色清晰。供试品色谱中,在与对照药材色谱相应的位置上,显相同颜色的斑点。

(4)取本品 17 片,除去糖衣,研细,加甲醇 30ml,加热回流 30 分钟,放冷,滤过,滤液蒸干,残渣加水 30ml,温热使溶解,滤过,滤液用乙醚振摇提取 2 次,每次 30ml,弃去醚液,水液用水饱和的正丁醇振摇提取 2 次,每次 20ml,合并正丁醇液,用水洗涤 2 次,每次 30ml,取正丁醇液,蒸干,残渣加甲醇 5ml 使溶解,加于已处理好的中性氧化铝柱(100～200 目,15g,内径为 10～15mm)上,用 40% 甲醇 150ml 洗脱,收集洗脱液,蒸干,残渣加甲醇 1ml 使溶解,作为供试品溶液。另取甘草对照药材 0.5g,同法制成对照药材溶液。照薄层色谱法(通则 0502)试验,吸取上述供试品溶液 15μl、对照药材溶液 2μl,分别点于同一硅胶 G 薄层板上,以乙酸乙酯-甲酸-冰醋酸-水(15∶1∶1∶2)为展开剂,展开,取出,晾干,喷以 10% 硫酸乙醇溶液,在 105℃加热至斑点显色清晰,置紫外光灯 (365nm)下检视。供试品色谱中,在与对照药材色谱相应的位置上,显相同颜色的荧光斑点。

【检查】 应符合片剂项下有关的各项规定(通则 0101)。

【含量测定】 **黄芩** 照高效液相色谱法(通则 0512)测定。

色谱条件与系统适用性试验　以十八烷基硅烷键合硅胶为填充剂;以甲醇-水-磷酸(43∶57∶0.2)为流动相;检测波长为 278nm。理论板数按黄芩苷峰计算应不低于 3500。

对照品溶液的制备　取黄芩苷对照品适量,精密称定,加 70% 乙醇制成每 1ml 含 30μg 的溶液,即得。

供试品溶液的制备　取本品 20 片,除去包衣,精密称定,研细,取约 0.2g,精密称定,置具塞锥形瓶中,精密加入 70% 乙醇 50ml,称定重量,加热回流 40 分钟,放冷,再称定重量,用 70% 乙醇补足减失的重量,摇匀,滤过,取续滤液,即得。

测定法　分别精密吸取对照品溶液与供试品溶液各 10μl,注入液相色谱仪,测定,即得。

本品每片含黄芩以黄芩苷($C_{21}H_{18}O_{11}$)计,不得少于 3.2mg。

甘草 照高效液相色谱法(通则 0512)测定。

色谱条件与系统适用性试验　以十八烷基硅烷键合硅胶为填充剂;以甲醇-0.2mol/L 乙酸铵溶液(用冰醋酸调节 pH 值至 4.2)(58∶42)为流动相;检测波长为 250nm。理论板数按甘草酸峰计算应不低于 4000。

对照品溶液的制备　取甘草酸铵对照品适量,精密称定,加 70% 乙醇制成每 1ml 含 0.1mg 的溶液,即得(每 1ml 含甘草酸铵对照品 0.1mg,折合甘草酸为 0.09795mg)。

供试品溶液的制备　取本品 20 片,除去包衣,精密称定,研细,取约 2g,精密称定,加入 70% 乙醇 50ml,称定重量,超声处理(功率 250W,频率 40kHz)30 分钟,再称定重量,用 70% 乙醇补足减失的重量,转移至离心管中,离心 5 分钟(转速为每分钟 500 转),精密吸取上清液 25ml,蒸至无醇味,加水 25ml,转移至分液漏斗中,加盐酸 0.5ml,摇匀,放置 30 分钟,用乙酸乙酯振摇提取 3 次,每次 25ml,合并乙酸乙酯液,蒸干,残渣用 70% 乙醇溶解,转移至 25ml 量瓶中,加 70% 乙醇至刻度,摇匀,滤过,取续滤液,即得。

测定法　精密吸取对照品溶液与供试品溶液各 10μl,注入液相色谱仪,测定,即得。

本品每片含甘草以甘草酸($C_{42}H_{62}O_{16}$)计,不得少于 0.26mg。

【功能与主治】 清热解表,利咽止咳。用于感冒发烧,头痛鼻塞,咳嗽喷嚏,咽喉肿痛。

【用法与用量】 口服。一至三岁一次 1 片,四至六岁一次 2 片,九至十四岁,一次 3 片,一日 3 次,或遵医嘱。

【规格】 糖衣片　片心重 0.3g

【贮藏】 密封,防潮。

小儿敷脐止泻散

Xiao'er Fuqi Zhixie San

【处方】 黑胡椒 300g

【制法】 取黑胡椒,粉碎成最细粉,过筛,即得。

【性状】 本品为暗灰色的粉末;气芳香。

【鉴别】 取本品 0.5g,加无水乙醇 5ml,超声处理 30 分钟,滤过,滤液作为供试品溶液。另取黑胡椒对照药材 0.5g,同法制成对照药材溶液。再取胡椒碱对照品,置棕色量瓶中,加无水乙醇制成每 1ml 含 4mg 的溶液,作为对照品溶液。照薄层色谱法(通则 0502)试验,吸取上述三种溶液各 2μl,分别点于同一硅胶 G 薄层板上,以环己烷-乙酸乙酯-丙酮(5:2:1)为展开剂,展开,取出,晾干,喷以 10%硫酸乙醇溶液,在 105℃加热至斑点显色清晰,置紫外光灯(365nm)下检视。供试品色谱中,在与对照药材色谱和对照品色谱相应的位置上,显相同颜色的荧光斑点。

【检查】 装量 取本品 10 袋,分别称定每袋的重量,倾出内容物,再分别称定包装袋的重量,计算。每袋装量不得少于标示量。

其他 应符合散剂项下有关的各项规定(通则 0115)。

【含量测定】 照高效液相色谱法(通则 0512)测定。

色谱条件与系统适用性试验 以十八烷基硅烷键合硅胶为填充剂;以甲醇-水(77:23)为流动相;检测波长为 343nm。理论板数按胡椒碱峰计算应不低于 1500。

对照品溶液的制备 取胡椒碱对照品适量,精密称定,置棕色量瓶中,加无水乙醇制成每 1ml 含 80μg 的溶液,即得。

供试品溶液的制备 取本品 0.1g,精密称定,置 50ml 棕色量瓶中,加无水乙醇约 40ml,超声处理(功率 300W,频率 40kHz)30 分钟,放冷,加无水乙醇至刻度,摇匀,滤过,取续滤液,即得。

测定法 分别精密吸取对照品溶液与供试品溶液各 10μl,注入液相色谱仪,测定,即得。

本品每 1g 含黑胡椒以胡椒碱($C_{17}H_{19}NO_3$)计,不得少于 30.0mg。

【功能与主治】 温中散寒,止泻。用于小儿中寒、腹泻、腹痛。

【用法与用量】 外用,贴敷肚脐。一次 1 袋,一日 1 次。

【注意】 脐部皮肤破损及有炎症者,大便有脓血者忌用;敷药期间忌食生冷油腻。

【规格】 每袋装 0.3g

【贮藏】 密封。

小青龙合剂

Xiaoqinglong Heji

【处方】 麻黄 125g　　　　桂枝 125g
　　　　白芍 125g　　　　干姜 125g
　　　　细辛 62g　　　　　炙甘草 125g
　　　　法半夏 188g　　　 五味子 125g

【制法】 以上八味,细辛、桂枝蒸馏提取挥发油,蒸馏后的水溶液另器收集;药渣与白芍、麻黄、五味子、炙甘草加水煎煮二次,第一次 2 小时,第二次 1.5 小时,合并煎液,滤过,滤液和蒸馏后的水溶液合并,浓缩至约 1000ml。法半夏、干姜用 70%乙醇作溶剂,浸渍 24 小时后进行渗漉,收集渗漉液回收乙醇并浓缩至适量,与上述药液合并,静置,滤过,滤液浓缩至 1000ml,加入苯甲酸钠 3g 与细辛和桂枝的挥发油,搅匀,即得。

【性状】 本品为棕褐色至棕黑色的液体;气微香,味甜、微辛。

【鉴别】 (1)取本品 10ml,用浓氨试液调节 pH 值至 10～12,用三氯甲烷振摇提取 2 次,每次 15ml,合并三氯甲烷液,蒸干,残渣加甲醇 1ml 使溶解,作为供试品溶液。另取盐酸麻黄碱对照品,加甲醇制成每 1ml 含 1mg 的溶液,作为对照品溶液。照薄层色谱法(通则 0502)试验,吸取上述两种溶液各 2μl,分别点于同一用 2%氢氧化钠溶液制备的硅胶 G 薄层板上,以环己烷-三氯甲烷-乙醇(1:3:1)为展开剂,展开,取出,晾干,喷以茚三酮试液,在 105℃加热至斑点显色清晰。供试品色谱中,在与对照品色谱相应的位置上,显相同颜色的斑点。

(2)取本品 10ml,用乙醚振摇提取 2 次,每次 10ml,合并乙醚液,备用;水溶液用正丁醇振摇提取 2 次,每次 15ml,合并正丁醇提取液,用水 20ml 洗涤,正丁醇液蒸干,残渣加甲醇 1ml 使溶解,作为供试品溶液。另取芍药苷对照品,加甲醇制成每 1ml 含 2mg 的溶液,作为对照品溶液。照薄层色谱法(通则 0502)试验,吸取上述两种溶液各 2～3μl,分别点于同一硅胶 G 薄层板上,以三氯甲烷-乙酸乙酯-甲醇-浓氨试液(8:1:4:1)为展开剂,展开,取出,晾干,喷以 5%香草醛硫酸溶液,加热至斑点显色清晰。供试品色谱中,在与对照品色谱相应的位置上,显相同颜色的斑点。

(3)取甘草对照药材 0.5g,加水 10ml,置水浴中加热 30 分钟,滤过,取滤液,同〔鉴别〕(2)项下的供试品溶液制备方法制成对照药材溶液。照薄层色谱法(通则 0502)试验,吸取〔鉴别〕(2)项下的供试品溶液及上述对照药材溶液各 5μl,分别点于同一用 1%氢氧化钠溶液制备的硅胶 G 薄层板上,以乙酸乙酯-冰醋酸-甲酸-水(15:1:1:2)为展开剂,展开,取出,晾干,喷以 10%硫酸乙醇溶液,在 105℃加热至斑点显色清晰,置紫外光灯(365nm)下检视。供试品色谱中,在与对照药材色谱相应的位置上,显相同颜色的荧光斑点。

（4）取〔鉴别〕（2）项下的备用乙醚液,挥干,残渣加乙酸乙酯 1ml 使溶解,作为供试品溶液。另取干姜对照药材 1g,加乙醚 30ml,加热回流 15 分钟,滤过,滤液挥干,残渣加乙酸乙酯 1ml 使溶解,作为对照药材溶液。照薄层色谱法（通则 0502）试验,吸取上述两种溶液各 10μl,分别点于同一硅胶 G 薄层板上,以甲苯-乙酸乙酯（3∶1）为展开剂,展开,取出,晾干,喷以 5％香草醛硫酸溶液,在 105℃加热至斑点显色清晰。供试品色谱中,在与对照药材色谱相应的位置上,显相同颜色的斑点。

（5）取本品 20ml,用三氯甲烷振摇提取 2 次,每次 20ml,合并三氯甲烷提取液,回收溶剂至干,残渣加甲醇 0.5ml 使溶解,作为供试品溶液。另取五味子醇甲对照品,加甲醇制成每 1ml 含 1mg 的溶液,作为对照品溶液。照薄层色谱法（通则 0502）试验,吸取供试品溶液 5～10μl、对照品溶液 5μl,分别点于同一高效硅胶 GF$_{254}$ 薄层板上使成条状,以环己烷-乙酸乙酯（3∶2）为展开剂,展开,取出,晾干,置紫外光灯（254nm）下检视。供试品色谱中,在与对照品色谱相应的位置上,显相同颜色的条斑。

【检查】　应符合合剂项下有关的各项规定（通则 0181）。

【含量测定】　白芍　照高效液相色谱法（通则 0512）测定。

色谱条件与系统适用性试验　以十八烷基硅烷键合硅胶为填充剂;以异丙醇-甲醇-醋酸-水（2∶25∶2∶71）为流动相;检测波长为 230nm。理论板数按芍药苷峰计算应不低于 4000。

对照品溶液的制备　取芍药苷对照品适量,精密称定,加甲醇制成每 1ml 含 50μg 的溶液,即得。

供试品溶液的制备　精密量取本品 3ml,置 25ml 量瓶中,加甲醇稀释至刻度,摇匀,滤过,取续滤液,即得。

测定法　分别精密吸取对照品溶液与供试品溶液各 10μl,注入液相色谱仪,测定,即得。

本品每 1ml 含白芍以芍药苷（C$_{23}$H$_{28}$O$_{11}$）计,不得少于 0.30mg。

麻黄　照高效液相色谱法（通则 0512）测定。

色谱条件与系统适用性试验　以十八烷基硅烷键合硅胶为填充剂;以乙腈-含 0.3％三乙胺的 0.02mol/L 磷酸二氢钾溶液（用磷酸调节至 pH 3.0）（4∶96）为流动相;检测波长为 210nm。理论板数按盐酸麻黄碱峰计算应不低于 4000。

对照品溶液的制备　取盐酸麻黄碱对照品和盐酸伪麻黄碱对照品适量,精密称定,加 0.01mol/L 盐酸溶液制成每 1ml 含盐酸麻黄碱 60μg、盐酸伪麻黄碱 25μg 的混合溶液,即得。

供试品溶液的制备　精密量取本品 5ml,置 25ml 量瓶中,加甲醇至刻度,摇匀,滤过。精密量取续滤液 5ml,加在中性氧化铝柱（100～200 目,2g,内径为 1cm）上,用乙醇 40ml 洗脱,收集洗脱液,蒸干,残渣用 50％甲醇 2ml 溶解,用 0.01mol/L 盐酸溶液转移至 5ml 量瓶中,并稀释至刻度,摇匀,滤过,取续滤液,即得。

测定法　分别精密吸取对照品溶液与供试品溶液各 10μl,注入液相色谱仪,测定,即得。

本品每 1ml 含麻黄以盐酸麻黄碱（C$_{10}$H$_{15}$NO·HCl）和盐酸伪麻黄碱（C$_{10}$H$_{15}$NO·HCl）的总量计,不得少于 0.26mg。

【功能与主治】　解表化饮,止咳平喘。用于风寒水饮,恶寒发热,无汗,喘咳痰稀。

【用法与用量】　口服。一次 10～20ml,一日 3 次。用时摇匀。

【规格】　（1）每支装 10ml　（2）每瓶装 100ml　（3）每瓶装 120ml

【贮藏】　密封,遮光。

小青龙颗粒
Xiaoqinglong Keli

【处方】　麻黄 154g　　桂枝 154g
白芍 154g　　干姜 154g
细辛 77g　　炙甘草 154g
法半夏 231g　　五味子 154g

【制法】　以上八味,细辛、桂枝提取挥发油,蒸馏后的水溶液另器收集;药渣与白芍、麻黄、五味子、炙甘草加水煎煮二次,第一次 2 小时,第二次 1.5 小时,合并煎液,滤过,滤液与蒸馏后的水溶液合并,浓缩至约 1000ml;法半夏、干姜粉碎成粗粉,用 70％乙醇作溶剂,浸渍 24 小时后进行渗漉,收集渗漉液,回收乙醇,与上述药液合并,静置,滤过,滤液浓缩至适量,喷雾干燥,加乳糖适量,混匀,喷加细辛和桂枝的挥发油,混匀,制成颗粒 461.5g;或滤液浓缩至适量,加入蔗糖粉适量,混匀,制成颗粒,干燥,喷加细辛和桂枝的挥发油,混匀,制成 1000g,即得。

【性状】　本品为浅棕色至棕色的颗粒;或为棕色至棕褐色的颗粒（无蔗糖）;气微香,味甜、微辛。

【鉴别】　（1）取本品 13g 或 6g（无蔗糖）,研细,加无水乙醇 30ml,超声处理 30 分钟,滤过,滤液浓缩至 1ml,加适量中性氧化铝,在水浴上拌匀、干燥,加在中性氧化铝柱（200～300 目,10g,内径为 1.5cm）上,用乙醇 70ml 洗脱,收集洗脱液,蒸干,残渣加乙醇 2ml 使溶解,作为供试品溶液。另取盐酸麻黄碱对照品,加乙醇制成每 1ml 含 0.4mg 的溶液,作为对照品溶液。照薄层色谱法（通则 0502）试验,吸取上述两种溶液各 5μl,分别点于同一用 2％氢氧化钠溶液制备的硅胶 G 薄层板上,以环己烷-三氯甲烷-乙醇（1∶3∶1）为展开剂,展开,取出,晾干,喷以茚三酮试液,在 105℃加热至斑点显色清晰。供试品色谱中,在与对照品色谱相应的位置上,显相同颜色的斑点。

（2）取芍药苷对照品,加乙醇制成每 1ml 含 2mg 的溶液,作为对照品溶液。照薄层色谱法（通则 0502）试验,吸取〔鉴别〕(1)项下的供试品溶液及上述对照品溶液各5μl,分别点于同一硅胶 G 薄层板上,以三氯甲烷-乙酸乙酯-甲醇-甲酸(40:5:10:0.2)为展开剂,展开,取出,晾干,喷以 5%香草醛硫酸溶液,加热至斑点显色清晰。供试品色谱中,在与对照品色谱相应的位置上,显相同颜色的斑点。

(3)取本品 10g 或 5g(无蔗糖),研细,加乙醚 30ml,加热回流 15 分钟,放冷,滤过,滤液挥干,残渣加乙酸乙酯 1ml 使溶解,作为供试品溶液。另取干姜对照药材 1g,加乙醚 20ml,同法制成对照药材溶液。照薄层色谱法(通则 0502)试验,吸取上述两种溶液各 10μl,分别点于同一硅胶 G 薄层板上,以甲苯-乙酸乙酯(9:1)为展开剂,展开,取出,晾干,喷以 5%香草醛硫酸溶液,在 105℃加热至斑点显色清晰。供试品色谱中,在与对照药材色谱相应的位置上,显相同颜色的斑点。

(4)取本品 10g 或 5g(无蔗糖),研细,加甲醇 30ml,超声处理 30 分钟,滤过,滤液蒸干,残渣加水 20ml 使溶解,用水饱和的正丁醇振摇提取 2 次,每次 20ml,合并正丁醇液,蒸干,残渣加甲醇 2ml 使溶解,作为供试品溶液。另取甘草对照药材 0.5g,加水 20ml,加热回流 30 分钟,滤过,取滤液,自"用水饱和的正丁醇振摇提取 2 次"起,同法制成对照药材溶液。照薄层色谱法(通则 0502)试验,吸取供试品溶液 10～20μl、对照药材溶液 10μl,分别点于同一用 1%氢氧化钠溶液制备的硅胶 G 薄层板上,以乙酸乙酯-甲酸-冰醋酸-水(15:1:1:2)为展开剂,展开,取出,晾干,喷以 10%硫酸乙醇溶液,在 105℃加热至斑点显色清晰。供试品色谱中,在与对照药材色谱相应的位置上,显相同颜色的斑点。

(5)取本品 10g 或 5g(无蔗糖),研细,加甲醇 50ml,超声处理 30 分钟,滤过,滤液蒸干,残渣用水 20ml 溶解,通过 D101 型大孔吸附树脂柱(内径为 1cm,柱高为 10cm),用水 100ml 洗脱,再用 70%乙醇 40ml 洗脱,收集 70%乙醇洗脱液,蒸干,残渣加甲醇 1ml 使溶解,作为供试品溶液。另取五味子醇甲对照品,加甲醇制成每 1ml 含 1mg 的溶液,作为对照品溶液。照薄层色谱法(通则 0502)试验,吸取供试品溶液 5～10μl、对照品溶液 5μl,分别点于同一硅胶 GF$_{254}$ 薄层板上使成条状,以环己烷-乙酸乙酯(3:2)为展开剂,展开,取出,晾干,置紫外光灯(254nm)下检视。供试品色谱中,在与对照品色谱相应的位置上,显相同颜色的条斑。

【检查】 水分 无蔗糖颗粒 不得过 7.0%(通则 0832)。

其他 应符合颗粒剂项下有关的各项规定(通则 0104)。

【含量测定】 白芍 照高效液相色谱法(通则 0512)测定。

色谱条件与系统适用性试验 以十八烷基硅烷键合硅胶为填充剂;以异丙醇-甲醇-醋酸-水(2:25:2:71)为流动相;检测波长为 230nm;理论板数按芍药苷峰计应不低于4000。

对照品溶液的制备 取芍药苷对照品适量,精密称定,加甲醇制成每 1ml 含 50μg 的溶液,即得。

供试品溶液的制备 取装量差异项下本品,混匀,取适量,研细,取约 1.1g 或 0.5g(无蔗糖),精密称定,置 25ml 量瓶中,加甲醇适量,超声处理 30 分钟,放冷,用甲醇稀释至刻度,摇匀,滤过,取续滤液,即得。

测定法 分别精密吸取对照品溶液与供试品溶液各 10μl,注入液相色谱仪,测定,即得。

本品每袋含白芍以芍药苷($C_{23}H_{28}O_{11}$)计,不得少于 9.0mg。

麻黄 照高效液相色谱法(通则 0512)测定。

色谱条件与系统适用性试验 以十八烷基硅烷键合硅胶为填充剂;以乙腈-0.02mol/L 磷酸二氢钾溶液(含 0.3%三乙胺,用磷酸调节 pH 值至 3.0)(4:96)为流动相;检测波长为 210nm。理论板数按盐酸麻黄碱峰计应不低于 4000。

对照品溶液的制备 取盐酸麻黄碱对照品和盐酸伪麻黄碱对照品适量,精密称定,加 0.01mol/L 盐酸溶液制成每 1ml 含盐酸麻黄碱 60μg、盐酸伪麻黄碱 25μg 的混合溶液,即得。

供试品溶液的制备 取装量差异项下的本品,混匀,取适量,研细,取约 1.1g 或 0.5g(无蔗糖),精密称定,置具塞锥形瓶中,精密加入甲醇 25ml,称定重量,超声处理(功率 250W,频率 33kHz)30 分钟,放冷,再称定重量,用甲醇补足减失的重量,摇匀,滤过,精密量取续滤液 10ml,蒸干,残渣用甲醇 5ml 分次溶解,加在中性氧化铝柱(100～200 目,2g,内径为 1cm)上,用乙醇 50ml 洗脱,收集洗脱液,蒸干,残渣用 50%甲醇 2ml 溶解,用 0.01mol/L 盐酸溶液转移至 5ml 量瓶中,并稀释至刻度,摇匀,滤过,取续滤液,即得。

测定法 分别精密吸取对照品溶液 10μl 与供试品溶液 10～20μl,注入液相色谱仪,测定,即得。

本品每袋含麻黄以盐酸麻黄碱($C_{10}H_{15}NO·HCl$)和盐酸伪麻黄碱($C_{10}H_{15}NO·HCl$)的总量计,不得少于 4.0mg。

【功能与主治】 解表化饮,止咳平喘。用于风寒水饮,恶寒发热,无汗,喘咳痰稀。

【用法与用量】 开水冲服。一次 1 袋,一日 3 次。

【规格】 (1)每袋装 6g(无蔗糖)

(2)每袋装 13g

【贮藏】 密封。

小 金 丸

Xiaojin Wan

【处方】 麝香或人工麝香 30g   木鳖子(去壳去油)150g

制草乌 150g   枫香脂 150g

醋乳香 75g   醋没药 75g

醋五灵脂 150g   酒当归 75g

地龙 150g   香墨 12g

【制法】 以上十味,除麝香或人工麝香外,其余木鳖子

(去壳去油)等九味粉碎成细粉,将麝香或人工麝香研细,与上述粉末配研,过筛。每 100g 粉末加淀粉 25g,混匀,另用淀粉 5g 制稀糊,泛丸,低温干燥,即得。

【性状】　本品为黑褐色的糊丸;气香,味微苦。

【鉴别】　(1)取本品,置显微镜下观察:无定型团块淡黄棕色,埋有细小方形结晶(麝香)。子叶细胞多角形,含糊粉粒及脂肪油块[木鳖子(去壳去油)]。石细胞长方形或类方形,壁稍厚(制草乌)。薄壁细胞纺锤形,壁略厚,有极细的斜向交错纹理(酒当归)。肌纤维无色或淡棕色,微波状弯曲,有时呈垂直交错排列(地龙)。不规则团块棕黑色或黑色(香墨)。

(2)取本品 5g,研细,加乙醚 30ml,加热回流 20 分钟,滤过,滤液挥干,残渣加乙醇 5ml 使溶解,作为供试品溶液。另取当归对照药材 1g,同法制成对照药材溶液。照薄层色谱法(通则 0502)试验,吸取供试品溶液 10～15μl、对照药材溶液 5μl,分别点于同一硅胶 G 薄层板上,以石油醚(60～90℃)-乙酸乙酯(19:1)为展开剂,展开,取出,晾干,置紫外光灯(365nm)下检视。供试品色谱中,在与对照药材色谱相应的位置上,显相同颜色的荧光斑点。

(3)取本品 5g,研细,照挥发油测定法(通则 2204 甲法)提取挥发油,加环己烷 2ml,作为供试品溶液。另取 α-蒎烯对照品和乙酸辛酯对照品,分别加环己烷制成每 1ml 各含 1mg 的溶液,作为对照品溶液。照气相色谱法(通则 0521),以聚乙二醇 20000(PEG-20M)为固定相的毛细管柱(柱长为 30m,柱内径为 0.32mm,膜厚度为 0.5μm);柱温为程序升温:初始温度为 50℃,保持 3 分钟,以每分钟 15℃的速率升温至 200℃,保持 1 分钟,再以每分钟 30℃的速率升温至 230℃,保持 10 分钟;进样口温度为 190℃;检测器温度为 220℃;分流进样,分流比为 6:1。分别吸取供试品溶液 5μl、对照品溶液 1μl,注入气相色谱仪。供试品色谱中应呈现与 α-蒎烯对照品或乙酸辛酯对照品色谱峰保留时间相对应的色谱峰。

【检查】　双酯型生物碱限量　取本品适量,研细,称取 7.34g,置锥形瓶中,加氨试液 7.5ml,拌匀,放置 30 分钟,加无水乙醚 100ml,超声处理(功率 250W,频率 33kHz,温度不超过 25℃)40 分钟,滤过,滤液加盐酸溶液(4→100)振摇提取 3 次(20ml,15ml,15ml),合并盐酸液,盐酸液用浓氨试液调节 pH 值至 9～10,加入无水乙醚振摇提取 3 次,每次 20ml,合并乙醚液,挥干,残渣加无水乙醇 1.0ml 使溶解,作为供试品溶液。另取乌头双酯型生物碱对照提取物,加无水乙醇制成每 1ml 含 3mg 的溶液,作为对照品溶液。照薄层色谱法(通则 0502)试验,吸取供试品溶液 15μl、对照品溶液 5μl,分别点于同一硅胶 G 薄层板上,以甲苯-乙酸乙酯-二乙胺(7:2:0.5)为展开剂,预饱和 15 分钟后展开,取出,晾干,喷以稀碘化铋钾试液。供试品色谱中,在与对照提取物色谱中新乌头碱、乌头碱和次乌头碱相应的位置上,出现的斑点应小于对照的斑点或不出现斑点。

其他　应符合丸剂项下有关的各项规定(通则 0108)。

【含量测定】　照气相色谱法(通则 0521)测定。

色谱条件与系统适用性试验　以(50%-苯基)-甲基聚硅氧烷为固定相的毛细管柱(柱长为 30m,柱内径为 0.25mm,膜厚度为 0.25μm);柱温为程序升温:初始温度为 120℃,以每分钟 3℃的速率升温至 220℃,保持 10 分钟,再以每分钟 6℃的速率升温至 250℃,保持 5 分钟;进样口温度为 220℃;检测器温度为 250℃。理论板数按麝香酮峰计算应不低于 20000。

对照品溶液的制备　取麝香酮对照品适量,精密称定,加无水乙醇制成每 1ml 含 0.4mg(检测人工麝香)或 0.1mg(检测麝香)的溶液,即得。

供试品溶液的制备　取本品适量,研细,取约 1.5g,精密称定,置具塞锥形瓶中,精密加入乙酸乙酯 15ml,称定重量,超声处理(功率 250W,频率 33kHz)30 分钟,放置至室温,再称定重量,用乙酸乙酯补足减失的重量,摇匀,滤过,取续滤液,即得。

测定法　分别精密吸取对照品溶液 1μl、供试品溶液 2～3μl,注入气相色谱仪,测定,即得。

本品每 1g 含麝香以麝香酮($C_{16}H_{30}O$)计,不得少于 0.18mg;含人工麝香以麝香酮($C_{16}H_{30}O$)计,不得少于 0.63mg。

【功能与主治】　散结消肿,化瘀止痛。用于痰气凝滞所致的瘰疬、瘿瘤、乳岩、乳癖,症见肌肤或肌肤下肿块一处或数处,推之能动,或骨及骨关节肿大,皮色不变,肿硬作痛。

【用法与用量】　打碎后口服。一次 1.2～3g,一日 2 次,小儿酌减。

【注意】　孕妇禁用。

【规格】　(1)每 100 丸重 3g　(2)每 100 丸重 6g　(3)每 10 丸重 6g　(4)每瓶(袋)装 0.6g

【贮藏】　密封。

小 金 片
Xiaojin Pian

【处方】　人工麝香 15g　　　木鳖子(去壳去油)75g
制草乌 75g　　　　　枫香脂 75g
醋乳香 37.5g　　　　醋没药 37.5g
醋五灵脂 75g　　　　酒当归 37.5g
地龙 75g　　　　　　香墨 6g

【制法】　以上十味,除人工麝香、木鳖子(去壳去油)和醋五灵脂外,其余制草乌等七味粉碎成细粉。木鳖子(去壳去油)粉碎成粗粉,用 70%乙醇作溶剂,浸渍 48 小时后缓缓渗漉,漉液回收乙醇,浓缩成相对密度为 1.06～1.10(50℃)的清膏。醋五灵脂加水煎煮三次,每次 1 小时,滤过,合并滤液,浓缩成相对密度为 1.06～1.10(50℃)的清膏。合并上述两种清膏,浓缩成相对密度为 1.20～1.25(50℃)的清膏,与上述细粉混匀,低温干燥,粉碎,过筛,用淀粉适量制糊,制成颗粒,干燥,加入研细的人工麝香,混匀,加入辅料适量,混匀,压制成 1000 片,即得。

【性状】　本品为灰棕色至灰黑色的片;气香,味微苦。

【鉴别】　(1)取本品,置显微镜下观察:石细胞长方形或类方形,壁稍厚(制草乌)。薄壁细胞纺锤形,壁略厚,有极细的斜向交错纹理(酒当归)。肌纤维无色或淡棕色,微波状弯曲,有时呈垂直交错排列(地龙)。不规则团块棕黑色或黑色(香墨)。

(2)取本品 14 片,研细,加乙醚 30ml,超声处理 30 分钟,滤过,滤液蒸干,残渣加乙醇 5ml 使溶解,作为供试品溶液。另取当归对照药材 1g,同法制成对照药材溶液。照薄层色谱法(通则 0502)试验,吸取供试品溶液 10~20μl、对照药材溶液 3~5μl,分别点于同一硅胶 G 薄层板上,以石油醚(60~90℃)-乙酸乙酯(19:1)为展开剂,展开,取出,晾干,置紫外光灯(365nm)下检视。供试品色谱中,在与对照药材色谱相应的位置上,显相同颜色的荧光斑点。

(3)取本品 14 片,研细,照挥发油测定法(通则 2204 甲法)提取挥发油,加环己烷 2ml,作为供试品溶液。另取 α-蒎烯对照品和乙酸辛酯对照品,分别加环己烷制成每 1ml 各含 1mg 的溶液,作为对照品溶液。照气相色谱法(通则 0521),以聚乙二醇 20000(PEG-20M)为固定相的毛细管柱(柱长为 30m,柱内径为 0.32mm,膜厚度为 0.5μm);柱温为程序升温:初始温度 50℃,保持 3 分钟,以每分钟 15℃的速率升温至 200℃,保持 1 分钟,再以每分钟 30℃的速率升温至 230℃,保持 10 分钟;进样口温度为 190℃;检测器温度为 220℃;分流进样,分流比为 6:1。分别吸取供试品溶液 5μl、对照品溶液 1μl,注入气相色谱仪。供试品色谱中应呈现与 α-蒎烯对照品或乙酸辛酯对照品色谱峰保留时间相对应的色谱峰。

【检查】　双酯型生物碱限量　取本品适量,研细,称取 4.0g,置锥形瓶中,加氨试液 4ml,拌匀,放置 30 分钟,加无水乙醚 60ml,超声处理(功率 250W,频率 33kHz,水温不超过 25℃)40 分钟,滤过,滤液用盐酸溶液(4→100)振摇提取 3 次(20ml,15ml,15ml),合并盐酸液,盐酸液用浓氨试液调节 pH 值至 9~10,加入无水乙醚振摇提取 3 次,每次 20ml,合并乙醚液,挥干,残渣加无水乙醇 1.0ml 使溶解,作为供试品溶液。另取乌头双酯型生物碱对照提取物,加无水乙醇制成每 1ml 含 3mg 的溶液,作为对照品溶液。照薄层色谱法(通则 0502)试验,吸取供试品溶液 15μl、对照品溶液 5μl,分别点于同一硅胶 G 薄层板上,以甲苯-乙酸乙酯-二乙胺(7:2:0.5)为展开剂,预饱和 15 分钟后展开,取出,晾干,喷以稀碘化铋钾试液。供试品色谱中,在与对照提取物色谱中新乌头碱、乌头碱和次乌头碱相应的位置上,出现的斑点应小于对照的斑点或不出现斑点。

其他　应符合片剂项下有关的各项规定(通则 0101)。

【含量测定】　照气相色谱法(通则 0521)测定。

色谱条件与系统适用性试验　以(50%-苯基)-甲基聚硅氧烷为固定相的毛细管柱(柱长为 30m,柱内径为 0.25mm,

膜厚度为 0.25μm);柱温为程序升温:初始温度为 120℃,以每分钟 3℃的速率升温至 220℃,保持 10 分钟,再以每分钟 6℃的速率升温至 250℃,保持 5 分钟;进样口温度为 220℃;检测器温度为 250℃。理论板数按麝香酮峰计算应不低于 20000。

对照品溶液的制备　取麝香酮对照品适量,精密称定,加无水乙醇制成每 1ml 含 0.4mg 的溶液,即得。

供试品溶液的制备　取重量差异项下的本品,研细,取约 0.7g,精密称定,置具塞锥形瓶中,精密加入乙酸乙酯 15ml,称定重量,超声处理(功率 250W,频率 33kHz)30 分钟,放置至室温,再称定重量,用乙酸乙酯补足减失的重量,摇匀,滤过,取续滤液,即得。

测定法　分别精密吸取对照品溶液 1μl 与供试品溶液 2~3μl,注入气相色谱仪,测定,即得。

本品每片含人工麝香以麝香酮($C_{16}H_{30}O$)计,不得少于 0.42mg。

【功能与主治】　散结消肿,化瘀止痛。用于阴疽初起,皮色不变,肿硬作痛,多发性脓肿,瘰疬,瘰疬,乳岩,乳癖。

【用法与用量】　口服。一次 2~3 片,一日 2 次,小儿酌减。

【注意】　孕妇禁用。

【规格】　每片重 0.36g

【贮藏】　密封。

小 金 胶 囊
Xiaojin Jiaonang

【处方】　人工麝香 10g　　　木鳖子(去壳去油)50g
　　　　　制草乌 50g　　　　枫香脂 50g
　　　　　醋乳香 25g　　　　醋没药 25g
　　　　　醋五灵脂 50g　　　酒当归 25g
　　　　　地龙 50g　　　　　香墨 4g

【制法】　以上十味,除人工麝香外,其余木鳖子(去壳去油)等九味粉碎成细粉,过筛,混匀,加淀粉适量,制成颗粒,加入人工麝香混匀,装入胶囊,制成 1000 粒〔规格(1)〕。或将木鳖子(去壳去油)等九味分别初碎,加入微晶纤维素 61g,混匀后粉碎成细粉,加入研细的人工麝香,配研混匀,装入胶囊,制成 1333 粒〔规格(2)〕,即得。

【性状】　本品为硬胶囊,内容物为黑褐色的颗粒或黄褐色至棕褐色的粉末;气香,味微苦。

【鉴别】　(1)取本品内容物,置显微镜下观察:子叶细胞多角形,含糊粉粒及脂肪油块〔木鳖子(去壳去油)〕。石细胞长方形或类方形,壁稍厚(制草乌)。薄壁细胞纺锤形,壁略厚,有极细的斜向交错纹理(酒当归)。肌纤维无色或淡棕色,微波状弯曲,有时呈垂直交错排列(地龙)。不规则团块棕黑色或黑色(香墨)。

(2)取本品内容物 5g,研细,加乙醚 30ml,超声处理 20 分钟,滤过,滤液蒸干,残渣加乙醇 5ml 使溶解,作为供试品溶液。另取当归对照药材 1g,同法制成对照药材溶液。照薄层色谱法(通则 0502)试验,吸取供试品溶液 10～15μl、对照药材溶液 5μl,分别点于同一硅胶 G 薄层板上,以石油醚(60～90℃)-乙酸乙酯(19:1)为展开剂,展开,取出,晾干,置紫外光灯(365nm)下检视。供试品色谱中,在与对照药材色谱相应的位置上,显相同颜色的荧光斑点。

(3)取本品内容物 5g,照挥发油测定法(通则 2204 甲法)提取挥发油,加环己烷 2ml,作为供试品溶液。另取 α-蒎烯对照品和乙酸辛酯对照品,分别加环己烷制成每 1ml 各含 1mg 的溶液,作为对照品溶液。照气相色谱法(通则 0521),以聚乙二醇 20000(PEG-20M)为固定相的毛细管柱(柱长为 30m,柱内径为 0.32mm,膜厚度为 0.5μm);柱温为程序升温:初始温度为 50℃,保持 3 分钟,以每分钟 15℃的速率升温至 200℃,保持 1 分钟,再以每分钟 30℃的速率升温至 230℃,保持 10 分钟;进样口温度为 190℃;检测器温度为 220℃;分流进样,分流比为 6:1。分别吸取供试品溶液 5μl,对照品溶液 1μl,注入气相色谱仪。供试品色谱中应呈现与 α-蒎烯对照品或乙酸辛酯对照品色谱峰保留时间相对应的色谱峰。

【检查】　双酯型生物碱限量　取本品内容物适量,研细,称取 5.83g〔规格(1)〕或 6.67g〔规格(2)〕,置锥形瓶中,加氨试液 6.0ml,拌匀,放置 30 分钟,加无水乙醚 95ml,超声处理(功率 250W,频率 33kHz,水温不超过 25℃)40 分钟,滤过,滤液用盐酸溶液(4→100)振摇提取 3 次(20ml,15ml,15ml),合并盐酸提取液,用浓氨试液调节 pH 值至 9～10,用无水乙醚振摇提取 3 次,每次 20ml,合并乙醚提取液,挥干,残渣加无水乙醇 1.0ml 使溶解,作为供试品溶液。另取乌头双酯型生物碱对照提取物,加无水乙醇制成每 1ml 含 3mg 的溶液,作为对照品溶液。照薄层色谱法(通则 0502)试验,吸取供试品溶液 15μl、对照品溶液 5μl,分别点于同一硅胶 G 薄层板上,以甲苯-乙酸乙酯-二乙胺(7:2:0.5)为展开剂,预饱和 15 分钟后展开,取出,晾干,喷以稀碘化铋钾试液,置日光下检视。供试品色谱中,在与对照提取物色谱中新乌头碱、乌头碱和次乌头碱相应的位置上,出现的斑点应小于对照的斑点或不出现斑点。

其他　应符合胶囊剂项下有关的各项规定(通则 0103)。

【含量测定】　照气相色谱法(通则 0521)测定。

色谱条件与系统适用性试验　以(50%-苯基)-甲基聚硅氧烷为固定相的毛细管柱(柱长为 30m,柱内径为 0.25mm,膜厚度为 0.25μm);柱温为程序升温,初始温度为 120℃,以每分钟 3℃的速率升温至 220℃,保持 10 分钟,再以每分钟 6℃的速率升温至 250℃,保持 5 分钟;进样口温度为 220℃;检测器温度为 250℃。理论板数按麝香酮峰计算应不低于 20000。

对照品溶液的制备　取麝香酮对照品适量,精密称定,加无水乙醇制成每 1ml 含 0.4mg 的溶液,即得。

供试品溶液的制备　取装量差异项下的本品内容物,研细,取约 1g,精密称定,置具塞锥形瓶中,精密加入乙酸乙酯 15ml,称定重量,超声处理(功率 250W,频率 33kHz)30 分钟,放置至室温,再称定重量,用乙酸乙酯补足减失的重量,摇匀,滤过,取续滤液,即得。

测定法　分别精密吸取对照品溶液 1μl 与供试品溶液 2～3μl,注入气相色谱仪,测定,即得。

本品每粒含人工麝香以麝香酮(C$_{16}$H$_{30}$O)计,〔规格(1)〕不得少于 0.28mg,〔规格(2)〕不得少于 0.21mg。

【功能与主治】　散结消肿,化瘀止痛。用于阴疽初起,皮色不变,肿硬作痛,多发性脓肿,瘰瘤,瘰疬,乳岩,乳癖。

【用法与用量】　口服。一次 3～7 粒〔规格(1)〕,一次 4～10 粒〔规格(2)〕,一日 2 次;小儿酌减。

【注意】　孕妇禁用。

【规格】　(1)每粒装 0.35g　(2)每粒装 0.30g

【贮藏】　密封。

小 建 中 片
Xiaojianzhong Pian

【处方】　桂枝 1110g　　　　　白芍 2220g
　　　　　炙甘草 740g　　　　生姜 1110g
　　　　　大枣 1110g

【制法】　以上五味,桂枝蒸馏提取挥发油,蒸馏后的水溶液另器收集;药渣与炙甘草、大枣水煎煮二次,每次 2 小时,合并煎液,滤过,滤液与蒸馏后的水溶液合并,浓缩至相对密度为 1.02～1.04(65℃);白芍、生姜用 50%乙醇作溶剂,浸渍 24 小时后进行渗漉,收集渗漉液 10 倍量,回收乙醇后与上述药液合并,浓缩至相对密度为 1.08～1.10(65℃),静置,滤过,喷雾干燥,制粒,加入桂枝挥发油,混匀,密闭 2 小时,压片,包薄膜衣,制成 1000 片,即得。

【性状】　本品为薄膜衣片,除去包衣后显棕褐色至黑褐色;气微香,味甜、微辛。

【鉴别】　(1)取本品 10 片,研细,加乙酸乙酯 20ml,时时振摇,浸渍 15 分钟,滤过,滤液挥至 1ml,作为供试品溶液。另取桂皮醛对照品,加乙酸乙酯制成每 1ml 含 1μl 的溶液,作为对照品溶液。照薄层色谱法(通则 0502)试验,吸取供试品溶液 2～5μl、对照品溶液 1～2μl,分别点于同一硅胶 G 薄层板上,以石油醚(60～90℃)-乙酸乙酯(17:3)为展开剂,展开,取出,晾干,喷以二硝基苯肼乙醇试液,置日光下检视。供试品色谱中,在与对照品色谱相应的位置上,显相同颜色的斑点。

(2)取本品 3 片,研细,加甲醇 20ml,加热回流 30 分钟,滤过,滤液蒸干,残渣加水 20ml 使溶解,用乙醚振摇提取 2 次,每次 10ml,弃去乙醚液,再用水饱和的正丁醇振摇提取

2 次，每次 15ml，合并正丁醇提取液，用正丁醇饱和的水 10ml 洗涤，弃去洗涤液，正丁醇液浓缩至干，残渣加甲醇 2ml 使溶解，作为供试品溶液。另取甘草对照药材 0.5g，同法制成对照药材溶液。再取芍药苷对照品，加甲醇制成每 1ml 含 2mg 的溶液，作为对照品溶液。照薄层色谱法（通则 0502）试验，吸取上述三种溶液各 5～10μl，分别点于同一硅胶 G 薄层板上，以乙酸乙酯-甲酸-冰醋酸-水（15∶1∶1∶2）为展开剂，展开，取出，晾干，喷以 10% 硫酸乙醇溶液，在 105℃ 加热至斑点显色清晰，置日光下检视，供试品色谱中，在与对照药材色谱和对照品色谱相应位置上，显相同颜色的斑点；置紫外光灯（365nm）下检视，供试品色谱中，在与甘草对照药材色谱相应的位置上，显相同颜色的荧光斑点。

（3）取〔鉴别〕（1）项下的供试品溶液，作为供试品溶液。另取干姜对照药材 1g，同法制成对照药材溶液。照薄层色谱法（通则 0502）试验，吸取上述两种溶液各 5～10μl，分别点于同一硅胶 G 薄层板上，以甲苯-乙酸乙酯（9∶1）为展开剂，展开，取出，晾干，喷以 10% 香草醛硫酸溶液，在 105℃ 加热至斑点显色清晰，置日光下检视。供试品色谱中，在与对照药材色谱相应的位置上，显相同颜色的斑点。

【检查】　应符合片剂项下有关的各项规定（通则 0101）。

【含量测定】　桂枝　照高效液相色谱法（通则 0512）测定。

色谱条件与系统适用性试验　以十八烷基硅烷键合硅胶为填充剂；以乙腈-水（34∶66）为流动相；检测波长为 290nm；理论板数按桂皮醛峰计算应不低于 3000。

对照品溶液的制备　取桂皮醛对照品适量，精密称定，加甲醇制成每 1ml 含 20μg 的溶液，即得。

供试品溶液的制备　取重量差异项下的本品，除去薄膜衣，研细，过 4 号筛，混匀，取约 0.3g，精密称定，精密加入 95% 甲醇 50ml，称定重量，加热回流 30 分钟，放冷，再称定重量，用 95% 甲醇补足减失的重量，摇匀，滤过，取续滤液，即得。

测定法　分别精密吸取对照品溶液与供试品溶液各 10μl，注入液相色谱仪，测定，即得。

本品每片含桂枝以桂皮醛（C_9H_8O）计，不得少于 1.0mg。

白芍　照高效液相色谱法（通则 0512）测定。

色谱条件与系统适用性试验　以十八烷基硅烷键合硅胶为填充剂；以甲醇-0.3% 磷酸溶液（25∶75）为流动相；检测波长为 230nm；理论板数按芍药苷峰计算应不低于 1500。

对照品溶液的制备　取芍药苷对照品适量，精密称定，加 70% 乙醇制成每 1ml 含 60μg 的溶液，即得。

供试品溶液的制备　取重量差异项下的本品，研细，取约 0.3g，精密称定，置 50ml 量瓶中，加 70% 乙醇 35ml，超声处理（功率 250W，频率 35kHz）30 分钟，放冷，加 70% 乙醇至刻度，摇匀，滤过，取续滤液，即得。

测定法　分别精密吸取对照品溶液与供试品溶液各 10μl，注入液相色谱仪，测定，即得。

本品每片含白芍以芍药苷（$C_{23}H_{28}O_{11}$）计，不得少于 6.0mg。

【功能与主治】　温中补虚，缓急止痛。用于脾胃虚寒，脘腹疼痛，喜温喜按，嘈杂吞酸，食少；胃及十二指肠溃疡上述证候者。

【用法与用量】　口服。一次 2～3 片，一日 3 次。

【规格】　薄膜衣片　每片重 0.6g

【贮藏】　密封。

小建中合剂

Xiaojianzhong Heji

【处方】　桂枝 111g　　　　　白芍 222g
　　　　　炙甘草 74g　　　　　生姜 111g
　　　　　大枣 111g

【制法】　以上五味，桂枝蒸馏提取挥发油，蒸馏后的水溶液另器收集；药渣与炙甘草、大枣加水煎煮二次，每次 2 小时，合并煎液，滤过，滤液与蒸馏后的水溶液合并，浓缩至约 560ml；白芍、生姜用 50% 乙醇作溶剂，浸渍 24 小时后进行渗漉，收集渗漉液，回收乙醇后与上述药液合并，静置，滤过，另加麦芽糖 370g，再浓缩至近 1000ml，加入苯甲酸钠 3g 与桂枝挥发油，加水至 1000ml，搅匀，即得。

【性状】　本品为棕黄色的液体；气微香，味甜、微辛。

【鉴别】　（1）取本品 20ml，用乙醚振摇提取 3 次，每次 15ml，水溶液备用；合并乙醚液，挥干，残渣加乙酸乙酯 0.5ml 使溶解，作为供试品溶液。另取桂皮醛对照品，加乙醇制成每 1ml 含 1μl 的溶液，作为对照品溶液。照薄层色谱法（通则 0502）试验，吸取供试品溶液 10μl、对照品溶液 1～2μl，分别点于同一硅胶 G 薄层板上，以石油醚（60～90℃）-乙酸乙酯（17∶3）为展开剂，展开，取出，晾干，喷以二硝基苯肼乙醇试液。供试品色谱中，在与对照品色谱相应的位置上，显相同颜色的斑点。

（2）取〔鉴别〕（1）项下的备用水溶液，用正丁醇振摇提取 2 次，每次 15ml，合并正丁醇液，用水 10ml 洗涤，正丁醇液蒸干，残渣加甲醇 1ml 使溶解，作为供试品溶液。另取芍药苷对照品，加甲醇制成每 1ml 含 2mg 的溶液，作为对照品溶液。照薄层色谱法（通则 0502）试验，吸取上述两种溶液各 2～3μl，分别点于同一硅胶 G 薄层板上，以三氯甲烷-乙酸乙酯-甲醇-浓氨试液（8∶1∶4∶1）为展开剂，展开，取出，晾干，喷以 5% 香草醛硫酸溶液，加热至斑点显色清晰。供试品色谱中，在与对照品色谱相应的位置上，显相同颜色的斑点。

（3）取甘草对照药材 0.5g，加水 10ml，加热回流 30 分钟，滤过，取滤液，同〔鉴别〕（2）项下供试品溶液的制备方法制成对照药材溶液。照薄层色谱法（通则 0502）试验，吸取〔鉴别〕（2）项下的供试品溶液和上述对照药材溶液各 1～2μl，分别点于同一用 1％氢氧化钠溶液制备的硅胶 G 薄层板上，以乙酸乙酯-甲酸-冰醋酸-水（15∶1∶1∶2）为展开剂，展开，取出，晾干，喷以 10％硫酸乙醇溶液，在 105℃加热至斑点显色清晰，置紫外光灯（365nm）下检视。供试品色谱中，在与对照药材色谱相应的位置上，显相同颜色的荧光斑点。

【检查】　相对密度　应不低于 1.10（通则 0601）。

其他　应符合合剂项下有关的各项规定（通则 0181）。

【含量测定】　照高效液相色谱法（通则 0512）测定。

色谱条件与系统适用性试验　以十八烷基硅烷键合硅胶为填充剂；以甲醇-0.3％磷酸溶液（25∶75）为流动相；检测波长为 230nm。理论板数按芍药苷峰计算应不低于 1500。

对照品溶液的制备　取芍药苷对照品适量，精密称定，加 70％乙醇制成每 1ml 含 60μg 的溶液，即得。

供试品溶液的制备　精密量取本品 5ml，置 100ml 量瓶中，加 70％乙醇至刻度，摇匀，离心，取上清液，即得。

测定法　分别精密吸取对照品溶液 10μl 与供试品溶液 5～20μl，注入液相色谱仪，测定，即得。

本品每 1ml 含白芍以芍药苷（$C_{23}H_{28}O_{11}$）计，不得少于 0.60mg。

【功能与主治】　温中补虚，缓急止痛。用于脾胃虚寒，脘腹疼痛，喜温喜按，嘈杂吞酸，食少；胃及十二指肠溃疡见上述证候者。

【用法与用量】　口服。一次 20～30ml，一日 3 次。用时摇匀。

【贮藏】　密封，遮光。

小建中颗粒
Xiaojianzhong Keli

【处方】　白芍 400g　　　　大枣 200g
　　　　桂枝 200g　　　　炙甘草 133g
　　　　生姜 200g

【制法】　以上五味，桂枝、生姜蒸馏提取挥发油，蒸馏后的水溶液另器收集；药渣与其余白芍等三味加水煎煮三次，每次 1 小时，合并煎液，滤过，滤液与蒸馏后的水溶液合并，浓缩至相对密度为 1.10～1.12（65℃），加乙醇使含醇量达 50％，充分搅拌，静置 6～8 小时，滤过，滤液回收乙醇，浓缩成稠膏，加入适量蔗糖及糊精，制成颗粒，干燥，过筛，喷加上述挥发油，混匀，制成1000g，即得。

【性状】　本品为浅棕色至棕黄色的颗粒；气香，味甜。

【鉴别】　（1）取本品 1.5g，加硅藻土 1g，研匀，加甲醇 30ml，加热回流 1 小时，滤过，滤液浓缩至约 2ml，加中性氧化铝 2g，拌匀，干燥，加在中性氧化铝柱（100～200 目，1g，内径为 1cm）上，用甲醇 100ml 洗脱，收集洗脱液，蒸干，残渣加无水乙醇 1ml 使溶解，作为供试品溶液。另取白芍对照药材 0.5g，加甲醇 20ml，自"加热回流 1 小时"起，同法制成对照药材溶液。再取芍药苷对照品，加甲醇制成 1ml 含 2mg 的溶液，作为对照品溶液。照薄层色谱法（通则 0502）试验，吸取上述三种溶液各 3～5μl，分别点于同一硅胶 G 薄层板上，以二氯甲烷-甲醇-水（13∶6∶2）10℃以下放置的下层溶液为展开剂，展开，取出，晾干，喷以 5％香草醛硫酸溶液，加热至斑点显色清晰。供试品色谱中，在与对照药材色谱和对照品色谱相应的位置上，显相同颜色的斑点。

（2）取本品 90g，置烧瓶中，加水 300ml 使溶解，照挥发油测定法（通则 2204）试验，自挥发油测定器上端加入乙酸乙酯 1ml，加热至沸并保持微沸 3 小时，分取乙酸乙酯液，作为供试品溶液。另取桂皮醛对照品，加乙醇制成每 1ml 含 1μg 的溶液，作为对照品溶液。照薄层色谱法（通则 0502）试验，吸取供试品溶液 15μl、对照品溶液 2μl，分别点于同一硅胶 G 薄层板上，以石油醚（60～90℃）-乙酸乙酯（17∶3）为展开剂，展开，取出，晾干，喷以二硝基苯肼试液。供试品色谱中，在与对照品色谱相应的位置上，显相同颜色的斑点。

（3）取本品 30g，用水 40ml 溶解，加乙醚 45ml，超声处理 30 分钟，分取水溶液，用水饱和的正丁醇振摇提取 2 次，每次 20ml，合并正丁醇提取液，用正丁醇饱和的水 10ml 洗涤，取正丁醇液，蒸干，残渣加甲醇 1ml 使溶解，作为供试品溶液。另取甘草对照药材 0.5g，加水 10ml，加热回流 30 分钟，滤过，取滤液，同法制成对照药材溶液。照薄层色谱法（通则 0502）试验，吸取上述两种溶液各 1～2μl，分别点于同一用 1％氢氧化钠溶液制备的硅胶 G 薄层板上，以乙酸乙酯-甲酸-冰醋酸-水（15∶1∶1∶2）为展开剂，展开，取出，晾干，喷以 1％硫酸乙醇溶液，在 105℃加热至斑点显色清晰，置紫外光灯（365nm）下检视。供试品色谱中，在与对照药材色谱相应的位置上，显相同颜色的荧光斑点。

（4）取本品 90g，研细，加石油醚（60～90℃）100ml，加热回流 1 小时，放冷，滤过，滤液低温蒸干，残渣加甲醇 0.5ml 使溶解，作为供试品溶液。另取干姜对照药材 2g，加乙醇 20ml，超声处理 20 分钟，滤过，滤液蒸干，残渣加甲醇 1ml 使溶解，作为对照药材溶液。照薄层色谱法（通则 0502）试验，吸取上述两种溶液各 10μl，分别点于同一硅胶 G 薄层板上使成条状，以环己烷-乙醚（1∶1）为展开剂，展开，取出，晾干，喷以 5％香草醛硫酸溶液，加热至斑点显色清晰。供试品色谱中，在与对照药材色谱相应的位置上，显相同颜色的条斑。

【检查】　应符合颗粒剂项下有关的各项规定（通则 0104）。

【含量测定】　照高效液相色谱法（通则 0512）测定。

色谱条件与系统适用性试验　以十八烷基硅烷键合硅胶为填充剂；以乙腈-水（17∶83）为流动相；检测波长为 230nm。理论板数按芍药苷峰计算应不低于 2000。

对照品溶液的制备　取芍药苷对照品适量，精密称定，加稀乙醇制成每 1ml 含 40μg 的溶液，即得。

供试品溶液的制备 取装量差异项下的本品,混匀,取适量,研细,取约 0.25g,精密称定,置具塞锥形瓶中,精密加入稀乙醇 25ml,密塞,称定重量,超声处理(功率 300W,频率 50kHz)30 分钟,放冷,再称定重量,用稀乙醇补足减失的重量,摇匀,静置,取上清液,滤过,取续滤液,即得。

测定法 分别精密吸取对照品溶液与供试品溶液各 20μl,注入液相色谱仪,测定,即得。

本品每袋含白芍以芍药苷($C_{23}H_{28}O_{11}$)计,不得少于 30.0mg。

【功能与主治】 温中补虚,缓急止痛。用于脾胃虚寒,脘腹疼痛,喜温喜按,嘈杂吞酸,食少心悸及腹泻与便秘交替症状的慢性结肠炎,胃及十二指肠溃疡。

【用法与用量】 口服。一次 1 袋,一日 3 次。

【注意】 外感风热表证未清患者及脾胃湿热或明显胃肠道出血症状者,不宜服用。

【规格】 每袋装 15g

【贮藏】 密封。

小 活 络 丸
Xiaohuoluo Wan

【处方】 胆南星 180g　　　　制川乌 180g
制草乌 180g　　　　地龙 180g
乳香(制)66g　　　　没药(制)66g

【制法】 以上六味,粉碎成细粉,过筛,混匀。每 100g 粉末加炼蜜 120～130g 制成小蜜丸或大蜜丸,即得。

【性状】 本品为黑褐色至黑色的小蜜丸或大蜜丸;气腥,味苦。

【鉴别】 (1)取本品,置显微镜下观察:不规则团块无色或淡黄色,表面及周围扩散出众多细小颗粒,久置溶化(乳香)。石细胞长方形或类方形,壁稍厚(制草乌)。草酸钙针晶成束或散在,长约至 90μm(胆南星)。

(2)取本品 6g,剪碎,加硅藻土 5g,研细,加三氯甲烷 20ml,超声处理 30 分钟,滤过,滤液蒸干,残渣加三氯甲烷 1ml 使溶解,作为供试品溶液。另取地龙对照药材 1g,同法制成对照药材溶液。照薄层色谱法(通则 0502)试验,吸取上述两种溶液各 5μl,分别点于同一硅胶 G 薄层板上,以甲苯-乙酸乙酯(8:2)为展开剂,展开,取出,晾干,喷以 10%硫酸乙醇溶液,在 105℃加热至斑点显色清晰,置紫外光灯(365nm)下检视。供试品色谱中,在与对照药材色谱相应的位置上,显相同颜色的荧光斑点。

(3)取本品 6g,剪碎,加硅藻土 5g,研细,加乙醚 30ml,浸渍过夜,超声处理 5 分钟,滤过,滤液蒸干,残渣加乙醇 1ml 使溶解,作为供试品溶液。另取乳香对照药材 0.5g,同法制成对照药材溶液。照薄层色谱法(通则 0502)试验,吸取上述两种

溶液各 10μl,分别点于同一硅胶 G 薄层板上,以石油醚(30～60℃)-乙酸乙酯(17:3)为展开剂,展开,取出,晾干,喷以 1%香草醛硫酸溶液,在 105℃加热至斑点显色清晰,置日光下检视。供试品色谱中,在与对照药材色谱相应的位置上,显相同颜色的斑点。

【检查】 **乌头碱限量** 取本品 14g,剪碎,加硅藻土 10g,研细,加浓氨试液 10ml 使湿润,放置 2 小时,加乙醚 50ml,时时振摇,放置 24 小时,摇匀,滤过,滤渣用乙醚 20ml 分次洗涤,洗液与滤液合并,用稀盐酸溶液振摇提取 3 次,每次 30ml,合并提取液,用浓氨试液调节 pH 值至 9,用乙醚振摇提取 3 次,每次 30ml,合并乙醚液,用无水硫酸钠脱水,滤过,滤液蒸干,残渣加无水乙醇 1ml 使溶解,作为供试品溶液。另取乌头碱对照品,精密称定,加无水乙醇制成每 1ml 含 1.0mg 的溶液,作为对照品溶液。照薄层色谱法(通则 0502)试验,吸取供试品溶液 12μl、对照品溶液 5μl,分别点于同一硅胶 G 薄层板上,以甲苯-乙酸乙酯-二乙胺(14:4:1)为展开剂,展开,取出,晾干,喷以稀碘化铋钾试液。供试品色谱中,在与对照品色谱相应的位置上出现的斑点应小于对照品斑点,或不出现斑点。

其他 应符合丸剂项下有关的各项规定(通则 0108)。

【功能与主治】 祛风散寒,化痰除湿,活血止痛。用于风寒湿邪闭阻、痰瘀阻络所致的痹病,症见肢体关节疼痛,或冷痛,或刺痛,或疼痛夜甚、关节屈伸不利、麻木拘挛。

【用法与用量】 黄酒或温开水送服。小蜜丸一次 3g(15丸);大蜜丸一次 1 丸,一日 2 次。

【注意】 孕妇禁用。

【规格】 (1)小蜜丸 每 100 丸重 20g (2)大蜜丸 每丸重 3g

【贮藏】 密封。

小 柴 胡 片
Xiaochaihu Pian

【处方】 柴胡 445g　　　　姜半夏 222g
黄芩 167g　　　　党参 167g
甘草 167g　　　　生姜 167g
大枣 167g

【制法】 以上七味,党参 45g、甘草 45g 粉碎成细粉;剩余的党参与甘草、柴胡、黄芩、大枣加水煎煮二次,每次 1.5 小时,合并煎液,滤过,滤液浓缩至适量;姜半夏、生姜用 70%的乙醇作溶剂,浸渍 24 小时后,缓缓渗漉,收集渗漉液约 1670ml,回收乙醇,与上述浓缩液合并,浓缩成稠膏,加入上述细粉及适量辅料,混匀,干燥,粉碎成细粉,制颗粒,干燥,压制成 1000 片,或包薄膜衣,即得。

【性状】 本品为灰棕色至黑褐色的片;或为薄膜衣片,除

去包衣后显灰棕色至黑褐色;气微,味甜、微苦。

【鉴别】　(1)取本品,置显微镜下观察:联结乳管直径 12~15μm,含细小颗粒状物(党参)。纤维束周围薄壁细胞含草酸钙方晶,形成晶纤维(甘草)。

(2)取本品 10 片,研细,加乙醇 20ml,超声处理 20 分钟,滤过,滤液蒸干,残渣加水 20ml 使溶解,用盐酸调 pH 值至 2~3,用乙酸乙酯提取 2 次,每次 20ml,合并提取液,蒸干,残渣加甲醇 1ml 使溶解,作为供试品溶液。另取黄芩苷对照品,加甲醇制成每 1ml 含 1mg 的溶液,作为对照品溶液。照薄层色谱法(通则 0502)试验,吸取上述两种溶液各 10μl,分别点于同一以含 4% 醋酸钠的羧甲基纤维素钠为黏合剂的硅胶 G 薄层板上,以乙酸乙酯-丁酮-甲酸-水(5:3:1:1)为展开剂,展开,取出,晾干,喷以 1% 三氯化铁乙醇溶液。供试品色谱中,在与对照品色谱相应的位置上,显相同颜色的斑点。

(3)取本品 10 片,研细,加乙醇 20ml,超声处理 20 分钟,滤过,滤液蒸干,残渣加水 20ml 使溶解,用水饱和的正丁醇提取 2 次,每次 20ml,合并正丁醇液,用正丁醇饱和的水洗涤 2 次,每次 10ml,正丁醇液蒸干,残渣加甲醇 1ml 使溶解,作为供试品溶液。另取甘草对照药材 1g,加水适量,煎煮 30 分钟,放冷,滤过,滤液浓缩至 20ml,用水饱和的正丁醇提取 2 次,每次 20ml,合并正丁醇液,用正丁醇饱和的水洗涤 2 次,每次 10ml,正丁醇液蒸干,残渣加甲醇 1ml 使溶解,制成对照药材溶液。照薄层色谱法(通则 0502)试验。吸取供试品溶液与对照药材溶液各 5~10μl,分别点于同一硅胶 G 薄层板上,以三氯甲烷-甲醇-水(40:10:1)为展开剂,展开,取出,晾干,喷以 5% 香草醛硫酸溶液,在 105℃ 加热至斑点显色清晰。供试品色谱中,在与对照药材色谱相应的位置上,显相同颜色的斑点。

【检查】　应符合片剂项下有关的各项规定(通则 0101)。

【含量测定】　照高效液相色谱法(通则 0512)测定。

色谱条件与系统适用性试验　以十八烷基硅烷键合硅胶为填充剂;以甲醇-冰醋酸-水(50:1:50)为流动相;检测波长为 315nm。理论板数按黄芩苷峰计算应不低于 2000。

对照品溶液的制备　取黄芩苷对照品适量,精密称定,加 70% 乙醇制成每 1ml 含 40μg 的溶液,即得。

供试品溶液的制备　取重量差异项下的本品,研细,取约 0.3g,精密称定,置 100ml 量瓶中,加 70% 乙醇 70ml,超声处理(功率 250W,频率 50kHz)30 分钟,放冷,加 70% 乙醇至刻度,摇匀,滤过,取续滤液,即得。

测定法　分别精密吸取对照品溶液与供试品溶液各 10μl,注入液相色谱仪,测定,即得。

本品每片含黄芩以黄芩苷($C_{21}H_{18}O_{11}$)计,不得少于 2.0mg。

【功能与主治】　解表散热,疏肝和胃。用于外感病,邪犯少阳证,症见寒热往来、胸胁苦满、食欲不振、心烦喜呕、口苦咽干。

【注意】　风寒表证者不宜使用。

【用法与用量】　口服。一次 4~6 片,一日 3 次。

【规格】　每片重 0.4g

【贮藏】　密封。

小柴胡泡腾片
Xiaochaihu Paotengpian

【处方】　柴胡 1550g　　　姜半夏 575g
　　　　　黄芩 575g　　　　党参 575g
　　　　　甘草 575g　　　　生姜 575g
　　　　　大枣 575g

【制法】　以上七味,除姜半夏、生姜外,其余柴胡等五味,加水煎煮二次,每次 1.5 小时,合并煎液,滤过,滤液浓缩至适量。姜半夏、生姜用 70% 乙醇作溶剂,浸渍 24 小时后,缓缓渗滤,收集渗滤液 5750ml,回收乙醇,与上述浓缩液合并,浓缩至相对密度为 1.15~1.20(50℃)的清膏,喷雾干燥,取浸膏粉一半量,加枸橼酸 375g、富马酸 125g、乳糖 312.5g、阿司帕坦 12.5g,混匀,制成颗粒;剩余浸膏粉加碳酸氢钠 500g、乳糖 312.5g、阿司帕坦 12.5g,混匀,制成颗粒,与上述颗粒混匀,压制成 1000 片,即得。

【性状】　本品为浅棕色至黄棕色的片,表面有不均匀的深色斑点;味酸甜。

【鉴别】　(1)取本品 1 片,研细,加甲醇 20ml,超声处理 20 分钟,滤过,滤液回收溶剂至干,残渣加甲醇 5ml 使溶解,作为供试品溶液。另取甘草对照药材 1g,加乙醚 40ml,加热回流 30 分钟,滤过,弃去乙醚液,药渣挥干乙醚,再加入甲醇 20ml,同法制成对照药材溶液。照薄层色谱法(通则 0502)试验,吸取上述两种溶液各 2~6μl,分别点于同一用 1% 氢氧化钠溶液制备的硅胶 G 薄层板上,以乙酸乙酯-甲酸-冰醋酸-水(15:1:1:2)为展开剂,展开,取出,晾干,喷以 10% 硫酸乙醇溶液,在 105℃ 加热至斑点显色清晰,置紫外光灯(365nm)下检视。供试品色谱中,在与对照药材色谱相应的位置上,显相同颜色的荧光主斑点。

(2)取黄芩苷对照品,加甲醇制成每 1ml 含 1mg 的溶液,作为对照品溶液。照薄层色谱法(通则 0502)试验,吸取〔鉴别〕(1)项下的供试品溶液及上述对照品溶液各 5~10μl,分别点于同一硅胶 G 薄层板上,以乙酸乙酯-丁酮-甲酸-水(5:3:1:1)为展开剂,展开,取出,晾干,喷以 1% 三氯化铁乙醇溶液。供试品色谱中,在与对照品色谱相应的位置上,显相同颜色的斑点。

(3)取本品 2 片,研细,加甲醇 30ml,加热回流 30 分钟,滤过,滤液回收溶剂至干,残渣加水 20ml 使溶解,加乙醚 40ml 振摇提取,弃去乙醚液,水液用水饱和的正丁醇振摇提取 2 次,每次 20ml,合并正丁醇液(水液备用),用氨试液洗涤 2 次,每次 20ml,分取正丁醇液,回收溶剂至干,残渣加甲醇

1ml 使溶解,作为供试品溶液。另取柴胡对照药材 0.5g,加水适量,煎煮 30 分钟,放冷,滤过,滤液浓缩至 20ml,自"用水饱和的正丁醇振摇提取 2 次"起,同法制成对照药材溶液。照薄层色谱法(通则 0502)试验,吸取上述两种溶液各 5~10μl,分别点于同一硅胶 G 薄层板上,以三氯甲烷-甲醇-水(13∶6∶1)为展开剂,展开,取出,晾干,喷以 1% 对二甲氨基苯甲醛的 10% 硫酸乙醇溶液,加热至斑点显色清晰,分别置日光和紫外光灯(365nm)下检视。供试品色谱中,在与对照药材色谱相应的位置上,日光下显相同颜色的主斑点;紫外光下显相同颜色的荧光主斑点。

(4)取〔鉴别〕(3)项下备用的水液,加盐酸 2ml,置沸水浴中加热回流 30 分钟,放冷,用三氯甲烷提取 2 次,每次 20ml,合并三氯甲烷液,用水 40ml 洗涤 1 次,分取三氯甲烷液,回收溶剂至干,残渣加甲醇 2ml 使溶解,作为供试品溶液。另取党参对照药材 1g,加水 20ml、盐酸 2ml,同法制成对照药材溶液。照薄层色谱法(通则 0502)试验,吸取上述两种溶液各 5~10μl,分别点于同一硅胶 G 薄层板上,以甲苯-乙酸乙酯-甲酸(20∶8∶0.5)为展开剂,展开,取出,晾干,喷以 10% 硫酸乙醇溶液,在 105℃加热至斑点显色清晰。供试品色谱中,在与对照药材色谱相应的位置上,显相同颜色的斑点。

【检查】 崩解时限 取本品,在水温 60℃下,照崩解时限检查法(通则 0921)泡腾片项下检查,应在 10 分钟内崩解。

其他 应符合片剂项下有关的各项规定(通则 0101)。

【含量测定】 照高效液相色谱法(通则 0512)测定。

色谱条件与系统适用性试验 以十八烷基硅烷键合硅胶为填充剂;以甲醇-水-磷酸(47∶53∶0.2)为流动相;检测波长为 315nm。理论板数按黄芩苷峰计算,应不低于 3000。

对照品溶液的制备 取黄芩苷对照品适量,精密称定,加 70% 乙醇制成每 1ml 含 40μg 的溶液,即得。

供试品溶液的制备 取本品 10 片,精密称定,研细,取约 0.12g,精密称定,置具塞锥形瓶中,精密加入 70% 乙醇 50ml,称定重量,超声处理(功率 250W,频率 50kHz)30 分钟,放冷,再称定重量,用 70% 乙醇补足减失的重量,摇匀,滤过,取续滤液,即得。

测定法 精密吸取对照品溶液与供试品溶液各 5~10μl,注入液相色谱仪,测定,即得。

本品每片含黄芩以黄芩苷($C_{21}H_{18}O_{11}$)计,不得少于 20.0mg。

【功能与主治】 解表散热,疏肝和胃。用于外感病邪犯少阳证,症见寒热往来、胸胁苦满、食欲不振、心烦喜呕、口苦咽干。

【用法与用量】 温开水冲溶后口服。一次 1~2 片,一日 3 次。

【注意】 风寒表证者不宜使用。

【规格】 每片重 2.5g

【贮藏】 密封。

小柴胡胶囊
Xiaochaihu Jiaonang

【处方】 柴胡 445g 　　　姜半夏 222g
黄芩 167g 　　　党参 167g
甘草 167g 　　　生姜 167g
大枣 167g

【制法】 以上七味,党参 45g、甘草 45g 粉碎成细粉;剩余的党参与甘草、柴胡、黄芩、大枣加水煎煮二次,每次 1.5 小时,合并煎液,滤过,滤液浓缩至相对密度为 1.05~1.10 (80℃)的清膏;姜半夏、生姜用 70% 乙醇作溶剂,浸渍 24 小时后,缓缓渗漉,收集渗漉液 1670ml,回收乙醇,与上述清膏合并,浓缩至相对密度为 1.10~1.20(80℃)的稠膏,加入上述细粉及适量淀粉,混匀,干燥,粉碎成细粉,85% 乙醇溶液制成颗粒,干燥,加入硬脂酸镁 1%,混匀,装入胶囊,制成 1000 粒,即得。

【性状】 本品为硬胶囊,内容物为灰棕色至黑褐色的颗粒及粉末;气微,味甜、微苦。

【鉴别】 (1)取本品,置显微镜下观察:联结乳管直径 12~15μm,含细小颗粒状物(党参)。纤维束周围薄壁细胞含草酸钙方晶,形成晶纤维(甘草)。

(2)取本品内容物 4g,研细,加乙醇 20ml,超声处理 20 分钟,滤过,滤液蒸干,残渣加水 20ml 使溶解,用水饱和的正丁醇振摇提取 2 次,每次 20ml,合并正丁醇液,用正丁醇饱和的水洗涤 2 次,每次 10ml,正丁醇液蒸干,残渣加甲醇 1ml 使溶解,作为供试品溶液。另取甘草对照药材 1g,加水适量,煎煮 30 分钟,取出,放冷,滤过,滤液浓缩至 20ml,自"用水饱和的正丁醇振摇提取 2 次"起,同法制成对照药材溶液。照薄层色谱法(通则 0502)试验,吸取上述两种溶液各 5~10μl,分别点于同一硅胶 G 薄层板上,以三氯甲烷-甲醇-水(40∶10∶1)为展开剂,展开,取出,晾干,喷以 5% 香草醛硫酸溶液,在 105℃加热至斑点显色清晰。供试品色谱中,在与对照药材色谱相应的位置上,显相同颜色的斑点。

(3)取本品内容物 4g,研细,加甲醇 20ml,加热回流 30 分钟,滤过,滤液蒸干,残渣加水 20ml 使溶解,加乙醚 40ml 振摇提取,弃去乙醚液,用水饱和的正丁醇提取 2 次,每次 20ml,合并正丁醇液(水液备用),用氨试液洗涤 2 次,每次 20ml,分取正丁醇液,蒸干,残渣加甲醇 1ml 使溶解,作为供试品溶液。另取柴胡对照药材 0.5g,加水适量,煎煮 30 分钟,放冷,滤过,滤液浓缩至 20ml,自"用水饱和的正丁醇振摇提取 2 次"起,同法制成对照药材溶液。照薄层色谱法(通则 0502)试验,吸取上述两种溶液各 2~10μl,分别点于同一硅胶 G 薄层板上,以三氯甲烷-甲醇-水(13∶6∶1)为展开剂,展开,取出,晾干,喷以 1% 对二甲氨基苯甲醛的 10% 硫酸乙醇溶液,热风吹至斑点显色清晰,置紫外光灯(365nm)下检视。

供试品色谱中,在与对照药材色谱相应的位置上,显相同颜色的荧光主斑点。

(4)取〔鉴别〕(3)项下正丁醇提取后的水溶液,加盐酸2ml,置水浴中加热回流 30 分钟,放冷,用三氯甲烷振摇提取2 次,每次 20ml,合并三氯甲烷液,用水 40ml 洗涤,分取三氯甲烷液,蒸干,残渣加甲醇 2ml 使溶解,作为供试品溶液。另取党参对照药材 1g,加水 20ml、盐酸 2ml,自"置水浴中加热回流 30 分钟"起,同法制成对照药材溶液。照薄层色谱法(通则 0502)试验,吸取上述两种溶液各 5～10μl,分别点于同一硅胶 G 薄层板上,以甲苯-乙酸乙酯-甲酸(20：8：0.5)为展开剂,展开,取出,晾干,喷以 10%硫酸乙醇溶液,在 105℃加热至斑点显色清晰。供试品色谱中,在与对照药材色谱相应的位置上,显相同颜色的斑点。

【检查】 应符合胶囊剂项下有关的各项规定(通则 0103)。

【含量测定】 照高效液相色谱法(通则 0512)测定。

色谱条件与系统适用性试验 以十八烷基硅烷键合硅胶为填充剂;以甲醇-水-磷酸(47：53：0.2)为流动相;检测波长为 315nm。理论板数按黄芩苷峰计算,应不低于 2000。

对照品溶液的制备 取黄芩苷对照品适量,精密称定,加70%乙醇制成每 1ml 含 40μg 的溶液,即得。

供试品溶液的制备 取装量差异项下的本品内容物,研细,取约 0.3g,精密称定,置具塞锥形瓶中,精密加入 70%乙醇 100ml,称定重量,超声处理(功率 250W,频率 50kHz)30 分钟,放冷,再称定重量,用 70%乙醇补足减失的重量,摇匀,滤过,取续滤液,即得。

测定法 分别精密吸取对照品溶液与供试品溶液各10μl,注入液相色谱仪,测定,即得。

本品每粒含黄芩以黄芩苷($C_{21}H_{18}O_{11}$)计,不得少于 2.0mg。

【功能与主治】 解表散热,疏肝和胃。用于外感病,邪犯少阳症,症见寒热往来、胸胁苦满、食欲不振、心烦喜呕、口苦咽干。

【用法与用量】 口服。一次 4 粒,一日 3 次。

【注意】 风寒表证不宜使用。

【规格】 每粒装 0.4g

【贮藏】 密封。

小柴胡颗粒
Xiaochaihu Keli

【处方】 柴胡 150g   黄芩 56g

姜半夏 56g   党参 56g

生姜 56g   甘草 56g

大枣 56g

【制法】 以上七味,柴胡、黄芩、党参、甘草及大枣加水煎

煮二次,每次 1.5 小时,合并煎液,滤过,滤液浓缩至适量。姜半夏、生姜用 70%乙醇作溶剂,浸渍 24 小时后进行渗漉,收集渗漉液约 600ml,回收乙醇,与上述浓缩液合并,浓缩至适量,加入适量的蔗糖,制成颗粒,干燥,制成 1000g;或与适量的糊精、甘露醇等辅料制成颗粒 400g;或与适量的乳糖制成颗粒 250g,即得。

【性状】 本品为黄色至棕褐色的颗粒;味甜。或为棕黄色的颗粒;味淡、微辛〔规格(2)、规格(3)〕。

【鉴别】 (1)取本品 6g〔规格(1)〕、2.5g〔规格(2)〕或1.5g〔规格(3)〕,研细,加乙醇 20ml,超声处理 20 分钟,滤过,滤液蒸干,残渣用水 20ml 溶解,用盐酸调节 pH 值至 2～3,用乙酸乙酯振摇提取 2 次,每次 20ml,合并乙酸乙酯提取液,蒸干,残渣加甲醇 1ml 使溶解,作为供试品溶液。另取黄芩苷对照品适量,加甲醇制成每 1ml 含 1mg 的溶液,作为对照品溶液。照薄层色谱法(通则 0502)试验,吸取上述两种溶液各10μl,分别点于同一含 4%醋酸钠的羧甲基纤维素钠溶液为黏合剂的硅胶 G 薄层板上,以乙酸乙酯-丁酮-甲酸-水(5：3：1：1)为展开剂,展开,取出,晾干,喷以 1%三氯化铁乙醇溶液。供试品色谱中,在与对照品色谱相应的位置上,显相同颜色的斑点。

(2)取甘草对照药材 1g,加水适量,煎煮 30 分钟,放冷,滤过,滤液浓缩至 20ml,用水饱和的正丁醇振摇提取 2 次,每次 20ml,合并正丁醇提取液,用正丁醇饱和的水洗涤 2 次,每次 10ml,正丁醇液蒸干,残渣加甲醇 1ml 使溶解,作为对照药材溶液。照薄层色谱法(通则 0502)试验。吸取〔鉴别〕(1)项下的供试品溶液 10μl 与上述对照药材溶液 5～10μl,分别点于同一硅胶 G 薄层板上,以三氯甲烷-甲醇-水(40：10：1)为展开剂,展开,取出,晾干,喷以 5%香草醛硫酸溶液,在 105℃加热至斑点显色清晰。供试品色谱中,在与对照药材色谱相应的位置上,显相同颜色的斑点。

(3)取本品 6g〔规格(1)〕、2.5g〔规格(2)〕或 1.5g〔规格(3)〕,加水 20ml,搅拌使溶解,离心,取上清液,加在聚酰胺柱(100～200 目,8g,内径为 2.5～3cm,湿法装柱)上,分别用水、20%乙醇和 50%乙醇各 100ml 洗脱,收集 50%乙醇洗脱液,蒸干,残渣加甲醇 1ml 使溶解,作为供试品溶液。另取柴胡对照药材 1g,加水适量,煎煮 1.5 小时,滤过,滤液浓缩至约 10ml,加在聚酰胺柱(100～200 目,4g,内径为 2cm,湿法装柱)上,分别用水 100ml 和 50%乙醇 150ml 洗脱,收集 50%乙醇洗脱液,蒸干,残渣加甲醇 1ml 使溶解,作为对照药材溶液。照薄层色谱法(通则 0502)试验,吸取供试品溶液 2～10μl 和对照药材溶液 2μl,分别点于同一硅胶 G 薄层板上,以乙酸乙酯-乙醇-水(12：2：1)为展开剂,展开,取出,晾干,喷以 5%对二甲氨基苯甲醛的 10%硫酸乙醇溶液,热风吹至斑点显色清晰,置紫外光灯(365nm)下检视。供试品色谱中,在与对照药材色谱相应的位置上,显相同颜色的荧光斑点。

【检查】 应符合颗粒剂项下有关的各项规定(通则 0104)。

【含量测定】 照高效液相色谱法(通则 0512)测定。

色谱条件与系统适用性试验 以十八烷基硅烷键合硅胶为填充剂;以甲醇-水-磷酸(47：53：0.2)为流动相;检测波长为 315nm。理论板数按黄芩苷峰计算应不低于 3000。

对照品溶液的制备 取黄芩苷对照品适量,精密称定,加70％乙醇制成每 1ml 含 60μg 溶液,即得。

供试品溶液的制备 取装量差异项下的本品,混匀,取适量,研细,取约 3g〔规格(1)〕、1.3g〔规格(2)〕或约 0.8g〔规格(3)〕,精密称定,置具塞锥形瓶中,精密加入 70％乙醇 50ml,密塞,称定重量,超声处理(功率 250W,频率 50kHz)30 分钟,放冷,再称定重量,用 70％乙醇补足减失的重量,摇匀,滤过,取续滤液,即得。

测定法 分别精密吸取对照品溶液与供试品溶液各 10μl,注入液相色谱仪,测定,即得。

本品每袋含黄芩以黄芩苷($C_{21}H_{18}O_{11}$)计,不得少于 20.0mg。

【功能与主治】 解表散热,疏肝和胃。用于外感病,邪犯少阳证,症见寒热往来、胸胁苦满、食欲不振、心烦喜呕、口苦咽干。

【用法与用量】 开水冲服。一次 1~2 袋,一日 3 次。

【注意】 风寒表证者不宜使用。

【规格】 (1)每袋装 10g
(2)每袋装 4g(无蔗糖)
(3)每袋装 2.5g(无蔗糖)

【贮藏】 密封。

马应龙八宝眼膏
Mayinglong Babao Yangao

【处方】 煅炉甘石 32.7g　　　　琥珀 0.15g
人工麝香 0.38g　　　　人工牛黄 0.38g
珍珠 0.38g　　　　　　冰片 14.8g
硼砂 1.2g　　　　　　硇砂 0.05g

【制法】 以上八味,煅炉甘石、琥珀、珍珠、硼砂、硇砂分别粉碎成极细粉;人工麝香、人工牛黄、冰片分别研细,与上述粉末配研,过筛,加至经灭菌、滤过后放冷的液状石蜡 20g 中,搅匀,再加至已干热灭菌、滤过并冷至约 50℃的凡士林 890g 和羊毛脂 40g 中,搅匀,使凝固,制成 1000g,即得。

【性状】 本品为浅黄色至浅黄棕色的软膏;气香,有清凉感。

【鉴别】 (1)取本品 2g,加乙醇 5ml,加热使其融化,搅拌 5 分钟,滤过,取滤渣加稀盐酸 5ml,置水浴上加热 5 分钟,放冷,滤过,滤液加 10％氢氧化钠溶液 6ml,摇匀,滤过。取滤液 1ml,加稀盐酸 2ml 和亚铁氰化钾试液 1~2 滴,即生成白色沉淀。

(2)取本品 10g,加乙醇 20ml,置水浴上加热使其融化,搅拌 5 分钟,在冰浴中冷却片刻,取出,滤过,取滤液置水浴上蒸干,残渣加乙醇 1ml 使溶解,作为供试品溶液。另取胆酸对照品,加乙醇制成每 1ml 含 0.5mg 的溶液,作为对照品溶液。照薄层色谱法(通则 0502)试验,吸取上述两种溶液各 10μl,分别点于同一硅胶 G 薄层板上,以正己烷-乙酸乙酯-甲醇-醋酸(6：32：1：1)为展开剂,展开,取出,晾干,喷以 10％磷钼酸乙醇溶液,在 100℃加热至斑点显色清晰。供试品色谱中,在与对照品色谱相应的位置上,显相同颜色的斑点。

(3)取本品 2g,加乙醇 5ml,置水浴上加热使其融化后取出,搅拌 5 分钟,在冰浴中冷却,滤过,滤液作为供试品溶液。另取冰片对照品,加乙醇制成每 1ml 含 1mg 的溶液,作为对照品溶液。照薄层色谱法(通则 0502)试验,吸取上述两种溶液各 5μl,分别点于同一硅胶 G 薄层板上,以正己烷-乙醚(8：2)为展开剂,展开,取出,晾干,喷以 1％香草醛硫酸溶液,在 100℃加热至斑点显色清晰。供试品色谱中,在与对照品色谱相应的位置上,显相同颜色的斑点。

【检查】 应符合眼用制剂项下有关的各项规定(通则 0105)。

【含量测定】 照气相色谱法(通则 0521)测定。

色谱条件与系统适用性试验 聚乙二醇 20000(PEG-20M)毛细管柱(柱长为 30m,柱内径为 0.32mm,膜厚度为 1.0μm),柱温为 140℃。理论板数按水杨酸甲酯峰计算应不低于 8000。

校正因子测定 取水杨酸甲酯适量,精密称定,加环己烷-乙酸乙酯(1：1)混合溶液使溶解,并稀释成每 1ml 含 0.3mg 的溶液,摇匀,作为内标溶液;另取冰片对照品约 15mg,精密称定,置 50ml 量瓶中,加内标溶液使溶解并稀释至刻度,摇匀,吸取 1μl,注入气相色谱仪,测定,计算校正因子。

测定法 取本品 0.2g,精密称定,置 50ml 具塞锥形瓶中,精密加入内标溶液 10ml,密塞,振摇使完全溶解,冰浴 5 分钟,滤过,取续滤液 1μl,注入气相色谱仪,测定,即得。

本品每 1g 含冰片($C_{10}H_{18}O$)不得少于 10.0mg。

【功能与主治】 清热退赤,止痒去翳。用于风火上扰所致的眼睛红肿痛痒、流泪、眼睑红烂;沙眼见上述证候者。

【用法与用量】 点入眼睑内。一日 2~3 次。

【注意】 孕妇慎用;忌食辛辣油腻食物。

【规格】 每支装 2g

【贮藏】 遮光,密封,置凉暗处。

马应龙麝香痔疮膏
Mayinglong Shexiang Zhichuang Gao

【处方】 人工麝香 0.4g　　　　人工牛黄 0.5g
珍珠 0.38g　　　　　　煅炉甘石粉 108.6g

硼砂 10g　　　　　　　冰片 45g

琥珀 0.15g

【制法】 以上七味,分别粉碎成细粉,混匀。取凡士林 785g 及羊毛脂 50g,加热,滤过,放冷至约 50℃,加入人工麝香等细粉,搅匀至半凝固状,制成 1000g,即得。

【性状】 本品为浅灰黄色或粉红色的软膏;气香,有清凉感。

【鉴别】 (1)取本品 2g,置具塞试管中,加三氯甲烷 10ml,振摇使基质溶解,静置,倾去上清液,取残渣,挥干溶剂,置显微镜下观察:不规则碎块无色或淡绿色,半透明,有光泽,有的可见细密波状纹理(珍珠)。

(2)取本品 2g,加稀盐酸 5ml,置水浴上加热 5 分钟,冰浴冷却,滤过,滤液加 10%氢氧化钠溶液 6ml,摇匀,滤过,取滤液 1ml,加稀盐酸 2ml 和亚铁氰化钾试液 2 滴,即生成白色沉淀。

(3)取本品 10g,加水 5ml,置水浴上加热使融化,搅匀,放冷,滤过,滤液加稀盐酸使呈酸性,滴于姜黄试纸上,斑点变成棕红色,放干,斑点颜色变深,用氨试液湿润,斑点即变为蓝黑色。

(4)取本品 10g,加乙醇 20ml,置水浴上加热使融化,搅拌约 5 分钟,在冰浴中冷却片刻,取出,滤过,取滤液,置水浴上蒸干至无冰片气味,残渣加乙醇 1ml 使溶解,作为供试品溶液。另取胆固醇对照品,加乙醇制成每 1ml 含 0.5mg 的溶液,作为对照品溶液。照薄层色谱法(通则 0502)试验,吸取上述两种溶液各 10μl,分别点于同一硅胶 G 薄层板上,以正己烷-乙酸乙酯-甲醇-醋酸(6:32:1:1)为展开剂,展开,取出,晾干,喷以 10%磷钼酸乙醇溶液,在 110℃加热至斑点显色清晰。供试品色谱中,在与对照品色谱相应的位置上,显相同颜色的斑点。

【检查】 应符合软膏剂项下有关的各项规定(通则 0109)。

【含量测定】 煅炉甘石粉 取本品约 0.4g,精密称定,至坩埚中,小火灼烧至无黑烟,800℃炽灼 3 小时,放冷,用盐酸溶液(5→100)15ml 超声处理(功率 200W,频率 53kHz)5 分钟使溶解,转入锥形瓶中,再用盐酸溶液(5→100)冲洗 2 次,每次 15ml,洗液并入锥形瓶中,分别加入浓氨试液 10ml、水 25ml 和氨-氯化铵缓冲液(pH10.0)10ml,摇匀,再加 30%三乙醇胺 15ml 与铬黑 T 指示剂少量,用乙二胺四醋酸二钠滴定液(0.05mol/L)滴至溶液由紫红色变为纯蓝色,即得。每 1ml 乙二胺四醋酸二钠滴定液(0.05mol/L)相当于 4.069mg 氧化锌(ZnO)。

本品每 1g 含煅炉甘石粉以氧化锌(ZnO)计,不得少于 60.0mg。

冰片 照气相色谱法(通则 0521)测定。

色谱条件与系统适用性试验 以聚乙二醇 20000(PEG-20M)为固定相的毛细管柱(柱长为 30m,内径为 0.32mm,膜厚度为 1.0μm),柱温为 160℃。理论板数按龙脑峰计算,应不低于 10000。

校正因子测定 取水杨酸甲酯适量,精密称定,加环己烷-乙酸乙酯(1:1)制成每 1ml 含 0.3mg 的溶液,作为内标溶液。另取龙脑对照品 20mg,精密称定,置 100ml 量瓶中,加入内标溶液溶解并稀释至刻度,摇匀。吸取 1μl,注入气相色谱仪,计算校正因子。

测定法 取本品约 0.1g,精密称定,置塞锥形瓶中,精密加入内标溶液 10ml,混匀,称定重量,超声处理(功率 200W,频率 53kHz)15 分钟,放冷,再称定重量,用环己烷-乙酸乙酯(1:1)补足减失的重量,摇匀,滤过,吸取续滤液 1μl,注入气相色谱仪,测定,即得。

本品每 1g 含冰片以龙脑($C_{10}H_{18}O$)计,不得少于 19.0mg。

【功能与主治】 清热燥湿,活血消肿,去腐生肌。用于湿热瘀阻所致的各类痔疮、肛裂,症见大便出血,或疼痛、有下坠感;亦用于肛周湿疹。

【用法与用量】 外用。涂擦患处。

【注意】 孕妇禁用。

【贮藏】 遮光,密闭。

马钱子散

Maqianzi San

【处方】 制马钱子适量(含士的宁 8.0g)

地龙(焙黄)93.5g

【制法】 以上二味,将制马钱子、地龙(焙黄)分别粉碎成细粉,配研,过筛,即得。

【性状】 本品为黄棕色的粉末;气微,味苦。

【鉴别】 取本品 1g,加浓氨试液数滴及三氯甲烷 10ml,浸泡数小时,滤过,取滤液 1ml 蒸干,残渣加稀盐酸 1ml 使溶解,加碘化铋钾试液 1~2 滴,即生成黄棕色沉淀。

【检查】 应符合散剂项下有关的各项规定(通则 0115)。

【含量测定】 取装量差异项下的本品约 0.5g,精密称定,置具塞锥形瓶中,精密加入三氯甲烷 20ml,浓氨试液 1ml,轻轻摇匀,称定重量后,于室温放置 24 小时,再称定重量,用三氯甲烷补足减失的重量,充分振摇,滤过,滤液作为供试品溶液。另取士的宁对照品,加三氯甲烷制成每 1ml 含 1mg 的溶液,作为对照品溶液。照薄层色谱法(通则 0502)试验,分别吸取供试品溶液 8μl 和对照品溶液 4μl,交叉点于同一硅胶 GF_{254} 薄层板上,以甲苯-丙酮-乙醇-浓氨试液(16:12:1:4)的上层溶液为展开剂,展开,取出,晾干。照薄层色谱法(通则 0502 薄层色谱扫描法)进行扫描,波长:$\lambda_S=257nm$,$\lambda_R=300nm$,测量供试品与对照品吸光度积分值,计算,即得。

本品每袋含马钱子以士的宁($C_{21}H_{22}N_2O_2$)计应为 7.2~8.8mg。

【功能与主治】 祛风湿,通经络。用于风湿闭阻所致的痹病,症见关节疼痛、臂痛腰痛、肢体肌肉萎缩。

【用法与用量】 每晚用黄酒或开水送服。一次 0.2g,如无反应,可增至 0.4g,最大服量不超过 0.6g;老幼及体弱者酌减。

【注意】 本品含毒性药,不可多服。服药后约 1 小时可能出现汗出周身、发痒、哆嗦等反应,反应严重者可请医生处理。十三岁以下儿童、孕妇及身体虚弱者,心脏病、严重气管炎、单纯性高血压患者禁服。忌食生冷食物。

【规格】 每袋装 0.6g

【贮藏】 密封。

开胃山楂丸
Kaiwei Shanzha Wan

【处方】

山楂 600g	六神曲(炒)100g
槟榔 50g	山药 50g
炒白扁豆 50g	炒鸡内金 50g
麸炒枳壳 50g	炒麦芽 50g
砂仁 25g	

【制法】 以上九味,粉碎成细粉,过筛,混匀;每 100g 粉末加炼蜜 130～150g 制成大蜜丸,即得。

【性状】 本品为棕褐色的大蜜丸;气微,味酸、微甜。

【鉴别】 (1)取本品,置显微镜下观察:果皮石细胞淡紫红色、红色或黄棕色,类圆形或多角形,直径约 125μm(山楂)。内胚乳碎片白色,壁较厚,有较多大的类圆形纹孔(槟榔)。表皮细胞纵列,由 1 个长细胞与 2 个短细胞相间连接,长细胞壁厚,波状弯曲,木化(炒麦芽)。

(2)取本品 40g,剪碎,加硅藻土 25g,研匀,加三氯甲烷 80ml 与浓氨试液 12ml,超声处理 30 分钟,放冷,滤过,残渣用三氯甲烷 10ml 洗涤,合并三氯甲烷液,加盐酸溶液(1→5)50ml,振摇,分取酸水层,加浓氨试液调节 pH 值至 8～9,用三氯甲烷振摇提取 2 次,每次 20ml,合并三氯甲烷液,挥干,残渣加甲醇 0.5ml 使溶解,作为供试品溶液。另取槟榔对照药材 2g,加三氯甲烷 20ml 及浓氨试液 3ml,同法制成对照药材溶液。照薄层色谱法(通则 0502)试验,吸取上述两种溶液各 10μl,分别点于同一硅胶 G 薄层板上,以环己烷-乙酸乙酯-甲醇-浓氨试液(7.5∶7.5∶1.5∶0.2)为展开剂,展开,取出,晾干,喷以稀碘化铋钾试液。供试品色谱中,在与对照药材色谱相应的位置上,显相同颜色的斑点。

(3)取本品 4g,剪碎,加硅藻土 3g,研匀,加乙酸乙酯 20ml,超声处理 30 分钟,滤过,滤液蒸干,残渣加甲醇 1ml 使溶解,作为供试品溶液。另取熊果酸对照品,加甲醇制成每 1ml 含 1mg 的溶液,作为对照品溶液。照薄层色谱法(通则 0502)试验,吸取供试品溶液 5μl、对照品溶液 2μl,分别点于同一硅胶 G 薄层板上,以甲苯-乙酸乙酯-甲酸(20∶4∶0.5)为展开剂,展开,取出,晾干,喷以 10% 硫酸乙醇溶液,在 105℃加热至斑点显色清晰。供试品色谱中,在与对照品色谱相应

的位置上,显相同颜色的斑点。

(4)取本品 10g,剪碎,置圆底烧瓶中,加硅藻土 6g,研匀,加水 300ml,连接挥发油提取器,自测定器上端加水使充满刻度部分,并溢流入烧瓶为止,再加乙酸乙酯 2ml,加热回流 4 小时,分取乙酸乙酯层,作为供试品溶液。另取乙酸龙脑酯对照品,加乙酸乙酯制成每 1ml 含 10μl 的溶液,作为对照品溶液。照薄层色谱法(通则 0502)试验,吸取供试品溶液 10μl、对照品溶液 1μl,分别点于同一硅胶 G 薄层板上,以环己烷-乙酸乙酯(22∶1)为展开剂,展开,取出,晾干,喷以 5% 香草醛硫酸溶液,在 105℃加热至斑点显色清晰。供试品色谱中,在与对照品色谱相应的位置上,显相同颜色的斑点。

(5)取本品 5g,剪碎,加硅藻土 4g,研匀,加甲醇 20ml,超声处理 30 分钟,放冷,滤过,滤液蒸干,残渣加甲醇 2ml 使溶解,作为供试品溶液。另取柚皮苷对照品,加甲醇制成每 1ml 含 1mg 的溶液,作为对照品溶液。照薄层色谱法(通则 0502)试验,吸取供试品溶液 10μl、对照品溶液 5μl,分别点于同一硅胶 G 薄层板上,以甲苯-乙酸乙酯-甲酸-水(1∶12∶2.5∶3)的上层溶液为展开剂,展开,取出,晾干,喷以 5% 三氯化铝乙醇溶液,置紫外光灯(365nm)下检视。供试品色谱中,在与对照品色谱相应的位置上,显相同颜色的荧光斑点。

【检查】 应符合丸剂项下有关的各项规定(通则 0108)。

【含量测定】 照高效液相色谱法(通则 0512)测定。

色谱条件与系统适用性试验 以十八烷基硅烷键合硅胶为填充剂;以乙腈-0.05% 磷酸(14∶86)为流动相;检测波长为 283nm。理论板数按柚皮苷峰计算应不低于 3000。

对照品溶液的制备 取柚皮苷对照品适量,精密称定,加甲醇制成每 1ml 含 50μg 的溶液,即得。

供试品溶液的制备 取重量差异项下的本品,剪碎,混匀,取约 3g,精密称定,加入硅藻土 3g,研匀,置具塞锥形瓶中,精密加入甲醇 50ml,密塞,称定重量,加热回流 1.5 小时,放冷,密塞,再称定重量,用甲醇补足减失的重量,摇匀,滤过,取续滤液,即得。

测定法 分别精密吸取对照品溶液与供试品溶液各 10μl,注入液相色谱仪,测定,即得。

本品每丸含麸炒枳壳以柚皮苷($C_{27}H_{32}O_{14}$)计,不得少于 6.3mg。

【功能与主治】 行气健脾,消食导滞。用于饮食积滞所致的脘腹胀满、食后疼痛;消化不良见上述证候者。

【用法与用量】 口服。一次 1 丸,一日 1～2 次。

【规格】 每丸重 9g

【贮藏】 密封。

开光复明丸
Kaiguang Fuming Wan

【处方】

栀子(制)60g	黄芩 60g
黄连 120g	黄柏 60g

大黄 60g	龙胆 30g
炒蒺藜 60g	菊花 60g
防风 30g	石决明 60g
玄参 30g	红花 30g
当归 36g	赤芍 36g
地黄 36g	泽泻 30g
羚羊角粉 3g	冰片 15g

【制法】 以上十八味，除羚羊角粉外，冰片研成细粉，其余栀子等十六味粉碎成细粉，混匀，与上述羚羊角粉等二味细粉配研，过筛，混匀。每 100g 粉末加炼蜜 130～140g 制成大蜜丸，即得。

【性状】 本品为黑褐色的大蜜丸；味甘而苦。

【鉴别】 (1)取本品，置显微镜下观察：果皮含晶石细胞类圆形或多角形，直径 17～31μm，壁厚，胞腔内含草酸钙方晶(栀子)。韧皮纤维淡黄色，梭形，壁厚，孔沟细(黄芩)。花粉粒圆球形或椭圆形，直径约 60μm，具 3 个萌发孔(红花)。

(2)取本品 1 丸，剪碎，加甲醇 20ml，超声处理 20 分钟，滤过，滤液蒸干，残渣加甲醇 2ml 使溶解，作为供试品溶液。另取黄连对照药材、黄柏对照药材各 0.1g，分别加甲醇 10ml，同法制成对照药材溶液。再取盐酸小檗碱对照品，加甲醇制成每 1ml 含 0.5mg 的溶液，作为对照品溶液。照薄层色谱法(通则 0502)试验，吸取上述四种溶液各 2μl，分别点于同一硅胶 G 薄层板上，以甲苯-乙酸乙酯-甲醇-异丙醇-水(6：3：2：1.5：0.3)为展开剂，置氨蒸气饱和的展开缸内，预平衡 15 分钟，展开，取出，晾干，置紫外光灯(365nm)下检视。供试品色谱中，在与对照药材色谱和对照品色谱相应的位置上，显相同颜色的荧光斑点。

(3)取本品 1 丸，剪碎，加甲醇 20ml，超声处理 20 分钟，滤过，滤液蒸干，残渣加水 10ml 使溶解，再加盐酸 1ml，加热回流 30 分钟，立即冷却，用乙醚振摇提取 2 次，每次 20ml，合并乙醚液，蒸干，残渣加二氯甲烷 1ml 使溶解，作为供试品溶液。另取大黄对照药材 0.1g，同法制成对照药材溶液。照薄层色谱法(通则 0502)试验，吸取上述两种溶液各 5μl，分别点于同一硅胶 H 薄层板上，以石油醚(30～60℃)-甲酸乙酯-甲酸(15：5：1)的上层溶液为展开剂，展开，取出，晾干，置紫外光灯(365nm)下检视。供试品色谱中，在与对照药材色谱相应的位置上，显相同颜色的荧光斑点；置氨蒸气中熏后，斑点变为红色。

(4)取本品 4 丸，剪碎，加二氯甲烷 30ml，浓氨试液 2ml，加热回流 1 小时，滤过，滤液蒸干，残渣加甲醇 1ml 使溶解，作为供试品溶液。另取防风对照药材 0.5g，同法制成对照药材溶液。照薄层色谱法(通则 0502)试验，吸取上述两种溶液各 10μl，分别点于同一硅胶 G 薄层板上，以石油醚(60～90℃)-乙酸乙酯(4：1)为展开剂，展开，取出，晾干，置紫外光灯(365nm)下检视。供试品色谱中，在与对照药材色谱相应的位置上，显相同颜色的荧光斑点。

(5)取本品 2 丸，剪碎，加乙醚 30ml，加热回流 1 小时，滤过，滤液蒸干，残渣加乙醇 1ml 使溶解，作为供试品溶液。另取当归对照药材 0.5g，同法制成对照药材溶液。照薄层色谱法(通则 0502)试验，吸取上述两种溶液各 10μl，分别点于同一硅胶 G 薄层板上，以环己烷-乙酸乙酯(4：1)为展开剂，展开，取出，晾干，置紫外光灯(365nm)下检视。供试品色谱中，在与对照药材色谱相应的位置上，显相同颜色的荧光斑点。

(6)取本品 2 丸，剪碎，加乙醇 30ml，加热回流 2 小时，滤过，滤液蒸干，残渣加乙醇 1ml 使溶解，加在中性氧化铝柱(100～200 目，1g，内径为 1cm)上，用乙醇 10ml 洗脱，收集洗脱液，蒸干，残渣加甲醇 1ml 使溶解，作为供试品溶液。另取赤芍对照药材 0.5g，加乙醇 10ml，振摇 5 分钟，滤过，滤液浓缩至 1ml，作为对照药材溶液。照薄层色谱法(通则 0502)试验，吸取上述两种溶液各 10μl，分别点于同一硅胶 G 薄层板上，以二氯甲烷-乙酸乙酯-甲醇-甲酸(40：5：10：0.2)为展开剂，展开，取出，晾干，喷以 5％香草醛硫酸溶液，在 105℃加热至斑点显色清晰。供试品色谱中，在与对照药材色谱相应的位置上，显相同颜色的斑点。

(7)取本品 1 丸，剪碎，加乙酸乙酯 15ml，超声处理 30 分钟，滤过，滤液浓缩至 1ml，作为供试品溶液。另取冰片对照品，加乙酸乙酯制成每 1ml 含 1mg 的溶液，作为对照品溶液。照薄层色谱法(通则 0502)试验，吸取上述两种溶液各 5μl，分别点于同一硅胶 G 薄层板上，以环己烷-乙酸乙酯(17：3)为展开剂，展开，取出，晾干，喷以 5％香草醛硫酸溶液，在 105℃加热至斑点显色清晰。供试品色谱中，在与对照品色谱相应的位置上，显相同颜色的斑点。

【检查】 应符合丸剂项下有关的各项规定(通则 0108)。

【含量测定】 栀子 照高效液相色谱法(通则 0512)测定。

色谱条件与系统适用性试验 以十八烷基硅烷键合硅胶为填充剂；以乙腈-水(13：87)为流动相；检测波长为 238nm。理论板数按栀子苷峰计算应不低于 2000。

对照品溶液的制备 取栀子苷对照品适量，精密称定，加甲醇制成每 1ml 含 30μg 的溶液，即得。

供试品溶液的制备 取装量差异项下的本品，剪碎，取约 4g，精密称定，置 50ml 量瓶中，加入 70％甲醇约 40ml，密塞，超声处理(功率 300W，频率 45kHz)45 分钟，放冷至室温，用 70％甲醇稀释至刻度，摇匀，滤过，取续滤液，即得。

测定法 分别精密吸取对照品溶液与供试品溶液各 10μl，注入液相色谱仪，测定，即得。

本品每丸含栀子以栀子苷($C_{17}H_{24}O_{10}$)计，不得少于 3.0mg。

黄芩 照高效液相色谱法(通则 0512)测定。

色谱条件与系统适用性试验 以十八烷基硅烷键合硅胶为填充剂；以甲醇-水-磷酸(50：50：0.2)为流动相；检测波长为 277nm。理论板数按黄芩苷峰计算应不低于 2500。

对照品溶液的制备 取黄芩苷对照品适量，精密称定，加甲醇制成每1ml含40μg的溶液，即得。

供试品溶液的制备　取重量差异项下的本品，剪碎，取约0.5g，精密称定，置50ml量瓶中，加入70%乙醇适量，密塞，超声处理(功率300W，频率45kHz)30分钟，放冷至室温，用70%乙醇稀释至刻度，摇匀，滤过，取续滤液，即得。

测定法　分别精密吸取对照品溶液与供试品溶液各10μl，注入液相色谱仪，测定，即得。

本品每丸含黄芩以黄芩苷($C_{21}H_{18}O_{11}$)计，不得少于15.2mg。

【功能与主治】　清热散风，退翳明目。用于肝胆热盛引起的暴发火眼、红肿痛痒、眼睑赤烂、云翳气蒙、羞明多眵。

【用法与用量】　口服。一次1～2丸，一日2次。

【注意】　孕妇禁服。

【规格】　每丸重6g

【贮藏】　密封。

开胃健脾丸
Kaiwei Jianpi Wan

【处方】　白术 200g　　　　党参 120g
　　　　茯苓 160g　　　　木香 60g
　　　　黄连 60g　　　　　六神曲(炒) 80g
　　　　陈皮 80g　　　　　砂仁 80g
　　　　炒麦芽 80g　　　　山楂 80g
　　　　山药 80g　　　　　煨肉豆蔻 80g
　　　　炙甘草 60g

【制法】　以上十三味，粉碎成细粉，过筛，混匀。每100g粉末用炼蜜40～50g加适量的水泛丸，干燥，即得。

【性状】　本品为棕褐色至黑褐色的水蜜丸；味甘、微苦。

【鉴别】　(1)取本品，置显微镜下观察：菌丝无色或淡棕色，直径4～6μm(茯苓)。表皮细胞纵列，常有1个长细胞与2个短细胞相连接，长细胞壁厚，波状弯曲(炒麦芽)。草酸钙针晶束存在于黏液细胞中，长80～240μm(山药)。纤维束周围薄壁细胞含草酸钙方晶，形成晶纤维(甘草)。

(2)取本品5g，研细，加乙醚30ml，加热回流30分钟，滤过，滤液挥去乙醚，残渣加甲醇1ml使溶解，作为供试品溶液。另取白术对照药材0.5g，加乙醚15ml，同法制成对照药材溶液。照薄层色谱法(通则0502)试验，吸取上述两种溶液各10μl，分别点于同一硅胶G薄层板上，以石油醚(60～90℃)-乙酸乙酯(10：1)为展开剂，展开，取出，晾干，喷以10%硫酸乙醇溶液，在105℃加热至斑点显色清晰，置紫外光灯(365nm)下检视。供试品色谱中，在与对照药材色谱相应的位置上，显相同颜色的荧光主斑点。

(3)取本品5g，研细，加水30ml与盐酸3ml，加热回流1小时，放冷，滤过，滤液用二氯甲烷振摇提取3次，每次

20ml，合并二氯甲烷液，蒸干，残渣加甲醇1ml使溶解，作为供试品溶液。另取党参对照药材0.5g，同法制成对照药材溶液。照薄层色谱法(通则0502)试验，吸取上述两种溶液各10μl，分别点于同一硅胶G薄层板上，以甲醇-乙酸乙酯-甲酸(20：8：0.5)为展开剂，展开，取出，晾干，喷以10%硫酸乙醇溶液，在105℃加热至斑点显色清晰。供试品色谱中，在与对照药材色谱相应的位置上，显两个相同颜色的主斑点。

(4)取本品5g，研细，加三氯甲烷20ml，加热回流30分钟，滤过，滤液低温挥散至约1ml，作为供试品溶液。另取木香对照药材0.5g，同法制成对照药材溶液。再取去氢木香内酯对照品、木香烃内酯对照品适量，分别加三氯甲烷制成每1ml含0.5mg的溶液，作为对照品溶液。照薄层色谱法(通则0502)试验，吸取供试品溶液5～10μl，对照药材溶液和对照品溶液各5μl，分别点于同一硅胶G薄层板上，以环己烷-三氯甲烷(1：5)为展开剂，展开，取出，晾干，喷以5%香草醛硫酸溶液，在105℃加热至斑点显色清晰。供试品色谱中，在与对照药材色谱和对照品色谱相应的位置上，显相同颜色的斑点。

(5)取本品1g，研细，加甲醇15ml，超声处理15分钟，滤过，滤液作为供试品溶液。另取黄连对照药材0.1g，同法制成对照药材溶液。再取盐酸小檗碱对照品适量，加甲醇制成每1ml含0.5mg的溶液，作为对照品溶液。照薄层色谱法(通则0502)试验，吸取供试品溶液2μl，对照药材溶液和对照品溶液各1μl，分别点于同一硅胶G薄层板上，以甲苯-乙酸乙酯-异丙醇-甲醇-浓氨试液(12：6：3：3：1)为展开剂，置用氨蒸气预饱和的展开缸内，展开，取出，晾干，置紫外光灯(365nm)下检视。供试品色谱中，在与对照药材色谱和对照品色谱相应的位置上，显相同颜色的荧光斑点。

(6)取本品5g，研细，加甲醇25ml，加热回流20分钟，滤过，滤液蒸干，残渣加水20ml溶解，用乙酸乙酯振摇提取2次，每次20ml，合并乙酸乙酯液，浓缩至约2ml，作为供试品溶液。另取橙皮苷对照品，加甲醇制成饱和溶液，作为对照品溶液。照薄层色谱法(通则0502)试验，吸取上述两种溶液各2μl，分别点于同一聚酰胺薄膜上，以三氯甲烷-丙酮-甲醇(5：1：1)为展开剂，展开，取出，晾干，喷以10%三氯化铝乙醇溶液，热风吹干，置紫外光灯(365nm)下检视。供试品色谱中，在与对照品色谱相应的位置上，显相同颜色的荧光斑点。

(7)取本品5g，研细，加乙酸乙酯15ml，超声处理15分钟，滤过，滤液作为供试品溶液。另取熊果酸对照品，加甲醇制成每1ml含1mg的溶液，作为对照品溶液。照薄层色谱法(通则0502)试验，吸取上述两种溶液各5μl，分别点于同一硅胶G薄层板上，以甲苯-乙酸乙酯-甲酸(20：4：0.5)为展开剂，展开，取出，晾干，喷以10%硫酸乙醇溶液，在105℃加热至斑点显色清晰，分别置日光和紫外光灯(365nm)下检视。供试品色谱中，在与对照品色谱相应的位置上，日光下显相同颜色的斑点，紫外光下显相同颜色的荧光斑点。

【检查】　应符合丸剂项下有关的各项规定(通则0108)。

【含量测定】 照高效液相色谱法(通则 0512)测定。

色谱条件与系统适用性试验 以十八烷基硅烷键合硅胶为填充剂;以乙腈-0.5%醋酸溶液(20:80)为流动相;检测波长为 283nm。理论板数按橙皮苷峰计算应不低于 3000。

对照品溶液的制备 取橙皮苷对照品 10mg,精密称定,置 50ml 量瓶中,用甲醇溶解并稀释至刻度,摇匀。精密量取 10ml,置 25ml 量瓶中,加 50%甲醇至刻度,摇匀,即得(每 1ml 含 80μg)。

供试品溶液的制备 取本品适量,研细,取约 3g,精密称定,置具塞锥形瓶中,精密加入甲醇 50ml,密塞,称定重量,超声处理(功率 250W,频率 40kHz)30 分钟,放冷,再称定重量,用甲醇补足减失的重量,摇匀,滤过,取续滤液,即得。

测定法 分别精密吸取对照品溶液与供试品溶液各 10μl,注入液相色谱仪,测定,即得。

本品每 1g 含陈皮以橙皮苷($C_{28}H_{34}O_{15}$)计,不得少于 1.4mg。

【功能与主治】 健脾和胃。用于脾胃虚弱、中气不和所致的泄泻、痞满,症见食欲不振、嗳气吞酸、腹胀泄泻;消化不良见上述证候者。

【用法与用量】 口服。一次 6~9g,一日 2 次。

【规格】 每 10 丸重 1g

【贮藏】 密封。

开胸顺气丸
Kaixiong Shunqi Wan

【处方】

槟榔 300g	炒牵牛子 400g
陈皮 100g	木香 75g
姜厚朴 100g	醋三棱 100g
醋莪术 100g	猪牙皂 50g

【制法】 以上八味,粉碎成细粉,过筛,混匀,用水泛丸,低温干燥,即得。

【性状】 本品为浅棕色至棕色的水丸;味微苦、辛。

【鉴别】 (1)取本品,置显微镜下观察:糊化淀粉粒团块淡黄色(醋莪术)。内胚乳细胞碎片无色,壁较厚,有较多大的类圆形纹孔(槟榔)。种皮栅状细胞淡棕色或棕色,长 48~80μm(炒牵牛子)。草酸钙方晶成片存在于薄壁组织中(陈皮)。纤维束淡黄色,周围细胞含草酸钙方晶及少数簇晶,形成晶纤维,并常伴有类方形厚壁细胞(猪牙皂)。石细胞分枝状,壁厚,层纹明显(姜厚朴)。分泌细胞含红棕色或黄棕色分泌物(醋三棱)。

(2)取本品 4g,研碎,加三氯甲烷 20ml 及浓氨试液 3ml,加热回流 1 小时,滤过,滤液加稀盐酸 5ml 及水 20ml,振摇,分取酸水层,加浓氨试液调节 pH 值至 8~9,用三氯甲烷振摇提取 2 次,每次 5ml,分取三氯甲烷层,浓缩至干,残渣加甲醇

0.2ml 使溶解,作为供试品溶液。另取槟榔对照药材 1g,同法制成对照药材溶液。照薄层色谱法(通则 0502)试验,吸取上述两种溶液各 5μl,分别点于同一以 1%氢氧化钠溶液制备的硅胶 G 薄层板上,以三氯甲烷-乙酸乙酯-甲醇-水(2:4:2:1)的下层溶液为展开剂,展开,取出,晾干,喷以碘化铋钾试液。供试品色谱中,在与对照药材色谱相应的位置上,显相同的橙色斑点。

(3)取本品 3g,研碎,加甲醇 25ml,浸渍 30 分钟,时时振摇,滤过,滤液浓缩至 1ml,作为供试品溶液。另取厚朴酚对照品、和厚朴酚对照品,加甲醇制成每 1ml 各含 1mg 的混合溶液,作为对照品溶液。照薄层色谱法(通则 0502)试验,吸取供试品溶液 2~4μl、对照品溶液 2μl,分别点于同一硅胶 GF$_{254}$薄层板上,以三氯甲烷-甲醇(10:1)为展开剂,置氨蒸气预饱和的展开缸内,展开,取出,晾干,置紫外光灯(254nm)下检视。供试品色谱中,在与对照品色谱相应的位置上,显相同颜色的斑点;再喷以 5%香草醛硫酸溶液,105℃加热数分钟至斑点显色清晰,斑点变为紫红色至紫褐色。

(4)取本品 4g,研碎,加 2mol/L 盐酸乙醇溶液 30ml,加热回流 1.5 小时,滤过,滤液加水 40ml,回收溶剂至无醇味,加乙醚 40ml,振摇提取,静置,分取乙醚液,回收溶剂至干,残渣加无水乙醇 1ml 使溶解,作为供试品溶液。另取牵牛子对照药材 1g,同法制成对照药材溶液。照薄层色谱法(通则 0502)试验,吸取上述两种溶液各 5~10μl,分别点于同一硅胶 G 薄层板上,以环己烷-乙酸乙酯(9:1)为展开剂,展开,取出,晾干,喷以 5%香草醛硫酸溶液,在 105℃加热至斑点显色清晰。供试品色谱中,在与对照药材色谱相应的位置上,显相同的一个黄色斑点。

(5)取本品 3g,研碎,加甲醇 20ml,超声处理 20 分钟,滤过,滤液蒸干,残渣加水 20ml 溶解,用盐酸调节 pH 值至 1~2,用乙酸乙酯振摇提取 2 次,每次 20ml,合并乙酸乙酯液,蒸干,残渣加甲醇 1ml 使溶解,作为供试品溶液。另取橙皮苷对照品,加甲醇制成饱和溶液,作为对照品溶液。照薄层色谱法(通则 0502)试验,吸取上述两种溶液各 4~8μl,分别点于同一硅胶 G 薄层板上,以三氯甲烷-甲醇-水(28:10:1)为展开剂,展开,取出,晾干,喷以 1%三氯化铝乙醇溶液,置紫外光灯(365nm)下检视。供试品色谱中,在与对照品色谱相应的位置上,显相同的荧光斑点。

(6)取本品 3g,研碎,加三氯甲烷 25ml,加热回流 30 分钟,滤过,滤液蒸干,残渣加乙酸乙酯 1ml 使溶解,作为供试品溶液。另取木香对照药材 1g,加三氯甲烷 15ml,同法制成对照药材溶液。照薄层色谱法(通则 0502)试验,吸取上述两种溶液各 1~3μl,分别点于同一硅胶 G 薄层板上,以环己烷-丙酮(10:3)为展开剂,展开,取出,晾干,喷以 5%香草醛硫酸溶液。供试品色谱中,在与对照药材色谱相应的位置上,显相同颜色的斑点。

【检查】 应符合丸剂项下有关的各项规定(通则 0108)。

【含量测定】 照高效液相色谱法(通则 0512)测定。

色谱条件与系统适用性试验　以十八烷基硅烷键合硅胶为填充剂；以乙腈-冰醋酸-水（60∶2∶38）为流动相；检测波长 294nm。理论板数按厚朴酚峰计算应不低于 3000。

对照品溶液的制备　取厚朴酚对照品、和厚朴酚对照品适量，精密称定，加甲醇分别制成每 1ml 含厚朴酚 40μg，和厚朴酚 20μg 的溶液，即得。

供试品溶液的制备　取本品适量，研细，取约 2g，精密称定，置具塞锥形瓶中，精密加入甲醇 50ml，称定重量，超声处理 40 分钟，放冷，再称定重量，用甲醇补足减失的重量，摇匀，滤过。精密量取续滤液 10ml，浓缩至干，残渣用盐酸溶液（1→10）20ml 分次搅拌溶解，再用三氯甲烷 15ml 分次溶解，振摇提取，分取三氯甲烷液，水液继用三氯甲烷振摇提取 2 次，每次 15ml，合并三氯甲烷液，用水 20ml 洗涤 1 次，水液再用三氯甲烷 10ml 提取 1 次，合并三氯甲烷液，回收溶剂至干，残渣用 90％甲醇溶解（必要时微热使溶解），转移至 10ml 量瓶中，并稀释至刻度，摇匀，即得。

测定法　分别精密吸取对照品溶液与供试品溶液各 10～20μl，注入液相色谱仪，测定，即得。

本品每 1g 含姜厚朴以厚朴酚（$C_{18}H_{18}O_2$）及和厚朴酚（$C_{18}H_{18}O_2$）的总量计，不得少于 1.1mg。

【功能与主治】　消积化滞，行气止痛。用于气郁食滞所致的胸胁胀满、胃脘疼痛、嗳气呕恶、食少纳呆。

【用法与用量】　口服。一次 3～9g，一日 1～2 次。

【注意】　孕妇禁用；年老体弱者慎用。

【贮藏】　密封。

开胸顺气胶囊
Kaixiong Shunqi Jiaonang

【处方】　
槟榔 360g	炒牵牛子 480g
陈皮 120g	木香 90g
姜厚朴 120g	醋三棱 120g
醋莪术 120g	猪牙皂 60g

【制法】　以上八味，槟榔 220g 粉碎成细粉，备用。陈皮、木香、醋莪术用水蒸气蒸馏法提取挥发油，蒸馏后的水溶液及挥发油分别另器收集；药渣加水煎煮 0.5 小时，滤过，滤液与上述水溶液合并，浓缩成相对密度为 1.15～1.25（80℃）的清膏，加入乙醇使含醇量达 70％，静置，滤过，滤液备用。剩余槟榔与其余炒牵牛子等四味适当打碎，用 70％乙醇回流提取二次，第一次 2.5 小时，第二次 1.5 小时，合并二次提取液，滤过，滤液与上述陈皮等滤液合并，减压回收乙醇，浓缩至相对密度为 1.15～1.20（80℃）的清膏，加入槟榔细粉，混匀，80℃减压干燥，粉碎，过筛，加入淀粉适量，制粒，干燥，喷入挥发油，加入硬脂酸镁 1.75g，混匀，装入胶囊，制成 1000 粒，即得。

【性状】　本品为硬胶囊，内容物为棕色至棕褐色的颗粒和粉末；气香，味微苦、涩。

【鉴别】　（1）取本品内容物 4g，加三氯甲烷 20ml 及浓氨试液 3ml，超声处理 20 分钟，滤过，滤液加稀盐酸 5ml 及水 20ml 振摇提取，分取水层，加浓氨试液调节 pH 值至 8～9，加三氯甲烷振摇提取 2 次，每次 10ml，合并三氯甲烷液，回收溶剂至干，残渣加甲醇 1ml 使溶解，作为供试品溶液。另取槟榔对照药材 1g，同法制成对照药材溶液。再取氢溴酸槟榔碱对照品，加甲醇制成每 1ml 含 1mg 的溶液，作为对照品溶液。照薄层色谱法（通则 0502）试验，分别吸取上述三种溶液各 5μl，分别点于同一硅胶 G 薄层板上，以环己烷-乙酸乙酯（1∶1）为展开剂，置氨蒸气饱和的层析缸内，展开，取出，晾干，用碘蒸气熏至斑点显色清晰。供试品色谱中，在与对照药材色谱和对照品色谱相应的位置上，显相同颜色的斑点。

（2）取本品内容物 5g，加乙醚 20ml，加热回流 10 分钟，滤过，弃去滤液，药渣挥干乙醚，加甲醇 20ml，加热回流 20 分钟，滤过，滤液浓缩至 1ml，作为供试品溶液。另取陈皮对照药材 1g，同法制成对照药材溶液。再取橙皮苷对照品，加甲醇制成饱和溶液，作为对照品溶液。照薄层色谱法（通则 0502）试验，吸取上述三种溶液各 2μl，分别点于同一聚酰胺薄膜上，以三氯甲烷-丙酮-甲醇（5∶1∶1）为展开剂，展开，取出，晾干，喷以三氯化铝试液，置紫外光灯（365nm）下检视。供试品色谱中，在与对照药材色谱和对照品色谱相应的位置上，显相同颜色的荧光斑点。

（3）在〔含量测定〕厚朴项的色谱图中，供试品色谱中应呈现与厚朴酚对照品、和厚朴酚对照品色谱峰保留时间相对应的色谱峰。

【检查】　应符合胶囊剂项下有关的各项规定（通则 0103）。

【含量测定】　槟榔　照高效液相色谱法（通则 0512）测定。

色谱条件与系统适用性试验　以十八烷基硅烷键合硅胶为填充剂；以乙腈-0.01％磷酸溶液（每 1000ml 含 2.5g 十二烷基硫酸钠）（32∶68）为流动相；检测波长为 215nm。理论板数按槟榔碱峰计算应不低于 3000。

对照品溶液的制备　取氢溴酸槟榔碱对照品适量，精密称定，加甲醇制成每 1ml 含 30μg 的溶液，即得（槟榔碱重量＝氢溴酸槟榔碱重量/1.5214）。

供试品溶液的制备　取装量差异项下的本品内容物，研细，混匀，取约 0.5g，精密称定，置具塞锥形瓶中，精密加入 50％乙腈-0.5％磷酸溶液（50∶1）50ml，密塞，称定重量，超声处理（功率 400W，频率 50kHz）30 分钟，放冷，再称定重量，用 50％乙腈-0.5％磷酸溶液（50∶1）补足减失的重量，摇匀，滤过，取续滤液，即得。

测定法　精密吸取对照品溶液与供试品溶液各 10μl，注入液相色谱仪，测定，即得。

本品每粒含槟榔以槟榔碱（$C_8H_{13}NO_2$）计，不得少于 0.30mg。

厚朴 照高效液相色谱法（通则 0512）测定。

色谱条件与系统适用性试验　以十八烷基硅烷键合硅胶为填充剂；以乙腈-0.1%磷酸溶液（60：40）为流动相；检测波长为 294nm。理论板数按厚朴酚计算应不低于 3000。

对照品溶液的制备　取厚朴酚对照品与和厚朴酚对照品适量，精密称定，加甲醇制成每 1ml 含厚朴酚 50μg 与和厚朴酚 60μg 的混合溶液，即得。

供试品溶液的制备　取装量差异项下的本品内容物，研细，混匀，取约 0.5g，精密称定，置具塞锥形瓶中，精密加入甲醇 50ml，密塞，称定重量，超声处理（功率 400W，频率 50kHz）30 分钟，放冷，再称定重量，用甲醇补足减失的重量，摇匀，滤过，取续滤液，即得。

测定法　精密吸取对照品溶液与供试品溶液各 10μl，注入液相色谱仪，测定，即得。

本品每粒含厚朴以厚朴酚（$C_{18}H_{18}O_2$）与和厚朴酚（$C_{18}H_{18}O_2$）的总量计，不得少于 3.0mg。

【功能与主治】　消积化滞，行气止痛。用于气郁食滞所致的胸胁胀满、胃脘疼痛、嗳气呕恶、食少纳呆。

【用法与用量】　口服。一次 3 粒，一日 2 次。

【注意】　孕妇禁用；年老体弱者及儿童慎用。

【规格】　每粒装 0.35g

【贮藏】　密封，置阴凉干燥处。

天王补心丸

Tianwang Buxin Wan

【处方】　丹参 25g　　　　　当归 50g
　　　　　石菖蒲 25g　　　　党参 25g
　　　　　茯苓 25g　　　　　五味子 50g
　　　　　麦冬 50g　　　　　天冬 50g
　　　　　地黄 200g　　　　　玄参 25g
　　　　　制远志 25g　　　　炒酸枣仁 50g
　　　　　柏子仁 50g　　　　桔梗 25g
　　　　　甘草 25g　　　　　朱砂 10g

【制法】　以上十六味，朱砂水飞成极细粉；其余丹参等十五味粉碎成细粉，与上述粉末配研，过筛，混匀。每 100g 粉末用炼蜜 20～30g 加适量的水泛丸，干燥，制成水蜜丸；或加炼蜜 50～70g 制成小蜜丸或大蜜丸，即得。

【性状】　本品为棕黑色的水蜜丸、褐黑色的小蜜丸或大蜜丸；气微香，味甜、微苦。

【鉴别】　（1）取本品，置显微镜下观察：不规则分枝状团块无色，遇水合氯醛试液溶化；菌丝无色或淡棕色，直径 4～6μm（茯苓）。石细胞斜方形或多角形，一端稍尖，壁较厚，纹孔稀疏（党参）。石细胞黄棕色或无色，类长方形、类圆形或形状不规则，层纹明显，直径约 94μm（玄参）。石细胞长方形或长条形，直径 50～110μm，纹孔极细密（天冬）。种皮表皮石细胞淡黄色或淡黄棕色，表面观类多角形，壁较厚，孔沟细密，胞腔含暗棕色物（五味子）。草酸钙针晶成束或散在，长 24～50μm，直径约 3μm（麦冬）。联结乳管直径 14～25μm，含淡黄色颗粒状物（桔梗）。薄壁组织灰棕色至黑棕色，细胞多皱缩，内含棕色核状物（地黄）。纤维束周围薄壁细胞含草酸钙方晶，形成晶纤维（甘草）。内种皮细胞棕黄色，表面观长方形或类方形，垂周壁连珠状增厚（炒酸枣仁）。不规则细小颗粒暗棕红色，有光泽，边缘暗黑色（朱砂）。

（2）取本品 1g，水蜜丸捣碎；小蜜丸或大蜜丸剪碎，平铺于坩埚中，上盖一长柄漏斗，徐徐加热，至粉末微焦时停止加热，放冷，取下漏斗，用水 5ml 冲洗内壁，洗液置紫外光灯（365nm）下观察，显淡蓝绿色荧光。

（3）取本品 4.5g，用水淘洗，得少量朱红色沉淀，取出，用盐酸湿润，在光洁铜片上轻轻摩擦，铜片表面即显银白色光泽，加热烘烤后，银白色即消失。

（4）取本品水蜜丸 18g，研碎；或取小蜜丸或大蜜丸 27g，剪碎，加水 100ml，超声处理 30 分钟，用盐酸调节 pH 值至 2，滤过，滤液用乙醚振摇提取 3 次，每次 60ml，合并乙醚提取液，挥去乙醚，残渣加甲醇 1ml 使溶解，作为供试品溶液。另取原儿茶酸对照品，加甲醇制成每 1ml 含 1mg 的溶液，作为对照品溶液。照薄层色谱法（通则 0502）试验，吸取供试品溶液 10μl、对照品溶液 3μl，分别点于同一硅胶 GF$_{254}$ 薄层板上，以三氯甲烷-丙酮-甲酸（8：1：0.8）为展开剂，展开，取出，晾干，置紫外光灯（254nm）下检视。供试品色谱中，在与对照品色谱相应的位置上，显相同颜色的斑点，再置碘蒸气中熏，显相同的褐色斑点。

（5）取本品水蜜丸 30g，研碎；或取小蜜丸或大蜜丸 30g，剪碎，置 250ml 圆底烧瓶中，加水 100ml，蒸馏，收集蒸馏液 50ml，用石油醚（60～90℃）振摇提取 2 次，每次 20ml，合并石油醚提取液，蒸干，残渣加乙酸乙酯 1ml 使溶解，作为供试品溶液。另取石菖蒲对照药材 1g，加水 50ml，同法制成对照药材溶液；取当归对照药材 2g，加乙酸乙酯 20ml，超声处理 20 分钟，滤过，滤液挥干，残渣加乙酸乙酯 1ml 使溶解，作为对照药材溶液。照薄层色谱法（通则 0502）试验，吸取上述三种溶液各 1μl，分别点于同一硅胶 G 薄层板上，以环己烷-乙酸乙酯（9：1）为展开剂，展开，取出，晾干，置紫外光灯（365nm）下检视。供试品色谱中，在与当归对照药材色谱相应的位置上，显相同颜色的荧光斑点。置碘蒸气中熏后，置日光下检视，在与石菖蒲对照药材色谱相应的位置上，显相同颜色的斑点。

（6）取本品水蜜丸 6g，研碎；或取小蜜丸或大蜜丸 6g，剪碎，加乙醚 100ml，加热回流 1 小时，弃去乙醚液，药渣挥尽溶剂，加甲醇 100ml，加热回流 1 小时，放冷，滤过，滤液蒸干，残渣加水 40ml 使溶解，用水饱和的正丁醇振摇提取 3 次，每次 20ml，合并正丁醇提取液，用正丁醇饱和的水洗涤 3 次，每次 30ml，弃去水洗液，正丁醇液蒸干，残渣加甲醇 1ml 使溶解，作为供试品溶液。另取甘草对照药材 1g,加乙醚 40ml,同法(其中甲醇用量为 30ml)制成对照药材溶液。照薄层色谱法(通则 0502)试验,吸取上述两种溶液各 2μl,分别点于同一硅胶 G 薄层板上,以乙酸乙酯-甲酸-冰醋酸-水(15∶1∶1∶2)为展开剂,展开,取出,晾干,喷以 10% 硫酸乙醇溶液,在 105℃ 加热至斑点显色清晰。供试品色谱中,在与对照药材色谱相应的位置上,显相同颜色的斑点。

【检查】　应符合丸剂项下有关的各项规定(通则 0108)。

【含量测定】　照高效液相色谱法(通则 0512)测定。

色谱条件与系统适用性试验　以十八烷基硅烷键合硅胶为填充剂;以甲醇-水(45∶55)为流动相;检测波长为 250nm。理论板数按五味子醇甲峰计算应不低于 6000。

对照品溶液的制备　取五味子醇甲对照品适量,精密称定,加甲醇制成每 1ml 含 20μg 的溶液,即得。

供试品溶液的制备　取本品水蜜丸适量,研细,取约 1g,精密称定;或取小蜜丸适量,剪碎,取适量,精密称定,精密加入等量的硅藻土,研匀,取约 3g,精密称定;或取重量差异项下的大蜜丸,剪碎,混匀,取适量,精密称定,精密加入两倍量的硅藻土,研匀,取约 4.5g,精密称定,置具塞锥形瓶中,精密加入甲醇 20ml,密塞,称定重量,超声处理(功率 180W,频率 50kHz)30 分钟,放冷,再称定重量,用甲醇补足减失的重量,摇匀,滤过,取续滤液,即得。

测定法　分别精密吸取对照品溶液与供试品溶液各 10μl,注入液相色谱仪,测定,即得。

本品含五味子以五味子醇甲($C_{24}H_{32}O_7$)计,水蜜丸每 1g 不得少于 0.19mg;小蜜丸每 1g 不得少于 0.13mg;大蜜丸每丸不得少于 1.22mg。

【功能与主治】　滋阴养血,补心安神。用于心阴不足,心悸健忘,失眠多梦,大便干燥。

【用法与用量】　口服。水蜜丸一次 6g,小蜜丸一次 9g,大蜜丸一次 1 丸,一日 2 次。

【规格】　大蜜丸　每丸重 9g

【贮藏】　密封。

天王补心丸(浓缩丸)
Tianwang Buxin Wan

【处方】

丹参 25g	当归 50g
石菖蒲 25g	党参 25g
茯苓 25g	五味子 50g
麦冬 50g	天冬 50g
地黄 200g	玄参 25g
制远志 25g	炒酸枣仁 50g
柏子仁 50g	桔梗 25g
甘草 25g	朱砂 10g

【制法】　以上十六味,当归、丹参、党参、茯苓、桔梗及麦冬 25g 粉碎成细粉;朱砂水飞成极细粉,与上述粉末配研;地黄加水煎煮三次,第一次 3 小时,第二次 2 小时,第三次 1 小时,煎液滤过,滤液合并,浓缩成稠膏;剩余麦冬和其余五味子等八味加水煎煮二次,第一次 3 小时,第二次 2 小时,煎液滤过,滤液合并,浓缩成稠膏,与上述细粉和稠膏混匀,制丸,干燥,即得。

【性状】　本品为棕色至棕黑色的浓缩水丸;气微香,味甘、苦。

【鉴别】　(1)取本品,置显微镜下观察:不规则分支状团块无色,遇水合氯醛液溶化;菌丝无色或淡棕色,直径 4~6μm(茯苓)。石细胞斜方形或多角形,一端稍尖,壁较厚,纹孔稀疏;联结乳管直径 12~15μm,含细小颗粒状物(党参)。草酸钙针晶成束或散在,长 24~50μm,直径约 3μm(麦冬)。不规则细小颗粒暗棕红色,有光泽,边缘暗黑色(朱砂)。

(2)取本品 10 丸,研细,用水淘洗,得少量朱红色沉淀,取出,用盐酸湿润,在光洁铜片上轻轻摩擦,铜片表面即显银白色光泽,加热烘烤后,银白色即消失。

(3)取本品 3g,研细,加乙酸乙酯 20ml,超声处理 15 分钟,滤过,滤液挥干,残渣加甲醇 1ml 使溶解,作为供试品溶液。另取当归对照药材 1g,加乙酸乙酯 10ml,同法制成对照药材溶液。照薄层色谱法(通则 0502)试验,吸取供试品溶液 10μl,对照药材溶液 5μl,分别点于同一硅胶 G 薄层板上,以己烷-乙酸乙酯(4∶1)为展开剂,展开,取出,晾干,置紫外光灯(365nm)下检视。供试品色谱中,在与对照药材色谱相应的位置上,显相同颜色的荧光斑点。

(4)取本品 5g,研细,加水-三氯甲烷-盐酸(10∶10∶3)的混合溶液 46ml,超声处理 30 分钟,放冷,滤过,滤液蒸干,残渣加乙醇 2ml 使溶解,滤过,滤液作为供试品溶液。另取桔梗对照药材 0.5g,加三氯甲烷-水-盐酸(10∶10∶3)的混合溶液 10ml,同法制成对照药材溶液。照薄层色谱法(通则 0502)试验,吸取上述两种溶液各 10μl,分别点于同一硅胶 G 薄层板上,以正己烷-乙酸乙酯-冰醋酸(3∶2∶1)为展开剂,展开,取出,晾干,喷以稀硫酸,在 105℃ 加热至斑点显色清晰,置日光下检视。供试品色谱中,在与对照药材色谱相应的位置上,显相同颜色的斑点。

【检查】　应符合丸剂项下有关的各项规定(通则 0108)。

【含量测定】　照高效液相色谱法(通则 0512)测定。

色谱条件与系统适用性试验　以十八烷基硅烷键合硅胶为填充剂;以甲醇-乙腈-0.5% 甲酸溶液(30∶9∶61)为流动相;检测波长为 286nm。理论板数按丹酚酸 B 峰计算应不低于 2000。

对照品溶液的制备　取丹酚酸 B 对照品适量,精密称定,加 75% 甲醇制成每 1ml 含 0.14mg 的溶液,即得。

供试品溶液的制备　取本品,研细(过三号筛),取约 3g,精密称定,置具塞锥形瓶中,精密加入 75% 甲醇 50ml,称定重量,超声处理(功率 250W,频率 53kHz)30 分钟,放冷,再称定重量,用 75％甲醇补足减失的重量,摇匀,滤过,取续滤液,即得。

测定法 精密吸取对照品溶液与供试品溶液各 10μl,注入液相色谱仪,测定,即得。

本品每 1g 含丹参以丹酚酸 B($C_{36}H_{30}O_{16}$)计,不得少于 1.0mg。

【功能与主治】 滋阴养血,补心安神。用于心阴不足,心悸健忘,失眠多梦,大便干燥。

【用法与用量】 口服。一次 8 丸,一日 3 次。

【规格】 每 8 丸相当于饮片 3g

【贮藏】 密封。

天丹通络片
Tiandan Tongluo Pian

【处方】

川芎 330g	豨莶草 330g
丹参 330g	水蛭 110g
天麻 330g	槐花 220g
石菖蒲 220g	人工牛黄 11g
黄芪 400g	牛膝 220g

【制法】 以上十味,人工牛黄研成细粉;取丹参适量,粉碎成细粉;剩余的丹参加乙醇加热回流提取二次,提取液滤过,滤液合并,减压回收乙醇并浓缩至稠膏;川芎、石菖蒲用水蒸气蒸馏提取挥发油,收集挥发油,备用,水溶液另器收集;药渣与丹参药渣及其余豨莶草等六味加水煎煮三次,煎液滤过,滤液合并,与上述水溶液合并,浓缩至清膏,加入乙醇醇沉,静置,滤过,滤液回收乙醇并浓缩成稠膏,与上述丹参稠膏混合,加入丹参细粉、人工牛黄细粉及适量的淀粉,真空干燥,粉碎,混匀,制粒,干燥,喷入上述挥发油,混匀,加入适量硬脂酸镁,混匀,压制成 1000 片,包薄膜衣,即得。

【性状】 本品为薄膜衣片,除去薄膜衣后显黄棕色至棕褐色;味苦、微涩。

【鉴别】 (1)取本品 10 片,研细,加甲醇 50ml,加热回流 1 小时,放冷,滤过,滤液蒸干,残渣加水 50ml 使溶解,用三氯甲烷振摇提取 2 次,每次 30ml,合并三氯甲烷液,备用,水溶液用水饱和的正丁醇振摇提取 2 次,每次 30ml,合并正丁醇液,加 0.28％碳酸钠溶液提取 3 次,每次 50ml,弃去碳酸钠提取液,正丁醇液蒸干,残渣用甲醇 2ml 使溶解,作为供试品溶液。另取黄芪甲苷对照品,加甲醇制成每 1ml 含 1mg 的溶液,作为对照品溶液。照薄层色谱法(通则 0502)试验,吸取上述两种溶液各 6μl,分别点于同一硅胶 G 薄层板上,以三氯甲烷-甲醇-水(13：7：2)的下层溶液为展开剂,展开,取出,晾干,喷以 10％硫酸乙醇溶液,在 105℃ 加热至斑点显色清晰。供试品色谱中,在与对照品色谱相应的位置上,显相同颜色的斑点。

(2)取〔鉴别)(1)项下的三氯甲烷提取液,浓缩至约 1ml,

作为供试品溶液。另取川芎对照药材 1g,加三氯甲烷 10ml,浸泡 2 小时并时时振摇,滤过,滤液浓缩至约 1ml,作为对照药材溶液。照薄层色谱法(通则 0502)试验,吸取上述两种溶液各 4μl,分别点于同一硅胶 G 薄层板上,以环己烷-乙酸乙酯(9：1)为展开剂,展开,取出,晾干,置紫外光灯(365nm)下检视。供试品色谱中,在与对照药材色谱相应的位置上,显相同颜色的荧光斑点。

(3)取本品 10 片,研细,加乙醇 10ml,超声处理 15 分钟,滤过,滤液作为供试品溶液。另取水蛭对照药材 1g,同法制成对照药材溶液。照薄层色谱法(通则 0502)试验,吸取上述两种溶液各 5μl,分别点于同一硅胶 G 薄层板上,以环己烷-乙酸乙酯(4：1)为展开剂,展开,取出,晾干,喷以 10％硫酸乙醇溶液,在 105℃ 加热至斑点显色清晰,分别置日光和紫外光灯(365nm)下检视。供试品色谱中,在与对照药材色谱相应的位置上,日光下显相同的紫红色斑点;紫外光下显相同的橙红色荧光斑点。

(4)取本品 10 片,研细,加乙醇 20ml,加热回流 1 小时,放冷,滤过,滤液作为供试品溶液。另取胆酸对照品、猪去氧胆酸对照品,加乙醇制成每 1ml 各含 1mg 的混合溶液,作为对照品溶液。照薄层色谱法(通则 0502)试验,吸取上述两种溶液各 6μl,分别点于同一硅胶 G 薄层板上,以异辛烷-乙酸乙酯-冰醋酸(15：7：5)为展开剂,展开,取出,晾干,喷以 10％磷钼酸乙醇溶液,在 105℃ 加热至斑点显色清晰,置日光下检视。供试品色谱中,在与对照品色谱相应的位置上,显相同颜色的斑点。

(5)取芦丁对照品,加甲醇制成每 1ml 含 4mg 的溶液,作为对照品溶液。照薄层色谱法(通则 0502)试验,吸取〔鉴别〕(4)项下的供试品溶液 6μl 及上述对照品溶液 3μl,分别点于同一硅胶 G 薄层板上,以乙酸乙酯-甲酸-水(10：2：3)的上层溶液为展开剂,展开,取出,晾干,置氨蒸气中熏约 10 分钟,置日光下检视。供试品色谱中,在与对照品色谱相应的位置上,显相同的黄色斑点。

(6)取本品 3 片,研细,加石油醚(60～90℃)20ml,加热回流 1 小时,滤过,滤液蒸干,残渣加石油醚(60～90℃)1ml 使溶解,作为供试品溶液。另取石菖蒲对照药材 0.2g,同法制成对照药材溶液。照薄层色谱法(通则 0502)试验,吸取上述两种溶液各 3μl,分别点于同一硅胶 G 薄层板上,以石油醚(60～90℃)-乙酸乙酯(4：1)为展开剂,展开,取出,晾干,置紫外光灯(365nm)下检视。供试品色谱中,在与对照药材色谱相应的位置上,显相同颜色的荧光斑点。再置碘蒸气中熏,置日光下检视,显相同颜色的斑点。

(7)取本品 10 片,研细,加乙醇 20ml,加热回流 40 分钟,放冷,滤过,滤液加盐酸 1ml,加热回流 1 小时,浓缩至约 5ml,加水 10ml,用石油醚(60～90℃)20ml 振摇提取,提取液蒸干,残渣加乙醇 1ml 使溶解,作为供试品溶液。另取牛膝对照药材 1g,同法制成对照药材溶液。再取齐墩果酸对照品,加乙醇制成每 1ml 含 1mg 的溶液,作为对照品溶液。照薄层色谱法(通则 0502)试验,吸取供试品溶液和对照药材溶液各 10µl、对照品溶液 3µl,分别点于同一硅胶 G 薄层板上,以甲苯-乙酸乙酯-冰醋酸(14：4：0.5)为展开剂,展开,取出,晾干,喷以 10%磷钼酸乙醇溶液,在 105℃ 加热至斑点显色清晰。供试品色谱中,在与对照药材色谱和对照品色谱相应的位置上,显相同的蓝色斑点。

【检查】 应符合片剂项下有关的各项规定(通则 0101)。

【含量测定】 丹参酮ⅡA 照高效液相色谱法(通则 0512)测定。

色谱条件与系统适用性试验 以十八烷基硅烷键合硅胶为填充剂;以乙腈-水(61：39)为流动相;检测波长为 270nm。理论板数按丹参酮ⅡA峰计算应不低于 2000。

对照品溶液的制备 取丹参酮ⅡA对照品适量,精密称定,置棕色量瓶中,加甲醇制成每 1ml 含 16µg 的溶液,即得。

供试品溶液的制备 取重量差异项下的本品,研细,取约 0.5g,精密称定,置具塞锥形瓶中,精密加入甲醇 25ml,称定重量,超声处理(功率 500W,频率 40kHz)30 分钟,放冷,再称定重量,用甲醇补足减失的重量,摇匀,滤过,取续滤液,即得。

测定法 精密吸取对照品溶液与供试品溶液各 10µl,注入液相色谱仪,测定,即得。

本品每片含丹参以丹参酮ⅡA($C_{19}H_{18}O_3$)计,不得少于 0.30mg。

丹酚酸 B 照高效液相色谱法(通则 0512)测定。

色谱条件与系统适用性试验 以十八烷基硅烷键合硅胶为填充剂;以甲醇-乙腈-甲酸-水(30：10：1：59)为流动相;检测波长为 286nm。理论板数按丹酚酸 B 峰计算应不低于 2000。

对照品溶液的制备 取丹酚酸 B 对照品适量,精密称定,加 75%甲醇制成每 1ml 含 60µg 的溶液,即得。

供试品溶液的制备 取重量差异项下的本品,研细,取约 0.1g,精密称定,置 25ml 量瓶中,加 75%甲醇适量,超声处理(功率 500W,频率 40kHz)30 分钟,放冷,加 75%甲醇至刻度,摇匀,滤过,取续滤液,即得。

测定法 精密吸取对照品溶液与供试品溶液各 10µl,注入液相色谱仪,测定,即得。

本品每片含丹参以丹酚酸 B($C_{36}H_{30}O_{16}$)计,不得少于 2.0mg。

天麻素 照高效液相色谱法(通则 0512)测定。

色谱条件与系统适用性试验 以十八烷基硅烷键合硅胶为填充剂;以乙腈-0.05%磷酸溶液(3：97)为流动相;检测波长为 220nm。理论板数按天麻素峰计算应不低于 5000。

对照品溶液的制备 取天麻素对照品适量,精密称定,加流动相制成每 1ml 含 50µg 的溶液,即得。

供试品溶液的制备 取重量差异项下的本品,研细,取约 0.5g,精密称定,置具塞锥形瓶中,精密加入稀乙醇 50ml,称定重量,超声处理(功率 500W,频率 40kHz)20 分钟,放冷,再

称定重量,用稀乙醇补足减失的重量,摇匀,滤过,精密量取续滤液 10ml,蒸干,残渣加流动相使溶解,转移至 10ml 量瓶中,用流动相稀释至刻度,摇匀,滤过,取续滤液,即得。

测定法 精密吸取对照品溶液与供试品溶液各 10µl,注入液相色谱仪,测定,即得。

本品每片含天麻以天麻素($C_{13}H_{18}O_7$)计,不得少于 1.0mg。

【功能与主治】 活血通络,熄风化痰。用于中风中经络,风痰瘀血痹阻脉络证,症见半身不遂、偏身麻木、口眼歪斜、语言謇涩;脑梗死急性期、恢复早期见上述证候者。

【用法与用量】 口服。一次 5 片,一日 3 次。

【注意】 脑出血患者急性期禁用。忌食生冷、辛辣、油腻食物。

【规格】 每片重 0.415g

【贮藏】 密封。

天丹通络胶囊
Tiandan Tongluo Jiaonang

【处方】 川芎 330g 豨莶草 330g
丹参 330g 水蛭 110g
天麻 330g 槐花 220g
石菖蒲 220g 人工牛黄 11g
黄芪 400g 牛膝 220g

【制法】 以上十味,人工牛黄研成细粉;取丹参适量,粉碎成细粉;剩余的丹参加乙醇加热回流提取二次,提取液滤过,滤液合并,减压回收乙醇并浓缩至稠膏;川芎、石菖蒲用水蒸气蒸馏提取挥发油,收集挥发油,备用,水溶液另器收集;药渣与丹参药渣及其余豨莶草等六味加水煎煮三次,煎液滤过,滤液合并,与上述水溶液合并,浓缩至清膏,加入乙醇醇沉,静置,滤过,滤液回收乙醇并浓缩至稠膏,与上述丹参稠膏混合,加入丹参细粉、人工牛黄细粉及适量的淀粉,真空干燥,粉碎,喷入上述挥发油,混匀,装入胶囊,制成 1000 粒,即得。

【性状】 本品为胶囊剂,内容物为黄棕色至棕褐色的粉末;味苦、微涩。

【鉴别】 (1)取本品内容物 4g,加甲醇 50ml,加热回流 1 小时,放冷,滤过,滤液蒸干,残渣加水 50ml 使溶解,用三氯甲烷振摇提取 2 次,每次 30ml,合并三氯甲烷液,备用,水溶液用水饱和的正丁醇振摇提取 2 次,每次 30ml,合并正丁醇液,加 0.28% 碳酸钠溶液振摇提取 3 次,每次 50ml,弃去碳酸钠提取液,正丁醇液蒸干,残渣加甲醇 2ml 使溶解,作为供试品溶液。另取黄芪甲苷对照品,加甲醇制成每 1ml 含 1mg 的溶液,作为对照品溶液。照薄层色谱法(通则 0502)试验,吸取上述两种溶液各 6µl,分别点于同一硅胶 G 薄层板上,以三氯甲烷-甲醇-水(13：7：2)的下层溶液为展开剂,展开,取

出,晾干,喷以 10%硫酸乙醇溶液,在 105℃ 加热至斑点显色清晰,置日光下检视。供试品色谱中,在与对照品色谱相应的位置上,显相同颜色的斑点。

(2)取〔鉴别〕(1)项下的三氯甲烷提取液,浓缩至约 1ml,作为供试品溶液。另取川芎对照药材 1g,加三氯甲烷 10ml,浸泡 2 小时并时时振摇,滤过,滤液浓缩至约 1ml,作为对照药材溶液。照薄层色谱法(通则 0502)试验,吸取上述两种溶液各 4μl,分别点于同一硅胶 G 薄层板上,以环己烷-乙酸乙酯(9∶1)为展开剂,展开,取出,晾干,置紫外光灯(365nm)下检视。供试品色谱中,在与对照药材色谱相应的位置上,显相同颜色的荧光斑点。

(3)取本品内容物 4g,加乙醇 10ml,超声处理 15 分钟,滤过,滤液作为供试品溶液。另取水蛭对照药材 1g,同法制成对照药材溶液。照薄层色谱法(通则 0502)试验,吸取上述两种溶液各 5μl,分别点于同一硅胶 G 薄层板上,以环己烷-乙酸乙酯(4∶1)为展开剂,展开,取出,晾干,喷以 10%硫酸乙醇溶液,在 105℃ 加热至斑点显色清晰,分别置日光和紫外光灯(365nm)下检视。供试品色谱中,在与对照药材色谱相应的位置上,日光下显相同的紫红色斑点;紫外光下显相同的橙红色荧光斑点。

(4)取本品内容物 4g,加乙醇 20ml,加热回流 1 小时,放冷,滤过,滤液作为供试品溶液。另取胆酸对照品、猪去氧胆酸对照品,加乙醇制成每 1ml 各含 1mg 的混合溶液,作为对照品溶液。照薄层色谱法(通则 0502)试验,吸取上述两种溶液各 6μl,分别点于同一硅胶 G 薄层板上,以异辛烷-乙酸乙酯-冰醋酸(15∶7∶5)为展开剂,展开,取出,晾干,喷以 10%磷钼酸乙醇溶液,在 105℃ 加热至斑点显色清晰,置日光下检视。供试品色谱中,在与对照品色谱相应的位置上,显相同颜色的斑点。

(5)取芦丁对照品,加甲醇制成每 1ml 含 4mg 的溶液,作为对照品溶液。照薄层色谱法(通则 0502)试验,吸取〔鉴别〕(4)项下的供试品溶液 6μl 及上述对照品溶液 3μl,分别点于同一硅胶 G 薄层板上,以乙酸乙酯-甲酸-水(10∶2∶3)的上层溶液为展开剂,展开,取出,晾干,置氨蒸气中熏约 10 分钟,置日光下检视。供试品色谱中,在与对照品色谱相应的位置上,显相同的黄色斑点。

(6)取本品内容物 1g,加石油醚(60 ～ 90℃)20ml,加热回流 1 小时,滤过,滤液蒸干,残渣加石油醚(60 ～ 90℃)1ml 使溶解,作为供试品溶液。另取石菖蒲对照药材 0.2g,同法制成对照药材溶液。照薄层色谱法(通则 0502)试验,吸取上述两种溶液各 3μl,分别点于同一硅胶 G 薄层板上,以石油醚(60 ～ 90℃)-乙酸乙酯(4∶1)为展开剂,展开,取出,晾干,置紫外光灯(365nm)下检视。供试品色谱中,在与对照药材色谱相应的位置上,显相同颜色的荧光斑点。再置碘蒸气中熏,置日光下检视,显相同颜色的斑点。

(7)取本品内容物 4g,加乙醇 20ml,加热回流 40 分钟,放冷,滤过,滤液加盐酸 1ml,加热回流 1 小时,浓缩至约

5ml,加水 10ml,用石油醚(60 ～ 90℃)20ml 振摇提取,提取液蒸干,残渣加乙醇 1ml 使溶解,作为供试品溶液。另取牛膝对照药材 1g,同法制成对照药材溶液。再取齐墩果酸对照品,加乙醇制成每 1ml 含 1mg 的溶液,作为对照品溶液。照薄层色谱法(通则 0502)试验,吸取供试品溶液和对照药材溶液各 10μl、对照品溶液 3μl,分别点于同一硅胶 G 薄层板上,以甲苯-乙酸乙酯-冰醋酸(14∶4∶0.5)为展开剂,展开,取出,晾干,喷以 10%磷钼酸乙醇溶液,在 105℃ 加热至斑点显色清晰,置日光下检视。供试品色谱中,在与对照药材色谱和对照品色谱相应的位置上,显相同的蓝色斑点。

【检查】 应符合胶囊剂项下有关的各项规定(通则 0103)。

【含量测定】 **丹参酮ⅡA** 照高效液相色谱法(通则 0512)测定。

色谱条件与系统适用性试验 以十八烷基硅烷键合硅胶为填充剂;以乙腈-水(61∶39)为流动相;检测波长为 270nm。理论板数按丹参酮ⅡA峰计算应不低于 2000。

对照品溶液的制备 取丹参酮ⅡA对照品适量,精密称定,置棕色量瓶中,加甲醇制成每 1ml 含 16μg 的溶液,即得。

供试品溶液的制备 取装量差异项下的本品内容物 0.5g,精密称定,置具塞锥形瓶中,精密加入甲醇 25ml,称定重量,超声处理(功率 500W,频率 40kHz)30 分钟,放冷,再称定重量,用甲醇补足减失的重量,摇匀,滤过,取续滤液,即得。

测定法 精密吸取对照品溶液与供试品溶液各 10μl,注入液相色谱仪,测定,即得。

本品每粒含丹参以丹参酮ⅡA($C_{19}H_{18}O_3$)计,不得少于 0.30mg。

丹酚酸 B 照高效液相色谱法(通则 0512)测定。

色谱条件与系统适用性试验 以十八烷基硅烷键合硅胶为填充剂;以甲醇-乙腈-甲酸-水(30∶10∶1∶59)为流动相;检测波长为 286nm。理论板数按丹酚酸 B 峰计算应不低于 2000。

对照品溶液的制备 取丹酚酸 B 对照品适量,精密称定,加 75%甲醇制成每 1ml 含 60μg 的溶液,即得。

供试品溶液的制备 取装量差异项下的本品内容物 0.1g,精密称定,置 25ml 量瓶中,加 75%甲醇适量,超声处理(功率 500W,频率 40kHz)30 分钟,放冷,加 75%甲醇至刻度,摇匀,滤过,取续滤液,即得。

测定法 精密吸取对照品溶液与供试品溶液各 10μl,注入液相色谱仪,测定,即得。

本品每粒含丹参以丹酚酸 B($C_{36}H_{30}O_{16}$)计,不得少于 2.0mg。

天麻素 照高效液相色谱法(通则 0512)测定。

色谱条件与系统适用性试验 以十八烷基硅烷键合硅胶为填充剂;以乙腈-0.05%磷酸溶液(3∶97)为流动相;检测波长为 220nm。理论板数按天麻素峰计算应不低于 5000。

对照品溶液的制备 取天麻素对照品适量,精密称定,加

流动相制成每 1ml 含 50μg 的溶液，即得。

供试品溶液的制备 取装量差异项下的本品内容物 0.5g，精密称定，置具塞锥形瓶中，精密加入稀乙醇 50ml，密塞，称定重量，超声处理（功率 500W，频率 40kHz）20 分钟，放冷，再称定重量，用稀乙醇补足减失的重量，摇匀，滤过，精密量取续滤液 10ml，蒸干，残渣加流动相使溶解，转移至 10ml 量瓶中，用流动相稀释至刻度，摇匀，滤过，取续滤液，即得。

测定法 精密吸取对照品溶液与供试品溶液各 10μl，注入液相色谱仪，测定，即得。

本品每粒含天麻以天麻素（$C_{13}H_{18}O_7$）计，不得少于 1.0mg。

【功能与主治】 活血通络，熄风化痰。用于中风中经络，风痰瘀血痹阻脉络证，症见半身不遂、偏身麻木、口眼歪斜、语言謇涩；脑梗死急性期、恢复早期见上述证候者。

【用法与用量】 口服。一次 5 粒，一日 3 次。

【注意】 脑出血患者急性期禁用。忌食生冷、辛辣、油腻食物。

【规格】 每粒装 0.4g

【贮藏】 密封。

天和追风膏
Tianhe Zhuifeng Gao

【处方】

生草乌 50g	麻黄 50g
细辛 50g	羌活 50g
乌药 50g	白芷 50g
高良姜 50g	独活 50g
威灵仙 50g	生川乌 12g
肉桂 50g	红花 50g
桃仁 50g	苏木 24g
赤芍 50g	乳香 7.4g
没药 7.4g	当归 50g
蜈蚣 15g	蛇蜕 12g
海风藤 50g	牛膝 50g
续断 24g	香加皮 12g
红大戟 50g	麝香酮 0.096g
龙血竭 7.4g	肉桂油 2.5g
冰片 40g	薄荷脑 40g
辣椒浸膏 40g	丁香罗勒油 32g
樟脑 120g	水杨酸甲酯 80g

【制法】 以上三十四味，除麝香酮、龙血竭、肉桂油、冰片、薄荷脑、辣椒浸膏、丁香罗勒油、樟脑、水杨酸甲酯外，其余生草乌等二十五味粉碎成粗粉，用 90% 乙醇回流提取，滤过，滤液回收乙醇浓缩成相对密度约 1.05（60℃）的清膏，加入上述麝香酮、龙血竭、肉桂油、冰片、薄荷脑、辣椒浸膏、丁香罗勒

油、樟脑、水杨酸甲酯、月桂氮草酮，混匀，另加 3.7～4.0 倍重的橡胶或热可塑橡胶、松香等制成的基质，制成涂料，进行涂膏，切段，盖衬，切成小块，即得。

【性状】 本品为黄棕色至淡红棕色的片状或带孔片状橡胶膏；气芳香。

【鉴别】 （1）取本品 1 片，除去盖衬，剪碎，加甲醇 10ml，超声处理 45 分钟，滤过，滤液蒸至近干，放冷，加甲醇 1ml 使溶解，作为供试品溶液。另取当归对照药材、独活对照药材各 0.5g，分别加甲醇 5ml，同法制成对照药材溶液。照薄层色谱法（通则 0502）试验，吸取供试品溶液 5μl、两种对照药材溶液各 2μl，分别点于同一硅胶 G 薄层板上，以石油醚（30～60℃）-乙醚-甲酸（5：1：0.1）为展开剂，展开，取出，晾干，置紫外光灯（365nm）下检视。供试品色谱中，在与对照药材色谱相应的位置上，显相同颜色的荧光斑点。

（2）取本品 4 片，除去盖衬，剪碎，置 500ml 烧瓶中，加水 250ml，连接挥发油测定器，自测定器上端加水使充满刻度部分，并溢流入烧瓶时为止，再加乙酸乙酯 5ml，加热回流 40 分钟，放冷，分取乙酸乙酯液，置已盛有无水硫酸钠约 2g 的试管中，振摇使溶液澄清，取上清液作为供试品溶液。另取樟脑对照品、薄荷脑对照品、冰片对照品、丁香酚对照品，加乙酸乙酯制成每 1ml 各含 5mg 的溶液，作为对照品溶液。照气相色谱法（通则 0521）试验，以聚乙二醇 20000（PEG-20M）为固定相的毛细管柱（柱长为 30m，内径为 0.53mm，膜厚度为 1μm）；柱温为程序升温，初始温度为 130℃，以每分钟 15℃ 的速率升温至 180℃，保持 6 分钟；分流进样，分流比为 10：1。分别吸取对照品溶液与供试品溶液各 1～2μl，注入气相色谱仪。供试品色谱中，应呈现与对照品色谱峰保留时间相同的色谱峰。

【检查】 乌头碱限量 取本品 2 片，除去盖衬，剪碎，加甲醇 50ml，超声处理 30 分钟，滤过，滤渣及容器用甲醇 20ml 分次洗涤，合并滤液，蒸干，残渣加 1% 盐酸溶液 20ml 使溶解，用饱和氢氧化钠溶液调节 pH 值至 12，用三氯甲烷振摇提取 3 次，每次 30ml，合并三氯甲烷液，蒸干，残渣加三氯甲烷 1ml 使溶解，作为供试品溶液。另取乌头碱对照品适量，精密称定，加无水乙醇制成每 1ml 含 2mg 的溶液，作为对照品溶液。照薄层色谱法（通则 0502）试验，吸取上述两种溶液各 10μl，分别点于同一硅胶 G 薄层板上，以环己烷-乙酸乙酯-二乙胺（8：2：1）为展开剂，展开，取出，晾干，喷以稀碘化铋钾试液。供试品色谱中，在与对照品色谱相应位置上出现的斑点应小于对照品的斑点，或不出现斑点。

黏附性 取本品（剪成 70mm×25mm）5 片，作为供试品。照贴膏剂黏附力测定法（通则 0952 第二法）测定，取供试品固定于试验板表面，沿供试品长度方向加载 200g 砝码，置 36℃±2℃ 恒温箱内 30 分钟，取出，测量供试品在试验板上的位移值，即得。

本品平均位移值不得大于 2.5mm。

含膏量 取本品，用三氯甲烷作溶剂，依法（通则 0122 第一法）检查，每 100cm² 含膏量不得少于 1.7g；带孔片状橡胶

膏每 100cm² 不得少于 1.6g。

其他 应符合贴膏剂项下有关的各项规定(通则 0122)。

【含量测定】 照高效液相色谱法(通则 0512)测定。

色谱条件与系统适用性试验 以十八烷基硅烷键合硅胶为填充剂;以乙腈-0.1%磷酸溶液(10:90)为流动相;检测波长为 207nm。理论板数按盐酸麻黄碱峰计算应不低于 3000。

对照品溶液的制备 取盐酸麻黄碱对照品适量,精密称定,加流动相制成每 1ml 含 20μg 的溶液,即得。

供试品溶液的制备 取本品 2 片,除去盖衬,剪碎,置 125ml 圆底烧瓶中,加 1%盐酸溶液 50ml,加热回流 3 小时,放冷,滤过,残渣用 1%盐酸溶液 30ml 分 3 次洗涤,合并酸液,用氢氧化钠的饱和溶液调节 pH 值至 12,用乙醚振摇提取 4 次(40ml,30ml,30ml,30ml),合并乙醚液,加盐酸乙醇溶液(1→20)3ml,混匀,低温回收溶剂至干,残渣加 50%甲醇适量使溶解,加在中性氧化铝柱(100~200 目,1.5g,内径为 1cm)上,用 50%甲醇洗脱,收集洗脱液约 9ml 于 10ml 量瓶中,用 50%甲醇稀释至刻度,摇匀,滤过,取续滤液,即得。

测定法 分别精密吸取对照品溶液与供试品溶液各 10μl,注入液相色谱仪,测定,即得。

本品每 100cm² 含麻黄以盐酸麻黄碱($C_{10}H_{15}NO \cdot HCl$)计,不得少于 100μg。

【功能与主治】 温经散寒,祛风除湿,活血止痛。用于风寒湿闭阻、瘀血阻络所致的痹病,症见关节疼痛,局部畏风寒,腰背痛,屈伸不利,四肢麻木。

【用法与用量】 外用。贴患处。

【注意】 孕妇禁用。偶见皮肤过敏反应。皮肤过敏者慎用,皮肤破损处不宜贴用。

【规格】 7cm×10cm

【贮藏】 密封。

附:辣椒浸膏质量标准

辣椒浸膏

〔制法〕 取辣椒 200g,粉碎成粗粉,用 90%乙醇浸渍 2 小时以上,加热回流提取三次,第一次 2 小时,第二次 1.5 小时,第三次 1 小时,滤过,合并滤液,浓缩至相对密度为 1.10(55℃)的浸膏,即得。

〔性状〕 本品为深红色的稠厚液体;味极辣。

〔检查〕 **相对密度** 应为 1.05~1.20(55℃)(通则 0601)。

其他 应符合流浸膏剂与浸膏剂项下有关的各项规定(通则 0189)。

〔含量测定〕 照高效液相色谱法(通则 0512)测定。

色谱条件与系统适用性试验 以十八烷基硅烷键合硅胶为填充剂;以乙腈-0.1%磷酸溶液(46:54)为流动相;检测波长为 205nm。理论板数按辣椒素峰计算应不低于 3000。

对照品溶液的制备 取辣椒素对照品适量,精密称定,加甲醇制成每 1ml 含 1μg 的溶液,即得。

供试品溶液的制备 取本品约 0.5g,精密称定,置 50ml 量瓶中,加入 80%乙醇 40ml,超声处理(功率 400W,频率 40kHz)10 分钟,放冷,加 80%乙醇至刻度,摇匀,滤过,精密量取续滤液 5ml,置 50ml 量瓶中,加流动相至刻度,摇匀,即得。

测定法 分别精密吸取对照品溶液与供试品溶液各 10μl,注入液相色谱仪,测定,即得。

本品含辣椒素($C_{18}H_{27}NO_3$)不得少于 0.20%。

〔贮藏〕 密封。

天菊脑安胶囊
Tianju Nao'an Jiaonang

【处方】 川芎 300g　　　　天麻 200g
　　　　　菊花 250g　　　　蔓荆子 166g
　　　　　藁本 166g　　　　白芍 200g
　　　　　丹参 250g　　　　墨旱莲 300g
　　　　　女贞子 166g　　　　牛膝 166g

【制法】 以上十味,天麻粉碎成细粉;丹参用 85%乙醇回流提取,滤过,滤渣再加 50%乙醇回流提取二次,滤过,滤液合并,减压回收乙醇,干燥得干浸膏;川芎、蔓荆子、藁本和菊花提取挥发油,蒸馏后的水溶液滤过,滤液浓缩至适量,备用;药渣与白芍、墨旱莲、女贞子、牛膝加水煎煮三次,合并煎液,滤过,滤液浓缩至适量,与川芎等水煎浓缩液合并,放冷,加入乙醇使含醇量达 65%,充分搅拌,静置,取上清液减压浓缩,干燥得干浸膏。取天麻细粉、丹参醇浸膏粉、水提醇沉浸膏粉及适量淀粉,混匀,60℃干燥,喷入川芎等挥发油,密封,装入胶囊,制成 1000 粒,即得。

【性状】 本品为硬胶囊,内容物为棕褐色的粉末;气芳香,味微甜酸、略苦。

【鉴别】 (1)取本品 20 粒的内容物,加乙醚 60ml,超声处理 15 分钟,滤过,药渣备用,滤液挥干,残渣加乙酸乙酯 1ml 使溶解,作为供试品溶液。另取川芎对照药材、丹参对照药材各 1g,同法制成对照药材溶液。再取丹参酮 II_A 对照品,加乙酸乙酯制成每 1ml 含 2mg 的溶液,作为对照品溶液。照薄层色谱法(通则 0502)试验,吸取上述四种溶液各 1~2μl,分别点于同一硅胶 G 薄层板上,以甲苯-乙酸乙酯(19:1)为展开剂,展开,取出,晾干。供试品色谱中,在与丹参对照药材和丹参酮 II_A 对照品色谱相应的位置上,显相同的暗红色斑点;置紫外光灯(365nm)下检视,在与川芎对照药材色谱相应的位置上,显相同颜色的荧光斑点。

(2)取〔鉴别〕(1)项下乙醚提取后的备用药渣,挥尽乙醚,加甲醇 40ml,加热回流 20 分钟,放冷,滤过,滤液蒸干,残渣加水 20ml 使溶解,用水饱和的正丁醇振摇提取 3 次,每次 20ml,合并正丁醇液,用氨试液洗涤 2 次,每次 20ml,再以水 20ml 洗涤,取正丁醇液,蒸干,残渣加甲醇 2ml 使溶解,作为供试品溶液。另取芍药苷对照品，加甲醇制成每 1ml 含 1mg 的溶液，作为对照品溶液。照薄层色谱法(通则 0502)试验，吸取上述两种溶液各 2μl，分别点于同一硅胶 G 薄层板上，以乙酸乙酯-冰醋酸-水(8∶2∶1)为展开剂，展开，取出，晾干，喷以 5% 香草醛硫酸溶液，加热至斑点显色清晰。供试品色谱中，在与对照品色谱相应的位置上，显相同的蓝紫色斑点。

【检查】　水分　应符合规定(通则 0832 第四法)。

其他　应符合胶囊剂项下有关的各项规定(通则 0103)。

【含量测定】　照高效液相色谱法(通则 0512)测定。

色谱条件与系统适用性试验　以十八烷基硅烷键合硅胶为填充剂；以乙腈-0.05% 磷酸溶液(2∶98)为流动相；检测波长为 220nm。理论板数按天麻素峰计算应不低于 2500。

对照品溶液的制备　取天麻素对照品适量，精密称定，加流动相制成每 1ml 含 50μg 的溶液，即得。

供试品溶液的制备　取本品 20 粒的内容物，精密称定，混匀，取约 2.5g，精密称定，置具塞锥形瓶中，精密加入稀乙醇 50ml，密塞，称定重量，超声处理(功率 500W，频率 40kHz) 40 分钟，放冷，再称定重量，用稀乙醇补足减失的重量，摇匀，滤过，精密量取续滤液 10ml，浓缩至近干，残渣加乙腈-水(2∶98)混合溶液适量使溶解，转移至 10ml 量瓶中，并稀释至刻度，摇匀，滤过，取续滤液，即得。

测定法　分别精密吸取对照品溶液与供试品溶液各 10μl，注入液相色谱仪，测定，即得。

本品每粒含天麻以天麻素($C_{13}H_{18}O_7$)计，不得少于 0.40mg。

【功能与主治】　平肝熄风，活血化瘀。用于肝风夹瘀证的偏头痛，症见头部胀痛、刺痛、跳痛、痛有定处、反复发作，或伴有头晕目眩，或烦躁易怒，或恶心呕吐，舌暗红或有瘀斑，脉弦。

【用法与用量】　口服。一次 5 粒，一日 3 次。

【注意】　妊娠及哺乳期妇女禁用。

【规格】　每粒装 0.4g

【贮藏】　密封。

天 麻 丸

Tianma Wan

【处方】　天麻 60g　　　　　　羌活 100g
　　　　　独活 50g　　　　　　盐杜仲 70g
　　　　　牛膝 60g　　　　　　粉萆薢 60g
　　　　　附子(黑顺片)10g　　 当归 100g
　　　　　地黄 160g　　　　　　玄参 60g

【制法】　以上十味，粉碎成细粉，过筛，混匀。每 100g 粉末用炼蜜 40~50g 加适量的水泛丸，干燥，制成水蜜丸；或加炼蜜 90~110g 制成小蜜丸或大蜜丸，即得。

【性状】　本品为黑褐色的水蜜丸或黑色的小蜜丸或大蜜丸；气微香，味微甜、略苦麻。

【鉴别】　(1)取本品，置显微镜下观察：草酸钙针晶成束或散在，长 25~48μm(天麻)。石细胞黄棕色或无色，类长方形、类圆形或形状不规则，层纹明显，直径约 94μm(玄参)。橡胶丝条状或扭曲成团，表面带颗粒性(盐杜仲)。薄壁组织灰棕色至黑棕色，细胞多皱缩，内含棕色核状物(地黄)。油管含棕黄色分泌物，直径约 100μm(当归)。草酸钙砂晶存在于薄壁细胞中(牛膝)。木化薄壁细胞淡黄色或黄色，成片或单个散在，长椭圆形、纺锤形或长梭形，一端常狭尖或有分枝，壁稍厚，纹孔横裂缝状，孔沟明显(粉萆薢)。

(2)取本品水蜜丸 5g，研碎，加水饱和的正丁醇 30ml；或取小蜜丸或大蜜丸 8g，剪碎，加硅藻土 5g，研匀，加水饱和的正丁醇 60ml，超声处理 30 分钟，滤过，滤液回收溶剂至干，残渣用水 2ml 溶解，加在 D101 型大孔吸附树脂柱(内径为 1cm，柱高为 16cm)上，先用水 15ml 以每分钟 0.5ml 的流速洗脱，弃去水液；再用 10% 乙醇 40ml 洗脱，收集洗脱液，蒸干，残渣加甲醇 2ml 使溶解，作为供试品溶液。另取天麻对照药材 0.5g，加水饱和的正丁醇 10ml，同法制成对照药材溶液。再取天麻素对照品，加甲醇制成每 1ml 含 1mg 的溶液，作为对照品溶液。照薄层色谱法(通则 0502)试验，吸取供试品溶液 1~2μl、对照药材溶液和对照品溶液各 3μl，分别点于同一硅胶 G 薄层板上，以三氯甲烷-乙酸乙酯-甲醇-甲酸(8∶1∶3∶0.1)为展开剂，展开，取出，晾干，喷以 10% 磷钼酸乙醇溶液，在 110℃ 加热至斑点显色清晰。供试品色谱中，在与对照药材色谱和对照品色谱相应的位置上，显相同颜色的斑点。

(3)取本品水蜜丸 5g，研碎，或取小蜜丸或大蜜丸 8g，剪碎，加硅藻土 2g，研匀，加石油醚(60~90℃)20ml，加热回流 20 分钟，放冷，滤过，滤液挥干，残渣加乙酸乙酯 1ml 使溶解，作为供试品溶液。另取羌活对照药材 0.5g，加石油醚(60~90℃)20ml，同法制成对照药材溶液。照薄层色谱法(通则 0502)试验，吸取供试品溶液 10μl、对照药材溶液 3~5μl，分别点于同一硅胶 G 薄层板上，以正己烷-甲苯-乙酸乙酯(2∶1∶1)为展开剂，展开，取出，晾干，喷以 1% 香草醛硫酸溶液，在 105℃ 加热约 5 分钟。供试品色谱中，在与对照药材色谱相应的位置上，显一相同颜色的斑点。

(4)取当归对照药材 0.2g，加乙醚 10ml，加热回流 20 分钟，滤过，滤液挥干，残渣加乙酸乙酯 1ml 使溶解，作为对照药材溶液。照薄层色谱法(通则 0502)试验，吸取〔鉴别〕(3)项下的供试品溶液 5μl 和上述对照药材溶液 2μl，分别点于同一硅胶 G 薄层板上，以正己烷-乙酸乙酯(9∶1)为展开剂，展开，取出，晾干，置紫外光灯(365nm)下检视。供试品色谱中，在与对照药材色谱相应的位置上，显一相同颜色的荧光主斑点。

(5)取本品水蜜丸 10g，研碎；或取小蜜丸或大蜜丸 12g，剪碎，加硅藻土 6g，研匀，加乙醚 40ml，加热回流 20 分钟，滤过，取药渣，挥尽乙醚，加 70% 乙醇 60ml，加热回流 1 小时，放冷，滤过，滤液中加入盐酸 2ml，加热回流 1 小时，浓缩至约 5ml，加水 10ml，用石油醚(60~90℃)振摇提取 2 次，每次 20ml，合并石油醚液，回收溶剂至干，残渣加乙醇 1ml 使溶解，作为供试品溶液。另取牛膝对照药材 1g,加乙醚 40ml,同法制成对照药材溶液。再取齐墩果酸对照品,加乙醇制成每 1ml 含 1mg 的溶液,作为对照品溶液。照薄层色谱法(通则 0502)试验,吸取供试品溶液 10μl,对照药材溶液和对照品溶液各 5μl,分别点于同一硅胶 G 薄层板上,以石油醚(60~90℃)-三氯甲烷-甲醇(5∶10∶0.5)为展开剂,展开,取出,晾干,喷以 10% 硫酸乙醇溶液,在 105℃加热约 5 分钟。供试品色谱中,在与对照药材色谱和对照品色谱相应的位置上,显相同颜色的斑点。

【检查】 应符合丸剂项下有关的各项规定(通则 0108)。

【含量测定】 照高效液相色谱法(通则 0512)测定。

色谱条件与系统适用性试验 以十八烷基硅烷键合硅胶为填充剂;以乙腈-0.1%磷酸溶液(58∶42)为流动相;检测波长为 320nm;柱温为 45℃。理论板数按异欧前胡素峰计算应不低于 20000。

对照品溶液的制备 取异欧前胡素对照品和蛇床子素对照品适量,精密称定,加甲醇制成每 1ml 各含 10μg 的混合溶液,即得。

供试品溶液的制备 取本品水蜜丸适量,研碎,混匀,取 1g,精密称定;或取重量差异项下的小蜜丸或大蜜丸,剪碎,混匀,取 5g,精密称定,精密加入硅藻土 5g,研匀,取 4g,精密称定,置具塞锥形瓶中,精密加入甲醇 25ml,密塞,称定重量,浸泡过夜,超声处理(功率 250W,频率 40kHz)30 分钟,放冷,再称定重量,用甲醇补足减失的重量,摇匀滤过,取续滤液,即得。

测定法 分别精密吸取对照品溶液与供试品溶液各 10μl,注入液相色谱仪,测定,即得。

本品含羌活和独活以异欧前胡素($C_{16}H_{14}O_4$)和蛇床子素($C_{15}H_{16}O_3$)的总量计,水蜜丸每 1g 不得少于 0.2mg;小蜜丸每 1g 不得少于 0.13mg,大蜜丸每丸不得少于 1.2mg。

【功能与主治】 祛风除湿,通络止痛,补益肝肾。用于风湿瘀阻、肝肾不足所致的痹病,症见肢体拘挛、手足麻木、腰腿疼痛。

【用法与用量】 口服。水蜜丸一次 6g,小蜜丸一次 9g,大蜜丸一次 1 丸,一日 2~3 次。

【注意】 孕妇慎用。

【规格】 (1)小蜜丸　每 100 丸重 20g

(2)大蜜丸　每丸重 9g

【贮藏】 密封。

天麻头痛片
Tianma Toutong Pian

【处方】 天麻 94g　　　白芷 188g

川芎 188g　　　荆芥 125g

当归 188g　　　乳香(醋制)42g

【制法】 以上六味,天麻、部分白芷及乳香(醋制)粉碎成细粉,备用;川芎、荆芥、剩余白芷、当归粉碎成粗粉,用 85% 乙醇作溶剂进行渗漉,漉液回收乙醇,浓缩至适量,干燥,与上述细粉及淀粉适量,混匀,制粒,于 60℃以下干燥,制成 500 片〔规格(2)〕。或 1000 片〔规格(1)、规格(3)〕,包糖衣或薄膜衣,即得。

【性状】 本品为糖衣片或薄膜衣片,除去包衣后显浅棕色至棕色;气微香,味微辛、苦。

【鉴别】 (1)取本品,置显微镜下观察:草酸钙针晶成束或散在,长 25~48μm;含糊化多糖类物薄壁细胞遇碘液显棕色或淡棕紫色(天麻)。淀粉粒复粒,由 2~12 粒组成(白芷)。

(2)照〔含量测定〕项下的方法试验,供试品色谱中应呈现与对照品色谱峰保留时间相同的色谱峰。

(3)取本品适量,除去包衣,研细,取 2g,加石油醚(60~90℃)40ml,超声处理 30 分钟,滤过,滤液回收溶剂至干,残渣加三氯甲烷少量使溶解,加置中性氧化铝柱(100~200 目,2g,内径为 10mm)上,以三氯甲烷 30ml 洗脱,收集洗脱液,回收溶剂至干,残渣加三氯甲烷 1ml 使溶解,作为供试品溶液。另取欧前胡素对照品,加乙酸乙酯制成每 1ml 含 1mg 的溶液,作为对照品溶液。照薄层色谱法(通则 0502)试验,吸取上述两种溶液各 5~10μl,分别点于同一硅胶 G 薄层板上,以甲苯-乙酸乙酯(9∶1)为展开剂,展开,取出,晾干,置紫外光灯(365nm)下检视。供试品色谱中,在与对照品色谱相应的位置上,显相同颜色的荧光斑点。

(4)取本品适量,除去包衣,研细,取 1.5g,加乙醇 10ml,超声处理 20 分钟,离心,取上清液挥至约 4ml,作为供试品溶液。另取乳香对照药材 1g,同法制成对照药材溶液。照薄层色谱法(通则 0502)试验,吸取上述两种溶液各 5~10μl,分别点于同一硅胶 G 薄层板上,以正己烷-乙酸乙酯(17∶3)为展开剂,展开,取出,晾干,喷以 5% 香草醛硫酸溶液,在 105℃加热至斑点显色清晰,置日光下检视。供试品色谱中,在与对照药材色谱相应的位置上,显相同颜色的斑点。

(5)取本品适量,除去包衣,研细,取约 3g,加石油醚(60~90℃)20ml,超声处理 20 分钟,滤过,滤液浓缩至约 1ml,作为供试品溶液。另取当归对照药材、川芎对照药材各 1g,同法分别制成对照药材溶液。照薄层色谱法(通则 0502)试验,吸取上述三种溶液各 10μl,分别点于同一硅胶 G 薄层板上,以正己烷-乙酸乙酯(17∶3)为展开剂,展开,取出,晾干,置碘蒸气中熏约 2 分钟后取出,置紫外光灯(365nm)下检视。供试品色谱中,在与对照药材色谱相应的位置上,显相同的亮蓝色荧光斑点。

【检查】 应符合片剂项下有关的各项规定(通则 0101)。

【含量测定】 照高效液相色谱法(通则 0512)测定。

色谱条件与系统适用性试验 以十八烷基硅烷键合硅胶为填充剂;以乙腈-水(1∶100)为流动相;检测波长为 220nm。理论板数按天麻素峰计应不低于 4000。

对照品溶液的制备 取天麻素对照品适量,精密称定,加流动相制成每 1ml 含 25μg 的溶液,即得。

供试品溶液的制备 取本品 20 片,除去包衣,精密称定,研细,取约 2.5g,精密称定,精密加入甲醇 50ml,密塞,称定重量,超声处理(功率 250W,频率 40kHz)30 分钟,静置 24 小时,振摇后再超声处理 30 分钟,再称定重量,用甲醇补足减失的重量,摇匀,滤过,精密吸取续滤液 20ml,回收溶剂至干,残渣精密加水 50ml,称定重量,超声处理 30 分钟,再称定重量,用水补足减失重量,摇匀,滤过,精密吸取续滤液 25ml,用乙酸乙酯振摇提取 5 次(20ml,20ml,10ml,10ml,10ml),合并乙酸乙酯液,用水 10ml 振摇提取 1 次,合并水液,蒸干,残渣加水少量使溶解,转移至 10ml 量瓶中,加流动相稀释至刻度,摇匀滤过,取续滤液,即得。

测定法 分别精密吸取对照品溶液和供试品溶液各 10μl,注入液相色谱仪,测定,即得。

本品每片含天麻以天麻素($C_{13}H_{18}O_7$)计,〔规格(1)、规格(3)〕不得少于 0.09mg,〔规格(2)〕不得少于 0.18mg。

【功能与主治】 养血祛风,散寒止痛。用于外感风寒、瘀血阻滞或血虚失养所致的偏正头痛、恶寒、鼻塞。

【用法与用量】 口服。一次 2~3 片〔规格(2)〕,一次 4~6 片〔规格(1)、规格(3)〕,一日 3 次。

【规格】 (1)薄膜衣片 每片重 0.31g

(2)薄膜衣片 每片重 0.62g

(3)糖衣片 片心重 0.3g

【贮藏】 密封。

天麻钩藤颗粒

Tianma Gouteng Keli

【处方】 天麻 80.5g　　　　钩藤 268g

石决明 214.5g　　　栀子 80.5g

黄芩 80.5g　　　　　牛膝 80.5g

盐杜仲 107g　　　　益母草 107g

桑寄生 214.5g　　　首乌藤 134g

茯苓 134g

【制法】 以上十一味,天麻粉碎成细粉,备用;其余钩藤等十味加水煎煮二次,合并煎液,滤过,滤液浓缩至适量,加蔗糖、糊精适量与上述细粉混匀,制成颗粒,干燥,制成 1000g;或取滤液浓缩至适量,取糊精适量与上述天麻细粉混匀,加浓缩液,喷雾干燥,制成 500g(无蔗糖),即得。

【性状】 本品为黄棕色至棕褐色的颗粒;味微苦、微甜;或味苦(无蔗糖)。

【鉴别】 (1)取本品 10g 或 5g(无蔗糖),研细,加乙醚 20ml,振摇 10 分钟,滤过,弃去乙醚,残渣挥尽乙醚,加乙酸乙酯 30ml,加热回流 2 小时,放冷,滤过,滤液蒸干,残渣加乙醇 1ml 使溶解,作为供试品溶液。另取栀子苷对照品,加乙醇制成每 1ml 含 2mg 的溶液,作为对照品溶液。照薄层色谱法(通则 0502)试验,吸取上述供试品溶液 5~10μl,对照品溶液

5μl,分别点于同一硅胶 G 薄层板上,以甲苯-三氯甲烷-丙酮-甲醇-浓氨试液(4:5:4:3:0.8)为展开剂,展开,取出,晾干,喷以 10% 硫酸乙醇溶液,105℃ 加热至斑点显色清晰。供试品色谱中,在与对照品色谱相应的位置上,显相同颜色的斑点。

(2)取本品 5g 或 2.5g(无蔗糖),加沸水 40ml 使溶解,放冷,离心,分取上清液,用水饱和的正丁醇振摇提取 3 次,每次 20ml,合并正丁醇液,用正丁醇饱和的水洗涤 3 次,每次 20ml,弃去水液,分取正丁醇液,蒸干,残渣加甲醇 1ml 使溶解,作为供试品溶液。另取黄芩苷对照品,加甲醇制成每 1ml 含 2mg 的溶液,作为对照品溶液。照薄层色谱法(通则 0502)试验,吸取上述两种溶液各 3~6μl,分别点于同一硅胶 G 薄层板上,以乙酸乙酯-丁酮-醋酸-水(10:7:5:3)的上层液为展开剂,展开,取出,晾干,喷以 1% 三氯化铁乙醇溶液。供试品色谱中,在与对照品色谱相应的位置上,显相同颜色的斑点。

(3)取本品 10g 或 5g(无蔗糖),研细,加甲醇 50ml,加热回流 1 小时,滤过,滤液蒸干,残渣加水 10ml 使溶解,再加盐酸 2ml,置水浴中加热回流 30 分钟,立即冷却,用乙醚 30ml 分 2 次振摇提取,合并乙醚提取液,蒸干,残渣加三氯甲烷 1ml 使溶解,作为供试品溶液。另取大黄素对照品,加甲醇制成每 1ml 含 1mg 的溶液,作为对照品溶液。照薄层色谱法(通则 0502)试验,吸取上述供试品溶液 5~10μl,对照品溶液 2μl,分别点于同一硅胶 G 薄层板上,以甲苯(水饱和)-甲酸乙酯-甲酸(5:4:1)为展开剂,展开,取出,晾干,置氨蒸气中熏至斑点显色清晰。供试品色谱中,在与对照品色谱相应的位置上,显相同的红色斑点。

(4)取本品 6g 或 3g(无蔗糖),研细,用浓氨试液湿润后,加三氯甲烷 50ml,加热回流 1 小时,滤过,滤液蒸干,残渣加无水乙醇 1ml 使溶解,作为供试品溶液。另取钩藤对照药材 1g,同法制成对照药材溶液。照薄层色谱法(通则 0502)试验,吸取上述两种溶液各 5~10μl,分别点于同一以 1% 氢氧化钠溶液制备的硅胶 G 薄层板上,以甲苯-三氯甲烷-丙酮-甲醇-浓氨试液(4:5:4:3:0.8)为展开剂,展开,取出,晾干,置紫外光灯(365nm)下检视。供试品色谱中,在与对照药材色谱相应的位置上,显相同颜色的荧光斑点。

【检查】 应符合颗粒剂项下有关的各项规定(通则 0104)。

【含量测定】 黄芩 照高效液相色谱法(通则 0512)测定。

色谱条件与系统适用性试验 以十八烷基硅烷键合硅胶为填充剂;以乙腈-水-磷酸(20:80:0.1)为流动相;检测波长为 280nm。理论板数按黄芩苷峰计算应不低于 2000。

对照品溶液的制备 取黄芩苷对照品适量,精密称定,加 70% 乙醇制成每 1ml 含 50μg 的溶液,即得。

供试品溶液的制备 取装量差异项下的本品内容物,研细,取约 0.8g 或 0.4g(无蔗糖),精密称定,置 25ml 量

瓶中,加 70% 乙醇 20ml,超声处理(功率 250W,频率 60kHz)15 分钟,放冷,加 70% 乙醇稀释至刻度,摇匀,滤过,取续滤液,即得。

测定法　精密吸取对照品溶液与供试品溶液各 10μl,注入液相色谱仪,测定,即得。

本品每袋含黄芩以黄芩苷($C_{21}H_{18}O_{11}$)计,不得少于 15.0mg。

天麻　照高效液相色谱法(通则 0512)测定。

色谱条件与系统适用性试验　以十八烷基硅烷键合硅胶为填充剂;以 0.1% 磷酸甲醇溶液为流动相 A,以 0.1% 磷酸溶液为流动相 B,按下表中的规定进行梯度洗脱;检测波长为 220nm。理论板数按天麻素峰计算应不低于 2000。

时间(分钟)	流动相 A(%)	流动相 B(%)
0～15	3→6	97→94
15～45	6→50	94→50
45～46	50→3	50→97
46～56	3	97

对照品溶液的制备　取天麻素对照品适量,精密称定,加 50% 甲醇制成每 1ml 含 0.2mg 的溶液,精密量取 1ml,置 10ml 量瓶中,加乙腈-0.05% 磷酸溶液(2∶98)至刻度,摇匀,即得(每 1ml 含天麻素 20μg)。

供试品溶液的制备　取装量差异项下的本品内容物,研细,取约 1.6g 或约 0.8g(无蔗糖),精密称定,精密加入稀乙醇 25ml,称定重量,浸渍 24 小时,加热回流 1 小时,放冷,再称定重量,用稀乙醇补足减失的重量,摇匀,滤过,精密量取续滤液 5ml,蒸干,残渣加乙腈-0.05% 磷酸溶液(2∶98)溶解并转移至 10ml 量瓶中,加乙腈-0.05% 磷酸溶液(2∶98)稀释至刻度,摇匀,滤过,取续滤液,即得。

测定法　精密吸取对照品溶液与供试品溶液各 10μl,注入液相色谱仪,测定,即得。

本品每袋含天麻以天麻素($C_{13}H_{18}O_7$)计,不得少于 1.5mg。

【功能与主治】　平肝熄风,清热安神。用于肝阳上亢所引起的头痛、眩晕、耳鸣、眼花、震颤、失眠;高血压见上述证候者。

【用法与用量】　开水冲服。一次 1 袋,一日 3 次,或遵医嘱。

【规格】　(1)每袋装 5g(无蔗糖)　(2)每袋装 10g

【贮藏】　密封,置干燥处。

天麻首乌片
Tianma Shouwu Pian

【处方】　天麻 33.75g　　　　　白芷 26.25g
　　　　　制何首乌 56.25g　　　　熟地黄 56.25g

丹参 56.25g　　　　　川芎 22.5g
当归 75g　　　　　　　炒蒺藜 37.5g
桑叶 37.5g　　　　　　墨旱莲 75g
酒女贞子 75g　　　　　白芍 75g
黄精(蒸)75g　　　　　甘草 11.25g

【制法】　以上十四味,天麻、川芎、制何首乌粉碎成细粉,过筛,混匀;白芷、当归提取挥发油,备用;药渣与其余熟地黄等九味加水煎煮二次,每次 2 小时,合并煎液,滤过,滤液浓缩成相对密度为 1.28～1.30(热测)的清膏,加入上述药粉,混匀,干燥,粉碎,过筛,制成颗粒,喷入上述白芷、当归挥发油,密闭,压制成 1000 片,包糖衣或薄膜衣,即得。

【性状】　本品为糖衣片或薄膜衣片,除去包衣后显棕褐色;气香,味微苦。

【鉴别】　(1)取本品 5 片,除去包衣,研细,加水 25ml,搅拌 5 分钟,离心,取上清液,加水饱和正丁醇振摇提取 2 次,每次 25ml,合并正丁醇液,蒸干,残渣加甲醇 2ml 使溶解,作为供试品溶液。另取何首乌对照药材 0.4g,加乙醚 25ml,加热回流 1 小时,滤过,滤液蒸干,残渣加甲醇 1ml 使溶解,作为对照药材溶液。照薄层色谱法(通则 0502)试验,吸取上述两种溶液各 5μl,分别点于同一硅胶 G 薄层板上使成条状,以甲苯-丙酮-甲醇(6∶2∶1)为展开剂,展开,取出,晾干,喷以磷钼酸硫酸溶液(取磷钼酸 2g,加水 20ml 使溶解,再缓缓加入硫酸 30ml,摇匀),加热至斑点显色清晰。供试品色谱中,在与对照药材色谱相应的位置上,显相同颜色的主条斑。

(2)取本品 20 片,除去包衣,研细,加乙醚 20ml,浸渍过夜,滤过,滤液蒸干,残渣加乙醇 0.5ml 使溶解,作为供试品溶液。取川芎对照药材 0.2g,同法制成对照药材溶液。照薄层色谱法(通则 0502)试验,吸取供试品溶液 10μl,对照药材溶液 2μl,分别点于同一硅胶 G 薄层板上,以正己烷-乙酸乙酯(9∶1)为展开剂,展开,取出,晾干,置紫外光灯(365nm)下检视。供试品色谱中,在与对照药材色谱相应的位置上,显相同颜色的荧光主斑点。

(3)取本品 10 片,除去包衣,研细,加甲醇 20ml。超声处理 30 分钟,滤过,滤液蒸干,残渣加甲醇 1ml 使溶解,作为供试品溶液。另取桑叶对照药材 1g,加水 50ml,煮沸 30 分钟,滤过,滤液蒸干,残渣加甲醇 1ml 使溶解,作为对照药材溶液。照薄层色谱法(通则 0502)试验,吸取供试品溶液 20μl、对照药材溶液 5μl,分别点于同一硅胶 G 薄层板上使成条状,以甲苯-乙酸乙酯-甲酸(5∶2∶1)为展开剂,展开,取出,晾干,置紫外光灯(365nm)下检视。供试品色谱中,在与对照药材色谱相应的位置上,显相同颜色的荧光主斑点。

【检查】　应符合片剂项下有关的各项规定(通则 0101)。

【含量测定】　照高效液相色谱法(通则 0512)测定(避光操作)。

色谱条件与系统适用性试验　以十八烷基硅烷键合硅胶为填充剂;以乙腈-水(22∶78)为流动相;检测波长为 320nm。

理论板数按 2,3,5,4'-四羟基二苯乙烯-2-O-β-D-葡萄糖苷峰计算应不低于 2000。

对照品溶液的制备　精密称取 2,3,5,4'-四羟基二苯乙烯-2-O-β-D-葡萄糖苷对照品适量,加甲醇制成每 1ml 含 40μg 的溶液,即得。

供试品溶液的制备　取本品 10 片,除去包衣,精密称定,研细,取适量(约相当于本品 2 片),精密称定,精密加入甲醇 25ml,称定重量,加热回流 30 分钟,放冷,再称定重量,用甲醇补足减失的重量,摇匀,滤过,取续滤液,即得。

测定法　分别精密吸取对照品溶液与供试品溶液各 5～10μl,注入液相色谱仪,测定,即得。

本品每片含何首乌以 2,3,5,4'-四羟基二苯乙烯-2-O-β-D-葡萄糖苷($C_{20}H_{22}O_9$)计,不得少于 0.20mg。

【功能与主治】　滋阴补肾,养血息风。用于肝肾阴虚所致的头晕目眩、头痛耳鸣、口苦咽干、腰膝酸软、脱发、白发;脑动脉硬化、早期高血压、血管神经性头痛、脂溢性脱发见上述证候者。

【用法与用量】　口服。一次 6 片,一日 3 次。

【贮藏】　密封。

天麻祛风补片
Tianma Qufeng Bupian

【处方】　
地黄 160g	当归 160g
羌活 80g	独活 50g
附片(黑顺片)(砂炒)60g	肉桂 60g
天麻(姜汁制)60g	盐杜仲 70g
酒川牛膝 60g	玄参 60g
茯苓 60g	

【制法】　以上十一味,天麻(姜汁制)、盐杜仲、茯苓粉碎成粗粉;肉桂粉碎成细粉,过筛;当归、独活、羌活提取挥发油,药渣与药液加入酒川牛膝、附片(黑顺片)(砂炒)、地黄、玄参,加水煎煮三次,第一次 3 小时,第二、三次各 2 小时,合并煎液,滤过,滤液浓缩成稠膏,与上述粗粉混匀,干燥,粉碎成细粉,加入肉桂细粉,混匀,制成颗粒,干燥,喷入当归等挥发油,混匀,压制成 1000 片,包糖衣,即得。

【性状】　本品为糖衣片,除去糖衣后显棕褐色至黑褐色;味甜、苦、略麻。

【鉴别】　(1)取本品,置显微镜下观察:不规则分枝状团块无色,遇水合氯醛液溶化;菌丝无色或淡棕色,直径4～6μm(茯苓)。厚壁细胞多角形或长多角形,直径 70～180μm,壁较厚,微木化,纹孔明显(天麻)。纤维单个散在,长梭形,直径24～50μm(肉桂)。橡胶丝呈条状或扭曲成团,表面带颗粒性(盐杜仲)。

(2)取本品 20 片,除去糖衣,研细,加乙醚 40ml,回流提取 30 分钟,放冷,滤过,药渣备用;滤液挥干,残渣加无水乙醇 1ml 使溶解,作为供试品溶液。另取桂皮醛对照品,加乙醇制成每 1ml 含 1mg 的溶液,作为对照品溶液。照薄层色谱法(通则 0502)试验,吸取供试品溶液 6～8μl,对照品溶液 3μl,分别点于同一硅胶 G 薄层板上,以石油醚(60～90℃)-乙酸乙酯(8:1)为展开剂,展开,取出,晾干,喷以二硝基苯肼乙醇试液。供试品色谱中,在与对照品色谱相应的位置上,显相同颜色的斑点。

(3)取独活对照药材 1g,加水煮沸 1 小时,放冷,滤过,取滤液,用乙醚振摇提取 2 次,每次 15ml,合并乙醚提取液,挥干,残渣加无水乙醇 1ml 使溶解,作为对照药材溶液。照薄层色谱法(通则 0502)试验,吸取〔鉴别〕(2)项下供试品溶液 10～20μl,上述对照药材溶液 10μl,分别点于同一硅胶 G 薄层板上,以三氯甲烷-丙酮(17:3)为展开剂,展开,取出,晾干,置紫外光灯(365nm)下检视。供试品色谱中,在与对照药材色谱相应的位置上,显相同颜色的荧光斑点。

(4)取〔鉴别〕(2)项下乙醚提取后的备用残渣,挥尽乙醚,加水饱和的正丁醇 40ml,加热回流 30 分钟,放冷,滤过,取滤液 20ml 蒸干,残渣加水 5ml 使溶解,通过 D101 型大孔吸附树脂柱(内径为 1.4cm,柱高为 12cm),先用水 50ml 洗涤,弃去洗涤液,再用 10% 乙醇 50ml 洗脱,收集洗脱液,蒸干,残渣加无水乙醇 1ml 使溶解,作为供试品溶液。另取天麻素对照品,加甲醇制成每 1ml 含 1mg 的溶液,作为对照品溶液。照薄层色谱法(通则 0502)试验,吸取上述两种溶液各 5～10μl,分别点于同一硅胶 G 薄层板上,以三氯甲烷-乙酸乙酯-甲醇-甲酸(8:1:3:0.1)为展开剂,展开,取出,晾干,喷以 10% 磷钼酸乙醇溶液,在 105℃ 加热至斑点显色清晰。供试品色谱中,在与对照品色谱相应的位置上,显相同颜色的斑点。

【检查】　乌头碱限量　取本品 20 片,除去包衣,研细,加氨试液 4ml,混匀,放置 2 小时,加乙醚 60ml,振摇 1 小时,放置 24 小时,滤过,滤液蒸干,残渣加无水乙醇 1.0ml 使溶解,作为供试品溶液。另取乌头碱对照品适量,加无水乙醇制成每 1ml 含 1.0mg 的溶液,作为对照品溶液。照薄层色谱法(通则 0502)试验,吸取上述供试品溶液 5μl、对照品溶液 10μl,分别点于同一硅胶 G 薄层板上,以甲苯-乙酸乙酯-二乙胺(14:4:1)为展开剂,展开,取出,晾干,喷以稀碘化铋钾试液。供试品色谱中,在与对照品色谱相应的位置上,出现的斑点应小于对照品斑点,或不出现斑点。

其他　应符合片剂项下有关的各项规定(通则 0101)。

【含量测定】　照高效液相色谱法(通则 0512)测定。

色谱条件与系统适用性试验　以十八烷基硅烷键合硅胶为填充剂;以甲醇-水(4:96)为流动相;检测波长为 220nm。理论板数按天麻素峰计算应不低于 2000。

对照品溶液的制备　取天麻素对照品适量,精密称定,加甲醇制成每 1ml 含 50μg 的溶液,即得。

供试品溶液的制备 取本品 30 片,除去包衣,精密称定,研细,取约 2g,精密称定,置具塞锥形瓶中,精密加入 80％甲醇 25ml,称定重量,超声处理(功率 160W,频率 50kHz)30 分钟,放冷,再称定重量,用 80％甲醇补足减失的重量,摇匀,静置,取上清液,滤过,取续滤液,即得。

测定法 分别精密吸取对照品溶液与供试品溶液各 5μl,注入液相色谱仪,测定,即得。

本品每片含天麻以天麻素($C_{13}H_{18}O_7$)计,不得少于 0.10mg。

【功能与主治】 温肾养肝,祛风止痛。用于肝肾亏损、风湿入络所致的痹病,症见头晕耳鸣、关节疼痛、腰膝酸软、畏寒肢冷、手足麻木。

【用法与用量】 口服。一次 6 片,一日 3 次。

【注意】 孕妇及感冒发热期间禁用;忌食生冷油腻食物。

【规格】 糖衣片 片心重 0.35g

【贮藏】 密封。

注:[1]天麻(姜汁制) 取生姜(每 100kg 净药材用生姜 5kg)捣碎取汁,加沸水适量,备用;取净药材加姜汁水拌匀,吸润约 12 小时,并不断翻动,至姜汁吸尽透心,干燥。

[2]附片(黑顺片)(砂炒) 先将洁净河砂置锅内炒热,加入黑顺片不断拌炒,炒至附片发泡呈黄色时,取出,筛去砂,放凉。

天麻醒脑胶囊
Tianma Xingnao Jiaonang

【处方】 天麻 300g　　　　　　地龙 200g
　　　　 石菖蒲 300g　　　　　 远志 200g
　　　　 熟地黄 100g　　　　　 肉苁蓉 100g

【制法】 以上六味,天麻粉碎成细粉,过筛,备用;石菖蒲、远志、熟地黄、肉苁蓉加水煎煮二次,第一次 1.5 小时,第二次 1 小时,分次滤过,合并滤液,浓缩至相对密度 1.10～1.15(90℃)的清膏,冷却,加乙醇使含醇量达 60％,静置 48 小时,滤过,滤液备用;地龙用 60％乙醇冷浸 72 小时,滤过,滤液与上述滤液合并,回收乙醇,加入天麻细粉,充分混匀后制成颗粒,80℃以下烘干,装入胶囊,制成 1000 粒,即得。

【性状】 本品为硬胶囊,内容物为淡黄色至棕黄色的颗粒和粉末;气腥,味辛、咸。

【鉴别】 (1)取本品内容物 3g,置具塞锥形瓶中,加二氯甲烷 30ml,振摇,超声处理 30 分钟,滤过(药渣备用),滤液回收溶剂至干,残渣加二氯甲烷 0.5ml 使溶解,作为供试品溶液。另取地龙对照药材 0.5g,同法制成对照药材溶液。照薄层色谱法(通则 0502)试验,吸取上述两种溶液各 5～10μl,分别点于同一硅胶 G 薄层板上,以甲苯-丙酮(9:1)为展开剂,展

开,取出,晾干,置紫外光灯(365nm)下检视。供试品色谱中,在与对照药材色谱相应的位置上,显相同颜色的荧光主斑点。

(2)取石菖蒲对照药材 0.3g,加二氯甲烷 25ml,振摇,超声处理 30 分钟,滤过,滤液回收溶剂至干,残渣加二氯甲烷 0.5ml 使溶解,作为对照药材溶液。照薄层色谱法(通则 0502)试验,吸取〔鉴别〕(1)项下的供试品溶液 5～10μl、上述对照药材溶液 1μl,分别点于同一硅胶 G 薄层板上,以石油醚(60～90℃)-乙酸乙酯(4:1)为展开剂,展开,取出,晾干,喷以 5％香草醛硫酸溶液,在 105℃加热至斑点显色清晰。供试品色谱中,在与对照药材色谱相应的位置上,显相同颜色的主斑点。

(3)取〔鉴别〕(1)项下备用的药渣,加水饱和的正丁醇 30ml,振摇,超声处理 20 分钟,滤过,滤液蒸干,残渣加水 2ml 使溶解,通过 D101 型大孔吸附树脂柱(内径为 1cm,柱高为 15cm),用 10％乙醇 25ml 洗脱,收集洗脱液,蒸干,残渣加甲醇 0.5ml 使溶解,作为供试品溶液。另取天麻素对照品,加甲醇制成每 1ml 含 1mg 的溶液,作为对照品溶液。照薄层色谱法(通则 0502)试验,吸取上述两种溶液各 6～10μl,分别点于同一硅胶 G 薄层板上,以三氯甲烷-乙酸乙酯-甲醇-甲酸(8:1:3:0.1)为展开剂,展距为 12cm,取出,晾干,喷以 10％磷钼酸乙醇溶液,在 105℃加热至斑点显色清晰。供试品色谱中,在与对照品色谱相应的位置上,显相同颜色的斑点。

(4)取本品内容物 2g,置具塞锥形瓶中,加 80％甲醇 50ml,超声处理 30 分钟,滤过,滤液蒸干,残渣加水 5ml 使溶解,用水饱和的正丁醇振摇提取 4 次,每次 10ml,合并正丁醇液,蒸干,残渣加甲醇 2ml 使溶解,作为供试品溶液。另取毛蕊花糖苷对照品,加甲醇制成每 1ml 含 1mg 的溶液,作为对照品溶液。照薄层色谱法(通则 0502)试验,吸取供试品溶液 5μl、对照品溶液 2μl,分别点于同一硅胶 G 薄层板上使成条状,以乙酸乙酯-甲醇-甲酸(16:0.5:2)为展开剂,展开,取出,晾干,用 0.1％的 2,2-二苯基-1-苦肼基无水乙醇溶液浸渍,晾干。供试品色谱中,在与对照品色谱相应的位置上,显相同颜色的条斑。

(5)取松果菊苷对照品,加甲醇制成每 1ml 含 1mg 的溶液,作为对照品溶液。照薄层色谱法(通则 0502)试验,吸取〔鉴别〕(4)项下的供试品溶液及上述对照品溶液各 2μl,分别点于同一聚酰胺薄层板上,以甲醇-醋酸-水(2:2:6)为展开剂,展开,取出,晾干,置紫外光灯(365nm)下检视。供试品色谱中,在与对照品色谱相应的位置上,显相同颜色的荧光斑点。

【检查】 应符合胶囊剂项下有关的各项规定(通则 0103)。

【含量测定】 照高效液相色谱法(通则 0512)测定。

色谱条件与系统适用性试验 以十八烷基硅烷键合硅胶为填充剂;以乙腈-0.1％磷酸溶液(2:98)为流动相;检测波长为 220nm。理论板数按天麻素峰计算应不低于 4000。

对照品溶液的制备　取天麻素对照品适量,精密称定,加乙腈-水(2:98)混合溶液制成每 1ml 含 50μg 的溶液,即得。

供试品溶液的制备　取装量差异项下的本品内容物,混匀,取约 1g,精密称定,置具塞锥形瓶中,精密加入乙腈-水(2:98)混合溶液 50ml,密塞,称定重量,充分摇散后超声处理(功率 250W,频率 50kHz)30 分钟,放冷,再称定重量,用乙腈-水(2:98)混合溶液补足减失的重量,摇匀,倾出溶液适量置离心管中,密塞,离心(转速为每分钟 4000 转)10 分钟,取上清液滤过,取续滤液,即得。

测定法　分别精密吸取对照品溶液 10μl 与供试品溶液 5~10μl,注入液相色谱仪,测定,即得。

本品每粒含天麻以天麻素($C_{13}H_{18}O_7$)计,不得少于 0.60mg。

【功能与主治】　滋补肝肾,平肝息风,通络止痛。用于肝肾不足,肝风上扰所致头痛,头晕,记忆力减退,失眠,反应迟钝,耳鸣,腰酸。

【用法与用量】　口服。一次 2 粒,一日 3 次。

【规格】　每粒装 0.4g

【贮藏】　密封。

天紫红女金胶囊
Tianzihong Nüjin Jiaonang

【处方】

炙黄芪 53g	党参 53g
山药(酒炒)53g	炙甘草 13g
熟地黄 53g	当归 80g
阿胶(蛤粉制)53g	白术 53g
茯苓 40g	盐杜仲 40g
川芎 40g	陈皮 27g
香附(醋盐炙)80g	肉桂 27g
三七(熟)27g	砂仁(去壳盐炙)27g
桑寄生 40g	益母草 53g
盐小茴香 13g	牛膝 13g
木香 13g	酒白芍 53g
丁香 7g	艾叶(醋炙)80g
盐益智仁 27g	醋延胡索 13g
肉苁蓉 40g	酒续断 40g
地榆(醋炙)53g	荆芥(醋炙)40g
酸枣仁(盐炙)53g	海螵蛸 53g
麦冬 27g	椿皮 27g
酒黄芩 53g	白薇 13g

【制法】　以上三十六味,山药(酒炒)、茯苓、肉桂、盐小茴香、丁香、三七(熟)、砂仁(去壳盐炙)、木香、阿胶(蛤粉制)、香附(醋盐炙)18g 粉碎成细粉,混匀备用。其余炙黄芪等二十六味与剩余香附(醋盐炙)加水煎煮两次,第一次 1.5 小时,第

二次 1 小时,煎液滤过,滤液合并,减压浓缩至相对密度 1.15~1.25(60~80℃),放冷,加入乙醇至含醇量为 65%,静置 10 小时以上,取上清液,回收乙醇,浓缩至相对密度为 1.30~1.35(60~80℃)的稠膏,干燥,粉碎,加入上述药粉和适量二氧化硅和液状石蜡混匀,或制粒,装入胶囊,制成 1000 粒,即得。

【性状】　本品为硬胶囊,内容物为棕黄色至棕红色的颗粒和粉末或粉末;气清香,味苦、微涩。

【鉴别】　(1)取本品内容物,置显微镜下观察:淀粉粒三角状卵形或矩圆形,直径 24~40μm,脐点短缝状或人字状(山药)。石细胞类圆形或类长方形,壁一面菲薄(肉桂)。内种皮厚壁细胞黄棕色或棕红色,表面观类多角形,壁厚,胞腔含硅质块(砂仁)。草酸钙簇晶小,直径约 7~11μm,存在于薄壁细胞中,常数个排列成行(丁香)。

(2)取本品内容物 3g,加水 20ml,超声处理 10 分钟,离心,取上清液,用水饱和的正丁醇振摇提取 3 次,每次 30ml,合并正丁醇液,用氨试液洗涤 3 次,每次 30ml,取正丁醇液,蒸干,残渣加甲醇 1ml 使溶解,作为供试品溶液。另取人参皂苷 Rb₁ 对照品、人参皂苷 Rg₁ 对照品及三七皂苷 R₁ 对照品,加甲醇制成每 1ml 各含 1mg 的混合溶液,作为对照品溶液。照薄层色谱法(通则 0502)试验,吸取供试品溶液 10μl,对照品溶液 5μl,分别点于同一硅胶 G 薄层板上,以三氯甲烷-甲醇-水(13:7:2)10℃ 以下放置的下层溶液为展开剂,展开,取出,晾干,喷以 10% 硫酸乙醇溶液,105℃ 加热至斑点显色清晰。供试品色谱中,在与对照品色谱相应的位置上,显相同颜色的斑点。

(3)取本品内容物 3g,加乙醚 20ml,超声处理 15 分钟,滤过,弃去乙醚液,残渣挥干后加乙醇 20ml,超声处理 30 分钟,滤过,滤液蒸干,残渣加水 20ml 使溶解,加盐酸调节 pH 值至 2~3,用乙酸乙酯振摇提取 2 次,每次 20ml,合并乙酸乙酯液,蒸干,残渣加甲醇 1ml 使溶解,作为供试品溶液。另取黄芩苷对照品适量,加甲醇制成每 1ml 含 1mg 的溶液,作为对照品溶液。照薄层色谱法(通则 0502)试验,吸取上述两种溶液各 4μl,分别点于同一硅胶 G 薄层板上,以乙酸乙酯-丁酮-甲酸-水(5:3:1:1)为展开剂,展开,取出,晾干,喷以 2% 三氯化铁乙醇溶液,105℃ 加热至斑点显色清晰。供试品色谱中,与对照品色谱相应的位置上,显相同颜色的斑点。

(4)取本品内容物 3g,加三氯甲烷 10ml,超声处理 20 分钟,滤过,滤液作为供试品溶液。另取去氢木香内酯对照品、木香烃内酯对照品,分别加三氯甲烷制成每 1ml 含 1mg 的溶液,作为对照品溶液。照薄层色谱法(通则 0502)试验,吸取上述三种溶液各 10μl,分别点于同一硅胶 G 薄层板上,以环己烷-三氯甲烷(1:5)为展开剂,展开,取出,晾干,喷以 1% 香草醛硫酸溶液,105℃ 加热至斑点显色清晰。供试品色谱中,在与对照品色谱相应的位置上,显相同颜色的斑点。

【检查】　应符合胶囊剂项下有关的各项规定(通则 0103)。

【含量测定】　照高效液相色谱法(通则 0512)测定。

色谱条件与系统适用性试验　以十八烷基硅烷键合硅胶

为填充剂;以甲醇-0.1%磷酸溶液(47:53)为流动相;检测波长为280nm。理论板数按黄芩苷峰计算应不低于3000。

对照品溶液的制备　取黄芩苷对照品适量,精密称定,加甲醇制成每1ml含30μg的溶液,即得。

供试品溶液的制备　取装量差异项下的本品内容物0.4g,精密称定,置具塞锥形瓶中,精密加入70%乙醇50ml,密塞,称定重量,超声处理(功率250W,频率25kHz)20分钟,放冷,再称定重量,用70%乙醇补足减失的重量,摇匀,滤过,取续滤液,即得。

测定法　分别精密吸取对照品溶液与供试品溶液各10μl,注入液相色谱仪,测定,即得。

本品每粒含黄芩以黄芩苷($C_{21}H_{18}O_{11}$)计,不得少于1.0mg。

【功能与主治】　益气养血,补肾暖宫。用于气血两亏,肾虚宫冷,月经不调,崩漏带下,腰膝冷痛,宫冷不孕。

【用法与用量】　口服。一次3粒,一日2~3次。

【注意】　感冒发热者禁用。

【规格】　每粒装0.35g

【贮藏】　密封。

天 智 颗 粒
Tianzhi Keli

【处方】

天麻 533g		钩藤 533g	
石决明 533g		杜仲 533g	
桑寄生 533g		茯神 267g	
首乌藤 533g		槐花 267g	
栀子 267g		黄芩 267g	
川牛膝 400g		益母草 533g	

【制法】　以上十二味,钩藤、桑寄生、益母草、首乌藤用80%乙醇回流提取三次,每次1小时,合并提取液,滤过,滤液减压回收乙醇至无醇味,并浓缩至相对密度1.05~1.10(50℃);加2倍量热水使溶解,边加边搅拌,滤取上清液,沉淀用同倍量热水洗涤二次,滤过,滤液合并,浓缩备用。石决明先煎15分钟后与其余天麻等七味加水煎煮二次,第一次1.5小时,第二次1小时,滤过,滤液浓缩至相对密度1.05~1.10(50℃),离心,上清液与上述钩藤等的浓缩液合并,浓缩至相对密度1.14~1.20(80℃)的清膏,喷雾干燥,制成干浸膏粉,加入乳糖粉和倍他环糊精适量,并加入甜菊素(0.5%~0.8%)和硬脂酸镁(0.1%~0.3%),混匀,制成1000g,即得。

【性状】　本品为黄棕色至棕褐色的颗粒;气微,味甜、微苦涩。

【鉴别】　(1)取本品15g,研细,加无水乙醇50ml,加热回流30分钟,滤过,滤液浓缩至约5ml,加入中性氧化铝10g,拌匀,蒸干,加无水乙醇50ml,加热回流30分钟,趁热加入活性炭0.5g,振摇30秒钟,滤过,滤液蒸干,残渣加乙醇2ml使溶解,作为供试品溶液。另取天麻素对照品,加乙醇制成每1ml含1mg的溶液,作为对照品溶液。照薄层色谱法(通则0502)试验,吸取供试品溶液2μl、对照品溶液6μl,分别点于同一硅胶G薄层板上,以三氯甲烷-甲醇-冰醋酸(6:2:0.15)为展开剂,展开,取出,晾干,喷以10%磷钼酸乙醇溶液,在105℃加热至斑点显色清晰。供试品色谱中,在与对照品色谱相应的位置上,显相同颜色的斑点。

(2)取本品15g,研细,加无水乙醇50ml,加热回流30分钟,滤过,滤液蒸干,残渣加水5ml使溶解,通过732Na-型强酸性阳离子交换树脂柱(内径为0.9cm,柱高为12cm),待液面与柱填料平齐,关闭柱塞,静置30分钟,以水洗至流出液近无色,弃去水液,再以氨试液50ml洗脱,收集洗脱液,蒸干,残渣加乙醇2ml使溶解,作为供试品溶液。另取盐酸水苏碱对照品,加乙醇制成每1ml含1mg的溶液,作为对照品溶液。照薄层色谱法(通则0502)试验,吸取上述两种溶液各10μl,分别点于同一硅胶G薄层板上,以正丁醇-乙酸乙酯-盐酸(4:0.5:1.5)为展开剂,置用展开剂预饱和20分钟的展开缸内,展开,取出,晾干,喷以稀碘化铋钾试液。供试品色谱中,在与对照品色谱相应的位置上,显相同颜色的斑点。

(3)取本品7.5g,研细,加甲醇50ml,加热回流1小时,滤过,滤液回收溶剂至干,残渣加水25ml使溶解,用乙酸乙酯振摇提取2次,每次20ml,合并乙酸乙酯液,备用。水层用水饱和的正丁醇振摇提取3次,每次25ml,合并正丁醇液,用氨试液洗涤2次,每次20ml,正丁醇回收溶剂至干,残渣加甲醇2ml使溶解,作为供试品溶液。另取栀子苷对照品,加甲醇制成每1ml含1mg的溶液,作为对照品溶液。照薄层色谱法(通则0502)试验,吸取上述两种溶液各5μl,分别点于同一硅胶G薄层板上,以乙酸乙酯-丙酮-甲酸-水(10:6:2:0.5)为展开剂,展开,取出,晾干,喷以10%硫酸乙醇溶液,在105℃加热至斑点显色清晰。供试品色谱中,与对照品色谱相应的位置上,显相同颜色的斑点。

(4)取〔鉴别〕(3)项下的备用乙酸乙酯液,回收溶剂至干,残渣加甲醇2ml使溶解,作为供试品溶液。另取芦丁对照品、黄芩苷对照品,分别加甲醇制成每1ml各含1mg的溶液,作为对照品溶液。照薄层色谱法(通则0502)试验,吸取上述三种溶液各5μl,分别点于同一硅胶G薄层板上,以乙酸乙酯-甲酸-水(8:1:1)为展开剂,展开,取出,晾干,喷以1%三氯化铁乙醇溶液,在105℃加热至斑点显色清晰。供试品色谱中,在与对照品色谱相应的位置上,显相同颜色的斑点。

(5)取异钩藤碱对照品,加甲醇制成每1ml含0.5mg的溶液,作为对照品溶液。照薄层色谱法(通则0502)试验,吸取〔鉴别〕(2)项下的供试品溶液10~20μl及上述对照品溶液10μl,分别点于同一硅胶G薄层板上,以石油醚(60~90℃)-丙酮(3:2)为展开剂,展开,取出,晾干,喷以改良碘化铋钾试液。供试品色谱中,在与对照品色谱相应的位置上,显相同颜色的斑点。

【检查】 应符合颗粒剂项下有关的各项规定(通则 0104)。

【含量测定】 照高效液相色谱法(通则 0512)测定。

色谱条件与系统适用性试验 以十八烷基硅烷键合硅胶为填充剂;以乙腈-0.05％磷酸溶液(2：98)为流动相;检测波长为 220nm。理论板数按天麻素峰计算应不低于 5000。

对照品溶液的制备 取天麻素对照品适量,精密称定,加流动相制成每 1ml 含 50µg 的溶液,即得。

供试品溶液的制备 取装量差异项下的本品适量,研细,取约 2g,精密称定,置具塞锥形瓶中,精密加入稀乙醇 50ml,称定重量,加热回流 1 小时,放冷,再称定重量,用稀乙醇补足减失的重量,摇匀,滤过,精密量取续滤液 10ml,浓缩至近干,残渣加乙腈-水(3：97)混合溶液适量使溶解,转移至 10ml 量瓶中,并用乙腈-水(3：97)混合溶液稀释至刻度,摇匀,滤过,取续滤液,即得。

测定法 分别精密吸取对照品溶液与供试品溶液各 10µl,注入液相色谱仪,测定,即得。

本品每袋含天麻以天麻素($C_{13}H_{18}O_7$)计,不得少于 3.0mg。

【功能与主治】 平肝潜阳,补益肝肾,益智安神。用于肝阳上亢的中风引起的头晕目眩、头痛失眠、烦躁易怒、口苦咽干、腰膝酸软、智能减退、思维迟缓、定向性差;轻中度血管性痴呆属上述证候者。

【用法与用量】 口服。一次 1 袋,一日 3 次。

【注意】 (1)低血压患者忌服。(2)个别患者可出现腹泻、腹痛、恶心、心慌等症状。(3)孕妇忌服。

【规格】 每袋装 5g

【贮藏】 密封。

天 舒 片
Tianshu Pian

【处方】 川芎 784g   天麻 196g

【制法】 以上二味,粉碎,混合,用 90％乙醇回流提取二次,每次 2 小时,合并提取液,滤过,滤液回收乙醇并浓缩成相对密度为 1.27(55～60℃)的清膏;药渣加水煎煮二次,每次 1 小时,合并煎液,滤过,滤液浓缩成相对密度为 1.27(55～60℃)的清膏;与上述清膏合并,加适量的糊精,真空干燥,粉碎成细粉,加蔗糖适量,制粒,干燥,压制成 1000 片,包薄膜衣,即得。

【性状】 本品为薄膜衣片,除去薄膜衣后显棕黄色至棕褐色;有特殊的香气,味微苦涩。

【鉴别】 (1)取本品 5 片,研细,取 1g,加水 15ml,搅拌 5 分钟使溶解,离心,上清液加乙醚 25ml,振摇提取,分取乙醚

液,备用,水层再用水饱和的正丁醇 20ml 振摇提取,分取正丁醇液,回收溶剂至干,残渣加甲醇 1ml 使溶解,作为供试品溶液。另取天麻素对照品,加甲醇制成每 1ml 含 0.5mg 的溶液,作为对照品溶液。照薄层色谱法(通则 0502)试验,吸取上述供试品溶液 2～4µl、对照品溶液 2µl,分别点于同一硅胶 G 薄层板上,以三氯甲烷-甲醇(3：1)为展开剂,展开,取出,晾干,喷以 15％磷钼酸乙醇溶液,在 105℃加热至斑点显色清晰。供试品色谱中,在与对照品色谱相应的位置上,显相同颜色的斑点。

(2)取〔鉴别〕(1)项下的乙醚液,低温蒸干,残渣加乙酸乙酯 1ml 使溶解,作为供试品溶液。另取川芎对照药材 0.5g,加乙酸乙酯 2ml,超声处理 20 分钟,取上清液作为对照药材溶液。照薄层色谱法(通则 0502)试验,吸取上述两种溶液各 10µl,分别点于同一硅胶 GF_{254} 薄层板上,以环己烷-乙酸乙酯(3：1)为展开剂,展开,取出,晾干,置紫外光灯(254nm)下检视。供试品色谱中,在与对照药材色谱相应的位置上,显相同颜色的斑点。

【检查】 应符合片剂项下有关的各项规定(通则 0101)。

【含量测定】 照高效液相色谱法(通则 0512)测定。

色谱条件与系统适用性试验 以十八烷基硅烷键合硅胶为填充剂;以乙腈为流动相 A,0.05％磷酸溶液为流动相 B,按下表中的规定进行梯度洗脱;检测波长为 220nm。理论板数按天麻素峰计算应不低于 5000。

时间(分钟)	流动相 A(%)	流动相 B(%)
0～30	3→40	97→60

对照品溶液的制备 精密称取天麻素对照品、阿魏酸对照品,加 20％甲醇溶液制成每 1ml 分别含 60µg、100µg 的混合溶液,即得。

供试品溶液的制备 取本品 10 片,精密称定,研细,混匀,取约 1g,精密称定,置具塞锥形瓶中,精密加入 20％甲醇溶液 50ml,称定重量,超声处理(功率 250W,频率 33kHz)30 分钟,放冷,再称定重量,用 20％甲醇溶液补足减失的重量,摇匀,离心,上清液滤过,取续滤液,即得。

测定法 分别精密吸取对照品溶液与供试品溶液各 10µl,注入液相色谱仪,测定,即得。

本品每片含天麻以天麻素($C_{13}H_{18}O_7$)计,不得少于 0.35mg;含川芎以阿魏酸($C_{10}H_{10}O_4$)计,不得少于 0.40mg。

【功能与主治】 活血平肝,通络止痛。用于瘀血阻络或肝阳上亢所致的头痛日久、痛有定处,或头晕胁痛、失眠烦躁、舌质暗或有瘀斑;血管神经性头痛,紧张性头痛,高血压头痛见上述证候者。

【用法与用量】 饭后口服。一次 4 片,一日 3 次,或遵医嘱。

【注意】 孕妇及月经量多的妇女禁用;偶见胃部不适、头胀和妇女月经过多。

【规格】 每片重 0.34g

【贮藏】 密封。

天 舒 胶 囊

Tianshu Jiaonang

【处方】　川芎 784g　　　　　天麻 196g

【制法】　以上二味，粉碎，混合，用 90％乙醇回流提取二次，合并提取液，滤过，滤液回收乙醇并浓缩得清膏；药渣加水煎煮二次，合并煎液，滤过，滤液浓缩至适量，加入糊精适量，混匀，干燥，粉碎后加入上述清膏及糊精适量，制粒，干燥，装入胶囊，制成 1000 粒，即得。

【性状】　本品为硬胶囊，内容物为棕黄色至棕褐色的颗粒和粉末；具特殊香气，味微苦涩。

【鉴别】　(1)取本品内容物 1g，研细，加甲醇 25ml，超声处理 20 分钟，滤过，滤液蒸干，残渣加甲醇 2ml 使溶解，作为供试品溶液。另取川芎对照药材 0.5g，同法制成对照药材溶液。照薄层色谱法(通则 0502)试验，吸取上述两种溶液各 5μl，分别点于同一硅胶 G 薄层板上，以环己烷-乙酸乙酯(9：1)为展开剂，展开，取出，晾干，置紫外光灯(365nm)下检视。供试品色谱中，在与对照药材色谱相应的位置上，显相同颜色的荧光斑点。

(2)取本品内容物 1g，加水 15ml，超声处理 20 分钟，滤过，滤液用乙醚 25ml 振摇提取，弃去乙醚液，水层用正丁醇 20ml 振摇提取，分取正丁醇液，蒸干，残渣加甲醇 1ml 使溶解，作为供试品溶液。另取天麻对照药材 0.5g，同法制成对照药材溶液。再取天麻素对照品，加甲醇制成每 1ml 含 0.5mg 的溶液，作为对照品溶液。照薄层色谱法(通则 0502)试验，吸取上述三种溶液各 2μl，分别点于同一硅胶 G 薄层板上，以三氯甲烷-甲醇(3：1)为展开剂，展开，取出，晾干，喷以 15％磷钼酸乙醇溶液，在 105℃加热至斑点显色清晰。供试品色谱中，在与对照药材色谱相应的位置上，显相同颜色的主斑点；在与对照品色谱相应的位置上，显相同颜色的斑点。

【检查】　应符合胶囊剂项下有关的各项规定(通则 0103)。

【指纹图谱】　照高效液相色谱法(通则 0512)测定。

色谱条件与系统适用性试验　以十八烷基硅烷键合硅胶为填充剂(Phenomenex Luna，柱长为 250mm，柱内径为 4.6mm，粒径为 5μm)；以甲醇为流动相 A，0.1％磷酸溶液为流动相 B，按下表中的规定进行梯度洗脱；流速为每分钟 1ml；检测波长为 276nm；柱温为 30℃。理论板数按阿魏酸峰计算应不低于 6000。

时间(分钟)	流动相 A(％)	流动相 B(％)
0～5	15	85
5～55	15→95	85→5
55～60	95	5
60～70	15	85

参照物溶液的制备　取阿魏酸对照品适量，精密称定，加 50％甲醇制成每 1ml 含 20μg 的溶液，即得。

供试品溶液的制备　取本品内容物，混匀，研细，取约 1g，精密称定，置具塞锥形瓶中，精密加入 50％甲醇 25ml，称定重量，超声处理(功率 250W，频率 40kHz)30 分钟，放冷，再称定重量，用 50％甲醇补足减失的重量，摇匀，滤过，取续滤液，即得。

测定法　分别精密吸取参照物溶液与供试品溶液各 10μl，注入液相色谱仪，记录 60 分钟色谱图。

按中药色谱指纹图谱相似度评价系统计算，屏蔽 2 号色谱峰后，供试品指纹图谱与对照指纹图谱的相似度不得低于 0.85。

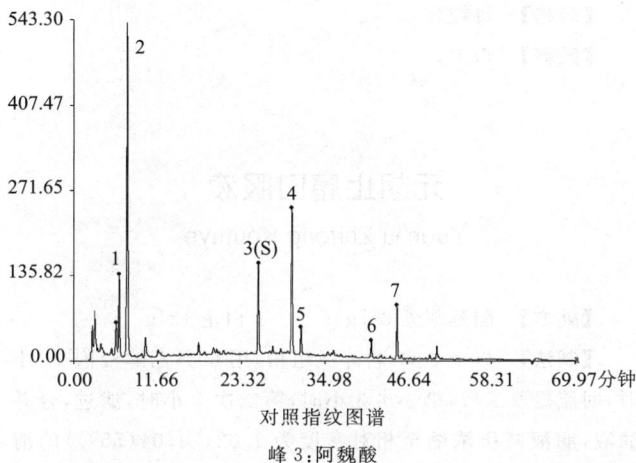

对照指纹图谱
峰 3：阿魏酸

【含量测定】　**川芎**　照高效液相色谱法(通则 0512)测定。

色谱条件与系统适用性试验　以十八烷基硅烷键合硅胶为填充剂；以乙腈-0.1％磷酸溶液(20：80)为流动相；检测波长为 322nm。理论板数按阿魏酸峰计算应不低于 4000。

对照品溶液的制备　取阿魏酸对照品适量，精密称定，加稀乙醇制成每 1ml 含 20μg 的溶液，即得。

供试品溶液的制备　取装量差异项下的本品内容物，研细，取约 0.5g，精密称定，置具塞锥形瓶中，精密加入稀乙醇 50ml，称定重量，超声处理(功率 250W，频率 40kHz)20 分钟，放冷，再称定重量，用稀乙醇补足减失的重量，摇匀，滤过，取续滤液，即得。

测定法　分别精密吸取对照品溶液与供试品溶液各 10μl，注入液相色谱仪，测定，即得。

本品每粒含川芎以阿魏酸($C_{10}H_{10}O_4$)计，不得少于 0.37mg。

天麻　照高效液相色谱法(通则 0512)测定。

色谱条件与系统适用性试验　以十八烷基硅烷键合硅胶为填充剂；以甲醇-0.1％磷酸溶液(3：97)为流动相；检测波长为 221nm。理论板数按天麻素峰计算应不低于 4000。

对照品溶液的制备　取天麻素对照品适量，精密称定，加流动相制成每 1ml 含 40μg 的溶液，即得。

供试品溶液的制备　精密吸取川芎〔含量测定〕项下的供试品溶液 10ml，蒸干，残渣加流动相使溶解，并转移至 10ml 量瓶中，加流动相至刻度，摇匀，滤过，取续滤液，即得。

测定法　分别精密吸取对照品溶液与供试品溶液 $10\mu l$，注入液相色谱仪，测定，即得。

本品每粒含天麻以天麻素（$C_{13}H_{18}O_7$）计，不得少于 0.80mg。

【功能与主治】　活血平肝，通络止痛。用于瘀血阻络或肝阳上亢所致的头痛日久、痛有定处，或头晕胁痛、失眠烦躁、舌质暗或有瘀斑；血管神经性头痛，紧张性头痛，高血压头痛见上述证候者。

【用法与用量】　饭后口服。一次 4 粒，一日 3 次；或遵医嘱。

【注意】　孕妇及月经量过多的妇女禁用；偶见胃部不适、头胀和妇女月经量过多。

【规格】　每粒装 0.34g

【贮藏】　密封。

元胡止痛口服液
Yuanhu Zhitong Koufuye

【处方】　醋延胡索 267g　　　　白芷 134g

【制法】　以上二味，粉碎成粗粉，用 60％乙醇浸泡 24 小时，回流提取二次，第一次 3 小时，第二次 2 小时，滤过，合并滤液，滤液减压浓缩至相对密度为 1.02～1.04（55℃）的清膏，离心，取上清液，加入倍他环糊精、蔗糖和甜菊素适量，在 50℃下搅拌 1 小时，加水调整总量至 1000ml，调节 pH 值至 4.0～5.5，搅匀，滤过，灌封，即得。

【性状】　本品为棕黄色至棕红色的液体；气微，味微苦、甜、酸。

【鉴别】　（1）取本品 10ml，加浓氨试液 1ml，摇匀，用三氯甲烷振摇提取 2 次，每次 30ml，合并三氯甲烷液，蒸干，残渣加甲醇 2ml 使溶解，作为供试品溶液。另取延胡索对照药材 1g，加浓氨试液适量使湿润，加三氯甲烷 10ml 浸渍过夜，超声处理 15 分钟，滤过，滤液蒸干，残渣加甲醇 2ml 使溶解，作为对照药材溶液。另取延胡索乙素对照品，加甲醇制成每 1ml 含 1mg 的溶液，作为对照品溶液。照薄层色谱法（通则 0502）试验，吸取供试品溶液与对照药材溶液各 5μl、对照品溶液 2μl，分别点于同一硅胶 G 薄层板上，以环己烷-三氯甲烷-甲醇（5：3：0.5）为展开剂，展开，取出，晾干，置碘蒸气中熏至斑点显色清晰，挥尽板上吸附的碘后，置紫外光灯（365nm）下检视。供试品色谱中，在与对照品色谱相应的位置上，显相同颜色的荧光斑点；在与对照药材色谱相应的位置上，显相同颜色的荧光主斑点。

（2）取本品 20ml，加乙醚振摇提取 2 次，每次 30ml，合并乙醚液，挥干，残渣加乙酸乙酯 1ml 使溶解，作为供试品溶液。另取白芷对照药材 0.5g，加乙醚 10ml，振摇 30 分钟，放置，取上清液作为对照药材溶液。照薄层色谱法（通则 0502）试验，吸取上述两种溶液各 3～5μl，分别点于同一硅胶 G 薄层板上，以石

油醚（60～90℃）-乙醚-甲酸（10：10：1）为展开剂，展开，取出，晾干，置紫外光灯（365nm）下检视。供试品色谱中，在与对照药材色谱相应的位置上，显相同颜色的荧光主斑点。

【检查】　相对密度　应不低于 1.05（通则 0601）。

pH 值　应为 4.0～5.5（通则 0631）。

其他　应符合合剂项下有关的各项规定（通则 0181）。

【含量测定】　照高效液相色谱法（通则 0512）测定。

色谱条件与系统适用性试验　以十八烷基硅烷键合硅胶为填充剂；以乙腈-0.1％磷酸溶液（三乙胺调节 pH 值至 6.0）（40：60）为流动相；检测波长为 280nm。理论板数按延胡索乙素峰计算应不低于 6000。

对照品溶液的制备　取延胡索乙素对照品适量，精密称定，加甲醇制成每 1ml 含 25μg 的溶液，即得。

供试品溶液的制备　精密量取本品 10ml，置 50ml 量瓶中，加甲醇 30ml，超声处理（功率 300W，频率 40kHz）10 分钟，取出，放冷，用甲醇稀释至刻度，摇匀，放置，取上清液，滤过，取续滤液，即得。

测定法　分别精密吸取对照品溶液与供试品溶液各 $10\mu l$，注入液相色谱仪，测定，即得。

本品每 1ml 含醋延胡索以延胡索乙素（$C_{21}H_{25}NO_4$）计，不得少于 80μg。

【功能与主治】　理气，活血，止痛。用于气滞血瘀的胃痛，胁痛，头痛及痛经。

【用法与用量】　口服。一次 10ml，一日 3 次；或遵医嘱。

【规格】　每支装 10ml

【贮藏】　密封，置阴凉处。

元胡止痛片
Yuanhu Zhitong Pian

【处方】　醋延胡索 445g　　　　白芷 223g

【制法】　以上二味，取白芷 166g，粉碎成细粉，剩余的白芷与醋延胡索粉碎成粗粉，用 60％乙醇浸泡 24 小时，回流提取 2 次，第一次 3 小时，第二次 2 小时，滤过，合并滤液，滤液浓缩成稠膏状，加入上述细粉，制成颗粒，压制成 1000 片，包糖衣或薄膜衣，即得。

【性状】　本品为糖衣片或薄膜衣片，除去包衣后，显棕黄色至棕褐色；气香，味苦。

【鉴别】　（1）取本品 10 片，除去包衣，研细，加甲醇 50ml，超声处理 30 分钟，滤过，滤液加中性氧化铝 5g，振摇数分钟，滤过，滤液蒸干，残渣加水适量使溶解，加浓氨试液调节 pH 值至 9～10，用乙醚振摇提取 3 次，每次 10ml，乙醚液蒸干，残渣加甲醇 1ml 使溶解，作为供试品溶液。另取延胡索对照药材 1g，加甲醇 50ml，超声处理 30 分钟，滤过，自"滤液蒸干"起，同法制成对照药材溶液。照薄层色谱法（通则 0502）

试验,吸取上述两种溶液各 2～3μl,分别点于同一用 1%氢氧化钠溶液制备的硅胶 G 薄层板上,以正己烷-三氯甲烷-甲醇(7.5：4：1)为展开剂,置用展开剂预饱和 15 分钟的展开缸内,展开,取出,晾干,以碘蒸气熏至斑点显色清晰。供试品色谱中,在与对照药材色谱相应的位置上,显相同颜色的斑点;挥尽板上吸附的碘后,置紫外光灯(365nm)下检视,显相同颜色的荧光斑点。

(2)取本品 10 片,除去包衣,研细,加石油醚(60～90℃)20ml 超声处理 20 分钟,滤过,滤液挥至约 1ml,作为供试品溶液。另取白芷对照药材 0.5g,同法制成对照药材溶液。照薄层色谱法(通则 0502)试验,吸取上述两种溶液各 10μl,分别点于同一硅胶 GF254 薄层板上,以石油醚(60～90℃)-乙醚(3：2)为展开剂,展开,取出,晾干,分别置紫外光灯(254nm)和紫外光灯(365nm)下检视。供试品色谱中,在与对照药材色谱相应的位置上,显相同颜色的斑点或荧光斑点。

【检查】 应符合片剂项下有关的各项规定(通则 0101)。

【含量测定】 醋延胡索 照高效液相色谱法(通则 0512)测定。

色谱条件与系统适用性试验 用十八烷基硅烷键合硅胶为填充剂;以乙腈为流动相 A,以 0.6%冰醋酸溶液(用三乙胺调 pH 值至 6.0)为流动相 B,按下表中的规定进行梯度洗脱;检测波长 280nm。理论板数按延胡索乙素峰计算应不低于 6000。

时间(分钟)	流动相 A(%)	流动相 B(%)
0～20	43	57
20～22	43→80	57→20
22～25	80→43	20→57
25～35	43	57

对照品溶液的制备 取延胡索乙素对照品适量,精密称定,加甲醇制成每 1ml 含 30μg 的溶液,即得。

供试品溶液的制备 取本品 20 片,除去包衣,精密称定,研细,取约 1g,精密称定,置具塞锥形瓶中,精密加入浓氨溶液-甲醇(1：20)混合溶液 50ml,称定重量,超声处理(功率 250W,频率 40kHz)30 分钟,放冷,再称定重量,用浓氨溶液-甲醇(1：20)混合溶液补足减失的重量,摇匀滤过,取续滤液 25ml,蒸干,残渣加甲醇溶解,转移至 5ml 量瓶中,用甲醇稀释至刻度,摇匀,滤过,取续滤液,即得。

测定法 分别精密吸取对照品溶液和供试品溶液各 20μl,注入液相色谱仪,测定,即得。

本品每片含醋延胡索以延胡索乙素($C_{21}H_{25}NO_4$)计,不得少于 75μg。

白芷 照高效液相色谱法(通则 0512)测定。

色谱条件与系统适用性试验 用十八烷基硅烷键合硅胶为填充剂;乙腈-水(47：53)为流动相;检测长为 300nm。理论板数按欧前胡素峰计算应不低于 6000。

对照品溶液的制备 取欧前胡素对照品适量,精密称定,加甲醇制成每 1ml 含 40μg 的溶液,即得。

供试品溶液的制备 取本品 20 片,除去包衣,研细,取约 1g,精密称定,置具塞锥形瓶中,精密加入甲醇 50ml,称定重量,超声处理(功率 250W,频率 40kHz)30 分钟,放冷,再称定重量,用甲醇补足减失的重量,摇匀滤过,取续滤液 25ml,蒸干,残渣加甲醇溶解,转移至 5ml 量瓶中,用甲醇稀释至刻度,摇匀,滤过,取续滤液,即得。

测定法 分别精密吸取对照品溶液和供试品溶液各 10μl,注入液相色谱仪,测定,即得。

本品每片含白芷以欧前胡素($C_{16}H_{14}O_4$)计,不得少于 50μg。

【功能与主治】 理气,活血,止痛。用于气滞血瘀的胃痛,胁痛,头痛及痛经。

【用法与用量】 口服。一次 4～6 片,一日 3 次,或遵医嘱。

【规格】 (1)薄膜衣片 每片重 0.26g (2)薄膜衣片 每片重 0.31g (3)糖衣片 片心重 0.25g (4)糖衣片 片心重 0.3g

【贮藏】 密封。

元胡止痛软胶囊

Yuanhu Zhitong Ruanjiaonang

【处方】 醋延胡索 1333g 白芷 667g

【制法】 以上二味,粉碎成粗粉,用 80%乙醇浸泡 12 小时,加热回流提取二次,每次 2 小时,滤过,合并滤液,滤液回收乙醇并减压浓缩至相对密度为 1.30～1.32(80℃)的稠膏,与适量含 8%蜂蜡的大豆油及聚山梨酯 80、山梨酸钾适量,混匀,过筛,压制成软胶囊 1000 粒,即得。

【性状】 本品为软胶囊,内容物为棕黄色至棕褐色的油膏状物;气微,味苦。

【鉴别】 (1)取本品内容物 0.5g,加甲醇 50ml,超声处理 30 分钟,滤过,滤液蒸干,残渣加水 10ml 使溶解,用浓氨试液调节 pH 值至 9～10,用乙醚振摇提取 3 次,每次 10ml,合并乙醚液,挥干,残渣加甲醇 1ml 使溶解,作为供试品溶液。另取延胡索对照药材 1g,同法制成对照药材溶液。照薄层色谱法(通则 0502)试验,吸取上述两种溶液各 5μl,分别点于同一硅胶 G 薄层板上,以正己烷-二氯甲烷-甲醇(7.5：4：1)为展开剂,置氨蒸气预饱和的展开缸内,展开,取出,晾干,置碘蒸气中熏 10 秒钟后,置紫外光灯(365nm)下检视。供试品色谱中,在与对照药材色谱相应的位置上,显相同颜色的斑点。

(2)取本品内容物 1g,加石油醚(60～90℃)10ml,浸泡 3～5 分钟,弃去石油醚液,残渣加乙酸乙酯 15ml,超声处理 20 分钟,滤过,滤液蒸干,残渣用甲醇溶解并移至 10ml 的量瓶中,加甲醇至刻度,摇匀,滤过,取续滤液作为供试品溶液。另取欧前胡素对照品,加甲醇制成每 1ml 含 0.1mg 的溶液,作为对照品溶液。照高效液相色谱法(通则 0512)试验,以十八烷基硅烷键合硅胶为填充剂;以甲醇-水(55：45)为流动相;检测波长为300nm。分别吸取上述两种溶液各10μl,注入液相色谱仪,记录色谱图,供试品色谱中应呈现与对照品色谱峰保留时间相同的色谱峰。

【检查】 应符合胶囊剂项下有关的各项规定(通则0103)。

【含量测定】 照高效液相色谱法(通则0512)测定。

色谱条件与系统适用性试验 以十八烷基硅烷键合硅胶为填充剂;以乙腈-磷酸盐缓冲液(取磷酸氢二钠2.0g,磷酸二氢钠8.0g,加水使溶解成1000ml)(38:62)为流动相;检测波长280nm。理论板数按延胡索乙素峰计算应不低于6500。

对照品溶液的制备 精密称取延胡索乙素对照品适量,用甲醇制成每1ml含30μg的溶液,即得。

供试品溶液的制备 取装量差异项下的本品内容物,混匀,取约1g,精密称定,置具塞锥形瓶中,精密加入甲醇50ml,密塞,称定重量,振摇使溶散,超声处理(功率250W,频率40kHz)10分钟,放冷,再称定重量,用甲醇补足减失的重量,摇匀,滤过,取续滤液,即得。

测定法 分别精密吸取对照品溶液与供试品溶液各10μl,注入液相色谱仪,测定,即得。

本品每粒含醋延胡索以延胡索乙素($C_{21}H_{25}NO_4$)计,不得少于0.30mg。

【功能与主治】 理气,活血,止痛。用于气滞血瘀的胃痛,胁痛,头痛及痛经。

【用法与用量】 口服。一次2粒,一日3次;或遵医嘱。

【规格】 每粒装0.5g

【贮藏】 密封,置阴凉处。

元胡止痛胶囊

Yuanhu Zhitong Jiaonang

【处方】 醋延胡索445g　　　　　白芷223g

【制法】 以上二味,取白芷166g,粉碎成细粉。剩余的白芷与醋延胡索粉碎成粗粉,用60%乙醇作溶剂,浸渍24小时后进行渗漉,收集渗漉液约4000ml,回收乙醇,浓缩成稠膏状,加入上述细粉,混匀,干燥,粉碎成细粉,加入淀粉或糊精适量,过筛,混匀,装入胶囊,分别制成1000粒或500粒,即得。

【性状】 本品为硬胶囊,内容物为浅棕黄色至棕褐色的粉末;气香,味苦。

【鉴别】 (1)取本品内容物1g,加氨试液2ml湿润,加乙醚50ml,超声处理30分钟,滤过,滤液蒸干,残渣加甲醇1ml使溶解,作为供试品溶液。另取延胡索对照药材1g,同法制成对照药材溶液。再取延胡索乙素对照品,加甲醇制成每1ml含0.5mg的溶液,作为对照品溶液。照薄层色谱法(通则0502)试验,吸取上述三种溶液各5μl,分别点于同一硅胶G薄层板上,以环己烷-三氯甲烷-甲醇(7.5:4:1)为展开剂,展开,取出,晾干,置碘蒸气中熏至斑点显色清晰,取出,挥

尽板上吸附的碘后,置紫外光灯(365nm)下检视。供试品色谱中,在与对照药材色谱和对照品色谱相应的位置上,显相同颜色的荧光斑点。

(2)取本品内容物2g,加石油醚(60~90℃)20ml,超声处理30分钟,滤过,滤液浓缩至1ml,作为供试品溶液。另取白芷对照药材2g,同法制成对照药材溶液。再取欧前胡素对照品、异欧前胡素对照品,加乙酸乙酯制成每1ml各含1mg的混合溶液,作为对照品溶液。照薄层色谱法(通则0502)试验,吸取上述三种溶液各10μl,分别点于同一硅胶GF$_{254}$薄层板上,以石油醚(60~90℃)-乙醚(3:2)为展开剂,展开,取出,晾干,置紫外光灯(254nm)下检视。供试品色谱中,在与对照药材色谱和对照品色谱相应的位置上,显相同颜色的斑点。

【检查】 应符合胶囊剂项下有关的各项规定(通则0103)。

【含量测定】 照高效液相色谱法(通则0512)测定。

色谱条件与系统适用性试验 以十八烷基硅烷键合硅胶为填充剂;以乙腈-0.6%冰醋酸溶液(用三乙胺调节pH值至6.0)(41:59)为流动相;检测波长为280nm。理论板数按延胡索乙素峰计算应不低于7000。

对照品溶液的制备 取延胡索乙素对照品适量,精密称定,加甲醇制成每1ml含40μg的溶液,即得。

供试品溶液的制备 取装量差异项下的本品内容物,研细,取1g,精密称定,置具塞锥形瓶中,精密加入氨试液-甲醇(1:20)混合溶液50ml,称定重量,超声处理(功率250W,频率40kHz)30分钟,放冷,再称定重量,用氨试液-甲醇(1:20)混合溶液补足减失的重量,摇匀,滤过,精密量取续滤液25ml,蒸干,残渣加甲醇适量使溶解,转移至5ml量瓶中,加甲醇稀释至刻度,摇匀,滤过,取续滤液,即得。

测定法 分别精密吸取对照品溶液和供试品溶液各10μl,注入液相色谱仪,测定,即得。

本品每粒含醋延胡索以延胡索乙素($C_{21}H_{25}NO_4$)计,〔规格(1)〕不得少于0.075mg,〔规格(2)〕不得少于0.15mg。

【功能与主治】 理气,活血,止痛。用于气滞血瘀的胃痛,胁痛,头痛及痛经。

【用法与用量】 口服。一次4~6粒〔规格(1)〕,一次2~3粒〔规格(2)〕,一日3次,或遵医嘱。

【规格】 (1)每粒装0.25g　　(2)每粒装0.45g

【贮藏】 密封。

元胡止痛颗粒

Yuanhu Zhitong Keli

【处方】 醋延胡索445g　　　　　白芷223g

【制法】 以上二味,取白芷166g,粉碎成细粉;剩余的白芷与醋延胡索粉碎成粗粉,用60%乙醇浸泡24小时,加热回流提取二次,第一次3小时,第二次2小时,提取液

滤过,滤液合并,浓缩至相对密度为 1.32～1.35(60℃),加入上述白芷细粉和适量蔗糖,混匀,制成颗粒,干燥,制成 1000g,即得。

【性状】　本品为黄色至棕黄色的颗粒;味甜,微苦。

【鉴别】　(1)取本品 5g,研细,加沸水 50ml 使溶解,放冷,加浓氨试液 1.5ml,用乙醚振摇提取 2 次,每次 50ml,合并乙醚提取液,回收乙醚,残渣加乙醇 2ml 使溶解,作为供试品溶液。另取延胡索对照药材 1g,同法制成对照药材溶液。再取延胡索乙素对照品,加甲醇制成每 1ml 含 0.5mg 的溶液,作为对照品溶液。照薄层色谱法(通则 0502)试验,吸取上述三种溶液各 5μl,分别点于同一硅胶 G 薄层板上,以环己烷-三氯甲烷-甲醇(10:6:1)为展开剂,展开,取出,晾干,置碘缸中熏至斑点显色清晰,取出,挥尽板上吸附的碘后,置紫外光灯(365nm)下检视。供试品色谱中,在与对照药材色谱和对照品色谱相应的位置上,显相同颜色的荧光斑点。

(2)取本品 5g,研细,加石油醚(60～90℃)20ml,超声处理 20 分钟,滤过,滤液挥散至约 1ml,作为供试品溶液。另取白芷对照药材 0.5g,同法制成对照药材溶液。再取欧前胡素对照品,加石油醚(60～90℃)制成每 1ml 含 0.5mg 的溶液,作为对照品溶液。照薄层色谱法(通则 0502)试验,吸取上述三种溶液各 10μl,分别点于同一硅胶 GF$_{254}$ 板上,以石油醚(60～90℃)-乙醚(3:2)为展开剂,展开,取出,晾干,置紫外光灯(254nm)下检视。供试品色谱中,在与对照药材色谱和对照品色谱相应的位置上,显相同颜色的斑点。

【检查】　应符合颗粒剂项下有关的各项规定(通则 0104)。

【含量测定】　白芷　照高效液相色谱法(通则 0512)测定。

色谱条件与系统适用性试验　以十八烷基硅烷键合硅胶为填充剂;以乙腈-水(47:53)为流动相;检测波长为 300nm。理论板数按欧前胡素峰计算应不低于 5000。

对照品溶液的制备　取欧前胡素对照品适量,精密称定,加甲醇制成每 1ml 含 70μg 的溶液,即得。

供试品溶液的制备　取装量差异项下的本品,混匀,取适量,研细,取约 5g,精密称定,置具塞锥形瓶中,精密加入甲醇 50ml,密塞,称定重量,超声处理(功率 250W,频率 40kHz)30 分钟,放冷,再称定重量,用甲醇补足减失的重量,摇匀,滤过,取续滤液 25ml,蒸干,残渣用甲醇溶解并转移至 5ml 量瓶中,用甲醇稀释至刻度,摇匀,滤过,取续滤液,即得。

测定法　精密吸取对照品溶液与供试品溶液各 10μl,注入液相色谱仪,测定,即得。

本品每袋含白芷以欧前胡素(C$_{16}$H$_{14}$O$_4$)计,不得少于 0.25mg。

醋延胡索　照高效液相色谱法(通则 0512)测定。

色谱条件与系统适用性试验　以十八烷基硅烷键合硅胶为填充剂;以乙腈为流动相 A,以 0.6%冰醋酸溶液(用三乙胺调 pH 值至 6.0)为流动相 B,按下表中的规定进行梯度洗脱;检测波长为 280nm。理论板数按延胡索乙素峰计算应不低于 6000。

时间(分钟)	流动相 A(%)	流动相 B(%)
0～20	43	57
20～22	43→80	57→20
22～25	80→43	20→57
25～35	43	57

对照品溶液的制备　取延胡索乙素对照品适量,精密称定,加甲醇制成每 1ml 含 50μg 的溶液,即得。

供试品溶液的制备　取装量差异项下本品,混匀,取适量,研细,取约 1g,精密称定,置具塞锥形瓶中,精密加入浓氨试液-甲醇(1:20)的混合溶液 50ml,称定重量,超声处理(功率 250W,频率 40kHz)30 分钟,放冷,再称定重量,用浓氨试液-甲醇(1:20)的混合溶液补足减失的重量,摇匀,滤过,取续滤液 25ml,蒸至近干,用甲醇溶解并转移至 5ml 量瓶中,用甲醇稀释至刻度,摇匀,滤过,取续滤液,即得。

测定法　精密吸取对照品溶液与供试品溶液各 20μl,注入液相色谱仪,测定,即得。

本品每袋含醋延胡索以延胡索乙素(C$_{21}$H$_{25}$NO$_4$)计,不得少于 0.80mg。

【功能与主治】　理气,活血,止痛。用于气滞血瘀的胃痛,胁痛,头痛及痛经。

【用法与用量】　开水冲服。一次 1 袋,一日 3 次;或遵医嘱。

【规格】　每袋装 5g

【贮藏】　密封。

元胡止痛滴丸

Yuanhu Zhitong Diwan

【处方】　醋延胡索 86.6g　　　　　白芷 43.4g

【制法】　以上二味,粉碎成粗粉,用 60%乙醇浸泡 24 小时,加热回流提取 2 次,第一次 3 小时,第二次 2 小时,煎液滤过,滤液合并,浓缩成相对密度为 1.40～1.45(60℃)的稠膏,备用。取聚乙二醇 6000 适量,加热使熔化,与上述稠膏混匀,滴制成 1000 丸,除去表面油迹,即得。

【性状】　本品为棕褐色的滴丸;气香,味微苦。

【鉴别】　(1)取本品 0.5g,研细,加浓氨试液 1.5ml 使湿润,加石油醚(60～90℃)20ml,超声处理 30 分钟,滤过,滤液蒸干,残渣加石油醚(60～90℃)1ml 使溶解,作为供试品溶液。另取延胡索对照药材 0.5g,同法制成对照药材溶液。再取延胡索乙素对照品,加甲醇制成每 1ml 含 0.5mg 的溶液,作为对照品溶液。照薄层色谱法(通则 0502)试验,吸取上述三种溶液各 5μl,分别点于同一硅胶 G 薄层板上,以环己烷-三氯甲烷-甲醇(10:6:1)为展开剂,展开,取出,晾干,置碘缸中熏至斑点显色清晰,取出,挥尽板上吸附的碘后,置紫外光灯(365nm)下检视。供试品色谱中,在与对照药材色谱和对照品色谱相应的位置上,显相同颜色的荧光斑点。

(2)取本品 2.5g,研细,加石油醚(60～90℃)20ml,超声处理 20 分钟,滤过,滤液浓缩至 1ml,作为供试品溶液。另取白芷对照药材 0.5g,同法制成对照药材溶液。照薄层色谱法(通则 0502)试验,吸取上述两种溶液各 5μl,分别点于同一硅胶 GF$_{254}$ 板上,以石油醚(60～90℃)-乙醚(3：2)为展开剂,展开,取出,晾干,置紫外光灯(365nm 和 254nm)下检视。供试品色谱中,在与对照药材色谱相应的位置上,紫外光(365nm)下显相同颜色的荧光斑点;紫外光(254nm)下显相同颜色的斑点。

【检查】 应符合丸剂项下有关的各项规定(通则 0108)。

【含量测定】 白芷 照高效液相色谱法(通则 0512)测定。

色谱条件与系统适用性试验 以十八烷基硅烷键合硅胶为填充剂;以乙腈-水(47：53)为流动相;检测波长为 300nm。理论板数按欧前胡素峰计算应不低于 4000。

对照品溶液的制备 取欧前胡素对照品适量,精密称定,加甲醇制成每 1ml 含 10μg 的溶液,即得。

供试品溶液的制备 取重量差异项下的本品,研细,取约 1g,精密称定,置具塞锥形瓶中,精密加入甲醇 50ml,称定重量,超声处理(功率 250W,频率 40kHz)30 分钟,放冷,再称定重量,用甲醇补足减失的重量,摇匀,滤过,取续滤液 25ml,蒸干,残渣用甲醇溶解并转移至 5ml 量瓶中,加甲醇至刻度,摇匀,滤过,取续滤液,即得。

测定法 精密吸取对照品溶液与供试品溶液各 20μl,注入液相色谱仪,测定,即得。

本品每 1g 含白芷以欧前胡素(C$_{16}$H$_{14}$O$_4$)计,不得少于 0.10mg。

醋延胡索 照高效液相色谱法(通则 0512)测定。

色谱条件与系统适用性试验 以十八烷基硅烷键合硅胶为填充剂;以乙腈为流动相 A,以 0.6% 冰醋酸溶液(用三乙胺调 pH 值至 6.0)为流动相 B,按下表中的规定进行梯度洗脱;检测波长为 280nm。理论板数按延胡索乙素峰计算应不低于 7000。

时间(分钟)	流动相 A(%)	流动相 B(%)
0～20	43	57
20～22	43→80	57→20
22～25	80→43	20→57
25～35	43	57

对照品溶液的制备 取延胡索乙素对照品适量,精密称定,加甲醇制成每 1ml 含 25μg 的溶液,即得。

供试品溶液的制备 取重量差异项下本品,研细,取约 1g,精密称定,置具塞锥形瓶中,精密加入浓氨试液-甲醇(1：20)的混合溶液 50ml,称定重量,超声处理(功率 250W,频率 40kHz)30 分钟,放冷,再称定重量,用浓氨试液-甲醇(1：20)的混合溶液补足减失的重量,摇匀,滤过,精密量取续滤液 25ml,蒸至近干,残渣用甲醇溶解并转移至 10ml 量瓶中,用甲醇稀释至刻度,摇匀,滤过,取续滤液,即得。

测定法 精密吸取对照品溶液与供试品溶液各 20μl,注入液相色谱仪,测定,即得。

本品每 1g 含醋延胡索以延胡索乙素(C$_{21}$H$_{25}$NO$_4$)计,不得少于 0.28mg。

【功能与主治】 理气,活血,止痛。用于气滞血瘀的胃痛,胁痛,头痛及痛经。

【用法与用量】 口服。一次 20～30 丸,一日 3 次,或遵医嘱。

【规格】 每 10 丸重 0.5g

【贮藏】 密封。

无比山药丸
Wubi Shanyao Wan

【处方】 山药 300g   熟地黄 100g
         杜仲(姜汁炒)300g   肉苁蓉 400g
         山茱萸(蒸)100g   茯苓 100g
         菟丝子 300g   巴戟天 100g
         泽泻 100g   牛膝 100g
         五味子(蒸)150g   煅赤石脂 100g

【制法】 以上十二味,粉碎成细粉,过筛,混匀。每 100g 粉末加炼蜜 45～55g 与适量的水泛丸,干燥,即得。

【性状】 本品为褐色的水蜜丸;气微香,味甘、微苦。

【鉴别】 (1)取本品,置显微镜下观察:淀粉粒三角状卵形或矩圆形,直径 20～40μm,脐点短缝状或人字状(山药)。种皮栅状细胞二列,内列较外列长,有光辉带(菟丝子)。菌丝无色或淡棕色,直径 4～6μm(茯苓)。橡胶丝呈条状或扭曲成团,表面带颗粒性(杜仲)。种皮表皮石细胞浅棕色,表面观多角形,壁厚,孔沟极细密(五味子)。

(2)取本品 5g,研细,置坩埚中,炽灼灰化后,放冷,残渣加稀盐酸 5ml 使溶解,应无气泡产生,滤过,取滤液 1ml,加氢氧化钠试液数滴,即发生凝胶状沉淀,能溶于过量的氢氧化钠试液。

(3)取本品 10g,研细,加三氯甲烷 50ml,超声处理 30 分钟,滤过,滤液回收溶剂至干,残渣加甲醇 2ml 使溶解,作为供试品溶液。另取五味子对照药材 1g,加三氯甲烷 30ml,同法制成对照药材溶液。再取五味子甲素对照品、五味子醇甲对照品,加甲醇分别制成每 1ml 含 1mg 的溶液,作为对照品溶液。照薄层色谱法(通则 0502)试验,吸取供试品溶液 5～10μl、对照药材溶液 5μl、对照品溶液 2μl,分别点于同一硅胶 GF$_{254}$ 薄层板上,以石油醚(30～60℃)-甲酸乙酯-甲酸(15：5：1)的上层溶液为展开剂,展开,取出,晾干,置紫外光灯(254nm)下检视。供试品色谱中,在与对照药材色谱和对照品色谱相应的位置上,显相同颜色的斑点。

(4)取本品 10g,研细,加甲醇 50ml,超声处理 30 分钟,滤过,滤液回收溶剂至干,残渣加水 10ml,微热使溶解,通过

D101 型大孔吸附树脂柱(内径为 1.5cm,柱高为 12cm),先用水 100ml 洗脱,弃去洗脱液,再用 20％乙醇 100ml 洗脱,洗脱液备用,再用 50％乙醇 50ml 洗脱,收集洗脱液,蒸干,残渣加甲醇 2ml 使溶解,作为供试品溶液。另取菟丝子对照药材 0.5g,加甲醇 40ml,超声处理 20 分钟,滤过,滤液回收溶剂至干,残渣加甲醇 2ml 使溶解,作为对照药材溶液。再取金丝桃苷对照品,加甲醇制成每 1ml 含 0.5mg 的溶液,作为对照品溶液。照薄层色谱法(通则 0502)试验,吸取上述三种溶液各 1μl,分别点于同一聚酰胺薄膜上,以无水乙醇-丙酮-水-冰醋酸(7：5：6：1)为展开剂,展开,取出,晾干,喷以三氯化铝试液,热风吹干,置紫外光灯(365nm)下检视。供试品色谱中,在与对照药材色谱和对照品色谱相应的位置上,显相同颜色的荧光斑点。

(5)取〔鉴别〕(4)项下备用的 20％乙醇洗脱液,蒸干,残渣加甲醇 2ml 使溶解,作为供试品溶液。另取山茱萸对照药材 0.5g,加甲醇 20ml,超声处理 20 分钟,滤过,滤液回收溶剂至干,残渣加甲醇 2ml 使溶解,作为对照药材溶液。再取马钱苷对照品、莫诺苷对照品,加甲醇分别制成每 1ml 含 2mg 的溶液,作为对照品溶液。照薄层色谱法(通则 0502)试验,吸取上述三种溶液各 2μl,分别点于同一硅胶 G 薄层板上,以三氯甲烷-甲醇(3：1)为展开剂,展开,取出,晾干,喷以 5％香草醛硫酸溶液,105℃加热至斑点显色清晰,置日光下检视。供试品色谱中,在与对照药材色谱和对照品色谱相应的位置上,显相同颜色的斑点。

(6)取肉苁蓉对照药材 1g,加甲醇 20ml,超声处理 15 分钟,滤过,滤液回收溶剂至干,残渣加甲醇 2ml 使溶解,作为对照药材溶液。再取松果菊苷对照品、毛蕊花糖苷对照品,加甲醇分别制成每 1ml 含 1mg 的溶液,作为对照品溶液。照薄层色谱法(通则 0502)试验,吸取〔鉴别〕(5)项下供试品溶液及上述对照药材溶液和对照品溶液各 0.5～1μl,分别点于同一聚酰胺薄膜上,以甲醇-冰醋酸-水(2：1：7)为展开剂,展开,取出,晾干,置紫外光灯(365nm)下检视。供试品色谱中,在与对照药材色谱和对照品色谱相应的位置上,显相同颜色的荧光斑点。

【检查】 重金属及有害元素 照铅、镉、砷、汞、铜测定法(通则 2321 原子吸收分光光度法或电感耦合等离子体质谱法)测定。铅不得过 5mg/kg;镉不得过 0.3mg/kg;砷不得过 2mg/kg;汞不得过 0.2mg/kg;铜不得过 20mg/kg。

其他 应符合丸剂项下有关的各项规定(通则 0108)。

【含量测定】 照高效液相色谱法(通则 0512)测定。

时间(分钟)	流动相 A(％)	流动相 B(％)
0～30	10→20	90→80
30～35	20→55	80→45
35～50	55	45

色谱条件与系统适用性试验 以十八烷基硅烷键合硅胶为填充剂;以乙腈为流动相 A,0.3％磷酸溶液为流动相 B,按上表中的规定进行梯度洗脱;检测波长为 245nm。理论板数按松果菊苷峰计算应不低于 4000。

对照品溶液的制备 分别取松果菊苷对照品、毛蕊花糖苷对照品和五味子醇甲对照品适量,精密称定,加 50％甲醇制成每 1ml 含松果菊苷 400μg、毛蕊花糖苷 80μg、五味子醇甲 10μg 的混合溶液,即得。

供试品溶液的制备 取本品适量,研细,取约 2g,精密称定,精密加入 50％甲醇 25ml,称定重量,超声处理(功率 500W,频率 40kHz)30 分钟,放冷,再称定重量,加 50％甲醇补足减失的重量,摇匀,滤过,取续滤液,即得。

测定法 分别精密吸取对照品溶液与供试品溶液各 10μl,注入液相色谱仪,测定,即得。

本品每 1g 含肉苁蓉以松果菊苷($C_{35}H_{46}O_{20}$)和毛蕊花糖苷($C_{29}H_{36}O_{15}$)的总量计,不得少于 2.5mg;含五味子以五味子醇甲($C_{24}H_{32}O_7$)计,不得少于 0.10mg。

【功能与主治】 健脾补肾。用于脾肾两虚,食少肌瘦,腰膝酸软,目眩耳鸣。

【用法与用量】 口服。一次 9g,一日 2 次。

【规格】 每 40 丸重 3g

【贮藏】 密封。

注:杜仲(姜汁炒) 取净杜仲饮片,用姜汁拌匀(生姜榨汁:取鲜生姜,打烂,加适量水,压榨取汁,残渣再加水压榨一次,合并煎汁;或干姜煎汁:取干姜片加水煎煮二次,每次 20 分钟,合并煎汁,过滤),闷透,用文火炒至断丝,表面焦黄色,取出,摊凉,筛去灰屑,即得。每 100kg 净杜仲片,用生姜 10kg 或干姜 3kg 的姜汁。

无烟灸条

Wuyan Jiutiao

【处方】 羌活 300g　　　　　细辛 300g
白芷 300g　　　　　甘松 300g
木香 225g　　　　　艾叶炭 12500g

【制法】 以上六味,分别粉碎成细粉,混匀。另取桃胶细粉 625g,加入适量沸水,制成胶浆,再取淀粉 1875g 加适量水润湿后,加入胶浆中,搅匀。将上述细粉、桃胶与淀粉混合浆,充分搅匀,制成软材,出条,切割,干燥,制成 1000 支,即得。

【性状】 本品为圆柱形,长约 11cm,直径约 1.3cm;表面黑色或表面显棕褐色,有光泽;头部约 1cm 呈黑色,断面黑色;略具香气,点燃后有极少量的烟,且不熄灭。

【鉴别】 (1)取本品 30g,研细,加乙醚 100ml,超声处理 30 分钟,滤过,滤液挥干,残渣加三氯甲烷 1ml 使溶解,作为供试品溶液。另取木香对照药材 0.5g,加三氯甲烷 10ml,超声处理 30 分钟,滤过,滤液作为对照药材溶液。照薄层色谱法(通则 0502)试验,吸取上述两种溶液各 5μl,分别点于同一硅胶 G 薄层板上,以环己烷-三氯甲烷(1：5)为展开剂,展开,取出,晾干,喷以 1%香草醛硫酸溶液,在 105℃加热至斑点显色清晰。供试品色谱中,在与对照药材色谱相应的位置上,显相同颜色的斑点。

(2)取羌活对照药材 1g,加乙醚 20ml,照〔鉴别〕(1)项下供试品溶液的制备方法同法制成对照药材溶液。照薄层色谱法(通则 0502)试验,吸取〔鉴别〕(1)项下的供试品溶液及上述对照药材溶液各 5μl,分别点于同一硅胶 G 薄层板上,以环己烷-乙酸乙酯(3∶2)为展开剂,展开,取出,晾干,喷以 1%香草醛硫酸溶液,在 105℃加热至斑点显色清晰。供试品色谱中,在与对照药材色谱相应的位置上,显一个相同的蓝色斑点。

【检查】　**重量差异**　取本品 10 支,分别称定重量。每支的重量应不低于标示量。

水分　照水分测定法(通则 0832 第四法)测定,不得过 10.0%。

【浸出物】　用 70%乙醇作溶剂,依法(通则 2201 醇溶性浸出物测定法—冷浸法)测定,本品含醇溶性浸出物不得少于 2.0%。

【功能与主治】　行气血,逐寒湿。用于风寒湿痹,肌肉酸麻,关节四肢疼痛,脘腹冷痛。

【用法与用量】　直射灸法,红晕为度,一次适量,一日 1～2 次。

【规格】　每支重 15g

【贮藏】　密闭,防潮,避免剧烈振动。

云南白药

Yunnan Baiyao

【性状】　本品为灰黄色至浅棕黄色的粉末;具特异香气,味略感清凉,并有麻舌感。保险子为红色的球形或类球形水丸,剖面呈棕色或棕褐色;气微,味微苦。

【鉴别】　(1)取本品,置显微镜下观察:淀粉粒多为单粒,呈类圆形、卵圆形,直径 3～60μm;复粒为 2～3 分粒组成。草酸钙针晶成束或散在,长 80～250μm。石细胞长方形或椭圆形,长径 80～150μm,短径 30～60μm,沟纹明显。导管为网纹、梯纹及螺纹,直径 10～100μm。

取保险子,研细置显微镜下观察:淀粉粒单粒类圆形或卵圆形,直径 3～40μm,复粒为 2～4 分粒组成。草酸钙针晶成束或散在,长 40～250μm。导管为网纹、梯纹及螺纹,直径 8～26μm。

(2)取人参皂苷 Rg₁ 对照品和三七皂苷 R₁ 对照品,加甲醇制成每 1ml 各含 1mg 的混合溶液,作为对照品溶液。另取云南白药对照提取物,加甲醇制成每 1ml 含 2mg 的溶液,作为对照提取物溶液。照薄层色谱法(通则 0502)试验,吸取〔含量测定〕项下的供试品溶液与上述两种对照溶液各 2～5μl,分别点于同一硅胶 G 薄层板上,以二氯甲烷-四氢呋喃-

甲醇-水(30∶20∶10∶3.3)为展开剂,展开,取出,晾干,喷以 10%硫酸乙醇溶液,在 105℃加热至斑点显色清晰。供试品色谱中,在与对照品色谱和云南白药对照提取物色谱相应的位置上,显相同颜色的斑点。

【检查】　应符合散剂项下有关的各项规定(通则 0115)。

【含量测定】　照高效液相色谱法(通则 0512)测定。

色谱条件与系统适用性试验　以十八烷基硅烷键合硅胶为填充剂;以乙腈-水(19∶81)为流动相;检测波长为 203nm。理论板数按人参皂苷 Rg₁ 峰计算应不低于 4000。

对照品溶液的制备　取人参皂苷 Rg₁ 对照品适量,精密称定,加甲醇制成每 1ml 含 0.8mg 的溶液,即得。

供试品溶液的制备　取装量差异项下的本品,混匀,取约 1.6g,精密称定,置具塞锥形瓶中,精密加入水饱和正丁醇 50ml,称定重量,超声处理(功率 250W,频率 25kHz)30 分钟,放冷,再称定重量,以水饱和正丁醇补足减失重量,摇匀,滤过,精密量取滤液 25ml,用 10ml 氨试液洗涤一次,再用 5ml 正丁醇饱和的水洗涤一次,正丁醇液蒸干,残渣用甲醇溶解,转移至 5ml 量瓶中,加甲醇稀释至刻度,摇匀,滤过,取续滤液,即得。

测定法　分别精密吸取对照品溶液与供试品溶液各 10μl,注入液相色谱仪,测定,即得。

本品每 1g 含人参皂苷 Rg₁($C_{42}H_{72}O_{14}$)不得少于 3.0mg。

【功能与主治】　化瘀止血,活血止痛,解毒消肿。用于跌打损伤,瘀血肿痛,吐血、咳血、便血、痔血、崩漏下血,手术出血,疮疡肿毒及软组织挫伤,闭合性骨折,支气管扩张及肺结核咳血,溃疡病出血,以及皮肤感染性疾病。

【用法与用量】　刀、枪、跌打诸伤,无论轻重,出血者用温开水送服;瘀血肿痛与未流血者用酒送服;妇科各症,用酒送服;但月经过多、红崩,用温水送服。毒疮初起,服 0.25g,另取药粉,用酒调匀,敷患处,如已化脓,只需内服。其他内出血各症均可内服。

口服。一次 0.25～0.5g,一日 4 次(二至五岁按 1/4 剂量服用;六至十二岁按 1/2 剂量服用)。

凡遇较重的跌打损伤可先服保险子一粒,轻伤及其他病症不必服。

【注意】　孕妇忌用;服药一日内,忌食蚕豆、鱼类及酸冷食物。

【规格】　每瓶装 4g,保险子 1 粒

【贮藏】　密封,置干燥处。

云南白药胶囊

Yunnan Baiyao Jiaonang

【性状】　本品为硬胶囊,内容物为灰黄色至浅棕黄色的粉末;具特异香气,味略感清凉,并有麻舌感。保险子为红色的球形或类球形水丸,剖面呈棕褐色,气微,味微苦。

【鉴别】 （1）取本品内容物，置显微镜下观察：淀粉粒多为单粒，呈类圆形、卵圆形，直径 $3\sim60\mu m$；复粒由 $2\sim3$ 分粒组成。草酸钙针晶成束或散在，长 $80\sim250\mu m$。石细胞长方形或椭圆形，长径 $80\sim150\mu m$，短径 $30\sim60\mu m$，沟纹明显。导管为网纹、梯纹及螺纹，直径 $10\sim100\mu m$。

取保险子，研末后置显微镜下观察：淀粉粒多为圆形或卵圆形，直径 $3\sim40\mu m$，复粒由 $2\sim4$ 分粒组成。草酸钙针晶长 $40\sim250\mu m$。导管为网纹、梯纹及螺纹，直径 $8\sim26\mu m$。

（2）取人参皂苷 Rg_1 对照品和三七皂苷 R_1 对照品，加甲醇制成每 1ml 各含 1mg 的混合溶液，作为对照品溶液。另取云南白药对照提取物，加甲醇制成每 1ml 含 2mg 的溶液，作为对照提取物溶液。照薄层色谱法（通则 0502）试验，吸取〔含量测定〕项下的供试品溶液及上述两种对照溶液各 $2\sim5\mu l$，分别点于同一硅胶 G 薄层板上，以二氯甲烷-四氢呋喃-甲醇-水（30：20：10：3.3）为展开剂，展开，取出，晾干，喷以 10% 硫酸乙醇溶液，在 105℃ 加热至斑点显色清晰。供试品色谱中，在与对照品色谱和云南白药对照提取物色谱相应的位置上，显相同颜色的斑点。

【检查】 应符合胶囊剂项下有关的各项规定（通则 0103）。

【含量测定】 照高效液相色谱法（通则 0512）测定。

色谱条件与系统适用性试验 以十八烷基硅烷键合硅胶为填充剂；以乙腈-水（19：81）为流动相；检测波长为 203nm。理论板数按人参皂苷 Rg_1 峰计算应不低于 4000。

对照品溶液的制备 取人参皂苷 Rg_1 对照品适量，精密称定，加甲醇制成每 1ml 含 0.8mg 的溶液，即得。

供试品溶液的制备 取装量差异项下的本品内容物，混匀，取约 1.6g，精密称定，置具塞锥形瓶中，精密加水饱和的正丁醇 50ml，称定重量，超声处理（功率 250W，频率 25kHz）30 分钟，放冷，再称定重量，以水饱和的正丁醇补足减失的重量，摇匀，滤过，精密量取滤液 25ml，用 10ml 氨试液洗涤一次，再用 5ml 正丁醇饱和的水洗涤一次，正丁醇液蒸干，残渣用甲醇溶解，转移至 5ml 量瓶中，加甲醇稀释至刻度，摇匀，滤过，取续滤液，即得。

测定法 分别精密吸取对照品溶液与供试品溶液各 $10\mu l$，注入液相色谱仪，测定，即得。

本品每粒含人参皂苷 Rg_1（$C_{42}H_{72}O_{14}$）不得少于 0.75mg。

【功能与主治】 化瘀止血，活血止痛，解毒消肿。用于跌打损伤，瘀血肿痛、吐血、咳血、便血、痔血、崩漏下血，手术出血，疮疡肿毒及软组织挫伤，闭合性骨折，支气管扩张及肺结核咳血，溃疡病出血，以及皮肤感染性疾病。

【用法与用量】 刀、枪、跌打诸伤，无论轻重，出血者用温开水送服；瘀血肿痛与未流血者用酒送服；妇科各症，用酒送服；但月经过多、红崩，用温水送服。毒疮初起，服 1 粒，另取药粉，用酒调匀，敷患处，如已化脓，只需内服。其他内出血各症均可内服。

口服。一次 $1\sim2$ 粒，一日 4 次（二至五岁按 1/4 剂量服用；六至十二岁按 1/2 剂量服用）。

凡遇较重的跌打损伤可先服保险子 1 粒，轻伤及其他病症不必服。

【注意】 孕妇忌用；服药一日内，忌食蚕豆、鱼类及酸冷食物。

【规格】 每粒装 0.25g

【贮藏】 密封，置干燥处。

云香祛风止痛酊
Yunxiang Qufeng Zhitong Ding

【处方】

白芷 28.8g	大皂角 28.8g
桂枝 57.7g	木香 43.3g
莪术 43.3g	五味藤 86.5g
豆豉姜 57.7g	千斤拔 57.7g
朱砂根 57.7g	羊耳菊 57.7g
枫荷桂 57.7g	虎杖 57.7g
买麻藤 72.1g	过岗龙 86.5g
广西海风藤 86.5g	穿壁风 72.1g
香樟 86.5g	徐长卿 14.4g
山豆根 14.4g	细辛 14.4g
薄荷脑 57.7g	樟脑 57.7g

【制法】 以上二十二味，除徐长卿、山豆根、细辛、薄荷脑、樟脑及五味藤 36.1g 分别粉碎成粗粉，其余白芷等十六味及剩余的五味藤，加乙醇 1000ml 及水适量，密闭，加热回流提取 7 小时后，进行蒸馏，收集蒸馏液约 1200ml，加入上述徐长卿、山豆根、细辛及五味藤粗粉，搅匀，浸渍 48 小时。取浸渍液，加入薄荷脑、樟脑，搅匀使溶解，滤过，滤液调整总量至 1000ml，即得。

【性状】 本品为浅黄棕色至棕色的澄清液体；气芳香，味辛辣而清凉。

【鉴别】 （1）取本品作为供试品溶液。另取氧化苦参碱对照品，加乙醇制成每 1ml 含 1mg 的溶液，作为对照品溶液。照薄层色谱法（通则 0502）试验，吸取供试品溶液 $10\mu l$、对照品溶液 $1\mu l$，分别点于同一硅胶 G 薄层板上，以三氯甲烷-甲醇-浓氨试液（4：1：0.1）为展开剂，展开，取出，晾干，喷以稀碘化铋钾试液。供试品色谱中，在与对照品色谱相应的位置上，显相同颜色的斑点。

（2）取本品 50ml，蒸干，残渣加水 10ml 使溶解，通过聚酰胺柱（14～30 目，5g，内径为 15mm），用水 80ml 洗脱，弃去水液，再用 70% 乙醇溶液 80ml 洗脱，收集洗脱液，蒸干，残渣加甲醇 1ml 使溶解，作为供试品溶液。另取细辛对照药材 1g，加甲醇 20ml，超声处理 30 分钟，滤过，滤液蒸干，残渣加甲醇 1ml 使溶解，作为对照药材溶液。照薄层色谱法（通则 0502）试验，吸取上述两种溶液各 $5\mu l$，分别点于同一含有 0.5% 氢氧化钠的羧甲基纤维素钠为黏合剂的硅胶 G 薄层板上，以甲苯-乙酸乙酯-甲酸-水(20∶10∶1∶1)的上层溶液为展开剂，展开，取出，晾干，置紫外光灯(365nm)下检视。供试品色谱中，在与对照药材色谱相应的位置上，显相同颜色的荧光主斑点。

(3)取本品 50ml，蒸干，残渣加水 10ml 使溶解，溶液通过 D101 型大孔吸附树脂柱(内径为 1.5cm，柱高为 18cm)，用 20%乙醇 100ml 洗脱，弃去洗脱液，再用 50%乙醇 100ml 洗脱，收集洗脱液，蒸干，残渣加甲醇 1ml 使溶解，作为供试品溶液。另取五味藤对照药材 0.4g，加甲醇 20ml，加热回流 30 分钟，滤过，滤液蒸干，残渣加甲醇 1ml 使溶解，作为对照药材溶液。照薄层色谱法(通则 0502)试验，吸取上述供试品溶液 5μl，对照药材溶液 1μl，分别点于同一硅胶 G 薄层板上，以甲苯-乙酸乙酯-甲酸(16∶3∶1)为展开剂，展开，取出，晾干，置紫外光灯(365nm)下检视。供试品色谱中，在与对照药材色谱相应的位置上，显相同颜色的荧光主斑点。

【检查】　乙醇量　应为 55%～65%(通则 0711)。

总固体　精密量取本品 25ml，置已干燥至恒重的蒸发皿中，蒸干，置硅胶干燥器内干燥 24 小时，精密称定，遗留残渣不得少于 0.238g。

其他　应符合酊剂项下有关的各项规定(通则 0120)。

【含量测定】　挥发油　精密吸取本品 10ml，加饱和氯化钠溶液 100ml，振摇 1～2 分钟，放置 1～2 小时，分取上层液移入圆底烧瓶中，用热水洗涤分液漏斗数次，洗液并入圆底烧瓶中，照挥发油测定法(通则 2204 甲法)测定，即得。

本品含挥发油不得少于 9.0%(ml/ml)。

樟脑、薄荷脑　照气相色谱法(通则 0521)测定。

色谱条件与系统适用性试验　以聚乙二醇 20000(PEG-20M)为固定相的毛细管柱(柱长为 30m，内径为 0.53mm，膜厚度为 1μm)；柱温为 160℃；分流进样，分流比为 10∶1。理论板数按樟脑峰计算应不低于 10000。

校正因子测定　取水杨酸甲酯适量，精密称定，加乙醇制成每 1ml 含 2mg 的溶液，作为内标溶液。分别取樟脑对照品、薄荷脑对照品适量，精密称定，加乙醇制成每 1ml 各含 2mg 的混合溶液，作为对照品溶液。分别精密量取内标溶液、对照品溶液各 2ml，置同一 10ml 量瓶中，加乙醇稀释至刻度，摇匀，吸取 1μl，注入气相色谱仪，计算校正因子。

测定法　取本品，混匀，精密量取 2ml，置 50ml 量瓶中，加乙醇至刻度，摇匀，精密量取 2ml，置 10ml 量瓶中，精密加入内标溶液 2ml，加乙醇至刻度，摇匀，吸取 1μl，注入气相色谱仪，测定，即得。

本品每 1ml 含樟脑($C_{10}H_{16}O$)、薄荷脑($C_{10}H_{20}O$)均不得少于 45.0mg。

【功能与主治】　祛风除湿，活血止痛。用于风湿骨痛，伤风感冒，头痛，肚痛，心胃气痛，冻疮。

【用法与用量】　口服。一次 0.5～2ml，一日 2～3 次，小儿酌减；外用取适量，搽患处。

【注意】　孕妇与未满三岁儿童忌内服。

【规格】　(1)每瓶装 12ml　(2)每瓶装 15ml　(3)每瓶装 30ml

【贮藏】　密封，置阴凉处。

木 瓜 丸
Mugua Wan

【处方】　木瓜 80g　　　　　当归 80g
　　　　　川芎 80g　　　　　白芷 80g
　　　　　威灵仙 80g　　　　狗脊(制)40g
　　　　　牛膝 160g　　　　　鸡血藤 40g
　　　　　海风藤 80g　　　　人参 40g
　　　　　制川乌 40g　　　　制草乌 40g

【制法】　以上十二味，木瓜、威灵仙、鸡血藤、牛膝、制川乌、制草乌、人参粉碎成细粉，过筛，混匀。其余当归等五味加水煎煮二次，滤过，合并滤液并浓缩至适量，加入上述粉末制丸，干燥，包糖衣，打光，即得。

【性状】　本品为包糖衣的浓缩水丸，除去糖衣后显黄褐色至黑褐色；味酸、苦。

【鉴别】　(1)取本品，置显微镜下观察：草酸钙砂晶存在于薄壁细胞中(牛膝)。纤维束棕黄色，周围薄壁细胞含草酸钙方晶，形成晶纤维(鸡血藤)。

(2)取本品适量，除去糖衣，研细，取 5g，加乙醚 20ml，置水浴上加热回流 30 分钟，放冷，滤过，滤液蒸干，残渣加乙酸乙酯 1ml 使溶解，作为供试品溶液。另取木瓜对照药材 0.5g，同法制成对照药材溶液。照薄层色谱法(通则 0502)试验，吸取上述两种溶液各 2μl，分别点于同一硅胶 G 薄层板上，以环己烷-乙酸乙酯-丙酮(12∶1∶3)为展开剂，展开，取出，晾干，喷以 10%硫酸乙醇溶液，在 100℃加热至斑点显色清晰。供试品色谱中，在与对照药材色谱相应的位置上，显相同颜色的斑点，置紫外光灯(365nm)下检视，显相同颜色的荧光斑点。

(3)取本品适量，除去包衣，研细，取 10g，加三氯甲烷 30ml，超声处理 30 分钟，滤过，弃去滤液，滤渣挥干，加甲醇 50ml，超声处理 30 分钟，滤过，滤液蒸干，残渣加水 20ml 使溶解，用水饱和的正丁醇振摇提取 3 次，每次 30ml，合并正丁醇提取液，用氨试液洗涤 2 次，每次 20ml，弃去氨洗液，正丁醇液蒸干，残渣加甲醇 5ml 使溶解，加在中性氧化铝柱(100～200 目，5g，内径为 1.5cm)上，用甲醇 50ml 洗脱，收集洗脱液，蒸干，残渣加甲醇 1ml 使溶解，作为供试品溶液。另取人参皂苷 Rg_1 对照品，加甲醇制成每 1ml 含 0.5mg 的溶液，作为对照品溶液。照薄层色谱法(通则 0502)试验，吸取供试品溶液 20μl，对照品溶液 10μl，分别点于同一硅胶 G 薄层板上，以三氯甲烷-甲醇-水(13∶7∶2)10℃以下放置的下层溶液为展开剂，展开，取出，晾干，喷以 10%硫酸乙醇溶液，在 105℃加热至斑点显色清晰。供试品色谱中，在与对照品色谱相应的位置上,显相同颜色的斑点。

【检查】 双酯型生物碱 取本品 100 丸,除去包衣,精密称定,研细(过 3 号筛),取 6.5g,精密称定,置具塞锥形瓶中,精密加入盐酸-甲醇(1∶100)的混合溶液 50ml,称定重量,超声处理(功率 250W,频率 33kHz;温度不超过 25℃)40 分钟,放冷,再称定重量,用盐酸-甲醇(1∶100)的混合溶液补足减失的重量,摇匀,滤过,精密量取续滤液 25ml,在 40℃以下减压回收溶剂至干,残渣精密加入 0.05mol/L 硫酸溶液 25ml,振摇使溶解,离心(转速为每分钟 8000 转)20 分钟,精密量取上清液 20ml,置分液漏斗中,用二氯甲烷洗涤 4 次(20ml、20ml、15ml、15ml),弃去二氯甲烷液,待上层溶液澄清后,用氨试液调 pH 值至 8～9,再用乙醚振摇提取 5 次,每次 20ml,合并乙醚液,挥干,残渣用 0.05mol/L 硫酸溶液溶解,转移至 2ml 量瓶中,摇匀,滤过,取续滤液作为供试品溶液。取乌头碱对照品、次乌头碱对照品、新乌头碱对照品适量,精密称定,加 0.05mol/L 硫酸溶液制成每 1ml 含乌头碱、次乌头碱、新乌头碱各 50μg 的混合溶液,作为对照品溶液。照高效液相色谱法(通则 0512)试验。以十八烷基硅烷键合硅胶为填充剂;以乙腈-四氢呋喃(25∶15)为流动相 A,0.1mol/L 醋酸铵(每 1000ml 加 0.5ml 冰醋酸)为流动相 B,按下表中的规定进行梯度洗脱;检测波长为 235nm。理论板数按新乌头碱峰计算应不低于 2000。分别精密吸取对照品溶液与供试品溶液各 20μl,注入液相色谱仪,测定,即得。

时间(分钟)	流动相 A(%)	流动相 B(%)
0～25	18→22	82→78
25～55	22→25	78→75
55～55.1	25→18	75→82
55.1～65	18	82

本品含双酯型生物碱以乌头碱($C_{34}H_{47}NO_{11}$)、次乌头碱($C_{33}H_{45}NO_{10}$)和新乌头碱($C_{33}H_{45}NO_{11}$)的总量计,每丸不得过 10μg。

其他 应符合丸剂项下有关的各项规定(通则 0108)。

【功能与主治】 祛风散寒,除湿通络。用于风寒湿闭阻所致的痹病,症见关节疼痛、肿胀、屈伸不利、局部畏恶风寒、肢体麻木、腰膝酸软。

【用法与用量】 口服。一次 30 丸,一日 2 次。

【注意】 孕妇禁用。

【贮藏】 密封。

木香分气丸
Muxiang Fenqi Wan

【处方】

木香 192g	砂仁 48g
丁香 48g	檀香 48g
醋香附 384g	广藿香 48g
陈皮 192g	姜厚朴 384g

枳实 192g	豆蔻 48g
醋莪术 384g	炒山楂 192g
白术(麸炒)192g	甘松 192g
槟榔 96g	甘草 192g

【制法】 以上十六味,粉碎成细粉,过筛,混匀。用水泛丸,干燥,即得。

【性状】 本品为黄褐色的水丸;气香,味微辛。

【鉴别】 (1)取本品,置显微镜下观察:石细胞分枝状,壁厚,层纹明显(姜厚朴)。果皮石细胞淡紫红色、红色或黄棕色,类圆形或多角形,直径约 125μm(炒山楂)。内胚乳细胞碎片无色,壁较厚,有较多大的类圆形纹孔(槟榔)。纤维束周围薄壁细胞含草酸钙方晶,形成晶纤维(甘草)。

(2)取本品 10g,研细,加甲醇 20ml,超声处理 5 分钟,滤过,滤液作为供试品溶液。另取木香对照药材 0.5g,加甲醇 10ml,同法制成对照药材溶液。照薄层色谱法(通则 0502)试验,吸取上述两种溶液各 5μl,分别点于同一硅胶 G 薄层板上,以环己烷-乙酸乙酯(10∶3)为展开剂,展开,取出,晾干,喷以 5%香草醛硫酸溶液,加热至斑点显色清晰。供试品色谱中,在与对照药材色谱相应的位置上,显相同颜色的斑点。

(3)取〔鉴别〕(2)项下的供试品溶液,蒸干,残渣加稀盐酸 20ml 使溶解,用三氯甲烷提取 3 次,每次 20ml,合并三氯甲烷液,用 2%氢氧化钠溶液提取 3 次,每次 20ml,合并氢氧化钠液,加盐酸调节 pH 值至 1～2,再用三氯甲烷提取 3 次,每次 20ml,合并三氯甲烷液,用无水硫酸钠脱水,滤过,三氯甲烷液蒸干,残渣加甲醇 1ml 使溶解,作为供试品溶液。另取厚朴酚对照品、和厚朴酚对照品,加甲醇制成每 1ml 各含 1mg 的混合溶液,作为对照品溶液。照薄层色谱法(通则 0502)试验,吸取上述两种溶液各 5μl,分别点于同一硅胶 G 薄层板上,以三氯甲烷-甲醇(10∶1)为展开剂,置氨蒸气预饱和的展开缸内,展开,取出,晾干,喷以 5%香草醛硫酸溶液,在 105℃加热至斑点显色清晰。供试品色谱中,在与对照品色谱相应的位置上,显相同颜色的斑点。

【检查】 应符合丸剂项下有关的各项规定(通则 0108)。

【功能与主治】 宽胸消胀,理气止呕。用于肝郁气滞、脾胃不和所致的胸膈痞闷、两胁胀满、胃脘疼痛、倒饱嘈杂、恶心呕吐、嗳气吞酸。

【用法与用量】 口服。一次 6g,一日 2 次。

【注意】 孕妇慎用。

【规格】 每 100 丸重 6g

【贮藏】 密封。

木香顺气丸
Muxiang Shunqi Wan

【处方】

木香 100g	砂仁 100g
醋香附 100g	槟榔 100g

甘草 50g	陈皮 100g
厚朴 100g	枳壳(炒)100g
苍术(炒)100g	青皮(炒)100g
生姜 200g	

【制法】 以上十一味,除生姜外,其余木香等十味粉碎成细粉,过筛,混匀。生姜加水煎煮二次,合并煎液,滤过,滤液浓缩,用浓缩液泛丸,干燥,即得。

【性状】 本品为棕褐色的水丸;气香,味苦。

【鉴别】 (1)取本品,置显微镜下观察:分泌细胞类圆形,内含淡黄棕色至红棕色分泌物,其周围细胞作放射状排列;纤维束红棕色或黄棕色,细长,壁甚厚(醋香附)。木纤维成束,长梭形,直径 16～24μm,纹孔口横裂缝状、十字状或人字状(木香)。内胚乳细胞碎片白色,壁较厚,有较多大的类圆形纹孔(槟榔)。

(2)取本品 4g,研碎,加二氯甲烷 20ml,超声处理 20 分钟,滤过,滤液蒸干,残渣加甲醇 1ml 使溶解,作为供试品溶液。另取木香对照药材 0.5g,加甲醇 2ml,超声处理 5 分钟,滤过,滤液作为对照药材溶液。照薄层色谱法(通则 0502)试验,吸取上述两种溶液各 5μl,分别点于同一硅胶 G 薄层板上,以甲苯-甲醇(27:1)为展开剂,展开,取出,晾干,喷以 5% 香草醛硫酸溶液,加热至斑点显色清晰。供试品色谱中,在与对照药材色谱相应的位置上,显相同颜色的斑点。

(3)取本品 4g,研碎,加甲醇 15ml,超声处理 20 分钟,滤过,滤液蒸干,残渣加稀盐酸 20ml 使溶解,用二氯甲烷振摇提取 3 次,每次 20ml,合并二氯甲烷液,用 2% 氢氧化钠溶液振摇提取 3 次,每次 20ml,合并氢氧化钠液,加盐酸调节 pH 值至 1～2,用二氯甲烷振摇提取 3 次,每次 20ml,合并二氯甲烷液,用无水硫酸钠脱水,蒸干,残渣加甲醇 1ml 使溶解,作为供试品溶液。另取厚朴酚对照品、和厚朴酚对照品,加甲醇制成每 1ml 各含 1mg 的混合溶液,作为对照品溶液。照薄层色谱法(通则 0502)试验,吸取上述两种溶液各 10μl,分别点于同一硅胶 G 薄层板上,以甲苯-甲醇(27:1)为展开剂,展开,取出,晾干,喷以 5% 香草醛硫酸溶液,在 105℃ 加热至斑点显色清晰。供试品色谱中,在与对照品色谱相应的位置上,显相同颜色的斑点。

【检查】 应符合丸剂项下有关的各项规定(通则 0108)。

【含量测定】 照高效液相色谱法(通则 0512)测定。

色谱条件与系统适用性试验 以十八烷基硅烷键合硅胶为填充剂;以甲醇-乙腈-水-磷酸(50:19:31:0.3)为流动相;检测波长为 294nm。理论板数按厚朴酚峰计算应不低于 3000。

对照品溶液的制备 取厚朴酚对照品、和厚朴酚对照品适量,精密称定,加甲醇制成每 1ml 含厚朴酚、和厚朴酚各 20μg 的溶液,即得。

供试品溶液的制备 取本品适量,研细,取约 2g,精密称定,置具塞锥形瓶中,精密加入甲醇 50ml,密塞,称定重量,超声处理(功率 250W,频率 33kHz)30 分钟,放冷,再称定重量,

用甲醇补足减失的重量,摇匀,滤过,精密量取续滤液 5ml,置 25ml 量瓶中,加甲醇稀释至刻度,摇匀,即得。

测定法 分别精密吸取对照品溶液与供试品溶液各 10μl,注入液相色谱仪,测定,即得。

本品每 1g 含厚朴以厚朴酚($C_{18}H_{18}O_2$)与和厚朴酚($C_{18}H_{18}O_2$)的总量计,不得少于 1.7mg。

【功能与主治】 行气化湿,健脾和胃。用于湿浊中阻、脾胃不和所致的胸膈痞闷、脘腹胀痛、呕吐恶心、嗳气纳呆。

【用法与用量】 口服。一次 6～9g,一日 2～3 次。

【注意】 孕妇慎用。

【规格】 每 100 丸重 6g

【贮藏】 密封。

木香槟榔丸
Muxiang Binglang Wan

【处方】

木香 50g	槟榔 50g
枳壳(炒)50g	陈皮 50g
青皮(醋炒)50g	香附(醋制)150g
醋三棱 50g	莪术(醋炙)50g
黄连 50g	黄柏(酒炒)150g
大黄 150g	炒牵牛子 200g
芒硝 100g	

【制法】 以上十三味,粉碎成细粉,过筛,混匀,用水泛丸,干燥,即得。

【性状】 本品为灰棕色的水丸;味苦、微咸。

【鉴别】 (1)取本品,置显微镜下观察:木纤维成束,长梭形,直径 16～24μm,壁稍厚,纹孔横裂缝状、十字状或人字状(木香)。纤维束鲜黄色,周围细胞含草酸钙方晶,形成晶纤维,含晶细胞壁木化增厚(黄柏)。内胚乳细胞碎片白色,壁较厚,有较多大的类圆形纹孔(槟榔)。草酸钙方晶成片存在于薄壁组织中(陈皮)。草酸钙簇晶大,直径 60～140μm(大黄)。分泌细胞类圆形,含淡黄棕色至红棕色分泌物,其周围细胞作放射状排列(香附)。种皮栅状细胞淡棕色或棕色,长 48～80μm(牵牛子)。

(2)取本品 0.8g,研碎,加甲醇 20ml,浸渍 1 小时,滤过,取滤液 5ml,蒸干,残渣加水 10ml 使溶解,加盐酸 1ml,置水浴上加热 30 分钟,立即冷却,用乙醚 20ml 分 2 次提取,合并乙醚提取液,蒸干,残渣加三氯甲烷 1ml 使溶解,作为供试品溶液。另取大黄对照药材 0.1g,同法制成对照药材溶液。照薄层色谱法(通则 0502)试验,吸取上述两种溶液各 4μl,分别点于同一以羧甲基纤维素钠为黏合剂的硅胶 H 薄层板上,以石油醚(30～60℃)-甲酸乙酯-甲酸(15:5:1)的上层溶液为展开剂,展开,取出,晾干,置紫外光灯(365nm)下检视。供试品色谱中,在与对照药材色谱相应的位置上,显相

同的 5 个橙色荧光斑点;置氨蒸气中熏后,置日光下检视,斑点变为红色。

(3)取本品 1.2g,研碎,加甲醇 10ml,置水浴上加热回流 15 分钟,滤过,滤液蒸干,残渣加甲醇 5ml 使溶解,作为供试品溶液。另取黄连对照药材 50mg,加甲醇 5ml,同法制成对照药材溶液。再取盐酸小檗碱对照品,加甲醇制成每 1ml 含 0.5mg 的溶液,作为对照溶液。照薄层色谱法(通则 0502)试验,吸取上述三种溶液各 1μl,分别点于同一硅胶 G 薄层板上,以甲苯-乙酸乙酯-甲醇-异丙醇-浓氨试液(12:6:3:3:1)为展开剂,置氨蒸气预饱和的展开缸内,展开,取出,晾干,置紫外光灯(365nm)下检视。供试品色谱中,在与对照药材色谱和对照品色谱相应的位置上,显相同的黄色荧光斑点。

(4)取本品粉末 4g,加水 10ml,水蒸气蒸馏,收集馏液约 100ml,照紫外-可见分光光度法(通则 0401)测定,在 253nm 的波长处有最大吸收。

【检查】 应符合丸剂项下有关的各项规定(通则 0108)。

【功能与主治】 行气导滞,泻热通便。用于湿热内停,赤白痢疾,里急后重,胃肠积滞,脘腹胀痛,大便不通。

【用法与用量】 口服。一次 3~6g,一日 2~3 次。

【注意】 孕妇禁用。

【贮藏】 密封。

五子衍宗丸

Wuzi Yanzong Wan

【处方】 枸杞子 400g   菟丝子(炒)400g
覆盆子 200g   五味子(蒸)50g
盐车前子 100g

【制法】 以上五味,粉碎成细粉,过筛,混匀。每 100g 粉末用炼蜜 35~50g 和适量的水制丸,干燥,制成水蜜丸;或加炼蜜 80~90g 制成小蜜丸或大蜜丸,即得。

【性状】 本品为棕褐色的水蜜丸、棕黑色的小蜜丸或大蜜丸;味甜、酸、微苦。

【鉴别】 (1)取本品,置显微镜下观察:种皮石细胞表面观不规则多角形,壁厚,波状弯曲,层纹清晰(枸杞子)。种皮表皮石细胞淡黄棕色,表面观类多角形,壁较厚,孔沟细密,胞腔含暗棕色物(五味子)。种皮栅状细胞 2 列,内列较外列长,有光辉带(菟丝子)。种皮内表皮细胞表面观类长方形,壁微波状,以数个细胞为一组,略作镶嵌排列(盐车前子)。非腺毛单细胞,壁厚,木化,脱落后残迹似石细胞状(覆盆子)。

(2)取本品水蜜丸 3g,研细;或取小蜜丸或大蜜丸 5g,剪碎,加硅藻土 5g,研匀,加乙醚 50ml,超声处理 20 分钟,滤过,滤液回收溶剂至干,残渣加乙酸乙酯 1ml 使溶解,作为供

试品溶液。另取东莨菪内酯对照品,加乙酸乙酯制成每 1ml 含 0.2mg 的溶液,作为对照品溶液。照薄层色谱法(通则 0502)试验,吸取供试品溶液 5μl、对照品溶液 1μl,分别点于同一硅胶 G 薄层板上,以石油醚(30~60℃)-甲酸乙酯-甲酸(20:20:0.1)为展开剂,展开,取出,晾干,置紫外光灯(365nm)下检视。供试品色谱中,在与对照品色谱相应的位置上,显相同颜色的荧光斑点。

(3)取本品水蜜丸 5g,研细;或取小蜜丸或大蜜丸 8g,剪碎,加硅藻土 5g,研匀,加二氯甲烷 50ml,超声处理 30 分钟,滤过,滤液回收溶剂至干,残渣加乙醇 1ml 使溶解,作为供试品溶液。另取五味子对照药材 1g,同法制成对照药材溶液。再取五味子醇甲对照品,加乙醇制成每 1ml 含 1mg 的溶液,作为对照品溶液。照薄层色谱法(通则 0502)试验,吸取供试品溶液 5~10μl、对照药材与对照品溶液各 5μl,分别点于同一硅胶 GF₂₅₄ 薄层板上,以甲苯-乙酸乙酯(6:4)为展开剂,展开,取出,晾干,置紫外光灯(254nm)下检视。供试品色谱中,在与对照药材色谱和对照品色谱相应的位置上,显相同颜色的斑点。

【特征图谱】 照高效液相色谱法(通则 0512)测定。

色谱条件与系统适用性试验 同〔含量测定〕项,检测波长为 250nm。

参照物溶液的制备 取覆盆子对照药材 2.0g,置具塞锥形瓶中,加入 70%甲醇 50.0ml,超声处理 60 分钟,取出,放冷,摇匀,滤过,取续滤液,作为对照药材参照物溶液。另取金丝桃苷对照品、毛蕊花糖苷对照品、山柰酚对照品和五味子醇甲对照品适量,用 70%甲醇制成每 1ml 各含 25μg 的混合溶液,作为对照品参照物溶液。

供试品溶液的制备 同〔含量测定〕项。

测定法 分别精密吸取参照物溶液与供试品溶液各 5μl,注入液相色谱仪,测定,即得。

供试品特征图谱中应呈现 5 个特征峰,其中 4 个峰应分别与相应的对照品参照物溶液的保留时间一致,峰 1 应与对照药材参照物溶液主峰的保留时间一致。

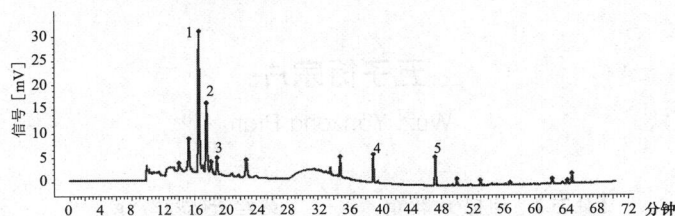

对照特征图谱

峰 1:覆盆子特征峰   峰 2:金丝桃苷   峰 3:毛蕊花糖苷
峰 4:山柰酚   峰 5:五味子醇甲

【检查】 应符合丸剂项下有关的各项规定(通则 0108)。

【含量测定】 照高效液相色谱法(通则 0512)测定。

色谱条件与系统适用性试验 以十八烷基硅烷键合硅胶为填充剂;以乙腈-甲醇(10:1)为流动相 A,0.4%磷酸溶液

为流动相 B,按下表中的规定进行梯度洗脱;金丝桃苷检测波长为 360nm,五味子醇甲检测波长为 250nm。理论板数按金丝桃苷峰计算应不低于 5000。

时间(分钟)	流动相 A(%)	流动相 B(%)
0~5	5→15	95→85
5~15	15→19	85→81
15~25	19→21	81→79
25~70	21→90	79→10

对照品溶液的制备 取金丝桃苷对照品、五味子醇甲对照品适量,精密称定,加 70%甲醇制成每 1ml 含金丝桃苷 25μg,五味子醇甲 10μg 的混合溶液,即得。

供试品溶液的制备 取本品水蜜丸,研细,取约 2g,精密称定;或取本品小蜜丸或重量差异项下的大蜜丸适量,剪碎,精密称定,精密加入等量硅藻土,混匀,取约 5g,精密称定;置具塞锥形瓶中,精密加入 70%甲醇 50ml,称定重量,超声处理(功率 250W,频率 30kHz)60 分钟,取出,放冷,用 70%甲醇补足减失的重量,摇匀,滤过,取续滤液,即得。

测定法 分别精密吸取对照品溶液与供试品溶液各 5μl,注入液相色谱仪,测定,即得。

本品含菟丝子以金丝桃苷($C_{21}H_{20}O_{12}$)计,水蜜丸每 1g 不得少于 0.20mg;小蜜丸每 1g 不得少于 0.15mg;大蜜丸每丸不得少于 1.4mg。

含五味子以五味子醇甲($C_{24}H_{32}O_7$)计,水蜜丸每 1g 不得少于 0.10mg;小蜜丸每 1g 不得少于 75μg;大蜜丸每丸不得少于 0.70mg。

【功能与主治】 补肾益精。用于肾虚精亏所致的阳痿不育、遗精早泄、腰痛、尿后余沥。

【用法与用量】 口服。水蜜丸一次 6g,小蜜丸一次 9g,大蜜丸一次 1 丸,一日 2 次。

【规格】 大蜜丸 每丸重 9g

【贮藏】 密封。

五子衍宗片
Wuzi Yanzong Pian

【处方】 枸杞子 275g 菟丝子(炒)275g
覆盆子 135g 五味子(蒸)35g
盐车前子 68g

【制法】 以上五味,取菟丝子(炒)145g,粉碎成细粉。其余菟丝子(炒)与覆盆子加水煎煮二次,每次 2 小时,合并煎液,滤过,滤液备用;取五味子(蒸)、盐车前子、枸杞子用 70%乙醇作溶剂进行渗漉,收集渗漉液,回收乙醇,加入上述滤液,减压浓缩至相对密度为 1.32(60℃)的稠膏。加入菟丝子(炒)细粉及淀粉适量,混匀,制成颗粒,干燥。

压制成 1000 片,包糖衣,即得。

【性状】 本品为糖衣片,除去糖衣后显棕黄色至褐色;味酸。

【鉴别】 (1)取本品,置显微镜下观察:种皮栅状细胞 2 列,内列较外列长,有光辉带(菟丝子)。

(2)取本品 15 片,除去糖衣,研细,加石油醚(30~60℃)40ml,超声处理 30 分钟,滤过,弃去滤液,药渣挥干溶剂,加甲醇 30ml,超声处理 30 分钟,滤过,滤液浓缩至 2ml,作为供试品溶液。另取菟丝子对照药材 2g,同法制成对照药材溶液。照薄层色谱法(通则 0502)试验,吸取上述两种溶液各 5μl,分别点于同一硅胶 G 薄层板上,以甲苯-乙酸乙酯-甲酸(5:5:3)为展开剂,展开,取出,晾干,置紫外光灯(365nm)下检视。供试品色谱中,在与对照药材色谱相应的位置上,显相同颜色的荧光斑点。

(3)取本品 10 片,除去糖衣,研细,加乙醚 50ml,超声处理 20 分钟,滤过,滤液回收溶剂至干,残渣加乙酸乙酯 1ml 使溶解,作为供试品溶液。另取东莨菪内酯对照品,加乙酸乙酯制成每 1ml 含 0.2mg 的溶液,作为对照品溶液。照薄层色谱法(通则 0502)试验,吸取供试品溶液 5μl、对照品溶液 1μl,分别点于同一硅胶 G 薄层板上,以石油醚(30~60℃)-甲酸乙酯-甲酸(20:20:0.1)为展开剂,展开,取出,晾干,置紫外光灯(365nm)下检视。供试品色谱中,在与对照品色谱相应的位置上,显相同颜色的荧光斑点。

(4)取本品 30 片,除去糖衣,研细,加二氯甲烷 50ml,超声处理 30 分钟,滤过,滤液回收溶剂至干,残渣加乙醇 1ml 使溶解,作为供试品溶液。另取五味子对照药材 1g,同法制成对照药材溶液。再取五味子醇甲对照品,加乙醇制成每 1ml 含 1mg 的溶液,作为对照品溶液。照薄层色谱法(通则 0502)试验,吸取供试品溶液 5~10μl、对照药材与对照品溶液各 5μl,分别点于同一硅胶 GF_{254} 薄层板上,以甲苯-乙酸乙酯(3:2)为展开剂,展开,取出,晾干,置紫外光灯(254nm)下检视。供试品色谱中,在与对照药材色谱和对照品色谱相应的位置上,显相同颜色的斑点。

【检查】 应符合片剂项下有关的各项规定(通则 0101)。

【含量测定】 照高效液相色谱法(通则 0512)测定。

色谱条件与系统适用性试验 以十八烷基硅烷键合硅胶为填充剂;以乙腈-甲醇(10:1)为流动相 A,0.4%磷酸溶液为流动相 B,按下表中的规定进行梯度洗脱;金丝桃苷检测波长 360nm 和五味子醇甲检测波长为 250nm。理论板数按金丝桃苷峰计算应不低于 5000。

时间(分钟)	流动相 A(%)	流动相 B(%)
0~5	5→15	95→85
5~15	15→19	85→81
15~25	19→21	81→79
25~70	21→90	79→10

对照品溶液的制备 取金丝桃苷对照品、五味子醇甲对

照品适量,精密称定,加 70%甲醇制成每 1ml 含金丝桃苷 25μg,五味子醇甲 10μg 的混合溶液,即得。

供试品溶液的制备 取本品 20 片,除去糖衣,精密称定,研细,取约 3g,精密称定,置具塞锥形瓶中,精密加入 70%甲醇 50ml,称定重量,超声处理(功率 250W,频率 30kHz)60 分钟,取出,放冷,再称定重量,用 70%甲醇补足减失的重量,摇匀,滤过,取续滤液,即得。

测定法 分别精密吸取对照品溶液与供试品溶液各 5μl,注入液相色谱仪,测定,即得。

本品每片含菟丝子以金丝桃苷($C_{21}H_{20}O_{12}$)计,不得少于 0.10mg;含五味子以五味子醇甲($C_{24}H_{32}O_7$)计,不得少于 30μg。

【功能与主治】 补肾益精。用于肾虚精亏所致的阳痿不育、遗精早泄、腰痛、尿后余沥。

【用法与用量】 口服。一次 6 片,一日 3 次。

【规格】 糖衣片   片心重 0.3g

【贮藏】 密封。

五加生化胶囊

Wujia Shenghua Jiaonang

【处方】 刺五加浸膏 150g   当归 200g

           川芎 125g   桃仁 100g

           干姜 60g   甘草 60g

【制法】 以上六味,川芎粉碎成细粉;刺五加浸膏干燥,粉碎成细粉;当归、桃仁、干姜、甘草酌予碎断,加水煎煮二次,第一次 2 小时,第二次 1.5 小时,合并煎液,滤过,滤液浓缩成相对密度为 1.24～1.30(70℃)的清膏,干燥,粉碎成细粉,与川芎细粉、刺五加浸膏细粉、滑石粉适量混匀,装入胶囊,制成 1000 粒,即得。

【性状】 本品为硬胶囊,内容物为棕黄色的粉末;味微苦。

【鉴别】 (1)取本品内容物 4g,研细,加乙醚 50ml,振摇 30 分钟,滤过,滤渣备用;滤液挥干,残渣加乙酸乙酯 1ml 使溶解,作为供试品溶液。另取川芎对照药材、当归对照药材各 1g,分别同法制成对照药材溶液。再取阿魏酸对照品,加乙酸乙酯制成每 1ml 含 0.5mg 的溶液,作为对照品溶液。照薄层色谱法(通则 0502)试验,吸取上述四种溶液各 2μl,分别点于同一硅胶 GF$_{254}$薄层板上,以正己烷-乙酸乙酯-冰醋酸(40:10:1)为展开剂,展开,取出,晾干,置紫外光灯(254nm)下检视。供试品色谱中,在与对照药材色谱和对照品色谱相应的位置上,显相同颜色的斑点;喷以 1%三氯化铁溶液-1%铁氰化钾溶液(1:1)(临用新制)的混合溶液,置日光下检视,显相同颜色的斑点。

(2)取〔鉴别〕(1)项下备用的滤渣,挥干,加甲醇 30ml,加热回流 30 分钟,滤过,滤液蒸干,残渣加水 5ml 使溶解,通

过 D101 型大孔吸附树脂柱(内径 1cm,高 12cm),用水 100ml 洗脱,弃去水洗液,再用 70%乙醇 100ml 洗脱,收集洗脱液,蒸干,残渣加甲醇 2ml 使溶解,作为供试品溶液。另取刺五加对照药材 2.5g,加乙醚 50ml,甘草对照药材 1g,加乙醚 40ml,分别加热回流 1 小时,滤过,滤渣挥干,分别自"加甲醇 30ml"起,同法制成对照药材溶液。再取刺五加苷 E 对照品、甘草苷对照品、紫丁香苷对照品和异嗪皮啶对照品,分别加甲醇制成每 1ml 含刺五加苷 E 0.5mg、甘草苷 1mg、紫丁香苷 1mg、异嗪皮啶 0.5mg 的溶液,作为对照品溶液。照薄层色谱法(通则 0502)试验,吸取上述供试品溶液 1～4μl,两种对照药材溶液各 2μl,四种对照品溶液各 2μl,分别点于同一硅胶 G 薄层板上,以三氯甲烷-甲醇-水(60:13:1)为展开剂,展开,取出,晾干,置紫外光灯(365nm)下检视。供试品色谱中,在与对照药材色谱相应的位置上,显相同颜色的荧光主斑点,在与异嗪皮啶对照品色谱相应的位置上,显相同颜色的荧光斑点;喷以 5%香草醛硫酸溶液,在 105℃加热至斑点显色清晰,在与对照药材色谱相应的位置上,显相同颜色的主斑点;在与刺五加苷 E 对照品、甘草苷对照品及紫丁香苷对照品色谱相应的位置上,显相同颜色的斑点。

【检查】 应符合胶囊剂项下有关的各项规定(通则 0103)。

【含量测定】 照高效液相色谱法(通则 0512)测定。

色谱条件与系统适用性试验 以十八烷基硅烷键合硅胶为填充剂;以乙腈为流动相 A,以 0.1%磷酸溶液为流动相 B,按下表中的规定进行梯度洗脱;柱温为 30℃;检测波长为 220nm。理论板数按紫丁香苷峰计算应不低于 6000;异嗪皮啶峰与相邻杂质峰的分离度应不小于 1.0。

时间(分钟)	流动相A(%)	流动相B(%)
0～20	10→20	90→80
20～30	20→25	80→75

对照品溶液的制备 取紫丁香苷对照品、刺五加苷 E 对照品、异嗪皮啶对照品适量,精密称定,加 50%甲醇制成每 1ml 含紫丁香苷、刺五加苷 E 各 20μg,异嗪皮啶 5μg 的混合溶液,即得。

供试品溶液的制备 取装量差异项下的本品内容物,混匀,研细,取约 0.2g,置具塞锥形瓶中,精密加入 50%甲醇 25ml,密塞,称定重量,超声处理(功率 500W,频率 60kHz)30 分钟,取出,放冷,再称定重量,用 50%甲醇补足减失的重量,摇匀,滤过,取续滤液,即得。

测定法 分别精密吸取对照品溶液与供试品溶液各 10μl,注入液相色谱仪,测定,即得。

本品每粒含刺五加浸膏以紫丁香苷($C_{17}H_{24}O_9$)计,不得少于 0.60mg;以刺五加苷 E($C_{34}H_{46}O_{18}$)计,不得少于 0.40mg;以异嗪皮啶($C_{11}H_{10}O_5$)计,不得少于 0.10mg。

【功能与主治】 益气养血、活血祛瘀。用于经期及人流术后、产后气虚血瘀所致阴道流血,血色紫暗或有血块,小腹疼痛按之不减,腰背酸痛、自汗、心悸气短、舌淡、兼见瘀点、脉沉弱。

【用法与用量】 口服。一次 6 粒,一日 2 次。温开水送服,疗程 3 天或遵医嘱。

【注意】 服药期间忌食辛辣、黏腻及生冷食品。

【规格】 每粒装 0.4g

【贮藏】 密封。

注:刺五加浸膏为用乙醇制成的浸膏。

五灵胶囊
Wuling Jiaonang

【处方】 柴胡 342g　　　灵芝 173g
　　　　 丹参 342g　　　五味子 342g

【制法】 以上四味,取柴胡粉碎,过筛,细粉 171g 备用;粗粉和灵芝加 75% 乙醇回流提取二次,每次 1 小时,滤过,合并滤液,回收乙醇并减压浓缩至相对密度为 1.36～1.38(60～70℃)的稠膏。五味子和丹参加乙醇回流提取三次,每次 1 小时,滤过,合并滤液,回收乙醇并减压浓缩至相对密度为 1.36～1.38(60～70℃)的稠膏。两膏合并,同时掺入柴胡细粉,混匀,烘干,粉碎,装入胶囊,制成 1000 粒,即得。

【性状】 本品为硬胶囊,内容物为棕黄色至棕褐色的颗粒及粉末;味酸、咸、苦。

【鉴别】 (1)取本品内容物,研细,取 2g,加水 30ml,振摇 30 分钟,滤过,滤液用水饱和正丁醇液振摇提取 2 次,每次 20ml,合并正丁醇,加氨试液洗涤 2 次,每次 20ml,弃去氨试液,再用正丁醇饱和的水洗涤 2 次,每次 20ml,弃去洗液,正丁醇液回收溶剂至干,残渣加甲醇 1ml 使溶解,作为供试品溶液。另取柴胡对照药材 1g,同法制成对照药材溶液。照薄层色谱法(通则 0502)试验,吸取供试品溶液 10μl,对照药材溶液 5μl,分别点于同一硅胶 G 薄层板上,以三氯甲烷-乙酸乙酯-甲醇-水(20：30：16：6)10℃ 以下放置的下层溶液为展开剂,展开,晾干,喷以 2% 对二甲氨基苯甲醛的 40% 硫酸溶液,热风吹至斑点显色清晰,置紫外光灯(365nm)下检视。供试品色谱中,在与对照药材色谱相应位置上,显相同的三个以上黄色荧光斑点。

(2)取本品内容物,研细,取 1g,加环己烷 30ml,超声处理 30 分钟,滤过,滤液回收溶剂至干,残渣加环己烷 1ml 使溶解,作为供试品溶液。另取五味子对照药材 0.5g,同法制成对照药材溶液。照薄层色谱法(通则 0502)试验,吸取供试品溶液 10μl,对照药材溶液 5μl,分别点于同一硅胶 GF₂₅₄ 薄层板上,以甲苯-乙酸乙酯(9：1)展开,展距约 18cm,取出晾干,置紫外光灯(254nm)下检视。供试品色谱中,在与对照药材

色谱相应位置上,显相同颜色的斑点。

(3)取本品内容物,研细,取 2g,加乙醚 20ml,超声处理 10 分钟,滤过,滤液挥干,残渣加乙酸乙酯 0.5ml 使溶解,作为供试品溶液。另取丹参对照药材 0.5g,同法制成对照药材溶液。再取丹参酮 ⅡA 对照品,加乙酸乙酯制成每 1ml 含 1mg 的溶液,作为对照品溶液。照薄层色谱法(通则 0502)试验,吸取供试品溶液及对照药材溶液各 5～10μl,对照品溶液 5μl,分别点于同一硅胶 G 薄层板上,以甲苯-乙酸乙酯(19：1)为展开剂,展开,取出,晾干,置日光下检视。供试品色谱中,在与对照品色谱和对照药材色谱相应位置上,显相同颜色的斑点。

【检查】 应符合胶囊剂项下有关的各项规定(通则 0103)。

【含量测定】 五味子 照高效液相色谱法(通则 0512)测定。

色谱条件与系统适用性试验 以十八烷基硅烷键合硅胶为填充剂;以甲醇-水(65：35)为流动相;检测波长为 250nm。理论板数按五味子醇甲峰计算,应不低于 2000。

对照品溶液的制备 取五味子醇甲对照品适量,加甲醇制成每 1ml 含 20μg 的溶液,即得。

供试品溶液的制备 取装量差异项下本品内容物,研细,取 0.5g,精密称定,置具塞锥形瓶中,精密加入二氯甲烷 50ml,称定重量,加热回流 30 分钟,取出,放冷,再称定重量,加二氯甲烷补足减失的重量,摇匀,滤过,精密量取续滤液 10ml 置水浴低温回收溶剂至干,残渣加甲醇溶解,并转移至 25ml 量瓶中,加甲醇至刻度,摇匀,滤过,取续滤液,即得。

测定法 分别精密吸取对照品溶液与供试品溶液各 10μl,注入液相色谱仪,测定,即得。

本品每粒含五味子以五味子醇甲($C_{24}H_{32}O_7$)计,不得少于 0.86mg。

丹参 照高效液相色谱法(通则 0512)测定。

色谱条件与系统适用性试验 以十八烷基硅烷键合硅胶为填充剂;以乙腈为流动相 A,以 0.1% 磷酸溶液为流动相 B,按下表中的规定进行梯度洗脱;检测波长为 286nm。理论板数按丹酚酸 B 峰计算应不低于 2000。

时间(分钟)	A(%)	B(%)
0→5	20	80
5→20	20～25	80～75
20→40	25～30	75～70

对照品溶液的制备 取丹酚酸 B 对照品适量,精密称定,加 80% 甲醇制成每 1ml 含 0.10mg 的溶液,即得。

供试品溶液的制备 取装量差异项下的本品内容物,研细,取 0.5g,精密称定,置具塞锥形瓶中,精密加入 80% 甲醇 25ml,称定重量,超声处理(功率 500W,频率 40kHz)30 分钟,放冷,再称定重量,加 80% 甲醇补足减失的重量,摇匀,滤过,取续滤液,即得。

测定法　分别精密吸取对照品溶液与供试品溶液各 $10\mu l$，注入液相色谱仪，测定，即得。

本品每粒含丹参以丹酚酸 B（$C_{36}H_{30}O_{16}$）计，不得少于 1.0mg。

【功能与主治】　疏肝健脾活血。用于慢性乙型肝炎肝郁脾虚挟瘀证，症见纳呆、腹胀嗳气、胁肋胀痛、疲乏无力。

【用法与用量】　口服。一次 5 粒，一日 3 次。饭后半小时服用。

【规格】　每粒装 0.35g

【贮藏】　密封，置阴凉处。

五苓胶囊
Wuling Jiaonang

【处方】　泽泻 937.5g　　　　茯苓 562.5g
　　　　　猪苓 562.5g　　　　肉桂 375g
　　　　　麸炒白术 562.5g

【制法】　以上五味，茯苓、猪苓加水煎煮二次，每次 3 小时，滤过，滤液合并，浓缩至相对密度约为 1.02(80℃)，备用；肉桂用水蒸气蒸馏 8 小时提取挥发油，并以倍他环糊精包合，蒸馏后的水溶液滤过，滤液与上述浓缩液合并；肉桂药渣与泽泻、麸炒白术用 60％乙醇加热回流提取二次，每次 3 小时，合并提取液，减压回收乙醇，并浓缩至相对密度约为 1.02(80℃)，与上述浓缩液合并，浓缩成稠膏，减压干燥，粉碎，加入肉桂油包合物及淀粉适量，混匀，过筛，装入胶囊，制成 1000 粒，即得。

【性状】　本品为硬胶囊，内容物为灰色至灰褐色的粉末，具吸湿性；气香，味微辛。

【鉴别】　(1)取本品内容物 2g，加乙醚 20ml，加热回流 30 分钟，放冷，滤过，滤液挥干，残渣加甲醇 2ml 使溶解，作为供试品溶液。另取桂皮醛对照品，加乙醇制成每 1ml 含 1mg 的溶液，作为对照品溶液。照薄层色谱法（通则 0502）试验，吸取上述供试品溶液 $10\mu l$、对照品溶液 $2\mu l$，分别点于同一硅胶 G 薄层板上，以石油醚(60～90℃)-乙酸乙酯(9：1)为展开剂，展开，取出，晾干，喷以二硝基苯肼乙醇试液，置日光下检视。供试品色谱中，在与对照品色谱相应的位置上，显相同颜色的斑点。

(2)取本品内容物 4g，加水 30ml 使溶解，离心，取上清液，用水饱和的正丁醇振摇提取 2 次，每次 20ml，合并正丁醇提取液，蒸干，残渣加甲醇 1ml 使溶解，作为供试品溶液。另取白术对照药材 0.5g，加水 40ml，煮沸 30 分钟，放冷，滤过，滤液加水至 30ml，自"用水饱和的正丁醇振摇提取 2 次"起，同法制成对照药材溶液。照薄层色谱法（通则 0502）试验，吸取上述供试品溶液 $20\mu l$、对照药材溶液 $10\mu l$，分别点于同一硅胶 G 薄层板上，以三氯甲烷-丙酮-甲酸(9.5：0.5：0.25)为展开剂，展开，取出，晾干，置紫外光灯(365nm)下检视。供试品色谱中，在与对照药材色谱相应的

位置上，显相同颜色的荧光斑点。

【检查】　应符合胶囊剂项下有关的各项规定（通则 0103）。

【含量测定】　照高效液相色谱法（通则 0512）测定。

色谱条件与系统适用性试验　以十八烷基硅烷键合硅胶为填充剂；以乙腈-水(33：67)为流动相；检测波长为 290nm。理论板数按桂皮醛峰计算应不低于 3000。

对照品溶液的制备　取桂皮醛对照品适量，精密称定，加甲醇制成每 1ml 含 $6\mu g$ 的溶液，即得。

供试品溶液的制备　取装量差异项下的本品内容物，研细，取约 0.15g，精密称定，置具塞锥形瓶中，精密加入乙醇 50ml，称定重量，加热回流 30 分钟，放冷，再称定重量，用乙醇补足减失的重量，摇匀，滤过，取续滤液，即得。

测定法　分别精密吸取对照品溶液与供试品溶液各 $10\mu l$，注入液相色谱仪，测定，即得。

本品每粒含肉桂以桂皮醛（C_9H_8O）计，不得少于 1.0mg。

【功能与主治】　温阳化气，利湿行水。用于膀胱化气不利，水湿内聚引起的小便不利，水肿腹胀，呕逆泄泻，渴不思饮。

【用法与用量】　口服。一次 3 粒，一日 2 次。

【规格】　每粒装 0.45g

【贮藏】　密封。

五苓散
Wuling San

【处方】　茯苓 180g　　　　泽泻 300g
　　　　　猪苓 180g　　　　肉桂 120g
　　　　　炒白术 180g

【制法】　以上五味，粉碎成细粉，过筛，混匀，分装，即得。

【性状】　本品为淡黄色的粉末；气微香，味微辛。

【鉴别】　(1)取本品，置显微镜下观察：不规则分枝状团块无色，遇水合氯醛试液溶化；菌丝无色或淡棕色，直径 4～$6\mu m$(茯苓)。菌丝黏结成团，大多无色；草酸钙方晶正八面体形，直径 32～$60\mu m$(猪苓)。薄壁细胞类圆形，有椭圆形纹孔，集成纹孔群；内皮层细胞垂周壁波状弯曲，较厚，木化，有稀疏细孔沟(泽泻)。草酸钙针晶细小，长 10～$32\mu m$，不规则地充塞于薄壁细胞中(炒白术)。纤维单个散在，长梭形，直径 24～$50\mu m$，壁厚，木化；石细胞类方形或类圆形，壁一面菲薄(肉桂)。

(2)取本品 4g，加甲醇 20ml，超声处理 30 分钟，滤过，滤液蒸干，残渣加甲醇 1ml 使溶解，作为供试品溶液。另取泽泻对照药材 1g，同法制成对照药材溶液。照薄层色谱法（通则 0502）试验，吸取上述两种溶液各 $2\mu l$，分别点于同一硅胶 G 薄层板上，以环己烷-乙酸乙酯-丙酮(4：1：1)为展开剂，展开，取出，晾干，喷以 2％香草醛硫酸溶液，在 105℃加热至斑点显色清晰。供试品色谱中，在与对照药材色谱相应的位置上，显相同颜色的斑点。

（3）取本品 4g，加乙醇 20ml，振摇 20 分钟，滤过，取滤液作为供试品溶液。另取桂皮醛对照品适量，加乙醇制成每 1ml 含 1μl 的溶液，作为对照品溶液。照薄层色谱法（通则 0502）试验，吸取上述两种溶液各 2μl，分别点于同一硅胶 G 薄层板上，以石油醚（60～90℃）-乙酸乙酯（17∶3）为展开剂，展开，取出，晾干，喷以二硝基苯肼乙醇试液。供试品色谱中，在与对照品色谱相应的位置上，显相同颜色的斑点。

（4）取本品 3g，加正己烷 10ml，超声处理 15 分钟，滤过，滤液作为供试品溶液。另取白术对照药材 0.5g，加正己烷 2ml，同法制成对照药材溶液。立即照薄层色谱法（通则 0502）试验，吸取上述新制备的供试品溶液 10μl、对照药材溶液 2μl，分别点于同一硅胶 G 薄层板上，以石油醚（60～90℃）-乙酸乙酯（50∶0.5）为展开剂，展开，取出，晾干，喷以 5% 香草醛硫酸溶液，在 105℃ 加热至斑点显色清晰。供试品色谱中，在与对照药材色谱相应的位置上，显相同颜色的斑点，并应显有一桃红色主斑点（苍术酮）。

【检查】　应符合散剂项下有关的各项规定（通则 0115）。

【含量测定】　照高效液相色谱法（通则 0512）测定。

色谱条件与系统适用性试验　以十八烷基硅烷键合硅胶为填充剂；以乙腈-水（33∶67）为流动相；检测波长为 290nm。理论板数按桂皮醛峰计算应不低于 3000。

对照品溶液的制备　精密称取桂皮醛对照品适量，加甲醇制成每 1ml 含 10μg 的溶液，即得。

供试品溶液的制备　取装量差异项下的本品，混匀，取约 2g，精密称定，置具塞锥形瓶中，精密加入甲醇 50ml，密塞，称定重量，超声处理（功率 250W，频率 40kHz）10 分钟，放置过夜，同法再超声处理 1 次，再称定重量，用甲醇补足减失的重量，摇匀，滤过，精密吸取续滤液 5ml，置 25ml 量瓶中，加甲醇至刻度，摇匀，即得。

测定法　分别精密吸取对照品溶液与供试品溶液各 10μl，注入液相色谱仪，测定，即得。

本品每 1g 含肉桂以桂皮醛（C_9H_8O）计，不得少于 1.50mg。

【功能与主治】　温阳化气，利湿行水。用于阳不化气、水湿内停所致的水肿，症见小便不利、水肿腹胀、呕逆泄泻、渴不思饮。

【用法与用量】　口服。一次 6～9g，一日 2 次。

【规格】　（1）每袋装 6g　（2）每袋装 9g

【贮藏】　密闭，防潮。

五 虎 散
Wuhu San

【处方】　当归 350g　　　　红花 350g
　　　　　防风 350g　　　　制天南星 350g
　　　　　白芷 240g

【制法】　以上五味，粉碎成细粉，过筛，混匀，即得。

【性状】　本品为橘黄色至暗黄色的粉末；气微香，味微辛。

【鉴别】　（1）取本品，置显微镜下观察：淀粉粒复粒由 8～12 分粒组成（白芷）。薄壁细胞纺锤形，壁略厚，有极微细的斜向交错纹理（当归）。花冠碎片黄色，有红棕色或黄棕色长管道状分泌细胞；花粉粒圆球形或椭圆形，直径约至 60μm，外壁有刺，具 3 个萌发孔（红花）。油管含金黄色分泌物，直径约 30μm（防风）。草酸钙针晶成束或散在，长约至 90μm（制天南星）。

（2）取本品 3g，加乙醇 10ml，超声处理 10 分钟，滤过，滤液作为供试品溶液。另取当归对照药材、白芷对照药材各 1g，分别同法制成对照药材溶液。照薄层色谱法（通则 0502）试验，吸取上述三种溶液各 5μl，分别点于同一硅胶 G 薄层板上，以石油醚（60～90℃）-乙酸乙酯（4∶1）为展开剂，展开，取出，晾干，置紫外光灯（365nm）下检视。供试品色谱中，在与对照药材色谱相应的位置上，分别显相同颜色的荧光斑点。

（3）取本品 3g，加 80% 丙酮 10ml，超声处理 10 分钟，静置，取上清液，作为供试品溶液。另取红花对照药材 0.5g，同法制成对照药材溶液。照薄层色谱法（通则 0502）试验，吸取上述两种溶液各 10μl，分别点于同一硅胶 G 薄层板上，以乙酸乙酯-甲醇-甲酸-水（7∶0.4∶2∶3）为展开剂，展开，取出，晾干。供试品色谱中，在与对照药材色谱相应的位置上，显相同颜色的斑点。

【检查】　应符合散剂项下有关的各项规定（通则 0115）。

【含量测定】　照高效液相色谱法（通则 0512）测定。

色谱条件与系统适用性试验　以十八烷基硅烷键合硅胶为填充剂；以甲醇-水（32∶48）为流动相；检测波长为 292nm。理论板数按升麻素苷峰计算应不低于 2500。

对照品溶液的制备　取升麻素苷对照品和 5-O-甲基维斯阿米醇苷对照品适量，精密称定，分别加甲醇制成每 1ml 含升麻素苷 100μg 和 5-O-甲基维斯阿米醇苷 60μg 的溶液，即得。

供试品溶液的制备　取本品，混匀，取约 3g，精密称定，置具塞锥形瓶中，精密加入甲醇 25ml，密塞，称定重量，超声处理（功率 100W，频率 40kHz）45 分钟，取出，放冷，再称定重量，用甲醇补足减失的重量，摇匀，滤过，即得。

测定法　分别精密吸取对照品溶液与供试品溶液各 10μl，注入液相色谱仪，测定，即得。

本品每 1g 含防风以升麻素苷（$C_{22}H_{28}O_{11}$）和 5-O-甲基维斯阿米醇苷（$C_{22}H_{28}O_{10}$）的总量计，不得少于 0.50mg。

【功能与主治】　活血散瘀，消肿止痛。用于跌打损伤，瘀血肿痛。

【用法与用量】　温黄酒或温开水送服。一次 6g，一日 2 次；外用，白酒调敷患处。

【注意】　孕妇慎用。

【贮藏】　密封。

五味子颗粒
Wuweizi Keli

【处方】　五味子 300g

【制法】　取五味子,加水煎煮二次,每次 2 小时,煎液滤过,合并滤液,静置,分取上清液,浓缩至相对密度为 1.16～1.22(60℃)的清膏,加 2 倍量乙醇,充分搅拌,静置 24 小时,滤过,滤渣用 60％乙醇洗涤,洗液与滤液合并,回收乙醇并浓缩至相对密度为 1.36(50℃)的稠膏,加蔗糖粉适量,搅匀,制颗粒,干燥,制成 1000g,即得。

【性状】　本品为棕黄色至棕红色的颗粒;味酸、甜。

【鉴别】　取本品 3g,加水 10ml 使溶解,用三氯甲烷振摇提取 2 次,每次 20ml,合并提取液,滤过,滤液蒸干,残渣加三氯甲烷 1ml 使溶解,作为供试品溶液。另取五味子对照药材 1g,加 30％乙醇 25ml,加热回流 3 小时,滤过,滤液蒸至无醇味,加水 15ml,自"用三氯甲烷振摇提取 2 次"起,同法制成对照药材溶液。再取五味子醇甲对照品,加三氯甲烷制成每 1ml 含 0.5mg 的溶液,作为对照品溶液。照薄层色谱法(通则 0502)试验,吸取上述三种溶液各 5μl,分别点于同一硅胶 GF$_{254}$薄层板上,以环己烷-乙酸乙酯(1∶1)为展开剂,展开,取出,晾干,置紫外光灯(254nm)下检视。供试品色谱中,在与对照药材色谱和对照品色谱相应的位置上,显相同颜色的斑点。

【检查】　应符合颗粒剂项下有关的各项规定(通则 0104)。

【含量测定】　照高效液相色谱法(通则 0512)测定。

色谱条件与系统适用性试验　以十八烷基硅烷键合硅胶为填充剂;以甲醇-水(60∶40)为流动相;检测波长为 250nm;理论板数按五味子醇甲峰计算应不低于 2000。

对照品溶液的制备　取五味子醇甲对照品适量,精密称定,加甲醇制成每 1ml 含 5μg 的溶液,即得。

供试品溶液的制备　取装量差异项下的本品,研细,取约 0.5g,精密称定,置 25ml 量瓶中,加甲醇 20ml,超声处理(功率 250W,频率 40kHz)30 分钟,放冷,加甲醇至刻度,摇匀,滤过,取续滤液,即得。

测定法　分别精密吸取对照品溶液与供试品溶液各 20μl,注入液相色谱仪,测定,即得。

本品每袋含五味子以五味子醇甲(C$_{24}$H$_{32}$O$_7$)计,不得少于 1.30mg。

【功能与主治】　益气生津,补肾宁心。用于心肾不足所致的失眠、多梦、头晕;神经衰弱症见上述证候者。

【用法与用量】　开水冲服。一次 1 袋,一日 3 次。

【规格】　每袋装 10g

【贮藏】　密封。

五味子糖浆
Wuweizi Tangjiang

【处方】　五味子 100g

【制法】　取五味子粉碎成粗粉,取粗粉 100g,用 30％乙醇作溶剂,浸渍 72 小时后,缓缓渗漉,收集漉液至相当于原药材的二倍,滤过;另取蔗糖 600g,制成糖浆,加入上述滤液中,再加入苯甲酸钠及桔子香精适量,混匀,加水调整至 1000ml,即得。

【性状】　本品为黄棕色至红棕色的黏稠液体;味甜、微酸。

【鉴别】　取本品 20ml,用三氯甲烷振摇提取 3 次,每次 20ml,合并提取液,滤过,滤液蒸干,残渣加三氯甲烷 1ml 使溶解,作为供试品溶液。另取五味子对照药材 1g,加 30％乙醇 25ml,置水浴上加热回流 3 小时,滤过,滤液置水浴上蒸至无醇味,加水 15ml,自"用三氯甲烷振摇提取 3 次"起,同供试品溶液制备方法制成对照药材溶液。再取五味子醇甲对照品,加三氯甲烷制成每 1ml 含 1mg 的溶液,作为对照品溶液。照薄层色谱法(通则 0502)试验,吸取上述三种溶液各 2μl,分别点于同一硅胶 GF$_{254}$薄层板上,以环己烷-乙酸乙酯(5∶5)为展开剂,展开,取出,晾干,置紫外光灯(254nm)下检视。供试品色谱中,在与对照药材色谱和对照品色谱相应的位置上,分别显相同颜色的斑点。

【检查】　相对密度　应为 1.21～1.25(通则 0601)。

其他　应符合糖浆剂项下有关的各项规定(通则 0116)。

【含量测定】　照高效液相色谱法(通则 0512)测定。

色谱条件与系统适用性试验　以十八烷基硅烷键合硅胶为填充剂;以甲醇-水(60∶40)为流动相;检测波长为 250nm。理论板数按五味子醇甲峰计算应不低于 2000。

对照品溶液的制备　取五味子醇甲对照品适量,精密称定,加甲醇制成每 1ml 含 25μg 的溶液,即得。

供试品溶液的制备　精密量取本品 5ml,置 25ml 量瓶中,加甲醇 20ml,超声处理(功率 250W,频率 40kHz)20 分钟,放置至室温,用甲醇稀释至刻度,摇匀,滤过,取续滤液,即得。

测定法　分别精密吸取对照品溶液与供试品溶液各 10μl,注入液相色谱仪,测定,即得。

本品每 1ml 含五味子以五味子醇甲(C$_{24}$H$_{32}$O$_7$)计,不得少于 0.12mg。

【功能与主治】　益气生津,补肾宁心。用于心肾不足所致的失眠、多梦、头晕;神经衰弱症见上述证候者。

【用法与用量】　口服。一次 5～10ml,一日 3 次。

【规格】　(1)每瓶装 10ml　(2)每瓶装 100ml

【贮藏】　密闭,置阴凉干燥处。

五味沙棘散

Wuwei Shaji San

本品系蒙古族验方。

【处方】　沙棘膏 180g　　　　　　木香 150g

　　　　　白葡萄干 120g　　　　　甘草 90g

　　　　　栀子 60g

【制法】　以上五味，除沙棘膏、白葡萄干外，其余木香等三味粉碎成粗粉，加白葡萄干，粉碎，烘干，粉碎成细粉，混匀后，加沙棘膏混匀，烘干，再粉碎成细粉，过筛，即得。

【性状】　本品为深棕色的粉末；气香，味酸、甘而苦、涩。

【鉴别】　(1)取本品，置显微镜下观察：果皮含晶石细胞类圆形或多角形，直径 17～31μm，壁厚，胞腔内含草酸钙方晶(栀子)。纤维束周围薄壁细胞含草酸钙方晶，形成晶纤维(甘草)。菊糖团块不规则，有时可见微细放射状纹理，加热后溶解(木香)。

(2)取本品 3g，加乙醚 15ml，振摇 10 分钟，弃去乙醚液，残渣挥干乙醚，加乙酸乙酯 15ml，置水浴上加热回流 1 小时，放冷，滤过，滤液蒸干，残渣加乙醇 1ml 使溶解，作为供试品溶液。另取栀子苷对照品，加乙醇制成每 1ml 含 2mg 的溶液，作为对照品溶液。照薄层色谱法(通则 0502)试验，吸取上述两种溶液各 5μl，分别点于同一硅胶 G 薄层板上，以乙酸乙酯-丙酮-甲酸-水(10：7：2：0.5)为展开剂，展开，取出，晾干，喷以 10% 硫酸乙醇溶液，加热至斑点显色清晰。供试品色谱中，在与对照品色谱相应的位置上，显相同颜色的斑点。

(3)取木香对照药材 0.5g，同〔鉴别〕(2)项下供试品溶液的制备方法制成对照药材溶液。照薄层色谱法(通则 0502)试验，吸取〔鉴别〕(2)项下的供试品溶液和上述对照药材溶液各 5μl，分别点于同一硅胶 G 薄层板上，以环己烷-丙酮(10：3)为展开剂，展开，取出，晾干，喷以 10% 硫酸乙醇溶液，加热至斑点显色清晰。供试品色谱中，在与对照药材色谱相应的位置上，显相同颜色的斑点。

(4)取本品 3.5g，加乙醚 40ml，加热回流 1 小时，滤过，弃去乙醚液，药渣加甲醇 30ml，加热回流 1 小时，滤过，滤液蒸干，残渣加水 40ml 使溶解，用正丁醇提取 3 次，每次 20ml，合并正丁醇液，用水洗涤 3 次，每次 20ml，取正丁醇液，蒸干，残渣加甲醇 5ml 使溶解，作为供试品溶液。另取甘草对照药材 1g，同法制成对照药材溶液。再取甘草酸铵对照品，加甲醇制成每 1ml 含 2mg 的溶液，作为对照品溶液。照薄层色谱法(通则 0502)试验，吸取供试品溶液与对照药材溶液各 4μl、对照品溶液 2μl，分别点于同一用 1% 氢氧化钠溶液制备的硅胶 G 薄层板上，以乙酸乙酯-甲酸-冰醋酸-水(15：1：1：2)为展开剂，展开，取出，晾干，喷以 10% 硫酸乙醇溶液，在 105℃ 加热至斑点显色清晰，置紫外光灯(365nm)下检视。供试品色谱中，在与对照药材色谱相应的

位置上，显相同颜色的荧光斑点；在与对照品色谱相应的位置上，显相同的橙黄色荧光斑点。

【检查】　应符合散剂项下有关的各项规定(通则 0115)。

【含量测定】　照高效液相色谱法(通则 0512)测定。

色谱条件与系统适用性试验　以十八烷基硅烷键合硅胶为填充剂；以甲醇-水(65：35)为流动相；检测波长为 225nm。理论板数按木香烃内酯峰计算应不低于 5000。

对照品溶液的制备　取木香烃内酯对照品、去氢木香内酯对照品适量，精密称定，加甲醇制成每 1ml 各含 40μg 的混合溶液，即得。

供试品溶液的制备　取本品约 1g，精密称定，置具塞锥形瓶中，精密加甲醇 50ml，密塞，称定重量，放置 12 小时，超声处理(功率 80W，频率 40kHz)30 分钟，取出，放冷，再称定重量，用甲醇补足减失的重量，摇匀，滤过，取续滤液，即得。

测定法　分别精密吸取对照品溶液与供试品溶液各 10μl，注入液相色谱仪，测定，即得。

本品每 1g 含木香以木香烃内酯($C_{15}H_{20}O_2$)和去氢木香内酯($C_{15}H_{18}O_2$)的总量计，不得少于 4.0mg。

【功能与主治】　清热祛痰，止咳定喘。用于肺热久嗽，喘促痰多，胸中满闷，胸胁作痛；慢性支气管炎见上述证候者。

【用法与用量】　口服。一次 3g，一日 1～2 次。

【规格】　(1)每袋装 3g　　(2)每袋装 15g

【贮藏】　密闭，防潮。

五味清浊散

Wuwei Qingzhuo San

本品系蒙古族验方。

【处方】　石榴 400g　　　　　　红花 200g

　　　　　豆蔻 50g　　　　　　肉桂 50g

　　　　　荜茇 50g

【制法】　以上五味，粉碎成细粉，过筛，混匀，即得。

【性状】　本品为黄棕色的粉末；气香，味酸、辛、微涩。

【鉴别】　(1)取本品，置显微镜下观察：石细胞无色，椭圆形或类圆形，壁厚，孔沟细密(石榴)。石细胞类圆形或类长方形，直径 32～88μm，壁一面菲薄(肉桂)。内种皮厚壁细胞黄棕色或棕红色，表面观类多角形，壁厚，胞腔含硅质块(豆蔻)。种皮细胞红棕色，长多角形，壁连珠状增厚(荜茇)。花粉粒圆球形或椭圆形，直径约至 60μm，外壁有刺，具 3 个萌发孔(红花)。

(2)取本品 10g，加丙酮 20ml，超声处理 15 分钟，滤过，滤液作为供试品溶液。另取桂皮醛对照品，加乙醇制成每 1ml 含 2μl 的溶液，作为对照品溶液。照薄层色谱法(通则 0502)试验，吸取供试品溶液 6μl、对照品溶液 3μl，分别点于同一硅胶 G 薄层板上，以石油醚(60～90℃)-乙酸乙酯(17：3)为展

开剂,展开,取出,晾干,喷以二硝基苯肼乙醇试液。供试品色谱中,在与对照品色谱相应的位置上,显相同颜色的斑点。

(3)取本品 2g,加 80% 丙酮 20ml,密塞,振摇 15 分钟,静置,取上清液,作为供试品溶液。另取红花对照药材 0.5g,加80% 丙酮 5ml,同法制成对照药材溶液。照薄层色谱法(通则0502)试验,吸取供试品溶液 10μl、对照药材溶液 5μl,分别点于同一硅胶 H 薄层板上,使呈条状,以乙酸乙酯-甲醇-甲酸-水(7:0.4:2:3)为展开剂,展开,取出,晾干。供试品色谱中,在与对照药材色谱相应的位置上,显相同颜色的条斑。

(4)取本品 5g,加无水乙醇 25ml,超声处理 30 分钟,滤过,滤液置棕色量瓶中,作为供试品溶液。另取荜茇对照药材0.5g,加无水乙醇 5ml,同法制成对照药材溶液。再取胡椒碱对照品,置棕色量瓶中,加无水乙醇制成每 1ml 含 4mg 的溶液,作为对照品溶液。照薄层色谱法(通则 0502)试验,吸取供试品溶液 6μl、对照药材溶液和对照品溶液各 2μl,分别点于同一硅胶 G 薄层板上,以环己烷-乙酸乙酯-无水乙醇(8:2:1)为展开剂,展开,取出,晾干,喷以 10% 硫酸乙醇溶液。置紫外光灯(365nm)下检视。供试品色谱中,在与对照药材色谱和对照品色谱相应的位置上,显相同颜色的荧光斑点。

【检查】 应符合散剂项下有关的各项规定(通则 0115)。

【功能与主治】 开郁消食,暖胃。用于食欲不振,消化不良,胃脘冷痛,满闷嗳气,腹胀泄泻。

【用法与用量】 口服。一次 2~3g,一日 1~2 次。

【规格】 每袋装 15g

【贮藏】 密闭,防潮。

五味麝香丸

Wuwei Shexiang Wan

本品系藏族验方。

【处方】 麝香 10g   诃子(去核)300g
黑草乌 300g   木香 100g
藏菖蒲 60g

【制法】 以上五味,除麝香外,其余诃子(去核)等四味粉碎成细粉。将麝香研细,再与上述粉末配研,过筛,混匀,用安息香的饱和水溶液泛丸,低温干燥,即得。

【性状】 本品为棕褐色的水丸;具麝香特异的香气,味微苦、涩、麻。

【鉴别】 (1)取本品,置显微镜下观察:果皮纤维层淡黄色,斜向交错排列,壁较薄,有纹孔(诃子)。石细胞长方形或类方形,壁稍厚(黑草乌)。油细胞圆形,直径约至 50μm,含黄色或黄棕色油状物(藏菖蒲)。

(2)取本品 3g,研细,加乙醇 10ml,超声处理 20 分钟,取上清液作为供试品溶液。另取没食子酸对照品,加乙醇制成每 1ml 含 0.5mg 的溶液,作为对照品溶液。照薄层色谱法

(通则 0502)试验,吸取供试品溶液 10μl、对照品溶液 5μl,分别点于同一硅胶 G 薄层板上,以三氯甲烷-乙酸乙酯-甲酸(6:4:1)为展开剂,展开,取出,晾干,喷以 2% 三氯化铁乙醇溶液。供试品色谱中,在与对照品色谱相应的位置上,显相同颜色的斑点。

(3)取本品 2g,研细,加三氯甲烷 10ml,超声处理 20 分钟,滤过,滤液挥至 2ml,作为供试品溶液。另取木香对照药材 0.5g,同法制成对照药材溶液。照薄层色谱法(通则 0502)试验,吸取上述两种溶液各 10μl,分别点于同一硅胶 G 薄层板上,以石油醚(60~90℃)-乙酸乙酯(5:1)为展开剂,展开,取出,晾干,喷以 5% 香草醛硫酸溶液,在 105℃加热至斑点显色清晰。供试品色谱中,在与对照药材色谱相应的位置上,显相同颜色的斑点。

(4)取本品 2g,研细,加乙醚 30ml,加热回流 30 分钟,滤过,滤液挥干,残渣加甲醇 2ml 使溶解,作为供试品溶液。另取藏菖蒲对照药材 0.5g,同法制成对照药材溶液。照薄层色谱法(通则 0502)试验,吸取上述两种溶液各 10μl,分别点于同一硅胶 G 薄层板上,以石油醚(60~90℃)-乙酸乙酯(4:1)为展开剂,展开,取出,晾干,置紫外光灯(254nm)下检视。供试品色谱中,在与对照药材色谱相应的位置上,显相同颜色的荧光斑点。

【检查】 乌头碱限量 取本品 5g,研细,加氨水润湿,加三氯甲烷 20ml,冷浸过夜,滤过,滤液蒸干,残渣加无水乙醇2ml 使溶解,作为供试品溶液。另取乌头碱对照品,加无水乙醇制成每 1ml 含 1.0mg 的溶液,作为对照品溶液。照薄层色谱法(通则 0502)试验,吸取供试品溶液 10μl、对照品溶液5μl,分别点于同一以含 1% 氢氧化钠的羧甲基纤维素钠溶液制备的硅胶 G 薄层板上,以三氯甲烷-甲醇(7:1)为展开剂,展开,取出,晾干,喷以稀碘化铋钾试液。供试品色谱中,在与对照品色谱相应的位置上出现的斑点应小于对照品的斑点或不出现斑点。

其他 应符合丸剂项下有关的各项规定(通则 0108)。

【功能与主治】 消炎,止痛,祛风。用于扁桃体炎,咽峡炎,流行性感冒,炭疽病,风湿性关节炎,神经痛,胃痛,牙痛。

【用法与用量】 睡前服或含化。一次 2~3 丸,一日 1 次;极量 5 丸。

【注意】 本品有毒,慎用;孕妇忌服。

【规格】 每 10 丸重 0.3g

【贮藏】 密封。

五黄养阴颗粒

Wuhuang Yangyin Keli

【处方】 黄连 277g   红芪 833g
地黄 833g   姜黄 833g

黄芩 555g

【制法】 以上五味,黄连、姜黄用 60％乙醇加热回流提取三次,第一次浸泡 1 小时,提取 1 小时,第二、三次提取 50 分钟,合并提取液,滤过,滤液回收乙醇并浓缩至相对密度为 1.00～1.05(60℃),备用。药渣与红芪、地黄加水煎煮二次,第一次浸泡 1 小时,煎煮 1 小时 20 分钟,第二次煎煮 1 小时,合并煎液,滤过,滤液静置 24 小时,滤过,滤液和黄连、姜黄提取液合并,浓缩至相对密度为 1.15～1.20(60℃)的清膏,滤过,滤液加甜菊素 15.38g,备用。黄芩用 60％乙醇加热回流提取二次,第一次浸泡 1 小时,提取 2 小时,第二次提取 1 小时 40 分钟,合并提取液,滤过,滤液回收乙醇并浓缩至相对密度为 1.15～1.20(60℃)的清膏,滤过,滤液加甜菊素 3.2g,备用。取糊精适量与上述备用清膏喷雾制粒,干燥,制成 1000g,即得。

【性状】 本品为棕褐色的颗粒;味微甜,微苦。

【鉴别】 (1)取本品 1g,研细,加甲醇 30ml,超声处理 30 分钟,滤过,滤液回收甲醇至 5ml,作为供试品溶液。另取黄连对照药材 50mg,加甲醇 5ml,超声处理 30 分钟,滤过,滤液作为对照药材溶液。再取盐酸小檗碱对照品,加甲醇制成每 1ml 含 0.5mg 的溶液,作为对照品溶液。照薄层色谱法(通则 0502)试验,吸取上述三种溶液各 1μl,分别点于同一硅胶 G 薄层板上,以正丁醇-冰醋酸-水(7∶1∶2)为展开剂,展开,取出,晾干,置紫外光灯(365nm)下检视。供试品色谱中,在与对照药材色谱和对照品色谱相应的位置上,显相同颜色的荧光斑点。

(2)取本品 6g,研细,加无水乙醇 20ml,超声处理 30 分钟,滤过,滤液回收乙醇至 5ml,作为供试品溶液。另取姜黄素对照品,加无水乙醇制成每 1ml 含 0.5mg 的溶液,作为对照品溶液。照薄层色谱法(通则 0502)试验,吸取上述两种溶液各 2μl,分别点于同一硅胶 G 薄层板上,以三氯甲烷-甲醇-甲酸(96∶4∶0.7)为展开剂,展开,取出,晾干,分别置日光及紫外光灯(365nm)下检视。供试品色谱中,在与对照品色谱相应的位置上,日光下显相同颜色的斑点;紫外光下显相同颜色的荧光斑点。

(3)取黄芩苷对照品,加甲醇制成每 1ml 含 1mg 的溶液,作为对照品溶液。照薄层色谱法(通则 0502)试验,吸取〔鉴别〕(1)项下的供试品溶液及上述对照品溶液各 5μl,分别点于同一以含 4％醋酸钠的羧甲基纤维素钠溶液为黏合剂的硅胶 G 薄层板上,以乙酸乙酯-丁酮-甲酸-水(5∶3∶1∶1)为展开剂,展开,取出,晾干,喷以 1％三氯化铁乙醇溶液。供试品色谱中,在与对照品色谱相应的位置上,显相同颜色的斑点。

【检查】 应符合颗粒剂项下有关的各项规定(通则 0104)。

【含量测定】 照高效液相色谱法(通则 0512)测定。

色谱条件与系统适用性试验 以十八烷基硅烷键合硅胶为填充剂;以乙腈-水(40∶60)(每 1000ml 中含磷酸二氢钾 3.4g,十二烷基磺酸钠 1.7g)为流动相;检测波长为 350nm。

理论板数按盐酸小檗碱峰计算应不低于 2500。

对照品溶液的制备 取盐酸小檗碱对照品适量,精密称定,加甲醇制成每 1ml 含 70μg 的溶液,即得。

供试品溶液的制备 取装量差异项下的本品内容物适量,研细,取约 0.5g,精密称定,置 50ml 量瓶中,加甲醇约 45ml,超声处理(功率 120W,频率 40kHz)20 分钟,放冷,加甲醇至刻度,摇匀,滤过,取续滤液,即得。

测定法 分别精密吸取对照品溶液与供试品溶液各 20μl,注入液相色谱仪,测定,即得。

本品每袋含黄连以盐酸小檗碱($C_{20}H_{17}NO_4 \cdot HCl$)计,不得少于 30.0mg。

【功能与主治】 燥湿化痰、益气养阴。用于消渴病属痰湿内滞、气阴两虚证,症见口渴喜饮,多食善饥,尿频尿多,头身困重,呕恶痰涎,倦怠乏力,气短懒言,自汗盗汗,心悸失眠,形体肥胖,咽燥口干,心烦畏热,溲赤便秘。

【用法与用量】 开水冲服。一次 1 袋,一日 3 次。

【规格】 每袋装 6g

【贮藏】 密封。

五福化毒丸

Wufu Huadu Wan

【处方】

水牛角浓缩粉 20g		连翘 60g	
青黛 20g		黄连 5g	
炒牛蒡子 50g		玄参 60g	
地黄 50g		桔梗 50g	
芒硝 5g		赤芍 50g	
甘草 60g			

【制法】 以上十一味,除水牛角浓缩粉外,其余连翘等十味粉碎成细粉;将水牛角浓缩粉研细,与上述粉末配研,过筛,混匀。每 100g 粉末用炼蜜 45～55g 和适量的水泛丸,干燥,制成水蜜丸;或加炼蜜 100～120g 制成小蜜丸或大蜜丸,即得。

【性状】 本品为黑色的水蜜丸、小蜜丸或大蜜丸;味甜、微苦、咸。

【鉴别】 (1)取本品,置显微镜下观察:不规则块片或颗粒蓝色(青黛)。联结乳管直径 14～25μm,含淡黄色颗粒状物(桔梗)。石细胞黄棕色或无色,类长方形、类圆形或形状不规则,层纹明显,直径约 94μm(玄参)。内果皮石细胞表面观呈尖梭形或长圆形,镶嵌紧密,侧面观类长方形或长条形,壁厚,木化,纹孔横长(炒牛蒡子)。纤维束鲜黄色,壁稍厚,纹孔明显(黄连)。纤维束周围薄壁细胞含草酸钙方晶,形成晶纤维(甘草)。内果皮纤维上下层纵横交错,纤维短梭形(连翘)。薄壁组织灰棕色至黑棕色,细胞多皱缩,内含棕色核状物(地黄)。

(2)取本品水蜜丸 6g,研碎;或取小蜜丸、大蜜丸 9g,剪碎,加硅藻土 4～5g,研匀。加乙醚 30ml,超声处理 10 分钟,滤过,滤液挥干,残渣加三氯甲烷 1ml 使溶解,作为供试品溶液。另取靛蓝对照品、靛玉红对照品,加三氯甲烷制成每 1ml

各含 1mg 的混合溶液,作为对照品溶液。照薄层色谱法(通则 0502)试验,吸取上述两种溶液各 5μl,分别点于同一硅胶 G 薄层板上,以甲苯-三氯甲烷-丙酮(5：4：1)为展开剂,展开,取出,晾干。供试品色谱中,在与对照品色谱相应的位置上,显相同颜色的斑点。

(3)取本品水蜜丸 10g,研碎;或取小蜜丸、大蜜丸 14g,剪碎,加硅藻土 7g,研匀。加三氯甲烷 30ml,加热回流 1 小时,放冷,滤过,滤液挥干,残渣加乙醇 1ml 使溶解,作为供试品溶液。另取牛蒡子对照药材 0.5g,加三氯甲烷 30ml,同法制成对照药材溶液。再取牛蒡苷对照品,加乙醇制成每 1ml 含 5mg 的溶液,作为对照品溶液。照薄层色谱法(通则 0502)试验,吸取上述三种溶液各 2μl,分别点于同一硅胶 G 薄层板上,以三氯甲烷-甲醇-水(40：8：1)为展开剂,展开,取出,晾干,喷以 10%硫酸乙醇溶液,在 105℃加热至斑点显色清晰。供试品色谱中,在与对照药材色谱和对照品色谱相应的位置上,显相同颜色的斑点。

(4)取本品水蜜丸 1.5g,研碎;或取小蜜丸、大蜜丸 2g,剪碎,加硅藻土 1g,研匀。加盐酸 2ml、三氯甲烷 15ml,加热回流 1 小时,放冷,滤过,滤液挥干,残渣加乙醇 1ml 使溶解,作为供试品溶液。另取甘草对照药材 0.5g,同法制成对照药材溶液。再取甘草次酸对照品,加乙醇制成每 1ml 含 1mg 的溶液,作为对照品溶液。照薄层色谱法(通则 0502)试验,吸取上述三种溶液各 2μl,分别点于同一硅胶 G 薄层板上,以石油醚(30～60℃)-甲苯-乙酸乙酯-冰醋酸(10：20：7：0.5)为展开剂,展开,取出,晾干,喷以 10%磷钼酸乙醇溶液,在 105℃加热至斑点显色清晰。供试品色谱中,在与对照药材色谱和对照品色谱相应的位置上,显相同颜色的斑点。

【检查】 应符合丸剂项下有关的各项规定(通则 0108)。

【含量测定】 照高效液相色谱法(通则 0512)测定。

色谱条件与系统适用性试验 以十八烷基硅烷键合硅胶为填充剂;以甲醇-水(41：59)为流动相;检测波长为 280nm。理论板数按牛蒡苷峰计算应不低于 1500。

对照品溶液的制备 精密称取牛蒡苷对照品适量,加甲醇制成每 1ml 含 30μg 的溶液,即得。

供试品溶液的制备 取本品水蜜丸,研成细粉,取约 0.3g,精密称定;或取重量差异项下的大蜜丸或装量差异项下的小蜜丸,剪碎,取约 0.5g,精密称定,置具塞锥形瓶中,精密加入甲醇 50ml,密塞,称定重量,超声处理(功率 250W,频率 33kHz)30 分钟,放冷,再称定重量,用甲醇补足减失的重量,摇匀,滤过,取续滤液,即得。

测定法 分别精密吸取对照品溶液与供试品溶液各 10μl,注入液相色谱仪,测定,即得。

本品含炒牛蒡子以牛蒡苷($C_{27}H_{34}O_{11}$)计,水蜜丸每 1g 不得少于 3.0mg,小蜜丸每 1g 不得少于 2.1mg,大蜜丸每丸不得少于 6.4mg。

【功能与主治】 清热解毒,凉血消肿。用于血热毒盛,小儿疮疖,痱毒,咽喉肿痛,口舌生疮,牙龈出血,痄腮。

【用法与用量】 口服。水蜜丸一次 2g,小蜜丸一次 3g

(15 丸),大蜜丸一次 1 丸,一日 2～3 次。

【规格】 (1)水蜜丸 每 100 粒重 10g (2)小蜜丸 每 100 丸重 20g (3)大蜜丸 每丸重 3g

【贮藏】 密封。

五福化毒片
Wufu Huadu Pian

【处方】 水牛角浓缩粉 9g　　　连翘 27g
青黛 9g　　　　　　　黄连 2.25g
炒牛蒡子 22.5g　　　玄参 27g
地黄 22.5g　　　　　桔梗 22.5g
芒硝 2.25g　　　　　赤芍 22.5g
甘草 27g

【制法】 以上十一味,连翘、炒牛蒡子、玄参、地黄、桔梗、赤芍、甘草加水煎煮三次,第一次 2 小时,第二次 1.5 小时,第三次 1 小时,煎液滤过,滤液合并,静置 12 小时,滤过,滤液浓缩至相对密度为 1.10～1.15(60℃),离心,取上清液,浓缩至适量;黄连加水煎煮三次,第一次 2 小时,第二次 1.5 小时,第三次 1 小时,滤过,合并滤液,浓缩至相对密度 1.15～1.20(60℃),与上述浓缩液合并,加入芒硝,干燥,粉碎;再加入青黛、水牛角浓缩粉和适量糊精,混匀,制颗粒,干燥,压制成 1000 片,包糖衣,即得。

【性状】 本品为糖衣片,除去糖衣后显墨绿色或棕褐色;气微,味苦、微涩。

【鉴别】 (1)取本品,除去糖衣,研细,置显微镜下观察:不规则碎块,大多数呈柴片状,边缘不平整,浅灰黄色、灰褐色、灰白色,表面可见细长梭形纹理,有较多纵长裂缝,布有微细灰棕色色素颗粒(水牛角浓缩粉)。

(2)取本品 50 片,除去糖衣,研细,加乙酸乙酯 30ml,放置过夜,超声处理 30 分钟,滤过,滤液回收溶剂至干,残渣用 30%乙醇 3ml 溶解,通过 D101 型大孔吸附树脂柱(内径 1.5cm,柱高 10cm),用 30%乙醇 50ml 洗脱,弃去洗脱液,再用 70%乙醇 100ml 洗脱,收集洗脱液,回收溶剂至干,残渣加甲醇 1ml 使溶解,作为供试品溶液。另取连翘苷对照品,加甲醇制成每 1ml 含 0.5mg 的溶液,作为对照品溶液。照薄层色谱法(通则 0502)试验,吸取供试品溶液 20μl、对照品溶液 10μl,分别点于同一硅胶 G 薄层板上,以三氯甲烷-甲醇-冰醋酸(9：2：0.5)为展开剂,展开,取出,晾干,喷以 5%香草醛硫酸溶液,在 105℃加热至斑点显色清晰。供试品色谱中,在与对照品色谱相应的位置上,显相同颜色的斑点。

(3)取本品 25 片,除去糖衣,研细,加三氯甲烷 20ml,于水浴上温浸 15 分钟,滤过,滤液回收溶剂至干,残渣加三氯甲烷 2ml 使溶解,作为供试品溶液。另取靛蓝对照品、靛玉红对照品,加三氯甲烷制成每 1ml 各含 1mg 的溶液,作为对照品溶液。照薄层色谱法(通则 0502)试验,吸取上述三种溶液各 5μl,分别点于同一硅胶 G 薄层板上,以石油醚(60～90℃)-三氯甲烷-丙酮(3:5:2)为展开剂,展开,取出,晾干。供试品色谱中,在与靛蓝对照品、靛玉红对照品色谱相应的位置上,分别显相同的蓝色斑点和浅紫红色斑点。

(4)取本品 50 片,除去糖衣,研细,加甲醇 30ml,超声处理 30 分钟,滤过,取滤液作为供试品溶液。另取黄连对照药材 0.25g,同法制备对照药材溶液。再取盐酸小檗碱对照品,加甲醇制成每 1ml 含 0.5mg 的溶液,作为对照品溶液。照薄层色谱法(通则 0502)试验,吸取上述三种溶液各 1μl,分别点于同一硅胶 G 薄层板上,以环己烷-乙酸乙酯-异丙醇-甲醇-水-三乙胺(3:3.5:1:1.5:0.5:1)为展开剂,置浓氨试液预饱和 20 分钟的展开缸内,展开,取出,晾干,置紫外光灯(365nm)下检视。供试品色谱中,在与黄连对照药材色谱和盐酸小檗碱对照品色谱相应位置上,显相同颜色的荧光斑点。

(5)取本品 50 片,除去糖衣,研细,加乙醇 20ml,超声处理 30 分钟,滤过,滤液蒸干,残渣加乙醇 2ml 使溶解,作为供试品溶液。另取牛蒡子对照药材 0.5g,同法制成对照药材溶液。再取牛蒡苷对照品,加乙醇制成每 1ml 含 5mg 的溶液,作为对照品溶液。照薄层色谱法(通则 0502)试验,吸取供试品溶液、对照药材溶液各 3μl,对照品溶液 5μl,分别点于同一硅胶 G 薄层板上,以三氯甲烷-甲醇-水(40:8:1)为展开剂,展开,取出,晾干,喷以 10% 硫酸乙醇溶液,在 105℃ 加热至斑点显色清晰。供试品色谱中,在与对照药材色谱和对照品色谱相应的位置上,显相同颜色的斑点。

(6)取本品 50 片,除去糖衣,研细,加三氯甲烷-水-盐酸(10:10:3)的混合液 50ml,加热回流 2 小时,滤过,分取三氯甲烷液,回收溶剂至干,残渣加乙醇 2ml 使溶解,滤过,滤液作为供试品溶液。另取桔梗对照药材 1.2g,同法制成对照药材溶液。照薄层色谱法(通则 0502)试验,吸取上述两种溶液各 10μl,分别点于同一硅胶 G 板上,以正己烷-乙酸乙酯-冰醋酸(3:2:1)为展开剂,展开,取出,晾干,喷以 10% 硫酸乙醇溶液,在 105℃ 加热至斑点显色清晰。供试品色谱中,在与对照药材色谱相应的位置上,显相同颜色的斑点。

(7)取本品 50 片,除去糖衣,研细,加无水乙醇 20ml,振摇 5 分钟,滤过,滤液蒸干,残渣加乙醇 1ml 使溶解,作为供试品溶液。另取芍药苷对照品,加乙醇制成每 1ml 含 1mg 的溶液,作为对照品溶液。照薄层色谱法(通则 0502)试验,吸取上述两种溶液各 5μl,分别点于同一硅胶 G 薄层板上,以三氯甲烷-乙酸乙酯-甲醇(8:1:3)为展开剂,置氨蒸气饱和的展开缸内,展开,取出,晾干,喷以 5% 香草醛硫酸溶液,在 100℃ 加热至斑点显色清晰。供试品色谱中,在与对照品色谱相应的位置上,显相同的紫色斑点。

【检查】 重金属 取本品 30 片,除去糖衣,研细,取 1.0g,依法检查(通则 0821 第二法)。含重金属不得过百万分之二十。

其他 应符合片剂项下有关的各项规定(通则 0101)。

【含量测定】 黄连 照高效液相色谱法(通则 0512)测定。

色谱条件与系统适用性试验 用十八烷基硅烷键合硅胶为填充剂;以乙腈-0.05mol/L 磷酸二氢钾溶液(50:50)(每

100ml 中加十二烷基硫酸钠 0.4g,再以磷酸调节 pH 值为 4.0)为流动相,检测波长为 345nm,理论板数按盐酸小檗碱峰计算应不低于 5000。

对照品溶液的制备 取盐酸小檗碱对照品适量,精密称定,加甲醇制成每 1ml 含 20μg 的溶液,即得。

供试品溶液的制备 取本品 20 片,除去糖衣,精密称定,研细,混匀,取约 0.5g,精密称定,置具塞锥形瓶中,精密加入盐酸-甲醇(1:100)的混合溶液 25ml,密塞,称定重量,超声处理(功率 250W,频率 40kHz)30 分钟,放冷,再称定重量,用甲醇补足减失的重量,摇匀,取续滤液,即得。

测定法 分别精密吸取对照品溶液和供试品溶液各 10μl,注入液相色谱仪,测定,即得。

本品每片含黄连以盐酸小檗碱($C_{20}H_{17}NO_4 \cdot HCl$)计,不得少于 93μg。

炒牛蒡子 照高效液相色谱法(通则 0512)测定。

色谱条件与系统适应用性试验 用十八烷基硅烷键合硅胶为填充剂;以甲醇-水(41:59)为流动相,检测波长为 280nm,理论板数按牛蒡苷峰计算应不低于 5000。

对照品溶液的制备 取牛蒡苷对照品适量,精密称定,加甲醇制成每 1ml 含 0.1mg 的溶液,即得。

供试品溶液的制备 取本品 20 片,除去糖衣,精密称定,研细,混匀,取约 0.7g,精密称定,置具塞锥形瓶中,精密加入甲醇 25ml,密塞,称定重量,超声处理(功率 250W,频率 33kHz)30 分钟,放冷,再称定重量,用甲醇补足减失的重量,摇匀,滤过,取续滤液,即得。

测定法 分别精密吸取对照品溶液和供试品溶液各 5μl,注入液相色谱仪,测定,即得。

本品每片含炒牛蒡子以牛蒡苷($C_{27}H_{34}O_{11}$)计,不得少于 0.30mg。

【功能与主治】 清热解毒,凉血消肿。用于血热毒盛,小儿疮疖,痱毒,咽喉肿痛,口舌生疮,牙龈出血,疖腮。

【用法与用量】 口服。用于小儿痱毒:二岁至六岁,一次 4~5 片,一日 3 次。用于其他病症:三岁至六岁,一次 5 片,七岁至十四岁,一次 7 片,一日 3 次。7 天为一疗程。

【注意】 忌食辛辣食物。

【规格】 每片重 0.1g

【贮藏】 密封。

比拜克胶囊
Bibaike Jiaonang

【处方】 熊胆粉 11.1g   酒大黄 222.2g
        儿茶 111.1g   冰片 22.2g
        胡黄连 166.7g   香墨 33.4g
        玄明粉 22.2g

【制法】 以上七味,玄明粉加水适量,加热使溶解,滤过,滤液备用;取酒大黄 111.1g 与胡黄连加水煎煮三次,每次 1

小时,合并煎液,滤过,滤液与玄明粉液合并,浓缩至相对密度为 1.30～1.32(50～60℃)的稠膏;儿茶、香墨及剩余酒大黄用 75％乙醇适量拌润,闷润 1 小时,干燥(60～80℃),粉碎成细粉,加入上述稠膏,混匀,干燥,粉碎成细粉,制成颗粒;熊胆粉与冰片及淀粉适量粉碎成细粉,与上述颗粒混匀,装入胶囊,制成 1000 粒,即得。

【性状】 本品为硬胶囊,内容物为灰褐色至棕褐色的颗粒;气香、微腥,味苦。

【鉴别】 (1)取本品内容物,置显微镜下观察:草酸钙簇晶大,直径 60～140μm(酒大黄)。不规则块状物黑色或黑褐色(香墨)。

(2)取本品内容物 2g,研细,加甲醇 25ml,加热回流 30 分钟,滤过,取滤液 1ml 备用;其余滤液回收溶剂至干,残渣加水 10ml 使溶解,用乙酸乙酯振摇提取 3 次,每次 15ml,弃去乙酸乙酯液,水液加氢氧化钠 1g 使溶解,于 120℃加热水解 2 小时,放冷,用盐酸调节 pH 值至 2～3,用乙酸乙酯振摇提取 3 次,每次 10ml,合并乙酸乙酯液,回收溶剂至干,残渣加乙醇 5ml 使溶解,作为供试品溶液。另取熊去氧胆酸对照品和鹅去氧胆酸对照品,加乙醇制成每 1ml 各含 1mg 的混合溶液,作为对照品溶液。照薄层色谱法(通则 0502)试验,吸取供试品溶液 5～10μl、对照品溶液 5μl,分别点于同一硅胶 G 薄层板上,以异辛烷-乙醚-冰醋酸-正丁醇-水(10：5：5：3：1)的上层溶液为展开剂,展开,取出,晾干,喷以 10％硫酸乙醇溶液,在 105℃加热至斑点显色清晰,置日光下检视。供试品色谱中,在与对照品色谱相应位置上,显相同颜色的斑点。

(3)取〔鉴别〕(2)项下备用的滤液,蒸干,残渣加水 10ml使溶解,再加盐酸 1ml,加热回流 30 分钟,立即冷却,用乙醚振摇提取 2 次,每次 20ml,合并乙醚液,蒸干,残渣加三氯甲烷 1ml 使溶解,作为供试品溶液。另取大黄对照药材 0.1g,加甲醇 20ml,浸泡 1 小时,滤过,取滤液 5ml,蒸干,自"残渣加水 10ml"起,同法制成对照药材溶液。再取大黄素对照品,加甲醇制成每 1ml 含 1mg 溶液,作为对照品溶液,照薄层色谱法(通则 0502)试验,吸取上述三种溶液各 4μl,分别点于同一以羧甲基纤维素钠为黏合剂的硅胶 H 薄层板上,以石油醚(30～60℃)-甲酸乙酯-甲酸(15：5：1)的上层溶液为展开剂,展开,取出,晾干,置紫外光灯(365nm)下检视。供试品色谱中,在与对照药材色谱及对照品色谱相应的位置上,显相同颜色的荧光斑点。

(4)取本品内容物 0.3g,研细,加乙醚 15ml,加热回流 30 分钟,滤过,滤液挥干,残渣加乙酸乙酯 1ml 使溶解,作为供试品溶液。另取冰片对照品,加乙酸乙酯制成每 1ml 含 1mg 的溶液,作为对照品溶液。照薄层色谱法(通则 0502)试验,吸取上述两种溶液各 2μl,分别点于同一硅胶 G 薄层板上,以环己烷-乙酸乙酯(17：3)为展开剂,展开,取出,晾干,喷以 1％香草醛硫酸溶液,在 105℃加热至斑点清晰,置日光下检视。供试品色谱中,在与冰片对照品色谱相应的位置上,显相同颜色的斑点。

(5)取本品内容物 5g,研细,加甲醇 30ml,加热回流 30 分钟,滤过,取滤液 0.5ml 备用,其余滤液回收溶剂至干,残渣加乙酸乙酯 2ml 使溶解,作为供试品溶液。另取胡黄连对照药材 0.5g,加甲醇 10ml,同法制成对照药材溶液。再取香草酸对照品、肉桂酸对照品,分别加乙酸乙酯制成每 1ml 含 1mg的溶液,作为对照品溶液。照薄层色谱法(通则 0502)试验,吸取上述四种溶液各 5μl,分别点于同一硅胶 GF$_{254}$薄层板上,以石油醚(30～60℃)-乙酸乙酯-甲酸(5：1：0.1)为展开剂,展开,取出,晾干,置紫外光灯(254nm)下检视。供试品色谱中,在与对照药材色谱及对照品色谱相应的位置上,显相同颜色的斑点。

(6)取〔鉴别〕(5)项下备用的滤液作为供试品溶液。另取儿茶对照药材 0.1g,加甲醇 10ml,加热回流 30 分钟,滤过,滤液浓缩至 2ml,作为对照药材溶液。再取儿茶素对照品、表儿茶素对照品,分别加甲醇制成每 1ml 含 0.5mg 的溶液,作为对照品溶液。照薄层色谱法(通则 0502)试验,吸取上述四种溶液各 1～2μl,分别点于同一纤维素预制板上,以正丁醇-醋酸-水(1：2：2)为展开剂,展开,取出,晾干,喷以 5％香草醛硫酸溶液至斑点显色清晰,置日光下检视。供试品色谱中,在与对照药材色谱及对照品色谱相应的位置上,显相同颜色的斑点。

【检查】 猪、牛、羊胆 取牛、羊胆对照药材各 0.1g,分别加甲醇 20ml,加热回流 30 分钟,滤过,滤液蒸干,残渣加水 10ml 使溶解,加氢氧化钠 1g 使溶解,于 120℃加热水解 2 小时,放冷,用盐酸调节 pH 值至 2～3,用乙酸乙酯振摇提取 2 次,每次 10ml,合并乙酸乙酯液,回收溶剂至干,残渣加乙醇 1ml 使溶解,作为对照药材溶液。再取猪去氧胆酸对照品,加乙醇制成每 1ml 含 1mg 的溶液,作为对照品溶液。照薄层色谱法(通则 0502)试验,吸取〔鉴别〕(2)项下的供试品溶液 5～10μl、上述对照药材溶液及对照品溶液各 2μl,分别点于同一硅胶 G 薄层板上,以异辛烷-乙醚-冰醋酸-正丁醇-水(10：5：5：3：1)的上层溶液为展开剂,展开,取出,晾干,喷以 10％硫酸乙醇溶液,在 105℃加热至斑点显色清晰,置日光下检视。供试品色谱中,不得显与牛、羊胆对照药材完全一致的斑点;在与猪去氧胆酸对照品色谱相应的位置上,不得显相同颜色的斑点。

其他 应符合胶囊剂项下有关的各项规定(通则 0103)。

【含量测定】 大黄 照高效液相色谱法(通则 0512)测定。

色谱条件与系统适用性试验 以十八烷基硅烷键合硅胶为填充剂;以甲醇-0.1％磷酸溶液(75：25)为流动相;检测波长为 254nm。理论板数按大黄酚峰计算应不低于 3000。

对照品溶液的制备 取芦荟大黄素对照品和大黄酚对照品适量,精密称定,加甲醇制成每 1ml 含芦荟大黄素 5μg、大黄酚 13μg 的混合溶液,即得。

供试品溶液的制备 取装量差异项下的本品,研细,取约 0.5g,精密称定,置具塞锥形瓶中,精密加入甲醇 25ml,密塞,称定重量,加热回流 1 小时,取出,放冷,再称定重量,用甲醇补足减失的重量,摇匀,滤过,精密量取续滤液 10ml,置具塞锥形瓶中,回收溶剂至干,残渣加甲醇-盐酸(10：1)混合液

25ml,置80℃水浴中加热回流 30 分钟,放冷,若瓶壁有黏附物,需超声处理使溶解,称定重量,用甲醇补足减失的重量,摇匀,滤过,精密量取 2ml,置 5ml 量瓶中,加 2%氢氧化钠溶液 1ml,加甲醇至刻度,摇匀,滤过,取续滤液,即得。

测定法　分别精密吸取对照品溶液与供试品溶液各 10μl,注入液相色谱仪,测定,即得。

本品每粒含大黄以芦荟大黄素($C_{15}H_{10}O_5$)和大黄酚 ($C_{15}H_{10}O_4$)的总量计,不得少于 1.0mg。

熊胆粉　照高效液相色谱法(通则 0512)测定。

色谱条件与系统适用性试验　以十八烷基硅烷键合硅胶为填充剂;以乙腈-0.05%三氟乙酸溶液(32：68)为流动相;蒸发光散射检测器检测。理论板数按牛磺熊去氧胆酸峰计算应不低于 2000。

对照品溶液的制备　取牛磺熊去氧胆酸钠对照品适量,精密称定,加甲醇制成每 1ml 含 0.35mg 的溶液,即得(相当于牛磺熊去氧胆酸 0.3352mg)。

供试品溶液的制备　取装量差异项下的本品内容物,混匀,研细,取约 2g,精密称定,置具塞锥形瓶中,精密加入甲醇 25ml,密塞,称定重量,超声处理(功率 250W,频率 50kHz) 30 分钟,放冷,再称定重量,用甲醇补足减失的重量,摇匀,滤过,取续滤液,即得。

测定法　分别精密吸取对照品溶液 2μl、5μl 与供试品溶液 2μl,注入液相色谱仪,测定,以外标两点法对数方程计算,即得。

本品每粒含熊胆粉以牛磺熊去氧胆酸($C_{26}H_{45}NO_6S$)计,不得少于 1.6mg。

【功能与主治】　清热、解毒、通便。用于外感病气分热盛,发热烦躁,头痛目赤,牙龈肿痛、大便秘结。

【用法与用量】　口服。一次 2～3 粒,小儿一次 1～2 粒,三岁以内酌减,一日 3 次。

【注意】　孕妇禁服。

【规格】　每粒装 0.36g

【贮藏】　密封。

牙痛一粒丸
Yatong Yili Wan

【处方】　蟾酥 240g　　　　　朱砂 50g
　　　　　雄黄 60g　　　　　　甘草 240g

【制法】　以上四味,朱砂、雄黄分别水飞成极细粉;蟾酥、甘草分别粉碎成细粉,将上述粉末配研,过筛,混匀,用水泛成小丸,干燥,即得。

【性状】　本品为黄褐色的水丸;气微,味辛、有麻舌感。

【鉴别】　(1)取本品 0.1g,研细,加水湿润后,加氯酸钾饱和的硝酸溶液 2ml,振摇,放冷,离心,取上清液,加氯化钡试液 0.5ml,摇匀,溶液生成白色沉淀,离心,弃去上层酸液,再加水 2ml,振摇,沉淀不溶解。

(2)取本品 0.2g,研碎,加稀乙醇 10ml,加热回流 1 小时,滤过,滤液蒸干,残渣加乙醇 1ml 使溶解,作为供试品溶液。另取甘草对照药材 50mg,同法制成对照药材溶液。照薄层色谱法(通则 0502)试验,吸取上述两种溶液各 2μl,分别点于同一硅胶 G 薄层板上,以三氯甲烷-甲醇-水(13：7：2)的下层溶液为展开剂,展开,取出,晾干,喷以 10%硫酸乙醇溶液,在 105℃加热至斑点显色清晰。供试品色谱中,在与对照药材色谱相应的位置上,显相同颜色的斑点。

(3)取本品 0.5g,研碎,置索氏提取器中,加三氯甲烷 70ml,加热回流 2 小时,提取液浓缩至约 1ml,作为供试品溶液。另取脂蟾毒配基对照品,加三氯甲烷制成每 1ml 含 1mg 的溶液,作为对照品溶液。照薄层色谱法(通则 0502)试验,吸取上述两种溶液各 5～10μl,分别点于同一硅胶 GF_{254} 薄层板上使成条状,以环己烷-三氯甲烷-丙酮(4：3：3)为展开剂,展开,取出,晾干,置紫外光灯(254nm)下检视。供试品色谱中,在与对照品色谱相应的位置上,显相同颜色的条斑。

【检查】　**三氧化二砷**　取本品适量,研细,精密称取 1.85g,加稀盐酸 20ml,搅拌 30 分钟,离心,取上清液,残渣用稀盐酸洗涤 2 次,每次 10ml,搅拌 10 分钟,离心,合并上清液,置 100ml 量瓶中,加水至刻度,摇匀,精密量取 10ml,置 100ml 量瓶中,加水至刻度,摇匀,精密量取 2ml,加盐酸 5ml 与水 21ml,照砷盐检查法(通则 0822 第一法)检查,所显砷斑颜色不得深于标准砷斑。

重量差异　取供试品 125 丸为 1 份,照丸剂重量差异项下(通则 0108)检查,应符合规定。

其他　应符合丸剂项下有关的各项规定(通则 0108)。

【含量测定】　照高效液相色谱法(通则 0512)测定。

色谱条件与系统适用性试验　以十八烷基硅烷键合硅胶为填充剂;以乙腈-水(50：50)为流动相;检测波长为 296nm。理论板数按华蟾酥毒基峰计算应不低于 4000。

对照品溶液的制备　取华蟾酥毒基对照品、脂蟾毒配基对照品各适量,精密称定,加甲醇制成每 1ml 含华蟾酥毒基、脂蟾毒配基各 50μg 的混合溶液,即得。

供试品溶液的制备　取本品研细,取约 75mg,精密称定,置具塞锥形瓶中,精密加入甲醇 25ml,密塞,称定重量,超声处理(功率 250W,频率 33kHz)30 分钟,放冷,再称定重量,用甲醇补足减失的重量,摇匀,滤过,取续滤液,即得。

测定法　分别精密吸取对照品溶液与供试品溶液各 10μl,注入液相色谱仪,测定,即得。

本品每 1g 含蟾酥以华蟾酥毒基($C_{26}H_{34}O_6$)和脂蟾毒配基($C_{24}H_{32}O_4$)的总量计,不得少于 19.5mg。

【功能与主治】　解毒消肿,杀虫止痛。用于火毒内盛所致的牙龈肿痛、龋齿疼痛。

【用法与用量】　每次取 1～2 丸,填入龋齿洞内或肿痛的齿缝处,外塞一块消毒棉花,防止药丸滑脱。

【注意】　将含药后渗出的唾液吐出,不可咽下。

【规格】　每 125 丸重 0.3g

【贮藏】　密封。

止血定痛片

Zhixue Dingtong Pian

【处方】 三七 129g　　　　煅花蕊石 129g
海螵蛸 86g　　　　甘草 86g

【制法】 以上四味,粉碎成细粉,混匀,加淀粉浆适量,制成颗粒,干燥,压制成 1000 片,即得。

【性状】 本品为灰黄色的片;味淡而后甘甜。

【鉴别】 (1)取本品,置显微镜下观察:树脂道碎片含黄色分泌物(三七)。不规则透明薄片或碎块,具细条纹或网状纹理(海螵蛸)。纤维束周围薄壁细胞含草酸钙方晶,形成晶纤维(甘草)。

(2)取本品 5 片,研细,加甲醇 30ml,超声处理 30 分钟,滤过,滤液蒸干,残渣加水 40ml 使溶解,用乙醚振摇提取 2 次,每次 20ml,弃去乙醚液,水液用正丁醇振摇提取 3 次,每次 20ml,合并正丁醇液,蒸干,残渣加甲醇 5ml 使溶解,作为供试品溶液。另取甘草对照药材 1g,同法制成对照药材溶液。照薄层色谱法(通则 0502)试验,吸取供试品溶液 6μl、对照药材溶液 3μl,分别点于同一硅胶 GF$_{254}$ 薄层板上,以乙酸乙酯-甲酸-冰醋酸-水(15:1:1:2)为展开剂,展开,取出,晾干,置紫外光灯(254nm)下检视。供试品色谱中,在与对照药色谱相应的位置上,显相同颜色的主斑点。

【检查】 应符合片剂项下有关的各项规定(通则 0101)。

【含量测定】 照高效液相色谱法(通则 0512)测定。

色谱条件与系统适用性试验 以十八烷基硅烷键合硅胶为填充剂;以乙腈为流动相 A,以水为流动相 B,按下表中的规定进行梯度洗脱;检测波长为 203nm。理论板数按三七皂苷 R$_1$ 峰计算应不低于 9000。

时间(分钟)	流动相 A(%)	流动相 B(%)
0～35	18→19	82→81
35～50	19→69	81→31
50～65	69→57	31→43
65～67	57→80	43→20
67～80	80	20
80～81	80→18	20→82

对照品溶液的制备 分别取人参皂苷 Rg$_1$ 对照品、人参皂苷 Rb$_1$ 对照品和三七皂苷 R$_1$ 对照品适量,精密称定,加甲醇制成每 1ml 含人参皂苷 Rg$_1$ 0.6mg、人参皂苷 Rb$_1$ 0.4mg、三七皂苷 R$_1$ 0.1mg 的混合溶液,即得。

供试品溶液的制备 取重量差异项下的本品,研细,取约 1g,精密称定,置具塞锥形瓶中,加入甲醇 50ml,放置过夜,加热回流 2 小时,放冷,滤过,用甲醇 20ml 分次洗涤容器及滤器,合并滤液和洗液,回收溶剂至干,残渣加正丁醇饱和的水 25ml 使溶解,用水饱和的正丁醇振摇提取 5 次,每次 25ml

(前 2 次轻摇),合并正丁醇提取液,用正丁醇饱和的氨试液洗涤 3 次,每次 25ml,弃去氨液,正丁醇液蒸干,残渣用甲醇适量溶解,并转移至 10ml 量瓶中,加甲醇至刻度,摇匀,滤过,取续滤液,即得。

测定法 分别精密吸取对照品溶液和供试品溶液各 10μl,注入液相色谱仪,测定,即得。

本品每片含三七以含人参皂苷 Rg$_1$(C$_{42}$H$_{72}$O$_{14}$)、人参皂苷 Rb$_1$(C$_{54}$H$_{92}$O$_{23}$)和三七皂苷 R$_1$(C$_{47}$H$_{80}$O$_{18}$)的总量计,不得少于 4.7mg。

【功能与主治】 散瘀,止血,止痛。用于十二指肠溃疡疼痛、胃酸过多、出血属血瘀证者。

【用法与用量】 口服。一次 6 片,一日 3 次。

【规格】 每片重 0.43g

【贮藏】 密封。

止血复脉合剂

Zhixue Fumai Heji

【处方】 阿胶 200g　　　　附片(黑顺片)90g
川芎 100g　　　　大黄 50g

【制法】 以上四味,川芎提取挥发油备用,蒸馏后的水溶液另器收集;附片(黑顺片)、大黄加水煎煮三次,第一次 2.5 小时,第二次加入川芎药渣煎煮 2 小时,第三次 1 小时,合并煎液及川芎蒸馏后的水溶液,滤过;滤液浓缩至相对密度为 1.10～1.15(80℃)的清膏,冷却至 20℃时加乙醇使含醇量达 65%,静置 24 小时,滤过,回收乙醇,冷藏 24～72 小时,滤过;滤液浓缩至适量,阿胶加水溶化后加入蔗糖 200g,混匀,滤过,滤液浓缩至适量,加入川芎挥发油、上述浓缩液及甜菊素 0.5g,混匀,加水使成 1000ml,分装,灭菌,即得。

【性状】 本品为棕色至棕褐色的液体;味微苦、微甘。

【鉴别】 (1)取本品 30ml,加乙醚振摇提取 2 次,每次 30ml,合并乙醚液,挥干,残渣加乙酸乙酯 1ml 使溶解,作为供试品溶液。另取川芎对照药材 1g,加石油醚(30～60℃) 10ml,浸泡 30 分钟,滤过,取滤液作为对照药材溶液。照薄层色谱法(通则 0502)试验,吸取上述两种溶液各 10μl,分别点于同一硅胶 G 薄层板上,以石油醚(60～90℃)-乙酸乙酯(9:1)为展开剂,展开,取出,晾干,置紫外光灯(365nm)下检视。供试品色谱中,在与对照药材色谱相应的位置上,显相同颜色的荧光斑点。

(2)取本品 5ml,加乙醇 25ml,搅拌,放置待沉淀,倾取上清液蒸至近干,残渣加水 10ml 使溶解,加盐酸 1ml,加热回流 15 分钟,立即冷却,用乙醚提取 2 次,每次 15ml,合并乙醚液,挥干,残渣加三氯甲烷 0.5ml 使溶解,作为供试品溶液。另取大黄对照药材 0.1g,加甲醇 20ml,浸渍 1 小时,滤过,滤液蒸干,自"残渣加水 10ml 使溶解"起同法制成对照药材溶液。再取大黄素对照品,加三氯甲烷制成每 1ml 含 0.2mg 的溶液,作为对照品溶液。照薄层色谱法(通则 0502)试验,吸取上述三种溶液各 10μl,分别点于同一硅胶 G 薄层板上,以石油醚(30~60℃)-甲酸乙酯-甲酸(15:5:1)的上层溶液为展开剂,展开,取出,晾干,置紫外光灯(365nm)下检视。供试品色谱中,在与对照药材色谱和对照品色谱相应的位置上,显相同的橙黄色荧光斑点,置氨蒸气中熏后,斑点变为红色。

【检查】 乌头碱限量 取本品 40ml,加氨试液 15ml,摇匀,加乙醚-三氯甲烷(3:1)混合溶液轻轻振摇提取 5 次,每次 35ml,合并提取液,蒸干,残渣加乙醇适量,使溶解,定容至 0.5ml,作为供试品溶液。另取乌头碱对照品适量,加乙醇制成每 1ml 含 1.0mg 的溶液,作为对照品溶液。照薄层色谱法(通则 0502)试验,精密吸取上述两种溶液各 10μl,分别点于同一硅胶 G 薄层板上,以环己烷-二乙胺(8:2)为展开剂,展开,取出,晾干,在 80℃加热 15 分钟,放冷,喷以稀碘化铋钾试液-1‰三氯化铁乙醇溶液(10:1)混合溶液。供试品色谱中,在与对照品色谱相应的位置上,出现的斑点应小于对照品的斑点,或不出现斑点。

相对密度 应不低于 1.08(通则 0601)。

pH 值 应为 4.5~6.5(通则 0631)。

其他 应符合合剂项下有关的各项规定(通则 0181)。

【含量测定】 照高效液相色谱法(通则 0512)测定。

色谱条件与系统适用性试验 以十八烷基硅烷键合硅胶为填充剂;以甲醇-0.1‰磷酸溶液(70:30)为流动相;检测波长为 254nm。理论板数按大黄素峰计算应不低于 3000。

对照品溶液的制备 分别取大黄素、大黄酚对照品适量,精密称定,加甲醇制成每 1ml 含大黄素、大黄酚各 3μg 的混合溶液,即得。

供试品溶液的制备 精密量取本品 5ml,置 100ml 量瓶中,加乙醇约 90ml,超声处理(功率 500W,频率 40kHz)30 分钟,取出,放冷,加乙醇稀释至刻度,摇匀,滤过,精密量取续滤液 50ml,蒸干,加 8% 盐酸溶液 10ml,超声处理 2 分钟,再加三氯甲烷 10ml,加热回流 1 小时,放冷,置分液漏斗中,用少量三氯甲烷洗涤容器,并入分液漏斗中,分取三氯甲烷,酸液再用三氯甲烷提取 3 次,每次 10ml,合并三氯甲烷液,蒸干,残渣加甲醇溶解,转移至 10ml 量瓶中,加甲醇稀释至刻度,摇匀,滤过,取续滤液,即得。

测定法 分别精密吸取对照品溶液与供试品溶液各 10μl,注入液相色谱仪,测定,即得。

本品每 1ml 含大黄以大黄素($C_{15}H_{10}O_5$)和大黄酚($C_{15}H_{10}O_4$)的总量计,不得少于 10.0μg。

【功能与主治】 止血祛瘀,滋阴复脉。用于上消化道出血量多,症见烦躁或神志淡漠、肢冷、汗出、脉弱无力。可作为失血性休克的辅助治疗药物。

【用法与用量】 口服。一次 20~40ml,一日 3~4 次,或遵医嘱。治疗失血性休克,开始 2 小时内服 180ml,第 3~12 小时和 12~24 小时分别服 90~180ml,第二至第七天可根据病情

恢复情况,每天给药 90~180ml,分数次口服或遵医嘱。

【规格】 (1)每瓶装 20ml (2)每瓶装 200ml

【贮藏】 密封。

止红肠辟丸

Zhihong Changpi Wan

【处方】 地黄(炭)96g 当归 96g
黄芩 96g 地榆炭 84g
栀子 84g 白芍 72g
槐花 64g 阿胶 64g
荆芥穗 64g 侧柏炭 64g
黄连 24g 乌梅 10g
升麻 5g

【制法】 以上十三味,粉碎成细粉,过筛,混匀,每 100g 粉末加炼蜜 125~135g 制成大蜜丸,即得。

【性状】 本品为黑色的大蜜丸;味苦。

【鉴别】 (1)取本品,置显微镜下观察:薄壁组织灰棕色至黑棕色,细胞多皱缩,内含棕色核状物(地黄)。种皮石细胞黄色或淡棕色,多破碎,完整者长多角形、长方形或形状不规则,壁厚,有大的圆形纹孔,胞腔棕红色(栀子)。韧皮纤维淡黄色,梭形,壁厚,孔沟细(黄芩)。

(2)取本品 9g,剪碎,加甲醇 50ml,加热回流 1 小时,滤过,滤液蒸干,残渣加水 15ml 使溶解,用水饱和的正丁醇振摇提取 2 次,每次 20ml,合并正丁醇液,蒸干,残渣加甲醇 2ml 使溶解,作为供试品溶液。另取芦丁对照品,加甲醇制成每 1ml 含 1mg 的溶液,作为对照品溶液。照薄层色谱法(通则 0502)试验,吸取上述两种溶液各 2~6μl,分别点于同一硅胶 G 薄层板上,使成条状,以乙酸乙酯-甲酸-水(8:1:1)为展开剂,展开,取出,晾干,置氨蒸气中熏 30 分钟。置紫外光灯(365nm)下检视,供试品色谱中,在与对照品色谱相应的位置上,显相同颜色的荧光条斑。

(3)取本品 9g,剪碎,加乙醚 25ml,加热回流 30 分钟,滤过,滤液挥干,残渣加乙酸乙酯 1ml 使溶解,作为供试品溶液。另取当归对照药材 0.5g,同法制成对照药材溶液。照薄层色谱法(通则 0502)试验,吸取上述两种溶液各 2~6μl,分别点于同一硅胶 G 薄层板上,使成条状,以正己烷-乙酸乙酯(9:1)为展开剂,展开,取出,晾干,置紫外光灯(365nm)下检视。供试品色谱中,在与对照药材色谱相应的位置上,显相同颜色的荧光条斑。

(4)取本品 9g,剪碎,加甲醇 30ml,超声处理 20 分钟,滤过,滤液浓缩至约 5ml,作为供试品溶液。另取黄连对照药材 0.1g,加甲醇 10ml,超声处理 20 分钟,滤过,滤液作为对照药材溶液。再取盐酸小檗碱对照品,加甲醇制成每 1ml 含 0.5mg 的溶液,作为对照品溶液。照薄层色谱法(通则 0502)

试验,吸取上述三种溶液各 1～2μl,分别点于同一硅胶 G 薄层板上,以甲苯-乙酸乙酯-异丙醇-甲醇-浓氨试液(12∶6∶3∶3∶0.5)为展开剂,置氨蒸气饱和的展开缸内,展开,取出,晾干,置紫外光灯(365nm)下检视。供试品色谱中,在与对照药材色谱和对照品色谱相应的位置上,显相同的黄色荧光斑点。

(5)取本品 16g,剪碎,加乙醚 20ml,超声处理 10 分钟,滤过,弃去乙醚液,药渣挥干溶剂,加乙酸乙酯 30ml,加热回流 1 小时,滤过,滤液蒸干,残渣加甲醇 1ml 使溶解,作为供试品溶液。另取栀子苷对照品,加甲醇制成每 1ml 含 1mg 的溶液,作为对照品溶液。照薄层色谱法(通则 0502)试验,吸取上述两种溶液各 2～3μl,分别点于同一硅胶 G 薄层板上,使成条状,以乙酸乙酯-丙酮-甲酸-水(10∶6∶2∶0.5)为展开剂,展开,取出,晾干,喷以 10%硫酸乙醇溶液,在 105℃加热至斑点显色清晰。供试品色谱中,在与对照品色谱相应的位置上,显相同颜色的条斑。

(6)取芍药苷对照品,加甲醇制成每 1ml 含 1mg 的溶液,作为对照品溶液。照薄层色谱法(通则 0502)试验,吸取〔鉴别〕(5)项下的供试品溶液及上述对照品溶液各 4～6μl,分别点于同一硅胶 G 薄层板上,使成条状,以乙酸乙酯-丙酮-甲酸-水(10∶6∶2∶0.5)为展开剂,展开,取出,晾干,喷以 5%香草醛硫酸溶液,加热至斑点显色清晰。供试品色谱中,在与对照品色谱相应的位置上,显相同颜色的条斑。

【检查】 应符合丸剂项下有关的各项规定(通则 0108)。

【含量测定】 照高效液相色谱法(通则 0512)测定。

色谱条件与系统适用性试验 以十八烷基硅烷键合硅胶为填充剂;以甲醇-水-磷酸(45∶55∶0.2)为流动相;检测波长为 280nm。理论板数按黄芩苷峰计算应不低于 4000。

对照品溶液的制备 取黄芩苷对照品适量,精密称定,加稀乙醇制成每 1ml 含 30μg 的溶液,即得。

供试品溶液的制备 取重量差异项下的本品适量,剪碎,取 1g,精密称定,置具塞锥形瓶中,精密加入稀乙醇 50ml,密塞,称定重量,超声处理(功率 200W,频率 40kHz)45 分钟,放冷,再称定重量,用稀乙醇补足减失的重量,摇匀,滤过,精密量取续滤液 15ml,置 50ml 量瓶中,用稀乙醇稀释至刻度,摇匀,即得。

测定法 分别精密吸取对照品溶液与供试品溶液各 10μl,注入液相色谱仪,测定,即得。

本品每丸含黄芩以黄芩苷($C_{21}H_{18}O_{11}$)计,〔规格(1)〕不得少于 6.0mg;〔规格(2)〕不得少于 36.0mg。

【功能与主治】 清热凉血,养血止血。用于血热所致的肠风便血、痔疮下血。

【用法与用量】 口服。小丸一次 6 丸,大丸一次 1 丸,一日 2 次。

【规格】 (1)每丸重 1.5g (2)每丸重 9g

【贮藏】 密封。

止 咳 宝 片
Zhikebao Pian

【处方】 紫菀 32g　　　　橘红 21g
桔梗 32g　　　　枳壳 5g
百部 21g　　　　五味子 5g
陈皮 32g　　　　干姜 5g
荆芥 16g　　　　罂粟壳浸膏 100g
甘草 95g　　　　氯化铵 80g
前胡 47g　　　　薄荷素油 0.5ml

【制法】 以上十四味,除薄荷素油、氯化铵、罂粟壳浸膏外,紫菀、甘草加水煎煮二次,每次 2 小时,合并煎液,滤过,浓缩成稠膏;其余桔梗等九味,粉碎成粗粉,混匀,用 60%乙醇浸渍二次,每次 48 小时,回收乙醇,浓缩成稠膏,与紫菀、甘草稠膏合并,加辅料适量,干燥,粉碎,加罂粟壳浸膏、氯化铵,混匀,制成颗粒,干燥,喷加薄荷素油,压制成 1000 片,包薄膜衣,即得。

【性状】 本品为薄膜衣片,除去包衣后,显棕黑色;味微苦、咸。

【鉴别】 (1)取本品 1 片,研细,加水 10ml,研磨,滤过,取滤液加氢氧化钠试液 10ml 后,加热即分解,发生氨臭,遇湿润的红色石蕊试纸变蓝色。

(2)在〔含量测定〕项的色谱图中,供试品色谱中应呈现与对照品色谱峰保留时间相对应的色谱峰。

(3)取本品 30 片,除去包衣,研细,加甲醇 50ml,加热回流 2 小时,滤过,滤液浓缩至约 10ml,加入硅胶(100～120 目)5g,拌匀,干燥,装柱(内径约 1cm),用三氯甲烷 40ml 洗脱,收集洗脱液,蒸干,残渣加三氯甲烷 1ml 使溶解,作为供试品溶液。另取五味子对照药材 1g,同法制成对照药材溶液。再取五味子醇甲对照品,加三氯甲烷制成每 1ml 含 1mg 的溶液,作为对照品溶液。照薄层色谱法(通则 0502)试验,吸取上述三种溶液各 4μl,分别点于同一硅胶 GF₂₅₄薄层板上。以石油醚(30～60℃)-甲酸乙酯-甲酸(15∶5∶1)的上层溶液为展开剂,展开,展距 18cm,取出,晾干,置紫外光灯(254nm)下检视。供试品色谱中,在与对照药材色谱和对照品色谱相应的位置上,显相同颜色的斑点。

(4)取本品 5 片,除去包衣,研细,加乙醇 25ml,超声处理 10 分钟,滤过,滤液蒸干,残渣加乙醇 2ml 使溶解,滤过,滤液作为供试品溶液。另取紫菀对照药材 1g,同法制成对照药材溶液。照薄层色谱法(通则 0502)试验,吸取上述两种溶液各 2μl,分别点于同一硅胶 G 薄层板上。以甲苯-乙酸乙酯-甲醇-甲酸(20∶10∶1∶1)为展开剂,展开,取出,晾干,置紫外光灯(365nm)下检视。供试品色谱中,在与对照药材色谱相应的位置上,显相同颜色的荧光斑点。

【检查】 应符合片剂项下有关的各项规定(通则 0101)。

【含量测定】 照高效液相色谱法(通则 0512)测定。

色谱条件与系统适用性试验 以十八烷基硅烷键合硅胶为填充剂;以乙腈-0.1%磷酸溶液(12∶88)(每 100ml 中加庚烷磺酸钠 0.1g)为流动相;检测波长为 210nm。理论板数按吗啡峰计算应不低于 10000。

对照品溶液的制备 取吗啡对照品适量,精密称定,加 0.1% 盐酸的 50% 甲醇制成每 1ml 含 10μg 的溶液,即得。

供试品溶液的制备 取本品 10 片,精密称定,研细,取约 0.25g,精密称定,置具塞锥形瓶中,精密加入 0.1% 盐酸的 50% 甲醇溶液 50ml,称定重量,超声处理(功率 250W,频率 33kHz)30 分钟,放冷,再称定重量,用 0.1% 盐酸的 50% 甲醇溶液补足减失的重量,摇匀,离心,上清液滤过,取续滤液,即得。

测定法 分别精密吸取对照品溶液与供试品溶液各 10μl,注入液相色谱仪,测定,即得。

本品每片含罂粟壳以无水吗啡($C_{17}H_{19}NO_3$)计,应为 0.38~0.52mg。

【功能与主治】 宣肺祛痰,止咳平喘。用于外感风寒所致的咳嗽、痰多清稀、咳甚而喘;慢性支气管炎、上呼吸道感染见上述证候者。

【用法与用量】 口服。一次 2 片,一日 3 次;或遵医嘱。7 日为一疗程,可以连续服用三至五个疗程。

【注意】 (1)孕妇、婴儿及哺乳期妇女忌服。

(2)肺热、肺燥之干咳及咳痰带血者慎用。

(3)服药期间不宜再受风寒,并禁食冷物、辣椒及各种酒类。

【规格】 每片重 0.35g

【贮藏】 密封。

止咳喘颗粒

Zhikechuan Keli

【处方】 满山红 556g   桔梗 167g

       炙甘草 194g

【制法】 以上三味,满山红加水(50℃)浸泡 4 小时后,提取挥发油,备用;药渣用 40% 乙醇回流提取 2.5 小时,滤过,滤液浓缩至相对密度为 1.02~1.05(80℃)的清膏;另取桔梗、炙甘草加水煎煮二次,第一次 2 小时,第二次 1 小时,滤过,滤液与上述清膏合并,浓缩至相对密度为 1.32~1.34(80℃)的稠膏。加入适量糊精-蔗糖(1∶1),混匀,制粒,干燥,喷入上述挥发油,混匀,密闭 2 小时,制成 1000g,即得。

【性状】 本品为黄棕色的颗粒;味甜。

【鉴别】 (1)取本品 6g,研细,加甲醇 20ml,超声处理 20 分钟,滤过,滤液蒸干,残渣加水 20ml 使溶解,用乙醚振摇提取 2 次,每次 50ml,弃去乙醚液,用水饱和的正丁醇振摇提取 2 次,每次 20ml,合并正丁醇提取液,蒸干,残渣加甲醇 2ml 使溶解,作为供试品溶液。另取甘草对照药材 1g,同法制成

对照药材溶液。照薄层色谱法(通则 0502)试验,吸取上述两种溶液各 2μl,分别点于同一硅胶 G 薄层板上,以三氯甲烷-乙酸乙酯-水(65∶30∶10)10℃以下放置的下层溶液为展开剂,展开,取出,晾干,喷以 10% 硫酸乙醇溶液,在 105℃加热至斑点显色清晰,置日光下检视。供试品色谱中,在与对照药材色谱相应的位置上,显相同颜色的斑点。

(2)取本品 6g,研细,置具塞锥形瓶中,加乙醚 80ml,超声处理 20 分钟,滤过,滤液蒸干,残渣分三次加 40% 乙醇各 10ml,置水浴上溶解,趁热滤过,滤液合并,水浴上挥去乙醇,水溶液加乙醚振摇提取 2 次,每次 15ml,合并乙醚液,蒸干,残渣加三氯甲烷 1ml 使溶解,作为供试品溶液。另取满山红对照药材 5g,加乙醚 50ml,同法制成对照药材溶液。照薄层色谱法(通则 0502)试验,吸取上述两种溶液各 5μl,分别点于同一硅胶 G 薄层板上,以正己烷-乙酸乙酯-甲醇(5∶5∶0.2)为展开剂,展开,取出,晾干,置紫外光灯(365nm)下检视。供试品色谱中,在与对照药材色谱相应的位置上,显相同颜色的荧光斑点。

【检查】 应符合颗粒剂项下有关的各项规定(通则 0104)。

【含量测定】 照高效液相色谱法(通则 0512)测定。

色谱条件与系统适用性试验 以十八烷基硅烷键合硅胶为填充剂;以乙腈-2.5% 冰醋酸(35∶65)为流动相;检测波长为 255nm。理论板数按甘草酸峰计算应不低于 3000。

对照品溶液的制备 取甘草酸铵对照品适量,精密称定,加 50% 甲醇制成每 1ml 含 40μg 的溶液,即得(甘草酸重量=甘草酸铵重量/1.0207)。

供试品溶液的制备 取装量差异项下的本品适量,研细,取约 1g,精密称定,置具塞锥形瓶中,精密加入 50% 甲醇 25ml,密塞,称定重量,浸泡 1 小时后,超声处理(功率 250W,频率 33kHz)40 分钟,放冷,再称定重量,用甲醇补足减失的重量,摇匀,滤过,取续滤液,即得。

测定法 分别精密吸取对照品溶液与供试品溶液各 10μl,注入液相色谱仪,测定,即得。

本品每袋含炙甘草以甘草酸($C_{42}H_{62}O_{16}$)计,不得少于 5.0mg。

【功能与主治】 止咳,平喘,祛痰。用于支气管炎,咳喘,痰多、痰稠,感冒咳嗽,肺痈吐脓,胸满胁痛。

【用法与用量】 口服。一次 1 袋,一日 3 次,小儿酌减。

【规格】 每袋装 6g

【贮藏】 密封。

止咳橘红口服液

Zhike Juhong Koufuye

【处方】 化橘红 66g   陈皮 44g

         法半夏 33g   茯苓 44g

款冬花 22g	甘草 22g
瓜蒌皮 44g	紫菀 33g
麦冬 44g	知母 22g
桔梗 33g	地黄 44g
石膏 44g	苦杏仁(去皮炒)44g
炒紫苏子 33g	

【制法】 以上十五味，石膏粉碎成粗粉，加水煎煮二次，每次1小时，滤过，滤液备用；化橘红、陈皮、款冬花、苦杏仁（去皮炒）四味用水蒸气蒸馏，收集蒸馏液250ml；药液滤过，滤液加乙醇使含醇量达到60%，搅匀，静置24小时，滤过，滤液备用；其余法半夏等十味，粉碎成粗粉与上述药渣混匀，用60%乙醇作溶剂，浸渍24小时后依法渗漉，收集漉液2700ml，与上述备用液合并，减压回收乙醇至无醇味，与石膏水煎液合并，浓缩至相对密度1.06(50℃)的清膏。加入蔗糖80g，煮沸，静置24小时，滤过，加入用适量热水溶解的羟苯乙酯0.3g、苯甲酸0.5g及蒸馏液，加水调整总量至950ml，搅匀，冷藏48小时，取上清液，灌封，灭菌，即得。

【性状】 本品为棕黑色的液体；气香，味甜、微苦。

【鉴别】 (1)取本品2ml，加草酸铵试液1ml，即生成白色沉淀，分离沉淀，所得沉淀不溶于醋酸，但溶于盐酸。

(2)取本品40ml，加盐酸3ml，加热回流1小时，放冷，加乙醚30ml振摇提取，分取乙醚液，蒸干，残渣加三氯甲烷1ml使溶解，作为供试品溶液。另取麦冬对照药材2g，加水煎煮30分钟，滤过，滤液浓缩至40ml，同法制成对照药材溶液。照薄层色谱法(通则0502)试验，吸取上述两种溶液各5～10μl，分别点于同一硅胶G薄层板上，以三氯甲烷-丙酮(4:1)为展开剂，展开，取出，晾干，喷以10%硫酸乙醇溶液，在105℃加热5分钟。供试品色谱中，在与对照药材色谱相应的位置上，显相同颜色的斑点。

(3)取本品20ml，用乙醚振摇提取2次，每次25ml，弃去乙醚液，水液加乙酸乙酯振摇提取2次，每次25ml，合并乙酸乙酯液，蒸干，残渣加乙醇1ml使溶解，作为供试品溶液。另取甘草对照药材0.5g，加水25ml，90℃水浴浸渍30分钟，放冷，滤过，取滤液自"用乙醚振摇提取2次"起，同法制成对照药材溶液。照薄层色谱法(通则0502)试验，吸取上述两种溶液各2μl，分别点于同一硅胶G薄层板上，以乙酸乙酯-冰醋酸-甲酸-水(15:1:1:1)为展开剂，展开，取出，晾干，喷以5%香草醛硫酸溶液，在105℃加热至斑点显色清晰，置日光下检视。供试品色谱中，在与对照药材色谱相应的位置上，显一个相同颜色的主斑点。

【检查】 **相对密度** 应为1.05～1.15(通则0601)。

pH值 应为4.5～6.0(通则0631)。

其他 应符合合剂项下有关的各项规定(通则0181)。

【含量测定】 照高效液相色谱法(通则0512)测定。

色谱条件与系统适用性试验 以十八烷基硅烷键合硅胶为填充剂；以甲醇-醋酸-水(38:0.5:62)为流动相；检测波长为283nm；柱温为40℃。理论板数按柚皮苷峰计算应不低

于3000。

对照品溶液的制备 取柚皮苷对照品适量，精密称定，加甲醇制成每1ml含45μg的溶液，即得。

供试品溶液的制备 精密量取本品1ml，置25ml量瓶中，加甲醇稀释至刻度，摇匀，滤过，取续滤液，即得。

测定法 分别精密吸取对照品溶液与供试品溶液各10μl，注入液相色谱仪，测定，即得。

本品每1ml含化橘红以柚皮苷($C_{27}H_{32}O_{14}$)计，不得少于0.80mg。

【功能与主治】 清肺，止咳，化痰。用于痰热阻肺引起的咳嗽痰多、胸满气短、咽干喉痒。

【用法与用量】 口服。一次10ml，一日2～3次；儿童遵医嘱。

【注意】 忌食辛辣油腻。

【规格】 每支装10ml

【贮藏】 密封，置阴凉处。

止咳橘红丸
Zhike Juhong Wan

【处方】

化橘红 396g	陈皮 264g
法半夏 198g	茯苓 264g
甘草 132g	炒紫苏子 198g
炒苦杏仁 264g	紫菀 198g
款冬花 132g	麦冬 264g
瓜蒌皮 264g	知母 132g
桔梗 198g	地黄 264g
石膏 264g	

【制法】 以上十五味，粉碎成细粉，过筛，混匀，每100g粉末加炼蜜40～60g及适量的水，制丸，干燥，制成水蜜丸；或加炼蜜90～110g制成大蜜丸，即得。

【性状】 本品为黄褐色至深棕褐色水蜜丸或大蜜丸；味微甘、苦。

【鉴别】 (1)取本品，置显微镜下观察：不规则分枝状团块无色，遇水合氯醛液溶化；菌丝无色或淡棕色，直径4～6μm(茯苓)。纤维束周围薄壁细胞含草酸钙方晶，形成晶纤维(甘草)。种皮细胞类圆形、长圆形或形状不规则，壁网状增厚似花纹样(炒紫苏子)。下皮细胞长方形，垂周壁波状弯曲，有的含紫色色素(紫菀)。薄壁组织灰棕色至黑棕色，细胞多皱缩，内含棕色核状物(地黄)。不规则片状结晶无色，有平直纹理(石膏)。

(2)取本品6g，水蜜丸粉碎，大蜜丸剪碎，加水20ml，加热回流1小时，放冷，滤过，滤液用乙酸乙酯30ml振摇提取，分取乙酸乙酯液，蒸干，残渣加甲醇1ml使溶解，作为供试品溶液。另取橙皮苷对照品和柚皮苷对照品，分别加甲醇制成每

1ml 各含 0.5mg 的溶液,作为对照品溶液。照薄层色谱法(通则 0502)试验,吸取上述三种溶液各 5μl,分别点于同一硅胶 G 薄层板上,以三氯甲烷-甲醇-水(32:17:5)10℃以下放置的下层溶液为展开剂,展至约 12cm,取出,晾干,喷以三氯化铝试液,置紫外光灯(365nm)下检视。供试品色谱中,在与对照品色谱相应的位置上,显相同颜色的荧光斑点。

(3)取本品 6g,水蜜丸粉碎,大蜜丸剪碎,加水 40ml,盐酸 3ml,加热回流 1 小时,放冷,滤过,滤液用乙醚 30ml 振摇提取,分取乙醚液,蒸干,残渣加二氯甲烷 1ml 使溶解,作为供试品溶液。另取麦冬对照药材 2g,同法制成对照药材溶液。照薄层色谱法(通则 0502)试验,吸取上述两种溶液各 3μl,分别点于同一硅胶 G 薄层板上,以甲苯-乙酸乙酯(9:1)为展开剂,展开,取出,晾干,喷以 10%硫酸乙醇溶液,在 105℃加热至斑点显色清晰。供试品色谱中,在与对照药材色谱相应的位置上,显相同颜色的斑点。

【检查】 应符合丸剂项下有关的各项规定(通则 0108)。

【含量测定】 照高效液相色谱法(通则 0512)测定。

色谱条件与系统适用性试验 以十八烷基硅烷键合硅胶为填充剂;以甲醇-0.8%醋酸溶液(36:64)为流动相;检测波长为 283nm,理论板数按柚皮苷峰计算应不低于 3000。

对照品溶液的制备 取柚皮苷对照品适量,精密称定,加甲醇制成每 1ml 含 50μg 的溶液,即得。

供试品溶液的制备 取本品水蜜丸适量,粉碎;取 1g,精密称定,或取重量差异项下的大蜜丸,剪碎,取 1g,精密称定,置具塞锥形瓶中,精密加入甲醇 50ml,密塞,称定重量,加热回流 3 小时,放冷,再称定重量,用甲醇补足减失的重量,摇匀,滤过,取续滤液作为供试品溶液,即得。

测定法 分别精密吸取对照品溶液与供试品溶液各 10μl,注入液相色谱仪,测定,即得。

本品含化橘红以柚皮苷($C_{27}H_{32}O_{14}$)计,水蜜丸每 1g 不得少于 1.0mg;大蜜丸每丸不得少于 4.6mg。

【功能与主治】 清肺,止咳,化痰。用于痰热阻肺引起的咳嗽痰多、胸满气短、咽干喉痒。

【用法与用量】 口服。水蜜丸一次 9g,大蜜丸一次 2 丸,一日 2 次。

【注意】 忌食辛辣油腻物。

【规格】 (1)水蜜丸 每 10 粒重 1g
(2)大蜜丸 每丸重 6g

【贮藏】 密封。

止喘灵注射液

Zhichuanling Zhusheye

【处方】 麻黄 150g　　　洋金花 30g
苦杏仁 150g　　　连翘 150g

【制法】 以上四味,加水煎煮二次,第一次 1 小时,第二次 0.5 小时,合并煎液,滤过,滤液浓缩至约 150ml,用乙醇沉淀处理二次,第一次溶液中含醇量为 70%,第二次为 85%,每次均于 4℃冷藏放置 24 小时,滤过,滤液浓缩至约 100ml,加注射用水稀释至 800ml,测定含量,调节 pH 值,滤过,加注射用水至 1000ml,灌封,灭菌,即得。

【性状】 本品为浅黄棕色的澄明液体。

【鉴别】 (1)取本品 20ml,加氨试液使成碱性,用三氯甲烷提取 2 次,每次 10ml,合并三氯甲烷液,取三氯甲烷液 4ml,分置 2 支试管中,一管加氨制氯化铜试液与二硫化碳各 5 滴,振摇,静置,三氯甲烷层显黄色至黄棕色;另一管为空白,以三氯甲烷 5 滴代替二硫化碳,振摇后三氯甲烷层应无色或显微黄色。

(2)取〔鉴别〕(1)项下的三氯甲烷液 2ml,置水浴上浓缩至近干,置载玻片上,挥干,加 0.5%三硝基苯酚溶液 1 滴,置显微镜下观察,可见众多淡黄色油滴状物质。

(3)取〔鉴别〕(1)项下的三氯甲烷液 10ml,浓缩至 1ml,加甲醇 1ml,充分振摇,滤过,滤液作为供试品溶液。另取盐酸麻黄碱对照品,加甲醇制成每 1ml 含 1mg 的溶液,作为对照品溶液。照薄层色谱法(通则 0502)试验,吸取上述两种溶液各 5μl,分别点于同一硅胶 G 薄层板上,以三氯甲烷-甲醇-浓氨试液(20:5:0.5)为展开剂,展开,取出,晾干,喷以茚三酮试液,在 105℃加热 5 分钟。供试品色谱中,在与对照品色谱相应的位置上,显相同的红色斑点。

【检查】 pH 值 应为 4.5～6.5(通则 0631)。

有关物质 按中药注射剂有关物质检查法(通则 2400)检查,应符合规定。

异常毒性 取本品,加灭菌生理盐水制成每 1ml 含 0.1ml 药液的溶液,依法检查(通则 1141)。按腹腔注射法给药,应符合规定。

其他 应符合注射剂项下有关的各项规定(通则 0102)。

【含量测定】 总生物碱 精密量取本品 10ml,加 1mol/L 氢氧化钠溶液 0.5ml,用三氯甲烷提取 4 次(10ml、10ml、5ml、5ml),合并三氯甲烷液,置具塞锥形瓶中,精密加硫酸滴定液(0.01mol/L)10ml 及新沸过的冷水 10ml,充分振摇,加茜素磺酸钠指示液 1～2 滴,用氢氧化钠滴定液(0.02mol/L)滴定至淡红色,并将滴定结果用空白试验校正。每 1ml 硫酸滴定液(0.01mol/L)相当于 3.305mg 的麻黄碱($C_{10}H_{15}NO$)。

本品每 1ml 含总生物碱以麻黄碱($C_{10}H_{15}NO$)计,应为 0.50～0.80mg。

洋金花 照高效液相色谱法(通则 0512)测定。

色谱条件与系统适用性试验 以十八烷基硅烷键合硅胶为填充剂;以乙腈-0.07mol/L 磷酸钠溶液(含 17.5mol/L 十二烷基硫酸钠,用磷酸调节 pH 值至 6.0)(30:60)为流动相;检测波长为 216nm。理论板数按氢溴酸东莨菪碱峰计算,应不低于 3000。

对照品溶液的制备 取氢溴酸东莨菪碱对照品适量,精密称定,用 0.07mol/L 磷酸钠溶液(用磷酸调 pH 值至 6.0)溶解,制成每 1ml 含 0.2mg 的溶液,即得(东莨菪碱重量=氢溴酸东莨菪碱/1.445)。

供试品溶液的制备 精密量取本品 20ml,加 2mol/L 盐酸溶液调 pH 值至 2,用三氯甲烷 20ml 振摇提取 1 次,弃去三氯甲烷液,酸水层用浓氨试液调节 pH 值至 9,用三氯甲烷振摇提取 5 次,每次 20ml,合并三氯甲烷液,置温水浴上回收三氯甲烷至干,残渣用 0.07mol/L 磷酸钠溶液(用磷酸调 pH 值至 6.0)溶解,转移至 5ml 量瓶中,并稀释至刻度,摇匀,即得。

测定法 分别精密吸取对照品溶液与供试品溶液各 20μl,注入液相色谱仪,测定,即得。

本品每 1ml 含洋金花以东莨菪碱($C_{17}H_{21}NO_4$)计,不得少于 15μg。

【功能与主治】 宣肺平喘,祛痰止咳。用于痰浊阻肺、肺失宣降所致的哮喘、咳嗽、胸闷、痰多;支气管哮喘、喘息性支气管炎见上述证候者。

【用法与用量】 肌内注射。一次 2ml,一日 2~3 次;七岁以下儿童酌减。1~2 周为一疗程,或遵医嘱。

【注意】 青光眼患者禁用;严重高血压、冠心病、前列腺肥大、尿潴留患者在医生指导下使用。

【规格】 每支装 2ml

【贮藏】 遮光、密闭。

止痢宁片
Zhilining Pian

【处方】 穿心莲 1111.1g   苦参 277.8g
木香 277.8g

【制法】 以上三味,木香粉碎成细粉;其余穿心莲等二味加水煎煮二次,每次 2 小时,合并煎液,静置,滤过,滤液浓缩成稠膏,待冷至室温,加乙醇两倍量使沉淀,取上清液,沉淀加乙醇适量,搅拌,静置 24 小时,取上清液,合并上清液,减压浓缩成稠膏,与木香粉混合,干燥,粉碎,加辅料适量,制成颗粒,压制成 1000 片,即得。

【性状】 本品为棕黄色至棕褐色的片;气微香,味苦、涩。

【鉴别】 (1)取〔含量测定〕项下未过柱剩余溶液 30ml,浓缩至约 5ml,加置中性氧化铝柱(100~200 目,3g,柱内径为 1.5cm)上,用甲醇 20ml 洗脱,收集洗脱液,回收溶剂至干,残渣加甲醇 2ml 使溶解,作为供试品溶液。另取脱水穿心莲内酯对照品,加甲醇制成每 1ml 含 1mg 的溶液,作为对照品溶液。照薄层色谱法(通则 0502)试验,分别吸取对照品溶液 5μl、供试品溶液 10μl,分别点于同一硅胶 GF254 薄层板上,以三氯甲烷-乙酸乙酯-甲醇(4:3:0.4)为展开剂,展开,取出,晾干,置紫外光灯(254nm)下检视。供试品色谱中,在与对照品色谱相应的位置上,显相同颜色的斑点。

(2)取木香对照药材 0.5g,加甲醇 30ml,超声处理 20 分钟,滤过,滤液回收溶剂至干,残渣加甲醇 2ml 使溶解,作为对照药材溶液。再取木香烃内酯对照品、去氢木香内酯对照品,分别加甲醇制成每 1ml 各含 1mg 的溶液,作为对照品溶液。照薄层色谱法(通则 0502)试验,分别吸取〔鉴别〕(1)项下的供试品溶液 10μl 及上述对照药材溶液和对照品溶液各 5μl,分别点于同一硅胶 G 薄层板上,以环己烷-甲酸乙酯-甲酸(15:5:1)的上层溶液为展开剂,展开,取出,晾干,喷以 5% 香草醛硫酸溶液,在 105℃加热至斑点显色清晰,置日光下检视。供试品色谱中,在与对照药材色谱和对照品色谱相应的位置上,显相同颜色的斑点。

(3)取本品 1 片,研细,加浓氨试液 0.5ml、三氯甲烷 30ml,加热回流 30 分钟,放冷,滤过,滤液回收溶剂至干,残渣加甲醇 2ml 使溶解,作为供试品溶液。取苦参对照药材 0.5g,同法制成对照药材溶液。再取苦参碱对照品,加甲醇制成每 1ml 含 1mg 的溶液,作为对照品溶液。照薄层色谱法(通则 0502)试验,分别吸取对照品溶液 5μl、对照药材溶液和供试品溶液各 10μl,分别点于同一用 2% 氢氧化钠溶液制备的硅胶 G 薄层板上,以甲苯-丙酮-甲醇(8:3:0.5)为展开剂,展开,取出,晾干,喷以碘化铋钾试液,置日光下检视。供试品色谱中,在与对照药材色谱相应的位置上,至少显两个相同颜色的主斑点;在与对照品色谱相应的位置上,显相同颜色的斑点。

【检查】 应符合片剂项下有关的各项规定(通则 0101)。

【含量测定】 照高效液相色谱法(通则 0512)测定。

色谱条件与系统适用性试验 以十八烷基硅烷键合硅胶为填充剂;以甲醇-水(48:52)为流动相;穿心莲内酯检测波长为 225nm,脱水穿心莲内酯检测波长为 254nm。理论板数按穿心莲内酯和脱水穿心莲内酯峰计算均应不低于 2000。

对照品溶液的制备 取穿心莲内酯对照品、脱水穿心莲内酯对照品适量,精密称定,加甲醇制成每 1ml 含穿心莲内酯 5μg、脱水穿心莲内酯 30μg 的混合溶液,即得。

供试品溶液的制备 取重量差异项下的本品,研细,取约 0.5g,精密称定,置具塞锥形瓶中,精密加入甲醇 50ml,称定重量,超声处理(功率 250W,频率 70kHz)40 分钟,再称定重量,用甲醇补足减失的重量,摇匀,滤过。精密量取续滤液 10ml(剩余溶液备用),加置中性氧化铝柱(200~300 目,4g,柱内径为 1.5cm)上,用甲醇 30ml 洗脱,收集洗脱液,浓缩至约 2ml,用适量甲醇转移至 5ml 量瓶中,加甲醇稀释至刻度,摇匀,滤过,取续滤液,即得。

测定法 分别精密吸取对照品溶液与供试品溶液各 10μl,注入液相色谱仪,测定,即得。

本品每片含穿心莲以穿心莲内酯($C_{20}H_{30}O_5$)和脱水穿心莲内酯($C_{20}H_{28}O_4$)的总量计,不得少于 0.35mg。

【功能与主治】 清热祛湿,行气止痛。用于肠炎;痢疾,表现为腹痛泻泄,下痢脓血,肛门灼热,里急后重者。

【用法与用量】 口服。一次 4~5 片,一日 3 次。

【规格】 每片重 0.35g(相当于饮片 1.6g)

【贮藏】 密封。

止痛化癥片

Zhitong Huazheng Pian

【处方】 党参 75g 　　　　炙黄芪 150g

炒白术 45g 　　　　丹参 150g

当归 75g 　　　　鸡血藤 150g

三棱 45g 　　　　莪术 45g

芡实 75g 　　　　山药 75g

延胡索 75g 　　　　川楝子 45g

鱼腥草 150g 　　　　北败酱 150g

蜈蚣 1.8g 　　　　全蝎 75g

土鳖虫 75g 　　　　炮姜 22.5g

肉桂 15g

【制法】 以上十九味，蜈蚣、全蝎、土鳖虫粉碎成细粉。其余丹参等十六味加水煎煮三次，第一次 3 小时，第二次 2 小时，第三次 1 小时，合并煎液，滤过，滤液浓缩成稠膏，加入蜈蚣等细粉，混匀，制粒，压制成 500 片（大片）或 1000 片（小片），包薄膜衣，即得。

【性状】 本品为薄膜衣片，除去薄膜衣后，显棕褐色至黑褐色；气微香，味苦、微咸。

【鉴别】（1）取本品 20 片（小片）或 10 片（大片），除去薄膜衣，研细，加甲醇 50ml，加热回流 1 小时，滤过，滤液蒸干，残渣加水 30ml 使溶解，用水饱和的正丁醇振摇提取 2 次，每次 30ml，合并正丁醇液，用氨试液 60ml 洗涤，再用正丁醇饱和的水 60ml 洗涤，分取正丁醇液，蒸干，残渣加甲醇 1ml 使溶解，作为供试品溶液。另取黄芪对照药材 2g，加甲醇 50ml，浸泡过夜，同法制成对照药材溶液。再取黄芪甲苷对照品，加甲醇制成每 1ml 含 1mg 的溶液，作为对照品溶液。照薄层色谱法（通则 0502）试验，吸取供试品溶液和对照药材溶液各 5μl、对照品溶液 2μl，分别点于同一硅胶 G 薄层板上，以三氯甲烷-甲醇-水（13：7：2）10℃ 以下放置的下层溶液为展开剂，展开，取出，晾干，喷以 10% 硫酸乙醇溶液，在 105℃ 加热至斑点显色清晰。分别置日光和紫外光灯（365nm）下检视。供试品色谱中，在与对照药材色谱和对照品色谱相应的位置上，日光下显相同颜色的斑点；紫外光下显相同颜色的荧光斑点。

（2）取本品 20 片（小片）或 10 片（大片），除去薄膜衣，研细，加浓氨试液 3ml 及三氯甲烷 40ml，摇匀，放置 1 小时，超声处理 30 分钟，滤过，滤液蒸干，残渣加甲醇 1ml 使溶解，作为供试品溶液。另取延胡索对照药材 2g，加甲醇 50ml，浸泡过夜，同法制成对照药材溶液。再取延胡索乙素对照品，加甲醇制成每 1ml 含 1mg 的溶液，作为对照品溶液。照薄层色谱法（通则 0502）试验，吸取上述三种溶液各 5μl，分别点于同一用 1% 氢氧化钠溶液制备的硅胶 G 薄层板上，以正己烷-三氯甲烷-甲醇（15：8：2）为展开剂，置以展开剂预饱和的展开缸

内，展开，取出，晾干，以碘蒸气中熏至斑点显色清晰，取出，在空气中挥尽板上吸附的碘后，置紫外光灯（365nm）下检视。供试品色谱中，在与对照药材色谱和对照品色谱相应的位置上，显相同颜色的荧光斑点。

（3）取本品 20 片（小片）或 10 片（大片），除去薄膜衣，研细，加甲醇 40ml，超声处理 30 分钟，滤过，滤液蒸干，残渣加水 20ml 使溶解，用乙醚振摇提取 2 次，每次 25ml，弃去乙醚液，水液加盐酸调节 pH 值至 2～3，用乙醚 25ml 提取，弃去乙醚液，水液用乙酸乙酯振摇提取 2 次，每次 25ml，合并乙酸乙酯液，用水 30ml 洗涤，乙酸乙酯液蒸干，残渣加甲醇 1ml 使溶解，作为供试品溶液。另取白术对照药材 2g，加甲醇 30ml，超声处理 30 分钟，滤过，滤液蒸干，残渣加水 20ml 使溶解，用乙酸乙酯振摇提取 2 次，每次 25ml，合并乙酸乙酯液，蒸干，残渣加甲醇 1ml 使溶解，作为对照药材溶液。照薄层色谱法（通则 0502）试验，吸取上述两种溶液各 10μl，分别点于同一硅胶 G 薄层板上，以三氯甲烷-丙酮-甲酸（19：1：0.1）为展开剂，展开，取出，晾干，喷以 2% 氢氧化钠溶液，置紫外光灯（365nm）下检视。供试品色谱中，在与对照药材色谱相应的位置上，显相同颜色的荧光斑点。

（4）取丹参对照药材 2g，加盐酸溶液（1→50）25ml，加热回流 1 小时，滤过，滤液用乙酸乙酯振摇提取 2 次，每次 25ml，合并乙酸乙酯液，蒸干，残渣加甲醇 1ml 使溶解，作为对照药材溶液。另取丹参素钠对照品，加甲醇制成每 1ml 含 0.5mg 的溶液，作为对照品溶液。照薄层色谱法（通则 0502）试验，吸取〔鉴别〕（3）项下的供试品溶液及上述对照药材溶液和对照品溶液各 2～5μl，分别点于同一硅胶 G 薄层板上，以甲苯-乙酸乙酯-甲酸（8：5：2）为展开剂，展开，取出，晾干，置氨蒸气中熏 15 分钟，置紫外光灯（365nm）下检视。供试品色谱中，在与对照药材色谱和对照品色谱相应的位置上，显相同颜色的荧光斑点。

（5）取本品 20 片（小片）或 10 片（大片），除去薄膜衣，研细，加甲醇 40ml，超声处理 30 分钟，滤过，滤液蒸干，残渣加水 20ml 使溶解，用乙酸乙酯振摇提取 2 次，每次 25ml，合并乙酸乙酯液，蒸干，残渣加甲醇 1ml 使溶解，作为供试品溶液。另取当归对照药材 1g，加水 50ml，煎煮 1 小时，滤过，滤液用乙酸乙酯振摇提取 2 次，每次 25ml，合并乙酸乙酯液，蒸干，残渣加甲醇 1ml 使溶解，作为对照药材溶液。再取阿魏酸对照品，加甲醇制成每 1ml 含 0.5mg 的溶液，作为对照品溶液。照薄层色谱法（通则 0502）试验，吸取供试品溶液 10μl、对照药材溶液和对照品溶液各 5～10μl，分别点于同一硅胶 G 薄层板上，以甲苯-乙酸乙酯-甲酸（20：10：1）为展开剂，展开，取出，晾干，喷以 1% 铁氰化钾溶液与 1% 三氯化铁溶液等体积的混合溶液（临用前配制）。供试品色谱中，在与对照药材色谱和对照品色谱相应的位置上，显相同颜色的斑点。

（6）取本品 20 片（小片）或 10 片（大片），除去薄膜衣，研细，加 80% 丙酮 100ml，超声处理 30 分钟，滤过，滤液蒸干，残渣加甲醇 2ml 使溶解，作为供试品溶液。另取鸡血藤对照药

材 2g,同法制成对照药材溶液。再取芒柄花素对照品,加甲醇制成每 1ml 含 1mg 的溶液,作为对照品溶液。照薄层色谱法(通则 0502)试验,吸取上述三种溶液各 5μl,分别点于同一硅胶 GF$_{254}$ 薄层板上,以三氯甲烷-甲醇(20:1)为展开剂,展开,取出,晾干,置紫外光灯(254nm)下检视。供试品色谱中,在与对照药材色谱和对照品色谱相应的位置上,显相同颜色的斑点。

(7)取本品 20 片(小片)或 10 片(大片),除去薄膜衣,研细,加甲醇 30ml,超声处理 30 分钟,滤过,滤液蒸干,残渣加水 20ml 使溶解,再加盐酸 1ml,加热回流 1 小时,立即冷却,加三氯甲烷振摇提取 2 次,每次 25ml,合并三氯甲烷液,蒸干,残渣加甲醇 1ml 使溶解,作为供试品溶液。另取山药对照药材 2g,同法制成对照药材溶液。照薄层色谱法(通则 0502)试验,吸取上述两种溶液各 5μl,分别点于同一硅胶 G 薄层板上,以甲苯-丙酮(9:1)为展开剂,展开,取出,晾干,喷以 10%硫酸乙醇溶液,在 105℃加热至斑点显色清晰。供试品色谱中,在与对照药材色谱相应的位置上,显相同颜色的斑点。

【检查】 应符合片剂项下有关的各项规定(通则 0101)。

【含量测定】 丹参 照高效液相色谱法(通则 0512)测定。

色谱条件与系统适用性试验 以十八烷基硅烷键合硅胶为填充剂;以甲醇为流动相 A,二甲基甲酰胺-冰醋酸水溶液(取二甲基甲酰胺溶液 2ml,冰醋酸溶液 1ml,加水 95ml,混匀)为流动相 B;检测波长为 283nm。理论板数按丹参素峰计算应不低于 6000。

时间(分钟)	流动相 A(%)	流动相 B(%)
0～25	0→5	100→95

对照品溶液的制备 取丹参素钠对照品适量,精密称定,加 50%甲醇制成每 1ml 含 50μg 的溶液(相当于每 1ml 含丹参素 45μg),即得。

供试品溶液的制备 取重量差异项下的本品,除去薄膜衣,研细,取约 1g,精密称定,置具塞锥形瓶中,精密加入盐酸溶液(1→50)50ml,密塞,称定重量,超声处理(功率 250W,频率 50kHz)30 分钟,放冷,再称定重量,用盐酸溶液(1→50)补足减失的重量,摇匀,加入氯化钠 5g,摇匀,滤过,精密量取续滤液 25ml,置分液漏斗中,用乙酸乙酯振摇提取 4 次(50ml、30ml、20ml、20ml),合并乙酸乙酯液,蒸干,残渣用 50%甲醇溶解,转移至 10ml 量瓶中,并稀释至刻度,摇匀,滤过,取续滤液,即得。

测定法 分别精密吸取对照品溶液与供试品溶液各 10μl,注入液相色谱仪,测定,即得。

本品每片含丹参以丹参素($C_9H_{10}O_5$)计,小片不得少于 0.20mg;大片不得少于 0.40mg。

【功能与主治】 益气活血,散结止痛。用于气虚血瘀所致的月经不调、痛经、癥瘕,症见行经后错、经量少、有血块、经行小腹疼痛、腹有癥块;慢性盆腔炎见上述证候者。

【用法与用量】 口服。一次 4～6 片〔规格(1)、规格(2)〕或一次 2～3 片〔规格(3)〕,一日 2～3 次。

【注意】 孕妇忌用。

【规格】 (1)每片重 0.3g (2)每片重 0.4g (3)每片重 0.6g

【贮藏】 密封。

止痛化癥胶囊
Zhitong Huazheng Jiaonang

【处方】
党参 75g	炙黄芪 150g
炒白术 45g	丹参 150g
当归 75g	鸡血藤 150g
三棱 45g	莪术 45g
芡实 75g	山药 75g
延胡索 75g	川楝子 45g
鱼腥草 150g	北败酱 150g
蜈蚣 1.8g	全蝎 75g
土鳖虫 75g	炮姜 22.5g
肉桂 15g	

【制法】 以上十九味,蜈蚣、全蝎、土鳖虫粉碎成细粉,其余丹参等十六味加水煎煮三次,第一次 3 小时,第二次 2 小时,第三次 1 小时,合并煎液,滤过,滤液浓缩成稠膏,加入蜈蚣等细粉,混匀,制粒,装入胶囊,制成 1000 粒,即得。

【性状】 本品为硬胶囊,内容物为棕褐色或黑褐色颗粒;气微香,味苦、微咸。

【鉴别】 (1)取本品内容物 9g,研细,加甲醇 50ml,超声处理 30 分钟,滤过,滤液蒸干,残渣加水 30ml 使溶解,用水饱和的正丁醇提取 2 次,每次 30ml,合并正丁醇液;加氨试液三倍量,摇匀,放置分层,取正丁醇液蒸干,残渣加甲醇 1ml 使溶解,作为供试品溶液。另取黄芪甲苷对照品,加甲醇制成每 1ml 含 1mg 的溶液,作为对照品溶液。照薄层色谱法(通则 0502)试验,吸取供试品溶液 5μl、对照品溶液 2μl,分别点于同一硅胶 G 薄层板上,以三氯甲烷-甲醇-水(13:7:2)的下层溶液为展开剂,展开,取出,晾干,喷以 10%硫酸乙醇溶液,在 105℃加热至斑点显色清晰。供试品色谱中,在与对照品色谱相应的位置上,显相同颜色的斑点。置紫外光灯(365nm)下检视,显相同颜色的荧光斑点。

(2)取本品内容物 6g,研细,加浓氨试液 3ml 及三氯甲烷 40ml,摇匀,放置 1 小时,超声处理 30 分钟,滤过,滤液蒸干,残渣加甲醇 1ml 使溶解,作为供试品溶液。另取延胡索对照药材 2g,加甲醇 50ml,浸泡过夜,同法制成对照药材溶液。再取延胡索乙素对照品,加甲醇溶解,制成每 1ml 含 1mg 的溶液,作为对照品溶液。照薄层色谱法(通则 0502)试验,吸取上述三种溶液各 5～10μl,分别点于同一用 1%氢氧化钠溶液制备的硅胶 G 薄层板上,以正己烷-三氯甲烷-甲醇 (7.5:4:1)为展开剂,置以展开剂预饱和的展开缸内,展开,取出,晾干,置碘蒸气中熏至斑点清晰,取出,挥尽板上吸附的碘后,置紫外光灯 (365nm)下检视。供试品色谱中,在与对照药材和对照品色谱相应的位置上,显相同颜色的荧光斑点。

(3)取本品内容物 6g,研细,加甲醇 40ml,超声处理 30 分钟,滤过,滤液蒸干,残渣加水 20ml 使溶解,用乙醚振摇提取 2 次,每次 25ml,弃去乙醚液,水液加盐酸调节 pH 值至 2~3,用乙醚 25ml 提取,弃去乙醚液,水液用乙酸乙酯振摇提取 2 次,每次 25ml,合并乙酸乙酯液,用水 30ml 洗涤,乙酸乙酯液蒸干,残渣加甲醇 1ml 使溶解,作为供试品溶液。另取白术对照药材 2g,加甲醇 30ml,超声处理 30 分钟,滤过,滤液蒸干,残渣加水 20ml 使溶解,用乙酸乙酯振摇提取 2 次,每次 25ml,合并乙酸乙酯液,蒸干,残渣加甲醇 1ml 使溶解,作为对照药材溶液。照薄层色谱法(通则 0502)试验,吸取上述两种溶液各 10μl,分别点于同一硅胶 G 薄层板上,以三氯甲烷-丙酮-甲酸 (19:1:0.1)为展开剂,展开,取出,晾干,喷以 2%氢氧化钠溶液,置紫外光灯(365nm)下检视。供试品色谱中,在与对照药材色谱相应的位置上,显相同颜色的荧光斑点。

(4)取丹参对照药材 2g,加盐酸溶液(1→50)25ml,加热回流 1 小时,滤过,滤液用乙酸乙酯振摇提取 2 次,每次 25ml,合并乙酸乙酯液,蒸干,残渣加甲醇 1ml 使溶解,作为对照药材溶液。另取丹参素钠对照品,加甲醇制成每 1ml 含 0.5mg 的溶液,作为对照品溶液。照薄层色谱法(通则 0502)试验,吸取〔鉴别〕(3)项下的供试品溶液及上述对照药材溶液和对照品溶液各 2~5μl,分别点于同一硅胶 G 薄层板上,以甲苯-乙酸乙酯-甲酸(8:5:2)为展开剂,展开,取出,晾干,置氨蒸气中熏 15 分钟,置紫外光灯(365nm)下检视。供试品色谱中,在与对照品色谱和对照药材色谱相应的位置上,显相同颜色的荧光斑点。

(5)取本品内容物 6g,研细,加甲醇 40ml,超声处理 30 分钟,滤过,滤液蒸干,残渣加水 20ml 使溶解,用乙酸乙酯振摇提取 2 次,每次 25ml,合并乙酸乙酯液,蒸干,残渣加甲醇 1ml 使溶解,作为供试品溶液。另取当归对照药材 1g,加水 50ml,煎煮 1 小时,滤过,滤液用乙酸乙酯振摇提取 2 次,每次 25ml,合并乙酸乙酯液,蒸干,残渣加甲醇 1ml 使溶解,作为对照药材溶液。再取阿魏酸对照品,加甲醇制成每 1ml 含 0.5mg 的溶液,作为对照品溶液。照薄层色谱法(通则 0502)试验,吸取供试品溶液 10μl、对照品溶液和对照药材溶液各 5~10μl,分别点于同一硅胶 G 薄层板上,以甲苯-乙酸乙酯-甲酸(20:10:1)为展开剂,展开,取出,晾干,喷以 1%铁氰化钾溶液与 1%三氯化铁溶液等体积的混合溶液(临用前配制)。供试品色谱中,在与对照药材色谱和对照品色谱相应的位置上,显相同颜色的斑点。

(6)取本品内容物 6g,研细,加 80%丙酮 100ml,超声处理 30 分钟,滤过,滤液蒸干,残渣加甲醇 1ml 使溶解,作为供试品溶液。另取鸡血藤对照药材 2g,加 80%丙酮 40ml,同法制成对照药材溶液。再取芒柄花素对照品,加甲醇制成每 1ml 含 1mg

的溶液,作为对照品溶液。照薄层色谱法(通则 0502)试验,吸取上述三种溶液各 5μl,分别点于同一硅胶 GF₂₅₄ 薄层板上,以三氯甲烷-甲醇(20:1)为展开剂,展开,取出,晾干,置紫外光灯(254nm)下检视。供试品色谱中,在与对照药材色谱和对照品色谱相应的位置上,显相同颜色的斑点。

(7)取本品内容物 6g,研细,加甲醇 30ml,超声处理 30 分钟,滤过,滤液蒸干,残渣加水 20ml 使溶解,再加盐酸 1ml,加热回流 1 小时,立即冷却,加三氯甲烷振摇提取 2 次,每次 25ml,合并三氯甲烷液,蒸干,残渣加甲醇 1ml 使溶解,作为供试品溶液。另取山药对照药材 2g,同法制成对照药材溶液。照薄层色谱法(通则 0502)试验,吸取上述两种溶液各 5μl,分别点于同一硅胶 G 薄层板上,以甲苯-丙酮(9:1)为展开剂,展开,取出,晾干,喷以 10%硫酸乙醇溶液,在 105℃加热至斑点显色清晰。供试品色谱中,在与对照药材色谱相应的位置上,显相同颜色的斑点。

【检查】 应符合胶囊剂项下有关的各项规定(通则 0103)。

【含量测定】 照高效液相色谱法(通则 0512)测定。

色谱条件与系统适用性试验 以十八烷基硅烷键合硅胶为填充剂;以甲醇为流动相 A,二甲基甲酰胺-冰醋酸水溶液(取二甲基甲酰胺溶液 2ml,冰醋酸溶液 1ml,加水 95ml,混匀)为流动相 B;检测波长为 283nm。理论板数按丹参素峰计算应不低于 6000。

时间(分钟)	流动相 A(%)	流动相 B(%)
0~25	0→5	100→95

对照品溶液的制备 取丹参素钠对照品适量,精密称定,加 50%甲醇制成每 1ml 含 50μg 的溶液(相当于每 1ml 含丹参素 45μg),即得。

供试品溶液的制备 取装量差异项下的本品内容物,研细,取约 1g,精密称定,置具塞锥形瓶中,精密加入盐酸溶液(1→50)50ml,密塞,称定重量,超声处理(功率 250W,频率 50kHz)30 分钟,放冷,再称定重量,用盐酸溶液(1→50)补足减失的重量,摇匀,加入氯化钠 5g,摇匀,离心,精密量取上清液 25ml,用乙酸乙酯振摇提取 4 次(50ml,30ml,20ml,20ml),合并乙酸乙酯液,回收乙酸乙酯至干,残渣用 50%甲醇溶解,转移至 10ml 量瓶中,并稀释至刻度,摇匀,滤过,取续滤液,即得。

测定法 分别精密吸取对照品溶液与供试品溶液各 10μl,注入液相色谱仪,测定,即得。

本品每粒含丹参以丹参素($C_9H_{10}O_5$)计,不得少于 0.20mg。

【功能与主治】 益气活血,散结止痛。用于气虚血瘀所致的月经不调、痛经、癥瘕,症见经行后错、经量少、有血块、经行小腹疼痛、腹有癥块;慢性盆腔炎见上述证候者。

【用法与用量】 口服。一次 4~6 粒,一日 2~3 次。

【注意】 孕妇忌用。

【规格】 每粒装 0.3g

【贮藏】 密封。

止痛紫金丸

Zhitong Zijin Wan

【处方】 丁香 50g   血竭 50g

当归 50g   熟大黄 50g

木香 50g   儿茶 50g

红花 50g   骨碎补(烫)50g

土鳖虫 25g   乳香(制)25g

没药(制)25g   赤芍 25g

自然铜(煅)25g   甘草 25g

【制法】 以上十四味,粉碎成细粉,过筛,混匀。每 100g 粉末加炼蜜 80~90g 制成大蜜丸,即得。

【性状】 本品为黑褐色的大蜜丸;气微腥,味苦、涩。

【鉴别】 (1)取本品 6g,剪碎,加乙醚 50ml,超声处理 20 分钟,滤过,滤液挥干,残渣加乙醇 2ml 使溶解,作为供试品溶液。另取丁香对照药材 0.5g,同法制成对照药材溶液。再取丁香酚对照品,加乙醚制成每 1ml 含 16μg 的溶液,作为对照品溶液。照薄层色谱法(通则 0502)试验,吸取上述三种溶液各 1μl,分别点于同一硅胶 G 薄层板上,以石油醚(60~90℃)-乙酸乙酯(9:1)为展开剂,展开,取出,晾干,喷以 5% 香草醛硫酸溶液,在 105℃加热至斑点显色清晰。供试品色谱中,在与对照药材色谱和对照品色谱相应的位置上,显相同颜色的斑点。

(2)取当归对照药材 0.5g,加乙醚 10ml,超声处理 10 分钟,滤过,滤液蒸干,残渣加乙醇 2ml 使溶解,作为对照药材溶液。照薄层色谱法(通则 0502)试验,吸取〔鉴别〕(1)项下的供试品溶液与上述对照药材溶液各 2μl,分别点于同一硅胶 G 薄层板上,以正己烷-乙酸乙酯(4:1)为展开剂,展开,取出,晾干,置紫外光灯(365nm)下检视。供试品色谱中,在与对照药材色谱相应的位置上,显相同颜色的荧光斑点。

(3)取本品 2g,剪碎,加 25% 硫酸溶液 10ml,水浴中加热回流 1 小时,放冷,加三氯甲烷 15ml,置水浴上继续回流 30 分钟,分取三氯甲烷液,蒸干,加甲醇 2ml 使溶解,滤过,滤液作为供试品溶液。另取大黄对照药材 0.6g,同法制成对照药材溶液。照薄层色谱法(通则 0502)试验,吸取上述供试品溶液 10μl、对照药材溶液 5μl,分别点于同一硅胶 H 薄层板上,以石油醚(30~60℃)-甲酸乙酯-甲酸(15:5:1)的上层溶液为展开剂,展开,取出,晾干,置紫外光灯(365nm)下检视。供试品色谱中,在与对照药材色谱相应的位置上,显相同的橙色荧光斑点;置氨蒸气中熏后,斑点变为红色。

(4)取本品 6g,剪碎,加三氯甲烷 50ml,加热回流 30 分钟,放冷,滤过,滤液浓缩至 2ml,作为供试品溶液。另取木香对照药材 0.5g,同法制成对照药材溶液。照薄层色谱法(通则 0502)试验,吸取上述两种溶液各 2μl,分别点于同一硅胶 G 薄层板上,以环己烷-三氯甲烷(1:5)为展开剂,展开,取出,晾干,喷以 5% 香草醛硫酸溶液,在 105℃加热至斑点显色清晰。供试品色谱中,在与对照药材色谱相应的位置上,显相同颜色的斑点。

(5)取本品 6g,剪碎,加乙醇 50ml,加热回流 30 分钟,放冷,滤过,滤液回收溶剂至干,用水 10ml 溶解,加乙醚 15ml,振摇,弃去乙醚液,水层用水饱和正丁醇提取 3 次,每次 15ml,合并正丁醇液,回收溶剂至干,残渣加甲醇 5ml 溶解,加在中性氧化铝柱(100~200 目,6g,内径为 1cm)上,用甲醇 35ml 洗脱,收集洗脱液,回收溶剂至干,残渣加甲醇 2ml 使溶解,作为供试品溶液。另取赤芍对照药材 0.25g,加乙醇 20ml,加热回流 30 分钟,滤过,滤液回收溶剂至干,残渣加甲醇 2ml 使溶解,作为对照药材溶液。再取芍药苷对照品,加甲醇制成每 1ml 含 1mg 的溶液,作为对照品溶液。照薄层色谱法(通则 0502)试验,吸取上述三种溶液各 5μl,分别点于同一硅胶 G 薄层板上,以三氯甲烷-乙酸乙酯-甲醇-甲酸(40:5:10:0.2)为展开剂,展开,取出,晾干,喷以 5% 香草醛硫酸溶液,在 105℃加热至斑点显色清晰。供试品色谱中,在与对照药材色谱和对照品色谱相应的位置上,显相同颜色的斑点。

【检查】 应符合丸剂项下有关的各项规定(通则 0108)。

【含量测定】 照高效液相色谱法(通则 0512)测定。

色谱条件与系统适用性试验 以十八烷基硅烷键合硅胶为填充剂;以乙腈-0.05mol/L 磷酸二氢钠溶液(30:70)为流动相;检测波长为 440nm。理论板数按血竭素峰计算应不低于 4000。

对照品溶液的制备 取血竭素高氯酸盐对照品适量,精密称定,置棕色量瓶中,加 3% 的磷酸甲醇溶液制成每 1ml 含 30μg 的溶液(相当于 21.78μg 的血竭素),即得。

供试品溶液的制备 取重量差异项下的本品,剪碎,取约 0.5g,精密称定,置具塞锥形瓶中,精密加入 3% 磷酸甲醇溶液 25ml,密塞,称定重量,加热回流 30 分钟,放冷(避光),再称定重量,用 3% 磷酸甲醇溶液补足减失的重量,摇匀,滤过,取续滤液,即得。

测定法 分别精密吸取对照品溶液 10μl 与供试品溶液 20μl,注入液相色谱仪,测定,即得。

本品每丸含血竭以血竭素($C_{17}H_{14}O_3$)计,不得少于 2.6mg。

【功能与主治】 舒筋活血,消瘀止痛。用于跌打损伤,闪腰岔气,瘀血作痛,筋骨疼痛。

【用法与用量】 口服。一次 1 丸,一日 2 次。

【注意】 孕妇忌服。

【规格】 每丸重 6g

【贮藏】 密封

止嗽化痰丸

Zhisou Huatan Wan

【处方】 罂粟壳 625g　　　　桔梗 250g
　　　　知母 125g　　　　　前胡 125g
　　　　陈皮 125g　　　　　大黄(制)125g
　　　　炙甘草 125g　　　　川贝母 125g
　　　　石膏 250g　　　　　苦杏仁 187.5g
　　　　紫苏叶 125g　　　　葶苈子 125g
　　　　款冬花(制)125g　　百部(制)125g
　　　　玄参 125g　　　　　麦冬 125g
　　　　密蒙花 75g　　　　　天冬 125g
　　　　五味子(制)75g　　　枳壳(炒)125g
　　　　瓜蒌子 125g　　　　半夏(姜制)250g
　　　　木香 75g　　　　　　马兜铃(制)125g
　　　　桑叶 125g

【制法】 以上二十五味,粉碎成细粉,过筛,混匀,用水泛丸,干燥,打光,即得。

【性状】 本品为黄褐色或褐色的水丸;气微,味微酸、苦。

【鉴别】 (1)取本品,置显微镜下观察:草酸钙簇晶大,直径 60～140μm(大黄)。纤维束周围薄壁细胞含草酸钙方晶,形成晶纤维(甘草)。种皮表皮石细胞淡黄棕色,表面观类多角形,壁较厚,孔沟细密,胞腔含暗棕色物(五味子)。

(2)取本品 20g,研细,加甲醇 40ml,加热回流 1 小时,趁热滤过,取滤液 30ml(余液备用),蒸干,残渣加 1%盐酸溶液 30ml 使溶解,静置,滤过,滤液加浓氨试液调节 pH 值至 10,用三氯甲烷提取 2 次,每次 20ml,合并提取液,蒸干,残渣加甲醇 1ml 使溶解,作为供试品溶液。另取罂粟壳对照药材 1g,同法制成对照药材溶液。照薄层色谱法(通则 0502)试验,吸取上述两种溶液各 5μl,分别点于同一用 2%氢氧化钠溶液制备的硅胶 G 薄层板上,以甲苯-丙酮-乙醇-浓氨试液(20∶20∶3∶1)为展开剂,展开,取出,晾干,置紫外光灯(365nm)下检视。供试品色谱中,在与对照药材色谱相应的位置上,显相同颜色的荧光斑点。再依次喷碘化铋钾试液和亚硝酸钠乙醇试液,供试品色谱中,在与对照药材色谱相应的位置上,显相同颜色的斑点。

(3)取〔鉴别〕(2)项下的剩余滤液,蒸干,残渣加水 10ml 使溶解,加盐酸 1ml,加热回流 30 分钟,冷却,用乙醚提取 2 次,每次 20ml,合并乙醚液,挥干,残渣加三氯甲烷 1ml 使溶解,作为供试品溶液。另取大黄对照药材 0.1g,同法制成对照药材溶液。照薄层色谱法(通则 0502)试验,吸取上述两种溶液各 2μl,分别点于同一硅胶 H 薄层板上,以石油醚(30～60℃)-甲酸乙酯-甲酸(15∶5∶1)的上层溶液为展开剂,展开,取出,晾干,置氨蒸气中熏。供试品色谱中,在与对照药材色谱相应的位置上,显相同的五个红色斑点。

【检查】 应符合丸剂项下有关的各项规定(通则 0108)。

【功能与主治】 清肺化痰,止嗽定喘。用于痰热阻肺,久嗽,咯血,痰喘气逆,喘息不眠。

【用法与用量】 临睡前服用。一次 15 丸,一日 1 次。口服。

【注意】 风寒咳嗽者不宜服用。

【规格】 每 6～7 丸重 1g

【贮藏】 密封。

止嗽定喘口服液

Zhisou Dingchuan Koufuye

【处方】 麻黄 1000g　　　　苦杏仁 1000g
　　　　甘草 1000g　　　　石膏 1000g

【制法】 以上四味,除苦杏仁外,其余石膏等三味加水煎煮二次,每次 1.5 小时,合并煎液,滤过,滤液浓缩至相对密度为 1.05～1.10(50℃)的清膏,放冷,加乙醇适量,静置,吸取上清液,余液滤过,滤液与上清液合并,加 40%氢氧化钠溶液调节 pH 值至 8～8.5,静置,滤过,滤液浓缩至 1000ml。苦杏仁配制成杏仁水备用。将上述浓缩液用适量蒸馏水稀释,搅匀,加苦杏仁水及蜂蜜、聚山梨酯 80、苯甲酸钠等适量,加水至全量,用枸橼酸调节 pH 值至 4.5～5.5,搅匀,滤过,静置,灌装,灭菌,即得。

【性状】 本品为棕黄色的液体;气微香,味甜、微酸、涩。

【鉴别】 (1)取本品 20ml,加浓氨试液数滴使成碱性,再加三氯甲烷 10ml,振摇提取,静置,分取三氯甲烷液作为供试品溶液。另取盐酸麻黄碱对照品,加甲醇制成每 1ml 含 5mg 的溶液,作为对照品溶液。照薄层色谱法(通则 0502)试验,吸取供试品溶液 10μl,对照品溶液 5μl,分别点于同一硅胶 G 薄层板上,以正丁醇-冰醋酸-水(8∶2∶1)为展开剂,展开,取出,晾干,喷以 0.5%茚三酮溶液,在 105℃加热约 10 分钟。供试品色谱中,在与对照品色谱相应的位置上,显相同颜色的斑点。

(2)取本品 20ml,加盐酸 1ml 与三氯甲烷 20ml,加热回流 1 小时,放冷,分取三氯甲烷液,用干燥滤纸滤过,滤液蒸干,残渣加乙醇 2ml 使溶解,作为供试品溶液。另取甘草次酸对照品,加无水乙醇制成每 1ml 含 1mg 的溶液,作为对照品溶液。照薄层色谱法(通则 0502)试验,吸取上述两种溶液各 10μl,分别点于同一硅胶 G 薄层板上,以石油醚(30～60℃)-甲苯-乙酸乙酯-冰醋酸(10∶20∶7∶0.5)为展开剂,展开,取出,晾干,喷以 25%磷钼酸乙醇溶液,在 110℃加热约 10 分钟。供试品色谱中,在与对照品色谱相应的位置上,显相同颜色的斑点。

【检查】 相对密度 应不低于 1.04(通则 0601)。

pH 值 应为 4.5～5.5(通则 0631)。

其他 应符合合剂项下有关的各项规定(通则0181)。

【功能与主治】 辛凉宣泄,清肺平喘。用于表寒里热,身热口渴,咳嗽痰盛,喘促气逆,胸膈满闷;急性支气管炎见上述证候者。

【用法与用量】 口服。一次 10ml,一日 2～3 次;儿童酌减。

【规格】 每支装 10ml

【贮藏】 密封。

少阳感冒颗粒
Shaoyang Ganmao Keli

【处方】 柴胡 138g　　　　　黄芩 206g
　　　　人参 69g　　　　　甘草 138g
　　　　半夏 206g　　　　　干姜 138g
　　　　大枣 138g　　　　　青蒿 206g

【制法】 以上八味,柴胡、干姜提取挥发油,药渣与其余黄芩等六味,加水煎煮三次,第一次 3 小时,第二次 2 小时,第三次 1 小时,合并煎液,滤过,滤液浓缩至适量,喷雾干燥;加蔗糖 615g,糊精适量,混匀,以 70%乙醇制粒,干燥,喷入上述挥发油,混匀,制成 1000g,即得。

【性状】 本品为棕黄色至棕褐色的颗粒;气芳香,味甘、微苦。

【鉴别】 (1)取本品 16g,加乙酸乙酯-甲醇(3∶1)的混合溶液 30ml,加热回流 30 分钟,放冷,滤过,滤液蒸干,残渣加甲醇 1ml 使溶解,作为供试品溶液。另取黄芩对照药材 2g,同法制成对照药材溶液。照薄层色谱法(通则0502)试验,吸取上述两种溶液各 5μl,分别点于同一聚酰胺薄膜上,以甲苯-乙酸乙酯-甲醇-甲酸(10∶3∶1∶2)为展开剂,置以展开剂预饱和 30 分钟的展开缸内,展开,取出,晾干,喷以 2%三氯化铁乙醇溶液。供试品色谱中,在与对照药材色谱相应的位置上,显相同颜色的斑点。

(2)取本品 16g,加水 50ml,加热回流 1 小时,放冷,滤过,滤液用乙酸乙酯振摇提取 3 次,每次 20ml。合并乙酸乙酯液,蒸干,残渣加乙醇 0.5ml 使溶解,作为供试品溶液。另取青蒿对照药材 2g,同法制成对照药材溶液。照薄层色谱法(通则0502)试验,吸取上述两种溶液各 5μl,分别点于同一硅胶 G 薄层板上,以甲苯-乙酸乙酯-水(5∶2∶0.1)为展开剂,展开,取出,晾干,置紫外光灯(365nm)下检视。供试品色谱中,在与对照药材色谱相应的位置上,显相同颜色的荧光斑点。

(3)取本品 16g,加甲醇 30ml,超声处理 30 分钟,滤过,滤液蒸干,残渣加水 20ml 使溶解,用乙醚振摇提取 2 次,每次 10ml,弃去乙醚液,用水饱和的正丁醇振摇提取 3 次,每次 20ml。合并正丁醇液,用正丁醇饱和的水洗涤 3 次,每次

20ml。弃去水溶液,取正丁醇液蒸干,残渣加甲醇 1ml 使溶解,作为供试品溶液。另取甘草对照药材 1g,同法制成对照药材溶液。照薄层色谱法(通则0502)试验,吸取上述两种溶液各 10μl,分别点于同一用 1%氢氧化钠溶液制备的硅胶 G 薄层板上,以乙酸乙酯-甲酸-冰醋酸-水(15∶0.5∶3∶2)为展开剂,展开,取出,晾干,喷以 10%硫酸乙醇溶液,在 105℃加热至斑点显色清晰,置紫外光灯(365nm)下检视。供试品色谱中,在与对照药材色谱相应的位置上,显相同颜色的荧光斑点。

【检查】 应符合颗粒剂项下有关的各项规定(通则0104)。

【含量测定】 照高效液相色谱法(通则0512)测定。

色谱条件与系统适用性试验 以十八烷基硅烷键合硅胶为填充剂;以甲醇-0.3%磷酸溶液(47∶53)为流动相;检测波长为 278nm。理论板数按黄芩苷峰计算应不低于 3000。

对照品溶液的制备 取黄芩苷对照品适量,精密称定,加甲醇制成每 1ml 含 20μg 的溶液,即得。

供试品溶液的制备 取装量差异项下的本品,混匀,取适量,研细,取约 0.35g,精密称定,置锥形瓶中,精密加入 70%乙醇溶液 100ml,称定重量,回流 30 分钟,放冷,再称定重量,用70%乙醇溶液补足减失的重量,摇匀,滤过,取续滤液,即得。

测定法 分别精密吸取对照品溶液与供试品溶液各 10μl,注入液相色谱仪,测定,即得。

本品每袋含黄芩以黄芩苷($C_{21}H_{18}O_{11}$)计,不得少于30.0mg。

【功能与主治】 解表散热,和解少阳。用于外感病邪犯少阳证,症见寒热往来、胸胁苦满、食欲不振、心烦喜呕、口苦咽干。

【用法与用量】 口服。一次 1 袋,一日 2 次,小儿酌减。

【规格】 每袋装 8g

【贮藏】 密封,置干燥处。

少林风湿跌打膏
Shaolin Fengshi Dieda Gao

【处方】 生川乌 16g　　　　生草乌 16g
　　　　乌药 16g　　　　　白及 16g
　　　　白芷 16g　　　　　白蔹 16g
　　　　土鳖虫 16g　　　　木瓜 16g
　　　　三棱 16g　　　　　莪术 16g
　　　　当归 16g　　　　　赤芍 16g
　　　　肉桂 16g　　　　　大黄 32g
　　　　连翘 32g　　　　　血竭 10g
　　　　乳香(炒)6g　　　　没药(炒)6g
　　　　三七 6g　　　　　儿茶 6g
　　　　薄荷脑 8g　　　　　水杨酸甲酯 8g
　　　　冰片 8g

【制法】 以上二十三味,除薄荷脑、水杨酸甲酯、冰片外,血竭、乳香(炒)、没药(炒)、三七、儿茶粉碎成粗粉,用 90％乙醇制成相对密度为 1.05 的流浸膏;其余生川乌等十五味加水煎煮三次,第一、二次各 3 小时,第三次 2 小时,合并煎液,滤过,滤液浓缩至相对密度为 1.25～1.30(80℃)的清膏。与上述流浸膏合并,待冷却后加入薄荷脑、水杨酸甲酯、冰片,混匀,另加 8.5～9.0 倍重的由橡胶、松香等制成的基质,制成涂料,进行涂膏,切段,盖衬,打孔,切成小块,即得。

【性状】 本品为微红色的片状橡胶膏,布面具有小圆孔;气芳香。

【鉴别】 取本品 10 片,研碎,置 250ml 平底烧瓶中,加水 150ml,照挥发油测定法(通则 2204)试验,加乙酸乙酯 5ml,加热回流 40 分钟,分取乙酸乙酯液,用铺有无水硫酸钠的漏斗滤过,滤液作为供试品溶液。另取薄荷脑对照品、冰片对照品和水杨酸甲酯对照品,加乙醇制成每 1ml 各含 0.8mg 的溶液,作为对照品溶液。照气相色谱法(通则 0521)试验,以聚乙二醇 20000(PEG-20M)为固定液,涂布浓度为 10％,柱长为 2m,柱温为 130℃。分别吸取对照品溶液和供试品溶液适量,注入气相色谱仪。供试品色谱中应呈现与对照品色谱峰保留时间相同的色谱峰。

【检查】 含膏量 取本品,用乙醚作溶剂,依法(通则 0122 第一法)检查。每 100cm² 含膏量不得少于 1.5g。

其他 应符合贴膏剂项下有关的各项规定(通则 0122)。

【功能与主治】 散瘀活血,舒筋止痛,祛风散寒。用于跌打损伤、风湿痹病,症见伤处瘀肿疼痛、腰肢疼麻。

【用法与用量】 贴患处。

【注意】 孕妇慎用或遵医嘱。

【规格】 (1)5cm×7cm (2)8cm×9.5cm

【贮藏】 密封,置阴凉处。

少腹逐瘀丸

Shaofu Zhuyu Wan

【处方】

当归 300g	蒲黄 300g
五灵脂(醋炒)200g	赤芍 200g
小茴香(盐炒)100g	延胡索(醋制)100g
没药(炒)100g	川芎 100g
肉桂 100g	炮姜 20g

【制法】 以上十味,粉碎成细粉,过筛,混匀。每 100g 粉末加炼蜜 100～110g 制成大蜜丸,即得。

【性状】 本品为棕黑色的大蜜丸;气芳香,味辛、苦。

【鉴别】 (1)取本品,置显微镜下观察:薄壁细胞纺锤形,壁略厚,有极微细的斜向交错纹理(当归)。花粉粒黄色,类圆形或椭圆形,直径约 30μm,外壁有网状雕纹(蒲黄)。草酸钙簇晶直径 7～41μm,存在于薄壁细胞中,常排列成行或

一个细胞中含有数个簇晶(赤芍)。纤维单个散在,长梭形,直径 24～50μm,壁厚,木化(肉桂)。草酸钙簇晶细小,直径约 5μm,一个细胞含有多个簇晶(小茴香)。糊化淀粉粒团块淡黄色(延胡索)。

(2)取本品 9g,剪碎,加硅藻土 10g,研匀,加乙醇 50ml,超声处理 20 分钟,滤过,滤液蒸干,残渣用水 20ml 溶解,用水饱和的正丁醇振摇提取 3 次,每次 20ml,合并正丁醇提取液,用正丁醇饱和的水洗涤 3 次,每次 15ml,正丁醇液蒸干,残渣用乙醇 20ml 溶解,加活性炭 2.5g,水浴加热 2 分钟,放冷,滤过,滤液浓缩至约 1ml,作为供试品溶液。另取芍药苷对照品,加乙醇制成每 1ml 含 2mg 的溶液,作为对照品溶液。照薄层色谱法(通则 0502)试验,吸取供试品溶液 5～10μl、对照品溶液 2μl,分别点于同一硅胶 G 薄层板上,以三氯甲烷-乙酸乙酯-甲醇-甲酸(40：5：10：0.2)为展开剂,展开,取出,晾干,喷以 5％香草醛硫酸溶液,加热至斑点显色清晰。供试品色谱中,在与对照品色谱相应的位置上,显相同颜色的斑点。

【检查】 应符合丸剂项下有关的各项规定(通则 0108)。

【功能与主治】 温经活血,散寒止痛。用于寒凝血瘀所致的月经后期、痛经、产后腹痛,症见行经后错、行经小腹冷痛、经血紫暗、有血块、产后小腹疼痛喜热、拒按。

【用法与用量】 温黄酒或温开水送服。一次 1 丸,一日 2～3 次。

【注意】 孕妇忌服。

【规格】 每丸重 9g

【贮藏】 密封。

中风回春丸

Zhongfeng Huichun Wan

【处方】

酒当归 30g	酒川芎 30g
红花 10g	桃仁 30g
丹参 100g	鸡血藤 100g
忍冬藤 100g	络石藤 60g
地龙(炒)90g	土鳖虫(炒)30g
伸筋草 60g	川牛膝 100g
蜈蚣 5g	炒苍耳子 30g
全蝎 10g	威灵仙(酒制)30g
炒僵蚕 30g	木瓜 50g
金钱白花蛇 6g	

【制法】 以上十九味,酒当归、酒川芎、地龙(炒)、土鳖虫(炒)、蜈蚣、金钱白花蛇、全蝎、炒僵蚕以及丹参 50g 粉碎成细粉,其余红花等十味和丹参的剩余部分加水煎煮二次,第一次 2 小时,第二次 1.5 小时,合并煎液,滤过,静置 24 小时,倾取上清液,浓缩至适量,与上述药材细粉混匀,制丸,包衣,干燥,

即得。

【性状】　本品为棕色至红棕色的包衣浓缩水丸,除去包衣后显黑褐色;味苦。

【鉴别】　(1)取本品,置显微镜下观察:肌纤维无色至淡棕色,微波状弯曲,有时呈垂直交错排列(地龙)。体壁碎片无色,表面有极细的菌丝体(僵蚕)。体壁碎片黄色或棕红色,有圆形毛窝,直径 8~24μm,可见长短不一的刚毛(土鳖虫)。气管壁碎片具棕色或黄绿色螺旋丝,宽 1~5μm,丝间布有近无色点状物(蜈蚣)。体壁碎片淡黄色至黄色,有网状纹理及圆形毛窝,有时可见棕褐色刚毛(全蝎)。

(2)取本品 5g,研碎,加乙酸乙酯 50ml,加热回流 30 分钟,滤过,滤液浓缩至约 2ml,作为供试品溶液。另取忍冬藤对照药材 2g,加乙酸乙酯 20ml,同法制成对照药材溶液。照薄层色谱法(通则 0502)试验,吸取上述两种溶液各 5μl,分别点于同一硅胶 G 薄层板上,以环己烷-乙酸乙酯-甲酸(8:2:1)为展开剂,展开,取出,晾干,置紫外光灯(365nm)下检视。供试品色谱中,在与对照药材色谱相应的位置上,显相同颜色的荧光主斑点。

(3)取本品 10g,研碎,加 70%乙醇 50ml,加热回流 1 小时,滤过,滤液蒸去乙醇,加热水 15ml 使溶解,用稀盐酸调节pH 值至 2,用乙醚振摇提取 3 次,每次 15ml,合并乙醚提取液,蒸干,残渣加乙酸乙酯 2ml 使溶解,作为供试品溶液。另取丹参对照药材 6g,加 70%乙醇 30ml,同法制成对照药材溶液。照薄层色谱法(通则 0502)试验,吸取上述两种溶液各 2~5μl,分别点于同一硅胶 G 薄层板上,以环己烷-乙酸乙酯-甲酸(5:2:0.1)为展开剂,展开,取出,晾干,置紫外光灯(365nm)下检视。供试品色谱中,在与对照药材色谱相应的位置上,显相同颜色的荧光主斑点。

(4)取本品 10g,研碎,加氨水 2ml、乙醇 50ml,摇匀,静置 30 分钟,超声处理 15 分钟,滤过,滤液浓缩至约 1ml,作为供试品溶液。另取川芎、当归对照药材各 0.5g,各加浓氨试液 2ml、乙醇 25ml,同法制成对照药材溶液。照薄层色谱法(通则 0502)试验,吸取上述两种溶液各 2μl,分别点于同一硅胶 G 薄层板上,以正己烷-乙酸乙酯(5:1)为展开剂,展开,取出,晾干,置紫外光灯(365nm)下检视。供试品色谱中,在与对照药材色谱相应的位置上,显相同颜色的荧光主斑点。

【检查】　应符合丸剂项下有关的各项规定(通则 0108)。

【含量测定】　照高效液相色谱法(通则 0512)测定。

色谱条件与系统适用性试验　以十八烷基硅烷键合硅胶为填充剂;以甲醇-1%醋酸溶液(5:95)为流动相;检测波长为 280nm。理论板数按丹参素峰计算应不低于 3000。

对照品溶液的制备　取丹参素钠对照品适量,精密称定,加 50%甲醇制成每 1ml 含 40μg 的溶液(相当于每 1ml 含丹参素 36μg),即得。

供试品溶液的制备　取本品适量,研细,取约 0.4g,精密称定,置具塞锥形瓶中;精密加入 50%甲醇 25ml,密塞,称定重量,超声处理(功率 300W,频率 50kHz)30 分钟,放冷,再称

定重量,用 50%甲醇补足减失的重量,摇匀,离心,取上清液,滤过,取续滤液,即得。

测定法　分别精密吸取对照品溶液与供试品溶液各 20μl,注入液相色谱仪,测定,即得。

本品每 1g 含丹参以丹参素($C_9H_{10}O_5$)计,不得少于 1.5mg。

【功能与主治】　活血化瘀,舒筋通络。用于痰瘀阻络所致的中风,症见半身不遂、肢体麻木、言语謇涩、口舌歪斜。

【用法与用量】　用温开水送服。一次 1.2~1.8g,一日 3 次,或遵医嘱。

【注意】　脑出血急性期患者忌服。

【规格】　(1)每瓶装 16g　(2)每袋装 1.8g

【贮藏】　密封。

中风回春片
Zhongfeng Huichun Pian

【处方】

酒当归 30g	川芎(酒制)30g
红花 10g	桃仁 30g
丹参 100g	鸡血藤 100g
忍冬藤 100g	络石藤 60g
地龙(炒)90g	土鳖虫(炒)30g
伸筋草 60g	川牛膝 100g
蜈蚣 5g	炒苍蔚子 30g
全蝎 10g	威灵仙(酒制)30g
炒僵蚕 30g	木瓜 50g
金钱白花蛇 6g	

【制法】　以上十九味,酒当归、川芎(酒制)、地龙(炒)、土鳖虫(炒)、蜈蚣、金钱白花蛇、全蝎、炒僵蚕以及丹参 50g,粉碎成细粉,过筛,剩余量与其余红花等十味,加水煎煮二次,第一次 2 小时,第二次 1.5 小时,滤过,合并滤液,滤液静置 24 小时,取上清液,浓缩至相对密度为 1.20~1.30(80℃)的稠膏,加入细粉,混匀,制成颗粒,干燥,压制成 1000 片,包糖衣或薄膜衣,即得。

【性状】　本品为糖衣片或薄膜衣片,除去包衣后显棕褐色;味苦。

【鉴别】　(1)取本品,置显微镜下观察:肌纤维无色至淡棕色,微波状弯曲,有时呈垂直交错排列(地龙)。体壁碎片无色,表面有极细的菌丝体(炒僵蚕)。体壁碎片黄色或棕红色,有圆形毛窝,直径 8~24μm,可见长短不一的刚毛(土鳖虫)。体壁碎片淡黄色或黄色,有网状纹理及圆形毛窝,有时可见棕褐色刚毛(全蝎)。

(2)取本品 10 片,除去包衣,研细,加乙酸乙酯 25ml,加热回流 30 分钟,滤过,滤液浓缩至约 1ml,作为供试品溶液。另取忍冬藤对照药材 2g,加乙酸乙酯 20ml,同法制成对照药材溶液。照薄层色谱法(通则 0502)试验,吸取上述两种溶液

各 5μl,分别点于同一硅胶 G 薄层板上,以环己烷-乙酸乙酯-甲酸(8:2:0.1)为展开剂,展开,取出,晾干,置紫外光灯(365nm)下检视。供试品色谱中,在与对照药材色谱相应的位置上,显相同颜色的荧光主斑点。

(3)取本品 10 片,除去包衣,研细,加 70% 乙醇 50ml,加热回流 1 小时,滤过,滤液蒸去乙醇,加热水 15ml 使溶解,用稀盐酸调节 pH 值至 2,用乙醚振摇提取 3 次,每次 15ml,合并乙醚液,蒸干,残渣加乙酸乙酯 2ml 使溶解,作为供试品溶液。另取丹参对照药材 2g,加 70% 乙醇溶液 30ml,同法制成对照药材溶液。照薄层色谱法(通则 0502)试验,吸取上述两种溶液各 2~5μl,分别点于同一硅胶 G 薄层板上,以环己烷-乙酸乙酯-甲酸(5:2:0.1)为展开剂,展开,取出,晾干,置紫外光灯(365nm)下检视。供试品色谱中,在与对照药材色谱相应的位置上,显相同颜色的荧光主斑点。

(4)取本品 20 片,除去包衣,研细,加浓氨试液 2ml、乙醇 50ml,摇匀,静置 30 分钟,超声处理 15 分钟,滤过,滤液浓缩至约 1ml,作为供试品溶液。另取川芎、当归对照药材各 0.5g,各加浓氨试液 2ml、乙醇 25ml,同法制成对照药材溶液。照薄层色谱法(通则 0502)试验,吸取上述三种溶液各 2μl,分别点于同一硅胶 G 薄层板上,以正己烷-乙酸乙酯(5:1)为展开剂,展开,取出,晾干,置紫外光灯(365nm)下检视。供试品色谱中,在与对照药材色谱相应的位置上,显相同颜色的荧光主斑点。

【检查】 应符合片剂项下有关的各项规定(通则 0101)。

【含量测定】 照高效液相色谱法(通则 0512)测定。

色谱条件与系统适用性试验 以十八烷基硅烷键合硅胶为填充剂;以甲醇-1%醋酸溶液(5:95)为流动相;检测波长为 280nm。理论板数按丹参素峰计算应不低于 3000。

对照品溶液的制备 取丹参素钠对照品适量,精密称定,加 50% 甲醇制成每 1ml 含丹参素钠 40μg 的溶液(相当于每 1ml 含丹参素 36μg),即得。

供试品溶液的制备 取本品 10 片,除去包衣,精密称定,研细,取约 0.3g,精密称定,置具塞锥形瓶中,精密加入 50% 甲醇 25ml,密塞,称定重量,超声处理 30 分钟(功率 300W,频率 40kHz),放冷,再称定重量,用 50% 甲醇补足减失的重量,摇匀,滤过,取续滤液,即得。

测定法 分别精密吸取对照品溶液与供试品溶液各 10~20μl,注入液相色谱仪,测定,即得。

本品每片含丹参按丹参素($C_9H_{10}O_5$)计,不得少于 0.45mg。

【功能与主治】 活血化瘀,舒筋通络。用于瘀血阻络所致的中风,症见半身不遂、肢体麻木、言语謇涩、口舌歪斜。

【用法与用量】 口服。一次 4~6 片,一日 3 次;或遵医嘱。

【注意】 脑出血急性期患者忌服。

【规格】 (1)薄膜衣片 每片重 0.3g (2)糖衣片 片心重 0.3g

【贮藏】 密封。

中华跌打丸
Zhonghua Dieda Wan

【处方】

牛白藤 76.8g		假蒟 76.8g	
地耳草 76.8g		牛尾菜 76.8g	
鹅不食草 76.8g		牛膝 76.8g	
乌药 76.8g		红杜仲 76.8g	
鬼画符 76.8g		山桔叶 76.8g	
羊耳菊 76.8g		刘寄奴 76.8g	
过岗龙 76.8g		山香 76.8g	
穿破石 76.8g		毛两面针 76.8g	
鸡血藤 76.8g		丢了棒 76.8g	
岗梅 76.8g		木鳖子 76.8g	
丁茄根 76.8g		大半边莲 76.8g	
独活 76.8g		苍术 76.8g	
急性子 76.8g		建栀 76.8g	
制川乌 38.4g		丁香 38.4g	
香附 153.6g		黑老虎根 153.6g	
桂枝 15.36g		樟脑 3.84g	

【制法】 以上三十二味,除樟脑研成细粉外,其余牛白藤等三十一味粉碎成细粉,过筛,与上述樟脑粉末混匀。每 100g 粉末用炼蜜 25~45g 加适量的水泛丸,用 10% 明胶溶液浸润后,加黑色氧化铁适量,包衣,干燥,制成水蜜丸;或加炼蜜 140~170g 制成小蜜丸或大蜜丸,即得。

【性状】 本品为棕褐色至黑褐色的水蜜丸、小蜜丸或大蜜丸;味甜,微辛辣。

【鉴别】 (1)取本品水蜜丸 7g,研碎;或取小蜜丸或大蜜丸 18g,剪碎,照挥发油测定法(通则 2204)测定,自测定器上端加入乙酸乙酯 2ml,连接冷凝管,缓缓加热至沸,并保持约 1 小时,放冷,分取乙酸乙酯液,作为供试品溶液。另取丁香酚对照品,加乙醚制成每 1ml 含 16μl 的溶液,作为对照品溶液。再取独活对照药材 0.2g,加丙酮 2ml,浸渍过夜,取上清液,作为对照药材溶液。照薄层色谱法(通则 0502)试验,吸取上述三种溶液各 1μl,分别点于同一硅胶 G 薄层板上,以环己烷-乙酸乙酯(8.5:1.5)为展开剂,展开,取出,晾干,喷以 20% 高氯酸乙醇溶液,在 105℃ 加热至斑点显色清晰,置紫外光灯(365nm)下检视。供试品色谱中,在与对照药材色谱和对照品色谱相应的位置上,显相同颜色的荧光斑点。

(2)取苍术对照药材 0.2g,加丙酮 2ml,浸渍过夜,取上清液,作为对照药材溶液。照薄层色谱法(通则 0502)试验,吸取对照药材溶液及〔鉴别〕(1)项下的供试品溶液各 3μl,分别点于同一硅胶 G 薄层板上,以环己烷-乙酸乙酯(4:0.1)为展开剂,展开,取出,晾干,喷以 5% 对二甲氨基苯甲醛的 10% 硫酸乙醇溶液,在 105℃ 加热至斑点显色清晰。供试品色谱中,在与对照药材色谱相应的位置上,显相同的一个污绿色主斑点。

（3）取 α-香附酮对照品，加乙酸乙酯制成每 1ml 含 1mg 的溶液，作为对照品溶液。照薄层色谱法（通则 0502）试验，吸取对照品溶液及〔鉴别〕(1)项下的供试品溶液各 6μl，分别点于同一硅胶 G 薄层板上，以甲苯-乙酸乙酯（19:1）为展开剂，展开，取出，晾干，喷以二硝基苯肼试液，放置片刻。供试品色谱中，在与对照品色谱相应的位置上，显相同的橙红色斑点。

【检查】　应符合丸剂项下有关的各项规定（通则 0108）。

【含量测定】　照高效液相色谱法（通则 0512）测定。

色谱条件与系统适用性试验　以十八烷基硅烷键合硅胶为填充剂；以乙腈-水（13:87）为流动相；检测波长为 238nm。理论板数按栀子苷峰计算应不低于 3000。

对照品溶液的制备　取栀子苷对照品适量，精密称定，加甲醇制成每 1ml 含 80μg 的溶液，即得。

供试品溶液的制备　取本品水蜜丸，研细，取约 2g，精密称定；或取重量差异项下的大蜜丸或小蜜丸，剪碎，取约 3g，精密称定，精密加入甲醇 25ml，称定重量，置水浴上加热回流 30 分钟，放冷，再称定重量，用甲醇补足减失的重量，摇匀，滤过，取续滤液，即得。

测定法　分别精密吸取对照品溶液与供试品溶液各 10μl，注入液相色谱仪，测定，即得。

本品含建栀以栀子苷（$C_{17}H_{24}O_{10}$）计，水蜜丸每 1g 不得少于 0.70mg；小蜜丸每 1g 不得少于 0.35mg；大蜜丸每丸不得少于 2.1mg。

【功能与主治】　消肿止痛，舒筋活络，止血生肌，活血祛瘀。用于挫伤筋骨，新旧瘀痛，创伤出血，风湿瘀痛。

【用法与用量】　口服。水蜜丸一次 3g，小蜜丸一次 6g，大蜜丸一次 1 丸，一日 2 次。儿童及体虚者减半。

【注意】　孕妇忌服；皮肤破伤出血者不可外敷。

【规格】　（1）水蜜丸　每 66 丸重 3g　（2）小蜜丸　每 20 丸重 6g　（3）小蜜丸　每 30 丸重 6g　（4）大蜜丸　每丸重 6g

【贮藏】　密封。

贝 羚 胶 囊

Beiling Jiaonang

【处方】　川贝母 20g　　　　　羚羊角 10g
　　　　　猪去氧胆酸 100g　　人工麝香 4g
　　　　　沉香 10g　　　　　　人工天竺黄（飞）30g
　　　　　煅青礞石（飞）10g　　硼砂（炒）10g

【制法】　以上八味，羚羊角锉成细粉；人工天竺黄和煅青礞石分别水飞成细粉；其余川贝母等五味分别粉碎成细粉。除煅青礞石细粉外，其余川贝母等七味的细粉与适量淀粉混匀，分次加入青礞石细粉中，配研均匀，制颗粒，过筛，再加适量硬脂酸镁，混匀，装入胶囊，制成 1000 粒即得。

【性状】　本品为硬胶囊，内容物为浅棕黄色的粉末和颗粒；气特异，味微苦。

【鉴别】　（1）取本品，置显微镜下观察：不规则碎块稍有光泽，均匀分布裂缝状或长圆形孔隙（羚羊角）。纤维管胞壁略厚，具有缘纹孔，纹孔口人字状或十字状（沉香）。

（2）取本品内容物 0.3g，置具塞试管中，加乙醚振摇提取 2 次，每次 2ml，滤过，滤液挥干，残渣加乙醚 0.5ml 使溶解，作为供试品溶液。另取麝香酮对照品，加乙醚制成每 1ml 含 0.1mg 的溶液，作为对照品溶液。照气相色谱法（通则 0521）试验，柱长为 2m，以聚乙二醇 20000（PEG-20M）和二甲基聚硅氧烷为混合固定相，涂布浓度分别为 1.64% 和 1.32%；柱温为 180℃。分别吸取对照品溶液和供试品溶液适量，注入气相色谱仪。供试品色谱中应呈现与对照品色谱峰保留时间相同的色谱峰。

（3）取〔含量测定〕项下显色后的薄层板，置紫外光灯（365nm）下检视。供试品色谱中，在与猪去氧胆酸对照品色谱相应的位置上，显相同颜色的荧光斑点。

【检查】　应符合胶囊剂项下有关的各项规定（通则 0103）。

【含量测定】　取装量差异项下的本品内容物，混匀，研细，取 0.3g，精密称定，置具塞锥形瓶中，精密加入乙醇 50ml，密塞，称定重量，超声处理（功率 180W，频率 50kHz）20 分钟，放冷，再称定重量，用乙醇补足减失的重量，摇匀，滤过，取续滤液，作为供试品溶液。取猪去氧胆酸对照品适量，精密称定，加乙醇制成每 1ml 含 1mg 的溶液，作为对照品溶液。照薄层色谱法（通则 0502）试验，精密吸取供试品溶液 1μl、对照品溶液 1μl 和 3μl，分别交叉点于同一硅胶 G 薄层板上，以环己烷-乙醚-冰醋酸（2:2:1）为展开剂，展开，取出，晾干，喷以 10% 硫酸乙醇溶液，在 105℃ 加热 5～10 分钟，放冷，照薄层色谱法（通则 0502 薄层色谱扫描法）进行扫描，波长：$\lambda_S = 380nm$，测量供试品吸光度积分值与对照品吸光度积分值，计算，即得。

本品每粒含猪去氧胆酸（$C_{24}H_{40}O_4$）应为 85～115mg。

【功能与主治】　清热化痰，止咳平喘。用于痰热阻肺，气喘咳嗽；小儿肺炎、喘息性支气管炎及成人慢性支气管炎见上述证候者。

【用法与用量】　口服。一次 0.6g，一日 3 次；小儿一次 0.15～0.6g，周岁以内酌减，一日 2 次。

【注意】　大便溏稀者不宜使用。

【规格】　每粒装 0.3g

【贮藏】　密封。

注：炒硼砂的炮制方法　取硼砂原药，除去杂质，敲成小于 2cm 的块，研成粗粒，置锅内，炒松至无僵粒。

内消瘰疬片

Neixiao Luoli Pian

【处方】　夏枯草 281g　　　　　浙贝母 35g
　　　　　海藻 35g　　　　　　　白蔹 35g

天花粉 35g	连翘 35g
熟大黄 35g	玄明粉 35g
煅蛤壳 35g	大青盐 35g
枳壳 35g	桔梗 35g
薄荷脑 0.18g	地黄 35g
当归 35g	玄参 176g
甘草 35g	

【制法】 以上十七味,除大青盐、浙贝母、煅蛤壳、熟大黄、玄明粉、天花粉粉碎成细粉外,薄荷脑用适量乙醇溶解;连翘、海藻、白蔹、地黄、甘草、玄参加水煎煮二次,第一次 3 小时,第二次 2 小时,夏枯草加水煎煮二次,第一次 3 小时,第二次 2 小时,合并以上煎液,浓缩成稠膏;当归用乙醇和 60% 乙醇各加热回流提取一次;桔梗、枳壳用 60% 乙醇加热回流提取,合并以上乙醇提取液,回收乙醇,浓缩成稠膏。将上述浓缩膏合并,加入大青盐等粉末及辅料,混匀,制成颗粒,干燥,加入薄荷脑乙醇溶液,混匀,压制成 1000 片,即得。

【性状】 本品为棕褐色的片;味咸、苦。

【鉴别】 (1)取本品 10 片,研细,加乙醚 40ml,混匀,超声处理 10 分钟,滤过,滤渣备用,滤液用 1% 氢氧化钠溶液适量振摇洗涤,弃去碱液,乙醚液挥干,残渣加乙酸乙酯 1ml 使溶解,作为供试品溶液。另取当归对照药材 0.5g,加乙醚 30ml,超声处理 10 分钟,滤过,滤液挥干,残渣加乙酸乙酯 1ml 使溶解,作为对照药材溶液。照薄层色谱法(通则 0502)试验,吸取上述两种溶液各 5~10μl,分别点于同一高效硅胶 G 薄层板上,以环己烷-乙酸乙酯(4:1)为展开剂,展开,取出,晾干,置紫外光灯(365nm)下检视。供试品色谱中,在与对照药材色谱相应的位置上,显相同颜色的荧光斑点。

(2)取〔鉴别〕(1)项下备用滤渣,加甲醇 40ml,超声处理 30 分钟,放冷,滤过,取滤液 10ml,蒸干,残渣加水 15ml 使溶解,加盐酸 1ml,加热回流 30 分钟,放冷,用乙醚振摇提取 2 次,每次 20ml,合并乙醚液,蒸干,残渣加甲醇 2ml 使溶解,作为供试品溶液。另取大黄对照药材 0.1g,加甲醇 20ml,同法制成对照药材溶液。再取大黄素对照品和大黄酚对照品,加甲醇制成每 1ml 各含 1mg 的混合溶液,作为对照品溶液。照薄层色谱法(通则 0502)试验,吸取上述三种溶液各 5~10μl,分别点于同一硅胶 G 薄层板上,以石油醚(30~60℃)-甲酸乙酯-甲酸(15:5:1)的上层溶液为展开剂,展开,取出,晾干,置紫外光灯(365nm)下检视。供试品色谱中,在与对照药材色谱和对照品色谱相应的位置上,显相同颜色的荧光斑点,置氨蒸气中熏后,置日光下检视,斑点变为红色。

(3)取本品 10 片,研细,加甲醇 40ml,超声处理 30 分钟,滤过,滤液蒸干,残渣加水 30ml 使溶解,用水饱和的正丁醇振摇提取 2 次,每次 30ml,合并正丁醇液,回收正丁醇至干,残渣加甲醇 2ml 使溶解,作为供试品溶液。另取哈巴俄苷对照品,加甲醇制成每 1ml 含 1mg 的溶液,作为对照品溶液。照薄层色谱法(通则 0502)试验,吸取上述两种溶液各 3~5μl,分别点于同一高效硅胶 G 薄层板上,以三氯甲

烷-甲醇-水(12:4:1)的下层溶液为展开剂,展开,取出,晾干,喷以 5% 香草醛硫酸溶液,加热至斑点显色清晰,置日光下检视。供试品色谱中,在与对照品色谱相应的位置上,显相同颜色的斑点。

【检查】 应符合片剂项下有关的各项规定(通则 0101)。

【含量测定】 照高效液相色谱法(通则 0512)测定。

色谱条件与系统适用性试验 以十八烷基硅烷键合硅胶为填充剂;以甲醇-0.1% 磷酸溶液(35:65)为流动相;检测波长为 330nm。理论板数按迷迭香酸峰计算应不低于 6000。

对照品溶液的制备 取迷迭香酸对照品适量,精密称定,加稀乙醇制成每 1ml 含 20μg 的溶液,即得。

供试品溶液的制备 取重量差异项下的本品,研细,取约 0.6g,精密称定,精密加入稀乙醇 25ml,称定重量,超声处理(功率 250W,频率 40kHz)30 分钟,放冷,再称定重量,用稀乙醇补足减失的重量,摇匀,滤过,取续滤液,即得。

测定法 分别精密吸取对照品溶液与供试品溶液各 10μl,注入液相色谱仪,测定,即得。

本品每片含夏枯草以迷迭香酸($C_{18}H_{16}O_8$)计,不得少于 0.22mg。

【功能与主治】 化痰,软坚,散结。用于痰湿凝滞所致的瘰疬,症见皮下结块、不热不痛。

【用法与用量】 口服。一次 4~8 片,一日 1~2 次。

【规格】 每片重 0.6g

【贮藏】 密封。

午时茶胶囊
Wushicha Jiaonang

【处方】	苍术 50g	柴胡 50g
	羌活 50g	防风 50g
	白芷 50g	川芎 50g
	广藿香 50g	前胡 50g
	连翘 50g	陈皮 50g
	山楂 50g	枳实 50g
	炒麦芽 75g	甘草 50g
	桔梗 75g	紫苏叶 75g
	厚朴 75g	红茶 1600g
	六神曲(炒)50g	

【制法】 以上十九味,苍术、柴胡、羌活、防风、白芷、川芎、广藿香、前胡、连翘、陈皮、枳实、紫苏叶、厚朴提取挥发油,蒸馏后的水溶液另器收集;药渣与山楂等六味加水煎煮二次,第一次 2 小时,第二次 1 小时,滤过,合并滤液,与上述水溶液合并,浓缩至相对密度为 1.10~1.15(60℃)的清膏,加等量乙醇使沉淀,滤过,滤液回收乙醇并浓缩成稠膏,干燥,粉碎成细粉,加淀粉、滑石粉适量,混匀,喷入上述挥发油,混匀,装入

胶囊,制成 1000 粒或 500 粒,即得。

【性状】 本品为硬胶囊,内容物为棕色至棕褐色的粉末;气微香,味淡、微苦。

【鉴别】 (1)取本品 3g,加甲醇 40ml,超声处理 30 分钟,滤过,滤液蒸干,残渣加水 30ml 使溶解,用三氯甲烷振摇提取 3 次,每次 20ml,弃去三氯甲烷液,再用乙酸乙酯振摇提取 4 次,每次 20ml,合并乙酸乙酯液,蒸干,残渣加甲醇 2ml 使溶解,作为供试品溶液。另取橙皮苷对照品,加甲醇制成每 1ml 含 0.2mg 的溶液,作为对照品溶液。照薄层色谱法(通则 0502)试验,吸取供试品溶液 5μl、对照品溶液 10μl,分别点于同一硅胶 G 薄层板上,以乙酸乙酯-甲醇-水(100:17:13)为展开剂,展至约 6cm,取出,晾干,再以甲苯-乙酸乙酯-甲酸-水(20:10:1:1)的上层溶液为展开剂,展至约 10cm,取出,晾干,喷以 2%三氯化铝乙醇溶液,晾干,置紫外光灯(365nm)下检视。供试品色谱中,在与对照品色谱相应的位置上,显相同颜色的荧光斑点。

(2)取本品内容物 3g,加甲醇 40ml,加热回流 30 分钟,滤过,滤液蒸干,残渣加水 30ml 使溶解,用三氯甲烷振摇提取 3 次,每次 20ml,弃去三氯甲烷液,再用水饱和的正丁醇振摇提取 3 次,每次 20ml,合并正丁醇液,再用正丁醇饱和的水洗涤 2 次,每次 15ml,正丁醇液蒸干,残渣加水 10ml 使溶解,加盐酸 2ml,加热回流 1 小时,取出,放冷,用三氯甲烷振摇提取 3 次,每次 15ml,合并三氯甲烷液,蒸干,残渣加甲醇 0.5ml 使溶解,作为供试品溶液。另取甘草次酸对照品,加甲醇制成每 1ml 含 1mg 的溶液,作为对照品溶液。照薄层色谱法(通则 0502)试验,吸取供试品溶液 20μl、对照品溶液 5μl,分别点于同一硅胶 G 薄层板上,以环己烷-乙酸乙酯-丙酮-甲酸(10:2:4:0.1)为展开剂,展开,取出,晾干,喷以 5%磷钼酸乙醇溶液,在 105℃加热至斑点显色清晰。供试品色谱中,在与对照品色谱相应的位置上,显相同颜色的斑点。

(3)取本品内容物 10g,加石油醚(30~60℃)60ml,加热回流 30 分钟,滤过,滤液挥干,残渣加乙酸乙酯 1ml 使溶解,作为供试品溶液。另取苍术对照药材 0.5g,加正己烷 2ml,超声处理 15 分钟,滤过,滤液作为对照药材溶液。照薄层色谱法(通则 0502)试验,吸取供试品溶液 10~15μl、对照药材溶液 10μl,分别点于同一硅胶 G 薄层板上,以石油醚(60~90℃)为展开剂,展开,取出,晾干,喷以 5%对二甲氨基苯甲醛的 10%硫酸乙醇溶液,在 105℃加热至斑点显色清晰。供试品色谱中,在与对照药材色谱相应的位置上,显相同颜色的斑点。

(4)取厚朴酚对照品、和厚朴酚对照品,加甲醇制成每 1ml 各含 1mg 的混合溶液,作为对照品溶液。照薄层色谱法(通则 0502)试验,吸取〔鉴别〕(3)项下的供试品溶液及上述对照品溶液各 5μl,分别点于同一硅胶 GF254 薄层板上,以环己烷-丙酮(10:3)为展开剂,展开,取出,晾干,置紫外光灯(254nm)下检视。供试品色谱中,在与对照品色谱相应的位置上,显相同颜色的斑点。

(5)取川芎对照药材 0.5g,加石油醚(30~60℃)20ml,加热回流 30 分钟,滤过,滤液蒸干,残渣加乙酸乙酯 1ml 使溶解,作为对照药材溶液。照薄层色谱法(通则 0502)试验,吸取〔鉴别〕(3)项下的供试品溶液及上述对照药材溶液各 2μl,分别点于同一硅胶 G 薄层板上,以正己烷-乙酸乙酯(9:1)为展开剂,展开,取出,晾干,置紫外光灯(365nm)下检视。供试品色谱中,在与对照药材色谱相应的位置上,显相同颜色的荧光斑点。

(6)取百秋李醇对照品,加乙酸乙酯制成每 1ml 含 2mg 的溶液,作为对照品溶液。照薄层色谱法(通则 0502)试验,吸取〔鉴别〕(3)项下的供试品溶液 10μl 及上述对照品溶液 5μl,分别点于同一硅胶 G 薄层板上,以石油醚(30~60℃)-乙酸乙酯-冰醋酸(95:5:0.2)为展开剂,展开,取出,晾干,喷以 5%三氯化铁乙醇溶液,在 105℃加热至斑点显色清晰。供试品色谱中,在与对照品色谱相应的位置上,显相同颜色的斑点。

【检查】 应符合胶囊剂项下有关的各项规定(通则 0103)。

【含量测定】 照高效液相色谱法(通则 0512)测定。

色谱条件与系统适用性试验 以十八烷基硅烷键合硅胶为填充剂;以乙腈-0.12%磷酸溶液(15:85)为流动相;检测波长为 284nm。理论板数按橙皮苷峰计算应不低于 6000。

对照品溶液的制备 取橙皮苷对照品适量,精密称定,加甲醇制成每 1ml 含 30μg 的溶液,即得。

供试品溶液的制备 取装量差异项下的本品内容物,研细,取约 1.5g,精密称定,置具塞锥形瓶中,精密加入甲醇 25ml,称定重量,加热回流 30 分钟,放冷,再称定重量,用甲醇补足减失的重量,摇匀,滤过,精密量取续滤液 5ml,蒸干,残渣加 30%乙醇 10ml,分次使溶解,加在聚酰胺柱(60~90 目,3g,内径为 1cm)上,放置 12 小时,用水 25ml、10%乙醇 75ml,依次洗脱,收集两种洗脱液,蒸干,残渣加甲醇适量使溶解,转移至 5ml 量瓶中,加甲醇至刻度,摇匀,滤过,取续滤液,即得。

测定法 分别精密吸取对照品溶液与供试品溶液各 10μl,注入液相色谱仪,测定,即得。

本品每粒含陈皮和枳实以橙皮苷($C_{28}H_{34}O_{15}$)计,〔规格(1)〕不得少于 0.10mg,〔规格(2)〕不得少于 0.20mg。

【功能与主治】 祛风解表,化湿和中。用于外感风寒、内伤食积证,症见恶寒发热、头痛身楚、胸脘满闷、恶心呕吐、腹痛腹泻。

【用法与用量】 口服。一次 6 粒〔规格(1)〕或一次 3 粒〔规格(2)〕,一日 1~2 次。

【规格】 (1)每粒装 0.25g (2)每粒装 0.5g

【贮藏】 密封。

午时茶颗粒
Wushicha Keli

【处方】 苍术 50g 柴胡 50g
羌活 50g 防风 50g

白芷 50g	川芎 50g
广藿香 50g	前胡 50g
连翘 50g	陈皮 50g
山楂 50g	枳实 50g
炒麦芽 75g	甘草 50g
桔梗 75g	紫苏叶 75g
厚朴 75g	红茶 1600g
六神曲(炒) 50g	

【制法】 以上十九味,苍术、柴胡、羌活、防风、白芷、川芎、广藿香、前胡、连翘、陈皮、枳实、紫苏叶、厚朴提取挥发油,蒸馏后的水溶液另器收集;药渣与其余山楂等六味加水煎煮二次,第一次 2 小时,第二次 1 小时,滤过,合并滤液,与上述水溶液合并,浓缩至相对密度为 1.08～1.12(40～50℃)的清膏,加乙醇等量使沉淀,滤过,滤液回收乙醇并浓缩成稠膏,加蔗糖粉适量,制成颗粒,干燥,放冷,喷加上述苍术等挥发油,混匀,制成 1000g,即得。

【性状】 本品为棕色的颗粒;气微香,味甜、微苦。

【鉴别】 (1)取本品 12g,加乙醇 40ml,加热回流 30 分钟,滤过,滤液蒸干,残渣加水 10ml 使溶解,用乙醚振摇提取 2 次(15ml,10ml),弃去乙醚液。再用水饱和的正丁醇振摇提取 4 次(15ml,10ml,10ml,10ml),合并正丁醇液,蒸干,残渣加甲醇 2ml 使溶解,作为供试品溶液。另取橙皮苷对照品,加甲醇制成每 1ml 含 0.2mg 的溶液,作为对照品溶液。照薄层色谱法(通则 0502)试验,吸取供试品溶液 1～2μl、对照品溶液 4μl,分别点于同一聚酰胺薄膜上,以三氯甲烷-丙酮-甲醇(5:1:1)为展开剂,展开,取出,晾干,喷以 2%三氯化铝乙醇溶液,晾干,置紫外光灯(365nm)下检视。供试品色谱中,在与对照品色谱相应的位置上,显相同颜色的荧光斑点。

(2)取本品 12g,加甲醇 40ml,加热回流 30 分钟,滤过,滤液蒸干,残渣加水 30ml 使溶解,用三氯甲烷振摇提取 3 次,每次 20ml,合并三氯甲烷液(水液备用),蒸干,残渣加甲醇适量使溶解,加中性氧化铝 0.5g,拌匀,加在中性氧化铝柱(100～200 目,2g,内径为 1cm)上,用 70%乙醇 100ml 洗脱,收集洗脱液,蒸干,残渣加甲醇 0.5ml 使溶解,作为供试品溶液。另取连翘苷对照品,加甲醇制成每 1ml 含 1mg 的溶液,作为对照品溶液。照薄层色谱法(通则 0502)试验,吸取供试品溶液 20μl、对照品溶液 5μl,分别点于同一硅胶 G 薄层板上,以三氯甲烷-甲醇-甲酸(17:2:1)为展开剂,展开,取出,晾干,喷以 5%香草醛硫酸溶液,在 105℃加热至斑点显色清晰。供试品色谱中,在与对照品色谱相应的位置上,显相同颜色的斑点。

(3)取〔鉴别〕(2)项下的备用水液,用水饱和的正丁醇振摇提取 3 次,每次 20ml,合并正丁醇液,再用正丁醇饱和的水洗涤 2 次,每次 15ml,弃去水液,正丁醇液蒸干,残渣加水 10ml 使溶解,加盐酸 2ml,加热回流 1 小时,取出,放冷,用

三氯甲烷振摇提取 3 次,每次 15ml,合并三氯甲烷液,蒸干,残渣加甲醇 0.5ml 使溶解,作为供试品溶液。另取甘草次酸对照品,加甲醇制成每 1ml 含 1mg 的溶液,作为对照品溶液。照薄层色谱法(通则 0502)试验,吸取供试品溶液 20μl、对照品溶液 5μl,分别点于同一硅胶 G 薄层板上,以环己烷-乙酸乙酯-丙酮-甲酸(10:2:4:0.1)为展开剂,展开,取出,晾干,喷以 5%磷钼酸乙醇溶液,在 105℃加热至斑点显色清晰。供试品色谱中,在与对照品色谱相应的位置上,显相同颜色的斑点。

【检查】 应符合颗粒剂项下有关的各项规定(通则 0104)。

【含量测定】 照高效液相色谱法(通则 0512)测定。

色谱条件与系统适用性试验 以十八烷基硅烷键合硅胶为填充剂;以乙腈-0.12%磷酸溶液(15:85)为流动相;检测波长为 284nm。理论板数按橙皮苷峰计算应不低于 6000。

对照品溶液的制备 取橙皮苷对照品适量,精密称定,加甲醇制成每 1ml 含 30μg 的溶液,即得。

供试品溶液的制备 取装量差异项下的本品内容物,研细,取约 6g,精密称定,置具塞锥形瓶中,精密加入甲醇 25ml,称定重量,加热回流 30 分钟,放冷,再称定重量,用甲醇补足减失的重量,摇匀,滤过,取续滤液,即得。

测定法 分别精密吸取对照品溶液与供试品溶液各 10μl,注入液相色谱仪,测定,即得。

本品每袋含陈皮和枳实以橙皮苷($C_{28}H_{34}O_{15}$)计,不得少于 0.60mg。

【功能与主治】 祛风解表,化湿和中。用于外感风寒、内伤食积证,症见恶寒发热、头痛身楚、胸脘满闷、恶心呕吐、腹痛腹泻。

【用法与用量】 开水冲服。一次 1 袋,一日 1～2 次。

【规格】 每袋装 6g

【贮藏】 密封。

牛黄上清丸

Niuhuang Shangqing Wan

【处方】

人工牛黄 2g	薄荷 30g
菊花 40g	荆芥穗 16g
白芷 16g	川芎 16g
栀子 50g	黄连 16g
黄柏 10g	黄芩 50g
大黄 80g	连翘 50g
赤芍 16g	当归 50g
地黄 64g	桔梗 16g
甘草 10g	石膏 80g
冰片 10g	

【制法】 以上十九味,除人工牛黄、冰片外,其余薄荷等

十七味粉碎成细粉;将冰片研细,与人工牛黄及上述粉末配研,过筛,混匀。用 4% 炼蜜和水泛丸,制成水丸;或每 100g 粉末加炼蜜 120～130g 制成小蜜或大蜜丸;或每 100g 粉末加炼蜜 35～65g 及适量水制成水蜜丸,干燥,即得。

【性状】　本品为棕黄色至深棕色的水丸或红褐色至黑褐色的小蜜丸、大蜜丸与水蜜丸;气芳香,味苦。

【鉴别】　(1)取本品,置显微镜下观察:纤维束鲜黄色,壁稍厚,纹孔明显(黄连)。韧皮纤维淡黄色,梭形,壁厚,孔沟细(黄芩)。纤维束周围薄壁细胞含草酸钙方晶,形成晶纤维(甘草)。内果皮纤维上下层纵横交错,纤维短梭形(连翘)。石细胞鲜黄色,分枝状,壁厚,层纹明显(黄柏)。种皮石细胞黄色或淡棕色,多破碎,完整者长多角形、长方形或形状不规则,壁厚,有大的圆形纹孔,胞腔棕红色(栀子)。薄壁组织灰棕色至黑棕色,细胞多皱缩,内含棕色核状物(地黄)。草酸钙簇晶大,直径 60～140μm(大黄)。花粉粒类圆形,直径 24～34μm,外壁有刺,长 3～5μm,具 3 个萌发孔(菊花)。草酸钙簇晶散在或存在于薄壁细胞中,直径 7～41μm,常排列成行或一个细胞中含有数个簇晶(赤芍)。薄壁细胞纺锤形,壁略厚,有极细微的斜向交错纹理(当归)。果皮石细胞淡棕色或淡黄色;多成片,细胞界限不明显,垂周壁稍厚,深波状弯曲,纹孔稀疏(荆芥穗)。不规则片状结晶无色,有平直纹理(石膏)。

(2)取蜜丸 12g,剪碎,加适量硅藻土,研匀;或取水丸、水蜜丸各 6g,研细。加三氯甲烷 50ml,超声处理 20 分钟,滤过,滤液回收溶剂至干,残渣加甲醇 3ml 分次使溶解,加在中性氧化铝柱(100～200 目,2g,内径为 1cm)上,以甲醇 15ml 洗脱,弃去洗脱液,再用 80% 甲醇-浓氨试液(95：5)的溶液 15ml 洗脱,收集洗脱液,回收溶剂至干,残渣加甲醇 1ml 使溶解,作为供试品溶液。另取人工牛黄对照药材 20mg,加甲醇 5ml,超声处理 20 分钟,滤过,取滤液作为对照药材溶液。再取胆酸对照品、猪去氧胆酸对照品,加甲醇制成每 1ml 各含 0.5mg 的混合溶液,作为对照品溶液。照薄层色谱法(通则 0502)试验,吸取供试品溶液 10μl、对照药材溶液及对照品溶液各 5μl,分别点于同一硅胶 G 薄层板上,以正己烷-乙酸乙酯-醋酸-甲醇(20：25：2：3)的上层溶液为展开剂,展开,取出,晾干,喷以 10% 硫酸乙醇溶液,105℃ 加热至斑点显色清晰,置紫外光灯(365nm)下检视。供试品色谱中,在与对照药材色谱和对照品色谱相应的位置上,显两个或两个以上相同颜色的荧光斑点。

(3)取蜜丸 3g,剪碎,加适量硅藻土,研细;或取水丸、水蜜丸各 2g,研细,加甲醇 50ml,超声处理 20 分钟,滤过,取滤液 5ml,蒸干,残渣加水 10ml 使溶解,加盐酸 1ml,置水浴上加热回流 30 分钟,立即冷却,用乙醚提取 2 次,每次 20ml,合并乙醚液,蒸干,残渣加乙酸乙酯 1ml 使溶解,作为供试品溶液。另取大黄对照药材 0.1g,加甲醇 20ml,同法制成对照药材溶液。照薄层色谱法(通则 0502)试验,吸取上述两种溶液各 2～10μl,分别点于同一硅胶 H 薄层板上,以石油醚(30～60℃)-甲酸乙酯-甲酸(15：5：1)的上层溶液为展开剂,展开,取出,晾干,置紫外光灯(365nm)下检视。供试品色谱中,在与对照药材色谱相应的位置上,显 5 个相同的橙色荧光斑点;置氨蒸气中熏后,置日光下检视,斑点变为红色。

(4)取蜜丸 3g,剪碎;或取水丸、水蜜丸各 2g,研细。加甲醇 20ml,超声处理 30 分钟,滤过,滤液通过中性氧化铝柱(100～200 目,3g,内径为 1cm),收集流出液,浓缩至 5ml,作为供试品溶液。另取黄连对照药材 0.1g,加甲醇 10ml,超声处理 30 分钟,滤过,取滤液作为对照药材溶液。再取盐酸小檗碱对照品,加甲醇制成每 1ml 含 0.5mg 的溶液,作为对照品溶液。照薄层色谱法(通则 0502)试验,吸取上述三种溶液各 1～2μl,分别点于同一硅胶 G 薄层板上,以环己烷-乙酸乙酯-异丙醇-甲醇-水-三乙胺(3：3.5：1：1.5：0.5：1)为展开剂,置氨蒸气预饱和的展开缸内,预饱和 20 分钟,展开,取出,晾干,置紫外光灯(365nm)下检视。供试品色谱中,在与对照药材色谱和对照品色谱相应的位置上,显相同的黄色荧光斑点。

(5)取蜜丸 12g,剪碎;或取本品水丸 1g,水蜜丸 3g,研碎,加乙醚 30ml,加热回流 30 分钟,滤过,滤液挥干乙醚,残渣加乙酸乙酯 1ml 使溶解,作为供试品溶液。另取当归对照药材 0.1g,加乙醚 20ml,同法制成对照药材溶液。照薄层色谱法(通则 0502)试验,吸取上述两种溶液各 2～10μl,分别点于同一硅胶 G 薄层板上,以正己烷-乙酸乙酯(9：1)为展开剂,展开,取出,晾干,置紫外光灯(365nm)下检视。供试品色谱中,在与对照药材色谱相应的位置上,显相同颜色的荧光斑点。

(6)取黄芩苷对照品、栀子苷对照品、连翘酯苷 A 对照品、芍药苷对照品,加甲醇分别制成每 1ml 含黄芩苷 60μg、栀子苷 20μg、连翘酯苷 A 10μg、芍药苷 10μg 的溶液,作为对照品溶液。照〔含量测定〕项下的色谱条件试验,分别吸取〔含量测定〕项下的供试品溶液和上述对照品溶液各 10μl,注入液相色谱仪。供试品色谱中,应呈现与对照品色谱峰保留时间相对应的色谱峰。

【检查】　应符合丸剂项下有关的各项规定(通则 0108)。

【含量测定】　照高效液相色谱法(通则 0512)测定。

色谱条件及系统适用性试验　以十八烷基硅烷键合硅胶为填充剂;以乙腈为流动相 A,以 0.05% 磷酸为流动相 B,按下表中的规定进行梯度洗脱;检测波长为 240nm。理论板数按黄芩苷峰计算应不低于 3000。

时间(分钟)	流动相 A(%)	流动相 B(%)
0～18	10→23	90→77
18～30	23→27	77→73
30～35	27→35	73→65
35～40	35	65
40～45	35→50	65→50
45～50	50→10	50→90

对照品溶液的制备　取黄芩苷对照品和栀子苷对照品适

量,精密称定,加甲醇制成每 1ml 含黄芩苷 60μg、栀子苷 20μg 的混合溶液,即得。

供试品溶液的制备 取小蜜丸或重量差异项下的大蜜丸,剪碎,混匀;或取水丸、水蜜丸适量,研细。取约 1g,精密称定,置具塞锥形瓶中,精密加入 70% 甲醇 50ml,称定重量,超声处理(功率 500W,频率 40kHz)30 分钟,再加热回流 1 小时,放冷,再称定重量,用 70% 甲醇补足减失的重量,摇匀,滤过,取续滤液,即得。

测定法 分别精密吸取对照品溶液 10~20μl 与供试品溶液 10μl,注入液相色谱仪,测定,即得。

本品含黄芩以黄芩苷($C_{21}H_{18}O_{11}$)计,大蜜丸每丸不得少于 15mg,小蜜丸每 1g 不得少于 2.5mg,水蜜丸每 1g 不得少于 4.0mg,水丸每 1g 不得少于 5.0mg;含栀子以栀子苷($C_{17}H_{24}O_{10}$)计,大蜜丸每丸不得少于 3.6mg,小蜜丸每 1g 不得少于 0.60mg,水蜜丸每 1g 不得少于 0.90mg,水丸每 1g 不得少于 1.20mg。

【功能与主治】 清热泻火,散风止痛。用于热毒内盛、风火上攻所致的头痛眩晕、目赤耳鸣、咽喉肿痛、口舌生疮、牙龈肿痛、大便燥结。

【用法与用量】 口服。小蜜丸一次 6g,水蜜丸一次 4g,水丸一次 3g,大蜜丸一次 1 丸,一日 2 次。

【注意】 孕妇、哺乳期妇女慎用;脾胃虚寒者慎用。

【规格】 (1)大蜜丸每丸重 6g

(2)小蜜丸每 100 丸重 20g

(3)小蜜丸每袋装 6g

(4)水蜜丸每 100 丸重 10g

(5)水蜜丸每袋装 4g

(6)水丸每 16 粒重 3g

【贮藏】 密封。

牛黄上清片

Niuhuang Shangqing Pian

【处方】

人工牛黄 2g	薄荷 30g
菊花 40g	荆芥穗 16g
白芷 16g	川芎 16g
栀子 50g	黄连 16g
黄柏 10g	黄芩 50g
大黄 80g	连翘 50g
赤芍 16g	当归 50g
地黄 64g	桔梗 16g
甘草 10g	石膏 80g
冰片 10g	

【制法】 以上十九味,人工牛黄、冰片研细;黄连、大黄粉碎成细粉,过筛;连翘、荆芥穗、薄荷提取挥发油,提取后的水

溶液备用,药渣加水煎煮一次,滤过;黄芩、栀子、桔梗、赤芍、当归、地黄、石膏、甘草加水煎煮二次,每次 2 小时,滤过,滤液合并;黄柏、川芎、白芷用 70% 乙醇作溶剂进行渗漉,收集渗漉液,回收乙醇。菊花热浸二次,每次 2 小时,滤过,滤液合并,并与上述提取液合并,减压浓缩至稠膏,加入黄连、大黄细粉及辅料适量,混匀,制粒,低温干燥,再加入人工牛黄、冰片细粉,喷入上述挥发油,混匀,制成 1000 片,包糖衣或薄膜衣,即得。

【性状】 本品为糖衣片或薄膜衣片,除去包衣后显棕褐色至黑褐色;气微香,味凉、苦。

【鉴别】 (1)取本品,置显微镜下观察:纤维束鲜黄色,壁稍厚,纹孔明显(黄连)。草酸钙簇晶大,直径 60~140μm(大黄)。

(2)取本品 5 片,糖衣片除去包衣,研细,加三氯甲烷 20ml,超声处理 20 分钟,滤过,滤液回收溶剂至干,残渣加甲醇 1ml 使溶解,作为供试品溶液。另取人工牛黄对照药材 20mg,加甲醇 5ml,超声处理 20 分钟,滤过,取滤液作为对照药材溶液。再取胆酸对照品、猪去氧胆酸对照品,加甲醇制成每 1ml 各含 0.5mg 的混合溶液,作为对照品溶液。照薄层色谱法(通则 0502)试验,吸取供试品溶液 10μl、对照药材溶液及对照品溶液各 5μl,分别点于同一硅胶 G 薄层板上,以正己烷-乙酸乙酯-醋酸-甲醇(20:25:2:3)的上层溶液为展开剂,展开,取出,晾干,喷以 10% 硫酸乙醇溶液,在 105℃ 加热至斑点显色清晰,置紫外光灯(365nm)下检视。供试品色谱中,在与对照药材色谱和对照品色谱相应的位置上,显相同颜色的荧光斑点。

(3)取本品 5 片,糖衣片除去包衣,研细,加甲醇 50ml,超声处理 20 分钟,滤过,取滤液 5ml(剩余滤液备用),回收溶剂至干,残渣加水 10ml 使溶解,加盐酸 1ml,置水浴上加热回流 30 分钟,立即冷却,用乙醚提取 2 次,每次 20ml,合并乙醚液,回收溶剂至干,残渣加乙酸乙酯 1ml 使溶解,作为供试品溶液。另取大黄对照药材 0.1g,加甲醇 20ml,同法制成对照药材溶液。照薄层色谱法(通则 0502)试验,吸取上述两种溶液各 2~10μl,分别点于同一硅胶 H 薄层板上,以石油醚(30~60℃)-甲酸乙酯-甲酸(15:5:1)的上层溶液为展开剂,展开,取出,晾干,置紫外光灯(365nm)下检视。供试品色谱中,在与对照药材色谱相应的位置上,显 5 个相同的橙色荧光斑点;置氨蒸气中熏后,斑点变为红色。

(4)取〔鉴别〕(3)项下的剩余滤液,浓缩至 20ml,通过中性氧化铝柱(100~200 目,3g,内径为 1.0cm),收集流出液,浓缩至 5ml,作为供试品溶液。另取黄连对照药材 0.1g,加甲醇 10ml,超声处理 30 分钟,滤过,取滤液作为对照药材溶液。再取盐酸小檗碱对照品,加甲醇制成每 1ml 含 0.5mg 的溶液,作为对照品溶液。照薄层色谱法(通则 0502)试验,吸取上述三种溶液各 1~2μl,分别点于同一硅胶 G 薄层板上,以环己烷-乙酸乙酯-异丙醇-甲醇-水-三乙胺(3:3.5:1:1.5:0.5:1)为展开剂,置氨蒸气预饱和的展开缸内,预饱和 20 分钟,展开,取出,晾干,置紫外光灯(365nm)下检视。供试品色谱中,在与对照药材色谱和对照品色谱相应的位置

上，显相同的黄色荧光斑点。

（5）取本品 1 片，糖衣片除去包衣，研碎，加石油醚（30～60℃）2ml，振摇 1 分钟，静置，上清液作为供试品溶液。另取冰片对照品，加石油醚（30～60℃）制成每 1ml 含 1mg 的溶液，作为对照品溶液。照薄层色谱法（通则 0502）试验，吸取上述两种溶液各 4μl，分别点于同一硅胶 G 薄层板上，以甲苯-乙酸乙酯（9∶1）为展开剂，展开，取出，晾干，喷以 2％香草醛硫酸溶液，在 100℃加热至斑点显色清晰。供试品色谱中，在与对照品色谱相应的位置上，显相同颜色的斑点。

（6）取黄芩苷对照品、栀子苷对照品、连翘酯苷 A 对照品、芍药苷对照品，加甲醇分别制成每 1ml 含黄芩苷 40μg、栀子苷 20μg、连翘酯苷 A 10μg、芍药苷 10μg 的溶液，作为对照品溶液。照〔含量测定〕项下的色谱条件试验，分别吸取〔含量测定〕项下的供试品溶液和上述对照品溶液各 10μl，注入液相色谱仪。供试品色谱图中，应呈现与对照品色谱峰保留时间相对应的色谱峰。

【检查】 应符合片剂项下有关的各项规定（通则 0101）。

【含量测定】 照高效液相色谱法（通则 0512）测定。

色谱条件及系统适用性试验 以十八烷基硅烷键合硅胶为填充剂；以乙腈为流动相 A，以 0.05％磷酸为流动相 B，按下表中的规定进行梯度洗脱；检测波长为 240nm。理论板数按黄芩苷峰计算应不低于 3000。

时间（分钟）	流动相A（％）	流动相B（％）
0～18	10→23	90→77
18～30	23→27	77→73
30～35	27→35	73→65
35～40	35	65
40～45	35→50	65→50
45～50	50→10	50→90

对照品溶液的制备 取黄芩苷对照品和栀子苷对照品适量，精密称定，加甲醇制成每 1ml 含黄芩苷 40μg、栀子苷 20μg 的混合溶液，即得。

供试品溶液的制备 取本品 10 片（糖衣片除去包衣），精密称定，研细，取约 0.5g，精密称定，置具塞锥形瓶中，精密加入 70％甲醇 50ml，称定重量，超声处理（功率 500W，频率 40kHz）30 分钟，放冷，再称定重量，用 70％甲醇补足减失的重量，摇匀，滤过，取续滤液，即得。

测定法 分别精密吸取对照品溶液 10～20μl 与供试品溶液 10μl，注入液相色谱仪，测定，即得。

本品每片含黄芩以黄芩苷 $C_{27}H_{34}O_{11}$ 计，不得少于 1.1mg；含栀子以栀子苷（$C_{17}H_{24}O_{10}$）计，不得少于 0.45mg。

【功能与主治】 清热泻火，散风止痛。用于热毒内盛、风火上攻所致的头痛眩晕、目赤耳鸣、咽喉肿痛、口舌生疮、牙龈肿痛、大便燥结。

【用法与用量】 口服。一次 4 片，一日 2 次。

【注意】 孕妇、哺乳期妇女慎用，脾胃虚寒者慎用。

【规格】 薄膜衣片 每片重 0.265g

【贮藏】 密封。

牛黄上清软胶囊
Niuhuang Shangqing Ruanjiaonang

【处方】
人工牛黄 2g	薄荷 30g
菊花 40g	荆芥穗 16g
白芷 16g	川芎 16g
栀子 50g	黄连 16g
黄柏 10g	黄芩 50g
大黄 80g	连翘 50g
赤芍 16g	当归 50g
地黄 64g	桔梗 16g
甘草 10g	石膏 80g
冰片 10g	

【制法】 以上十九味，人工牛黄、冰片研细；黄连、大黄粉碎成细粉，连翘、荆芥穗、薄荷提取挥发油后，药渣加水煎煮一次，滤过；黄芩、栀子、桔梗、赤芍、地黄、石膏、甘草加水煎煮二次，每次加 8 倍量水，煎煮 2 小时，合并煎液，滤过；菊花加水热浸二次，每次加 4 倍量水，热浸 2 小时，滤过，合并滤液，滤液与上述各药液合并，减压浓缩至相对密度为 1.05～1.08（60℃）的浸膏，干燥成干浸膏；黄柏、当归、川芎、白芷，用 70％乙醇作溶剂进行渗漉，收集渗漉液，回收乙醇，减压浓缩成稠膏状，加入黄连、大黄细粉，混匀，真空干燥（60～80℃）成干浸膏，与上述干浸膏合并，粉碎成细粉，加入人工牛黄、冰片细粉，混匀，过 100 目筛；再加入连翘等挥发油，另加植物油 350～400g，研磨，滤过，灌封，制成软胶囊 1000 粒，即得。

【性状】 本品为软胶囊，内容物为棕褐色的油膏状物；气香，味苦。

【鉴别】 （1）取本品，置显微镜下观察：纤维束鲜黄色，壁稍厚，纹孔明显（黄连）。草酸钙簇晶大，直径 60～140μm（大黄）。

（2）取本品内容物 1.6g，加三氯甲烷 20ml，超声处理 20 分钟，滤过，滤液回收溶剂至干，残渣加甲醇 1ml 使溶解，作为供试品溶液。另取人工牛黄对照药材 20mg，加甲醇 5ml，超声处理 20 分钟，滤过，取滤液作为对照药材溶液。再取胆酸对照品、猪去氧胆酸对照品适量，加甲醇制成每 1ml 各含 0.5mg 的混合溶液，作为对照品溶液。照薄层色谱法（通则 0502）试验，吸取供试品溶液 10μl、对照药材溶液及对照品溶液各 5μl，分别点于同一硅胶 G 薄层板上，以正己烷-乙酸乙酯-醋酸-甲醇（20∶25∶2∶3）的上层溶液为展开剂，展开，取出，晾干，喷以 10％硫酸乙醇溶液，在 105℃加热至斑点显色清晰，置紫外光灯（365nm）下检视。供试品色谱中，在与对照药材色谱和对照品色谱相应的位置上，显相同颜色的荧光斑点。

（3）取本品内容物 1.6g，加甲醇 50ml，超声处理 20 分钟，滤过，取滤液 5ml（剩余滤液备用），回收溶剂至干，残渣加水 10ml 使溶解，加盐酸 1ml，置水浴上加热回流 30 分钟，立即冷却，用乙醚提取 2 次，每次 20ml，合并乙醚液，回收溶剂至干，残渣加乙酸乙酯 1ml 使溶解，作为供试品溶液。另取大黄对照药材 0.1g，加甲醇 20ml，同法制成对照药材溶液。照薄层色谱法（通则 0502）试验，吸取上述两种溶液各 2～10μl，分别点于同一硅胶 H 薄层板上，以石油醚（30～60℃）-甲酸乙酯-甲酸（15：5：1）的上层溶液为展开剂，展开，取出，晾干，置紫外光灯（365nm）下检视。供试品色谱中，在与对照药材色谱相应的位置上，显 5 个相同的橙色荧光斑点；置氨蒸气中熏后，斑点变为红色。

（4）取〔鉴别〕（3）项下的剩余滤液，浓缩至 20ml，通过中性氧化铝柱（100～200 目，3g，内径为 1.0cm），收集洗脱液，浓缩至 5ml，作为供试品溶液。另取黄连对照药材 0.1g，加甲醇 10ml，超声处理 30 分钟，滤过，取滤液作为对照药材溶液。再取盐酸小檗碱对照品，加甲醇制成每 1ml 含 0.5mg 的溶液，作为对照品溶液。照薄层色谱法（通则 0502）试验，吸取上述三种溶液各 1～2μl，分别点于同一硅胶 G 薄层板上，以环己烷-乙酸乙酯-异丙醇-甲醇-水-三乙胺（3：3.5：1：1.5：0.5：1）为展开剂，置氨蒸气预饱和的展开缸内，预饱和 20 分钟，展开，取出，晾干，置紫外光灯（365nm）下检视。供试品色谱中，在与对照药材色谱和对照品色谱相应的位置上，显相同的黄色荧光斑点。

（5）取黄芩苷对照品、栀子苷对照品、连翘酯苷 A 对照品、芍药苷对照品，加甲醇分别制成每 1ml 含黄芩苷 40μg、栀子苷 20μg、连翘酯苷 A 10μg、芍药苷 10μg 的溶液，作为对照品溶液。照〔含量测定〕项下的色谱条件试验，分别吸取〔含量测定〕项下的供试品溶液和上述对照品溶液各 10μl，注入液相色谱仪。供试品色谱中，应呈现与对照品色谱峰保留时间相对应的色谱峰。

【检查】 应符合胶囊剂项下有关的各项规定（通则 0103）。

【含量测定】 黄芩、栀子 照高效液相色谱法（通则 0512）测定。

色谱条件及系统适用性试验 以十八烷基硅烷键合硅胶为填充剂；以乙腈为流动相 A，以 0.05% 磷酸为流动相 B，按下表中的规定进行梯度洗脱；检测波长为 240nm。理论板数按黄芩苷峰计算应不低于 3000。

时间（分钟）	流动相 A（%）	流动相 B（%）
0～18	10→23	90→77
18～30	23→27	77→73
30～35	27→35	73→65
35～40	35	65
40～45	35→50	65→50
45～50	50→10	50→90

对照品溶液的制备 取黄芩苷对照品和栀子苷对照品适量，精密称定，加甲醇制成每 1ml 含黄芩苷 40μg、栀子苷 20μg 的混合溶液，即得。

供试品溶液的制备 取装量差异项下的内容物，混匀，取约 0.5g，精密称定，置具塞锥形瓶中，精密加入 70% 甲醇 50ml，称定重量，超声处理（功率 500W，频率 40kHz）30 分钟，放冷，再称定重量，用 70% 甲醇补足减失的重量，摇匀，滤过，取续滤液，即得。

测定法 分别精密吸取对照品溶液 10～20μl 与供试品溶液 10μl，注入液相色谱仪，测定。

本品每粒含黄芩以黄芩苷（$C_{21}H_{18}O_{11}$）计，不得少于 1.1mg；含栀子以栀子苷（$C_{17}H_{24}O_{10}$）计，不得少于 0.45mg。

大黄 照高效液相色谱法（通则 0512）测定。

色谱条件与系统适用性试验 以十八烷基硅烷键合硅胶为填充剂；甲醇-0.1% 磷酸溶液（90：10）为流动相；检测波长为 254nm。理论板数按大黄素峰计算应不低于 3000。

对照品溶液的制备 取大黄素对照品适量，精密称定，加甲醇制成每 1ml 含 15μg 的溶液，即得。

供试品溶液的制备 取装量差异项下的本品内容物，混匀，取约 1.5g，精密称定，置具塞锥形瓶中，精密加入甲醇 25ml，密塞，称定重量，加热回流 1.5 小时，放冷，再称定重量，用甲醇补足减失的重量，摇匀，滤过，精密量取续滤液 10ml，置烧瓶中，挥去溶剂，加 8% 盐酸溶液 10ml，超声处理（功率 150W，频率 40kHz）5 分钟，再加三氯甲烷 10ml，加热回流 1 小时，放冷，分取三氯甲烷液，酸液再用三氯甲烷提取 3 次，每次 10ml，合并三氯甲烷液，减压回收溶剂至干，加甲醇使溶解，转移至 10ml 量瓶中，并稀释至刻度，摇匀，滤过，取续滤液，即得。

测定法 分别精密吸取上述对照品溶液与供试品溶液各 10μl，注入液相色谱仪，测定，即得。

本品每粒含大黄以大黄素（$C_{15}H_{10}O_5$）计，不得少于 80μg。

【功能与主治】 清热泻火，散风止痛。用于热毒内盛、风火上攻所致的头痛眩晕、目赤耳鸣、咽喉肿痛、口舌生疮、牙龈肿痛、大便燥结。

【用法与用量】 口服。一次 4 粒，一日 2 次。

【注意】 孕妇、哺乳期妇女慎用，脾胃虚寒者慎用。

【规格】 每粒装 0.6g

【贮藏】 密封。

牛黄上清胶囊

Niuhuang Shangqing Jiaonang

【处方】 人工牛黄 2.9g 薄荷 44.1g
菊花 58.8g 荆芥穗 23.5g
白芷 23.5g 川芎 23.5g
栀子 73.5g 黄连 23.5g
黄柏 14.7g 黄芩 73.5g

大黄 117.7g	连翘 73.5g
赤芍 23.5g	当归 73.5g
地黄 94.1g	桔梗 23.5g
甘草 14.7g	石膏 117.7g
冰片 14.7g	

【制法】 以上十九味，大黄、冰片、人工牛黄分别粉碎成细粉，过筛，备用；薄荷、荆芥穗、白芷、川芎、当归、菊花、连翘蒸馏提取挥发油，蒸馏后的水溶液另器收集备用；药渣与栀子等九味加水煎煮二次，每次 1.5 小时，合并煎液，滤过，滤液与上述蒸馏后的水溶液合并，浓缩至相对密度为 1.32～1.36（55℃）的稠膏，加入大黄粉，在 80℃以下干燥，粉碎成细粉，过筛，用配研法加入人工牛黄、冰片，挥发油用乙醇溶解喷入，混匀，过筛，装入胶囊，制成 1000 粒，即得。

【性状】 本品为硬胶囊，内容物为棕黄色至深棕色的粉末；气香，味苦。

【鉴别】 (1) 取本品，置显微镜下观察：草酸钙簇晶大，直径 60～140μm（大黄）。

(2) 取本品内容物 1.2g，加三氯甲烷 20ml，超声处理 20 分钟，滤过，滤液回收溶剂至干，残渣加甲醇 1ml 使溶解，作为供试品溶液。另取人工牛黄对照药材 20mg，加甲醇 5ml，超声处理 20 分钟，滤过，取滤液作为对照药材溶液。再取胆酸对照品、猪去氧胆酸对照品，加甲醇制成每 1ml 各含 0.5mg 的混合溶液，作为对照品溶液。照薄层色谱法（通则 0502）试验，吸取供试品溶液 10μl、对照药材溶液及对照品溶液各 5μl，分别点于同一硅胶 G 薄层板上，以正己烷-乙酸乙酯-醋酸-甲醇（20：25：2：3）的上层溶液为展开剂，展开，取出，晾干，喷以 10%硫酸乙醇溶液，在 105℃加热至斑点显色清晰，置紫外光灯（365nm）下检视。供试品色谱中，在与对照药材色谱和对照品色谱相应的位置上，显相同颜色的荧光斑点。

(3) 取本品内容物 1.2g，加甲醇 50ml，超声处理 20 分钟，滤过，取滤液 5ml（剩余滤液备用），溶剂回收至干，残渣加水 10ml 使溶解，加盐酸 1ml，置水浴上加热回流 30 分钟，立即冷却，用乙醚提取 2 次，每次 20ml，合并乙醚液，溶剂回收至干，残渣加乙酸乙酯 1ml 使溶解，作为供试品溶液。另取大黄对照药材 0.1g，加甲醇 20ml，同法制成对照药材溶液。照薄层色谱法（通则 0502）试验，吸取上述两种溶液各 2～10μl，分别点于同一硅胶 H 薄层板上，以石油醚（30～60℃）-甲酸乙酯-甲酸（15：5：1）的上层溶液为展开剂，展开，取出，晾干，置紫外光灯（365nm）下检视。供试品色谱中，在与对照药材色谱相应的位置上，显 5 个相同的橙色荧光斑点；置氨蒸气中熏后，斑点变为红色。

(4) 取〔鉴别〕(3) 项下的剩余滤液，浓缩至 20ml，通过中性氧化铝柱（100～200 目，3g，内径为 1.0cm），收集流出液，浓缩至 5ml，作为供试品溶液。另取黄连对照药材 0.1g，加甲醇 10ml，超声处理 30 分钟，滤过，取滤液作为对照药材溶液。再取盐酸小檗碱对照品，加甲醇制成每 1ml 含 0.5mg 的溶液，作为对照品溶液。照薄层色谱法（通则 0502）试验，吸取

上述三种溶液各 1～2μl，分别点于同一硅胶 G 薄层板上，以环己烷-乙酸乙酯-异丙醇-甲醇-水-三乙胺（3：3.5：1：1.5：0.5：1）为展开剂，置氨蒸气预饱和的展开缸内，预饱和 20 分钟，展开，取出，晾干，置紫外光灯（365nm）下检视。供试品色谱中，在与对照药材色谱和对照品色谱相应的位置上，显相同的黄色荧光斑点。

(5) 取本品内容物 1.2g，加三氯甲烷 20ml，超声处理 15 分钟，滤过，取滤液 1ml，作为供试品溶液。另取冰片对照品，加三氯甲烷制成每 1ml 含 0.4mg 的溶液，作为对照品溶液。照薄层色谱法（通则 0502）试验，吸取上述两种溶液各 10μl，分别点于同一硅胶 G 薄层板上，以甲苯-乙酸乙酯（17：1）为展开剂，展开，取出，晾干，喷以 10%磷钼酸乙醇溶液，在 105℃加热至斑点显色清晰。供试品色谱中，在与对照品色谱相应的位置上，显相同的蓝色斑点。

(6) 取黄芩苷对照品、栀子苷对照品、连翘酯苷 A 对照品、芍药苷对照品，加甲醇分别制成每 1ml 含黄芩苷 40μg、栀子苷 20μg、连翘酯苷 A 10μg、芍药苷 10μg 的溶液，作为对照品溶液。照〔含量测定〕项下的色谱条件试验，分别吸取〔含量测定〕项下的供试品溶液和上述对照品溶液各 10μl，注入液相色谱仪。供试品色谱图中，应呈现与对照品色谱峰保留时间相对应的色谱峰。

【检查】 应符合胶囊剂项下有关的各项规定（通则 0103）测定。

【含量测定】 黄芩、栀子　照高效液相色谱法（通则 0512）测定。

色谱条件及系统适用性试验　以十八烷基硅烷键合硅胶为填充剂；以乙腈为流动相 A，以 0.05%磷酸为流动相 B，按下表中的规定进行梯度洗脱；检测波长为 240nm。理论板数按黄芩苷峰计算应不低于 3000。

时间（分钟）	流动相 A（%）	流动相 B（%）
0～18	10→23	90→77
18～30	23→27	77→73
30～35	27→35	73→65
35～40	35	65
40～45	35→50	65→50
45～50	50→10	50→90

对照品溶液的制备　取黄芩苷对照品和栀子苷对照品适量，精密称定，加甲醇制成每 1ml 含黄芩苷 40μg、栀子苷 20μg 的混合溶液，即得。

供试品溶液的制备　取装量差异项下的内容物，混匀，取约 0.5g，精密称定，置具塞锥形瓶中，精密加入 70%甲醇 50ml，称定重量，超声处理（功率 500W，频率 40kHz）30 分钟，放冷，再称定重量，用 70%甲醇补足减失的重量，摇匀，滤过，取续滤液，即得。

测定法　分别精密吸取对照品溶液 10～20μl 与供试品溶液 10μl，注入高效液相色谱仪，测定，即得。

本品每粒含黄芩以黄芩苷（$C_{21}H_{18}O_{11}$）计，不得少于 1.5mg；含栀子以栀子苷（$C_{17}H_{24}O_{10}$）计，不得少于 0.60mg。

大黄 照高效液相色谱法（通则 0512）测定。

色谱条件与系统适用性试验 以十八烷基硅烷键合硅胶为填充剂；以甲醇-0.1%磷酸溶液（90：10）为流动相；检测波长为 254nm。理论板数按大黄素峰计算应不低于 3000。

对照品溶液的制备 取大黄素对照品适量，精密称定，加甲醇制成每 1ml 含 20μg 的溶液，即得。

供试品溶液的制备 取装量差异项下的本品内容物，混匀，取约 0.3g，精密称定，加 2.5mol/L 硫酸溶液 20ml，加热回流 2 小时，放冷，加三氯甲烷 30ml，加热回流 1 小时，分取三氯甲烷液，酸液继续用三氯甲烷加热回流 3 次，每次 20ml，每次 1 小时，合并三氯甲烷液，用水洗涤 2 次，每次 40ml，取三氯甲烷液蒸干，残渣用甲醇溶解并转移至 25ml 量瓶中，加甲醇至刻度，摇匀，滤过，取续滤液，即得。

测定法 分别精密吸取对照品溶液与供试品溶液各 20μl，注入液相色谱仪，测定，即得。

本品每粒含大黄以大黄素（$C_{15}H_{10}O_5$）计，不得少于 0.22mg。

冰片 照气相色谱法（通则 0521）测定。

色谱条件与系统适用性试验 以聚乙二醇 20000（PEG-20M）为固定相，涂布浓度为 10%；柱温为 140℃。理论板数按龙脑峰计算应不低于 4000。

校正因子测定 取水杨酸甲酯适量，精密称定，加乙酸乙酯制成每 1ml 含 2mg 的溶液，作为内标溶液。另取龙脑对照品 20mg，置 10ml 量瓶中，加内标溶液溶解并稀释至刻度，摇匀，吸取 1μl，注入气相色谱仪，计算校正因子。

测定法 取装量差异项下的本品内容物，混匀，取约 0.5g，精密称定，置具塞锥形瓶中，精密加入内标溶液 10ml，密塞，称定重量，超声处理（功率 300W，频率 25kHz）15 分钟，放冷，再称定重量，用乙酸乙酯补足减失的重量，摇匀，滤过，取续滤液，即得。吸取 1μl，注入气相色谱仪，测定，即得。

本品每粒含冰片以龙脑（$C_{10}H_{18}O$）计，不得少于 6.2mg。

【功能与主治】 清热泻火，散风止痛。用于热毒内盛、风火上攻所致的头痛眩晕、目赤耳鸣、咽喉肿痛、口舌生疮、牙龈肿痛、大便燥结。

【用法与用量】 口服。一次 3 粒，一日 2 次。

【注意】 孕妇、哺乳期妇女慎用，脾胃虚寒者慎用。

【规格】 每粒装 0.3g

【贮藏】 密封。

牛黄千金散

Niuhuang Qianjin San

【处方】 全蝎 120g　　　僵蚕（制）120g
　　　　　牛黄 24g　　　　朱砂 160g
　　　　　冰片 20g　　　　黄连 160g
　　　　　胆南星 80g　　　天麻 160g
　　　　　甘草 80g

【制法】 以上九味，除牛黄、冰片外，朱砂水飞成极细粉；其余全蝎等六味粉碎成细粉；将牛黄、冰片研细，与上述粉末配研，过筛，混匀，即得。

【性状】 本品为棕红色的粉末；气芳香，味辛凉而苦。

【鉴别】 （1）取本品，置显微镜下观察：体壁碎片淡黄色至黄色，有网状纹理及圆形毛窝，有时可见棕褐色刚毛（全蝎）。体壁碎片无色，表面有极细的菌丝体（僵蚕）。厚壁细胞多角形或长多角形，直径 70～180μm，壁较厚，微木化，纹孔明显（天麻）。纤维束鲜黄色，壁稍厚，纹孔明显（黄连）。纤维束周围薄壁细胞含草酸钙方晶，形成晶纤维（甘草）。不规则细小颗粒暗棕红色，有光泽，边缘暗黑色（朱砂）。

（2）取本品 0.6g，加水反复漂洗至剩少量暗红色沉淀，取沉淀物加盐酸-硝酸（3：1）的混合溶液 2ml 使溶解，蒸干，加水 2ml 使溶解，滤过，滤液显汞盐（通则 0301）与硫酸盐（通则 0301）的鉴别反应。

（3）取本品 0.6g，加乙醇 5ml，超声处理 20 分钟，滤过，滤液作为供试品溶液。另取胆酸对照品，加乙醇制成每 1ml 含 2mg 的溶液，作为对照品溶液。照薄层色谱法（通则 0502）试验，吸取供试品溶液 2μl、对照品溶液 1μl，分别点于同一硅胶 G 薄层板上，以正己烷-乙酸乙酯-甲醇-醋酸（20：25：3：2）的上层溶液为展开剂，展开，取出，晾干，喷以 10%硫酸乙醇溶液，在 105℃加热数分钟，置紫外光灯（365nm）下检视。供试品色谱中，在与对照品色谱相应的位置上，显相同颜色的荧光斑点。

（4）取黄连对照药材 0.1g，加乙醇 10ml，照〔鉴别〕（3）项下供试品溶液制备方法制成对照药材溶液。再取盐酸小檗碱对照品，加乙醇制成每 1ml 含 0.5mg 的溶液，作为对照品溶液。照薄层色谱法（通则 0502）试验，吸取〔鉴别〕（3）项下的供试品溶液与上述对照药材溶液和对照品溶液各 1μl，分别点于同一硅胶 G 薄层板上，以甲苯-异丙醇-乙酸乙酯-甲醇-浓氨试液（12：3：6：3：1）为展开剂，置氨蒸气预饱和的展开缸内，展开，取出，晾干，置紫外光灯（365nm）下检视。供试品色谱中，在与对照药材色谱及对照品色谱相应的位置上，显相同的黄色荧光斑点。

（5）取本品 2g，加三氯甲烷 25ml，超声处理 10 分钟，滤过，药渣备用，滤液挥干，残渣加乙醇 1ml 使溶解，作为供试品溶液。另取冰片对照品，加无水乙醇制成每 1ml 含 1mg 的溶液，作为对照品溶液。照薄层色谱法（通则 0502）试验，吸取供试品溶液 4μl、对照品溶液 2μl，分别点于同一硅胶 G 薄层板上，以环己烷-乙酸乙酯（17：3）为展开剂，展开，取出，晾干，喷以香草醛硫酸试液，在 105℃加热至斑点显色清晰。供试品色谱中，在与对照品色谱相应的位置上，显相同颜色的斑点。

（6）取〔鉴别〕（5）项下的备用药渣，加水饱和正丁醇 25ml，超声处理 30 分钟，滤过，滤液蒸干，残渣加水 2ml 使溶解,加少量中性氧化铝,拌匀,烘干,加在中性氧化铝柱(100～200 目,4g,内径为 1～1.5cm)上,用 10％乙醇 25ml 洗脱,收集洗脱液,蒸干,残渣加甲醇 1ml 使溶解,作为供试品溶液。另取天麻素对照品,加无水乙醇制成每 1ml 含 1mg 的溶液,作为对照品溶液。照薄层色谱法(通则 0502)试验,吸取供试品溶液 8μl、对照品溶液 2μl,分别点于同一硅胶 G 薄层板上,以环己烷-甲醇(7：3)为展开剂,展开,取出,晾干,喷以 10％硫酸乙醇溶液,在 105℃加热至斑点显色清晰。供试品色谱中,在与对照品色谱相应的位置上,显相同颜色的斑点。

【检查】　应符合散剂项下有关的各项规定(通则 0115)。

【含量测定】　照高效液相色谱法(通则 0512)测定。

色谱条件与系统适用性试验　以十八烷基硅烷键合硅胶为填充剂;以乙腈-水(50：50)(每 100ml 中加磷酸二氢钾 0.34g 与十二烷基磺酸钠 0.17g)为流动相;检测波长为 346nm。理论板数按盐酸小檗碱峰计算应不低于 6000。

对照品溶液的制备　取盐酸小檗碱对照品适量,精密称定,加盐酸-甲醇(1：100)混合溶液制成每 1ml 含 20μg 的溶液,即得。

供试品溶液的制备　取本品,混匀,取约 0.5g,精密称定,置具塞锥形瓶中,精密加入盐酸-甲醇(1：100)混合溶液 50ml,密塞,称定重量,置 60℃水浴中加热 15 分钟,超声处理(功率 250W,频率 50kHz)30 分钟,放冷,再称定重量,用盐酸-甲醇(1→100)混合溶液补足减失的重量,摇匀,滤过,精密量取续滤液 2ml,置 10ml 量瓶中,加甲醇至刻度,摇匀,滤过,取续滤液,即得。

测定法　分别精密吸取对照品溶液与供试品溶液各 10μl,注入液相色谱仪,测定,即得。

本品每 1g 含黄连以盐酸小檗碱($C_{20}H_{17}NO_4 \cdot HCl$)计,不得少于 6.0mg。

【功能与主治】　清热解毒,镇痉定惊。用于小儿惊风高热,手足抽搐,痰涎壅盛,神昏谵语。

【用法与用量】　口服。一次 0.6～0.9g,一日 2～3 次;三岁以内小儿酌减。

【规格】　每瓶装 0.6g

【贮藏】　密封。

牛黄化毒片

Niuhuang Huadu Pian

【处方】　制天南星 81g　　　连翘 162g
　　　　　金银花 162g　　　白芷 81g
　　　　　甘草 54g　　　　　乳香 27g
　　　　　没药 27g　　　　　人工牛黄 5.4g

【制法】　以上八味,制天南星、白芷、乳香、没药粉碎成细粉,备用;金银花、甘草、连翘加水煎煮二次,每次 1 小时,煎液滤过,合并滤液,浓缩成膏,加入制天南星等细粉和人工牛黄

及适量辅料,混匀,制成颗粒,压制成 1000 片,包糖衣;或压制成 500 片,包薄膜衣,即得。

【性状】　本品为糖衣片或薄膜衣片,除去包衣后显棕黄色至黄棕色;味苦、辛。

【鉴别】　(1)取本品,置显微镜下观察:草酸钙针晶成束或散在,长约至 90μm(制天南星)。草酸钙簇晶存在于薄壁细胞中,呈圆簇状或类圆形,直径约 18μm(白芷)。

(2)取本品糖衣片 14 片,或薄膜衣片 7 片,除去包衣,研细,加热水 50ml,振摇使溶解,离心 5 分钟,取上清液加乙酸乙酯振摇提取 2 次,每次 15ml,弃去乙酸乙酯提取液,水液加盐酸 4～5 滴调节 pH 值至 1～2,加乙酸乙酯振摇提取 2 次,每次 20ml,合并乙酸乙酯提取液,回收溶剂至干,残渣加甲醇 2ml 使溶解,作为供试品溶液。另取金银花对照药材 1g,加热水 20ml,同法制成对照药材溶液。再取绿原酸对照品,加甲醇制成每 1ml 含 1mg 的溶液,作为对照品溶液。照薄层色谱法(通则 0502)试验,吸取上述三种溶液各 2～6μl,分别点于同一硅胶 G 薄层板上,以乙酸丁酯-甲酸-水(7：2.5：2.5)的上层溶液为展开剂,展开,取出,晾干,置紫外光灯(365nm)下检视。供试品色谱中,在与对照药材色谱和对照品色谱相应的位置上,显相同颜色的荧光斑点。

(3)取本品糖衣片 8 片,或薄膜衣片 4 片,除去包衣,研细,加甲醇 15ml,超声处理 15 分钟,滤过,滤液作为供试品溶液。另取连翘对照药材 0.5g,加甲醇 10ml,加热回流 20 分钟,滤过,滤液作为对照药材溶液。照薄层色谱法(通则 0502)试验,吸取上述两种溶液各 4～8μl,分别点于同一硅胶 G 薄层板上,以三氯甲烷-甲醇(5：1)为展开剂,展开,取出,晾干,喷以 10％硫酸乙醇溶液,在 105℃加热至斑点显色清晰,在日光下检视。供试品色谱中,在与对照药材色谱相应的位置上,显相同颜色的斑点。

(4)取〔鉴别〕(3)项下供试品溶液,浓缩至约 2ml,作为供试品溶液。另取胆酸对照品、猪去氧胆酸对照品,加甲醇制成每 1ml 各含 1mg 的混合溶液,作为对照品溶液。照薄层色谱法(通则 0502)试验,吸取供试品溶液 2～6μl、对照品溶液 2μl,分别点于同一硅胶 G 薄层板上,以正己烷-乙酸乙酯-醋酸-甲醇(3：16：0.5：0.5)为展开剂,展开,取出,晾干,喷以 10％磷钼酸乙醇溶液,加热至斑点显色清晰,置日光下检视。供试品色谱中,在与对照品色谱相应的位置上,显相同颜色的斑点。

(5)取本品糖衣片 16 片,或薄膜衣片 8 片,除去包衣,研细,加乙醚 20ml,浸渍 30 分钟,时时振摇,滤过,药渣备用,滤液挥干,残渣加乙醇 1ml 使溶解,作为供试品溶液。另取白芷对照药材 0.5g,同法制成对照药材溶液。照薄层色谱法(通则 0502)试验,吸取供试品溶液 4～8μl、对照药材溶液 4μl,分别点于同一硅胶 G 薄层板上,以石油醚(30～60℃)-乙醚(3：2)为展开剂,在 25℃下展开,取出,晾干,置紫外光灯(365nm)下检视。供试品色谱中,在与对照药材色谱相应的位置上,显相同颜色的荧光斑点。

（6）取〔鉴别〕（5）项下备用药渣，挥尽乙醚，加甲醇 20ml，超声处理 30 分钟，滤过，滤液回收溶剂至干，残渣加水 20ml 使溶解，加水饱和的正丁醇振摇提取 2 次，每次 20ml，合并正丁醇提取液，加水洗涤 2 次，每次 20ml，弃去水洗液，正丁醇液回收溶剂至干，残渣加甲醇 1ml 使溶解，作为供试品溶液。另取甘草对照药材 1g，加乙醚 20ml，浸渍 30 分钟，时时振摇，滤过，药渣挥干乙醚，同法制成对照药材溶液。照薄层色谱法（通则 0502）试验，吸取供试品溶液 2～6μl、对照药材溶液 4μl，分别点于同一硅胶 G 薄层板上，以乙酸乙酯-甲酸-冰醋酸-水（15：1：1：2）为展开剂，展开，取出，晾干，喷以 10％硫酸乙醇溶液，在 105℃ 加热至斑点显色清晰，置紫外光灯（365nm）下检视。供试品色谱中，在与对照药材色谱相应的位置上，显相同颜色的荧光斑点。

【检查】　应符合片剂项下有关的各项规定（通则 0101）。

【含量测定】　照高效液相色谱法（通则 0512）测定。

色谱条件与系统适用性试验　以十八烷基硅烷键合硅胶为填充剂；以乙腈-水（20：80）为流动相；检测波长为 230nm。理论板数按连翘苷峰计算应不低于 12000。

对照品溶液的制备　取连翘苷对照品适量，精密称定，加 70％乙醇制成每 1ml 含 10μg 的溶液，即得。

供试品溶液的制备　取本品糖衣片 20 片，或薄膜衣片 10 片，除去包衣，精密称定，研细，取约 2g，精密称定，置具塞锥形瓶中，精密加入甲醇 15ml，密塞，称定重量，超声处理（功率 200W，频率 40kHz）40 分钟，放冷，再称定重量，用甲醇补足减失的重量，摇匀，滤过，精密量取续滤液 2ml，加在中性氧化铝柱（100～120 目，1g，内径 1cm）上，用 70％乙醇 50ml 洗脱，收集洗脱液，蒸至约 15ml，转移至 25ml 量瓶中，加 70％乙醇至刻度，摇匀，滤过，取续滤液，即得。

测定法　精密吸取对照品溶液 10μl 与供试品溶液 10～20μl，注入液相色谱仪，测定，即得。

本品每片含连翘以连翘苷（$C_{27}H_{34}O_{11}$）计，糖衣片不得少于 0.10mg；薄膜衣片不得少于 0.20mg。

【功能与主治】　解毒消肿，散结止痛。用于疮疡、乳痈红肿疼痛。

【用法与用量】　口服。糖衣片一次 8 片，薄膜衣片一次 4 片，一日 3 次；小儿酌减。

【规格】　（1）糖衣片　片心重 0.3g

　　　　　（2）薄膜衣片　每片重 0.62g

【贮藏】　密封，置阴凉干燥处。

牛黄至宝丸

Niuhuang Zhibao Wan

【处方】　连翘 120g　　　　　栀子 120g

　　　　　大黄 60g　　　　　　芒硝 60g

　　　　　石膏 60g　　　　　　青蒿 60g

　　　　　陈皮 60g　　　　　　木香 45g

　　　　　广藿香 75g　　　　　人工牛黄 5g

　　　　　冰片 10g　　　　　　雄黄 15g

【制法】　以上十二味，雄黄水飞成极细粉；人工牛黄、冰片分别研细，其余连翘等九味粉碎成细粉，与上述雄黄等三味细粉配研，过筛，混匀。每 100g 粉末加炼蜜 145～150g 制成大蜜丸，即得。

【性状】　本品为浅棕黄色的大蜜丸；气微香，味苦、辛。

【鉴别】　（1）取本品，置显微镜下观察：草酸钙方晶成片存在于薄壁组织中（陈皮）。草酸钙簇晶大，直径 60～140μm（大黄）。非腺毛 1～6 细胞，壁有疣状突起（广藿香）。不规则碎块金黄色或橙黄色，具光泽（雄黄）。内果皮纤维上下层纵横交错，纤维短梭形（连翘）。种皮石细胞黄色或淡棕色，多破碎，完整者长多角形、长方形或形状不规则，壁厚，有大的圆形纹孔，胞腔棕红色（栀子）。

（2）取本品 6g，剪碎，加三氯甲烷 25ml，超声处理 30 分钟，滤过，滤液挥干，残渣加甲醇 1ml 使溶解，作为供试品溶液。另取胆酸对照品，加甲醇制成每 1ml 含 0.5mg 的溶液，作为对照品溶液。照薄层色谱法（通则 0502）试验，吸取上述供试品溶液 10μl、对照品溶液 2μl，分别点于同一硅胶 G 薄层板上，以正己烷-乙酸乙酯-甲醇-醋酸（20：25：3：2）的上层溶液为展开剂，展开，取出，晾干，喷以 10％硫酸乙醇溶液，在 105℃ 加热 10 分钟，置紫外光灯（365nm）下检视。供试品色谱中，在与对照品色谱相应的位置上，显相同颜色的荧光斑点。

（3）取大黄对照药材 0.2g，加三氯甲烷 20ml，超声处理 30 分钟，滤过，滤液蒸干，残渣加甲醇 1ml 使溶解，作为对照药材溶液。再取大黄素对照品、大黄酚对照品，加甲醇制成每 1ml 含 1mg 的溶液，作为对照品溶液。照薄层色谱法（通则 0502）试验，吸取对照药材溶液和对照品溶液及〔鉴别〕（2）项下供试品溶液各 5μl，分别点于同一硅胶 G 薄层板上，以正己烷-乙酸乙酯-甲酸（30：10：0.5）的上层溶液为展开剂，展开，取出，晾干，置紫外光灯（365nm）下检视。供试品色谱中，在与对照药材色谱和对照品色谱相应的位置上，显相同的橙黄色荧光斑点；置氨蒸气中熏后，置日光下检视，斑点变为红色。

（4）取木香对照药材 0.5g，加乙醚 20ml，振摇 15 分钟，滤过，滤液挥至 4ml，作为对照药材溶液。照薄层色谱法（通则 0502）试验，吸取对照药材溶液及〔鉴别〕（2）项下供试品溶液各 2μl，分别点于同一硅胶 G 薄层板上，以三氯甲烷-环己烷（5：1）为展开剂，展开，取出，晾干，喷以 5％香草醛硫酸溶液，在 105℃ 加热 5 分钟。供试品色谱中，在与对照药材色谱相应的位置上，显相同颜色的斑点。

【检查】　应符合丸剂项下有关的各项规定（通则 0108）。

【含量测定】　照高效液相色谱法（通则 0512）测定。

色谱条件与系统适用性试验　以十八烷基硅烷键合硅胶

为填充剂;以乙腈-水-磷酸(14:86:0.05)为流动相;检测波长为 239nm;柱温为 40℃。理论板数按栀子苷峰计算应不低于 4000。

对照品溶液的制备 取栀子苷对照品适量,精密称定,加甲醇制成每 1ml 含 20μg 的溶液,即得。

供试品溶液的制备 取重量差异项下的本品,剪碎,取约 3g,精密称定,再精密加入硅藻土 3g,研匀,精密称取 1g,置具塞锥形瓶中,精密加入甲醇 50ml,密塞,称定重量,超声处理(功率 100W,频率 40kHz)30 分钟,取出,放冷,再称定重量,用甲醇补足减失的重量,摇匀,滤过,取续滤液,即得。

测定法 分别精密吸取对照品溶液与供试品溶液各 10μl,注入液相色谱仪,测定,即得。

本品每丸含栀子以栀子苷($C_{17}H_{24}O_{10}$)计,不得少于 8.0mg。

【功能与主治】 清热解毒,泻火通便。用于胃肠积热所致的头痛眩晕、目赤耳鸣、口燥咽干、大便燥结。

【用法与用量】 口服。一次 1~2 丸,一日 2 次。

【注意】 孕妇忌服。

【规格】 每丸重 6g

【贮藏】 密封。

牛黄抱龙丸
Niuhuang Baolong Wan

【处方】

牛黄 8g		胆南星 200g	
天竺黄 70g		茯苓 100g	
琥珀 50g		人工麝香 4g	
全蝎 30g		炒僵蚕 60g	
雄黄 50g		朱砂 30g	

【制法】 以上十味,除牛黄、人工麝香外,朱砂、雄黄分别水飞成极细粉;其余胆南星等六味粉碎成细粉;将人工麝香、牛黄研细,与上述粉末配研,过筛,混匀。每 100g 粉末加炼蜜 90~100g 制成大蜜丸,即得。

【性状】 本品为黄棕色至红棕色的大蜜丸;气微香,味略苦。

【鉴别】 (1)取本品,置显微镜下观察:不规则分枝状团块无色,遇水合氯醛试液溶化;菌丝无色或淡棕色,直径 4~6μm(茯苓)。体壁碎片淡黄色至黄色,有网状纹理及圆形毛窝,有时可见棕褐色刚毛(全蝎)。体壁碎片无色,表面有极细的菌丝体(僵蚕)。不规则碎块淡黄绿色或棕黄色,透明或半透明(琥珀)。不规则碎块金黄色或橙黄色,有光泽(雄黄)。不规则细小颗粒暗棕红色,有光泽,边缘暗黑色(朱砂)。

(2)取本品,照〔含量测定〕胆酸项下的方法试验,分别置日光和紫外光灯(365nm)下检视。供试品色谱中,在与对照品色谱相应的位置上,日光下显相同颜色的斑点,紫外光下显

相同颜色的荧光斑点。

(3)取本品 1 丸,剪碎,加甲醇 5ml,超声处理 15 分钟,离心,取上清液作为供试品溶液。另取麝香酮对照品,加无水乙醇制成每 1ml 含 0.15mg 的溶液,作为对照品溶液。照气相色谱法(通则 0521)试验,以聚乙二醇 20000(PEG-20M)为固定相的毛细管柱(柱长为 30m,内径为 0.53mm,膜厚度为 1.0μm);柱温为 180℃,分流比为 5:1。分别吸取对照品溶液和供试品溶液各 1μl,注入气相色谱仪。供试品色谱中应呈现与对照品色谱峰保留时间相同的色谱峰。

【检查】 游离胆红素 照高效液相色谱法(通则 0512)测定(避光操作)。

色谱条件与系统适用性试验 同〔含量测定〕胆红素项下。

对照品溶液的制备 取胆红素对照品适量,精密称定,加二氯甲烷制成每 1ml 含 6.5μg 的溶液,即得。

供试品溶液的制备 取本品 5 丸,剪碎,取约 2g,精密称定,加入无水碳酸钙适量(约为取样量的 3 倍),充分混匀后研细,取粉末适量(相当于本品 0.5g),精密称定,置具塞锥形瓶中,精密加入二氯甲烷 20ml,密塞,称定重量,涡旋混匀,冰浴超声处理(功率 500W,频率 53kHz)40 分钟,再称定重量,用二氯甲烷补足减失的重量,摇匀,离心(转速为每分钟 4000 转),分取二氯甲烷液,滤过,取续滤液,即得。

测定法 分别精密吸取对照品溶液与供试品溶液各 5μl,注入液相色谱仪,测定,即得。

供试品色谱中,在与对照品色谱峰保留时间相对应的位置上出现的色谱峰面积应小于对照品色谱峰面积或不出现色谱峰。

其他 应符合丸剂项下有关的各项规定(通则 0108)。

【含量测定】 胆酸 取本品 10 丸,剪碎,取约 4g,精密称定,精密加入等量硅藻土,研细,取约 1.0g,精密称定,置索氏提取器中,加甲醇适量,加热回流 7 小时,提取液蒸干,残渣精密加入乙醇 10ml,称定重量,水浴中先加热再超声使溶解,放冷,再称定重量,用乙醇补足减失的重量,摇匀,离心(转速为每分钟 10000 转),取上清液作为供试品溶液。另取胆酸对照品适量,精密称定,加乙醇制成每 1ml 含 0.10mg 的溶液,作为对照品溶液。照薄层色谱法(通则 0502)试验,精密吸取供试品溶液 10μl,对照品溶液 2μl 与 8μl,分别交叉点于同一硅胶 G 薄层板上,以环己烷-乙酸乙酯-36% 醋酸-甲醇(20:25:2:3)的上层溶液为展开剂,展开二次,取出,晾干,喷以 10% 硫酸乙醇溶液,在 105℃ 加热至斑点显色清晰,晾干,在薄层板上覆盖同样大小的玻璃板,周围用胶布固定,照薄层色谱法(通则 0502 薄层色谱扫描法)进行扫描(1 小时内完成),波长:$\lambda_S = 460nm$。测量供试品吸光度积分值与对照品吸光度积分值,计算,即得。

本品每丸含牛黄以胆酸($C_{24}H_{40}O_5$)计,不得少于 0.50mg。

胆红素 照高效液相色谱法(通则 0512)测定(避光操作)。

色谱条件与系统适用性试验 以十八烷基硅烷键合硅胶为填充剂;以乙腈-1% 冰醋酸溶液(95:5)为流动相;检测波

长为 450nm。理论板数按胆红素峰计算应不低于 3000。

对照品溶液的制备 取胆红素对照品适量,精密称定,加二氯甲烷制成每 1ml 含 10μg 的溶液,即得。

供试品溶液的制备 取重量差异项下的本品,剪碎,取约 2g,精密称定,精密加入适量硅藻土(约为取样量的 2 倍),充分混匀后研细,取粉末适量(相当于本品 0.25g),精密称定,置具塞锥形瓶中,加入 10% 草酸溶液(含 0.15% 十六烷基三甲基氯化铵)10ml,密塞,涡旋混匀,精密加入水饱和二氯甲烷 50ml,密塞,称定重量,涡旋混匀,超声处理(功率 500W,频率 53kHz,水温 25～35℃)40 分钟,放冷,再称定重量,用水饱和二氯甲烷补足减失的重量,摇匀,离心(转速为每分钟 4000 转),分取二氯甲烷液,滤过,取续滤液,即得。

测定法 分别精密吸取对照品溶液与供试品溶液各 5μl,注入液相色谱仪,测定,即得。

本品每丸含牛黄以胆红素($C_{33}H_{36}N_4O_6$)计,不得少于 1.8mg。

【功能与主治】 清热镇惊,祛风化痰。用于小儿风痰壅盛所致的惊风,症见高热神昏、惊风抽搐。

【用法与用量】 口服。一次 1 丸,一日 1～2 次;周岁以内小儿酌减。

【规格】 每丸重 1.5g

【贮藏】 密封。

牛黄净脑片

Niuhuang Jingnao Pian

【处方】 人工牛黄 0.21g　　金银花 21g
连翘 30g　　黄芩 52g
黄连 5g　　石膏 51g
蒲公英 73g　　珍珠 2.1g
朱砂 2.1g　　煅石决明 11g
煅磁石 21g　　赭石 51g
猪胆膏 2.1g　　冰片 5.3g
雄黄 56g　　麦冬 52g
天花粉 52g　　葛根 30g
地黄 37g　　板蓝根 50g
玄参 52g　　栀子 30g
大黄 37g　　郁金 41g
甘草 51g

【制法】 以上二十五味,人工牛黄、珍珠、冰片分别粉碎成极细粉;雄黄、朱砂水飞成极细粉;连翘、大黄、黄连、石膏、煅石决明、赭石、煅磁石、猪胆膏混匀,粉碎成细粉;其余黄芩等十二味加水煎煮二次,每次 2 小时,合并煎液,滤过,滤液浓缩成稠膏,加入连翘等细粉,混匀,制粒,干燥,再加入人工牛黄等极细粉,混匀,压制成 1000 片,或包糖衣,即得。

【性状】 本品为棕褐色片或糖衣片,糖衣片除去包衣后显棕褐色;气清凉,味苦。

【鉴别】 (1)取本品,置显微镜下观察:草酸钙簇晶大,直径 60～140μm(大黄)。不规则片状结晶无色,有平直纹理(石膏)。不规则碎块金黄色或橙黄色,有光泽(雄黄)。不规则碎块大小不一,黑色(磁石)。

(2)取本品 2 片,糖衣片除去包衣,研细,加乙醚 10ml,超声处理 10 分钟,滤过,滤液挥干,残渣加甲醇 1ml 使溶解,作为供试品溶液。另取冰片对照品,加甲醇制成每 1ml 含 1mg 的溶液,作为对照品溶液。照薄层色谱法(通则 0502)试验,吸取上述两种溶液各 10μl,分别点于同一硅胶 G 薄层板上,以甲苯-乙酸乙酯(10:1)为展开剂,展开,取出,晾干,喷以 5% 香草醛硫酸溶液,在 105℃加热至斑点显色清晰。供试品色谱中,在与对照品色谱相应的位置上,显相同颜色的斑点。

(3)取本品 10 片,糖衣片除去包衣,研细,加甲醇 20ml,超声处理 30 分钟,滤过,滤液蒸干,残渣加水 10ml 使溶解,加盐酸 0.5ml,置水浴中加热水解 30 分钟,立即冷却,用乙醚振摇提取 2 次,每次 10ml,合并乙醚液,蒸干,残渣加甲醇 1ml 使溶解,作为供试品溶液。另取大黄对照药材 0.5g,同法制成对照药材溶液。再取大黄素、大黄酚对照品,加甲醇制成每 1ml 各含 1mg 的混合溶液,作为对照品溶液。照薄层色谱法(通则 0502)试验,吸取上述三种溶液各 5μl,分别点于同一硅胶 G 薄层板上,以石油醚(60～90℃)-乙酸乙酯-甲酸(15:5:1)的上层溶液为展开剂,展开,取出,晾干,置紫外光灯(365nm)下检视。供试品色谱中,在与对照药材色谱相应的位置上,显相同的五个橙黄色荧光主斑点;在与对照品色谱相应的位置上,显相同的橙黄色荧光斑点;置氨蒸气中熏后,斑点变为红色。

(4)取本品 5 片,糖衣片除去包衣,研细,加甲醇 10ml,超声处理 30 分钟,滤过,滤液浓缩至约 1ml,加在中性氧化铝柱(100～200 目,2g,内径为 1cm)上,用甲醇 20ml 洗脱,收集洗脱液,蒸干,残渣加甲醇 1ml 使溶解,作为供试品溶液。另取黄连对照药材 50mg,同法制成对照药材溶液。再取盐酸小檗碱对照品,加甲醇制成每 1ml 含 0.05mg 的溶液,作为对照品溶液。照薄层色谱法(通则 0502)试验,吸取上述三种溶液各 5μl,分别点于同一硅胶 G 薄层板上,以甲苯-乙酸乙酯-异丙醇-甲醇-水(12:6:3:3:0.6)为展开剂,置氨蒸气饱和的展开缸内,展开,取出,晾干,置紫外光灯(365nm)下检视。供试品色谱中,在与对照药材色谱相应的位置上,显相同颜色的荧光主斑点;在与对照品色谱相应的位置上,显相同颜色的荧光斑点。

(5)取本品 15 片,糖衣片除去包衣,研细,加甲醇 30ml,超声处理 30 分钟,滤过,滤液蒸干,残渣加水 20ml 使溶解,加稀盐酸调节 pH 值约至 2,用乙醚振摇提取 2 次,每次 20ml,弃去乙醚液,再用三氯甲烷振摇提取 2 次,每次 20ml,合并三氯甲烷液(水溶液备用),蒸干,残渣加甲醇 1ml 使溶解,作为供试品溶液。另取连翘苷对照品,加甲醇制成每 1ml 含 1mg

的溶液,作为对照品溶液。照薄层色谱法(通则0502)试验,吸取上述两种溶液各10μl,分别点于同一硅胶G薄层板上,以三氯甲烷-甲醇-冰醋酸(14:2:0.2)为展开剂,展开,取出,晾干,喷以10%硫酸乙醇溶液,在105℃加热至斑点显色清晰。供试品色谱中,在与对照品色谱相应的位置上,显相同颜色的斑点。

(6)取〔鉴别〕(5)项下的备用水溶液,用乙酸乙酯振摇提取2次,每次20ml,合并乙酸乙酯液(水溶液备用),蒸干,残渣加乙酸乙酯1ml使溶解,作为供试品溶液。另取绿原酸对照品,加甲醇制成每1ml含1mg的溶液,作为对照品溶液。照薄层色谱法(通则0502)试验,吸取上述两种溶液各2μl,分别点于同一聚酰胺薄膜上,以乙酸乙酯-甲醇-甲酸(10:1:1.5)为展开剂,展开,取出,晾干,置紫外光灯(365nm)下检视。供试品色谱中,在与对照品色谱相应的位置上,显相同颜色的荧光斑点。

(7)取〔鉴别〕(6)项下的备用水溶液,用氨试液调至中性,用乙酸乙酯振摇提取2次,每次20ml,弃去乙酸乙酯液,再用水饱和的正丁醇振摇提取2次,每次20ml,合并正丁醇液,蒸干,残渣加甲醇1ml使溶解,作为供试品溶液。另取葛根素对照品、栀子苷对照品,分别加甲醇制成每1ml含1mg的溶液,作为对照品溶液。照薄层色谱法(通则0502)试验,吸取上述三种溶液各5μl,分别点于同一硅胶G薄层板上,以三氯甲烷-甲醇-水(14:5:0.5)为展开剂,展开,取出,晾干,置紫外光灯(365nm)下检视。供试品色谱中,在与葛根素对照品色谱相应的位置上,显相同颜色的荧光斑点;喷以5%香草醛硫酸溶液,在105℃加热至斑点显色清晰。供试品色谱中,在与栀子苷对照品色谱相应的位置上,显相同颜色的斑点。

【检查】 **三氧化二砷** 取本品10片,糖衣片除去糖衣,精密称定,研细,精密称取适量(约相当于0.4片的重量),置100ml量瓶中,加稀盐酸10ml,超声处理10分钟,加水稀释至刻度,摇匀,滤过。精密量取续滤液2ml,加盐酸5ml与水21ml,照砷盐检查法(通则0822第一法)检查,所显砷斑颜色不得深于标准砷斑。

其他 应符合片剂项下有关的各项规定(通则0101)。

【含量测定】 照高效液相色谱法(通则0512)测定。

色谱条件与系统适用性试验 以十八烷基硅烷键合硅胶为填充剂;以乙腈-甲醇-0.1%磷酸溶液(40:25:35)为流动相;检测波长为254nm。理论板数按大黄素峰计算应不低于5000。

对照品溶液的制备 取大黄素对照品、大黄酚对照品适量,精密称定,分别加甲醇制成每1ml含大黄素5μg、大黄酚10μg的溶液,即得。

供试品溶液的制备 取本品20片,糖衣片除去糖衣,精密称定,研细,取适量(约相当于2片的重量),精密称定,置具塞锥形瓶中,精密加入甲醇25ml,称定重量,加热回流40分钟,放冷,再称定重量,用甲醇补足减失的重量,摇匀,滤过,精密量取续滤液15ml,加盐酸1ml,置水浴中水解40分钟,放冷,加10%氢氧化钠溶液2ml,摇匀,转移至25ml量瓶中,用甲醇分次洗涤容器,洗液并入量瓶中,加甲醇至刻度,摇匀,滤过,取续滤液,即得。

测定法 分别精密吸取对照品溶液与供试品溶液各10μl,注入液相色谱仪,测定,即得。

本品每片含大黄以大黄素($C_{15}H_{10}O_5$)与大黄酚($C_{15}H_{10}O_4$)的总量计,不得少于0.25mg。

【功能与主治】 清热解毒,镇惊安神。用于热盛所致的神昏狂躁,头目眩晕,咽喉肿痛等症。亦用于小儿内热,惊风抽搐等。

【用法与用量】 口服。一次2~4片,一日3次;小儿酌减,或遵医嘱。

【注意】 体弱或低血压慎用,孕妇忌服。

【规格】 素片 每片重0.34g

【贮藏】 密封,防潮。

牛黄降压丸
Niuhuang Jiangya Wan

【处方】

羚羊角	珍珠
水牛角浓缩粉	人工牛黄
冰片	白芍
党参	黄芪
决明子	川芎
黄芩提取物	甘松
薄荷	郁金

【制法】 以上十四味,除人工牛黄、冰片、水牛角浓缩粉外,珍珠水飞或粉碎成极细粉;羚羊角锉研成细粉;其余白芍等九味粉碎成细粉;人工牛黄、冰片、水牛角浓缩粉研细,与上述粉末配研,过筛,混匀。每100g粉末用炼蜜65~75g与适量的水制丸,干燥,制成水蜜丸,或每100g粉末加炼蜜100~120g,制成大蜜丸,即得。

【性状】 本品为深棕色的水蜜丸,或为浅棕绿色至深棕色的大蜜丸;气微香,味微甜、苦,有清凉感。

【鉴别】 (1)取本品2g,剪碎,加硅藻土2g,研匀,加三氯甲烷30ml,超声处理30分钟,滤过,取滤液浓缩至2ml,作为供试品溶液。另取冰片对照品,加三氯甲烷制成每1ml含0.2mg的溶液,作为对照品溶液。照薄层色谱法(通则0502)试验,吸取上述两种溶液各1~2μl,分别点于同一硅胶G薄层板上,以环己烷-乙酸乙酯(9:1)为展开剂,展开,取出,晾干,喷以5%磷钼酸乙醇溶液,在105℃加热至斑点显色清晰。供试品色谱中,在与对照品色谱相应的位置上,显相同的蓝色斑点。

(2)取本品2g,剪碎,加硅藻土2g,研匀,加甲醇30ml,超声处理30分钟,滤过,滤液浓缩至2ml,作为供试品溶液。另取胆酸对照品,加甲醇制成每1ml含1mg的溶液,作为对照品溶液。照薄层色谱法(通则0502)试验,吸取供试品溶液6μl、对照品溶液2μl,分别点于同一硅胶G薄层板上,以异辛烷-正丁醚-冰醋酸(8:5:5)为展开剂,展开,取出,晾干,喷以10%磷钼酸乙醇溶液,在105℃加热至斑点显色清晰。供试品色谱中,在与对照品色谱相应的位置上,显相同颜色的斑点。

(3)取本品5g,剪碎,加硅藻土2g,研匀,加乙醚30ml,超声处理15分钟,滤过,滤液挥干,残渣加乙酸乙酯1ml使溶解,作为供试品溶液。另取川芎对照药材1g,加乙醚20ml,同法制成对照药材溶液。照薄层色谱法(通则0502)试验,吸取供试品溶液6~10μl、对照药材溶液2μl,分别点于同一硅胶G薄层板上,以环己烷-乙酸乙酯(9:1)为展开剂,展开,取出,晾干,置紫外光灯(365nm)下检视。供试品色谱中,在与对照药材色谱相应的位置上,显相同颜色的荧光斑点。

(4)取本品5g,剪碎,加水50ml,加热回流20分钟,放冷,离心,取上清液,用水饱和的正丁醇振摇提取3次,每次20ml,合并正丁醇液,用氨试液洗涤2次,每次20ml,弃去氨液,取正丁醇液蒸干,残渣加甲醇1ml使溶解,取上清液作为供试品溶液。另取黄芪甲苷对照品,加甲醇制成每1ml含0.5mg的溶液,作为对照品溶液。照薄层色谱法(通则0502)试验,吸取供试品溶液6~10μl、对照品溶液2μl,分别点于同一硅胶G薄层板上,以三氯甲烷-甲醇-水(13:6:2)10℃以下放置过夜的下层溶液为展开剂,展开,取出,晾干,喷以10%硫酸乙醇溶液,在105℃加热至斑点显色清晰。供试品色谱中,在与对照品色谱相应的位置上,显相同颜色的斑点;置紫外光灯(365nm)下检视,显相同颜色的荧光斑点。

【检查】 应符合丸剂项下有关的各项规定(通则0108)。

【含量测定】 白芍 照高效液相色谱法(通则0512)测定。

色谱条件与系统适用性试验 以十八烷基硅烷键合硅胶为填充剂;以乙腈-水(15:85)为流动相;检测波长为230nm。理论板数按芍药苷峰计算应不低于3000。

对照品溶液的制备 精密称取芍药苷对照品适量,用稀乙醇制成每1ml含0.1mg的溶液,即得。

供试品溶液的制备 取本品水蜜丸,切碎,取约2g,精密称定;或取重量差异项下的大蜜丸,剪碎,取约2g,精密称定,置具塞锥形瓶中,精密加水50ml,超声处理45分钟(功率220W,频率50kHz),离心(转速为每分钟3000转),精密吸取上清液10ml,加至聚酰胺柱(3g,内径为15mm),用水洗脱,收集洗脱液60ml,水浴蒸干,加稀乙醇溶解,转移至10ml量瓶中,并稀释至刻度,摇匀,即得。

测定法 分别精密吸取对照品溶液5μl与供试品溶液5~10μl,注入液相色谱仪,测定,即得。

本品含白芍以芍药苷($C_{23}H_{28}O_{11}$)计,水蜜丸每1g不得少于0.70mg;大蜜丸每丸不得少于1.12mg。

黄芩提取物 照高效液相色谱法(通则0512)测定。

色谱条件与系统适用性试验 以十八烷基硅烷键合硅胶为填充剂;以甲醇-冰醋酸-水(40:1:60)为流动相;检测波长为280nm。理论板数按黄芩苷峰计算应不低于4000。

对照品溶液的制备 取黄芩苷对照品适量,精密称定,用稀乙醇溶液制成每1ml含60μg的溶液,即得。

供试品溶液的制备 取本品水蜜丸,切碎,取约1g,精密称定;或取重量差异项下的大蜜丸,剪碎,取约1g,精密称定,精密加入稀乙醇50ml,称定重量,加热回流30分钟,放冷,再称定重量,用稀乙醇补充减失的重量,摇匀,滤过,精密吸取续滤液5ml,置100ml量瓶中,加稀乙醇至刻度,摇匀,即得。

测定法 分别精密吸取对照品溶液与供试品溶液各10μl,注入液相色谱仪,测定,即得。

本品含黄芩提取物以黄芩苷($C_{21}H_{18}O_{11}$)计,水蜜丸每1g不得少于55mg;大蜜丸每丸不得少于70mg。

【功能与主治】 清心化痰,平肝安神。用于心肝火旺、痰热壅盛所致的头晕目眩、头痛失眠、烦躁不安;高血压病见上述证候者。

【用法与用量】 口服。水蜜丸一次20~40丸,大蜜丸一次1~2丸,一日1次。

【注意】 腹泻者忌服。

【规格】 (1)水蜜丸 每20丸重1.3g
(2)大蜜丸 每丸重1.6g

【贮藏】 密封。

牛黄降压片

Niuhuang Jiangya Pian

【处方】 羚羊角　　　　珍珠
水牛角浓缩粉　　人工牛黄
冰片　　　　　　白芍
党参　　　　　　黄芪
决明子　　　　　川芎
黄芩提取物　　　甘松
薄荷　　　　　　郁金

【制法】 以上十四味,除人工牛黄、冰片、水牛角浓缩粉、黄芩提取物外,珍珠水飞或粉碎成极细粉;羚羊角锉研成细粉;决明子用70%乙醇回流提取二次,第一次2小时,第二次1小时,滤过,合并滤液,残渣备用,滤液浓缩至稠膏状,减压干燥得干膏;川芎、甘松、郁金、薄荷提取挥发油,蒸馏后的水溶液浓缩至相对密度为1.02~1.10(60℃)的清膏,加入乙醇使含醇量达65%,充分搅拌均匀,静置24小时,滤过,滤液浓缩至稠膏状,减压干燥得干膏;黄芪、白芍用70%乙醇回流提取二次,第一次1.5小时,第二次1小时,滤过,合并滤液,滤液浓缩至稠膏状,减压干燥得干膏;党参加水煎煮二次,第一次2小时,第二次与决明子醇提后的残渣合并,煎煮1小时,滤过,合并煎液,浓缩至稠膏状,减压干燥得干膏;取上述干膏粉碎,合并,加入除冰片外的水牛角浓缩粉等细粉及淀粉、微晶纤维素等辅料制成颗粒,干燥,备用,取上述细粉,加入冰片及川芎等挥发油,混匀,再与颗粒混匀,密闭 30 分钟后加入硬脂酸镁适量,混匀,压制成 1000 片,包薄膜衣,即得。

【性状】 本品为薄膜衣片,除去包衣后显棕黄色至棕色;气微香,味微苦、有清凉感。

【鉴别】 (1)取本品,置显微镜下观察:不规则碎块无色或淡绿色,半透明,具光泽,有时可见细密波状纹理(珍珠)。

(2)取本品 4 片,研细,加甲醇 30ml,超声处理 30 分钟,滤过,滤液蒸干,残渣加甲醇 2ml 使溶解,作为供试品溶液。另取胆酸、猪去氧胆酸对照品,加甲醇制成每 1ml 各含 1mg 的混合溶液,作为对照品溶液。照薄层色谱法(通则 0502)试验,吸取上述两种溶液各 2~4μl,分别点于同一硅胶 G 薄层板上,以异辛烷-正丁醚-冰醋酸(8:5:5)为展开剂,展开,取出,晾干,喷以 10%磷钼酸乙醇溶液,加热至斑点显色清晰。供试品色谱中,在与对照品色谱相应的位置上,显相同颜色的斑点。

(3)取本品 12 片,研细,加甲醇 40ml,超声处理 30 分钟,滤过,滤液蒸干,残渣加水 10ml 使溶解,用水饱和的正丁醇提取 3 次,每次 20ml,合并正丁醇液,用氨试液洗涤 2 次,每次 20ml,弃去氨试液,正丁醇液蒸干,残渣加甲醇 2ml 使溶解,作为供试品溶液。另取黄芪甲苷对照品,加甲醇制成每 1ml 含 1mg 的溶液,作为对照品溶液。照薄层色谱法(通则 0502)试验,吸取供试品溶液 5~10μl、对照品溶液 4μl,条带点样,分别点于同一硅胶 G 薄层板上,以三氯甲烷-甲醇-水(13:7:2)10℃以下放置的下层溶液为展开剂,展开,取出,晾干,喷以 10%硫酸乙醇溶液,加热至斑点显色清晰。供试品色谱中,在与对照品色谱相应的位置上,显相同颜色的斑点。

(4)取本品 8 片,研细,加甲醇 10ml,浸渍 1 小时,滤过,滤液蒸干,残渣加水 10ml 使溶解,再加盐酸 1ml,加热回流 30 分钟,用乙醚振摇洗涤 2 次,每次 20ml,合并乙醚液,挥干溶剂,残渣加三氯甲烷 1ml 使溶解,作为供试品溶液。另取大黄素对照品、大黄酚对照品,加甲醇制成每 1ml 各含 1mg 的混合溶液,作为对照品溶液。照薄层色谱法(通则 0502)试验,吸取供试品溶液 5~10μl、对照品溶液 4μl,分别点于同一硅胶 G 薄层板上,以石油醚(30~60℃)-甲酸乙酯-甲酸(15:5:1)的上层溶液为展开剂,展开,取出,晾干,置紫外光灯(365nm)下检视。供试品色谱中,在与对照品色谱相应的位置上,显相同颜色的荧光斑点;置氨蒸气中熏后,斑点变为红色。

【检查】 应符合片剂项下有关的各项规定(通则 0101)。

【含量测定】 白芍 照高效液相色谱法(通则 0512)测定。

色谱条件与系统适用性试验 以十八烷基硅烷键合硅胶为填充剂;以乙腈-水(15:85)为流动相;检测波长为 230nm。理论板数按芍药苷峰计算应不低于 3000。

对照品溶液的制备 取芍药苷对照品适量,精密称定,用稀乙醇制成每 1ml 含 50μg 的溶液,即得。

供试品溶液的制备 取重量差异项下的本品,研细,取约 1g,精密称定,置具塞锥形瓶中,精密加水 50ml,超声处理(功率 50W,频率 40kHz)45 分钟,离心(转速为每分钟 3000 转)5 分钟,精密吸取上清液 10ml,通过聚酰胺柱(80~100 目,3g,柱内径为 15mm,干法装柱),用水洗脱,收集洗脱液 60ml,蒸干,残渣加稀乙醇使溶解,转移至 10ml 量瓶中,稀释至刻度,摇匀,即得。

测定法 分别精密吸取对照品溶液与供试品溶液各 10μl,注入液相色谱仪,测定,即得。

本品每片含白芍以芍药苷($C_{23}H_{28}O_{11}$)计,不得少于 0.70mg。

黄芩提取物 照高效液相色谱法(通则 0512)测定。

色谱条件与系统适用性试验 以十八烷基硅烷键合硅胶为填充剂;以甲醇-水-磷酸(47:53:0.2)为流动相;检测波长为 280nm。理论板数按黄芩苷峰计算应不低于 4000。

对照品溶液的制备 取黄芩苷对照品适量,精密称定,加 70%乙醇制成每 1ml 含 60μg 的溶液,即得。

供试品溶液的制备 取重量差异项下的本品,研细,取约 0.2g,精密称定,置具塞锥形瓶中,精密加入 70%乙醇 100ml,称定重量,超声处理(功率 50W,频率 40kHz)30 分钟,放冷,再称定重量,用 70%乙醇补足减失的重量,摇匀,滤过,精密量取续滤液 5ml,置 50ml 量瓶中,加 70%乙醇至刻度,摇匀,即得。

测定法 分别精密吸取对照品溶液与供试品溶液各 10μl,注入液相色谱仪,测定,即得。

本品每片含黄芩提取物以黄芩苷($C_{21}H_{18}O_{11}$)计,不得少于 46.0mg。

冰片 照气相色谱法(通则 0521)测定。

色谱条件及系统适用性试验 以聚乙二醇 20000(PEG-20M)为固定相的毛细管柱(柱长为 30m,内径为 0.53mm,膜厚度为 1μm);柱温为 150℃;进样口温度为 200℃,检测器温度为 250℃。理论板数按龙脑峰计算应不低于 15000。

校正因子测定 取水杨酸甲酯适量,精密称定,加乙酸乙酯制成每 1ml 含 0.5mg 的溶液,作为内标溶液。另取龙脑对照品,精密称定,加乙酸乙酯制成每 1ml 含 0.5mg 的溶液,精密量取 2ml,置 10ml 量瓶中,精密加入内标溶液 2ml,加乙酸乙酯至刻度,摇匀,吸取 1μl,注入气相色谱仪,计算校正因子。

测定法 取重量差异项下的本品,研细,取约 0.3g,精密称定,置具塞锥形瓶中,精密加入乙酸乙酯 25ml,称定重量,超声处理(功率 200W,频率 40kHz)20 分钟,放冷,再称定重量,用乙酸乙酯补足减失的重量,离心 5~10 分钟(转速为每分钟 3000 转),精密量取上清液 2ml,置 10ml 量瓶中,精密加入内标溶液 2ml,加乙酸乙酯至刻度,摇匀,吸取 1μl,注入气相色谱仪,测定,即得。

本品每片含冰片以龙脑($C_{10}H_{18}O$)计,不得少于 9.4mg。

【功能与主治】 清心化痰,平肝安神。用于心肝火旺、痰热壅盛所致的头晕目眩、头痛失眠、烦躁不安;高血压病见上述证候者。

【用法与用量】 口服。一次 2 片,一日 2 次。

【注意】　腹泻者忌服。

【规格】　每片重 0.27g

【贮藏】　密封。

牛黄降压胶囊

Niuhuang Jiangya Jiaonang

【处方】　羚羊角　　　　珍珠

水牛角浓缩粉　　人工牛黄

冰片　　　　　　白芍

党参　　　　　　黄芪

决明子　　　　　川芎

黄芩提取物　　　甘松

薄荷　　　　　　郁金

【制法】　以上十四味，除人工牛黄、冰片、水牛角浓缩粉外，珍珠水飞或粉碎成极细粉；羚羊角锉研成细粉；其余白芍等九味粉碎成细粉；将人工牛黄、冰片、水牛角浓缩粉研细，与上述粉末配研，过筛，混匀，装入胶囊，即得。

【性状】　本品为硬胶囊，内容物为暗黄色的粉末；气微香，味微甜、苦，凉。

【鉴别】　(1)取本品内容物 1g，加三氯甲烷 30ml，超声处理 30 分钟，滤过，取滤液浓缩至 2ml，作为供试品溶液。另取冰片对照品，加三氯甲烷制成每 1ml 含 0.2mg 的溶液，作为对照品溶液。照薄层色谱法(通则 0502)试验，吸取上述两种溶液各 1～2μl，分别点于同一硅胶 G 薄层板上，以环己烷-乙酸乙酯(9∶1)为展开剂，展开，取出，晾干，喷以 5%磷钼酸乙醇溶液，在 105℃加热至斑点显色清晰。供试品色谱中，在与对照品色谱相应的位置上，显相同颜色的斑点。

(2)取本品内容物 1g，加甲醇 30ml，超声处理 30 分钟，滤过，滤液浓缩至约 2ml，作为供试品溶液。另取胆酸对照品，加甲醇制成每 1ml 含 1mg 的溶液，作为对照品溶液。照薄层色谱法(通则 0502)试验，吸取供试品溶液 6μl、对照品溶液 2μl，分别点于同一硅胶 G 薄层板上，以异辛烷-正丁醚-冰醋酸(8∶5∶5)为展开剂，展开，取出，晾干，喷以 10%磷钼酸乙醇溶液，在 105℃加热至斑点显色清晰。供试品色谱中，在与对照品色谱相应的位置上，显相同颜色的斑点。

(3)取本品内容物 5g，加乙醚 30ml，超声处理 15 分钟，加活性炭适量摇匀(使溶液至近无色)，滤过，滤液挥干，残渣加乙酸乙酯 0.5ml 使溶解，作为供试品溶液。另取川芎对照药材 1g，加乙醚 20ml，超声处理 15 分钟，滤过，滤液挥干，残渣加乙酸乙酯 1ml 使溶解，作为对照药材溶液。照薄层色谱法(通则 0502)试验，吸取供试品溶液 6～10μl、对照药材溶液 2μl，分别点于同一硅胶 G 薄层板上，以环己烷-乙酸乙酯(9∶1)为展开剂，展开，取出，晾干，置紫外光灯(365nm)下检视。供试品色谱中，在与对照药材色谱相应的位置上，显相同颜色的荧光斑点。

(4)取本品内容物 5g，加水 50ml，加热回流 20 分钟，放冷，离心，取上清液，用乙酸乙酯提取 2 次，每次 20ml，弃去乙酸乙酯，水溶液用以水饱和的正丁醇振摇提取 3 次，每次 20ml，合并正丁醇提取液，用氨试液洗涤 2 次，每次 20ml，取正丁醇液蒸干，残渣加甲醇 1ml 使溶解，作为供试品溶液。另取黄芪甲苷对照品，加甲醇制成每 1ml 含 0.5mg 的溶液，作为对照品溶液。照薄层色谱法(通则 0502)试验，吸取供试品溶液 6～10μl、对照品溶液 2μl，分别点于同一硅胶 G 薄层板上，以三氯甲烷-甲醇-水(13∶6∶2)10℃ 以下放置过夜的下层溶液为展开剂，展开，取出，晾干，喷以 10%硫酸乙醇溶液，在 105℃加热至斑点显色清晰。供试品色谱中，在与对照品色谱相应的位置上，显相同颜色的斑点；置紫外光灯(365nm)下检视，显相同颜色的荧光斑点。

【检查】　应符合胶囊剂项下有关的各项规定(通则 0103)。

【含量测定】　白芍　照高效液相色谱法(通则 0512)测定。

色谱条件与系统适用性试验　以十八烷基硅烷键合硅胶为填充剂；以乙腈-水(15∶85)为流动相；检测波长为 230nm。理论板数按芍药苷峰计算应不低于 3000。

对照品溶液的制备　取芍药苷对照品适量，精密称定，用稀乙醇制成每 1ml 含 0.1mg 的溶液，即得。

供试品溶液的制备　取装量差异项下的本品内容物，研细，取 1g，精密称定，置具塞锥形瓶中，精密加入水 50ml，密塞，称定重量，超声处理(功率 250W，频率 33kHz)45 分钟，放冷，再称定重量，用水补足减失的重量，摇匀，离心(转速为每分钟 3000 转)，精密量取上清液 10ml，加在聚酰胺柱(3g，内径为 1.5cm)上，用水洗脱，收集洗脱液 60ml，蒸干，残渣用稀乙醇溶解，转移至 10ml 量瓶中，并稀释至刻度，摇匀，滤过，取续滤液，即得。

测定法　分别精密吸取对照品溶液与供试品溶液各 5μl，注入液相色谱仪，测定，即得。

本品每粒含白芍以芍药苷($C_{23}H_{28}O_{11}$)计，不得少于 0.60mg。

黄芩提取物　照高效液相色谱法(通则 0512)测定。

色谱条件与系统适用性试验　以十八烷基硅烷键合硅胶为填充剂；以甲醇-冰醋酸-水(50∶1∶50)为流动相；检测波长为 280nm。理论板数按黄芩苷峰计算应不低于 4000。

对照品溶液的制备　取黄芩苷对照品适量，精密称定，用稀乙醇制成每 1ml 含 60μg 的溶液，即得。

供试品溶液的制备　取装量差异项下的本品内容物，研细，取 0.5g，精密称定，置具塞锥形瓶中，精密加入稀乙醇 50ml，密塞，称定重量，加热回流 30 分钟，放冷，再称定重量，用稀乙醇补足减失的重量，摇匀，滤过，精密量取续滤液 5ml，置 100ml 量瓶中，加稀乙醇至刻度，摇匀，滤过，取续滤液，即得。

测定法　分别精密吸取对照品溶液与供试品溶液各 10μl，注入液相色谱仪，测定，即得。

本品每粒含黄芩提取物以黄芩苷($C_{21}H_{18}O_{11}$)计,不得少于 38mg。

【功能与主治】 清心化痰,平肝安神。用于心肝火旺、痰热壅盛所致的头晕目眩、头痛失眠、烦躁不安;高血压病见上述证候者。

【用法与用量】 口服。一次 2～4 粒,一日 1 次。

【注意】 腹泻者忌服。

【规格】 每粒装 0.4g

【贮藏】 密封。

牛黄消炎片

Niuhuang Xiaoyan Pian

【处方】 人工牛黄 4.8g   珍珠母 9.6g
蟾酥 2.9g   青黛 3.8g
天花粉 9.6g   大黄 9.6g
雄黄 9.6g

【制法】 以上七味,雄黄水飞成极细粉,珍珠母粉碎成极细粉;大黄、天花粉粉碎成细粉;青黛和人工牛黄分别研细;蟾酥加白酒研成糊状,与上述粉末及辅料适量混匀,制粒,干燥,压制成 1000 片,包糖衣或薄膜衣,即得。

【性状】 本品为糖衣片或薄膜衣片,除去包衣后显黄棕色;味苦,有麻辣感。

【鉴别】 (1)取本品,置显微镜下观察:石细胞黄绿色,长方形、椭圆形、类方形、多角形或纺锤形,直径27～72μm,壁较厚,纹孔细密(天花粉)。草酸钙簇晶大,直径 60～140μm(大黄)。不规则块片或颗粒蓝色(青黛)。不规则碎块金黄色或橙黄色,有光泽(雄黄)。

(2)取本品 10 片,除去包衣,研细,加甲醇 5ml,振摇提取 30 分钟,滤过,滤液作为供试品溶液。另取大黄对照药材 0.3g,同法制成对照药材溶液。再取靛玉红对照品,加三氯甲烷制成每 1ml 含 0.2mg 的溶液,作为对照品溶液。照薄层色谱法(通则 0502)试验,吸取上述三种溶液各 5～7μl,分别点于同一硅胶 G 薄层板上,以石油醚(30～60℃)-甲酸乙酯-甲酸(15:5:1)的上层溶液为展开剂,展开,取出,晾干,分别置日光和紫外光灯(365nm)下检视。供试品色谱中,在与靛玉红对照品色谱相应的位置上,日光下显相同颜色的斑点;在与大黄对照药材色谱相应的位置上,紫外光下显相同颜色的荧光斑点。

(3)取胆酸对照品,加乙醇制成每 1ml 含 0.5mg 的溶液,作为对照品溶液。照薄层色谱法(通则 0502)试验,吸取对照品溶液及〔鉴别〕(2)项下的供试品溶液各 5μl,分别点于同一硅胶 G 薄层板上,以异辛烷-乙酸乙酯-冰醋酸(15:7:5)为展开剂,展开,取出,晾干,喷以 10% 硫酸乙醇溶液,在 105℃加热至斑点显色清晰,置紫外光灯(365nm)下检视。供试品色谱中,在

与对照品色谱相应的位置上,显相同颜色的荧光斑点。

【检查】 应符合片剂项下有关的各项规定(通则 0101)。

【含量测定】 蟾酥 照高效液相色谱法(通则 0512)测定。

色谱条件与系统适用性试验 以十八烷基硅烷键合硅胶为填充剂;以乙腈-0.5%磷酸二氢钾溶液(用磷酸调节 pH 值至 3.2)(50:50)为流动相;柱温为 40℃;检测波长为 296nm。理论板数按华蟾酥毒基峰计算应不低于 4000。

对照品溶液的制备 取华蟾酥毒基对照品、脂蟾毒配基对照品适量,精密称定,加甲醇制成每 1ml 各含 50μg 的溶液,即得。

供试品溶液的制备 取本品 25 片,除去包衣,精密称定,研细,取 10 片量,精密称定,置具塞锥形瓶中,精密加入甲醇 25ml,密塞,称定重量,摇匀,放置过夜,超声处理(功率 250W,频率 50kHz)20 分钟,放冷,再称定重量,用甲醇补足减失的重量,摇匀,滤过,取续滤液,即得。

测定法 分别精密吸取对照品溶液与供试品溶液各 10μl,注入液相色谱仪,测定,即得。

本品每片含蟾酥以华蟾酥毒基($C_{26}H_{34}O_{6}$)和脂蟾毒配基($C_{24}H_{32}O_{4}$)的总量计,不得少于 0.10mg。

人工牛黄 照高效液相色谱法(通则 0512)测定。

色谱条件与系统适用性试验 以十八烷基硅烷键合硅胶为填充剂;以甲醇-0.1%醋酸溶液(75:25)为流动相;用蒸发光散射检测器检测。理论板数按胆酸峰计算应不低于 5000。

对照品溶液的制备 取胆酸对照品适量,精密称定,加甲醇制成每 1ml 含 0.4mg 的溶液,即得。

供试品溶液的制备 精密量取蟾酥〔含量测定〕项下的供试品溶液 10ml,蒸干,残渣加甲醇适量使溶解,转移至 5ml 量瓶中,加甲醇至刻度,摇匀,滤过,取续滤液,即得。

测定法 分别精密吸取对照品溶液 10μl、15μl,供试品溶液 20μl,注入液相色谱仪,测定,以外标两点法对数方程计算,即得。

本品每片含人工牛黄以胆酸($C_{24}H_{40}O_{5}$)计,不得少于 0.20mg。

【功能与主治】 清热解毒,消肿止痛。用于热毒蕴结所致的咽喉肿痛、疔、痈、疮疖。

【用法与用量】 口服。一次 1 片,一日 3 次,小儿酌减;外用研末调敷患处。

【注意】 孕妇忌服。

【贮藏】 密封。

牛黄蛇胆川贝液

Niuhuang Shedan Chuanbei Ye

【处方】 人工牛黄 1.6g   川贝母 48.4g
蛇胆汁 8.1g   薄荷脑 0.04g

【制法】 以上四味,取人工牛黄研细后,用乙醇浸泡

24 小时,滤过,滤液备用;川贝母研碎成粗粉,用 70%乙醇作溶剂进行渗漉,收集渗漉液,浓缩至适量。取蔗糖、蜂蜜适量,加水制成糖浆,与蛇胆汁、上述人工牛黄与川贝母提取液、薄荷脑 0.04g 及尼泊金乙酯 0.5g 混匀,加水至 1000ml,搅匀,滤过,灌封,灭菌,即得。

【性状】 本品为淡黄色至棕黄色液体;味甜、微苦,有凉喉感。

【鉴别】 (1)取本品 20ml,加稀盐酸 1~2ml,加三氯甲烷振摇提取 2 次,每次 15ml,弃去三氯甲烷液,水液用氨试液调至碱性,加三氯甲烷振摇提取 2 次,每次 15ml,合并三氯甲烷液,蒸干,残渣加稀盐酸 2ml 使溶解,滤过,分置三支试管中,一管中加入碘化铋钾试液 1~2 滴,生成红棕色沉淀;一管中加碘化汞钾试液 1~2 滴,生成白色沉淀;另一管中加入硅钨酸试液 1~2 滴,生成白色沉淀。

(2)取本品 40ml,加稀盐酸 6ml,用三氯甲烷振摇提取 2 次,每次 40ml,合并三氯甲烷液,蒸干,残渣加乙醇 1ml 使溶解,作为供试品溶液。另取人工牛黄对照药材 28mg,加乙醇 30ml,超声处理 5 分钟,滤过,滤液蒸干,残渣加水 40ml 使溶解,自"加稀盐酸 6ml"起,同法制成对照药材溶液。照薄层色谱法(通则 0502)试验,吸取上述两种溶液各 10μl,分别点于同一硅胶 G 薄层板上,以乙酸乙酯-正己烷-冰醋酸-甲醇(16:2:1:1)为展开剂,展开,取出,晾干,喷以硫酸-醋酐-无水乙醇(1:1:10)的混合溶液,在 110℃加热约 10 分钟,置紫外光灯(365nm)下检视。供试品色谱中,在与对照药材色谱相应的位置上,显相同颜色的荧光斑点。

(3)取本品 50ml,蒸干,残渣加水 30ml 使溶解,用水饱和的正丁醇振摇提取 2 次,每次 20ml,合并正丁醇液,用氨试液洗涤 2 次,每次 20ml,弃去氨试液,正丁醇液再用正丁醇饱和的水洗 3 次,每次 20ml,分取正丁醇液,蒸干,残渣用乙醇 1ml 使溶解,作为供试品溶液。另取蛇胆汁对照药材 10mg,加正丁醇 20ml,超声处理 30 分钟,滤过,取滤液自"用氨试液洗涤 2 次"起,同法制成对照药材溶液。再取牛磺胆酸钠对照品,加乙醇制成每 1ml 含 1mg 的溶液,作为对照品溶液。照薄层色谱法(通则 0502)试验,吸取供试品溶液 2~5μl,对照药材溶液和对照品溶液各 2μl,分别点于同一硅胶 G 薄层板上,以正丁醇-冰醋酸-水(4:0.5:4)的上层溶液为展开剂,展开,取出,晾干,喷以 10%硫酸乙醇溶液,在 105℃加热约 5 分钟,置紫外光灯(365nm)下检视。供试品色谱中,在与对照药材色谱和对照品色谱相应的位置上,显相同颜色的荧光斑点。

【检查】 相对密度 应不低于 1.08(通则 0601)。

pH 值 应为 4.0~6.5(通则 0631)。

其他 应符合合剂项下有关的各项规定(通则 0181)。

【含量测定】 照高效液相色谱法(通则 0512)测定。

色谱条件与系统适用性试验 以十八烷基硅烷键合硅胶为填充剂;以甲醇-0.2%醋酸溶液(75:25)为流动相;用蒸发光散射检测器检测。理论板数按胆酸峰计算应不低于 3000。

对照品溶液的制备 取胆酸对照品适量,精密称定,加甲醇制成每 1ml 含 80μg 的溶液,即得。

供试品溶液的制备 精密量取本品 10ml,加稀盐酸 1ml,用三氯甲烷振摇提取 5 次,每次 15ml,合并三氯甲烷液,蒸干,残渣加甲醇使溶解并转移至 10ml 量瓶中,加甲醇至刻度,摇匀,滤过,取续滤液,即得。

测定法 分别精密吸取对照品溶液 5μl、20μl,供试品溶液 10μl,注入液相色谱仪,测定,以外标两点法对数方程计算,即得。

本品每 1ml 含人工牛黄和蛇胆汁以胆酸($C_{24}H_{40}O_5$)计,不得少于 45μg。

【功能与主治】 清热、化痰、止咳。用于热痰、燥痰咳嗽,症见咳嗽、痰黄或干咳、咯痰不爽。

【用法与用量】 口服。一次 10ml,一日 3 次;小儿酌减或遵医嘱。

【规格】 (1)每支装 10ml　(2)每瓶装 100ml　(3)每瓶装 150ml

【贮藏】 密闭,置阴凉处保存。

牛黄清心丸(局方)

Niuhuang Qingxin Wan

【处方】

牛黄 25.7g	当归 45g
川芎 39g	甘草 150g
山药 210g	黄芩 45g
炒苦杏仁 37.5g	大豆黄卷 57g
大枣 90g	炒白术 75g
茯苓 48g	桔梗 39g
防风 45g	柴胡 39g
阿胶 51g	干姜 25g
白芍 75g	人参 75g
六神曲(炒)75g	肉桂 54g
麦冬 44g	白蔹 22.5g
蒲黄(炒)7.5g	麝香或人工麝香 6.4g
冰片 16.1g	水牛角浓缩粉 28.5g
羚羊角 28.4g	朱砂 69.7g
雄黄 24g	

【制法】 以上二十九味,除牛黄、麝香或人工麝香、冰片、水牛角浓缩粉外,朱砂、雄黄分别水飞成极细粉;羚羊角锉研成细粉;其余山药等二十二味粉碎成细粉;将牛黄、麝香或人工麝香、冰片、水牛角浓缩粉研细,与上述粉末配研,过筛,混匀。每 100g 粉末加炼蜜 90~110g 制成大蜜丸,或用水(加入 4%炼蜜)泛丸,制得水丸,即得。

【性状】 本品为红褐色的大蜜丸或水丸;气芳香,味微甜。

【鉴别】 (1)取本品,置显微镜下观察:不规则分枝状团块无色,遇水合氯醛试液溶化;菌丝无色或淡棕色,直径 4~

6μm(茯苓)。草酸钙簇晶直径 18~32μm,存在于薄壁细胞中,常排列成行,或一个细胞中含有数个簇晶(白芍)。草酸钙针晶细小,长 10~32μm,不规则地充塞于薄壁细胞中(炒白术)。草酸钙针晶束长24~50μm,存在于类圆形或椭圆形黏液细胞中(麦冬)。纤维束周围薄壁细胞含草酸钙方晶,形成晶纤维(甘草)。韧皮纤维淡黄色,梭形,壁厚,孔沟细(黄芩)。联结乳管直径 14~25μm,含淡黄色颗粒状物(桔梗)。石细胞橙黄色,贝壳状,壁较厚,较宽一边纹孔明显(炒苦杏仁)。果皮表皮细胞黄棕色至红棕色,表面观多角形,断面观角质层厚约 10μm(大枣)。种皮栅状细胞淡黄色,长45~80μm(大豆黄卷)。花粉粒黄色,类圆形或椭圆形,直径约 30μm,外壁有微细疣状突起(蒲黄)。不规则细小颗粒暗棕红色,有光泽,边缘暗黑色(朱砂)。不规则碎块金黄色或橙黄色,有光泽(雄黄)。不规则碎块灰白色或浅灰黄色,稍具光泽,表面有灰棕色色素颗粒,并有不规则纵长裂缝(水牛角浓缩粉)。无定形团块淡黄棕色,埋有细小方形结晶(麝香)。

(2)取本品 10 丸,剪碎,取约 1.2g,加入等量硅藻土,研细,加甲醇 50ml,加热回流 3 小时,提取液蒸干,残渣加乙醇 5ml 超声使溶解,离心,取上清液作为供试品溶液。另取胆酸和猪去氧胆酸对照品适量,加乙醇制成每 1ml 含 0.5mg 的溶液,作为对照品溶液。照薄层色谱法(通则 0502)试验,精密吸取供试品溶液10μl、上述两种对照品溶液各 5μl,分别点于同一硅胶 G 薄层板上,以环己烷-乙酸乙酯-甲醇-醋酸(20∶25∶3∶2)的上层溶液为展开剂,展开二次,取出,晾干,喷以 10% 硫酸乙醇溶液,置 105℃加热至斑点显色清晰。分别置日光及紫外光灯(365nm)下检视。供试品色谱中,在与胆酸对照品色谱相应的位置上,显相同颜色的斑点及荧光斑点。

(3)取本品大蜜丸 6g,剪碎,加硅藻土 3g,研匀,或取水丸 4g,研碎,加乙醚 30ml,超声处理 10 分钟,滤过,滤液备用,滤渣挥干乙醚,加甲醇 30ml,超声处理 30 分钟,滤过,滤液蒸干,残渣加水 15ml 微热使溶解,用盐酸调节 pH 值为1~2,用乙酸乙酯振摇提取 2 次,每次 20ml,合并乙酸乙酯液,蒸干,残渣加甲醇 1ml 使溶解,作为供试品溶液。另取黄芩苷对照品,加甲醇制成每 1ml 含 1mg 的溶液,作为对照品溶液。照薄层色谱法(通则 0502)试验,吸取上述两种溶液各 4~6μl,分别点于同一硅胶 G 薄层板上,以乙酸乙酯-丁酮-甲酸-水(5∶3∶1∶1)为展开剂,展开,取出,晾干,喷以 2% 三氯化铁乙醇溶液。供试品色谱中,在与对照品色谱相应的位置上,显相同颜色的斑点。

(4)取本品大蜜丸 15g,剪碎,加硅藻土 7g,研匀,或取水丸 8g,研碎,加三氯甲烷 50ml,超声处理 30 分钟,滤过,弃去三氯甲烷液,残渣挥去溶剂,加水饱和正丁醇 50ml,超声处理 40 分钟,滤过,滤液加三倍量氨试液洗涤,分取正丁醇层,蒸干,残渣加甲醇 1ml 使溶解,作为供试品溶液。另取人参皂苷Rb₁ 对照品、人参皂苷 Re 对照品、人参皂苷 Rg₁ 对照品,加甲醇制成每 1ml 各含 1mg 的混合溶液,作为对照品溶液。照薄

层色谱法(通则 0502)试验,吸取上述两种溶液各 4~6μl,分别点于同一硅胶 G 薄层板上,以三氯甲烷-甲醇-水(65∶35∶10)10℃以下放置 12 小时的下层溶液为展开剂,展开,取出,晾干,喷以 10% 硫酸乙醇溶液,在 105℃加热至斑点显色清晰。供试品色谱中,在与对照品色谱相应的位置上,显相同颜色的斑点。

(5)取〔鉴别〕(3)项下乙醚提取液,挥干乙醚,残渣加乙酸乙酯 0.5ml 使溶解,作为供试品溶液。另取当归对照药材 0.5g,加乙醚 20ml,超声处理 10 分钟,滤过,滤液挥干,残渣加乙酸乙酯 0.5ml 使溶解,作为对照药材溶液。照薄层色谱法(通则 0502)试验,吸取上述两种溶液各 6~10μl,分别点于同一硅胶 G 薄层板上,以正己烷-乙酸乙酯(9∶1)为展开剂,展开,取出,晾干,置紫外光灯(365nm)下检视。供试品色谱中,在与对照药材色谱相应的位置上,显相同颜色的荧光斑点。

【检查】　猪去氧胆酸　照〔鉴别〕(2)项下方法进行试验。供试品色谱中,在与猪去氧胆酸对照品色谱相应的位置上,不得显相同颜色的斑点及荧光斑点。

其他　应符合丸剂项下有关的各项规定(通则 0108)。

【功能与主治】　清心化痰,镇惊祛风。用于风痰阻窍所致的头晕目眩、痰涎壅盛、神志混乱、言语不清及惊风抽搐、癫痫。

【用法与用量】　口服。大蜜丸一次 1 丸,水丸一次 1.6g,一日 1 次。

【注意】　孕妇慎用。

【规格】　(1)水丸　每20粒重1.6g
(2)大蜜丸　每丸重 3g

【贮藏】　密封。

牛黄清宫丸
Niuhuang Qinggong Wan

【处方】　人工牛黄 1.7g　　　麦冬 170g
　　　　　黄芩 170g　　　　　莲子心 170g
　　　　　天花粉 170g　　　　甘草 170g
　　　　　大黄 170g　　　　　栀子 170g
　　　　　地黄 100g　　　　　连翘 100g
　　　　　郁金 100g　　　　　玄参 70g
　　　　　雄黄 185g　　　　　水牛角浓缩粉 340g
　　　　　朱砂 135g　　　　　冰片 35g
　　　　　金银花 335g　　　　人工麝香 1.7g

【制法】　以上十八味,除人工牛黄、冰片、人工麝香和水牛角浓缩粉外,朱砂、雄黄水飞,其余黄芩等十二味粉碎成细粉;将人工牛黄、冰片、人工麝香和水牛角浓缩粉研细,与上述药粉配研,过筛,混匀。每 100g 粉末加炼蜜 110~130g 制成

大蜜丸,即得。

【性状】 本品为棕黄色至棕褐色的大蜜丸;味微苦、辛,凉。

【鉴别】 (1)取本品,置显微镜下观察:韧皮纤维淡黄色,梭形,壁厚,孔沟细(黄芩)。草酸钙簇晶大,直径 50～140μm(大黄)。种皮石细胞黄色或淡棕色,多破碎,完整者长多角形、长方形或不规则形,壁厚,有大的圆形纹孔,胞腔棕红色(栀子)。内果皮纤维上下层纵横交错,纤维短梭形(连翘)。不规则碎块金黄色或橙黄色,有光泽(雄黄)。不规则碎片灰白色或浅灰黄色,稍具光泽,表面有灰棕色色素颗粒,并有不规则纵长裂缝(水牛角浓缩粉)。不规则细小颗粒暗棕红色,有光泽,边缘暗黑色(朱砂)。花粉粒类球形,直径约76μm,外壁有刺状雕纹,具 3 个萌发孔(金银花)。

(2)取本品 3g,剪碎,加硅藻土 2g,研匀,加甲醇 20ml,超声处理 20 分钟,滤过,取滤液 5ml,蒸干,残渣加水 10ml 使溶解,再加盐酸 1ml,加热回流 30 分钟,立即冷却,用乙醚振摇提取 2 次,每次 20ml,合并乙醚液,蒸干,残渣加三氯甲烷 1ml 使溶解,作为供试品溶液。另取大黄对照药材 0.1g,同法制成对照药材溶液。再取大黄素对照品,加甲醇制成每 1ml 含 0.1mg 的溶液,作为对照品溶液。照薄层色谱法(通则 0502)试验,吸取上述三种溶液各 4μl,分别点于同一硅胶 G 薄层板上,以石油醚(30～60℃)-甲酸乙酯-甲酸(15:5:1)的上层溶液为展开剂,展开,取出,晾干,置紫外光灯(365nm)下检视。供试品色谱中,在与对照药材色谱相应的位置上,显相同的五个橙黄色荧光主斑点;在与对照品色谱相应的位置上,显相同的橙黄色荧光斑点,置氨蒸气中熏后,斑点变为红色。

(3)取本品 6g,剪碎,加硅藻土 4g,研匀,加石油醚(60～90℃)30ml,加热回流 30 分钟,弃去石油醚液,药渣挥尽石油醚,加无水乙醇 30ml,加热回流 30 分钟,滤过,滤液蒸干,残渣加无水乙醇 2ml 使溶解,作为供试品溶液。另取栀子苷对照品,加甲醇制成每 1ml 含 0.5mg 的溶液,作为对照品溶液。照薄层色谱法(通则 0502)试验,吸取上述两种溶液各 10μl,分别点于同一硅胶 G 薄层板上,以三氯甲烷-甲醇(3:1)为展开剂,展开,取出,晾干,喷以 10%硫酸乙醇溶液,在 105℃加热至斑点显色清晰。供试品色谱中,在与对照品色谱相应的位置上,显相同颜色的斑点。

(4)取本品 3g,剪碎,加硅藻土 2g,研匀,加甲醇 10ml,超声处理 30 分钟,滤过,滤液作为供试品溶液。另取绿原酸对照品,加甲醇制成每 1ml 含 0.5mg 的溶液,作为对照品溶液。照薄层色谱法(通则 0502)试验,吸取供试品溶液 10μl,对照品溶液 5μl,分别点于同一硅胶 G 薄层板上,以乙酸丁酯-甲酸-水(7:2.5:2.5)的上层溶液为展开剂,展开,取出,晾干,置紫外光灯(365nm)下检视。供试品色谱中,在与对照品色谱相应的位置上,显相同颜色的荧光斑点。

【检查】 应符合丸剂项下有关的各项规定(通则 0108)。

【含量测定】 照高效液相色谱法(通则 0512)测定。

色谱条件与系统适用性试验 以十八烷基硅烷键合硅胶为填充剂;以甲醇-水-磷酸(46:54:0.2)为流动相;检测波长为 280nm。理论板数按黄芩苷峰计算应不低于 4000。

对照品溶液的制备 取黄芩苷对照品适量,精密称定,加 50%甲醇制成每 1ml 含 60μg 的溶液,即得。

供试品溶液的制备 取重量差异项下的本品,剪碎,混匀,取约 1g,精密称定,加入等量硅藻土,研匀,置 100ml 锥形瓶中,精密加入 50%甲醇 50ml,密塞,称定重量,超声处理(功率 250W,频率 40kHz)30 分钟,放冷,再称定重量,用 50%甲醇补足减失的重量,摇匀,滤过,取续滤液,即得。

测定法 分别精密吸取对照品溶液与供试品溶液各 10μl,注入液相色谱仪,测定,即得。

本品每丸含黄芩以黄芩苷($C_{21}H_{18}O_{11}$)计,不得少于 5.0mg。

【功能与主治】 清热解毒,镇惊安神,止渴除烦。用于热入心包、热盛动风证,症见身热烦躁、昏迷、舌赤唇干、谵语狂躁、头痛眩晕、惊悸不安及小儿急热惊风。

【用法与用量】 口服。一次 1 丸,一日 2 次。

【注意】 孕妇禁用;不宜久服。

【规格】 每丸重 2.2g

【贮藏】 密封。

牛黄清感胶囊

Niuhuang Qinggan Jiaonang

【处方】 黄芩 166.7g   金银花 166.7g
连翘 333.3g   人工牛黄 50g
珍珠母 166.7g

【制法】 以上五味,除人工牛黄外,珍珠母粉碎成细粉;金银花、连翘加水(用醋酸调节 pH 值至 5.0)煎煮二次,第一次 2 小时,第二次 1 小时,合并煎液,滤过,滤液浓缩至相对密度为 1.30～1.35(60℃)的稠膏,干燥,粉碎成细粉;黄芩加水煎煮二次,第一次 2 小时,第二次 1 小时,合并煎液,滤过,滤液浓缩至相对密度为 1.05～1.10(80℃)的清膏,用 10%盐酸溶液调节 pH 值 1.0～2.0,在 80℃保温 2 小时,静置 24 小时,滤过,沉淀加 8～10 倍量水,用 40%氢氧化钠溶液调节 pH 值至 7.0,再加等量乙醇,加热至 60℃,搅拌使沉淀溶解,滤过,滤液用 10%盐酸溶液调节 pH 值至 2.0,在 60℃保温 1～2 小时,静置 24 小时,滤过,沉淀用 pH 值为 2.0 的酸性水洗涤 2 次,收集沉淀,在 60℃干燥,粉碎成细粉,过筛。取人工牛黄细粉,与上述三种细粉及滑石粉 20g 混匀,装入胶囊,制成 1000 粒,即得。

【性状】 本品为硬胶囊,内容物为浅黄棕色至黄棕色的粉末;味苦。

【鉴别】 (1)取本品内容物,置显微镜下观察:不规则碎块,表面多不平整,呈明显的颗粒性,有的呈层状结构,边缘多数为不规则锯齿状(珍珠母)。

（2）取本品内容物 1g，加甲醇 10ml，加热回流 20 分钟，滤过，滤液作为供试品溶液。另取黄芩苷对照品、绿原酸对照品，分别加乙醇制成每 1ml 各含 0.1mg 的溶液，作为对照品溶液。照薄层色谱法（通则 0502）试验，吸取上述三种溶液各 2μl，分别点于同一聚酰胺薄膜上，以醋酸为展开剂，展开，取出，晾干，置紫外光灯（365nm）下检视。供试品色谱中，在与对照品色谱相应的位置上，显相同颜色的荧光斑点。

（3）取连翘对照药材 0.5g，加甲醇 10ml，加热回流 20 分钟，滤过，滤液作为对照药材溶液。另取连翘苷对照品，加甲醇制成每 1ml 含 0.5mg 的溶液，作为对照品溶液。照薄层色谱法（通则 0502）试验，吸取〔鉴别〕（2）项下的供试品溶液、上述对照药材溶液及对照品溶液各 5μl，分别点于同一硅胶 G 薄层板上，以三氯甲烷-甲醇（8：1）为展开剂，展开，取出，晾干，喷以 10%硫酸乙醇溶液，在 105℃加热至斑点显色清晰。供试品色谱中，在与对照药材色谱和对照品色谱相应的位置上，显相同颜色的斑点。

（4）取人工牛黄对照药材 0.1g，加甲醇 10ml，超声处理 5 分钟，摇匀，静置，取上清液作为对照药材溶液。另取胆酸对照品、猪去氧胆酸对照品，加乙醇制成每 1ml 各含 1mg 的混合溶液，作为对照品溶液。照薄层色谱法（通则 0502）试验，吸取〔鉴别〕（2）项下的供试品溶液、上述对照药材溶液各 4μl、上述对照品溶液 2μl，分别点于同一硅胶 G 薄层板上，以正己烷-乙酸乙酯-甲醇-醋酸（20：25：3：2）的上层溶液为展开剂，展开，取出，晾干，喷以 10%硫酸乙醇溶液，105℃加热数分钟，置紫外光灯（365nm）下检视。供试品色谱中，在与对照药材色谱和对照品色谱相应的位置上，显相同颜色的荧光斑点。

【检查】 应符合胶囊剂项下有关的各项规定（通则 0103）。

【含量测定】 照高效液相色谱法（通则 0512）测定。

色谱条件与系统适用性试验 以十八烷基硅烷键合硅胶为填充剂；以甲醇-水-冰醋酸（50：50：1）为流动相；检测波长 274nm。理论板数按黄芩苷峰计算应不低于 2500。

对照品溶液的制备 精密称取黄芩苷对照品 10mg，置 100ml 量瓶中，加 50%甲醇适量，置水浴中加热使溶解，放冷，加 50%甲醇至刻度，摇匀，即得（每 1ml 含黄芩苷 0.1mg）。

供试品溶液的制备 取装量差异项下的本品内容物，混匀，取 0.7g，精密称定，置具塞锥形瓶中，精密加入 50%甲醇 50ml，密塞，称定重量，超声处理（功率 250W，频率 33kHz）20 分钟，放冷，再称定重量，用 50%甲醇补足减失的重量，摇匀，滤过。精密量取续滤液 5ml，置 25ml 量瓶中，加 50%甲醇稀释至刻度，摇匀，滤过，取续滤液，即得。

测定法 分别精密吸取对照品溶液与供试品溶液各 5~10μl，注入液相色谱仪，测定，即得。

本品每粒含黄芩以黄芩苷（$C_{21}H_{18}O_{11}$）计，不得少于 10.0mg。

【功能与主治】 疏风解表，清热解毒。用于外感风热，内郁化火所致的感冒发热，咳嗽，咽痛。

【用法与用量】 口服。一次 2~4 粒，一日 3 次；儿童酌减或遵医嘱。

【规格】 每粒装 0.3g

【贮藏】 密封。

牛黄解毒丸

Niuhuang Jiedu Wan

【处方】

人工牛黄 5g	雄黄 50g
石膏 200g	大黄 200g
黄芩 150g	桔梗 100g
冰片 25g	甘草 50g

【制法】 以上八味，除人工牛黄、冰片外，雄黄水飞成极细粉；其余石膏等五味粉碎成细粉；将冰片、人工牛黄研细，与上述粉末配研，过筛，混匀。每 100g 粉末加炼蜜 26~36g 与适量的水，泛丸，制成水蜜丸，低温干燥；或每 100g 粉末加炼蜜 100~110g 制成大蜜丸，即得。

【性状】 本品为棕黄色的大蜜丸或水蜜丸；有冰片香气，味微甜而后苦、辛。

【鉴别】 （1）取本品，置显微镜下观察：韧皮纤维淡黄色，梭形，壁厚，孔沟细（黄芩）。纤维束周围薄壁细胞含草酸钙方晶，形成晶纤维（甘草）。草酸钙簇晶大，直径 60~140μm（大黄）。联结乳管直径 14~25μm，含淡黄色颗粒状物（桔梗）。不规则碎块金黄色或橙黄色，有光泽（雄黄）。不规则片状结晶无色，有平直纹理（石膏）。

（2）取本品水蜜丸 3g，研碎，或取大蜜丸 3g，剪碎，加硅藻土 2g，研匀，加三氯甲烷 15ml，超声处理 20 分钟，滤过，滤渣备用，滤液蒸干，加乙醇 0.5ml 使溶解，作为供试品溶液。另取胆酸对照品，加乙醇制成每 1ml 含 1mg 的溶液，作为对照品溶液。照薄层色谱法（通则 0502）试验，吸取上述两种溶液各 5μl，分别点于同一硅胶 G 薄层板上，以正己烷-乙酸乙酯-甲醇-醋酸（20：25：3：2）的上层溶液为展开剂，展开，取出，晾干，喷以 10%硫酸乙醇溶液，在 105℃加热约 10 分钟，置紫外光灯（365nm）下检视。供试品色谱中，在与对照品色谱相应的位置上，显相同颜色的荧光斑点。

（3）取冰片对照品，加无水乙醇制成每 1ml 含 1mg 的溶液，作为对照品溶液。照薄层色谱法（通则 0502）试验，吸取〔鉴别〕（2）项下的供试品溶液及上述对照品溶液各 2μl，分别点于同一硅胶 G 薄层板上，以环己烷-乙酸乙酯（17：3）为展开剂，展开，取出，晾干，喷以 5%香草醛硫酸溶液，加热至斑点显色清晰。供试品色谱中，在与对照品色谱相应的位置上，显相同颜色的斑点。

（4）取〔鉴别〕（2）项下的备用滤渣，挥干溶剂，加甲醇

30ml,超声处理 20 分钟,滤过,取滤液 5ml,蒸干(其余滤液蒸干备用),残渣加水 10ml 使溶解,加盐酸 1ml,置水浴中加热 30 分钟,立即冷却,用乙醚振摇提取 4 次,每次 10ml,合并乙醚液,挥干,残渣加乙酸乙酯 1ml 使溶解,作为供试品溶液。另取大黄对照药材 0.1g,加甲醇 20ml,同法制成对照药材溶液。照薄层色谱法(通则 0502)试验,吸取供试品溶液和对照药材溶液各 3μl,分别点于同一以羧甲基纤维素钠为黏合剂的硅胶 H 薄层板上,以石油醚(30～60℃)-甲酸乙酯-甲酸(15:5:1)的上层溶液为展开剂,展开,取出,晾干,置紫外光灯(365nm)下检视。供试品色谱中,在与对照药材色谱相应的位置上,显相同的 5 个橙色荧光斑点;置氨蒸气中熏后,斑点变为红色。

(5)取〔鉴别〕(4)项下的备用残渣,加乙醇适量使溶解,加在聚酰胺柱(14～30 目)上,用水 125ml 洗脱,弃去洗脱液,再以 85％乙醇 50ml 洗脱,收集洗脱液,置水浴上蒸干,残渣加无水乙醇 2ml 使溶解,作为供试品溶液。另取黄芩苷对照品,加无水乙醇制成每 1ml 含 1mg 的溶液,作为对照品溶液。照薄层色谱法(通则 0502)试验,吸取供试品溶液 6μl、对照品溶液 3μl,分别点于同一以含 4％醋酸钠的羧甲基纤维素钠溶液制备的硅胶 G 薄层板上,以乙酸乙酯-丁酮-甲酸-水(5:3:1:1)为展开剂,展开,取出,晾干,喷以 1％三氯化铁乙醇溶液。供试品色谱中,在与对照品色谱相应的位置上,显相同颜色的斑点。

【检查】 水分 大蜜丸不得过 17.0％(通则 0832)。

三氧化二砷 取本品水蜜丸适量,研碎,精密称取 1.9g,或取大蜜丸适量,剪碎,精密称取 2.9g,加稀盐酸 20ml,时时搅拌 40 分钟,滤过,残渣用稀盐酸洗涤 2 次,每次 10ml,搅拌 10 分钟。洗液与滤液合并,置 500ml 量瓶中,加水至刻度,摇匀。精密量取 2ml,加盐酸 5ml 与水 21ml,照砷盐检查法(通则 0822 第一法)检查,所显砷斑颜色不得深于标准砷斑。

其他 应符合丸剂项下有关的各项规定(通则 0108)。

【含量测定】 照高效液相色谱法(通则 0512)测定。

色谱条件与系统适用性试验 以十八烷基硅烷键合硅胶为填充剂;以甲醇-水-磷酸(45:55:0.2)为流动相;检测波长为 315nm。理论板数按黄芩苷峰计算应不低于 3000。

对照品溶液的制备 取黄芩苷对照品适量,精密称定,加甲醇制成每 1ml 含 30μg 的溶液,即得。

供试品溶液的制备 取重量差异项下的本品大蜜丸,剪碎,混匀,取约 1g,精密称定;或取本品水蜜丸,研碎,取约 0.6g,精密称定,加 70％乙醇 30ml,超声处理 30 分钟,放冷,滤过,滤液置 50ml 量瓶中,用少量 70％乙醇分次洗涤容器和残渣,洗液滤入同一量瓶中,加 70％乙醇至刻度,摇匀;精密量取 2ml,置 10ml 量瓶中,加 70％乙醇至刻度,摇匀,即得。

测定法 分别精密吸取对照品溶液与供试品溶液各 10μl,注入液相色谱仪,测定,即得。

本品含黄芩以黄芩苷($C_{21}H_{18}O_{11}$)计,水蜜丸每 1g 不得少于 10.0mg;大蜜丸每丸不得少于 20.0mg。

【功能与主治】 清热解毒。用于火热内盛,咽喉肿痛,牙龈肿痛,口舌生疮,目赤肿痛。

【用法与用量】 口服。水蜜丸一次 2g,大蜜丸一次 1 丸,一日 2～3 次。

【注意】 孕妇禁用。

【规格】 (1)水蜜丸 每 100 丸重 5g (2)大蜜丸 每丸重 3g

【贮藏】 密封。

牛黄解毒片

Niuhuang Jiedu Pian

【处方】   人工牛黄 5g   雄黄 50g

石膏 200g   大黄 200g

黄芩 150g   桔梗 100g

冰片 25g   甘草 50g

【制法】 以上八味,雄黄水飞成极细粉;大黄粉碎成细粉;人工牛黄、冰片研细;其余黄芩等四味加水煎煮二次,每次 2 小时,滤过,合并滤液,滤液浓缩成稠膏或干燥成干浸膏,加入大黄、雄黄粉末,制粒,干燥,再加入人工牛黄、冰片粉末,混匀,压制成 1000 片(大片)或 1500 片(小片),或包糖衣或薄膜衣,即得。

【性状】 本品为素片、糖衣片或薄膜衣片,素片或包衣片除去包衣后显棕黄色;有冰片香气,味微苦、辛。

【鉴别】 (1)取本品,置显微镜下观察:草酸钙簇晶大,直径 60～140μm(大黄)。不规则碎块金黄色或橙黄色,有光泽(雄黄)。

(2)取本品 2 片(包衣片除去包衣),研细,加入石油醚(60～90℃)20ml,超声处理 30 分钟,滤过,滤液自然挥干(滤渣备用),残渣加乙酸乙酯 1ml 使溶解,作为供试品溶液。另取冰片对照品,加甲醇制成每 1ml 含 1mg 的溶液,作为对照品溶液。照薄层色谱法(通则 0502)试验,吸取供试品溶液 2μl,对照品溶液 5μl,分别点于同一硅胶 G 薄层板上,以环己烷-乙酸乙酯(17:3)为展开剂,展开,取出,晾干,喷以 5％香草醛硫酸溶液,在 105℃加热至斑点显色清晰,供试品色谱中,在与对照品色谱相应位置上,显相同颜色的斑点。

(3)取〔鉴别〕(2)项下的备用滤渣,挥干溶剂,加二氯甲烷 20ml,超声处理 30 分钟,滤过,滤液蒸干(滤渣备用),残渣加乙酸乙酯 1ml 使溶解,作为供试品溶液,另取大黄对照药材 0.1g,加二氯甲烷 20ml,同法制成对照药材溶液。照薄层色谱法(通则 0502)试验,吸取上述两种溶液各 4μl,分别点于同一硅胶 G 薄层板上,以石油醚(60～90℃)-甲酸乙酯-甲酸

（15：5：1）的上层溶液为展开剂，展开，取出，晾干，置紫外光灯（365nm）下检视。供试品色谱中，在与对照药材色谱相应的位置上，显相同的 4 个橙黄色荧光斑点。

（4）取〔鉴别〕（3）项下的备用滤渣，挥干溶剂，加甲醇 20ml，超声处理 30 分钟，滤过，滤液蒸干，残渣加甲醇 2ml 使溶解，作为供试品溶液。另取人工牛黄对照药材 5mg，加甲醇 20ml，同法制成对照药材溶液；再取胆酸对照品和黄芩苷对照品，分别加甲醇制成每 1ml 含 1mg 的溶液，作为对照品溶液。照薄层色谱法（通则 0502）试验，吸取上述四种溶液各 2μl，分别点于同一硅胶 G 薄层板上，以二氯甲烷-乙酸乙酯-甲醇-甲酸-水（7：3：1.3：1：1）的下层溶液为展开剂，展开，取出，晾干，置日光下检视。供试品色谱中，在与黄芩苷对照品色谱相应的位置上，显相同颜色的斑点；然后喷以 10% 硫酸乙醇溶液，在 105℃加热约 10 分钟，置紫外光灯（365nm）下检视。供试品色谱中，在与人工牛黄对照药材色谱和胆酸对照品色谱相应的位置上，显相同颜色的荧光斑点。

【检查】 **三氧化二砷** 取本品适量（包衣片除去包衣），研细，精密称取 1.52g，加稀盐酸 20ml，时时搅拌 1 小时，滤过，残渣用稀盐酸洗涤 2 次，每次 10ml，搅拌 10 分钟，洗液与滤液合并，置 500ml 量瓶中，加水稀释至刻度，摇匀。精密量取 5ml，置 10ml 量瓶中，加水至刻度，摇匀。精密量取 2ml，加盐酸 5ml 与水 21ml，照砷盐检查法（通则 0822 第一法）检查，所显砷斑颜色不得深于标准砷斑。

其他 应符合片剂项下有关的各项规定（通则 0101）。

【含量测定】 照高效液相色谱法（通则 0512）测定。

色谱条件与系统适用性试验 以十八烷基硅烷键合硅胶为填充剂；以甲醇-水-磷酸（45：55：0.2）为流动相；检测波长为 315nm。理论板数按黄芩苷峰计算应不低于 3000。

对照品溶液的制备 取黄芩苷对照品适量，精密称定，加甲醇制成每 1ml 含 30μg 的溶液，即得。

供试品溶液的制备 取本品 20 片（包衣片除去包衣），精密称定，研细，取约 0.6g，精密称定，置具塞锥形瓶中，加 70% 乙醇 30ml，超声处理（功率 250W，频率 33kHz）20 分钟，放冷，滤过，滤液置 100ml 量瓶中，用少量 70% 乙醇分次洗涤容器和残渣，洗液滤入同一量瓶中，加 70% 乙醇至刻度，摇匀，精密量取 2ml，置 10ml 量瓶中，加 70% 乙醇至刻度，摇匀，滤过，即得。

测定法 分别精密吸取对照品溶液 5μl 与供试品溶液 10μl，注入液相色谱仪，测定，即得。

本品每片含黄芩以黄芩苷（$C_{21}H_{18}O_{11}$）计，小片不得少于 3.0mg；大片不得少于 4.5mg。

【功能与主治】 清热解毒。用于火热内盛，咽喉肿痛，牙龈肿痛，口舌生疮，目赤肿痛。

【用法与用量】 口服。小片一次 3 片，大片一次 2 片，一日 2~3 次。

【注意】 孕妇禁用。

【贮藏】 密封。

牛黄解毒软胶囊

Niuhuang Jiedu Ruanjiaonang

【处方】 人工牛黄 2.5g　　　　雄黄 25g
　　　　石膏 100g　　　　　　大黄 100g
　　　　黄芩 75g　　　　　　　桔梗 50g
　　　　冰片 12.5g　　　　　　甘草 25g

【制法】 以上八味，除人工牛黄外，冰片研细；雄黄水飞成极细粉；大黄粉碎成细粉；其余黄芩等四味加水煎煮二次，每次 2 小时，合并煎液，滤过，滤液浓缩成稠膏，加入雄黄、大黄粉末，混匀，干燥，粉碎成细粉，加入人工牛黄、冰片及大豆油，混匀，装入胶囊，制成 1000 粒，即得。

【性状】 本品为软胶囊，内容物为棕黄色黏稠状液体；有冰片香气，味微苦、辛。

【鉴别】 （1）取本品内容物，置显微镜下观察：不规则碎块金黄色或橙黄色，有光泽（雄黄）。草酸钙簇晶大，直径为 60~140μm（大黄）。

（2）取本品内容物 2g，加二氯甲烷 25ml，研磨 10 分钟，滤过，滤液蒸干，残渣加甲醇 1ml，研磨 2 分钟，取上清液作为供试品溶液。另取胆酸对照品、猪去氧胆酸对照品，加甲醇制成每 1ml 各含 2mg 的混合溶液，作为对照品溶液。照薄层色谱法（通则 0502）试验，吸取上述两种溶液各 5μl，分别点于同一硅胶 G 薄层板上，以正己烷-乙酸乙酯-甲醇-醋酸（20：25：3：2）的上层溶液为展开剂，展开，取出，晾干，喷以 10% 硫酸乙醇溶液，在 105℃加热至斑点显色清晰，置紫外光灯（365nm）下检视。供试品色谱中，在与对照品色谱相应的位置上，显相同颜色的荧光斑点。

（3）取本品内容物 2g，加水 20ml、盐酸 1ml，加热回流 40 分钟，放冷，用乙醚 30ml 振摇提取，分取乙醚液，挥干，残渣加甲醇 2ml 使溶解，取上清液作为供试品溶液。另取大黄对照药材 0.5g，同法制成对照药材溶液。照薄层色谱法（通则 0502）试验，吸取上述两种溶液各 5μl，分别点于同一硅胶 G 薄层板上，以石油醚（30~60℃）-甲酸乙酯-甲酸（15：5：1）的上层溶液为展开剂，展开，取出，晾干，置紫外光灯（365nm）下检视。供试品色谱中，在与对照药材色谱相应的位置上，显相同颜色的荧光斑点。

（4）取本品内容物 4g，加乙酸乙酯-甲醇（3：1）的混合溶液 40ml，加热回流 30 分钟，滤过，滤液蒸干，残渣用乙醚洗涤 2 次，每次 10ml，弃去乙醚液，残渣加甲醇 1ml 使溶解，作为供试品溶液。另取黄芩苷对照品，加甲醇制成每 1ml 含 0.5mg 的溶液，作为对照品溶液。照薄层色谱法（通则 0502）试验，吸取上述两种溶液各 5~10μl，分别点于同一硅胶 G 薄层板上，以乙酸乙酯-丁酮-甲酸-水（5：3：1：1）为展开剂，展开，取出，晾干，喷以 1% 三氯化铁乙醇溶液，置日光下检视。供试品色谱中，在与对照品色谱相应的位置上，显相同颜色的斑点。

(5)取本品内容物 1g,加乙醚 20ml,超声处理 5 分钟,滤过,滤液挥干,残渣加甲醇 2ml 使溶解,取上清液作为供试品溶液。另取冰片对照品,加甲醇制成每 1ml 含 0.1mg 的溶液,作为对照品溶液。照薄层色谱法(通则 0502)试验,吸取上述两种溶液各 5µl,分别点于同一硅胶 G 薄层板上,以环己烷-乙酸乙酯(4:1)为展开剂,展开,取出,晾干,喷以 1% 香草醛硫酸溶液,在 105℃ 加热至斑点显色清晰,置日光下检视。供试品色谱中,在与对照品色谱相应的位置上,显相同颜色的斑点。

【检查】　三氧化二砷　取本品内容物适量,混匀,取 1.52g,精密称定,加稀盐酸 20ml,时时搅拌 1 小时,离心(转速为每分钟 3000 转)5 分钟,分取上清液;残渣再用稀盐酸洗涤 2 次,每次 10ml,搅拌 10 分钟,离心(转速为每分钟 3000 转)5 分钟,分取上清液,与上述上清液转移至分液漏斗中,混匀,静置 30 分钟,分取上清液,转移至 500ml 量瓶中,用水稀释至刻度,摇匀。精密量取 2ml,加盐酸 2ml 与水 21ml,依法(通则 0822 第一法)检查。所显砷斑颜色不得深于标准砷斑。

其他　应符合胶囊剂项下有关的各项规定(通则 0103)。

【含量测定】　照气相色谱法(通则 0521)测定。

色谱条件与系统适用性试验　以聚乙二醇 20000(PEG-20M)为固定相,涂布浓度为 10%;柱温为 155℃。理论板数按正十五烷峰计算应不低于 1000。

校正因子测定　取正十五烷约 125mg,精密称定,置 25ml 量瓶中,用石油醚(60~90℃)溶解并稀释至刻度,摇匀,作为内标溶液。另取冰片对照品约 50mg,精密称定,置 25ml 量瓶中,精密加入内标溶液 5ml,用石油醚(60~90℃)溶解并稀释至刻度,摇匀,吸取 1~2µl,注入气相色谱仪,测定,计算校正因子。

供试品溶液的制备　取装量差异项下的本品内容物,混匀,取约 0.9g,精密称定,置具塞锥形瓶中,精密加入内标溶液 5ml,再精密加入石油醚(60~90℃)20ml,摇匀,滤过,取续滤液,作为供试品溶液。

测定法　吸取对照品溶液与供试品溶液各 1µl,注入气相色谱仪,测定,以龙脑、异龙脑峰面积之和计算,即得。

本品每粒含冰片($C_{10}H_{18}O$)不得少于 8.8mg。

【功能与主治】　清热解毒。用于火热内盛,咽喉肿痛,牙龈肿痛,口舌生疮,目赤肿痛。

【用法与用量】　口服。一次 4 粒,一日 2~3 次。

【注意】　孕妇禁用。

【规格】　每粒装 0.4g

【贮藏】　密封,置阴凉处。

牛黄解毒胶囊

Niuhuang Jiedu Jiaonang

【处方】　人工牛黄 5g　　　　　雄黄 50g

石膏 200g	大黄 200g
黄芩 150g	桔梗 100g
冰片 25g	甘草 50g

【制法】　以上八味,雄黄水飞成极细粉;大黄粉碎成细粉;人工牛黄研细;冰片研细,或用倍他环糊精包合;其余黄芩等四味加水煎煮二次,每次 2 小时,煎液滤过,滤液合并并浓缩至适量,加入雄黄和大黄的粉末,或加入雄黄、大黄粉末及适量淀粉,混匀,制颗粒,干燥,或粉碎成细粉,再加入人工牛黄、冰片或冰片包合物,混匀,装入胶囊,制成 1000 粒或 1500 粒,即得。

【性状】　本品为硬胶囊,内容物为棕黄色的颗粒和粉末或粉末;有冰片香气、味微苦、辛。

【鉴别】　(1)取本品,置显微镜下观察:不规则碎块金黄色或橙黄色,有光泽(雄黄)。草酸钙簇晶大,直径为 60~140µm(大黄)。

(2)取本品内容物适量(相当于饮片约 1.7g),进行微升华,所得白色升华物,加甲醇 0.2ml 使溶解,作为供试品溶液。另取冰片对照品,加乙醇制成每 1ml 含 1mg 的溶液,作为对照品溶液。照薄层色谱法(通则 0502)试验,吸取上述两种溶液各 2µl,分别点于同一硅胶 G 薄层板上,以环己烷-乙酸乙酯(17:3)为展开剂,展开,取出,晾干,喷以 5% 香草醛硫酸溶液,在 105℃ 加热至斑点显色清晰,置日光下检视。供试品色谱中,在与对照品色谱相应的位置上,显相同颜色的斑点。

(3)取本品内容物适量(相当于饮片约 1.7g),加三氯甲烷 15ml,加热回流 30 分钟,放冷,滤过,滤液蒸干,残渣加乙醇 0.5ml 使溶解,作为供试品溶液。另取胆酸对照品、猪去氧胆酸对照品,分别加乙醇制成每 1ml 含 2mg 的溶液,作为对照品溶液。照薄层色谱法(通则 0502)试验,吸取上述三种溶液各 5µl,分别点于同一硅胶 G 薄层板上,以正己烷-乙酸乙酯-甲醇-醋酸(20:25:3:2)的上层溶液为展开剂,展开,取出,晾干,喷以 10% 硫酸乙醇溶液,在 105℃ 加热至斑点显色清晰,置日光下检视。供试品色谱中,在与对照品色谱相应的位置上,显相同颜色的斑点。

(4)取本品内容物适量(相当于饮片约 1.7g),加甲醇 20ml,超声处理 20 分钟,滤过,滤液蒸干,残渣加水 10ml 使溶解,加盐酸 1ml,置水浴中加热 30 分钟,立即冷却,用乙醚振摇提取 2 次,每次 20ml,合并乙醚提取液,蒸干,残渣加三氯甲烷 1ml 使溶解,作为供试品溶液。另取大黄对照药材 0.2g,加甲醇 5ml,自"超声处理 20 分钟"起,同法制成对照药材溶液。再取大黄酸对照品,加甲醇制成每 1ml 含 1mg 的溶液,作为对照品溶液。照薄层色谱法(通则 0502)试验,吸取上述三种溶液各 5µl,分别点于同一硅胶 G 薄层板上,以石油醚(30~60℃)-甲酸乙酯-甲酸(15:5:1)的上层溶液为展开剂,展开,取出,晾干,置紫外光灯(365nm)下检视。供试品色谱中,在与对照药材色谱和对照品色谱相应的位置上,分别显相同的橙黄色荧光斑点。置氨蒸气中熏后,置日光下检视,斑点变为红色。

(5)取本品内容物适量(相当于饮片约 1.7g),加乙醚 30ml,超声处理 15 分钟,滤过,弃去乙醚液,滤渣挥尽乙醚,加甲醇 30ml,超声处理 15 分钟,滤过,滤液蒸干,残渣加水 20ml,加热使溶解,滴加盐酸调节 pH 值至 2～3,用乙酸乙酯 30ml 振摇提取,分取乙酸乙酯提取液,蒸干,残渣加甲醇 1ml 使溶解,作为供试品溶液。另取黄芩对照药材 1g,自"加乙醚 30ml"起,同法制成对照药材溶液。再取黄芩苷对照品,加甲醇制成每 1ml 含 1mg 的溶液,作为对照品溶液。照薄层色谱法(通则 0502)试验,吸取上述三种溶液各 5μl,分别点于同一以含 4%醋酸钠的羧甲基纤维素钠溶液为黏合剂的硅胶 G 薄层板上,以乙酸乙酯-丁酮-甲酸-水(5∶3∶1∶1)为展开剂,展开,取出,晾干,喷以 1%三氯化铁乙醇溶液,置日光下检视。供试品色谱中,在与对照药材色谱相应的位置上,显相同颜色的斑点;在与对照品色谱的相应的位置上,显一相同的暗绿色斑点。

【检查】 三氧化二砷 取本品内容物适量,研细,取适量(相当于雄黄 0.188g),精密称定,加稀盐酸 20ml,时时搅拌 1 小时,滤过,残渣用稀盐酸洗涤 2 次,每次 10ml,搅拌 10 分钟,洗液与滤液合并,置 500ml 量瓶中,用水稀释至刻度,摇匀。精密量取 5ml,置 10ml 量瓶中,加水至刻度,摇匀。精密量取 2ml,加盐酸 5ml 与水 21ml,依法(通则 0822 第一法)检查。所显砷斑颜色不得深于标准砷斑。

其他 应符合胶囊剂项下有关的各项规定(通则 0103)。

【含量测定】 照高效液相色谱法(通则 0512)测定。

色谱条件与系统适用性试验 以十八烷基硅烷键合硅胶为填充剂;以甲醇-0.4%磷酸溶液(50∶50)为流动相;检测波长为 278nm。理论板数按黄芩苷峰计算应不低于 2500。

对照品溶液的制备 取黄芩苷对照品适量,精密称定,加甲醇制成每 1ml 含 10μg 的溶液,即得。

供试品溶液的制备 取装量差异项下的本品内容物适量,混匀,研细,取适量(相当于饮片约 0.7g),精密称定,置锥形瓶中,加甲醇 80ml,加热回流 15 分钟,放冷,滤过,滤液置 100ml 量瓶中,残渣及容器用甲醇 20ml 分次洗涤,洗涤液滤入同一量瓶中,用甲醇稀释至刻度,摇匀,精密量取 2ml,置 10ml 量瓶中,用甲醇稀释至刻度,摇匀,即得。

测定法 精密吸取对照品溶液与供试品溶液各 10μl,注入液相色谱仪,测定,即得。

本品每粒含黄芩以黄芩苷($C_{21}H_{18}O_{11}$)计,〔规格(1)〕不得少于 6.0mg;〔规格(2)〕不得少于 4.0mg。

【功能与主治】 清热解毒。用于火热内盛,咽喉肿痛,牙龈肿痛,口舌生疮,目赤肿痛。

【用法与用量】 口服。一次 2 粒〔规格(1)〕,或一次 3 粒〔规格(2)〕,一日 2～3 次。

【注意】 孕妇禁用。

【规格】 (1)每粒相当于饮片 0.78g 每粒装 0.3g,每粒装 0.4g,每粒装 0.5g (2)每粒相当于饮片 0.52g 每粒装 0.3g

【贮藏】 密封。

牛黄镇惊丸
Niuhuang Zhenjing Wan

【处方】

牛黄 80g	全蝎 300g
炒僵蚕 100g	珍珠 100g
人工麝香 40g	朱砂 100g
雄黄 100g	天麻 200g
钩藤 100g	防风 200g
琥珀 60g	胆南星 100g
制白附子 100g	半夏(制)100g
天竺黄 100g	冰片 40g
薄荷 100g	甘草 400g

【制法】 以上十八味,除牛黄、人工麝香、冰片外,雄黄、朱砂分别水飞成极细粉;珍珠水飞或粉碎成极细粉;其余全蝎等十二味粉碎成细粉;将牛黄、人工麝香、冰片研细,与上述粉末配研,过筛,混匀。每 100g 粉末加炼蜜 35～50g 与适量的水,泛丸,低温干燥,制成水蜜丸;或加炼蜜 110～140g 制成小蜜丸或大蜜丸,即得。

【性状】 本品为黄棕色的水蜜丸、小蜜丸或大蜜丸;气微香,味甜、微凉略苦。

【鉴别】 (1)取本品,置显微镜下观察:厚壁细胞多角形或长多角形,直径 70～180μm,壁较厚,微木化,纹孔明显(天麻)。油管含金黄色分泌物,直径约 30μm(防风)。草酸钙砂晶存在于薄壁细胞中,有时含晶细胞连接成行(钩藤)。纤维束周围薄壁细胞含草酸钙方晶,形成晶纤维(甘草)。腺鳞头部 8 细胞,扁球形,直径约 90μm,柄短,单细胞(薄荷)。不规则碎块无色或淡绿色,半透明,有光泽,有时可见细密波状纹理(珍珠)。不规则碎块淡黄绿色或棕黄色,透明或半透明(琥珀)。不规则碎块金黄色或橙黄色,有光泽(雄黄)。不规则细小颗粒暗棕红色,有光泽,边缘暗黑色(朱砂)。体壁碎片无色,表面有极细的菌丝体(炒僵蚕)。体壁碎片淡黄色至黄色,有网状纹理及圆形毛窝,有时可见棕褐色刚毛(全蝎)。

(2)取本品水蜜丸 5g,研碎;或取小蜜丸或大蜜丸 8g,剪碎,加硅藻土 5g,研匀。加三氯甲烷 25ml,超声处理 30 分钟,滤过,药渣备用,滤液蒸干,残渣加乙酸乙酯 1ml 使溶解,作为供试品溶液。另取冰片对照品,加乙酸乙酯制成每 1ml 含 1mg 的溶液,作为对照品溶液。照薄层色谱法(通则 0502)试验,吸取上述两种溶液各 4μl,分别点于同一以羧甲基纤维素钠为黏合剂的硅胶 G 薄层板上,以环己烷-乙酸乙酯(17∶3)为展开剂,展开,取出,晾干,喷以 5%香草醛硫酸溶液。供试品色谱中,在与对照品色谱相应的位置上,显相同颜色的斑点。

(3)取〔鉴别〕(2)项下的备用药渣,挥去三氯甲烷,加 7%硫酸的 45%乙醇溶液 50ml,加热回流 1 小时,冷却,滤过,滤液挥尽乙醇,用石油醚(30～60℃)振摇提取 3 次,每次 10ml,

合并石油醚提取液,挥干,残渣加无水乙醇 0.5ml 使溶解,作为供试品溶液。另取甘草次酸对照品,加无水乙醇制成每 1ml 含 1mg 的溶液,作为对照品溶液。照薄层色谱法(通则 0502)试验,吸取上述两种溶液各 5µl,分别点于同一以羧甲基纤维素钠为黏合剂的硅胶 GF$_{254}$ 薄层板上,以石油醚(60~90℃)-甲苯-乙酸乙酯-冰醋酸(10:20:7:0.5)为展开剂,展开,取出,晾干,置紫外光灯(254nm)下检视。供试品色谱中,在与对照品色谱相应的位置上,显相同颜色的斑点。

【检查】　应符合丸剂项下有关的各项规定(通则 0108)。

【功能与主治】　镇惊安神,祛风豁痰。用于小儿惊风,高热抽搐,牙关紧闭,烦躁不安。

【用法与用量】　口服。水蜜丸一次 1g,小蜜丸一次 1.5g,大蜜丸一次 1 丸,一日 1~3 次;三岁以内小儿酌减。

【规格】　大蜜丸　每丸重 1.5g

【贮藏】　密封。

气　痛　丸

Qitong Wan

【处方】　木香 165g　　　　　　甘草 165g
煅赤石脂 662g　　　　　枳实(炒)110g
朱砂粉 35g

【制法】　以上五味,除朱砂粉外,其余木香等四味粉碎成细粉,过筛,混匀,用水泛丸,干燥,用朱砂粉包衣,即得。

【性状】　本品为朱红色的包衣水丸,除去包衣后显暗棕红色至红褐色;气香,味甘、苦、微辛辣。

【鉴别】　(1)取本品 5g,研细,置坩埚中缓缓炽灼至完全炭化,放冷至室温,加硫酸 2ml 使湿润,加热至硫酸蒸气除尽后,置 600℃炽灼使完全炭化,放冷,残渣加水 5ml 使溶解,滤过,取滤液 1ml,加氨试液数滴,即生成白色胶状沉淀,再加茜素磺酸钠指示液数滴,溶液变为樱红色。

(2)取本品 5g,研细,加乙醚 50ml,超声处理 15 分钟,取出,放冷,滤过,滤渣备用,滤液挥干,残渣加乙酸乙酯 1ml 使溶解,作为供试品溶液。另取木香对照药材 1g,加乙醚 20ml,同法制成对照药材溶液。照薄层色谱法(通则 0502)试验,吸取上述两种溶液各 5µl,分别点于同一硅胶 G 薄层板上,以环己烷-丙酮(10:3)为展开剂,展开,取出,晾干,喷以 1%香草醛硫酸溶液,在 105℃加热至斑点显色清晰。供试品色谱中,在与对照药材色谱相应的位置上,显相同颜色的斑点。

(3)取〔鉴别〕(2)项下的备用滤渣,加甲醇 50ml,超声处理 20 分钟,取出,放冷,滤过,滤液蒸干,残渣加少量甲醇溶解,加在中性氧化铝柱(100~200 目,2g,内径为 1.5cm)上,用甲醇 40ml 洗脱,弃去洗脱液,再用 40%甲醇 40ml 洗脱,收集洗脱液,蒸干,残渣加乙醇 1ml 使溶解,作为供试品溶液。

另取甘草对照药材 1g,加乙醚 30ml,加热回流 1 小时,滤过,弃去乙醚液,残渣挥尽乙醚,自"加甲醇 50ml,超声处理 20 分钟"起,同法制成对照药材溶液。照薄层色谱法(通则 0502)试验,吸取上述两种溶液各 5µl,分别点于同一硅胶 G 薄层板上,以乙酸丁酯-甲酸-水(7:2.5:2.5)10℃以下放置的上层溶液为展开剂,展开,取出,晾干,喷以 10%硫酸乙醇溶液,在 105℃加热至斑点显色清晰,置紫外光灯(365nm)下检视。供试品色谱中,在与对照药材色谱相应的位置上,显相同颜色的荧光斑点。

(4)取本品 5g,研细,加甲醇 30ml,超声处理 20 分钟,取出,放冷,滤过,滤液蒸干,残渣加甲醇 1ml 使溶解,作为供试品溶液。另取枳实对照药材 2g,同法制成对照药材溶液。再取辛弗林对照品,加甲醇制成每 1ml 含 1mg 的溶液,作为对照品溶液。照薄层色谱法(通则 0502)试验,吸取上述三种溶液各 6µl,分别点于同一硅胶 G 薄层板上,以三氯甲烷-甲醇(10:3)为展开剂,置氨蒸气饱和 15 分钟的展开缸内,展开,取出,晾干,喷以茚三酮试液,在 105℃加热至斑点显色清晰。供试品色谱中,在与对照药材色谱和对照品色谱相应的位置上,显相同颜色的斑点。

【检查】　应符合丸剂项下有关的各项规定(通则 0108)。

【含量测定】　木香　照高效液相色谱法(通则 0512)测定。

色谱条件与系统适用性试验　以十八烷基硅烷键合硅胶为填充剂;以甲醇-水(65:35)为流动相,检测波长为 210nm。理论板数按去氢木香内酯峰计算应不低于 3000。

对照品溶液的制备　取去氢木香内酯对照品适量,精密称定,加甲醇制成每 1ml 含 60µg 的溶液,即得。

供试品溶液的制备　取本品适量,研细,取约 2.5g,精密称定,置 100ml 具塞锥形瓶中,精密加入甲醇 50ml,密塞称定重量,超声处理(功率 250W,频率 40kHz)30 分钟,放冷,再称定重量,用甲醇补足减失的重量,摇匀,滤过,取续滤液,即得。

测定法　分别精密吸取对照品溶液与供试品溶液各 10µl,注入液相色谱仪,测定,即得。

本品每 1g 含木香以去氢木香内酯(C$_{15}$H$_{18}$O$_2$)计,不得少于 1.0mg。

朱砂粉　取本品,研细,取约 1g,精密称定,置 250ml 锥形瓶中,加硫酸 25ml 与硝酸钾 2g,加热使成微黄色溶液,放冷,缓缓加水 50ml,滴加 4%高锰酸钾溶液至显粉红色,再滴加 2%硫酸亚铁溶液至红色消失后,加硫酸铁铵指示液 2ml,用硫氰酸铵滴定液(0.02mol/L)滴定。每 1ml 硫氰酸铵滴定液(0.02mol/L)相当于 2.326mg 的硫化汞(HgS)。

本品每 1g 含朱砂粉以硫化汞(HgS)计,应为 24~36mg。

【功能与主治】　行气止痛,健胃消滞。用于气机阻滞,脘腹胀痛。

【用法与用量】　口服。一次 3.4g,一日 1~2 次。

【规格】　每瓶(袋)装 3.4g

【贮藏】　密封。

气滞胃痛片

Qizhi Weitong Pian

【处方】　柴胡 321.4g　　　　　醋延胡索 357.1g

　　　　　枳壳 357.1g　　　　　　醋香附 357.1g

　　　　　炙甘草 178.6g　　　　　白芍 428.6g

【制法】　以上六味,醋延胡索适量、白芍适量粉碎成细粉,剩余的醋延胡索、白芍与柴胡、炙甘草、醋香附、枳壳加水煎煮二次,每次 1.5 小时,滤过,合并滤液,浓缩成清膏,加入上述细粉,混匀,干燥,粉碎成细粉,加入辅料适量,混匀,制粒,干燥,压制成 500 片,包薄膜衣,或 1000 片,包糖衣,即得。

【性状】　本品为糖衣片或薄膜衣片,除去包衣后显棕色至棕褐色;味微苦。

【鉴别】　(1)取本品,置显微镜下观察:厚壁组织碎片绿黄色,细胞类多角形或略延长,壁稍弯曲,有的连珠状增厚,纹孔细密(延胡索)。草酸钙簇晶,直径 18～32μm,存在于薄壁细胞中,常排列成行,或一个细胞中含有数个簇晶(白芍)。

(2)取本品适量,除去包衣,研细,取 7.5g,加乙醇 50ml,超声处理 30 分钟,滤过,滤液蒸干,残渣加乙醇 5ml 使溶解,作为供试品溶液。另取芍药苷对照品,加乙醇制成每 1ml 含 1mg 的溶液,作为对照品溶液。照薄层色谱法(通则 0502)试验,吸取上述两种溶液各 5～10μl,分别点于同一硅胶 G 薄层板上,以三氯甲烷-甲醇(4:1)为展开剂,展开,取出,晾干,喷以 5% 香草醛硫酸溶液,在 105℃加热至斑点显色清晰。供试品色谱中,在与对照品色谱相应的位置上,显相同颜色的斑点。

(3)取本品适量,除去包衣,研细,取 7.5g,加水 40ml,强力振摇约 5 分钟使溶解,离心 5 分钟(转速为每分钟 3000转),取上清液,用氨试液调节 pH 值至 9,用乙醚振摇提取 2次,每次 20ml,合并乙醚液,挥干,残渣加三氯甲烷 1ml 使溶解,作为供试品溶液。另取延胡索乙素对照品,加三氯甲烷制成每 1ml 含 1mg 的溶液,作为对照品溶液。照薄层色谱法(通则 0502)试验,吸取上述两种溶液各 5～10μl,分别点于同一硅胶 G 薄层板上,以甲苯-丙酮(8:2.5)为展开剂,展开,取出,晾干,喷以稀碘化铋钾试液。供试品色谱中,在与对照品色谱相应的位置上,显相同颜色的斑点。

(4)取本品适量,除去包衣,研细,取 10g,加石油醚(30～60℃)40ml,超声处理 20 分钟,弃去石油醚液,药渣挥干,加乙醇 50ml,超声处理 30 分钟,取上清液,浓缩至干,残渣加乙醇 1ml 使溶解,作为供试品溶液。另取甘草对照药材 1g,加水 40ml,煎煮 40 分钟,放冷,滤过,滤液蒸干,残渣加石油醚(30～60℃)40ml,超声处理 20 分钟,弃去石油醚液,药渣挥干,加乙醇 50ml,超声处理 30 分钟,取上清液,蒸干,残渣加乙醇 1ml 使溶解,作为对照药材溶液。照薄层色谱法(通则 0502)试验,吸取上述两种溶液各 5～10μl,分别点于同一硅胶 G 薄层板上,以甲苯-乙酸乙酯-冰醋酸(2:2:0.1)为展开

剂,展开,取出,晾干,喷以 10% 硫酸乙醇溶液,在 110℃加热至斑点显色清晰。供试品色谱中,在与对照药材色谱相应的位置上,显相同颜色的斑点。

【检查】　应符合片剂项下有关的各项规定(通则 0101)。

【含量测定】　照高效液相色谱法(通则 0512)测定。

色谱条件与系统适用性试验　以十八烷基硅烷键合硅胶为填充剂;以乙腈-0.1% 磷酸溶液(13:87)为流动相;检测波长为 230nm。理论板数按芍药苷峰计算应不低于 4000。

对照品溶液的制备　取芍药苷对照品适量,精密称定,加稀乙醇制成每 1ml 含 50μg 的溶液,即得。

供试品溶液的制备　取本品 10 片或 20 片(糖衣片),除去包衣,精密称定,研细,混匀,取约 0.2g,精密称定,置具塞锥形瓶中,精密加入稀乙醇 50ml,密塞,称定重量,超声处理(功率 250W,频率 33kHz)30 分钟,放冷,再称定重量,用稀乙醇补足减失的重量,摇匀,滤过,取续滤液,即得。

测定法　分别精密吸取对照品溶液与供试品溶液各 10μl,注入液相色谱仪,测定,即得。

本品每片含白芍以芍药苷($C_{23}H_{28}O_{11}$)计,〔规格(1)〕不得少于 6.0mg;〔规格(2)〕不得少于 3.0mg。

【功能与主治】　舒肝理气,和胃止痛。用于肝郁气滞,胸痞胀满,胃脘疼痛。

【用法与用量】　口服。一次 3 片〔规格(1)〕或 6 片〔规格(2)〕,一日 3 次。

【注意】　孕妇慎用。

【规格】　(1)薄膜衣片　每片重 0.5g

　　　　　(2)糖衣片　片心重 0.25g

【贮藏】　密封。

气滞胃痛颗粒

Qizhi Weitong Keli

【处方】　柴胡 360g　　　　　　醋延胡索 400g

　　　　　枳壳 400g　　　　　　　醋香附 400g

　　　　　白芍 480g　　　　　　　炙甘草 200g

【制法】　以上六味,取枳壳、醋香附提取挥发油,挥发油及水提液备用,药渣弃去。其余柴胡等四味加水煎煮二次,第一次 2 小时,第二次 1 小时,合并水煎液并与枳壳、醋香附的水提液合并,滤过,滤液浓缩至相对密度为 1.18～1.23(50℃)的清膏,加蔗糖和糊精适量,制成颗粒,喷入挥发油,混匀,制成 1000g,即得。

【性状】　本品为淡棕色至棕黄色颗粒;具特异香气,味甜、微苦辛。

【鉴别】　(1)取本品 15g,加乙醇 40ml,浸渍 1 小时,时时振摇,滤过,滤液蒸干,残渣加水 5ml 使溶解,用水饱和的正丁醇 30ml 振摇提取,正丁醇液用水洗涤 3 次,每次 20ml,取正丁醇液蒸干,残渣加乙醇 1ml 使溶解,作为供试品溶液。另取

芍药苷对照品,加乙醇制成每 1ml 含 2mg 的溶液,作为对照品溶液。照薄层色谱法(通则 0502)试验,吸取上述两种溶液各 4μl,分别点于同一硅胶 G 薄层板上,以三氯甲烷-甲醇(4:1)为展开剂,展开,取出,晾干,喷以 5%香草醛硫酸溶液,加热至斑点显色清晰。供试品色谱中,在与对照品色谱相应的位置上,显相同的蓝紫色斑点。

(2)取本品 15g,加甲醇 50ml,超声处理 30 分钟,滤过,滤液蒸干,残渣加 2%盐酸溶液 10ml 使溶解,用乙醚提取 2 次,每次 15ml,分取水层,用氨试液调节 pH 值至 9,再用乙醚提取 2 次,每次 15ml,合并乙醚液,蒸干,残渣加三氯甲烷 1ml 使溶解,作为供试品溶液。另取延胡索乙素对照品,加三氯甲烷制成每 1ml 含 1mg 的溶液,作为对照品溶液。照薄层色谱法(通则 0502)试验,吸取供试品溶液 10μl、对照品溶液 5μl,分别点于同一以 2%氢氧化钠溶液制备的硅胶 G 薄层板上,以正己烷-三氯甲烷-甲醇(10:6:1)为展开剂,展开,取出,晾干,置碘蒸气中熏。供试品色谱中,在与对照品色谱相应的位置上,显相同颜色的斑点。挥尽板上吸附的碘后,置紫外光灯(365nm)下检视。供试品色谱中,在与对照品色谱相应的位置上显相同颜色的荧光斑点。

【检查】　应符合颗粒剂项下有关的各项规定(通则 0104)。

【含量测定】　照高效液相色谱法(通则 0512)测定。

色谱条件与系统适用性试验　以十八烷基硅烷键合硅胶为填充剂;以甲醇-0.02mol/L 磷酸二氢钾溶液(28:72)为流动相;检测波长为 230nm。理论板数按芍药苷峰计算应不低于 4000。

对照品溶液的制备　取芍药苷对照品适量,精密称定,加乙醇制成每 1ml 含 80μg 的溶液,即得。

供试品溶液的制备　取装量差异项下的本品,研细,取约 2g,精密称定,置具塞锥形瓶中,精密加水 50ml,密塞,称定重量,超声处理(功率 250W,频率 50kHz)60 分钟,放冷,再称定重量,用水补足减失的重量,摇匀,滤过,取续滤液,即得。

测定法　分别精密吸取对照品溶液与供试品溶液各 10μl,注入液相色谱仪,测定,即得。

本品每袋含白芍以芍药苷($C_{23}H_{28}O_{11}$)计,不得少于 7.5mg。

【功能与主治】　舒肝理气,和胃止痛。用于肝郁气滞,胸痞胀满,胃脘疼痛。

【用法与用量】　开水冲服。一次 1 袋,一日 3 次。

【注意】　孕妇慎用。

【规格】　每袋装 5g

【贮藏】　密封。

升气养元糖浆
Shengqi Yangyuan Tangjiang

【处方】　党参 125g　　　　　　黄芪 125g

龙眼肉 50g

【制法】　以上三味,加水煎煮二次,第一次 2 小时,第二次 1 小时,煎液滤过,滤液合并;静置,取上清液浓缩至相对密度为 1.07～1.11(60～80℃)的清膏,加蔗糖 500g,加水适量,溶解,煮沸,加入苯甲酸钠 3g,搅匀,滤过,加水至 1000ml,混匀,即得。

【性状】　本品为棕褐色的液体;味甜。

【鉴别】　(1)取党参对照药材 0.5g,加水 30ml,加热回流 1 小时,滤过,滤液同〔含量测定〕项下供试品溶液的制备方法制成对照药材溶液。照薄层色谱法(通则 0502)试验,吸取〔含量测定〕项下的供试品溶液 10μl、上述对照药材溶液 5μl,分别点于同一硅胶 G 薄层板上,以甲苯-乙酸乙酯-甲酸(20:4:1)为展开剂,展开,取出,晾干,喷以 10%硫酸乙醇溶液,在 105℃加热 3～5 分钟,置紫外光灯(365nm)下检视。供试品色谱中,在与对照药材色谱相应的位置上,显相同颜色的斑点。

(2)取黄芪对照药材 0.5g,加水 30ml,加热回流 1 小时,滤过,滤液同〔含量测定〕项下供试品溶液的制备方法制成对照药材溶液。另取黄芪甲苷对照品,加甲醇制成每 1ml 含 1mg 的溶液,作为对照品溶液。照薄层色谱法(通则 0502)试验,吸取〔含量测定〕项下的供试品溶液 5μl、上述对照药材溶液 10μl 及对照品溶液 1μl,分别点于同一硅胶 G 薄层板上,以三氯甲烷-甲醇-水(13:7:2)10℃以下放置的下层溶液为展开剂,展开,取出,晾干,喷以 10%硫酸乙醇溶液,在 105℃加热至斑点显色清晰。供试品色谱中,在与对照药材色谱和对照品色谱相应的位置上,显相同颜色的斑点;置紫外光灯(365nm)下检视,显相同颜色的荧光斑点。

【检查】　相对密度　应不低于 1.18(通则 0601)。

pH 值　应为 4.0～5.5(通则 0631)。

其他　应符合糖浆剂项下有关的各项规定(通则 0116)。

【含量测定】　照高效液相色谱法(通则 0512)测定。

色谱条件与系统适用性试验　以十八烷基硅烷键合硅胶为填充剂;以甲醇-水(82:18)为流动相;用蒸发光散射检测器检测。理论板数按黄芪甲苷峰计算应不低于 3000。

对照品溶液的制备　取黄芪甲苷对照品适量,精密称定,加甲醇制成每 1ml 含 0.5mg 的溶液,即得。

供试品溶液的制备　精密量取本品 25ml,用水饱和的正丁醇振摇提取 4 次,每次 40ml,合并正丁醇提取液,用氨试液洗涤 2 次,每次 25ml,取正丁醇液,蒸干,残渣加甲醇溶解并转移至 5ml 量瓶中,加甲醇稀释至刻度,摇匀,滤过,取续滤液,即得。

测定法　分别精密吸取对照品溶液 5μl、10μl,供试品溶液 10μl,注入液相色谱仪,测定,用外标两点法对数方程计算,即得。

本品每 1ml 含黄芪以黄芪甲苷($C_{41}H_{68}O_{14}$)计,不得少于 40μg。

【功能与主治】　益气,健脾,养血。用于气血不足、脾胃虚弱所致的面色萎黄、四肢乏力。

【用法与用量】　口服。一次 20ml,一日 2 次。

【规格】　(1)每瓶装 20ml　(2)每瓶装 250ml

【贮藏】　密封,置阴凉处。

升血颗粒
Shengxue Keli

【处方】　皂矾 4.97g　　　　　　黄芪 298.1g

山楂 298.1g　　　　　　新阿胶 99.4g

大枣 99.4g

【制法】　以上五味,皂矾、新阿胶分别加等量蔗糖制成细粉;其余黄芪等三味加水煎煮二次,合并煎液,滤过,滤液浓缩至适量,加入 1.5 倍量乙醇,静置 24 小时,取上清液,回收乙醇并浓缩至适量,加入适量辅料,与上述细粉混匀,制成颗粒,干燥,制成 1000g,即得。

【性状】　本品为棕黄色的颗粒;味甜、微酸。

【鉴别】　(1)取本品 4g,置坩埚中,炽灼至完全灰化后,滴加 10 滴硝酸,继续加热至烟雾消失,放冷,加盐酸 1ml,加热使残渣溶解,加水 9ml,滤过,取滤液,照铁盐的鉴别方法(通则 0301)试验,显相同的反应。

(2)取本品 2g,研细,置具塞试管中,加 6mol/L 盐酸溶液 10ml,密塞,置 105℃烘箱中加热 6 小时,加水 8ml,摇匀,滤过,滤液蒸干,残渣加 50%甲醇 10ml 使溶解,作为供试品溶液。另取甘氨酸对照品、L-羟脯氨酸对照品,加 50%甲醇制成每 1ml 各含 1mg 的混合溶液,作为对照品溶液。照薄层色谱法(通则 0502)试验,吸取上述两种溶液各 1μl,分别点于同一硅胶 G 薄层板上,以苯酚-0.5%硼砂溶液(4:1)为展开剂,展开,取出,晾干,喷以 0.2%茚三酮乙醇溶液,在 105℃加热至斑点显色清晰。供试品色谱中,在与对照品色谱相应的位置上,显相同颜色的斑点。

(3)取本品 10g,研细,加甲醇 50ml,超声处理 30 分钟,滤过,滤液蒸干,残渣加水 10ml,加热使溶解,用水饱和的正丁醇振摇提取 2 次,每次 15ml,合并正丁醇液,用浓氨试液洗涤 2 次,每次 10ml,弃去洗涤液,正丁醇液蒸干,残渣加甲醇 1ml 使溶解,作为供试品溶液。另取黄芪甲苷对照品,加甲醇制成每 1ml 含 1mg 的溶液,作为对照品溶液。照薄层色谱法(通则 0502)试验,吸取上述两种溶液各 5μl,分别点于同一硅胶 G 薄层板上,以三氯甲烷-甲醇-水(13:7:2)10℃以下放置的下层溶液为展开剂,展开,取出,晾干,喷以 10%硫酸乙醇溶液,在 105℃加热至斑点显色清晰,分别置日光和紫外光灯(365nm)下检视。供试品色谱中,在与对照品色谱相应的位置上,日光下显相同颜色的斑点;紫外光下显相同的橙黄色荧光斑点。

【检查】　应符合颗粒剂项下有关的各项规定(通则 0104)。

【含量测定】　照高效液相色谱法(通则 0512)测定。

色谱条件与系统适用性试验　以十八烷基硅烷键合硅胶为填充剂;以乙腈-水(32:68)为流动相;用蒸发光散射检测器检测。理论板数按黄芪甲苷峰计算应不低于 4000。

对照品溶液的制备　取黄芪甲苷对照品适量,精密称定,加甲醇制成每 1ml 含 0.3mg 的溶液,即得。

供试品溶液的制备　取装量差异项下的本品,混匀,取适量,研细,取约 5g,精密称定,置锥形瓶中,加入甲醇 50ml,超声处理(功率 500W,频率 40kHz)60 分钟,滤过,滤渣及滤器用甲醇 10ml 分 2 次洗涤,洗液并入滤液,蒸干,残渣加水 20ml,微热使溶解,用水饱和的正丁醇振摇提取 4 次,每次 30ml,合并正丁醇提取液,用浓氨试液洗涤 2 次,每次 50ml,弃去洗涤液,正丁醇液蒸干,残渣用甲醇溶解并转移至 5ml 量瓶中,用甲醇稀释至刻度,摇匀,滤过,取续滤液,即得。

测定法　分别精密吸取对照品溶液 10μl 与 20μl、供试品溶液 10~20μl,注入液相色谱仪,测定,以外标两点法对数方程计算,即得。

本品每 1g 含黄芪以黄芪甲苷($C_{41}H_{68}O_{14}$)计,不得少于 0.10mg。

【功能与主治】　补气养血。用于气血两虚所致的面色淡白、眩晕、心悸、神疲乏力、气短;缺铁性贫血见上述证候者。

【用法与用量】　口服。小儿周岁内一次 5g,一至三岁一次 10g,三岁以上及成人一次 15g,一日 3 次。

【注意】　禁用茶水冲服。

【规格】　每袋装　(1)5g　(2)10g　(3)15g

【贮藏】　密封。

仁青芒觉
Renqing Mangjue

本品系藏族验方。由毛诃子、蒲桃、西红花、牛黄、麝香、朱砂、马钱子等药味加工制成的丸剂。

【性状】　本品为黑褐色的水丸;气香,味苦、甘、涩。

【鉴别】　(1)取本品 1g,研细,加甲醇 4ml,密塞,振摇 5~10 分钟,静置,上清液作为供试品溶液。另取西红花对照药材 20mg,同法制成对照药材溶液。照薄层色谱法(通则 0502)试验,吸取上述两种溶液各 10μl,分别点于同一硅胶 G 薄层板上,以乙酸乙酯-甲酸-水(4:1:1)为展开剂,展开,取出,晾干。供试品色谱中,在与对照药材色谱相应的位置上,显相同的黄色斑点。

(2)取本品 2g,研细,加乙醚 30ml,加热回流 30 分钟,滤过,药渣备用;滤液蒸干,残渣加三氯甲烷 1ml 使溶解,作为供试品溶液。另取去氢木香内酯对照品,加三氯甲烷制成每 1ml 含 0.5mg 的溶液,作为对照品溶液。照薄层色谱法(通则 0502)试验,吸取供试品溶液 10μl、对照品溶液 5μl,分别点于同一硅胶 G 薄层板上,以环己烷-三氯甲烷-乙酸乙酯(10:1:1)为展开剂,展开,取出,晾干,喷以 1%香草醛硫酸溶液,加热至斑点显色清晰。供试品色谱中,在与对照品色谱相应的位置上,显相同的蓝色斑点。

(3)取〔鉴别〕(2)项下的备用药渣,挥干,加乙酸乙酯 20ml,加热回流 30 分钟,滤过,滤液蒸干,残渣加乙酸乙酯 1ml 使溶解,作为供试品溶液。另取姜黄对照药材 0.2g,加甲醇 5ml,超声处理 10 分钟,静置,上清液作为对照药材溶液。照薄层色谱法(通则 0502)试验,吸取上述两种溶液各 5μl,分别点于同一硅胶 G 薄层板上,以三氯甲烷-甲醇-甲酸(9:0.4:0.6)为展开剂,展开,取出,晾干,置紫外光灯(365nm)下检视。供试品色谱中,在与对照药材色谱相应的位置上,显相同的黄色荧光斑点。

(4)取丁香对照药材 0.2g,加甲醇 5ml,超声处理 10 分钟,静置,上清液作为对照药材溶液。照薄层色谱法(通则 0502)试验,吸取〔鉴别〕(2)项下的供试品溶液 10μl 及上述对照药材溶液 5μl,分别点于同一硅胶 G 薄层板上,以石油醚(60~90℃)-乙酸乙酯-甲酸(9:1:0.2)为展开剂,展开,取出,晾干,喷以 10%硫酸乙醇溶液,加热至斑点显色清晰,置紫外光灯(365nm)下检视。供试品色谱中,在与对照药材色谱相应的位置上,显相同的黄色荧光斑点。

(5)取本品 2g,研细,加甲醇 30ml,超声处理 20 分钟,滤过,滤液蒸干,残渣用硫酸溶液(2→500)20ml 溶解,转移至分液漏斗中,用乙酸乙酯振摇提取 2 次,每次 15ml,合并乙酸乙酯液,蒸干,残渣加甲醇 1ml 使溶解,作为供试品溶液。另取胆酸对照品,加甲醇制成每 1ml 含 1mg 的溶液,作为对照品溶液。照薄层色谱法(通则 0502)试验,吸取供试品溶液 10μl,对照品溶液 5μl,分别点于同一硅胶 G 薄层板上,以三氯甲烷-乙酸乙酯-甲酸(1:1:0.1)为展开剂,展开,取出,晾干,喷以 10%硫酸乙醇溶液,加热至斑点显色清晰,置紫外光灯(365nm)下检视。供试品色谱中,在与对照品色谱相应的位置上,显相同的蓝色荧光斑点。

【检查】　应符合丸剂项下有关的各项规定(通则 0108)。

【含量测定】　照高效液相色谱法(通则 0512)测定。

色谱条件与系统适用性试验　以十八烷基硅烷键合硅胶为填充剂;以甲醇-0.01mol/L 磷酸二氢钾溶液(用 10%磷酸溶液调节至 pH 2.5)(25:75)为流动相;检测波长为 254nm。理论板数按士的宁峰计算应不低于 2000。

对照品溶液的制备　取士的宁对照品约 10mg,精密称定,置 50ml 量瓶中,用甲醇溶解并稀释至刻度,摇匀。精密量取 1ml,置 10ml 量瓶中,用流动相稀释至刻度,摇匀,即得。

供试品溶液的制备　取本品粉末(过三号筛)约 0.9g,精密称定,置具塞锥形瓶中,精密加入三氯甲烷 50ml 与浓氨试液 2ml,密塞,轻轻振摇,称定重量,放置 24 小时,再称定重量,用三氯甲烷补足减失的重量,充分振摇,滤过,精密量取续滤液 20ml,置分液漏斗中,用硫酸溶液(3→100)振摇提取 5 次,每次 20ml,合并硫酸提取液,用浓氨试液调节 pH 值至 9~10,用三氯甲烷振摇提取 5 次,每次 20ml,合并三氯甲烷提取液,减压回收溶剂至干,残渣用流动相溶解,转移至 10ml 量瓶中,并稀释至刻度,摇匀,滤过,取续滤液,即得。

测定法　分别精密吸取对照品溶液 5μl 与供试品溶液 10μl,注入液相色谱仪,测定,即得。

本品每丸含马钱子以士的宁($C_{21}H_{22}N_2O_2$)计,应为 0.20~0.60mg。

【功能与主治】　清热解毒,益肝养胃,明目醒神,愈疮,滋补强身。用于自然毒、食物毒、配制毒等各种中毒症;"培根木布",消化道溃疡,急慢性胃肠炎,萎缩性胃炎,腹水,麻风病等。

【用法与用量】　研碎开水送服。一次 1 丸,一日 1 次。

【注意】　服药期禁用酸腐、生冷食物;防止受凉。

【规格】　每丸重 1~1.5g

【贮藏】　密封。

仁 青 常 觉

Renqing Changjue

本品系藏族验方。由珍珠、朱砂、檀香、降香、沉香、诃子、牛黄、人工麝香、西红花等药味加工制成的丸剂。

【性状】　本品为黑色的水丸;气微香,味甘、微苦、涩。

【鉴别】　(1)取本品 1g,研细,加甲醇 20ml,超声处理 20 分钟,滤过,滤液蒸干,残渣加甲醇 1ml 使溶解,作为供试品溶液。另取西红花对照药材 20mg,加甲醇 5ml,同法制成对照药材溶液。照薄层色谱法(通则 0502)试验,吸取供试品溶液 10μl、对照药材溶液 5μl,分别点于同一硅胶 G 薄层板上,以乙酸乙酯-甲酸-水(4:1:1)为展开剂,展开,取出,晾干。供试品色谱中,在与对照药材色谱相应的位置上,显相同的黄色斑点。

(2)取本品 1g,研细,加盐酸-甲醇(1:100)的混合溶液 20ml,超声处理 20 分钟,滤过,滤液蒸干,残渣加上述混合溶液 1ml 使溶解,作为供试品溶液。另取盐酸小檗碱对照品,加甲醇制成每 1ml 含 0.2mg 的溶液,作为对照品溶液。照薄层色谱法(通则 0502)试验,吸取供试品溶液 10μl、对照品溶液 5μl,分别点于同一硅胶 G 薄层板上,以甲苯-乙酸乙酯-异丙醇-甲醇-水(4:2:1:1:0.2)为展开剂,置氨蒸气预平衡 15 分钟的展开缸内,展开,取出,晾干,置紫外光灯(365nm)下检视。供试品色谱中,在与对照品色谱相应的位置上,显相同的亮黄色荧光斑点。

(3)取本品 2g,研细,加乙醚 30ml,加热回流 30 分钟,滤过,滤液蒸干,残渣加三氯甲烷 1ml 使溶解,作为供试品溶液。另取蛇床子对照药材 0.3g,加甲醇 5ml,超声处理 10 分钟,静置,上清液作为对照药材溶液。照薄层色谱法(通则 0502)试验,吸取供试品溶液 10μl、对照药材溶液 5μl,分别点于同一硅胶 G 薄层板上,以石油醚(30~60℃)-乙酸乙酯(4:1)为展开剂,展开,取出,晾干,置紫外光灯(365nm)下检视。供试品色谱中,在与对照药材色谱相应的位置上,显相同的蓝色荧光斑点。

(4)取去氢木香内酯对照品,加三氯甲烷制成每 1ml 含

0.5mg 的溶液,作为对照品溶液。照薄层色谱法(通则 0502)试验,吸取〔鉴别〕(3)项下的供试品溶液 10μl 及上述对照品溶液 5μl,分别点于同一硅胶 G 薄层板上,以环己烷-三氯甲烷-乙酸乙酯(10:1:1)为展开剂,展开,取出,晾干,喷以 1% 香草醛的 10% 乙醇溶液,加热至斑点显色清晰。供试品色谱中,在与对照品色谱相应的位置上,显相同的蓝色斑点。

(5)取安息香对照药材 0.1g,加甲醇 5ml,超声处理 10 分钟,静置,上清液作为对照药材溶液。照薄层色谱法(通则 0502)试验,吸取〔鉴别〕(3)项下的供试品溶液 10μl 及上述对照药材溶液 5μl,分别点于同一硅胶 G 薄层板上,以石油醚(60~90℃)-乙酸乙酯(7:3)为展开剂,展开,取出,晾干,喷以 10% 硫酸乙醇溶液,置紫外光灯(365nm)下检视。供试品色谱中,在与对照药材色谱相应的位置上,显相同的黄绿色荧光斑点。

(6)取本品 1g,研细,加乙醇 20ml,超声处理 20 分钟,滤过,滤液蒸干,残渣加乙醇 1ml 使溶解,作为供试品溶液。另取没食子酸对照品,加乙醇制成每 1ml 含 0.5mg 的溶液,作为对照品溶液。照薄层色谱法(通则 0502)试验,吸取供试品溶液 10μl、对照品溶液 5μl,分别点于同一硅胶 G 薄层板上,以三氯甲烷-乙酸乙酯-甲酸(6:4:1)为展开剂,展开,取出,晾干,喷以 2% 三氯化铁乙醇溶液。供试品色谱中,在与对照品色谱相应的位置上,显相同的黑色斑点。

【检查】 除溶散时限不检查外,其他应符合丸剂项下有关的各项规定(通则 0108)。

【含量测定】 照高效液相色谱法(通则 0512)测定。

色谱条件与系统适用性试验 以十八烷基硅烷键合硅胶为填充剂;以甲醇-水(45:55)为流动相;检测波长为 440nm。理论板数按西红花苷-I峰计算应不低于 3000。

对照品溶液的制备 取西红花苷-I对照品适量,精密称定,加稀乙醇制成每 1ml 含 25μg 的溶液,即得。

供试品溶液的制备 取本品适量,研细,取约 1.5g,精密称定,置具塞锥形瓶中,精密加入稀乙醇 25ml,密塞,称定重量,超声处理(功率 250W,频率 40kHz)20 分钟,放冷,再称定重量,用稀乙醇补足减失的重量,摇匀,静置,取上清液,滤过,取续滤液,即得。

测定法 分别精密吸取对照品溶液与供试品溶液各 10μl,注入液相色谱仪,测定,即得。

本品每 1g 含西红花以西红花苷-I($C_{44}H_{64}O_{24}$)计,不得少于 0.16mg。

【功能与主治】 清热解毒,调和滋补。用于"龙、赤巴、培根"各病,陈旧性胃肠炎、溃疡,"木布"病,萎缩性胃炎,各种中毒症;梅毒,麻风,陈旧热病,炭疽,疖痛,干黄水,化脓等。

【用法与用量】 口服。重病一日 1g;一般隔三天至七天或十天服 1g;开水或酒泡,黎明空腹服用。

【注意】 服用前后三天忌食各类肉、酸性食物;服药期间,禁用酸、腐、生冷食物;防止受凉;禁止房事。

【规格】 (1)每 4 丸重 1g (2)每丸重 1g

【贮藏】 密封。

片 仔 癀
Pianzaihuang

本品为牛黄、麝香、三七、蛇胆等药味经加工制成的锭剂。

【性状】 本品为类扁椭圆形块状,块上有一椭圆环。表面棕黄色或灰褐色,有密细纹,可见霉斑。质坚硬,难折断。折断面微粗糙,呈棕褐色,色泽均匀,偶见少量菌丝体。粉末呈棕黄色或淡棕黄色,气微香,味苦、微甘。

【鉴别】 (1)取本品,研细,取 0.3g,置具塞锥形瓶中,加甲醇 3ml,超声处理 15 分钟,放置 30 分钟,取上清液作为供试品溶液。另取三七对照药材 0.5g,同法制成对照药材溶液。再取人参皂苷 Rb₁ 对照品、人参皂苷 Rg₁ 对照品、三七皂苷 R₁ 对照品,加甲醇制成每 1ml 各含 1mg 的溶液,作为对照品溶液。照薄层色谱法(通则 0502)试验,吸取上述三种溶液各 3μl,分别点于同一硅胶 G 薄层板上,以三氯甲烷-甲醇-水(65:35:10)10℃以下放置过夜的下层溶液为展开剂,展开,取出,晾干,喷以 10% 硫酸乙醇溶液,在 105℃加热至斑点显色清晰。供试品色谱中,在与对照药材色谱和对照品色谱相应的位置上,显相同颜色的斑点。

(2)取本品,研细,取 0.3g,置具塞锥形瓶中,加二氯甲烷-乙醇(7:3)混合溶液 10ml,依次加入 10% 亚硫酸氢钠 2 滴,盐酸 1 滴,摇匀,密塞,于暗处放置 2 小时,时时振摇,滤过,滤液作为供试品溶液。另取胆红素对照品,加二氯甲烷制成每 1ml 含 0.1mg 的溶液,作为对照品溶液。再取胆酸对照品、去氧胆酸对照品,加甲醇制成每 1ml 各含 1mg 的溶液,作为对照品溶液。照薄层色谱法(通则 0502)试验,吸取胆红素对照品溶液 10μl 及其余三种溶液各 6μl,分别点于同一硅胶 G 薄层板上,以甲苯-冰醋酸-水(10:10:1)10℃以下放置分层的上层溶液为展开剂,展开,取出,晾干。供试品色谱中,在与胆红素对照品色谱相应的位置上,显相同的黄色斑点。喷以 10% 硫酸乙醇溶液,在 105℃加热至斑点显色清晰。供试品色谱中,在与胆红素对照品色谱相应的位置上,显相同的绿色斑点。置紫外光灯(365nm)下检视。供试品色谱中,在与胆酸对照品色谱及去氧胆酸对照品色谱相应的位置上,显相同颜色的荧光斑点。

【检查】 **重量差异** 按丸剂项下〔重量差异〕第三法检查(通则 0108)。

干燥失重 取本品约 1g,精密称定,在 105℃干燥至恒重,减失重量不得过 13.0%(通则 0831)。

其他 应符合锭剂项下有关的各项规定(通则 0182)。

【含量测定】 照气相色谱法(通则 0521)测定。

色谱条件与系统适用性试验 以交联 5% 苯基甲基聚硅氧烷为固定相的毛细管柱(柱长为 30m,内径为 0.32mm,膜厚度为 0.25μm);柱温为程序升温:初始温度为 150℃,保持

30 分钟,以每分钟 20℃ 的速率升温至 250℃,保持 15 分钟;进样口温度为 250℃,检测器温度为 300℃;理论板数按麝香酮峰计应不低于 5000。

校正因子测定 取百秋李醇对照品适量,精密称定,加无水乙醇制成每 1ml 含 0.2mg 的溶液,作为内标溶液。另取麝香酮对照品约 10mg,精密称定,置 50ml 量瓶中,加无水乙醇适量溶解并稀释至刻度,摇匀,精密吸取 2ml,置 5ml 量瓶中,精密加入内标溶液 2ml,加无水乙醇稀释至刻度,摇匀,吸取 1μl,注入气相色谱仪,计算校正因子。

测定法 取本品,研成粉末(过五号筛),混匀,取约 1g,精密称定,置具塞锥形瓶中,精密加入内标溶液 2ml,再精密加入无水乙醇 3ml,混匀,密塞,称定重量,超声处理(功率 300W,频率 40kHz)10 分钟,放置 2 小时,再称定重量,用无水乙醇补足减失的重量,摇匀,滤过,取续滤液 1μl,注入气相色谱仪,测定,计算,即得。

本品每 1g 含麝香以麝香酮($C_{16}H_{30}O$)计,不得少于 0.27mg。

【功能与主治】 清热解毒,凉血化瘀,消肿止痛。用于热毒血瘀所致急慢性病毒性肝炎,痈疽疔疮,无名肿毒,跌打损伤及各种炎症。

【用法与用量】 口服。一次 0.6g,八岁以下儿童一次 0.15～0.3g,一日 2～3 次;外用研末用冷开水或食醋少许调匀涂在患处(溃疡者可在患处周围涂敷之),一日数次,常保持湿润,或遵医嘱。

【注意】 孕妇忌服。

【规格】 每粒重 3g

【贮藏】 密封,置干燥处。

片仔癀胶囊

Pianzaihuang Jiaonang

【处方】 片仔癀 300g

【制法】 取片仔癀 300g,粉碎成细粉,加羧甲基纤维素钠适量混匀,制粒,干燥,装入胶囊,制成 1000 粒,即得。

【性状】 本品为硬胶囊,内容物为棕黄色的颗粒及细粉;气香,味苦、微甘。

【鉴别】 (1)取本品内容物 0.3g,置具塞锥形瓶中,加甲醇 3ml,超声处理 15 分钟,放置 30 分钟,取上清液作为供试品溶液。另取三七对照药材 0.5g,同法制成对照药材溶液。再取人参皂苷 Rb$_1$ 对照品、人参皂苷 Rg$_1$ 对照品、三七皂苷 R$_1$ 对照品,加甲醇制成每 1ml 各含 1mg 的溶液,作为对照品溶液。照薄层色谱法(通则 0502)试验,吸取上述三种溶液各 3μl,分别点于同一硅胶 G 薄层板上,以三氯甲烷-甲醇-水(65:35:10)10℃ 以下放置过夜的下层溶液为展开剂,展开,取出,晾干,喷以 10% 硫酸乙醇溶液,在 105℃ 加热至斑点显色清晰。供试品色谱中,在与对照药材色谱和对照品色谱相

应的位置上,分别显相同颜色的斑点。

(2)取本品内容物 0.3g,置具塞锥形瓶中,加二氯甲烷-乙醇(7:3)混合溶液 10ml,依次加入 10% 亚硫酸氢钠 2 滴,盐酸 1 滴,摇匀,密塞,于暗处放置 2 小时,时时振摇,滤过,滤液作为供试品溶液。另取胆红素对照品,加二氯甲烷制成每 1ml 含 0.1mg 的溶液,作为对照品溶液。再取胆酸对照品、去氧胆酸对照品,分别加甲醇制成每 1ml 各含 1mg 的溶液,作为对照品溶液。照薄层色谱法(通则 0502)试验,吸取胆红素对照品溶液 10μl,其余三种溶液各 6μl,分别点于同一硅胶 G 薄层板上,以甲苯-冰醋酸-水(10:10:1)10℃ 以下放置分层的上层溶液为展开剂,展开,取出,晾干。供试品色谱中,在与胆红素对照品色谱相应的位置上,显相同的黄色斑点。喷以 10% 硫酸乙醇溶液,在 105℃ 加热至斑点显色清晰。供试品色谱中,在与胆红素对照品色谱相应的位置上,显相同的绿色斑点。置紫外光灯(365nm)下检视,在与胆酸对照品色谱及去氧胆酸对照品色谱相应的位置上,显相同颜色的荧光斑点。

【检查】 **干燥失重** 取本品约 1g,精密称定,在 105℃ 干燥至恒重,减失重量不得过 13.0%(通则 0831)。

其他 应符合胶囊剂项下有关的各项规定(通则 0103)。

【含量测定】 照气相色谱法(通则 0521)测定。

色谱条件与系统适用性试验 以交联 5% 苯基甲基聚硅氧烷为固定相的毛细管柱(柱长为 30m,内径为 0.32mm,膜厚度为 0.25μm);柱温为程序升温:初始温度为 150℃,保持 30 分钟,以每分钟 20℃ 的速率升温至 250℃,保持 15 分钟;进样口温度为 250℃,检测器温度为 300℃;理论板数按麝香酮峰计应不低于 5000。

校正因子测定 取百秋李醇适量,精密称定,加无水乙醇制成每 1ml 含 0.2mg 的溶液,作为内标溶液。另取麝香酮对照品约 10mg,精密称定,置 50ml 量瓶中,加无水乙醇适量溶解并稀释至刻度,摇匀,精密吸取 2ml,置 5ml 量瓶中,精密加入内标溶液 2ml,加无水乙醇稀释至刻度,摇匀,吸取 1μl,注入气相色谱仪,计算校正因子。

测定法 取装量差异的本品内容物,研细,混匀,取约 1g,精密称定,置具塞锥形瓶中,精密加入内标溶液 2ml,再精密加入无水乙醇 3ml,混匀,密塞,称定重量,超声处理(功率 300W,频率 40kHz)10 分钟,放置 2 小时,再称定重量,用无水乙醇补足减失的重量,摇匀,滤过,取续滤液 1μl,注入气相色谱仪,测定,计算,即得。

本品每粒含麝香以麝香酮($C_{16}H_{30}O$)计,不得少于 0.07mg。

【功能与主治】 清热解毒,凉血化瘀,消肿止痛。用于热毒血瘀所致急慢性病毒性肝炎,痈疽疔疮,无名肿毒,跌打损伤及各种炎症。

【用法与用量】 口服。一次 2 粒,一至五岁儿童一次 1 粒,一日 3 次;或遵医嘱。

【注意】 孕妇忌服。

【规格】 每粒装 0.3g

【贮藏】 密封。

化积口服液

Huaji Koufuye

【处方】　茯苓(去皮)58.5g　　　海螵蛸 28.8g
　　　　　炒鸡内金 14.9g　　　　醋三棱 14.9g
　　　　　醋莪术 14.9g　　　　　红花 8.4g
　　　　　槟榔 14.9g　　　　　　雷丸 14.9g
　　　　　鹤虱 14.9g　　　　　　使君子仁 14.9g

【制法】　以上十味,雷丸、炒鸡内金粉碎成粗粉,加水温浸 2 小时,滤过,滤液备用。药渣与其余茯苓(去皮)等加水适量,蒸馏二次,合并蒸馏液,备用,药渣中的水煎液滤过,滤液合并,浓缩至 1∶1,加乙醇调至含醇量为 65%,冷藏过夜,滤过,回收乙醇,加水适量稀释至 1∶1,冷藏过夜,滤过。另取蔗糖 340g 制成单糖浆,加入上述滤液及羟苯乙酯 0.5g,混匀,煮沸,放冷至 60℃,加入上述温浸液、蒸馏液,加橘子香精 1ml,加水调至 1000ml,混匀,分装,即得。

【性状】　本品为黄棕色的澄清液体;气清香,味甜、微苦。

【鉴别】　(1)取本品 140ml,加乙醚及饱和氯化钠溶液振摇提取 3 次,每次加乙醚 90ml 及饱和氯化钠溶液 2ml,分取乙醚液,低温挥干,残渣加正己烷 0.5ml 使溶解,作为供试品溶液。另取茯苓对照药材 4g,加乙醚 50ml,加热回流 1 小时,滤过,挥干,残渣加正己烷 0.5ml 使溶解,作为对照药材溶液。照薄层色谱法(通则 0502)试验,吸取供试品溶液 40μl、对照药材溶液 30μl,分别点于同一硅胶 G 薄层板上,以石油醚(30~60℃)-乙酸乙酯-丙酮(84∶1∶15)为展开剂,置用展开剂预饱和 15 分钟的展开缸内,展开,取出,晾干,置紫外光灯(365nm)下检视。供试品色谱中,在与对照药材色谱相应的位置上,显相同颜色的荧光斑点。

(2)取本品 90ml,加水饱和的正丁醇振摇提取 3 次,每次 60ml,合并正丁醇提取液,蒸干,残渣加甲醇 1ml 使溶解,离心,取上清液,作为供试品溶液。另取红花对照药材 1.5g,加水 250ml 煎煮 1 小时,趁热滤过,滤液浓缩至约 10ml,加乙醇 10ml,混匀,使沉淀,滤过,滤液蒸干,残渣加水 10ml 使溶解,自"加水饱和的正丁醇振摇提取 3 次"起,同法制成对照药材溶液。照薄层色谱法(通则 0502)试验,吸取上述供试品溶液 5μl,对照药材溶液 10μl,分别点于同一硅胶 G 薄层板上,以乙醚-三氯甲烷(2∶3)为展开剂,置用展开剂预饱和 15 分钟的展开缸内,展开,取出,晾干,在氨蒸气中熏 15 分钟,置紫外光灯(365nm)下检视。供试品色谱中,在与对照药材色谱相应的位置上,显一个相同颜色的荧光斑点。

(3)取本品 60ml,加乙酸乙酯振摇提取 2 次,每次 40ml,合并乙酸乙酯液,加在中性氧化铝柱(100~120 目,10g,内径为 1.2cm)上,收集乙酸乙酯液,蒸干,残渣加甲醇 1ml 使溶解,作为供试品溶液。另取鹤虱对照药材 1g,加水 60ml,微沸煎煮 30 分钟,滤过,滤液加 2 倍量乙醇使沉淀,滤过,滤液蒸

至无醇味,加水至 40ml,加乙酸乙酯,同法制成对照药材溶液。照薄层色谱法(通则 0502)试验,吸取上述对照药材溶液 5μl、供试品溶液 10μl,分别点于同一硅胶 G 薄层板上,以甲苯-乙酸乙酯-冰醋酸(5∶4∶0.1)为展开剂,展开,取出,晾干,置紫外光灯(365nm)下检视。供试品色谱中,在与对照药材色谱相应的位置上,显相同颜色的荧光斑点。

【检查】　相对密度　应不低于 1.10(通则 0601)。

pH 值　应为 5.5~7.5(通则 0631)。

其他　应符合合剂项下有关的各项规定(通则 0181)。

【正丁醇提取物】　精密量取本品 50ml,用水饱和的正丁醇振摇提取 5 次,每次 20ml,合并正丁醇提取液,置已干燥至恒重的蒸发皿中,蒸干,在 105℃干燥 3 小时,移置干燥器中,冷却 30 分钟,迅速精密称定重量,即得。

本品含正丁醇提取物不得少于 0.60%。

【功能与主治】　健脾导滞,化积除痞。用于脾胃虚弱所致的痞积,症见面黄肌瘦、腹胀腹痛、厌食或食欲不振、大便失调。

【用法与用量】　口服。周岁以内一次 5ml,一日 2 次;二至五岁,一次 10ml,一日 2 次;五岁以上,一次 10ml,一日 3 次;或遵医嘱。

【规格】　每支装 10ml

【贮藏】　密封,置阴凉处。

化　痔　栓

Huazhi Shuan

【处方】　次没食子酸铋 200g　　　苦参 370g
　　　　　黄柏 92.5g　　　　　　洋金花 55.5g
　　　　　冰片 30g

【制法】　以上五味,苦参、黄柏、洋金花加水煎煮二次,第一次 4 小时,第二次 2 小时,合并煎液,滤过,静置 12 小时,取上清液浓缩至相对密度为 1.12(60~65℃)的清膏,干燥,粉碎成最细粉;将 2.6g 的羟苯乙酯用适量乙醇溶解;另取基质适量,加热熔化,加入次没食子酸铋、上述最细粉、冰片以及 16.8g 聚山梨酯 80、羟苯乙酯乙醇液,混匀,灌注,制成 1000 粒,即得。

【性状】　本品为暗黄褐色的栓剂。

【鉴别】　(1)取本品 5 粒,切碎,缓缓炽灼至完全灰化,放冷,滴加硝酸使溶解,溶液显铋盐的鉴别反应(通则 0301)。

(2)取本品 2 粒,切碎,加水 25ml,超声处理 30 分钟,于 10℃以下放置 30 分钟使基质凝固,滤过,取滤液 5ml,置分液漏斗中,加浓氨试液调节 pH 值至 11,用三氯甲烷振摇提取 3 次,每次 20ml,合并三氯甲烷液,置水浴上蒸干,残渣加三氯甲烷 1ml 使溶解,作为供试品溶液。另取苦参碱对照品,加三氯甲烷制成每 1ml 含 0.5mg 的溶液,作为对照品溶液。照薄层色谱法(通则 0502)试验,吸取上述两种溶液各 4μl,分别点

于同一硅胶 G 薄层板上,以甲苯-乙酸乙酯-丙酮-浓氨试液(2:4:3:0.2)为展开剂,展开,取出,晾干,喷以改良碘化铋钾试液。供试品色谱中,在与对照品色谱相应的位置上,显相同颜色的斑点。

【检查】 应符合栓剂项下有关的各项规定(通则 0107)。

【含量测定】 **次没食子酸铋** 取重量差异项下的本品,切碎,取约 3g,精密称定,置坩埚中,低温灼烧至残留物变成橙红色,再在 550~600℃炽灼 1 小时,取出,放冷,加硝酸溶液(1→2)3~5ml 使溶解,用适量水将溶液移至 500ml 锥形瓶中,加水至约 300ml,摇匀,加儿茶酚紫指示液 10 滴(临用新配),溶液应显蓝色(若显紫色或紫红色,滴加氨试液至显纯蓝色),用乙二胺四醋酸二钠滴定液(0.05mol/L)滴至淡黄色,即得。每 1ml 乙二胺四醋酸二钠滴定液(0.05mol/L)相当于 11.65mg 的三氧化铋(Bi_2O_3)。

本品每粒含次没食子酸铋以三氧化铋(Bi_2O_3)计,应为 94~114mg。

冰片 照气相色谱法(通则 0521)测定。

色谱条件与系统适用性试验 聚乙二醇 20000(PEG-20M)毛细管柱(柱长为 30m,内径为 0.53mm,膜厚度为 1.0μm),柱温为 150℃。分流进样,分流比 40:1。理论板数按龙脑峰计算应不低于 1900。

校正因子测定 取水杨酸甲酯适量,精密称定,加乙酸乙酯制成每 1ml 含 5mg 的溶液,作为内标溶液。另取龙脑对照品约 10mg,精密称定,置 10ml 量瓶中,精密加入内标溶液 2ml,用乙酸乙酯溶解并稀释至刻度,摇匀,吸取 0.5μl,注入气相色谱仪,计算校正因子。

测定法 取本品 10 粒,精密称定,切碎,取 1g,精密称定,置 25ml 量瓶中,精密加入内标溶液 5ml,加乙酸乙酯适量,超声处理(功率 250W,频率 33kHz)20 分钟,取出,放冷,加乙酸乙酯至刻度,摇匀,滤过,取续滤液,即得。吸取 0.5μl,注入气相色谱仪,测定,即得。

本品每粒含冰片以龙脑($C_{10}H_{18}O$)计,不得少于 12.6mg。

【功能与主治】 清热燥湿,收湿止血。用于大肠湿热所致的内外痔、混合痔疮。

【用法与用量】 患者取侧卧位,置入肛门 2~2.5cm 深处。一次 1 粒,一日 1~2 次。

【规格】 每粒重 1.7g

【贮藏】 30℃以下密闭贮存。

化瘀祛斑胶囊
Huayu Quban Jiaonang

【处方】 柴胡 100g 薄荷 100g
    黄芩 100g 当归 100g
    红花 100g 赤芍 100g

【制法】 以上六味,薄荷、柴胡、当归粉碎成细粉;其余红花等三味加水煎煮三次,第一次 3 小时,第二次 2 小时,第三次 1 小时,合并煎液,滤过,滤液浓缩成稠膏。加入上述细粉,混匀,制成颗粒,干燥,装入胶囊,制成 1000 粒,即得。

【性状】 本品为硬胶囊,内容物为黄棕色至棕褐色的颗粒和粉末;味辛、微苦。

【鉴别】 (1)取本品内容物 1g,研细,加乙醇 20ml,超声处理 5 分钟,滤过,滤液蒸干,残渣加乙醇 1ml 使溶解,作为供试品溶液。另取赤芍对照药材 1g,加乙醇 10ml,超声处理 5 分钟,滤过,滤液作为对照药材溶液。照薄层色谱法(通则 0502)试验,吸取上述两种溶液各 5μl,分别点于同一硅胶 G 薄层板上,以三氯甲烷-乙酸乙酯-甲醇-甲酸(40:5:10:0.2)为展开剂,展开,取出,晾干,喷以 5%香草醛硫酸溶液,加热至斑点显色清晰。供试品色谱中,在与对照药材色谱相应的位置上,显相同颜色的斑点。

(2)取本品内容物 10g,研细,加乙醚 30ml,超声处理 5 分钟,滤过,滤液挥干,残渣加甲醇 1ml 使溶解,作为供试品溶液。另取当归对照药材 0.5g,加乙醚 10ml,同法制成对照药材溶液。照薄层色谱法(通则 0502)试验,吸取供试品溶液 5μl、对照药材溶液 3μl,分别点于同一硅胶 G 薄层板上,以正己烷-乙酸乙酯(9:1)为展开剂,展开,取出,晾干,置紫外光灯(365nm)下检视。供试品色谱中,在与对照药材色谱相应的位置上,显相同颜色的荧光斑点。

(3)取本品内容物 10g,研细,加三氯甲烷 40ml,超声处理 30 分钟,滤过,弃去三氯甲烷液,残渣挥干溶剂,加 50%乙醇 40ml,超声处理 30 分钟,滤过,滤液浓缩至约 20ml,加水 10ml,用正丁醇振摇提取 2 次,每次 20ml,合并正丁醇液,加入等体积的氨试液洗涤,分取正丁醇层,蒸干,残渣加甲醇 2ml 使溶解,作为供试品溶液。另取柴胡对照药材 1g,加甲醇 20ml,超声处理 10 分钟,滤过,滤液蒸干,残渣加水 10ml,同法制成对照药材溶液。照薄层色谱法(通则 0502)试验,吸取上述两种溶液各 5μl,分别点于同一硅胶 G 薄层板上,以三氯甲烷-甲醇-水(13:7:2)10℃以下放置的下层溶液为展开剂,展开,取出,晾干,喷以 2%对二甲氨基苯甲醛的 40%硫酸溶液,加热至斑点显色清晰,分别置日光及紫外光灯(365nm)下检视。供试品色谱中,在与对照药材色谱相应的位置上,显相同颜色的斑点或荧光斑点。

【检查】 应符合胶囊剂项下有关的各项规定(通则 0103)。

【含量测定】 照高效液相色谱法(通则 0512)测定。

色谱条件与系统适用性试验 以十八烷基硅烷键合硅胶为填充剂;以甲醇-水-磷酸(47:53:0.2)为流动相;检测波长为 280nm。理论板数按黄芩苷峰计算应不低于 5000。

对照品溶液的制备 取黄芩苷对照品适量,精密称定,加 70%甲醇制成每 1ml 含 40μg 的溶液,即得。

供试品溶液的制备 取装量差异项下的本品内容物,研细,取约 0.2g,精密称定,置具塞锥形瓶中,精密加入 70%甲醇 25ml,称定重量,超声处理(功率 250W,频率 33kHz)30 分钟,放冷,再称定重量,用70%甲醇补足减失的重量,摇匀,滤过,精密量取续滤液3ml,置10ml量瓶中,用70%甲醇稀释至刻度,摇匀,即得。

测定法 分别精密吸取对照品溶液与供试品溶液各10μl,注入液相色谱仪,测定,即得。

本品每粒含黄芩以黄芩苷($C_{21}H_{28}O_{11}$)计,不得少于3.6mg。

【功能与主治】 疏风清热,活血化瘀。用于黄褐斑、酒齄、粉刺属风热瘀阻证者。

【用法与用量】 口服。一次5粒,一日2次。

【规格】 每粒装0.32g

【贮藏】 密封。

化癥回生片
Huazheng Huisheng Pian

【处方】

益母草 112g	红花 14g
花椒(炭)14g	烫水蛭 14g
当归 28g	苏木 14g
醋三棱 14g	两头尖 14g
川芎 14g	降香 14g
醋香附 14g	人参 42g
高良姜 14g	姜黄 8.4g
没药(醋炙)14g	炒苦杏仁 21g
大黄 56g	人工麝香 14g
盐小茴香 21g	桃仁 21g
五灵脂(醋炙)14g	虻虫 14g
鳖甲胶 112g	丁香 21g
醋延胡索 14g	白芍 28g
蒲黄炭 14g	乳香(醋炙)14g
干漆(煅)14g	制吴茱萸 14g
阿魏 14g	肉桂 14g
醋艾炭 14g	熟地黄 28g
紫苏子 14g	

【制法】 以上三十五味,除人工麝香、阿魏、熟地黄、益母草、鳖甲胶外,其余三十味混匀,取出430g,粉碎成细粉,剩余部分和益母草用水煎煮二次,滤过,合并滤液,加入鳖甲胶,溶化后,浓缩成稠膏。阿魏用水加热溶化,熟地黄水煎取汁,分别滤过,合并滤液,浓缩成稠膏。两膏合并,加入细粉拌匀,干燥,研细,用乙醇制粒,干燥,再加入研细的人工麝香,混匀,压制成1000片,即得。

【性状】 本品为棕黄色片;气香,味微苦。

【鉴别】 (1)取本品,置显微镜下观察:体壁碎片金黄色或黄棕色,毛窝呈双圈状,有时表面可见疣状或针头状突起(虻虫)。花粉粒黄色,类圆形或椭圆形,直径约30μm,表面有网状雕纹(蒲黄炭)。花粉粒三角形,直径约16μm(丁香)。纤维成束,红棕色或黄棕色,壁甚厚(醋香附)。糊化淀粉粒团块淡黄色(醋延胡索)。表皮细胞红棕色、黄色或亮黄色,外壁木栓化增厚,常呈脊状或瘤状突入细胞内(两头尖)。非腺毛2~6细胞,胞腔有的充满红棕色物(制吴茱萸)。淀粉粒棒槌形,长24~44μm或更长,脐点点状、短缝状或三叉状(高良姜)。石细胞类圆形或类长方形,直径32~88μm,壁一面菲薄(肉桂)。草酸钙簇晶甚大,直径60~140μm(大黄)。花粉粒圆球形或椭圆形,直径约60μm,外壁有刺,具3个萌发孔(红花)。

(2)取本品20片,研细,加80%乙醇50ml,加热回流1小时,滤过,滤液蒸干,残渣加1%盐酸溶液5ml使溶解,滤过,滤液加碳酸钠试液调节pH值至8,滤过,滤液蒸干,残渣加80%乙醇3ml使溶解,作为供试品溶液。另取盐酸水苏碱对照品,加乙醇制成每1ml含0.5mg的溶液,作为对照品溶液。照薄层色谱法(通则0502)试验,吸取上述两种溶液各10~20μl,分别点于同一层析滤纸上上行展开,使成条状,以正丁醇-醋酸-水(4:1:1)的上层溶液为展开剂,展开,取出,晾干,喷以稀碘化铋钾试液,放置6小时。供试品色谱中,在与对照品色谱相应的位置上,显相同颜色的斑点。

(3)取本品40片,研细,加水150ml,煮沸30分钟,放冷,离心(转速为每分钟8000转)30分钟,取上清液用乙酸乙酯振摇提取两次,每次50ml,合并提取液,蒸干,残渣加甲醇1ml使溶解,作为供试品溶液。另取苏木对照药材1g,同法制成对照药材溶液。照薄层色谱法(通则0502)试验,吸取上述两种溶液各5μl,分别点于同一硅胶G薄层板上,以二氯甲烷-丙酮-甲酸(8:4:1)为展开剂,展开,取出,晾干,放置6小时。供试品色谱中,在与对照药材色谱相应的位置上,显相同颜色的斑点。

(4)取本品40片,研细,加水饱和的正丁醇50ml,置水浴上加热回流30分钟,滤过,滤液加氨试液100ml洗涤,弃去洗涤液,取正丁醇液蒸干,残渣加甲醇1ml使溶解,作为供试品溶液。另取人参对照药材1g,同法制成对照药材溶液。再取人参皂苷Rb_1对照品、人参皂苷Re对照品、人参皂苷Rg_1对照品,加甲醇制成每1ml中各含1mg的混合溶液,作为对照品溶液。照薄层色谱法(通则0502)试验,吸取供试品溶液15μl、对照药材溶液及对照品溶液各5μl,分别点于同一硅胶H薄层板上使成条状,以二氯甲烷-甲醇-水(13:7:2)10℃以下放置的下层溶液为展开剂,展开,取出,晾干,喷以10%硫酸乙醇溶液,在105℃加热至斑点显色清晰,供试品色谱中,在与对照药材色谱和对照品色谱相应的位置上,显相同颜色的斑点;置紫外光灯(365nm)下检视,显相同颜色的荧光斑点。

(5)取本品2片,研细,加甲醇20ml,超声处理30分钟,滤过,取滤液5ml,蒸干,残渣加水10ml使溶解,加盐酸1ml,加热回流30分钟,放冷,用乙醚振摇提取2次,每次20ml,合并乙醚液,蒸干,残渣加乙酸乙酯2ml使溶解,作为供试品溶液。另取大黄对照药材 0.1g,同法制成对照药材溶液。照薄层色谱法(通则 0502)试验,吸取上述两种溶液各 4μl,分别点于同一硅胶 G 薄层板上,以石油醚(30～60℃)-甲酸乙酯-甲酸(15∶5∶1)的上层溶液为展开剂,展开,取出,晾干。置紫外光灯(365nm)下检视。供试品色谱中,在与对照药材色谱相应的位置上,显相同的 5 个橙黄色荧光斑点;置氨蒸气中熏后,斑点变为红色。

【检查】 应符合片剂项下有关的各项规定(通则 0101)。

【含量测定】 照高效液相色谱法(通则 0512)测定。

色谱条件与系统适用性试验 以十八烷基硅烷键合硅胶为填充剂;以乙腈为流动相 A,以水为流动相 B,按下表中的规定进行梯度洗脱;检测波长为 280nm。理论板数按丁香酚峰计算应不低于 3000。

时间(分钟)	流动相 A(%)	流动相 B(%)
0～5	35→25	65→75
5～40	25	75

对照品溶液的制备 取丁香酚对照品适量,精密称定,加 80%甲醇制成每 1ml 含 20μg 的溶液,即得。

供试品溶液的制备 取重量差异项下的本品 10 片,研细,取约 0.3g,精密称定,置 100ml 锥形瓶中,精密加入 80%甲醇 10ml,密塞,称定重量,超声处理(功率 300W,频率 25kHz)15 分钟,放冷,再称定重量,加 80%甲醇补足减失的重量,摇匀,滤过,取续滤液,即得。

测定法 分别精密吸取对照品溶液与供试品溶液各 10μl,注入液相色谱仪,测定,即得。

本品每片含丁香以丁香酚($C_{10}H_{12}O_2$)计,不得少于 0.34mg。

【功能与主治】 消癥化瘀。用于瘀血内阻所致的癥积、妇女干血痨、产后血瘀、少腹疼痛拒按。

【用法与用量】 饭前温酒送服。一次 5～6 片,一日 2 次。

【注意】 孕妇禁用。

【贮藏】 密封。

分清五淋丸
Fenqing Wulin Wan

【处方】

木通 80g	盐车前子 40g
黄芩 80g	茯苓 40g
猪苓 40g	黄柏 40g
大黄 120g	萹蓄 40g
瞿麦 40g	知母 40g
泽泻 40g	栀子 40g
甘草 20g	滑石 80g

【制法】 以上十四味,滑石粉碎成极细粉;其余木通等十三味粉碎成细粉,过筛,混匀。取上述细粉,用水制丸,干燥,用滑石粉包衣,打光,干燥,即得。

【性状】 本品为白色至灰白色光亮的水丸,丸芯为黄棕色至深棕色;味甘、苦。

【鉴别】 (1)取本品,置显微镜下观察:不规则分枝状团块无色,遇水合氯醛试液溶化;菌丝无色或淡棕色,直径 4～6μm(茯苓)。菌丝黏结成团,大多无色;草酸钙方晶正八面体形,直径 32～60μm(猪苓)。种皮内表皮细胞表面观类长方形,壁微波状,以数个细胞为一组,略作镶嵌状排列(盐车前子)。韧皮纤维淡黄色,梭形,壁厚,孔沟细(黄芩)。纤维束鲜黄色,周围细胞含草酸钙方晶,形成晶纤维,含晶细胞的壁木化增厚(黄柏)。草酸钙簇晶大,直径 60～140μm(大黄)。草酸钙针晶成束或散在,长 26～110μm(知母)。纤维束周围薄壁细胞含草酸钙簇晶,形成晶纤维,含晶细胞纵向成行(瞿麦)。叶表皮细胞平周壁有角质线纹,气孔不等式,副卫细胞 3 个;上下表皮均可见栅栏组织(萹蓄)。薄壁细胞类圆形,有椭圆形纹孔,集成纹孔群;内皮层细胞垂周壁波状弯曲,较厚,木化,有稀疏细孔沟(泽泻)。种皮石细胞黄色或淡棕色,多破碎,完整者长多角形、长方形或不规则形,壁厚,有大的圆形纹孔,胞腔棕红色(栀子)。

(2)取本品 2g,研细,加甲醇 5ml,超声处理 10 分钟,滤过,滤液作为供试品溶液。另取知母对照药材 0.1g,加甲醇 3ml,超声处理 10 分钟,取上清液作为对照药材溶液。照薄层色谱法(通则 0502)试验,吸取供试品溶液 5～8μl、对照药材溶液 3μl,分别点于同一硅胶 G 薄层板上,以三氯甲烷-乙酸乙酯-甲醇-浓氨试液(2.5∶1∶4∶1)为展开剂,展开,取出,晾干,喷以 5%香草醛硫酸溶液-乙醇(1∶6)的混合溶液,在 105℃加热至斑点显色清晰。供试品色谱中,在与对照药材色谱相应的位置上,显一个相同颜色的主斑点。

(3)取本品 10g,研细,加乙醚 30ml,超声处理 15 分钟,滤过,弃去乙醚液,药渣挥去溶剂,加甲醇 30ml,超声处理 30 分钟,滤过,滤液蒸干,残渣加水 15ml 溶解,用盐酸调节 pH 值至 1～2,用乙酸乙酯振摇提取 2 次,每次 20ml,合并乙酸乙酯液,蒸干,残渣加甲醇 2ml 使溶解,作为供试品溶液。另取黄芩苷对照品,加甲醇制成每 1ml 含 1mg 的溶液,作为对照品溶液。照薄层色谱法(通则 0502)试验,吸取上述两种溶液各 4μl,分别点于同一硅胶 G 薄层板上,以乙酸乙酯-丁酮-甲酸-水(5∶3∶1∶1)为展开剂,展开,取出,晾干,喷以 5%三氯化铁乙醇溶液。供试品色谱中,在与对照品色谱相应的位置上,显相同颜色的斑点。

(4)取黄柏对照药材 0.15g,栀子对照药材 0.2g,分别加甲醇 3ml,超声处理 10 分钟,上清液作为对照药材溶液。照薄层色谱法(通则 0502)试验,吸取上述两种对照药材溶液和〔鉴别〕(2)项下的供试品溶液各 3～5μl,分别点于同一硅胶 G 薄层板上,以乙酸乙酯-丁酮-甲酸-水(10∶7∶1∶1)为展开剂,展开,取出,热风吹干。置紫外光灯(365nm)下检视,供试品色谱中,在与黄柏对照药材色谱相应的位置上,显相同颜色的荧光主斑点;喷以 5%香草醛硫酸溶液-乙醇

(1:6)的混合溶液,在 105℃加热至斑点显色清晰,供试品色谱中,在与栀子对照药材色谱相应的位置上,显相同颜色的主斑点。

(5)取大黄对照药材 0.3g,加甲醇 3ml,超声处理 10 分钟,取上清液作为对照药材溶液。照薄层色谱法(通则 0502)试验,吸取上述对照药材溶液和〔鉴别〕(2)项下的供试品溶液各 3~5μl,分别点于同一硅胶 G 薄层板上,以环己烷-乙酸乙酯-甲酸(12:3:0.2)为展开剂,展开约 3cm,取出,热风吹干,再以同一展开剂展开,展距 10cm,取出,晾干,置紫外光灯(365nm)下检视。供试品色谱中,在与对照药材色谱相应的位置上,显相同颜色的荧光主斑点。

(6)取甘草对照药材 0.15g,加甲醇 3ml,超声处理 10 分钟,取上清液作为对照药材溶液。照薄层色谱法(通则 0502)试验,吸取对照药材溶液与〔鉴别〕(2)项下的供试品溶液各 3~6μl,分别点于同一硅胶 G 薄层板上,以环己烷-乙酸乙酯-异丙醇-甲醇-浓氨试液(12:6:3:3.5:1)为展开剂,展开,展距 11cm 以上,取出,晾干,置紫外光灯(365nm)下检视。供试品色谱中,在与对照药材色谱相应的位置上,显一至两个相同颜色的荧光斑点。

【检查】 应符合丸剂项下有关的各项规定(通则 0108)。

【含量测定】 照高效液相色谱法(通则 0512)测定。

色谱条件与系统适用性试验 以十八烷基硅烷键合硅胶为填充剂;以乙腈-甲醇-0.1%磷酸溶液(42:23:35)为流动相;检测波长为 254nm。理论板数按大黄酚峰计算应不低于 3000。

对照品溶液的制备 取大黄酚对照品和大黄素对照品适量,精密称定,加甲醇制成每 1ml 含大黄酚 12μg、大黄素 5μg 的混合溶液,即得。

供试品溶液的制备 (1)取本品适量,研细(过三号筛),取 1g,精密称定,置具塞锥形瓶中,精密加入甲醇-盐酸(10:1)的混合溶液 25ml,称定重量,置 80℃水浴中加热回流 30 分钟,若瓶壁有黏附物,须超声处理去除,放冷,再称定重量,用甲醇补足减失的重量,摇匀,滤过,精密量取续滤液 2ml,置 5ml 量瓶中,加 2%氢氧化钠溶液 1ml,加甲醇至刻度,摇匀,滤过,取续滤液,用于测定总大黄酚和总大黄素的含量。

(2)取本品上述粉末 0.5g,精密称定,置具塞锥形瓶中,精密加入甲醇 25ml,称定重量,超声处理(功率 160W,频率 50kHz)30 分钟,放冷,再称定重量,用甲醇补足减失的重量,摇匀,滤过,取续滤液,用于测定游离大黄酚、游离大黄素的含量。

测定法 分别精密吸取对照品溶液与上述两种供试品溶液各 10~20μl,注入液相色谱仪,测定,即得。分别计算总大黄酚和总大黄素的总量与游离大黄酚和游离大黄素的总量。

本品每 1g 含大黄以总大黄酚($C_{15}H_{10}O_4$)和总大黄素($C_{15}H_{10}O_5$)的总量计,不得少于 1.2mg;以游离大黄酚($C_{15}H_{10}O_4$)和游离大黄素($C_{15}H_{10}O_5$)的总量计,不得少于 0.70mg。

【功能与主治】 清热泻火,利尿通淋。用于湿热下注所致的淋证,症见小便黄赤、尿频尿急、尿道灼热涩痛。

【用法与用量】 口服。一次 6g,一日 2~3 次。

【注意】 孕妇慎用。

【贮藏】 密闭,防潮。

丹 七 片
Danqi Pian

【处方】 丹参 250g　　　　三七 250g

【制法】 以上二味,三七粉碎成细粉;丹参加水煎煮三次,每次 1 小时,煎液滤过,滤液合并,浓缩至适量,加入上述三七细粉及淀粉、糊精适量,混匀,干燥,压制成 1000 片,或包糖衣或薄膜衣,即得。

【性状】 本品为浅黄棕色的片;糖衣片或薄膜衣片,除去包衣后显浅黄棕色;气微,味微苦、甜。

【鉴别】 (1)取本品,置显微镜下观察:树脂道碎片含黄色分泌物(三七)。

(2)取本品 5 片,包衣片除去包衣,研细,加 70%乙醇 20ml,超声处理 20 分钟,滤过,滤液浓缩至 2ml,作为供试品溶液。另取丹酚酸 B 对照品,加乙醇制成每 1ml 含 1mg 的溶液,作为对照品溶液。照薄层色谱法(通则 0502)试验,吸取上述两种溶液各 2μl,分别点于同一硅胶 G 薄层板上,以乙酸丁酯-水-甲酸(14:2:3)的上层溶液为展开剂,展开,取出,晾干,喷以 1%三氯化铁溶液与 1%铁氰化钾溶液的等量混合溶液(临用新配)。供试品色谱中,在与对照品色谱相应的位置上,显相同颜色的斑点。

(3)取本品 1 片,包衣片除去包衣,研细,加水 0.5ml,搅匀,再加以水饱和的正丁醇 8ml,密塞,振摇 10 分钟,放置 2 小时,离心,取上清液,加正丁醇饱和的水 25ml,摇匀,取正丁醇层,蒸干,残渣加甲醇 1ml 使溶解,作为供试品溶液。另取人参皂苷 Rg_1、人参皂苷 Rb_1 及三七皂苷 R_1 对照品,加甲醇制成每 1ml 各含 2.5mg 的混合溶液,作为对照品溶液。照薄层色谱法(通则 0502)试验,吸取上述两种溶液各 1μl,分别点于同一硅胶 G 薄层板上,以 1,2-二氯乙烷-正丁醇-甲醇-水(6:8:3:5)的下层溶液为展开剂,展开,取出,晾干,喷以硫酸溶液(1→10),在 105℃加热至斑点显色清晰,分别置日光和紫外光灯(365nm)下检视。供试品色谱中,在与对照品色谱相应的位置上,显相同颜色的斑点;紫外光灯下显相同颜色的荧光斑点。

【检查】 应符合片剂项下有关的各项规定(通则 0101)。

【含量测定】 照高效液相色谱法(通则 0512)测定。

色谱条件与系统适用性试验 用十八烷基硅烷键合硅胶

为填充剂；以乙腈为流动相 A，以水为流动相 B，按下表中的规定进行梯度洗脱；检测波长为 203nm。理论板数按三七皂苷 R_1 峰计算应不低于 3000。

时间（分钟）	流动相 A（％）	流动相 B（％）
0～20	20→40	80→60
20～26	40→20	60→80

对照品溶液的制备　取三七皂苷 R_1 对照品、人参皂苷 Rg_1 对照品及人参皂苷 Rb_1 对照品适量，精密称定，加甲醇制成每 1ml 含三七皂苷 R_1 0.05mg、人参皂苷 Rg_1 0.2mg、人参皂苷 Rb_1 0.2mg 的混合溶液，摇匀，即得。

供试品溶液的制备　取本品 10 片，包衣片除去包衣，精密称定，研细，取约 0.2g，精密称定，置具塞锥形瓶中，精密加入 50％甲醇 25ml，密塞，称定重量，超声处理（功率 160W，频率 40kHz）30 分钟，放冷，再称定重量，用 50％甲醇补足减失的重量，摇匀，滤过，取续滤液，即得。

测定法　分别精密吸取对照品溶液与供试品溶液各 20μl，注入液相色谱仪，测定，即得。

本品每片含三七以三七皂苷 R_1（$C_{47}H_{80}O_{18}$）、人参皂苷 Rg_1（$C_{42}H_{72}O_{14}$）和人参皂苷 Rb_1（$C_{54}H_{92}O_{23}$）的总量计，不得少于 12.0mg。

【功能与主治】　活血化瘀，通脉止痛。用于瘀血闭阻所致的胸痹心痛，眩晕头痛，经期腹痛。

【用法与用量】　口服。一次 3～5 片，一日 3 次。

【注意】　孕妇慎服。

【规格】　（1）素片　每片重 0.3g

（2）薄膜衣片　每片重 0.32g

（3）糖衣片　片心重 0.3g

【贮藏】　密封。

丹灯通脑软胶囊
Dandeng Tongnao Ruanjiaonang

【处方】　丹参 555g　　　灯盏细辛 555g

　　　　　川芎 555g　　　粉葛 835g

【制法】　以上四味，川芎、粉葛加水煎煮三次，第一次 1 小时，第二、三次各 0.5 小时，滤过，合并滤液，滤液浓缩至相对密度为 1.08～1.14（50℃）的清膏，加 2.8 倍量乙醇，搅匀，加热至 60℃，静置 24 小时，滤过，滤液减压回收乙醇，浓缩成稠膏状，85℃以下真空干燥成干膏；丹参加 85％乙醇浸渍三次，第一次浸渍 48 小时，第二、三次各 24 小时，滤过，滤液减压回收乙醇，浓缩成稠膏状，85℃以下真空干燥成干膏；灯盏细辛加 75％乙醇浸渍三次，第一次 48 小时，第二、三次各 24 小时，滤过，滤液减压回收乙醇，放冷，滤过，滤液用 20％硫酸

溶液调节 pH 值至 2，静置 48 小时，滤取黄绿色沉淀物，用水洗涤至 pH 值至 5～6，85℃以下烘干，与上述干膏混合，粉碎，过筛，加大豆油、蜂蜡适量，混匀，制成软胶囊 1000 粒，即得。

【性状】　本品为软胶囊，内容物为棕色至棕褐色的膏状物；味微苦、涩。

【鉴别】　（1）取本品内容物 5g，加水 50ml，超声处理 30 分钟，放冷，离心 10 分钟，取上清液用中性滤纸滤过，滤液加氨试液调节 pH 值至 9～10，用乙酸乙酯振摇提取 3 次，每次 25ml，合并乙酸乙酯液，回收溶剂至干，残渣加甲醇 1ml 使溶解，作为供试品溶液。另取川芎对照药材 1g，加水 30ml，加热回流 30 分钟，放冷，离心 10 分钟，上清液用氨试液调节 pH 值至 9～10，用乙酸乙酯振摇提取 2 次，每次 25ml，合并乙酸乙酯液，回收溶剂至干，残渣加甲醇 1ml 使溶解，作为对照药材溶液。照薄层色谱法（通则 0502）试验，吸取上述两种溶液各 10μl，分别点于同一硅胶 G 薄层板上，以石油醚（30～60℃）-三氯甲烷-三乙胺（6：2：0.5）为展开剂，展开，取出，晾干，喷以 10％硫酸乙醇溶液，在 105℃加热 5 分钟，置紫外光灯（365nm）下检视。供试品色谱中，在与对照药材色谱相应的位置上，显相同颜色的荧光主斑点。

（2）取本品内容物 0.55g，加甲醇 5ml，超声处理 20 分钟，滤过，滤液作为供试品溶液。另取丹参对照药材 0.5g，同法制成对照药材溶液。照薄层色谱法（通则 0502）试验，吸取上述两种溶液各 10μl，分别点于同一硅胶 G 薄层板上，以甲苯-乙酸乙酯-冰醋酸（18：1：1）为展开剂，展开，取出，晾干。供试品色谱中，在与对照药材色谱相应的位置上，显相同颜色的斑点。

（3）取葛根素对照品，加甲醇制成每 1ml 含 1mg 的溶液，作为对照品溶液。照薄层色谱法（通则 0502）试验，吸取〔鉴别〕（2）项下的供试品溶液与上述对照品溶液各 2μl，分别点于同一硅胶 GF254 薄层板上，以乙酸乙酯-丁酮-甲酸-水（5：4：1：0.5）为展开剂，展开缸中预饱和 20 分钟，展开，取出，晾干，置紫外光灯（254nm）下检视。供试品色谱中，在与对照品色谱相应的位置上，显相同颜色的斑点。

（4）取本品内容物 0.55g，加稀乙醇 30ml，摇匀，加热回流 30 分钟，放冷，滤过，滤液蒸干，残渣加水 20ml，微热使溶解，放冷，滤液用盐酸调节 pH 值至 1～2，加乙酸乙酯振摇提取 2 次，每次 15ml，合并乙酸乙酯液，蒸干，残渣加甲醇 1ml 使溶解，作为供试品溶液。另取野黄芩苷对照品，加甲醇制成每 1ml 含 1mg 的溶液，作为对照品溶液。照薄层色谱法（通则 0502）试验，吸取上述两种溶液各 2μl，分别点于同一聚酰胺薄膜上，以冰醋酸-乙醇（4：1）为展开剂，展开，取出，晾干，喷以 2％三氯化铁乙醇溶液，置日光下检视。供试品色谱中，在与对照品色谱相应的位置上，显相同颜色的斑点。

【检查】　应符合胶囊剂项下有关的各项规定（通则 0103）。

【含量测定】 **粉葛** 照高效液相色谱法（通则 0512）测定。

色谱条件与系统适用性试验 以十八烷基硅烷键合硅胶为填充剂；以甲醇-水（25∶75）为流动相；检测波长为 250nm。理论板数按葛根素峰计算应不低于 3000。

对照品溶液的制备 取葛根素对照品适量，精密称定，加 75% 甲醇制成每 1ml 含 40μg 的溶液，即得。

供试品溶液的制备 取装量差异项下的本品内容物，混匀，取 0.5g，精密称定，置具塞锥形瓶中，精密加入 75% 甲醇 50ml，密塞，称定重量，超声处理（功率 250W，频率 50kHz）40 分钟，放冷，再称定重量，用 75% 甲醇补足减失的重量，摇匀，滤过，取续滤液，即得。

测定法 分别精密吸取对照品溶液与供试品溶液各 10μl，注入液相色谱仪，测定，即得。

本品每粒含粉葛以葛根素（$C_{21}H_{20}O_9$）计，不得少于 0.80mg。

灯盏细辛、丹参 照高效液相色谱法（通则 0512）测定。

色谱条件与系统适用性试验 以十八烷基硅烷键合硅胶为填充剂；以甲醇-乙腈（4∶1）为流动相 A，以 2% 冰醋酸溶液为流动相 B，按下表中的规定进行梯度洗脱；检测波长为 280nm。理论板数按丹酚酸 B 峰计算应不低于 5000。

时间（分钟）	流动相 A（%）	流动相 B（%）
0～20	30	70
20～40	30→40	70→60

对照品溶液的制备 取野黄芩苷对照品、丹酚酸 B 对照品适量，精密称定，加甲醇制成每 1ml 含野黄芩苷 60μg、丹酚酸 B 110μg 的混合溶液，即得。

供试品溶液的制备 取装量差异项下的本品内容物，混匀，取 0.8g，精密称定，置具塞锥形瓶中，精密加入甲醇 50ml，密塞，称定重量，超声处理（功率 250W，频率 50kHz）40 分钟，放冷，再称定重量，用甲醇补足减失的重量，摇匀，滤过，取续滤液，即得。

测定法 分别精密吸取对照品溶液 10μl 与供试品溶液 5μl，注入液相色谱仪，测定，即得。

本品每粒含灯盏细辛以野黄芩苷（$C_{21}H_{18}O_{12}$）计，不得少于 2.0mg；含丹参以丹酚酸 B（$C_{36}H_{30}O_{16}$）计，不得少于 3.0mg。

【功能与主治】 活血化瘀，祛风通络。用于瘀血阻络所致的中风，中经络证。

【用法与用量】 口服。一次 4 粒，一日 3 次；30 天为 1 个疗程。

【注意】 （1）急性期脑出血患者忌用。（2）孕妇忌用。

【规格】 每粒装 0.55g

【贮藏】 密封。

丹灯通脑胶囊

Dandeng Tongnao Jiaonang

【处方】 丹参 555g　　灯盏细辛 555g
川芎 555g　　粉葛 835g

【制法】 以上四味，川芎、粉葛加水煎煮三次，第一次 1 小时，第二、三次各 0.5 小时，滤过，合并滤液，滤液浓缩至相对密度为 1.08～1.14（50℃）的清膏，加 2.8 倍量乙醇，搅匀，加热至 60℃，静置 24 小时，滤过，滤液减压回收乙醇，浓缩成稠膏状，85℃ 以下真空干燥成干膏；丹参加 85% 乙醇浸渍三次，第一次浸渍 48 小时，第二、三次各 24 小时，滤过，滤液减压回收乙醇，浓缩成稠膏状，85℃ 以下真空干燥成干膏；灯盏细辛加 75% 乙醇浸渍三次，第一次 48 小时，第二、三次各 24 小时，滤过，滤液减压回收乙醇，放冷，滤过，滤液用 20% 硫酸溶液调节 pH 值至 2，静置 48 小时，滤取黄绿色沉淀物，用水洗涤至 pH 值至 5～6，85℃ 以下烘干，与上述干膏混合，粉碎，过筛。加预胶化淀粉、硬脂酸镁适量，混合，制成颗粒，干燥，装入胶囊，制成 1000 粒，即得。

【性状】 本品为硬胶囊，内容物为浅黄棕色至深棕色的颗粒和粉末；味微苦、涩。

【鉴别】 （1）取本品内容物 2g，加水 30ml，超声处理 30 分钟，放冷，离心 10 分钟，取上清液用氨试液调节 pH 值至 9～10，用乙酸乙酯振摇提取 2 次，每次 25ml，合并乙酸乙酯液，回收溶剂至干，残渣加甲醇 1ml 使溶解，作为供试品溶液。另取川芎对照药材 1g，加水 30ml，加热回流 30 分钟，放冷，同法制成对照药材溶液。照薄层色谱法（通则 0502）试验，吸取上述两种溶液各 10μl，分别点于同一硅胶 G 薄层板上，以石油醚（30～60℃)-三氯甲烷-三乙胺（6∶2∶0.5）为展开剂，展开，取出，晾干，喷以 10% 硫酸乙醇溶液，在 105℃ 加热 5 分钟，置紫外光灯（365nm）下检视。供试品色谱中，在与对照药材色谱相应的位置上，显相同颜色的荧光主斑点。

（2）取本品内容物 0.35g，加甲醇 5ml，超声处理 20 分钟，滤过，滤液作为供试品溶液。另取丹参对照药材 0.5g，同法制成对照药材溶液。照薄层色谱法（通则 0502）试验，吸取上述两种溶液各 10μl，分别点于同一硅胶 G 薄层板上，以甲苯-乙酸乙酯-冰醋酸（18∶1∶1）为展开剂，展开，取出，晾干。供试品色谱中，在与对照药材色谱相应的位置上，显相同颜色的斑点。

（3）取葛根素对照品，加甲醇制成每 1ml 含 1mg 的溶液，作为对照品溶液。照薄层色谱法（通则 0502）试验，吸取〔鉴别〕（2）项下的供试品溶液与上述对照品溶液各 2μl，分别点于同一硅胶 GF₂₅₄ 薄层板上，以乙酸乙酯-丁酮-甲酸-水（5∶4∶1∶0.5）为展开剂，置展开缸中预饱和 20 分钟，展开，取出，晾干，置紫外光灯（254nm）下检视。供试品色谱中，在与对照品色谱相应的位置上，显相同颜色的斑点。

（4）取本品内容物 0.35g，加稀乙醇 30ml，摇匀，加热回流 30 分钟，放冷，滤过，滤液蒸干，残渣加水 20ml，微热使溶解，放冷，用脱脂棉滤过，滤液用盐酸调节 pH 值至 1～2，加乙酸乙酯振摇提取 2 次，每次 15ml，合并乙酸乙酯液，回收溶剂至干，残渣加甲醇 1ml 使溶解，作为供试品溶液。另取野黄芩苷对照品，加甲醇制成每 1ml 含 1mg 的溶液，作为对照品溶液。照薄层色谱法（通则 0502）试验，吸取上述两种溶液各 2μl，分别点于同一聚酰胺薄膜上，以冰醋酸-乙醇（4：1）为展开剂，展开，取出，晾干，喷以 2% 三氯化铁乙醇溶液，置日光下检视。供试品色谱中，在与对照品色谱相应的位置上，显相同颜色的斑点。

【检查】 应符合胶囊剂项下有关的各项规定（通则 0103）。

【含量测定】 粉葛 照高效液相色谱法（通则 0512）测定。

色谱条件与系统适用性试验 以十八烷基硅烷键合硅胶为填充剂；以甲醇-水（25：75）为流动相；检测波长为 250nm。理论板数按葛根素峰计算应不低于 3000。

对照品溶液的制备 取葛根素对照品适量，精密称定，加 75% 甲醇制成每 1ml 含 40μg 的溶液，即得。

供试品溶液的制备 取装量差异项下的本品内容物，混匀，取 0.15g，精密称定，置具塞锥形瓶中，精密加入 75% 甲醇 25ml，密塞，称定重量，超声处理（功率 250W，频率 50kHz）20 分钟，放冷，再称定重量，用 75% 甲醇补足减失的重量，摇匀，滤过，取续滤液，即得。

测定法 分别精密吸取对照品溶液与供试品溶液各 10μl，注入液相色谱仪，测定，即得。

本品每粒含粉葛以葛根素（$C_{21}H_{20}O_9$）计，不得少于 0.80mg。

灯盏细辛、丹参 照高效液相色谱法（通则 0512）测定。

色谱条件与系统适用性试验 以十八烷基硅烷键合硅胶为填充剂；以甲醇-乙腈（4：1）为流动相 A，以 2% 冰醋酸溶液为流动相 B，按下表中的规定进行梯度洗脱；检测波长为 280nm。理论板数按丹酚酸 B 峰计算应不低于 5000。

时间（分钟）	流动相 A（%）	流动相 B（%）
0～20	30	70
20～40	30→40	70→60

对照品溶液的制备 取野黄芩苷对照品、丹酚酸 B 对照品适量，精密称定，加甲醇制成每 1ml 含野黄芩苷 60μg、丹酚酸 B 110μg 的混合溶液，即得。

供试品溶液的制备 取〔含量测定〕粉葛项下的本品供试品溶液作为供试品溶液。

测定法 分别精密吸取对照品溶液与供试品溶液各 10μl，注入液相色谱仪，测定，即得。

本品每粒含灯盏细辛以野黄芩苷（$C_{21}H_{18}O_{12}$）计，不得少于 2.0mg；含丹参以丹酚酸 B（$C_{36}H_{30}O_{16}$）计，不得少

于 3.0mg。

【功能与主治】 活血化瘀，祛风通络。用于瘀血阻络所致的中风，中经络证。

【用法与用量】 口服。一次 4 粒，一日 3 次；30 天为 1 个疗程。

【注意】 （1）急性期脑出血患者忌用。（2）孕妇忌用。

【规格】 每粒装 0.35g

【贮藏】 密封。

丹红化瘀口服液

Danhong Huayu Koufuye

【处方】 丹参 580g　　　当归 230g
　　　　川芎 300g　　　桃仁 230g
　　　　红花 230g　　　柴胡 230g
　　　　枳壳 200g

【制法】 以上七味，取柴胡和枳壳，提取芳香水约 3000ml，重蒸馏，收集浓芳香水 300ml，冷藏，备用，药液另器保存；药渣与其余丹参等五味合并，加水煎煮三次，合并煎液与上述药液，滤过，滤液减压浓缩至相对密度为 1.15～1.20（60℃）的清膏，放冷，加乙醇使含醇量达 50%，放置 12 小时，滤过，滤液回收乙醇并浓缩至相对密度为 1.13～1.15（60℃）的清膏，加入浓芳香水及适量的水，混匀，用 10% 氢氧化钠溶液调节 pH 值至 6.0～7.0，冷藏，滤过，取 0.5g 羟苯乙酯，用适量的乙醇溶解后加入上述滤液中，搅匀，加水至 1000ml，搅匀，分装，灭菌，即得。

【性状】 本品为深棕色的液体；气微，味微苦。

【鉴别】 （1）取本品 10ml，加水 30ml，摇匀，用乙酸乙酯振摇提取 2 次，每次 25ml，分取乙酸乙酯液，挥干，残渣加甲醇 2ml 使溶解，作为供试品溶液。另取丹参对照药材 1g，加水 200ml，煎煮 1.5 小时，滤过，滤液浓缩至约 40ml，放冷，用乙酸乙酯振摇提取 2 次，每次 25ml，合并提取液，浓缩至干，残渣加甲醇 1ml 使溶解，作为对照药材溶液。再取原儿茶醛对照品，加甲醇制成每 1ml 含 0.5mg 的溶液，作为对照品溶液。照薄层色谱法（通则 0502）试验，吸取供试品溶液与对照品溶液各 2μl、对照药材溶液 6μl，分别点于同一硅胶 G 薄层板上，以三氯甲烷-丙酮-甲酸（10：1：1）为展开剂，展开，取出，晾干，喷以 3% 三氯化铁乙醇溶液。供试品色谱中，在与对照药材色谱和对照品色谱相应的位置上，显相同颜色的斑点。

（2）取本品 10ml，用乙醚振摇提取 2 次，每次 10ml，弃去乙醚液，再用乙酸乙酯振摇提取 2 次，每次 10ml，合并乙酸乙酯液，置水浴上蒸干，残渣加甲醇 1ml 使溶解，作为供试品溶液。另取橙皮苷对照品，加甲醇制成饱和溶液，作为对照品溶液。照薄层色谱法（通则 0502）试验，吸取

上述两种溶液各 2μl,分别点于同一用 0.5％氢氧化钠溶液制备的硅胶 G 薄层板上,以乙酸乙酯-甲醇-水（10：1.7：1.3）为展开剂,展开,取出,晾干,喷以 1％三氯化铝乙醇溶液,在 105℃加热数分钟,置紫外光灯（365nm）下检视。供试品色谱中,在与对照品色谱相应的位置上,显相同颜色的荧光斑点。

(3)取当归对照药材、川芎对照药材各 1g,分别加甲醇 15ml,加热回流 15 分钟,滤过,滤液挥至约 1ml,作为对照药材溶液。再取阿魏酸对照品,加甲醇制成每 1ml 含 1mg 的溶液,作为对照品溶液。照薄层色谱法（通则 0502）试验,吸取〔鉴别〕(1)项下的供试品溶液及上述三种溶液各 2μl,分别点于同一硅胶 G 薄层板上,以甲苯-乙酸乙酯-甲酸（10：4：0.2）为展开剂,展开,取出,晾干,喷以等量 1％三氯化铁溶液和 1％铁氰化钾溶液的混合溶液（临用前配制）。供试品色谱中,在与对照药材色谱和对照品色谱相应的位置上,显相同颜色的斑点。

(4)取本品 10ml,加水 30ml,摇匀,用水饱和的正丁醇振摇提取 2 次,每次 25ml,合并正丁醇液,用氨试液洗涤 2 次,每次 25ml,分取正丁醇液,置水浴上蒸干,残渣加甲醇 1ml 使溶解,作为供试品溶液。另取柴胡对照药材 1g,加水 200ml,煎煮 1 小时,滤过,滤液浓缩至约 30ml,放冷,同法制成对照药材溶液。照薄层色谱法（通则 0502）试验,吸取上述两种溶液各 2μl,分别点于同一硅胶 G 薄层板上,以三氯甲烷-甲醇-无水甲酸（14：4：1）为展开剂,展开,取出,晾干,喷以 2％对二甲氨基苯甲醛的 10％硫酸乙醇溶液,在 105℃加热至斑点显色清晰,分别置日光和紫外光灯（365nm）下检视。供试品色谱中,在与对照药材色谱相应的位置上,日光下显相同颜色的主斑点,紫外光下显相同颜色的荧光主斑点。

【检查】　相对密度　应不低于 1.05（通则 0601）。

　　pH 值　应为 5.0～7.0（通则 0631）。

　　其他　应符合合剂项下有关的各项规定（通则 0181）。

【含量测定】　照高效液相色谱法（通则 0512）测定。

　　色谱条件与系统适用性试验　以十八烷基硅烷键合硅胶为填充剂;以甲醇-水-冰醋酸（10：87：1）为流动相;检测波长为 278nm。理论板数按原儿茶醛峰计算应不低于 3000。

　　对照品溶液的制备　取原儿茶醛对照品适量,精密称定,加甲醇制成每 1ml 含 20μg 的溶液,即得。

　　供试品溶液的制备　精密量取本品 5ml,加水 30ml,摇匀,用乙酸乙酯振摇提取 4 次,每次 25ml,合并乙酸乙酯液,用水洗涤 2 次,每次 15ml,弃去水洗液,乙酸乙酯液置水浴上蒸干,残渣用甲醇适量溶解,转移至 50ml 量瓶中,加甲醇至刻度,摇匀,即得。

　　测定法　分别精密吸取对照品溶液和供试品溶液各 10μl,注入液相色谱仪,测定,即得。

　　本品每 1ml 含丹参以原儿茶醛（$C_7H_6O_3$）计,不得少于 0.13mg。

【功能与主治】　活血化瘀,行气通络。用于气滞血瘀引起的视物不清、突然不见症;视网膜中央静脉阻塞症的吸收期见上述证候者。

【用法与用量】　口服。一次 10～20ml,一日 3 次,用时摇匀。

【注意】　孕妇慎用;忌食辛辣油腻食物。

【规格】　每支装 10ml

【贮藏】　密封。

丹 参 片
Danshen Pian

【处方】　丹参 1000g

【制法】　取丹参,加 90％乙醇回流 1.5 小时,滤过,滤液回收乙醇至稠膏;药渣加水煎煮 1 小时,滤过,滤液与上述稠膏合并,减压浓缩至适量,加辅料适量,混匀,干燥,制成颗粒,压制成 1000 片,包糖衣或薄膜衣,即得。

【性状】　本品为糖衣片或薄膜衣片,除去包衣后显棕色至棕褐色;味微苦、涩。

【鉴别】　取本品 10 片,除去包衣,研细,加乙醚 20ml 振摇,放置 1 小时,滤过,滤液挥干,残渣加乙酸乙酯 1ml 使溶解,作为供试品溶液。另取丹参对照药材 1g,同法制成对照药材溶液。再取丹参酮ⅡA 对照品,加乙酸乙酯制成每 1ml 含 2mg 的溶液,作为对照品溶液。照薄层色谱法（通则 0502）试验,吸取上述三种溶液各 5μl,分别点于同一硅胶 G 薄层板上,以环己烷-乙酸乙酯（6：1）为展开剂,展开,取出,晾干。供试品色谱中,在与对照药材色谱相应的位置上,至少显 3 个相同颜色的主斑点;在与对照品色谱相应的位置上,显相同的暗红色斑点。

【检查】　应符合片剂项下有关的各项规定（通则 0101）。

【含量测定】　照高效液相色谱法（通则 0512）测定。

　　色谱条件与系统适用性试验　以十八烷基硅烷键合硅胶为填充剂;以甲醇-乙腈-甲酸-水（30：10：1：59）为流动相;检测波长为 286nm。理论板数按丹酚酸 B 峰计算应不低于 2000。

　　对照品溶液的制备　取丹酚酸 B 对照品适量,精密称定,加水制成每 1ml 含 10μg 的溶液,即得。

　　供试品溶液的制备　取本品 10 片,糖衣片除去包衣,精密称定,研细,取约 0.2g,精密称定,置 50ml 量瓶中,加水适量,超声处理（功率 250W,频率 33kHz）20 分钟,放冷,加水至刻度,摇匀,滤过,精密量取续滤液 1ml,置 25ml 量瓶中,加水至刻度,摇匀,滤过,取续滤液,即得。

　　测定法　分别精密吸取对照品溶液与供试品溶液各 20μl,注入液相色谱仪,测定,即得。

　　本品每片含丹参以丹酚酸 B（$C_{36}H_{30}O_{16}$）计,不得少于 11mg。

【功能与主治】 活血化瘀。用于瘀血闭阻所致的胸痹，症见胸部疼痛、痛处固定、舌质紫暗；冠心病心绞痛见上述证候者。

【用法与用量】 口服。一次 3～4 片，一日 3 次。

【贮藏】 密封。

丹香清脂颗粒
Danxiang Qingzhi Keli

【处方】

丹参 334g	川芎 250g
桃仁 250g	降香 167g
三棱 250g	莪术 250g
枳壳 167g	酒大黄 84g

【制法】 以上八味，丹参加乙醇回流提取 1.5 小时，再加 80% 乙醇回流提取 1 小时，提取液滤过，滤液合并，回收乙醇并浓缩成相对密度为 1.30～1.35(55℃)的清膏；莪术、降香、枳壳提取挥发油，蒸馏后的水溶液另器收集；药渣与丹参药渣及其余桃仁等四味加水煎煮二次，合并两次煎液及上述水溶液，滤过，滤液浓缩成相对密度为 1.30～1.35(55℃)的清膏，与上述清膏合并，加入适量的糊精和甜菊素 10g，混匀，干燥，粉碎，制成颗粒，干燥，加入莪术等三味的挥发油，混匀，制成 1000g，即得。

【性状】 本品为棕黄色至棕褐色的颗粒；味甜、微苦。

【鉴别】 (1)取本品 15g，加乙醇 100ml，超声处理 30 分钟，滤过，滤液蒸干，残渣加乙醇 2ml 使溶解，作为供试品溶液。另取川芎对照药材 1g，加乙醇 20ml，超声处理 20 分钟，滤过，滤液蒸干，残渣加乙醇 2ml 使溶解，作为对照药材溶液。照薄层色谱法(通则 0502)试验，吸取上述两种溶液各 2μl，分别点于同一硅胶 G 薄层板上，以正己烷-乙酸乙酯 (8：1) 为展开剂，展开，取出，晾干，置紫外光灯(365nm)下检视。供试品色谱中，在与对照药材色谱相应的位置上，显相同颜色的荧光斑点。

(2)取本品 15g，加乙醇 100ml，超声处理 30 分钟，滤过，滤液蒸干，残渣加水 20ml 使溶解，再加盐酸 2ml，加热回流 30 分钟，立即冷却，用乙醚振摇提取 3 次，每次 20ml，合并乙醚液，蒸干，残渣加三氯甲烷 2ml 使溶解，作为供试品溶液。另取大黄对照药材 0.1g，加乙醇 50ml，同法制成对照药材溶液。照薄层色谱法(通则 0502)试验，吸取上述两种溶液各 5μl，分别点于同一硅胶 H 薄层板上，以石油醚(30～60℃)-甲酸乙酯-甲酸(15：5：1)的上层溶液为展开剂，展开，取出，晾干，用氨蒸气熏至斑点显色清晰。供试品色谱中，在与对照药材色谱相应的位置上，显相同颜色的斑点。

(3)取本品 10g，研细，加石油醚(60～90℃)20ml，密塞，振摇 20 分钟，滤过，滤液作为供试品溶液。另取莪术醇对照品，加石油醚(60～90℃)制成每 1ml 含 0.5mg 的溶液，作为

对照品溶液。照薄层色谱法(通则 0502)试验，吸取供试品溶液 10～20μl、对照品溶液 1μl，分别点于同一硅胶 G 薄层板上，以石油醚(60～90℃)-乙酸乙酯(17：3)为展开剂，展开，展距 15cm，取出，晾干，喷以 1% 香草醛硫酸溶液。供试品色谱中，在与对照品色谱相应的位置上，显相同的玫瑰红色斑点。

【检查】 应符合颗粒剂项下有关的各项规定(通则 0104)。

【醚溶性浸出物】 取本品适量，研细，取 10g，精密称定，置 250ml 具塞锥形瓶中，精密加入乙醚 100ml，密塞，称定重量，超声处理 20 分钟，放冷，再称定重量，用乙醚补足减失的重量，摇匀，用干燥滤器滤过。精密量取续滤液 50ml，置已干燥至恒重的蒸发皿中，蒸干，置 105℃ 干燥 3 小时，移置干燥器中，冷却 30 分钟，迅速精密称定重量，计算，即得。

本品按干燥品计算，含醚溶性浸出物不得少于 0.20%。

【含量测定】 照高效液相色谱法(通则 0512)测定。

色谱条件与系统适用性试验 以十八烷基硅烷键合硅胶为填充剂；以甲醇-水(75：25)为流动相；检测波长为 270nm；柱温 20℃。理论板数按丹参酮 ⅡA 峰计算应不低于 2000。

对照品溶液的制备 取丹参酮 ⅡA 对照品适量，精密称定，置棕色量瓶中，加甲醇制成每 1ml 含 4μg 的溶液，即得。

供试品溶液的制备 取装量差异项下的本品适量，研细，取 1g，精密称定，置具塞锥形瓶中，精密加入甲醇 50ml，密塞，称定重量，加热回流 1 小时，取出，放冷，再称定重量，用甲醇补足减失的重量，摇匀，滤过，取续滤液，即得。

测定法 分别精密吸取对照品溶液与供试品溶液各 5～10μl，注入液相色谱仪，测定，即得。

本品每袋含丹参以丹参酮 ⅡA($C_{19}H_{18}O_3$)计，不得少于 0.80mg。

【功能与主治】 活血化瘀，行气通络，用于高脂血症属气滞血瘀证者。

【用法与用量】 开水冲服。一次 1 袋，一日 3 次。

【规格】 每袋装 10g

【贮藏】 密封，置干燥处。

丹桂香颗粒
Danguixiang Keli

【处方】

炙黄芪 103g	桂枝 34g
吴茱萸 34g	肉桂 34g
细辛 14g	桃仁 34g
红花 34g	当归 34g
川芎 34g	赤芍 34g
丹参 202g	牡丹皮 34g
延胡索 66g	片姜黄 34g

三棱 34g	莪术 34g
水蛭 17g	木香 34g
枳壳 34g	乌药 34g
黄连 34g	地黄 34g
炙甘草 20g	

【制法】 以上二十三味,延胡索加乙醇加热回流2小时,提取液滤过,滤液回收乙醇并浓缩至适量;桂枝、吴茱萸、肉桂、细辛、桃仁、当归、川芎、赤芍、牡丹皮、片姜黄、三棱、莪术、木香、枳壳提取挥发油,蒸馏后的水溶液和药渣与其余炙黄芪等八味加水煎煮四次,煎液滤过,滤液合并,浓缩至适量,加入上述延胡索提取液和适量蔗糖与糊精,喷雾干燥制成颗粒,喷入上述挥发油,混匀,制成1000g;或滤液浓缩至适量,加入上述延胡索提取液混匀,喷雾干燥,加入适量的糊精,混匀,制成颗粒,干燥,喷入上述挥发油,混匀,制成750g(无蔗糖),即得。

【性状】 本品为棕色至棕褐色的颗粒;味微苦或味苦(无蔗糖)。

【鉴别】 (1)取本品8g或6g(无蔗糖),研细,置具塞锥形瓶中,加甲醇40ml,超声处理20分钟,滤过,滤液蒸干,残渣加水20ml使溶解,用0.15mol/L氢氧化钠溶液调节pH值至8~9,用乙醚振摇提取3次,每次10ml,合并乙醚液,挥干,残渣加甲醇1ml使溶解,作为供试品溶液。另取延胡索乙素对照品,加甲醇制成每1ml含0.5mg的溶液,作为对照品溶液。照薄层色谱法(通则0502)试验,吸取上述两种溶液各10μl,分别点于同一硅胶G薄层板上,以环己烷-三氯甲烷-甲醇-二乙胺(10:6:1:0.05)为展开剂,展开,取出,晾干,用碘蒸气熏至斑点显色清晰。供试品色谱中,在与对照品色谱相应的位置上,显相同颜色的斑点。

(2)取本品8g或6g(无蔗糖),研细,置具塞锥形瓶中,加甲醇40ml,超声处理20分钟,滤过,滤液蒸干,残渣加水20ml使溶解,用乙醚振摇提取2次,每次10ml,弃去乙醚液,再用水饱和的正丁醇振摇提取3次,每次20ml,合并正丁醇提取液,用氨试液洗涤3次,每次30ml,弃去洗液,正丁醇液蒸干,残渣加乙醇1ml使溶解,与适量中性氧化铝拌匀,蒸干,加在中性氧化铝柱(100~200目,1g,内径为15~15mm)上,用甲醇40ml洗脱,收集洗脱液,蒸干,残渣加乙醇1ml使溶解,作为供试品溶液。另取芍药苷对照品,加乙醇制成每1ml含2mg的溶液,作为对照品溶液。照薄层色谱法(通则0502)试验,吸取上述两种溶液各10μl,分别点于同一硅胶G薄层板上,以三氯甲烷-乙酸乙酯-甲醇-甲酸(40:5:10:0.2)为展开剂,展开,取出,晾干,喷以5%香草醛硫酸溶液,在105℃加热至斑点显色清晰。供试品色谱中,在与对照品色谱相应的位置上,显相同颜色的斑点。

(3)取本品32g或24g(无蔗糖),置500ml烧瓶中,连接挥发油提取器,加水适量,自测定器上端加水使充满刻度部分,并溢流入烧瓶为止,再加乙酸乙酯5ml,加热回流4小时,取乙酸乙酯液作为供试品溶液。另取当归、川芎对照药材各1g,分别加乙醚10ml,超声处理5分钟,滤过,滤液作为对照药材溶液。照薄层色谱法(通则0502)试验,吸取上述三种溶液各10μl,分别点于同一硅胶G薄层板上,以环己烷-乙酸乙酯(9:1)为展开剂,展开,取出,晾干,置紫外光灯(365nm)下检视。供试品色谱中,在与对照药材色谱相应的位置上,显相同颜色的荧光斑点。

(4)取本品8g或6g(无蔗糖),研细,加乙醇50ml,超声处理30分钟,滤过,滤液蒸干,残渣加水20ml使溶解,用乙酸乙酯振摇提取3次,每次20ml,合并乙酸乙酯液,蒸干,残渣加甲醇2ml使溶解,作为供试品溶液。另取枳壳对照药材1g,同法制成对照药材溶液。再取柚皮苷对照品,加甲醇制成每1ml含1mg的溶液,作为对照品溶液。照薄层色谱法(通则0502)试验,吸取上述三种溶液各5μl,分别点于同一硅胶G薄层板上,以乙酸乙酯-甲醇-水(10:1.7:1.3)为展开剂,展开,取出,晾干,喷以三氯化铝试液,置紫外光灯(365nm)下检视。供试品色谱中,在与对照药材色谱和对照品色谱相应的位置上,显相同颜色的荧光斑点。

(5)取本品8g或6g(无蔗糖),研细,加水50ml,加盐酸0.1ml,超声处理30分钟,滤过,滤液用乙酸乙酯振摇提取2次,每次30ml,合并乙酸乙酯液,蒸干,残渣加无水乙醇1ml使溶解,作为供试品溶液。另取丹酚酸B对照品,加甲醇制成每1ml含0.5mg的溶液,作为对照品溶液。照薄层色谱法(通则0502)试验,吸取上述两种溶液各5μl,分别点于同一硅胶G薄层板上,以甲苯-三氯甲烷-乙酸乙酯-甲醇-甲酸(2:3:4:0.5:2)为展开剂,展开,取出,晾干,喷以2%三氯化铁乙醇溶液,在105℃加热至斑点显色清晰。供试品色谱中,在与对照品色谱相应的位置上,显相同颜色的斑点。

【检查】 水分 应符合规定(通则0832第四法)。

其他 应符合颗粒剂项下有关的各项规定(通则0104)。

【含量测定】 黄芪 照高效液相色谱法(通则0512)测定。

色谱条件与系统适用性试验 以十八烷基硅烷键合硅胶为填充剂;以乙腈-水(32:68)为流动相;用蒸发光散射检测器检测;理论板数按黄芪甲苷峰计算应不低于4000。

对照品溶液的制备 精密称取黄芪甲苷对照品适量,加甲醇制成每1ml含0.5mg的溶液,即得。

供试品溶液的制备 取装量差异项下的本品内容物,研细,取16g或12g(无蔗糖),精密称定,置具塞锥形瓶中,精密加入甲醇100ml,密塞,称定重量,超声处理(功率500W,频率40kHz)60分钟,放冷,再称定重量,加甲醇补足减失的重量,摇匀,滤过,精密量取续滤液50ml,蒸干,残渣加水30ml分次溶解,用水饱和的正丁醇提取4次,每次30ml,合并正丁醇提取液,用氨试液洗涤2次,每次50ml,取正丁醇液蒸干,残渣加甲醇使溶解并转移至5ml量瓶中,用甲醇稀释至刻度,摇匀,滤过,即得。

测定法 分别精密吸取对照品溶液10μl、20μl与供试品溶液20μl,注入液相色谱仪,测定,以外标两点法对数方程计算,即得。

本品每袋含黄芪以黄芪甲苷($C_{41}H_{68}O_{14}$)计,不得少于 0.50mg。

黄连 取装量差异项下的本品内容物,研细,取 0.2g 或 0.15g(无蔗糖),精密称定,置具塞锥形瓶中,精密加入水 1ml,充分振摇使溶散,再精密加入乙醇 25ml,密塞,称定重量,超声处理(功率 500W,频率 40kHz)30 分钟,放冷,再称定重量,加乙醇补足减失的重量,摇匀,滤过,取续滤液作为供试品溶液。另取盐酸小檗碱对照品,加乙醇制成每 1ml 含 20µg 的溶液,作为对照品溶液。照薄层色谱法(通则 0502)试验,精密吸取供试品溶液 5µl、对照品溶液 2µl 和 6µl,分别交叉点于同一硅胶 G 薄层板上,以正丁醇-冰醋酸-水(5:1:1)为展开剂,展开,取出,晾干,照薄层色谱法(通则 0502 薄层扫描法)进行荧光扫描,激发波长 $\lambda=365nm$,测量供试品与对照品荧光强度的积分值,计算,即得。

本品每袋含黄连以盐酸小檗碱($C_{20}H_{17}NO_4 \cdot HCl$)计,不得少于 12.0mg。

【功能与主治】 益气温胃,散寒行气,活血止痛。用于脾胃虚寒、滞血瘀所致的胃脘痞满疼痛、食少纳差、嘈杂嗳气、腹胀;慢性萎缩性胃炎见上述证候者。

【用法与用量】 口服。一次 1 袋,一日 3 次,饭前半小时服用;8 周为一个疗程,或遵医嘱。

【注意】 妊娠、月经过多者禁用;有自发出血倾向及有中医热证或阴虚火旺证者慎用;偶见轻度胃脘不适,一般可自行缓解。

【规格】 (1)每袋装 8g (2)每袋装 6g(无蔗糖)

【贮藏】 密封。

丹 益 片
Danyi Pian

【处方】 丹参 900g　　益母草 600g
马鞭草 500g　　牛膝 300g
黄柏 400g　　白头翁 300g
王不留行 300g

【制法】 以上七味,加水煎煮三次,每次 2 小时,合并煎液,滤过,滤液减压浓缩至相对密度为 1.08~1.10(65℃),加乙醇使含醇量达 60%,静置 24 小时,取上清液,减压回收乙醇并浓缩至稠膏,减压干燥,得干浸膏,粉碎,过 100 目筛,加入预胶化淀粉 37g、微晶纤维素 16g 及淀粉适量至总量为 450g,混匀,制成颗粒,60℃干燥,加入硬脂酸镁 5g,混匀,压制成 1000 片,包薄膜衣,即得。

【性状】 本品为薄膜衣片,除去薄膜衣后显棕褐色;味微苦。

【鉴别】 (1)取本品 10 片,除去薄膜衣,研细,加乙醇 50ml,加热回流 10 分钟,放冷,滤过,滤液蒸干,残渣加水 20ml 使溶解,用正丁醇振摇提取 3 次(10ml,10ml,5ml),合并提取液,蒸干,残渣加甲醇 1ml 使溶解,作为供试品溶液。另取黄柏对照药材 1g,加乙醇 20ml,加热回流 10 分钟,放冷,滤过,滤液回收溶剂至干,残渣加甲醇 1ml 使溶解,作为对照药材溶液。再取盐酸小檗碱对照品,加甲醇制成每 1ml 含 0.5mg 的溶液,作为对照品溶液。照薄层色谱法(通则 0502)试验,吸取上述三种溶液各 2µl,分别点于同一硅胶 G 薄层板上,以正丁醇-冰醋酸-水(7:1:2)为展开剂,展开,取出,晾干,置紫外光灯(365nm)下检视。供试品色谱中,在与对照药材色谱和对照品色谱相应的位置上,显相同颜色的荧光斑点。

(2)取本品 10 片,除去薄膜衣,研细,加乙醇 30ml,加热回流 40 分钟,放冷,加盐酸 3ml,加热回流 1 小时,放冷,滤过,滤液浓缩至约 2ml,转移至分液漏斗中,加水 15ml,用石油醚(60~90℃)20ml 振摇提取,提取液回收溶剂至干,残渣加乙醇 1ml 使溶解,作为供试品溶液。另取牛膝对照药材 1.5g,加乙醇 30ml,同法制成对照药材溶液。再取齐墩果酸对照品,加乙醇制成每 1ml 含 0.5mg 的溶液,作为对照品溶液。照薄层色谱法(通则 0502)试验,吸取上述供试品溶液与对照药材溶液各 10µl、对照品溶液 5µl,分别点于同一硅胶 G 薄层板上,以三氯甲烷-甲醇(40:1)为展开剂,展开,取出,晾干,喷以 5%磷钼酸乙醇溶液,在 105℃加热至斑点显色清晰,置日光下检视。供试品色谱中,在与对照药材色谱和对照品色谱相应的位置上,显相同颜色的斑点。

(3)取本品 10 片,除去薄膜衣,研细,加乙醇 30ml,加热回流 1 小时,放冷,滤过,滤液蒸干,残渣加 5%盐酸溶液适量使溶解,通过已预处理好的 732 型阳离子交换树脂柱(柱内径为 0.8cm,柱高为 25cm),用水洗脱至洗脱液无色,再用 2mol/L 氨水洗脱,收集洗脱液,蒸干,残渣加甲醇 1ml 使溶解,作为供试品溶液。另取盐酸水苏碱对照品,加甲醇制成每 1ml 含 2mg 的溶液。照薄层色谱法(通则 0502)试验,吸取上述两种溶液各 10µl,分别点于同一硅胶 G 薄层板上,以正丁醇-盐酸-水(4:1:0.5)为展开剂,展开,取出,晾干,喷以稀碘化铋钾试液,置日光下检视。供试品色谱中,在与对照品色谱相应的位置上,显相同颜色的斑点。

【检查】 应符合片剂项下有关的各项规定(通则 0101)。

【含量测定】 丹参 原儿茶醛 照高效液相色谱法(通则 0512)测定。

色谱条件与系统适用性试验 以十八烷基硅烷键合硅胶为填充剂;以乙腈-2%冰醋酸溶液(5:95)为流动相;检测波长为 280nm。理论板数按原儿茶醛峰计算应不低于 1500。

对照品溶液的制备 取原儿茶醛对照品适量,精密称定,加甲醇制成每 1ml 含 10µg 的溶液,即得。

供试品溶液的制备 取本品 20 片,除去薄膜衣,精密称定,研细,取约 2.25g,精密称定,置 100ml 量瓶中,加水适量,超声处理(功率 250W,频率 26.5kHz)20 分钟,放冷,加水至刻度,摇匀,滤过,精密量取续滤液 20ml,用乙酸乙酯振摇提取 4 次,每次 10ml,合并提取液,回收溶剂至干,残渣加甲醇溶解并定量转移至 25ml 量瓶中,加甲醇至刻度,摇匀,滤过,取续滤液,即得。

测定法　分别精密吸取对照品溶液与供试品溶液各 10µl,注入液相色谱仪,测定,即得。

本品每片含丹参以原儿茶醛($C_7H_6O_3$)计,不得少于 90µg。

丹参　丹酚酸 B　照高效液相色谱法(通则 0512)测定。

色谱条件与系统适用性试验　以十八烷基硅烷键合硅胶为填充剂;以乙腈-甲醇-1.7%甲酸溶液(6:27:67)为流动相;检测波长为 286nm。理论板数按丹酚酸 B 峰计算应不低于 2000。

对照品溶液的制备　取丹酚酸 B 对照品适量,精密称定,加 75%甲醇制成每 1ml 含 0.1mg 的溶液,即得。

供试品溶液的制备　取本品 10 片,除去薄膜衣,精密称定,研细,取约 0.2g,精密称定,置具塞锥形瓶中,精密加入 75%甲醇 25ml,密塞,称定重量,超声处理(功率 250W,频率 33kHz)30 分钟,放冷,再称定重量,用 75%甲醇补足减失的重量,摇匀,滤过,取续滤液,即得。

测定法　分别精密吸取对照品溶液与供试品溶液各 10µl,注入液相色谱仪,测定,即得。

本品每片含丹参以丹酚酸 B($C_{36}H_{30}O_{16}$)计,不得少于 2.0mg。

黄柏　照高效液相色谱法(通则 0512)测定。

色谱条件与系统适用性试验　以十八烷基硅烷键合硅胶为填充剂;以乙腈-0.05mol/L 磷酸二氢钾溶液(50:50)(每 100ml 中加十二烷基硫酸钠 0.4g,再以磷酸调节 pH 值至 4.0)为流动相;检测波长为 265nm。理论板数按盐酸小檗碱峰计算应不低于 5000。

对照品溶液的制备　取盐酸小檗碱对照品适量,精密称定,加甲醇制成每 1ml 含 0.1mg 的溶液,即得。

供试品溶液的制备　取本品 10 片,除去包衣,精密称定,研细,取约 2g,精密称定,置具塞锥形瓶中,精密加入盐酸-甲醇(1:100)的混合溶液 25ml,密塞,称定重量,超声处理(功率 250W,频率 33kHz)40 分钟,放冷,再称定重量,用盐酸-甲醇(1:100)的混合溶液补足减失的重量,摇匀,滤过,取续滤液,即得。

测定法　分别精密吸取对照品溶液与供试品溶液各 10µl,注入液相色谱仪,测定,即得。

本品每片含黄柏以盐酸小檗碱($C_{20}H_{17}NO_4 \cdot HCl$)计,不得少于 0.30mg。

【功能与主治】　活血化瘀,清热利湿。用于慢性非细菌性前列腺炎瘀血阻滞、湿热下注证,症见尿痛、尿频、尿急、尿道灼热、尿后滴沥,舌红苔黄或黄腻或舌质黯或有瘀点瘀斑,脉弦或涩或滑。

【用法与用量】　口服。一次 4 片,一日 3 次。4 周为一疗程。

【注意】　个别患者出现轻度肝功能异常;少数患者出现轻度胃痛、腹泻等消化道不适症状。

【规格】　每片重 0.47g

【贮藏】　密封。

丹鹿通督片
Danlu Tongdu Pian

【处方】　丹参 500g　　鹿角胶 167g
　　　　　黄芪 500g　　延胡索 333g
　　　　　杜仲 500g

【制法】　以上五味,取黄芪、杜仲加水煎煮三次,每次 1 小时,合并煎液,滤过,滤液浓缩至适量;鹿角胶烊化,备用;丹参、延胡索加 70%乙醇回流提取三次,每次 1 小时,合并提取液,滤过,滤液减压浓缩至适量,与上述药膏合并,干燥,粉碎,加入硬脂酸镁等辅料适量,制成颗粒,干燥,压制成 1000 片,包薄膜衣,即得。

【性状】　本品为薄膜衣片,除去包衣后显棕褐色;味微苦。

【鉴别】　(1)取本品 2g,研细,加乙醚 20ml,超声处理 20 分钟,滤过,滤液回收溶剂至干,残渣加甲醇 1ml 使溶解,作为供试品溶液。另取丹参对照药材 2g,同法制成对照药材溶液。再取丹参酮ⅡA 对照品,加甲醇制成每 1ml 含 0.5mg 的溶液,作为对照品溶液。照薄层色谱法(通则 0502)试验,吸取供试品溶液 10µl、对照药材溶液与对照品溶液各 6µl,分别点于同一硅胶 G 薄层板上,以石油醚(60～90℃)-乙酸乙酯(10:2)为展开剂,展开,取出,晾干。供试品色谱中,在与对照药材色谱和对照品色谱相应的位置上,显相同颜色的斑点。

(2)取黄芪对照药材 1g,照〔含量测定〕项下方法制成对照药材溶液。取黄芪甲苷对照品,加甲醇制成每 1ml 含 0.5mg 的溶液,作为对照品溶液。照薄层色谱法(通则 0502)试验,吸取〔含量测定〕项下供试品溶液 10µl、上述对照药材与对照品溶液各 3µl,分别点于同一硅胶 G 薄层板上,以乙酸乙酯-丙酮-水(5:5:1)为展开剂,展开,取出,晾干,喷以 10%硫酸乙醇溶液,在 105℃加热至斑点显色清晰,分别置日光及紫外光灯(365nm)下检视。供试品色谱中,在与对照药材色谱和对照品色谱相应的位置上,日光下显相同颜色的斑点,紫外光(365nm)下显相同颜色的荧光斑点。

(3)取本品 4g,研细,置具塞锥形瓶中,加浓氨溶液 5ml,浸润 15 分钟,再加乙醚 20ml,超声处理 20 分钟,滤过,滤液用 10%醋酸振摇提取 2 次(10ml,5ml),合并醋酸提取液,用浓氨溶液调节 pH 值至 10～11,再用乙醚振摇提取 2 次,每次 10ml,合并乙醚液,蒸干,残渣加甲醇 1ml 使溶解,作为供试品溶液。另取延胡索对照药材 2g,同法制成对照药材溶液。再取延胡索乙素对照品,加甲醇制成每1ml含1mg的溶液,作为对照品溶液。照薄层色谱法(通则0502)试验,吸取供试品溶液6μl、对照药材溶液与对照品溶液各4μl,分别点于同一硅胶G薄层板上,以正己烷-三氯甲烷-甲醇(7.5:4:1)为展开剂,置展开剂预饱和的层析缸内,展开,取出,晾干,用碘蒸气熏至斑点显色清晰。供试品色谱中,在与对照药材色谱和对照品色谱相应的位置上,显相同颜色的斑点;挥尽板上吸附的碘后,置紫外光灯(365nm)下检视,显相同颜色的荧光斑点。

【检查】 应符合片剂项下有关的各项规定(通则0101)。

【含量测定】 照高效液相色谱法(通则0512)测定。

色谱条件与系统适用性试验 以十八烷基硅烷键合硅胶为填充剂;以乙腈-水(34:66)为流动相;蒸发光散射检测器检测。理论板数按黄芪甲苷峰计算应不低于6000。

对照品溶液的制备 取黄芪甲苷对照品适量,精密称定,加甲醇制成每1ml含0.2mg的溶液,即得。

供试品溶液的制备 取本品20片,除去包衣,精密称定,研细,取约2g,精密称定,置具塞锥形瓶中,精密加入甲醇50ml,称定重量,加热回流2小时,取出,放冷,再称定重量,用甲醇补足减失的重量,摇匀,滤过,精密量取续滤液25ml,回收溶剂至干,残渣加水30ml,微热使溶解,用水饱和正丁醇缓缓振摇提取4次,每次30ml,合并正丁醇液,用氨试液洗涤2次,每次50ml(每次静置4小时以上),弃去氨液,正丁醇液蒸干,残渣加甲醇溶解并定容至5ml,摇匀,滤过,取续滤液,即得。

测定法 分别精密吸取对照品溶液10μl、20μl,供试品溶液15μl,注入液相色谱仪,测定,用外标两点法对数方程计算,即得。

本品每片含黄芪以黄芪甲苷($C_{41}H_{68}O_{14}$)计,不得少于0.20mg。

【功能主治】 活血通督,益肾通络。用于腰椎管狭窄症(如黄韧带增厚、椎体退行性改变、陈旧性椎间盘突出)属瘀阻督脉型所致的间歇性跛行,腰腿疼痛,活动受限,下肢酸胀疼痛,舌质暗或有瘀斑。

【用法与用量】 口服。一次4片,一日3次。一个月为一疗程,或遵医嘱。

【规格】 每片重0.6g

【贮藏】 密封。

丹　蒌　片
Danlou Pian

【处方】
瓜蒌皮86g	薤白40g
葛根138g	川芎52g
丹参138g	赤芍52g
泽泻138g	黄芪114g
骨碎补26g	郁金52g

【制法】 以上十味,川芎、郁金、泽泻粉碎成细粉,过筛,混匀;赤芍、瓜蒌皮、薤白加70%乙醇加热回流提取二次,每次1.5小时,合并提取液,滤过,滤液减压回收乙醇,浓缩至相对密度为1.25~1.30(65℃);葛根、丹参(单包)加乙醇回流提取三次,每次1小时,合并提取液,滤过,滤液减压回收乙醇,浓缩至相对密度为1.25~1.30(65℃);黄芪、骨碎补及丹参醇提后的药渣加水煎煮二次,每次1.5小时,合并煎液,滤过,滤液减压浓缩至相对密度为1.25~1.30(65℃);将三种浸膏与上述细粉混匀,减压干燥,粉碎,制粒,压制成1000片,包糖衣或薄膜衣,即得。

【性状】 本品为糖衣片或薄膜衣片,除去包衣后显棕褐色;味苦、涩、微酸。

【鉴别】 (1)取本品,置显微镜下观察:薄壁细胞类圆形,有椭圆形纹孔,集成纹孔群(泽泻)。

(2)取本品20片,除去包衣,研细,加乙醚60ml,超声处理20分钟,滤过,滤液浓缩至2ml,作为供试品溶液。另取川芎对照药材0.5g,加乙醚15ml,同法制成对照药材溶液。照薄层色谱法(通则0502)试验,吸取上述两种溶液各5~10μl,分别点于同一硅胶G薄层板上,以石油醚(60~90℃)-乙酸乙酯(8:2)为展开剂,展开,取出,晾干,置紫外光灯(365nm)下检视。供试品色谱中,在与对照药材色谱相应的位置上,显相同颜色的荧光斑点。

(3)取本品20片,除去包衣,研细,加甲醇60ml,加热回流1小时,滤过,滤液回收溶剂至干,残渣加水30ml使溶解,用水饱和的正丁醇振摇提取3次,每次30ml,合并正丁醇液,用水20ml洗涤,弃去水液,正丁醇液浓缩至1ml,加中性氧化铝(200目)2g,置水浴上拌匀,蒸干,装在预先填装好的中性氧化铝柱(200目,2g,柱内径为2cm)上,用乙酸乙酯-甲醇(1:1)混合液60ml洗脱,收集洗脱液,回收溶剂至干,残渣加乙醇2ml使溶解,作为供试品溶液。另取赤芍对照药材1g,加甲醇30ml,同法制成对照药材溶液。再取芍药苷对照品,加乙醇制成每1ml含1mg的溶液,作为对照品溶液。照薄层色谱法(通则0502)试验,吸取上述三种溶液各5~10μl,分别点于同一硅胶G薄层板上,以三氯甲烷-乙酸乙酯-甲醇-甲酸(40:5:10:0.2)为展开剂,展开,取出,晾干,喷以10%硫酸乙醇溶液,在105℃加热至斑点显色清晰,置日光下检视。供试品色谱中,在与对照药材色谱和对照品色谱相应的位置上,显相同颜色的斑点。

(4)取丹参对照药材1g,加乙醚30ml,超声处理20分钟,滤过,滤液浓缩至2ml,作为对照药材溶液。另取丹参酮ⅡA对照品,加甲醇制成每1ml含1mg的溶液,作为对照品溶液。照薄层色谱法(通则0502)试验,吸取〔鉴别〕(2)项下的供试品溶液及上述对照药材溶液、对照品溶液各5~10μl,分别点于同一硅胶G薄层板上,以甲苯-乙酸乙酯(19:1)为展开剂,展开,取出,晾干,置日光下检视。供试品色谱中,在与对照药材色谱和对照品色谱相应的位置上,显相同颜色的斑点。

(5)取本品 20 片,除去包衣,研细,加乙醚 60ml,浸渍 1 小时,滤过,弃去滤液,药渣挥去乙醚,加甲醇 60ml,加热回流 1 小时,滤过,滤液回收溶剂至干,残渣加水 30ml 使溶解,用水饱和的正丁醇振摇提取 4 次(20ml,20ml,15ml,15ml),合并正丁醇液,用氨试液洗涤 3 次,每次 20ml,弃去氨液,正丁醇液回收溶剂至干,残渣加水 20ml 使溶解,放冷,通过 D101 型大孔吸附树脂柱(柱内径为 1.5cm,柱高为 15cm),用水 40ml 洗脱,弃去洗脱液,再用 40%乙醇 50ml 洗脱,弃去洗脱液,继用 70%乙醇 50ml 洗脱,收集洗脱液,回收溶剂至干,残渣加甲醇 1ml 使溶解,作为供试品溶液。另取黄芪甲苷对照品,加甲醇制成每 1ml 含 0.5mg 的溶液,作为对照品溶液。照薄层色谱法(通则 0502)试验,吸取上述两种溶液各 10μl,分别点于同一硅胶 G 薄层板上,以三氯甲烷-甲醇-水(13:7:2)的下层溶液为展开剂,展开,取出,晾干,喷以 10%硫酸乙醇溶液,在 105℃加热至斑点显色清晰,置日光下检视。供试品色谱中,在与对照品色谱相应的位置上,显相同颜色的斑点。

(6)取本品 10 片,除去包衣,研细,加甲醇 20ml,超声处理 30 分钟,滤过,滤液回收溶剂至干,残渣加甲醇 1ml 使溶解,作为供试品溶液。另取葛根对照药材 1g,同法制成对照药材溶液。再取葛根素对照品,加甲醇制成每 1ml 含 1mg 的溶液,作为对照品溶液。照薄层色谱法(通则 0502)试验,吸取上述三种溶液各 5~10μl,分别点于同一硅胶 G 薄层板上,以三氯甲烷-甲醇-水(7:2.5:0.25)为展开剂,展开,取出,晾干,置紫外光灯(365nm)下检视。供试品色谱中,在与对照药材色谱和对照品色谱相应的位置上,显相同颜色的荧光斑点。

【检查】 应符合片剂项下有关的各项规定(通则 0101)。

【含量测定】 葛根 照高效液相色谱法(通则 0512)测定。

色谱条件与系统适用性试验 以十八烷基硅烷键合硅胶为填充剂;以甲醇-水-冰醋酸(15:82:3)为流动相;检测波长为 249nm。理论板数按葛根素峰计算应不低于 2000。

对照品溶液的制备 取葛根素对照品适量,精密称定,加甲醇制成每 1ml 含 0.1mg 的溶液,即得。

供试品溶液的制备 取本品 20 片,除去包衣,精密称定,研细,取约 0.4g,精密称定,置具塞锥形瓶中,精密加入甲醇 25ml,密塞,称定重量,超声处理(功率 200W,频率 40kHz)30 分钟,放冷,再称定重量,用甲醇补足减失的重量,摇匀,滤过,取续滤液,即得。

测定法 分别精密吸取对照品溶液与供试品溶液各 10μl,注入液相色谱仪,测定,即得。

本品每片含葛根以葛根素($C_{21}H_{20}O_9$)计,不得少于 1.38mg。

赤芍 照高效液相色谱法(通则 0512)测定。

色谱条件与系统适用性试验 以十八烷基硅烷键合硅胶为填充剂;以乙腈为流动相 A,水为流动相 B,按下表中的规定进行梯度洗脱;检测波长为 230nm。理论板数按芍药苷峰计算应不低于 3000。

时间(分钟)	流动相 A(%)	流动相 B(%)
0~30	10	90
31~40	50	50

对照品溶液的制备 取芍药苷对照品适量,精密称定,加稀乙醇制成每 1ml 含 0.1mg 的溶液,即得。

供试品溶液的制备 取本品 20 片,除去包衣,精密称定,研细,取约 1g,精密称定,置具塞锥形瓶中,精密加入稀乙醇 25ml,密塞,称定重量,超声处理(功率 200W,频率 40kHz)30 分钟,放冷,再称定重量,用稀乙醇补足减失的重量,摇匀,滤过,取续滤液,即得。

测定法 分别精密吸取对照品溶液与供试品溶液各 5μl,注入液相色谱仪,测定,即得。

本品每片含赤芍以芍药苷($C_{23}H_{28}O_{11}$)计,不得少于 0.42mg。

【功能与主治】 宽胸通阳,化痰散结,活血化瘀。用于痰瘀互结所致的胸痹心痛,症见胸闷胸痛,憋气,舌质紫暗,苔白腻;冠心病心绞痛见上述证候者。

【用法与用量】 饭后服用。一次 5 片,一日 3 次。

【注意】 孕妇禁用;产妇及便溏泄泻者慎用;部分患者服药后可出现大便偏稀;少数患者服药期间可出现口干。

【规格】 (1)糖衣片 片心重 0.3g
(2)薄膜衣片 每片重 0.3g

【贮藏】 密封。

丹 膝 颗 粒
Danxi Keli

【处方】 丹参 500g　　　　　牛膝 400g
天麻 100g　　　　　牡丹皮 334g
赤芍 400g　　　　　川芎 167g
生地黄 400g　　　　淫羊藿 300g
桑寄生 400g　　　　栀子 200g
决明子 200g　　　　火麻仁 200g

【制法】 以上十二味,丹参、牛膝、牡丹皮、川芎、火麻仁粉碎成粗粉,用 70%乙醇回流提取二次,每次 1 小时,滤过,滤液合并,回收乙醇并浓缩至相对密度为 1.05~1.15(60℃)的清膏,备用;药渣与其余生地黄等七味加水煎煮二次,第一次 1.5 小时,第二次 1 小时,合并煎液,滤过,滤液浓缩至相对密度为 1.05~1.15(60℃)的清膏,与上述清膏合并,浓缩至相对密度为 1.20~1.25(20℃)的浸膏,加入糊精适量,制成颗粒,干燥,制成 1000g,即得。

【性状】　本品为棕色至棕褐色的颗粒;味甜、微苦。

【鉴别】　(1)取〔鉴别〕(2)项下的备用乙酸乙酯液,蒸干,残渣加乙酸乙酯 1ml 使溶解,作为供试品溶液。另取丹参对照药材 1g,加乙酸乙酯 30ml,超声处理 30 分钟,滤过,滤液蒸干,残渣加乙酸乙酯 1ml 使溶解,作为对照药材溶液。再取丹参酮 ⅡA 对照品,加乙酸乙酯制成每 1ml 含 2mg 的溶液,作为对照品溶液。照薄层色谱法(通则 0502)试验,吸取上述三种溶液各 5μl,分别点于同一硅胶 G 薄层板上,以环己烷-乙酸乙酯-甲酸(12∶3∶0.15)为展开剂,展开,取出,晾干,置日光下检视。供试品色谱中,在与对照药材色谱和对照品色谱相应的位置上,显相同颜色的斑点。

(2)取本品 20g,研细,加乙醇 50ml,加热回流 1 小时,滤过,滤液蒸干,残渣加水 15ml 使溶解,用水饱和的正丁醇振摇提取 3 次,每次 15ml,合并正丁醇液,用正丁醇饱和的水洗涤 3 次,每次 15ml,合并水洗液,备用。正丁醇液蒸干,残渣加乙醇 5ml 使溶解,加在中性氧化铝柱(100～200 目,10g,柱直径为 1.5cm)上,用乙酸乙酯 40ml 洗脱,收集乙酸乙酯液,备用;再用乙醇 30ml 洗脱,收集洗脱液,蒸干,残渣加甲醇 1ml 使溶解,作为供试品溶液。另取蜕皮甾酮对照品,加甲醇制成每 1ml 含 1mg 的溶液,作为对照品溶液。照薄层色谱法(通则 0502)试验,吸取上述两种溶液各 10μl,分别点于同一硅胶 G 薄层板上,以乙酸乙酯-乙醇(4∶1)为展开剂,展开,取出,晾干,喷以 5%香草醛硫酸溶液,在 105℃加热至斑点显色清晰,置日光下检视。供试品色谱中,在与对照品色谱相应的位置上,显相同颜色的斑点。

(3)取本品 16g,研细,加甲醇 30ml,超声处理 30 分钟,滤过,滤液蒸干,残渣加乙醇 2ml 使溶解,作为供试品溶液。另取淫羊藿对照药材 1g,同法制成对照药材溶液。再取淫羊藿苷对照品,加甲醇制成每 1ml 含 0.5mg 的溶液,作为对照品溶液。照薄层色谱法(通则 0502)试验,吸取上述三种溶液各 5μl,分别点于同一硅胶 G 薄层板上,以乙酸乙酯-丁酮-甲醇-水(10∶1∶1∶1)为展开剂,展开,取出,晾干,喷以三氯化铝试液,置紫外光灯(365nm)下检视。供试品色谱中,在与对照药材色谱和对照品色谱相应的位置上,显相同颜色的荧光斑点。

(4)取〔鉴别〕(2)项下的备用水洗液,蒸干,残渣加乙醇 2ml 使溶解,作为供试品溶液。另取栀子对照药材 0.5g,加乙醇 30ml,超声处理 30 分钟,滤过,滤液蒸干,残渣加乙醇 2ml 使溶解,作为对照药材溶液。再取栀子苷对照品,加乙醇制成每 1ml 含 1mg 的溶液,作为对照品溶液。照薄层色谱法(通则 0502)试验,吸取上述三种溶液各 2μl,分别点于同一硅胶 G 薄层板上,以乙酸乙酯-乙醇(4∶1)为展开剂,展开,取出,晾干,喷以 5%香草醛硫酸溶液,在 105℃加热至斑点显色清晰,置日光下检视。供试品色谱中,在与对照药材色谱和对照品色谱相应的位置上,显相同颜色的斑点。

(5)取本品 10g,研细,加乙酸乙酯 30ml、盐酸 1ml,加热

回流 30 分钟,滤过,滤液蒸干,残渣加乙酸乙酯 1ml 使溶解,作为供试品溶液。另取决明子对照药材 0.2g,同法制成对照药材溶液。再取大黄酚对照品、大黄素对照品,加甲醇制成每 1ml 各含 1mg 的混合溶液,作为对照品溶液。照薄层色谱法(通则 0502)试验,吸取上述三种溶液各 5μl,分别点于同一硅胶 G 薄层板上,以环己烷-乙酸乙酯-甲酸(12∶3∶0.15)为展开剂,展开,取出,晾干,置紫外光灯(365nm)下检视。供试品色谱中,在与对照药材色谱和对照品色谱相应的位置上,显相同的橙黄色荧光斑点;置氨蒸气中熏后,置日光下检视,斑点变为红色。

【检查】　应符合颗粒剂项下有关的各项规定(通则 0104)。

【含量测定】　丹参　照高效液相色谱法(通则 0512)测定。

色谱条件与系统适用性试验　以十八烷基硅烷键合硅胶为填充剂;以甲醇-乙腈-甲酸-水(30∶10∶1∶59)为流动相;检测波长为 286nm。理论板数按丹酚酸 B 峰计算应不低于 3000。

对照品溶液的制备　取丹酚酸 B 对照品适量,精密称定,加 75%甲醇制成每 1ml 含 40μg 的溶液,即得。

供试品溶液的制备　取装量差异项下的本品内容物,研细,取约 0.5g,精密称定,置具塞锥形瓶中,精密加入 75%甲醇 50ml,密塞,称定重量,加热回流 1 小时,放冷,再称定重量,用 75%甲醇补足减失的重量,摇匀,滤过,取续滤液,即得。

测定法　分别精密吸取对照品溶液与供试品溶液各 10μl,注入液相色谱仪,测定,即得。

本品每袋含丹参以丹酚酸 B($C_{36}H_{30}O_{16}$)计,不得少于 36.0mg。

天麻　照高效液相色谱法(通则 0512)测定。

色谱条件与系统适用性试验　以十八烷基硅烷键合硅胶为填充剂;以乙腈-0.05%磷酸溶液(3∶97)为流动相;检测波长为 220nm。理论板数按天麻素峰计算应不低于 5000。

对照品溶液的制备　取天麻素对照品适量,精密称定,加水制成每 1ml 含 50μg 的溶液,即得。

供试品溶液的制备　取装量差异项下的本品内容物,研细,取约 2.5g,精密称定,置具塞锥形瓶中,精密加入甲醇 50ml,密塞,称定重量,加热回流 1 小时,放冷,再称定重量,用甲醇补足减失的重量,摇匀,滤过,精密量取续滤液 25ml,蒸干,残渣加 70%乙醇 2ml 使溶解,加在中性氧化铝柱(100～200 目,10g,柱内径为 1～1.5cm)上,用 70%乙醇 100ml 洗脱,收集洗脱液,回收溶剂至干,残渣用水溶解,并转移至 5ml 量瓶中,加水至刻度,摇匀,滤过,取续滤液,即得。

测定法　分别精密吸取对照品溶液与供试品溶液各 10μl,注入液相色谱仪,测定,即得。

本品每袋含天麻以天麻素($C_{13}H_{18}O_7$)计,不得少于 1.5mg。

【功能与主治】　养阴平肝,熄风通络,清热除烦。用于中风病中经络恢复期瘀血阻络兼肾虚证,症见半身不遂,口舌歪

斜,舌强语謇,偏身麻木,头晕目眩,腰膝酸软,脑梗塞恢复期见上述证候者。

【用法与用量】　开水冲服。一次1袋,一日3次。

【规格】　每袋装10g

【贮藏】　密封,置阴凉处。

风热清口服液
Fengreqing Koufuye

【处方】　山银花 850g　　　　　熊胆粉 5g
　　　　　青黛 50g　　　　　　　桔梗 500g
　　　　　瓜蒌皮 400g　　　　　甘草 200g

【制法】　以上六味,除熊胆粉外,取青黛,用80％乙醇作溶剂,浸渍24小时后,进行渗漉,收集渗漉液,药渣备用;山银花重蒸馏,收集芳香水,蒸馏后的水溶液另器保存,药渣备用;桔梗、瓜蒌皮、甘草加水浸泡半小时,煎煮1小时,滤过,滤液备用;药渣与上述各药渣合并,煎煮二次,滤过,合并各次滤液及蒸馏后的水溶液,滤过,滤液浓缩至相对密度为1.10～1.15(90℃)。加乙醇使含醇量达80％,放置,滤过,滤液与渗漉液合并,回收乙醇,加芳香水及熊胆粉,用10％氢氧化钠溶液调节pH值至6.0～6.5,静置,滤过;滤液加甜菊素1.5g,羟苯乙酯2.0g,香蕉香精1.5ml,加水至1000ml,灌封,灭菌,即得。

【性状】　本品为深棕色的液体;气微腥,味苦。

【鉴别】　(1)取本品20ml,用三氯甲烷提取2次,每次20ml,合并三氯甲烷液,浓缩至1ml,作为供试品溶液。另取靛玉红对照品,加三氯甲烷制成每1ml含1mg的溶液,作为对照品溶液。照薄层色谱法(通则0502)试验,吸取上述两种溶液各6μl,分别点于同一硅胶G薄层板上,以甲苯-三氯甲烷-丙酮(5:4:1)为展开剂,展开,取出,晾干。供试品色谱中,在与对照品色谱相应的位置上,显相同的红色斑点。

(2)取本品20ml,蒸干,残渣加甲醇10ml使溶解,滤过,滤液蒸至近干,加氢氧化钠溶液(1→5)5ml,加热回流6小时,放冷,用盐酸调节pH值至1～2,用乙酸乙酯提取2次,每次5ml,合并乙酸乙酯液,浓缩至2ml,作为供试品溶液。另取熊去氧胆酸对照品,加乙酸乙酯制成每1ml含1mg的溶液,作为对照品溶液。照薄层色谱法(通则0502)试验,吸取上述两种溶液各2～3μl,分别点于同一硅胶G薄层板上,以异辛烷-乙醚-正丁醇-冰醋酸-水(10:5:3:5:1)的上层溶液为展开剂,展开,取出,晾干,喷以5％硫酸乙醇溶液,在105℃加热5分钟,取出,放冷,置紫外光灯(365nm)下检视。供试品色谱中,在与对照品色谱相应的位置上,显相同颜色的荧光斑点。

(3)取本品20ml,加盐酸1ml与三氯甲烷20ml,加热回流1小时,放冷,分取三氯甲烷液,蒸干,残渣加无水乙醇1ml使溶解,作为供试品溶液。另取甘草次酸对照品,加无水乙醇制成每1ml含1mg的溶液,作为对照品溶液。照薄层色谱法(通则0502)试验,吸取上述两种溶液各10μl,分别点于同一硅胶G薄层板上,以石油醚(30～60℃)-甲苯-乙酸乙酯-冰醋酸(10:20:7:0.5)为展开剂,展开,取出,晾干,喷以10％磷钼酸乙醇溶液,在105℃加热5分钟。供试品色谱中,在与对照品色谱相应的位置上,显相同颜色的斑点。

【检查】　相对密度　应不低于1.04(通则0601)。

pH值　应为4.0～6.0(通则0631)。

其他　应符合合剂项下有关的各项规定(通则0181)。

【含量测定】　照高效液相色谱法(通则0512)测定。

色谱条件与系统适用性试验　以十八烷基硅烷键合硅胶为填充剂;以甲醇-0.2％三乙胺溶液-磷酸(20:80:0.1)为流动相;检测波长为328nm。理论板数按绿原酸峰计算应不低于4000。

对照品溶液的制备　精密称取绿原酸对照品适量,加甲醇制成每1ml含30μg的溶液,即得。

供试品溶液的制备　精密量取本品1ml,置10ml量瓶中,加甲醇稀释至刻度,摇匀,滤过,弃去初滤液,精密量取续滤液1ml,置10ml量瓶中,加流动相稀释至刻度,摇匀,即得。

测定法　分别精密吸取对照品溶液和供试品溶液各10μl,注入液相色谱仪,计算,即得。

本品每1ml含山银花以绿原酸($C_{16}H_{18}O_9$)计,不得少于2.5mg。

【功能与主治】　清热解毒,宣肺透表,利咽化痰。用于外感风热所致的感冒,症见发热、微恶风寒、头痛、咳嗽、口渴、咽痛;急性上呼吸道感染见上述证候者。

【用法与用量】　口服。一次10ml,一日3～4次,重症加量,儿童酌减或遵医嘱。

【规格】　每支装10ml

【贮藏】　密封,置阴凉处。

风痛安胶囊
Fengtong'an Jiaonang

【处方】　防己 250g　　　　　　通草 167g
　　　　　桂枝 125g　　　　　　姜黄 167g
　　　　　石膏 500g　　　　　　薏苡仁 333g
　　　　　木瓜 250g　　　　　　海桐皮 167g
　　　　　忍冬藤 333g　　　　　黄柏 250g
　　　　　滑石粉 250g　　　　　连翘 333g

【制法】　以上十二味,取滑石粉167g与其余防己等十一味加水煎煮三次,第一次3小时,第二次2小时,第三次1小时,煎液滤过,滤液合并,浓缩至适量,加入剩余的滑石粉,混合,干燥,粉碎,过筛,混匀,装入胶囊,制成1000粒,即得。

【性状】 本品为硬胶囊,内容物为黄色至黄棕色的颗粒或粉末;味苦。

【鉴别】 (1)取本品内容物3g,加乙醇30ml,超声处理30分钟,滤过,滤液蒸干,残渣加1%盐酸溶液15ml使溶解,用浓氨试液调节pH值至9,用三氯甲烷提取两次,每次10ml,合并三氯甲烷液,蒸干,残渣加乙醇1ml使溶解,作为供试品溶液。另取粉防己碱对照品和盐酸小檗碱对照品,分别加乙醇制成每1ml含1mg的溶液,作为对照品溶液。照薄层色谱法(通则0502)试验,吸取上述三种溶液各2μl,分别点于同一硅胶G薄层板上,以三氯甲烷-甲醇-浓氨试液(50:10:0.5)为展开剂,展开,取出,晾干,置紫外光灯(365nm)下检视。供试品色谱中,在与盐酸小檗碱对照品色谱相应的位置上,显相同颜色的荧光斑点;再喷以稀碘化铋钾试液,供试品色谱中,在与粉防己碱对照品色谱相应的位置上,显相同颜色的斑点。

(2)取本品内容物3g,加甲醇20ml,超声处理20分钟,滤过,滤液蒸干,残渣加甲醇1ml使溶解,作为供试品溶液。另取姜黄对照药材0.2g,同法制成对照药材溶液。再取姜黄素对照品,加甲醇制成每1ml含0.5mg的溶液,作为对照品溶液。照薄层色谱法(通则0502)试验,吸取上述三种溶液各5μl,分别点于同一硅胶G薄层板上,以三氯甲烷-甲醇-甲酸(96:4:0.7)为展开剂,展开,取出,晾干,供试品色谱中,在与对照药材色谱和对照品色谱相应的位置上,显相同颜色的斑点;置紫外光灯(365nm)下检视,供试品色谱中,在与对照药材色谱和对照品色谱相应的位置上,显相同颜色的荧光斑点。

(3)取本品内容物3g,加石油醚(60~90℃)20ml,超声处理30分钟,滤过,滤液蒸干,残渣加石油醚(60~90℃)1ml使溶解,作为供试品溶液。另取薏苡仁对照药材1g,同法制成对照药材溶液。照薄层色谱法(通则0502)试验,吸取上述两种溶液各5~10μl,分别点于同一硅胶G薄层板上,以石油醚(60~90℃)-乙酸乙酯-醋酸(10:3:0.1)为展开剂,展开,取出,晾干,置紫外光灯(365nm)下检视。供试品色谱中,在与对照药材色谱相应的位置上,显相同颜色的荧光斑点。

(4)取连翘对照药材1g,加水煎煮1小时,滤过,滤液蒸干,残渣加甲醇20ml,超声处理20分钟,滤过,滤液蒸干,残渣加甲醇1ml使溶解,作为对照药材溶液。另取连翘苷对照品,加甲醇制成每1ml含0.5mg的溶液,作为对照品溶液。照薄层色谱法(通则0502)试验,吸取〔鉴别〕(2)项下的供试品溶液及上述对照药材和对照品溶液各2μl,分别点于同一硅胶G薄层板上,以三氯甲烷-甲醇(5:1)为展开剂,展开,取出,晾干,喷以10%硫酸乙醇溶液,在105℃加热至斑点显色清晰。供试品色谱中,在与对照药材色谱和对照品色谱相应的位置上,分别显相同颜色的斑点。

【检查】 应符合胶囊剂项下有关的各项规定(通则0103)。

【含量测定】 照高效液相色谱法(通则0512)测定。

色谱条件与系统适用性试验 以十八烷基硅烷键合硅胶为填充剂;以乙腈-0.2%二乙胺溶液(70:30)为流动相;检测波长为281nm。理论板数按防己诺林碱峰计算应不低于4000。

对照品溶液的制备 取粉防己碱和防己诺林碱对照品适量,精密称定,加甲醇制成每1ml分别含粉防己碱0.1mg、防己诺林碱0.05mg的混合溶液,作为对照品溶液。

供试品溶液的制备 取装量差异项下的本品内容物,研细,取约1.5g,精密称定,置索氏提取器中,加浓氨试液3ml使湿润,加三氯甲烷适量,回流提取至无色,三氯甲烷液蒸干,残渣加无水乙醇使溶解,并转移至25ml量瓶中,加无水乙醇至刻度,摇匀,即得。

测定法 分别精密吸取对照品溶液与供试品溶液各10μl,注入液相色谱仪,测定,即得。

本品每粒含防己以粉防己碱($C_{38}H_{42}N_2O_6$)和防己诺林碱($C_{37}H_{40}N_2O_6$)的总量计,不得少于1.2mg。

【功能与主治】 清热利湿,活血通络。用于湿热阻络所致的痹病,症见关节红肿热痛、肌肉酸楚;风湿性关节炎见上述证候者。

【用法与用量】 口服。一次3~5粒,一日3次。

【注意】 孕妇、体弱年迈及脾胃虚寒者慎用。

【规格】 每粒装0.3g

【贮藏】 密封。

风湿马钱片
Fengshi Maqian Pian

【处方】

马钱子粉125g	炒僵蚕19g
乳香(炒)19g	没药(炒)19g
全蝎19g	牛膝19g
苍术19g	麻黄19g
甘草19g	

【制法】 以上九味,全蝎、乳香(炒)、没药(炒)和炒僵蚕粉碎成细粉;麻黄、苍术分别用70%乙醇作溶剂进行渗漉,收集漉液约180ml,回收乙醇,浓缩成稠膏;甘草和牛膝加水煎煮三次,第一、二次各2小时,第三次1小时,煎液滤过,滤液合并,浓缩成稠膏,与上述稠膏合并,加入马钱子粉及全蝎等四味的细粉,混匀,制成颗粒,干燥,压制成1000片,包糖衣,即得。

【性状】 本品为糖衣片,除去包衣后,显棕褐色;味苦。

【鉴别】 (1)取本品3片,除去包衣,研细,加浓氨试液0.5ml及二氯甲烷5ml,密塞,超声处理20分钟,放冷,滤过,滤液作为供试品溶液。另取士的宁对照品和马钱子碱对照品,加二氯甲烷制成每1ml各含2mg的混合溶液,作为对照品溶液。照薄层色谱法(通则0502)试验,吸取上述两种溶液各 10μl,分别点于同一用 0.2mol/L 氢氧化钠溶液制备的硅胶 G 薄层板上,以二氯甲烷-环己烷-乙醇(3∶1∶1)为展开剂,展开,取出,晾干,喷以稀碘化铋钾试液。供试品色谱中,在与对照品色谱相应的位置上,显相同颜色的斑点。

(2)取本品 10 片,除去包衣,研细,加浓氨试液 0.5ml 及二氯甲烷 10ml,密塞,超声处理 20 分钟,放冷,滤过,滤液挥干,残渣加二氯甲烷 1ml 使溶解,作为供试品溶液。另取盐酸麻黄碱对照品,加二氯甲烷制成每 1ml 含 0.5mg 的溶液,作为对照品溶液。照薄层色谱法(通则 0502)试验,吸取上述两种溶液各 10μl,分别点于同一硅胶 G 薄层板上,以正丁醇-冰醋酸-水(8∶2∶1)为展开剂,展开,取出,晾干,喷以茚三酮试液,在 105℃加热至斑点显色清晰。供试品色谱中,在与对照品色谱相应的位置上,显相同颜色的斑点。

【检查】 应符合片剂项下有关的各项规定(通则 0101)。

【含量测定】 照高效液相色谱法(通则 0512)测定。

色谱条件与系统适用性试验 以十八烷基硅烷键合硅胶为填充剂;以甲醇-水-醋酸-三乙胺(65∶200∶2.4∶0.3)为流动相;检测波长为 254nm。理论板数按士的宁峰计算应不低于 3000。

对照品溶液的制备 取士的宁对照品适量,精密称定,加甲醇制成每 1ml 含 24μg 的溶液,即得。

供试品溶液的制备 取本品 20 片,除去包衣,精密称定,研细,取约 0.5g,精密称定,置具塞锥形瓶中,加浓氨试液 2ml 和三氯甲烷 50ml,密塞,放置过夜,滤过,滤液置 100ml 量瓶中,用三氯甲烷分次洗涤容器和残渣,洗液滤入同一量瓶中,加三氯甲烷至刻度,摇匀。精密量取 10ml,置水浴上蒸干,残渣用甲醇溶解,转移至 10ml 量瓶中,加甲醇至刻度,摇匀,滤过,取续滤液,即得。

测定法 分别精密吸取对照品溶液与供试品溶液各 10μl,注入液相色谱仪,测定,即得。

本品每片含马钱子以士的宁($C_{21}H_{22}N_2O_2$)计,应为 0.8~1.1mg。

【功能与主治】 祛风除湿,活血祛瘀,通络止痛。用于风湿闭阻、瘀血阻络所致的痹病,症见关节疼痛、刺痛或疼痛较甚;风湿性关节炎、类风湿关节炎、坐骨神经痛见上述证候者。

【用法与用量】 口服。常用量:一次 3~4 片,极量:一次 5 片;一日 1 次。睡前温开水送服。连服 7 日为一疗程,两疗程间需停药 2~3 日。

【注意】 孕妇忌服;年老体弱者慎服或遵医嘱。

【贮藏】 密封。

风 湿 定 片
Fengshiding Pian

【处方】 八角枫 1500g   白芷 50g

徐长卿 150g   甘草 20g

【制法】 以上四味,白芷及徐长卿 15g 粉碎成细粉,过筛。剩余的徐长卿加水,浸润 2 小时,水蒸气蒸馏 6 小时,蒸馏液冷却,析晶,滤过,结晶(丹皮酚)备用;药渣与八角枫、甘草加水煎煮二次,每次 2 小时,煎液滤过,滤液合并浓缩至适量,与上述粉末混匀,干燥,研成细粉,加辅料适量,制颗粒,干燥,加入丹皮酚(用适量乙醇溶解),混匀,压制成 1000 片,包糖衣,即得。

【性状】 本品为糖衣片,除去糖衣后,显棕黑色;气香,味苦、微咸。

【鉴别】 (1)取本品 20 片,除去糖衣,研细,加乙醚 30ml,超声处理 5 分钟,滤过,药渣备用,滤液挥干,残渣加乙醚 1ml 使溶解,作为供试品溶液。另取丹皮酚对照品,加乙醇制成每 1ml 含 1mg 的溶液,作为对照品溶液。照薄层色谱法(通则 0502)试验,吸取上述两种溶液各 5μl,分别点于同一硅胶 G 薄层板上,以环己烷-乙酸乙酯(4∶1)为展开剂,展开,取出,晾干,喷以盐酸酸性的 5% 三氯化铁乙醇溶液,加热至斑点显色清晰。供试品色谱中,在与对照品色谱相应的位置上,显相同颜色的斑点。

(2)取〔鉴别〕(1)项下的供试品溶液作为供试品溶液。另取白芷对照药材 1g,加乙醚 30ml,超声处理 5 分钟,滤过,滤液浓缩至约 1ml,作为对照药材溶液。照薄层色谱法(通则 0502)试验,吸取上述两种溶液各 5μl,分别点于同一硅胶 G 薄层板上,以环己烷-乙酸乙酯(4∶1)为展开剂,展开,取出,晾干,置紫外光灯(254nm)下检视。供试品色谱中,在与对照药材色谱相应的位置上,显相同颜色的荧光斑点。

(3)取〔鉴别〕(1)项下乙醚提取后的备用药渣,挥尽乙醚,加甲醇 30ml,超声处理 30 分钟,滤过,滤液蒸干,残渣加水 20ml 使溶解,用水饱和的正丁醇 25ml 振摇提取,分取正丁醇层,用正丁醇饱和的水 10ml 洗涤,弃去水层,正丁醇层蒸干,残渣加甲醇 1ml 使溶解,作为供试品溶液。另取甘草对照药材 1g,同法制成对照药材溶液。照薄层色谱法(通则 0502)试验,吸取上述两种溶液各 5μl,分别点于同一硅胶 G 薄层板上,以甲苯-乙酸乙酯-甲醇(7∶3∶1)为展开剂,展开,取出,晾干,喷以 10% 硫酸乙醇溶液,在 105℃加热至斑点显色清晰,置紫外光灯(254nm)下检视。供试品色谱中,在与对照药材色谱相应的位置上,显两个以上相同颜色的荧光斑点。

(4)取本品 20 片,除去糖衣,研细,加三氯甲烷 30ml,超声处理 10 分钟,滤过,药渣挥尽三氯甲烷,加浓氨试液 2ml、乙醚 50ml,置水浴上回流提取 1 小时,滤过,滤液蒸干,残渣加三氯甲烷 1ml 使溶解,作为供试品溶液。另取八角枫对照药材 5g,同法制成对照药材溶液。照薄层色谱法(通则 0502)试验,吸取上述两种溶液各 5μl,分别点于同一硅胶 G 薄层板上,以三氯甲烷-乙酸乙酯-甲醇(90∶5∶8)为展开剂,置氨蒸气饱和的展开缸内,展开,取出,晾干,喷以碘化铋钾试液。供试品色谱中,在与对照药材色谱相应的位置上,显相同颜色的斑点。

【检查】 **总生物碱限量** 取本品 20 片,除去糖衣,精密称定,研细,精密称取细粉适量(约 10 片重),置索氏提取器中,加甲醇-浓氨试液(95:5)混合溶液适量,加热回流提取至近无色,挥干甲醇,残渣用 3% 硫酸溶液 10ml 溶解,再用 3% 硫酸溶液 10ml,分次洗涤容器,洗液并入酸液中,加三氯甲烷振摇提取 2 次,每次 20ml,合并三氯甲烷液,用 3% 硫酸溶液 10ml 振摇提取,弃去三氯甲烷液,合并前后两次的酸液,加浓氨试液调节 pH 值至 9~10,再用三氯甲烷振摇提取 4 次,每次 10ml,合并三氯甲烷液,通过铺有无水硫酸钠 1g 的漏斗,滤过,滤液置于 105℃ 干燥至恒重的蒸发皿中,水浴上蒸干,残渣在 105℃ 干燥至恒重,计算,即得。本品每片含总生物碱不得过 1.2mg。

其他 应符合片剂项下有关的各项规定(通则 0101)。

【含量测定】 照高效液相色谱法(通则 0512)测定。

色谱条件与系统适用性试验 以十八烷基硅烷键合硅胶为填充剂;以乙腈-水(38:62)为流动相;检测波长为 274nm。理论板数按丹皮酚峰计算应不低于 4000。

对照品溶液的制备 取丹皮酚对照品适量,精密称定,加甲醇制成每 1ml 含 20μg 的溶液,即得。

供试品溶液的制备 取本品 10 片,除去糖衣,精密称定,研细,精密称取细粉约 0.15g,置 50ml 量瓶中,加甲醇适量超声处理(功率 250W,频率 33kHz)30 分钟,放冷,加甲醇稀释至刻度,摇匀,滤过,取续滤液,即得。

测定法 分别精密吸取对照品溶液与供试品溶液各 10μl,注入液相色谱仪,测定,即得。

本品每片含徐长卿以丹皮酚($C_9H_{10}O_3$)计,不得少于 1.0mg。

【功能与主治】 散风除湿,通络止痛。用于风湿阻络所致的痹病,症见关节疼痛;风湿性关节炎,类风湿关节炎,肋神经痛,坐骨神经痛见上述证候者。

【用法与用量】 口服。一次 4 片,一日 2 次。6 天为一疗程。

【注意】 孕妇、儿童、心脏病、过度衰弱者禁用。

【规格】 糖衣片 片心重 0.22g

【贮藏】 密封。

风湿骨痛片

Fengshi Gutong Pian

【处方】 制川乌 90g 制草乌 90g
红花 90g 甘草 90g
木瓜 90g 乌梅 90g
麻黄 90g

【制法】 以上七味,取制川乌、制草乌、甘草粉碎成细粉,过筛,混匀;其余红花等四味加水煎煮二次,每次 2 小时,合并煎液,滤过,滤液浓缩至稠膏状,加入上述细粉,混匀,制粒,干燥,加辅料适量,压制成 1000 片,或包薄膜衣,即得。

【性状】 本品为黄褐色的片,或为薄膜衣片,除去包衣后显黄褐色;味微苦、酸。

【鉴别】 (1)取本品,置显微镜下观察:石细胞长方形或类方形,壁稍厚(制川乌、制草乌)。纤维束周围薄壁细胞含草酸钙方晶,形成晶纤维(甘草)。

(2)取本品 6 片,研细,加 50% 甲醇 40ml,超声处理 30 分钟,滤过,滤液蒸干,残渣加水 30ml 使溶解,加盐酸调节 pH 值至 2~3,用乙酸乙酯振摇提取 2 次,每次 20ml,合并乙酸乙酯液,回收溶剂至干,残渣加甲醇 2ml 使溶解,作为供试品溶液。另取甘草对照药材 0.5g,同法制成对照药材溶液。再取甘草苷对照品,加甲醇制成每 1ml 含 1mg 的溶液,作为对照品溶液。照薄层色谱法(通则 0502)试验,吸取供试品溶液与对照品溶液各 10μl、对照药材溶液 5μl,分别点于同一硅胶 G 薄层板上,以三氯甲烷-甲醇-甲酸(5:1:0.1)为展开剂,展开,取出,晾干,喷以 10% 硫酸乙醇溶液,在 105℃ 加热至斑点显色清晰,置日光下检视。供试品色谱中,在与对照药材色谱和对照品色谱相应的位置上,显相同颜色的斑点。

(3)在〔含量测定〕麻黄项下的色谱图中,供试品色谱应呈现与盐酸麻黄碱对照品和盐酸伪麻黄碱对照品色谱峰保留时间相同的色谱峰。

【检查】 **双酯型生物碱** 照〔含量测定〕制川乌和制草乌项下色谱条件和供试品溶液的制备方法试验。

对照品溶液的制备 取乌头碱对照品、次乌头碱对照品、新乌头碱对照品适量,精密称定,加流动相(A:B=15:85)制成每 1ml 各含 20μg 的混合溶液,即得。

测定法 分别精密吸取对照品溶液与〔含量测定〕制川乌和制草乌项下供试品溶液各 10μl,注入液相色谱仪,测定,即得。

本品每片含双酯型生物碱以乌头碱($C_{34}H_{47}NO_{11}$)、次乌头碱($C_{33}H_{45}NO_{10}$)和新乌头碱($C_{33}H_{45}NO_{11}$)的总量计,不得过 72μg。

其他 应符合片剂项下有关的各项规定(通则 0101)。

【含量测定】 **制川乌和制草乌** 照高效液相色谱法(通则 0512)测定。

色谱条件与系统适用性试验 以十八烷基硅烷键合硅胶为填充剂;以乙腈-四氢呋喃(25:15)为流动相 A,以 0.1mol/L 醋酸铵溶液(每 1000ml 加冰醋酸 0.5ml)为流动相 B,按下表中的规定进行梯度洗脱;检测波长为 235nm。理论板数按苯甲酰新乌头原碱峰计算应不低于 2000。

时间(分钟)	流动相 A(%)	流动相 B(%)
0~48	15→26	85→74
48~49	26→35	74→65
49~58	35	65
58~65	35→15	65→85

对照品溶液的制备 取苯甲酰乌头原碱对照品、苯甲酰

次乌头原碱对照品、苯甲酰新乌头原碱对照品适量,精密称定,加流动相(A∶B＝15∶85)制成每1ml含苯甲酰乌头原碱20μg、苯甲酰次乌头原碱50μg、苯甲酰新乌头原碱0.1mg的混合溶液,即得。

供试品溶液的制备 取本品20片,精密称定,研细,取约2g,精密称定,置具塞锥形瓶中,精密加入0.1mol/L盐酸溶液25ml,密塞,称定重量,超声处理(功率400W,频率40kHz)40分钟,放冷,再称定重量,用0.1mol/L盐酸溶液补足减失的重量,摇匀,离心。精密量取上清液10ml,加在固相萃取柱(以混合型阳离子交换反相吸附剂为填充剂,150mg或200mg,6ml,依次用乙腈、水各6ml预洗)上,依次以水3ml、氨溶液(5→100)、水、甲醇、乙腈各5ml洗脱,待洗脱液流尽后,放置5分钟,继用乙腈-浓氨试液(90∶10)的混合溶液10ml洗脱,收集洗脱液,于40℃以下减压回收溶剂至干,精密加入流动相(A∶B＝15∶85)3ml使溶解,滤过,即得。

测定法 分别精密吸取对照品溶液与供试品溶液各10μl,注入液相色谱仪,测定,即得。

本品每片含制川乌和制草乌以苯甲酰乌头原碱($C_{32}H_{45}NO_{10}$)、苯甲酰次乌头原碱($C_{31}H_{43}NO_9$)和苯甲酰新乌头原碱($C_{31}H_{43}NO_{10}$)的总量计,应为0.081~0.198mg。

麻黄 照高效液相色谱法(通则0512)测定。

色谱条件与系统适用性试验 以十八烷基硅烷键合硅胶为填充剂;以乙腈-水-磷酸-三乙胺(3∶97∶0.1∶0.1)为流动相;检测波长为205nm。理论板数按盐酸麻黄碱峰计算应不低于4000。

对照品溶液的制备 取盐酸麻黄碱对照品、盐酸伪麻黄碱对照品适量,精密称定,加流动相制成每1ml含盐酸麻黄碱15μg、盐酸伪麻黄碱7μg的混合溶液,即得。

供试品溶液的制备 取重量差异项下的本品,研细,取约3g,精密称定,置圆底烧瓶中,加5mol/L氢氧化钠溶液120ml,摇匀,加氯化钠7.5g,超声处理(功率250W,频率50kHz)30分钟,加水100ml,蒸馏,用预先盛有0.5mol/L盐酸溶液10ml的250ml量瓶收集蒸馏液约150ml,加水至刻度,摇匀,滤过,取续滤液,即得。

测定法 分别精密吸取对照品溶液与供试品溶液各10μl,注入液相色谱仪,测定,即得。

本品每片含麻黄以盐酸麻黄碱($C_{10}H_{15}NO·HCl$)和盐酸伪麻黄碱($C_{10}H_{15}NO·HCl$)的总量计,不得少于0.40mg。

甘草 照高效液相色谱法(通则0512)测定。

色谱条件与系统适用性试验 以十八烷基硅烷键合硅胶为填充剂;以甲醇-水-冰醋酸-三乙胺(62∶38∶1∶0.3)为流动相;检测波长为270nm。理论板数按甘草酸峰计算应不低于3000。

对照品溶液的制备 取甘草酸铵对照品适量,精密称定,加50％甲醇制成每1ml含30μg的溶液,即得(甘草酸重量＝甘草酸铵重量/1.0207)。

供试品溶液的制备 取本品10片,精密称定,研细,取约0.2g,精密称定,置50ml量瓶中,加50％甲醇40ml,超声处理(功率400W,频率40kHz)30分钟,放冷,用50％甲醇稀释至刻度,摇匀,滤过,取续滤液,即得。

测定法 分别精密吸取对照品溶液与供试品溶液各10μl,注入液相色谱仪,测定,即得。

本品每片含甘草以甘草酸($C_{42}H_{62}O_{16}$)计,不得少于0.68mg。

【功能与主治】 温经散寒,通络止痛。用于寒湿闭阻经络所致的痹病,症见腰脊疼痛、四肢关节冷痛;风湿性关节炎见上述证候者。

【用法与用量】 口服。〔规格(1)〕一次2~4片,一日2次。〔规格(2)〕一次4~6片,一日2次。

【注意】 (1)孕妇及哺乳期妇女禁用。

(2)严重心脏病,高血压,肝、肾疾病忌服。

(3)本品含乌头碱,应严格在医生指导下按规定量服用。不得任意增加服用剂量及服用时间。

【规格】 (1)素片每片重0.37g (2)薄膜衣片 每片重0.36g

【贮藏】 密封。

风湿骨痛胶囊

Fengshi Gutong Jiaonang

【处方】 制川乌90g   制草乌90g
红花90g   甘草90g
木瓜90g   乌梅90g
麻黄90g

【制法】 以上七味,取制川乌、制草乌、甘草粉碎成细粉,过筛,混匀;其余红花等四味加水煎煮二次,每次2小时,合并煎液,滤过,滤液浓缩至稠膏状,加入上述细粉,混匀,干燥,粉碎成细粉,装入胶囊,制成1000粒,即得。

【性状】 本品为硬胶囊,内容物为黄褐色的粉末;味微苦、酸。

【鉴别】 (1)取本品,置显微镜下观察:石细胞长方形或类方形,壁稍厚(制川乌、制草乌)。纤维束周围薄壁细胞含草酸钙方晶,形成晶纤维(甘草)。

(2)取本品内容物5g,用浓氨试液0.5ml湿润,用三氯甲烷加热回流提取2次(50ml,50ml),每次2小时,提取液滤过,合并滤液,回收溶剂至干,残渣加甲醇1ml使溶解,作为供试品溶液。另取盐酸麻黄碱对照品,加甲醇制成每1ml含1mg的溶液,作为对照品溶液。照薄层色谱法(通则0502)试验,吸取上述两种溶液各5μl,分别点于同一硅胶G薄层板上,以三氯甲烷-甲醇-浓氨试液(4∶1∶0.1)为展开剂,展开,取出,晾干,喷以茚三酮试液,在105℃加热至斑点显色清晰。供试品色谱中,在与对照品色谱相应的位置上,显相同的红色斑点。

【检查】 乌头碱限量 取本品内容物 4.8g,研细,用浓氨试液润湿,加三氯甲烷 20ml,冷浸过夜,滤过,滤液蒸干,残渣加无水乙醇 2ml 使溶解,作为供试品溶液。另取乌头碱对照品,加无水乙醇制成每 1ml 含 1.0mg 的溶液,作为对照品溶液。照薄层色谱法(通则 0502)试验,吸取供试品溶液 10μl,对照品溶液 5μl,分别点于同一硅胶 G 薄层板上,以正己烷-乙酸乙酯-乙醇(32:18:5)为展开剂,置氨蒸气预饱和的展开缸内展开,取出,晾干,喷以稀碘化铋钾试液。供试品色谱中,在与对照品色谱相应的位置上出现的斑点应小于对照品的斑点,或不出现斑点。

其他 应符合胶囊剂项下有关的各项规定(通则 0103)。

【含量测定】 乌头总生物碱 对照品溶液的制备 取乌头碱对照品适量,精密称定,加三氯甲烷制成每 1ml 含 0.1mg 的溶液,即得。

标准曲线的制备 精密量取对照品溶液 1ml、2ml、3ml、4ml、5ml,分别置分液漏斗中,依次精密加入三氯甲烷至 20ml,再精密加入醋酸盐缓冲液(pH 3.0)(取无水醋酸钠 0.15g,用水溶解,加冰醋酸 5.6ml,用水稀释至 500ml,摇匀,并在 pH 计上校正)10ml 和 0.1%溴酚绿溶液(取溴甲酚绿 0.2g,加 0.05mol/L 氢氧化钠溶液 3.2ml 使溶解,用水稀释至 200ml,摇匀)2ml,强力振摇 5 分钟,静置 20 分钟,分取三氯甲烷层,用干燥滤纸滤过,以相应试剂为空白,滤液照紫外-可见分光光度法(通则 0401),分别在 412nm 波长处测定吸光度。以吸光度为纵坐标,浓度为横坐标,绘制标准曲线。

测定法 取装量差异项下的本品内容物,混匀,研细,取 1g,精密称定,置具塞锥形瓶中,精密加入乙醚-三氯甲烷-无水乙醇(16:8:1)的混合溶液 25ml 和氨试液 1.5ml,摇匀,称定重量,置快速混匀器上振荡 3 次,每次 2 分钟,放置过夜,再称定重量,用上述混合溶液补足减失的重量,再置快速混匀器上振荡 2 分钟,静置。倾取上清液,精密量取 5ml,置分液漏斗中,加乙醚 5ml,用 0.05mol/L 硫酸溶液振摇提取 4 次,每次 10ml,分取硫酸提取液,滤过,合并滤液,置另一分液漏斗中,加浓氨试液 4ml,摇匀,用三氯甲烷振摇提取 4 次,每次 10ml,分取三氯甲烷液,滤过,合并滤液,回收溶剂至干,残渣于 105℃加热 1 小时,放冷,用三氯甲烷分次溶解,转移至 25ml 量瓶中,加三氯甲烷至刻度,摇匀。精密量取 20ml,置分液漏斗中,照标准曲线制备项下的方法,自"精密加入醋酸盐缓冲液……10ml"起,依法测定吸光度,从标准曲线上读出供试品溶液中含乌头碱的量(μg),计算,即得。

本品每粒含乌头总生物碱以乌头碱($C_{34}H_{47}NO_{11}$)计,应为 0.25~0.80mg。

麻黄 照高效液相色谱法(通则 0512)测定。

色谱条件与系统适用性试验 以十八烷基硅烷键合硅胶为填充剂;以乙腈-水-磷酸-三乙胺(3:97:0.1:0.1)为流动相;检测波长为 205nm。理论板数按盐酸麻黄碱计算应不低于 4000。

对照品溶液的制备 取盐酸麻黄碱对照品适量,精密称定,加流动相制成每 1ml 含 10μg 的溶液,即得。

供试品溶液的制备 取装量差异项下的本品内容物,研细,取约 3g,精密称定,置圆底烧瓶中,加入 5mol/L 氢氧化钠溶液 120ml,摇匀,加氯化钠 7.5g,超声处理(功率 250W,频率 50kHz)30 分钟,加水 100ml,蒸馏,用预先盛有 0.5mol/L 盐酸溶液 10ml 的 250ml 量瓶收集蒸馏液约 150ml,加水至刻度,摇匀,滤过,取续滤液,即得。

测定法 分别精密吸取对照品溶液与供试品溶液各 20μl,注入液相色谱仪,测定,即得。

本品每粒含麻黄以盐酸麻黄碱($C_{10}H_{15}NO \cdot HCl$)计,不得少于 0.18mg。

【功能与主治】 温经散寒,通络止痛。用于寒湿闭阻经络所致的痹病,症见腰脊疼痛、四肢关节冷痛;风湿性关节炎见上述证候者。

【用法与用量】 口服。一次 2~4 粒,一日 2 次。

【注意】 本品含毒性药,不可多服;孕妇忌服。

【规格】 每粒装 0.3g

【贮藏】 密封。

风寒双离拐片

Fenghan Shuangliguai Pian

【处方】

地枫皮 81g	红花 40g
千年健 81g	制川乌 24g
防风 81g	制草乌 24g
乳香(炒)40g	制马钱子 8g
木耳 81g	没药(炒)40g

【制法】 以上十味,地枫皮、千年健、防风三味加水适量,浸泡 8 小时,提取挥发油,备用;药液滤过,药渣加水煎煮 1 小时,煎液滤过,合并上述滤液,浓缩至适量,其余红花等七味粉碎成细粉,与上述浓缩液混匀,干燥,粉碎,加淀粉适量,混匀,过筛,喷入挥发油,混匀,压制成 1000 片,包糖衣或薄膜衣,即得。

【性状】 本品为糖衣片或薄膜衣片,除去包衣后显棕色或棕褐色;气香,味苦、微麻。

【鉴别】 (1)取本品,置显微镜下观察:花粉粒圆球形或椭圆形,直径约至 60μm,外壁有刺,具 3 个萌发孔(红花)。

(2)取本品 15 片,除去包衣,研细,加乙醚超声处理 2 次(30ml,30ml),每次 10 分钟,滤过,药渣备用,合并乙醚液,挥干,残渣加乙酸乙酯 3ml 使溶解,作为供试品溶液。另取乳香对照药材 0.2g、天然没药对照药材 0.1g,分别加乙醚 5ml,超声处理 10 分钟,滤过,滤液挥干,残渣加乙酸乙酯 1ml 使溶解,作为对照药材溶液,照薄层色谱法(通则 0502)试验,吸取上述三种溶液各 1~2μl,分别点于同一硅胶 G 薄层板上,以石油醚(60~90℃)-乙酸乙酯(19:2)为展开剂,展开,取出,晾干,喷以 5% 香草醛硫酸溶液,放置 1 小时。供试品色谱中,在与对照药材色谱相应的位置上,显相同颜色的斑点。

（3）取〔鉴别〕（2）项下的备用药渣,挥尽乙醚,加甲醇 30ml,超声处理 20 分钟,滤过,滤液蒸干,残渣加水 15ml 使溶解,用水饱和的正丁醇 20ml 提取,取正丁醇液,用氨试液 30ml 洗涤,分取正丁醇液,浓缩至干,残渣加甲醇 1ml 使溶解,作为供试品溶液。另取防风对照药材 1g,加丙酮 20ml,超声处理 20 分钟,滤过,滤液蒸干,残渣加甲醇 1ml 使溶解,作为对照药材溶液。照薄层色谱法（通则 0502）试验,吸取供试品溶液 10μl、对照药材溶液 5μl,分别点于同一硅胶 G 薄层板上,以三氯甲烷-甲醇（4∶1）为展开剂,展开,取出,晾干,置紫外光灯（254nm）下检视。供试品色谱中,在与对照药材色谱相应的位置上,显相同颜色的斑点。

【检查】 **士的宁、乌头碱限量** 取本品 8 片,除去包衣,研细,置具塞锥形瓶中,加浓氨试液 2ml,搅匀,加三氯甲烷 30ml,轻轻振摇,放置过夜,滤过,残渣用三氯甲烷洗涤 4 次,每次 5ml,洗液与滤液合并,用硫酸溶液（3→100）提取 3 次,每次 15ml,合并酸液,加浓氨试液调节 pH 值至 9～10,再用三氯甲烷提取 3 次,每次 20ml,合并三氯甲烷液,用铺有少量无水硫酸钠的滤纸滤过,滤液低温蒸干,残渣加无水乙醇 1ml 使溶解,作为供试品溶液。另取士的宁对照品,加乙醇制成每 1ml 含 1.4mg 的溶液;再取乌头碱对照品,加无水乙醇制成每 1ml 含 0.25mg 的溶液,作为对照品溶液。照薄层色谱法（通则 0502）试验,吸取上述三种溶液各 10μl,分别点于同一硅胶 G 薄层板上,以甲苯-乙酸乙酯-二乙胺（14∶4∶1）为展开剂,展开,取出,晾干,喷以稀碘化铋钾试液。供试品色谱中,在与士的宁对照品色谱相应的位置上出现的斑点应小于士的宁对照品的斑点;在与乌头碱对照品色谱相应的位置上出现的斑点应小于乌头碱对照品斑点或不出现斑点。

其他 应符合片剂项下有关的各项规定（通则 0101）。

【含量测定】 照高效液相色谱法（通则 0512）测定。

色谱条件与系统适用性试验 以十八烷基硅烷键合硅胶为填充剂;以甲醇-乙腈-0.7% 磷酸溶液（26∶2∶72）为流动相;检测波长为 403nm。理论板数按羟基红花黄色素 A 峰计算应不低于 3000。

对照品溶液的制备 取羟基红花黄色素 A 对照品适量,精密称定,加 25% 甲醇制成每 1ml 含 6μg 的溶液,即得。

供试品溶液的制备 取本品 10 片,除去包衣,精密称定,研细,取约 0.4g,精密称定,置具塞锥形瓶中,精密加入 25% 甲醇 50ml,密塞,称定重量,振摇 10 分钟,超声处理（功率 250W,频率 40kHz）30 分钟,放冷,再称定重量,用 25% 甲醇补足减失的重量,摇匀,滤过,取续滤液,即得。

测定法 分别精密吸取对照品溶液与供试品溶液各 10μl,注入液相色谱仪,测定,即得。

本品每片含红花以羟基红花黄色素 A（$C_{27}H_{30}O_{15}$）计,不得少于 0.28mg。

【功能与主治】 祛风散寒,活血通络。用于风寒闭阻、瘀血阻络所致的痹病,症见关节疼痛、腰腿疼痛、冷痛或刺痛、局部畏寒恶风、四肢麻木、屈伸不利。

【用法与用量】 黄酒或温开水送服。一次 3～4 片,一日 2 次,或遵医嘱。

【注意】 孕妇禁服。

【规格】 （1）薄膜衣片 每片重 0.31g

（2）糖衣片 片心重 0.3g

【贮藏】 密封。

风寒咳嗽丸

Fenghan Kesou Wan

【处方】
陈皮 100g	法半夏 150g
青皮 100g	苦杏仁 100g
麻黄 100g	紫苏叶 100g
五味子 100g	桑白皮 100g
炙甘草 100g	生姜 150g

【制法】 以上十味,除生姜外,苦杏仁压榨去油,与其余陈皮等八味共同粉碎成细粉,过筛,混匀,备用。生姜加水煎煮二次,第一次 2 小时,第二次 1.5 小时,合并煎液,滤过,滤液浓缩至适量,与上述粉末泛丸,干燥,即得。

【性状】 本品为黄棕色至棕褐色的水丸;味微苦。

【鉴别】 （1）取本品,置显微镜下观察:种皮石细胞淡黄棕色,表面观类多角形,壁较厚,孔沟细密,胞腔含暗棕色物（五味子）。气孔特异,保卫细胞侧面观呈哑铃状（麻黄）。石细胞橙黄色,贝壳形,壁较厚,较宽的一边纹孔明显（苦杏仁）。纤维束周围薄壁细胞含草酸钙方晶,形成晶纤维（甘草）。草酸钙针晶束,长 32～144μm,存在于黏液细胞中（法半夏）。

（2）取本品 10g,研细,加乙醚 50ml,加热回流 30 分钟,滤过,弃去乙醚液,药渣挥干溶剂,加三氯甲烷 50ml,加热回流 30 分钟,滤过,药渣备用,滤液蒸干,残渣加甲醇 1ml 使溶解,作为供试品溶液。另取五味子甲素对照品,加甲醇制成每 1ml 含 1mg 的溶液,作为对照品溶液。照薄层色谱法（通则 0502）试验,吸取上述两种溶液各 5～10μl,分别点于同一硅胶 GF_{254} 薄层板上,以环己烷-乙酸乙酯（3∶1）为展开剂,展开,取出,晾干,置紫外光灯（254nm）下检视。供试品色谱中,在与对照品色谱相应的位置上,显相同颜色的斑点。

（3）取〔鉴别〕（2）项下三氯甲烷提取后的备用药渣,加甲醇 50ml,加热回流 30 分钟,滤过,滤液蒸干,残渣加水 20ml,加热使溶解,滤过,滤液用水饱和的正丁醇提取二次,每次 20ml,合并正丁醇液,蒸干,残渣加甲醇 2ml 使溶解,取上清液作为供试品溶液。另取橙皮苷对照品,加甲醇制成饱和溶液,作为对照品溶液。照薄层色谱法（通则 0502）试验,吸取上述两种溶液各 5μl,分别点于同一以 0.5% 氢氧化钠的羧甲基纤维素钠为黏合剂的硅胶 G 薄层板上,以乙酸乙酯-甲醇-水(100:17:13)为展开剂,展开 5cm,取出,晾干,再以甲苯-乙酸乙酯-甲酸-水(20:10:1:1)上层溶液为展开剂,展开,展距 12cm,取出,晾干,喷以三氯化铝试液,晾干,置紫外光灯(365nm)下检视。供试品色谱中,在与对照品色谱相应的位置上,显相同颜色的荧光斑点。

【检查】 应符合丸剂项下有关的各项规定(通则 0108)。

【含量测定】 照高效液相色谱法(通则 0512)测定。

色谱条件与系统适用性试验 以十八烷基硅烷键合硅胶为填充剂;以乙腈-含 0.3%三乙胺的 0.02mol/L 磷酸二氢钾溶液(用磷酸调节 pH 值至 3.0)(4:96)为流动相;检测波长为 210nm。理论板数按盐酸麻黄碱峰计算应不低于 2000。

对照品溶液的制备 取盐酸麻黄碱对照品和盐酸伪麻黄碱对照品适量,精密称定,加 50%甲醇制成每 1ml 含盐酸麻黄碱 15μg、盐酸伪麻黄碱 15μg 的混合溶液,即得。

供试品溶液的制备 取本品,研细,取约 1g,精密称定,置具塞锥形瓶中,精密加入甲醇 25ml,密塞,称定重量,加热回流 45 分钟,放冷,再称定重量,用甲醇补足减失的重量,摇匀,滤过,精密量取续滤液 10ml,加在中性氧化铝柱(100~200 目,3g,内径为 1cm)上,收集流出液,用乙醇 50ml 洗脱,收集洗脱液,合并流出液及洗脱液,加盐酸 1 滴,蒸干,残渣加甲醇 5ml 使溶解,移至 10ml 量瓶中,加磷酸 1 滴,加水稀释至刻度,摇匀,滤过,取续滤液,即得。

测定法 分别精密吸取对照品溶液与供试品溶液各 10μl,注入液相色谱仪,测定,即得。

本品每 1g 含麻黄以盐酸麻黄碱($C_{10}H_{15}NO \cdot HCl$)和盐酸伪麻黄碱($C_{10}H_{15}NO \cdot HCl$)的总量计,不得少于 0.68mg。

【功能与主治】 宣肺散寒,祛痰止咳。用于外感风寒、肺气不宣所致的咳喘,症见头痛鼻塞、痰多咳嗽、胸闷气喘。

【用法与用量】 口服。一次 6~9g,一日 2 次。

【注意】 阴虚干咳者慎服。

【规格】 每袋装 6g

【贮藏】 密封。

风寒咳嗽颗粒

Fenghan Kesou Keli

【处方】	陈皮 100g	生姜 150g
	法半夏 150g	青皮 100g
	苦杏仁 100g	麻黄 100g
	紫苏叶 100g	五味子 100g
	桑白皮 100g	炙甘草 100g

【制法】 以上十味,陈皮、青皮蒸馏提取挥发油,蒸馏后的水溶液另器收集;药渣与其余法半夏等八味,加水煎煮三次

(苦杏仁在水沸后加入),每次 1.5 小时,合并煎液,滤过,滤液与上述水溶液合并,浓缩至相对密度为 1.38~1.40(60℃)的稠膏。取稠膏,加蔗糖、糊精,混匀,制成颗粒,干燥,加入上述陈皮等挥发油,混匀,制成 1000g,即得。

【性状】 本品为浅褐色的颗粒;气香,味甜、微苦。

【鉴别】 (1)取本品 5g,加水 20ml 使溶解,用乙醚振摇提取 2 次,每次 20ml,弃去乙醚,水液用乙酸乙酯振摇提取 2 次,每次 30ml,合并乙酸乙酯提取液,置水浴上蒸干,残渣加甲醇 1ml 使溶解,作为供试品溶液。另取橙皮苷对照品,加甲醇制成每 1ml 含 1mg 的溶液,作为对照品溶液。照薄层色谱法(通则 0502)试验,吸取上述两种溶液各 5μl,分别点于同一用 0.5%氢氧化钠溶液制备的硅胶 G 薄层板上,以乙酸乙酯-甲醇-水(100:17:13)为展开剂,展至约 3cm,取出,晾干,再以甲苯-乙酸乙酯-甲酸-水(20:10:1:1)的上层溶液为展开剂,展至约 8cm,取出,晾干,喷以三氯化铝试液,置紫外光灯(365nm)下检视。供试品色谱中,在与对照品色谱相应的位置上,显相同颜色的荧光斑点。

(2)取本品 10g,加水 10ml 使溶解,再加浓氨试液 0.5ml、三氯甲烷 20ml,超声处理 20 分钟,分取三氯甲烷液,挥干,残渣加甲醇 2ml 使溶解,作为供试品溶液。另取盐酸麻黄碱对照品,加甲醇制成每 1ml 含 1mg 的溶液,作为对照品溶液。照薄层色谱法(通则 0502)试验,吸取上述两种溶液各 6μl,分别点于同一硅胶 G 薄层板上,以三氯甲烷-甲醇-浓氨试液(4:1:0.1)为展开剂,展开,取出,晾干,喷以茚三酮试液,在 105℃加热至斑点显色清晰。供试品色谱中,在与对照品色谱相应的位置上,显相同颜色的斑点。

【检查】 应符合颗粒剂项下有关的各项规定(通则 0104)。

【含量测定】 照高效液相色谱法(通则 0512)测定。

色谱条件与系统适用性试验 以十八烷基硅烷键合硅胶为填充剂;以甲醇-水(1:1)为流动相;检测波长为 254nm。理论板数按盐酸麻黄碱峰计算应不低于 3000。

对照品溶液的制备 取盐酸麻黄碱对照品约 15mg,精密称定,置 50ml 量瓶中,用水溶解并稀释至刻度,摇匀,精密取 5ml,置 100ml 量瓶中,用水稀释至刻度,摇匀,精密量取 10ml,置 25ml 量瓶中,加入高碘酸溶液(0.25g→10ml)1ml,0.25mol/L 氢氧化钠溶液 2.5ml,摇匀,放置 30 分钟,用 0.5mol/L 盐酸溶液调节 pH 值至 7,加甲醇至刻度,摇匀,即得(每 1ml 中含盐酸麻黄碱 6μg)。

供试品溶液的制备 取装量差异项下的本品,研细,取约 3g,精密称定,置圆底烧瓶中,加入 5mol/L 氢氧化钠溶液 120ml,摇匀,加氯化钠 7.5g,超声处理(功率 250W,频率 50kHz)30 分钟,加水 50ml,蒸馏,用预先盛有 0.5mol/L 盐酸溶液 5ml 的 100ml 量瓶收集蒸馏液近 95ml,加水至刻度,摇匀,精密量取 10ml,置 25ml 量瓶中,照对照品溶液的制备项下的方法,自"加入高碘酸溶液"起,至"加甲醇至刻度"依法操作,摇匀,滤过,取续滤液,即得。

测定法 分别精密吸取对照品溶液与供试品溶液各

20μl,注入液相色谱仪,测定,即得。

本品每袋含麻黄以盐酸麻黄碱($C_{10}H_{15}NO\cdot HCl$)计,不得少于 2.0mg。

【功能与主治】　宣肺散寒,祛痰止咳。用于外感风寒、肺气不宣所致的咳喘,症见头痛鼻塞、痰多咳嗽、胸闷气喘。

【用法与用量】　开水冲服。一次 1 袋,一日 2 次。

【注意】　阴虚干咳者慎用。

【规格】　每袋装 5g

【贮藏】　密封。

乌 贝 散

Wubei San

【处方】　海螵蛸(去壳)850g　　　　浙贝母 150g

【制法】　以上二味,海螵蛸(去壳)、浙贝母粉碎成细粉,加入陈皮油 1.5g,混匀,过筛,即得。

【性状】　本品为黄白色的粉末;气微香,味咸、微苦。

【鉴别】　(1)取本品,置显微镜下观察:不规则透明薄片或碎块,具细条纹或网状纹理(海螵蛸)。淀粉粒卵圆形,直径 35～48μm,脐点点状、人字状或马蹄状,位于较小端,层纹细密(浙贝母)。

(2)取本品粉末 10g,加浓氨试液 5ml,拌匀,放置 30 分钟,加三氯甲烷 50ml,超声处理 2 小时,放冷,滤过,滤液蒸干,残渣加乙醇 1ml 使溶解,作为供试品溶液。另取浙贝母对照药材 2g,加浓氨试液 5ml,拌匀,放置 30 分钟,加三氯甲烷 30ml,同法制成对照药材溶液。再取贝母素甲对照品与贝母素乙对照品适量,加乙醇制成每 1ml 各含 1mg 的混合溶液,作为对照品溶液。照薄层色谱法(通则 0502)试验,吸取供试品溶液 10μl,对照品溶液及对照药材溶液各 4～6μl,分别点于同一硅胶 G 薄层板上,以正己烷-乙酸乙酯-二乙胺(8:12:1)为展开剂,展开,取出,晾干,喷以改良碘化铋钾试液。供试品色谱中,在与对照药材色谱和对照品色谱相应的位置上,显相同颜色的斑点。

【检查】　应符合散剂项下有关的各项规定(通则 0115)。

【含量测定】　照高效液相色谱法(通则 0512)测定。

色谱条件与系统适用性试验　以十八烷基硅烷键合硅胶为填充剂;以乙腈-水-二乙胺(65:35:0.01)为流动相;用蒸发光散射检测器检测。理论板数按贝母素甲峰计算应不低于 2000。

对照品溶液的制备　取贝母素甲对照品和贝母素乙对照品适量,精密称定,加甲醇分别制成每 1ml 各含贝母素甲与贝母素乙 20μg 的混合溶液及各含 80μg 的混合溶液,即得。

供试品溶液的制备　取本品 4g,精密称定,加浓氨溶液 4ml,密塞,放置 5 分钟,摇匀,放置 30 分钟,精密加入三氯甲

烷-甲醇(4:1)混合溶液 50ml,混匀,称定重量,置 80℃水浴中加热回流 2 小时,放冷,再称定重量,用三氯甲烷-甲醇(4:1)混合溶液补足减失的重量,滤过,精密量取续滤液 25ml,置蒸发皿中蒸干,残渣加甲醇适量使溶解,转移至 5ml 量瓶中,加甲醇至刻度,摇匀,滤过,即得。

测定法　分别精密吸取两种对照品溶液和供试品溶液各 20μl,注入液相色谱仪,测定,按外标两点法以对数方程分别计算贝母素甲、贝母素乙的含量,即得。

本品每 1g 含浙贝母以贝母素甲($C_{27}H_{45}NO_3$)和贝母素乙($C_{27}H_{43}NO_3$)的总量计,不得少于 0.10mg。

【功能与主治】　制酸止痛,收敛止血。用于肝胃不和所致的胃脘疼痛、泛吐酸水、嘈杂似饥;胃及十二指肠溃疡见上述证候者。

【用法与用量】　饭前口服。一次 3g,一日 3 次;十二指肠溃疡者可加倍服用。

【规格】　每瓶装 45g

【贮藏】　密闭,防潮。

乌 贝 颗 粒

Wubei Keli

【处方】　海螵蛸 638g　　　　浙贝母 112g

【制法】　以上二味,海螵蛸、浙贝母粉碎成细粉,加入陈皮油 1.1g 混匀,过筛,加糊精适量,制成颗粒,包衣,干燥,制成 1000g,即得。

【性状】　本品为黄白色的包衣颗粒;气微香,味微苦。

【鉴别】　(1)取本品,置显微镜下观察:不规则透明薄片或碎块,具细条纹或网状纹理(海螵蛸)。

(2)取本品 20g,研细,加浓氨试液 10ml,浸润 1 小时,加环己烷 80ml,加热回流 2 小时,放冷,滤过,滤液蒸干,残渣加甲醇 1ml 使溶解,作为供试品溶液。另取浙贝母对照药材 1g,加浓氨试液适量,浸润 1 小时,加环己烷 20ml,同法制成对照药材溶液。再取贝母素甲对照品与贝母素乙对照品,分别加甲醇制成每 1ml 含 1mg 的溶液,作为对照品溶液。照薄层色谱法(通则 0502)试验,吸取上述四种溶液各 10μl,分别点于同一硅胶 G 薄层板上,以环己烷-乙酸乙酯-二乙胺(6:4:1)为展开剂,展开,取出,晾干,喷以稀碘化铋钾试液,置日光下检视。供试品色谱中,在与对照药材色谱和对照品色谱相应的位置上,显相同颜色的斑点。

【检查】　**溶化性**　取本品 1g,加盐酸溶液(9→1000,37℃±2℃)20ml,搅拌 5 分钟,立即观察,应能全部溶散,并不得有焦屑等异物。

其他　应符合颗粒剂项下有关的各项规定(通则 0104)。

【含量测定】　**浙贝母**　照高效液相色谱法(通则 0512)测定。

色谱条件与系统适用性试验　以十八烷基硅烷键合硅胶

为填充剂;以乙腈-水-二乙胺(70:30:0.03)为流动相;蒸发光散射检测器检测。理论板数按贝母素甲峰计算应不低于 2000。

对照品溶液的制备 取贝母素甲对照品和贝母素乙对照品适量,精密称定,加甲醇制成每 1ml 含 0.4mg 的混合溶液,即得。

供试品溶液的制备 取装量差异项下的本品适量,研细(过四号筛),取约 10g,精密称定,加浓氨试液 5ml,浸润 1 小时,加三氯甲烷-甲醇(4:1)的混合溶液 80ml,加热回流 2 小时,放冷,滤过,用三氯甲烷-甲醇(4:1)的混合溶液 20ml 分次洗涤容器与残渣,滤过,合并滤液与洗液,蒸干,残渣加甲醇溶解并转移至 5ml 量瓶中,加甲醇至刻度,摇匀,滤过,取续滤液,即得。

测定法 分别精密吸取对照品溶液 5μl、10μl,供试品溶液 20μl,注入液相色谱仪,测定,用外标两点法对数方程计算,即得。

本品每袋含浙贝母以贝母素甲($C_{27}H_{45}NO_3$)和贝母素乙($C_{27}H_{43}NO_3$)的总量计,不得少于 0.30mg。

海螵蛸 取装量差异项下的本品适量,研细,取约 0.2g,精密称定,置锥形瓶中,加稀盐酸 10ml,加热使溶解,加水 120ml 与甲基红指示液 1 滴,滴加氢氧化钾溶液(1→10)至显黄色,继续多加 10ml,再加钙黄绿素指示剂少许,用乙二胺四醋酸二钠滴定液(0.05mol/L)滴定,至溶液黄绿色荧光消失而显橙色。每 1ml 乙二胺四醋酸二钠滴定液(0.05mol/L)相当于 5.005mg 的 $CaCO_3$。

本品每袋含海螵蛸以碳酸钙($CaCO_3$)计,不得少于 1.4g。

【功能与主治】 制酸止痛,收敛止血。用于肝胃不和所致的胃脘疼痛、泛吐酸水、嘈杂似饥;胃及十二指肠溃疡见上述证候者。

【用法与用量】 饭前口服,服用时将颗粒倒入口中,用温开水送服。一次 1 袋,一日 3 次;十二指肠溃疡可加倍服用。

【规格】 每袋装 4g

【贮藏】 密封,置干燥处。

乌军治胆片
Wujun Zhidan Pian

【处方】 乌梅 154g 　　　　大黄 323g
　　　　佛手 185g 　　　　枳实 185g
　　　　牛至 323g 　　　　栀子 323g
　　　　甘草 32g 　　　　　槟榔 185g
　　　　威灵仙 230g 　　　姜黄 230g

【制法】 以上十味,取姜黄 200g 粉碎成细粉;其余乌梅等九味及剩余的姜黄加水煎煮三次,每次 2 小时,滤过,合并

滤液,滤液浓缩至相对密度为 1.10～1.20(80℃)的清膏,加 3 倍量乙醇,搅拌,静置 24 小时,滤过,滤液浓缩至相对密度为 1.25～1.35(70℃)的稠膏,加入上述姜黄细粉及硬脂酸镁适量,制成颗粒,压制成 1000 片,包糖衣或薄膜衣,即得。

【性状】 本品为糖衣片或薄膜衣片,除去包衣后显浅黄棕色至棕褐色;味微苦。

【鉴别】 (1)取本品 5 片,除去包衣,研细,加乙醇 20ml,研磨 5 分钟,滤过,滤液蒸干,残渣加乙醇 2ml 使溶解,滤过,滤液作为供试品溶液。另取佛手和大黄对照药材各 1g,分别加乙醇 25ml,加热回流 1 小时,滤过,自"滤液蒸干"起,同法制成对照药材溶液。照薄层色谱法(通则 0502)试验,吸取供试品溶液 5～10μl,对照药材溶液 2～5μl,分别点于同一硅胶 G 薄层板上,以石油醚(60～90℃)-乙酸乙酯-甲酸(75:25:2)为展开剂,展开,展距 10cm,取出,晾干,置紫外光灯(365nm)下检视。供试品色谱中,在与佛手对照药材色谱相应的位置上,显一个相同颜色的荧光主斑点。在与大黄对照药材色谱相应的位置上,显四个相同颜色的荧光斑点。置氨蒸气中熏后,在与大黄对照药材色谱相应的位置上,显四个相同的红色斑点。

(2)取本品 10 片,除去包衣,研细,加三氯甲烷 40ml,超声处理 30 分钟,滤过,滤液蒸干,残渣加无水乙醇 1ml 使溶解,滤过,滤液作为供试品溶液。另取枳实对照药材 1g,加三氯甲烷 20ml,超声处理 30 分钟,滤过,滤液蒸干,残渣加无水乙醇 1ml 使溶解,作为对照药材溶液。照薄层色谱法(通则 0502)试验,吸取上述两种溶液各 10μl,分别点于同一硅胶 G 薄层板上,以乙酸乙酯-丙酮-冰醋酸(15:1:0.5)为展开剂,展开,取出,晾干,置紫外光灯(365nm)下检视。供试品色谱中,在与对照药材色谱相应的位置上,显一个相同颜色的荧光斑点。

(3)取本品 10 片,除去包衣,研细,加石油醚(60～90℃)40ml,加热回流 30 分钟,滤过,滤液蒸干,残渣加甲醇 1ml 使溶解,作为供试品溶液。另取牛至对照药材 0.5g,同法制成对照药材溶液。照薄层色谱法(通则 0502)试验,吸取上述两种溶液各 10μl,分别点于同一硅胶 G 薄层板上,以石油醚(60～90℃)-乙酸乙酯(15:4)为展开剂,展开,取出,晾干,喷以 10%硫酸乙醇溶液,加热至斑点显色清晰。供试品色谱中,在与对照药材色谱相应的位置上,显一个相同颜色的主斑点。

(4)取栀子对照药材 1g,照〔鉴别〕(1)项下佛手对照药材溶液的制备方法制成对照药材溶液。照薄层色谱法(通则 0502)试验,吸取对照药材溶液 5～10μl,〔鉴别〕(1)项下的供试品溶液 10μl,分别点于同一硅胶 G 薄层板上,以正丁醇-醋酸(10:1)为展开剂,展开,取出,晾干,喷以 1%对二甲氨基苯甲醛的 1mol/L 盐酸溶液,加热至斑点显色清晰。供试品色谱中,在与对照药材色谱相应的位置上,显一个相同颜色的主斑点。

(5)取姜黄对照药材 1g,同〔鉴别〕(1)项下佛手对照药材溶液的制备方法制成对照药材溶液。照薄层色谱法

（通则 0502）试验，吸取对照药材溶液与〔鉴别〕（1）项下的供试品溶液各 5~10μl，分别点于同一硅胶 G 薄层板上，以三氯甲烷-无水乙醇-浓氨试液（30∶2∶0.5）为展开剂，展开，取出，晾干，置紫外光灯（365nm）下检视。供试品色谱中，在与对照药材色谱相应的位置上，显相同颜色的荧光斑点。

【检查】 应符合片剂项下有关的各项规定（通则 0101）。

【含量测定】 照高效液相色谱法（通则 0512）测定。

色谱条件与系统适用性试验 以十八烷基硅烷键合硅胶为填充剂；以乙腈-水（15∶85）为流动相；检测波长为 238nm。理论板数按栀子苷峰计算应不低于 2500。

对照品溶液的制备 取栀子苷对照品适量，精密称定，加甲醇制成每 1ml 含 0.1mg 的溶液，即得。

供试品溶液的制备 取本品 10 片，除去包衣，精密称定，研细，取约 0.1g，精密称定，置具塞锥形瓶中，精密加入甲醇 25ml，密塞，称定重量，超声处理（功率 320W，频率 40kHz）30 分钟，放冷，再称定重量，用甲醇补足减失的重量，摇匀，离心，取上清液，即得。

测定法 分别精密吸取对照品溶液与供试品溶液各 10μl，注入液相色谱仪，测定，即得。

本品每片含栀子以栀子苷（$C_{17}H_{24}O_{10}$）计，不得少于 2.5mg。

【功能与主治】 疏肝解郁，利胆排石，泄热止痛。用于肝胆湿热所致的胁痛、胆胀，症见胁肋胀痛、发热、尿黄；胆囊炎、胆道感染或胆道术后见上述证候者。

【用法与用量】 口服。一次 4 片，一日 3 次。

【注意】 孕妇慎用；忌烟酒及辛辣油腻食物。

【规格】 （1）薄膜衣片 每片重 0.32g

（2）糖衣片 片心重 0.31g

【贮藏】 密封。

乌 灵 胶 囊

Wuling Jiaonang

【处方】 乌灵菌粉 330g。

【制法】 取乌灵菌粉，装入胶囊，制成 1000 粒，即得。

【性状】 本品为硬胶囊，内容物为浅棕色至棕色的粉末；气特异，味甘、淡。

【鉴别】 （1）取本品内容物 2g，加稀乙醇 20ml，置水浴上回流 2 小时，滤过，滤液作为供试品溶液。另取乌灵菌粉对照药材 2g，同法制成对照药材溶液。照薄层色谱法（通则 0502）试验，吸取上述两种溶液各 10μl，分别点于同一用 0.4% 羧甲基纤维素钠溶液和 3.85% 磷酸氢二钠溶液等量混合制备的硅胶 G 薄层板上，以三氯甲烷-异丙醇-乙酸乙酯-水-浓氨试液（4∶2∶1∶0.1∶0.1）为展开剂，展开，取出，晾干，立即置紫外光灯（365nm）下检视。供试品色谱中，在与对照药材色谱

相应的位置上，显相同颜色的荧光斑点。

（2）取本品内容物 0.5g，加水 20ml，超声处理 40 分钟，滤过，滤液蒸干，残渣加水 2ml 使溶解，作为供试品溶液。另取亮氨酸对照品、丙氨酸对照品及缬氨酸对照品，加水制成每 1ml 含亮氨酸和丙氨酸各 1mg、含缬氨酸 0.5mg 的混合溶液，作为对照品溶液。照薄层色谱法（通则 0502）试验，吸取供试品溶液 4μl，对照品溶液 1μl，分别点于同一硅胶 G 薄层板上，以正丁醇-冰醋酸-水（8∶3∶1）为展开剂，展开，取出，晾干，喷以茚三酮试液，加热至斑点显清晰。供试品色谱中，在与对照品色谱相应的位置上，显相同颜色的斑点。

（3）取本品内容物 1.5g，加甲醇 20ml，超声处理 30 分钟，滤过，取续滤液作为供试品溶液。另取乌灵菌粉对照药材 1.5g，同法制成对照药材溶液。再取 5-甲基蜂蜜曲霉素对照品适量，加甲醇制成每 1ml 含 25μg 的溶液，作为对照品溶液。照高效液相色谱法（通则 0512）试验，以十八烷基硅烷键合硅胶为填充剂，以乙腈为流动相 A，以 0.2% 磷酸溶液为流动相 B，按下表中的规定进行梯度洗脱；柱温为 30℃，检测波长为 248nm。分别吸取上述三种溶液各 10μl，注入液相色谱仪，记录色谱图。供试品应呈现与 5-甲基蜂蜜曲霉素对照品色谱峰保留时间相同的色谱峰，并呈现与乌灵菌粉对照药材保留时间相同的七个色谱峰。

时间（分钟）	流动相 A（%）	流动相 B（%）
0~35	25→75	75→25
35~36	75→90	25→10
36~43	90	10
43~44	90→25	10→75
44~57	25	75

【检查】 应符合胶囊剂项下有关的各项规定（通则 0103）。

【含量测定】 **甘露醇类物质** 取装量差异项下的本品内容物，研细，取约 0.4g，精密称定，精密加入水 20ml，称定重量，置水浴上加热回流 2 小时，取出，放冷，再称定重量，用水补足减失的重量，摇匀，滤过，取续滤液作为供试品贮备液。精密量取供试品贮备液 2ml，置碘瓶中，精密加入高碘酸钠（钾）溶液〔取硫酸溶液（1→20）90ml 与高碘酸钠（钾）溶液（1→1000）110ml 混合制成〕50ml，置水浴加热 15 分钟，取出，放冷，加碘化钾试液 10ml，密塞，放置 5 分钟，用硫代硫酸钠滴定液（0.02mol/L）滴定，至近终点时，加淀粉指示液 1ml，继续滴定至蓝色消失，并将滴定的结果用空白试验校正。每 1ml 硫代硫酸钠滴定液（0.02mol/L）相当于 0.3643mg 的甘露醇（$C_6H_{14}O_6$）。

本品每粒含甘露醇类物质以甘露醇（$C_6H_{14}O_6$）计，不得少于 24.0mg。

腺苷 照高效液相色谱法（通则 0512）测定。

色谱条件与系统适用性试验 以十八烷基硅烷键合硅胶为填充剂；以甲醇-0.04mol/L 磷酸二氢钾溶液（10∶90）为流动相；检测波长为 260nm。理论板数按腺苷峰计算应不低于 2000。

对照品溶液的制备 取腺苷对照品适量,精密称定,加水制成每 1ml 含腺苷 20μg 的溶液,即得。

测定法 分别精密吸取对照品溶液与〔含量测定〕甘露醇类物质项下的供试品贮备液各 10μl,注入液相色谱仪,测定,即得。

本品每粒含乌灵菌粉以腺苷($C_{10}H_{13}N_5O_4$)计,不得少于 0.25mg。

【功能与主治】 补肾健脑,养心安神。用于心肾不交所致的失眠、健忘、心悸心烦、神疲乏力、腰膝酸软、头晕耳鸣、少气懒言、脉细或沉无力;神经衰弱见上述证候者。

【用法与用量】 口服。一次 3 粒,一日 3 次。

【规格】 每粒装 0.33g

【贮藏】 密封。

附:乌灵菌粉质量标准

乌灵菌粉

本品系炭棒菌科炭棒菌属(*Xylaria* sp.)真菌,经深层发酵而得到的菌丝体干燥品。

〔制法〕 取新鲜炭棒菌属真菌上分离得到的菌种,通过深层发酵获得的菌丝体再经干燥,粉碎,即得。

〔性状〕 本品为浅棕色至棕色粉末;气特异,味甘淡。

〔鉴别〕 照乌灵胶囊〔鉴别〕(1)、(2)、(3)项下方法试验,显相同的结果。

〔检查〕 水分 不得过 6.0%(通则 0832 第二法)。

炽灼残渣 不得过 6.5%(通则 0841)。

〔含量测定〕 甘露醇类物质 取本品 0.4g,照乌灵胶囊〔含量测定〕甘露醇类物质项下依法测定,含甘露醇类物质以甘露醇($C_6H_{14}O_6$)计,不得少于 8.0%。

腺苷 取本品 0.5g,照乌灵胶囊〔含量测定〕腺苷项下依法测定,含腺苷($C_{10}H_{13}N_5O_4$)不得少于 0.078%。

〔贮藏〕 密封。

〔制剂〕 乌灵胶囊

乌鸡白凤丸
Wuji Baifeng Wan

【处方】	乌鸡(去毛爪肠)640g	鹿角胶 128g
	醋鳖甲 64g	煅牡蛎 48g
	桑螵蛸 48g	人参 128g
	黄芪 32g	当归 144g
	白芍 128g	醋香附 128g
	天冬 64g	甘草 32g
	地黄 256g	熟地黄 256g
	川芎 64g	银柴胡 26g
	丹参 128g	山药 128g

芡实(炒)64g　　　　　　鹿角霜 48g

【制法】 以上二十味,熟地黄、地黄、川芎、鹿角霜、银柴胡、芡实(炒)、山药、丹参八味粉碎成粗粉,其余乌鸡等十二味,分别酌予碎断,置罐中,另加黄酒 1500g,加盖封闭,隔水炖至酒尽,取出,与上述粗粉混匀,低温干燥,再粉碎成细粉,过筛,混匀。每 100g 粉末加炼蜜 30～40g 和适量的水制丸,干燥,制成水蜜丸;或加炼蜜 90～120g 制成小蜜丸或大蜜丸,即得。

【性状】 本品为黑褐色至黑色的水蜜丸、小蜜丸或大蜜丸;味甜、微苦。

【鉴别】 (1)取本品,置显微镜下观察:草酸钙簇晶直径 20～68μm,棱角锐尖(人参)。草酸钙簇晶直径 18～32μm,存在于薄壁细胞中,常排列成行,或一个细胞中含有数个簇晶(白芍)。草酸钙针晶束存在于黏液细胞中,长 80～240μm,针晶直径 2～5μm(山药)。薄壁细胞纺锤形,壁略厚,有极微细的斜向交错纹理(当归)。薄壁组织灰棕色至黑棕色,细胞多皱缩,内含棕色核状物(熟地黄)。纤维束周围薄壁细胞含草酸钙方晶,形成晶纤维(甘草)。纤维成束或散离,壁厚,表面有纵裂纹,两端断裂成帚状或较平截(黄芪)。纤维束深红棕色或黄棕色,细长,壁甚厚(醋香附)。石细胞长方形或长条形,直径 50～110μm,纹孔极细密(天冬)。木栓细胞黄棕色,壁薄,微波状弯曲,多层重叠(川芎)。不规则碎块淡灰黄色,表面有裂隙或细纹理(醋鳖甲)。不规则块片半透明,边缘折光较强,表面有纤细短纹理和小孔以及细裂隙(鹿角霜)。长条形肌纤维成束,表面有细密的微波状弯曲纹理(乌鸡)。

(2)取本品水蜜丸或小蜜丸各 12g,研细;或取大蜜丸 18g,剪碎,加硅藻土 12g,研匀,加乙醚 80ml,加热回流 1 小时,滤过,药渣备用,滤液挥干,残渣加乙醇 1ml 使溶解,作为供试品溶液。另取当归对照药材、川芎对照药材各 0.5g,加乙醚 10ml,同法制成对照药材溶液。照薄层色谱法(通则 0502)试验,吸取上述三种溶液各 5μl,分别点于同一硅胶 G 薄层板上,以石油醚(60～90℃)为展开剂,展至约 8cm,取出,晾干,再以石油醚(60～90℃)-乙醚(10:3)为展开剂,展开,取出,晾干,置紫外光灯(365nm)下检视。供试品色谱中,在与对照药材色谱相应的位置上,分别显相同颜色的荧光斑点。

(3)取〔鉴别〕(2)项下的备用药渣,挥干乙醚,加甲醇 80ml,加热回流 1 小时,滤过,滤液蒸干,残渣加水 20ml 微热使溶解,用水饱和的正丁醇振摇提取 2 次,每次 25ml,合并正丁醇液,用氨试液洗涤 2 次,每次 25ml,合并氨溶液(备用),正丁醇液回收溶剂至干,残渣用甲醇 2ml 使溶解,加入中性氧化铝 2g,在水浴上拌匀,干燥,加在中性氧化铝柱(100～200 目,8g,105℃ 活化 1 小时,内径 15mm)上,以 40% 甲醇 100ml 洗脱,收集洗脱液,蒸干,残渣加水 5ml 使溶解,通过 C18 固相萃取小柱(500mg,用甲醇 10ml 预洗、水 20ml 平衡),依次以水、30% 甲醇和甲醇各 20ml 洗脱,收集甲醇洗脱液,蒸干,残渣加乙醇 1ml 使溶解,作为供试品溶液。另取人参对照药材 1g,加甲醇 30ml,加热回流 1 小时,滤过,滤液蒸干,残渣加水 20ml 微热使溶解,自"用水饱和的正丁醇振摇提取 2 次"起,同法制成对照药材溶液。再取人参皂苷 Rg₁ 对照品,加乙醇制成每 1ml 含 1mg 的溶液,作为对照品溶液。照薄层色谱法(通则 0502)试验,吸取上述三种溶液各 5μl,分别点于同一硅胶 G 薄层板上,以三氯甲烷-甲醇-水(13:7:2)10℃ 以下放置的下层液为展开剂,展开,取出,晾干,喷以 10% 硫酸乙醇溶液,加热至斑点显色清晰。供试品色谱中,在与对照药材色谱和对照品色谱相应的位置上,显相同颜色的斑点;置紫外光灯(365nm)下检视,显相同颜色的荧光斑点。

(4)取〔鉴别〕(3)项下备用的氨溶液,用稀盐酸调节 pH 值至 3～4,用乙酸乙酯振摇提取 2 次,每次 25ml,合并乙酸乙酯液,蒸干,残渣加乙醇 1ml 使溶解,作为供试品溶液。另取甘草对照药材 0.5g,加甲醇 30ml,加热回流 1 小时,滤过,滤液蒸干,残渣加水 20ml 微热使溶解,自"用水饱和的正丁醇振摇提取 2 次"起,同法制成对照药材溶液。照薄层色谱法(通则 0502)试验,吸取上述两种溶液各 5μl,分别点于同一硅胶 G 薄层板上,以乙酸乙酯-甲酸-冰醋酸-水(15:1:1:2)为展开剂,展开,取出,晾干,喷以 10% 硫酸乙醇溶液,加热至斑点显色清晰,置紫外光灯(365nm)下检视。供试品色谱中,在与对照药材色谱相应的位置上,显相同颜色的荧光斑点。

(5)取本品水蜜丸或小蜜丸各 4g,研细;或取大蜜丸 6g,剪碎,加硅藻土 4g,研匀,加甲醇 40ml,加热回流 1 小时,滤过,滤液蒸干,残渣加水 20ml 微热使溶解,用水饱和的正丁醇振摇提取 2 次,每次 25ml,合并正丁醇液,用水洗涤 2 次,每次 20ml,合并正丁醇液,回收溶剂至干,残渣加乙醇 1ml 使溶解,作为供试品溶液。另取丹酚酸 B 对照品,加乙醇制成每 1ml 含 2mg 的溶液,作为对照品溶液。照薄层色谱法(通则 0502)试验,吸取上述两种溶液各 5μl,分别点于同一硅胶 GF₂₅₄ 薄层板上,以甲苯-三氯甲烷-乙酸乙酯-甲醇-甲酸(2:3:4:2:0.5)为展开剂,展开,取出,晾干,置紫外光灯(254nm)下检视。供试品色谱中,在与对照品色谱相应的位置上,显相同颜色的斑点。

【检查】 应符合丸剂项下有关的各项规定(通则 0108)。

【含量测定】 白芍 照高效液相色谱法(通则 0512)测定。

色谱条件与系统适用性试验 以十八烷基硅烷键合硅胶为填充剂;以乙腈-0.1% 磷酸溶液(12:88)为流动相;检测波长为 230nm。理论板数按芍药苷峰计应不低于 2000。

对照品溶液的制备 取芍药苷对照品适量,精密称定,加甲醇制成每 1ml 含 40μg 的溶液,即得。

供试品溶液的制备 取本品水蜜丸或小蜜丸,研细,或取重量差异项下的大蜜丸,剪碎,取约 2g,精密称定,置锥形瓶中,精密加入 60% 乙醇 50ml,称定重量,加热回流 1 小时,放冷,再称定重量,加 60% 乙醇补足减失的重量,摇匀,滤过,取续滤液,即得。

测定法 分别精密吸取对照品溶液与供试品溶液各 10μl,注入液相色谱仪,测定,即得。

本品含白芍以芍药苷($C_{23}H_{28}O_{11}$)计,水蜜丸每 1g 不得少于 0.35mg;小蜜丸每 1g 不得少于 0.22mg;大蜜丸每丸不得少于 2.0mg。

总氮量 取本品水蜜丸或小蜜丸,研细;或取重量差异项下的大蜜丸,剪碎,取约 1g,精密称定,照氮测定法(通则 0704 第一法)测定,即得。

本品含总氮(N)水蜜丸每 1g 不得少于 16mg,小蜜丸每 1g 不得少于 10mg;大蜜丸每丸不得少于 90mg。

【功能与主治】 补气养血,调经止带。用于气血两虚,身体瘦弱,腰膝酸软,月经不调,崩漏带下。

【用法与用量】 口服。水蜜丸一次 6g,小蜜丸一次 9g,大蜜丸一次 1 丸,一日 2 次。

【规格】 大蜜丸 每丸重 9g

【贮藏】 密封。

乌鸡白凤片
Wuji Baifeng Pian

【处方】

乌鸡 540g(去毛爪肠)	鹿角胶 108g
醋鳖甲 54g	煅牡蛎 40g
桑螵蛸 40g	人参 108g
黄芪 27g	当归 122g
白芍 108g	醋香附 108g
天冬 54g	甘草 27g
地黄 216g	熟地黄 216g
川芎 54g	银柴胡 22g
丹参 108g	山药 108g
芡实(炒)54g	鹿角霜 40g

【制法】 以上二十味,山药、鹿角胶分别粉碎成细粉;醋香附提取挥发油;乌鸡切成小块,加水煎煮 1 小时,趁热加入适量的固体石蜡,搅拌使其溶化,静置,弃去上层蜡及油脂固体,煎液搅成匀浆,加入适量的木瓜蛋白酶,搅拌,水解 5 小时,煮沸 5 分钟,离心,取上清液,减压浓缩成稠膏,减压干燥成干膏;醋鳖甲加水煎煮二次,第一次 2 小时,第二次 1 小时,滤过,合并滤液,减压浓缩成稠膏,再减压干燥成干膏;人参、白芍、甘草、天冬加水煎煮二次,每次 1 小时,滤过,合并滤液,减压浓缩至相对密度约为 1.07(50℃),通过 D101 型大孔吸附树脂柱,用 5 倍量水洗脱,弃去水液,再用 90% 乙醇洗脱至洗脱液无皂苷反应为止,洗脱液减压回收乙醇并浓缩至稠膏状,再减压干燥成干膏;丹参、黄芪、银柴胡、川芎、当归、桑螵蛸用 75% 乙醇回流提取二次,每次 1 小时,滤过,合并滤液,减压回收乙醇并浓缩,减压干燥成干膏;其余煅牡蛎等五味加水煎煮二次,第一次 2 小时,第二次 1 小时,滤过,合并滤液,

减压浓缩至相对密度为 1.28～1.33(60℃)的清膏,加乙醇至含醇量达 60%,静置,滤过,滤液减压回收乙醇并浓缩成稠膏,再减压干燥成干膏;将上述干膏与山药和鹿角胶的细粉及适量微晶纤维素混合,粉碎成细粉,过筛,制成颗粒,混匀,干燥,喷加醋香附挥发油,混匀,闷润,加入适量硬脂酸镁,压制成 1000 片,包薄膜衣,即得。

【性状】 本品为薄膜衣片,除去包衣后显棕色;味甜、微苦。

【鉴别】 (1)取本品 20 片,研细,加乙醚 40ml,超声处理 10 分钟,滤过,药渣备用,滤液挥干,残渣加乙醇 1ml 使溶解,作为供试品溶液。另取当归对照药材、川芎对照药材各 0.5g,加乙醚 10ml,同法制成对照药材溶液。照薄层色谱法(通则 0502)试验,吸取上述三种溶液各 5μl,分别点于同一硅胶 G 薄层板上,以石油醚(60～90℃)为展开剂,展至约 8cm,取出,晾干,再以石油醚(60～90℃)-乙醚(10:3)为展开剂,展开,取出,晾干,置紫外光灯(365nm)下检视。供试品色谱中,在与对照药材色谱相应的位置上,分别显相同颜色的荧光斑点。

(2)取〔鉴别〕(1)项下的备用药渣,挥干乙醚,加甲醇 80ml,加热回流 1 小时,滤过,滤液蒸干,残渣加水 20ml 微热使溶解,用水饱和的正丁醇振摇提取 2 次,每次 25ml,合并正丁醇液,用氨试液洗涤 2 次,每次 25ml,合并氨溶液(备用),正丁醇液回收溶剂至干,残渣用甲醇 2ml 使溶解,加入中性氧化铝 2g,在水浴上拌匀,干燥,加在中性氧化铝柱(100～200 目,8g,105℃ 活化 1 小时,内径 15mm)上,以 40% 甲醇 100ml 洗脱,收集洗脱液,蒸干,残渣加水 5ml 使溶解,通过 C18 固相萃取小柱(500mg,用甲醇 10ml 预洗、水 20ml 平衡),依次以水、30% 甲醇和甲醇各 20ml 洗脱,收集 30% 甲醇洗脱液(备用),取甲醇洗脱液,蒸干,残渣加乙醇 1ml 使溶解,作为供试品溶液。另取人参对照药材 1g,加甲醇 30ml,加热回流 1 小时,滤过,滤液蒸干,残渣加水 20ml 微热使溶解,自"用水饱和的正丁醇振摇提取 2 次"起,同法制成对照药材溶液。再取人参皂苷 Rg_1 对照品,加乙醇制成每 1ml 含 1mg 的溶液,作为对照品溶液。照薄层色谱法(通则 0502)试验,吸取上述三种溶液各 5μl,分别点于同一硅胶 G 薄层板上,以三氯甲烷-甲醇-水(13:7:2)10℃ 以下放置的下层液为展开剂,展开,取出,晾干,喷以 10% 硫酸乙醇溶液,加热至斑点显色清晰。供试品色谱中,在与对照药材色谱和对照品色谱相应的位置上,显相同颜色的斑点;置紫外光灯(365nm)下检视,显相同颜色的荧光斑点。

(3)取〔鉴别〕(2)项下备用 30% 甲醇洗脱液蒸干,残渣加乙醇 1ml 使溶解,作为供试品溶液。另取芍药苷对照品,加甲醇制成每 1ml 含 2mg 的溶液,作为对照品溶液。照薄层色谱法(通则 0502)试验,吸取上述两种溶液各 5μl,分别点于同一硅胶 G 薄层板上,以三氯甲烷-乙酸乙酯-甲醇-甲酸(40:5:10:0.2)为展开剂,展开,取出,晾干,喷以 5% 香草醛硫酸溶液,加热至斑点显色清晰。供试品色谱中,在与对照品色谱相应的位置上,显相同颜色的斑点。

(4)取〔鉴别〕(2)项下备用氨溶液,用稀盐酸调节 pH 值至 3～4,用乙酸乙酯振摇提取 2 次,每次 25ml,合并乙酸乙酯液,蒸干,残渣加乙醇 1ml 使溶解,作为供试品溶液。另取甘草对照药材 0.5g,加甲醇 30ml,加热回流 1 小时,滤过,滤液蒸干,残渣加水 20ml 微热使溶解,自"用水饱和的正丁醇振摇提取 2 次"起,同法制成对照药材溶液。照薄层色谱法(通则 0502)试验,吸取上述两种溶液各 5μl,分别点于同一硅胶 G 薄层板上,以乙酸乙酯-甲酸-冰醋酸-水(15:1:1:2)为展开剂,展开,取出,晾干,喷以 10% 硫酸乙醇溶液,加热至斑点显色清晰,置紫外光灯(365nm)下检视。供试品色谱中,在与对照药材色谱相应的位置上,显相同颜色的荧光斑点。

(5)取本品 6 片,研细,加甲醇 40ml,加热回流 1 小时,滤过,滤液蒸干,残渣加水 20ml 微热使溶解,用水饱和的正丁醇振摇提取 2 次,每次 25ml,合并正丁醇液,用水洗涤 2 次,每次 20ml,合并正丁醇液,回收溶剂至干,残渣加乙醇 1ml 使溶解,作为供试品溶液。另取丹酚酸 B 对照品,加乙醇制成每 1ml 含 2mg 的溶液,作为对照品溶液。照薄层色谱法(通则 0502)试验,吸取上述两种溶液各 5μl,分别点于同一硅胶 GF_{254} 薄层板上,以甲苯-三氯甲烷-乙酸乙酯-甲醇-甲酸(2:3:4:2:0.5)为展开剂,展开,取出,晾干,置紫外光灯(254nm)下检视。供试品色谱中,在与对照品色谱相应的位置上,显相同颜色的斑点。

【检查】 应符合片剂项下有关的各项规定(通则 0101)。

【含量测定】 白芍 照高效液相色谱法(通则 0512)测定。

色谱条件与系统适用性试验 以十八烷基硅烷键合硅胶为填充剂;以乙腈-0.1% 磷酸溶液(12:88)为流动相;检测波长为 230nm。理论板数按芍药苷峰计应不低于 2000。

对照品溶液的制备 取芍药苷对照品适量,精密称定,加甲醇制成每 1ml 含 40μg 的溶液,即得。

供试品溶液的制备 取重量差异项下的本品,研细,取约 0.5g,精密称定,置具塞锥形瓶中,精密加入 60% 乙醇 50ml,称定重量,加热回流 1 小时,放冷,再称定重量,加 60% 乙醇补足减失的重量,摇匀,滤过,取续滤液,即得。

测定法 分别精密吸取对照品溶液与供试品溶液各 10μl,注入液相色谱仪,测定,即得。

本品每片含白芍以芍药苷($C_{23}H_{28}O_{11}$)计,不得少于 0.70mg。

总氮量 取重量差异项下的本品,研细,取约 0.05g,精密称定,照氮测定法(通则 0704 第二法)测定,即得。

本品每片含总氮(N)不得少于 15.0mg。

【功能与主治】 补气养血,调经止带。用于气血两虚,身体瘦弱,腰膝酸软,月经不调,崩漏带下。

【用法与用量】 口服。一次 2 片,一日 2 次。

【规格】 每片重 0.5g

【贮藏】 密封。

乌鸡白凤颗粒

Wuji Baifeng Keli

【处方】 乌鸡(去毛爪肠)594g　　鹿角胶 119g

醋鳖甲 59g　　　　　　　煅牡蛎 45g

桑螵蛸 45g　　　　　　　人参 119g

黄芪 30g　　　　　　　　当归 134g

白芍 119g　　　　　　　醋香附 119g

天冬 59g　　　　　　　　甘草 30g

地黄 238g　　　　　　　熟地黄 238g

川芎 59g　　　　　　　　银柴胡 24g

丹参 119g　　　　　　　山药 119g

芡实(炒)59g　　　　　　鹿角霜 45g

【制法】 以上二十味,鹿角胶烊化;人参、当归、醋香附、川芎四味用水蒸气蒸馏,收集芳香水约 600ml,备用,药液滤过,药渣加水煎煮 1.5 小时,滤过,合并滤液;乌鸡、醋鳖甲、煅牡蛎、桑螵蛸、黄芪、白芍、天冬、甘草置罐中,加黄酒 750g,加盖封闭,隔水炖至酒尽,取出,与其余地黄等七味混合,加水煎煮二次,第一次 2 小时,第二次 1.5 小时,滤过,合并滤液,并与上述人参等四味滤液合并,减压浓缩至适量的清膏,加入鹿角胶烊化液和上述芳香水,搅匀,喷雾干燥,加乳糖适量,混匀,制成颗粒,制成 1000g,即得。

【性状】 本品为棕黄色的颗粒;味甘、微苦。

【鉴别】 (1)取本品 20g,研细,加乙醚 80ml,加热回流 1 小时,滤过,滤渣备用,滤液挥干,残渣加乙醇 1ml 使溶解,作为供试品溶液。另取当归对照药材、川芎对照药材各 0.5g,加乙醚 10ml,同法制成对照药材溶液。照薄层色谱法(通则 0502)试验,吸取上述三种溶液各 5μl,分别点于同一硅胶 G 薄层板上,以石油醚(60~90℃)为展开剂,展至约 8cm,取出,晾干,再以石油醚(60~90℃)-乙醚(10:3)为展开剂,展开,取出,晾干,置紫外光灯(365nm)下检视。供试品色谱中,在与对照药材色谱相应的位置上,显相同颜色的荧光斑点。

(2)取〔鉴别〕(1)项下的备用滤渣,挥干乙醚,加甲醇 80ml,加热回流 1 小时,滤过,滤液蒸干,残渣加水 20ml 微热使溶解,用水饱和的正丁醇振摇提取 2 次,每次 25ml,合并正丁醇液,用氨试液洗涤 2 次,每次 25ml,合并氨溶液,备用,正丁醇液回收溶剂至干,残渣用甲醇 2ml 使溶解,加入中性氧化铝 2g,在水浴上拌匀,干燥,加在中性氧化铝柱(100~200 目,8g,105℃活化 1 小时,柱内径 15mm)上,以 40%甲醇 100ml 洗脱,收集洗脱液,蒸干,残渣加水 5ml 使溶解,通过 C18 固相萃取小柱(500mg,用甲醇 10ml 预洗、水 20ml 平衡),依次以水、30%甲醇和甲醇各 20ml 洗脱,收集 30%甲醇洗脱液,备用,甲醇洗脱液蒸干,残渣加乙醇 1ml 使溶解,作为供试品溶液。另取人参对照药材 1g,加甲醇 30ml,加热回流

1 小时,滤过,滤液蒸干,残渣加水 20ml 微热使溶解,自"用水饱和的正丁醇振摇提取 2 次"起,同法制成对照药材溶液。再取人参皂苷 Rg₁ 对照品,加乙醇制成每 1ml 含 1mg 的溶液,作为对照品溶液。照薄层色谱法(通则 0502)试验,吸取上述三种溶液各 5μl,分别点于同一硅胶 G 薄层板上,以三氯甲烷-甲醇-水(13:7:2)10℃以下放置的下层液为展开剂,展开,取出,晾干,喷以 10%硫酸乙醇溶液,加热至斑点显色清晰,分别置日光和紫外光灯(365nm)下检视。供试品色谱中,在与对照药材色谱和对照品色谱相应的位置上,日光下,显相同颜色的斑点;紫外光下,显相同颜色的荧光斑点。

(3)取〔鉴别〕(2)项下的备用 30%甲醇洗脱液蒸干,残渣加乙醇 1ml 使溶解,作为供试品溶液。另取芍药苷对照品,加乙醇制成每 1ml 含 2mg 的溶液,作为对照品溶液。照薄层色谱法(通则 0502)试验,吸取上述两种溶液各 5μl,分别点于同一硅胶 G 薄层板上,以三氯甲烷-乙酸乙酯-甲醇-甲酸(40:5:10:0.2)为展开剂,展开,取出,晾干,喷以 5%香草醛硫酸溶液,加热至斑点显色清晰,置日光下检视。供试品色谱中,在与对照品色谱相应的位置上,显相同颜色的斑点。

(4)取〔鉴别〕(2)项下的备用氨溶液,用稀盐酸调节 pH 值至 3~4,用乙酸乙酯振摇提取 2 次,每次 25ml,合并乙酸乙酯液,蒸干,残渣加乙醇 1ml 使溶解,作为供试品溶液。另取甘草对照药材 0.5g,加甲醇 30ml,加热回流 1 小时,滤过,滤液蒸干,残渣加水 20ml 微热使溶解,自"用水饱和的正丁醇振摇提取 2 次"起,同法制成对照药材溶液。照薄层色谱法(通则 0502)试验,吸取上述两种溶液各 5μl,分别点于同一硅胶 G 薄层板上,以乙酸乙酯-甲酸-冰醋酸-水(15:1:1:2)为展开剂,展开,取出,晾干,喷以 10%硫酸乙醇溶液,加热至斑点显色清晰,置紫外光灯(365nm)下检视。供试品色谱中,在与对照药材色谱相应的位置上,显相同颜色的荧光斑点。

(5)取本品 10g,研细,加甲醇 40ml,加热回流 1 小时,滤过,滤液蒸干,残渣加水 20ml 微热使溶解,用水饱和的正丁醇振摇提取 2 次,每次 25ml,合并正丁醇液,用水洗涤 2 次,每次 20ml,合并正丁醇液,回收溶剂至干,残渣加乙醇 1ml 使溶解,作为供试品溶液。另取丹酚酸 B 对照品,加乙醇制成每 1ml 含 2mg 的溶液,作为对照品溶液。照薄层色谱法(通则 0502)试验,吸取上述两种溶液各 5μl,分别点于同一硅胶 GF₂₅₄ 薄层板上,以甲苯-三氯甲烷-乙酸乙酯-甲醇-甲酸(2:3:4:2:0.5)为展开剂,展开,取出,晾干,置紫外光灯(254nm)下检视。供试品色谱中,在与对照品色谱相应的位置上,显相同颜色的斑点。

【检查】 水分　不得过 7.0%(通则 0832 第二法)。

其他　应符合颗粒剂项下有关的各项规定(通则 0104)。

【含量测定】 白芍　照高效液相色谱法(通则 0512)测定。

色谱条件与系统适用性试验　以十八烷基硅烷键合硅胶为填充剂;以乙腈-0.1%磷酸溶液(12:88)为流动相,检测波

长为 230nm。理论板数按芍药苷峰计应不低于 2000。

对照品溶液的制备 取芍药苷对照品适量,精密称定,加甲醇制成每 1ml 含 40μg 的溶液,即得。

供试品溶液的制备 取装量差异项下的本品,研细,取约 2g,精密称定,置具塞锥形瓶中,精密加入 60%乙醇 50ml,称定重量,加热回流 1 小时,放冷,再称定重量,加 60%乙醇补足减失的重量,摇匀,滤过,取续滤液,即得。

测定法 分别精密吸取对照品溶液与供试品溶液各 10μl,注入液相色谱仪,测定,即得。

本品每袋含白芍以芍药苷($C_{23}H_{28}O_{11}$)计,不得少于 0.86mg。

总氮量 取装量差异项下的本品,研细,取约 1g,精密称定,照氮测定法(通则 0704 第一法)测定,即得。

本品每袋含总氮(N)不得少于 33.0mg。

【功能与主治】 补气养血,调经止带。用于气血两虚,身体瘦弱,腰膝酸软,月经不调,崩漏带下。

【用法与用量】 开水冲服。一次 1 袋,一日 2 次。

【规格】 每袋装 2g

【贮藏】 密封。

乌 梅 丸
Wumei Wan

【处方】

乌梅肉 120g	花椒 12g
细辛 18g	黄连 48g
黄柏 18g	干姜 30g
附子(制)18g	桂枝 18g
人参 18g	当归 12g

【制法】 以上十味,粉碎成细粉,混匀。用水泛丸,干燥,制成水丸;或每 100g 粉末加炼蜜 120～130g,制成大蜜丸,即得。

【性状】 本品为黄褐色的水丸或棕黑色至黑色的大蜜丸;味苦、酸(水丸);味微甜、苦、酸(大蜜丸)。

【鉴别】 (1)取本品,置显微镜下观察:果皮非腺毛单细胞,平直或弯曲,胞腔内充满黄棕色物(乌梅)。糊化淀粉粒团块类白色(附子)。纤维束鲜黄色,壁稍厚,纹孔明显(黄连)。纤维束鲜黄色,周围细胞含草酸钙方晶,形成晶纤维,含晶细胞壁木化增厚(黄柏)。

(2)取水丸 5g,研碎;或取大蜜丸 10g,剪碎。加甲醇 50ml,超声处理 30 分钟,滤过,滤液蒸干,残渣加水 20ml 使溶解,用乙醚振摇提取 2 次,每次 20ml,合并乙醚液,蒸干,残渣加石油醚(30～60℃)浸泡 2 次,每次 15ml(浸泡约 2 分钟),倾去石油醚液,残渣加无水乙醇 1ml 使溶解,作为供试品溶液。另取乌梅对照药材 2g,同法制成对照药材溶液。再取熊果酸对照品,加无水乙醇制成每 1ml 含

0.2mg 的溶液,作为对照品溶液。照薄层色谱法(通则 0502)试验,吸取上述三种溶液各 5μl,分别点于同一硅胶 G 薄层板上,以环己烷-三氯甲烷-乙酸乙酯-甲酸(20:5:8:0.1)为展开剂,展开,取出,晾干,喷以 10%硫酸乙醇溶液,在 105℃加热 5 分钟,置紫外光灯(365nm)检视。供试品色谱中,在与对照药材色谱和对照品色谱相应的位置上,分别显相同颜色的荧光斑点。

(3)取水丸 1g,研碎;或取大蜜丸 2g,剪碎。加甲醇 20ml,超声处理 30 分钟,滤过,滤液蒸干,残渣加甲醇 2ml 使溶解,作为供试品溶液。另取黄连和黄柏对照药材各 0.1g,同法制成对照药材溶液。再取盐酸小檗碱对照品,加甲醇制成每 1ml 含 0.5mg 的溶液,作为对照品溶液。照薄层色谱法(通则 0502)试验,吸取上述四种溶液各 2μl,分别点于同一硅胶 G 薄层板上,以甲苯-异丙醇-乙酸乙酯-甲醇-浓氨试液(6:1.5:3:1.5:0.5)为展开剂,置氨蒸气预饱和的展开缸内,展开,取出,晾干,置紫外光灯(365nm)下检视。供试品色谱中,在与对照药材色谱和对照品色谱相应的位置上,分别显相同的黄色荧光斑点。

(4)取水丸 5g,研碎;或取大蜜丸 10g,剪碎,加硅藻土适量,研匀。加乙醚 50ml,超声处理 30 分钟,滤过,滤液挥干,残渣加甲醇 1ml 使溶解,作为供试品溶液。另取当归对照药材 0.2g,同法制成对照药材溶液。照薄层色谱法(通则 0502)试验,吸取上述两种溶液各 10μl,分别点于同一硅胶 G 薄层板上,以正己烷-乙酸乙酯(17:3)为展开剂,展开,取出,晾干,置紫外光灯(365nm)下检视。供试品色谱中,在与对照药材色谱相应的位置上,显相同颜色的荧光斑点。

(5)取水丸 5g,研碎;或取大蜜丸 10g,剪碎,加硅藻土适量,研匀,加乙醚 50ml,超声处理 30 分钟,滤过,滤液挥干,残渣加乙醚 0.5ml 使溶解,作为供试品溶液。另取干姜对照药材 0.5g,加乙醚 30ml,同法制成对照药材溶液。照薄层色谱法(通则 0502)试验,吸取供试品溶液 10～20μl、对照药材溶液 5μl,分别点于同一硅胶 G 薄层板上,以石油醚-三氯甲烷-乙酸乙酯(2:1:1)为展开剂,展开,取出,晾干,置紫外光灯(365nm)下检视。供试品色谱中,在与对照药材色谱相应的位置上,显相同颜色的荧光斑点。

【检查】 应符合丸剂项下有关的各项规定(通则 0108)。

【含量测定】 黄柏 照高效液相色谱法(通则 0512)测定。

色谱条件与系统适用性试验 以十八烷基硅烷键合硅胶为填充剂;以乙腈-0.1%磷酸溶液(每 100ml 加十二烷基磺酸钠 0.2g)(32:68);检测波长为 285nm。理论板数按盐酸黄柏碱峰计算应不低于 6000。

对照品溶液的制备 取盐酸黄柏碱对照品适量,精密称定,加流动相制成每 1ml 含 10μg 的溶液,即得。

供试品溶液的制备 取本品水丸适量,研细,取约 1g,精密称定;或取重量差异项下的大蜜丸,剪碎,取约 2g,精密称定,置具塞锥形瓶中,精密加入流动相 50ml,密塞,称定重量,

放置 12 小时,超声处理(功率 250W,频率 59kHz)1 小时(使完全溶散),放冷,再称定重量,用流动相补足减失的重量,摇匀,滤过,取续滤液,即得。

测定法 分别精密吸取对照品溶液与供试品溶液各 10μl,注入液相色谱仪,测定,即得。

本品含黄柏以盐酸黄柏碱($C_{20}H_{23}NO_8 \cdot HCl$)计,水丸每 1g 不得少于 0.14mg;大蜜丸每丸不得少于 0.21mg。

黄连 照高效液相色谱法(通则 0512)测定。

色谱条件与系统适用性试验 以十八烷基硅烷键合硅胶为填充剂;以乙腈-0.05mol/L 磷酸二氢钾溶液(38:62)(每 100ml 中加十二烷基硫酸钠 0.4g,再以磷酸调节 pH 值至 4.0)为流动相;检测波长为 265nm。理论板数按盐酸黄连碱峰计算应不低于 5000。

对照品溶液的制备 取盐酸小檗碱和盐酸黄连碱对照品适量,精密称定,加 50% 甲醇-盐酸(100:1)的混合溶液制成每 1ml 含盐酸小檗碱 50μg、盐酸黄连碱 20μg 的溶液,即得。

供试品溶液的制备 取本品水丸适量,研细,取约 0.5g,精密称定;或取大蜜丸,切碎,取约 1g,精密称定,置具塞锥形瓶中,精密加入甲醇-盐酸(100:1)的混合溶液 50ml,密塞,称定重量,超声处理(功率 250W,频率 59kHz)1 小时(使完全溶散),放冷,再称定重量,用甲醇-盐酸(100:1)的混合溶液补足减失的重量,摇匀,滤过,取续滤液,即得。

测定法 分别精密吸取对照品溶液与供试品溶液各 10μl,注入液相色谱仪,测定,即得。

本品含黄连和黄柏以盐酸小檗碱($C_{20}H_{17}NO_4 \cdot HCl$)计,水丸每 1g 不得少于 6.5mg;大蜜丸每丸不得少于 8.5mg。

本品含黄连以盐酸黄连碱($C_{19}H_{13}NO_4 \cdot HCl$)计,水丸每 1g 不得少于 1.6mg;大蜜丸每丸不得少于 2.4mg。

【功能与主治】 缓肝调中,清上温下。用于蛔厥,久痢,厥阴头痛,症见腹痛下痢、巅顶头痛、时发时止、躁烦呕吐、手足厥冷。

【用法与用量】 口服。水丸一次 3g,大蜜丸一次 2 丸,一日 2～3 次。

【注意】 孕妇禁服。

【规格】 (1)水丸 每袋(瓶)装 3g (2)大蜜丸 每丸重 3g

【贮藏】 密封。

乌蛇止痒丸

Wushe Zhiyang Wan

【处方】 乌梢蛇(白酒炙)10g　　防风 100g
蛇床子 1500g　　关黄柏 100g
苍术(泡)800g　　红参须 10g
牡丹皮 200g　　蛇胆汁 0.1g
苦参 200g　　人工牛黄 1g
当归 200g

【制法】 以上十一味,取防风、苍术(泡)704g、蛇床子 1395g、苦参 100g 和牡丹皮 100g 加水煎煮 3 小时,滤过,滤液浓缩成稠膏,另取关黄柏、当归、红参须、乌梢蛇(白酒炙)及剩余的苍术、苦参、蛇床子、牡丹皮共粉碎成细粉,与稠膏混匀,干燥,粉碎,配研加入人工牛黄、蛇胆汁,过筛,混匀,用水泛丸,干燥,包衣,制成 1000g,即得。

【性状】 本品为黑色的包衣浓缩水丸,除去包衣后显棕褐色;气香,味苦、辛。

【鉴别】 (1)取本品,置显微镜下观察:横纹肌纤维淡黄色或黄色,多碎断,边缘较平整,有细密平直或微波状明暗相间的横纹(乌梢蛇)。草酸钙簇晶存在于无色薄壁细胞中,有时数个排列成行(牡丹皮)。草酸钙针晶细小,长 10～32μm,不规则地充塞于薄壁细胞中(苍术)。

(2)取本品 5g,研细,加乙醇 15ml,超声处理 20 分钟,滤过,取滤液作为供试品溶液。另取蛇床子对照药材 1g,同法制成对照药材溶液。再取蛇床子素对照品,加乙醇制成每 1ml 含 0.5mg 的溶液,作为对照品溶液。照薄层色谱法(通则 0502)试验,吸取上述三种溶液各 2μl,分别点于同一硅胶 G 薄层板上,以甲苯-正己烷-乙酸乙酯(3:8:2)为展开剂,展开,取出,晾干,置紫外光灯(365nm)下检视。供试品色谱中,在与对照药材色谱和对照品色谱相应的位置上,显相同颜色的荧光斑点。

(3)取〔鉴别〕(2)项下的供试品溶液,浓缩至约 1ml,作为供试品溶液。另取关黄柏对照药材 1g、苦参对照药材 1g,分别同法制成对照药材溶液。再取盐酸小檗碱对照品、苦参碱对照品,加乙醇分别制成每 1ml 含 0.5mg 和 1mg 的溶液,作为对照品溶液。照薄层色谱法(通则 0502)试验,吸取上述五种溶液各 2μl,分别点于同一硅胶 G 薄层板上,以甲苯-异丙醇-乙酸乙酯-甲醇-水(5:1.5:3:1.5:0.3)为展开剂,另槽加入等体积的浓氨试液,预饱和 15 分钟,展开,取出,晾干,置紫外光灯(365nm)下检视。供试品色谱中,在与关黄柏对照药材色谱和盐酸小檗碱对照品色谱相应的位置上,显相同颜色的荧光斑点。置碘蒸气中熏至斑点显色清晰,置日光下检视。供试品色谱中,在与苦参对照药材色谱和苦参碱对照品色谱相应的位置上,显相同颜色的斑点。

【检查】 应符合丸剂项下有关的各项规定(通则 0108)。

【含量测定】 照高效液相色谱法(通则 0512)测定。

色谱条件与系统适用性试验 以十八烷基硅烷键合硅胶为填充剂;以乙腈-0.05mol/L 磷酸二氢钾溶液(24:76)为流动相;检测波长为 350nm。理论板数按盐酸小檗碱峰计算应不低于 5000。

对照品溶液的制备 取盐酸小檗碱对照品适量,精密称定,加甲醇制成每 1ml 含 15μg 的溶液,即得。

供试品溶液的制备 取本品,研细,取约 1g,精密称定,置具塞锥形瓶中,精密加入盐酸溶液(1→18)-甲醇(1：1)的混合溶液 50ml,称定重量,超声处理(功率 300W,频率 40kHz)30 分钟,放冷,再称定重量,用盐酸溶液(1→18)-甲醇(1：1)的混合溶液补足减失的重量,摇匀,滤过,取续滤液,即得。

测定法 分别精密吸取对照品溶液与供试品溶液各 20μl,注入液相色谱仪,测定,即得。

本品每 1g 含关黄柏以盐酸小檗碱($C_{20}H_{17}NO_4 \cdot HCl$)计,不得少于 0.50mg。

【功能与主治】 养血祛风,燥湿止痒。用于风湿热邪蕴于肌肤所致的瘾疹、风瘙痒,症见皮肤风团色红、时隐时现、瘙痒难忍,或皮肤瘙痒不止、皮肤干燥、无原发皮疹;慢性荨麻疹、皮肤瘙痒症见上述证候者。

【用法与用量】 口服。一次 2.5g,一日 3 次。

【注意】 孕妇慎用。

【规格】 每 10 丸重 1.25g

【贮藏】 密封。

注:[1]乌梢蛇(白酒炙) 去头(齐腮)及鳞片,刷净,切小段。取净乌梢蛇段加酒拌匀,蒸透,干燥。每 100kg 乌梢蛇用白酒 20kg。

[2]苍术(泡) 除去杂质,洗净,刨中片,干燥。取净苍术,置沸米泔水中,再煮沸,取出,用清水迅速漂洗 1 次,沥干水,干燥(米泔水制法:米粉 2kg 加水至 100kg,充分搅拌即得)。

六 一 散

Liuyi San

【处方】 滑石粉 600g　　　　甘草 100g

【制法】 以上二味,甘草粉碎成细粉,与滑石粉混匀,过筛,即得。

【性状】 本品为浅黄白色的粉末;具甘草甜味,手捻有润滑感。

【鉴别】 (1)取本品,置显微镜下观察:不规则块片无色,有层层剥落痕迹(滑石粉)。纤维束周围薄壁细胞含草酸钙方晶,形成晶纤维(甘草)。

(2)取本品 2g,加盐酸 1ml、三氯甲烷 15ml,加热回流 1 小时,放冷,滤过。滤液蒸干,残渣加乙醇 1ml 使溶解,作为供试品溶液。另取甘草次酸对照,加无水乙醇制成每 1ml 含 1mg 的溶液,作为对照品溶液。照薄层色谱法(通则 0502)试验,吸取上述两种溶液各 5μl,分别点于同一硅胶 G 薄层板上,以石油醚(30～60℃)-甲苯-乙酸乙酯-冰醋酸(10：20：7：0.5)为展开剂,展开,取出,晾干,喷以 10%磷钼酸乙醇溶液,在 105℃加热 5 分钟。供试品色谱中,在与对照品色谱相应的位置上,显相同颜色的斑点。

【检查】 应符合散剂项下有关的各项规定(通则 0115)。

【含量测定】 照高效液相色谱法(通则 0512)测定。

色谱条件与系统适用性试验 以十八烷基硅烷键合硅胶为填充剂;以甲醇-磷酸二氢铵溶液(取磷酸二氢铵 1.725g,加水 300ml 溶解,用磷酸调节 pH 值至 3.5)(65：35)为流动相;检测波长为 250nm。理论板数按甘草酸峰计算应不低于 3000。

对照品溶液的制备 取甘草酸铵对照品约 12mg,精密称定,置 50ml 量瓶中,用流动相溶解并稀释至刻度,摇匀,即得(每 1ml 中含甘草酸铵 0.24mg。相当于甘草酸 0.2351mg)。

供试品溶液的制备 取本品约 1.5g,精密称定,精密加入流动相 25ml,称定重量,超声处理(功率 250W,频率 33kHz)30 分钟,放冷,再称定重量,用流动相补足减失的重量,摇匀,滤过,取续滤液,即得。

测定法 分别精密吸取对照品溶液和供试品溶液各 20μl,注入液相色谱仪,测定,即得。

本品每 1g 含甘草以甘草酸($C_{42}H_{62}O_{16}$)计,不得少于 2.8mg。

【功能与主治】 清暑利湿。用于感受暑湿所致的发热、身倦、口渴、泄泻、小便黄少;外用治痱子。

【用法与用量】 调服或包煎服。一次 6～9g,一日 1～2 次;外用,扑撒患处。

【贮藏】 密闭,防潮。

六合定中丸

Liuhe Dingzhong Wan

【处方】 广藿香 16g　　　　紫苏叶 16g
香薷 16g　　　　木香 36g
檀香 36g　　　　姜厚朴 48g
枳壳(炒)48g　　　　陈皮 48g
桔梗 48g　　　　甘草 48g
茯苓 48g　　　　木瓜 48g
炒白扁豆 16g　　　　炒山楂 48g
六神曲(炒)192g　　　　炒麦芽 192g
炒稻芽 192g

【制法】 以上十七味,粉碎成细粉,过筛,混匀。用水泛丸,干燥,即得。

【性状】 本品为黄褐色的水丸;气微香,味微酸、苦。

【鉴别】 (1)取本品,置显微镜下观察:不规则分枝状团块无色,遇水合氯醛试液溶化;菌丝无色或淡棕色,直径 4～6μm(茯苓)。纤维束周围薄壁细胞含草酸钙方晶,形成晶纤维(甘草)。表皮细胞纵列,由 1 个长细胞与 2 个短细胞相连接,长细胞壁厚,波状弯曲,木化(炒麦芽)。石细胞无色、淡黄色或橙黄色,直径 20～80μm,层纹大多明显,孔沟细,有的胞腔内含棕色或红棕色物(木瓜)。果皮石细胞淡紫红色、红色或黄棕色,类圆形或多角形,直径约至 125μm(炒山楂)。

（2）取本品 5g,研细,加乙醚 40ml,浸渍 4 小时,时时振摇,滤过,滤液挥干,残渣加乙醇 1ml 使溶解,取上清液作为供试品溶液。另取木香对照药材 0.5g,加乙醚 10ml,同法制成对照药材溶液。照薄层色谱法（通则 0502）试验,吸取上述供试品溶液 5～10μl、对照药材溶液 2μl,分别点于同一硅胶 G 薄层板上,以石油醚（60～90℃）-乙酸乙酯（9∶1）为展开剂,展开,取出,晾干,喷以 1%香草醛硫酸溶液。供试品色谱中,在与对照药材色谱相应的位置上,显一相同的蓝色斑点。

（3）取本品 6g,研细,加甲醇 30ml,超声处理 15 分钟,滤过,滤液蒸干,残渣加甲醇 5ml 使溶解,滤过,滤液作为供试品溶液。另取陈皮对照药材 0.5g,加甲醇 5ml,超声处理 15 分钟,滤过,滤液作为对照药材溶液。照薄层色谱法（通则 0502）试验,吸取供试品溶液 10μl,对照药材溶液 5μl,分别点于同一硅胶 G 薄层板上,以甲苯-甲醇-冰醋酸（18∶1∶0.5）为展开剂,展开,取出,晾干,置紫外光灯（365nm）下检视。供试品色谱中,在与对照药材色谱相应的位置上,显相同颜色的荧光主斑点。

（4）取本品 12g,研细,加乙酸乙酯 30ml,加热回流 30 分钟,放冷,滤过,滤液用 2%氢氧化钠溶液振摇提取 3 次,每次 20ml,合并碱液,加盐酸调节 pH 值至 1～2,用三氯甲烷振摇提取 3 次,每次 20ml,合并三氯甲烷液,用水 50ml 洗涤,三氯甲烷液用无水硫酸钠脱水后,80℃水浴上蒸干,残渣加甲醇 1ml 使溶解,取上清液作为供试品溶液。另取厚朴酚对照品,加甲醇制成每 1ml 含 1mg 的溶液,作为对照品溶液。照薄层色谱法（通则 0502）试验,吸取供试品溶液 25μl、对照品溶液 5μl,分别点于同一硅胶 G 薄层板上,使成条状,以石油醚（60～90℃）-乙酸乙酯-甲酸（85∶15∶2）为展开剂,展开,取出,晾干,喷以 5%香草醛硫酸溶液,在 100℃加热至斑点显色清晰。供试品色谱中,在与对照品色谱相应的位置上,显相同颜色的条斑。

【检查】　应符合丸剂项下有关的各项规定（通则 0108）。

【含量测定】　照高效液相色谱法（通则 0512）测定。

色谱条件与系统适用性试验　以十八烷基硅烷键合硅胶为填充剂;以乙腈-水（磷酸调节 pH 值至 3）（18∶82）为流动相;检测波长为 285nm。理论板数按柚皮苷峰计算应不低于 3000。

对照品溶液的制备　取柚皮苷对照品适量,精密称定,加甲醇制成每 1ml 含 80μg 的溶液,即得。

供试品溶液的制备　取本品适量,研细,取 2g,精密称定;置具塞锥形瓶中,精密加入甲醇 50ml,密塞,称定重量,超声处理（功率 250W,频率 33kHz）30 分钟,放置 14 小时,再超声处理（功率 250W,频率 33kHz）30 分钟,放冷,再称定重量,用甲醇补足减失的重量,摇匀,滤过,取续滤液,即得。

测定法　分别精密吸取对照品溶液与供试品溶液各 10μl,注入液相色谱仪,测定,即得。

本品每 1g 含枳壳以柚皮苷（$C_{27}H_{32}O_{14}$）计,不得少于 1.6mg。

【功能与主治】　祛暑除湿,和中消食。用于夏伤暑湿,宿食停滞,寒热头痛,胸闷恶心,吐泻腹痛。

【用法与用量】　口服。一次 3～6g,一日 2～3 次。

【贮藏】　密封。

六 应 丸

Liuying Wan

【处方】　丁香　　　　蟾酥
　　　　　雄黄　　　　牛黄
　　　　　珍珠　　　　冰片

【制法】　以上六味,雄黄水飞成细粉,其余丁香等五味分别研成细粉。加淀粉适量,混匀,制丸,干燥,以黑色氧化铁包衣,即得。

【性状】　本品为黑色有光泽的水丸,除去包衣显深黄色;味苦、辛,有麻舌感。

【鉴别】　（1）取本品 30 丸,研碎,加三氯甲烷振摇提取 3 次,每次 15ml,滤过,滤液浓缩至近干,加三氯甲烷 0.5ml 使溶解,作为供试品溶液。另取丁香酚对照品、冰片对照品,加三氯甲烷分别制成每 1ml 含 1μl 和 1mg 的溶液,作为对照品溶液。照薄层色谱法（通则 0502）试验,吸取上述三种溶液各 4μl,分别点于同一硅胶 G 薄层板上,以甲苯为展开剂,展开,取出,晾干,喷以 5%香草醛硫酸溶液,加热至斑点显色清晰,置日光下检视。供试品色谱中,在与丁香酚对照品色谱相应的位置上,显相同颜色的斑点;在与冰片对照品色谱相应的位置上,显相同颜色的斑点。

（2）取本品 30 丸,研碎,加三氯甲烷 1ml,振摇,放置 1 小时,上清液作为供试品溶液。另取脂蟾毒配基对照品,加三氯甲烷制成每 1ml 含 1mg 的溶液,作为对照品溶液。照薄层色谱法（通则 0502）试验,吸取上述两种溶液各 4μl,分别点于同一硅胶 G 薄层板上,以环己烷-三氯甲烷-丙酮（4∶3∶3）为展开剂,在用展开剂预平衡 15 分钟的展开缸内,展开,取出,晾干,喷以 10%硫酸乙醇溶液,加热至斑点显色清晰。供试品色谱中,在与对照品色谱相应的位置上,显相同的蓝绿色斑点。

（3）取本品适量,研细,取 0.07g,加甲醇 25ml,加热回流 3 小时,提取液蒸干,残渣加乙醇 5ml 超声处理使溶解,离心,取上清液作为供试品溶液。另取胆酸、去氧胆酸和猪去氧胆酸对照品适量,加乙醇制成每 1ml 含 0.5mg 的溶液,作为对照品溶液。照薄层色谱法（通则 0502）试验,吸取供试品溶液 10μl,上述三种对照品溶液各 5μl,分别点于同一硅胶 G 薄层板上,以环己烷-乙酸乙酯-甲醇-醋酸（20∶25∶3∶2）的上层溶液为展开剂,展开二次,取出,晾干,喷以 10%硫酸乙醇溶液,置 105℃加热至斑点显色清晰,分别置日光及紫外光灯（365nm）下检视。供试品色谱中,在与胆酸和去氧胆酸对照品色谱相应的位置上,显相同颜色的斑点及荧光斑点。

【检查】 猪去氧胆酸 照〔鉴别〕(3)项下方法进行试验。供试品色谱中,在与猪去氧胆酸对照品色谱相应的位置上,不得显相同颜色的斑点及荧光斑点。

三氧化二砷 取本品适量,研细,精密称取 0.5g,加稀盐酸 25ml,振摇并不断搅拌 30 分钟,滤过,残渣用稀盐酸洗涤 3 次,每次 20ml,振摇并搅拌 10 分钟。洗液与滤液合并,置 100ml 量瓶中,加稀盐酸至刻度,摇匀。精密量取 10ml,置 50ml 量瓶中,加水稀释至刻度,摇匀,精密量取 2ml,加盐酸 5ml 与水 21ml,照砷盐检查法(通则 0822 第一法)检查,所显砷斑颜色不得深于标准砷斑。

游离胆红素 照高效液相色谱法(通则 0512)测定(避光操作)。

色谱条件与系统适用性试验 同〔含量测定〕胆红素项下。

对照品溶液的制备 取胆红素对照品适量,精密称定,加二氯甲烷制成每 1ml 含 6.5μg 的溶液,即得。

供试品溶液的制备 取本品适量,研成最细粉,取约 22mg,精密称定,置具塞锥形瓶中,精密加入二氯甲烷 20ml,密塞,称定重量,涡旋混匀,冰浴超声处理(功率 500W,频率 53kHz)30 分钟,再称定重量,用二氯甲烷补足减失的重量,摇匀,离心(转速为每分钟 4000 转),分取二氯甲烷液,滤过,取续滤液,即得。

测定法 分别精密吸取对照品溶液与供试品溶液各 5μl,注入液相色谱仪,测定,即得。

供试品色谱中,在与对照品色谱峰保留时间相对应的位置上出现的色谱峰面积应小于对照品色谱峰面积或不出现色谱峰。

重量差异 取本品 5 丸为 1 份,共取 10 份,按丸重差异第一法(通则 0108)检查,应符合规定。

其他 应符合丸剂项下有关的各项规定(通则 0108)。

【含量测定】 蟾酥 照高效液相色谱法(通则 0512)测定。

色谱条件与系统适用性试验 以十八烷基硅烷键合硅胶为填充剂;以乙腈-0.5％磷酸二氢钾溶液(50：50)(用磷酸调节 pH 值至 3.2)为流动相;检测波长为 296nm。理论板数按华蟾酥毒基峰计算不低于 9000。

对照品溶液的制备 取脂蟾毒配基对照品、华蟾酥毒基对照品适量,精密称定,加甲醇制成每 1ml 分别含 80μg 和 50μg 的溶液,即得。

供试品溶液的制备 取本品适量,研细,取约 0.3g,精密称定,精密加入甲醇 20ml,称定重量,加热回流 1.5 小时,放冷,再称定重量,用甲醇补足减失的重量,摇匀,滤过,取续滤液,即得。

测定法 分别精密吸取对照品溶液与供试品溶液各

10μl,注入液相色谱仪,测定,即得。

本品每 1g 含蟾酥以脂蟾毒配基($C_{24}H_{32}O_4$)和华蟾酥毒基($C_{26}H_{34}O_6$)的总量计,不得少于 6.5mg。

胆红素 照高效液相色谱法(通则 0512)测定(避光操作)。

色谱条件与系统适用性试验 以十八烷基硅烷键合硅胶为填充剂;以乙腈-1％冰醋酸溶液(95：5)为流动相;检测波长为 450nm。理论板数按胆红素峰计算应不低于 3000。

对照品溶液的制备 取胆红素对照品适量,精密称定,加二氯甲烷制成每 1ml 含 25μg 的溶液,即得。

供试品溶液的制备 取本品适量,研成最细粉,取约 20mg,精密称定,置具塞锥形瓶中,加入 10％草酸溶液(含 0.15％十六烷基三甲基氯化铵)10ml,密塞,涡旋混匀,精密加入水饱和二氯甲烷 25ml,密塞,称定重量,涡旋混匀,超声处理(功率 500W,频率 53kHz,水温 25~35℃)30 分钟,放冷,再称定重量,用水饱和二氯甲烷补足减失的重量,摇匀,离心(转速为每分钟 4000 转),分取二氯甲烷液,滤过,取续滤液,即得。

测定法 分别精密吸取对照品溶液与供试品溶液各 5μl,注入液相色谱仪,测定,即得。

本品每 1g 含牛黄以胆红素($C_{33}H_{36}N_4O_6$)计,不得少于 26.2mg。

【功能与主治】 清热,解毒,消肿,止痛。用于火毒内盛所致的喉痹、乳蛾,症见咽喉肿痛、口苦咽干、喉核红肿;咽喉炎、扁桃体炎见上述证候者。亦用于疔痈疮疡及虫咬肿痛。

【用法与用量】 饭后服。一次 10 丸,儿童一次 5 丸,婴儿一次 2 丸,一日 3 次;外用。以冷开水或醋调敷患处。

【规格】 每 5 丸重 19mg

【贮藏】 密封。

六 君 子 丸

Liujunzi Wan

【处方】 党参 200g　　　　麸炒白术 200g
　　　　茯苓 200g　　　　姜半夏 200g
　　　　陈皮 100g　　　　炙甘草 100g

【制法】 以上六味,粉碎成细粉,过筛,混匀。另取生姜 100g,大枣 200g,加水煎煮二次,合并煎液,滤过。上述粉末用滤液泛丸,干燥,即得。

【性状】 本品为浅黄色至棕褐色的水丸,味微苦。

【鉴别】 (1)取本品,置显微镜下观察:不规则分枝状团块无色,遇水合氯醛试液渐溶化;菌丝无色或淡棕色,直径

3~8μm(茯苓)。草酸钙针晶成束,长20~144μm,存在于黏液细胞中或散在(姜半夏)。纤维束周围薄壁细胞含草酸钙方晶,形成晶纤维(炙甘草)。

(2)取本品 7g,研细,加甲醇 30ml,加热回流 30 分钟,滤过,滤液回收溶剂至干,残渣加水 5ml 使溶解,通过 D101 型大孔吸附树脂(内径为 1.5cm,柱高为 15cm),依次用水 100ml 和 10%乙醇 50ml 洗脱,收集 10%乙醇洗脱液,备用;继续依次用 30%乙醇和 50%乙醇各 50ml 洗脱,收集 50%乙醇洗脱液,蒸干,残渣加甲醇 1ml 使溶解,作为供试品溶液。另取甘草对照药材 0.5g,加甲醇 15ml,加热回流 30 分钟,滤过,滤液回收溶剂至干,残渣加甲醇 1ml 使溶解,作为对照药材溶液。照薄层色谱法(通则 0502)试验,吸取上述两种溶液各 5μl,分别点于同一硅胶 G 薄层板上,以乙酸乙酯-甲酸-冰醋酸-水(15:1:1:2)为展开剂,展开,取出,晾干,喷以 10%硫酸乙醇溶液,在 105℃加热 5 分钟,置紫外光灯(365nm)下检视。供试品色谱中,在与对照药材色谱相应的位置上,显相同颜色的荧光斑点。

(3)取〔鉴别〕(2)项下的备用 10%乙醇洗脱液,蒸干,残渣加 10%乙醇 1ml 使溶解,作为供试品溶液。另取党参对照药材 0.5g,加甲醇 15ml,加热回流 30 分钟,滤过,滤液回收溶剂至干,残渣加甲醇 1ml 使溶解,作为对照药材溶液。照薄层色谱法(通则 0502)试验,吸取上述两种溶液 5~10μl,分别点于同一硅胶 G 薄层板上,以正丁醇-乙醇-水(7:2:1)为展开剂,展开,取出,晾干,喷以 10%硫酸乙醇溶液,在 105℃加热至斑点显色清晰。供试品色谱中,在与对照药材色谱相应的位置上,显相同颜色的斑点。

【检查】 应符合丸剂项下有关的各项规定(通则 0108)。

【含量测定】 照高效液相色谱法(通则 0512)测定。

色谱条件与系统适用性试验 以十八烷基硅烷键合硅胶为填充剂;以乙腈-水(20:80)为流动相;检测波长为 285nm。理论板数按橙皮苷峰计算应不低于 3000。

对照品溶液的制备 取橙皮苷对照品适量,精密称定,加甲醇制成每 1ml 含 40μg 的溶液,即得。

供试品溶液的制备 取本品研细,取约 0.4g,精密称定,置 100ml 量瓶中,加入甲醇 40ml,超声处理(功率 300W,频率 25kHz)30 分钟,放冷,加甲醇稀释至刻度,摇匀,滤过,取续滤液,即得。

测定法 分别精密吸取对照品溶液与供试品溶液各 10μl,注入液相色谱仪,测定,即得。

本品每 1g 含陈皮以橙皮苷($C_{28}H_{34}O_{15}$)计,不得少于 3.2mg。

【功能与主治】 补脾益气,燥湿化痰。用于脾胃虚弱,食量不多,气虚痰多,腹胀便溏。

【用法与用量】 口服。一次 9g,一日 2 次。

【规格】 每袋重 9g

【贮藏】 密闭,防潮。

六味木香散

Liuwei Muxiang San

本品系蒙古族验方。

【处方】 木香 200g 栀子 150g
石榴 100g 闹羊花 100g
豆蔻 70g 荜茇 70g

【制法】 以上六味,粉碎成细粉,过筛,混匀,即得。

【性状】 本品为浅黄色至黄色的粉末;气香,味辛、苦。

【鉴别】 (1)取本品,置显微镜下观察:种皮石细胞黄色或淡棕色,多破碎,完整者长多角形、长方形或形状不规则,壁厚,有大的圆形纹孔,胞腔棕红色(栀子)。石细胞无色,椭圆形或类圆形,壁厚,孔沟细密(石榴)。内种皮厚壁细胞黄棕色或棕红色,表面观类多角形,壁厚,胞腔含硅质块(豆蔻)。种皮细胞红棕色,长多角形,壁连珠状增厚(荜茇)。网纹导管直径 32~90μm(木香)。花粉粒呈四面体形的四合体,有 3 个萌发孔(闹羊花)。

(2)取本品 1g,加乙醚 15ml,振摇 10 分钟,弃去乙醚液,残渣挥去乙醚,加乙酸乙酯 15ml,置水浴上加热回流 1 小时,滤过,滤液蒸干,残渣加乙醇 2ml 使溶解,作为供试品溶液。另取栀子苷对照品,加乙醇制成每 1ml 含 4mg 的溶液,作为对照品溶液。照薄层色谱法(通则 0502)试验,吸取上述两种溶液各 5μl,分别点于同一硅胶 G 薄层板上,以乙酸乙酯-丙酮-甲酸-水(10:7:2:0.5)为展开剂,展开,取出,晾干,喷以 10%硫酸乙醇溶液,加热至斑点显色清晰。供试品色谱中,在与对照品色谱相应的位置上,显相同颜色的斑点。

(3)取木香对照药材、荜茇对照药材各 0.5g,分别加乙醚 10ml,振摇 10 分钟,弃去乙醚液,药渣挥去乙醚,加乙酸乙酯 10ml,置水浴上加热回流 1 小时,滤过,滤液蒸干,残渣加乙醇 2ml 使溶解,作为对照药材溶液。另取胡椒碱对照品,加乙醇制成每 1ml 含 1mg 的溶液,作为对照品溶液。照薄层色谱法(通则 0502)试验,吸取〔鉴别〕(2)项下的供试品溶液及上述三种溶液各 5μl,分别点于同一硅胶 G 薄层板上,以环己烷-丙酮(10:3)为展开剂,展开,取出,晾干,喷以 10%硫酸乙醇溶液,晾干,置紫外光灯(365nm)下检视。供试品色谱中,在与荜茇对照药材色谱和胡椒碱对照品色谱相应的位置上,显相同颜色的荧光斑点;再加热至斑点显色清晰,置日光下检视,供试品色谱中,在与木香对照药材色谱相应的位置上,显相同颜色的斑点。

(4)取本品 3g,加水饱和的正丁醇 25ml,超声处理 30 分钟,滤过,滤液蒸干,残渣加无水乙醇 2ml 使溶解,作为供试品溶液。另取闹羊花对照药材 0.5g,同法制成对照药材溶液。照薄层色谱法(通则 0502)试验,吸取上述两种溶液各 10μl,分别点于同一硅胶 G 薄层板上,使成条状,以环己烷-乙酸乙酯-甲醇(5:4:1)为展开剂,展开,取出,晾干,喷以 10%三氯化锑三氯甲烷溶液,在 105℃加热至斑点显色清晰,置紫外光灯(365nm)下检视。供试品色谱中,在与对照药材色谱相应的位置上,显相同颜色的荧光斑点。

【检查】 应符合散剂项下有关的各项规定(通则 0115)。

【含量测定】 照高效液相色谱法(通则 0512)测定。

色谱条件与系统适用性试验 以十八烷基硅烷键合硅胶为填充剂;以甲醇-水(65:35)为流动相;检测波长为 225nm。理论板数按木香烃内酯峰计算应不低于 3000。

对照品溶液的制备 取木香烃内酯对照品、去氢木香内酯对照品适量,精密称定,加甲醇制成每 1ml 各含 60μg 的混合溶液,即得。

供试品溶液的制备 取本品约 1g,精密称定,置具塞锥形瓶中,精密加入甲醇 50ml,密塞,称定重量,放置过夜,超声处理(功率 250W,频率 50kHz)30 分钟,取出,放冷,再称定重量,用甲醇补足减失的重量,摇匀,滤过,取续滤液,即得。

测定法 分别精密吸取对照品溶液与供试品溶液各 10μl,注入液相色谱仪,测定,即得。

本品每 1g 含木香以木香烃内酯($C_{15}H_{20}O_2$)和去氢木香内酯($C_{15}H_{18}O_2$)的总量计,不得少于 5.0mg。

【功能与主治】 开郁行气止痛。用于寒热错杂、气滞中焦所致的胃脘痞满疼痛、吞酸嘈杂、嗳气腹胀、腹痛、大便不爽。

【用法与用量】 口服。一次 2～3g,一日 1～2 次。

【规格】 每袋装 15g

【贮藏】 密闭,防潮。

六味地黄丸

Liuwei Dihuang Wan

【处方】 熟地黄 160g　　酒萸肉 80g
　　　　牡丹皮 60g　　　山药 80g
　　　　茯苓 60g　　　　泽泻 60g

【制法】 以上六味,粉碎成细粉,过筛,混匀。用乙醇泛丸,干燥,制成水丸,或每 100g 粉末加炼蜜 35～50g 与适量的水,制丸,干燥,制成水蜜丸;或加炼蜜 80～110g 制成小蜜丸或大蜜丸,即得。

【性状】 本品为棕黑色的水丸、水蜜丸、棕褐色至黑褐色的小蜜丸或大蜜丸;味甜而酸。

【鉴别】 (1)取本品,置显微镜下观察:淀粉粒三角状卵形或矩圆形,直径 24～40μm,脐点短缝状或人字状(山药)。不规则分枝状团块无色,遇水合氯醛试液溶化;菌丝无色,直径 4～6μm(茯苓)。薄壁组织灰棕色至黑棕色,细胞多皱缩,内含棕色核状物(熟地黄)。草酸钙簇晶存在于无色薄壁细胞中,有时数个排列成行(牡丹皮)。果皮表皮细胞橙黄色,表面观类多角形,垂周壁连珠状增厚(酒萸肉)。薄壁细胞类圆形,

有椭圆形纹孔,集成纹孔群;内皮层细胞垂周壁波状弯曲,较厚,木化,有稀疏细孔沟(泽泻)。

(2)取本品水丸 3g、水蜜丸 4g,研细;或取小蜜丸或大蜜丸 6g,剪碎。加甲醇 25ml,超声处理 30 分钟,滤过,滤液蒸干,残渣加水 20ml 使溶解,用正丁醇-乙酸乙酯(1:1)混合溶液振摇提取 2 次,每次 20ml,合并提取液,用氨溶液(1→10)20ml 洗涤,弃去氨液,正丁醇液蒸干,残渣加甲醇 1ml 使溶解,作为供试品溶液。另取莫诺苷对照品、马钱苷对照品,加甲醇制成每 1ml 各含 2mg 的混合溶液,作为对照品溶液。照薄层色谱法(通则 0502)试验,吸取供试品溶液 5μl、对照品溶液 2μl,分别点于同一硅胶 G 薄层板上,以三氯甲烷-甲醇(3:1)为展开剂,展开,取出,晾干,喷以 10% 硫酸乙醇溶液,在 105℃加热至斑点显色清晰,置紫外光灯(365nm)下检视。供试品色谱中,在与对照品色谱相应的位置上,显相同颜色的荧光斑点。

(3)取本品水丸 4.5g、水蜜丸 6g,研细;或取小蜜丸或大蜜丸 9g,剪碎,加硅藻土 4g,研匀。加乙醚 40ml,回流 1 小时,滤过,滤液挥去乙醚,残渣加丙酮 1ml 使溶解,作为供试品溶液。另取丹皮酚对照品,加丙酮制成每 1ml 含 1mg 的溶液,作为对照品溶液。照薄层色谱法(通则 0502)试验,吸取上述两种溶液各 10μl,分别点于同一硅胶 G 薄层板上,以环己烷-乙酸乙酯(3:1)为展开剂,展开,取出,晾干,喷以盐酸酸性 5% 三氯化铁乙醇溶液,加热至斑点显色清晰。供试品色谱中,在与对照品色谱相应的位置上,显相同颜色的斑点。

(4)取本品水丸 4.5g、水蜜丸 6g,研细;或取小蜜丸或大蜜丸 9g,剪碎,加硅藻土 4g,研匀。加乙酸乙酯 40ml,加热回流 20 分钟,放冷,滤过,滤液浓缩至约 0.5ml,作为供试品溶液。另取泽泻对照药材 0.5g,加乙酸乙酯 40ml,同法制成对照药材溶液。照薄层色谱法(通则 0502)试验,吸取上述两种溶液各 5～10μl,分别点于同一硅胶 G 薄层板上,以三氯甲烷-乙酸乙酯-甲酸(12:7:1)为展开剂,展开,取出,晾干,喷以 10% 硫酸乙醇溶液,在 105℃加热至斑点显色清晰。供试品色谱中,在与对照药材色谱相应的位置上,显相同颜色的斑点。

【检查】 应符合丸剂项下有关的各项规定(通则 0108)。

【含量测定】 照高效液相色谱法(通则 0512)测定。

色谱条件与系统适用性试验 以十八烷基硅烷键合硅胶为填充剂;以乙腈为流动相 A,以 0.3% 磷酸溶液为流动相 B,按下表中的规定进行梯度洗脱;莫诺苷和马钱苷检测波长为 240nm,丹皮酚检测波长为 274nm;柱温为 40℃。理论板数按莫诺苷、马钱苷峰计算均应不低于 4000。

时间(分钟)	流动相 A(%)	流动相 B(%)
0～5	5→8	95→92
5～20	8	92
20～35	8→20	92→80
35～45	20→60	80→40
45～55	60	40

对照品溶液的制备　取莫诺苷对照品、马钱苷对照品和丹皮酚对照品适量,精密称定,加 50%甲醇制成每 1ml 中含莫诺苷与马钱苷各 20μg、含丹皮酚 45μg 的混合溶液,即得。

供试品溶液的制备　取水丸,研细,取约 0.5g,或取水蜜丸,研细,取约 0.7g,精密称定;或取小蜜丸或重量差异项下的大蜜丸,剪碎,取约 1g,精密称定。置具塞锥形瓶中,精密加入 50%甲醇 25ml,密塞,称定重量,加热回流 1 小时,放冷,再称定重量,用 50%甲醇补足减失的重量,摇匀,滤过,取续滤液,即得。

测定法　分别精密吸取对照品溶液与供试品溶液各 10μl,注入液相色谱仪,测定,即得。

本品含酒萸肉以莫诺苷($C_{17}H_{26}O_{11}$)和马钱苷($C_{17}H_{26}O_{10}$)的总量计,水丸每 1g 不得少于 0.9mg;水蜜丸每 1g 不得少于 0.75mg;小蜜丸每 1g 不得少于 0.50mg;大蜜丸每丸不得少于 4.5mg;含牡丹皮以丹皮酚($C_9H_{10}O_3$)计,水丸每 1g 不得少于 1.3mg;水蜜丸每 1g 不得少于 1.05mg;小蜜丸每 1g 不得少于 0.70mg;大蜜丸每丸不得少于 6.3mg。

【功能与主治】　滋阴补肾。用于肾阴亏损,头晕耳鸣,腰膝酸软,骨蒸潮热,盗汗遗精,消渴。

【用法与用量】　口服。水丸一次 5g,水蜜丸一次 6g,小蜜丸一次 9g,大蜜丸一次 1 丸,一日 2 次。

【规格】　(1)大蜜丸　每丸重 9g　(2)水丸　每袋装 5g

【贮藏】　密封。

六味地黄丸(浓缩丸)

Liuwei Dihuang Wan

【处方】　熟地黄 120g　　　酒萸肉 60g
　　　　牡丹皮 45g　　　　山药 60g
　　　　茯苓 45g　　　　　泽泻 45g

【制法】　以上六味,牡丹皮用水蒸气蒸馏法提取挥发性成分;药渣与酒萸肉 20g、熟地黄、茯苓、泽泻加水煎煮二次,每次 2 小时,煎液滤过,滤液合并,浓缩成稠膏;山药与剩余酒萸肉粉碎成细粉,过筛,混匀,与上述稠膏和牡丹皮挥发性成分混匀,制丸,干燥,打光,即得。

【性状】　本品为棕褐色或亮黑色的浓缩丸;味微甜、酸、略苦。

【鉴别】　(1)取本品,置显微镜下观察:果皮表皮细胞橙黄色,表面观类多角形,垂周壁略连珠状增厚(酒萸肉)。淀粉粒三角状卵形或矩圆形,直径 24~40μm,脐点短缝状或人字状(山药)。

(2)取本品 10g,研细,加水 100ml,温热使充分溶散,加热至沸,放冷,用脱脂棉滤过,取滤液,用乙酸乙酯振摇提取 2 次(必要时离心),每次 30ml,合并乙酸乙酯液,蒸干,残渣加甲醇 1ml 使溶解,作为供试品溶液。另取熟地黄对照药材 4g,加水 60ml,煎煮 30 分钟,放冷,用脱脂棉滤过,取滤液,用乙酸乙酯振摇提取 2 次,每次 20ml,合并乙酸乙酯液,蒸干,残渣加甲醇 1ml 使溶解,作为对照药材溶液。照薄层色谱法(通则 0502)试验,吸取上述两种溶液各 3~5μl,分别点于同一硅胶 G 薄层板上,以二甲苯-乙酸乙酯(1:1)为展开剂,展开,取出,晾干,喷以 2,4-二硝基苯肼乙醇试液。供试品色谱中,在与对照药材色谱相应的位置上,显相同颜色的主斑点。

(3)取本品 3g,研细,加甲醇 25ml,超声处理 30 分钟,滤过,滤液回收溶剂至干,残渣加水 20ml 使溶解,用正丁醇-乙酸乙酯(1:1)混合溶液振摇提取 2 次,每次 20ml,合并提取液,用氨溶液(1→10)20ml 洗涤,弃去氨液,正丁醇-乙酸乙酯(1:1)混合溶液回收溶剂至干,残渣加甲醇 1ml 使溶解,作为供试品溶液。另取莫诺苷对照品、马钱苷对照品,加甲醇制成每 1ml 含 2mg 的混合溶液,作为对照品溶液。照薄层色谱法(通则 0502)试验,吸取供试品溶液 5μl、对照品溶液 2μl,分别点于同一硅胶 G 薄层板上,以三氯甲烷-甲醇(3:1)为展开剂,展开,取出,晾干,喷以 10%硫酸乙醇溶液,在 105℃加热至斑点显色清晰,置紫外光灯(365nm)下检视。供试品色谱中,在与对照品色谱相应的位置上,显相同颜色的荧光斑点。

(4)取本品 5g,研细,加乙醚 20ml,加热回流 1 小时,滤过,滤液挥干,残渣加丙酮 1ml 使溶解,作为供试品溶液。另取丹皮酚对照品,加丙酮制成每 1ml 含 1mg 的溶液,作为对照品溶液。照薄层色谱法(通则 0502)试验,吸取上述两种溶液各 5~10μl,分别点于同一硅胶 G 薄层板上,以环己烷-乙酸乙酯(3:1)为展开剂,展开,取出,晾干,喷以盐酸酸性 5%三氯化铁乙醇溶液,在 105℃加热至斑点显色清晰。供试品色谱中,在与对照品色谱相应的位置上,显相同颜色的斑点。

(5)取本品 5g,研细,加水 30ml,温热使充分溶散,放冷,滤过,药渣用水 30ml 洗涤,用 30%盐酸溶液 50ml 加热回流 1 小时,放冷,用三氯甲烷振摇提取 2 次,每次 25ml,合并三氯甲烷液,蒸干,残渣加三氯甲烷 1ml 使溶解,作为供试品溶液。另取山药对照药材 1g,加 30%盐酸溶液 50ml,同法制成对照药材溶液。照薄层色谱法(通则 0502)试验,吸取上述两种溶液各 5μl,分别点于同一硅胶 G 薄层板上,以三氯甲烷-丙酮(9:1.5)为展开剂,展开,取出,晾干,置紫外光灯(365nm)下检视。供试品色谱中,在与对照药材色谱相应的位置上,显相同颜色的荧光斑点。

(6)取本品 10g,研细,加乙醚 50ml,加热回流 1 小时,滤过,滤液蒸干,残渣加正己烷 0.5ml 使溶解,作为供试品溶液。另取茯苓对照药材 2g,加乙醚 30ml,加热回流 1 小时,滤过,滤液蒸干,残渣加正己烷 1ml 使溶解,作为对照药材溶液。照薄层色谱法(通则 0502)试验,吸取供试品溶液 20μl、对照药材溶液 10μl,分别点于同一硅胶 G 薄层板上,以石油醚(60~

90℃)-乙醚(3∶2)为展开剂,展开,取出,晾干,置紫外光灯(365nm)下检视。供试品色谱中,在与对照药材色谱相应的位置上,显相同颜色的荧光斑点。

(7)取本品 10g,研细,加水 100ml,温热使充分溶散,加热至沸,放冷,用脱脂棉滤过,滤液用石油醚(60～90℃)振摇提取 3 次,每次 50ml(必要时离心),合并石油醚提取液,蒸干,残渣加石油醚(60～90℃)1ml 使溶解,作为供试品溶液。另取泽泻对照药材 2g,加水 50ml,煎煮 30 分钟,放冷,用脱脂棉滤过,同法制成对照药材溶液。照薄层色谱法(通则 0502)试验,吸取供试品溶液 10～20μl、对照药材溶液 10μl,分别点于同一硅胶 G 薄层板上,以石油醚(60～90℃)-三氯甲烷-乙酸乙酯(2∶1∶2)为展开剂,展开,取出,晾干,喷以 5％磷钼酸乙醇溶液,在 110℃加热至斑点显色清晰。供试品色谱中,在与对照药材色谱相应的位置上,显相同颜色的主斑点。

【检查】　应符合丸剂项下有关的各项规定(通则 0108)。

【含量测定】　照高效液相色谱法(通则 0512)测定。

色谱条件与系统适用性试验　以十八烷基硅烷键合硅胶为填充剂;以乙腈为流动相 A,以 0.3％磷酸溶液为流动相 B,按下表中的规定进行梯度洗脱;莫诺苷和马钱苷检测波长为 240nm,丹皮酚检测波长为 274nm;柱温为 40℃。理论板数按莫诺苷、马钱苷峰计算均应不低于 4000。

时间(分钟)	流动相 A(％)	流动相 B(％)
0～5	5→8	95→92
5～20	8	92
20～35	8→20	92→80
35～45	20→60	80→40
45～55	60	40

对照品溶液的制备　取莫诺苷对照品、马钱苷对照品和丹皮酚对照品适量,精密称定,加 50％甲醇制成每 1ml 中含莫诺苷与马钱苷各 40μg、含丹皮酚 90μg 的混合溶液,即得。

供试品溶液的制备　取本品适量,研细,取约 0.5g,精密称定,置具塞锥形瓶中,精密加入 50％甲醇 25ml,密塞,称定重量,加热回流 1 小时,放冷,再称定重量,用 50％甲醇补足减失的重量,摇匀,滤过,取续滤液,即得。

测定法　分别精密吸取对照品溶液与供试品溶液各 10μl,注入液相色谱仪,测定,即得。

本品每丸含酒萸肉以莫诺苷($C_{17}H_{26}O_{11}$)和马钱苷($C_{17}H_{26}O_{10}$)的总量计,〔规格(1)〕不得少于 0.37mg,〔规格(2)〕不得少于 0.99mg;含牡丹皮以丹皮酚($C_9H_{10}O_3$)计,〔规格(1)〕不得少于 0.32mg,〔规格(2)〕不得少于 0.85mg。

【功能与主治】　滋阴补肾。用于肾阴亏损,头晕耳鸣,腰膝酸软,骨蒸潮热,盗汗遗精,消渴。

【用法与用量】　口服。一次 8 丸,一日 3 次。

【规格】　(1)每 8 丸重 1.44g(每 8 丸相当于饮片 3g)
　　　　　(2)每 3 丸相当于饮片 3g

【贮藏】　密封。

六味地黄软胶囊
Liuwei Dihuang Ruanjiaonang

【处方】　熟地黄 480g　　　　酒萸肉 240g
　　　　　牡丹皮 180g　　　　山药 240g
　　　　　茯苓 180g　　　　　泽泻 180g

【制法】　以上六味,牡丹皮蒸馏提取挥发性成分,蒸馏后的水溶液另器收集;酒萸肉用 70％乙醇回流提取二次,每次 2 小时,合并提取液,滤过,滤液备用。熟地黄、山药、泽泻加水煎煮二次,第一次 2 小时,第二次 1 小时,合并煎液,滤过,滤液与上述蒸馏后的水溶液合并,减压浓缩至相对密度为 1.15～1.20(50℃),放冷,加乙醇使含醇量达 70％,静置 48 小时,取上清液与上述酒萸肉提取液合并,减压回收乙醇至无醇味,备用;茯苓加水煮沸后,于 80℃温浸二次,每次 1.5 小时,滤过,合并滤液,减压浓缩至相对密度为 1.15～1.20(50℃)的清膏,与上述备用液合并,浓缩至相对密度为 1.30(50℃)的稠膏,减压干燥,粉碎成细粉,加入牡丹皮挥发性成分及精制大豆油,混匀,制成软胶囊 1000 粒,即得。

【性状】　本品为软胶囊,内容物为棕褐色的膏状物;味甜、微酸。

【鉴别】　(1)取本品内容物 4g,加甲醇 50ml,加热回流 1 小时,滤过,滤液回收溶剂至干,残渣加水 20ml 使溶解,用正丁醇-乙酸乙酯(1∶1)混合溶液振摇提取 2 次,每次 20ml,合并提取液,用氨溶液(1→10)20ml 洗涤,弃去氨液,正丁醇-乙酸乙酯(1∶1)混合溶液蒸干,残渣加甲醇 1ml 使溶解,作为供试品溶液。另取莫诺苷对照品、马钱苷对照品,加甲醇制成每 1ml 各含 1mg 的混合溶液,作为对照品溶液。照薄层色谱法(通则 0502)试验,吸取上述两种溶液各 5μl,分别点于同一硅胶 G 薄层板上,以三氯甲烷-甲醇(3∶1)为展开剂,展开,取出,晾干,喷以 10％硫酸乙醇溶液,在 105℃加热至斑点显色清晰,置紫外光灯(365nm)下检视。供试品色谱中,在与对照品色谱相应的位置上,显相同颜色的荧光斑点。

(2)取丹皮酚对照品,加乙醇制成每 1ml 含 1mg 的溶液,作为对照品溶液。照薄层色谱法(通则 0502)试验,吸取〔鉴别〕(1)项下的供试品溶液 10μl,上述对照品溶液 5μl,分别点于同一硅胶 G 薄层板上,以环己烷-乙酸乙酯(3∶1)为展开剂,展开,取出,晾干,喷以盐酸酸性 5％三氯化铁乙醇溶液,热风吹至斑点显色清晰。供试品色谱中,在与对照品色谱相应的位置上,显相同颜色的斑点。

【检查】　应符合胶囊剂项下有关的各项规定(通则 0103)。

【含量测定】　照高效液相色谱法(通则 0512)测定。

色谱条件与系统适用性试验　以十八烷基硅烷键合硅胶为填充剂;以乙腈为流动相 A,以 0.3％磷酸溶液为流动相 B,

按下表中的规定进行梯度洗脱；莫诺苷和马钱苷检测波长为240nm，丹皮酚检测波长为274nm；柱温为40℃。理论板数按莫诺苷、马钱苷峰计算均应不低于4000。

时间(分钟)	流动相 A(%)	流动相 B(%)
0～25	5→10	95→90
25～40	10→20	90→80
40～50	20→60	80→40
50～57	60	40

　　对照品溶液的制备　取莫诺苷对照品、马钱苷对照品和丹皮酚对照品适量，精密称定，加50%甲醇制成每1ml中含莫诺苷与马钱苷各30μg、含丹皮酚60μg的混合溶液，即得。

　　供试品溶液的制备　取装量差异项下的本品内容物约1g，精密称定，置具塞锥形瓶中，精密加入50%甲醇50ml，密塞，称定重量，加热回流1小时，放冷，再称定重量，用50%甲醇补足减失的重量，摇匀，滤过，精密量取续滤液5ml，置10ml量瓶中，加50%甲醇至刻度，摇匀，即得。

　　测定法　分别精密吸取对照品溶液与供试品溶液各10μl，注入液相色谱仪，测定，即得。

　　本品每粒含酒萸肉以莫诺苷($C_{17}H_{26}O_{11}$)和马钱苷($C_{17}H_{26}O_{10}$)的总量计，不得少于0.67mg；每粒含牡丹皮以丹皮酚($C_9H_{10}O_3$)计，不得少于0.80mg。

　　【功能与主治】　滋阴补肾。用于肾阴亏损，头晕耳鸣，腰膝酸软，骨蒸潮热，盗汗遗精，消渴。

　　【用法与用量】　口服。一次3粒，一日2次。

　　【规格】　每粒装0.38g

　　【贮藏】　密封，置阴凉处。

六味地黄胶囊
Liuwei Dihuang Jiaonang

　　【处方】　熟地黄 1408g　　　　酒萸肉 704g
　　　　　　　牡丹皮 528g　　　　　山药 704g
　　　　　　　茯苓 528g　　　　　　泽泻 528g

　　【制法】　以上六味，取茯苓110g粉碎成细粉，筛余部分与剩余茯苓加水煎煮三次，每次30分钟，滤过，滤液合并，浓缩至稠膏状；酒萸肉加乙醇回流提取二次，每次1小时，滤过，药渣备用，滤液合并，回收乙醇，浓缩至稠膏状。牡丹皮用水蒸气蒸馏，并在收集的蒸馏液中加入1mol/L盐酸溶液使结晶，滤过，结晶用水洗涤，低温干燥，研成细粉；蒸馏后的水溶液及牡丹皮药渣、酒萸肉药渣与其余熟地黄等三味加水煎煮三次，每次1小时，滤过，滤液合并，通过大孔吸附树脂，用70%乙醇洗脱，收集洗脱液，回收乙醇，浓缩至稠膏状，加入上述茯苓稠膏、酒萸肉稠膏及茯苓细粉，混合，减压干燥，粉碎成细粉，或

一步沸腾制粒，低温干燥，加入上述牡丹皮提取物细粉和适量辅料，混匀，装入胶囊，制成1000粒，即得〔规格(1)〕。

　　以上六味，取茯苓350g粉碎成细粉；酒萸肉加乙醇回流提取二次，每次1小时，滤过，药渣备用，滤液合并，回收乙醇，浓缩至稠膏状；牡丹皮用水蒸气蒸馏，蒸馏液加入1mol/L盐酸溶液使结晶，备用；蒸馏后的水溶液及牡丹皮药渣、酒萸肉药渣、剩余茯苓与其余熟地黄等三味加水煎煮三次，每次1小时，滤过，滤液合并，浓缩至稠膏状；加入上述茯苓细粉及酒萸肉稠膏，混匀，低温干燥，粉碎成细粉，加入上述牡丹皮提取物和适量辅料，混匀，装入胶囊，制成2000粒，即得〔规格(2)〕。

　　【性状】　本品为硬胶囊，内容物为浅棕色至棕色的粉末和颗粒；味苦、微酸。

　　【鉴别】　(1)取本品，置显微镜下观察：不规则分枝状团块无色，遇水合氯醛液溶化；菌丝无色或淡棕色，直径4～6μm（茯苓）。

　　(2)取本品内容物0.6g〔规格(1)〕或2g〔规格(2)〕，加乙醚40ml，加热回流1小时，滤过，滤液挥干，残渣加丙酮0.5ml使溶解，作为供试品溶液。另取丹皮酚对照品，加丙酮制成每1ml含1mg的溶液，作为对照品溶液。照薄层色谱法（通则0502）试验，吸取上述两种溶液各5μl，分别点于同一硅胶G薄层板上，以环己烷-乙酸乙酯(3:1)为展开剂，展开，取出，晾干，喷以5%酸性三氯化铁乙醇溶液(5%三氯化铁乙醇溶液10ml，加盐酸2ml，混匀)，热风吹至斑点显色清晰。供试品色谱中，在与对照品色谱相应的位置上，显相同颜色的斑点。

　　(3)取本品内容物2g〔规格(1)〕或4g〔规格(2)〕，加甲醇50ml，加热回流30分钟，放冷，滤过，滤液回收溶剂至干，残渣加水5ml使溶解，通过D101型大孔吸附树脂柱（内径为1.5cm，柱高为3cm），先用水洗脱至无色，弃去，再依次用10%和30%乙醇各50ml洗脱，合并洗脱液，蒸干，残渣加甲醇1ml使溶解，作为供试品溶液；另取莫诺苷对照品和马钱苷对照品，分别加甲醇制成每1ml各含1mg的溶液，作为对照品溶液。照薄层色谱法（通则0502）试验，吸取上述三种溶液各2～5μl，分别点于同一硅胶G薄层板上，使成条状，以三氯甲烷-甲醇(3:1)为展开剂，展开，取出，晾干，喷以10%硫酸乙醇溶液，在105℃加热至斑点显色清晰，置紫外光灯(365nm)下检视。供试品色谱中，在与对照品色谱相应的位置上，显相同颜色的荧光斑点。

　　(4)取本品内容物0.9g〔规格(1)〕或3g〔规格(2)〕，加石油醚(60～90℃)30ml，超声处理30分钟，滤过，滤液挥干，残渣加石油醚(60～90℃)1ml使溶解，作为供试品溶液。另取泽泻对照药材3g，同法制成对照药材溶液。照薄层色谱法（通则0502）试验，吸取上述两种溶液各5μl，分别点于同一硅胶G薄层板上，以正己烷-乙酸乙酯-甲酸(15:2:0.5)为展开剂，展开，取出，晾干，喷以10%硫酸乙醇溶液，在105℃加热至斑点显色清晰，分别置日光和紫外光灯(365nm)下检视。供试品色谱中，在与对照药材色谱相应的位置上，日光下显相

同颜色的斑点;紫外光下显相同颜色的荧光斑点。

(5)取本品内容物 3g〔规格(1)〕或 6g〔规格(2)〕,加乙醚 30ml,超声处理 30 分钟,滤过,滤液挥干,残渣加无水乙醇 1ml 使溶解,作为供试品溶液。另取茯苓对照药材 4g,同法制成对照药材溶液。照薄层色谱法(通则 0502)试验,吸取供试品溶液 20μl,对照药材溶液 10μl,分别点于同一硅胶 G 薄层板上,以乙醚-石油醚(60～90℃)(1:1)为展开剂,展开,取出,晾干,置紫外光灯(365nm)下检视。供试品色谱中,在与对照药材色谱相应的位置上,显相同颜色的荧光主斑点。

【检查】　应符合胶囊剂项下有关的各项规定(通则 0103)。

【含量测定】　照高效液相色谱法(通则 0512)测定。

色谱条件与系统适用性试验　用十八烷基硅烷键合硅胶为填充剂,以乙腈为流动相 A,以 0.3%磷酸为流动相 B,按下表中的规定进行梯度洗脱;柱温 35℃;马钱苷和莫诺苷的检测波长为 240nm,丹皮酚的检测波长为 270nm;理论板数按马钱苷峰计算均应不低于 3000。

时间(分钟)	流动相 A(%)	流动相 B(%)
0～5	5→8	95→92
5～20	8	92
20～35	8→20	92→80
35～45	20→60	80→40
45～55	60	40

对照品溶液的制备　分别取莫诺苷对照品、马钱苷对照品、丹皮酚对照品适量,精密称定,加甲醇制成每 1ml 含莫诺苷 0.03mg、马钱苷 0.04mg、丹皮酚 0.15mg 的混合溶液,即得。

供试品溶液的制备　即装量差异项下的本品内容物约 1g,精密称定,置具塞锥形瓶中,精密加入 50%甲醇 50ml,密塞,称定重量,加热回流 1 小时,放冷,再称定重量,用 50%甲醇补足减失的重量,摇匀,滤过,即得。

测定法　分别精密吸取对照品溶液 10μl 与供试品溶液 10～20μl,注入液相色谱仪,测定,即得。

本品每粒含酒萸肉以莫诺苷($C_{17}H_{26}O_{11}$)和马钱苷($C_{17}H_{26}O_{10}$)的总量计,〔规格(1)〕不得少于 1.4mg,〔规格(2)〕不得少于 0.7mg;每粒含牡丹皮以丹皮酚($C_9H_{10}O_3$)计,〔规格(1)〕不得少于 3.0mg,〔规格(2)〕不得少于 1.5mg。

【功能与主治】　滋阴补肾。用于肾阴亏损,头晕耳鸣,腰膝酸软,骨蒸潮热,盗汗遗精,消渴。

【用法与用量】　口服。一次 1 粒〔规格(1)〕或一次 2 粒〔规格(2)〕,一日 2 次。

【规格】　(1)每粒装 0.3g　(2)每粒装 0.5g

【贮藏】　密封,防潮。

六味地黄颗粒

Liuwei Dihuang Keli

【处方】　熟地黄 320g　　　　酒萸肉 160g
　　　　　牡丹皮 120g　　　　山药 160g
　　　　　茯苓 120g　　　　　泽泻 120g

【制法】　以上六味,熟地黄、茯苓、泽泻加水煎煮二次,每次 2 小时,煎液滤过,滤液浓缩至相对密度 1.32～1.35(80℃)的稠膏,备用;酒萸肉、山药、牡丹皮粉碎成细粉,与浓缩液混合,加糊精适量和甜蜜素溶液适量,并加 75%乙醇适量,制粒,干燥,制成颗粒 1000g,即得。

【性状】　本品为棕褐色的颗粒;味微甜、酸、微苦,有特异香气。

【鉴别】　(1)取本品 5g,加水 150ml,搅拌使溶解,离心,取沉积物置显微镜下观察:果皮表皮细胞橙黄色,表面观类多角形,垂周壁连珠状增厚(酒萸肉)。草酸钙簇晶存在于无色薄壁细胞中,有时数个排列成行(牡丹皮)。草酸钙针晶束存在于黏液细胞中,长 80～240μm,针晶直径 2～5μm(山药)。

(2)取本品 10g,研细,加水 100ml,温热使充分溶散,加热至沸,放冷,离心,取上清液用乙酸乙酯振摇提取 2 次,每次 30ml,合并乙酸乙酯液,蒸干,残渣加甲醇 1ml 使溶解,作为供试品溶液。另取熟地黄对照药材 4g,加水 60ml,煎煮 30 分钟,用脱脂棉滤过,滤液用乙酸乙酯振摇提取 2 次,每次 20ml,合并乙酸乙酯液,蒸干,残渣加甲醇 1ml 使溶解,作为对照药材溶液。照薄层色谱法(通则 0502)试验,吸取上述两种溶液各 5μl,分别点于同一硅胶 G 薄层板上,以二甲苯-乙酸乙酯(1:1)为展开剂,展开,取出,晾干,喷以 2,4-二硝基苯肼乙醇试液。供试品色谱中,在与对照药材色谱相应的位置上,显相同颜色的主斑点。

(3)取本品 5g,研细,加甲醇 25ml,超声处理 30 分钟,滤过,滤液蒸干,残渣加水 20ml 使溶解,用正丁醇-乙酸乙酯(1:1)混合溶液振摇提取 2 次,每次 20ml,合并提取液,用氨溶液(1→10)20ml 洗涤,弃去氨液,正丁醇-乙酸乙酯(1:1)混合溶液蒸干,残渣加甲醇 1ml 使溶解,作为供试品溶液。另取莫诺苷对照品、马钱苷对照品,加甲醇制成每 1ml 各含 1mg 的混合溶液,作为对照品溶液。照薄层色谱法(通则 0502)试验,吸取供试品溶液 5μl,对照品溶液 2μl,分别点于同一硅胶 G 薄层板上,以三氯甲烷-甲醇(3:1)为展开剂,展开,取出,晾干,喷以 10%硫酸乙醇溶液,在 105℃加热至斑点显色清晰,置紫外光灯(365nm)下检视。供试品色谱中,在与对照品色谱相应的位置上,显相同颜色的荧光斑点。

(4)取本品 5g,研细,加乙醚 40ml,加热回流 1 小时,滤过,滤液挥干,残渣加丙酮 1ml 使溶解,作为供试溶液。另取丹皮酚对照品,加丙酮制成每 1ml 含 1mg 的溶液,作为对照品溶液。照薄层色谱法(通则 0502)试验,吸取上述两种溶液各 10μl,分别点于同一硅胶 G 薄层板上,以环己烷-乙酸乙酯(3:1)为展开剂,展开,取出,晾干,喷以盐酸酸性 5%三氯化铁乙醇溶液,加热至斑点显色清晰。供试品色谱中,在与对照品色谱相应的位置上,显相同颜色的斑点。

(5)取本品 10g,研细,加乙醚 50ml,加热回流 1 小时,滤过,滤液挥干,残渣加正己烷 0.5ml 使溶解,作为供试品溶液。另取茯苓对照药材 2g,加乙醚 30ml,加热回流 1 小时,滤过,滤液挥干,残渣加正己烷 1ml 使溶解,作为对照药材溶液。照薄层色谱法(通则 0502)试验,吸取供试品溶液 20μl、对照药材溶液 10μl,分别点于同一硅胶 G 薄层板上,以石油醚(60~90℃)-乙醚(3:2)为展开剂,展开,取出,晾干,置紫外光灯(365nm)下检视。供试品色谱中,在与对照药材色谱相应的位置上,显相同颜色的荧光斑点。

【检查】 应符合颗粒剂项下有关的各项规定(通则 0104)。

【含量测定】 照高效液相色谱法(通则 0512)测定。

色谱条件与系统适用性试验 以十八烷基硅烷键合硅胶为填充剂;以乙腈为流动相 A,以 0.3%磷酸溶液为流动相 B,按下表中的规定进行梯度洗脱;莫诺苷和马钱苷检测波长为 240nm,丹皮酚检测波长为 274nm;柱温为 40℃。理论板数按莫诺苷、马钱苷峰计算均应不低于 4000。

时间(分钟)	流动相 A(%)	流动相 B(%)
0~5	5→8	95→92
5~20	8	92
20~35	8→20	92→80
35~45	20→60	80→40
45~55	60	40

对照品溶液的制备 取莫诺苷对照品、马钱苷对照品和丹皮酚对照品适量,精密称定,加 50%甲醇制成每 1ml 中含莫诺苷与马钱苷各 20μg、含丹皮酚 45μg 的混合溶液,即得。

供试品溶液的制备 取装量差异项下的本品内容物适量,研细,取约 1g,精密称定,置具塞锥形瓶中,精密加入 50%甲醇 50ml,密塞,称定重量,加热回流 1 小时,放冷,再称定重量,用 50%甲醇补足减失的重量,摇匀,滤过,取续滤液,即得。

测定法 分别精密吸取对照品溶液与供试品溶液各 10μl,注入液相色谱仪,测定,即得。

本品每袋含酒萸肉以莫诺苷($C_{17}H_{26}O_{11}$)和马钱苷($C_{17}H_{26}O_{10}$)的总量计,不得少于 4.5mg;含牡丹皮以丹皮酚($C_9H_{10}O_3$)计,不得少于 6.3mg。

【功能与主治】 滋阴补肾。用于肾阴亏损,头晕耳鸣,腰膝酸软,骨蒸潮热,盗汗遗精,消渴。

【用法与用量】 开水冲服。一次 1 袋,一日 2 次。

【规格】 每袋装 5g

【贮藏】 密封,置干燥处。

六味安消胶囊
Liuwei Anxiao Jiaonang

【处方】 藏木香 23.81g　　　大黄 95.24g
　　　　　山奈 47.62g　　　　北寒水石(煅)119.05g
　　　　　诃子 71.43g　　　　碱花 142.86g

【制法】 以上六味,粉碎成细粉,过筛,混匀,装入胶囊,制成 1000 粒,即得。

【性状】 本品为胶囊剂,内容物为灰黄色至黄棕色的粉末;气香,味苦涩,微咸。

【鉴别】 (1)取本品,置显微镜下观察:淀粉粒圆形、椭圆形或类三角形,长 10~30μm,脐点及层纹不明显(山奈)。草酸钙簇晶大,直径 60~140μm(大黄)。菊糖无色,呈扇形或不规则碎块状(藏木香)。

(2)取本品内容物 2.5g,加乙醚 50ml,加热回流 30 分钟,放冷,滤过,滤液蒸干,残渣加甲醇 1ml 使溶解,作为供试品溶液。另取土木香内酯与异土木香内酯对照品,加甲醇制成每 1ml 各含 1mg 的混合溶液,作为对照品溶液。照薄层色谱法(通则 0502)试验,吸取上述两种溶液各 5μl,分别点于同一用 4%醋酸钠溶液制备的硅胶 G 薄层板上,以石油醚(30~60℃)-乙酸乙酯(8:1)为展开剂,展开,取出,晾干,喷以 5%香草醛硫酸溶液,105℃加热至斑点显色清晰。供试品色谱中,在与对照品色谱相应的位置上,显相同颜色的斑点。

(3)取大黄对照药材 0.1g,加甲醇 20ml,超声处理 1 小时,滤过,取滤液 5ml,蒸干,残渣加水 10ml 使溶解,再加盐酸 1ml,加热 30 分钟,立即冷却,用乙醚振摇提取 2 次,每次 20ml,合并乙醚液,蒸干,残渣加甲醇 1ml 使溶解,作为对照药材溶液,再取大黄酸对照品,加甲醇制成每 1ml 含 1mg 的溶液,作为对照品溶液。照薄层色谱法(通则 0502)试验,吸取〔含量测定〕项下测定总大黄素和总大黄酚的供试品溶液和上述两种对照溶液各 5μl,分别点于同一硅胶 G 薄层板上,以正己烷-乙酸乙酯-甲酸(30:10:0.5)为展开剂,展开,取出,晾干,置紫外光灯(365nm)下检视,供试品色谱中,在与对照药材色谱及对照品色谱相应的位置上,显相同的橙黄色荧光斑点;置氨气中熏后,斑点变为红色。

(4)取山奈对照药材 0.5g,加乙醚 50ml,加热回流 30 分钟,放冷,滤过,滤液蒸干,残渣加甲醇 1ml 使溶解,作为对照药材溶液。照薄层色谱法(通则 0502)试验,吸取〔鉴别〕(2)项下供试品溶液和上述对照药材溶液各 10μl,分别点于同一硅胶 G 薄层板上,以石油醚(60~90℃)-甲苯-乙酸乙酯-甲酸(15:4:2:0.5)为展开剂,展开,取出,晾干,喷以 5%茴香醛硫酸溶液,105℃加热 5 分钟,置紫外光灯(365nm)下检视,供试品色谱中,在与对照药材色谱相应的位置上,显相同颜色的荧光斑点。

(5)取本品内容物 2g,加无水乙醇 20ml,超声处理 10 分钟,滤过,滤液蒸干,残渣加无水乙醇 1ml 使溶解,作为供试品溶液。另取诃子对照药材 0.5g,同法制备对照药材溶液。照薄层色谱法(通则 0502)试验,吸取上述两种溶液各 10μl,分别点于同一硅胶 G 薄层板上,以三氯甲烷-乙酸乙酯-甲酸(3∶2∶1)为展开剂,展开,取出,晾干,喷以 10% 硫酸乙醇溶液,105℃加热至斑点显色清晰,供试品色谱中,在与对照药材色谱相应的位置上,显相同颜色的斑点。

【检查】 应符合胶囊剂项下有关的各项规定(通则 0103)。

【含量测定】 照高效液相色谱法(通则 0512)测定。

色谱条件与系统适用性试验 用十八烷基硅烷键合硅胶为填充剂;以甲醇-0.1% 磷酸溶液(80∶20)为流动相,检测波长为 254nm。理论板数以大黄素峰计算应不低于 3000。

对照品溶液的制备 取大黄素对照品和大黄酚对照品适量,精密称定,加甲醇制成每 1ml 分别含大黄素 8μg、大黄酚 16μg 的混合溶液,即得。

供试品溶液的制备 (1)取本品装量差异项下的内容物,混匀,取约 0.6g,精密称定,置具塞锥形瓶中,精密加入甲醇-盐酸(10∶1)混合溶液 25ml,加热回流 30 分钟,放冷,转移至 50ml 量瓶中,用适量甲醇洗涤容器,洗液并入 50ml 量瓶中,加甲醇至刻度,摇匀,滤过,取续滤液,测定总大黄素和总大黄酚的含量。

(2)取本品装量差异项下的内容物,研细,混匀,取约 0.7g,精密称定,置具塞锥形瓶中,精密加入甲醇 25ml,称定重量,置 80℃水浴中加热回流 30 分钟,取下,放冷,再称定重量,用甲醇补足减失的重量,摇匀,滤过,取续滤液,测定游离大黄素和游离大黄酚的含量。

测定法 分别精密吸取对照品溶液与上述两种供试品溶液各 10～20μl,注入液相色谱仪,测定,计算总大黄素和总大黄酚的总量与游离大黄素和游离大黄酚的总量;用总大黄素和总大黄酚的总量与游离大黄素和游离大黄酚的总量的差值,作为结合蒽醌中的大黄素和大黄酚的总量,即得。

本品每粒含大黄以总大黄素($C_{15}H_{10}O_5$)和总大黄酚($C_{15}H_{10}O_4$)的总量计,不得少于 0.70mg;以结合蒽醌中的大黄素($C_{15}H_{10}O_5$)和大黄酚($C_{15}H_{10}O_4$)的总量计,不得少于 0.40mg。

【功能与主治】 和胃健脾,消积导滞,活血止痛。用于胃痛胀满、消化不良、便秘、痛经。

【用法与用量】 口服。一次 3～6 粒,一日 2～3 次。

【注意】 孕妇忌服。

【规格】 每粒装 0.5g

【贮藏】 密封。

六味安消散

Liuwei Anxiao San

本品系蒙古族、藏族验方。

【处方】 藏木香 50g   大黄 200g

山奈 100g   北寒水石(煅)250g

诃子 150g   碱花 300g

【制法】 以上六味,粉碎成细粉,过筛,混匀,即得。

【性状】 本品为灰黄色或黄棕色的粉末;气香,味苦涩、微咸。

【鉴别】 (1)取本品,置显微镜下观察:淀粉粒圆形、椭圆形或类三角形,直径 10～30μm,脐点及层纹不明显(山奈)。草酸钙簇晶大,直径 60～140μm(大黄)。菊糖无色,呈扇形或不规则碎块状(藏木香)。

(2)取本品 0.1g,加稀硫酸 5ml,有气泡产生。

(3)取本品 1.5g,加甲醇 4ml,超声处理 10 分钟,滤过,滤液作为供试品溶液。另取大黄对照药材 0.3g、山奈对照药材 0.2g,分别加甲醇 3ml,超声处理 10 分钟,取上清液作为对照药材溶液。照薄层色谱法(通则 0502)试验,吸取上述三种溶液各 3～6μl,分别点于同一硅胶 GF_{254} 薄层板上,以环己烷-乙酸乙酯-甲酸(12∶3∶0.1)为展开剂,展开,取出,晾干,置外光灯(365nm)下检视。供试品色谱中,在与大黄对照药材色谱相应的位置上,显相同颜色的荧光斑点;再置紫外光灯(254nm)下检视,供试品色谱中,在与山奈对照药材色谱相应的位置上,显相同颜色的主斑点。

(4)取诃子对照药材 0.2g,加甲醇 3ml,超声处理 10 分钟,取上清液作为对照药材溶液。照薄层色谱法(通则 0502)试验,吸取〔鉴别〕(3)项下的供试品溶液及上述对照药材溶液各 3～6μl,分别点于同一硅胶 GF_{254} 薄层板上,以环己烷-乙酸乙酯-甲酸(6∶4∶0.5)为展开剂,展开,取出,晾干,置紫外光灯(254nm)下检视。供试品色谱中,在与对照药材色谱相应的位置上,显相同颜色的斑点。

【检查】 应符合散剂项下有关的各项规定(通则 0115)。

【含量测定】 照高效液相色谱法(通则 0512)测定。

色谱条件与系统适用性试验 以十八烷基硅烷键合硅胶为填充剂;以乙腈-甲醇-0.1% 磷酸溶液(42∶23∶35)为流动相;检测波长为 254nm。理论板数按大黄酚峰计算应不低于 3000。

对照品溶液的制备 取大黄酚对照品和大黄素对照品适量,精密称定,加甲醇制成每 1ml 含大黄酚 18μg、大黄素 8μg 的混合溶液,即得。

供试品溶液的制备 (1)取本品 0.8g,精密称定,置具塞锥形瓶中,精密加入甲醇-盐酸(10∶1)混合溶液 25ml,称定重量,置 80℃水浴中加热回流 30 分钟,若瓶壁有黏附物,须超声处理去除,再称定重量,用甲醇补足减失的重量,摇匀,滤过,精密量取续滤液 2ml,置 5ml 量瓶中,加 2%的氢氧化钠溶液 1ml,加甲醇至刻度,摇匀,滤过,取续滤液,用于测定总大黄酚和总大黄素的含量。

(2)取本品 0.7g,精密称定,置具塞锥形瓶中,精密加入甲醇 25ml,称定重量,超声处理 30 分钟(功率 160W,频率 50kHz),放冷,再称定重量,用甲醇补足减失的重量,摇匀,滤过,取续滤液,用于测定游离大黄酚和游离大黄素的含量。

测定法　分别精密吸取对照品溶液与上述两种供试品溶液各 10~20μl,注入液相色谱仪,测定,计算总大黄酚和总大黄素的总量与游离大黄酚和游离大黄素的总量;用总大黄酚和总大黄素的总量与游离大黄酚和游离大黄素总量的差值,作为结合蒽醌中的大黄酚和大黄素的总量,即得。

本品每 1g 含大黄以总大黄酚($C_{15}H_{10}O_4$)和总大黄素($C_{15}H_{10}O_5$)的总量计,不得少于 1.4mg;以结合蒽醌中的大黄酚($C_{15}H_{10}O_4$)和大黄素($C_{15}H_{10}O_5$)的总量计,不得少于 0.8mg。

【功能与主治】　和胃健脾,消积导滞,活血止痛。用于脾胃不和、积滞内停所致的胃痛胀满、消化不良、便秘、痛经。

【用法与用量】　口服。一次 1.5~3g,一日 2~3 次。

【注意】　孕妇忌服。

【规格】　(1)每袋装 1.5g　(2)每袋装 3g　(3)每袋装 18g

【贮藏】　密闭,防潮。

六味香连胶囊
Liuwei Xianglian Jiaonang

【处方】　木香 500g　　　盐酸小檗碱 40g
　　　　　枳实 500g　　　白芍 500g
　　　　　姜厚朴 500g　　　槟榔 500g

【制法】　以上六味,除盐酸小檗碱外,其余木香等五味分别粉碎成粗粉,枳实提取挥发油,蒸馏后的水溶液另器收集;白芍、姜厚朴分别加水煎煮二次,第一次 1.5 小时,第二次 1 小时,合并煎液与蒸馏后的水溶液,滤过,滤液浓缩至相对密度约 1.2(60℃)的清膏,加乙醇 2 倍量,静置 24 小时,取上清液,回收乙醇;姜厚朴药渣与木香、槟榔用乙醇回流提取二次,第一次 1.5 小时,第二次 1 小时,滤过,合并滤液,回收乙醇,与上述醇沉后的水煎液合并,浓缩成稠膏,80℃以下干燥,粉碎成细粉,加入盐酸小檗碱、枳实挥发油,加淀粉适量吸收,与上述细粉混匀,装入胶囊,制成 1000 粒,即得。

【性状】　本品为硬胶囊,内容物为黄棕色的粉末;气清香,味极苦。

【鉴别】　(1)取本品内容物 0.1g,加浓氨试液 3 滴和甲醇 10ml,振摇片刻,滤过,滤液作为供试品溶液。另取盐酸小檗碱对照品,加甲醇制成每 1ml 含 0.5mg 的溶液,作为对照品溶液。照薄层色谱法(通则 0502)试验,吸取上述两种溶液各 2μl,分别点于同一硅胶 G 薄层板上,以正丁醇-冰醋酸-水(5:1:1)为展开剂,展开,取出,晾干,置紫外光灯(365nm)下检视。供试品色谱中,在与对照品色谱相应的位置上,显相同颜色的荧光斑点。

(2)取本品内容物 3g,加甲醇 50ml,超声处理 30 分钟,滤过,滤液蒸干,残渣加水 20ml 使溶解,加乙醚 20ml 振摇提取,弃去乙醚液,水液加乙酸乙酯振摇提取 2 次,每次 20ml,分取乙酸乙酯液,回收溶剂至干,残渣加甲醇 5ml 使溶解,作为供试品溶液。另取橙皮苷对照品,加甲醇制成饱和溶液,作为对照品溶液。再取柚皮苷对照品,加甲醇制成每 1ml 含 0.5mg 的溶液,作为对照品溶液。照薄层色谱法(通则 0502)试验,吸取上述三种溶液各 1μl,分别点于同一聚酰胺薄膜上,以丙酮-水(1:1)为展开剂,展开,取出,晾干,喷以三氯化铝试液,在 105℃加热 5 分钟,置紫外光灯(365nm)下检视。供试品色谱中,在与对照品色谱相应的位置上,显相同颜色的荧光斑点。

(3)取本品内容物 0.3g,加二氯甲烷 10ml,超声处理 20 分钟,滤过,滤液浓缩至 1ml,作为供试品溶液。另取木香对照药材 0.5g,同法制成对照药材溶液。照薄层色谱法(通则 0502)试验,吸取供试品溶液 15μl,对照药材溶液 5μl,分别点于同一硅胶 G 薄层板上,以环己烷-丙酮(10:3)为展开剂,展开,取出,晾干,喷以 5%香草醛硫酸溶液,在 105℃加热至斑点显色清晰,置日光下检视。供试品色谱中,在与对照药材色谱相应的位置上,显相同颜色的主斑点。

(4)取厚朴酚与和厚朴酚对照品,加甲醇制成每 1ml 各含 1mg 的混合溶液,作为对照品溶液。照薄层色谱法(通则 0502)试验,吸取〔鉴别〕(3)项下的供试品溶液及上述对照品溶液各 5μl,分别点于同一以羧甲基纤维素钠为黏合剂的硅胶 G 薄层板上,以石油醚(60~90℃)-乙酸乙酯-甲酸(85:25:2)为展开剂,展开,取出,晾干,喷以 5%香草醛硫酸溶液,在 105℃加热至斑点显色清晰,置日光下检视。供试品色谱中,在与对照品色谱相应的位置上,显相同颜色的斑点。

【检查】　应符合胶囊剂项下有关的各项规定(通则 0103)。

【含量测定】　**盐酸小檗碱**　照高效液相色谱法(通则 0512)测定。

色谱条件与系统适用性试验　以十八烷基硅烷键合硅胶为填充剂;以乙腈-0.05mol/L 磷酸二氢钾溶液(以磷酸调节 pH 值为 3.0)(25:75)为流动相;检测波长为 345nm。理论板数按盐酸小檗碱峰计算应不低于 5000。

对照品溶液的制备　取盐酸小檗碱对照品适量,精密称定,加盐酸-甲醇(1:100)的混合溶液制成每 1ml 含 25μg 的溶液,即得。

供试品溶液的制备　取装量差异项下的本品内容物,研细,取约 0.1g,精密称定,置具塞锥形瓶中,精密加入盐酸-甲醇(1:100)的混合溶液 50ml,称定重量,超声处理(功率

500W,频率 40kHz)1 小时,放冷,再称定重量,用盐酸-甲醇 (1:100)混合溶液补足减失的重量,摇匀,滤过,精密量取续滤液 1ml,置 10ml 量瓶中,加盐酸-甲醇(1:100)混合溶液至刻度,摇匀,滤过,取续滤液,即得。

测定法 分别精密吸取对照品溶液与供试品溶液各 10μl,注入液相色谱仪,测定,即得。

本品每粒含盐酸小檗碱($C_{20}H_{18}ClNO_4$·$2H_2O$)应为 36.0~44.0mg。

姜厚朴 照高效液相色谱法(通则 0512)测定。

色谱条件与系统适用性试验 以十八烷基硅烷键合硅胶为填充剂;以乙腈-0.1%甲酸溶液(60:40)为流动相;检测波长为 294nm。理论板数按厚朴酚峰计算应不低于 3800。

对照品溶液的制备 取厚朴酚对照品、和厚朴酚对照品适量,精密称定,加甲醇制成每 1ml 分别含厚朴酚 36μg、和厚朴酚 30μg 的混合溶液,即得。

供试品溶液的制备 取装量差异项下的本品内容物,混匀,研细,取约 0.3g,精密称定,置具塞锥形瓶中,精密加入甲醇 50ml,超声处理(功率 250W,频率 50kHz)40 分钟,放冷,再称定重量,用甲醇补足减失的重量,摇匀,滤过,取续滤液,即得。

测定法 分别精密吸取对照品溶液与供试品溶液各 10μl,注入液相色谱仪,测定,即得。

本品每粒含姜厚朴以厚朴酚($C_{18}H_{18}O_2$)与和厚朴酚($C_{18}H_{18}O_2$)的总量计,应不得少于 3.0mg。

【功能与主治】 祛暑散寒,化滞止痢。用于肠胃食滞,红白痢疾,腹痛下坠,小便不利。

【用法与用量】 口服。一次 2 粒,一日 2 次。

【注意】 孕妇忌服。

【规格】 每粒装 0.34g

【贮藏】 密封,防潮,置阴凉处。

心 元 胶 囊
Xinyuan Jiaonang

本品系由制何首乌、丹参、地黄等药味加工制成的胶囊剂。

【性状】 本品为硬胶囊,内容物为黄棕色至棕褐色的颗粒及粉末;气微香,味微苦。

【鉴别】 (1)取本品内容物 3g,加甲醇 20ml,浸渍 1 小时,滤过,滤液蒸干,残渣加水 10ml 使溶解,加盐酸 0.5ml,加热回流 20 分钟,立即冷却,用乙醚振摇提取 2 次,每次 15ml,合并乙醚液,蒸干,残渣加甲醇 1ml 使溶解,作为供试品溶液。另取何首乌对照药材 0.5g,同法制成对照药材溶液。再取大黄素对照品,加甲醇制成每 1ml 含 1mg 的溶液,作为对照品溶液。照薄层色谱法(通则 0502)试验,吸取上述三种溶液各 3~5μl,分别点于同一硅胶 H 薄层板上,以石油醚(30~60℃)-甲酸乙酯-甲酸(15:5:1)的上层溶液为展开剂,展开,取出,晾干,置氨蒸气中熏至斑点显色清晰。供试品色谱中,在与对照药材色谱和对照品色谱相应的位置上,显相同颜色的斑点。

(2)取本品内容物 4g,加乙醚 30ml,浸渍 1 小时,滤过(药渣备用),滤液蒸干,残渣加乙酸乙酯 1ml 使溶解,作为供试品溶液。另取丹参酮 ⅡA 对照品,加乙酸乙酯制成每 1ml 含 2mg 的溶液,作为对照品溶液。照薄层色谱法(通则 0502)试验,吸取上述两种溶液各 5μl,分别点于同一硅胶 G 薄层板上,以甲苯-乙酸乙酯(19:1)为展开剂,展开,取出,晾干。供试品色谱中,在与对照品色谱相应的位置上,显相同颜色的斑点。

(3)取〔鉴别〕(2)项下乙醚提取后的备用药渣,挥干乙醚,加甲醇 30ml,超声处理 20 分钟,滤过,滤液浓缩至约 5ml,加入中性氧化铝(100~200 目)4g,拌匀,蒸干,加入 40%甲醇 15ml,搅匀,滤过,用 40%甲醇 10ml 洗涤滤渣,洗液并入滤液中,蒸干,残渣加水 10ml 使溶解,用水饱和的正丁醇振摇提取 2 次,每次 10ml,合并正丁醇液,加氨试液 30ml 洗涤,弃去洗涤液,再加正丁醇饱和的水 15ml 洗涤,弃去洗涤液,取正丁醇液蒸干,残渣加甲醇 0.5ml 使溶解,作为供试品溶液。另取人参皂苷 Rb₁ 对照品、人参皂苷 Re 对照品、人参皂苷 Rg₁ 对照品,加甲醇制成每 1ml 各含 2mg 的混合溶液,作为对照品溶液。照薄层色谱法(通则 0502)试验,吸取上述供试品溶液 5~10μl、对照品溶液 2μl,分别点于同一硅胶 G 薄层板上,以三氯甲烷-乙酸乙酯-甲醇-水(15:40:22:10)10℃以下放置的下层溶液为展开剂,展开,取出,晾干,喷以 10%硫酸乙醇溶液,在 105℃加热至斑点显色清晰。供试品色谱中,在与对照品色谱相应的位置上,显相同的三个紫红色斑点;置紫外光灯(365nm)下检视。显三个相同颜色的荧光斑点。

(4)取芍药苷对照品,加乙醇制成每 1ml 含 2mg 的溶液,作为对照品溶液。照薄层色谱法(通则 0502)试验,吸取〔鉴别〕(3)项下的供试品溶液及对照品溶液各 5~8μl,分别点于同一硅胶 G 薄层板上,以三氯甲烷-乙酸乙酯-甲醇-甲酸(40:5:10:0.2)为展开剂,展开,取出,晾干,喷以 5%香草醛硫酸溶液,加热至斑点显色清晰。供试品色谱中,在与对照品色谱相应的位置上,显相同颜色的斑点。

【检查】 应符合胶囊剂项下有关的各项规定(通则 0103)。

【含量测定】 照高效液相色谱法(通则 0512)测定(避光操作)。

色谱条件与系统适用性试验 以十八烷基硅烷键合硅胶为填充剂;以乙腈-水(19:81)为流动相;检测波长为 320nm。理论板数按 2,3,5,4'-四羟基二苯乙烯-2-O-β-D-葡萄糖苷峰计算应不低于 2000。

对照品溶液的制备 取 2,3,5,4′-四羟基二苯乙烯-2-O-β-D-葡萄糖苷对照品适量,精密称定,加稀乙醇制成每 1ml 含 0.15mg 的溶液,即得。

供试品溶液的制备 取装量差异项下的本品内容物,混匀,研细,取约 0.5g,精密称定,置具塞锥形瓶中,精密加入稀乙醇 50ml,称定重量,加热回流 30 分钟,放冷,再称定重量,用稀乙醇补足减失的重量,摇匀,滤过,取续滤液,即得。

测定法 分别精密吸取对照品溶液 5μl、供试品溶液各 5~10μl,注入液相色谱仪,测定,即得。

本品每粒含制何首乌以 2,3,5,4′-四羟基二苯乙烯-2-O-β-D-葡萄糖苷($C_{20}H_{22}O_9$)计,不得少于 2.5mg。

【功能与主治】 滋肾养心,活血化瘀。用于胸痹心肾阴虚、心血瘀阻证,症见胸闷不适、胸部刺痛或绞痛、或胸痛彻背、固定不移、入夜甚、心悸盗汗、心烦不寐、腰酸膝软、耳鸣头晕;冠心病稳定型劳累性心绞痛、高脂血症见上述证候者。

【用法与用量】 口服。一次 3~4 粒,一日 3 次。

【规格】 每粒装 0.3g

【贮藏】 密封。

心 可 舒 片

Xinkeshu Pian

【处方】 丹参 294g　　　　葛根 294g
三七 19.6g　　　　山楂 294g
木香 19.6g

【制法】 以上五味,取三七、木香及部分山楂粉碎成细粉,剩余的山楂、葛根加入 60% 乙醇温浸 30 分钟,回流提取二次,合并醇提液,回收乙醇,备用;丹参加水煎煮二次,合并煎液,滤过,滤液与上述备用液合并,混匀,浓缩至适量,加入上述细粉制成颗粒,干燥,压制成 1000 片(小片)或 500 片(大片),包薄膜衣,即得。

【性状】 本品为薄膜衣片,除去薄膜衣后显棕色;气微,味酸、涩。

【鉴别】 (1)取本品,置显微镜下观察:树脂道碎片含黄色分泌物(三七)。木纤维成束,长梭形,直径 16~24μm,纹孔口横裂缝状、十字状或人字状(木香)。

(2)取本品 4 片〔规格(1)〕或 2 片〔规格(2)〕,研细,加甲醇 50ml,加热回流 1 小时,放冷,滤过,滤液回收溶剂至干,残渣加水 20ml 使溶解,用水饱和的正丁醇振摇提取 2 次,每次 30ml,合并正丁醇液,用氨试液洗涤 2 次,每次 30ml,取正丁醇液,回收溶剂至干,残渣加甲醇 1ml 使溶解,作为供试品溶液。另取三七对照药材 0.1g,加甲醇 30ml,同法制成对照药材溶液。再取人参皂苷 Rg₁ 对照品、人参皂苷 Rb₁ 对照品、人参皂苷 Re 对照品及三七皂苷 R₁ 对照品,加甲醇制成每

1ml 各含 1mg 的混合溶液,作为对照品溶液。照薄层色谱法(通则 0502)试验,吸取上述三种溶液各 5μl,分别点于同一高效硅胶 G 薄层板上,以三氯甲烷-甲醇-水(13∶7∶2)10℃以下放置的下层溶液为展开剂,10℃以下展开,取出,晾干,喷以 10% 硫酸乙醇溶液,在 105℃加热至斑点显色清晰,分别置日光和紫外光灯(365nm)下检视。供试品色谱中,在与对照药材色谱和对照品色谱相应的位置上,日光下显相同颜色的斑点;紫外光下显相同颜色的荧光斑点。

(3)取本品 5 片〔规格(1)〕或 3 片〔规格(2)〕,研细,加 20% 乙醇 50ml,超声处理 30 分钟,离心(转速为每分钟 4000 转)10 分钟,取上清液加在聚酰胺柱(100~200 目,柱内径为 1.5cm,2g,湿法装柱)上,用 20% 乙醇 150ml 洗脱,弃去洗脱液,继用 30% 的乙醇 200ml 洗脱,收集洗脱液,蒸干,残渣加 70% 甲醇 2ml 使溶解,作为供试品溶液。另取金丝桃苷对照品,加 70% 甲醇制成每 1ml 含 30μg 的溶液,作为对照品溶液。照高效液相色谱法(通则 0512)试验,以十八烷基硅烷键合硅胶为填充剂;以乙腈为流动相 A,以 0.1% 的三氟乙酸溶液为流动相 B,按下表中的规定进行梯度洗脱;柱温为 30℃;检测波长为 355nm。理论板数按金丝桃苷峰计算,应不低于 3000。分别吸取上述两种溶液各 10μl,注入液相色谱仪。供试品色谱中应呈现 2 个主要色谱峰,其中一个峰的保留时间与金丝桃苷对照品色谱峰的保留时间相对应,另一个色谱峰以金丝桃苷峰为参照,相对保留时间应为 1.06±2%。

时间(分钟)	流动相 A(%)	流动相 B(%)
0~10	17	83
10~20	17→19	83→81

【检查】 应符合片剂项下有关的各项规定(通则 0101)。

【特征图谱】 照高效液相色谱法(通则 0512)测定。

色谱条件与系统适用性试验 同〔含量测定〕丹参、葛根项。

参照物溶液的制备 取葛根对照药材 0.5g,置具塞锥形瓶中,加 70% 甲醇 50ml,超声处理 30 分钟,摇匀,滤过,取续滤液作为对照药材参照物溶液。再取〔含量测定〕丹参、葛根项下对照品溶液,作为对照品参照物溶液。

供试品溶液的制备 同〔含量测定〕丹参、葛根项。

测定法 精密吸取参照物溶液与供试品溶液各 10μl,注入液相色谱仪,测定,即得。

供试品色谱中应呈现 8 个与对照特征图谱相对应的色谱峰;其中 1、2、4、8 号峰保留时间应与丹参素钠、原儿茶醛、葛根素、丹酚酸 B 对照品色谱峰的保留时间相对应;3、4、5、6、7 号峰的保留时间应与对照药材参照物色谱中的 5 个主色谱峰的保留时间相对应。

【含量测定】 **丹参、葛根** 照高效液相色谱法(通则 0512)测定。

色谱条件与系统适用性试验 以十八烷基硅烷键合硅胶

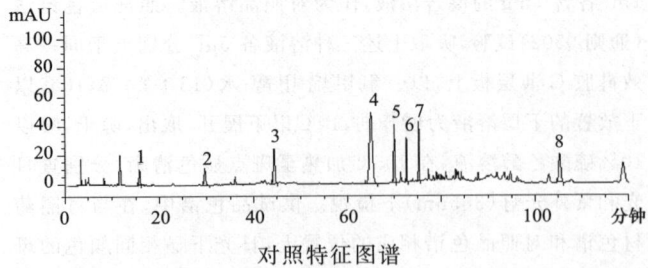

对照特征图谱

峰 1：丹参素钠　　峰 2：原儿茶醛　　峰 3：3′-羟基葛根素
峰 4：葛根素　　峰 5：3′-甲氧基葛根素　　峰 6：葛根素-7-木糖苷
峰 7：大豆苷　　峰 8：丹酚酸 B

为填充剂；以乙腈为流动相 A，以 0.1% 的三氟乙酸溶液为流动相 B，按下表中的规定进行梯度洗脱；柱温为 25℃；检测波长为 287nm。理论板数按丹酚酸 B 峰计算应不低于 100000。

时间(分钟)	流动相 A(%)	流动相 B(%)
0～20	5	95
20～30	5→9	95→91
30～60	9	91
60～80	9→22	91→78
80～120	22	78

对照品溶液的制备　取丹参素钠对照品、原儿茶醛对照品、丹酚酸 B 对照品、葛根素对照品适量，精密称定，加 70% 甲醇制成每 1ml 含丹参素钠 50μg(相当于丹参素 45μg)、原儿茶醛 20μg、丹酚酸 B 100μg、葛根素 150μg 的混合溶液，即得。

供试品溶液的制备　取重量差异项下的本品，研细，取约 0.5g 精密称定，置具塞锥形瓶中，精密加入 70% 甲醇 50ml，密塞，称定重量，超声处理(功率 250W，频率 40kHz)30 分钟，取出，放冷，再称定重量，用 70% 甲醇补足减失的重量，摇匀，滤过，取续滤液，即得。

测定法　精密吸取对照品溶液与供试品溶液各 10μl，注入液相色谱仪，测定，即得。

本品每片含丹参以丹酚酸 B($C_{36}H_{30}O_{16}$)计，〔规格(1)〕不得少于 1.0mg，〔规格(2)〕不得少于 2.0mg；以丹参素($C_9H_{10}O_5$)、原儿茶醛($C_7H_6O_3$)与丹酚酸 B($C_{36}H_{30}O_{16}$)的总量计，〔规格(1)〕不得少于 1.5mg，〔规格(2)〕不得少于 3.0mg。含葛根以葛根素($C_{21}H_{20}O_9$)计，〔规格(1)〕不得少于 3.0mg，〔规格(2)〕不得少于 6.0mg。

木香　照高效液相色谱法(通则 0512)测定。

色谱条件与系统适用性试验　以十八烷基硅烷键合硅胶为填充剂；以乙腈-水(45∶55)为流动相；检测波长为 225nm。理论板数按去氢木香内酯峰计算应不低于 5000。

对照品溶液的制备　取木香烃内酯对照品、去氢木香内酯对照品适量，精密称定，加甲醇制成每 1ml 含木香烃内酯 20μg、去氢木香内酯 30μg 的混合溶液，即得。

供试品溶液的制备　取重量差异项下的本品，研细，取约 0.6g，精密称定，置具塞锥形瓶中，精密加入甲醇 25ml，密塞，称定重量，超声处理(功率 250W，频率 40kHz)30 分钟，取出，

放冷，再称定重量，用甲醇补足减失的重量，摇匀，滤过，取续滤液，即得。

测定法　精密吸取对照品溶液与供试品溶液各 10μl，注入液相色谱仪，测定，即得。

本品每片含木香以木香烃内酯($C_{15}H_{20}O_2$)和去氢木香内酯($C_{15}H_{18}O_2$)的总量计，〔规格(1)〕不得少于 0.22mg，〔规格(2)〕不得少于 0.44mg。

【功能与主治】　活血化瘀，行气止痛。用于气滞血瘀引起的胸闷、心悸、头晕、头痛、颈项疼痛；冠心病心绞痛、高血脂、高血压、心律失常见上述证候者。

【用法与用量】　口服。一次 4 片〔规格(1)〕或 2 片〔规格(2)〕，一日 3 次，或遵医嘱。

【注意】　孕妇慎用。

【规格】　每片重　(1)0.31g　(2)0.62g

【贮藏】　密封。

心　宁　片
Xinning Pian

【处方】　丹参 300g　　　　　槐花 150g
　　　　　　川芎 150g　　　　　三七 54g
　　　　　　红花 150g　　　　　降香 150g
　　　　　　赤芍 150g

【制法】　以上七味，三七、川芎粉碎成细粉，过筛；其余丹参等五味，加水煎煮三次，第一次 3 小时，第二次 2 小时，第三次 1 小时，合并煎液，滤过，滤液浓缩成稠膏，与上述细粉混匀，干燥，粉碎，过筛，加辅料适量，混匀，制成颗粒，干燥，制成 500 片(大片)或 1000 片(小片)，包糖衣或薄膜衣，即得。

【性状】　本品为糖衣片或薄膜衣片，除去包衣后显棕色至棕褐色；味辛。

【鉴别】　(1)取本品 10 片，除去包衣，研细，加乙醚 50ml，超声处理 20 分钟，滤过，药渣备用，滤液挥干，残渣加三氯甲烷 1ml 使溶解，作为供试品溶液。另取川芎对照药材 1g，加乙醚 20ml，同法制成对照药材溶液。照薄层色谱法(通则 0502)试验，吸取上述两种溶液各 5μl，分别点于同一硅胶 G 薄层板上，以正己烷-乙酸乙酯(9∶1)为展开剂，展开，取出，晾干，置紫外光灯(365nm)下检视。供试品色谱中，在与对照药材色谱相应的位置上，显相同颜色的荧光斑点。

(2)取〔鉴别〕(1)项下备用药渣，挥干，加甲醇 50ml，超声处理 30 分钟，滤过，滤液蒸干，残渣加水 50ml 使溶解，用水饱和正丁醇提取 2 次，每次 30ml，合并正丁醇液，用氨试液洗涤 2 次，每次 60ml。取正丁醇液蒸干，残渣加甲醇 1ml 使溶解，作为供试品溶液。另取三七对照药材 0.5g，加甲醇 20ml，同法制成对照药材溶液。再取三七皂苷 R₁ 对照品，加甲醇制成每 1ml 含 1mg 的溶液，作为对照品溶液。照薄层色谱法(通则 0502)试验，吸取上述三种溶液各 2μl，分别点于同一硅

胶 G 薄层板上,以三氯甲烷-甲醇-水(13:7:2)的下层溶液为展开剂,展开,晾干,喷以 10%硫酸乙醇溶液,在 105℃加热至斑点显色清晰。供试品色谱中,在与对照药材色谱和对照品色谱相应的位置上,显相同颜色的斑点。

【检查】 应符合片剂项下有关的各项规定(通则 0101)。

【含量测定】 照高效液相色谱法(通则 0512)测定。

色谱条件与系统适用性试验 以十八烷基硅烷键合硅胶为填充剂;以甲醇-冰醋酸-二甲基甲酰胺-水(2:1:2:95)为流动相;检测波长为 283nm。理论板数按丹参素峰计算应不低于 6000。

对照品溶液的制备 取丹参素钠对照品适量,精密称定,加 50%甲醇制成每 1ml 含 50μg 的溶液(相当于每 1ml 含丹参素 45μg),即得。

供试品溶液的制备 取本品 10 片,除去包衣,精密称定,研细,取约 1g,精密称定,置具塞锥形瓶中,精密加入盐酸溶液(1→50)50ml,密塞,称定重量,超声处理(功率 250W,频率 33kHz)30 分钟,放冷,再称定重量,用上述盐酸溶液补足减失的重量,加氯化钠 5g,摇匀,离心,精密量取上清液 25ml,置分液漏斗中,用乙酸乙酯振摇提取 4 次(50ml,30ml,20ml,20ml),合并乙酸乙酯液,回收乙酸乙酯至干,残渣用 50%甲醇溶解并转移至 25ml 量瓶中,加 50%甲醇至刻度,摇匀,滤过,取续滤液,即得。

测定法 分别精密吸取对照品溶液与供试品溶液各 10μl,注入液相色谱仪,测定,即得。

本品每片含丹参以丹参素($C_9H_{10}O_5$)计,小片不得少于 0.40mg,大片不得少于 0.80mg。

【功能与主治】 理气止痛,活血化瘀。用于气滞血瘀所致胸痹,症见胸闷、胸痛、心悸、气短;冠心病心绞痛见上述证候者。

【用法与用量】 口服。一次 2～3 片(大片),一次 6～8 片(小片),一日 3 次。

【注意】 孕妇忌服。

【贮藏】 密封。

心血宁片
Xinxuening Pian

【处方】 葛根提取物 150g　　　山楂提取物 25g

【制法】 以上二味,加淀粉适量,混匀,制成颗粒,干燥,加入适量硬脂酸镁,混匀,压制成 1000 片,包糖衣或薄膜衣,即得。

【性状】 本品为糖衣片或薄膜衣片,除去包衣后显棕褐色至黑棕色;味苦、微涩。

【鉴别】 取本品 2 片,糖衣片除去包衣,研细,加甲醇 10ml,超声处理 10 分钟,放冷,滤过,滤液蒸干,残渣加甲醇

2ml 使溶解,静置,取上清液作为供试品溶液。另取葛根素对照品,加甲醇制成每 1ml 含 1mg 的溶液,作为对照品溶液。照薄层色谱法(通则 0502)试验,吸取上述两种溶液各 1～2μl,分别点于同一硅胶 G 薄层板上,以三氯甲烷-甲醇-水(7:2.5:0.25)为展开剂,展开,取出,晾干,置紫外光灯(365nm)下检视。供试品色谱中,在与对照品色谱相应的位置上,显相同颜色的荧光斑点。

【检查】 应符合片剂项下有关的各项规定(通则 0101)。

【含量测定】 照高效液相色谱法(通则 0512)测定。

色谱条件与系统适用性试验 以十八烷基硅烷键合硅胶为填充剂;以甲醇-水-冰醋酸(23:77:0.5)为流动相;检测波长为 250nm。理论板数按葛根素峰计算应不低于 2000。

对照品溶液的制备 取葛根素对照品适量,精密称定,加 30%乙醇制成每 1ml 含 80μg 的溶液,即得。

供试品溶液的制备 取本品 10 片,糖衣片除去包衣,精密称定,研细,取约 50mg,精密称定,置具塞锥形瓶中,精密加入 30%乙醇 50ml,密塞,称定重量,超声处理(功率 250W,频率 33kHz)20 分钟,放冷,再称定重量,用 30%乙醇补足减失的重量,摇匀,滤过,取续滤液,即得。

测定法 分别精密吸取对照品溶液与供试品溶液各 20μl,注入液相色谱仪,测定,即得。

本品每片含葛根以葛根素($C_{21}H_{20}O_9$)计,不得少于 13.5mg。

【功能与主治】 活血化瘀,通络止痛。用于瘀血阻络引起的胸痹,心痛,眩晕;冠心病心绞痛,高血压,高脂血症等见上述证候者。

【用法与用量】 口服。一次 4 片,一日 3 次,或遵医嘱。

【规格】 (1)糖衣片 片心重 0.2g　(2)薄膜衣片 每片重 0.21g

【贮藏】 密封。

附:1. 葛根提取物质量标准

葛根提取物

本品为葛根经加工制成的提取物。

〔制法〕 取葛根,用 80%～90%乙醇加热回流提取三次,第一、二次各 4 小时,第三次 3 小时,滤过,滤液合并,回收乙醇并浓缩至相对密度为 1.30～1.33(60℃)的稠膏,干燥,即得。

〔性状〕 本品为浅棕黄色至深褐色的块状物;气微,味微苦、涩。

〔鉴别〕 取本品粉末 0.4g,研细,加甲醇 10ml,超声处理 10 分钟,滤过,滤液蒸干,残渣加甲醇 1ml 使溶解,作为供试品溶液。另取葛根素对照品,加甲醇制成每 1ml 含 1mg 的溶液,作为对照品溶液。照薄层色谱法(通则 0502)试验,吸取上述两种溶液各 2μl,分别点于同一硅胶 G 薄层板上,以三氯甲烷-甲醇-水(7:2.5:0.25)为展开剂,展开,取出,晾干,置

紫外光灯(365nm)下检视。供试品色谱中,在与对照品色谱相应的位置上,显相同颜色的荧光斑点。

〔检查〕　水分　不得过 6.0%(通则 0832 第二法)。

〔含量测定〕　照高效液相色谱法(通则 0512)测定。

色谱条件与系统适用性试验　以十八烷基硅烷键合硅胶为填充剂;以甲醇-水-冰醋酸(25:75:0.5)为流动相;检测波长为 250nm。理论板数按葛根素峰计算应不低于 2000。

对照品溶液的制备　取葛根素对照品适量,精密称定,加甲醇制成每 1ml 含 60μg 的溶液,即得。

供试品溶液的制备　取本品,研细,取约 50mg,精密称定,置具塞锥形瓶中,精密加入 30%乙醇 50ml,密塞,称定重量,超声处理(功率 250W,频率 33kHz)20 分钟,放冷,再称定重量,用 30%乙醇补足减失的重量,摇匀,滤过,取续滤液,即得。

测定法　分别精密吸取对照品溶液与供试品溶液各 10μl,注入液相色谱仪,测定,即得。

本品按干燥品计算,含葛根素($C_{21}H_{20}O_9$)不得少于 10.0%。

〔贮藏〕　密封,置干燥处。

2. 山楂提取物质量标准

山楂提取物

本品为山楂经加工制成的提取物。

〔制法〕　取山楂,加水煎煮二次,第一次 2 小时,第二次 1 小时,滤过,合并滤液,浓缩至相对密度为 1.20～1.22(80℃)的清膏,加入清膏量 20%的盐酸,边加边搅拌,升温至 90℃,保温 2 小时,静置,吸出上清液,沉淀物用水洗至无明显的酸性,过滤至干,取出沉淀物干燥,即得。

〔性状〕　本品为浅棕黄色至棕褐色的块状物;气微,味酸、微苦。

〔鉴别〕　取本品 1g,研细,加三氯甲烷 30ml,超声处理 20 分钟,滤过,滤液蒸干,残渣加三氯甲烷 1ml 使溶解,作为供试品溶液。另取齐墩果酸对照品,加三氯甲烷制成每 1ml 含 1mg 的溶液,作为对照品溶液。照薄层色谱法(通则 0502)试验,吸取上述两种溶液各 4μl,分别点于同一硅胶 G 薄层板上,以三氯甲烷-甲醇(40:1)为展开剂,展开,取出,晾干,喷以 10%硫酸乙醇溶液,在 105℃加热至斑点显清晰。供试品色谱中,在与对照品色谱相应的位置上,显相同颜色的斑点。

〔检查〕　水分　不得过 9.0%(通则 0832 第二法)。

〔含量测定〕　**对照品溶液的制备**　取芦丁对照品 10mg,精密称定,置 50ml 量瓶中,加甲醇适量,置水浴上微热使溶解,放冷,加甲醇至刻度,摇匀。即得(每 1ml 含芦丁 0.2mg)。

标准曲线的制备　精密量取对照品溶液 1ml、2ml、3ml、4ml、5ml 与 6ml,分别置 25ml 量瓶中,各加水至 6ml,加 5%亚硝酸钠溶液 1ml,混匀,放置 6 分钟,加 10%硝酸铝溶液 1ml,摇匀,放置 6 分钟,加氢氧化钠试液 10ml,再加水至刻度,摇匀,放置 15 分钟,以相应的试剂为空白,照紫外-可见分光光度法(通则 0401),在 500nm 波长处测定吸光度,以吸光度为纵坐标,浓度为横坐标,绘制标准曲线。

测定法　取本品,研细,取 1g,精密称定,置具塞锥形瓶中,精密加入甲醇 50ml,密塞,称定重量,超声处理(功率 250W,频率 33kHz)20 分钟,放冷,再称定重量,用甲醇补足减失的重量,摇匀,滤过。精密量取续滤液 2ml,置 25ml 量瓶中,照标准曲线的制备项下的方法,自"加水至 6ml"起,依法测定吸光度,从标准曲线上读出供试品溶液中芦丁的重量(μg),计算,即得。

本品按干燥品计算,含总黄酮以芦丁($C_{27}H_{30}O_{16}$)计,不得少于 1.0%。

〔贮藏〕　密封,置干燥处。

心血宁胶囊
Xinxuening Jiaonang

【处方】　葛根提取物 300g　　　　山楂提取物 50g

【制法】　以上二味,粉碎成细粉,加淀粉等辅料适量,混匀,用乙醇适量制粒,干燥,装入胶囊,制成 1000 粒,即得。

【性状】　本品为硬胶囊,内容物为浅棕色至黑褐色的颗粒及粉末;味苦、微涩。

【鉴别】　取本品内容物 0.4g,研细,加甲醇 10ml,超声处理 10 分钟,滤过,滤液蒸干,残渣加甲醇 1ml 使溶解,静置,取上清液作为供试品溶液。另取葛根素对照品,加甲醇制成每 1ml 含 1mg 的溶液,作为对照品溶液。照薄层色谱法(通则 0502)试验,吸取上述两种溶液各 2μl,分别点于同一硅胶 G 薄层板上,以二氯甲烷-甲醇-水(7:2.5:0.25)为展开剂,展开,取出,晾干,置紫外光灯(365nm)下检视。供试品色谱中,在与对照品色谱相应的位置上,显相同颜色的荧光斑点。

【检查】　应符合胶囊剂项下有关的各项规定(通则 0103)。

【含量测定】　照高效液相色谱法(通则 0512)测定。

色谱条件与系统适用性试验　以十八烷基硅烷键合硅胶为填充剂;以甲醇-水-冰醋酸(25:75:0.5)为流动相;检测波长为 250nm。理论板数按葛根素峰计算应不低于 3000。

对照品溶液的制备　取葛根素对照品适量,精密称定,加 30%乙醇制成每 1ml 含 80μg 的溶液,即得。

供试品溶液的制备　取装量差异项下的本品内容物,混匀,研细,取约 50mg,精密称定,置具塞锥形瓶中,精密加入 30％乙醇 50ml,密塞,称定重量,超声处理(功率 250W,频率 33kHz)20 分钟,放冷,再称定重量,用 30％乙醇补足减失的重量,摇匀,滤过,取续滤液,即得。

测定法 分别精密吸取对照品溶液与供试品溶液各 10μl,注入液相色谱仪,测定,即得。

本品每粒含葛根提取物以葛根素($C_{21}H_{20}O_9$)计,不得少于 27.0mg。

【功能与主治】 活血化瘀,通络止痛。用于瘀血阻络引起的胸痹,心痛,眩晕;冠心病心绞痛,高血压,高脂血症等见上述证候者。

【用法与用量】 口服。一次 2 粒,一日 3 次;或遵医嘱。

【规格】 每粒装 0.4g

【贮藏】 密封。

注:葛根提取物、山楂提取物质量标准同心血宁片

心安宁片
Xin'anning Pian

【处方】 葛根 213g   山楂 244g
        制何首乌 183g   珍珠粉 3g

【制法】 以上四味,制何首乌加水煎煮三次,第一次 4 小时,第二、三次各 3 小时;山楂加水煎煮二次,第一次 4 小时,第二次 3 小时;合并以上煎液,静置,滤过,滤液浓缩至稠膏;葛根粉碎成粗粉,与稠膏搅匀,烘干,粉碎成细粉,与珍珠粉和适量的辅料混匀,制成颗粒,干燥,压制成 1000 片,包糖衣和薄膜衣,即得。

【性状】 本品为糖衣片或薄膜衣片,除去包衣后显黄棕色至棕褐色;气微,味甘。

【鉴别】 (1)取本品 10 片,糖衣片除去包衣,研细,加甲醇 30ml,超声处理 30 分钟,滤过,滤液蒸干,残渣加甲醇 5ml 使溶解,作为供试品溶液。另取葛根素对照品,加甲醇制成每 1ml 含 0.5mg 的溶液,作为对照品溶液。照薄层色谱法(通则 0502)试验,吸取上述两种溶液各 5μl,分别点于同一硅胶 G 薄层板上,以三氯甲烷-甲醇-水 (7：2.5：0.5)为展开剂,展开,取出,晾干,置紫外光灯(365nm)下检视。供试品色谱中,在与对照品色谱相应的位置上,显相同颜色的荧光斑点。

(2)取本品 20 片,糖衣片除去包衣,研细,加甲醇 30ml,加热回流 1 小时,放冷,滤过,滤液蒸干,残渣加水 10ml 使溶解,用乙酸乙酯振摇提取 3 次,每次 20ml,合并提取液,蒸干,残渣加乙酸乙酯 1ml 使溶解,作为供试品溶液。另取制何首乌对照药材 1g,加甲醇 30ml,同法制成对照药材溶液。再取大黄素对照品、大黄素甲醚对照品,加甲醇制成每 1ml 各含

0.5mg 的混合溶液,作为对照品溶液。照薄层色谱法(通则 0502)试验,吸取上述三种溶液各 5μl,分别点于同一硅胶 G 薄层板上,以甲苯-乙酸乙酯-甲酸(30：4：1)的上层溶液为展开剂,展开,取出,晾干,置紫外光灯(365nm)下检视。供试品色谱中,在与对照药材色谱和对照品色谱相应的位置上,显相同颜色的荧光斑点;置氨蒸气中熏 2 分钟,置日光下检视,斑点变为红色。

(3)取本品 25 片,糖衣片除去包衣,研细,加乙酸乙酯 30ml,超声处理 30 分钟,滤过,滤液蒸干,残渣加甲醇 1ml 使溶解,作为供试品溶液。另取山楂对照药材 2g,同法制成对照药材溶液。照薄层色谱法(通则 0502)试验,吸取供试品溶液 15μl、对照药材溶液 10μl,分别点于同一硅胶 G 薄层板上,以环己烷-三氯甲烷-乙酸乙酯-甲酸(20：5：8：0.1)为展开剂,展开,取出,晾干,喷以三氯化铁试液,在 105℃加热至斑点显色清晰。供试品色谱中,在与对照药材色谱相应的位置上,显相同颜色的主斑点。

【检查】 应符合片剂项下有关的各项规定(通则 0101)。

【含量测定】 照高效液相色谱法(通则 0512)测定。

色谱条件与系统适用性试验 以十八烷基硅烷键合硅胶为填充剂;以甲醇-水(25：75)为流动相;检测波长为 250nm。理论板数按葛根素峰计算应不低于 3000。

对照品溶液的制备 取葛根素对照品适量,精密称定,加 50％甲醇制成每 1ml 含 60μg 的溶液,即得。

供试品溶液的制备 取重量差异项下的薄膜衣片,研细;或取糖衣片 10 片,除去包衣,精密称定,研细,取约 0.3g,精密称定,置具塞锥形瓶中,精密加入 50％甲醇 100ml,称定重量,超声处理(功率 500W,频率 40kHz)30 分钟,放冷,再称定重量,用 50％甲醇补足减失的重量,摇匀,滤过,取续滤液,即得。

测定法 分别精密吸取对照品溶液与供试品溶液各 10μl,注入液相色谱仪,测定,即得。

本品每片含葛根以葛根素($C_{21}H_{20}O_9$)计,不得少于 4.6mg。

【功能与主治】 养阴宁心,化瘀通络,降血脂。用于血脂过高,心绞痛以及高血压引起的头痛、头晕、耳鸣、心悸。

【用法与用量】 口服。一次 4～5 片,一日 3 次;或遵医嘱。

【规格】 (1)薄膜衣片 每片重 0.31g
(2)糖衣片 片心重 0.30g

【贮藏】 密封。

心荣口服液
Xinrong Koufuye

【处方】 黄芪 303g   地黄 181.8g
        麦冬 121.2g   五味子 90.9g

赤芍 181.9g   桂枝 121.2g

【制法】 以上六味,加水煎煮三次,合并煎液滤过;滤液浓缩至适量,加乙醇使含醇量为75%,摇匀,0～5℃冷藏,取上清液,滤过;滤液回收乙醇,并浓缩至适量,加蔗糖和山梨酸钾使溶解,用10%氢氧化钠溶液调节pH值至6.0,加活性炭,煮沸,趁热滤过,放冷,加水至1000ml,搅匀,滤过,灌封,灭菌,即得。

【性状】 本品为棕红色液体;味甜、微苦。

【鉴别】 (1)取本品20ml,浓缩至稠膏状,趁热加乙醇20ml,搅匀,温热数分钟,滤过,滤液蒸干,残渣加乙醇1ml使溶解,作为供试品溶液。另取芍药苷对照品,加乙醇制成每1ml含1mg的溶液,作为对照品溶液。照薄层色谱法(通则0502)试验,吸取上述两种溶液各10μl,分别点于同一硅胶G薄层板上,以三氯甲烷-乙酸乙酯-甲醇(8:1:4)为展开剂,展开15cm,取出,晾干,喷以5%香草醛硫酸溶液,加热至斑点显色清晰。供试品色谱中,在与对照品色谱相应的位置上,显相同颜色的斑点。

(2)取本品30ml,加石油醚(30～60℃)振摇提取3次,每次30ml,弃去石油醚液,水液用正丁醇振摇提取3次,每次30ml,合并正丁醇液,用氨试液洗涤2次,每次30ml,再用水洗2次,每次30ml,正丁醇提取液加无水硫酸钠脱水,滤过,滤液蒸干,残渣加甲醇1ml使溶解,作为供试品溶液。另取黄芪甲苷对照品,加甲醇制成每1ml含1mg的溶液,作为对照品溶液。照薄层色谱法(通则0502)试验,吸取上述两种溶液各10μl,分别点于同一硅胶G薄层板上,以三氯甲烷-甲醇-水(13:7:2)10℃以下放置的下层溶液为展开剂,薄层板预平衡30分钟,展开,取出,晾干,喷以10%硫酸乙醇溶液,加热至斑点显色清晰。供试品色谱中,在与对照品色谱相应的位置上,显相同颜色的斑点。

【检查】 **相对密度** 应不低于1.05(通则0601)。

pH值 应为4.0～6.0(通则0631)。

其他 应符合合剂项下有关的各项规定(通则0181)。

【含量测定】 照高效液相色谱法(通则0512)测定。

色谱条件与系统适用性试验 以十八烷基硅烷键合硅胶为填充剂;以甲醇-水-冰醋酸(30:70:0.5)为流动相;检测波长为230nm。理论板数按芍药苷峰计算应不低于3000。

对照品溶液的制备 取芍药苷对照品适量,精密称定,加甲醇制成每1ml含0.1mg的溶液,作为对照品溶液。

供试品溶液的制备 精密量取本品5ml,置50ml量瓶中,加甲醇40ml,超声处理(功率250W,频率40kHz)5分钟,放冷,加甲醇至刻度,摇匀,滤过,取续滤液,即得。

测定法 分别精密吸取对照品溶液与供试品溶液各10μl,注入液相色谱仪,测定,即得。

本品每1ml含赤芍以芍药苷($C_{23}H_{28}O_{11}$)计,不得少于2.0mg。

【功能与主治】 助阳,益气,养阴。用于心阳不振、气阴两虚所致的胸痹,症见胸闷隐痛、心悸气短、头晕目眩、倦怠懒言、面色少华;冠心病见上述证候者。

【用法与用量】 口服。一次20ml,一日3次,六周为一疗程,或遵医嘱。

【注意】 孕妇慎用;偶见口干,恶心,大便失调,一般不影响治疗;本品久置可有沉淀,摇匀后服用。

【规格】 每支10ml

【贮藏】 密封。

心速宁胶囊
Xinsuning Jiaonang

【处方】
黄连 334g	半夏 250g
茯苓 250g	枳实 167g
常山 250g	莲子心 42g
苦参 250g	青蒿 250g
人参 167g	麦冬 250g
甘草 167g	

【制法】 以上十一味,黄连、枳实、常山、莲子心、苦参加60%乙醇回流提取2次,每次1.5小时,合并提取液,滤过,滤液减压回收乙醇,继续浓缩至相对密度为1.36～1.38(60℃)的稠膏,80℃干燥成干膏。取人参、茯苓、半夏加70%乙醇回流提取2次,每次2小时,合并提取液,滤过,滤液备用,药渣与麦冬、青蒿、甘草合并,加水煎煮2次,每次1小时,合并煎液,滤过,滤液浓缩至相对密度为1.05～1.06(80℃)的清膏,加乙醇使含醇量为70%,搅匀,静置24小时。取上清液,滤过,滤液与上述人参、茯苓、半夏提取液合并,减压回收乙醇,继续浓缩至相对密度为1.36～1.38(60℃)的稠膏,80℃干燥成干膏。将上述两种干膏合并,粉碎成细粉,加入适量糊精,混匀,装胶囊,制成1000粒,即得。

【性状】 本品为硬胶囊,内容物为棕色至棕黑色粉末;味辛、微苦。

【鉴别】 (1)取本品内容物0.5g,研细,加甲醇10ml,加热回流15分钟,滤过,滤液浓缩至5ml,作为供试品溶液。另取黄连对照药材50mg,加甲醇10ml,同法制成对照药材溶液。再取盐酸小檗碱对照品,加甲醇制成每1ml含0.5mg的溶液,作为对照品溶液。照薄层色谱法(通则0502)试验,吸取供试品溶液1μl、对照药材溶液和对照品溶液各2μl,分别点于同一硅胶G薄层板上,以甲苯-乙酸乙酯-甲醇-异丙醇-浓氨试液(12:6:3:3:1)为展开剂,置氨蒸气预饱和的层析缸内,展开,取出,晾干,置紫外光灯(365nm)下检视。供试品色谱中,在与对照药材色谱和对照品色谱相应的位置上,显相同的黄色荧光斑点。

(2)取本品内容物2g,研细,加甲醇20ml,加热回流30分钟,滤过,滤液回收溶剂至干,残渣用水20ml分3次加热溶解,滤过,滤液用 0.1mol/L 盐酸溶液调节 pH 值至 3,用乙酸乙酯振摇提取 3 次,每次 15ml,合并乙酸乙酯液,回收溶剂至干,残渣加甲醇 2ml 使溶解,作为供试品溶液。另取柚皮苷对照品,加甲醇制成每 1ml 含 0.4mg 的溶液,作为对照品溶液。照薄层色谱法(通则 0502)试验,吸取上述两种溶液各 4μl,分别点于同一以含 0.5% 氢氧化钠的羧甲基纤维素钠为黏合剂的硅胶 G 薄层板上,以乙酸乙酯-甲醇-水(6:2:3)的上层溶液为展开剂,展开,取出,晾干,喷以 1% 三氯化铝乙醇溶液,置紫外光灯(365nm)下检视。供试品色谱中,在与对照品色谱相应的位置上,显相同的黄色荧光斑点。

(3)取本品内容物 4g,研细,加三氯甲烷 40ml,加热回流 1 小时,弃去三氯甲烷液,药渣挥干溶剂,加水饱和的正丁醇 30ml,超声处理 30 分钟,滤过,滤液用氨试液洗涤 2 次,每次 30ml,弃去氨试液,正丁醇液回收溶剂至干,残渣加甲醇 2ml 使溶解,作为供试品溶液。另取人参对照药材 1g,加三氯甲烷 40ml,同法制成对照药材溶液。再取人参皂苷 Re 对照品、人参皂苷 Rg₁ 对照品,分别加甲醇制成每 1ml 含 2mg 的溶液,作为对照品溶液。照薄层色谱法(通则 0502)试验,吸取上述四种溶液各 10μl,分别点于同一硅胶 G 薄层板上,以三氯甲烷-甲醇-水(13:7:2)10℃以下放置的下层溶液为展开剂,展开,取出,晾干,喷以 10% 硫酸乙醇溶液,在 105℃ 加热至斑点显色清晰,置日光下检视。供试品色谱中,在与对照药材色谱和对照品色谱相应的位置上,显相同颜色的斑点。

(4)取本品内容物 2g,研细,加 0.1mol/L 盐酸溶液 30ml,放置 15 分钟,混匀,滤过,滤液用 1mol/L 氢氧化钠溶液调节 pH 值至 10,加氯化钠使饱和,用三氯甲烷振摇提取 2 次,每次 15ml,合并三氯甲烷液,蒸干,残渣加乙醇 1ml 使溶解,作为供试品溶液。另取苦参对照药材 0.5g,加 0.1mol/L 盐酸溶液 30ml,同法制成对照药材溶液。再取槐定碱对照品,加乙醇制成每 1ml 含 0.2mg 的溶液,作为对照品溶液。照薄层色谱法(通则 0502)试验,吸取上述三种溶液各 5μl,分别点于同一以含 2% 氢氧化钠溶液制备的羧甲基纤维素钠为黏合剂的硅胶 G 薄层板上,以甲苯-乙酸乙酯-甲醇-水(2:4:2:1)10℃以下放置的上层溶液为展开剂,展开,取出,晾干,喷以改良碘化铋钾试液,置日光下检视。供试品色谱中,在与对照药材色谱和对照品色谱相应的位置上,显相同颜色的斑点。

(5)取本品内容物 2g,研细,加盐酸 1ml 和乙醚 15ml,加热回流提取 1 小时,放冷,滤过,滤液用水洗涤 3 次,每次 5ml,弃去水液,挥干乙醚溶液,残渣加乙醇 1ml 使溶解,作为供试品溶液。另取甘草次酸对照品,加无水乙醇制成每 1ml 含 1mg 的溶液,作为对照品溶液。照薄层色谱法(通则 0502)试验,吸取上述两种溶液各 2μl,分别点于同一硅胶 G 薄层板上,以石油醚(30~60℃)-甲苯-乙酸乙酯-冰醋酸(10:20:7:0.5)为展开剂,展开,取出,晾干,喷以 10% 磷钼酸乙醇溶液,在 105℃ 加热约 5 分钟,置日光下检视。供试品色谱中,在与对照品色谱相应的位置上,显相同颜色的斑点。

【检查】 应符合胶囊剂项下有关的各项规定(通则 0103)。

【含量测定】 照高效液相色谱法(通则 0512)测定。

色谱条件与系统适用性试验 以十八烷基硅烷键合硅胶为填充剂;以乙腈-水(48:52)(每 1000ml 中含磷酸二氢钾 3.4g,十二烷基磺酸钠 1.2g)为流动相;检测波长为 270nm。理论板数按盐酸小檗碱峰计算应不低于 3500。

对照品溶液的制备 取盐酸小檗碱对照品适量,精密称定,加甲醇制成每 1ml 含 25μg 的溶液,即得。

供试品溶液的制备 取本品装量差异项下的内容物,研细,取约 0.2g,精密称定,置具塞锥形瓶中,精密加入盐酸-甲醇(1:100)的混合溶液 25ml,密塞,称定重量,超声处理(功率 250W,频率 40kHz)40 分钟,放冷,再称定重量,用甲醇补足减失的重量,摇匀,滤过,精密量取续滤液 2ml,置 10ml 量瓶中,加甲醇至刻度,摇匀,滤过,取续滤液,即得。

测定法 分别精密吸取对照品溶液与供试品溶液各 10μl,注入液相色谱仪,测定,即得。

本品每粒含黄连以盐酸小檗碱($C_{20}H_{17}NO_4 \cdot HCl$)计,不得少于 8.0mg。

【功能与主治】 清热化痰,宁心定悸。用于痰热扰心所致的心悸、胸闷、心烦、易惊、口干口苦、失眠多梦、眩晕、脉结代;冠心病、病毒性心肌炎引起的轻、中度室性过早搏动见上述证候者。

【用法与用量】 口服。一次 4 粒,一日 3 次。

【注意】 (1)有胃病者宜饭后服用。(2)服药中出现恶心等反应时,可减量服用或暂停用药。(3)本品组方中常山有催吐等副作用,应用时应注意其不良反应。

【规格】 每粒装 0.48g

【贮藏】 密封。

心 悦 胶 囊
Xinyue Jiaonang

【处方】 西洋参茎叶总皂苷 50g

【制法】 取西洋参茎叶总皂苷,加淀粉适量,混匀,制粒,干燥,粉碎,装入胶囊,制成 1000 粒,即得。

【性状】 本品为硬胶囊,内容物为淡黄色粉末;气微,味苦。

【鉴别】 取本品内容物 0.6g,加甲醇 10ml 使溶解,作为供试品溶液。另取人参皂苷 Rg₁ 对照品、拟人参皂苷 F₁₁ 对照品、人参皂苷 Re 对照品及人参皂苷 Rb₃ 对照品,加甲醇制成每 1ml 各含 1mg 的混合溶液,作为对照品溶液。照薄层色谱法(通则 0502)试验,吸取上述两种溶液各 2μl，分别点于同一硅胶 G 薄层板上，以正丁醇-乙酸乙酯-水（4：1：2）的上层溶液为展开剂，展开，展距 9～12cm，取出，晾干，喷以 10％硫酸乙醇溶液，在 105℃加热至斑点显色清晰，分别置日光及紫外光灯（365nm）下检视。供试品色谱中，在与对照品色谱相应的位置上，日光下显相同颜色的斑点；紫外光下显相同颜色的荧光斑点。

【检查】 人参茎叶 取人参茎叶皂苷对照品，加甲醇制成每 1ml 含 10mg 的溶液，作为对照品溶液。照薄层色谱法（通则 0502）试验，吸取〔鉴别〕项下的供试品溶液及对照品溶液各 5μl，分别点于同一硅胶 G 薄层板上，以正丁醇-乙酸乙酯-水（4：1：2）的上层溶液为展开剂，展开，展距 9～12cm，取出，晾干，喷以 10％硫酸乙醇溶液，在 105℃加热至斑点显色清晰，分别置日光及紫外光灯（365nm）下检视。供试品色谱中，在与对照品色谱相应的位置上，不得呈现与对照品色谱完全一致的斑点或荧光斑点。

其他 应符合胶囊剂项下有关的各项规定（通则 0103）。

【含量测定】 西洋参茎叶总皂苷 对照品溶液的制备 取人参皂苷 Re 对照品适量，精密称定，加甲醇制成每 1ml 含 5mg 的溶液，摇匀，即得。

标准曲线的制备 精密吸取对照品溶液 15μl、20μl、25μl、30μl、35μl，分别置具塞试管中，挥干溶剂，精密加入 8％香草醛乙醇溶液 0.5ml，77％硫酸溶液 5ml，摇匀，置 60℃恒温水浴中加热 15 分钟，取出，置冰水浴中冷却 15 分钟，摇匀，以相应试剂作空白，照紫外-可见分光光度法（通则 0401），在 540nm 波长处测定吸光度，以吸光度为纵坐标，浓度为横坐标，绘制标准曲线。

测定法 精密吸取〔含量测定〕人参皂苷 Rg₁、Re、Rb₃ 项下供试品溶液 40μl，照标准曲线制备项下的方法，自"置具塞试管中"起依法操作，测定吸光度，从标准曲线上读出供试品溶液中相当于人参皂苷 Re 的含量。计算，即得。

本品每粒含西洋参茎叶总皂苷以人参皂苷 Re（$C_{48}H_{82}O_{18}$）计，应为 37.5～50.0mg。

人参皂苷 Rg₁、Re、Rb₃ 照高效液相色谱法（通则 0512）测定。

色谱条件与系统适用性试验 以十八烷基硅烷键合硅胶为填充剂；以乙腈为流动相 A，以水为流动相 B，按下表中的规定进行梯度洗脱；检测波长为 203nm。理论板数按人参皂苷 Re 峰计算应不低于 6000。

时间（分钟）	流动相 A（％）	流动相 B（％）
0～35	19	81
35～55	19→29	81→71
55～70	29	71
70～100	29→40	71→60

对照品溶液的制备 取人参皂苷 Rg₁ 对照品、人参皂苷 Re 对照品及人参皂苷 Rb₃ 对照品适量，精密称定，加甲醇制成每 1ml 含人参皂苷 Rg₁ 0.1mg，人参皂苷 Re 及人参皂苷 Rb₃ 各 0.4mg 的混合溶液，摇匀，即得。

供试品溶液的制备 取本品 20 粒的内容物，精密称定，研细，取约 0.75g，精密称定，置 50ml 量瓶中，加甲醇适量使溶解并稀释至刻度，摇匀，滤过，取续滤液，即得。

测定法 分别精密吸取对照品溶液与供试品溶液各 10μl，注入液相色谱仪，测定，即得。

本品每粒含西洋参茎叶总皂苷以人参皂苷 Rg₁（$C_{42}H_{72}O_{14}$）、人参皂苷 Re（$C_{48}H_{82}O_{18}$）及人参皂苷 Rb₃（$C_{53}H_{90}O_{22}$）总量计，不得少于 6.0mg。

【功能与主治】 益气养心，和血。用于冠心病心绞痛属于气阴两虚证者。

【用法与用量】 口服。一次 2 粒，一日 3 次。

【规格】 每粒装 0.3g

【贮藏】 密封。

心脑宁胶囊
Xinnaoning Jiaonang

【处方】 银杏叶 400g　　　　小叶黄杨 400g
　　　　丹参 400g　　　　　大果木姜子 400g
　　　　薤白 400g

【制法】 以上五味，薤白粉碎成细粉，过筛备用，取大果木姜子用水蒸气蒸馏提取挥发油，水液备用，药渣与银杏叶、小叶黄杨、丹参三味用 75％乙醇提取，提取液减压回收乙醇，浓缩至相对密度为 1.20～1.25（80℃）清膏，备用。药渣再加水煎煮 1 小时，滤过，滤液与上述水液合并浓缩至相对密度为 1.20～1.25（80℃）的清膏，再与乙醇提取的清膏合并，浓缩至相对密度 1.30～1.35（80℃）的稠膏，加入薤白细粉，混匀，干燥，粉碎，过筛，加入挥发油混匀，再加入淀粉适量，混匀，装入胶囊，制成 1000 粒，即得。

【性状】 本品为硬胶囊，内容物为棕黄色至棕褐色的粉末或颗粒；气香，味辛而后苦。

【鉴别】 （1）取本品内容物 10g，加 50％丙酮 150ml，加热回流 3 小时，放冷，滤过，滤液蒸至无丙酮味，放冷，残渣用乙酸乙酯振摇提取 2 次，每次 50ml，合并提取液，蒸干，残渣用 15％乙醇溶解，加于聚酰胺柱（30～60 目，2g，内径 1.5cm）上，用 5％乙醇 200ml 洗脱，收集洗脱液，浓缩至约 50ml，放冷，用乙酸乙酯振摇提取 2 次，每次 50ml，合并提取液，蒸干，残渣加丙酮 1ml 使溶解，作为供试品溶液。另取银杏内酯 A 对照品、银杏内酯 B 对照品、银杏内酯 C 对照品及白果内酯对照品，加丙酮制成每 1ml 各含 0.5mg 的混合溶液，作为对照品溶液。照薄层色谱法（通则 0502）试验，吸取上述两种溶液各 10μl，分别点于同一含 4％醋酸钠的羧甲基纤维素钠为黏合剂的硅胶 H 薄层板上，以甲苯-乙酸乙酯-丙酮-甲醇（10：5：5：1）为展开剂，在 15℃以下展开，取出，晾干，在 140～160℃加热约 30 分钟，置紫外光灯(365nm)下检视。供试品色谱中,在与对照品色谱相应的位置上,显相同颜色的荧光斑点。

(2)取本品内容物 3g,加 70％乙醇 50ml,浸渍过夜,振摇,滤过,滤液蒸至近干,残渣加水 20ml 使溶解,加稀盐酸调节 pH 值至 1～2,用乙醚振摇提取 2 次,每次 25ml,合并乙醚液,挥干,残渣加乙醇 0.5ml 使溶解,作为供试品溶液。另取丹参对照药材 0.5g,加水适量,煎煮 30 分钟,滤过,滤液加水至 10ml,加稀盐酸调节 pH 值至 1～2,同法制成对照药材溶液。再取原儿茶醛对照品,加乙醇制成每 1ml 含 0.5mg 的溶液,作为对照品溶液。照薄层色谱法(通则 0502)试验,吸取上述三种溶液各 10μl,分别点于同一硅胶 G 薄层板上,以三氯甲烷-乙酸乙酯-甲酸(7∶6∶0.8)为展开剂,展开,取出,晾干,喷以 10％三氯化铁乙醇溶液。供试品色谱中,在与对照药材色谱和对照品色谱相应的位置上,显相同颜色的斑点。

(3)取本品内容物 4g,照挥发油测定法(通则 2204 甲法)加水 50ml,置 250ml 烧瓶中,测定管内加乙醚 2ml,缓缓加热蒸馏 1 小时,分取乙醚液,作为供试品溶液。另取大果木姜子对照药材 1g,同法制成对照药材溶液。照薄层色谱法(通则 0502)试验,吸取上述两种溶液各 5μl,分别点于同一硅胶 G 薄层板上,以环己烷-乙酸乙酯(8∶2)为展开剂,展开,取出,晾干,喷以 1％香草醛硫酸溶液,在 110℃加热至斑点显色清晰,置日光下检视。供试品色谱中,在与对照药材色谱相应的位置上,显相同颜色的斑点。

(4)取本品内容物 4.5g,加正己烷 20ml,超声处理 20 分钟,滤过,滤液蒸干,残渣加正己烷 1ml 使溶解,作为供试品溶液。另取薤白对照药材 4g,加正己烷 20ml,同法制成对照药材溶液。照薄层色谱法(通则 0502)试验,吸取上述两种溶液各 10μl,分别点于同一硅胶 G 薄层板上,以正己烷-乙酸乙酯(10∶1.5)为展开剂,展开,取出,晾干,喷以 10％硫酸乙醇溶液,在 110℃加热至斑点显色清晰,置日光下检视。供试品色谱中,在与对照药材色谱相应的位置上,显相同颜色的主斑点。

(5)取本品内容物 6g,加浓氨试液 5ml 与甲醇 50ml,摇匀,加热回流 3 小时,放冷,滤过,滤液蒸干,残渣加水 25ml 加热使溶解,用浓氨试液调节 pH 值至 9,用三氯甲烷振摇提取 3 次,每次 25ml,合并三氯甲烷液,蒸干,残渣加三氯甲烷 5ml 使溶解,通过中性氧化铝柱(100～200 目,2g,柱内径 1～1.5cm),用甲醇-三氯甲烷(3∶2)混合溶液 10ml 洗脱,收集洗脱液,蒸干,残渣加三氯甲烷 1.5ml 使溶解,作为供试品溶液。另取小叶黄杨对照药材 1.5g,加浓氨试液 5ml 与甲醇 50ml,同法制成对照药材溶液。再取环维黄杨星 D 对照品,加三氯甲烷制成每 1ml 含 0.5mg 的溶液,作为对照品溶液。照薄层色谱法(通则 0502)试验,吸取供试品溶液与对照药材溶液各 10μl、对照品溶液 5μl,分别点于同一高效硅胶 G 薄层板上,以乙酸乙酯-甲醇-浓氨试液(10∶5∶0.5)为展开剂,展开,取出,晾干,依次喷以改良碘化铋钾试液和亚硝酸钠试液,

晾干,置日光下检视。供试品色谱中,在与对照药材色谱和对照品色谱相应的位置上,显相同颜色的斑点。

【检查】 应符合胶囊剂项下有关的各项规定(通则 0103)。

【含量测定】 总黄酮醇苷 照高效液相色谱法(通则 0512)。

色谱条件与系统适用性试验 以十八烷基硅烷键合硅胶为填充剂;以甲醇-0.4％磷酸溶液(50∶50)为流动相;检测波长为 360nm。理论板数按槲皮素峰计算应不低于 2500。

对照品溶液的制备 取槲皮素对照品、山柰酚对照品、异鼠李素对照品适量,精密称定,加甲醇制成每 1ml 分别含槲皮素 30μg、山柰酚 30μg、异鼠李素 20μg 的混合溶液,即得。

供试品溶液的制备 取装量差异项下的本品内容物,混匀,取约 2.5g,精密称定,精密加入甲醇 20ml,称定重量,超声处理(功率 150W,频率 20kHz)30 分钟,放冷,加甲醇补足减失的重量,摇匀,滤过,精密量取续滤液 10ml,加甲醇 10ml 和 25％盐酸溶液 5ml,加热回流 30 分钟,放冷,转移至 50ml 量瓶中,加甲醇至刻度,摇匀,滤过,取续滤液,即得。

测定法 分别精密吸取对照品溶液与供试品溶液各 10μl,注入液相色谱仪,测定,分别计算三种黄酮苷元的含量,以下式换算成总黄酮醇苷的含量。总黄酮醇苷含量＝(槲皮素含量＋山柰酚含量＋异鼠李素含量)×2.51。

本品每粒含银杏叶以总黄酮醇苷计,不得少于 1.2mg。

丹参 照高效液相色谱法(通则 0512)测定。

色谱条件与系统适用性试验 以十八烷基硅烷键合硅胶为填充剂;以甲醇-乙腈-1.7％甲酸溶液(20∶10∶70)为流动相;检测波长为 286nm。理论板数按丹酚酸 B 峰计算应不低于 2000。

对照品溶液的制备 取丹酚酸 B 对照品适量,精密称定,加水制成每 1ml 含 60μg 的溶液,即得。

供试品溶液的制备 取装量差异项下的本品内容物,混匀,取约 0.3g,精密称定,置 25ml 量瓶中,加水 10ml,超声处理(功率 150W,频率 20kHz)15 分钟,放冷,加水至刻度,摇匀,离心,取上清液,滤过,取续滤液,即得。

测定法 分别精密吸取对照品溶液与供试品溶液各 10μl,注入液相色谱仪,测定,即得。

本品每粒含丹参以丹酚酸 B($C_{36}H_{30}O_{16}$)计,不得少于 0.90mg。

【功能与主治】 活血行气,通络止痛。用于气滞血瘀的胸痹,头痛,眩晕,症见胸闷刺痛,心悸不宁,头晕目眩;冠心病、脑动脉硬化见上述证候者。

【用法与用量】 口服。一次 2～3 粒,一日 3 次。

【注意】 孕妇忌服。

【规格】 每粒装 0.45g

【贮藏】 密封,置阴凉处。

心 脑 欣 丸

Xinnaoxin Wan

【处方】 红景天 2000g   枸杞子 1000g

沙棘鲜浆 286g

【制法】 以上三味,红景天加 70% 乙醇回流提取二次,第一次 3 小时,第二次 2 小时,合并提取液,回收乙醇后备用;枸杞子加水煎煮二次,每次 2 小时,合并煎液,滤过,滤液备用;沙棘鲜浆与上述醇提液和水煎液混合,浓缩至适量,干燥,加入淀粉及辅料适量,制丸,干燥,制成 1000g〔规格(1)、规格(2)〕;或加入淀粉,干燥,粉碎,再加入淀粉适量,混匀,用水泛丸,制成 5000 丸〔规格(3)〕,干燥,即得。

【性状】 本品为棕黄色至棕褐色的浓缩水丸,气微,味淡〔规格(1)、规格(2)〕;或为黑色至黑褐色的浓缩水丸;气微,味淡〔规格(3)〕。

【鉴别】 (1)取本品 2.5g,研细,加水 50ml,摇匀,滤过,滤液加乙酸乙酯 20ml 振摇提取,分取乙酸乙酯液,浓缩至 1ml,作为供试品溶液。另取枸杞子对照药材 0.5g,加水 50ml,煮沸 10 分钟,放冷,滤过,滤液同法制成对照药材溶液。照薄层色谱法(通则 0502)试验,吸取上述两种溶液各 10μl,分别点于同一硅胶 G 薄层板上,以甲苯-甲酸乙酯-甲酸(5:12:1.5)为展开剂,展开,取出,晾干,置紫外光灯(365nm)下检视。供试品色谱中,在与对照药材色谱相应的位置上,显相同颜色的荧光斑点。

(2)取本品 2.5g,研细,加甲醇 10ml,摇匀,超声处理 30 分钟,放冷,滤过,取滤液作为供试品溶液。另取红景天对照药材 0.5g,同法制成对照药材溶液。再取红景天苷对照品,加甲醇制成每 1ml 含 1mg 的溶液,作为对照品溶液。照薄层色谱法(通则 0502)试验,吸取上述三种溶液各 5μl,分别点于同一硅胶 G 薄层板上,以三氯甲烷-甲醇-丙酮-水(15:4:1:1)的下层溶液为展开剂,展开,取出,晾干,以碘蒸气熏至斑点显色清晰。供试品色谱中,在与对照药材色谱和对照品色谱相应的位置上,显相同颜色的斑点。

【检查】 应符合丸剂项下有关的各项规定(通则 0108)。

粒度 按照粒度和粒度分布测定法(通则 0982 第二法,双筛分法),不能通过一号筛和能通过二号筛的丸总和不得过 15%〔规格(1)〕。

【含量测定】 照高效液相色谱法(通则 0512)测定。

色谱条件与系统适用性试验 以十八烷基硅烷键合硅胶为填充剂;以乙腈-水(8:92)为流动相;检测波长为 223nm。理论板数按红景天苷峰计算应不低于 2000。

对照品溶液的制备 取红景天苷对照品适量,精密称定,加甲醇制成每 1ml 含 0.1mg 的溶液,即得。

供试品溶液的制备 取本品适量,研细,取约 0.15g,精密称定,置具塞锥形瓶中,精密加入甲醇 10ml,密塞,称定重量,超声处理(功率 300W,频率 25kHz)30 分钟,放冷,再称定重量,用甲醇补足减失的重量,摇匀,滤过,取续滤液,即得。

测定法 分别精密吸取对照品溶液与供试品溶液各 5μl,注入液相色谱仪,测定,即得。

本品每 1g 含红景天以红景天苷($C_{14}H_{20}O_7$)计,不得少于 5.0mg。

【功能与主治】 益气活血。用于气虚血瘀所致的头晕,头痛,心悸,气喘,乏力;缺氧引起的红细胞增多症见上述证候者。

【用法与用量】 口服。一次 1 袋〔规格(1)、规格(2)〕,一次 5 丸〔规格(3)〕,一日 2 次,饭后服。

【规格】 (1)每袋装 1.0g(约 1250 丸) (2)每袋装 1.0g(约 30～40 丸) (3)每丸重 0.2g

【贮藏】 密封。

附:沙棘鲜浆质量标准

沙 棘 鲜 浆

本品为胡颓子科植物沙棘 *Hippophae rhamnoides* L.成熟果实的鲜汁,秋季果实成熟时压榨。

〔性状〕 本品为浅棕黄色液体。气微异,味极酸。

〔鉴别〕 (1)取本品,滴于滤纸上,吹干,滴加 1% 三氯化铝乙醇溶液,置紫外光灯(365nm)下观察,显淡黄色荧光,再用氨气熏,荧光增强。

(2)取本品 5ml,加硝酸银试液 0.5ml,产生棕色沉淀。

〔相对密度〕 应不低于 0.95(通则 0601)。

〔含量测定〕 精密量取本品 2～4ml,置锥形瓶中,加新沸过的冷水 50ml,摇匀,立即用碘滴定液(0.02mol/L)滴定,至用细玻璃棒蘸取溶液少许,划过涂有淀粉指示液的白瓷板上显灰蓝色条痕,即为终点。每 1ml 碘滴定液(0.02mol/L)相当于 3.522mg 的抗坏血酸($C_6H_8O_6$)。

本品每 1ml 含抗坏血酸($C_6H_8O_6$)不得少于 5.0mg。

〔贮藏〕 置阴凉干燥处。

〔制剂〕 心脑欣片;心脑欣丸;心脑欣胶囊。

心脑欣胶囊

Xinnaoxin Jiaonang

【处方】 红景天 1000g   枸杞子 500g

沙棘鲜浆 143g

【制法】 以上三味,红景天加 70% 乙醇回流提取二次,第一次 3 小时,第二次 2 小时,合并提取液,回收乙醇后备用;枸杞子加水煎煮二次,每次 2 小时,合并煎液,滤过,滤液备用;沙棘鲜浆与上述醇提液和水煎液混合,浓缩至相对密度为

1.05～1.10(50℃)的清膏,干燥(70～90℃),粉碎,加入淀粉适量,混匀,装入胶囊,制成 1000 粒,即得。

【性状】 本品为硬胶囊,内容物为浅褐色的粉末;气微,味淡。

【鉴别】 (1)取本品内容物 2.5g,加水 50ml,摇匀,滤过,滤液加乙酸乙酯 20ml 振摇提取,分取乙酸乙酯液,浓缩至 1ml,作为供试品溶液。另取枸杞子对照药材 0.5g,加水 50ml,煮沸 10 分钟,放冷,滤过,滤液同法制成对照药材溶液。照薄层色谱法(通则 0502)试验,吸取上述两种溶液各 10μl,分别点于同一硅胶 G 薄层板上,以甲苯-甲酸乙酯-甲酸(5：12：1.5)为展开剂,展开,取出,晾干,置紫外光灯(365nm)下检视。供试品色谱中,在与对照药材色谱相应的位置上,显相同颜色的荧光斑点。

(2)取本品内容物 2.5g,加甲醇 10ml,超声处理 30 分钟,放冷,滤过,取滤液,作为供试品溶液。另取红景天对照药材 0.5g,同法制成对照药材溶液。再取红景天苷对照品,加甲醇制成每 1ml 含 1mg 的溶液,作为对照品溶液。照薄层色谱法(通则 0502)试验,吸取上述三种溶液各 5μl,分别点于同一硅胶 G 薄层板上,以三氯甲烷-甲醇-丙酮-水(15：4：1：1)的下层溶液为展开剂,展开,取出,晾干,以碘蒸气熏至斑点显色清晰。供试品色谱中,在与对照药材色谱和对照品色谱相应的位置上,显相同颜色的斑点。

【检查】 应符合胶囊剂项下有关的各项规定(通则 0103)。

【含量测定】 红景天 照高效液相色谱法(通则 0512)测定。

色谱条件与系统适用性试验 以十八烷基硅烷键合硅胶为填充剂;以乙腈-水(8：92)为流动相;检测波长为 223nm。理论板数按红景天苷峰计算应不低于 2000。

对照品溶液的制备 取红景天苷对照品适量,精密称定,用甲醇制成每 1ml 含 0.1mg 的溶液,即得。

供试品溶液的制备 取装量差异项下的本品内容物,混匀,取约 0.15g,精密称定,置具塞锥形瓶中,精密加入甲醇 10ml,密塞,称定重量,超声处理(功率 300W,频率 25kHz) 30 分钟,放冷,再称定重量,用甲醇补足减失的重量,摇匀,滤过,取续滤液,即得。

测定法 分别精密吸取对照品溶液与供试品溶液各 5μl,注入液相色谱仪,测定,即得。

本品每粒含红景天以红景天苷($C_{14}H_{20}O_7$)计,不得少于 2.5mg。

枸杞子 取装量差异项下的本品内容物,混匀,取约 2g,精密称定,加 80%甲醇 50ml,加热回流 1 小时,放冷,滤过,用 80%甲醇 30ml 分次洗涤残渣和滤器,合并洗液与滤液,浓缩至 10ml,用盐酸调节 pH 值至 1,加入活性炭 1g,加热煮沸,放冷,滤过,用水 15ml 分次洗涤,合并洗液与滤液,加入新配制的 2.5%硫氰酸铬铵溶液 20ml,搅匀,10℃以下放置 3 小时。用 G4 垂熔漏斗滤过,沉淀用少量冰水洗涤,抽干,残渣加丙

酮使溶解,并转移至 5ml 量瓶中,加丙酮至刻度,摇匀,作为供试品溶液。另取甜菜碱对照品适量,精密称定,加甲醇制成每 1ml 含 4mg 的溶液,作为对照品溶液。照薄层色谱法(通则 0502)试验,精密吸取供试品溶液 10μl、对照品溶液 1μl 与 4μl,分别交叉点于同一高效硅胶 G 薄层板上,以丙酮-无水乙醇-甲酸(10：6：3)为展开剂,置用展开剂预饱和 30 分钟的展开缸中,展开,取出,挥干溶剂,立即喷以新配制的改良碘化铋钾试液,放置 1～3 小时至斑点清晰,照薄层色谱法(通则 0502 薄层色谱扫描法)进行扫描,波长：$\lambda_s = 515nm$,$\lambda_R = 590nm$,测量供试品吸光度积分值与对照品吸光度积分值,计算,即得。

本品每粒含枸杞子以甜菜碱($C_5H_{11}NO_2$)计,不得少于 0.70mg。

【功能与主治】 益气活血。用于气虚血瘀所致的头晕,头痛,心悸,气喘,乏力;缺氧引起的红细胞增多症见上述证候者。

【用法与用量】 口服。一次 2 粒,一日 2 次;饭后服。

【规格】 每粒装 0.5g

【贮藏】 密封。

心脑健片
Xinnaojian Pian

【处方】 茶叶提取物 100g

【制法】 取茶叶提取物,加入微晶纤维素(于 80～100℃干燥 4 小时)100g、淀粉 94g,用 40%乙醇制粒,低温干燥,加入硬脂酸镁 1.5g,混匀,压制成 1000 片,即得。

【性状】 本品为淡黄褐色至棕褐色的片;气微,味涩。

【鉴别】 取本品 1 片,研细,加甲醇 25ml,超声处理 30 分钟,滤过,滤液作为供试品溶液。另取表儿茶素没食子酸酯对照品、表没食子儿茶素没食子酸酯对照品,加甲醇制成每 1ml 各含 1mg 的溶液,作为对照品溶液。照薄层色谱法(通则 0502)试验,吸取上述两种溶液各 1μl,分别点于同一硅胶 GF₂₅₄ 薄层板上,以甲苯-丙酮-甲酸(9：9：2)为展开剂,展开,取出,晾干,置于碘蒸气中熏约 1 分钟,取出,置紫外光灯(254nm)下检视。供试品色谱中,在与对照品色谱相应的位置上,显相同颜色的斑点。

【特征图谱】 照高效液相色谱法(通则 0512)测定。

色谱条件与系统适用性试验 同〔含量测定〕项下。

参照物溶液的制备 取咖啡因对照品、表儿茶素对照品、没食子酸对照品、表儿茶素没食子酸酯对照品和表没食子儿茶素没食子酸酯对照品适量,精密称定,分别加 25%甲醇制成每 1ml 含咖啡因 14μg、表儿茶素 68μg、没食子酸 19μg、表儿茶素没食子酸酯 0.14mg,和表没食子儿茶素没食子酸酯 0.85mg 的溶液,即得。

供试品溶液的制备　同〔含量测定〕项下。

测定法　分别精密吸取参照物溶液和供试品溶液各 20μl,注入液相色谱仪,测定,即得。

供试品特征图谱中应呈现 7 个特征峰,其中 5 个峰应分别与相应的参照物峰保留时间一致,以表没食子儿茶素没食子酸酯参照物峰相应的峰为 S 峰,计算特征峰 2,6 的相对保留时间,其相对保留时间应在规定值的 ±10% 之内,规定值为:0.42(峰 2)、1.00(峰 5)、1.24(峰 6)。

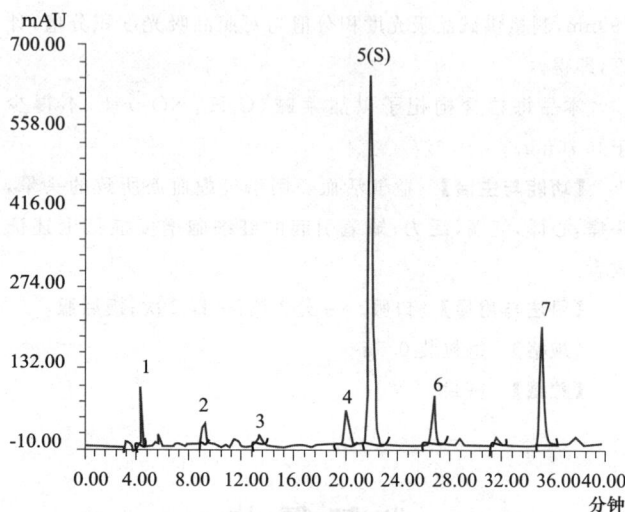

对照特征图谱

峰 1:没食子酸　峰 2:表没食子儿茶素　峰 3:咖啡因
峰 4:表儿茶素　峰 5(S):表没食子儿茶素没食子酸酯
峰 6:没食子儿茶素没食子酸酯
峰 7:表儿茶素没食子酸酯

【检查】　**咖啡因和没食子酸**　照高效液相色谱法(通则 0512)测定。

色谱条件与系统适用性试验　同〔含量测定〕项下。

对照品溶液的制备　取咖啡因对照品和没食子酸对照品适量,精密称定,分别加 25% 甲醇制成每 1ml 含咖啡因 14μg、没食子酸 20μg 的溶液,即得。

供试品溶液的制备　同〔含量测定〕项下。

测定法　分别精密吸取对照品溶液和供试品溶液各 20μl,注入液相色谱仪,测定,即得。

本品每片含咖啡因($C_8H_{10}N_4O_2$)不得过 2.0mg,含没食子酸($C_7H_6O_5$)不得过 3.0mg。

其他　应符合片剂项下有关各项规定(通则 0101)。

【含量测定】　照高效液相色谱法(通则 0512)测定。

色谱条件与系统适用性试验　以十八烷基硅烷键合硅胶为填充剂;以乙腈-0.2% 磷酸溶液(10:90)为流动相 A,以乙腈-0.2% 磷酸溶液(80:20)为流动相 B,按下表中的规定进行梯度洗脱;柱温为 40℃;检测波长为 280nm。理论板数按表没食子儿茶素没食子酸酯峰计算应不低于 3000。

时间(分钟)	流动相 A(%)	流动相 B(%)
0～10	100	0
10～30	100→90	0→10
30～50	90→100	10→0

对照品溶液的制备　取表儿茶素对照品、表儿茶素没食子酸酯对照品和表没食子儿茶素没食子酸酯对照品适量,精密称定,分别加 25% 甲醇制成每 1ml 含表儿茶素 68μg、表儿茶素没食子酸酯 0.14mg,和表没食子儿茶素没食子酸酯 0.85mg 的溶液,即得。

供试品溶液的制备　取重量差异项下的本品,研细,混匀,取约 0.1g,精密称定,置 50ml 量瓶中,加 25% 甲醇适量,超声处理(功率 160W,频率 40kHz)30 分钟,放冷,加 25% 甲醇至刻度,摇匀,滤过,取续滤液,即得。

测定法　分别精密吸取对照品溶液和供试品溶液各 20μl,注入液相色谱仪,测定,即得。

本品每片含表儿茶素($C_{15}H_{14}O_6$)与表儿茶素没食子酸酯($C_{22}H_{18}O_{10}$)总量计不得少于 7.5mg;含表没食子儿茶素没食子酸酯($C_{22}H_{18}O_{11}$)不得少于 36.0mg。

【功能与主治】　清利头目,醒神健脑,化浊降脂。用于头晕目眩,胸闷气短,倦怠乏力,精神不振,记忆力减退。亦可用于心血管病伴高纤维蛋白原症及动脉粥样硬化、肿瘤放疗、化疗所致的白细胞减少症。

【用法与用量】　口服。一次 2 片,一日 3 次。

【规格】　每片含茶叶提取物 0.1g

【贮藏】　遮光,密封。

附:茶叶提取物质量标准

茶叶提取物

本品为山茶科植物茶 Camellia sinensis（Linn.）O. Ktze 的干燥嫩叶(绿茶)经提取制成的提取物。

〔制法〕　取绿茶,加水煎煮,滤过,合并滤液加碱调节 pH 值至碱性,静置,沉淀物加酸调节 pH 值至酸性,滤过,滤液用乙酸乙酯振摇提取,减压回收溶剂,干燥,粉碎,即得。

〔性状〕　本品为淡黄褐色至棕褐色的无定形粉末;气微清香,味微苦、涩。

本品在水中极易溶解,在乙醇和乙酸乙酯中易溶。

〔鉴别〕　取本品 0.1g,加甲醇 25ml,超声处理 30 分钟,滤过,滤液作为供试品溶液。另取表儿茶素没食子酸酯对照品、表没食子儿茶素没食子酸酯对照品,加甲醇制成每 1ml 各含 1mg 的溶液,作为对照品溶液。照薄层色谱法(通则 0502)试验,吸取上述两种溶液各 1μl,分别点于同一硅胶 GF₂₅₄ 薄层板上,以甲苯-丙酮-甲酸(9:9:2)为展开剂,展开,取出,晾干,置于碘蒸气中熏约 1 分钟,取出,置紫外光灯

(254nm)下检视。供试品色谱中,在与对照品色谱相应的位置上,显相同颜色的斑点。

〔特征图谱〕 照高效液相色谱法(通则 0512)测定。

色谱条件与系统适用性试验 同〔含量测定〕项下。

参照物溶液的制备 取咖啡因对照品、表儿茶素对照品、没食子酸对照品、表儿茶素没食子酸酯对照品和表没食子儿茶素没食子酸酯对照品适量,精密称定,分别加 25%甲醇制成每 1ml 含咖啡因 14μg、表儿茶素 68μg、没食子酸 19μg、表儿茶素没食子酸酯 0.14mg,和表没食子儿茶素没食子酸酯 0.85mg 的溶液,即得。

供试品溶液的制备 同〔含量测定〕项下。

测定法 分别精密吸取参照物溶液和供试品溶液各 20μl,注入液相色谱仪,测定,即得。

供试品特征图谱中应呈现 7 个特征峰,其中 5 个峰应分别与相应的参照物峰保留时间一致;以表没食子儿茶素没食子酸酯参照物峰相应的峰为 S 峰,计算特征峰 2,6 的相对保留时间,其相对保留时间应在规定值的±10%之内,规定值为:0.42(峰 2)、1.00(峰 5)、1.24(峰 6)。

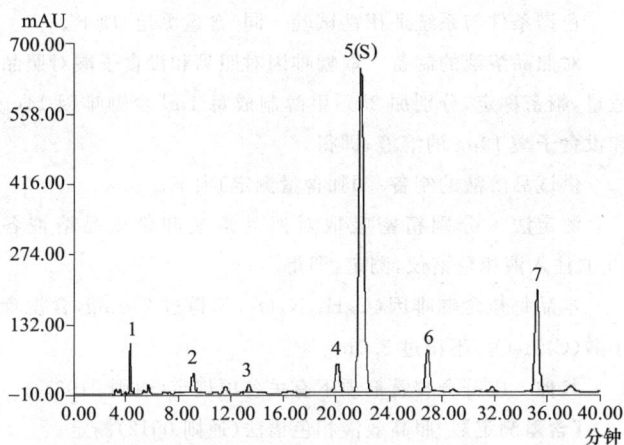

对照特征图谱

峰 1:没食子酸;峰 2:表没食子儿茶素;峰 3:咖啡因;峰 4:表儿茶素;峰 5(S):表没食子儿茶素没食子酸酯;峰 6:没食子儿茶素没食子酸酯;峰 7:表儿茶素没食子酸酯

〔检查〕 酸度 取本品 0.5g,加水 50ml 溶解,依法测定(通则 0631),pH 值应为 3.0～4.0。

水分 不得过 5.0%(通则 0832 第二法)。

咖啡因和没食子酸 照高效液相色谱法(通则 0512)测定。

色谱条件与系统适用性试验 同〔含量测定〕项下。

对照品溶液的制备 取咖啡因对照品和没食子酸对照品适量,精密称定,分别加 25%甲醇制成每 1ml 含咖啡因 14μg、没食子酸 19μg 的溶液,即得。

供试品溶液的制备 同〔含量测定〕项下。

测定法 分别精密吸取对照品溶液和供试品溶液各 20μl,注入液相色谱仪,测定,即得。

本品按干燥品计算,含咖啡因($C_8H_{10}N_4O_2$)不得过 2.0%,含没食子酸($C_7H_6O_5$)不得过 3.0%。

乙酸乙酯残留 照残留溶剂测定法(通则 0861 第二法)测定。

色谱条件与系统适用性试验 以 6%氰苯基-94%二甲基聚硅氧烷为固定相的毛细管柱(柱长为 30m,内径为 0.53mm,膜厚度为 3μm);柱温为程序升温:初始温度为 40℃,维持 10 分钟,以每分钟 10℃升温至 70℃,再以每分钟 50℃升温至 240℃,维持 8 分钟;检测器温度 250℃;进样口温度 200℃;载气为氮气。顶空进样,顶空瓶平衡温度为 95℃,平衡时间为 30 分钟。理论板数以乙酸乙酯峰计算应不低于 5000。

对照品溶液的制备 取乙酸乙酯 0.2g,精密称定,加二甲基甲酰胺 5ml 使溶解,再加水稀释成每 1ml 含 0.1mg 的溶液,作为对照品溶液。精密量取 10ml,置 20ml 顶空瓶中,密封瓶口,即得。

供试品溶液的制备 取本品约 0.2g,精密称定,置 20ml 顶空瓶中,精密加入水 9.8ml,密封瓶口,摇匀,即得。

测定法 分别精密量取对照品溶液与供试品溶液顶空瓶气体 1ml,注入气相色谱仪,记录色谱图,按外标法以峰面积计算,即得。

本品含乙酸乙酯不得过 0.5%。

炽灼残渣 取本品 1.0g,依法检查(通则 0841),不得过 0.3%。

重金属 取炽灼残渣项下遗留的残渣,依法检查(通则 0821 第二法),不得过 10mg/kg。

砷盐 取本品 1.0g,加入盐酸 5ml 与水 23ml 溶解后,依法检查(通则 0822 第一法),不得过 2mg/kg。

〔含量测定〕 照高效液相色谱法(通则 0512)测定。

色谱条件与系统适用性试验 以十八烷基硅烷键合硅胶为填充剂,以乙腈-0.2%磷酸溶液(10:90)为流动相 A,以乙腈-0.2%磷酸溶液(80:20)为流动相 B,按下表中的规定进行梯度洗脱;柱温为 40℃;检测波长为 280nm。理论板数按表没食子儿茶素没食子酸酯峰计算应不低于 3000。

时间(分钟)	流动相 A(%)	流动相 B(%)
0～10	100	0
10～30	100→90	0→10
30～50	90→100	10→0

对照品溶液的制备 取表儿茶素对照品、表儿茶素没食子酸酯对照品和表没食子儿茶素没食子酸酯对照品适量,精密称定,分别加 25%甲醇制成每 1ml 含表儿茶素 68μg、表儿茶素没食子酸酯 0.14mg,和表没食子儿茶素没食子酸酯 0.85mg 的溶液,即得。

供试品溶液的制备 取本品粉末约 0.1g,精密称定,置

50ml 量瓶中,加 25% 甲醇适量,超声处理(功率 160W,频率 40kHz)30 分钟,放冷,加 25% 甲醇至刻度,摇匀,滤过,取续滤液,即得。

测定法 分别精密吸取对照品溶液和供试品溶液各 20μl,注入液相色谱仪,测定,即得。

本品按干燥品计算,含表儿茶素($C_{15}H_{14}O_6$)与表儿茶素没食子酸酯($C_{22}H_{18}O_{10}$)总量计不得少于 7.5%;含表没食子儿茶素没食子酸酯($C_{22}H_{18}O_{11}$)不得少于 36.0%。

〔贮藏〕 遮光,密封,置干燥处。

心脑健胶囊

Xinnaojian Jiaonang

【处方】 茶叶提取物 100g

【制法】 取茶叶提取物,加辅料适量,混匀,或制粒;装入胶囊,制成 1000 粒,即得。

【性状】 本品为硬胶囊,内容物为淡棕色至黄棕色的粉末或颗粒和粉末;气微,味涩。

【鉴别】 取本品 1 粒的内容物,加甲醇 25ml,超声处理 30 分钟,滤过,滤液作为供试品溶液。另取表儿茶素没食子酸酯对照品、表没食子儿茶素没食子酸酯对照品,加甲醇制成每 1ml 各含 1mg 的溶液,作为对照品溶液。照薄层色谱法(通则 0502)试验,吸取上述两种溶液各 1μl,分别点于同一硅胶 GF_{254} 薄层板上,以甲苯-丙酮-甲酸(9:9:2)为展开剂,展开,取出,晾干,置于碘蒸气中熏约 1 分钟,取出,置紫外光灯(254nm)下检视。供试品色谱中,在与对照品色谱相应的位置上,显相同颜色的斑点。

【特征图谱】 照高效液相色谱法(通则 0512)测定。

色谱条件与系统适用性试验 同〔含量测定〕项下。

参照物溶液的制备 取咖啡因对照品、表儿茶素对照品、没食子酸对照品、表儿茶素没食子酸酯对照品和表没食子儿茶素没食子酸酯对照品适量,精密称定,分别加 25% 甲醇制成每 1ml 含咖啡因 14μg、表儿茶素 68μg、没食子酸 19μg、表儿茶素没食子酸酯 0.14mg,和表没食子儿茶素没食子酸酯 0.85mg 的溶液,即得。

供试品溶液的制备 同〔含量测定〕项下。

测定法 分别精密吸取参照物溶液和供试品溶液各 20μl,注入液相色谱仪,测定,即得。

供试品特征图谱中应呈现 7 个特征峰,其中 5 个峰应分别与相应的参照物峰保留时间一致,以表没食子儿茶素没食子酸酯参照物峰相应的峰为 S 峰,计算特征峰 2、6 的相对保留时间,其相对保留时间应在规定值的 ±10% 之内,规定值为:0.42(峰 2)、1.00(峰 5)、1.24(峰 6)。

【检查】 咖啡因和没食子酸 照高效液相色谱法(通则 0512)测定。

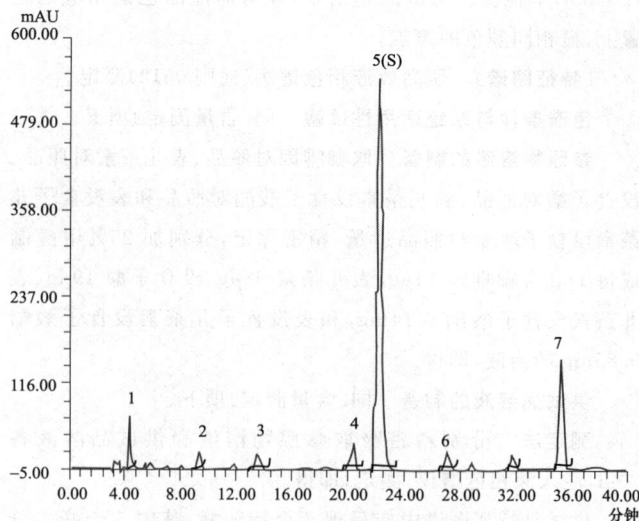

对照特征图谱

峰 1:没食子酸　峰 2:表没食子儿茶素　峰 3:咖啡因
峰 4:表儿茶素　峰 5(S):表没食子儿茶素没食子酸酯
峰 6:没食子儿茶素没食子酸酯　峰 7:表儿茶素没食子酸酯

色谱条件与系统适用性试验 同〔含量测定〕项下。

对照品溶液的制备 取咖啡因对照品和没食子酸对照品适量,精密称定,分别加 25% 甲醇制成每 1ml 含咖啡因 14μg 和没食子酸 19μg 的溶液,即得。

供试品溶液的制备 同〔含量测定〕项下。

测定法 分别精密吸取对照品溶液和供试品溶液各 20μl,注入液相色谱仪,测定,即得。

本品每粒含咖啡因($C_8H_{10}N_4O_2$)不得过 2.0mg,含没食子酸($C_7H_6O_5$)不得过 3.0mg。

其他 应符合胶囊剂项下有关各项规定(通则 0103)。

【含量测定】 照高效液相色谱法(通则 0512)测定。

色谱条件与系统适用性试验 以十八烷基硅烷键合硅胶为填充剂;以乙腈-0.2% 磷酸溶液(10:90)为流动相 A,以乙腈-0.2% 磷酸溶液(80:20)为流动相 B,按下表中的规定进行梯度洗脱;柱温为 40℃;检测波长为 280nm。理论板数按表没食子儿茶素没食子酸酯峰计算应不低于 3000。

时间(分钟)	流动相 A(%)	流动相 B(%)
0~10	100	0
10~30	100→90	0→10
30~50	90→100	10→0

对照品溶液的制备 取表儿茶素对照品、表儿茶素没食子酸酯对照品和表没食子儿茶素没食子酸酯对照品适量,精密称定,分别加 25% 甲醇制成每 1ml 含表儿茶素 68μg、表儿茶素没食子酸酯 0.14mg 和表没食子儿茶素没食子酸酯 0.85mg 的溶液,即得。

供试品溶液的制备 取装量差异项下的本品内容物,混匀,取约 0.2g,精密称定,置 50ml 量瓶中,加 25%甲醇适量,超声处理(功率 160W,频率 40kHz)30 分钟,放冷,加 25%甲醇至刻度,摇匀,滤过,取续滤液,即得。

　　测定法　分别精密吸取对照品溶液和供试品溶液各 20μl,注入液相色谱仪,测定,即得。

　　本品每粒含表儿茶素($C_{15}H_{14}O_6$)与表儿茶素没食子酸酯($C_{22}H_{18}O_{10}$)总量计不得少于 7.5mg;含表没食子儿茶素没食子酸酯($C_{22}H_{18}O_{11}$)不得少于 36.0mg。

　　【功能与主治】　清利头目,醒神健脑,化浊降脂。用于头晕目眩,胸闷气短,倦怠乏力,精神不振,记忆力减退。亦可用于心血管病伴高纤维蛋白原症及动脉粥样硬化,肿瘤放疗、化疗所致的白细胞减少症。

　　【用法与用量】　口服。一次 2 粒,一日 3 次。

　　【规格】　每片含茶叶提取物 0.1g

　　【贮藏】　遮光,密封。

　　注:茶叶提取物质量标准同"心脑健片"。

心脑康片
Xinnaokang Pian

【处方】

丹参 40g	制何首乌 30g
赤芍 30g	枸杞子 30g
葛根 30g	川芎 30g
红花 20g	泽泻 30g
牛膝 30g	地龙 30g
郁金 3g	远志(蜜炙)30g
九节菖蒲 30g	炒酸枣仁 20g
鹿心粉 30g	甘草 20g

　　【制法】　以上十六味,除鹿心粉外,川芎、红花、泽泻、牛膝、郁金、远志(蜜炙)、九节菖蒲、炒酸枣仁、甘草粉碎成细粉,过筛,备用。其余丹参等六味,加水煎煮三次,第一次 3 小时,第二次 2 小时,第三次 1 小时,合并煎液,滤过,滤液浓缩至相对密度为 1.25~1.30(60℃)的清膏,加入上述川芎等细粉,混匀,干燥,粉碎成细粉,加入鹿心粉,混匀,以 75% 乙醇制成颗粒,干燥,加入硬脂酸镁适量,混匀,压制成 1000片,包薄膜衣,即得。

　　【性状】　本品为薄膜衣片,除去包衣后显棕黄色;味苦。

　　【鉴别】　(1)取本品,置显微镜下观察:花粉粒圆球形或椭圆形,直径约至 60μm,外壁有刺,具三个萌发孔(红花)。草酸钙簇晶直径 14~55μm(远志)。内种皮细胞棕黄色,表面观长方形或类方形,垂周壁连珠状增厚(炒酸枣仁)。

　　(2)取本品 10 片,除去包衣,研细,加水 30ml,加热回流 1 小时,放冷,离心,取上清液加稀盐酸调节 pH 值至 2~3,加乙醚振摇提取 3 次,每次 20ml,合并乙醚液,回收溶剂至干,残渣加乙酸乙酯 0.5ml 使溶解,作为供试品溶液。另取丹参对照药材 0.5g,自"加水 30ml"起,同法制成对照药材溶液。再取原儿茶醛对照品,加乙酸乙酯制成每 1ml 含 1mg 的溶液,作为对照品溶液。照薄层色谱法(通则 0502)试验,吸取供试品溶液 5~10μl,对照药材溶液 5μl,对照品溶液 2μl,分别点于同一硅胶 G 薄层板上,以甲苯-乙酸乙酯-甲酸(6:5:0.8)为展开剂,展开,取出,晾干,喷以 2%三氯化铁溶液。供试品色谱中,在与对照药材色谱和对照品色谱相应的位置上,显相同颜色的斑点。

　　(3)取本品 20 片,除去包衣,研细,加甲醇 30ml,加热回流 1 小时,放冷,滤过,滤液回收溶剂至干,残渣加水 30ml使溶解,加盐酸 1ml,加热回流 1 小时,放冷,加二氯甲烷振摇提取 3 次,每次 20ml,合并二氯甲烷液,回收溶剂至干,残渣加甲醇 1ml 使溶解,作为供试品溶液。另取制何首乌对照药材 1g,加甲醇 10ml,自"加热回流 1 小时"起,同法制成对照药材溶液。再取大黄素对照品,加甲醇制成每 1ml 含 1mg 的溶液,作为对照品溶液。照薄层色谱法(通则 0502)试验,吸取供试品溶液 5~10μl,对照药材溶液及对照品溶液各 5μl,分别点于同一硅胶 G 薄层板上,以石油醚(60~90℃)-乙酸乙酯-冰醋酸(15:1.5:1)为展开剂,展开,取出,晾干,置氨蒸气中熏至斑点显色清晰。供试品色谱中,在与对照药材色谱和对照品色谱相应的位置上,显相同颜色的斑点。

　　(4)取本品 20 片,除去包衣,研细,加甲醇 50ml,超声处理 30 分钟,滤过,滤液回收溶剂至干,残渣加乙醇 1ml 使溶解,作为供试品溶液。另取赤芍对照药材 0.5g,自"加甲醇 50ml"起,同法制成对照药材溶液。再取芍药苷对照品,加乙醇制成每 1ml 含 2mg 的溶液,作为对照品溶液。照薄层色谱法(通则 0502)试验,吸取上述三种溶液各 5μl,分别点于同一硅胶 G 薄层板上,以二氯甲烷-乙酸乙酯-甲醇-甲酸(40:5:10:0.2)为展开剂,展开,取出,晾干,喷以 5%香草醛硫酸溶液,加热至斑点显色清晰。供试品色谱中,在与对照药材色谱和对照品色谱相应的位置上,显相同颜色的斑点。

　　(5)取本品 20 片,除去包衣,研细,加水 50ml,加热回流 30 分钟,放冷,离心,取上清液,加乙酸乙酯振摇提取 3 次,每次 20ml,合并乙酸乙酯液,回收溶剂至干,残渣加乙酸乙酯 1ml 使溶解,作为供试品溶液。另取枸杞子对照药材 1g,加水 10ml,自"加热回流 30 分钟"起,同法制成对照药材溶液。照薄层色谱法(通则 0502)试验,吸取上述两种溶液各 5μl,分别点于同一硅胶 G 薄层板上,以二氯甲烷-乙酸乙酯-甲酸(2:3:1)为展开剂,展开,取出,晾干,置紫外光灯(365nm)下检视。供试品色谱中,在与对照药材色谱相应的位置上,显相同颜色的荧光斑点。

　　(6)取本品 20 片,除去包衣,研细,加乙醚 40ml,放置 2 小时,超声处理 10 分钟,滤过,滤液回收溶剂至干,残渣加乙酸乙酯 1ml 使溶解,作为供试品溶液。另取川芎对照药材 0.5g,自"加乙醚 40ml"起,同法制成对照药材溶液。照薄层色谱法(通则 0502)试验,吸取上述两种溶液各 2μl,分别点于同一硅胶 G 薄层板上,以环己烷-乙酸乙酯(9:1)为展开剂,展开,取出,晾干,置紫外光灯(365nm)下检视。供试品色谱中,在与对照药材色谱相应的位置上,显相同颜色的荧光斑点。

【检查】 应符合片剂项下有关的各项规定(通则 0101)。

【含量测定】 照高效液相色谱法(通则 0512)测定。

色谱条件与系统适用性试验 以十八烷基硅烷键合硅胶为填充剂;以乙腈-0.05%磷酸溶液(14:86)为流动相;检测波长为 230nm。理论板数按芍药苷峰计算应不低于 3000。

对照品溶液的制备 取芍药苷对照品适量,精密称定,加甲醇制成每 1ml 含 60μg 的溶液,即得。

供试品溶液的制备 取重量差异项下的本品,研细,取 0.5g,精密称定,置具塞锥形瓶中,精密加入稀乙醇 25ml,称定重量,超声处理(功率 250W,频率 50kHz)30 分钟,取出,放冷,再称定重量,用稀乙醇补足减失的重量,摇匀,滤过,取续滤液,即得。

测定法 分别精密吸取对照品溶液与供试品溶液各 10μl,注入液相色谱仪,测定,即得。

本品每片含赤芍以芍药苷($C_{23}H_{28}O_{11}$)计,不得少于 0.40mg。

【功能与主治】 活血化瘀,通窍止痛。用于瘀血阻络所致的胸痹、眩晕,症见胸闷、心前区刺痛、眩晕、头痛;冠心病心绞痛、脑动脉硬化见上述证候者。

【用法与用量】 口服。一次 4 片,一日 3 次。

【规格】 每片重 0.25g

【贮藏】 密封。

心脑康胶囊
Xinnaokang Jiaonang

【处方】
丹参 40g	制何首乌 30g
赤芍 30g	枸杞子 30g
葛根 30g	川芎 30g
红花 20g	泽泻 30g
牛膝 30g	地龙 30g
郁金 3g	远志(蜜炙)30g
九节菖蒲 30g	炒酸枣仁 20g
鹿心粉 30g	甘草 20g

【制法】 以上十六味,除鹿心粉外;川芎、红花、泽泻、牛膝、郁金、远志(蜜炙)、九节菖蒲、炒酸枣仁、甘草粉碎成细粉,过筛,备用。其余丹参等六味,加水煎煮三次,第一次 3 小时,第二次 2 小时,第三次 1 小时,合并煎液,滤过,滤液浓缩至相对密度为 1.25～1.30(60℃)的清膏,加入上述川芎等细粉,混匀,干燥,粉碎,过筛,加入鹿心粉,混匀,装入胶囊,制成 1000 粒,即得。

【性状】 本品为硬胶囊,内容物为棕黄色至深棕色的颗粒和粉末;味苦。

【鉴别】 (1)取本品,置显微镜下观察:花粉粒圆球形或椭圆形,直径约至 60μm,外壁有刺,具三个萌发孔(红花)。草酸钙簇晶直径约 14～55μm(远志)。内种皮细胞棕黄色,表面观长方形或类方形,垂周壁连珠状增厚(炒酸枣仁)。

(2)取本品内容物 2.5g,研细,加水 30ml,加热回流 1 小时,放冷,离心,取上清液加稀盐酸调节 pH 值至 2～3,加乙醚振摇提取 3 次,每次 20ml,合并乙醚液,蒸干,残渣加乙酸乙酯 0.5ml 使溶解,作为供试品溶液。另取丹参对照药材 0.5g,自"加水 30ml,加热回流 1 小时"起,同法制成对照药材溶液。再取原儿茶醛对照品,加乙酸乙酯制成每 1ml 含 1mg 的溶液,作为对照品溶液。照薄层色谱法(通则 0502)试验,吸取供试品溶液 5～10μl,对照药材溶液 5μl,对照品溶液 2μl,分别点于同一硅胶 G 薄层板上,以甲苯-乙酸乙酯-甲酸(6:5:0.8)为展开剂,展开,取出,晾干,喷以 2%三氯化铁溶液。供试品色谱中,在与对照药材色谱和对照品色谱相应的位置上,显相同颜色的斑点。

(3)取本品内容物 5g,研细,加甲醇 30ml,加热回流 1 小时,放冷,滤过,滤液蒸干,残渣加水 30ml 使溶解,加盐酸 1ml,加热回流 1 小时,放冷,加二氯甲烷振摇提取 3 次,每次 20ml,合并二氯甲烷液,蒸干,残渣加甲醇 1ml 使溶解,作为供试品溶液。另取制何首乌对照药材 1g,加甲醇 10ml,自"加热回流 1 小时"起,同法制成对照药材溶液。再取大黄素对照品,加甲醇制成每 1ml 含 1mg 的溶液,作为对照品溶液。照薄层色谱法(通则 0502)试验,吸取供试品溶液 5～10μl,对照药材溶液及对照品溶液各 5μl,分别点于同一硅胶 G 薄层板上,以石油醚(60～90℃)-乙酸乙酯-冰醋酸(15:1.5:1)为展开剂,展开,取出,晾干,置氨蒸气中熏至斑点显色清晰。供试品色谱中,在与对照药材色谱和对照品色谱相应的位置上,显相同颜色的斑点。

(4)取本品内容物 5g,研细,加甲醇 50ml,超声处理 30 分钟,滤过,滤液蒸干,残渣加乙醇 1ml 使溶解,作为供试品溶液。另取赤芍对照药材 0.5g,自"加甲醇 50ml"起,同法制成对照药材溶液。再取芍药苷对照品,加乙醇制成每 1ml 含 2mg 的溶液,作为对照品溶液。照薄层色谱法(通则 0502)试验,吸取上述三种溶液各 5μl,分别点于同一硅胶 G 薄层板上,以二氯甲烷-乙酸乙酯-甲醇-甲酸(40:5:10:0.2)为展开剂,展开,取出,晾干,喷以 5%香草醛硫酸溶液,加热至斑点显色清晰。供试品色谱中,在与对照药材色谱和对照品色谱相应的位置上,显相同颜色的斑点。

(5)取本品内容物 5g,研细,加水 50ml,加热回流 30 分钟,放冷,离心,取上清液,加乙酸乙酯振摇提取 3 次,每次 20ml,合并乙酸乙酯液,蒸干,残渣加乙酸乙酯 1ml 使溶解,作为供试品溶液。另取枸杞子对照药材 1g,加水 10ml,自"加热回流30分钟"起,同法制成对照药材溶液。照薄层色谱法(通则0502)试验,吸取上述两种溶液各5μl,分别点于同一硅胶G薄层板上,以二氯甲烷-乙酸乙酯-甲酸(2∶3∶1)为展开剂,展开,取出,晾干,置紫外光灯(365nm)下检视。供试品色谱中,在与对照药材色谱相应的位置上,显相同颜色的荧光斑点。

(6)取本品内容物5g,研细,加甲醇50ml,超声处理30分钟,滤过,滤液蒸干,残渣加水5ml使溶解,通过聚酰胺柱(60~90目,3g,内径1.5cm,用水预洗),用稀乙醇80ml洗脱,收集洗脱液,蒸干,残渣加甲醇2ml使溶解,作为供试品溶液。另取葛根对照药材1g,加甲醇20ml,浸泡2小时,超声处理30分钟,滤过,滤液蒸干,残渣加甲醇1ml使溶解,作为对照药材溶液。再取葛根素对照品,加甲醇制成每1ml含1mg的溶液,作为对照品溶液。照薄层色谱法(通则0502)试验,吸取供试品溶液10μl,对照药材溶液及对照品溶液各2μl,分别点于同一硅胶G薄层板上使成条状,以二氯甲烷-甲醇-水(7∶2.5∶0.25)为展开剂,展开,取出,晾干,置紫外光灯(365nm)下检视。供试品色谱中,在与对照药材色谱和对照品色谱相应的位置上,显相同颜色的荧光条斑。

(7)取本品内容物5g,研细,加乙醚40ml,放置2小时,超声处理10分钟,滤过,滤液挥干,残渣加乙酸乙酯1ml使溶解,作为供试品溶液。另取川芎对照药材0.5g,自"加乙醚40ml"起,同法制成对照药材溶液。照薄层色谱法(通则0502)试验,吸取上述两种溶液各2μl,分别点于同一硅胶G薄层板上,以环己烷-乙酸乙酯(9∶1)为展开剂,展开,取出,晾干,置紫外光灯(365nm)下检视。供试品色谱中,在与对照药材色谱相应的位置上,显相同颜色的荧光斑点。

(8)取本品内容物5g,研细,加乙醚40ml,加热回流1小时,滤过,药渣加甲醇30ml,加热回流1小时,滤过,滤液蒸干,残渣加水40ml使溶解,用正丁醇振摇提取3次,每次20ml,合并正丁醇液,用水洗涤3次,每次20ml,正丁醇液蒸干,残渣加甲醇2ml使溶解,作为供试品溶液。另取甘草对照药材1g,自"加乙醚40ml"起,同法制成对照药材溶液。照薄层色谱法(通则0502)试验,吸取上述两种溶液各5μl,分别点于同一硅胶G薄层板上,以乙酸乙酯-甲酸-冰醋酸-水(15∶1∶1∶2)为展开剂,展开,取出,喷以10%硫酸乙醇溶液,在105℃加热至斑点显色清晰,置紫外光灯(365nm)下检视。供试品色谱中,在与对照药材色谱相应的位置上,显相同颜色的荧光斑点。

【检查】　应符合胶囊剂项下有关的各项规定(通则0103)。

【含量测定】　赤芍　照高效液相色谱法(通则0512)测定。

色谱条件与系统适用性试验　以十八烷基硅烷键合硅胶为填充剂;以乙腈-0.05%磷酸溶液(14∶86)为流动相;检测波长为230nm。理论板数按芍药苷峰计算应不低于3000。

对照品溶液的制备　取芍药苷对照品适量,精密称定,加甲醇制成每1ml含60μg的溶液,即得。

供试品溶液的制备　取装量差异项下的本品内容物,研细,取0.5g,精密称定,置具塞锥形瓶中,精密加入稀乙醇25ml,称定重量,超声处理(功率250W,频率50kHz)30分钟,取出,放冷,再称定重量,用稀乙醇补足减失的重量,摇匀,滤过,取续滤液,即得。

测定法　分别精密吸取对照品溶液与供试品溶液各10μl,注入液相色谱仪,测定,即得。

本品每粒含赤芍以芍药苷($C_{23}H_{28}O_{11}$)计,不得少于0.40mg。

【功能与主治】　活血化瘀,通窍止痛。用于瘀血阻络所致的胸痹、眩晕,症见胸闷、心前区刺痛、眩晕、头痛;冠心病心绞痛、脑动脉硬化见上述证候者。

【用法与用量】　口服。一次4粒,一日3次。

【注意】　孕妇禁用。

【规格】　每粒装0.25g

【贮藏】　密封。

心 脑 静 片
Xinnaojing Pian

【处方】
莲子心 11g	珍珠母 46g
槐米 64g	黄柏 64g
木香 7g	黄芩 286g
夏枯草 214g	钩藤 214g
龙胆 71g	淡竹叶 36g
铁丝威灵仙 179g	制天南星 57g
甘草 14g	人工牛黄 7.1g
朱砂 7.1g	冰片 19.3g

【制法】　以上十六味,朱砂水飞成极细粉;莲子心、珍珠母、槐米、黄柏、木香粉碎成细粉,过筛;人工牛黄、冰片分别研细,过筛;其余黄芩等八味加水煎煮二次,每次2小时,煎液滤过,滤液合并,浓缩至相对密度为1.24~1.28(80℃)的清膏,加入莲子心等粉末及辅料,混匀,与朱砂配研,制成颗粒,干燥,放冷;加入人工牛黄、冰片粉末,混匀,压制成1000片,包糖衣或薄膜衣,即得。

【性状】　本品为糖衣片或薄膜衣片,除去包衣后显棕色至棕褐色;气香,味微苦、凉。

【鉴别】　(1)取本品,置显微镜下观察:不规则块片表面多不平整,呈明显的颗粒性,有的呈层状结构,边缘为不规则锯齿状(珍珠母)。不规则细小颗粒暗棕红色,有光泽,边缘暗黑色(朱砂)。

(2)取本品3片,除去包衣,研细,加三氯甲烷30ml,超声处理 15 分钟,滤过,滤渣备用,滤液蒸干,残渣加三氯甲烷 2ml 使溶解,作为供试品溶液。另取盐酸小檗碱对照品,加三氯甲烷制成每 1ml 含 0.5mg 的溶液,作为对照品溶液。照薄层色谱法(通则 0502)试验,吸取供试品溶液 2~6μl,对照品溶液 2μl,分别点于同一硅胶 G 薄层板上使成条状,以甲苯-异丙醇-乙酸乙酯-甲醇-水(6:1.5:3:1.5:0.3)为展开剂,置氨蒸气饱和的展开缸内,展开,取出,晾干,置紫外光灯(365nm)下检视。供试品色谱中,在与对照品色谱相应的位置上,显相同的黄色荧光条斑。

(3)取冰片对照品,加三氯甲烷制成每 1ml 含 0.5mg 的溶液,作为对照品溶液。照薄层色谱法(通则 0502)试验,吸取〔鉴别〕(2)项下的供试品溶液 2~6μl、上述对照品溶液 2μl,分别点于同一硅胶 G 薄层板上使成条状,以甲苯-乙酸乙酯(19:1)为展开剂,展开,取出,晾干,喷以 5% 香草醛硫酸溶液,加热至斑点显色清晰。供试品色谱中,在与对照品色谱相应的位置上,显相同颜色的条斑。

(4)取〔鉴别〕(2)项下的备用滤渣,加甲醇 25ml,超声处理 20 分钟,滤过,滤液蒸干,残渣加甲醇 2ml 使溶解,作为供试品溶液。另取槐米对照药材 0.2g,加甲醇 10ml,同法制成对照药材溶液。再取芦丁对照品,加甲醇制成每 1ml 含 1mg 的溶液,作为对照品溶液。照薄层色谱法(通则 0502)试验,吸取上述三种溶液各 4~8μl,分别点于同一硅胶 G 薄层板上使成条带状,以乙酸乙酯-甲醇-水(8:1:1)为展开剂,展开,取出,晾干,喷以 5% 三氯化铝乙醇溶液,在 105℃ 加热约 3 分钟,置紫外光灯(365nm)下检视。供试品色谱中,在与对照药材色谱和对照品色谱相应的位置上,显相同颜色的荧光斑点。置碘蒸气中熏至斑点显色清晰。供试品色谱中,在与对照药材色谱和对照品色谱相应的位置上,显相同颜色的条斑。

【检查】 应符合片剂项下有关的各项规定(通则 0101)。

【含量测定】 照高效液相色谱法(通则 0512)测定。

色谱条件与系统适用性试验 以十八烷基硅烷键合硅胶为填充剂;以甲醇-水-磷酸(47:53:0.2)为流动相;检测波长为 280nm。理论板数按黄芩苷峰计算应不低于 6000。

对照品溶液的制备 取黄芩苷对照品适量,精密称定,加 70% 甲醇制成每 1ml 含 0.1mg 的溶液,即得。

供试品溶液的制备 取本品 10 片,除去包衣,精密称定,研细,取约 0.5g,精密称定,精密加入 70% 甲醇 50ml,称定重量,超声处理(功率 50W,频率 50kHz)45 分钟,放冷,再称定重量,用 70% 甲醇补足减失的重量,摇匀,滤过,精密量取续滤液 5ml,置 10ml 量瓶中,用 70% 甲醇稀释至刻度,摇匀,即得。

测定法 分别精密吸取对照品溶液 10μl 与供试品溶液 5~10μl,注入液相色谱仪,测定,即得。

本品每片含黄芩以黄芩苷($C_{21}H_{18}O_{11}$)计,不得少于 10.0mg。

【功能与主治】 平肝潜阳,清心安神。用于肝阳上亢所致的眩晕及中风,症见头晕目眩、烦躁不宁、言语不清、手足不遂。也可用于高血压肝阳上亢证。

【用法与用量】 口服。一次 4 片,一日 1~3 次。

【注意】 孕妇忌服;本品不宜久服;肝肾功能不全者慎用。

【规格】 (1)薄膜衣片 每片重 0.4g
(2)糖衣片 片心重 0.4g

【贮藏】 密封。

心通口服液
Xintong Koufuye

【处方】 黄芪 173g　　党参 93g
麦冬 67g　　何首乌 53g
淫羊藿 53g　　葛根 147g
当归 53g　　丹参 100g
皂角刺 53g　　海藻 93g
昆布 93g　　牡蛎 93g
枳实 27g

【制法】 以上十三味,取葛根、丹参,加 70% 乙醇加热回流二次,每次 1 小时,合并乙醇提取液,备用;药渣与黄芪等十一味加水煎煮二次,第一次 2 小时,第二次 1.5 小时,合并煎液,滤过,滤液浓缩至 1000ml,与乙醇提取液合并,加适量乙醇使含醇量达 65%,冷藏 24~48 小时,滤过,滤液回收乙醇并浓缩至 870ml,冷藏 24~48 小时,滤过,加单糖浆 210g,用 20% 氢氧化钠溶液调节 pH 值至 7.0,加水至 1000ml,搅匀,滤过,灌封,灭菌,即得。

【性状】 本品为棕红色的澄清液体;味甜、微苦。

【鉴别】 (1)取本品 5ml,用三氯甲烷 10ml 振摇提取,弃去三氯甲烷液,水液用正丁醇 10ml 振摇提取,分取正丁醇液,蒸干,残渣加甲醇 2ml 使溶解,作为供试品溶液。另取葛根素对照品,加甲醇制成每 1ml 含 1mg 的溶液,作为对照品溶液。照薄层色谱法(通则 0502)试验,吸取上述两种溶液各 5μl,分别点于同一硅胶 G 薄层板上,以三氯甲烷-甲醇-水(7:2.5:0.25)为展开剂,展开,取出,晾干,喷以 1% 醋酸镁乙醇溶液,置紫外光灯(365nm)下检视。供试品色谱中,在与对照品色谱相应的位置上,显相同颜色的荧光斑点。

(2)取本品 10ml,蒸干,残渣加无水乙醇 20ml,置水浴上充分搅拌,放冷,滤过,滤液蒸干,残渣加甲醇 2ml 使溶解,作为供试品溶液。另取丹参素钠对照品,加甲醇制成每 1ml 含 1mg 的溶液,作为对照品溶液。照薄层色谱法(通则 0502)试验,吸取上述两种溶液各 1μl,分别点于同一硅胶 G 薄层板上,以甲苯-乙酸乙酯-甲酸(5:5:1)为展开剂,展开,取出,晾干,喷以 1% 铁氰化钾溶液和 2% 三氯化铁溶液的等量混合液(临用配制)。供试品色谱中,在与对照品色谱相应的位置上,显相同颜色的斑点。

(3)取本品 20ml,用三氯甲烷 20ml 振摇提取,弃去三氯甲烷液,水层用水饱和的正丁醇振摇提取 2 次,每次 20ml,合并正丁醇液,用氨试液洗涤 2 次,每次 20ml,弃去洗涤液,取正丁醇液蒸干,残渣加甲醇 2ml 使溶解,加在中性氧化铝柱(100～120 目,5g,内径为 1～1.5cm)上,用 40%甲醇 100ml 洗脱,收集洗脱液,置水浴上蒸干,残渣加甲醇 0.5ml 使溶解,作为供试品溶液。另取黄芪甲苷对照品,加甲醇制成每 1ml 含 1mg 的溶液,作为对照品溶液。照薄层色谱法(通则 0502)试验,吸取上述两种溶液各 3μl,分别点于同一硅胶 G 薄层板上,以三氯甲烷-甲醇-水(13:7:2)的下层溶液为展开剂,展开,取出,晾干,喷以 10%硫酸乙醇溶液,在 105℃加热约 5 分钟。供试品色谱中,在与对照品色谱相应的位置上,显相同颜色的斑点。

(4)取本品 20ml,用乙醚振摇提取 2 次,每次 20ml,弃去乙醚液,水液用水饱和的正丁醇振摇提取 2 次,每次 20ml,合并正丁醇液,蒸干,残渣加甲醇 1ml 使溶解,作为供试品溶液。另取何首乌对照药材 0.25g,加乙醇 20ml,加热回流 1 小时,放冷,滤过,滤液浓缩至约 2ml,作为对照药材溶液。再取 2,3,5,4'-四羟基二苯乙烯-2-O-β-D-葡萄糖苷对照品,加甲醇制成每 1ml 含 0.5mg 的溶液,作为对照品溶液。照薄层色谱法(通则 0502)试验,吸取上述三种溶液各 3μl,分别点于同一硅胶 G 薄层板上,以甲苯-乙酸乙酯-丙酮-水(7:65:55:12)为展开剂,展开,取出,晾干,喷以磷钼酸硫酸溶液(取磷钼酸 2g,加水 20ml 使溶解,再缓缓加入硫酸 30ml,摇匀),加热至斑点显色清晰。供试品色谱中,在与对照药材色谱和对照品色谱相应的位置上,显相同颜色的斑点。

(5)取本品 20ml,加乙酸乙酯振摇提取 2 次,每次 20ml,合并乙酸乙酯液,蒸干,残渣加甲醇 1ml 使溶解,作为供试品溶液。另取淫羊藿苷对照品,加甲醇制成每 1ml 含 1mg 的溶液,作为对照品溶液。照薄层色谱法(通则 0502)试验,吸取上述两种溶液各 3μl,分别点于同一硅胶 G 薄层板上使成条状,以三氯甲烷-甲醇-水(12:7:3)的下层溶液为展开剂,展开,取出,晾干,喷以三氯化铝试液,在 105℃加热约 2 分钟,置紫外光灯(365nm)下检视。供试品色谱中,在与对照品色谱相应的位置上,显相同颜色的荧光条斑。

【检查】 相对密度 应不低于 1.08(通则 0601)。

pH 值 应为 5.0～7.0(通则 0631)。

其他 应符合合剂项下有关的各项规定(通则 0181)。

【含量测定】 照高效液相色谱法(通则 0512)测定。

色谱条件与系统适用性试验 以十八烷基硅烷键合硅胶为填充剂;以甲醇-水(21:79)为流动相;检测波长为 250nm。理论板数按葛根素峰计算应不低于 3000。

对照品溶液的制备 取葛根素对照品约 11mg,精密称定,置 10ml 量瓶中,加甲醇溶解并稀释至刻度,摇匀,精密量取 1ml,置 25ml 量瓶中,加 30%甲醇稀释至刻度,摇匀,即得(每 1ml 中含葛根素 44μg)。

供试品溶液的制备 精密量取本品 5ml,置 50ml 量瓶中,加丙酮稀释至刻度,摇匀,离心,精密吸取上清液 5ml,置 50ml 量瓶中,加 30%甲醇稀释至刻度,摇匀,即得。

测定法 分别精密吸取对照品溶液与供试品溶液各 10μl,注入液相色谱仪,测定,即得。

本品每 1ml 含葛根以葛根素（$C_{21}H_{20}O_9$）计,不得少于 2.2mg。

【功能与主治】 益气活血,化痰通络。用于气阴两虚、痰瘀痹阻所致的胸痹,症见心痛、胸闷、气短、呕恶、纳呆;冠心病心绞痛见上述证候者。

【用法与用量】 口服。一次 10～20ml,一日 2～3 次。

【注意】 孕妇禁用;如有服后泛酸者,可于饭后服用。

【规格】 每支装 10ml。

【贮藏】 密封,置阴凉处。

心 舒 宁 片
Xinshuning Pian

【处方】 毛冬青 1080g　　　　银杏叶 540g
葛根 170g　　　　益母草 330g
豨莶草 330g　　　　柿叶 40g

【制法】 以上六味,柿叶粉碎成细粉;其余银杏叶等五味加水煎煮二次,每次 3 小时,合并滤液,滤过,滤液浓缩成稠膏,加柿叶粉末,混匀,干燥,粉碎,加硬脂酸镁,滑石粉适量,制成颗粒,干燥,制成 1000 片,包糖衣,即得。

【性状】 本品为糖衣片,除去糖衣后显棕褐色;味苦、微甘。

【鉴别】 (1)取本品 2 片,除去糖衣,研细,加甲醇 10ml,超声处理 15 分钟,滤过,滤液作为供试品溶液。另取银杏叶对照药材 1g,同法制成对照药材溶液。照薄层色谱法(通则 0502)试验,吸取上述两种溶液各 5μl,分别点于同一以含 4%醋酸钠的羧甲基纤维素钠溶液为黏合剂的硅胶 G 薄层板上,以乙酸乙酯-丁酮-甲酸-水(5:3:1:1)为展开剂,展开,取出,晾干,置紫外光灯(365nm)下检视。供试品色谱中,在与对照药材色谱相应位置上,显相同颜色的荧光斑点。

(2)取本品 10 片,除去糖衣,研细,加水 20ml,盐酸溶液(5→100)5 滴,水浴温热使溶解,放冷,用乙酸乙酯振摇提取 3 次,每次 20ml,合并乙酸乙酯液,蒸干,残渣加 15%乙醇 5ml 使溶解,通过聚酰胺柱(60～80 目,6g,内径为 1～1.5cm,用水湿法装柱),用 5%乙醇溶液 50ml 洗脱,收集洗脱液,置水浴上蒸去乙醇,残液用乙酸乙酯振摇提取 2 次,每次 20ml,合并乙酸乙酯提取液,蒸干,残渣加乙酸乙酯 1ml 使溶解,作为供试品溶液。另取银杏内酯 A 对照品、银杏内酯 B 对照品、银杏内酯 C 对照品,加乙酸乙酯制成每 1ml 各含 0.5mg 的混合溶液作为对照品溶液。照薄层色谱法(通则 0502)试验,吸取上述两种溶液各 2~5μl,分别点于同一以含 4%醋酸钠的羧甲基纤维素钠溶液为黏合剂的硅胶 G 薄层板上,以甲苯-乙酸乙酯-丙酮-甲醇(10:5:5:1)为展开剂,置以展开剂预饱和 15 分钟的展开缸内,在 15℃以下展开,取出,晾干,在醋酐蒸气中熏 15 分钟,取出,晾干,在 140~160℃中加热 30 分钟,置紫外光灯(365nm)下检视。供试品色谱中,在与对照品色谱相应的位置上,显相同颜色的荧光斑点。

(3)取本品 20 片,除去糖衣,研细,加乙醇 20ml,超声处理 15 分钟,滤过,滤液浓缩至约 5ml,加在活性炭-氧化铝柱(活性炭 100~200 目,1g,置于中性氧化铝 100~120 目,4g 上,内径为 1.5cm)上,用乙醇 30ml 洗脱,收集洗脱液,蒸干,残渣加乙醇 1ml 使溶解,作为供试品溶液。另取盐酸水苏碱对照品,加乙醇制成每 1ml 含 5mg 的溶液,作为对照品溶液。照薄层色谱法(通则 0502)试验,吸取上述两种溶液各 2μl,分别点于同一硅胶 G 薄层板上,以乙酸乙酯-正丁醇-盐酸(1:8:3)为展开剂,展开,取出,晾干,喷以稀碘化铋钾试液-1%三氯化铁乙醇溶液(10:1)。供试品色谱中,在与对照品色谱相应的位置上,显相同颜色的斑点。

【检查】 应符合片剂项下有关的各项规定(通则 0101)。

【含量测定】 照高效液相色谱法(通则 0512)测定。

色谱条件与系统适用性试验 以十八烷基硅烷键合硅胶为填充剂;以甲醇-水(25:75)为流动相;检测波长为 250nm。理论板数按葛根素峰计算应不低于 2000。

对照品溶液的制备 取葛根素对照品适量,精密称定,加 30%乙醇制成每 1ml 含 25μg 的溶液,即得。

供试品溶液的制备 取本品 10 片,除去糖衣,精密称定,研细,取约 0.15g,精密称定,置具塞锥形瓶中,精密加入 30%乙醇 50ml,密塞,称定重量,超声处理(功率 160W,频率 50kHz)30 分钟,放冷,再称定重量,用 30%乙醇补足减失的重量,摇匀,滤过,取续滤液,即得。

测定法 分别精密吸取对照品溶液与供试品溶液各 10μl,注入液相色谱仪,测定,即得。

本品每片含葛根以葛根素($C_{21}H_{20}O_9$)计,不得少于 1.5mg。

【功能与主治】 活血化瘀。用于心脉瘀阻所致的胸痹、心痛、冠心病心绞痛、冠状动脉供血不全见上述证候者。

【用法与用量】 口服。一次 5~8 片,一日 3 次。

【规格】 糖衣片 片心重 0.29g

【贮藏】 密封。

心 舒 胶 囊
Xinshu Jiaonang

【处方】 丹参 63g   三七 50g
         冰片 50g   藤合欢 250g

         木香 50g   苏合香 13g

【制法】 以上六味,取藤合欢 125g,加水煎煮二次,每次 2 小时,滤过,滤液合并,浓缩至相对密度为 1.30~1.35(60℃)的稠膏;取丹参、三七、木香和剩余的藤合欢,粉碎成粗粉,与上述稠膏混匀、干燥(60~75℃)、粉碎成细粉;将冰片研细,加入上述细粉中,过筛,混匀;加入苏合香,混匀,加入淀粉适量,用乙醇制粒,50℃干燥 1 小时,装入胶囊,制成 1000 粒,即得。

【性状】 本品为硬胶囊,内容物为棕黄色至棕色的颗粒和粉末;气芳香,味苦、辛凉。

【鉴别】 (1)取本品内容物 5g,加甲醇 25ml,超声处理 20 分钟,滤过,滤液低温蒸发至 5ml,作为供试品溶液。另取丹参酮ⅡA 对照品,加甲醇制成每 1ml 含 0.2mg 的溶液,作为对照品溶液。照薄层色谱法(通则 0502)试验,吸取上述两种溶液各 5μl,分别点于同一硅胶 G 薄层板,以甲苯-乙酸乙酯(19:1)为展开剂,展开,取出,晾干,置日光下检视。供试品色谱中,在与对照品色谱相应的位置上,显相同颜色的斑点。

(2)取本品内容物 5g,研细,加乙醚 20ml,超声处理 20 分钟,滤过,弃去滤液,残渣加水饱和的正丁醇 20ml,超声处理 20 分钟,滤过,滤液置分液漏斗中,用 2%碳酸氢钠水溶液洗涤 2 次,每次 20ml,正丁醇液蒸干,残渣加甲醇 1ml 使溶解,作为供试品溶液。另取三七对照药材 2g,同法制成对照药材溶液。再取人参皂苷 Rb₁ 对照品、人参皂苷 Rg₁ 对照品及三七皂苷 R₁ 对照品,加甲醇制成每 1ml 各含 0.5mg 的混合溶液,作为对照品溶液。照薄层色谱法(通则 0502)试验,吸取上述三种溶液各 5μl,分别点于同一硅胶 G 薄层板上,以三氯甲烷-乙酸乙酯-甲醇-水(15:40:22:10)10℃以下放置的下层溶液为展开剂,展开,取出,晾干,喷以 10%硫酸乙醇溶液,在 105℃加热至斑点显色清晰,置日光下检视。供试品色谱中,在与对照药材色谱和对照品色谱相应的位置上,显相同颜色的斑点。

(3)取本品内容物 0.2g,加乙醚 25ml,超声处理 20 分钟,滤过,滤液低温挥干,残渣加甲醇 10ml 使溶解,作为供试品溶液。另取冰片对照品,加甲醇制成每 1ml 含 1mg 的溶液,作为对照品溶液。照薄层色谱法(通则 0502)试验,吸取上述两种溶液各 5μl,分别点于同一硅胶 G 薄层板上,以甲苯-乙酸乙酯(19:2)为展开剂,展开,取出,晾干,喷以 5%香草醛硫酸溶液,在 100℃加热至斑点显色清晰,置日光下检视。供试品色谱中,在与对照品色谱相应的位置上,显相同颜色的斑点。

(4)取本品内容物 3g,加乙醚 50ml,超声处理 20 分钟,滤过,滤液用 2%碳酸钠溶液 50ml 振摇洗涤,取乙醚液加无水硫酸钠 5g,静置 10 分钟,滤过,滤液低温挥至 5ml,作为供试品溶液。另取藤合欢对照药材 1g,同法制成对照药材溶液。照薄层色谱法(通则 0502)试验,吸取上述两种溶液各 2μl,分别点于同一用 1.0%氢氧化钠溶液制备的硅胶 G 薄层板上,以正己烷-乙酸乙酯(17:3)为展开剂,展开,取出,晾干,喷以 10%硫酸乙醇溶液,在 105℃加热至斑点显色清晰,置日光下检视。供试品色谱中,在与对照药材色谱相应的位置上,显同颜色的斑点。

(5)取本品内容物 2g,加乙醚 25ml,超声处理 20 分钟,滤过,滤液低温蒸发至 5ml,作为供试品溶液。另取木香对照药材 0.5g,同法制成对照药材溶液。照薄层色谱法(通则 0502)试验,吸取上述两种溶液各 2μl,分别点于同一硅胶 G 薄层板,以石油醚-丙酮(3:1)为展开剂,展开,取出,晾干,喷以 10%硫酸乙醇溶液,在 105℃加热至斑点显色清晰,置日光下检视。供试品色谱中,在与对照药材色谱相应的位置上,显相同颜色的斑点。

【检查】　应符合胶囊剂项下有关的各项规定(通则 0103)。

【含量测定】　丹参　照高效液相色谱法(通则 0512)测定。

色谱条件与系统适用性试验　以十八烷基硅烷键合硅胶为填充剂;以甲醇-乙腈-甲酸-水(30:10:1:59)为流动相;检测波长为 286nm。理论板数按丹酚酸 B 峰计算不低于 2000。

对照品溶液的制备　取丹酚酸 B 对照品适量,精密称定,加 75%甲醇制成每 1ml 含 0.05mg 的溶液,即得。

供试品溶液的制备　取装量差异下的本品内容物,研细,取约 0.3g,精密称定,置具塞锥形瓶中,精密加入 75%甲醇 50ml,称定重量,超声处理(功率 250W,频率 20kHz)30 分钟,放冷,再称定重量,用 75%甲醇补足减失的重量,摇匀,滤过,取续滤液,即得。

测定法　精密吸取对照品溶液与供试品溶液各 10μl,注入液相色谱仪,测定,即得。

本品每粒含丹参以丹酚酸 B($C_{36}H_{30}O_{16}$)计,不得少于 2.0mg。

三七　照高效液相色谱法(通则 0512)测定。

色谱条件与系统适用性试验　以十八烷基硅烷键合硅胶为填充剂;以乙腈为流动相 A,以水为流动相 B,按下表中的规定进行梯度洗脱;检测波长为 203nm。理论板数按人参皂苷 Rb_1 峰计算应不低于 5000。

时间(分钟)	流动相A(%)	流动相B(%)
0~15	18	82
15~70	18→35	82→65

对照品溶液的制备　取人参皂苷 Rb_1 对照品、人参皂苷 Rg_1 对照品适量,精密称定,加甲醇制成每 1ml 各含 0.2mg 的溶液,即得。

供试品溶液的制备　取本品 20 粒,精密称定内容物的重量,混匀,取约 2g,加乙醚约 90ml,加热回流 1 小时,滤过,滤渣及滤纸挥尽乙醚,置具塞锥形瓶中,精密加入甲醇 25ml,称定重量,超声处理(功率 250W,频率 20kHz)30 分钟,放冷,再称定重量,用甲醇补足减失的重量,摇匀,滤过,取续滤液,即得。

测定法　精密吸取对照品溶液与供试品溶液各 5μl,注入液相色谱仪,测定,即得。

本品每粒含三七以人参皂苷 Rb_1($C_{54}H_{92}O_{23}$)和人参皂苷 Rg_1($C_{42}H_{72}O_{14}$)的总量计,不得少于 2.0mg。

【功能与主治】　行气活血,通窍,解郁。用于冠心病引起的胸闷气短,心绞痛。

【用法与用量】　口服。一次 3 粒,一日 2~3 次。

【注意】　孕妇忌服。

【规格】　每粒装 0.35g

【贮藏】　密封。

双丹口服液

Shuangdan Koufuye

【处方】　丹参 600g　　　　　　牡丹皮 300g

【制法】　以上二味,牡丹皮蒸馏,蒸馏液另器收集。药渣和丹参加水煎煮二次,第一次 2 小时,第二次 1 小时,合并煎液,滤过,滤液浓缩至相对密度为 1.14~1.16(60℃)的清膏,加乙醇使含醇量达 60%,混匀,冷藏 24 小时,滤过,滤液回收乙醇至相对密度为 1.14~1.16(60℃)的清膏,加入牡丹皮蒸馏液和水至约 900ml,混匀,冷藏 48 小时,滤过,滤液加入蜂蜜 150g,苯甲酸钠 3g,加水至 1000ml,搅匀,灌装,即得。

【性状】　本品为红棕色的液体;味辛、微苦。

【鉴别】　取本品 20ml,用乙醚提取 3 次,每次 10ml,合并乙醚液,挥干,残渣加丙酮 1ml 使溶解,作为供试品溶液。另取丹皮酚对照品,加丙酮制成每 1ml 含 1mg 的溶液,作为对照品溶液。照薄层色谱法(通则 0502)试验,吸取上述两种溶液各 10μl,分别点于同一硅胶 G 薄层板上,以环己烷-乙酸乙酯(3:1)为展开剂,展开,取出,晾干,喷以盐酸酸性 5%三氯化铁乙醇溶液,加热至斑点显色清晰。供试品色谱中,在与对照品色谱相应的位置上,显相同颜色的斑点。

【检查】　相对密度　应不低于 1.05(通则 0601)。

pH 值　应为 4.0~5.0(通则 0631)。

其他　应符合合剂项下有关的各项规定(通则 0181)。

【含量测定】　照高效液相色谱法(通则 0512)测定。

色谱条件与系统适用性试验　以十八烷基硅烷键合硅胶为填充剂;以甲醇-1%醋酸溶液(8:92)为流动相;检测波长为 280nm。理论板数按丹参素峰计算应不低于 2000。

对照品溶液的制备　取丹参素钠对照品适量,精密称定,加甲醇制成每 1ml 含 40μg 的溶液(相当于每 1ml 含丹参素 36μg),即得。

供试品溶液的制备　精密量取本品 5ml,置 50ml 量瓶中,加水稀释至刻度,摇匀,精密量取 10ml,置 50ml 量瓶中,加水至刻度,摇匀,滤过,取续滤液,即得。

测定法　分别精密吸取对照品溶液与供试品溶液各

10μl,注入液相色谱仪,测定,即得。

本品每 1ml 含丹参以丹参素（$C_9H_{10}O_5$）计,不得少于 2.0mg。

【功能与主治】　活血化瘀,通脉止痛。用于瘀血痹阻所致的胸痹,症见胸闷、心痛。

【用法与用量】　口服。一次 20ml,一日 2 次。

【规格】　每支装 10ml

【贮藏】　密封。

双虎清肝颗粒

Shuanghu Qinggan Keli

【处方】　金银花 270g　　　　　　虎杖 270g
　　　　　黄连 90g　　　　　　　瓜蒌 180g
　　　　　白花蛇舌草 270g　　　　蒲公英 270g
　　　　　丹参 135g　　　　　　　野菊花 270g
　　　　　紫花地丁 180g　　　　　法半夏 90g
　　　　　麸炒枳实 55g　　　　　　甘草 90g

【制法】　以上十二味,除金银花外,野菊花提取挥发油,蒸馏后的水溶液滤过,滤液另器收集;丹参加 80% 乙醇回流提取二次,合并提取液,回收乙醇至无醇味,药液备用,药渣与其余蒲公英等九味加水煎煮二次,合并煎液,滤过,滤液与上述水溶液合并,静置,滤过,滤液与上述丹参乙醇液合并,减压浓缩至适量,喷雾干燥,加糊精、甜菊素,混匀,加乙醇适量,制成颗粒,干燥,加入上述野菊花挥发油(用乙醇适量溶解),混匀,制成 1000g,即得。

【性状】　本品为棕褐色的颗粒;气香,味微苦。

【鉴别】　(1)取本品 6g,研细,加甲醇 30ml,加热回流 30 分钟,放冷,滤过,滤液浓缩至 5ml,作为供试品溶液。另取虎杖对照药材 1g,同法制成对照药材溶液。再取大黄素对照品,加甲醇制成每 1ml 含 1mg 的溶液,作为对照品溶液。照薄层色谱法(通则 0502)试验,吸取上述三种溶液各 3μl,分别点于同一硅胶 G 薄层板上,以甲苯-乙醇(9:1)为展开剂,展开,取出,晾干。供试品色谱中,在与对照药材色谱和对照品色谱相应的位置上,显相同颜色的斑点。

(2)取盐酸小檗碱对照品,加甲醇制成每 1ml 含 0.5mg 的溶液,作为对照品溶液。照薄层色谱法(通则 0502)试验,吸取〔鉴别〕(1)项下的供试品溶液 3μl 及上述对照品溶液 1μl,分别点于同一硅胶 G 薄层板上,以甲苯-异丙醇-乙酸乙酯-甲醇-水(6:1.5:3:1.5:0.3)为展开剂,置氨蒸气饱和的展开缸内,展开,取出,晾干,置紫外光灯(365nm)下检视。供试品色谱中,在与对照品色谱相应的位置上,显相同的黄色荧光斑点。

(3)取本品 12g,研细,加乙醇 30ml,加热回流 1 小时,滤过,滤液浓缩至 2ml,加水 10ml 与盐酸 1ml,用石油醚(60～

90℃)振摇提取 2 次,每次 15ml,合并石油醚液,蒸干,残渣加乙醇 1ml 使溶解,作为供试品溶液。另取白花蛇舌草对照药材 3g,加水煎煮 15 分钟,滤过,滤液蒸干,残渣加乙醇 15ml,同法制成对照药材溶液。照薄层色谱法(通则 0502),吸取上述两种溶液各 10μl,分别点于同一硅胶 G 薄层板上,以乙醚-三氯甲烷(1:5)为展开剂,展开,取出,晾干,喷以 5% 磷钼酸乙醇溶液,在 105℃加热至斑点显色清晰。供试品色谱中,在与对照药材色谱相应的位置上,显相同颜色的斑点。

(4)取本品 6g,加水 60ml,温热使溶解,放冷,用乙醚振摇提取 2 次,每次 60ml,合并乙醚液,蒸干,残渣加乙酸乙酯 1ml 使溶解,作为供试品溶液。另取丹参酮 ⅡA 对照品,加乙酸乙酯制成每 1ml 含 2mg 的溶液,作为对照品溶液。照薄层色谱法(通则 0502)试验,吸取上述两种溶液各 10μl,分别点于同一硅胶 G 薄层板上,以甲苯-乙酸乙酯(19:1)为展开剂,展开,取出,晾干。供试品色谱中,在与对照品色谱相应的位置上,显相同颜色的斑点。

(5)取本品 15g,研细,加甲醇 100ml,加热回流 1 小时,放冷,滤过,滤液蒸干,残渣加水 30ml 使溶解,滤过,滤液通过已处理好的 732 型氢型阳离子交换树脂柱(内径为 1.0cm,柱高为 10cm),用水洗至洗脱液澄明,再用氨溶液(浓氨试液 3.5→100)100ml 洗脱,收集洗脱液,蒸干,残渣加甲醇 2ml 使溶解,作为供试品溶液。另取辛弗林对照品,加甲醇制成每 1ml 含 3mg 的溶液,作为对照品溶液。照薄层色谱法(通则 0502)试验,吸取上述供试品溶液 10μl,对照品溶液 5μl,分别点于同一硅胶 G 薄层板上,以正丁醇-冰醋酸-水(4:1:5)的上层溶液为展开剂,展开,取出,晾干,喷以 0.5% 茚三酮乙醇溶液,在 105℃加热至斑点显色清晰。供试品色谱中,在与对照品色谱相应的位置上,显相同颜色的斑点。

【检查】　应符合颗粒剂项下有关的各项规定(通则 0104)。

【含量测定】　照高效液相色谱法(通则 0512)测定。

色谱条件与系统适用性试验　以十八烷基硅烷键合硅胶为填充剂;以甲醇-水-冰醋酸(90:25:5)为流动相;检测波长为 288nm。理论板数按大黄素峰计算应不低于 2000。

对照品溶液的制备　取大黄素对照品适量,精密称定,加甲醇制成每 1ml 含大黄素 32μg 的溶液,即得。

供试品溶液的制备　取装量差异项下的本品内容物,研细,取 1g,精密称定,置具塞锥形瓶中,精密加入甲醇 25ml,密塞,称定重量,加热回流 1 小时,放冷,再称定重量,用甲醇补足减失的重量,摇匀,滤过。精密量取续滤液 10ml,置具塞锥形瓶中,蒸干,残渣加水 10ml 使溶解,再加盐酸 1ml,置水浴上加热回流 30 分钟,立即冷却,用乙醚振摇提取 4 次(20ml,15ml,15ml,15ml),合并乙醚液,低温蒸干,残渣加甲醇适量使溶解,移至 5ml 量瓶中,加甲醇至刻度,摇匀,滤过,取续滤液,即得。

测定法　分别精密吸取对照品溶液与供试品溶液各 10μl,注入液相色谱仪,测定,即得。

本品每袋含虎杖以大黄素（$C_{15}H_{10}O_5$）计，不得少于 4.0mg。

【功能与主治】 清热利湿，化痰宽中，理气活血。用于湿热内蕴所致的胃脘痞闷、口干不欲饮、恶心厌油、食少纳差、胁肋隐痛、腹部胀满、大便黏滞不爽或臭秽，或身目发黄，舌质暗、边红，舌苔厚腻或腻，脉弦滑或弦数者；慢性乙型肝炎见上述证候者。

【用法与用量】 开水冲服。一次 1～2 袋，一日 2 次；或遵医嘱。

【注意】 脾虚便溏者慎用；忌烟酒及辛辣油腻食物。

【规格】 每袋装 12g

【贮藏】 密封。

双黄连口服液
Shuanghuanglian Koufuye

【处方】 金银花 375g   黄芩 375g
连翘 750g

【制法】 以上三味，黄芩加水煎煮三次，第一次 2 小时，第二、三次各 1 小时，合并煎液，滤过，滤液浓缩并在 80℃ 时加入 2mol/L 盐酸溶液适量调节 pH 值至 1.0～2.0，保温 1 小时，静置 12 小时，滤过，沉淀加 6～8 倍量水，用 40％氢氧化钠溶液调节 pH 值至 7.0，再加等量乙醇，搅拌使溶解，滤过，滤液用 2mol/L 盐酸溶液调节 pH 值至 2.0，60℃ 保温 30 分钟，静置 12 小时，滤过，沉淀用乙醇洗至 pH 值为 7.0，回收乙醇备用；金银花、连翘加水温浸 30 分钟后，煎煮二次，每次 1.5 小时，合并煎液，滤过，滤液浓缩至相对密度为 1.20～1.25（70～80℃）的清膏，冷至 40℃ 时缓缓加入乙醇，使含醇量达 75％，充分搅拌，静置 12 小时，滤取上清液，残渣加 75％乙醇适量，搅匀，静置 12 小时，滤过，合并乙醇液，回收乙醇至无醇味，加入上述黄芩提取物，并加水适量，以 40％氢氧化钠溶液调节 pH 值至 7.0，搅匀，冷藏（4～8℃）72 小时，滤液加入蔗糖 300g，搅拌使溶解，或再加入香精适量，调节 pH 值至 7.0，加水制成 1000ml〔规格（1）、规格（2）〕或 500ml〔规格（3）〕，搅匀静置 12 小时，滤过，灌装，灭菌，即得。

【性状】 本品为棕红色的澄清液体；味甜，微苦〔规格（1）、规格（2）〕；或为深棕色的澄清液体；味苦、微甜〔规格（3）〕。

【鉴别】 (1)取本品 1ml，加 75％乙醇 5ml，摇匀，作为供试品溶液。另取黄芩苷对照品、绿原酸对照品，分别加 75％乙醇制成每 1ml 含 0.1mg 的溶液，作为对照品溶液。照薄层色谱法（通则 0502）试验，吸取上述三种溶液各 1～2μl，分别点于同一聚酰胺薄膜上，以醋酸为展开剂，展开，取出，晾干，置紫外光灯（365nm）下检视。供试品色谱中，在与黄芩苷对照品色谱相应的位置上，显相同颜色的斑点；在与绿原酸对照品色谱相应的位置上，显相同颜色的荧光斑点。

(2)取本品 1ml〔规格（1）、规格（2）〕或 0.5ml〔规格（3）〕，加甲醇 5ml，振摇使溶解，静置，取上清液，作为供试品溶液。另取连翘对照药材 0.5g，加甲醇 10ml，加热回流 20 分钟，滤过，滤液作为对照药材溶液。照薄层色谱法（通则 0502）试验，吸取上述两种溶液各 5μl，分别点于同一硅胶 G 薄层板上，以三氯甲烷-甲醇（5：1）为展开剂，展开，取出，晾干，喷以 10％硫酸乙醇溶液，在 105℃ 加热至斑点显色清晰。供试品色谱中，在与对照药材色谱相应的位置上，显相同颜色的斑点。

【检查】 相对密度 应不低于 1.12（通则 0601）〔规格（1）、规格（2）〕或不低于 1.15〔规格（3）〕。

pH 值 应为 5.0～7.0（通则 0631）。

其他 应符合合剂项下有关的各项规定（通则 0181）。

【含量测定】 黄芩 照高效液相色谱法（通则 0512）测定。

色谱条件与系统适用性试验 以十八烷基硅烷键合硅胶为填充剂；以甲醇-水-冰醋酸（50：50：1）为流动相；检测波长为 274nm。理论板数按黄芩苷峰计算应不低于 1500。

对照品溶液的制备 取黄芩苷对照品适量，精密称定，加 50％甲醇制成每 1ml 含 0.1mg 的溶液，即得。

供试品溶液的制备 精密量取本品 1ml，置 50ml 量瓶中，加 50％甲醇适量，超声处理 20 分钟，放置至室温，加 50％甲醇稀释至刻度，摇匀，即得。

测定法 分别精密吸取对照品溶液与供试品溶液各 5μl，注入液相色谱仪，测定，即得。

本品每 1ml 含黄芩以黄芩苷（$C_{21}H_{18}O_{11}$）计，不得少于 10.0mg〔规格（1）、规格（2）〕或 20.0mg〔规格（3）〕。

金银花 照高效液相色谱法（通则 0512）测定。

色谱条件与系统适用性试验 以十八烷基硅烷键合硅胶为填充剂；以甲醇-水-冰醋酸（20：80：1）为流动相；检测波长为 324nm。理论板数按绿原酸峰计算应不低于 6000。

对照品溶液的制备 取绿原酸对照品适量，精密称定，置棕色量瓶中，加水制成每 1ml 含 40μg 的溶液，即得。

供试品溶液的制备 精密量取本品 2ml，置 50ml 棕色量瓶中，加水稀释至刻度，摇匀，即得。

测定法 分别精密吸取对照品溶液 10μl 与供试品溶液 10～20μl，注入液相色谱仪，测定，即得。

本品每 1ml 含金银花以绿原酸（$C_{16}H_{18}O_9$）计，不得少于 0.60mg〔规格（1）、规格（2）〕或 1.20mg〔规格（3）〕。

连翘 照高效液相色谱法（通则 0512）测定。

色谱条件与系统适用性试验 以十八烷基硅烷键合硅胶为填充剂；以乙腈-水（25：75）为流动相；检测波长为 278nm。理论板数按连翘苷峰计算应不低于 6000。

对照品溶液的制备 取连翘苷对照品适量，精密称定，加 50％甲醇制成每 1ml 含 60μg 的溶液，即得。

供试品溶液的制备 精密量取本品 1ml，加在中性氧化铝柱(100～120 目,6g,内径为 1cm)上,用 70%乙醇 40ml 洗脱,收集洗脱液,浓缩至干,残渣加 50%甲醇适量,温热使溶解,转移至 5ml 量瓶中,并稀释至刻度,摇匀,即得。

测定法　分别精密吸取对照品溶液与供试品溶液各 10µl,注入液相色谱仪,测定,即得。

本品每 1ml 含连翘以连翘苷($C_{27}H_{34}O_{11}$)计,不得少于 0.30mg〔规格(1)、规格(2)〕或 0.60mg〔规格(3)〕。

【功能与主治】　疏风解表,清热解毒。用于外感风热所致的感冒,症见发热、咳嗽、咽痛。

【用法与用量】　口服。一次 20ml〔规格(1)、规格(2)〕或 10ml〔规格(3)〕,一日 3 次;小儿酌减或遵医嘱。

【规格】　每支装　(1)10ml(每 1ml 相当于饮片 1.5g)
(2)20ml(每 1ml 相当于饮片 1.5g)
(3)10ml(每 1ml 相当于饮片 3.0g)

【贮藏】　密封,避光,置阴凉处。

双 黄 连 片
Shuanghuanglian Pian

【处方】　金银花 1875g　　　　　　黄芩 1875g
连翘 3750g

【制法】　以上三味,黄芩加水煎煮三次,第一次 2 小时,第二、三次各 1 小时,合并煎液,滤过,滤液浓缩至相对密度为 1.03～1.08(80℃)的清膏,于 80℃用 2mol/L 盐酸溶液调节 pH 值至 1.0～2.0,保温 1 小时,静置 24 小时,滤过,沉淀用水洗至 pH 值为 5.0,再用 70%乙醇洗至 pH 值为 7.0,低温干燥,备用;金银花、连翘加水温浸 30 分钟后,煎煮二次,每次 1.5 小时,合并煎液,滤过,滤液浓缩至相对密度为 1.20～1.25(80℃)的清膏,冷至 40℃,加乙醇使含醇量达 75%,充分搅拌,静置 12 小时,取上清液,残渣加 75%乙醇适量,搅匀,静置 12 小时,滤过,合并二次滤液,回收乙醇至无醇味,浓缩成相对密度为 1.34～1.40(60℃)的稠膏,减压干燥,加入上述黄芩提取物,粉碎成细粉,加入微晶纤维素、羧甲淀粉钠,混匀,制成颗粒,干燥,加入硬脂酸镁,混匀,压制成 1000 片,包薄膜衣,即得。

【性状】　本品为薄膜衣片,除去薄膜衣后显棕黄色至棕红色;气微,味苦涩。

【鉴别】　(1)取本品 1 片,除去薄膜衣,研细,加 75%甲醇 10ml,超声处理 10 分钟,滤过,滤液作为供试品溶液。另取黄芩苷对照品、绿原酸对照品,分别加甲醇制成每 1ml 含 0.1mg 的溶液,作为对照品溶液。照薄层色谱法(通则 0502)试验,吸取上述三种溶液各 1～2µl,分别点于同一聚酰胺薄膜上,以醋酸为展开剂,展开,取出,晾干,置紫外光灯(365nm)下检视。供试品色谱中,在与黄芩苷对照品色谱相应的位置上,显相同颜色的斑点;在与绿原酸对照品色谱相应的位置

上,显相同颜色的荧光斑点。

(2)取连翘对照药材 0.5g,加甲醇 10ml,置水浴上加热回流 20 分钟,滤过,滤液作为对照药材溶液。照薄层色谱法(通则 0502)试验,吸取对照药材溶液及〔鉴别〕(1)项下的供试品溶液各 5µl,分别点于同一硅胶 G 薄层板上,以三氯甲烷-甲醇(5:1)为展开剂,展开,取出,晾干,喷以 10%硫酸乙醇溶液,在 105℃加热至斑点显色清晰。供试品色谱中,在与对照药材色谱相应的位置上,显相同颜色的斑点。

【检查】　应符合片剂项下有关的各项规定(通则 0101)。

【含量测定】　黄芩　照高效液相色谱法(通则 0512)测定。

色谱条件与系统适用性试验　以十八烷基硅烷键合硅胶为填充剂;以甲醇-水-冰醋酸(50:50:1)为流动相;检测波长为 274nm。理论板数按黄芩苷峰计算应不低于 1500。

对照品溶液的制备　取黄芩苷对照品适量,精密称定,加 50%甲醇制成每 1ml 含 0.1mg 的溶液,即得。

供试品溶液的制备　取重量差异项下的本品,研细,取约 0.2g,精密称定,置 50ml 量瓶中,加 50%甲醇适量,超声处理(功率 250W,频率 33kHz)20 分钟,放冷,加 50%甲醇稀释至刻度,摇匀,滤过,精密量取续滤液 2ml,置 10ml 量瓶中,加 50%甲醇至刻度,摇匀,滤过,取续滤液,即得。

测定法　分别精密量取对照品溶液与供试品溶液各 5µl,注入液相色谱仪,测定,即得。

本品每片含黄芩以黄芩苷($C_{21}H_{18}O_{11}$)计,不得少于 50mg。

金银花　照高效液相色谱法(通则 0512)测定。

色谱条件与系统适用性试验　以十八烷基硅烷键合硅胶为填充剂;以甲醇-水-冰醋酸(15:85:1)为流动相;检测波长为 324nm。理论板数按绿原酸峰计算应不低于 6000。

对照品溶液的制备　取绿原酸对照品适量,精密称定,置棕色量瓶中,加 50%甲醇制成每 1ml 含 60µg 的溶液,即得。

供试品溶液的制备　取重量差异项下的本品,研细,取约 0.2g,精密称定,置 50ml 量瓶中,加 50%甲醇适量,超声处理(功率 250W,频率 33kHz)20 分钟,放冷,加 50%甲醇稀释至刻度,摇匀,滤过,取续滤液,即得。

测定法　分别精密吸取对照品溶液与供试品溶液各 10µl,注入液相色谱仪,测定,即得。

本品每片含金银花以绿原酸($C_{16}H_{18}O_9$)计,不得少于 5.5mg。

连翘　照高效液相色谱法(通则 0512)测定。

色谱条件与系统适用性试验　以十八烷基硅烷键合硅胶为填充剂;以乙腈-水(25:75)为流动相;检测波长为 278nm。理论板数按连翘苷峰计算应不低于 6000。

对照品溶液的制备　取连翘苷对照品适量,精密称定,加甲醇制成每 1ml 含 0.1mg 的溶液,即得。

供试品溶液的制备　取重量差异项下的本品,研细,取 0.5g,精密称定,置具塞锥形瓶中,精密加入甲醇 25ml,密塞,

称定重量,超声处理(功率 250W,频率 40kHz)20 分钟,取出,放冷,再称定重量,用甲醇补足减失的重量,摇匀,滤过,精密量取续滤液 10ml,蒸干,残渣用 70％乙醇 5ml 使溶解(必要时超声处理),加在中性氧化铝柱(100～120 目,6g,内径为 1cm)上,用 70％乙醇 30ml 洗脱,收集洗脱液,蒸至约 1ml,用甲醇适量溶解,转移至 5ml 量瓶中,加甲醇至刻度,摇匀,滤过,取续滤液,即得。

测定法　分别精密吸取对照品溶液与供试品溶液各 10μl,注入液相色谱仪,测定,即得。

本品每片含连翘以连翘苷($C_{27}H_{34}O_{11}$)计,不得少于 1.5mg。

【功能与主治】　疏风解表,清热解毒。用于外感风热所致的感冒,症见发热、咳嗽、咽痛。

【用法与用量】　口服。一次 4 片,一日 3 次;小儿酌减或遵医嘱。

【规格】　每片重 0.53g

【贮藏】　密封。

双 黄 连 栓

Shuanghuanglian Shuan

【处方】　金银花 2500g　　　　黄芩 2500g
　　　　　连翘 5000g

【制法】　以上三味,黄芩加水煎煮三次,第一次 2 小时,第二、三次各 1 小时,合并煎液,滤过,滤液浓缩至相对密度为 1.03～1.08(80℃),在 80℃时加 2mol/L 盐酸溶液,调节 pH 值至 1.0～2.0,保温 1 小时,静置 24 小时,滤过,沉淀物加 6～8 倍量水,用 40％氢氧化钠溶液调节 pH 值至 7.0～7.5,加等量乙醇,搅拌使溶解,滤过。滤液用 2mol/L 盐酸溶液调节 pH 值至 2.0,60℃保温 30 分钟,静置 12 小时,滤过,沉淀用水洗至 pH 值为 5.0,继用 70％乙醇洗至 pH 值 7.0。沉淀物加水适量,用 40％氢氧化钠溶液调节 pH 值至 7.0～7.5,搅拌使溶解,备用;金银花、连翘加水煎煮二次,每次 1.5 小时,合并煎液,滤过,滤液浓缩至相对密度为 1.20～1.25(70～80℃)的清膏,冷至 40℃时搅拌下缓慢加入乙醇,使含醇量达 75％,静置 12 小时,滤取上清液,回收乙醇,浓缩液再加乙醇使含醇量达 85％,充分搅拌,静置 12 小时,滤取上清液,回收乙醇至无醇味。加上述黄芩提取物水溶液,搅匀,并调节 pH 值至 7.0～7.5,减压浓缩成稠膏,低温干燥,粉碎;另取半合成脂肪酸酯 780g,加热熔化,温度保持在 40℃±2℃,加入上述干膏粉,混匀,浇模,制成 1000 粒,即得。

【性状】　本品为棕色或深棕色的栓剂。

【鉴别】　(1)取本品 1 粒,加水 20ml,置温水浴中,用 10％氢氧化钠溶液调节 pH 值至 7.0～7.5,使碱化,置冷处使基质凝固,滤过,取滤液 1ml,加无水乙醇 4ml,置水浴中振摇

数分钟,放置,取上清液作为供试品溶液。另取黄芩苷对照品、绿原酸对照品分别用乙醇制成每 1ml 各含 0.4mg 的溶液,作为对照品溶液。照薄层色谱法(通则 0502)试验,吸取上述三种溶液各 3～5μl,分别点于同一硅胶 G 薄层板上,以乙酸丁酯-甲酸-水(7:4:3)的上层溶液为展开剂,置展开缸中预饱和 30 分钟,展开,取出,晾干,置紫外光灯(365nm)下检视。供试品色谱中,在与黄芩苷对照品色谱相应的位置上,显相同颜色的斑点;在与绿原酸对照品色谱相应的位置上,显相同颜色的荧光斑点。

(2)取本品 1 粒,加水 20ml,置热水浴中加热使溶,取出,置冷处使基质凝固,滤过,取滤液 10ml,蒸干,残渣加甲醇 5ml 超声处理使溶解,取上清液作为供试品溶液。另取连翘对照药材 0.5g,加甲醇 10ml,加热回流 20 分钟,滤过,滤液作为对照药材溶液。照薄层色谱法(通则 0502)试验,吸取上述两种溶液各 10μl,分别点于同一硅胶 G 薄层板上,以三氯甲烷-甲醇(5:1)为展开剂,展开,取出,晾干,喷以 10％硫酸乙醇溶液,在 105℃加热至斑点显色清晰。供试品色谱中,在与对照药材色谱相应的位置上,显相同颜色的斑点。

【检查】　应符合栓剂项下有关的各项规定(通则 0107)。

【含量测定】　黄芩　照高效液相色谱法(通则 0512)测定。

色谱条件与系统适用性试验　以十八烷基硅烷键合硅胶为填充剂;以甲醇-水-冰醋酸(40:60:1)为流动相;检测波长为 276nm。理论板数按黄芩苷峰计算应不低于 1500。

对照品溶液的制备　取黄芩苷对照品适量,精密称定,加 50％甲醇制成每 1ml 含 0.1mg 的溶液,即得。

供试品溶液的制备　取本品 10 粒,精密称定,研碎,取约 0.3g,精密称定,置烧杯中,加水 40ml,置温水浴中使溶解,用 10％氢氧化钠溶液调节 pH 值至 7.0～7.5,移至 50ml 量瓶中,放冷,加水至刻度,摇匀,滤过,精密量取续滤液 2ml,置 10ml 量瓶中,加水至刻度,摇匀,即得。

测定法　分别精密吸取对照品溶液与供试品溶液各 20μl,注入液相色谱仪,测定,即得。

本品每粒含黄芩以黄芩苷($C_{21}H_{18}O_{11}$)计,应少于 65mg。

连翘　照高效液相色谱法(通则 0512)测定。

色谱条件与系统适用性试验　以十八烷基硅烷键合硅胶为填充剂;以乙腈-水(21:79)为流动相;检测波长为 278nm。理论板数按连翘苷峰计算应不低于 6000。

对照品溶液的制备　取连翘苷对照品适量,精密称定,加甲醇制成每 1ml 含 0.1mg 的溶液,即得。

供试品溶液的制备　取本品 10 粒,精密称定,研碎,取约 1.5g,精密称定,置具塞锥形瓶中,精密加水 50ml,密塞,置水浴中加热 80 分钟使溶散,摇匀,取出,迅速冷冻(-4～-3℃)80 分钟(以不结冰为准),滤过,精密量取续滤液 10ml,蒸干,残渣加水 1ml 使溶解,置中性氧化铝柱(100～200 目,6g,内径为 1cm)上,用 70％乙醇 60ml 洗脱,收集洗脱液,浓缩至

干,残渣加 50％甲醇适量,温热使溶解,移至 5ml 量瓶中,并加 50％甲醇至刻度,摇匀,即得。

测定法 分别精密吸取对照品溶液与供试品溶液各 10μl,注入液相色谱仪,测定,即得。

本品每粒含连翘以连翘苷($C_{27}H_{34}O_{11}$)计,不得少于 2.0mg。

【功能与主治】 疏风解表,清热解毒。用于外感风热所致的感冒,症见发热、咳嗽、咽痛;上呼吸道感染、肺炎见上述证候者。

【用法与用量】 直肠给药。小儿一次 1 粒,一日 2～3 次。

【规格】 每粒重 1.5g

【贮藏】 密闭,置阴凉干燥处。

双黄连胶囊

Shuanghuanglian Jiaonang

【处方】 金银花 1875g　　　　黄芩 1875g
连翘 3750g

【制法】 以上三味,黄芩加水煎煮三次,第一次 2 小时,第二、三次每次 1 小时,合并煎液,滤过,滤液浓缩至相对密度为 1.05～1.10(80℃),于 80℃时用 2mol/L 盐酸溶液调节 pH 值至 1.0～2.0,保温 1 小时,静置 24 小时,滤过,沉淀物用水洗至 pH 值为 5.0,继用 70％乙醇洗至 pH 值为 7.0,低温干燥,备用。金银花、连翘加水温浸 30 分钟,煎煮二次,每次 1.5 小时,煎液滤过,滤液合并,浓缩至相对密度为 1.20～1.25(75～80℃),冷却至 40℃时,搅拌下缓缓加入乙醇,使含醇量达 75％,充分搅拌,静置 12 小时,滤取上清液,残渣加 75％乙醇适量,搅匀,静置 12 小时,滤过,合并乙醇液,回收乙醇至无醇味,加入上述黄芩提取物,并加水适量,搅拌使混悬,用 40％氢氧化钠溶液调节 pH 值至 7.0,搅匀,浓缩成稠膏,低温干燥,粉碎,加淀粉适量,混匀,或制颗粒,干燥,装入胶囊,制成 1000 粒,即得。

【性状】 本品为硬胶囊,内容物为黄棕色至棕色的粉末或颗粒和粉末;气微,味苦。

【鉴别】 (1)取本品内容物 0.4g,加 75％乙醇 10ml,超声处理 10 分钟,滤过,滤液作为供试品溶液。另取黄芩苷对照品、绿原酸对照品,分别加 75％乙醇制成每 1ml 各含 0.1mg 的溶液,作为对照品溶液。照薄层色谱法(通则 0502)试验,吸取上述三种溶液各 1～2μl,分别点于同一聚酰胺薄膜上,以醋酸为展开剂,展开,取出,晾干,置紫外光灯(365nm)下检视。供试品色谱中,在与黄芩苷对照品色谱相应的位置上,显相同颜色的斑点;在与绿原酸对照品色谱相应的位置上,显相同颜色的荧光斑点。

(2)取〔鉴别〕(1)项下的供试品溶液作为供试品溶液。另

取连翘对照药材 0.5g,加甲醇 10ml,超声处理 20 分钟,滤过,滤液作为对照药材溶液。照薄层色谱法(通则 0502)试验,吸取上述两种溶液各 5μl,分别点于同一硅胶 G 薄层板上,以三氯甲烷-甲醇(5∶1)为展开剂,展开,取出,晾干,喷以 10％硫酸乙醇溶液,在 105℃加热至斑点显色清晰,置日光下检视。供试品色谱中,在与对照药材色谱相应的位置上,显相同颜色的斑点。

【检查】 山银花 照高效液相色谱法(通则 0512)测定。

色谱条件与系统适用性试验 以十八烷基硅烷键合硅胶为填充剂;以水为流动相 A,以乙腈为流动相 B,按下表中的规定进行梯度洗脱,柱温 32℃;蒸发光散射检测器检测;理论板数以灰毡毛忍冬皂苷乙计算应不低于 5000。

时间(分钟)	流动相 A(%)	流动相 B(%)
0～12	80→72	20→28
12～27	72→67	28→33
27～30	67	33
30～33	67→80	33→20
33～40	80	20

对照品溶液的制备 取灰毡毛忍冬皂苷乙对照品适量,精密称定,加 50％甲醇制成每 1ml 含 0.12mg 的溶液,即得。

供试品溶液的制备 取装量差异项下的内容物,研细,取约 0.4g,精密称定,置 50ml 量瓶中,加 50％甲醇适量,超声处理(功率 250W,频率 40kHz)20 分钟使溶解,放置至室温,加 50％甲醇至刻度,摇匀,滤过,取续滤液,即得。

测定法 精密吸取对照品溶液 10μl 与供试品溶液 20μl,注入液相色谱仪,测定,即得。

供试品色谱图中,不得出现与对照品色谱峰保留时间相对应的色谱峰。

其他 应符合胶囊剂项下有关的各项规定(通则 0103)。

【含量测定】 金银花 照高效液相色谱法(通则 0512)测定。

色谱条件与系统适用性试验 以十八烷基硅烷键合硅胶为填充剂;以甲醇-水-冰醋酸(20∶80∶1)为流动相;检测波长为 324nm。理论板数按绿原酸峰计算应不低于 6000。

对照品溶液的制备 取绿原酸对照品适量,精密称定,加 50％甲醇制成每 1ml 含 40μg 的溶液,即得。

供试品溶液的制备 取装量差异项下的本品内容物,混匀,研细,取 0.2g,精密称定,置 50ml 量瓶中,加 50％甲醇适量,超声处理(功率 250W,频率 40kHz)20 分钟,放冷,加 50％甲醇至刻度,摇匀,滤过,取续滤液,即得。

测定法 精密吸取对照品溶液与供试品溶液各 10μl,注入液相色谱仪,测定,即得。

本品每粒含金银花以绿原酸($C_{16}H_{18}O_9$)计,不得少于 3.0mg。

黄芩 照高效液相色谱法(通则 0512)测定。

色谱条件与系统适用性试验 以十八烷基硅烷键合硅胶为填充剂;以甲醇-水-冰醋酸(50∶50∶1)为流动相;检测波

长为 274nm。理论板数按黄芩苷峰计算应不低于 1500。

对照品溶液的制备　取黄芩苷对照品适量,精密称定,加 50%甲醇制成每 1ml 含 50μg 的溶液,即得。

供试品溶液的制备　精密量取金银花〔含量测定〕项下的续滤液 1ml,置 10ml 量瓶中,加 50%甲醇至刻度,摇匀,即得。

测定法　精密吸取对照品溶液与供试品溶液各 10μl,注入液相色谱仪,测定,即得。

本品每粒含黄芩以黄芩苷($C_{21}H_{18}O_{11}$)计,不得少于 50mg。

连翘　照高效液相色谱法(通则 0512)测定。

色谱条件与系统适用性试验　用十八烷基硅烷键合硅胶为填充剂;以乙腈-水(23:77)为流动相;检测波长为 278nm。理论板数按连翘苷峰计算应不低于 6000。

对照品溶液的制备　取连翘苷对照品适量,精密称定,加 50%甲醇制成每 1ml 含 50μg 的溶液,即得。

供试品溶液的制备　取装量差异项下的本品内容物,研细,取 1.0g,精密称定,置具塞锥形瓶中,精密加入甲醇 50ml,密塞,称定重量,超声处理(功率 250W,频率 40kHz)20 分钟,放冷,再称定重量,用甲醇补足减失的重量,摇匀,滤过,精密量取续滤液 10ml,蒸干,残渣加 70%乙醇 1ml 使溶解,加在中性氧化铝柱(100～200 目,6g,内径 1cm)上,用 70%乙醇 60ml 洗脱,收集洗脱液,蒸干,残渣加 50%甲醇适量,温热使溶解,转移至 5ml 量瓶中,加 50%甲醇至刻度,摇匀,即得。

测定法　精密吸取对照品溶液 15μl 与供试品溶液 10μl,注入液相色谱仪,测定,即得。

本品每粒含连翘以连翘苷($C_{27}H_{34}O_{11}$)计,不得少于 1.50mg。

【功能与主治】　疏风解表,清热解毒。用于外感风热所致的感冒,症见发热、咳嗽、咽痛。

【用法与用量】　口服。一次 4 粒,一日 3 次;小儿酌减,或遵医嘱。

【规格】　每粒装 0.4g

【贮藏】　密封。

双黄连颗粒

Shuanghuanglian Keli

【处方】　金银花 1500g　　　　　　　　　连翘 3000g
　　　　　黄芩 1500g

【制法】　以上三味,黄芩加水煎煮三次,第一次 2 小时,第二、三次各 1 小时,合并煎液,滤过,滤液浓缩至相对密度为 1.05～1.10(80℃),于 80℃时加 2mol/L 盐酸溶液调节 pH 值至 1.0～2.0,保温 1 小时,静置 24 小时,滤过,沉淀用水洗至 pH 值 5.0,继用 70%乙醇洗至 pH 值为 7.0,低温干燥,备用;金银花、连翘加水温浸 30 分钟后,煎煮二次,每次 1.5 小时,分

次滤过,合并滤液,浓缩至相对密度为 1.20～1.25(70～80℃)的清膏,冷至 40℃时,搅拌下缓缓加入乙醇,使含醇量达 75%,充分搅拌,静置 12 小时,滤取上清液,残渣加 75%乙醇适量,搅匀,静置 12 小时,滤过,合并乙醇液,回收乙醇至无醇味,并浓缩成相对密度为 1.30～1.32(60～65℃)的清膏,减压干燥,与上述黄芩提取物粉碎成细粉,加入糊精等辅料适量,混匀,制成颗粒,干燥,制成 1000g(无蔗糖);或加入蔗糖、糊精等辅料适量,混匀,制成颗粒,干燥,制成 2000g,即得。

【性状】　本品为棕黄色的颗粒;气微,味甜、微苦或味苦,微甜(无蔗糖)。

【鉴别】　(1)取本品 2g 或 1g(无蔗糖),加 75%乙醇 10ml,置水浴中加热使溶解,滤过,滤液作为供试品溶液。另取黄芩苷对照品、绿原酸对照品,分别加 75%乙醇制成每 1ml 含 0.1mg 的溶液,作为对照品溶液。照薄层色谱法(通则 0502)试验,吸取上述三种溶液各 1～2μl,分别点于同一聚酰胺薄膜上,以醋酸为展开剂,展开,取出,晾干,置紫外光灯(365nm)下检视。供试品色谱中,在与黄芩苷对照品色谱相应的位置上,显相同颜色的斑点;在与绿原酸对照品色谱相应的位置上,显相同颜色的荧光斑点。

(2)取本品 1g 或 0.5g(无蔗糖),加甲醇 10ml,置水浴中加热使溶解,滤过,滤液作为供试品溶液。另取连翘对照药材 0.5g,加甲醇 10ml,加热回流 20 分钟,滤过,滤液作为对照药材溶液。照薄层色谱法(通则 0502)试验,吸取上述两种溶液各 5μl,分别点于同一硅胶 G 薄层板上,以三氯甲烷-甲醇(5:1)为展开剂,展开,取出,晾干,喷以 10%硫酸乙醇溶液,在 105℃加热至斑点显色清晰。供试品色谱中,在与对照药材色谱相应的位置上,显相同颜色的斑点。

【检查】　应符合颗粒剂项下有关的各项规定(通则 0104)。

【含量测定】　黄芩　照高效液相色谱法(通则 0512)测定。

色谱条件与系统适用性试验　以十八烷基硅烷键合硅胶为填充剂;以甲醇-水-冰醋酸(50:50:1)为流动相;检测波长为 274nm。理论板数按黄芩苷峰计算应不低于 1500。

对照品溶液的制备　取黄芩苷对照品适量,精密称定,加 50%甲醇制成每 1ml 含 0.1mg 的溶液,即得。

供试品溶液的制备　取装量差异项下的本品研细,取约 1g 或 0.5g(无蔗糖),精密称定,置 50ml 量瓶中,加 50%甲醇适量,超声处理 20 分钟使溶解,放冷,加 50%甲醇稀释至刻度,摇匀,滤过,精密量取续滤液 5ml,置 10ml 量瓶中,加 50%甲醇稀释至刻度,摇匀,即得。

测定法　分别精密吸取对照品溶液与供试品溶液各 5μl,注入液相色谱仪,测定,即得。

本品每袋含黄芩以黄芩苷($C_{21}H_{18}O_{11}$)计,不得少于(1)100mg,(2)200mg(无蔗糖)。

连翘　照高效液相色谱法(通则 0512)测定。

色谱条件与系统适用性试验　以十八烷基硅烷键合硅胶为填充剂；以乙腈-水(25∶75)为流动相；检测波长为278nm。理论板数按连翘苷峰计算应不低于6000。

对照品溶液的制备　取连翘苷对照品适量,精密称定,加甲醇制成每1ml含0.1mg的溶液,即得。

供试品溶液的制备　取装量差异项下的本品,研细,取约1.5g或0.75g(无蔗糖),精密称定,置具塞锥形瓶中,精密加入甲醇25ml,密塞,称定重量,超声处理(功率250W,频率40kHz)30分钟,取出,放冷,再称定重量,用甲醇补足减失的重量,摇匀,滤过,精密量取续滤液10ml,蒸干,残渣用70%乙醇5ml使溶解(必要时超声处理),加在中性氧化铝柱(100～120目,6g,内径为1cm)上,用70%乙醇40ml洗脱,收集洗脱液,浓缩至约1ml,用甲醇适量溶解,转移至5ml量瓶中,加甲醇稀释至刻度,摇匀,滤过,取续滤液,即得。

测定法　精密吸取对照品溶液10μl与供试品溶液5～10μl,注入液相色谱仪,测定,即得。

本品每袋含连翘以连翘苷($C_{27}H_{34}O_{11}$)计,不得少于(1)3.0mg,(2)6.0mg(无蔗糖)。

【功能与主治】　疏风解表,清热解毒。用于外感风热所致的感冒,症见发热、咳嗽、咽痛。

【用法与用量】　口服或开水冲服。一次10g,一日3次；6个月以下,一次2～3g；6个月至一岁,一次3～4g；一岁至三岁,一次4～5g；三岁以上儿童酌量或遵医嘱。无蔗糖颗粒服用量减半。

【规格】　每袋装5g　(1)相当于净饮片15g　(2)相当于净饮片30g(无蔗糖)

【贮藏】　密封。

双黄连滴眼剂

Shuanghuanglian Diyanji

【处方】　连翘500g　　　金银花250g
　　　　　黄芩250g

【制法】　以上三味,黄芩加水煎煮二次,每次1小时,滤过,合并滤液,滤液用2mol/L盐酸溶液调节pH值至1.0～2.0,在80℃保温30分钟,静置24小时,滤过,沉淀加水搅拌,用40%氢氧化钠溶液调节pH值至6.0～7.0,加等量乙醇,搅拌使溶解,滤过,滤液用2mol/L盐酸溶液调节pH值至2.0,80℃保温30分钟,静置12小时,滤过,沉淀用乙醇洗至pH值至4.0,加水搅拌,用40%氢氧化钠溶液调节pH值至6.0～7.0,加入0.5%活性炭,充分搅拌,50℃保温30分钟,加入乙醇,搅拌均匀后,立即滤过,滤液用2mol/L盐酸溶液调节pH值至2.0,80℃保温30分钟,静置12小时,滤过,沉淀用少量乙醇洗涤,60℃以下干燥,备用；金银花、连翘分别加水浸渍30分钟后,煎煮二次,每次1小时,合并煎液滤

过,滤液浓缩至相对密度为1.20～1.25(70℃)的清膏,冷至40℃,缓缓加入乙醇使含醇量达75%,充分搅拌,静置12小时,滤取上清液,回收乙醇至无醇味,加水静置12小时,滤取上清液,浓缩至相对密度为1.10～1.15(80℃)的清膏,冷至40℃,加入乙醇使含醇量达85%,静置12小时以上,滤取上清液,回收乙醇至无醇味,备用。取上述黄芩提取物,加入适量水,加热,用40%氢氧化钠溶液调节pH值至7.0使溶解,加入上述金银花、连翘提取物,加水至1000ml,加入0.5%活性炭5g,调节pH值至7.0,加热微沸15分钟,冷却,滤过,加注射用水至1000ml,115℃灭菌30分钟,冷藏,滤过,浓缩,冷冻干燥,制成粉末,分装成1000支,即得。

另取氯化钠45g和羟苯乙酯2.5g,加水5000ml,搅拌使之溶解,滤过,115℃灭菌30分钟,冷却,分装成1000支,即得滴眼溶剂。

【性状】　本品为棕黄色的粉末,有引湿性,味苦、涩。滴眼溶剂为无色澄明的液体。

【鉴别】　(1)取本品1支的内容物,加75%乙醇10ml,超声处理10分钟使溶解,静置,取上清液作为供试品溶液。另取黄芩苷对照品、绿原酸对照品,分别加75%乙醇制成每1ml各含0.1mg的溶液,作为对照品溶液。照薄层色谱法(通则0502)试验,吸取上述三种溶液各1～2μl,分别点于同一聚酰胺薄膜上,以醋酸为展开剂,展开,取出,晾干,置紫外光灯(365nm)下检视。供试品色谱中,在与黄芩苷对照品色谱相应的位置上,显相同颜色的斑点；在与绿原酸对照品色谱相应的位置上,显相同颜色的荧光斑点。

(2)取本品1支的内容物,加甲醇10ml,超声处理10分钟使溶解,静置,取上清液作为供试品溶液。另取连翘对照药材0.5g,加甲醇10ml,加热回流20分钟,滤过,滤液作为对照药材溶液。照薄层色谱法(通则0502)试验,吸取上述两种溶液各5μl,分别点于同一硅胶G薄层板上,以三氯甲烷-甲醇(5∶1)为展开剂,展开,取出,晾干,喷以10%硫酸乙醇溶液,在105℃加热至斑点显色清晰,置日光下检视。供试品色谱中,在与对照药材色谱相应的位置上,显相同颜色的斑点。

【检查】　山银花　照高效液相色谱法(通则0512)测定。

色谱条件与系统适用性试验　以十八烷基硅烷键合硅胶为填充剂；以乙腈为流动相A,以水为流动相B,按下表中的规定进行梯度洗脱,柱温32℃；蒸发光散射检测器。理论板数按灰毡毛忍冬皂苷乙峰计算应不低于5000。

时间(分钟)	流动相 A(%)	流动相 B(%)
0～12	20→28	80→72
12～27	28→33	72→67
27～30	33	67
30～33	33→20	67→80
33～40	20	80

对照品溶液的制备　取灰毡毛忍冬皂苷乙对照品适量,

精密称定,加 50% 甲醇制成每 1ml 含 0.12mg 的溶液,即得。

测定法 分别精密吸取对照品溶液 10μl 与〔含量测定〕金银花项下的供试品溶液 20μl,注入液相色谱仪。供试品液相色谱图,在与对照品色谱峰保留时间相对应的位置上不得出现色谱峰。

pH 值 取本品 1 支的内容物,用滴眼溶剂 1 支溶解后,依法测定(通则 0631),应为 6.0～7.0。

装量差异 冻干药粉 应符合规定(通则 0102)。

滴眼溶剂 应符合规定(通则 0102)。

可见异物 应符合规定(通则 0904)。

其他 应符合眼用制剂项下有关的各项规定(通则 0105)。

【含量测定】 金银花 照高效液相色谱法(通则 0512)测定。

色谱条件与系统适用性试验 以十八烷基硅烷键合硅胶为填充剂;以甲醇-水-冰醋酸(20:80:1)为流动相;检测波长为 324nm。理论板数按绿原酸峰计算应不低于 6000。

对照品溶液的制备 取绿原酸对照品适量,精密称定,加 50% 甲醇制成每 1ml 含 40μg 的溶液,即得。

供试品溶液的制备 取装量差异项下的本品,混匀,取 60mg,精密称定,置 25ml 量瓶中,加 50% 甲醇溶解并稀释至刻度,摇匀,滤过,取续滤液,即得。

测定法 分别精密吸取对照品溶液与供试品溶液各 10μl,注入液相色谱仪,测定,即得。

本品每支含金银花以绿原酸（$C_{16}H_{18}O_9$）计,应为 1.0～1.4mg。

黄芩 照高效液相色谱法(通则 0512)测定。

色谱条件与系统适用性试验 以十八烷基硅烷键合硅胶为填充剂;以甲醇-水-冰醋酸(50:50:1)为流动相;检测波长为 274nm。理论板数按黄芩苷峰计算应不低于 2500。

对照品溶液的制备 取黄芩苷对照品适量,精密称定,加 50% 甲醇制成每 1ml 含 50μg 的溶液,即得。

供试品溶液的制备 精密量取〔含量测定〕金银花项下的续滤液 2ml,置 25ml 量瓶中,加 50% 甲醇稀释至刻度,摇匀,即得。

测定法 分别精密吸取对照品溶液与供试品溶液各 10μl,注入液相色谱仪,测定,即得。

本品每支含黄芩以黄芩苷（$C_{21}H_{18}O_{11}$）计,应为 15～21mg。

连翘 照高效液相色谱法(通则 0512)测定。

色谱条件与系统适用性试验 以十八烷基硅烷键合硅胶为填充剂;以乙腈-水(23:77)为流动相;检测波长为 278nm。理论板数按连翘苷峰计算应不低于 6000。

对照品溶液的制备 取连翘苷对照品适量,精密称定,加 50% 甲醇制成每 1ml 含 50μg 的溶液,即得。

供试品溶液的制备 取装量差异项下的本品,混匀,取 50mg,精密称定,加水 1ml,加热使溶解,加在中性氧化铝柱(100～200 目,6g,柱内径为 1cm)上,用 70% 乙醇 40ml 洗脱,

收集洗脱液,蒸干,残渣加 50% 甲醇适量,温热使溶解,转移至 5ml 量瓶中,加 50% 甲醇至刻度,摇匀,即得。

测定法 分别精密吸取对照品溶液与供试品溶液各 10μl,注入液相色谱仪,测定,即得。

本品每支含连翘以连翘苷（$C_{27}H_{34}O_{11}$）计,不得少于 0.35mg。

【功能与主治】 驱风清热,解毒退翳。用于风邪热毒型单纯疱疹病毒性树枝状角膜炎。

【用法与用量】 滴入眼睑内(临用前将 1 支药粉与 1 支溶剂配制成溶液,使充分溶解后使用)。一次 1～2 滴,一日 4 次。四周为一疗程。

【注意】 (1)对本品过敏者忌用;(2)在使用过程中如药液发生混浊,应停止使用;配制好的滴眼液,应在一个月内用完,不宜久存后使用;(3)药粉与溶剂混匀后,残留于玻璃瓶内的药液量在计量范围之外,请勿刻意取净;(4)取塞、扣接、混合过程中应避免瓶口污染。

【规格】 每支装 60mg 滴眼溶剂每支装 5ml

【贮藏】 密闭,置阴凉干燥处。

玉 泉 胶 囊
Yuquan Jiaonang

【处方】

天花粉 200g	葛根 200g
麦冬 133g	人参 133g
茯苓 133g	乌梅 133g
黄芪 133g	甘草 133g
地黄 133g	五味子 133g

【制法】 以上十味,天花粉、人参粉碎成细粉;葛根、麦冬、五味子用 75% 乙醇回流提取三次,每次 1.5 小时,合并提取液,滤过,滤液回收乙醇至相对密度为 1.10～1.15(50℃)的清膏。其余茯苓、乌梅、黄芪、甘草、地黄加水浸泡 1 小时后,煎煮二次,第一次 3 小时,第二次 1 小时,合并煎液,滤过,滤液浓缩至相对密度为 1.10～1.15(60℃)的清膏,放冷,加等量的乙醇搅匀,静置 24 小时,滤过,滤液回收乙醇至无醇味,将上述提取液合并,浓缩至相对密度为 1.28～1.30(60℃)的清膏,加入上述细粉,混匀,减压干燥,粉碎成细粉,加入糊精适量,混匀,制粒,装入胶囊,制成 1000 粒,即得。

【性状】 本品为硬胶囊,内容物为棕黄色至棕褐色的颗粒及粉末;味酸甜、微苦。

【鉴别】 (1)取本品内容物 5g,研细,加乙醚 30ml,加热回流 1 小时,放冷,滤过,弃去醚液,残渣加水 30ml 与盐酸 2ml,加热回流 1 小时,放冷,滤过,滤液用乙醚振摇提取 2 次,每次 20ml,分取醚液,蒸干,残渣加三氯甲烷 1ml 使溶解,作为供试品溶液。另取麦冬对照药材 1g,同法制成对照药材溶液。照薄层色谱法(通则 0502)试验,吸取上述两种溶液各

2~6μl,分别点于同一硅胶 G 薄层板上,以三氯甲烷-丙酮(8:2)为展开剂,展开,取出,晾干,喷以 10%硫酸乙醇溶液,在 105℃加热至斑点显色清晰。供试品色谱中,在与对照药材色谱相应的位置上,显相同颜色的斑点。

(2)取本品内容物 6g,研细,加 70%甲醇 30ml,加热回流 1 小时,滤过,滤液蒸干,残渣用 0.1mol/L 的氢氧化钠溶液 20ml 溶解,用乙酸乙酯振摇提取 2 次,每次 20ml,分取乙酸乙酯液,蒸干,残渣加甲醇 1ml 使溶解,作为供试品溶液。另取五味子对照药材 1g,同法制成对照药材溶液。再取五味子醇甲对照品,加甲醇制成每 1ml 含 1mg 的溶液,作为对照品溶液。照薄层色谱法(通则 0502)试验,吸取上述三种溶液各 2~6μl,分别点于同一硅胶 GF$_{254}$ 薄层板上,以石油醚(30~60℃)-甲酸乙酯-甲醇(15:5:0.3)为展开剂,展开,取出,晾干,置紫外光灯(254nm)下检视。供试品色谱中,在与对照药材色谱和对照品色谱相应的位置上,显相同颜色的斑点。

(3)取本品内容物 5g,研细,加甲醇 30ml,加热回流 1 小时,滤过,滤液蒸干,残渣用水 25ml 溶解,用乙酸乙酯振摇提取 2 次,每次 25ml,取乙酸乙酯液,蒸干,残渣加甲醇 2ml 使溶解,作为供试品溶液。另取甘草对照药材 1g,同法制成对照药材溶液。照薄层色谱法(通则 0502)试验,吸取上述两种溶液各 2~4μl,分别点于同一高效硅胶 G 薄层板上,以乙酸乙酯-甲酸-冰醋酸-水(15:1:1:2)为展开剂,展开,取出,晾干,喷以 10%硫酸乙醇溶液,在 105℃加热至斑点显色清晰,分别置日光和紫外光灯(365nm)下检视。供试品色谱中,在与对照药材色谱相应的位置上,显相同颜色的斑点或荧光斑点。

(4)取本品内容物 10g,加甲醇 50ml,超声处理 40 分钟,放冷,滤过,滤液蒸干,残渣用水 30ml 溶解,用水饱和的正丁醇振摇提取 2 次,每次 25ml,合并正丁醇液,用氨试液洗涤 2 次,每次 20ml,弃去氨洗液,正丁醇液蒸干,残渣加甲醇 1ml 使溶解,作为供试品溶液。另取黄芪甲苷对照品,加甲醇制成每 1ml 含 1mg 的溶液。再取人参皂苷 Rb$_1$ 对照品、人参皂苷 Re 对照品及人参皂苷 Rg$_1$ 对照品,加甲醇制成每 1ml 各含 0.5mg 的混合溶液,作为对照品溶液。照薄层色谱法(通则 0502)试验,吸取上述三种溶液各 4~10μl,分别点于同一高效硅胶 G 薄层板上,以三氯甲烷-甲醇-水(13:7:2)的下层溶液为展开剂,展开,取出,晾干,喷以 10%硫酸乙醇溶液,在 105℃加热至斑点显色清晰,分别置日光和紫外光灯(365nm)下检视。供试品色谱中,在与对照品色谱相应的位置上,显相同颜色的斑点或荧光斑点。

【检查】　应符合胶囊剂项下有关的各项规定(通则 0103)。

【含量测定】　照高效液相色谱法(通则 0512)测定。

色谱条件与系统适用性试验　以十八烷基硅烷键合硅胶为填充剂;以甲醇-水(20:80)为流动相;检测波长为 250nm。理论板数按葛根素峰计算应不低于 5000。

对照品溶液的制备　取葛根素对照品适量,精密称定,加

70%甲醇制成每 1ml 含 38μg 的溶液,即得。

供试品溶液的制备　取装量差异项下的本品内容物,研细,取约 0.5g,精密称定,精密加入 70%甲醇 50ml,称定重量,超声处理(功率 250W,频率 50kHz)40 分钟,放冷,再称定重量,用 70%甲醇补足减失的重量,摇匀,滤过,取续滤液,即得。

测定法　分别精密吸取对照品溶液 10μl 与供试品溶液 5~10μl,注入液相色谱仪,测定,即得。

本品每粒含葛根以葛根素(C$_{21}$H$_{20}$O$_9$)计,不得少于 3.4mg。

【功能与主治】　养阴益气,生津止渴,清热除烦。主治气阴不足,口渴多饮,消食善饥;糖尿病属上述证候者。

【用法与用量】　口服。一次 5 粒,一日 4 次。

【注意】　孕妇忌服。定期复查血糖。

【规格】　每粒装 0.5g

【贮藏】　密封。

玉 泉 颗 粒

Yuquan Keli

【处方】　天花粉 200g　　　　　葛根 200g
　　　　　麦冬 133g　　　　　　人参 133g
　　　　　茯苓 133g　　　　　　乌梅 133g
　　　　　黄芪 133g　　　　　　甘草 133g
　　　　　地黄 133g　　　　　　五味子 133g

【制法】　以上十味,天花粉、人参粉碎成细粉;葛根、麦冬、五味子用 75%乙醇回流提取三次,每次 1.5 小时,合并提取液,滤过,滤液回收乙醇至无醇味。其余茯苓、乌梅、黄芪、甘草、地黄加水浸泡 1 小时后,煎煮二次,第一次 3 小时,第二次 1 小时,合并煎液,滤过,滤液浓缩至相对密度为 1.10~1.15(60℃)的清膏,放冷,加等量的乙醇搅匀,静置 24 小时,滤过,滤液回收乙醇至无醇味,将上述提取液合并,浓缩至相对密度为 1.28~1.30(60℃)的清膏,加入上述细粉,混匀,减压干燥,粉碎成细粉,加入微晶纤维素 350g,制成 1000g。干燥,即得。

【性状】　本品为棕黄色或棕褐色的颗粒;味酸甜、微苦。

【鉴别】　(1)取本品 5g,研细,加乙醚 30ml,加热回流 1 小时,放冷,滤过,弃去醚液,残渣加水 30ml 与盐酸 2ml,加热回流 1 小时,放冷,滤过,用乙醚振摇提取 2 次,每次 20ml,分取醚液,蒸干,残渣加三氯甲烷 1ml 使溶解,作为供试品溶液。另取麦冬对照药材 1g,同法制成对照药材溶液。照薄层色谱法(通则 0502)试验,吸取上述两种溶液各 2~6μl,分别点于同一硅胶 G 薄层板上,以三氯甲烷-丙酮(8:2)为展开剂,展开,取出,晾干,喷以 10%硫酸乙醇溶液,在 105℃加热至斑点显色清晰。供试品色谱中,在与对照药材色谱相应的

位置上,显相同颜色的斑点。

(2)取本品 10g,研细,加 70%甲醇 30ml,加热回流 1 小时,滤过,滤液蒸干,残渣用 0.1mol/L 的氢氧化钠溶液 20ml 溶解,用乙酸乙酯振摇提取 2 次,每次 20ml,分取乙酸乙酯液,蒸干,残渣加甲醇 2ml 使溶解,作为供试品溶液。另取五味子对照药材 1g,同法制成对照药材溶液。再取五味子醇甲对照品,加甲醇制成每 1ml 含 1mg 的溶液,作为对照品溶液。照薄层色谱法(通则 0502)试验,吸取上述三种溶液各 2～6μl,分别点于同一硅胶 GF₂₅₄ 薄层板上,以石油醚(30～60℃)-甲酸乙酯-甲醇(15：5：0.3)为展开剂,展开,取出,晾干,置紫外光灯(254nm)下检视。供试品色谱中,在与对照药材色谱和对照品色谱相应的位置上,显相同颜色的斑点。

(3)取本品 5g,研细,加甲醇 30ml,加热回流 1 小时,滤过,滤液蒸干,残渣用水 25ml 溶解,用乙酸乙酯振摇提取 2 次,每次 25ml,取乙酸乙酯液,蒸干,残渣加甲醇 1ml 使溶解,作为供试品溶液。另取甘草对照药材 1g,同法制成对照药材溶液。照薄层色谱法(通则 0502)试验,吸取上述两种溶液各 2～6μl,分别点于同一高效硅胶 G 薄层板上,以乙酸乙酯-甲酸-冰醋酸-水(15：1：1：2)为展开剂,展开,取出,晾干,喷以 10%硫酸乙醇溶液,在 105℃加热至斑点显色清晰,分别置日光和紫外光灯(365nm)下检视。供试品色谱中,在与对照药材色谱相应的位置上,显相同颜色的斑点或荧光斑点。

(4)取本品 10g,加甲醇 50ml,超声处理 40 分钟,放冷,滤过,滤液蒸干,残渣用水 30ml 溶解,用水饱和的正丁醇振摇提取 2 次,每次 25ml,合并正丁醇液,用氨试液洗涤 2 次,每次 20ml,弃去氨洗液,正丁醇液蒸干,残渣加甲醇 1ml 使溶解,作为供试品溶液。另取黄芪甲苷对照品,加甲醇制成每 1ml 含 1mg 的溶液。再取人参皂苷 Rb₁ 对照品、人参皂苷 Re 对照品及人参皂苷 Rg₁ 对照品,加甲醇制成每 1ml 各含 0.5mg 的混合溶液,作为对照品溶液。照薄层色谱法(通则 0502)试验,吸取上述三种溶液各 4～10μl,分别点于同一高效硅胶 G 薄层板上,以三氯甲烷-甲醇-水(13：7：2)的下层溶液为展开剂,展开,取出,晾干,喷以 10%硫酸乙醇溶液,在 105℃加热至斑点显色清晰,分别置日光和紫外光灯(365nm)下检视。供试品色谱中,在与对照品色谱相应的位置上,显相同颜色的斑点或荧光斑点。

【检查】 应符合颗粒剂项下有关的各项规定(通则 0104)。

【含量测定】 照高效液相色谱法(通则 0512)测定。

色谱条件与系统适用性试验 以十八烷基硅烷键合硅胶为填充剂;以甲醇-水(20：80)为流动相;检测波长为 250nm。理论板数按葛根素峰计算应不低于 5000。

对照品溶液的制备 取葛根素对照品适量,精密称定,加 70%甲醇制成每 1ml 含葛根素 40μg 的溶液,即得。

供试品溶液的制备 取装量差异项下本品适量,混匀,研细,取约 0.5g,精密称定,精密加入 70%甲醇 50ml,称定重量,超声处理(功率 250W,频率 50kHz)45 分钟,放冷,再称定

重量,用 70%甲醇补足减失的重量,摇匀,滤过,取续滤液,即得。

测定法 分别精密吸取对照品溶液 10μl 与供试品溶液 5～10μl,注入液相色谱仪,测定,即得。

本品每袋含葛根以葛根素(C₂₁H₂₀O₉)计,不得少于 17.0mg。

【功能与主治】 养阴益气,生津止渴,清热除烦。主治气阴不足,口渴多饮,消食善饥;糖尿病属上述证候者。

【用法与用量】 开水冲服。一次 1 袋,一日 4 次。

【注意】 孕妇忌服。定期复查血糖。

【规格】 每袋装 5g

【贮藏】 密封。

玉屏风口服液
Yupingfeng Koufuye

【处方】 黄芪 600g   防风 200g
白术(炒)200g

【制法】 以上三味,将防风酌予碎断,提取挥发油,蒸馏后的水溶液另器收集;药渣及其余黄芪等二味加水煎煮二次,第一次 1.5 小时,第二次 1 小时,合并煎液,滤过,滤液浓缩至适量,加适量乙醇使沉淀,取上清液减压回收乙醇,加水搅匀,静置,取上清液滤过,滤液浓缩。取蔗糖 400g 制成糖浆,与上述药液合并,再加入挥发油及蒸馏后的水溶液,调整总量至 1000ml,搅匀,滤过,灌装,灭菌,即得。

【性状】 本品为棕红色至棕褐色的液体;味甜、微苦、涩。

【鉴别】 (1)取本品 10ml,用水饱和的正丁醇振摇提取 3 次,每次 20ml,合并正丁醇液,用氨试液洗涤 3 次,每次 20ml,弃去氨液,正丁醇液蒸干,残渣加甲醇 1ml 使溶解,作为供试品溶液。另取黄芪甲苷对照品,加甲醇制成每 1ml 含 1mg 的溶液,作为对照品溶液。照薄层色谱法(通则 0502)试验,吸取上述两种溶液各 2～4μl,分别点于同一硅胶 G 薄层板上,以三氯甲烷-甲醇-水(13：7：2)10℃以下放置的下层溶液为展开剂,展开,取出,晾干,喷以 10%硫酸乙醇溶液,在 105℃加热至斑点显色清晰。供试品色谱中,在与对照品色谱相应的位置上,显相同颜色的斑点;置紫外光灯(365nm)下检视,显相同颜色的荧光斑点。

(2)取本品 20ml,用石油醚(30～60℃)振摇提取 2 次,每次 25ml,合并提取液,蒸干,残渣加甲醇 1ml 使溶解,作为供试品溶液。另取白术对照药材 2g,加水 50ml,煎煮 30 分钟,放冷,滤过,滤液同法制成对照药材溶液。照薄层色谱法(通则 0502)试验,吸取上述两种溶液各 5μl,分别点于同一硅胶 G 薄层板上,以环己烷-乙酸乙酯(7：3)为展开剂,展开,取出,晾干,喷以 5%对二甲氨基苯甲醛的 10%硫酸乙醇溶液,在 105℃加热至斑点显色清晰。供试品色谱中,在与对照药

材色谱相应的位置上,显相同颜色的斑点;置紫外光灯(365nm)下检视,显相同颜色的荧光斑点。

(3)取本品 1ml,加甲醇至 10ml,摇匀,离心,取上清液作为供试品溶液。另取 5-O-甲基维斯阿米醇苷对照品,加甲醇制成每 1ml 含 60μg 的溶液,作为对照品溶液。照高效液相色谱法(通则 0512)试验,以十八烷基硅烷键合硅胶为填充剂;以甲醇-水(35:65)为流动相;检测波长为 254nm。分别吸取对照品溶液和供试品溶液各 10μl,注入液相色谱仪。供试品色谱中,应呈现与对照品色谱峰保留时间相同的色谱峰。

【检查】　相对密度　应不低于 1.16(通则 0601)。

pH 值　应为 4.0~5.5(通则 0631)。

其他　应符合合剂项下有关的各项规定(通则 0181)。

【含量测定】　照高效液相色谱法(通则 0512)测定。

色谱条件与系统适用性试验　以十八烷基硅烷键合硅胶为填充剂;以乙腈-水(35:65)为流动相;用蒸发光散射检测器检测。理论板数按黄芪甲苷峰计算应不低于 3000。

对照品溶液的制备　取黄芪甲苷对照品适量,精密称定,加甲醇制成每 1ml 含 0.4mg 的溶液,即得。

供试品溶液的制备　精密量取本品 20ml,用水饱和的正丁醇振摇提取 5 次,每次 25ml,合并正丁醇提取液,用氨试液洗涤 3 次,每次 20ml,正丁醇提取液回收溶剂至干,残渣加甲醇溶解并转移至 10ml 量瓶中,加甲醇至刻度,摇匀,离心,取上清液,即得。

测定法　分别精密吸取对照品溶液 5μl、20μl 及供试品溶液 10μl,注入液相色谱仪,测定,用外标两点法对数方程计算,即得。

本品每 1ml 含黄芪以黄芪甲苷($C_{41}H_{68}O_{14}$)计,不得少于 0.12mg。

【功能与主治】　益气,固表,止汗。用于表虚不固,自汗恶风,面色㿠白,或体虚易感风邪者。

【用法与用量】　口服。一次 10ml,一日 3 次。

【规格】　每支装 10ml

【贮藏】　密封,置阴凉处。

玉屏风胶囊
Yupingfeng Jiaonang

【处方】　黄芪 3000g　　　　防风 1000g
　　　　　炒白术 1000g

【制法】　以上三味,防风提取挥发油,蒸馏后的水溶液另器收集;药渣与其余二味加水煎煮二次,第一次 1.5 小时,第二次 1 小时,合并煎液和另器收集的水溶液,滤过,滤液浓缩至相对密度为 1.02~1.05(75℃),加等体积的乙醇,搅拌,静置,取上清液,减压回收乙醇,浓缩至相对密度为 1.07~1.10(80℃)的清膏,喷雾干燥,加入防风挥发油,密闭 2 小时,制

粒,装入胶囊,制成 1000 粒,即得。

【性状】　本品为胶囊剂,内容物为黄棕色的颗粒和粉末;味苦、微甜。

【鉴别】　(1)照薄层色谱法(通则 0502)试验,吸取〔含量测定〕项下供试品溶液及对照品溶液各 5μl,分别点于同一硅胶 G 薄层板上,以三氯甲烷-甲醇-水(17:7:2)10℃以下放置的下层溶液为展开剂,展开,取出,晾干,喷以 10% 硫酸乙醇溶液,在 105℃加热至斑点显色清晰。供试品色谱中,在与对照品色谱相应的位置上,显相同颜色的斑点;置紫外光灯(365nm)下检视,显相同颜色的荧光斑点。

(2)取本品内容物 5g,研细,加三氯甲烷 20ml,边振摇边滴加氨试液 1ml,加热回流 1 小时,滤过,滤液蒸干,残渣加甲醇 0.5ml 使溶解,作为供试品溶液。另取防风对照药材 0.5g,同法制成对照药材溶液。照薄层色谱法(通则 0502)试验,吸取供试品溶液 15μl、对照药材溶液 5μl,分别点于同一硅胶 G 薄层板上,以石油醚(60~90℃)-乙酸乙酯(4:1)为展开剂,展开,取出,晾干,置紫外光灯(365nm)下检视。供试品色谱中,在与对照药材色谱相应的位置上,显相同颜色的荧光斑点。

(3)取本品内容物 5g,研细,加热水 30ml,振摇使溶解,放冷,加乙醚 30ml,振摇提取,乙醚液蒸干,残渣加甲醇 0.5ml 使溶解,作为供试品溶液。另取白术对照药材 0.5g,加水 100ml,加热回流 30 分钟,滤过,滤液浓缩至约 30ml,放冷,同法制成对照药材溶液。照薄层色谱法(通则 0502)试验,吸取供试品溶液 15μl、对照药材溶液 5μl,分别点于同一硅胶 G 薄层板上,以环己烷-乙酸乙酯(10:3)为展开剂,展开,取出,晾干,喷以 5% 对二甲氨基苯甲醛的 10% 硫酸乙醇溶液,在 105℃加热至斑点显色清晰,置紫外光灯(365nm)下检视。供试品色谱中,在与对照药材色谱相应的位置上,显相同颜色的荧光斑点。

【检查】　应符合胶囊剂项下有关的各项规定(通则 0103)。

【含量测定】　照高效液相色谱法(通则 0512)测定。

色谱条件与系统适用性试验　以十八烷基硅烷键合硅胶为填充剂;以乙腈-水(35:65)为流动相;蒸发光散射检测器检测。理论板数按黄芪甲苷峰计算应不低于 3000。

对照品溶液的制备　取黄芪甲苷对照品适量,精密称定,加甲醇制成每 1ml 含 0.4mg 的溶液,即得。

供试品溶液的制备　取装量差异项下的本品内容物,研细,取 1g,精密称定,加水 20ml 微热使溶解,用水饱和的正丁醇提取 4 次,每次 25ml,合并正丁醇提取液,用氨试液洗涤 3 次,每次 20ml,洗液弃去,再用水 20ml 洗涤一次,分取正丁醇层,蒸干,残渣加甲醇溶解并转移至 5ml 量瓶中,加甲醇稀释至刻度,摇匀,滤过,取续滤液,即得。

测定法　分别精密吸取对照品溶液 5μl、20μl 及供试品溶液 10μl,注入液相色谱仪,测定,用外标两点法对数方程计算,即得。

本品每粒含黄芪以黄芪甲苷（$C_{41}H_{68}O_{14}$）计，不得少于 0.60mg。

【功能与主治】 益气，固表，止汗。用于表虚不固，自汗恶风，面色㿠白，或体虚易感风邪者。

【用法与用量】 口服。一次 2 粒，一日 3 次。

【规格】 每粒装 0.5g

【贮藏】 密封、防潮，在阴凉处保存。

玉屏风袋泡茶
Yupingfeng Daipaocha

【处方】 黄芪 1000g　　　　防风 333g
白术（炒）333g

【制法】 以上三味，白术（炒）粉碎成粗粉；其余黄芪等二味加水煎煮二次，第一次 1.5 小时，第二次 1 小时，滤过，合并滤液，浓缩成稠膏；另取甜叶菊 16.7g 粉碎成粗粉，与上述白术粗粉及辅料适量混合，加入上述稠膏中，混匀，干燥，粉碎成粗粉，制成 1000g，分装，即得。

【性状】 本品为袋泡茶，内容物为黄棕色至棕褐色颗粒和粗粉；气香，味微甜、微苦、微涩。

【鉴别】 （1）取本品，置显微镜下观察：草酸钙针晶细小，长 10～32μm，散在或不规则充塞于薄壁细胞中（白术）。

（2）取黄芪对照药材 1g，加水 200ml，煎煮 30 分钟，滤过，滤液浓缩至约 20ml，用水饱和的正丁醇振摇提取 2 次，每次 25ml，合并正丁醇提取液，用氨试液 20ml 洗涤，分取正丁醇液，蒸干，残渣加甲醇 1ml 使溶解，作为对照药材溶液。照薄层色谱法（通则 0502）试验，吸取〔含量测定〕项下的供试品溶液和对照品溶液及上述对照药材溶液各 4μl，分别点于同一硅胶 G 薄层板上，以三氯甲烷-甲醇-水（17∶7∶2）10℃下放置过夜的下层溶液为展开剂，展开，取出，晾干，喷以 10% 硫酸乙醇溶液，在 105℃ 加热至斑点显色清晰，分别置日光及紫外光灯（365nm）下检视。供试品色谱中，在与对照药材和对照品色谱相应的位置上，日光下显相同颜色的斑点，紫外光下显相同颜色的荧光斑点。

（3）取本品 6g，研细，加石油醚（30～60℃）25ml，超声处理 30 分钟，滤过，滤液挥干，残渣加甲醇 1ml 使溶解，作为供试品溶液。另取白术对照药材 1g，加石油醚（30～60℃）20ml，同法制成对照药材溶液。照薄层色谱法（通则 0502）试验，吸取上述两种溶液各 2μl，分别点于同一硅胶 G 薄层板上，以环己烷-乙酸乙酯（7.5∶2.5）为展开剂，展开，取出，晾干，喷以 5% 对二甲氨基苯甲醛的 10% 硫酸溶液，在 105℃ 加热至斑点显色清晰，置紫外光灯（365nm）下检视。供试品色谱中，在与对照药材色谱相应的位置上，显相同颜色的荧光斑点。

（4）取本品 3g，研细，加丙酮 25ml，超声处理 30 分钟，滤过，滤液回收溶剂至干，残渣加甲醇 1ml 使溶解，作为供试品溶液。另取防风对照药材 1g，加丙酮 20ml，同法制成对照药材溶液。再取升麻素苷对照品、5-O-甲基维斯阿米醇苷对照品，分别加甲醇制成每 1ml 含 1mg 的溶液，作为对照品溶液。照薄层色谱法（通则 0502）试验，吸取供试品溶液 10～20μl，对照药材溶液 4μl，对照品溶液各 2μl，分别点于同一硅胶 GF$_{254}$ 薄层板上使成条带状，以三氯甲烷-甲醇（4∶1）为展开剂，展开，取出，晾干，置紫外光灯（254nm）下检视。供试品色谱中，在与对照药材和对照品色谱相应的位置上，显相同颜色的斑点。

【检查】 应符合茶剂项下有关的各项规定（通则 0188）。

【浸出物】 取本品 3g，精密加水 100ml，照水溶性浸出物测定法（通则 2201）项下的热浸法测定，以干燥品计算，不得少于 60.0%。

【含量测定】 照高效液相色谱法（通则 0512）测定。

色谱条件与系统适用性试验 以十八烷基硅烷键合硅胶为填充剂；以乙腈-水（35∶65）为流动相；蒸发光散射检测器检测。理论板数按黄芪甲苷峰计算应不低于 4000。

对照品溶液的制备 取黄芪甲苷对照品适量，精密称定，加甲醇制成每 1ml 含 0.4mg 的溶液，即得。

供试品溶液的制备 取装量差异项下本品，混匀，研细，取约 4g，精密称定，加甲醇加热回流提取 2 次，每次 50ml，第一次 1 小时，第二次 30 分钟，滤过，合并滤液，蒸干，残渣加水饱和正丁醇 50ml 使溶解（必要时超声使溶解），转移至分液漏斗中，用氨试液 30ml 分次充分洗涤容器，转移至同一分液漏斗中，充分振摇，放置，弃去水液，再加入氨试液 30ml，充分振摇，放置，弃去氨洗液，取正丁醇液回收溶剂至干，残渣加甲醇使溶解并转移至 5ml 量瓶中，加甲醇稀释至刻度，摇匀，滤过，取续滤液，即得。

测定法 分别精密吸取对照品溶液 5μl、20μl，供试品溶液 10μl，注入液相色谱仪，测定，用外标两点法对数方程计算，即得。

本品每袋含黄芪以黄芪甲苷（$C_{41}H_{68}O_{14}$）计，不得少于 0.96mg。

【功能与主治】 益气，固表，止汗。用于表虚不固，自汗恶风，面色㿠白，或体虚易感风邪者。

【用法与用量】 开水浸泡 15 分钟后饮服。一次 2 袋，一日 2～3 次。

【规格】 每袋装 3g

【贮藏】 密闭，防潮。

玉屏风颗粒
Yupingfeng Keli

【处方】 黄芪 600g　　　　白术（炒）200g
防风 200g

【制法】　以上三味，将防风酌予碎断，提取挥发油，蒸馏后水溶液另器收集；药渣及其余二味加水煎煮二次，第一次1.5 小时，第二次 1 小时，合并煎液，滤过，滤液浓缩至适量，加乙醇至含醇量为 70%，搅拌，静置，滤过，滤液减压回收乙醇，与上述蒸馏后的水溶液搅匀，静置，取上清液，滤过，滤液浓缩至相对密度为 1.30～1.33(70℃)的清膏，加辅料适量制成颗粒，干燥，放冷，喷加上述防风挥发油，混匀，制成 500g，即得。

【性状】　本品为浅黄色至棕红色的颗粒；味涩而后甘。

【鉴别】　(1)取本品 5g，加水 20ml 使溶解，滤过，滤液用三氯甲烷提取 2 次(25ml，15ml)，合并三氯甲烷提取液，蒸干。残渣加甲醇 1ml 使溶解，作为供试品溶液。另取黄芪对照药材 6g，加水煎煮二次(250ml，150ml)，每次 30 分钟，合并煎液，滤过，滤液浓缩至约 5ml，加乙醇 3 倍量使沉淀，静置，滤过，滤液蒸干，残渣加水 10ml 溶解，滤过，自"滤液用三氯甲烷提取 2 次"起，同法制成对照药材溶液。照薄层色谱法(通则 0502)试验，吸取上述供试品溶液 8μl、对照药材溶液 4μl，分别点于同一硅胶 G 薄层板上，以石油醚(60～90℃)-乙酸乙酯(2：1)为展开剂，展开，取出，晾干，喷以 1%铁氰化钾-2%三氯化铁试液等量的混合溶液(临用配制)。供试品色谱中，在与对照药材色谱相应的位置上，显相同颜色的斑点。

(2)取本品 5g，加水 20ml 使溶解，滤过，滤液用石油醚(30～60℃)振摇提取 2 次(25ml，20ml)，合并石油醚液，挥干，残渣加甲醇 0.5ml 使溶解，作为供试品溶液。另取白术对照药材 2g，加水 250ml，煎煮 30 分钟，滤过，滤液浓缩至约10ml，加乙醇 30ml 振摇，静置，滤过，滤液蒸至无醇味，自"用石油醚(30～60℃)提取 2 次"起，同法制成对照药材溶液。照薄层色谱法(通则 0502)试验，吸取上述供试品溶液 10μl、对照药材溶液 3μl，分别点于同一硅胶 G 薄层板上，以环己烷-乙酸乙酯(7：3)为展开剂，展开，取出，晾干，喷以 5%对二甲氨基苯甲醛的 10%硫酸溶液，在 105℃加热 8 分钟，置紫外光灯(365nm)下检视。供试品色谱中，在与对照药材色谱相应的位置上，显相同颜色的荧光斑点。

(3)取防风对照药材 2g，照〔鉴别〕(2)项下对照药材溶液制备方法，同法制成对照药材溶液。照薄层色谱法(通则0502)试验，吸取〔鉴别〕(2)项下的供试品溶液 10μl、上述对照药材溶液 2μl，分别点于同一硅胶 G 薄层板上，以石油醚(60～90℃)-乙酸乙酯(1：1)为展开剂，展开，取出，晾干，置紫外光灯(365nm)下检视。供试品色谱中，在与对照药材色谱相应的位置上，显相同颜色的荧光斑点。

【检查】　应符合颗粒剂项下有关的各项规定(通则0104)。

【含量测定】　照高效液相色谱法(通则 0512)测定。

色谱条件与系统适用性试验　以十八烷基硅烷键合硅胶为填充剂，以乙腈-水(32：68)为流动相；用蒸发光散射检测器检测。理论板数按黄芪甲苷峰计算应不低于 4000。

对照品溶液的制备　取黄芪甲苷对照品适量，精密称定，加甲醇制成每 1ml 含黄芪甲苷 0.12mg 的溶液，即得。

供试品溶液的制备　取装量差异项下的本品，研细，取约 2.5g，精密称定，置索氏提取器中，加甲醇 100ml，加热回流至提取液无色(约 6 小时)，提取液回收溶剂并浓缩至干，残渣加水 20ml，微热使溶解，用水饱和正丁醇振摇提取 4次，每次 40ml，合并正丁醇液，用氨试液充分洗涤 2 次，每次40ml，合并氨试液并用水饱和正丁醇振摇提取 2 次，每次20ml，弃去氨试液，合并正丁醇液，蒸干，残渣加甲醇使溶解并转移至 10ml 量瓶中，用甲醇稀释至刻度，摇匀，滤过，取续滤液，即得。

测定法　分别精密吸取对照品溶液 10μl、20μl，供试品溶液 10μl，注入液相色谱仪，测定，以外标两点法对数方程计算，即得。

本品每袋含黄芪以黄芪甲苷($C_{41}H_{68}O_{14}$)计，不得少于 3.5mg。

【功能与主治】　益气，固表，止汗。用于表虚不固，自汗恶风，面色㿠白，或体虚易感风邪者。

【用法与用量】　开水冲服。一次 1 袋，一日 3 次。

【规格】　每袋装 5g

【贮藏】　密封。

玉　真　散
Yuzhen San

【处方】　生白附子 706g　　　　　防风 58.8g
　　　　　生天南星 58.8g　　　　白芷 58.8g
　　　　　天麻 58.8g　　　　　　羌活 58.8g

【制法】　以上六味，粉碎成细粉，过筛，混匀，即得。

【性状】　本品为淡黄色至淡黄棕色的粉末；气香，味麻辣。

【鉴别】　(1)取本品，置显微镜下观察：油管含金黄色分泌物，直径约 17～60μm(防风)。厚壁细胞多角形或长多角形，直径 70～180μm，壁较厚，微木化，纹孔明显(天麻)。

(2)取本品 4g，加甲醇 25ml，超声处理 25 分钟，滤过，滤液蒸干，残渣加甲醇 1ml 使溶解，作为供试品溶液。另取防风对照药材 1g，同法制成对照药材溶液。再取 5-O-甲基维斯阿米醇苷对照品，加甲醇制成每 1ml 含 1mg 的溶液，作为对照品溶液。照薄层色谱法(通则 0502)试验，吸取上述三种溶液各 3～5μl，分别点于同一硅胶 G 薄层板上，以乙酸乙酯-甲酸-冰醋酸-水(15：1：1：1.5)为展开剂，展开，取出，晾干，喷以10%硫酸乙醇溶液，置紫外光灯(365nm)下检视。供试品色谱中，在与对照药材色谱和对照品色谱相应的位置上，显相同颜色的荧光斑点。

(3)取本品 9g，加乙醚 50ml，浸泡 1 小时，时时振摇，滤过，滤液挥干乙醚，残渣加乙酸乙酯 5ml 使溶解，加在中性氧化铝柱(100～200目,15g,内径为1cm)上,用乙酸乙酯15ml洗脱,收集洗脱液,浓缩至1ml,作为供试品溶液。另取白芷对照药材0.5g,加乙醚20ml,浸泡1小时,时时振摇,滤过,滤液挥干,残渣加乙酸乙酯1ml使溶解,作为对照药材溶液。再取欧前胡素对照品,加乙酸乙酯制成每1ml含1mg的溶液,作为对照品溶液。照薄层色谱法(通则0502)试验,吸取上述三种溶液各5～10μl,分别点于同一硅胶G薄层板上,以石油醚(30～60℃)-乙醚(1:1)为展开剂,10℃以下展开,展距13cm,取出,晾干,置紫外光灯(365nm)下检视。供试品色谱中,在与对照药材色谱相应的位置上,显相同颜色的荧光主斑点,在与对照品色谱相应的位置上,显相同颜色的荧光斑点。

(4)取本品9g,加水饱和的正丁醇75ml,超声处理30分钟,滤过,滤液蒸干,残渣加水20ml,加热使溶解,放冷,通过D101型大孔吸附树脂柱(内径为1.5cm,柱高为16cm),用水80ml洗脱,弃去水液,再用20%乙醇50ml洗脱(流速1ml/min),收集洗脱液,蒸干,残渣加甲醇1ml使溶解,作为供试品溶液。另取天麻对照药材0.5g,加水饱和的正丁醇30ml,超声处理30分钟,滤过,滤液蒸干,残渣加甲醇1ml使溶解,作为对照药材溶液。再取天麻素对照品,加甲醇制成每1ml含1mg的溶液,作为对照品溶液。照薄层色谱法(通则0502)试验,吸取上述三种溶液各5μl,分别点于同一硅胶G薄层板上,以乙酸乙酯-甲醇-水(9:1:0.2)为展开剂,展开,取出,晾干,喷以10%磷钼酸乙醇溶液,在105℃加热至斑点显色清晰。供试品色谱中,在与对照药材色谱和对照品色谱相应的位置上,显相同颜色的斑点。

(5)取本品3g,加乙醚50ml,超声处理15分钟,滤过,滤液蒸干,残渣加乙酸乙酯2ml使溶解,作为供试品溶液。另取羌活对照药材1g,同法制成对照药材溶液。照薄层色谱法(通则0502)试验,吸取上述两种溶液各3～5μl,分别点于同一硅胶G薄层板上,以石油醚(30～60℃)-乙酸乙酯(3:1)为展开剂,展开,取出,晾干,置紫外光灯(365nm)下检视。供试品色谱中,在与对照药材色谱相应的位置上,显相同颜色的荧光斑点。

【检查】　水分　不得过9.0%(通则0832第四法)。

其他　应符合散剂项下有关的各项规定(通则0115)。

【含量测定】　照高效液相色谱法(通则0512)测定。

色谱条件与系统适用性试验　以十八烷基硅烷键合硅胶为填充剂,以甲醇为流动相A,以水为流动相B,按下表中的规定进行梯度洗脱;柱温为40℃;检测波长为254nm。理论板数按5-O-甲基维斯阿米醇苷峰计算应不低于6000。

时间(分钟)	流动相A(%)	流动相B(%)
0～35	33	67
35～45	95	5

对照品溶液的制备　精密称取5-O-甲基维斯阿米醇苷对照品适量,加甲醇制成每1ml含20μg的溶液,即得。

供试品溶液的制备　取本品约6g,精密称定,置具塞锥形瓶中,精密加入甲醇25ml,密塞,称定重量,超声处理(功率250W,频率50kHz)90分钟,放冷,再称定重量,用甲醇补足减失的重量,摇匀,滤过,取续滤液,即得。

测定法　分别精密吸取对照品溶液与供试品溶液各10μl,注入液相色谱仪,测定,即得。

本品每1g含防风以5-O-甲基维斯阿米醇苷($C_{22}H_{28}O_{10}$)计,不得少于70μg。

【功能与主治】　熄风,镇痉,解痛。用于金创受风所致的破伤风,症见筋脉拘急、手足抽搐,亦可外治跌扑损伤。

【用法与用量】　口服。一次1～1.5g,或遵医嘱。外用,取适量敷于患处。

【注意】　孕妇禁用。

【规格】　每瓶装1.5g

【贮藏】　密封,防潮。

正天丸
Zhengtian Wan

【处方】

钩藤	112g	白芍	67g
川芎	101g	当归	56g
地黄	56g	白芷	56g
防风	56g	羌活	56g
桃仁	34g	红花	34g
细辛	56g	独活	34g
麻黄	56g	黑顺片	56g
鸡血藤	169g		

【制法】　以上十五味,粉碎成细粉,混匀,制成水丸,干燥,包衣,打光,制成1000g,即得。

【性状】　本品为黑色的水丸;气微香,味微苦。

【鉴别】　(1)取本品,置显微镜下观察:花粉粒圆球形或椭圆形,直径约60μm,外壁有刺,有3个萌发孔(红花)。纤维束周围的细胞含草酸钙方晶,形成晶纤维(鸡血藤)。石细胞淡黄色、黄色、橙黄色、橙红色或黄棕色,贝壳形或类多角形,壁不均匀增厚,孔沟疏密不一(桃仁)。油管直径17～60μm,充满金黄色分泌物(防风)。

(2)取本品9g,研细,用浓氨试液湿润,加乙醚100ml,加热回流1小时,滤过,滤液用5%盐酸溶液振摇提取2次,每次20ml,合并提取液,用浓氨试液调节pH值至9,再用乙醚振摇提取2次,每次20ml,合并乙醚提取液,挥干,残渣加无水乙醇1ml使溶解,离心,取上清液作为供试品溶液。另取钩藤对照药材2g,同法制成对照药材溶液。照薄层色谱法(通则0502)试验,吸取供试品溶液10～20μl、对照药材溶液2～5μl,分别点于同一硅胶G薄层板上,以三氯甲烷-丙酮-浓氨试液(50:20:0.3)为展开剂,展开,取出,晾干,喷以稀碘化铋钾试液,置日光下检视。供试品色谱中,在与对照药材色谱相应的位置上,显相同颜色的斑点。

(3)取本品 5g,研细,加水 300ml,煎煮 2 小时,滤过,滤液加无水乙醇至含醇量达 75%,静置过夜,滤过,滤液蒸至近干,残渣用水 50ml 溶解,用三氯甲烷振摇提取 3 次,每次 30ml,弃去三氯甲烷液,水溶液用水饱和的正丁醇振摇提取 4 次,每次 30ml,合并正丁醇提取液,用正丁醇饱和的水 50ml 洗涤,正丁醇液蒸干,残渣用水 20ml 溶解,滤过,滤液蒸干,残渣用乙酸乙酯 30ml 溶解,滤过,滤液蒸干,残渣加甲醇 1ml 使溶解,作为供试品溶液。另取白芍对照药材 1.5g,加水 50ml,煎煮 1 小时,滤过,滤液用水饱和的正丁醇振摇提取 3 次,每次 30ml,合并正丁醇提取液,自"用正丁醇饱和的水 50ml 洗涤"起,同法制成对照药材溶液。再取芍药苷对照品,加甲醇制成每 1ml 含 5mg 的溶液,作为对照品溶液。照薄层色谱法(通则 0502)试验,吸取上述三种溶液各 2μl,分别点于同一硅胶 G 薄层板上,以乙酸乙酯-甲醇(7:1)为展开剂,展开,取出,晾干,喷以 5%香草醛硫酸溶液,在 105℃加热至斑点显色清晰,置日光下检视。供试品色谱中,在与对照药材色谱和对照品色谱相应的位置上,显相同颜色的斑点。

(4)取〔鉴别〕(2)项下的供试品溶液作为供试品溶液。另取麻黄对照药材 1g,用浓氨试液湿润,加乙醚 40ml,加热回流 1 小时,滤过,滤液挥干,残渣加无水乙醇 2ml 使溶解,滤过,滤液作为对照药材溶液。再取盐酸麻黄碱对照品,加甲醇制成每 1ml 含 0.5mg 的溶液,作为对照品溶液。照薄层色谱法(通则 0502)试验,吸取供试品溶液和对照药材溶液各 10~20μl,对照品溶液 2~5μl,分别点于同一硅胶 G 薄层板上,以三氯甲烷-甲醇-浓氨试液(4:1:0.1)为展开剂,展开,取出,晾干,喷以茚三酮试液,在 105℃加热至斑点显色清晰,置日光下检视。供试品色谱中,在与对照药材色谱和对照品色谱相应的位置上,显相同颜色的斑点。

(5)取本品 10g,研细,加水 80ml,超声处理 30 分钟,再加入石油醚(60~90℃)50ml,超声处理 30 分钟,分取石油醚液,蒸干,残渣加三氯甲烷 1ml 使溶解,作为供试品溶液。另取独活对照药材 1g,同法制成对照药材溶液。照薄层色谱法(通则 0502)试验,吸取上述两种溶液各 2μl,分别点于同一硅胶 G 薄层板上,以石油醚(60~90℃)-乙酸乙酯(2:1)为展开剂,展开,取出,晾干,置紫外光灯(365nm)下检视。供试品色谱中,在与对照药材色谱相应的位置上,显相同颜色的荧光斑点。

【检查】 双酯型生物碱 取本品 8g,研细,加氨试液 15ml,振摇 10 分钟使浸润,加乙醚 150ml,振摇 30 分钟,放置 2 小时,分取乙醚液,挥干,残渣用无水乙醇溶解使成 2ml,作为供试品溶液。另取新乌头碱对照品、次乌头碱对照品、乌头碱对照品适量,精密称定,加无水乙醇制成每 1ml 各含 2.0mg 的混合溶液,作为对照品溶液。照薄层色谱法(通则 0502)试验,精密吸取供试品溶液 10μl,对照品溶液 5μl,分别点于同一硅胶 G 薄层板上,以正己烷-乙酸乙酯-甲醇(16:9:2.5)为展开剂,置用氨蒸气预平衡 20 分钟的展开缸内,展开,取出,晾干,喷以稀碘化铋钾试液,置日光下检视。供试品色谱中,

在与对照品色谱相应的位置上出现的斑点应小于对照品的斑点,或不出现斑点。

其他 应符合丸剂项下有关的各项规定(通则 0108)。

【含量测定】 照高效液相色谱法(通则 0512)测定。

色谱条件与系统适用性试验 以十八烷基硅烷键合硅胶为填充剂;以乙腈-水(15:85)为流动相;检测波长为 230nm。理论板数按芍药苷峰计算应不低于 2000。

对照品溶液的制备 取芍药苷对照品适量,精密称定,加甲醇制成每 1ml 含 40μg 的溶液,即得。

供试品溶液的制备 取本品 30g,研细,取约 1g,精密称定,加 50%乙醇 15ml,超声处理(功率 200W,频率 59kHz)30 分钟,滤过,取滤液;用适量的 50%乙醇洗涤容器和残渣,洗液并入滤液中,蒸干,残渣用 80%甲醇 5ml 溶解,加在中性氧化铝柱(100~200 目,4.5g,柱内径为 0.9cm)上,用 80%甲醇 80ml 洗脱,收集洗脱液,蒸干,残渣用甲醇溶解并转移至 25ml 量瓶中,加甲醇至刻度,摇匀,滤过,取续滤液,即得。

测定法 精密吸取对照品溶液与供试品溶液各 10μl,注入液相色谱仪,测定,即得。

本品每 1g 含白芍以芍药苷($C_{23}H_{28}O_{11}$)计,不得少于 0.72mg。

【功能与主治】 疏风活血,养血平肝,通络止痛。用于外感风邪、瘀血阻络、血虚失养、肝阳上亢引起的偏头痛、紧张性头痛、神经性头痛、颈椎病型头痛、经前头痛。

【用法与用量】 饭后服用。一次 6g,一日 2~3 次。15 天为一个疗程。

【注意】 (1)用药期间注意血压监测。(2)孕妇慎用。(3)宜饭后服用。(4)有心脏病史,用药期间注意监测心律情况。

【规格】 (1)每瓶装 60g (2)每袋装 6g

【贮藏】 密封。

正 天 胶 囊
Zhengtian Jiaonang

【处方】
钩藤 336g	川芎 303g
麻黄 168g	细辛 168g
黑顺片 168g	白芍 201g
羌活 168g	独活 102g
防风 168g	地黄 168g
当归 168g	鸡血藤 507g
桃仁 102g	红花 102g
白芷 168g	

【制法】 以上十五味,红花粉碎成细粉,过筛;钩藤粉碎成最粗粉,用 75%乙醇浸渍二次,每次 24 小时,滤过,合并滤液,回收乙醇,浓缩成稠膏,70℃以下减压干燥,粉碎成细粉;

药渣与其余白芍等十三味,加水煎煮二次,每次 2 小时,同时收集馏出的挥发油;水煎液滤过,合并滤液,减压浓缩至相对密度为 1.10(80～85℃)的清膏,加入乙醇使含醇量为 60%,静置,分取上清液,减压回收乙醇,浓缩,干燥,粉碎成细粉;挥发油用 7 倍量的倍他环糊精包合,与上述干膏粉、红花细粉混合均匀,制粒,干燥,装入胶囊,制成 1000 粒,即得。

【性状】　本品为硬胶囊,内容物为褐色的颗粒;气微香,味微苦。

【鉴别】　(1)取本品,置显微镜下观察:花粉粒圆球形或椭圆形,直径约 60μm,外壁有齿状突起,具 3 个萌发孔(红花)。

(2)取本品内容物 9g,用浓氨试液湿润,加乙醚 100ml,加热回流 1 小时,滤过,滤液用 5%盐酸溶液振摇提取 2 次,每次 20ml,合并提取液,用浓氨试液调节 pH 值至 9,再用乙醚振摇提取 2 次,每次 20ml,合并乙醚液,回收溶剂至干,残渣加无水乙醇 1ml 使溶解,作为供试品溶液。另取钩藤对照药材 1g,用浓氨试液湿润,加乙醚 30ml,同法制成对照药材溶液。照薄层色谱法(通则 0502)试验,吸取供试品溶液 15μl、对照药材溶液 10μl,分别点于同一硅胶 G 薄层板上,以三氯甲烷-丙酮-浓氨试液(50:20:0.3)为展开剂,展开,取出,晾干,喷以稀碘化铋钾试液。供试品色谱中,在与对照药材色谱相应的位置上,显相同颜色的斑点。

(3)取麻黄对照药材 1g,用浓氨试液湿润,加乙醚 40ml,加热回流 1 小时,滤过,滤液回收溶剂至干,残渣加无水乙醇 2ml 使溶解,作为对照药材溶液。再取盐酸麻黄碱对照品,加甲醇制成每 1ml 含 0.5mg 的溶液,作为对照品溶液。照薄层色谱法(通则 0502)试验,吸取〔鉴别〕(2)项下供试品溶液 10μl 及上述对照药材溶液和对照品溶液各 5μl,分别点于同一硅胶 G 薄层板上,以三氯甲烷-甲醇-浓氨试液(20:5:0.5)为展开剂,展开,取出,晾干,喷以茚三酮试液,在 105℃加热至斑点显色清晰。供试品色谱中,在与对照药材色谱和对照品色谱相应的位置上,显相同颜色的斑点。

(4)取本品内容物 5g,加甲醇 60ml,超声处理 10 分钟,滤过,滤液用石油醚(60～90℃)振摇提取 2 次,每次 50ml,合并石油醚液,浓缩至约 2ml,作为供试品溶液。另取细辛对照药材 2g,加甲醇 60ml,加热回流 30 分钟,放冷,滤过,滤液自"用石油醚(60～90℃)振摇提取 2 次"起,同法制成对照药材溶液。照薄层色谱法(通则 0502)试验,吸取上述两种溶液各 10μl,分别点于同一硅胶 G 薄层板上,以石油醚(60～90℃)-乙酸乙酯(17:1)为展开剂,展开,取出,晾干,喷以 2%香草醛硫酸溶液,在 100℃加热至斑点显色清晰。供试品色谱中,在与对照药材色谱相应的位置上,显相同颜色的斑点。

(5)取本品内容物 1g,加甲醇 30ml,超声处理 15 分钟,滤过,滤液回收溶剂至干,残渣加水 50ml 使溶解,用三氯甲烷振摇提取 3 次,每次 30ml,弃去三氯甲烷液,水液用水饱和的正丁醇振摇提取 4 次,每次 30ml,合并正丁醇液,用正丁醇饱和的水 50ml 洗涤,分取正丁醇液,回收溶剂至干,残渣加水 20ml 使溶解,滤过,滤液蒸干,残渣加乙酸乙酯 30ml

使溶解,滤过,滤液蒸干,残渣加甲醇 1ml 使溶解,作为供试品溶液。另取白芍对照药材 1.5g,加水 50ml,煎煮 1 小时,滤过,滤液用水饱和的正丁醇提取 3 次,每次 30ml,合并正丁醇液,自"用正丁醇饱和的水 50ml 洗涤"起,同法制成对照药材溶液。再取芍药苷对照品,加甲醇制成每 1ml 含 1mg 的溶液,作为对照品溶液。照薄层色谱法(通则 0502)试验,吸取上述三种溶液各 2μl,分别点于同一硅胶 G 薄层板上,以乙酸乙酯-甲醇(7:1)为展开剂,展开,取出,晾干,喷以 5%香草醛硫酸溶液,在 105℃加热至斑点显色清晰。供试品色谱中,在与对照药材色谱和对照品色谱相应的位置上,显相同颜色的斑点。

(6)取本品内容物 5g,加水 20ml,再加石油醚(60～90℃)20ml,超声处理 25 分钟,分取石油醚液,回收溶剂至干,残渣加三氯甲烷 1ml 使溶解,作为供试品溶液。另取独活对照药材 1g,同法制成对照药材溶液。照薄层色谱法(通则 0502)试验,吸取上述两种溶液各 5μl,分别点于同一硅胶 G 薄层板上,以石油醚(60～90℃)-乙酸乙酯(6:3)为展开剂,展开,取出,晾干,置紫外光灯(365nm)下检视。供试品色谱中,在与对照药材色谱相应的位置上,显相同颜色的荧光斑点。

(7)取本品内容物 2g,加 80%丙酮溶液 5ml,密塞,振摇 20 分钟,静置,取上清液作为供试品溶液。另取红花对照药材 0.5g,同法制成对照药材溶液。照薄层色谱法(通则 0502)试验,吸取上述两种溶液各 4μl,分别点于同一硅胶 G 薄层板上,以乙酸乙酯-甲醇-甲酸-水(7:0.4:2:3)为展开剂,展开,取出,晾干。供试品色谱中,在与对照药材色谱相应的位置上,显相同颜色的斑点。

【检查】　双酯型生物碱　取本品内容物 5.0g,研细,加氨试液 15ml,振摇 10 分钟,使浸润,加乙醚 150ml,振摇 30 分钟,放置 2 小时,分取乙醚液,回收溶剂至干,残渣加无水乙醇 2ml 使溶解,作为供试品溶液。另取新乌头碱对照品、次乌头碱对照品、乌头碱对照品,加无水乙醇制成每 1ml 各含 1.0mg 的混合溶液,作为对照品溶液。照薄层色谱法(通则 0502)试验,精密吸取上述两种溶液各 5μl,分别点于同一硅胶 G 薄层板上,以正己烷-乙酸乙酯-甲醇(6.4:3.6:1)为展开剂,置用氨蒸气饱和 20 分钟的展开缸内,展开,取出,晾干,喷以稀碘化铋钾试液。供试品色谱中,在与对照品色谱相应的位置上,出现的斑点应小于对照品的斑点或不出现斑点。

其他　应符合胶囊剂项下有关的各项规定(通则 0103)。

【含量测定】　照高效液相色谱法(通则 0512)测定。

色谱条件与系统适用性试验　以十八烷基硅烷键合硅胶为填充剂;以乙腈-0.15%磷酸溶液(15:85)为流动相;检测波长为 230nm。理论板数按芍药苷峰计算应不低于 4000。

对照品溶液的制备　取芍药苷对照品适量,精密称定,加甲醇制成每 1ml 含 0.1mg 的溶液,即得。

供试品溶液的制备　取装量差异项下的本品内容物,混匀,取约 2g,精密称定,精密加水 100ml,称定重量,超声(功率 250W,频率 40kHz)30 分钟,放冷,再称定重量,用水补足减失的重量,摇匀,滤过。精密量取续滤液 25ml,用三氯甲烷振摇提取 2 次,每次 20ml,弃去三氯甲烷液,水液用水饱和的正丁醇 30ml 振摇提取,正丁醇液用饱和氯化钠溶液 10ml 洗涤,分取正丁醇液,加无水硫酸钠 8g,振摇,滤过;水液再同法提取三次,每次用同一饱和氯化钠溶液洗涤,并用同一无水硫酸钠处理,合并正丁醇液,回收溶剂至干,残渣加甲醇溶解并转移至 10ml 量瓶中,加甲醇至刻度,摇匀,即得。

测定法 分别精密吸取对照品溶液与供试品溶液各 10µl,注入液相色谱仪,测定,即得。

本品每粒含白芍以芍药苷($C_{23}H_{28}O_{11}$)计,不得少于 1.1mg。

【功能与主治】 疏风活血,养血平肝,通络止痛。用于外感风寒、瘀血阻络、血虚失养、肝阳上亢引起的多种头痛,神经性头痛,颈椎病型头痛,经前头痛。

【用法与用量】 口服。一次 2 粒,一日 3 次。

【注意】 (1)用药期间注意血压监测;(2)孕妇慎用;(3)宜饭后服用;(4)有心脏病史者,用药期间注意监测心律情况。

【规格】 每粒装 0.45g

【贮藏】 密封,置阴凉干燥处。

正 气 片
Zhengqi Pian

【处方】 广藿香油 1g　　　　紫苏叶油 0.6g

木香 200g　　　　苍术 133g

甘草 67g　　　　茯苓 200g

陈皮 133g　　　　制半夏 133g

姜厚朴 133g　　　　生姜 133g

【制法】 以上十味,取木香、苍术及 60% 的甘草,加蔗糖 27g 共粉碎成细粉,过筛;取茯苓、陈皮、制半夏、姜厚朴、生姜及 40% 的甘草加水煎煮二次,第一次 3 小时,第二次 2 小时,合并煎液,滤过,滤液浓缩成稠膏,加入上述细粉及纯化水适量,制粒干燥,加入广藿香油、紫苏叶油及适量润滑剂,压制成 1000 片,即得。

【性状】 本品为黄褐色的片;气芳香,味苦。

【鉴别】 (1)取本品少许,研细,加水搅匀,离心,反复操作数次。取沉淀物,置显微镜下观察:木纤维成束,长棱形,直径 16～24µm,壁稍厚,纹孔横裂缝状、十字形或人字状(木香)。纤维束周围薄壁细胞含草酸钙方晶,形成晶纤维(甘草)。

(2)取本品 2 片,研细,加环己烷 2ml,超声处理 15 分钟,滤过,滤液作为供试品溶液。另取苍术对照药材 1g,同法制成对照药材溶液。照薄层色谱法(通则 0502)试验,吸取上述两种溶液各 5µl,分别点于同一硅胶 G 薄层板上,以石油醚

(60～90℃)-乙酸乙酯(40：1)为展开剂,展开,取出,晾干,喷以 5% 对二甲氨基苯甲醛的 10% 硫酸乙醇溶液,在 105℃ 加热至斑点显色清晰,置日光下检视。供试品色谱中,在与对照药材色谱相应的位置上,显相同颜色的斑点,并应显有一相同的污绿色的主斑点(苍术素)。

(3)取本品 2 片,研细,加乙醚 20ml,超声处理 15 分钟,滤过,滤液挥干,残渣加乙酸乙酯 10ml 使溶解,作为供试品溶液。另取木香对照药材 0.5g,同法制成对照药材溶液。再取木香烃内酯对照品、去氢木香内酯对照品,用乙酸乙酯制成每 1ml 各含 0.5mg 的混合溶液,作为对照品溶液。照薄层色谱法(通则 0502)试验,吸取上述三种溶液各 2～4µl,分别点于同一硅胶 G 薄层板上,以环己烷-丙酮(10：3)为展开剂,展开,取出,晾干,喷以 1% 香草醛硫酸溶液,在 105℃ 加热至斑点显色清晰,置日光下检视。供试品色谱中,在与对照药材色谱和对照品色谱相应的位置上,显相同颜色的斑点。

(4)取本品 4 片,研细,加乙醚 40ml,加热回流 1 小时,滤过,残渣挥干溶剂,加甲醇 30ml,加热回流 1 小时,滤过,滤液蒸干,残渣加水 40ml 使溶解,用水饱和的正丁醇振摇提取 3 次,每次 20ml,合并正丁醇提取液,用正丁醇饱和的水洗涤 3 次,每次 10ml,正丁醇液蒸干,残渣加甲醇 4ml 使溶解,作为供试品溶液。另取甘草对照药材 1g,同法制成对照药材溶液。再取甘草酸铵对照品,加甲醇制成每 1ml 含 2mg 的溶液,作为对照品溶液。照薄层色谱法(通则 0502)试验,吸取上述三种溶液各 4µl,分别点于同一硅胶 G 薄层板上,以乙酸乙酯-甲酸-冰醋酸-水(15：1：1：2)为展开剂,展开,取出,晾干,喷以 10% 硫酸乙醇溶液,105℃ 加热至斑点显色清晰,分别置日光和紫外光灯(365nm)下检视。供试品色谱中,在与对照药材色谱和对照品色谱相应的位置上,日光下显相同颜色的斑点;紫外光下显相同颜色的荧光斑点。

(5)取本品 10 片,研细,加甲醇 30ml,超声处理 15 分钟,滤过,滤液蒸干,残渣加稀盐酸 40ml 使溶解,用三氯甲烷振摇提取 3 次,每次 20ml,合并三氯甲烷提取液,用 2% 氢氧化钠溶液振摇提取 3 次,每次 20ml,合并氢氧化钠提取液,用盐酸调节 pH 值至 1～2,用三氯甲烷振摇提取 3 次,每次 20ml,合并三氯甲烷提取液,用适量水洗涤,三氯甲烷液用无水硫酸钠脱水,蒸干,残渣加甲醇 1ml 使溶解,作为供试品溶液。另取厚朴酚对照品、和厚朴酚对照品,加甲醇制成每 1ml 各含 0.2mg 的混合溶液,作为对照品溶液。照薄层色谱法(通则 0502)试验,吸取上述两种溶液各 5～10µl,分别点于同一硅胶 G 薄层板上,以环己烷-丙酮(2：1)为展开剂,展开,取出,晾干,喷以 1% 香草醛硫酸溶液,105℃ 加热至斑点显色清晰,置日光下检视。供试品色谱中,在与对照品色谱相应的位置上,显相同颜色的斑点。

【检查】 应符合片剂项下有关的各项规定(通则 0101)。

【含量测定】 照高效液相色谱法（通则 0512）测定。

色谱条件与系统适用性试验 以十八烷基硅烷键合硅胶为填充剂；以乙腈-0.2%磷酸溶液（14∶86）为流动相；检测波长为 283nm。理论板数按橙皮苷色谱峰计算应不低于 2000。

对照品溶液的制备 取橙皮苷对照品适量，精密称定，加 75%甲醇制成每 1ml 含 50μg 的溶液，即得。

供试品溶液的制备 取重量差异项下的本品，研细，取约 2g，精密称定，置索氏提取器中，加 75%甲醇适量，加热回流至提取液无色，放冷，将提取液转移至 100ml 量瓶中，用少量 75%甲醇洗涤容器数次，洗液并入同一量瓶中，用 75%甲醇定容至刻度，摇匀，滤过，取续滤液，即得。

测定法 分别精密吸取对照品溶液与供试品溶液各 10μl，注入液相色谱仪，测定，即得。

本品每片含陈皮以橙皮苷（$C_{28}H_{34}O_{15}$）计，不得少于 0.80mg。

【功能与主治】 发散风寒，化湿和中。用于伤风感冒，头痛胸闷，吐泻腹胀。

【用法与用量】 口服。一次 4 片，一日 3 次。

【规格】 每片重 0.5g。

【贮藏】 密封。

附：紫苏叶油质量标准

紫苏叶油

本品为唇形科植物紫苏 *Perilla frutescens* (L.) Britt. 的干燥叶（或带嫩枝）经水蒸气蒸馏提取的挥发油。

〔性状〕 本品为浅黄色至黄色的澄清液体，具有紫苏的特异香气，味微辛辣。露置空气中或存放日久，色渐变深，质渐浓稠。

本品在乙醇、乙酸乙酯、乙醚、石油醚、正己烷中易溶，在水中几乎不溶。

折光率 应为 1.475～1.495（通则 0622）。

〔鉴别〕 取本品适量，加无水乙醇-环己烷（1∶1）制成每 1ml 含 10μl 的溶液，作为供试品溶液。另取紫苏醛对照品适量，加无水乙醇-环己烷（1∶1）制成每 1ml 含 17μl 的溶液，作为对照品溶液。照气相色谱法（通则 0521）试验，以 5%交联苯基甲基聚硅氧烷为固定相的毛细管柱（柱长为 30m，柱内径为 0.32mm，膜厚度为 0.25μm）；柱温为程序升温：初始温度为 60℃，保持 10 分钟，以每分钟 8℃的速率升温至 115℃，保持 30 分钟，再以每分钟 15℃的速率升温至 230℃，保持 5 分钟；进样口温度为 250℃；检测器温度为 280℃；分流进样，分流比为 30∶1。分别吸取对照品溶液和供试品溶液各 1μl，注入气相色谱仪，记录色谱图。供试品色谱中应呈现与对照品色谱峰保留时间相一致的色谱峰。

〔检查〕 **乙醇中的不溶物** 取本品 1ml，加乙醇 5ml，摇匀，溶液应澄清（25℃）。

〔贮藏〕 遮光，密封，置阴凉处。

正心降脂片
Zhengxin Jiangzhi Pian

【处方】 羊红膻 370g　　决明子 260g
　　　　陈皮 130g　　何首乌 162g
　　　　黄芪 364g　　丹参 260g
　　　　葛根 163g　　槐米 130g

【制法】 以上八味，槐米粉碎成细粉；羊红膻切碎，加水煎煮二次，第一次 1.5 小时，第二次 1 小时，滤过，合并滤液，滤液浓缩至相对密度为 1.10～1.15（60℃）的清膏，加乙醇至含醇量为 50%～55%，静置，滤过，滤液回收乙醇；黄芪加水煎煮二次，第一次 2 小时，第二次 1 小时，滤过，合并滤液，滤液浓缩至适量；其余决明子等五味，用 60%乙醇加热回流提取二次，每次 2 小时，滤过，滤液合并，回收乙醇后与羊红膻、黄芪的浓缩液合并，浓缩至相对密度为 1.15～1.20（60℃），喷雾干燥。与槐米细粉及适量淀粉混匀，制粒，干燥，压制成 1000 片，包糖衣或薄膜衣，即得。

【性状】 本品为糖衣片或薄膜衣片，除去包衣后显棕褐色；气微，味淡、微涩。

【鉴别】 （1）取本品，置显微镜下观察：薄壁细胞含草酸钙方晶（槐米）。

（2）取本品适量，除去包衣，研细，取 8g，加乙醇 30ml，加热回流提取 40 分钟，滤过，滤液蒸干，残渣加乙酸乙酯 1.5ml 使溶解，作为供试品溶液。另取丹参酮ⅡA 对照品，加乙酸乙酯制成每 1ml 含 2mg 的溶液，作为对照品溶液，照薄层色谱法（通则 0502）试验，吸取上述两种溶液各 10μl，分别点于同一硅胶 G 薄层板上，以甲苯-乙酸乙酯（19∶1）为展开剂，展开，取出，晾干。供试品色谱中，在与对照品色谱相应的位置上，显相同颜色的斑点。

（3）取本品适量，除去包衣，研细，取 2g，置索氏提取器中，加石油醚（60～90℃）适量，加热回流提取 2 小时，弃去提取液，药渣挥干，再加甲醇适量加热回流提取 3 小时，甲醇提取液浓缩至 2ml，作为供试品溶液。另取橙皮苷对照品，加甲醇制成每 1ml 含 1mg 的溶液，作为对照品溶液。照薄层色谱法（通则 0502）试验，吸取上述两种溶液各 10μl，分别点于同一硅胶 G 薄层板上，以乙酸乙酯-甲醇-水（100∶17∶13）为展开剂，展开，取出，晾干，喷以三氯化铝试液，置紫外光灯（365nm）下检视。供试品色谱中，在与对照品色谱相应的位置上，显相同颜色的荧光斑点。

（4）取本品适量，除去包衣，研细，取 3g，置索氏提取器中，加 2%氢氧化钾甲醇溶液适量，加热回流提取至无色，提取液蒸干，残渣用 20ml 水溶解，用乙醚提取 3 次，每次 20ml，弃去乙醚液，水液再用水饱和的三氯甲烷-正丁醇（2∶1）混合溶液提取 3 次，每次 20ml，合并下层溶液，用 0.1mol/L 的氢氧化钾溶液洗涤三氯甲烷-正丁醇液，收集下层溶液，蒸干，残渣加甲醇 2ml 使溶解,作为供试品溶液。另取黄芪甲苷对照品,加甲醇制成每 1ml 含 1mg 的溶液,作为对照品溶液。照薄层色谱法(通则 0502)试验,吸取上述两种溶液各 10μl,分别点于同一硅胶 G 薄层板上,以三氯甲烷-甲醇-水(13:7:2)10℃以下放置的下层溶液为展开剂,展开,取出,晾干。喷以 10%硫酸乙醇溶液,在 105℃加热至斑点显色清晰。供试品色谱中,在与对照品色谱相应的位置上,显相同颜色的斑点;置紫外光灯(365nm)下检视,显相同颜色的荧光斑点。

(5)取本品适量,除去包衣,研细,取 1.5g,加石油醚(30～60℃)15ml,放置 2 小时,时时振摇,静置,弃去石油醚液,药渣挥干,加甲醇 15ml,超声处理 30 分钟,滤过,滤液蒸干,残渣加水 1ml 使溶解,加在聚酰胺柱(40 目,2g,内径为 0.8～1.0cm)上,用水 50ml 洗脱,弃去水液,再用乙醇 50ml 洗脱,收集洗脱液,蒸干,残渣加甲醇 2ml 使溶解,作为供试品溶液。另取芦丁对照品,加甲醇制成每 1ml 含 1mg 的溶液,作为对照品溶液。照薄层色谱法(通则 0502)试验,吸取上述两种溶液各 10μl,分别点于同一硅胶 G 薄层板上,以乙酸乙酯-甲酸-水(8:1:1)为展开剂,展开,取出,晾干,喷以三氯化铝试液,置紫外光灯(365nm)下检视。供试品色谱中,在与对照品色谱相应的位置上,显相同颜色的荧光斑点。

【检查】　应符合片剂项下有关的各项规定(通则 0101)。

【含量测定】　照高效液相色谱法(通则 0512)测定。

色谱条件和系统适用性试验　以十八烷基硅烷键合硅胶为填充剂;以甲醇-水(25:75)为流动相;检测波长为 250nm。理论板数按葛根素峰计算应不低于 4000。

对照品溶液的制备　取葛根素对照品适量,精密称定,加 30%乙醇制成每 1ml 含 80μg 的溶液,即得。

供试品溶液的制备　取本品 10 片,除去包衣,精密称定,研细,取 0.6g,精密称定,置锥形瓶中,精密加入 30%乙醇 50ml,称定重量,加热回流 30 分钟,放冷,再称定重量,用 30%乙醇补足减失的重量,摇匀,滤过,取续滤液,即得。

测定法　分别精密吸取对照品溶液与供试品溶液各 10μl,注入液相色谱仪,测定,即得。

本品每片含葛根以葛根素($C_{21}H_{20}O_9$)计,不得少于 1.2mg。

【功能与主治】　益气活血,祛痰降浊。用于气虚血瘀,痰浊蕴结所致的胸痹、心痛、头痛、眩晕。

【用法与用量】　口服。一次 4 片,一日 3 次。

【禁忌】　心动过缓及低血压患者慎用。

【规格】　(1)薄膜衣片　每片重 0.31g

(2)糖衣片　片心重 0.3g

【贮藏】　密封。

正 心 泰 片
Zhengxintai Pian

【处方】　黄芪 360g　　　　葛根 270g

　　　　　槲寄生 240g　　　丹参 270g

　　　　　山楂 270g　　　　川芎 90g

【制法】　以上六味,取川芎 45g 粉碎成细粉。葛根加 85%的乙醇加热回流提取三次,每次 1 小时,合并提取液,滤过,滤液减压回收乙醇。山楂和丹参加乙醇加热回流提取 1.5 小时,滤过,滤液减压回收乙醇。黄芪、槲寄生及剩余川芎同上述山楂、丹参醇提后的滤渣一并加水煎煮三次,每次 1 小时,滤过,合并滤液,浓缩,与上述浓缩液合并,减压浓缩至相对密度为 1.18～1.20(60℃)的稠膏,加入川芎细粉,混匀,干燥,粉碎,加适量乙醇制粒,干燥,加硬脂酸镁等适量,压制成 1000 片,包糖衣或薄膜衣,即得。

【性状】　本品为糖衣片或薄膜衣片,除去包衣后显棕色至棕褐色;气微,味微苦。

【鉴别】　(1)取本品 15 片,除去包衣,研细,取约 2g,置具塞锥形瓶中,加乙酸乙酯 30ml,超声处理 10 分钟,滤过,药渣挥干备用,滤液挥干,残渣加乙酸乙酯 1ml 使溶解,作为供试品溶液。另取丹参酮 ⅡA 对照品,加三氯甲烷制成每 1ml 含 1mg 的溶液,作为对照品溶液。照薄层色谱法(通则 0502)试验,吸取上述两种溶液各 10μl,分别点于同一硅胶 G 薄层板上,以甲苯-乙酸乙酯(19:1)为展开剂,展开,取出,晾干。供试品色谱中,在与对照品色谱相应的位置上,显相同颜色的斑点。

(2)取〔鉴别〕(1)项下备用滤渣,加甲醇 30ml,超声处理 20 分钟,滤过,滤液蒸干,残渣加水 30ml 使溶解,置分液漏斗中,用水饱和的正丁醇提取 2 次,每次 30ml,合并正丁醇提取液,用氨试液洗涤 3 次,每次 30ml,正丁醇液蒸干,残渣加甲醇 1ml 使溶解,作为供试品溶液。另取黄芪甲苷对照品,加甲醇制成每 1ml 含 1mg 的溶液,作为对照品溶液。照薄层色谱法(通则 0502)试验,吸取上述两种溶液各 5μl,分别点于同一硅胶 G 薄层板上,以三氯甲烷-甲醇-水(13:7:2)的下层溶液为展开剂,展开,取出,晾干,喷以 10%硫酸乙醇溶液,在 105℃加热至斑点显色清晰,分别置日光和紫外光灯(365nm)下检视。供试品色谱中,在与对照品色谱相应的位置上,日光下显相同颜色的斑点,紫外光下,显相同颜色的荧光斑点。

(3)取熊果酸对照品,加甲醇制成每 1ml 含 1mg 的溶液,作为对照品溶液。照薄层色谱法(通则 0502)试验,吸取〔鉴别〕(1)项下的供试品溶液及上述对照品溶液各 5μl,分别点于同一硅胶 G 薄层板上,以甲苯-乙酸乙酯-甲酸(20:4:0.5)为展开剂,展开,取出,晾干,喷以 10%硫酸乙醇溶液,在 105℃加热至斑点显色清晰。供试品色谱中,在与对照品色谱相应的位置上,显相同颜色斑点。

(4)取川芎对照药材 1g,加乙醚 20ml,超声处理 15 分钟,滤过,滤液浓缩至约 1ml,作为对照药材溶液。照薄层色谱法(通则 0502)试验,吸取〔鉴别〕(1)项下的供试品溶液及上述对照药材溶液各 1μl,分别点于同一硅胶 G 薄层板上,以环己烷-乙酸乙酯(9:1)为展开剂,展开,取出,晾干,置紫外光灯(365nm)下检视。供试品色谱中,在与对照药材色谱相应的位置上,显相同颜色的荧光斑点。

【检查】　应符合片剂项下有关的各项规定(通则 0101)。

【含量测定】　照高效液相色谱法(通则 0512)测定。

色谱条件与系统适用性试验　以十八烷基硅烷键合硅胶为填充剂;以甲醇-水(25:75)为流动相;检测波长为 250nm。理论板数按葛根素峰计算应不低于 4000。

对照品溶液的制备　取葛根素对照品适量,精密称定,加甲醇制成每 1ml 含 40μg 的溶液,即得。

供试品溶液的制备　取本品 20 片,除去包衣,精密称定,研细,取约 0.2g,精密称定,置具塞锥形瓶中,精密加入 50%甲醇 50ml,称定重量,超声处理 30 分钟(功率 300W,频率 40kHz),再称定重量,用 50%甲醇补足减失的重量,摇匀,滤过,精密量取续滤液 10ml,置 25ml 量瓶中,加 50%甲醇稀释至刻度,摇匀,即得。

测定法　分别精密吸取对照品溶液与供试品溶液各 10μl,注入液相色谱仪,测定,即得。

本品每片含葛根以葛根素($C_{21}H_{20}O_9$)计,不得少于 5.0mg。

【功能与主治】　补气活血,化瘀通络。用于气虚血瘀所致的胸痹,症见胸痛、胸闷、心悸、气短、乏力;冠心病心绞痛见上述证候者。

【用法与用量】　口服。一次 4 片,一日 3 次。

【注意】　孕妇慎用。

【规格】　(1)薄膜衣片　每片重 0.36g
(2)糖衣片　片心重 0.36g

【贮藏】　密闭,防潮,置阴凉干燥处。

正心泰胶囊

Zhengxintai Jiaonang

【处方】　黄芪 360g　　　　葛根 270g
丹参 270g　　　　槲寄生 240g
山楂 270g　　　　川芎 90g

【制法】　以上六味,取川芎 45g 粉碎成细粉。葛根用 85%乙醇加热回流提取三次,滤过,合并滤液,减压回收乙醇,浓缩;山楂、丹参用 95%乙醇加热回流提取一次,减压回收乙醇;其余黄芪、槲寄生及剩余川芎与上述山楂、丹参醇提后的残渣加水煎煮三次,滤过,合并滤液,浓缩,与上述浓缩液合并,浓缩至相对密度 1.35~1.40(60℃)的稠膏。稠膏加入川芎细粉及辅料适量,混匀,干燥,过筛,装入胶囊,制成 1000 粒,即得。

【性状】　本品为硬胶囊,内容物为棕褐色的粉末;气微,味微苦。

【鉴别】　(1)取本品内容物 10g,置索氏提取器中,加乙醚 50ml,加热回流 1 小时,药渣备用,乙醚液挥干,残渣加甲醇 0.5ml 使溶解,作为供试品溶液。另取丹参酮ⅡA 对照品,加甲醇制成每 1ml 含 1mg 的溶液,作为对照品溶液。照薄层色谱法(通则 0502)试验,吸取上述两种溶液各 10μl,分别点于同一硅胶 G 薄层板上,以环己烷-乙酸乙酯(10:1)为展开剂,展开,取出,晾干。供试品色谱中,在与对照品色谱相应的位置上,显相同颜色的斑点。

(2)取〔鉴别〕(1)项下乙醚提取后的备用药渣,挥尽溶剂,加甲醇 30ml,加热回流 1 小时,滤过,滤液蒸干,残渣加饱和氯化钠溶液 30ml 微热使溶解,用水饱和的正丁醇提取 2 次,每次 20ml,合并正丁醇液,用 1%氢氧化钠溶液洗涤 2 次,每次 20ml,继用正丁醇饱和的水洗涤至中性,取正丁醇液,蒸干,残渣加甲醇 0.5ml 使溶解,作为供试品溶液。另取黄芪甲苷对照品,加甲醇制成每 1ml 含 1mg 的溶液,作为对照品溶液。照薄层色谱法(通则 0502)试验,吸取上述两种溶液各 2μl,分别点于同一硅胶 G 薄层板上,以三氯甲烷-甲醇-水(65:35:10)10℃以下放置的下层溶液为展开剂,展开,取出,晾干,喷以 10%硫酸乙醇溶液,在 105℃加热至斑点显色清晰,置紫外光灯(365nm)下检视。供试品色谱中,在与对照品色谱相应的位置上,显相同颜色的荧光斑点。

(3)取本品内容物 4g,加 10%盐酸乙醇溶液 30ml,超声处理 1 小时,滤过,滤液浓缩至约 1ml,加水 20ml 溶解,用三氯甲烷振摇提取 2 次,每次 25ml,合并提取液,滤过,滤液蒸干,残渣加三氯甲烷 5ml 使溶解,加在中性氧化铝柱(100~200 目,5g,内径为 1.0cm)上,用三氯甲烷-甲醇(20:1)50ml 洗脱,收集洗脱液,蒸干,残渣加无水乙醇 1ml 使溶解,作为供试品溶液。另取槲寄生对照药材 1g,同法制成对照药材溶液。照薄层色谱法(通则 0502)试验,吸取上述供试品溶液 5μl、对照药材溶液 4μl,分别点于同一硅胶 G 薄层板上,以环己烷-三氯甲烷-乙酸乙酯-冰醋酸(10:2:3:0.1)为展开剂,展开,取出,晾干,喷以 10%硫酸乙醇溶液,在 105℃加热至斑点显色清晰,供试品色谱中,在与对照药材色谱相应的位置上,显相同颜色的斑点。

【检查】　应符合胶囊剂项下有关的各项规定(通则 0103)。

【含量测定】　照高效液相色谱法(通则 0512)测定。

色谱条件与系统适用性试验　以十八烷基硅烷键合硅胶为填充剂;以甲醇-水-磷酸(280:720:0.15)为流动相;检测波长为 250nm。理论板数按葛根素峰计算应不低于 5000。

对照品溶液的制备　取葛根素对照品适量,精密称定,加甲醇制成每 1ml 含 0.1mg 的溶液,即得。

供试品溶液的制备　取装量差异项下的本品内容物,研细,取约 0.1g,精密称定,置具塞锥形瓶中,精密加入甲醇 10ml,密塞,称定重量,超声处理(功率 250W,频率 33kHz)1 小时,放冷,再称定重量,用甲醇补足减失的重量,摇匀,离心,取上清液,即得。

测定法　分别精密吸取对照品溶液与供试品溶液各 5μl,注入液相色谱仪,测定,即得。

本品每粒含葛根以葛根素($C_{21}H_{20}O_9$)计,不得少于 5.0mg。

【功能与主治】 补气活血,化瘀通络。用于气虚血瘀所致的胸痹,症见胸痛、胸闷、心悸、气短、乏力;冠心病心绞痛见上述证候者。

【用法与用量】 口服。一次 4 粒,一日 3 次。

【注意】 孕妇慎用。

【规格】 每粒装 0.46g

【贮藏】 密封。

正金油软膏
Zhengjinyou Ruangao

【处方】 薄荷脑 150g 薄荷素油 120g
樟脑 80g   樟油 80g
桉油 30g   丁香罗勒油 30g

【制法】 以上六味,混匀;将适量石蜡、地蜡、蜂蜡及凡士林加热熔融,滤过,放冷至 100℃ 以下,加入薄荷脑等六味的混合物,制成 1000g,混匀,分装,即得。

【性状】 本品为浅黄色的固状油膏;气芳香,具清凉感。

【鉴别】 取本品适量,加无水乙醇制成每 1ml 含 6mg 的溶液,离心,取上清液作为供试品溶液;另取桉油精、薄荷脑、樟脑、丁香酚对照品,加无水乙醇制成每 1ml 各含 1mg 的溶液,作为对照品溶液。照〔含量测定〕项下的色谱条件,进行试验。分别吸取供试品溶液和对照品溶液 1μl,注入气相色谱仪,测定。供试品色谱中应呈现与对照品色谱峰保留时间相同的色谱峰。

【检查】 应符合软膏剂项下有关的各项规定(通则 0109)。

【含量测定】 照气相色谱法(通则 0521)测定。

色谱条件与系统适用性试验 聚乙二醇 20000(PEG-20M)毛细管柱(柱长为 30m,内径为 0.32mm,膜厚度为 0.25μm);柱温为程序升温:起始温度 80℃,以每分钟 10℃ 的速率升温至 220℃,保持 1 分钟;载气流速为每分钟 1ml;分流进样,分流比为 10:1。理论板数按萘峰计算应不低于 15000;樟脑、薄荷脑、萘的分离度应符合要求。

校正因子测定 取萘适量,精密称定,加无水乙醇制成每 1ml 含 1mg 的溶液,作为内标溶液。另取樟脑对照品约 10mg、薄荷脑对照品约 20mg,精密称定,精密加入内标溶液 25ml 使溶解,摇匀,吸取 1μl,注入气相色谱仪,计算校正因子。

测定法 取本品约 60mg,精密称定,置具塞离心管中,精密加入内标溶液 10ml,超声处理(功率 250W,频率 33kHz)30 分钟,取出,摇匀,于冰浴中放置 30 分钟,取出,离心(转速为每分钟 3000 转)10 分钟,吸取上清液 1μl,注入气相色谱仪,测定,即得。

本品每 1g 含樟脑($C_{10}H_{16}O$)应为 0.060~0.10g;含薄荷脑($C_{10}H_{20}O$)应为 0.16~0.22g。

【功能与主治】 驱风兴奋,局部止痛、止痒。用于中暑头晕,伤风鼻塞,蚊叮虫咬。

【用法与用量】 外用。涂于患处。

【规格】 每盒装 (1)3g (2)4g

【贮藏】 密封,置阴凉处。

正 骨 水
Zhenggu Shui

【处方】

九龙川	木香
海风藤	土鳖虫
豆豉姜	大皂角
香加皮	莪术
买麻藤	过江龙
香樟	徐长卿
降香	两面针
碎骨木	羊耳菊
虎杖	五味藤
千斤拔	朱砂根
横经席	穿壁风
鹰不扑	草乌
薄荷脑	樟脑

【制法】 以上二十六味,除徐长卿、两面针、降香、薄荷脑、樟脑及部分五味藤外,其余九龙川等二十味及剩余的五味藤,置提取罐中,加入乙醇 1000ml 及水适量,密闭,加热回流提取 7 小时后,进行蒸馏,收集蒸馏液约 1200ml。徐长卿、两面针、降香及剩余五味藤分别粉碎成粗粉,加入上述蒸馏液中,搅匀,浸渍 48 小时。取浸渍液,加入薄荷脑、樟脑,搅拌使溶解,滤过,调整总量至 1000ml,即得。

【性状】 本品为棕红色的澄清液体;气芳香。

【鉴别】 (1)取本品 15ml,置分液漏斗中,加石油醚(30~60℃)25ml,振摇提取,分取下层液,于水浴上蒸干,残渣加 75% 乙醇 4ml 使溶解,滤过,滤液作为供试品溶液。另取降香对照药材 1g,加 75% 乙醇 10ml 浸渍 30 分钟,滤过,滤液浓缩至 2ml,作为对照药材溶液。照薄层色谱法(通则 0502)试验,吸取上述两种溶液各 3μl,分别点于同一硅胶 G 薄层板上,以三氯甲烷-甲醇-浓氨试液(90:9:1)为展开剂,展开,取出,晾干,置紫外光灯(365nm)下检视。供试品色谱中,在与对照药材色谱相应的位置上,显相同颜色的斑点。

(2)取本品作为供试品溶液。另取丹皮酚对照品,加 60% 乙醇制成每 1ml 含 0.5mg 的溶液,作为对照品溶液。照薄层色谱法(通则 0502)试验。吸取供试品溶液 10μl,对照品溶液 5μl,分别点于同一硅胶 G 薄层板上,以甲苯-乙酸乙酯(20:1)为展开剂,展开,取出,晾干,喷以盐酸酸性 5% 三氯化铁乙醇溶液,加热至斑点显色清晰。供试品色谱中,在与对照品色谱相应的位置上,显相同颜色的斑点。

(3)取本品 15ml,蒸干,残渣加乙醇 1ml 使溶解,作为供试品溶液。另取两面针对照药材 1g,加乙醇 15ml,超声处理 30 分钟,滤过,滤液蒸干,残渣加乙醇 1ml 使溶解,作为对照药材溶液。照薄层色谱法(通则 0502)试验,吸取上述两种溶液各 4μl,分别点于同一硅胶 G 薄层板上,以甲苯-乙酸乙酯-甲醇(25∶2∶0.1)为展开剂,展开,取出,晾干,置紫外光灯(365nm)下检视。供试品色谱中,在与对照药材色谱相应的位置上,显相同颜色的荧光斑点。

(4)取本品 1ml,加乙醇至 50ml,作为供试品溶液。另取樟脑对照品、薄荷脑对照品,分别加乙醇制成每 1ml 各含 1mg 的溶液,作为对照品溶液,照气相色谱法(通则 0521)试验,柱长为 3m,以聚乙二醇 20000(PEG-20M)为固定相,涂布浓度为 10%,柱温为 160℃。分别吸取上述三种溶液适量,注入气相色谱仪。供试品应呈现与对照品色谱峰保留时间相同的色谱峰。

【检查】　乙醇量　应为 56%～66%(通则 0711)。

其他　应符合酊剂项下有关的各项规定(通则 0120)。

【含量测定】　挥发油　精密量取本品 10ml,置分液漏斗中,加饱和氯化钠溶液 100ml,振摇 1～2 分钟,放置 1～2 小时,分取上层液,移入圆底烧瓶中,用热水洗涤分液漏斗数次,洗液并入圆底烧瓶中,照挥发油测定法(通则 2204 甲法)测定,含挥发油不得少于 9.5%。

徐长卿　照高效液相色谱法(通则 0512)测定。

色谱条件与系统适用性试验　以十八烷基硅烷键合硅胶为填充剂;以乙腈-水-三乙胺-磷酸(28∶72∶0.1∶0.1)为流动相;检测波长为 274nm。理论板数按丹皮酚峰计算应不低于 3000。

对照品溶液的制备　取丹皮酚对照品适量,精密称定,加乙醇制成每 1ml 含 60μg 的溶液,即得。

供试品溶液的制备　精密量取本品 10ml,置 25ml 量瓶中,加乙醇稀释至刻度,摇匀,即得。

测定法　分别精密吸取对照品溶液与供试品溶液各 10μl,注入液相色谱仪,测定,即得。

本品每 1ml 含徐长卿以丹皮酚($C_9H_{10}O_3$)计,不得少于 0.10mg。

【功能与主治】　活血祛瘀,舒筋活络,消肿止痛。用于跌打扭伤,骨折脱位以及体育运动前后消除疲劳。

【用法与用量】　用药棉蘸药液轻擦患处;重症者用药液湿透药棉敷患处 1 小时,每日 2～3 次。

【注意】　忌内服;不能搽入伤口;用药过程中如有瘙痒起疹,暂停使用。

【规格】　每瓶装　(1)12ml　(2)30ml　(3)45ml　(4)88ml

【贮藏】　密封,置阴凉处。

正柴胡饮颗粒

Zhengchaihuyin Keli

【处方】　柴胡 100g　　　　　陈皮 100g
　　　　　防风 80g　　　　　　甘草 40g
　　　　　赤芍 150g　　　　　　生姜 70g

【制法】　以上六味,加水煎煮二次,每次 1.5 小时,合并煎液。滤过,滤液浓缩至相对密度为 1.10～1.20(50℃),加乙醇使含醇量达 50%,搅拌,静置过夜,滤过,滤液回收乙醇,浓缩至相对密度为 1.25～1.30(50℃)的清膏,取清膏 1 份,蔗糖 2 份,糊精 1.5 份,混匀,制成颗粒,80℃ 以下干燥后整粒,制成颗粒,即得。或回收乙醇,浓缩至相对密度为 1.25～1.30(50℃),减压干燥成干膏,粉碎,取干膏粉 1 份,糊精 1.5 份,以适量乙醇制粒,80℃ 以下干燥后整粒,制成颗粒(无蔗糖),即得。

【性状】　本品为黄棕色至红棕色的颗粒;味甜、微苦或味微苦(无蔗糖)。

【鉴别】　(1)取本品 1 袋,研细,加甲醇 30ml,超声处理 20 分钟,滤过,滤液蒸干,残渣加水 20ml 使溶解,用水饱和的正丁醇提取 2 次,每次 20ml,合并正丁醇液,用氨试液洗涤 2 次(20ml,10ml),洗液弃去,再用正丁醇饱和的水洗涤 2 次,每次 20ml,弃去洗液,分取正丁醇液,浓缩至干,残渣加甲醇 1ml 使溶解,作为供试品溶液。另取柴胡对照药材 1g,加水 75ml,煎煮 2 次,每次 30 分钟,合并煎液,滤过,滤液蒸干,残渣加甲醇 5ml 使溶解,作为对照药材溶液。照薄层色谱法(通则 0502)试验,吸取上述两种溶液各 5μl,分别点于同一硅胶 G 薄层板上,以乙酸乙酯-乙醇-水(8∶2∶1)为展开剂,展开,取出,晾干,喷以 50% 香草醛硫酸溶液-甲醇-冰醋酸(1∶25∶25)的混合溶液,加热至斑点显色清晰。供试品色谱中,在与对照药材色谱相应的位置上,显相同颜色的斑点。

(2)取本品 1 袋,研细,加甲醇 30ml,超声处理 20 分钟,滤过,滤液作为供试品溶液。另取陈皮对照药材 0.5g,加甲醇 5ml,超声处理 10 分钟,滤过,滤液作为对照药材溶液。再取橙皮苷对照品,加甲醇制成饱和溶液,作为对照品溶液。照薄层色谱法(通则 0502)试验,吸取上述三种溶液各 5μl,分别点于同一硅胶 G 薄层板上,以乙酸乙酯-甲醇-水(100∶17∶13)为展开剂,展开,展距约 3cm,取出,晾干,再以甲苯-乙酸乙酯-甲酸-水(20∶10∶1∶1)的上层溶液为展开剂,展开,展距约 8cm,取出,晾干,喷以三氯化铝试液,置紫外光灯(365nm)下检视。供试品色谱中,在与对照药材色谱和对照品色谱相应的位置上,显相同颜色的荧光斑点。

(3)取防风对照药材 1g,加丙酮 20ml,超声处理 20 分钟,滤过,滤液蒸干,残渣加乙醇 1ml 使溶解,作为对照药材溶液。另取升麻素苷对照品、5-O-甲基维斯阿米醇苷对照品,加甲醇制成每 1ml 各含 1mg 的混合溶液,作为对照品溶液。照薄层色谱法(通则 0502)试验,吸取[鉴别](2)项下的供试品溶液及上述对照药材溶液和对照品溶液各 5μl,分别点于同一硅胶 G 薄层板上,以三氯甲烷-甲醇(4:1)为展开剂,展开,取出,晾干,喷以三氯化铝试液,置紫外光灯(365nm)下检视。供试品色谱中,在与对照药材色谱和对照品色谱相应的位置上,显相同颜色的荧光斑点。

【检查】 应符合颗粒剂项下有关的各项规定(通则 0104)。

【含量测定】 照高效液相色谱法(通则 0512)测定。

色谱条件与系统适用性试验 以十八烷基硅烷键合硅胶为填充剂;以异丙醇-甲醇-醋酸-水(2:25:2:71)为流动相;检测波长为 230nm。理论板数按芍药苷峰计算应不低于 3000。

对照品溶液的制备 取芍药苷对照品适量,精密称定,加稀乙醇制成每 1ml 含 0.1mg 的溶液,即得。

供试品溶液的制备 取装量差异项下的本品内容物,研细,取约 0.5g,精密称定,置 50ml 量瓶中,加稀乙醇适量,超声处理(功率 500W,频率 40kHz)30 分钟,放至室温,加稀乙醇稀释至刻度,摇匀,滤过,取续滤液,即得。

测定法 分别精密吸取对照品溶液与供试品溶液各 10μl,注入液相色谱仪,测定,即得。

本品每袋含赤芍以芍药苷($C_{23}H_{28}O_{11}$)计,不得少于 28mg。

【功能与主治】 发散风寒,解热止痛。用于外感风寒所致的发热恶寒、无汗、头痛、鼻塞、喷嚏、咽痒咳嗽、四肢酸痛;流感初起、轻度上呼吸道感染见上述证候者。

【用法与用量】 开水冲服。一次 10g 或 3g(无蔗糖),一日 3 次,小儿酌减或遵医嘱。

【规格】 (1)每袋装 10g (2)每袋装 3g(无蔗糖)

【贮藏】 密封。

正清风痛宁片

Zhengqing Fengtongning Pian

【处方】 盐酸青藤碱 20g

【制法】 取盐酸青藤碱,粉碎成细粉,加淀粉或预胶化淀粉等辅料适量,混合均匀,制粒,干燥,压制成 1000 片,包肠溶薄膜衣,即得。

【性状】 本品为肠溶薄膜衣片,除去包衣后显白色或类白色;味苦。

【鉴别】 (1)取本品 1 片,除去包衣,研细,加水 5ml,振摇使溶解,滤过,滤液显氯化物的鉴别反应(通则 0301)。

(2)取本品 1 片,除去包衣,研细,加乙醇 10ml 与氨试液 0.1ml,振摇使溶解,滤过,滤液作为供试品溶液。另取青藤碱对照品,加乙醇制成每 1ml 含 2mg 的溶液,作为对照品溶

液。照薄层色谱法(通则 0502)试验,吸取上述两种溶液各 2μl,分别点于同一硅胶 G 薄层板上,以甲醇-浓氨试液-水(8:1:1)为展开剂,展开,取出,晾干,喷以稀碘化铋钾试液。供试品色谱中,在与对照品色谱相应的位置上,显相同颜色的斑点。

【检查】 应符合片剂项下有关的各项规定(通则 0101)。

【含量测定】 照高效液相色谱法(通则 0512)测定。

色谱条件与系统适用性试验 以十八烷基硅烷键合硅胶为填充剂;以乙腈-0.78%的磷酸二氢钠溶液(12:88)为流动相;检测波长为 265nm。理论板数按青藤碱峰计算应不低于 2000。

对照品溶液的制备 取青藤碱对照品约 20mg,精密称定,置 100ml 量瓶中,加乙醇 30ml 使溶解,加流动相稀释至刻度,摇匀,即得。

供试品溶液的制备 取本品 10 片,除去包衣,精密称定,研细,精密称取适量(约相当于盐酸青藤碱 20mg),置 100ml 量瓶中,加乙醇 30ml,氨试液 0.1ml,超声处理(功率 300W,频率 25kHz)20 分钟,放冷,加流动相稀释至刻度,摇匀,滤过,取续滤液,即得。

测定法 分别精密吸取对照品溶液与供试品溶液各 5μl,注入液相色谱仪,测定,即得。

本品每片含盐酸青藤碱以青藤碱($C_{19}H_{23}NO_4$)计,应为 16.0~19.8mg。

【功能与主治】 祛风除湿,活血通络,消肿止痛。用于风寒湿痹病,症见肌肉酸痛,关节肿胀、疼痛、屈伸不利、僵硬、肢体麻木;类风湿关节炎、风湿性关节炎见上述证候者。

【用法与用量】 口服。一次 1~4 片,一日 3 次;二个月为一疗程。

【注意】 支气管哮喘、肝肾功能不全者禁用;如出现皮疹或发生白细胞减少等副作用时,应立即停药。

【规格】 每片含盐酸青藤碱 20mg

【贮藏】 遮光,密闭保存。

附:盐酸青藤碱质量标准

盐酸青藤碱

〔制法〕 取青风藤,粉碎成粗粉,加 15%的氢氧化钙粉末和一倍量的水,搅拌均匀,使药材湿润,碱化堆放 4 小时。碱化后的药材加三氯甲烷于多功能提取罐,密闭回流提取三次,每次加 2 倍量三氯甲烷,第一、二次回流 3 小时,第三次回流 2 小时。提取液回收三氯甲烷并浓缩至相对密度为 1.2,冷却至室温,放置 24 小时,离心,干燥得粗品。取粗品,加入 2.5~3 倍量水,稍加热;加入盐酸调节 pH 值至 2~3;加热至完全溶解(水温约 80℃)。加入 4%活性炭,80℃保温搅拌 30 分钟;趁热滤过,滤液冷却至室温,放置 24 小时,结晶,离心,甩干,用适量 5℃以下水冲洗至冲洗液无色,取出,加 2~3 倍量水重结晶 1~2 次,离心,70℃以下减压干燥,即得。

〔**性状**〕　本品为白色或类白色结晶性粉末；无臭，味苦。

本品在水中易溶，在乙醇中溶解，在三氯甲烷、乙醚中不溶。

〔**鉴别**〕　（1）取本品 20mg，加水 20ml，振摇使溶解，取 1ml，加碱性铁氰化钾溶液（取铁氰化钾 1g，加 0.1mol/L 氢氧化钠溶液 10ml 使溶解，即得）2～3 滴，即显紫褐色。

（2）本品的水溶液应显氯化物的鉴别反应（通则 0301）。

（3）取本品适量，加乙醇制成每 1ml 中含 2mg 的溶液，作为供试品溶液。另取青藤碱对照品，加乙醇制成每 1ml 含 2mg 的溶液，作为对照品溶液。照薄层色谱法（通则 0502）试验，吸取上述两种溶液各 2µl，分别点于同一硅胶 G 薄层板上，以甲醇-浓氨试液-水（8∶1∶1）为展开剂，展开，取出，晾干，喷以稀碘化铋钾试液。供试品色谱中，在与对照品色谱相应的位置上，显相同颜色的斑点。

〔**检查**〕　**酸度**　取本品 0.2g，加水 20ml 溶解后，依法测定（通则 0631），pH 值应为 3.0～6.0。

干燥失重　取本品，在 105℃ 干燥至恒重，减失重量不得过 10.0%（通则 0831）。

炽灼残渣　取本品，依法检查（通则 0841），遗留残渣不得过 0.3%。

重金属　取炽灼残渣项下遗留的残渣，依法检查（通则 0821 第二法），含重金属不得过 20mg/kg。

三氯甲烷残留量　照残留溶剂测定法（通则 0861）测定。

色谱条件与系统适用性试验　弹性石英毛细管柱 DB-624（30m × 0.32mm，1.8µm），FID 检测器。进样口温度 200℃，柱温 65℃，检测器温度 230℃，平衡温度 70℃，平衡时间 45 分钟，进样体积 1ml。理论板数按三氯甲烷峰计算应不低于 20000。

对照品溶液的制备　取三氯甲烷（色谱级）适量，精密称定，加水稀释制成每 1ml 含 3.0µg 的溶液，即得。

供试品溶液的制备　取本品约 0.5g，精密称定，置 20ml 顶空瓶中，精密加入水 10ml，密封，振摇使溶散，即得。

测定法　分别取对照品溶液与供试品溶液，顶空进样，记录色谱图，按外标法计算供试品中三氯甲烷的残留量。

本品含三氯甲烷不得过 60ppm。

〔**含量测定**〕　照高效液相色谱法（通则 0512）测定。

色谱条件与系统适用性试验　以十八烷基硅烷键合硅胶为填充剂；以乙腈-0.78% 磷酸二氢钠溶液（12∶88）为流动相；检测波长为 265nm。理论板数按青藤碱峰计算应不低于 2000。

对照品溶液的制备　取经 105℃ 干燥至恒重的青藤碱对照品约 20mg，精密称定，置 100ml 量瓶中，加乙醇 30ml 超声处理（功率 300W，频率 25kHz）15 分钟使溶解，加流动相稀释至刻度，摇匀，制成每 1ml 含 0.2mg［相当于盐酸青藤碱（$C_{19}H_{23}NO_4 \cdot HCl$）0.222mg］的溶液，即得。

供试品溶液的制备　取本品约 20mg，置 100ml 量瓶中，精密称定，加氨试液 2 滴，加乙醇 30ml，超声处理（功率 300W，频率 25kHz）15 分钟使溶解，放冷，加流动相稀释至刻度，摇匀，滤过，取续滤液，即得。

测定法　分别精密吸取对照品溶液与供试品溶液各 5µl，注入液相色谱仪，测定，即得。

本品按干燥品计算，含盐酸青藤碱（$C_{19}H_{23}NO_4 \cdot HCl$）应不得少于 97.0%。

〔**贮藏**〕　密闭保存。

功劳去火片

Gonglao Quhuo Pian

【**处方**】　功劳木 604g　　　　　　黄柏 302g
　　　　　　黄芩 302g　　　　　　　栀子 302g

【**制法**】　以上四味，取黄柏 100g，粉碎成细粉，剩余的黄柏与功劳木加水煎煮三次，每次 2 小时，合并煎液，滤过，滤液浓缩成稠膏。黄芩、栀子加水煎煮二次，每次 2 小时，合并煎液，滤过，滤液浓缩成稠膏。上述两种稠膏分别加入黄柏粉，混匀，干燥，粉碎成细粉，混匀，制成颗粒，压制成 1000 片，包糖衣；或压制成 600 片，包薄膜衣，即得。

【**性状**】　本品为糖衣片或薄膜衣片，除去包衣后，显棕黄色至棕褐色；味苦。

【**鉴别**】　（1）取本品，置显微镜下观察：纤维束鲜黄色，周围细胞含草酸钙方晶，形成晶纤维，含晶细胞壁木化增厚（黄柏）。

（2）取本品 5 片，除去包衣，研细，取 0.6g，加甲醇 10ml，超声处理 15 分钟，滤过，滤液蒸干，残渣加水 15ml 使溶解，用盐酸调节 pH 值至 2～3，用乙酸乙酯振摇提取 2 次，每次 10ml，合并提取液，蒸干，残渣加甲醇 2ml 使溶解，作为供试品溶液。另取黄芩苷对照品，加甲醇制成每 1ml 含 1mg 的溶液，作为对照品溶液。照薄层色谱法（通则 0502）试验，吸取上述两种溶液各 3～5µl，分别点于同一硅胶 G 薄层板上，以乙酸乙酯-丙酮-醋酸-水（10∶4∶5∶3）的上层溶液为展开剂，展开，取出，晾干，喷以 2% 三氯化铁乙醇溶液。供试品色谱中，在与对照品色谱相应的位置上，显相同颜色的斑点。

（3）取本品 5 片，除去包衣，研细，取 0.6g，加乙醇 10ml，加热回流 10 分钟，放冷，滤过，滤液作为供试品溶液。另取栀子苷对照品，加甲醇制成每 1ml 含 1mg 的溶液，作为对照品溶液。照薄层色谱法（通则 0502）试验，吸取上述两种溶液各 5～10µl，分别点于同一硅胶 G 薄层板上，以三氯甲烷-甲醇（7∶2）为展开剂，展开，取出，晾干，喷以 10% 硫酸乙醇溶液，在 105℃ 加热至斑点显色清晰。供试品色谱中，在与对照品色谱相应的位置上，显相同颜色的斑点。

【**检查**】　应符合片剂项下有关的各项规定（通则 0101）。

【**含量测定**】　照高效液相色谱法（通则 0512）测定。

色谱条件与系统适用性试验　以十八烷基硅烷键合硅胶

为填充剂；以乙腈-冰醋酸-三乙胺-水（34∶1∶1∶64）为流动相；检测波长为 265nm；柱温为 30℃。理论板数按盐酸小檗碱峰计算应不低于 4000。

对照品溶液的制备 取盐酸小檗碱对照品适量，精密称定，加甲醇制成每 1ml 含 30μg 的溶液，即得。

供试品溶液的制备 取本品 10 片，除去包衣，精密称定，研细，取约 0.1g，精密称定，置具塞锥形瓶中，精密加入盐酸-60％甲醇（1∶100）混合溶液 50ml，密塞，称定重量，置 70℃水浴中加热 45 分钟，放冷，再称定重量，用甲醇补足减失的重量，摇匀，滤过，取续滤液，即得。

测定法 分别精密量取对照品溶液与供试品溶液各 10μl，注入液相色谱仪，测定，即得。

本品每片含功劳木和黄柏以盐酸小檗碱（$C_{20}H_{17}NO_4 \cdot HCl$）计，糖衣片不得少于 1.5mg；薄膜衣片不得少于 2.5mg。

【功能与主治】 清热解毒。用于实热火毒所致的急性咽喉炎、急性胆囊炎、急性肠炎。

【用法与用量】 口服。糖衣片一次 5 片，薄膜衣片一次 3 片，一日 3 次。

【注意】 本品仅适用于实热火毒、三焦热盛之证，虚寒者慎用，虚寒重症者禁用。

【规格】 薄膜衣片 每片重 0.5g

【贮藏】 密封。

甘桔冰梅片

Ganjie Bingmei Pian

【处方】 桔梗 100g 　　　　薄荷 100g
　　　　射干 100g 　　　　蝉蜕 50g
　　　　乌梅（去核）50g 　　冰片 5g
　　　　甘草 100g 　　　　青果 100g

【制法】 以上八味，取桔梗粉碎成细粉，备用；薄荷水蒸气蒸馏提取挥发油，将挥发油与冰片溶于适量乙醇中，备用；药渣与射干等五味，加水煎煮二次，每次 1.5 小时，分次滤过，合并滤液并浓缩成相对密度为 1.10～1.15（60℃）的清膏，加入上述细粉和淀粉，拌匀，干燥，研细，制成颗粒，干燥，加入羧甲基淀粉钠 8g、硬脂酸镁 2g、挥发油及冰片的乙醇液，混匀，压制成 1000 片，包糖衣，即得。

【性状】 本品为糖衣片，除去糖衣显褐色；气香，味辛、微苦。

【鉴别】 （1）取本品 10 片，除去糖衣，研细，加乙醚 20ml，加热回流 2 小时，滤过，滤液挥干，再置沸水浴上加热 1 小时（至无冰片、薄荷气），残渣加甲醇 1ml 使溶解，作为供试品溶液。另取桔梗对照药材 1g，同法制成对照药材溶液。照薄层色谱法（通则 0502）试验，吸取上述两种溶液各 10μl，分别点于同一硅胶 G 薄层板上，以甲苯-丙酮

（5∶1）为展开剂，展开，取出，晾干，喷以 1％香草醛硫酸溶液-乙醇（1∶1）混合溶液，在 105℃加热至斑点显色清晰。供试品色谱中，在与对照药材色谱相应的位置上，显相同颜色的斑点。

（2）取本品 10 片，除去糖衣，研细，加乙醚 20ml，超声处理 10 分钟，滤过，滤液挥干，残渣加无水乙醇 1ml 使溶解，作为供试品溶液。另取冰片对照品，加无水乙醇制成每 1ml 含 2mg 的溶液，作为对照品溶液。照薄层色谱法（通则 0502）试验，吸取上述两种溶液各 2μl，分别点于同一硅胶 G 薄层板上，以环己烷-乙酸乙酯（17∶3）为展开剂，展开，取出，晾干，喷以 5％香草醛硫酸溶液，在 105℃加热至斑点显色清晰。供试品色谱中，在与对照品色谱相应的位置上，显相同颜色的斑点。

（3）取本品 10 片，除去糖衣，研细，加甲醇 30ml，加热回流 1 小时，滤过，滤液回收溶剂至干，残渣加水 40ml 使溶解，用水饱和的正丁醇提取 3 次，每次 20ml，合并正丁醇液，用水洗涤 3 次，每次 20ml，分取正丁醇液，回收溶剂至干，残渣加甲醇 1ml 使溶解，作为供试品溶液。另取甘草对照药材 1g，同法制成对照药材溶液。照薄层色谱法（通则 0502）试验，吸取上述两种溶液各 2μl，分别点于同一 1％氢氧化钠溶液制备的硅胶 G 薄层板上，以乙酸乙酯-甲酸-冰醋酸-水（15∶1∶1∶2）为展开剂，展开，取出，晾干，喷以 10％香草醛硫酸溶液，在 105℃加热 5 分钟，置紫外光灯（365nm）下检视。供试品色谱中，在与对照药材色谱相应的位置上，显相同颜色的荧光主斑点。

（4）取本品 10 片，研细，加乙醇 30ml，密塞，超声处理 30 分钟，放冷，滤过，滤液挥干，残渣加水 15ml 使溶解，用乙醚振摇提取 2 次，每次 20ml，合并乙醚液，回收溶剂至干，残渣加甲醇 2ml 使溶解，作为供试品溶液。另取没食子酸对照品，加甲醇制成每 1ml 含 0.5mg 的溶液，作为对照品溶液。照薄层色谱法（通则 0502）试验，吸取上述两种溶液各 5μl，分别点于同一硅胶 G 薄层板上，以三氯甲烷-乙酸乙酯-甲酸（6∶4∶1）为展开剂，展开，取出，晾干，喷以 1％三氯化铁乙醇溶液。供试品色谱中，在与对照品色谱相应的位置上，显相同颜色的斑点。

【检查】 应符合片剂项下有关的各项规定（通则 0101）。

【含量测定】 甘草 照高效液相色谱法（通则 0512）测定。

色谱条件与系统适用性试验 用十八烷基硅烷键合硅胶为填充剂；以甲醇-0.5％冰醋酸溶液（70∶30）为流动相；检测波长为 252nm。理论板数按甘草酸峰计算应不低于 2000。

对照品溶液的制备 取甘草酸铵对照品 12mg，精密称定，置 100ml 量瓶中，加流动相溶解并稀释至刻度，摇匀，即得（甘草酸重量＝甘草酸铵重量/1.0207）。

供试品溶液的制备 取本品 20 片，除去糖衣，精密称定，研细，取约 1g，精密称定，置具塞锥形瓶中，精密加入流动相 50ml，称定重量，超声处理 30 分钟，放冷，再称定重量，用流

动相补足减失的重量,滤过,取续滤液,即得。

测定法　分别精密吸取对照品溶液与供试品溶液各 20μl,注入液相色谱仪,测定,即得。

本品每片含甘草以甘草酸($C_{42}H_{62}O_{16}$)计,不得少于 0.35mg。

桔梗　照高效液相色谱法(通则 0512)测定。

色谱条件与系统适应性试验　用十八烷基硅烷键合硅胶为填充剂;乙腈-水(26∶74)为流动相;用蒸发光散射检测器检测。理论板数按桔梗皂苷 D 峰计算应不低于 5000。

对照品溶液的制备　取桔梗皂苷 D 对照品适量,精密称定,加甲醇制成每 1ml 含 0.5mg 的溶液,即得。

供试品溶液的制备　取本品 20 片,除去糖衣,精密称定,研细,取约 10 片的重量,精密称定,置具塞锥形瓶中,精密加入 50% 甲醇 50ml,称定重量,超声处理(功率 250W,频率 40kHz)40 分钟,放冷,再称定重量,用 50% 甲醇补足减失的重量,摇匀,滤过,精密量取续滤液 25ml,回收溶剂至干,残渣加水 20ml 使溶解,用水饱和的正丁醇振摇提取 4 次(30ml,30ml,25ml,20ml),合并正丁醇液,用氨试液洗涤 2 次,每次 30ml,弃去氨液,分取正丁醇液,回收溶剂至干,残渣加甲醇适量使溶解,定量转移至 5ml 量瓶中,加甲醇至刻度,摇匀,即得。

测定法　分别精密吸取对照品溶液 5μl、10μl,供试品溶液 10~20μl,注入液相色谱仪,测定,用外标两点法对数方程计算,即得。

本品每片含桔梗以桔梗皂苷 D($C_{57}H_{92}O_{28}$)计,不得少于 90μg。

【功能与主治】　清热开音。用于风热犯肺引起的失音声哑;风热犯肺引起的急性咽炎出现的咽痛、咽干灼热、咽黏膜充血等。

【用法与用量】　口服。一次 2 片,一日 3~4 次。

【规格】　糖衣片　片心重 0.2g

【贮藏】　密封。

甘露消毒丸
Ganlu Xiaodu Wan

【处方】
滑石 300g	茵陈 220g
石菖蒲 120g	木通 100g
射干 80g	豆蔻 80g
连翘 80g	黄芩 200g
川贝母 100g	藿香 80g
薄荷 80g	

【制法】　以上十一味,滑石水飞或粉碎成极细粉;其余茵陈等十味粉碎成细粉,与上述滑石粉配研,过筛,混匀,用水泛丸或制丸,干燥,即得。

【性状】　本品为灰黄色的水丸;气微香,味苦、微辛。

【鉴别】　(1)取本品,置显微镜下观察:纤维束周围细胞中含草酸钙方晶,形成晶纤维(石菖蒲);韧皮纤维淡黄色,梭形,壁厚,孔沟细(黄芩);淀粉粒广卵形或贝壳形,直径 40~64μm,脐点短缝状、人字状或马蹄状,层纹可察见(川贝母)。

(2)取本品 5g,研细,加石油醚(30~60℃)50ml,超声处理 20 分钟,滤过,滤液低温挥干,残渣加乙醇 1ml 使溶解,作为供试品溶液。另取茵陈对照药材 1g,加石油醚(30~60℃)20ml,同法制成对照药材溶液。照薄层色谱法(通则 0502)试验,吸取上述两种溶液各 5μl,分别点于同一硅胶 G 薄层板上,以甲苯-乙酸乙酯(10∶1)为展开剂,展开,取出,晾干,置紫外光灯(365nm)下检视。供试品色谱中,在与对照药材色谱相应的位置上,显相同颜色的荧光主斑点。

(3)取石菖蒲对照药材 0.5g,加石油醚(30~60℃)20ml,同〔鉴别〕(2)项下方法制成对照药材溶液。照薄层色谱法(通则 0502)试验,吸取〔鉴别〕(2)项下的供试品溶液 5~10μl 与对照药材溶液 5μl,分别点于同一硅胶 G 薄层板上,以甲苯-乙酸乙酯(10∶1)为展开剂,展开,取出,晾干,放置 1 小时后,置紫外光灯(365nm)下检视。供试品色谱中,在与对照药材色谱相应的位置上,显相同颜色的荧光主斑点。

【检查】　**重金属**　取本品,研细,取 1.0g,依法检查(通则 0821 第二法),含重金属不得过 10mg/kg。

砷盐　取本品,研细,取 0.2g,加氢氧化钙 1g,加少量水,搅匀,烘干,用小火缓缓炽灼至炭化,再在 500~600℃ 炽灼至完全灰化(同时作空白,留做标准砷斑用),放冷,加盐酸 7ml 使溶解,再加水 21ml,依法检查(通则 0822 第一法),含砷盐不得过 10mg/kg。

其他　应符合丸剂项下有关的各项规定(通则 0108)。

【含量测定】　照高效液相色谱法(通则 0512)测定。

色谱条件与系统适用性试验　以十八烷基硅烷键合硅胶为填充剂;以甲醇-0.1% 磷酸溶液(42∶58)为流动相;检测波长为 280nm。理论板数按黄芩苷峰计算应不低于 3000。

对照品溶液的制备　取黄芩苷对照品适量,精密称定,加甲醇制成每 1ml 含 0.1mg 的溶液,即得。

供试品溶液的制备　取本品适量,研细,取约 0.5g,精密称定,精密加入 60% 甲醇 50ml,称定重量,加热回流 1 小时,放冷,再称定重量,用 60% 甲醇补足减失的重量,滤过,取续滤液,即得。

测定法　分别精密吸取对照品溶液与供试品溶液各 5μl,注入液相色谱仪,测定,即得。

本品每 1g 含黄芩以黄芩苷($C_{21}H_{18}O_{11}$)计,不得少于 10.6mg。

【功能与主治】　芳香化湿,清热解毒。用于暑湿蕴结,身热肢疫,胸闷腹胀,尿赤黄疸。

【用法与用量】　口服。一次 6~9g,一日 2 次。

【注意】　服药期间忌食辛辣油腻食物。

【贮藏】　密封。

艾附暖宫丸

Aifu Nuangong Wan

【处方】

艾叶(炭)120g	醋香附 240g
制吴茱萸 80g	肉桂 20g
当归 120g	川芎 80g
白芍(酒炒)80g	地黄 40g
炙黄芪 80g	续断 60g

【制法】 以上十味,粉碎成细粉,过筛,混匀。每 100g 粉末加炼蜜 110～130g 制成小蜜丸或大蜜丸,即得。

【性状】 本品为深褐色至黑色的小蜜丸或大蜜丸;气微,味甘而后苦、辛。

【鉴别】 (1)取本品,置显微镜下观察:T 字形毛棕色或焦黑色,弯曲,柄 2～4 细胞(艾叶)。非腺毛 2～6 细胞,胞腔有的充满红棕色物;腺毛头部多细胞,椭圆形,含棕黄色至棕红色物,柄 2～5 细胞(制吴茱萸)。分泌细胞类圆形,含淡黄棕色至红棕色分泌物,其周围细胞作放射状排列(醋香附)。薄壁细胞纺锤形,壁略厚,有极微细的斜向交错纹理(当归)。草酸钙簇晶直径约 45μm,存在于淡棕黄色皱缩的薄壁细胞中,常数个排列成行(续断)。纤维直径 15～35μm,壁厚,微木化,有大的圆形纹孔(白芍)。纤维成束或散离,壁厚,表面有纵裂纹,两端断裂成帚状或较平截(炙黄芪)。石细胞类方形或类圆形,壁一面菲薄(肉桂)。

(2)取本品 9g,剪碎,加乙醚 20ml,超声处理 20 分钟,滤过,滤液挥干,残渣加正己烷 0.5ml 使溶解,作为供试品溶液。另取 α-香附酮对照品,加正己烷制成每 1ml 含 2μl 的溶液,作为对照品溶液。照薄层色谱法(通则 0502)试验,吸取供试品溶液 20μl、对照品溶液 10μl,分别点于同一硅胶 GF$_{254}$ 薄层板上,以甲苯-乙酸乙酯(19:1)为展开剂,展开,取出,晾干,置紫外光灯(254nm)下检视。供试品色谱中,在与对照品色谱相应的位置上,显相同颜色的斑点;喷以二硝基苯肼乙醇试液,放置片刻,斑点渐变为橙红色。

(3)取本品 4.5g,剪碎,加乙醇 10ml,加热回流 1 小时,放冷,滤过,滤液作为供试品溶液。另取吴茱萸对照药材 0.2g,同法制成对照药材溶液。照薄层色谱法(通则 0502)试验,吸取上述两种溶液各 10μl,分别点于同一硅胶 G 薄层板上,以正丁醇-醋酸-水(2:1:1)的上层溶液为展开剂,展开,取出,晾干,置紫外光灯(365nm)下检视。供试品色谱中,在与对照药材色谱相应的位置上,显相同颜色的荧光斑点。

(4)取本品 9g,剪碎,加水 5ml 浸润,加水饱和的正丁醇 30ml,摇匀,超声处理 10 分钟,滤过,滤液蒸干,残渣加乙醇 2ml 使溶解,作为供试品溶液。另取芍药苷对照品,加乙醇制成每 1ml 含 2mg 的溶液,作为对照品溶液。照薄层色谱法(通则 0502)试验,吸取上述两种溶液各 5～10μl,分别点于同一硅胶 G 薄层板上,以三氯甲烷-乙酸乙酯-甲醇-甲酸

(40:5:10:0.2)为展开剂,展开,取出,晾干,喷以 5% 香草醛硫酸溶液,加热至斑点显色清晰。供试品色谱中,在与对照品色谱相应的位置上,显相同颜色的斑点。

(5)取本品 9g,剪碎,加水 5ml 浸润,加水饱和的正丁醇 30ml,摇匀,超声处理 10 分钟,滤过,滤液用氨试液洗涤 2 次,每次 30ml,弃去氨液,正丁醇液蒸干,残渣加甲醇 1ml 使溶解,作为供试品溶液。另取黄芪甲苷对照品,加甲醇制成每 1ml 含 0.5mg 的溶液,作为对照品溶液。照薄层色谱法(通则 0502)试验,吸取供试品溶液 10μl、对照品溶液 5μl,分别点于同一硅胶 G 薄层板上,以三氯甲烷-甲醇-水(13:7:2)的下层溶液为展开剂,展开,取出,晾干,喷以 10% 硫酸乙醇溶液,在 110℃加热 10 分钟,置紫外光灯(365nm)下检视。供试品色谱中,在与对照品色谱相应的位置上,显相同颜色的荧光斑点。

【检查】 应符合丸剂项下有关的各项规定(通则 0108)。

【含量测定】 照高效液相色谱法(通则 0512)测定。

色谱条件与系统适用性试验 以十八烷基硅烷键合硅胶为填充剂;以乙腈-0.1%磷酸溶液(12:88)为流动相;检测波长为 230nm。理论板数按芍药苷峰计算应不低于 3000。

对照品溶液的制备 取芍药苷对照品适量,精密称定,加 50%甲醇制成每 1ml 含 50μg 的溶液,即得。

供试品溶液的制备 取本品小蜜丸,切碎,取 2g,精密称定;或取重量差异项下的大蜜丸,剪碎,取 2g,精密称定,置具塞锥形瓶中,精密加入 50%甲醇 25ml,密塞,称定重量,超声处理(功率 300W,频率 50kHz)40 分钟,放冷,再称定重量,用 50%甲醇补足减失的重量,摇匀,滤过,取续滤液,即得。

测定法 分别精密吸取对照品溶液与供试品溶液各 10μl,注入液相色谱仪,测定,即得。

本品含白芍以芍药苷(C$_{23}$H$_{28}$O$_{11}$)计,小蜜丸每 1g 不得少于 0.45mg;大蜜丸每丸不得少于 4.0mg。

【功能与主治】 理气养血,暖宫调经。用于血虚气滞、下焦虚寒所致的月经不调、痛经,症见行经后错、经量少、有血块、小腹疼痛、经行小腹冷痛喜热、腰膝酸痛。

【用法与用量】 口服。小蜜丸一次 9g,大蜜丸一次 1 丸,一日 2～3 次。

【规格】 大蜜丸　每丸重 9g

【贮藏】 密封。

尢龙胶囊

Jiaolong Jiaonang

【处方】 龙胆总苷 80g(以龙胆苦苷计)

【制法】 取龙胆总苷粉,加适量的淀粉,制颗粒,装入胶囊,制成 1000 粒,即得。

【性状】 本品为硬胶囊,内容物为黄色至棕色的颗粒;味

苦、微涩。

【鉴别】 （1）取本品内容物 0.1g，加甲醇 10ml 使溶解，滤过，作为供试品溶液。另取龙胆苦苷对照品，加甲醇制成每 1ml 含 2mg 的溶液，作为对照品溶液。照薄层色谱法（通则 0502）试验，吸取上述两种溶液各 5μl，分别点于同一硅胶 GF₂₅₄ 薄层板上，以乙酸乙酯-甲醇-水（20∶2∶1）为展开剂，展开，取出，晾干，置紫外光灯（254nm）下检视。供试品色谱中，在与对照品色谱相应的位置上，显相同颜色的斑点。

（2）取本品，照〔含量测定〕项下的方法试验，供试品色谱中应呈现与对照品色谱峰保留时间相同的色谱峰。

【检查】 应符合胶囊剂项下有关的各项规定（通则 0103）。

【含量测定】 照高效液相色谱法（通则 0512）测定。

色谱条件与系统适用性试验 以十八烷基硅烷键合硅胶为填充剂；以甲醇-水（30∶70）为流动相；检测波长为 270nm。理论板数按龙胆苦苷峰计算应不低于 1000。

对照品溶液的制备 取龙胆苦苷对照品适量，精密称定，加流动相制成每 1ml 含 0.5mg 的溶液，即得。

供试品溶液的制备 取装量差异项下的内容物，研细，取约 20mg，精密称定，置 20ml 量瓶中，加流动相溶解并稀释至刻度，摇匀，滤过，取续滤液，即得。

测定法 分别精密吸取对照品溶液与供试品溶液各 10μl，注入液相色谱仪，测定，即得。

本品每粒含龙胆苦苷（$C_{16}H_{20}O_9$）应为标示量的 90.0%～110.0%。

【功能与主治】 清肝泄热。用于功能性消化不良属肝胃郁热证者，症见胃脘饱胀、脘部烧灼、口干口苦。

【用法与用量】 口服。一次 2 粒，一日 3 次。4 周为一疗程。

【注意】 （1）偶见恶心、呕吐、食欲不振、腹痛及轻度腹泻。

（2）脾胃虚寒者忌服。

【规格】 每粒含龙胆苦苷 80mg

【贮藏】 密闭，置阴凉干燥处。

附：龙胆总苷质量标准

龙 胆 总 苷

本品为龙胆科植物秦艽 *Gentiana macrophylla* Pall. 的干燥根经提取加工制成的总苷。

〔制法〕 取秦艽粗粉，照流浸膏与浸膏剂项下的渗漉法（通则 0189），用 80% 乙醇作溶剂，浸渍 48 小时后，进行渗漉，收集渗漉液。渗漉液回收乙醇，放冷，滤过，滤液通过 D101 型大孔吸附树脂柱，用 30% 乙醇洗脱。收集洗脱液，减压浓缩，干燥，粉碎，即得。

〔性状〕 本品为黄色至棕色粉末或小块；气微，味苦、微涩。

〔鉴别〕 取本品 20mg，加甲醇 10ml 溶解，作为供试品溶液。另取龙胆苦苷对照品，加甲醇制成每 1ml 含 1mg 的溶液，作为对照品溶液。照薄层色谱法（通则 0502）试验，吸取上述两种溶液各 5μl，分别点于同一硅胶 GF₂₅₄ 薄层板上，以乙酸乙酯-甲醇-水（20∶2∶1）为展开剂，展开，取出，晾干，置紫外光灯（254nm）下检视。供试品色谱中，在与对照品色谱相应的位置上，显相同颜色的斑点。

〔检查〕 水中不溶物 取本品 1g，精密称定，加水 25ml 搅拌使溶解，置离心管中，离心 1 小时（速度为每分钟 1000 转），或离心 30 分钟（速度为每分钟 2000 转），弃去上清液，沉淀再同法重复 5 次，每次用水 25ml。沉淀用少量水洗入已干燥至恒重的玻璃蒸发皿中，置水浴上蒸干，在 105℃ 干燥至恒重。遗留残渣不得过 5.0%。

干燥失重 取本品约 0.5g，精密称定，在 105℃ 干燥至恒重，减失重量不得过 9.0%（通则 0831）。

炽灼残渣 取本品 1g，精密称定，依法测定（通则 0841），遗留残渣不得过 2.0%。

〔含量测定〕 照高效液相色谱法（通则 0512）测定。

色谱条件与系统适用性试验 以十八烷基硅烷键合硅胶为填充剂；以甲醇-水（30∶70）为流动相；检测波长为 270nm。理论板数按龙胆苦苷峰计算应不低于 3000。

对照品溶液的制备 取龙胆苦苷对照品适量，精密称定，加流动相制成每 1ml 含 0.5mg 的溶液，即得。

供试品溶液的制备 取本品 10mg，精密称定，置于 10ml 量瓶中，加流动相适量，超声处理（功率 300W，频率 25kHz）10 分钟。加流动相稀释至刻度，摇匀，滤过，取续滤液，即得。

测定法 分别精密吸取对照品溶液与供试品溶液各 10μl，注入液相色谱仪，测定，即得。

本品按干燥品计算，含龙胆苦苷（$C_{16}H_{20}O_9$）不得少于 50.0%。

〔贮藏〕 密封，置阴凉干燥处。

〔制剂〕 艽龙胶囊

古汉养生精口服液
Guhan Yangshengjing Koufuye

【处方】	人参	炙黄芪
	金樱子	枸杞子
	女贞子（制）	菟丝子
	淫羊藿	白芍
	炙甘草	炒麦芽
	黄精（制）	

【性状】 本品为棕红色的澄清液体；味甜、微苦。

【鉴别】 （1）取本品 20ml，用水饱和的正丁醇振摇提取 3 次（30ml，20ml，20ml），合并正丁醇液，依次用氨试液 20ml、水

20ml 洗涤,分取正丁醇液,蒸干,残渣加甲醇 1ml 使溶解,加在中性氧化铝柱(100～200 目,8g,内径为 10～15mm)上,用水 50ml 洗脱,弃去水洗液,再用 50%乙醇 100ml 洗脱,收集洗脱液,蒸干,残渣加甲醇 1ml 使溶解,作为供试品溶液。另取人参对照药材 1g,加甲醇 20ml,超声处理 30 分钟,滤过,滤液蒸干,残渣加水 20ml 使溶解,用水饱和的正丁醇振摇提取 2 次,每次 20ml,合并正丁醇液,蒸干,残渣加甲醇 1ml 使溶解,作为对照药材溶液。再取人参皂苷 Rb$_1$ 及人参皂苷 Rg$_1$ 对照品,加甲醇制成每 1ml 各含 1mg 的溶液,作为对照品溶液。照薄层色谱法(通则 0502)试验,吸取对照品溶液与对照药材溶液各 5μl,供试品溶液 10μl,分别点于同一硅胶 G 薄层板上,以正丁醇-乙酸乙酯-水(4：1：5)的上层溶液为展开剂,展开,取出,晾干,喷以 10%硫酸乙醇溶液,在 105℃加热至斑点显色清晰,置紫外光灯(365nm)下检视。供试品色谱中,在与对照药材色谱和对照品色谱相应的位置上,显相同颜色的荧光斑点。

(2)取黄芪甲苷对照品,加甲醇制成每 1ml 含 1mg 的溶液,作为对照品溶液。照薄层色谱法(通则 0502)试验,吸取对照品溶液及〔鉴别〕(1)项下的供试品溶液各 5μl,分别点于同一硅胶 G 薄层板上,以乙酸乙酯-丁酮-甲酸-水(5：3：1：1)为展开剂,展开,取出,晾干,喷以 10%硫酸乙醇溶液,在 105℃加热至斑点显色清晰。供试品色谱中,在与对照品色谱相应的位置上,显相同颜色的斑点。

(3)取本品 20ml,加乙酸乙酯振摇提取 2 次,每次 20ml,合并乙酸乙酯液,蒸干,残渣加甲醇 1ml 使溶解,作为供试品溶液。另取枸杞子对照药材 1g,加水 100ml,煎煮 1 小时,放冷,滤过,滤液加乙酸乙酯 20ml,超声处理 30 分钟,乙酸乙酯液蒸干,残渣加甲醇 1ml 使溶解,作为对照药材溶液。照薄层色谱法(通则 0502)试验,吸取上述两种溶液各 10μl,分别点于同一硅胶 G 薄层板上,以石油醚(30～60℃)-甲酸乙酯-甲酸(20：10：0.1)为展开剂,展开,取出,晾干,置紫外光灯(365nm)下检视。供试品色谱中,在与对照药材色谱相应的位置上,显相同颜色的荧光斑点。

(4)取本品 20ml,加乙酸乙酯 50ml,振摇提取,取乙酸乙酯液,蒸干,残渣加乙醇 1ml 使溶解,作为供试品溶液。另取淫羊藿苷对照品,加甲醇制成每 1ml 含 1mg 的溶液,作为对照品溶液。照薄层色谱法(通则 0502)试验,吸取上述两种溶液各 10μl,分别点于同一硅胶 G 薄层板上,以乙酸乙酯-丁酮-甲酸-水(10：1：1：1)为展开剂,展开,取出,晾干,喷以 2%三氯化铝乙醇溶液,在 105℃加热至斑点显色清晰。供试品色谱中,在与对照品色谱相应的位置上,显相同颜色的斑点。

【检查】 相对密度 应为 1.15～1.20(通则 0601)。

pH 值 应为 4.0～6.5(通则 0631)。

其他 应符合合剂项下有关的各项规定(通则 0181)。

【含量测定】 照高效液相色谱法(通则 0512)测定。

色谱条件与系统适用性试验 以十八烷基硅烷键合硅胶

为填充剂;以乙腈-水(30：70)为流动相;检测波长为 270nm。理论板数按淫羊藿苷峰计算应不低于 1000。

对照品溶液的制备 取淫羊藿苷对照品适量,精密称定,加甲醇制成每 1ml 含 25μg 的溶液,即得。

供试品溶液的制备 精密吸取本品 5ml,置 50ml 量瓶中,加甲醇 40ml,超声处理(功率 300W,频率 25kHz)30 分钟,放冷,加甲醇至刻度,摇匀,滤过,取续滤液,即得。

测定法 分别精密吸取对照品溶液与供试品溶液各 10μl,注入液相色谱仪,测定,即得。

本品每 1ml 含淫羊藿以淫羊藿苷(C$_{33}$H$_{40}$O$_{15}$)计,不得少于 0.60mg。

【功能与主治】 补气,滋肾,益精。用于气阴亏虚、肾精不足所致的头晕、心悸、目眩、耳鸣、健忘、失眠、阳痿遗精、疲乏无力;脑动脉硬化、冠心病、前列腺增生、更年期综合征、病后体虚见上述证候者。

【用法与用量】 口服。一次 10～20ml,一日 2～3 次。

【规格】 每支装 10ml

【贮藏】 密封。

注:黄精(制) 取净黄精,洗净,蒸至色棕黑滋润时取出,干燥。

古汉养生精片
Guhan Yangshengjing Pian

【处方】 人参　　　　　　炙黄芪
金樱子　　　　　　枸杞子
女贞子(制)　　　　菟丝子
淫羊藿　　　　　　白芍
炙甘草　　　　　　炒麦芽
黄精(制)

【性状】 本品为薄膜衣片,除去包衣后显棕褐色至黑褐色;味微苦。

【鉴别】 (1)取本品 10 片,除去包衣,研细,加乙酸乙酯 50ml,超声处理 30 分钟,滤过,滤液蒸干,残渣加甲醇 1ml 使溶解,作为供试品溶液。另取淫羊藿苷对照品,加甲醇制成每 1ml 含 1mg 的溶液,作为对照品溶液。照薄层色谱法(通则 0502)试验,吸取上述两种溶液各 10μl,分别点于同一硅胶 G 薄层板上,以乙酸乙酯-丁酮-甲酸-水(10：1：1：1)为展开剂,展开,取出,晾干,喷以 2%三氯化铝乙醇溶液,在 105℃加热 5 分钟,置紫外光灯(365nm)下检视。供试品色谱中,在与对照品色谱相应的位置上,显相同颜色的荧光斑点。

(2)取本品 20 片,除去包衣,研细,加乙酸乙酯 20ml,超声处理 30 分钟,滤过,滤液蒸干,残渣加甲醇 1ml 使溶解,作为供试品溶液。另取枸杞子对照药材 1g,同法制成对照药材溶液。照薄层色谱法(通则 0502)试验,吸取上述两种溶液各

10μl,分别点于同一硅胶 G 薄层板上,以石油醚(30～60℃)-甲酸乙酯-甲酸(20∶10∶0.1)为展开剂,展开,取出,晾干,置紫外光灯(365nm)下检视。供试品色谱中,在与对照药材色谱相应的位置上,显相同颜色的荧光斑点。

(3)取本品 20 片,除去包衣,研细,加甲醇 50ml,超声处理 10 分钟,滤过,滤液蒸干,残渣加水 20ml 使溶解,用水饱和的正丁醇振摇提取 3 次(30ml,20ml,20ml),合并正丁醇液,依次用氨试液 20ml、水 20ml 洗涤,分取正丁醇液,蒸干,残渣加甲醇 1ml 使溶解,作为供试品溶液。另取芍药苷对照品,加甲醇制成每 1ml 含 1mg 的溶液,作为对照品溶液。照薄层色谱法(通则 0502)试验,吸取对照品溶液 5μl、供试品溶液 10μl,分别点于同一硅胶 G 薄层板上,以二氯甲烷-乙酸乙酯-甲醇-甲酸(40∶5∶10∶0.2)为展开剂,展开,取出,晾干,喷以 5% 香草醛硫酸溶液,在 105℃加热至斑点显色清晰。供试品色谱中,在与对照品色谱相应的位置上,显相同颜色的斑点。

(4)取[鉴别](3)项下剩余的供试品溶液,加在中性氧化铝柱(100～200 目,8g,内径为 10～15mm)上,以水 50ml 洗脱,弃去水液,再用 50% 乙醇 100ml 洗脱,收集洗脱液,蒸干,残渣加甲醇 1ml 使溶解,作为供试品溶液。另取人参对照药材 1g,加甲醇 20ml,超声处理 30 分钟,滤过,滤液蒸干,残渣加水 20ml 使溶解,用水饱和的正丁醇振摇提取 2 次,每次 20ml,合并正丁醇液,蒸干,残渣加甲醇 1ml 使溶解,作为对照药材溶液。再取人参皂苷 Rb$_1$、人参皂苷 Rg$_1$ 对照品,加甲醇制成每 1ml 各含 1mg 的溶液,作为对照品溶液。照薄层色谱法(通则 0502)试验,吸取对照药材溶液与对照品溶液各 5μl、供试品溶液 10μl,分别点于同一硅胶 G 薄层板上,以正丁醇-乙酸乙酯-水(4∶1∶5)的上层溶液为展开剂,展开,取出,晾干,喷以 10% 硫酸乙醇溶液,在 105℃加热至斑点显色清晰。供试品色谱中,在与对照药材色谱和对照品色谱相应的位置上,显相同颜色的斑点,置紫外光灯(365nm)下检视,显相同颜色的荧光斑点。

(5)取黄芪甲苷对照品,加甲醇制成每 1ml 含 1mg 的溶液,作为对照品溶液。照薄层色谱法(通则 0502)试验,吸取对照品溶液及[鉴别](4)项下供试品溶液各 5μl,分别点于同一硅胶 G 薄层板上,以乙酸乙酯-丁酮-甲酸-水(5∶3∶1∶1)为展开剂,展开,取出,晾干,喷以 10% 硫酸乙醇溶液,在 105℃加热至斑点显色清晰,供试品色谱中,在与对照品色谱相应的位置上,显相同颜色的斑点,置紫外光灯(365nm)下检视,显相同颜色的荧光斑点。

【检查】 应符合片剂项下有关的各项规定(通则 0101)。

【含量测定】 照高效液相色谱法(通则 0512)测定。

色谱条件与系统适用性试验 以十八烷基硅烷键合硅胶为填充剂;以乙腈-水(30∶70)为流动相;检测波长为 270nm。理论板数按淫羊藿苷峰计算应不低于 3000。

对照品溶液的制备 取淫羊藿苷对照品适量,精密称定,加甲醇制成每 1ml 含 25μg 的溶液,即得。

供试品溶液的制备 取重量差异项下的本品,研细,取

0.4g,精密称定,置 50ml 量瓶中,加入甲醇适量,超声处理(功率 300W,频率 25kHz) 30 分钟,放冷,加甲醇至刻度,摇匀,滤过,取续滤液,即得。

测定法 分别精密吸取对照品溶液与供试品溶液各 10μl,注入液相色谱仪,测定,即得。

本品每片含淫羊藿以淫羊藿苷($C_{33}H_{40}O_{15}$)计,不得少于 1.2mg。

【功能与主治】 补气,滋肾,益精。用于气阴亏虚、肾精不足所致的头晕、心悸、目眩、耳鸣、健忘、失眠、阳痿遗精、疲乏无力;脑动脉硬化、冠心病、前列腺增生、更年期综合征、病后体虚见上述证候者。

【用法与用量】 口服。一次 4 片,一日 3 次。

【规格】 每片重 0.41g

【贮藏】 密封。

古汉养生精颗粒

Guhan Yangshengjing Keli

【处方】 人参　　　　　炙黄芪
金樱子　　　　枸杞子
女贞子(制)　　菟丝子
淫羊藿　　　　白芍
炙甘草　　　　炒麦芽
黄精(制)

【性状】 本品为棕黄色至深棕色的颗粒;气香,味甜、微苦。

【鉴别】 (1)取本品 40g,研细,加甲醇 50ml,超声处理 10 分钟,滤过,滤液蒸干,残渣加水 20ml 使溶解,用水饱和的正丁醇振摇提取 3 次(30ml,20ml,20ml),合并正丁醇液,依次用氨试液 20ml、水 20ml 洗涤,分取正丁醇液,蒸干,残渣加甲醇 1ml 使溶解,加在中性氧化铝柱(100～200 目,8g,内径为 10～15mm)上,用水 50ml 洗脱,弃去水液,再用 50% 乙醇溶液 100ml 洗脱,收集洗脱液,蒸干,残渣加甲醇 1ml 使溶解,作为供试品溶液。另取人参对照药材 1g,加甲醇 20ml,超声处理 30 分钟,滤过,滤液蒸干,残渣加水 20ml 使溶解,用水饱和的正丁醇提取 2 次,每次 20ml,合并正丁醇液,蒸干,残渣加甲醇 1ml 使溶解,作为对照药材溶液。再取人参皂苷 Rb$_1$ 及人参皂苷 Rg$_1$ 对照品,加甲醇制成每 1ml 各含 1mg 的混合溶液,作为对照品溶液。照薄层色谱法(通则 0502)试验,吸取对照品溶液与对照药材溶液各 5μl,供试品溶液 10μl,分别点于同一硅胶 G 薄层板上,以正丁醇-乙酸乙酯-水(4∶1∶5)的上层溶液为展开剂,展开,取出,晾干,喷以 10% 硫酸乙醇溶液,在 105℃加热至斑点显色清晰,置紫外光灯(365nm)下检视。供试品色谱中,在与对照药材色谱和对照品色谱相应的位置上,显相同颜色的荧光斑点。

（2）取黄芪甲苷对照品，加甲醇制成每 1ml 含 1mg 的溶液，作为对照品溶液。照薄层色谱法（通则 0502）试验，吸取对照品溶液及〔鉴别〕（1）项下的供试品溶液各 5～10μl，分别点于同一硅胶 G 薄层板上，以乙酸乙酯-丁酮-甲酸-水（5∶3∶1∶1）为展开剂，展开，取出，晾干，喷以 10％硫酸乙醇溶液，在 105℃加热至斑点显色清晰，置紫外光灯（365nm）下检视。供试品色谱中，在与对照品色谱相应的位置上，显相同颜色的荧光斑点。

（3）取本品 20g，研细，加水 20ml 使溶解，再加乙酸乙酯 50ml，超声处理 30 分钟，取乙酸乙酯液，蒸干，残渣加甲醇 1ml 使溶解，作为供试品溶液。另取枸杞子对照药材 1g，加水 100ml，煎煮 1 小时，放冷，滤过，滤液加乙酸乙酯 20ml，同法制成对照药材溶液。照薄层色谱法（通则 0502）试验，吸取上述两种溶液各 10μl，分别点于同一硅胶 G 薄层板上，以石油醚（30～60℃）-甲酸乙酯-甲酸（20∶20∶0.1）为展开剂，展开，取出，晾干，置紫外光灯（365nm）下检视。供试品色谱中，在与对照药材色谱相应的位置上，显相同颜色的荧光斑点。

（4）取淫羊藿苷对照品，加甲醇制成每 1ml 含 1mg 的溶液，作为对照品溶液。照薄层色谱法（通则 0502）试验，吸取对照品溶液及〔鉴别〕（3）项下供试品溶液各 10μl，分别点于同一硅胶 G 薄层板上，以乙酸乙酯-丁酮-甲酸-水（10∶1∶1∶1）为展开剂，展开，取出，晾干，喷以 2％三氯化铝乙醇溶液，在 105℃加热至斑点显色清晰，置紫外光灯（365nm）下检视。供试品色谱中，在与对照品色谱相应的位置上，显相同颜色的荧光斑点。

（5）取本品 20g，研细，加甲醇 50ml，超声处理 10 分钟，滤过，滤液蒸干，残渣加水 20ml 使溶解，用水饱和的正丁醇振摇提取 3 次（30ml，20ml，20ml），合并正丁醇提取液，依次用氨试液 20ml、水 20ml 洗涤，分取正丁醇液，蒸干，残渣加甲醇 1ml 使溶解，作为供试品溶液。另取芍药苷对照品，加甲醇制成每 1ml 含 1mg 的溶液，作为对照品溶液。照薄层色谱法（通则 0502）试验，吸取对照品溶液 5μl，供试品溶液 10μl，分别点于同一硅胶 G 薄层板上，以二氯甲烷-乙酸乙酯-甲醇-甲酸（40∶5∶10∶0.2）为展开剂，展开，取出，晾干，喷以 5％香草醛硫酸溶液，在 105℃加热至斑点显色清晰。供试品色谱中，在与对照品色谱相应的位置上，显相同颜色的斑点。

【检查】 应符合颗粒剂项下有关的各项规定（通则 0104）。

【含量测定】 照高效液相色谱法（通则 0512）测定。

色谱条件与系统适用性试验 以十八烷基硅烷键合硅胶为填充剂；以乙腈-水（30∶70）为流动相；检测波长为 270nm。理论板数按淫羊藿苷峰计算应不低于 3000。

对照品溶液的制备 取淫羊藿苷对照品适量，精密称定，加甲醇制成每 1ml 含 25μg 的溶液，即得。

供试品溶液的制备 取本品内容物适量，研细，取约 2.5g，精密称定，置具塞锥形瓶中，精密加入甲醇 50ml，称定重量，超声处理（功率 300W，频率 25kHz）30 分钟，放冷，称

定重量，加甲醇补足减失的重量，摇匀，滤过，取续滤液，即得。

测定法 分别精密吸取对照品溶液与供试品溶液各 10μl，注入液相色谱仪，测定，即得。

本品每 1g 含淫羊藿按淫羊藿苷（$C_{33}H_{40}O_{15}$）计，不得少于 0.36mg。

【功能与主治】 补气，滋肾，益精。用于气阴亏虚、肾精不足所致的头晕、心悸、目眩、耳鸣、健忘、失眠、阳痿遗精、疲乏无力；脑动脉硬化、冠心病、前列腺增生、更年期综合征、病后体虚见上述证候者。

【用法与用量】 开水冲服。一次 10～20g，一日 2 次。

【规格】 （1）每袋装 10g （2）每袋装 15g

【贮藏】 密封。

左 金 丸
Zuojin Wan

【处方】 黄连 600g   吴茱萸 100g

【制法】 以上二味，粉碎成细粉，过筛，混匀，用水泛丸，干燥，即得。

【性状】 本品为黄褐色的水丸；气特异，味苦、辛。

【鉴别】 （1）取本品，置显微镜下观察：纤维束鲜黄色，壁稍厚，纹孔明显（黄连）。非腺毛 2～6 细胞，胞腔内有的充满红棕色物；腺毛头部多细胞，椭圆形，含棕黄色至棕红色物，柄 2～5 细胞（吴茱萸）。

（2）取本品 1g，研细，加乙醇 10ml，超声处理 20 分钟，放冷，滤过，滤液作为供试品溶液。另取黄连对照药材 0.2g，同法制成对照药材溶液。再取盐酸小檗碱对照品，加乙醇制成每 1ml 含 0.5mg 的溶液，作为对照品溶液。照薄层色谱法（通则 0502）试验，吸取上述供试品溶液 3μl、对照药材溶液及对照品溶液各 1μl，分别点于同一硅胶 G 薄层板上，以甲苯-异丙醇-乙酸乙酯-甲醇-浓氨试液（12∶3∶6∶3∶1）为展开剂，置氨蒸气预饱和的展开缸内，展开，取出，晾干，置紫外光灯（365nm）下检视。供试品色谱中，在与对照药材色谱和对照品色谱相应的位置上，显相同颜色的荧光斑点。

（3）取吴茱萸对照药材 0.2g，加乙醇 10ml，超声处理 20 分钟，滤过，滤液作为对照药材溶液。另取吴茱萸次碱对照品，加乙醇制成每 1ml 含 0.2mg 的溶液，作为对照品溶液。照薄层色谱法（通则 0502）试验，吸取〔鉴别〕（2）项下的供试品溶液 5μl、上述对照药材溶液和对照品溶液各 1μl，分别点于同一硅胶 G 薄层板上，以环己烷-乙酸乙酯-甲醇（19∶5∶1）为展开剂，展开，取出，晾干，喷以 10％硫酸乙醇溶液，在 105℃加热 5 分钟，置紫外光灯（365nm）下检视。供试品色谱中，在与对照药材色谱和对照品色谱相应的位置上，显相同颜色的荧光斑点。

【检查】 应符合丸剂项下有关的各项规定（通则 0108）。

【含量测定】 照高效液相色谱法(通则0512)测定。

色谱条件与系统适用性试验 以十八烷基硅烷键合硅胶为填充剂;以乙腈-0.05mol/L磷酸二氢钾溶液(磷酸调pH值至3.0)(25:75)为流动相;检测波长为350nm。理论板数按盐酸小檗碱峰计算应不低于3000。

对照品溶液的制备 取盐酸小檗碱对照品适量,精密称定,加盐酸-甲醇(1:100)混合溶液制成每1ml含50μg的溶液,即得。

供试品溶液的制备 取本品粉末约0.1g,精密称定,置具塞锥形瓶中,精密加入盐酸-甲醇(1:100)混合溶液100ml,称定重量,冷浸1小时后加热回流1小时,放冷,再称定重量,用盐酸-甲醇(1:100)混合溶液补足减失的重量,摇匀,滤过,取续滤液,即得。

测定法 分别精密吸取对照品溶液与供试品溶液各10μl,注入液相色谱仪,测定,即得。

本品每1g含黄连以盐酸小檗碱($C_{20}H_{17}NO_4 \cdot HCl$)计,不得少于31mg。

【功能与主治】 泻火,疏肝,和胃,止痛。用于肝火犯胃,脘胁疼痛,口苦嘈杂,呕吐酸水,不喜热饮。

【用法与用量】 口服。一次3~6g,一日2次。

【贮藏】 密封。

左金胶囊

Zuojin Jiaonang

【处方】 黄连1284g　　　　　　吴茱萸214g

【制法】 以上二味,取吴茱萸71g,粉碎成细粉,剩余的吴茱萸与黄连用60%的乙醇加热回流提取三次,第一次3小时,第二次2小时,第三次1.5小时,合并提取液,滤过,回收乙醇并浓缩成稠膏,加入吴茱萸细粉,混匀,烘干,粉碎,加入适量的淀粉,混匀,装入胶囊,制成1000粒,即得。

【性状】 本品为硬胶囊,内容物为红棕色至棕褐色的颗粒和粉末;气特异,味苦。

【鉴别】 (1)取本品内容物1g,加乙醇20ml,超声处理20分钟,滤过,滤液作为供试品溶液。另取吴茱萸对照药材0.2g,加乙醇10ml,同法制成对照药材溶液。再取吴茱萸次碱对照品,加乙醇制成每1ml含0.2mg的溶液,作为对照品溶液。照薄层色谱法(通则0502)试验,吸取上述三种溶液各1μl,分别点于同一硅胶G薄层板上,以环己烷-乙酸乙酯-甲醇(19:5:1)为展开剂,展开,取出,晾干,喷以10%硫酸乙醇溶液,在105℃加热5分钟,置紫外光灯(365nm)下检视。供试品色谱中,在与对照药材色谱和对照品色谱相应位置上,显相同颜色的荧光斑点。

(2)取〔鉴别〕(1)项下的供试品溶液稀释10倍,作为供试品溶液。另取黄连对照药材0.1g,加乙醇20ml,超声处理20分钟,滤过,滤液作为对照药材溶液。再取盐酸小檗碱对照品,加乙醇制成每1ml含0.5mg的溶液,作为对照品溶液。照薄层色谱法(通则0502)试验,吸取上述三种溶液各1μl,分别点于同一硅胶G薄层板上,以甲苯-异丙醇-乙酸乙酯-甲醇-浓氨试液(12:3:6:3:1)为展开剂,置氨蒸气预饱和的展开缸内,展开,取出,晾干,置紫外光灯(365nm)下检视。供试品色谱中,在与对照药材色谱和对照品色谱相应的位置上,显相同颜色的荧光斑点。

【检查】 应符合胶囊剂项下有关的各项规定(通则0103)。

【含量测定】 照高效液相色谱法(通则0512)测定。

色谱条件与系统适用性试验 以十八烷基硅烷键合硅胶为填充剂;以乙腈-0.05mol/L磷酸二氢钾溶液(25:75)为流动相;检测波长为350nm。理论板数按盐酸小檗碱峰计算应不低于3000。

对照品溶液的制备 取盐酸小檗碱对照品适量,精密称定,加盐酸-甲醇(1:100)的混合溶液制成每1ml含30μg的溶液,即得。

供试品溶液的制备 取装量差异项下的本品内容物,研细,取约0.1g,精密称定,置100ml量瓶中,加盐酸-甲醇(1:100)混合溶液适量,超声处理(功率300W,频率50kHz)20分钟,放冷,用盐酸-甲醇(1:100)混合溶液稀释至刻度,摇匀,滤过,精密量取续滤液2ml,置10ml量瓶中,用盐酸-甲醇(1:100)混合溶液稀释至刻度,摇匀,离心(转速为每分钟12000转)10分钟,取上清液或滤过,取续滤液,即得。

测定法 分别精密吸取对照品溶液与供试品溶液各10μl,注入液相色谱仪,测定,即得。

本品每粒含黄连以盐酸小檗碱($C_{20}H_{17}NO_4 \cdot HCl$)计,不得少于40mg。

【功能与主治】 泻火,疏肝,和胃,止痛。用于肝火犯胃,脘胁疼痛,口苦嘈杂,呕吐酸水,不喜热饮。

【用法与用量】 饭后服用。一次2~4粒,一日2次。15日为一个疗程。

【规格】 每粒装0.35g

【贮藏】 密封。

石斛夜光丸

Shihu Yeguang Wan

【处方】

石斛30g	人参120g
山药45g	茯苓120g
甘草30g	肉苁蓉30g
枸杞子45g	菟丝子45g
地黄60g	熟地黄60g
五味子30g	天冬120g
麦冬60g	苦杏仁45g

防风 30g　　　　　　　川芎 30g

麸炒枳壳 30g　　　　　黄连 30g

牛膝 45g　　　　　　　菊花 45g

盐蒺藜 30g　　　　　　青葙子 30g

决明子 45g　　　　　　水牛角浓缩粉 60g

山羊角 300g

【制法】 以上二十五味,除水牛角浓缩粉外,山羊角锉研成细粉;其余石斛等二十三味粉碎成细粉;将水牛角浓缩粉与上述粉末配研,过筛,混匀。每 100g 粉末用炼蜜 35～50g 加适量的水制丸,干燥,制成水蜜丸;或加炼蜜 95～120g 制成小蜜丸或大蜜丸,即得。

【性状】 本品为棕色的水蜜丸、棕黑色的小蜜丸或大蜜丸;味甜而苦。

【鉴别】 (1)取本品,置显微镜下观察:不规则分枝状团块无色,遇水合氯醛试液溶化;菌丝无色或淡棕色,直径 4～6μm(茯苓)。纤维表面类圆形细胞中含细小圆形硅质块,排列成行(石斛)。纤维束周围薄壁细胞含草酸钙方晶,形成晶纤维(甘草)。纤维束鲜黄色,壁稍厚,纹孔明显(黄连)。种皮石细胞淡黄色,壁波状弯曲,有时内含棕色物(枸杞子)。种皮表皮石细胞淡黄棕色,表面观类多角形,壁较厚,孔沟细密,胞腔含暗棕色物(五味子)。石细胞长方形或长条形,直径 50～110μm,纹孔较细密(天冬)。石细胞橙黄色,贝壳形,壁较厚,较宽一边纹孔明显(苦杏仁)。种皮细胞暗红棕色,表面观多角形至长多角形,有网状增厚纹理(青葙子)。种皮栅状细胞一列,其下细胞中含草酸钙簇晶及方晶(决明子)。花粉粒类圆形,直径 24～34μm,外壁有刺,长 3～5μm,具 3 个萌发孔(菊花)。油管含金黄色分泌物,直径约 30μm(防风)。不规则碎块撕裂状,无色或稍有光泽,表面具多数纵向裂隙(山羊角)。

(2)取本品水蜜丸 6g,研碎;或取小蜜丸或大蜜丸 9g,剪碎。加甲醇 50ml,置水浴上加热回流 1 小时,放冷,滤过,滤液作为供试品溶液。另取黄连对照药材 0.4g,加甲醇 20ml,置水浴上加热回流 1 小时,滤过,滤液作为对照药材溶液。再取盐酸小檗碱对照品,加甲醇制成每 1ml 含 0.5mg 的溶液,作为对照品溶液。照薄层色谱法(通则 0502)试验,吸取供试品溶液 5μl,对照药材溶液及对照品溶液各 1μl,分别点于同一硅胶 G 薄层板上,以甲苯-乙酸乙酯-甲醇-异丙醇-浓氨试液(12:6:3:3:1)为展开剂,置氨蒸气饱和的展开缸内,展开,取出,晾干,置紫外光灯(365nm)下检视。供试品色谱中,在与对照药材色谱和对照品色谱相应的位置上,显相同的黄色荧光斑点。

(3)取川芎对照药材 1g,加石油醚(60～90℃)10ml,浸泡 30 分钟,滤过,滤液作为对照药材溶液。照薄层色谱法(通则 0502)试验,吸取[鉴别](2)项下的供试品溶液 10μl 及上述对照药材溶液 5μl,分别点于同一硅胶 H 薄层板上,以石油醚(60～90℃)-乙酸乙酯(17:3)为展开剂,展开,取出,晾干,置紫外光灯(365nm)下检视。供试品色谱中,在与对照药材色谱相应的位置上,显相同颜色的荧光斑点。

(4)取[鉴别](2)项下的剩余供试品溶液,蒸干,残渣加水 10ml 使溶解,加在已处理好的聚酰胺柱(30～60 目,内径为 1.5cm,柱高为 15cm,水湿法装柱)上,先用水洗脱至洗脱液近无色,弃去洗脱液,再用甲醇 100ml 洗脱,收集洗脱液,蒸干,残渣加乙醇 1ml 使溶解,作为供试品溶液。另取新橙皮苷对照品,柚皮苷对照品,加乙醇制成每 1ml 各含 0.5mg 的混合溶液,作为对照品溶液。照薄层色谱法(通则 0502)试验,吸取上述两种溶液各 1μl,分别点于同一聚酰胺薄膜上,以丙酮-醋酸-水(4:1:7)为展开剂,展开,取出,晾干,喷以三氯化铝试液,热风吹干,置紫外光灯(365nm)下检视。供试品色谱中,在与对照品色谱相应的位置上,显相同颜色的荧光斑点。

(5)取本品水蜜丸 6g,研碎;或取小蜜丸或大蜜丸 9g,剪碎。加乙醚 30ml,超声处理 10 分钟,滤过,弃去乙醚液,残渣挥干,加水饱和的正丁醇 50ml,超声处理 30 分钟,滤过。滤液用氨试液洗涤 2 次,每次 15ml,再用正丁醇饱和的水 15ml 洗涤,弃去洗涤液,取正丁醇液,蒸干,残渣加甲醇 1ml 使溶解,作为供试品溶液。另取人参皂苷 Rg1 对照品、人参皂苷 Re 对照品,加甲醇制成每 1ml 含 1mg 的混合溶液,作为对照品溶液。照薄层色谱法(通则 0502)试验,吸取供试品溶液 10μl、对照品溶液 6μl,分别点于同一硅胶 G 薄层板上,以三氯甲烷-甲醇-水(13:7:2)10℃以下放置的下层溶液为展开剂,展开,取出,晾干,喷以 10% 硫酸乙醇溶液,在 105℃ 加热至斑点显色清晰。供试品色谱中,在与对照品色谱相应的位置上,显相同颜色的斑点。

(6)取本品水蜜丸 6g,研碎;或取小蜜丸或大蜜丸 9g,剪碎。加甲醇 20ml,超声处理 20 分钟,滤过,滤液蒸干,残渣用水 20ml 溶解,加盐酸 2ml,置水浴中加热回流 30 分钟,立即冷却,用乙醚振摇提取 2 次,每次 20ml,合并乙醚液,挥干,残渣加三氯甲烷 1ml 使溶解,作为供试品溶液。另取决明子对照药材 0.25g,同法制成对照药材溶液。再取大黄素甲醚对照品、大黄酚对照品,加甲醇制成每 1ml 各含 0.2mg 的混合溶液,作为对照品溶液。照薄层色谱法(通则 0502)试验,吸取上述三种溶液各 5μl,分别点于同一硅胶 H 薄层板上,以石油醚(30～60℃)-甲酸乙酯-甲酸(15:5:1)的上层溶液为展开剂,展开,取出,晾干,置氨蒸气中熏至斑点显色清晰。供试品色谱中,在与对照药材色谱和对照品色谱相应的位置上,显相同颜色的斑点。

【检查】 应符合丸剂项下有关的各项规定(通则 0108)。

【含量测定】 照高效液相色谱法(通则 0512)测定。

色谱条件与系统适用性试验 以十八烷基硅烷键合硅胶为填充剂;以乙腈-磷酸二氢钾溶液[乙腈-0.05mol/L 磷酸二氢钾溶液(每 100ml 中加十二烷基硫酸钠 0.4g(25:75),再以磷酸调节 pH 值为 4.0)](30:70)为流动相;检测波长为 265nm。理论板数按盐酸小檗碱峰计算应不低于 3000。

对照品溶液的制备 取盐酸小檗碱对照品适量,精密称定,加盐酸-甲醇(1:100)制成每 1ml 含 50μg 的溶液,即得。

供试品溶液的制备　取本品水蜜丸,研碎,取 1.5g,精密称定;或取小蜜丸,剪碎,取 2.5g,精密称定;或取重量差异项下的大蜜丸,剪碎,取 2.5g,精密称定,置具塞锥形瓶中,精密加入盐酸-甲醇(1∶100)的混合溶液 25ml,密塞,称定重量,超声处理(功率 300W,频率 40kHz)45 分钟,放冷,再称定重量,用上述混合溶液补足减失的重量,摇匀,滤过,取续滤液,即得。

测定法　分别精密吸取对照品溶液与供试品溶液各 5μl,注入液相色谱仪,测定,即得。

本品含黄连以盐酸小檗碱($C_{20}H_{17}NO_4 \cdot HCl$)计,水蜜丸每 1g 不得少于 0.41mg;小蜜丸每 1g 不得少于 0.27mg;大蜜丸每丸不得少于 1.5mg。

【功能与主治】　滋阴补肾,清肝明目。用于肝肾两亏,阴虚火旺,内障目暗,视物昏花。

【用法与用量】　口服。水蜜丸一次 7.3g,小蜜丸一次 11g,大蜜丸一次 2 丸,一日 2 次。

【规格】　大蜜丸　每丸重 5.5g

【贮藏】　密封。

石淋通片

Shilintong Pian

【处方】　广金钱草 3125g

【制法】　取广金钱草,加水煎煮二次,每次 1.5 小时,合并煎液,滤过,滤液减压浓缩,加 5 倍量 85%乙醇,充分搅拌,静置 24 小时,滤过,滤液浓缩成稠膏状,干燥,加辅料适量,制成颗粒,干燥,压制成 1000 片,或包糖衣或薄膜衣,即得。

【性状】　本品为棕褐色的片或糖衣片或薄膜衣片;包衣片除去包衣后显棕褐色;味苦、涩。

【鉴别】　(1)取本品研成细粉,取约 1g,加 1%盐酸的 70%乙醇溶液 10ml,温热 10 分钟,滤过,滤液蒸去乙醇,加水 5ml 使溶解,滤过。取滤液各 1ml,分置两支试管中。一管中加碘化铋钾试液 2 滴,生成橘红色沉淀;另一管中加三硝基苯酚试液 2 滴,生成黄色沉淀。

(2)取本品研成细粉,取约 1g,加稀乙醇 20ml,超声处理 30 分钟,滤过,滤液蒸去乙醇,残渣加水 5ml 使溶解,用乙酸乙酯振摇提取 2 次,每次 15ml,合并乙酸乙酯液,蒸干,残渣加无水乙醇 1ml 使溶解,作为供试品溶液。另取广金钱草对照药材 2g,加稀乙醇 30ml,同法制成对照药材溶液。照薄层色谱法(通则 0502)试验,吸取上述两种溶液各 2μl,分别点于同一以含 1%氢氧化钠的羧甲基纤维素钠溶液制备的硅胶 G 薄层板上,以三氯甲烷-甲醇-丁酮(6∶1∶1)为展开剂,展开,取出,晾干,置紫外光灯(365nm)下检视。供试品色谱中,在与对照药材色谱相应的位置上,显相同颜色的荧光斑点;置氨蒸气中熏后,斑点颜色加深。

【检查】　应符合片剂项下有关的各项规定(通则 0101)。

【功能与主治】　清热利尿,通淋排石。用于湿热下注所致的热淋、石淋,症见尿频、尿急、尿痛或尿有砂石;尿路结石、肾盂肾炎见上述证候者。

【用法与用量】　口服。一次 5 片,一日 3 次。

【规格】　每片含干浸膏 0.12g

【贮藏】　密封。

石榴健胃散

Shiliu Jianwei San

【处方】
石榴子 750g　　　　　肉桂 120g
荜茇 75g　　　　　　红花 375g
豆蔻 60g

【制法】　以上五味,粉碎成细粉,过筛,混匀,即得。

【性状】　本品为浅红棕色的粉末;气微香,味酸、辣。

【鉴别】　(1)取本品,置显微镜下观察:石细胞无色,椭圆形或类圆形,壁厚,孔沟细密(石榴子)。石细胞类圆形或类长方形,直径 32~88μm,壁一面菲薄(肉桂)。种皮细胞红棕色,长多角形,壁连珠状增厚(荜茇)。花粉粒圆球形或椭圆形,直径约 60μm,外壁有刺,具 3 个萌发孔(红花)。内种皮厚壁细胞黄棕色或棕红色,表面观多角形,壁厚,胞腔含硅质块(豆蔻)。

(2)取本品约 3g,加三氯甲烷 10ml,超声处理 30 分钟,滤过,滤液作为供试品溶液。另取荜茇对照药材 1g,同法制成对照药材溶液。再取胡椒碱对照品适量,加三氯甲烷制成每 1ml 含 1mg 的溶液,作为对照品溶液。照薄层色谱法(通则 0502)试验,吸取上述三种溶液各 5μl,分别点于同一硅胶 G 薄层板上,以环己烷-乙酸乙酯(3∶2)为展开剂,展开,取出,晾干,喷以稀碘化铋钾试液。供试品色谱中,在与对照品色谱及对照药材色谱相应的位置上,显相同颜色的斑点。

(3)取〔鉴别〕(2)项下的供试品溶液作为供试品溶液。另取肉桂对照药材 1g,同法制成对照药材溶液,再取桂皮醛对照品,加三氯甲烷制成每 1ml 含 1mg 的溶液,作为对照品溶液。照薄层色谱法(通则 0502)试验,吸取上述三种溶液各 5μl,分别点于同一硅胶 G 薄层板上,以石油醚(60~90℃)-乙酸乙酯(17∶3)为展开剂,展开,取出,晾干,喷以二硝基苯肼乙醇试液。供试品色谱中,在与对照品色谱及对照药材色谱相应的位置上,显相同颜色的斑点。

(4)取本品 3g,加甲醇 15ml,回流提取 30 分钟,滤过,滤液作为供试品溶液。另取红花对照药材 1g,同法制成对照药材溶液(临用新制)。照薄层色谱法(通则 0502)试验,吸取上述两种溶液各 5μl,分别点于同一硅胶 H 薄层板上,以乙酸乙酯-甲醇-甲酸-水(7∶0.4∶2∶3)为展开剂,展开,取出,晾干。供试品色谱中,在与对照药材色谱的相应位置上,显相同颜色的斑点。

【检查】　应符合散剂项下有关的各项规定(通则0115)。

【含量测定】　照高效液相色谱法(通则0512)测定。

色谱条件与系统适用性试验　以十八烷基硅烷键合硅胶为填充剂;以甲醇-水-磷酸(70∶30∶0.06)为流动相;检测波长为343nm。理论板数按胡椒碱峰计算应不低于3000。

对照品溶液的制备　精密称取胡椒碱对照品适量,加甲醇制成每1ml含胡椒碱0.2mg的溶液,摇匀,即得。

供试品溶液的制备　取本品约3g,精密称定,置具塞锥形瓶中,精密加入甲醇25ml,密塞,称定重量,超声处理(功率80W,频率50kHz)30分钟,放冷,再称定重量,用甲醇补足减失的重量,摇匀,滤过,取续滤液,即得。

测定法　分别精密吸取对照品溶液与供试品溶液各20μl,注入液相色谱仪,测定,即得。

本品每袋含荜茇以胡椒碱($C_{17}H_{19}NO_3$)计,不得少于1.0mg。

【功能与主治】　温胃益火,化滞除湿,温通脉道。用于消化不良、食欲不振、寒性腹泻等。

【用法与用量】　口服。一次1袋,一日2~3次。

【规格】　每袋装1.2g

【贮藏】　密闭,置阴凉干燥处。

右 归 丸
Yougui Wan

【处方】　熟地黄240g　　　　炮附片60g
　　　　　肉桂60g　　　　　　山药120g
　　　　　酒萸肉90g　　　　　菟丝子120g
　　　　　鹿角胶120g　　　　　枸杞子120g
　　　　　当归90g　　　　　　盐杜仲120g

【制法】　以上十味,除鹿角胶外,熟地黄等九味粉碎成细粉,过筛,混匀。鹿角胶加白酒炖化。每100g粉末加炼蜜60~80g与炖化的鹿角胶,制成小蜜丸或大蜜丸,即得。

【性状】　本品为黑色的小蜜丸或大蜜丸;味甜、微苦。

【鉴别】　(1)取本品,置显微镜下观察:薄壁组织灰棕色至黑棕色,细胞多皱缩,内含棕色核状物(熟地黄)。石细胞类圆形或类长方形,壁一面菲薄(肉桂)。果皮表皮细胞橙黄色,表面观类多角形,垂周壁略连珠状增厚(酒萸肉)。淀粉粒三角状卵形或矩圆形,直径24~40μm,脐点短缝状或人字状(山药)。种皮石细胞淡黄色,壁波状弯曲,有时内含棕色物(枸杞子)。

(2)取本品9g,剪碎,照挥发油测定法(通则2204乙法),用正己烷替代二甲苯,加热蒸馏1小时,取正己烷液作为供试品溶液。另取当归对照药材1g,同法制成对照药材溶液。照薄层色谱法(通则0502)试验,吸取上述两种溶液各5μl,分别点于同一硅胶G薄层板上,以正己烷-乙酸乙酯(4∶1)为展开剂,

展开,取出,晾干,置紫外光灯(365nm)下检视。供试品色谱中,在与对照药材色谱相应的位置上,显相同颜色的荧光斑点。

(3)取桂皮醛对照品,加乙醇制成每1ml含1μl的溶液,作为对照品溶液。照薄层色谱法(通则0502)试验,吸取〔鉴别〕(2)项下的供试品溶液及上述对照品溶液各5μl,分别点于同一硅胶G薄层板上,以石油醚(60~90℃)-乙酸乙酯(17∶3)为展开剂,展开,取出,晾干,喷以二硝基苯肼乙醇试液。供试品色谱中,在与对照品色谱相应的位置上,显相同颜色的斑点。

【检查】　**乌头碱限量**　取本品适量,剪碎,称取18g,置具塞锥形瓶中,加氨试液10ml,拌匀,放置2小时,加乙醚100ml,振摇1小时,放置24小时,滤过,滤渣用20ml乙醚分次洗涤,洗液与滤液合并,用稀盐酸振摇提取3次,每次30ml,合并酸液,加氨试液调节pH值至9,用乙醚振摇提取3次,每次30ml,合并乙醚液,挥干,残渣加无水乙醇1ml使溶解,作为供试品溶液。另取乌头碱对照品,精密称定,加无水乙醇制成每1ml含0.5mg的溶液,作为对照品溶液。照薄层色谱法(通则0502)试验,吸取供试品溶液15μl、对照品溶液4μl,分别点于同一硅胶G薄层板上,以环己烷-乙酸乙酯-二乙胺(6∶4∶1)为展开剂,展开,取出,晾干,喷以稀碘化铋钾试液。供试品色谱中,在与对照品色谱相应的位置上,出现的斑点应小于对照品的斑点或不出斑点。

其他　应符合丸剂项下有关的各项规定(通则0108)。

【含量测定】　照高效液相色谱法(通则0512)测定。

色谱条件与系统适用性试验　以十八烷基硅烷键合硅胶为填充剂;以四氢呋喃-甲醇-乙腈-0.05%磷酸溶液(1∶4∶8∶87)为流动相;检测波长为236nm。理论板数按马钱苷峰计算应不低于8000。

对照品溶液的制备　取马钱苷对照品适量,精密称定,加甲醇制成每1ml含15μg的溶液,即得。

供试品溶液的制备　取本品小蜜丸或重量差异项下的大蜜丸,剪碎,取约1g,精密称定,置具塞锥形瓶中,精密加入50%甲醇25ml,密塞,称定重量,超声处理(功率300W,频率40kHz)15分钟使溶散,加热回流1小时,放冷,再称定重量,用50%甲醇补足减失的重量,摇匀,滤过,取续滤液,即得。

测定法　分别精密吸取对照品溶液与供试品溶液各10μl,注入液相色谱仪,测定,即得。

本品含酒萸肉以马钱苷($C_{17}H_{26}O_{10}$)计,小蜜丸每1g不得少于0.20mg,大蜜丸每丸不得少于1.80mg。

【功能与主治】　温补肾阳,填精止遗。用于肾阳不足,命门火衰,腰膝酸冷,精神不振,怯寒畏冷,阳痿遗精,大便溏薄,尿频而清。

【用法与用量】　口服。小蜜丸一次9g,大蜜丸一次1丸,一日3次。

【规格】　(1)小蜜丸每10丸重1.8g　(2)大蜜丸每丸重9g

【贮藏】　密封。

龙牡壮骨颗粒

Longmu Zhuanggu Keli

【处方】　党参 45g　　　　　　　黄芪 22.5g

山麦冬 45g　　　　　醋龟甲 13.5g

炒白术 27g　　　　　山药 54g

醋南五味子 27g　　　龙骨 13.5g

煅牡蛎 13.5g　　　　茯苓 45g

大枣 22.5g　　　　　甘草 13.5g

乳酸钙 66.66g　　　　炒鸡内金 22.5g

维生素 D_2 12mg　　　葡萄糖酸钙 20.24g

【制法】　以上十六味，炒鸡内金粉碎成细粉，党参、黄芪、山麦冬、炒白术、山药、醋南五味子、茯苓、大枣、甘草加水煎煮三次，每次 2 小时，煎液滤过，滤液合并；醋龟甲、龙骨、煅牡蛎加水煎煮四次，每次 2 小时，滤过，滤液与党参等提取液合并，浓缩至相对密度为 1.32～1.38（20℃）的稠膏。取炒鸡内金粉、维生素 D_2、乳酸钙、葡萄糖酸钙和上述稠膏，加入蔗糖粉、香精适量，混匀，制颗粒，干燥，制成 1000g；或加入适量的糊精、枸橼酸、阿司帕坦，混匀，制颗粒，干燥，放冷，加入橙油，混匀，制成 600g，即得。

【性状】　本品为淡黄色至黄棕色的颗粒；气香，味甜。

【鉴别】　(1) 取本品 3g，研细，加水 15ml，加少量活性炭脱色，滤过，滤液调节 pH 值使恰呈酸性，加草酸铵试液，生成白色沉淀；分离，沉淀不溶于醋酸，但溶于盐酸。

(2) 取本品 30g 或 18g（无蔗糖），研细，加正丁醇 100ml，超声处理 1 小时，滤过，滤液用 1% 氢氧化钠溶液洗涤 3 次，每次 35ml，继用正丁醇饱和的水洗至中性，弃去洗涤液，正丁醇液蒸干，残渣加甲醇 1ml 使溶解，作为供试品溶液。另取黄芪甲苷对照品，加甲醇制成每 1ml 含 1mg 的溶液，作为对照品溶液。照薄层色谱法（通则 0502）试验，吸取供试品溶液 10μl、对照品溶液 2μl，分别点于同一硅胶 G 薄层板上，以三氯甲烷-乙酸乙酯-甲醇-水（10：20：11：5）10℃ 以下放置的下层溶液为展开剂，展开，取出，晾干，喷以 10% 硫酸乙醇溶液，在 105℃ 加热至斑点显色清晰，分别置日光和紫外光灯（365nm）下检视。供试品色谱中，在与对照品色谱相应的位置上，日光下显相同的棕褐色斑点；紫外光下显相同的橙黄色荧光斑点。

(3) 取本品 30g 或 18g（无蔗糖），研细，加水饱和的正丁醇 80ml，超声处理 30 分钟，滤过，滤液用水洗涤 2 次，每次 30ml，正丁醇液蒸干，残渣加丙酮 1ml 使溶解，作为供试品溶液。另取白术对照药材 0.5g，加水饱和的正丁醇 15ml，超声处理 30 分钟，滤过，滤液用水洗 2 次，每次 10ml，弃去水液，正丁醇液蒸干，残渣加丙酮 1ml 使溶解，作为对照药材溶液。照薄层色谱法（通则 0502）试验，吸取上述两种溶液各 10μl，分别点于同一硅胶 G 薄层板上，以三氯甲烷-丙酮（19：1）为

展开剂，展开，取出，晾干，置紫外光灯（365nm）下检视。供试品色谱中，在与对照药材色谱相应的位置上，显相同的蓝色荧光斑点。

(4) 取本品 30g 或 18g（无蔗糖），加水 100ml，超声处理 15 分钟，滤过，滤液用乙醚振摇提取 2 次，每次 20ml，弃去乙醚液，水溶液用水饱和的正丁醇提取振摇 3 次，每次 20ml，合并正丁醇液，用水洗涤 3 次，每次 20ml，正丁醇液蒸干，残渣加甲醇 1ml 使溶解，作为供试品溶液。另取甘草对照药材 0.5g，加水 10ml，超声处理 15 分钟，滤过，滤液用乙醚萃取两次，每次 10ml，弃去乙醚液，水溶液用水饱和的正丁醇提取 3 次，每次 10ml，合并正丁醇液，用水洗涤 3 次，每次 10ml，弃去水液，正丁醇液置水浴上蒸干，残渣加甲醇 1ml 使溶解，作为对照药材溶液。照薄层色谱法（通则 0502）试验，吸取对照药材溶液 1μl、供试品溶液 5μl，分别点于同一用 1% 氢氧化钠溶液制备的硅胶 G 薄层板上，以乙酸乙酯-冰醋酸-甲酸-水（15：1：1：2）为展开剂，展开，取出，晾干，喷以 10% 硫酸乙醇溶液，在 105℃ 加热至斑点显色清晰。供试品色谱中，在与对照药材色谱相应的位置上，显相同颜色的斑点。

(5) 取本品 10g 或 6g（无蔗糖），研细，加石油醚（30～60℃）35ml，超声处理 30 分钟，滤过，滤液挥干，残渣加甲醇 10ml 使溶解，作为供试品溶液。另取维生素 D_2 对照品，用甲醇制成每 1ml 含 10μg 的溶液，作为对照品溶液。照高效液相色谱法（通则 0512）试验，以十八烷基硅烷键合硅胶为填充剂；以甲醇为流动相；检测波长为 265nm。吸取上述两种溶液各 10μl，分别注入液相色谱仪，测定。供试品色谱中应呈现与对照品色谱峰保留时间相同的色谱峰。

【检查】　除溶化性不检查外，其他应符合颗粒剂项下有关的各项规定（通则 0104）。

【含量测定】　对照品溶液的制备　取碳酸钙基准物约 60mg，置 100ml 量瓶中，用水 10ml 湿润后，用稀盐酸 5ml 溶解，加水至刻度，摇匀，精密量取 25ml，置 100ml 量瓶中，加水至刻度，摇匀，量取 1.0ml、1.5ml、2.0ml、2.5ml 和 3.0ml，分别置 25ml 量瓶中，各加镧试液 1ml，加水至刻度，摇匀，即得。

供试品溶液的制备　取装量差异项下的本品，混匀，取适量，研细，取 0.5g 或 0.3g（无蔗糖），精密称定，置 100ml 量瓶中，用水 10ml 湿润后，用稀盐酸 5ml 溶解，加水至刻度，摇匀，滤过。精密量取续滤液 2ml，置 25ml 量瓶中，加镧试液 1ml，加水至刻度，摇匀，即得。

测定法　取对照品溶液与供试品溶液，依法（通则 0406 第一法）在 422.7nm 的波长处测定，计算，即得。

本品每袋含钙（Ca）不得少于 45.0mg。

【功能与主治】　强筋壮骨，和胃健脾。用于治疗和预防小儿佝偻病、软骨病；对小儿多汗、夜惊、食欲不振、消化不良、发育迟缓也有治疗作用。

【用法与用量】　开水冲服。二岁以下一次 5g 或 3g（无蔗糖），二至七岁一次 7.5g 或 4.5g（无蔗糖），七岁以上一次 10g 或 6g（无蔗糖），一日 3 次。

【规格】 (1)每袋装 5g　(2)每袋装 3g(无蔗糖)
【贮藏】 密封。

龙泽熊胆胶囊
Longze Xiongdan Jiaonang

【处方】 龙胆 101g　　　　盐泽泻 61g
　　　　地黄 76g　　　　　当归 61g
　　　　栀子 61g　　　　　菊花 61g
　　　　盐车前子 61g　　　决明子 61g
　　　　柴胡 61g　　　　　防风 61g
　　　　黄芩 61g　　　　　木贼 61g
　　　　黄连 61g　　　　　薄荷脑 6.33g
　　　　大黄 101g　　　　　冰片 8g
　　　　熊胆粉 1.27g

【制法】 以上十七味,熊胆粉、薄荷脑、冰片、黄连分别研成细粉,过筛,混匀。其余龙胆等十三味,加水煎煮二次,第一次 2 小时,第二次 1 小时,煎液滤过,滤液合并,浓缩至相对密度为 1.30～1.32(60℃)的稠膏,干燥,粉碎,过筛,与上述粉末及适量淀粉混合,过筛,混匀,装入胶囊,制成 1000 粒,即得。

【性状】 本品为硬胶囊,内容物为浅棕色至棕褐色的粉末;气清凉,味苦、微辛。

【鉴别】 (1)取本品内容物 2.5g,加甲醇 50ml,超声处理 30 分钟,滤过,滤液蒸干,残渣加水 20ml 使溶解,用乙醚振摇提取 3 次,每次 20ml,合并乙醚液,浓缩至约 20ml,用 1％碳酸氢钠溶液振摇提取 2 次,每次 15ml,合并碳酸氢钠液,用乙酸乙酯洗涤 2 次,每次 25ml,弃去乙酸乙酯液,碱液用盐酸调节 pH 值至 2～3,用乙醚振摇提取 3 次,每次 20ml,合并乙醚液,蒸干,残渣加甲醇 1ml 使溶解,作为供试品溶液。另取当归对照药材 0.5g,加甲醇 10ml,超声处理 30 分钟,滤过,滤液浓缩至约 1ml,作为对照药材溶液。再取阿魏酸对照品,加甲醇制成每 1ml 含 1mg 的溶液,作为对照品溶液。照薄层色谱法(通则 0502)试验,吸取上述三种溶液各 5μl,分别点于同一硅胶 G 薄层板上,以环己烷-三氯甲烷-冰醋酸(8：8：1)为展开剂,展开,取出,晾干,喷以 1％铁氰化钾-1％三氯化铁(1：1)的混合溶液(临用配制)。供试品色谱中,在与对照品色谱和对照药材色谱相应的位置上,显相同颜色的斑点。

(2)取本品内容物 3g,加甲醇 30ml,超声处理 30 分钟,滤过,滤液蒸干,残渣加甲醇 2ml 使溶解,作为供试品溶液。另取栀子对照药材 0.5g,加甲醇 10ml,超声处理 30 分钟,滤过,滤液浓缩至约 2ml,作为对照药材溶液。再取栀子苷对照品,加甲醇制成每 1ml 含 2mg 的溶液,作为对照品溶液。照薄层色谱法(通则 0502)试验,吸取上述三种溶液各 5μl,分别点于

同一硅胶 G 薄层板上,以三氯甲烷-甲醇(3：1)为展开剂,展开,取出,晾干,喷以 10％硫酸乙醇溶液,在 105℃加热至斑点显色清晰。供试品色谱中,在与对照品色谱和对照药材色谱相应的位置上,显相同颜色的斑点。

(3)取本品内容物 2.5g,加乙醇 50ml,加热回流 30 分钟,放冷,滤过,滤液蒸干,残渣加氨试液 10ml 使溶解,用水饱和的正丁醇振摇提取 3 次(20ml,20ml,10ml),合并正丁醇液,用正丁醇饱和的水 20ml 洗涤,取正丁醇液,蒸干,残渣加乙醇 4ml 使溶解,加在中性氧化铝柱(100～200 目,3g,内径为 1～1.5cm)上,用乙醇 100ml 洗脱,收集洗脱液,蒸干,残渣加甲醇 2ml 使溶解,作为供试品溶液。另取防风对照药材 0.5g,加甲醇 20ml,超声处理 20 分钟,滤过,滤液蒸干,残渣加甲醇 1ml 使溶解,作为对照药材溶液。照薄层色谱法(通则 0502)试验,吸取上述两种溶液各 5μl,分别点于同一硅胶 G 薄层板上,以甲苯-乙酸乙酯-丙酮-浓氨试液(2：4：3：0.2)为展开剂,展开,取出,晾干,喷以 10％硫酸乙醇溶液,在 105℃加热 5 分钟,置紫外光灯(365nm)下检视。供试品色谱中,在与对照药材色谱相应的位置上,显相同颜色的荧光斑点。

(4)取本品内容物 2.5g,加甲醇 25ml,加热回流 15 分钟,放冷,滤过,滤液作为供试品溶液。另取黄连对照药材 0.5g,同法制成对照药材溶液。再取盐酸小檗碱对照品,加甲醇制成每 1ml 含 0.5mg 的溶液,作为对照品溶液。照薄层色谱法(通则 0502)试验,吸取上述三种溶液各 1～3μl,分别点于同一硅胶 G 薄层板上,以甲苯-异丙醇-乙酸乙酯-甲醇-水(6：1.5：3：1.5：0.3)为展开剂,置氨蒸气饱和的展开缸内,展开,取出,晾干,置紫外光灯(365nm)下检视。供试品色谱中,在与对照品色谱相应的位置上,显相同颜色的荧光斑点;在与对照药材色谱相应的位置上,至少显三个相同颜色的荧光斑点。

(5)取本品内容物 2.5g,加乙醇 20ml,加热使溶解,滤过,滤液蒸干,残渣加 10％氢氧化钠溶液 10ml,超声处理使溶解,在 120℃加热水解 2 小时,放冷,加盐酸调节 pH 值至 2～3,用乙酸乙酯振摇提取 2 次,每次 10ml,合并乙酸乙酯液,蒸干,残渣加乙醇 1ml 使溶解,作为供试品溶液。另取熊去氧胆酸对照品,加乙醇制成每 1ml 含 0.5mg 的溶液,作为对照品溶液。照薄层色谱法(通则 0502)试验,吸取上述两种溶液各 2μl,分别点于同一硅胶 G 薄层板上,以异辛烷-乙醚-正丁醇-冰醋酸-水(10：5：3：5：1)的上层溶液(临用配制)为展开剂,展开,取出,晾干,喷以 10％硫酸乙醇溶液,在 105℃加热至斑点显色清晰。供试品色谱中,在与对照品色谱相应的位置上,显相同颜色的斑点。

【检查】 应符合胶囊剂项下有关的各项规定(通则 0103)。

【含量测定】 照高效液相色谱法(通则 0512)测定。

色谱条件与系统适用性试验 以十八烷基硅烷键合硅胶为填充剂;以甲醇-水(20：80)为流动相;检测波长为 270nm。

理论板数按龙胆苦苷峰计算应不低于 3000。

对照品溶液的制备　取龙胆苦苷对照品适量,精密称定,加甲醇制成每 1ml 含 25μg 的溶液,即得。

供试品溶液的制备　取装量差异项下的本品内容物,研细,取约 0.4g,精密称定,置具塞锥形瓶中,精密加入甲醇 25ml,密塞,称定重量,超声处理(功率 250W,频率 50kHz)30 分钟,放冷,再称定重量,用甲醇补足减失的重量,混匀,滤过,取续滤液,即得。

测定法　分别精密吸取对照品溶液与供试品溶液各 10μl,注入液相色谱仪,测定,即得。

本品每粒含龙胆以龙胆苦苷($C_{16}H_{20}O_9$)计,不得少于 0.3mg。

【功能与主治】　清热散风,止痛退翳。用于风热或肝经湿热引起的目赤肿痛、羞明多泪。

【用法与用量】　口服。一次 4 粒,一日 2 次;小儿酌减。

【注意】　孕妇忌服。

【规格】　每粒装 0.25g

【贮藏】　密封。

龙胆泻肝丸
Longdan Xiegan Wan

【处方】　同龙胆泻肝丸(水丸)

【制法】　以上十味,粉碎成细粉,过筛,混匀。每 100g 粉末加炼蜜 160～170g 制成小蜜丸或大蜜丸,即得。

【性状】　本品为黄褐色的小蜜丸或大蜜丸;味苦、微甜。

【鉴别】　同龙胆泻肝丸(水丸)〔鉴别〕(1)。

【检查】　应符合丸剂项下有关的各项规定(通则 0108)。

【功能与主治】　清肝胆,利湿热。用于肝胆湿热,头晕目赤,耳鸣耳聋,耳肿疼痛,胁痛口苦,尿赤涩痛,湿热带下。

【用法与用量】　口服。小蜜丸一次 6～12g(30～60 丸),大蜜丸一次 1～2 丸,一日 2 次。

【注意】　孕妇慎用。

【规格】　(1)小蜜丸每 100 丸重 20g　(2)大蜜丸每丸重 6g

【贮藏】　密封。

龙胆泻肝丸(水丸)
Longdan Xiegan Wan

【处方】　
龙胆 120g	柴胡 120g
黄芩 60g	栀子(炒)60g
泽泻 120g	木通 60g
盐车前子 60g	酒当归 60g
地黄 120g	炙甘草 60g

【制法】　以上十味,粉碎成细粉,过筛,混匀,用水泛丸,干燥,即得。

【性状】　本品为暗黄色的水丸;味苦。

【鉴别】　(1)取本品,置显微镜下观察:纤维束周围薄壁细胞含草酸钙方晶,形成晶纤维(炙甘草)。韧皮纤维淡黄色,梭形,壁厚,孔沟细(黄芩)。种皮石细胞黄色或淡棕色,多破碎,完整者长多角形、长方形或形状不规则,壁厚,有大的圆形纹孔,胞腔棕红色(栀子)。薄壁细胞类圆形,有椭圆形纹孔,集成纹孔群;内皮层细胞垂周壁波状弯曲,较厚,木化,有稀疏细孔沟(泽泻)。种皮内表皮细胞表面观类长方形,壁微波状,以数个细胞为一组,略作镶嵌状排列(盐车前子)。薄壁组织淡灰棕色至黑棕色,细胞多皱缩,内含棕色核状物(地黄)。油管含淡黄色或黄棕色条状分泌物,直径 8～25μm(柴胡)。

(2)取本品 14g,研细,加正己烷 20ml,加热回流 2 小时,滤过,弃去滤液。药渣加丙酮 20ml,加热回流 30 分钟,滤过,弃去滤液,药渣加甲醇 20ml,浸渍 12 小时,滤过,滤液浓缩至约 1ml,加在中性氧化铝柱(120 目,1g,内径为 1.5cm)上,用甲醇洗脱至洗脱液无色,洗脱液浓缩至约 1ml,作为供试品溶液。另取龙胆苦苷对照品,加甲醇制成每 1ml 含 0.5mg 的溶液,作为对照品溶液。照薄层色谱法(通则 0502)试验,吸取上述两种溶液各 2μl,分别点于同一硅胶 GF$_{254}$ 薄层板上,以三氯甲烷-甲醇-水(30：10：3)的下层溶液为展开剂,展开,取出,晾干,置紫外光灯(254nm)下检视。供试品色谱中,在与对照品色谱相应的位置上,显相同颜色的斑点。

(3)取本品 7g,研细,加乙醇 100ml,超声处理 30 分钟,滤过,滤液蒸干,残渣加水 20ml 使溶解,用乙醚洗涤 3 次,每次 15ml,弃去乙醚液,水液用水饱和的正丁醇振摇提取 3 次,每次 20ml,合并正丁醇液,蒸干,残渣加乙醇 1ml 使溶解,拌入少许中性氧化铝,水浴上拌匀,干燥,加在中性氧化铝柱(100～200 目,2g,内径为 1～1.5cm)上,用甲醇 50ml 洗脱,收集洗脱液,蒸干,残渣加乙醇 1ml 使溶解,作为供试品溶液。另取栀子苷对照品,加甲醇制成每 1ml 含 1mg 的溶液,作为对照品溶液。照薄层色谱法(通则 0502)试验,吸取上述两种溶液各 5μl,分别点于同一硅胶 G 薄层板上,以乙酸乙酯-丙酮-甲酸-水(5：5：1：1)为展开剂,展开,取出,晾干,喷以 10% 硫酸乙醇溶液,在 110℃ 加热至斑点显色清晰。供试品色谱中,在与对照品色谱相应的位置上,显相同颜色的斑点。

(4)取本品 2g,研细,加石油醚(60～90℃)40ml,超声处理 30 分钟,滤过,药渣加甲醇 50ml,超声处理 30 分钟,滤过,滤液蒸干,残渣加水 40ml 使溶解,用正丁醇振摇提取 3 次,每次 20ml,合并正丁醇液,用水洗涤 3 次,弃去水洗液,正丁醇液蒸干,残渣加甲醇 2ml 使溶解,作为供试品溶液。另取甘草对照药材 0.2g,同法制成对照药材溶液。照薄层色谱法(通则 0502)试验,吸取上述两种溶液各 5μl,分别点于同一硅胶 G 薄层板上,以乙酸乙酯-甲酸-冰醋酸-水(15：1：1：2)为展开剂,展开,取出,晾干,喷以 10% 硫酸乙醇溶液,在 105℃ 加热至斑点显色清晰,供试品色谱中,在与对照药材色谱相应的位置上,显相同颜色的斑点;置紫外光灯(365nm)下检视,显相同颜色的荧光斑点。

【检查】　应符合丸剂项下有关的各项规定(通则 0108)。

【含量测定】　照高效液相色谱法(通则 0512)测定。

色谱条件与系统适用性试验　以十八烷基硅烷键合硅胶为填充剂;以甲醇为流动相 A,以 0.2%磷酸溶液为流动相 B,检测波长为 254nm。理论板数按龙胆苦苷、栀子苷和黄芩苷峰计算应均不低于 3000。

时间(分钟)	流动相 A(%)	流动相 B(%)
0~25	20	80
25~30	20→43	80→57
30~50	43	57

对照品溶液的制备　取龙胆苦苷对照品、栀子苷对照品和黄芩苷对照品适量,精密称定,加甲醇制成每 1ml 含龙胆苦苷 40μg、栀子苷 30μg、黄芩苷 85μg 的混合溶液,即得。

供试品溶液的制备　取本品,研细,取约 1g,精密称定,置具塞锥形瓶中,精密加入 50%甲醇 50ml,密塞,称定重量,超声处理(功率 250W,频率 50kHz)20 分钟,放冷,再称定重量,用 50%甲醇补足减失的重量,摇匀,滤过,取续滤液,即得。

测定法　分别精密吸取对照品溶液与供试品溶液各 10μl,注入液相色谱仪,测定,即得。

本品每 1g 含龙胆以龙胆苦苷($C_{16}H_{20}O_9$)计,不得少于 0.80mg;含栀子以栀子苷($C_{17}H_{24}O_{10}$)计,不得少于 1.30mg;含黄芩以黄芩苷($C_{21}H_{18}O_{11}$)计,不得少于 3.80mg。

【功能与主治】　清肝胆,利湿热。用于肝胆湿热,头晕目赤,耳鸣耳聋,耳肿疼痛,胁痛口苦,尿赤涩痛,湿热带下。

【用法与用量】　口服。一次 3~6g,一日 2 次。

【注意】　孕妇慎用。

【贮藏】　密闭,防潮。

戊　己　丸

Wuji Wan

【处方】　黄连 300g　　　　　吴茱萸(制)50g
白芍(炒)300g

【制法】　以上三味,粉碎成细粉,过筛,混匀,用水泛丸,干燥,即得。

【性状】　本品为棕黄色的水丸;味苦,稍有麻辣感。

【鉴别】　(1)取本品,置显微镜下观察:纤维束鲜黄色,壁稍厚,纹孔明显(黄连)。草酸钙簇晶直径 18~32μm,存在于薄壁细胞中,常排列成行,或一个细胞中含有数个簇晶(白芍)。非腺毛 2~6 细胞,胞腔内有的充满红棕色物;腺毛头部多细胞,椭圆形,含棕黄色至棕红色物,柄 2~5 细胞(吴茱萸)。

(2)取本品 0.7g,研碎,加乙醇 10ml,加热回流 1 小时,放冷,滤过,滤液作为供试品溶液。另取黄连对照药材与白芍对照药材各 0.3g、吴茱萸对照药材 0.1g,混合后同法制成对照药材混合溶液。照薄层色谱法(通则 0502)试验,吸取上述两种溶液各 10μl,分别点于同一硅胶 G 薄层板上,以正丁醇-醋酸-水(2:1:1)的上层溶液为展开剂,展开,取出,晾干。置紫外光灯(365nm)下检视,供试品色谱中,在与对照药材色谱相应的位置上,显相同颜色的荧光斑点;喷以 10%硫酸溶液,在 105℃加热至斑点显色清晰。供试品色谱中,在与对照药材色谱相应的位置上,显相同颜色的斑点。

【检查】　应符合丸剂项下有关的各项规定(通则 0108)。

【含量测定】　黄连　照高效液相色谱法(通则 0512)测定。

色谱条件与系统适用性试验　以十八烷基硅烷键合硅胶为填充剂;以乙腈-0.05mol/L 磷酸二氢钾溶液(用磷酸调节 pH 值至 3.0)(30:70)为流动相;检测波长为 350nm。理论板数按盐酸小檗碱峰计算应不低于 5000。

对照品溶液的制备　取盐酸小檗碱对照品适量,精密称定,加甲醇制成每 1ml 含 10μg 的溶液,即得。

供试品溶液的制备　取本品适量,研细,取约 0.2g,精密称定,精密加入盐酸-甲醇(1:100)混合溶液 50ml,称定重量,加热回流 1 小时,放冷,再称定重量,用盐酸-甲醇(1:100)混合溶液补足减失的重量,摇匀,滤过,精密量取续滤液 5ml,置 50ml 量瓶中,加甲醇稀释至刻度,摇匀,滤过,取续滤液,即得。

测定法　分别精密吸取对照品溶液与供试品溶液各 10μl,注入液相色谱仪,测定,即得。

本品每 1g 含黄连以盐酸小檗碱($C_{20}H_{17}NO_4 \cdot HCl$)计,不得少于 15.0mg。

炒白芍　照高效液相色谱法(通则 0512)测定。

色谱条件与系统适用性试验　以十八烷基硅烷键合硅胶为填充剂;以乙腈-水(15:85)为流动相;检测波长为 230nm。理论板数按芍药苷计算应不低于 3000。

对照品溶液的制备　取芍药苷对照品适量,精密称定,加甲醇制成每 1ml 含 40μg 的溶液,即得。

供试品溶液的制备　取本品适量,研细,取约 0.2g,精密称定,置 50ml 量瓶中,加稀乙醇 35ml 超声处理(功率 240W,频率 45kHz)10 分钟,放冷,加稀乙醇至刻度,摇匀,滤过,取续滤液,即得。

测定法　分别精密吸取对照品溶液与供试品溶液各 10μl,注入液相色谱仪,测定,即得。

本品每 1g 含白芍以芍药苷($C_{23}H_{28}O_{11}$)计,不得少于 7.0mg。

【功能与主治】　泻肝和胃,降逆止呕。用于肝火犯胃、肝胃不和所致的胃脘灼热疼痛、呕吐吞酸、口苦嘈杂、腹痛泄泻。

【用法与用量】　口服。一次 3~6g,一日 2 次。

【贮藏】　密封。

平肝舒络丸
Pinggan Shuluo Wan

【处方】
柴胡 45g	醋青皮 30g
陈皮 45g	佛手 45g
乌药 45g	醋香附 45g
木香 45g	檀香 45g
丁香 30g	沉香 150g
广藿香 45g	砂仁 45g
豆蔻 45g	姜厚朴 45g
麸炒枳壳 45g	羌活 45g
白芷 45g	铁丝威灵仙(酒炙)45g
细辛 45g	木瓜 45g
防风 45g	钩藤 45g
炒僵蚕 45g	胆南星(酒炙)75g
天竺黄 30g	桑寄生 45g
何首乌(黑豆酒炙)45g	牛膝 45g
川芎 30g	熟地黄 45g
醋龟甲 45g	醋延胡索 45g
乳香(制)45g	没药(制)45g
白及 45g	人参 45g
炒白术 45g	茯苓 45g
肉桂 30g	黄连 45g
冰片 45g	朱砂 150g
羚羊角粉 15g	

【制法】 以上四十三味,除羚羊角粉外,朱砂水飞成极细粉,冰片研细;其余柴胡等四十味粉碎成细粉,与上述粉末配研,过筛,混匀。每100g粉末加炼蜜140～160g制成大蜜丸,即得。

【性状】 本品为棕红色的大蜜丸;气凉香,味苦、辛。

【鉴别】 (1)取本品,置显微镜下观察:不规则分枝状团块无色,遇水合氯醛试液溶化;菌丝无色或淡棕色,直径4～6μm(茯苓)。非腺毛1～6细胞,壁有疣状突起(广藿香)。内皮层细胞棕色或无色,壁三边厚一边薄,形似尺状(铁丝威灵仙)。体壁碎片无色,表面有极细的菌丝体(炒僵蚕)。纤维束鲜黄色,壁稍厚,纹孔明显;石细胞鲜黄色(黄连)。不规则细小颗粒暗棕红色,有光泽,边缘暗黑色(朱砂)。

(2)取本品2丸,剪碎,加硅藻土12g,研匀,加乙醚50ml,加热回流30分钟,滤过,药渣备用;滤液浓缩至1ml,作为供试品溶液。另取川芎对照药材1g,加乙醚20ml,同法制成对照药材溶液。照薄层色谱法(通则0502)试验,吸取供试品溶液5μl,对照药材溶液1～2μl,分别点于同一硅胶G薄层板上,以正己烷-乙酸乙酯(9:1)为展开剂,展开,取出,晾干,置紫外光灯(365nm)下检视。供试品色谱中,在与对照药材色谱相应的位置上,显相同颜色的荧光斑点。

(3)取〔鉴别〕(2)项下的乙醚提取后的备用药渣,挥干,加乙醇40ml,加热回流30分钟,滤过,滤液蒸干,残渣加甲醇3ml使溶解,作为供试品溶液。另取黄连对照药材0.1g,同法制成对照药材溶液。照薄层色谱法(通则0502)试验,吸取供试品溶液5μl,对照药材溶液1μl,分别点于同一硅胶G薄层板上,以正丁醇-冰醋酸-水(7:1:2)为展开剂,展开,取出,晾干,置紫外光灯(365nm)下检视。供试品色谱中,在与对照药材色谱相应的位置上,显相同颜色的荧光斑点。

【检查】 应符合丸剂项下有关的各项规定(通则0108)。

【功能与主治】 平肝疏络,活血祛风。用于肝气郁结、经络不疏引起的胸胁胀痛、肩背串痛、手足麻木、筋脉拘挛。

【用法与用量】 温黄酒或温开水送服。一次1丸,一日2次。

【规格】 每丸重6g

【贮藏】 密封。

平 消 片
Pingxiao Pian

【处方】
郁金 54g	仙鹤草 54g
五灵脂 45g	白矾 54g
硝石 54g	干漆(制)18g
麸炒枳壳 90g	马钱子粉 36g

【制法】 以上八味,干漆(制)、五灵脂、白矾、硝石粉碎成细粉;郁金、麸炒枳壳粉碎成最粗粉,用70%乙醇为溶剂,进行渗漉,收集渗漉液600ml;药渣与仙鹤草加水煎煮二次,滤过,合并滤液;渗漉液回收乙醇后,与上述滤液合并,减压浓缩成稠膏,干燥,粉碎成细粉,加入马钱子粉、上述粉及辅料适量,混匀,制粒,干燥,压制成1000片,包糖衣或薄膜衣,即得。

【性状】 本品为糖衣片或薄膜衣片,除去包衣后显深灰色至黑灰色;气微香,味苦、涩。

【鉴别】 (1)取本品,置显微镜下观察:单细胞非腺毛形似纤维,多碎断,基部膨大似石细胞,木化(马钱子粉)。

(2)取本品20片,除去包衣,研细,取4g,加三氯甲烷-乙醇(10:1)混合液10ml与浓氨试液0.5ml,密塞,振摇5分钟,放置2小时,滤过,滤液作为供试品溶液。另取士的宁对照品、马钱子碱对照品,加三氯甲烷制成每1ml各含1mg的混合溶液,作为对照品溶液。照薄层色谱法(通则0502)试验,吸取上述两种溶液各5～10μl,分别点于同一硅胶G薄层板上,以甲苯-丙酮-乙醇-浓氨试液(4:5:0.6:0.4)为展开剂,展开,取出,晾干,喷以稀碘化铋钾试液。供试品色谱中,在与对照品色谱相应的位置上,显相同颜色的斑点。

(3)取本品10片,除去包衣,研细,取2g,加甲醇20ml,

加热回流 2 小时,滤过,滤液作为供试品溶液。另取柚皮苷对照品,加甲醇制成每 1ml 含 1mg 的溶液,作为对照品溶液。照薄层色谱法(通则 0502)试验,吸取供试品溶液 6μl 及对照品溶液 4μl,分别点于同一硅胶 G 薄层板上,以乙酸乙酯-甲酸-水(10:2:3)的上层溶液为展开剂,展开,取出,晾干,喷以三氯化铝试液,晾干,置紫外光灯(365nm)下检视。供试品色谱中,在与对照品色谱相应的位置上,显相同颜色的荧光斑点。

【检查】 应符合片剂项下有关的各项规定(通则 0101)。

【含量测定】 照高效液相色谱法(通则 0512)测定。

色谱条件与系统适用性试验 以十八烷基硅烷键合硅胶为填充剂;以乙腈-0.01mol/L 庚烷磺酸钠与 0.02mol/L 磷酸二氢钾等量混合溶液(用 10% 磷酸调节 pH 值至 2.8)(21:79)为流动相;检测波长为 254nm。理论板数按士的宁峰计算应不低于 5000。

对照品溶液的制备 取士的宁对照品适量,精密称定,加三氯甲烷制成每 1ml 含 0.3mg 的溶液。精密量取 2ml,置 10ml 量瓶中,加甲醇稀释至刻度,摇匀,即得(每 1ml 含士的宁 60μg)。

供试品溶液的制备 取本品 20 片,除去包衣,精密称定,研细,取约 3g,精密称定,置具塞锥形瓶中,精密加入三氯甲烷 20ml、浓氨试液 1ml,称定重量,加热回流 2 小时,放冷,再称定重量,用三氯甲烷补足减失的重量,摇匀,用铺有少量无水硫酸钠的滤纸滤过,精密量取续滤液 5ml,置 10ml 量瓶中,加甲醇稀释至刻度,摇匀,即得。

测定法 分别精密吸取对照品溶液与供试品溶液各 10μl,注入液相色谱仪,测定,即得。

本品每片含马钱子以士的宁($C_{21}H_{22}N_2O_2$)计,应为 0.20~0.35mg。

【功能与主治】 活血化瘀,散结消肿,解毒止痛。对毒瘀内结所致的肿瘤患者具有缓解症状,缩小瘤体,提高机体免疫力,延长患者生存时间的作用。

【用法与用量】 口服。一次 4~8 片,一日 3 次。

【注意】 孕妇禁用;不宜久服。

【规格】 片心重 0.23g

【贮藏】 密封。

平 消 胶 囊

Pingxiao Jiaonang

【处方】 郁金 54g   仙鹤草 54g
五灵脂 45g   白矾 54g
硝石 54g   干漆(制)18g
麸炒枳壳 90g   马钱子粉 36g

【制法】 以上八味,干漆(制)、五灵脂、白矾、硝石粉碎成细粉;郁金、麸炒枳壳粉碎成最粗粉,用 70% 乙醇为溶剂,进行渗漉,收集渗漉液 600ml,回收乙醇,备用;药渣与仙鹤草加水煎煮二次,滤过,合并滤液并与上述渗漉液合并,减压浓缩成稠膏,干燥,加入马钱子粉、上述细粉及淀粉适量,混匀,制粒,干燥,装入胶囊,制成 1000 粒,即得。

【性状】 本品为硬胶囊,内容物为深灰色至黑灰色的颗粒;气微香,味苦、涩。

【鉴别】 (1)取本品内容物,置显微镜下观察:可见单细胞非腺毛形似纤维,多碎断,基部膨大似石细胞,木化(马钱子粉)。

(2)取本品内容物 4g,研细,加三氯甲烷-乙醇(10:1)混合液 10ml 与浓氨试液 0.5ml,密塞,振摇 5 分钟,放置 2 小时,滤过,滤液作为供试品溶液。另取士的宁对照品、马钱子碱对照品,加三氯甲烷制成每 1ml 各含 2mg 的混合溶液,作为对照品溶液。照薄层色谱法(通则 0502)试验,吸取上述两种溶液各 10μl,分别点于同一硅胶 G 薄层板上,以甲苯-丙酮-乙醇-浓氨试液(4:5:0.6:0.4)为展开剂,展开,取出,晾干,喷以稀碘化铋钾试液。供试品色谱中,在与对照品色谱相应的位置上,显相同颜色的斑点。

(3)取本品内容物 2g,加甲醇 20ml,加热回流 2 小时,滤过,滤液作为供试品溶液。另取柚皮苷对照品,加甲醇制成每 1ml 含 1mg 的溶液,作为对照品溶液。照薄层色谱法(通则 0502)试验,吸取供试品溶液 6μl 及对照品溶液 4μl,分别点于同一硅胶 G 薄层板上,以乙酸乙酯-甲酸-水(10:2:3)的上层溶液为展开剂,展开,取出,晾干,喷以三氯化铝试液,晾干,置紫外光灯(365nm)下检视。供试品色谱中,在与对照品色谱相应的位置上,显相同颜色的荧光斑点。

【检查】 应符合胶囊剂项下有关的各项规定(通则 0103)。

【含量测定】 照高效液相色谱法(通则 0512)测定。

色谱条件与系统适用性试验 以十八烷基硅烷键合硅胶为填充剂;以乙腈-0.01mol/L 庚烷磺酸钠与 0.02mol/L 磷酸二氢钾等量混合溶液(用 10% 磷酸调节 pH 值至 2.8)(21:79)为流动相;检测波长为 254nm。理论板数按士的宁峰计算应不低于 5000。

对照品溶液的制备 取士的宁对照品适量,精密称定,加三氯甲烷制成每 1ml 含 0.3mg 的溶液。精密量取 2ml,置 10ml 量瓶中,加甲醇稀释至刻度,摇匀,即得(每 1ml 含士的宁 60μg)。

供试品溶液的制备 取本品 30 粒的内容物,精密称定,研细,取约 3g,精密称定,置具塞锥形瓶中,精密加入三氯甲烷 20ml、浓氨试液 1ml,称定重量,加热回流 2 小时,放冷,再称定重量,用三氯甲烷补足减失的重量,摇匀,用铺有适量无水硫酸钠的滤纸滤过,弃去初滤液,精密量取续滤液 5ml,置 10ml 量瓶中,加甲醇稀释至刻度,摇匀,即得。

测定法 分别精密吸取对照品溶液与供试品溶液各 10μl,注入液相色谱仪,测定,即得。

本品每粒含马钱子以士的宁（$C_{21}H_{22}N_2O_2$）计，应为 0.25～0.35mg。

【功能与主治】 活血化瘀，散结消肿，解毒止痛。对毒瘀内结所致的肿瘤患者具有缓解症状，缩小瘤体，提高机体免疫力，延长患者生存时间的作用。

【用法与用量】 口服。一次 4～8 粒，一日 3 次。

【注意】 孕妇禁用；不宜久服。

【规格】 每粒装 0.23g

【贮藏】 密封。

北芪五加片
Beiqi Wujia Pian

【处方】 黄芪 1112g 刺五加浸膏 50g

【制法】 以上二味，取黄芪加水煎煮二次，每次 3 小时，煎液滤过，滤液合并，减压浓缩成稠膏，干燥，粉碎成细粉，将刺五加浸膏温热，加入上述细粉及辅料适量，混匀，制颗粒，干燥，压制成 1000 片，包糖衣或薄膜衣，即得。

【性状】 本品为糖衣片或薄膜衣片，除去包衣后显棕色；味微苦。

【鉴别】 （1）取本品 10 片，除去包衣，研细，加 75％乙醇 50ml，加热回流 1 小时，滤过，滤液蒸干，残渣加水 10ml 使溶解，用三氯甲烷振摇提取 2 次，每次 5ml，合并三氯甲烷液，蒸干，残渣加甲醇 1ml 使溶解，作为供试品溶液。另取刺五加对照药材 5g，加 75％乙醇 50ml，同法制成对照药材溶液。再取异嗪皮啶对照品，加甲醇制成每 1ml 含 1mg 的溶液，作为对照品溶液。照薄层色谱法（通则 0502）试验，吸取上述三种溶液各 10μl，分别点于同一硅胶 G 薄层板上，以三氯甲烷-甲醇（19：1）为展开剂，展开，取出，晾干，置紫外光灯（365nm）下检视。供试品色谱中，在与对照药材色谱和对照品色谱相应的位置上，显相同颜色的荧光斑点。

（2）取黄芪甲苷对照品，加甲醇制成每 1ml 含 0.5mg 的溶液，作为对照品溶液。照薄层色谱法（通则 0502）试验，吸取〔含量测定〕项下的供试品溶液及上述对照品溶液各 5μl，分别点于同一硅胶 G 薄层板上，以三氯甲烷-甲醇-水（13：7：2）10℃以下放置的下层溶液为展开剂，展开，取出，晾干，喷以 10％硫酸乙醇溶液，在 105℃加热至斑点显色清晰。供试品色谱中，在与对照品色谱相应的位置上，显相同颜色的斑点。

【检查】 应符合片剂项下有关的各项规定（通则 0101）。

【含量测定】 照高效液相色谱法（通则 0512）测定。

色谱条件与系统适用性试验 以十八烷基硅烷键合硅胶为填充剂；以乙腈-水（32：68）为流动相；用蒸发光散射检测器检测。理论板数按黄芪甲苷峰计算应不低于 3500。

对照品溶液的制备 取黄芪甲苷对照品适量，精密称定，加甲醇制成每 1ml 含 0.5mg 的溶液，即得。

供试品溶液的制备 取本品 40 片，除去包衣，精密称定，研细，取 5g，精密称定，置具塞锥形瓶中，精密加入甲醇 50ml，称定重量，超声处理（功率 250W，频率 33kHz）30 分钟，放冷，再称定重量，用甲醇补足减失的重量，摇匀，滤过，精密量取续滤液 25ml，置水浴上蒸干，残渣加水 20ml，微热使溶解，用水饱和的正丁醇振摇提取 3 次，每次 20ml，合并正丁醇提取液，用氨试液 20ml 洗涤，弃去氨洗液，再用正丁醇饱和的水 20ml 洗涤，弃去水洗液，正丁醇液蒸干，残渣用甲醇溶解并转移至 5ml 量瓶中，加甲醇至刻度，摇匀，滤过，取续滤液，即得。

测定法 分别精密吸取对照品溶液 10μl 与 20μl 及供试品溶液 10μl，注入液相色谱仪，测定，以外标两点法对数方程计算，即得。

本品每片含黄芪以黄芪甲苷（$C_{41}H_{68}O_{14}$）计，不得少于 0.30mg。

【功能与主治】 益气健脾，宁心安神。用于心脾两虚、心神不宁所致的失眠多梦、体虚乏力、食欲不振。

【用法与用量】 口服。一次 4～6 片，一日 3 次。

【规格】 （1）薄膜衣片 每片重 0.3g

（2）薄膜衣片 每片重 0.5g

（3）糖衣片（片心重 0.35g）

【贮藏】 密封。

北豆根片
Beidougen Pian

【处方】 北豆根提取物 120g（或相当于总生物碱 30g）

【制法】 取北豆根提取物，加淀粉适量，混匀，制粒，干燥，加入硬脂酸镁适量，混匀，压制成 1000 片或 2000 片，包糖衣或薄膜衣，即得。

【性状】 本品为糖衣或薄膜衣片，除去包衣后显灰棕色至黑棕色；味苦。

【鉴别】 取本品 1 片，除去包衣，研细，加乙酸乙酯 15ml 及氨试液 0.5ml，振摇 10 分钟，滤过，滤液蒸干，残渣加乙酸乙酯 1ml 使溶解，作为供试品溶液。另取北豆根对照药材 0.5g，加乙酸乙酯 15ml 及氨试液 0.5ml，加热回流 30 分钟，滤过，同法制成对照药材溶液。照薄层色谱法（通则 0502）试验，吸取上述两种溶液各 1～2μl，分别点于同一硅胶 G 薄层板上，以三氯甲烷-甲醇-氨试液（9：1：1）为展开剂，展开，取出，晾干，喷以碘化铋钾试液。供试品色谱中，在与对照药材色谱相应的位置上，显相同颜色的斑点。

【检查】 应符合片剂项下有关的各项规定（通则 0101）。

【含量测定】 总生物碱 取本品 20 片，除去包衣，精密称定，研细，精密称取适量（约相当于总生物碱 80mg）置具塞锥形瓶中，加乙酸乙酯 25ml，振摇 30 分钟，滤过，用乙酸乙酯 10ml 分三次洗涤容器及滤渣，洗液与滤液合并，置水浴上蒸干,残渣加无水乙醇 10ml 使溶解,精密加入硫酸滴定液(0.01mol/L)25ml 与甲基红指示液 2 滴,用氢氧化钠滴定液(0.02mol/L)滴定,即得。每 1ml 硫酸滴定液(0.01mol/L)相当于 6.248mg 蝙蝠葛碱($C_{38}H_{44}N_2O_6$)。

本品含总生物碱以蝙蝠葛碱($C_{38}H_{44}N_2O_6$)计,应为标示量的 90.0%～110.0%。

蝙蝠葛碱 照高效液相色谱法(通则 0512)测定。

色谱条件与系统适用性试验 以十八烷基硅烷键合硅胶为填充剂;以乙腈-0.05%三乙胺溶液(45:55)为流动相;检测波长为 284nm。理论板数按蝙蝠葛碱峰计算应不低于 6000。

对照品溶液的制备 取蝙蝠葛碱对照品适量,精密称定,置棕色量瓶中,加甲醇制成每 1ml 含蝙蝠葛碱 0.13mg 的溶液,即得(临用前配制,避光保存)。

供试品溶液的制备 取本品 10 片,除去包衣,精密称定,研细,取约 70mg〔规格(1)〕或 35mg〔规格(2)〕,精密称定,置具塞锥形瓶中,精密加入甲醇 25ml,密塞,称定重量,超声处理(功率 140W,频率 42kHz)30 分钟,放冷,再称定重量,用甲醇补足减失的重量,摇匀,滤过,取续滤液,即得。

测定法 分别精密吸取对照品溶液与供试品溶液各 10μl,注入液相色谱仪,测定,即得。

本品每片含蝙蝠葛碱($C_{38}H_{44}N_2O_6$),〔规格(1)〕不得少于 6.0mg;〔规格(2)〕不得少于 12.0mg。

【功能与主治】 清热解毒,止咳,祛痰。用于咽喉肿痛,扁桃体炎,慢性支气管炎。

【用法与用量】 口服。一次 60mg,一日 3 次。

【规格】 (1)每片含总生物碱 15mg (2)每片含总生物碱 30mg

【贮藏】 密封。

北豆根胶囊

Beidougen Jiaonang

【处方】 北豆根提取物 120g(或相当于总生物碱 30g)

【制法】 将北豆根提取物与适量淀粉制颗粒,于 60℃ 干燥,加硬脂酸镁适量,混匀,装入胶囊,制成 1000 粒,即得。

【性状】 本品为硬胶囊,内容物为灰棕色至黑棕色的颗粒及粉末;味苦。

【鉴别】 取本品内容物适量(约相当于总生物碱 30mg),加乙酸乙酯 15ml 及浓氨试液 0.5ml,振摇提取 10 分钟,滤过,滤液蒸干,残渣加乙酸乙酯 1ml 使溶解,作为供试品溶液。另取北豆根对照药材 0.5g,加乙酸乙酯 15ml 及浓氨试液 0.5ml,加热回流 30 分钟,滤过,自"滤液蒸干"起,同法制成对照药材溶液。再取蝙蝠葛碱对照品适量,加甲醇制成每 1ml 含 8mg 的溶液,作为对照品溶液。照薄层色谱法(通则

0502)试验,吸取上述三种溶液各 2μl,分别点于同一硅胶 G 薄层板上,以三氯甲烷-甲醇-浓氨试液(9:1:0.05)为展开剂,展开,取出,晾干,置紫外光灯(365nm)下检视。供试品色谱中,在与对照药材色谱和对照品色谱相应的位置上,显相同颜色的荧光斑点。

【检查】 应符合胶囊剂项下有关的各项规定(通则 0103)。

【含量测定】 **总生物碱** 取装量差异项下的本品内容物,研细,取适量(约相当于总生物碱 80mg),精密称定,置具塞锥形瓶中,加乙酸乙酯 25ml,振摇 30 分钟,滤过,用乙酸乙酯 10ml 分三次洗涤容器及滤渣,洗液与滤液合并,置水浴上蒸干,残渣用无水乙醇 10ml 溶解,精密加入硫酸滴定液(0.01mol/L)25ml 与甲基红指示液 2 滴,用氢氧化钠滴定液(0.02mol/L)滴定,即得。每 1ml 硫酸滴定液(0.01mol/L)相当于 6.248mg 蝙蝠葛碱($C_{38}H_{44}N_2O_6$)。

本品含总生物碱以蝙蝠葛碱($C_{38}H_{44}N_2O_6$)计,应为标示量的 90.0%～110.0%。

蝙蝠葛碱 照高效液相色谱法(通则 0512)测定。

色谱条件与系统适用性试验 以十八烷基硅烷键合硅胶为填充剂;以乙腈-0.05%三乙胺溶液(45:55)为流动相;检测波长为 284nm。理论板数按蝙蝠葛碱峰计算应不低于 6000。

对照品溶液的制备 取蝙蝠葛碱对照品适量,精密称定,置棕色量瓶中,加甲醇制成每 1ml 含蝙蝠葛碱 0.13mg 的溶液,即得(临用前配制,避光保存)。

供试品溶液的制备 取装量差异项下的本品内容物,研细,取约 50mg,精密称定,置具塞锥形瓶中,精密加入甲醇 25ml,密塞,称定重量,超声处理(功率 140W,频率 42kHz)30 分钟,取出,放冷,再称定重量,用甲醇补足减失的重量,摇匀,滤过,取续滤液,即得。

测定法 分别精密吸取对照品溶液与供试品溶液各 10μl,注入液相色谱仪,测定,即得。

本品每粒含蝙蝠葛碱($C_{38}H_{44}N_2O_6$)不得少于 12.0mg。

【功能与主治】 清热解毒,止咳,祛痰。用于咽喉肿痛,扁桃体炎,慢性支气管炎。

【用法与用量】 口服。一次 2 粒,一日 3 次。

【规格】 每粒含总生物碱 30mg

【贮藏】 密封。

归芍地黄丸

Guishao Dihuang Wan

【处方】

当归 40g	酒白芍 40g
熟地黄 160g	酒萸肉 80g
牡丹皮 60g	山药 80g

茯苓 60g　　　　　泽泻 60g

【制法】 以上八味，粉碎成细粉，过筛，混匀。每 100g 粉末用炼蜜 35～50g 加适量的水制丸，干燥，制成水蜜丸；或加炼蜜 80～110g 制成小蜜丸或大蜜丸，即得。

【性状】 本品为棕黑色的水蜜丸、黑褐色的小蜜丸或大蜜丸；味甜、微酸。

【鉴别】 （1）取本品，置显微镜下观察：糊化淀粉粒团块类白色（酒白芍）。不规则分枝状团块无色，遇水合氯醛试液溶化；菌丝无色或淡棕色，直径 4～6μm（茯苓）。薄壁细胞纺锤形，壁略厚，有极微细的斜向交错纹理（当归）。薄壁组织灰棕色至黑棕色，细胞多皱缩，内含棕色核状物（熟地黄）。果皮表皮细胞橙黄色，表面观类多角形，垂周壁连珠状增厚（酒萸肉）。草酸钙针晶束存在于黏液细胞中，长 80～240μm，针晶直径 2～8μm（山药）。木栓细胞长方形，壁稍厚，浅红色至微紫色（牡丹皮）。薄壁细胞类圆形，有椭圆形纹孔，集成纹孔群；内皮层细胞垂周壁波状弯曲，较厚，木化，有稀疏细孔沟（泽泻）。

（2）取本品水蜜丸 6g，研细；或取小蜜丸或大蜜丸 9g，剪碎，加硅藻土 3g，研匀，加乙醚 40ml，低温回流 1 小时，滤过，滤液挥干，残渣加乙醚 1ml 使溶解，作为供试品溶液。另取当归对照药材 1g，加乙醚 15ml，同法制成对照药材溶液。照薄层色谱法（通则 0502）试验，吸取上述两种溶液各 5μl，分别点于同一硅胶 G 薄层板上，以正己烷-乙酸乙酯（9∶1）为展开剂，展开，取出，晾干，置紫外光灯（365nm）下检视。供试品色谱中，在与对照药材色谱相应的位置上，显相同颜色的荧光斑点。

（3）取本品水蜜丸 6g，研细；或取小蜜丸或大蜜丸 9g，剪碎，加硅藻土 4g，研匀，加乙醇 50ml，超声处理 20 分钟，滤过，滤液挥干，残渣加水 20ml 使溶解，用水饱和的正丁醇振摇提取 3 次，每次 20ml，合并正丁醇液，蒸干，残渣加乙醇 1ml 使溶解，作为供试品溶液。另取芍药苷对照品，加乙醇制成每 1ml 含 1mg 的溶液，作为对照品溶液。照薄层色谱法（通则 0502）试验，吸取上述两种溶液各 5μl，分别点于同一硅胶 G 薄层板上，以三氯甲烷-乙酸乙酯-甲醇-甲酸（40∶5∶10∶0.2）为展开剂，展开，取出，晾干，喷以 5% 香草醛硫酸溶液，在 105℃加热至斑点显色清晰，置日光下检视。供试品色谱中，在与对照品色谱相应的位置上，显相同颜色的斑点。

（4）取本品水蜜丸 6g，研细；或取小蜜丸或大蜜丸 9g，剪碎，加硅藻土 3g，研匀，加甲醇 50ml，加热回流 30 分钟，滤过，滤液蒸干，残渣加水 20ml 使溶解，用正丁醇-乙酸乙酯（1∶1）混合溶液振摇提取 2 次，每次 20ml，合并提取液，用氨溶液（1→10）20ml 洗涤，弃去氨溶液，分取正丁醇-乙酸乙酯（1∶1）混合溶液，蒸干，残渣加甲醇 2ml 使溶解，作为供试品溶液。另取山茱萸对照药材 0.5g，加甲醇 25ml，同法制成对照药材溶液。再取马钱苷对照品、莫诺苷对照品，加甲醇制成每 1ml 各含 1mg 的混合溶液，作为对照品溶液。照薄层色谱法（通则 0502）试验，吸取上述三种溶液各 5μl，分

别点于同一硅胶 G 薄层板上，以三氯甲烷-甲醇（3∶1）为展开剂，展开，取出，晾干，喷以 10% 硫酸乙醇溶液，在 105℃加热至斑点显色清晰，置紫外光灯（365nm）下检视。供试品色谱中，在与对照药材色谱和对照品色谱相应的位置上，显相同颜色的荧光斑点。

（5）取丹皮酚对照品，加丙酮制成每 1ml 含 1mg 的溶液，作为对照品溶液。照薄层色谱法（通则 0502）试验，吸取〔鉴别〕（2）项下的供试品溶液及上述对照品溶液各 10μl，分别点于同一硅胶 G 薄层板上使成条状，以环己烷-乙酸乙酯（3∶1）为展开剂，展开，取出，晾干，喷以盐酸酸性的 5% 三氯化铁乙醇溶液，加热至斑点显色清晰，置日光下检视。供试品色谱中，在与对照品色谱相应的位置上，显相同颜色的条斑。

【检查】 应符合丸剂项下有关的各项规定（通则 0108）。

【含量测定】 照高效液相色谱法（通则 0512）测定。

色谱条件与系统适用性试验 以十八烷基硅烷键合硅胶为填充剂；以乙腈为流动相 A，以 0.3% 磷酸溶液为流动相 B，按下表中的规定进行梯度洗脱；莫诺苷、马钱苷和芍药苷检测波长为 240nm，丹皮酚检测波长为 274nm。理论板数按马钱苷峰计算应不低于 4000。

时间（分钟）	流动相 A（%）	流动相 B（%）
0～5	5→8	95→92
5～20	8	92
20～35	8→20	92→80
35～45	20→60	80→40
45～55	60	40

对照品溶液的制备 取莫诺苷对照品、马钱苷对照品、芍药苷对照品及丹皮酚对照品适量，精密称定，加甲醇制成每 1ml 含莫诺苷 20μg、马钱苷 20μg、芍药苷 40μg、丹皮酚 40μg 的混合溶液，即得。

供试品溶液的制备 取本品水蜜丸或小蜜丸，切碎，取约 1g，精密称定；或取重量差异项下的本品大蜜丸，剪碎，取约 1g，精密称定，置具塞锥形瓶中，精密加入 50% 甲醇 25ml，密塞，称定重量，加热回流 1 小时，放冷，再称定重量，用 50% 甲醇补足减失的重量，摇匀，滤过，取续滤液，即得。

测定法 分别精密吸取对照品溶液与供试品溶液各 10μl，注入液相色谱仪，测定，即得。

本品含白芍、牡丹皮以芍药苷（$C_{23}H_{28}O_{11}$）计，水蜜丸每 1g 不得少于 0.70mg，小蜜丸每 1g 不得少于 0.50mg，大蜜丸每丸不得少于 4.5mg；含山茱萸以莫诺苷（$C_{17}H_{26}O_{11}$）和马钱苷（$C_{17}H_{26}O_{10}$）的总量计，水蜜丸每 1g 不得少于 0.64mg，小蜜丸每 1g 不得少于 0.48mg，大蜜丸每丸不得少于 4.3mg；含牡丹皮以丹皮酚（$C_9H_{10}O_3$）计，水蜜丸每 1g 不得少于 0.80mg，小蜜丸每 1g 不得少于 0.60mg，大蜜丸每丸不得少于 5.4mg。

【功能与主治】 滋肝肾，补阴血，清虚热。用于肝肾两

亏,阴虚血少,头晕目眩,耳鸣咽干,午后潮热,腰腿疫痛,足跟疼痛。

【用法与用量】 口服。水蜜丸一次 6g,小蜜丸一次 9g,大蜜丸一次 1 丸,一日 2～3 次。

【规格】 大蜜丸 每丸重 9g

【贮藏】 密封。

归 脾 丸
Guipi Wan

【处方】
党参 80g	炒白术 160g
炙黄芪 80g	炙甘草 40g
茯苓 160g	制远志 160g
炒酸枣仁 80g	龙眼肉 160g
当归 160g	木香 40g
大枣(去核)40g	

【制法】 以上十一味,粉碎成细粉,过筛,混匀。每 100g 粉末用炼蜜 25～40g 加适量的水制丸,干燥,制成水蜜丸;或加炼蜜 80～90g 制成小蜜丸或大蜜丸,即得。

【性状】 本品为棕褐色的水蜜丸、小蜜丸或大蜜丸;气微,味甘而后微苦、辛。

【鉴别】 (1)取本品,置显微镜下观察:不规则分枝状团块无色,遇水合氯醛试液溶化;菌丝无色或淡棕色,直径 4～6μm(茯苓)。内种皮细胞棕黄色,表面观多角形或类方形,垂周壁连珠状增厚(炒酸枣仁)。纤维成束或散离,多碎断,壁厚,表面有纵裂纹,两端断裂成帚状或较平截(炙黄芪)。纤维束周围薄壁细胞含草酸钙方晶,形成晶纤维(炙甘草)。网纹导管直径约 90μm(木香)。

(2)取〔含量测定〕项下的供试品溶液作为供试品溶液。另取党参对照药材 1g,同法制成对照药材溶液。照薄层色谱法(通则 0502)试验,吸取上述两种溶液各 1～3μl,分别点于同一硅胶 G 薄层板上,以正丁醇-乙醇-水(7:2:1)为展开剂,展开,取出,晾干,喷以 10%硫酸乙醇溶液,在 105℃加热至斑点显色清晰。供试品色谱中,在与对照药材色谱相应的位置上,显相同颜色的斑点。

(3)取本品水蜜丸 6g,研碎;或取小蜜丸或大蜜丸 9g,剪碎,加甲醇 50ml,超声处理 30 分钟,滤过,滤液回收溶剂至干,残渣加甲醇 10ml 使溶解,加盐酸溶液(10→100)30ml,加热回流 30 分钟,放冷,离心,沉淀加三氯甲烷 0.5ml 使溶解,作为供试品溶液。另取远志皂苷元对照品,加甲醇制成每 1ml 含 1mg 的溶液,作为对照品溶液。照薄层色谱法(通则 0502)试验,吸取上述两种溶液各 5μl,分别点于同一硅胶 G 薄层板上,以甲苯-乙酸乙酯-冰醋酸(14:8:0.5)为展开剂,展开,取出,晾干,喷以 5%香草醛硫酸溶液,在 105℃加热至

斑点显色清晰,置日光下检视。供试品色谱中,在与对照品色谱相应的位置上,显相同颜色的斑点。

(4)取本品水蜜丸 9g,研碎;或取小蜜丸或大蜜丸 12g,剪碎,加乙醚 50ml,密塞,浸渍 4 小时,时时振摇,滤过,滤液挥干,残渣加甲醇 1ml 使溶解,作为供试品溶液。另取当归对照药材、木香对照药材各 1g,分别同法制成对照药材溶液。照薄层色谱法(通则 0502)试验,吸取上述三种溶液各 2μl,分别点于同一硅胶 G 薄层板上,以环己烷-乙酸乙酯(9:1)为展开剂,展开,取出,晾干,置紫外光灯(365nm)下检视。供试品色谱中,在与当归对照药材色谱相应的位置上,显相同颜色的荧光斑点;喷以 5%香草醛硫酸溶液,加热至斑点显色清晰。供试品色谱中,在与木香对照药材色谱相应的位置上,显相同颜色的斑点。

(5)在〔含量测定〕的色谱图中,供试品色谱应呈现与对照品色谱保留时间相对应的色谱峰。

【检查】 应符合丸剂项下有关的各项规定(通则 0108)。

【含量测定】 照高效液相色谱法(通则 0512)测定。

色谱条件与系统适用性试验 以十八烷基硅烷键合硅胶为填充剂;以乙腈-水(32:68)为流动相;用蒸发光散射检测器检测。理论板数按黄芪甲苷峰计算应不低于 5000。

对照品溶液的制备 取黄芪甲苷对照品适量,精密称定,加甲醇制成每 1ml 含 0.2mg 的溶液,即得。

供试品溶液的制备 取本品水蜜丸适量,研碎,取 10g,精密称定;或取小蜜丸适量,剪碎,取 15g,精密称定;或取重量差异项下的大蜜丸,剪碎,混匀,取 15g,精密称定。精密加入甲醇 100ml,称定重量,密塞,冷浸过夜,加热回流 2 小时,放冷,再称定重量,用甲醇补足减失的重量,摇匀,滤过,精密量取续滤液 50ml,回收溶剂至干,残渣加水 10ml,微热使溶解,用水饱和的正丁醇振摇提取 4 次,每次 40ml,合并正丁醇提取液,用氨试液充分洗涤 3 次,每次 40ml,弃去洗涤液,正丁醇液回收溶剂至干,残渣用甲醇溶解,并转移至 5ml 量瓶中,加甲醇至刻度,摇匀,滤过,取续滤液,即得。

测定法 分别精密吸取对照品溶液 5μl 与 20μl、供试品溶液 20μl,注入液相色谱仪,测定,以外标两点法对数方程计算,即得。

本品含炙黄芪以黄芪甲苷($C_{41}H_{68}O_{14}$)计,水蜜丸每 1g 不得少于 0.10mg,小蜜丸每 1g 不得少于 57μg,大蜜丸每丸不得少于 0.52mg。

【功能与主治】 益气健脾,养血安神。用于心脾两虚,气短心悸,失眠多梦,头昏头晕,肢倦乏力,食欲不振,崩漏便血。

【用法与用量】 用温开水或生姜汤送服。水蜜丸一次 6g,小蜜丸一次 9g,大蜜丸一次 1 丸,一日 3 次。

【规格】 大蜜丸 每丸重 9g

【贮藏】 密封。

归脾丸（浓缩丸）

Guipi Wan

【处方】 党参 80g　　　　炒白术 160g

　　　　炙黄芪 80g　　　　炙甘草 40g

　　　　茯苓 160g　　　　制远志 160g

　　　　炒酸枣仁 80g　　　龙眼肉 160g

　　　　当归 160g　　　　木香 40g

　　　　大枣（去核）40g

【制法】 以上十一味，党参、当归、甘草、木香粉碎成细粉，其余炒白术等七味，加水煎煮二次，第一次 3 小时，第二次 2 小时，合并煎液，滤过，滤液浓缩至相对密度为 1.33～1.38（60℃）的稠膏，与上述粉末混匀，制丸，干燥，打光，即得。

【性状】 本品为棕色至棕褐色的浓缩水丸；气微，味甘而后微苦、辛。

【鉴别】 (1)取本品，置显微镜下观察：纤维束周围薄壁细胞含草酸钙方晶，形成晶纤维（炙甘草）。网纹导管直径约 90μm（木香）。

(2)取〔含量测定〕项下的供试品溶液作为供试品溶液。另取党参对照药材 1g，同法制成对照药材溶液。照薄层色谱法（通则 0502）试验，吸取上述两种溶液各 1～3μl，分别点于同一硅胶 G 薄层板上，以正丁醇-乙醇-水（7：2：1）为展开剂，展开，取出，晾干，喷以 10% 硫酸乙醇溶液，在 105℃加热至斑点显色清晰。供试品色谱中，在与对照药材色谱相应的位置上，显相同颜色的斑点。

(3)取本品 3g，研细，加甲醇 50ml，超声处理 30 分钟，滤过，滤液回收溶剂至干，残渣加甲醇 10ml 使溶解，加盐酸溶液（10→100）30ml，加热回流 30 分钟，放冷，离心，沉淀加三氯甲烷 0.5ml 使溶解，作为供试品溶液。另取远志皂苷元对照品，加甲醇制成每 1ml 含 1mg 的溶液，作为对照品溶液。照薄层色谱法（通则 0502）试验，吸取上述两种溶液各 5μl，分别点于同一硅胶 G 薄层板上，以甲苯-乙酸乙酯-冰醋酸（14：8：0.5）为展开剂，展开，取出，晾干，喷以 5% 香草醛硫酸溶液，在 105℃加热至斑点显色清晰，置日光下检视。供试品色谱中，在与对照品色谱相应的位置上，显相同颜色的斑点。

(4)取本品 3g，研细，加乙醚 50ml，密塞，浸渍 4 小时，时时振摇，滤过，滤液挥干，残渣加甲醇 1ml 使溶解，作为供试品溶液。另取当归对照药材、木香对照药材各 1g，分别同法制成对照药材溶液。照薄层色谱法（通则 0502）试验，吸取上述三种溶液各 2μl，分别点于同一硅胶 G 薄层板上，以环己烷-乙酸乙酯（9：1）为展开剂，展开，取出，晾干，置紫外光灯（365nm）下检视。供试品色谱中，在与当归对照药材色谱相应的位置上，显相同颜色的荧光斑点；喷以 5% 香草醛硫酸溶液，加热至斑点显色清晰。供试品色谱中，在与木香对照药材色谱相应的位置上，显相同颜色的斑点。

(5)在〔含量测定〕的色谱图中，供试品色谱应呈现与对照品色谱保留时间相对应的色谱峰。

【检查】 应符合丸剂项下有关的各项规定（通则 0108）。

【含量测定】 照高效液相色谱法（通则 0512）测定。

色谱条件与系统适用性试验 以十八烷基硅烷键合硅胶为填充剂；以甲醇-水（75：25）为流动相；用蒸发光散射检测器检测。理论板数按黄芪甲苷峰计算应不低于 5000。

对照品溶液的制备 取黄芪甲苷对照品适量，精密称定，加甲醇制成每 1ml 含 0.2mg 的溶液，即得。

供试品溶液的制备 取重量差异项下本品适量，研碎，取约 1.5g，精密称定，置具塞锥形瓶中，加入甲醇 50ml，超声处理（功率 250W，频率 33kHz）30 分钟，取出，放冷，滤过，用适量甲醇冲洗锥形瓶与滤纸，合并滤液与洗液，回收溶剂至干，残渣加水 10ml，微热使溶解，用水饱和的正丁醇振摇提取 3 次，每次 40ml，合并正丁醇提取液，用氨试液充分洗涤 2 次，每次 40ml，弃去洗涤液，正丁醇液回收溶剂至干，残渣加甲醇溶解，并转移至 2ml 量瓶中，加甲醇至刻度，摇匀，即得。

测定法 分别精密吸取对照品溶液 5μl、20μl 与供试品溶液 20μl，注入液相色谱仪，测定，以外标两点法对数方程计算，即得。

本品每丸含炙黄芪以黄芪甲苷（$C_{41}H_{68}O_{14}$）计，不得少于 10μg。

【功能与主治】 益气健脾，养血安神。用于心脾两虚，气短心悸，失眠多梦，头昏头晕，肢倦乏力，食欲不振，崩漏便血。

【用法与用量】 口服。一次 8～10 丸，一日 3 次。

【规格】 每 8 丸相当于饮片 3g

【贮藏】 密封。

归 脾 合 剂

Guipi Heji

【处方】 党参 68g　　　　炒白术 136g

　　　　炙黄芪 68g　　　　炙甘草 34g

　　　　茯苓 136g　　　　制远志 136g

　　　　炒酸枣仁 68g　　　龙眼肉 136g

　　　　当归 136g　　　　木香 34g

　　　　大枣（去核）34g　　生姜 17g

【制法】 以上十二味，炒白术、木香和当归分别蒸馏提取挥发油；当归药渣用 50% 乙醇作溶剂进行渗漉，收集渗漉液，回收乙醇；白术和木香的药渣与其余党参等九味加水煎煮三次，第一次 2 小时，第二次 1.5 小时，第三次 1 小时，合并煎液，滤过，滤液浓缩至适量，与上述渗漉液合并，静置，滤过，滤液浓缩至约 1000ml，加入苯甲酸钠 3g，放冷，加入上述挥发油，加水至 1000ml，混匀，即得。

【性状】 本品为红棕色至棕黑色的液体；气芳香，味微甘、微苦。

【鉴别】　(1)取〔含量测定〕项下的供试品溶液作为供试品溶液。另取党参对照药材 0.5g,加甲醇 50ml,加热回流 2 小时,滤过,滤液蒸干,残渣加水 10ml 使溶解,用水饱和的正丁醇振摇提取 3 次,每次 40ml,合并正丁醇液,用氨试液 40ml 洗涤,正丁醇液蒸干,残渣加甲醇 1ml 使溶解,作为对照药材溶液。照薄层色谱法(通则 0502)试验,吸取上述两种溶液各 1μl,分别点于同一硅胶 G 薄层板上,以正丁醇-乙醇-水(7:2:1)为展开剂,展开,取出,晾干,喷以 10% 硫酸乙醇溶液,在 105℃ 加热至斑点显色清晰,置日光下检视。供试品色谱中,在与对照药材色谱相应的位置上,显相同颜色的斑点。

(2)取本品 20ml,用水饱和的正丁醇振摇提取 2 次,每次 30ml,合并正丁醇提取液,回收溶剂至干,残渣加盐酸无水乙醇溶液(10→100)20ml,加热回流30分钟,放冷,滤过,滤液加水 30ml,用三氯甲烷振摇提取 2 次,每次 20ml,合并三氯甲烷提取液,回收溶剂至干,残渣加乙酸乙酯 1ml 使溶解,作为供试品溶液。另取远志对照药材 1g,加水 60ml,煎煮 30 分钟,滤过,滤液蒸干,自"残渣加盐酸无水乙醇溶液(10→100)20ml"起,同法制成对照药材溶液。照薄层色谱法(通则 0502)试验,吸取上述两种溶液各 5μl,分别点于同一硅胶 G 薄层板上,以正己烷-三氯甲烷-丙酮-冰醋酸(0.2:8:3:0.1)为展开剂,展开,取出,晾干,喷以 2% 香草醛硫酸溶液,在 105℃ 加热至斑点显色清晰,置日光下检视。供试品色谱中,在与对照药材色谱相应的位置上,显相同颜色的斑点。

(3)取本品 20ml,用乙醚振摇提取 2 次,每次 25ml,合并乙醚提取液,挥干,残渣加甲醇 1ml 使溶解,作为供试品溶液。另取当归对照药材 1g,加甲醇 10ml,超声处理 15 分钟,滤过,滤液作为对照药材溶液。照薄层色谱法(通则 0502)试验,吸取上述两种溶液各 10μl,分别点于同一硅胶 G 薄层板上,以环己烷-乙酸乙酯(9:1)为展开剂,展开,取出,晾干,置紫外光灯(365nm)下检视。供试品色谱中,在与对照药材色谱相应的位置上,显相同颜色的荧光斑点。

(4)取本品,照〔含量测定〕项下的方法试验。供试品色谱中应呈现与黄芪甲苷对照品色谱峰保留时间相对应的色谱峰。

【检查】　相对密度　应不低于 1.08(通则 0601)。

pH 值　应为 3.5～5.5(通则 0631)。

其他　应符合合剂项下有关的各项规定(通则 0181)。

【含量测定】　照高效液相色谱法(通则 0512)测定。

色谱条件与系统适用性试验　以十八烷基硅烷键合硅胶为填充剂;以乙腈-水(32:68)为流动相;用蒸发光散射检测器检测。理论板数按黄芪甲苷峰计算应不低于 5000。

对照品溶液的制备　取黄芪甲苷对照品适量,精密称定,加甲醇制成每 1ml 含 0.2mg 的溶液,即得。

供试品溶液的制备　精密量取本品 25ml,置分液漏斗中,用水饱和的正丁醇振摇提取 4 次(首次轻轻振摇),每次 25ml,合并正丁醇提取液,用氨试液 25ml 分 3 次洗涤,正丁醇液蒸干,残渣用甲醇溶解并转移至 5ml 量瓶中,加甲醇至刻度,摇匀,滤过,取续滤液,即得。

测定法　精密吸取对照品溶液 10μl 和 20μl、供试品溶液 20μl,注入液相色谱仪,测定,以外标两点法对数方程计算,即得。

本品每 1ml 含炙黄芪以黄芪甲苷($C_{41}H_{68}O_{14}$)计,不得少于 15μg。

【功能与主治】　益气健脾,养血安神。用于心脾两虚,气短心悸,失眠多梦,头昏头晕,肢倦乏力,食欲不振,崩漏便血。

【用法与用量】　口服。一次 10～20ml,一日 3 次;用时摇匀。

【规格】　(1)每支装 10ml　(2)每瓶装 100ml　(3)每瓶装 120ml

【贮藏】　密封,置阴凉处。

归 脾 颗 粒
Guipi Keli

【处方】　党参 140g　　　　　炒白术 280g
炙黄芪 140g　　　　炙甘草 70g
茯苓 280g　　　　　制远志 280g
炒酸枣仁 140g　　　龙眼肉 280g
当归 280g　　　　　木香 70g
大枣(去核)70g

【制法】　以上十一味,加水煎煮二次,第一次 1 小时,第二次 0.5 小时,合并煎液,滤过,滤液减压浓缩至相对密度为 1.10～1.15(50℃)的浸膏,加入糊精适量,混匀,制成颗粒 1000g,即得。

【性状】　本品为棕色至棕褐色的颗粒;气香,味甘、微苦。

【鉴别】　(1)取〔含量测定〕项下的供试品溶液作为供试品溶液。另取党参对照药材 1g,同法制成对照药材溶液。照薄层色谱法(通则 0502)试验,吸取上述两种溶液各 1～3μl,分别点于同一硅胶 G 薄层板上,以正丁醇-乙醇-水(7:2:1)为展开剂,展开,取出,晾干,喷以 10% 硫酸乙醇溶液,在 105℃ 加热至斑点显色清晰。供试品色谱中,在与对照药材色谱相应的位置上,显相同颜色的斑点。

(2)取本品 6g,研细,加甲醇 50ml,超声处理 30 分钟,滤过,滤液回收溶剂至干,残渣加甲醇 10ml 使溶解,加盐酸溶液(10→100)30ml,加热回流 30 分钟,放冷,离心,沉淀加三氯甲烷 0.5ml 使溶解,作为供试品溶液。另取远志皂苷元对照品,加甲醇制成每 1ml 含 1mg 的溶液,作为对照品溶液。照薄层色谱法(通则 0502)试验,吸取上述两种溶液各 5μl,分别点于同一硅胶 G 薄层板上,以甲苯-乙酸乙酯-冰醋酸(14∶8∶0.5)为展开剂,展开,取出,晾干,喷以 5%香草醛硫酸溶液,在 105℃加热至斑点显色清晰,置日光下检视。供试品色谱中,在与对照品色谱相应的位置上,显相同颜色的斑点。

(3)取本品 20g,研细,加甲醇 50ml,超声处理 30 分钟,滤过,滤液回收溶剂至干,残渣趁热加水 20ml 使溶解,放冷,用乙醚振摇提取 2 次,每次 25ml,合并醚液,挥干,残渣加甲醇 1ml 使溶解,作为供试品溶液。另取当归对照药材、木香对照药材各 1g,分别同法制成对照药材溶液。照薄层色谱法(通则 0502)试验,吸取上述三种溶液各 2μl,分别点于同一硅胶 G 薄层板上,以环己烷-乙酸乙酯(9∶1)为展开剂,展开,取出,晾干,置紫外光灯(365nm)下检视。供试品色谱中,在与当归对照药材色谱相应的位置上,显相同颜色的荧光斑点;喷以 5%香草醛硫酸溶液,加热至斑点显色清晰。供试品色谱中,在与木香对照药材色谱相应的位置上,显相同颜色的斑点。

(4)在〔含量测定〕的色谱图中,供试品色谱应呈现与对照品色谱保留时间相对应的色谱峰。

【检查】　应符合颗粒剂项下有关的各项规定(通则 0104)。

【含量测定】　照高效液相色谱法(通则 0512)测定。

色谱条件与系统适用性试验　以十八烷基硅烷键合硅胶为填充剂;以甲醇-水(75∶25)为流动相;用蒸发光散射检测器检测。理论板数按黄芪甲苷峰计算应不低于 5000。

对照品溶液的制备　取黄芪甲苷对照品适量,精密称定,加甲醇制成每 1ml 含 0.2mg 的溶液,即得。

供试品溶液的制备　取装量差异项下的本品适量,研细,取约 2g,精密称定,置具塞锥形瓶中,加入甲醇 50ml,超声处理(功率 250W,频率 33kHz)30 分钟,取出,放冷,滤过,用适量甲醇冲洗锥形瓶与滤纸,合并滤液与洗液,回收溶剂至干,残渣加水 10ml,微热使溶解,用水饱和的正丁醇振摇提取 3 次,每次 40ml,合并正丁醇提取液,用氨试液充分洗涤 2 次,每次 40ml,弃去洗涤液,正丁醇液回收溶剂至干,残渣加甲醇溶解,并转移至 2ml 量瓶中,加甲醇至刻度,摇匀,即得。

测定法　分别精密吸取对照品溶液 5μl、20μl 与供试品溶液 20μl,注入液相色谱仪,测定,以外标两点法对数方程计算,即得。

本品每袋含炙黄芪以黄芪甲苷($C_{41}H_{68}O_{14}$)计,不得少于 0.10mg。

【功能与主治】　益气健脾,养血安神。用于心脾两虚,气短心悸,失眠多梦,头昏头晕,肢倦乏力,食欲不振,崩漏便血。

【用法与用量】　开水冲服。一次 1 袋,一日 3 次。

【规格】　每袋装 3g

【贮藏】　密封。

四方胃片
Sifangwei Pian

【处方】　海螵蛸 156g　　　　　黄连 39g
　　　　　浙贝母 78g　　　　　炒川楝子 78g
　　　　　苦杏仁 39g　　　　　柿霜 39g
　　　　　吴茱萸(盐水制)20g　　沉香 12g
　　　　　醋延胡索 39g

【制法】　以上九味,将柿霜溶解于 70%糖浆中,其余海螵蛸等八味粉碎成细粉,混匀,与柿霜糖浆混匀,制成颗粒,干燥,压制成 1000 片,或包薄膜衣,即得。

【性状】　本品为灰黄色至棕黄色的片或薄膜衣片,薄膜衣片除去包衣后显灰黄色至棕黄色;气微香,味微苦。

【鉴别】　(1)取本品,稀甘油装片,置显微镜下观察:淀粉粒卵圆形,直径 35～48μm,脐点点状、人字状或马蹄状,位于较小端,层纹不明显(浙贝母)。不规则透明薄片或碎块,具细条纹或网状纹理(海螵蛸)。取本品,加稀盐酸适量,浸渍片刻,滤过,取适量滤渣用水合氯醛透化后装片,置显微镜下观察:种皮表皮细胞与红棕色素层细胞相连,表面观多角形,胞腔不明显,有较密颗粒状纹理(炒川楝子)。石细胞淡黄色或鲜黄色,贝壳形,壁较厚,较宽一边纹孔明显(苦杏仁)。

(2)取本品 1 片,研细,加盐酸-甲醇(1∶100)20ml,超声处理 30 分钟,滤过,滤液作为供试品溶液。另取黄连对照药材 30mg,同法制成对照药材溶液。再取盐酸小檗碱对照品适量,加甲醇制成每 1ml 含 0.5mg 的溶液,作为对照品溶液。照薄层色谱法(通则 0502)试验,吸取上述三种溶液各 1μl,分别点于同一硅胶 G 薄层板上,以甲苯-异丙醇-乙酸乙酯-甲醇-浓氨试液(12∶3∶6∶3∶1)为展开剂,置氨蒸气饱和的展开缸内,展开,取出,晾干,置紫外光灯(365nm)下检视。供试品色谱中,在与对照药材色谱和对照品色谱相应的位置上,显相同颜色的荧光斑点。

(3)取本品 3g,研细,加乙醚 20ml,加热回流 1 小时,滤过,滤液挥干,残渣加甲醇 1ml 使溶解,作为供试品溶液。另取吴茱萸对照药材 0.5g,同法制成对照药材溶液。再取吴茱萸次碱对照品适量,加乙醇制成每 1ml 含 0.5mg 的溶液,作为对照品溶液。照薄层色谱法(通则 0502)试验,吸取供试品溶液和对照药材溶液各 2～5μl、对照品溶液 1μl,分别点于同一硅胶 G 薄层板上,以正己烷-乙酸乙酯(4∶1)为展开剂,展开,取出,晾干,喷以 5%三氯化铝乙醇溶液,置紫外光灯(365nm)下检视。供试品色谱中,在与对照药材色谱和对照品色谱相应的位置上,显相同颜色的荧光斑点。

(4)取本品 2 片,研细,加甲醇 20ml,超声处理 30 分钟,滤过,滤液蒸干,残渣加水 10ml 使溶解,加浓氨试液调至碱性,用乙醚振摇提取 2 次,每次 15ml 合并乙醚液,挥干,残渣加甲醇 1ml 使溶解,作为供试品溶液。另取延胡索对照药材 0.1g,同法制成对照药材溶液。再取延胡索乙素对照品适量,加甲醇制成每 1ml 含 0.1mg 的溶液,作为对照品溶液。照薄层色谱法(通则 0502)试验,吸取供试品溶液和对照药材溶液各 2~5µl,对照品溶液 1µl,分别点于同一硅胶 G 薄层板上,以甲苯-丙酮(9:2)为展开剂,展开,取出,晾干,置碘蒸气中熏 3 分钟后取出,挥尽板上吸附的碘后,置紫外光灯(365nm)下检视。供试品色谱中,在与对照药材色谱和对照品色谱相应的位置上,显相同颜色的荧光斑点。

(5)取本品 10 片,研细,加甲醇 30ml,加热回流 1 小时,滤过,滤液蒸干,残渣加 0.1mol/L 盐酸溶液 20ml 使溶解,滤过,滤液用浓氨试液调节 pH 值至 9~10,用三氯甲烷振摇提取 2 次,每次 30ml,合并三氯甲烷液,蒸干,残渣加三氯甲烷 2ml 使溶解,作为供试品溶液。另取浙贝母对照药材 0.6g,同法制成对照药材溶液。再取贝母素甲对照品适量,加三氯甲烷制成每 1ml 含 0.5mg 的溶液,作为对照品溶液。照薄层色谱法(通则 0502)试验,吸取供试品溶液 4µl,对照药材溶液 2µl,对照品溶液 1µl,分别点于同一用 1% 氢氧化钠溶液制备的硅胶 G 薄层板上,以三氯甲烷-乙酸乙酯-甲醇-水(3:4:2:1)10℃ 以下放置的下层溶液为展开剂,展开,取出,晾干,喷以稀碘化铋钾试液。供试品色谱中,在与对照药材色谱和对照品色谱相应的位置上,显相同颜色的斑点。

【检查】 应符合片剂项下有关的各项规定(通则 0101)。

【含量测定】 照高效液相色谱法(通则 0512)测定。

色谱条件与系统适用性试验 以十八烷基硅烷键合硅胶为填充剂;以乙腈-0.03mol/L 磷酸二氢钾溶液(每 100ml 0.03mol/L 磷酸二氢钾溶液加十二烷基磺酸钠 0.1g)(45:55)为流动相;检测波长为 265nm。理论板数按盐酸小檗碱峰计算应不低于 3000。

对照品溶液的制备 取盐酸小檗碱对照品适量,精密称定,加甲醇制成每 1ml 含 60µg 的溶液,即得。

供试品溶液的制备 取本品 20 片,薄膜衣片除去包衣,精密称定,研细,取约 0.8g,精密称定,置具塞锥形瓶中,精密加入盐酸-甲醇(1:100)混合溶液 20ml,密塞,称定重量,超声处理(功率 250W,频率 33kHz)30 分钟,取出,放冷,再称定重量,用甲醇补足减失的重量,摇匀,滤过,精密吸取续滤液 2ml,加在碱性氧化铝柱(100~200 目,3g,内径为 1cm)上,用甲醇 50ml 洗脱,收集洗脱液,蒸干,残渣加甲醇适量使溶解并转移至 5ml 量瓶中,加甲醇至刻度,摇匀,滤过,取续滤液,即得。

测定法 分别精密吸取对照品溶液与供试品溶液各 10µl,注入液相色谱仪,测定,即得。

本品每片含黄连以盐酸小檗碱($C_{20}H_{17}NO_4 \cdot HCl$)计,不得少于 1.26mg。

【功能与主治】 调肝和胃,制酸止痛。用于肝胃不和所致的胃脘疼痛、呕吐吞酸、食少便溏;消化不良、胃及十二指肠溃疡见上述证候者。

【用法与用量】 口服。一次 3 片,一日 2~3 次。

【注意】 孕妇慎用。

【规格】 (1)素片   每片重 0.64g

(2)薄膜衣片   每片重 0.65g

【贮藏】 密封。

四方胃胶囊
Sifangwei Jiaonang

【处方】 海螵蛸 156g   黄连 39g

浙贝母 78g   炒川楝子 78g

苦杏仁 39g   柿霜 39g

吴茱萸(盐水制)20g   沉香 12g

醋延胡索 39g

【制法】 以上九味,柿霜用适量水溶解,其余海螵蛸等八味粉碎成细粉,混匀,与柿霜溶液混匀、制粒,干燥,加入适量辅料,混匀,装入胶囊,制成 1000 粒,即得。

【性状】 本品为硬胶囊,内容物为灰黄色至棕黄色细颗粒或粉末;气微,味苦。

【鉴别】 (1)取本品,稀甘油装片,置显微镜下观察:淀粉粒卵圆形,直径 35~48µm,脐点点状、人字状或马蹄状,位于较小端,层纹不明显(浙贝母)。不规则透明薄片或碎块,具细条纹或网状纹理(海螵蛸)。取本品,加稀盐酸适量,浸渍片刻,滤过,取适量滤渣用水合氯醛透化后装片,置显微镜下观察:种皮表皮细胞常与红棕色素层细胞相连,表面观多角形,胞腔不明显,有较密颗粒状纹理(炒川楝子)。石细胞淡黄色或鲜黄色,贝壳形,壁较厚,较宽一边纹孔明显(苦杏仁)。

(2)取本品内容物 0.5g,加盐酸-甲醇(1:100)20ml,超声处理 30 分钟,滤过,滤液作为供试品溶液。另取黄连对照药材 30mg,同法制成对照药材溶液,再取盐酸小檗碱对照品适量,加甲醇制成每 1ml 含 0.5mg 的溶液,作为对照品溶液。照薄层色谱法(通则 0502)试验,吸取上述三种溶液各 1µl,分别点于同一硅胶 G 薄层板上,以甲苯-乙酸乙酯-甲醇-异丙醇-浓氨试液(12:6:3:3:1)为展开剂,置氨蒸气饱和的展开缸内,展开,取出,晾干,置紫外光灯(365nm)下检视。供试品色谱中,在与对照药材色谱和对照品色谱相应的位置上,显相同颜色的荧光斑点。

(3)取本品内容物 3g,研细,加乙醚 20ml,加热回流 1 小时,滤过,滤液挥干,残渣加甲醇 1ml 使溶解,作为供试品溶液。另取吴茱萸对照药材 0.5g,同法制成对照药材溶液。再取吴茱萸次碱对照品适量,加乙醇制成每 1ml 含 0.5mg

的溶液，作为对照品溶液。照薄层色谱法（通则0502）试验，吸取供试品溶液和对照药材溶液各2～5μl、对照品溶液1μl，分别点于同一硅胶 G 薄层板上，以正己烷-乙酸乙酯（4：1）为展开剂，展开，取出，晾干，喷以5％三氯化铝乙醇溶液，置紫外光灯（365nm）下检视。供试品色谱中，在与对照药材色谱和对照品色谱相应的位置上，显相同颜色的荧光斑点。

（4）取本品内容物1g，研细，加甲醇20ml，超声处理30分钟，滤过，滤液回收溶剂至干，残渣加水10ml使溶解，加浓氨试液调至碱性，用乙醚振摇提取2次，每次15ml，合并乙醚液，挥干，残渣加甲醇1ml使溶解，作为供试品溶液。另取延胡索对照药材0.1g，同法制成对照药材溶液。再取延胡索乙素对照品，加甲醇制成每1ml含0.1mg的溶液，作为对照品溶液。照薄层色谱法（通则0502）试验，吸取供试品溶液和对照药材溶液各2～5μl、对照品溶液1μl，分别点于同一硅胶G薄层板上，以甲苯-丙酮（9：2）为展开剂，展开，取出，晾干，置碘蒸气中熏3分钟后取出，挥尽板上吸附的碘后，置紫外光灯（365nm）下检视。供试品色谱中，在与对照药材色谱和对照品色谱相应的位置上，显相同颜色的荧光斑点。

（5）取本品内容物5g，研细，加甲醇30ml，加热回流1小时，滤过，滤液回收溶剂至干，残渣加0.1mol/L盐酸溶液20ml使溶解，滤过，滤液用浓氨试液调节pH值至9～10，用三氯甲烷振摇提取2次，每次30ml，合并三氯甲烷液，回收溶剂至干，残渣加三氯甲烷1ml使溶解，作为供试品溶液。另取浙贝母对照药材0.6g，同法制成对照药材溶液。再取贝母素甲对照品，加三氯甲烷制成每1ml含0.5mg的溶液，作为对照品溶液。照薄层色谱法（通则0502）试验，吸取供试品溶液和对照药材溶液各2～5μl、对照品溶液1μl，分别点于同一用1％氢氧化钠溶液制备的硅胶G薄层板上，以三氯甲烷-乙酸乙酯-甲醇-水（3：4：2：1）10℃以下放置的下层溶液为展开剂，展开，取出，晾干，喷以稀碘化铋钾试液。供试品色谱中，在与对照药材色谱和对照品色谱相应的位置上，显相同颜色的斑点。

【检查】 应符合胶囊剂项下有关的各项规定（通则0103）。

【含量测定】 照高效液相色谱法（通则0512）测定。

色谱条件与系统适用性试验 以十八烷基硅烷键合硅胶为填充剂；以乙腈-0.03mol/L磷酸二氢钾溶液（含0.1％十二烷基磺酸钠）（45：55）为流动相；检测波长为265nm。理论板数按盐酸小檗碱峰计算应不低于3000。

对照品溶液的制备 取盐酸小檗碱对照品适量，精密称定，加甲醇制成每1ml含60μg的溶液，即得。

供试品溶液的制备 取装量差异项下的本品内容物，研细，取约0.5g，精密称定，置具塞锥形瓶中，精密加入盐酸-甲醇（1：100）混合溶液20ml，密塞，称定重量，超声处理（功率250W，频率33kHz）30分钟，取出，放冷，再称定重量，用甲醇补足减失的重量，摇匀，离心（转速为3000转/分钟）10分钟，

精密量取上清液2ml，加在碱性氧化铝柱（100～200目，3g，内径为1cm）上，用甲醇50ml洗脱，收集洗脱液，回收溶剂至干，残渣加甲醇适量使溶解并转移至5ml量瓶中，加甲醇至刻度，摇匀，滤过，取续滤液，即得。

测定法 分别精密吸取对照品溶液与供试品溶液各10μl，注入液相色谱仪，测定，即得。

本品每粒含黄连以盐酸小檗碱（$C_{20}H_{17}NO_4 \cdot HCl$）计，不得少于1.26mg。

【功能与主治】 疏肝和胃，制酸止痛。用于肝胃不和所致的胃脘疼痛、呕吐吞酸、食少便溏；消化不良、胃及十二指肠溃疡见上述证候者。

【用法与用量】 口服。一次3粒，一日2～3次，或遵医嘱。

【规格】 每粒装0.5g

【贮藏】 密封。

四 正 丸
Sizheng Wan

【处方】

广藿香 90g	香薷 90g
紫苏叶 90g	白芷 90g
檀香 30g	木瓜 90g
法半夏 90g	厚朴（姜炙）90g
大腹皮 90g	陈皮 90g
白术（麸炒）90g	桔梗 90g
茯苓 90g	槟榔 30g
枳壳（麸炒）90g	山楂（炒）30g
六神曲（麸炒）90g	麦芽（炒）30g
白扁豆（去皮）90g	甘草 90g

【制法】 以上二十味，粉碎成细粉，过筛，混匀。每100g粉末加炼蜜170～180g制成大蜜丸，即得。

【性状】 本品为棕褐色的大蜜丸；气香，味甜、微苦。

【鉴别】 （1）取本品，置显微镜下观察：叶肉组织中有细小草酸钙簇晶，直径4～8μm（紫苏叶）。不规则分枝状团块无色，遇水合氯醛试液溶化；菌丝无色或淡棕色，直径4～6μm（茯苓）。纤维成束，周围薄壁细胞含草酸钙方晶，形成晶纤维（甘草）。内胚乳细胞碎片白色，壁厚，有较多的类圆形纹孔（槟榔）。

（2）取本品6g，剪碎，加硅藻土4g，研匀，加甲醇30ml，超声处理10分钟，滤过，滤液蒸干，残渣用稀盐酸20ml溶解，用三氯甲烷振摇提取3次，每次20ml，合并三氯甲烷液，用2％氢氧化钠溶液振摇提取3次，每次20ml，合并氢氧化钠溶液，用盐酸调节pH值至1～2，用三氯甲烷振摇提取3次，每次20ml，合并三氯甲烷液，用无水硫酸钠脱水，蒸干，残渣加甲醇0.5ml使溶解，作为供试品溶液。另取厚朴酚对照品、和厚

朴酚对照品,加甲醇制成每 1ml 各含 1mg 的混合溶液,作为对照品溶液。照薄层色谱法(通则 0502)试验,吸取上述两种溶液各 5μl,分别点于同一硅胶 G 薄层板上,以三氯甲烷-甲醇(10∶1)为展开剂,在氨蒸气饱和的层析缸内展开,取出,晾干,喷以 5％香草醛硫酸溶液,在 105℃加热至斑点显色清晰。供试品色谱中,在与对照品色谱相应的位置上,显相同颜色的斑点。

【检查】　应符合丸剂项下有关的各项规定(通则 0108)。

【含量测定】　照高效液相色谱法(通则 0512)测定。

色谱条件与系统适用性试验　以十八烷基硅烷键合硅胶为填充剂;以甲醇-0.5％醋酸溶液(39∶61)为流动相;检测波长为 283nm;柱温为 40℃。理论板数按橙皮苷峰计算应不低于 2500。

对照品溶液的制备　取橙皮苷对照品适量,精密称定,加甲醇制成每 1ml 含 40μg 的溶液,即得。

供试品溶液的制备　取重量差异项下的本品,剪碎,混匀,取约 2g,精密称定,置具塞锥形瓶中,精密加入甲醇 50ml,密塞,称定重量,超声处理(功率 250W,频率 33kHz)45 分钟,放冷,再称定重量,用甲醇补足减失的重量,摇匀,滤过,取续滤液,即得。

测定法　分别精密吸取对照品溶液与供试品溶液各 10μl,注入液相色谱仪,测定,即得。

本品每丸含陈皮、枳壳以橙皮苷($C_{28}H_{34}O_{15}$)计,不得少于 7.0mg。

【功能与主治】　祛暑解表,化湿止泻。用于内伤湿滞,外感风寒,头晕身重,恶寒发热,恶心呕吐,饮食无味,腹胀泄泻。

【用法与用量】　姜汤或温开水送服。一次 2 丸,一日 2 次。

【规格】　每丸重 6g

【贮藏】　密封。

四君子丸

Sijunzi Wan

【处方】　党参 200g　　　　炒白术 200g
　　　　　茯苓 200g　　　　炙甘草 100g

【制法】　以上四味,粉碎成细粉,过筛,混匀。另取生姜 50g、大枣 100g,分次加水煎煮,滤过。取上述粉末,用煎液泛丸,干燥,即得。

【性状】　本品为棕色的水丸;味微甜。

【鉴别】　(1)取本品,置显微镜下观察:不规则分枝状团块无色,遇水合氯醛试液溶化;菌丝无色或淡棕色,直径 4～6μm(茯苓)。联结乳管直径 12～15μm,含细小颗粒状物(党参)。草酸钙针晶细小,长 10～32μm,不规则地充塞于薄壁细胞中(炒白术)。纤维束周围薄壁细胞含草酸钙方晶,形成晶

纤维(炙甘草)。

(2)取本品 2g,研碎,加正己烷 10ml,超声处理 15 分钟,滤过,滤液挥干,残渣加正己烷 1ml 使溶解,作为供试品溶液。另取白术对照药材 0.2g,加正己烷 2ml,同法制成对照药材溶液。照薄层色谱法(通则 0502)试验,吸取上述两种新制备的溶液各 10μl,分别点于同一硅胶 G 薄层板上,以石油醚(60～90℃)-乙酸乙酯(20∶0.1)为展开剂,展开,取出,晾干,喷以 5％香草醛硫酸溶液,加热至斑点显色清晰。供试品色谱中,在与对照药材色谱相应的位置上,显相同颜色的斑点。

(3)取本品 5g,研碎,加水 40ml,煎煮 30 分钟,滤过,滤液用正丁醇振摇提取 3 次,每次 15ml,合并正丁醇液,用水洗涤 3 次,每次 10ml,正丁醇液蒸干,残渣加甲醇 0.5ml 使溶解,作为供试品溶液。另取甘草对照药材 0.5g,同法制成对照药材溶液。照薄层色谱法(通则 0502)试验,吸取供试品溶液 4μl、对照药材溶液 1μl,分别点于同一用 1％氢氧化钠溶液制备的硅胶 G 薄层板上,以乙酸乙酯-甲酸-冰醋酸-水(15∶1∶1∶2)为展开剂,展开,取出,晾干,喷以 10％硫酸乙醇溶液,在 105℃加热至斑点显色清晰,置紫外光灯(365nm)下检视。供试品色谱中,在与对照药材色谱相应的位置上,显相同颜色的荧光斑点。

【检查】　应符合丸剂项下有关的各项规定(通则 0108)。

【含量测定】　照高效液相色谱法(通则 0512)测定。

色谱条件与系统适用性试验　以十八烷基硅烷键合硅胶为填充剂;以甲醇-0.2mol/L 醋酸铵溶液-冰醋酸(67∶33∶1)为流动相;检测波长为 250nm。理论板数按甘草酸峰计算应不低于 2000。

对照品溶液的制备　取甘草酸铵对照品 10mg,精密称定,加 0.5％氨溶液-甲醇(1∶1)的混合溶液制成每 1ml 含 0.2mg 的溶液(相当于每 1ml 含甘草酸 0.1959mg),即得。

供试品溶液的制备　取装量差异项下的本品,研细,取约 5g,精密称定,置具塞锥形瓶中,精密加入 0.5％氨溶液-甲醇(1∶1)的混合溶液 50ml,密塞,称定重量,超声处理(功率 250W,频率 20kHz)30 分钟,放冷,再称定重量,用上述混合溶液补足减失的重量,摇匀,滤过,取续滤液,即得。

测定法　分别吸取对照品溶液与供试品溶液各 20μl,注入液相色谱仪,测定,即得。

本品每 1g 含甘草以甘草酸($C_{42}H_{62}O_{16}$)计,不得少于 1.5mg。

【功能与主治】　益气健脾。用于脾胃气虚,胃纳不佳,食少便溏。

【用法与用量】　口服。一次 3～6g,一日 3 次。

【贮藏】　密闭,防潮。

四君子颗粒

Sijunzi Keli

【处方】 党参 200g 麸炒白术 200g
茯苓 200g 炙甘草 100g

【制法】 以上四味,另取干姜 8.4g、大枣 100g,加水煎煮二次,每次 2 小时,合并煎液,滤过,滤液浓缩至相对密度为 1.32～1.35(80℃),加适量蔗糖,制成颗粒,干燥,制成 1500g,即得。

【性状】 本品为黄棕色的颗粒;味甜,微苦。

【鉴别】 (1)取本品 20g,研细,加水 50ml 使溶解,离心,取上清液,用水饱和的正丁醇振摇提取 3 次,每次 30ml,合并正丁醇液,用氨试液调节 pH 值 9～10,用水洗涤 2 次,每次 20ml,弃去水液,正丁醇液回收溶剂至干,残渣加水 10ml 使溶解,通过 D101 大孔树脂柱(内径为 1.5cm,柱高为 12cm),依次用水 50ml、10% 乙醇 80ml、50% 乙醇 80ml 洗脱,收集 50% 乙醇洗脱液,蒸干,残渣加甲醇 1ml 使溶解,作为供试品溶液。另取党参炔苷对照品,加甲醇制成每 1ml 含 1mg 的溶液,作为对照品溶液。照薄层色谱法(通则 0502)试验,吸取上述对照品溶液 5μl,供试品溶液 15μl,分别点于同一高效硅胶 G 薄层板上,以正丁醇-冰醋酸-水(7:1:0.5)为展开剂,展开,取出,晾干,喷以 10% 硫酸乙醇溶液,100℃加热至斑点清晰。供试品色谱中,在与对照品色谱相应的位置上,显相同颜色的斑点。

(2)取本品 15g,研细,加水 30ml 使溶解,离心,取上清液,用乙醚振摇提取 3 次,每次 20ml,合并乙醚液,回收溶剂至干,残渣加甲醇 1ml 使溶解,作为供试品溶液。另取白术对照药材 0.3g,加水 20ml 煎煮 30 分钟,离心,取上清液,自"用乙醚振摇提取 3 次"起,同法制成对照药材溶液。照薄层色谱法(通则 0502)试验,吸取上述两种溶液各 5μl,分别点于同一硅胶 G 薄层板上,以环己烷-丙酮(4:1)为展开剂,展开,取出,晾干,喷以 10% 硫酸乙醇溶液,105℃加热至斑点清晰,置紫外光灯(365nm)下检视。供试品色谱中,在与对照药材色谱相应的位置上,显相同颜色的荧光斑点。

(3)取本品 30g,研细,加乙醚 70ml,加热回流 1 小时,滤过,滤液回收溶剂至干,残渣加正己烷 0.5ml 使溶解,作为供试品溶液。另取茯苓对照药材 0.2g,同法制成对照药材溶液。照薄层色谱法(通则 0502)试验,吸取供试品溶液 20μl、对照药材溶液 3μl,分别点于同一硅胶 G 薄层板上,以石油醚(60～90℃)-乙醚(3:2)为展开剂,展开,取出,晾干,置紫外光灯(365nm)下检视。供试品色谱中,在与对照药材色谱相应的位置上,显相同颜色的荧光斑点。

(4)取本品 15g,研细,加正丁醇 40ml,超声处理 30 分钟,滤过,滤液回收正丁醇至干,残渣加甲醇 1ml 使溶解,作为供试品溶液。另取甘草对照药材 0.2g,同法制成对照药材溶液。再取甘草苷对照品,加甲醇制成每 1ml 含 1mg 的溶液,作为对照品溶液。照薄层色谱法(通则 0502)试验,吸取供试品溶液 10μl,对照药材溶液、对照品溶液各 3μl,分别点于同一硅胶 G 薄层板上,以乙酸乙酯-甲酸-冰醋酸-水(15:1:1:2)为展开剂,展开,取出,晾干,喷以 10% 硫酸乙醇溶液,105℃加热至斑点清晰,置紫外光灯(365nm)下检视。供试品色谱中,在与对照药材色谱和对照品色谱相应的位置上,显相同颜色的荧光斑点。

【检查】 应符合颗粒剂项下有关的各项规定(通则 0104)。

【含量测定】 照高效液相色谱法(通则 0512)测定。

色谱条件与系统适用性试验 以十八烷基硅烷键合硅胶为填充剂;以乙腈为流动相 A,以 0.05% 磷酸溶液为流动相 B,按下表中的规定进行梯度洗脱;检测波长为 237nm。理论板数按甘草苷峰计算应不低于 5000。

时间(分钟)	流动相 A(%)	流动相 B(%)
0～8	19	81
8～35	19→50	81→50
35～36	50→100	50→0
36～40	100→19	0→81
40～50	19	81

对照品溶液的制备 取甘草苷对照品、甘草酸铵对照品适量,精密称定,加甲醇制成每 1ml 分别含甘草苷 20μg、甘草酸铵 0.2mg 溶液,即得(甘草酸重量＝甘草酸铵重量/1.0207)。

供试品溶液的制备 取本品装量差异项下的内容物 3g,精密称定,置具塞锥形瓶中,精密加入甲醇 25ml,密塞,称定重量,超声处理(功率 250W,频率 40kHz)30 分钟,放冷,再称定重量,用甲醇补足减失的重量,摇匀,滤过,精密量取续滤液 15ml,蒸干,残渣加甲醇使溶解,移至 5ml 量瓶中,加甲醇稀释至刻度,摇匀,滤过,取续滤液,即得。

测定法 分别精密吸取对照品溶液和供试品溶液各 10μl,注入液相色谱仪,测定,即得。

本品每袋含炙甘草以甘草苷($C_{21}H_{22}O_9$)不得少于 1.0mg;含甘草酸($C_{42}H_{62}O_{16}$)不得少于 4.9mg。

【功能与主治】 益气健脾。用于脾胃气虚,胃纳不佳,食少便溏。

【用法与用量】 口服。一次 1 袋,一日 3 次。

【规格】 每袋装 15g

【贮藏】 密封。

四 妙 丸

Simiao Wan

【处方】 苍术 125g 牛膝 125g
盐黄柏 250g 薏苡仁 250g

【制法】　以上四味,粉碎成细粉,过筛,混匀,用水泛丸,干燥,即得。

【性状】　本品为浅黄色至黄褐色的水丸;气微;味苦、涩。

【鉴别】　(1)取本品,置显微镜下观察:纤维束鲜黄色,周围细胞含草酸钙方晶,形成晶纤维;石细胞鲜黄色,分枝状,壁厚,层纹明显(盐黄柏)。

(2)取本品 8g,研细,加乙醇 50ml,加热回流 1 小时,静置,取上清液 20ml,加盐酸 2ml,加热回流 1 小时,浓缩至约 5ml,加水 10ml,用石油醚(60~90℃)20ml 振摇提取,提取液蒸干,残渣加乙醇 2ml 使溶解,作为供试品溶液。另取牛膝对照药材 1g,同法制成对照药材溶液。再取齐墩果酸对照品,加乙醇制成每 1ml 含 1mg 的溶液,作为对照品溶液。照薄层色谱法(通则 0502)试验,吸取供试品溶液 5~10μl,对照药材溶液和对照品溶液各 10μl,分别点于同一硅胶 H 薄层板上,以三氯甲烷-甲醇(10:0.5)为展开剂,展开,取出,晾干,喷以磷钼酸试液,在 110℃加热至斑点显色清晰。供试品色谱中,在与对照药材色谱和对照品色谱相应的位置上,显相同颜色的斑点。

(3)取本品 3g,研细,加乙醚 30ml,超声处理 30 分钟,滤过,滤液挥干,残渣加乙酸乙酯 1ml 使溶解,作为供试品溶液。另取苍术对照药材 1g,同法制成对照药材溶液。照薄层色谱法(通则 0502)试验,吸取上述两种溶液各 5μl,分别点于同一硅胶 G 薄层板上,以石油醚(60~90℃)-乙酸乙酯(20:0.5)为展开剂,展开,取出,晾干,喷以 5%香草醛硫酸溶液,加热至斑点显色清晰。供试品色谱中,在与对照药材色谱相应的位置上,显相同颜色的斑点。

(4)取本品 3g,研细,加乙醚 30ml,超声处理 30 分钟,弃去乙醚液,残渣加甲醇 20ml,超声处理 20 分钟,滤过,滤液蒸干,残渣加甲醇 2ml 使溶解,作为供试品溶液。另取盐酸小檗碱对照品,加甲醇制成每 1ml 含 0.5mg 的溶液,作为对照品溶液。再取黄柏对照药材 1g,同法制成对照药材溶液。照薄层色谱法(通则 0502)试验,吸取上述三种溶液各 1~2μl,分别点于同一硅胶 G 薄层板上,以甲苯-异丙醇-乙酸乙酯-甲醇-浓氨试液(6:1.5:3:2:0.5)为展开剂,展开,取出,晾干,置紫外光灯(365nm)下检视。供试品色谱中,在与对照药材色谱和对照品色谱相应的位置上,显相同颜色的荧光斑点。

(5)取本品 5g,研细,加乙醇 50ml,超声处理 30 分钟,滤过,滤液浓缩至 2ml,作为供试品溶液。另取薏苡仁对照药材 2g,同法制成对照药材溶液。照薄层色谱法(通则 0502)试验,吸取上述二种溶液各 5μl,分别点于同一硅胶 G 薄层板上,以石油醚(60~90℃)-乙酸乙酯-冰醋酸(10:3:0.1)为展开剂,展开,取出,晾干,置紫外光灯(365nm)下检视。供试品色谱中,在与对照药材色谱相应的位置上,显相同颜色的荧光斑点。

【检查】　应符合丸剂项下有关的各项规定(通则 0108)。

【含量测定】　照高效液相色谱法(通则 0512)测定。

色谱条件与系统适用性试验　以十八烷基硅烷键合硅胶为填充剂;以乙腈-0.1%磷酸溶液(45:55)(每 100ml 加十二烷基磺酸钠 0.1g)为流动相;检测波长为 265nm。理论板数按盐酸小檗碱峰计算,应不低于 4000。

对照品溶液的制备　取盐酸小檗碱对照品适量,精密称定,加甲醇制成每 1ml 含 55μg 的溶液,即得。

供试品溶液的制备　取本品适量,研细,取约 0.2g,精密称定,置 50ml 量瓶中,加盐酸-甲醇(1:100)溶液约 40ml,超声处理(功率 250W,频率 33kHz)45 分钟,放冷,加盐酸-甲醇(1:100)溶液至刻度,摇匀,滤过,取续滤液,即得。

测定法　精密吸取对照品溶液与供试品溶液各 5μl,注入液相色谱仪,测定,即得。

本品每 1g 含黄柏以盐酸小檗碱($C_{20}H_{17}NO_4 \cdot HCl$)计,不得少于 8.0mg。

【功能与主治】　清热利湿。用于湿热下注所致的痹病,症见足膝红肿、筋骨疼痛。

【用法与用量】　口服。一次 6g,一日 2 次。

【注意】　孕妇慎用。

【规格】　每 15 粒重 1g

【贮藏】　密封。

四味土木香散

Siwei Tumuxiang San

本品系蒙古族验方。

【处方】　土木香 200g　　　　　　　　　苦参 200g
　　　　　　悬钩子木(去粗皮、心)100g　　山奈 50g

【制法】　以上四味,粉碎成粗粉,过筛,混匀,即得。

【性状】　本品为黄白色的粉末;气香,味极苦、微辛。

【鉴别】　(1)取本品,置显微镜下观察:淀粉粒圆形、椭圆形或类三角形,直径 10~30μm,脐点及层纹均不明显(山奈)。薄壁细胞无色,长圆形或长多角形,含扇形菊糖块(土木香)。纤维束无色,周围薄壁细胞含草酸钙方晶,形成晶纤维(苦参)。

(2)取本品 3g,加甲醇 20ml,超声处理 10 分钟,滤过,滤液作为供试品溶液。另取土木香内酯对照品和异土木香内酯对照品,加甲醇制成每 1ml 各含 2mg 的混合溶液,作为对照品溶液。照薄层色谱法(通则 0502)试验,吸取上述两种溶液各 5μl,分别点于同一用 0.25%硝酸银溶液制备的硅胶 G 薄层板上,以石油醚(60~90℃)-甲苯-乙酸乙酯(5:1:1)为展开剂,展开,取出,晾干,喷以 5%茴香醛硫酸溶液,加热至斑点显色清晰。供试品色谱中,在与对照药材色谱相应的位置上,显相同的蓝紫色斑点。

(3)取本品 1g,加三氯甲烷 25ml 和浓氨试液 0.3ml,超声处理 30 分钟,滤过,滤液蒸干,残渣加三氯甲烷 0.5ml 使溶解,作为供试品溶液。另取苦参碱对照品、槐定碱对照品,加乙醇制成每 1ml 各含 1mg 的混合溶液,作为对照品溶液。照薄层色谱法(通则 0502)试验,吸取上述两种溶液各 6μl,分别点于同一 2%氢氧化钠溶液制备的硅胶 G 薄层板上,以甲苯-丙酮-甲醇(8:3:0.5)为展开剂,展开,展距约 8cm,取出,晾干,再以甲苯-甲酸乙酯-甲醇-水(2:4:2:1)10℃以下放置后的上层溶液为展开剂,展开,展距约 8cm,取出,晾干,喷以碘化铋钾试液。供试品色谱中,在与对照品色谱相应的位置上,显相同的橙红色斑点。

(4)取〔鉴别〕(2)项下的供试品溶液作为供试品溶液。另取对甲氧基肉桂酸乙酯对照品,加甲醇制成每 1ml 含 5mg 的溶液,作为对照品溶液。照薄层色谱法(通则 0502)试验,吸取上述两种溶液各 4μl,分别点于同一硅胶 GF254 薄层板上,以正己烷-乙酸乙酯(18:1)为展开剂,展开,取出,晾干,置紫外光灯(254nm)下检视。供试品色谱中,在与对照品色谱相应的位置上,显相同颜色的斑点。

【检查】　应符合茶剂项下有关的各项规定(通则 0188)。

【含量测定】　照高效液相色谱法(通则 0512)测定。

色谱条件与系统适用性试验　以十八烷基硅烷键合硅胶为填充剂;以乙腈-0.04%磷酸溶液(50:50)为流动相;检测波长为 210nm。理论板数按异土木香内酯峰计算应不低于 4000。

对照品溶液的制备　取异土木香内酯对照品适量,精密称定,加甲醇制成每 1ml 含 50μg 的溶液,即得。

供试品溶液的制备　取本品约 0.3g,精密称定,置具塞锥形瓶中,精密加入甲醇 25ml,密塞,称定重量,放置过夜,超声处理(功率 500W,频率 40kHz)30 分钟,放冷,再称定重量,用甲醇补足减失的重量,摇匀,滤过,取续滤液,即得。

测定法　分别精密吸取对照品溶液与供试品溶液各 10μl,注入液相色谱仪,测定,即得。

本品每 1g 含土木香以异土木香内酯($C_{15}H_{20}O_2$)计,不得少于 4.0mg。

【功能与主治】　清瘟解表。用于瘟病初期,发冷发热,头痛咳嗽,咽喉肿痛,胸胁作痛。

【用法与用量】　水煎服。一次 2.5~3.6g,一日 2~3 次。

【规格】　每袋装 20g

【贮藏】　密闭,防潮。

四味珍层冰硼滴眼液

Siwei Zhenceng Bingpeng Diyanye

【处方】　珍珠层粉水解液 350ml(含总氮 0.10g)

天然冰片 0.50g

硼砂 1.91g　　　　硼酸 11.20g

【制法】　以上四味,硼酸、硼砂加入适量水中,再加氯化钠适量,加热,搅拌使溶解,趁热加入适量的苯氧乙醇及上述珍珠层粉水解液,搅匀,加热至 100℃并保温 30 分钟,冷却;天然冰片用适量乙醇溶解,在搅拌下缓缓加入上述溶液中,搅匀,加水至 1000ml,混匀,滤过,即得。

【性状】　本品为近无色至微黄色的澄明液体;气香。

【鉴别】　(1)取本品 1ml,加 10%氢氧化钠溶液 2 滴,摇匀,滴加 0.5%硫酸铜溶液,摇匀,溶液显紫红色。

(2)取本品 1ml,加硫酸 3ml,混匀,加甲醇 12ml,点火燃烧,即产生边缘带绿色的火焰。

(3)取本品 15ml,用乙醚振摇提取 2 次,每次 10ml,合并乙醚液,挥散至约 2ml,作为供试品溶液。另取右旋龙脑对照品 2mg,加乙醚制成每 1ml 含 1mg 的溶液,作为对照品溶液。照薄层色谱法(通则 0502)试验,吸取上述两种溶液各 2μl,分别点于同一硅胶 G 薄层板上,以石油醚(30~60℃)-乙酸乙酯(9:1)为展开剂,展开,取出,晾干,喷以 1%香草醛的 10%硫酸乙醇溶液,在 105℃加热至斑点显色清晰。供试品色谱中,在与对照品色谱相应的位置上,显相同颜色的斑点。

(4)取本品 15ml,加硫酸 0.3ml,置水浴中加热回流 2 小时,放冷,通过 732 型氢型阳离子交换树脂柱(内径为 1.5cm,柱高为 10cm),用水 200ml 洗脱,再用 10%氨溶液 100ml 洗脱,收集洗脱液,蒸干,残渣加稀乙醇 1ml 使溶解,作为供试品溶液。另取丙氨酸对照品、甘氨酸对照品,加稀乙醇制成每 1ml 各含 0.5mg 的混合溶液,作为对照品溶液。照薄层色谱法(通则 0502)试验,吸取供试品溶液 4μl、对照品溶液 1μl,分别点于同一硅胶 G 薄层板上,以正丁醇-冰醋酸-水(4:1:1)为展开剂,展开,取出,晾干,喷以茚三酮试液,在 105℃加热至斑点显色清晰。供试品色谱中,在与对照品色谱相应的位置上,显相同颜色的斑点。

【检查】　**pH 值**　应为 7.0~7.8(通则 0631)。

其他　应符合眼用制剂项下有关的各项规定(通则 0105)。

【含量测定】　**总氮量**　精密量取本品 10ml,照氮测定法(通则 0704 第二法)测定,即得。

本品每 1ml 含总氮(N)应为 93~107μg。

天然冰片　照气相色谱法(通则 0521)测定。

色谱条件与系统适用性试验　以聚乙二醇 20000(PEG-20M)为固定相,涂布浓度为 10%;程序升温:初始温度为 140℃,保持 12 分钟;以每分钟 10℃的速率升至 170℃,保持 10 分钟。理论板数按右旋龙脑峰计算应不低于 1900。

校正因子测定　取水杨酸甲酯适量,加乙酸乙酯制成每 1ml 含 1mg 的溶液,作为内标溶液。另取右旋龙脑对照品 12.5mg,精密称定,置 25ml 量瓶中,用内标溶液溶解并稀释至刻度,摇匀,吸取 2μl,注入气相色谱仪,计算校正因子。

测定法　精密量取本品 5ml,置具塞试管中,精密加入内标溶液 5ml,振摇提取,静置使分层,分取上清液,吸取 2μl,注入气相色谱仪,测定,即得。

本品每 1ml 含天然冰片以右旋龙脑($C_{10}H_{18}O$)计,不得少于 0.28mg。

【功能与主治】 清热解痉,去翳明目。用于肝阴不足、肝气偏盛所致的不能久视、轻度眼胀、眼痛、青少年远视力下降;青少年假性近视、视力疲劳、轻度青光眼见上述证候者。

【用法与用量】 滴于眼睑内。一次 1~2 滴,一日 3~5 次;必要时可酌情增加。

【规格】 每瓶装 (1)8ml (2)15ml

【贮藏】 密封,置凉暗处。

附:

珍珠层粉水解液

〔制法〕 珍珠层粉加水搅匀,煮沸,每隔 2 小时搅拌一次,保温 48 小时,放冷,滤过,滤液浓缩至适量,放冷,滤过,测定滤液中的总氮量,备用。

四制香附丸
Sizhi Xiangfu Wan

【处方】 香附 400g 熟地黄 100g
当归(炒)100g 川芎 100g
炒白芍 100g 炒白术 75g
泽兰 75g 陈皮 75g
关黄柏 25g 炙甘草 25g

【制法】 以上十味,将香附分成四等份,分别用米泔水 50ml(大米、糯米或小米 10g 淘洗之水)、黄酒 50ml、醋 50ml 和盐水(含食盐 8g)浸泡,待溶液被吸干后加适量水煮透,至溶液完全吸尽,干燥,将上述香附与其余熟地黄等九味粉碎成细粉,过筛,混匀。每 100g 粉末用炼蜜 50g 加适量的水泛丸,干燥,即得。

【性状】 本品为棕褐色至黑褐色的水蜜丸;味苦、微甘。

【鉴别】 (1)取本品,置显微镜下观察:石细胞浅黄色,类方形或多角形,直径 37~64μm,壁厚薄均匀,多数个成群或散在(炒白术)。纤维束周围薄壁细胞含草酸钙方晶,形成晶纤维(炙甘草)。草酸钙簇晶直径 18~32μm,存在于薄壁细胞中,常排列成行或一个细胞中含有数个簇晶(炒白芍)。

(2)取本品 2g,研细,加乙醚 20ml,冷浸 15 分钟,滤过,滤渣备用,滤液挥干,残渣加乙醇 2ml 使溶解,作为供试品溶液。另取香附对照药材 1g,同法制成对照药材溶液。再取 α-香附酮对照品,加乙醇制成每 1ml 含 1mg 的溶液,作为对照品溶液。照薄层色谱法(通则 0502)试验,吸取供试品溶液 15μl、对照药材溶液 5μl、对照品溶液 2μl,分别点于同一硅胶 GF₂₅₄ 薄层板上,以石油醚(60~90℃)-甲苯-乙酸乙酯(10:1:1)为展开剂,展开,取出,晾干,置紫外光灯(254nm)下检视。供试品色谱中,在与对照药材色谱和对照品色谱相应的位置上,显相同颜色的斑点。

(3)取〔鉴别〕(2)项下的备用滤渣,加甲醇 20ml,超声处理

20 分钟,滤过,滤液蒸干,残渣加乙醇 2ml 使溶解,作为供试品溶液。另取陈皮对照药材 0.5g,加无水乙醇 20ml,加热回流 30 分钟,滤过,取滤液作为对照药材溶液。再取橙皮苷对照品,加甲醇制成饱和溶液,作为对照品溶液。照薄层色谱法(通则 0502)试验,吸取供试品溶液 2μl、对照药材溶液和对照品溶液各 1μl,分别点于同一聚酰胺薄膜上,以三氯甲烷-丙酮-甲醇(5:1:1)为展开剂,展开,取出,晾干,喷以三氯化铝试液,用热风吹干,置紫外光灯(365nm)下检视。供试品色谱中,在与对照药材色谱和对照品色谱相应的位置上,显相同颜色的荧光斑点。

(4)取关黄柏对照药材 0.1g,加甲醇 10ml,加热回流 15 分钟,滤过,滤液作为对照药材溶液。另取盐酸小檗碱对照品,加乙醇制成每 1ml 含 1mg 的溶液,作为对照品溶液。照薄层色谱法(通则 0502)试验,吸取〔鉴别〕(3)项下的供试品溶液 5μl 及上述对照药材溶液和对照品溶液各 2μl,分别点于同一硅胶 G 薄层板上,以甲苯-乙酸乙酯-异丙醇-甲醇-浓氨试液(12:6:3:3:1)为展开剂,置氨蒸气饱和的展开缸内,展开,取出,晾干,置紫外光灯(365nm)下检视。供试品色谱中,在与对照药材色谱和对照品色谱相应的位置上,显相同的黄色荧光斑点。

【检查】 应符合丸剂项下有关的各项规定(通则 0108)。

【含量测定】 照高效液相色谱法(通则 0512)测定。

色谱条件与系统适用性试验 以十八烷基硅烷键合硅胶为填充剂;以乙腈-水(14:86)为流动相;检测波长为 230nm。理论板数按芍药苷峰计算应不低于 2000。

对照品溶液的制备 取芍药苷对照品适量,精密称定,加甲醇制成每 1ml 含 40μg 的溶液,即得。

供试品溶液的制备 取本品适量,研细,取 1g,精密称定,置具塞锥形瓶中,精密加入稀乙醇 50ml,密塞,称定重量,超声处理(功率 300W,频率 50kHz)30 分钟,放冷,再称定重量,用稀乙醇补足减失的重量,摇匀,滤过,取续滤液,即得。

测定法 分别精密吸取对照品溶液与供试品溶液各 10μl,注入液相色谱仪,测定,即得。

本品每 1g 含白芍以芍药苷($C_{23}H_{28}O_{11}$)计,不得少于 1.0mg。

【功能与主治】 理气和血,补血调经。用于血虚气滞,月经不调,胸腹胀痛。

【用法与用量】 口服。一次 9g,一日 2 次。

【贮藏】 密封。

四 物 合 剂
Siwu Heji

【处方】 当归 250g 川芎 250g
白芍 250g 熟地黄 250g

【制法】 以上四味,当归和川芎冷浸 0.5 小时,用水蒸气

蒸馏,收集蒸馏液约 250ml,蒸馏后的水溶液另器保存,药渣与白芍、熟地黄加水煎煮三次,第一次 1 小时,第二、三次各 1.5 小时,合并煎液,滤过,滤液与上述水溶液合并,浓缩至相对密度为 1.18～1.22(65℃)的清膏,加入乙醇,使含醇量达 55%,静置 24 小时,滤过,回收乙醇,浓缩至相对密度为 1.26～1.30(60℃)的稠膏,加入上述蒸馏液、苯甲酸钠 3g 及蔗糖 35g,加水至 1000ml,滤过,灌封,或灌封、灭菌,即得。

【性状】 本品为棕红色至棕褐色的液体;气芳香,味微苦、微甜。

【鉴别】 (1)取本品 20ml,加乙醚振摇提取 3 次,每次 20ml,水液备用,合并乙醚液,挥干,残渣加乙酸乙酯 1ml 使溶解,作为供试品溶液。另取当归对照药材、川芎对照药材各 0.5g,分别加乙醚 15ml,超声处理 5 分钟,滤过,滤液挥干,残渣加乙酸乙酯 1ml 使溶解,作为对照药材溶液。照薄层色谱法(通则 0502)试验,吸取上述三种溶液各 5μl,分别点于同一硅胶 G 薄层板上,以正己烷-乙酸乙酯(9∶1)为展开剂,展开,取出,晾干,置紫外光灯(365nm)下检视。供试品色谱中,在与对照药材色谱相应的位置上,显相同颜色的荧光主斑点。

(2)取〔鉴别〕(1)项下乙醚提取后的备用水液,用水饱和的正丁醇振摇提取 2 次,每次 20ml,合并正丁醇液,以正丁醇饱和的水洗涤 2 次,每次 20ml,正丁醇液蒸干,残渣加乙醇 1ml 使溶解,作为供试品溶液。另取芍药苷对照品,加乙醇制成每 1ml 含 2mg 的溶液,作为对照品溶液。照薄层色谱法(通则 0502)试验,吸取上述两种溶液各 5μl,分别点于同一硅胶 G 薄层板上,以三氯甲烷-乙酸乙酯-甲醇-甲酸(40∶5∶10∶0.2)为展开剂,展开,取出,晾干,喷以 5% 香草醛硫酸溶液,在 105℃加热至斑点显色清晰。供试品色谱中,在与对照品色谱相应的位置上,显相同颜色的斑点。

(3)取本品 30ml,加乙酸乙酯振摇提取 2 次,每次 30ml,合并乙酸乙酯液,浓缩至 1ml,作为供试品溶液。另取熟地黄对照药材 3g,加水 60ml,煎煮 1 小时,滤过,滤液同法制成对照药材溶液。照薄层色谱法(通则 0502)试验,吸取上述两种溶液各 5～10μl,分别点于同一硅胶 G 薄层板上,以甲苯-乙酸乙酯(1∶1)为展开剂,展开,取出,晾干,喷以 2,4-二硝基苯肼乙醇试液。供试品色谱中,在与对照药材色谱相应的位置上,显相同的黄棕色主斑点。

【检查】 **相对密度** 应不低于 1.06(通则 0601)。

pH 值 应为 4.0～6.0(通则 0631)。

其他 应符合合剂项下有关的各项规定(通则 0181)。

【含量测定】 照高效液相色谱法(通则 0512)测定。

色谱条件与系统适用性试验 以十八烷基硅烷键合硅胶为填充剂;以异丙醇-甲醇-水-醋酸(2∶25∶71∶2)为流动相;检测波长为 230nm;柱温 35℃。理论板数按芍药苷峰计算应不低于 2000。

对照品溶液的制备 精密称取芍药苷对照品适量,加水制成每 1ml 含 0.1mg 的溶液,即得。

供试品溶液的制备 精密量取本品 1ml,置 25ml 量瓶中,加水稀释至刻度,摇匀,滤过,即得。

测定法 分别精密吸取对照品溶液与供试品溶液各 10μl,注入液相色谱仪,测定,即得。

本品每 1ml 含白芍以芍药苷($C_{23}H_{28}O_{11}$)计,不得少于 1.6mg。

【功能与主治】 养血调经。用于血虚所致的面色萎黄、头晕眼花、心悸气短及月经不调。

【用法与用量】 口服。一次 10～15ml,一日 3 次。

【规格】 (1)每支装 10ml (2)每瓶装 100ml

【贮藏】 密封,置阴凉处。

四物益母丸

Siwu Yimu Wan

【处方】 熟地黄 400g 　　当归(酒炒)400g
　　　　　川芎 100g 　　　白芍(麸炒)100g
　　　　　益母草 800g

【制法】 以上五味,取益母草切碎,加水煎煮二次,每次 2 小时,合并煎液,滤过,滤液浓缩成适量的清膏。其余当归(酒炒)等四味药材粉碎成细粉,过筛,混匀。每 100g 粉末加炼蜜 10～20g,与益母草清膏及适量的水混匀,制丸,干燥,即得。

【性状】 本品为棕褐色至棕黑色的水蜜丸;气香,味微甜、苦涩。

【鉴别】 (1)取本品,置显微镜下观察:草酸钙簇晶直径 18～32μm,存在于薄壁细胞中,常排列成行,或一个细胞中含有数个簇晶(白芍)。薄壁细胞纺锤形,壁略厚,有极微细的斜向交错纹理(当归)。薄壁组织灰棕色至黑棕色,细胞多皱缩,内含棕色核状物(熟地黄)。螺纹导管直径 8～23μm,加厚壁互相连接,似网状螺纹导管(川芎)。

(2)取本品 5g,研细,加乙醇 20ml,浸渍 24 小时,滤过,滤液浓缩至 1ml,作为供试品溶液。另取熟地黄对照药材 2g,同法制成对照药材溶液。照薄层色谱法(通则 0502)试验,吸取上述两种溶液各 4～8μl,分别点于同一硅胶 GF₂₅₄薄层板上,以石油醚(60～90℃)-乙酸乙酯(1∶1)为展开剂,展开,取出,晾干,置紫外光灯(254nm)下检视。供试品色谱中,在与对照药材色谱相应的位置上,显相同颜色的斑点。

(3)取本品 6g,加硅藻土 5g,研匀,加乙醇 40ml,浸渍 1 小时,时时振摇,滤过,滤液作为供试品溶液。另取当归、川芎对照药材各 1g,分别加乙醇 10ml,同法制成对照药材溶液。照薄层色谱法(通则 0502)试验,吸取上述三种溶液各 5～10μl,分别点于同一硅胶 G 薄层板上,以环己烷-乙酸乙酯(9∶1)为展开剂,展开,取出,晾干,置紫外光灯(365nm)下检视。供试品色谱中,在与对照药材色谱相应的位置上,显相同的亮蓝白色荧光主斑点。

(4)取〔鉴别〕(3)项下的供试品溶液,蒸干,残渣加水 20ml,加热使溶解,放冷,滤过,滤液用水饱和的正丁醇振摇提取 3 次,每次 20ml,合并正丁醇液,用水洗涤 3 次,每次

15ml,弃去水液,正丁醇液回收溶剂至干,残渣加乙醇 1ml 使溶解,作为供试品溶液。另取芍药苷对照品,加乙醇制成每 1ml 含 2mg 的溶液,作为对照品溶液。照薄层色谱法(通则 0502)试验,吸取上述两种溶液各 5~10μl,分别点于同一硅胶 G 薄层板上,以三氯甲烷-乙酸乙酯-甲醇-甲酸(40:5:10:0.2)为展开剂,展开,取出,晾干,喷以 5% 香草醛硫酸溶液,在 105℃ 加热至斑点显色清晰,置日光下检视。供试品色谱中,在与对照品色谱相应的位置上,显相同颜色的斑点。

(5)取本品 4g,加硅藻土 3g,研细,加水 30ml 使溶解,加稀盐酸调节 pH 值至 1~2,滤过,滤液通过 732 钠型强酸型阳离子交换树脂柱(柱内径为 0.9cm,柱长为 12cm),以水洗至流出液近无色,弃去水液,再以 2mol/L 氨溶液 60ml 洗脱,收集洗脱液,水浴蒸干,残渣加甲醇 2ml 使溶解,作为供试品溶液。另取盐酸水苏碱对照品,加甲醇制成每 1ml 含 2mg 的溶液,作为对照品溶液。照薄层色谱法(通则 0502)试验,吸取上述两种溶液各 5~10μl,分别点于同一硅胶 G 薄层板上,以正丁醇-盐酸-乙酸乙酯(8:3:1)为展开剂,展开,取出,晾干,在 105℃ 加热 10 分钟,喷以稀碘化铋钾试液,置日光下检视。供试品色谱中,在与对照品色谱相应的位置上,显相同颜色的斑点。

【检查】 应符合丸剂项下有关的各项规定(通则 0108)。

【含量测定】 照高效液相色谱法(通则 0512)测定。

色谱条件与系统适用性试验 以十八烷基硅烷键合硅胶为填充剂;以乙腈-水(17:83)为流动相;检测波长为 230nm。理论板数按芍药苷峰计算应不低于 2000。

对照品溶液的制备 精密称取芍药苷对照品适量,加稀乙醇制成每 1ml 含 40μg 的溶液,即得。

供试品溶液的制备 取本品 2g,研细,取 0.4g,精密称定,置具塞锥形瓶中,精密加入稀乙醇 20ml,密塞,称定重量,超声处理(功率 240W,频率 45kHz)1 小时,放冷,再称定重量,用稀乙醇补足减失的重量,摇匀,滤过,取续滤液,即得。

测定法 分别精密吸取对照品溶液与供试品溶液各 10μl,注入液相色谱仪,测定,即得。

本品每 1g 含白芍以芍药苷($C_{23}H_{28}O_{11}$)计,不得少于 0.50mg。

【功能与主治】 补血,活血,调经。用于血虚血滞,月经不调。

【用法与用量】 口服。一次 9g,一日 2 次。

【贮藏】 密封。

四 物 颗 粒
Siwu Keli

【处方】 当归 625g   川芎 625g
       白芍 625g   熟地黄 625g

【制法】 以上四味,当归、川芎蒸馏提取挥发油,用倍他环糊精包合,包合物备用;蒸馏后的水溶液另器收集;药渣与白芍、熟地黄蒸馏后的水溶液配成的 50% 乙醇溶液作溶剂,回流提取 2 次,第一次 2 小时,第二次 1.5 小时,合并提取液,滤过,滤液回收乙醇,浓缩成相对密度为 1.30(60℃)的稠膏,加入包合物、可溶性淀粉 150g、糊精 350g、阿司帕坦 10g、香兰素 2.5g 和乙基麦芽酚 2.5g,制成颗粒,干燥,制成 1000g,即得。

【性状】 本品为棕黄色至棕褐色的颗粒;气芳香,味微苦、微甜。

【鉴别】 (1)取本品 10g,研细,加乙醚 20ml,超声处理 5 分钟,滤过,滤液挥干,残渣加乙酸乙酯 1ml 使溶解,作为供试品溶液。另取当归对照药材、川芎对照药材各 0.5g,分别同法制成对照药材溶液。照薄层色谱法(通则 0502)试验,吸取上述三种溶液各 5μl,分别点于同一硅胶 G 薄层板上,以环己烷-乙酸乙酯(9:1)为展开剂,展开,取出,晾干,置紫外光灯(365nm)下检视。供试品色谱中,在与对照药材色谱相应的位置上,显相同颜色的荧光斑点。

(2)取本品 10g,研细,加甲醇 25ml,超声处理 30 分钟,滤过,滤液作为供试品溶液。另取毛蕊花糖苷对照品适量,加甲醇制成每 1ml 含 2μg 的溶液,作为对照品溶液。照高效液相色谱法(通则 0512)试验,以十八烷基硅烷键合硅胶为填充剂;以乙腈-0.1% 醋酸溶液(16:84)为流动相,检测波长为 334nm。分别吸取对照品溶液与供试品溶液各 10μl,注入液相色谱仪,测定。供试品色谱中应呈现与对照品色谱保留时间相对应的色谱峰。

【检查】 应符合颗粒剂项下有关的各项规定(通则 0104)。

【含量测定】 **当归、川芎** 照高效液相色谱法(通则 0512)测定。

色谱条件与系统适用性试验 以十八烷基硅烷键合硅胶为填充剂;以甲醇-0.1% 磷酸溶液(30:70)为流动相;检测波长为 321nm。理论板数按阿魏酸峰计算应不低于 3000。

对照品溶液的制备 取阿魏酸对照品适量,精密称定,加稀乙醇制成每 1ml 含 5μg 的溶液,即得。

供试品溶液的制备 取装量差异项下的本品适量,研细,取约 0.5g,精密称定,置具塞锥形瓶中,精密加入稀乙醇 25ml,密塞,称定重量,超声处理(功率 300W,频率 25kHz)45 分钟,放冷,再称定重量,用稀乙醇补足减失的重量,摇匀,滤过,取续滤液,即得。

测定法 分别精密吸取对照品溶液与供试品溶液各 10μl,注入液相色谱仪,测定,即得。

本品每袋含当归和川芎以阿魏酸($C_{20}H_{20}O_4$)计,不得少于 1.2mg。

白芍 照高效液相色谱法(通则 0512)测定。

色谱条件与系统适用性试验 以十八烷基硅烷键合硅胶为填充剂;以甲醇-水(25:75)为流动相;检测波长为 230nm。

理论板数按芍药苷峰计算应不低于 2000。

对照品溶液的制备 取芍药苷对照品适量,精密称定,加稀乙醇制成每 1ml 含 50μg 的溶液,即得。

供试品溶液的制备 取〔含量测定〕当归、川芎项下的供试品溶液作为供试品溶液。

测定法 分别精密吸取对照品溶液 10μl、供试品溶液 5μl,注入液相色谱仪,测定,即得。

本品每袋含白芍以芍药苷(C$_{23}$H$_{28}$O$_{11}$)计,不得少于 25mg。

【功能与主治】 养血调经。用于血虚所致的面色萎黄、头晕眼花、心悸气短及月经不调。

【用法与用量】 温开水冲服。一次 5g,一日 3 次。

【规格】 每袋装 5g

【贮藏】 密封,置阴凉干燥处。

四 逆 汤
Sini Tang

【处方】 淡附片 300g   干姜 200g
炙甘草 300g

【制法】 以上三味,淡附片、炙甘草加水煎煮二次,第一次 2 小时,第二次 1.5 小时,合并煎液,滤过;干姜用水蒸气蒸馏提取挥发油,挥发油和蒸馏后的水溶液备用;姜渣再加水煎煮 1 小时,煎液与上述水溶液合并,滤过,再与淡附片、炙甘草的煎液合并,浓缩至约 400ml,放冷,加乙醇 1200ml,搅匀,静置 24 小时,滤过,减压浓缩至适量,用适量水稀释,冷藏 24 小时,滤过,加单糖浆 300ml、苯甲酸钠 3g 与上述挥发油,加水至 1000ml,搅匀,灌封,灭菌,即得。

【性状】 本品为棕黄色的液体;气香,味甜、辛。

【鉴别】 (1)取本品 20ml,用正丁醇 20ml 振摇提取,取正丁醇液,蒸干,残渣加甲醇 2ml 使溶解,作为供试品溶液。另取甘草对照药材 1g,加乙醚 40ml,加热回流 1 小时,滤过,弃去乙醚液,药渣加甲醇 30ml,加热回流 1 小时,滤过,滤液蒸干,残渣用水 20ml 溶解,同法制成对照药材溶液。照薄层色谱法(通则 0502)试验,吸取上述两种溶液各 2μl,分别点于同一用 1%氢氧化钠溶液制备的硅胶 G 薄层板上,以乙酸乙酯-冰醋酸-甲酸-水(15:1:1:2)为展开剂,展开,取出,晾干,喷以 10%硫酸乙醇溶液,在 105℃加热至斑点显色清晰,置紫外光灯(365nm)下检视。供试品色谱中,在与对照药材色谱相应的位置上,显相同颜色的荧光斑点。

(2)取干姜对照药材 5g,加水 30ml,加热回流 1 小时,放冷,滤过,滤液用正丁醇 40ml 振摇提取,取正丁醇液,蒸干,残渣加甲醇 2ml 使溶解,作为对照药材溶液。照薄层色谱法(通则 0502)试验,吸取〔鉴别〕(1)项下的供试品溶液与上述对照药材溶液各 5μl,分别点于同一硅胶 G 薄层板上,以环己烷-乙

醚(1:1)为展开剂,展开,取出,晾干,喷以香草醛硫酸试液,在 105℃加热至斑点显色清晰。供试品色谱中,在与对照药材色谱相应的位置上,显相同颜色的斑点。

【检查】 **乌头碱限量** 取本品 70ml,加浓氨试液调节 pH 值至 10,用乙醚振摇提取 3 次,每次 100ml,合并乙醚液,回收溶剂至干,残渣用无水乙醇溶解使成 2.0ml,作为供试品溶液。另取乌头碱对照品与次乌头碱对照品适量,加无水乙醇制成每 1ml 各含 2.0mg 与 1.0mg 的混合溶液,作为对照品溶液。照薄层色谱法(通则 0502)试验,吸取供试品溶液 6μl、对照品溶液 5μl,分别点于同一硅胶 G 薄层板上,以三氯甲烷-乙酸乙酯-浓氨试液(5:5:1)的下层溶液为展开剂,展开,取出,晾干,喷以稀碘化铋钾试液。供试品色谱中,在与对照品色谱相应位置上,出现的斑点应小于对照品斑点,或不出现斑点。

相对密度 应不低于 1.08(通则 0601)。

pH 值 应为 4.0~6.0(通则 0631)。

其他 应符合合剂项下有关的各项规定(通则 0181)。

【含量测定】 照高效液相色谱法(通则 0512)测定。

色谱条件与系统适用性试验 以十八烷基硅烷键合硅胶为填充剂;以甲醇-0.2mol/L 醋酸铵溶液-冰醋酸(67:33:1)为流动相;检测波长为 250nm。理论板数按甘草酸峰计算应不低于 2000。

对照品溶液的制备 取甘草酸铵对照品适量,精密称定,加流动相制成每 1ml 含 0.40mg 的溶液(相当于每 1ml 含甘草酸 0.3918mg)。

供试品溶液的制备 精密量取本品 10ml,置 50ml 量瓶中,加流动相至刻度,摇匀,滤过,即得。

测定法 分别精密吸取对照品溶液与供试品溶液各 10μl,注入液相色谱仪,测定,即得。

本品每 1ml 含炙甘草以甘草酸(C$_{42}$H$_{62}$O$_{16}$)计,不得少于 0.50mg。

【功能与主治】 温中祛寒,回阳救逆。用于阳虚欲脱,冷汗自出,四肢厥逆,下利清谷,脉微欲绝。

【用法与用量】 口服。一次 10~20ml,一日 3 次;或遵医嘱。

【规格】 每支装 10ml

【贮藏】 密封,置阴凉处。

四 神 丸
Sishen Wan

【处方】 肉豆蔻(煨)200g   补骨脂(盐炒)400g
五味子(醋制)200g   吴茱萸(制)100g
大枣(去核)200g

【制法】 以上五味,粉碎成细粉,过筛,混匀。另取生姜

200g,捣碎,加水适量,压榨取汁。取上述粉末用生姜汁和水泛丸,干燥,即得。

【性状】 本品为浅褐色至褐色的水丸;气微香,味苦、咸而带酸、辛。

【鉴别】 (1)取本品,置显微镜下观察:种皮表皮石细胞淡黄棕色,表面观类多角形,壁较厚,孔沟细密,胞腔含暗棕色物(五味子)。非腺毛 2～6 细胞,胞腔有的充满红棕色物;腺毛头部多细胞,椭圆形,含棕黄色至棕红色物,柄2～5细胞(吴茱萸)。果皮表皮细胞黄棕色至红棕色,表面观多角形,断面观角质层厚约 10μm(大枣)。

(2)取本品 10g,研细,照挥发油测定法(通则 2204)试验,加乙酸乙酯 2ml 及水适量,加热回流 1 小时,取乙酸乙酯液作为供试品溶液。另取肉豆蔻对照药材 1g,同法制成对照药材溶液。照薄层色谱法(通则 0502)试验,吸取供试品溶液 5～10μl、对照药材溶液 2μl,分别点于同一硅胶 G 薄层板上,以石油醚(60～90℃)-甲苯(1:1)为展开剂,展开,取出,晾干,喷以 10%硫酸乙醇溶液,加热至斑点显色清晰。供试品色谱中,在与对照药材色谱相应的位置上,显相同颜色的主斑点。

(3)取本品 2g,研细,加乙酸乙酯 20ml,加热回流 10 分钟,滤过,滤液蒸干,残渣加乙酸乙酯 2ml 使溶解,作为供试品溶液。另取补骨脂素对照品、异补骨脂素对照品,加乙酸乙酯制成每 1ml 各含 2mg 的混合溶液,作为对照品溶液。照薄层色谱法(通则 0502)试验,吸取上述两种溶液各 2μl,分别点于同一硅胶 G 薄层板上,以正己烷-乙酸乙酯(4:1)为展开剂,展开,取出,晾干,喷以 10%氢氧化钾甲醇溶液,置紫外光灯(365nm)下检视。供试品色谱中,在与对照品色谱相应的位置上,显相同颜色的荧光斑点。

(4)取本品 1g,研细,加乙醇 10ml,加热回流 1 小时,滤过,滤液作为供试品溶液。另取吴茱萸对照药材 0.1g,同法制成对照药材溶液。照薄层色谱法(通则 0502)试验,吸取上述两种溶液各 2μl,分别点于同一硅胶 G 薄层板上,以正丁醇-醋酸-水(2:1:1)为展开剂,展开,取出,晾干,置紫外光灯(365nm)下检视。供试品色谱中,在与对照药材色谱相应的位置上,显相同颜色的荧光斑点。

【检查】 溶散时限 应在 2 小时内全部溶散(通则 0108)。

其他 应符合丸剂项下有关的各项规定(通则 0108)。

【含量测定】 照高效液相色谱法(通则 0512)测定。

色谱条件与系统适用性试验 以十八烷基硅烷键合硅胶为填充剂;以乙腈-水(30:70)为流动相;检测波长为 245nm。理论板数按补骨脂素峰计算应不低于 6000。

对照品溶液的制备 取补骨脂素对照品、异补骨脂素对照品适量,精密称定,加甲醇制成每 1ml 各含 16μg 的混合溶液,即得。

供试品溶液的制备 取本品适量,研细,取 1g,精密称定,置具塞锥形瓶中,精密加入 70%甲醇 100ml,密塞,称定重

量,超声处理(功率 300W,频率 33kHz)20 分钟,放冷,再称定重量,用 70%甲醇补足减失的重量,摇匀,滤过,取续滤液,即得。

测定法 分别精密吸取对照品与供试品溶液各 10μl,注入液相色谱仪,测定,即得。

本品每 1g 含补骨脂以补骨脂素($C_{11}H_6O_3$)和异补骨脂素($C_{11}H_6O_3$)的总量计,不得少于 3.0mg。

【功能与主治】 温肾散寒,涩肠止泻。用于肾阳不足所致的泄泻,症见肠鸣腹胀、五更溏泻、食少不化、久泻不止、面黄肢冷。

【用法与用量】 口服。一次 9g,一日 1～2 次。

【贮藏】 密封。

四 神 片

Sishen Pian

【处方】 肉豆蔻(煨)189g　　　盐补骨脂377g
　　　　　醋五味子189g　　　　制吴茱萸94g
　　　　　大枣(去核)189g　　　干姜94g

【制法】 以上六味,大枣(去核)加水煎煮二次,每次 1 小时,合并煎液,浓缩至相对密度为 1.20～1.30(55℃);肉豆蔻(煨)、制吴茱萸、盐补骨脂、醋五味子用 60%乙醇作溶剂进行渗漉;干姜用乙醇作溶剂进行渗漉,上述渗漉液合并,回收乙醇并浓缩,与大枣浓缩膏及适量的淀粉等辅料混匀,制成颗粒,干燥,放冷,压制成 1000 片,或包薄膜衣,即得。

【性状】 本品为黄棕色至棕褐色的片;或为薄膜衣片,除去包衣后显黄棕色至深褐色;味酸、辛。

【鉴别】 (1)取本品 2 片,研细,加乙醇 15ml,超声处理 40 分钟,放冷,滤过,滤液作为供试品溶液。另取吴茱萸对照药材 0.4g,同法制成对照药材溶液。照薄层色谱法(通则 0502)试验,吸取上述两种溶液各 2～4μl,分别点于同一硅胶 G 薄层板上,以环己烷-乙酸乙酯-甲醇-三乙胺(19:5:1:1)为展开剂,展开,取出,晾干,喷以 10%硫酸乙醇溶液,置紫外光灯(365nm)下检视。供试品色谱中,在与对照药材色谱相应的位置上,显相同颜色的荧光斑点。

(2)取本品 1 片,研细,加乙酸乙酯 15ml,超声处理 15 分钟,滤过,滤液蒸干,残渣加乙酸乙酯 2ml 使溶解,作为供试品溶液。另取补骨脂素对照品、异补骨脂素对照品,加乙酸乙酯制成每 1ml 各含 1mg 的混合溶液,作为对照品溶液。照薄层色谱法(通则 0502)试验,吸取上述两种溶液各 1～4μl,分别点于同一高效硅胶 G 薄层板上,以石油醚(60～90℃)-三氯甲烷-乙酸乙酯(10:1:4)为展开剂,展开,取出,晾干,喷以 10%氢氧化钾甲醇溶液,置紫外光灯(365nm)下检视。供试品色谱中,在与对照品色谱相应的位置上,显相同颜色的荧光斑点。

（3）取本品 5 片,研细,加水 40ml,加热回流 1 小时,放冷,滤过,滤液蒸干,残渣加 0.1mol/L 氢氧化钠溶液 20ml 使溶解,用乙酸乙酯振摇提取 2 次,每次 20ml,合并乙酸乙酯提取液,蒸干,残渣加乙酸乙酯 1ml 使溶解,作为供试品溶液。另取五味子对照药材 1g,加水 20ml,同法制成对照药材溶液。再取五味子醇甲对照品,加甲醇制成每 1ml 含 1mg 的溶液,作为对照品溶液。照薄层色谱法(通则 0502)试验,吸取上述三种溶液各 2～6μl,分别点于同一硅胶 GF$_{254}$薄层板上,以石油醚(30～60℃)-甲酸乙酯-甲醇(15:5:0.3)为展开剂,展开,取出,晾干,置紫外光灯(254nm)下检视。供试品色谱中,在与对照药材色谱和对照品色谱相应的位置上,显相同颜色的斑点。

【检查】 应符合片剂项下有关的各项规定(通则 0101)。

【含量测定】 盐补骨脂 照高效液相色谱法(通则 0512)测定。

色谱条件与系统适用性试验 以十八烷基硅烷键合硅胶为填充剂;以乙腈-水(28:72)为流动相;检测波长为 246nm。理论板数按补骨脂素峰计算应不低于 8000。

对照品溶液的制备 分别取补骨脂素对照品、异补骨脂素对照品适量,精密称定,加甲醇制成每 1ml 含补骨脂素 5μg、异补骨脂素 7μg 的混合溶液,即得。

供试品溶液的制备 取本品 10 片,薄膜衣片除去包衣,精密称定,研细,取素片约 0.5g,或取薄膜衣片 0.25g,精密称定,置具塞锥形瓶中,精密加入甲醇 25ml,密塞,称定重量,超声处理(功率 200W,频率 40kHz)45 分钟,放冷,再称定重量,用甲醇补足减失的重量,摇匀,滤过,取续滤液 2ml,置 10ml量瓶中,加甲醇至刻度,摇匀,即得。

测定法 精密吸取对照品溶液与供试品溶液各 10μl,注入液相色谱仪,测定,即得。

本品每片含补骨脂以补骨脂素(C$_{11}$H$_6$O$_3$)和异补骨脂素(C$_{11}$H$_6$O$_3$)的总量计,不得少于 1.6mg。

醋五味子 照高效液相色谱法(通则 0512)测定。

色谱条件与系统适用性试验 以十八烷基硅烷键合硅胶为填充剂,以乙腈-0.1%磷酸溶液(34:66)为流动相;检测波长为 250nm。理论板数按五味子醇甲峰计算应不低于 10000。

对照品溶液的制备 取五味子醇甲对照品适量,精密称定,加甲醇制成每 1ml 含 50μg 的溶液,即得。

供试品溶液的制备 取本品 10 片,薄膜衣片除去包衣,精密称定,研细,取素片约 1g,或取薄膜衣片 0.5g,精密称定,置具塞锥形瓶中,精密加入甲醇 20ml,密塞,称定重量,超声处理(功率 200W,频率 40kHz)40 分钟,放冷,再称定重量,用甲醇补足减失的重量,摇匀,滤过,取续滤液,即得。

测定法 精密吸取对照品溶液与供试品溶液各 10μl,注入液相色谱仪,测定,即得。

本品每片含五味子以五味子醇甲(C$_{24}$H$_{32}$O$_7$)计,不得少

于 0.42mg。

【功能与主治】 温肾散寒,涩肠止泻。用于肾阳不足所致的泄泻,症见肠鸣腹胀、五更溏泻、食少不化、久泻不止、面黄肢冷。

【用法与用量】 口服。一次 4 片,一日 2 次。

【规格】 （1）素片 每片重 0.6g （2）薄膜衣片 每片重 0.3g

【贮藏】 密封。

生白合剂(生白口服液)

Shengbai Heji

【处方】 淫羊藿 240g   补骨脂 120g

附子(黑顺片)80g   枸杞子 240g

黄芪 240g   鸡血藤 240g

茜草 240g   当归 120g

芦根 240g   麦冬 120g

甘草 120g

【制法】 以上十一味,加水煎煮二次,每次 1 小时,合并煎液,滤过,滤液减压浓缩至相对密度 1.24～1.27(25℃),加乙醇使含醇量达 70%,静置,滤过,滤液回收乙醇,加水适量搅拌,用 20%氢氧化钠溶液调 pH 值至 7,加甜菊素 2g,调整总量至 1000ml,搅匀,冷藏,滤过,灌封,灭菌,即得。

【性状】 本品为棕红色液体;气香,味微苦。

【鉴别】 （1）取本品 10ml,加稀盐酸调节 pH 值至 3～4,用乙酸乙酯振摇提取 2 次,每次 10ml,合并乙酸乙酯液,回收溶剂至干,残渣加甲醇 1ml 使溶解,作为供试品溶液。另取补骨脂对照药材 1g,加水 50ml,煎煮 0.5 小时,滤过,滤液浓缩至约 10ml,同法制成对照药材溶液。再取补骨脂素对照品和异补骨脂素对照品,加甲醇制成每 1ml 各含 1mg 的混合溶液,作为对照品溶液。照薄层色谱法(通则 0502)试验,吸取上述三种溶液各 2～4μl,分别点于同一硅胶 G 薄层板上,以正己烷-乙醚-乙酸乙酯(4:1:1)为展开剂,展开,取出,晾干,喷以 10%氢氧化钾甲醇溶液,置紫外光灯(365nm)下检视。供试品色谱中,在与对照药材色谱和对照品色谱相应的位置上,显相同颜色的荧光斑点。

（2）取茜草对照药材 0.5g,加水 15ml,加热微沸回流 30分钟,放冷,滤过,滤液照〔鉴别〕（1）项下的供试品溶液的制备方法,同法制成对照药材溶液。照薄层色谱法(通则 0502)试验,吸取〔鉴别〕（1）项下的供试品溶液与上述对照药材溶液各 2～4μl,分别点于同一硅胶 G 薄层板上,以乙酸乙酯-甲醇-水-浓氨试液(10:1.7:1.2:0.2)为展开剂,展开,取出,晾干。供试品色谱中,在与对照药材色谱相应的位置上,显相同颜色的斑点。

（3）取本品 10ml,用水饱和的正丁醇振摇提取 3 次,每次

10ml,合并正丁醇液,用 0.5％氢氧化钠溶液洗涤 2 次,每次 30ml,弃取洗液,再用水洗涤 2 次,每次 10ml,分取正丁醇液,回收溶剂至干,残渣加乙醇 10ml 使溶解,置中性氧化铝柱 (100～120 目,5g,内径为 10mm,乙醇湿法装柱)上,用乙醇 40ml 洗脱,弃去洗脱液,再用 40％甲醇 100ml 洗脱,收集 40％甲醇洗脱液,回收溶剂至干,残渣加甲醇 1ml 使溶解,作为供试品溶液。另取黄芪对照药材 1g,加水 50ml,煎煮 30 分钟,滤过,滤液浓缩至约 10ml,同法制成对照药材溶液。再取黄芪甲苷对照品,加甲醇制成每 1ml 含 1mg 的溶液,作为对照品溶液。照薄层色谱法(通则 0502)试验,吸取上述三种溶液各 2～4μl,分别点于同一硅胶 G 薄层板上,以三氯甲烷-甲醇-水(13∶7∶2)5～10℃放置的下层溶液为展开剂,展开,取出,晾干,喷以 10％硫酸乙醇溶液,在 105℃加热至斑点显色清晰,置紫外光灯(365nm)下检视。供试品色谱中,在与对照药材色谱和对照品色谱相应的位置上,显相同颜色的荧光斑点。

(4)取本品 10ml,用水饱和的正丁醇振摇提取 2 次,每次 10ml,合并正丁醇液,用水 20ml 洗涤,分取正丁醇液,回收溶剂至干,残渣加甲醇 5ml 使溶解,作为供试品溶液。另取甘草对照药材 1g,加水 15ml,加热微沸回流 30 分钟,放冷,滤过,滤液同法制成对照药材溶液。照薄层色谱法(通则 0502)试验,吸取上述两种溶液各 2～4μl,分别点于同一用 0.2％氢氧化钠溶液制备的硅胶 G 薄层板上,以三氯甲烷-甲醇-水(4∶1∶0.1)为展开剂,展开,取出,晾干,喷以 10％硫酸乙醇溶液,在 105℃加热至斑点显色清晰。供试品色谱中,在与对照药材色谱相应的位置上,显相同的三个棕黄色斑点。

(5)取本品 20ml,用正己烷振摇提取 3 次,每次 10ml,合并正己烷液,回收溶剂至干,残渣加正己烷 1ml 使溶解,作为供试品溶液。另取当归对照药材 0.6g,加水 50ml,加水煮沸 30 分钟,放冷,滤过,滤液同法制成对照药材溶液。照薄层色谱法(通则 0502)试验,吸取上述两种溶液各 7μl,分别点于同一硅胶 G 薄层板上,以石油醚(60～90℃)-乙酸乙酯(10∶1)为展开剂,展开,取出,晾干,置紫外光灯(365nm)下检视。供试品色谱中,在与对照药材色谱相应的位置上,显相同颜色的荧光斑点。

【检查】 乌头碱限量 取本品 50ml,加氨试液 10ml,用乙醚振摇提取 4 次,每次 50ml,合并乙醚液,挥干,残渣用硫酸溶液(0.05mol/L)5ml 使溶解,并继续用 5ml 硫酸溶液(0.05mol/L)分次洗涤容器,合并酸液,加氨试液调节 pH 值至 9,加乙醚振摇提取 4 次,每次 10ml,合并乙醚液,加适量无水硫酸钠脱水,滤过,滤液挥干,残渣加无水乙醇 2ml 使溶解,作为供试品溶液。另取乌头碱对照品,加无水乙醇制成每 1ml 含 2.0mg 的溶液,作为对照品溶液。照薄层色谱法(通则 0502)试验,吸取供试品溶液 30μl,对照品溶液 5μl,分别点于同一碱性氧化铝薄层板上,以正己烷-乙酸乙酯(1∶1)为展开剂,展开,取出,晾干,喷以碘化钾碘试液与碘化铋钾试液的等容混合液。供试品色谱中,在与对照品色谱相应的位置上

出现的斑点应小于对照品的斑点或不出现斑点。

相对密度 应不低于 1.05(通则 0601)。

pH 值 应为 5.0～7.0(通则 0631)。

其他 应符合合剂项下有关的各项规定(通则 0181)。

【含量测定】 照高效液相色谱法(通则 0512)测定。

色谱条件与系统适用性试验 以十八烷基硅烷键合硅胶为填充剂;以乙腈-水(30∶70)为流动相;检测波长 270nm。理论板数按淫羊藿苷峰计算应不低于 2500。

对照品溶液的制备 取淫羊藿苷对照品适量,精密称定,加甲醇制成每 1ml 含 20μg 的溶液,即得。

供试品溶液的制备 精密称取本品 2ml,加置于聚酰胺柱(50～60 目,4g,内径为 10mm,用水湿法装柱)上,用水 50ml 分次洗脱(流速为每分钟 1ml),弃去洗脱液,继用 60％甲醇洗脱,收集 60％甲醇洗脱液,置 100ml 量瓶中,加 60％甲醇稀释至刻度,摇匀,滤过,取续滤液,即得。

测定法 分别精密吸取对照品溶液与供试品溶液各 10μl,注入液相色谱仪,测定,即得。

本品每 1ml 含淫羊藿以淫羊藿苷($C_{33}H_{40}O_{15}$)计,不得低于 0.9mg。

【功能与主治】 温肾健脾,补益气血。用于癌症放、化疗引起的白细胞减少属脾肾阳虚,气血不足证候者,症见神疲乏力,少气懒言,畏寒肢冷,纳差便溏,腰膝酸软。

【用法与用量】 口服。一次 40ml,一日 3 次。或遵医嘱。

【注意】 (1)阴虚火旺及有出血倾向者禁用。

(2)热毒证者禁用。

(3)孕妇禁用。

(4)个别病人服后有轻度胃脘不适。

【规格】 (1)每支装 10ml (2)每支装 20ml (3)每瓶装 250ml

【贮藏】 密封,置阴凉干燥处。

生 发 搽 剂

Shengfa Chaji

【处方】 闹羊花 60g 补骨脂 60g
生姜 30g

【制法】 以上三味,闹羊花、补骨脂粉碎成粗粉,生姜切为薄片,照酊剂项下的浸渍法(通则 0120),用 75％乙醇作溶剂,密盖,时加搅拌,浸渍七日,取上清液,滤过,压榨药渣,榨出液与滤液合并,加 75％乙醇至 1000ml,搅匀,静置 24 小时,滤过,分装,即得。

【性状】 本品为棕色澄清液体;气香。

【鉴别】 (1)取本品 1ml,作为供试品溶液。另取补骨脂素对照品、异补骨脂素对照品,加甲醇制成每 1ml 各含

0.2mg 的混合溶液,作为对照品溶液。照薄层色谱法(通则 0502)试验,吸取供试品溶液 5μl,对照品溶液 2μl,分别点于同一硅胶 G 薄层板上,以正己烷-乙酸乙酯(4∶1)为展开剂,展开,取出,晾干,喷以 10% 氢氧化钾溶液,置紫外光灯(365nm)下检视。供试品色谱中,在与对照品色谱相应的位置上,显相同的蓝白色的荧光斑点。

(2)取本品 40ml,蒸干,残渣加水 10ml 使溶解,用水饱和正丁醇振摇提取 2 次,每次 20ml,合并提取液,蒸干,残渣加无水乙醇 1ml 使溶解,作为供试品溶液。另取闹羊花对照药材 1g,加水饱和的正丁醇 30ml,超声处理 30 分钟,滤过,滤液蒸干,残渣加无水乙醇 1ml 使溶解,作为对照药材溶液。照薄层色谱法(通则 0502)试验,吸取上述两种溶液各 5μl,分别点于同一硅胶 G 薄层板上,以甲苯-乙酸乙酯-甲醇(4∶5∶1)为展开剂,展开,取出,晾干,喷以 1% 香草醛硫酸溶液,在 105℃加热至斑点显色清晰。供试品色谱中,在与对照药材色谱相应的位置上,显相同颜色的斑点。

【检查】 **乙醇量** 应为 45%～55%(通则 0711)。

其他 应符合搽剂项下有关的各项规定(通则 0117)。

【含量测定】 照高效液相色谱法(通则 0512)测定。

色谱条件与系统适用性试验 以十八烷基硅烷键合硅胶为填充剂;以甲醇-水(50∶50)为流动相;检测波长为 246nm。理论板数按补骨脂素峰计算应不低于 2000。

对照品溶液的制备 取补骨脂素对照品、异补骨脂素对照品适量,精密称定,加乙醇制成每 1ml 各含 20μg 的溶液,即得。

供试品溶液的制备 精密量取本品 1ml,置 25ml 量瓶中,用乙醇稀释至刻度,摇匀,滤过,取续滤液,即得。

测定法 分别精密吸取对照品溶液与供试品溶液各 10μl,注入液相色谱仪,测定,即得。

本品每 1ml 含补骨脂以补骨脂素($C_{11}H_6O_3$)和异补骨脂素($C_{11}H_6O_3$)的总量计,不得少于 0.4mg。

【功能与主治】 温经通脉。用于经络阻隔、气血不畅所致的油风,症见头部毛发成片脱落、头皮光亮、无痛痒;斑秃见上述证候者。

【用法与用量】 外用。涂擦患处,一日 2～3 次。

【注意】 局部皮肤破损处禁用;切忌口服及入眼;发生过敏反应时停用;不可大剂量或长期使用。

【规格】 每瓶装 20ml

【贮藏】 密封,置阴凉处。

生血宝合剂
Shengxuebao Heji

【处方】 制何首乌 344g　　　　女贞子 430.7g
　　　　桑椹 430.7g　　　　　墨旱莲 430.7g
　　　　白芍 344g　　　　　　黄芪 344g
　　　　狗脊 344g

【制法】 以上七味,加水浸泡 20 分钟,煎煮二次,第一次 2 小时,第二次 1.5 小时,煎液滤过,滤液减压浓缩适量,合并浓缩液,离心,滤过,加入甜菊素 2.5g 与羟苯乙酯 1.5g,加热至沸,制成 1000ml,即得。

【性状】 本品为棕色至棕褐色的液体;气微香,味甜、微苦。

【鉴别】 (1)取本品 10ml,加水 10ml,混匀,加水饱和的正丁醇振摇提取 2 次,每次 20ml,合并正丁醇液,回收溶剂至干,残渣加甲醇 2ml 使溶解,作为供试品溶液。另取芍药苷对照品,加甲醇制成每 1ml 含 1mg 的溶液,作为对照品溶液。照薄层色谱法(通则 0502)试验,吸取上述两种溶液各 5μl,分别点于同一硅胶 G 薄层板上,以三氯甲烷-甲醇-乙酸乙酯-浓氨试液(50∶20∶10∶2.5)为展开剂,展开,取出,晾干,喷以 5% 香草醛硫酸溶液,热风吹至斑点显色清晰,置日光下检视。供试品色谱中,在与对照品色谱相应的位置上,显相同颜色的斑点。

(2)取本品 10ml,加水 10ml,混匀,再加盐酸 3ml,置水浴上加热 1 小时,立即冷却,加乙醚振摇提取 2 次,每次 20ml,合并乙醚液,挥干,残渣加三氯甲烷 2ml 使溶解,作为供试品溶液。另取制何首乌对照药材 3g,加水适量,煎煮 30 分钟,滤过,滤液加盐酸 3ml,同法制成对照药材溶液。再取大黄素对照品、大黄素甲醚对照品,分别加甲醇制成每 1ml 含 1mg 的溶液,作为对照品溶液。照薄层色谱法(通则 0502)试验,吸取上述供试品溶液 10μl、对照药材溶液和对照品溶液各 5μl,分别点于同一硅胶 G 薄层板上,以石油醚(30～60℃)-甲酸乙酯-甲酸(15∶5∶1)的上层溶液为展开剂,展开,取出,晾干,置紫外光灯(365nm)下检视。供试品色谱中,在与对照药材色谱和对照品色谱相应的位置上,显相同颜色的荧光斑点。

(3)取本品 30ml,加水 20ml,混匀,加乙酸乙酯振摇提取 2 次,每次 50ml,合并乙酸乙酯液,回收溶剂至干,残渣加甲醇 2ml 使溶解,加在中性氧化铝柱(100～200 目,6g,内径为 1.5cm)上,先用 80% 甲醇 20ml 洗脱,弃去洗脱液;再用 40% 甲醇 40ml 洗脱,收集洗脱液,蒸干,残渣加甲醇 1ml 使溶解,作为供试品溶液。另取墨旱莲对照药材 2g,加水 100ml,煎煮 1 小时,滤过,滤液浓缩至 50ml,加乙酸乙酯振摇提取 2 次,每次 50ml,合并乙酸乙酯液,回收溶剂至干,残渣加甲醇 1ml 使溶解,作为对照药材溶液。再取旱莲苷 A 对照品,加甲醇制成每 1ml 含 1mg 的溶液,作为对照品溶液。照薄层色谱法(通则 0502)试验,吸取供试品溶液和对照药材溶液各 4μl、对照品溶液 2μl,分别点于同一硅胶 G 薄层板上,以二氯甲烷-乙酸乙酯-甲醇-水(30∶40∶15∶3)为展开剂,展开,取出,晾干,喷以香草醛硫酸试液,在 105℃加热至斑点显色清晰。供试品色谱中,在与对照品色谱相应的位置上,显相同颜色的斑点;在与对照药材色谱相应的位置上,显相同颜色的主斑点。

(4)取本品 10ml,加水饱和的正丁醇振摇提取 2 次,每次

15ml,合并正丁醇液,用 5% 碳酸钠溶液洗涤 3 次,每次 15ml,再以水 10ml 洗涤 2 次,弃去水液,正丁醇液回收溶剂至干,加甲醇 1ml 使溶解,作为供试品溶液。另取黄芪甲苷对照品,加甲醇制成 1ml 含 1mg 的溶液,作为对照品溶液。照薄层色谱法(通则 0502)试验,吸取上述两种溶液各 5μl,分别点于同一硅胶 G 薄层板上,以三氯甲烷-甲醇-水(13:7:2)10℃以下放置的下层溶液为展开剂,展开,取出,晾干,喷以 5% 硫酸乙醇溶液,在 105℃加热至斑点显色清晰,置紫外光灯(365nm)下检视。供试品色谱中,在与对照品色谱相应的位置上,显相同的橙黄色荧光斑点。

(5)取本品 10ml,用水饱和的正丁醇振摇提取 2 次,每次 20ml,合并正丁醇液,用氨试液洗涤 2 次,每次 10ml,弃去氨试液,正丁醇液回收溶剂至干,残渣加甲醇 1ml 使溶解,作为供试品溶液。另取特女贞苷对照品,加甲醇制成每 1ml 含 1mg 的溶液,作为对照品溶液。照薄层色谱法(通则 0502)试验,吸取供试品溶液 3~5μl、对照品溶液 5μl,分别点于同一硅胶 GF$_{254}$薄层板上,以乙酸乙酯-丙酮-水(4:5:1)为展开剂,展开,取出,晾干,置紫外光灯(254nm)下检视。供试品色谱中,在与对照品色谱相应的位置上,显相同颜色的斑点。

【检查】 **相对密度** 应不低于 1.05(通则 0601)。

pH 值 应为 4.0~6.0(通则 0631)。

其他 应符合合剂项下有关的各项规定(通则 0181)。

【含量测定】 **白芍** 照高效液相色谱法(通则 0512)测定。

色谱条件与系统适用性试验 以十八烷基硅烷键合硅胶为填充剂;以乙腈-水-磷酸(13:87:0.15)为流动相;检测波长为 230nm。理论板数以芍药苷峰计算应不低于 2000。

对照品溶液的制备 取芍药苷对照品适量,精密称定,加甲醇制成每 1ml 含 0.1mg 的溶液,即得。

供试品溶液的制备 精密量取本品 2ml,置 50ml 量瓶中,加甲醇稀释至刻度,摇匀,滤过,取续滤液,即得。

测定法 精密吸取对照品溶液与供试品溶液各 10μl,注入液相色谱仪,测定,即得。

本品每 1ml 含白芍以芍药苷(C$_{23}$H$_{28}$O$_{11}$)计,不得少于 2.9mg。

制何首乌 照高效液相色谱法(通则 0512)测定(避光操作)。

色谱条件与系统适用性试验 以十八烷基硅烷键合硅胶为填充剂;以乙腈-水(20:80)为流动相;检测波长为 320nm。理论板数按 2,3,5,4'-四羟基二苯乙烯-2-O-β-D-葡萄糖苷峰计算应不低于 2000。

对照品溶液的制备 取 2,3,5,4'-四羟基二苯乙烯-2-O-β-D-葡萄糖苷对照品适量,精密称定,加稀乙醇制成每 1ml 含 10μg 的溶液,即得。

供试品溶液的制备 精密量取本品 2ml,置 50ml 量瓶中,加稀乙醇稀释至刻度,摇匀,滤过,取续滤液,即得。

测定法 分别精密吸取对照品溶液与供试品溶液各

10μl,注入液相色谱仪,测定,即得。

本品每 1ml 含制何首乌以 2,3,5,4'-四羟基二苯乙烯-2-O-β-D-葡萄糖苷(C$_{20}$H$_{22}$O$_9$)计,不得少于 0.20mg。

【功能与主治】 滋补肝肾,益气生血。用于肝肾不足、气血两虚所致的神疲乏力、腰膝酸软、头晕耳鸣、心悸、气短、失眠、咽干、纳差食少;放、化疗所致的白细胞减少,缺铁性贫血见上述证候者。

【用法与用量】 口服。一次 15ml,一日 3 次。

【规格】 每瓶装 100ml

【贮藏】 密封,置阴凉处。

生血宝颗粒

Shengxuebao Keli

【处方】 制何首乌 645g　　　　女贞子 807.5g
桑椹 807.5g　　　　墨旱莲 807.5g
白芍 645g　　　　黄芪 645g
狗脊 645g

【制法】 以上七味,酌予碎断,加水浸泡 20 分钟,95℃加热,动态提取 1 小时,冷却至 50℃以下,滤过,滤液减压浓缩至适量,喷雾干燥,加甜菊素 1g 及糊精适量,混匀,制粒,制成 1000g,即得。

【性状】 本品为灰褐色的颗粒;气微香,味甜,微苦。

【鉴别】 (1)取本品 4g,研细,加乙醇 20ml,超声处理 30 分钟,滤过,滤液蒸干,残渣加无水乙醇 1ml 使溶解,作为供试品溶液。另取大黄素对照品,加乙醇制成每 1ml 含 1mg 的溶液,作为对照品溶液。照薄层色谱法(通则 0502)试验,吸取上述两种溶液各 10μl,分别点于同一用 0.5% 氢氧化钠溶液制备的硅胶 G 薄层板上,以环己烷-二氯甲烷-乙酸乙酯-甲醇(15:6:9:4)为展开剂,展开,取出,晾干。供试品色谱中,在与对照品色谱相应的位置上,显相同颜色的斑点。

(2)取墨旱莲对照药材 3g,加水 50ml,加热回流 1 小时,滤过,滤液蒸干,残渣加乙醇 20ml,超声处理 30 分钟,滤过,滤液蒸干,残渣加无水乙醇 1ml 使溶解,作为对照药材溶液。照薄层色谱法(通则 0502)试验,吸取〔鉴别〕(1)项下的供试品溶液及上述对照药材溶液各 10μl,分别点于同一硅胶 G 薄层板上,以环己烷-乙酸乙酯(9:1)为展开剂,展开,取出,晾干,置紫外光灯(365nm)下检视。供试品色谱中,在与对照药材色谱相应的位置上,显相同颜色的荧光斑点。

(3)取本品 5g,研细,加正丁醇 20ml,加热回流 30 分钟,放冷,滤过,滤液用氨试液 20ml 洗涤,取正丁醇液蒸干,残渣加甲醇 2ml 使溶解,作为供试品溶液。另取芍药苷对照品,加甲醇制成每 1ml 含 1mg 的溶液,作为对照品溶液。照薄层色谱法(通则 0502)试验,吸取上述两种溶液各 10μl,分别点于同一硅胶 G 薄层板上,以二氯甲烷-乙酸乙酯-甲醇-甲酸

（40∶5∶10∶0.2）为展开剂，展开，取出，晾干，喷以 5％香草醛硫酸溶液，加热至斑点显色清晰。供试品色谱中，在与对照品色谱相应的位置上，显相同颜色的斑点。

（4）取本品 8g，研细，加甲醇 30ml，加热回流 1 小时，放冷，滤过，滤液蒸干，残渣加水 30ml 使溶解，用以水饱和的正丁醇振摇提取 3 次，每次 20ml，合并正丁醇液，加 1％的氢氧化钠溶液洗涤 3 次，每次 20ml，弃去氢氧化钠液，再用以正丁醇饱和的水洗至中性，弃去水液，正丁醇液蒸干，残渣加甲醇 1ml 使溶解，作为供试品溶液。另取黄芪甲苷对照品，加甲醇制成每 1ml 中含 1mg 的溶液，作为对照品溶液。照薄层色谱法（通则 0502）试验，吸取上述两种溶液各 5μl，分别点于同一硅胶 G 薄层板上，以正丁醇-乙酸乙酯-水（4∶1∶5）的上层溶液为展开剂，展开，取出，晾干，喷以 10％硫酸乙醇溶液，在 105℃加热至斑点显色清晰。供试品色谱中，在与对照品色谱相应的位置上，显相同颜色的斑点；置紫外光灯（365nm）下检视，显相同颜色的荧光斑点。

【检查】　应符合颗粒剂项下有关的各项规定（通则 0104）。

【含量测定】　照高效液相色谱法（通则 0512）测定。

色谱条件与系统适用性试验　以十八烷基硅烷键合硅胶为填充剂；以甲醇-水（30∶70）为流动相；检测波长为 230nm。理论板数按芍药苷峰计算应不低于 2000。

对照品溶液的制备　取芍药苷对照品适量，精密称定，加甲醇制成每 1ml 含 40μg 的溶液，即得。

供试品溶液的制备　取装量差异项下的本品内容物，混匀，研细，取约 0.3g，精密称定，置具塞锥形瓶中，加甲醇 20ml，超声处理（功率 300W，频率 25kHz）15 分钟，滤过，残渣用甲醇重复处理 2 次，合并滤液，用甲醇 30ml 分次洗涤残渣及滤器，洗液与上述滤液合并，蒸干，残渣加水 25ml 使溶解，移置 50ml 量瓶中，加甲醇至刻度，摇匀，滤过，取续滤液，即得。

测定法　分别精密吸取对照品溶液与供试品溶液各 10μl，注入液相色谱仪，测定，即得。

本品每袋含白芍以芍药苷（$C_{23}H_{28}O_{11}$）计，〔规格（1）〕不得少于 32mg，〔规格（2）〕不得少于 16mg。

【功能与主治】　滋补肝肾，益气生血。用于肝肾不足、气血两虚所致的神疲乏力、腰膝酸软、头晕耳鸣、心悸、气短、失眠、咽干、纳差食少；放、化疗所致的白细胞减少，缺铁性贫血见上述证候者。

【用法与用量】　开水冲服。一次 8g，一日 2～3 次。

【规格】　（1）每袋装 8g　（2）每袋装 4g

【贮藏】　密封，置阴凉处。

生 脉 饮
Shengmaiyin

【处方】　红参 100g　　　　麦冬 200g

五味子 100g

【制法】　以上三味，粉碎成粗粉，用 65％乙醇作溶剂，浸渍 24 小时后进行渗漉，收集渗漉液约 4500ml，减压浓缩至约 250ml，放冷，加水 400ml 稀释，滤过，另加 60％糖浆 300ml 及适量防腐剂，并调节 pH 值至规定范围，加水至 1000ml，搅匀，静置，滤过，灌封，灭菌，即得。

【性状】　本品为黄棕色至红棕色的澄清液体；气香，味酸甜、微苦。

【鉴别】　（1）取本品 20ml，用正丁醇 20ml 振摇提取，正丁醇液蒸干，残渣加硫酸的 45％乙醇溶液（7→100）15ml，加热回流 1 小时，挥去乙醇，用三氯甲烷 10ml 振摇提取，分取三氯甲烷液，用水洗至中性，用适量无水硫酸钠脱水，滤过，滤液浓缩至 1ml，作为供试品溶液。另取人参二醇对照品、人参三醇对照品，加无水乙醇制成每 1ml 各含 1mg 的混合溶液，作为对照品溶液。照薄层色谱法（通则 0502）试验，吸取上述两种溶液各 10μl，分别点于同一硅胶 G 薄层板上，以环己烷-丙酮（2∶1）为展开剂，展开，取出，晾干，喷以硫酸甲醇溶液（1→2），在 105℃加热约 10 分钟，置紫外光灯（365nm）下检视。供试品色谱中，在与对照品色谱相应的位置上，显相同颜色的荧光斑点。

（2）取本品 10ml，加盐酸 0.5ml，水 1ml，加热煮沸 5 分钟，放冷，用三氯甲烷 20ml 振摇提取，分取三氯甲烷液，浓缩至 1ml，作为供试品溶液。另取麦冬对照药材 1g，加水 20ml，煎煮 10 分钟，滤过，滤液加盐酸 0.5ml，同法制成对照药材溶液。照薄层色谱法（通则 0502）试验，吸取上述两种溶液各 5μl，分别点于同一硅胶 G 薄层板上，以三氯甲烷-丙酮（4∶1）为展开剂，展开，取出，晾干，喷以 10％硫酸乙醇溶液，在 100℃加热至斑点显色清晰。供试品色谱中，在与对照药材色谱相应的位置上，显相同颜色的主斑点。

（3）取本品 10ml，加水 20ml，摇匀，用乙醚振摇提取 3 次，每次 30ml，合并乙醚液，蒸干，残渣加乙醇 1ml 使溶解，作为供试品溶液。另取五味子对照药材 1g，加三氯甲烷 20ml，超声处理 30 分钟，滤过，滤液蒸干，残渣加乙醇 1ml 使溶解，作为对照药材溶液。再取五味子醇甲对照品，加三氯甲烷制成每 1ml 含 1mg 的溶液，作为对照品溶液。照薄层色谱法（通则 0502）试验，吸取上述供试品溶液 5～10μl、对照药材溶液与对照品溶液 2～5μl，分别点于同一硅胶 GF_{254} 薄层板上，以石油醚（30～60℃）-甲酸乙酯-甲酸（15∶5∶1）的上层溶液为展开剂，展开，取出，晾干，置紫外光灯（254nm）下检视。供试品色谱中，在与对照药材色谱和对照品色谱相应的位置上，显相同颜色的斑点。

【检查】　**相对密度**　应不低于 1.08（通则 0601）。

pH 值　应为 4.5～7.0（通则 0631）。

其他　应符合合剂项下有关的各项规定（通则 0181）。

【含量测定】　照高效液相色谱法（通则 0512）测定。

色谱条件与系统适用性试验　以十八烷基硅烷键合硅胶为填充剂；以甲醇-水（56∶44）为流动相；检测波长为 250nm。

理论板数按五味子醇甲峰计算应不低于 2000。

对照品溶液的制备 取五味子醇甲对照品适量,精密称定,加甲醇制成每 1ml 含 30μg 的溶液,即得。

供试品溶液的制备 取装量差异项下的内容物,混匀,精密量取 10ml,置分液漏斗中,加水 20ml,摇匀,用乙醚振摇提取 4 次,每次 30ml,再用乙醚 20ml 洗涤容器,合并乙醚液,挥干,再置水浴上蒸 30 分钟,残渣加无水乙醇适量使溶解并转移至 10ml 量瓶中,加无水乙醇至刻度,摇匀,滤过,取续滤液,即得。

测定法 分别精密吸取对照品溶液与供试品溶液各 10μl,注入液相色谱仪,测定,即得。

本品每支含五味子以五味子醇甲($C_{22}H_{32}O_7$)计,不得少于 0.25mg。

【功能与主治】 益气复脉,养阴生津。用于气阴两亏,心悸气短,脉微自汗。

【用法与用量】 口服。一次 10ml,一日 3 次。

【规格】 每支装 10ml

【贮藏】 密封,置阴凉处。

生 脉 胶 囊

Shengmai Jiaonang

【处方】 红参 330g　　　　麦冬 660g
五味子 330g

【制法】 以上三味,取红参 200g,粉碎成细粉,备用;剩余红参粉碎成粗粉,用 75% 乙醇作溶剂,浸渍 24 小时后进行渗漉,收集渗漉液 715ml。将五味子粉碎成粗粉,水蒸气蒸馏,蒸馏液备用;残渣与麦冬加水煎煮二次,第一次 2 小时,第二次 1.5 小时,滤过,滤液合并,浓缩至相对密度 1.20～1.25(60℃),加乙醇使含醇量达 60%,静置,滤过,回收乙醇,浓缩至适量,与上述渗漉液、蒸馏液及红参细粉混匀,制粒,干燥,装入胶囊,制成 1000 粒,即得。

【性状】 本品为硬胶囊,内容物为棕黄色至棕褐色的颗粒和粉末;气香,味酸、甜、微苦。

【鉴别】 (1)取本品内容物 1g,加水饱和的正丁醇 10ml,超声处理 30 分钟,取上清液加 3 倍量氨试液,摇匀,放置分层,取上层液蒸干,残渣加甲醇 1ml 使溶解,作为供试品溶液。另取红参对照药材 1g,加水 0.5ml 搅拌湿润,加水饱和的正丁醇 10ml,同法制成对照药材溶液。再取人参皂苷 Rb₁ 对照品、人参皂苷 Re 对照品及人参皂苷 Rg₁ 对照品,加甲醇制成每 1ml 各含 2mg 的混合溶液,作为对照品溶液。照薄层色谱法(通则 0502)试验,吸取上述三种溶液各 1～2μl,分别点于同一硅胶 G 薄层板上,以三氯甲烷-乙酸乙酯-甲醇-水(15∶40∶22∶10)10℃以下放置的下层溶液为展开剂,展开,取出,晾干,喷以 10% 硫酸乙醇溶液,在 105℃ 加热至斑点显色清

晰。供试品色谱中,在与对照药材色谱和对照品色谱相应的位置上,显相同颜色的斑点;置紫外光灯(365nm)下检视,显相同颜色的荧光斑点。

(2)取本品内容物 1g,加盐酸 0.5ml,水 15ml,加热煮沸 5 分钟,放冷,滤过,滤液用三氯甲烷 20ml 振摇提取,取三氯甲烷液,浓缩至约 1ml,作为供试品溶液。另取麦冬对照药材 1g,加水 20ml,煎煮 10 分钟,滤过,滤液加盐酸 0.5ml,自"加热煮沸 5 分钟"起,同法制成对照药材溶液。照薄层色谱法(通则 0502)试验,吸取上述对照药材溶液 5μl、供试品溶液 5～20μl,分别点于同一硅胶 G 薄层板上,以三氯甲烷-丙酮(4∶1)为展开剂,展开,取出,晾干,喷以 10% 硫酸乙醇溶液,在 100℃ 加热至斑点显色清晰。供试品色谱中,在与对照药材色谱相应的位置上,显相同颜色的主斑点。

(3)取本品内容物 3g,加三氯甲烷 20ml,超声处理 30 分钟,滤过,滤液蒸干,残渣加三氯甲烷 1ml 使溶解,作为供试品溶液。另取五味子对照药材 1g,同法制成对照药材溶液。照薄层色谱法(通则 0502)试验,吸取上述对照药材溶液 2～5μl、供试品溶液 5～20μl,分别点于同一硅胶 GF₂₅₄ 薄层板上,以石油醚(30～60℃)-甲酸乙酯-甲酸(15∶5∶1)的上层溶液为展开剂,展开,取出,晾干,置紫外光灯(254nm)下检视。供试品色谱中,在与对照药材色谱相应的位置上,显相同颜色的斑点。

【检查】 应符合胶囊剂项下有关的各项规定(通则 0103)。

【含量测定】 照高效液相色谱法(通则 0512)测定。

色谱条件与系统适用性试验 以十八烷基硅烷键合硅胶为填充剂;以乙腈-0.1% 磷酸溶液(22∶78)为流动相;检测波长为 203nm。理论板数按人参皂苷 Rg₁ 峰计算应不低于 6000。

对照品溶液的制备 取人参皂苷 Rg₁ 对照品、人参皂苷 Re 对照品适量,精密称定,加甲醇制成每 1ml 各含 0.25mg 的混合溶液,即得。

供试品溶液的制备 取本品 30 粒内容物,精密称定,研细,混匀,取约 3g,精密称定,置具塞锥形瓶中,加 70% 乙醇 30ml,密塞,超声处理(功率 250W,频率 50kHz)30 分钟,滤过(必要时先离心再滤过),用 70% 乙醇 20ml 洗涤容器及滤器,洗液并入滤液中,蒸干,残渣加水 20ml 使溶解,用水饱和的正丁醇振摇提取 5 次(20ml,20ml,20ml,15ml,15ml),合并正丁醇提取液,蒸干,残渣加甲醇溶解,转移至 10ml 量瓶中,加甲醇至刻度,摇匀,滤过,取续滤液,即得。

测定法 分别精密吸取对照品溶液 10μl、供试品溶液 5～10μl,注入液相色谱仪,测定,即得。

本品每粒含红参以人参皂苷 Rg₁($C_{42}H_{72}O_{14}$)和人参皂苷 Re($C_{48}H_{82}O_{18}$)的总量计,不得少于 0.45mg。

【功能与主治】 益气复脉,养阴生津。用于气阴两亏,心悸气短,脉微自汗。

【用法与用量】 口服。一次 3 粒,一日 3 次。

【规格】 (1)每粒装 0.3g　(2)每粒装 0.35g

【贮藏】　密封。

代温灸膏
Daiwenjiu Gao

【处方】　辣椒 3800g　　　　　肉桂 750g
　　　　　生姜 20000g　　　　　肉桂油 100ml

【制法】　以上四味，生姜、肉桂、辣椒分别粉碎成粗粉，用乙醇浸渍三次，第一次 24 小时，第二次 72 小时，第三次 48 小时，浸渍液滤过，合并滤液，回收乙醇，浓缩成相对密度为 1.30～1.35(70℃)的稠膏；加入由橡胶、氧化锌、松香等制成的基质，再加入肉桂油，混匀，制成涂料，进行涂膏，切段，盖衬，切成小块，即得。

【性状】　本品为橘黄色的片状橡胶膏；气芳香。

【鉴别】　(1)取本品 6 片，除去盖衬，剪成约 1cm 宽的条，置具塞锥形瓶中，加乙醇 50ml，浸泡过夜，滤过，滤液置 60～70℃水浴上挥干，残渣加乙醇 2ml 使溶解，作为供试品溶液。另取桂皮醛对照品，加乙醇制成每 1ml 含 1μl 的溶液，作为对照品溶液。照薄层色谱法(通则 0502)试验，吸取上述两种溶液各 2μl，分别点于同一硅胶 G 薄层板上，以石油醚(60～90℃)-乙酸乙酯(17：3)为展开剂，展开，取出，晾干，喷以二硝基苯肼试液。供试品色谱中，在与对照品色谱相应的位置上，显相同颜色的斑点。

(2)取本品 6 片，除去盖衬，加三氯甲烷 20ml，搅拌使基质溶解，加无水乙醇 30ml，搅拌使基质凝固，静置 10 分钟，滤过，再用三氯甲烷与无水乙醇同法处理一次，合并二次滤液，蒸干，残渣加无水乙醇 2ml 使溶解，离心，取上清液缓慢通过以十八烷基硅烷键合硅胶为填充剂的固相萃取小柱(300mg)，用水 5ml 洗脱，弃去洗液；再用 30％甲醇 5ml 洗脱，弃去洗脱液，继用 70％甲醇 5ml 洗脱，收集洗脱液，作为供试品溶液。另取辣椒素对照品，加甲醇制成每 1ml 含 30μg 的溶液，作为对照品溶液。照高效液相色谱法(通则 0512)试验，以十八烷基硅烷键合硅胶为填充剂，以乙腈-0.1％磷酸溶液(45：55)为流动相；柱温 35℃，检测波长为 227nm。理论板数按辣椒素峰计算应不低于 3000。吸取上述两种溶液各 10μl，注入液相色谱仪。供试品色谱中应呈现与对照品色谱峰保留时间相同的色谱峰。

【检查】　含膏量　取本品，用乙醚作溶剂，依法检查(通则 0122 第一法)。每 100cm² 含膏量不得低于 1.7g。

其他　应符合贴膏剂项下橡胶膏剂有关的各项规定(通则 0122)。

【醇浸出物】　取本品 2 片，测量布面面积，除去盖衬，剪成小片，置 100ml 具塞锥形瓶中，加无水乙醇 50ml，密塞，浸泡 16 小时，滤过，滤渣及容器用无水乙醇洗涤 3 次，每次 10ml，合并洗液与滤液，置已干燥至恒重的蒸发皿中，置 60～70℃水浴上挥干，置干燥器中干燥 3 小时，称定重量，计算，即得。每 100cm² 不得少于 0.20g。

【功能与主治】　温通经脉，散寒镇痛。用于风寒阻络所致的痹病，症见腰背、四肢关节冷痛；寒伤脾胃所致的脘腹冷痛、虚寒泄泻；慢性风湿性关节炎、慢性胃肠炎见上述证候者。

【用法与用量】　外用。根据病证，按穴位贴一张。

【贮藏】　密闭，置阴凉处。

白 带 丸
Baidai Wan

【处方】　黄柏(酒炒)150g　　　　椿皮 300g
　　　　　白芍 100g　　　　　　　当归 100g
　　　　　醋香附 50g

【制法】　以上五味，除椿皮外，其余黄柏(酒炒)等四味粉碎成细粉，过筛，混匀。椿皮加水煎煮二次，合并煎液，滤过，滤液浓缩至适量，上述细粉用浓缩液(酌留部分包衣)与适量的水制丸，用留下的浓缩液包衣，干燥，打光，即得。

【性状】　本品为黄棕色至黑棕色的浓缩水丸；味苦。

【鉴别】　(1)取本品，置显微镜下观察：纤维束鲜黄色，周围细胞含草酸钙方晶，形成晶纤维，含晶细胞的壁木化增厚(黄柏)。草酸钙簇晶直径 18～32μm，存在于薄壁细胞中，常排列成行，或一个细胞中含有数个簇晶(白芍)。薄壁细胞纺锤形，壁略厚，有极微细的斜向交错纹理(当归)。分泌细胞类圆形，含淡黄棕色至红棕色分泌物，其周围细胞作放射状排列(醋香附)。

(2)取本品 5g，研细，加乙醇 10ml，浸泡 1 小时，时时振摇，滤过，滤液浓缩至干，残渣加乙醇 0.5ml 使溶解，作为供试品溶液。另取芍药苷对照品，加乙醇制成每 1ml 中含 1mg 的溶液，作为对照品溶液。照薄层色谱法(通则 0502)试验，吸取供试品溶液 3～5μl、对照品溶液 5μl，分别点于同一硅胶 G 薄层板上，以三氯甲烷-乙酸乙酯-甲醇-甲酸(40：5：10：0.2)为展开剂，置用展开剂预饱和 15 分钟的展开缸内，展开，取出，晾干，喷以 5％香草醛硫酸溶液，加热至斑点显色清晰。供试品色谱中，在与对照品色谱相应的位置上，显相同颜色的斑点。

(3)取本品 2g，研细，加甲醇 5ml，超声处理 10 分钟，滤过，滤液加甲醇至 5ml，作为供试品溶液。另取黄柏对照药材 0.1g，同法制成对照药材溶液。再取盐酸小檗碱对照品，加甲醇制成每 1ml 中含 0.5mg 的溶液，作为对照品溶液。照薄层色谱法(通则 0502)试验，吸取上述三种溶液各 1～2μl，分别点于同一硅胶 G 薄层板上，以甲苯-异丙醇-乙酸乙酯-甲醇-浓氨试液(12：3：6：3：1)为展开剂，置用氨蒸气预饱和 15 分钟的展开缸内，展开，取出，晾干，置紫外光灯(365nm)下检视。供试品色谱中,在与对照药材色谱和对照品色谱相应的位置上,显相同颜色的荧光斑点。

【检查】 应符合丸剂项下有关的各项规定(通则 0108)。

【含量测定】 照高效液相色谱法(通则 0512)测定。

色谱条件与系统适用性试验 以十八烷基硅烷键合硅胶为填充剂;以乙腈-0.05mol/L 磷酸二氢钾溶液(氢氧化钠试液调节 pH 值至 5.0)(25∶75)为流动相;检测波长为 346nm。理论板数按盐酸小檗碱峰计算应不低于 3000。

对照品溶液的制备 取盐酸小檗碱对照品适量,精密称定,加甲醇制成每 1ml 含 $25\mu g$ 的溶液,即得。

供试品溶液的制备 取本品适量,研细,取约 0.2g,精密称定,精密加入盐酸-甲醇(1∶100)混合溶液 25ml,称定重量,加热回流 30 分钟,取出,放冷,再称定重量,用盐酸-甲醇(1∶100)混合溶液补足减失的重量,摇匀,滤过,取续滤液,即得。

测定法 分别精密吸取对照品溶液与供试品溶液各 $10\mu l$,注入液相色谱仪,测定,即得。

本品每 1g 含黄柏以盐酸小檗碱($C_{20}H_{17}NO_4 \cdot HCl$)计,不得少于 1.5mg。

【功能与主治】 清热,除湿,止带。用于湿热下注所致的带下病,症见带下量多、色黄、有味。

【用法与用量】 口服。一次 6g,一日 2 次。

【贮藏】 密封。

白 蚀 丸

Baishi Wan

【处方】 紫草 71g   灵芝 595g
降香 71g   盐补骨脂 357g
丹参 71g   红花 71g
制何首乌 595g   海螵蛸 48g
牡丹皮 71g   黄药子 71g
苍术(泡)24g   甘草 48g
蒺藜 1010g   龙胆 24g

【制法】 以上十四味,取紫草、苍术(泡)、海螵蛸、蒺藜、黄药子、丹参、灵芝、甘草及制何首乌 357g 加水煎煮二次,第一次 4 小时,第二次 2 小时,煎液滤过,滤液合并,浓缩成稠膏;另取盐补骨脂、龙胆、降香、牡丹皮、红花及剩余的制何首乌粉碎成粗粉,与稠膏混匀,干燥,粉碎成细粉,过筛,用水泛丸,干燥,用黑氧化铁和滑石粉包衣,制成 1000g,即得。

【性状】 本品为黑色的包衣浓缩水丸,除去包衣后显棕褐色;味苦。

【鉴别】 (1)取本品,置显微镜下观察:纤维束棕色,壁甚厚,有的周围细胞含草酸钙方晶,形成晶纤维(降香)。花粉粒类圆形或椭圆形,直径约 $60\mu m$,外壁有刺,具 3 个萌发孔

(红花)。草酸钙簇晶存在于无色薄壁细胞中,有时数个排列成行(牡丹皮)。

(2)取补骨脂对照药材 0.1g,加甲醇 20ml,超声处理 30 分钟,滤过,滤液作为对照药材溶液。另取补骨脂素对照品和异补骨脂素对照品,加甲醇制成每 1ml 各含 1mg 的混合溶液,作为对照品溶液。照薄层色谱法(通则 0502)试验,吸取〔含量测定〕项下的供试品溶液及上述对照药材溶液、对照品溶液各 $8\mu l$,分别点于同一硅胶 G 薄层板上,以正己烷-乙酸乙酯(4∶1)为展开剂,展开,取出,晾干,喷以 10%氢氧化钾甲醇溶液,置紫外光灯(365nm)下检视。供试品色谱中,在与对照药材色谱和对照品色谱相应的位置上,显相同颜色的荧光斑点。

(3)取本品 4g,研细,加甲醇 50ml,加热回流 30 分钟,滤过,滤液蒸干,残渣加水 40ml 使溶解,用石油醚(60～90℃)40ml 振摇提取,分取水层,加稀盐酸调节 pH 值至 2～3,再用乙醚振摇提取 2 次,每次 30ml,合并乙醚提取液,挥干,残渣加甲醇 1ml 使溶解,作为供试品溶液。另取丹参对照药材 0.5g,加甲醇 20ml,超声处理 20 分钟,滤过,滤液浓缩至 1ml,作为对照药材溶液。再取丹酚酸 B 对照品,加甲醇制成每 1ml 含 0.5mg 的溶液,作为对照品溶液。照薄层色谱法(通则 0502)试验,吸取上述三种溶液各 $10\mu l$,分别点于同一硅胶 H 薄层板上,使成条带状,以甲苯-三氯甲烷-乙酸乙酯-甲醇-甲酸(2∶3∶4∶0.5∶2)为展开剂,展开,展距 12cm,取出,晾干,喷以 5%三氯化铁乙醇溶液。供试品色谱中,在与对照药材色谱和对照品色谱相应的位置上,显相同颜色的条斑。

(4)取本品 5g,研细,加酒石酸饱和的乙醚溶液 50ml,加热回流 30 分钟,滤过,滤液用无水硫酸钠脱水,挥干乙醚,残渣加乙醇 2ml 使溶解,作为供试品溶液。另取大黄素甲醚对照品,加甲醇制成每 1ml 含 1mg 的溶液,作为对照品溶液。照薄层色谱法(通则 0502)试验,吸取上述两种溶液各 $6\mu l$,分别点于同一硅胶 G 薄层板上,以石油醚(30～60℃)-甲酸乙酯-冰醋酸(9∶1∶0.1)为展开剂,展开,取出,晾干,置紫外光灯(365nm)下检视。供试品色谱中,在与对照品色谱相应的位置上,显相同颜色的荧光斑点。

(5)取本品 8g,研细,加三氯甲烷 50ml,加热回流 30 分钟,滤过,弃去三氯甲烷液,药渣挥干,加水 1ml,搅匀,加水饱和的正丁醇 50ml,加热回流 30 分钟,放冷,分取上清液,用氨试液洗涤 3 次(30ml,20ml,20ml),弃去洗涤液,取正丁醇液,蒸干,残渣加甲醇 1ml 使溶解,作为供试品溶液。另取蒺藜对照药材 3g,同法制成对照药材溶液。照薄层色谱法(通则 0502)试验,吸取上述两种溶液各 $10\mu l$,分别点于同一硅胶 G 薄层板上,使成条带状,以三氯甲烷-乙酸乙酯-甲醇-水(6∶16∶11∶5)为展开剂,展开,取出,晾干,喷以改良对二甲氨基苯甲醛溶液(取对二甲氨基苯甲醛 1g,加盐酸 34ml,甲醇 100ml,摇匀,即得),在 105℃加热至斑点显色清晰。供试品色谱中,在与对照药材色谱相应的位置上,显相同颜色的条斑。

【检查】 应符合丸剂项下有关的各项规定(通则 0108)。

【含量测定】 照高效液相色谱法(通则 0512)测定。

色谱条件与系统适用性试验 以十八烷基硅烷键合硅胶为填充剂;以甲醇-水(47:53)为流动相;检测波长为 246nm。理论板数按补骨脂素峰计算应不低于 3000。

对照品溶液的制备 取补骨脂素对照品、异补骨脂素对照品适量,精密称定,加甲醇制成每 1ml 各含 20μg 的溶液,即得。

供试品溶液的制备 取本品粉末(过三号筛)约 0.5g,精密称定,置具塞锥形瓶中,精密加入甲醇 50ml,称定重量,超声处理(功率 250W,频率 40kHz)30 分钟,取出,放冷,再称定重量,用甲醇补足减失的重量,摇匀,滤过,取续滤液,即得。

测定法 分别精密吸取对照品溶液与供试品溶液各 10μl,注入液相色谱仪,测定,即得。

本品每 1g 含补骨脂以补骨脂素($C_{11}H_6O_3$)和异补骨脂素($C_{11}H_6O_3$)的总量计,不得少于 2.5mg。

【功能与主治】 补益肝肾,活血祛瘀,养血驱风。用于肝肾不足、血虚风盛所致的白癜风,症见白斑色乳白、多有对称、边界清楚,病程较久,伴有头晕目眩、腰膝疼痛。

【用法与用量】 口服。一次 2.5g,十岁以下小儿服量减半,一日 3 次。

【注意】 孕妇及肝肾功能不全者禁用;服药过程患部宜常日晒。

【规格】 每袋装 2.5g

【贮藏】 密封。

注:苍术(泡) 取苍术,除去杂质,洗净,刨中片,置沸米泔水中,煮沸,取出,用清水迅速漂洗 1 次,沥干水,干燥(米泔水制法:米粉 20g 加水至 1000g,充分搅拌即得)。

白蒲黄片
Baipuhuang Pian

【处方】 白头翁 830g 蒲公英 830g
黄芩 83g 黄柏 83g

【制法】 以上四味,酌予碎断,加 80% 乙醇在 80℃浸渍 4 小时,滤过,滤液回收乙醇,备用。药渣加水煎煮二次,每次 1 小时,滤过,合并滤液,与上述回收乙醇后的提取液混合,浓缩成稠膏,加适量淀粉,混匀,干燥,粉碎,过筛,制成颗粒,干燥,制成 1000 片,包糖衣或薄膜衣,即得。

【性状】 本品为糖衣片或薄膜衣片,除去包衣后显黄褐色;味微苦。

【鉴别】 (1)取本品 4g,糖衣片除去糖衣,研细,加甲醇 40ml,超声处理 30 分钟,滤过,滤液回收溶剂至干,残渣加 0.5mol/L 盐酸溶液 20ml 使溶解,用乙酸乙酯振摇提取 2 次,每次 20ml,水溶液备用,合并乙酸乙酯液,蒸干,残渣加甲醇

2ml 使溶解,作为供试品溶液。另取黄芩苷对照品,加甲醇制成每 1ml 含 1mg 的溶液,作为对照品溶液。照薄层色谱法(通则 0502)试验,吸取上述两种溶液各 1μl,分别点于同一以 4% 醋酸钠溶液制备的硅胶 G 薄层板上,以乙酸乙酯-丁酮-甲酸-水(5:3:1:1)为展开剂,展开,取出,晾干,喷以 2% 三氯化铁乙醇溶液。供试品色谱中,在与对照品色谱相应的位置上,显相同颜色的斑点。

(2)取〔鉴别〕(1)项下的备用水溶液,用氨试液调节 pH 值至 12,再用三氯甲烷振摇提取 2 次,每次 20ml,合并三氯甲烷液,回收溶剂至干,残渣加甲醇 1ml 使溶解,作为供试品溶液。另取黄柏对照药材 0.1g,加甲醇 10ml,超声处理 30 分钟,滤过,滤液作为对照药材溶液。再取盐酸小檗碱对照品,加甲醇制成每 1ml 含 0.5mg 的溶液,作为对照品溶液。照薄层色谱法(通则 0502)试验,吸取供试品溶液 1~2μl,对照药材溶液和对照品溶液各 1μl,分别点于同一硅胶 G 薄层板上,以正丁醇-冰醋酸-水(7:2:4)为展开剂,展开,取出,晾干,置紫外光灯(365nm)下检视。供试品色谱中,在与对照药材色谱和对照品色谱相应的位置上,显相同颜色的荧光斑点。

【检查】 应符合片剂项下有关的各项规定(通则 0101)。

【含量测定】 照高效液相色谱法(通则 0512)测定。

色谱条件与系统适用性试验 以十八烷基硅烷键合硅胶为填充剂;以甲醇-水-磷酸(43:57:0.2)为流动相;检测波长为 280nm。理论板数按黄芩苷峰计算应不低于 3000。

对照品溶液的制备 取黄芩苷对照品适量,精密称定,加 50% 甲醇制成每 1ml 含 20μg 的溶液,即得。

供试品溶液的制备 取本品 10 片,除去糖衣,精密称定,或取重量差异项下的本品(薄膜衣片),研细,取约 0.5g,精密称定,置具塞锥形瓶中,精密加入 50% 甲醇 50ml,密塞,称定重量,超声处理(功率 250W,频率 40kHz)30 分钟,放冷,再称定重量,用 50% 甲醇补足减失的重量,摇匀,滤过,取续滤液,即得。

测定法 分别精密吸取对照品溶液 10μl 与供试品溶液 5~20μl,注入液相色谱仪,测定,即得。

本品每片含黄芩以黄芩苷($C_{21}H_{18}O_{11}$)计,不得少于 1.5mg。

【功能与主治】 清热燥湿,解毒凉血。用于大肠湿热、热毒壅盛所致的痢疾、泄泻,症见里急后重、便下脓血;肠炎、痢疾见上述证候者。

【用法与用量】 口服。一次 3~6 片,一日 3 次。

【规格】 (1)薄膜衣片 每片重 0.35g
(2)薄膜衣片 每片重 0.4g
(3)糖衣片(片心重 0.3g)

【贮藏】 密封。

白癜风胶囊
Baidianfeng Jiaonang

【处方】 补骨脂 33.33g 黄芪 33.33g

红花 33.33g	川芎 33.33g
当归 33.33g	香附 33.33g
桃仁 33.33g	丹参 33.33g
乌梢蛇 33.33g	紫草 33.33g
白鲜皮 33.33g	山药 33.33g
干姜 33.33g	龙胆 33.33g
蒺藜 433.33g	

【制法】 以上十五味,补骨脂、红花、当归、川芎、桃仁、干姜、香附和 143g 蒺藜粉碎成细粉,备用;乌梢蛇等七味与剩余蒺藜加水煎煮三次,第一次 3 小时,第二次、第三次各 2 小时,煎液滤过,滤液合并,浓缩至适量,加入上述细粉搅拌均匀,干燥,粉碎,装入胶囊,制成 1000 粒,即得。

【性状】 本品为硬胶囊,内容物为棕黄色至棕褐色的粉末;味辛、微苦。

【鉴别】 (1)取本品内容物 10g,加水饱和的正丁醇 25ml,超声处理 30 分钟,滤过,加氨试液振摇提取 2 次,每次 25ml,弃去氨液,正丁醇液蒸干,残渣加 40% 甲醇 10ml 使溶解,加在中性氧化铝柱(100～200 目,5g,内径为 1.5cm)上,用 40% 甲醇 80ml 洗脱,收集洗脱液,蒸干,残渣加甲醇 1ml 使溶解,作为供试品溶液。另取黄芪甲苷对照品适量,加甲醇制成每 1ml 含 1mg 的溶液,作为对照品溶液。照薄层色谱法(通则 0502)试验,吸取上述两种溶液各 10μl,分别点于同一硅胶 G 薄层板上,以三氯甲烷-甲醇-水(13:7:2)10℃以下放置的下层溶液为展开剂,展开,取出,晾干,喷以 10% 硫酸乙醇溶液,在 105℃加热至斑点显色清晰。供试品色谱中,在与对照品色谱相应位置上,显相同颜色的斑点。

(2)取本品内容物 10g,加甲醇 30ml,超声处理 15 分钟,滤过,滤液浓缩至约 1ml,作为供试品溶液。另取原儿茶醛对照品适量,加甲醇制成每 1ml 含 0.5mg 的溶液,作为对照品溶液。照薄层色谱法(通则 0502)试验,吸取上述两种溶液各 10μl,分别点于同一硅胶 G 薄层板上,以甲苯-乙酸乙酯-甲酸(8:5:0.5)为展开剂,展开,取出,晾干,喷以 1% 间苯三酚乙醇溶液-硫酸(1:1)的混合溶液。供试品色谱中,在与对照品色谱相应位置上,显相同颜色的斑点。

(3)取本品内容物 3g,加 80% 丙酮 10ml,浸泡 1 小时,超声处理 30 分钟,滤过,滤液作为供试品溶液。另取红花对照药材 1g,同法制成对照药材溶液。照薄层色谱法(通则 0502)试验,吸取供试品溶液 10μl、对照药材溶液 5μl,分别点于同一硅胶 G 薄层板上,以乙酸乙酯-甲醇-甲酸-水(7:0.4:2:3)为展开剂,展开,取出,晾干。供试品色谱中,在与对照药材色谱相应位置上,显相同颜色的斑点。

(4)取本品内容物 6g,加乙醚 20ml,浸渍 12 小时,滤过,滤液挥干,残渣加乙酸乙酯 2ml 使溶解,作为供试品溶液。另取当归对照药材、川芎对照药材各 0.5g,同法制成对照药材溶液。照薄层色谱法(通则 0502)试验,吸取供试品溶液 10μl、对照药材溶液各 5μl,分别点于同一硅胶 G 薄层板上,以正己烷-乙酸乙酯(9:1)为展开剂,展开,取出,晾干,置紫外光灯(365nm)下检视。供试品色谱中,在与对照药材色谱相应的位置上,分别显相同颜色的荧光斑点。

(5)取本品内容物 10g,加甲醇 30ml,浸渍 5 小时,滤过,滤液蒸干,残渣加水 30ml 使溶解,加乙醚振摇提取 2 次,每次 15ml,弃去乙醚液,再用水饱和正丁醇振摇提取 3 次,每次 20ml,合并正丁醇液,用正丁醇饱和的水洗涤 2 次,每次 20ml,取正丁醇液,蒸干,残渣加甲醇 3ml 使溶解,加在中性氧化铝柱(200～300 目,1g,内径为 1cm)上,用甲醇洗脱至无色,收集洗脱液,浓缩至约 1ml,作为供试品溶液。另取龙胆苦苷对照品适量,加甲醇制成每 1ml 含 1mg 的溶液,作为对照品溶液。照薄层色谱法(通则 0502)试验,吸取上述两种溶液各 10μl,分别点于同一硅胶 GF₂₅₄薄层板上,以乙酸乙酯-甲醇-水(20:2:1)为展开剂,展开,取出,晾干,置紫外光灯(254nm)下检视。供试品色谱中,在与对照品色谱相应的位置上,显相同颜色的斑点。

【检查】 应符合胶囊剂项下有关的各项规定(通则 0103)。

【含量测定】 照高效液相色谱法(通则 0512)测定。

色谱条件与系统适用性试验 以十八烷基硅烷键合硅胶为填充剂;以甲醇-水(45:55)为流动相;检测波长为 246nm。理论板数按补骨脂素峰计算应不低于 3000。

对照品溶液的制备 取补骨脂素对照品、异补骨脂素对照品适量,精密称定,加甲醇制成每 1ml 各含 15μg 的混合溶液,即得。

供试品溶液的制备 取装量差异项下的本品内容物,研细,取 2g,精密称定,置具塞锥形瓶中,精密加入甲醇 50ml,密塞,称定重量,超声处理(功率 250W,频率 33kHz)30 分钟,放冷,再称定重量,用甲醇补足减失的重量,摇匀,滤过,取续滤液,即得。

测定法 分别精密吸取对照品溶液与供试品溶液各 10μl,注入液相色谱仪,测定,即得。

本品每粒含补骨脂以补骨脂素($C_{11}H_6O_3$)和异补骨脂素($C_{11}H_6O_3$)的总量计,不得少于 0.21mg。

【功能与主治】 活血行滞,祛风解毒。用于经络阻隔、气血不畅所致的白癜风,症见白斑散在分布、色泽苍白、边界较明显。

【用法与用量】 口服。一次 3～4 粒,一日 2 次。

【注意】 孕妇慎用。

【规格】 每粒装 0.45g

【贮藏】 密封

瓜霜退热灵胶囊
Guashuang Tuireling Jiaonang

【处方】 西瓜霜 86.4g   北寒水石 56g

石膏 53.2g　　　　　　　　　滑石 56g

磁石 56g　　　　　　　　　　玄参 16.8g

水牛角浓缩粉 10.8g　　　　　羚羊角 5.2g

甘草 8.8g　　　　　　　　　　升麻 16.8g

丁香 3.2g　　　　　　　　　　沉香 5.2g

人工麝香 1g　　　　　　　　　冰片 3.2g

朱砂 5.2g

【制法】　以上十五味，取部分石膏、玄参、升麻、甘草、沉香五味加水煎煮两次，煎液滤过，滤液合并，浓缩至适量，加入西瓜霜、水牛角浓缩粉，混合，干燥，将剩余石膏、羚羊角、滑石、北寒水石、磁石干燥，与丁香及上述干膏合并粉碎成细粉，再将朱砂水飞成极细粉，人工麝香、冰片两味分别研细，与上述细粉配研，混匀，装入胶囊，制成1000粒，即得。

【性状】　本品为硬胶囊，内容物为灰色的粉末；气芳香，味咸凉。

【鉴别】　(1)取本品，置显微镜下观察：不规则细小颗粒暗棕红色，有光泽，边缘暗黑色(朱砂)。

(2)取本品内容物 3g，加乙醚 10ml，超声处理 10 分钟，滤过，滤液挥发至约 2ml，作为供试品溶液。另取丁香对照药材 30mg，同法制成对照药材溶液。再取冰片对照品适量，加乙醚制成每 1ml 含 0.5mg 的溶液，作为对照品溶液。照薄层色谱法(通则 0502)试验，吸取上述三种溶液各 10μl，分别点于同一硅胶 G 薄层板上，以甲苯-乙酸乙酯(9∶1)为展开剂，展开，取出，晾干，喷以 5%香草醛硫酸溶液，加热至斑点显色清晰。供试品色谱中，在与对照药材色谱和对照品色谱相应的位置上，显相同颜色的斑点。

【检查】　应符合胶囊剂项下有关的各项规定(通则 0103)。

【含量测定】　照气相色谱法(通则 0521)测定。

色谱条件与系统适用性试验　以聚乙二醇 20000(PEG-20M)为固定相的毛细管柱(柱长为 30m，柱内径为 0.25mm，膜厚度为 0.25μm)；柱温 120℃。理论板数按龙脑峰计算应不低于 5000。

校正因子测定　取水杨酸甲酯适量，精密称定，加乙酸乙酯制成每 1ml 含 2mg 的溶液，作为内标溶液。另取龙脑对照品适量，精密称定，加乙酸乙酯制成每 1ml 含 2mg 的溶液，作为对照品溶液。精密量取对照品溶液与内标溶液各 2ml，置 5ml 量瓶中，加乙酸乙酯稀释至刻度，摇匀，吸取 1μl，注入气相色谱仪，计算校正因子。

测定法　取装量差异项下的本品内容物，混匀，取 0.6g，精密称定，置 5ml 量瓶中，精密加入内标溶液 2ml，用乙酸乙酯溶解并稀释至刻度，摇匀，滤过，吸取续滤液 1μl，注入气相色谱仪，测定，即得。

本品每粒含冰片以龙脑($C_{10}H_{18}O$)计，不得少于 0.88mg。

【功能与主治】　清热解毒，开窍镇惊。用于热病热入心包、肝风内动证，症见高热、惊厥、抽搐、咽喉肿痛。

【用法与用量】　口服。周岁以内一次 0.15~0.3g，一至三岁一次 0.3~0.6g，三至六岁一次 0.6~0.75g，六至九岁一

次 0.75~0.9g，九岁以上一次 0.9~1.2g，成人一次 1.2~1.8g，一日 3~4 次。

【注意】　不宜久服，孕妇禁服。

【规格】　每粒装 0.3g

【贮藏】　密封。

乐儿康糖浆

Le'erkang Tangjiang

【处方】　党参 77.3g　　　　　　太子参 77.3g

黄芪 77.3g　　　　　　　　茯苓 51.5g

山药 77.3g　　　　　　　　薏苡仁 77.3g

麦冬 77.3g　　　　　　　　制何首乌 77.3g

大枣 25.8g　　　　　　　　焦山楂 25.8g

炒麦芽 25.8g　　　　　　　陈皮 77.3g

桑枝 206.2g

【制法】　以上十三味，加水煎煮二次，每次 2 小时，滤过，合并滤液并浓缩成清膏，加入蔗糖 603.1g，炼蜜 220.6g，煮沸，浓缩，滤过，滤液加入枸橼酸适量和苯甲酸钠或山梨酸钾 3g，加水调整总量至 1000ml，混匀，即得。

【性状】　本品为棕黄色至棕褐色的黏稠液体；味甜、微苦。

【鉴别】　(1)取本品 20ml，加水 20ml，混匀，用二氯甲烷振摇提取 2 次，每次 30ml，合并提取液，蒸干，残渣加乙酸乙酯 1ml 使溶解，作为供试品溶液。另取大黄素对照品，加乙酸乙酯制成每 1ml 含 0.1mg 的溶液，作为对照品溶液。照薄层色谱法(通则 0502)试验，吸取上述两种溶液各 10μl，分别点于同一硅胶 G 薄层板上，以石油醚(30~60℃)-甲酸乙酯-甲酸(15∶5∶1)10℃ 以下放置分层的上层溶液为展开剂，展开，取出，晾干，置紫外光灯(365nm)下检视。供试品色谱中，在与对照品色谱相应的位置上，显相同的橙黄色荧光斑点。

(2)取本品 20ml，用水饱和的正丁醇振摇提取 3 次，每次 30ml，合并正丁醇液，蒸干，残渣加甲醇 2ml 使溶解，作为供试品溶液。另取橙皮苷对照品，加甲醇制成饱和溶液，作为对照品溶液。再取陈皮对照药材 1g，加甲醇 10ml，超声处理 20 分钟，滤过，滤液作为对照药材溶液。照薄层色谱法(通则 0502)试验，吸取上述三种溶液各 3μl，分别点于同一硅胶 G 薄层板上，以乙酸乙酯-甲醇-水(100∶17∶13)为展开剂，展至约 3cm，取出，晾干，再以甲苯-乙酸乙酯-甲酸-水(20∶10∶1∶1)的上层溶液为展开剂，展至约 8cm，取出，晾干，喷以三氯化铝试液，置紫外光灯(365nm)下检视。供试品色谱中，在与对照品色谱和对照药材色谱相应的位置上，显相同颜色的荧光斑点。

(3)取〔含量测定〕项下的供试品溶液 2ml，加在中性氧化铝柱(100~200 目，3g，内径为 1.2cm，用甲醇 5ml 预洗)上，用甲醇 15ml 洗脱，收集洗脱液，蒸干，残渣加甲醇 1ml 使溶解，滤过，取续滤液作为供试品溶液。另取党参炔苷对照品，

加甲醇制成每 1ml 含 30μg 的溶液,作为对照品溶液。照高效液相色谱法(通则 0512)试验,以十八烷基硅烷键合硅胶为填充剂;以乙腈-水(16∶84)为流动相;柱温 30℃,检测波长为 215nm。分别吸取对照品溶液与供试品溶液各 10μl,注入液相色谱仪。供试品色谱中应呈现与对照品色谱峰保留时间相同的色谱峰。

【检查】 相对密度 应不低于 1.28(通则 0601)。

pH 值 应为 3.5～5.5(通则 0631)。

其他 应符合糖浆剂项下有关的各项规定(通则 0116)。

【含量测定】 照高效液相色谱法(通则 0512)测定。

色谱条件与系统适用性试验 以十八烷基硅烷键合硅胶为填充剂;以乙腈-水(32∶68)为流动相;用蒸发光散射检测器检测。理论板数按黄芪甲苷峰计算应不低于 7000。

对照品溶液的制备 取黄芪甲苷对照品适量,精密称定,加甲醇制成每 1ml 含 0.5mg 的溶液,即得。

供试品溶液的制备 精密量取本品 50ml,加水 10ml,混匀,用水饱和的正丁醇振摇提取 6 次,每次 70ml,合并正丁醇提取液,用氨试液洗涤 3 次,每次 100ml,取正丁醇液蒸干,残渣加甲醇微热使溶解并转移至 10ml 量瓶中,用甲醇稀释至刻度,摇匀,滤过,取续滤液,即得。

测定法 分别精密吸取对照品溶液 5μl、15μl,供试品溶液 20μl,注入液相色谱仪,测定,以外标两点法对数方程计算,即得。

本品每 1ml 含黄芪以黄芪甲苷($C_{41}H_{68}O_{14}$)计,不得少于 22.0μg。

【功能与主治】 益气健脾,和中开胃。用于脾胃气虚所致的食欲不振、面黄、身瘦;厌食症、营养不良症见上述证候者。

【用法与用量】 口服。一至二岁一次 5ml,二岁以上一次 10ml,一日 2～3 次。

【规格】 每瓶装 100ml

【贮藏】 密封,置阴凉处。

乐 脉 丸
Lemai Wan

【处方】 丹参 998g 川芎 499g
赤芍 499g 红花 499g
香附 249.5g 木香 249.5g
山楂 124.8g

【制法】 以上七味,加水煎煮三次,每次 1 小时,合并煎液,滤过,滤液低温(45～50℃)浓缩成清膏,干燥,粉碎,加入适量辅料,用乙醇和大豆油制软材,制丸,干燥,制成 1000g;或用乙醇制软材,制丸,干燥,过筛,包薄膜衣,制成 800g,即得。

【性状】 本品为黑色的浓缩水丸或棕褐色至褐色的包衣浓缩水丸;味微苦。

【鉴别】 (1)取本品 5g,研细,加甲醇 20ml,加热回流 30 分钟,滤过,滤液蒸干,残渣加甲醇 5ml 使溶解,作为供试品溶液。另取丹参对照药材 1g,加甲醇 20ml,加热回流 30 分钟,滤过,滤液蒸干,残渣加甲醇 2ml 使溶解,作为对照药材溶液。再取丹参素钠对照品,加甲醇制成每 1ml 含 1mg 的溶液,作为对照品溶液。照薄层色谱法(通则 0502)试验,吸取上述三种溶液各 3～5μl,分别点于同一硅胶 G 薄层板上,以三氯甲烷-丙酮-甲酸(8∶4∶1.5)为展开剂,展开,取出,晾干,喷以 5% 香草醛硫酸溶液。供试品色谱中,在与对照药材色谱和对照品色谱相应的位置上,显相同颜色的斑点。

(2)取本品 5g,研细,加水 30ml,研磨使溶解,转移至具塞锥形瓶中,加乙醚 40ml,强力振摇,离心,分取乙醚液,加无水硫酸钠 1g,振摇,滤过,滤液挥干,残渣加甲醇 1ml 使溶解,作为供试品溶液。另取川芎对照药材 0.2g,同法制成对照药材溶液。照薄层色谱法(通则 0502)试验,吸取上述供试品溶液及对照药材溶液各 5～10μl,分别点于同一硅胶 G 薄层板上,以环己烷-乙酸乙酯(9∶1)为展开剂,展开,取出,晾干,置紫外光灯(365nm)下检视。供试品色谱中,在与对照药材色谱相应的位置上,显相同颜色的荧光斑点。

(3)取本品 5g,研细,加正丁醇 30ml,超声处理 30 分钟,滤过,滤液蒸干,残渣加甲醇 5ml 使溶解,作为供试品溶液。另取赤芍对照药材 1g,同法制成对照药材溶液。再取芍药苷对照品,加甲醇制成每 1ml 含 1mg 的溶液,作为对照品溶液。照薄层色谱法(通则 0502)试验,吸取上述三种溶液各 5～10μl,分别点于同一硅胶 G 薄层板上,以三氯甲烷-乙酸乙酯-甲醇-甲酸(40∶5∶10∶0.2)为展开剂,展开,取出,晾干,喷以 5% 香草醛硫酸溶液,于 105℃ 加热至斑点显色清晰。供试品色谱中,在与对照药材色谱和对照品色谱相应的位置上,显相同颜色的斑点。

(4)取本品 2g,研细,加乙醚 20ml,超声处理 10 分钟,滤过,滤液挥干,残渣加乙酸乙酯 1ml 使溶解,作为供试品溶液。另取香附对照药材 2g,同法制成对照药材溶液。照薄层色谱法(通则 0502)试验,吸取上述两种溶液各 10～20μl,分别点于同一硅胶 G 薄层板上,以甲苯-乙酸乙酯-冰醋酸(92∶5∶5)为展开剂,展开,取出,晾干,置紫外光灯(365nm)下检视。供试品色谱中,在与对照药材色谱相应的位置上,显相同颜色的荧光斑点。

(5)取〔鉴别〕(2)项下供试品溶液,挥干,残渣加乙酸乙酯 0.5ml 使溶解,作为供试品溶液。另取木香对照药材 0.5g,加乙醚 30ml,超声处理 10 分钟,滤过,滤液挥干,残渣加乙酸乙酯 10ml 使溶解,作为对照药材溶液。照薄层色谱法(通则 0502)试验,吸取供试品溶液 10～15μl、对照药材溶液 5μl,分别点于同一硅胶 G 薄层板上,以环己烷-甲酸乙酯-甲酸(15∶5∶1)的上层溶液为展开剂,展开,取出,晾干,喷以茴香醛试液,于 105℃ 加热至斑点显色清晰。供试品色谱中,在与对照药材色谱相应的位置上,显相同颜色的斑点。

【检查】 应符合丸剂项下有关的各项规定(通则 0108)。

【含量测定】 赤芍 照高效液相色谱法(通则 0512)

测定。

色谱条件与系统适用性试验 以十八烷基硅烷键合硅胶为填充剂;以乙腈-0.05％磷酸溶液(13:87)为流动相;检测波长为230nm。理论板数按芍药苷峰计算应不低于2000。

对照品溶液的制备 取芍药苷对照品适量,精密称定,加甲醇制成每1ml含0.1mg的溶液,即得。

供试品溶液的制备 取装量差异项下的本品适量,研细,取约0.3g,精密称定,置具塞锥形瓶中,精密加入甲醇25ml,密塞,称定重量,超声处理(功率250W,频率33kHz)30分钟,放冷,再称定重量,用甲醇补足减失的重量,摇匀,滤过,取续滤液,即得。

测定法 分别精密吸取对照品溶液10μl与供试品溶液5μl,注入液相色谱仪,测定,即得。

本品每袋含赤芍以芍药苷($C_{23}H_{28}O_{11}$)计,不得少于9.0mg。

丹参 照高效液相色谱法(通则0512)测定。

色谱条件与系统适用性试验 以十八烷基硅烷键合硅胶为填充剂;以乙腈-甲醇-1.7％甲酸溶液(4:27:69)为流动相;检测波长为286nm。理论板数按丹酚酸B峰计算应不低于2000。

对照品溶液的制备 取丹酚酸B对照品适量,精密称定,加75％甲醇制成每1ml含0.1mg的溶液,即得。

供试品溶液的制备 取装量差异项下的本品适量,研细,取约0.4g,精密称定,置具塞锥形瓶中,精密加入75％甲醇25ml,密塞,称定重量,超声处理(功率250W,频率33kHz)30分钟,放冷,再称定重量,用75％甲醇补足减失的重量,摇匀,滤过,取续滤液,即得。

测定法 分别精密吸取对照品溶液10μl与供试品溶液5~10μl,注入液相色谱仪,测定,即得。

本品每袋含丹参以丹酚酸B($C_{36}H_{30}O_{16}$)计,不得少于12.4mg。

【功能与主治】 行气活血,化瘀通脉。用于气滞血瘀所致的头痛、眩晕、胸痛、心悸;冠心病心绞痛、多发性脑梗死见上述证候者。

【用法与用量】 口服。一次1~2袋,一日3次;或遵医嘱。

【规格】 (1)每袋装1.5g(浓缩水丸) (2)每袋装1.2g(包衣浓缩水丸)

【贮藏】 密封,防潮。

乐 脉 片

Lemai Pian

【处方】 丹参499g　　　　川芎249.5g
赤芍249.5g　　　　红花249.5g
香附124.75g　　　　木香124.75g
山楂62.4g

【制法】 以上七味,加水煎煮三次,每次1小时,滤过,合并滤液,滤液低温(45~50℃)浓缩至相对密度为1.10~1.30的清膏,加辅料适量,制粒,加入适量辅料,混匀,压制成1000片,包薄膜衣,即得。

【性状】 本品为薄膜衣片,除去薄膜衣后显黄色至棕色;味微苦。

【鉴别】 (1)取本品适量,除去薄膜衣,研细,取约5g,加甲醇20ml,加热回流30分钟,滤过,滤液回收溶剂至干,残渣加甲醇5ml使溶解,作为供试品溶液。另取丹参对照药材1g,加甲醇20ml,加热回流30分钟,滤过,滤液蒸干,残渣加甲醇2ml使溶解,作为对照药材溶液。再取丹参素钠对照品,加甲醇制成每1ml含1mg的溶液,作为对照品溶液。照薄层色谱法(通则0502)试验,吸取上述三种溶液各3~5μl,分别点于同一硅胶G薄层板上,以三氯甲烷-丙酮-甲酸(8:4:1.5)为展开剂,展开,取出,晾干,喷以5％香草醛硫酸溶液。供试品色谱中,在与对照药材色谱和对照品色谱相应的位置上,显相同颜色的斑点。

(2)取本品适量,除去薄膜衣,研细,取约5g,加水30ml,研磨使溶解,转移至具塞锥形瓶中,加乙醚40ml,强力振摇,离心,分取乙醚液,加无水硫酸钠1g,振摇,滤过,滤液回收溶剂至干,残渣加甲醇1ml使溶解,作为供试品溶液。另取川芎对照药材0.2g,同法制成对照药材溶液。照薄层色谱法(通则0502)试验,吸取上述两种溶液各5~10μl,分别点于同一硅胶G薄层板上,以环己烷-乙酸乙酯(9:1)为展开剂,展开,取出,晾干,置紫外光灯(365nm)下检视。供试品色谱中,在与对照药材色谱相应的位置上,显相同颜色的荧光斑点。

(3)取本品适量,除去薄膜衣,研细,取约5g,加正丁醇30ml,超声处理30分钟,滤过,滤液回收溶剂至干,残渣加甲醇5ml使溶解,作为供试品溶液。另取赤芍对照药材1g,同法制成对照药材溶液。再取芍药苷对照品,加甲醇制成每1ml含1mg的溶液,作为对照品溶液。照薄层色谱法(通则0502)试验,吸取上述三种溶液各5~10μl,分别点于同一硅胶G薄层板上,以三氯甲烷-乙酸乙酯-甲醇-甲酸(40:5:10:0.2)为展开剂,展开,取出,晾干,喷以5％香草醛硫酸溶液,在105℃加热至斑点显色清晰。供试品色谱中,在与对照药材色谱和对照品色谱相应的位置上,显相同颜色的斑点。

(4)取本品适量,除去薄膜衣,研细,取约2g,加乙醚20ml,超声处理10分钟,滤过,滤液回收溶剂至干,残渣加乙酸乙酯1ml使溶解,作为供试品溶液。另取香附对照药材2g,同法制成对照药材溶液。照薄层色谱法(通则0502)试验,吸取上述两种溶液各10~20μl,分别点于同一硅胶G薄层板上,以甲苯-乙酸乙酯-冰醋酸(92:5:5)为展开剂,展开,取出,晾干,置紫外光灯(365nm)下检视。供试品色谱中,在与对照药材色谱相应的位置上,显相同颜色的荧光斑点。

【检查】 应符合片剂项下有关的各项规定(通则0101)。

【含量测定】 赤芍 照高效液相色谱法（通则 0512）测定。

色谱条件与系统适用性试验 以十八烷基硅烷键合硅胶为填充剂；以乙腈-0.05％磷酸溶液（13∶87）为流动相；检测波长为 230nm。理论板数按芍药苷峰计算应不低于 2000。

对照品溶液的制备 取芍药苷对照品适量，精密称定，加甲醇制成每 1ml 含 0.1mg 的溶液，即得。

供试品溶液的制备 取重量差异项下的本品，研细，取约 0.3g，精密称定，置具塞锥形瓶中，精密加入甲醇 25ml，密塞，称定重量，静置 30 分钟，超声处理（功率 250W，频率 33kHz）30 分钟，放冷，再称定重量，用甲醇补足减失的重量，摇匀，滤过，取续滤液，即得。

测定法 分别精密吸取对照品溶液与供试品溶液各 10μl，注入液相色谱仪，测定，即得。

本品每片含赤芍以芍药苷（$C_{23}H_{28}O_{11}$）计，不得少于 3.0mg。

丹参 照高效液相色谱法（通则 0512）测定。

色谱条件与系统适用性试验 以十八烷基硅烷键合硅胶为填充剂；以乙腈-甲醇-1.7％甲酸溶液（4∶27∶69）为流动相；检测波长为 286nm。理论板数按丹酚酸 B 峰计算应不低于 2000。

对照品溶液的制备 取丹酚酸 B 对照品适量，精密称定，加 75％甲醇制成每 1ml 含 0.1mg 的溶液，即得。

供试品溶液的制备 取重量差异项下的本品，研细，取约 0.3g，精密称定，置具塞锥形瓶中，精密加入 75％甲醇 25ml，密塞，称定重量，静置 30 分钟，超声处理（功率 250W，频率 33kHz）30 分钟，放冷，再称定重量，用 75％甲醇补足减失的重量，摇匀，滤过，取续滤液，即得。

测定法 分别精密吸取对照品溶液与供试品溶液各 10μl，注入液相色谱仪，测定，即得。

本品每片含丹参以丹酚酸 B（$C_{36}H_{30}O_{16}$）计，不得少于 4.2mg。

【功能与主治】 行气活血，化瘀通脉。用于气滞血瘀所致的头痛、眩晕、胸痛、心悸；冠心病心绞痛、多发性脑梗死见上述证候者。

【用法与用量】 口服。一次 3～6 片，一日 3 次。

【规格】 每片重(1)0.45g (2)0.6g

【贮藏】 密封。

乐 脉 胶 囊
Lemai Jiaonang

【处方】 丹参 499g 川芎 249.5g
赤芍 249.5g 红花 249.5g
香附 124.75g 木香 124.75g
山楂 62.4g

【制法】 以上七味，加水煎煮三次，每次 1 小时，合并煎液，滤过，滤液低温减压浓缩成清膏，干燥，粉碎，与适量辅料混合均匀，装入胶囊，制成 1000 粒或 1333 粒，即得。

【性状】 本品为硬胶囊，内容物为黄色至棕褐色的颗粒或粉末；气微，味微苦。

【鉴别】 (1)取本品内容物 5g，研细，加甲醇 20ml，加热回流 30 分钟，滤过，滤液回收溶剂至干，残渣加甲醇 5ml 使溶解，作为供试品溶液。另取丹参对照药材 1g，加甲醇 20ml，加热回流 30 分钟，滤过，滤液回收溶剂至干，残渣加甲醇 2ml 使溶解，作为对照药材溶液。再取丹参素钠对照品，加甲醇制成每 1ml 含 1mg 的溶液，作为对照品溶液。照薄层色谱法（通则 0502）试验，吸取上述三种溶液各 3～5μl，分别点于同一硅胶 G 薄层板上，以三氯甲烷-丙酮-甲酸（8∶4∶1.5）为展开剂，展开，取出，晾干，喷以 5％香草醛硫酸溶液。供试品色谱中，在与对照药材色谱和对照品色谱相应的位置上，显相同颜色的斑点。

(2)取本品内容物 5g，加水 30ml，研磨使溶解，转移至具塞锥形瓶中，加乙醚 40ml，强力振摇，离心，分取乙醚液，加无水硫酸钠 1g，振摇，滤过，滤液回收溶剂至干，残渣加甲醇 1ml 使溶解，作为供试品溶液。另取川芎对照药材 0.2g，同法制成对照药材溶液。照薄层色谱法（通则 0502）试验，吸取上述供试品溶液 10～20μl，对照药材溶液 5～10μl，分别点于同一硅胶 G 薄层板上，以环己烷-乙酸乙酯（9∶1）为展开剂，展开，取出，晾干，置紫外光灯（365nm）下检视。供试品色谱中，在与对照药材色谱相应的位置上，显相同颜色的荧光斑点。

(3)取本品内容物 5g，研细，加正丁醇 30ml，超声处理 30 分钟，滤过，滤液回收溶剂至干，残渣加甲醇 5ml 使溶解，作为供试品溶液。另取赤芍对照药材 1g，同法制成对照药材溶液。再取芍药苷对照品，加甲醇制成每 1ml 含 1mg 的溶液，作为对照品溶液。照薄层色谱法（通则 0502）试验，吸取上述三种溶液各 5～10μl，分别点于同一硅胶 G 薄层板上，以三氯甲烷-乙酸乙酯-甲醇-甲酸（40∶5∶10∶0.2）为展开剂，展开，取出，晾干，喷以 5％香草醛硫酸溶液，在 105℃加热至斑点显色清晰。供试品色谱中，在与对照药材色谱和对照品色谱相应的位置上，显相同颜色的斑点。

(4)取本品内容物 2g，加乙醚 20ml，超声处理 10 分钟，滤过，滤液回收溶剂至干，残渣加乙酸乙酯 1ml 使溶解，作为供试品溶液。另取香附对照药材 2g，同法制成对照药材溶液。照薄层色谱法（通则 0502）试验，吸取上述两种溶液各 10～20μl，分别点于同一硅胶 G 薄层板上，以甲苯-乙酸乙酯-冰醋酸（92∶5∶5）为展开剂，展开，取出，晾干，置紫外光灯（365nm）下检视。供试品色谱中，在与对照药材色谱相应的位置上，显相同颜色的荧光斑点。

(5)取〔鉴别〕(2)项下供试品溶液，挥干，残渣加乙酸乙酯 0.5ml 使溶解，作为供试品溶液。另取木香对照药材 0.5g，加乙醚 30ml，超声处理 10 分钟，滤过，滤液回收溶剂至干，残渣加乙酸乙酯 10ml 使溶解,作为对照药材溶液。照薄层色谱法(通则 0502)试验,吸取供试品溶液 10~15μl、对照药材溶液 5μl,分别点于同一硅胶 G 薄层板上,以环己烷-甲酸乙酯-甲酸(15:5:1)的上层溶液为展开剂,展开,取出,晾干,喷以茴香醛试液,在 105℃加热至斑点显色清晰。供试品色谱中,在与对照药材色谱相应的位置上,显相同颜色的斑点。

【检查】　应符合胶囊剂项下有关的各项规定(通则 0103)。

【含量测定】　赤芍　照高效液相色谱法(通则 0512)测定。

色谱条件与系统适用性试验　以十八烷基硅烷键合硅胶为填充剂;以乙腈-0.05%磷酸溶液(13:87)为流动相;检测波长为 230nm。理论板数按芍药苷峰计算应不低于 2000。

对照品溶液的制备　取芍药苷对照品适量,精密称定,加甲醇制成每 1ml 含 0.1mg 的溶液,即得。

供试品溶液的制备　取装量差异项下的本品内容物,混匀,取约 0.3g,精密称定,置具塞锥形瓶中,精密加入甲醇 25ml,密塞,称定重量,超声处理(功率 250W,频率 33kHz)30 分钟,放冷,再称定重量,用甲醇补足减失的重量,摇匀,滤过,取续滤液,即得。

测定法　分别精密吸取对照品溶液与供试品溶液各 10μl,注入液相色谱仪,测定,即得。

本品每粒含赤芍以芍药苷($C_{23}H_{28}O_{11}$)计,〔规格(1)~规格(3)〕不得少于 3.0mg;〔规格(4)〕不得少于 2.25mg。

丹参　照高效液相色谱法(通则 0512)测定。

色谱条件与系统适用性试验　以十八烷基硅烷键合硅胶为填充剂;以乙腈-甲醇-1.7%甲酸溶液(4:27:69)为流动相;检测波长为 286nm。理论板数按丹酚酸 B 峰计算应不低于 2000。

对照品溶液的制备　取丹酚酸 B 对照品适量,精密称定,加 75%甲醇制成每 1ml 含 0.1mg 的溶液,即得。

供试品溶液的制备　取装量差异项下的本品内容物,混匀,取约 0.5g,精密称定,置具塞锥形瓶中,精密加入 75%甲醇 25ml,密塞,称定重量,超声处理(功率 250W,频率 33kHz)30 分钟,放冷,再称定重量,用 75%甲醇补足减失的重量,摇匀,滤过,取续滤液,即得。

测定法　分别精密吸取对照品溶液 10μl 与供试品溶液 5~10μl,注入液相色谱仪,测定,即得。

本品每粒含丹参以丹酚酸 B($C_{36}H_{30}O_{16}$)计,〔规格(1)~规格(3)〕不得少于 4.2mg;〔规格(4)〕不得少于 3.2mg。

【功能与主治】　行气活血,化瘀通脉。用于气滞血瘀所致的头痛、眩晕、胸痛、心悸;冠心病心绞痛、多发性脑梗死见上述证候者。

【用法与用量】　口服。一次 3~6 粒〔规格(1)、规格(2)、规格(3)〕,一次 4~6 粒〔规格(4)〕,一日 3 次。

【规格】　每粒装 (1)0.56g　(2)0.5g　(3)0.45g　(4)0.42g

【贮藏】　密封。

乐 脉 颗 粒

Lemai Keli

【处方】　丹参 499g　　　　　川芎 249.5g
　　　　　赤芍 249.5g　　　　红花 249.5g
　　　　　香附 124.75g　　　　木香 124.75g
　　　　　山楂 62.4g

【制法】　以上七味,加水煎煮三次,每次 1 小时,合并煎液,滤过,滤液于离心薄膜蒸发器内低温(45~50℃)浓缩至相对密度为 1.10~1.30 的清膏,在间歇式流化床内与混合均匀的糊精-预胶化淀粉 600g(1:1)及甜菊素 1‰~2‰流化,制成颗粒,干燥,制成 1000g,即得。

【性状】　本品为黄棕色至棕色的颗粒;味微苦。

【鉴别】　(1)取本品 5g,加水 30ml,振摇,加乙醚 40ml,振摇提取 3 分钟,离心,分取乙醚液,加无水硫酸钠 1g,振摇,滤过,残渣用乙醚 10ml 分两次洗涤,滤液与洗液合并,挥干,残渣加乙醚 1ml 使溶解,作为供试品溶液。另取丹参酮 ⅡA 对照品,加乙醚制成每 1ml 含 0.7mg 的溶液,作为对照品溶液。照薄层色谱法(通则 0502)试验,吸取上述两种溶液各 10~15μl,分别点于同一硅胶 G 薄层板上,以三氯甲烷为展开剂,展开,取出,晾干。供试品色谱中,在与对照品色谱相应的位置上,显相同的红色斑点。

(2)取川芎对照药材 1g,加水 30ml,振摇,加乙醚 40ml,剧烈振摇提取 3 分钟,离心,分取乙醚液,加无水硫酸钠 1g,振摇,滤过,残渣用乙醚 10ml 分两次洗涤,滤液与洗液合并,挥干,残渣加乙醚 1ml 使溶解,作为对照药材溶液。照薄层色谱法(通则 0502)试验,吸取〔鉴别〕(1)项下的供试品溶液与上述对照药材溶液各 5μl,分别点于同一硅胶 G 薄层板上,以正己烷-乙醚(1:2)为展开剂,展开,取出,晾干,置紫外光灯(365nm)下检视。供试品色谱中,在与对照药材色谱相应的位置上,显相同颜色的荧光主斑点。

(3)取本品 5g,加水 30ml,振摇,加乙醚 40ml,振摇提取 3 分钟,离心,分取乙醚液,加 4%氢氧化钠溶液 15ml,用力振摇提取,分取乙醚液,加无水硫酸钠 1g,振摇,滤过,残渣用乙醚 10ml 分两次洗涤,滤液与洗液合并,挥干,残渣加乙醚 1ml 使溶解,作为供试品溶液。另取木香对照药材 0.5g,同法制成对照药材溶液。照薄层色谱法(通则 0502)试验,吸取供试品溶液 10μl、对照药材溶液 5μl,分别点于同一硅胶 G 薄层板上,以正己烷-乙醚(1:2)为展开剂,展开,取出,晾干,喷以茴香醛试液,105℃加热 5 分钟。供试品色谱中,在与对照药材色谱相应的位置上,显相同的蓝紫色斑点。

【检查】　应符合颗粒剂项下有关的各项规定(通则 0104)。

【含量测定】　照高效液相色谱法(通则 0512)测定。

色谱条件与系统适用性试验　用十八烷基硅烷键合硅胶

为填充剂;异丙醇-甲醇-醋酸-水(2:25:2:71)为流动相;检测波长为 230nm。理论板数按芍药苷峰计算应不低于 1000。

对照品溶液的制备 取在 80℃干燥 1 小时的芍药苷对照品适量,精密称定,加稀乙醇制成每 1ml 含 0.1mg 的溶液,即得。

供试品溶液的制备 取装量差异项下的本品,混匀,研细,取约 0.5g,精密称定,置 50ml 量瓶中,加稀乙醇适量,振摇提取 1 小时,加稀乙醇稀释至刻度,摇匀,静置,滤过,取续滤液,即得。

测定法 分别精密吸取对照品溶液与供试品溶液各 5μl,注入液相色谱仪,测定,即得。

本品每袋含赤芍以芍药苷($C_{23}H_{28}O_{11}$)计,不得少于 15mg。

【功能与主治】 行气活血,化瘀通脉。用于气滞血瘀所致的头痛、眩晕、胸痛、心悸;冠心病心绞痛、多发性脑梗死见上述证候者。

【用法与用量】 开水冲服。一次 1～2 袋,一日 3 次。

【规格】 每袋装 3g

【贮藏】 密封,置干燥处。

外伤如意膏
Waishang Ruyi Gao

【处方】 紫草 120g　　　　地榆 120g
栀子 120g　　　　大黄 120g
黄芩 120g　　　　黄柏 120g
冰片 5g

【制法】 以上七味,紫草用乙醇作溶剂,浸渍 48 小时后进行渗漉,收集渗漉液,减压回收乙醇并浓缩成相对密度为 1.20～1.30(60℃)的浸膏;大黄、地榆、栀子加水煎煮二次,第一次 2 小时,第二次 1.5 小时,合并煎液,滤过,滤液浓缩至相对密度为 1.10～1.20(80℃),放冷,加 3 倍量的乙醇,搅拌,静置 48 小时,滤过,回收乙醇,浓缩成相对密度约为 1.25(80℃)的浸膏,黄芩、黄柏同大黄等三味的制备方法,分别制成相对密度约为 1.25(80℃)的浸膏,合并两种浸膏,备用;冰片用适量液状石蜡溶解。取适量单硬脂酸甘油酯、三乙醇胺、聚山梨酯 80、液状石蜡、十八醇、羊毛脂、硬脂酸、丙二醇、羟苯乙酯、山梨酸钾等,制成基质,将上述浸膏和冰片溶液加入基质中,混匀,制成 1000g,分装,即得。

【性状】 本品为青黄色至棕黄色的软膏。

【鉴别】 (1)取本品 3g,加无水乙醇 20ml,研磨 10 分钟,滤过,滤液置水浴上蒸干,残渣加无水乙醇 2ml 使溶解,作为供试品溶液。另取栀子苷对照品,加无水乙醇制成每 1ml 含 3mg 的溶液,作为对照品溶液。照薄层色谱法(通则 0502)试验,吸取上述两种溶液各 1μl,分别点于同一硅胶 G 薄层板上,以乙酸乙酯-丙酮-甲酸(1:1:0.1)为展开剂,展开,取出,晾干,喷以 10%硫酸乙醇溶液,110℃加热约 10 分钟,置日光下检视。供试品色谱中,在与对照品色谱相应的位置上,显相同颜色的斑点。

(2)取本品 10g,加甲醇 30ml,搅拌 30 分钟,滤过,滤液回收溶剂至干,残渣加水 10ml 使溶解,再加稀盐酸 1ml,置水浴上加热 30 分钟后,立即冷却,用乙醚提取 2 次,每次 15ml,合并乙醚液,挥干,残渣加甲醇 1ml 使溶解,作为供试品溶液。另取大黄对照药材 0.2g,加甲醇 20ml,浸渍 2 小时,滤过,取滤液 5ml,蒸干,自"残渣加水 10ml 使溶解"起,同法制成对照药材溶液。照薄层色谱法(通则 0502)试验,吸取上述两种溶液各 10μl,分别点于同一硅胶 G 薄层板上,以正己烷-甲酸乙酯-甲酸(6:2:0.1)为展开剂,展开,取出,晾干,置紫外光灯(365nm)下检视。供试品色谱中,在与对照药材色谱相应的位置上,显相同颜色的荧光斑点。

(3)取本品 15g,加乙酸乙酯-甲醇(3:1)混合溶液 40ml,研磨,超声处理 10 分钟,滤过,滤液置水浴上蒸至近干,用盐酸-水(1:30)混合溶液 30ml 溶解,滤过,滤液用水饱和的正丁醇振摇提取 2 次,每次 15ml,合并正丁醇液,回收溶剂至干,残渣加乙醚 5ml 浸泡 2 分钟,弃去乙醚液,残渣加无水乙醇 2ml 使溶解,作为供试品溶液。取黄芩对照药材 1g,加乙酸乙酯-甲醇(3:1)混合溶液 20ml,超声处理 15 分钟,滤过,滤液回收溶剂至干,残渣用乙醚少许浸泡 2 分钟,弃去乙醚液,残渣加无水乙醇 2ml 使溶解,作为对照药材溶液。另取黄芩苷对照品,加甲醇制成每 1ml 含 1mg 的溶液,作为对照品溶液。照薄层色谱法(通则 0502)试验,吸取上述三种溶液各 6μl,分别点于同一硅胶 G 薄层板上,使成条状,以乙酸丁酯-甲酸-水(7:4:3)上层溶液作为展开剂,展开,取出,晾干,喷以 5%三氯化铁乙醇溶液,置日光下检视。供试品色谱中,在与对照药材色谱和对照品色谱相应的位置上,显相同颜色的斑点。

(4)取本品 5g,加乙醇 20ml,超声处理 15 分钟,放冷,滤过,滤液蒸干,残渣加乙醇 5ml 使溶解,滤过,滤液作为供试品溶液。取冰片对照品,加乙醇制成每 1ml 含 1mg 的溶液,作为对照品溶液。照薄层色谱法(通则 0502)试验,吸取供试品溶液 1～3μl、对照品溶液 2μl,分别点于同一硅胶 G 薄层板上,以石油醚(60～90℃)-甲苯-乙酸乙酯(9:3:2)为展开剂,展开,取出,晾干,喷以 5%磷钼酸乙醇溶液,在 105℃加热至斑点显色清晰,置日光下检视。供试品色谱中,在与对照品色谱相应的位置上,显相同颜色的斑点。

【检查】 应符合软膏剂项下有关的各项规定(通则 0109)。

【含量测定】 照高效液相色谱法(通则 0512)测定。

色谱条件与系统适用性试验 以十八烷基硅烷键合硅胶为填充剂;以乙腈-0.1%磷酸溶液(45:55)(每 100ml 加十二烷基磺酸钠 0.1g)为流动相;检测波长为 265nm。理论板数按盐酸小檗碱峰计算应不低于 4000。

对照品溶液的制备 取盐酸小檗碱对照品适量,精密称定,加甲醇制成每 1ml 含 20μg 的溶液,即得。

供试品溶液的制备 取本品约 2g,精密称定,置具塞锥形瓶中,精密加入盐酸-甲醇(1:100)的混合溶液 25ml,称定重量,加热回流 30 分钟,放冷,再称定重量,用盐酸-甲醇(1:100)的混合溶液补足减失的重量,滤过,取续滤液,即得。

测定法 分别精密吸取对照品溶液与供试品溶液各 10μl,注入液相色谱仪,测定,即得。

本品每 1g 含黄柏以盐酸小檗碱($C_{20}H_{17}NO_4 \cdot HCl$)计,不得少于 0.12mg。

【功能与主治】 清热解毒,凉血散瘀,消肿止痛,止血生肌。用于跌打损伤,骨折脱臼,筋伤积瘀,皮肉损伤化脓,烫火伤。

【用法与用量】 外用。涂敷患部,一日 1 次,或制成软膏纱布外敷,一至三日换药 1 次。

【规格】 每支装 30g

【贮藏】 密封,置凉暗处。

外感风寒颗粒
Waigan Fenghan Keli

【处方】

桂枝 102g	白芷 102g
防风 102g	柴胡 102g
荆芥穗 76g	羌活 76g
白芍 102g	葛根 127g
桔梗 76g	苦杏仁(炒)76g
甘草 25g	生姜 76g

【制法】 以上十二味,桂枝、荆芥穗、柴胡、羌活分别提取挥发油;白芷用 60% 乙醇作溶剂,浸渍 24 小时后缓缓渗漉,收集渗漉液;药渣与防风等七味加水煎煮二次,第一次 2 小时,第二次 1.5 小时,合并煎液,滤过,滤液静置 24 小时,取上清液加入白芷提取液,浓缩至适量;加入蔗糖及糊精(3:1)与乙醇适量,制成颗粒,干燥,过筛,喷加上述挥发油,混匀,制成 1000g,即得。

【性状】 本品为棕黄色的颗粒;味甜、微苦。

【鉴别】 (1)取本品 10g,研细,加甲醇 50ml,加热回流 1 小时,放冷,滤过,滤液蒸干,残渣加水 20ml 使溶解,用水饱和的正丁醇振摇提取 3 次,每次 20ml,合并正丁醇液,加氨试液 20ml 洗涤,弃去洗涤液,正丁醇液用正丁醇饱和的水洗涤 2 次,每次 10ml,弃去洗涤液,正丁醇液蒸干,残渣加乙醇 1ml 使溶解,作为供试品溶液。另取芍药苷对照品,加乙醇制成每 1ml 含 1mg 的溶液,作为对照品溶液。照薄层色谱法(通则 0502)试验,吸取供试品溶液 10μl、对照

品溶液 2μl,分别点于同一硅胶 G 薄层板上,以三氯甲烷-乙酸乙酯-甲醇-甲酸(40:5:10:0.2)为展开剂,展开,取出,晾干,喷以 5% 香草醛硫酸溶液,在 105℃ 加热至斑点显色清晰。供试品色谱中,在与对照品色谱相应的位置上,显相同颜色的斑点。

(2)取本品 12g,研细,加石油醚(60~90℃)50ml,密塞,放置 1 小时,时时振摇,滤过,滤液挥至约 1ml,作为供试品溶液。另取荆芥穗对照药材 0.5g,同法制成对照药材溶液。照薄层色谱法(通则 0502)试验,吸取供试品溶液 10μl、对照药材溶液 5μl,分别点于同一硅胶 G 薄层板上,以石油醚(60~90℃)-乙酸乙酯(37:3)为展开剂,展开,取出,晾干,喷以 1% 香草醛硫酸溶液,加热至斑点显色清晰。供试品色谱中,在与对照药材色谱相应的位置上,显两个或两个以上相同颜色的主斑点。

(3)取本品 12g,研细,加水 50ml 使溶解,加乙醚振摇提取 2 次,每次 20ml,弃去乙醚液,水液用水饱和的正丁醇振摇提取 3 次(20ml,20ml,10ml),合并正丁醇液,加等体积氨试液洗涤,弃去洗涤液,正丁醇液蒸干,残渣加甲醇 1ml 使溶解,作为供试品溶液。另取柴胡对照药材 0.5g,加甲醇 20ml,置 80℃ 水浴中加热回流 1 小时,放冷,滤过,滤液蒸干,残渣加水 10ml 使溶解,同法制成对照药材溶液。照薄层色谱法(通则 0502)试验,吸取供试品溶液 10μl、对照药材溶液 5μl,分别点于同一硅胶 G 薄层板上,以三氯甲烷-甲醇-水(13:7:2)10℃ 以下放置过夜的下层溶液为展开剂,20℃ 以下展开,取出,晾干,喷以 1% 对二甲氨基苯甲醛的硫酸乙醇溶液(1→10),加热至斑点显色清晰,分别置日光和紫外光灯(365nm)下检视。供试品色谱中,在与对照药材色谱相应的位置上,日光下显相同颜色的主斑点,紫外光下显相同颜色的荧光主斑点。

(4)取本品 10g,研细,加乙醇 30ml,超声处理 15 分钟,滤过,滤液蒸至近干,残渣加乙醇 1ml 使溶解,作为供试品溶液。另取欧前胡素对照品,加乙醇制成每 1ml 含 0.5mg 的溶液,作为对照品溶液。照薄层色谱法(通则 0502)试验,吸取供试品溶液 10μl、对照品溶液 5μl,分别点于同一硅胶 G 薄层板上,以环己烷-乙酸乙酯(4:1)为展开剂,展开,取出,晾干,置紫外光灯(365nm)下检视。供试品色谱中,在与对照品色谱相应的位置上,显相同颜色的荧光斑点。

【检查】 应符合颗粒剂项下有关的各项规定(通则 0104)。

【含量测定】 照高效液相色谱法(通则 0512)测定。

色谱条件与系统适用性试验 以十八烷基硅烷键合硅胶为填充剂;以甲醇-0.025mol/L 磷酸溶液(取磷酸 1.7ml,置 1000ml 量瓶中,加水约 800ml、三乙胺 1.8ml,再加水至刻度,摇匀)(21:79)为流动相;检测波长为 250nm。理论板数按葛根素峰计算应不低于 4000。

对照品溶液的制备 取葛根素对照品适量,精密称定,加 30% 乙醇制成每 1ml 含 15μg 的溶液,即得。

供试品溶液的制备 取装量差异项下的本品,研细,取约 0.25g,精密称定,置具塞锥形瓶中,精密加入 30％乙醇 25ml,称定重量,超声处理(功率 250W,频率 33kHz)30 分钟,放冷,再称定重量,用 30％乙醇补足减失的重量,摇匀,滤过,取续滤液,即得。

测定法 分别精密吸取对照品溶液与供试品溶液各 10μl,注入液相色谱仪,测定,即得。

本品每袋含葛根以葛根素($C_{21}H_{20}O_9$)计,不得少于 15.0mg。

【功能与主治】 解表散寒,退热止咳。用于风寒感冒,恶寒发热,头痛项强,全身酸疼,鼻塞流清涕,咳嗽,苔薄白,脉浮。

【用法与用量】 开水冲服。一次 12g,一日 3 次。

【规格】 每袋装 12g(相当于原药材 12.5g)

【贮藏】 密闭,防潮。

冬 凌 草 片
Donglingcao Pian

【处方】 冬凌草 3000g

【制法】 取冬凌草,用乙醇加热回流提取二次,第一次 2 小时,第二次 1.5 小时,提取液滤过,滤液合并,回收乙醇并浓缩至适量,加辅料适量,干燥,粉碎,制成颗粒,干燥,压制成 1000 片,包糖衣或薄膜衣,即得。

【性状】 本品为糖衣片或薄膜衣片,除去包衣后显绿棕色至绿褐色,或棕色至棕褐色;味苦。

【鉴别】 取本品 4 片,除去包衣,研细,加甲醇 30ml,超声处理 30 分钟,滤过,滤液回收溶剂至干,残渣加甲醇 1ml 使溶解,作为供试品溶液。另取冬凌草对照药材 1g,同法制成对照药材溶液。照薄层色谱法(通则 0502)试验,吸取上述两种溶液各 5μl,分别点于同一硅胶 G 薄层板上使成条带状,以二氯甲烷-丙酮-乙醇(36:1:3)为展开剂,展开,取出,晾干,喷以 30％硫酸乙醇溶液,在 105℃加热至斑点显色清晰。供试品色谱中,在与对照药材色谱相应的位置上,显相同颜色的条斑。

【检查】 应符合片剂项下有关的各项规定(通则 0101)。

【含量测定】 照高效液相色谱法(通则 0512)测定。

色谱条件与系统适用性试验 以十八烷基硅烷键合硅胶为填充剂;以甲醇-水(52:48)为流动相;检测波长为 239nm。理论板数按冬凌草甲素峰计算应不低于 4000。

对照品溶液的制备 取冬凌草甲素对照品适量,精密称定,加甲醇制成每 1ml 含 30μg 的溶液,即得。

供试品溶液的制备 取本品 10 片,除去包衣,精密称定,研细,取 0.5g,精密称定,置具塞锥形瓶中,精密加入甲醇 50ml,密塞,称定重量,超声处理(功率 300W,频率 40kHz)

30 分钟,放冷,再称定重量,用甲醇补足减失的重量,摇匀,滤过,取续滤液,即得。

测定法 分别精密吸取对照品溶液与供试品溶液各 5～10μl,注入液相色谱仪,测定,即得。

本品每片含冬凌草以冬凌草甲素($C_{20}H_{28}O_5$)计,不得少于 0.40mg。

【功能与主治】 清热解毒,消肿散结,利咽止痛。用于热毒壅盛所致咽喉肿痛、声音嘶哑;扁桃体炎、咽炎、口腔炎见上述证候者及癌症的辅助治疗。

【用法与用量】 口服。一次 2～5 片,一日 3 次。

【规格】 (1)薄膜衣片 每片重 0.26g

(2)糖衣片(片心重 0.25g)

【贮藏】 密封,置阴凉干燥处。

宁神补心片
Ningshen Buxin Pian

【处方】 丹参 112.5g　　　　　地黄 75g

酒女贞子 150g　　　　熟地黄 112.5g

墨旱莲 112.5g　　　　煅珍珠母 750g

石菖蒲 37.5g　　　　　首乌藤 187.5g

合欢皮 112.5g　　　　五味子 56.25g

【制法】 以上十味,丹参粉碎成细粉,其余酒女贞子等九味加水煎煮二次,第一次 2 小时,第二次 1 小时,合并煎液,滤过,滤液浓缩至相对密度为 1.24～1.26(90℃)的清膏,加入丹参细粉,混匀,干燥,粉碎成细粉,制成颗粒,压制成 1000 片,包糖衣或薄膜衣,即得。

【性状】 本品为糖衣片或薄膜衣片,除去包衣后显棕褐色;味微酸而涩。

【鉴别】 (1)取本品,置显微镜下观察:具缘纹孔导管直径 29～48μm,纹孔细密(丹参)。

(2)取本品 20 片,除去包衣,研细,加三氯甲烷 30ml,超声处理 30 分钟,滤过,药渣挥干溶剂备用;滤液回收溶剂至干,残渣加三氯甲烷 1ml 使溶解,作为供试品溶液。另取丹参酮ⅡA 对照品,加甲醇制成每 1ml 含 2mg 的溶液,作为对照品溶液。照薄层色谱法(通则 0502)试验,吸取供试品溶液 5μl、对照品溶液 4μl,分别点于同一硅胶 G 薄层板上,以甲苯-乙酸乙酯-甲酸(19:1:0.1)为展开剂,展开,取出,晾干,置日光下检视。供试品色谱中,在与对照品色谱相应位置上,显相同颜色的斑点。

(3)取〔鉴别〕(2)项下的备用药渣,加水 2ml 使湿润,加水饱和的正丁醇 30ml,超声处理 30 分钟,滤过,滤液回收溶剂至干,残渣加甲醇 1ml 使溶解,作为供试品溶液。另取毛蕊花糖苷对照品,加甲醇制成每 1ml 含 1mg 的溶液,作为对照品溶液。照薄层色谱法(通则 0502)试验,吸取供试品溶液 5μl

对照品溶液 2μl,分别点于同一聚酰胺薄膜上使成条状,以甲醇-醋酸-水(9:1:7)为展开剂,展开,取出,晾干,置紫外光灯(365nm)下检视。供试品色谱中,在与对照品色谱相应的位置上,显相同颜色的荧光条斑。

(4)取本品 20 片,除去包衣,研细,加 20%硫酸溶液10ml、三氯甲烷 20ml,加热回流 1 小时,立即冷却,分取三氯甲烷液,回收溶剂至干,残渣加甲醇 1ml 使溶解,作为供试品溶液。另取首乌藤对照药材 0.25g,同法制成对照药材溶液。再取大黄素对照品,加甲醇制成每 1ml 含 0.1mg 的溶液,作为对照品溶液。照薄层色谱法(通则 0502)试验,吸取上述三种溶液各 5μl,分别点于同一硅胶 G 薄层板上,以甲苯-乙酸乙酯-甲酸(19:1:0.1)为展开剂,展开,取出,晾干,置紫外光灯(365nm)下检视。供试品色谱中,在与对照药材色谱和对照品色谱相应的位置上,显相同颜色的荧光斑点;置氨蒸气中熏后,置日光下检视,斑点变为红色。

(5)取本品 10 片,除去包衣,研细,加甲醇 20ml,超声处理 30 分钟,滤过,滤液蒸干,残渣加正丁醇 20ml,水浴加热5 分钟,搅拌使溶解,倾取上清液,回收溶剂至干,残渣加甲醇1ml 使溶解,作为供试品溶液。另取合欢皮对照药材 0.2g,加甲醇 20ml,超声处理 30 分钟,滤过,滤液蒸干,残渣加甲醇1ml 使溶解,作为对照药材溶液。照薄层色谱法(通则 0502)试验,吸取上述两种溶液各 5μl,分别点于同一硅胶 G 薄层板上(点样后,置五氧化二磷干燥器中干燥 2 小时以上),以三氯甲烷-丙酮-无水甲酸(6:0.25:0.2)为展开剂,薄层板预平衡 30 分钟,展开,取出,晾干,喷以 5%磷钼酸乙醇溶液,在105℃加热至斑点显色清晰,置日光下检视。供试品色谱中,在与对照药材色谱相应的位置上,显相同颜色的斑点。

【检查】 应符合片剂项下有关的各项规定(通则 0101)。

【含量测定】 丹参酮ⅡA 照高效液相色谱法(通则0512)测定。

色谱条件与系统适应性试验 以十八烷基硅烷键合硅胶为填充剂;以甲醇-水(78:22)为流动相;检测波长为 270nm。理论板数按丹参酮ⅡA 峰计算应不低于 2000。

对照品溶液的制备 取丹参酮ⅡA 对照品适量,精密称定,加甲醇制成每 1ml 含 16μg 的溶液,即得。

供试品溶液的制备 取本品 10 片,除去包衣,精密称定,取约 1.0g,精密称定,置具塞锥形瓶中,精密加入甲醇 25ml,密塞,称定重量,超声处理(功率 250W,频率 33kHz)30 分钟,放冷,再称定重量,用甲醇补足减失的重量,摇匀,滤过,取续滤液,即得。

测定法 分别精密吸取对照品溶液与供试品溶液各10μl,注入液相色谱仪,测定,即得。

本品每片含丹参以丹参酮ⅡA(C₁₉H₁₈O₃)计,不得少于0.13mg。

丹酚酸 B 照高效液相色谱法(通则 0512)测定。

色谱条件与系统适应性试验 以十八烷基硅烷键合硅胶为填充剂;以甲醇-乙腈-甲酸-水(30:10:1:59)为流动相;

检测波长为 286nm。理论板数按丹酚酸 B 峰计算应不低于 2000。

对照品溶液的制备 取丹酚酸 B 对照品适量,精密称定,加 75%甲醇制成每 1ml 含丹酚酸 B 60μg 的溶液,即得。

供试品溶液的制备 取本品 10 片,除去包衣,精密称定,取约 0.7g,精密称定,置 50ml 量瓶中,加 75%甲醇适量,超声处理(功率 250W,频率 33kHz)30 分钟,放冷,加 75%甲醇至刻度,摇匀,滤过,取续滤液,即得。

测定法 分别精密吸取对照品溶液与供试品溶液各10μl,注入液相色谱仪,测定,即得。

本品每片含丹参以丹酚酸 B(C₃₆H₃₀O₁₆)计,不得少于 2.0mg。

【功能与主治】 养血安神,滋补肝肾。用于肝肾阴血不足所致的头昏、耳鸣、心悸、健忘、失眠。

【用法与用量】 口服。一次 4～6 片,一日 3 次;或遵医嘱。

【规格】 (1)糖衣片(片心重 0.25g)
(2)薄膜衣片 每片重 0.26g

【贮藏】 密封。

冯了性风湿跌打药酒
Fengliaoxing Fengshi Dieda Yaojiu

【处方】 丁公藤 2500g　　桂枝 75g
麻黄 93.8g　　羌活 7.5g
当归 7.5g　　川芎 7.5g
白芷 7.5g　　补骨脂 7.5g
乳香 7.5g　　猪牙皂 7.5g
陈皮 33.1g　　苍术 7.5g
厚朴 7.5g　　香附 7.5g
木香 7.5g　　枳壳 50g
白术 7.5g　　山药 7.5g
黄精 20g　　菟丝子 7.5g
小茴香 7.5g　　苦杏仁 7.5g
泽泻 7.5g　　五灵脂 7.5g
蚕沙 16.2g　　牡丹皮 7.5g
没药 7.5g

【制法】 以上二十七味,除乳香、五灵脂、木香、没药、麻黄、桂枝、白芷、小茴香、羌活、猪牙皂外,其余丁公藤等十七味混匀,蒸 2 小时,取出,放冷,与上述乳香等十味合并,置容器内,加入白酒 10kg,密闭浸泡 30～40 天,滤过,即得。

【性状】 本品为棕黄色至红棕色的液体;气香,味微苦、甘。

【鉴别】 (1)取本品 1ml,加甲醇 9ml,混匀,作为供试品溶液。另取东莨菪内酯对照品,加甲醇制成每 1ml 含

8μg 的溶液,作为对照品溶液。照薄层色谱法(通则 0502)试验,吸取上述两种溶液各 2μl,分别点于同一硅胶 G 薄层板上,以环己烷-三氯甲烷-乙酸乙酯-甲酸(6:10:7:1.2)为展开剂,展开,取出,晾干,置紫外光灯(365nm)下检视。供试品色谱中,在与对照品色谱相应的位置上,显相同颜色的荧光斑点。

(2)取本品 30ml,蒸去乙醇,浓缩至 2ml,加乙醚 10ml 与浓氨试液 1ml,密塞,放置 2 小时,时时振摇,分取醚层,加盐酸 1 滴,挥去乙醚,加甲醇 2ml,滤过,滤液作为供试品溶液。另取盐酸麻黄碱对照品,加甲醇制成每 1ml 含 1mg 的溶液,作为对照品溶液。照薄层色谱法(通则 0502)试验,吸取上述两种溶液各 10μl,分别点于同一硅胶 G 薄层板上,以三氯甲烷-甲醇-浓氨试液(20:3:0.5)为展开剂,展开,取出,晾干,喷以茚三酮试液,在 105℃加热约 10 分钟。供试品色谱中,在与对照品色谱相应的位置上,显相同颜色的斑点。

(3)取本品 100ml,加石油醚(30~60℃)100ml,振摇提取,石油醚液用适量无水硫酸钠脱水,滤过,滤液挥干,残渣加甲醇 2ml 使溶解,作为供试品溶液。另取厚朴酚对照品与和厚朴酚对照品,加甲醇制成每 1ml 各含 1mg 的混合溶液,作为对照品溶液。照薄层色谱法(通则 0502)试验,吸取上述两种溶液各 4μl,分别点于同一硅胶 G 薄层板上,以甲苯-乙酸乙酯(18:3)为展开剂,在相对湿度 70%以上的环境下展开,展距 9cm,取出,晾干,喷以 1%香草醛硫酸溶液,在 105℃加热至斑点显色清晰。供试品色谱中,在与对照品色谱相应的位置上,显相同颜色的斑点。

(4)取本品 100ml,蒸去乙醇,用石油醚(30~60℃)30ml 振摇提取,分取石油醚液,挥散至约 2ml,作为供试品溶液。另取桂枝对照药材 0.5g,加甲醇 10ml,密塞,浸泡 20 分钟,时时振摇,滤过,滤液作为对照药材溶液。再取桂皮醛对照品,加乙醇制成每 1ml 含 1mg 的溶液,作为对照品溶液。照薄层色谱法(通则 0502)试验,吸取供试品溶液 10μl、对照药材溶液 3μl 和对照品溶液 1μl,分别点于同一硅胶 G 薄层板上,以石油醚(60~90℃)-乙酸乙酯(17:3)为展开剂,展开,取出,晾干,喷以二硝基苯肼乙醇试液。供试品色谱中,在与对照药材色谱和对照品色谱相应的位置上,显相同颜色的斑点。

(5)取本品 100ml,蒸去乙醇,用乙醚振摇提取 2 次(30ml,20ml),分取乙醚液,滤过,挥干,残渣加乙酸乙酯 1ml 使溶解,作为供试品溶液。另取木香对照药材 0.25g,加乙醚 30ml,密塞,振摇 20 分钟,滤过,滤液挥干,残渣加乙酸乙酯 1ml 使溶解,作为对照药材溶液。再取去氢木香内酯对照品,加甲醇制成每 1ml 含 0.5mg 的溶液,作为对照品溶液。照薄层色谱法(通则 0502)试验,吸取供试品溶液 5μl、对照药材溶液和对照品溶液各 3μl,分别点于同一硅胶 G 薄层板上,以三氯甲烷-环己烷(5:1)为展开剂,展开,取出,晾干,喷以 1%香草醛硫酸溶液,加热至斑点显色清晰。供试品色谱中,在与对照药材色谱和对照品色谱相应的位置上,显相同颜色的斑点。

(6)取〔鉴别〕(3)项下的供试品溶液作为供试品溶液。另取丹皮酚对照品,加丙酮制成每 1ml 含 2mg 的溶液,作为对照品溶液。照薄层色谱法(通则 0502)试验,吸取供试品溶液 10μl 和对照品溶液 1μl,分别点于同一硅胶 G 薄层板上,以甲苯为展开剂,展开,取出,晾干,喷以盐酸酸性 5%三氯化铁乙醇溶液(每 100ml 溶液中加入 3 滴盐酸),加热至斑点显色清晰。供试品色谱中,在与对照品色谱相应的位置上,显相同颜色的斑点。

【检查】 乙醇量 应为 35%~45%(通则 0711)。

总固体 精密量取本品 25ml,置 105℃干燥至恒重的蒸发皿中,蒸干,在 105℃干燥至恒重。遗留残渣不得少于 1.2%。

其他 应符合酒剂项下有关的各项规定(通则 0185)。

【功能与主治】 祛风除湿,活血止痛。用于风寒湿痹,手足麻木,腰腿酸痛;跌扑损伤,瘀滞肿痛。

【用法与用量】 口服。一次 10~15ml,一日 2~3 次。外用,擦于患处;若有肿痛黑瘀,用生姜捣碎炒热,加入药酒适量,擦患处。

【注意】 孕妇禁内服,忌擦腹部。

【贮藏】 密封。

玄麦甘桔含片

Xuanmai Ganjie Hanpian

【处方】 玄参 275g　　　　　麦冬 275g
　　　　甘草 275g　　　　　桔梗 275g

【制法】 以上四味,加水煎煮三次,第一次 1.5 小时,第二、三次每次 1 小时,合并煎液,滤过,滤液静置 12 小时,取上清液减压浓缩至相对密度为 1.10~1.20(60~65℃)的稠膏,干燥成干膏。取干膏粉与适量蔗糖、淀粉混匀,制粒,干燥,喷入 0.3%薄荷油及 1%硬脂酸镁,混匀,制成 1000 片;或包薄膜衣,即得。

【性状】 本品为浅棕色至棕色的片或薄膜衣片,薄膜衣片除去包衣后显浅棕色至棕色;味甜,有清凉感。

【鉴别】 (1)取本品 4 片,包衣片除去包衣,研细,加甲醇 30ml,超声处理 30 分钟,滤过,滤液回收溶剂至干,残渣加水 20ml,微热使溶解,用乙醚 30ml 振摇提取,弃去乙醚液,水液再用水饱和的正丁醇振摇提取 2 次,每次 30ml,合并正丁醇液,回收溶剂至干,残渣加乙醇 1ml 使溶解,作为供试品溶液。另取玄参对照药材 1g,加水适量,煎煮 20 分钟,滤过,滤液浓缩至约 20ml,放冷,加乙醚 30ml,同法制成对照药材溶液。照薄层色谱法(通则 0502)试验,吸取供试品溶液 10μl、对照药材溶液 5μl,分别点于同一硅胶 G 薄层板上,使成条状,以三氯甲烷-甲醇(5:1)为展开剂,展开,取出,晾干,喷以 1%香草醛硫酸溶液(临用新配),在 105℃加热至斑点显色清晰。

供试品色谱中,在与对照药材色谱相应的位置上,显相同颜色的主斑点。

(2)取甘草对照药材 1g,照〔鉴别〕(1)项下玄参对照药材制备方法制成对照药材溶液。照薄层色谱法(通则0502)试验,吸取〔鉴别〕(1)项下供试品溶液与上述对照药材溶液各 2μl,分别点于同一硅胶 G 薄层板上,使成条状,以三氯甲烷-甲醇-水(40∶10∶1)为展开剂,展开,取出,晾干,喷以 1% 香草醛硫酸溶液(临用新配),在 105℃加热至斑点显色清晰,置紫外光灯(365nm)下检视,供试品色谱中,在与对照药材色谱相应的位置上,显相同颜色的荧光主斑点。

【检查】　应符合片剂项下有关的各项规定(通则 0101)。

【含量测定】　玄参　照高效液相色谱法(通则 0512)测定。

色谱条件与系统适用性试验　以十八烷基硅烷键合硅胶为填充剂;以甲醇-0.1% 磷酸溶液(55∶45)为流动相;检测波长为 280nm。理论板数按哈巴俄苷峰计算应不低于 4000。

对照品溶液的制备　取哈巴俄苷对照品适量,精密称定,加 80% 甲醇制成每 1ml 含 3.5μg 的溶液,即得。

供试品溶液的制备　取〔含量测定〕甘草项下的供试品溶液,即得。

测定法　分别精密吸取对照品溶液与供试品溶液各 20μl,注入液相色谱仪,测定,即得。

本品每片含玄参以哈巴俄苷($C_{24}H_{30}O_{11}$)计,不得少于 44μg。

甘草　照高效液相色谱法(通则 0512)测定。

色谱条件与系统适用性试验　以十八烷基硅烷键合硅胶为填充剂;以乙腈-0.1% 磷酸溶液(37∶63)为流动相;检测波长为 250nm。理论板数按甘草酸峰计算应不低于 4000。

对照品溶液的制备　取甘草酸铵对照品适量,精密称定,加 80% 甲醇制成每 1ml 含 0.1mg 的溶液,摇匀,即得(甘草酸重量＝甘草酸铵重量/1.0207)。

供试品溶液的制备　取重量差异项下的本品,研细,混匀,取约 2g,精密称定,置具塞锥形瓶中,精密加入 80% 甲醇25ml,称定重量,超声处理(功率 250W,频率 33kHz)30 分钟,放冷,再称定重量,用 80% 甲醇补足减失的重量,摇匀,滤过,取续滤液,即得。

测定法　分别精密吸取对照品溶液与供试品溶液各 5～10μl,注入液相色谱仪,测定,即得。

本品每片含甘草以甘草酸($C_{42}H_{62}O_{16}$)计,不得少于1.3mg。

【功能与主治】　清热滋阴,祛痰利咽。用于阴虚火旺,虚火上浮,口鼻干燥,咽喉肿痛。

【用法与用量】　含服。一次 1～2 片,一日 12 片,随时服用。

【规格】　(1)每片重 1.0g

(2)薄膜衣片　每片重 1.0g

【贮藏】　密封。

玄麦甘桔胶囊

Xuanmai Ganjie Jiaonang

【处方】　玄参 400g　　　　　麦冬 400g
　　　　　甘草 400g　　　　　桔梗 400g

【制法】　以上四味,加水煎煮三次,每次 1 小时,合并煎液,滤过,滤液静置 12 小时,取上清液浓缩至相对密度为1.10(65～80℃)的清膏,喷雾干燥,得干膏粉,加入淀粉适量,混匀,装入胶囊,制成 1000 粒,即得。

【性状】　本品为硬胶囊,内容物为浅灰褐色至褐色粉末;味甜。

【鉴别】　(1)取本品内容物 1g,加甲醇 20ml,超声处理20 分钟,滤过,滤液回收溶剂至干,残渣加水 20ml,微热使溶解,用乙醚 30ml 振摇提取,弃去乙醚液,水液再用水饱和的正丁醇振摇提取 2 次,每次 30ml,合并正丁醇液,回收溶剂至干,残渣加乙醇 1ml 使溶解,作为供试品溶液。另取玄参对照药材 1g,加水适量,煎煮 20 分钟,滤过,滤液浓缩至约 20ml,放冷,加乙醚 30ml,同法制成对照药材溶液。照薄层色谱法(通则 0502)试验,吸取供试品溶液 10μl、对照药材溶液 5μl,分别点于同一硅胶 G 薄层板上,使成条状,以三氯甲烷-甲醇(5∶1)为展开剂,展开,取出,晾干,喷以 1% 香草醛硫酸溶液(临用新配),在 105℃ 加热至斑点显色清晰。供试品色谱中,在与对照药材色谱相应的位置上,显相同颜色的主斑点。

(2)取甘草对照药材 1g,照〔鉴别〕(1)项下玄参对照药材制备方法制成对照药材溶液。照薄层色谱法(通则0502)试验,吸取〔鉴别〕(1)项下供试品溶液及上述对照药材溶液各 2μl,分别点于同一硅胶 G 薄层板上,使成条状,以三氯甲烷-甲醇-水(40∶10∶1)为展开剂,展开,取出,晾干,喷以 1% 香草醛硫酸溶液(临用新配),在 105℃加热至斑点显色清晰,立即置紫外光灯(365nm)下检视。供试品色谱中,在与对照药材色谱相应的位置上,显相同颜色的荧光主斑点。

【检查】　应符合胶囊剂项下有关的各项规定(通则0103)。

【含量测定】　甘草　照高效液相色谱法(通则 0512)测定。

色谱条件与系统适用性试验　以十八烷基硅烷键合硅胶为填充剂;以乙腈-0.1% 磷酸溶液(37∶63)为流动相;检测波长为 250nm。理论板数按甘草酸峰计算应不低于 4000。

对照品溶液的制备　取甘草酸铵对照品适量,精密称定,加 80% 甲醇制成每 1ml 含 0.2mg 的溶液,摇匀,即得(甘草酸重量＝甘草酸铵重量/1.0207)。

供试品溶液的制备　取装量差异项下的本品内容物,研细,混匀,取约 1g,精密称定,置具塞锥形瓶中,精密加入 80％甲醇 25ml,称定重量,超声处理(功率 250W,频率 33kHz)30 分钟,放冷,再称定重量,用 80％甲醇补足减失的重量,摇匀,滤过,取续滤液,即得。

测定法　分别精密吸取对照品溶液与供试品溶液各 5～10μl,注入液相色谱仪,测定,即得。

本品每粒含甘草以甘草酸($C_{42}H_{62}O_{16}$)计,不得少于 1.9mg。

玄参　照高效液相色谱法(通则 0512)测定。

色谱条件与系统适用性试验　以十八烷基硅烷键合硅胶为填充剂;以甲醇-0.1％磷酸溶液(55:45)为流动相;检测波长为 280nm。理论板数按哈巴俄苷峰计算应不低于 4000。

对照品溶液的制备　取哈巴俄苷对照品适量,精密称定,加 80％甲醇制成每 1ml 含 3μg 的溶液,即得。

供试品溶液的制备　取〔含量测定〕甘草项下的供试品溶液,即得。

测定法　分别精密吸取对照品溶液与供试品溶液各 10～20μl,注入液相色谱仪,测定,即得。

本品每粒含玄参以哈巴俄苷($C_{24}H_{30}O_{11}$)计,不得少于 64μg。

【功能与主治】　清热滋阴,祛痰利咽。用于阴虚火旺,虚火上浮,口鼻干燥,咽喉肿痛。

【用法与用量】　口服。一次 3～4 粒,一日 3 次。

【规格】　每粒装 0.35g

【贮藏】　密封。

玄麦甘桔颗粒

Xuanmai Ganjie Keli

【处方】　玄参 80g　　　麦冬 80g
　　　　　甘草 80g　　　桔梗 80g

【制法】　以上四味,加水煎煮三次,第一次 1.5 小时,第二、三次各 1 小时,合并煎液,滤过,滤液静置 12 小时,取上清液浓缩至相对密度为 1.32～1.35(65℃)的稠膏。取稠膏,加入适量的蔗糖及糊精,制成颗粒,干燥,制成 1000g;或加蔗糖适量,混匀,制成颗粒,干燥,制成 600g(低蔗糖);或加糊精适量,混匀,制成颗粒,干燥,制成 500g(无蔗糖),即得。

【性状】　本品为浅棕色至棕褐色的颗粒;味甜(含蔗糖、低蔗糖),或味微甜(无蔗糖)。

【鉴别】　(1)取本品 1 袋,研细,加甲醇 30ml,超声处理 30 分钟,滤过,滤液回收溶剂至干,残渣加水 20ml 使溶解,用乙醚 30ml 振摇提取,弃去乙醚液,水液再用水饱和的正丁醇振摇提取 2 次,每次 30ml,合并正丁醇液,回收溶剂至干,残渣加乙醇 1ml 使溶解,作为供试品溶液。另取玄参对照药材

1g,加水适量,煎煮 20 分钟,滤过,滤液浓缩至约 20ml,放冷,加乙醚 30ml,同法制成对照药材溶液。照薄层色谱法(通则 0502)试验,吸取供试品溶液 10～15μl、对照药材溶液 5μl,分别点于同一硅胶 G 薄层板上,使成条状,以三氯甲烷-甲醇(5:1)为展开剂,展开,取出,晾干,喷以 1％香草醛硫酸溶液(临用新配),在 105℃加热至斑点显色清晰。供试品色谱中,在与对照药材色谱相应的位置上,显相同颜色的主条斑。

(2)取甘草对照药材 1g,照〔鉴别〕(1)项下玄参对照药材制备方法制成对照药材溶液。照薄层色谱法(通则 0502)试验,吸取〔鉴别〕(1)项下的供试品溶液及上述对照药材溶液各 2～5μl,分别点于同一硅胶 G 薄层板上,使成条状,以三氯甲烷-甲醇-水(40:10:1)为展开剂,展开,取出,晾干,喷以 1％香草醛硫酸溶液(临用新配),在 105℃加热至斑点显色清晰,立即置紫外光灯(365nm)下检视。供试品色谱中,在与对照药材色谱相应的位置上,显相同颜色的荧光主条斑。

【检查】　应符合颗粒剂项下有关的各项规定(通则 0104)。

【含量测定】　**玄参**　照高效液相色谱法(通则 0512)测定。

色谱条件与系统适用性试验　以十八烷基硅烷键合硅胶为填充剂;以甲醇-0.1％磷酸溶液(55:45)为流动相;检测波长为 280nm。理论板数按哈巴俄苷峰计算应不低于 4000。

对照品溶液的制备　取哈巴俄苷对照品适量,精密称定,加 80％甲醇制成每 1ml 含 2μg 的溶液,即得。

供试品溶液的制备　取〔含量测定〕甘草项下的供试品溶液,即得。

测定法　分别精密吸取对照品溶液与供试品溶液各 10～20μl,注入液相色谱仪,测定,即得。

本品每袋含玄参以哈巴俄苷($C_{24}H_{30}O_{11}$)计,不得少于 0.25mg。

甘草　照高效液相色谱法(通则 0512)测定。

色谱条件与系统适用性试验　以十八烷基硅烷键合硅胶为填充剂;以乙腈-0.1％磷酸溶液(37:63)为流动相;检测波长为 250nm。理论板数按甘草酸峰计算应不低于 4000。

对照品溶液的制备　取甘草酸铵对照品适量,精密称定,加 80％甲醇制成每 1ml 含 30μg 的溶液,摇匀,即得(甘草酸重量＝甘草酸铵重量/1.0207)。

供试品溶液的制备　取装量差异项下的本品,混匀,取适量,研细,取约 2g 或 1g(低蔗糖和无蔗糖),精密称定,置具塞锥形瓶中,精密加入 80％甲醇 25ml,称定重量,超声处理(功率 250W,频率 33kHz)30 分钟,放冷,再称定重量,用 80％甲醇补足减失的重量,摇匀,滤过,取续滤液,即得。

测定法　分别精密吸取对照品溶液与供试品溶液各 20μl,注入液相色谱仪,测定,即得。

本品每袋含甘草以甘草酸($C_{42}H_{62}O_{16}$)计,不得少于 3.8mg。

【功能与主治】　清热滋阴,祛痰利咽。用于阴虚火旺,虚

火上浮,口鼻干燥,咽喉肿痛。

【用法与用量】 开水冲服。一次 1 袋,一日 3～4 次。

【规格】 每袋装(1)10g (2)6g(低蔗糖) (3)5g(无蔗糖)

【贮藏】 密封。

半夏天麻丸
Banxia Tianma Wan

【处方】 法半夏 360g　　天麻 180g
炙黄芪 360g　　人参 30g
苍术(米泔炙)36g　　炒白术 80g
茯苓 126g　　陈皮 360g
泽泻 36g　　六神曲(麸炒)69g
炒麦芽 39g　　黄柏 54g

【制法】 以上十二味,粉碎成细粉,过筛,混匀。取生姜,榨汁(每 100g 粉末用生姜 3g),药渣加水煎煮,煎液滤过,与汁合并,泛丸,干燥,即得。

【性状】 本品为浅黄色至棕黄色的水丸;味苦、微甘。

【鉴别】 (1)取本品,置显微镜下观察:纤维成束或散离,壁厚,表面有纵裂纹,两端断裂成帚状或较平截(炙黄芪)。草酸钙方晶成片存在于薄壁组织中(陈皮)。纤维束鲜黄色,周围细胞含草酸钙方晶,形成晶纤维,含晶细胞壁木化增厚(黄柏)。草酸钙针晶成束,长 32～144μm,存在于黏液细胞中或散在(法半夏)。

(2)取本品 1g,研细,加甲醇 20ml,加热回流提取 20 分钟,滤过,滤液浓缩至约 1ml,作为供试品溶液。另取陈皮对照药材 0.3g,同法制成对照药材溶液。再取橙皮苷对照品,加甲醇制成饱和溶液,作为对照品溶液。照薄层色谱法(通则 0502)试验,吸取上述三种溶液各 2μl,分别点于同一用 0.5%氢氧化钠溶液制备的硅胶 G 薄层板上,以乙酸乙酯-甲醇-水(100∶17∶13)为展开剂,展开 12cm,取出,晾干,喷以三氯化铝试液,置紫外光灯(365nm)下检视。供试品色谱中,在与对照药材色谱和对照品色谱相应的位置上,显相同颜色的荧光斑点。

(3)另取黄柏对照药材 1g,加甲醇 10ml,同〔鉴别〕(2)项下供试品溶液制备方法制成对照药材溶液。再取盐酸小檗碱对照品,加甲醇制成每 1ml 含 0.5mg 的溶液,作为对照品溶液。照薄层色谱法(通则 0502)试验,吸取〔鉴别〕(2)项下的供试品溶液及上述两种溶液各 1μl,分别点于同一硅胶 G 薄层板上,以乙酸乙酯-甲醇-水(5∶1∶1)为展开剂,展开,取出,晾干,置紫外光灯(365nm)下检视。供试品色谱中,在与对照药材色谱和对照品色谱相应的位置上,显相同的黄色荧光斑点。

【检查】 应符合丸剂项下有关的各项规定(通则 0108)。

【含量测定】 照高效液相色谱法(通则 0512)测定。

色谱条件与系统适用性试验　以十八烷基硅烷键合硅胶为填充剂;以乙腈-水(20∶80)为流动相;检测波长为 283nm。理论板数按橙皮苷峰计算应不低于 3000。

对照品溶液的制备　取橙皮苷对照品适量,精密称定,加甲醇制成每 1ml 含 0.1mg 的溶液,即得。

供试品溶液的制备　取本品适量,研细,取约 0.25g,精密称定,置具塞锥形瓶中,精密加入 70%甲醇 50ml,密塞,称定重量,加热回流 1 小时,放冷,再称定重量,用 70%甲醇补足减失的重量,摇匀,滤过,取续滤液,即得。

测定法　分别精密吸取对照品溶液与供试品溶液各 10μl,注入液相色谱仪,测定,即得。

本品每 1g 含陈皮以橙皮苷($C_{28}H_{34}O_{15}$)计,不得少于 10.0mg。

【功能与主治】 健脾祛湿,化痰息风。用于脾虚湿盛、痰浊内阻所致的眩晕、头痛、如蒙如裹、胸脘满闷。

【用法与用量】 口服。一次 6g,一日 2～3 次。

【注意】 忌食生冷油腻。

【规格】 每 100 丸重 6g

【贮藏】 密封。

汉 桃 叶 片
Hantaoye Pian

【处方】 汉桃叶 3000g

【制法】 取汉桃叶加水煎煮二次,每次 1.5 小时,滤过,合并滤液,浓缩至相对密度约为 1.2(50℃)的清膏,加乙醇至含醇量达 60%,静置,滤过,回收乙醇,滤液浓缩成稠膏状,干燥成干浸膏,粉碎,加淀粉适量,混匀,制粒,压制成 1000 片,包糖衣或薄膜衣,即得。

【性状】 本品为糖衣片或薄膜衣片,除去包衣后显棕色至棕黑色;味苦。

【鉴别】 取本品 1 片,除去包衣,研细,加乙醇 10ml,超声处理 15 分钟,滤过,滤液蒸至近干,残渣加水 10ml,加稀盐酸调节 pH 值至 2,温水中加热 10 分钟,放冷,用乙醚振摇提取 2 次,每次 25ml,合并乙醚液,蒸干,残渣加甲醇 1ml 使溶解,作为供试品溶液。另取汉桃叶对照药材 3g,加乙醇 20ml,加热回流提取 30 分钟,滤过,自"滤液蒸至近干"起,同法制成对照药材溶液。照薄层色谱法(通则 0502)试验,吸取上述两种溶液各 10μl,分别点于同一硅胶 G 薄层板上,以甲苯-乙酸乙酯-甲酸(30∶15∶2)为展开剂,展开,取出,晾干,喷以 1%三氯化铁和 1%铁氰化钾的等量混合液(临用配制)。供试品色谱中,在与对照药材色谱相应的位置上,显相同颜色的斑点。

【检查】 应符合片剂项下有关的各项规定(通则 0101)。

【含量测定】 **对照品溶液的制备** 取无水芦丁对照品约 50mg,精密称定,置 50ml 量瓶中,加 60％乙醇 35ml,微热使溶解,放冷,用 60％乙醇稀释至刻度,摇匀。精密量取 10ml,置 50ml 量瓶中,加水至刻度,摇匀,即得(每 1ml 中约含无水芦丁 0.2mg)。

标准曲线的制备 精密量取对照品溶液 1ml、2ml、3ml、4ml、5ml、6ml,分别置 25ml 量瓶中,加水至 6ml,加 5％亚硝酸钠溶液 1ml,混匀,放置 6 分钟,加 10％硝酸铝溶液 1ml,摇匀,放置 6 分钟,加氢氧化钠试液 10ml,再加水至刻度,摇匀,放置 15 分钟,以相应的试剂作空白,照紫外-可见分光光度法(通则 0401),在 500nm 波长处测定吸光度,以吸光度为纵坐标、浓度为横坐标,绘制标准曲线。

测定法 取本品 20 片,除去包衣,精密称定,研细,取约 4 片量,精密称定,置 100ml 量瓶中,加 60％乙醇 70ml,80℃加热 30 分钟,并时时振摇,放冷,加 60％乙醇至刻度,摇匀,滤过。精密吸取续滤液 1ml,置 25ml 量瓶中,照标准曲线制备项下的方法,自"加水至 6ml"起,依法操作,另精密吸取续滤液 1ml,加水稀释至 25ml,摇匀,作空白,依法测定吸光度,从标准曲线上读出供试品中无水芦丁的量,计算,即得。

本品每片含总黄酮以无水芦丁($C_{27}H_{30}O_{16}$)计,不得少于 14mg。

【功能与主治】 祛风止痛,舒筋活络。用于三叉神经痛,坐骨神经痛,风湿关节痛。

【用法与用量】 口服。一次 3～5 片,一日 3 次。

【规格】 (1)薄膜衣片　每片重 0.33g

(2)糖衣片(片心重 0.32g)

【贮藏】 密封。

加味左金丸
Jiawei Zuojin Wan

【处方】

姜黄连 36g	制吴茱萸 36g
黄芩 18g	柴胡 36g
木香 18g	醋香附 72g
郁金 36g	白芍 54g
醋青皮 54g	麸炒枳壳 54g
陈皮 54g	醋延胡索 54g
当归 54g	甘草 18g

【制法】 以上十四味,粉碎成细粉,过筛,混匀,用水泛丸,干燥,即得。

【性状】 本品为黄棕色的水丸;气香,味苦、辛。

【鉴别】 (1)取本品,置显微镜下观察:纤维束鲜黄色,壁稍厚,纹孔明显(姜黄连)。薄壁细胞纺锤形,壁略厚,有极微细的斜向交错纹理(当归)。油管含淡黄色或黄棕色条状分泌物,直径 8～25μm(柴胡)。分泌细胞类圆形,含淡黄棕色至红棕色分泌物,其周围细胞作放射状排列(醋香附)。草酸钙簇晶直径 18～32μm,存在于薄壁细胞中,常排列成行或一个细胞中含有数个簇晶(白芍)。厚壁组织碎片绿黄色,细胞类多角形或略延长,壁稍弯曲,有的连珠状增厚,纹孔细密(醋延胡索)。纤维束周围薄壁细胞含草酸钙方晶,形成晶纤维(甘草)。

(2)取本品 6g,研细,加乙醚 20ml,超声处理 5 分钟,滤过,滤液蒸干,残渣加甲醇 1ml 使溶解,作为供试品溶液。另取当归对照药材 0.5g,加乙醚 10ml,同法制成对照药材溶液。照薄层色谱法(通则 0502)试验,吸取上述两种溶液各 5μl,分别点于同一硅胶 G 薄层板上,以石油醚(60～90℃)-乙酸乙酯(9∶1)为展开剂,展开,取出,晾干,置紫外光灯(365nm)下检视。供试品色谱中,在与对照药材色谱相应的位置上,显相同颜色的荧光斑点。

(3)取木香对照药材 0.5g,同〔鉴别〕(2)项下对照药材溶液制备方法制成对照药材溶液。另取木香烃内酯对照品与去氢木香内酯对照品,分别加甲醇制成每 1ml 各含 0.5mg 的溶液,作为对照品溶液。照薄层色谱法(通则 0502)试验,吸取〔鉴别〕(2)项下的供试品溶液 10μl、上述三种对照溶液各 5μl,分别点于同一硅胶 G 薄层板上,以石油醚(60～90℃)-乙酸乙酯(8∶1)为展开剂,展开,取出,晾干,喷以 10％硫酸乙醇溶液,在 105℃加热至斑点显色清晰。供试品色谱中,在与对照药材色谱和对照品色谱相应的位置上,显相同颜色的斑点。

(4)取本品 2.5g,研细,加甲醇 40ml,超声处理 30 分钟,滤过,滤液蒸干,残渣加水 10ml 使溶解,用浓氨试液调节 pH 值至 9,用乙醚振摇提取 3 次,每次 20ml,合并乙醚液,蒸干,残渣加甲醇 1ml 使溶解,作为供试品溶液。另取延胡索对照药材 1g,同法制成对照药材溶液。再取延胡索乙素对照品,加甲醇制成每 1ml 含 0.5mg 的溶液,作为对照品溶液。照薄层色谱法(通则 0502)试验,吸取上述三种溶液各 5μl,分别点于同一用 0.4％氢氧化钠溶液制备的硅胶 G 薄层板上,以正己烷-二氯甲烷-甲醇(7.5∶4∶1)为展开剂,展开,取出,晾干,置碘缸中约 3 分钟后取出,挥尽板上吸附的碘后,置紫外光灯(365nm)下检视。供试品色谱中,在与对照药材色谱和对照品色谱相应的位置上,分别显相同颜色的荧光斑点。

(5)取吴茱萸对照药材 0.3g,同〔鉴别〕(2)项下对照药材溶液制备方法制成对照药材溶液。再取吴茱萸次碱对照品,加甲醇制成每 1ml 含 0.5mg 的溶液,作为对照品溶液。照薄层色谱法(通则 0502)试验,吸取〔鉴别〕(2)项下的供试品溶液及上述两种对照溶液各 2μl,分别点于同一硅胶 G 薄层板上,以环己烷-乙酸乙酯-甲醇(19∶5∶1)为展开剂,展开,取出,晾干,喷以 10％硫酸乙醇溶液,置紫外光灯(365nm)下检视。供试品色谱中,在与对照药材色谱和对照品色谱相应的位置上,分别显相同颜色的荧光斑点。

【检查】 应符合丸剂项下有关的各项规定(通则 0108)。

【含量测定】 照高效液相色谱法(通则 0512)测定。

色谱条件与系统适用性试验　以十八烷基硅烷键合硅胶为填充剂；以乙腈-0.1mol/L 磷酸溶液（50：50）（每 100ml 加十二烷基磺酸钠 0.1g）为流动相；检测波长为 263nm。理论板数按盐酸小檗碱峰计算应不低于 2000。

对照品溶液的制备　取盐酸小檗碱对照品适量，精密称定，加 50％甲醇-盐酸（100：1）制成每 1ml 含 70μg 的溶液，即得。

供试品溶液的制备　取本品适量，研细，取约 1g，精密称定，精密加入 50％甲醇-盐酸（100：1）混合溶液 50ml，密塞，称定重量，超声处理（功率 250W，频率 40kHz）30 分钟，放冷，再称定重量，用 50％甲醇-盐酸（100：1）混合溶液补足减失的重量，摇匀，滤过，取续滤液，即得。

测定法　分别精密吸取对照品溶液与供试品溶液各 10μl，注入液相色谱仪，测定，即得。

本品每 1g 含姜黄连以盐酸小檗碱（$C_{20}H_{17}NO_4 \cdot HCl$）计，不得少于 2.0mg。

【功能与主治】　平肝降逆，疏郁止痛。用于肝郁化火、肝胃不和引起的胸脘痞闷、急躁易怒、嗳气吞酸、胃痛少食。

【用法与用量】　口服。一次 6g，一日 2 次。

【规格】　每 100 丸重 6g

【贮藏】　密封。

加味生化颗粒
Jiawei Shenghua Keli

【处方】　当归 266g　　　　桃仁 266g
　　　　　　益母草 266g　　　赤芍 200g
　　　　　　艾叶 200g　　　　川芎 200g
　　　　　　炙甘草 200g　　　炮姜 200g
　　　　　　荆芥 200g　　　　阿胶 34g

【制法】　以上十味，除阿胶外，其余当归等九味加水煎煮二次，每次 2 小时，合并煎液，滤过，滤液减压浓缩至适量，静置 24 小时，取上清液，备用，另取阿胶加适量水加热溶化后，加入上述备用液中，继续浓缩至相对密度约 1.20 的清膏，加入蔗糖和糊精适量，混匀，制成颗粒，干燥，制成 1000g，即得。

【性状】　本品为黄棕色的颗粒；气微，味甜、微苦。

【鉴别】　取本品 10g，研细，加甲醇 50ml，超声处理 20 分钟，滤过，滤液蒸干，残渣加水 20ml 使溶解，用水饱和的正丁醇振摇提取 3 次，每次 20ml，合并正丁醇提取液，用正丁醇饱和的水洗涤 3 次，每次 20ml，取正丁醇液蒸干，残渣加乙醇 2ml 使溶解，加入中性氧化铝 2g 拌匀，水浴上蒸干，加在中性氧化铝柱（100～200 目，4g，内径为 0.8～1cm）上，用甲醇 50ml 洗脱，收集洗脱液，蒸干，残渣加甲醇 1ml 使溶解，作为供试品溶液。另取芍药苷对照品，加甲醇制成每 1ml 含 1mg 的溶液，作为对照品溶液。照薄层色谱法（通则 0502）试验，

吸取上述两种溶液各 5μl，分别点于同一硅胶 G 薄层板上，以三氯甲烷-乙酸乙酯-甲醇-甲酸（40：5：10：0.2）为展开剂，展开，取出，晾干，喷以 5％香草醛硫酸溶液，在 105℃加热至斑点显色清晰。供试品色谱中，在与对照品色谱相应的位置上，显相同颜色的斑点。

【检查】　应符合颗粒剂项下有关的各项规定（通则 0104）。

【含量测定】　照高效液相色谱法（通则 0512）测定。

色谱条件与系统适用性试验　以十八烷基硅烷键合硅胶为填充剂；以乙腈-水（14：86）为流动相；检测波长为 230nm。理论板数按芍药苷峰计算应不低于 5000。

对照品溶液的制备　取芍药苷对照品适量，精密称定，加甲醇制成每 1ml 含 30μg 的溶液，即得。

供试品溶液的制备　取装量差异项下的本品内容物，研细，取约 1.5g，精密称定，置具塞锥形瓶中，精密加入甲醇 50ml，密塞，称定重量，超声处理（功率 250W，频率 33kHz）20 分钟，放冷，再称定重量，用甲醇补足减失的重量，摇匀，滤过，取续滤液，即得。

测定法　分别精密吸取对照品溶液与供试品溶液各 10μl，注入液相色谱仪，测定，即得。

本品每袋含赤芍以芍药苷（$C_{23}H_{28}O_{11}$）计，不得少于 12mg。

【功能与主治】　活血化瘀，温经止痛。用于瘀血不尽，冲任不固所致的产后恶露不绝，症见恶露不止、色紫暗或有血块、小腹冷痛。

【用法与用量】　开水冲服。一次 1 袋，一日 3 次。

【规格】　每袋装 15g

【贮藏】　密封。

加味香连丸
Jiawei Xianglian Wan

【处方】　木香 120g　　　　姜黄连 180g
　　　　　　黄芩 120g　　　　黄柏（酒炙）60g
　　　　　　白芍 120g　　　　当归 60g
　　　　　　姜厚朴 120g　　　麸炒枳壳 120g
　　　　　　槟榔 60g　　　　　醋延胡索 60g
　　　　　　制吴茱萸 60g　　　炙甘草 30g

【制法】　以上十二味，粉碎成细粉，过筛，混匀，用水泛丸，干燥，即得。

【性状】　本品为黄棕色至棕褐色的水丸；气微香，味苦。

【鉴别】　（1）取本品，置显微镜下观察：纤维束鲜黄色，壁稍厚，纹孔明显（姜黄连）。纤维淡黄色，梭形，壁厚，孔沟细（黄芩）。石细胞鲜黄色，分枝状，壁厚，层纹明显（黄柏）。薄壁细胞纺锤形，壁略厚，有极微细的斜向交错纹理（当归）。草酸钙方晶成片存在于薄壁组织中（麸炒枳壳）。内胚乳碎片无

色,壁较厚,有较多大的类圆形纹孔(槟榔)。纤维束周围薄壁细胞含草酸钙方晶,形成晶纤维(炙甘草)。

(2)取本品 4g,研细,加乙醚 15ml,放置 2 小时,时时振摇,滤过,滤液挥干,残渣加乙酸乙酯 5ml 使溶解,作为供试品溶液。另取木香对照药材 0.4g,加乙醚 15ml,同法制成对照药材溶液。照薄层色谱法(通则 0502)试验,吸取供试品溶液 5μl、对照药材溶液 2μl,分别点于同一硅胶 G 薄层板上,以环己烷-丙酮(10:3)为展开剂,展开,取出,晾干,喷以 5%香草醛硫酸溶液,在 105℃加热至斑点显色清晰。供试品色谱中,在与对照药材色谱相应的位置上,显相同颜色的斑点。

(3)取厚朴对照药材 0.5g,加乙醚 15ml,放置 2 小时,时时振摇,滤过,滤液挥干,残渣加乙酸乙酯 5ml 使溶解,作为对照药材溶液。另取厚朴酚对照品、和厚朴酚对照品,加甲醇制成每 1ml 各含 1mg 的混合溶液,作为对照品溶液。照薄层色谱法(通则 0502)试验,吸取〔鉴别〕(2)项下的供试品溶液及上述两种溶液各 5μl,分别点于同一硅胶 GF₂₅₄ 薄层板上,以石油醚(30~60℃)-甲酸乙酯-甲酸(15:5:1)的上层溶液为展开剂,展开,取出,晾干,置紫外光灯(254nm)下检视。供试品色谱中,在与对照药材色谱和对照品色谱相应的位置上,显相同颜色的斑点。

(4)取本品 4g,研细,加乙醚 15ml,超声处理 5 分钟,滤过,滤液挥干,残渣加乙酸乙酯 1ml 使溶解,作为供试品溶液。另取枳壳对照药材 0.1g,同法制成对照药材溶液。照薄层色谱法(通则 0502)试验,吸取上述两种溶液各 5μl,分别点于同一硅胶 G 薄层板上,以石油醚(60~90℃)-乙酸乙酯-甲酸(3:7:0.1)为展开剂,展开,取出,晾干,置紫外光灯(365nm)下检视。供试品色谱中,在与对照药材色谱相应的位置上,显相同颜色的荧光斑点。

(5)取本品 4g,研细,加甲醇 40ml,超声处理 30 分钟,滤过,滤液蒸干,残渣加水 10ml 使溶解,用浓氨试液调节 pH 值至 9,用乙醚振摇提取 3 次,每次 20ml,合并乙醚液,挥干,残渣加甲醇 1ml 使溶解,作为供试品溶液。另取延胡索对照药材 1g,同法制成对照药材溶液。再取延胡索乙素对照品,加甲醇制成每 1ml 含 0.5mg 的溶液,作为对照品溶液。照薄层色谱法(通则 0502)试验,吸取上述三种溶液各 5μl,分别点于同一用 1%氢氧化钠溶液制备的硅胶 G 薄层板上,以正己烷-二氯甲烷-甲醇(7.5:4:1)为展开剂,展开,取出,晾干,置碘缸中熏 3 分钟后取出,挥尽板上吸附的碘后,置紫外光灯(365nm)下检视。供试品色谱中,在与对照药材色谱和对照品色谱相应的位置上,显相同颜色的荧光斑点。

【检查】 应符合丸剂项下有关的各项规定(通则 0108)。

【含量测定】 照高效液相色谱法(通则 0512)测定。

色谱条件与系统适用性试验 以十八烷基硅烷键合硅胶为填充剂;以乙腈-0.1%磷酸溶液(50:50)(每 100ml 含十二烷基磺酸钠 0.1g)为流动相;检测波长为 345nm。理论板数按盐酸小檗碱峰计算应不低于 2000。

对照品溶液的制备 取盐酸小檗碱对照品适量,精密称

定,加甲醇制成每 1ml 含 40μg 的溶液,即得。

供试品溶液的制备 取本品适量,研细,取约 0.2g,精密称定,置具塞锥形瓶中,精密加入甲醇-盐酸(100:1)50ml,称定重量,超声处理(功率 500W,频率 40kHz)30 分钟,放冷,再称定重量,用甲醇-盐酸(100:1)补足减失的重量,摇匀,滤过,取续滤液,即得。

测定法 分别精密吸取对照品溶液与供试品溶液各 10μl,注入液相色谱仪,测定,即得。

本品每 1g 含黄连、黄柏以盐酸小檗碱($C_{20}H_{17}NO_4 \cdot HCl$)计,不得少于 7.0mg。

【功能与主治】 清热祛湿,化滞止痛。用于大肠湿热所致的痢疾,症见大便脓血、腹痛下坠、里急后重。

【用法与用量】 口服。一次 6g,一日 3 次。

【规格】 每 100 丸重 6g

【贮藏】 密封。

加味逍遥口服液(合剂)

Jiawei Xiaoyao Koufuye

【处方】
柴胡 64g 当归 64g
白芍 64g 白术(麸炒)64g
茯苓 64g 牡丹皮 96g
栀子(姜炙)96g 薄荷 13g
甘草 51g 生姜 21g

【制法】 以上十味,柴胡、当归、白术(麸炒)、牡丹皮、薄荷、生姜用水蒸气蒸馏,收集蒸馏液 600ml,蒸馏后的水溶液另器保存;其余白芍等四味,加水煎煮二次,第一次 2 小时,第二次与蒸馏后的药渣合并煎煮 1.5 小时,合并煎液,滤过,滤液与蒸馏后的水溶液合并,浓缩至适量,放冷,加乙醇使含醇量为 65%,搅拌,冷藏 24 小时,滤过,滤液回收乙醇并浓缩至适量,加入炼蜜 125ml、山梨酸 1.5g 及上述蒸馏液(先用 3~5ml 聚山梨酯 80 搅拌使混匀),混匀,加水至 1000ml,用稀盐酸调节 pH 值至 4.0,混匀,冷藏 24 小时,滤过,灌封,灭菌,即得。

【性状】 本品为棕红色的液体;气特异,味苦、微甜。

【鉴别】 (1)取本品 20ml,用乙醚振摇提取 2 次,每次 40ml,合并乙醚液,挥干,残渣加乙酸乙酯 1ml 使溶解,作为供试品溶液。另取当归对照药材 0.5g,加乙醚 20ml,超声处理 10 分钟,滤过,滤液挥干,残渣加乙酸乙酯 2ml 使溶解,作为对照药材溶液。再取丹皮酚对照品,加乙酸乙酯制成每 1ml 含 2mg 的溶液,作为对照品溶液。照薄层色谱法(通则 0502)试验,吸取上述三种溶液各 5μl,分别点于同一硅胶 G 薄层板上,以环己烷-乙酸乙酯(10:1)为展开剂,展开,取出,晾干,置紫外光灯(365nm)下检视。供试品色谱中,在与对照药材色谱相应的位置上,显相同颜色的荧光斑点。再喷

以盐酸酸性 5% 三氯化铁乙醇溶液，加热至斑点显色清晰。供试品色谱中，在与对照品色谱相应的位置上，显相同颜色的斑点。

(2)取本品 10ml，通过 D101 型大孔吸附树脂柱(内径为 1cm，柱高为 10cm)，用水 50ml 洗脱，弃去水液，再以 30% 乙醇 40ml 洗脱，收集洗脱液，蒸干，残渣加甲醇 2ml 使溶解，作为供试品溶液。另取栀子苷对照品，加甲醇制成每 1ml 含 1mg 的溶液，作为对照品溶液。照薄层色谱法(通则 0502)试验，吸取上述两种溶液各 5μl，分别点于同一硅胶 G 薄层板上，以乙酸乙酯-丙酮-甲酸-水(5∶5∶1∶1)为展开剂，展开，取出，晾干，喷以 10% 硫酸乙醇溶液，在 110℃ 加热至斑点显色清晰。供试品色谱中，在与对照品色谱相应的位置上，显相同颜色的斑点。

(3)取本品 20ml，用乙酸乙酯振摇提取 2 次，每次 20ml，合并乙酸乙酯液，蒸干，残渣加甲醇 1ml 使溶解，作为供试品溶液。另取甘草对照药材 1g，加水适量，煎煮 30 分钟，取出，放冷，滤过，滤液浓缩至 20ml，同法制成对照药材溶液。照薄层色谱法(通则 0502)试验，吸取上述两种溶液各 5~10μl，分别点于同一以 1% 氢氧化钠溶液制备的硅胶 G 薄层板上，以乙酸乙酯-甲酸-冰醋酸-水(15∶1∶1∶2)为展开剂，展开，取出，晾干，喷以 10% 硫酸乙醇溶液，在 105℃ 加热至斑点显色清晰。供试品色谱中，在与对照药材色谱相应的位置上，显 2~3 个相同颜色的斑点。

【检查】　相对密度　应不低于 1.05(通则 0601)。

pH 值　应为 3.5~5.0(通则 0631)。

其他　应符合合剂项下有关的各项规定(通则 0181)。

【含量测定】　照高效液相色谱法(通则 0512)测定。

色谱条件与系统适用性试验　以十八烷基硅烷键合硅胶为填充剂；以乙腈-0.05mol/L 磷酸二氢钾溶液(15∶85)为流动相；检测波长为 230nm。理论板数按芍药苷峰计算应不低于 3000。

对照品溶液的制备　取芍药苷对照品适量，精密称定，加 50% 甲醇制成每 1ml 含 50μg 的溶液，即得。

供试品溶液的制备　精密量取本品 1ml，置 25ml 量瓶中，用 50% 甲醇稀释至刻度，摇匀，滤过，取续滤液，即得。

测定法　分别精密吸取对照品溶液和供试品溶液各 10μl，注入液相色谱仪，测定，即得。

本品每 1ml 含白芍和牡丹皮以芍药苷($C_{23}H_{28}O_{11}$)计，不得少于 0.80mg。

【功能与主治】　舒肝清热，健脾养血。用于肝郁血虚、肝脾不和所致的两胁胀痛、头晕目眩、倦怠食少、月经不调、脐腹胀痛；更年期综合征见上述证候者。

【用法与用量】　口服。一次 10ml，一日 2 次。

【注意】　切忌气恼劳碌；忌食生冷油腻。

【规格】　(1)每支装 10ml　(2)每瓶装 100ml　(3)每瓶装 150ml

【贮藏】　密封，置阴凉干燥处。

注：〔规格(2)、规格(3)〕为合剂。

加味逍遥丸

Jiawei Xiaoyao Wan

【处方】　柴胡 300g　　　当归 300g
白芍 300g　　　白术(麸炒)300g
茯苓 300g　　　甘草 240g
牡丹皮 450g　　栀子(姜炙)450g
薄荷 60g

【制法】　以上九味，粉碎成细粉，过筛，混匀。另取生姜 100g，煎液泛丸，干燥，即得。

【性状】　本品为黄棕色的水丸；味甜。

【鉴别】　(1)取本品，置显微镜下观察：不规则分枝状团块无色，遇水合氯醛试液溶化；菌丝无色或淡棕色，直径 4~6μm(茯苓)。草酸钙簇晶直径 18~32μm，存在于薄壁细胞中，常排列成行，或一个细胞中含有数个簇晶(白芍)。纤维束周围薄壁细胞含草酸钙方晶，形成晶纤维(甘草)。种皮石细胞黄色或淡棕色，多破碎，完整者长多角形、长方形或不规则形，壁厚，有大的圆形纹孔，胞腔棕红色(栀子)。

(2)取本品 6g，研细，加乙醚 10ml，密塞，超声处理 15 分钟，滤过，滤液挥干，残渣加丙酮 1ml 使溶解，作为供试品溶液。另取当归对照药材 0.2g，同法制成对照药材溶液。再取丹皮酚对照品，加丙酮制成每 1ml 含 1mg 的溶液，作为对照品溶液。照薄层色谱法(通则 0502)试验，吸取上述三种溶液各 5μl，分别点于同一硅胶 G 薄层板上，以环己烷-乙酸乙酯(10∶1)为展开剂，展开，取出，晾干，置紫外光灯(365nm)下检视。供试品色谱中，在与对照药材色谱相应的位置上，显相同颜色的荧光斑点。喷以 5% 三氯化铁乙醇溶液，供试品色谱中，在与对照品色谱相应的位置上，显相同颜色的斑点。

(3)取本品 6g，研细，加甲醇 20ml，超声处理 20 分钟，滤过，滤液蒸干，残渣加 2% 氢氧化钠溶液 10ml，加热 30 分钟，放冷，加正丁醇 10ml 振摇提取，分取正丁醇提取液，蒸干，残渣加甲醇 2ml 使溶解，作为供试品溶液。另取柴胡对照药材 0.5g，同法制成对照药材溶液。照薄层色谱法(通则 0502)试验，吸取上述两种溶液各 5μl，分别点于同一硅胶 G 薄层板上，以三氯甲烷-甲醇-水(30∶10∶1)为展开剂，展开，取出，晾干，喷以 2% 对二甲氨基苯甲醛的 10% 硫酸乙醇溶液，在 105℃ 加热至斑点显色清晰。供试品色谱中，在与对照药材色谱相应的位置上，显相同颜色的斑点。

(4)取本品 6g，研细，加石油醚(30~60℃)20ml，超声处理 20 分钟，滤过，滤渣备用，滤液挥干，残渣加三氯甲烷 1ml 使溶解，作为供试品溶液。另取白术对照药材 1g，同法制成对照药材溶液。照薄层色谱法(通则 0502)试验，吸取上述两种溶液各 5μl,分别点于同一硅胶 G 薄层板上,以石油醚(60~90℃)-乙酸乙酯(19:1)为展开剂,展开,取出,晾干,喷以 10％硫酸乙醇溶液,在 105℃加热至斑点显色清晰。供试品色谱中,在与对照药材色谱相应的位置上,显相同颜色的斑点。

(5)取〔鉴别〕(4)项下石油醚提取后的备用滤渣,挥干溶剂,加乙醇 20ml,超声处理 20 分钟,滤过,滤液蒸干,残渣加乙醇 1ml 使溶解,作为供试品溶液。另取栀子苷对照品,加乙醇制成每 1ml 含 4mg 的溶液,作为对照品溶液。照薄层色谱法(通则 0502)试验,吸取上述两种溶液各 5μl,分别点于同一硅胶 G 薄层板上,以乙酸乙酯-丙酮-甲酸-水(5:5:1:1)为展开剂,展开,取出,晾干,喷以 10％硫酸乙醇溶液,在 105℃加热至斑点显色清晰。供试品色谱中,在与对照品色谱相应的位置上,显相同颜色的斑点。

【检查】 应符合丸剂项下有关的各项规定(通则 0108)。

【含量测定】 照高效液相色谱法(通则 0512)测定。

色谱条件与系统适用性试验 以十八烷基硅烷键合硅胶为填充剂;以甲醇-0.05mol/L 磷酸氢二钠溶液(用 0.05mol/L 磷酸二氢钾溶液调节 pH 值至 7.4)(23:77)为流动相;检测波长为 230nm。理论板数按芍药苷峰计算应不低于 5000。

对照品溶液的制备 取芍药苷对照品适量,精密称定,加稀乙醇制成每 1ml 含 60μg 的溶液,摇匀,即得。

供试品溶液的制备 取本品研细,取约 1g,精密称定,置具塞锥形瓶中,精密加入稀乙醇 50ml,密塞,称定重量,超声处理(功率 260W,频率 40kHz)30 分钟,放冷,再称定重量,用稀乙醇补足减失的重量,摇匀,滤过,取续滤液,即得。

测定法 分别精密吸取对照品溶液与供试品溶液各 10μl,注入液相色谱仪,测定,即得。

本品每 1g 含白芍和牡丹皮以芍药苷($C_{23}H_{28}O_{11}$)计,不得少于 1.9mg。

【功能与主治】 舒肝清热,健脾养血。用于肝郁血虚,肝脾不和,两胁胀痛,头晕目眩,倦怠食少,月经不调,脐腹胀痛。

【用法与用量】 口服。一次 6g,一日 2 次。

【注意】 切忌气恼劳碌;忌食生冷油腻。

【规格】 每 100 丸重 6g

【贮藏】 密闭,防潮。

加味藿香正气软胶囊
Jiawei Huoxiang Zhengqi Ruanjiaonang

【处方】 广藿香 326.8g　　紫苏叶 108.9g
白芷 108.9g　　炒白术 217.9g
陈皮 217.9g　　半夏(制) 217.9g
姜厚朴 217.9g　　茯苓 108.9g
桔梗 217.9g　　甘草 217.9g
大腹皮 108.9g　　生姜 32.7g
大枣 54.5g

【制法】 以上十三味,姜厚朴用 60％乙醇提取三次,滤过,合并滤液,回收乙醇,浓缩成清膏Ⅰ;广藿香、紫苏叶、陈皮、炒白术、白芷水蒸气蒸馏提取挥发油,蒸馏后的水溶液滤过,滤液另器收集;药渣与半夏(制)、茯苓、桔梗、甘草、大腹皮、生姜及大枣加水煎煮二次,合并煎液,与上述水溶液合并,滤过,滤液浓缩至适量,离心,上清液浓缩成清膏Ⅱ;合并清膏Ⅰ和Ⅱ,浓缩成稠膏,减压干燥,粉碎成细粉,过筛。加入挥发油及精制大豆油、蜂蜡及聚山梨酯 80,经胶体磨磨匀,压制成软胶囊 1000 粒,即得。

【性状】 本品为软胶囊,内容物为含少量悬浮固体粉末的棕褐色油状液体;气芳香,味苦。

【鉴别】 (1)取本品内容物 2g,置 500ml 圆底烧瓶中,加水 250ml,混匀,连接挥发油测定器,自测定器上端加水至刻度,并溢流入烧瓶中为止,再加入石油醚(60~90℃)1.5ml,连接回流冷凝管,加热至沸,并保持微沸 2 小时,放冷,分取石油醚层作为供试品溶液。另取广藿香油对照品,加石油醚(60~90℃)制成每 1ml 含 0.1ml 的溶液,作为对照品溶液。照薄层色谱法(通则 0502)试验,吸取上述两种溶液各 5μl,分别点于同一硅胶 G 薄层板上,以石油醚(60~90℃)-乙酸乙酯(10:1)为展开剂,展开,取出,晾干,喷以 2％香草醛硫酸液,热风吹至斑点显色清晰。供试品色谱中,在与对照品色谱相应的位置上,显相同颜色的斑点。

(2)取本品内容物 2g,加乙醚振摇提取 2 次,每次 20ml,弃去乙醚液,残渣挥尽乙醚,加水 40ml 使溶解,用水饱和的正丁醇振摇提取 2 次,每次 30ml,合并正丁醇液,蒸干,残渣加甲醇 5ml 使溶解,作为供试品溶液。另取橙皮苷对照品,加甲醇制成每 1ml 含 0.5mg 的溶液,作为对照品溶液。照薄层色谱法(通则 0502)试验,吸取上述两种溶液各 2μl,分别点于同一聚酰胺薄膜上,以丙酮-水(1:1)为展开剂,展开,取出,晾干,喷以 1％三氯化铝试液,置紫外光灯(365nm)下检视。供试品色谱中,在与对照品色谱相应的位置上,显相同颜色荧光斑点。

(3)取本品内容物 2g,加石油醚(60~90℃)30ml,超声处理 30 分钟,弃去石油醚液,药渣挥干,加三氯甲烷 25ml 和盐酸 2ml,置水浴上加热回流 1 小时,滤过,滤液蒸干,残渣加甲醇 5ml 使溶解,作为供试品溶液。另取甘草次酸对照品,加甲醇制成每 1ml 含 0.2mg 的溶液,作为对照品溶液,照高效液相色谱法(通则 0512)试验,以十八烷基硅烷键合硅胶为填充剂,以乙腈-0.1％磷酸溶液(70:30)为流动相,检测波长为 250nm,理论板数按甘草次酸峰计算应不低于 1000。分别吸取上述两种溶液各 10μl,注入液相色谱仪,测定。供试品色谱中应呈现与对照品色谱峰保留时间相同的色谱峰。

【检查】 应符合胶囊剂项下有关的各项规定(通则 0103)。

【含量测定】 照高效液相色谱法(通则 0512)测定。

色谱条件与系统适用性试验　以十八烷基硅烷键合硅胶为填充剂;以甲醇-水(75∶25)为流动相;检测波长为294nm。理论板数按厚朴酚峰计算应不低于3800。

对照品溶液的制备　取厚朴酚对照品、和厚朴酚对照品适量,精密称定,加甲醇制成每1ml含厚朴酚30μg、和厚朴酚25μg的混合溶液,即得。

供试品溶液的制备　取装量差异项下的本品内容物,混匀,取1g,精密称定,置100ml容量瓶中,加60%乙醇适量,超声处理(功率250W,频率40kHz)45分钟,放冷,加60%乙醇至刻度,振摇,滤过,取续滤液,即得。

测定法　分别精密吸取对照品溶液与供试品溶液各20μl,注入液相色谱仪,测定,即得。

本品每粒含厚朴以厚朴酚($C_{18}H_{18}O_2$)与和厚朴酚($C_{18}H_{18}O_2$)的总量计,不得少于1.6mg。

【功能与主治】　解表化湿,理气和中。用于外感风寒,内伤湿滞证,症见头痛昏重、胸膈痞闷、脘腹胀痛、呕吐泄泻;胃肠型感冒见上述证候者。

【用法与用量】　口服。一次3粒,一日2次。

【规格】　每粒装0.6g(相当于饮片2.157g)。

【贮藏】　密封,置阴凉干燥处。

孕康合剂(孕康口服液)

Yunkang Heji

【处方】　
山药 125g		续断 75g	
黄芪 100g		当归 75g	
狗脊(去毛) 100g		菟丝子 75g	
桑寄生 50g		杜仲(炒) 75g	
补骨脂 75g		党参 75g	
茯苓 100g		白术(焦) 75g	
阿胶 25g		地黄 100g	
山茱萸 75g		枸杞子 100g	
乌梅 50g		白芍 75g	
砂仁 50g		益智 50g	
苎麻根 75g		黄芩 50g	
艾叶 8.3g			

【制法】　以上二十三味,除阿胶外,其余山药等二十二味用温水浸泡4小时,滤过,滤液备用,药渣加水煎煮三次,第一次2小时,第二次1小时,第三次0.5小时,滤过,合并上述滤液,加入阿胶溶化后,浓缩成每1ml含生药1g的清膏;清膏加乙醇使含醇量达70%,静置,滤过,滤液回收乙醇,加入蜂蜜83g、蔗糖88g、苯甲酸钠3.0g及水适量,混匀,加氢氧化钠试液调节pH值至5～6,加水至1000ml,滤过,灌封,灭菌,即得。

【性状】　本品为棕褐色的液体;气微,味甜。

【鉴别】　(1)取本品40ml,用丁酮振摇提取3次,每次20ml,合并提取液,蒸干,残渣用甲醇5ml分次溶解,加在中性氧化铝柱(100～200目,8g,内径为10～15mm)上,用40%甲醇150ml洗脱,收集洗脱液,蒸干,残渣加氨试液30ml分次溶解,用水饱和的正丁醇振摇提取2次,每次10ml,合并正丁醇液;用水20ml洗涤1次,弃去水液,正丁醇液蒸干,残渣加甲醇1ml使溶解,作为供试品溶液。另取黄芪甲苷对照品,加甲醇制成每1ml含0.5mg的溶液,作为对照品溶液。照薄层色谱法(通则0502)试验,吸取上述两种溶液各5μl,分别点于同一硅胶G薄层板上,以三氯甲烷-甲醇-水(13∶7∶2)10℃以下放置的下层溶液为展开剂,展开,取出,晾干,喷以10%硫酸乙醇溶液,在105℃加热至斑点显色清晰。供试品色谱中,在与对照品色谱相应的位置上,显相同颜色的斑点;置紫外光灯(365nm)下检视,显相同颜色的荧光斑点。

(2)取本品20ml,加石油醚(30～60℃)20ml振摇提取,分取石油醚液,蒸干,残渣加乙酸乙酯1ml使溶解,作为供试品溶液。另取补骨脂素对照品、异补骨脂素对照品,加乙酸乙酯制成每1ml各含1mg的混合溶液,作为对照品溶液。照薄层色谱法(通则0502)试验,吸取上述两种溶液各5～10μl,分别点于同一硅胶G薄层板上,以正己烷-乙酸乙酯(4∶1)为展开剂,展开,取出,晾干,喷以10%氢氧化钾甲醇溶液,置紫外光灯(365nm)下检视。供试品色谱中,在与对照品色谱相应的位置上,显相同颜色的荧光斑点。

(3)取本品,照〔含量测定〕黄芩项下的方法试验,供试品色谱中应呈现与对照品色谱峰保留时间相一致的色谱峰。

(4)取本品,照〔含量测定〕白芍项下的方法试验,供试品色谱中应呈现与对照品色谱峰保留时间相一致的色谱峰。

【检查】　**相对密度**　应不低于1.13(通则0601)。

pH值　应为4.5～6.0(通则0631)。

其他　应符合合剂项下有关的各项规定(通则0181)。

【含量测定】　**黄芩**　照高效液相色谱法(通则0512)测定。

色谱条件与系统适用性试验　以十八烷基硅烷键合硅胶为填充剂;以甲醇-1%醋酸溶液(44∶56)为流动相;检测波长为278nm。理论板数按黄芩苷峰计算应不低于2000。

对照品溶液的制备　取黄芩苷对照品适量,精密称定,加50%甲醇制成每1ml含25μg的溶液,即得。

供试品溶液的制备　精密量取本品1ml,置50ml量瓶中,加50%甲醇溶解并稀释至刻度,摇匀,滤过,取续滤液,即得。

测定法　分别精密吸取对照品溶液与供试品溶液各10μl,注入液相色谱仪,测定,即得。

本品每1ml含黄芩以黄芩苷($C_{21}H_{18}O_{11}$)计,不得少于0.80mg。

白芍　照高效液相色谱法(通则0512)测定。

色谱条件与系统适用性试验　以十八烷基硅烷键合硅胶为填充剂;以乙腈-0.1%磷酸溶液(14∶86)为流动相;检测波长为230nm。理论板数按芍药苷峰计算应不低于2000。

对照品溶液的制备 取芍药苷对照品适量,精密称定,加50％甲醇制成每1ml含20μg的溶液,即得。

供试品溶液的制备 取〔含量测定〕黄芩项下的供试品溶液,即得。

测定法 分别精密吸取对照品溶液10μl与供试品溶液20μl,注入液相色谱仪,测定,即得。

本品每1ml含白芍以芍药苷($C_{23}H_{28}O_{11}$)计,不得少于0.25mg。

【功能与主治】 健脾固肾,养血安胎。用于肾虚型和气血虚弱型先兆流产和习惯性流产。

【用法与用量】 口服。早、中、晚空腹口服,一次20ml,一日3次。

【注意】 (1)服药期间,忌食辛辣刺激性食物,避免剧烈运动以及重体力劳动。

(2)凡难免流产、异位妊娠、葡萄胎等非本品适用范围。

【规格】 (1)每瓶装 10ml　(2)每瓶装 20ml　(3)每瓶装 100ml

【贮藏】 遮光,密封,置阴凉处。

孕 康 颗 粒
Yunkang Keli

【处方】
山药 312.5g	续断 187.5g
黄芪 250g	当归 187.5g
狗脊(去毛) 250g	菟丝子 187.5g
桑寄生 125g	盐杜仲 187.5g
补骨脂 187.5g	党参 187.5g
茯苓 250g	炒白术 187.5g
阿胶 62.5g	地黄 250g
山茱萸 187.5g	枸杞子 250g
乌梅 125g	白芍 187.5g
砂仁 125g	益智 125g
苎麻根 187.5g	黄芩 125g
艾叶 20.8g	

【制法】 以上二十三味,除阿胶外,其余山药等二十二味,用50～60℃温水浸泡4小时,滤过,滤液备用,药渣加水煎煮三次,第一次2小时,第二次1小时,第三次0.5小时,滤过,合并滤液,加入阿胶溶化,浓缩成每1ml含生药1g,加乙醇使含醇量达70％,搅匀,静置24小时,滤过,回收乙醇,滤液减压浓缩至相对密度为1.30～1.35(50℃)的稠膏,加入糊精、甜菊素等辅料适量,混匀,制粒,干燥,制成颗粒1000g,即得。

【性状】 本品为棕色至棕褐色的颗粒;味甜、微苦。

【鉴别】 (1)取本品20g,研细,加甲醇50ml,超声处理30分钟,滤过,滤液蒸干,残渣加水30ml使溶解,用水饱和正

丁醇振摇提取3次,每次20ml,合并正丁醇液,加氨试液洗涤2次,每次50ml,弃去氨液,取正丁醇液蒸干,残渣加甲醇5ml使溶解,加在中性氧化铝柱(100～200目,8g,内径为10～15mm)上,用40％甲醇150ml洗脱,收集洗脱液,蒸干,残渣加甲醇2ml使溶解,作为供试品溶液。另取黄芪甲苷对照品,加甲醇制成每1ml含0.5mg的溶液,作为对照品溶液。照薄层色谱法(通则0502)试验,吸取上述两种溶液各2～10μl,分别点于同一硅胶G薄层板上,以三氯甲烷-甲醇-水(13:7:2)10℃以下放置的下层溶液为展开剂,展开,取出,晾干,喷以10％硫酸乙醇溶液,在105℃加热至斑点显色清晰。供试品色谱中,在与对照品色谱相应的位置上,显相同颜色的斑点;置紫外光灯(365nm)下检视,显相同颜色的荧光斑点。

(2)取本品10g,研细,加水80ml使溶解,加等量的石油醚(30～60℃),振摇提取,分取石油醚液,挥干,残渣加乙醇1ml使溶解,作为供试品溶液。另取当归对照药材0.5g,加石油醚(30～60℃)2ml,振摇,浸渍2小时,取上清液,作为对照药材溶液。照薄层色谱法(通则0502)试验,吸取上述两种溶液各5μl,分别点于同一硅胶G薄层板上,以环己烷-乙酸乙酯(4:1)为展开剂,展开,取出,晾干,置紫外光灯(365nm)下检视。供试品色谱中,在与对照药材色谱相应的位置上,显相同颜色的荧光斑点。

(3)取芍药苷对照品,加乙醇制成每1ml含2mg的溶液,作为对照品溶液。照薄层色谱法(通则0502)试验,吸取〔鉴别〕(1)项下的供试品溶液5～10μl及上述对照品溶液5μl,分别点于同一硅胶G薄层板上,以三氯甲烷-乙酸乙酯-甲醇-甲酸(40:5:10:0.2)为展开剂,展开,取出,晾干,喷以1％香草醛硫酸溶液,105℃加热至斑点显色清晰。供试品色谱中,在与对照品色谱相应的位置上,显相同颜色的斑点。

(4)取本品10g,研细,加水30ml使溶解,滤过,滤液加盐酸调节pH值至1～2,置80℃水浴上加热约15分钟,用乙酸乙酯振摇提取2次,每次15ml,合并乙酸乙酯液,蒸干,残渣加甲醇5ml使溶解,作为供试品溶液。另取黄芩苷对照品,加甲醇制成每1ml含1mg的溶液,作为对照品溶液。照薄层色谱法(通则0502)试验,吸取上述两种溶液各2μl,分别点于同一含4％醋酸钠的羧甲基纤维素钠为黏合剂的硅胶G薄层板上,以乙酸乙酯-丁酮-甲酸-水(5:3:1:1)为展开剂,展开,取出,晾干,喷以1％三氯化铁乙醇溶液。供试品色谱中,在与对照品色谱相应的位置上,显相同颜色的斑点。

(5)取补骨脂素对照品、异补骨脂素对照品适量,加乙酸乙酯制成每1ml各含1mg的混合溶液,作为对照品溶液。照薄层色谱法(通则0502)试验,吸取〔鉴别〕(2)项下的供试品溶液及上述对照品溶液各5μl,分别点于同一硅胶G薄层板上,以正己烷-乙酸乙酯(4:1)为展开剂,展开,取出,晾干,喷以10％氢氧化钾甲醇溶液,置紫外光灯(365nm)下检视。供试品色谱中,在与对照品色谱相应的位置上显相同颜色的荧光斑点。

【检查】 应符合颗粒剂项下的有关各项规定(通则

0104)。

【含量测定】 照高效液相色谱法（通则 0512）测定。

色谱条件与系统适用性试验 以十八烷基硅烷键合硅胶为填充剂；以甲醇-0.4%磷酸溶液（50：50）为流动相；检测波长为 280nm。理论板数按黄芩苷峰计算应不低于 2500。

对照品溶液的制备 取黄芩苷对照品适量，精密称定，加 70%乙醇制成每 1ml 含 50μg 溶液，即得。

供试品溶液的制备 取装量差异项下的本品，研细，取约 1g，精密称定，精密加入 70%乙醇 100ml，称定重量，超声处理（功率 250W，频率 25kHz）30 分钟，冷却，再称定重量，用 70%乙醇补足减失的重量，摇匀，滤过，取续滤液，即得。

测定法 分别精密吸取对照品溶液 5μl 与供试品溶液 10μl，注入液相色谱仪，测定，即得。

本品每袋含黄芩以黄芩苷（$C_{21}H_{18}O_{11}$）计，不得少于 16.0mg。

【功能与主治】 健脾固肾，养血安胎。用于肾虚型和气血虚弱型先兆流产和习惯性流产。

【用法与用量】 开水冲服。早、中、晚空腹口服，一次 1 袋，一日 3 次。

【注意】 （1）服药期间，忌食辛辣刺激性食物，避免剧烈运动及重体力劳动。

（2）凡难免流产、异位妊娠、葡萄胎等非本品适用范围。

【规格】 每袋装 8g（相当于饮片 33.17g）

【贮藏】 避光，密封，置阴凉处。

老年咳喘片
Laonian Kechuan Pian

【处方】 黄芪 110g   白术 66g
              防风 66g   甘草 44g
              黄精 66g   淫羊藿 66g
              补骨脂 66g

【制法】 以上七味，取黄芪 70.4g，白术、黄精粉碎成细粉；剩余黄芪及其余防风等四味加水煎煮二次，第一次 2 小时，第二次 1.5 小时，合并煎液，滤过，滤液浓缩成稠膏，加入上述细粉及辅料适量，混匀，制成颗粒，干燥，压制成 1000 片，包糖衣或薄膜衣，即得。

【性状】 本品为糖衣片或薄膜衣片，除去包衣后显棕黄色至棕褐色；味甜、微苦。

【鉴别】 （1）取本品，置显微镜下观察：纤维成束或散离，壁厚，表面有纵纹，两端断裂或较平截（黄芪）。草酸钙针晶成束或单个散在（黄精）。石细胞淡黄色，呈类方形、类多角形、孔沟及胞腔明显（白术）。

（2）取本品 15 片，除去包衣，研细，加正己烷 20ml，超声处理 15 分钟，滤过，滤液浓缩至 2ml，作为供试品溶液。另取

白术对照药材 1g，同法制成对照药材溶液。照薄层色谱法（通则 0502）试验，吸取上述两种溶液各 10μl，分别点于同一硅胶 G 薄层板上，以石油醚（60～90℃）-乙酸乙酯（20：0.1）为展开剂，展开，取出，晾干，喷以 10%硫酸乙醇溶液，加热至斑点显色清晰，置紫外光灯（365nm）下检视。供试品色谱中，在与对照药材色谱相应的位置上，显相同颜色的荧光斑点。

（3）取本品 15 片，除去包衣，研细，加丙酮 20ml，超声处理 30 分钟，滤过，滤液回收溶剂至干，残渣加乙醇 1ml 使溶解，作为供试品溶液。另取防风对照药材 1g，同法制成对照药材溶液。照薄层色谱法（通则 0502）试验，吸取上述两种溶液各 10μl，分别点于同一硅胶 G 薄层板上，以三氯甲烷-甲醇（4：1）为展开剂，展开，取出，晾干，置紫外光灯（365nm）下检视。供试品色谱中，在与对照药材色谱相应的位置上，显相同颜色的荧光斑点。

（4）取甘草对照药材 0.5g，加乙醇 30ml，加热回流 1 小时，滤过，滤液浓缩至约 5ml，作为对照药材溶液。照薄层色谱法（通则 0502）试验，吸取〔含量测定〕淫羊藿项下供试品溶液与上述对照药材溶液各 5μl，分别点于同一硅胶 G 薄层板上，以乙酸乙酯-甲酸-冰醋酸-水（15：1：1：2）为展开剂，展开，取出，晾干，喷以 10%硫酸乙醇溶液，在 105℃加热至斑点显色清晰，置紫外光灯（365nm）下检视。供试品色谱中，在与对照药材色谱相应的位置上，显相同颜色的荧光斑点。

（5）取补骨脂对照药材 0.5g，同〔鉴别〕（3）项下对照药材溶液制备法制成对照药材溶液。另取补骨脂素对照品、异补骨脂素对照品，加乙酸乙酯分别制成每 1ml 含 2mg 的溶液，作为对照品溶液。照薄层色谱法（通则 0502）试验，吸取〔鉴别〕（3）项下供试品溶液及上述对照药材溶液和对照品溶液各 10μl，分别点于同一硅胶 G 薄层板上，以正己烷-乙酸乙酯（3：1）为展开剂，展开，取出，晾干，喷以 10%氢氧化钠甲醇溶液，置紫外光灯（365nm）下检视。供试品色谱中，在与对照药材色谱和对照品色谱相应的位置上，显相同颜色的荧光斑点。

（6）取本品，照〔含量测定〕黄芪项下的方法试验，供试品色谱中应呈现与对照品色谱峰保留时间相同的色谱峰。

（7）取本品，照〔含量测定〕淫羊藿项下的方法试验，供试品色谱中应呈现与对照品色谱峰保留时间相同的色谱峰。

【检查】 应符合片剂项下有关的各项规定（通则 0101）。

【含量测定】 黄芪 照高效液相色谱法（通则 0512）测定。

色谱条件与系统适用性试验 以十八烷基硅烷键合硅胶为填充剂；以乙腈-水（35：65）为流动相；用蒸发光散射检测器检测。理论板数按黄芪甲苷峰计算应不低于 3000。

对照品溶液的制备 取黄芪甲苷对照品适量，精密称定，加甲醇制成每 1ml 含 0.2mg 的溶液，即得。

供试品溶液的制备 取本品 40 片，除去包衣，精密称定，研细，取约 2.0g，精密称定，置具塞锥形瓶中，精密加入甲醇 50ml，密塞，称定重量，超声处理（功率 250W，频率 33kHz）30

分钟,放冷,再称定重量,用甲醇补足减失的重量,摇匀,离心(4000 转/分钟)10 分钟,精密量取上清液 40ml,回收溶剂至干(剩余上清液备用),残渣加水 15ml 分次溶解,用水饱和正丁醇振摇提取 3 次,每次 40ml,合并正丁醇液,用氨试液洗涤 2 次,每次 40ml,弃去氨试液,正丁醇液回收溶剂至干,残渣用甲醇溶解并转移至 5ml 量瓶中,加甲醇稀释至刻度,摇匀,滤过,取续滤液,即得。

测定法 分别精密吸取对照品溶液 10μl、25μl 与供试品溶液 20μl,注入液相色谱仪,测定,以外标两点法对数方程计算,即得。

本品每片含黄芪以黄芪甲苷($C_{41}H_{68}O_{14}$)计,不得少于 80μg。

淫羊藿 照高效液相色谱法(通则 0512)测定。

色谱条件与系统适用性试验 以十八烷基硅烷键合硅胶为填充剂;以乙腈-水(25:75)为流动相;检测波长为 270nm。理论板数按淫羊藿苷峰计算应不低于 3000。

对照品溶液的制备 取淫羊藿苷对照品适量,精密称定,加甲醇制成每 1ml 含 30μg 的溶液,即得。

供试品溶液的制备 取〔含量测定〕黄芪项下备用的上清液,滤过,取续滤液,即得。

测定法 分别精密吸取对照品溶液与供试品溶液各 10μl,注入液相色谱仪,测定,即得。

本品每片含淫羊藿以淫羊藿苷($C_{33}H_{40}O_{15}$)计,不得少于 0.10mg。

【功能与主治】 补气壮阳,扶正固本。用于老年慢性支气管炎等虚证。

【用法与用量】 口服。一次 4~6 片,一日 3 次。

【规格】 (1)糖衣片 片心重 0.3g

(2)薄膜衣片 每片重 0.26g

【贮藏】 密封。

老鹳草软膏

Laoguancao Ruangao

【处方】 老鹳草 1000g

【制法】 取老鹳草,加水煎煮二次,每次 1 小时,煎液滤过,滤液合并,浓缩至相对密度为 1.05~1.10(80~85℃),加等量的乙醇使沉淀,静置,滤取上清液,浓缩至适量,加入羟苯乙酯 0.3g、羊毛脂 50g 与凡士林适量,混匀,制成 1000g,即得。

【性状】 本品为棕黄色至棕褐色或褐紫色的软膏。

【鉴别】 取本品 2g,加乙醇 50ml,加热回流 30 分钟,滤过,滤液蒸干,残渣加乙醇 1ml 使溶解,作为供试品溶液。另取没食子酸对照品、槲皮素对照品,加甲醇制成每 1ml 各含 0.5mg 的混合溶液,作为对照品溶液。照薄层色谱法(通则

0502)试验,吸取上述两种溶液各 5μl,分别点于同一硅胶 G 薄层板上,以甲苯-甲酸乙酯-甲酸(6:3:1)为展开剂,展开,取出,晾干,喷以 2% 三氯化铁乙醇溶液。供试品色谱中,在与对照品色谱相应的位置上,显相同颜色的斑点。

【检查】 应符合软膏剂项下有关的各项规定(通则 0109)。

【含量测定】 照高效液相色谱法(通则 0512)测定。

色谱条件与系统适用性试验 以十八烷基硅烷键合硅胶为填充剂;以甲醇为流动相 A,以 0.1% 磷酸溶液为流动相 B,按下表中的规定进行梯度洗脱;检测波长为 273nm。理论板数按没食子酸峰计算应不低于 4000。

时间(分钟)	流动相 A(%)	流动相 B(%)
0~15	0→11	100→89
15~16	11→100	89→0

对照品溶液的制备 取没食子酸对照品适量,精密称定,加 50% 甲醇制成每 1ml 含 40μg 的溶液,即得。

供试品溶液的制备 取本品约 1g,精密称定,置具塞锥形瓶中,精密加入 50% 甲醇 50ml,称定重量,加热回流 30 分钟,放冷,再称定重量,用 50% 甲醇补足减失的重量,摇匀,滤过,取续滤液,即得。

测定法 分别精密吸取对照品溶液与供试品溶液各 10μl,注入液相色谱仪,测定,即得。

本品每 1g 含老鹳草以没食子酸($C_7H_6O_5$)计,不得少于 1.80mg。

【功能与主治】 除湿解毒,收敛生肌。用于湿毒蕴结所致的湿疹、痈、疔、疮、疖及小面积水、火烫伤。

【用法与用量】 外用,涂敷患处,一日 1 次。

【贮藏】 密闭。

地奥心血康胶囊

Di'ao Xinxuekang Jiaonang

【处方】 地奥心血康 100g

【制法】 将地奥心血康与适量的淀粉混匀,制颗粒,装入胶囊,制成 1000 粒,即得。

【性状】 本品为硬胶囊,内容物为浅黄色至棕黄色的颗粒和粉末;味苦。

【鉴别】 取本品内容物 0.18g,加甲醇 2ml,振摇使溶解,滤过,滤液作为供试品溶液。另取黄山药皂苷对照提取物适量,加甲醇制成每 1ml 含 50mg 的溶液,作为对照提取物溶液。照薄层色谱法(通则 0502)试验,吸取上述两种溶液各 5μl,分别点于同一以羧甲基纤维素钠为黏合剂的硅胶 H 薄层板上,以三氯甲烷-甲醇-水(75:35:4)为展开剂,展开,取出,晾干,喷以 E 试剂(取对二甲氨基苯甲醛 1g,加甲醇

75ml,摇匀后再缓缓加入盐酸 25ml,摇匀),在 105℃加热至斑点显色清晰。供试品色谱中,在与对照提取物色谱相应的位置上,显相同颜色的主斑点。

【检查】 **水分** 不得过 11.0%(通则 0832 第二法)。

其他 应符合胶囊剂项下有关的各项规定(通则 0103)。

【含量测定】 **甾体总皂苷** 取装量差异项下的本品内容物,混合均匀,取适量(约相当于甾体总皂苷元 0.12g),精密称定,置 150ml 圆底烧瓶中,加硫酸 40%乙醇溶液(取 60ml 硫酸,缓缓注入适的的 40%乙醇溶液中,放冷,加 40%乙醇溶液至 1000ml,摇匀)50ml,置沸水浴中回流 5 小时,放冷,加水 100ml,摇匀,用 105℃干燥至恒重的 4 号垂熔玻璃坩埚滤过,沉淀用水洗涤至滤液不显酸性,105℃干燥至恒重,计算,即得。

本品每粒含甾体总皂苷以甾体总皂苷元计,不得少于 35mg。

伪原薯蓣皂苷 照高效液相色谱法(通则 0512)测定。

色谱条件与系统适用性试验 以辛烷基硅烷键合硅胶为填充剂;以乙腈-水(30∶70)为流动相;检测波长为 210nm。理论板数按伪原薯蓣皂苷峰计算应不低于 3000。

对照品溶液的制备 取伪原薯蓣皂苷对照品适量,精密称定,加 75%乙醇制成每 1ml 含 0.3mg 的溶液,即得。

供试品溶液的制备 取装量差异项下的本品内容物,混匀,取约 0.35g,精密称定,置 100ml 量瓶中,加 75%乙醇 70ml,超声处理(功率 250W,频率 59kHz)10 分钟,放冷,加 75%乙醇至刻度,摇匀,滤过,取续滤液,即得。

测定法 分别精密吸取对照品溶液与供试品溶液各 10μl,注入液相色谱仪,测定,即得。

本品每粒含伪原薯蓣皂苷($C_{51}H_{82}O_{21}$)不得少于 15.0mg。

【功能与主治】 活血化瘀,行气止痛,扩张冠脉血管,改善心肌缺血。用于预防和治疗冠心病,心绞痛以及瘀血内阻之胸痹、眩晕、气短、心悸、胸闷或痛。

【用法与用量】 口服。一次 1～2 粒,一日 3 次。

【规格】 每粒含地奥心血康 100mg

【贮藏】 密封。

附:地奥心血康质量标准

地奥心血康

本品为薯蓣科植物黄山药 *Dioscorea panthaica* Prain et Burk、穿龙薯蓣 *Dioscorea nipponica* Makino 的根茎提取物。

〔性状〕 本品为浅黄色至棕黄色粉末;气特异,味苦,有吸湿性。

本品在甲醇或热乙醇中溶解,在水中略溶,在乙醚中不溶。

〔鉴别〕 取本品适量,加甲醇制成每 1ml 含 50mg 的溶液,作为供试品溶液。另取黄山药皂苷对照提取物适量,加甲醇制成每 1ml 含 50mg 的溶液,作为对照提取物溶液。照薄

层色谱法(通则 0502)试验,吸取上述两种溶液各 5μl,分别点于同一以羧甲基纤维素钠为黏合剂的硅胶 H 薄层板上,以三氯甲烷-甲醇-水(75∶35∶4)为展开剂,展开,取出,晾干,喷以 E 试剂(取对二甲氨基苯甲醛 1g,加甲醇 75ml,摇匀后再缓缓加入盐酸 25ml,摇匀),在 105℃加热 3～5 分钟。供试品色谱中,在与对照提取物色谱相应的位置上,显相同颜色的主斑点。

〔检查〕 **水分** 不得过 5.0%(通则 0832 第二法)。

酸不溶性灰分 不得过 0.2%(通则 2302)。

铁盐 取本品 1.0g,置坩埚中,缓缓炽灼至完全炭化时,逐渐升高温度至 500～600℃使完全灰化,放冷,加稀盐酸 4ml,微热使溶解,滤过,取滤液,依法(通则 0807)检查,如显色,与标准铁溶液 2.5ml 制成的对照液比较,不得更深(25mg/kg)。

重金属 取本品 1.0g,置坩埚中,缓缓炽灼至完全炭化时,逐渐升高温度至 500～600℃使完全灰化,放冷,依法(通则 0821)检查。重金属含量不得过 20mg/kg。

〔含量测定〕 **甾体总皂苷** 取本品约 0.3g,精密称定,置 150ml 圆底烧瓶中,加硫酸 40%乙醇溶液(取硫酸 60ml,缓缓注入适量的 40%乙醇溶液中,放冷,加 40%乙醇至 1000ml,摇匀)50ml,置沸水浴中回流 5 小时,放冷,加水 100ml,摇匀,用 105℃干燥至恒重的 4 号垂熔玻璃坩埚滤过,沉淀用水洗涤至滤液不显酸性,在 105℃干燥至恒重,计算,即得。

本品按干燥品计算,含甾体总皂苷以甾体总皂苷元计,不得少于 35.0%。

伪原薯蓣皂苷 照高效液相色谱法(通则 0512)测定。

色谱条件与系统适用性试验 以辛烷基硅烷键合硅胶为填充剂;以乙腈-水(30∶70)为流动相;检测波长为 210nm。理论板数按伪原薯蓣皂苷峰计算应不低于 3000。

对照品溶液的制备 取伪原薯蓣皂苷对照品适量,加 75%乙醇制成每 1ml 含 0.3mg 的溶液,即得。

供试品溶液的制备 取本品约 0.2g,精密称定,置 100ml 量瓶中,加 75%乙醇 70ml,超声处理(功率 250W,频率 59kHz)10 分钟,放冷,加 75%乙醇至刻度,摇匀,滤过,取续滤液,即得。

测定法 分别精密吸取对照品溶液与供试品溶液各 10μl,注入液相色谱仪,测定,即得。

本品按干燥品计算,含伪原薯蓣皂苷($C_{51}H_{82}O_{21}$)不得少于 15.0%。

〔贮藏〕 密封。

地榆槐角丸
Diyu Huaijiao Wan

【处方】 地榆炭 72g   蜜槐角 108g

炒槐花 72g	大黄 36g
黄芩 72g	地黄 72g
当归 36g	赤芍 36g
红花 9g	防风 36g
荆芥穗 36g	麸炒枳壳 36g

【制法】 以上十二味，粉碎成细粉，过筛，混匀。每 100g 粉末加炼蜜 140～160g 制成大蜜丸，或加炼蜜 30～40g 及适量水制成水蜜丸，干燥，即得。

【性状】 本品为黑色的大蜜丸或水蜜丸；气微，味苦、涩。

【鉴别】 (1)取本品，置显微镜下观察：种皮栅状细胞 1 列，长 100～190μm(槐角)。韧皮纤维淡黄色，梭形，壁厚，孔沟细(黄芩)。薄壁组织灰棕色至黑棕色，细胞多皱缩，内含棕色核状物(地黄)。薄壁细胞纺锤形，壁略厚，有极微细的斜向交错纹理(当归)。花冠碎片黄色，有红棕色或黄棕色管道状分泌细胞；花粉粒类圆形或椭圆形，直径 43～66μm，外壁有刺，具 3 个萌发孔(红花)。内果皮石细胞淡棕色，垂周壁深波状弯曲，密具纹孔(荆芥穗)。

(2)取本品大蜜丸 1g，剪碎，加硅藻土 0.5g，研匀，或取水蜜丸 0.5g，研碎，置具塞锥形瓶中，加石油醚(60～90℃) 20ml，密塞，冷浸 2 小时，时时振摇，滤过，弃去石油醚，药渣挥尽溶剂，加甲醇 20ml，超声处理 30 分钟，滤过，滤液蒸干，残渣加水 0.5ml 使溶解，加在聚酰胺柱(40 目，2g，内径为 1cm) 上，用水 50ml 洗脱，弃去水洗脱液，再用乙醇 50ml 洗脱，收集洗脱液，蒸干，残渣加乙醇 1ml 使溶解，作为供试品溶液。另取芦丁对照品，加甲醇制成每 1ml 含 1mg 的溶液，作为对照品溶液。照薄层色谱法(通则 0502)试验，吸取上述两种溶液各 5μl，分别点于同一硅胶 G 薄层板上，以乙酸乙酯-甲酸-水(8：1：1)为展开剂，展开，取出，晾干，喷以 10％三氯化铝乙醇溶液，加热至斑点显色清晰，置紫外光灯(365nm)下检视。供试品色谱中，在与对照品色谱相应的位置上，显相同颜色的荧光斑点。

(3)取本品大蜜丸 3g，剪碎，加硅藻土 1.5g，研匀，或取水蜜丸 2g，研碎，置具塞锥形瓶中，加甲醇 20ml，密塞，冷浸 1 小时，时时振摇，滤过，取滤液 5ml，蒸干，残渣加水 10ml 使溶解，加盐酸 1ml，置水浴上加热 30 分钟，立即冷却，用乙醚振摇提取 2 次，每次 20ml，合并乙醚提取液，蒸干，残渣加乙醇 1ml 使溶解，作为供试品溶液。另取大黄对照药材 0.1g，加甲醇 20ml，同法制成对照药材溶液。照薄层色谱法(通则 0502)试验，吸取上述两种溶液各 5μl，分别点于同一硅胶 G 薄层板上，以正己烷-乙酸乙酯-甲酸(30：10：0.5)为展开剂，展开，取出，晾干，置紫外光灯(365nm)下检视。供试品色谱中，在与对照药材色谱相应的位置上，显相同颜色的荧光斑点。

(4)取本品大蜜丸 10g，剪碎，加硅藻土 5g，研匀，或取水蜜丸 5g，研碎，加乙醇 50ml，超声处理 30 分钟，滤过，滤液蒸干，残渣加水 15ml 使溶解，用水饱和的正丁醇振摇提取 3 次，每次 15ml，合并正丁醇提取液，用正丁醇饱和的水洗涤 2

次，每次 10ml，分取正丁醇液，置水浴上浓缩至约 1ml，加中性氧化铝适量，拌匀，蒸干，加在中性氧化铝柱(200 目，2g，内径为 1cm)上，用乙醇 50ml 洗脱，收集洗脱液，蒸干，残渣加乙醇 1ml 使溶解，作为供试品溶液。另取芍药苷对照品，加甲醇制成每 1ml 含 1mg 的溶液，作为对照品溶液。照薄层色谱法(通则 0502)试验，吸取供试品溶液 10μl、对照品溶液 5μl，分别点于同一硅胶 G 薄层板上，以三氯甲烷-乙酸乙酯-甲醇-甲酸(40：5：10：0.2)为展开剂，展开，取出，晾干，喷以 5％香草醛硫酸溶液，加热至斑点显色清晰。供试品色谱中，在与对照品色谱相应的位置上，显相同颜色的斑点。

【检查】 应符合丸剂项下有关的各项规定(通则 0108)。

【含量测定】 照高效液相色谱法(通则 0512)测定。

色谱条件与系统适用性试验 以十八烷基硅烷键合硅胶为填充剂；以甲醇-乙腈-0.1％磷酸溶液(11：10：79)为流动相；检测波长为 260nm。理论板数按槐角苷峰计算应不低于 3000。

对照品溶液的制备 取槐角苷对照品适量，精密称定，加甲醇制成每 1ml 含 25μg 的溶液，即得。

供试品溶液的制备 取本品水蜜丸适量，研碎，取 0.3g，精密称定，或取重量差异项下的大蜜丸，剪碎，取 0.5g，精密称定，置具塞锥形瓶中，精密加入甲醇 50ml，称定重量，超声处理(功率 250W，频率 40kHz)45 分钟，放冷，再称定重量，用甲醇补足减失的重量，摇匀，滤过，取续滤液，即得。

测定法 分别精密吸取对照品溶液与供试品溶液各 5μl，注入液相色谱仪，测定，即得。

本品含蜜槐角以槐角苷($C_{21}H_{20}O_{10}$)计，水蜜丸每 1g 不得少于 4.0mg；大蜜丸每丸不得少于 20mg。

【功能与主治】 疏风凉血，泻热润燥。用于脏腑实热、大肠火盛所致的肠风便血、痔疮肛瘘、湿热便秘，肛门肿痛。

【用法与用量】 口服。水蜜丸一次 5g，大蜜丸一次 1 丸，一日 2 次。

【注意】 忌食辛辣。孕妇忌服。

【规格】 (1)水蜜丸 每 100 丸重 10g

(2)大蜜丸 每丸重 9g

【贮藏】 密闭，防潮。

耳 聋 丸

Erlong Wan

【处方】	龙胆 500g	黄芩 500g
	地黄 500g	泽泻 500g
	木通 500g	栀子 500g
	当归 500g	九节菖蒲 500g

甘草 500g　　　　　　　羚羊角 25g

【制法】　以上十味,羚羊角镑丝,用羚羊角重量 30% 的淀粉制成稀糊,与羚羊角丝拌匀,干燥;再与龙胆等九味混合,粉碎成细粉。每 100g 粉末加炼蜜 150～170g,制成小蜜丸或大蜜丸,即得。

【性状】　本品为黑褐色的小蜜丸或大蜜丸;味苦。

【鉴别】　(1)取本品,置显微镜下观察:韧皮纤维淡黄色,梭形,壁厚,孔沟细(黄芩)。种皮石细胞黄色或淡棕色,多破碎,完整者长多角形、长方形或不规则形,壁厚,有大的圆形纹孔,胞腔棕红色(栀子)。薄壁组织灰棕色至黑棕色,细胞多皱缩,内含棕色核状物(地黄)。薄壁细胞纺锤形,壁略厚,有极微细的斜向交错纹理(当归)。纤维束周围的细胞含草酸钙方晶,形成晶纤维(甘草)。不规则碎块稍有光泽,均匀分布裂缝状或圆形孔隙(羚羊角)。

(2)取本品 12g,剪碎,加硅藻土 10g,研匀,加乙醚 40ml,超声处理 10 分钟,滤过,药渣备用。滤液蒸干,残渣加乙酸乙酯 2ml 使溶解,作为供试品溶液。另取当归对照药材 0.5g,加乙醚 20ml,同法制成对照药材溶液。照薄层色谱法(通则 0502)试验,吸取上述两种溶液各 5～10μl,分别点于同一硅胶 G 薄层板上,以正己烷-乙酸乙酯(9:1)为展开剂,展开,取出,晾干,置紫外光灯(365nm)下检视。供试品色谱中,在与对照药材色谱相应的位置上,显相同颜色的荧光斑点。

(3)取〔鉴别〕(2)项下的备用药渣,挥去乙醚,加盐酸 3ml 与三氯甲烷 40ml,加热回流 1 小时,放冷,滤过,滤液蒸干,残渣加乙酸乙酯 2ml 使溶解,作为供试品溶液。另取甘草次酸对照品,加乙酸乙酯制成每 1ml 含 1mg 的溶液,作为对照品溶液。照薄层色谱法(通则 0502)试验,吸取上述两种溶液各 10μl,分别点于同一硅胶 G 薄层板上,以正己烷-乙酸乙酯-冰醋酸(15:4:1)为展开剂,展开,取出,晾干,喷以 1% 磷钼酸溶液,在 105℃加热至斑点显色清晰。供试品色谱中,在与对照品色谱相应的位置上,显相同颜色的斑点。

(4)取本品 10g,剪碎,加硅藻土 8g,研匀,加乙醚 50ml,加热回流 40 分钟,滤过,取药渣挥去乙醚,加甲醇 50ml,加热回流 30 分钟,滤过,滤液蒸干,残渣加水 5ml 使溶解,通过 D101 型大孔吸附树脂柱(内径为 1.5cm,柱高为 20cm),用水 100ml 洗脱,弃去洗脱液,再用乙醇 100ml 洗脱,收集乙醇洗脱液,蒸干,残渣加甲醇 2ml 使溶解,滤过,滤液作为供试品溶液。另取栀子苷对照品,加乙醇制成每 1ml 含 4mg 的溶液,作为对照品溶液。照薄层色谱法(通则 0502)试验,吸取上述两种溶液各 2μl,分别点于同一硅胶 G 薄层板上,以三氯甲烷-乙酸乙酯-甲醇-水(15:40:22:10)10℃以下放置分层的下层溶液为展开剂,展开,取出,晾干,喷以 10% 硫酸乙醇溶液,在 110℃加热至斑点显色清晰。供试品色谱中,在与对照品色谱相应的位置上,显相同颜色的斑点。

(5)取黄芩苷对照品,加乙酸乙酯制成每 1ml 含 1mg 的溶液,作为对照品溶液。照薄层色谱法(通则 0502)试验,吸取〔鉴别〕(4)项下的供试品溶液及上述对照品溶液各 5～10μl,分别点于同一以含 4% 醋酸钠的羧甲基纤维素钠为黏合剂的硅胶 G 薄层板上,以乙酸乙酯-丁酮-甲酸-水(5:3:1:1)为展开剂,展开,取出,晾干,喷以 1% 三氯化铁乙醇溶液。供试品色谱中,在与对照品色谱相应的位置上,显相同颜色的斑点。

【检查】　应符合丸剂项下有关的各项规定(通则 0108)。

【含量测定】　照高效液相色谱法(通则 0512)测定。

色谱条件与系统适用性试验　以十八烷基硅烷键合硅胶为填充剂;以甲醇-水-磷酸(50:50:0.2)为流动相;检测波长为 280nm。理论板数按黄芩苷峰计算应不低于 2500。

对照品溶液的制备　取黄芩苷对照品适量,精密称定,加稀乙醇制成每 1ml 含 60μg 的溶液,即得。

供试品溶液的制备　取重量差异项下的本品,剪碎,混匀,取约 0.5g,精密称定,置具塞锥形瓶中,精密加入稀乙醇 50ml,称定重量,超声处理(功率 250W,频率 40kHz)30 分钟,放冷,称定重量,用稀乙醇补足减失的重量,滤过,取续滤液,即得。

测定法　分别精密吸取对照品溶液与供试品溶液各 20μl,注入液相色谱仪,测定,即得。

本品含黄芩以黄芩苷($C_{21}H_{18}O_{11}$)计,小蜜丸每 1g 不得少于 2.6mg;大蜜丸每丸不得少于 18.0mg。

【功能与主治】　清肝泻火,利湿通窍。用于肝胆湿热所致的头晕头痛、耳聋耳鸣、耳内流脓。

【用法与用量】　口服。小蜜丸一次 7g,大蜜丸一次 1 丸,一日 2 次。

【注意】　忌食辛辣食物。

【规格】　(1)小蜜丸　每 45 丸重 7g

(2)大蜜丸　每丸重 7g

【贮藏】　密封。

耳聋左慈丸

Erlong Zuoci Wan

【处方】　煅磁石 20g　　　　　　熟地黄 160g
　　　　　山茱萸(制)80g　　　　牡丹皮 60g
　　　　　山药 80g　　　　　　　茯苓 60g
　　　　　泽泻 60g　　　　　　　竹叶柴胡 20g

【制法】　以上八味,粉碎成细粉,过筛,混匀。每 100g 粉末用炼蜜 30～50g 加适量的水制成水蜜丸,干燥;或加炼蜜 90～110g 制成大蜜丸,即得。

【性状】　本品为棕黑色的水蜜丸,或为黑褐色的大蜜丸;味甜、微酸。

【鉴别】　(1)取本品,置显微镜下观察:不规则分枝状团块无色,遇水合氯醛试液溶化;菌丝无色或淡棕色,直径 4～6μm(茯苓)。草酸钙簇晶存在于无色薄壁细胞中,有时数个排列成行(牡丹皮)。薄壁细胞类圆形,有椭圆形纹孔,集成纹孔群;内皮层细胞垂周壁波状弯曲,较厚,木化,有稀疏细孔沟(泽泻)。草酸钙针晶束存在于黏液细胞中,长 80～240μm,针晶直径 2～8μm(山药)。油管含黄色或棕黄色分泌物(竹叶柴胡)。不规则碎块大小不一,黑色(煅磁石)。

(2)取本品 0.1g,加稀盐酸 5ml,充分搅匀,加热煮沸 2～3 分钟,滤过,取滤液,照铁盐(通则 0301)的鉴别方法试验,显相同的反应。

(3)取本品水蜜丸 6g,研碎;或取大蜜丸 9g,剪碎,加硅藻土 5g,研匀。加乙醚 70ml,低温回流 1 小时,滤过,滤液挥去乙醚,残渣加丙酮 1ml 使溶解,作为供试品溶液。另取丹皮酚对照品,加丙酮制成每 1ml 含 1mg 的溶液,作为对照品溶液。照薄层色谱法(通则 0502)试验,吸取上述两种溶液各 5μl,分别点于同一硅胶 G 薄层板上,以环己烷-乙酸乙酯(3:1)为展开剂,展开,取出,晾干,喷以盐酸酸性 5%三氯化铁乙醇溶液(每 100ml 5%三氯化铁乙醇溶液中,加入 5 滴盐酸,混匀,即得),加热至斑点显色清晰。供试品色谱中,在与对照品色谱相应的位置上,显相同颜色的斑点。

(4)取本品水蜜丸 4g,研碎;或取大蜜丸 6g,剪碎,加 70%乙醇 30ml,加热回流 30 分钟,滤过,滤液蒸干,残渣加水 5ml 微热使溶解,通过 D101 型大孔吸附树脂柱(柱内径为 1.5cm,柱高为 12cm),先用水 50ml 洗脱,弃去洗液,继用 70%乙醇 50ml 洗脱,收集洗脱液,蒸干,残渣加 70%乙醇 2ml 微热使溶解,作为供试品溶液。另取马钱苷对照品和莫诺苷对照品,加甲醇制成每 1ml 各含 1mg 的混合溶液,作为对照品溶液。照薄层色谱法(通则 0502)试验,吸取上述两种溶液各 5μl,分别点于同一硅胶 G 薄层板上,以三氯甲烷-甲醇(3:1)为展开剂,展开,取出,晾干,喷以 10%硫酸乙醇溶液,在 105℃加热至斑点显色清晰。分别置日光和紫外光灯(365nm)下检视。供试品色谱中,日光下在与马钱苷对照品色谱相应的位置上,显相同颜色的斑点;紫外光下,在与莫诺苷对照品色谱相应的位置上,显相同颜色的荧光斑点。

【检查】 应符合丸剂项下有关的各项规定(通则 0108)。

【含量测定】 照高效液相色谱法(通则 0512)测定。

色谱条件与系统适用性试验 以十八烷基硅烷键合硅胶为填充剂;以乙腈为流动相 A,以 0.3%磷酸溶液为流动相 B,按下表中的规定进行梯度洗脱;柱温为 40℃;检测波长为 240nm。理论板数按马钱苷峰和莫诺苷峰计算应不低于 4000。

时间(分钟)	流动相 A(%)	流动相 B(%)
0～5	5→8	95→92
5～20	8	92
20～35	8→20	92→80
35～45	20→60	80→40

对照品溶液的制备 取马钱苷对照品、莫诺苷对照品适量,精密称定,加 50%甲醇制成每 1ml 各含 20μg 的混合溶液,即得。

供试品溶液的制备 取本品水蜜丸适量,研细,取约 1g,精密称定;或取重量差异项下的大蜜丸,剪碎,取约 1.5g,精密称定,置具塞锥形瓶中,精密加入 50%甲醇 25ml,称重,加热回流 1 小时,放冷,再称定重量,用 50%甲醇补足减失的重量,摇匀,滤过,取续滤液,即得。

测定法 分别精密吸取对照品溶液与供试品溶液各 10μl,注入液相色谱仪,测定,取得。

本品含山茱萸以马钱苷($C_{17}H_{26}O_{10}$)和莫诺苷($C_{17}H_{26}O_{11}$)计,水蜜丸每 1g 不得少于 0.95mg;大蜜丸每丸不得少于 6.0mg。

【功能与主治】 滋肾平肝。用于肝肾阴虚,耳鸣耳聋,头晕目眩。

【用法与用量】 口服。水蜜丸一次 6g;大蜜丸一次 1 丸,一日 2 次。

【规格】 (1)水蜜丸 每 10 丸重 1g

(2)水蜜丸 每 15 丸重 3g

(3)大蜜丸 每丸重 9g

【贮藏】 密封。

芎菊上清丸
Xiongju Shangqing Wan

【处方】 川芎 20g　　　　菊花 240g
　　　　黄芩 120g　　　　栀子 30g
　　　　炒蔓荆子 30g　　黄连 20g
　　　　薄荷 20g　　　　连翘 30g
　　　　荆芥穗 30g　　　羌活 20g
　　　　藁本 20g　　　　桔梗 30g
　　　　防风 30g　　　　甘草 20g
　　　　白芷 80g

【制法】 以上十五味,粉碎成细粉,过筛,混匀。每 100g 粉末加炼蜜 150～160g,制成大蜜丸,即得。

【性状】 本品为棕褐色至棕黑色的大蜜丸;味甘、微苦。

【鉴别】 (1)取本品,置显微镜下观察:韧皮纤维淡黄色,梭形,壁厚,孔沟细(黄芩)。种皮石细胞黄色或淡棕色,多破碎,完整者长多角形、长方形或形状不规则,壁厚,有大的圆形纹孔,胞腔棕红色(栀子)。宿萼表皮非腺毛 2～3 细胞,顶端细胞的基部稍粗,壁有疣状突起(炒蔓荆子)。木纤维鲜黄色,成束,较细长,壁稍厚,纹孔明显(黄连)。内果皮纤维上下层纵横交错,纤维短梭状(连翘)。果皮石细胞淡黄棕色或淡黄色,多成片,细胞界限不明显,垂周壁稍厚,深波状弯曲,纹孔稀疏(荆芥穗)。油管含金黄色分泌物,直径约 30μm(防风)。纤维束周围薄壁细胞含草酸钙方晶,形成晶纤维(甘草)。花粉粒类圆形,直径 24～34μm,外壁有刺,长 3～5μm,具 3 个萌发孔(菊花)。

(2)取本品 1 丸,剪碎,加硅藻土 6g,研匀,加乙醚 50ml,超声处理 30 分钟,滤过,药渣挥干乙醚备用;滤液挥干乙醚,残渣加乙酸乙酯 0.5ml 使溶解,作为供试品溶液。另取异欧前胡素对照品,加乙酸乙酯制成每 1ml 含 1mg 的溶液,作为对照品溶液。照薄层色谱法(通则 0502)试验,吸取上述供试品溶液 15μl、对照品溶液 2μl,分别点于同一硅胶 G 薄层板上,以石油醚(30~60℃)-乙醚(5∶2)为展开剂,展开,取出,晾干,置紫外光灯(365nm)下检视。供试品色谱中,在与对照品色谱相应的位置上,显相同颜色的荧光斑点。

(3)取〔鉴别〕(2)项下的药渣,加稀盐酸 1ml 与乙酸乙酯 50ml,超声处理 30 分钟,滤过,滤液蒸干,残渣加甲醇 2ml 使溶解,作为供试品溶液。另取菊花对照药材 0.5g,同法制成对照药材溶液。照薄层色谱法(通则 0502)试验,吸取上述两种溶液各 2μl,分别点于同一聚酰胺薄膜上,以甲苯-乙酸乙酯-甲酸-冰醋酸-水(1∶15∶1∶1∶2)的上层溶液为展开剂,展开,取出,晾干,置紫外光灯(365nm)下检视。供试品色谱中,在与对照药材色谱相应的位置上,显相同颜色的荧光斑点。

(4)取本品 1 丸,剪碎,加硅藻土 6g,研匀,加甲醇 40ml,超声处理 20 分钟,滤过,滤液蒸干,残渣加少量水使溶解,通过 D101 型大孔吸附树脂柱(柱内径 1.5cm,柱高 12cm),以水 100ml 洗脱,弃去水液,再用 30% 乙醇 100ml 洗脱,收集洗脱液,蒸干,残渣加甲醇 1ml 使溶解,作为供试品溶液。另取栀子苷对照品,加乙醇制成每 1ml 含 1mg 的溶液,作为对照品溶液。照薄层色谱法(通则 0502)试验,吸取上述两种溶液各 4μl,分别点于同一硅胶 G 薄层板上,以三氯甲烷-乙酸乙酯-甲醇-水(15∶40∶22∶10)10℃放置的下层溶液为展开剂,展开,取出,晾干,喷以 5% 香草醛硫酸溶液(必要时在 105℃ 加热至斑点显色清晰)。供试品色谱中,在与对照品色谱相应的位置上,显相同颜色的斑点。

(5)取本品 3g,剪碎,加硅藻土 2g,研匀,加甲醇 10ml,超声处理 20 分钟,滤过,滤液作为供试品溶液。另取黄连对照药材 30mg,加甲醇 5ml,同法制成对照药材溶液。再取盐酸小檗碱对照品,加甲醇制成每 1ml 含 0.2mg 的溶液,作为对照品溶液。照薄层色谱法(通则 0502)试验,吸取上述供试品溶液 4μl、对照药材溶液及对照品溶液各 2μl,分别点于同一硅胶 G 薄层板上,以正丁醇-冰醋酸-水(7∶1∶2)为展开剂,展开,取出,晾干,置紫外光灯(365nm)下检视。供试品色谱中,在与对照药材色谱及对照品色谱相应的位置上,显相同颜色的荧光斑点。

【检查】　应符合丸剂项下有关的各项规定(通则 0108)。

【含量测定】　照高效液相色谱法(通则 0512)测定。

色谱条件与系统适用性试验　以十八烷基硅烷键合硅胶为填充剂;以甲醇-水-磷酸(46∶54∶0.2)为流动相;检测波长为 277nm。理论板数按黄芩苷峰计算应不低于 2500。

对照品溶液的制备　取黄芩苷对照品适量,精密称定,加甲醇制成每 1ml 含 50μg 的溶液,即得。

供试品溶液的制备　取本品,剪碎,取约 1g,精密称定,加硅藻土 0.6g,研匀,转移至具塞锥形瓶中,加 70% 乙醇 50ml,超声处理(功率 120W,频率 40kHz)30 分钟,放冷,滤过,滤液置 100ml 量瓶中,用少量 70% 乙醇分次洗涤容器和残渣,洗液滤入同一量瓶中,加 70% 乙醇至刻度,摇匀,即得。

测定法　精密吸取对照品溶液与供试品溶液各 10μl,注入液相色谱仪,测定,即得。

本品每丸含黄芩以黄芩苷($C_{21}H_{18}O_{11}$)计,不得少于 41.0mg。

【功能与主治】　清热解表,散风止痛。用于外感风邪引起的恶风身热、偏正头痛、鼻流清涕、牙疼喉痛。

【用法与用量】　口服。一次 1 丸,一日 2 次。

【注意】　体虚者慎用。

【规格】　每丸重 9g

【贮藏】　密封。

芎菊上清丸(水丸)

Xiongju Shangqing Wan

【处方】

川芎 20g	菊花 240g
黄芩 120g	栀子 30g
炒蔓荆子 30g	黄连 20g
薄荷 20g	连翘 30g
荆芥穗 30g	羌活 20g
藁本 20g	桔梗 30g
防风 30g	甘草 20g
白芷 80g	

【制法】　以上十五味,粉碎成细粉,过筛,混匀,用水泛丸,干燥,即得。

【性状】　本品为棕黄色至棕褐色的水丸;味苦。

【鉴别】　(1)取本品,置显微镜下观察:韧皮纤维淡黄色,梭形,壁厚,孔沟细(黄芩)。种皮石细胞黄色或淡棕色,多破碎,完整者长多角形、长方形或形状不规则,壁厚,有大的圆形纹孔,胞腔棕红色(栀子)。宿萼表皮非腺毛 2~3 细胞,顶端细胞的基部略粗,壁有疣状突起(炒蔓荆子)。木纤维鲜黄色,成束,较细长,壁稍厚,纹孔明显(黄连)。内果皮纤维上下层纵横交错,纤维短梭状(连翘)。果皮石细胞淡黄棕色或淡黄色;多成片,细胞界限不明显,垂周壁稍厚,深波状弯曲,纹孔稀疏(荆芥穗)。油管含金黄色分泌物,直径约 30μm(防风)。纤维束周围薄壁细胞含草酸钙方晶,形成晶纤维(甘草)。花粉粒类圆形,直径 24~34μm,外壁有刺,长 3~5μm,具 3 个萌发孔(菊花)。

(2)取本品 5g,研细,加乙醚 50ml,超声处理 30 分钟,滤过,滤液备用,药渣挥去溶剂,加稀盐酸 1ml 与乙酸乙酯 50ml,超声处理 30 分钟,滤过,滤液蒸干,残渣加甲醇 2ml 使溶解,作为供试品溶液。另取菊花对照药材 0.5g,加乙醚 20ml,超声处理 20 分钟,滤过,弃去滤液,药渣挥去溶剂,加稀盐酸 0.5ml 与乙酸乙酯 20ml,同法制成对照药材溶液。照薄层色谱法(通则 0502)试验,吸取上述两种溶液各 2μl,分别点于同一硅胶 G 薄层板上,以甲苯-乙酸乙酯-甲酸-冰醋酸-水 (1:15:1:1:2)的上层溶液为展开剂,展开,取出,晾干,置紫外光灯(365nm)下检视。供试品色谱中,在与对照药材色谱相应的位置上,显相同颜色的荧光斑点。

(3)取〔鉴别〕(2)项下的备用滤液,挥干,残渣加乙酸乙酯 0.5ml 使溶解,作为供试品溶液。另取川芎对照药材 1g,加乙醚 10ml,超声处理 10 分钟,滤过,滤液挥干,残渣加乙酸乙酯 1ml 使溶解,作为对照药材溶液。照薄层色谱法(通则 0502)试验,吸取供试品溶液 5μl、对照药材溶液 2μl,分别点于同一硅胶 G 薄层板上,以正己烷-乙酸乙酯(9:1)为展开剂,展开,取出,晾干,置紫外光灯(365nm)下检视。供试品色谱中,在与对照药材色谱相应的位置上,显相同颜色的荧光斑点。

(4)取本品 3g,研细,加甲醇 10ml,超声处理 20 分钟,滤过,滤液作为供试品溶液。另取黄连对照药材 30mg,加甲醇 5ml,同法制成对照药材溶液。再取盐酸小檗碱对照品,加甲醇制成每 1ml 含 0.2mg 的溶液,作为对照品溶液。照薄层色谱法(通则 0502)试验,吸取供试品溶液 4μl、对照药材溶液与对照品溶液各 2μl,分别点于同一硅胶 G 薄层板上,以正丁醇-冰醋酸-水(7:1:2)为展开剂,展开,取出,晾干,置紫外光灯(365nm)下检视。供试品色谱中,在与对照药材色谱和对照品色谱相应的位置上,显相同颜色的荧光斑点。

(5)取本品 4g,研细,加甲醇 20ml,超声处理 20 分钟,滤过,滤液蒸干,残渣用少量乙醇溶解,加中性氧化铝 1g,拌匀,干燥,加在中性氧化铝柱(100~200 目,2g,内径为 1cm)上,以乙醇 30ml 洗脱,收集洗脱液,蒸干,残渣加乙醇 1ml 使溶解,作为供试品溶液。另取栀子苷对照品,加乙醇制成每 1ml 含 1mg 的溶液,作为对照品溶液。照薄层色谱法(通则 0502)试验,吸取上述两种溶液各 2μl,分别点于同一硅胶 G 薄层板上,以三氯甲烷-乙酸乙酯-甲醇-水(15:40:22:10)10℃放置的下层溶液为展开剂,展开,取出,晾干,喷以 5%香草醛硫酸溶液(必要时加热至显色清晰)。供试品色谱中,在与对照品色谱相应位置上,显相同颜色的斑点。

(6)取〔鉴别〕(3)项下的供试品溶液作为供试品溶液。另取白芷对照药材 1g,加乙醚 20ml,超声处理 30 分钟,滤过,滤液挥干,残渣加乙酸乙酯 0.5ml 使溶解,作为对照药材溶液。再取欧前胡素对照品、异欧前胡素对照品,加乙酸乙酯制成每 1ml 各含 1mg 的混合溶液,作为对照品溶液。照薄层色谱法(通则 0502)试验,吸取供试品溶液 10μl、对照药材溶液与对照品溶液各 2μl,分别点于同一硅胶 G 薄层板上,以石油醚(30~60℃)-乙醚(5:2)为展开剂,展开,取出,晾干,置紫外光灯(365nm)下检视。供试品色谱中,在与对

照药材色谱和对照品色谱相应的位置上,显相同颜色的荧光斑点。

【检查】 应符合丸剂项下有关的各项规定(通则 0108)。

【含量测定】 取本品 6g,研细,过四号筛,取约 1g,精密称定,置具塞锥形瓶中,精密加盐酸-甲醇(1:100)的混合溶液 25ml,密塞,称定重量,浸泡过夜,超声处理(功率 200W,频率 40kHz)45 分钟,放冷,再称定重量,用上述溶剂补足减失的重量,滤过,取续滤液作为供试品溶液。另精密称取盐酸小檗碱对照品适量,加盐酸-甲醇(1:100)的混合溶液制成每 1ml 含 60μg 的溶液,作为对照品溶液。照薄层色谱法(通则 0502)试验,精密吸取供试品溶液 1~2μl、对照品溶液 1μl 与 2μl,分别交叉点于同一硅胶 GF$_{254}$ 薄层板上,以甲苯-乙酸乙酯-异丙醇-甲醇-浓氨试液(12:6:3:3:1)为展开剂,置氨蒸气预饱和的展开缸内,展开,展距约 8cm,取出,晾干,照薄层色谱法(通则 0502 薄层色谱扫描法)进行荧光扫描,激发波长 $\lambda=366$nm,测量供试品荧光强度的积分值与对照品荧光强度的积分值,计算,即得。

本品每 1g 含黄连以盐酸小檗碱($C_{20}H_{17}NO_4 \cdot$HCl)计,不得少于 0.97mg。

【功能与主治】 清热解表,散风止痛。用于外感风邪引起的恶风身热、偏正头痛、鼻流清涕、牙疼喉痛。

【用法与用量】 口服。一次 6g,一日 2 次。

【注意】 体虚者慎用。

【贮藏】 密闭,防潮。

芎菊上清片

Xiongju Shangqing Pian

【处方】
川芎 40g		菊花 480g	
黄芩 240g		栀子 60g	
炒蔓荆子 60g		黄连 40g	
薄荷 40g		连翘 60g	
荆芥穗 60g		羌活 40g	
藁本 40g		桔梗 60g	
防风 60g		甘草 40g	
白芷 160g			

【制法】 以上十五味,川芎、黄连粉碎成细粉,过筛;薄荷、连翘、荆芥穗提取挥发油后,药渣加水煎煮 2 小时,滤过;炒蔓荆子、防风、藁本、桔梗、黄芩、栀子、甘草加水煎煮二次,每次 2 小时,滤过,合并滤液;白芷、羌活,用 70%乙醇作溶剂,进行渗漉,收集渗漉液,回收乙醇;菊花热浸二次,每次 2 小时,滤过。合并以上各滤液,减压浓缩成稠膏状,加入川芎、黄连细粉及糊精、淀粉适量,混匀,制成颗粒,60℃以下干燥,喷加薄荷、连翘、荆芥穗挥发油,混匀,压制成 1000 片,包糖衣,即得。

【性状】 本品为糖衣片,除去糖衣后显黄棕色至黑棕色;气微香,味微苦。

【鉴别】 (1)取本品 3 片,除去糖衣,研细,加乙醚 20ml,超声处理 10 分钟,滤过,取药渣,挥去乙醚,加稀盐酸 0.5ml 与乙酸乙酯 20ml,超声处理 30 分钟,滤过,滤液蒸干,残渣加甲醇 2ml 使溶解,作为供试品溶液。另取菊花对照药材 0.5g,同法制成对照药材溶液。照薄层色谱法(通则 0502)试验,吸取上述两种溶液各 2μl,分别点于同一聚酰胺薄膜上,以甲苯-乙酸乙酯-甲酸-冰醋酸-水(1:15:1:1:2)的上层溶液为展开剂,展开,取出,晾干,置紫外光灯(365nm)下检视。供试品色谱中,在与对照药材色谱相应的位置上,显相同颜色的 2 个荧光斑点。

(2)取本品 5 片,除去糖衣,研细,加甲醇 20ml,超声处理 20 分钟,滤过,滤液蒸干,残渣加少量乙醇使溶解,加中性氧化铝 1g,拌匀,干燥,加在中性氧化铝柱(100~200 目,2g,内径为 1cm)上,以乙醇 30ml 洗脱,收集洗脱液,蒸干,残渣加乙醇 1ml 使溶解,作为供试品溶液。另取栀子苷对照品,加乙醇制成每 1ml 含 1mg 的溶液,作为对照品溶液。照薄层色谱法(通则 0502)试验,吸取上述两种溶液各 4μl,分别点于同一硅胶 G 薄层板上,以三氯甲烷-乙酸乙酯-甲醇-水(15:40:22:10)10℃放置的下层溶液为展开剂,展开,取出,晾干,喷以 5%香草醛硫酸溶液,在 105℃加热至斑点显色清晰。供试品色谱中,在与对照品色谱相应的位置上,显相同颜色的斑点。

(3)取本品 2 片,除去糖衣,研细,加甲醇 10ml,超声处理 20 分钟,滤过,滤液作为供试品溶液。另取黄连对照药材 40mg,加甲醇 5ml,同法制成对照药材溶液。再取盐酸小檗碱对照品,加甲醇制成每 1ml 含 0.2mg 的溶液,作为对照品溶液。照薄层色谱法(通则 0502)试验,吸取上述供试品溶液 4μl、对照药材溶液和对照品溶液各 2μl,分别点于同一硅胶 G 薄层板上,以正丁醇-冰醋酸-水(7:1:2)为展开剂,展开,取出,晾干,置紫外光灯(365nm)下检视。供试品色谱中,在与对照药材色谱和对照品色谱相应的位置上,显相同颜色的荧光斑点。

【检查】 应符合片剂项下有关的各项规定(通则 0101)。

【含量测定】 照高效液相色谱法(通则 0512)测定。

色谱条件与系统适用性试验 以十八烷基硅烷键合硅胶为填充剂;以甲醇-水-磷酸(46:54:0.2)为流动相;检测波长为 277nm。理论板数按黄芩苷峰计算应不低于 2500。

对照品溶液的制备 精密称取黄芩苷对照品适量,加甲醇制成每 1ml 含 50μg 的溶液,即得。

供试品溶液的制备 取本品 20 片,除去糖衣,精密称定,研细,取约 0.2g,精密称定,置具塞锥形瓶中,精密加入 70%乙醇 50ml,密塞,称定重量,超声处理(功率 120W,频率 40kHz)30 分钟,放冷,再称定重量,用 70%乙醇补足减失的

重量,摇匀,滤过,即得。

测定法 分别精密吸取对照品溶液与供试品溶液各 10μl,注入液相色谱仪,测定,即得。

本品每片含黄芩以黄芩苷($C_{21}H_{18}O_{11}$)计,不得少于 3.8mg。

【功能与主治】 清热解表,散风止痛。用于外感风邪引起的恶风身热、偏正头痛、鼻流清涕、牙疼喉痛。

【用法与用量】 口服。一次 4 片,一日 2 次。

【注意】 体虚者慎用。

【规格】 (1)糖衣片 片心重 0.25g (2)糖衣片 片心重 0.3g

【贮藏】 密封。

朴沉化郁丸
Pochen Huayu Wan

【处方】

醋香附 150g	醋延胡索 35g
麸炒枳壳 50g	檀香 35g
木香 35g	片姜黄 15g
柴胡 35g	姜厚朴 75g
丁香 35g	沉香 35g
高良姜 25g	醋青皮 35g
陈皮 100g	甘草 35g
豆蔻 35g	醋莪术 25g
砂仁 35g	肉桂 15g

【制法】 以上十八味,粉碎成细粉,过筛,混匀。每 100g 粉末加炼蜜 160~180g 制成大蜜丸,即得。

【性状】 本品为棕色至棕褐色的大蜜丸;味甜、微苦。

【鉴别】 (1)取本品,置显微镜下观察:分泌细胞类圆形,内含淡黄棕色至红棕色分泌物(醋香附)。厚壁组织碎片绿黄色,细胞类多角形或略延长,壁稍弯曲,有的连珠状增厚,纹孔细密(醋延胡索)。油管含淡黄色或黄棕色条状分泌物,直径 8~25μm(柴胡)。石细胞分枝状,壁厚,层纹明显(厚朴)。淀粉粒棒槌形,长 24~44μm 或更长,脐点点状、短缝状或三叉状(高良姜)。石细胞类方形或类圆形,直径 32~88μm,壁一面菲薄(肉桂)。

(2)取本品 1 丸,剪碎,加硅藻土 3g,研匀,加乙醚 30ml,加热回流 30 分钟,滤过,滤液挥干溶剂,残渣加乙酸乙酯 2ml 使溶解,作为供试品溶液。另取 α-香附酮对照品,加乙酸乙酯制成每 1ml 含 1mg 的溶液,作为对照品溶液。照薄层色谱法(通则 0502)试验,吸取上述两种溶液各 2~4μl,分别点于同一硅胶 GF$_{254}$薄层板上,以甲苯-乙酸乙酯(9:1)为展开剂,展开,取出,晾干,置紫外光灯(254nm)下检视。供试品色谱中,在与对照品色谱相应的位置上,显相同颜

色的斑点。

　　(3)取厚朴酚对照品、和厚朴酚对照品,加甲醇制成每1ml各含1mg的混合溶液,作为对照品溶液。照薄层色谱法(通则0502)试验,吸取〔鉴别〕(2)项下的供试品溶液及上述对照品溶液各4~6μl,分别点于同一硅胶GF₂₅₄薄层板上,以石油醚(60~90℃)-乙酸乙酯-甲酸(85:15:2)为展开剂,展开,取出,晾干,置紫外光灯(254nm)下检视。供试品色谱中,在与对照品色谱相应的位置上,显相同颜色的斑点。喷以5%香草醛硫酸溶液,加热至斑点显色清晰。供试品色谱中,在与对照品色谱相应的位置上,显相同颜色的斑点。

　　(4)取本品1丸,剪碎,加硅藻土3g,研匀,加氨溶液(浓氨试液1→10)10ml,再加三氯甲烷40ml,加热回流30分钟,分取三氯甲烷液,蒸干,残渣加甲醇1ml使溶解,作为供试品溶液。另取延胡索对照药材0.5g,加氨溶液(1→10)1ml,再加入三氯甲烷10ml,超声处理20分钟,分取三氯甲烷液,蒸干,残渣加甲醇1ml使溶解,作为对照药材溶液。再取延胡索乙素对照品,加甲醇制成每1ml含1mg的溶液,作为对照品溶液。照薄层色谱法(通则0502)试验,吸取上述三种溶液各4~8μl,分别点于同一硅胶G薄层板上,以正己烷-三氯甲烷-甲醇-浓氨试液(15:8:2:0.2)为展开剂,置氨蒸气饱和的展开缸内,展开,取出,晾干,置碘缸中约3分钟后取出,挥尽板上吸附的碘后,置紫外光灯(365nm)下检视。供试品色谱中,在与对照药材色谱和对照品色谱相应的位置上,显相同颜色的荧光斑点。

　　【检查】　应符合丸剂项下有关的各项规定(通则0108)。

　　【含量测定】　照高效液相色谱法(通则0512)测定。

　　色谱条件与系统适用性试验　以十八烷基硅烷键合硅胶为填充剂;以甲醇-水(73:27)为流动相;检测波长为294nm。理论板数按厚朴酚峰计算应不低于6000。

　　对照品溶液的制备　取厚朴酚对照品、和厚朴酚对照品适量,精密称定,分别加甲醇制成每1ml各含20μg的混合溶液,即得。

　　供试品溶液的制备　取重量差异项下的本品适量,剪碎,取2g,精密称定,精密加入甲醇50ml,称定重量,加热回流45分钟,放冷,再称定重量,用甲醇补足减失的重量,摇匀,滤过,取续滤液,即得。

　　测定法　分别精密吸取对照品溶液与供试品溶液各10μl,注入液相色谱仪,测定,即得。

　　本品每丸含厚朴以厚朴酚($C_{18}H_{18}O_2$)与和厚朴酚($C_{18}H_{18}O_2$)的总量计,不得少于5.6mg。

　　【功能与主治】　疏肝解郁,开胃消食。用于肝气郁滞、肝胃不和所致的胃脘刺痛、胸腹胀满、恶心呕吐、停食停水、气滞闷郁。

　　【用法与用量】　口服。一次1丸,一日2次。

　　【注意】　孕妇慎用。

　　【规格】　每丸重9g

　　【贮藏】　密封。

再 造 丸
Zaizao Wan

　　【处方】

蕲蛇肉20g	全蝎15g
地龙5g	炒僵蚕10g
醋山甲10g	豹骨(油炙)10g
人工麝香5g	水牛角浓缩粉15g
人工牛黄2.5g	醋龟甲10g
朱砂10g	天麻20g
防风20g	羌活20g
白芷20g	川芎20g
葛根15g	麻黄20g
肉桂20g	细辛10g
附子(附片)10g	油松节10g
桑寄生20g	骨碎补(炒)10g
威灵仙(酒炒)15g	粉萆薢20g
当归10g	赤芍10g
片姜黄2.5g	血竭7.5g
三七5g	乳香(制)10g
没药(制)10g	人参20g
黄芪20g	炒白术18g
茯苓10g	甘草20g
天竺黄10g	制何首乌20g
熟地黄20g	玄参20g
黄连20g	大黄20g
化橘红40g	醋青皮10g
沉香10g	檀香5g
广藿香20g	母丁香10g
冰片2.5g	乌药10g
豆蔻10g	草豆蔻20g
醋香附10g	两头尖(醋制)20g
建曲40g	红曲5g

　　【制法】　以上五十八味,除人工麝香、水牛角浓缩粉、人工牛黄、冰片外,朱砂水飞成极细粉;其余蕲蛇肉等五十三味粉碎成细粉;将人工麝香、水牛角浓缩粉、人工牛黄、冰片研细,与上述粉末配研,过筛,混匀。每100g粉末加炼蜜120~150g制成大蜜丸,即得。

　　【性状】　本品为棕褐色的大蜜丸;气香,味微甘、苦。

　　【鉴别】　(1)取本品,置显微镜下观察:不规则分枝状团块无色,遇水合氯醛试液溶化;菌丝无色或淡棕色,直径4~6μm(茯苓)。油管含金黄色分泌物,直径约30μm(防风)。纤维束鲜黄色,壁稍厚,纹孔明显(黄连)。纤维束红棕色或黄棕色,壁甚厚(醋香附)。纤维成束,周围细胞中含草酸钙方晶,形成晶纤维,含晶细胞的壁木化增厚(葛根)。纤维束周围薄壁细胞含草酸钙方晶,形成晶纤维(甘草)。纤维成束或散离,壁厚,表面有纵裂纹,两端断裂成帚状或较平截(黄芪)。气孔特异,保卫细胞侧面观似哑铃状(麻黄)。石细胞类圆形或类长方形、壁一面菲薄(肉桂)。石细胞黄棕色或无色,类长方形、类圆形或形状不规则,层纹明显,直径约 94μm(玄参)。草酸钙方晶成片存在于薄壁组织中(醋青皮)。草酸钙针晶细小,长 10~32μm,不规则地充塞于薄壁细胞中(白术)。非腺毛 1~6 细胞,壁有疣状突起(广藿香)。薄壁组织灰棕色至黑棕色,细胞多皱缩,内含棕色核状物(熟地黄)。棕色细胞中充满黄棕色、棕色和红棕色物,并含淀粉粒(制何首乌)。具缘纹孔管细胞成束,直径约 25μm(油松节)。不规则肌肉纤维块片淡棕色,密布有整齐的波状纹理(蕲蛇肉)。体壁碎片淡黄色至黄色,有网状纹理及圆形毛窝,有时可见棕褐色刚毛(全蝎)。鳞甲碎片无色,有大小不等的圆孔(穿山甲)。

(2)取本品 9g,剪碎,加硅藻土 5g,研匀,加二氯甲烷 50ml,加热回流 2 小时,放冷,滤过,滤液加 5%碳酸氢钠溶液振摇提取 3 次,每次 20ml,合并碱液,用盐酸调节 pH 值至 2,继用乙醚振摇提取 2 次,每次 40ml,合并乙醚液,蒸干,残渣加甲醇 1ml 使溶解,作为供试品溶液。另取胆酸对照品,加甲醇制成每 1ml 含 1mg 的溶液作为对照品溶液。照薄层色谱法(通则 0502)试验,吸取供试品溶液 15μl、对照品溶液 2μl 分别点于同一硅胶 G 薄层板上,以异辛烷-乙酸乙酯-冰醋酸(15∶7∶5)为展开剂,展开,取出,晾干,喷以 10%硫酸乙醇溶液,在 105℃加热至斑点显色清晰,置紫外光灯(365nm)下检视。供试品色谱中,在与对照品色谱相应的位置上,显相同颜色的荧光斑点。

(3)取本品 9g,剪碎,加硅藻土 5g,研匀,加甲醇 50ml,超声处理 30 分钟,滤过,滤液蒸干,残渣加水 15ml 使溶解,再加盐酸 1ml,置水浴中加热 30 分钟,立即冷却,用乙醚振摇提取 2 次,每次 20ml,合并乙醚液,蒸干,残渣加甲醇 1ml 使溶解,作为供试品溶液。另取大黄酚对照品,加甲醇制成每 1ml 含 1mg 的溶液,作为对照品溶液。照薄层色谱法(通则 0502)试验,吸取供试品溶液 10μl、对照品溶液 5μl,分别点于同一硅胶 G 薄层板上,以石油醚(30~60℃)-甲酸乙酯-甲酸(15∶5∶1)的上层溶液为展开剂,展开,取出,晾干,氨蒸气中熏后,置紫外光灯(365nm)下检视。供试品色谱中,在与对照品色谱相应的位置上,显相同颜色的荧光斑点。

(4)取本品 9g,剪碎,加硅藻土 4g,研匀,加乙醚 50ml,超声处理 10 分钟,滤过,滤液挥干,残渣加甲醇 1ml 使溶解,作为供试品溶液。另取当归和川芎对照药材各 1g,加乙醚 25ml,同法制成对照药材溶液。照薄层色谱法(通则 0502)试验,吸取供试品溶液 10μl、对照药材溶液各 5μl,分别点于同一硅胶 G 薄层板上,以正己烷-乙酸乙酯(4∶1)为展开剂,展开,取出,晾干,置紫外光灯(365nm)下检视。供试品色谱中,在与对照药材色谱相应的位置上,显相同颜色的荧光斑点。

(5)取本品 18g,剪碎,加硅藻土 9g,研匀,加浓氨试液数滴,再加二氯甲烷 80ml,加热回流 1 小时,滤过,滤液蒸干,残渣加甲醇 1ml 使溶解,作为供试品溶液。另取盐酸麻黄碱对照品,加甲醇制成每 1ml 含 1mg 的溶液,作为对照品溶液。照薄层色谱法(通则 0502)试验,吸取供试品溶液 10μl、对照品溶液各 5μl,分别点于同一硅胶 G 薄层板上,以二氯甲烷-甲醇(30∶1)为展开剂,置以氨蒸气饱和的展开缸内,展开,取出,晾干,喷以茚三酮试液,在 105℃加热至斑点显色清晰。供试品色谱中,在与对照品色谱相应的位置上,显相同颜色的斑点。

【检查】 乌头碱限量 取本品,剪碎,取 20g,加硅藻土 10g,研匀,置锥形瓶中,加氨试液 30ml,再加乙醚 100ml,振摇 10 分钟,超声处理 30 分钟,放置过夜,滤过,滤液用 2%盐酸溶液提取 2 次(50ml,40ml),合并酸水液,用氨试液调节 pH 值至 9,再用乙醚提取 3 次(40ml,20ml,10ml),合并乙醚提取液,挥干,残渣用无水乙醇溶解使成 2ml,作为供试品溶液。另取乌头碱对照品适量,加无水乙醇制成每 1ml 含 0.5mg 的溶液,作为对照品溶液。照薄层色谱法(通则 0502)试验,吸取供试品溶液与对照品溶液各 5μl,分别点于同一硅胶 G 薄层板上,以甲苯-乙酸乙酯-二乙胺(14∶1∶1)为展开剂,展开,取出,晾干,喷以稀碘化铋钾试液。供试品色谱中,在与对照品色谱相应的位置上出现的斑点应小于对照品的斑点,或不出现斑点。

其他 应符合丸剂项下有关的各项规定(通则 0108)。

【功能与主治】 祛风化痰,活血通络。用于风痰阻络所致的中风,症见半身不遂、口舌歪斜、手足麻木、疼痛痉挛、言语謇涩。

【用法与用量】 口服。一次 1 丸,一日 2 次。

【注意】 孕妇禁用。

【规格】 每丸重 9g

【贮藏】 密封。

再造生血片

Zaizao Shengxue Pian

【处方】

菟丝子(酒制)85g	红参 25.5g
鸡血藤 59.5g	阿胶 25.5g
当归 42.5g	女贞子 25.5g
黄芪 42.5g	益母草 25.5g
熟地黄 42.5g	白芍 25.5g
制何首乌 42.5g	淫羊藿 25.5g
黄精(酒制)34g	鹿茸(去毛)2.55g
党参 34g	麦冬 25.5g
仙鹤草 34g	白术(炒)25.5g
补骨脂(盐制)25.5g	枸杞子 34g

墨旱莲 25.5g

【制法】 以上二十一味,益母草、墨旱莲、仙鹤草、鸡血藤、菟丝子(酒制)、黄精(酒制)、熟地黄、女贞子、麦冬、黄芪、淫羊藿酌予碎断,加水煎煮三次,第一次 3 小时,第二次 2 小时,第三次 1 小时,滤过,合并滤液,浓缩至稠膏。取红参、鹿茸(去毛)、当归、制何首乌、党参、枸杞子、补骨脂(盐制)、阿胶、白芍、白术(炒)粉碎成细粉,过筛。将稠膏与红参等药粉混合,干燥,粉碎,过筛,制成颗粒,干燥,加入辅料适量,制成 1000 片,包糖衣或薄膜衣,即得。

【性状】 本品为糖衣片或薄膜衣片,除去包衣后显棕黄色至棕褐色;气微,味微苦、涩。

【鉴别】 (1)取本品 40 片,除去包衣,研细,加三氯甲烷 80ml,超声处理 30 分钟,滤过,滤渣备用;滤液挥干,残渣加甲醇 1ml 使溶解,作为供试品溶液。另取当归对照药材 1g,加三氯甲烷 30ml,同法制成对照药材溶液。照薄层色谱法(通则 0502)试验,吸取上述两种溶液各 2μl,分别点于同一硅胶 G 薄层板上,以正己烷-乙酸乙酯(4:1)为展开剂,展开,取出,晾干,置紫外光灯(365nm)下检视。供试品色谱中,在与对照药材色谱相应的位置上,显相同颜色的荧光斑点。

(2)取补骨脂对照药材 1g,加三氯甲烷 30ml,超声处理 30 分钟,放冷,滤过,滤液挥干,残渣加甲醇 1ml 使溶解,作为对照药材溶液。再取补骨脂素对照品、异补骨脂素对照品,加甲醇制成每 1ml 各含 1mg 的混合溶液,作为对照品溶液。照薄层色谱法(通则 0502)试验,吸取〔鉴别〕(1)项下的供试品溶液与上述对照药材溶液各 2μl、对照品溶液 1μl,分别点于同一硅胶 G 薄层板上,以正己烷-乙酸乙酯(4:1)为展开剂,展开,取出,晾干,喷以 10%氢氧化钾甲醇溶液,置紫外光灯(365nm)下检视。供试品色谱中,在与对照药材色谱和对照品色谱相应的位置上,显相同颜色的荧光斑点。

(3)取本品 50 片,除去包衣,研细,加乙醚 80ml,超声处理 15 分钟,弃去乙醚液,药渣挥干,加甲醇 80ml,超声处理 30 分钟,滤过,滤液蒸干,残渣加水 50ml 使溶解,滤过,滤液用乙酸乙酯提取 2 次,每次 40ml,弃去乙酸乙酯液,再用水饱和的正丁醇提取 2 次,每次 35ml,合并正丁醇提取液,用正丁醇饱和的水 50ml 洗涤,正丁醇层蒸干,残渣加水 10ml 使溶解,通过 D101 型大孔吸附树脂柱(直径为 1.5cm,柱长为 13cm,湿法装柱),先用氨试液 5ml 洗脱,继用水(约 200ml)洗脱至无色,再用稀乙醇 100ml 洗脱,收集醇洗脱液,蒸干,残渣加甲醇 1ml 使溶解,作为供试品溶液。另取芍药苷对照品,加甲醇制成每 1ml 含 1mg 的溶液,作为对照品溶液。照薄层色谱法(通则 0502)试验,吸取供试品溶液 5μl、对照品溶液 2μl,分别点于同一硅胶 G 薄层板上,以三氯甲烷-乙酸乙酯-甲醇-甲酸(40:5:10:0.2)为展开剂,展开,取出,晾干,喷以 5%香草醛硫酸溶液,在 105℃加热至斑点显色清晰。供试品色谱中,在与对照品色谱相应的位置上,显相同颜色的斑点。

【检查】 应符合片剂项下有关的各项规定(通则 0101)。

【含量测定】 照高效液相色谱法(通则 0512)测定。

色谱条件与系统适用性试验 以十八烷基硅烷键合硅胶为填充剂;以乙腈-0.125%磷酸溶液(30:70)为流动相;检测波长为 247nm。理论板数按补骨脂素峰计算应不低于 3000。

对照品溶液的制备 取补骨脂素对照品、异补骨脂素对照品适量,精密称定,加甲醇制成每 1ml 各含 16μg 的混合溶液,即得。

供试品溶液的制备 取本品 20 片,除去包衣,精密称定,研细,取约 1g,精密称定,置具塞锥形瓶中,精密加入甲醇 25ml,密塞,称定重量,超声处理(功率 250W,频率 25kHz)30 分钟,放冷,再称定重量,用甲醇补足减失的重量,摇匀,滤过,精密量取续滤液 1ml,置 10ml 量瓶中,用甲醇稀释至刻度,摇匀,滤过,取续滤液,即得。

测定法 分别精密吸取对照品溶液与供试品溶液各 5μl,注入液相色谱仪,测定,即得。

本品每片含补骨脂以补骨脂素($C_{11}H_6O_3$)和异补骨脂素($C_{11}H_6O_3$)的总量计,不得少于 0.17mg。

【功能与主治】 补肝益肾,补气养血。用于肝肾不足、气血两虚所致的血虚虚劳,症见心悸气短、头晕目眩、倦怠乏力、腰膝酸软、面色苍白、唇甲色淡或伴出血;再生障碍性贫血、缺铁性贫血见上述证候者。

【用法与用量】 口服。一次 5 片,一日 3 次。

【规格】 薄膜衣片　每片重 0.38g

【贮藏】 密封。

再造生血胶囊

Zaizao Shengxue Jiaonang

【处方】

菟丝子(酒制)85g	红参(去芦)25.5g
鸡血藤 59.5g	阿胶 25.5g
当归 42.5g	女贞子 25.5g
黄芪 42.5g	益母草 25.5g
熟地黄 42.5g	白芍 25.5g
制何首乌 42.5g	淫羊藿 25.5g
酒黄精 34g	鹿茸(去毛)2.55g
党参 34g	麦冬 25.5g
仙鹤草 34g	麸炒白术 25.5g
盐补骨脂 25.5g	枸杞子 34g
墨旱莲 25.5g	

【制法】 以上二十一味,益母草、墨旱莲、仙鹤草、鸡血藤、菟丝子(酒制)、酒黄精、熟地黄、女贞子、麦冬、黄芪、淫羊藿酌予碎断,加水煎煮三次,第一次 3 小时,第二次 2 小时,第三次 1 小时,滤过,合并滤液,浓缩至相对密度为 1.30～1.35(50℃)的稠膏。取红参(去芦)、鹿茸(去毛)、当归、制何首乌、党参、枸杞子、盐补骨脂、阿胶、白芍、麸炒白术粉碎成细粉,过

筛,混匀,与上述稠膏混合均匀,干燥(60～80℃),粉碎成细粉,混匀,装入胶囊,制成 1000 粒,即得。

【性状】 本品为硬胶囊,内容物为棕黄色至棕褐色粉末;气微,味微苦。

【鉴别】 (1)取本品,置显微镜下观察:草酸钙簇晶直径 18～32μm,存在于薄壁细胞中,常排列成行,或一个细胞中含有数个簇晶(白芍)。草酸钙针晶细小,长 10～32μm,不规则地充塞于薄壁细胞中(麸炒白术)。联结乳管直径 14～25μm,含淡黄色颗粒状物;石细胞类斜方形或多角形,一端稍尖,壁较厚,纹孔稀疏(党参)。种皮栅状细胞淡棕色或红棕色,表面观多角形,壁稍厚,胞腔含红棕色物(盐补骨脂)。种皮石细胞表面观不规则多角形,壁厚,波状弯曲,层纹清晰(枸杞子)。骨碎片呈不规则形,边缘凹凸不平,棕色、淡黄色或淡灰色,半透明,表面有细密的纵向纹理及点状孔隙,有骨陷窝(鹿茸)。

(2)取本品内容物 13g,加三氯甲烷 80ml,超声处理 30 分钟,放冷,滤过(滤渣备用),滤液回收溶剂至干,残渣加甲醇 1ml 使溶解,作为供试品溶液。另取当归对照药材 1g,加三氯甲烷 30ml,同法制成对照药材溶液。照薄层色谱法(通则 0502)试验,吸取上述两种溶液各 2μl,分别点于同一硅胶 G 薄层板上,以正己烷-乙酸乙酯(4:1)为展开剂,展开,取出,晾干,置紫外光灯(365nm)下检视。供试品色谱中,在与对照药材色谱相应的位置上,显相同颜色的荧光斑点。

(3)取〔鉴别〕(2)项下的备用滤渣,回收溶剂至干,加甲醇 80ml,超声处理 30 分钟,放冷,滤过,滤液回收溶剂至干,残渣加水 50ml 使溶解,用乙醚振摇提取 2 次,每次 30ml,弃去乙醚液,水层用水饱和的正丁醇振摇提取 2 次,每次 30ml,合并提取液,用正丁醇饱和的氨试液洗涤 2 次,每次 60ml,弃去洗涤液,正丁醇液回收溶剂至干,残渣加甲醇 1ml 使溶解,作为供试品溶液。另取红参对照药材 1g,加三氯甲烷 30ml,超声处理 30 分钟,放冷,滤过,弃去滤液,药渣挥干溶剂,加水饱和的正丁醇 30ml,超声处理 30 分钟,放冷,滤过,滤液回收溶剂至干,残渣加甲醇 1ml 使溶解,作为对照药材溶液。再取人参皂苷 Rb$_1$ 对照品、人参皂苷 Re 对照品、人参皂苷 Rg$_1$ 对照品,加甲醇制成每 1ml 各含 1mg 的混合溶液,作为对照品溶液。照薄层色谱法(通则 0502)试验,吸取供试品溶液 8μl,对照药材溶液 2μl,对照品溶液 1μl,分别点于同一硅胶 G 薄层板上,以三氯甲烷-甲醇-水(65:35:10)10℃以下放置的下层溶液为展开剂,展开,取出,晾干,喷以 10% 硫酸乙醇溶液,在 105℃加热至斑点显色清晰,分别置日光和紫外光灯(365nm)下检视。供试品色谱中,在与对照药材色谱及对照品色谱相应的位置上,日光下显相同颜色的斑点;紫外光下显相同颜色的荧光斑点。

(4)取本品内容物 8g,加甲醇 60ml,超声处理 30 分钟,滤过,滤液回收溶剂至干,残渣加水 20ml,用乙醚振摇提取 3 次,每次 20ml,弃去乙醚液,再用水饱和的正丁醇振摇提取 3 次,每次 20ml,合并提取液,回收溶剂至干,残渣加甲醇-乙酸乙酯(1:1)5ml 使溶解,加在中性氧化铝柱(60～100 目,8g,

柱内径为 1.5cm)上,用甲醇-乙酸(1:1)的溶液 100ml 洗脱,收集洗脱液,回收溶剂至干,残渣加甲醇 1ml 使溶解,作为供试品溶液。另取芍药苷对照品,加甲醇制成每 1ml 含 1mg 的溶液,作为对照品溶液。照薄层色谱法(通则 0502)试验,吸取供试品溶液 6～8μl,对照品溶液 4μl,分别点于同一硅胶 G 薄层板上,以三氯甲烷-甲醇-甲酸(40:5:0.2)为展开剂,展开,取出,晾干。喷以 5% 香草醛硫酸溶液,105℃加热至显色清晰。供试品色谱中,在与对照品色谱相应的位置上,显相同颜色的斑点。

(5)取本品内容物 1.5g,研细,加甲醇 30ml,超声处理 30 分钟,滤过,滤液回收溶剂至干,残渣加水 10ml 使溶解,加盐酸 2ml,置水浴上加热 10 分钟,用乙酸乙酯 20ml 振摇提取,分取乙酸乙酯层,回收溶剂至干,残渣加乙酸乙酯 1ml 使溶解,作为供试品溶液。另取何首乌对照药材 0.5g,加甲醇 30ml,同法制成对照药材溶液。再分别取大黄素对照品、大黄酚对照品,分别加乙酸乙酯制成每 1ml 含 1mg 的溶液,作为对照品溶液。照薄层色谱法(通则 0502)试验,吸取供试品溶液 10～15μl,对照药材溶液 5μl,对照品溶液各 2μl,分别点于同一硅胶 G 薄层板上,以甲苯-乙酸乙酯-甲酸(15:2:1)为展开剂,展开,取出,晾干。置紫外光灯(365nm)下检视。供试品色谱中,在与对照药材色谱和对照品色谱相应位置上,显相同颜色的斑点。

(6)取本品内容物 1.5g,研细,加乙酸乙酯 20ml,超声处理 20 分钟,滤过,滤液浓缩至 1ml,作为供试品溶液。另取补骨脂对照药材 0.2g,加乙酸乙酯 20ml,同法制成对照药材溶液。再取补骨脂素对照品、异补骨脂素对照品加甲醇制成每 1ml 各含 1mg 的混合溶液,作为对照品溶液。照薄层色谱法(通则 0502)试验,吸取供试品溶液 5～10μl,对照药材溶液 5μl,对照品溶液 2μl,分别点于同一硅胶 G 薄层板上,以正己烷-乙酸乙酯(4:1)为展开剂,展开,取出,晾干。喷以 10% 氢氧化钾甲醇溶液,置紫外光灯(365nm)下检视。供试品色谱中,在与对照药材色谱和对照品色谱相应的位置上,应显相同颜色的荧光斑点。

【检查】 应符合胶囊剂项下有关的各项规定(通则 0103)。

【含量测定】 照高效液相色谱法(通则 0512)测定。

色谱条件与系统适用性试验 以十八烷基硅烷键合硅胶为填充剂;乙腈-0.125% 磷酸溶液(30:70)为流动相;检测波长为 247nm。理论板数按补骨脂素峰计算应不低于 3000。

对照品溶液的制备 取补骨脂素对照品、异补骨脂素对照品适量,精密称定,加甲醇制成每 1ml 各含 16μg 的混合溶液,即得。

供试品溶液的制备 取装量差异项下本品内容物,混匀,取约 1g,精密称定,精密加甲醇 25ml,称定重量,超声处理(功率 100W,频率 40kHz)30 分钟,放冷,再称定重量,用甲醇补足减失的重量,摇匀,滤过,弃去初滤液,取续滤液即得。

测定法 分别精密吸取上述对照品溶液与供试品溶液各

10μl,注入液相色谱仪,测定,即得。

本品每粒含补骨脂以补骨脂素($C_{11}H_6O_3$)和异补骨脂素($C_{11}H_6O_3$)的总量计,不得少于 0.12mg。

【功能与主治】 补肝益肾,补气养血。用于肝肾不足,气血两虚所致的血虚虚劳,症见心悸气短、头晕目眩、倦怠乏力、腰膝酸软、面色苍白、唇甲色淡或伴出血;再生障碍性贫血、缺铁性贫血见上述证候者。

【用法与用量】 口服。一次 5 粒,一日 3 次。

【规格】 每粒装 0.32g

【贮藏】 密封。

注:菟丝子(酒制)的炮制方法 取菟丝子除去杂质,淘净泥沙,与黄酒及适量水,煮至呈黏粥状时,取出,捣烂,摊饼,切成小块,干燥(菟丝子 200kg,黄酒 30kg)。

西瓜霜润喉片
Xiguashuang Runhou Pian

【处方】 西瓜霜 20g   冰片 0.6g
薄荷素油 1g   薄荷脑 1.2g

【制法】 以上四味,西瓜霜粉碎成细粉,加入蔗糖粉、糊精,取枸橼酸及胭脂红适量;或西瓜霜粉碎成细粉加入异麦芽酮糖醇混匀,取枸橼酸、阿司帕坦及胭脂红适量,加水使溶解,与上述粉末混匀,制成颗粒,干燥,加入薄荷素油、薄荷脑、冰片及橘子香精适量,混匀,密闭,压制成片,即得。

【性状】 本品为浅红色或浅橙红色(无蔗糖)的片;气芳香,味甜而辛凉。

【鉴别】 取薄荷脑对照品、冰片对照品,加无水乙醇制成每 1ml 含薄荷脑 0.6mg 和冰片 0.3mg 的混合溶液,作为对照品溶液。吸取上述对照品溶液及〔含量测定〕冰片项下的供试品溶液各 1μl,照〔含量测定〕冰片项下的方法试验,供试品色谱中应呈现与对照品色谱峰保留时间相同的色谱峰。

【检查】 除崩解时限不检查外,其他应符合片剂项下有关的各项规定(通则 0101)。

【含量测定】 西瓜霜 取本品 60 片,精密称定,研细,取约 18g,精密称定,加水 150ml,振摇 10 分钟,离心,滤过,沉淀物用水 50ml 分 3 次洗涤,离心,滤过,合并滤液,加盐酸 1ml,煮沸,不断搅拌,并缓缓加入热氯化钡试液使沉淀完全,置水浴上加热 30 分钟,静置 1 小时,用无灰滤纸或已炽灼至恒重的古氏坩埚滤过,沉淀用水分次洗涤,至洗液不再显氯化物的反应,干燥,并炽灼至恒重,精密称定,与 0.6086 相乘,计算,即得。

本品每片含西瓜霜以硫酸钠(Na_2SO_4)计,〔规格(1)〕、〔规格(2)〕应为 11.5～13.5mg,〔规格(3)〕应为 23～27mg。

冰片 照气相色谱法(通则 0521)测定。

色谱条件与系统适用性试验 改性聚乙二醇 20000

(PEG-20M)毛细管柱(柱长为 30m,柱内径为 0.53mm,膜厚度为 1.2μm);柱温 135℃。理论板数按龙脑峰计算应不低于 8000。

校正因子测定 取水杨酸甲酯适量,加无水乙醇制成每 1ml 含 0.2mg 的溶液,作为内标溶液。取龙脑对照品约 15mg,精密称定,置 100ml 量瓶中,加入内标溶液溶解并稀释至刻度,摇匀。吸取 1μl,注入气相色谱仪,计算校正因子。

测定法 取重量差异项下的本品,研细,取约 1.5g,精密称定,置具塞锥形瓶中,精密加入内标溶液 5ml,摇匀,称定重量,超声处理(功率 250W,频率 50kHz)20 分钟,放冷,再称定重量,用无水乙醇补足减失的重量,摇匀,离心,吸取上清液 1μl,注入气相色谱仪,测定,即得。

本品每片含冰片以龙脑($C_{10}H_{18}O$)计,〔规格(1)〕、〔规格(2)〕不得少于 0.18mg,〔规格(3)〕不得少于 0.36mg。

【功能与主治】 清音利咽,消肿止痛。用于防治咽喉肿痛,声音嘶哑,喉痹,喉痛,喉蛾,口糜,口舌生疮,牙痛;急、慢性咽喉炎,急性扁桃体炎,口腔溃疡,口腔炎,牙龈肿痛。

【用法与用量】 含服。每小时含化 2～4 片〔规格(1)、规格(2)〕或每小时含化 1～2 片〔规格(3)〕。

【规格】 (1)每片重 0.6g (2)每片重 0.6g(无蔗糖)(3)每片重 1.2g

【贮藏】 密封,避光。

西汉养生口服液(滋肾健脑液)
Xihan Yangsheng Koufuye

【处方】 覆盆子 120g   菟丝子 120g
枸杞子 120g   金樱子 120g
女贞子 120g   黄芪 150g
丹参 120g   白芍 120g
炙甘草 50g   制何首乌 150g
淫羊藿 240g   肉桂 10g

【制法】 以上十二味,淫羊藿加水煎煮三次,每次 1 小时,合并煎液,滤过,滤液减压浓缩至每 1ml 相当于生药 1g,加乙醇使含醇量达 65%,搅匀,静置使沉淀,取上清液滤过,滤液备用。肉桂粉碎成粗粉,提取挥发油,备用;蒸馏后的水溶液另器收集,药渣与其余菟丝子等十味合并,加水煎煮三次,每次 1 小时,合并煎液,滤过,滤液浓缩至相对密度约为 1.25(80℃)的清膏,加乙醇使含醇量达 65%,搅匀,静置使沉淀,取上清液滤过,滤液与上述滤液合并,回收乙醇,加入肉桂挥发油及蒸馏后的水溶液,加入蜂蜜 200g,山梨酸 2g,搅匀,冷藏,滤过,加水制成 1000ml,灌装,灭菌,即得。

【性状】 本品为深棕红色的液体,久置有少量沉淀;气香、味甜、微苦。

【鉴别】　(1)取本品 20ml,加乙酸乙酯振摇提取 2 次,每次 30ml,合并乙酸乙酯液,回收溶剂至干,残渣加乙酸乙酯 2ml 使溶解,作为供试品溶液。另取枸杞子对照药材 1g,加水 50ml,煎煮 1 小时,放冷,滤过,滤液同供试品溶液制备方法制成对照药材溶液。照薄层色谱法(通则 0502)试验,吸取上述两种溶液各 5μl,分别点于同一硅胶 G 薄层板上,以乙酸乙酯-二氯甲烷-甲酸(3∶6∶1)为展开剂,展开,取出,晾干,置紫外光灯(365nm)下检视。供试品色谱中,在与对照药材色谱相应的位置上,显相同颜色的荧光斑点。

(2)取本品 30ml,加稀盐酸 1.0ml,加乙醚振摇提取 2 次,每次 20ml,合并乙醚液,备用;取下层水溶液,用水饱和的正丁醇振摇提取 3 次,每次 40ml,合并正丁醇液,用氨试液洗涤 2 次,每次 40ml。正丁醇液回收溶剂至干,残渣加甲醇 1ml 使溶解,作为供试品溶液。另取黄芪甲苷对照品,加甲醇制成每 1ml 中含 0.5mg 的溶液,作为对照品溶液。照薄层色谱法(通则 0502)试验,吸取上述两种溶液各 5μl,分别点于同一硅胶 G 薄层板上,以二氯甲烷-甲醇-水(13∶7∶2)的下层溶液为展开剂,展开,取出,晾干,喷以 10%硫酸乙醇溶液,在 105℃加热至斑点显色清晰,分别置日光和紫外光灯(365nm)下检视,供试品色谱中,在与对照品色谱相应的位置上,日光下显相同颜色的斑点;紫外光(365nm)下显相同的橙黄色荧光斑点。

(3)取芍药苷对照品,加甲醇制成每 1ml 含 1mg 的溶液,作为对照品溶液。照薄层色谱法(通则 0502)试验,吸取〔鉴别〕(2)项下的供试品溶液和上述对照品溶液各 5μl,分别点于同一硅胶 G 薄板上,以二氯甲烷-乙酸乙酯-甲醇-甲酸(40∶5∶10∶0.2)为展开剂,展开,取出,晾干,喷以 10%的硫酸乙醇溶液,105℃加热至斑点显色清晰,置日光下检视。供试品色谱中,在与对照品色谱相应的位置上,显相同颜色的斑点。

(4)取〔鉴别〕(2)项下的供试品溶液,加中性氧化铝适量,拌匀,水浴蒸干,加置中性氧化铝柱(100～200 目,10g,柱内径 15mm)上,用 70%乙醇 20ml 洗脱,弃去洗脱液,再用水 30ml 洗脱,收集洗脱液,蒸干,残渣加乙醇 1ml 使溶解,作为供试品溶液。另取甘草对照药材 2g,加水 100ml,煎煮 30 分钟,滤过,滤液用水饱和的正丁醇振摇提取 3 次,每次 40ml,合并正丁醇液,回收溶剂至干,残渣加乙醇 1ml 使溶解,作为供试品溶液。照薄层色谱法(通则 0502)试验,吸取上述两种溶液各 5μl,分别点于同一硅胶 G 薄层板上,以乙酸乙酯-甲醇-冰醋酸-水(15∶1∶1∶2)为展开剂,展开,取出,晾干,喷以 10%硫酸乙醇溶液,在 105℃加热至斑点显色清晰,置紫外光灯(365nm)下检视。供试品色谱中,在与对照药材色谱相应的位置上,显相同颜色的荧光斑点。

(5)取〔鉴别〕(2)项下的备用乙醚液,挥干,残渣加三氯甲烷 1ml 使溶解,作为供试品溶液。另取大黄素对照品,加甲醇制成每 1ml 含 0.5mg 的溶液,作为对照品溶液。照薄层色谱法(通则 0502)试验,吸取上述供试品溶液 10μl,对照品溶液 2μl,分别点于同一硅胶 G 薄层板上,以石油醚(30～60℃)-甲酸乙酯-甲酸(15∶5∶1)的上层溶液为展开剂,展开,取出,晾

干,置紫外光灯(365nm)下检视。供试品色谱中,在与对照品色谱相应的位置上,显相同的橙黄色荧光斑点;置氨蒸气中熏后,日光下检视,斑点变为红色。

【检查】　相对密度　应不低于 1.10(通则 0601)。

pH 值　应为 3.5～5.0(通则 0631)。

其他　应符合合剂项下有关的各项规定(通则 0181)。

【含量测定】　淫羊藿　照高效液相色谱法(通则 0512)测定。

色谱条件与系统适用性试验　以十八烷基硅烷键合硅胶为填充剂;甲醇-水-冰醋酸(54∶46∶0.25)为流动相;检测波长为 270nm。理论板数按淫羊藿苷峰计算应不低于 1500。

对照品溶液的制备　取淫羊藿苷对照品适量,精密称定,加甲醇制成每 1ml 含 20μg 的溶液,即得。

供试品溶液的制备　精密量取本品 10ml,置分液漏斗中,用乙酸乙酯振摇提取 4 次,每次 20ml,合并乙酸乙酯液,回收溶剂至干,残渣用适量甲醇溶解并移至 50ml 量瓶中,加甲醇稀释至刻度,摇匀,精密量取 1ml,置 10ml 量瓶中,加甲醇稀释至刻度,摇匀,即得。

测定法　分别精密吸取对照品溶液与供试品溶液各 10μl,注入液相色谱仪,测定,即得。

本品每 1ml 含淫羊藿以淫羊藿苷(C$_{33}$H$_{40}$O$_{15}$)计,不得少于 0.60mg。

女贞子　照高效液相色谱法(通则 0512)测定。

色谱条件与系统适用性试验　以十八烷基硅烷键合硅胶为填充剂;甲醇-水(35∶65)为流动相;检测波长为 224nm。理论板数按特女贞苷峰计算应不低于 4000。

对照品溶液的制备　取特女贞苷对照品适量,精密称定,加甲醇制成每 1ml 含 100μg 的溶液,即得。

供试品溶液的制备　精密量取本品 5ml,置 25ml 量瓶中,加甲醇稀释至刻度,摇匀,滤过,取续滤液,即得。

测定法　分别精密吸取对照品溶液与供试品溶液各 5μl,注入液相色谱仪,测定,即得。

本品每 1ml 含女贞子以特女贞苷(C$_{31}$H$_{42}$O$_{17}$)计,不得少于 0.50mg。

【功能与主治】　滋补肝肾,健脑安神。用于肝肾亏损所致的头晕头昏,健忘失眠,腰膝酸软,夜尿频作。

【用法与用量】　口服。一次 10ml,一日 2 次。

【注意】　(1)本品久置稍有沉淀,可摇匀后服用,不影响疗效。(2)凡阳亢火旺者不宜使用。

【规格】　每支装 10ml

【贮藏】　密封。

西青果茶
Xiqingguo Cha

【处方】　西青果 5000g

【制法】 取西青果,加水煎煮二次,每次 1.5 小时,合并煎液,滤过,滤液浓缩至相对密度为 1.23～1.24(75℃)的清膏,加乙醇 4 倍量,搅匀,静置 48 小时,滤过,滤液回收乙醇并浓缩至相对密度为 1.20～1.23(75℃)的清膏,加入蔗糖适量,混匀,压制成 1000 块,干燥,即得。

【性状】 本品为浅棕黄色长方形块状;味甜,微酸涩。

【鉴别】 取本品研细,取 5g,加丙酮 20ml,密塞,振摇 1 分钟,滤过,滤液作为供试品溶液。另取西青果对照药材 2g,加丙酮 20ml,密塞,振摇 5 分钟,滤过,滤液作为对照药材溶液。照薄层色谱法(通则 0502)试验,吸取上述两种溶液各 5μl,分别点于同一硅胶 G 薄层板上,以三氯甲烷-乙酸乙酯-丙酮-冰醋酸(5:2:2:1)为展开剂,展开,取出,晾干,喷以氨制硝酸银试液,在 105℃加热至斑点显色清晰。供试品色谱中,在与对照药材色谱相应的位置上,显相同颜色的斑点。

【检查】 应符合茶剂项下有关的各项规定(通则 0188)。

【含量测定】 照高效液相色谱法(通则 0512)测定。

色谱条件与系统适用性试验 以十八烷基硅烷键合硅胶为填充剂;以甲醇-水-磷酸(15:85:0.5)为流动相;检测波长为 215nm。理论板数按没食子酸峰计算应不低于 2500。

对照品溶液的制备 取没食子酸对照品适量,精密称定,加 50%甲醇制成每 1ml 含 50μg 的溶液,即得。

供试品溶液的制备 取重量差异项下的本品,研细,取约 0.3g,精密称定,精密加入 50%甲醇 25ml,称定重量,超声处理(功率 250W,频率 40kHz)20 分钟,放冷,再称定重量,用 50%甲醇补足减失的重量,摇匀,滤过,取续滤液,即得。

测定法 分别精密吸取对照品溶液与供试品溶液各 20μl,注入液相色谱仪,测定,即得。

本品每块含西青果以没食子酸($C_7H_6O_5$)计,不得少于 40.0mg。

【功能与主治】 清热,利咽,生津。用于阴虚内热、伤津所致咽干、咽痛、咽部充血;慢性咽炎、慢性扁桃体炎见上述证候者。

【用法与用量】 开水冲服。一次 1 块,一日 3 次。

【注意】 忌食辛辣、油腻、厚味食物。

【规格】 每块重 15g

【贮藏】 密封。

西青果颗粒

Xiqingguo Keli

【处方】 西青果 333.3g

【制法】 取西青果,加水煎煮二次,每次 1.5 小时,合并煎液,滤过,滤液浓缩至相对密度为 1.23～1.24(75℃)的清膏,加乙醇 4 倍量,搅匀,静置 48 小时,滤过,滤液回收乙醇并浓缩至相对密度为 1.20～1.23(75℃)的清膏,加入蔗糖适量,混匀,制粒,干燥,制成颗粒 1000g,即得。

【性状】 本品为浅棕黄色至棕褐色颗粒;味甜,微酸涩。

【鉴别】 取本品 5g,研细,加丙酮 20ml,密塞,振摇 1 分钟,滤过,滤液作为供试品溶液。另取西青果对照药材 2g,加丙酮 20ml,密塞,振摇 5 分钟,滤过,滤液作为对照药材溶液。照薄层色谱法(通则 0502)试验,吸取上述两种溶液各 5μl,分别点于同一硅胶 G 薄层板上,以三氯甲烷-乙酸乙酯-丙酮-冰醋酸(5:2:2:1)为展开剂,展开,取出,晾干,喷以氨制硝酸银试液,在 105℃加热至斑点显色清晰。供试品色谱中,在与对照药材色谱相应的位置上,显相同颜色的斑点。

【检查】 应符合颗粒剂项下有关的各项规定(通则 0104)。

【含量测定】 照高效液相色谱法(通则 0512)测定。

色谱条件与系统适用性试验 以十八烷基硅烷键合硅胶为填充剂;以甲醇-水-磷酸(15:85:0.5)为流动相;检测波长为 215nm。理论板数按没食子酸峰计算应不低于 2500。

对照品溶液的制备 取没食子酸对照品适量,精密称定,加 50%甲醇制成每 1ml 含 50μg 的溶液,即得。

供试品溶液的制备 取装量差异项下的本品,研细,取约 0.3g,精密称定,精密加入 50%甲醇 25ml,称定重量,超声处理(功率 250W,频率 40kHz)20 分钟,放冷,再称定重量,用 50%甲醇补足减失的重量,摇匀,滤过,取续滤液,即得。

测定法 分别精密吸取对照品溶液与供试品溶液各 20μl,注入液相色谱仪,测定,即得。

本品每袋含西青果以没食子酸($C_7H_6O_5$)计,不得少于 40.0mg。

【功能与主治】 清热,利咽,生津。用于阴虚内热伤津所致咽干、咽痛、咽部充血;慢性咽炎、慢性扁桃体炎见上述证候者。

【用法与用量】 开水冲服。一次 1 袋,一日 3 次。

【注意】 忌食辛辣、油腻、厚味食物。

【规格】 每袋装 15g

【贮藏】 密封。

西黄丸

Xihuang Wan

【处方】 牛黄或体外培育牛黄 15g
麝香或人工麝香 15g
醋乳香 550g
醋没药 550g

【制法】 以上四味,牛黄或体外培育牛黄、麝香或人工麝香研细,另取黄米 350g,蒸熟烘干,与醋乳香、醋没药粉碎成细粉,过筛,再与牛黄或体外培育牛黄、麝香或人工麝香粉末配研,过筛,混匀,用水制丸,阴干,即得。

【性状】 本品为棕褐色至黑褐色的糊丸;气芳香,味微苦。

【鉴别】 (1)取本品,置显微镜下观察:不规则团块由多数黄棕色或棕红色小颗粒集成,稍放置,色素迅速溶解,并显鲜明金黄色(牛黄、体外培育牛黄),无定形团块淡黄棕色,埋有细小方形结晶(麝香)。

(2)取本品 1g,研细,加甲醇 10ml,超声处理 10 分钟,滤过,滤液作为供试品溶液。另取乳香对照药材 0.1g,加甲醇 5ml,同法制成对照药材溶液。照薄层色谱法(通则 0502)试验,吸取上述两种溶液各 6~10μl,分别点于同一硅胶 G 薄层板上,以石油醚(60~90℃)-乙酸乙酯(95:5)为展开剂,展开,取出,晾干,喷以 5%香草醛硫酸溶液,放置 10 分钟以上。供试品色谱中,在与对照药材色谱相应的位置上,显相同颜色的斑点。

【检查】 猪去氧胆酸 照高效液相色谱法(通则 0512)测定。

色谱条件与系统适应性试验 以十八烷基硅烷键合硅胶为填充剂;以乙腈-0.5%甲酸溶液(38:62)为流动相;蒸发光散射检测器检测。理论板数按猪去氧胆酸峰计算应不低于 4000。

对照品溶液的制备 取猪去氧胆酸对照品适量,精密称定,加甲醇制成 1ml 含 0.2mg 的溶液,即得。

供试品溶液的制备 取本品 2g,研细,精密称定,加甲醇 40ml,超声处理(功率 200W,频率 40kHz)40 分钟,放冷,滤过,滤液蒸干,残渣用甲醇溶解,转移至 10ml 量瓶中,加甲醇至刻度,摇匀,滤过,取续滤液,即得。

测定法 分别精密吸取对照品溶液与供试品溶液各 10μl,注入液相色谱仪,测定,即得。

供试品色谱中不得呈现与猪去氧胆酸对照品保留时间相对应的色谱峰。

游离胆红素 照高效液相色谱法(通则 0512)测定(避光操作)。

色谱条件与系统适用性试验 同〔含量测定〕项。

对照品溶液的制备 取胆红素对照品适量,加二氯甲烷制成每 1ml 含 18μg 的溶液,即得。

供试品溶液的制备 取本品适量,研细,取 0.30g,置具塞锥形瓶中,精密加入二氯甲烷 20ml,称定重量,涡旋至充分混匀,冰浴中超声处理(功率 300W,频率 40kHz)30 分钟,再称定重量,用二氯甲烷补足减失的重量,摇匀,离心,取二氯甲烷液,即得。

测定法 分别精密吸取对照品溶液与供试品溶液各 5μl,注入液相色谱仪,测定,即得。

供试品色谱中,在与对照品色谱峰保留时间相应的位置上出现的色谱峰应小于对照品色谱峰,或不出现色谱峰。

其他 应符合丸剂项下有关的各项规定(通则 0108)。

【含量测定】 照高效液相色谱法(通则 0512)测定(避光操作)。

色谱条件与系统适用性试验 以十八烷基硅烷键合硅胶为填充剂;以乙腈-1%醋酸溶液(95:5)为流动相;检测波长为 450nm。理论板数按胆红素峰计算应不低于 3000。

对照品溶液的制备 取胆红素对照品适量,精密称定,加二氯甲烷制成每 1ml 含 15μg 的溶液,即得。

供试品溶液的制备 取本品适量,研细,取约 0.3g,精密称定,置具塞锥形瓶中,加入 0.15%十六烷基三甲基氯化铵的 10%草酸溶液 20ml,涡旋至充分混匀,精密加入水饱和二氯甲烷 50ml,称定重量,涡旋至充分混匀,超声处理(功率 300W,频率 40kHz)40 分钟,再称定重量,用水饱和二氯甲烷补足减失的重量,摇匀,离心,取二氯甲烷液,即得。

测定法 分别精密吸取对照品溶液与供试品溶液各 5μl,注入液相色谱仪,测定,即得。

本品每 1g 含牛黄或体外培育牛黄以胆红素($C_{33}H_{36}N_4O_6$)计,不得少于 1.9mg。

【功能与主治】 清热解毒,消肿散结。用于热毒壅结所致的痈疽疔毒、瘰疬、流注、癌肿。

【用法与用量】 口服。一次 3g,一日 2 次。

【注意】 孕妇禁服。

【规格】 每 20 丸重 1g

【贮藏】 密封。

百 令 胶 囊
Bailing Jiaonang

本品为发酵冬虫夏草菌粉〔Cs-C-Q80 中华被毛孢 Hirsutella sinensis Liu,Guo,Yu-et Zeng(1989)经液体深层发酵所得菌丝体的干燥粉末〕制成的胶囊。

【制法】 取发酵冬虫夏草菌粉 200g 或 500g,分装,制成 1000 粒,即得。

【性状】 本品为硬胶囊,内容物为灰色至灰黄色粉末;气微腥,味微咸。

【鉴别】 (1)取本品内容物 0.5g,加甲醇 10ml,超声处理 1 小时,滤过,滤液作为供试品溶液。另取发酵冬虫夏草菌粉对照药材 0.5g,同法制成对照药材溶液。再取麦角甾醇对照品,加甲醇制成每 1ml 含 0.4mg 的溶液,作为对照品溶液。照薄层色谱法(通则 0502)试验,吸取上述三种溶液各 10μl,分别点于同一硅胶 G 薄层板上,以石油醚(60~90℃)-乙酸乙酯-甲酸(5:1:0.1)为展开剂,展开,取出,晾干,喷以 10%硫酸乙醇溶液,在 105℃加热至斑点显色清晰,分别置日光和紫外光灯(365nm)下检视。供试品色谱中,在与对照药材色谱和对照品色谱相应的位置上,日光下显相同颜色的斑点;紫外光下显相同颜色的荧光斑点。

（2）取〔含量测定〕腺苷项下的供试品溶液作为供试品溶液。取发酵冬虫夏草菌粉对照药材 0.5g，同供试品溶液制备方法制成对照药材溶液。另取尿苷对照品，加 10％甲醇制成每 1ml 含 5μg 的溶液；取〔含量测定〕腺苷项下的对照品溶液作为对照品溶液。照高效液相色谱法（通则 0512）试验，以十八烷基键合硅胶为填充剂；以乙腈为流动相 A，以 0.04mol/L 磷酸二氢钾溶液为流动相 B，按下表中的规定进行梯度洗脱；检测波长为 260nm；理论板数按腺苷峰计算应不低于 3000。

时间（分钟）	流动相 A(%)	流动相 B(%)
0～15	0	100
15～45	0→15	100→85

分别吸取上述四种溶液各 20μl，注入液相色谱仪。供试品色谱中应呈现与对照药材色谱中的六个主色谱峰保留时间相同的色谱峰，与尿苷、腺苷对照品的色谱峰保留时间相同的色谱峰。

（3）本品〔含量测定〕总氨基酸项下所得供试品色谱中应呈现与酪氨酸、赖氨酸、组氨酸和精氨酸对照品色谱峰保留时间相同的色谱峰。

【检查】　应符合胶囊剂项下有关的各项规定（通则 0103）。

【含量测定】　甘露醇　取本品内容物约 1g，精密称定，置 150ml 圆底烧瓶中，精密加入乙醇 100ml，称定重量，加热回流 2 小时，放冷，用乙醇补足减失的重量，滤过，精密量取续滤液 5ml，置碘瓶中，精密加入高碘酸钠（钾）溶液〔取硫酸溶液（1→20）90ml 与高碘酸钠（钾）溶液（2.3→1000）110ml，混合〕50ml，置水浴上加热 15 分钟，放冷，加碘化钾试液 10ml，密塞，放置 5 分钟，用硫代硫酸钠滴定液（0.05mol/L）滴定，近终点时，加淀粉指示液 1ml，继续滴定至蓝色消失，并将滴定结果用空白试验校正。每 1ml 硫代硫酸钠滴定液（0.05mol/L）相当于 0.9109mg 的甘露醇（$C_6H_{14}O_6$）。

本品每粒含甘露醇（$C_6H_{14}O_6$），〔规格（1）〕不得少于 14mg；〔规格（2）〕不得少于 35mg。

腺苷　照高效液相色谱法（通则 0512）测定。

色谱条件与系统适用性试验　以十八烷基硅烷键合硅胶为填充剂；以乙腈-0.04mol/L 磷酸二氢钾溶液（5：95）为流动相；检测波长为 260nm。理论板数按腺苷峰计算应不低于 3000。

对照品溶液的制备　取腺苷对照品适量，精密称定，加 0.5％磷酸溶液制成每 1ml 含 12μg 的溶液，即得。

供试品溶液的制备　取装量差异项下的本品内容物，混匀，取约 0.5g，精密称定，置具塞锥形瓶中，加乙醚 20ml，密塞，浸泡 30 分钟，滤过，弃去乙醚液，取药渣，挥干，连同滤纸一并置具塞锥形瓶中，精密加入 0.5％磷酸溶液 50ml，密塞，称定重量，超声处理（功率 250W，频率 33kHz）30 分钟，放冷，再称定重量，用 0.5％磷酸溶液补足减失的重量，摇匀，静

置，取上清液，滤过，取续滤液，即得。

测定法　分别精密吸取对照品溶液与供试品溶液各 10μl，注入液相色谱仪，测定，即得。

本品每粒含腺苷（$C_{10}H_{13}N_5O_4$），〔规格（1）〕不得少于 0.16mg；〔规格（2）〕不得少于 0.40mg。

总氨基酸　取装量差异项下的本品内容物 20mg，精密称定，置 180mm×18mm 试管中，加 6mol/L 盐酸溶液 6ml，真空封管，置 110℃烘箱中水解 24 小时。打开试管封口，将内容物转移至蒸发皿中，用水 25ml 分次洗涤试管，洗液并入蒸发皿中，蒸干，残渣用 0.02mol/L 盐酸溶液分次洗涤，合并洗涤液，滤过，滤液转移至 50ml 量瓶中，用 0.02mol/L 盐酸溶液稀释至刻度，摇匀，用氨基酸分析仪测定。

本品每粒含总氨基酸，〔规格（1）〕不得少于 60mg；〔规格（2）〕不得少于 150mg。

【功能与主治】　补肺肾，益精气。用于肺肾两虚引起的咳嗽、气喘、咯血、腰背酸痛、面目虚浮、夜尿清长；慢性支气管炎、慢性肾功能不全的辅助治疗。

【用法与用量】　口服。一次 5～15 粒〔规格（1）〕或 2～6 粒〔规格（2）〕，一日 3 次。慢性肾功能不全：一次 10 粒〔规格（1）〕或一次 4 粒〔规格（2）〕，一日 3 次；8 周为一疗程。

【规格】　（1）每粒装 0.2g　（2）每粒装 0.5g

【贮藏】　密封。

百合固金口服液

Baihe Gujin Koufuye

【处方】　百合 23g　　　　　地黄 46g
　　　　　熟地黄 69g　　　　麦冬 34g
　　　　　玄参 18g　　　　　川贝母 23g
　　　　　当归 23g　　　　　白芍 23g
　　　　　桔梗 18g　　　　　甘草 23g

【制法】　以上十味，加水煎煮二次，第一次 2 小时，第二次 1.5 小时，煎液滤过，滤液合并，浓缩至相对密度为 1.10～1.14(80℃)，加乙醇使含醇量达 60％～65％，搅匀，静置 24 小时，滤过，滤液回收乙醇，加入苯甲酸钠 3g，炼蜜 150g，加水使成 1000ml，混匀，滤过，灌封，灭菌，即得。

【性状】　本品为棕色的液体；气微香，味甘、微苦。

【鉴别】　（1）取本品 20ml，加水饱和正丁醇 20ml 振摇提取，正丁醇液加氨试液洗涤 2 次，每次 10ml，弃去氨试液，正丁醇液蒸干，残渣加甲醇 1ml 使溶解，作为供试品溶液。另取芍药苷对照品、哈巴俄苷对照品，分别加甲醇制成每 1ml 中含 1mg 的溶液，作为对照品溶液。照薄层色谱法（通则 0502）试验，吸取上述三种溶液各 5μl，分别点于同一硅胶 G 薄层板上，以乙酸乙酯-甲醇-甲酸-冰醋酸-水（15：0.5：1：1：2）为展开剂，展开，取出，晾干，喷以 5％香草醛硫酸溶液，加热至

斑点显色清晰。供试品色谱中,在与对照品色谱相应的位置上,显相同颜色的斑点。

(2)取本品 20ml,加水饱和的正丁醇 20ml 振摇提取,分取正丁醇液,用正丁醇饱和的水洗涤 2 次,每次 10ml,弃去洗液,正丁醇液置水浴上蒸干,残渣加甲醇 1ml 使溶解,作为供试品溶液。另取甘草对照药材 1g,加乙醚 40ml,加热回流 1 小时,滤过,药渣加甲醇 50ml,加热回流 30 分钟,滤过,滤液蒸干,残渣加水 20ml 使溶解,同法制成对照药材溶液。再取甘草苷对照品,加甲醇制成每 1ml 中含 1mg 的溶液,作为对照品溶液。照薄层色谱法(通则 0502)试验,吸取上述三种溶液各 5μl,分别点于同一用 1%氢氧化钠溶液制备的硅胶 G 薄层板上,以乙酸乙酯-甲酸-冰醋酸-水(15:1:1:2)为展开剂,展开,取出,晾干,喷以 10%硫酸乙醇溶液,加热至斑点显色清晰,置紫外光灯(365nm)下检视。供试品色谱中,在与对照药材色谱和对照品色谱相应的位置上,显相同颜色的荧光斑点。

【检查】 相对密度 应不低于 1.04(通则 0601)。

pH 值 应为 4.0~5.0(通则 0631)。

其他 应符合合剂项下有关的各项规定(通则 0181)。

【含量测定】 照高效液相色谱法(通则 0512)测定。

色谱条件与系统适用性试验 以十八烷基硅烷键合硅胶为填充剂;以乙腈-0.1%磷酸溶液(14:86)为流动相;检测波长为 232nm。理论板数按芍药苷峰计算应不低于 2000。

对照品溶液的制备 取芍药苷对照品适量,精密称定,加甲醇制成每 1ml 含 30μg 的溶液,即得。

供试品溶液的制备 精密量取本品 2ml,置 25ml 量瓶中,用 50%甲醇稀释至刻度,摇匀,滤过,取续滤液,即得。

测定法 分别精密吸取对照品溶液与供试品溶液各 10μl,注入液相色谱仪,测定,即得。

本品每 1ml 含白芍以芍药苷($C_{23}H_{28}O_{11}$)计,不得少于 0.30mg。

【功能与主治】 养阴润肺,化痰止咳。用于肺肾阴虚,燥咳少痰,痰中带血,咽干喉痛。

【用法与用量】 口服。一次 10~20ml,一日 3 次。

【规格】 (1)每瓶装 10ml (2)每瓶装 20ml (3)每瓶装 100ml

【贮藏】 密封。

百合固金丸
Baihe Gujin Wan

【处方】

百合 100g	地黄 200g
熟地黄 300g	麦冬 150g
玄参 80g	川贝母 100g
当归 100g	白芍 100g
桔梗 80g	甘草 100g

【制法】 以上十味,粉碎成细粉,过筛,混匀。每 100g 粉末用炼蜜 20~30g 加适量的水泛丸,干燥,制成水蜜丸;或加炼蜜 70~90g 制成小蜜丸或大蜜丸,即得。

【性状】 本品为黑褐色的水蜜丸、小蜜丸或大蜜丸;味微甜。

【鉴别】 (1)取本品,置显微镜下观察:联结乳管直径 14~25μm,含淡黄色颗粒状物(桔梗)。石细胞黄棕色或无色,类长方形、类圆形或形状不规则,层纹明显,直径约至 94μm(玄参)。草酸钙簇晶直径 18~32μm,存在于薄壁细胞中,常排列成行,或一个细胞中含有数个簇晶(白芍)。纤维束周围薄壁细胞含草酸钙方晶,形成晶纤维(甘草)。薄壁组织灰棕色至黑棕色,细胞多皱缩,内含棕色核状物(地黄、熟地黄)。

(2)取本品水蜜丸 6g,研细;或取小蜜丸、大蜜丸 9g,剪碎,加少量温水软化,加硅藻土 9g,研匀,置干燥器中放置过夜。加正己烷 40ml,超声处理 30 分钟,滤过,药渣备用,滤液挥干,残渣加正己烷 0.5ml 使溶解,作为供试品溶液。另取当归对照药材 1g,加正己烷 20ml,同法制成对照药材溶液。照薄层色谱法(通则 0502)试验,吸取供试品溶液 1μl、对照药材溶液 2μl,分别点于同一硅胶 G 薄层板上,以正己烷-乙酸乙酯(9:1)为展开剂,展开,取出,晾干,置紫外光灯(365nm)下检视。供试品色谱中,在与对照药材色谱相应的位置上,显相同颜色的荧光主斑点。

(3)取本品水蜜丸 13g,研细,或取小蜜丸、大蜜丸 18g,剪碎,加水 80ml 使溶散,水浴中加热 2 小时,放冷,离心 10 分钟,倾取上清液,加盐酸 2ml,水浴中加热 1 小时,放冷,用三氯甲烷振摇提取 2 次,每次 30ml,合并三氯甲烷液,浓缩至 1ml,作为供试品溶液。另取麦冬对照药材 1g,加水 50ml,同法制成对照药材溶液。照薄层色谱法(通则 0502)试验,吸取上述两种溶液各 2μl,分别点于同一硅胶 G 薄层板上,以三氯甲烷-丙酮(4:1)为展开剂,展开,取出,晾干,喷以 10%硫酸乙醇溶液,在 105℃加热至斑点显色清晰。供试品色谱中,在与对照药材色谱相应的位置上,显相同颜色的斑点。

(4)取〔鉴别〕(2)项下的备用药渣,挥去正己烷,加乙醇 40ml,超声处理 30 分钟,滤过,滤液蒸干,残渣加水 15ml 使溶解,用水饱和的正丁醇振摇提取 3 次,每次 15ml,合并正丁醇液,用正丁醇饱和的水洗涤 3 次,每次 15ml,正丁醇液蒸干,残渣加甲醇 0.5ml 使溶解,加少量中性氧化铝,在水浴上拌匀、干燥,加在中性氧化铝柱(200~300 目,1g,内径为 1~1.5cm)上,用甲醇 50ml 洗脱,收集洗脱液,蒸干,残渣加甲醇 0.5ml 使溶解,作为供试品溶液。另取甘草对照药材 1g,加乙醇 40ml,同法制成对照药材溶液。照薄层色谱法(通则 0502)试验,吸取供试品溶液 1μl、对照药材溶液 0.5μl,分别点于同一用 1%氢氧化钠溶液制备的硅胶 G 薄层板上,以甲苯-乙酸乙酯-甲醇(7:3:1)为展开剂,展开,取出,晾干,置紫外光灯(365nm)下检视。供试品色谱中,在与对照药材色谱相应的位置上,显相同颜色的荧光主斑点。

【检查】 应符合丸剂项下有关的各项规定(通则 0108)。

【含量测定】 照高效液相色谱法(通则 0512)测定。

色谱条件与系统适用性试验 以十八烷基硅烷键合硅胶为填充剂;以乙腈-水(11∶89)为流动相;检测波长为 230nm。理论板数按芍药苷峰计算应不低于 2000。

对照品溶液的制备 取芍药苷对照品适量,精密称定,加稀乙醇制成每 1ml 含 50μg 的溶液,即得。

供试品溶液的制备 取本品水蜜丸研细,取约 0.8g,精密称定;或取重量差异项下的小蜜丸、大蜜丸,剪碎,混匀,取约 1g,精密称定,置具塞锥形瓶中,精密加入稀乙醇 25ml,密塞,称定重量,放置过夜,超声处理(功率 250W,频率 50kHz) 40 分钟,放冷,再称定重量,用稀乙醇补足减失的重量,摇匀,滤过,取续滤液,即得。

测定法 分别精密吸取对照品溶液 10μl 与供试品溶液 10~20μl,注入液相色谱仪,测定,即得。

本品含白芍以芍药苷($C_{23}H_{28}O_{11}$)计,水蜜丸每 1g 不得少于 0.54mg;小蜜丸每 1g 不得少于 0.39mg;大蜜丸每丸不得少于 3.5mg。

【功能与主治】 养阴润肺,化痰止咳。用于肺肾阴虚,燥咳少痰,痰中带血,咽干喉痛。

【用法与用量】 口服。水蜜丸一次 6g,小蜜丸一次 9g,大蜜丸一次 1 丸,一日 2 次。

【规格】 (1)小蜜丸每 100 丸重 20g　(2)大蜜丸每丸重 9g

【贮藏】 密封。

百合固金丸(浓缩丸)
Baihe Gujin Wan

【处方】
百合 100g	地黄 200g
熟地黄 300g	麦冬 150g
玄参 80g	川贝母 100g
当归 100g	白芍 100g
桔梗 80g	甘草 100g

【制法】 以上十味,当归、川贝母、桔梗及甘草 50g 粉碎成细粉;地黄、熟地黄加水煎煮三次,第一次 2 小时,第二次 2 小时,第三次 1 小时,合并煎液,滤过,滤液浓缩成相对密度为 1.30~1.35(20℃)的稠膏;剩余甘草及其余麦冬等四味加水煎煮二次,第一次 3 小时,第二次 2 小时,合并煎液,滤过,滤液浓缩成相对密度为 1.30~1.35(20℃)的稠膏,与上述稠膏及粉末混匀,制丸,干燥,打光,即得。

【性状】 本品为棕色至棕褐色的浓缩丸;味甜、微苦。

【鉴别】 (1)取本品,置显微镜下观察:纤维束周围薄壁细胞含草酸钙方晶,形成晶纤维(甘草)。淀粉粒广卵形或贝

壳形,直径 40~60μm,脐点短缝状、人字状或马蹄状,层纹可察见(川贝母)。

(2)取本品 5g,研细,加正己烷 40ml,超声处理 30 分钟,滤过,药渣备用,滤液挥干,残渣加正己烷 0.5ml 使溶解,作为供试品溶液。另取当归对照药材 1g,加正己烷 20ml,同法制成对照药材溶液。照薄层色谱法(通则 0502)试验,吸取供试品溶液 1μl、对照药材溶液 2μl,分别点于同一硅胶 G 薄层板上,以正己烷-乙酸乙酯(9∶1)为展开剂,展开,取出,晾干,置紫外光灯(365nm)下检视。供试品色谱中,在与对照药材色谱相应的位置上,显相同颜色的荧光斑点。

(3)取〔鉴别〕(2)项下的药渣,挥去正己烷,加乙醇 40ml,超声处理 30 分钟,滤过,滤液蒸干,残渣加水 15ml 使溶解,用水饱和的正丁醇振摇提取 3 次,每次 15ml,合并正丁醇液,用正丁醇饱和的水洗涤 3 次,每次 15ml,取正丁醇液,蒸干,残渣加甲醇 0.5ml 使溶解,加少量中性氧化铝,在水浴上拌匀、干燥,加在中性氧化铝柱(200~300 目,1g,内径为 1~1.5cm)上,用甲醇 50ml 洗脱,收集洗脱液,蒸干,残渣加甲醇 0.5ml 使溶解,作为供试品溶液。另取甘草对照药材 1g,加乙醇 40ml,同法制成对照药材溶液。照薄层色谱法(通则 0502)试验,吸取供试品溶液 1μl、对照药材溶液 0.5μl,分别点于同一用 1%氢氧化钠溶液制备的硅胶 G 薄层板上,以甲苯-乙酸乙酯-甲醇(7∶3∶1)为展开剂,展开,取出,晾干,置紫外光灯(365nm)下检视。供试品色谱中,在与对照药材色谱相应的位置上,显相同颜色的荧光斑点。

(4)取本品 9g,研细,加水 80ml 使溶散,水浴中加热 2 小时,放冷,离心 10 分钟,取上清液,加盐酸 2ml,水浴中加热 1 小时,放冷,用三氯甲烷振摇提取 2 次,每次 30ml,合并三氯甲烷液,浓缩至 1ml,作为供试品溶液。另取麦冬对照药材 1g,加水 50ml,同法制成对照药材溶液。照薄层色谱法(通则 0502)试验,吸取上述两种溶液各 2μl,分别点于同一硅胶 G 薄层板上,以三氯甲烷-丙酮(4∶1)为展开剂,展开,取出,晾干,喷以 10%硫酸乙醇溶液,在 105℃加热至斑点显色清晰。供试品色谱中,在与对照药材色谱相应的位置上,显相同颜色的斑点。

【检查】 应符合丸剂项下有关的各项规定(通则 0108)。

【含量测定】 照高效液相色谱法(通则 0512)测定。

色谱条件与系统适用性试验 以十八烷基硅烷键合硅胶为填充剂;以乙腈-水(11∶89)为流动相;检测波长为 230nm。理论板数按芍药苷峰计算应不低于 2000。

对照品溶液的制备 取芍药苷对照品适量,精密称定,加稀乙醇制成每 1ml 含 50μg 的溶液,即得。

供试品溶液的制备 取本品,研细,取约 0.5g,精密称定,置具塞锥形瓶中,精密加入稀乙醇 25ml,密塞,称定重量,放置过夜,超声处理(功率 250W,频率 50kHz)40 分钟,放冷,再称定重量,用稀乙醇补足减失的重量,摇匀,滤过,取续滤液,即得。

测定法 分别精密吸取对照品溶液 10μl 与供试品溶液

10～20μl,注入液相色谱仪,测定,即得。

本品每 1g 含白芍以芍药苷($C_{23}H_{28}O_{11}$)计,不得少于 0.80mg。

【功能与主治】 养阴润肺,化痰止咳。用于肺肾阴虚,燥咳少痰,痰中带血,咽干喉痛。

【用法与用量】 口服。一次 8 丸,一日 3 次。

【规格】 每 8 丸相当饮片 3g

【贮藏】 密封。

百合固金片

Baihe Gujin Pian

【处方】 百合 45.8g 地黄 91.6g
熟地黄 137.4g 麦冬 68.7g
玄参 36.6g 川贝母 45.8g
当归 45.8g 白芍 45.8g
桔梗 36.6g 甘草 45.8g

【制法】 以上十味,当归、川贝母、桔梗及甘草 22.9g 粉碎成细粉;地黄、熟地黄加水煎煮三次,第一次 2 小时,第二次 2 小时,第三次 1 小时,合并煎液,滤过,滤液浓缩至相对密度为 1.30～1.35(20℃)的稠膏;剩余甘草与其余麦冬等四味加水煎煮二次,第一次 3 小时,第二次 2 小时,合并煎液,滤过,滤液浓缩至相对密度为 1.30～1.35(20℃)的稠膏,与上述稠膏及细粉混匀;干燥,粉碎,制粒,加硬脂酸镁适量,混匀,压制成 1000 片〔规格(1)〕,或制粒,干燥,加硬脂酸镁适量,混匀,压制成 600 片〔规格(2)〕;包薄膜衣,即得。

【性状】 本品为薄膜衣片,除去包衣后显棕黄色至棕褐色;味甜、微苦。

【鉴别】 (1)取本品(必要时可加热水多次洗涤离心后,取药渣进行试验),置显微镜下观察:淀粉粒广卵圆形或贝壳形,直径 40～60μm,脐点短缝状、人字状或马蹄状,层纹可察见(川贝母)。联结乳管直径 14～25μm,含淡黄色颗粒状物(桔梗)。纤维束周围薄壁细胞含草酸钙方晶,形成晶纤维(甘草)。

(2)取本品 20 片〔规格(1)〕或 15 片〔规格(2)〕,除去包衣,研细,加环己烷 50ml,超声处理 30 分钟,滤过,药渣备用,滤液挥干,残渣加乙酸乙酯 1ml 使溶解,作为供试品溶液。另取当归对照药材 0.5g,加环己烷 20ml,同法制成对照药材溶液。照薄层色谱法(通则 0502)试验,吸取上述两种溶液各 10μl,分别点于同一硅胶 G 薄层板上,以环己烷-乙酸乙酯(9:1)为展开剂,展开,取出,晾干,置紫外光灯(365nm)下检视。供试品色谱中,在与对照药材色谱相应的位置上,显相同颜色的荧光斑点。

(3)取〔鉴别〕(2)项下的药渣,挥干环己烷,加甲醇 50ml,加热回流 30 分钟,滤过,滤液蒸干,残渣加水适量使溶解,通过 D101 型大孔吸附树脂柱(柱内径为 1cm,柱高为 15cm),先用水洗至洗脱液无色,弃去洗脱液,再依次用 15％乙醇 50ml、30％乙醇 50ml、乙醇 50ml 洗脱,收集 30％乙醇洗脱液备用,收集乙醇洗脱液,蒸干,残渣加水 30ml 使溶解,加浓氨试液 1ml,摇匀,用水饱和的正丁醇 60ml 振摇提取,弃去水液,正丁醇提取液用正丁醇饱和的水洗涤 2 次,每次 30ml,弃去水液,正丁醇液蒸干,残渣加甲醇 1ml 使溶解,作为供试品溶液。另取哈巴俄苷对照品,加甲醇制成每 1ml 含 0.5mg 的溶液,作为对照品溶液。照薄层色谱法(通则 0502)试验,吸取上述两种溶液各 10μl,分别点于同一硅胶 G 薄层板上,以三氯甲烷-甲醇-水(12:4:1)的下层溶液为展开剂,置用展开剂预饱和 15 分钟的展开缸内,展开,取出,晾干,喷以 5％香草醛硫酸溶液(临用新配),在 105℃加热至斑点显色清晰,置日光下检视。供试品色谱中,在与对照品色谱相应的位置上,显相同颜色的斑点。

(4)取〔鉴别〕(3)项下 30％乙醇洗脱液,蒸干,残渣加甲醇 1ml 使溶解,作为供试品溶液。另取芍药苷对照品和甘草苷对照品,分别加甲醇制成每 1ml 含 1mg 的溶液,作为对照品溶液。照薄层色谱法(通则 0502)试验,吸取上述三种溶液各 2μl,分别点于同一硅胶 G 薄层板上,以乙酸乙酯-甲醇-甲酸-水(12:1:1:1)为展开剂,展开,取出,晾干,喷以 5％香草醛硫酸溶液,在 105℃加热至斑点显色清晰,置日光下检视。供试品色谱中,在与对照品色谱相应的位置上,显相同颜色的斑点。

【检查】 应符合片剂项下有关的各项规定(通则 0101)。

【含量测定】 照高效液相色谱法(通则 0512)测定。

色谱条件与系统适用性试验 以十八烷基硅烷键合硅胶为填充剂;以乙腈-0.05％三乙胺溶液(用磷酸调节 pH 值至 2.5)(14:86)为流动相;检测波长为 230nm。理论板数按芍药苷峰计算应不低于 4000。

对照品溶液的制备 取芍药苷对照品适量,精密称定,加稀乙醇制成每 1ml 含 40μg 的溶液,即得。

供试品溶液的制备 取本品 20 片,精密称定,研细,取约 1g〔规格(1)〕,或 0.5g〔规格(2)〕,精密称定,置具塞锥形瓶中,精密加入稀乙醇 25ml,密塞,称定重量,超声处理(功率 250W,频率 50kHz)30 分钟,放冷,再称定重量,用稀乙醇补足减失的重量,摇匀,滤过,取续滤液,即得。

测定法 分别精密吸取对照品溶液与供试品溶液各 10μl,注入液相色谱仪,测定,即得。

本品每片含白芍以芍药苷($C_{23}H_{28}O_{11}$)计,〔规格(1)〕不得少于 0.36mg;〔规格(2)〕不得少于 0.60mg。

【功能与主治】 养阴润肺,化痰止咳。用于肺肾阴虚,燥咳少痰,痰中带血,咽干喉痛。

【用法与用量】 口服。一次 5 片〔规格(1)〕或一次 3 片〔规格(2)〕,一日 3 次。

【规格】 (1)每片重 0.4g (2)每片重 0.45g

【贮藏】 密封。

百合固金颗粒

Baihe Gujin Keli

【处方】　百合 25.4g　　　　　　　地黄 50.8g
　　　　　熟地黄 76.3g　　　　　　　麦冬 38.1g
　　　　　玄参 20.3g　　　　　　　川贝母 25.4g
　　　　　当归 25.4g　　　　　　　白芍 25.4g
　　　　　桔梗 20.3g　　　　　　　甘草 25.4g

【制法】　以上十味,当归、川贝母、桔梗及甘草 12.7g 粉碎成细粉;地黄、熟地黄加水煎煮三次,第一次 2 小时,第二次 2 小时,第三次 1 小时,合并煎液,滤过,滤液浓缩成相对密度为 1.20～1.25(80℃)的清膏;剩余甘草及其余麦冬等四味加水煎煮二次,第一次 3 小时,第二次 2 小时,合并煎液,滤过,滤液浓缩至相对密度为 1.20～1.25(80℃)的清膏,与上述清膏、细粉、糊精 260g 及蔗糖粉适量混匀,制成颗粒,干燥,制成 1000g,即得。

【性状】　本品为棕黄色至棕褐色的颗粒;味甜、微苦。

【鉴别】　(1)取本品(必要时可加热水多次洗涤离心后,取药渣进行试验),置显微镜下观察:淀粉粒广卵圆形或贝壳形,直径 40～60μm,脐点短缝状、人字状或马蹄状,层纹可察见(川贝母)。联结乳管直径 14～25μm,含淡黄色颗粒状物(桔梗)。纤维束周围薄壁细胞含草酸钙方晶,形成晶纤维(甘草)。

(2)取本品 9g,研细,加环己烷 50ml,超声处理 30 分钟,滤过,药渣备用;滤液挥干,残渣加乙酸乙酯 1ml 使溶解,作为供试品溶液。另取当归对照药材 0.5g,加环己烷 20ml,同法制成对照药材溶液。照薄层色谱法(通则 0502)试验,吸取上述两种溶液各 10μl,分别点于同一硅胶 G 薄层板上,以环己烷-乙酸乙酯(9：1)为展开剂,展开,取出,晾干,置紫外光灯(365nm)下检视。供试品色谱中,在与对照药材色谱相应的位置上,显相同颜色的荧光斑点。

(3)取〔鉴别〕(2)项下的备用药渣,挥干环己烷,加甲醇 50ml,加热回流 30 分钟,滤过,滤液蒸干,残渣加水适量使溶解,通过 D101 型大孔吸附树脂柱(柱内径为 1cm,柱高为 15cm),先用水洗至洗脱液无色,弃去洗脱液,再依次用 15% 乙醇 50ml、30% 乙醇 50ml、乙醇 50ml 洗脱,收集 30% 乙醇洗脱液备用,收集乙醇洗脱液,蒸干,残渣加水 30ml 使溶解,加浓氨试液 1ml,摇匀,用水饱和的正丁醇 60ml 振摇提取,弃去水液,正丁醇提取液用正丁醇饱和的水洗涤 2 次,每次 30ml,弃去水液,正丁醇液蒸干,残渣加甲醇 1ml 使溶解,作为供试品溶液。另取哈巴俄苷对照品,加甲醇制成每 1ml 含 0.5mg 的溶液,作为对照品溶液。照薄层色谱法(通则 0502)试验,吸取上述两种溶液各 10μl,分别点于同一硅胶 G 薄层板上,以三氯甲烷-甲醇-水(12：4：1)的下层溶液为展开剂,置用展开剂预饱和 15 分钟的展开缸内,展开,取出,晾干,喷以

5% 香草醛硫酸溶液(临用新配),在 105℃ 加热至斑点显色清晰,置日光下检视。供试品色谱中,在与对照品色谱相应的位置上,显相同颜色的斑点。

(4)取〔鉴别〕(3)项下 30% 乙醇洗脱液,蒸干,残渣加甲醇 1ml 使溶解,作为供试品溶液。另取芍药苷对照品和甘草苷对照品,分别加甲醇制成每 1ml 含 1mg 的溶液,作为对照品溶液。照薄层色谱法(通则 0502)试验,吸取上述三种溶液各 2μl,分别点于同一硅胶 G 薄层板上,以乙酸乙酯-甲醇-甲酸-水(12：1：1：1)为展开剂,展开,取出,晾干,喷以 5% 香草醛硫酸溶液,在 105℃ 加热至斑点显色清晰,置日光下检视。供试品色谱中,在与对照品色谱相应的位置上,显相同颜色的斑点。

【检查】　应符合颗粒剂项下有关的各项规定(通则 0104)。

【含量测定】　照高效液相色谱法(通则 0512)测定。

色谱条件与系统适用性试验　以十八烷基硅烷键合硅胶为填充剂;以乙腈-0.05% 三乙胺溶液(用磷酸调节 pH 值至 2.5)(14：86)为流动相;检测波长为 230nm。理论板数按芍药苷峰计算应不低于 4000。

对照品溶液的制备　取芍药苷对照品适量,精密称定,加稀乙醇制成每 1ml 含 15μg 的溶液,即得。

供试品溶液的制备　取装量差异项下的本品,混匀,取适量,研细,取约 2g,精密称定,置具塞锥形瓶中,精密加入稀乙醇 25ml,密塞,称定重量,超声处理(功率 250W,频率 50kHz) 30 分钟,放冷,再称定重量,用稀乙醇补足减失的重量,摇匀,滤过,取续滤液,即得。

测定法　分别精密吸取对照品溶液与供试品溶液各 10μl,注入液相色谱仪,测定,即得。

本品每袋含白芍以芍药苷($C_{23}H_{28}O_{11}$)计,不得少于 2.1mg。

【功能与主治】　养阴润肺,化痰止咳。用于肺肾阴虚,燥咳少痰,痰中带血,咽干喉痛。

【用法与用量】　口服。一次 1 袋,一日 3 次。

【规格】　每袋装 9g

【贮藏】　密封。

百咳静糖浆

Baikejing Tangjiang

【处方】　陈皮 96g　　　　　　　麦冬 48g
　　　　　前胡 48g　　　　　　　炒苦杏仁 48g
　　　　　清半夏 48g　　　　　　黄芩 96g
　　　　　蜜百部 72g　　　　　　黄柏 96g
　　　　　桑白皮 48g　　　　　　甘草 48g
　　　　　蜜麻黄 48g　　　　　　炒葶苈子 48g

炒紫苏子 48g　　　　　炒天南星 32g

桔梗 48g　　　　　　　瓜蒌子(炒)48g

【制法】 以上十六味,炒紫苏子、瓜蒌子(炒)粉碎成粗粉,装入药袋内,与陈皮等十四味加水煎煮二次,第一次 2 小时,第二次 1 小时,合并煎液,滤过,静置,取上清液,浓缩成相对密度为 1.20(60℃)的清膏,另取蔗糖 650g 制成单糖浆,与上述清膏混匀,加入羟苯乙酯 0.1g、香精 1ml,搅匀,加水至 1000ml,混匀,即得。

【性状】 本品为黑褐色的黏稠液体;气香,味微苦涩。

【鉴别】 (1)取本品 5ml,加 75％乙醇 15ml,超声处理 20 分钟,滤过,滤液作为供试品溶液。另取黄芩苷对照品,加 75％乙醇制成每 1ml 含 0.2mg 的溶液,作为对照品溶液。照薄层色谱法(通则 0502)试验,吸取供试品溶液 1～2μl、对照品溶液 1μl,分别点于同一聚酰胺薄膜上,以醋酸为展开剂,展开,取出,晾干,置紫外光灯(365nm)下检视。供试品色谱中,在与对照品色谱相应的位置上,显相同颜色的荧光斑点。

(2)取本品 1ml,置具塞离心管中,加甲醇 1ml,振摇,离心,取上清液作为供试品溶液。另取橙皮苷对照品,加甲醇制成饱和溶液,作为对照品溶液。照薄层色谱法(通则 0502)试验,吸取上述两种溶液各 2μl,分别点于同一用 0.5％氢氧化钠溶液制备的硅胶 G 薄层板上,以乙酸乙酯-甲醇-水(100:17:13)为展开剂,展距 3cm,取出,晾干,再以甲苯-乙酸乙酯-甲醇-水(20:10:1:1)的上层溶液为展开剂,展距 8cm,取出,晾干,喷以 1％三氯化铝乙醇溶液,在 105℃加热 5 分钟,置紫外光灯(365nm)下检视。供试品色谱中,在与对照品色谱相应的位置上,显相同颜色的荧光斑点。

(3)取本品 15ml,加浓氨试液 0.5ml,用二氯甲烷振摇提取 2 次,每次 15ml,合并二氯甲烷液,挥干,残渣加二氯甲烷 1ml 使溶解,作为供试品溶液。另取盐酸麻黄碱对照品,加二氯甲烷制成每 1ml 含 0.5mg 的溶液,作为对照品溶液。照薄层色谱法(通则 0502)试验,吸取供试品溶液 5～10μl、对照品溶液 5μl,分别点于同一硅胶 G 薄层板上,以正丁醇-冰醋酸-水(8:2:1)为展开剂,展开,取出,晾干,喷以茚三酮试液,在 105℃加热至斑点显色清晰。供试品色谱中,在与对照品色谱相应的位置上,显相同颜色的斑点。

(4)取黄柏对照药材 0.5g,加甲醇 5ml,加热回流 15 分钟,滤过,滤液补加甲醇成 5ml,作为对照药材溶液。再取盐酸小檗碱对照品,加甲醇制成每 1ml 含 0.5mg 的溶液,作为对照品溶液。照薄层色谱法(通则 0502)试验,吸取上述两种溶液及[鉴别](2)项下的供试品溶液各 1μl,分别点于同一硅胶 G 薄层板上,以甲苯-乙酸乙酯-异丙醇-甲醇-水(12:6:3:3:0.6)为展开剂,展开,取出,晾干,置紫外光灯(365nm)下检视。供试品色谱中,在与对照药材色谱和对照品色谱相应的位置上,显相同颜色的荧光斑点。

【检查】 相对密度 应为 1.21～1.31(通则 0601)。

pH 值 应为 4.0～5.0(通则 0631)。

其他 应符合糖浆剂项下有关的各项规定(通则 0116)。

【含量测定】 照高效液相色谱法(通则 0512)测定。

色谱条件与系统适用性试验 以十八烷基硅烷键合硅胶为填充剂;以甲醇-水-磷酸(45:55:0.04)为流动相;检测波长为 315nm。理论板数按黄芩苷峰计算应不低于 3000。

对照品溶液的制备 取黄芩苷对照品适量,精密称定,加甲醇制成每 1ml 含 20μg 的溶液,即得。

供试品溶液的制备 取本品 0.5g,精密称定,置 100ml 量瓶中,加 50％甲醇适量,充分振摇使溶解并稀释至刻度,摇匀,滤过,取续滤液,即得。

测定法 分别精密吸取对照品溶液 5～10μl 及供试品溶液 10μl,注入液相色谱仪,测定,即得。

本品每 1g 含黄芩以黄芩苷($C_{21}H_{18}O_{11}$)计,不得少于 1.5mg。

【功能与主治】 清热化痰,止咳平喘。用于外感风热所致的咳嗽、咯痰;感冒,急、慢性支气管炎,百日咳见上述证候者。

【用法与用量】 口服。一至二岁一次 5ml;三至五岁一次 10ml;成人一次 20～25ml,一日 3 次。

【规格】 (1)每支装 10ml (2)每瓶装 60ml (3)每瓶装 100ml (4)每瓶装 120ml

【贮藏】 密封。

达立通颗粒
Dalitong Keli

【处方】 柴胡 154g　　　　　枳实 154g

木香 154g　　　　　　陈皮 154g

清半夏 154g　　　　　蒲公英 231g

焦山楂 154g　　　　　焦槟榔 92g

鸡矢藤 154g　　　　　党参 92g

延胡索 92g　　　　　　六神曲(炒)154g

【制法】 以上十二味,柴胡、枳实、木香、陈皮提取挥发油,挥发油用倍他环糊精包合,蒸馏后的水溶液另器收集;药渣与其余清半夏等八味,加水煎煮二次,每次 2 小时,合并煎液,滤过,滤液与上述蒸馏后的水溶液合并,减压浓缩至相对密度为 1.10～1.20(60℃)的清膏,加乙醇使含醇量达 65％,静置 24 小时,滤过,滤液回收乙醇,减压浓缩至相对密度为 1.12～1.35(60℃)的稠膏,加入甜菊素、糊精适量,与上述倍他环糊精包合物混匀,制成颗粒,干燥,制成 1000g,即得。

【性状】 本品为黄棕色至棕褐色的颗粒;味微甜、微苦。

【鉴别】 (1)取本品 10g,研细,加甲醇 20ml,超声处理 30 分钟,滤过,滤液蒸干,残渣加水饱和的正丁醇 60ml 使溶解,用 1％氢氧化钠溶液振摇提取 3 次,每次 20ml,弃去氢氧化钠液,正丁醇液用正丁醇饱和的水 50ml 洗涤,弃去水液,正丁醇液蒸干,残渣加甲醇 1ml 使溶解,作为供试品溶液。另取柴胡对照药材 2g,加水 100ml,煎煮 1 小时,滤过,滤液蒸干,残渣加乙醇 10ml 使溶解,滤过,滤液蒸干,残渣加甲醇 20ml,自"超声处理 30 分钟"起,同法制成对照药材溶液。照薄层色谱法(通则 0502)试验,吸取上述两种溶液各 10μl,分别点于同一硅胶 G 薄层板上,以乙酸乙酯-乙醇-水(8∶2∶1)为展开剂,展开,取出,晾干,喷以 2% 对二甲氨基苯甲醛的 40% 硫酸溶液,在 60℃加热至斑点显色清晰,置日光下检视。供试品色谱中,在与对照药材色谱相应的位置上,显相同颜色的斑点。

(2)取本品 12g,研细,加甲醇 50ml,超声处理 30 分钟,滤过,滤液蒸干,残渣加水 20ml 使溶解,用乙酸乙酯振摇提取 2 次,每次 20ml,合并乙酸乙酯液,蒸干,残渣加甲醇 1ml 使溶解,作为供试品溶液。另取去氢木香内酯对照品,加甲醇制成每 1ml 含 0.5mg 的溶液,作为对照品溶液。照薄层色谱法(通则 0502)试验,吸取供试品溶液 10μl、对照品溶液 5μl,分别点于同一硅胶 G 薄层板上,以环己烷-甲酸乙酯-甲酸(15∶5∶1)的上层溶液为展开剂,展开,取出,晾干,喷以 1% 香草醛硫酸溶液,在 105℃加热至斑点显色清晰,置日光下检视。供试品色谱中,在与对照品色谱相应的位置上,显相同颜色的斑点。

(3)取本品 12g,研细,加乙醇 40ml,加热回流 30 分钟,滤过,滤液蒸干,残渣加水 10ml 使溶解,用乙醚振摇提取 2 次(15ml,10ml),弃去乙醚液,再用水饱和的正丁醇振摇提取 3 次(15ml,10ml,10ml),合并正丁醇液,蒸干,残渣加甲醇 2ml 使溶解,作为供试品溶液。另取橙皮苷对照品,加甲醇制成每 1ml 含 0.2mg 的溶液,作为对照品溶液。照薄层色谱法(通则 0502)试验,吸取供试品溶液 1μl、对照品溶液 4μl,分别点于同一聚酰胺薄膜上使呈条状,以三氯甲烷-丙酮-甲醇(5∶1∶1)为展开剂,展开,取出,晾干,喷以 2% 三氯化铝乙醇溶液,晾干,置紫外光灯(365nm)下检视。供试品色谱中,在与对照品色谱相应的位置上,显相同颜色的荧光条斑。

(4)取本品 12g,研细,加甲醇 50ml,超声处理 20 分钟,滤过,滤液蒸干,残渣加水 20ml 使溶解,用稀盐酸调节 pH 值至 2~3,用乙酸乙酯振摇提取 2 次,每次 20ml,合并乙酸乙酯液,蒸干,残渣加甲醇 1ml 使溶解,作为供试品溶液。另取咖啡酸对照品,加甲醇制成每 1ml 含 0.5mg 的溶液,作为对照品溶液。照薄层色谱法(通则 0502)试验,吸取供试品溶液 5μl、对照品溶液 2μl,分别点于同一硅胶 G 薄层板上,以乙酸丁酯-甲酸-水(7∶2.5∶2.5)的上层溶液为展开剂,展开,取出,晾干,置紫外光灯(365nm)下检视。供试品色谱中,在与对照品色谱相应的位置上,显相同颜色的荧光斑点。

(5)取山楂对照药材 2g,加水 100ml,煎煮 1 小时,滤过,滤液浓缩至 20ml,用稀盐酸调节 pH 值至 1~2,用乙酸乙酯振摇提取 2 次,每次 20ml,合并乙酸乙酯液,蒸干,残渣加甲醇 1ml 使溶解,作为对照药材溶液。照薄层色谱法(通则

0502)试验,吸取[鉴别](2)项下的供试品溶液 10μl、对照药材溶液 30μl,分别点于同一硅胶 G 薄层板上,以环己烷-乙酸乙酯-甲酸(20∶20∶1)为展开剂,展开,取出,晾干,喷以 2% 三氯化铁乙醇溶液,在 105℃加热至斑点显色清晰,置日光下检视。供试品色谱中,在与对照药材色谱相应的位置上,显相同颜色的斑点。

(6)取本品 30g,研细,加浓氨试液 7.5ml、三氯甲烷 100ml,超声处理 30 分钟,滤过,滤液加稀盐酸 10ml、水 20ml,振摇,分取酸水液,加浓氨试液调节 pH 值约至 9,用三氯甲烷振摇提取 2 次,每次 20ml,合并三氯甲烷提取液,挥干,残渣加甲醇 0.5ml 使溶解,作为供试品溶液。另取槟榔对照药材 1g,加浓氨试液 3ml、三氯甲烷 20ml,自"超声处理 30 分钟"起,同法制成对照药材溶液。照薄层色谱法(通则 0502)试验,吸取供试品溶液 40μl、对照药材溶液 20μl,分别点于同一硅胶 G 薄层板上,以甲苯-三氯甲烷-甲醇-浓氨试液(10∶4∶1.5∶0.1)为展开剂,展开,取出,晾干,喷以稀碘化铋钾试液,置日光下检视。供试品色谱中,在与对照药材色谱相应的位置上,显相同颜色的斑点。

(7)取本品 20g,研细,加浓氨试液 5ml、三氯甲烷 60ml,超声处理 30 分钟,滤过,滤液蒸干,残渣加甲醇 1ml 使溶解,作为供试品溶液。另取延胡索乙素对照品,加甲醇制成每 1ml 含 1mg 的溶液,作为对照品溶液。照薄层色谱法(通则 0502)试验,吸取供试品溶液 40μl、对照品溶液 2μl,分别点于同一用 1% 氢氧化钠溶液制备的硅胶 G 薄层板上,以环己烷-乙酸乙酯(3∶2)为展开剂,展开,取出,晾干,以碘蒸气熏至斑点显色清晰,挥尽板上吸附的碘后,置紫外光灯(365nm)下检视。供试品色谱中,在与对照品色谱相应的位置上,显相同颜色的荧光斑点。

【检查】 应符合颗粒剂项下有关的各项规定(通则 0104)。

【含量测定】 照高效液相色谱法(通则 0512)测定。

色谱条件与系统适用性试验 以磺酸基团键合硅胶(SCX)的阳离子交换剂为填充剂;以甲醇-0.2% 磷酸溶液(用氨试液调节 pH 值至 3.8)(35∶65)为流动相;检测波长为 223nm。理论板数按辛弗林峰计算应不低于 5000。

对照品溶液的制备 取辛弗林对照品适量,精密称定,加 50% 甲醇制成每 1ml 含 45μg 的溶液,即得。

供试品溶液的制备 取装量差异项下的本品,研细,取约 3g,精密称定,置具塞锥形瓶中,精密加入 50% 甲醇 50ml,称定重量,加热回流 1 小时,放冷,再称定重量,用 50% 甲醇补足减失的重量,摇匀,滤过,取续滤液,即得。

测定法 分别精密吸取对照品溶液与供试品溶液各 10μl,注入液相色谱仪,测定,即得。

本品每袋含枳实和陈皮以辛弗林($C_9H_{13}NO_2$)计,不得少于 2.2mg。

【功能与主治】 清热解郁,和胃降逆,通利消滞。用于肝胃郁热所致痞满证,症见胃脘胀满、嗳气、纳差、胃中灼热、嘈

杂泛酸、脘腹疼痛、口干口苦;动力障碍型功能性消化不良见上述症状者。

【用法与用量】 温开水冲服。一次 1 袋,一日 3 次。饭前服用。

【规格】 每袋装 6g

【贮藏】 密封,置干燥处。

当飞利肝宁胶囊
Dangfei Liganning Jiaonang

【处方】 水飞蓟 900g　　　　当药 950g

【制法】 以上二味,水飞蓟破碎、去油后,用 80% 乙醇缓缓渗漉,收集 5 倍量渗漉液,减压回收乙醇并浓缩至稠膏状,干燥,粉碎成细粉,备用。取当药 50g,粉碎成细粉,备用;剩余当药依次以 95% 乙醇、75% 乙醇和 50% 乙醇分别回流提取 2 小时、1.5 小时、1.5 小时,滤过,滤液合并,回收乙醇并浓缩至稠膏状,加入当药细粉,混匀,干燥,粉碎,加入上述水飞蓟细粉及淀粉适量,混匀,过筛,装入胶囊,制成 1000 粒,即得。

【性状】 本品为硬胶囊,内容物为棕黄色至黄褐色的粉末;味苦。

【鉴别】 (1)取本品内容物 1g,研细,加无水乙醇 25ml,超声处理 20 分钟,滤过,滤液作为供试品溶液。另取齐墩果酸对照品,加无水乙醇制成每 1ml 含 1mg 的溶液,作为对照品溶液。照薄层色谱法(通则 0502)试验,吸取上述两种溶液各 2μl,分别点于同一硅胶 G 薄层板上,以环己烷-乙酸乙酯-甲酸(20:4:2)的上层溶液为展开剂,展开,取出,晾干,喷以 10% 硫酸乙醇溶液,在 105℃ 加热至斑点显色清晰。供试品色谱中,在与对照品色谱相应的位置上,显相同颜色的斑点。

(2)取本品内容物 0.5g,研细,加甲醇 20ml,超声处理 10 分钟,放冷,滤过,滤液作为供试品溶液。另取水飞蓟宾对照品,加甲醇制成每 1ml 含 0.5mg 的溶液,作为对照品溶液。照薄层色谱法(通则 0502)试验,吸取上述两种溶液各 1μl,分别点于同一以含 4% 醋酸钠的羧甲基纤维素钠溶液为黏合剂的硅胶 H 薄层板上,以三氯甲烷-乙酸乙酯-甲醇-水(6:5:2.5:2)的下层溶液为展开剂,展开,取出,晾干,喷以 5% 三氯化铝乙醇溶液,在 105℃ 加热至斑点显色清晰,置紫外光灯(365nm)下检视。供试品色谱中,在与对照品色谱相应的位置上,显相同颜色的荧光斑点。

【检查】 应符合胶囊剂项下有关的各项规定(通则 0103)。

【含量测定】 照高效液相色谱法(通则 0512)测定。

色谱条件与系统适用性试验 以十八烷基硅烷键合硅胶为填充剂;以甲醇-乙腈-0.1% 磷酸溶液(21:14:65)为流动相;检测波长为 287nm。理论板数按水飞蓟宾峰计算应不低于 5000。

对照品溶液的制备 取水飞蓟宾对照品适量,精密称定,加甲醇制成每 1ml 含 80μg 的溶液,即得。

供试品溶液的制备 取装量差异项下的本品内容物,研细,混匀,取 0.1g,精密称定,置具塞锥形瓶中,精密加入甲醇 50ml,密塞,称定重量,超声处理(功率 250W,频率 40kHz)15 分钟,放冷,再称定重量,用甲醇补足减失的重量,摇匀,滤过,取续滤液,即得。

测定法 分别精密吸取对照品溶液与供试品溶液各 10μl,注入液相色谱仪,测定,以水飞蓟宾两个峰面积之和计算,即得。

本品每粒含水飞蓟以水飞蓟宾($C_{25}H_{22}O_{10}$)计,不得少于 6.0mg。

【功能与主治】 清利湿热,益肝退黄。用于湿热郁蒸所致的黄疸,症见面黄或目黄、口苦尿黄、纳少乏力;急、慢性肝炎见上述证候者。

【用法与用量】 口服。一次 4 粒,一日 3 次;小儿酌减,或遵医嘱。

【注意】 忌酒及油腻食物。

【规格】 每粒装 0.25g

【贮藏】 密封。

当归龙荟丸
Danggui Longhui Wan

【处方】 酒当归 100g　　　　龙胆(酒炙)100g
　　　　芦荟 50g　　　　　青黛 50g
　　　　栀子 100g　　　　酒黄连 100g
　　　　酒黄芩 100g　　　　盐黄柏 100g
　　　　酒大黄 50g　　　　木香 25g
　　　　人工麝香 5g

【制法】 以上十一味,除人工麝香外,其余酒当归等十味粉碎成细粉,将人工麝香研细,与上述粉末配研,过筛,混匀,用水泛丸,低温干燥,即得。

【性状】 本品为黄绿色至深褐色的水丸;气微,味苦。

【鉴别】 (1)取本品,置显微镜下观察:薄壁细胞纺锤形,壁略厚,有极微细的斜向交错纹理(酒当归)。纤维束鲜黄色,壁稍厚,纹孔明显(酒黄连)。纤维束鲜黄色,周围细胞含草酸钙方晶,形成晶纤维,含晶细胞的壁木化增厚(盐黄柏)。韧皮纤维淡黄色,梭形,壁厚,孔沟细(酒黄芩)。种皮石细胞黄色或淡棕色,多破碎,完整者长多角形、长方形或不规则形,壁厚,有大的圆形纹孔,胞腔棕红色(栀子)。草酸钙簇晶大,直径 60~140μm(酒大黄)。不规则块片或颗粒蓝色(青黛)。

(2)取本品 5g,研碎,加乙醚 20ml,冷浸 4 小时,时时振摇,滤过,滤液用 1%氢氧化钠溶液 5ml 洗涤,弃去水层,乙醚液挥至约 1ml,作为供试品溶液。另取当归对照药材 1g,加乙醚 10ml,同法制成对照药材溶液。照薄层色谱法(通则 0502)试验,吸取供试品溶液 5μl、对照药材溶液 3μl,分别点于同一硅胶 G 薄层板上,以正己烷-乙酸乙酯(9:1)为展开剂,展开,取出,晾干,置紫外光灯(365nm)下检视。供试品色谱中,在与对照药材色谱相应的位置上,显相同颜色的荧光斑点。

(3)取本品 2g,研碎,加三氯甲烷 20ml,加热回流 20 分钟,滤过,滤液浓缩至约 1ml,作为供试品溶液。另取靛玉红对照品和靛蓝对照品,加三氯甲烷制成每 1ml 各含 1mg 的混合溶液,作为对照品溶液。照薄层色谱法(通则 0502)试验,吸取供试品溶液 10μl、对照品溶液 5μl,分别点于同一硅胶 G 薄层板上,以甲苯-三氯甲烷-丙酮(5:4:1)为展开剂,展开,取出,晾干。供试品色谱中,在与对照品色谱相应的位置上,显相同颜色的斑点。

(4)取木香对照药材 1g,加乙醚 10ml,冷浸 4 小时,时时振摇,滤过,滤液挥至 1ml,作为对照药材溶液。照薄层色谱法(通则 0502)试验,吸取〔鉴别〕(2)项下的供试品溶液 5μl 及上述对照药材溶液 3μl,分别点于同一硅胶 G 薄层板上,以正己烷-乙酸乙酯(9:1)为展开剂,展开,取出,晾干,喷以 1%香草醛硫酸溶液,加热至斑点显色清晰。供试品色谱中,在与对照药材色谱相应的位置上,显相同的紫蓝色斑点。

【检查】 应符合丸剂项下有关的各项规定(通则 0108)。

【功能与主治】 泻火通便。用于肝胆火旺,心烦不宁,头晕目眩,耳鸣耳聋,胁肋疼痛,脘腹胀痛,大便秘结。

【用法与用量】 口服。一次 6g,一日 2 次。

【注意】 孕妇禁用。

【贮藏】 密封。

当归补血口服液
Danggui Buxue Koufuye

【处方】 当归 132g   黄芪 330g

【制法】 以上二味,当归加水蒸馏,分别收集蒸馏液和蒸馏后的水溶液(另器贮存);药渣与黄芪加水煎煮三次,第一次 2 小时,第二次 1.5 小时,第三次 1 小时,煎液滤过,滤液与当归蒸馏后的水溶液合并,浓缩至相对密度为 1.14～1.16(60℃),加乙醇使含醇量达 70%,静置 24 小时,取上清液,回收乙醇至相对密度为 1.05～1.07(65℃),加蔗糖 150g、山梨酸 1.5g 及水适量,搅拌使溶解,加入上述蒸馏液及水至 1000ml,搅匀,滤过,灌装,灭菌,即得。

【性状】 本品为棕黄色至黄棕色的液体;气香,味甜、微辛。

【鉴别】 取本品 40ml,加乙醚振摇提取 2 次,每次 20ml,合并提取液,蒸干,残渣加甲醇 1ml 使溶解,作为供试品溶液。

另取当归对照药材 0.5g,加乙醚 20ml,超声处理 10 分钟,滤过,滤液蒸干,残渣加甲醇 2ml 使溶解,作为对照药材溶液。照薄层色谱法(通则 0502)试验,吸取供试品溶液 10μl、对照药材溶液 5μl,分别点于同一硅胶 G 薄层板上,以环己烷-乙酸乙酯(4:1)为展开剂,展开,取出,晾干,置紫外光灯(365nm)下检视。供试品色谱中,在与对照药材色谱相应的位置上,显相同颜色的荧光斑点。

【检查】 相对密度 应不低于 1.04(通则 0601)。

pH 值 应为 3.8～5.0(通则 0631)。

其他 应符合合剂项下有关的各项规定(通则 0181)。

【含量测定】 照高效液相色谱法(通则 0512)测定。

色谱条件与系统适用性试验 以十八烷基硅烷键合硅胶为填充剂;以乙腈-水(36:64)为流动相;用蒸发光散射检测器检测。理论板数按黄芪甲苷峰计算应不低于 4000。

对照品溶液的制备 取黄芪甲苷对照品适量,精密称定,加甲醇制成每 1ml 含 0.4mg 的溶液,即得。

供试品溶液的制备 精密量取本品 10ml,用水饱和的正丁醇提取 4 次,每次 20ml,合并正丁醇液,加氨试液 30ml,振摇,放置 2 小时以上,分取正丁醇液,蒸干,残渣加甲醇适量使溶解并转移至 5ml 量瓶中,加甲醇稀释至刻度,摇匀,滤过,取续滤液,即得。

测定法 精密吸取对照品溶液 10μl、20μl,供试品溶液 10μl,注入液相色谱仪,测定,以外标两点法对数方程计算,即得。

本品每 1ml 含黄芪以黄芪甲苷($C_{41}H_{68}O_{14}$)计,不得少于 0.11mg。

【功能与主治】 补养气血。用于气血两虚证。

【用法与用量】 口服。一次 10ml,一日 2 次。

【规格】 每支装 10ml

【贮藏】 密封。

当归拈痛丸
Danggui Niantong Wan

【处方】
当归 40g	粉葛 40g
党参 40g	苍术(炒)40g
升麻 40g	苦参 40g
泽泻 60g	炒白术 60g
知母 60g	防风 60g
羌活 100g	黄芩 100g
猪苓 100g	茵陈 100g
甘草 100g	

【制法】 以上十五味,粉碎成细粉,过筛,混匀,用水泛丸,干燥,即得。

【性状】 本品为灰褐色的水丸;味苦。

【鉴别】　(1)取本品 5g,研细,加石油醚(60～90℃)30ml,超声处理 10 分钟,滤过,滤液用 1%氢氧化钠溶液 10ml 洗涤,弃去洗液,石油醚液蒸干,残渣加无水乙醇 2ml 微热使溶解,作为供试品溶液。另取当归对照药材 0.5g,加石油醚(60～90℃)20ml,超声处理 10 分钟,滤过,滤液蒸干,残渣加无水乙醇 1ml 使溶解,作为对照药材溶液。照薄层色谱法(通则 0502)试验,吸取上述两种溶液各 4μl,分别点于同一硅胶 G 薄层板上,以环己烷-乙酸乙酯(4:1)为展开剂,展开,取出,晾干,置紫外光灯(365nm)下检视。供试品色谱中,在与对照药材色谱相应的位置上,显相同颜色的荧光斑点。

(2)取本品 5g,研细,加乙醇 30ml,超声处理 10 分钟,滤过,滤液蒸干,残渣加水 15ml 使溶解,用三氯甲烷洗涤 2 次,每次 15ml,弃去三氯甲烷液,水液蒸干,残渣加甲醇 2ml 使溶解,作为供试品溶液。另取葛根素对照品,加甲醇制成每 1ml 含 1mg 的溶液,作为对照品溶液。照薄层色谱法(通则 0502)试验,吸取上述两种溶液各 2μl,分别点于同一硅胶 G 薄层板上,以三氯甲烷-甲醇-水-浓氨试液(60:35:10:1)的下层溶液为展开剂,展开,取出,晾干,置紫外光灯(365nm)下检视。供试品色谱中,在与对照品色谱相应的位置上,显相同颜色的荧光斑点。

(3)取本品 5g,研细,加三氯甲烷 20ml 与浓氨试液 0.4ml,超声处理 20 分钟,滤过,滤液蒸干,残渣加三氯甲烷 1ml 使溶解,作为供试品溶液。另取苦参对照药材 0.5g,同法制成对照药材溶液。照薄层色谱法(通则 0502)试验,吸取上述两种溶液各 5μl,分别点于同一硅胶 G 薄层板上,以甲苯-丙酮-甲醇(8:3:0.5)为展开剂,置氨蒸气饱和的展开缸内,展开,取出,晾干,喷以碘化铋钾试液。供试品色谱中,在与对照药材色谱相应的位置上,显相同颜色的斑点。

(4)取本品 5g,研细,加乙醚 20ml,超声处理 15 分钟,滤过,弃去乙醚液,残渣加甲醇 20ml,超声处理 15 分钟,滤过,滤液蒸干,残渣加水 10ml 使溶解,用正丁醇振摇提取 3 次,每次 15ml,合并正丁醇液,用水洗涤 3 次,每次 15ml,正丁醇液蒸干,残渣加甲醇 2ml 使溶解,作为供试品溶液。另取甘草对照药材 1g,同法制成对照药材溶液。照薄层色谱法(通则 0502)试验,吸取上述两种溶液各 3～5μl,分别点于同一用 1%氢氧化钠溶液制备的硅胶 G 薄层板上,以乙酸乙酯-甲酸-冰醋酸-水(15:1:1:2)为展开剂,展开,取出,晾干,喷以 10%硫酸乙醇溶液,在 105℃加热至斑点显色清晰,分别置日光和紫外光灯(365nm)下检视。供试品色谱中,在与对照药材色谱相应的位置上,日光下显相同颜色的斑点;紫外光下显相同颜色的荧光斑点。

【检查】　应符合丸剂项下有关的各项规定(通则 0108)。

【含量测定】　照高效液相色谱法(通则 0512)测定。

色谱条件与系统适用性试验　以十八烷基硅烷键合硅胶为填充剂;以甲醇-0.2%磷酸溶液(45:55)为流动相;检测波

长为 278nm。理论板数按黄芩苷峰计算应不低于 2500。

对照品溶液的制备　取黄芩苷对照品适量,精密称定,加稀乙醇制成每 1ml 含 60μg 的溶液,即得。

供试品溶液的制备　取本品适量,研细,取约 0.8g,精密称定,置具塞锥形瓶中,精密加入稀乙醇 50ml,密塞,称定重量,超声处理(功率 500W,频率 40kHz)1 小时,放冷,再称定重量,用稀乙醇补足减失的重量,摇匀,滤过,取续滤液,即得。

测定法　分别精密吸取对照品溶液与供试品溶液各 10μl,注入液相色谱仪,测定,即得。

本品每 1g 含黄芩以黄芩苷($C_{21}H_{18}O_{11}$)计,不得少于 5.0mg。

【功能与主治】　清热利湿,祛风止痛。用于湿热闭阻所致的痹病,症见关节红肿热痛或足胫红肿热痛;亦可用于疮疡。

【用法与用量】　口服。一次 9g,一日 2 次。

【注意】　孕妇及风寒湿闭阻痹病者慎用;忌食辛辣油腻食物。

【规格】　每 18 丸重 1g

【贮藏】　密封。

当归养血丸

Danggui Yangxue Wan

【处方】　当归 150g　　　　　白芍(炒)150g
　　　　　地黄 400g　　　　　炙黄芪 150g
　　　　　阿胶 150g　　　　　牡丹皮 100g
　　　　　香附(制)150g　　　茯苓 150g
　　　　　杜仲(炒)200g　　　白术(炒)200g

【制法】　以上十味,除阿胶外,当归等九味粉碎成细粉,过筛,混匀。阿胶用适量水溶化,与炼蜜和匀。每 100g 粉末用含炼蜜 35～45g 的上述混合液泛丸,干燥,即得。

【性状】　本品为暗棕色的水蜜丸;味甜、微苦。

【鉴别】　(1)取本品,置显微镜下观察:糊化淀粉粒团块无色(白芍)。不规则分枝状团块无色,遇水合氯醛试液溶化;菌丝无色或淡棕色,直径 4～6μm(茯苓)。草酸钙针晶细小,长 10～32μm,不规则地充塞于薄壁细胞中(白术)。薄壁细胞纺锤形,壁略厚,有极微细的斜向交错纹理(当归)。薄壁组织灰棕色至黑棕色,细胞多皱缩,内含棕色核状物(地黄)。纤维成束或散离,壁厚,表面有纵裂纹,两端断裂成帚状或较平截(炙黄芪)。橡胶丝呈条状或扭曲成团,表面带颗粒性(杜仲)。分泌细胞类圆形,含淡黄棕色至红棕色分泌物,其周围细胞作放射状排列(香附)。

(2)取本品 5g,研碎,加石油醚(60～90℃)15ml,超声处理 15 分钟,滤过,滤液蒸干,残渣加无水乙醇 1ml 使溶解,作为供试品溶液。另取当归对照药材 1g,同法制成对照药材溶液。照薄层色谱法(通则 0502)试验。吸取上述两种溶液各 5μl,分别点于同一硅胶 G 薄层板上,以正己烷-乙酸乙酯(9:1)为展开剂,展开,取出,晾干,置紫外光灯(365nm)下检视。供试品色谱中,在与对照药材色谱相应的位置上,显相同颜色的荧光斑点。

(3)取本品 10g,研碎,加乙醚 10ml 润湿后,加石油醚(30~60℃)40ml,超声处理 30 分钟,滤过,滤液蒸干,残渣加丙酮 2ml 使溶解,作为供试品溶液。另取丹皮酚对照品,加丙酮制成每 1ml 含 1mg 的溶液,作为对照品溶液。照薄层色谱法(通则 0502)试验,吸取上述两种溶液各 5μl,分别点于同一硅胶 G 薄层板上,以甲苯-乙酸乙酯(20:1)为展开剂,展开,取出,晾干,喷以盐酸酸性 5%三氯化铁乙醇溶液。供试品色谱中,在与对照品色谱相应的位置上,显相同颜色的斑点。

【检查】 应符合丸剂项下有关的各项规定(通则 0108)。

【功能与主治】 益气养血调经。用于气血两虚所致的月经不调,症见月经提前、经血量少或量多、经期延长、肢体乏力。

【用法与用量】 口服。一次 9g,一日 3 次。

【贮藏】 密封。

当归调经颗粒
Danggui Tiaojing Keli

【处方】
当归 300g	熟地黄 20g
川芎 10g	党参 20g
白芍 20g	甘草 10g
黄芪 20g	

【制法】 以上七味,川芎用 70%乙醇为溶剂、白芍用 80%乙醇为溶剂进行渗漉,收集渗漉液;当归用蒸馏法提取挥发油,备用,药渣与其余熟地黄等四味加水煎煮二次,合并煎液,滤过,滤液浓缩至相对密度为 1.15~1.18(50℃),加五倍量 70%乙醇,搅匀,静置,取上清液与上述渗漉液合并,回收乙醇,浓缩至相对密度为 1.18~1.22(50℃)的清膏,加入蔗糖及(或)乙醇适量,混匀,制成颗粒,干燥,过筛,喷加当归挥发油,制成 1000g,分装,即得。

【性状】 本品为棕黄色至棕褐色的颗粒;气香,味甜、辛、微苦。

【鉴别】 (1)取本品 20g,加水 30ml 使溶解,用乙醚振摇提取 2 次(水液备用),每次 20ml,合并乙醚提取液,回收溶剂至干,残渣加甲醇 1ml 使溶解,作为供试品溶液。另取当归对照药材、川芎对照药材各 0.2g,分别加乙醚 20ml,超声处理 20 分钟,滤过,回收溶剂至干,残渣加甲醇 1ml 使溶解,作为对照药材溶液。照薄层色谱法(通则 0502)试验,吸取供试品溶液 6μl、对照药材溶液 4μl,分别点于同一硅胶 G 薄层板上,以正己烷-乙酸乙酯(9:1)为展开剂,展开,取出,晾干,置紫外光灯(365nm)下检视。供试品色谱中,在与对照药材色谱相应的位置上,显相同颜色的荧光斑点。

(2)取本品 20g,研细,加乙醚 40ml,超声处理 30 分钟,滤过,弃去乙醚液,残渣挥干乙醚,加水 40ml 使溶解,用水饱和的正丁醇振摇提取 2 次,每次 30ml,合并正丁醇液,用正丁醇饱和的水洗涤 2 次,每次 20ml,分取正丁醇液,回收溶剂至干,残渣加甲醇 1ml 使溶解,作为供试品溶液。另取甘草对照药材 0.5g,加甲醇 20ml,加热回流 30 分钟,滤过,滤液回收溶剂至干,残渣加甲醇 1ml 使溶解,作为对照药材溶液。照薄层色谱法(通则 0502)试验,吸取上述两种溶液各 6μl,分别点于同一以 0.5%氢氧化钠溶液制备的硅胶 G 薄层板上,以乙酸乙酯-甲酸-冰醋酸-水(15:1:1:2)为展开剂,展开,取出,晾干,喷以 10%硫酸乙醇溶液,在 105℃加热至斑点显色清晰,置紫外光灯(365nm)下检视。供试品色谱中,在与对照药材色谱相应的位置上,显相同颜色的荧光斑点。

(3)取〔鉴别〕(1)项下的备用水溶液,用水饱和的正丁醇振摇提取 2 次,每次 30ml,合并正丁醇提取液,用氨试液洗涤 2 次,每次 20ml,分取正丁醇液,回收溶剂至干,残渣加甲醇 1ml 使溶解,作为供试品溶液。另取黄芪甲苷对照品,加甲醇制成每 1ml 含 0.5mg 的溶液,作为对照品溶液。照薄层色谱法(通则 0502)试验,吸取上述两种溶液各 6μl,分别点于同一硅胶 G 薄层板上,以三氯甲烷-甲醇-水(13:7:2)10℃以下放置的下层溶液为展开剂,展开,取出,晾干,喷以 10%硫酸乙醇溶液,在 105℃加热至斑点显色清晰,分别置日光及紫外光灯(365nm)下检视。供试品色谱中,在与对照品色谱相应的位置上,日光下显相同颜色的斑点;紫外光下显相同颜色的荧光斑点。

【检查】 应符合颗粒剂项下有关的各项规定(通则 0104)。

【含量测定】 照高效液相色谱法(通则 0512)测定。

色谱条件与系统适用性试验 以十八烷基硅烷键合硅胶为填充剂;以乙腈-0.1%磷酸溶液(12:88)为流动相;检测波长为 230nm。理论板数按芍药苷峰计算应不低于 3000。

对照品溶液的制备 取芍药苷对照品适量,精密称定,加甲醇制成每 1ml 含 35μg 的溶液,即得。

供试品溶液的制备 取装量差异项下的本品,研细,取约 5g,精密称定,置具塞锥形瓶中,精密加入 70%乙醇 10ml,密塞,称定重量,超声处理(功率 250W,频率 50kHz)30 分钟,放冷,再称定重量,用 70%乙醇补足减失的重量,摇匀,滤过,取续滤液,即得。

测定法 分别精密吸取对照品溶液与供试品溶液各 10μl,注入液相色谱仪,测定,即得。

本品每袋含白芍以芍药苷($C_{23}H_{28}O_{11}$)计,不得少于 0.80mg。

【功能与主治】 补血助气,调经。用于贫血衰弱,病后产后血虚以及月经不调,痛经。

【用法与用量】　口服。一次 1 袋,一日 2～3 次。

【规格】　每袋装 10g

【贮藏】　密封,防潮。

竹沥达痰丸
Zhuli Datan Wan

【处方】　黄芩 200g　　　　半夏(制)150g
　　　　大黄(酒制)200g　　橘红 200g
　　　　甘草 100g　　　　　沉香 50g

【制法】　以上六味,粉碎成细粉,过筛,混匀。另取生姜 200g,捣碎,压榨取汁,加鲜竹沥 800ml,混匀,与上述粉末泛丸。取青礞石 100g,加硝石 30g,煅后水飞成极细粉,包衣,干燥,即得。

【性状】　本品为绿褐色的水丸;气微香,味苦。

【鉴别】　(1)取本品,置显微镜下观察:韧皮纤维淡黄色,梭形,壁厚,孔沟细(黄芩)。草酸钙针晶成束,长 32～144μm,存在于黏液细胞中或散在,纤细(半夏)。草酸钙簇晶大,直径 60～140μm(大黄)。草酸钙方晶成片存在于薄壁组织中(橘红)。纤维束周围薄壁细胞含草酸钙方晶,形成晶纤维(甘草)。

(2)取本品 2g,研碎,加甲醇 10ml,超声处理 30 分钟,滤过,滤液蒸干,残渣加三氯甲烷 1ml 使溶解,作为供试品溶液。另取大黄对照药材 0.1g,同法制成对照药材溶液。再取大黄素对照品,加甲醇制成每 1ml 含 1mg 的溶液,作为对照品溶液。照薄层色谱法(通则 0502)试验,吸取上述三种溶液各 2μl,分别点于同一硅胶 G 薄层板上,以石油醚(30～60℃)-甲酸乙酯-甲酸(15:5:1)的上层溶液为展开剂,展开,取出,晾干,置氨蒸气中熏后。供试品色谱中,在与对照药材色谱相应的位置上,显相同的五个橙红色斑点;在与对照品色谱相应的位置上,显相同的橙红色斑点。

(3)取本品 5g,研碎,加硅藻土 5g,混匀,加乙酸乙酯 20ml,加热回流 1 小时,放冷,滤过,滤渣加甲醇 20ml,超声处理 20 分钟,滤过,滤液蒸干,残渣加甲醇 2ml 使溶解,作为供试品溶液。另取黄芩苷对照品,加甲醇制成每 1ml 含 1mg 的溶液,作为对照品溶液。照薄层色谱法(通则 0502)试验,吸取上述两种溶液各 6μl,分别点于同一以含 4%醋酸钠的羧甲基纤维素钠溶液为黏合剂的硅胶 G 薄层板上,使成条状,以乙酸乙酯-丁酮-甲酸-水(5:3:1:1)为展开剂,展开,取出,晾干,喷以 1%三氯化铁乙醇溶液。供试品色谱中,在与对照品色谱相应的位置上,显相同颜色的条斑。

【检查】　应符合丸剂项下有关的各项规定(通则 0108)。

【功能与主治】　豁除顽痰,清火顺气。用于痰热上壅,顽痰胶结,咳喘痰多,大便干燥,烦闷癫狂。

【用法与用量】　口服。一次 6～9g。

【注意】　孕妇慎服。

【规格】　每 50 丸重 3g

【贮藏】　密封。

仲景胃灵丸
Zhongjing Weiling Wan

【处方】　肉桂 277.8g　　　延胡索 208.3g
　　　　牡蛎 208.3g　　　小茴香 104.2g
　　　　砂仁 69.4g　　　　高良姜 34.7g
　　　　白芍 388.9g　　　炙甘草 277.8g

【制法】　以上八味,白芍、炙甘草加水煎煮二次,每次 2 小时,合并煎液,滤过,滤液浓缩成稠膏,其余肉桂等六味粉碎成细粉,加入上述稠膏,混匀,烘干,粉碎成细粉,过筛,混匀。用水泛丸,用百草霜包衣,打光,干燥,制成 1000g,即得。

【性状】　本品为黑褐色的浓缩水丸;气芳香,味辛、甘。

【鉴别】　(1)取本品,置显微镜下观察:石细胞类方形或类圆形,直径 32～88μm,壁一面菲薄(肉桂)。草酸钙簇晶细小,直径约 5μm,一个细胞含多个簇晶(小茴香)。内种皮厚壁细胞黄棕色或棕红色,表面观类多角形,壁厚,胞腔内含硅质块(砂仁)。淀粉粒棒槌形,长 24～44μm 或更长,脐点点状、短缝状或三叉状(高良姜)。

(2)取本品 5g,研细,加浓氨试液 2ml 与三氯甲烷 20ml,浸渍 1 小时,时时振摇,滤过,滤液蒸干,残渣加乙醇 1ml 使溶解,作为供试品溶液。另取延胡索乙素对照品,加甲醇制成每 1ml 中含 1mg 的溶液,作为对照品溶液。照薄层色谱法(通则 0502)试验,吸取供试品溶液 20μl、对照品溶液 2μl,分别点于同一硅胶 G 薄层板上,以正己烷-三氯甲烷-甲醇-二乙胺(10:6:1:0.1)为展开剂,薄层板置展开缸中预平衡 20 分钟,展开,取出,晾干,喷以稀碘化铋钾试液。供试品色谱中,在与对照品色谱相应的位置上,显相同的橙红色斑点。

(3)取本品 5g,研细,加乙醚 30ml,冷浸 1 小时,时时振摇,滤过,滤液浓缩至 1ml,作为供试品溶液。另取桂皮醛对照品,加乙醇制成每 1ml 含 1μl 的溶液,作为对照品溶液。照薄层色谱法(通则 0502)试验,吸取上述两种溶液各 5μl,分别点于同一硅胶 G 薄层板上,以石油醚(60～90℃)-乙酸乙酯(17:3)为展开剂,展开,取出,晾干,喷以二硝基苯肼乙醇试液。供试品色谱中,在与对照品色谱相应的位置上,显相同的橙红色斑点。

(4)取本品 3g,研细,加甲醇 30ml,超声处理 30 分钟,滤过,滤液蒸干,残渣加水 20ml 使溶解,用水饱和的正丁醇提取 3 次,每次 20ml,合并正丁醇液,蒸干,残渣加甲醇 1ml 使溶解,作为供试品溶液。另取甘草对照药材 1g,同法制成对照药材溶液。照薄层色谱法(通则 0502)试验,吸取上述两种溶液各 15μl,分别点于同一硅胶 G 薄层板上,以甲苯-乙酸乙酯-甲醇(7:3:1)为展开剂,展开,取出,晾干,置紫外光灯(365nm)下检视。供试品色谱中,在与对照药材色谱相应的位置上,显相同颜色的荧光斑点。

【检查】 应符合丸剂项下有关的各项规定(通则 0108)。

【含量测定】 照高效液相色谱法(通则 0512)测定。

色谱条件与系统适用性试验 以十八烷基硅烷键合硅胶为填充剂;以乙腈-0.05mol/L 磷酸二氢钾溶液(15:85)为流动相;检测波长为 230nm。理论板数按芍药苷峰计算应不低于 2000。

对照品溶液的制备 取芍药苷对照品适量,精密称定,加 50%甲醇制成每 1ml 含 40μg 的溶液,即得。

供试品溶液的制备 取本品适量,研细,取 1.5g,精密称定,置具塞锥形瓶中,精密加 50%甲醇 20ml,密塞,称定重量,超声处理(功率 250W,频率 33kHz)1 小时,放冷,再称定重量,用 50%甲醇补足减失的重量,摇匀,离心,精密量取上清液 5ml,蒸干,残渣加水适量使溶解,通过 D101 型大孔吸附树脂柱(内径为 1.5cm,柱高为 10cm),先用水 100ml 洗脱,再用 50%甲醇 80ml 洗脱,收集 50%甲醇洗脱液,蒸干,残渣加 50%甲醇适量使溶解,转移至 10ml 量瓶中并稀释至刻度,摇匀,滤过,取续滤液,即得。

测定法 分别精密吸取对照品溶液与供试品溶液各 10μl,注入液相色谱仪,测定,即得。

本品每袋含白芍以芍药苷($C_{23}H_{28}O_{11}$)计,不得少于 1.5mg。

【功能与主治】 温中散寒,健胃止痛。用于脾胃虚弱,食欲不振,寒凝胃痛,脘腹胀满,呕吐酸水或清水。

【用法与用量】 口服。一次 1.2g,一日 3 次;儿童酌减。

【规格】 每袋装 1.2g

【贮藏】 密封。

伤 疖 膏

Shangjie Gao

【处方】 黄芩 300g　　　　连翘 200g
　　　　生天南星 100g　　白芷 100g
　　　　冰片 120g　　　　薄荷脑 60g
　　　　水杨酸甲酯 30g

【制法】 以上七味,除冰片、薄荷脑、水杨酸甲酯外,其余黄芩等四味粉碎成最粗粉,用 90%乙醇提取三次,第一次 2 小时,第二、三次各 1.5 小时,合并提取液,回收乙醇,浓缩至相对密度为 1.30～1.35(60℃±5℃)。取橡胶、氧化锌、松香、羊毛脂、凡士林及汽油适量制成基质,加入上述浸膏、冰片、薄荷脑、水杨酸甲酯,搅匀,制成涂料,涂膏,干燥,盖衬,切成小块,即得。

【性状】 本品为浅棕黄色的片状橡胶膏;气芳香。

【鉴别】 (1)取本品 280cm²,除去盖衬,剪成小块,置具塞锥形瓶中,加入 60%乙醇 100ml,超声处理 30 分钟,滤过,滤液蒸干,残渣加乙醚 5ml 使溶解,作为供试品溶液。另取白芷对照药材 1g,同法制成对照药材溶液。再取欧前胡素对照品、异欧前胡素对照品,加乙醚制成每 1ml 各含 1mg 的混合溶液,作为对照品溶液。照薄层色谱法(通则 0502)试验,吸取上述三种溶液各 1～5μl,分别点于同一硅胶 G 薄层板上,以石油醚(60～90℃)-乙醚(3:2)为展开剂,展开,取出,晾干,置紫外光灯(365nm)下检视。供试品色谱中,在与对照药材色谱和对照品色谱相应的位置上,显相同颜色的荧光斑点。

(2)取本品 210cm²,除去盖衬,剪成小块,置具塞锥形瓶中,加入 60%乙醇 100ml,加热回流 1 小时,滤过,滤液蒸干,残渣加甲醇 5ml 使溶解,作为供试品溶液。另取黄芩苷对照品,加甲醇制成每 1ml 含 0.2mg 的溶液,作为对照品溶液。照薄层色谱法(通则 0502)试验,吸取上述两种溶液各 1～5μl,分别点于同一硅胶 G 薄层板上,以乙酸乙酯-丁酮-甲酸-水(5:3:1:1)为展开剂,展开,取出,晾干,喷以三氯化铝试液,在 110℃加热至斑点显色清晰,置紫外光灯(365nm)下检视。供试品色谱中,在与对照品色谱相应的位置上,显相同颜色的荧光斑点。

(3)取连翘苷对照品,加甲醇制成每 1ml 含 1mg 的溶液,作为对照品溶液。照薄层色谱法(通则 0502)试验,吸取[鉴别](2)项下的供试品溶液及上述对照品溶液各 2～5μl,分别点于同一硅胶 G 薄层板上,以三氯甲烷-甲醇(5:1)为展开剂,展开,取出,晾干,喷以 10%硫酸乙醇溶液,在 105℃加热至斑点清晰。供试品色谱中,在与对照品色谱相应的位置上,显相同颜色的斑点。

(4)取薄荷脑对照品,加乙酸乙酯制成每 1ml 含 1mg 的溶液,作为对照品溶液。照[含量测定]项下的方法试验,供试品色谱应呈现与对照品色谱峰保留时间相同的色谱峰。

【检查】 含膏量 取本品,用三氯甲烷作溶剂,依法(通则 0122)检查。每 100cm² 的含膏量不得少于 1.7g。

其他 应符合贴膏剂项下橡胶膏剂有关的各项规定(通则 0122)。

【含量测定】 照气相色谱法(通则 0521)测定。

色谱条件与系统适用性试验 以聚乙二醇 20000(PEG-20M)为固定相的毛细管柱(柱长为 30m,内径为 0.25mm,膜厚度为 0.32μm);柱温为程序升温,初始温度为 130℃,保持 4 分钟,以每分钟 8℃的速度升温至 200℃,保持 10 分钟;分流进样,分流比为 10:1。理论板数按龙脑峰计算应不低于 10000。

校正因子测定 取丁香酚适量,精密称定,加乙酸乙酯制成每 1ml 含 2mg 的溶液,作为内标溶液。另取龙脑对照品适量,精密称定,加乙酸乙酯制成每 1ml 含 2mg 的溶液,作为对照品溶液。分别精密吸取上述两种溶液各 2ml,混匀,吸取

1μl,注入气相色谱仪,测定,计算校正因子。

测定法 取本品〔规格(1)、规格(2)〕6 片或〔规格(3)〕3 片,除去盖衬,剪成小块,置具塞锥形瓶中,精密加入乙酸乙酯 25ml,密塞,称定重量,超声处理(功率 250W,频率 33kHz)30 分钟,放冷,再称定重量,用乙酸乙酯补足减失的重量,摇匀,滤过,分别精密吸取续滤液及内标溶液各 2ml,混匀,吸取 1μl,注入气相色谱仪,测定,即得。

本品每片含冰片以龙脑($C_{10}H_{18}O$)计,〔规格(1)〕不得少于 9.8mg,〔规格(2)〕不得少于 10.5mg,〔规格(3)〕不得少于 21.0mg。

【功能与主治】 清热解毒,消肿止痛。用于热毒蕴结肌肤所致的疮疡,症见红、肿、热、痛、未溃破。亦用于乳腺炎、静脉炎及其他皮肤创伤。

【用法与用量】 外用,贴于患处。每日更换一次。

【注意】 肿疡阴证者禁用;忌食辛辣食物;皮肤如有过敏现象可停用。

【规格】 (1)5cm×6.5cm (2)5cm×7cm (3)7cm×10cm

【贮藏】 密封。

伤科接骨片
Shangke Jiegu Pian

【处方】

红花 12g	土鳖虫 40g
朱砂 10g	马钱子粉 20g
炙没药 4g	三七 80g
炙海星 40g	炙鸡骨 40g
冰片 2g	煅自然铜 20g
炙乳香 4g	甜瓜子 4g

【制法】 以上十二味,朱砂水飞成极细粉,冰片研成细粉;其余红花等十味粉碎成细粉,与朱砂极细粉混匀,加淀粉糊适量,制成颗粒,干燥,加入冰片细粉及适量硬脂酸镁,混匀,压制成 1000 片,包糖衣或薄膜衣,即得。

【性状】 本品为糖衣片或薄膜衣片,除去包衣后显灰褐色至棕褐色;味苦、腥。

【鉴别】 (1)取本品,置显微镜下观察:花粉粒类圆形或椭圆形,直径 43～66μm,外壁有齿状突起,具 3 个萌发孔(红花)。体壁碎片棕色或棕红色,有圆形毛窝,直径 8～24μm,有的具长短不一的刚毛(土鳖虫)。不规则细小颗粒暗红棕色,有光泽,边缘暗黑色(朱砂)。非腺毛单细胞,多碎断,壁极厚,木化,基部膨大似石细胞(马钱子粉)。树脂道碎片含棕黄色分泌物(三七)。不规则形碎块,无色,有光泽,完整者表面有圆形窝孔,多数碎块边缘呈半圆环状,有突起(海星)。

(2)取本品 5 片,除去包衣,研细,加甲醇 10ml,超声处理 20 分钟,滤过,滤液作为供试品溶液。另取三七对照药材 1g,同法制成对照药材溶液。再取三七皂苷 R₁ 对照品,加甲醇制成每 1ml 含 1mg 的溶液,作为对照品溶液。照薄层色谱法(通则 0502)试验,吸取供试品溶液和对照药材溶液各 5μl、对照品溶液 1μl,分别点于同一硅胶 G 薄层板上,以三氯甲烷-乙酸乙酯-甲醇-水(15:40:22:10)10℃ 以下放置的下层溶液为展开剂,展开,取出,晾干,喷以 1% 香草醛硫酸溶液,在 105℃ 加热至斑点显色清晰,置日光下检视。供试品色谱中,在与对照药材色谱和对照品色谱相应的位置上,显相同的淡紫色斑点。

(3)取本品 10 片,除去包衣,研细,加 80% 丙酮溶液 10ml,密塞,超声处理 15 分钟,滤过,滤液作为供试品溶液。另取红花对照药材 0.5g,同法制成对照药材溶液。照薄层色谱法(通则 0502)试验,吸取上述两种溶液各 10μl,分别点于同一硅胶 H 薄层板上,以乙酸乙酯-甲酸-水-甲醇(7:2:3:0.4)为展开剂,展开,取出,晾干。供试品色谱中,在与对照药材色谱相应的位置上,显相同的橙红色斑点。

(4)取本品 10 片,除去包衣,研细,加三氯甲烷 15ml,振摇,浸渍 2 小时,滤过,滤液作为供试品溶液。另取冰片对照品,加三氯甲烷制成每 1ml 含 2mg 的溶液,作为对照品溶液。照薄层色谱法(通则 0502)试验,吸取供试品溶液 8μl、对照品溶液 3μl,分别点于同一硅胶 G 薄层板上,以环己烷-乙酸乙酯(17:3)为展开剂,展开,取出,晾干,喷以 5% 香草醛硫酸溶液,在 105℃ 加热至斑点显色清晰,置日光下检视。供试品色谱中,在与对照品色谱相应的位置上,显相同颜色的斑点。

【检查】 应符合片剂项下有关的各项规定(通则 0101)。

【含量测定】 马钱子粉 照高效液相色谱法(通则 0512)测定。

色谱条件与系统适用性试验 以十八烷基硅烷键合硅胶为填充剂;以乙腈-0.01mol/L 庚烷磺酸钠溶液与 0.02mol/L 磷酸二氢钾溶液的等量混合溶液(用 10% 磷酸溶液调节 pH 值至 2.8)(21:79)为流动相;检测波长为 260nm。理论板数按士的宁峰计算应不低于 5000。

对照品溶液的制备 取士的宁对照品、马钱子碱对照品各 10mg,精密称定,分别置 25ml 量瓶中,用三氯甲烷溶解并稀释至刻度,摇匀。分别精密量取士的宁溶液 2ml、马钱子碱溶液 1ml,置同一 100ml 量瓶中,加甲醇至刻度,摇匀,即得(每 1ml 含士的宁 8μg、马钱子碱 4μg)。

供试品溶液的制备 取本品 20 片,除去包衣,精密称定,研细,取约 1g,精密称定,置具塞锥形瓶中,加氢氧化钠试液 3ml,摇匀,放置 30 分钟,精密加入三氯甲烷 20ml,密塞,称定重量,置水浴中加热回流 2 小时,放冷,再称定重量,用三氯甲烷补足减失的重量,摇匀,分取三氯甲烷提取液,用铺有少量无水硫酸钠的滤纸滤过,精密量取续滤液 5ml,置 10ml 量瓶中,加甲醇至刻度,摇匀,即得。

测定法 分别精密吸取对照品溶液与供试品溶液各 10μl,注入液相色谱仪,测定,即得。

本品每片含马钱子粉以士的宁($C_{12}H_{22}N_2O_2$)计,应为 80～170μg;以马钱子碱($C_{23}H_{26}N_2O_4$)计,不得少于 40μg。

朱砂 取本品 20 片,除去包衣,精密称定,研细,取约 3.5g,精密称定,置 250ml 烧瓶中,加硫酸 20ml 与硝酸钾 2.5g,加热使呈黄白色,放冷,加水 50ml,滴加 1%高锰酸钾溶液至溶液显粉红色,超声处理 5 分钟,若粉红色消失,继续滴加高锰酸钾溶液至溶液显粉红色并 2 分钟不消失,再滴加 2%硫酸亚铁溶液至红色消失,加硫酸铁铵指示液 2ml,用硫氰酸铵滴定液(0.1mol/L)滴定。每 1ml 硫氰酸铵滴定液 (0.1mol/L)相当于 11.63mg 硫化汞(HgS)。

本品每片含朱砂以硫化汞(HgS)计,应为 7.0～12.0mg。

【功能与主治】 活血化瘀,消肿止痛,舒筋壮骨。用于跌打损伤,闪腰岔气,筋伤骨折,瘀血肿痛。

【用法与用量】 口服。成人一次 4 片,十至十四岁儿童一次 3 片,一日 3 次。以温开水或温黄酒送服。

【注意】 (1)本品不可随意增加服量,增加时,需遵医嘱。(2)孕妇忌服。(3)十岁以下儿童禁服。

【规格】 (1)薄膜衣片 每片重 0.33g (2)糖衣片(片心重 0.33g)

【贮藏】 密封。

伤 痛 宁 片
Shangtongning Pian

【处方】 制乳香 6.5g 制没药 6.5g
甘松 6.5g 醋延胡索 13g
细辛 13g 醋香附 65g
山奈 65g 白芷 104g

【制法】 以上八味,粉碎成细粉,过筛,混匀。加入淀粉和饴糖,制成颗粒,干燥,压制成 1000 片,或包薄膜衣,即得。

【性状】 本品为浅棕黄色至棕黄色的片;或为薄膜衣片,除去包衣后显浅棕黄色至棕黄色;气特异,味辛辣、苦。

【鉴别】 (1)取本品 10 片,研细,加石油醚(30～60℃)30ml,超声处理 10 分钟,放冷,滤过,滤液挥干,残渣加乙酸乙酯 1ml 使溶解,作为供试品溶液。另取香附对照药材 1g,同法制成对照药材溶液。再取 α-香附酮对照品,加乙酸乙酯制成每 1ml 含 5μl 的溶液,作为对照品溶液。照薄层色谱法(通则 0502)试验,吸取上述三种溶液各 5μl,分别点于同一硅胶 GF254 薄层板上,以环己烷-乙酸乙酯(17:3)为展开剂,展开,取出,晾干,置紫外光灯(254nm)下检视。供试品色谱中,在与对照药材色谱和对照品色谱相应的位置上,显相同颜色的斑点。

(2)取本品 20 片,研细,加石油醚(60～90℃)50ml,超声处理 15 分钟,放冷,滤过,滤液浓缩至 1ml 作为供试品溶液。另取山奈对照药材 0.5g,加石油醚(60～90℃)30ml,同法制成对照药材溶液。再取对甲氧基肉桂酸乙酯对照品,加石油醚(60～90℃)制成每 1ml 含 5mg 的溶液,作为对照品溶液。

照薄层色谱法(通则 0502)试验,吸取上述三种溶液各 1μl,分别点于同一硅胶 GF254 薄层板上,以环己烷-乙酸乙酯(4:1)为展开剂,展开,取出,晾干,置紫外光灯(254nm)下检视。供试品色谱中,在与对照药材色谱和对照品色谱相应的位置上,显相同颜色的斑点。

(3)取本品 15 片,研细,加二氯甲烷 50ml 和浓氨试液 1ml,超声处理 30 分钟,滤过,滤液用硫酸溶液(3→10)振摇提取 2 次,每次 15ml,合并硫酸提取液,用浓氨试液调节 pH 值至 9～10,用二氯甲烷振摇提取 2 次,每次 20ml,合并二氯甲烷液,蒸干,残渣加甲醇 1ml 使溶解,作为供试品溶液。另取延胡索对照药材 0.25g,同法制成对照药材溶液。再取延胡索乙素对照品,加甲醇制成每 1ml 含 50μg 的溶液,作为对照品溶液。照薄层色谱法(通则 0502)试验,吸取供试品溶液 10μl,对照药材溶液 5μl 和对照品溶液 2μl,分别点于同一硅胶 G 薄层板上,以甲苯-丙酮(9:2)为展开剂,展开,取出,晾干,置碘缸中约 3 分钟后取出,挥尽板上吸附的碘后,置紫外光灯(365nm)下检视。供试品色谱中,在与对照药材色谱和对照品色谱相应的位置上,显相同颜色的荧光斑点。

(4)取本品 10 片,研细,加乙醚 30ml,超声处理 15 分钟,放冷,滤过,滤液挥干,残渣加甲醇 5ml 使溶解,作为供试品溶液。另取乳香对照药材 0.2g,加乙醚 30ml,超声处理 15 分钟,放冷,滤过,滤液挥干,残渣加甲醇 2ml 使溶解,作为对照药材溶液。照薄层色谱法(通则 0502)试验,吸取上述两种溶液各 5μl,分别点于同一硅胶 G 薄层板上,以环己烷-乙酸乙酯(9:1)为展开剂,展开,取出,晾干,喷以 5%香草醛硫酸溶液,在 105℃加热至斑点显清晰。供试品色谱中,在与对照药材色谱相应的位置上,显相同颜色的主斑点。

【检查】 应符合片剂项下有关的各项规定(通则 0101)。

【含量测定】 照高效液相色谱法(通则 0512)测定。

色谱条件与系统适用性试验 以十八烷基硅烷键合硅胶为填充剂;以甲醇-水(55:45)为流动相,待欧前胡素色谱峰出峰后,用甲醇-水(90:10)洗脱 20 分钟;检测波长为 250nm。理论板数按欧前胡素峰计算应不低于 9000。

对照品溶液的制备 取欧前胡素对照品适量,精密称定,加甲醇制成每 1ml 含 20μg 的溶液,即得。

供试品溶液的制备 取本品 20 片,精密称定,研细,取约 2g,精密称定,置具塞锥形瓶中,精密加入甲醇 25ml,密塞,称定重量,超声处理(功率 350W,频率 50kHz)20 分钟,放冷,再称定重量,用甲醇补足减失的重量,摇匀,滤过,取续滤液,即得。

测定法 分别精密吸取对照品溶液与供试品溶液各 10μl,注入液相色谱仪,测定,即得。

本品每片含白芷以欧前胡素($C_{16}H_{14}O_4$)计,不得少于 68μg。

【功能与主治】 散瘀止痛。用于跌打损伤,闪腰挫气,症见皮肤青紫、瘀斑、肿胀、疼痛、活动受限。

【用法与用量】 口服。一次 5 片,一日 2 次。

【注意】 孕妇忌服。

【规格】 （1）素片每片重 0.36g （2）薄膜衣片每片重 0.36g

【贮藏】 密封。

伤湿止痛膏
Shangshi Zhitong Gao

【处方】 伤湿止痛流浸膏 50g 水杨酸甲酯 15g
薄荷脑 10g 冰片 10g
樟脑 20g 芸香浸膏 12.5g
颠茄流浸膏 30g

【制法】 以上七味，伤湿止痛流浸膏系取生草乌、生川乌、乳香、没药、生马钱子、丁香各 1 份，肉桂、荆芥、防风、老鹳草、香加皮、积雪草、骨碎补各 2 份，白芷、山奈、干姜各 3 份，粉碎成粗粉，用 90% 乙醇制成相对密度约为 1.05 的流浸膏；按处方量称取各药，另加 3.7～4.0 倍重的由橡胶、松香等制成的基质，制成涂料。进行涂膏，切段，盖衬，切成小块，即得。

【性状】 本品为淡黄绿色至淡黄色的片状橡胶膏；气芳香。

【鉴别】 （1）取本品 2 片，剪成小块，除去盖衬，加乙醇 100ml，加热回流 1 小时，取乙醇液，浓缩至约 2ml，加 5% 硫酸溶液 20ml，搅拌，滤过，滤液加氨试液使呈碱性，用三氯甲烷 20ml 振摇提取，分取三氯甲烷液，蒸干，残渣加无水乙醇 1ml 使溶解，浓缩至 0.5ml，作为供试品溶液。另取硫酸阿托品对照品，加无水乙醇制成每 1ml 含 2mg 的溶液，作为对照品溶液。照薄层色谱法（通则 0502）试验，吸取供试品溶液 15μl、对照品溶液 5μl，分别点于同一硅胶 G 薄层板上，以二氯甲烷-丙酮-甲醇-浓氨试液（70：10：15：2）为展开剂，展开，取出，晾干，喷以稀碘化铋钾试液。供试品色谱中，在与对照品色谱相应的位置上，显相同颜色的斑点。

（2）取本品适量，剪成小块，除去盖衬，取 2g，置具塞锥形瓶中，加乙酸乙酯 50ml，密塞，超声处理 30 分钟，滤过，滤液作为供试品溶液。另取樟脑对照品、薄荷脑对照品、冰片对照品与水杨酸甲酯对照品，加乙酸乙酯制成每 1ml 含樟脑 0.4mg、薄荷脑和冰片各 0.2mg 及水杨酸甲酯 0.3mg 的混合溶液，作为对照品溶液。照气相色谱法（通则 0521）试验，聚乙二醇 20000（PEG-20M）毛细管柱（柱长为 30m，柱内径为 0.32mm，膜厚度为 0.25μm），柱温为 125℃。分别吸取对照品溶液和供试品溶液各 2μl，注入气相色谱仪。供试品色谱中应呈现与对照品色谱峰保留时间相同的色谱峰。

【检查】 含膏量 取本品，用乙醚作溶剂，依法（通则 0122）检查。每 100cm² 含膏量不得少于 1.7g。

其他 应符合贴膏剂项下有关的各项规定（通则 0122）。

【功能与主治】 祛风湿，活血止痛。用于风湿性关节炎，肌肉疼痛，关节肿痛。

【用法与用量】 外用，贴于患处。

【注意】 孕妇慎用。

【贮藏】 密封。

华 山 参 片
Huashanshen Pian

本品为华山参浸膏片。

【制法】 取华山参，粉碎成粗粉，用含 0.1% 盐酸的乙醇作溶剂，浸渍 24 小时，进行渗漉，至漉液色淡为止，漉液减压浓缩至稠膏状，测定生物碱含量，加辅料适量，制成颗粒，压片，包糖衣，即得。

【性状】 本品为糖衣片，除去糖衣后显棕色；味苦。

【鉴别】 取本品 20 片，除去糖衣，研细，用浓氨试液-乙醇（1：1）2ml 湿润，再加三氯甲烷 20ml，加热回流 1 小时，滤过，滤液蒸干，残渣加三氯甲烷 0.5ml 使溶解，作为供试品溶液。另取硫酸阿托品对照品、氢溴酸东莨菪碱对照品、氢溴酸山莨菪碱对照品和东莨菪内酯对照品，分别加乙醇制成每 1ml 含 1mg 的溶液，作为对照品溶液。照薄层色谱法（通则 0502）试验，吸取上述五种溶液各 5～6μl，分别点于同一硅胶 G 薄层板上，以乙酸乙酯-甲醇-浓氨试液（17：2：1）为展开剂，展开，取出，晾干。置紫外光灯（365nm）下检视，供试品色谱中，在与东莨菪内酯对照品色谱相应的位置上，显相同颜色的荧光斑点。依次喷以碘化铋钾试液和亚硝酸钠乙醇试液，置日光下检视。供试品色谱中，在与对照品色谱相应的位置上，显相同颜色的四个斑点。

【检查】 应符合片剂项下有关的各项规定（通则 0101）。

【含量测定】 照紫外-可见分光光度法（通则 0401）测定。

对照品溶液的制备 取硫酸阿托品，精密称定，加水制成每 1ml 相当于含莨菪碱 7μg 的溶液，即得。

供试品溶液的制备 取本品 40 片，除去糖衣，精密称定，研细，精密称取适量（约相当于 12 片的重量），置具塞锥形瓶内，精密加入枸橼酸-磷酸氢二钠缓冲液（pH4.0）25ml，振摇 5 分钟，放置过夜，用干燥滤纸滤过，取续滤液，即得。

测定法 精密量取供试品溶液与对照品溶液各 2ml，分别置分液漏斗中，各精密加枸橼酸-磷酸氢二钠缓冲液（pH4.0）10ml，再精密加入用上述缓冲液配制的 0.04% 溴甲酚绿溶液 2ml，摇匀，用 10ml 三氯甲烷振摇提取 5 分钟，待溶液完全分层后，分取三氯甲烷液，用三氯甲烷湿润的滤纸滤入 25ml 量瓶中，再用三氯甲烷提取 3 次，每次 5ml，依次滤入量瓶中，并用三氯甲烷洗涤滤纸，滤入量瓶中，加三氯甲烷至刻度。照紫外-可见分光光度法（通则 0401）分别在 415nm 的波长处测定吸光度,计算,即得。

本品含生物碱以莨菪碱($C_{17}H_{23}NO_3$)计,应为标示量的 80.0%～120.0%。

【功能与主治】 温肺平喘,止咳祛痰。用于寒痰停饮犯肺所致的气喘咳嗽、吐痰清稀;慢性气管炎、喘息性气管炎见上述证候者。

【用法与用量】 口服。常用量,一次 1～2 片,一日 3 次;极量,一次 4 片,一日 3 次。

【注意】 青光眼患者忌服;孕妇和前列腺极度肥大者慎用。

【规格】 0.12mg

【贮藏】 密封。

华佗再造丸
Huatuo Zaizao Wan

本品为川芎、吴茱萸、冰片等药味经加工制成的浓缩水蜜丸。

【性状】 本品为黑色的浓缩水蜜丸;气香,味苦。

【鉴别】 (1)取本品 8g,研碎,加乙醚 25ml,浸渍 1 小时,滤过,滤液挥干,残渣加乙酸乙酯 2ml 使溶解,作为供试品溶液。另取冰片对照品,加乙酸乙酯制成每 1ml 含 2mg 的溶液,作为对照品溶液。照薄层色谱法(通则 0502)试验,吸取上述两种溶液各 2～4μl,分别点于同一硅胶 G 薄层板上,以甲苯-乙酸乙酯(20:1)为展开剂,展开,取出,晾干,喷以 5%香草醛硫酸溶液,在 105℃加热至斑点显色清晰。供试品色谱中,在与对照品色谱相应的位置上,显相同颜色的斑点。

(2)取川芎对照药材 0.8g、吴茱萸对照药材 0.2g,分别加乙醚 20ml,浸渍 1 小时,滤过,滤液挥干,残渣分别加乙酸乙酯 1ml 使溶解,作为对照药材溶液。照薄层色谱法(通则 0502)试验,吸取〔鉴别〕(1)项下的供试品溶液 2～4μl 及上述两种对照药材溶液各 1～2μl,分别点于同一硅胶 G 薄层板上,以正己烷-乙酸乙酯(9:1)为展开剂,展开,取出,晾干,置紫外光灯(365nm)下检视。供试品色谱中,在与川芎对照药材色谱相应的位置上,显相同颜色的荧光斑点;喷以 5%三氯化铝乙醇溶液,在 105℃加热约 3 分钟,在与吴茱萸对照药材色谱相应的位置上,显相同颜色的荧光斑点。

【检查】 应符合丸剂项下有关的各项规定(通则 0108)。

【功能与主治】 活血化瘀,化痰通络,行气止痛。用于痰瘀阻络之中风恢复期和后遗症,症见半身不遂、拘挛麻木、口眼歪斜、言语不清。

【用法与用量】 口服。一次 4～8g,一日 2～3 次;重症一次 8～16g;或遵医嘱。

【注意】 孕妇忌服。

【贮藏】 密封。

血府逐瘀口服液
Xuefu Zhuyu Koufuye

【处方】 柴胡 17g   当归 50g
地黄 50g   赤芍 33g
红花 50g   桃仁 67g
麸炒枳壳 33g   甘草 17g
川芎 25g   牛膝 50g
桔梗 25g

【制法】 以上十一味,柴胡、当归、麸炒枳壳、川芎蒸馏提取芳香水,备用;药渣与地黄等其余七味加水煎煮三次,每次 2 小时,合并煎液,滤过,滤液浓缩至相对密度约 1.10(60℃),加乙醇使含醇量达 60%,冷藏 24 小时,滤过,滤液回收乙醇至无醇味,加入蔗糖 100g、蜂蜜 200g、山梨酸钾 0.5g 及上述芳香水,搅匀,加水至 1000ml,混匀,调节 pH 值为 5.0,冷藏,滤过,灌装,灭菌,即得。

【性状】 本品为棕红色的液体;味甜、苦、微辛辣。

【鉴别】 (1)取本品 30ml,加乙醚 20ml,振摇提取,取乙醚液,备用;水液加水饱和的正丁醇振摇提取 2 次,每次 15ml,合并正丁醇液,用氨试液洗涤 2 次,每次 30ml,弃去氨洗液,正丁醇液蒸干,残渣加甲醇 1ml 使溶解,作为供试品溶液。另取柴胡对照药材 0.5g,加水 30ml,加热回流 1 小时,滤过,滤液加乙醚 20ml 提取,同法制成对照药材溶液。照薄层色谱法(通则 0502)试验,吸取上述两种溶液各 5μl,分别点于同一硅胶 G 薄层板上,以三氯甲烷-甲醇-水(13:7:2)10℃以下放置分层的下层溶液为展开剂,展开,取出,晾干,喷以 1%对二甲氨基苯甲醛的 10%硫酸乙醇溶液,在 105℃加热至斑点显色清晰,分别置日光和紫外光灯(365nm)下检视。供试品色谱中,在与对照药材色谱相应的位置上,日光下显相同颜色的斑点;紫外光下显相同颜色的荧光斑点。

(2)取本品 10ml,用水饱和的正丁醇轻微振摇提取 3 次,每次 15ml,合并正丁醇液,用水洗涤 2 次,每次 20ml,正丁醇液蒸干,残渣加甲醇 1ml 使溶解,作为供试品溶液。另取枳壳对照药材 1g,加甲醇 10ml,超声处理 10 分钟,滤过,滤液作为对照药材溶液。照薄层色谱法(通则 0502)试验,吸取供试品溶液 1～4μl,对照药材溶液 2μl,分别点于同一高效硅胶 G 薄层板上,以三氯甲烷-甲醇-水(13:6:2)的下层溶液为展开剂,展开,取出,晾干,喷以 5%三氯化铝乙醇溶液,在 105℃加热 10 分钟,置紫外光灯(365nm)下检视。供试品色谱中,在与对照药材色谱相应的位置上,显相同颜色的荧光斑点。

(3)取甘草对照药材 0.5g,加甲醇 20ml,超声处理 15 分钟,滤过,滤液蒸干,残渣加甲醇 1ml 使溶解,作为对照药材溶液。照薄层色谱法(通则 0502)试验,吸取〔鉴别〕(2)项下的供试品溶液及上述对照药材溶液各 5μl,分别点于同一硅胶 G 薄层板上,以三氯甲烷-乙醇-水(6:4:1)的下层溶液为展开剂,展开,取出,晾干,喷以 2% 对二甲氨基苯甲醛的 40% 硫酸乙醇溶液,在 105℃ 加热至斑点显色清晰,置日光下检视。供试品色谱中,在与对照药材色谱相应的位置上,显相同颜色的斑点。

(4)取〔鉴别〕(1)项下的备用乙醚液,加水洗涤 2 次,每次 20ml,弃去水液,乙醚液低温蒸干,残渣加乙酸乙酯 1ml 使溶解,作为供试品溶液。另取当归对照药材、川芎对照药材各 0.5g,分别加乙醚 20ml,超声处理 10 分钟,滤过,滤液挥干,残渣分别加乙酸乙酯 1ml 使溶解,作为对照药材溶液。照薄层色谱法(通则 0502)试验,吸取供试品溶液 10μl、对照药材溶液 1~2μl,分别点于同一硅胶 G 薄层板上,以正己烷-乙酸乙酯(9:1)为展开剂,展开,取出,晾干,置紫外光灯(365nm)下检视。供试品色谱中,在与对照药材色谱相应的位置上,显相同颜色的荧光斑点。

(5)取牛膝对照药材 1g,加 50% 甲醇 25ml,加热回流 1 小时,放冷,滤过,滤液加水 20ml,加水饱和的正丁醇振摇提取 2 次,每次 25ml,合并正丁醇液,加正丁醇饱和的水洗涤 2 次,每次 25ml,弃去水液,正丁醇液蒸干,残渣加甲醇 1ml 使溶解,作为对照药材溶液。照薄层色谱法(通则 0502)试验,吸取〔鉴别〕(1)项下的供试品溶液 4~10μl 及上述对照药材溶液 6μl,分别点于同一硅胶 GF₂₅₄ 薄层板上,以三氯甲烷-甲醇-乙酸乙酯-浓氨试液(50:20:10:2.5)为展开剂,展开,取出,晾干,置紫外光灯(254nm)下检视。供试品色谱中,在与对照药材色谱相应的位置上,显相同颜色的斑点。

(6)取本品 20ml,加 7% 硫酸乙醇-水(1:3)混合液 20ml,加热回流 3 小时,放冷,加三氯甲烷振摇提取 2 次,每次 20ml,合并三氯甲烷液,加水洗涤 2 次,每次 20ml,弃去水液,三氯甲烷液用适量无水硫酸钠脱水,滤过,滤液蒸干,残渣加甲醇 1ml 使溶解,作为供试品溶液。另取桔梗对照药材 2g,加 7% 硫酸乙醇-水(1:3)混合液 20ml,同法制成对照药材溶液。照薄层色谱法(通则 0502)试验,吸取供试品溶液 2~6μl 与对照药材溶液 6~10μl,分别点于同一硅胶 G 薄层板上,以三氯甲烷-乙醚(2:1)为展开剂,展开,取出,晾干,喷以 10% 硫酸乙醇溶液,在 105℃ 加热至斑点显色清晰,置日光下检视。供试品色谱中,在与对照药材色谱相应的位置上,显相同颜色的斑点。

【检查】 相对密度 应不低于 1.08(通则 0601)。

pH 值 应为 4.0~5.5(通则 0631)。

乙醇量 不得过 5.0%(通则 0711)。

其他 应符合合剂项下有关的各项规定(通则 0181)。

【含量测定】 赤芍及枳壳 照高效液相色谱法(通则 0512)测定。

色谱条件与系统适用性试验 以十八烷基硅烷键合硅胶为填充剂;以 70% 乙腈为流动相 A,0.1% 磷酸为流动相 B,按下表中的规定进行梯度洗脱;芍药苷检测波长为 230nm,柚皮苷检测波长为 283nm。理论板数按芍药苷峰计算应不低于 5000。

时间(分钟)	流动相 A(%)	流动相 B(%)
0~25	24→40	76→60
25~26	40→100	60→0
26~30	100	0
30~31	100→24	0→76
31~45	24	76

对照品溶液的制备 取芍药苷对照品、柚皮苷对照品适量,精密称定,加 70% 乙醇制成每 1ml 中含芍药苷 100μg、柚皮苷 200μg 的混合溶液,即得。

供试品溶液的制备 精密量取本品 2ml,置 10ml 量瓶中,加 70% 乙醇稀释至刻度,摇匀,滤过,取续滤液,即得。

测定法 精密吸取对照品溶液与供试品溶液各 5μl,注入液相色谱仪,测定,即得。

本品每 1ml 含赤芍以芍药苷(C₂₃H₂₈O₁₁)计,不得少于 0.25mg;含枳壳以柚皮苷(C₂₇H₃₂O₁₄)计,不得少于 0.66mg。

桃仁 照高效液相色谱法(通则 0512)测定。

色谱条件与系统适用性试验 以十八烷基硅烷键合硅胶为填充剂;以甲醇-水(25:75)为流动相;蒸发光散射检测器检测。理论板数按苦杏仁苷峰计算应不低于 3000。

对照品溶液的制备 取苦杏仁苷对照品适量,精密称定,加甲醇制成每 1ml 含苦杏仁苷 100μg 及 480μg 的溶液,即得。

供试品溶液的制备 精密量取本品 2ml,置 10ml 量瓶中,加甲醇稀释至刻度,摇匀,滤过,取续滤液,即得。

测定法 精密吸取对照品溶液与供试品溶液各 10μl,注入液相色谱仪,测定,用外标两点法对数方程计算,即得。

本品每 1ml 含桃仁以苦杏仁苷(C₂₀H₂₇NO₁₁)计,不得少于 0.67mg。

【功能与主治】 活血祛瘀,行气止痛。用于气滞血瘀所致的胸痹、头痛日久、痛如针刺而有定处、内热烦闷、心悸失眠、急躁易怒。

【用法与用量】 空腹服。一次 20ml,一日 3 次。

【注意】 忌食辛冷食物;孕妇禁用。

【规格】 每支装 10ml

【贮藏】 密封,置阴凉处。

血府逐瘀丸

Xuefu Zhuyu Wan

【处方】	柴胡 50g	当归 150g
	地黄 150g	赤芍 100g
	红花 150g	桃仁 200g

　　　　麸炒枳壳 100g 　　　甘草 50g

　　　　川芎 75g 　　　　　牛膝 150g

　　　　桔梗 75g

【制法】 以上十一味,粉碎成细粉,过筛,混匀。每 100g 粉末加炼蜜 110～130g 制成大蜜丸,即得。

【性状】 本品为褐色的大蜜丸;味甜、辛。

【鉴别】 (1)取本品,置显微镜下观察:油管含淡黄色或黄棕色条状分泌物,直径 8～25μm(柴胡)。螺纹导管直径 14～50μm,增厚壁互相连接,似网状螺纹导管(川芎)。草酸钙方晶成片存在于薄壁组织中(枳壳)。花粉粒圆球形或椭圆形,直径约 60μm,外壁有刺,具 3 个萌发孔(红花)。

(2)取本品 9g,加硅藻土 6g,研匀,加甲醇 50ml,加热回流 60 分钟,放冷,离心 5 分钟,取上清液,蒸干,残渣加水 20ml 使溶解,加 50％乙醇 10ml 及稀盐酸 1ml,摇匀,用乙醚振摇提取 2 次,每次 25ml,合并乙醚提取液(酸水溶液备用),用水洗涤 2 次,每次 25ml,弃去水洗液,乙醚液低温蒸干,残渣加甲醇 1ml 使溶解,作为供试品溶液。另取阿魏酸对照品,加甲醇制成每 1ml 含 1mg 的溶液,作为对照品溶液。照薄层色谱法(通则 0502)试验,吸取供试品溶液 2～6μl、对照品溶液 2μl,分别点于同一硅胶 G 薄层板上,以甲苯-乙酸乙酯-甲酸(20∶10∶1)为展开剂,展开,取出,晾干,喷以新配制的 1％三氯化铁溶液与 1％铁氰化钾溶液等量的混合溶液,置日光下检视。供试品色谱中,在与对照品色谱相应的位置上,显相同颜色的斑点。

(3)取〔鉴别〕(2)项下的备用酸水溶液,用乙酸乙酯振摇提取 2 次,每次 25ml,合并乙酸乙酯提取液(酸水溶液备用),用水洗涤 2 次,每次 25ml,弃去水洗液,乙酸乙酯液蒸干,残渣加甲醇 1ml 使溶解,作为供试品溶液。另取枳壳对照药材 1g,加甲醇 10ml,超声处理 10 分钟,滤过,滤液作为对照药材溶液。再取柚皮苷对照品,加甲醇制成每 1ml 含 1mg 的溶液,作为对照品溶液。照薄层色谱法(通则 0502)试验,吸取供试品溶液 2～4μl、对照药材溶液和对照品溶液各 2μl,分别点于同一高效硅胶 G 薄层板上,以三氯甲烷-甲醇-水(13∶6∶2)的下层溶液为展开剂,展开,取出,晾干,喷以 5％三氯化铝乙醇溶液,在 105℃加热 10 分钟,置紫外光灯(365nm)下检视。供试品色谱中,在与对照药材色谱和对照品色谱相应的位置上,显相同颜色的荧光斑点。

(4)取〔鉴别〕(3)项下的备用酸水溶液,用水饱和的正丁醇振摇提取 2 次,每次 20ml,合并正丁醇提取液,取半量的正丁醇液(剩余量备用),用氨试液洗涤 2 次,每次 20ml,弃去氨洗液,正丁醇液蒸干,残渣加甲醇 1ml 使溶解,作为供试品溶液。另取牛膝对照药材 1g,加 50％甲醇 25ml,加热回流 1 小时,放冷,滤过,滤液加水 20ml,用水饱和的正丁醇振摇提取 2 次,每次 25ml,合并正丁醇提取液,用正丁醇饱和的水洗涤 2 次,每次 25ml,弃去水洗液,正丁醇液蒸干,残渣加甲醇 1ml 使溶解,作为对照药材溶液。再取 β-蜕皮甾酮对照品和芍药

苷对照品,分别加甲醇制成每 1ml 含 1mg 的溶液,作为对照品溶液。照薄层色谱法(通则 0502)试验,吸取供试品溶液 4～10μl、对照药材溶液 6μl 和对照品溶液各 2μl,分别点于同一硅胶 GF₂₅₄ 薄层板上,以三氯甲烷-乙酸乙酯-甲醇-浓氨试液(2∶4∶8∶1)为展开剂,展开,取出,晾干,置紫外光灯(254nm)下检视。供试品色谱中,在与对照药材色谱和 β-蜕皮甾酮对照品色谱相应的位置上,显相同颜色的斑点。喷以 5％香草醛硫酸溶液,加热至斑点显色清晰,置日光下检视。供试品色谱中,在与芍药苷对照品色谱相应的位置上,显相同颜色的斑点。

(5)取〔鉴别〕(4)项下剩余的正丁醇提取液,用水洗涤 2 次,每次 20ml,弃去水洗液,正丁醇液蒸干,残渣加甲醇 1ml 使溶解,作为供试品溶液。另取甘草对照药材 1g,加乙醚 40ml,加热回流 1 小时,滤过,药渣加甲醇 30ml,加热回流 1 小时,滤过,滤液蒸干,残渣加水 40ml 使溶解,用正丁醇振摇提取 3 次,每次 20ml,合并正丁醇提取液,用水洗涤 3 次,每次 20ml,弃去水洗液,正丁醇液蒸干,残渣加甲醇 1ml 使溶解,作为对照药材溶液。照薄层色谱法(通则 0502)试验,吸取供试品溶液 2～6μl、对照药材溶液 1μl,分别点于同一高效硅胶 G 薄层板上,以乙酸乙酯-冰醋酸-甲酸-水(15∶1∶1∶2)为展开剂,展开,取出,晾干,喷以 10％硫酸乙醇溶液,在 105℃加热至斑点显色清晰,置紫外光灯(365nm)下检视。供试品色谱中,在与对照药材色谱相应的位置上,显相同颜色的荧光斑点。

(6)取本品 9g,加硅藻土 6g,研匀,加甲醇 50ml,加热回流 60 分钟,放冷,离心 5 分钟,取上清液,减压回收溶剂并蒸干,残渣加 7％硫酸乙醇溶液-水(1∶3)的混合溶液 20ml,置水浴上加热回流 3 小时,放冷,用三氯甲烷振摇提取 2 次,每次 20ml,合并三氯甲烷提取液,用水洗涤 2 次,每次 20ml,弃去水洗液,三氯甲烷液用适量无水硫酸钠脱水,滤过,滤液蒸干,残渣加甲醇 1ml 使溶解,作为供试品溶液。另取桔梗对照药材 1g,加 7％硫酸乙醇溶液-水(1∶3)的混合溶液 20ml,同法制成对照药材溶液。照薄层色谱法(通则 0502)试验,吸取供试品溶液 2～6μl、对照药材溶液 4μl,分别点于同一硅胶 GF₂₅₄ 薄层板上,以三氯甲烷-乙醚(2∶1)为展开剂,展开,取出,晾干,置紫外光灯(254nm)下检视。供试品色谱中,在与对照药材色谱相应的位置上,显相同颜色的斑点。再喷以 10％硫酸乙醇溶液,在 105℃加热至斑点显色清晰,置日光下检视。供试品色谱中,在与对照药材色谱相应的位置上,显相同颜色的斑点。

【检查】 应符合丸剂项下有关的各项规定(通则 0108)。

【含量测定】 照高效液相色谱法(通则 0512)测定。

　　色谱条件与系统适用性试验 以十八烷基硅烷键合硅胶为填充剂;以 70％乙腈为流动相 A,0.1％磷酸溶液为流动相 B;芍药苷检测波长为 230nm,柚皮苷检测波长为 283nm;理

论板数按芍药苷峰计算应不低于 5000。

时间(分钟)	流动相 A(%)	流动相 B(%)
0~25	24→40	76→60
25~26	40→100	60→0
26~30	100	0

对照品溶液的制备　取芍药苷对照品和柚皮苷对照品适量,精密称定,加 70%乙醇制成每 1ml 含芍药苷 30μg、柚皮苷 45μg 的混合溶液,即得。

供试品溶液的制备　取重量差异项下的本品,剪碎,混匀,取约 1.0g,精密称定,精密加入 70%乙醇 50ml,称定重量,置水浴上加热回流 45 分钟,放冷,再称定重量,用 70%乙醇补足减失的重量,摇匀,离心(转速为每分钟 3000 转)5 分钟,取上清液,即得。

测定法　精密吸取对照品溶液与供试品溶液各 10μl,注入液相色谱仪,测定,即得。

本品每丸含赤芍以芍药苷($C_{23}H_{28}O_{11}$)计,不得少于 4.0mg;含麸炒枳壳以柚皮苷($C_{27}H_{32}O_{14}$)计,不得少于 8.7mg。

【功能与主治】　活血祛瘀,行气止痛。用于气滞血瘀所致的胸痛、头痛日久、痛如针刺而有定处、内热烦闷、心悸失眠、急躁易怒。

【用法与用量】　空腹时用红糖水送服。一次 1~2 丸,一日 2 次。

【注意】　忌食辛冷食物;孕妇禁用。

【规格】　每丸重 9g

【贮藏】　密封。

血府逐瘀胶囊

Xuefu Zhuyu Jiaonang

【处方】

柴胡 27g	当归 81g
地黄 81g	赤芍 54g
红花 81g	炒桃仁 108g
麸炒枳壳 54g	甘草 27g
川芎 40g	牛膝 81g
桔梗 40g	

【制法】　以上十一味,取炒桃仁半量、当归、赤芍、麸炒枳壳、川芎、柴胡,粉碎成细粉,过筛,混匀;其余红花等五味及剩余炒桃仁加水煎煮三次,煎液滤过,滤液合并,浓缩成稠膏,与上述粉末混匀,制成颗粒,干燥,粉碎,过筛,装入胶囊,制成 1000 粒,即得。

【性状】　本品为硬胶囊,内容物为棕色至棕褐色的颗粒和粉末;气辛,味微苦。

【鉴别】　(1)取本品内容物,置显微镜下观察:薄壁细胞纺锤形,壁略厚,有极微细的斜向交错纹理(当归)。油管含淡黄色或黄棕色条状分泌物,直径 8~25μm(柴胡)。螺纹导管直径 14~50μm,增厚壁互相连接,似网状螺纹导管(川芎)。草酸钙方晶成片存在于薄壁组织中(麸炒枳壳)。

(2)取本品内容物 5g,加甲醇 20ml,超声处理 1 小时,静置 2 小时,滤过,滤液浓缩至约 10ml,作为供试品溶液。另取枳壳对照药材 1g,加甲醇 10ml,超声处理 30 分钟,滤过,滤液作为对照药材溶液。再取柚皮苷对照品,用甲醇制成每 1ml 含 0.5mg 的溶液,作为对照品溶液。照薄层色谱法(通则 0502)试验,吸取上述三种溶液各 5~10μl,分别点于同一硅胶 G 薄层板上,以乙酸乙酯-乙醇-水(8:2:1)为展开剂,展开,取出,晾干,喷以三氯化铝试液,置紫外光灯(365nm)下检视。供试品色谱中,在与对照药材色谱和对照品色谱相应的位置上,显相同颜色的荧光斑点。

(3)取本品内容物 3g,加石油醚(60~90℃)10ml,超声处理 10 分钟,滤过,滤液作为供试品溶液。另取当归对照药材、川芎对照药材各 1g,加石油醚(60~90℃)10ml,同法制成当归、川芎对照药材溶液。照薄层色谱法(通则 0502)试验,吸取上述三种溶液各 2~5μl,分别点于同一硅胶 G 薄层板上,以正己烷-乙酸乙酯(9:1)为展开剂,展开,取出,晾干,置紫外光灯(365nm)下检视。供试品色谱中,在与对照药材色谱相应的位置上,显相同颜色的荧光斑点。

(4)取本品内容物 4g,加甲醇 30ml,超声处理 30 分钟,放冷,滤过,滤液蒸干,残渣加水 30ml 使溶解,用水饱和的正丁醇振摇提取 3 次,每次 20ml,合并正丁醇液,用氨试液 50ml 洗涤,再用正丁醇饱和的水 50ml 洗涤,弃去水液,正丁醇液蒸干,残渣加甲醇 2ml 使溶解,作为供试品溶液。另取柴胡对照药材 0.5g,同法制成对照药材溶液。照薄层色谱法(通则 0502)试验,吸取上述两种溶液各 5~10μl,分别点于同一硅胶 G 薄层板上,以三氯甲烷-甲醇-水(13:7:2)10℃以下放置的下层溶液为展开剂,展开,取出,晾干,喷以 2%对二甲氨基苯甲醛的 40%硫酸溶液,加热至斑点显色清晰。供试品色谱中,在与对照药材色谱相应的位置上,显相同颜色的斑点;置紫外光灯(365nm)下检视,供试品色谱中,在与对照药材色谱相应的位置上,显相同颜色的荧光斑点。

(5)取本品内容物 4g,加甲醇 40ml,超声处理 30 分钟,滤过,滤液蒸干,残渣加水 20ml 使溶解,用乙醚振摇提取 2 次,每次 20ml,弃去乙醚液,再用水饱和的正丁醇振摇提取 2 次,每次 20ml,合并正丁醇液,用正丁醇饱和的水洗涤 2 次,每次 20ml,弃去水液,正丁醇液蒸干,残渣加甲醇 2ml 使溶解,作为供试品溶液。另取甘草对照药材 0.5g,同法制成对照药材溶液。照薄层色谱法(通则 0502)试验,吸取上述两种溶液各 5~10μl,分别点于同一硅胶 G 薄层板上,以三氯甲烷-甲醇-水(13:6:2)的下层溶液为展开剂,展开,取出,晾干,喷以 10%硫酸乙醇溶液,加热至斑点显色清晰。供试品色谱中,在与对照药材色谱相应的位置上,显相同颜色的斑点;置紫外光灯(365nm)下检视,供试品色谱中,在与对照药材色谱相应的位置上,显相同颜色的荧光斑点。

(6)取苦杏仁苷对照品,用 50%甲醇制成每 1ml 含 60μg 的溶液,作为对照品溶液。照高效液相色谱法(通则 0512)试验。以十八烷基硅烷键合硅胶为填充剂;以甲醇为流动相 A,以水为流动相 B,按下表中的规定进行梯度洗脱;检测波长为 210nm。分别吸取对照品溶液和〔含量测定〕项下的供试品溶液各 20μl,注入液相色谱仪。供试品色谱中应呈现与对照品色谱峰保留时间相同的色谱峰。

时间(分钟)	流动相 A(%)	流动相 B(%)
0~20	20	80
20~22	20→90	80→10
22~52	90	10
52~55	90→20	10→80
55~65	20	80

【检查】 应符合胶囊剂项下有关的各项规定(通则 0103)。

【含量测定】 照高效液相色谱法(通则 0512)测定。

色谱条件与系统适用性试验 以十八烷基硅烷键合硅胶为填充剂;以乙腈-冰醋酸-水(16:1:84)为流动相;检测波长为 230nm。理论板数按芍药苷峰计算应不低于 2500。

对照品溶液的制备 取芍药苷对照品适量,精密称定,加 50%甲醇制成每 1ml 含 70μg 的溶液,即得。

供试品溶液的制备 取装量差异项下的本品内容物,混匀,取约 0.5g,精密称定,置具塞锥形瓶中,精密加入 50%甲醇 25ml,密塞,称定重量,超声处理(功率 200W,频率 40kHz)30 分钟,放冷,再称定重量,用 50%甲醇补足减失的重量,摇匀,滤过,取续滤液,即得。

测定法 分别精密吸取对照品溶液与供试品溶液各 10μl,注入液相色谱仪,测定,即得。

本品每粒含赤芍以芍药苷($C_{23}H_{28}O_{11}$)计,不得少于 1.0mg。

【功能与主治】 活血祛瘀,行气止痛。用于气滞血瘀所致的胸痹、头痛日久、痛如针刺而有定处、内热烦闷、心悸失眠、急躁易怒。

【用法与用量】 口服。一次 6 粒,一日 2 次;1 个月为一个疗程。

【注意】 忌食辛冷食物;孕妇禁用。

【规格】 每粒装 0.4g

【贮藏】 密封,置干燥处。

血美安胶囊

Xuemei'an Jiaonang

【处方】 猪蹄甲 109g　　　　地黄 60g

赤芍 50g　　　　牡丹皮 50g

【制法】 以上四味,猪蹄甲灭菌,干燥,与其余牡丹皮等三味粉碎成细粉,混匀,装入胶囊,制成 1000 粒,即得。

【性状】 本品为硬胶囊,内容物为黄褐色至棕褐色的粉末;气香、微腥、味微甜。

【鉴别】 (1)取本品,置显微镜下观察:薄壁组织灰棕色至黑棕色,细胞多皱缩,内含棕色核状物(地黄)。纤维直径 15~35μm,壁厚,微木化,有大的圆形纹孔(赤芍)。灰白色不规则块状物或呈三面锥形体、四面锥形体(猪蹄甲)。

(2)取本品内容物 0.5g,加水 10ml,加热 15 分钟,滤过,取滤液 1ml,加茚三酮试液 3 滴,摇匀,加热数分钟,显红紫色。

(3)取本品内容物 2.5g,加水 80ml,水蒸气蒸馏,收集蒸馏液 20ml,加乙醚 20ml 振摇提取,分取乙醚液,挥干,残渣加丙酮 1ml 使溶解,作为供试品溶液。另取丹皮酚对照品,加丙酮制成每 1ml 含 5mg 的溶液,作为对照品溶液。照薄层色谱法(通则 0502)试验,吸取上述两种溶液各 10μl,分别点于同一硅胶 G 薄层板上,以环己烷-乙酸乙酯(3:1)为展开剂,展开,取出,晾干,喷以 2%三氯化铁乙醇溶液。供试品色谱中,在与对照品色谱相应的位置上,显相同颜色的斑点。

(4)取本品内容物 2.5g,加乙醇 20ml,振摇 5 分钟,滤过,滤液蒸干,残渣加乙醇 2ml 使溶解,作为供试品溶液。另取芍药苷对照品,加乙醇制成每 1ml 含 1mg 的溶液,作为对照品溶液。照薄层色谱法(通则 0502)试验,吸取上述两种溶液各 10μl,分别点于同一硅胶 G 薄层板上,以三氯甲烷-乙酸乙酯-甲醇(8:1:4)为展开剂,置氨蒸气饱和的展开缸内,展开,取出,晾干,喷以 10%硫酸乙醇溶液,在 100℃加热至斑点显色清晰。供试品色谱中,在与对照品色谱相应的位置上,显相同颜色的斑点。

【检查】 应符合胶囊剂项下有关的各项规定(通则 0103)。

【含量测定】 **牡丹皮** 照高效液相色谱法(通则 0512)测定。

色谱条件与系统适用性试验 以十八烷基硅烷键合硅胶为填充剂;以甲醇-水-冰醋酸(50:50:0.5)为流动相;检测波长为 274nm。理论板数按丹皮酚峰计算应不低于 2000。

对照品溶液的制备 精密称取丹皮酚对照品适量,加甲醇制成每 1ml 含 20μg 的溶液,即得。

供试品溶液的制备 取装量差异项下的本品内容物,混匀,取约 0.2g,精密称定,置 25ml 量瓶中,加甲醇约 20ml,超声处理(功率 250W,40kHz)30 分钟,放冷,加甲醇至刻度,摇匀,滤过,取续滤液,即得。

测定法 分别精密吸取对照品溶液与供试品溶液各 20μl,注入液相色谱仪,测定,即得。

本品每粒含牡丹皮以丹皮酚($C_9H_{10}O_3$)计,不得少于 0.51mg。

赤芍 照高效液相色谱法(通则 0512)测定。

色谱条件与系统适用性试验　以十八烷基硅烷键合硅胶为填充剂；以甲醇-0.02mol/L 磷酸二氢钾溶液（用磷酸调节 pH 值至 4.0）（24∶76）为流动相；检测波长为 235nm。理论板数按芍药苷峰计算应不低于 2000。

对照品溶液的制备　精密称取芍药苷对照品适量，加甲醇制成每 1ml 含 0.2mg 的溶液，即得。

供试品溶液的制备　取装量差异项下的本品内容物，混匀，取约 1g，精密称定，置具塞锥形瓶中，精密加入 80%乙醇 50ml，密塞，称定重量，超声处理（功率 250W，40kHz）40 分钟，放冷，再称定重量，用 80%乙醇补足减失的重量，摇匀，滤过，弃去初滤液。精密量取续滤液 25ml，蒸干，残渣加水 10ml 使溶解，用水饱和的正丁醇振摇提取 4 次（20ml，20ml，20ml，15ml），合并正丁醇液，蒸干，残渣加甲醇 5ml 分次使溶解，加在中性氧化铝柱（100～200 目，1g，内径为 0.9cm，湿法装柱，用乙醇 25ml 预洗）上，用乙醇 25ml 洗脱，收集洗脱液，浓缩，移至 10ml 量瓶中，加甲醇至刻度，摇匀，即得。

测定法　分别精密吸取对照品溶液与供试品溶液各 10μl，注入液相色谱仪，测定，即得。

本品每粒含赤芍和牡丹皮以芍药苷（$C_{23}H_{28}O_{11}$）计，不得少于 0.9mg。

【功能与主治】　清热养阴，凉血活血。用于原发性血小板减少性紫癜血热伤阴挟瘀证，症见皮肤紫癜、齿衄、鼻衄、妇女月经过多、口渴、烦热、盗汗。

【用法与用量】　口服。一次 6 粒，一日 3 次，小儿酌减。或遵医嘱。

【注意】　孕妇禁用；虚寒者慎用。

【规格】　每粒装 0.27g

【贮藏】　密封。

血栓心脉宁片

Xueshuan Xinmaining Pian

【处方】
川芎 500g	槐花 250g
丹参 500g	水蛭 125g
毛冬青 250g	人工牛黄 12.5g
人工麝香 1.25g	人参茎叶总皂苷 25g
冰片 2.5g	蟾酥 1.25g

【制法】　以上十味，取人工麝香、人工牛黄、人参茎叶总皂苷、冰片、蟾酥粉碎成细粉；丹参、毛冬青用 80%乙醇回流提取 2 次，每次 1.5 小时，滤过，合并滤液，回收乙醇，浓缩至相对密度为 1.12～1.14（60℃），喷雾干燥成细粉，备用；药渣备用。川芎提取挥发油，收集挥发油备用，蒸馏后水溶液另器收集，药渣备用。水蛭与丹参、毛冬青药渣合并，加水煎煮 2 小时，滤过，滤液备用，药渣与上述川芎药渣合并，加水煎煮 2 小时，滤过，滤液与上述各煎液合并，浓缩至相对密度为

1.12～1.14（60℃），喷雾干燥成细粉，备用；取槐花加适量水，用饱和氢氧化钙水溶液调节 pH 值至 8～9，加热至微沸，保温 30 分钟，趁热滤过，药渣如上法再提取 2 次，合并滤液，60～70℃搅拌加入盐酸调节 pH 值至 4～5，静置 1～2 小时，抽滤上清液，沉淀用适量水洗 3～4 次，60℃减压干燥，粉碎成细粉，与上述各细粉混匀，制成颗粒，干燥，加入滑石粉、硬脂酸镁、羧甲淀粉钠适量，喷加川芎挥发油，混匀，压制成 1000 片，包薄膜衣，即得。

【性状】　本品为薄膜衣片，除去薄膜衣后显棕色；气微香，味微苦。

【鉴别】　（1）取本品 20 片，研细，加乙醚 40ml，冷浸 1 小时，滤过，滤液挥干，残渣加无水乙醇 2ml 使溶解，作为供试品溶液。另取丹参对照药材 1g、川芎对照药材 1g，分别同法制成对照药材溶液。再取丹参酮ⅡA 对照品、冰片对照品，加乙酸乙酯制成每 1ml 各含 1mg 的溶液，作为对照品溶液。照薄层色谱法（通则 0502）试验，吸取上述溶液各 1μl，分别点于同一硅胶 G 薄层板上，以石油醚（60～90℃）-乙酸乙酯（11∶2）为展开剂，展开，取出，晾干。供试品色谱中，在与丹参对照药材、丹参酮ⅡA 对照品色谱相应的位置上，日光下显相同颜色的斑点；置紫外光灯（365nm）下检视，供试品色谱中，在与川芎对照药材色谱相应的位置上，显相同颜色的荧光斑点。再喷以 5%磷钼酸乙醇溶液，在 105℃加热至斑点显色清晰。供试品色谱中，在与冰片对照品色谱相应的位置上显相同颜色的斑点。

（2）取本品 6 片，研细，加甲醇 50ml，加热回流 1 小时，滤过，滤液回收溶剂至干，残渣加水 30ml 溶解，用乙醚振摇提取 2 次，每次 20ml，合并乙醚液（水溶液备用），回收溶剂至干，残渣加甲醇 2ml 使溶解，作为供试品溶液。另取人工牛黄对照药材 0.5g，加甲醇 5ml，冷浸过夜，滤过，滤液作为对照药材溶液。再取胆酸对照品，加甲醇制成每 1ml 含 1mg 的溶液，作为对照品溶液。照薄层色谱法（通则 0502）试验，吸取上述三种溶液各 3μl，分别点于同一硅胶 G 薄层板上，以正己烷-乙酸乙酯-醋酸-甲醇（20∶25∶2∶3）的上层溶液为展开剂，展开，取出，晾干，喷以 5%磷钼酸乙醇溶液，在 105℃加热至斑点显色清晰。供试品色谱中，在与对照药材色谱和对照品色谱相应的位置上，显相同颜色的斑点。

（3）取〔鉴别〕（2）项下的备用水溶液，用水饱和正丁醇振摇提取 2 次，每次 20ml，合并正丁醇液，取 1ml（其余溶液备用），蒸干，残渣加甲醇 1ml 使溶解，作为供试品溶液。另取槐花对照药材 1g，同法制成对照药材溶液。再取芦丁对照品，加甲醇制成每 1ml 含 1mg 的溶液，作为对照品溶液。照薄层色谱法（通则 0502）试验，吸取上述三种溶液各 4μl，分别点于同一硅胶 G 薄层板上，以乙酸乙酯-甲酸-水（8∶1∶1）为展开剂，展开，取出，晾干，置氨蒸气中熏 30 分钟。供试品色谱中，在与对照药材色谱和对照品色谱相应的位置上，显相同颜色的斑点。

（4）取〔鉴别〕（3）项下的剩余的正丁醇液，用三倍量氨试

液洗涤 2 次,正丁醇液回收溶剂至干,残渣加甲醇 1ml 使溶解,作为供试品溶液。另取人参皂苷 Re 对照品、人参皂苷 Rg₁ 对照品、人参茎叶总皂苷对照品,分别加甲醇制成每 1ml 含人参皂苷 Re 和人参皂苷 Rg₁ 对照品各 1mg、人参茎叶总皂苷对照品 5mg 的溶液,作为对照品溶液。照薄层色谱法(通则 0502)试验,吸取上述四种溶液各 2μl,分别点于同一硅胶 G 薄层板上,以三氯甲烷-乙酸乙酯-甲醇-水(15:40:22:1)10℃以下放置的下层溶液为展开剂,展开,取出,晾干,喷以 10%硫酸乙醇溶液,在 105℃加热至斑点显色清晰。供试品色谱中,在与对照品色谱相应的位置上,显相同颜色的斑点。

(5)取麝香酮对照品,加无水乙醇制成每 1ml 含 0.1mg 的溶液,作为对照品溶液。照气相色谱法(通则 0521)试验,DB-FFAP 毛细管柱(柱长为 30m,内径为 0.32mm,膜厚度为 0.5μm),柱温为程序升温:起始温度为 200℃,保持 10 分钟,以每分钟 20℃的速率升温至 250℃,保持 10 分钟。分别吸取上述对照品溶液与〔鉴别〕(1)项下供试品溶液各 1μl,注入气相色谱仪,测定。供试品色谱中,应呈现与对照品色谱峰保留时间相对应的色谱峰。

【检查】　应符合片剂项下有关的各项规定(通则 0101)。

【含量测定】　川芎　照高效液相色谱法(通则 0512)测定。

色谱条件与系统适用性试验　以十八烷基硅烷键合硅胶为填充剂;以甲醇-1%醋酸溶液(25:75)为流动相;检测波长为 321nm。理论板数按阿魏酸峰计算应不低于 4000。

对照品溶液的制备　取阿魏酸对照品适量,精密称定,置棕色量瓶中,加 70%甲醇制成每 1ml 含 20μg 的溶液,即得。

供试品溶液的制备　取重量差异项下的本品,研细,取约 0.5g,精密称定,置具塞锥形瓶中,精密加入 70%甲醇 20ml,称定重量,超声处理(功率 250W,频率 50kHz)30 分钟,放冷,再称定重量,用 70%甲醇补足减失的重量,摇匀,滤过,取续滤液,即得。

测定法　分别精密吸取对照品溶液 5μl 与供试品溶液 10μl,注入液相色谱仪,测定,即得。

本品每片含川芎以阿魏酸(C₁₀H₁₀O₄)计,不得少于 0.10mg。

槐花　照高效液相色谱法(通则 0512)测定。

色谱条件与系统适用性试验　以十八烷基硅烷键合硅胶为填充剂;以甲醇-乙腈-1%醋酸溶液(7:14:79)为流动相;检测波长为 257nm。理论板数按芦丁峰计算应不低于 2000。

对照品溶液的制备　取芦丁对照品适量,精密称定,加甲醇制成每 1ml 含 0.1mg 的溶液,即得。

供试品溶液的制备　取重量差异项下的本品,研细,取约 0.3g,精密称定,置具塞锥形瓶中,精密加入甲醇 50ml,称定

重量,超声处理(功率 250W,频率 50kHz)30 分钟,放冷,再称定重量,用甲醇补足减失的重量,摇匀,滤过,取续滤液,即得。

测定法　分别精密吸取对照品溶液与供试品溶液各 10μl,注入液相色谱仪,测定,即得。

本品每片含槐花以芦丁(C₂₇H₃₀O₁₆)计,不得少于 12.0mg。

丹参　照高效液相色谱法(通则 0512)测定。

色谱条件与系统适用性试验　以十八烷基硅烷键合硅胶为填充剂;以甲醇-乙腈-0.5%甲酸溶液(30:9:61)为流动相;检测波长为 286nm。理论板数按丹酚酸 B 峰计算应不低于 3000。

对照品溶液的制备　取丹酚酸 B 对照品适量,精密称定,加甲醇制成每 1ml 含 0.2mg 的溶液,即得。

供试品溶液的制备　取重量差异项下的本品,研细,取约 0.3g,精密称定,置具塞锥形瓶中,精密加入 75%甲醇 50ml,称定重量,超声处理(功率 250W,频率 50kHz)30 分钟,放冷,再称定重量,用 75%甲醇补足减失的重量,摇匀,滤过,取续滤液,即得。

测定法　分别精密吸取对照品溶液与供试品溶液各 5μl,注入液相色谱仪,测定,即得。

本品每片含丹参以丹酚酸 B(C₃₆H₃₀O₁₆)计,不得少于 7.0mg。

人参茎叶总皂苷　照高效液相色谱法(通则 0512)测定。

色谱条件与系统适用性试验　以十八烷基硅烷键合硅胶为填充剂;以乙腈-水(20:80)为流动相;检测波长为 203nm。理论板数按人参皂苷 Re 峰计算应不低于 6000。

对照品溶液的制备　取人参皂苷 Rg₁ 对照品、人参皂苷 Re 对照品适量,精密称定,加甲醇制成每 1ml 含人参皂苷 Rg₁ 0.15mg、人参皂苷 Re 0.50mg 的混合溶液,即得。

供试品溶液的制备　取重量差异项下的本品,研细,取约 0.5g,精密称定,置具塞锥形瓶中,加三氯甲烷 50ml,超声处理(功率 250W,频率 50kHz)30 分钟,滤过,弃去三氯甲烷液,药渣连同滤纸挥干溶剂,精密加入甲醇 50ml,称定重量,加热回流 1 小时,放冷,再称定重量,用甲醇补足减失的重量,摇匀,滤过,精密量取续滤液 25ml,回收溶剂至干,残渣加水饱和正丁醇溶液 20ml 溶解,用氨试液 50ml 洗涤,弃去氨试液,正丁醇液回收溶剂至干,残渣加甲醇适量使溶解,转移至 10ml 量瓶中,加甲醇至刻度,摇匀,滤过,取续滤液,即得。

测定法　分别精密吸取对照品溶液 5μl 与供试品溶液 10μl,注入液相色谱仪,测定,即得。

本品每片含人参茎叶总皂苷以人参皂苷 Rg₁(C₄₂H₇₂O₁₄)和人参皂苷 Re(C₄₈H₈₂O₁₈)的总量计,不得少于 4.0mg。

【功能与主治】　益气活血,开窍止痛。用于气虚血瘀所

致的中风、胸痹,症见头晕目眩、半身不遂、胸闷心痛、心悸气短;缺血性中风恢复期、冠心病心绞痛见上述证候者。

【用法与用量】 口服。一次 2 片,一日 3 次。

【注意】 孕妇忌服。

【规格】 每片重 0.40g

【贮藏】 密封,置阴凉干燥处。

血栓心脉宁胶囊
Xueshuan Xinmaining Jiaonang

【处方】 川芎 500g   槐花 250g
丹参 500g   水蛭 125g
毛冬青 250g   人工牛黄 12.5g
人工麝香 1.25g   人参茎叶总皂苷 25g
冰片 2.5g   蟾酥 1.25g

【制法】 以上十味,取丹参、毛冬青、川芎用 60% 乙醇提取 3 次,依次加 8、5、5 倍量乙醇,分别提取 3、2、1 小时,滤过,合并滤液,减压回收乙醇,浓缩,干燥,粉碎,备用;另取水蛭粉碎成细粉,备用;再取槐花,加 5 倍量水,用饱和氢氧化钙溶液调节 pH 值至 8～9,加热至微沸,保温 30 分钟,趁热滤过,药渣如上法再提取 2 次,合并滤液,减压浓缩,低温(60℃)干燥,粉碎,备用。将人工麝香、蟾酥和人工牛黄粉碎成细粉,按配研法与冰片细粉、人参茎叶总皂苷和上述两种粉末混匀,装入胶囊,制成 1000 粒,即得。

【性状】 本品为硬胶囊,内容物为黄棕色至棕褐色的粉末;味辛、微苦。

【鉴别】 (1)取本品内容物 2.5g,加甲醇 50ml,加热回流 1 小时,滤过,滤液蒸干,残渣用水 10ml 溶解,用乙醚提取 2 次,每次 20ml,合并乙醚液(水溶液备用),蒸干,残渣加甲醇 2ml 使溶解,作为供试品溶液。另取胆酸对照品,加甲醇制成每 1ml 含 1mg 的溶液,作为对照品溶液。照薄层色谱法(通则 0502)试验,吸取上述两种溶液各 3μl,分别点于同一硅胶 G 薄层板上,以乙醚-三氯甲烷-冰醋酸(2∶2∶1)为展开剂,展开,取出,晾干,喷以 10% 磷钼酸乙醇溶液,在 105℃加热至斑点显色清晰。供试品色谱中,在与对照品色谱相应的位置上,显相同颜色的斑点。

(2)取川芎对照药材 2g,加三氯甲烷 10ml,冷浸 1 小时,滤过,滤液浓缩至 0.5ml,作为对照药材溶液。照薄层色谱法(通则 0502)试验,吸取对照药材溶液及〔鉴别〕(1)项下的供试品溶液各 3μl,分别点于同一硅胶 G 薄层板上,以石油醚(60～90℃)-三氯甲烷(1∶3)为展开剂,展开,取出,晾干,置紫外光灯(365nm)下检视。供试品色谱中,在与对照药材色谱相应的位置上,显相同颜色的荧光斑点。

(3)取〔鉴别〕(1)项下的备用水溶液,用水饱和的正丁醇振摇提取 2 次,每次 20ml,合并正丁醇提取液,取 1ml,蒸干,残渣加甲醇 1ml 使溶解,作为供试品溶液。另取芦丁对照品,加甲醇制成每 1ml 含 1mg 的溶液,作为对照品溶液。照薄层色谱法(通则 0502)试验,吸取上述两种溶液各 4μl,分别点于同一硅胶 G 薄层板上,以乙酸乙酯-甲酸-水(8∶1∶1)为展开剂,展开,取出,晾干,置氨蒸气中熏 30 分钟。供试品色谱中,在与对照品色谱相应的位置上,显相同颜色的斑点。

(4)取〔鉴别〕(3)项下的剩余的正丁醇提取液,用三倍量的氨试液洗涤 2 次,正丁醇液蒸干,残渣加甲醇 1ml 使溶解,作为供试品溶液。另取人参皂苷 Rb₁ 对照品、人参皂苷 Re 对照品、人参皂苷 Rg₁ 对照品,分别加甲醇制成每 1ml 含 1mg 的溶液,作为对照品溶液。照薄层色谱法(通则 0502)试验,吸取上述四种溶液各 2μl,分别点于同一硅胶 G 薄层板上,以三氯甲烷-乙酸乙酯-甲醇-水(15∶40∶22∶10)10℃以下放置的下层溶液为展开剂,展开,取出,晾干,喷以 10% 硫酸乙醇溶液,在 105℃加热至斑点显色清晰。供试品色谱中,在与对照品色谱相应的位置上,显相同颜色的斑点。

【检查】 应符合胶囊剂项下有关的各项规定(通则 0103)。

【含量测定】 照高效液相色谱法(通则 0512)测定。

色谱条件与系统适用性试验 以十八烷基硅烷键合硅胶为填充剂;以甲醇-水-冰醋酸(45∶54∶1)为流动相;检测波长为 257nm。理论板数按芦丁峰计算应不低于 3000。

对照品溶液的制备 取芦丁对照品适量,精密称定,加甲醇制成每 1ml 含 0.2mg 的溶液,即得。

供试品溶液的制备 取装量差异项下的本品内容物,混匀,研细,取约 0.5g,精密称定,置 50ml 量瓶中,加入甲醇 45ml,超声处理(功率 250W,频率 25kHz)30 分钟,放冷,加甲醇至刻度,摇匀,滤过,取续滤液,即得。

测定法 分别精密吸取对照品溶液与供试品溶液各 10μl,注入液相色谱仪,测定,即得。

本品每粒含槐花以芦丁($C_{27}H_{30}O_{16}$)计,不得少于 12mg。

【功能与主治】 益气活血,开窍止痛。用于气虚血瘀所致的中风、胸痹,症见头晕目眩、半身不遂、胸闷心痛、心悸气短;缺血性中风恢复期、冠心病心绞痛见上述证候者。

【用法与用量】 口服。一次 4 粒,一日 3 次。

【注意】 孕妇忌服。

【规格】 每粒装 0.5g

【贮藏】 密封。

血栓通胶囊
Xueshuantong Jiaonang

【处方】 三七总皂苷 100g

【制法】 取三七总皂苷,加入淀粉适量,混匀,制成颗粒干燥,加入滑石粉 4g,混匀,装入胶囊,制成 1000 粒,即得。

【性状】 本品为硬胶囊,内容物为类白色至淡黄色的粉末和颗粒;味苦、微甘。

【鉴别】 取本品,照〔含量测定〕项下的方法试验,供试品色谱中应呈现与三七总皂苷对照提取物色谱中三七皂苷 R_1、人参皂苷 Rg_1、人参皂苷 Re、人参皂苷 Rb_1 和人参皂苷 Rd 色谱峰保留时间相对应的色谱峰。

【检查】 应符合胶囊剂项下有关的各项规定(通则 0103)。

【指纹图谱】 取本品,照〔含量测定〕项下的方法试验,记录色谱图。

按中药色谱指纹图谱相似度评价系统,供试品指纹图谱与对照提取物指纹图谱经相似度计算,5 分钟后的色谱峰,其相似度不得低于 0.95。

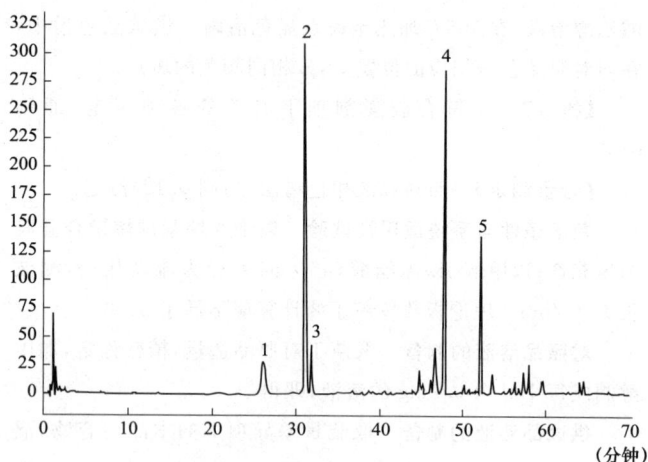

对照提取物指纹图谱

峰 1:三七皂苷 R_1　峰 2:人参皂苷 Rg_1

峰 3:人参皂苷 Re　峰 4:人参皂苷 Rb_1

峰 5:人参皂苷 Rd

【含量测定】 照高效液相色谱法(通则 0512)测定。

色谱条件与系统适用性试验 以十八烷基硅烷键合硅胶为填充剂;以乙腈为流动相 A,水为流动相 B,按下表中的规定进行梯度洗脱;流速为每分钟 1.5ml;柱温为 25℃;检测波长为 203nm。理论板数按人参皂苷 Rg_1 峰计算应不低于 6000;人参皂苷 Rg_1 与人参皂苷 Re 峰的分离度应大于 1.5。

时间(分钟)	流动相 A(%)	流动相 B(%)
0~20	20	80
20~45	20→46	80→54
45~55	46→55	54→45
55~60	55	45

对照提取物溶液的制备 取三七总皂苷对照提取物适量,精密称定,加 70% 甲醇制成每 1ml 含 2.5mg 的溶液,即得。

供试品溶液的制备 取装量差异项下的本品内容物,研细,取适量(约相当于三七总皂苷 25mg),精密称定,置具塞锥形瓶中,精密加入 70% 甲醇 10ml,密塞,称定重量,超声处理(功率 250W,频率 33kHz)10 分钟,取出,放冷,再称定重量,用 70% 甲醇补足减失的重量,摇匀,滤过,取续滤液,即得。

测定法 分别精密吸取对照提取物溶液与供试品溶液各 10μl,注入液相色谱仪,测定,即得。

本品每粒含三七皂苷 R_1($C_{47}H_{80}O_{18}$)不得少于 5.0mg,人参皂苷 Rg_1($C_{42}H_{72}O_{14}$)不得少于 30.0mg,人参皂苷 Re($C_{48}H_{82}O_{18}$)不得少于 2.5mg,人参皂苷 Rb_1($C_{54}H_{92}O_{23}$)不得少于 24.0mg,人参皂苷 Rd($C_{48}H_{82}O_{18}$)不得少于 5.0mg,且含三七皂苷 R_1、人参皂苷 Rg_1、人参皂苷 Re、人参皂苷 Rb_1 和人参皂苷 Rd 的总量不得低于 75mg。

【功能与主治】 活血祛瘀,通脉活络。用于脑络瘀阻引起的中风偏瘫,心脉瘀阻引起的胸痹心痛;脑梗塞,冠心病心绞痛见上述证候者。

【用法与用量】 口服。一次 1~2 粒,一日 3 次。

【规格】 每粒装 0.18g(含三七总皂苷 100mg)。

【贮藏】 密封。

附:三七总皂苷质量标准

三七总皂苷

本品为五加科植物三七 *Panax notoginseng*(Burk.)F. H. Chen 的主根经加工制成的总皂苷。

〔制法〕 取三七主根,适当粉碎,用 90% 乙醇提取,滤过,滤液回收乙醇至无醇味,加适量水,搅匀,静置,滤过,滤液过大孔吸附树脂柱,用水冲洗,继用 80% 乙醇液洗脱,收集洗脱液,脱色,减压回收乙醇,浓缩至稠膏状,干燥,粉碎,即得。

〔性状〕 本品为类白色至棕黄色的无定形粉末;味苦、微甘。

〔鉴别〕〔检查〕〔指纹图谱〕 同植物油脂和提取物项下三七总皂苷。

〔含量测定〕 同植物油脂和提取物项下三七总皂苷,按干燥品计,含三七皂苷 R_1($C_{47}H_{80}O_{18}$)不得少于 5.0%,人参皂苷 Rg_1($C_{42}H_{72}O_{14}$)不得少于 30.0%,人参皂苷 Re($C_{48}H_{82}O_{18}$)不得少于 2.5%,人参皂苷 Rb_1($C_{54}H_{92}O_{23}$)不得少于 24.0%,人参皂苷 Rd($C_{48}H_{82}O_{18}$)不得少于 5.0%,且含三七皂苷 R_1、人参皂苷 Rg_1、人参皂苷 Re、人参皂苷 Rb_1 和人参皂苷 Rd 的总量不得少于 75%。

〔贮藏〕 密封,置干燥处。

血脂宁丸

Xuezhining Wan

【处方】 决明子 2.5g　　　　　　山楂 50g
　　　　　荷叶 7.5g　　　　　　　制何首乌 2.5g

【制法】 以上四味,与白糖粉碎成细粉,过筛,混匀。每 100g 粉末加炼蜜 70～90g 制成大蜜丸,即得。

【性状】 本品为棕褐色的大蜜丸;味甜、酸。

【鉴别】 (1)取本品 9g,剪碎,加甲醇 30ml,超声处理 30 分钟,滤过,滤液蒸干,残渣加水 10ml 使溶解,加盐酸 1ml,加热回流 30 分钟,放冷,用乙醚振摇提取 2 次,每次 20ml,合并乙醚提取液,蒸干,残渣加三氯甲烷 1ml 使溶解,作为供试品溶液。另取大黄酚对照品、大黄素甲醚对照品,加三氯甲烷制成每 1ml 各含 1mg 的混合溶液,作为对照品溶液。照薄层色谱法(通则 0502)试验,吸取供试品溶液 4～6μl、对照品溶液 2～4μl,分别点于同一硅胶 G 薄层板上,以石油醚(30～60℃)-甲酸乙酯-甲酸(15:5:1)的上层溶液为展开剂,展开,取出,晾干,置紫外光灯(365nm)下检视。供试品色谱中,在与对照品色谱相应的位置上,显相同颜色的荧光斑点。

(2)取本品 20g,剪碎,加甲醇 40ml,超声处理 30 分钟,滤过,滤液蒸至近干,残渣用氨试液 15ml 溶解,用三氯甲烷振摇提取 3 次,每次 20ml,合并三氯甲烷液,蒸干,残渣用 0.01mol/L 盐酸溶液 20ml 溶解,用三氯甲烷 20ml 振摇提取,弃去三氯甲烷液,酸水液用浓氨试液调节 pH 值至 9～10,再用三氯甲烷振摇提取 2 次,每次 20ml,合并三氯甲烷液,蒸干,残渣加三氯甲烷 1ml 使溶解,作为供试品溶液。另取荷叶对照药材 2g,加甲醇 10ml,同法制成对照药材溶液。再取荷叶碱对照品,加三氯甲烷制成每 1ml 含 1mg 的溶液,作为对照品溶液。照薄层色谱法(通则 0502)试验,吸取供试品溶液 6～10μl、对照药材溶液及对照品溶液各 4～6μl,分别点于同一硅胶 G 薄层板上,以环己烷-乙酸乙酯-浓氨试液(15:15:0.4)为展开剂,置氨蒸气饱和的展开缸内,展开,取出,晾干,喷以稀碘化铋钾试液。供试品色谱中,在与对照药材色谱和对照品色谱相应的位置上,显相同颜色的斑点。

【检查】 应符合丸剂项下有关的各项规定(通则 0108)。

【含量测定】 取重量差异项下的本品,剪碎,混匀,取约 2g,精密称定,置锥形瓶中,加甲醇 30ml,超声处理(功率 200W,频率 40kHz)60 分钟,滤过;药渣与滤纸再加甲醇 30ml,超声处理(功率 200W,频率 40kHz)30 分钟,滤过;药渣用甲醇 20ml 洗涤,合并滤液与洗液,置水浴上蒸干,残渣用甲醇溶解,转移至 10ml 量瓶中,加甲醇至刻度,摇匀,作为供试品溶液。另取熊果酸对照品适量,精密称定,加甲醇制成每 1ml 含 0.1mg 的溶液,作为对照品溶液。照薄层色谱法(通则 0502)试验,精密吸取供试品溶液 2μl、对照品溶液 2μl 与 4μl,分别交叉点于同一硅胶 G 薄层板上,以三氯甲烷-甲醇

(20:0.5)为展开剂,展开,取出,晾干,喷以 10% 硫酸乙醇溶液,在 105℃加热至斑点显色清晰,在薄层板上覆盖同样大小的玻璃板,周围用胶布固定。照薄层色谱法(通则 0502 薄层色谱扫描法)进行扫描,波长:$\lambda_S=540nm$,$\lambda_R=420nm$,测量供试品吸光度积分值与对照品吸光度积分值,计算,即得。

本品每丸含山楂按熊果酸($C_{30}H_{48}O_3$)计,不得少于 4.5mg。

【功能与主治】 化浊降脂,润肠通便。用于痰浊阻滞型高脂血症,症见头昏胸闷、大便干燥。

【用法与用量】 口服。一次 2 丸,一日 2～3 次。

【注意】 严重胃溃疡、胃酸分泌多者禁用或慎用。

【规格】 每丸重 9g

【贮藏】 密封。

血 脂 灵 片

Xuezhiling Pian

【处方】 泽泻 500g　　　　　　决明子 500g
　　　　　山楂 500g　　　　　　制何首乌 500g

【制法】 以上四味,取制何首乌 100g,粉碎成细粉;剩余的制何首乌和泽泻用 90% 乙醇加热回流提取二次,每次 3 小时,合并提取液,回收乙醇并浓缩至适量,备用;决明子和山楂用 70% 乙醇加热回流提取二次,第一次 3 小时,第二次 2 小时,合并提取液,回收乙醇并浓缩至适量,备用;上述经醇提取后的各药渣分别加水煎煮三次,第一、二次各 2 小时,第三次 1 小时,合并全部煎液,滤过,滤液静置 12 小时,取上清液,浓缩至适量,与决明子和山楂的醇提浓缩液混合,减压干燥,粉碎成细粉,加入制何首乌细粉及适量的淀粉,混匀;用喷雾制粒的方法,将制何首乌和泽泻的醇提浓缩液与上述混合粉末制成颗粒,干燥,加入适量的润滑剂,压制成 1000 片,包薄膜衣,即得。

【性状】 本品为薄膜衣片,除去包衣后显黄棕色至棕褐色;味微苦。

【鉴别】 (1)取本品 5 片,研细,加甲醇 30ml,超声处理 30 分钟,滤过,滤液蒸干,残渣用稀盐酸 10ml 溶解,置水浴上加热 30 分钟,放冷,用乙醚振摇提取 2 次,每次 15ml,合并乙醚液,挥干,残渣加乙醚 1ml 使溶解,作为供试品溶液。另取决明子对照药材 0.5g,同法制成对照药材溶液。再取大黄酚对照品,加甲醇制成每 1ml 含 0.5mg 的溶液,作为对照品溶液。照薄层色谱法(通则 0502)试验,吸取供试品溶液 1～2μl、对照药材溶液和对照品溶液各 1μl,分别点于同一硅胶 G 薄层板上,以石油醚(30～60℃)-甲酸乙酯-甲酸(15:5:1)的上层溶液为展开剂,展开,取出,晾干。置紫外光灯(365nm)下检视。供试品色谱中,在与对照药材色谱和对照品色谱相应的位置上,显相同颜色的荧光斑点。

（2）取本品 5 片，研细，加乙醚 30ml，浸泡 30 分钟，并时时振摇，滤过，滤液蒸干，残渣加无水乙醇 1ml 使溶解，作为供试品溶液。另取熊果酸对照品，加无水乙醇制成每 1ml 含 0.5mg 的溶液，作为对照品溶液。照薄层色谱法（通则 0502）试验，吸取上述两种溶液各 2μl，分别点于同一以含 4％醋酸钠的羧甲基纤维素钠溶液为黏合剂的硅胶 G 薄层板上，以乙醚-丙酮（4：1）为展开剂，展开，取出，晾干，喷以 5％硫酸乙醇溶液，在 105℃加热至斑点显色清晰，置紫外光灯（365nm）下检视。供试品色谱中，在与对照品色谱相应的位置上，显相同颜色荧光斑点。

【检查】 应符合片剂项下有关的各项规定（通则 0101）。

【含量测定】 决明子 照高效液相色谱法（通则 0512）测定。

色谱条件与系统适用性试验 以十八烷基硅烷键合硅胶为填充剂；以甲醇-0.1％磷酸溶液（85：15）为流动相；检测波长为 254nm。理论板数按大黄素峰计算应不低于 3000。

对照品溶液的制备 取大黄素对照品适量，精密称定，加甲醇制成每 1ml 含 10μg 的溶液，即得。

供试品溶液的制备 取重量差异项下的本品，研细，取约 0.3g，精密称定，置具塞锥形瓶中，精密加入甲醇 25ml，称定重量，加热回流 1 小时，放冷，再称定重量，用甲醇补足减失的重量，摇匀，滤过，精密量取续滤液 5ml，置具塞烧瓶中，蒸干，加 2.5mol/L 硫酸溶液 10ml 和三氯甲烷 20ml，加热回流 2 小时，分取三氯甲烷液，水层用三氯甲烷 10ml 振摇提取，合并三氯甲烷液，用水 10ml 洗涤，取三氯甲烷液，置水浴上蒸干，残渣用甲醇溶解，转移至 10ml 量瓶中，加甲醇至刻度，摇匀，滤过，取续滤液，即得。

测定法 分别精密吸取对照品溶液与供试品溶液各 10μl，注入液相色谱仪，测定，即得。

本品每片含制何首乌、决明子以大黄素（$C_{15}H_{10}O_5$）计，不得少于 0.15mg。

制何首乌 照高效液相色谱法（通则 0512）测定（避光操作）。

色谱条件与系统适用性试验 以十八烷基硅烷键合硅胶为填充剂；以乙腈-水（22：78）为流动相；检测波长为 320nm。理论板数按 2,3,5,4′-四羟基二苯乙烯-2-O-β-D-葡萄糖苷峰计算应不低于 3000。

对照品溶液的制备 取 2,3,5,4′-四羟基二苯乙烯-2-O-β-D-葡萄糖苷对照品适量，精密称定，加甲醇制成每 1ml 含 36μg 的溶液，即得。

供试品溶液的制备 取重量差异项下的本品，研细，取 0.2g，精密称定，置具塞锥形瓶中，精密加入稀乙醇 25ml，密塞，称定重量，超声处理（功率 350W，频率 50kHz）30 分钟，放冷，再称定重量，用稀乙醇补足减失的重量，摇匀，滤过，取续滤液，即得。

测定法 分别精密吸取对照品溶液与供试品溶液各 10μl，注入液相色谱仪，测定，即得。

本品每片含制何首乌以 2,3,5,4′-四羟基二苯乙烯-2-O-β-D-葡萄糖苷（$C_{20}H_{22}O_9$）计，不得少于 1.0mg。

【功能与主治】 化浊降脂，润肠通便。用于痰浊阻滞型高脂血症，症见头昏胸闷、大便干燥。

【用法与用量】 口服。一次 4～5 片，一日 3 次。

【规格】 每片重 0.3g

【贮藏】 密封。

血脂康片
Xuezhikang Pian

本品为红曲经加工制成的片剂。

【制法】 取部分红曲，粉碎成细粉；另取剩余的红曲，用 75％乙醇回流提取二次，滤过，合并滤液，回收乙醇，浓缩至适量，不断喷入红曲细粉中，沸腾干燥制成颗粒，蔗糖粉碎与微晶纤维素、预胶化淀粉混匀；聚乙二醇-6000 溶于少量水中，喷入上述辅料中，混匀，再加入上述颗粒及适量微晶纤维素，混匀，压制成 1000 片，包薄膜衣，即得。

【性状】 本品为薄膜衣片，除去包衣后显紫红色；气微酸，味淡。

【鉴别】 （1）取〔含量测定〕项下的供试品溶液 1ml，置 10ml 量瓶中，加甲醇稀释至刻度，摇匀。照紫外-可见分光光度法（通则 0401）测定，在 230nm、237nm 与 246nm 的波长处有最大吸收。

（2）取本品 5 片，研细，取 0.4g，加 75％乙醇 3ml，摇匀，超声处理 20 分钟，离心，取上清液作为供试品溶液。另取红曲对照药材 1g，加 75％乙醇 5ml，摇匀，超声处理 30 分钟，离心，取上清液作为对照药材溶液。再取洛伐他汀对照品，加 75％乙醇制成每 1ml 含 1mg 的溶液，作为对照品溶液。照薄层色谱法（通则 0502）试验，吸取上述三种溶液各 5μl，分别点于同一硅胶 G 薄层板上，以二氯甲烷-丙酮（4：1）为展开剂，展开，取出，晾干，喷以 5％磷钼酸乙醇溶液，在 105℃加热至斑点显色清晰。供试品色谱中，在与对照药材色谱和对照品色谱相应的位置上，显相同颜色的斑点。

【检查】 应符合片剂项下有关的各项规定（通则 0101）。

【指纹图谱】 照高效液相色谱法（通则 0512）测定。

色谱条件与系统适用性试验 以十八烷基硅烷键合硅胶为填充剂（Cosmosil 5C$_{18}$-MS-Ⅱ，4.6mm×250mm，5μm）；以乙腈为流动相 A，以 0.05％磷酸溶液为流动相 B，按下表中的规定进行梯度洗脱；流速为每分钟 1ml；柱温为 30℃；检测波长为 256nm。理论板数按洛伐他汀峰计算应不低于 40000。

时间（分钟）	流动相A（％）	流动相B（％）
0～45	25→84	75→16
45～55	84→25	16→75
55～65	25	75

参照物溶液的制备　取洛伐他汀对照品适量,精密称定,加乙腈制成每 1ml 含 1mg 的溶液,即得。

供试品溶液的制备　取本品 10 片,除去薄膜衣,研细,取 2g,精密称定,置具塞锥形瓶中,精密加入乙腈 10ml,密塞,摇匀,称定重量,超声处理(功率 250W,频率 40kHz)30 分钟,放冷,再称定重量,用乙腈补足减失的重量,摇匀,滤过,取续滤液,即得。

测定法　分别精密吸取参照物溶液和供试品溶液各 10μl,注入液相色谱仪,测定,记录 65 分钟内的色谱图,即得。

供试品指纹图谱中应出现 10 个共有峰,其中 6 号峰与 S 峰的相对保留时间应为 0.45～0.65,经二极管阵列检测器检测,应在 271nm、281nm 处有最大吸收、在 293nm 处有最大吸收或肩峰。按中药色谱指纹图谱相似度评价系统计算,供试品指纹图谱与对照指纹图谱的相似度不得低于 0.85。

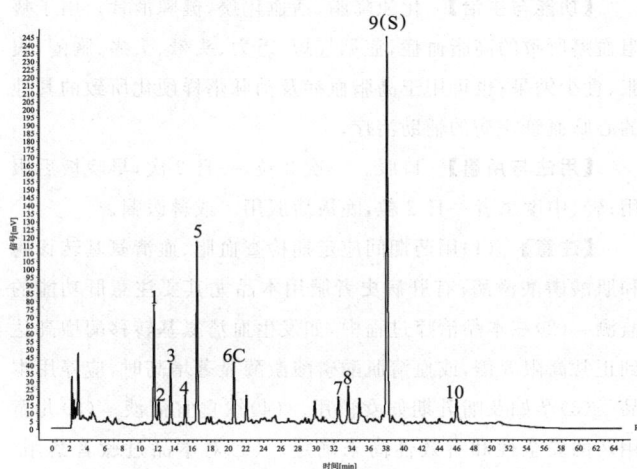

对照指纹图谱

峰 9(S):洛伐他汀

【含量测定】　照高效液相色谱法(通则 0512)测定。

色谱条件与系统适用性试验　以十八烷基硅烷键合硅胶为填充剂;以甲醇-水(75:25)为流动相;检测波长为 237nm。理论板数按洛伐他汀峰计算应不低于 4000。

对照品溶液的制备　取洛伐他汀对照品适量,精密称定,加甲醇制成每 1ml 含 40μg 的溶液,即得。

供试品溶液的制备　取重量差异项下的本品,研细,取 0.4g,精密称定,置具塞锥形瓶中,精密加入 75% 乙醇 10ml,密塞,摇匀,称定重量,超声处理(功率 250W,频率 28kHz)20 分钟,取出,放冷,再称定重量,用 75% 乙醇补足减失的重量,摇匀,离心(转速为每分钟 2000 转)5 分钟,精密量取上清液 3ml,加在已处理好的中性氧化铝柱(200～300 目,4g,柱内径为 0.9cm)上,用甲醇 22ml 分次洗脱,收集洗脱液,置 25ml 量瓶中,加甲醇至刻度,摇匀,滤过,取续滤液,即得。

测定法　分别精密吸取对照品溶液与供试品溶液各 10μl,注入液相色谱仪,测定,即得。

本品每片含红曲以洛伐他汀($C_{24}H_{36}O_5$)计,不得少于 2.5mg。

【功能与主治】　化浊降脂,活血化瘀,健脾消食。用于痰阻血瘀所致的高脂血症,症见气短、乏力、头晕、头痛、胸闷、腹胀、食少纳呆;也可用于高脂血症及动脉粥样硬化所致的其他的心脑血管疾病的辅助治疗。

【用法与用量】　口服。一次 2 片,一日 2 次,早晚饭后服用;轻、中度患者一日 2 片,晚饭后服用,或遵医嘱。

【注意】　(1)用药期间应定期检查血脂、血清氨基转移酶和肌酸磷酸激酶;有肝病史者服用本品尤其要注意肝功能的监测。(2)在本品治疗过程中,如发生血清氨基转移酶增高达到正常高限 3 倍,或血清肌酸磷酸激酶显著增高时,应停用本品。(3)孕妇及哺乳期妇女慎用。(4)饮食宜清淡。(5)儿童用药的安全性和有效性尚未确定。(6)对本品过敏者禁用。(7)活动性肝炎或无法解释的血清氨基转移酶升高者禁用。(8)一般耐受性良好,大部分副作用轻微而短暂。(9)本品常见不良反应为胃肠道不适,如胃痛、腹胀、胃部灼热等。(10)偶可引起血清氨基转移酶和肌酸磷酸激酶可逆性升高。(11)罕见乏力、口干、头晕、头痛、肌痛、皮疹、胆囊疼痛、浮肿、结膜充血和泌尿道刺激症状。

【规格】　每片重 0.4g

【贮藏】　密封。

注:原料红曲质量标准同血脂康胶囊。

血脂康胶囊

Xuezhikang Jiaonang

【处方】　红曲

【制法】　取部分红曲,粉碎成细粉;剩余红曲加一定浓度的乙醇回流提取二次,滤过,合并滤液,回收乙醇,浓缩至适量,喷入红曲细粉中,制颗粒,装入胶囊,制成 1000 粒,即得。

【性状】　本品为硬胶囊,内容物为紫红色的颗粒和粉末;气微酸,味淡。

【鉴别】　(1)取〔含量测定〕项下的供试品溶液 1ml,置 10ml 量瓶中,加甲醇至刻度,摇匀。照紫外-可见分光光度法(通则 0401)测定,在 230nm、237nm 与 246nm 波长处有最大吸收。

(2)取本品内容物 0.3g,加 75% 乙醇 3ml,摇匀,超声处理 20 分钟,离心,取上清液作为供试品溶液。另取红曲对照药材 1g,加 75% 乙醇 5ml,摇匀,超声处理 1 小时,离心,取上清液作为对照药材溶液。再取洛伐他汀对照品,加 75% 乙醇制成每 1ml 含 0.8mg 的溶液,作为对照品溶液。照薄层色谱法(通则 0502)试验,吸取上述三种溶液各 5μl,分别点于同一硅胶 G 薄层板上,以二氯甲烷-丙酮(4:1)为展开剂,展开,取出,晾干,喷以 5% 磷钼酸乙醇溶液,在 105℃加热至斑点显色清晰。供试品色谱中,在与对照药材色谱和对照品色谱相应的位置上,显相同颜色的斑点。

【检查】 应符合胶囊剂项下有关的各项规定（通则0103）。

【指纹图谱】 照高效液相色谱法（通则0512）测定。

色谱条件与系统适用性试验 以十八烷基硅烷键合硅胶为填充剂（Cosmosil 5C₁₈-MS-Ⅱ，柱长为 25cm，柱内径为 4.6mm，粒径为 5μm）；以乙腈为流动相 A，以 0.05% 磷酸溶液为流动相 B，按下表中的规定进行梯度洗脱；流速为每分钟 1ml；柱温为 30℃；检测波长为 256nm。理论板数按洛伐他汀峰计算应不低于 40000。

时间（分钟）	流动相 A(%)	流动相 B(%)
0～45	25→84	75→16
45～55	84→25	16→75
55～65	25	75

参照物溶液的制备 取洛伐他汀对照品适量，精密称定，加乙腈制成每 1ml 含 1mg 的溶液，即得。

供试品溶液的制备 取装量差异项下的本品内容物，混匀，研细，取 1.5g，精密称定，置具塞锥形瓶中，精密加入乙腈 10ml，密塞，称定重量，超声处理（功率 250W，频率 40kHz）30 分钟，放冷，再称定重量，用乙腈补足减失的重量，摇匀，滤过，取续滤液，即得。

测定法 精密吸取参照物溶液与供试品溶液各 10μl，注入液相色谱仪，测定，记录 65 分钟的色谱图，计算相似度，即得。

供试品指纹图谱中应呈现 10 个与对照指纹图谱相对应的特征峰，其中与参照物峰保留时间相对应的特征峰为 S 峰；6 号峰与 S 峰的相对保留时间应为 0.45～0.65；经二极管阵列检测器检测，在 271nm、281nm 处有最大吸收，在 293nm 处有最大吸收或肩峰。供试品指纹图谱与对照指纹图谱的相似度不得低于 0.85。

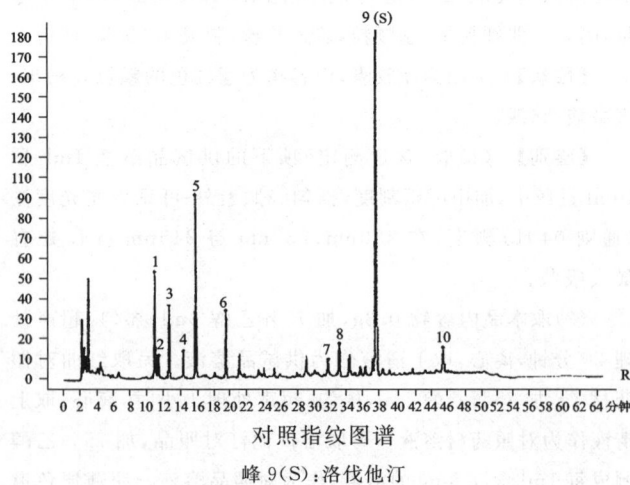

对照指纹图谱
峰9(S)：洛伐他汀

【含量测定】 照高效液相色谱法（通则0512）测定。

色谱条件与系统适用性试验 以十八烷基硅烷键合硅胶为填充剂；以甲醇-水（75：25）为流动相；检测波长为 237nm。理论板数按洛伐他汀峰计算应不低于 4000。

对照品溶液的制备 取洛伐他汀对照品适量，精密称定，加甲醇制成每 1ml 含 40μg 的溶液，即得。

供试品溶液的制备 取装量差异项下的本品内容物，混匀，研细，取 0.3g，精密称定，置具塞锥形瓶中，精密加入 75% 乙醇 10ml，密塞，称定重量，超声处理（功率 250W，频率 28kHz）20 分钟，放冷，再称定重量，用 75% 乙醇补足减失的重量，摇匀，离心（转速为每分钟 2000 转）5 分钟，精密量取上清液 3ml，加在中性氧化铝柱（200～300 目，4g，内径为 0.9cm）上，用甲醇 22ml 洗脱，收集洗脱液，置 25ml 量瓶中，加甲醇至刻度，摇匀，滤过，取续滤液，即得。

测定法 精密吸取对照品溶液与供试品溶液各 10μl，注入液相色谱仪，测定，即得。

本品每粒含红曲以洛伐他汀（C₂₄H₃₆O₅）计，不得少于 2.5mg。

【功能与主治】 化浊降脂，活血化瘀，健脾消食。用于痰阻血瘀所致的高脂血症，症见气短、乏力、头晕、头痛、胸闷、腹胀、食少纳呆；也可用于高脂血症及动脉粥样硬化所致的其他的心脑血管疾病的辅助治疗。

【用法与用量】 口服。一次 2 粒，一日 2 次，早晚饭后服用；轻、中度患者一日 2 粒，晚饭后服用。或遵医嘱。

【注意】 (1)用药期间应定期检查血脂、血清氨基转移酶和肌酸磷酸激酶；有肝病史者服用本品尤其要注意肝功能的监测。(2)在本品治疗过程中，如发生血清氨基转移酶增高达到正常高限 3 倍，或血清肌酸磷酸激酶显著增高时，应停用本品。(3)孕妇及哺乳期妇女慎用。(4)饮食宜清淡。(5)儿童用药的安全性和有效性尚未确定。(6)对本品过敏者禁用。(7)活动性肝炎或无法解释的血清氨基酸转移酶升高者禁用。(8)一般耐受性良好，大部分副作用轻微而短暂。(9)本品常见不良反应为胃肠道不适，如胃痛、腹胀、胃部灼热等。(10)偶可引起血清氨基转移酶和肌酸磷酸激酶可逆性升高。(11)罕见乏力、口干、头晕、头痛、肌痛、皮疹、胆囊疼痛、浮肿、结膜充血和泌尿道刺激症状。

【规格】 每粒装 0.3g

【贮藏】 密封。

附：红曲质量标准

红　　曲

本品为曲霉科真菌紫色红曲霉 *Monascus purpureus* Went CGMCC NO.0272 菌株，接种于稻米（去皮种仁）上，经人工培养制成。

〔**性状**〕 本品为暗红色或紫红色至浅红棕色的不规则颗粒或团块，大小不一，质酥脆，易碎，断面红色至粉红色；气微，味淡。

〔**鉴别**〕 (1)取〔含量测定〕项下的供试品溶液 2ml，置 10ml 量瓶中，加甲醇至刻度，摇匀。照紫外-可见分光光度法（通则0401）测定，在 230nm、237nm 与 246nm 的波长处有最大吸收。

(2)取本品粉末 1g,置具塞锥形瓶中,加 75％乙醇 5ml,摇匀,超声处理 1 小时,离心,取上清液作为供试品溶液。另取红曲对照药材 1g,同法制成对照药材溶液。再取洛伐他汀对照品,加 75％乙醇制成每 1ml 含 0.8mg 的溶液,作为对照品溶液。照薄层色谱法(通则 0502)试验,吸取上述三种溶液各 5μl,分别点于同一硅胶 G 薄层板上,以二氯甲烷-丙酮(4∶1)为展开剂,展开,取出,晾干,喷以 5％磷钼酸乙醇溶液,在 105℃加热至斑点显色清晰,置日光下检视。供试品色谱中,在与对照药材色谱和对照品色谱相应的位置上,显相同颜色的斑点。

〔检查〕 **水分** 不得过 9.0％(通则 0832)。

总灰分 不得过 2.5％(通则 2302)。

〔指纹图谱〕 照高效液相色谱法(通则 0512)测定。

色谱条件与系统适用性试验 同血脂康胶囊〔指纹图谱〕项。

参照物溶液的制备 同血脂康胶囊〔指纹图谱〕项。

供试品溶液的制备 取本品 3g,精密称定,置具塞锥形瓶中,精密加入乙腈 10ml,密塞,称定重量,超声处理(功率 250W,频率 40kHz)30 分钟,放冷,再称定重量,用乙腈补足减失的重量,摇匀,滤过,取续滤液,即得。

测定法 精密吸取参照物溶液与供试品溶液各 20μl,注入液相色谱仪,测定,记录 65 分钟内的色谱图,计算相似度,即得。

供试品指纹图谱中应呈现十个与对照指纹图谱相对应的特征峰,其中 6 号峰与 S 峰的相对保留时间应为 0.45～0.65;经二极管阵列检测器检测,在 271nm、281nm 处应有最大吸收,在 293nm 处有最大吸收或肩峰。供试品指纹图谱与对照指纹图谱的相似度不得低于 0.85。

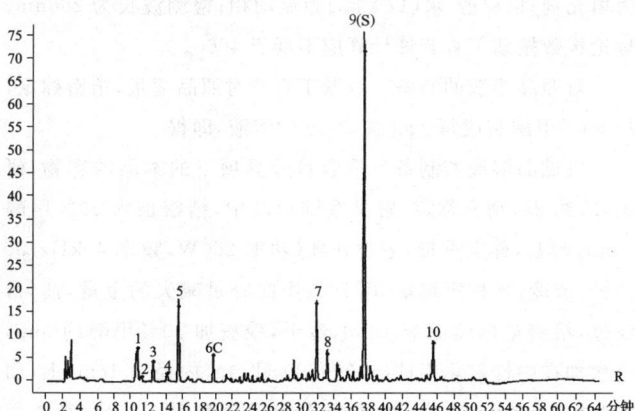

对照指纹图谱
峰 9(S):洛伐他汀

〔含量测定〕 照高效液相色谱法(通则 0512)测定。

色谱条件与系统适用性试验 以十八烷基硅烷键合硅胶为填充剂;以甲醇-水(75∶25)为流动相;检测波长为 237nm。理论板数按洛伐他汀峰计算应不低于 4000。

对照品溶液的制备 取洛伐他汀对照品适量,精密称定,加甲醇制成每 1ml 含 40μg 的溶液,即得。

供试品溶液的制备 取本品粉末约 1g,精密称定,置 10ml 具塞锥形瓶中,精密加入 75％乙醇 10ml,密塞,称定重量,超声处理(功率 250W,频率 28kHz)1 小时,放冷,再称定重量,用 75％乙醇补足减失的重量,摇匀,离心(转速为每分钟 2000 转)10 分钟,精密量取上清液 3ml,加在中性氧化铝柱(200～300 目,4g,内径为 0.9cm)上,用甲醇 22ml 洗脱,收集洗脱液,置 25ml 量瓶中,加甲醇至刻度,摇匀,滤过,取续滤液,即得。

测定法 精密吸取对照品溶液与供试品溶液各 10μl,注入液相色谱仪,测定,即得。

本品含洛伐他汀($C_{24}H_{36}O_5$)不得少于 0.22％。

〔贮藏〕 置阴凉干燥处,防蛀。

血康口服液
Xuekang Koufuye

【处方】 肿节风浸膏 125.0g。

【制法】 取肿节风浸膏,加水适量,加热煮沸使溶解,浓缩,冷后加乙醇至含醇量达 70％,静置 48 小时。取上清液,回收乙醇,加水适量,滤过,滤液加入单糖浆和苯甲酸钠 3g,加水至 1000ml,搅匀,灌装,即得。

【性状】 本品为红棕色的澄清液体;味苦、涩、微甜。

【鉴别】 取本品 20ml,加乙酸乙酯振摇提取 2 次,每次 20ml,合并乙酸乙酯提取液,蒸干,残渣加甲醇 1ml 使溶解,作为供试品溶液。另取肿节风对照药材 2g,加水 50ml,超声处理 30 分钟,滤过,滤液用乙酸乙酯振摇提取 2 次,每次 25ml,合并乙酸乙酯液,蒸干,残渣加甲醇 1ml 使溶解,作为对照药材溶液。再取异嗪皮啶对照品,加甲醇制成每 1ml 含 0.5mg 的溶液,作为对照品溶液。照薄层色谱法(通则 0502)试验,吸取上述三种溶液各 4μl,分别点于同一硅胶 G 薄层板上,以甲苯-乙酸乙酯-甲酸(9∶4∶1)为展开剂,展开,取出,晾干,置紫外光灯(365nm)下检视。供试品色谱中,在与对照药材色谱和对照品色谱相应的位置上,显相同颜色的荧光斑点。置氨蒸气中熏 10 分钟,置日光下检视,与对照品色谱对应的斑点显黄绿色。

【检查】 **相对密度** 应不低于 1.04(通则 0601)。

pH 值 应为 4.0～6.0(通则 0631)。

其他 应符合合剂项下有关的各项规定(通则 0181)。

【含量测定】 照高效液相色谱法(通则 0512)测定(避光操作)。

色谱条件与系统适用性试验 以十八烷基硅烷键合硅胶为填充剂;以乙腈-0.1％磷酸溶液(20∶80)为流动相;检测波长为 342nm。理论板数按异嗪皮啶峰计算应不低于 2000。

对照品溶液的制备　取异嗪皮啶对照品、迷迭香酸对照品适量,精密称定,加甲醇制成每 1ml 各含 10μg 的混合溶液,即得。

供试品溶液的制备　精密量取本品 5ml,置 50ml 量瓶中,加甲醇至刻度,摇匀,滤过,取续滤液,即得。

测定法　分别精密吸取对照品溶液与供试品溶液各 10μl,注入液相色谱仪,测定,即得。

本品每支含肿节风以异嗪皮啶($C_{11}H_{10}O_5$)计,不得少于 0.90mg;以迷迭香酸($C_{18}H_{16}O_8$)计,不得少于 0.80mg。

【功能与主治】　活血化瘀,消肿散结,凉血止血。用于血热妄行,皮肤紫斑;原发性及继发性血小板减少性紫癜。

【用法与用量】　口服。一次 10～20ml,一日 3～4 次;小儿酌减;可连服一个月。

【注意】　服药后个别患者如有轻度恶心、嗜睡现象,继续服药后可自行消失。

【规格】　每支装 10ml

【贮藏】　密封,置阴凉处。

血滞通胶囊

Xuezhitong Jiaonang

【处方】　薤白 8000g

【制法】　取薤白粉碎成粗粉,用 90% 乙醇作溶剂,浸渍 48 小时后渗漉,收集渗漉液 8000ml,药渣再用 90% 乙醇 6000ml 及 4000ml 同法操作二次,合并三次渗漉液,在 60℃ 以下减压回收乙醇并浓缩至相对密度为 1.20～1.25(50℃)的稠膏,加入淀粉 200g,混匀,60℃ 以下真空干燥,粉碎成细粉,用 90% 乙醇制成颗粒,60℃ 以下干燥,加入硬脂酸镁 4g,混匀,装入胶囊,制成 1000 粒,即得。

【性状】　本品为硬胶囊,内容物为淡黄色至淡棕黄色的颗粒及粉末;有蒜臭、味微辣。

【鉴别】　(1)取本品内容物 0.5g,加石油醚(30～60℃) 20ml,超声处理 15 分钟,滤过,滤液挥至 1ml,作为供试品溶液。另取薤白对照药材 2g,同法制成对照药材溶液。照薄层色谱法(通则 0502)试验,吸取上述两种溶液各 5μl,分别点于同一硅胶 G 薄层板上,以石油醚(60～90℃)-乙酸乙酯 (1：0.3)为展开剂,展开,取出,晾干,喷以 5% 香草醛硫酸溶液,在 105℃ 加热至斑点显色清晰。供试品色谱中,在与对照药材色谱相应的位置上,显相同颜色的斑点。

(2)取腺苷对照品、紫丁香苷对照品,加 50% 甲醇制成每 1ml 各含 20μg 的混合溶液,作为对照品溶液。照高效液相色谱法(通则 0512)试验,以十八烷基硅烷键合硅胶为填充剂;以甲醇为流动相 A,以水为流动相 B,按下表中的规定进行梯度洗脱;流速为 0.8ml/min;柱温为 40℃;检测波长为 220nm。理论板数按紫丁香苷峰计算应不低于 3000。

时间(分钟)	流动相 A(%)	流动相 B(%)
0～15	5→15	95→85
15～20	15→20	85→80
20～30	20→40	80→60
30～45	40→45	60→55
45～50	45→5	55→95

分别精密吸取上述对照品溶液与〔含量测定〕紫丁香苷项下供试品溶液各 10μl,注入液相色谱仪,测定。供试品色谱图中应呈现与腺苷对照品、紫丁香苷对照品色谱峰保留时间相对应的色谱峰。

【检查】　应符合胶囊剂项下有关的各项规定(通则 0103)。

【含量测定】　结合硫　取装量差异项下的本品内容物,研细,取约 50mg,精密称定。照氧瓶燃烧法(通则 0703)进行有机破坏,用 1000ml 燃烧瓶,以 30% 过氧化氢溶液 0.5ml、水 20ml 为吸收液,待生成的烟雾完全吸入吸收液后,加 1mol/L 盐酸溶液 2ml,水浴上加热至近沸,精密加入氯化钡溶液 (2.44→1000)5ml,继续煮沸 15 分钟,放冷,加溴麝香草酚蓝指示液 2 滴,用 2mol/L 氢氧化钠溶液中和至溶液显蓝色,加氨-氯化铵缓冲液(pH 10)10ml,再精密加入氯化镁溶液 (2.30→1000)5ml,铬黑 T 指示剂适量,用乙二胺四醋酸二钠滴定液(0.01mol/L)滴定至纯蓝色,并将滴定结果用空白试验校正。每 1ml 乙二胺四醋酸二钠滴定液(0.01mol/L)相当于 0.3206mg 的结合硫(S)。

本品每粒含薤白以结合硫(S)计,不得少于 0.45mg。

紫丁香苷　照高效液相色谱法(通则 0512)测定。

色谱条件与系统适用性试验　以十八烷基硅烷键合硅胶为填充剂;以甲醇-水(17：83)为流动相;检测波长为 265nm。理论板数按紫丁香苷峰计算应不低于 4000。

对照品溶液的制备　取紫丁香苷对照品适量,精密称定,加 50% 甲醇制成每 1ml 含 20μg 的溶液,即得。

供试品溶液的制备　取装量差异项下的本品内容物,研细,取约 2g,精密称定,置具塞锥形瓶中,精密加入 50% 甲醇 50ml,密塞,称定重量,超声处理(功率 250W,频率 40kHz)30 分钟,放冷,再称定重量,用 50% 甲醇补足减失的重量,摇匀,滤过,精密量取续滤液 10ml,蒸干,残渣加 50% 甲醇约 5ml,分次加在中性氧化铝柱(100～200 目,4g,内径为 1cm)上,用 50% 甲醇 90ml 洗脱,收集流出液及洗脱液,蒸干,残渣用 50% 甲醇转移至 2ml 量瓶中,并稀释至刻度,摇匀,滤过,取续滤液,即得。

测定法　分别精密吸取对照品溶液 10μl 与供试品溶液 20μl,注入液相色谱仪,测定,即得。

本品每粒含薤白以紫丁香苷($C_{17}H_{24}O_9$)计,不得少于 15.0μg。

【功能与主治】　通阳散结,行气导滞。用于高脂血症血瘀痰阻所致的胸闷、乏力、腹胀。

【用法与用量】 口服。一次2粒,一日3次,4周为一疗程或遵医嘱。

【规格】 每粒装 0.45g

【贮藏】 密封,置阴凉干燥处。

血 塞 通 片
Xuesaitong Pian

【处方】 三七总皂苷 25g

【制法】 取三七总皂苷,与适量辅料混匀或制成颗粒,压制成 1000 片〔规格(1)〕;或 500 片〔规格(2)〕;或 250 片〔规格(3)〕,包糖衣或薄膜衣,即得。

【性状】 本品为糖衣片或薄膜衣片,除去包衣后显白色或微黄色;味苦,微甘。

【鉴别】 取本品,照〔含量测定〕项下的方法试验,供试品色谱中应呈现与三七总皂苷对照提取物色谱中三七皂苷 R_1、人参皂苷 Rg_1、人参皂苷 Re、人参皂苷 Rb_1 和人参皂苷 Rd 色谱峰保留时间相对应的色谱峰。

【检查】 应符合片剂项下有关的各项规定(通则 0101)。

【指纹图谱】 取本品,照〔含量测定〕项下的方法试验,记录色谱图。

按中药色谱指纹图谱相似度评价系统,供试品指纹图谱与对照提取物的指纹图谱经相似度计算,5 分钟之后的色谱峰,其相似度不得低于 0.95。

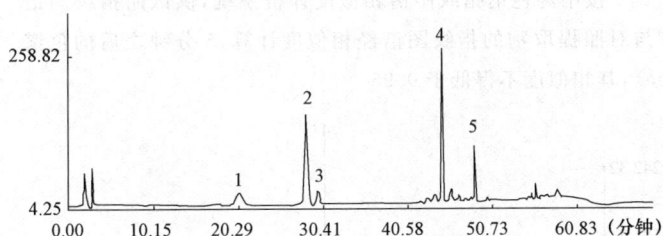

对照提取物指纹图谱

峰1:三七皂苷 R_1　　峰2:人参皂苷 Rg_1

峰3:人参皂苷 Re　　峰4:人参皂苷 Rb_1

峰5:人参皂苷 Rd

【含量测定】 照高效液相色谱法(通则 0512)测定。

色谱条件与系统适用性试验 以十八烷基硅烷键合硅胶为填充剂;以乙腈为流动相 A,以水为流动相 B,按下表中的规定进行梯度洗脱;流速每分钟为 1.5ml;检测波长为 203nm;柱温 25℃。人参皂苷 Rg_1 与人参皂苷 Re 的分离度应大于 1.5,理论板数按人参皂苷 Rg_1 峰计算应不低于 6000。

时间(分钟)	流动相A(%)	流动相B(%)
0～20	20	80
20～45	20→46	80→54
45～55	46→55	54→45
55～60	55	45

对照提取物溶液的制备 取三七总皂苷对照提取物(已标示三七皂苷 R_1、人参皂苷 Rg_1、人参皂苷 Re、人参皂苷 Rb_1 和人参皂苷 Rd 的含量)适量,精密称定,加 70%甲醇溶解并稀释制成每 1ml 含 2.5mg 的溶液,即得。

供试品溶液的制备 取本品 20 片,除去包衣,精密称定,研细,混匀,精密称取适量(约相当于含三七总皂苷 25mg),置具塞锥形瓶中,精密加入 70%甲醇 10ml,密塞,称定重量,超声处理(功率 250W,频率 33kHz)10 分钟,取出,放冷,再称定重量,用 70%甲醇补足减失的重量,摇匀,滤过,取续滤液,即得。

测定法 分别精密吸取对照提取物溶液与供试品溶液各 10μl,注入液相色谱仪,测定,即得。

本品按标示量计算,每片含三七皂苷 R_1($C_{47}H_{80}O_{18}$)不得少于 5.0%、人参皂苷 Rg_1($C_{42}H_{72}O_{14}$)不得少于 25.0%、人参皂苷 Re($C_{48}H_{82}O_{18}$)不得少于 2.5%、人参皂苷 Rb_1($C_{54}H_{92}O_{23}$)不得少于 27.0%、人参皂苷 Rd($C_{48}H_{82}O_{18}$)不得少于 5.0%;且含三七皂苷 R_1、人参皂苷 Rg_1、人参皂苷 Re、人参皂苷 Rb_1 和人参皂苷 Rd 的总量不得低于 75%。

【功能与主治】 活血祛瘀,通脉活络,抑制血小板聚集和增加脑血流量。用于脑络瘀阻,中风偏瘫,心脉瘀阻,胸痹心痛,脑血管病后遗症,冠心病心绞痛属上述证候者。

【用法与用量】 口服。每次 50～100mg,一日 3 次。

【规格】 (1)每片含三七总皂苷 25mg　(2)每片含三七总皂苷 50mg　(3)每片含三七总皂苷 100mg

【贮藏】 密封。

血 塞 通 胶 囊
Xuesaitong Jiaonang

【处方】 三七总皂苷 50g

【制法】 取三七总皂苷,加适量辅料混匀或制成颗粒,装入胶囊,制成 1000 粒〔规格(1)〕;或 500 粒〔规格(2)〕,即得。

【性状】 本品为硬胶囊,内容物为类白色至淡黄色的粉末或颗粒;味苦,微甘。

【鉴别】 取本品,照〔含量测定〕项下的方法试验,供试品色谱中应呈现与三七总皂苷对照提取物色谱中三七皂苷 R_1、人参皂苷 Rg_1、人参皂苷 Re、人参皂苷 Rb_1 和人参皂苷 Rd 色谱峰保留时间相对应的色谱峰。

【检查】 应符合胶囊剂项下有关的各项规定(通则 0103)。

【指纹图谱】 取本品,照〔含量测定〕项下的方法试验,记录色谱图。

按中药色谱指纹图谱相似度评价系统,供试品指纹图谱与对照提取物的指纹图谱经相似度计算,5 分钟之后的色谱峰,其相似度不得低于 0.95。

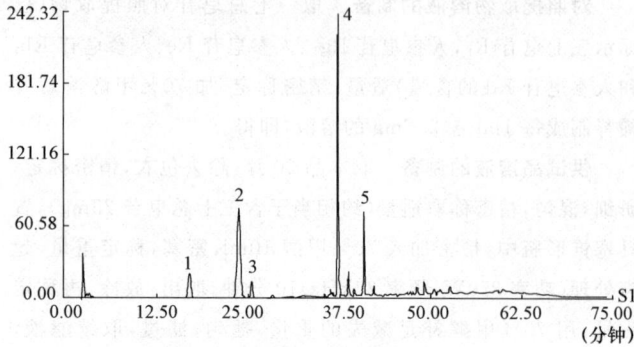

对照提取物指纹图谱
峰 1:三七皂苷 R_1　峰 2:人参皂苷 Rg_1
峰 3:人参皂苷 Re　峰 4:人参皂苷 Rb_1
峰 5:人参皂苷 Rd

【含量测定】 照高效液相色谱法(通则 0512)测定。

色谱条件与系统适用性试验 以十八烷基硅烷键合硅胶为填充剂;以乙腈为流动相 A,以水为流动相 B,按下表中的规定进行梯度洗脱;流速每分钟为 1.5ml;检测波长为 203nm;柱温 25℃。人参皂苷 Rg_1 与人参皂苷 Re 的分离度应大于 1.5,理论板数按人参皂苷 Rg_1 峰计算应不低于 6000。

时间(分钟)	流动相 A(%)	流动相 B(%)
0~20	20	80
20~45	20→46	80→54
45~55	46→55	54→45
55~60	55	45

对照提取物溶液的制备 取三七总皂苷对照提取物(已标示三七皂苷 R_1,人参皂苷 Rg_1、人参皂苷 Re、人参皂苷 Rb_1 和人参皂苷 Rd 的含量)适量,精密称定,加 70% 甲醇溶解并稀释制成每 1ml 含 2.5mg 的溶液,即得。

供试品溶液的制备 取装量差异项下的本品内容物,研细,取适量(约相当于含三七总皂苷 25mg),精密称定,置具塞锥形瓶中,精密加入 70% 甲醇溶液 10ml,密塞,称定重量,超声处理(功率 250W,频率 33kHz)10 分钟,取出,放冷,再称定重量,用 70% 甲醇溶液补足减失的重量,摇匀,滤过,取续滤液,即得。

测定法 分别精密吸取对照提取物溶液与供试品溶液各 10μl,注入液相色谱仪,测定,即得。

本品按标示量计算,每粒含三七皂苷 R_1($C_{47}H_{80}O_{18}$)不得少于 5.0%、人参皂苷 Rg_1($C_{42}H_{72}O_{14}$)不得少于 25.0%、人参皂苷 Re($C_{48}H_{82}O_{18}$)不得少于 2.5%、人参皂苷 Rb_1($C_{54}H_{92}O_{23}$)不得少于 27.0%、人参皂苷 Rd($C_{48}H_{82}O_{18}$)不得少于 5.0%;且含三七皂苷 R_1、人参皂苷 Rg_1、人参皂苷

Re、人参皂苷 Rb_1 和人参皂苷 Rd 的总量不得低于 75%。

【功能与主治】 活血祛瘀,通脉活络,抑制血小板聚集和增加脑血流量。用于脑络瘀阻,中风偏瘫,心脉瘀阻,胸痹心痛;脑血管病后遗症,冠心病心绞痛属上述证候者。

【用法与用量】 口服。每次 100mg,一日 3 次。

【规格】 (1)每粒含三七总皂苷 50mg　(2)每粒含三七总皂苷 100mg

【贮藏】 密封。

血塞通颗粒
Xuesaitong Keli

【处方】 三七总皂苷 50g

【制法】 取三七总皂苷,加入葡萄糖、蔗糖和糊精适量,混匀,制成颗粒,干燥,制成 3000g〔规格(1)、规格(3)〕;或加入可溶性淀粉,混匀,制成颗粒,干燥,制成 3000g〔规格(2)〕;或加入甘露醇、阿司帕坦和糊精适量,制成颗粒,干燥,制成 1500g〔规格(4)〕。

【性状】 本品为白色或类白色颗粒;味甘、微苦。

【鉴别】 取本品,照〔含量测定〕项下的方法试验,供试品色谱中应呈现与三七总皂苷对照提取物色谱中三七皂苷 R_1、人参皂苷 Rg_1、人参皂苷 Re、人参皂苷 Rb_1 和人参皂苷 Rd 色谱峰保留时间相对应的色谱峰。

【检查】 应符合颗粒剂项下有关的各项规定(通则 0104)。

【指纹图谱】 取本品,照〔含量测定〕项下的方法试验,记录色谱图。

按中药色谱指纹图谱相似度评价系统,供试品指纹图谱与对照提取物的指纹图谱经相似度计算,5 分钟之后的色谱峰,其相似度不得低于 0.95。

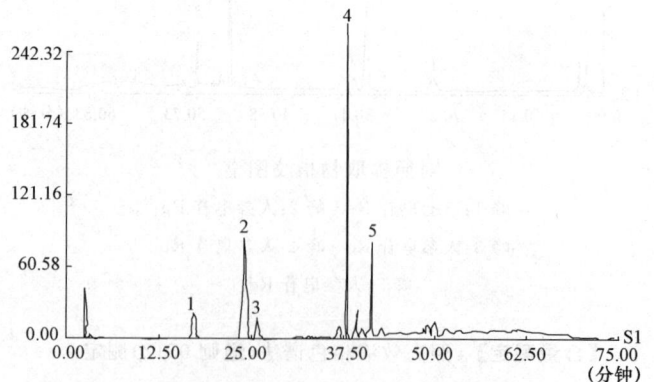

对照提取物指纹图谱
峰 1:三七皂苷 R_1　峰 2:人参皂苷 Rg_1
峰 3:人参皂苷 Re　峰 4:人参皂苷 Rb_1
峰 5:人参皂苷 Rd

【含量测定】 照高效液相色谱法(通则 0512)测定。

色谱条件与系统适用性试验 以十八烷基硅烷键合硅胶为填充剂;以乙腈为流动相 A,以水为流动相 B,按下表中的规定进行梯度洗脱;流速每分钟为 1.5ml;检测波长为 203nm;柱温 25℃。人参皂苷 Rg_1 与人参皂苷 Re 峰的分离度应大于 1.5;理论板数按人参皂苷 Rg_1 峰计算应不低于 6000。

时间(分钟)	流动相A(%)	流动相B(%)
0~20	20	80
20~45	20→46	80→54
45~55	46→55	54→45
55~60	55	45

对照提取物溶液的制备 取三七总皂苷对照提取物(已标示三七皂苷 R_1、人参皂苷 Rg_1、人参皂苷 Re、人参皂苷 Rb_1 和人参皂苷 Rd 的含量)适量,精密称定,加 70%甲醇溶解并稀释制成每 1ml 含 2.5mg 的溶液,即得。

供试品溶液的制备 取装量差异项下的本品,研细,取适量(约相当于含三七总皂苷 25mg),精密称定,置具塞锥形瓶中,精密加入 70%甲醇溶液 10ml,密塞,称定重量,超声处理(功率 250W,频率 33kHz)10 分钟,取出,放冷,再称定重量,用 70%甲醇溶液补足减失的重量,摇匀,滤过,取续滤液,即得。

测定法 分别精密吸取对照提取物溶液与供试品溶液各 10μl,注入液相色谱仪,测定,即得。

本品按标示量计算,每袋含三七皂苷 R_1($C_{47}H_{80}O_{18}$)不得少于 5.0%、人参皂苷 Rg_1($C_{42}H_{72}O_{14}$)不得少于 25.0%、人参皂苷 Re($C_{48}H_{82}O_{18}$)不得少于 2.5%、人参皂苷 Rb_1($C_{54}H_{92}O_{23}$)不得少于 27.0%、人参皂苷 Rd($C_{48}H_{82}O_{18}$)不得少于 5.0%;且含三七皂苷 R_1、人参皂苷 Rg_1、人参皂苷 Re、人参皂苷 Rb_1 和人参皂苷 Rd 的总量不得少于 75%。

【功能与主治】 活血祛瘀,通脉活络,抑制血小板聚集和增加脑血流量。用于脑络瘀阻,中风偏瘫,心脉瘀阻,胸痹心痛;脑血管病后遗症,冠心病心绞痛属上述证候者。

【用法与用量】 开水冲服。一次 50~100mg,一日 3 次。

【规格】 (1)每袋装 3g,含三七总皂苷 50mg (2)每袋装 3g,含三七总皂苷 50mg(无蔗糖) (3)每袋装 6g,含三七总皂苷 100mg (4)每袋装 1.5g,含三七总皂苷 50mg(无蔗糖)

【贮藏】 密封,置阴凉处。

全天麻胶囊

Quantianma Jiaonang

【处方】 天麻 500g

【制法】 取天麻,粉碎成细粉,过筛,混匀或制成颗粒,装入胶囊,制成胶囊 1000 粒,即得。

【性状】 本品为硬胶囊,内容物为黄白色至黄棕色的细粉或颗粒;气微,味甘。

【鉴别】 (1)取本品内容物,置显微镜下观察:草酸钙针晶成束或散在,长 25~75μm;含糊化多糖类物的组织碎片遇碘液显棕色或淡棕紫色。

(2)取本品内容物 0.5g,置具塞锥形瓶中,加甲醇 5ml,超声处理 30 分钟,静置 24 小时,振摇,再超声处理 2 小时,摇匀,离心,取上清液作为供试品溶液。另取天麻对照药材约 0.5g,加甲醇 15ml,加热回流 30 分钟,放冷,滤过,滤液浓缩至 3ml,作为对照药材溶液。再取天麻素对照品,加甲醇制成每 1ml 含 0.5mg 的溶液,作为对照品溶液。照薄层色谱法(通则 0502)试验,吸取上述三种溶液各 5μl,分别点于同一硅胶 G 薄层板上,以乙酸乙酯-甲醇-水(9:1:0.2)为展开剂,展开,取出,晾干,喷以 10%的磷钼酸乙醇溶液,在 105℃加热至斑点显清晰。供试品色谱中,在与对照药材色谱和对照品色谱相应的位置上,显相同颜色的主斑点。

【检查】 水分 不得过 12.0%(通则 0832)。

其他 应符合胶囊剂项下有关的各项规定(通则 0103)。

【含量测定】 照高效液相色谱法(通则 0512)测定。

色谱条件与系统适用性试验 以十八烷基硅烷键合硅胶为填充剂;以乙腈-0.05%磷酸溶液(3:97)为流动相;检测波长为 220nm;理论板数按天麻素峰计算应不低于 5000。

对照品溶液的制备 取天麻素对照品适量,精密称定,加流动相制成每 1ml 含 50μg 的溶液,即得。

供试品溶液的制备 取装量差异项下的本品内容物 2g,精密称定,置具塞锥形瓶中,精密加入稀乙醇 50ml,称定重量,加热回流 3 小时,放冷,再称定重量,用稀乙醇补足减失的重量,滤过,取续滤液 10ml,浓缩至近干,残渣加乙腈-水(3:97)混合溶液使溶解,转移至 25ml 量瓶中,并用乙腈-水(3:97)混合溶液稀释至刻度,摇匀,滤过,取续滤液,即得。

测定法 分别精密吸取对照品溶液与供试品溶液各 5~10μl,注入液相色谱仪,测定,即得。

本品每粒含天麻以天麻素($C_{13}H_{18}O_7$)计,不得少于 1.0mg。

【功能与主治】 平肝,息风,止痉。用于肝风上扰所致的眩晕、头痛、肢体麻木、癫痫抽搐。

【用法与用量】 口服。一次 2~6 粒,一日 3 次。

【规格】 每粒装 0.5g

【贮藏】 密封。

全杜仲胶囊

Quanduzhong Jiaonang

【处方】 杜仲 2500g

【制法】 杜仲除去栓皮后切段,粉碎成细粉,取 250g 备用;其余杜仲粉碎后,加 85%乙醇加热回流提取 2 小时,滤过,滤液回收乙醇后药液备用;药渣加水煎煮二次,每次 1 小时,合并煎液,滤过,滤液与上述回收乙醇后的溶液合并,浓缩至相对密度为 1.30(80℃)的清膏,加入上述杜仲细粉及淀粉适量,拌匀,干燥,粉碎,过筛,装入胶囊,制成 1000 粒,即得。

【性状】 本品为硬胶囊,内容物为棕褐色的粉末;气微,味微咸。

【鉴别】 (1)取本品内容物 1g,加三氯甲烷 10ml,浸渍 2 小时,滤过,滤液挥干,加乙醇 1ml,产生具弹性的胶膜。

(2)取本品内容物 0.6g,加甲醇 10ml,加热回流 1 小时,滤过,滤液浓缩至 1ml,作为供试品溶液。另取杜仲对照药材 2g,同法制成对照药材溶液。照薄层色谱法(通则 0502)试验,吸取上述两种溶液各 5μl,分别点于同一硅胶 G 薄层板上,以甲苯-乙酸乙酯-70%乙醇-甲酸(5.5:1.5:1:0.6)的上层溶液为展开剂,展开,取出,晾干,置紫外光灯(365nm)下检视。供试品色谱中,在与对照药材色谱相应的位置上,显相同的蓝色荧光主斑点。

【检查】 应符合胶囊剂项下有关的各项规定(通则 0103)。

【含量测定】 绿原酸 照高效液相色谱法(通则 0512)测定。

色谱条件与系统适用性试验 以十八烷基硅烷键合硅胶为填充剂;以乙腈-1%冰醋酸溶液(10:90)为流动相;检测波长为 327nm。理论板数按绿原酸峰计算应不低于 3000。

对照品溶液的制备 取绿原酸对照品适量,精密称定,置棕色量瓶中,加 50%甲醇制成每 1ml 含 5μg 的溶液,即得。

供试品溶液的制备 取装量差异项下的本品内容物,混匀,研细,取约 0.48g,精密称定,精密加入 50%甲醇 50ml,称定重量,超声处理(功率 500W,频率 40kHz)45 分钟,放冷,再称定重量,用 50%甲醇补足减失的重量,摇匀,滤过,取续滤液,即得。

测定法 分别精密吸取对照品溶液与供试品溶液各 10μl,注入液相色谱仪,测定,即得。

本品每粒含杜仲以绿原酸($C_{16}H_{18}O_9$)计,不得少于 0.24mg。

松脂醇二葡萄糖苷 照高效液相色谱法(通则 0512)测定。

色谱条件与系统适用性试验 以十八烷基硅烷键合硅胶为填充剂;以甲醇-水(23:77)为流动相;检测波长为 277nm。理论板数按松脂醇二葡萄糖苷峰计算应不低于 3000。

对照品溶液的制备 取松脂醇二葡萄糖苷对照品适量,精密称定,加 50%甲醇制成每 1ml 含 30μg 的溶液,即得。

供试品溶液的制备 取〔含量测定〕绿原酸项下的供试品溶液,即得。

测定法 分别精密吸取对照品溶液与供试品溶液各 10μl,注入液相色谱仪,测定,即得。

本品每粒含杜仲以松脂醇二葡萄糖苷($C_{32}H_{42}O_{16}$)计,不得少于 1.25mg。

【功能与主治】 补肝肾,强筋骨,降血压。用于肾虚腰痛,腰膝无力;高血压见上述症状者。

【用法与用量】 口服。一次 2～3 粒,一日 2 次。

【规格】 每粒装 0.48g(相当于原药材 2.5g)

【贮藏】 密封。

全 鹿 丸
Quanlu Wan

【处方】

全鹿干 80g	锁阳(酒炒)40g
党参 40g	地黄 40g
牛膝 40g	熟地黄 40g
楮实子 40g	菟丝子 40g
山药 40g	盐补骨脂 40g
枸杞子(盐水炒)40g	川芎(酒炒)40g
肉苁蓉 40g	酒当归 40g
巴戟天 40g	炙甘草 40g
天冬 40g	五味子(蒸)40g
麦冬 40g	炒白术 40g
覆盆子 40g	盐杜仲 40g
芡实 40g	花椒 20g
茯苓 40g	陈皮 40g
炙黄芪 40g	小茴香(酒炒)20g
盐续断 40g	青盐 20g
胡芦巴(酒炒)40g	沉香 20g

【制法】 以上三十二味,粉碎成细粉,过筛,混匀。每 100g 粉末加炼蜜 40～55g,与适量的水制丸,干燥,制成水蜜丸;或加炼蜜 70～80g 或 90～110g,制成大蜜丸,即得。

【性状】 本品为棕褐色至棕黑色的水蜜丸或大蜜丸;气香,味甜、微咸。

【鉴别】 (1)取本品,置显微镜下观察:非腺毛单细胞,壁厚,木化,脱落后残迹似石细胞(覆盆子)。横纹肌纤维无色,多碎断,表面可见致密的波状纹理(全鹿干)。橡胶丝呈条状,或扭曲成团,表面带颗粒性(盐杜仲)。种皮石细胞表面观不规则多角形,壁厚,波状弯曲,层纹清晰(枸杞子)。不规则分枝状团块无色,遇水合氯醛试液溶化,菌丝体无色或浅棕色,直径 4～6μm(茯苓)。种皮表皮细胞呈淡黄色或淡黄棕色,表面观类多角形,壁较厚,孔沟细密,胞腔含淡棕色物(五味子)。

(2)取本品水蜜丸 15g,研细;或取大蜜丸 15g,剪碎,加硅藻土 15g,研匀,加甲醇 50ml,超声处理 30 分钟,滤过,滤液加在中性氧化铝(100～200 目,2g,内径为 1cm)上,收集流出液,再用甲醇 10ml 洗脱,合并流出液与洗脱液,蒸干,残渣加水 30ml 溶解,加乙酸乙酯振摇提取 3 次,每次 30ml,合并乙酸乙酯提取液,蒸干,残渣加甲醇 1ml 使溶解,作为供试品溶液。另取甘草对照药材 0.5g,加甲醇 20ml,同法制成对照药材溶液。照薄层色谱法(通则 0502)试验,吸取上述两种溶液各 1~3μl,分别点于同一以 1% 氢氧化钠制备的硅胶 G 薄层板上,以乙酸乙酯-88% 甲酸溶液-冰醋酸-水(15:1:1:2)为展开剂,展开,取出,晾干,喷以 10% 硫酸乙醇溶液,在 105℃ 加热至斑点显色清晰,置紫外光灯(365nm)下检视。供试品色谱中,在与对照药材色谱相应的位置上,显相同颜色的荧光斑点。

(3)取本品水蜜丸 3g,研细;或取大蜜丸 3g,剪碎,加硅藻土 3g,研匀,加乙醚 30ml,加热回流 30 分钟,滤过,取滤渣挥去乙醚,加丙酮 30ml,加热回流 30 分钟,放冷,滤过,滤液蒸干,残渣加甲醇 1ml 使溶解,作为供试品溶液。另取陈皮对照药材 1g,同法制成对照药材溶液。照薄层色谱法(通则 0502)试验,吸取上述两种溶液各 2μl,分别点于同一硅胶 G 薄层板上,以三氯甲烷-乙酸乙酯-甲醇-水(15:40:20:10)10℃ 以下放置的下层溶液为展开剂,展开,取出,晾干,喷以三氯化铝试液,在 105℃ 加热数分钟,置紫外光灯(365nm)下检视。供试品色谱中,在与对照药材色谱相应的位置上,显相同颜色的荧光斑点。

【检查】 应符合丸剂项下有关的各项规定(通则 0108)。

【含量测定】 照高效液相色谱法(通则 0512)测定。

色谱条件与系统适用性试验 以十八烷基硅烷键合硅胶为填充剂;以乙腈-水(30:70)为流动相;检测波长为 246nm。理论板数按补骨脂素峰计算应不低于 6000。

对照品溶液的制备 取补骨脂素对照品和异补骨脂素对照品适量,精密称定,加甲醇制成每 1ml 各含 2μg 的混合溶液,即得。

供试品溶液的制备 取本品水蜜丸,研细,取 0.5g,精密称定;或取重量差异项下的大蜜丸剪碎,取约 0.5g,精密称定,置研钵中,加硅藻土 2g,研匀,转移至具塞锥形瓶中,精密加入甲醇 25ml,密塞,称定重量,超声处理(功率 250W,频率 50kHz)30 分钟,放冷,再称定重量,用甲醇补足减失的重量,摇匀,滤过,取续滤液,即得。

测定法 分别精密吸取对照品溶液与供试品溶液各 10μl,注入液相色谱仪,测定,即得。

本品含补骨脂以补骨脂素($C_{11}H_6O_3$)和异补骨脂素($C_{11}H_6O_3$)的总量计,〔规格(1)〕每 1g 不得少于 0.15mg,〔规格(2)〕每丸不得少于 0.67mg,〔规格(3)〕每丸不得少于 1.35mg。

【功能与主治】 补肾填精,健脾益气。用于脾肾两亏所致的老年腰膝痠软、神疲乏力、畏寒肢冷、尿次频数、崩漏带下。

【用法与用量】 口服。一次 6~9g〔规格(1)〕,一次 2 丸〔规格(2)〕,一次 1 丸〔规格(3)〕,一日 2 次。

【注意】 阴虚火旺者禁用。

【规格】 (1)水蜜丸 每 40 丸重 3g

(2)大蜜丸 每丸重 6g

(3)大蜜丸 每丸重 12.5g

【贮藏】 密封。

壮骨关节丸

Zhuanggu Guanjie Wan

【处方】 狗脊 384.5g   淫羊藿 230.7g

独活 230.7g   骨碎补 308g

续断 384.5g   补骨脂 230.7g

桑寄生 384.5g   鸡血藤 230.7g

熟地黄 922.8g   木香 230.7g

乳香(醋炙)230.7g   没药(醋炙)230.7g

【制法】 以上十二味,乳香(醋炙)、没药(醋炙)、木香、独活均半量,补骨脂、续断、熟地黄、鸡血藤均四分之一量,粉碎成细粉,过筛;剩余的药材与其余狗脊等四味加水煎煮,滤过,滤液减压浓缩成相对密度为 1.25~1.28(60℃)的清膏,与上述细粉混匀,干燥,粉碎成细粉,用水泛丸,打光,制成浓缩水丸 1000g;或以上十二味,粉碎成细粉,过筛,混匀,用水制丸,低温干燥,用甘草炭(或生地炭)包衣,制成水丸 4000g,即得。

【性状】 本品为黑色的浓缩水丸或水丸;气芳香,味微苦。

【鉴别】 (1)取本品,置显微镜下观察:种皮栅状细胞淡棕色或红棕色,表面观类多角形,壁稍厚,胞腔含红棕色物(补骨脂)。薄壁组织灰棕色至黑棕色,细胞多皱缩,内含棕色核状物(熟地黄)。不规则碎块淡黄色,半透明,渗出油滴(没药)。纤维束棕黄色,周围薄壁细胞含草酸钙方晶,形成晶纤维(鸡血藤)。草酸钙簇晶直径约 45μm,存在于淡棕黄色皱缩的薄壁细胞中,常数个排列成行(续断)。

(2)取本品 5g,研细,加石油醚(60~90℃)30ml,回流 30 分钟,滤过,药渣备用,滤液蒸干,残渣加无水乙醇 1ml 使溶解,作为供试品溶液。另取独活对照药材 1g,同法制成对照药材溶液。照薄层色谱法(通则 0502)试验,吸取供试品溶液 10μl、对照药材溶液 5μl,分别点于同一硅胶 G 薄层板上,以石油醚(60~90℃)-乙酸乙酯(1:1)为展开剂,展开,取出,晾干,置紫外光灯(365nm)下检视。供试品色谱中,在与对照药材色谱相应的位置上,显相同的紫色荧光斑点。

(3)取〔鉴别〕(2)项下的备用药渣,挥去石油醚,加乙酸乙酯 30ml,回流 30 分钟,滤过,滤液蒸干,残渣加无水乙醇 1ml 使溶解,作为供试品溶液。另取补骨脂素对照品,加无水乙醇制成每 1ml 含 1mg 的溶液,作为对照品溶液。照薄层色谱法(通则 0502)试验,吸取上述两种溶液各 10μl,分别点于同一硅胶 G 薄层板上,以正己烷-乙酸乙酯(4:1)为展开剂,展开,取出,晾干,置紫外光灯(365nm)下检视。供试品色谱中,在与对照品色谱相应的位置上,显相同颜色的荧光斑点。

(4)取本品 10g,研细,加石油醚(60~90℃)40ml,超声处理 30 分钟,滤过,滤液蒸干,残渣加石油醚(60~90℃)2ml 使溶解,作为供试品溶液。另取乳香对照药材 0.5g,同法制成对照药材溶液。照薄层色谱法(通则 0502)试验,吸取供试品溶液 5μl、对照药材溶液 4μl,分别点于同一硅胶 G 薄层板上,以正己烷-乙酸乙酯(12：1)为展开剂,展开,取出,晾干,喷以 1%香草醛硫酸-乙醇(1：4)的混合溶液,加热至斑点显色清晰。供试品色谱中,在与对照药材色谱相应的位置上,显相同颜色的斑点。

【检查】 应符合丸剂项下有关的各项规定(通则 0108)。

【功能与主治】 补益肝肾,养血活血,舒筋活络,理气止痛。用于肝肾不足、血瘀气滞、脉络痹阻所致的骨性关节炎、腰肌劳损,症见关节肿胀、疼痛、麻木、活动受限。

【用法与用量】 口服。浓缩丸一次 10 丸,水丸一次 6g,一日 2 次。早晚饭后服用。

【注意】 (1)本品可能引起肝损伤。

(2)肝功能不全、孕妇及哺乳期妇女禁用。

(3)在治疗期间应注意肝功能监测,如发现肝功能异常,应立即停药,并采取相应的处理。

(4)应在医生指导下严格按照适应症使用,避免大剂量、长疗程服用。

【贮藏】 密封。

壮骨伸筋胶囊
Zhuanggu Shenjin Jiaonang

【处方】
淫羊藿 83g	熟地黄 100g
鹿衔草 83g	骨碎补(炙)66g
肉苁蓉 66g	鸡血藤 66g
红参 66g	狗骨 33g
茯苓 33g	威灵仙 33g
豨莶草 33g	葛根 33g
醋延胡索 100g	山楂 33g
洋金花 6.6g	

【制法】 以上十五味,红参、狗骨、茯苓及醋延胡索粉碎成细粉,洋金花粉碎成细粉,其余淫羊藿等十味加水煎煮三次,第一次 3 小时,第二次 2 小时,第三次 1 小时,分次滤过,合并滤液,浓缩至相对密度为 1.28～1.32(60℃)的清膏。加入红参等细粉,混合,干燥(60～80℃),粉碎成细粉。加入洋金花细粉,与上述粉末配研,过筛,混匀,制成颗粒,装入胶囊,制成 1000 粒,即得。

【性状】 本品为硬胶囊,内容物为棕色的颗粒;气微,味微苦。

【鉴别】 (1)取本品,置显微镜下观察:不规则分枝状团块无色,遇水合氯醛试液溶化;菌丝无色或淡棕色,直径 4～6μm(茯苓)。骨碎片为无色或淡黄色不规则块状,表面有细小裂隙,骨陷窝较多,呈类圆形、长梭形,大多同向排列,少数排列不规则(狗骨)。花粉粒类球形或长圆形,直径 42～65μm,表面有条纹状雕纹(洋金花)。草酸钙簇晶直径 20～68μm,棱角锐尖(红参)。

(2)取本品内容物 5g,加甲醇 30ml,加热回流 1 小时,放

冷,滤过,滤液回收甲醇至干,残渣加水 15ml 使溶解,用水饱和的正丁醇提取 2 次,每次 15ml,合并正丁醇液,加 3 倍量氨试液洗涤,正丁醇液蒸干,残渣加甲醇 1ml 使溶解,作为供试品溶液。另取红参对照药材 1g,加甲醇 20ml,加热回流 1 小时,滤过,滤液回收甲醇至干,残渣加水 10ml 使溶解,同法制成对照药材溶液。再取人参皂苷 Rb$_1$ 对照品、人参皂苷 Re 对照品、人参皂苷 Rg$_1$ 对照品,加甲醇制成每 1ml 各含 2mg 的混合溶液,作为对照品溶液。照薄层色谱法(通则 0502)试验,吸取供试品溶液 4μl、对照药材溶液 3μl、对照品溶液 2μl,分别点于同一硅胶 G 薄层板上,以三氯甲烷-甲醇-水(13：7：2)10℃以下放置的下层溶液为展开剂,展开,取出,晾干,喷以 10%硫酸乙醇溶液,在 105℃加热至斑点显色清晰。供试品色谱中,在与对照药材色谱和对照品色谱相应的位置上,分别显相同的紫红色斑点。

(3)取本品内容物 10g,加 80%乙醇 70ml,加热回流 1 小时,放冷,滤过,滤液蒸干,残渣加水 30ml 使溶解,滴加氨试液调节 pH 值至 9～10,用乙醚振摇提取 2 次,每次 20ml,合并乙醚液,挥干,残渣加无水乙醇 3ml 使溶解,作为供试品溶液。另取延胡索乙素对照品,加无水乙醇制成每 1ml 含 1mg 的溶液,作为对照品溶液。照薄层色谱法(通则 0502)试验,吸取供试品溶液 4μl、对照品溶液 3μl,分别点于同一硅胶 G 薄层板上,以正己烷-三氯甲烷-甲醇-二乙胺(10：6：1：0.1)为展开剂,展开,取出,晾干,置碘蒸气中熏至斑点显色清晰。供试品色谱中,在与对照品色谱相应的位置上,显相同颜色的斑点。

【检查】 应符合胶囊剂项下有关的各项规定(通则 0103)。

【含量测定】 照高效液相色谱法(通则 0512)测定。

色谱条件与系统适用性试验 以十八烷基硅烷键合硅胶为填充剂;以甲醇-水(54：46)为流动相;检测波长为 270nm。理论板数按淫羊藿苷峰计算应不低于 6000。

对照品溶液的制备 取淫羊藿苷对照品适量,精密称定,加甲醇制成每 1ml 含 80μg 的溶液,即得。

供试品溶液的制备 取装量差异项下的本品内容物,研细,取约 0.5g,精密称定,置索氏提取器中,加三氯甲烷 40ml,加热回流 2 小时,弃去三氯甲烷液,药渣挥干,加甲醇 40ml,加热回流 4 小时,提取液蒸干,残渣加少量甲醇湿润,加水 2ml 使溶解,通过 D101 型大孔吸附树脂柱(内径为 1.5cm,柱高为 10cm)上,以每 1 分钟 3ml 的流速,分别用水、30%乙醇各 100ml 洗脱,再用 70%乙醇洗脱,收集 70%乙醇洗脱液 50ml,蒸干,残渣加甲醇溶解并转移至 5ml 量瓶中,加甲醇至刻度,摇匀,滤过,取续滤液,即得。

测定法 分别精密吸取对照品溶液 10μl 与供试品溶液 10～20μl,注入液相色谱仪,测定,即得。

本品每粒含淫羊藿以淫羊藿苷($C_{33}H_{40}O_{15}$)计,不得少于 0.13mg。

【功能与主治】 补益肝肾,强筋壮骨,活络止痛。用于肝

肾两虚、寒湿阻络所致的神经根型颈椎病,症见肩臂疼痛、麻木、活动障碍。

【用法与用量】　口服。一次 6 粒,一日 3 次。4 周为一疗程,或遵医嘱。

【注意】　本品含洋金花,不宜超量服用;高血压、心脏病慎用;青光眼和孕妇禁服。

【规格】　每粒装 0.3g

【贮藏】　密封。

壮腰健身丸
Zhuangyao Jianshen Wan

【处方】　酒女贞子 24g　　　　　　黄精 24g

熟地黄 36g　　　　　　　　金樱子 24g

狗脊 24g　　　　　　　　　制何首乌 15g

千斤拔 30g

【制法】　以上七味,粉碎成细粉,过筛,混匀。每 100g 粉末加炼蜜 120~130g,制成小蜜丸或大蜜丸,即得。

【性状】　本品为棕黑色的小蜜丸或大蜜丸;气微香,味微甜。

【鉴别】　(1)取本品,置显微镜下观察:果皮表皮表面观类多角形,垂周壁薄厚不匀,胞腔含棕色物(酒女贞子)。薄壁组织灰棕色至黑棕色,细胞多皱缩,内含棕色核状物(熟地黄)。非腺毛多破碎,直径 16~31μm,壁厚,胞腔内含黄棕色物(金樱子)。非腺毛金黄色或黄棕色,多已碎断,直径 24~99μm,壁较薄(狗脊)。纤维束周围薄壁细胞含草酸钙方晶,形成晶纤维(千斤拔)。

(2)取本品 5g,剪碎,加等量硅藻土,研匀,加水 100ml,温热使充分溶散,加热至沸,放冷,离心,取上清液用乙酸乙酯振摇提取 3 次,每次 30ml,合并乙酸乙酯液,回收溶剂至干,残渣加甲醇 1ml 使溶解,作为供试品溶液。另取熟地黄对照药材 7g,加水 60ml,煎煮 30 分钟,用脱脂棉滤过,滤液用乙酸乙酯同法制成对照药材溶液。照薄层色谱法(通则 0502)试验,吸取上述两种溶液各 10~15μl,分别点于同一硅胶 G 薄层板上,以二甲苯-乙酸乙酯(1∶1)为展开剂,展开,取出,晾干,喷以 2,4-二硝基苯肼乙醇试液,置日光下检视。供试品色谱中,在与对照药材色谱相应的位置上,显相同颜色的斑点。

(3)取本品 6g,剪碎,加等量硅藻土,研匀,加乙醇 50ml,加热回流 1 小时,滤过,滤液蒸干,残渣加甲醇 3ml 使溶解,作为供试品溶液。另取制何首乌对照药材 0.25g,同法制成对照药材溶液。照薄层色谱法(通则 0502)试验,吸取供试品溶液 5~10μl,对照药材溶液 2μl,分别点于同一硅胶 G 薄层板上,以石油醚(30~60℃)-甲酸乙酯(5∶1)为展开剂,展开,取出,晾干,置紫外光灯(365nm)下检视。供试品色谱中,在与对照药材色谱相应的位置上,显相同颜色的荧光斑点。

【检查】　应符合丸剂项下有关的各项规定(通则 0108)。

【含量测定】　照高效液相色谱法(通则 0512)测定。

色谱条件与系统适用性试验　以十八烷基硅烷键合硅胶为填充剂;以甲醇-0.1%磷酸溶液(28∶72)为流动相;检测波长为 224nm。理论板数按特女贞苷峰计算应不低于 4000。

对照品溶液的制备　取特女贞苷对照品适量,精密称定,加甲醇制成每 1ml 含 50μg 的溶液,即得。

供试品溶液的制备　取本品,剪碎,取约 3g,精密称定,精密加入甲醇 50ml,密塞,称定重量,超声处理(功率 500W,频率 40kHz)1 小时,放冷,再称定重量,用甲醇补足减失的重量,摇匀,离心,取上清液滤过,取续滤液,即得。

测定法　分别精密吸取对照品溶液与供试品溶液各 10μl,注入液相色谱仪,测定,即得。

本品每 1g 含女贞子以特女贞苷($C_{31}H_{42}O_{17}$)计,不得少于 0.40mg。

【功能与主治】　壮腰健肾。用于腰酸腿软,头晕耳鸣,眼花心悸,阳萎遗精。

【用法与用量】　口服。小蜜丸一次 9g,大蜜丸一次 1 丸,一日 2 次。

【规格】　(1)小蜜丸　每 17 粒重 3g　(2)大蜜丸　每丸重 9g

【贮藏】　密封。

冰黄肤乐软膏
Binghuang Fule Ruangao

【处方】　大黄 30g　　　　　　姜黄 20g

硫黄 20g　　　　　　　　黄芩 4g

甘草 4g　　　　　　　　　冰片 2g

薄荷脑 1.8g

【制法】　以上七味,取大黄、姜黄、黄芩、甘草粉碎成极细粉;硫黄研成极细粉;冰片、薄荷脑研匀;将上述极细粉及经配研的冰片、薄荷脑加入软膏基质 918.2g(基质制备:取甘油 80g、硬脂酸 120g、三乙醇胺 30g、液状石蜡 180g、石蜡 80g、羟苯乙酯 1.5g,蒸馏水加至 1000g,置一容器中,加热至 85~90℃,待完全溶化,停止加热,搅拌至冷凝,即得)中,搅拌均匀,制成 1000g,即得。

【性状】　本品为灰黄色的乳剂型软膏,具有冰片的特殊气。

【鉴别】　(1)取本品 3g,置坩埚中,加乙醇 1ml,燃烧,有二氧化硫的刺激性臭气。

(2)取本品 5g,加无水乙醇 20ml,加热回流 30 分钟,滤过,滤液蒸干,残渣加水 15ml 使溶解,加盐酸 1ml,置水浴上加热 30 分钟,立即冷却,用乙醚振摇提取 2 次,每次 20ml,合并乙醚液,蒸干,残渣加甲醇 1ml 使溶解,作为供试溶液。另取大黄对照药材 50mg,同法制成对照药材溶液。再取大黄素对照品,加甲醇制成每 1ml 含 0.5mg 的溶液,作为对照品溶液。照薄层色谱法(通则 0502)试验,吸取上述供试品溶液 5μl、对照药材溶液及对照品溶液各 2μl,分别点于同一硅胶 H 薄层板上,以石油醚(30～60℃)-甲酸乙酯-甲酸(15:5:1)的上层溶液为展开剂,展开,取出,晾干,置紫外光灯(365nm)下检视。供试品色谱中,在与对照药材色谱相应的位置上,显 5 个相同的橙黄色荧光斑点,在与对照品色谱相应的位置上,显相同的橙黄色荧光斑点;置氨蒸气中熏后,斑点变为红色。

(3)取姜黄素对照品,加无水乙醇制成每 1ml 含 0.1mg 的溶液,作为对照品溶液。照薄层色谱法(通则 0502)试验,吸取〔鉴别〕(2)项下的供试品溶液及上述对照品溶液各 5μl,分别点于同一硅胶 G 薄层板上,以甲苯-甲醇-冰醋酸(30:3:1)为展开剂,展开,取出,晾干,置紫外光灯(365nm)下检视。供试品色谱中,在与对照品色谱相应的位置上,显相同颜色的荧光斑点。

(4)取本品 5g,加石油醚(60～90℃)20ml,充分振摇,滤过,取滤液,用铺有无水硫酸钠的滤纸滤过,滤液再用 0.45μm 的微孔滤膜滤过,滤液作为供试品溶液。另取薄荷脑对照品、冰片对照品,分别加石油醚(60～90℃)制成每 1ml 含 1mg 的溶液,作为对照品溶液。照气相色谱法(通则 0521)试验,以聚乙二醇 20000(PEG-20M)为固定相的毛细管柱(柱长为 30m,柱内径为 0.53mm,膜厚度为 1μm),柱温为程序升温,初始温度 70℃,以每分钟 7℃的速率升至 110℃,保持 3 分钟,以同样速率升至 160℃,保持 5 分钟。分别吸取对照品溶液与供试品溶液各 1μl,注入气相色谱仪。供试品色谱中应呈现与对照品色谱峰保留时间相同的色谱峰。

【检查】 粒度 取本品,依法(通则 0109)测定,平均每张载玻片上检出超过 180μm 的粒子不得多于 3 粒,并不得有 1 粒超过 500μm。

其他 应符合软膏剂项下有关的各项规定(通则 0109)。

【含量测定】 照高效液相色谱法(通则 0512)测定。

色谱条件与系统适用性试验 以十八烷基硅烷键合硅胶为填充剂;以甲醇-0.1%磷酸溶液(85:15)为流动相;检测波长为 254nm。理论板数按大黄素峰计算应不低于 5000。

对照品溶液的制备 分别取大黄素对照品和大黄酚对照品适量,精密称定,加甲醇制成每 1ml 含 4μg 的溶液,即得。

供试品溶液的制备 取本品 1.5g,精密称定,置具塞锥形瓶中,加甲醇 30ml,超声处理(功率 160W,频率 40kHz)30 分钟,滤过,滤液置 50ml 量瓶中,用甲醇 20ml 洗涤滤纸和残渣,洗液并入同一量瓶中,加甲醇稀释至刻度,摇匀,即得。

测定法 分别精密吸取对照品溶液与供试品溶液各 20μl,注入液相色谱仪,测定,即得。

本品每 1g 含大黄以大黄素($C_{15}H_{10}O_5$)和大黄酚($C_{15}H_{10}O_4$)的总量计,不得少于 0.20mg。

【功能与主治】 清热燥湿,活血祛风,止痒消炎。用于湿热蕴结或血热风燥引起的皮肤瘙痒;神经性皮炎、湿疹、足癣及银屑病瘙痒性皮肤病见上述证候者。

【用法与用量】 外用,涂搽患处。一日 3 次。

【规格】 每支装 15g

【贮藏】 遮光,密闭,置阴凉处。

冰 硼 散

Bingpeng San

【处方】 冰片 50g 硼砂(煅)500g
   朱砂 60g   玄明粉 500g

【制法】 以上四味,朱砂水飞成极细粉,硼砂(煅)粉碎成细粉,将冰片研细,与上述粉末及玄明粉配研,过筛,混匀,即得。

【性状】 本品为粉红色的粉末;气芳香,味辛凉。

【鉴别】 (1)取本品 1g,加水 6ml,振摇,加盐酸使成酸性,滤过,分取滤液 3ml,点于姜黄试纸上使润湿,即显橙红色,放置干燥,颜色变深,置氨蒸气中熏,变为绿黑色。

(2)取〔鉴别〕(1)项下的剩余滤液,加氯化钡试液 1～2 滴,即生成白色沉淀,分离后,沉淀在盐酸中不溶解。

(3)取本品 1g,置试管中,加水 10ml,用力振摇,在试管底部很快出现朱红色的沉淀,分取少量沉淀用盐酸湿润,在光洁的铜片上摩擦,铜片表面即显银白色光泽,加热烘烤后银白色即消失。

(4)照〔含量测定〕冰片项下的方法试验,供试品色谱中应呈现与对照品色谱峰保留时间相同的色谱峰。

【检查】 应符合散剂项下有关的各项规定(通则 0115)。

【含量测定】 朱砂 取本品约 3g,精密称定,置锥形瓶中,加硫酸 10ml 与硝酸钾 1.5g,加热使朱砂溶解,放冷,加水 50ml,并加 1%高锰酸钾溶液至显粉红色,再滴加 2%硫酸亚铁溶液至红色消失后,加硫酸铁铵指示液 2ml,用硫氰酸铵滴定液(0.1mol/L)滴定。每 1ml 硫氰酸铵滴定液(0.1mol/L)相当于 11.63mg 的硫化汞(HgS)。

本品每 1g 含朱砂以硫化汞(HgS)计,应为 40～60mg。

冰片 照气相色谱法(通则 0521)测定。

色谱条件与系统适用性试验 以聚乙二醇 20000(PEG-20M)为固定相的毛细管柱(柱长为 30m,内径为 0.25mm,膜厚度为 0.25μm);柱温为程序升温:初始温度为 100℃,以每分钟 10℃的速率升温至 200℃;分流进样。理论板数按龙脑峰计算,应不低于 5000。

校正因子测定 取正十四烷适量,精密称定,加无水乙醇制成每 1ml 含 8mg 的溶液,作为内标溶液。另取龙脑对照品、异龙脑对照品各约 10mg,精密称定,置具塞锥形瓶中,精密加入无水乙醇 25ml 与内标溶液 2ml,摇匀。吸取 2μl,注入气相色谱仪,分别计算校正因子。

测定法　取本品约 0.5g,精密称定,置具塞锥形瓶中,精密加入无水乙醇 25ml 与内标溶液 2ml,称定重量,超声处理 20 分钟,放冷,再称定重量,用无水乙醇补足减失的重量,摇匀,滤过。吸取续滤液 2μl,注入气相色谱仪,测定,即得。

本品每 1g 含冰片以龙脑（$C_{10}H_{18}O$）和异龙脑（$C_{10}H_{18}O$）的总量计,不得少于 30mg。

【功能与主治】　清热解毒,消肿止痛。用于热毒蕴结所致的咽喉疼痛、牙龈肿痛、口舌生疮。

【用法与用量】　吹敷患处,每次少量,一日数次。

【贮藏】　密封。

庆余辟瘟丹

Qingyu Piwen Dan

【处方】

羚羊角 30g	醋香附 30g
大黄 30g	藿香 30g
玄精石 30g	玄明粉 30g
朱砂 30g	木香 30g
制川乌 30g	五倍子 30g
苍术（米泔水润炒）30g	苏合香 30g
姜半夏 30g	玳瑁 30g
雄黄 15g	黄连 30g
滑石 30g	猪牙皂 30g
姜厚朴 30g	肉桂 30g
郁金 30g	茯苓 30g
茜草 30g	金银花 30g
黄芩 30g	柴胡 20g
黄柏 30g	紫苏叶 20g
升麻 20g	白芷 20g
天麻 20g	川芎 20g
拳参 20g	干姜 20g
丹参 20g	桔梗 20g
石菖蒲 20g	檀香 20g
蒲黄 20g	琥珀 15g
麻黄 20g	陈皮 15g
人工麝香 15g	安息香 15g
冰片 15g	细辛 10g
千金子霜 10g	丁香 10g
巴豆霜 10g	当归 10g
桃仁霜 10g	甘遂（制）10g
红大戟 10g	莪术 10g
槟榔 10g	胡椒 10g
葶苈子 10g	炒白芍 10g
煅禹余粮 10g	桑白皮 10g
山豆根 10g	山慈菇 40g
鬼箭羽 40g	降香 40g
赤豆 40g	紫菀 8g
人工牛黄 8g	铜石龙子 1 条
醋芫花 5g	蜈蚣（去头、足）2g
斑蝥（去头、足、翅）0.8g	大枣 40g
水牛角浓缩粉 60g	雌黄 15g

【制法】　以上七十四味,人工麝香、冰片、人工牛黄、羚羊角、水牛角浓缩粉等五味分别研成最细粉;朱砂、雄黄、雌黄三味分别水飞成最细粉;滑石粉碎成最细粉。苍术（米泔水润炒）、石菖蒲、藿香、木香、肉桂、紫苏叶、干姜、檀香、陈皮、细辛、丁香、当归等十二味共粉碎成细粉,与上述人工麝香、冰片细粉配研,混匀,作内层粉。其余除苏合香外,铜石龙子与茯苓捣烂干燥,大枣煮熟去皮核,干燥,与其他大黄等四十九味混合粉碎成细粉,再与上述人工牛黄、雄黄、雌黄、羚羊角、滑石、水牛角浓缩粉配研,作外层粉。每 992g 粉末约加熟糯米 147g,熟粳米粉 98g,用苏合香和水制丸,低温干燥,用朱砂粉末包衣,打光,即得。

【性状】　本品为棕红色光亮的包衣糊丸,除去包衣后,显黄棕色;气香,味苦、辛。

【鉴别】　(1)取本品,置显微镜下观察:花粉粒黄色,类圆形或椭圆形,直径约 30μm,表面有网状雕纹（蒲黄）。花粉粒类球形,直径约 76μm,外壁有刺状雕纹,具 3 个萌发孔（金银花）。韧皮纤维淡黄色,梭形,壁厚,孔沟细（黄芩）。纤维束鲜黄色,周围薄壁细胞含草酸钙方晶,形成黄色晶纤维,含晶细胞壁木化增厚（黄柏）。草酸钙簇晶大,直径 60～140μm（大黄）。石细胞分枝状,壁厚,纹层明显（厚朴）。石细胞类方形或类圆形,直径 32～88μm,壁一面菲薄（肉桂）。

(2)取本品粉末 3g,加无水乙醇 40ml,加热回流 30 分钟,放冷,滤过,滤液蒸干,残渣加 1% 盐酸 30ml 溶解,用浓氨试液调节 pH 值至 9～10,用三氯甲烷振摇提取 2 次,每次 20ml,合并提取液,蒸干,残渣加无水乙醇 1ml 使溶解,作为供试品溶液。另取黄连对照药材 50mg,加甲醇 5ml,加热回流 15 分钟,滤过,取滤液作为对照药材溶液。照薄层色谱法（通则 0502）试验,吸取上述两种溶液各 1μl,分别点于同一硅胶 G 薄层板上,以甲苯-异丙醇-乙酸乙酯-甲醇-水（6∶1.5∶3∶1.5∶0.3）为展开剂,置氨蒸气饱和的展开缸内,展开,取出,晾干,置紫外光灯（365nm）下检视。供试品色谱中,在与对照药材色谱相应的位置上,显相同颜色的荧光斑点。

(3)取本品粉末 2g,加乙酸乙酯-甲醇（3∶1）的混合溶液 30ml,加热回流 30 分钟,放冷,滤过,滤液蒸干,残渣加甲醇 2ml 使溶解,取上清液作为供试品溶液。另取黄芩素对照品,加甲醇制成每 1ml 含 1mg 的溶液,作为对照品溶液。照薄层色谱法（通则 0502）试验,吸取供试品溶液 5μl 及对照品溶液 2μl,分别点于同一以含 1% 草酸的羧甲基纤维素钠溶液为黏合剂的硅胶 G 薄层板上,以三氯甲烷-甲醇（9∶1）为展开剂,展开,取出,晾干,喷以 2% 三氯化铁乙醇溶液。供试品色谱中,在与对照品色谱相应的位置上,显相同颜色的斑点。

(4)取本品粉末 2g,加甲醇 20ml,超声处理 30 分钟,放冷,滤过,滤液蒸干,残渣加水 10ml 使溶解,再加盐酸 1ml,加热回流 30 分钟,立即冷却,用乙醚振摇提取 2 次,每次 20ml,合并乙醚液,挥干,残渣加三氯甲烷 1ml 使溶解,作为供试品溶液。另取大黄对照药材 0.1g,同法制成对照药材溶液。再取大黄酚对照品、大黄素对照品,加甲醇制成每 1ml 各含 1mg 的混合溶液,作为对照品溶液。照薄层色谱法(通则 0502)试验,吸取供试品溶液及对照药材溶液各 5μl,对照品溶液 2μl,分别点于同一硅胶 H 薄层板上,以石油醚(30～60℃)-甲酸乙酯-甲酸(15：5：1)的上层溶液为展开剂,展开,取出,晾干,置氨蒸气中熏后检视。供试品色谱中,在与对照药材色谱和对照品色谱相应的位置上,显相同颜色的斑点。

(5)取本品粉末 1g,置 250ml 平底烧瓶中,加水 100ml,连接挥发油测定器,自测定器上端加水使充满刻度部分并溢流入烧瓶为止,再加乙酸乙酯 1ml,连接回流冷凝管,加热回流 30 分钟,分取乙酸乙酯层作为供试品溶液。另取冰片对照品、麝香酮对照品,加乙酸乙酯制成每 1ml 各含 1mg 的混合溶液,作为对照品溶液。照气相色谱法(通则 0521)试验,以聚乙二醇 20000(PEG-20M)为固定相的毛细管柱(柱长为 30m,内径为 0.25mm,膜厚度为 0.25μm);柱温为程序升温:初始温度 100℃,以每分钟 10℃ 的速率升温至 200℃,再以每分钟 20℃ 的速率升温至 250℃,保持 3 分钟。分别吸取对照品溶液与供试品溶液各 1μl,注入气相色谱仪。供试品色谱中应呈现与对照品色谱峰保留时间相同的色谱峰。

【检查】 应符合丸剂项下有关的各项规定(通则 0108)。

【含量测定】 照高效液相色谱法(通则 0512)测定。

色谱条件与系统适用性试验 以十八烷基硅烷键合硅胶为填充剂;以甲醇-0.2%磷酸溶液(40：60)为流动相,检测波长为 276nm。理论板数按黄芩苷峰计算应不低于 2000。

对照品溶液的制备 取黄芩苷对照品适量,精密称定,加 70%乙醇制成每 1ml 含 20μg 的溶液,即得。

供试品溶液的制备 取装量差异项下的本品,研细,取约 0.4g,精密称定,精密加 70%乙醇 25ml,称定重量,加热回流 2 小时,放冷,再称定重量,用 70%乙醇补足减失的重量,摇匀,滤过,取续滤液,即得。

测定法 分别精密吸取对照品溶液与供试品溶液各 10μl,注入液相色谱仪,测定,即得。

本品每 1g 含黄芩以黄芩苷(C₂₁H₁₈O₁₁)计,不得少于 1.11mg。

【功能与主治】 辟秽气,止吐泻。用于感受暑邪,时行痧气,头晕胸闷,腹痛吐泻。

【用法与用量】 口服。一次 1.25～2.5g,一日 1～2 次。

【注意】 孕妇禁服。

【规格】 每 30 粒重 1.25g

【贮藏】 密封。

产复康颗粒
Chanfukang Keli

【处方】 益母草 333.33g　当归 150g
人参 50g　黄芪 150g
何首乌 166.67g　桃仁 100g
蒲黄 100g　熟地黄 166.67g
醋香附 133.33g　昆布 83.33g
白术 83.33g　黑木耳 83.33g

【制法】 以上十二味,加水煎煮二次,每次 2 小时,合并煎液,滤过,滤液浓缩至适量,加入适量的红糖和糊精,制成颗粒,干燥,制成 1000g;或加入适量的糊精和甜菊素,制成颗粒,干燥,制成 250g,即得。

【性状】 本品为棕色至棕褐色的颗粒;味甜、微苦,或味微苦(无蔗糖)。

【鉴别】 取本品 10g 或 2.5g(无蔗糖),研细,用水 50ml 溶解,加三氯甲烷 100ml,加热回流 1 小时,放冷,弃去三氯甲烷液,水溶液用水饱和的正丁醇振摇提取 2 次,每次 50ml,正丁醇液合并,用氨试液洗涤 2 次,每次 60ml,弃去洗涤液,再用水 30ml 洗涤,正丁醇液蒸干,残渣加甲醇 1ml 使溶解,作为供试品溶液。另取人参对照药材 1g,加三氯甲烷 40ml,加热回流 1 小时,弃去三氯甲烷液,残渣挥干,用水 0.5ml 润湿,加水饱和的正丁醇 20ml,超声处理 30 分钟,分取上清液,加 3 倍量的氨试液,振摇,放置使分层,取上层液蒸干,残渣加甲醇 1ml 使溶解,作为对照药材溶液。再取黄芪对照药材 1g,同上述人参对照药材溶液的制备方法制成黄芪对照药材溶液。照薄层色谱法(通则 0502)试验,吸取供试品溶液 10μl、对照药材溶液各 2μl,分别点于同一硅胶 G 薄层板上,以正丁醇-乙酸乙酯-水(4：1：5)的上层溶液为展开剂,展开,取出,晾干,喷以 10%硫酸乙醇溶液,在 105℃ 加热至斑点显色清晰,分别置日光和紫外光灯(365nm)下检视。供试品色谱中,在与人参对照药材色谱相应的位置上,日光下显三个或三个以上相同颜色的斑点,紫外光下显三个或三个以上相同颜色的荧光斑点;在与黄芪对照药材色谱相应的位置上,日光下显相同颜色的斑点,紫外光下显相同颜色的荧光斑点。

【检查】 应符合颗粒剂项下有关的各项规定(通则 0104)。

【含量测定】 对照品溶液的制备 取盐酸水苏碱对照品适量,精密称定,加 0.1mol/L 盐酸溶液制成每 1ml 含 1mg 的溶液,即得。

供试品溶液的制备 取装量差异项下的本品,混匀,取适量,研细,取约 12g 或 3g(无蔗糖),精密称定,置具塞锥形瓶中,精密加入乙醇 50ml,超声处理(功率 300W,频率 40kHz)30 分钟,滤过,精密量取续滤液 25ml,置 50ml 烧杯中,置水浴上蒸干,残渣精密加入 0.1mol/L 盐酸溶液 10ml 使溶解,即得。

测定法 取上述对照品溶液和供试品溶液,各加活性炭

0.5g,置水浴上加热 1 分钟,搅拌,滤过,滤液分别置 25ml 量瓶中,用 0.1mol/L 盐酸溶液 10ml 分次洗涤烧杯和滤器,洗涤液并入同一量瓶中;另取 0.1mol/L 盐酸溶液 20ml 置另一25ml 量瓶中,作为空白溶液。在上述三种溶液中精密加入 2%硫氰酸铬铵溶液(临用前配制)3ml,摇匀,加 0.1mol/L 盐酸溶液至刻度,摇匀,置冰浴中放置 1 小时,用干燥滤纸滤过,取续滤液;以 0.1mol/L 盐酸溶液为空白。照紫外-可见分光光度法(通则 0401),在 525nm 的波长处分别测定吸光度,用空白溶液的吸光度分别减去对照品溶液与供试品溶液的吸光度,计算,即得。

本品每袋含总生物碱以盐酸水苏碱($C_7H_{13}NO_2 \cdot HCl$)计,〔规格(1)〕和〔规格(3)〕不得少于 6.0mg;〔规格(2)〕不得少于 3.0mg。

【功能与主治】 补气养血,祛瘀生新。用于气虚血瘀所致的产后恶露不绝,症见产后出血过多、淋漓不断、神疲乏力、腰腿疲软。

【用法与用量】 开水冲服。一次 20g〔规格(1)、规格(2)〕或 5g〔规格(3)〕,一日 3 次;5~7 日为一疗程;产褥期可长期服用。

【规格】 (1)每袋装 20g (2)每袋装 10g (3)每袋装 5g(无蔗糖)

【贮藏】 密封。

羊 胆 丸

Yangdan Wan

【处方】 羊胆干膏 53g　　　　　百部 150g
　　　　　白及 200g　　　　　　浙贝母 100g
　　　　　甘草 60g

【制法】 以上五味,甘草、白及分别粉碎成细粉;其余羊胆干膏等三味粉碎成细粉,过筛,混匀。取部分羊胆干膏等粉末起模,剩余的粉末与白及粉末混匀,用水泛丸,用甘草粉末包衣,干燥,即得。

【性状】 本品为灰黄色的水丸;气微腥,味甘、苦。

【鉴别】 (1)取本品,置显微镜下观察:淀粉粒卵圆形,直径 35~48μm,脐点点状、人字状或马蹄状,位于较小端,层纹细密(浙贝母)。草酸钙针晶成束,长 27~88μm(白及)。纤维束周围薄壁细胞含草酸钙方晶,形成晶纤维(甘草)。导管旁木薄壁细胞类长方形,壁稍厚,有较大的圆形纹孔(百部)。

(2)取本品粉末少量,加硫酸 2 滴,再加水 1 滴,显玫瑰红色。

【检查】 除溶散时限不检查外,其他应符合丸剂项下有关的各项规定(通则 0108)。

【功能与主治】 止咳化痰,止血。用于痰火阻肺所致的咳嗽咯痰、痰中带血;百日咳见上述证候者。

【用法与用量】 口服。一次 3g,一日 3 次。

【贮藏】 密封。

羊藿三七胶囊

Yanghuo Sanqi Jiaonang

【处方】 淫羊藿 1500g　　　　三七 500g

【制法】 以上二味,淫羊藿加水煎煮二次,第一次 2 小时,第二次 1 小时,合并煎液,滤过,滤液备用;三七粉碎成粗粉,加水煎煮三次,第一次 3 小时,第二次 2 小时,第三次 1 小时,合并煎液,滤过,滤液与上述滤液合并,减压浓缩至相对密度为 1.30~1.35(80~85℃)的稠膏,干燥,粉碎成细粉,加淀粉 15g,混匀,制粒,干燥,加入硬脂酸镁 0.75g,混匀,装入胶囊,制成 1000 粒,即得。

【性状】 本品为硬胶囊,内容物为棕褐色的颗粒或粉末;味苦。

【鉴别】 (1)取本品内容物 0.3g,加乙醇 10ml,温浸 30 分钟,滤过,滤液蒸干,残渣加乙醇 1ml 使溶解,作为供试品溶液。另取淫羊藿对照药材 0.2g,同法制成对照药材溶液。再取淫羊藿苷对照品,加甲醇制成每 1ml 含 0.2mg 的溶液,作为对照品溶液。照薄层色谱法(通则 0502)试验,吸取供试品溶液 2~5μl、对照药材溶液和对照品溶液各 5μl,分别点于同一硅胶 G 薄层板上,以乙酸乙酯-丁酮-甲醇-水(10:6:3:1)为展开剂,展开,取出,晾干,喷以三氯化铝试液,在 105℃加热数分钟,置紫外光灯(365nm)下检视。供试品色谱中,在与对照药材色谱和对照品色谱相应的位置上,显相同的黄色荧光斑点。

(2)取本品内容物 1.5g,加甲醇 20ml,超声处理 20 分钟,滤过,滤液蒸干,残渣加水 10ml 超声使溶解,滤过,滤液加稀盐酸 2ml,加乙酸乙酯振摇提取 2 次,每次 10ml,弃去乙酸乙酯液,水液用水饱和的正丁醇振摇提取 2 次,每次 15ml,合并正丁醇液,用氨试液洗涤 3 次,每次 10ml,再用正丁醇饱和的水洗涤 3 次,每次 10ml,取正丁醇液,蒸干,残渣加甲醇 1ml 使溶解,作为供试品溶液。另取三七对照药材 1g,同法制成对照药材溶液。再取三七皂苷 R_1 对照品、人参皂苷 Rb_1 对照品,加甲醇制成每 1ml 各含 1mg 的混合溶液,作为对照品溶液。照薄层色谱法(通则 0502)试验,吸取供试品溶液 5μl、对照药材溶液和对照品溶液各 3μl,分别点于同一硅胶 G 薄层板上,以三氯甲烷-乙酸乙酯-甲醇-水(15:40:22:10)10℃以下放置的下层溶液为展开剂,展开,取出,晾干,喷以 10%硫酸乙醇溶液,在 105℃加热至斑点显色清晰,分别置日光及紫外光灯(365nm)下检视。供试品色谱中,在与对照药材色谱和对照品色谱相应的位置上,日光下显相同颜色的斑点;紫外光下显相同颜色的荧光斑点。

【检查】 应符合胶囊剂项下有关的各项规定(通则 0103)。

【含量测定】 照高效液相色谱法（通则 0512）测定。

色谱条件与系统适用性试验 以十八烷基硅烷键合硅胶为填充剂；以乙腈-0.05％磷酸溶液（26：74）为流动相；检测波长为 270nm。理论板数按淫羊藿苷峰计算应不低于 1500。

对照品溶液的制备 取淫羊藿苷对照品适量，精密称定，加甲醇制成每 1ml 含 0.2mg 的溶液，即得。

供试品溶液的制备 取装量差异项下的本品内容物，混匀，取约 0.5g，精密称定，置具塞锥形瓶中，精密加入稀乙醇 50ml，密塞，称定重量，超声处理（功率 220W，频率 50kHz）1 小时，放冷，再称定重量，用稀乙醇补足减失的重量，摇匀，滤过，取续滤液，即得。

测定法 分别精密吸取对照品溶液与供试品溶液各 10μl，注入液相色谱仪，测定，即得。

本品每粒含淫羊藿以淫羊藿苷（$C_{33}H_{40}O_{15}$）计，不得少于 4.0mg。

【功能与主治】 温阳通脉，化瘀止痛。用于阳虚血瘀所致的胸痹，症见胸痛、胸闷、心悸、乏力、气短等；冠心病、心绞痛属上述证候者。

【用法与用量】 口服。一次 3～4 粒，一日 2 次。

【规格】 每粒装 0.3g

【贮藏】 密封。

关节止痛膏

Guanjie Zhitong Gao

【处方】 辣椒流浸膏 200g　　　　颠茄流浸膏 120g
薄荷素油 40g　　　　　　水杨酸甲酯 80g
樟脑 200g　　　　　　　盐酸苯海拉明 13g

【制法】 以上六味，辣椒流浸膏、颠茄流浸膏分别浓缩至稠膏，与其余薄荷素油等四味混匀，另加由橡胶、氧化锌、松香、凡士林、羊毛脂等制成的基质，混匀，制成涂料，进行涂膏，切段，盖衬，切成小块，即得。

【性状】 本品为淡棕色的片状橡胶膏；气芳香。

【鉴别】 （1）取本品 280cm²，剪成窄条状，除去盖衬，置 250ml 烧瓶中，加 0.1％硫酸溶液 100ml，加热回流 1 小时，放冷，滤过，滤液浓缩至约 20ml，放冷，加浓氨试液 3ml，用二氯甲烷振摇提取 2 次，每次 30ml，合并二氯甲烷液，蒸干，残渣加无水乙醇 1ml 使溶解，作为供试品溶液。另取硫酸阿托品对照品，加无水乙醇制成每 1ml 含 2mg 的溶液，作为对照溶液。照薄层色谱法（通则 0502）试验，吸取上述两种溶液各 5μl，分别点于同一硅胶 G 薄层板上，以三氯甲烷-丙酮-甲醇-浓氨试液（10：15：1：1）为展开剂，展开，取出，晾干，喷以稀碘化铋钾试液。供试品色谱中，在与对照品色谱相应的位置上，显相同颜色的斑点。

（2）取盐酸苯海拉明对照品，加无水乙醇制成每 1ml 含

2mg 的溶液，作为对照品溶液。照薄层色谱法（通则 0502）试验，吸取〔鉴别〕（1）项下的供试品溶液及上述对照品溶液各 5μl，分别点于同一硅胶 G 薄层板上，以环己烷-二乙胺（9：1）为展开剂，展开，取出，晾干，喷以稀碘化铋钾试液。供试品色谱中，在与对照品色谱相应的位置上，显相同颜色的斑点。

【检查】 **含膏量** 取本品，用乙醚作溶剂，依法（通则 0122 第一法）检查，每 100cm² 的含膏量不得少于 1.6g。

耐寒试验 取本品 3 片，除去盖衬，膏面向上，置 0℃冷藏 72 小时，取出放至室温，用手指触试，应仍有黏性。

其他 应符合贴膏剂项下有关的各项规定（通则 0122）。

【含量测定】 **樟脑　薄荷素油　水杨酸甲酯** 照气相色谱法（通则 0521）测定。

色谱条件与系统适用性试验 以聚乙二醇 20000（PEG-20M）为固定相的毛细管柱（柱长为 30m，内径为 0.32mm，膜厚度为 0.25μm）；柱温为 140℃。理论板数按萘峰计算应不低于 5000。

校正因子测定 取萘适量，精密称定，加乙酸乙酯制成每 1ml 含 10mg 的溶液，作为内标溶液。另分别取樟脑对照品、薄荷脑对照品、水杨酸甲酯对照品各约 10mg，精密称定，置同一 10ml 量瓶中，精密加入内标溶液 1ml，用乙酸乙酯稀释至刻度，摇匀，吸取 1μl，注入气相色谱仪，计算校正因子。

测定法 取本品 210cm²，剪成窄条，除去盖衬，置 250ml 烧瓶中，加水 100ml，照挥发油测定法甲法（通则 2204），自测定器上端加水至充满刻度部分，并溢流入烧瓶时为止，再加甲苯 2ml，加热回流提取 3 小时，放冷，取甲苯液，加乙酸乙酯 3ml 稀释，置铺有无水硫酸钠的滤纸滤过，滤液置 50ml 量瓶中，以适量乙酸乙酯分次洗涤容器及滤器，洗涤液并入同一量瓶中，精密加入内标溶液 5ml，加乙酸乙酯稀释至刻度，摇匀，即得。吸取供试品溶液 1μl，注入气相色谱仪，测定，即得。

本品每 100cm² 含樟脑（$C_{10}H_{16}O$）不得少于 32.0mg；薄荷脑（$C_{10}H_{20}O$）不得少于 2.8mg；水杨酸甲酯（$C_8H_8O_3$）不得少于 8.5mg。

盐酸苯海拉明 照高效液相色谱法（通则 0512）测定。

色谱条件与系统适用性试验 以十八烷基硅烷键合硅胶为填充剂；以甲醇-1％硫酸铵溶液（47：53）流动相，检测波长为 210nm。理论板数按盐酸苯海拉明峰计算应不低于 3000。

对照品溶液的制备 取盐酸苯海拉明对照品适量，精密称定，加甲醇制成每 1ml 含 0.2mg 的溶液，即得。

供试品溶液的制备 取本品 140cm²，剪成窄条，除去盖衬，置具塞锥形瓶中，精密加入甲醇 50ml，密塞，称定重量，加热回流提取 2 小时，放冷，再称定重量，用甲醇补足减失的重量，摇匀，滤过，即得。

测定法 分别精密吸取对照品溶液与供试品溶液各 10μl，注入液相色谱仪，测定，即得。

本品每 100cm² 含盐酸苯海拉明（$C_{17}H_{21}NO \cdot HCl$）不得少于 5.5mg。

【功能与主治】　活血散瘀，温经镇痛。用于寒湿瘀阻经络所致风湿关节痛及关节扭伤。

【用法与用量】　外用，贴患处。一次 1～2 片，持续 12 小时，一日 1 次。

【注意】　孕妇及皮肤破损处禁用。

【贮藏】　密封。

附：辣椒流浸膏质量标准

辣椒流浸膏

〔制法〕　取辣椒 1000g，除去杂质，粉碎成粗粉，加入 85% 乙醇 1 倍量，拌匀，密闭，静置 16 小时，润透，用 85% 乙醇作溶剂，浸渍 20 小时，渗漉，收集渗漉液，滤过，滤液减压浓缩至 1000ml，即得。

〔性状〕　本品为红色至鲜红色的液体；味极辣。

〔检查〕　应符合流浸膏剂与浸膏剂项下有关的各项规定（通则 0189）。

〔含量测定〕　照高效液相色谱法（通则 0512）测定。

色谱条件与系统适用性试验　以十八烷基硅烷键合硅胶为填充剂；以乙腈-0.1% 磷酸溶液（46：54）为流动相；检测波长为 205nm。理论板数按辣椒素峰计算应不低于 3000。

对照品溶液的制备　取辣椒素对照品适量，精密称定，加流动相制成每 1ml 含 10μg 的溶液，即得。

供试品溶液的制备　取本品 2.8g，精密称定，置 50ml 量瓶中，加 80% 乙醇 40ml，超声处理 10 分钟，加 80% 乙醇至刻度，摇匀，滤过，精密量取续滤液 5ml，置 50ml 量瓶中，加流动相至刻度，摇匀，即得。

测定法　分别精密吸取对照品溶液与供试品溶液各 10μl，注入液相色谱仪，测定，即得。

本品含辣椒素（$C_{18}H_{27}NO_3$）不得少于 0.10%。

〔贮藏〕　密封。

灯台叶颗粒

Dengtaiye Keli

【处方】　灯台叶 700g

【制法】　取灯台叶，加水煎煮二次，每次 1 小时，合并煎液，滤过，滤液浓缩至相对密度为 1.30（75～80℃），加入乙醇使含醇量为 65%，静置 24 小时，取上清液回收乙醇，加蔗糖适量，制成颗粒，干燥，喷入薄荷油 1ml 及香蕉香精适量，混匀，制成 1000g，分装，即得。

【性状】　本品为淡黄色至淡棕黄色颗粒；气芳香而清凉，味甜、苦。

【鉴别】　取本品 5g，加水 25ml 使溶化，加 2% 浓氨溶液调节 pH 值至 7，用三氯甲烷 50ml 提取，提取液蒸干，残渣加

甲醇 1ml 使溶解，作为供试品溶液。另取灯台叶对照药材 1g，加甲醇 20ml，浸渍 2 小时，超声处理 15 分钟，滤过，滤液蒸干，残渣加水 25ml，同法制成对照药材溶液。照薄层色谱法（通则 0502）试验，吸取上述两种溶液各 4μl，分别点于同一硅胶 G 薄层板上，以三氯甲烷-甲醇（15：1）为展开剂，置氨蒸气预饱和 15 分钟的展开缸内，展开，取出，晾干，喷以稀碘化铋钾试液。供试品色谱中，在与对照药材色谱相应的位置上，显相同颜色的主斑点。

【检查】　应符合颗粒剂项下有关的各项规定（通则 0104）。

【含量测定】　照高效液相色谱法（通则 0512）测定。

色谱条件与系统适用性试验　以十八烷基硅烷键合硅胶为填充剂；以甲醇-0.01% 三乙胺溶液（50：50）为流动相；检测波长为 287nm。理论板数按鸭脚树叶碱峰计算应不低于 3000。

对照品溶液的制备　取鸭脚树叶碱对照品适量，精密称定，加甲醇制成每 1ml 含 50μg 的溶液，即得。

供试品溶液的制备　取装量差异项下的本品，研细，取约 5g，精密称定，加水 25ml 使溶化，加 2% 浓氨溶液调节 pH 值至 7，用三氯甲烷 50ml 提取 3 次（20ml，20ml，10ml），合并三氯甲烷液，蒸干，残渣加流动相使溶解并转移至 10ml 量瓶中，用流动相稀释至刻度，摇匀，滤过，取续滤液，即得。

测定法　分别精密吸取对照品溶液与供试品溶液各 10μl，注入液相色谱仪，测定，即得。

本品每袋含灯台叶以鸭脚树叶碱（$C_{20}H_{22}N_2O_3$）计，不得少于 0.70mg。

【功能与主治】　清热化痰止咳。用于痰热阻肺所致的咳嗽、咯痰；慢性支气管炎、百日咳见上述证候者。

【用法与用量】　开水冲服。一次 1 袋，一日 3 次。

【注意】　孕妇慎服。

【规格】　每袋装 10g

【贮藏】　密封。

注：灯台叶　为夹竹桃科植物灯台树 *Alstonia scholaris* (L.) R. Br. 的干燥叶。

灯盏生脉胶囊

Dengzhan Shengmai Jiaonang

【处方】　灯盏细辛 3000g　　　人参 600g
　　　　　五味子 600g　　　　麦冬 1100g

【制法】　以上四味，取灯盏细辛，加 80%～90% 乙醇回流提取三次，滤过，合并滤液，减压浓缩成浸膏；浸膏加三倍量水溶解，搅拌下加入 10% 氢氧化钠助溶，调节 pH 值至 8，滤过，加 10% 硫酸调节 pH 值至 3，放置 2 小时，滤过，收集沉淀，水洗至中性，备用。其余人参等三味，加 80%～90% 乙醇回流提取三次，滤过，合并滤液，减压浓缩，用正丁醇提取三次，合并提取液，减压回收正丁醇并浓缩至稠膏状，稠膏与上

述沉淀合并,加 2 倍量水溶解,加稀氢氧化钠调节 pH 值至 7,滤过,滤液喷雾干燥,加入淀粉、硬脂酸镁适量,混匀,装入胶囊,制成 1000 粒,即得。

【性状】 本品为硬胶囊,内容物为灰褐色至棕褐色的粉末;味微苦。

【鉴别】 (1)取本品内容物 0.5g,加水 10ml 使溶解,滤过,滤液用三氯甲烷提取 3 次,每次 2ml,合并三氯甲烷液,备用;水溶液用氢氧化钠试液调节 pH 值至 9,再用水饱和的正丁醇振摇提取 2 次,每次 5ml,合并正丁醇液,用水 5ml 洗涤,分取正丁醇液,蒸干,残渣加甲醇 2ml 使溶解,作为供试品溶液。另取人参皂苷 Rg₁ 对照品、人参皂苷 Rb₁ 对照品,加甲醇制成每 1ml 各含 1mg 的混合溶液,作为对照品溶液。照薄层色谱法(通则 0502)试验,吸取上述两种溶液各 10μl,分别点于同一硅胶 G 薄层板上,以三氯甲烷-甲醇-水(7:3:1)的下层溶液为展开剂,展开,取出,晾干,喷以 5%硫酸乙醇溶液,在 105℃加热至斑点显色清晰。供试品色谱中,在与对照品色谱相应的位置上,显相同颜色的斑点。

(2)取本品内容物 0.3g,置 10ml 具塞试管中,加盐酸 3 滴,摇匀,加入乙酸乙酯 8ml,超声处理 5 分钟,滤过,滤液蒸干,残渣加甲醇 2ml 使溶解,作为供试品溶液。另取 3,5-二-O-咖啡酰奎宁酸和 4,5-二-O-咖啡酰奎宁酸对照品,加甲醇制成每 1ml 各含 1mg 的混合溶液,作为对照品溶液。照薄层色谱法(通则 0502)试验,吸取上述两种溶液各 10μl,分别点于同一硅胶 G 薄层板上,以甲苯-乙酸乙酯-甲酸(2:7:1)为展开剂,展开,取出,晾干,喷以 1%三氯化铁乙醇溶液。供试品色谱中,在与对照品色谱相应的位置上,显相同颜色的斑点。

【检查】 焦袂康酸 取〔鉴别〕(1)项下的三氯甲烷溶液,在水浴上蒸干,残渣加水 1ml 使溶解,置试管内,加三氯化铁试液 1 滴,不得显红色。

其他 应符合胶囊剂项下有关的各项规定(通则 0103)。

【含量测定】 野黄芩苷 照高效液相色谱法(通则 0512)测定。

色谱条件与系统适用性试验 以十八烷基硅烷键合硅胶为填充剂;以甲醇-四氢呋喃-0.2%磷酸溶液(14:14:72)为流动相;检测波长为 335nm。理论板数按野黄芩苷峰计算应不低于 2500。

对照品溶液的制备 取野黄芩苷对照品适量,精密称定,加 70%甲醇制成每 1ml 含 0.1mg 的溶液,即得。

供试品溶液的制备 取装量差异项下的本品内容物,混匀,取约 0.13g,精密称定,置 100ml 量瓶中,加水溶解并稀释至刻度,摇匀,滤过,取续滤液,即得。

测定法 分别精密吸取对照品溶液与供试品溶液各 10μl,注入液相色谱仪,测定,即得。

本品每粒含灯盏细辛以野黄芩苷(C₂₁H₁₈O₁₂)计,不得少于 15.0mg。

4,5-二-O-咖啡酰奎宁酸 照高效液相色谱法(通则 0512)测定。

色谱条件与系统适用性试验 以十八烷基硅烷键合硅胶为填充剂;以乙腈-0.1%三氟乙酸(20:80)为流动相;检测波长为 327nm。理论板数按 4,5-二-O-咖啡酰奎宁酸峰计算应不低于 8000。

对照品溶液的制备 取 4,5-二-O-咖啡酰奎宁酸对照品适量,精密称定,加甲醇制成每 1ml 含 1mg 的溶液;精密吸取 1ml,置 100ml 量瓶中,加水至刻度,摇匀,即得(每 1ml 含 10μg)。

供试品溶液的制备 取装量差异项下的本品内容物,混匀,取约 0.13g,精密称定,置 100ml 量瓶中,加水约 80ml,超声处理(功率 120W,频率 40kHz)10 分钟,放冷,再加水至刻度,摇匀,滤过,取续滤液,即得。

测定法 分别精密吸取对照品溶液与供试品溶液各 10μl,注入液相色谱仪,测定,即得。

本品每粒含灯盏细辛以 4,5-二-O-咖啡酰奎宁酸(C₂₅H₂₄O₁₂)计,不得少于 1.2mg。

【功能与主治】 益气养阴,活血健脑。用于气阴两虚、瘀阻脑络引起的胸痹心痛,中风后遗症,症见痴呆、健忘、手足麻木症;冠心病心绞痛,缺血性心脑血管疾病,高脂血症见上述证候者。

【用法与用量】 口服。一次 2 粒,一日 3 次,饭后 30 分钟服用。2 个月为一疗程,疗程可连续。巩固疗效或预防复发,一次 1 粒,一日 3 次。

【注意】 脑出血急性期禁用。

【规格】 每粒装 0.18g

【贮藏】 密封。

灯盏花素片

Dengzhanhuasu Pian

【处方】 灯盏花素 20g

【制法】 取灯盏花素,加辅料适量,过筛,混匀,制成颗粒,干燥,压制成 1000 片〔规格(1)〕、〔规格(2)〕或 500 片〔规格(3)〕,或包薄膜衣,即得。

【性状】 本品为淡黄色的片,或为薄膜衣片,除去包衣后显淡黄色;味淡或味微咸。

【鉴别】 取本品 1 片,研细,加甲醇 10ml,超声处理 10 分钟,滤过,滤液回收溶剂至干,残渣加甲醇 1ml 使溶解,作为供试品溶液。另取野黄芩苷对照品,加甲醇制成每 1ml 含 2mg 的溶液,作为对照品溶液。照薄层色谱法(通则 0502)试验,吸取上述两种溶液各 1μl,分别点于同一聚酰胺薄膜上,以冰醋酸为展开剂,展开,取出,晾干,喷以 1%三氯化铁乙醇溶液,置日光下检视。供试品色谱中,在与对照品色谱相应的位置上,显相同颜色的斑点。

【检查】　丙酮残留物　照残留溶剂测定法(通则 0861 第二法)测定。

色谱条件与系统适用性试验　以聚乙二醇为固定相,采用弹性石英毛细管柱(柱长为 30m,柱内径为 0.32mm,膜厚度为 0.5μm);柱温为程序升温:起始温度为 50℃,维持 10 分钟,以每分钟 20℃升温至 200℃,维持 2 分钟;检测器温度 300℃,进样口温度 240℃;载气为氮气,流速为每分钟 1.5ml。顶空进样,顶空瓶平衡温度为 90℃,平衡时间为 30 分钟。理论板数以丙酮峰计算应不低于 10000。

对照品溶液的制备　取丙酮对照品适量,精密称定,加 0.5％的碳酸钠溶液制成每 1ml 含 100μg 的溶液,作为对照品溶液。精密量取 5ml,置 20ml 顶空瓶中,密封瓶口,即得。

供试品溶液的制备　取本品适量(相当于灯盏花素约 0.1g),精密称定,置 20ml 顶空瓶中,精密加入 0.5％的碳酸钠溶液 5ml,密封瓶口,摇匀,即得。

测定法　分别精密量取对照品溶液与供试品溶液顶空瓶气体 1ml,注入气相色谱仪,记录色谱图,按外标法以峰面积计算,即得。

本品每片含丙酮,〔规格(1)〕、〔规格(2)〕不得过 0.10mg,〔规格(3)〕不得过 0.20mg。

其他　应符合片剂项下有关的各项规定(通则 0101)。

【含量测定】　照高效液相色谱法(通则 0512)测定。

色谱条件与系统适用性试验　以十八烷基硅烷键合硅胶为填充剂;以乙腈-1％冰醋酸溶液(20∶80)为流动相;检测波长为 335nm。理论板数按野黄芩苷峰计算应不低于 4000。

对照品溶液的制备　取野黄芩苷对照品适量,精密称定,加甲醇制成每 1ml 含 20μg 的溶液,即得。

供试品溶液的制备　取本品 10 片,精密称定,研细,精密称取适量(约相当于灯盏花素 30mg),置 50ml 量瓶中,加甲醇适量,超声处理(功率 250W,频率 40kHz)30 分钟,放冷,加甲醇至刻度,摇匀,滤过,精密量取续滤液 1ml,置 25ml 量瓶中,加甲醇至刻度,摇匀,即得。

测定法　分别精密吸取对照品溶液与供试品溶液各 10μl,注入液相色谱仪,测定,即得。

本品每片含灯盏花素以野黄芩苷($C_{21}H_{18}O_{12}$)计,〔规格(1)〕、〔规格(2)〕应为 15.0～20.0mg;〔规格(3)〕应为 30.0～40.0mg。

【功能与主治】　活血化瘀,通经活络。用于脑络瘀阻,中风偏瘫,心脉痹阻,胸痹心痛;中风后遗症及冠心病心绞痛见上述证候者。

【用法与用量】　口服。一次 2 片〔规格(1)、规格(2)〕,一次 1 片〔规格(3)〕,一日 3 次;或遵医嘱。

【注意】　(1)不宜用于脑出血急性期或有出血倾向患者。

(2)个别患者出现皮肤瘙痒,停药后自行消失。

【规格】　(1)素片　每片含灯盏花素 20mg

(2)薄膜衣　每片含灯盏花素 20mg

(3)薄膜衣　每片含灯盏花素 40mg

【贮藏】　密闭,避光,置干燥处。

灯盏细辛注射液
Dengzhanxixin Zhusheye

【处方】　灯盏细辛 800g

【制法】　灯盏细辛加水煎煮二次,第一次加水 10 倍量,煎煮 2 小时,第二次加水 5 倍量,煎煮 2 小时,合并煎液,滤过,滤液减压浓缩至相对密度为 1.15～1.25(75℃)的清膏。取清膏加 3 倍量水稀释,加 5％氢氧化钠溶液调节 pH 值至 7.5～8.5,滤过,滤液加 10％硫酸溶液调节 pH 值至 2～3,滤过,得滤液和沉淀。取沉淀,用等量水溶解,加 10％氢氧化钠溶液调节 pH 值至 5～6,滤过,滤液加 20％硫酸溶液调节 pH 值至 1～2,滤过,沉淀用 90％乙醇等量洗涤 4 次,再用适量的 65％乙醇溶解,加 0.5％氢氧化钠溶液调节 pH 值至 5～6,滤过,滤液加 10％盐酸溶液调节 pH 值至 1～2,滤过,沉淀用 90％乙醇等量洗涤 4 次,真空干燥,干膏粉备用;取滤液,通过聚酰胺柱,分别用 4 倍量水、4 倍量 40％乙醇、2 倍量 70％乙醇洗脱,弃去水洗脱液,收集 40％乙醇洗脱液、70％乙醇洗脱液,回收乙醇并浓缩至相对密度为 1.03～1.08(70℃)的清膏,加 5％氢氧化钠溶液,调节 pH 值至 7.5～8.5,用乙酸乙酯萃取 2 次,每次 3 倍量,取碱水层用 10％盐酸溶液调节 pH 值至 2～3,用乙酸乙酯萃取 2 次,每次 3 倍量,收集乙酸乙酯提取液,减压回收乙酸乙酯溶液,剩余稠膏加 5 倍量水,煮沸,浓缩至相对密度为 1.20～1.30(45℃)的清膏,与上述备用的干膏粉,分别加注射用水适量,用 5％氢氧化钠调节 pH 值至 7.5～8.5,滤过,滤液备用;另取氯化钠 8g、活性炭 0.2g,加适量注射用水溶解煮沸,滤液与上述备用滤液合并,混匀,再加注射用水至 1000ml,滤过,灌封,灭菌,即得。

【性状】　本品为棕色的澄明液体。

【鉴别】　取本品 10ml,用盐酸调节 pH 值至 2～3,用正丁醇 5ml 振摇提取,正丁醇液蒸干,残渣加甲醇 1ml 使溶解,作为供试品溶液。另取野黄芩苷对照品、1,3-O-二咖啡酰奎宁酸对照品和咖啡酸对照品,加甲醇制成每 1ml 各含 2mg 的混合溶液,作为对照品溶液。照薄层色谱法(通则 0502)试验,吸取上述两种溶液各 0.5μl,分别点于同一聚酰胺薄膜上,以冰醋酸为展开剂,展开,取出,晾干,喷以 1％三氯化铁乙醇溶液。供试品色谱中,在与对照品色谱相应的位置上,显相同颜色的斑点。

【检查】　pH 值　应为 5.5～7.5(通则 0631)。

蛋白质　取本品 1ml,加鞣酸试液 1～3 滴,不得出现浑浊。

鞣质　取本品 1ml,加新配制的含 1％鸡蛋清的生理氯化钠溶液〔必要时,用微孔滤膜(0.45μm)滤过〕,放置 10 分钟,不得出现浑浊或沉淀。

树脂 取本品 5ml,用三氯甲烷 10ml 振摇提取,分取三氯甲烷液,置水浴上蒸干,残渣用冰醋酸 2ml 溶解,置具塞试管中,加水 3ml,混匀,放置 30 分钟,不得出现沉淀。

草酸盐 取本品 10ml,用稀盐酸调节 pH 值至 1~2,滤过,滤液通过聚酰胺柱(100~200 目,1g,内径为 1cm,干法装柱),收集初流出液 2ml,调节 pH 值至 5~6,加 3％氯化钙溶液 2~3 滴,放置 10 分钟,不得出现浑浊或沉淀。

钾离子 取本品,依法(通则 2400)检查,应符合规定。

异常毒性 取本品,依法(通则 1141)检查,应符合规定。

溶血与凝聚 2％红细胞混悬液的制备 取兔血数毫升,放入盛有玻璃珠的锥形瓶中,振摇 10 分钟,除去纤维蛋白原使成脱纤血,再用生理氯化钠溶液洗涤 3~5 次,每次 5~10ml,摇匀,离心,弃去上清液,沉淀的红细胞再用生理氯化钠溶液洗至上清液不显红色时为止。将所得的红细胞用生理氯化钠溶液配成 2％的混悬液,即得。

检验方法 取 7 支试管,按下表中的配比量依次加入 2％红细胞混悬液和生理氯化钠溶液,混匀,于 37℃恒温水浴中,再按下表中的配比量分别加入供试品溶液,摇匀,置 37℃恒温水浴中,分别于 30 分钟、60 分钟、120 分钟和 180 分钟时进行观察。以 3 号试管为基准,以 6 号试管为阴性对照,以 7 号试管为阳性对照。本品在 3 小时内不得出现溶血或红细胞凝聚。

试管编号	1	2	3	4	5	6	7
2％红细胞混悬液(ml)	2.5	2.5	2.5	2.5	2.5	2.5	2.5
生理氯化钠溶液(ml)	2.4	2.3	2.2	2.1	2.0	2.5	蒸馏水 2.5ml
供试品溶液(ml)	0.1	0.2	0.3	0.4	0.5	0	0

热原 取本品,依法(通则 1142)检查,剂量按家兔体重每 1kg 注射 1.6ml,应符合规定。

其他 应符合注射剂项下有关的各项规定(通则 0102)。

【含量测定】 **野黄芩苷** 照高效液相色谱法(通则 0512)测定。

色谱条件与系统适用性试验 以十八烷基硅烷键合硅胶为填充剂;以甲醇-四氢呋喃-0.1％磷酸溶液(14:14:72)为流动相;检测波长为 335nm;柱温为 40℃。理论板数按野黄芩苷峰计算应不低于 2500。

对照品溶液的制备 取野黄芩苷对照品适量,精密称定,加 90％甲醇制成每 1ml 含 0.1mg 的溶液,即得。

供试品溶液的制备 精密量取本品 2ml,置 10ml 量瓶中,加水稀释至刻度,摇匀,滤过,取续滤液,即得。

测定法 分别精密吸取对照品溶液与供试品溶液各 10μl,注入液相色谱仪,测定,即得。

本品每 1ml 含黄酮以野黄芩苷($C_{21}H_{18}O_{12}$)计,应为

0.40~0.60mg。

总咖啡酸酯 对照品溶液的制备 取 1,3-O-二咖啡酰奎宁酸对照品约 10mg,精密称定,置 10ml 量瓶中,加 0.01mol/L 碳酸氢钠溶液 2ml,超声处理(功率 120W,频率 40kHz)3 分钟,放冷,加水至刻度,摇匀;精密量取 1ml,置 100ml 量瓶中,加水至刻度,摇匀,即得(每 1ml 含 1,3-O-二咖啡酰奎宁酸 10μg)。

供试品溶液的制备 精密量取本品 1ml,置 200ml 量瓶中,加水稀释至刻度,摇匀,即得。

测定法 分别取对照品溶液与供试品溶液,照紫外-可见分光光度法(通则 0401),在 305nm 波长处测定吸光度,计算,即得。

本品每 1ml 含总咖啡酸酯以 1,3-O-二咖啡酰奎宁酸($C_{25}H_{24}O_{12}$)计,应为 2.0~3.0mg。

【功能与主治】 活血祛瘀,通络止痛。用于瘀血阻滞,中风偏瘫,肢体麻木,口眼歪斜,言语謇涩及胸痹心痛;缺血性中风、冠心病心绞痛见上述证候者。

【用法与用量】 肌内注射,一次 4ml,一日 2~3 次。

穴位注射,每穴 0.5~1.0ml,多穴总量 6~10ml。

静脉注射,一次 20~40ml,一日 1~2 次,用 0.9％氯化钠注射液 250~500ml 稀释后缓慢滴注。

本品在酸性条件下,其酚酸类成分可能游离析出,故静脉滴注时不宜和其他酸性较强的药物配伍。如药液出现浑浊或沉淀,请勿继续使用。

【规格】 每支装 (1)2ml (2)10ml

【贮藏】 密封。

灯盏细辛颗粒

Dengzhanxixin Keli

【处方】 灯盏细辛 640g

【制法】 取灯盏细辛,粉碎成粗粉,加 75％乙醇加热回流提取 3 次,每次 2 小时,合并提取液,滤过,滤液回收乙醇至稠膏状,加蔗糖、糊精适量,混匀,制成颗粒,干燥,制成 1000g;或加乳糖 544g,糊精适量,混匀,制成颗粒,干燥,制成 600g(无蔗糖),即得。

【性状】 本品为绿棕色至棕色的颗粒;气微香,味甜、苦、微涩;或气微香,味苦、微涩(无蔗糖)。

【鉴别】 取本品,照〔含量测定〕项下的方法试验,供试品色谱中,应呈现与野黄芩苷对照品保留时间相同的色谱峰。

【检查】 应符合颗粒剂项下有关的各项规定(通则 0104)。

【含量测定】 照高效液相色谱法(通则 0512)测定。

色谱条件与系统适用性试验 以十八烷基硅烷键合硅胶为填充剂;以甲醇-四氢呋喃-0.1％磷酸溶液(15:15:70)为流动相;检测波长为 335nm。理论板数按野黄芩苷峰计算应

不低于3000。

对照品溶液的制备 取野黄芩苷对照品适量，精密称定，加80%甲醇适量，超声处理10分钟，置水浴上微热使溶解，放冷，加80%甲醇制成每1ml含50μg的溶液，即得。

供试品溶液的制备 取装量差异项下的本品，研细，取约0.7g，精密称定，置具塞锥形瓶中，精密加入80%甲醇25ml，密塞，称定重量，超声处理（功率100W，频率40kHz）25分钟，放冷，再称定重量，用80%甲醇补足减失的重量，摇匀，滤过，取续滤液，即得。

测定法 分别精密吸取对照品溶液与供试品溶液各10μl，注入液相色谱仪，测定，即得。

本品每袋含灯盏细辛以野黄芩苷（$C_{21}H_{18}O_{12}$）计，不得少于7.0mg。

【功能与主治】 活血化瘀，通经活络。用于脑络瘀阻，中风偏瘫，心脉痹阻，胸痹心痛；缺血性中风、冠心病心绞痛见上述证候者。

【用法与用量】 口服。一次1～2袋，一日3次。

【规格】 （1）每袋装5g （2）每袋装3g（无蔗糖）

【贮藏】 密封，置干燥处。

安儿宁颗粒
An'erning Keli

【处方】

天竺黄 66.7g	红花 53.3g
人工牛黄 5.3g	岩白菜 53.3g
甘草 53.3g	高山辣根菜 53.3g
洪连 66.7g	檀香 66.7g
唐古特乌头 66.7g	

【制法】 以上九味，除人工牛黄外，檀香、红花提取挥发油，另器收集，残渣与其余岩白菜等六味药材，加水煎煮二次，第一次3小时，第二次2小时，合并煎液，滤过，滤液浓缩至相对密度为1.30～1.35（50℃）的稠膏，取稠膏加蔗糖适量与人工牛黄，制成颗粒，干燥，加入上述挥发油，混匀，制成1000g，即得。

【性状】 本品为黄色至棕黄色的颗粒；味甜、苦。

【鉴别】 （1）取本品3g，研细，加无水乙醇10ml，超声处理5分钟，滤过，滤液回收溶剂至干，残渣加无水乙醇1ml使溶解，作为供试品溶液。另取红花对照药材0.5g，加水50ml，煎煮2小时，滤过，滤液蒸干，残渣加无水乙醇1ml使溶解，作为对照药材溶液。照薄层色谱法（通则0502）试验，吸取供试品溶液2μl、对照药材溶液15μl，分别点于同一硅胶G薄层板上，以正丁醇-冰醋酸-水（6：2.4：5）为展开剂，展开，取出，晾干，喷以10%硫酸乙醇溶液，在105℃加热至斑点显色清晰，置日光下检视。供试品色谱中，在与对照药材色谱相应的位置上，显相同颜色的斑点。

（2）取本品2g，研细，加丙酮10ml，超声处理20分钟，滤过，滤液浓缩至1ml，作为供试品溶液。另取胆酸对照品、猪去氧胆酸对照品，加丙酮制成每1ml各含0.2mg的混合溶液，作为对照品溶液。照薄层色谱法（通则0502）试验，吸取上述两种溶液各10μl，分别点于同一硅胶G薄层板上，以乙醚-三氯甲烷-冰醋酸（2：2：1）为展开剂，展开，取出，晾干，喷以10%硫酸乙醇溶液，在105℃加热数分钟，置紫外光灯（365nm）下检视。供试品色谱中，在与对照品色谱相应的位置上，显相同颜色的荧光斑点。

（3）取本品2g，研细，加甲醇20ml，超声处理30分钟，滤过，滤液回收溶剂至干，残渣加水20ml使溶解，用乙酸乙酯振摇提取3次，每次20ml，合并乙酸乙酯液，回收溶剂至干，残渣加甲醇1ml使溶解，作为供试品溶液。另取岩白菜素对照品，加甲醇制成每1ml含0.2mg的溶液，作为对照品溶液。照薄层色谱法（通则0502）试验，吸取上述两种溶液各10μl，分别点于同一硅胶GF$_{254}$薄层板上，以三氯甲烷-乙酸乙酯-甲醇（5：4：2.5）为展开剂，展开，取出，晾干，置紫外光灯（254nm）下检视。供试品色谱中，在与对照品色谱相应的位置上，显相同颜色的斑点。

（4）取本品5g，研细，加浓氨试液润湿，加乙酸乙酯20ml，冷浸2小时，滤过，滤液浓缩至约2ml，作为供试品溶液。另取甘草对照药材0.5g，同法制成对照药材溶液。照薄层色谱法（通则0502）试验，吸取上述两种溶液各10μl，分别点于同一硅胶G薄层板上，以石油醚（30～60℃）-丙酮-浓氨试液（10：8：0.4）为展开剂，展开，取出，晾干，置紫外光灯（365nm）下检视。供试品色谱中，在与对照药材色谱相应的位置上，显相同颜色的荧光斑点。

（5）取本品5g，加水50ml使溶解，加石油醚（30～60℃）振摇提取3次，每次20ml，合并石油醚液，离心，分取上清液，挥干，残渣加乙酸乙酯1ml使溶解，作为供试品溶液。另取檀香对照药材0.2g，加水50ml，水浴加热提取30分钟，滤过，滤液加石油醚（30～60℃）振摇提取3次，同法制成对照药材溶液。照薄层色谱法（通则0502）试验，吸取上述两种溶液各10μl，分别点于同一硅胶G薄层板上使呈条带状，以三氯甲烷-甲酸乙酯-甲酸（4：4：0.2）为展开剂，展开，取出，晾干，喷以5%香草醛硫酸溶液，105℃加热至斑点显色清晰，置日光下检视。供试品色谱中，在与对照药材色谱相应的位置上，显相同的紫红色主斑点。

【检查】 乌头碱限量 取本品研细，取18.0g，加硅藻土适量分散，加乙醚100ml，振摇10分钟，再加氨试液20ml，振摇30分钟，放置过夜，滤过，滤液用2%盐酸溶液振摇提取2次（40ml，30ml），合并酸液，加氨试液调节pH值至9，再用乙醚振摇提取3次（40ml，20ml，20ml），醚液回收溶剂至干，残渣精密加入无水乙醇2ml使溶解，作为供试品溶液。另取乌头碱对照品，加无水乙醇制成每1ml含0.2mg的溶液，作为对照品溶液。照薄层色谱法（通则0502）试验，吸取供试品溶液12μl、对照品溶液5μl，分别点于同一硅胶G薄层板上，以环己烷-乙酸乙酯-二乙胺(4:3:1)为展开剂,展开,取出,晾干,喷以稀碘化铋钾试液,置日光下检视。供试品色谱中,在与对照品色谱相应位置上显现的斑点,应小于对照品的斑点,或不出现斑点。

其他 应符合颗粒剂项下有关的各项规定(通则0104)。

【含量测定】 人工牛黄 照高效液相色谱法(通则0512)测定。

色谱条件与系统适用性试验 以十八烷基硅烷键合硅胶为填充剂;以甲醇-四氢呋喃-0.5%醋酸溶液(80:10:10)为流动相;检测波长为450nm。理论板数按胆红素峰计算应不低于2000。

对照品溶液的制备 取胆红素对照品适量,精密称定,置棕色量瓶中,加二氯甲烷制成每1ml含20μg的溶液,即得。

供试品溶液的制备 取装量差异项下的本品,研细,取约10g,精密称定,置棕色具塞锥形瓶中,精密加入二氯甲烷50ml,密塞,称定重量,超声处理(功率120W,频率40kHz)30分钟,放冷,再称定重量,用二氯甲烷补足减失的重量,摇匀,滤过,取续滤液,即得。

测定法 分别精密吸取对照品溶液与供试品溶液各5~10μl,注入液相色谱仪,测定,即得。

本品每袋含人工牛黄以胆红素($C_{33}H_{36}N_4O_6$)计,不得少于88μg。

甘草 照高效液相色谱法(通则0512)测定。

色谱条件与系统适用性试验 以十八烷基硅烷键合硅胶为填充剂;以甲醇-0.05%磷酸溶液(65:35)为流动相;检测波长为250nm。理论板数按甘草酸峰计算应不低于5000。

对照品溶液的制备 取甘草酸铵对照品适量,精密称定,加70%乙醇制成每1ml含20μg的溶液,即得(甘草酸重量=甘草酸铵/1.0207)。

供试品溶液的制备 取装量差异项下的本品,研细,取约1g,精密称定,置具塞锥形瓶中,精密加入70%乙醇25ml,密塞,称定重量,超声处理(功率120W,频率40kHz)10分钟,放冷,再称定重量,用70%乙醇补足减失的重量,摇匀,滤过,取续滤液,即得。

测定法 分别精密吸取对照品溶液与供试品溶液各10μl,注入液相色谱仪,测定,即得。

本品每袋含甘草以甘草酸($C_{42}H_{62}O_{16}$)计,不得少于0.70mg。

【功能与主治】 清热祛风,化痰止咳。用于小儿风热感冒,咳嗽有痰,发热咽痛,上呼吸道感染见上述证候者。

【用法与用量】 开水冲服。周岁以内一次1.5g,一至五岁一次3g,五岁以上一次6g,一日3次。

【规格】 每袋装3g

【贮藏】 密封。

安 中 片
Anzhong Pian

【处方】 桂枝 180g   醋延胡索 180g
          煅牡蛎 180g   小茴香 120g
          砂仁 120g   高良姜 60g
          甘草 120g

【制法】 以上七味,桂枝36g和煅牡蛎72g粉碎成细粉,取用80g,其余备用;醋延胡索用70%乙醇作溶剂,进行渗漉,收集渗漉液,回收乙醇,得清膏,备用;小茴香、砂仁、高良姜及剩余桂枝蒸馏,收集挥发油,药渣与上述备用粉末、甘草及剩余煅牡蛎和蒸馏后的药液加水煎煮三次,合并煎液,滤过,滤液浓缩至约1000ml,静置,滤过,滤液与上述清膏合并,浓缩成稠膏,加入煅牡蛎等细粉,混匀,干燥,研细,加入蔗糖粉和淀粉适量,混匀,制成颗粒,干燥,加入挥发油,混匀,压制成2500片,即得;或加入辅料适量,混匀,制成颗粒,干燥,加入挥发油,混匀,压制成1000片,包薄膜衣,即得。

【性状】 本品为浅褐色的片或薄膜衣片,薄膜衣片除去包衣后为浅褐色;气香,味微甘、苦、涩。

【鉴别】 (1)取本品,置显微镜下观察:石细胞单个散在或成群,无色至棕色,类方形或类长方形,直径30~64μm,壁一面菲薄(桂枝)。不规则块片无色或淡黄褐色,表面具细纹理(煅牡蛎)。

(2)取本品40片或16片(薄膜衣片),研细,加乙醚30ml,超声处理20分钟,滤过,滤液挥干,残渣加乙酸乙酯1ml使溶解,作为供试品溶液。另取桂皮醛对照品,加乙酸乙酯制成每1ml含1μl的溶液,作为对照品溶液。照薄层色谱法(通则0502)试验,吸取供试品溶液10~15μl,对照品溶液2μl,分别点于同一硅胶G薄层板上,以石油醚(60~90℃)-乙酸乙酯(17:3)为展开剂,展开,取出,晾干,喷以二硝基苯肼乙醇试液。供试品色谱中,在与对照品色谱相应的位置上,显相同颜色的斑点。

(3)取本品15片或6片(薄膜衣片),研细,加甲醇30ml,超声处理30分钟,滤过,滤液加中性氧化铝5g,振摇数分钟,滤过,滤液蒸干,残渣加水使溶解,加浓氨试液使呈碱性,用乙醚振摇提取3次,每次10ml,乙醚液蒸干,残渣加甲醇1ml使溶解,作为供试品溶液。另取延胡索乙素对照品,加甲醇制成每1ml含1mg的溶液,作为对照品溶液。照薄层色谱法(通则0502)试验,吸取上述两种溶液各5μl,分别点于同一硅胶G薄层板上,以正己烷-三氯甲烷-甲醇-二乙胺(10:6:1:0.1)为展开剂,展开,取出,晾干,置碘蒸气中熏至斑点显色清晰后,挥尽板上吸附的碘后,置紫外光灯(365nm)下检视。供试品色谱中,在与对照品色谱相应的位置上,显相同颜色的荧光斑点。

【检查】 应符合片剂项下有关的各项规定(通则0101)。

【浸出物】 取本品20片,薄膜衣片除去包衣,精密称定,研细,取约 2g,精密称定,照浸出物测定法项下挥发性醚浸出物测定法(通则 2201)测定,用乙醚作溶剂,计算,即得。

本品每片含挥发性醚浸出物,不得少于 0.35mg;薄膜衣片不得少于 0.80mg。

【含量测定】 照高效液相色谱法(通则 0512)测定。

色谱条件与系统适用性试验 以十八烷基硅烷键合硅胶为填充剂;以甲醇-0.2mol/L 醋酸铵溶液-冰醋酸(68:32:1)为流动相;检测波长为 252nm。理论板数按甘草酸峰计算应不低于 2000。

对照品溶液的制备 取甘草酸单铵盐对照品约 10mg,精密称定,置 100ml 量瓶中,用流动相溶解并稀释至刻度,即得(每 1ml 含甘草酸单铵盐 0.1mg,相当于每 1ml 含甘草酸 97.95μg)。

供试品溶液的制备 取本品 20 片,薄膜衣片除去包衣,精密称定,研细,取约 1g,精密称定,置具塞锥形瓶中,精密加入流动相 10ml,密塞,称定重量,超声处理(功率 300W,频率 33kHz)30 分钟,放冷,再称定重量,用流动相补足减失的重量,摇匀,滤过,取续滤液,即得。

测定法 分别精密吸取对照品溶液与供试品溶液各 10μl,注入液相色谱仪,测定,即得。

本品每片含甘草以甘草酸($C_{42}H_{62}O_{16}$)计,不得少于 0.80mg;薄膜衣片不得少于 2.0mg。

【功能与主治】 温中散寒,理气止痛,和胃止呕。用于阳虚胃寒所致的胃痛,症见胃痛绵绵、畏寒喜暖、泛吐清水、神疲肢冷;慢性胃炎、胃及十二指肠溃疡见上述证候者。

【用法与用量】 口服。一次 4~6 片,儿童一次 2~3 片〔规格(1)〕或 一次 2~3 片,儿童一次 1~1.5 片〔规格(2)〕;一日 3 次,或遵医嘱。

【注意】 急性胃炎、出血性溃疡禁用。

【规格】 (1)每片重 0.2g (2)薄膜衣片 每片重 0.52g

【贮藏】 密封。

安阳精制膏
Anyang Jingzhi Gao

【处方】

生川乌 24g	生草乌 24g
乌药 24g	白蔹 24g
白芷 24g	白及 24g
木鳖子 24g	木通 24g
木瓜 24g	三棱 24g
莪术 24g	当归 24g
赤芍 24g	肉桂 24g
大黄 48g	连翘 48g
血竭 10g	阿魏 10g
乳香 6g	没药 6g
儿茶 6g	薄荷脑 8g
水杨酸甲酯 8g	冰片 8g

【制法】 以上二十四味,血竭、乳香、没药、阿魏、儿茶粉碎成粗粉,用 90% 乙醇加热回流提取 2 次,每次 3 小时,合并提取液,回收乙醇并浓缩成相对密度为 1.05~1.15(70℃)的流浸膏,待冷后加入薄荷脑、水杨酸甲酯、冰片,混匀。其余生川乌等十六味,加水煎煮三次,第一、二次各 3 小时,第三次 2 小时,合并煎液,滤过,滤液浓缩至适量,与上述流浸膏合并,混匀,加入 8.5~9.0 倍重的由橡胶、松香等制成的基质,制成涂料,进行涂膏,盖衬,切成小块,即得。

【性状】 本品为微红色的片状橡胶膏;气芳香。

【鉴别】 (1)取本品 5 贴,剪成小块,除去盖衬,置 250ml 圆底烧瓶中,加水 150ml,照挥发油测定法(通则 2204)测定,加乙酸乙酯 2ml,连接回流冷凝管,加热至沸腾,并保持微沸 1 小时,烧瓶中的水提取液备用;将挥发油测定器中的溶液转移至分液漏斗中,分取乙酸乙酯液,用铺有无水硫酸钠的漏斗滤过,滤液作为供试品溶液。另取当归对照药材 1g,加乙醚 20ml,超声处理 10 分钟,滤过,滤液作为对照药材溶液。照薄层色谱法(通则 0502)试验,吸取上述两种溶液各 5μl,分别点于同一硅胶 G 薄层板上,以正己烷-乙酸乙酯(4:1)为展开剂,展开,取出,晾干,置紫外光灯(365nm)下检视。供试品色谱中,在与对照药材色谱相应的位置上,显相同颜色的荧光斑点。

(2)取〔鉴别〕(1)项下的备用水提取液,滤过,滤液浓缩至约 20ml,转移至锥形瓶中,加盐酸 2ml,加热回流 1 小时,立即冷却,用乙醚振摇提取 2 次,每次 20ml,合并乙醚提取液,蒸干,残渣加三氯甲烷 1ml 使溶解,作为供试品溶液。另取大黄对照药材 0.1g,加水 20ml,自"加盐酸 2ml"起,同法制成对照药材溶液。再取大黄素对照品,加甲醇制成每 1ml 含 1mg 的溶液,作为对照品溶液。照薄层色谱法(通则 0502)试验,吸取上述三种溶液各 5μl,分别点于同一硅胶 H 薄层板上,以石油醚(30~60℃)-甲酸乙酯-甲酸(15:5:1)的上层溶液为展开剂,展开,取出,晾干。供试品色谱中,在与对照药材色谱和对照品色谱相应的位置上,显相同的黄色斑点;置氨蒸气中熏后,显相同的红色斑点。

(3)取本品 2 贴,除去盖衬,剪成小块,置 250ml 烧瓶中,加水 150ml,连接挥发油测定器,照挥发油测定法(通则 2204)试验,加甲苯 2ml,加热回流 2 小时,分取甲苯液,用铺有无水硫酸钠的漏斗滤过,加乙酸乙酯至 10ml,作为供试品溶液。另取薄荷脑对照品、冰片对照品与水杨酸甲酯对照品,加乙酸乙酯制成每 1ml 各含 1mg 的混合溶液,作为对照品溶液。照气相色谱法(通则 0521)试验,聚乙二醇 20000(PEG-20M)毛细管色谱柱(柱长为 30m,内径为 0.32mm,膜厚度为 0.25μm),柱温为 140℃。分别吸取对照品溶液和供试品溶液各 1μl,注入气相色谱仪。供试品色谱中应呈现与对照品色谱峰保留时间相同的色谱峰。

【检查】 **含膏量** 取本品,用乙醚作溶剂,依法(通则 0122 第一法)检查。每 100cm² 含膏量不得少于 1.7g。

其他 应符合贴膏剂项下有关的各项规定(通则 0122)。

【功能与主治】 消积化癥,逐瘀止痛,舒筋活血,追风散寒。用于癥瘕积聚,风寒湿痹,胃寒疼痛,手足麻木。

【用法与用量】 贴患处。

【注意】 用于癥瘕积聚时,患者忌食不易消化的食物。

【规格】 8cm×9.5cm

【贮藏】 密闭,置阴凉处。

安 胃 片
Anwei Pian

【处方】 醋延胡索 63g   枯矾 250g
海螵蛸(去壳)187g

【制法】 以上三味,粉碎成细粉,过筛,混匀,加蜂蜜 125g 与适量的淀粉制成颗粒,干燥,压制成 1000 片,或包薄膜衣,即得。

【性状】 本品为类白色至浅黄棕色的片;或为薄膜衣片,除去包衣后显浅黄棕色;气微,味涩、微苦。

【鉴别】 (1)取本品 2 片,研细,置试管中,加稀盐酸 10ml,即泡沸,放出二氧化碳气体,气体遇氢氧化钙试液,即生成白色沉淀。将试管中的酸性液体滤过,取滤液 3ml,加氨试液使成微碱性,即生成白色胶状沉淀,滤过,沉淀在盐酸、醋酸和过量的氢氧化钠试液中溶解;滤液中加草酸铵试液 2 滴,即生成白色沉淀,该沉淀在盐酸中溶解,在醋酸中不溶。

(2)取本品 2 片,研细,置小烧杯中,加水 10ml,充分搅拌,滤过。取滤液 2ml,加氯化钡试液 2 滴,即生成白色沉淀,该沉淀在盐酸和硝酸中均不溶解;另取滤液 2ml,加亚硝酸钴钠试液 2 滴,即生成黄色沉淀。

(3)取本品 4 片,研细,用浓氨试液 3ml 润湿,加乙醚 30ml,超声处理 20 分钟,滤过,滤液蒸干,残渣加甲醇 1ml 使溶解,作为供试品溶液。另取延胡索对照药材 1g,用浓氨试液 2ml 湿润,加乙醚 20ml,同法制成对照药材溶液。再取延胡索乙素对照品,加甲醇制成每 1ml 含 1mg 的溶液,作为对照品溶液。照薄层色谱法(通则 0502)试验,吸取供试品溶液 5~10μl、对照药材溶液和对照品溶液各 1μl,分别点于同一硅胶 G 薄层板上,以环己烷-三氯甲烷-甲醇(15:8:2)为展开剂,展开,取出,晾干,置碘蒸气中熏约 3 分钟,取出,挥尽板上吸附的碘后,置紫外光灯(365nm)下检视。供试品色谱中,在与对照药材色谱和对照品色谱相应的位置上,显相同颜色的荧光斑点。

【检查】 应符合片剂项下有关的各项规定(通则 0101)。

【含量测定】 **醋延胡索** 照高效液相色谱法(通则 0512)测定。

色谱条件与系统适用性试验 以十八烷基硅烷键合硅胶为填充剂;以乙腈-0.6%醋酸溶液(用三乙胺调节 pH 值至

6.0)(41:59)为流动相;检测波长为 280nm。理论板数按延胡索乙素峰计算应不低于 5000。

对照品溶液的制备 取延胡索乙素对照品适量,精密称定,加甲醇制成每 1ml 含 20μg 的溶液,即得。

供试品溶液的制备 取本品 50 片,研细,取约 10g,精密称定,置具塞锥形瓶中,精密加入浓氨试液-甲醇(1:20)的混合溶液 50ml,称定重量,加热回流 1 小时,放冷,再称定重量,用浓氨试液-甲醇(1:20)的混合溶液补足减失的重量,滤过,取续滤液 25ml,蒸干,残渣用甲醇溶解,转移至 5ml 量瓶中,用甲醇稀释至刻度,摇匀,滤过,取续滤液,即得。

测定法 分别精密吸取对照品溶液和供试品溶液各 20μl,注入液相色谱仪,测定,即得。

本品每片含醋延胡索以延胡索乙素($C_{21}H_{25}NO_4$)计,不得少于 17μg。

枯矾 取本品 10 片,研细,取适量(约相当于枯矾 300mg),精密称定,置坩埚中,在 400~500℃炽灼至完全灰化,放冷,用稀盐酸 5ml 分次溶解并转移至 250ml 锥形瓶中,再用水 50ml 洗涤坩埚,洗液并入锥形瓶中,加热微沸 3~5 分钟,放冷(必要时过滤),用氨试液中和至恰析出沉淀,再滴加稀盐酸至沉淀恰溶解,加醋酸-醋酸铵缓冲液(pH 6.0)20ml,再精密加入乙二胺四醋酸二钠滴定液(0.05mol/L)25ml,煮沸 3~5 分钟,放冷,加二甲酚橙指示液 1ml,用锌滴定液(0.05mol/L)滴定至溶液自黄色转变为红色,并将滴定的结果用空白试验校正,即得。每 1ml 乙二胺四醋酸二钠滴定液(0.05mol/L)相当于 12.91mg $KAl(SO_4)_2$。

本品每片含枯矾以硫酸铝钾[$KAl(SO_4)_2$]计,应为 200~300mg。

【功能与主治】 行气活血,制酸止痛。用于气滞血瘀所致的胃脘刺痛、吞酸嗳气、脘闷不舒;胃及十二指肠溃疡、慢性胃炎见上述证候者。

【用法与用量】 口服。一次 5~7 片,一日 3~4 次。

【规格】 (1)素片 每片重 0.6g
(2)薄膜衣片 每片重 0.7g

【贮藏】 密封。

安 胎 丸
Antai Wan

【处方】 当归 200g   川芎(酒炙)200g
黄芩 200g   炒白芍 200g
白术 100g

【制法】 以上五味,粉碎成细粉,过筛,混匀。每 100g 粉末加炼蜜 120~130g,制成大蜜丸或小蜜丸,即得。

【性状】 本品为棕色的大蜜丸或小蜜丸;气香,味甘、辛。

【鉴别】 (1)取本品,置显微镜下观察:韧皮纤维淡黄色、梭形,壁厚,孔沟细(黄芩)。草酸钙簇晶直径 18~32μm,存在于薄壁细胞中,常排列成行或一个细胞中含有数个簇晶(炒白芍)。

(2)取本品 12g,剪碎,置 500ml 圆底烧瓶中,加水 250ml,连接挥发油提取器,自测定器上端加入乙酸乙酯 2ml,连接冷凝管,缓缓加热至沸,并保持 1 小时,放冷,分取乙酸乙酯液,加乙酸乙酯至 2ml,作为供试品溶液。另取川芎对照药材、当归对照药材各 0.5g,分别同法制成对照药材溶液。照薄层色谱法(通则 0502)试验,吸取上述三种溶液各 2μl,分别点于同一硅胶 G 薄层板上,以石油醚(60~90℃)-乙酸乙酯(9∶2)为展开剂,展开,取出,晾干,置紫外光灯(365nm)下检视。供试品色谱中,在与对照药材色谱相应的位置上,显相同颜色的荧光斑点。

(3)取白术对照药材 0.5g,照〔鉴别〕(2)项下供试品溶液的制备方法,同法制成对照药材溶液。照薄层色谱法(通则 0502)试验,吸取〔鉴别〕(2)项下供试品溶液 10~20μl 及上述白术对照药材溶液 5μl,分别点于同一硅胶 G 薄层板上,以石油醚(60~90℃)-二氯甲烷(10∶0.2)为展开剂,展开,取出,晾干,喷以新制的 5%对二甲氨基苯甲醛的 10%硫酸溶液,置日光下检视。供试品色谱中,在与对照药材色谱相应的位置上,显相同颜色的斑点。

【检查】　应符合丸剂项下有关的各项规定(通则 0108)。

【含量测定】　照高效液相色谱法(通则 0512)测定。

色谱条件与系统适用性试验　以十八烷基硅烷键合硅胶为填充剂;以甲醇为流动相 A,以磷酸溶液(0.4→100)为流动相 B,按下表中的规定进行梯度洗脱,芍药苷检测波长为 230nm,黄芩苷检测波长为 280nm。理论板数按芍药苷峰和黄芩苷峰计算均应不低于 5000。

时间(分钟)	流动相A(%)	流动相B(%)
0~20	30→50	70→50
20~40	50	50
40~45	50→90	50→10

对照品溶液的制备　取芍药苷对照品、黄芩苷对照品适量,精密称定,加 80%乙醇制成每 1ml 含芍药苷 8μg、黄芩苷 50μg 的混合溶液,即得。

供试品溶液的制备　取小蜜丸或重量差异项下的大蜜丸,剪碎,混匀,取约 0.2g,精密称定,置具塞锥形瓶中,精密加入 80%乙醇 50ml,称定重量,超声处理(功率 350W,频率 37kHz)1 小时,放冷,再称定重量,用 80%乙醇补足减失的重量,摇匀,滤过,取续滤液,即得。

测定法　分别精密吸取对照品溶液与供试品溶液各 10μl,注入液相色谱仪,测定,即得。

本品含炒白芍以芍药苷($C_{23}H_{28}O_{11}$)计,小蜜丸每 1g 不得少于 0.9mg,大蜜丸每丸不得少于 5.4mg;含黄芩以黄芩苷($C_{21}H_{18}O_{11}$)计,小蜜丸每 1g 不得少于 6.3mg,大蜜丸每丸不得少于 37.8mg。

【功能与主治】　养血安胎。用于妊娠血虚,胎动不安,面色萎黄,不思饮食,神疲乏力。

【用法与用量】　空腹开水送服。小蜜丸一次 1 袋,大蜜丸一次 1 丸,一日 2 次。

【注意】　感冒发热者忌服。

【规格】　(1)大蜜丸　每丸重 6g　(2)小蜜丸　每袋重 6g

【贮藏】　密闭,防潮。

安宫止血颗粒

Angong Zhixue Keli

【处方】　益母草 2184g　　　马齿苋 2184g

【制法】　以上二味,加水煎煮二次,第一次 1.5 小时,第二次 1 小时,合并煎液,滤过,浓缩至适量,喷雾干燥,制粒,制成颗粒 800g(4g/袋);或加入蔗糖 190g 及阿司帕坦 10g,混匀,制粒,制成颗粒 1000g(5g/袋),即得。

【性状】　本品为浅棕褐色至浅褐色的颗粒;气微,味苦或味甜、微苦。

【鉴别】　(1)取本品 1g,研细,加 70%乙醇 25ml,超声处理 30 分钟,滤过,滤液蒸干,残渣加乙醇 1ml 使溶解,作为供试品溶液。另取盐酸水苏碱对照品,加乙醇制成每 1ml 含 5mg 的溶液,作为对照品溶液。照薄层色谱法(通则 0502)试验,吸取上述两种溶液各 10μl,分别点于同一硅胶 G 薄层板上,以丙酮-无水乙醇-盐酸(10∶6∶1)为展开剂,展开,取出,晾干,在 105℃加热 15 分钟,放冷,喷以稀碘化铋钾试液-三氯化铁试液(10∶1)混合溶液至斑点显色清晰。供试品色谱中,在与对照品色谱相应的位置上,显相同颜色的斑点。

(2)取本品 1 袋,研细,加稀盐酸 3ml 与乙醇 25ml,超声处理 30 分钟,滤过,滤液蒸干,残渣加甲醇 2ml 使溶解,作为供试品溶液。另取马齿苋对照药材 2g,同法制成对照药材溶液。照薄层色谱法(通则 0502)试验,吸取上述两种溶液各 2μl,分别点于同一硅胶 G 薄层板上,以乙酸乙酯-丁酮-甲酸-水(5∶3∶1∶1)为展开剂,展开,取出,晾干,喷以 0.2%茚三酮乙醇溶液,在 105℃加热至斑点显色清晰。供试品色谱中,在与对照药材色谱相应的位置上,显相同颜色的斑点。

【检查】　应符合颗粒剂项下有关的各项规定(通则 0104)。

【含量测定】　照高效液相色谱法(通则 0512)测定。

色谱条件与系统适用性试验　以丙基酰胺键合硅胶为填充剂;以乙腈-0.2%冰醋酸溶液(80∶20)为流动相;用蒸发光散射检测器检测。理论板数按盐酸水苏碱峰计算应不低于 6000。

对照品溶液的制备　取盐酸水苏碱对照品适量,精密称定,加 70％乙醇制成每 1ml 含 0.5mg 的溶液,即得。

供试品溶液的制备 取装量差异项下的本品,研细,取约 0.5g,精密称定,置具塞锥形瓶中,精密加入 70％乙醇 25ml,称定重量,超声处理(功率 300W,频率 40kHz)45 分钟,取出,放冷,再称定重量,用 70％乙醇补足减失的重量,摇匀,滤过,取续滤液,即得。

测定法 分别精密吸取对照品溶液 5μl、10μl,供试品溶液 5～10μl,注入液相色谱仪,测定,用外标两点法对数方程计算,即得。

本品每袋含益母草以盐酸水苏碱($C_7H_{13}NO_2 \cdot HCl$)计,不得少于 50.0mg。

【功能与主治】 活血化瘀,清热止血。用于瘀热内蕴所致的恶露不净,症见恶露不止、小腹疼痛、口燥咽干;人工流产及产后子宫复位不全见上述证候者。

【用法与用量】 温开水冲服。一次 1 袋,一日 3 次,7～10 天为一疗程。

【注意】 孕妇忌用。

【规格】 每袋装(1)4g (2)5g

【贮藏】 密封。

安宫牛黄丸
Angong Niuhuang Wan

【处方】

牛黄 100g	水牛角浓缩粉 200g
麝香或人工麝香 25g	珍珠 50g
朱砂 100g	雄黄 100g
黄连 100g	黄芩 100g
栀子 100g	郁金 100g
冰片 25g	

【制法】 以上十一味,珍珠水飞或粉碎成极细粉;朱砂、雄黄分别水飞成极细粉;黄连、黄芩、栀子、郁金粉碎成细粉;将牛黄、水牛角浓缩粉、麝香或人工麝香、冰片研细,与上述粉末配研,过筛,混匀,加适量炼蜜制成大蜜丸 600 丸或 1200 丸,或包金衣,即得。

【性状】 本品为黄橙色至红褐色的大蜜丸,或为包金衣的大蜜丸,除去金衣后显黄橙色至红褐色;气芳香浓郁,味微苦。

【鉴别】 (1)取本品,置显微镜下观察:不规则碎片灰白色或灰黄色,稍具光泽,表面有灰棕色色素颗粒,并有不规则纵长裂缝(水牛角浓缩粉)。不规则碎块无色或淡绿色,半透明,有光泽,有时可见细密波状纹理(珍珠)。不规则细小颗粒暗棕红色,有光泽,边缘暗黑色(朱砂)。不规则碎块金黄色或橙黄色,有光泽(雄黄)。纤维束鲜黄色,壁稍厚,纹孔明显;石细胞鲜黄色(黄连)。韧皮纤维淡黄色,梭形,壁厚,孔沟细(黄芩)。果皮含晶石细胞类圆形或多角形,直径 17～

31μm,壁厚,胞腔内含草酸钙方晶(栀子)。糊化淀粉粒团块几乎无色(郁金)。

(2)取本品 2g,剪碎,加乙醇 20ml,加热回流 1 小时,放冷,滤过,滤液作为供试品溶液。另取胆酸对照品,加乙醇制成每 1ml 含 1mg 的溶液,作为对照品溶液。照薄层色谱法(通则 0502)试验,吸取上述两种溶液各 10μl,分别点于同一硅胶 G 薄层板上,以乙醚-三氯甲烷-冰醋酸(2∶2∶1)为展开剂,展开,取出,晾干,喷以 10％磷钼酸乙醇溶液,在 105℃加热约 10 分钟至斑点显色清晰。供试品色谱中,在与对照品色谱相应的位置上,显相同颜色的斑点。

(3)取盐酸小檗碱对照品、黄芩苷对照品,分别加乙醇制成每 1ml 含盐酸小檗碱 0.2mg 的溶液和每 1ml 含黄芩苷 0.5mg 的溶液,作为对照品溶液。照薄层色谱法(通则 0502)试验,吸取〔鉴别〕(2)项下的供试品溶液 20μl 及上述两种对照品溶液各 10μl,分别点于同一用 4％醋酸钠溶液制备的硅胶 G 薄层板上使成条状,以乙酸乙酯-丁酮-甲酸-水(10∶7∶1∶1)为展开剂,展开,取出,晾干,分别置日光和紫外光灯(365nm)下检视。供试品色谱中,在与黄芩苷对照品色谱相应的位置上,日光下显相同颜色的条斑;在与盐酸小檗碱对照品色谱相应的位置上,紫外光下显相同的黄色荧光条斑。

(4)取本品 1.5g,剪碎,加乙酸乙酯 5ml,超声处理 15 分钟,放冷,离心,取上清液作为供试品溶液。另取冰片对照品,加乙酸乙酯制成每 1ml 含 1mg 的溶液,作为对照品溶液。照薄层色谱法(通则 0502)试验,吸取上述两种溶液各 3μl,分别点于同一硅胶 G 薄层板上,以甲苯-丙酮(9∶1)为展开剂,展开,取出,晾干,喷以 5％香草醛硫酸溶液,在 105℃加热至斑点显色清晰。供试品色谱中,在与对照品色谱相应的位置上,显相同颜色的斑点。

(5)取本品 3g,剪碎,照挥发油测定法(通则 2204)试验,加环己烷 0.5ml,缓缓加热至沸,并保持微沸约 2.5 小时,放置 30 分钟后,取环己烷液作为供试品溶液。另取麝香酮对照品,加环己烷制成每 1ml 含 2.5mg 的溶液,作为对照品溶液。照气相色谱法(通则 0521)试验,以苯基(50％)甲基硅酮(OV-17)为固定相,涂布浓度为 9％,柱长为 2m,柱温为 210℃。分别吸取对照品溶液和供试品溶液适量,注入气相色谱仪。供试品色谱中应呈现与对照品色谱峰保留时间相同的色谱峰。

【检查】 猪去氧胆酸 取重量差异项下本品,剪碎,取 1g,加入等量硅藻土,研细,加乙醇 20ml,加热回流提取 1 小时,放冷,滤过,滤液作为供试品溶液。另取猪去氧胆酸对照品,加乙醇制成每 1ml 含 0.5mg 的溶液,作为对照品溶液。照薄层色谱法(通则 0502)试验,吸取上述两种溶液各 6μl,分别点于同一硅胶 G 薄层板上,以环己烷-乙酸乙酯-醋酸-甲醇(20∶25∶2∶3)的上层溶液为展开剂,展开 2 次,取出,晾干,喷以 10％硫酸乙醇溶液,在 105℃加热至斑点显色清晰。供试品色谱中,在与对照品色谱相应的位置上,不得显相同颜色的斑点。

酸不溶性灰分 取本品 1g,金衣丸除去金衣,剪碎,精密称定,依法(通则 2302)检查,不得过 1.0%。

其他 应符合丸剂项下有关的各项规定(通则 0108)。

【含量测定】 胆红素 照高效液相色谱法(通则 0512)测定(避光操作)。

色谱条件与系统适用性试验 以十八烷基硅烷键合硅胶为填充剂;以乙腈-1%醋酸溶液(95∶5)为流动相;检测波长为 450nm。理论板数按胆红素峰计算应不低于 3000。

对照品溶液的制备 取胆红素对照品适量,精密称定,加二氯甲烷制成每 1ml 含 15μg 的溶液,即得。

供试品溶液的制备 取重量差异项下本品,剪碎,取约 4g,精密称定,精密加入硅藻土适量(约为取样量的 2 倍),充分混匀后研细,取粉末适量(相当于本品 30mg),精密称定,置具塞锥形瓶中,加入 10%草酸溶液(含 0.15%十六烷基三甲基氯化铵)10ml,密塞,涡旋混匀,精密加入水饱和的二氯甲烷 50ml,密塞,称定重量,混匀,超声处理(功率 500W,频率 53kHz,水温 25~35℃)40 分钟,放冷,再称定重量,用水饱和的二氯甲烷补足减失的重量,摇匀,离心(转速为每分钟 4000 转),分取二氯甲烷液,滤过,取续滤液,即得。

测定法 分别精密吸取对照品溶液与供试品溶液各 5μl,注入液相色谱仪,测定,即得。

本品每丸含牛黄以胆红素($C_{33}H_{36}N_4O_6$)计,〔规格(1)〕不得少于 9.3mg,〔规格(2)〕不得少于 18.5mg。

黄芩 黄连 照高效液相色谱法(通则 0512)测定。

色谱条件与系统适用性试验 以十八烷基硅烷键合硅胶为填充剂;以乙腈为流动相 A,以 0.05mol/L 磷酸二氢钾溶液为流动相 B,按下表中的规定进行梯度洗脱;检测波长为 278nm。理论板数按黄芩苷峰计算应不低于 6000。

时间(分钟)	流动相 A(%)	流动相 B(%)
0~5	21	79
5~15	33	67

对照品溶液的制备 取黄芩苷对照品和盐酸小檗碱对照品适量,精密称定,加甲醇制成每 1ml 含黄芩苷 20μg、盐酸小檗碱 10μg 的混合溶液,即得。

供试品溶液的制备 取本品 10 丸,剪碎,取约 0.45g,精密称定,置具塞锥形瓶中,精密加入 70%乙醇 100ml,密塞,称定重量,超声处理(功率 350W,频率 50kHz)30 分钟,放冷,再称定重量,用 70%乙醇补足减失的重量,摇匀,滤过,取续滤液,即得。

测定法 分别精密吸取对照品溶液与供试品溶液各 10μl,注入液相色谱仪,测定,即得。

本品每丸含黄芩以黄芩苷($C_{21}H_{18}O_{11}$)计,〔规格(1)〕不得少于 5.0mg,〔规格(2)〕不得少于 10.0mg;含黄连以盐酸小檗碱($C_{20}H_{17}NO_4 \cdot HCl$)计,〔规格(1)〕不得少于 2.3mg,〔规格(2)〕不得少于 4.5mg。

【功能与主治】 清热解毒,镇惊开窍。用于热病,邪入心包,高热惊厥,神昏谵语;中风昏迷及脑炎、脑膜炎、中毒性脑病、脑出血、败血症见上述证候者。

【用法与用量】 口服。一次 2 丸〔规格(1)〕或一次 1 丸〔规格(2)〕,一日 1 次;小儿三岁以内一次 1/2 丸〔规格(1)〕或一次 1/4 丸〔规格(2)〕,四岁至六岁一次 1 丸〔规格(1)〕或一次 1/2 丸〔规格(2)〕,一日 1 次;或遵医嘱。

【注意】 孕妇慎用。

【规格】 (1)每丸重 1.5g (2)每丸重 3g

【贮藏】 密封。

安宫牛黄散
Angong Niuhuang San

【处方】

牛黄 100g	水牛角浓缩粉 200g
人工麝香 25g	珍珠 50g
朱砂 100g	雄黄 100g
黄连 100g	黄芩 100g
栀子 100g	郁金 100g
冰片 25g	

【制法】 以上十一味,珍珠水飞或粉碎成极细粉;朱砂、雄黄分别水飞成极细粉;黄连、黄芩、栀子、郁金粉碎成细粉;将牛黄、水牛角浓缩粉、人工麝香、冰片研细,与上述粉末配研,过筛,混匀,即得。

【性状】 本品为黄色至黄橙色的粉末;气芳香浓郁,味苦。

【鉴别】 (1)取本品,置显微镜下观察:不规则碎片灰白色或灰黄色,稍具光泽,表面有灰棕色色素颗粒,并有不规则纵长裂缝(水牛角浓缩粉)。不规则碎块无色或淡绿色,半透明,有光泽,有时可见细密波状纹理(珍珠)。不规则细小颗粒暗棕红色,有光泽,边缘暗黑色(朱砂)。不规则碎块金黄色或橙黄色,有光泽(雄黄)。纤维束鲜黄色,壁稍厚,纹孔明显;石细胞鲜黄色(黄连)。韧皮纤维淡黄色,梭形,壁厚,孔沟细(黄芩)。果皮含晶石细胞类圆形或多角形,直径 17~31μm,壁厚,胞腔内含草酸钙方晶(栀子)。糊化淀粉粒团块几乎无色(郁金)。

(2)取本品 2g,加乙醇 20ml,加热回流 1 小时,放冷,滤过,滤液作为供试品溶液。另取胆酸对照品,加乙醇制成每 1ml 含 1mg 的溶液,作为对照品溶液。照薄层色谱法(通则 0502)试验,吸取上述两种溶液各 10μl,分别点于同一硅胶 G 薄层板上,以乙醚-三氯甲烷-冰醋酸(2∶2∶1)为展开剂,展开,取出,晾干,喷以 10%磷钼酸乙醇溶液,在 105℃加热约 10 分钟至斑点显色清晰。供试品色谱中,在与对照品色谱相应的位置上,显相同颜色的斑点。

(3)取盐酸小檗碱对照品、黄芩苷对照品,分别加乙醇制成每 1ml 含盐酸小檗碱 0.2mg 的溶液和每 1ml 含黄芩苷

0.5mg 的溶液,作为对照品溶液。照薄层色谱法(通则0502)试验,吸取〔鉴别〕(2)项下的供试品溶液 20μl 及上述两种对照品溶液各 10μl,分别点于同一 4% 醋酸钠溶液制备的硅胶 G 薄层板上使成条状,以乙酸乙酯-丁酮-甲酸-水(10:7:1:1)为展开剂,展开,取出,晾干,分别置日光和紫外光灯(365nm)下检视。供试品色谱中,在与黄芩苷对照品色谱相应的位置上,日光下显相同颜色的条斑;在与盐酸小檗碱对照品色谱相应的位置上,紫外光下显相同的黄色荧光条斑。

(4)取本品 1g,加乙酸乙酯 5ml,超声处理 15 分钟,放冷,离心,取上清液作为供试品溶液。另取冰片对照品,加乙酸乙酯制成每 1ml 含 1mg 的溶液,作为对照品溶液。照薄层色谱法(通则 0502)试验,吸取上述两种溶液各 3μl,分别点于同一硅胶 G 薄层板上,以甲苯-丙酮(9:1)为展开剂,展开,取出,晾干,喷以 5% 香草醛硫酸溶液,在 105℃ 加热至斑点显色清晰。供试品色谱中,在与对照品色谱相应的位置上,显相同颜色的斑点。

(5)取本品 3g,照挥发油测定法(通则 2204)试验,加环己烷 0.5ml,缓缓加热至沸,并保持微沸约 2.5 小时,放置 30 分钟后,取环己烷液作为供试品溶液。另取麝香酮对照品,加环己烷制成每 1ml 含 2.5mg 的溶液,作为对照品溶液。照气相色谱法(通则 0521)试验,以苯基(50%)甲基硅酮(OV-17)为固定相,涂布浓度为 9%,柱长为 2m,柱温为 210℃。分别吸取对照品溶液和供试品溶液适量,注入气相色谱仪。供试品色谱中应呈现与对照品色谱峰保留时间相同的色谱峰。

【检查】　**猪去氧胆酸**　取本品 0.1g,加乙醇 20ml,加热回流提取 1 小时,放冷,滤过,滤液作为供试品溶液。取猪去氧胆酸对照品,加乙醇制成每 1ml 含 0.5mg 的溶液,作为对照品溶液。照薄层色谱法(通则 0502)试验,吸取上述两种溶液各 6μl,分别点于同一硅胶 G 薄层板上,以环己烷-乙酸乙酯-醋酸-甲醇(20:25:2:3)的上层溶液为展开剂,展开2 次,取出,晾干,喷以 10% 硫酸乙醇溶液,在 105℃ 加热至斑点显色清晰。供试品色谱中,在与对照品色谱相应的位置上,不得显相同颜色的斑点。

其他　应符合散剂项下有关的各项规定(通则 0115)。

【含量测定】　**黄芩　黄连**　照高效液相色谱法(通则 0512)测定。

色谱条件与系统适用性试验　以十八烷基硅烷键合硅胶为填充剂;以乙腈为流动相 A,以 0.05mol/L 磷酸二氢钾溶液为流动相 B,按下表中的规定进行梯度洗脱;检测波长为278nm。理论板数按黄芩苷峰计算应不低于 6000。

时间(分钟)	流动相 A(%)	流动相 B(%)
0～5	21	79
5～15	33	67

对照品溶液的制备　取黄芩苷对照品和盐酸小檗碱对照品适量,精密称定,加甲醇制成每 1ml 含黄芩苷 20μg 和盐酸小檗碱 10μg 的混合溶液,即得。

供试品溶液的制备　取本品适量,研细,取约 0.25g,精密称定,置具塞锥形瓶中,精密加入 70% 乙醇 100ml,密塞,称定重量,超声处理(功率 350W,频率 50kHz)30 分钟,放冷,再称定重量,用 70% 乙醇补足减失的重量,摇匀,滤过,取续滤液,即得。

测定法　分别精密吸取对照品溶液与供试品溶液各10μl,注入液相色谱仪,测定,即得。

本品每 1g 含黄芩以黄芩苷($C_{21}H_{18}O_{11}$)计,不得少于6.0mg;含黄连以盐酸小檗碱($C_{20}H_{17}NO_4 \cdot HCl$)计,不得少于 2.7mg。

【功能与主治】　清热解毒,镇惊开窍。用于热病,邪入心包,高热惊厥,神昏谵语;中风昏迷及脑炎、脑膜炎、中毒性脑病、脑出血、败血症见上述证候者。

【用法与用量】　口服。一次 1.6g,一日 1 次;小儿三岁以内一次 0.4g,四至六岁一次 0.8g,一日 1 次;或遵医嘱。

【注意】　孕妇慎用。

【规格】　每瓶装 1.6g

【贮藏】　密封。

安宫降压丸
Angong Jiangya Wan

【处方】
郁金 100g	黄连 100g
栀子 100g	黄芩 80g
天麻 20g	珍珠母 50g
黄芪 80g	白芍 80g
党参 150g	麦冬 80g
醋五味子 40g	川芎 80g
人工牛黄 100g	水牛角浓缩粉 100g
冰片 25g	

【制法】　以上十五味,除人工牛黄、水牛角浓缩粉、冰片外,其余郁金等十二味粉碎成细粉;将人工牛黄、水牛角浓缩粉、冰片研细,与上述粉末配研,过筛,混匀。每 100g 粉末加炼蜜 100～110g,制成大蜜丸,即得。

【性状】　本品为棕褐色的大蜜丸;气微香,味苦。

【鉴别】　(1)取本品,置显微镜下观察:果皮含晶石细胞类圆形或多角形,直径 17～31μm,壁厚,胞腔内含草酸钙方晶(栀子)。韧皮纤维淡黄色,梭形,壁厚,孔沟细(黄芩)。纤维成束或散离,壁厚,表面有纵裂纹,两端断裂成帚状或较平截(黄芪)。草酸钙簇晶直径 18～32μm,存在于薄壁细胞中,常排列成行,或一个细胞中含有数个簇晶(白芍)。石细胞类斜方形或多角形,一端稍尖,壁较厚,纹孔稀疏(党参)。种皮石细胞呈淡黄色或淡黄棕色,表面观类多角形,壁较厚,孔沟细密,胞腔内含暗棕色物(醋五味子)。不规则碎片灰白色或淡灰黄色,稍具光泽,表面有灰棕色色素颗粒,并有不规则纵长裂缝(水牛角浓缩粉)。

(2)取本品 9g,剪碎,加乙醇 20ml,加热回流 10 分钟,滤过,滤液作为供试品溶液。另取黄连对照药材 0.1g,同法制成对照药材溶液。照薄层色谱法(通则 0502)试验,吸取上述两种溶液各 2μl,分别点于同一硅胶 G 薄层板上,以正丁醇-冰醋酸-水(7:1:2)为展开剂,展开,取出,晾干,置紫外光灯(365nm)下检视。供试品色谱中,在与对照药材色谱相应的位置上,显相同的黄色荧光斑点。

(3)取本品 3g,剪碎,加乙醇 20ml,加热回流 1 小时,放冷,滤过,滤液作为供试品溶液。另取胆酸对照品,加乙醇制成每 1ml 含 1mg 的溶液,作为对照品溶液。照薄层色谱法(通则 0502)试验,吸取供试品溶液 4μl、对照品溶液 2μl,分别点于同一硅胶 G 薄层板上,以异辛烷-乙酸乙酯-冰醋酸(15:7:5)为展开剂,展开,取出,晾干,喷以 10% 的硫酸乙醇溶液,在 105℃ 加热至斑点显色清晰,置紫外光灯(365mm)下检视。供试品色谱中,在与对照品色谱相应的位置上,显相同颜色的荧光斑点。

(4)取冰片对照品,加乙醇制成每 1ml 含 1mg 的溶液,作为对照品溶液。照薄层色谱法(通则 0502)试验,吸取〔鉴别〕(3)项下的供试品溶液 4μl 及上述对照品溶液 2μl,分别点于同一硅胶 G 薄层板上,以甲苯-乙酸乙酯(19:1)为展开剂,展开,取出,晾干,喷以 5% 的香草醛硫酸溶液,在 105℃ 加热至斑点显色清晰。供试品色谱中,在与对照品色谱相应的位置上,显相同颜色的斑点。

(5)取黄芩苷对照品,加乙醇制成每 1ml 含 1mg 的溶液,作为对照品溶液。照薄层色谱法(通则 0502)试验,吸取〔鉴别〕(3)项下的供试品溶液 5μl 及上述对照品溶液 3μl,分别点于同一硅胶 G 薄层板上,以乙酸乙酯-丁酮-甲酸-水(5:3:1:1)为展开剂,展开,取出,晾干,喷以 5% 三氯化铁乙醇溶液。供试品色谱中,在与对照品色谱相应的位置上,显相同颜色的斑点。

【检查】 应符合丸剂项下有关的各项规定(通则 0108)。

【含量测定】 照高效液相色谱法(通则 0512)测定。

色谱条件与系统适用性试验 以十八烷基硅烷键合硅胶为填充剂;以乙腈-0.1% 磷酸溶液(15:85)为流动相;柱温为 40℃;检测波长为 238nm。理论板数按栀子苷峰计算应不低于 3000。

对照品溶液的制备 取栀子苷对照品适量,精密称定,加甲醇制成每 1ml 含 30μg 的溶液,即得。

供试品溶液的制备 取重量差异项下的本品,剪碎,取 1g,精密称定,置具塞锥形瓶中,精密加入甲醇 25ml,密塞,称定重量,超声处理(功率 250W,频率 50kHz)30 分钟,放冷,再称定重量,用甲醇补足减失的重量,摇匀,滤过,精密量取续滤液 5ml,置 10ml 量瓶中,加甲醇稀释至刻度,摇匀,滤过,取续滤液,即得。

测定法 分别精密吸取对照品溶液与供试品溶液各 10μl,注入液相色谱仪,测定,即得。

本品每丸含栀子以栀子苷($C_{17}H_{24}O_{10}$)计,不得少于 3.0mg。

【功能与主治】 清热镇惊,平肝潜阳。用于肝阳上亢、肝火上炎所致的眩晕,症见头晕、目眩、心烦、目赤、口苦、耳鸣耳聋;高血压病见上述证候者。

【用法与用量】 口服。一次 1～2 丸,一日 2 次。

【注意】 孕妇慎用;无高血压症状时停服或遵医嘱。

【规格】 每丸重 3g

【贮藏】 密封。

安神补心丸
Anshen Buxin Wan

【处方】 丹参 300g 　　　　五味子(蒸)150g
　　　　石菖蒲 100g 　　　　安神膏 560g

【制法】 以上四味,丹参、五味子(蒸)、石菖蒲粉碎成细粉,与安神膏混合制丸,干燥,打光或包糖衣,即得。

【性状】 本品为棕褐色的浓缩水丸;或为包糖衣的浓缩水丸,除去糖衣后显棕褐色;味涩、微酸。

【鉴别】 (1)取本品,置显微镜下观察:具缘纹孔导管直径 29～48μm,具缘纹孔细密(丹参)。种皮表皮石细胞淡黄棕色,表面观类多角形,壁较厚,孔沟细密,胞腔含暗棕色物(五味子)。油细胞圆形,直径约 50μm,含黄色或黄棕色油状物(石菖蒲)。

(2)取本品 4g,研碎,加石油醚(30～60℃)20ml,超声处理 20 分钟,滤过,滤液蒸干,残渣加石油醚(30～60℃)0.5ml 使溶解,作为供试品溶液。另取丹参对照药材 1g,同法制成对照药材溶液。再取丹参酮 IIA 对照品,加石油醚(30～60℃)制成每 1ml 含 2mg 的溶液,作为对照品溶液。照薄层色谱法(通则 0502)试验,吸取供试品溶液 5～10μl、对照药材溶液和对照品溶液各 5μl,分别点于同一硅胶 G 薄层板上,以环己烷-乙酸乙酯(17:3)为展开剂,展开,取出,晾干。供试品色谱中,在与对照药材色谱和对照品色谱相应的位置上,显相同颜色的斑点。

(3)取五味子甲素对照品,加石油醚(30～60℃)制成每 1ml 含 2mg 的溶液,作为对照品溶液。照薄层色谱法(通则 0502)试验,吸取对照品溶液及〔鉴别〕(2)项下的供试品溶液各 1μl,分别点于同一硅胶 GF₂₅₄ 薄层板上,以石油醚(30～60℃)-甲酸乙酯-甲酸(15:5:1)的上层溶液为展开剂,展开,取出,晾干,置紫外光灯(254nm)下检视。供试品色谱中,在与对照品色谱相应的位置上,显相同颜色的斑点。

(4)取本品 4g,研碎,置圆底烧瓶中,加水 100ml,蒸馏,收集馏出液 50ml,用石油醚(60～90℃)振摇提取 3 次,每次 20ml,合并提取液,蒸干,残渣加乙酸乙酯 1ml 使溶解,作为供试品溶液。另取石菖蒲对照药材 1g,同法制成对照药材溶液。照薄层色谱法(通则 0502)试验,吸取供试品溶液 10～20μl、对照药材溶液 1μl,分别点于同一硅胶 G 薄层板上,以石油醚(60～90℃)-乙酸乙酯(4:1)为展开剂,展开,取出,晾干,以碘蒸气熏至斑点显色清晰。供试品色谱中,在与对照药材色谱相应的位置上,显相同颜色的斑点。

【检查】 应符合丸剂项下有关的各项规定(通则 0108)。

【含量测定】 丹参 照高效液相色谱法(通则 0512)测定。

色谱条件与系统适用性试验 以十八烷基硅烷键合硅胶为填充剂;以甲醇-乙腈-甲酸-水(30:10:1:59)为流动相;检测波长为 286nm。理论板数按丹酚酸 B 峰计算应不低于 4000。

对照品溶液的制备 取丹酚酸 B 对照品适量,精密称定,加 75%甲醇制成每 1ml 含 90μg 的溶液,即得。

供试品溶液的制备 取本品 30 丸(糖衣丸除去糖衣),精密称定,研细,取约 0.3g,精密称定,精密加入 75%甲醇 25ml,称定重量,超声处理(功率 140W,频率 42kHz)30 分钟,放冷,再称定重量,用 75%甲醇补足减失的重量,摇匀,滤过,取续滤液,即得。

测定法 分别精密吸取对照品溶液与供试品溶液各 10μl,注入液相色谱仪,测定,即得。

本品每丸含丹参以丹酚酸 B($C_{36}H_{30}O_{16}$)计,不得少于 1.15mg。

五味子 照高效液相色谱法(通则 0512)测定。

色谱条件与系统适用性试验 以十八烷基硅烷键合硅胶为填充剂;以甲醇-水(50:50)为流动相;检测波长为 250nm。理论板数按五味子醇甲峰计算应不低于 6000。

对照品溶液的制备 取五味子醇甲对照品适量,精密称定,加甲醇制成每 1ml 含 20μg 的溶液,即得。

供试品溶液的制备 取本品 30 丸(糖衣丸除去糖衣),精密称定,研细,取约 1g,精密称定,精密加入甲醇 50ml,称定重量,超声处理(功率 300W,频率 50kHz)30 分钟,放冷,再称定重量,用甲醇补足减失的重量,摇匀,滤过,取续滤液,即得。

测定法 分别精密吸取对照品溶液与供试品溶液各 10μl,注入液相色谱仪,测定,即得。

本品每丸含五味子以五味子醇甲($C_{24}H_{32}O_7$)计,不得少于 70μg。

【功能与主治】 养心安神。用于心血不足、虚火内扰所致的心悸失眠、头晕耳鸣。

【用法与用量】 口服。一次 15 丸,一日 3 次。

【注意】 孕妇慎用。

【规格】 每 15 丸重 2g

【贮藏】 密封。

附:安神膏质量标准

安 神 膏

〔处方〕 合欢皮 300g   菟丝子 300g
         墨旱莲 300g   首乌藤 500g
         地黄 200g   珍珠母 2000g
         女贞子(蒸)400g

〔制法〕 以上七味,加水煎煮二次,第一次 3 小时,第二次 1 小时,合并煎液,滤过,滤液浓缩至相对密度为 1.21(80～85℃)的清膏,即得。

〔性状〕 本品为棕褐色的黏稠液体;味涩、微酸。

〔鉴别〕 (1)取本品 10g,加水 20ml,搅匀,加乙酸乙酯提取 2 次,每次 30ml,合并提取液,蒸干,残渣加甲醇 1ml 使溶解,作为供试品溶液。另取首乌藤对照药材 0.25g,加甲醇 20ml,超声处理 20 分钟,滤过,滤液蒸干,残渣加甲醇 1ml 使溶解,作为对照药材溶液。再取大黄素对照品,加甲醇制成每 1ml 含 0.1mg 的溶液,作为对照品溶液。照薄层色谱法(通则 0502)试验,吸取上述三种溶液各 5～10μl,分别点于同一硅胶 G 薄层板上,以石油醚(30～60℃)-甲酸乙酯-甲酸(15:5:1)的上层溶液为展开剂,展开,取出,晾干。供试品色谱中,在与对照药材色谱和对照品色谱相应的位置上,显相同颜色的斑点,置氨蒸气中熏后,斑点变为红色。

(2)取本品 5g,加水 20ml,搅匀,加石油醚(30～60℃)30ml 振摇提取,弃去石油醚液,加乙酸乙酯振摇提取 2 次,每次 30ml,合并乙酸乙酯液,蒸干,残渣加甲醇 1ml 使溶解,作为供试品溶液。另取菟丝子对照药材 0.5g,加水 30ml,煎煮 30 分钟,放冷,滤过,滤液同法制成对照药材溶液。照薄层色谱法(通则 0502)试验,吸取上述两种溶液各 2μl,分别点于同一硅胶 G 薄层板上,以乙酸乙酯-甲酸-水(20:2:3)为展开剂,展开,取出,晾干,置紫外光灯(365nm)下检视。供试品色谱中,在与对照药材色谱相应的位置上,显相同颜色的荧光斑点。

〔检查〕 相对密度 应为 1.11～1.25(通则 0601)。

〔制剂〕 安神补心丸,安神补心颗粒

安神补心颗粒
Anshen Buxin Keli

【处方】 丹参 508g   五味子(蒸)254g
         石菖蒲 170g   安神膏 949g

【制法】 以上四味,石菖蒲粉碎成细粉,备用;丹参酌予碎断,与五味子(蒸)加 5 倍量乙醇,加热回流提取 1.5 小时,滤过,滤液回收乙醇,提取液备用;药渣加水煎煮 2 小时,滤过,滤液与上述提取液合并,浓缩至相对密度为 1.30(55～60℃)的稠膏;稠膏与安神膏混匀,干燥,粉碎,加入石菖蒲细粉,混匀,制粒,低温干燥(50~60℃),制成 1000g,即得。

【性状】 本品为棕褐色的颗粒;气微香,味微苦、酸。

【鉴别】 (1)取本品,置显微镜下观察:维管束及维管束鞘纤维周围细胞中含草酸钙方晶,形成晶纤维;薄壁组织中散有类圆形的油细胞,直径约 50μm,含黄色或黄棕色的油状物(石菖蒲)。

(2)取本品 10g,研细,加石油醚(30~60℃)80ml,超声处理 30 分钟,滤过,滤液回收溶剂至干,残渣加石油醚(30~60℃)2ml 使溶解,作为供试品溶液。另取丹参对照药材 1g,加石油醚(30~60℃)10ml,自"超声处理 30 分钟"起,依法制成对照药材溶液。再取丹参酮ⅡA对照品,加石油醚(30~60℃)制成每 1ml 含 2mg 的溶液,作为对照品溶液。照薄层色谱法(通则 0502)试验,吸取供试品溶液 5~10μl、对照药材溶液 10μl、对照品溶液 5μl,分别点于同一硅胶 G 薄层板上,以甲苯-乙酸乙酯(9:1)为展开剂,展开,取出,晾干。供试品色谱中,在与对照药材色谱和对照品色谱相应的位置上,显相同颜色的斑点。

(3)取本品 5g,研细,置圆底烧瓶中,加水 100ml,蒸馏,收集馏出液 50ml,用石油醚(60~90℃)振摇提取 3 次,每次 20ml,合并提取液,回收溶剂至干,残渣加乙酸乙酯 1ml 使溶解,作为供试品溶液。另取石菖蒲对照药材 1g,同法制成对照药材溶液。照薄层色谱法(通则 0502)试验,吸取供试品溶液 10~20μl、对照药材溶液 1μl,分别点于同一硅胶 G 薄层板上,以石油醚(60~90℃)-乙酸乙酯(4:1)为展开剂,展开,取出,晾干,以碘蒸气熏至斑点显色清晰。供试品色谱中,在与对照药材色谱相应的位置上,显相同颜色的斑点。

(4)取本品 2g,研细,加水 20ml 使溶解,滤过,滤液用石油醚(30~60℃)30ml 振摇提取,弃去石油醚提取液,水液用乙酸乙酯振摇提取 2 次,每次 30ml,合并乙酸乙酯液,回收溶剂至干,残渣加甲醇 5ml 使溶解,作为供试品溶液。另取菟丝子对照药材 0.5g,加水 30ml,煎煮 30 分钟,放冷,滤过,自"滤液用石油醚(30~60℃)30ml"起,同法制成对照药材溶液。照薄层色谱法(通则 0502)试验,吸取上述两种溶液各 5~10μl,分别点于同一硅胶 G 薄层板上,以乙酸乙酯-甲酸-水(20:2:3)为展开剂,展开,取出,晾干,置紫外光灯(365nm)下检视。供试品色谱中,在与对照药材色谱相应的位置上,显相同颜色的荧光斑点。

(5)取本品 2g,研细,加水 20ml 使溶解,滤过,滤液用乙酸乙酯振摇提取 3 次,每次 30ml,合并乙酸乙酯液,回收溶剂至干,残渣加甲醇 2ml 使溶解,作为供试品溶液。另取首乌藤对照药材 0.25g,加甲醇 20ml,超声处理 20 分钟,滤过,滤液回收溶剂至干,残渣加甲醇 1ml 使溶解,作为对照药材溶液。再取大黄素对照品,加甲醇制成每 1ml 含 20μg 的溶液,作为对照品溶液。照薄层色谱法(通则 0502)试验,吸取上述三种溶液各 5μl,分别点于同一硅胶 G 薄层板上,以石油醚(30~60℃)-甲酸乙酯-甲酸(15:5:1)的上层溶液为展开剂,展开,取出,晾干,置日光下检视。供试品色谱中,在与对照药材色谱和对照品色谱相应的位置上,显相同颜色的斑点;置氨蒸气中熏后,斑点变成红色。

【检查】 应符合颗粒剂项下有关的各项规定(通则 0104)。

【含量测定】 丹参 照高效液相色谱法(通则 0512)测定。

色谱条件与系统适用性试验 以十八烷基硅烷键合硅胶为填充剂;以乙腈-1%甲酸溶液(20:80)为流动相;检测波长为 286nm。理论板数按丹酚酸 B 峰计算应不低于 4000。

对照品溶液的制备 取丹酚酸 B 对照品适量,精密称定,加 75%甲醇制成每 1ml 含 50μg 的溶液,即得。

供试品溶液的制备 取装量差异项下的本品,混匀,研细,取约 0.1g,精密称定,置具塞锥形瓶中,精密加入 75%甲醇 25ml,密塞,称定重量,超声处理(功率 150W,频率 40kHz)30 分钟,放冷,再称定重量,用 75%甲醇补足减失的重量,摇匀,滤过,取续滤液,即得。

测定法 分别精密吸取对照品溶液与供试品溶液各 10μl,注入液相色谱仪,测定,即得。

本品每袋含丹参以丹酚酸 B($C_{36}H_{30}O_{16}$)计,不得少于 12.0mg。

五味子 照高效液相色谱法(通则 0512)测定。

色谱条件与系统适用性试验 以十八烷基硅烷键合硅胶为填充剂;以乙腈-水(34:66)为流动相;检测波长为 250nm。理论板数按五味子醇甲峰计算应不低于 5000。

对照品溶液的制备 取五味子醇甲对照品适量,精密称定,加甲醇制成每 1ml 含 20μg 的溶液,即得。

供试品溶液的制备 取装量差异项下的本品,混匀,研细,取约 2g,精密称定,置具塞锥形瓶中,精密加入甲醇 25ml,密塞,称定重量,超声处理(功率 150W,频率 40kHz)30 分钟,放冷,再称定重量,用甲醇补足减失的重量,摇匀,滤过,取续滤液,即得。

测定法 分别精密吸取对照品溶液与供试品溶液各 10μl,注入液相色谱仪,测定,即得。

本品每袋含五味子以五味子醇甲($C_{24}H_{32}O_7$)计,不得少于 0.34mg。

【功能与主治】 养心安神。用于心血不足、虚火内扰所致的心悸失眠、头晕耳鸣。

【用法与用量】 口服。一次 1 袋,一日 3 次。

【注意】 孕妇慎用。

【规格】 每袋装 1.5g

【贮藏】 密封,置阴凉干燥处。

注:安神膏质量标准见安神补心丸附项。

安神补脑液

Anshen Bunao Ye

【处方】 鹿茸 3g　　　　　　制何首乌 62.5g
　　　　淫羊藿 50g　　　　　干姜 12.5g

甘草 6.25g　　　　　　大枣 12.5g

维生素 B₁0.5g

【制法】 以上七味,干姜提取挥发油,药渣与制何首乌、淫羊藿、大枣、甘草加水煎煮三次,合并煎液,滤过,滤液浓缩至适量,加 3 倍量乙醇,静置,滤过,滤液备用。将鹿茸加水煎煮五次,滤过,滤液合并,浓缩,加蜂蜡,静置至蜡质完全凝固后除去蜡层,抽滤,加乙醇使醇含量达 80%,静置,滤过,滤液回收乙醇,浓缩至适量,加乙醇使含醇量达 75%,静置,滤过,滤液回收乙醇,加水和乙醇调节浓度(含醇量为 20% ~ 30%)。将上述药液、鹿茸提取液及单糖浆或蔗糖水溶液(含蔗糖 180g)或果葡糖浆 300g 混匀,加入干姜挥发油、维生素 B₁、苯甲酸、苯甲酸钠、羟苯乙酯,搅拌均匀,静置,滤过,加水至 1000ml,混匀,即得。

【性状】 本品为黄色至棕黄色的液体,久置有少量沉淀;气芳香,味甜、辛。

【鉴别】 取本品 30ml,加乙醚振摇提取两次,每次 20ml,取水液再用水饱和的正丁醇振摇提取两次,每次 30ml,合并正丁醇提取液,回收溶剂至干,残渣加甲醇 1ml 使溶解,作为供试品溶液。另取何首乌对照药材 0.25g,加乙醇 20ml,加热回流 1 小时,滤过,滤液浓缩至 3ml,作为对照药材溶液。再取 2,3,5,4′-四羟基二苯乙烯-2-O-β-D-葡萄糖苷对照品,加甲醇制成每 1ml 含 0.5mg 的溶液,作为对照品溶液。照薄层色谱法(通则 0502)试验,吸取上述三种溶液各 3μl,分别点于同一硅胶 G 薄层板上,以甲苯-丙酮-甲醇(5:4:1)为展开剂,展开,取出,晾干,喷以磷钼酸硫酸溶液(取磷钼酸 2g,加水 20ml 使溶解,再缓缓加入硫酸 30ml,摇匀),稍加热。供试品色谱中,在与对照药材色谱和对照品色谱相应的位置上,显相同颜色的斑点。

【检查】 **pH 值** 应为 3.0 ~ 5.0(通则 0631)。

其他 应符合合剂项下有关的各项规定(通则 0181)。

【含量测定】 **淫羊藿** 照高效液相色谱法(通则 0512)测定。

色谱条件与系统适用性试验 以十八烷基硅烷键合硅胶为填充剂;以乙腈-水(25:75)为流动相;检测波长为 270nm。理论板数按淫羊藿苷峰计算应不低于 2500。

对照品溶液的制备 取淫羊藿苷对照品适量,精密称定,加甲醇制成每 1ml 含 50μg 的溶液,即得。

供试品溶液的制备 精密量取本品 20ml,用乙醚振摇提取 2 次,每次 15ml,弃去乙醚液,水液用乙酸乙酯提取五次,每次 15ml,合并乙酸乙酯液,回收溶剂至干,残渣用甲醇溶解并转移至 10ml 量瓶中,加甲醇至刻度,摇匀,滤过,取续滤液,即得。

测定法 分别精密吸取对照品溶液与供试品溶液各 5μl,注入液相色谱仪,测定,即得。

本品每 1ml 含淫羊藿以淫羊藿苷(C₃₃H₄₀O₁₅)计,不得少于 60μg。

维生素 B₁ 照高效液相色谱法(通则 0512)测定。

色谱条件与系统适用性试验 以十八烷基硅烷键合硅胶为填充剂;以乙腈 - 0.05mol/L 磷酸二氢钾溶液(5:95)为流动相;检测波长为 246nm。理论板数按维生素 B₁ 峰计算应不低于 3000。

对照品溶液的制备 取维生素 B₁ 对照品适量,精密称定,加水溶解并制成每 1ml 含 0.1mg 的溶液,即得。

供试品溶液的制备 精密量取本品 10ml,置 50ml 量瓶中,加水稀释至刻度,摇匀,滤过,取续滤液,即得。

测定法 分别精密吸取对照品溶液与供试品溶液各 10μl,注入液相色谱仪,测定,即得。

本品含维生素 B₁(C₁₂H₁₇ClN₄OS·HCl)应为标示量的 80.0% ~ 120.0%。

【功能与主治】 生精补髓,益气养血,强脑安神。用于肾精不足、气血两亏所致的头晕、乏力、健忘、失眠;神经衰弱症见上述证候者。

【用法与用量】 口服。一次 10ml,一日 2 次。

【规格】 (1)每支装 10ml(含维生素 B₁ 5mg) (2)每瓶装 100ml(含维生素 B₁ 50mg)

【贮藏】 密封。

安神宝颗粒
Anshenbao Keli

【处方】 炒酸枣仁 312.5g　　　　枸杞子 781.25g

藤合欢 156.25g

【制法】 以上三味,将炒酸枣仁粉碎成粗粉,加入枸杞子、藤合欢,加水煎煮二次,煎液滤过,滤液合并,浓缩至适量,加入适量的蔗糖和糊精,制成颗粒,干燥,制成 1400g,即得。或滤液浓缩至适量,加入甜菊素 6g 及适量的糊精,制成颗粒,干燥,制成 1000g(无蔗糖),即得。

【性状】 本品为棕黄色的颗粒,或为棕色至棕褐色的颗粒(无蔗糖);味甜、微酸。

【鉴别】 (1)取本品 28g 或 20g(无蔗糖),研细,加甲醇 60ml,超声处理 1 小时,滤过,滤液蒸干,残渣加水 20ml 使溶解,用水饱和的正丁醇振摇提取 3 次,每次 40ml,合并正丁醇液,用氨试液洗涤 2 次,每次 40ml,弃去氨洗涤液,再用水洗涤 2 次,每次 40ml,分取正丁醇液,回收溶剂至干,残渣用水 5ml 溶解,通过 D101 型大孔吸附树脂柱(内径为 0.9cm,柱高为 10cm),用水 40ml 和 40% 乙醇 30ml 洗脱,弃去洗脱液,再用乙醇 50ml 洗脱,收集洗脱液,蒸干,残渣加甲醇 1ml 使溶解,作为供试品溶液。另取酸枣仁皂苷 A、B 对照品,加甲醇制成每 1ml 各含 1mg 的混合溶液,作为对照品溶液。照薄层色谱法(通则 0502)试验,吸取对照品溶液 2μl、供试品溶液 5 ~ 10μl,分别点于同一硅胶 G 薄层板上,以正丁醇-冰醋酸-水(4:1:5)的上层溶液为展开剂,展开,取出,晾干,喷以

5％香草醛硫酸溶液,在 105℃加热至斑点显色清晰。供试品色谱中,在与对照品色谱相应的位置上,显相同颜色的斑点。

(2)取本品 14g 或 10g(无蔗糖),研细,加乙酸乙酯 40ml,超声处理 30 分钟,滤过,滤液浓缩至 0.5ml,作为供试品溶液。另取枸杞子对照药材 0.5g,加水 35ml,煮沸 15 分钟,放冷,滤过,滤液用乙酸乙酯 15ml 振摇提取,分取乙酸乙酯液,浓缩至 1ml,作为对照药材溶液。照薄层色谱法(通则 0502)试验,吸取供试品溶液 10μl、对照药材溶液 5μl,分别点于同一硅胶 G 薄层板上,以石油醚(30～60℃)-甲酸乙酯-甲酸(20:20:0.1)为展开剂,展开,取出,晾干,置紫外光灯(365nm)下检视。供试品色谱中,在与对照药材色谱相应的位置上,显相同颜色的荧光斑点。

【检查】　应符合颗粒剂项下有关的各项规定(通则 0104)。

【正丁醇提取物】　取装量差异项下的本品,研细,取约 8g 或 5.6g(无蔗糖),精密称定,置具塞锥形瓶中,精密加入甲醇 50ml,密塞,称定重量,置 70℃水浴加热回流 1 小时,放冷,再称定重量,用甲醇补足减失的重量,摇匀,滤过,精密量取续滤液 25ml,蒸干,残渣加水 20ml,微热使溶解,用水饱和正丁醇振摇提取 4 次,每次 20ml,合并正丁醇提取液,用正丁醇饱和的水 15ml 洗涤 1 次,弃去洗涤液,正丁醇液置已干燥至恒重的蒸发皿中,蒸干,置 105℃干燥 3 小时,移置干燥器中,冷却 30 分钟,迅速精密称定重量,计算,即得。

本品每袋含正丁醇提取物不得少于 90mg。

【功能与主治】　补肾益精,养心安神。用于失眠健忘,眩晕耳鸣,腰膝酸软。

【用法与用量】　开水冲服。一次 1～2 袋,一日 3 次。

【规格】　(1)每袋装 14g　(2)每袋装 10g(无蔗糖)

【贮藏】　密封。

安神胶囊
Anshen Jiaonang

【处方】　炒酸枣仁 40g　　　　川芎 47g
　　　　　知母 112g　　　　　麦冬 92g
　　　　　制何首乌 32g　　　　五味子 97g
　　　　　丹参 130g　　　　　茯苓 97g

【制法】　以上八味,炒酸枣仁、五味子粉碎成细粉;其余川芎等六味,加水煎煮二次,第一次 3 小时,第二次 2 小时,合并煎液,滤过,滤液浓缩成稠膏,低温干燥,粉碎,与上述粉末混匀,制粒,装入胶囊,制成 1000 粒,即得。

【性状】　本品为硬胶囊,内容物为棕黄色至棕褐色的颗粒;气清香,味淡。

【鉴别】　(1)取本品 20 粒内容物,研细,加三氯甲烷 30ml,超声处理 30 分钟,滤过,滤液蒸干,残渣加三氯甲烷

1ml 使溶解,作为供试品溶液。另取五味子对照药材 1g,同法制成对照药材溶液。再取五味子甲素对照品,加三氯甲烷制成每 1ml 含 1mg 的溶液,作为对照品溶液。照薄层色谱法(通则 0502)试验,吸取上述三种溶液各 2μl,分别点于同一硅胶 GF₂₅₄薄层板上,以石油醚(30～60℃)-甲酸乙酯-甲酸(15:5:1)的上层溶液为展开剂,展开,取出,晾干,置紫外光灯(254nm)下检视。供试品色谱中,在与对照药材色谱和对照品色谱相应的位置上,显相同颜色的斑点。

(2)取川芎对照药材 1g,加三氯甲烷 20ml,超声处理 10 分钟,滤过,滤液蒸干,残渣加三氯甲烷 1ml 使溶解,作为对照药材溶液。照薄层色谱法(通则 0502)试验,吸取上述对照药材溶液及〔鉴别〕(1)项下的供试品溶液各 2μl,分别点于同一硅胶 G 薄层板上,以石油醚-乙酸乙酯(1:1)为展开剂,展开,取出,晾干,置紫外光灯(365nm)下检视。供试品色谱中,在与对照药材色谱相应的位置上,显相同颜色的荧光斑点。

【检查】　应符合胶囊剂项下有关的各项规定(通则 0103)。

【含量测定】　照高效液相色谱法(通则 0512)测定。

色谱条件与系统适用性试验　以十八烷基硅烷键合硅胶为填充剂;以甲醇-水(58:42)为流动相;检测波长为 250nm。理论板数按五味子醇甲峰计算应不低于 3000。

对照品溶液的制备　取五味子醇甲对照品适量,精密称定,加甲醇制成每 1ml 含 30μg 的溶液,即得。

供试品溶液的制备　取装量差异项下的本品内容物,研细,取约 1g,精密称定,置具塞锥形瓶中,精密加入三氯甲烷-甲醇(2:1)混合溶液 25ml,密塞,称定重量,超声处理(功率 250W,频率 25kHz)40 分钟,放冷,再称定重量,用三氯甲烷-甲醇(2:1)混合溶液补足减失的重量,摇匀,滤过,取续滤液,即得。

测定法　分别精密吸取对照品溶液与供试品溶液各 10μl,注入液相色谱仪,测定,即得。

本品每粒含五味子以五味子醇甲(C₂₄H₃₂O₇)计,不得少于 0.20mg。

【功能与主治】　补血滋阴,养心安神。用于阴血不足,失眠多梦,心悸不宁,五心烦热,盗汗耳鸣。

【用法与用量】　口服。一次 4 粒,一日 3 次。

【规格】　每粒装 0.25g

【贮藏】　密封。

安脑丸
Annao Wan

【处方】　人工牛黄 15g　　　　猪胆粉 200g
　　　　　朱砂 55g　　　　　冰片 35g
　　　　　水牛角浓缩粉 200g　　珍珠 50g

黄芩 150g	黄连 150g
栀子 150g	雄黄 95g
郁金 150g	石膏 120g
煅赭石 65g	珍珠母 80g
薄荷脑 15g	

【制法】 以上十五味,除人工牛黄、猪胆粉、水牛角浓缩粉、冰片、薄荷脑外,朱砂、雄黄分别水飞成极细粉,煅赭石、珍珠粉碎成极细粉,其余黄连等六味粉碎成细粉;将上述人工牛黄等五味研细,与上述药粉配研,过筛,混匀。每 100g 粉末加炼蜜 70～100g 制成小蜜丸或大蜜丸,即得。

【性状】 本品为红棕色的小蜜丸或大蜜丸;气芳香,味苦、凉。

【鉴别】 (1)取本品,置显微镜下观察:不规则细小颗粒暗棕红色,有光泽,边缘暗黑色(朱砂)。不规则碎片灰白色或浅灰黄色,稍具光泽,表面有灰棕色色素颗粒,并有不规则纵长裂缝(水牛角浓缩粉)。不规则碎块无色或淡绿色,半透明,有光泽,有时可见细密波状纹理(珍珠)。韧皮纤维淡黄色,梭形,壁厚,孔沟细(黄芩)。纤维束鲜黄色,壁稍厚,纹孔明显(黄连)。种皮石细胞黄色或淡棕色,多破碎,完整者长多角形、长方形或不规则形,壁厚,有大的圆形纹孔,胞腔棕红色(栀子)。不规则碎块金黄色或橙黄色,有光泽(雄黄)。糊化淀粉粒团块几乎无色(郁金)。不规则片状结晶无色,有平直纹理(石膏)。不规则小颗粒黑褐色(煅赭石)。

(2)取本品 3g,剪碎,加硅藻土 2g,研匀,加乙醇 20ml,加热回流 1 小时,滤过,滤液作为供试品溶液。另取胆酸对照品、猪去氧胆酸对照品,加乙醇制成每 1ml 各含 1mg 的混合溶液,作为对照品溶液。照薄层色谱法(通则 0502)试验,吸取上述两种溶液各 2μl,分别点于同一硅胶 G 薄层板上,以异辛烷-乙酸乙酯-冰醋酸(15：7：5)为展开剂,展开,取出,晾干,喷以 10%硫酸乙醇溶液,在 105℃加热至斑点显色清晰,置紫外光灯(365nm)下检视。供试品色谱中,在与对照品色谱相应的位置上,显相同颜色的荧光斑点。

(3)取本品 6g,剪碎,加甲醇 10ml,加热回流 1 小时,放冷,滤过,滤液作为供试品溶液。另取黄连对照药材 50mg,加甲醇 5ml,超声处理 15 分钟,滤过,滤液作为对照药材溶液。再取盐酸小檗碱对照品,加甲醇制成每 1ml 含 0.5mg 的溶液,作为对照品溶液。照薄层色谱法(通则 0502)试验,吸取上述三种溶液各 2μl,分别点于同一硅胶 G 薄层板上,以乙酸乙酯-丁酮-甲酸-水(10：7：1：1)为展开剂,展开,取出,晾干,置紫外光灯(365nm)下检视。供试品色谱中,在与对照药材色谱和对照品色谱相应的位置上,显相同的黄色荧光斑点。

(4)取本品 3g,剪碎,加硅藻土 1g,研匀,加乙醚 20ml,超声处理 5 分钟,滤过,弃去乙醚液,残渣挥去乙醚,加乙酸乙酯 30ml,加热回流 1 小时,放冷,滤过,滤液蒸干,残渣加甲醇 3ml 使溶解,作为供试品溶液。另取栀子苷对照品,加甲醇制成每 1ml 含 1mg 的溶液,作为对照品溶液。照薄层色谱法(通则 0502)试验,吸取上述两种溶液各 4μl,分别点于同一硅胶 G 薄层板上,以乙酸乙酯-丙酮-甲酸-水(10：7：2：0.5)为展开剂,展开,取出,晾干,喷以 10%硫酸乙醇溶液,在 105℃加热至斑点显色清晰。供试品色谱中,在与对照品色谱相应的位置上,显相同颜色的斑点。

(5)取本品 3g,剪碎,加甲醇 10ml,超声处理20分钟,滤过,滤液作为供试品溶液。另取黄芩苷对照品,加甲醇制成每 1ml 含 0.3mg 的溶液,作为对照品溶液。照薄层色谱法(通则 0502)试验,吸取上述两种溶液各 1μl,分别点于同一聚酰胺薄膜上,以醋酸为展开剂,展开,取出,晾干,置紫外光灯(365nm)下检视。供试品色谱中,在与对照品色谱相应的位置上,显相同颜色的荧光斑点。

【检查】 三氧化二砷 取本品适量,剪碎,精密称取 2.4g,加稀盐酸 20ml,不断搅拌 40 分钟,滤过,残渣用稀盐酸洗涤 2 次,每次 10ml,搅拌 10 分钟。洗液与滤液合并,置 500ml 量瓶中,加水至刻度,摇匀。精密量取 2ml,加盐酸 5ml 与水 21ml,照砷盐检查法(通则 0822 第一法)检查,所显砷斑颜色不得深于标准砷斑。

其他 应符合丸剂项下有关的各项规定(通则 0108)。

【含量测定】 照气相色谱法(通则 0521)测定。

色谱条件与系统适用性试验 聚乙二醇(HP-INNOWax)毛细管柱(柱长为 30m,内径为 0.32mm,膜厚度为 0.25μm);程序升温:初始温度为 150℃,保持 4 分钟,以每分钟 8℃的速率升温至 200℃;进样口温度为 240℃,检测器温度为 240℃。理论板数按丁香酚峰计算应不低于 5000。

校正因子测定 取丁香酚对照品适量,精密称定,加乙酸乙酯制成每 1ml 含 0.5mg 的溶液,作为内标溶液。另取冰片对照品 20mg,薄荷脑对照品 10mg,精密称定,置 25ml 量瓶中,加内标溶液溶解并稀释至刻度,摇匀,吸取 1μl,注入气相色谱仪,计算校正因子。

测定法 取本品小蜜丸 6g,剪碎,精密称定;或取重量差异项下的大蜜丸,剪碎,取 6g,精密称定,加硅藻土 6g,研匀后,取约 2g,精密称定,置 25ml 量瓶中,精密加入内标溶液 15ml 与水 1ml,密塞,摇匀,称定重量,浸渍过夜,再称定重量,用乙酸乙酯补足减失的重量,摇匀,滤过,吸取 1μl,注入气相色谱仪,测定,即得。

本品含冰片($C_{10}H_{18}O$),小蜜丸每 1g 不得少于 8.0mg;大蜜丸每丸不得少于 24.0mg;含薄荷脑($C_{10}H_{20}O$),小蜜丸每 1g 不得少于 3.0mg;大蜜丸每丸不得少于 9.0mg。

【功能与主治】 清热解毒,醒脑安神,豁痰开窍,镇惊熄风。用于高热神昏,烦躁谵语,抽搐惊厥,中风窍闭,头痛眩晕;高血压、脑中风见上述证候者。

【用法与用量】 口服。小蜜丸一次 3～6g,大蜜丸一次 1～2 丸,一日 2 次;小儿酌减或遵医嘱。

【注意】 按医嘱服用。

【规格】 (1)小蜜丸 每 11 丸重 3g (2)大蜜丸 每丸重 3g

【贮藏】 密封。

安 脑 片

Annao Pian

【处方】 人工牛黄 3.7g   猪胆粉 49.7g
朱砂 13.7g   冰片 8.7g
水牛角浓缩粉 49.7g   珍珠 12.4g
黄芩 37.3g   黄连 37.3g
栀子 37.3g   雄黄 23.6g
郁金 37.3g   石膏 29.8g
煅赭石 16.1g   珍珠母 19.9g
薄荷脑 3.7g

【制法】 以上十五味,除人工牛黄、猪胆粉、水牛角浓缩粉、冰片、薄荷脑外,朱砂、雄黄分别水飞成极细粉,煅赭石、珍珠分别粉碎成极细粉;其余黄连等六味粉碎成细粉;将人工牛黄、猪胆粉、水牛角浓缩粉研细,与上述药粉配研过筛,制成颗粒,再将冰片、薄荷脑用乙醇溶解,喷入颗粒,闷润 2 小时,混匀,压制成 1000 片,包糖衣或薄膜衣,即得。

【性状】 本品为糖衣片或薄膜衣片,除去包衣后显棕黄色;气辛,味苦、凉。

【鉴别】 (1)取本品,置显微镜下观察:不规则细小颗粒暗棕红色,有光泽,边缘暗黑色(朱砂)。不规则碎块金黄色或橙黄色,有光泽(雄黄)。不规则片状结晶无色,有平直纹理(石膏)。不规则小颗粒黑褐色(煅赭石)。不规则的碎块无色或淡绿色,半透明,有光泽,有时可见细密波状纹理(珍珠)。

(2)取本品 3 片,除去包衣,研细,加乙醇 10ml,超声处理 30 分钟,滤过,滤液回收溶剂至干,残渣加乙醇 3ml 使溶解,作为供试品溶液。另取胆酸对照品、猪去氧胆酸对照品,加乙醇制成每 1ml 各含 1mg 的混合溶液,作为对照品溶液。照薄层色谱法(通则 0502)试验,吸取上述两种溶液各 2μl,分别点于同一硅胶 G 薄层板上,以异辛烷-乙酸乙酯-冰醋酸(15:7:5)为展开剂,展开,取出,晾干,喷以 10% 硫酸乙醇溶液,在 105℃加热至斑点显色清晰,置紫外光灯(365nm)下检视。供试品色谱中,在与对照品色谱相应的位置上,显相同颜色的荧光斑点。

(3)取黄连对照药材 50mg,加甲醇 5ml,超声处理 15 分钟,滤过,滤液作为对照药材溶液。再取盐酸小檗碱对照品,加甲醇制成每 1ml 含 0.5mg 的溶液,作为对照品溶液。照薄层色谱法(通则 0502)试验,吸取上述两种溶液及〔鉴别〕(2)项下的供试品溶液各 2μl,分别点于同一硅胶 G 薄层板上,以乙酸乙酯-丁酮-甲酸-水(10:7:1:1)为展开剂,展开,取出,晾干,置紫外光灯(365nm)下检视。供试品色谱中,在与对照药材色谱和对照品色谱相应的位置上,显相同的黄色荧光斑点。

(4)取本品 3 片,除去包衣,研细,加乙醚 10ml,超声处理

5 分钟,滤过,弃去乙醚液,残渣挥去乙醚,加乙酸乙酯 20ml,超声处理 20 分钟,滤过,滤液回收溶剂至干,残渣加甲醇 3ml 使溶解,作为供试品溶液。另取栀子苷对照品,加甲醇制成每 1ml 含 1mg 的溶液,作为对照品溶液。照薄层色谱法(通则 0502)试验,吸取上述两种溶液各 4μl,分别点于同一硅胶 G 薄层板上,以乙酸乙酯-丙酮-甲酸-水(10:7:2:0.5)为展开剂,展开,取出,晾干,喷以 10% 硫酸乙醇溶液,在 105℃加热至斑点显色清晰。供试品色谱中,在与对照品色谱相应的位置上,显相同颜色的斑点。

(5)取本品 4 片,除去包衣,研细,加甲醇 10ml,超声处理 20 分钟,滤过,滤液作为供试品溶液。另取黄芩苷对照品,加甲醇制成每 1ml 含 0.3mg 的溶液,作为对照品溶液。照薄层色谱法(通则 0502)试验,吸取上述两种溶液各 1μl,分别点于同一聚酰胺薄膜上,以醋酸为展开剂,展开,取出,晾干,置紫外光灯(365nm)下检视。供试品色谱中,在与对照品色谱相应的位置上,显相同的暗色斑点。

【检查】 三氧化二砷 取本品适量,研细,取 2g,精密称定,加稀盐酸 20ml,时时搅拌 40 分钟,滤过,残渣用稀盐酸洗涤 2 次,每次 10ml,搅拌 10 分钟。洗液与滤液合并,置 500ml 量瓶中,加水至刻度,摇匀。精密量取 2ml,加盐酸 5ml 与水 21ml,照砷盐检查法(通则 0822 第一法)检查,所显砷斑颜色不得深于标准砷斑。

其他 应符合片剂项下有关的各项规定(通则 0101)。

【含量测定】 照气相色谱法(通则 0521)测定。

色谱条件与系统适用性试验 聚乙二醇(HP-INNOWax)毛细管色谱柱(柱长为 30m,柱内径为 0.25mm,膜厚度为 0.25μm);程序升温:初始温度为 150℃,保持 4 分钟,以每分钟 8℃的速率升温至 200℃;检测器温度为 240℃;进样口温度为 240℃。理论板数按丁香酚峰计算应不低于 5000。

校正因子测定 取丁香酚对照品适量,加乙酸乙酯制成每 1ml 含 0.5mg 的溶液,摇匀,作为内标溶液。另取龙脑对照品、异龙脑对照品、薄荷脑对照品各 10mg,精密称定,置 25ml 量瓶中,加内标溶液溶解并稀释至刻度,摇匀,吸取 1μl,注入气相色谱仪,计算校正因子。

测定法 取重量差异项下的本品,研细,取约 0.75g,精密称定,置 25ml 具塞锥形瓶中,精密加入内标溶液 10ml,密塞,摇匀,称定重量,超声处理(功率 200W,频率 50kHz)10 分钟,放冷,再称定重量,用乙酸乙酯补足减失的重量,摇匀,滤过,吸取续滤液 1μl,注入气相色谱仪,测定,即得。

本品每片含冰片以龙脑($C_{10}H_{18}O$)和异龙脑($C_{10}H_{18}O$)的总量计,不得少于 4.4mg,含龙脑($C_{10}H_{18}O$)不得少于 2.4mg;含薄荷脑($C_{10}H_{20}O$)不得少于 1.9mg。

【功能与主治】 清热解毒,醒脑安神,豁痰开窍,镇惊熄风。用于高热神昏,烦躁谵语,抽搐惊厥,中风窍闭,头痛眩晕;高血压、脑中风见上述证候者。

【用法与用量】 口服。一次 4 片,一日 2～3 次,或遵医

嘱,小儿酌减。

【规格】 薄膜衣片 每片重 0.5g

【贮藏】 密封。

导 赤 丸

Daochi Wan

【处方】 连翘 120g 黄连 60g
栀子(姜炒)120g 木通 60g
玄参 120g 天花粉 120g
赤芍 60g 大黄 60g
黄芩 120g 滑石 120g

【制法】 以上十味,粉碎成细粉,过筛,混匀。每 100g 粉末加炼蜜 50～60g 及适量的水制丸,干燥,制成水蜜丸,或加炼蜜 120～140g 制成大蜜丸,即得。

【性状】 本品为黑褐色的水蜜丸或大蜜丸;味甘、苦。

【鉴别】 (1)取本品,置显微镜下观察:淀粉粒复粒由 2～14 分粒组成,常由一个大的盔帽状分粒与几个小分粒复合(天花粉)。石细胞黄棕色或无色,类长方形、类圆形或形状不规则,层纹明显,直径约 94μm(玄参)。种皮石细胞黄色或淡棕色,多破碎,完整者长多角形、长方形或形状不规则,壁厚,有的圆形纹孔,胞腔棕红色(栀子)。纤维束鲜黄色,壁稍厚,纹孔明显(黄连)。韧皮纤维淡黄色,梭形,壁厚,孔沟细(黄芩)。内果皮纤维上下层纵横交错,纤维短梭形(连翘)。草酸钙簇晶大,直径 60～140μm(大黄)。

(2)取本品 3g,水蜜丸研细或大蜜丸剪碎,加硅藻土 1g,研匀,加甲醇 10ml,冷浸 1 小时,时时振摇,滤过,滤液浓缩至 1ml,作为供试品溶液。另取黄连对照药材 50mg,加甲醇 5ml 同法制成对照药材溶液。再取盐酸小檗碱对照品,加甲醇制成每 1ml 含 0.5mg 的溶液,作为对照品溶液。照薄层色谱法(通则 0502)试验,吸取上述三种溶液各 1～2μl,分别点于同一硅胶 G 薄层板上,以甲苯-乙酸乙酯-异丙醇-甲醇-浓氨试液(12：6：3：3：1)为展开剂,置氨蒸气预饱和的展开缸内,展开,取出,晾干,置紫外光灯(365nm)下检视。供试品色谱中,在与对照药材色谱和对照品色谱相应的位置上,显相同的黄色荧光斑点。

(3)取本品 3g,水蜜丸研细或大蜜丸剪碎,加硅藻土 1g,研匀,加甲醇 10ml,密塞,冷浸 1 小时,时时振摇,滤过,取滤液 5ml,蒸干,残渣加水 5ml 使溶解,加盐酸 0.5ml,置水浴上加热 30 分钟,立即冷却,用乙醚 15ml 分 2 次提取,合并乙醚提取液,蒸干,残渣加三氯甲烷 1ml 使溶解,作为供试品溶液。另取大黄对照药材 0.1g,加甲醇 10ml,同法制成对照药材溶液。照薄层色谱法(通则 0502)试验,吸取上述两种溶液各 4μl,分别点于同一硅胶 G 薄层板上,以石油醚(30～60℃)-甲酸乙酯-甲酸(15：5：1)的上层溶液为展开剂,展开,取出,晾干,置紫外光灯(365nm)下检视。供试品色谱中,在与对照药材色谱相应的位置上,显相同颜色的荧光斑点;置氨蒸气中熏后,置日光下检视,斑点变为红色。

【检查】 应符合丸剂项下有关的各项规定(通则 0108)。

【含量测定】 照高效液相色谱法(通则 0512)测定。

色谱条件与系统适用性试验 以十八烷基硅烷键合硅胶为填充剂;以乙腈-0.05mol/L 磷酸二氢钾溶液(50：50)(每 100ml 中加十二烷基硫酸钠 0.4g,再以磷酸调节 pH 值至 4.0)为流动相;检测波长为 345nm。理论板数按盐酸小檗碱峰计算应不低于 5000。

对照品溶液的制备 取盐酸小檗碱对照品适量,精密称定,加甲醇制成每 1ml 含 80μg 的溶液,即得。

供试品溶液的制备 取重量差异项下的本品,水蜜丸研细或大蜜丸剪碎,混匀,取约 1.0g,精密称定,置具塞锥形瓶中,精密加入盐酸-甲醇(1：100)混合溶液 25ml,称定重量,85℃ 水浴中加热回流 40 分钟,放冷,再称定重量,用盐酸-甲醇(1：100)混合溶液补足减失的重量,摇匀,离心,取上清液,滤过,取续滤液,即得。

测定法 分别精密吸取对照品溶液与供试品溶液各 5μl,注入液相色谱仪,测定,即得。

本品含黄连以盐酸小檗碱($C_{20}H_{17}NO_4 \cdot HCl$)计,水蜜丸每 1g 不得少于 1.5mg,大蜜丸每丸不得少于 3.0mg。

【功能与主治】 清热泻火,利尿通便。用于火热内盛所致的口舌生疮、咽喉疼痛、心胸烦热、小便短赤、大便秘结。

【用法与用量】 口服。水蜜丸一次 2g,大蜜丸一次 1 丸,一日 2 次;周岁以内小儿酌减。

【规格】 (1)水蜜丸 每 10 粒重 1g (2)大蜜丸 每丸重 3g

【贮藏】 密封。

阳和解凝膏

Yanghe Jiening Gao

【处方】 鲜牛蒡草 480g(或干品 120g)
鲜凤仙透骨草 40g(或干品 10g)
生川乌 20g 桂枝 20g
大黄 20g 当归 20g
生草乌 20g 生附子 20g
地龙 20g 僵蚕 20g
赤芍 20g 白芷 20g
白蔹 20g 白及 20g
川芎 10g 续断 10g
防风 10g 荆芥 10g
五灵脂 10g 木香 10g
香橼 10g 陈皮 10g

肉桂 20g　　　　　　　　　　乳香 20g

没药 20g　　　　　　　　　　苏合香 40g

人工麝香 10g

【制法】　以上二十七味，除苏合香外，人工麝香研细，肉桂、乳香、没药粉碎成细粉，与人工麝香配研，过筛，混匀。其余牛蒡草等二十二味，酌予碎断，与食用植物油 2400g 同置锅内炸枯，去渣，滤过，炼至滴水成珠；另取红丹 750～1050g，加入油内，搅匀，收膏，将膏浸泡于水中。取膏，用文火熔化后，加入苏合香及上述粉末，搅匀，分摊于纸上，即得。

【性状】　本品为摊于纸上的黑膏药。

【检查】　应符合膏药项下有关的各项规定（通则 0186）。

【功能与主治】　温阳化湿，消肿散结。用于脾肾阳虚、痰瘀互结所致的阴疽、瘰疬未溃、寒湿痹痛。

【用法与用量】　外用，加温软化，贴于患处。

【规格】　每张净重　（1）1.5g　（2）3g　（3）6g　（4）9g

【贮藏】　密闭，置阴凉干燥处。

阴虚胃痛颗粒

Yinxu Weitong Keli

【处方】　北沙参 240g　　　　　　麦冬 200g

石斛 300g　　　　　　川楝子 200g

玉竹 200g　　　　　　白芍 240g

炙甘草 120g

【制法】　以上七味，加水煎煮二次，第一次 2 小时，第二次 1 小时，煎液滤过，滤液合并，浓缩至适量，加 3 倍量乙醇，搅匀，静置；取上清液浓缩至相对密度为 1.18～1.22（50℃）的清膏；取清膏 1 份，蔗糖 2 份，糊精 0.8 份，制成颗粒，制成 1000g，即得。

【性状】　本品为淡黄棕色至黄棕色的颗粒；味甜、微苦。

【鉴别】　（1）取本品 25g，加石油醚（30～60℃）30ml，浸泡 1 小时，弃去石油醚液，加乙醇 50ml，浸泡 2 小时，倾取上清液，浓缩至 1ml，作为供试品溶液。另取甘草对照药材 1g，加水煎煮二次，合并煎液，浓缩至干，加乙醇 5ml 搅拌使溶解，滤过，滤液浓缩至 0.5ml，作为对照药材溶液。照薄层色谱法（通则 0502）试验，吸取上述两种溶液各 15μl，分别点于同一硅胶 G 薄层板上，以甲苯-乙酸乙酯-冰醋酸（2∶2∶0.1）为展开剂，展开，取出，晾干，喷以 10％硫酸乙醇溶液，在 110℃加热至斑点显色清晰。供试品色谱中，在与对照药材色谱相应的位置上，显相同颜色的斑点。

（2）取本品 2g，加水 10ml，搅拌使溶解，加 2mol/L 盐酸溶液 2.5ml，加热回流 30 分钟，取出，放冷，加三氯甲烷 5ml 振摇提取，分取三氯甲烷层，浓缩至约 1ml，作为供试品溶液。

另取麦冬对照药材 1g，加水 20ml，煎煮 10 分钟，滤过，滤液加 2mol/L 盐酸溶液 2.5ml，同法制成对照药材溶液。照薄层色谱法（通则 0502）试验，吸取供试品溶液 2μl，对照药材溶液 3μl，分别点于同一硅胶 G 薄层板上，以三氯甲烷-乙酸乙酯-丙酮（8∶1∶1）为展开剂，展开，取出，晾干，喷以 10％硫酸乙醇溶液，加热至斑点显色清晰。供试品色谱中，在与对照药材色谱相应的位置上，显相同颜色的斑点。

【检查】　应符合颗粒剂项下有关的各项规定（通则 0104）。

【含量测定】　照高效液相色谱法（通则 0512）测定。

色谱条件与系统适用性试验　以十八烷基硅烷键合硅胶为填充剂；以乙腈-水（15∶85）为流动相；检测波长为 230nm。理论板数按芍药苷峰计算应不低于 4000。

对照品溶液的制备　取芍药苷对照品适量，精密称定，加甲醇制成每 1ml 含 25μg 的溶液，即得。

供试品溶液的制备　取装量差异项下的本品，研细，取约 2g，精密称定，置具塞锥形瓶中，精密加入水 100ml，密塞，称定重量，超声处理（功率 250W，频率 40kHz）10 分钟，放冷，再称定重量，用水补足减失的重量，摇匀，滤过，取续滤液，即得。

测定法　分别精密吸取对照品溶液与供试品溶液各 20μl，注入液相色谱仪，测定，即得。

本品每袋含白芍以芍药苷（$C_{23}H_{28}O_{11}$）计，不得少于 8.0mg。

【功能与主治】　养阴益胃，缓急止痛。用于胃阴不足所致的胃脘隐隐灼痛、口干舌燥、纳呆干呕；慢性胃炎、消化性溃疡见上述证候者。

【用法与用量】　开水冲服。一次 1 袋，一日 3 次。

【规格】　每袋装 10g

【贮藏】　密封。

防风通圣丸

Fangfeng Tongsheng Wan

【处方】　防风 50g　　　　　　　荆芥穗 25g

薄荷 50g　　　　　　　麻黄 50g

大黄 50g　　　　　　　芒硝 50g

栀子 25g　　　　　　　滑石 300g

桔梗 100g　　　　　　　石膏 100g

川芎 50g　　　　　　　当归 50g

白芍 50g　　　　　　　黄芩 100g

连翘 50g　　　　　　　甘草 200g

白术（炒）25g

【制法】　以上十七味，滑石粉碎成极细粉；其余防风等十六味粉碎成细粉，过筛，混匀，用水制丸，干燥，用滑石粉包衣，打光,干燥,即得。或以上十七味,粉碎成细粉,过筛,混匀,用水制丸,干燥,即得。

【性状】 本品为包衣或不包衣的水丸,丸芯颜色为浅棕色至黑褐色;味甘、咸、微苦。

【鉴别】 (1)取本品,置显微镜下观察:油管含金黄色分泌物,直径约 30μm(防风)。花萼表皮细胞淡黄色,垂周壁波状弯曲(荆芥穗)。气孔特异,保卫细胞侧面观似哑铃状(麻黄)。草酸钙簇晶大,直径 60～140μm(大黄)。不规则片状结晶无色,有平直纹理(石膏)。草酸钙簇晶直径 18～32μm,存在于薄壁细胞中,常排列成行,或一个细胞中含有数个簇晶(白芍)。韧皮纤维淡黄色,梭形,壁厚,孔沟细(黄芩)。纤维束周围细胞含草酸钙方晶,形成晶纤维(甘草)。草酸钙针晶细小,长 10～32μm,不规则地充塞于薄壁细胞中(白术)。果皮含晶石细胞类圆形或多角形,直径 17～31μm,壁厚,胞腔内含草酸钙方晶(栀子)。内果皮纤维上下层纵横交错,纤维短梭状(连翘)。

(2)取本品 6g,研细,加盐酸溶液(3→20)20ml,混匀,加三氯甲烷 40ml,加热回流 1 小时,分取三氯甲烷液,蒸干,残渣加甲醇 2ml 使溶解,作为供试品溶液。另取大黄对照药材 0.5g,加盐酸溶液(3→20)10ml,混匀,加三氯甲烷 20ml,自"加热回流 1 小时"起,同法制成对照药材溶液。照薄层色谱法(通则 0502)试验,吸取上述两种溶液各 4～8μl,分别点于同一硅胶 G 薄层板上,以甲苯-甲酸乙酯-甲醇-甲酸-水(6:2:0.4:0.1:1)的上层溶液为展开剂,展开,取出,晾干,置紫外光灯(254nm)下检视。供试品色谱中,在与对照药材色谱相应的位置上,显相同颜色的荧光斑点;置氨蒸气中熏后,置日光下检视,显相同的红色斑点。

(3)取本品 6g,研细,加甲醇 30ml,超声处理 30 分钟,滤过,滤液蒸干,残渣用水 20ml 溶解,用乙酸乙酯振摇提取 2 次,每次 20ml,再用水饱和的正丁醇振摇提取 2 次,每次 20ml,合并正丁醇提取液,蒸干,残渣加甲醇 2ml 使溶解,作为供试品溶液。另取栀子苷对照品,加甲醇制成每 1ml 含 1mg 的溶液,作为对照品溶液。照薄层色谱法(通则 0502)试验,吸取供试品溶液 2～6μl,对照品溶液 2μl,分别点于同一硅胶 G 薄层板上,以三氯甲烷-甲醇-水(13:7:2)10℃以下放置的下层溶液为展开剂,展开,取出,晾干,喷以 5% 香草醛硫酸溶液,加热至斑点显色清晰。供试品色谱中,在与对照品色谱相应的位置上,显相同颜色的斑点。

(4)取本品 6g,研细,加甲醇 30ml,超声处理 30 分钟,滤过,滤液蒸干,残渣用水 10ml 溶解,用 1mol/L 氢氧化钠溶液调节 pH 值至 10,用三氯甲烷振摇提取 2 次,每次 20ml,合并三氯甲烷提取液,低温蒸干,残渣加甲醇 2ml 使溶解,作为供试品溶液。另取麻黄对照药材 1g,加甲醇 20ml,同法制成对照药材溶液。再取盐酸麻黄碱对照品,加甲醇制成每 1ml 含 1mg 的溶液,作为对照品溶液。照薄层色谱法(通则 0502)试验,吸取供试品溶液 4～8μl、对照药材溶液和对照品溶液各 5μl,分别点于同一硅胶 G 薄层板上,以三氯甲烷-甲醇-浓氨

试液(4:1:0.1)为展开剂,展开,取出,晾干,喷以茚三酮试液,加热至斑点显色清晰。供试品色谱中,在与对照药材色谱和对照品色谱相应的位置上,显相同颜色的斑点。

(5)取 5-O-甲基维斯阿米醇苷对照品,加乙醇制成每 1ml 含 1mg 的溶液,作为对照品溶液。照薄层色谱法(通则 0502)试验,吸取〔鉴别〕(3)项下的供试品溶液 4～8μl、上述对照品溶液 2μl,分别点于同一硅胶 G 薄层板上,以三氯甲烷-甲醇(4:1)为展开剂,展开,取出,晾干,喷以 10% 硫酸乙醇溶液,在 105℃加热 3 分钟,置紫外光灯(365nm)下检视。供试品色谱中,在与对照品色谱相应的位置上,显相同颜色的荧光斑点。

【检查】 应符合丸剂项下有关的各项规定(通则 0108)。

【含量测定】 照高效液相色谱法(通则 0512)测定。

色谱条件与系统适用性试验 以十八烷基硅烷键合硅胶为填充剂;以甲醇为流动相 A,以 0.2% 磷酸溶液为流动相 B,按下表的规定进行梯度洗脱;检测波长为 280nm。理论板数按黄芩苷峰计算应不低于 6000。

时间(分钟)	流动相 A(%)	流动相 B(%)
0～30	44	56
30～32	44→90	56→10
32～45	90	10
45～47	90→44	10→56
47～60	44	56

对照品溶液的制备 取黄芩苷对照品适量,精密称定,加 70% 甲醇制成每 1ml 含 50μg 的溶液,即得。

供试品溶液的制备 取本品适量,研细,取 0.5g,精密称定,精密加入 70% 甲醇 50ml,密塞,称定重量,超声处理(功率 240W,频率 45kHz)30 分钟,放冷,再称定重量,用 70% 甲醇补足减失的重量,摇匀,滤过,取续滤液,即得。

测定法 分别精密吸取对照品溶液 10μl 与供试品溶液 5～10μl,注入液相色谱仪,测定,即得。

本品每 1g 含黄芩以黄芩苷($C_{21}H_{18}O_{11}$)计,不得少于 6.1mg。

【功能与主治】 解表通里,清热解毒。用于外寒内热,表里俱实,恶寒壮热,头痛咽干,小便短赤,大便秘结,瘰疬初起,风疹湿疮。

【用法与用量】 口服。一次 6g,一日 2 次。

【注意】 孕妇慎用。

【规格】 每 20 丸重 1g

【贮藏】 密封。

防风通圣颗粒
Fangfeng Tongsheng Keli

【处方】 防风 75.5g   荆芥穗 37.8g
         薄荷 75.5g   麻黄 75.5g

大黄 75.5g	芒硝 75.5g
栀子 37.8g	滑石 453g
桔梗 151g	石膏 151g
川芎 75.5g	当归 75.5g
白芍 75.5g	黄芩 151g
连翘 75.5g	甘草 302g
白术(炒)37.8g	

【制法】　以上十七味,防风、荆芥穗、川芎、当归、薄荷、麻黄、连翘加水温浸1～2小时后,蒸馏提取挥发油,挥发油备用;药渣与其余大黄等十味加水煎煮二次,每次1小时,煎液滤过,滤液合并,浓缩至适量,加入糊精适量,制颗粒,干燥,喷入上述挥发油,混匀,密闭24小时,制成1000g,即得。

【性状】　本品为棕黄色至棕褐色的颗粒;气香,味甘、咸、微苦。

【鉴别】　(1)取本品1.5g,研细,置坩埚中,炽灼至完全炭化,放冷,残渣加水5ml,搅拌,滤过。取滤液2ml,加稀醋酸至溶液呈中性后,加乙醇4滴,加醋酸氧铀锌试液1ml,即生成黄色沉淀。另取滤液2ml,加氯化钡试液1滴,即生成白色沉淀,沉淀在盐酸和硝酸中均不溶解。

(2)取本品6g,研细,加甲醇30ml,超声处理30分钟,滤过,滤液蒸干,残渣用水20ml溶解,用乙酸乙酯振摇提取2次,每次20ml,再用水饱和的正丁醇振摇提取2次,每次20ml,合并正丁醇提取液,蒸干,残渣加甲醇2ml使溶解,作为供试品溶液。另取5-O-甲基维斯阿米醇苷对照品,加甲醇制成每1ml含1mg的溶液,作为对照品溶液。照薄层色谱法(通则0502)试验,吸取供试品溶液6μl,对照品溶液2μl,分别点于同一硅胶G薄层板上,以三氯甲烷-甲醇(4∶1)为展开剂,展开,取出,晾干,喷以10%硫酸乙醇溶液,在105℃加热约3分钟,置紫外光灯(365nm)下检视。供试品色谱中,在与对照品色谱相应的位置上,显相同颜色的荧光斑点。

(3)取本品6g,研细,加甲醇30ml,超声处理30分钟,滤过,滤液蒸干,残渣用水10ml溶解,用1mol/L氢氧化钠溶液调节pH值至10,用三氯甲烷振摇提取2次,每次20ml,合并三氯甲烷提取液,低温蒸干,残渣加甲醇2ml使溶解,作为供试品溶液。另取盐酸麻黄碱对照品,加甲醇制成每1ml含1mg的溶液,作为对照品溶液。照薄层色谱法(通则0502)试验,吸取供试品溶液4～8μl,对照品溶液5μl,分别点于同一硅胶G薄层板上,以三氯甲烷-甲醇-浓氨试液(4∶1∶0.1)为展开剂,展开,取出,晾干,喷以茚三酮试液,在105℃加热至斑点显色清晰,置日光下检视。供试品色谱中,在与对照品色谱相应的位置上,显相同颜色的斑点。

(4)取本品6g,研细,加盐酸溶液(3→20)10ml,混匀,加三氯甲烷30ml,加热回流1小时,分取三氯甲烷液,蒸干,残渣加甲醇2ml使溶解,作为供试品溶液。另取大黄对照药材0.5g,同法制成对照药材溶液。照薄层色谱法(通则0502)试验,吸取上述两种溶液各5μl,分别点于同一硅胶G薄层板上,以甲苯-甲酸乙酯-甲醇-甲酸-水(6∶2∶0.4∶0.1∶1)的

上层溶液为展开剂,展开,取出,晾干,置紫外光灯(365nm)下检视。供试品色谱中,在与对照药材色谱相应的位置上,显相同的橙黄色荧光斑点;置氨蒸气中熏后,斑点变为红色。

(5)取〔鉴别〕(2)项下的供试品溶液作为供试品溶液。另取栀子苷对照品,加甲醇制成每1ml含1mg的溶液,作为对照品溶液。照薄层色谱法(通则0502)试验,吸取供试品溶液5μl,对照品溶液2μl,分别点于同一硅胶G薄层板上,以三氯甲烷-甲醇-水(13∶7∶2)10℃以下放置的下层溶液为展开剂,展开,取出,晾干,喷以5%香草醛硫酸溶液,在105℃加热至斑点显色清晰,置日光下检视。供试品色谱中,在与对照品色谱相应的位置上,显相同颜色的斑点。

(6)取本品15g,研细,加7%硫酸乙醇溶液-水(1∶3)的混合溶液40ml,加热回流3小时,放冷,用三氯甲烷振摇提取2次,每次20ml,合并三氯甲烷提取液,用水30ml洗涤,弃去水洗液,三氯甲烷液用铺有无水硫酸钠的漏斗滤过,滤液蒸干,残渣加甲醇1ml使溶解,作为供试品溶液。另取桔梗对照药材1g,同法制成对照药材溶液。照薄层色谱法(通则0502)试验,吸取上述两种溶液各10μl,分别点于同一硅胶G薄层板上,以三氯甲烷-乙醚(1∶1)为展开剂,展开,取出,晾干,喷以10%硫酸乙醇溶液,在105℃加热至斑点显色清晰,置日光下检视。供试品色谱中,在与对照药材色谱相应的位置上,显相同颜色的斑点。

(7)取本品20g,研细,加乙醚100ml,加热回流1小时,滤过,滤液回收溶剂至干,残渣加甲醇1ml使溶解,作为供试品溶液。另取当归对照药材、川芎对照药材各0.5g,分别同法制成对照药材溶液。照薄层色谱法(通则0502)试验,吸取供试品溶液20μl,对照药材溶液各4μl,分别点于同一硅胶G薄层板上,以石油醚(30～60℃)-乙酸乙酯(9∶1)为展开剂,展开,取出,晾干,置紫外光灯(365nm)下检视。供试品色谱中,在与对照药材色谱相应的位置上,显相同颜色的荧光斑点。

(8)取本品5g,研细,加甲醇30ml,超声处理30分钟,放冷,滤过,滤液蒸干,残渣加水15ml使溶解,用乙醚振摇提取2次,每次15ml,弃去乙醚液,水溶液用稀盐酸调节pH值至1～2,用乙酸乙酯振摇提取2次,每次10ml,合并乙酸乙酯提取液,蒸干,残渣加甲醇1ml使溶解,作为供试品溶液。另取黄芩苷对照品,加甲醇制成每1ml含1mg的溶液,作为对照品溶液。照薄层色谱法(通则0502)试验,吸取上述两种溶液各5μl,分别点于同一硅胶G薄层板上,以乙酸乙酯-丁酮-甲酸-水(5∶3∶1∶1)为展开剂,展开,取出,晾干,喷以2%三氯化铁乙醇溶液,置日光下检视。供试品色谱中,在与对照品色谱相应的位置上,显相同颜色的斑点。

(9)取本品1.5g,研细,加0.5mol/L盐酸溶液5ml,振摇10分钟,离心,残渣加50%乙醇30ml,用碳酸钠溶液调节pH值至7,加热回流提取1小时,滤过,滤液浓缩至近干,残渣加50%乙醇2ml使溶解,作为供试品溶液。另取甘草对照药材0.3g,同法制成对照药材溶液。照薄层色谱法(通则

0502)试验,吸取上述两种溶液各 5μl,分别点于同一硅胶 G 薄层板上,以乙酸乙酯-甲酸-冰醋酸-水(15:1:1:2)为展开剂,展开,取出,晾干,喷以 10% 硫酸乙醇溶液,在 105℃ 加热至斑点显色清晰,置紫外光灯(365nm)下检视。供试品色谱中,在与对照药材色谱相应的位置上,显相同颜色的荧光斑点。

【检查】 应符合颗粒剂项下有关的各项规定(通则 0104)。

【含量测定】 麻黄 照高效液相色谱法(通则 0512)测定。

色谱条件与系统适用性试验 以十八烷基硅烷键合硅胶为填充剂;以乙腈-1%磷酸溶液(6:94)为流动相;检测波长为 207nm。理论板数按盐酸麻黄碱峰计算应不低于 3000。

对照品溶液的制备 取盐酸麻黄碱对照品 10mg,精密称定,置 100ml 量瓶中,用甲醇溶解并稀释至刻度,摇匀。精密量取 2ml,置 25ml 量瓶,用流动相稀释至刻度,摇匀,即得(每 1ml 含盐酸麻黄碱 8μg)。

供试品溶液的制备 取装量差异项下的本品,混匀,取适量,研细,取约 5g,精密称定,置具塞锥形瓶中,精密加入 50% 甲醇 50ml,称定重量,超声处理(功率 120W,频率 40kHz)45 分钟,放冷,再称定重量,用 50% 甲醇补足减失的重量,摇匀,滤过。精密量取续滤液 5ml,加在中性氧化铝柱(100～200 目,2g,内径为 1.5cm)上,用 50% 甲醇洗脱,收集洗脱液 24ml,置 25ml 量瓶中,加 50% 甲醇至刻度,摇匀,滤过,取续滤液,即得。

测定法 精密吸取对照品溶液与供试品溶液各 20μl,注入液相色谱仪,测定,即得。

本品每袋含麻黄以盐酸麻黄碱($C_{10}H_{15}NO \cdot HCl$)计,不得少于 0.70mg。

黄芩 照高效液相色谱法(通则 0512)测定。

色谱条件与系统适用性试验 以十八烷基硅烷键合硅胶为填充剂;以甲醇-0.4%磷酸溶液(47:53)为流动相;检测波长为 280nm。理论板数按黄芩苷峰计算应不低于 2500。

对照品溶液的制备 取黄芩苷对照品适量,精密称定,加 70% 乙醇制成每 1ml 含 50μg 的溶液,即得。

供试品溶液的制备 取装量差异项下的本品,混匀,取适量,研细,取约 1g,精密称定,精密加入 70% 乙醇 50ml,称定重量,超声处理(功率 120W,频率 40kHz)1 小时,放冷,再称定重量,用 70% 乙醇补足减失的重量,摇匀,滤过,取续滤液,即得。

测定法 精密吸取对照品溶液与供试品溶液各 10μl,注入液相色谱仪,测定,即得。

本品每袋含黄芩以黄芩苷($C_{21}H_{18}O_{11}$)计,不得少于 12.0mg。

【功能与主治】 解表通里,清热解毒。用于外寒内热,表里俱实,恶寒壮热,头痛咽干,小便短赤,大便秘结,瘰疬初起,风疹湿疮。

【用法与用量】 口服。一次 1 袋,一日 2 次。

【注意】 孕妇慎用。

【规格】 每袋装 3g

【贮藏】 密封。

如意金黄散
Ruyi Jinhuang San

【处方】 姜黄 160g　　　　　大黄 160g
　　　　黄柏 160g　　　　　苍术 64g
　　　　厚朴 64g　　　　　陈皮 64g
　　　　甘草 64g　　　　　生天南星 64g
　　　　白芷 160g　　　　　天花粉 320g

【制法】 以上十味,粉碎成细粉,过筛,混匀,即得。

【性状】 本品为黄色至金黄色的粉末;气微香,味苦、微甘。

【鉴别】 (1)取本品,置显微镜下观察:草酸钙簇晶大,直径 60～140μm(大黄)。草酸钙方晶成片存在于薄壁组织中(陈皮)。草酸钙针晶细小,长 10～32μm,不规则地充塞于薄壁细胞中(苍术)。草酸钙针晶成束或散在,长约 90μm(生天南星)。纤维束鲜黄色,周围细胞含草酸钙方晶,形成晶纤维,含晶细胞壁木化增厚(黄柏)。纤维束周围薄壁细胞含草酸钙方晶,形成晶纤维(甘草)。石细胞分枝状,壁厚,层纹明显(厚朴)。具缘纹孔导管大,多破碎,有的具缘纹孔呈六角形或斜方形,排列紧密(天花粉)。草酸钙簇晶呈圆簇状或类圆形,存在于薄壁细胞中,直径 5～10μm(白芷)。糊化淀粉粒团块黄色(姜黄)。

(2)取本品 1g,加甲醇 20ml,超声处理 20 分钟,滤过,滤液蒸干,残渣加水 40ml 使溶解,再加盐酸 4ml,水浴加热 30 分钟,取出,迅速冷却,用乙醚振摇提取 2 次,每次 20ml,合并乙醚液,挥干,残渣加乙酸乙酯 2ml 使溶解,作为供试品溶液。另取大黄对照药材 0.1g,同法制成对照药材溶液。照薄层色谱法(通则 0502)试验,吸取上述两种溶液各 1～2μl,分别点于同一硅胶 G 薄层板上,以石油醚(30～60℃)-甲酸乙酯-甲酸(15:5:1)的上层溶液为展开剂,展开,取出,晾干,置紫外光灯(365nm)下检视。供试品色谱中,在与对照药材色谱相应的位置上,显相同的五个橙黄色荧光斑点,置氨蒸气中熏后,置日光下检视,斑点变为红色。

(3)取本品 3g,加在中性氧化铝柱(120 目,5g,内径为 1.5cm)上,用无水乙醇 30ml 洗脱,收集洗脱液,蒸干,残渣加乙醇 2ml 使溶解,滤过,滤液作为供试品溶液。另取黄柏对照药材 0.1g,加甲醇 5ml,超声处理 15 分钟,滤过,滤液浓缩至约 1ml,作为对照药材溶液。再取盐酸小檗碱对照品、盐酸巴马汀对照品,加甲醇制成每 1ml 各含 0.5mg 的混合溶液,作为对照品溶液。照薄层色谱法(通则 0502)试验,吸取上述三种溶液各 1μl,分别点于同一硅胶 G 薄层板上,以甲苯-乙酸乙酯-甲醇-异丙醇-水(30:15:10:7.5:1.5)为展开剂,在氨蒸气饱和的层析缸内展开,取出,晾干,置紫外光灯(365nm)下检视。供试品色谱中,在与对照药材色谱相应的位置上,显相同颜色的荧光主斑点;在与对照品色谱相应的位置上,显相同颜色的荧光斑点。

(4)取本品 10g,加甲醇 40ml,超声处理 15 分钟,滤过,滤液蒸干,残渣加稀盐酸溶液 40ml 使溶解,用三氯甲烷振摇提取 3 次,每次 20ml,合并三氯甲烷液,用 2%氢氧化钠溶液振摇提取 3 次,每次 20ml,合并氢氧化钠液,加稀盐酸溶液调节pH 值至 1~2,用三氯甲烷振摇提取 3 次,每次 20ml,合并三氯甲烷液,用水 20ml 洗涤,三氯甲烷液用无水硫酸钠脱水,滤过,滤液蒸干,残渣加甲醇 2ml 使溶解,作为供试品溶液。另取厚朴对照药材 1g,同法制成对照药材溶液。再取厚朴酚对照品、和厚朴酚对照品,加甲醇制成每 1ml 各含 1mg 的混合溶液,作为对照品溶液。照薄层色谱法(通则 0502)试验,吸取供试品溶液及对照药材溶液各 10μl,对照品溶液 5μl,分别点于同一硅胶 G 薄层板上,以甲苯-甲醇(27:1)为展开剂,在氨蒸气饱和的层析缸内展开,取出,晾干,喷以 5%香草醛硫酸溶液,加热至斑点显色清晰,置日光下检视。供试品色谱中,在与对照药材色谱和对照品色谱相应的位置上,显相同颜色的斑点。

(5)取本品 10g,加三氯甲烷 30ml、盐酸 2ml,加热回流 1 小时,放冷,滤过,滤液蒸干,残渣加乙醇 1ml 使溶解,作为供试品溶液。另取甘草次酸对照品,加无水乙醇制成每 1ml 含 1mg 的溶液,作为对照品溶液。照薄层色谱法(通则 0502)试验,吸取上述两种溶液各 5μl,分别点于同一硅胶 GF254 薄层板上,以石油醚(30~60℃)-甲苯-乙酸乙酯-冰醋酸(20:40:14:1)为展开剂,展开两次,取出,晾干,置紫外光灯(254nm)下检视。供试品色谱中,在与对照品色谱相应的位置上,显相同颜色的斑点。

(6)取本品 5g,加石油醚(60~90℃)20ml,超声处理 30 分钟,滤过,滤液蒸干,残渣加乙酸乙酯 1ml 使溶解,作为供试品溶液。另取白芷对照药材 1g,加石油醚(60~90℃)10ml,同法制成对照药材溶液。再取欧前胡素对照品、异欧前胡素对照品,加乙酸乙酯制成每 1ml 各含 1mg 的混合溶液,作为对照品溶液。照薄层色谱法(通则 0502)试验,吸取上述三种溶液各 5μl,分别点于同一硅胶 G 薄层板上,以石油醚(30~60℃)-乙醚(3:2)为展开剂,展开,取出,晾干,置紫外光灯(365nm)下检视。供试品色谱中,在与对照药材色谱相应的位置上,显相同颜色的荧光主斑点;在与对照品色谱相应的位置上,显相同颜色的荧光斑点。

(7)取本品 5g,加甲醇 15ml,超声处理 30 分钟,滤过,滤液作为供试品溶液。另取苍术对照药材 0.8g,加甲醇 10ml,超声处理 15 分钟,滤过,滤液作为对照药材溶液。再取苍术素对照品,加甲醇制成每 1ml 含 0.2mg 的溶液,作为对照品溶液。照薄层色谱法(通则 0502)试验,吸取供试品溶液和对

照药材溶液各 10μl、对照品溶液 2μl,分别点于同一硅胶 G 薄层板上,以石油醚(60~90℃)-丙酮(9:2)为展开剂,展开,取出,晾干,喷以 10%硫酸乙醇溶液,加热至斑点显色清晰,置日光下检视。供试品色谱中,在与对照药材色谱相应的位置上,显相同颜色的主斑点;在与对照品色谱相应的位置上,显相同颜色的斑点。

(8)取橙皮苷对照品,加甲醇制成饱和溶液,作为对照品溶液。照薄层色谱法(通则 0502)试验,吸取〔鉴别〕(7)项下的供试品溶液和上述对照品溶液各 3μl,分别点于同一硅胶 G 薄层板上,以乙酸乙酯-甲醇-水(100:17:13)为展开剂,展开,取出,晾干,喷以三氯化铝试液,置紫外光灯(365nm)下检视。供试品色谱中,在与对照品色谱相应的位置上,显相同颜色的荧光斑点。

(9)取本品 5g,加稀乙醇 20ml,超声处理 30 分钟,滤过,滤液作为供试品溶液。另取瓜氨酸对照品,加稀乙醇制成每 1ml 含 0.2mg 的溶液,作为对照品溶液。照薄层色谱法(通则 0502)试验,吸取上述两种溶液各 5μl,分别点于同一硅胶 G 薄层板上,以正丁醇-无水乙醇-冰醋酸-水(8:2:2:3)为展开剂,展开,取出,晾干,喷以茚三酮试液,在 105℃加热至斑点显色清晰,置日光下检视。供试品色谱中,在与对照品色谱相应的位置上,显相同颜色的斑点。

【检查】 应符合散剂项下有关的各项规定(通则 0115)。

【含量测定】 姜黄 照高效液相色谱法(通则 0512)测定。

色谱条件与系统适用性试验 以十八烷基硅烷键合硅胶为填充剂;以异丙醇-甲醇-0.5%醋酸溶液(25:19:56)为流动相;检测波长为 430nm。理论板数按姜黄素峰计算应不低于 4000。

对照品溶液的制备 取姜黄素对照品适量,精密称定,用甲醇制成每 1ml 含 40μg 的溶液,即得。

供试品溶液的制备 取本品约 0.25g,精密称定,置具塞锥形瓶中,精密加入甲醇 10ml,密塞,称定重量,冷浸 1 小时,再称定重量,用甲醇补足减失的重量,摇匀,离心,取上清液,即得。

测定法 分别精密吸取对照品溶液与供试品溶液各 10μl,注入液相色谱仪,测定,即得。

本品每 1g 含姜黄以姜黄素($C_{21}H_{20}O_6$)计,不得少于 1.0mg。

黄柏 照高效液相色谱法(通则 0512)测定。

色谱条件与系统适用性试验 以十八烷基硅烷键合硅胶为填充剂;以乙腈-0.1%磷酸溶液(25:75)为流动相;检测波长为 348nm。理论板数按盐酸小檗碱峰计算应不低于 6000。

对照品溶液的制备 取盐酸小檗碱对照品适量,精密称定,加盐酸-50%乙腈溶液(1:100)制成每 1ml 含 50μg 的溶液,即得。

供试品溶液的制备 取本品约 0.4g,精密称定,置具塞锥形瓶中,精密加入盐酸-50%乙腈溶液(1:100)50ml,称定重量,超声处理(功率 300W,频率 45kHz)40 分钟,放冷,再称定重量,用盐酸-50%乙腈溶液(1:100)补足减失的重量,摇

匀,滤过,取续滤液,即得。

测定法　分别精密吸取对照品溶液与供试品溶液各10μl,注入液相色谱仪,测定,即得。

本品每 1g 含黄柏以盐酸小檗碱($C_{20}H_{17}NO_4 \cdot HCl$)计,不得少于 3.3mg。

大黄　照高效液相色谱法(通则 0512)测定。

色谱条件与系统适用性试验　以十八烷基硅烷键合硅胶为填充剂;以乙腈为流动相 A,以 0.1% 磷酸溶液为流动相 B,按下表中的规定进行梯度洗脱;检测波长为 254nm。理论板数按大黄素峰计算应不低于 3000。

时间(分钟)	流动相 A(%)	流动相 B(%)
0～15	45	55
15～55	45→90	55→10
55～65	90	10

对照品溶液的制备　取芦荟大黄素对照品、大黄酸对照品、大黄素对照品、大黄酚对照品、大黄素甲醚对照品适量,精密称定,加甲醇制成每 1ml 各含 10μg 的混合溶液,即得。

供试品溶液的制备　取本品约 0.5g,精密称定,精密加入甲醇 100ml,称定重量,加热回流 1 小时,放冷,再称定重量,用甲醇补足减失的重量,摇匀,滤过。精密量取续滤液 50ml,减压回收溶剂至干,加 8% 盐酸溶液 20ml,超声处理 2 分钟,再加二氯甲烷 10ml,60℃ 水浴加热回流 1 小时,放冷,置分液漏斗中,用少量二氯甲烷洗涤容器,并入同一分液漏斗中,分取二氯甲烷层,酸液再用二氯甲烷振摇提取 3 次,每次 10ml,与上述二氯甲烷液合并,减压回收溶剂至干,残渣加甲醇使溶解,转移至 10ml 量瓶中,加甲醇至刻度,摇匀,滤过,取续滤液,即得。

测定法　分别精密吸取对照品溶液与供试品溶液各10～20μl,注入液相色谱仪,测定,即得。

本品每 1g 含大黄以芦荟大黄素($C_{15}H_{10}O_5$)、大黄酸($C_{15}H_8O_6$)、大黄素($C_{15}H_{10}O_5$)、大黄酚($C_{15}H_{10}O_4$)和大黄素甲醚($C_{16}H_{12}O_5$)的总量计,不得少于 1.6mg。

【功能与主治】　清热解毒,消肿止痛。用于热毒瘀滞肌肤所致疮疡肿痛、丹毒流注,症见肌肤红、肿、热、痛,亦可用于跌打损伤。

【用法与用量】　外用。红肿,烦热,疼痛,用清茶调敷;漫肿无头,用醋或葱酒调敷,亦可用植物油或蜂蜜调敷。一日数次。

【注意】　外用药,不可内服。

【贮藏】　密封。

如意定喘片
Ruyi Dingchuan Pian

【处方】　蛤蚧 14g　　　　　制蟾酥 0.8g
　　　　　黄芪 45g　　　　　地龙 45g

麻黄 45g　　　　　党参 45g
苦杏仁 72g　　　　白果 45g
枳实 27g　　　　　天冬 36g
南五味子(酒蒸)45g　麦冬 36g
紫菀 36g　　　　　百部 18g
枸杞子 27g　　　　熟地黄 45g
远志 18g　　　　　葶苈子 18g
洋金花 18g　　　　石膏 18g
炙甘草 45g

【制法】　以上二十一味,除制蟾酥外,蛤蚧、麻黄、枳实、洋金花、石膏、黄芪 22.5g、炙甘草 22.5g 粉碎成细粉;苦杏仁加水煎煮二次,第一次 15 分钟,第二次 10 分钟,煎液合并;其余地龙等十二味及剩余的黄芪、炙甘草加水煎煮三次,第一次 3 小时,第二、三次各 1.5 小时,煎液合并,滤过,滤液与苦杏仁煎液合并,减压浓缩至适量,加入制蟾酥及上述细粉,混匀,制成颗粒,干燥,压制成 1000 片,包糖衣,即得。

【性状】　本品为糖衣片,除去糖衣后显浅棕色至棕褐色;气微,味微甜、微苦。

【鉴别】　(1)取本品,置显微镜下观察:不规则片状结晶无色,有平直纹理(石膏)。

(2)取本品 20 片,除去糖衣,研细,置具塞锥形瓶中,加乙醚 20ml 与浓氨试液 1ml,密塞,浸渍 1 小时,超声处理 10 分钟,滤过,滤渣用乙醚洗涤 3 次,每次 10ml,滤过,滤液合并,加酸性乙醇(取乙醇 20ml,加盐酸 1ml,摇匀)1ml,摇匀,蒸干,残渣加甲醇 1ml 使溶解,上清液作为供试品溶液。另取盐酸麻黄碱对照品,加甲醇制成每 1ml 含 1mg 的溶液,作为对照品溶液。照薄层色谱法(通则 0502)试验,吸取上述两种溶液各 10μl,分别点于同一硅胶 G 薄层板上,以三氯甲烷-甲醇-浓氨试液(20:3.5:0.5)为展开剂,展开,取出,晾干,喷以茚三酮试液,在 100℃ 加热至斑点显色清晰。供试品色谱中,在与对照品色谱相应的位置上,显相同颜色的斑点。

(3)取本品 20 片,除去糖衣,研细,加甲醇 40ml,加热回流 30 分钟,放冷,滤过,滤液蒸干,残渣加 1% 氢氧化钠溶液 10ml 使溶解,通过 D101 型大孔吸附树脂柱(内径为 1.0cm,柱高为 12cm),以 1% 氢氧化钠溶液 100ml 洗脱,弃去洗脱液,用水洗至中性,弃去水液,再用 30% 的乙醇 50ml 洗脱,弃去洗脱液,继用 70% 乙醇 80ml 洗脱,收集洗脱液,蒸干,残渣加甲醇 2ml 使溶解,作为供试品溶液。另取黄芪甲苷对照品,加甲醇制成每 1ml 含 1mg 的溶液,作为对照品溶液。照薄层色谱法(通则 0502)试验,吸取上述两种溶液各 10μl,分别点于同一硅胶 G 薄层板上,以二氯甲烷-乙酸乙酯-甲酸-水(1:6:2:2)上层溶液为展开剂,展开,取出,晾干,喷以 10% 硫酸乙醇溶液,在 100℃ 加热至斑点显色清晰。供试品色谱中,在与对照品色谱相应的位置上,显相同颜色的斑点。

(4)取本品 5 片,除去糖衣,研细,加甲醇 30ml,超声处理

30分钟,滤过,滤液蒸干,残渣加甲醇 2ml 使溶解,作为供试品溶液。另取柚皮苷对照品,加甲醇制成每 1ml 含 0.5mg 的溶液,作为对照品溶液。照薄层色谱法(通则 0502)试验,吸取上述两种溶液各 5μl,分别点于同一硅胶 G 薄层板上,以乙酸乙酯-甲酸-水(10:2:3)上层溶液为展开剂,展开,取出,晾干,喷以三氯化铝试液,晾干,置紫外光灯(365nm)下检视。供试品色谱中,在与对照品色谱相应的位置上,显相同颜色的荧光斑点。

(5)取本品 20 片,除去糖衣,研细,加水 50ml,超声处理 30分钟,用脱脂棉滤过,加浓氨试液 3ml,用三氯甲烷振摇提取 3 次,每次 30ml,合并三氯甲烷液,蒸干,残渣加乙酸乙酯 1ml 使溶解,作为供试品溶液。另取百部对照药材 0.5g,加水 50ml,煎煮 20 分钟,同法制成对照药材溶液。照薄层色谱法(通则 0502)试验,吸取对照药材溶液 5μl,供试品溶液 10~20μl,分别点于同一硅胶 G 薄层板上,以甲苯-丙酮-甲醇(8:3:0.5)为展开剂,置氨蒸气预饱和的展开缸内,展开,取出,晾干,喷以稀碘化铋钾试液。供试品色谱中,在与对照药材色谱相应的位置上,显相同颜色的斑点。

(6)取本品 20 片,除去糖衣,研细,加乙醇 20ml,超声处理 30 分钟,滤过,滤液蒸干,残渣加水 20ml 使溶解,用水饱和的正丁醇振摇提取 3 次,每次 30ml,合并正丁醇液,再用正丁醇饱和的水洗涤 3 次,每次 30ml,正丁醇液蒸干,残渣加乙醇 1ml 使溶解,作为供试品溶液。另取甘草对照药材 0.5g,加乙醇 10ml,同法制成对照药材溶液。照薄层色谱法(通则 0502)试验,吸取上述两种溶液各 5μl,分别点于同一硅胶 G 薄层板上,以二氯甲烷-甲醇-水(40:10:1)为展开剂,展开,取出,晾干,喷以 10%硫酸乙醇溶液,在 100℃加热至斑点显色清晰,置紫外光灯(365nm)下检视。供试品色谱中,在与对照药材色谱相应的位置上,显相同颜色的荧光斑点。

【检查】 应符合片剂项下有关的各项规定(通则 0101)。

【含量测定】 照高效液相色谱法(通则 0512)测定。

色谱条件与系统适用性试验 以十八烷基硅烷键合硅胶为填充剂;以甲醇-0.02mol/L 磷酸二氢钾的 0.3%磷酸溶液(10:90)为流动相;检测波长为 210nm。理论板数按氢溴酸东莨菪碱峰计算应不低于 3000。

对照品溶液的制备 取氢溴酸东莨菪碱对照品适量,精密称定,加甲醇制成每 1ml 含氢溴酸东莨菪碱 40μg 的溶液,即得(东莨菪碱重量=氢溴酸东莨菪碱重量/1.267)。

供试品溶液的制备 取本品 20 片,除去糖衣,精密称定,研细,取约 2g,精密称定,置具塞锥形瓶中,精密加入 2mol/L 盐酸溶液 50ml,称定重量,超声处理 30 分钟(功率 250W,频率 33kHz),放冷,再称定重量,用 2mol/L 盐酸溶液补足减失的重量,摇匀,用脱脂棉滤过,精密量取续滤液 25ml,用浓氨试液调节 pH 值至 9,用二氯甲烷振摇提取 5 次,每次 30ml,合并二氯甲烷液,低温蒸至近干,残渣加二氯甲烷 1ml 使溶解,并转移至 5ml 量瓶中,加甲醇稀释至刻度,摇匀,滤过,取

续滤液,即得。

测定法 分别精密吸取对照品溶液与供试品溶液各 10μl,注入液相色谱仪,测定,即得。

本品每片含洋金花以东莨菪碱($C_{17}H_{21}NO_4$)计,应为 21~75μg。

【功能与主治】 宣肺定喘,止咳化痰,益气养阴。用于气阴两虚所致的久咳气喘、体弱痰多;支气管哮喘、肺气肿、肺心病见上述证候者。

【用法与用量】 口服。一次 2~4 片,一日 3 次。

【注意】 孕妇禁用。

【规格】 糖衣片(片心重 0.25g)

【贮藏】 密封。

妇必舒阴道泡腾片
Fubishu Yindao Paoteng Pian

【处方】 苦参120g 蛇床子180g
大黄120g 百部120g
乌梅120g 硼砂90g
冰片15g 白矾15g
甘草120g

【制法】 以上九味,硼砂、白矾分别研磨成细粉,备用;冰片粉碎,加等量乙醇溶解,备用;蛇床子粉碎成粗粉,备用;其余大黄等五味加水煎煮二次,每次 1 小时,合并煎液,滤过,滤液浓缩成相对密度为 1.05~1.10(70~80℃)的清膏;加入蛇床子粗粉,搅匀,干燥,粉碎成细粉,加入上述硼砂、白矾细粉及羧甲淀粉钠 60g,枸橼酸 180g,碳酸氢钠 160g,混匀,以 10%的聚维酮 K30 乙醇溶液制粒,干燥,加入上述冰片乙醇溶液,搅匀,密闭,加入硬脂酸镁 4g,混匀,压制成 1000 片,即得。

【性状】 本品为灰褐色至褐色的片;气芳香。

【鉴别】 (1)取〔含量测定〕苦参项下的供试品溶液 5ml,浓缩至 0.5ml,作为供试品溶液。另取苦参对照药材 0.5g,加浓氨试液 0.5ml、三氯甲烷 25ml,加热回流 40 分钟,滤过,滤液回收溶剂至干,残渣加甲醇 1ml 使溶解,作为对照药材溶液。再取苦参碱对照品,加甲醇制成每 1ml 含 1mg 的溶液,作为对照品溶液。照薄层色谱法(通则 0502)试验,吸取上述三种溶液各 5μl,分别点于同一硅胶 G 薄层板上,以甲苯-丙酮-乙酸乙酯-浓氨试液(2:3:4:0.2)为展开剂,展开,取出,晾干,喷以稀碘化铋钾试液,置日光下检视。供试品色谱中,在与对照药材色谱和对照品色谱相应的位置上,显相同颜色的斑点。

(2)取本品适量,研细,取 1g,加无水乙醇 10ml、盐酸 1ml,加热回流 1 小时,滤过,滤液浓缩至 2ml,作为供试品溶液。另取大黄对照药材 0.1g,同法制成对照药材溶液。再取

大黄素对照品,加甲醇制成每 1ml 含 0.5mg 的溶液,作为对照品溶液。照薄层色谱法(通则 0502)试验,吸取上述供试品溶液和对照药材溶液各 5µl、对照品溶液 2µl,分别点于同一硅胶 G 薄层板上,以石油醚(30～60℃)-甲酸乙酯-甲酸(15：5：1)的上层溶液为展开剂,展开,取出,晾干,置氨蒸气中熏至斑点显色清晰,置日光下检视。供试品色谱中,在与对照药材色谱和对照品色谱相应的位置上,显相同颜色的斑点。

(3)取本品适量,研细,取 1g,加无水乙醇 10ml,超声处理 5 分钟,滤过,滤液作为供试品溶液。另取冰片对照品,加乙醇制成每 1ml 含 2mg 的溶液,作为对照品溶液。照薄层色谱法(通则 0502)试验,吸取上述两种溶液各 5µl,分别点于同一硅胶 G 薄层板上,以石油醚(30～60℃)-乙酸乙酯(19：2)为展开剂,展开,取出,晾干,喷以 5% 香草醛硫酸溶液,在 105℃ 加热至斑点显色清晰,置日光下检视。供试品色谱中,在与对照品色谱相应的位置上,显相同颜色的斑点。

(4)取蛇床子对照药材 0.5g,加无水乙醇 10ml,超声处理 5 分钟,滤过,滤液作为对照药材溶液。另取蛇床子素对照品,加乙醇制成每 1ml 含 1mg 的溶液,作为对照品溶液。照薄层色谱法(通则 0502)试验,吸取〔鉴别〕(3)项下的供试品溶液 10µl 及上述两种对照溶液各 2µl,分别点于同一硅胶 G 薄层板上,以石油醚(30～60℃)-乙酸乙酯(4：1)为展开剂,展开,取出,晾干,置紫外光灯(365nm)下检视。供试品色谱中,在与对照药材色谱和对照品色谱相应的位置上,显相同颜色的荧光斑点。

(5)取本品适量,研细,取 3g,加乙醇 50ml,超声处理 30 分钟,滤过,滤液回收溶剂至干,残渣加水 15ml 使溶解,用乙醚振摇提取 2 次,每次 30ml,弃去乙醚液,水液用水饱和的正丁醇振摇提取 3 次,每次 15ml,合并正丁醇液,用正丁醇饱和的水洗涤 2 次,每次 15ml,弃去水液,正丁醇液回收溶剂至干,残渣加甲醇 1ml 使溶解,作为供试品溶液。另取甘草苷对照品,加甲醇制成每 1ml 含 1mg 的溶液,作为对照品溶液。照薄层色谱法(通则 0502)试验,吸取上述供试品溶液 5µl、对照品溶液 2µl,分别点于同一硅胶 G 薄层板上,以乙酸乙酯-甲酸-冰醋酸-水(15：1：1：2)为展开剂,展开,取出,晾干,喷以 10% 硫酸乙醇溶液,在 105℃ 加热至斑点显色清晰,分别置日光和紫外光灯(365nm)下检视。供试品色谱中,在与对照品色谱相应的位置上,日光下显相同颜色的斑点;紫外光下显相同颜色的荧光斑点。

【检查】 重金属及有害元素 照铅、镉、砷、汞、铜测定法(通则 2321 原子吸收分光光度法或电感耦合等离子体质谱法)测定,铅不得过 5mg/kg;镉不得过 0.3mg/kg;砷不得过 2mg/kg;汞不得过 0.2mg/kg;铜不得过 20mg/kg。

其他 应符合片剂项下有关的各项规定(通则 0101)。

【含量测定】 苦参 照高效液相色谱法(通则 0512)测定。

色谱条件与系统适用性试验 以十八烷基硅烷键合硅胶为填充剂;以乙腈-0.1% 磷酸溶液(用三乙胺调节 pH 值至

7.6)(17：83)为流动相;检测波长为 220nm。理论板数按苦参碱峰计算应不低于 4000。

对照品溶液的制备 取苦参碱对照品适量,精密称定,加甲醇制成每 1ml 含 60µg 的溶液,即得。

供试品溶液的制备 取重量差异项下的本品,研细,取约 0.5g,精密称定,加浓氨试液 0.5ml、三氯甲烷 25ml,加热回流 40 分钟,滤过,容器及残渣用三氯甲烷少量多次洗涤,滤过,滤液合并,回收溶剂至干,残渣加甲醇适量使溶解,并转移至 10ml 量瓶中,加甲醇至刻度,摇匀,滤过,取续滤液,即得。

测定法 分别精密吸取对照品溶液与供试品溶液各 10µl,注入液相色谱仪,测定,即得。

本品每片含苦参以苦参碱($C_{15}H_{24}N_2O$)计,不得少于 0.70mg。

蛇床子 照高效液相色谱法(通则 0512)测定。

色谱条件与系统适用性试验 以十八烷基硅烷键合硅胶为填充剂;以乙腈-水(65：35)为流动相;检测波长为 321nm。理论板数按蛇床子素峰计算应不低于 3000。

对照品溶液的制备 取蛇床子素对照品适量,精密称定,加乙醇制成每 1ml 含 40µg 的溶液,即得。

供试品溶液的制备 取重量差异项下的本品,研细,取约 0.45g,精密称定,置具塞锥形瓶中,精密加入乙醇 50ml,密塞,称定重量,超声处理(功率 250W,频率 50kHz)30 分钟,取出,放冷,再称定重量,用乙醇补足减失的重量,摇匀,滤过,取续滤液,即得。

测定法 分别精密吸取对照品溶液与供试品溶液各 10µl,注入液相色谱仪,测定,即得。

本品每片含蛇床子以蛇床子素($C_{15}H_{16}O_3$)计,不得少于 2.5mg。

【功能与主治】 清热燥湿,杀虫止痒。主要用于妇女湿热下注证所致的白带增多、阴部瘙痒。

【用法与用量】 临睡前洗净外阴和手,戴上一次性指套,将本品塞入阴道深部。一次 2 片,一日 1 次,8 日为一疗程。

【规格】 每片重 0.8g

【贮藏】 密封,遮光,置阴凉干燥处。

妇 乐 颗 粒
Fule Keli

【处方】 忍冬藤 1126g   大血藤 1126g
甘草 113g   大青叶 338g
蒲公英 338g   牡丹皮 338g
赤芍 338g   川楝子 338g
醋延胡索 338g   熟大黄 225g

【制法】 以上十味,取熟大黄粉碎成粗粉,用 60% 乙醇作溶剂,浸渍 24 小时后进行渗漉,收集渗漉液 1215ml,滤过,滤液减压浓缩至相对密度为 1.20～1.22(45～50℃)的清膏，药渣备用；其余忍冬藤等九味，加水煎煮二次，第一次 2 小时，第二次加入熟大黄渗漉药渣后，煎煮 1 小时，煎液滤过，滤液合并，浓缩至相对密度为 1.06～1.08(85～90℃)的清膏，与上述清膏合并，混匀，喷雾干燥成细粉，加甜菊素、糊精适量，制成颗粒，干燥，制成 1000g，即得。

【性状】　本品为棕色至棕褐色的颗粒；味甜、微苦。

【鉴别】　(1)取本品 5g，研细，加乙醇 50ml，加热回流 1 小时，滤过，滤液蒸干，残渣加水 30ml 使溶解，加乙醚 30ml 振摇提取，乙醚层备用，水层用水饱和的正丁醇振摇提取 2 次，每次 30ml，合并正丁醇提取液，用水洗涤 2 次，每次 30ml，弃去水洗液，正丁醇液蒸干，残渣加甲醇 2ml 使溶解，加在中性氧化铝柱(100～200 目，3g，内径为 10～15mm)上，用甲醇 40ml 洗脱，收集洗脱液，蒸干，残渣加乙醇 2ml 使溶解，作为供试品溶液。另取芍药苷对照品，加乙醇制成每 1ml 含 1mg 的溶液，作为对照品溶液。照薄层色谱法(通则 0502)试验，吸取上述两种溶液各 10μl，分别点于同一硅胶 G 薄层板上，以三氯甲烷-乙酸乙酯-甲醇-甲酸(40：5：10：0.2)为展开剂，展开，取出，晾干，喷以 5% 香草醛硫酸溶液，加热至斑点显色清晰。供试品色谱中，在与对照品色谱相应的位置上，显相同颜色的斑点。

(2)取〔鉴别〕(1)项下的备用乙醚层，用氨试液洗涤 2 次，每次 15ml，弃去氨洗液，再用水洗涤 2 次，每次 15ml，弃去水洗液，乙醚液蒸干，残渣加乙酸乙酯 1ml 使溶解，作为供试品溶液。另取靛玉红对照品，加三氯甲烷制成每 1ml 含 1mg 的溶液，作为对照品溶液。照薄层色谱法(通则 0502)试验，吸取上述供试品溶液 10μl，对照品溶液 5μl，分别点于同一硅胶 G 薄层板上，以甲苯-三氯甲烷-丙酮(5：4：1)为展开剂，展开，取出，晾干。供试品色谱中，在与对照品色谱相应的位置上，显相同颜色的斑点。

(3)取本品 20g，研细，置具塞锥形瓶中，加 80% 乙醇 80ml，超声处理 30 分钟，滤过，滤液蒸干，残渣加水 10ml 使溶解，加氨试液使呈碱性，用乙醚振摇提取 2 次，每次 10ml，合并乙醚液，蒸干，残渣加乙醇 1ml 使溶解，作为供试品溶液。另取延胡索乙素对照品，加乙醇制成每 1ml 含 0.5mg 的溶液，作为对照品溶液。照薄层色谱法(通则 0502)试验，吸取上述两种溶液各 2μl，分别点于同一硅胶 G 薄层板上，以正己烷-三氯甲烷-甲醇-二乙胺(10：6：1：0.05)为展开剂，展开，取出，晾干，置碘蒸气中熏至斑点出现，挥尽板上吸附的碘后，置紫外光灯(365nm)下检视。供试品色谱中，在与对照品色谱相应的位置上，显相同颜色的荧光斑点。

(4)取〔含量测定〕项下的供试品溶液 2ml，浓缩至 0.5ml，作为供试品溶液。另取大黄对照药材 0.1g，加甲醇 20ml，浸泡 1 小时，滤过，取滤液 5ml，残渣加水 10ml 使溶解，再加盐酸 1ml，加热回流 30 分钟，立即冷却，用乙醚振摇提取 2 次，每次 20ml，合并乙醚液，蒸干，残渣加三氯甲烷 1ml 使溶解，作为对照药材溶液。再取大黄酸对照品，加甲醇

制成每 1ml 含 1mg 的溶液，作为对照品溶液。照薄层色谱法(通则 0502)试验，吸取上述供试品溶液 10μl、对照药材溶液和对照品溶液各 5μl，分别点于同一硅胶 G 薄层板上，以石油醚(30～60℃)-甲酸乙酯-甲酸(15：5：1)的上层溶液为展开剂，展开，取出，晾干，置紫外光灯(365nm)下检视。供试品色谱中，在与对照药材色谱和对照品色谱相应的位置上，显相同颜色的荧光斑点；置氨蒸气中熏后，斑点变为红色。

【检查】　**粒度**　取本品 5 袋，称定重量，照粒度和粒度分布测定法(通则 0982 第二法双筛分法)测定，不能通过二号筛与能通过九号筛的颗粒和粉末总和，不得过 10%。

其他　应符合颗粒剂项下有关的各项规定(通则 0104)。

【含量测定】　照高效液相色谱法(通则 0512)测定。

色谱条件与系统适用性试验　以十八烷基硅烷键合硅胶为填充剂；以甲醇-0.1% 磷酸溶液(80：20)为流动相；检测波长为 254nm。理论板数按大黄素峰计算应不低于 8000。

对照品溶液的制备　取大黄素对照品、大黄酚对照品各适量，精密称定，分别加甲醇制成每 1ml 含大黄素 6μg、大黄酚 10μg 的溶液，即得。

供试品溶液的制备　取装量差异项下的本品，研细，取约 0.3g，精密称定，置烧瓶中，加 8% 盐酸溶液 10ml，再加三氯甲烷 25ml，加热回流 1 小时，放冷，混合液转移至分液漏斗中，并用少量三氯甲烷洗涤容器，洗液并入同一分液漏斗中，分取三氯甲烷，酸液用三氯甲烷振摇提取 3 次，每次 10ml，合并三氯甲烷液，减压回收三氯甲烷至干，残渣加甲醇适量使溶解，转移至 5ml 量瓶中，加甲醇至刻度，摇匀，滤过，取续滤液，即得。

测定法　分别精密吸取对照品溶液与供试品溶液各 10μl，注入液相色谱仪，测定，即得。

本品每 1g 含大黄以大黄素($C_{15}H_{10}O_5$)和大黄酚($C_{15}H_{10}O_4$)的总量计，不得少于 0.19mg。

【功能与主治】　清热凉血，化瘀止痛。用于瘀热蕴结所致的带下病，症见带下量多、色黄，少腹疼痛；慢性盆腔炎见上述证候者。

【用法与用量】　开水冲服。一次 12g，一日 2 次。

【注意】　孕妇慎用。

【规格】　(1)每袋装 6g　(2)每袋装 12g

【贮藏】　密封。

妇 宁 栓

Funing Shuan

【处方】　苦参 1370g　　　　关黄柏 820g
　　　　　　黄芩 682g　　　　　莪术 410g
　　　　　　蛤壳 182g　　　　　红丹 27.3g
　　　　　　儿茶 27.3g　　　　　乳香 13.6g

　　　　没药 13.6g　　　　　　猪胆粉 36.4g
　　　　冰片 5.5g

【制法】 以上十一味，莪术提取挥发油，提取后的水溶液及药渣与苦参、关黄柏及处方量 1/2 的蛤壳再煎煮二次，第一次 2 小时，第二次 1.5 小时，合并煎液，滤过，滤液浓缩成稠膏，干燥，粉碎，备用。黄芩加水煎煮三次，第一次 2 小时，第二、三次各 1 小时，合并煎液，滤过，滤液浓缩至相对密度为 1.05～1.08(80℃测)的清膏，在 80℃时加入 2mol/L 盐酸溶液调节 pH 值至 1.0～2.0，80℃保温 1 小时，静置 24 小时，滤过，取沉淀，80℃以下干燥，粉碎，备用。将上述药粉与剩余的蛤壳、红丹、儿茶、乳香、没药、猪胆粉混匀，粉碎成细粉，与冰片配研；另取聚乙二醇 4000 适量，加热熔化，加入上述细粉及莪术油，混匀，灌模，制成 1000 粒，即得。或取半合成脂肪酸甘油酯适量，加热熔化，加入上述细粉及莪术油，混匀，灌模，制成 1000 粒，即得。

【性状】 本品为棕色的鱼雷型栓剂。

【鉴别】 (1)取本品 2 粒，加乙醇 30ml，加热回流 30 分钟，取出，放冷，滤过，滤液蒸干，残渣加水 20ml，分次溶解，滤过，滤液置分液漏斗中，加浓氨试液 0.5ml，用三氯甲烷振摇提取 2 次，每次 10ml，合并三氯甲烷液，回收溶剂至干，残渣加无水乙醇 1ml 使溶解，作为供试品溶液。另取苦参碱对照品，加无水乙醇制成每 1ml 含 1mg 的溶液，作为对照品溶液。照薄层色谱法(通则 0502)试验，吸取上述两种溶液各 2～4μl，分别点于同一硅胶 G 薄层板上，以甲苯-丙酮-甲醇(8：3：1)为展开剂，置氨蒸气饱和的展开缸内，展开，取出，晾干，喷以稀碘化铋钾试液。供试品色谱中，在与对照品色谱相应的位置上，显相同颜色的斑点。

(2)取本品 2 粒，加水 30ml，加热熔化，放冷，滤过，滤液蒸干，残渣加甲醇 1ml 使溶解，作为供试品溶液。另取关黄柏对照药材 0.1g，加甲醇 10ml，加热回流 15 分钟，滤过，滤液浓缩至 1ml，作为对照药材溶液。再取盐酸小檗碱对照品，加甲醇制成每 1ml 含 0.2mg 的溶液，作为对照品溶液。照薄层色谱法(通则 0502)试验，吸取上述三种溶液各 2～5μl，分别点于同一硅胶 G 薄层板上，以甲苯-乙酸乙酯-甲醇-异丙醇-浓氨试液(6：3：1.5：1.5：0.5)为展开剂，置氨蒸气饱和的展开缸内，展开，取出，晾干，置紫外光灯(365nm)下检视。供试品色谱中，在与对照药材色谱相应的位置上，显相同颜色的荧光斑点；在与对照品色谱相应的位置上，显相同的黄色荧光斑点。

(3)取黄芩苷对照品，加甲醇制成每 1ml 含 0.3mg 的溶液，作为对照品溶液。照薄层色谱法(通则 0502)试验，吸取〔鉴别〕(2)项下的供试品溶液及上述对照品溶液各 1～2μl，分别点于同一聚酰胺薄膜上，以乙酸乙酯-甲酸(6：1)为展开剂，展开，取出，晾干，喷以 1% 三氯化铁乙醇溶液。供试品色谱中，在与对照品色谱相应的位置上，显相同颜色的斑点。

(4)取本品 2 粒，切碎，加 75% 乙醇 10ml，超声处理 10 分钟，10℃以下放置约 30 分钟使基质凝固析出，滤过，取续滤液作为供试品溶液；或离心，取上清液作为供试品溶液(水溶性基质)。另取冰片对照品，加乙醇制成每 1ml 含 1mg 的溶液，作为对照品溶液。照薄层色谱法(通则 0502)试验，吸取上述两种溶液各 3μl，分别点于同一硅胶 G 薄层板上，以甲苯-丙酮(9：1)为展开剂，展开，取出，晾干，喷以 5% 香草醛硫酸溶液，在 105℃加热至斑点显色清晰。供试品色谱中，在与对照品色谱相应的位置上，显相同颜色的斑点。

(5)取本品 1 粒，加 10% 氢氧化钠溶液 20ml，置水浴中加热使熔化，10℃以下放置约 30 分钟使基质凝固析出，用脱脂棉滤过，滤液置水浴中加热回流 4 小时，取出，放冷，用盐酸调节 pH 值至 2～3，用乙酸乙酯振摇提取 2 次，每次 15ml，合并乙酸乙酯液，回收溶剂至干，残渣加乙醇 1ml 使溶解，作为供试品溶液。另取猪去氧胆酸对照品，加乙醇制成每 1ml 含 1mg 的溶液，作为对照品溶液。照薄层色谱法(通则 0502)试验，吸取上述两种溶液各 3～5μl，分别点于同一硅胶 G 薄层板上，以异辛烷-乙醚-正丁醇-冰醋酸-水(10：5：3：5：1)的上层溶液为展开剂，展开，取出，晾干，喷以 10% 硫酸乙醇溶液，在 105℃加热至斑点显色清晰。供试品色谱中，在与对照品色谱相应的位置上，显相同颜色的斑点。

【检查】 **酸碱度** 取本品 2 粒，加新煮沸的冷水 30ml，水浴加热使熔化，放冷，滤过，取续滤液，依法(通则 0631)测定，pH 值应为 4.0～6.0。

融变时限 取本品 3 粒，照融变时限检查法(通则 0922)检查，脂溶性基质均应在 30 分钟内全部融化、软化；水溶性基质均应在 120 分钟内全部融化、软化。

其他 应符合栓剂项下有关的各项规定(通则 0107)。

【含量测定】 照高效液相色谱法(通则 0512)测定。

色谱条件与系统适用性试验 以十八烷基硅烷键合硅胶为填充剂；以乙腈-0.1% 磷酸溶液(20：80)(用三乙胺调节 pH 值至 8.0)为流动相；检测波长为 220nm。理论板数按苦参碱峰计算应不低于 4000。

对照品溶液的制备 取苦参碱对照品适量，精密称定，用无水乙醇制成每 1ml 含 0.15mg 的溶液，即得。

供试品溶液的制备 取重量差异项下的本品，切碎，混匀，取约 1g，精密称定，置具塞锥形瓶中，精密加入水 50ml，水浴中加热使溶散，在 0～4℃放置约 1 小时，使基质凝固析出，滤过，精密量取续滤液 20ml，置分液漏斗中，加浓氨试液 1ml，用三氯甲烷振摇提取 4 次，每次 15ml，合并三氯甲烷液，回收溶剂至干，残渣加无水乙醇适量使溶解，并转移至 10ml 量瓶中，用无水乙醇稀释至刻度，摇匀，即得。

测定法 精密吸取对照品溶液与供试品溶液各 10μl，注入液相色谱仪，测定，即得。

本品每粒含苦参以苦参碱($C_{15}H_{24}N_2O$)计，不得少于 4.8mg。

【功能与主治】 清热解毒，燥湿杀虫，去腐生肌，化瘀止痛。用于细菌、病毒、霉菌、滴虫引起的阴道炎、阴道溃疡、宫颈炎、宫颈糜烂、阴痒、阴蚀、黄白带下、味臭、小腹痛、腰骶痛。

【用法与用量】　外用，洗净外阴部，将栓剂塞入阴道深部或在医生指导下用药。每晚1粒，重症早晚各1粒。

【注意】　忌食辛辣，孕妇慎用。

【规格】　每粒重1.6g

【贮藏】　密封，置阴凉干燥处。

妇宁康片

Funing Kang Pian

【处方】

人参 40.5g	枸杞子 54.1g
当归 54.1g	熟地黄 54.1g
赤芍 54.1g	山茱萸 54.1g
知母 54.1g	黄柏 40.5g
牡丹皮 54.1g	石菖蒲 27g
远志 40.5g	茯苓 54.1g
菟丝子 81g	淫羊藿 81g
巴戟天 81g	蛇床子 54.1g
狗脊 40.5g	五味子 40.5g

【制法】　以上十八味，人参、茯苓粉碎成细粉；当归、石菖蒲、五味子、蛇床子提取挥发油，备用；蒸馏后的水溶液及药渣与其余熟地黄等十二味加水煎煮三次，第一次3小时，第二、三次各1.5小时，合并煎液，滤过，滤液浓缩成清膏，加入人参等细粉、碳酸钙50g及淀粉适量，制成颗粒，加入上述挥发油混匀，压制成1000片，包糖衣或薄膜衣，即得。

【性状】　本品为糖衣片或薄膜衣片，除去包衣后显棕褐色至深棕色；味苦。

【鉴别】　(1)取本品，置显微镜下观察：不规则分枝状团块无色，遇水合氯醛试液溶化；菌丝无色或淡棕色，直径4～6μm(茯苓)。草酸钙簇晶直径20～68μm，棱角尖锐(人参)。

(2)取本品20片，除去包衣，研细，加甲醇40ml，超声处理30分钟，滤过，滤液蒸干，残渣加水20ml使溶解，加水饱和的正丁醇提取2次，每次15ml，合并正丁醇液，再用5%碳酸氢钠溶液洗涤2次，每次20ml，弃去洗液，正丁醇液蒸干，残渣加乙醇1ml使溶解，作为供试品溶液。另取芍药苷对照品，加乙醇制成每1ml含2mg的溶液，作为对照品溶液。照薄层色谱法(通则0502)试验，吸取上述两种溶液各5μl，分别点于同一硅胶G薄层板上，以三氯甲烷-乙酸乙酯-甲醇-甲酸(40：5：10：0.2)为展开剂，展开，取出，晾干，喷以5%香草醛硫酸溶液，热风吹至斑点显色清晰。供试品色谱中，在与对照品色谱相应的位置上，显相同的蓝紫色斑点。

(3)取本品10片，除去包衣，研细，加浓氨试液6ml使完全浸润，加三氯甲烷20ml，超声处理15分钟，滤过，滤液蒸干，残渣加甲醇1ml使溶解，作为供试品溶液。另取黄柏对照药材0.1g，同法制成对照药材溶液。照薄层色谱法(通则0502)试验，吸取供试品溶液5μl，对照药材溶液1μl，分别点于同一硅胶G薄层板上，以甲苯-乙酸乙酯-甲醇-异丙醇-水(6：3：2：1.5：0.3)为展开剂，置用浓氨试液预饱和15分钟的展开缸内，展开，取出，晾干，置紫外光灯(365nm)下检视。供试品色谱中，在与对照药材色谱相应的位置上，显相同颜色的荧光斑点。

(4)取本品20片，除去包衣，研细，加乙酸乙酯30ml，加热回流提取40分钟，放冷，滤过，滤液蒸干，残渣加乙酸乙酯0.5ml使溶解，作为供试品溶液。另取蛇床子素对照品，加乙酸乙酯制成每1ml含0.5mg的溶液，作为对照品溶液。照薄层色谱法(通则0502)试验，吸取供试品溶液10～20μl，对照品溶液5μl，分别点于同一硅胶G薄层板上，以甲苯-乙酸乙酯-正己烷(3：3：2)为展开剂，展开，取出，晾干，置紫外光灯(365nm)下检视。供试品色谱中，在与对照品色谱相应的位置上，显相同颜色的荧光斑点。

(5)取本品20片，除去包衣，研细，加正己烷30ml，加热回流40分钟，放冷，滤过，滤液浓缩至0.5ml，作为供试品溶液。另取当归对照药材1g，加正己烷30ml，同法制成对照药材溶液。照薄层色谱法(通则0502)试验，吸取供试品溶液10～20μl、对照药材溶液10μl，分别点于同一硅胶G薄层板上，以正己烷-乙酸乙酯(9：1)为展开剂，展开，取出，晾干，置紫外光灯(365nm)下检视。供试品色谱中，在与对照药材色谱相应的位置上，显相同颜色的荧光主斑点。

(6)取本品30片，除去包衣，研细，加甲醇100ml，加热回流提取2小时，放冷，滤过，滤液蒸干，残渣加水30ml使溶解，用水饱和的正丁醇振摇提取2次，每次30ml，合并正丁醇液，加氨试液洗涤2次，每次20ml，弃去氨液，正丁醇液蒸干，残渣加甲醇30ml使溶解，通过已处理好的941离子交换树脂柱(内径为1.5cm，柱高为10cm，预先用乙醇浸泡48小时)，用70%乙醇洗至无色，收集洗脱液60ml，蒸干，残渣加甲醇1ml使溶解，作为供试品溶液。另取人参皂苷Rg_1对照品，加甲醇制成每1ml含0.5mg的溶液，作为对照品溶液。照薄层色谱法(通则0502)试验，吸取上述两种溶液各5～10μl，分别点于同一硅胶G薄层板上，以三氯甲烷-甲醇-水(13：7：2)10℃以下放置12小时的下层溶液为展开剂，展开，取出，晾干，喷以10%硫酸乙醇溶液，在105℃加热至斑点显色清晰，分别置日光和紫外光灯(365nm)下检视。供试品色谱中，在与对照品色谱相应的位置上，显相同颜色的斑点或荧光斑点。

【检查】　应符合片剂项下有关的各项规定(通则0101)。

【含量测定】　照高效液相色谱法(通则0512)测定。

色谱条件与系统适用性试验　以十八烷基硅烷键合硅胶为填充剂，以乙腈-水(25：75)为流动相；检测波长为270nm。理论板数按淫羊藿苷峰计算应不低于3000。

对照品溶液的制备 取淫羊藿苷对照品适量,精密称定,加甲醇制成每1ml含10μg的溶液,即得。

供试品溶液的制备 取本品 20 片,除去包衣,精密称定,研细,取约 0.5g,精密称定,置具塞锥形瓶中,精密加入甲醇 50ml,密塞,称定重量,超声处理(功率 250W,频率 33kHz)30 分钟,放冷,再称定重量,用甲醇补足减失的重量,摇匀,滤过,取续滤液,即得。

测定法 分别精密吸取对照品溶液与供试品溶液各 20μl,注入液相色谱仪,测定,即得。

本品每片含淫羊藿以淫羊藿苷($C_{33}H_{40}O_{15}$)计,不得少于 0.12mg。

【功能与主治】 补肾助阳,调补冲任,益气养血,安神解郁。用于肝肾不足、冲任失调所致月经不调,阴道干燥,情志抑郁,心神不安;妇女更年期综合征见上述证候者。

【用法与用量】 口服。一次 4 片,一日 3 次。

【规格】 (1)薄膜衣片 每片重 0.31g

(2)糖衣片(片心重 0.3g)

【贮藏】 密封。

妇 良 片
Fuliang Pian

【处方】

当归 75g	熟地黄 75g
续断 75g	白芍 75g
山药 75g	白术 75g
地榆炭 75g	白芷 75g
煅牡蛎 75g	海螵蛸 75g
阿胶珠 75g	血余炭 50g

【制法】 以上十二味,除阿胶珠外,白芍、白术、山药各 37.5g 及血余炭粉碎成细粉,过筛;当归、白芷分别粉碎成粗粉,当归用 70％乙醇作溶剂,白芷用 60％乙醇作溶剂,分别进行渗漉,收集渗漉液,分别回收乙醇,制成浸膏备用;其余熟地黄等五味与剩余的白芍、白术、山药加水煎煮两次,第一次 3 小时,第二次 2 小时,煎液滤过,滤液合并,浓缩至相对密度为 1.20～1.30(60℃)的稠膏,加入阿胶珠溶化后,再加入上述细粉,混匀,干燥,粉碎成细粉,加入当归、白芷浸膏,混匀,制粒,压制成 1000 片,包糖衣,即得。

【性状】 本品为糖衣片,除去糖衣后显棕黑色;气微臭,味苦。

【鉴别】 (1)取本品 15 片,除去糖衣,研细,加乙醚 30ml,超声处理 20 分钟,放冷,滤过,滤液挥干,残渣加乙醚 0.5ml 使溶解,作为供试品溶液。另取当归对照药材 0.5g,同法制成对照药材溶液。照薄层色谱法(通则 0502)试验,吸取上述两种溶液各 5μl,分别点于同一硅胶 G 薄层板上,以环己烷-乙酸乙酯(4:1)为展开剂,展开,取出,晾干,置紫外光灯

(365nm)下检视。供试品色谱中,在与对照药材色谱相应的位置上,显相同颜色的荧光斑点。

(2)取本品 50 片,除去糖衣,研细,加水 150ml,煎煮 30 分钟,放冷,离心,取上清液,用乙酸乙酯振摇提取 2 次,每次 50ml,合并乙酸乙酯液,蒸干,残渣加乙酸乙酯 1ml 使溶解,作为供试品溶液。另取地黄对照药材 3g,加水 50ml,煎煮 30 分钟,放冷,滤过,滤液用乙酸乙酯 40ml 振摇提取,分取乙酸乙酯液,蒸干,残渣加乙酸乙酯 1ml 使溶解,作为对照药材溶液。照薄层色谱法(通则 0502)试验,吸取上述两种溶液各 5μl,分别点于同一硅胶 G 薄层板上,以甲苯-乙酸乙酯(1:1)为展开剂,展开,取出,晾干,喷以二硝基苯肼乙醇试液,加热至斑点显色清晰。供试品色谱中,在与对照药材色谱相应的位置上,显相同颜色的斑点。

(3)取本品 5 片,除去糖衣,研细,加稀乙醇 20ml,超声处理 30 分钟,放冷,滤过,滤液蒸至无醇味,加水 20ml,摇匀,用水饱和的正丁醇 50ml 振摇提取,正丁醇液用氨试液 30ml 洗涤,弃去洗液,正丁醇液再用水 30ml 洗涤,取正丁醇液蒸干,残渣加甲醇 1ml 使溶解,作为供试品溶液。另取川续断皂苷 Ⅵ 对照品,加甲醇制成每 1ml 含 1mg 的溶液,作为对照品溶液。照薄层色谱法(通则 0502)试验,吸取上述两种溶液各 5μl,分别点于同一硅胶 G 薄层板上,以正丁醇-冰醋酸-水(4:1:5)的上层溶液为展开剂,展开,取出,晾干,喷以 10％硫酸乙醇溶液,加热至斑点显色清晰。供试品色谱中,在与对照品色谱相应的位置上,显相同颜色的斑点。

(4)取芍药苷对照品,加乙醇制成每 1ml 含 1mg 的溶液,作为对照品溶液。照薄层色谱法(通则 0502)试验,吸取〔鉴别〕(3)项下供试品溶液及对照品溶液各 5μl,分别点于同一硅胶 G 薄层板上,以三氯甲烷-乙酸乙酯-甲醇-甲酸(40:5:10:0.2)为展开剂,展开,取出,晾干,喷以 5％香草醛硫酸溶液,热风吹至斑点显色清晰。供试品色谱中,在与对照品色谱相应的位置上,显相同颜色的斑点。

【检查】 应符合片剂项下有关的各项规定(通则 0101)。

【含量测定】 照高效液相色谱法(通则 0512)测定。

色谱条件与系统适用性试验 以十八烷基硅烷键合硅胶为填充剂;以乙腈-水(15:85)为流动相;检测波长为 230nm。理论板数按芍药苷峰计算应不低于 3000。

对照品溶液的制备 取芍药苷对照品适量,精密称定,加甲醇制成每 1ml 含 15μg 的溶液,即得。

供试品溶液的制备 取本品 10 片,除去糖衣,精密称定,研细,取约 0.4g,精密称定,置 50ml 量瓶中,加入 50％乙醇 40ml,超声处理(功率 300W,频率 25kHz)30 分钟,放冷,用 50％乙醇稀释至刻度,摇匀,离心,取上清液,即得。

测定法 分别精密吸取对照品溶液与供试品溶液各 5μl,注入液相色谱仪,测定,即得。

本品每片含白芍以芍药苷($C_{23}H_{28}O_{11}$)计,不得少于 0.70mg。

【功能与主治】 补血健脾,固经止带。用于血虚脾弱所

致月经不调、带下病，症见月经过多、持续不断、崩漏色淡、经后少腹隐痛、头晕目眩、面色无华或带多清稀。

【用法与用量】 口服。一次 4～6 片，一日 3 次。

【注意】 带下腥臭、色红暴崩、紫色成块及经前、经期腹痛患者慎服。

【规格】 片心重 0.3g

【贮藏】 密封。

妇炎净胶囊

Fuyanjing Jiaonang

【处方】 苦玄参 250g   地胆草 375g

当归 250g   鸡血藤 375g

两面针 375g   横经席 375g

柿叶 375g   薜荔 375g

五指毛桃 500g

【制法】 以上九味，取部分苦玄参，粉碎成细粉；剩余苦玄参与其余地胆草等八味加水煎煮二次，第一次 3 小时，第二次 2 小时，煎液滤过，滤液合并，浓缩至适量，与上述细粉混匀，干燥，粉碎，装入胶囊，制成 1000 粒〔规格(2)〕或 1330 粒〔规格(1)〕，即得。

【性状】 本品为硬胶囊，内容物为棕色至棕褐色的粉末；气微香，味苦。

【鉴别】 取本品内容物 1.2g，加乙醇 10ml，加热回流 5 分钟，滤过，滤液蒸干，残渣加乙醇 1ml 使溶解，作为供试品溶液。另取苦玄参对照药材 1g，同法制成对照药材溶液。照薄层色谱法(通则 0502)试验，吸取上述两种溶液各 10μl，分别点于同一硅胶 G 薄层板上，以三氯甲烷-甲醇(4：1)为展开剂，展开，取出，晾干，喷以 5% 香草醛硫酸溶液，在 105℃ 加热 5 分钟。供试品色谱中，在与对照药材色谱相应的位置上，显相同颜色的斑点。

【检查】 应符合胶囊剂项下有关的各项规定(通则 0103)。

【含量测定】 照高效液相色谱法(通则 0512)测定。

色谱条件与系统适用性试验 以十八烷基硅烷键合硅胶为填充剂；以乙腈-水(37：63)为流动相；检测波长为 263nm。理论板数按苦玄参苷 I$_A$ 峰计算应不低于 5000。

对照品溶液的制备 取苦玄参苷 I$_A$ 对照品适量，精密称定，加甲醇制成每 1ml 含 0.1mg 的溶液，即得。

供试品溶液的制备 取装量差异项下的本品内容物，研细，取约 1g，精密称定，精密加入甲醇 25ml，称定重量，加热回流 30 分钟，放冷，再称定重量，用甲醇补足减失的重量，摇匀，滤过，取续滤液，即得。

测定法 分别精密吸取对照品溶液与供试品溶液各 20μl，注入液相色谱仪，测定，即得。

本品每粒含苦玄参以苦玄参苷 I$_A$(C$_{41}$H$_{62}$O$_{13}$)计，〔规格(1)〕不得少于 0.40mg；〔规格(2)〕不得少于 0.53mg。

【功能与主治】 清热祛湿，调经止带。用于湿热蕴结所致的带下病、月经不调、痛经；慢性盆腔炎、附件炎、子宫内膜炎见上述证候者。

【用法与用量】 口服。一次 3 粒〔规格(2)〕或 4 粒〔规格(1)〕，一日 3 次。

【注意】 孕妇慎用。

【规格】 (1)每粒装 0.3g(相当于饮片 2.44g) (2)每粒装 0.4g(相当于饮片 3.25g)

【贮藏】 密封。

妇 炎 康 片

Fuyankang Pian

【处方】 赤芍 60g   土茯苓 100g

醋三棱 60g   炒川楝子 60g

醋莪术 60g   醋延胡索 60g

炒芡实 100g   当归 100g

苦参 60g   醋香附 40g

黄柏 60g   丹参 100g

山药 120g

【制法】 以上十三味，醋莪术、山药粉碎成细粉，过筛，其余醋三棱等十一味，加水煎煮三次，第一次 2 小时，第二、三次各 1 小时，煎液滤过，合并滤液，浓缩至适量，与上述粉末混匀，干燥，粉碎成细粉，加蔗糖、淀粉及硬脂酸镁适量，制颗粒，干燥，压制成 1000 片(小片)，包糖衣或薄膜衣；或压制成 500 片(大片)，包薄膜衣，即得。

【性状】 本品为糖衣片或薄膜衣片，除去包衣后显黄棕色至棕褐色；气微，味微苦。

【鉴别】 (1)取本品 30 片(小片)或 15 片(大片)，糖衣片除去糖衣，研细，加乙醇 20ml，超声处理 30 分钟，滤过，滤液置水浴上蒸干，残渣加水 20ml 使溶解，用氨试液调节 pH 值至 10～11，加乙醚提取 2 次，每次 20ml，水溶液备用，合并乙醚液，挥干，残渣加乙醇 1ml 使溶解，作为供试品溶液。另取延胡索对照药材 0.5g，同法制成对照药材溶液。再取延胡索乙素对照品，加乙醇制成每 1ml 含 0.25mg 的溶液，作为对照品溶液。照薄层色谱法(通则 0502)试验，吸取上述三种溶液各 4μl，分别点于同一硅胶 G 薄层板上，以正己烷-三氯甲烷-甲醇(7.5：4：1)为展开剂，展开，取出，晾干，以碘蒸气熏至斑点显色清晰，取出，挥尽板上吸附的碘后，置紫外光灯(365nm)下检视。供试品色谱中，在与对照品色谱和对照药材色谱相应的位置上，显相同颜色的荧光斑点。

(2)取〔鉴别〕(1)项下的水溶液，加三氯甲烷 20ml 振摇提取，取三氯甲烷液，蒸干，残渣加乙醇 1ml 使溶解，作为供试品溶液。另取黄柏对照药材 0.1g,加乙醇 10ml,浸渍 5 分钟,时时振摇,滤过,滤液蒸干,残渣加乙醇 2ml 使溶解,作为对照药材溶液。再取盐酸小檗碱对照品,加乙醇制成每 1ml 含 0.1mg 的溶液,作为对照品溶液。照薄层色谱法(通则 0502)试验,吸取上述三种溶液各 5μl,分别点于同一硅胶 G 薄层板上,以正丁醇-冰醋酸-水(7∶1∶2)为展开剂,展开,取出,晾干,置紫外光灯(365nm)下检视。供试品色谱中,在与对照品色谱和对照药材色谱相应的位置上,显相同颜色的荧光斑点。

(3)取本品 30 片(小片)或 15 片(大片),糖衣片除去糖衣,加甲醇 50ml,超声处理 30 分钟,滤过,滤液蒸干,残渣加 2%盐酸溶液 25ml,超声处理 20 分钟,滤过,滤液用乙醚 30ml 提取,分取乙醚液,挥干,残渣加甲醇 1ml 使溶解,作为供试品溶液。另取丹参对照药材 1g,加水 30ml,煎煮 1 小时,滤过,滤液用稀盐酸调节 pH 值至 2～3,用乙醚 30ml 提取,分取乙醚液,挥干,残渣加甲醇 1ml 使溶解,作为对照药材溶液。再取原儿茶醛对照品,加甲醇制成每 1ml 含 1mg 的溶液,作为对照品溶液。照薄层色谱法(通则 0502)试验,吸取上述三种溶液各 10μl,分别点于同一硅胶 G 薄层板上,以三氯甲烷-丙酮-甲酸(8∶1∶1)为展开剂,展开,取出,晾干,喷以 5%的三氯化铁乙醇溶液,在 105℃加热至斑点显色清晰。供试品色谱中,在与对照品色谱和对照药材色谱相应的位置上,显相同颜色的斑点。

【检查】　应符合片剂项下有关的各项规定(通则 0101)。

【含量测定】　照高效液相色谱法(通则 0512)测定。

色谱条件与系统适用性试验　以十八烷基硅烷键合硅胶为填充剂;以甲醇-乙腈-三乙胺-磷酸盐缓冲液(pH 6.8)(10∶17∶0.1∶73)为流动相;检测波长为 220nm。理论板数按苦参碱峰计算应不低于 5000。

对照品溶液的制备　取苦参碱对照品适量,精密称定,加甲醇制成每 1ml 含 60μg 的溶液,即得。

供试品溶液的制备　取本品 10 片,糖衣片除去糖衣,精密称定,研细,取约 1.0g,精密称定,置具塞锥形瓶中,加氨试液 1ml,精密加入三氯甲烷 20ml,密塞,称定重量,超声处理(功率 25W,频率 33kHz)30 分钟,放冷,再称定重量,用三氯甲烷补足减失的重量,摇匀,滤过,精密量取续滤液 5ml,蒸干,残渣用甲醇适量使溶解,并转移至 5ml 量瓶中,加甲醇至刻度,滤过,即得。

测定法　分别精密吸取对照品溶液与供试品溶液各 10μl,注入液相色谱仪,测定,即得。

本品每片含苦参以苦参碱($C_{15}H_{24}N_2O$)计,[规格(1)、规格(3)]不得少于 0.25mg,[规格(2)]不得少于 0.50mg。

【功能与主治】　清热利湿,理气活血,散结消肿。用于湿热下注、毒瘀互阻所致带下病,症见带下量多、色黄、气臭,少腹痛,腰骶痛,口苦咽干;阴道炎、慢性盆腔炎见上述证候者。

【用法与用量】　口服。一次 6 片[规格(1)、规格(3)]或一次 3 片[规格(2)],一日 3 次。

【注意】　孕妇禁用。

【规格】　(1)薄膜衣片　每片重 0.25g
(2)薄膜衣片　每片重 0.52g
(3)糖衣片(片心重 0.25g)

【贮藏】　密封。

妇 宝 颗 粒
Fubao Keli

【处方】　地黄 133g　　　　忍冬藤 133g
　　　　　盐续断 100g　　　　杜仲叶(盐炙)183g
　　　　　麦冬 100g　　　　　炒川楝子 100g
　　　　　酒白芍 133g　　　　醋延胡索 100g
　　　　　甘草 33g　　　　　　侧柏叶(炒)133g
　　　　　莲房炭 133g　　　　大血藤 133g

【制法】　以上十二味,除醋延胡索外,其余十一味加水煎煮二次,每次 2 小时,醋延胡索同法另煎,合并煎液,滤过,滤液浓缩至相对密度为 1.08～1.18(60℃)的清膏,加乙醇使含醇量为 65%,搅匀,静置 48 小时,取上清液,回收乙醇,滤过,滤液浓缩至相对密度为 1.33～1.45(60℃)的稠膏,加水适量,搅匀,静置 24 小时,取上清液,浓缩至相对密度为 1.36～1.41(60℃)的稠膏,加蔗糖 485g 和糊精适量,制成颗粒,干燥,混匀,制成 1000g;或将上清液浓缩至相对密度为 1.10(60℃)清膏,加甜菊素 5g 及糊精适量,喷雾制粒,制成 500g(无蔗糖),即得。

【性状】　本品为棕黄色至棕色的颗粒;味甜、微苦或味苦、微甜(无蔗糖)。

【鉴别】　(1)取本品 5g 或 2.5g(无蔗糖),加水 30ml 与盐酸 3ml,加热回流 1 小时,滤过,滤液用乙醚 25ml 振摇提取,乙醚液挥干,残渣加三氯甲烷 2ml 使溶解,作为供试品溶液。另取麦冬对照药材 1g,同法制成对照药材溶液。照薄层色谱法(通则 0502)试验,吸取上述两种溶液各 2μl,分别点于同一硅胶 GF_{254} 薄层板上,以正己烷-乙酸乙酯(1∶1)为展开剂,展开,取出,晾干,置紫外光灯(254nm)下检视。供试品色谱中,在与对照药材色谱相应的位置上,显相同颜色的斑点;喷以 10%硫酸乙醇溶液,在 105℃加热至斑点显色清晰。供试品色谱中,在与对照药材色谱相应的位置上,显相同颜色的斑点。

(2)取本品 10g 或 5g(无蔗糖),研细,加 80%乙醇 50ml,加热回流提取 1 小时,滤过,滤液蒸干,残渣加水 30ml 使溶解,加水饱和的正丁醇 30ml 振摇提取,分取正丁醇液,加氨试液 20ml 洗涤,正丁醇液蒸干,残渣加乙醇 2ml 使溶解,作为供试品溶液。另取芍药苷对照品,加乙醇制成每 1ml 含 1mg 的溶液,作为对照品溶液。照薄层色谱法(通则 0502)试验,吸取上述两种溶液各 5μl,分别点于同一硅胶 G 薄层板上,以三氯甲烷-甲醇-水(14∶6∶1)为展开剂,展开,取出,晾干,喷以 5％香草醛硫酸溶液,加热至斑点显色清晰。供试品色谱中,在与对照品色谱相应的位置上,显相同颜色的斑点。

(3)取延胡索乙素对照品,加乙醇制成每 1ml 含 0.5mg 的溶液,作为对照品溶液。照薄层色谱法(通则 0502)试验,吸取上述对照品溶液和〔鉴别〕(2)项下的供试品溶液各 5μl,分别点于同一硅胶 G 薄层板上,以甲苯-丙酮(9：2)为展开剂,置氨蒸气预饱和的展开缸内展开,取出,晾干,置碘蒸气中熏,置紫外光灯(365nm)下检视。供试品色谱中,在与对照品色谱相应的位置上,显相同颜色的荧光斑点。

【检查】 应符合颗粒剂项下有关的各项规定(通则 0104)。

【含量测定】 照高效液相色谱法(通则 0512)测定。

色谱条件与系统适用性试验 以十八烷基硅烷键合硅胶为填充剂;以乙腈-0.01mol/L 磷酸溶液(13：87)为流动相;检测波长为 230nm。理论板数按芍药苷峰计算应不低于 1500。

对照品溶液的制备 取芍药苷对照品适量,精密称定,加 50％甲醇制成每 1ml 含 0.1mg 的溶液,即得。

供试品溶液的制备 取装量差异项下的本品,研细,取约 2g 或约 1g(无蔗糖),精密称定,置具塞锥形瓶中,精密加入 50％甲醇 20ml,密塞,振摇使溶解,放置过夜,摇匀,滤过,取续滤液,即得。

测定法 分别精密吸取对照品溶液与供试品溶液各 5μl,注入液相色谱仪,测定,即得。

本品每袋含酒白芍以芍药苷($C_{23}H_{28}O_{11}$)计,不得少于 8.0mg。

【功能与主治】 益肾和血,理气止痛。用于肾虚夹瘀所致的腰疫腿软、小腹胀痛、白带、经漏;慢性盆腔炎、附件炎见上述证候者。

【用法与用量】 开水冲服。一次 2 袋,一日 2 次。

【规格】 (1)每袋装 10g (2)每袋装 5g(无蔗糖)

【贮藏】 密封。

妇科十味片

Fuke Shiwei Pian

【处方】 醋香附 500g 川芎 20g
当归 180g 醋延胡索 40g
白术 29g 甘草 14g
大枣 100g 白芍 15g
赤芍 15g 熟地黄 60g
碳酸钙 65g

【制法】 以上十一味,当归 126g、醋香附、醋延胡索、白芍、赤芍、碳酸钙粉碎成细粉;甘草、大枣加水煎煮三次,合并煎液,滤过;剩余当归与白术、熟地黄、川芎用 70％乙醇加热回流二次,滤过,合并二次滤液,回收乙醇。将以上两种滤液合并,减压浓缩至相对密度为 1.35～1.40(50℃)的稠膏。加入上述醋香附等六味细粉,混匀,干燥,粉碎成细粉,用糖浆与淀粉糊制成颗粒,干燥,压制成 3000 片,或包薄膜衣,即得。

【性状】 本品为黄褐色的片或薄膜衣片,薄膜衣片除去包衣后显黄褐色;气微香,味微苦。

【鉴别】 (1)取本品,置显微镜下观察:分泌细胞类圆形,含淡黄棕色至红棕色分泌物,其周围细胞作放射状排列(醋香附)。薄壁细胞纺锤形,壁略厚,有极微细的斜向交错纹理(当归)。

(2)取本品 10 片,研细,加乙醚 20ml,放置 1 小时,时时振摇,滤过,滤液蒸干,残渣加乙酸乙酯 0.5ml 使溶解,作为供试品溶液。另取 α-香附酮对照品,加乙酸乙酯制成每 1ml 含 1mg 的溶液,作为对照品溶液。照薄层色谱法(通则 0502)试验,吸取上述两种溶液各 5μl,分别点于同一硅胶 GF₂₅₄ 薄层板上,以正己烷-乙酸乙酯(17：3)为展开剂,展开,取出,晾干,置紫外光灯(254nm)下检视。供试品色谱中,在与对照品色谱相应的位置上,显相同颜色的斑点;喷以二硝基苯肼试液,放置片刻,斑点渐变为橙红色。

(3)取当归对照药材、川芎对照药材各 0.5g,分别加乙醚 15ml,超声处理 5 分钟,滤过,滤液挥干,残渣加乙酸乙酯 1ml 使溶解,作为对照药材溶液。照薄层色谱法(通则 0502)试验,吸取〔鉴别〕(2)项下的供试品溶液及上述对照药材溶液各 5μl,分别点于同一硅胶 G 薄层板上,以正己烷-乙酸乙酯(9：1)为展开剂,展开,取出,晾干,置紫外光灯(365nm)下检视。供试品色谱中,在与对照药材色谱相应的位置上,显相同颜色的荧光斑点。

(4)取本品 15 片,研细,加乙醇 20ml,超声处理 15 分钟,滤过,滤液蒸干,残渣加水 20ml 使溶解,用乙醚振摇提取 3 次,每次 20ml,弃去乙醚液,再用水饱和的正丁醇振摇提取 3 次,每次 20ml,合并正丁醇液,用水洗涤 3 次,每次 10ml,取正丁醇液回收溶剂至干,残渣加乙醇 1ml 使溶解,拌入适量中性氧化铝,水浴上拌匀干燥,加在中性氧化铝柱(200～300目,1g,内径为1～1.5cm)上,以甲醇 40ml 洗脱,收集洗脱液,回收溶剂至干,残渣加乙醇 1ml 使溶解,作为供试品溶液。另取芍药苷对照品,加乙醇制成每 1ml 含 2mg 的溶液,作为对照品溶液。照薄层色谱法(通则 0502)试验,吸取上述两种溶液各 5μl,分别点于同一硅胶 G 薄层板上,以三氯甲烷-乙酸乙酯-甲醇-甲酸(40：5：10：0.5)为展开剂,展开,取出,晾干,喷以 5％香草醛硫酸溶液,在 105℃加热至斑点显色清晰。供试品色谱中,在与对照品色谱相应的位置上,显相同颜色的斑点。

【检查】 应符合片剂项下有关的各项规定(通则 0101)。

【含量测定】 照高效液相色谱法(通则 0512)测定。

色谱条件与系统适用性试验 以十八烷基硅烷键合硅胶为填充剂;以乙腈-0.1％磷酸溶液(12：88)为流动相;检测波长为 230nm。理论板数按芍药苷峰计算应不低于 3000。

对照品溶液的制备 取芍药苷对照品适量,精密称定,加稀乙醇制成每 1ml 含 40μg 的溶液,即得。

供试品溶液的制备 取本品 20 片,薄膜衣片除去包衣,精密称定,研细,取约 1g,精密称定,置具塞锥形瓶中,精密加入稀乙醇 25ml,密塞,称定重量,超声处理(功率 100W,频率 40kHz)30 分钟,放冷,再称定重量,用稀乙醇补足减失的重量,摇匀,滤过,取续滤液,即得。

测定法 分别精密吸取对照品溶液与供试品溶液各 10μl,注入液相色谱仪,测定,即得。

本品每片含白芍、赤芍以芍药苷($C_{23}H_{28}O_{11}$)计,不得少于 0.25mg。

【功能与主治】 养血舒肝,调经止痛。用于血虚肝郁所致月经不调、痛经、月经前后诸证,症见行经后错,经水量少、有血块,行经小腹疼痛,血块排出痛减,经前双乳胀痛、烦躁、食欲不振。

【用法与用量】 口服。一次 4 片,一日 3 次。

【规格】 (1)素片 每片重 0.3g (2)薄膜衣片 每片重 0.33g

【贮藏】 密封。

妇科千金片

Fuke Qianjin Pian

【处方】 千斤拔   金樱根
          穿心莲   功劳木
          单面针   当归
          鸡血藤   党参

【制法】 以上八味,穿心莲、党参、当归粉碎成细粉,过筛,其余千金拔等五味加水煎煮二次,第一次 2.5 小时,第二次 2 小时,合并煎液,滤过,滤液浓缩至相对密度为 1.08～1.12(85℃)的清膏,加入上述细粉及辅料适量,混匀,制成颗粒,压制成 1000 片,包糖衣或薄膜衣,即得。

【性状】 本品为糖衣片或薄膜衣片,除去包衣后显灰褐色;味苦。

【鉴别】 (1)取本品 3 片,除去包衣,研细,加乙醇 20ml,超声处理 30 分钟,滤过,滤液蒸干,残渣加乙醇 2ml 使溶解,作为供试品溶液。另取穿心莲对照药材 0.5g,同法制成对照药材溶液。再取穿心莲内酯对照品、脱水穿心莲内酯对照品,加乙醇制成每 1ml 各含 1mg 的混合溶液,作为对照品溶液。照薄层色谱法(通则 0502)试验,吸取上述三种溶液各 5μl,分别点于同一硅胶 GF$_{254}$ 薄层板上,以二氯甲烷-乙酸乙酯-甲醇(4:3:0.4)为展开剂,展开,取出,晾干,置紫外光灯(254nm)下检视。供试品色谱中,在与对照药材色谱和对照品色谱相应的位置上,显相同颜色的斑点。

(2)取本品 12 片,除去包衣,研细,加甲醇 30ml,加热回流 15 分钟,滤过,滤液蒸干,残渣加 2% 盐酸溶液 20ml 使溶解,滤过,滤液用浓氨试液调节 pH 值至 9～10,用二氯甲烷振摇提取 2 次,每次 15ml,合并二氯甲烷液,蒸干,残渣加甲醇 2ml 使溶解,作为供试品溶液。另取功劳木对照药材 0.5g,加甲醇 15ml,加热回流 15 分钟,滤过,滤液蒸干,残渣加甲醇 2ml 使溶解,作为对照药材溶液。再取盐酸小檗碱对照品、盐酸巴马汀对照品,加甲醇制成每 1ml 各含 0.5mg 的混合溶液,作为对照品溶液。照薄层色谱法(通则 0502)试验,吸取供试品溶液 20μl、对照药材溶液 5μl 和对照品溶液 3μl,分别点于同一硅胶 G 薄层板上,以正丁醇-冰醋酸-水(7:1:2)为展开剂,展开,取出,晾干,置紫外光灯(365nm)下检视。供试品色谱中,在与对照药材色谱和对照品色谱相应的位置上,显相同颜色的荧光斑点。

(3)取当归对照药材 1g,加乙醇 20ml,超声处理 30 分钟,滤过,滤液蒸干,残渣加乙醇 2ml 使溶解,作为对照药材溶液。照薄层色谱法(通则 0502)试验,吸取〔鉴别〕(1)项下的供试品溶液和上述对照药材溶液各 4μl,分别点于同一硅胶 G 薄层板上,以环己烷-乙酸乙酯(9:1)为展开剂,展开,取出,晾干,置紫外光灯(365nm)下检视。供试品色谱中,在与对照药材色谱相应的位置上,显相同颜色的荧光斑点。

(4)取本品 5 片,除去包衣,研细,加乙醇 30ml,超声处理 30 分钟,滤过,滤液蒸干,残渣加甲醇 2ml 使溶解,加在中性氧化铝柱(100～200 目,5g,柱内径为 1～1.5cm)上,用 40% 甲醇 100ml 洗脱,收集洗脱液,蒸干,残渣加甲醇 2ml 使溶解,作为供试品溶液。另取党参对照药材 1g,同法制成对照药材溶液。照薄层色谱法(通则 0502)试验,吸取上述两种溶液各 2μl,分别点于同一硅胶 G 薄层板上,以正丁醇-乙醇-水(15:3:2)为展开剂,展开,取出,晾干,喷以 10% 硫酸乙醇溶液,在 105℃加热至斑点显色清晰,置日光下检视。供试品色谱中,在与对照药材色谱相应的位置上,显相同颜色的斑点。

【检查】 应符合片剂项下有关的各项规定(通则 0101)。

【含量测定】 照高效液相色谱法(通则 0512)测定。

色谱条件与系统适用性试验 以十八烷基硅烷键合硅胶为填充剂;以甲醇-水(55:45)为流动相;检测波长 225nm。理论板数按脱水穿心莲内酯峰计算应不低于 2000。

对照品溶液的制备 取穿心莲内酯对照品、脱水穿心莲内酯对照品适量,精密称定,加甲醇制成每 1ml 各含 25μg 的混合溶液,即得。

供试品溶液的制备 取本品 10 片,除去包衣,精密称定,研细,取约 0.3g,精密称定,置具塞锥形瓶中,精密加入甲醇 20ml,密塞,称定重量,超声处理(功率 200W,频率 40kHz)15 分钟,放冷,再称定重量,用甲醇补足减失的重量,摇匀,滤过,取续滤液,即得。

测定法 分别精密吸取对照品溶液与供试品溶液各 10μl,注入液相色谱仪,测定,即得。

本品每片含穿心莲以穿心莲内酯($C_{20}H_{30}O_5$)和脱水穿

心莲内酯($C_{20}H_{28}O_4$)的总量计,不得少于 0.80mg。

【功能与主治】 清热除湿,益气化瘀。用于湿热瘀阻所致的带下病、腹痛,症见带下量多、色黄质稠、臭秽,小腹疼痛,腰骶酸痛,神疲乏力;慢性盆腔炎、子宫内膜炎、慢性宫颈炎见上述证候者。

【用法与用量】 口服。一次 6 片,一日 3 次。

【贮藏】 密封。

妇科千金胶囊
Fuke Qianjin Jiaonang

【处方】
千斤拔   金樱根
穿心莲   功劳木
单面针   当归
鸡血藤   党参

【制法】 以上八味,穿心莲粉碎成粗粉,用 85% 乙醇加热回流提取二次,每次 3 小时,合并提取液,滤过,滤渣备用,滤液回收乙醇并浓缩;当归粉碎成粗粉,用 70% 乙醇作溶剂,浸渍 96 小时后缓缓渗漉,收集渗漉液,药渣备用,渗漉液回收乙醇并浓缩;单面针、功劳木加水煎煮二次,第一次 3 小时,第二次 2.5 小时,合并煎液,滤过,滤液浓缩;其余千斤拔等四味加水煎煮二次,第二次煎煮时加入上述穿心莲和当归的药渣,每次 2 小时,合并煎液,滤过,滤液浓缩,与上述三种浓缩液混匀。取五分之四量的混合液,加入适量倍他环糊精和糊精,喷雾干燥成干膏粉,加入剩余的混合液,混匀,制颗粒,干燥,加入适量微粉硅胶,混匀,装入胶囊,制成 1000 粒,即得。

【性状】 本品为硬胶囊,内容物为棕黄色至棕褐色的粉末和颗粒;气微,味苦。

【鉴别】 (1)取本品内容物 2g,加乙醇 20ml,超声处理 30 分钟,滤过,滤液蒸干,残渣加乙醇 2ml 使溶解,作为供试品溶液。另取穿心莲对照药材 0.5g,同法制成对照药材溶液。再取脱水穿心莲内酯对照品、穿心莲内酯对照品,加乙醇制成每 1ml 各含 1mg 的混合溶液,作为对照品溶液。照薄层色谱法(通则 0502)试验,吸取上述三种溶液各 5μl,分别点于同一硅胶 GF$_{254}$ 薄层板上,以二氯甲烷-乙酸乙酯-甲醇(4:3:0.4)为展开剂,展开,取出,晾干,置紫外光灯(254nm)下检视。供试品色谱中,在与对照药材色谱和对照品色谱相应的位置上,显相同颜色的斑点。

(2)取本品内容物 2.5g,加甲醇 30ml,加热回流 15 分钟,滤过,滤液蒸干,残渣加 2% 盐酸溶液 20ml 使溶解,滤过,滤液用浓氨试液调节 pH 值至 9~10,用二氯甲烷振摇提取 2 次,每次 15ml,合并二氯甲烷提取液,蒸干,残渣加甲醇 2ml 使溶解,作为供试品溶液。另取功劳木对照药材 0.5g,加甲醇 15ml,加热回流 15 分钟,滤过,滤液蒸干,残渣加甲醇 2ml 使溶解,作为对照药材溶液。再取盐酸小檗碱对照品、盐酸巴马汀对照品,加甲醇制成每 1ml 各含 0.5mg 的混合溶液,作为对照品溶液。照薄层色谱法(通则 0502)试验,吸取供试品溶液 15μl、对照药材溶液 5μl 和对照品溶液 3μl,分别点于同一硅胶 G 薄层板上,以正丁醇-冰醋酸-水(7:1:2)为展开剂,展开,取出,晾干,置紫外光灯(365nm)下检视。供试品色谱中,在与对照药材色谱和对照品色谱相应的位置上,显相同颜色的荧光斑点。

(3)取〔鉴别〕(1)项下的供试品溶液作为供试品溶液。另取当归对照药材 1g,加乙醇 20ml,超声处理 30 分钟,滤过,滤液蒸干,残渣加乙醇 2ml 使溶解,作为对照药材溶液。照薄层色谱法(通则 0502)试验,吸取上述两种溶液各 4μl,分别点于同一硅胶 G 薄层板上,以环己烷-乙酸乙酯(9:1)为展开剂,展开,取出,晾干,置紫外光灯(365nm)下检视。供试品色谱中,在与对照药材色谱相应的位置上,显相同颜色的荧光斑点。

(4)取本品内容物 1g,加乙醇 30ml,超声处理 30 分钟,滤过,滤液蒸干,残渣加甲醇 2ml 使溶解,加在中性氧化铝柱(100~200 目,5g,柱内径为 1~1.5cm)上,用 40% 甲醇 100ml 洗脱,收集洗脱液,蒸干,残渣加甲醇 2ml 使溶解,作为供试品溶液。另取党参对照药材 0.5g,同法制成对照药材溶液。照薄层色谱法(通则 0502)试验,吸取上述两种溶液各 2μl,分别点于同一硅胶 G 薄层板上,以正丁醇-乙醇-水(15:3:2)为展开剂,展开,取出,晾干,喷以 10% 硫酸乙醇溶液,在 105℃ 加热至斑点显色清晰,置日光下检视。供试品色谱中,在与对照药材色谱相应的位置上,显相同颜色的斑点。

【检查】 应符合胶囊剂项下有关的各项规定(通则 0103)。

【含量测定】 照高效液相色谱法(通则 0512)测定。

色谱条件与系统适用性试验 以十八烷基硅烷键合硅胶为填充剂;以甲醇为流动相 A,水为流动相 B,按下表中的规定进行梯度洗脱;检测波长为 225nm。理论板数按脱水穿心莲内酯峰计算应不低于 2000。

时间(分钟)	流动相 A(%)	流动相 B(%)
0~17	45	55
17~40	45→55	55→45

对照品溶液的制备 取穿心莲内酯对照品、脱水穿心莲内酯对照品适量,精密称定,加甲醇制成每 1ml 各含 50μg 的混合溶液,即得。

供试品溶液的制备 取装量差异项下的本品内容物,混匀,研细,取约 0.25g,精密称定,置具塞锥形瓶中,精密加入甲醇 25ml,密塞,称定重量,超声处理(功率 200W,频率 40kHz)45 分钟,放冷,再称定重量,用甲醇补足减失的重量,摇匀,滤过,取续滤液,即得。

测定法 分别精密吸取对照品溶液与供试品溶液各 10μl,注入液相色谱仪,测定,即得。

本品每粒含穿心莲以穿心莲内酯($C_{20}H_{30}O_5$)和脱水穿

心莲内酯（$C_{20}H_{28}O_4$）的总量计，不得少于 1.6mg。

【功能与主治】 清热除湿，益气化瘀。用于湿热瘀阻所致的带下病、腹痛，症见带下量多、色黄质稠、臭秽，小腹疼痛，腰骶酸痛，神疲乏力；慢性盆腔炎、子宫内膜炎、慢性宫颈炎见上述证候者。

【用法与用量】 口服。一次 2 粒，一日 3 次，14 天为一疗程；温开水送服。

【注意】 孕妇禁用；忌食辛辣。

【规格】 每粒装 0.4g

【贮藏】 密封，置阴凉干燥处。

妇科止带片
Fuke Zhidai Pian

【处方】 椿皮 363g　　　　　五味子 64g
黄柏 363g　　　　　龟甲 242g
茯苓 363g　　　　　阿胶 120g
山药 363g

【制法】 以上七味，椿皮加水煎煮二次，每次 2 小时，合并煎液，滤过，滤液浓缩至相对密度为 1.10～1.20（60℃）的清膏，加乙醇使含醇量约为 50%，静置，滤过，滤液备用。黄柏用 85% 乙醇回流提取三次，每次 1.5 小时，合并提取液，滤过，滤液备用。茯苓用 60% 乙醇、五味子、山药用 45% 乙醇作溶剂，缓缓渗漉，收集渗漉液。以上各液分别回收乙醇并浓缩成稠膏。龟甲加水煎煮二次，每次 6 小时，合并煎液，滤过，滤液浓缩成稠膏；滤渣晾干，粉碎成粗粉，用 10% 醋酸溶液浸渍，滤过，滤液蒸干。阿胶用蛤粉炒后粉碎成细粉，过筛，与上述各稠膏及醋酸浸出物混匀，加辅料适量，制成颗粒，干燥，压制成 1000 片，或包糖衣或薄膜衣，即得。

【性状】 本品为素片、糖衣片或薄膜衣片，素片或包衣片除去包衣后显棕黄色至棕褐色；气微，味苦、微酸腥。

【鉴别】 （1）取本品 3 片，包衣片除去包衣，研细，加甲醇 10ml，超声处理 10 分钟，滤过，滤液蒸干，残渣加甲醇 2ml 使溶解，作为供试品溶液。另取椿皮对照药材 1g，同法制成对照药材溶液。照薄层色谱法（通则 0502）试验，吸取上述两种溶液各 10μl，分别点于同一硅胶 G 薄层板上，以甲苯-乙酸乙酯-乙醇（6:5:1）为展开剂，展开，取出，晾干，置紫外光灯（365nm）下检视。供试品色谱中，在与对照药材色谱相应的位置上，显相同颜色的荧光斑点。

（2）取本品 10 片，包衣片除去包衣，研细，加乙醚 50ml，超声处理 30 分钟，滤过，滤液挥干，残渣加甲醇 1ml 使溶解，作为供试品溶液。另取五味子对照药材 1g，加乙醚 50ml，同法制成对照药材溶液。再取五味子甲素对照品、五味子醇甲对照品，分别加甲醇制成每 1ml 含 1mg 的溶液，作为对照品溶液。照薄层色谱法（通则 0502）试验，吸取上述三种溶液各

5μl，分别点于同一硅胶 GF$_{254}$ 薄层板上，以环己烷-乙酸乙酯-甲酸（20:5:0.5）为展开剂，展开，取出，晾干，置紫外光灯（254nm）下检视。供试品色谱中，在与对照药材色谱和对照品色谱相应的位置上，显相同颜色的斑点。

（3）取本品 5 片，包衣片除去包衣，研细，取 0.1g，加甲醇 5ml，超声处理 30 分钟，滤过，滤液补加甲醇使成 5ml，作为供试品溶液。另取黄柏对照药材 0.1g，加甲醇 5ml，同法制成对照药材溶液。再取盐酸小檗碱对照品，加甲醇制成每 1ml 含 0.5mg 的溶液，作为对照品溶液。照薄层色谱法（通则 0502）试验，吸取上述三种溶液各 1μl，分别点于同一硅胶 G 薄层板上，以正丁醇-冰醋酸-水（7:1:2）为展开剂，展开，取出，晾干，置紫外光灯（365nm）下检视。供试品色谱中，在与对照药材色谱和对照品色谱相应的位置上，显相同颜色的荧光斑点。

（4）取茯苓对照药材 1g，照〔鉴别〕（2）项下供试品溶液制备方法制成对照药材溶液。照薄层色谱法（通则 0502）试验，吸取〔鉴别〕（2）项下供试品溶液及上述对照药材溶液各 10μl，分别点于同一硅胶 G 薄层板上，以石油醚（60～90℃）-乙醚（1:1）为展开剂，展开，取出，晾干，喷以 2% 香草醛硫酸溶液-乙醇（4:1）混合溶液，在 105℃ 加热至斑点显色清晰，置日光下检视。供试品色谱中，在与对照药材色谱相应的位置上，显相同颜色的斑点。

（5）取本品 10 片，包衣片除去包衣，研细，取约 1 片的重量（约相当于含阿胶 0.1g），加 1% 碳酸氢铵溶液 50ml，超声处理 30 分钟，滤过，取续滤液 100μl，置微量进样瓶中，加胰蛋白酶溶液 10μl（取序列分析用胰蛋白酶，加 1% 碳酸氢铵制成每 1ml 含 1mg 的溶液，临用时配制），摇匀，37℃ 恒温酶解 12 小时，作为供试品溶液。另取阿胶对照药材 0.1g，加 1% 碳酸氢铵溶液 50ml，同法制成对照药材溶液。照高效液相色谱-质谱法（通则 0512 和通则 0431）试验，以十八烷基硅烷键合硅胶为填充剂（色谱柱内径为 2.1mm）；以乙腈为流动相 A，以 0.1% 甲酸溶液为流动相 B，按下表中的规定进行梯度洗脱；流速为每分钟 0.3ml。采用质谱检测器，电喷雾正离子模式（ESI$^+$），进行多反应监测（MRM），选择质荷比（m/z）539.8（双电荷）→612.4 和 m/z 539.8（双电荷）→923.8 作为检测离子对。取阿胶对照药材溶液，进样 5μl，按上述检测离子对测定的 MRM 色谱峰的信噪比均应大于 3:1。

时间（分钟）	流动相 A（%）	流动相 B（%）
0～6	5→7	95→93
6～8	7→90	93→10
8～9	90	10
9～9.5	90→5	10→95

吸取供试品溶液 5μl，注入高效液相色谱-质谱联用仪，测定。以质荷比（m/z）539.8（双电荷）→612.4 和 m/z 539.8（双电荷）→923.8 离子对提取的供试品离子流色谱中，应同时呈现与阿胶对照药材色谱保留时间一致的色谱峰。

（6）取本品 5 片，包衣片除去包衣，研细，加 10% 盐酸溶

液 25ml,加热回流 1 小时,滤过,放冷,用乙酸乙酯振摇提取 2次,每次 30ml,合并乙酸乙酯液,回收溶剂至干,残渣加甲醇 1ml 使溶解,作为供试品溶液。另取山药对照药材 1g,加 10%盐酸溶液 25ml,同法制成对照药材溶液。照薄层色谱法 (通则 0502)试验,吸取上述两种溶液各 5～10μl,分别点于同一硅胶 G 薄层板上,以三氯甲烷-丙酮(18：3)为展开剂,展开,取出,晾干,喷以 10%硫酸乙醇溶液,在 105℃加热至斑点显色清晰,立即置紫外光灯(365nm)下检视。供试品色谱中,在与对照药材色谱相应的位置上,显相同颜色的荧光主斑点。

【检查】 应符合片剂项下有关的各项规定(通则 0101)。

【浸出物】 取本品 20 片,包衣片除去包衣,精密称定,研细,取 2g,精密称定,精密加入 60%乙醇 50ml,依法(通则 2201 醇溶性浸出物测定法——热浸法)测定,不得少于 30%。

【含量测定】 黄柏 照高效液相色谱法(通则 0512)测定。

色谱条件与系统适用性试验 以十八烷基硅烷键合硅胶为填充剂;以乙腈-0.025mol/L 磷酸二氢钾溶液-0.025mol/L 十二烷基硫酸钠溶液(46：27：27)为流动相;检测波长为 265nm。理论板数按盐酸小檗碱峰计算应不低于 3000。

对照品溶液的制备 取盐酸小檗碱对照品适量,精密称定,加流动相制成每 1ml 含 50μg 的溶液,即得。

供试品溶液的制备 取本品 10 片,包衣片除去包衣,精密称定,研细,取约 0.55g,精密称定,置 100ml 量瓶中,加流动相 80ml,超声处理(功率 400W,频率 40kHz)45 分钟,放冷,加流动相至刻度,摇匀,滤过,取续滤液,即得。

测定法 分别精密吸取对照品溶液与供试品溶液各 10μl,注入液相色谱仪,测定,即得。

本品每片含黄柏以盐酸小檗碱($C_{20}H_{17}NO_4 \cdot HCl$)计,不得少于 4.6mg。

五味子 照高效液相色谱法(通则 0512)测定。

色谱条件与系统适用性试验 以十八烷基硅烷键合硅胶为填充剂;以甲醇-水(62：38)为流动相;检测波长为 250nm。理论板数按五味子醇甲峰计算应不低于 6000。

对照品溶液的制备 取五味子醇甲对照品适量,精密称定,加甲醇制成每 1ml 含 50μg 的溶液,即得。

供试品溶液的制备 取本品 20 片,包衣片除去包衣,精密称定,研细,取约 2g,精密称定,置具塞锥形瓶中,精密加入甲醇 25ml,密塞,称定重量,超声处理(功率 400W,频率 40kHz)30 分钟,放冷,再称定重量,用甲醇补足减失的重量,摇匀,滤过,取续滤液,即得。

测定法 分别精密吸取对照品溶液与供试品溶液各 10μl,注入液相色谱仪,测定,即得。

本品每片含五味子以五味子醇甲($C_{24}H_{32}O_7$)计,不得少于 0.18mg。

【功能与主治】 清热燥湿,收敛止带。用于慢性子宫颈炎,子宫内膜炎,阴道炎所致湿热型带下病。

【用法与用量】 口服。一次 4～6 片,一日 2～3 次。

【规格】 (1)素片 每片重 0.25g、0.3g、0.35g、0.36g

(2)糖衣片 每基片重 0.33g

(3)薄膜衣片 每片重 0.35g、0.36g、0.37g、0.4g

(4)每片相当于饮片 1.9g

【贮藏】 密闭,防潮。

妇科止带胶囊

Fuke Zhidai Jiaonang

【处方】 椿皮 363g   五味子 64g

黄柏 363g   龟甲 242g

茯苓 363g   阿胶 120g

山药 363g

【制法】 以上七味,椿皮加水煎煮二次,每次 2 小时,合并煎液,滤过,滤液浓缩至相对密度为 1.10～1.20(60℃)浸膏,加乙醇使含醇量为 50%,静置,滤过,滤液备用。黄柏用 85%乙醇加热回流提取三次,每次 1.5 小时,合并提取液,滤过,滤液备用。茯苓用 60%乙醇、五味子、山药用 45%乙醇作溶剂,缓缓渗漉,收集渗漉液。上述各液分别回收乙醇并浓缩成稠膏。龟甲加水煎煮二次,每次 6 小时,合并煎液,滤过,滤液浓缩成稠膏;滤渣晾干,粉碎成粗粉,用 10%醋酸溶液浸渍,滤过,滤液蒸干。阿胶用蛤粉炒后粉碎成细粉,过筛,与上述各稠膏及醋酸浸出物混匀,加辅料适量,制成颗粒,干燥,装入胶囊,制成 500 粒〔规格(1)〕或 1000 粒〔规格(2)〕,即得。

【性状】 本品为硬胶囊,内容物为棕黄色至棕褐色的颗粒和粉末;气微,味苦、微酸腥。

【鉴别】 (1)取本品内容物 1g,研细,加甲醇 20ml,超声处理 10 分钟,滤过,滤液回收溶剂至干,残渣加甲醇 1ml 使溶解,作为供试品溶液。另取椿皮对照药材 1g,同法制成对照药材溶液。照薄层色谱法(通则 0502)试验,吸取上述两种溶液各 5～10μl,分别点于同一硅胶 G 薄层板上,以甲苯-乙酸乙酯-乙醇(6：5：1)为展开剂,展开,取出,晾干,置紫外光灯(365nm)下检视。供试品色谱中,在与对照药材色谱相应的位置上,显相同颜色的荧光斑点。

(2)取本品内容物 6g,研细,加乙醚 50ml,超声处理 15 分钟,滤过,滤液挥干,残渣加甲醇 1ml 使溶解,作为供试品溶液。另取五味子对照药材 1g,同法制成对照药材溶液。再五味子甲素对照品与五味子醇甲对照品,分别加甲醇制成每 1ml 含 1mg 的溶液,作为对照品溶液。照薄层色谱法(通则 0502)试验,吸取上述四种溶液各 5～10μl,分别点于同一硅胶 GF$_{254}$ 薄层板上,以环己烷-乙酸乙酯-甲酸(20：5：0.5)为展开剂,展开,取出,晾干,置紫外光灯(254nm)下检视。供试品色谱中,在与对照药材色谱和对照品色谱相应的位置上,显相同颜色的斑点。

（3）取本品内容物 0.5g，研细，加甲醇 10ml，超声处理 30分钟，滤过，滤液作为供试品溶液。另取黄柏对照药材 0.1g，同法制成对照药材溶液。再取盐酸小檗碱对照品，加甲醇制成每 1ml 含 0.5mg 的溶液，作为对照品溶液。照薄层色谱法（通则 0502）试验，吸取上述三种溶液各 1～2μl，分别点于同一硅胶 G 薄层板上，以正丁醇-冰醋酸-水（7：1：2）为展开剂，展开，取出，晾干，置紫外光灯（365nm）下检视。供试品色谱中，在与对照药材色谱和对照品色谱相应的位置上，显相同颜色的荧光斑点。

（4）取茯苓对照药材 1g，同〔鉴别〕（2）项下的供试品溶液制备方法制成对照药材溶液。照薄层色谱法（通则 0502）试验，吸取〔鉴别〕（2）项下的供试品溶液和上述对照药材溶液各 5～10μl，分别点于同一硅胶 G 薄层板上，以石油醚（60～90℃）-乙醚（1：1）为展开剂，展开，取出，晾干，喷以 2%香草醛硫酸溶液-乙醇（4：1）混合溶液，在 105℃加热至斑点显色清晰，置日光下检视。供试品色谱中，在与茯苓对照药材色谱相应的位置上，显相同颜色的斑点。

（5）取本品内容物适量，研细，取约 0.3g（约相当于含阿胶 0.1g），加 1%碳酸氢铵溶液 50ml，超声处理 30分钟，用微孔滤膜滤过，取续滤液 100μl，置微量进样瓶中，加胰蛋白酶溶液 10μl（取序列分析用胰蛋白酶，加 1%碳酸氢铵溶液制成每 1ml 含 1mg 的溶液，临用时配制），摇匀，37℃恒温酶解 12小时，作为供试品溶液。另取阿胶对照药材 0.1g，自"加 1%碳酸氢铵溶液 50ml"起，同法制成对照药材溶液。照高效液相色谱-质谱法（通则 0512 和通则 0431）试验，以十八烷基硅烷键合硅胶为填充剂（色谱柱内径为 2.1mm）；以乙腈为流动相 A，以 0.1%甲酸溶液为流动相 B，按下表中的规定进行梯度洗脱；流速为每分钟 0.3ml。采用质谱检测器，电喷雾正离子模式（ESI+），进行多反应监测（MRM），选择质荷比（m/z）539.8（双电荷）→612.4 和 m/z539.8（双电荷）→923.8 作为检测离子对。取阿胶对照药材溶液，进样 5μl，按上述检测离子对测定的 MRM 色谱峰的信噪比应大于 3：1。

时间（分钟）	流动相 A（%）	流动相 B（%）
0～6	5→7	95→93
6～8	7→90	93→10
8～9	90	10

吸取供试品溶液 5μl，注入高效液相色谱-质谱联用仪，测定。以质荷比（m/z）539.8（双电荷）→612.4 和 m/z539.8（双电荷）→923.8 离子对提取的供试品离子流色谱中，应同时呈现与阿胶对照药材色谱保留时间一致的色谱峰。

【检查】 应符合胶囊剂项下有关的各项规定（通则 0103）。

【含量测定】 黄柏　照高效液相色谱法（通则 0512）测定。

色谱条件与系统适用性试验　以十八烷基硅烷键合硅胶为填充剂；以乙腈-0.025mol/L 磷酸二氢钾溶液-0.025mol/L 十二烷基硫酸钠溶液（46：27：27）为流动相；检测波长为

265nm。理论板数按盐酸小檗碱峰计算应不低于 3000。

对照品溶液的制备　取盐酸小檗碱对照品适量，精密称定，加流动相制成每 1ml 含 50μg 的溶液，即得。

供试品溶液的制备　取本品 20 粒内容物，精密称定，研细，取约 0.3g，精密称定，置具塞锥形瓶中，精密加入甲醇-盐酸（100：1）混合溶液 50ml，称定重量，加热回流 30分钟，放冷，再称定重量，加甲醇-盐酸（100：1）混合溶液补足减失的重量，摇匀，滤过，取续滤液，即得。

测定法　分别精密吸取对照品溶液与供试品溶液各 10μl，注入液相色谱仪，测定，即得。

本品每粒含黄柏以盐酸小檗碱（C20H17NO4·HCl）计，〔规格（1）〕不得少于 9.2mg；〔规格（2）〕不得少于 4.6mg。

五味子　照高效液相色谱法（通则 0512）测定。

色谱条件与系统适用性试验　以十八烷基硅烷键合硅胶为填充剂；以甲醇-水（62：38）为流动相；检测波长为 250nm。理论板数按五味子醇甲峰计算应不低于 6000。

对照品溶液的制备　取五味子醇甲对照品适量，精密称定，加甲醇制成每 1ml 含 25μg 的溶液，即得。

供试品溶液的制备　取本品 20 粒内容物，精密称定，研细，取约 2g，精密称定，置具塞锥形瓶中，精密加入甲醇 25ml，密塞，称定重量，超声处理（功率 400W，频率 40kHz）30分钟，放冷，再称定重量，用甲醇补足减失的重量，摇匀，滤过，取续滤液，即得。

测定法　分别精密吸取对照品溶液与供试品溶液各 10μl，注入液相色谱仪，测定，即得。

本品每粒含五味子以五味子醇甲（C24H32O7）计，〔规格（1）〕不得少于 0.36mg；〔规格（2）〕不得少于 0.18mg。

【功能与主治】 清热燥湿，收敛止带。用于慢性子宫颈炎，子宫内膜炎，阴道炎所致的湿热型带下病。

【用法与用量】 口服。〔规格（1）〕一次 2～3 粒或〔规格（2）〕一次 4～6 粒，一日 2～3 次。

【规格】（1）每粒装 0.46g（相当于饮片 3.8g）（2）每粒装 0.3g（相当于饮片 1.9g）

【贮藏】 密闭，防潮。

妇科分清丸

Fuke Fenqing Wan

【处方】

当归 200g	白芍 100g
川芎 150g	地黄 200g
栀子 100g	黄连 50g
石韦 50g	海金沙 25g
甘草 100g	木通 100g
滑石 150g	

【制法】 以上十一味，石韦加水煎煮二次，合并煎液，滤

过；其余当归等十味粉碎成细粉，过筛，混匀。取上述粉末，用石韦煎液泛丸，干燥，即得。

【性状】 本品为黄色的水丸；味苦。

【鉴别】 (1) 取本品，置显微镜下观察：薄壁细胞纺锤形，壁略厚，有极微细的斜向交错纹理(当归)。薄壁组织灰棕色至黑棕色，细胞多皱缩，内含棕色核状物(地黄)。草酸钙簇晶直径 $18\sim32\mu m$，存在于薄壁细胞中，常排列成行，或一个细胞含数个簇晶(白芍)。纤维束周围薄壁细胞含草酸钙方晶，形成晶纤维(甘草)。纤维束鲜黄色，壁稍厚，纹孔明显(黄连)。种皮石细胞黄色或淡棕色，多破碎，完整者长多角形、长方形或不规则形，壁厚，有大的圆形纹孔，胞腔棕红色(栀子)。孢子为四面体、三角状圆锥形，直径 $60\sim80\mu m$，外壁有颗粒状雕纹(海金沙)。

(2) 取本品 9g，研细，加 75% 乙醇 20ml，加热回流 30 分钟，放冷，滤过，滤液作为供试品溶液。另取栀子苷对照品，加甲醇制成每 1ml 含 1mg 的溶液，作为对照品溶液。照薄层色谱法(通则 0502)试验，吸取上述两种溶液各 $2\mu l$，分别点于同一硅胶 G 薄层板上，以乙酸乙酯-丙酮-甲酸-水(5：5：1：1)为展开剂，展开，取出，晾干，喷以 10% 硫酸乙醇溶液，加热至斑点显色清晰。供试品色谱中，在与对照品色谱相应的位置上，显相同颜色的斑点。

(3) 取黄连对照药材 0.5g，加甲醇 20ml，加热回流 15 分钟，放冷，滤过，滤液作为对照药材溶液。另取盐酸小檗碱对照品，加甲醇制成每 1ml 含 1mg 的溶液，作为对照品溶液。照薄层色谱法(通则 0502)试验，吸取〔鉴别〕(2)项下的供试品溶液及上述对照药材溶液、对照品溶液各 $1\mu l$，分别点于同一硅胶 G 薄层板上，以甲苯-乙酸乙酯-甲醇-异丙醇-浓氨试液(12：6：3：3：1)为展开剂，置氨蒸气预饱和的展开缸内，展开，取出，晾干，置紫外光灯(365nm)下检视。供试品色谱中，在与对照药材色谱和对照品色谱相应的位置上，显相同颜色的荧光斑点。

【检查】 应符合丸剂项下有关的各项规定(通则 0108)。

【功能与主治】 清热利湿，活血止痛。用于湿热瘀阻下焦所致妇女热淋证，症见尿频、尿急、尿少涩痛、尿赤浑浊。

【用法与用量】 口服。一次 9g，一日 2 次。

【注意】 孕妇慎用。

【贮藏】 密封。

妇科养坤丸
Fuke Yangkun Wan

【处方】

熟地黄 119g	甘草 80g
地黄 119g	川芎(酒)60g
当归(酒蒸)119g	延胡索(酒醋制)60g
酒黄芩 119g	郁金 60g
木香 119g	盐杜仲 80g
香附(酒醋制)80g	酒白芍 80g
蔓荆子(酒蒸)119g	砂仁 60g

【制法】 以上十四味，粉碎成细粉，过筛，混匀。每 100g 粉末加炼蜜 $30\sim40g$ 与适量的水，泛丸，干燥，制成水蜜丸；或加炼蜜 $105\sim145g$，制成大蜜丸，即得。

【性状】 本品为棕褐色的水蜜丸或大蜜丸；气香，味苦、微辛。

【鉴别】 (1) 取本品，置显微镜下观察：薄壁组织灰棕色至黑棕色，细胞多皱缩，内含棕色核状物(熟地黄)。韧皮纤维淡黄色，梭形，壁厚，孔沟细(黄芩)。木栓细胞黄棕色，壁薄，微波状弯曲，多层重叠(川芎)。分泌细胞类圆形，含淡黄棕色至红棕色分泌物，其周围细胞作放射状排列(香附)。内种皮细胞黄棕色或棕红色，表面观类多角形，壁厚，胞腔内含硅质块(砂仁)。橡胶丝呈条状或扭曲成团，表面带颗粒性(杜仲)。纤维束周围薄壁细胞含草酸钙方晶，形成晶纤维(甘草)。宿萼表皮非腺毛 $2\sim3$ 细胞，顶端细胞的基部稍粗，壁有疣状突起(蔓荆子)。

(2) 取本品水蜜丸 15g，研碎，加乙醚 30ml；或取本品大蜜丸 2 丸，剪碎，加适量硅藻土，研匀，加乙醚 60ml，超声处理 20 分钟，滤过，弃去醚液，药渣挥干乙醚，用浓氨试液适量湿润药渣，再加乙醚 60ml，超声处理 20 分钟，滤过，滤液蒸干，残渣加甲醇 0.5ml 使溶解，作为供试品溶液。另取延胡索对照药材 0.5g，加甲醇 20ml，超声处理 30 分钟，滤过，滤液蒸干，残渣加水 10ml 溶解，加浓氨试液调至碱性，用乙醚提取 3 次，每次 10ml，合并乙醚提取液，蒸干，残渣加甲醇 0.5ml 使溶解，作为对照药材溶液。再取延胡索乙素对照品，加甲醇制成每 1ml 含 0.5mg 的溶液，作为对照品溶液。照薄层色谱法(通则 0502)试验，吸取供试品溶液 $10\mu l$、对照药材溶液 $5\mu l$、对照品溶液 $2\mu l$，分别点于同一以 1% 氢氧化钠溶液制备的硅胶 G 薄层板上使成条带状，以甲苯-丙酮(9：2)为展开剂，展开，取出，晾干，置碘缸中熏 5 分钟，取出，挥尽板上吸附的碘后，置紫外光灯(365nm)下检视。供试品色谱中，在与对照药材色谱和对照品色谱相应的位置上，显相同颜色的条斑。

(3) 取本品水蜜丸 30g，研碎，加乙醚 50ml；或大蜜丸 3 丸，剪碎，加硅藻土适量，研匀，加乙醚 80ml，超声处理 20 分钟，滤过，弃去乙醚液，药渣挥干乙醚，加乙醇 80ml，温浸 30 分钟，时时振摇，滤过，滤液蒸干，残渣加水 30ml 使溶解，加水饱和的正丁醇 30ml，超声处理 20 分钟，分取正丁醇液，浓缩至约 1ml，加适量中性氧化铝拌匀，蒸干，加在中性氧化铝柱(100~200 目，1g，内径为 1cm)上，以乙酸乙酯-甲醇(1：1)30ml 洗脱，收集洗脱液，蒸干，残渣加乙醇 1ml 使溶解，作为供试品溶液。另取白芍对照药材 1g，加乙醇 5ml，超声处理 5 分钟，滤过，滤液蒸干，残渣加乙醇 1ml 使溶解，作为对照药材溶液。再取芍药苷对照品，加乙醇制成每 1ml 含 1mg 的溶液，作为对照品溶液。照薄层色谱法(通则 0502)试验，吸取供试品溶液 $5\sim7\mu l$，对照药材溶液 $5\mu l$、对照品溶液 $3\mu l$，分别点于同一硅胶 G 薄层板上使成条状，以二氯甲烷-乙酸乙酯-

甲醇-甲酸(20∶3∶5∶0.1)为展开剂,展开,取出,晾干,喷以5%香草醛硫酸溶液,在105℃加热至斑点显色清晰。供试品色谱中,在与对照药材色谱和对照品色谱相应的位置上,显相同颜色的条斑。

(4)取本品水蜜丸20g,研碎,加乙酸乙酯60ml;或大蜜丸2丸,剪碎,加硅藻土适量,研匀,加乙酸乙酯60ml,超声处理30分钟,滤过,滤液蒸干,残渣加二氯甲烷1ml使溶解,作为供试品溶液。另取地黄对照药材2g,加乙酸乙酯30ml,超声处理30分钟,滤过,滤液蒸干,残渣加二氯甲烷1ml使溶解,作为对照药材溶液。照薄层色谱法(通则0502)试验,吸取供试品溶液5μl,对照药材溶液3~4μl,分别点于同一硅胶G薄层板上使成条状,以环己烷-二氯甲烷-无水乙醇-乙酸乙酯-水(2∶11∶1∶5∶2)的下层溶液为展开剂,展开,取出,晾干。供试品色谱中,在与对照药材色谱相应的位置上,显相同颜色的条斑。

【检查】　应符合丸剂项下有关的各项规定(通则0108)。

【含量测定】　照高效液相色谱法(通则0512)测定。

色谱条件与系统适用性试验　以十八烷基硅烷键合硅胶为填充剂;以甲醇-0.4%磷酸溶液(45∶55)为流动相;检测波长为280nm。理论板数按黄芩苷峰计算应不低于2500。

对照品溶液的制备　取黄芩苷对照品适量,精密称定,加70%乙醇制成每1ml含30μg的溶液,即得。

供试品溶液的制备　取本品水蜜丸适量,研细(过三号筛),取约0.35g,精密称定;或取重量差异项下的大蜜丸,剪碎,取约0.52g,精密称定,置100ml量瓶中,加70%乙醇适量,超声处理(功率300W,频率40kHz)20分钟,放冷,加70%乙醇稀释至刻度,摇匀,滤过,取续滤液,即得。

测定法　分别精密吸取对照品溶液与供试品溶液各10μl,注入液相色谱仪,测定,即得。

本品含黄芩以黄芩苷($C_{21}H_{18}O_{11}$)计,水蜜丸每1g不得少于4.4mg;大蜜丸每丸不得少于30.0mg。

【功能与主治】　疏肝理气,养血活血。用于血虚肝郁所致的月经不调,闭经,痛经,经期头痛。

【用法与用量】　口服。水蜜丸一次7.5g,大蜜丸一次1丸,一日2次。

【规格】　(1)水蜜丸　每100丸重10g　(2)大蜜丸　每丸重11.3g

【贮藏】　密闭,防潮。

注:[1]延胡索(酒醋制)　取净延胡索,加酒、醋各25%趁热搅匀,闷润,待辅料吸尽后,蒸4~5小时至透心,取出,干燥。

[2]香附(酒醋制)　取净香附,加酒30%、醋20%趁热搅匀,润透,待辅料吸尽后,蒸约4小时至透心,取出,干燥。

妇科养荣丸

Fuke Yangrong Wan

【处方】　当归200g　　　　　白术200g

熟地黄200g	川芎150g
酒白芍150g	醋香附150g
益母草150g	黄芪100g
杜仲100g	艾叶(炒)100g
麦冬50g	阿胶50g
甘草50g	陈皮50g
茯苓50g	砂仁10g

【制法】　以上十六味,取当归、陈皮、麦冬、茯苓、砂仁粉碎成细粉,备用;白术、熟地黄、川芎、酒白芍、益母草、黄芪、醋香附、杜仲、艾叶(炒)、甘草粉碎成粗粉或切片,加水煎煮二次,第一次2小时,第二次1.5小时,合并煎液,滤过,滤液浓缩成相对密度为1.30~1.35(20℃)的稠膏;阿胶加少量水烊化,加至上述稠膏内混匀,与上述备用细粉混匀,制丸,干燥,打光,即得。

【性状】　本品为棕色至棕黑色的浓缩丸;味苦、辛。

【鉴别】　(1)取本品,置显微镜下观察:韧皮薄壁细胞纺锤形,壁稍厚,表面有极细微的斜向交错纹理(当归)。无色不规则颗粒状团块,遇水合氯醛试液溶化;菌丝无色或淡棕色,直径4~6μm(茯苓)。草酸钙方晶甚多,存在于中果皮薄壁细胞中,呈菱形或类方形;中果皮薄壁细胞,有的细胞中含类圆形结晶(陈皮)。内种皮细胞黄棕色或红棕色,呈类多角形,直径约至24μm,壁厚约2μm,胞腔内含硅质块(砂仁)。草酸钙针晶束存在于黏液细胞中,有的针晶直径达10μm(麦冬)。

(2)取本品10g,研细,加乙醚20ml,超声处理15分钟,滤过,滤液挥干,残渣加乙酸乙酯1ml使溶解,作为供试品溶液。另取当归对照药材和川芎对照药材各2g,分别同法制成对照药材溶液。照薄层色谱法(通则0502)试验,吸取上述三种溶液各5μl,分别点于同一硅胶G薄层板上,以正己烷-乙酸乙酯(9∶1)为展开剂,展开,取出,晾干,置紫外光灯(365nm)下检视。供试品色谱中,在与对照药材色谱相应的位置上,显相同颜色的荧光斑点。

(3)取本品20g,研细,加乙醇200ml,超声处理20分钟,滤过,滤液蒸干,残渣加水100ml使溶解,用二氯甲烷振摇提取2次,每次50ml,弃去二氯甲烷液,水液用水饱和的正丁醇振摇提取3次,每次50ml,合并正丁醇液,取1/3正丁醇液(另2/3备用)回收溶剂至干,残渣加80%甲醇1ml使溶解,加置中性氧化铝柱(100~200目,5g,内径为1cm)上,用80%甲醇50ml洗脱,洗脱液回收溶剂至干,残渣加甲醇1ml使溶解,作为供试品溶液。另取芍药苷对照品,加甲醇制成每1ml含1mg的溶液,作为对照品溶液。照薄层色谱法(通则0502)试验,吸取上述两种溶液各5μl,分别点于同一硅胶G薄层板上,以三氯甲烷-甲醇-乙酸乙酯-甲酸(40∶10∶5∶0.2)为展开剂,展开,取出,晾干,喷以5%香草醛硫酸溶液,在105℃加热至斑点显色清晰,置日光下检视。供试品色谱中,在与对照品色谱相应的位置上,显相同颜色的斑点。

(4)取〔鉴别〕(3)项下备用的正丁醇液,用氨试液100ml分次洗涤,分取正丁醇液,回收溶剂至干,残渣加水5ml使溶解,通过 D101 型大孔吸附树脂柱(内径为 1cm,柱高为 11cm),依次用水 50ml、40％乙醇 30ml 分别洗脱,弃去洗脱液,再用 70％乙醇 50ml 洗脱,收集洗脱液,蒸干,残渣加甲醇 0.5ml 使溶解,作为供试品溶液。另取黄芪甲苷对照品,加甲醇制成每 1ml 含 1mg 的溶液,作为对照品溶液。照薄层色谱法(通则 0502)试验,吸取上述两种溶液各 10μl,分别点于同一硅胶 G 薄层板上,以三氯甲烷-甲醇-水(13：7：2)的下层溶液为展开剂,展开,取出,晾干,喷以 10％硫酸乙醇溶液,在 105℃加热至斑点显色清晰,置日光下检视。供试品色谱中,在与对照品色谱相应的位置上,显相同颜色的斑点。

(5)取本品 5g,研细,加乙醚 40ml,加热回流 1 小时,滤过,弃去乙醚液,药渣挥干溶剂,加甲醇 30ml,超声处理 30 分钟,滤过,滤液回收溶剂至干,残渣加水 40ml 使溶解,用水饱和的正丁醇振摇提取 3 次,每次 20ml,合并正丁醇液,用水洗涤 3 次,每次 20ml,弃去水洗液,正丁醇液回收溶剂至干,残渣加甲醇 2ml 使溶解,作为供试品溶液。另取甘草对照药材 1g,同法制成对照药材溶液。照薄层色谱法(通则 0502)试验,吸取上述两种溶液各 5μl,分别点于同一用 1％氢氧化钠溶液制备的硅胶 G 薄层板上,以乙酸乙酯-甲酸-冰醋酸-水(15：1：1：2)为展开剂,展开,取出,晾干,喷以 10％硫酸乙醇溶液,在 105℃加热至斑点显色清晰,置紫外光灯(365nm)下检视。供试品色谱中,在与对照药材色谱相应的位置上,显相同颜色的荧光斑点。

(6)取本品 3g,研细,加甲醇 20ml,超声处理 30 分钟,滤过,取滤液作为供试品溶液。另取橙皮苷对照品,加甲醇制成饱和溶液,作为对照品溶液。照薄层色谱法(通则 0502)试验,吸取上述两种溶液各 3μl,分别点于同一用 0.5％氢氧化钠溶液制备的硅胶 G 薄层板上,以乙酸乙酯-甲醇-水(100：17：13)为展开剂,展开,取出,晾干,喷以 3％三氯化铝甲醇溶液,热风吹干。置紫外光灯(365nm)下检视。供试品色谱中,在与对照品色谱相应的位置上,显相同颜色的荧光斑点。

【检查】 应符合丸剂项下有关的各项规定(通则 0108)。

【含量测定】 照高效液相色谱法(通则 0512)测定。

色谱条件与系统适用性试验 以十八烷基硅烷键合硅胶为填充剂;以乙腈-0.1％磷酸溶液(14：86)为流动相;检测波长为 230nm。理论板数按芍药苷峰计算应不低于 2000。

对照品溶液的制备 取芍药苷对照品适量,精密称定,加稀乙醇制成每 1ml 含 50μg 的溶液,即得。

供试品溶液的制备 取本品,研细,取约 0.5g,精密称定,置具塞锥形瓶中,精密加入稀乙醇 25ml,称定重量,超声处理(功率 300W,频率 30kHz)40 分钟,放冷,再称定重量,用稀乙醇补足减失的重量,摇匀,滤过,取续滤液,即得。

测定法 分别精密吸取对照品溶液与供试品溶液各 10μl,注入液相色谱仪,测定,即得。

本品每 1g 含白芍以芍药苷($C_{23}H_{28}O_{11}$)计,不得少于 0.80mg。

【功能与主治】 补养气血,疏肝解郁,祛瘀调经。用于气血不足,肝郁不舒,月经不调,头晕目眩,血漏血崩,贫血身弱及不孕症。

【用法与用量】 口服。一次 8 丸,一日 3 次。

【规格】 每 8 丸相当于饮片 3g

【贮藏】 密封,防潮。

妇科调经片
Fuke Tiaojing Pian

【处方】 当归 144g   川芎 16g
        醋香附 400g   麸炒白术 23g
        白芍 12g   赤芍 12g
        醋延胡索 32g   熟地黄 48g
        大枣 80g   甘草 11g

【制法】 以上十味,麸炒白术、醋延胡索、当归、川芎粉碎成细粉,过筛;其余醋香附等六味加水煎煮二次,第一次 3 小时,第二次 2 小时,滤过,合并滤液,浓缩至稠膏状,加入麸炒白术等细粉及辅料适量,混匀,制成颗粒,60℃以下干燥,压制成 1000 片,包糖衣或薄膜衣,即得。

【性状】 本品为糖衣片或薄膜衣片,除去包衣后显棕色或黑棕色;味苦、辛。

【鉴别】 (1)取本品 10 片,除去包衣,研细,加浓氨试液 1ml,加环己烷 20ml,摇匀,超声处理 30 分钟,滤过,滤液挥干,残渣加三氯甲烷 1ml 使溶解,作为供试品溶液。另取延胡索对照药材 0.1g,加浓氨试液 0.1ml,加环己烷 20ml,摇匀,超声处理 30 分钟,滤过,滤液挥干,残渣加三氯甲烷 1ml 使溶解,作为对照药材溶液。照薄层色谱法(通则 0502)试验,吸取上述两种溶液各 10μl,分别点于同一硅胶 G 薄层板上,以环己烷-三氯甲烷-甲醇-二乙胺(10：6：1：0.05)为展开剂,展开,取出,晾干,置碘蒸气中熏至斑点清晰,挥去多余的碘,置紫外光灯(365nm)下检视。供试品色谱中,在与对照药材色谱相应的位置上,显相同颜色的荧光主斑点。

(2)取本品 5 片,除去包衣,研细,加环己烷 20ml,超声处理 15 分钟,滤过,滤液挥干,残渣加甲醇 1ml 使溶解,作为供试品溶液。另取当归对照药材 0.9g,川芎对照药材 0.1g,分别加环己烷 20ml,同法制成对照药材溶液。照薄层色谱法(通则 0502)试验,吸取上述三种溶液各 10μl,分别点于同一硅胶 G 薄层板上,以环己烷-乙酸乙酯(9：1)为展开剂,展开,取出,晾干,置紫外光灯(365nm)下检视。供试品色谱中,在与对照药材色谱相应的位置上,显相同颜色的荧光斑点。

(3)取〔含量测定〕白芍、赤芍项下的供试品溶液 5ml,蒸干,残渣加甲醇 1ml 使溶解,取上清液作为供试品溶液。另取芍药苷对照品,加甲醇制成每 1ml 含 0.5mg 的溶液,作为对照品溶液。照薄层色谱法(通则 0502)试验,吸取供试品溶液 10～20μl,对照品溶液 5μl,分别点于同一硅胶 G 薄层板上,以三氯甲烷-甲醇-水(14∶3∶0.2)为展开剂,展开,取出,晾干,喷以 5%香草醛硫酸溶液,加热至斑点显色清晰。供试品色谱中,在与对照品色谱相应的位置上,显相同颜色的斑点。

(4)取本品 10 片,除去包衣,研碎,加水 50ml,超声处理 20 分钟,离心(转速为每分钟 4000 转)10 分钟,取上清液,用乙醚振摇提取 2 次,每次 30ml,合并乙醚液,挥干,残渣加丙酮 1ml 使溶解,作为供试品溶液。另取白术对照药材 0.5g,加水 50ml,煎煮 30 分钟,放冷,离心(转速为每分钟 4000 转)10 分钟,取上清液自"用乙醚振摇提取 2 次"起,同法制成对照药材溶液。照薄层色谱法(通则 0502)试验,吸取上述两种溶液各 10μl,分别点于同一硅胶 G 薄层板上,以环己烷-乙酸乙酯-甲酸(5∶5∶0.2)为展开剂,展开,取出,晾干,置紫外光灯(365nm)下检视。供试品色谱中,在与对照药材色谱相应的位置上,显相同颜色的荧光斑点。

【检查】 应符合片剂项下有关的各项规定(通则 0101)。

【含量测定】 当归、川芎 照高效液相色谱法(通则 0512)测定(避光操作)。

色谱条件与系统适用性试验 以十八烷基硅烷键合硅胶为填充剂;以乙腈-0.3%磷酸溶液(18.5∶81.5)为流动相;检测波长为 320nm。理论板数按阿魏酸峰计算应不低于 3000。

对照品溶液的制备 取阿魏酸对照品适量,精密称定,置棕色量瓶中,加 50%乙醇制成每 1ml 含 5μg 的溶液,即得。

供试品溶液的制备 取本品 20 片,除去包衣,精密称定,研细,取约 0.5g,精密称定,置具塞锥形瓶中,精密加入 50%乙醇 25ml,密塞,称定重量,超声处理(功率 320W,频率 40kHz)30 分钟,放冷,再称定重量,用 50%乙醇补足减失的重量,摇匀,滤过,取续滤液,即得。

测定法 分别精密吸取对照品溶液与供试品溶液各 10μl,注入液相色谱仪,测定,即得。

本品每片含当归、川芎以阿魏酸($C_{10}H_{10}O_4$)计,不得少于 45μg。

白芍、赤芍 照高效液相色谱法(通则 0512)测定。

色谱条件与系统适用性试验 以十八烷基硅烷键合硅胶为填充剂;以乙腈-0.1%磷酸溶液(14∶86)为流动相;检测波长为 230nm。理论板数按芍药苷峰计算应不低于 3000。

对照品溶液的制备 取芍药苷对照品适量,精密称定,加甲醇制成每 1ml 含 45μg 的溶液,即得。

供试品溶液的制备 取本品 20 片,除去包衣,精密称定,研细,取约 2g,精密称定,置具塞锥形瓶中,精密加入水 50ml,密塞,称定重量,超声处理(功率 320W,频率 40kHz)15 分钟,放冷,再称定重量,用水补足减失的重量,摇匀,离心,精密量取上清液 25ml,置分液漏斗中,用水饱和的正丁醇振摇提取 4 次,每次 15ml,合并正丁醇液,蒸干,残渣加稀乙醇适量使溶解,转移至 10ml 量瓶中,加稀乙醇至刻度,摇匀,即得。

测定法 分别精密吸取对照品溶液与供试品溶液各 10μl,注入液相色谱仪,测定,即得。

本品每片含白芍、赤芍以芍药苷($C_{23}H_{28}O_{11}$)计,不得少

于 100μg。

【功能与主治】 养血柔肝,理气调经。用于肝郁血虚所致的月经不调、经期前后不定、行经腹痛。

【用法与用量】 口服。一次 4 片,一日 4 次。

【规格】 薄膜衣片 每片重 0.32g

【贮藏】 密封。

妇科通经丸
Fuke Tongjing Wan

【处方】 巴豆(制)80g　　　　干漆(炭)160g
醋香附 200g　　　　　　红花 225g
大黄(醋炙)160g　　　　沉香 163g
木香 225g　　　　　　　醋莪术 163g
醋三棱 163g　　　　　　郁金 163g
黄芩 163g　　　　　　　艾叶(炭)75g
醋鳖甲 163g　　　　　　硇砂(醋制)100g
醋山甲 163g

【制法】 以上十五味,除巴豆(制)外,其余醋香附等十四味粉碎成细粉,过筛,与巴豆细粉混匀。每 100g 粉末加黄蜡 100g 泛丸。每 500g 蜡丸用朱砂粉 7.8g 包衣,打光,即得。

【性状】 本品为朱红色的蜡丸,除去包衣后显黄褐色;气微,味微咸。

【鉴别】 (1)取本品 4g,切碎,置烧杯中,加水 50ml 煮沸,保持微沸 10 分钟,置冰浴中放置 30 分钟,取出,除去蜡层,滤过,取四分之一滤液,加盐酸 1ml,置水浴上加热 30 分钟,立即冷却,用乙醚振摇提取 2 次,每次 15ml,合并乙醚液,蒸干,残渣加乙酸乙酯 1ml 使溶解,作为供试品溶液。另取大黄对照药材 0.1g,加甲醇 20ml,冷浸 1 小时,滤过,取滤液 5ml,蒸干,残渣加水 10ml 使溶解,再加盐酸 1ml,同法制成对照药材溶液。照薄层色谱法(通则 0502)试验,吸取供试品溶液 4μl 及对照药材溶液 2μl,分别点于同一以羧甲基纤维素钠为黏合剂的硅胶 H 薄层板上,以石油醚(30～60℃)-甲酸乙酯-甲酸(15∶5∶1)的上层溶液为展开剂,展开,取出,晾干,置紫外光灯(365nm)下检视。供试品色谱中,在与对照药材色谱相应的位置上,显相同的五个橙黄色荧光斑点;置氨蒸气中熏后,置日光下检视,显红色斑点。

(2)取〔鉴别〕(1)项下供试品溶液制备中剩余滤液,置水浴中蒸干,残渣加甲醇 2ml 使溶解,作为供试品溶液。另取黄芩苷对照品,加甲醇制成每 1ml 含 1mg 的溶液,作为对照品溶液。照薄层色谱法(通则 0502)试验,吸取上述两种溶液各 5μl,分别点于同一以含 4%醋酸钠的羧甲基纤维素钠溶液为黏合剂的硅胶 G 薄层板上,使成条带状,以乙酸乙酯-丁酮-甲醇-水(5∶3∶1∶1)为展开剂,展开,取出,晾干,喷以 1%三氯化铁乙醇溶液。供试品色谱中,在与对照品色谱相应的位置

上,显相同颜色的条斑。

【检查】 除溶散时限不检查外,其他应符合丸剂项下有关的各项规定(通则 0108)。

【功能与主治】 破瘀通经,软坚散结。用于气血瘀滞所致的闭经、痛经、癥瘕,症见经水日久不行、小腹疼痛、拒按、腹有癥块、胸闷、喜叹息。

【用法与用量】 每早空腹,小米汤或黄酒送服。一次 3g,一日 1 次。

【注意】 气血虚弱引起的经闭腹痛,便溏及孕妇忌服;服药期间,忌食生冷、辛辣食物及荞麦面等。

【规格】 每 10 丸重 1g

【贮藏】 密封。

妇 康 宁 片
Fukangning Pian

【处方】 白芍 196g　　　　香附 30g
　　　　当归 25g　　　　　三七 20g
　　　　醋艾炭 4g　　　　　麦冬 49g
　　　　党参 30g　　　　　益母草 147g

【制法】 以上八味,取白芍 79g 及香附、当归、三七、醋艾炭粉碎成细粉,过筛,混匀;其余白芍及麦冬、党参、益母草加水煎煮二次,第一次 2 小时,第二次 1 小时,合并煎液,滤过,滤液浓缩至适量,加入上述细粉和辅料适量,用 70% 乙醇制颗粒,干燥,加入硬脂酸镁适量,混匀,压制成 1000 片,包糖衣或薄膜衣,即得。

【性状】 本品为糖衣片或薄膜衣片,除去包衣后,显浅棕色至棕褐色;味微苦。

【鉴别】 (1)取本品 10 片,除去包衣,研细,加乙醚 15ml,超声处理 15 分钟,滤过,滤液挥干,残渣加乙酸乙酯 0.5ml 使溶解,作为供试品溶液。另取 α-香附酮对照品,加乙酸乙酯制成每 1ml 含 0.5mg 的溶液,作为对照品溶液。照薄层色谱法(通则 0502)试验,吸取供试品溶液 2～6μl、对照品溶液 2μl,分别点于同一硅胶 GF$_{254}$ 薄层板上,以甲苯-乙酸乙酯-冰醋酸(14：1：0.5)为展开剂,展开,取出,晾干,置紫外光灯(254nm)下检视。供试品色谱中,在与对照品色谱相应的位置上,显相同颜色的斑点。

(2)取本品 5 片,除去包衣,研细,加甲醇 5ml,超声处理 15 分钟,离心,取上清液作为供试品溶液。另取当归对照药材 0.1g,同法制成对照药材溶液。照薄层色谱法(通则 0502)试验,吸取上述两种溶液各 5μl,分别点于同一硅胶 G 薄层板上,以正己烷-乙酸乙酯(9：1)为展开剂,展开,取出,晾干,置紫外光灯(365nm)下检视。供试品色谱中,在与对照药材色谱相应的位置上,显相同颜色的荧光斑点。

(3)取本品 10 片,除去包衣,研细,加水使润湿,加水饱和

的正丁醇 20ml,充分振摇,超声处理 30 分钟,放置 2 小时,离心,取上清液,加正丁醇饱和的水 20ml,充分振摇,放置使分层,取正丁醇液,蒸干,残渣加甲醇 1ml 使溶解,作为供试品溶液。另取三七对照药材 0.25g,加甲醇 5ml,超声处理 30 分钟,静置,滤过,滤液作为对照药材溶液。照薄层色谱法(通则 0502)试验,吸取上述两种溶液各 5μl,分别点于同一硅胶 G 薄层板上,以三氯甲烷-乙酸乙酯-甲醇-水(15：40：22：10)10℃下放置的下层溶液为展开剂,展开,取出,晾干,喷以 10% 硫酸乙醇溶液,加热至斑点显色清晰。供试品色谱中,在与对照药材色谱相应的位置上,显相同颜色的斑点。

(4)取本品 10 片,除去包衣,研细,加乙醇 30ml,加热回流 30 分钟,滤过,滤液蒸干,残渣加水 15ml 使溶解,用稀盐酸调节 pH 值至 1～2,通过 732-Na 型强酸性阳离子交换树脂柱(内径为 1.4～1.7cm,柱高为 10cm),用水 20ml 洗脱,弃去水液,再用氨试液 30ml 洗脱,收集洗脱液,蒸干,残渣加乙醇 0.5ml 使溶解,作为供试品溶液。另取盐酸水苏碱对照品,加乙醇制成每 1ml 含 1mg 的溶液,作为对照品溶液。照薄层色谱法(通则 0502)试验,吸取供试品溶液 5～8μl、对照品溶液 5μl,分别点于同一硅胶 G 薄层板上,以丙酮-无水乙醇-盐酸(10：6：1)为展开剂,展开,取出,晾干,喷以 10% 硫酸乙醇溶液,再喷以稀碘化铋钾试液。供试品色谱中,在与对照品色谱相应的位置上,显相同颜色的斑点。

【检查】 应符合片剂项下有关的各项规定(通则 0101)。

【含量测定】 照高效液相色谱法(通则 0512)测定。

色谱条件与系统适用性试验 以十八烷基硅烷键合硅胶为填充剂;以乙腈-冰醋酸-水(16：0.5：84)为流动相;检测波长为 230nm。理论板数按芍药苷峰计算应不低于 2000。

对照品溶液的制备 取芍药苷对照品适量,精密称定,加稀乙醇制成每 1ml 含 70μg 的溶液,即得。

供试品溶液的制备 取本品 20 片,除去包衣,精密称定,研细,取 0.5g,精密称定,精密加入稀乙醇 50ml,密塞,称定重量,超声处理(功率 50W,频率 50kHz)40 分钟,放冷,再称定重量,用稀乙醇补足减失的重量,摇匀,滤过,取续滤液,即得。

测定法 分别精密吸取对照品溶液与供试品溶液各 5μl,注入液相色谱仪,测定,即得。

本品每片含白芍以芍药苷(C$_{23}$H$_{28}$O$_{11}$)计,不得少于 1.5mg。

【功能与主治】 养血理气,活血调经。用于血虚气滞所致的月经不调,症见月经周期后错、经水量少、有血块、经期腹痛。

【用法与用量】 口服。一次 8 片,一日 2～3 次;或经前 4～5 天服用。

【注意】 孕妇慎用。

【规格】 (1)薄膜衣片　每片重 0.26g
(2)糖衣片(片心重 0.25g)

【贮藏】 密封。

妇康宝口服液(妇康宝合剂)

Fukangbao Koufuye

【处方】 熟地黄 173g　　　　川芎 69g

　　　　　白芍 139g　　　　艾叶 69g

　　　　　当归 104g　　　　甘草 69g

　　　　　阿胶 104g

【制法】 以上七味,当归、艾叶、川芎提取挥发油,药渣与白芍、熟地黄、甘草加水煎煮二次,第一次 3 小时,第二次 2 小时,合并煎液,静置 18～24 小时,滤过,滤液浓缩至适量;另取红糖 404g 制成糖浆,阿胶加水加热溶化,分别加入上述滤液中,加热搅拌;或取蔗糖 400g 制成糖浆,阿胶加水加热溶化,分别加入上述滤液中,加苯甲酸钠 2g,加热搅拌;放冷,加入上述挥发油与水适量,制成 1000ml,混匀,灌装,灭菌,即得。

【性状】 本品为棕褐色的黏稠液体;气微香,味甜。

【鉴别】 (1)取本品 20ml,加水 20ml,摇匀,加乙酸乙酯-甲酸(19∶1)的混合溶液 50ml,超声处理 1 小时,放冷,分取乙酸乙酯液,水层备用;用 2%碳酸钠溶液振摇提取 3 次,每次 25ml,弃去乙酸乙酯液,碱液用盐酸调节 pH 值至 2～3,再用乙醚振摇提取 2 次,每次 40ml,合并乙醚液,60℃挥干,残渣加甲醇 1ml 使溶解,作为供试品溶液。另取阿魏酸对照品,加甲醇制成每 1ml 含 1mg 的溶液,作为对照品溶液。照薄层色谱法(通则 0502)试验,吸取上述两种溶液各 5μl,分别点于同一硅胶 GF₂₅₄ 薄层板上使成条带状,以环己烷-二氯甲烷-乙酸乙酯-冰醋酸(6∶4∶1∶1)为展开剂,展开,取出,晾干,置紫外光灯(365nm)下检视。供试品色谱中,在与对照品色谱相应位置上,显相同颜色的荧光条斑。

(2)取本品 5ml,加 80%甲醇 50ml,超声处理 30 分钟,滤过,滤液回收溶剂至近干,残渣加 80%甲醇 5ml 使溶解,滤过,滤液作为供试品溶液。取毛蕊花糖苷对照品,加甲醇制成每 1ml 含 10μg 的溶液,作为对照品溶液。照高效液相色谱法(通则 0512)试验,照〔含量测定〕川芎、当归项下的色谱方法;检测波长为 332nm。分别吸取对照品溶液与供试品溶液各 10μl,注入液相色谱仪,测定。供试品色谱中应呈现与对照品色谱峰保留时间相一致的色谱峰。

(3)取〔鉴别〕(1)项下备用的水层药液,用水饱和的正丁醇超声处理 2 次(每次 40ml),每次超声 10 分钟,合并正丁醇液,加氨试液 40ml 洗涤,弃去氨试液,再用正丁醇饱和的水 40ml 洗涤,正丁醇液回收溶剂至干,残渣加甲醇 2ml 使溶解,作为供试品溶液。另取芍药苷对照品,加甲醇制成每 1ml 含 1mg 的溶液,作为对照品溶液。照薄层色谱法(通则 0502)试验,吸取上述两种溶液各 5μl,分别点于同一硅胶 G 薄层板上,以三氯甲烷-甲醇-水(13∶6∶2)10℃以下放置过夜的下层溶液为展开剂,展开,取出,晾干,喷以 5%香草醛硫酸溶液,在 105℃加热至斑点显色清晰。供试品色谱中,在与对照

品色谱相应的位置上,显相同颜色的斑点。

(4)取本品 30ml,加乙醚振摇提取 2 次,每次 30ml,弃去乙醚液,分取水层,加水饱和的正丁醇振摇提取 2 次,每次 30ml,合并正丁醇液,加正丁醇饱和的水洗涤 2 次,每次 20ml,弃去水液,正丁醇液回收溶剂至干,残渣加甲醇 1ml 使溶解,作为供试品溶液。另取甘草对照药材 1g,加水 30ml,煎煮 10 分钟,滤过,取滤液,自"加乙醚振摇提取 2 次,每次 30ml"起,同法制成对照药材溶液。照薄层色谱法(通则 0502)试验,吸取供试品溶液 2～5μl、对照药材溶液 2μl,分别点于同一硅胶 G 薄层板上,以乙酸乙酯-甲酸-冰醋酸-水(15∶1∶1∶2)为展开剂,展开,取出,晾干,喷以 10%硫酸乙醇溶液,在 105℃加热至斑点显色清晰。供试品色谱中,在与对照药材色谱相应的位置上,显相同颜色的斑点。

(5)取本品 1ml,加 1%碳酸氢铵溶液 50ml,摇匀,用 0.22μm 微孔滤膜滤过,取续滤液 100μl,置微量进样瓶中,加胰蛋白酶溶液 10μl(取序列分析用胰蛋白酶,加 1%碳酸氢铵溶液制成每 1ml 含 1mg 的溶液,临用时配制),摇匀,37℃恒温酶解 12 小时,作为供试品溶液。另取阿胶对照药材 0.1g,加 1%碳酸氢铵溶液 50ml,超声处理 30 分钟,自"用 0.22μm 微孔滤膜滤过"起,同法制成对照药材溶液。照高效液相色谱-质谱法(通则 0512 和通则 0431)试验,以十八烷基硅烷键合硅胶为填充剂(色谱柱内径为 2.1mm,粒径 3μm);以乙腈为流动相 A,以 0.1%甲酸溶液为流动相 B,按下表中的规定进行梯度洗脱;流速为每分钟 0.3ml。采用质谱检测器,电喷雾正离子模式(ESI⁺),进行多反应监测(MRM),选择质荷比(m/z)539.8(双电荷)→612.4 和 m/z 539.8(双电荷)→923.8 作为检测离子对。取阿胶对照药材溶液,进样 5μl,按上述检测离子对测定的 MRM 色谱峰的信噪比均应大于 3∶1。

时间(分钟)	流动相 A(%)	流动相 B(%)
0～9.5	5→15	95→85
9.5～14	80	20

吸取供试品溶液 5μl,注入高效液相色谱-质谱联用仪,测定。以质荷比(m/z)539.8(双电荷)→612.4 和 m/z 539.8(双电荷)→923.8 离子对提取的供试品离子流色谱中,应同时呈现与阿胶对照药材色谱保留时间一致的色谱峰。

【检查】 **相对密度** 应不低于 1.15(通则 0601)。

pH 值 应为 3.5～5.5(通则 0631)。

其他 应符合合剂项下有关的各项规定(通则 0181)。

【含量测定】 **总氮量** 取本品约 2g,精密称定,照氮测定法(通则 0704 第一法)测定,即得。

本品含氮(N)量不得少于 0.8%。

川芎、当归 照高效液相色谱法(通则 0512)测定。

色谱条件与系统适用性试验 以十八烷基硅烷键合硅胶为填充剂;以乙腈为流动相 A,0.1%磷酸溶液为流动相 B,按下表中的规定进行梯度洗脱;检测波长为 322nm。理论板数

按阿魏酸峰计算应不低于 3000。

时间(分钟)	流动相 A(%)	流动相 B(%)
0～5	14	86
5～30	14→19	86→81
30～35	19→50	81→50

对照品溶液的制备 取阿魏酸对照品适量,精密称定,置棕色量瓶中,加甲醇制成每 1ml 含 15μg 的溶液,即得。

供试品溶液的制备 精密量取本品 5ml,置 25ml 棕色量瓶中,加甲醇稀释至刻度,摇匀,滤过,取续滤液,即得。

测定法 分别精密吸取对照品溶液与供试品溶液各 10μl,注入液相色谱仪,测定,即得。

本品每 1ml 含川芎、当归以阿魏酸($C_{10}H_{10}O_4$)计,不得少于 20μg。

白芍 照高效液相色谱法(通则 0512)测定。

色谱条件与系统适用性试验 以十八烷基硅烷键合硅胶为填充剂;以乙腈-0.1%磷酸溶液(12∶88)为流动相;检测波长为 230nm。理论板数按芍药苷峰计算应不低于 5000。

对照品溶液的制备 取芍药苷对照品适量,精密称定,加稀乙醇制成每 1ml 含 50μg 的溶液,即得。

供试品溶液的制备 精密量取本品 2ml,置 50ml 量瓶中,加水稀释至刻度,摇匀,滤过,取续滤液,即得。

测定法 分别精密吸取对照品溶液与供试品溶液各 10μl,注入液相色谱仪,测定,即得。

本品每 1ml 含白芍以芍药苷($C_{23}H_{28}O_{11}$)计,不得少于 1.11mg。

【功能与主治】 补血,调经,止血。用于面色萎黄,头晕乏力,月经后错,量多色淡,经期延长。

【用法与用量】 口服。一次 10ml,一日 2 次。

【规格】 每支装 10ml

【贮藏】 密封,置阴凉处。

红色正金软膏
Hongse Zhengjin Ruangao

【处方】 薄荷脑 150g　　薄荷素油 100g
肉桂油 30g　　樟脑 50g
樟油 50g　　桉油 60g
丁香罗勒油 30g

【制法】 以上七味,取桉油、樟油、肉桂油与适量浓氨溶液混匀,加热回流 8 小时,放冷,加入薄荷脑、樟脑、薄荷素油、丁香罗勒油,混合,过滤,备用;将适量地蜡、石蜡及黄凡士林加热熔融,过滤,在 80～90℃左右加入上述混合物,混匀,制成 1000g,即得。

【性状】 本品为红棕色的软膏;气芳香。

【鉴别】 取桉油精对照品、薄荷酮对照品、樟脑对照品、薄荷脑对照品、桂皮醛对照品、丁香酚对照品,加无水乙醇制成每 1ml 各含 1mg 的混合溶液,作为对照品溶液。照〔含量测定〕项下的气相色谱法条件,吸取〔含量测定〕项下的供试品溶液和上述对照品溶液各 1μl,注入气相色谱仪,记录色谱图。供试品色谱中,应呈现与对照品色谱峰保留时间相对应的色谱峰。

【检查】 应符合软膏剂项下有关的各项规定(通则 0109)。

【含量测定】 挥发油 取本品 5g,精密称定,照挥发油测定法(通则 2204 甲法)测定,即得。

本品含挥发油不得少于 45%(ml/g)。

薄荷脑、薄荷素油、樟脑、樟油、桉油 照气相色谱法(通则 0521)测定。

色谱条件与系统适用性试验 以聚乙二醇为固定相的弹性石英毛细管柱(柱长为 30m,柱内径为 0.32mm,膜厚度为 0.25μm);程序升温:初始温度 40℃,保持 1 分钟,以每分钟 6℃的速率升温至 200℃,保持 20 分钟;进样口温度 250℃;检测器温度 280℃。理论板数按萘峰计算应不低于 15000。

校正因子的测定 取萘适量,精密称定,加正己烷制成每 1ml 含 5mg 的溶液,作为内标溶液。另分别取薄荷脑对照品 40mg、樟脑对照品 20mg、桉油精对照品 20mg,精密称定,置同一 10ml 量瓶中,加正己烷溶解并稀释至刻度,摇匀,精密量取 2ml,置 10ml 量瓶中,精密加入内标溶液 2ml,加正己烷至刻度,摇匀,吸取 1μl,注入气相色谱仪,测定,计算校正因子。

测定法 取本品约 0.3g,精密称定,加正己烷适量,超声处理(功率 300W,频率 45kHz)使溶解,转移至 10ml 量瓶中,加正己烷至刻度,摇匀,精密量取 2ml,置 10ml 量瓶中,精密加入内标溶液 2ml,加正己烷至刻度,摇匀,吸取 1μl,注入气相色谱仪,测定,按内标法以峰面积计算含量,即得。

本品每 1g 含薄荷脑和薄荷素油以薄荷脑($C_{10}H_{20}O$)计,应为 150～210mg;含樟脑和樟油以樟脑($C_{10}H_{16}O$)计,应为 40～80mg;含樟油和桉油以桉油精($C_{10}H_{18}O$)计,应为 40～120mg。

【功能与主治】 驱风、兴奋、局部止痒、止痛。用于中暑、头晕、伤风鼻塞、虫咬、蚊叮。

【用法与用量】 外用,涂搽于太阳穴或患处。

【规格】 (1)每盒装 3g　(2)每盒装 4g

【贮藏】 密封,置阴凉处。

红 灵 散
Hongling San

【处方】 人工麝香 71.4g　　雄黄 142.8g
朱砂 238.1g　　硼砂 142.8g

煅金礞石 95.2g　　　硝石(精制)238.1g

冰片 71.4g

【制法】　以上七味,除人工麝香、冰片外,雄黄、朱砂水飞成极细粉;其余硼砂等三味粉碎成细粉;将人工麝香、冰片研细,与上述粉末配研,过筛,混匀,制成 1000g,即得。

【性状】　本品为棕色至红棕色的粉末;气芳香浓郁,味微苦。

【鉴别】　取本品 0.1g,加乙酸乙酯 10ml,振摇,滤过,滤液作为供试品溶液。另取冰片对照品,加乙酸乙酯制成每 1ml 含 1mg 的溶液,作为对照品溶液。照薄层色谱法(通则0502)试验,吸取上述两种溶液各 5~10μl,分别点于同一硅胶 G 薄层板上,以石油醚(60~90℃)-乙酸乙酯(17∶3)为展开剂,展开,取出,晾干,喷以 5%香草醛硫酸溶液,在 105℃加热至斑点显色清晰。供试品色谱中,在与对照品色谱相应的位置上,显相同颜色的斑点。

【检查】　应符合散剂项下有关的各项规定(通则 0115)。

【含量测定】　照气相色谱法(通则 0521)测定。

　　色谱条件与系统适用性试验　以聚乙二醇 20000(PEG-20M)为固定相的毛细管柱(柱长为 30m,内径为 0.53mm,膜厚度为 1.0μm);柱温为 130℃。理论板数按龙脑峰计算应不低于 6000。

　　校正因子的测定　取水杨酸甲酯适量,精密称定,加无水乙醇制成每 1ml 含 10mg 的溶液,作为内标溶液。取龙脑对照品约 10mg,精密称定,精密加入无水乙醇 10ml 使溶解,再精密加入内标溶液 1ml,摇匀。吸取 1μl,注入气相色谱仪,计算校正因子。

　　测定法　取本品约 0.1g,精密称定,置具塞锥形瓶中,精密加入无水乙醇 10ml 和内标溶液 1ml,密塞,称定重量,冰浴超声处理(功率 140W,频率 42kHz)10 分钟,取出,放冷,用无水乙醇补足减失的重量,摇匀,滤过,吸取续滤液 1μl,注入气相色谱仪,测定,即得。

　　本品每 1g 含冰片以龙脑($C_{10}H_{18}O$)计,不得少于 35.0mg。

【功能与主治】　祛暑,开窍,辟瘟,解毒。用于中暑昏厥,头晕胸闷,恶心呕吐,腹痛泄泻。

【用法与用量】　口服。一次 0.6g,一日 1 次。

【注意】　孕妇禁用。

【规格】　每瓶装 0.6g

【贮藏】　密封。

红 药 贴 膏
Hongyao Tiegao

【处方】　三七 750g　　　白芷 175g

　　　　　土鳖虫 175g　　　川芎 175g

　　　　　当归 175g　　　　红花 175g

冰片 35g　　　　　　樟脑 35g

水杨酸甲酯 51g　　　薄荷脑 80g

颠茄流浸膏 80g　　　硫酸软骨素钠 10g

盐酸苯海拉明 12g

【制法】　以上十三味,将三七、白芷、土鳖虫、川芎、当归、红花破碎,用 90%乙醇回流提取三次,第一次加乙醇 4 倍量,提取 2 小时,第二、三次加乙醇 3 倍量,各提取 1 小时,静置,滤过,合并滤液,回收乙醇,减压浓缩成相对密度为 1.30~1.40(40℃)的稠膏。将橡胶、氧化锌等制成基质,加入上述清膏及其余冰片等七味,另加二甲基亚砜、香精、胭脂红适量,搅拌均匀,制成涂料。进行涂膏,盖衬,切片,即得。

【性状】　本品为淡红色片状橡胶膏;气芳香。

【鉴别】　(1)取本品 1 片,除去盖衬,剪碎,置具塞锥形瓶中,加乙醇 30ml,超声处理 15 分钟,滤过,滤液置 40℃水浴上蒸干,残渣加石油醚(30~60℃)5ml 使溶解,取上清液作为供试品溶液。另取川芎对照药材、当归对照药材各 0.5g,分别加石油醚(30~60℃)10ml,超声处理 15 分钟,滤过,滤液作为对照药材溶液。照薄层色谱法(通则 0502)试验,吸取上述三种溶液各 3μl,分别点于同一硅胶 G 薄层板上,以环己烷-乙酸乙酯(17∶3)为展开剂,展开,取出,晾干,置紫外光灯(365nm)下检视。供试品色谱中,在与对照药材色谱相应的位置上,显相同颜色的荧光斑点。

　　(2)取冰片对照品、薄荷脑对照品适量,分别加石油醚(30~60℃)制成每 1ml 含 1mg 的溶液,作为对照品溶液。照气相色谱法(通则 0521)试验,以聚乙二醇 20000(PEG-20M)为固定相,涂布浓度为 10%,柱温为 120℃。分别取对照品溶液与〔鉴别〕(1)项下的供试品溶液各 1~2μl,注入气相色谱仪。供试品色谱中应呈现与对照品色谱峰保留时间相同的色谱峰。

【检查】　含膏量　取本品,依法测定(通则 0122 第一法)。每 100cm² 含膏量不得少于 1.6g。

　　其他　应符合贴膏剂项下橡胶膏剂有关的各项规定(通则 0122)。

【功能与主治】　祛瘀生新,活血止痛。用于跌打损伤,筋骨瘀痛。

【用法与用量】　外用,洗净患处,贴敷,1~2 日更换一次。

【注意】　凡对橡皮膏过敏及皮肤有破伤出血者不宜贴敷。

【贮藏】　密闭,置阴凉干燥处。

麦味地黄丸
Maiwei Dihuang Wan

【处方】　麦冬 60g　　　　五味子 40g

　　　　　熟地黄 160g　　　酒萸肉 80g

　　　　牡丹皮 60g　　　　　　　山药 80g
　　　　茯苓 60g　　　　　　　　泽泻 60g

【制法】 以上八味，粉碎成细粉，过筛，混匀。每 100g 粉末用炼蜜 35～50g 加适量的水泛丸，干燥，制成水蜜丸；或加炼蜜 80～110g 制成小蜜丸或大蜜丸，即得。

【性状】 本品为棕黑色的水蜜丸、黑褐色的小蜜丸或大蜜丸；味微甜而酸。

【鉴别】 (1)取本品，置显微镜下观察：淀粉粒三角状卵形或矩圆形，直径 24～40μm，脐点短缝状或人字状(山药)。不规则分枝状团块无色，遇水合氯醛试液溶化；菌丝无色或淡棕色，直径 4～6μm(茯苓)。薄壁组织灰棕色至黑棕色，细胞多皱缩，内含棕色核状物(熟地黄)。草酸钙针晶成束或散在，长 24～50μm，直径约 3μm(麦冬)。草酸钙簇晶存在于无色薄壁细胞中，有时数个排列成行(牡丹皮)。果皮表皮细胞橙黄色，表面观类多角形，垂周壁连珠状增厚(酒萸肉)。种皮表皮石细胞淡黄棕色，表面观类多角形，壁较厚，孔沟细密，胞腔含暗棕色物(五味子)。薄壁细胞类圆形，有椭圆形纹孔，集成纹孔群；内皮层细胞垂周壁波状弯曲，较厚，木化，有稀疏细孔沟(泽泻)。

(2)取本品水蜜丸 6g，研碎；或取小蜜丸或大蜜丸 9g，切碎，加硅藻土 4g，研匀。加乙醚 40ml，加热回流 1 小时，滤过，滤液挥去乙醚，残渣加丙酮 1ml 使溶解，作为供试品溶液。另取丹皮酚对照品，加丙酮制成每 1ml 含 1mg 的溶液，作为对照品溶液。照薄层色谱法(通则 0502)试验，吸取上述两种溶液各 10μl，分别点于同一硅胶 G 薄层板上使成条状，以环己烷-乙酸乙酯(3：1)为展开剂，展开，取出，晾干，喷以盐酸酸性 5％三氯化铁乙醇溶液，加热至斑点显色清晰。供试品色谱中，在与对照品色谱相应的位置上，显相同的蓝褐色条斑。

(3)取熊果酸对照品，加乙酸乙酯制成每 1ml 含 1mg 的溶液，作为对照品溶液。照薄层色谱法(通则 0502)试验，吸取对照品溶液及〔鉴别〕(2)项下的供试品溶液各 5μl，分别点于同一硅胶 G 薄层板上，以甲苯-乙酸乙酯-冰醋酸(12：4：0.5)为展开剂，展开，取出，晾干，喷以 10％硫酸乙醇溶液，在 105℃加热至斑点显色清晰。供试品色谱中，在与对照品色谱相应的位置上，显相同的紫红色斑点。

(4)取五味子甲素对照品，加乙酸乙酯制成每 1ml 含 1mg 的溶液，作为对照品溶液。照薄层色谱法(通则 0502)试验，吸取对照品溶液 10μl 及〔鉴别〕(2)项下的供试品溶液 15μl，分别点于同一硅胶 GF$_{254}$ 薄层板上，以石油醚(30～60℃)-甲酸乙酯-甲酸(15：5：1)的上层溶液为展开剂，展开，取出，晾干，置紫外光灯(254nm)下检视。供试品色谱中，在与对照品色谱相应的位置上，显相同颜色的斑点。

【检查】 应符合丸剂项下有关的各项规定(通则 0108)。

【含量测定】 酒萸肉　照高效液相色谱法(通则 0512)测定。

色谱条件与系统适用性试验　以十八烷基硅烷键合硅胶为填充剂；以乙腈-甲醇-四氢呋喃-0.05％磷酸溶液(8：4：1：87)为流动相；柱温为 40℃；检测波长为 236nm。理论板数按马钱苷峰计算应不低于 4000。

对照品溶液的制备　取马钱苷对照品适量，精密称定，加 50％甲醇制成每 1ml 含 40μg 的溶液，即得。

供试品溶液的制备　取本品水蜜丸，研碎，取约 0.7g，精密称定；或取小蜜丸或重量差异项下的大蜜丸，剪碎，混匀，取约 1g，精密称定，置具塞锥形瓶中，精密加入 50％甲醇 25ml，密塞，称定重量，超声处理(功率 250W，频率 33kHz)15 分钟使溶散，加热回流 1 小时，放冷，再称定重量，用 50％甲醇补足减失的重量，摇匀，滤过，精密量取续滤液 10ml，加在中性氧化铝柱(100～200 目，4g，内径为 1cm)上，收集流出液；用 40％甲醇 50ml 洗脱，收集洗脱液；合并流出液及洗脱液，蒸干，残渣用 50％甲醇溶解，转移至 5ml 量瓶中，加 50％甲醇至刻度，摇匀，滤过，取续滤液，即得。

测定法　分别精密吸取对照品溶液与供试品溶液各 10μl，注入液相色谱仪，测定，即得。

本品含酒萸肉以马钱苷($C_{17}H_{26}O_{10}$)计，水蜜丸每 1g 不得少于 0.50mg；小蜜丸每 1g 不得少于 0.35mg；大蜜丸每丸不得少于 3.1mg。

牡丹皮　照高效液相色谱法(通则 0512)测定。

色谱条件与系统适用性试验　以十八烷基硅烷键合硅胶为填充剂；以甲醇-水(70：30)为流动相；检测波长为 274nm。理论板数按丹皮酚峰计算应不低于 3500。

对照品溶液的制备　取丹皮酚对照品适量，精密称定，加甲醇制成每 1ml 含 15μg 的溶液，即得。

供试品溶液的制备　取本品水蜜丸，研碎，取约 0.4g，精密称定；或取小蜜丸或重量差异项下的大蜜丸，剪碎，取约 0.5g，精密称定，置具塞锥形瓶中，精密加入 50％甲醇 50ml，密塞，称定重量，超声处理(功率 250W，频率 33kHz)45 分钟，放冷，再称定重量，用 50％甲醇补足减失的重量，摇匀，滤过，取续滤液，即得。

测定法　分别精密吸取对照品溶液 10μl 与供试品溶液 20μl，注入液相色谱仪，测定，即得。

本品含牡丹皮以丹皮酚($C_9H_{10}O_3$)计，水蜜丸每 1g 不得少于 0.80mg；小蜜丸每 1g 不得少于 0.60mg；大蜜丸每丸不得少于 5.40mg。

【功能与主治】 滋肾养肺。用于肺肾阴亏，潮热盗汗，咽干咳血，眩晕耳鸣，腰膝痠软，消渴。

【用法与用量】 口服。水蜜丸一次 6g，小蜜丸一次 9g，大蜜丸一次 1 丸，一日 2 次。

【规格】 大蜜丸　每丸重 9g

【贮藏】 密封。

远 志 酊

Yuanzhi Ding

本品为远志流浸膏经加工制成的酊剂。

【制法】　取远志流浸膏 200ml,加 60％乙醇使成 1000ml,混合后,静置,滤过,即得。

【性状】　本品为棕色的液体。

【检查】　乙醇量　应为 50％～58％(通则 0711)。

其他　应符合酊剂项下有关的各项规定(通则 0120)。

【适应症】　祛痰药。用于咳痰不爽。

【用法与用量】　口服。一次 2～5ml,一日 6～15ml。

【贮藏】　密封。

坎 离 砂

Kanlisha

【处方】　当归 3.75g　　　　川芎 5g
　　　　防风 5g　　　　　　透骨草 5g

【制法】　以上四味,粉碎成粗粉,加入适量的铁粉、木粉、活性炭和氯化钠,混匀,制成 1000g,即得。

【性状】　本品为黑色的粗粉;质重。

【鉴别】　取本品 1 袋的内容物,置锥形瓶中,加乙醚 60ml,加热回流 30 分钟,滤过,滤液挥散至约 1ml,作为供试品溶液。另取当归对照药材和川芎对照药材各 0.5g,分别加乙醚 20ml,同法制成对照药材溶液。照薄层色谱法(通则 0502)试验,吸取供试品溶液 8μl、对照药材溶液各 4μl,分别点于同一以羧甲基纤维素钠为黏合剂的硅胶 H 薄层板上,以石油醚(60～90℃)-乙酸乙酯(19∶1)为展开剂,展开,取出,晾干,置紫外光灯(365nm)下检视。供试品色谱中,在与对照药材色谱相应的位置上,显相同颜色的荧光主斑点。

【检查】　热效应　取本品 2 袋,除去外包装,抖动 10～15 分钟,将两袋的无孔面对合,将精度为 ±1℃ 的温度计(0～100℃)置两袋之间并使水银球位于无纺布袋的中心,四周用胶布封严,外面用三条毛巾分别包裹,平置于木质台面上,观察温度,然后每隔半小时观察 1 次。最高温度不得低于 75℃。

【功能与主治】　祛风散寒,活血止痛。用于风寒湿痹,四肢麻木,关节疼痛,脘腹冷痛。

【用法与用量】　外用。将布袋抖动至发热后置于患处,一次 1 袋。

【注意】　外用药,勿内服;孕妇腹痛者忌用。

【规格】　每袋装 62.5g

【贮藏】　密封,防晒。

花 红 片

Huahong Pian

【处方】　一点红 1250g　　　　白花蛇舌草 750g
　　　　鸡血藤 1000g　　　　桃金娘根 1250g
　　　　白背叶根 750g　　　　地桃花 1250g
　　　　薜荔 750g

【制法】　以上七味,取一点红适量,粉碎成细粉,剩余一点红与其余白花蛇舌草等六味,加水煎煮二次,滤过,合并滤液并浓缩成清膏,加乙醇至含醇量达 65％,搅匀,静置 24 小时,滤过,滤液减压回收乙醇并浓缩成稠膏,加入上述细粉与糊精、二氧化硅和聚维酮溶液适量,混匀,制成颗粒,干燥,压制成 1000 片,包糖衣或薄膜衣,即得。

【性状】　本品为糖衣片或薄膜衣片,除去包衣后显灰褐色至棕褐色;味微苦、咸。

【鉴别】　(1)取本品 4 片,除去包衣,研细,加乙醇 30ml,浸渍 30 分钟,滤过,滤液蒸干,残渣加无水乙醇 5ml 使溶解,滤过,滤液蒸干,残渣加甲醇 1ml 使溶解,作为供试品溶液。另取白花蛇舌草对照药材 3g,加水 50ml,加热回流 1 小时,放冷,滤过,滤液浓缩至约 15ml,加乙醇 30ml,搅匀,滤过,滤液浓缩至约 2ml,加硅藻土适量,拌匀,干燥,加乙醇 30ml,同法制成对照药材溶液。照薄层色谱法(通则 0502)试验,吸取供试品溶液 5～10μl、对照药材溶液 4μl,分别点于同一硅胶 G 薄层板上,以三氯甲烷-乙醇-浓氨试液(7.5∶7.5∶1)为展开剂,展开,取出,晾干,喷以盐酸乙醇(1→3)溶液,在 105℃ 加热至斑点显色清晰。供试品色谱中,在与对照药材色谱相应的位置上,显一个相同颜色的斑点。

(2)取本品 4 片,除去包衣,研细,加 40％乙醇 50ml,加热回流 30 分钟,滤过,滤液蒸干,残渣加水 20ml 使溶解,滤过,滤液用乙酸乙酯振摇提取 2 次,每次 20ml,合并乙酸乙酯液,蒸干,残渣加乙酸乙酯 1ml 使溶解,作为供试品溶液。另取桃金娘根对照药材 2g,加水 50ml,加热回流 1 小时,滤过,滤液浓缩至约 15ml,加乙醇 30ml,搅匀,滤过,滤液蒸干,残渣加水 20ml 使溶解,同法制成对照药材溶液。照薄层色谱法(通则 0502)试验,吸取上述两种溶液各 2μl,分别点于同一硅胶 G 薄层板上,以甲苯-乙酸乙酯-甲酸(5∶5∶0.4)为展开剂,展开,取出,晾干,喷以 2％三氯化铁溶液与 2％铁氰化钾溶液的等量混合溶液(临用配制)。供试品色谱中,在与对照药材色谱相应的位置上,显相同颜色的斑点。

(3)取本品 4 片,除去包衣,研细,加甲醇 50ml,加热回流 1 小时,滤过,滤液蒸干,残渣加水 10ml 使溶解,通过 D101 型大孔吸附树脂柱(内径为 1.5cm,柱高为 18cm),用 70％乙醇 100ml 洗脱,弃去洗脱液,继用 95％乙醇 100ml 洗脱,收集洗脱液,蒸干,残渣加甲醇 1ml 使溶解,作为供试品溶液。另取鸡血藤对照药材 2g,加水 50ml,煎煮 1 小时,滤过,滤液用水饱和的正丁醇振摇提取 2 次,每次 40ml,合并正丁醇提取液,蒸干,残渣加甲醇 1ml 使溶解,作为对照药材溶液。照薄层色谱法(通则 0502)试验,吸取供试品溶液 10μl、对照药材溶液 2μl,分别点于同一硅胶 G 薄层板上,以甲苯-甲酸乙酯-甲酸-水(20:10:1:1)的上层溶液为展开剂,展开,取出,晾干,置氨气中熏后,置紫外光灯(254nm)下检视。供试品色谱中,在与对照药材色谱相应的位置上,显一个相同颜色的荧光斑点。

【检查】　应符合片剂项下有关的各项规定(通则 0101)。

【含量测定】　照高效液相色谱法(通则 0512)测定。

色谱条件与系统适用性试验　以十八烷基硅烷键合硅胶为填充剂;以乙腈-水(4:96)为流动相;检测波长为 236nm。理论板数按去乙酰车叶草酸甲酯峰计算应不低于 3000。

对照品溶液的制备　取去乙酰车叶草酸甲酯适量,精密称定,加流动相制成每 1ml 含 30μg 的溶液,即得。

供试品溶液的制备　取本品 20 片,除去包衣,精密称定,研细,取约 2g,精密称定,置具塞锥形瓶中,精密加水 20ml,密塞,称定重量,超声处理(功率 640W,频率 40kHz)30 分钟,放冷,再称定重量,用水补足减失的重量,摇匀,离心,精密量取上清液 10ml,通过 ADS-8 型大孔吸附树脂柱(内径为 1.5cm,柱高为 18cm),用水 100ml 洗脱,弃去洗脱液,继用 80% 甲醇 200ml 洗脱,收集洗脱液,蒸干,残渣加水适量,超声使溶解,并转移至 10ml 量瓶中,加水稀释至刻度,摇匀,滤过,取续滤液,即得。

测定法　分别精密吸取对照品溶液与供试品溶液各 10μl,注入液相色谱仪,测定,即得。

本品每片含白花蛇舌草以去乙酰车叶草酸甲酯 ($C_{17}H_{24}O_{11}$) 计,不得少于 68μg。

【功能与主治】　清热解毒,燥湿止带,祛瘀止痛。用于湿热瘀滞所致带下病、月经不调,症见带下量多、色黄质稠、小腹隐痛、腰骶酸痛、经行腹痛;慢性盆腔炎、附件炎、子宫内膜炎见上述证候者。

【用法与用量】　口服。一次 4～5 片,一日 3 次,7 天为一疗程,必要时可连服 2～3 个疗程,每疗程之间停药 3 天。

【规格】　(1)薄膜衣片　每片重 0.29g
　　　　　(2)糖衣片(片心重 0.28g)

【贮藏】　密封。

花 红 胶 囊
Huahong Jiaonang

【处方】　一点红 1667g　　　　白花蛇舌草 1000g
　　　　　鸡血藤 1333g　　　　桃金娘根 1667g
　　　　　白背叶根 1000g　　　　地桃花 1667g
　　　　　菥蓂 1000g

【制法】　以上七味,加水煎煮二次,煎液滤过,合并滤液,

浓缩至相对密度为 1.18～1.23(80℃),加乙醇使含醇量达 65%,搅匀,静置 24 小时,滤过,滤液回收乙醇并浓缩至相对密度为 1.25～1.30(80℃)的稠膏,干燥,粉碎成细粉,加入辅料适量,混匀,制成颗粒,干燥,装入胶囊,制成 1000 粒,即得。

【性状】　本品为硬胶囊,内容物为棕色至棕褐色的颗粒和粉末;味微苦、咸。

【鉴别】　(1)取本品内容物 0.75g,研细,加乙醇 30ml,浸渍 30 分钟,滤过,滤液回收溶剂至干,残渣加无水乙醇 5ml 使溶解,滤过,滤液回收溶剂至干,残渣加甲醇 1ml 使溶解,作为供试品溶液。另取白花蛇舌草对照药材 3g,加水 50ml,煎煮 1 小时,放冷,滤过,滤液浓缩至约 15ml,加乙醇 30ml,搅匀,滤过,滤液浓缩至约 2ml,加硅藻土适量,拌匀,干燥,加乙醇 30ml,同法制成对照药材溶液。照薄层色谱法(通则 0502)试验,吸取供试品溶液 5～10μl、对照药材溶液 5μl,分别点于同一硅胶 G 薄层板上,以三氯甲烷-乙醇-浓氨试液(7.5:7.5:1)为展开剂,展开,取出,晾干,喷以盐酸乙醇(1→3)溶液,在 105℃ 加热至斑点显色清晰,置日光下检视。供试品色谱中,在与对照药材色谱相应的位置上,显一个相同颜色的斑点。

(2)取本品内容物 0.75g,研细,加 40% 乙醇 50ml,加热回流 30 分钟,滤过,滤液回收溶剂至干,残渣加水 20ml 使溶解,滤液用乙酸乙酯振摇提取 2 次,每次 20ml,合并乙酸乙酯提取液,回收溶剂至干,残渣加乙酸乙酯 1ml 使溶解,作为供试品溶液。另取桃金娘根对照药材 2g,加水 50ml,煎煮 1 小时,滤过,滤液浓缩至约 15ml,加乙醇 30ml,搅匀,滤过,滤液回收溶剂至干,残渣加水 20ml 使溶解,同法制成对照药材溶液。照薄层色谱法(通则 0502)试验,吸取上述两种溶液各 2μl,分别点于同一硅胶 G 薄层板上,以甲苯-甲酸乙酯-甲酸(5:5:0.4)为展开剂,展开,取出,晾干,喷以 2% 三氯化铁溶液与 2% 铁氰化钾溶液的等量混合溶液(临用配制)。供试品色谱中,在与对照药材色谱相应的位置上,显相同颜色的斑点。

(3)取本品内容物 1.25g,研细,加 70% 乙醇 100ml,加热回流 1 小时,滤过,滤液回收溶剂至干,残渣加甲醇 2ml 使溶解,加入硅胶 1g 拌匀,挥干溶剂,加在硅胶柱中(100～200 目,3g,内径 1.0cm,湿法装柱)上,依次用石油醚(60～90℃) 50ml、石油醚(60～90℃)-乙酸乙酯(6:1)50ml 洗脱,弃去洗脱液,继用石油醚(60～90℃)-乙酸乙酯(2:1)50ml 洗脱,收集洗脱液,回收溶剂至干,残渣加乙酸乙酯 1ml 使溶解,作为供试品溶液。另取鸡血藤对照药材 2g,加水 50ml,煎煮 1 小时,滤过,滤液用水饱和的正丁醇振摇提取 2 次,每次 40ml,合并正丁醇提取液,回收溶剂至干,残渣加甲醇 1ml 使溶解,作为对照药材溶液。再取芒柄花素对照品,加乙酸乙酯制成每 1ml 含 8μg 的溶液,作为对照品溶液。照薄层色谱法(通则 0502)试验,吸取供试品溶液 5～10μl、对照药材溶液和对照品溶液各 2μl,分别点于同一硅胶 G 薄层板上,以三氯甲烷-甲醇(20:1)为展开剂,展开,取出,晾干,置氨气中熏后,置紫外光

灯(254nm)下检视。供试品色谱中,在与对照药材色谱和对照品色谱相应的位置上,显一个相同颜色的荧光斑点。

【检查】　应符合胶囊剂项下有关的各项规定(通则0103)。

【含量测定】　照高效液相色谱法(通则0512)测定。

色谱条件与系统适用性试验　以十八烷基硅烷键合硅胶为填充剂;以乙腈-水(4∶96)为流动相;检测波长为236nm。理论板数按去乙酰车叶草酸甲酯峰计算应不低于6000。

对照品溶液的制备　取去乙酰车叶草酸甲酯适量,精密称定,加流动相制成每1ml含30μg的溶液,即得。

供试品溶液的制备　取装量差异项下的本品内容物,研细,混匀,取1.5g,精密称定,置具塞锥形瓶中,精密加入水20ml,密塞,称定重量,超声处理(功率640W,频率40kHz)30分钟,放冷,再称定重量,用水补足减失的重量,摇匀,离心,精密量取上清液10ml,通过ADS-8型大孔吸附树脂柱(内径为1.5cm,柱高为18cm),用水100ml洗脱,弃去洗脱液,继用80%甲醇200ml洗脱,收集洗脱液,回收溶剂至干,残渣加水适量,超声使溶解,并转移至10ml量瓶中,加水至刻度,摇匀,滤过,取续滤液,即得。

测定法　精密吸取对照品溶液与供试品溶液各10μl,注入液相色谱仪,测定,即得。

本品每粒含白花蛇舌草以去乙酰车叶草酸甲酯($C_{17}H_{24}O_{11}$)计,不得少于0.11mg。

【功能与主治】　清热解毒,燥湿止带,祛瘀止痛。用于湿热瘀滞所致带下病、月经不调,症见带下量多、色黄质稠、小腹隐痛、腰骶酸痛、经行腹痛;慢性盆腔炎、附件炎、子宫内膜炎见上述证候者。

【用法与用量】　口服。一次3粒,一日3次,7天为一疗程,必要时可连服2～3个疗程,每疗程之间停药3天。

【注意】　孕妇禁用;妇女经期、哺乳期慎用。

【规格】　每粒装 0.25g

【贮藏】　密封。

花 红 颗 粒

Huahong Keli

【处方】　一点红 500g　　　　白花蛇舌草 300g
　　　　　鸡血藤 400g　　　　桃金娘根 500g
　　　　　白背叶根 300g　　　 地桃花 500g
　　　　　菥蓂 300g

【制法】　以上七味,加水煎煮二次,滤过,合并滤液并浓缩至适量,加乙醇至含醇量达65%,搅匀,静置24小时,滤过,滤液回收乙醇并浓缩成稠膏,加入蔗糖粉适量,混匀,制成颗粒,干燥,制成1000g;或加入可溶性淀粉适量,混匀,制成颗粒,干燥,制成250g(无蔗糖),即得。

【性状】　本品为棕黄色至棕褐色的颗粒;味甜、微苦或味微苦(无蔗糖)。

【鉴别】　(1)取本品1袋,研细,加乙醇30ml,浸渍30分钟,滤过,滤液蒸干,残渣加无水乙醇5ml使溶解,滤过,滤液蒸干,残渣加甲醇1ml使溶解,作为供试品溶液。另取白花蛇舌草对照药材3g,加水50ml,加热回流1小时,放冷,滤过,滤液浓缩至约15ml,加乙醇30ml,搅匀,滤过,滤液浓缩至约2ml,加硅藻土适量,拌匀,干燥,加乙醇30ml,同法制成对照药材溶液。照薄层色谱法(通则0502)试验,吸取供试品溶液5～10μl,对照药材溶液4μl,分别点于同一硅胶G薄层板上,以三氯甲烷-乙醇-浓氨试液(7.5∶7.5∶1)为展开剂,展开,取出,晾干,喷以盐酸乙醇(1→3)溶液,在105℃加热至斑点显色清晰。供试品色谱中,在与对照药材色谱相应的位置上,显一个相同颜色的斑点。

(2)取本品1袋,研细,加40%乙醇50ml,加热回流30分钟,滤过,滤液蒸干,残渣加水20ml使溶解,滤过,滤液用乙酸乙酯振摇提取2次,每次20ml,合并乙酸乙酯液,蒸干,残渣加乙酸乙酯1ml使溶解,作为供试品溶液。另取桃金娘根对照药材2g,加水50ml,加热回流1小时,滤过,滤液浓缩至约15ml,加乙醇30ml,搅匀,滤过,滤液蒸干,残渣加水20ml使溶解,同法制成对照药材溶液。照薄层色谱法(通则0502)试验,吸取上述两种溶液各2μl,分别点于同一硅胶G薄层板上,以甲苯-甲酸乙酯-甲酸(5∶5∶0.4)为展开剂,展开,取出,晾干,喷以2%三氯化铁溶液与2%铁氰化钾溶液的等量混合溶液(临用配制)。供试品色谱中,在与对照药材色谱相应的位置上,显相同颜色的斑点。

(3)取本品1袋,研细,加甲醇50ml,加热回流1小时,滤过,滤液蒸干,残渣加水10ml使溶解,通过D101型大孔吸附树脂柱(内径为1.5cm,柱高为18cm),用70%乙醇100ml洗脱,弃去洗脱液,继用95%乙醇100ml洗脱,收集洗脱液,蒸干,残渣加甲醇1ml使溶解,作为供试品溶液。另取鸡血藤对照药材2g,加水50ml,煎煮1小时,滤过,滤液用水饱和的正丁醇振摇提取2次,每次40ml,合并正丁醇提取液,蒸干,残渣加甲醇1ml使溶解,作为对照药材溶液。照薄层色谱法(通则0502)试验,吸取供试品溶液10μl,对照药材溶液2μl,分别点于同一硅胶G薄层板上,以甲苯-甲酸乙酯-甲酸-水(20∶10∶1∶1)的上层溶液为展开剂,展开,取出,晾干,置氨气中熏后,置紫外光灯(254nm)下检视。供试品色谱中,在与对照药材色谱相应的位置上,显一个相同颜色的荧光斑点。

【检查】　应符合颗粒剂项下有关的各项规定(通则0104)。

【含量测定】　照高效液相色谱法(通则0512)测定。

色谱条件与系统适用性试验　以十八烷基硅烷键合硅胶为填充剂;以乙腈-水(4∶96)为流动相;检测波长为236nm。理论板数按去乙酰车叶草酸甲酯峰计算应不低于3000。

对照品溶液的制备　取去乙酰车叶草酸甲酯适量,精密称定,加流动相制成每1ml含30μg的溶液,即得。

供试品溶液的制备 取装量差异项下的本品内容物,混匀,研细,取约 5g 或 1.25g(无蔗糖),精密称定,置锥形瓶中,精密加水 20ml,称定重量,超声处理(功率 640W,频率 40kHz)30 分钟,放冷,再称定重量,用水补足减失的重量,精密量取上清液 10ml,通过 ADS-8 型大孔吸附树脂柱(内径为 1.5cm,柱高为 18cm),用水 100ml 洗脱,弃去洗脱液,继用 80%甲醇 200ml 洗脱,收集洗脱液,蒸干,残渣加水适量,超声使溶解,并转移至 10ml 量瓶中,加水稀释至刻度,摇匀,滤过,取续滤液,即得。

测定法 分别精密吸取对照品溶液与供试品溶液各 10μl,注入液相色谱仪,测定,即得。

本品每袋含白花蛇舌草以去乙酰车叶草酸甲酯($C_{17}H_{24}O_{11}$)计,不得少于 0.33mg。

【功能与主治】 清热解毒,燥湿止带,祛瘀止痛。用于湿热瘀滞所致带下病、月经不调,症见带下量多、色黄质稠、小腹隐痛、腰骶酸痛、经行腹痛;慢性盆腔炎、附件炎、子宫内膜炎见上述证候者。

【用法与用量】 开水冲服。一次 1 袋,一日 3 次,7 天为一疗程,必要时可连服 2~3 个疗程,每疗程之间停药 3 天。

【规格】 (1)每袋装 10g (2)每袋装 2.5g(无蔗糖)

【贮藏】 密封。

苁蓉益肾颗粒
Congrong Yishen Keli

【处方】 五味子(酒制)360g　　酒苁蓉 360g
茯苓 180g　　菟丝子(酒炒)360g
盐车前子 450g　　制巴戟天 540g

【制法】 以上六味,五味子(酒制)、酒苁蓉、菟丝子(酒炒)、制巴戟天等四味加 75%乙醇浸泡 48 小时后,加热回流二次,每次 3 小时,滤过,合并滤液,回收乙醇,药液备用;药渣与茯苓、盐车前子加水煎煮二次,滤过,合并水煮液,浓缩至相对密度为 1.02~1.04(50℃)的清膏,加入乙醇至含醇量达 40%,搅匀,静置 2~3 天,取上清液回收乙醇与上述药液合并,减压浓缩至相对密度为 1.32~1.34(50℃)的稠膏,加糊精适量混匀,干燥,粉碎,制成颗粒 1000g,即得。

【性状】 本品为棕黄色至棕褐色的颗粒;味酸、微苦。

【鉴别】 (1)取本品 6g,研细,加三氯甲烷 20ml,加热回流 30 分钟,滤过,滤液蒸干,残渣加三氯甲烷 1ml 使溶解,作为供试品溶液。另取五味子对照药材 1g,同法制成对照药材溶液。再取五味子甲素对照品,加三氯甲烷制成每 1ml 含 1mg 的溶液,作为对照品溶液。照薄层色谱法(通则 0502)试验,吸取上述三种溶液各 2μl,分别点于同一硅胶 GF_{254} 薄层板上,以石油醚(30~60℃)-甲酸乙酯-甲酸(15:5:1)的上层溶液为展开剂,展开,展距 15cm,取出,晾干,置紫外光灯

(254nm)下检视。供试品色谱中,在与对照药材色谱和对照品色谱相应的位置上,显相同颜色的斑点。

(2)取本品 3g,研细,加甲醇 25ml,超声处理 30 分钟,滤过,滤液蒸干,残渣加水 25ml 溶解,加水饱和的正丁醇 25ml 振摇提取,分取正丁醇液,蒸干,残渣加甲醇 2ml 使溶解,作为供试品溶液。另取肉苁蓉对照药材 1g,加 75%乙醇 30ml,加热回流 1 小时,滤过,滤液蒸干,残渣加甲醇 25ml,同法制成对照药材溶液。再取松果菊苷对照品,加甲醇制成每 1ml 含 1mg 的溶液,作为对照品溶液。照薄层色谱法(通则 0502)试验,吸取上述三种溶液各 3μl,分别点于同一聚酰胺薄膜上,以甲醇-醋酸-水(2:1:7)为展开剂,展开,展距 8cm,取出,晾干,置紫外光灯(365nm)下检视。供试品色谱中,在与对照药材色谱和对照品色谱相应的位置上,显相同颜色的荧光斑点。

(3)取巴戟天对照药材 1g,加 75%乙醇 30ml,加热回流 1 小时,滤过,滤液蒸干,残渣加甲醇 25ml,超声处理 30 分钟,滤过,滤液蒸干,残渣加水 25ml 溶解,加水饱和的正丁醇 25ml 振摇提取,分取正丁醇液,蒸干,残渣加甲醇 1ml 使溶解,作为对照药材溶液。照薄层色谱法(通则 0502)试验,吸取〔鉴别〕(2)项下的供试品溶液 10μl 和上述对照药材溶液 8μl,分别点于同一硅胶 G 薄层板上,以甲苯-乙酸乙酯-甲酸(8:2:0.1)为展开剂,展开,展距 15cm,取出,晾干,置紫外光灯(365nm)下检视。供试品色谱中,在与对照药材色谱相应的位置上,显相同颜色的荧光斑点。

(4)取金丝桃苷对照品,加甲醇制成每 1ml 含 0.5mg 的溶液,作为对照品溶液。照薄层色谱法(通则 0502)试验,吸取〔鉴别〕(2)项下的供试品溶液和上述对照品溶液各 2μl,分别点于同一聚酰胺薄膜上,以甲醇-冰醋酸-水(3:1:0.1)为展开剂,展开,展距 10cm,取出,晾干,喷以三氯化铝试液,晾干,置紫外光灯(365nm)下检视。供试品色谱中,在与对照品色谱相应的位置上,显相同颜色的荧光斑点。

【检查】 应符合颗粒剂项下有关的各项规定(通则 0104)。

【含量测定】 照高效液相色谱法(通则 0512)测定。

色谱条件与系统适用性试验 以十八烷基硅烷键合硅胶为填充剂;以甲醇-水(65:35)为流动相;检测波长为 250nm。理论板数按五味子醇甲峰计算应不低于 2000。

对照品溶液的制备 取五味子醇甲对照品适量,精密称定,加甲醇制成每 1ml 含 30μg 的溶液,即得。

供试品溶液的制备 取装量差异项下的本品,研细,取约 0.5g,精密称定,置 25ml 量瓶中,加甲醇约 20ml,超声处理(功率 250W,频率 20kHz)30 分钟,取出,放冷,加甲醇至刻度,摇匀,滤过,取续滤液,即得。

测定法 分别精密吸取对照品溶液与供试品溶液各 10μl,注入液相色谱仪,测定,即得。

本品每袋含五味子以五味子醇甲($C_{24}H_{32}O_7$)计,不得少于 2.0mg。

【功能与主治】 补肾填精。用于肾气不足,腰膝痠软,记忆减退,头晕耳鸣,四肢无力。

【用法与用量】　开水冲服。一次 1 袋，一日 2 次。

【规格】　每袋装 2g

【贮藏】　密封。

芩芷鼻炎糖浆
Qinzhi Biyan Tangjiang

【处方】　黄芩 156g　　　　　　白芷 156g

　　　　　麻黄 72g　　　　　　 苍耳子 156g

　　　　　辛夷 156g　　　　　　鹅不食草 156g

　　　　　薄荷 73g

【制法】　以上七味，辛夷、薄荷、白芷提取挥发油，蒸馏后的水溶液另器收集；药渣与黄芩、苍耳子、鹅不食草、麻黄加上述蒸馏后的水溶液及水煎煮二次，第一次 1.5 小时，第二次 1 小时，煎液滤过，滤液合并浓缩至适量，加入蔗糖 650g、苯甲酸钠 2g 及羟苯乙酯 0.5g，煮沸使溶解，滤过，放冷，加入辛夷等挥发油，加水至 1000ml，混匀，即得。

【性状】　本品为棕色至棕褐色的黏稠液体；气香，味甜而后苦。

【鉴别】　(1)取本品 20ml，用 20％氢氧化钠溶液调节 pH 值至 12，用乙酸乙酯振摇提取 2 次，每次 30ml，合并乙酸乙酯液，蒸干，残渣加乙酸乙酯 1ml 使溶解，作为供试品溶液。另取白芷对照药材 1g，加水 50ml，煎煮 30 分钟，放冷，滤过，滤液同法制成对照药材溶液。照薄层色谱法(通则 0502)试验，吸取上述两种溶液各 5μl，分别点于同一硅胶 G 薄层板上，以三氯甲烷-乙酸乙酯-甲醇(7∶2∶1)为展开剂，置氨蒸气饱和的展开缸中，展开，取出，晾干，置紫外光灯(365nm)下检视。供试品色谱中，在与对照药材色谱相应的位置上，显相同颜色的荧光斑点。

(2)取本品 10ml，加水 30ml，用氨试液调节 pH 值至 11，用乙醚提取 2 次，每次 40ml，合并乙醚液，挥干，残渣加甲醇 2ml 使溶解，作为供试品溶液。另取麻黄对照药材 0.5g，加水 50ml，煎煮 30 分钟，放冷，滤过，滤液同法制成对照药材溶液。照薄层色谱法(通则 0502)试验，吸取上述两种溶液各 5μl，分别点于同一硅胶 G 薄层板上，以三氯甲烷-甲醇-甲酸(4∶1∶1)为展开剂，展开，取出，晾干，喷以 0.5％茚三酮乙醇溶液，在 105℃加热至斑点显色清晰。供试品色谱中，在与对照药材色谱相应的位置上，显相同颜色的斑点。

(3)取本品 20ml，用乙醚提取 2 次，每次 30ml，合并乙醚提取液，挥干，残渣加三氯甲烷 1ml 使溶解，作为供试品溶液。另取木兰脂素对照品，加三氯甲烷制成每 1ml 含 1mg 的溶液，作为对照品溶液。照薄层色谱法(通则 0502)试验，吸取上述两种溶液各 5μl，分别点于同一以羧甲基纤维素钠为黏合剂的硅胶 H 薄层板上，以三氯甲烷-乙醚(5∶1)为展开剂，展开，取出，晾干，喷以 10％硫酸乙醇溶液，在 90℃加热至斑点

显色清晰。供试品色谱中，在与对照品色谱相应的位置上，显相同的紫红色的斑点。

【检查】　相对密度　应不低于 1.28(通则 0601)。

其他　应符合糖浆剂项下有关的各项规定(通则 0116)。

【含量测定】　照高效液相色谱法(通则 0512)测定。

色谱条件与系统适用性试验　以十八烷基硅烷键合硅胶为填充剂；以甲醇-水-磷酸(47∶53∶0.2)为流动相；检测波长 276nm。理论板数按黄芩苷峰计算应不低于 2000。

对照品溶液的制备　取黄芩苷对照品适量，精密称定，加 50％甲醇制成每 1ml 含 20μg 的溶液，即得。

供试品溶液的制备　取本品 2.0g，精密称定，置 100ml 量瓶中，加水使溶解并稀释至刻度，摇匀，精密量取 10ml，置 50ml 量瓶中，加 65％甲醇稀释至刻度，摇匀，滤过，取续滤液，即得。

测定法　分别精密吸取对照品溶液与供试品溶液各 10μl，注入液相色谱仪，测定，即得。

本品每 1g 含黄芩以黄芩苷($C_{21}H_{18}O_{11}$)计，不得少于 2.0mg。

【功能与主治】　清热解毒，消肿通窍。用于急性鼻炎。

【用法与用量】　口服。一次 20ml，一日 3 次。

【规格】　每瓶装 150ml

【贮藏】　密封，置阴凉处。

芩　连　片
Qinlian Pian

【处方】　黄芩 213g　　　　　　连翘 213g

　　　　　黄连 85g　　　　　　 黄柏 340g

　　　　　赤芍 213g　　　　　　甘草 85g

【制法】　以上六味，赤芍、黄连粉碎成细粉；其余黄芩等四味加水煎煮三次，合并煎液，滤过，滤液浓缩至适量，加入赤芍和黄连的细粉，混匀，干燥，粉碎成细粉，加入适量的辅料，混匀，制成颗粒，干燥，压制成 1000 片，即得。

【性状】　本品为黄色至棕黄色的片；气微香，味苦。

【鉴别】　(1)取本品，置显微镜下观察：纤维束鲜黄色，壁稍厚，纹孔明显(黄连)。草酸钙簇晶直径 7～41μm，存在于薄壁细胞中，常排列成行或一个细胞中含有数个簇晶(赤芍)。

(2)取本品 4 片，研碎，加乙醇 10ml，超声处理 15 分钟，滤过，滤液作为供试品溶液。另分别取黄连对照药材 50mg、黄柏对照药材 0.1g，分别加乙醇 5ml，加热回流 15 分钟，滤过，滤液加乙醇使成 5ml，作为对照药材溶液。再取盐酸小檗碱对照品，加乙醇制成每 1ml 含 0.5mg 的溶液，作为对照品溶液。照薄层色谱法(通则 0502)试验，吸取上述四种溶液各 1μl，分别点于同一硅胶 G 薄层板上，以甲苯-异丙醇-乙酸乙酯-甲醇-浓氨试液(12∶3∶6∶3∶1)为展开剂，置用氨蒸气

预饱和的展开缸内,展开,取出,晾干,置紫外光灯(365nm)下检视。供试品色谱中,在与对照药材色谱和对照品色谱相应的位置上,显相同颜色的荧光斑点。

(3)取本品 0.5g,研细,加甲醇 20ml,超声处理 20 分钟,滤过,滤液蒸干,残渣加甲醇 1ml 使溶解,作为供试品溶液。另取黄芩苷对照品,加甲醇制成每 1ml 含 1mg 的溶液,作为对照品溶液。照薄层色谱法(通则 0502)试验,吸取上述两种溶液各 2μl,分别点于同一硅胶 G 薄层板上,以乙酸乙酯-丁酮-甲酸-水(5∶3∶1∶1)为展开剂,展开,取出,晾干,喷以 1%三氯化铁乙醇溶液。供试品色谱中,在与对照品色谱相应的位置上,显相同颜色的斑点。

(4)取赤芍对照药材 0.5g,加甲醇 10ml,超声处理 15 分钟,滤过,滤液蒸干,残渣加甲醇 1ml 使溶解,作为对照药材溶液。另取芍药苷对照品,加甲醇制成每 1ml 含 1mg 的溶液,作为对照品溶液。照薄层色谱法(通则 0502)试验,吸取上述两种溶液及〔鉴别〕(3)项下的供试品溶液各 5μl,分别点于同一硅胶 G 薄层板上,以三氯甲烷-乙酸乙酯-甲醇-甲酸(40∶5∶10∶0.2)为展开剂,展开,取出,晾干,喷以 5%香草醛硫酸溶液,在 105℃加热至斑点显色清晰。供试品色谱中,在与对照药材色谱和对照品色谱相应的位置上,显相同颜色的斑点。

【检查】 应符合片剂项下有关的各项规定(通则 0101)。

【含量测定】 照高效液相色谱法(通则 0512)测定。

色谱条件与系统适用性试验 以十八烷基硅烷键合硅胶为填充剂;以甲醇-冰醋酸-水(50∶1∶50)为流动相;检测波长为 277nm。理论板数按黄芩苷峰计算应不低于 3500。

对照品溶液的制备 取黄芩苷对照品适量,精密称定,加甲醇制成每 1ml 含 60μg 的溶液,即得。

供试品溶液的制备 取本品 20 片,研细,取 0.3g,精密称定,置 50ml 量瓶中,加入 70%乙醇 40ml,超声处理(功率 250W,频率 33kHz)20 分钟,放冷,用 70%乙醇稀释至刻度,摇匀,静置,取上清液,滤过,取续滤液,即得。

测定法 分别精密吸取对照品溶液与供试品溶液各 10μl,注入液相色谱仪,测定,即得。

本品每片含黄芩以黄芩苷($C_{21}H_{18}O_{11}$)计,不得少于 5.5mg。

【功能与主治】 清热解毒,消肿止痛。用于脏腑蕴热,头痛目赤,口鼻生疮,热痢腹痛,湿热带下,疮疖肿痛。

【用法与用量】 口服。一次 4 片,一日 2~3 次。

【规格】 每片重 0.55g

【贮藏】 密封。

芩暴红止咳口服液

Qinbaohong Zhike Koufuye

【处方】 满山红 420g　　暴马子皮 420g
黄芩 200g

【制法】 以上三味,满山红提取挥发油,蒸馏后的水溶液另器保存,备用。药渣加水煎煮二次,每次 2 小时,滤过,合并滤液,备用。暴马子皮加水煎煮三次,第一次 2 小时,第二次 1 小时,第三次 1 小时,滤过,合并滤液,滤液与上述满山红液合并,浓缩成流浸膏,放冷,加入乙醇使含醇量达 65%,静置 24 小时,取上清液备用。沉淀加 65%乙醇适量,充分搅拌,静置 12 小时,取上清液,与上述上清液合并,回收乙醇并浓缩成流浸膏,备用。黄芩切片,加水煎煮三次,第一次 2 小时,第二次 1 小时,第三次 1 小时,滤过,合并滤液,浓缩至相对密度为 1.20~1.25(70℃),用 2mol/L 盐酸调节 pH 值至 1.0~2.0,80℃保温 1 小时,室温放置 24 小时,滤过,沉淀加 8 倍量的水,搅拌,用 40%氢氧化钠溶液调节 pH 值约 7.0,加等量乙醇,搅拌,滤过,滤液用 2mol/L 盐酸调节 pH 值至 1.0~2.0,60℃保温 30 分钟,室温静置 12 小时,滤过,沉淀用乙醇洗至 pH 值 5.0~6.0,用水洗至 pH 值约 7.0,加水适量,搅拌使混悬,用 40%氢氧化钠溶液调节 pH 值至 7.5,与上述满山红备用水溶液及流浸膏合并,调节 pH 值约 7.5,冷藏(4~7℃)72 小时,取上清液与满山红油(满山红油加聚山梨醇 80 和适量水搅拌均匀使溶解)合并,加入蔗糖、甜蜜素、香精,混匀后用水调整体积至 1000ml,滤过,分装,灭菌,即得。

【性状】 本品为棕红色的澄清液体;味甜,微苦。

【鉴别】 (1)取本品 10ml,加三氯甲烷 20ml,振摇提取,水溶液备用。取三氯甲烷液,蒸干,残渣加甲醇 1ml 使溶解,作为供试品溶液。另取满山红对照药材 2g,加乙醇 30ml,超声处理 15 分钟,滤过,滤液蒸干,残渣加 40%乙醇 30ml,分次加热溶解,趁热滤过,合并滤液,浓缩至约 5ml,放冷,用乙醚振摇提取 2 次,每次 10ml,合并乙醚液,挥干,残渣加甲醇 1ml 使溶解,作为对照药材溶液。照薄层色谱法(通则 0502)试验,吸取上述两种溶液各 5μl,分别点于同一硅胶 G 薄层板上,以甲苯-乙酸乙酯-甲酸(7∶2∶0.5)为展开剂,置用展开剂预饱和 15 分钟的展开缸内,展开,取出,晾干,置紫外光灯(365nm)下检视。供试品色谱中,在与对照药材色谱相应的位置上,显相同颜色的荧光斑点。

(2)取〔鉴别〕(1)项下三氯甲烷提取后的备用水溶液 1ml,加甲醇 15ml,混匀,放置 10 分钟,滤过,滤液作为供试品溶液。另取黄芩苷对照品,加甲醇制成每 1ml 含 0.1mg 的溶液,作为对照品溶液。照薄层色谱法(通则 0502)试验。吸取上述两种溶液各 1~2μl,分别点于同一聚酰胺薄膜上,以醋酸为展开剂,展开,取出,晾干,置紫外光灯(365nm)下检视。供试品色谱中,在与对照品色谱相应的位置上,显相同颜色的斑点。

(3)取本品 2ml,置 10ml 量瓶中,加甲醇稀释至刻度,混匀,放置 10 分钟,滤过,滤液作为供试品溶液。另取紫丁香苷对照品适量,加甲醇制成每 1ml 含 0.1mg 的溶液,作为对照品溶液。照高效液相色谱法(通则 0512)试验,以十八烷基硅烷键合硅胶为填充剂;以甲醇-水(20∶80)为流动相;检测波长为 265nm。理论板数按紫丁香苷峰计算应不低于5000。分别吸取对照品溶液与供试品溶液各 5μl,注入液相色谱仪。供试品色谱图中应呈现与对照品保留时间相同的色谱峰。

【检查】 相对密度 应不低于 1.04(通则 0601)。

pH值 应为 5.0～7.0(通则 0631)。

其他 应符合合剂项下有关的各项规定(通则 0181)。

【含量测定】 黄芩 照高效液相色谱法(通则 0512)测定。

色谱条件与系统适用性试验 以十八烷基硅烷键合硅胶为填充剂;以甲醇-水-冰醋酸(45:55:1)为流动相;检测波长为 274nm。理论板数按黄芩苷峰计算应不低于 1500。

对照品溶液的制备 取黄芩苷对照品适量,精密称定,加50%甲醇制成每 1ml 含 0.1mg 的溶液,摇匀,即得。

供试品溶液的制备 取装量项下的本品(5 支),混匀,精密量取 5ml,置 25ml 量瓶中,加甲醇至刻度,摇匀,静置 10 分钟,滤过,弃去初滤液,精密量取续滤液 5ml,置 50ml 量瓶中,加 50%甲醇稀释至刻度,摇匀,滤过,取续滤液,即得。

测定法 分别精密吸取对照品溶液与供试品溶液各10μl,注入液相色谱仪,测定,即得。

本品每 1ml 含黄芩以黄芩苷($C_{21}H_{18}O_{11}$)计,不得少于 5.2mg。

满山红 照高效液相色谱法(通则 0512)测定。

色谱条件与系统适用性试验 以十八烷基硅烷键合硅胶为填充剂;以甲醇-水(58:42)为流动相;检测波长为 295nm。理论板数按杜鹃素峰计算应不低于 5000。

对照品溶液的制备 取杜鹃素对照品适量,精密称定,加甲醇制成每 1ml 含 10μg 的溶液,摇匀,即得。

供试品溶液的制备 取装量项下的本品,混匀,精密量取10ml,置 50ml 量瓶中,加甲醇至刻度,摇匀,静置 10 分钟,滤过,弃去初滤液,精密量取续滤液 20ml,蒸干,残渣加水 20ml使溶解,加三氯甲烷振摇提取 5 次(25ml、25ml、20ml、20ml、15ml),合并三氯甲烷液,蒸干,残渣加甲醇适量使溶解,并转移至 10ml 量瓶中,加甲醇稀释至刻度,摇匀,滤过,取续滤液,即得。

测定法 分别精密吸取对照品溶液与供试品溶液各10μl,注入液相色谱仪,测定,即得。

本品每 1ml 含满山红以杜鹃素($C_{17}H_{16}O_5$)计,不得少于 21μg。

【功能与主治】 清热化痰,止咳平喘。用于痰热壅肺所致的咳嗽、痰多;急性支气管炎及慢性支气管炎急性发作见上述证候者。

【用法与用量】 口服。一次 10ml,一日 3 次,或遵医嘱。

【规格】 每支装 10ml

【贮藏】 密封,避光,置阴凉处。

芩暴红止咳片

Qinbaohong Zhike Pian

【处方】 满山红 1050g   暴马子皮 1050g
黄芩 500g

【制法】 以上三味,黄芩加水煎煮三次,第一次 2 小时,第二、三次每次 1 小时,煎液滤过,滤液合并,浓缩至相对密度为 1.03～1.08(80℃)的清膏,用稀盐酸调节 pH 值至 1.0～2.0,在 80℃保温 1 小时,室温放置 24 小时,滤过,沉淀用乙醇洗至 pH 4.0,继续用水洗至 pH 7.0,低温干燥,粉碎,备用。满山红用水蒸气蒸馏法提取挥发油,蒸馏后的水溶液另器保存;药渣加水煎煮二次,每次 2 小时,煎液滤过,滤液合并;暴马子皮加水煎煮三次,第一次 2 小时,第二、三次每次 1 小时,煎液滤过,滤液合并,与上述满山红药液合并,浓缩至适量,低温减压干燥,粉碎,加入上述黄芩提取物和适量的辅料,制成颗粒,干燥;满山红挥发油与适量的碳酸钙混匀,再与上述颗粒混匀,压制成1000片,包糖衣或薄膜衣,即得。

【性状】 本品为糖衣片或薄膜衣片,除去包衣后显棕褐色;味苦、涩。

【鉴别】 (1)取本品 8 片,糖衣片除去糖衣,研细,加乙醚20ml,振摇 15 分钟,分取乙醚液,残渣备用;乙醚液蒸干,残渣用 40%乙醇 30ml 分 3 次置水浴上加热使溶解,趁热滤过,滤液合并,蒸干,残渣加甲醇 1ml 使溶解,作为供试品溶液。另取满山红对照药材 1g,同法制成对照药材溶液。照薄层色谱法(通则 0502)试验,吸取上述两种溶液各 2μl,分别点于同一硅胶 G 薄层板上,以甲苯-乙酸乙酯-甲酸(7:2:0.5)的上层溶液为展开剂,展开,取出,晾干,喷以三氯化铝试液,置紫外光灯(365nm)下检视。供试品色谱中,在与对照药材色谱相应的位置上,显相同颜色的荧光斑点。

(2)将〔鉴别〕(1)项下乙醚提取后的备用残渣挥干,取1g,加 75%乙醇 3ml 使溶解,滤过,滤液作为供试品溶液。另取黄芩苷对照品,加 75%乙醇制成每 1ml 含 1mg 的溶液,作为对照品溶液。照薄层色谱法(通则 0502)试验,吸取上述两种溶液各 2μl,分别点于同一聚酰胺薄膜上,以醋酸为展开剂,展开,取出,晾干,置紫外光灯(365nm)下检视。供试品色谱中,在与对照品色谱相应的位置上,显相同颜色的荧光斑点。

(3)取本品 5 片,糖衣片除去糖衣,研细,加甲醇 20ml,超声处理 20 分钟,滤过,滤液蒸干,残渣加 40%甲醇 5ml 使溶解,加在中性氧化铝柱(100～200 目,10g,内径为 1cm)上,用40%甲醇 50ml 洗脱,收集洗脱液,蒸干,残渣加甲醇 2ml 使溶解,作为供试品溶液。另取紫丁香苷对照品,加甲醇制成每1ml 含 1mg 的溶液,作为对照品溶液。照薄层色谱法(通则0502)试验,吸取上述两种溶液各 5μl,分别点于同一硅胶 G薄层板上,以三氯甲烷-甲醇-水(5:1:0.1)为展开剂,展开,取出,晾干,喷以 10%硫酸乙醇溶液,在 105℃加热至斑点显色清晰。供试品色谱中,在与对照品色谱相应的位置上,显相同颜色的斑点。

【检查】　应符合片剂项下有关的各项规定(通则0101)。

【含量测定】　黄芩　照高效液相色谱法(通则0512)测定。

色谱条件与系统适用性试验　以十八烷基硅烷键合硅胶为填充剂;以甲醇-冰醋酸-水(45:1:55)为流动相;检测波长为276nm。理论板数按黄芩苷峰计算应不低于2000。

对照品溶液的制备　取黄芩苷对照品适量,精密称定,加50%甲醇制成每1ml含0.1mg的溶液,即得。

供试品溶液的制备　取本品10片,除去包衣,精密称定,研细,取约0.4g,精密称定,置具塞锥形瓶中,精密加入50%甲醇100ml,密塞,称定重量,超声处理(功率200W,频率40kHz)10分钟,放冷,再称定重量,用50%甲醇补足减失的重量,摇匀,滤过,取续滤液,即得。

测定法　分别精密吸取对照品溶液与供试品溶液各10μl,注入液相色谱仪,测定,即得。

本品每片含黄芩以黄芩苷($C_{21}H_{18}O_{11}$)计,不得少于13.0mg。

满山红　照高效液相色谱法(通则0512)测定。

色谱条件与系统适用性试验　以十八烷基硅烷键合硅胶为填充剂;以甲醇-水(56:44)为流动相;检测波长为295nm。理论板数按杜鹃素峰计算应不低于5000。

对照品溶液的制备　取杜鹃素对照品适量,精密称定,加甲醇制成每1ml含10μg的溶液,摇匀,即得。

供试品溶液的制备　取本品10片,除去包衣,精密称定,研细,取约1g,精密称定,置具塞锥形瓶中,精密加入甲醇20ml,密塞,称定重量,超声处理(功率200W,频率40kHz)20分钟,放冷,再称定重量,用甲醇补足减失的重量,摇匀,滤过,取续滤液,即得。

测定法　分别精密吸取对照品溶液与供试品溶液各5μl,注入液相色谱仪,测定,即得。

本品每片含满山红以杜鹃素($C_{17}H_{16}O_5$)计,不得少于60μg。

【功能与主治】　清热化痰,止咳平喘。用于痰热壅肺所致的咳嗽、痰多;急性支气管炎及慢性支气管炎急性发作见上述证候者。

【用法与用量】　口服。一次3~4片,一日3次。

【规格】　薄膜衣片　每片重0.4g

【贮藏】　密封。

芩暴红止咳分散片

Qinbaohong Zhike Fensanpian

【处方】　满山红2100g　　　暴马子皮2100g
　　　　　　黄芩1000g

【制法】　以上三味,满山红酌予碎断,采用水蒸气蒸馏法提取3.5小时,将所得挥发油用倍他环糊精包合后,备用;蒸馏后的水溶液另器收集,备用;药渣加水煎煮二次,每次2小时,煎液滤过,合并滤液,备用。暴马子皮酌予碎断,加水煎煮三次,第一次2小时,第二、三次各1小时,煎液滤过,合并滤液,与满山红提油后的水溶液及水煎液合并,浓缩成相对密度为1.05~1.10(80℃)的清膏,放冷,在搅拌下缓缓加入乙醇,使含醇量达65%,静置24小时,取上清液备用,沉淀加65%乙醇适量,充分搅拌,静置12小时,滤取上清液,和上述上清液合并,回收乙醇,浓缩成相对密度为1.10~1.20(60℃)的清膏,低温减压干燥,粉碎成细粉,备用。黄芩切片,加水煎煮三次,第一次2小时,第二、三次各1小时,煎液滤过,合并滤液,浓缩至原药材三倍量,加2mol/L盐酸调节pH值至1.0~2.0,80℃保温1小时,室温放置24小时,滤过,沉淀加8倍量水,搅拌,用40%氢氧化钠溶液调节pH值至7.0,加等量乙醇,搅拌,滤过,滤液用2mol/L盐酸调节pH值至1.0~2.0,60℃保温30分钟,室温放置12小时,滤过,沉淀用乙醇洗至pH值5.0~6.0,继用水洗至pH值7.0,低温干燥,粉碎成细粉。加入上述备用的细粉,混匀,再加入上述满山红油倍他环糊精的包合物及适量的微晶纤维素、交联聚维酮和十二烷基硫酸钠等辅料,制粒,压制成1000片,即得。

【性状】　本品为棕黄色至棕褐色的片;味微苦。

【鉴别】　(1)取本品4片,研细,加乙醚20ml,振摇15分钟,滤过,滤渣备用,滤液浓缩至干,残渣加甲醇2ml使溶解,作为供试品溶液。另取满山红对照药材1g,加水30ml,煎煮15分钟,离心,取上清液置分液漏斗中,加乙醚20ml振摇提取,取乙醚液,浓缩至干,残渣加甲醇1ml使溶解,作为对照药材溶液。照薄层色谱法(通则0502)试验,吸取上述两种溶液各2~5μl,分别点于同一硅胶G薄层板上,以甲苯-乙酸乙酯-甲酸(14:4:1)为展开剂,展开,取出,晾干,置紫外光灯(365nm)下检视。供试品色谱中,在与对照药材色谱相应的位置上,显相同颜色的荧光斑点。

(2)取〔鉴别〕(1)项下的备用滤渣,挥干溶剂,加甲醇20ml,超声处理15分钟,滤过,滤液作为供试品溶液。另取黄芩苷对照品,加甲醇制成每1ml含0.1mg的溶液,作为对照品溶液。照薄层色谱法(通则0502)试验,吸取上述两种溶液各1~2μl,分别点于同一聚酰胺薄膜上,以醋酸为展开剂,展开,取出,晾干,置紫外光灯(365nm)下检视。供试品色谱中,在与对照品色谱相应的位置上,显相同颜色的斑点。

(3)取本品3片,研细,加甲醇20ml,超声处理20分钟,滤过,滤液回收溶剂至干,残渣加40%甲醇5ml使溶解,加置中性氧化铝柱(100~200目,5g,内径1cm)上,用40%甲醇50ml洗脱,收集洗脱液,蒸干,残渣加甲醇2ml使溶解,作为供试品溶液。另取紫丁香苷对照品,加甲醇制成每1ml含1mg的溶液,作为对照品溶液。照薄层色谱法(通则0502)试验,吸取上述两种溶液各5μl,分别点于同一硅胶G薄层板上,以三氯甲烷-甲醇-水(5:1:0.1)为展开剂,展开,取出,晾干,喷以 10％硫酸乙醇溶液,在 105℃加热至斑点显色清晰。供试品色谱中,在与对照品色谱相应的位置上,显相同颜色的斑点。

【检查】 应符合片剂项下有关的各项规定(通则 0101)。

【含量测定】 黄芩　照高效液相色谱法(通则 0512)测定。

色谱条件与系统适用性试验　以十八烷基硅烷键合硅胶为填充剂;以甲醇-水-冰醋酸(45∶55∶1)为流动相;检测波长为 274nm。理论板数按黄芩苷峰计算应不低于 2000。

对照品溶液的制备　取黄芩苷对照品适量,精密称定,加 50％甲醇制成每 1ml 含 0.1mg 的溶液,即得。

供试品溶液的制备　取重量差异项下的本品,研细,取约 0.1g,精密称定,置具塞锥形瓶中,精密加入 50％甲醇 50ml,密塞,称定重量,超声处理(功率 200W,频率 40kHz)10 分钟,放冷,再称定重量,用 50％甲醇补足减失的重量,摇匀,滤过,取续滤液,即得。

测定法　分别精密吸取对照品溶液与供试品溶液各 10μl,注入液相色谱仪,测定,即得。

本品每片含黄芩以黄芩苷($C_{21}H_{18}O_{11}$)计,不得少于 20.0mg。

满山红　照高效液相色谱法(通则 0512)测定。

色谱条件与系统适用性试验　以十八烷基硅烷键合硅胶为填充剂;以甲醇-水(56∶44)为流动相;检测波长为 295nm。理论板数按杜鹃素峰计算应不低于 5000。

对照品溶液的制备　取杜鹃素对照品适量,精密称定,加甲醇制成每 1ml 含 10μg 的溶液,摇匀,即得。

供试品溶液的制备　取重量差异项下的本品,研细,取约 2g,精密称定,置具塞锥形瓶中,精密加入甲醇 25ml,密塞,称定重量,超声处理(功率 200W,频率 40kHz)20 分钟,放冷,再称定重量,用甲醇补足减失的重量,摇匀,滤过,精密量取续滤液 10ml,回收溶剂至干,残渣加水 20ml 使溶解,置分液漏斗中,加氯化钠 1g 使溶解,用三氯甲烷振摇提取 5 次(25ml、25ml、20ml、20ml、15ml),合并三氯甲烷液,回收溶剂至干,残渣加甲醇适量使溶解,并转移至 10ml 量瓶中,加甲醇稀释至刻度,摇匀,滤过,取续滤液,即得。

测定法　分别精密吸取对照品溶液与供试品溶液各 10μl,注入液相色谱仪,测定,即得。

本品每片含满山红以杜鹃素($C_{17}H_{16}O_5$)计,不得少于 28μg。

【功能与主治】 清热化痰,止咳平喘。用于痰热壅肺所致的咳嗽、痰多;急性支气管炎及慢性支气管炎急性发作见上述证候者。

【用法与用量】 吞服,或用水分散后口服。一次 2 片,一日 3 次。

【规格】 每片重 0.8g

【贮藏】 密封,置阴凉干燥处。

芩暴红止咳颗粒

Qinbaohong Zhike Keli

【处方】 满山红 1050g　　　　　暴马子皮 1050g
　　　　黄芩 500g

【制法】 以上三味,满山红酌予碎断,提取挥发油至尽,蒸馏后的水溶液另器收集,备用;药渣加水煎煮二次,每次 2 小时,煎液滤过,滤液合并,备用。暴马子皮酌予碎断,加水煎煮三次,第一次 2 小时,第二、三次各 1 小时,煎液滤过,滤液合并,并与满山红药液合并,浓缩成相对密度为 1.05～1.10(80℃)的清膏,放冷,加乙醇使含醇量达 65％,静置,取上清液,备用;沉淀加 65％乙醇适量,充分搅拌,静置,滤取上清液与上述上清液合并,回收乙醇,浓缩成清膏,低温减压干燥,粉碎成细粉,备用。黄芩切片,加水煎煮三次,第一次 2 小时,第二、三次各 1 小时,滤过,合并滤液并浓缩至原药材三倍量,加 2mol/L 盐酸调节 pH 值至 1.0～2.0,80℃保温 1 小时,静置,滤过,沉淀加 8 倍量的水,搅拌,用 40％氢氧化钠溶液调节 pH 值约 7.0,加等量乙醇,搅拌,滤过,滤液用 2mol/L 盐酸调节 pH 值至 1.0～2.0,60℃保温 30 分钟,静置,滤过,沉淀用乙醇洗至 pH 值 5.0～6.0,用水洗至 pH 值约 7.0,低温干燥,粉碎成细粉,加入上述细粉,混匀,加入糖粉和糊精适量,混匀,用 80％乙醇制粒,低温干燥,喷入上述备用的挥发油,混匀,制成 1000g,即得。

【性状】 本品为棕黄色至棕褐色的颗粒;味甜,微苦。

【鉴别】 (1)取本品 4g,研细,加乙醚 30ml,超声处理 20 分钟,滤过,滤液蒸干,残渣加甲醇 1ml 使溶解,作为供试品溶液。另取满山红对照药材 2g,加乙醇 30ml,超声处理 15 分钟,滤过,滤液蒸干,残渣加 40％乙醇,分 3 次置水浴上加热使溶解,每次 10ml,趁热滤过,合并滤液,蒸至约 5ml,放冷,用乙醚振摇提取 2 次,每次 10ml,合并乙醚液,挥干,残渣加甲醇 1ml 使溶解,作为对照药材溶液。照薄层色谱法(通则 0502)试验,吸取上述两种溶液各 5μl,分别点于同一硅胶 G 薄层板上,以甲苯-乙酸乙酯-甲酸(7∶2∶0.5)为展开剂,置以展开剂预饱和 15 分钟的展开缸中,展开,取出,晾干,置紫外光灯(365nm)下检视。供试品色谱中,在与对照药材色谱相应的位置上,显相同颜色的荧光斑点。

(2)取本品 1g,研细,加 75％乙醇 30ml,超声处理 20 分钟,滤过,滤液作为供试品溶液。另取黄芩苷对照品,加甲醇制成每 1ml 含 0.1mg 的溶液,作为对照品溶液。照薄层色谱法(通则 0502)试验。吸取上述两种溶液各 1～2μl,分别点于同一聚酰胺薄膜上,以醋酸为展开剂,展开,取出,晾干,置紫外光灯(365nm)下检视。供试品色谱中,在与对照品色谱相应的位置上,显相同颜色的斑点。

(3)取本品 4g,研细,加甲醇 30ml,超声处理 20 分钟,滤过,滤液蒸干,残渣加水 20ml,温热使溶解,放冷,用水饱和的正丁醇振摇提取 2 次,每次 20ml,取正丁醇液,蒸干,残渣加甲醇适量使溶解,并转移至 10ml 量瓶中,加甲醇至刻度,摇匀,滤过,滤液作为供试品溶液。另取紫丁香苷对照品适量,加甲醇制成每 1ml 含 0.1mg 的溶液,作为对照品溶液。照高效液相色谱法(通则 0512)试验,以十八烷基硅烷键合硅胶为填充剂;以甲醇-水(20:80)为流动相;检测波长为 265nm。分别吸取对照品溶液与供试品溶液各 5μl,注入液相色谱仪。供试品色谱中应呈现与对照品色谱峰保留时间相同的色谱峰。

【检查】 应符合颗粒剂项下有关的各项规定(通则 0104)。

【含量测定】 黄芩 照高效液相色谱法(通则 0512)测定。

色谱条件与系统适用性试验 以十八烷基硅烷键合硅胶为填充剂;以甲醇-冰醋酸-水(45:1:55)为流动相;检测波长为 274nm。理论板数按黄芩苷峰计算应不低于 1500。

对照品溶液的制备 取黄芩苷对照品适量,精密称定,加 50% 甲醇制成每 1ml 含 50μg 的溶液,即得。

供试品溶液的制备 取装量差异项下的本品,研细,取约 0.5g,精密称定,置具塞锥形瓶中,精密加入 50% 甲醇 100ml,称定重量,超声处理(功率 250W,频率 40kHz)30 分钟,放冷,再称定重量,用 50% 加甲醇补足减失的重量,摇匀,滤过,取续滤液,即得。

测定法 分别精密吸取对照品溶液与供试品溶液各 10μl,注入液相色谱仪,测定,即得。

本品每袋含黄芩以黄芩苷($C_{21}H_{18}O_{11}$)计,不得少于 52.0mg。

满山红 照高效液相色谱法(通则 0512)测定。

色谱条件与系统适用性试验 以十八烷基硅烷键合硅胶为填充剂;以甲醇-水(58:42)为流动相;检测波长为 295nm。理论板数按杜鹃素峰计算应不低于 5000。

对照品溶液的制备 取杜鹃素对照品适量,精密称定,加甲醇制成每 1ml 含 10μg 的溶液,即得。

供试品溶液的制备 取装量差异项下的本品,研细,取 1g,精密称定,置具塞锥形瓶中,精密加入 60% 甲醇 25ml,密塞,称定重量,超声处理(功率 250W,频率 40kHz)20 分钟,放冷,再称定重量,用 60% 甲醇补足减失的重量,摇匀,滤过,取续滤液,即得。

测定法 分别精密吸取对照品溶液与供试品溶液各 10μl,注入液相色谱仪,测定,即得。

本品每袋含满山红以杜鹃素($C_{17}H_{16}O_5$)计,不得少于 1.2mg。

【功能与主治】 清热化痰,止咳平喘。用于痰热壅肺所致的咳嗽、痰多;急性支气管炎及慢性支气管炎急性发作见上述证候者。

【用法与用量】 口服。一次 1 袋,一日 3 次。

【规格】 每袋装 4g

【贮藏】 密封,置干燥处。

芪风固表颗粒

Qifeng Gubiao Keli

【处方】 黄芪 600g　　　　　刺五加浸膏 15g
　　　　　麸炒白术 200g　　　五味子 100g
　　　　　防风 200g　　　　　麦冬 200g

【制法】 以上六味,除刺五加浸膏外,其余黄芪等五味,加水煎煮二次,每次 1 小时,合并煎液,离心,滤过,静置 24 小时,倾取上清液,加入刺五加浸膏,浓缩至相对密度为 1.20～1.22(60℃)的清膏,趁热加入糊精适量,混匀,60℃干燥,粉碎成细粉,加乙醇适量制成颗粒,干燥,制成 1000g,即得。

【性状】 本品为棕褐色的颗粒;味酸、甜、微苦。

【鉴别】 (1)取本品 10g,加 5% 硫酸溶液 50ml,水浴加热 3 小时,滤过,滤液加三氯甲烷提取 2 次,每次 20ml,合并三氯甲烷液,加水洗涤 2 次,每次 20ml,分取三氯甲烷液,回收溶剂至干,残渣加甲醇 1ml 使溶解,作为供试品溶液。另取异嗪皮啶对照品,加甲醇制成每 1ml 含 1mg 的溶液,作为对照品溶液。照薄层色谱法(通则 0502)试验,吸取上述两种溶液各 5μl,分别点于同一硅胶 G 薄层板上,以正己烷-乙酸乙酯-甲醇(8:4:1)为展开剂,展开,取出,晾干,置紫外光灯(365nm)下检视。供试品色谱中,在与对照品色谱相应的位置上,显相同的亮蓝色荧光斑点。

(2)取本品 5g,研细,加水 20ml 使溶解,滤过,滤液用石油醚(30～60℃)振摇提取 2 次(25ml,20ml),合并石油醚液,回收溶剂至干,残渣加甲醇 0.5ml 使溶解,作为供试品溶液。另取白术对照药材 1g,加水 250ml,煎煮 30 分钟,滤过,滤液浓缩至约 10ml,加乙醇 30ml 振摇,静置,滤过,滤液蒸至无醇味,自"用石油醚(30～60℃)提取 2 次"起,同法制成对照药材溶液。照薄层色谱法(通则 0502)试验,吸取上述供试品溶液 10～20μl,对照药材溶液 2μl,分别点于同一硅胶 G 薄层板上,以环己烷-乙酸乙酯(7:3)为展开剂,展开,取出,晾干,喷以 5% 对二甲氨基苯甲醛的 10% 硫酸溶液,在 105℃加热 5 分钟,置紫外光灯(365nm)下检视。供试品色谱中,在与对照药材色谱相应的位置上,显相同颜色的荧光斑点。

(3)取本品 10g,研细,加三氯甲烷 50ml,加热回流 30 分钟,滤过,滤液回收溶剂至干,残渣加三氯甲烷 1ml 使溶解,作为供试品溶液。另取五味子醇甲对照品,加三氯甲烷制成每 1ml 含 1mg 的溶液,作为对照品溶液。照薄层色谱法(通则 0502)试验,吸取上述供试品溶液 5～10μl,对照品溶液 2μl,分别点于同一硅胶 GF_{254} 薄层板上,以甲苯-乙酸乙酯(9:4)为展开剂,展开,取出,晾干,置紫外光灯(254nm)下检视。供试品色谱中,在与对照品色谱相应的位置上,显相同颜色的斑点。

(4)取本品 5g,研细,加丙酮 20ml,超声处理 20 分钟,滤过,滤液回收溶剂至干,残渣加乙醇 1ml 使溶解,作为供试品溶液。另取防风对照药材 1g,同法制成对照药材溶液。照薄层色谱法(通则 0502)试验,吸取上述供试品溶液 5～10μl、对照药材溶液 5μl,分别点于同一硅胶 G 薄层板上,以三氯甲烷-甲醇(4∶1)为展开剂,展开,取出,晾干,置紫外光灯(254nm)下检视。供试品色谱中,在与对照药材色谱相应的位置上,显相同颜色的斑点。

(5)取本品 10g,加水 50ml,煎煮 5 分钟,滤过,滤液加盐酸 1ml,加热煮沸 5 分钟,放冷,加三氯甲烷 20ml 振摇提取,分取三氯甲烷液,回收溶剂至 1ml,作为供试品溶液。另取麦冬对照药材 1g,加水 20ml,煎煮 10 分钟,滤过,滤液加盐酸 0.5ml,同法制成对照药材溶液。照薄层色谱法(通则 0502)试验,吸取上述两种溶液各 5μl,分别点于同一硅胶 G 薄层板上,以三氯甲烷-丙酮(4∶1)为展开剂,展开,取出,晾干,喷以 10%硫酸乙醇溶液,在 100℃加热至斑点显色清晰,置日光下检视。供试品色谱中,在与对照药材色谱相应的位置上,显相同颜色的斑点。

【检查】 应符合颗粒剂项下有关的各项规定(通则 0104)。

【含量测定】 照高效液相色谱法(通则 0512)测定。

色谱条件与系统适用性试验 以十八烷基硅烷键合硅胶为填充剂;以乙腈-水(32∶68)为流动相;用蒸发光散射检测器检测。理论板数按黄芪甲苷峰计算应不低于 4000。

对照品溶液的制备 取黄芪甲苷对照品适量,精密称定,加甲醇制成每 1ml 含 0.4mg 的溶液,即得。

供试品溶液的制备 取装量差异项下的本品,混匀,取适量,研细,取约 2.5g,精密称定,置具塞锥形瓶中,加入甲醇 50ml,密塞,超声处理(功率 500W,频率 53kHz)30 分钟,滤过,用少量甲醇清洗容器及滤渣,合并滤液及洗液,回收溶剂至干,残渣加水 25ml 使溶解,用水饱和正丁醇提取 3 次(40ml,40ml,30ml),合并正丁醇液,用氨试液洗涤 2 次,每次 40ml,弃去氨试液,正丁醇液回收溶剂至干,残渣加甲醇溶解,转移至 5ml 量瓶中,加甲醇至刻度,摇匀,滤过,取续滤液,即得。

测定法 分别精密吸取对照品溶液 5μl、10μl,供试品溶液 20μl,注入液相色谱仪,测定,用外标两点法对数方程计算,即得。

本品每袋含黄芪以黄芪甲苷($C_{41}H_{68}O_{14}$)计,不得少于 0.60mg。

【功能与主治】 益气固表,健脾,补肺,益肾。用于肺、脾、肾虚弱所致的慢性咳嗽缓解期的辅助治疗。

【用法与用量】 开水冲服。一次 1 袋,一日 2 次。

【注意】 呼吸系统急性感染期间禁用。

【规格】 每袋装 5g

【贮藏】 密封,置阴凉干燥处。

注: 刺五加浸膏为水浸膏。

芪冬颐心口服液
Qidong Yixin Koufuye

【处方】 黄芪 180g 　　　 麦冬 90g
　　　　 人参 45g 　　　　 茯苓 90g
　　　　 地黄 65g 　　　　 龟甲(烫)45g
　　　　 煅紫石英 130g 　　桂枝 65g
　　　　 淫羊藿 90g 　　　　金银花 90g
　　　　 丹参 65g 　　　　 郁金 45g
　　　　 枳壳(炒)45g

【制法】 以上十三味,金银花加水煎煮二次,煎液滤过,滤液合并,备用;龟甲(烫)、煅紫石英和人参加水煎煮一次,滤过,滤液合并;药渣与其余黄芪等九味加水煎煮三次,煎液滤过,滤液合并,再与上述滤液合并,浓缩至适量,放冷,加入乙醇使含醇量达到 65%,冷置 48 小时,滤过,回收乙醇,冷藏 7 天,滤过,滤液加入适量聚山梨酯 80、山梨酸钾及甜菊素,加水至 1000ml,混匀,灌装,灭菌,即得。

【性状】 本品为棕黄色至棕红色的液体;味甜、微苦。

【鉴别】 (1)取本品 30ml,加水饱和正丁醇振摇提取 3 次,每次 30ml,合并正丁醇提取液,浓缩至约 30ml,用 2%氢氧化钠溶液洗涤 3 次,每次 30ml,弃去洗液,正丁醇液蒸干,残渣加甲醇 1ml 使溶解,作为供试品溶液。另取人参对照药材 1g,加三氯甲烷 40ml,加热回流 1 小时,弃去三氯甲烷液,药渣挥干溶剂,加水 1ml 拌匀湿润后,加水饱和的正丁醇 30ml,超声处理 30 分钟,滤过,自"用 2%氢氧化钠溶液洗涤 3 次"起同法制成对照药材溶液;再取人参皂苷 Rg1 对照品、人参皂苷 Re 对照品,加甲醇制成每 1ml 各含 1mg 的混合溶液,作为对照品溶液。照薄层色谱法(通则 0502)试验,吸取上述三种溶液各 5μl,分别点于同一硅胶 G 薄层板上,以三氯甲烷-甲醇-水(65∶36∶10)10℃以下放置过夜的下层溶液为展开剂,预饱和 20 分钟,展开,取出,晾干,喷以 10%硫酸乙醇溶液,在 105℃加热至斑点显色清晰。供试品色谱中,在与对照药材色谱和对照品色谱相应的位置上,显相同颜色的斑点。

(2)取本品 50ml,加乙醚 50ml 振摇提取,弃去乙醚液,水层用水饱和正丁醇振摇提取 2 次,每次 50ml,合并正丁醇液,蒸干,残渣加甲醇 1ml 使溶解,作为供试品溶液。另取淫羊藿苷对照品,加甲醇制成每 1ml 含 1mg 的溶液,作为对照品溶液。照薄层色谱法(通则 0502)试验,吸取供试品溶液 4μl,对照品溶液 2μl,分别点于同一硅胶 G 薄层板上,以三氯甲烷-甲醇-水(13∶7∶2)的下层溶液为展开剂,展开,取出,晾干,喷以三氯化铝试液,置紫外光灯(365nm)下检视。供试品色谱中,在与对照品色谱相应的位置上,显相同颜色的荧光斑点。

(3)取本品 50ml,加稀盐酸调节 pH 值至 1,用乙酸乙酯 50ml 振摇提取,提取液蒸干,残渣加甲醇 1ml 使溶解,作为供试品溶液。另取原儿茶醛对照品,加甲醇制成每 1ml 含 1mg 的溶液,作为对照品溶液。照薄层色谱法(通则 0502)试验,吸取上述供试品溶液 4μl、对照品溶液 2μl,分别点于同一硅胶 G 薄层板上,以甲苯-乙酸乙酯-甲酸(8:7:0.8)为展开剂,展开,取出,晾干,喷以 3%三氯化铁乙醇溶液,在 105℃加热至斑点显色清晰。供试品色谱中,在与对照品色谱相应的位置上,显相同颜色的斑点。

(4)取本品 20ml,用乙醚振摇提取 2 次,每次 20ml,弃去乙醚液,水层加 20%硫酸溶液 20ml,加热回流 2 小时,放冷,用三氯甲烷振摇提取 2 次,每次 20ml,合并三氯甲烷液,蒸干,残渣加甲醇 1ml 使溶解,作为供试品溶液。另取麦冬对照药材 1g,加 10%硫酸溶液 20ml,同法制成对照药材溶液。照薄层色谱法(通则 0502)试验,吸取上述两种溶液各 5μl,分别点于同一硅胶 G 薄层板上,以乙醚-三氯甲烷(1:1)为展开剂,展开,取出,晾干,喷以 0.5%香草醛的 10%硫酸乙醇溶液(临用配制),在 105℃加热至斑点显色清晰。供试品色谱中,在与对照药材色谱相应的位置上,显相同颜色的斑点。

(5)取枳壳对照药材 1g,加甲醇 30ml,超声处理 30 分钟,滤过,滤液蒸干,残渣加甲醇 1ml 使溶解,作为对照药材溶液。照薄层色谱法(通则 0502)试验,吸取〔鉴别〕(3)项下的供试品溶液与上述对照药材溶液各 4μl,分别点于同一硅胶 G 薄层板上,以乙酸乙酯-丙酮-甲酸-水(4:2:0.15:5)的上层溶液为展开剂,展开,取出,晾干,喷以三氯化铝试液,置紫外光灯(365nm)下检视。供试品色谱中,在与对照药材色谱相应的位置上,显相同颜色的荧光斑点。

【检查】　相对密度　应为 1.02～1.05(通则 0601)。

pH 值　应为 4.5～6.5(通则 0631)。

其他　应符合合剂项下有关的各项规定(通则 0181)。

【含量测定】　照高效液相色谱法(通则 0512)测定。

色谱条件与系统适用性试验　以十八烷基硅烷键合硅胶为填充剂;以乙腈-水(32:68)为流动相;用蒸发光散射检测器检测。理论板数按黄芪甲苷峰计算应不低于 4000。

对照品溶液的制备　取黄芪甲苷对照品适量,精密称定,加甲醇制成每 1ml 含 0.5mg 的溶液,即得。

供试品溶液的制备　精密量取本品 50ml,用水饱和的正丁醇振摇提取 4 次,每次 50ml,合并正丁醇液,用 2%氢氧化钠溶液充分洗涤 2 次,每次 50ml,弃去碱液,正丁醇液蒸干,残渣加甲醇适量使溶解,移至 10ml 量瓶中,加甲醇稀释至刻度,摇匀,即得。

测定法　分别精密吸取对照品溶液 10μl、20μl 和供试品溶液 5～10μl,注入液相色谱仪,测定,以外标两点法对数方程计算,即得。

本品每 1ml 含黄芪以黄芪甲苷($C_{41}H_{68}O_{14}$)计,不得少于 60μg。

【功能与主治】　益气养心,安神止悸。用于气阴两虚所致的心悸、胸闷、胸痛、气短乏力、失眠多梦、自汗、盗汗、心烦、

病毒性心肌炎、冠心病心绞痛见上述证候者。

【用法与用量】　口服。一次 20ml,一日 3 次,饭后服用,或遵医嘱。28 天为一疗程。

【注意】　孕妇忌服。偶见服药后胃部不适,宜饭后服用。

【规格】　每支装 10ml

【贮藏】　密封。

芪冬颐心颗粒
Qidong Yixin Keli

【处方】

黄芪 720g	麦冬 360g
人参 180g	茯苓 360g
地黄 260g	龟甲(烫)180g
煅紫石英 520g	桂枝 260g
淫羊藿 360g	金银花 360g
丹参 260g	郁金 180g
枳壳(炒)180g	

【制法】　以上十三味,金银花加水煎煮二次,每次 40 分钟,滤过,合并滤液,备用;龟甲(烫)、煅紫石英、人参捣碎,加水煎煮 1.5 小时,滤过,滤液备用;药渣与其余黄芪等九味(麦冬粉碎成最粗粉)加水煎煮三次,第一次 1.5 小时,第二、三次各 1 小时,第三次加 8 倍量水煎煮 1 小时,滤过,合并滤液,与上述滤液合并,减压浓缩至相对密度为 1.15～1.20(50℃)的清膏,放置室温,边搅拌边加入乙醇,使含醇量达到 65%,冷藏(0～4℃)48 小时,滤过,滤液减压回收乙醇,浓缩至相对密度为 1.15～1.20(50℃)的清膏,加入糊精及阿司帕坦适量,制粒,制成 1000g,即得。

【性状】　本品为棕黄色至棕褐色的颗粒;味甜、微苦。

【鉴别】　(1)取本品 5g,研细,加甲醇 50ml,超声处理 30 分钟,放冷,滤过,滤液回收溶剂至干,残渣加水 20ml 使溶解,加乙醚振摇提取 2 次,每次 20ml,弃去乙醚液,水液用水饱和的正丁醇振摇提取 3 次,每次 30ml,合并正丁醇提取液,用 2%氢氧化钠溶液洗涤 2 次,每次 20ml,弃去碱液,继续用正丁醇饱和的水洗涤 2 次,每次 20ml,弃去水液,正丁醇液回收溶剂至干,残渣加甲醇 1ml 使溶解,作为供试品溶液。另取人参对照药材 1g,加三氯甲烷 40ml,加热回流 1 小时,弃去三氯甲烷液,药渣挥干溶剂,加水 1ml 使湿润,加水饱和的正丁醇 30ml,超声处理 30 分钟,滤过,自"用 2%氢氧化钠溶液洗涤 2 次"起,同法制成对照药材溶液。再取人参皂苷 Rg_1 对照品、人参皂苷 Re 对照品,加甲醇制成 1ml 各含 1mg 的混合溶液,作为对照品溶液。照薄层色谱法(通则 0502)试验,吸取上述三种溶液各 5μl,分别点于同一硅胶 G 薄层板上,以三氯甲烷-甲醇-水(65:36:10)10℃以下放置的下层溶液为展开剂,置用展开剂预饱和 20 分钟的展开缸内,展开,取出,晾干,喷以 10%硫酸乙醇溶液,在 105℃加热至斑点显色清晰。供

试品色谱中,在与对照药材色谱和对照品色谱相应的位置上,显相同颜色的斑点。

(2)取淫羊藿苷对照品,加甲醇制成每 1ml 含 1mg 的溶液,作为对照品溶液。照薄层色谱法(通则 0502)试验,吸取〔鉴别〕(1)项下供试品溶液和上述对照品溶液各 5μl,分别点于同一硅胶 G 薄层板上,以三氯甲烷-甲醇-水(13:7:2)10℃以下放置的下层溶液为展开剂,展开,取出,晾干,喷以三氯化铝试液,置紫外光灯(365nm)下检视。供试品色谱中,在与对照品色谱相应的位置上,显相同颜色的荧光斑点。

(3)取本品 4g,研细,加甲醇 40ml,超声处理 30 分钟,滤过,滤液回收溶剂至干,残渣加水 20ml 使溶解,加稀盐酸调节 pH 值至 1,用乙酸乙酯 50ml 振摇提取,提取液回收溶剂至干,残渣加甲醇 1ml 使溶解,作为供试品溶液。另取丹参素钠对照品,加甲醇制成每 1ml 含 1mg 的溶液,作为对照品溶液。照薄层色谱法(通则 0502)试验,吸取上述两种溶液各 5μl,分别点于同一硅胶 G 薄层板上,以三氯甲烷-丙酮-甲酸(25:10:4)为展开剂,展开,取出,晾干,置氨蒸气中熏 15 分钟后,放置 10 分钟,置紫外光灯(365nm)下检视。供试品色谱中,在与对照品色谱相应的位置上,显相同颜色的荧光斑点。

(4)取枳壳对照药材 0.5g,加甲醇 30ml,超声处理 30 分钟,滤过,滤液回收溶剂至干,残渣加甲醇 1ml 溶解,作为对照药材溶液。照薄层色谱法(通则 0502)试验,吸取〔鉴别〕(3)项下供试品溶液 5μl 和上述对照药材溶液 3μl,分别点于同一硅胶 G 薄层板上,以乙酸乙酯-丙酮-甲酸-水(4:2:0.15:5)的上层溶液为展开剂,展开,取出,晾干,喷以三氯化铝试液,置紫外光灯(365nm)下检视。供试品色谱中,在与对照药材色谱相应的位置上,显相同颜色的荧光斑点。

(5)取本品 4g,研细,加甲醇 40ml,超声处理 30 分钟,滤过,滤液回收溶剂至干,残渣加水 20ml 使溶解,用乙醚振摇提取三次(25ml,20ml,15ml),合并提取液,回收溶剂至干,残渣加乙酸乙酯 2ml 使溶解,作为供试品溶液。另取肉桂酸对照品,加乙酸乙酯制成每 1ml 含 1mg 的溶液,作为对照品溶液。照薄层色谱法(通则 0502)试验,取上述两种溶液各 5μl,分别点于同一硅胶 GF$_{254}$ 薄层板上,以石油醚(30~60℃)-乙酸乙酯-甲酸(12:5:1)的上层溶液为展开剂,展开,取出,晾干,置紫外光灯(254nm)下检视。供试品色谱中,在与对照品色谱相应的位置上,显相同颜色的斑点。

(6)取本品 1g,研细,加 50% 甲醇 50ml,超声处理 30 分钟,放冷,摇匀,滤过,取续滤液作为供试品溶液。另取绿原酸对照品,加 50% 甲醇制成每 1ml 含 50μg 的溶液,作为对照品溶液。照高效液相色谱法(通则 0512)试验,以十八烷基硅烷键合硅胶为填充剂;以乙腈-0.4% 磷酸溶液(10:90)为流动相;检测波长为 327nm。理论板数按绿原酸峰计算应不得低于 1500。分别吸取上述两种溶液各 10μl,注入液相色谱仪。供试品色谱中,应呈现与对照品色谱峰保留时间相对应的色谱峰。

【检查】 应符合颗粒剂项下有关的各项规定(通则 0104)。

【含量测定】 照高效液相色谱法(通则 0512)测定。

色谱条件与系统适用性试验 以十八烷基硅烷键合硅胶为填充剂;以乙腈-水(35:65)为流动相;蒸发光散射检测器检测。理论板数按黄芪甲苷峰计算应不低于 4000。

对照品溶液的制备 取黄芪甲苷对照品适量,精密称定,加甲醇制成每 1ml 含 0.25mg 的溶液,即得。

供试品溶液的制备 取装量差异项下的本品适量,混匀,研细,取约 5g,精密称定,置具塞锥形瓶中,精密加水 50ml,密塞,称定重量,超声处理(功率 300W,频率 33kHz)30 分钟,放冷,再称定重量,用水补足减失的重量,摇匀,离心,精密量取上清液 25ml,用水饱和的正丁醇振摇提取 6 次(30ml,30ml,30ml,20ml,20ml,20ml),合并正丁醇提取液,用氨试液充分洗涤 2 次,每次 20ml,弃去氨洗液,用正丁醇饱和的水洗涤 2 次,每次 20ml,弃去水液,正丁醇液回收溶剂至干,残渣加甲醇适量使溶解,转移至 10ml 量瓶中,加甲醇稀释至刻度,摇匀,即得。

测定法 分别精密吸取对照品溶液 5μl、15μl,供试品溶液 15μl,注入液相色谱仪,测定,用外标两点法对数方程计算,即得。

本品每袋含黄芪以黄芪甲苷(C$_{41}$H$_{68}$O$_{14}$)计,不得少于 1.2mg。

【功能与主治】 益气养心,安神止悸。用于气阴两虚所致的心悸、胸闷、胸痛、气短乏力、失眠多梦、自汗、盗汗、心烦;病毒性心肌炎、冠心病心绞痛见上述症候者。

【用法与用量】 口服。一次 1 袋,一日 3 次,饭后服用或遵医嘱。28 天为一疗程。

【注意】 孕妇忌服。偶见服药后胃部不适,宜饭后服用。

【规格】 每袋装 5g

【贮藏】 密封,置阴凉处。

芪苈强心胶囊

Qili Qiangxin Jiaonang

【处方】 黄芪 450g   人参 225g
         黑顺片 112.5g   丹参 225g
         葶苈子 150g   泽泻 225g
         玉竹 75g   桂枝 90g
         红花 90g   香加皮 180g
         陈皮 75g

【制法】 以上十一味,黄芪、葶苈子、泽泻、人参、香加皮加 70% 乙醇加热回流提取二次,第一次 3 小时,第二次 2 小时,提取液滤过,滤液减压回收乙醇,浓缩至相对密度为 1.25~1.30(60℃)的稠膏,备用;桂枝、陈皮水蒸气蒸馏提取挥发油,收集挥发油,备用;提油后的水溶液滤过,备用;药渣再加水煎煮 1 小时,滤过,与备用滤液合并,备用;黑顺片、丹参、玉竹、红花加水煎煮二次,每次 2 小时,合并煎液,滤过,滤液与桂枝和陈皮的水煎液合并,浓缩至相对密度为 1.25～1.30(60℃),加乙醇,使含醇量达 70%,在 4℃以下静置 24 小时,滤过,滤液减压回收乙醇,浓缩至相对密度为 1.25～1.30(60℃),与上述备用稠膏合并,在 65～70℃干燥。干膏粉碎成细粉,加入适量糊精,制颗粒,喷入挥发油,混匀,装入胶囊,制成 1000 粒,即得。

【性状】 本品为硬胶囊,内容物为棕褐色至黑褐色的颗粒;味苦。

【鉴别】 (1)取〔含量测定〕项下的供试品溶液作为供试品溶液。另取人参皂苷 Rb₁ 对照品、人参皂苷 Rb₂ 对照品和人参皂苷 Rf 对照品,分别加甲醇制成每 1ml 含 0.2mg 的溶液,作为对照品溶液。照〔含量测定〕项下的方法试验,吸取对照品溶液与供试品溶液各 5～15μl,注入液相色谱仪,记录色谱图。供试品色谱中应呈现与对照品色谱峰保留时间相对应的色谱峰。

(2)取本品内容物 2g,加甲醇 25ml,超声处理 30 分钟,滤过,滤液蒸干。残渣用水 25ml 溶解,滤过,滤液用盐酸调节 pH 值至 1～2,用乙酸乙酯振摇提取 2 次,每次 15ml,合并乙酸乙酯提取液,蒸干,残渣加无水乙醇 1ml 使溶解,作为供试品溶液。另取丹参对照药材 0.5g,加水 30ml,加热回流 30 分钟,放冷,滤过,取滤液,自"用盐酸调节 pH 值至 1～2"起,同法制成对照药材溶液。照薄层色谱法(通则 0502)试验,吸取上述两种溶液各 3～7μl,分别点于同一硅胶 G 薄层板上,以甲苯-二氯甲烷-乙酸乙酯-甲酸(5:5:5:0.8)为展开剂,展开,取出,晾干,喷以 2%三氯化铁乙醇溶液,加热至斑点显色清晰,置日光下检视。供试品色谱中,在与对照药材色谱相应的位置上,显相同颜色的主斑点。

(3)取〔含量测定〕项下供试品溶液制备项的备用甲醇溶液,浓缩至约 2ml,作为供试品溶液。另取香加皮对照药材 0.5g,加甲醇 10ml,超声处理 30 分钟,滤过,滤液浓缩至约 2ml,作为对照药材溶液。照薄层色谱法(通则 0502)试验,吸取供试品溶液 5～10μl,对照药材溶液 2～4μl,分别点于同一硅胶 G 薄层板上,以石油醚(60～90℃)-乙酸乙酯-冰醋酸(20:3:0.5)为展开剂,展开,取出,晾干,置紫外光灯(254nm)下检视。供试品色谱中,在与对照药材色谱相应的位置上,显相同颜色的荧光斑点。

(4)取本品内容物 2g,置具塞锥形瓶中,加乙醇 20ml,密塞,浸泡 20 分钟,振摇 10 分钟,滤过,滤液作为供试品溶液。另取桂皮醛对照品,加乙醇制成每 1ml 含 1μl 的溶液,作为对照品溶液。照薄层色谱法(通则 0502)试验,吸取供试品溶液 10～15μl、对照品溶液 2μl,分别点于同一硅胶 G 薄层板上,以石油醚(60～90℃)-乙酸乙酯(17:3)为展开剂,展开,取出,晾干,喷以二硝基苯肼乙醇试液,放置约 5 分钟,置日光下检视。供试品色谱中,在与对照品色谱相应的位置上,显相同颜色的斑点。

(5)取〔鉴别〕(3)项下的供试品溶液,蒸干,残渣加水 10ml 使溶解,用三氯甲烷振摇提取 2 次,每次 15ml,再用乙酸乙酯 15ml 振摇提取,乙酸乙酯液蒸干,残渣加甲醇 1ml 使溶解,作为供试品溶液。另取橙皮苷对照品,加甲醇制成饱和溶液,作为对照品溶液。照薄层色谱法(通则 0502)试验,吸取供试品溶液 5～10μl,对照品溶液 2μl,分别点于同一硅胶 G 薄层板上,以三氯甲烷-乙酸乙酯-甲醇-水(15:40:22:10)10℃以下放置的下层溶液为展开剂,置 4℃以下展开,取出,晾干,喷以三氯化铝试液,置紫外光灯(365nm)下检视。供试品色谱中,在与对照品色谱相应的位置上,显相同颜色的荧光斑点。

【检查】 乌头碱限量 取本品内容物 18g,置具塞锥形瓶中,加氨试液 10ml,振摇 30 分钟,加乙醚 100ml,密塞,振摇 15 分钟,放置 24 小时,分取乙醚液,滤过,用乙醚 10ml 洗涤滤渣及滤纸,合并乙醚,低温蒸干,残渣用无水乙醇溶解并转移至 2ml 量瓶中,加乙醇至刻度,摇匀,作为供试品溶液。另取乌头碱对照品,加无水乙醇制成每 1ml 含 1.0mg 的溶液,作为对照品溶液。照薄层色谱法(通则 0502)试验,吸取供试品溶液 12μl、对照品溶液 5μl,分别点于同一硅胶 G 薄层板上,以正己烷-乙酸乙酯-乙醇(6.4:3.6:1)为展开剂,置氨蒸气饱和的展开缸内,展开,取出,晾干,喷以稀碘化铋钾试液,置日光下检视。供试品色谱中,在与对照品色谱相应的位置上出现的斑点应小于对照品的斑点,或不出现斑点。

其他 应符合胶囊剂项下有关的各项规定(通则 0103)。

【含量测定】 照高效液相色谱法(通则 0512)测定。

色谱条件与系统适用性试验 以十八烷基硅烷键合硅胶为填充剂;以乙腈-水(30:70)为流动相;柱温为 30℃;用蒸发光散射检测器检测。理论板数按黄芪甲苷峰计算应不低于 4000。

对照品溶液的制备 取黄芪甲苷对照品适量,精密称定,加 70%甲醇制成每 1ml 含 80μg 的溶液,即得。

供试品溶液的制备 取装量差异项下的本品内容物,混匀,研细,取约 2g,精密称定,置具塞锥形瓶中,精密加甲醇 50ml,密塞,称定重量,超声处理(功率 250W,频率 40kHz)30 分钟,放冷,再称定重量,用甲醇补足减失的重量,摇匀,滤过,精密量取续滤液 20ml(剩余甲醇溶液备用),蒸干,残渣加 3%氢氧化钠溶液 20ml 溶解,用水饱和的正丁醇振摇提取 3 次,每次 20ml,合并正丁醇提取液,用正丁醇饱和的水洗涤 2 次,每次 25ml,合并水洗液,用水饱和的正丁醇 20ml 振摇提取,合并正丁醇液,蒸干,残渣用 70%甲醇溶解并转移至 5ml 量瓶中,加 70%甲醇至刻度,摇匀,滤过,取续滤液,即得。

测定法 精密吸取对照品溶液 5μl 与 15μl、供试品溶液 5～15μl,注入高效液相色谱仪,测定,用外标两点法对数方程计算,即得。

本品每粒含黄芪以黄芪甲苷($C_{41}H_{68}O_{14}$)计,不得少于 0.12mg。

【功能与主治】 益气温阳,活血通络,利水消肿。用于冠心病、高血压病所致轻、中度充血性心力衰竭证属阳气虚乏,络瘀水停证,症见心慌气短,动则加剧,夜间不能平卧,下肢浮肿,倦怠乏力,小便短少,口唇青紫,畏寒肢冷,咳吐稀白痰。

【用法与用量】 口服。一次 4 粒,一日 3 次。

【规格】 每粒装 0.3g

【贮藏】 密封。

芪 明 颗 粒

Qiming Keli

【处方】 黄芪 592g   葛根 592g
         地黄 556g   枸杞子 556g
         决明子 370g   茺蔚子 222g
         蒲黄 370g   水蛭 74g

【制法】 以上八味,决明子破碎后,与黄芪等七味加 65%乙醇回流提取 2 小时,滤过,滤液回收乙醇,并浓缩至相对密度为 1.10～1.12(60℃)的清膏,备用。药渣用水煎煮二次,每次 2 小时,合并煎液,滤过,取上清液,减压浓缩至相对密度为 1.10～1.12(60℃)的清膏,与醇提清膏混合,用聚维酮浆制粒,干燥,制成 1000g,即得。

【性状】 本品为棕黄色至棕褐色的颗粒;气微,味甘、微苦。

【鉴别】 (1)取本品 0.5g,加水 35ml,加热煮沸 15 分钟,放冷,滤过,滤液用乙酸乙酯 15ml 振摇提取,提取液回收溶剂至约 1ml,作为供试品溶液。另取枸杞子对照药材 0.5g,同法制成对照药材溶液。再取东莨菪内酯对照品,加乙酸乙酯制成每 1ml 含 0.5mg 的溶液,作为对照品溶液。照薄层色谱法(通则 0502)试验,吸取上述三种溶液各 10μl,分别点于同一硅胶 G 薄层板上,以甲苯-乙酸乙酯-甲酸(15:8:1.5)为展开剂,展开,取出,晾干,置紫外光灯(365nm)下检视。供试品色谱中,在与对照药材色谱和对照品色谱相应位置上,显相同颜色的荧光主斑点。

(2)取本品 2g,加甲醇 20ml,超声处理 30 分钟,滤过,滤液回收溶剂至干,残渣加水 10ml 及盐酸 1ml,置水浴上加热回流 30 分钟,立即冷却,用乙醚振摇提取 2 次,每次 20ml,合并乙醚液,挥干,残渣加甲醇 1ml 使溶解,作为供试品溶液。另取决明子对照药材 1g,同法制成对照药材溶液。再取大黄素对照品,加甲醇制成每 1ml 含 1mg 的溶液,作为对照品溶液。照薄层色谱法(通则 0502)试验,吸取上述三种溶液各 2μl,分别点于同一硅胶 H 薄层板上,以石油醚(30～60℃)-甲酸乙酯-甲酸(15:5:1)的上层溶液为展开剂,展开,取出,晾干,置紫外光灯(365nm)下检视。供试品色谱中,在与对照药

材色谱和对照品色谱相应位置上,显相同颜色的荧光斑点;置氨蒸气中熏后,置日光下检视,斑点变为红色。

(3)取本品,照〔含量测定〕项下的方法试验。供试品色谱中应呈现与黄芪甲苷对照品色谱峰保留时间相对应的色谱峰。

【检查】 应符合颗粒剂项下有关的各项规定(通则 0104)。

【含量测定】 黄芪 照高效液相色谱法(通则 0512)测定。

色谱条件与系统适用性试验 以十八烷基硅烷键合硅胶为填充剂;以甲醇-水(75:25)为流动相;用蒸发光散射检测器检测。理论板数按黄芪甲苷峰计算应不低于 5000。

对照品溶液的制备 取黄芪甲苷对照品适量,精密称定,加甲醇制成每 1ml 含 0.5mg 的溶液,即得。

供试品溶液的制备 取装量差异项下的本品内容物,研细,取约 5g,精密称定,置具塞锥形瓶中,精密加甲醇 50ml,密塞,称定重量,超声处理(功率 300W,频率 50kHz)45 分钟,放冷,再称定重量,用甲醇补足减失的重量,摇匀,滤过,精密量取续滤液 25ml,回收溶剂至干,残渣加水 25ml,微热使溶解,用水饱和的正丁醇振摇提取 4 次,每次 25ml,合并正丁醇提取液,用氨试液充分洗涤 3 次,每次 30ml,弃去氨洗液,取正丁醇溶液回收溶剂至干,残渣用甲醇溶解并转移至 5ml 量瓶中,用甲醇稀释至刻度,摇匀,滤过,取续滤液,即得。

测定法 精密吸取对照品溶液 5μl、10μl 与供试品溶液 5～10μl,注入液相色谱仪,测定,以外标两点法对数方程计算,即得。

本品每袋含黄芪以黄芪甲苷($C_{41}H_{68}O_{14}$)计,不得少于 1.1mg。

葛根 照高效液相色谱法(通则 0512)测定。

色谱条件与系统适用性试验 以十八烷基硅烷键合硅胶为填充剂;以甲醇-水(25:75)为流动相;检测波长为 250nm。理论板数按葛根素峰计算应不低于 4000。

对照品溶液的制备 取葛根素对照品适量,精密称定,加 30%乙醇制成每 1ml 含 80μg 的溶液,即得。

供试品溶液的制备 取装量差异项下的本品内容物,研细,取约 0.2g,精密称定,置具塞锥形瓶中,精密加入 30%乙醇 50ml,密塞,称定重量,超声处理(功率 300W,频率 50kHz)30 分钟,放冷,再称定重量,用 30%乙醇补足减失的重量,摇匀,滤过,取续滤液,即得。

测定法 分别精密吸取对照品溶液与供试品溶液各 20μl,注入液相色谱仪,测定,即得。

本品每袋含葛根以葛根素($C_{21}H_{20}O_9$)计,不得少于 32.0mg。

【功能与主治】 益气生津、滋养肝肾、通络明目。用于 2 型糖尿病视网膜病变单纯型,中医辨证属气阴亏虚、肝肾不足、目络瘀滞证,症见视物昏花、目睛干涩、神疲乏力、五心烦热、自汗盗汗、口渴喜饮、便秘、腰膝酸软、头晕、耳鸣。

【用法与用量】 开水冲服。一次 1 袋，一日 3 次。疗程为 3～6 个月。

【规格】 每袋装 4.5g。

【贮藏】 密封，置常温干燥处。

芪 参 胶 囊

Qishen Jiaonang

【处方】 黄芪 285g 丹参 155g

人参 75g 茯苓 103g

三七 148g 水蛭 155g

红花 103g 川芎 103g

山楂 155g 蒲黄 103g

制何首乌 103g 葛根 155g

黄芩 103g 玄参 103g

甘草 148g

【制法】 以上十五味，取水蛭 34g、三七 34g 粉碎成细粉，备用；丹参、人参及剩余三七加 60％乙醇回流提取二次，每次 1.5 小时，滤过，滤液合并，减压回收乙醇，浓缩成相对密度为 1.35(60℃)的稠膏，与水蛭、三七细粉混合，减压干燥，药渣另置备用。川芎加水浸泡 2 小时后，提取挥发油约 6 小时，挥发油加适量乙醇溶解后，另器密闭保存；丹参、人参、三七、川芎药渣与剩余水蛭及其余黄芪等十味加水煎煮三次，每次 1.5 小时，合并煎液，滤过，滤液浓缩至相对密度约 1.15(60℃)，加乙醇使含醇量达 65％，搅拌，静置 24 小时，取上清液减压回收乙醇，加水搅匀，静置 12 小时，取上清液滤过。滤液浓缩成相对密度为 1.35(60℃)的稠膏，减压干燥，与上述丹参等干燥提取物混合，粉碎成细粉。加入川芎挥发油，装入胶囊，制成 1000 粒，即得。

【性状】 本品为硬胶囊，内容物为棕色至棕褐色的粉末和颗粒；气微腥，味微苦。

【鉴别】 (1)取本品内容物 5g，加水适量，静置，取沉淀物置显微镜下观察：体壁碎片灰白色，细胞界限明显或不明显，可见细疣状或颗粒状突起(水蛭)。

(2)取人参皂苷 Rg₁ 对照品、人参皂苷 Rb₁ 对照品、三七皂苷 R₁ 对照品，加甲醇制成每 1ml 各含 1mg 的混合溶液，作为对照品溶液。照薄层色谱法(通则 0502)试验，吸取〔含量测定〕三七、黄芪项下的供试品溶液 5μl、上述对照品溶液 2μl，分别点于同一硅胶 G 薄层板上使成条带状，以三氯甲烷-甲醇-水(13∶7∶2)10℃ 以下放置的下层溶液为展开剂，10℃ 以下展开，取出，晾干，喷以 10％硫酸乙醇溶液，在 105℃加热至斑点显色清晰，置日光下检视。供试品色谱中，在与对照品色谱相应的位置上，显相同颜色的斑点。

(3)取本品内容物 4g，加乙醚 20ml，浸泡 2 小时，时时振摇，滤过，滤液低温挥干，残渣加甲醇 2ml 使溶解，作为供

试品溶液。另取川芎对照药材 0.5g，同法制成对照药材溶液。照薄层色谱法(通则 0502)试验，吸取上述两种溶液各 4μl，分别点于同一硅胶 G 薄层板上，以环己烷-乙酸乙酯(9∶1)为展开剂，展开，取出，晾干，置紫外光灯(365nm)下检视。供试品色谱中，在与对照药材色谱相应的位置上，显相同颜色的荧光斑点。

(4)取本品内容物 1g，加甲醇 20ml，超声处理 30 分钟，滤过，滤液回收溶剂至干，残渣加水 10ml 使溶解，加乙醚振摇提取 2 次，每次 10ml，弃去乙醚提取液，加乙酸乙酯提取 2 次，每次 10ml，合并乙酸乙酯提取液，回收溶剂至干，残渣加甲醇 1ml 使溶解，作为供试品溶液。另取何首乌对照药材 0.25g，加乙醇 50ml，加热回流 1 小时，放冷，滤过，滤液回收溶剂至干，残渣加乙醇 3ml 使溶解，作为对照药材溶液。再取 2,3,5,4′-四羟基二苯乙烯-2-O-β-D-葡萄糖苷对照品，加甲醇制成每 1ml 含 0.5mg 的溶液，作为对照品溶液。照薄层色谱法(通则 0502)试验，吸取上述供试品溶液 5μl、对照药材溶液和对照品溶液各 3μl，分别点于同一硅胶 G 薄层板上，以甲苯-乙酸乙酯-丙酮-水(7∶65∶55∶12)为展开剂，展开，取出，晾干，喷以磷钼酸硫酸溶液(取磷钼酸 2g，加水 20ml 使溶解，再缓缓加入硫酸 30ml，摇匀)，在 105℃加热至斑点显色清晰，置日光下检视。供试品色谱中，在与对照药材色谱和对照品色谱相应的位置上，显相同颜色的斑点。

(5)取本品内容物 1g，加甲醇 25ml，超声处理 30 分钟，滤过，滤液回收溶剂至干，残渣加水 20ml 使溶解，加水饱和的正丁醇振摇提取 2 次，每次 20ml，合并正丁醇提取液，加氨试液 20ml 洗涤，弃去洗涤液，正丁醇提取液回收溶剂至干，残渣加甲醇 2ml 使溶解，作为供试品溶液。另取葛根素对照品，加甲醇制成每 1ml 含 1mg 的溶液，作为对照品溶液。照薄层色谱法(通则 0502)试验，吸取上述供试品溶液 2μl、对照品溶液 1μl，分别点于同一硅胶 G 薄层板上，以三氯甲烷-甲醇-水(7∶2.5∶0.25)10℃ 以下放置的下层溶液为展开剂，展开，取出，晾干，置氨蒸气中熏数分钟后，置紫外光灯(365nm)下检视。供试品色谱中，在与对照品色谱相应的位置上，显相同颜色的荧光斑点。

(6)取本品内容物 1g，加甲醇 25ml，超声处理 30 分钟，滤过，滤液回收溶剂至干，残渣加水 20ml 使溶解，加水饱和的正丁醇振摇提取 2 次，每次 20ml，合并正丁醇提取液，加水 20ml 洗涤，弃去洗涤液，正丁醇提取液回收溶剂至干，残渣加甲醇 3ml 使溶解，作为供试品溶液。另取黄芩苷对照品，加甲醇制成每 1ml 含 0.2mg 的溶液，作为对照品溶液。照薄层色谱法(通则 0502)试验，吸取上述两种溶液各 1μl，分别点于同一聚酰胺薄膜上，以醋酸为展开剂，展开，取出，晾干，喷以 2％三氯化铁乙醇溶液，置日光下检视。供试品色谱中，在与对照品色谱相应的位置上，显相同颜色的斑点。

(7)取甘草对照药材 0.5g，加甲醇 30ml，加热回流 1 小时，滤过，滤液回收溶剂至干，残渣加水 40ml 使溶解，用水饱和的正丁醇振摇提取 2 次，每次 20ml，合并正丁醇提取

液,加水 30ml 洗涤,弃去洗涤液,正丁醇提取液回收溶剂至干,残渣加甲醇 1ml 使溶解,作为对照药材溶液。照薄层色谱法(通则 0502)试验,吸取〔鉴别〕(4)项下的供试品溶液 5μl 及上述对照药材溶液 2μl,分别点于同一硅胶 G 薄层板上,以三氯甲烷-甲醇-水(13:7:2)10℃以下放置的下层溶液为展开剂,展开,取出,晾干,喷以 10％硫酸乙醇溶液,在 105℃加热至斑点显色清晰,分别置日光和紫外光灯(365nm)下检视。供试品色谱中,在与对照药材色谱相应的位置上,日光下显相同颜色的斑点;紫外光下显相同颜色的荧光斑点。

【检查】 应符合胶囊剂项下有关的各项规定(通则 0103)。

【含量测定】 丹参 照高效液相色谱法(通则 0512)测定。

色谱条件与系统适用性试验 以十八烷基硅烷键合硅胶为填充剂;以乙腈-甲醇-水(40:35:25)为流动相;柱温 40℃;检测波长为 270nm。理论板数按丹参酮 IIA峰计算应不低于 6000。

对照品溶液的制备 取丹参酮 IIA对照品适量,精密称定,置棕色量瓶中,加甲醇制成每 1ml 含 10μg 的溶液,即得。

供试品溶液的制备 取装量差异项下的本品内容物,研细,取约 1g,精密称定,置具塞锥形瓶中,精密加入甲醇 25ml,密塞,称定重量,超声处理(功率 300W,频率 40kHz)20 分钟,取出,放冷,再称定重量,用甲醇补足减失的重量,摇匀,滤过,取续滤液,即得。

测定法 精密吸取对照品溶液与供试品溶液各 5μl,注入液相色谱仪,测定,即得。

本品每粒含丹参以丹参酮 IIA($C_{19}H_{18}O_3$)计,不得少于 45μg。

三七、黄芪 照高效液相色谱法(通则 0512)测定。

色谱条件与系统适用性试验 以十八烷基硅烷键合硅胶为填充剂;以乙腈为流动相 A,水为流动相 B,按下表中的规定进行梯度洗脱;蒸发光散射检测器检测。理论板数按三七皂苷 R_1 峰计算应不低于 4000。

时间(分钟)	流动相 A(％)	流动相 B(％)
0～10	19→21	81→79
10～19	21→23	79→77
19～20	23→33	77→67
20～40	33	67

对照品溶液的制备 取三七皂苷 R_1 对照品和黄芪甲苷对照品适量,精密称定,加甲醇制成每 1ml 含三七皂苷 R_1 0.4mg、黄芪甲苷 0.2mg 的混合溶液,即得。

供试品溶液的制备 取装量差异项下的本品内容物,研匀,取约 3g,精密称定,置具塞锥形瓶中,精密加入甲醇 50ml,密塞,称定重量,超声处理(功率 300W,频率 40kHz)30 分钟,取出,放冷,再称定重量,用甲醇补足减失的重量,摇匀,滤

过,精密量取续滤液 25ml,回收溶剂至干,残渣加水 20ml 使溶解,加水饱和的正丁醇振摇提取 5 次(20ml、20ml、20ml、10ml、10ml),合并正丁醇提取液,用浓氨试液洗涤 2 次,每次 30ml,弃去洗涤液,正丁醇提取液回收溶剂至干,残渣加甲醇使溶解并转移至 5ml 量瓶中,加甲醇至刻度,摇匀,滤过,取续滤液,即得。

测定法 精密吸取对照品溶液 5μl、10μl,供试品溶液 10μl,注入液相色谱仪,测定,按外标两点法对数方程计算,即得。

本品每粒含三七以三七皂苷 R_1($C_{47}H_{80}O_{18}$)计,不得少于 0.20mg,含黄芪以黄芪甲苷($C_{41}H_{68}O_{14}$)计,不得少于 0.10mg。

【功能与主治】 益气活血,化瘀止痛。用于冠心病稳定型劳累型心绞痛 I、II 级,中医辨证属气虚血瘀证者,症见胸痛,胸闷,心悸气短,神疲乏力,面色紫暗,舌淡紫,脉弦而涩。

【用法与用量】 饭后温开水送服。一次 3 粒,一日 3 次。42 天为一疗程。

【规格】 每粒装 0.3g

【贮藏】 密闭,防潮。

芪参益气滴丸
Qishen Yiqi Diwan

【处方】 黄芪 1800g   丹参 900g
三七 180g   降香油 12g

【制法】 以上四味,丹参、三七加水煎煮二次,每次 2 小时,滤过,滤液浓缩至相对密度为 1.13～1.23(80℃),加入乙醇使含醇量达 70％,静置,滤过,滤液回收乙醇并浓缩成稠膏;黄芪加水煎煮二次,第一次 2 小时,第二次 1 小时,滤过,滤液浓缩至相对密度为 1.05～1.20(75℃),加入乙醇使含醇量达 60％,静置,滤过,滤液回收乙醇,浓缩至相对密度为 1.18～1.30(60℃),加入乙醇使含醇量达 80％,静置,滤过,滤液回收乙醇并浓缩成稠膏。合并上述两稠膏,加入适量聚乙二醇 6000,加热熔融,加入降香油,混匀,制成滴丸 1050g,或包薄膜衣,即得。

【性状】 本品为浅棕色至深棕色的滴丸,或为薄膜衣滴丸,除去包衣后显浅棕色至深棕色;气微香,味微苦。

【鉴别】 (1)取本品 1 袋,薄膜衣滴丸压破包衣,加水 1ml,稀盐酸 1 滴,超声处理至滴丸全部溶散,放冷,加乙酸乙酯 3ml,振摇 1 分钟,离心 5 分钟,取乙酸乙酯层作为供试品溶液。另取丹参素钠对照品,加甲醇制成每 1ml 含 1mg 的溶液,作为对照品溶液。照薄层色谱法(通则 0502)试验,吸取上述两种溶液各 10μl,分别点于同一硅胶 G 薄层板上,以三氯甲烷-丙酮-甲酸(10:4:1.6)为展开剂,展开,取出,晾干,喷以 5％三氯化铁乙醇溶液,在 105℃加热至斑点显色清晰,置日光下检视。供试品色谱中,在与对照品色谱相应的位置

上,显相同颜色的斑点。

(2)取本品 2 袋,薄膜衣滴丸压破包衣,加氨试液 5ml,超声处理使溶解,离心,取上清液通过 D101 型大孔吸附树脂柱(柱内径为 1cm,柱高为 5cm,流速为 0.5~0.7ml/min),用水 20ml 洗脱,弃去洗脱液,再用乙醚 10ml 洗脱,洗脱液备用;继用三氯甲烷 5ml 洗脱,弃去洗脱液,再用甲醇 4ml 缓慢洗脱,弃去初洗脱液约 1ml,收集后 3ml 甲醇洗脱液作为供试品溶液。另取三七皂苷 R_1 对照品、人参皂苷 Rg_1 对照品、黄芪甲苷对照品,加甲醇制成每 1ml 含三七皂苷 R_1 1mg、黄芪甲苷 1mg 及人参皂苷 Rg_1 0.5mg 的混合溶液,作为对照品溶液。照薄层色谱法(通则 0502)试验,吸取上述两种溶液各 5~10μl,分别点于同一高效硅胶 G 薄层板上,以三氯甲烷-甲醇-水(60:30:10)10℃以下放置分层的下层溶液为展开剂,展开,取出,晾干,喷以 10% 硫酸乙醇溶液,在 105℃加热至斑点显色清晰,置日光下检视。供试品色谱中,在与对照品色谱相应的位置上,显相同颜色的斑点。

(3)取〔鉴别〕(2)项下的备用乙醚洗脱液,取上清液挥干,残渣加乙醚 1ml 使溶解,作为供试品溶液。另取降香对照药材 2g,加乙醚 20ml,加热回流 30 分钟,滤过,滤液挥干,残渣加无水乙醇 1ml 使溶解,作为对照药材溶液。照薄层色谱法(通则 0502)试验,吸取上述两种溶液各 2~10μl,分别点于同一高效硅胶 G 薄层板上,以正己烷-丙酮-乙酸乙酯(8:1:1)为展开剂,展开,取出,晾干,喷以 1% 香草醛硫酸溶液,在 105℃加热至斑点显色清晰,置日光下检视。供试品色谱中,在与对照药材色谱相应的位置上,至少显两个相同颜色的斑点。

【检查】 应符合丸剂项下有关的各项规定(通则 0108)。

【含量测定】 黄芪　照高效液相色谱法(通则 0512)测定。

色谱条件与系统适用性试验　以十八烷基硅烷键合硅胶为填充剂;以乙腈-水(34:66)为流动相;用蒸发光散射检测器检测,柱温 40℃。理论板数按黄芪甲苷峰计算应不低于 3000。

对照品溶液的制备　取黄芪甲苷对照品适量,精密称定,加甲醇制成每 1ml 含 0.3mg 的溶液,即得。

供试品溶液的制备　取装量差异项下的本品内容物,混匀,滴丸取约 0.7g,精密称定,置 10ml 量瓶中,加 4% 氨溶液 7ml,超声处理(功率 120W,频率 40kHz)20~25 分钟使充分溶散,放冷,用 4% 氨溶液稀释至刻度,摇匀,以 1ml/min 的速度加在已处理好的 C18 固相萃取小柱(500mg,先以甲醇 5ml 预洗,再以水 5ml 预洗)上,以水 5ml 洗脱,弃去洗脱液,再用甲醇 2ml 缓慢洗脱至 2ml 量瓶中,加甲醇至刻度,摇匀,即得。

薄膜衣滴丸压破包衣,取约 1.8g,精密称定,置 25ml 量瓶中,加 4% 氨溶液约 20ml,超声处理(功率 120W,频率 40kHz)20~25 分钟使充分溶散,放冷,用 4% 氨溶液稀

释至刻度,摇匀,置离心管中离心(转速为每分钟 2000 转)20 分钟,精密量取上清液 10ml,以 1ml/min 的速度加在已处理好的 C18 固相萃取小柱(500mg,先以甲醇 5ml 预洗,再以水 5ml 预洗)上,以水 5ml 洗脱,弃去洗脱液,再用甲醇 2ml 缓慢洗脱至 2ml 量瓶中,加甲醇至刻度,摇匀,即得。

测定法　分别精密吸取对照品溶液 10μl、20μl,供试品溶液 20μl,注入液相色谱仪,测定,以外标两点法对数方程计算,即得。

本品每袋含黄芪以黄芪甲苷($C_{41}H_{68}O_{14}$)计,不得少于 0.18mg。

丹参　照高效液相色谱法(通则 0512)测定。

色谱条件与系统适用性试验　用 Waters Acquity UPLC™ HSS T3(柱长为 100mm,内径为 2.1mm,粒径为 1.8μm)色谱柱,以含 0.02% 磷酸的 80% 乙腈溶液为流动相 A,以 0.02% 磷酸溶液为流动相 B,按下表中的规定进行梯度洗脱;流速为每分钟 0.4ml;检测波长为 280nm;柱温为 40℃。理论板数按丹参素峰计算应不低于 8000。

时间(分钟)	流动相 A(%)	流动相 B(%)
0~1.6	9→22	91→78
1.6~1.8	22→26	78→74
1.8~8.0	26→39	74→61
8.0~8.4	39→9	61→91
8.4~10.0	9	91

对照品溶液的制备　取丹参素钠对照品适量,精密称定,加 75% 甲醇制成每 1ml 含 0.14mg 的溶液(相当于每 1mg 含丹参素 0.126mg),即得。

供试品溶液的制备　取装量差异项下本品内容物,混匀,取约 0.3g,薄膜衣滴丸取约 0.31g,精密称定,置 10ml 量瓶中,加水适量,超声处理使溶解,放冷,用水稀释至刻度,摇匀,离心,取上清液,即得。

测定法　分别精密吸取对照品溶液与供试品溶液各 2μl,注入液相色谱仪,测定,即得。

本品每袋含丹参以丹参素($C_9H_{10}O_5$)计,不得少于 1.50mg。

【功能与主治】 益气通脉,活血止痛。用于气虚血瘀所致胸痹,症见胸闷胸痛、气短乏力、心悸、自汗、面色少华、舌体胖有齿痕、舌质暗或有瘀斑、脉沉弦;冠心病心绞痛见上述证候者。

【用法与用量】 餐后半小时服用。一次 1 袋,一日 3 次。4 周为一疗程或遵医嘱。

【注意】 孕妇慎用。

【规格】 (1)每袋装 0.5g　(2)薄膜衣滴丸　每袋装 0.52g

【贮藏】 密封。

附:降香油质量标准

降 香 油

本品为降香加水回流提取的挥发油。

〔性状〕 本品为淡黄色至深黄色的透明液体。

相对密度 应为 0.900～0.940(通则 0601)。

折光率 应为 1.470～1.480(通则 0622)。

〔鉴别〕 取本品 20mg,加甲醇 1ml,振摇使溶解,作为供试品溶液。另取降香对照药材 2g,加乙醚 20ml,加热回流 30分钟,滤过,滤液挥去乙醚,残渣加无水乙醇 2ml,作为对照药材溶液。照薄层色谱法(通则 0502)试验,吸取对照药材溶液 1μl、供试品溶液 10μl,分别点于同一硅胶 G 薄层板上,以甲苯-乙醚-三氯甲烷(7:2:1)为展开剂,展开,取出,晾干,喷以 1%香草醛硫酸溶液-无水乙醇(1:9)的混合溶液,在 105℃加热至斑点显色清晰,置日光下检视。供试品色谱中,在与对照药材色谱相应的位置上,至少显两个相同颜色的斑点。

〔贮藏〕 密闭,置冷处。

芪 珍 胶 囊

Qizhen Jiaonang

【处方】 珍珠 180g 黄芪 750g
三七 140g 大青叶 280g
重楼 210g

【制法】 以上五味,珍珠水飞成最细粉,黄芪加水煎煮二次,第一次 2 小时,第二次 1 小时,合并煎液,滤过,滤液减压浓缩至相对密度为 1.08～1.10(50℃)的清膏,加乙醇使含醇量为 70%,静置,滤过,沉淀加 4 倍量水溶解后,滤过,滤液加乙醇使含醇量为 75%,静置,滤过,沉淀减压干燥,粉碎后备用;其余三七等三味,用 65%乙醇作溶剂,浸渍 24 小时后,渗漉,收集 24 倍量体积的渗漉液,减压浓缩至相对密度为 1.28～1.30(40℃)的清膏,加入珍珠粉,混匀,减压干燥,粉碎,加入上述黄芪提取物,混匀,装入胶囊,制成 1000粒,即得。

【性状】 本品为硬胶囊,内容物为灰褐色的粉末;味微苦。

【鉴别】 (1)取本品,置显微镜下观察:不规则碎块无色,半透明,表面显颗粒性,由数至十数薄层重叠,片层结构排列紧密,有时可见细密状纹理(珍珠)。

(2)取本品内容物 1g,加三氯甲烷 25ml,加热回流 1 小时,滤过,滤液挥干,残渣加三氯甲烷 1ml 使溶解,作为供试品溶液。另取靛玉红对照品,加三氯甲烷制成每 1ml 含 0.1mg的溶液,作为对照品溶液。照薄层色谱法(通则 0502)试验,吸取上述两种溶液各 5μl,分别点于同一硅胶 G 薄层板上,以甲苯-三氯甲烷-丙酮(5:4:1)为展开剂,展开,取出,晾干,置日光下检视。供试品色谱中,在与对照品色谱相应的位置上,显相同颜色的斑点。

(3)取本品内容物 0.5g,加水饱和的正丁醇 20ml,超声处理 30 分钟,滤过,滤液用正丁醇饱和的水 40ml 洗涤,弃去水层,正丁醇层再用氨试液 40ml 洗涤,弃去氨试液层,正丁醇层蒸干,残渣加无水乙醇 1ml 使溶解,作为供试品溶液。另取人参皂苷 Rg_1 对照品和三七皂苷 R_1 对照品,加无水乙醇分别制成每 1ml 含 1mg 的溶液,作为对照品溶液。照薄层色谱法(通则 0502)试验,吸取上述三种溶液各 4μl,分别点于同一硅胶 G 薄层板上,以三氯甲烷-乙酸乙酯-甲醇-水(15:40:22:10)10℃以下放置的下层溶液为展开剂,展开,取出,晾干,喷以 10%硫酸乙醇溶液,110℃加热数分钟,置日光下检视。供试品色谱中,在与对照品色谱相应的位置上,显相同颜色的斑点。

(4)取本品内容物 0.5g,加无水乙醇 10ml,超声处理 30分钟,滤过,滤液蒸干,残渣加 2mol/L 盐酸溶液 5ml,加热水解 2 小时,水解液放冷后用石油醚(60～90℃)振摇提取 3 次,每次 5ml,合并提取液,水洗至中性,石油醚层挥干,残渣加三氯甲烷 1ml 使溶解,作为供试品溶液。另取重楼对照药材 0.2g,同法制成对照药材溶液。照薄层色谱法(通则 0502)试验,吸取供试品溶液 10μl、对照药材溶液 4μl,分别点于同一硅胶 G 薄层板上,以环己烷-乙酸乙酯(4:1)为展开剂,展开,取出,晾干,喷以 10%硫酸乙醇溶液,110℃加热数分钟,置日光下检视。供试品色谱中,在与对照药材色谱相应的位置上,显相同颜色的斑点。

【检查】 应符合胶囊剂项下有关的各项规定(通则 0103)。

【含量测定】 **珍珠** 取装量差异项下的本品内容物,研匀,取约 0.1g,精密称定,置锥形瓶中,加水 1ml 使湿润,加稀盐酸 1ml,待反应完全后,加水 100ml 使溶解,再加 10%氢氧化钾溶液 5ml,加钙紫红素指示剂 0.2g,用乙二胺四醋酸二钠滴定液(0.05mol/L)滴定至溶液显污绿色,即得。每 1ml 的乙二胺四醋酸二钠滴定液(0.05mol/L)相当于 2.004mg 的 Ca。

本品每粒含珍珠以钙(Ca)计,不得少于 50.0mg。

三七 照高效液相色谱法(通则 0512)测定。

色谱条件与系统适用性试验 以十八烷基硅烷键合硅胶为填充剂;以乙腈为流动相 A,以水为流动相 B,按下表中的规定进行梯度洗脱;检测波长为 203nm。理论板数按三七皂苷 R_1 峰计算应不低于 4000。

时间(分钟)	流动相 A(%)	流动相 B(%)
0～2	20	80
2～22	20→40	80→60
22～25	40	60

对照品溶液的制备 取人参皂苷 Rg_1 对照品、人参皂苷 Rb_1 对照品和三七皂苷 R_1 对照品适量,精密称定,加甲醇制成

每 1ml 含人参皂苷 Rg₁ 0.2mg、人参皂苷 Rb₁ 0.2mg、三七皂苷 R₁ 0.05mg 的混合溶液,即得。

供试品溶液的制备 取装量差异项下的本品内容物,混匀,取约 0.6g,精密称定,精密加入甲醇 50ml,称定重量,置 80℃水浴上保持微沸 2 小时,放冷,再称定重量,用甲醇补足减失的重量,摇匀,滤过,取续滤液,即得。

测定法 分别精密吸取对照品溶液与供试品溶液各 20μl,注入液相色谱仪,测定,即得。

本品每粒含三七以人参皂苷 Rg₁($C_{42}H_{72}O_{14}$)、人参皂苷 Rb₁($C_{54}H_{92}O_{23}$)及三七皂苷 R₁($C_{47}H_{80}O_{18}$)的总量计,不得少于 2.5mg。

【功能与主治】 益气化瘀,清热解毒。用于肺癌、乳腺癌、胃癌患者的辅助治疗。

【用法与用量】 口服。一次 5 粒,一日 3 次。

【规格】 每粒装 0.3g

【贮藏】 密封。

芪黄通秘软胶囊

Qihuang Tongmi Ruanjiaonang

【处方】 黄芪 200g   何首乌 150g
        当归 150g   肉苁蓉 150g
        黑芝麻 150g   核桃仁 150g
        熟大黄 300g   决明子 150g
        枳实 150g   炒苦杏仁 90g
        桃仁 90g

【制法】 以上十一味,黑芝麻、核桃仁、炒苦杏仁、桃仁用榨油机榨油三次,每次 2 小时,脂肪油另器保存;药渣与当归、枳实、肉苁蓉加水煎煮三次,每次 2 小时,收集第一次煎煮时的挥发油,备用;合并煎液,滤过,浓缩至约 500ml,加乙醇使含醇量为 65%,静置 24 小时,取上清液滤过,回收乙醇并浓缩至相对密度为 1.32~1.35(50℃)的稠膏,备用;黄芪加水煎煮三次,每次 1 小时,合并煎液,滤过,滤液浓缩至相对密度为 1.32~1.35(50℃)的稠膏,备用;其余熟大黄等三味加 70%乙醇回流提取三次,每次 0.5 小时,合并提取液,滤过,静置,上清液回收乙醇并浓缩至相对密度为 1.32~1.35(50℃)的稠膏,备用;将上述三种稠膏混匀,减压浓缩至稠膏,再与上述脂肪油混合,加入植物油、大豆磷脂、蜂蜡适量,胶体磨研磨,加入挥发油,混匀,制成软胶囊 1000 粒,即得。

【性状】 本品为软胶囊,内容物为棕褐色至黑褐色的油膏状物;气微香,味微苦,微有麻舌感。

【鉴别】 (1)取本品内容物 1g,加甲醇 20ml,浸渍 1 小时,滤过,滤液回收溶剂至干,残渣加水 20ml 使溶解,加盐酸 2ml,加热回流 30 分钟,放冷,用乙醚振摇提取 2 次,每次 20ml,合并乙醚液,挥干,残渣加乙酸乙酯 2ml 使溶解,作为

供试品溶液。另取大黄对照药材 0.25g,同法制成对照药材溶液。再取大黄酸对照品,加甲醇制成每 1ml 含 1mg 的溶液,作为对照品溶液。照薄层色谱法(通则 0502)试验,吸取上述三种溶液各 4μl,分别点于同一硅胶 G 薄层板上,以正己烷-乙酸乙酯-甲酸(30:10:0.5)为展开剂,展开,取出,晾干,置紫外光灯(365nm)下检视。供试品色谱中,在与对照药材色谱相应的位置上,显相同的五个橙黄色荧光斑点;在与对照品色谱相应的位置上,显相同的橙黄色荧光斑点;置氨蒸气中熏后,斑点变为红色。

(2)取本品内容物 5g,加硅藻土 5g,研匀,加乙醇 40ml,超声处理 15 分钟,滤过,滤液蒸干,残渣加乙醇 2ml 使溶解,作为供试品溶液。另取当归对照药材 1g,加乙醇 40ml,超声处理 15 分钟,滤过,滤液蒸干,残渣加乙醇 5ml 使溶解,作为对照药材溶液。照薄层色谱法(通则 0502)试验,吸取供试品溶液 3μl,对照药材溶液 1μl,分别点于同一硅胶 G 薄层板上,以正己烷-乙酸乙酯(9:1)为展开剂,展开,取出,晾干,置紫外光灯(365nm)下检视。供试品色谱中,在与对照药材色谱相应的位置上,显相同的亮蓝色荧光斑点。

【检查】 应符合胶囊剂项下有关的各项规定(通则 0103)。

【含量测定】 何首乌 避光操作。照高效液相色谱法(通则 0512)测定。

色谱条件与系统适用性试验 以十八烷基硅烷键合硅胶为填充剂;以乙腈-水(15:85)为流动相;检测波长为 320nm。理论板数按 2,3,5,4'-四羟基二苯乙烯-2-O-$β$-D-葡萄糖苷峰计算应不低于 2000。

对照品溶液的制备 取 2,3,5,4'-四羟基二苯乙烯-2-O-$β$-D-葡萄糖苷对照品适量,精密称定,加甲醇制成每 1ml 含 40μg 的溶液,即得。

供试品溶液的制备 取装量差异项下的本品内容物,混匀,取约 0.5g,精密称定,加硅藻土 2g,研匀,转移至锥形瓶中,精密加入稀乙醇 50ml,称定重量,置水浴中加热回流 1 小时,放冷,再称定重量,用稀乙醇补足减失的重量,摇匀,滤过,取续滤液,即得。

测定法 分别精密吸取对照品溶液与供试品溶液各 10μl,注入液相色谱仪,测定,即得。

本品每粒含何首乌以 2,3,5,4'-四羟基二苯乙烯-2-O-$β$-D-葡萄糖苷($C_{20}H_{22}O_9$)计,不得少于 0.50mg。

黄芪 照高效液相色谱法(通则 0512)测定。

色谱条件与系统适用性试验 以十八烷基硅烷键合硅胶为填充剂;以乙腈-水(32:68)为流动相;用蒸发光散射检测器检测。理论板数按黄芪甲苷峰计算应不低于 4000。

对照品溶液的制备 取黄芪甲苷对照品适量,精密称定,加甲醇制成每 1ml 含 0.4mg 的溶液,即得。

供试品溶液的制备 取装量差异项下的本品内容物,混匀,取约 5g,精密称定,加硅藻土 5g,研匀,转移至锥形瓶中,精密加入 5%浓氨甲醇溶液 100ml,密塞,称定重量,超声处理

(功率 700W,频率 40kHz)1 小时,放冷,再称定重量,用 5%浓氨甲醇溶液补足减失的重量,摇匀,滤过,精密量取续滤液 50ml,蒸干,残渣加热水 20ml 分次使溶解,放冷,用水饱和正丁醇振摇提取 4 次,每次 40ml,合并正丁醇提取液,回收溶剂至干,残渣加甲醇使溶解,转移至 5ml 量瓶中,加甲醇至刻度,摇匀,滤过,取续滤液,即得。

测定法 分别精密吸取对照品溶液 5μl、10μl 与供试品溶液 10~20μl,注入液相色谱仪,测定,用外标两点法对数方程计算,即得。

本品每粒含黄芪以黄芪甲苷($C_{41}H_{68}O_{14}$)计,不得少于 0.1mg。

【功能与主治】 益气养血,润肠通便。用于功能性便秘证属虚秘者。

【用法与用量】 口服。饭后半小时服用。一次 3 粒,一日 2 次。

【规格】 每粒装 0.5g

【贮藏】 密封,置阴凉干燥处。

芪蛭降糖片

Qizhi Jiangtang Pian

【处方】 黄芪 1000g 地黄 830g
黄精 830g 水蛭 670g

【制法】 以上四味,取水蛭 67g 粉碎成细粉,剩余水蛭与其他黄芪等三味,加水煎煮二次,每次 2 小时,滤过,合并滤液,浓缩至相对密度为 1.20~1.30(90℃)的稠膏,加入 90% 乙醇使含醇量达 50%,静置 24 小时,取上清液回收乙醇至无醇味,浓缩成相对密度为 1.35(75℃)的稠膏,加入上述水蛭细粉,混匀,减压干燥(60~70℃)成干膏,粉碎成细粉,加入羧甲淀粉钠 10g、微晶纤维素 30g 及淀粉适量,以 80%乙醇制粒,过筛,干燥,加入硬脂酸镁 1g,压制成 1000 片,包薄膜衣,即得。

【性状】 本品为薄膜衣片,除去包衣后显棕褐色;味腥、微涩。

【鉴别】 (1)取本品 10 片,研细,加乙醇 50ml,超声处理 15 分钟,滤过,滤液浓缩至约 5ml,作为供试品溶液。另取水蛭对照药材 1g,加乙醇 5ml,超声处理 15 分钟,滤过,滤液作为对照药材溶液。照薄层色谱法(通则 0502)试验,吸取上述两种溶液各 6μl,分别点于同一硅胶 G 薄层板上,以环己烷-乙酸乙酯(4:1)为展开剂,展开,取出,晾干,喷以 10%硫酸乙醇溶液,在 105℃加热至斑点显色清晰,置日光下检视。供试品色谱中,在与对照药材色谱相应的位置上,显相同颜色的斑点。

(2)取本品 4 片,研细,加甲醇 30ml,加热回流 1 小时,滤过,滤液回收溶剂至干,残渣加水 20ml 使溶解,再加盐酸 1ml,加热回流 20 分钟,放冷,用石油醚(60~90℃)振摇提取 2 次,每次 20ml,弃去石油醚液,水层用三氯甲烷振摇提取 2 次,每次 20ml,合并三氯甲烷液,回收溶剂至干,残渣加无水乙醇 2ml 使溶解,作为供试品溶液。另取地黄对照药材 2g,加甲醇 30ml,加热回流 1 小时,滤过,滤液回收溶剂至干,残渣加水 20ml 使溶解,再加盐酸 1ml,加热回流 20 分钟,放冷,用三氯甲烷振摇提取 2 次,同法制成对照药材溶液。照薄层色谱法(通则 0502)试验,吸取供试品溶液 10μl、对照药材溶液 5μl,分别点于同一硅胶 G 薄层板上,以甲苯-乙酸乙酯-甲酸(5:4:0.5)为展开剂,展开,取出,晾干,喷以二硝基苯肼乙醇试液。供试品色谱中,在与对照药材色谱相应的位置上,显相同颜色的斑点。

(3)取黄芪甲苷对照品,加甲醇制成每 1ml 含 0.25mg 的溶液,作为对照品溶液。照〔含量测定〕项下色谱条件试验,分别吸取上述对照品溶液 10μl 和〔含量测定〕项下供试品溶液 10~20μl,注入液相色谱仪,测定,记录色谱图。供试品色谱中,应呈现与对照品色谱保留时间相同的色谱峰。

【检查】 应符合片剂项下有关的各项规定(通则 0101)。

【含量测定】 照高效液相色谱法(通则 0512)测定。

色谱条件与系统适用性试验 以十八烷基硅烷键合硅胶为填充剂;以乙腈-水(32:68)为流动相;蒸发光散射检测器检测。理论板数按黄芪甲苷峰计算应不低于 4000。

对照品溶液的制备 取黄芪甲苷对照品适量,精密称定,加甲醇制成每 1ml 含 0.25mg 的溶液,即得。

供试品溶液的制备 取本品 20 片,除去包衣,精密称定,研细,取约 3g,精密称定,置具塞锥形瓶中,精密加甲醇 100ml,称定重量,超声处理(功率 250W,频率 50kHz)45 分钟,放冷,再称定重量,用甲醇补足减失的重量,摇匀,滤过,精密量取续滤液 50ml,回收溶剂至干,残渣加水 30ml 溶解,加三氯甲烷振摇提取 2 次,每次 30ml,弃去三氯甲烷液,水层加水饱和正丁醇振摇提取 4 次,每次 40ml,合并正丁醇液,加正丁醇饱和的氨试液充分洗涤 2 次,每次 40ml,弃去氨液,正丁醇液回收溶剂至干,残渣加甲醇溶解,转移至 5ml 量瓶中,加甲醇稀释至刻度,摇匀,即得。

测定法 分别精密吸取对照品溶液 10μl、20μl 和供试品溶液 10~20μl,注入液相色谱仪,测定,以外标两点法对数方程计算,即得。

本品每片含黄芪以黄芪甲苷($C_{41}H_{68}O_{14}$)计,不得少于 0.30mg。

【功能与主治】 益气养阴,活血化瘀。用于气阴两虚兼血瘀所致的消渴病,症见口渴多饮、多尿易饥、倦怠乏力、自汗盗汗、面色晦暗、肢体麻木;2 型糖尿病见上述证候者。

【用法与用量】 口服。一次 5 片,一日 3 次。疗程 3 个月。

【注意】 (1)孕妇禁用。(2)有凝血机制障碍、出血倾向者慎用。

【规格】 每片重 0.52g

【贮藏】 密闭、防潮。

芪蛭降糖胶囊

Qizhi Jiangtang Jiaonang

【处方】 黄芪 1000g   地黄 830g

          黄精 830g   水蛭 670g

【制法】 以上四味,将部分水蛭与其他三味药材,加水煎煮二次,滤过,滤液合并,浓缩至适量,加入 90%乙醇,搅拌均匀,使含醇量达 50%,静置,取上清液回收乙醇并浓缩成稠膏备用。其余水蛭粉碎成粗粉,与上述稠膏混合均匀,干燥,粉碎成细粉,制粒,装胶囊,制成 1000 粒,即得。

【性状】 本品为胶囊剂,内容物为棕褐色粉末和颗粒;味腥、微涩。

【鉴别】 (1)取本品内容物 2g,研细,置索氏提取器中,加甲醇约 40ml,加热回流 4 小时,提取液回收甲醇并浓缩至干,残渣加水 15ml 使溶解,加水饱和的正丁醇 20ml 振摇提取,正丁醇液蒸干,残渣加甲醇 1ml 使溶解,作为供试品溶液。另取黄芪甲苷对照品,加甲醇制成每 1ml 含 1mg 的溶液,作为对照品溶液。照薄层色谱法(通则 0502)试验,吸取上述两种溶液各 3μl,分别点于同一硅胶 G 薄层板上,以三氯甲烷-甲醇-水(13:7:2)的下层溶液为展开剂,展开,取出,晾干,喷以 5%硫酸乙醇溶液,在 105℃加热至斑点显色清晰。供试品色谱中,在与对照品色谱相应的位置上,显相同颜色的斑点。

(2)取本品内容物 5g,研细,加乙醇 50ml,超声处理 15 分钟,滤过,滤液浓缩至约 5ml,作为供试品溶液。另取水蛭对照药材 1g,加乙醇 5ml,超声处理 15 分钟,滤过,滤液作为对照药材溶液。照薄层色谱法(通则 0502)试验,吸取上述两种溶液各 6μl,分别点于同一硅胶 G 薄层板上,以环己烷-乙酸乙酯(4:1)为展开剂,展开,取出,晾干,喷以 10%硫酸乙醇溶液,在 105℃加热至斑点显色清晰。供试品色谱中,在与对照药材色谱相应的位置上,显相同颜色的斑点。

【检查】 应符合胶囊剂项下有关的各项规定(通则 0103)。

【含量测定】 照高效液相色谱法(通则 0512)测定。

色谱条件与系统适用性试验 以十八烷基硅烷键合硅胶为填充剂;以乙腈-水(32:68)为流动相;蒸发光散射检测器检测。理论板数按黄芪甲苷峰计算应不低于 4000。

对照品溶液的制备 取黄芪甲苷对照品适量,精密称定,加甲醇制成每 1ml 含黄芪甲苷 0.25mg 的溶液,即得。

供试品溶液的制备 取装量差异项下的本品内容物,研细,取约 2g,精密称定,置具塞锥形瓶中,精密加甲醇 100ml,称定重量,加热回流 2 小时,放冷,再称定重量,用甲醇补足减失的重量,摇匀,滤过,取续滤液 50ml,蒸干,残渣加水 30ml 使溶解,加三氯甲烷振摇提取 2 次,每次 30ml,弃去三氯甲烷

液,水层加水饱和正丁醇振摇提取 4 次,每次 40ml,合并正丁醇液,加正丁醇饱和的氨试液充分洗涤 2 次,每次 40ml,弃去氨液,正丁醇液蒸干,残渣加甲醇溶解,转移至 5ml 量瓶中,加甲醇稀释至刻度,摇匀,即得。

测定法 分别精密吸取对照品溶液 10μl、20μl 和供试品溶液 10~20μl,注入液相色谱仪,测定,以外标两点法对数方程计算,即得。

本品每粒含黄芪以黄芪甲苷($C_{41}H_{68}O_{14}$)计,不得少于 0.20mg。

【功能与主治】 益气养阴,活血化瘀。用于气阴两虚兼血瘀所致的消渴病,症见口渴多饮、多尿易饥、倦怠乏力、自汗盗汗、面色晦暗、肢体麻木;2 型糖尿病见上述证候者。

【用法与用量】 口服。一次 5 粒,一日 3 次。3 个月为一疗程。

【注意】 (1)孕妇禁用。(2)有凝血机制障碍、出血倾向者慎用。

【规格】 每粒装 0.5g

【贮藏】 密封。

克伤痛搽剂

Keshangtong Chaji

【处方】 当归 30g   川芎 30g

          红花 30g   丁香 5g

          生姜 10g   樟脑 2g

          松节油 4ml

【制法】 以上七味,生姜切片,用 70%乙醇浸渍 48 小时,滤过,滤液备用;红花、当归、川芎、丁香粉碎成粗粉,加入上述药渣,照流浸膏剂与浸膏剂项下的渗漉法(通则 0189),用 70%乙醇作溶剂,浸渍 48 小时后缓缓渗漉,收集渗漉液,浓缩至适量,滤过,与上述滤液合并。樟脑、松节油分别用乙醇溶解,加入上述滤液中,加 70%乙醇至 1000ml,混匀,密封,静置,滤过,即得。

【性状】 本品为红棕色的澄清液体;气香。

【鉴别】 (1)取本品 30ml,置水浴上蒸干,残渣加水 30ml,微热使溶解,放冷,转移至分液漏斗中,用乙醚振摇提取 2 次,每次 20ml,合并乙醚提取液,挥干,残渣加甲醇 1ml 使溶解,作为供试品溶液。另取阿魏酸对照品,加甲醇制成每 1ml 含 0.5mg 的溶液,作为对照品溶液。照薄层色谱法(通则 0502)试验,吸取上述两种溶液各 10μl,分别点于同一硅胶 G 薄层板上,以乙醚-三氯甲烷-甲酸(10:50:1)为展开剂,展开,取出,晾干,置紫外光灯(365nm)下检视。供试品色谱中,在与对照品色谱相应的位置上,显相同颜色的荧光斑点。

(2)取本品 10ml,置水浴上蒸去乙醇,残渣用乙醚 10ml 振摇提取,分取乙醚液,挥散至约 2ml,作为供试品溶液。另

取丁香酚对照品,加乙醚制成每1ml含15μl的溶液,作为对照品溶液。照薄层色谱法(通则0502)试验,吸取上述两种溶液各10μl,分别点于同一硅胶G薄层板上,以石油醚(60~90℃)-乙酸乙酯(9:1)为展开剂,展开,取出,晾干,喷以5%香草醛硫酸溶液,在105℃加热至斑点显色清晰。供试品色谱中,在与对照品色谱相应的位置上,显相同颜色的斑点。

【检查】 乙醇量 应为60%~70%(通则0711)。

总固体 精密量取本品25ml,置称定重量的蒸发皿中,于水浴上蒸干,在105℃干燥3小时,置干燥器中冷却30分钟,迅速精密称定重量。遗留残渣不得少于1.5%。

其他 应符合搽剂项下有关的各项规定(通则0117)。

【含量测定】 照气相色谱法(通则0521)测定。

色谱条件与系统适用性试验 以聚乙二醇20000(PEG-20M)为固定相,涂布浓度为10%;柱温为程序升温:初始温度为125℃,保持6分钟,以每分钟8℃的速率升温至175℃,保持17分钟。理论板数按樟脑峰计算应不低于2900。

校正因子测定 取联苯适量,精密称定,加乙醇制成每1ml含9mg的溶液,作为内标溶液。另取樟脑对照品、丁香酚对照品适量,精密称定,分别加乙醇制成每1ml含樟脑10mg、含丁香酚6mg的溶液,作为对照品溶液。精密量取上述三种溶液各1ml,置10ml量瓶中,用70%乙醇稀释至刻度,摇匀,吸取1μl,注入气相色谱仪,分别计算樟脑和丁香酚的校正因子。

测定法 精密量取本品5ml,置10ml量瓶中,精密加入内标溶液1ml,用70%乙醇稀释至刻度,摇匀,吸取1μl,注入气相色谱仪,测定,即得。

本品每1ml含樟脑($C_{10}H_{16}O$)应为1.7~2.3mg;含丁香以丁香酚($C_{10}H_{12}O_2$)计,不得少于0.45mg。

【功能与主治】 活血化瘀,消肿止痛。用于急性软组织扭挫伤,症见皮肤青紫瘀斑、血肿疼痛。

【用法与用量】 外用适量,涂擦患处并按摩至局部发热,一日2~3次。

【规格】 每瓶装 (1)30ml (2)40ml (3)100ml

【贮藏】 密封。

克 咳 片
Keke Pian

【处方】 麻黄 360g   罂粟壳 360g
甘草 360g   苦杏仁 360g
莱菔子 112.5g   桔梗 112.5g
石膏 112.5g

【制法】 以上七味,麻黄、罂粟壳粉碎成细粉,过筛,各留细粉165g,备用;剩余粗粉用酸性水溶液(用10%盐酸溶液调节pH值至5左右)煎煮二次,每次2小时,滤过,滤液用10%氢氧化钠溶液调节pH值至7,药液备用;其余甘草等五味加水

煎煮二次,每次1小时,滤过,滤液与上述溶液合并,减压浓缩至相对密度为1.20~1.26(60℃)的清膏,加入麻黄和罂粟壳细粉,混匀,干燥,粉碎成细粉,加辅料适量,混匀,制粒,干燥,压制成1000片〔规格(1)〕或1500片〔规格(2)〕,包薄膜衣,即得。

【性状】 本品为薄膜衣片,除去包衣后显浅黄色至棕褐色;味微苦。

【鉴别】 (1)取本品,置显微镜下观察:外果皮细胞呈五角形或类长方形,壁呈念珠状增厚(罂粟壳)。保卫细胞侧面观呈哑铃状(麻黄)。

(2)取本品6片〔规格(1)〕或9片〔规格(2)〕,研细,加氨试液2ml,拌匀,加三氯甲烷20ml,冷浸过夜,滤过,滤液加盐酸溶液(3→10)20ml,振摇,静置使分层,三氯甲烷液备用,分取酸水液,回收溶剂至干,残渣加甲醇10ml使溶解,作为供试品溶液。另取盐酸麻黄碱对照品,加甲醇制成每1ml含1mg的溶液,作为对照品溶液。照薄层色谱法(通则0502)试验,吸取供试品溶液5~10μl、对照品溶液2μl,分别点于同一高效硅胶G薄层板上,以三氯甲烷-甲醇-浓氨试液(10:2:0.1)为展开剂,展开,取出,晾干,喷以0.3%茚三酮正丁醇溶液-醋酸(19:1)混合溶液,在105℃加热至斑点显色清晰,置日光下检视。供试品色谱中,在与对照品色谱相应的位置上,显相同颜色的斑点。

(3)取〔鉴别〕(2)项下的备用三氯甲烷液,蒸干,残渣加甲醇1ml使溶解,作为供试品溶液。另取罂粟壳对照药材1g,加甲醇20ml,加热回流30分钟,趁热滤过,滤液回收溶剂至干,残渣加甲醇1ml使溶解,作为对照药材溶液。再取盐酸罂粟碱对照品,加甲醇制成每1ml含1mg的溶液,作为对照品溶液。照薄层色谱法(通则0502)试验,吸取供试品溶液与对照药材溶液各10μl、对照品溶液5μl,分别点于同一以羧甲基纤维素钠为黏合剂的硅胶H薄层板上,以甲苯-丙酮-乙醇-浓氨试液(20:20:3:1)为展开剂,展开,取出,晾干,依次喷以稀碘化铋钾试液和亚硝酸钠乙醇试液,置日光下检视。供试品色谱中,在与对照药材色谱相应的位置上,显相同颜色的主斑点,在与对照品色谱相应的位置上,显相同颜色的斑点。

(4)取本品4片〔规格(1)〕或6片〔规格(2)〕,研细,加水50ml,加热使溶解,放冷,离心,取上清液,用水饱和的正丁醇振摇提取3次,每次60ml,合并正丁醇液,用正丁醇饱和的水60ml洗涤1次,弃去水洗液,正丁醇液回收溶剂至干,残渣加水10ml,微热使溶解,加盐酸6ml、三氯甲烷20ml,加热回流3小时,放冷,分取三氯甲烷液,滤过,滤液回收溶剂至干,残渣加乙醇1ml使溶解,作为供试品溶液。另取甘草次酸对照品,加乙醇制成每1ml含0.5mg的溶液,作为对照品溶液。照薄层色谱法(通则0502)试验,吸取上述两种溶液各5μl,分别点于同一硅胶GF_{254}薄层板上,以环己烷-乙酸乙酯-冰醋酸(8:3:0.3)为展开剂,展开,取出,晾干,置紫外光灯(254nm)下检视。供试品色谱中,在与对照品色谱相应的位置上,显相同颜色的斑点。

【检查】 应符合片剂项下有关的各项规定(通则0101)。

【含量测定】 麻黄 照高效液相色谱法(通则0512)测定。

色谱条件与系统适用性试验 以极性乙醚连接苯基键合硅胶为填充剂;以甲醇-0.092%磷酸溶液(含0.04%三乙胺和0.02%二正丁胺)(1.5:98.5)为流动相;检测波长为210nm。理论板数按盐酸麻黄碱峰计算应不低于3000。

对照品溶液的制备 取盐酸麻黄碱和盐酸伪麻黄碱对照品适量,精密称定,加5%浓氨试液的甲醇溶液分别制成每1ml含盐酸麻黄碱和盐酸伪麻黄碱各10μg的混合溶液,即得。

供试品溶液的制备 取重量差异项下的本品,研细,取约0.4g〔规格(1)〕或0.6g〔规格(2)〕,精密称定,置于具塞锥形瓶中,精密加入1.5%磷酸溶液50ml,密塞,称定重量,超声处理45分钟(功率250W,频率50kHz),放冷,再称定重量,用1.5%磷酸溶液补足减失的重量,摇匀,离心(转速为每分钟6000转)5分钟,精密吸取上清液2ml,通过固相萃取柱(以混合型阳离子交换反相吸附剂为填充剂的固相萃取商品柱60mg,3ml,用水10ml冲洗,再甲醇10ml冲洗,最后用0.1mol/L盐酸20ml冲洗),用甲醇5ml洗脱,弃去洗脱液,再用新鲜配制的含5%浓氨试液的甲醇溶液5ml洗脱,收集洗脱液于5ml量瓶中,加含5%浓氨试液的甲醇溶液至刻度,摇匀,滤过,取续滤液,即得。

测定法 分别精密吸取对照品溶液与供试品溶液各5μl,注入液相色谱仪,测定,即得。

本品每片含麻黄以盐酸麻黄碱($C_{10}H_{15}NO \cdot HCl$)和盐酸伪麻黄碱($C_{10}H_{15}NO \cdot HCl$)的总量计,〔规格(1)〕不得少于2.5mg,〔规格(2)〕不得少于1.7mg。

罂粟壳 照高效液相色谱法(通则0512)测定。

色谱条件与系统适用性试验 以十八烷基硅烷键合硅胶为填充剂;以乙腈-0.02mol/L磷酸氢二钾溶液-0.02mol/L庚烷磺酸钠溶液(20:40:40)为流动相;检测波长为210nm。理论板数按吗啡峰计算应不低于1500。

对照品溶液的制备 取吗啡对照品适量,精密称定,加甲醇制成每1ml含40μg的溶液,即得。

供试品溶液的制备 取重量差异项下的本品,研细,混匀,取约0.5g〔规格(1)〕或0.75g〔规格(2)〕,精密称定,置具塞锥形瓶中,加浓氨试液饱和的三氯甲烷50ml,超声处理(功率500W,频率40kHz)1小时,取出,滤过,滤纸连同滤渣一并放回原锥形瓶中,续加浓氨试液饱和的三氯甲烷50ml,同法再提取一次,滤过,残渣用三氯甲烷洗涤3次,每次10ml,合并上述三氯甲烷提取液及洗涤液,回收溶剂至干,残渣加甲醇使溶解并转移至10ml量瓶中,加甲醇至刻度,摇匀,即得。

测定法 分别精密吸取对照品溶液与供试品溶液各10μl,注入液相色谱仪,测定,即得。

本品每片含罂粟壳以吗啡($C_{17}H_{19}NO_3$)计,〔规格(1)〕应为0.15~1.10mg,〔规格(2)〕应为0.10~0.73mg。

【功能与主治】 止嗽,定喘,祛痰。用于咳嗽,喘急气短。

【用法与用量】 口服。一次2片〔规格(1)〕或一次3片〔规格(2)〕,一日2次。

【注意】 心动过速者慎用。高血压及冠心病患者忌服。儿童、孕妇及哺乳期妇女禁用。不宜常服。

【规格】 每片重(1)0.54g (2)0.46g

【贮藏】 密封。

克痢痧胶囊

Kelisha Jiaonang

【处方】

白芷 51.6g	苍术 25.8g
石菖蒲 25.8g	细辛 20.6g
荜茇 15.5g	鹅不食草 15.5g
猪牙皂 25.8g	雄黄粉 8.6g
丁香 15.5g	硝石 20.6g
枯矾 51.6g	冰片 3g

【制法】 以上十二味,除雄黄粉外,枯矾与硝石、冰片、丁香混合粉碎成细粉,过筛,混匀;其余白芷等七味药材粉碎成细粉,过筛,与上述四味细粉及雄黄粉混匀,装入胶囊,制成1000粒,即得。

【性状】 本品为硬胶囊,内容物为淡黄色至棕色的粉末;气香,味辛、涩。

【鉴别】 (1)取本品,置显微镜下观察:不规则碎块金黄色或橙黄色,有光泽(雄黄)。花粉粒三角形,直径约16μm(丁香)。果皮表皮细胞红棕色,表面观类多角形,壁较厚,表面可见颗粒状角质纹理(猪牙皂)。油细胞圆形,直径约50μm,含黄色或黄棕色油状物(石菖蒲)。

(2)取本品内容物3g,加环己烷5ml,超声处理15分钟,滤过,滤液作为供试品溶液。另取苍术对照药材0.5g,同法制成对照药材溶液。照薄层色谱法(通则0502)试验,吸取上述两种溶液各4μl,分别点于同一硅胶G薄层板上,以石油醚(60~90℃)-乙酸乙酯(100:1)为展开剂,展开,取出,晾干,喷以5%对二甲氨基苯甲醛的10%硫酸乙醇溶液,加热至斑点显色清晰。供试品色谱中,在与对照药材色谱相应的位置上,显一相同的污绿色斑点。

(3)取本品内容物8.5g,加乙醚30ml,超声处理30分钟,滤过,滤液挥干,残渣加甲醇1ml使溶解,作为供试品溶液。另取欧前胡素对照品、异欧前胡素对照品,分别加甲醇制成每1ml各含1mg的溶液,作为对照品溶液。照薄层色谱法(通则0502)试验,吸取供试品溶液4μl、对照品溶液2μl,分别点于同一硅胶G薄层板上,以石油醚(30~60℃)-乙醚(2:1)为展开剂,在20℃以下展开,取出,晾干,置紫外光灯(365nm)下检视。供试品色谱中,在与对照品色谱相应的位置上,显相同颜色的荧光斑点。

(4)取本品内容物5.4g,加乙酸乙酯10ml,超声处理15分钟,滤过,滤液作为供试品溶液。另取丁香酚对照品、冰片对照品适量,加乙酸乙酯制成每1ml含丁香酚4mg、冰片

5mg 的混合溶液，作为对照品溶液。照气相色谱法（通则 0521）试验，以聚乙二醇 20000（PEG-20M）为固定相的毛细管柱（柱长为 30m，内径为 0.32mm，膜厚度为 0.25μm）；柱温为程序升温：初始温度为 100℃，以每分钟 10℃速率升至 200℃，保持 8 分钟；载气流速为每分钟 1.2ml；分流进样，分流比为 10：1。分别吸取对照品溶液和供试品溶液各 1μl，注入气相色谱仪。供试品色谱中，应呈现与对照品色谱峰保留时间相同的色谱峰。

【检查】 三氧化二砷 取本品内容物适量，研细，取约 2.63g，精密称定，加稀盐酸 20ml，不断搅拌 30 分钟，转移至 100ml 量瓶中，加水分次洗涤容器，转移至量瓶中并稀释至刻度，摇匀，滤过，精密量取续滤液 10ml，置 50ml 量瓶中，加水稀释至刻度，摇匀。精密量取上述溶液 5ml 和标准砷溶液 5ml，照砷盐检查法（通则 0822 第二法）检查，所得溶液的吸光度不得高于标准砷对照液的吸光度（不得过 0.019%）。

其他 应符合胶囊剂项下有关的各项规定（通则 0103）。

【含量测定】 荜茇 照高效液相色谱法（通则 0512）测定。

色谱条件与系统适用性试验 以十八烷基硅烷键合硅胶为填充剂；以乙腈-水（60：40）为流动相；检测波长为 343nm。理论板数按胡椒碱峰计算应不低于 3000。

对照品溶液的制备 取胡椒碱对照品适量，精密称定，置棕色量瓶中，加甲醇制成每 1ml 含 5μg 的溶液，即得。

供试品溶液的制备 取装量差异项下的本品内容物，研细，取约 0.1g，精密称定，置 25ml 棕色量瓶中，加入甲醇 20ml，超声处理（功率 250W，频率 25kHz）40 分钟，放冷，加甲醇至刻度，摇匀，滤过，取续滤液，即得。

测定法 分别精密吸取对照品溶液与供试品溶液各 10μl，注入液相色谱仪，测定，即得。

本品每粒含荜茇以胡椒碱（$C_{17}H_{19}NO_3$）计，不得少于 0.27mg。

雄黄 取装量差异项下的本品内容物，研细，取约 2.8g，精密称定，置 250ml 凯氏烧瓶中，加硫酸钾 2g、硫酸铵 3g 与硫酸 12ml，置电热套中加热至溶液呈乳白色，放冷，用水 50ml 分 4 次转移至 250ml 锥形瓶中，加热微沸 5 分钟，放冷，加酚酞指示液 2 滴，用氢氧化钠溶液（40→100）中和至溶液显微红色，放冷，用 0.25mol/L 硫酸溶液中和至褪色，加碳酸氢钠 5g，摇匀后，用碘滴定液（0.05mol/L）滴定，至近终点时，加淀粉指示液 2ml，滴定至溶液显紫蓝色。每 1ml 碘滴定液（0.05mol/L）相当于 5.348mg 的二硫化二砷（As_2S_2）。

本品每粒含雄黄以二硫化二砷（As_2S_2）计，应为 6.3～10.8mg。

【功能与主治】 解毒辟秽，理气止泻。用于泄泻，痢疾和痧气（中暑）。

【用法与用量】 口服。一次 2 粒，一日 3～4 次，儿童酌减。

【注意】 孕妇禁用。

【规格】 每粒装 0.28g

【贮藏】 密封，防潮。

克感利咽口服液
Kegan Liyan Koufuye

【处方】

金银花 72g		黄芩 72g	
荆芥 72g		炒栀子 72g	
连翘 72g		玄参 72g	
僵蚕（姜制）43g		地黄 108g	
射干 22g		桔梗 43g	
薄荷 43g		蝉蜕 43g	
防风 43g		甘草 22g	

【制法】 以上十四味，金银花、荆芥、防风、薄荷提取挥发油，蒸馏后的水溶液另器收集；黄芩加 65%乙醇加热回流提取二次，每次 2 小时，合并提取液，滤过，药渣备用；滤液回收乙醇，加水适量，煮沸，趁热滤过，滤液备用；将黄芩药渣及金银花等提取挥发油后的药渣与其余炒栀子等九味，加水煎煮二次，第一次 2 小时，第二次 1 小时，合并煎液，滤过，滤液浓缩至相对密度为 1.06～1.11（70℃）的清膏，加入乙醇使含醇量达 60%，静置，滤过，滤液回收乙醇并浓缩至相对密度为 1.16～1.20（70℃）的清膏，加上述金银花等挥发油（加适量聚山梨酯 80 混匀），蒸馏后的水溶液，黄芩乙醇提取液及甜菊素 0.5g，苯甲酸钠 3g，用碳酸钠调节 pH 值，加水调整总量至 1000ml，搅匀，滤过，灌封，灭菌，即得。

【性状】 本品为棕褐色的液体；气微香、味微苦，久置有轻摇易散的沉淀。

【鉴别】 （1）取本品 10ml，加稀盐酸调节 pH 值至 1～2，置水浴中加热 10 分钟，加水 20ml，搅匀，用乙酸乙酯振摇提取 2 次，每次 20ml，合并乙酸乙酯液（酸水液备用），用水 20ml 洗涤，乙酸乙酯液回收溶剂至干，残渣加甲醇 1ml 使溶解，通过 D101 型大孔吸附树脂柱（柱内径为 1.5cm，柱高为 15cm），用水 50ml 洗脱，弃去洗脱液，再用 20%乙醇 50ml 洗脱，收集 20%乙醇洗脱液，回收溶剂至干，残渣加甲醇 1ml 使溶解，作为供试品溶液。另取金银花对照药材 1g，加水 20ml，加热回流 30 分钟，取出，加入稀盐酸 1ml，摇匀，放冷，离心，取上清液，自"用乙酸乙酯振摇提取 2 次"起，同法制成对照药材溶液。再取绿原酸对照品，加甲醇制成每 1ml 含 1mg 的溶液，作为对照品溶液。照薄层色谱法（通则 0502）试验，吸取上述三种溶液各 2μl，分别点于同一硅胶 G 薄层板上，以乙酸丁酯-甲酸-水（7：2.5：2.5）的上层溶液为展开剂，展开，取出，晾干，喷以三氯化铝试液，置紫外光灯（365nm）下检视。供试品色谱中，在与对照药材色谱和对照品色谱相应的位置上，显相同颜色的荧光斑点。

（2）取本品 1ml，加甲醇 4ml，超声处理 5 分钟，滤过，滤液作为供试品溶液。另取黄芩对照药材 0.5g，加甲醇 10ml，加热回流 20 分钟，放冷，滤过，滤液作为对照药材溶液。再取黄芩苷对照品，加甲醇制成每 1ml 含 0.5mg 的溶液，作为对照品溶液。照薄层色谱法(通则 0502)试验,吸取上述三种溶液各 1μl,分别点于同一聚酰胺薄膜上,以醋酸为展开剂,展开,取出,晾干,置紫外光灯(365nm)下检视。供试品色谱中,在与对照药材色谱和对照品色谱相应的位置上,显相同颜色的斑点。

(3)取〔鉴别〕(1)项下的备用酸水液,用浓氨试液调节 pH 值至 8~9,用水饱和的正丁醇振摇提取 2 次,每次 15ml,合并正丁醇液,用水 15ml 洗涤,弃去洗涤液,正丁醇液回收溶剂至干,残渣加甲醇 1ml 使溶解,作为供试品溶液。另取栀子对照药材 0.5g,加水 20ml,加热回流 30 分钟,放冷,离心,取上清液,自"用浓氨试液调节 pH 值至 8~9"起,同法制成对照药材溶液。再取栀子苷对照品,加甲醇制成每 1ml 含 1mg 的溶液,作为对照品溶液。照薄层色谱法(通则 0502)试验,吸取上述三种溶液各 2μl,分别点于同一硅胶 G 薄层板上,以乙酸乙酯-丙酮-甲酸-水(5∶4∶1∶1)为展开剂,展开,取出,晾干,喷以 10%硫酸乙醇溶液,在 110℃加热至斑点显色清晰,置日光下检视。供试品色谱中,在与对照药材色谱和对照品色谱相应的位置上,显相同颜色的斑点。

(4)取本品 20ml,加水 25ml,摇匀,用乙醚振摇提取 2 次,每次 30ml,合并乙醚液,备用,水层用水饱和的正丁醇振摇提取 2 次,每次 25ml,合并正丁醇液,用 0.1mol/L 氢氧化钠溶液洗涤 3 次,每次 20ml,弃去洗涤液,正丁醇液回收溶剂至干,残渣加甲醇 1ml 使溶解,作为供试品溶液。另取连翘对照药材 1g,加水 20ml,加热回流 30 分钟,放冷,离心,取上清液,自"用水饱和的正丁醇振摇提取 2 次"起,同法制成对照药材溶液。再取连翘苷对照品,加甲醇制成每 1ml 含 1mg 的溶液,作为对照品溶液。照薄层色谱法(通则 0502)试验,吸取供试品溶液 4μl、对照药材溶液和对照品溶液各 2μl,分别点于同一硅胶 G 薄层板上使成条带状,以二氯甲烷-甲醇(19∶3)为展开剂,展开,取出,晾干,喷以 10%硫酸乙醇溶液,在 105℃加热至斑点显色清晰。供试品色谱中,在与对照药材色谱和对照品色谱相应的位置上,显相同颜色的斑点。

(5)取〔鉴别〕(4)项下的备用乙醚液,挥干,残渣加甲醇 1ml 使溶解,作为供试品溶液。另取薄荷脑对照品,加甲醇制成每 1ml 含 1mg 的溶液,作为对照品溶液。照薄层色谱法(通则 0502)试验,吸取供试品溶液 10μl、对照品溶液 4μl,分别点于同一硅胶 G 薄层板上,以石油醚(30~60℃)-乙酸乙酯(17∶3)为展开剂,展开,取出,晾干,喷以 5%香草醛硫酸溶液,在 105℃加热至斑点显色清晰,置日光下检视。供试品色谱中,在与对照品色谱相应的位置上,显相同颜色的斑点。

【检查】　相对密度　应不低于 1.03(通则 0601)。

pH 值　应为 5.0~7.0(通则 0631)。

其他　应符合合剂项下有关的各项规定(通则 0181)。

【含量测定】　栀子　照高效液相色谱法(通则 0512)测定。

色谱条件与系统适用性试验　以十八烷基硅烷键合硅胶为填充剂;以乙腈-水(11∶89)为流动相;检测波长为 238nm。理论板数按栀子苷峰计算应不低于 1000。

对照品溶液的制备　取栀子苷对照品适量,精密称定,加 10%甲醇制成每 1ml 含 40μg 的溶液,即得。

供试品溶液的制备　精密量取本品 1ml,置 25ml 量瓶中,加水稀释至刻度,摇匀,滤过,取续滤液,即得。

测定法　分别精密吸取对照品溶液与供试品溶液各 10μl,注入液相色谱仪,测定,即得。

本品每 1ml 含栀子以栀子苷($C_{17}H_{24}O_{10}$)计,不得少于 0.45mg。

黄芩　照高效液相色谱法(通则 0512)测定。

色谱条件与系统适用性试验　以十八烷基硅烷键合硅胶为填充剂;以甲醇-0.4%磷酸溶液(47∶53)为流动相;检测波长为 280nm。理论板数按黄芩苷峰计算应不低于 2000。

对照品溶液的制备　取黄芩苷对照品适量,精密称定,加 70%乙醇制成每 1ml 含 40μg 的溶液,即得。

供试品溶液的制备　精密量取〔含量测定〕栀子项下的供试品溶液 2ml,置 10ml 量瓶中,加水稀释至刻度,摇匀,滤过,取续滤液,即得。

测定法　分别精密吸取对照品溶液与供试品溶液各 10μl,注入液相色谱仪,计算,即得。

本品每 1ml 含黄芩以黄芩苷($C_{21}H_{18}O_{11}$)计,不得少于 2.7mg。

连翘　照高效液相色谱法(通则 0512)测定。

色谱条件与系统适用性试验　以十八烷基硅烷键合硅胶为填充剂;以乙腈-水(20∶80)为流动相;检测波长为 278nm。理论板数按连翘苷峰计算应不低于 3000。

对照品溶液的制备　取连翘苷对照品适量,精密称定,加 50%甲醇制成每 1ml 含 60μg 的溶液,即得。

供试品溶液的制备　精密量取本品 2ml,加于中性氧化铝柱(100~200 目,9g,柱内径为 1.5~2cm)上,用 70%乙醇 100ml 洗脱,收集洗脱液,浓缩至干,残渣加 50%甲醇适量溶解,并转移至 5ml 量瓶中,加 50%甲醇至刻度,摇匀,滤过,取续滤液,即得。

测定法　分别精密吸取对照品溶液与供试品溶液各 10μl,注入液相色谱仪,测定,即得。

本品每 1ml 含连翘以连翘苷($C_{27}H_{34}O_{11}$)计,不得少于 80μg。

【功能与主治】　疏风清热,解毒利咽。用于风热外侵,邪热内扰所致发热、微恶风、头痛、咽痛、鼻塞流涕、咳嗽痰黏、口渴、溲黄;感冒见上述证候者。

【用法与用量】　口服。每次 20ml,一日 3 次。

【规格】　每支装 10ml

【贮藏】　密封,置阴凉处。

苏子降气丸

Suzi Jiangqi Wan

【处方】 炒紫苏子 145g　　　厚朴 145g
　　　　前胡 145g　　　　　甘草 145g
　　　　姜半夏 145g　　　　陈皮 145g
　　　　沉香 102g　　　　　当归 102g

【制法】 以上八味，除炒紫苏子外，其余厚朴等七味粉碎成细粉，再与炒紫苏子配研，过筛，混匀；用生姜 36g、大枣 73g 煎汁泛丸，低温干燥，即得。

【性状】 本品为浅黄色或黄褐色的水丸；气微香，味甜。

【鉴别】 (1)取本品，置显微镜下观察：草酸钙针晶成束，长 32～144μm，存在于黏液细胞中或散在(姜半夏)；石细胞分枝状，壁厚，层纹明显(厚朴)。草酸钙方晶成片存在于薄壁组织中(陈皮)。纤维束周围薄壁细胞含草酸钙方晶，形成晶纤维(甘草)。

(2)取本品 3g，研细，加乙醚 30ml，超声处理 30 分钟，滤过，药渣备用，滤液挥干，残渣加甲醇 2ml 使溶解，作为供试品溶液。另取前胡对照药材 0.5g，加乙醚 30ml，同法制成对照药材溶液。再取白花前胡甲素对照品，加甲醇制成每 1ml 含 0.5mg 的溶液，作为对照品溶液。照薄层色谱法(通则 0502)试验，吸取上述三种溶液各 2～5μl，分别点于同一硅胶 GF$_{254}$ 薄层板上，以石油醚(60～90℃)-乙酸乙酯(3：1)为展开剂，展开，取出，晾干，置紫外光灯(254nm)下检视。供试品色谱中，在与对照药材色谱和对照品色谱相应的位置上，显相同颜色的斑点。

(3)取当归对照药材 0.5g，加乙醚 20ml，超声处理 10 分钟，滤过，滤液挥干，残渣加甲醇 1ml 使溶解，作为对照药材溶液。照薄层色谱法(通则 0502)试验，吸取〔鉴别〕(2)项下的供试品溶液与上述对照药材溶液各 2～5μl，分别点于同一硅胶 G 薄层板上，以环己烷-乙酸乙酯(4：1)为展开剂，展开，取出，晾干，置紫外光灯(365nm)下检视。供试品色谱中，在与对照药材色谱相应的位置上，显相同颜色的荧光斑点。

(4)取〔鉴别〕(2)项下备用药渣，挥尽乙醚，加甲醇 30ml，加热回流 1 小时，滤过，滤液蒸干，残渣加水 20ml 使溶解，用水饱和的正丁醇振摇提取 3 次，每次 20ml，合并正丁醇提取液，用正丁醇饱和的水洗 2 次，每次 30ml，分取正丁醇液，蒸干，残渣加甲醇 2ml 使溶解，作为供试品溶液。另取甘草对照药材 1g，加乙醚 30ml，超声处理 30 分钟，滤过，滤渣挥尽乙醚，自"加甲醇 30ml"起，同法制成对照药材溶液。照薄层色谱法(通则 0502)试验，吸取上述两种溶液各 5μl，分别点于同一用 1%氢氧化钠溶液制备的硅胶 G 薄层板上，以乙酸乙酯-甲酸-冰醋酸-水(15：1：1：2)为展开剂，展开，取出，晾干，喷以 10%硫酸乙醇溶液，在 105℃加热至斑点显色清晰，置紫

外光灯(365nm)下检视。供试品色谱中，在与对照药材色谱相应的位置上，显相同颜色的荧光斑点。

【检查】 应符合丸剂项下有关的各项规定(通则 0108)。

【含量测定】 照高效液相色谱法(通则 0512)测定。

色谱条件与系统适用性试验 以十八烷基硅烷键合硅胶为填充剂；以乙腈-0.1%磷酸溶液(19：81)为流动相；检测波长为 284nm。理论板数按橙皮苷峰计算应不低于 5000。

对照品溶液的制备 取橙皮苷对照品适量，精密称定，加甲醇制成每 1ml 含 56μg 的溶液，即得。

供试品溶液的制备 取本品，研细，取约 0.4g，精密称定，置具塞锥形瓶中，精密加入甲醇 50ml，密塞，称定重量，加热回流 2 小时，放冷，再称定重量，用甲醇补足减失的重量，摇匀，滤过，取续滤液，即得。

测定法 分别精密吸取对照品溶液和供试品溶液各 10μl，注入液相色谱仪，测定，即得。

本品每 1g 含陈皮以橙皮苷($C_{28}H_{34}O_{15}$)计，不得少于 4.6mg。

【功能与主治】 降气化痰，温肾纳气。用于上盛下虚、气逆痰壅所致的咳嗽喘息、胸膈痞塞。

【用法与用量】 口服。一次 6g，一日 1～2 次。

【注意】 阴虚，舌红无苔者忌服。

【规格】 每 13 粒重 1g

【贮藏】 密封。

苏合香丸

Suhexiang Wan

【处方】 苏合香 50g　　　　安息香 100g
　　　　冰片 50g　　　　　水牛角浓缩粉 200g
　　　　人工麝香 75g　　　檀香 100g
　　　　沉香 100g　　　　　丁香 100g
　　　　香附 100g　　　　　木香 100g
　　　　乳香(制)100g　　　荜茇 100g
　　　　白术 100g　　　　　诃子肉 100g
　　　　朱砂 100g

【制法】 以上十五味，除苏合香、人工麝香、冰片、水牛角浓缩粉外，朱砂水飞成极细粉；其余安息香等十味粉碎成细粉；将人工麝香、冰片、水牛角浓缩粉分别研细，与上述粉末配研，过筛，混匀。再将苏合香炖化，加适量炼蜜与水制成水蜜丸 960 丸，低温干燥；或加适量炼蜜制成大蜜丸 960 丸，即得。

【性状】 本品为赭红色的水蜜丸或赭色的大蜜丸；气芳香，味微苦、辛。

【鉴别】 (1)取本品，置显微镜下观察：分泌细胞类圆形，含淡黄棕色至红棕色分泌物，其周围细胞作放射状排列(香附)。含晶细胞方形或长方形，壁厚，木化，层纹明显，胞腔

含草酸钙方晶(檀香)。具缘纹孔导管纹孔密,内含淡黄色或黄棕色树脂状物(沉香)。果皮纤维层淡黄色,斜向交错排列,壁较薄,有纹孔(诃子肉)。花粉粒三角形,直径约 16μm(丁香)。不规则碎片灰白色或淡灰黄色,稍有光泽,表面密布微细灰棕色颗粒及不规则纵长裂缝(水牛角浓缩粉)。不规则细小颗粒暗棕红色,有光泽,边缘暗黑色(朱砂)。

(2)取本品 0.3g,水蜜丸研碎;大蜜丸剪碎,加乙酸乙酯 15ml,超声处理 2 分钟,滤过,滤液浓缩至近干,加乙酸乙酯 0.5ml 使溶解,作为供试品溶液。另取冰片对照品,加乙酸乙酯制成每 1ml 含 2.5mg 的溶液,作为对照品溶液。照薄层色谱法(通则 0502)试验,吸取上述两种溶液各 2μl,分别点于同一高效硅胶 G 薄层板上,以甲苯-丙酮(9:1)为展开剂,展开,取出,晾干,喷以 5% 香草醛硫酸溶液,加热至斑点显色清晰。供试品色谱中,在与对照品色谱相应的位置上,显相同颜色的斑点。

(3)取本品 1g,水蜜丸研碎;大蜜丸剪碎,加三氯甲烷 25ml,超声处理 30 分钟,滤过,滤液蒸干,残渣加三氯甲烷 1ml 使溶解,作为供试品溶液。另取胡椒碱对照品,加三氯甲烷制成每 1ml 含 2mg 的溶液,作为对照品溶液。照薄层色谱法(通则 0502)试验,吸取上述两种溶液各 5μl,分别点于同一硅胶 G 薄层板上,以环己烷-乙酸乙酯(1:1)为展开剂,展开两次,取出,晾干,喷以硫酸乙醇溶液(1→10),置紫外光灯(365nm)下检视。供试品色谱中,在与对照品色谱相应的位置上,显相同颜色的荧光斑点。

(4)取本品 1g,水蜜丸研碎;大蜜丸剪碎,加乙醚 5ml,振摇,滤过,滤液作为供试品溶液。另取麝香酮对照品,加乙醚制成每 1ml 含 0.1mg 的溶液,作为对照品溶液。照气相色谱法(通则 0521)试验,柱长为 2m,以聚乙二醇 20000(PEG-20M)和 5% 二苯基-95% 二甲基聚硅氧烷为混合固定相,涂布浓度分别为 1.64% 和 1.32%,柱温为 180℃。分别吸取对照品溶液和供试品溶液适量,注入气相色谱仪。供试品色谱中应呈现与对照品色谱峰保留时间相同的色谱峰。

(5)取本品 6g,水蜜丸研碎;大蜜丸剪碎,加入硅藻土 3g,研匀。加乙醚 50ml,超声处理 20 分钟,滤过,滤液蒸干,残渣用乙醚 1ml 溶解,加在中性氧化铝柱(100~200 目,8g,内径为 1.5cm)上,用乙醚 80ml 洗脱,收集洗脱液,蒸干,残渣加石油醚(60~90℃)1ml 使溶解,作为供试品溶液。另取苏合香对照药材,加石油醚(60~90℃)制成每 1ml 含 25μl 的溶液,作为对照药材溶液。照薄层色谱法(通则 0502)试验,吸取上述两种溶液各 3μl,分别点于同一高效硅胶 GF₂₅₄ 薄层板上,以石油醚(30~60℃)-环己烷-甲酸乙酯-甲酸(10:30:15:1)为展开剂,展开,取出,晾干,置硫酸乙醇溶液(1→10)中浸渍片刻,取出,吹干,在 105℃加热至斑点显色清晰,置紫外光灯(254nm)下检视。供试品色谱中,在与对照药材色谱相应的位置上,显相同颜色的荧光主斑点。

(6)取本品 6g,水蜜丸研碎;大蜜丸剪碎,加入硅藻土 3g,研匀,加乙酸乙酯 50ml,超声处理 20 分钟,滤过,滤液蒸干,

残渣加水 25ml,超声处理使溶解,滤过,滤渣用水饱和的正丁醇洗涤 2 次,每次 20ml,洗液滤过,滤液与上述滤液合并,振摇,分取正丁醇液,用正丁醇饱和的水洗涤 2 次,每次 30ml,正丁醇液蒸干,残渣加乙酸乙酯 1ml 使溶解,作为供试品溶液。另取诃子对照药材 1g,加乙酸乙酯 20ml,超声处理 20 分钟,滤过,滤液作为对照药材溶液。再取没食子酸对照品,加乙酸乙酯制成每 1ml 含 0.3mg 的溶液,作为对照品溶液。照薄层色谱法(通则 0502)试验,吸取上述三种溶液各 3μl,分别点于同一高效硅胶 G 薄层板上,以三氯甲烷-乙酸乙酯-甲酸(5:4:1)为展开剂,展开,取出,晾干,喷以 2% 三氯化铁乙醇溶液。供试品色谱中,在与对照药材色谱和对照品色谱相应的位置上,显相同颜色的斑点。

(7)取[鉴别](6)项下的供试品溶液,加在中性氧化铝柱(100~200 目,6g,内径为 1.5cm)上,用乙酸乙酯 80ml 洗脱,收集洗脱液,蒸干,残渣加乙酸乙酯 1ml 使溶解,作为供试品溶液。另取木香对照药材 0.5g,加乙酸乙酯 20ml,超声处理 20 分钟,滤过,滤液作为对照药材溶液。照薄层色谱法(通则 0502)试验,吸取上述两种溶液各 5μl,分别点于同一高效硅胶 G 薄层板上,以石油醚(60~90℃)-乙酸乙酯(17:3)为展开剂,展开,取出,晾干,喷以硫酸乙醇溶液(1→10),在 105℃加热至斑点显色清晰。供试品色谱中,在与对照药材色谱相应的位置上,显相同颜色的斑点。

【检查】 应符合丸剂项下有关的各项规定(通则 0108)。

【含量测定】 照气相色谱法(通则 0521)测定。

色谱条件与系统适用性试验 聚合-交联聚乙二醇 20000(PEG-20M)毛细管色谱柱(柱长为 30m,内径为 0.25mm,膜厚度为 0.25μm);柱温为程序升温:初始温度为 115℃,保持 8 分钟,再以每分钟 120℃的速率升温至 180℃,保持 10 分钟,再以每分钟 120℃的速率升温至 250℃,保持 5 分钟。理论板数按龙脑峰计算应不低于 40000。

对照品溶液的制备 取龙脑对照品和丁香酚对照品适量,精密称定,分别加乙酸乙酯制成每 1ml 含龙脑 0.3mg 的溶液和每 1ml 含丁香酚 0.1mg 的溶液,即得。

供试品溶液的制备 取本品 10 丸,精密称定,水蜜丸研碎,大蜜丸剪碎,取 4g,精密称定,精密加入 2~4g 硅藻土,研细,精密称取适量(约相当于半丸的量),精密称定,精密加入乙酸乙酯 20ml,称定重量,超声处理(功率 300W,频率 50kHz)30 分钟,放冷,再称定重量,用乙酸乙酯补足减失的重量,摇匀,滤过,取续滤液,即得。

测定法 分别精密吸取对照品溶液与供试品溶液各 1μl,注入气相色谱仪,测定,即得。

本品每丸含冰片以龙脑($C_{10}H_{18}O$)计,水蜜丸不得少于 14.0mg,大蜜丸不得少于 10.0mg;含丁香以丁香酚($C_{10}H_{12}O_2$)计,水蜜丸不得少于 5.0mg,大蜜丸不得少于 3.5mg。

【功能与主治】 芳香开窍,行气止痛。用于痰迷心窍所致的痰厥昏迷、中风偏瘫、肢体不利,以及中暑、心胃气痛。

【用法与用量】 口服。一次 1 丸,一日 1~2 次。

【注意】 孕妇禁用。

【规格】 （1）水蜜丸 每丸重 2.4g

（2）大蜜丸 每丸重 3g

【贮藏】 密封。

苏黄止咳胶囊

Suhuang Zhike Jiaonang

【处方】 麻黄 556g   紫苏叶 556g

地龙 556g   蜜枇杷叶 556g

炒紫苏子 332g   蝉蜕 444g

前胡 444g   炒牛蒡子 556g

五味子 444g

【制法】 以上九味，紫苏叶、前胡加水浸泡 1 小时，提取挥发油 8 小时，收集挥发油，蒸馏后的水溶液另器收集；挥发油用倍他环糊精包合，在 40℃以下干燥，粉碎成细粉。麻黄、五味子加 80%乙醇，回流提取三次，每次 1.5 小时，滤过，滤液合并，回收乙醇，并浓缩至相对密度为 1.25～1.30（50℃）的稠膏，备用。其余地龙等五味加水煎煮三次，每次 1 小时，滤过，滤液与上述蒸馏后的水溶液合并，浓缩至相对密度为 1.10（50℃），加乙醇使含醇量达 70%，冷藏 24 小时，滤过，滤液回收乙醇，并浓缩至相对密度为 1.25～1.30（50℃）的稠膏，与上述稠膏合并，70℃以下减压干燥成干浸膏，粉碎成细粉，与上述细粉合并，加入适量淀粉，混匀，用 90%～95%乙醇适量制粒，干燥，过 40 目筛整粒后，装入胶囊，制成 1000 粒，即得。

【性状】 本品为硬胶囊，内容物为棕褐色的颗粒；气微香，味微苦。

【鉴别】 （1）取本品内容物 3g，加浓氨试液 1ml 湿润，加三氯甲烷 20ml，加热回流 1 小时，滤过，滤液回收溶剂至干，残渣加乙醇 1ml 使溶解，作为供试品溶液。另取盐酸麻黄碱对照品，用甲醇制成每 1ml 含 1mg 的溶液，作为对照品溶液。照薄层色谱法（通则 0502）试验，吸取供试品溶液 5μl、对照品溶液 2μl，分别点于同一硅胶 G 薄层板上，以三氯甲烷-甲醇-浓氨试液（20∶5∶0.5）为展开剂，展开，取出，晾干，喷以茚三酮试液，在 105℃加热约 5 分钟，置日光下检视。供试品色谱中，在与对照品色谱相应的位置上，显相同的红色斑点。

（2）取本品内容物 10g，置 500ml 圆底烧瓶中，加水 250ml 与玻璃珠数粒，连接挥发油测定器，自测定器上端加水使充满刻度部分，并溢流入烧瓶为止，再加入石油醚（60～90℃）1.5ml，连接回流冷凝器，加热至沸，并保持微沸约 2 小时，取石油醚液作为供试品溶液。另取紫苏叶对照药材 0.7g，同法制成对照药材溶液。照薄层色谱法（通则 0502）试验，吸取上述两种溶液各 10μl，分别点于同一硅胶 G 薄层板上，以石油醚（60～90℃）-乙酸乙酯（19∶1）为展开剂，展开，取出，晾干，

喷以 5%香草醛盐酸溶液，在 105℃加热至斑点显色清晰。供试品色谱中，在与对照药材色谱相应的位置上，显相同颜色的斑点。

（3）取本品内容物 5g，加三氯甲烷 20ml，加热回流 1 小时，滤过，滤液回收溶剂至干，残渣加乙醇 1ml 使溶解，作为供试品溶液。另取地龙对照药材 0.5g，同法制成对照药材溶液。照薄层色谱法（通则 0502）试验，吸取上述两种溶液各 5μl，分别点于同一硅胶 G 薄层板上，以甲苯-乙酸乙酯（9∶1）为展开剂，展开，取出，晾干，喷以 10%硫酸乙醇溶液，置紫外光灯（365nm）下检视。供试品色谱中，在与对照药材色谱相应的位置上，显相同颜色的荧光斑点。

（4）取牛蒡子对照药材 0.5g，加乙醇 20ml，超声处理 20 分钟，滤过，滤液蒸干，残渣加乙醇 1ml 使溶解，作为对照药材溶液。另取牛蒡苷对照品，加乙醇制成每 1ml 含 5mg 的溶液，作为对照品溶液。照薄层色谱法（通则 0502）试验，吸取〔鉴别〕（3）项下的供试品溶液 5μl 及上述对照药材溶液、对照品溶液各 3μl，分别点于同一硅胶 G 薄层板上，以乙酸乙酯-甲醇-水（100∶17∶13）为展开剂，展开，取出，晾干，喷以 10%硫酸乙醇溶液，在 105℃加热至斑点显色清晰，置日光下检视。供试品色谱中，在与对照药材色谱和对照品色谱相应的位置上，显相同颜色的斑点。

（5）取五味子对照药材 0.5g，加三氯甲烷 10ml，超声处理 20 分钟，滤过，滤液回收溶剂至干，残渣加乙醇 1ml 使溶解，作为对照药材溶液。另取五味子甲素对照品、五味子醇甲对照品，分别加三氯甲烷制成每 1ml 各含 1mg 的溶液，作为对照品溶液。照薄层色谱法（通则 0502）试验，吸取〔鉴别〕（3）项下的供试品溶液 5μl 及上述对照药材溶液、对照品溶液各 3μl，分别点于同一硅胶 GF₂₅₄ 薄层板上，以石油醚（30～60℃）-甲酸乙酯-甲酸（15∶5∶1）的上层溶液为展开剂，展开，取出，晾干，置紫外光灯（254nm）下检视。供试品色谱中，在与对照药材色谱和对照品色谱相应的位置上，显相同颜色的斑点。

【检查】 应符合胶囊剂项下有关的各项规定（通则 0103）。

【含量测定】 照高效液相色谱法（通则 0512）测定。

色谱条件与系统适用性试验 以极性乙醚连接苯基键合硅胶为填充剂；以乙腈-水-磷酸-三乙胺（1.3∶98.3∶0.1∶0.1）为流动相；流速为 0.5ml；柱温为 25℃；检测波长为 205nm。理论板数按盐酸麻黄碱峰计算应不低于 6000。

对照品溶液的制备 取盐酸麻黄碱对照品、盐酸伪麻黄碱对照品适量，精密称定，加 0.1mol/L 盐酸溶液制成每 1ml 含盐酸麻黄碱 80μg、盐酸伪麻黄碱 25μg 的混合溶液，即得。

供试品溶液的制备 取装量差异项下的本品内容物，研细，取 0.3g，精密称定，置具塞锥形瓶中，精密加入 0.1mol/L 盐酸溶液 25ml，密塞，称定重量，超声处理（功率 500W，频率 40kHz）30 分钟，取出，放冷，再称定重量，用 0.1mol/L 盐酸溶液补足减失的重量，摇匀，滤过，取续滤液，即得。

　　测定法 分别精密吸取对照品溶液与供试品溶液各 5μl，注入液相色谱仪，测定，即得。

　　本品每粒含麻黄以盐酸麻黄碱($C_{10}H_{15}NO \cdot HCl$)和盐酸伪麻黄碱($C_{10}H_{15}NO \cdot HCl$)的总量计，不得少于 2.5mg。

　　【功能与主治】 疏风宣肺，止咳利咽。用于风邪犯肺，肺气失宣所致的咳嗽，咽痒，痒时咳嗽，或呛咳阵作，气急，遇冷空气、异味等因素突发或加重，或夜卧晨起咳剧，多呈反复发作，干咳无痰或少痰，舌苔薄白；感冒后咳嗽及咳嗽变异型哮喘见上述证候者。

　　【用法与用量】 口服。一次 3 粒，一日 3 次。疗程 7～14 天。

　　【注意】 运动员慎用。

　　【规格】 每粒装 0.45g。

　　【贮藏】 密封。

杏仁止咳合剂

Xingren Zhike Heji

　　【处方】 杏仁水 40ml　　　　　百部流浸膏 20ml
　　　　　　　远志流浸膏 22.5ml　　陈皮流浸膏 15ml
　　　　　　　桔梗流浸膏 20ml　　　甘草流浸膏 15ml

　　【制法】 以上六味，另取蔗糖 200g，加水加热使溶化，放冷，加入苯甲酸钠 3g，依次加入远志流浸膏、桔梗流浸膏、甘草流浸膏、百部流浸膏、陈皮流浸膏、杏仁水，混匀，加水至 1000ml，加滑石粉适量，搅匀，静置使沉淀，滤取上清液，灌装，即得。

　　【性状】 本品为浅黄棕色至红棕色的液体；气香，味甜、苦涩。

　　【鉴别】 (1)取本品 20ml，用乙酸乙酯振摇提取 2 次，每 20ml，合并乙酸乙酯液，蒸干，残渣加乙酸乙酯 2ml 使溶解，作为供试品溶液。另取陈皮对照药材 0.5g，加乙酸乙酯 20ml，加热回流 1 小时，滤过，滤液蒸干，残渣加乙酸乙酯 1ml 使溶解，作为对照药材溶液。照薄层色谱法(通则 0502)试验，吸取上述两种溶液各 2μl，分别点于同一硅胶 G 薄层板上，以石油醚(60～90℃)-丙酮(9：4)为展开剂，展开，取出，晾干，置紫外光灯(365nm)下检视。供试品色谱中，在与对照药材色谱相应的位置上，显相同颜色的荧光斑点。

　　(2)取本品 50ml，用水饱和的正丁醇振摇提取 3 次，每次 25ml，合并正丁醇提取液，蒸干，残渣加甲醇 5ml，搅拌使溶解，加乙醚 30ml，搅拌，放置使沉淀完全，滤过，取滤渣，加盐酸溶液(1→10)50ml，加热回流 2 小时，放置使沉淀完全，取沉淀，加甲醇 2ml 使溶解，作为供试品溶液。另取远志对照药材 0.5g，加甲醇 20ml，超声处理 15 分钟，滤过，滤液浓缩至约 3ml，自"加乙醚 30ml"起，同法制成对照药材溶液。照薄层色谱法(通则 0502)试验，吸取上述两种溶液各 5μl，分别点

于同一硅胶 G 薄层板上，以甲苯-乙酸乙酯-甲酸(15：5：1)为展开剂，展开，取出，晾干，喷以 5% 香草醛硫酸溶液。供试品色谱中，在与对照药材色谱相应的位置上，显相同颜色的斑点。

　　(3)取本品 25ml，蒸去乙醇，移至分液漏斗中，用水 10ml 洗涤蒸发皿，洗液并入分液漏斗，用水饱和的正丁醇振摇提取 3 次，每次 25ml，合并正丁醇液，用正丁醇饱和的水洗 2 次，每次 20ml，弃去洗液，正丁醇液蒸干，残渣加甲醇 1ml 使溶解，作为供试品溶液。另取甘草对照药材 2g，加乙醚 30ml，加热回流 40 分钟，滤过，取药渣，挥干乙醚，加甲醇 35ml，加热回流 1 小时，滤过，滤液蒸干，残渣加水 10ml 使溶解，自"用水饱和的正丁醇振摇提取 3 次"起，同法制成对照药材溶液。照薄层色谱法(通则 0502)试验，吸取上述两种溶液各 2～3μl，分别点于同一硅胶 G 薄层板上，以三氯甲烷-乙酸乙酯-甲醇-水(15：40：22：10)10℃ 以下的下层溶液为展开剂，展开，取出，晾干，喷以 10% 硫酸乙醇溶液，105℃ 加热 3 分钟，置紫外光灯(365nm)下检视。供试品色谱中，在与对照药材色谱相应的位置上，显相同颜色的荧光斑点。

　　【检查】 **相对密度** 应不低于 1.07(通则 0601)。

　　pH 值 应为 5.0～7.0(通则 0631)。

　　其他 应符合合剂项下有关的各项规定(通则 0181)。

　　【含量测定】 照高效液相色谱法(通则 0512)测定。

　　色谱条件与系统适用性试验 以十八烷基硅烷键合硅胶为填充剂；以甲醇-0.2mol/L 醋酸钠溶液(用冰醋酸调节 pH 值至 4.2)(54：46)为流动相；检测波长为 250nm。理论板数按甘草酸峰计算应不低于 3000。

　　对照品溶液的制备 取甘草酸单铵盐对照品适量，精密称定，加甲醇制成每 1ml 含 50μg 的溶液(相当于每 1ml 含甘草酸 48.98μg)，即得。

　　供试品溶液的制备 精密量取本品 5ml，置 25ml 量瓶中，用流动相稀释至刻度，摇匀，滤过，取续滤液，即得。

　　测定法 分别精密吸取对照品溶液与供试品溶液各 10μl，注入液相色谱仪，测定，即得。

　　本品每 1ml 含甘草酸($C_{42}H_{62}O_{16}$)不得少于 0.15mg。

　　【功能与主治】 化痰止咳。用于痰浊阻肺，咳嗽痰多；急、慢性支气管炎见上述证候者。

　　【用法与用量】 口服。一次 15ml，一日 3～4 次。

　　【贮藏】 密封，置阴凉干燥处。

附：1. 杏仁水质量标准

杏 仁 水

　　〔**处方**〕 苦杏仁 1000g

　　〔**制法**〕 取苦杏仁，研成细粉，压榨去油，加水浸泡 2 小时后用水蒸气蒸馏，收集蒸馏液至盛有 90% 乙醇 250ml 的烧瓶内，收集蒸馏液至总量达 1000ml，即得。

　　〔**性状**〕 本品为无色的澄清液体；气芳香，味淡。

〔鉴别〕　取本品 5ml 置试管中,在试管中悬挂一条三硝基苯酚试纸,用软木塞塞紧,置温水浴中,10 分钟后,试纸显砖红色。

〔贮藏〕　密封。

2. 百部流浸膏质量标准

百部流浸膏

〔处方〕　百部 1000g

〔制法〕　百部粉碎成粗粉,用 55％乙醇作溶剂,浸渍 48 小时后进行渗漉,收集渗漉液 850ml,另器保存。继续渗漉至渗漉液近无色或无苦味时为止。续渗漉液在 60℃以下浓缩至稠膏状,加入初渗漉液,混合,用 60％乙醇稀释至 1000ml,混匀,静置,滤过,取滤液,即得。

〔性状〕　本品为棕褐色至深棕褐色的液体;气微香,味苦、涩。

〔鉴别〕　取本品 10ml,蒸去乙醇,移至分液漏斗中,用水 10ml 洗涤蒸发皿,洗涤液并入分液漏斗中,用浓氨试液调节至 pH 11,加入氯化钠 4g,用三氯甲烷振摇提取 3 次,每次 25ml,合并提取液,挥干,残渣加甲醇 1ml 使溶解,作为供试品溶液。另取百部对照药材 1g,加 70％乙醇溶液 20ml,加热回流 1 小时,滤过,滤液蒸干,残渣用水 10ml 溶解,同法制成对照药材溶液。照薄层色谱法(通则 0502)试验,吸取上述两种溶液各 2μl,分别点于同一硅胶 G 薄层板上,以正己烷-三氯甲烷-甲醇-二乙胺(10∶6∶1∶0.5)为展开剂,展开,取出,晾干,置碘蒸气中熏至斑点显色清晰。供试品色谱中,在与对照药材色谱相应的位置上,显相同颜色的斑点。

〔检查〕　乙醇量　应为 28％～38％(通则 0711)。

〔总固体〕　取本品 1g,置已恒重的蒸发皿中,置水浴上蒸干,于 105℃干燥 3 小时,置干燥器中冷却 30 分钟,迅速精密称定重量。

本品含总固体不得少于 40.0％。

〔贮藏〕　密封。

3. 陈皮流浸膏质量标准

陈皮流浸膏

〔处方〕　陈皮 1000g

〔制法〕　陈皮粉碎成中粉,用 60％乙醇作溶剂,浸渍 24 小时后缓缓渗漉,收集渗漉液 850ml,另器保存。继续渗漉至橙皮苷提取完全,续渗漉液于 60℃以下浓缩至稠膏状,加入初渗漉液,混匀,用 60％乙醇稀释至 1000ml,静置,滤过,取滤液,即得。

〔性状〕　本品为棕褐色的液体;气香,味微苦、涩。

〔鉴别〕　取本品 5ml,加水 25ml,用乙酸乙酯振摇提取 2 次,每次 20ml,合并提取液,挥干,残渣加乙酸乙酯 5ml 使溶解,作为供试品溶液。取陈皮对照药材 0.5g,加乙酸乙酯

20ml,加热回流 1 小时,滤过,滤液蒸干,残渣加乙酸乙酯 2ml 使溶解,作为对照药材溶液。照薄层色谱法(通则 0502)试验,吸取上述两种溶液各 2μl,分别点于同一硅胶 G 薄层板上,以石油醚(60～90℃)-丙酮(9∶4)为展开剂,展开,取出,晾干,置紫外光灯(365nm)下检视。供试品色谱中,在与对照药材色谱相应的位置上,显相同颜色的荧光斑点。

〔检查〕　乙醇量　应为 38％～48％(通则 0711)。

〔含量测定〕　照高效液相色谱法(通则 0512)测定。

色谱条件与系统适用性试验　以十八烷基硅烷键合硅胶为填充剂;以甲醇-2％醋酸溶液(35∶65)为流动相;检测波长为 283nm。理论板数按橙皮苷峰计算应不低于 3000。

对照品溶液的制备　取橙皮苷对照品适量,精密称定,加甲醇制成每 1ml 含橙皮苷 100μg 的溶液,即得。

供试品溶液的制备　取本品 1ml,置 50ml 量瓶中,用稀乙醇稀释至刻度,摇匀,滤过,取续滤液,即得。

测定法　分别精密吸取对照品溶液与供试品溶液各 10μl,注入液相色谱仪,测定,即得。

本品每 1ml 含橙皮苷不得少于 2.0mg。

〔贮藏〕　密封。

杏苏止咳口服液
Xingsu Zhike Koufuye

【处方】　苦杏仁 94.5g　　　　紫苏叶 94.5g
前胡 94.5g　　　　　　桔梗 70.5g
陈皮 70.5g　　　　　　甘草 24g

【制法】　以上六味,苦杏仁加温水浸泡 24 小时,加热蒸馏,蒸馏液导入盛有 25ml 90％乙醇的容器中,待蒸馏液至 75ml 时停止蒸馏,测定蒸馏液中的氢氰酸含量,加水稀释至每 100ml 中含 0.1g 的氢氰酸,制成苦杏仁水,备用;紫苏叶、前胡、陈皮加水适量,加热蒸馏,收集蒸馏液 150ml,加入苯甲酸 0.2g 和羟苯乙酯 0.05g,备用;桔梗、甘草与上述四种药渣加水煎煮二次,每次 2 小时,合并煎液,滤过,滤液浓缩至相对密度为 1.06～1.09(70℃),冷却后加入紫苏叶等三味的蒸馏液,混匀,静置,取上清液,滤至澄明,滤液备用。取蔗糖 200g,加水制成 235ml 糖浆,加入苯甲酸 2.3g 和羟苯乙酯 0.45g。取上述滤液,加入糖浆和苦杏仁水 75ml,加水至 1000ml,混匀,灌封,即得。

【性状】　本品为棕红色的液体,久置有少量沉淀;气芳香,味甜、微辛。

【鉴别】　(1)取本品 1ml,通过预处理的 C18 固相萃取小柱(500mg,依次用甲醇、水各 20ml 预洗),依次用水、20％甲醇各 10ml 洗脱,收集 20％甲醇洗脱液,蒸干,残渣加甲醇 0.5ml 使溶解,作为供试品溶液。另取苦杏仁苷对照品,加甲醇制成每 1ml 含 2mg 的溶液,作为对照品溶液。照薄层色

谱法(通则 0502)试验,吸取上述两种溶液各 4μl,分别点于同一硅胶 G 薄层板上使成条带状,以三氯甲烷-乙酸乙酯-甲醇-水(15:40:22:10)10℃以下放置 12 小时的下层溶液为展开剂,展开,取出,晾干,喷以 1%磷钼酸的 10%硫酸乙醇溶液,在 105℃加热至斑点显色清晰,置日光下检视。供试品色谱中,在与对照品色谱相应的位置上,显相同颜色的斑点。

(2)取本品 10ml,加水 20ml 稀释,用二氯甲烷振摇提取 2 次,每次 20ml,水溶液备用,合并二氯甲烷液,回收溶剂至干,残渣加甲醇 1ml 使溶解,作为供试品溶液。另取前胡对照药材 1g,加水 20ml,加热回流 30 分钟,放冷,滤过,滤液用二氯甲烷振摇提取,同法制成对照药材溶液。照薄层色谱法(通则 0502)试验,吸取上述两种溶液各 1μl,分别点于同一硅胶 G 薄层板上,以石油醚(60~90℃)-乙酸乙酯(1:1)为展开剂,展开,取出,晾干,置紫外光灯(365nm)下检视。供试品色谱中,在与对照药材色谱相应的位置上,显相同颜色的荧光斑点。

(3)取〔鉴别〕(2)项下的备用水溶液,用水饱和的正丁醇振摇提取 2 次,每次 20ml,合并正丁醇液,用正丁醇饱和的水洗涤 2 次,每次 15ml,弃去水洗液,正丁醇液回收溶剂至干,残渣加甲醇 1ml 使溶解,作为供试品溶液。取桔梗对照药材 1g,加水煎煮 30 分钟,滤过,滤液浓缩至约 10ml,自"用水饱和的正丁醇振摇提取 2 次"起,同法制成对照药材溶液。照薄层色谱法(通则 0502)试验,吸取上述两种溶液各 2μl,分别点于同一用 0.5%氢氧化钠溶液制备的硅胶 G 薄层板上,以甲苯-乙酸乙酯-甲醇-水(1:4:3:1)为展开剂,展开,取出,晾干,喷以 10%硫酸乙醇溶液,在 105℃加热至斑点显色清晰,日光下检视。供试品色谱中,在与对照药材色谱相应的位置上,显相同颜色的斑点。

(4)取甘草对照药材 0.5g,加甲醇 20ml,加热回流 20 分钟,滤过,滤液回收溶剂至干,残渣加甲醇 5ml 使溶解,作为对照药材溶液。照薄层色谱法(通则 0502)试验,吸取〔鉴别〕(3)项下的供试品溶液及上述对照药材溶液各 1μl,分别点于同一用 1%氢氧化钠溶液制备的硅胶 G 薄层板上,以乙酸乙酯-甲酸-冰醋酸-水(15:1:1:2)为展开剂,展开,取出,晾干,喷以 10%硫酸乙醇溶液,在 105℃加热至斑点显色清晰,置紫外光灯(365nm)下检视。供试品色谱中,在与对照药材色谱相应的位置上,显相同颜色的荧光斑点。

【检查】 相对密度 应为 1.05~1.15(通则 0601)。

pH 值 应为 4.0~5.0(通则 0631)。

其他 应符合合剂项下有关的各项规定(通则 0181)。

【含量测定】 照高效液相色谱法(通则 0512)测定。

色谱条件与系统适用性试验 以十八烷基硅烷键合硅胶为填充剂;以甲醇-0.1%磷酸溶液(33:67)为流动相;检测波长为 283nm。理论板数按橙皮苷峰计算应不低于 3000。

对照品溶液的制备 取橙皮苷对照品适量,精密称定,加甲醇制成每 1ml 含 30μg 的溶液,即得。

供试品溶液的制备 精密量取本品 1ml,置 10ml 量瓶中,加甲醇稀释至刻度,摇匀,即得。

测定法 分别精密吸取对照品溶液与供试品溶液各 10μl,注入液相色谱仪,测定,即得。

本品每 1ml 含陈皮以橙皮苷($C_{28}H_{34}O_{15}$)计,不得少于 0.30mg。

【功能与主治】 宣肺散寒,止咳祛痰。用于风寒感冒咳嗽,气逆。

【用法与用量】 温开水送服。一次 10ml,一日 3 次。

【注意】 个别患者服药后出现恶心。

【规格】 每支装 10ml

【贮藏】 密封。

注:氢氰酸含量测定 取苦杏仁蒸馏液 50ml,加水 50ml,加碘化钾试液与氨试液各 2ml,用硝酸银滴定液(0.1mol/L)缓缓滴定,至溶液显出的黄白色浑浊不消失,即得。每 1ml 硝酸银滴定液(0.1mol/L)相当于 5.405mg 的氢氰酸(HCN)。

杏苏止咳颗粒

Xingsu Zhike Keli

【处方】 苦杏仁 63g   陈皮 47g
紫苏叶 63g   前胡 63g
桔梗 47g   甘草 16g

【制法】 以上六味,取苦杏仁捣碎,加温水浸泡 24 小时,水蒸气蒸馏,收集蒸馏液 50ml 至 90%乙醇 0.8ml 中,再重蒸馏一次,收集重蒸馏液适量,测定重蒸馏液氢氰酸含量,加水稀释至每 1ml 含氢氰酸 3.0mg 的苦杏仁重蒸馏液,备用;紫苏叶、前胡、陈皮,提取挥发油;上述四种药渣与桔梗、甘草加水煎煮二次,每次 2 小时,合并煎液,滤过,滤液浓缩至适量,加蔗糖适量,制成颗粒,干燥,放冷,喷入上述苦杏仁重蒸馏液 17ml 及紫苏叶等挥发油,混匀,制成 1000g,即得。

【性状】 本品为浅黄棕色至黄棕色的颗粒;气芳香,味甜、微苦。

【鉴别】 (1)取本品 20g,置锥形瓶中,加水 15ml,瓶中悬挂一条三硝基苯酚试纸,用边缘切有一条小缺口的软木塞塞紧,缓缓加热微沸,数分钟后,试纸显红色。

(2)取本品 40g,置 500ml 圆底烧瓶中,加水 250ml,连接挥发油测定器,自测定器上端加水至刻度,并溢流入烧瓶中为止,再加石油醚(60~90℃)1.5ml,连接回流冷凝管,加热至沸,并保持微沸 2 小时,放冷,分取石油醚层作为供试品溶液。另取紫苏叶对照药材 0.7g,同法制成对照药材溶液。照薄层色谱法(通则 0502)试验,吸取供试品溶液 10~20μl,对照药材溶液 10μl,分别点于同一硅胶 G 薄层板上,以环己烷-乙酸乙酯(9:1)为展开剂,展开,取出,晾干,喷以二硝基苯肼试液。供试品色谱中,在与对照药材色谱相应的位置上,显相同颜色的斑点。

(3)取本品 20g,加甲醇 60ml,加热回流 1 小时,滤过,滤液蒸干,残渣加水 30ml 使溶解,用水饱和正丁醇振摇提取 3 次,每次 20ml,合并正丁醇层,用正丁醇饱和水洗涤 2 次,每次 10ml,弃去水洗液,正丁醇层蒸干,残渣加甲醇 1ml 使溶解,作为供试品溶液。另取甘草酸铵对照品,加甲醇制成每 1ml 含 1mg 的溶液,作为对照品溶液。照薄层色谱法(通则 0502)试验,吸取上述两种溶液各 2μl,分别点于同一用 1%氢氧化钠溶液制备的硅胶 GF$_{254}$ 薄层板上,以正丁醇-冰醋酸-水(6∶1∶3)的上层溶液为展开剂,展开,取出,晾干,置紫外光灯(254nm)下检视。供试品色谱中,在与对照品色谱相应的位置上,显相同颜色的斑点。

【检查】 应符合颗粒剂项下有关的各项规定(通则 0104)。

【含量测定】 照高效液相色谱法(通则 0512)测定。

色谱条件与系统适用性试验 以十八烷基硅烷键合硅胶为填充剂;以乙腈-0.5%醋酸(20∶80)为流动相;检测波长为 283nm。理论板数按橙皮苷峰计算应不低于 4000。

对照品溶液的制备 取橙皮苷对照品约 12.5mg,精密称定,置 100ml 量瓶中,加甲醇使溶解并稀释至刻度,摇匀。精密量取 3ml,置 25ml 量瓶中,加 50%甲醇至刻度,摇匀,即得(每 1ml 含橙皮苷 15μg)。

供试品溶液的制备 取装量差异项下的本品内容物,研细,混匀,取约 2g,精密称定,置具塞锥形瓶中,精密加入甲醇 20ml,密塞,称定重量,超声处理(功率 300W,频率 40kHz)30 分钟,取出,放冷,再称定重量,用甲醇补足减失的重量,摇匀,滤过。精密量取续滤液 5ml,置 10ml 量瓶中,加水至刻度,摇匀,即得。

测定法 分别精密吸取对照品溶液与供试品溶液各 10μl,注入液相色谱仪,测定,即得。

本品每袋含陈皮以橙皮苷(C$_{28}$H$_{34}$O$_{15}$)计,不得少于 1.8mg。

【功能与主治】 宣肺散寒,止咳祛痰。用于风寒感冒咳嗽,气逆。

【用法与用量】 开水冲服。一次 1 袋,一日 3 次;小儿酌减。

【规格】 每袋装 12g

【贮藏】 密封。

注:氢氰酸含量测定 取重蒸馏液适量,加水 20ml,加碘化钾试液与氨试液各 2ml,用硝酸银滴定液(0.1mol/L)缓缓滴定,至溶液显出的黄白色浑浊不消失,即得。每 1ml 硝酸银滴定液(0.1mol/L)相当于 5.405mg 的氢氰酸(HCN)。

杏苏止咳糖浆

Xingsu Zhike Tangjiang

【处方】 苦杏仁 63g   陈皮 47g
           紫苏叶 63g   前胡 63g

桔梗 47g   甘草 16g

【制法】 以上六味,苦杏仁加温水浸泡 24 小时,水蒸气蒸馏,收集蒸馏液 50ml 至 90%乙醇 0.8ml 中,测定氢氰酸含量,并稀释至每 100ml 中含 0.1g 氢氰酸的苦杏仁乙醇溶液,备用;紫苏叶、前胡、陈皮加水蒸馏,收集蒸馏液 100ml,另器保存;上述四种药渣与桔梗、甘草加水煎煮二次,每次 2 小时,合并煎液,滤过,滤液浓缩至适量,加入蔗糖 500g、苯甲酸钠 3g 及枸橼酸适量,煮沸使溶解,滤过,放冷,加入上述苦杏仁乙醇溶液 50ml 和紫苏叶等蒸馏液,用枸橼酸调节 pH 值至 3.0～5.0,加水至 1000ml,搅匀,即得。

【性状】 本品为浅棕黄色至棕黄色的黏稠液体;气芳香,味甜。

【鉴别】 (1)取本品 20ml,置试管中,管中悬挂一条三硝基苯酚试纸,用软木塞塞紧,缓缓加热微沸,数分钟后,试纸显红色。

(2)取本品 40ml,置 500ml 圆底烧瓶中,加水 250ml,混匀,连接挥发油测定器,自测定器上端加水至刻度,并溢流入烧瓶中为止,再加石油醚(60～90℃)1.5ml,连接回流冷凝管,加热至沸,并保持微沸 2 小时,放冷,分取石油醚层作为供试品溶液。另取紫苏叶对照药材 0.7g,同法制成对照药材溶液。照薄层色谱法(通则 0502)试验,吸取供试品溶液 10～20μl、对照药材溶液 10μl,分别点于同一硅胶 G 薄层板上,以环己烷-乙酸乙酯(9∶1)为展开剂,展开,取出,晾干,喷以二硝基苯肼试液。供试品色谱中,在与对照药材色谱相应的位置上,显相同颜色的斑点。

(3)取本品 20ml,加甲醇 60ml,混匀,放置,滤过,滤液蒸干,残渣加水 30ml 使溶解,用水饱和正丁醇振摇提取 3 次,每次 20ml,合并正丁醇层,用正丁醇饱和水洗涤 2 次,每次 10ml,弃去水洗液,正丁醇层蒸干,残渣加甲醇 1ml 使溶解,作为供试品溶液。另取甘草酸铵对照品,加甲醇制成每 1ml 含 1mg 的溶液,作为对照品溶液。照薄层色谱法(通则 0502)试验,吸取上述两种溶液各 2μl,分别点于同一以 1%氢氧化钠溶液制备的硅胶 GF$_{254}$ 薄层板上,以正丁醇-冰醋酸-水(6∶1∶3)的上层溶液为展开剂,展开,取出,晾干,置紫外光灯(254nm)下检视。供试品色谱中,在与对照品色谱相应的位置上,显相同颜色的斑点。

【检查】 相对密度 应不低于 1.19(通则 0601)。

pH 值 应为 4.0～6.0(通则 0631)。

其他 应符合糖浆剂项下有关的各项规定(通则 0116)。

【含量测定】 照高效液相色谱法测定(通则 0512)。

色谱条件与系统适用性试验 以十八烷基硅烷键合硅胶为填充剂;以乙腈-0.5%醋酸(20∶80)为流动相;检测波长为 283nm。理论板数按橙皮苷峰计算应不低于 4000。

对照品溶液的制备 取橙皮苷对照品约 12mg,精密称定,置 100ml 量瓶中,加甲醇使溶解并稀释至刻度,摇匀。精密量取 5ml,置 25ml 量瓶中,加 50%甲醇稀释至刻度,摇匀,即得(每 1ml 含橙皮苷 24μg)。

供试品溶液的制备 取本品 10ml,置 100ml 量瓶中,加水稀释至刻度,摇匀,滤过,取续滤液,即得。

测定法 分别精密吸取对照品溶液与供试品溶液各 20μl,注入液相色谱仪,测定,即得。

本品每 1ml 含陈皮以橙皮苷（$C_{28}H_{34}O_{15}$）计,不得少于 0.25mg。

【功能与主治】 宣肺散寒,止咳祛痰。用于风寒感冒咳嗽,气逆。

【用法与用量】 口服。一次 10～15ml,一日 3 次;小儿酌减。

【贮藏】 密封,置阴凉处。

注:氢氰酸含量测定 取蒸馏液适量,加水 20ml,加碘化钾试液与氨试液各 2ml,用硝酸银滴定液（0.1mol/L）缓缓滴定,至溶液显出的黄白色浑浊不消失,即得。每 1ml 硝酸银滴定液（0.1mol/L）相当于 5.405mg 的氢氰酸（HCN）。

杞菊地黄口服液

Qiju Dihuang Koufuye

【处方】 枸杞子 33g　　　　菊花 33g
熟地黄 130g　　　　酒萸肉 65g
牡丹皮 50g　　　　山药 65g
茯苓 50g　　　　泽泻 50g

【制法】 以上八味,菊花、牡丹皮用水蒸气蒸馏,收集蒸馏液适量,另器保存;药渣加水煎煮 1.5 小时,滤过,药液备用。枸杞子、熟地黄、酒萸肉、山药、泽泻加水煎煮二次,第一次 2 小时,第二次 1.5 小时,合并煎液,滤过。滤液与菊花、牡丹皮水煎液合并,浓缩至约 880ml,放冷,加乙醇使含醇量达 70%,搅匀,静置 48 小时,滤过,回收乙醇。茯苓加水煎煮二次,第一次 2 小时,第二次 1.5 小时,合并煎液,滤过,滤液浓缩至适量。将蒸馏液与上述各药液合并,加单糖浆 250ml 或加甜菊素适量（无蔗糖）、防腐剂适量,加水至 1000ml,搅匀,滤过,灌封,即得。

【性状】 本品为棕黄色的液体;气香,味微酸。

【鉴别】 (1)取本品 20ml,用乙酸乙酯振摇提取 2 次,每次 30ml,合并乙酸乙酯液,回收溶剂至干,残渣加乙酸乙酯 1ml 使溶解,作为供试品溶液。另取枸杞子对照药材 0.5g,加水 40ml,加热回流 15 分钟,放冷,滤过,滤液同法制成对照药材溶液。照薄层色谱法（通则 0502）试验,吸取供试品溶液 1～5μl,对照药材溶液 5μl,分别点于同一硅胶 G 薄层板上,以三氯甲烷-乙酸乙酯-甲酸（6:1:0.5）的下层溶液为展开剂,展开,取出,晾干,置紫外光灯（365nm）下检视。供试品色谱中,在与对照药材色谱相应的位置上,显相同颜色的荧光主斑点。

(2)取菊花对照药材 1g,加水 20ml,加热回流 1 小时,放冷,滤过,滤液同〔鉴别〕(1)项下的供试品溶液同法制成对照药材溶液。照薄层色谱法（通则 0502）试验,吸取〔鉴别〕(1)项下的供试品溶液及上述对照药材溶液各 5μl,分别点于同一硅胶 G 薄层板上,以三氯甲烷-异丙醇-甲酸（10:1:0.5）为展开剂,展开,取出,晾干,置紫外光灯（365nm）下检视。供试品色谱中,在与对照药材色谱相应的位置上,显相同颜色的荧光主斑点。

(3)取本品 20ml,用石油醚（60～90℃）振摇提取 2 次,每次 20ml,合并石油醚液,挥干,残渣加甲醇 1ml 使溶解,作为供试品溶液。另取丹皮酚对照品,加甲醇制成每 1ml 含 1mg 的溶液,作为对照品溶液。照薄层色谱法（通则 0502）试验,吸取上述两种溶液各 5μl,分别点于同一硅胶 G 薄层板上,以环己烷-乙酸乙酯（3:1）为展开剂,展开,取出,晾干,喷以盐酸酸性 5% 三氯化铁乙醇溶液,在 105℃ 加热至斑点显色清晰,置日光下检视。供试品色谱中,在与对照品色谱相应的位置上,显相同颜色的斑点。

【检查】 相对密度 应不低于 1.04 或不低于 1.01（无蔗糖）（通则 0601）。

pH 值 应为 3.0～4.5（通则 0631）。

其他 应符合合剂项下有关的各项规定（通则 0181）。

【含量测定】 牡丹皮 照高效液相色谱法（通则 0512）测定。

色谱条件与系统适用性试验 以十八烷基硅烷键合硅胶为填充剂;以乙腈-水（20:80）为流动相;检测波长为 230nm。理论板数按芍药苷峰计算应不低于 1500。

对照品溶液的制备 取芍药苷对照品适量,精密称定,加流动相制成每 1ml 含 20μg 的溶液,即得。

供试品溶液的制备 精密量取本品 5ml,置分液漏斗中,用水饱和的正丁醇振摇提取 4 次,每次 5ml,合并正丁醇液,回收溶剂至干,残渣加流动相适量使溶解,转移至 10ml 量瓶中,加流动相稀释至刻度,摇匀,即得。

测定法 分别精密吸取对照品溶液与供试品溶液各 10μl,注入液相色谱仪,测定,即得。

本品每 1ml 含牡丹皮以芍药苷（$C_{23}H_{28}O_{11}$）计,不得少于 0.11mg。

酒萸肉、牡丹皮 照高效液相色谱法（通则 0512）测定。

色谱条件与系统适用性试验 以十八烷基硅烷键合硅胶为填充剂;以乙腈为流动相 A,以 0.3% 磷酸溶液为流动相 B,按下表中的规定进行梯度洗脱;莫诺苷和马钱苷检测波长为 240nm,丹皮酚检测波长为 274nm;柱温为 40℃。理论板数按莫诺苷、马钱苷峰计算均应不低于 4000。

时间（分钟）	流动相 A(%)	流动相 B(%)
0～5	5→7	95→93
5～28	7	93
28～50	7→14	93→86
50～58	14→60	86→40
58～65	60	40

对照品溶液的制备　取莫诺苷对照品、马钱苷对照品和丹皮酚对照品适量,精密称定,加 50%甲醇制成每 1ml 中含莫诺苷与马钱苷各 20μg、丹皮酚 45μg 的混合溶液,即得。

供试品溶液的制备　精密量取本品 2ml,置 25ml 量瓶中,加 50%甲醇稀释至刻度,摇匀,滤过,取续滤液,即得。

测定法　分别精密吸取对照品溶液与供试品溶液各 10μl,注入液相色谱仪,测定,即得。

本品每 1ml 含酒萸肉以莫诺苷($C_{17}H_{26}O_{11}$)和马钱苷($C_{17}H_{26}O_{10}$)的总量计,不得少于 0.14mg;每 1ml 含牡丹皮以丹皮酚($C_9H_{10}O_3$)计,不得少于 0.18mg。

【功能与主治】　滋肾养肝。用于肝肾阴虚,眩晕耳鸣,羞明畏光,视物昏花。

【用法与用量】　口服。一次 10ml,一日 2 次。

【规格】　每支装 10ml

【贮藏】　密封,置阴凉处。

杞菊地黄丸

Qiju Dihuang Wan

【处方】　枸杞子 40g　　　菊花 40g
　　　　　熟地黄 160g　　　酒萸肉 80g
　　　　　牡丹皮 60g　　　　山药 80g
　　　　　茯苓 60g　　　　　泽泻 60g

【制法】　以上八味,粉碎成细粉,过筛,混匀。每 100g 粉末用炼蜜 35~50g 加适量的水泛丸,干燥,制成水蜜丸;或加炼蜜 80~110g 制成小蜜丸或大蜜丸,即得。

【性状】　本品为棕黑色的水蜜丸、黑褐色的小蜜丸或大蜜丸;味甜、微酸。

【鉴别】　(1)取本品,置显微镜下观察:淀粉粒三角状卵形或矩圆形,直径 24~40μm,脐点短缝状或人字状(山药)。不规则分枝状团块无色,遇水合氯醛试液溶化;菌丝无色或淡棕色,直径 4~6μm(茯苓)。薄壁组织灰棕色至黑棕色,细胞多皱缩,内含棕色核状物(熟地黄)。草酸钙簇晶存在于无色薄壁细胞中,有时数个排列成行(牡丹皮)。果皮表皮细胞橙黄色,表面观类多角形,垂周壁连珠状增厚(酒萸肉)。薄壁细胞类圆形,有椭圆形纹孔,集成纹孔群;内皮层细胞垂周壁波状弯曲,较厚,木化,有稀疏细孔沟(泽泻)。种皮石细胞表面观不规则多角形,壁厚,波状弯曲,层纹清晰(枸杞子)。花粉粒类圆形,直径 24~34μm,外壁有刺,长 3~5μm,具 3 个萌发孔(菊花)。

(2)取本品水蜜丸 9g,研碎;或取小蜜丸或大蜜丸 14g,剪碎,加水 100ml,加热回流 30 分钟,放冷,离心,取上清液,用乙酸乙酯 50ml 振摇提取,分取乙酸乙酯液,蒸干,残渣加甲醇 1ml 使溶解,作为供试品溶液。另取枸杞子对照药材 0.5g,加水 50ml,加热回流 30 分钟,放冷,离心,取上清液,用乙酸乙

酯 30ml 振摇提取,分取乙酸乙酯液,蒸干,残渣加甲醇 1ml 使溶解,作为对照药材溶液。照薄层色谱法(通则 0502)试验,吸取上述两种溶液各 10μl,分别点于同一硅胶 G 薄层板上,以甲苯-乙酸乙酯-甲酸(15:2:1)的上层溶液为展开剂,展开,取出,晾干,置紫外光灯(365nm)下检视。供试品色谱中,在与对照药材色谱相应的位置上,显相同颜色的荧光斑点。

(3)取本品水蜜丸 4g,研细;或取小蜜丸或大蜜丸 6g,剪碎,加甲醇 25ml,超声处理 30 分钟,滤过,滤液蒸干,残渣加水 5ml 使溶解,通过大孔吸附树脂柱(柱内径为 1.5cm,柱高为 12cm),用氨溶液(1→25)70ml 洗脱,弃去洗脱液,再用 30%乙醇 60ml 洗脱,收集洗脱液,蒸干,残渣加甲醇 1ml 使溶解,作为供试品溶液。另取莫诺苷对照品、马钱苷对照品,加甲醇制成每 1ml 各含 2mg 的混合溶液,作为对照品溶液。照薄层色谱法(通则 0502)试验,吸取供试品溶液 5μl、对照品溶液 2μl,分别点于同一硅胶 G 薄层板上,以三氯甲烷-甲醇(3:1)为展开剂,展开,取出,晾干,喷以 10%硫酸乙醇溶液,在 105℃加热至斑点显色清晰,置紫外光灯(365nm)下检视。供试品色谱中,在与对照品色谱相应的位置上,显相同颜色的荧光斑点。

(4)取熊果酸对照品,加乙酸乙酯制成每 1ml 含 1mg 的溶液,作为对照品溶液。照薄层色谱法(通则 0502)试验,吸取对照品溶液及〔鉴别〕(5)项下的供试品溶液各 5μl,分别点于同一硅胶 G 薄层板上,以甲苯-乙酸乙酯-冰醋酸(24:8:1)为展开剂,展开,取出,晾干,喷以 10%硫酸乙醇溶液,在 105℃加热至斑点显色清晰。供试品色谱中,在与对照品色谱相应的位置上,显相同的紫红色斑点。

(5)取本品水蜜丸 6g,研碎;或取小蜜丸或大蜜丸 9g,剪碎,加硅藻土 4g,研匀。加乙醚 40ml,加热回流 1 小时,滤过,滤液挥去乙醚,残渣加丙酮 1ml 使溶解,作为供试品溶液。另取丹皮酚对照品,加丙酮制成每 1ml 含 1mg 的溶液,作为对照品溶液。照薄层色谱法(通则 0502)试验,吸取上述两种溶液各 10μl,分别点于同一硅胶 G 薄层板上,使成条状,以环己烷-乙酸乙酯(3:1)为展开剂,展开,取出,晾干,喷以盐酸酸性 5%三氯化铁乙醇溶液,加热至斑点显色清晰。供试品色谱中,在与对照品色谱相应的位置上,显相同的蓝褐色条斑。

【检查】　应符合丸剂项下有关的各项规定(通则 0108)。

【含量测定】　照高效液相色谱法(通则 0512)测定。

色谱条件与系统适用性试验　以十八烷基硅烷键合硅胶为填充剂;以乙腈为流动相 A,以 0.3%磷酸溶液为流动相 B,按下表中的规定进行梯度洗脱;莫诺苷和马钱苷检测波长为 240nm,丹皮酚检测波长为 274nm;柱温为 40℃。理论板数按莫诺苷、马钱苷峰计算均应不低于 4000。

时间(分钟)	流动相 A(%)	流动相 B(%)
0～5	5→8	95→92
5～20	8	92
20～35	8→20	92→80
35～45	20→60	80→40
45～55	60	40

对照品溶液的制备　取莫诺苷对照品、马钱苷对照品和丹皮酚对照品适量,精密称定,加 70% 甲醇制成每 1ml 中含莫诺苷与马钱苷各 20μg、含丹皮酚 45μg 的混合溶液,即得。

供试品溶液的制备　取本品水蜜丸适量,研细,取约 0.8g,精密称定;或取小蜜丸或取重量差异项下的大蜜丸,剪碎,取约 1.2g,精密称定。置具塞锥形瓶中,精密加入 70% 甲醇 25ml,密塞,称定重量,加热回流 1 小时,放冷,再称定重量,用 70% 甲醇补足减失的重量,摇匀,滤过,取续滤液,即得。

测定法　分别精密吸取对照品溶液与供试品溶液各 10μl,注入液相色谱仪,测定,即得。

本品含酒萸肉以莫诺苷($C_{17}H_{26}O_{11}$)和马钱苷($C_{17}H_{26}O_{10}$)的总量计,水蜜丸每 1g 不得少于 0.65mg;小蜜丸每 1g 不得少于 0.43mg;大蜜丸每丸不得少于 3.9mg;含牡丹皮以丹皮酚($C_9H_{10}O_3$)计,水蜜丸每 1g 不得少于 0.90mg;小蜜丸每 1g 不得少于 0.60mg;大蜜丸每丸不得少于 5.4mg。

【功能与主治】　滋肾养肝。用于肝肾阴亏,眩晕耳鸣,羞明畏光,迎风流泪,视物昏花。

【用法与用量】　口服。水蜜丸一次 6g,小蜜丸一次 9g,大蜜丸一次 1 丸,一日 2 次。

【规格】　大蜜丸　每丸重 9g

【贮藏】　密封。

杞菊地黄丸(浓缩丸)

Qiju Dihuang Wan

【处方】
枸杞子 40g	菊花 40g
熟地黄 160g	酒萸肉 80g
牡丹皮 60g	山药 80g
茯苓 60g	泽泻 60g

【制法】　以上八味,取酒萸肉 26.7g、牡丹皮 26.5g、山药粉碎成细粉;泽泻、茯苓加水煎煮二次,第一次 3 小时,第二次 2 小时,滤过,滤液合并并浓缩成相对密度为 1.30～1.35(60～80℃)的稠膏;熟地黄切片,加水煎煮三次,第一次 3 小时,第二次 2 小时,第三次 1 小时,滤过,滤液合并并浓缩成相对密度为 1.30～1.35(60～80℃)的稠膏;枸杞子以 45% 乙醇作溶剂,剩余的酒萸肉与牡丹皮及菊花以 70% 乙醇作溶剂,浸渍 24 小时后,分别进行渗漉,收集漉液,合并

上述漉液,回收乙醇浓缩成相对密度为 1.30～1.35(60～80℃)的稠膏,与上述细粉与稠膏混匀,制成浓缩丸,干燥,打光,即得。

【性状】　本品为棕色至棕黑色的浓缩丸;味甜而酸。

【鉴别】　(1)取本品,置显微镜下观察:草酸钙簇晶存在于无色薄壁细胞中,有时数个排列成行(牡丹皮)。果皮表皮细胞橙黄色,表面观类多角形,垂周壁连珠状增厚(酒萸肉)。

(2)取本品 15g,研碎,加水 100ml,加热回流 30 分钟,放冷,离心,取上清液,用乙酸乙酯 50ml 振摇提取,分取乙酸乙酯液,蒸干,残渣加甲醇 1ml 使溶解,作为供试品溶液。另取枸杞子对照药材 0.5g,加水 50ml,加热回流 30 分钟,放冷,离心,取上清液,用乙酸乙酯 30ml 振摇提取,分取乙酸乙酯液,蒸干,残渣加甲醇 1ml 使溶解,作为对照药材溶液。照薄层色谱法(通则 0502)试验,吸取上述两种溶液各 10μl,分别点于同一硅胶 G 薄层板上,以甲苯-乙酸乙酯-甲酸(15:2:1)的上层溶液为展开剂,展开,取出,晾干,置紫外光灯(365nm)下检视。供试品色谱中,在与对照药材色谱相应的位置上,显相同颜色的荧光斑点。

(3)取本品 2g,研细,加甲醇 25ml,超声处理 30 分钟,滤过,滤液蒸干,残渣加水 5ml 使溶解,通过大孔吸附树脂柱(柱内径为 1.5cm,柱高为 12cm),用氨溶液(1→25)70ml 洗脱,弃去洗脱液,再用 30% 乙醇 60ml 洗脱,收集洗脱液,蒸干,残渣加甲醇 1ml 使溶解,作为供试品溶液。另取莫诺苷对照品、马钱苷对照品,加甲醇制成每 1ml 各含 2mg 的混合溶液,作为对照品溶液。照薄层色谱法(通则 0502)试验,吸取供试品溶液 5μl、对照品溶液 2μl,分别点于同一硅胶 G 薄层板上,以三氯甲烷-甲醇(3:1)为展开剂,展开,取出,晾干,喷以 10% 硫酸乙醇溶液,在 105℃ 加热至斑点显色清晰,置紫外光灯(365nm)下检视。供试品色谱中,在与对照品色谱相应的位置上,显相同颜色的荧光斑点。

(4)取山茱萸对照药材 1g,加乙醚 40ml,加热回流 1 小时,滤过,滤液挥干,残渣加乙酸乙酯 1ml 使溶解,作为对照药材溶液。另取熊果酸对照品,加乙酸乙酯制成每 1ml 含 1mg 的溶液,作为对照品溶液。照薄层色谱法(通则 0502)试验,吸取〔鉴别〕(5)项下的供试品溶液及上述对照药材溶液和对照品溶液各 5μl,分别点于同一硅胶 G 薄层板上,以甲苯-乙酸乙酯-冰醋酸(24:8:1)为展开剂,展开,取出,晾干,喷以 10% 硫酸乙醇溶液,在 105℃ 加热至斑点显色清晰。供试品色谱中,在与对照药材色谱和对照品色谱相应的位置上,显相同的紫红色斑点。

(5)取本品 6g,研碎,加乙醚 40ml,加热回流 1 小时,滤过,滤液挥去乙醚,残渣加丙酮 1ml 使溶解,作为供试品溶液。另取牡丹皮对照药材 1g,同法制成对照药材溶液。再取丹皮酚对照品,加丙酮制成每 1ml 含 1mg 的溶液,作为对照品溶液。照薄层色谱法(通则 0502)试验,吸取上述三种溶液各 10μl,分别点于同一硅胶 G 薄层板上,使成条状,以环己烷-乙

酸乙酯(3：1)为展开剂,展开,取出,晾干,喷以盐酸酸性 5％三氯化铁乙醇溶液,加热至斑点显色清晰。供试品色谱中,在与对照药材色谱和对照品色谱相应的位置上,显相同颜色的条斑。

【检查】 应符合丸剂项下有关的各项规定(通则 0108)。

【含量测定】 照高效液相色谱法(通则 0512)测定。

色谱条件与系统适用性试验 以十八烷基硅烷键合硅胶为填充剂;以乙腈为流动相 A,以 0.3％磷酸溶液为流动相 B,按下表中的规定进行梯度洗脱,莫诺苷和马钱苷检测波长为 240nm,丹皮酚检测波长为 274nm;柱温为 40℃。理论板数按莫诺苷、马钱苷峰计算均应不低于 4000。

时间(分钟)	流动相 A(%)	流动相 B(%)
0～5	5→8	95→92
5～20	8	92
20～35	8→20	92→80
35～45	20→60	80→40
45～55	60	40

对照品溶液的制备 取莫诺苷对照品、马钱苷对照品和丹皮酚对照品适量,精密称定,加 70％甲醇制成每 1ml 中含莫诺苷与马钱苷各 20μg、含丹皮酚 45μg 的混合溶液,即得。

供试品溶液的制备 取重量差异项下的本品,研细,取约 0.3g,精密称定,置具塞锥形瓶中,精密加入 70％甲醇 25ml,密塞,称定重量,加热回流 1 小时,放冷,再称定重量,用 70％甲醇补足减失的重量,摇匀,滤过,取续滤液,即得。

测定法 分别精密吸取对照品溶液与供试品溶液各 10μl,注入液相色谱仪,测定,即得。

本品每丸含酒萸肉以莫诺苷($C_{17}H_{26}O_{11}$)和马钱苷($C_{17}H_{26}O_{10}$)的总量计,不得少于 0.28mg;含牡丹皮以丹皮酚($C_9H_{10}O_3$)计,不得少于 0.20mg。

【功能与主治】 滋肾养肝。用于肝肾阴亏,眩晕耳鸣,羞明畏光,迎风流泪,视物昏花。

【用法与用量】 口服。一次 8 丸,一日 3 次。

【规格】 每 8 丸相当于原药材 3g

【贮藏】 密封。

杞菊地黄片
Qiju Dihuang Pian

【处方】 枸杞子 40g　　　菊花 40g
熟地黄 160g　　酒萸肉 80g
牡丹皮 60g　　　山药 80g
茯苓 60g　　　　泽泻 60g

【制法】 以上八味,牡丹皮、山药、茯苓、泽泻粉碎成细粉;其余枸杞子等四味加水煎煮三次,每次 1 小时,滤过,合并滤液

并浓缩成稠膏,加入上述细粉,制粒,干燥,压制成 1000 片,包糖衣,即得。

【性状】 本品为糖衣片,除去糖衣后显棕色;味酸,微苦。

【鉴别】 (1)取本品,置显微镜下观察:淀粉粒呈三角状卵形或矩圆形,直径 24～40μm,脐点短缝状或人字状(山药)。不规则分枝团块无色,遇水合氯醛试液溶化;菌丝无色或淡棕色,直径 4～6μm(茯苓)。草酸钙簇晶存在于无色薄壁细胞中,有时数个排列成行(牡丹皮)。

(2)取本品 20 片,除去糖衣,研细,取约 5g,加水 100ml,煮沸 30 分钟,放冷,离心,上清液用乙酸乙酯提取 2 次(40ml,20ml),合并乙酸乙酯液,蒸干,残渣加乙酸乙酯 1ml 使溶解,作为供试品溶液。另取枸杞子对照药材 1g,加水 40ml,煎煮 15 分钟,放冷,滤过,滤液加乙酸乙酯 20ml 振摇提取,分取乙酸乙酯,蒸干,残渣加乙酸乙酯 1ml 使溶解,作为对照药材溶液。照薄层色谱法(通则 0502)试验,吸取上述两种溶液各 5μl,分别点于同一硅胶 G 薄层板上,以三氯甲烷-乙酸乙酯-甲酸(9：3：0.5)为展开剂,展开,取出,晾干,置紫外光灯(365nm)下检视。供试品色谱中,在与对照药材色谱相应的位置上,显相同颜色的荧光斑点。

(3)取本品 20 片,除去糖衣,研细,加乙醚 40ml,加热回流 1 小时,滤过,滤液挥去乙醚,残渣加丙酮 1ml 使溶解,作为供试品溶液。另取丹皮酚对照品,加丙酮制成每 1ml 含 1mg 的溶液,作为对照品溶液。照薄层色谱法(通则 0502)试验,吸取上述两种溶液各 10μl,分别点于同一硅胶 G 薄层板上,以环己烷-乙酸乙酯(3：1)为展开剂,展开,取出,晾干,喷以盐酸酸性 5％三氯化铁乙醇溶液,加热至斑点显色清晰。供试品色谱中,在与对照品色谱相应的位置上,显相同颜色的斑点。

【检查】 应符合片剂项下有关的各项规定(通则 0101)。

【含量测定】 **酒萸肉** 照高效液相色谱法(通则 0512)测定。

色谱条件与系统适用性试验 以十八烷基硅烷键合硅胶为填充剂;以甲醇-乙腈-0.1％磷酸溶液(5：7：88)为流动相;检测波长为 236nm。理论板数按马钱苷峰计算应不低于 5000。

对照品溶液的制备 精密称取马钱苷对照品适量,加 50％甲醇制成每 1ml 含 0.04mg 的溶液,即得。

供试品溶液的制备 取本品 10 片,除去包衣,精密称定,研细,取 1.0g,精密称定,置具塞锥形瓶中,精密加入 50％甲醇 25ml,称定重量,超声处理(功率 250W,频率 40kHz)30 分钟,放冷,再称定重量,用 50％甲醇补足减失的重量,摇匀,滤过,取续滤液,即得。

测定法 分别精密吸取对照品溶液与供试品溶液各 10μl,注入液相色谱仪,测定,即得。

本品每片含酒萸肉以马钱苷($C_{17}H_{26}O_{10}$)计,不得少于 0.36mg。

牡丹皮 照高效液相色谱法(通则 0512)测定。

色谱条件与系统适用性试验　以十八烷基硅烷键合硅胶为填充剂;以甲醇-水(60∶40)为流动相;检测波长为 274nm。理论板数按丹皮酚峰计算应不低于 3500。

对照品溶液的制备　取丹皮酚对照品适量,精密称定,加甲醇制成每 1ml 含 40μg 的溶液,即得。

供试品溶液的制备　取本品 10 片,除去包衣,精密称定,研细,取约 1g,精密称定,置具塞锥形瓶中,精密加入 70％甲醇 50ml,密塞,称定重量,超声处理(功率 250W,频率 40kHz)45 分钟,放冷,再称定重量,用 70％甲醇补足减失的重量,摇匀,滤过,取续滤液,即得。

测定法　分别精密吸取对照品溶液与供试品溶液各 10μl,注入液相色谱仪,测定,即得。

本品每片含牡丹皮以丹皮酚($C_9H_{10}O_3$)计,不得少于 0.56mg。

【功能与主治】　滋肾养肝。用于肝肾阴亏,眩晕耳鸣,羞明畏光,迎风流泪,视物昏花。

【用法与用量】　口服。一次 3～4 片,一日 3 次。

【规格】　片心重 0.3g

【贮藏】　密封。

杞菊地黄胶囊
Qiju Dihuang Jiaonang

【处方】　枸杞子 36.7g　　　菊花 36.7g
　　　　　熟地黄 146.8g　　　酒萸肉 73.4g
　　　　　牡丹皮 55g　　　　　山药 73.4g
　　　　　茯苓 55g　　　　　　盐泽泻 55g

【制法】　以上八味,牡丹皮、山药、茯苓、盐泽泻粉碎成细粉;枸杞子、熟地黄、酒萸肉加水煎煮 3 小时,滤过;药渣与菊花加水煎煮二次,第一次 2 小时,第二次 1 小时,滤过,合并滤液并与上述滤液合并,浓缩成稠膏。加入上述药粉,混匀,干燥,粉碎,装入胶囊,制成 1000 粒,即得。

【性状】　本品为硬胶囊,内容物为浅褐色至黑褐色的粉末;味甜、微酸。

【鉴别】　(1)取本品,置显微镜下观察:淀粉粒三角状卵形或矩圆形,直径 24～40μm,脐点短缝状或人字状(山药)。草酸钙簇晶存在于无色薄壁细胞中,有时数个排列成行(牡丹皮)。不规则分枝团块无色,遇水合氯醛试液溶化,菌丝无色或淡棕色,直径 4～6μm(茯苓)。

(2)取本品内容物 5g,加水 100ml,煮沸 30 分钟,放冷,离心,上清液用乙酸乙酯提取 2 次(40ml,20ml),合并乙酸乙酯液,蒸干,残渣加乙酸乙酯 1ml 使溶解,作为供试品溶液。另取枸杞子对照药材 1g,加水 40ml,煎煮 15 分钟,放冷,滤过,滤液加乙酸乙酯 20ml 振摇提取,分取乙酸乙酯液,浓缩至 1ml,作为对照药材溶液。照薄层色谱法(通则

0502)试验,吸取上述两种溶液各 5μl,分别点于同一硅胶 G 薄层板上,以三氯甲烷-乙酸乙酯-甲酸(9∶3∶0.5)为展开剂,展开,取出,晾干,置紫外光灯(365nm)下检视。供试品色谱中,在与对照药材色谱相应的位置上,显相同颜色的荧光斑点。

(3)取本品内容物 6g,加乙醚 40ml,加热回流 1 小时,滤过,滤液挥去乙醚,残渣加丙酮 1ml 使溶解,作为供试品溶液。另取丹皮酚对照品,加丙酮制成每 1ml 含 1mg 的溶液,作为对照品溶液。照薄层色谱法(通则 0502)试验,吸取上述两种溶液各 10μl,分别点于同一硅胶 G 薄层板上,以环己烷-乙酸乙酯(3∶1)为展开剂,展开,取出,晾干,喷以盐酸酸性 5％三氯化铁乙醇溶液,加热至斑点显色清晰。供试品色谱中,在与对照品色谱相应的位置上,显相同颜色的斑点。

【检查】　应符合胶囊剂项下有关的各项规定(通则 0103)。

【含量测定】　酒萸肉　照高效液相色谱法(通则 0512)测定。

色谱条件与系统适用性试验　以十八烷基硅烷键合硅胶为填充剂,以甲醇-乙腈-0.1％磷酸溶液(5∶7∶88)为流动相;检测波长为 236nm。理论板数按马钱苷峰计算应不低于 5000。

对照品溶液的制备　取马钱苷对照品适量,精密称定,加 50％甲醇制成每 1ml 含 0.04mg 的溶液,即得。

供试品溶液的制备　取装量差异项下的本品内容物,混匀,取 1.0g,精密称定,置具塞锥形瓶中,精密加入 50％甲醇 25ml,称定重量,超声处理(功率 250W,频率 40kHz)30 分钟,放冷,再称定重量,用 50％甲醇补足减失的重量,摇匀,滤过,取续滤液,即得。

测定法　分别精密吸取对照品溶液与供试品溶液各 10μl,注入液相色谱仪,测定,即得。

本品每粒含酒萸肉以马钱苷($C_{17}H_{26}O_{10}$)计,不得少于 0.20mg。

牡丹皮　照高效液相色谱法(通则 0512)测定。

色谱条件与系统适用性试验　以十八烷基硅烷键合硅胶为填充剂,以甲醇-水(70∶30)为流动相;检测波长为 274nm。理论板数按丹皮酚峰计算应不低于 5000。

对照品溶液的制备　取丹皮酚对照品适量,精密称定,加甲醇制成每 1ml 含 25μg 的溶液,即得。

供试品溶液的制备　取装量差异项下的本品内容物,混匀,取约 0.5g,精密称定,置具塞锥形瓶中,精密加入甲醇 50ml,称定重量,超声处理(功率 250W,频率 40kHz)30 分钟,放冷,再称定重量,用甲醇补足减失的重量,摇匀,滤过,取续滤液,即得。

测定法　分别精密吸取对照品溶液与供试品溶液各 10μl,注入液相色谱仪,测定,即得。

本品每粒含牡丹皮以丹皮酚($C_9H_{10}O_3$)计,不得少于 0.51mg。

【功能与主治】　滋肾养肝。用于肝肾阴亏,眩晕耳鸣,羞

明畏光,迎风流泪,视物昏花。

【用法与用量】 口服。一次 5～6 粒,一日 3 次。

【规格】 每粒装 0.3g

【贮藏】 密封。

更年安丸
Gengnian'an Wan

【处方】 地黄 105g   泽泻 105g
麦冬 105g   熟地黄 105g
玄参 105g   茯苓 210g
仙茅 210g   磁石 210g
牡丹皮 69g   珍珠母 210g
五味子 105g   首乌藤 210g
制何首乌 105g   浮小麦 210g
钩藤 210g

【制法】 以上十五味,浮小麦、磁石、珍珠母粉碎成细粉;地黄、熟地黄、玄参、茯苓、仙茅、麦冬加水煎煮二次,第一次 3 小时,第二次 2 小时,合并煎液,滤过,滤液减压浓缩成清膏;其余五味子等六味粉碎成最粗粉,用 60%乙醇作溶剂,浸渍 24 小时,渗漉,收集渗漉液,回收乙醇并减压浓缩成清膏,与上述清膏合并,加入浮小麦等三味的细粉,减压干燥,粉碎成细粉,加入 5%的羧甲基淀粉钠,混匀,制成浓缩水丸,低温干燥,制成 1000g,包薄膜衣,即得。

【性状】 本品为包衣浓缩水丸,除去包衣后显黑褐色;气微香,味微甜而后苦。

【鉴别】 (1)取本品适量,置显微镜下观察:不规则碎块大小不一,黑色(磁石)。不规则碎块表面多不平整,呈明显的颗粒性,有的呈层状结构,边缘多数为不规则锯齿状(珍珠母)。

(2)取本品 3g,研细,加乙醇 40ml,加热回流 30 分钟,滤过,滤液回收溶剂至干,残渣加乙醇 1ml 使溶解,作为供试品溶液。另取仙茅苷对照品,加乙醇制成每 1ml 含 0.1mg 的溶液,作为对照品溶液。照薄层色谱法(通则 0502)试验,吸取上述两种溶液各 5μl,分别点于同一硅胶 G 薄层板上,以乙酸乙酯-甲醇-甲酸(10∶1∶0.1)为展开剂,展开,取出,晾干,喷以铁氰化钾-三氯化铁溶液(2%铁氰化钾溶液和 2%三氯化铁溶液,临用前等体积混合),在 100℃加热至斑点显色清晰,置日光下检视。供试品色谱中,在与对照品色谱相应的位置上,显相同颜色的斑点。

(3)取泽泻对照药材 1g,加 60%乙醇 40ml,加热回流 30 分钟,滤过,滤液回收溶剂至干,残渣加乙醇 1ml 使溶解,作为对照药材溶液。照薄层色谱法(通则 0502)试验,吸取〔鉴别〕(2)项下的供试品溶液和上述对照药材溶液各 10～15μl,分别点于同一硅胶 G 薄层板上,以石油醚(30～60℃)-乙酸乙酯-乙醇(9∶7∶1)为展开剂,展开,取出,晾干,喷以 10%硫酸

乙醇溶液,在 105℃加热至斑点显色清晰,置日光下检视。供试品色谱中,在与对照药材色谱相应的位置上,显相同颜色的斑点。

(4)在〔含量测定〕项下的色谱图中,供试品色谱中应呈现与 2,3,5,4'-四羟基二苯乙烯-2-O-β-D-葡萄糖苷、五味子醇甲对照品色谱峰保留时间相对应的色谱峰。

【检查】 应符合丸剂项下有关的各项规定(通则 0108)。

【含量测定】 照高效液相色谱法(通则 0512)测定。

色谱条件与系统适用性试验 以十八烷基硅烷键合硅胶为填充剂;以乙腈为流动相 A,以水为流动相 B,按下表中的规定进行梯度洗脱;2,3,5,4'-四羟基二苯乙烯-2-O-β-D-葡萄糖苷的检测波长为 320nm,五味子醇甲的检测波长为 250nm。理论板数按 2,3,5,4'-四羟基二苯乙烯-2-O-β-D-葡萄糖苷峰计算应不低于 2000。

时间(分钟)	流动相 A(%)	流动相 B(%)
0～14	20	80
14～15	20→50	80→50
15～40	50	50

对照品溶液的制备 取 2,3,5,4'-四羟基二苯乙烯-2-O-β-D-葡萄糖苷对照品、五味子醇甲对照品适量,精密称定,加 80%甲醇制成每 1ml 含 2,3,5,4'-四羟基二苯乙烯-2-O-β-D-葡萄糖苷 30μg、五味子醇甲 8μg 的混合溶液,即得。

供试品溶液的制备 取本品适量,研细,取约 0.5g,精密称定,置具塞锥形瓶中,精密加入 80%甲醇 25ml,密塞,称定重量,超声处理(功率 250W,频率 33kHz)30 分钟,放冷,再称定重量,用 80%甲醇补足减失的重量,摇匀,滤过,取续滤液,即得。

测定法 分别精密吸取对照品溶液与供试品溶液各 10μl,注入液相色谱仪,测定,即得。

本品每 1g 含首乌藤、制何首乌以 2,3,5,4'-四羟基二苯乙烯-2-O-β-D-葡萄糖苷($C_{20}H_{22}O_9$)计,不得少于 0.36mg;每 1g 含五味子以五味子醇甲($C_{24}H_{32}O_7$)计,不得少于 0.14mg。

【功能与主治】 滋阴清热,除烦安神。用于肾阴虚所致的绝经前后诸证,症见烦热出汗、眩晕耳鸣、手足心热、烦躁不安;更年期综合征见上述证候者。

【用法与用量】 口服。一次 1 袋,一日 3 次。

【规格】 每袋装 1g

【贮藏】 密封,置阴凉通风处。

更年安片
Gengnian'an Pian

【处方】 地黄 40g   泽泻 40g
麦冬 40g   熟地黄 40g

玄参 40g	茯苓 80g
仙茅 80g	磁石 80g
牡丹皮 26.67g	珍珠母 80g
五味子 40g	首乌藤 80g
制何首乌 40g	浮小麦 80g
钩藤 80g	

【制法】 以上十五味,浮小麦、磁石、珍珠母粉碎成细粉;地黄、熟地黄、玄参、茯苓、仙茅、麦冬加水煎煮二次,第一次 3 小时,第二次 2 小时,滤过,滤液浓缩至适量;其余五味子等六味用 60%乙醇作溶剂进行渗漉,收集渗漉液,回收乙醇,浓缩至适量,与上述地黄等六味的浓缩液及浮小麦等三味的细粉混匀,制成粗颗粒,干燥,粉碎,过筛,制颗粒,低温干燥,过筛,加入硬脂酸镁,混匀,压制成 1000 片,包糖衣或薄膜衣,即得。

【性状】 本品为糖衣片或薄膜衣片,除去包衣后显黑灰色;味甘。

【鉴别】(1)取本品 20 片,除去包衣,研细,加三氯甲烷 30ml,加热回流 90 分钟,滤过,滤液蒸干,残渣加三氯甲烷 1ml 使溶解,作为供试品溶液。另取五味子对照药材 0.5g,加三氯甲烷 15ml,同法制成对照药材溶液。再取五味子甲素对照品,加三氯甲烷制成每 1ml 含 1mg 的溶液,作为对照品溶液。照薄层色谱法(通则 0502)试验,吸取上述三种溶液各 4μl,分别点于同一硅胶 GF$_{254}$ 薄层板上,以石油醚(30~60℃)-甲酸乙酯-甲酸(15:5:1)的上层溶液为展开剂,展开,取出,晾干,置紫外光灯(254nm)下检视。供试品色谱中,在与对照药材色谱和对照品色谱相应的位置上,显相同颜色的斑点。

(2)取本品 16 片,除去包衣,研细,加甲醇 100ml,加热回流 1 小时,滤过,滤液蒸干,残渣用水 10ml 溶解,加盐酸 2ml,置水浴中加热 30 分钟,立即冷却,用乙醚 20ml 分 2 次振摇提取,合并乙醚提取液,蒸干,残渣加三氯甲烷 1ml 使溶解,作为供试品溶液。另取何首乌对照药材 1.5g,加甲醇 20ml,同法制成对照药材溶液。再取大黄素对照品、大黄素甲醚对照品,加甲醇制成每 1ml 各含 1mg 的混合溶液,作为对照品溶液。照薄层色谱法(通则 0502)试验,吸取上述三种溶液各 2μl,分别点于同一用 0.5%氢氧化钠溶液制备的硅胶 G 薄层板上,以甲苯-乙酸乙酯-甲酸(15:2:1)为展开剂,展开,取出,晾干,置紫外光灯(365nm)下检视。供试品色谱中,在与对照药材色谱和对照品色谱相应的位置上,显相同的橙色荧光斑点;置氨蒸气中熏后,置日光下检视,显相同的红色斑点。

(3)取本品 20 片,除去包衣,研细,加水 30ml 和盐酸 2ml,加热回流 1 小时,滤过,滤液用三氯甲烷振摇提取 2 次,每次 30ml,合并三氯甲烷液,蒸干,残渣加三氯甲烷 1ml 使溶解,作为供试品溶液。另取麦冬对照药材 2g,加水 30ml 和盐酸 1ml,同法(三氯甲烷每次用量为 15ml)制成对照药材溶液。照薄层色谱法(通则 0502)试验,吸取上述两种溶液各 10μl,分别点于同一硅胶 GF$_{254}$ 薄层板上,以三氯甲烷-丙酮

(4:1)为展开剂,展开,取出,晾干,分别置紫外光灯(254nm)和日光下检视。供试品色谱中,在与对照药材色谱相应的位置上,紫外光下显相同颜色的斑点;喷以 10%硫酸乙醇溶液,加热至斑点显色清晰,日光下显相同颜色的斑点。

【检查】 应符合片剂项下有关的各项规定(通则 0101)。

【含量测定】 照高效液相色谱法(通则 0512)测定。

色谱条件与系统适用性试验 以十八烷基硅烷键合硅胶为填充剂;以乙腈-水-冰醋酸(60:40:1)为流动相;检测波长为 437nm。理论板数按大黄素峰计算应不低于 3000。

对照品溶液的制备 取大黄素对照品适量,精密称定,加甲醇制成每 1ml 含 12.5μg 的溶液,即得。

供试品溶液的制备 取本品 20 片,除去包衣,精密称定,研细,取 5g,精密称定,置具塞锥形瓶中,精密加入甲醇 50ml,密塞,称定重量,加热回流 30 分钟,放冷,再称定重量,用甲醇补足减失的重量,摇匀,滤过,精密量取续滤液 25ml,减压回收溶剂至干,残渣加水 20ml、盐酸 2ml 和三氯甲烷 20ml,加热回流 30 分钟,放冷,分取三氯甲烷液,水溶液再用三氯甲烷振摇提取 3 次,每次 10ml,合并三氯甲烷液,减压回收溶剂至干,残渣用甲醇溶解,转移至 25ml 量瓶中,用甲醇稀释至刻度,摇匀,滤过,取续滤液,即得。

测定法 分别精密吸取对照品溶液与供试品溶液各 20μl,注入液相色谱仪,测定,即得。

本品每片含大黄素(C$_{15}$H$_{10}$O$_5$)不得少于 25μg。

【功能与主治】 滋阴清热,除烦安神。用于肾阴虚所致的绝经前后诸证,症见烦热出汗、眩晕耳鸣、手足心热、烦躁不安;更年期综合征见上述证候者。

【用法与用量】 口服。一次 6 片,一日 2~3 次。

【规格】(1)薄膜衣片　每片重 0.31g

(2)糖衣片　片心重 0.3g

【贮藏】 密封。

更年安胶囊

Gengnian'an Jiaonang

【处方】

地黄 35g	泽泻 35g
麦冬 35g	熟地黄 35g
玄参 35g	茯苓 70g
仙茅 70g	磁石 70g
牡丹皮 23g	珍珠母 70g
五味子 35g	首乌藤 70g
制何首乌 35g	浮小麦 70g
钩藤 70g	

【制法】 以上十五味,浮小麦、磁石、珍珠母粉碎成细粉;地黄、熟地黄、玄参、茯苓、仙茅、麦冬加水煎煮二次,第一次 3 小时,第二次 2 小时,合并煎液,滤过,滤液浓缩成稠膏;其

余五味子等六味粉碎成最粗粉,用 60％乙醇作溶剂,渗漉,收集渗漉液,回收乙醇并浓缩至适量,与上述稠膏合并,加入浮小麦等三味的细粉,制成颗粒,干燥,装入胶囊,制成 1000 粒,即得。

【性状】 本品为硬胶囊,内容物为黑褐色的颗粒;气微香,味微甜而后苦。

【鉴别】 (1)取本品适量,置显微镜下观察:不规则碎块大小不一,黑色(磁石)。不规则碎块表面多不平整,呈明显的颗粒性,有的呈层状结构,边缘多数为不规则锯齿状(珍珠母)。

(2)取本品内容物 3g,研细,加乙醇 40ml,加热回流 30 分钟,滤过,滤液回收溶剂至干,残渣加乙醇 1ml 使溶解,作为供试品溶液。另取仙茅苷对照品,加乙醇制成每 1ml 含 0.1mg 的溶液,作为对照品溶液。照薄层色谱法(通则 0502)试验,吸取上述两种溶液各 5μl,分别点于同一硅胶 G 薄层板上,以乙酸乙酯-甲醇-甲酸(10：1：0.1)为展开剂,展开,取出,晾干,喷以铁氰化钾-三氯化铁溶液(2％铁氰化钾溶液和 2％三氯化铁溶液,临用前等体积混合),在 100℃加热至斑点显色清晰,置日光下检视。供试品色谱中,在与对照品色谱相应的位置上,显相同颜色的斑点。

(3)取泽泻对照药材 1g,加 60％乙醇 40ml,加热回流 30 分钟,滤过,滤液回收溶剂至干,残渣加乙醇 1ml 使溶解,作为对照药材溶液。照薄层色谱法(通则 0502)试验,吸取〔鉴别〕(2)项下的供试品溶液和上述对照药材溶液各 10～15μl,分别点于同一硅胶 G 薄层板上,以石油醚(30～60℃)-乙酸乙酯-乙醇(9：7：1)为展开剂,展开,取出,晾干,喷以 10％硫酸乙醇溶液,在 105℃加热至斑点显色清晰,置日光下检视。供试品色谱中,在与对照药材色谱相应的位置上,显相同颜色的斑点。

(4)在〔含量测定〕项下的色谱图中,供试品色谱中应呈现与 2,3,5,4'-四羟基二苯乙烯-2-O-β-D-葡萄糖苷、五味子醇甲对照品色谱峰保留时间相对应的色谱峰。

【检查】 应符合胶囊剂项下有关的各项规定(通则 0103)。

【含量测定】 照高效液相色谱法(通则 0512)测定。

色谱条件与系统适用性试验 以十八烷基硅烷键合硅胶为填充剂;以乙腈为流动相 A,以水为流动相 B,按下表中的规定进行梯度洗脱;2,3,5,4'-四羟基二苯乙烯-2-O-β-D-葡萄糖苷的检测波长为 320nm,五味子醇甲的检测波长为 250nm。理论板数按 2,3,5,4'-四羟基二苯乙烯-2-O-β-D-葡萄糖苷峰计算应不低于 2000。

时间(分钟)	流动相 A(％)	流动相 B(％)
0～14	20	80
14～15	20→50	80→50
15～40	50	50

对照品溶液的制备 取 2,3,5,4'-四羟基二苯乙烯-2-O-

β-D-葡萄糖苷对照品、五味子醇甲对照品适量,精密称定,加 80％甲醇制成每 1ml 含 2,3,5,4'-四羟基二苯乙烯-2-O-β-D-葡萄糖苷 8μg、五味子醇甲 10μg 的混合溶液,即得。

供试品溶液的制备 取装量差异项下的本品内容物,研细,取约 0.5g,精密称定,置具塞锥形瓶中,精密加入 80％甲醇 25ml,密塞,称定重量,超声处理(功率 250W,频率 33kHz) 30 分钟,放冷,再称定重量,用 80％甲醇补足减失的重量,摇匀,滤过,取续滤液,即得。

测定法 分别精密吸取对照品溶液与供试品溶液各 10μl,注入液相色谱仪,测定,即得。

本品每粒含首乌藤、制何首乌以 2,3,5,4'-四羟基二苯乙烯-2-O-β-D-葡萄糖苷($C_{20}H_{22}O_9$)计,不得少于 0.12mg;每粒含五味子以五味子醇甲($C_{24}H_{32}O_7$)计,不得少于 45μg。

【功能与主治】 滋阴清热,除烦安神。用于肾阴虚所致的绝经前后诸证,症见烦热出汗、眩晕耳鸣、手足心热、烦躁不安;更年期综合征见上述证候者。

【用法与用量】 口服。一次 3 粒,一日 3 次。

【规格】 每粒装 0.3g

【贮藏】 密封。

医 痫 丸
Yixian Wan

【处方】
生白附子 40g	天南星(制)80g
半夏(制)80g	猪牙皂 400g
僵蚕(炒)80g	乌梢蛇(制)80g
蜈蚣 2g	全蝎 16g
白矾 120g	雄黄 12g
朱砂 16g	

【制法】 以上十一味,朱砂、雄黄分别水飞成极细粉;其余生白附子等九味粉碎成细粉,与上述粉末配研,过筛,混匀,用水泛丸,干燥,即得。

【性状】 本品为棕色至棕褐色的水丸;味咸、涩、辛。

【鉴别】 取本品,置显微镜下观察:纤维束淡黄色,周围细胞含草酸钙方晶及少数簇晶,形成晶纤维,并常伴有类方形厚壁细胞(猪牙皂)。体壁碎片无色,表面有极细的菌丝体(僵蚕)。体壁碎片淡黄色至黄色,有网状纹理及圆形毛窝,有时可见棕褐色刚毛(全蝎)。不规则碎块金黄色或橙黄色,有光泽(雄黄)。不规则细小颗粒暗棕红色,有光泽,边缘暗黑色(朱砂)。

【检查】 应符合丸剂项下有关的各项规定(通则 0108)。

【功能与主治】 祛风化痰,定痫止搐。用于痰阻脑络所致的癫痫,症见抽搐昏迷、双目上吊、口吐涎沫。

【用法与用量】 口服。一次 3g,一日 2～3 次;小儿酌减。

【注意】 本品含毒性药,不宜多服;孕妇禁用。

【贮藏】 密闭。

尪 痹 片
Wangbi Pian

【处方】

地黄 153.85g	熟地黄 153.85g
续断 115.38g	附片(黑顺片)115.38g
独活 76.92g	骨碎补 115.38g
桂枝 76.92g	淫羊藿 115.38g
防风 76.92g	威灵仙 115.38g
皂角刺 76.92g	羊骨 153.85g
白芍 92.31g	狗脊(制)115.38g
知母 115.38g	伸筋草 76.92g
红花 76.92g	

【制法】 以上十七味,取白芍 46g 和知母 57.5g 粉碎成细粉;取地黄、熟地黄、骨碎补、狗脊(制)、羊骨五味,加水煎煮二次,每次 1.5 小时,煎液滤过,合并滤液,备用。剩余的白芍、知母及其余续断等十味,加水煎煮二次,每次 1.5 小时,煎液滤过,合并滤液,减压浓缩至原药材重量,加三倍量乙醇,搅匀,静置,取上清液,回收乙醇,与上述药液合并,减压浓缩至相对密度为 1.27～1.30(50℃)的稠膏。将上述药粉与稠膏及适量淀粉、糊精混匀,制成颗粒、干燥,压制成 1000 片,包糖衣,或压制成 500 片,包薄膜衣,即得。

【性状】 本品为糖衣片或薄膜衣片,除去包衣后显棕褐色;味微苦。

【鉴别】 (1)取本品,置显微镜下观察:草酸钙簇晶直径18～32μm,存在于薄壁细胞中,常排列成行,或一个细胞中含有数个簇晶(白芍)。草酸钙针晶成束或散在,长 26～110μm(知母)。

(2)取本品薄膜衣片 10 片,或糖衣片 20 片,除去包衣,研细,加热水 50ml 使溶化,放冷,转移至分液漏斗中,用乙醚提取 2 次(30ml,20ml),合并乙醚提取液,蒸干,残渣加乙酸乙酯 1ml 使溶解,作为供试品溶液。另取独活对照药材 0.1g,加水 50ml,煎煮 30 分钟,滤过,滤液转移至分液漏斗中,自"用乙醚提取 2 次"起同法制成对照药材溶液。照薄层色谱法(通则 0502)试验,吸取上述两种溶液各10μl,分别点于同一硅胶 G 薄层板上,以甲苯-乙醚(1:1)为展开剂,展开,取出,晾干,置紫外光灯(365nm)下检视。供试品色谱中,在与对照药材色谱相应的位置上,显相同颜色的荧光斑点。

(3)取本品薄膜衣片 6 片,或糖衣片 12 片,除去包衣,研细,加水 30ml,超声处理 1 小时,离心,取上清液,用水饱和的正丁醇振摇提取 2 次,每次 20ml,合并正丁醇液,蒸干,残渣加甲醇 1ml 使溶解,作为供试品溶液。另取芍药苷对照品,加甲醇制成每 1ml 含 1mg 的溶液,作为对照品溶液。照薄层色谱法(通则 0502)试验,吸取上述两种溶液各10～15μl,分别点于同一硅胶 G 薄层板上,以三氯甲烷-乙酸乙酯-甲醇-甲酸(40:5:10:0.2)为展开剂,展开,取出,晾干,喷以 5%香草醛硫酸溶液,在 105℃加热至斑点显色清晰。供试品色谱中,在与对照品色谱相应的位置上,显相同的蓝紫色斑点。

(4)取本品薄膜衣片 6 片,或糖衣片 12 片,除去包衣,研细,加乙醇 30ml,加热回流 1 小时,滤过,滤液加盐酸 2ml,再加热回流 1 小时,置水浴上浓缩至约 5ml,加水 10ml,转移至分液漏斗中,用甲苯振摇提取 2 次,每次 10ml,合并甲苯液,用 1%的氢氧化钠溶液 10ml 洗涤,弃去洗液,再用水洗涤 3 次,每次 10ml,分取甲苯液蒸干,残渣加甲苯 1ml 使溶解,作为供试品溶液。另取菝葜皂苷元对照品,加甲苯制成每 1ml 含 3mg 的溶液,作为对照品溶液。照薄层色谱法(通则 0502)试验,吸取上述两种溶液各 10～15μl,分别点于同一硅胶 G 薄层板上,以甲苯-丙酮(9:1)为展开剂,展开,取出,晾干,喷以 5%香草醛硫酸溶液,在 105℃加热至斑点显色清晰。供试品色谱中,在与对照品色谱相应的位置上,显相同颜色的斑点。

【检查】 乌头碱限量 取本品,除去包衣,研细,称取 11g,置锥形瓶中,加乙醚 150ml,振摇 10 分钟,再加氨试液 20ml,振摇 30 分钟,放置 2 小时,分取乙醚液,蒸干,残渣加无水乙醇 1ml 使溶解,作为供试品溶液。另取乌头碱对照品,加无水乙醇制成每 1ml 含 2mg 的溶液,作为对照品溶液。照薄层色谱法(通则 0502)试验,吸取供试品溶液 12μl,对照品溶液 5μl,分别点于同一硅胶 G 薄层板上,以三氯甲烷-甲醇-丙酮(6:1:1)为展开剂,展开,取出,晾干,喷以稀碘化铋钾试液。供试品色谱中,在与对照品色谱相应位置上出现的斑点应小于对照品的斑点,或不出现斑点。

其他 应符合片剂项下有关的各项规定(通则 0101)。

【含量测定】 照高效液相色谱法(通则 0512)测定。

色谱条件与系统适用性试验 以十八烷基硅烷键合硅胶为填充剂;以甲醇-水-冰醋酸(55:44:1)为流动相;检测波长为270nm。理论板数按淫羊藿苷峰计算应不低于3000。

对照品溶液的制备 取淫羊藿苷对照品适量,精密称定,加甲醇制成每 1ml 含 30μg 的溶液,作为对照品溶液。

供试品溶液的制备 取本品 10 片,除去包衣,精密称定,研细,取约 1g,精密称定,置具塞锥形瓶中,精密加入稀乙醇 25ml,称定重量,加热回流 1 小时,取出,放冷,再称定重量,用稀乙醇补足减失的重量,摇匀,滤过,取续滤液,即得。

测定法 分别精密吸取对照品溶液与供试品溶液各 10μl,注入液相色谱仪,测定,即得。

本品每片含淫羊藿以淫羊藿苷($C_{33}H_{40}O_{15}$)计,薄膜衣片不得少于 0.20mg;糖衣片不得少于 0.10mg。

【功能与主治】 补肝肾,强筋骨,祛风湿,通经络。用于肝肾不足、风湿阻络所致的尪痹,症见肌肉、关节疼痛,局部肿大,僵硬畸形,屈伸不利,腰膝酸软,畏寒乏力;类风湿性关节炎见上述证候者。

【用法与用量】 口服。糖衣片一次 7～8 片,薄膜衣片一次 4 片,一日 3 次。

【注意】 孕妇禁用;忌食生冷食物。

【规格】 (1)糖衣片(片心重 0.25g)

(2)薄膜衣片 每片重 0.51g

【贮藏】 密封。

尪 痹 颗 粒
Wangbi Keli

【处方】 地黄 196g　　　　　　熟地黄 196g

　　　　续断 147g　　　　　　附片(黑顺片)147g

　　　　独活 98g　　　　　　骨碎补 147g

　　　　桂枝 98g　　　　　　淫羊藿 147g

　　　　防风 98g　　　　　　威灵仙 147g

　　　　皂角刺 98g　　　　　羊骨 196.44g

　　　　白芍 117.67g　　　　狗脊(制)147g

　　　　知母 147g　　　　　　伸筋草 98g

　　　　红花 98g

【制法】 以上十七味,加水煎煮二次,第一次 2 小时,第二次 1 小时,煎液合并,滤过,滤液减压浓缩至相对密度为 1.32～1.35(50℃)的稠膏。取稠膏加淀粉及糊精适量,混匀,制粒,干燥,制成 1000g,分装即得。

【性状】 本品为棕黄色或棕色的颗粒;味微苦。

【鉴别】 (1)取本品 9g,加热水 50ml 使溶化,放冷,加乙醚提取 2 次(30ml,20ml),合并乙醚液,挥干,残渣加乙酸乙酯 1ml 使溶解,作为供试品溶液。另取独活对照药材 0.1g,加水 50ml,煎煮 30 分钟,滤过,滤液自"加乙醚提取 2 次"起,同法制成对照药材溶液。照薄层色谱法(通则 0502)试验,吸取上述两种溶液各 1～5μl,分别点于同一硅胶 G 薄层板上,以甲苯-乙醚(1:1)为展开剂,展开,取出,晾干,置紫外光灯(365nm)下检视。供试品色谱中,在与对照药材色谱相应的位置上,显相同颜色的荧光斑点。

(2)取本品 10g,加水 20ml 使溶解,用乙醚提取 2 次(20ml,20ml),合并乙醚液,用 2%碳酸钠溶液提取 2 次,每次 15ml,弃去乙醚液,碱液用盐酸调节 pH 值至 2～3,再用乙醚提取 2 次,每次 20ml,合并乙醚液,加无水硫酸钠 1g 脱水,滤过,滤液挥尽乙醚,残渣加无水乙醇 1ml 使溶解,作为供试品溶液。另取桂皮酸对照品,加无水乙醇制成每 1ml 含 1mg 的溶液,作为对照品溶液。照薄层色谱法(通则 0502)试验,吸取供试品溶液 25μl、对照品溶液 5μl,分别点于同一硅胶 GF$_{254}$薄层板上,以正己烷-乙醚-乙酸乙酯-冰醋酸(10:1.5:1.5:0.2)为展开剂,展开,取出,晾干,置紫外光灯(254nm)下检视。供试品色谱中,在与对照品色谱相应的位置上,显相同颜色的斑点。

(3)取本品 5g,研细,加甲醇 30ml,超声处理 1 小时,滤过,滤液蒸干,残渣加水 10ml 使溶解,用水饱和的正丁醇振摇提取 2 次,每次 20ml,合并正丁醇液,蒸干,残渣加甲醇 1ml 使溶解,作为供试品溶液。另取芍药苷对照品,加甲醇制成每 1ml 含 1mg 的溶液,作为对照品溶液。照薄层色谱法(通则 0502)试验,吸取上述两种溶液各 10～15μl,分别点于同一硅胶 G 薄层板上,以三氯甲烷-乙酸乙酯-甲醇-甲酸(40:5:10:0.2)为展开剂,展开,取出,晾干,喷以 5% 香草醛硫酸溶液,在 105℃加热至斑点显色清晰。供试品色谱中,在与对照品色谱相应的位置上,显相同的蓝紫色斑点。

(4)取本品 10g,研细,加甲醇 30ml,加热回流 1 小时,滤过,滤液加盐酸 2ml,再回流 1 小时,浓缩至约 5ml,加水 10ml,用甲苯振摇提取 2 次,每次 10ml,合并甲苯液,用 1%氢氧化钠溶液 10ml 洗涤,再用水洗涤 3 次,每次 10ml,弃去洗涤液,取甲苯液蒸干,残渣加甲苯 1ml 使溶解,作为供试品溶液。另取菝葜皂苷元对照品,加甲苯制成每 1ml 含 3mg 的溶液,作为对照品溶液。照薄层色谱法(通则 0502)试验,吸取上述两种溶液各 10～15μl,分别点于同一硅胶 G 薄层板上,以甲苯-丙酮(9:1)为展开剂,展开,取出,晾干,喷以 5% 香草醛硫酸溶液,在 105℃加热至斑点显色清晰。供试品色谱中,在与对照品色谱相应的位置上,显相同颜色的斑点。

【检查】 乌头碱限量 取本品 34g,研细,置锥形瓶中,加乙醚 150ml,振摇 10 分钟,再加氨试液 20ml,振摇 30 分钟,放置 2 小时,分取乙醚液,蒸干,残渣加无水乙醇 1ml 使溶解,作为供试品溶液。另取乌头碱对照品适量,精密称定,加无水乙醇制成每 1ml 含 2mg 的溶液,作为对照品溶液。照薄层色谱法(通则 0502)试验,吸取供试品溶液 12μl,对照品溶液 5μl,分别点于同一硅胶 G 薄层板上,以三氯甲烷-甲醇-丙酮(6:1:1)为展开剂,展开,取出,晾干,喷以稀碘化铋钾试液。供试品色谱中,在与对照品色谱相应位置上出现的斑点应小于对照品的斑点,或不出现斑点。

其他 应符合颗粒剂项下有关的各项规定(通则 0104)。

【含量测定】 照高效液相色谱法(通则 0512)测定。

色谱条件与系统适用性试验 以十八烷基硅烷键合硅胶为填充剂;以甲醇-水-冰醋酸(55:44:1)为流动相;检测波长为 270nm。理论板数按淫羊藿苷峰计算应不低于 4000。

对照品溶液的制备 精密称取淫羊藿苷对照品适量,加甲醇制成每 1ml 含 30μg 的溶液,作为对照品溶液。

供试品溶液的制备 取装量差异项下的本品,混匀,研细,取约 1.6g,精密称定,置具塞锥形瓶中,精密加入稀乙醇 25ml,称定重量,加热回流 1 小时,取出,放冷,再称定重量,用稀乙醇补足减失的重量,摇匀,滤过,取续滤液,即得。

测定法 分别精密吸取对照品溶液与供试品溶液各 10μl,注入液相色谱仪,测定,即得。

本品每袋含淫羊藿以淫羊藿苷(C$_{33}$H$_{40}$O$_{15}$)计,不得少于 0.5mg〔规格(1)〕;不得少于 1.0mg〔规格(2)〕。

【功能与主治】 补肝肾,强筋骨,祛风湿,通经络。用于肝肾不足、风湿阻络所致的尪痹,症见肌肉、关节疼痛,局部肿大,僵硬畸形,屈伸不利,腰膝酸软,畏寒乏力;类风湿性关节炎见上述证候者。

【用法与用量】 开水冲服。一次 6g,一日 3 次。

【注意】 孕妇禁用;忌食生冷食物。

【规格】 (1)每袋装 3g (2)每袋装 6g

【贮藏】 密封。

连花清瘟片
Lianhua Qingwen Pian

【处方】
连翘 255g	金银花 255g
炙麻黄 85g	炒苦杏仁 85g
石膏 255g	板蓝根 255g
绵马贯众 255g	鱼腥草 255g
广藿香 85g	大黄 51g
红景天 85g	薄荷脑 7.5g
甘草 85g	

【制法】 以上十三味,广藿香加水蒸馏提取挥发油,收集挥发油,水提取液滤过,备用;连翘、炙麻黄、鱼腥草、大黄用70%乙醇加热回流提取二次,第一次 2 小时,第二次 1.5 小时,提取液滤过,合并,回收乙醇,备用;金银花、石膏、板蓝根、绵马贯众、甘草、红景天加水煎煮至沸,加入炒苦杏仁,煎煮二次,第一次 1.5 小时,第二次 1 小时,煎液滤过,滤液合并,加入广藿香提油后备用的水溶液,浓缩至相对密度为 1.10～1.15(60℃),加乙醇使含醇量达 70%,在 4℃冷藏 24 小时,滤过,滤液回收乙醇,与上述连翘等四味的备用醇提取液合并,浓缩至相对密度为 1.15～1.20(60℃),喷雾干燥,与适量淀粉、糊精及微晶纤维素混合均匀,加乙醇制成颗粒,在 60℃烘干,将薄荷脑和广藿香挥发油加入到二氧化硅及微晶纤维素中,混匀,与上述颗粒混匀,密闭 30 分钟,压制成 1000 片,包薄膜衣,即得。

【性状】 本品为薄膜衣片,除去薄膜衣后显黄棕色至棕褐色;气微香,味微苦。

【鉴别】 (1)取本品 6 片,研细,加甲醇 10ml,超声处理10 分钟,滤过,滤液蒸干,残渣用水 10ml 溶解,转移至分液漏斗中,用乙醚振摇提取 2 次,每次 10ml,再用水饱和的正丁醇10ml 振摇提取,正丁醇液蒸干,残渣加甲醇 1ml 使溶解,作为供试品溶液。另取金银花对照药材 0.5g,加甲醇 8ml,超声处理 10 分钟,滤过,滤液作为对照药材溶液。再取绿原酸对照品,加甲醇制成每 1ml 含 1mg 的溶液,作为对照品溶液。照薄层色谱法(通则 0502)试验,吸取上述三种溶液各 4～8μl,分别点于同一硅胶 G 薄层板上,以乙酸丁酯-甲酸-水(14:5:5)的上层溶液为展开剂,展开,取出,晾干,置紫外光灯(365nm)下检视。供试品色谱中,在与对照药材色谱相对应的位置上,至少显两个相同颜色的荧光斑点;在与对照品色谱相应的位置上,显相同颜色的荧光斑点。

(2)取〔鉴别〕(1)项下的供试品溶液作为供试品溶液。另取甘草对照药材 1g,加甲醇 8ml,超声处理 10 分钟,滤过,滤液作为对照药材溶液。照薄层色谱法(通则 0502)试验,吸取供试品溶液 4～8μl、对照药材溶液 4μl,分别点于同一硅胶 G薄层板上,以三氯甲烷-甲醇-水(13:6:2)10℃以下放置的下层溶液为展开剂,展开,取出,晾干,喷以 10%硫酸乙醇溶液,在 105℃加热至斑点显色清晰,置日光下检视。供试品色谱中,在与对照药材色谱相应的位置上,显相同颜色的主斑点。

(3)取本品 8 片,研细,加乙醇 10ml,超声处理 10 分钟,静置,上清液作为供试品溶液。另取大黄对照药材 0.5g,加甲醇 3ml,同法制成对照药材溶液。再取鱼腥草对照药材0.5g,加甲醇 5ml,超声处理 20 分钟,滤过,滤液作为对照药材溶液。照薄层色谱法(通则 0502)试验,吸取上述三种溶液各 4～8μl,分别点于同一硅胶 G 薄层板上,以环己烷-乙酸乙酯-甲酸(4:1:0.1)为展开剂,展开,取出,晾干,置紫外光灯(365nm)下检视。供试品色谱中,在与大黄对照药材色谱相应的位置上,至少显两个相同的橙黄色荧光斑点;在与鱼腥草对照药材色谱相应的位置上,至少显三个相同颜色的荧光主斑点。

(4)取〔鉴别〕(3)项下的供试品溶液作为供试品溶液。另取盐酸麻黄碱对照品,加甲醇制成每 1ml 含 1mg 的溶液,作为对照品溶液。照薄层色谱法(通则 0502)试验,吸取供试品溶液 5～10μl、对照品溶液 5μl,分别点于同一硅胶 G 薄层板上,以三氯甲烷-甲醇-浓氨试液(20:4:0.5)为展开剂,展开,取出,晾干,喷以茚三酮试液,在 105℃加热至斑点显色清晰,置日光下检视。供试品色谱中,在与对照品色谱相应的位置上,显相同颜色的斑点。

(5)取本品 4 片,研细,加石油醚(60～90℃)5ml,振摇2 分钟,滤过,滤液作为供试品溶液。另取薄荷脑对照品,加甲醇制成每 1ml 含 0.5mg 的溶液,作为对照品溶液。照薄层色谱法(通则 0502)试验,吸取供试品溶液 4～8μl、对照品溶液 2μl 分别点于同一硅胶 G 薄层板上,以环己烷-乙酸乙酯-甲酸(4:1:0.1)为展开剂,展开,取出,晾干,喷以 2%香草醛硫酸溶液,在 105℃加热至斑点显色清晰,置日光下检视。供试品色谱中,在与对照品色谱相对应的位置上,显相同颜色的斑点。

【检查】 山银花 取本品 10 片,研细,加甲醇 20ml,超声处理 15 分钟,滤过,滤液蒸干,残渣加水 20ml 使溶解,用水饱和的正丁醇振摇提取 2 次,每次 30ml,合并正丁醇液,用氨试液洗涤 2 次,每次 30ml,正丁醇液蒸干,残渣加甲醇 2ml 使溶解,作为供试品溶液。另取灰毡毛忍冬皂苷乙对照品,加甲醇制成每 1ml 含 1mg 的溶液,作为对照品溶液。照薄层色谱法(通则 0502)试验,吸取供试品溶液 4μl、对照品溶液 2μl,分别点于同一硅胶 G 薄层板上,以三氯甲烷-甲醇-水(6:4:1)

为展开剂，展开，取出，晾干，喷以 10％硫酸乙醇溶液，在 105℃加热至斑点显色清晰，置日光下检视。供试品色谱中，在与对照品色谱相应的位置上，不得显相同颜色的斑点。

其他 应符合片剂项下有关的各项规定（通则 0101）。

【含量测定】 照高效液相色谱法（通则 0512）测定。

色谱条件与系统适用性试验 以十八烷基硅烷键合硅胶为填充剂；以乙腈-0.1％磷酸溶液（22∶78）为流动相；检测波长为 205nm。理论板数按连翘苷峰计算应不低于 3500。

对照品溶液的制备 取连翘苷对照品适量，精密称定，加 50％甲醇制成每 1ml 含 4μg 的溶液，即得。

供试品溶液的制备 取本品 10 片，精密称定，研细，取 0.5g，精密称定，置具塞锥形瓶中，精密加入甲醇 20ml，密塞，称定重量，超声处理（功率 250W，频率 40kHz）20 分钟，放冷，再称定重量，用甲醇补足减失的重量，摇匀，滤过，精密量取续滤液 5ml，加在中性氧化铝柱（100～200 目，3g，柱内径为 1cm）上，用水洗脱，收集洗脱液于 25ml 量瓶中并至刻度，摇匀，滤过，取续滤液，即得。

测定法 精密吸取对照品溶液与供试品溶液各 10～20μl，注入液相色谱仪，测定，即得。

本品每片含连翘以连翘苷（$C_{27}H_{34}O_{11}$）计，不得少于 0.17mg。

【功能与主治】 清瘟解毒，宣肺泄热。用于治疗流行性感冒属热毒袭肺证，症见发热，恶寒，肌肉酸痛，鼻塞流涕，咳嗽，头痛，咽干咽痛，舌偏红，苔黄或黄腻。

【用法与用量】 口服。一次 4 片，一日 3 次。

【规格】 每片重 0.35g

【贮藏】 密封，置阴凉处。

连花清瘟胶囊

Lianhua Qingwen Jiaonang

【处方】

连翘 255g	金银花 255g
炙麻黄 85g	炒苦杏仁 85g
石膏 255g	板蓝根 255g
绵马贯众 255g	鱼腥草 255g
广藿香 85g	大黄 51g
红景天 85g	薄荷脑 7.5g
甘草 85g	

【制法】 以上十三味，广藿香加水蒸馏提取挥发油，收集挥发油，水提取液滤过，备用；连翘、炙麻黄、鱼腥草、大黄用 70％乙醇提取二次，第一次 2 小时，第二次 1.5 小时，提取液滤过，合并，回收乙醇，备用；金银花、石膏、板蓝根、绵马贯众、甘草、红景天加水煎煮至沸，加入炒苦杏仁，煎煮二次，第一次 1.5 小时，第二次 1 小时，煎液滤过，滤液合并，加入广藿香提油后备用的水溶液，浓缩至相对密度为 1.10～1.15（60℃），

加乙醇使含醇量达 70％，在 4℃冷藏 24 小时，滤过，滤液回收乙醇，与上述连翘等四味的备用醇提取液合并，浓缩至相对密度为 1.15～1.20（60℃），喷雾干燥，与适量淀粉混匀，制成颗粒，干燥，过筛，筛出适量细粉，将薄荷脑、广藿香挥发油用适量乙醇溶解，喷入细粉中，混匀，与上述颗粒混匀，密闭 30 分钟，装入胶囊，制成 1000 粒，即得。

【性状】 本品为硬胶囊，内容物为棕黄色至黄褐色的颗粒和粉末；气微香，味微苦。

【鉴别】 （1）取本品内容物 2g，加甲醇 10ml，超声处理 10 分钟，滤过，滤液蒸干，残渣用水 10ml 溶解，转移至分液漏斗中，用乙醚振摇提取 2 次，每次 10ml，再用水饱和的正丁醇 10ml 振摇提取，正丁醇液蒸干，残渣加甲醇 1ml 使溶解，作为供试品溶液。另取金银花对照药材 0.5g，加甲醇 8ml，超声处理 10 分钟，滤过，滤液作为对照药材溶液。再取绿原酸对照品，加甲醇制成每 1ml 含 1mg 的溶液，作为对照品溶液。照薄层色谱法（通则 0502）试验，吸取上述三种溶液各 4～8μl，分别点于同一硅胶 G 薄层板上，以乙酸丁酯-甲酸-水（14∶5∶5）的上层液为展开剂，展开，取出，晾干，置紫外光灯（365nm）下检视。供试品色谱中，在与对照药材色谱相对应的位置上，至少显两个相同颜色的荧光斑点；在与对照品色谱相应的位置上，显相同颜色的荧光斑点。

（2）取〔鉴别〕（1）项下的供试品溶液作为供试品溶液。另取甘草对照药材 1g，加甲醇 8ml，超声处理 10 分钟，滤过，滤液作为对照药材溶液。照薄层色谱法（通则 0502）试验，吸取供试品溶液 4～8μl、对照药材溶液 4μl，分别点于同一硅胶 G 薄层板上，以三氯甲烷-甲醇-水（13∶6∶2）10℃以下放置的下层液为展开剂，展开，取出，晾干，喷以 10％硫酸乙醇溶液，在 105℃加热至斑点显色清晰，置日光下检视。供试品色谱中，在与对照药材色谱相应的位置上，显相同颜色的主斑点。

（3）取本品内容物 3g，加乙醇 10ml，超声处理 10 分钟，静置，上清液作为供试品溶液。另取大黄对照药材 0.5g，加甲醇 3ml，同法制成对照药材溶液。再取鱼腥草对照药材 0.5g，加甲醇 5ml，超声处理 20 分钟，滤过，滤液作为对照药材溶液。照薄层色谱法（通则 0502）试验，吸取上述三种溶液各 4～8μl，分别点于同一硅胶 G 薄层板上，以环己烷-乙酸乙酯-甲酸（4∶1∶0.1）为展开剂，展开，取出，晾干，置紫外光灯（365nm）下检视。供试品色谱中，在与大黄对照药材色谱相应的位置上，至少显两个相同的橙黄色荧光斑点；在与鱼腥草对照药材色谱相应的位置上，至少显三个相同颜色的荧光主斑点。

（4）取〔鉴别〕（3）项下的供试品溶液作为供试品溶液。另取盐酸麻黄碱对照品，加甲醇制成每 1ml 含 1mg 的溶液，作为对照品溶液。照薄层色谱法（通则 0502）试验，吸取供试品溶液 5～10μl、对照品溶液 5μl，分别点于同一硅胶 G 薄层板上，以三氯甲烷-甲醇-浓氨试液（20∶4∶0.5）为展开剂，展开，取出，晾干，喷以茚三酮试液，在 105℃加热至斑点显色清晰，置日光下检视。供试品色谱中，在与对照品色谱相应的位

置上,显相同颜色的斑点。

(5)取本品内容物 1.5g,加石油醚(60~90℃)5ml,振摇 2 分钟,滤过,滤液作为供试品溶液。另取薄荷脑对照品,加甲醇制成每 1ml 含 0.5mg 的溶液,作为对照品溶液。照薄层色谱法(通则 0502)试验,吸取供试品溶液 4~8μl、对照品溶液 4μl,分别点于同一硅胶 G 薄层板上,以环己烷-乙酸乙酯-甲酸(4:1:0.1)为展开剂,展开,取出,晾干,喷以 2%香草醛硫酸溶液,在 105℃加热至斑点显色清晰,置日光下检视。供试品色谱中,在与对照品色谱相对应的位置上,显相同颜色的斑点。

【检查】　山银花　取本品内容物 3.5g,加甲醇 20ml,超声处理 15 分钟,滤过,滤液蒸干,残渣加水 20ml 使溶解,用水饱和的正丁醇振摇提取 2 次,每次 30ml,合并正丁醇液,用氨试液洗涤 2 次,每次 30ml,正丁醇液蒸干,残渣加甲醇 2ml 使溶解,作为供试品溶液。另取灰毡毛忍冬皂苷乙对照品,加甲醇制成每 1ml 含 1mg 的溶液,作为对照品溶液。照薄层色谱法(通则 0502)试验,吸取供试品溶液 4μl、对照品溶液 2μl,分别点于同一硅胶 G 薄层板上,以三氯甲烷-甲醇-水(6:4:1)为展开剂,展开,取出,晾干,喷以 10%硫酸乙醇溶液,在 105℃加热至斑点显色清晰,置日光下检视。供试品色谱中,在与对照品色谱相应的位置上,不得显相同颜色的斑点。

其他　应符合胶囊剂项下有关的各项规定(通则 0103)。

【含量测定】　照高效液相色谱法(通则 0512)测定。

色谱条件与系统适用性试验　以十八烷基硅烷键合硅胶为填充剂;以乙腈-0.1%磷酸溶液(22:78)为流动相;检测波长为 205nm;理论板数按连翘苷峰计算应不低于 3500。

对照品溶液的制备　取连翘苷对照品适量,精密称定,加 50%甲醇制成每 1ml 含 4μg 的溶液,即得。

供试品溶液的制备　取装量差异项下的本品内容物,研细,取 0.5g,精密称定,置具塞锥形瓶中,精密加甲醇 20ml,密塞,称定重量,超声处理(功率 250W,频率 40kHz)20 分钟,放冷,再称定重量,用甲醇补足减失的重量,摇匀,滤过,精密量取续滤液 5ml,加在中性氧化铝柱(100~200 目,3g,内径为 1cm)上,用水洗脱,收集洗脱液于 25ml 量瓶中并至刻度,摇匀,滤过,取续滤液,即得。

测定法　精密吸取对照品溶液与供试品溶液各 10μl,注入液相色谱仪,测定,即得。

本品每粒含连翘以连翘苷($C_{27}H_{34}O_{11}$)计,不得少于 0.17mg。

【功能与主治】　清瘟解毒,宣肺泄热。用于治疗流行性感冒属热毒袭肺证,症见发热,恶寒,肌肉酸痛,鼻塞流涕,咳嗽,头痛,咽干咽痛,舌偏红,苔黄或黄腻。

【用法与用量】　口服。一次 4 粒,一日 3 次。

【注意】　风寒感冒者慎服。

【规格】　每粒装 0.35g

【贮藏】　密封,置阴凉处。

连花清瘟颗粒
Lianhua Qingwen Keli

【处方】

连翘 170g	金银花 170g
炙麻黄 57g	炒苦杏仁 57g
石膏 170g	板蓝根 170g
绵马贯众 170g	鱼腥草 170g
广藿香 57g	大黄 34g
红景天 57g	薄荷脑 5.0g
甘草 57g	

【制法】　以上十三味,广藿香加水蒸馏提取挥发油,收集挥发油,水提取液滤过,备用;连翘、炙麻黄、鱼腥草、大黄用 70%乙醇加热回流提取二次,第一次 2 小时,第二次 1.5 小时,提取液滤过,合并,回收乙醇,备用;金银花、石膏、板蓝根、绵马贯众、甘草、红景天加水煎煮至沸,加入炒苦杏仁,煎煮二次,第一次 1.5 小时,第二次 1 小时,煎液滤过,滤液合并,加入广藿香提油后备用的水溶液,浓缩至相对密度为 1.10~1.15(60℃),加乙醇使含醇量达 70%,在 4℃冷藏 24 小时,滤过,滤液回收乙醇,与上述连翘等四味的备用醇提取液合并,浓缩至相对密度为 1.25~1.35(60℃),加入糖粉和糊精,混合均匀,制颗粒,干燥,过筛,筛出适量细粉,将薄荷脑、广藿香挥发油用适量乙醇溶解,喷入细粉中,混匀,与上述颗粒混匀,密闭 30 分钟,制成 1000g,即得。

【性状】　本品为棕黄色至棕褐色的颗粒;气微香,味微苦。

【鉴别】　(1)取本品 6g,研细,加甲醇 10ml,超声处理 10 分钟,滤过,滤液蒸干,残渣用水 10ml 溶解,转移至分液漏斗中,用乙醚振摇提取 2 次,每次 10ml,再用水饱和的正丁醇 10ml 振摇提取,正丁醇液蒸干,残渣加甲醇 1ml 使溶解,作为供试品溶液。另取金银花对照药材 0.5g,加甲醇 8ml,超声处理 10 分钟,滤过,滤液作为对照药材溶液。再取绿原酸对照品,加甲醇制成每 1ml 含 1mg 的溶液,作为对照品溶液。照薄层色谱法(通则 0502)试验,吸取上述三种溶液各 4~8μl,分别点于同一硅胶 G 薄层板上,以乙酸丁酯-甲酸-水(14:5:5)的上层液为展开剂,展开,取出,晾干,置紫外光灯(365nm)下检视。供试品色谱中,在与对照药材色谱相对应的位置上,至少显两个相同颜色的荧光斑点;在与对照品色谱相应的位置上,显相同颜色的荧光斑点。

(2)取[鉴别](1)项下的供试品溶液作为供试品溶液。另取甘草对照药材 1g,加甲醇 8ml,超声处理 10 分钟,滤过,滤液作为对照药材溶液。照薄层色谱法(通则 0502)试验,吸取供试品溶液 4~8μl、对照药材溶液 4μl,分别点于同一硅胶 G 薄层板上,以三氯甲烷-甲醇-水(13:6:2)10℃以下放置的下层溶液为展开剂,展开,取出,晾干,喷以 10%硫酸乙醇溶液,在 105℃加热至斑点显色清晰,置日光下检视。供试品色谱中,在与对照药材色谱相应的位置上,显相同颜色的主斑点。

(3)取本品 12g,研细,加乙醇 10ml,超声处理 10 分钟,静置,上清液作为供试品溶液。另取大黄对照药材 0.5g,加甲醇 3ml,同法制成对照药材溶液。再取鱼腥草对照药材 0.5g,加甲醇 5ml,超声处理 20 分钟,滤过,滤液作为对照药材溶液。照薄层色谱法(通则 0502)试验,吸取上述三种溶液各 4～8μl,分别点于同一硅胶 G 薄层板上,以环己烷-乙酸乙酯-甲酸(4:1:0.1)为展开剂,展开,取出,晾干,置紫外光灯(365nm)下检视。供试品色谱中,在与大黄对照药材色谱相应的位置上,至少显两个相同的橙黄色荧光斑点;在与鱼腥草对照药材色谱相应的位置上,至少显三个相同颜色的荧光主斑点。

(4)取〔鉴别〕(3)项下的供试品溶液作为供试品溶液。另取盐酸麻黄碱对照品,加甲醇制成每 1ml 含 1mg 的溶液,作为对照品溶液。照薄层色谱法(通则 0502)试验,吸取供试品溶液 5～10μl、对照品溶液 5μl,分别点于同一硅胶 G 薄层板上,以三氯甲烷-甲醇-浓氨试液(20:4:0.5)为展开剂,展开,取出,晾干,喷以茚三酮试液,在 105℃加热至斑点显色清晰,置日光下检视。供试品色谱中,在与对照品色谱相应的位置上,显相同颜色的斑点。

(5)取本品 6g,研细,加石油醚(60～90℃)5ml,振摇 2 分钟,滤过,滤液作为供试品溶液。另取薄荷脑对照品,加甲醇制成每 1ml 含 0.5mg 的溶液,作为对照品溶液。照薄层色谱法(通则 0502)试验,吸取供试品溶液 4～8μl、对照品溶液 4μl,分别点于同一硅胶 G 薄层板上,以环己烷-乙酸乙酯-甲酸(4:1:0.1)为展开剂,展开,取出,晾干,喷以 2％香草醛硫酸溶液,在 105℃加热至斑点显色清晰,置日光下检视。供试品色谱中,在与对照品色谱相对应的位置上,显相同颜色的斑点。

【检查】 山银花 取本品 6g,研细,加甲醇 20ml,超声处理 15 分钟,滤过,滤液蒸干,残渣加水 20ml 使溶解,用水饱和的正丁醇振摇提取 2 次,每次 30ml,合并正丁醇液,用氨试液洗涤 2 次,每次 30ml,正丁醇液蒸干,残渣加甲醇 2ml 使溶解,作为供试品溶液。另取灰毡毛忍冬皂苷乙对照品,加甲醇制成每 1ml 含 1mg 的溶液,作为对照品溶液。照薄层色谱法(通则 0502)试验,吸取供试品溶液 4μl、对照品溶液 2μl,分别点于同一硅胶 G 薄层板上,以三氯甲烷-甲醇-水(6:4:1)为展开剂,展开,取出,晾干,喷以 10％硫酸乙醇溶液,在 105℃加热至斑点显色清晰。供试品色谱中,在与对照品色谱相应的位置上,不得显相同颜色的斑点。

其他 应符合颗粒剂项下有关的各项规定(通则 0104)。

【含量测定】 照高效液相色谱法(通则 0512)测定。

色谱条件与系统适用性试验 以十八烷基硅烷键合硅胶为填充剂;以乙腈-0.1％磷酸溶液(22:78)为流动相;检测波长为 205nm。理论板数按连翘苷峰计算应不低于 3500。

对照品溶液的制备 取连翘苷对照品适量,精密称定,加 50％甲醇制成每 1ml 含 4μg 的溶液,即得。

供试品溶液的制备 取装量差异项下的本品,混匀,取适量,研细,取 2g,精密称定,置具塞锥形瓶中,精密加入甲醇 25ml,密塞,称定重量,超声处理(功率 250W,频率 40kHz)30 分钟,放冷,再称定重量,用甲醇补足减失的重量,摇匀,滤过,精密量取续滤液 5ml,加在中性氧化铝柱(100～200 目,3g,内径 1cm)上,用水洗脱,收集洗脱液于 25ml 量瓶中并至刻度,摇匀,滤过,取续滤液,即得。

测定法 精密吸取对照品溶液与供试品溶液各 10μl,注入高效液相色谱仪,测定,即得。

本品每袋含连翘以连翘苷($C_{27}H_{34}O_{11}$)计,不得少于 0.69mg。

【功能与主治】 清瘟解毒,宣肺泄热。用于治疗流行性感冒属热毒袭肺证,症见发热、恶寒、肌肉酸痛、鼻塞流涕、咳嗽、头痛、咽干咽痛、舌偏红、苔黄或黄腻。

【用法与用量】 口服。一次 1 袋,一日 3 次。

【规格】 每袋装 6g

【贮藏】 密封,置阴凉处。

连参通淋片
Lianshen Tonglin Pian

【处方】
黄连 360g	苦参 270g
瞿麦 270g	川木通 270g
萹蓄 270g	栀子 180g
大黄 240g	丹参 240g
绵萆薢 240g	茯苓 270g
白术 210g	石菖蒲 90g
甘草 90g	

【制法】 以上十三味,白术、石菖蒲提取挥发油,蒸馏后水溶液另器收集,挥发油以倍他环糊精包合,备用。黄连加 80％乙醇回流提取三次,每次 1.5 小时,合并煎液,滤过,减压浓缩至相对密度为 1.32～1.35(60℃热测)的稠膏,低温干燥,粉碎成细粉,备用。其余丹参等十味加水煎煮二次,每次 1.5 小时,合并煎液,滤过,与白术等的水溶液合并,减压浓缩至相对密度为 1.12～1.15(60℃热测)的清膏,加乙醇使含醇量达 60％,搅匀,冷藏 24 小时,滤过,滤液减压回收乙醇至相对密度为 1.32～1.35(60℃热测)的稠膏,低温干燥,粉碎成细粉。加入黄连提取物细粉、挥发油包合物及适量淀粉,压制成 1000 片,包薄膜衣,即得。

【性状】 本品为薄膜衣片,除去包衣后显棕黄色至棕褐色;味苦。

【鉴别】 (1)取本品 1 片,研细,加乙醇 30ml,超声处理 20 分钟,滤过,滤液作为供试品溶液。另取黄连对照药材

0.3g,同法制成对照药材溶液。再取盐酸小檗碱对照品,加乙醇制成每1ml含1mg的溶液,作为对照品溶液。照薄层色谱法(通则0502)试验,吸取上述三种溶液各1～2μl,分别点于同一硅胶G薄层板上,以环己烷-乙酸乙酯-异丙醇-甲醇-水-三乙胺(3:3.5:1:1.5:0.5:1)为展开剂,置浓氨试液预饱和20分钟的层析缸内,展开,取出,晾干,置紫外光灯(365nm)下检视。供试品色谱中,在与对照药材色谱相应的位置上,至少显4个相同颜色的荧光斑点;在与对照品色谱相应的位置上,显相同颜色的荧光斑点。

(2)取本品5片,研细,加三氯甲烷40ml,浓氨试液1ml,摇匀,放置过夜,滤过,滤液回收溶剂至干,残渣加乙醇3ml使溶解,作为供试品溶液。另取苦参对照药材0.5g,同法制成对照药材溶液。再取苦参碱对照品,加乙醇制成每1ml含1mg的溶液,作为对照品溶液。照薄层色谱法(通则0502)试验,吸取上述三种溶液各2μl,分别点于同一硅胶G薄层板上,以甲苯-乙酸乙酯-丙酮-浓氨试液(2:1:3:0.1)为展开剂,展开,取出,晾干,喷以碘化铋钾试液。供试品色谱中,在与对照药材色谱和对照品色谱相应的位置上,分别显相同颜色的斑点。

(3)取本品6片,研细,加甲醇25ml,超声处理30分钟,滤过,滤液回收溶剂至干,残渣加水20ml使溶解,再加盐酸1ml,加热回流1小时,立即冷却,用乙醚振摇提取二次,每次20ml,合并乙醚液,回收溶剂至干,残渣加三氯甲烷1ml使溶解,作为供试品溶液。另取大黄对照药材0.3g,同法制成对照药材溶液。再取大黄素对照品,加乙醇制成每1ml含1mg的溶液,作为对照品溶液。照薄层色谱法(通则0502)试验,吸取供试品溶液及对照药材溶液各10μl,对照品溶液2μl,分别点于同一硅胶G薄层板上,以环己烷-乙酸乙酯-甲酸(14:5:3)的上层溶液为展开剂,展开,取出,晾干,置紫外光灯(365nm)下检视。供试品色谱中,在与对照药材色谱和对照品色谱相应的位置上,显相同颜色的荧光斑点。置氨蒸气中熏后,斑点变为红色。

(4)取本品5片,研细,加乙醇30ml,超声处理30分钟,滤过,滤液蒸干,残渣加水20ml使溶解,用水饱和的正丁醇振摇提取二次,每次20ml,合并正丁醇液,回收溶剂至干,残渣加乙醇3ml使溶解,作为供试品溶液。另取栀子对照药材0.8g,同法制成对照药材溶液。再取栀子苷对照品,加乙醇制成每1ml含1mg的溶液,作为对照品溶液。照薄层色谱法(通则0502)试验,吸取供试品溶液及对照药材溶液5～10μl,对照品溶液5μl,分别点于同一硅胶G薄层板上,以乙酸乙酯-丙酮-冰醋酸(3:2:1)为展开剂,展开,取出,晾干,喷以10%硫酸乙醇溶液,在105℃加热至斑点显色清晰。供试品色谱中,在与对照药材色谱和对照品色谱相应的位置上,显相同颜色的斑点。

(5)取本品5片,研细,加甲醇40ml,超声处理30分钟,滤过,滤液回收溶剂至干,残渣加水20ml使溶解,加盐酸调节pH值至2～3,用乙酸乙酯振摇提取二次,每次25ml,合并乙酸乙酯液,回收溶剂至干,残渣加甲醇25ml使溶解,滤过,取续滤液作为供试品溶液。另取丹参素钠对照品、原儿茶醛对照品、丹酚酸B对照品,加甲醇制成每1ml含丹参素钠

0.5mg、原儿茶醛0.1mg和丹酚酸B 0.1mg的混合溶液,作为对照品溶液。照高效液相色谱法(通则0512)试验,以十八烷基硅烷键合硅胶为填充剂;以乙腈为流动相A,以0.05%氟乙酸为流动相B;按下表中的规定进行梯度洗脱;检测波长为288nm;流速为每分钟0.8ml;柱温为40℃。理论板数按丹酚酸B峰计算应不低于5000。分别吸取供试品溶液和混合对照品溶液各10μl,注入液相色谱仪,测定,供试品色谱中,应呈现与丹参素钠、原儿茶醛、丹酚酸B对照品保留时间相对应的色谱峰。

时间(分钟)	流动相A(%)	流动相B(%)
0～65	2→30	98→70

【检查】 应符合片剂项下有关的各项规定(通则0101)。

【含量测定】 **黄连** 照高效液相色谱法(通则0512)测定。

色谱条件与系统适用性试验 以十八烷基硅烷键合硅胶为填充剂;以乙腈-0.1%磷酸溶液(加三乙胺调节pH值为3)(30:70)为流动相;检测波长为345nm。理论板数按盐酸小檗碱峰计算应不低于5000。

对照品溶液的制备 取盐酸药根碱对照品、盐酸巴马汀对照品、盐酸小檗碱对照品适量,精密称定,加甲醇制成每1ml含盐酸药根碱10μg、盐酸巴马汀15μg、盐酸小檗碱50μg的混合溶液,即得。

供试品溶液的制备 取重量差异项下的本品,研细,取约0.5g,精密称定,置具塞锥形瓶中,精密加入甲醇-盐酸(100:1)50ml,密塞,称定重量,超声处理(功率400W,频率40kHz)30分钟,放冷,再称定重量,用甲醇补足减失的重量,摇匀,滤过,精密量取续滤液2ml,置10ml量瓶中,加甲醇稀释至刻度,摇匀,即得。

测定法 分别精密吸取对照品溶液与供试品溶液各10μl,注入液相色谱仪,测定,即得。

本品每片含黄连以盐酸小檗碱($C_{20}H_{18}ClNO_4$)、盐酸巴马汀($C_{21}H_{22}ClNO_4$)和盐酸药根碱($C_{20}H_{20}ClNO_4$)的总量计,不得少于15.0mg。

苦参 照高效液相色谱法(通则0512)测定。

色谱条件与系统适用性试验 以十八烷基硅烷键合硅胶为填充剂;以乙腈为流动相A,以0.2%磷酸溶液为流动相B,按下表中的规定进行梯度洗脱;检测波长为210nm,柱温为25℃。理论板数按苦参碱峰计算应不低于5000。

时间(分钟)	流动相A(%)	流动相B(%)
0～10	5→10	95→90

对照品溶液的制备 取苦参碱对照品适量,精密称定,加甲醇制成每1ml含苦参碱0.75mg的溶液。精密吸取上述对照品溶液1ml,置10ml量瓶中,加甲醇-浓氨试液(93:7)混合溶液稀释至刻度,摇匀,即得(每1ml含苦参碱75μg)。

供试品溶液的制备 取重量差异项下的本品,研细,取约1g,精密称定,置具塞锥形瓶中,精密加入0.1mol/L盐酸溶

液50ml,密塞,称定重量,超声处理(功率400W,频率40kHz)30分钟,放冷,再称定重量,用0.1mol/L盐酸溶液补足减失的重量,摇匀,滤过,精密量取续滤液25ml,加在固相萃取柱(以混合型阳离子交换反相吸附剂为填充剂,500mg。用甲醇、水各10ml预洗)上,依次用0.1mol/L盐酸溶液、甲醇各10ml洗脱,弃去洗脱液,继用新鲜配制的甲醇-浓氨试液(93:7)混合溶液10ml洗脱,收集洗脱液,置10ml量瓶中,加上述混合溶液稀释至刻度,摇匀,滤过,即得。

测定法 分别精密吸取对照品溶液与供试品溶液各10μl,注入液相色谱仪,测定,即得。

本品每片含苦参以苦参碱($C_{15}H_{24}N_2O$)计,不得少于0.40mg。

【功能与主治】 清热祛湿,利水通淋。用于非淋菌性尿道炎的辅助治疗,中医辨证属于湿热下注者,症见尿频、尿急、尿痛,尿道红肿刺痒,尿道口有分泌物,舌红苔黄腻,脉濡数。

【用法与用量】 口服。一次4片,一日3次。疗程为2周。

【注意】 临床试验中有个别患者治疗前正常,治疗后出现尿蛋白,不能确定是否与服用药物有关。

【规格】 每片重0.8g

【贮藏】 密封。

连蒲双清片

Lianpu Shuangqing Pian

【处方】 盐酸小檗碱10g　　蒲公英浸膏188g

【制法】 以上二味,加入辅料适量,混匀,加入硬脂酸镁适量,制成颗粒,干燥,压制成1000片〔规格(2)、规格(4)〕或2000片〔规格(1)、规格(3)〕,包糖衣或薄膜衣,即得。

【性状】 本品为糖衣片或薄膜衣片,除去包衣后显棕黄色至绿褐色;气微,味苦。

【鉴别】 (1)取本品适量,除去包衣,研细,取0.5g,加甲醇10ml,加热回流15分钟,滤过,滤液作为供试品溶液。另取盐酸小檗碱对照品,加甲醇制成每1ml含0.15mg的溶液,作为对照品溶液。照薄层色谱法(通则0502)试验,吸取上述两种溶液各1μl,分别点于同一硅胶G薄层板上,以甲苯-异丙醇-乙酸乙酯-甲醇-浓氨试液(6:3:6:3:1)为展开剂,置氨蒸气饱和的展开缸内,展开,取出,晾干,置紫外光灯(365nm)下检视。供试品色谱中,在与对照品色谱相应的位置上,显相同的一个黄色荧光斑点。

(2)取本品适量,除去包衣,研细,取1.25g,加甲醇20ml,超声处理20分钟,滤过,滤液蒸干,残渣加三氯甲烷2ml使溶解,作为供试品溶液。另取蒲公英对照药材1g,同法制成对照药材溶液。照薄层色谱法(通则0502)试验,吸取上述两种溶液各2μl,分别点于同一硅胶G薄层板上,以三氯甲烷为展开剂,展开,取出,晾干,喷以10%硫酸乙醇溶液,在105℃加热至斑点显色清晰,置紫外光灯(365nm)下检视。供试品色谱中,在与对照药材色谱相应的位置上,显相同颜色的荧光斑点。

【检查】 应符合片剂项下有关的各项规定(通则0101)。

【含量测定】 照高效液相色谱法(通则0512)测定。

色谱条件与系统适用性试验 以十八烷基硅烷键合硅胶为填充剂;以乙腈-磷酸盐缓冲液[0.05mol/L磷酸二氢钾溶液和0.05mol/L庚烷磺酸钠溶液(1:1)混合溶液,含0.2%三乙胺,并用磷酸调节pH值至3.0](40:60)为流动相;检测波长为263nm。理论板数按盐酸小檗碱峰计算应不低于3000。

对照品溶液的制备 取盐酸小檗碱对照品适量,精密称定,加盐酸-甲醇(1:100)混合溶液制成每1ml含40μg的溶液,即得。

供试品溶液的制备 取本品20片,除去包衣,精密称定,研细,取0.25g,精密称定,置具塞锥形瓶中,精密加入盐酸-甲醇(1:100)混合溶液50ml,密塞,称定重量,超声处理(功率300W,频率55kHz)30分钟,放冷,再称定重量,用盐酸-甲醇(1:100)混合溶液补足减失的重量,摇匀,滤过,精密量取续滤液5ml,置25ml量瓶中,加盐酸-甲醇(1:100)混合溶液稀释至刻度,摇匀,即得。

测定法 分别精密吸取对照品溶液与供试品溶液各10~20μl,注入液相色谱仪,测定,即得。

本品每片含盐酸小檗碱($C_{20}H_{17}NO_4 \cdot HCl$)应为标示量的90.0%~110.0%。

【功能与主治】 清热解毒,燥湿止痢。用于湿热蕴结所致的肠炎、痢疾;亦用于乳腺炎、疖肿、外伤发炎、胆囊炎。

【用法与用量】 口服。一次4片〔规格(1)、规格(3)〕或一次2片〔规格(2)、规格(4)〕,一日3次;儿童酌减。

【规格】 (1)薄膜衣片 每片重0.126g(含盐酸小檗碱5mg)

(2)薄膜衣片 每片重0.255g(含盐酸小檗碱10mg)

(3)糖衣片(片心重0.125g)(含盐酸小檗碱5mg)

(4)糖衣片(片心重0.25g)(含盐酸小檗碱10mg)

【贮藏】 密封。

附:蒲公英浸膏质量标准

蒲公英浸膏

〔制法〕 取蒲公英加水煎煮二次,第一次1.5小时,第二次1小时,合并煎液,滤过,滤液浓缩至相对密度为1.20(70~75℃)的清膏。取清膏1.2份,蒲公英细粉1份,制成干膏,干燥,粉碎,即得。

〔性状〕 本品为棕色至棕褐色或绿褐色的粉末;气微,味涩、苦。

〔鉴别〕 取本品粉末2g,加甲醇20ml,加热回流30分钟,滤过,滤液蒸干,残渣加三氯甲烷 2ml 使溶解,作为供试品溶液。另取蒲公英对照药材 1g,同法制成对照药材溶液。照薄层色谱法(通则 0502)试验,吸取上述两种溶液各 2μl,分别点于同一硅胶 G 薄层板上,以三氯甲烷为展开剂,展开,取出,晾干,喷以 10%硫酸乙醇溶液,在 105℃加热至斑点显色清晰,置紫外光灯(365nm)下检视。供试品色谱中,在与对照药材色谱相应的位置上,显相同颜色的荧光斑点。

〔检查〕 水分 不得过 9.0%(通则 0832)。

〔含量测定〕 照高效液相色谱法(通则 0512)测定。

色谱条件与系统适用性试验 以十八烷基硅烷键合硅胶为填充剂;以甲醇-磷酸盐缓冲液(取磷酸二氢钠 1.56g,加水使溶解成 1000ml,再加 1%磷酸溶液调节 pH 值至 3.8~4.0)(17:83)为流动相;检测波长为 323nm;柱温 40℃。理论板数按咖啡酸峰计算应不低于 3000。

对照品溶液的制备 取咖啡酸对照品适量,精密称定,置棕色量瓶中,加甲醇制成每 1ml 含 30μg 的溶液,即得。

供试品溶液的制备 取本品适量,研细,取约 1g,精密称定,置具塞锥形瓶中,精密加入 50%甲醇溶液 10ml,称定重量,超声处理(功率 250W,频率 40kHz)30 分钟,放冷,再称定重量,用 50%甲醇溶液补足减失的重量,摇匀,滤过或离心,取上清液,滤过,置棕色量瓶中,作为供试品溶液。

测定法 分别精密吸取对照品溶液与供试品溶液各 10μl,注入液相色谱仪,测定,即得。

本品按干燥品计算,含咖啡酸($C_9H_8O_4$)不得少于 0.030%。

抗炎退热片
Kangyan Tuire Pian

【处方】 蒲公英 1064g　　　　黄芩 1064g

【制法】 以上二味,黄芩加水煎煮二次,每次 1 小时,合并煎液,加盐酸调节 pH 值至 1~2,静置 24 小时,除去上清液,沉淀加入 40%氢氧化钠溶液,搅拌使溶解,使 pH 值至 6.0~7.0,加入等体积乙醇,加热至 50℃,抽取滤液,滤液加 10%盐酸溶液调节 pH 值至 2.0~3.0,在 50℃保温,使黄芩素完全析出,收集黄芩素备用;取蒲公英 80g,粉碎成细粉,过筛备用;剩余蒲公英加水煎煮二次,每次 1 小时,煎液滤过,滤液合并,浓缩成相对密度为 1.15~1.20(85℃)的清膏,加乙醇使含醇量达 65%~70%,搅匀,静置,取上清液浓缩成相对密度为 1.26~1.28(85℃)的清膏,加入上述蒲公英细粉、黄芩素粉及适量淀粉,混匀,制成颗粒,压制成 1000 片,包糖衣,即得。

【性状】 本品为糖衣片,除去包衣后显深棕色;气微,味苦。

【鉴别】 (1)取本品 2 片,除去糖衣,研细,取约 10mg,加甲醇 2ml 使溶解,取上清液作为供试品溶液。另取黄芩苷对照品,加甲醇制成每 1ml 含 1mg 的溶液,作为对照品溶液。

照薄层色谱法(通则 0502)试验,吸取上述两种溶液各 5μl,分别点于同一硅胶 G 薄层板上,以乙酸乙酯-丁酮-甲酸-水(5:3:1:1)为展开剂,展开,取出,晾干,喷以 1%三氯化铁乙醇溶液。供试品色谱中,在与对照品色谱相应的位置上,显相同颜色的斑点。

(2)取本品 5 片,除去糖衣,研细,取约 0.2g,加甲醇 20ml,加热回流 30 分钟,滤过,滤液回收溶剂至干,残渣加水 10ml 使溶解,滤过,滤液用乙酸乙酯振摇提取 2 次,每次 10ml,合并乙酸乙酯提取液,回收溶剂至干,残渣加甲醇 1ml 使溶解,作为供试品溶液。另取蒲公英对照药材 0.5g,同法制成对照药材溶液。照薄层色谱法(通则 0502)试验,吸取上述两种溶液各 4μl,分别点于同一硅胶 G 薄层板上,以乙酸丁酯-甲酸-水(7:2.5:2.5)的上层溶液为展开剂,展开,取出,晾干,置紫外光灯(365nm)下检视。供试品色谱中,在与对照药材色谱相应的位置上,显相同颜色的荧光斑点。

【检查】 应符合片剂项下有关的各项规定(通则 0101)。

【含量测定】 照高效液相色谱法(通则 0512)测定。

色谱条件与系统适用性试验 以十八烷基硅烷键合硅胶为填充剂;以甲醇-水-磷酸(47:53:0.2)为流动相;检测波长为 280nm。理论板数按黄芩苷峰计算应不低于 3500。

对照品溶液的制备 取黄芩苷对照品适量,精密称定,加甲醇制成每 1ml 含 60μg 的溶液,即得。

供试品溶液的制备 取本品 10 片,除去糖衣,精密称定,研细,取约 30mg,精密称定,置具塞锥形瓶中,精密加入 70%甲醇 50ml,密塞,称定重量,超声处理 30 分钟(功率 250W,频率 40kHz),放冷,再称定重量,用 70%甲醇补足减失的重量,摇匀,滤过,精密量取续滤液 5ml,置 10ml 量瓶中,加 70%甲醇至刻度,摇匀,滤过,取续滤液,即得。

测定法 精密吸取对照品溶液与供试品溶液各 5~10μl,注入液相色谱仪,测定,即得。

本品每片含黄芩以黄芩苷($C_{21}H_{18}O_{11}$)计,不得少于 34.0mg。

【功能与主治】 清热解毒,消肿散结。用于肺胃热盛所致的咽喉肿痛,疮痈疔疖,红肿热痛诸症。

【用法与用量】 口服。一次 4~6 片,每 4 小时 1 次;儿童酌减。

【贮藏】 密封,置阴凉干燥处。

抗骨增生丸
Kanggu Zengsheng Wan

【处方】

熟地黄 210g	酒肉苁蓉 140g
狗脊(盐制)140g	女贞子(盐制)70g
淫羊藿 140g	鸡血藤 140g
炒莱菔子 70g	骨碎补 140g

牛膝 140g

【制法】 以上九味,取熟地黄 140g、狗脊(盐制)、淫羊藿 70g 粉碎成细粉,剩余的熟地黄、淫羊藿与其余炒莱菔子等六味加水煎煮二次,合并煎液,滤过,滤液浓缩成稠膏状,与上述细粉混匀,干燥,粉碎成细粉,过筛,混匀。每 100g 粉末用炼蜜 20～30g 加适量的水泛丸,用甘草炭包衣,打光,干燥,制成水蜜丸;或加炼蜜 55～65g 制成小蜜丸或大蜜丸,即得。

【性状】 本品为黑色的包衣浓缩水蜜丸,或为浓缩小蜜丸或浓缩大蜜丸;味甜甘、微涩。

【鉴别】 (1)取本品,置显微镜下观察:薄壁组织灰棕色至黑棕色,细胞多皱缩,内含棕色核状物(熟地黄)。梯纹管胞淡黄色至金黄色,纹孔排列整齐。叶表皮细胞壁深波状弯曲(狗脊)。

(2)取本品 9g,剪碎,加乙醇 50ml,加热回流 30 分钟,滤过,滤液蒸干,残渣加水 30ml 使溶解,用乙醚振摇提取 2 次,每次 20ml,弃去乙醚液,再用乙酸乙酯 20ml 振摇提取,分取乙酸乙酯液,蒸干,残渣加无水乙醇 1ml 使溶解,作为供试品溶液。另取淫羊藿对照药材 0.5g,加乙醇 20ml,加热回流 30 分钟,滤过,滤液蒸干,残渣加无水乙醇 1ml 使溶解,作为对照药材溶液。再取淫羊藿苷对照品,加甲醇制成每 1ml 含 0.1mg 的溶液,作为对照品溶液。照薄层色谱法(通则 0502)试验,吸取上述三种溶液各 1～5μl,分别点于同一硅胶 G 薄层板上,以乙酸乙酯-丁酮-甲酸-水(10∶1∶1∶1)为展开剂,展开,取出,晾干,喷以三氯化铝试液,在 110℃ 加热至斑点显色清晰,置紫外光灯(365nm)下检视。供试品色谱中,在与对照药材色谱和对照品色谱相应的位置上,分别显相同颜色的荧光斑点。

(3)取本品 9g,剪碎,加甲醇 45ml,加热回流 30 分钟,滤过,滤液蒸干,残渣加水 30ml 使溶解,用三氯甲烷 15ml 振摇提取,分取三氯甲烷液,蒸干,残渣用三氯甲烷-无水乙醇(2∶3)混合溶液 5ml 使溶解,作为供试品溶液。另取女贞子对照药材 0.5g,加甲醇 20ml,加热回流 30 分钟,滤过,滤液蒸干,残渣加三氯甲烷-无水乙醇(2∶3)混合溶液 5ml 使溶解,作为对照药材溶液。再取齐墩果酸对照品,加甲醇制成每 1ml 含 0.5mg 的溶液,作为对照品溶液。照薄层色谱法(通则 0502)试验,吸取上述三种溶液各 2μl,分别点于同一硅胶 G 薄层板上,以三氯甲烷-甲醇(20∶1)为展开剂,展开,取出,晾干,喷以磷钼酸试液,在 105℃ 加热至斑点显色清晰。供试品色谱中,在与对照药材色谱和对照品色谱相应的位置上,分别显相同颜色的斑点。

【检查】 应符合丸剂项下有关的各项规定(通则 0108)。

【含量测定】 照高效液相色谱法(通则 0512)测定。

色谱条件与系统适用性试验 以十八烷基硅烷键合硅胶为填充剂;以甲醇-乙腈-水(5∶25∶70)为流动相;检测波长为 270nm。理论板数按淫羊藿苷峰计算应不低于 1500。

对照品溶液的制备 取淫羊藿苷对照品适量,精密称定,加甲醇制成每 1ml 含 20μg 的溶液,即得。

供试品溶液的制备 取本品水蜜丸,研碎,取约 2g 或取

小蜜丸或重量差异项下的大蜜丸,剪碎,取约 2g,精密称定,置具塞锥形瓶中,精密加入稀乙醇 50ml,密塞,称定重量,超声处理(功率 300W,频率 40kHz)45 分钟,放冷,用稀乙醇补足减失的重量,摇匀,滤过,取续滤液,即得。

测定法 分别精密吸取对照品溶液与供试品溶液各 10μl,注入液相色谱仪,测定,即得。

本品含淫羊藿以淫羊藿苷($C_{33}H_{40}O_{15}$)计,水蜜丸每 1g 不得少于 0.41mg;小蜜丸每 1g 不得少于 0.30mg;大蜜丸每丸不得少于 0.90mg。

【功能与主治】 补腰肾,强筋骨,活血止痛。用于骨性关节炎肝肾不足、瘀血阻络证,症见关节肿胀、麻木、疼痛、活动受限。

【用法与用量】 口服。水蜜丸一次 2.2g,小蜜丸一次 3g,大蜜丸一次 1 丸,一日 3 次。

【规格】 大蜜丸 每丸重 3g

【贮藏】 密封。

抗骨增生胶囊

Kanggu Zengsheng Jiaonang

【处方】 熟地黄 175g　　　　　酒肉苁蓉 117g
狗脊(盐制)117g　　　女贞子(盐制)58g
淫羊藿 117g　　　　　鸡血藤 117g
炒莱菔子 58g　　　　　骨碎补 117g
牛膝 117g

【制法】 以上九味,熟地黄 117g、狗脊(盐制)、淫羊藿 58g 粉碎成细粉,剩余的熟地黄和淫羊藿与其余炒莱菔子等六味加水煎煮二次,每次 1.5 小时,煎液滤过,滤液合并,浓缩至适量,加入上述细粉及适量的辅料,混匀,干燥,粉碎,制颗粒,装入胶囊,制成 1000 粒,即得。

【性状】 本品为硬胶囊,内容物为棕黄色至棕褐色的颗粒和粉末;味甜、微涩,或味微苦涩。

【鉴别】 (1)取本品内容物,置显微镜下观察:薄壁组织灰棕色至黑棕色,细胞多皱缩,内含棕色核状物(熟地黄)。梯纹管胞淡黄色至金黄色,纹孔排列整齐(狗脊)。叶表皮细胞壁深波状弯曲(淫羊藿)。

(2)取本品内容物 4g,加甲醇 30ml,加热回流 1 小时,滤过,滤液蒸干,残渣加 25% 硫酸溶液 30ml 使溶解,加热回流 2 小时,放冷,用乙醚振摇提取 2 次,每次 30ml,合并乙醚提取液,蒸干,残渣加乙醇 2ml 使溶解,作为供试品溶液。另取牛膝对照药材 2g,同法制成对照药材溶液。照薄层色谱法(通则 0502)试验,吸取上述两种溶液各 10μl,分别点于同一硅胶 G 薄层板上,以甲苯-乙酸乙酯-甲酸(4∶1∶0.5)为展开剂,展开,取出,晾干,喷以 10% 硫酸乙醇溶液,加热至斑点显色清晰。供试品色谱中,在与对照药材色谱相应的位置上,显相

同颜色的斑点。

（3）取〔含量测定〕项下的供试品溶液 10ml，蒸干，残渣加甲醇 2ml 使溶解，作为供试品溶液。另取淫羊藿苷对照品，加甲醇制成每 1ml 含 0.5mg 的溶液，作为对照品溶液。照薄层色谱法（通则 0502）试验，吸取上述两种溶液各 10μl，分别点于同一以羧甲基纤维素钠为黏合剂的硅胶 HF$_{254}$ 薄层板上，以乙酸乙酯-丙酮-甲醇-水（10∶1∶1.5∶1）为展开剂，展开，取出，晾干，置紫外光灯（254nm）下检视。供试品色谱中，在与对照品色谱相应的位置上，显相同颜色的斑点。

【检查】　应符合胶囊剂项下有关的各项规定（通则 0103）。

【含量测定】　照高效液相色谱法（通则 0512）测定。

色谱条件与系统适用性试验　以十八烷基硅烷键合硅胶为填充剂；以乙腈-水（30∶70）为流动相；检测波长为 270nm。理论板数按淫羊藿苷峰计算应不低于 1500。

对照品溶液的制备　取淫羊藿苷对照品适量，精密称定，加甲醇制成每 1ml 含 20μg 的溶液，即得。

供试品溶液的制备　取装量差异项下的本品内容物，混匀，研细，取约 1g，精密称定，置 100ml 具塞锥形瓶中，精密加入稀乙醇 50ml，密塞，称定重量，超声处理（功率 250W，频率 33kHz）1 小时，放冷，用稀乙醇补足减失的重量，摇匀，滤过，取续滤液，即得。

测定法　分别精密吸取对照品溶液与供试品溶液各 20μl，注入液相色谱仪，测定，即得。

本品每粒含淫羊藿以淫羊藿苷（C$_{33}$H$_{40}$O$_{15}$）计，不得少于 0.30mg。

【功能与主治】　补腰肾，强筋骨，活血止痛。用于骨性关节炎肝肾不足、瘀血阻络证，症见关节肿胀、麻木、疼痛、活动受限。

【用法与用量】　口服。一次 5 粒，一日 3 次。

【规格】　每粒装 0.35g

【贮藏】　密封。

抗骨髓炎片

Kanggusuiyan Pian

【处方】　金银花 500g　　　　蒲公英 500g
　　　　　紫花地丁 500g　　　　半枝莲 500g
　　　　　白头翁 500g　　　　　白花蛇舌草 500g

【制法】　以上六味，取部分金银花粉碎成细粉，备用。其余蒲公英等五味与剩余金银花加水煎煮三次，第一次 2 小时，第二次 1.5 小时，第三次 1 小时，合并煎液，滤过，滤液减压浓缩至稠膏状，加入上述细粉，混匀，干燥，粉碎，过 80 目筛，加淀粉适量，以 75％ 乙醇制粒，干燥，加 0.5％ 硬脂酸镁，混匀，压制成 1000 片，包糖衣，即得。

【性状】　本品为糖衣片，除去糖衣后显棕黑色；味微苦。

【鉴别】　（1）取本品，置显微镜下观察：花粉粒类球形，直径约 76μm，外壁有刺状雕纹，具 3 个萌发孔（金银花）。

（2）取本品 6 片，除去包衣，研细，置具塞锥形瓶中，加甲醇 20ml，超声处理 20 分钟，滤过，滤液蒸干，残渣加热水 10ml，搅拌使溶解，滤过，滤液蒸干，残渣加甲醇 1ml 使溶解，作为供试品溶液。另取紫花地丁对照药材 2g，同法制成对照药材溶液。照薄层色谱法（通则 0502）试验，吸取供试品溶液 5～10μl 与对照药材溶液 5μl，分别点于同一硅胶 G 薄层板上，以甲苯-乙酸乙酯-甲酸（5∶3∶1）的上层溶液为展开剂，展开，取出，晾干，置紫外光灯（365nm）下检视。供试品色谱中，在与对照药材色谱相应的位置上，显相同颜色的荧光斑点。

【检查】　应符合片剂项下有关的各项规定（通则 0101）。

【含量测定】　**总黄酮**　照紫外-可见分光光度法（通则 0401）测定。

对照品溶液的制备　取芦丁对照品适量，精密称定，置 100ml 量瓶中，加 60％ 乙醇适量，微热使溶解，放冷，用 60％ 乙醇稀释至刻度，摇匀，精密量取 25ml，置 50ml 量瓶中，加水稀释至刻度，摇匀，即得（每 1ml 含无水芦丁 0.1mg）。

标准曲线的制备　精密量取对照品溶液 1ml、2ml、3ml、4ml、5ml，分别置 10ml 量瓶中，各加 30％ 乙醇使成 5.0ml，分别精密加入 5％ 亚硝酸钠溶液 0.3ml，摇匀，放置 6 分钟，再加入 10％ 硝酸铝溶液 0.3ml，摇匀，放置 6 分钟，加 1mol/L 的氢氧化钠溶液 4ml，分别加 30％ 乙醇稀释至刻度，摇匀，放置 10 分钟，以相应的溶剂为空白，照紫外-可见分光光度法（通则 0401），在 510nm 波长处测定吸光度，以吸光度为纵坐标，浓度为横坐标，绘制标准曲线。

测定法　取本品 20 片，除去包衣，精密称定，研细，取约 4g，精密称定，精密加 30％ 乙醇 100ml，称定重量，加热回流提取 60 分钟，放冷，再称定重量，用 30％ 乙醇补足减失的重量，离心，倾取上清液。精密量取上清液 5ml，置 50ml 量瓶中，加 30％ 乙醇稀释至刻度，摇匀，作为供试品溶液。精密量取供试品溶液 2ml，置 10ml 量瓶中，照标准曲线的制备项下的方法，自“精密加入 5％ 亚硝酸钠溶液 0.3ml”起，依法测定吸光度。同时精密量取供试品溶液 2ml，置 10ml 量瓶中，加 30％ 乙醇稀释至刻度，摇匀，作为空白溶液。从标准曲线上读出供试品溶液中无水芦丁的重量，计算，即得。

本品每片含总黄酮以无水芦丁（C$_{27}$H$_{30}$O$_{16}$）计，不得少于 9mg。

绿原酸　照高效液相色谱法（通则 0512）测定。

色谱条件与系统适用性试验　以十八烷基硅烷键合硅胶为填充剂，以乙腈-0.4％ 磷酸溶液（9∶91）为流动相；检测波长为 327nm。理论板数按绿原酸峰计算应不低于 2000。

对照品溶液的制备　取绿原酸对照品适量，精密称定，加 50％ 甲醇制成每 1ml 含 50μg 的溶液，即得。

供试品溶液的制备　取本品 20 片，除去包衣，精密称定，研细,取约 0.4g,精密称定,置具塞锥形瓶中,精密加入 50％甲醇 50ml,称定重量,超声处理(功率 500W,频率 40kHz)30 分钟,放冷,再称定重量,用 50％甲醇补足减失的重量,摇匀,滤过,取续滤液,即得。

测定法 分别精密吸取对照品溶液与供试品溶液各 10μl,注入液相色谱仪,测定,即得。

本品每片含金银花、蒲公英以绿原酸($C_{16}H_{18}O_9$)计,不得少于 1.8mg。

【功能与主治】 清热解毒,散瘀消肿。用于热毒血瘀所致附骨疽,症见发热、口渴、局部红肿、疼痛、流脓;骨髓炎见上述证候者。

【用法与用量】 口服。一次 8～10 片,一日 3 次;或遵医嘱,儿童酌减。

【注意】 孕妇慎服。

【规格】 片心重 0.4g

【贮藏】 密封。

抗宫炎片
KangGongyanPian

【处方】 广东紫珠干浸膏 167g 益母草干浸膏 44g
乌药干浸膏 39g

【制法】 以上三味,粉碎成细粉,加辅料适量,混匀,制粒,干燥,压制成 1000 片、667 片或 500 片,包糖衣或薄膜衣,即得。

【性状】 本品为糖衣片或薄膜衣片,除去包衣后显棕色至棕褐色;味涩、微苦。

【鉴别】 (1)取本品适量,除去包衣,研细,取 9g,加乙醇 50ml,超声处理 30 分钟,滤过,滤液加在中性氧化铝柱(100～200 目,5g,内径为 2cm)上,用乙醇 20ml 洗脱,收集滤液与洗脱液,蒸干,残渣加乙醇 5ml 使溶解,作为供试品溶液。另取盐酸水苏碱对照品,加乙醇制成每 1ml 含 2mg 的溶液,作为对照品溶液。照薄层色谱法(通则 0502)试验,吸取供试品溶液 10μl、对照品溶液 4μl,分别点于同一硅胶 G 薄层板上,以丙酮-无水乙醇-盐酸(10:10:1)为展开剂,展开,取出,晾干,先喷以 10％硫酸乙醇溶液,再喷以稀碘化铋钾试液-碘化钾碘试液(1:1)混合溶液,冷风吹干。供试品色谱中,在与对照品色谱相应的位置上,显相同颜色的斑点。

(2)取本品适量,除去包衣,研细,取 3g,加甲醇 25ml,加热回流 30 分钟,滤过,滤液蒸干,残渣加水 20ml,加热使溶解,用三氯甲烷振摇提取 2 次,每次 20ml,合并三氯甲烷液,蒸干,残渣加乙酸乙酯 1ml 使溶解,作为供试品溶液。另取乌药对照药材 2g,加水煎煮 30 分钟,离心,取上清液浓缩至约 20ml,自"用三氯甲烷振摇提取 2 次"起,同法制成对照药材溶液。照薄层色谱法(通则 0502)试验,吸取供试品溶液 20μl、

对照药材溶液 4μl,分别点于同一硅胶 G 薄层板上,以环己烷-乙酸乙酯-甲酸(20:20:1)为展开剂,展开,取出,晾干,置紫外光灯(365nm)下检视。供试品色谱中,在与对照药材色谱相应的位置上,显相同颜色的荧光斑点。

【检查】 应符合片剂项下有关的各项规定(通则 0101)。

【指纹图谱】 照高效液相色谱法(通则 0512)测定。

色谱条件与系统适用性试验 以十八烷基硅烷键合硅胶为填充剂(资生堂 CAPCELL PAK C18 色谱柱,柱长为 25cm,内径为 4.6mm,粒径为 3μm);以乙腈为流动相 A,0.5％磷酸溶液为流动相 B,按表 1 的规定进行梯度洗脱;检测波长按表 2 的规定进行波长转换;柱温为 30℃;流速为每分钟 0.8ml。理论板数按连翘酯苷 B 峰计算应不低于 5000。

表 1 流动相梯度洗脱表

时间(分钟)	流动相 A(％)	流动相 B(％)
0～35	12	88
35～45	12→17	88→83
45～65	17	83
65～85	17→25	83→75
85～95	25→35	75→65
95～100	35→90	65→10
100～105	90	10
105～110	90→12	10→88
110～115	12	88

表 2 检测波长表

时间(分钟)	检测波长(nm)
0～44	280
44～100	332

参照物溶液的制备 取去甲异波尔定对照品、连翘酯苷 B 对照品及金石蚕苷对照品适量,精密称定,加 50％甲醇制成每 1ml 含去甲异波尔定 25μg、连翘酯苷 B 0.15mg、金石蚕苷 0.15mg 的溶液,即得。

供试品溶液的制备 取本品 10 片,除去包衣,研细,取约 1g,精密称定,置具塞锥形瓶中,精密加入 50％甲醇 50ml,称定重量,加热回流 1 小时,放冷,再称定重量,用 50％甲醇补足减失的重量,摇匀,滤过,取续滤液,即得。

测定法 分别精密吸取参照物溶液和供试品溶液各 10μl,注入液相色谱仪,测定,记录色谱图,即得。

供试品指纹图谱中应分别呈现与参照物色谱峰保留时间相同的色谱峰。按中药色谱指纹图谱相似度评价系统计算,供试品指纹图谱与对照指纹图谱的相似度不得低于 0.90。

【含量测定】 照高效液相色谱法(通则 0512)测定。

色谱条件与系统适用性试验 以十八烷基硅烷键合硅胶为填充剂;以乙腈-0.5％磷酸溶液(18:82)为流动相;检测波长为 332nm。理论板数按连翘酯苷 B 峰计算应不低于 3000。

对照品溶液的制备 取连翘酯苷 B 对照品和金石蚕苷对照品适量,精密称定,加 50％甲醇制成每 1ml 各含 50μg 的

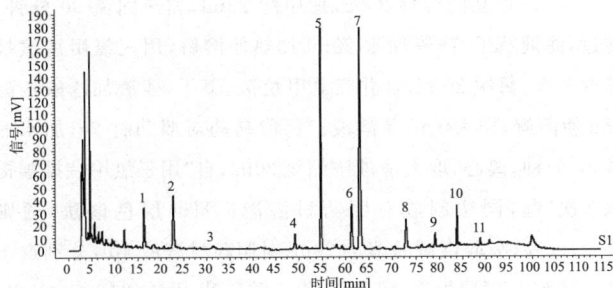

对照指纹图谱

11 个共有峰　峰 1:去甲异波尔定　峰 3:盐酸益母草碱
峰 5:连翘酯苷 B　峰 6:毛蕊花糖苷　峰 7:金石蚕苷
峰 8:异毛蕊花糖苷　峰 2:广东紫珠和益母草共同特征峰
峰 4、9、10、11:广东紫珠特征峰

混合溶液,即得。

供试品溶液的制备　取本品 10 片,除去包衣,精密称定,研细,取约 0.25g,精密称定,置具塞锥形瓶中,精密加入 50%甲醇 50ml,称定重量,加热回流 1 小时,放冷,再称定重量,用 50%甲醇补足减失的重量,摇匀,滤过,取续滤液,即得。

测定法　分别精密吸取对照品溶液与供试品溶液各 10μl,注入液相色谱仪,测定,即得。

本品每片含广东紫珠干浸膏以连翘酯苷 B($C_{34}H_{44}O_{19}$)计,[规格(1)]不得少于 2.0mg,[规格(2)]不得少于 4.0mg,[规格(3)]不得少于 3.0mg;以金石蚕苷($C_{35}H_{46}O_{19}$)计,[规格(1)]不得少于 1.0mg,[规格(2)]不得少于 2.0mg,[规格(3)]不得少于 1.5mg。

【功能与主治】　清热,祛湿,化瘀,止带。用于湿热下注所致的带下病,症见赤白带下、量多臭味;宫颈糜烂见上述证候者。

【用法与用量】　口服。一次 6 片[规格(1)]或一次 3 片[规格(2)],或一次 4 片[规格(3)],一日 3 次。

【注意】　孕妇禁服;偶见头晕及轻度消化道反应。

【规格】　(1)薄膜衣片　每片重 0.26g(含干浸膏 0.25g)
(2)薄膜衣片　每片重 0.52g(含干浸膏 0.5g)
(3)糖衣片(片心重 0.42g)(含干浸膏 0.375g)

【贮藏】　密封。

附:1. 广东紫珠干浸膏质量标准

广东紫珠干浸膏

本品为广东紫珠经提取制成的固体。

〔制法〕　取广东紫珠,润透,切成小段或片,加水煎煮二次,第一次 3 小时,第二次 2 小时,滤过,滤液合并,滤液浓缩至稠膏状,减压干燥,即得。

〔性状〕　本品为棕褐色的疏松固体;气微,味苦、涩,易吸潮。

〔鉴别〕　取本品约 0.5g,研细,加乙醇 20ml,加热回流 1 小时,滤过,滤液照下述方法试验。

(1)取滤液点于滤纸上,干后,置紫外光灯(365nm)下观察,显淡蓝色荧光,喷洒 2%三氯化铝乙醇液后,荧光增强。

(2)取滤液 1ml,加 1%三氯化铁溶液,即产生绿黑色沉淀。

(3)取滤液 1ml,加 1%三氯化铁溶液和 1%铁氰化钾溶液等体积的混合液(临用前配制)1 滴,即显深绿色,渐变深蓝色,放置后底部有较多的深蓝色沉淀。

〔检查〕　水分　不得过 5.0%(通则 0832 第二法)。

〔含量测定〕　照高效液相色谱法(通则 0512)测定。

色谱条件与系统适用性试验　以十八烷基硅烷键合硅胶为填充剂;以乙腈-0.5%磷酸溶液(18:82)为流动相;检测波长为 332nm。理论板数按连翘酯苷 B 峰计算应不低于 3000。

对照品溶液的制备　取连翘酯苷 B 对照品和金石蚕苷对照品适量,精密称定,加 50%甲醇制成每 1ml 各含 50μg 的混合溶液,即得。

供试品溶液的制备　取本品适量,研细,取约 0.2g,精密称定,置具塞锥形瓶中,精密加入 50%甲醇 50ml,称定重量,加热回流 1 小时,放冷,再称定重量,用 50%甲醇补足减失的重量,摇匀,滤过,取续滤液,即得。

测定法　分别精密吸取对照品溶液与供试品溶液各 10μl,注入液相色谱仪,测定,即得。

本品按干燥品计算,每 1g 含连翘酯苷 B($C_{34}H_{44}O_{19}$)不得少于 12.0mg,含金石蚕苷($C_{35}H_{46}O_{19}$)不得少于 6.0mg。

〔规格〕　每 1g 干浸膏相当于原药材 33g

〔贮藏〕　密封,置干燥处。

2. 益母草干浸膏质量标准

益母草干浸膏

本品为益母草经提取制成的固体。

〔制法〕　取益母草,切碎,加水煎煮二次,每次 2 小时,滤过,滤液合并,滤液浓缩至稠膏状,减压干燥,即得。

〔性状〕　本品为棕褐色的疏松固体,气微,味苦、涩,易吸潮。

〔鉴别〕　取本品 1g,加乙醇 20ml,超声处理 30 分钟,滤过,滤液加在中性氧化铝柱(100～200 目,5g,内径为 1cm)上,用乙醇 20ml 洗脱,收集滤液与洗脱液,蒸干,残渣加乙醇 5ml 使溶解,作为供试品溶液。另取盐酸水苏碱对照品,加乙醇制成每 1ml 含 2mg 的溶液,作为对照品溶液。照薄层色谱法(通则 0502)试验,吸取供试品溶液 10μl、对照品溶液 4μl,分别点于同一硅胶 G 薄层板上,以丙酮-无水乙醇-盐酸(10:10:1)为展开剂,展开,取出,晾干,先喷以 10%硫酸乙醇溶液,再喷以稀碘化铋钾试液-碘化钾碘试液(1:1)混合溶液,冷风吹干。供试品色谱中,在与对照品色谱相应的位置上,显相同颜色的斑点。

〔检查〕　水分　不得过 5.0%(通则 0832 第二法)。

〔规格〕　每 1g 干浸膏相当于原药材 14.0g

〔贮藏〕　密封,置干燥处。

3. 乌药干浸膏质量标准

乌药干浸膏

本品为乌药经提取制成的固体。

〔制法〕 取乌药,切片,加水煎煮二次,每次 2 小时,滤过,滤液合并,滤液浓缩成稠膏状,减压干燥,即得。

〔性状〕 本品为棕褐色的疏松固体;气微,味苦、辛,易吸潮。

〔鉴别〕 取本品 1g,研细,加甲醇 25ml,加热回流 30 分钟,滤过,滤液蒸干,残渣加水 20ml 加热使溶解,用三氯甲烷振摇提取 2 次,每次 20ml,合并三氯甲烷液,蒸干,残渣加乙酸乙酯 1ml 使溶解,作为供试品溶液。另取乌药对照药材 2g,加水煎煮 30 分钟,离心,取上清液浓缩至 20ml,自"用三氯甲烷振摇提取 2 次"起,同法制成对照药材溶液。照薄层色谱法(通则 0502)试验,吸取供试品溶液 20μl、对照药材溶液 4μl,分别点于同一硅胶 G 薄层板上,以环己烷-乙酸乙酯-甲酸(20∶20∶1)为展开剂,展开,取出,晾干,置紫外光灯(365nm)下检视。供试品色谱中,在与对照药材色谱相应的位置上显相同颜色的荧光斑点。

〔检查〕 水分 不得过 5.0%(通则 0832 第二法)。

总灰分 不得过 7.0%(通则 2302)。

〔规格〕 每 1g 干浸膏相当于原药材 18g

〔贮藏〕 密封,置阴凉干燥处。

抗宫炎胶囊

Kanggongyan Jiaonang

【处方】 广东紫珠干浸膏 334g　　益母草干浸膏 88g
乌药干浸膏 78g

【制法】 以上三味,粉碎成细粉,加玉米朊 7.5g,混匀,制粒,干燥,装入胶囊,制成 1000 粒,即得。

【性状】 本品为硬胶囊,内容物为棕色至棕褐色颗粒和粉末;气微,味涩、微苦。

【鉴别】 (1)取本品内容物 7.5g,加乙醇 50ml,超声处理 30 分钟,滤过,滤液加在中性氧化铝柱(100~200 目,5g,内径为 2cm)上,用乙醇 20ml 洗脱,收集滤液与洗脱液,蒸干,残渣加乙醇 5ml 使溶解,作为供试品溶液。另取盐酸水苏碱对照品,加乙醇制成每 1ml 含 2mg 的溶液,作为对照品溶液。照薄层色谱法(通则 0502)试验,吸取供试品溶液 10μl、对照品溶液 4μl,分别点于同一硅胶 G 薄层板上,以丙酮-无水乙醇-盐酸(10∶10∶1)为展开剂,展开,取出,晾干,先喷以 10%硫酸乙醇溶液,再喷以稀碘化铋钾试液-碘化钾碘试液(1∶1)混合溶液,冷风吹干。供试品色谱中,在与对照品色谱相应的位置上,显相同颜色的斑点。

(2)取本品内容物 2.5g,加甲醇 25ml,加热回流 30 分钟,滤过,滤液蒸干,残渣加水 20ml 加热使溶解,用三氯甲烷振摇提取 2 次,每次 20ml,合并三氯甲烷液,蒸干,残渣加乙酸乙酯 1ml 使溶解,作为供试品溶液。另取乌药对照药材 2g,加水煎煮 30 分钟,离心,取上清液浓缩至 20ml,自"用三氯甲烷振摇提取 2 次"起,同法制成对照药材溶液。照薄层色谱法(通则 0502)试验,吸取供试品溶液 20μl、对照药材溶液 4μl,分别点于同一硅胶 G 薄层板上,以环己烷-乙酸乙酯-甲酸(20∶20∶1)为展开剂,展开,取出,晾干,置紫外光灯(365nm)下检视。供试品色谱中,在与对照药材色谱相应的位置上,显相同颜色的荧光斑点。

【检查】 应符合胶囊剂项下有关的各项规定(通则 0103)。

【指纹图谱】 照高效液相色谱法(通则 0512)测定。

色谱条件与系统适用性试验 以十八烷基硅烷键合硅胶为填充剂(资生堂 CAPCELL PAK C18 色谱柱,柱长为 25cm,柱内径为 4.6mm,粒径为 3μm);以乙腈为流动相 A,0.5%磷酸溶液为流动相 B,按表 1 的规定进行梯度洗脱;检测波长按表 2 的规定进行波长转换;柱温为 30℃;流速为每分钟 0.8ml。理论板数按连翘酯苷 B 峰计算应不低于 5000。

表 1　流动相梯度洗脱表

时间(分钟)	流动相 A(%)	流动相 B(%)
0~35	12	88
35~45	12→17	88→83
45~65	17	83
65~85	17→25	83→75
85~95	25→35	75→65
95~100	35→90	65→10
100~105	90	10
105~110	90→12	10→88
110~115	12	88

表 2　检测波长表

时间(分钟)	检测波长(nm)
0~44	280
44~100	332

参照物溶液的制备 取去甲异波尔定对照品、连翘酯苷 B 对照品及金石蚕苷对照品适量,精密称定,加 50%甲醇制成每 1ml 含去甲异波尔定 25μg、连翘酯苷 B 0.15mg、金石蚕苷 0.15mg 的溶液,即得。

供试品溶液的制备 取装量差异项下的本品内容物,研细,取约 1g,精密称定,置具塞锥形瓶中,精密加入 50%甲醇 50ml,称定重量,加热回流 1 小时,放冷,再称定重量,用 50%甲醇补足减失的重量,摇匀,滤过,取续滤液,即得。

测定法 分别精密吸取参照物溶液和供试品溶液各 10μl,注入液相色谱仪,测定,记录色谱图,即得。

供试品指纹图谱中应分别呈现与参照物色谱峰保留时间相同的色谱峰。按中药色谱指纹图谱相似度评价系统计算，供试品指纹图谱与对照指纹图谱的相似度不得低于 0.90。

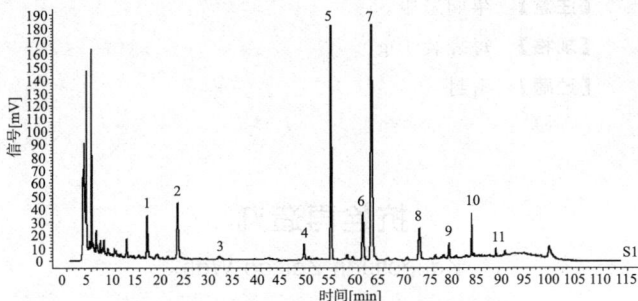

对照指纹图谱

11 个共有峰　峰 1：去甲异波尔定　峰 3：盐酸益母草碱
峰 5：连翘酯苷 B　峰 6：毛蕊花糖苷　峰 7：金石蚕苷
峰 8：异毛蕊花糖苷　峰 2：广东紫珠和益母草共同特征峰
峰 4、9、10、11：广东紫珠特征峰

【含量测定】 照高效液相色谱法（通则 0512）测定。

色谱条件与系统适用性试验　以十八烷基硅烷键合硅胶为填充剂；以乙腈-0.5％磷酸溶液（18：82）为流动相；检测波长为 332nm。理论板数按连翘酯苷 B 峰计算应不低于 3000。

对照品溶液的制备　取连翘酯苷 B 对照品和金石蚕苷对照品适量，精密称定，加 50％甲醇制成每 1ml 各含 50μg 的混合溶液，即得。

供试品溶液的制备　取装量差异项下的本品内容物，研细，取约 0.25g，精密称定，置具塞锥形瓶中，精密加 50％甲醇 50ml，称定重量，加热回流 1 小时，放冷，再称定重量，用 50％甲醇补足减失的重量，摇匀，滤过，取续滤液，即得。

测定法　分别精密吸取对照品溶液与供试品溶液各 10μl，注入液相色谱仪，测定，即得。

本品每粒含广东紫珠以连翘酯苷 B（$C_{34}H_{44}O_{19}$）计，不得少于 4.0mg；以金石蚕苷（$C_{35}H_{46}O_{19}$）计，不得少于 2.0mg。

【功能与主治】　清热，祛湿，化瘀，止带。用于湿热下注所致的带下病，症见赤白带下、量多臭味；宫颈糜烂见上述证候者。

【用法与用量】　口服。一次 3 粒，一日 3 次。

【注意】　孕妇禁服；偶见头晕及轻度消化道反应。

【规格】　每粒装 0.5g

【贮藏】　密封。

抗宫炎颗粒

Kanggongyan Keli

【处方】　广东紫珠 3306.6g　　益母草 369.6g
　　　　　　乌药 421.2g

【制法】　以上三味，加水煎煮三次，每次 2 小时，滤过，合并滤液，滤液浓缩至相对密度为 1.35～1.38（80℃）的稠膏，加蔗糖 768g 与糊精适量，混匀，制成颗粒，干燥，制成 1000g，即得。

【性状】　本品为黄棕色至棕褐色的颗粒；气微，味甜、微涩、微苦。

【鉴别】　（1）取本品 10g，研细，加乙醇 50ml，超声处理 30 分钟，滤过，滤液加在中性氧化铝柱（100～200 目，5g，柱内径为 2cm）上，用乙醇 20ml 洗脱，收集滤液与洗脱液，回收溶剂至干，残渣加乙醇 5ml 使溶解，作为供试品溶液。另取盐酸水苏碱对照品，加乙醇制成每 1ml 含 2mg 的溶液，作为对照品溶液。照薄层色谱法（通则 0502）试验，吸取供试品溶液 10μl、对照品溶液 4μl，分别点于同一硅胶 G 薄层板上，以丙酮-无水乙醇-盐酸（10：10：1）为展开剂，展开，取出，晾干，先喷以 10％硫酸乙醇溶液，再喷以稀碘化铋钾试液-碘化钾碘试液（1：1）混合溶液，冷风吹干，置日光下检视。供试品色谱中，在与对照品色谱相应的位置上，显相同颜色的斑点。

（2）取本品 30g，研细，加甲醇 50ml，加热回流 30 分钟，滤过，滤液回收溶剂至干，残渣加水 20ml，加热使溶解，用三氯甲烷振摇提取 2 次，每次 20ml，合并三氯甲烷液，回收溶剂至干，残渣加乙酸乙酯 1ml 使溶解，作为供试品溶液。另取乌药对照药材 2g，加水煎煮 30 分钟，离心，取上清液浓缩至约 20ml，同法制成对照药材溶液。照薄层色谱法（通则 0502）试验，吸取供试品溶液 20μl、对照药材溶液 4μl，分别点于同一硅胶 G 薄层板上，以环己烷-乙酸乙酯-甲酸（20：20：1）为展开剂，展开，取出，晾干，立即置紫外光灯（365nm）下检视。供试品色谱中，在与对照药材色谱相应的位置上，显相同颜色的荧光斑点。

【检查】　应符合颗粒剂项下有关的各项规定（通则 0104）。

【指纹图谱】　照高效液相色谱法（通则 0512）测定。

色谱条件与系统适用性试验　以十八烷基硅烷键合硅胶为填充剂（资生堂 CAPCELL PAK C18 色谱柱，柱长为 25cm，柱内径为 4.6mm，粒径为 3μm）；以乙腈为流动相 A，0.5％磷酸溶液为流动相 B，按表 1 的规定进行梯度洗脱；检测波长按表 2 的规定进行波长转换；柱温为 30℃；流速为每分钟 0.8ml。理论板数按连翘酯苷 B 峰计算应不低于 5000。

表 1　流动相梯度洗脱表

时间（分钟）	流动相 A（％）	流动相 B（％）
0～35	12	88
35～45	12→17	88→83
45～65	17	83
65～85	17→25	83→75
85～95	25→35	75→65
95～100	35→90	65→10
100～105	90	10
105～110	90→12	10→88
110～115	12	88

表2　检测波长转换表

时间(分钟)	检测波长(nm)
0～44	280
44～100	332

参照物溶液的制备　取去甲异波尔定对照品、连翘酯苷B对照品和金石蚕苷对照品适量，精密称定，加50％甲醇制成每1ml含去甲异波尔定25μg、连翘酯苷B 0.15mg、金石蚕苷0.15mg的溶液，即得。

供试品溶液的制备　取装量差异项下的本品内容物，研细，取约7.5g，精密称定，置具塞锥形瓶中，精密加入50％甲醇50ml，称定重量，加热回流1小时，放冷，再称定重量，用50％甲醇补足减失的重量，摇匀，滤过，取续滤液，即得。

测定法　分别精密吸取参照物溶液和供试品溶液各10μl，注入液相色谱仪，测定，记录色谱图，即得。

供试品指纹图谱中应分别呈现与参照物色谱峰保留时间相同的色谱峰。按中药色谱指纹图谱相似度评价系统计算，供试品指纹图谱与对照指纹图谱的相似度不得低于0.90。

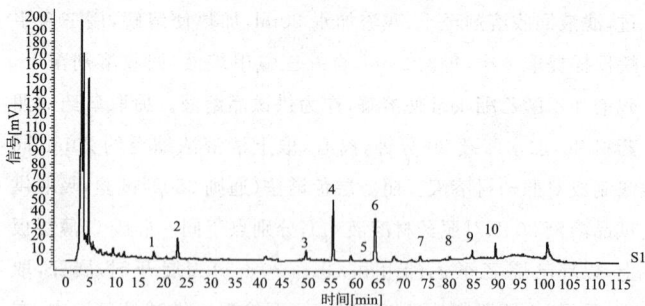

对照指纹图谱

10个共有峰中　峰1:去甲异波尔定　峰4:连翘酯苷B

峰5:毛蕊花糖苷　峰6:金石蚕苷　峰7:异毛蕊花糖苷

峰2:广东紫珠和益母草共同特征峰

峰3、8、9、10:广东紫珠特征峰

【含量测定】　照高效液相色谱法(通则0512)测定。

色谱条件与系统适用性试验　以十八烷基硅烷键合硅胶为填充剂；以乙腈-0.5％磷酸溶液(15∶85)为流动相；检测波长为332nm。理论板数按连翘酯苷B峰计算应不低于3000。

对照品溶液的制备　取连翘酯苷B对照品和金石蚕苷对照品适量，精密称定，加50％甲醇制成每1ml含连翘酯苷B 60μg、金石蚕苷30μg的混合溶液，即得。

供试品溶液的制备　取装量差异项下的本品内容物，研细，取约5g，精密称定，置具塞锥形瓶中，精密加入50％甲醇50ml，称定重量，加热回流1小时，放冷，再称定重量，用50％甲醇补足减失的重量，摇匀，滤过，取续滤液，即得。

测定法　分别精密吸取对照品溶液与供试品溶液各10μl，注入液相色谱仪，测定，即得。

本品每袋含广东紫珠以连翘酯苷B($C_{34}H_{44}O_{19}$)计，不得少于7.0mg；以金石蚕苷($C_{35}H_{46}O_{19}$)计，不得少于3.5mg。

【功能与主治】　清热，祛湿，化瘀，止带。用于湿热下注所致的带下病，症见赤白带下、量多臭味；宫颈糜烂见上述证候者。

【用法与用量】　开水冲服。一次1袋，一日3次。

【注意】　孕妇忌服。

【规格】　每袋装10g

【贮藏】　密封。

抗栓再造丸

Kangshuan Zaizao Wan

【处方】

红参 100g	黄芪 596g
胆南星 199g	烫穿山甲 100g
人工牛黄 100g	冰片 59g
烫水蛭 199g	人工麝香 2.1g
丹参 596g	三七 397g
大黄 199g	地龙 199g
苏合香 40g	全蝎 59g
葛根 397g	穿山龙 397g
当归 199g	牛膝 199g
何首乌 397g	乌梢蛇 100g
桃仁 199g	朱砂 199g
红花 199g	土鳖虫 199g
天麻 20g	细辛 199g
威灵仙 199g	草豆蔻 100g
甘草 199g	

【制法】　以上二十九味，除苏合香外，人工牛黄、人工麝香、冰片分别研成细粉；朱砂水飞成极细粉；红参、烫水蛭、土鳖虫、烫穿山甲、三七、全蝎、何首乌、当归、大黄、胆南星、天麻、细辛、草豆蔻、乌梢蛇粉碎成细粉；其余丹参等十味加水煎煮两次，第一次2小时，第二次1.5小时，煎液滤过，滤液合并，静置12小时，取上清液，浓缩至相对密度为1.20～1.25(85℃)的清膏，与上述红参等细粉混匀，干燥，粉碎成细粉，再加入苏合香、人工牛黄、人工麝香和冰片细粉，混匀，用水泛丸，朱砂包衣，即得。

【性状】　本品为朱红色的浓缩水丸；气微芳香，味辛、苦。

【鉴别】　(1)取本品，置显微镜下观察:体壁碎片淡黄色至黄色，有网状纹理及圆形毛窝，有时可见棕褐色刚毛(全蝎)。鳞甲碎片无色，有大小不等的圆孔(穿山甲)。体壁碎片黄色或棕红色，有圆形毛窝，直径8～24μm，可见长短不一的刚毛(土鳖虫)。内种皮厚壁细胞黄棕色或棕红色，表面观类多角形，壁厚，胞腔含硅质块(草豆蔻)。草酸钙簇晶大，直径20～140μm(大黄)。不规则细小颗粒暗棕红色，有光泽，边缘暗黑色(朱砂)。

(2)取本品4g，研细，加水5ml，搅匀，再加水饱和的正丁醇20ml，密塞，振摇10分钟，放置2小时，离心，取上清液，加

3 倍量正丁醇饱和的水溶液,摇匀,放置使分层(必要时离心),取正丁醇层,回收溶剂至干,残渣加甲醇 3ml 使溶解,作为供试品溶液。另取三七皂苷 R₁ 对照品,加甲醇制成每 1ml 含 0.5mg 的溶液,作为对照品溶液。照薄层色谱法(通则 0502)试验,吸取上述两种溶液各 1μl,分别点于同一高效硅胶 G 薄层板上,以三氯甲烷-乙酸乙酯-甲醇-水(15:40:22:10)10℃以下放置 12 小时的下层溶液为展开剂,展开,取出,晾干,喷以 10% 硫酸乙醇溶液,在 105℃加热至斑点显色清晰,置日光下检视。供试品色谱中,在与对照品色谱相应的位置上,显相同颜色的斑点。

(3)取葛根素对照品,加甲醇制成每 1ml 含 1mg 的溶液,作为对照品溶液。照薄层色谱法(通则 0502)试验,吸取[鉴别](2)项下的供试品溶液及上述对照品溶液各 1~3μl,分别点于同一硅胶 H 薄层板上,以三氯甲烷-乙酸乙酯-甲醇-水(15:40:22:10)10℃以下放置的下层溶液为展开剂,展开,取出,晾干,置紫外光灯(365nm)下检视。供试品色谱中,在与对照品色谱相应的位置上,显相同颜色的荧光斑点。

(4)取本品 3g,研细,加乙醚 20ml,振摇提取 10 分钟,滤过,滤液用 1% 氢氧化钠溶液 5ml 洗涤,乙醚层备用,碱液加稀硫酸调节 pH 值至 1~2,加乙醚 20ml 振摇提取,分取乙醚提取液,回收溶剂至干,残渣加甲醇 1ml 使溶解,作为供试品溶液。另取大黄对照药材 0.5g,同法制成对照药材溶液。照薄层色谱法(通则 0502)试验,吸取上述两种溶液各 5μl,分别点于同一硅胶 G 薄层板上,以石油醚(30~60℃)-甲酸乙酯-甲酸(15:5:1)的上层溶液为展开剂,展开,取出,晾干,置紫外光灯(365nm)下检视。供试品色谱中,在与对照药材色谱相应的位置上,显相同的五个橙黄色荧光主斑点,置氨蒸气中熏后,斑点变为红色。

(5)取[鉴别](4)项下的备用乙醚层溶液,加水 10ml 洗涤,分取乙醚液,加无水硫酸钠适量脱水,取乙醚液,回收溶剂至干,残渣加乙酸乙酯 1ml 使溶解,作为供试品溶液。另取当归对照药材 0.3g,同法制成对照药材溶液。照薄层色谱法(通则 0502)试验,吸取上述两种溶液各 5~10μl,分别点于同一硅胶 G 薄层板上,以正己烷-乙酸乙酯(9:1)为展开剂,展开,取出,晾干,置紫外光灯(365nm)下检视。供试品色谱中,在与对照药材色谱相应的位置上,显相同颜色的荧光斑点。

(6)取本品 5g,研细,加乙酸乙酯 20ml,振摇提取 10 分钟,滤过,滤液作为供试品溶液。另取冰片对照品,加无水乙醇制成每 1ml 含 1mg 的溶液,作为对照品溶液。照气相色谱法(通则 0521)试验,聚乙二醇 20000(PEG-20M)的毛细管柱(柱长为 30m,内径为 0.25mm,膜厚度 0.25μm);柱温为 160℃,进样口温度为 200℃,检测器温度为 270℃;分流比为 20:1。分别吸取上述两种溶液各 1μl,注入气相色谱仪。供试品色谱中应呈现与对照色谱峰保留时间相对应的色谱峰。

(7)取本品 0.2g,研细,置具塞锥形瓶中,加稀乙醇 25ml,密塞,超声处理 30 分钟,滤过,滤液作为供试品溶液。取 2,3,5,4′-四羟基二苯乙烯-2-O-β-D 葡萄糖苷对照品,加甲醇制成每 1ml 含 20μg 的溶液,作为对照品溶液。照高效液相色谱法(通则 0512)试验。以十八烷基硅烷键合硅胶为填充剂;以乙腈-水(22:78)为流动相,检测波长为 320nm。精密吸取对照品溶液与供试品溶液各 10μl,注入液相色谱仪。供试品色谱中应呈现与对照品色谱峰保留时间相对应的色谱峰。

【检查】 应符合丸剂项下有关的各项规定(通则 0108)。

【含量测定】 照高效液相色谱法(通则 0512)测定。

色谱条件与系统适用性试验 以十八烷基硅烷键合硅胶为填充剂;以乙腈-甲酸-水(20:1:79)为流动相,检测波长为 286nm。理论板数按丹酚酸 B 峰计算应不低于 4000。

对照品溶液的制备 取丹酚酸 B 对照品适量,精密称定,加 75% 甲醇制成每 1ml 含 27μg 的溶液,即得。

供试品溶液的制备 取装量差异项下的本品,研细,取约 0.4g,精密称定,置具塞锥形瓶中,精密加入 75% 甲醇 25ml,称定重量,加热回流 1 小时,取出,放冷,再称定重量,用 75% 甲醇补足减失的重量,摇匀,滤过,取续滤液,即得。

测定法 精密吸取对照品溶液与供试品溶液各 10μl,注入液相色谱仪,测定,即得。

本品每袋含丹参以丹酚酸 B($C_{36}H_{30}O_{16}$)计,不得少于 2.0mg。

【功能与主治】 活血化瘀,舒筋通络,息风镇痉。用于瘀血阻窍、脉络失养所致的中风,症见手足麻木、步履艰难、瘫痪、口眼歪斜、言语不清;中风恢复期及后遗症见上述证候者。

【用法与用量】 口服。一次 1 袋,一日 3 次。

【注意】 孕妇忌服;年老体弱者慎服。

【规格】 每袋装 3g

【贮藏】 密封。

抗病毒口服液

Kangbingdu Koufuye

【处方】 板蓝根 128.57g　　　石膏 57.14g
　　　　　芦根 60.71g　　　　地黄 32.14g
　　　　　郁金 25g　　　　　　知母 25g
　　　　　石菖蒲 25g　　　　　广藿香 28.57g
　　　　　连翘 46.43g

【制法】 以上九味,加水煎煮二次,第一次 3 小时,收集挥发油,用羟丙基倍他环糊精包合,或第一次 1.5 小时(同时收集挥发油及挥发油乳浊液);第二次 1 小时 20 分钟,滤过,滤液合并,浓缩至适量,加 85% 以上的乙醇使含醇量为

70%,静置,滤过,滤液回收乙醇并浓缩至适量,加入挥发油包合物及适量蜂蜜、蔗糖、桔子香精、环拉酸钠或加入挥发油、挥发油乳液及适量蜂蜜、蔗糖;用 10% 的氢氧化钠溶液调节 pH 值,滤过,加水至 1000ml,混匀,滤过,灌封,灭菌,即得。

【性状】 本品为棕红色的液体;味辛、微苦。

【鉴别】 (1)取[含量测定]项下的供试品溶液约 5ml,加在中性氧化铝柱(200～300 目,2g,内径为 1cm)上,用 70% 甲醇 10ml 洗脱,收集流出液和洗脱液,蒸干,残渣加甲醇 2ml 使溶解,作为供试品溶液。另取连翘对照药材 1g,加水 20ml,煎煮 30 分钟,随时补充减失水分,滤过,滤液用乙酸乙酯振摇提取 3 次,每次 20ml,合并乙酸乙酯液,蒸干,残渣加 70% 甲醇溶解使成 5ml,自"加在中性氧化铝柱"起,同法制成对照药材溶液。再取连翘苷对照品,加甲醇制成每 1ml 含 0.5mg 的溶液,作为对照品溶液。照薄层色谱法(通则 0502)试验,吸取上述三种溶液各 5μl,分别点于同一硅胶 G 薄层板上,以三氯甲烷-乙酸乙酯-甲醇-甲酸(60：5：10：0.1)为展开剂,展开,取出,晾干,喷以 5% 香草醛硫酸溶液,在 105℃加热至斑点显色清晰。供试品色谱中,在与对照药材色谱和对照品色谱相应的位置上,显相同颜色的斑点。

(2)取本品 40ml,用乙醚振摇提取 2 次,每次 30ml,合并乙醚液(水溶液备用),挥干,残渣加乙酸乙酯 0.5ml 使溶解,作为供试品溶液。另取石菖蒲对照药材 0.5g,加乙醚 25ml,回流提取 30 分钟,滤过,滤液挥干,残渣加乙酸乙酯 1ml 使溶解,作为对照药材溶液。照薄层色谱法(通则 0502)试验,吸取供试品溶液 5～10μl、对照药材溶液 3μl,分别点于同一硅胶 GF₂₅₄ 薄层板上,以甲苯-丙酮(9：1)为展开剂,展开,取出,晾干,置紫外光灯(254nm)下检视。供试品色谱中,在与对照药材色谱相应的位置上,显相同颜色的斑点。

(3)取[鉴别](2)项下乙醚提取后的备用水溶液,用水饱和的正丁醇振摇提取 3 次,每次 40ml,合并正丁醇液,蒸干,残渣加乙醇 20ml 使溶解,加盐酸 2ml,加热回流 1 小时,放冷,加水 10ml,用石油醚(60～90℃)振摇提取 2 次,每次 20ml,合并石油醚液,蒸干,残渣加乙酸乙酯 1ml 使溶解,作为供试品溶液。另取菝葜皂苷元对照品,加乙酸乙酯制成每 1ml 含 0.5mg 的溶液,作为对照品溶液。照薄层色谱法(通则 0502)试验,吸取上述两种溶液各 10μl,分别点于同一硅胶 G 薄层板上,以甲苯-丙酮(9：1)为展开剂,展开,取出,晾干,喷以 5% 香草醛硫酸溶液,在 105℃加热至斑点显色清晰。供试品色谱中,在与对照品色谱相应的位置上,显相同颜色的斑点。

(4)取本品 100ml,置 500ml 圆底烧瓶中,加水 100ml 与玻璃珠数粒,连接挥发油测定器,自测定器上端加水使充满刻度部分,并溢流入烧瓶为止,再加入环己烷 2ml,连接回流冷凝管,加热回流 2 小时,冷却,取环己烷液,加入适量无水硫酸钠,振摇,取上清液作为供试品溶液。另取百秋李醇对照品,加环己烷制成每 1ml 含 0.1mg 的溶液,作为对照品溶液。照气相色谱法(通则 0521)试验,用以 5% 苯基甲基聚硅氧烷为固定相的毛细管柱(柱长为 30m,内径为 0.32mm,膜厚度为 0.25μm);柱温为程序升温:初始温度 170℃,以每分钟 2℃的速率升温至 180℃,保持 2 分钟,再以每分钟 10℃的速率升温至 230℃,保持 2 分钟;进样口温度为 230℃;检测器温度为 250℃;分流进样,分流比为 50：1。分别吸取对照品溶液和供试品溶液各 1μl,注入气相色谱仪。供试品色谱中应呈现与对照品色谱峰保留时间相同的色谱峰。

【检查】 相对密度 应为 1.10～1.16(通则 0601)。

pH 值 应为 4.0～6.0(通则 0631)。

其他 应符合合剂项下有关的各项规定(通则 0181)。

【特征图谱】 照高效液相色谱法(通则 0512)测定。

色谱条件与系统适用性试验 以十八烷基硅烷键合硅胶为填充剂(YMC Hydrosphere C18 色谱柱,柱长为 25cm,内径为 4.6mm,粒径为 5μm);以乙腈为流动相 A,以 0.01% 磷酸溶液为流动相 B,按下表中的规定进行梯度洗脱;流速为 1ml/min;检测波长为 236nm;柱温为 30℃。理论板数按(R,S)-告依春峰计算应不低于 20000,4 号峰与 5 号峰的分离度应不低于 1.0。

时间(分钟)	流动相 A(%)	流动相 B(%)
0～22	7→18	93→82
22～29	18	82
29～31	18→23	82→77
31～40	23	77
40～53	23→40	77→60
53～60	40	60
60～65	40→7	60→93

参照物溶液的制备 取(R,S)-告依春对照品、连翘苷对照品适量,精密称定,加 70% 甲醇制成每 1ml 含(R,S)-告依春 0.02mg、连翘苷 0.06mg 的混合溶液,即得。

供试品溶液的制备 取[含量测定]项下的供试品溶液,即得。

测定法 分别吸取参照物溶液和供试品溶液各 10μl,注入液相色谱仪,测定,记录 1 小时的色谱图,即得。

供试品特征图谱中应有 7 个特征峰,其中有 2 个峰应分别与相应的参照物峰保留时间相同,与(R,S)-告依春参照物相应的峰为 S 峰,除 6 号峰外,计算特征峰 1～7 号与 S 峰的相对保留时间,其中 1 号峰的相对保留时间在规定值的 ±5% 之内,其余特征峰的相对保留时间在规定值的 ±8% 之内。规定值为:0.58(峰 1)、1.00(峰 2)、2.38(峰 3)、2.61(峰 4)、2.65(峰 5)、4.94(峰 7)。

积分参数 斜率灵敏度为 80,峰宽为 0.01,最小峰面积为 10,最小峰高为 15。

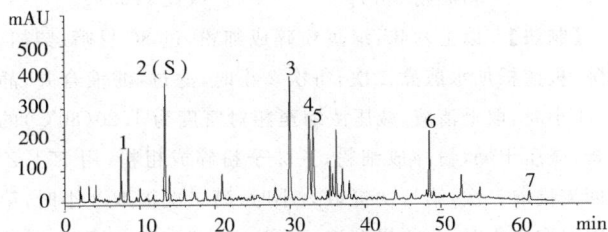

对照特征图谱

峰2(S):(R,S)-告依春　　峰5:连翘酯苷A

峰6:连翘苷　　峰7:连翘酯素

【含量测定】　照高效液相色谱法(通则0512)测定。

色谱条件与系统适用性试验　以十八烷基硅烷键合硅胶为填充剂;以乙腈-水(23:77)为流动相;检测波长为277nm。理论板数按连翘苷峰计算应不低于3000。

对照品溶液的制备　取连翘苷对照品适量,精密称定,加70%甲醇制成每1ml含75μg的溶液,即得。

供试品溶液的制备　精密量取本品25ml,用乙酸乙酯振摇提取6次,每次25ml,合并乙酸乙酯液,蒸干,残渣加70%甲醇溶解,置10ml量瓶中,加70%甲醇至刻度,摇匀,即得。

测定法　分别精密吸取对照品溶液与供试品溶液各20μl,注入液相色谱仪,测定,即得。

本品每1ml含连翘以连翘苷($C_{27}H_{34}O_{11}$)计,不得少于25μg。

【功能与主治】　清热祛湿,凉血解毒。用于风热感冒,温病发热及上呼吸道感染,流感、腮腺炎病毒感染疾患。

【用法与用量】　口服。一次10ml,一日2~3次(早饭前和午饭、晚饭后各服一次);小儿酌减。

【注意】　临床症状较重、病程较长或合并有细菌感染的患者,应加服其他治疗药物。

【规格】　每支装10ml

【贮藏】　密封。

抗感口服液

Kanggan Koufuye

【处方】　金银花 262.5g　　　　　　赤芍 262.5g

　　　　　绵马贯众 87.5g

【制法】　以上三味,加水煎煮二次,每次1.5小时,滤过,滤液合并并浓缩至相对密度为1.13~1.20(80℃)的清膏,加乙醇使含醇量达50%,搅匀,放置过夜,滤过,滤液回收乙醇并浓缩至适量,加0.3%山梨酸钾及甜蜜素适量,摇匀,加水至1000ml,搅匀,灌装,灭菌,即得。

【性状】　本品为红棕色的液体;味甜、微苦。

【鉴别】　(1)取本品1ml,加50%甲醇1ml,混匀,作为供试品溶液。另取绿原酸对照品,加50%甲醇制成每1ml含

0.5mg的溶液,作为对照品溶液。照薄层色谱法(通则0502)试验,吸取上述两种溶液各1~2μl,分别点于同一聚酰胺薄膜上,以醋酸为展开剂,展开,取出,晾干,置紫外光灯(365nm)下检视。供试品色谱中,在与对照品色谱相应的位置上,显相同颜色的荧光斑点。

(2)取芍药苷对照品,加50%甲醇制成每1ml含1mg的溶液,作为对照品溶液。照薄层色谱法(通则0502)试验,吸取〔鉴别〕(1)项下的供试品溶液及上述对照品溶液各2μl,分别点于同一硅胶G薄层板上,以三氯甲烷-乙酸乙酯-甲醇-甲酸(40:5:10:0.2)为展开剂,展开,取出,晾干,喷以5%香草醛硫酸溶液,在105℃加热至斑点显色清晰。供试品色谱中,在与对照品色谱相应的位置上,显相同颜色的斑点。

【检查】　**相对密度**　应不低于1.05(通则0601)。

pH值　应为4.0~6.0(通则0631)。

其他　应符合合剂项下有关的各项规定(通则0181)。

【含量测定】　照高效液相色谱法(通则0512)测定。

色谱条件与系统适用性试验　以十八烷基硅烷键合硅胶为填充剂;以甲醇-0.1%磷酸溶液(31:69)为流动相;检测波长为230nm。理论板数按芍药苷峰计算应不低于5000。

对照品溶液的制备　取芍药苷对照品适量,精密称定,加30%甲醇制成每1ml含60μg的溶液,即得。

供试品溶液的制备　精密量取本品1ml,置50ml量瓶中,加30%甲醇至刻度,摇匀,滤过,取续滤液,即得。

测定法　分别精密吸取对照品溶液与供试品溶液各10μl,注入液相色谱仪,测定,即得。

本品每1ml含赤芍以芍药苷($C_{23}H_{28}O_{11}$)计,不得少于2.5mg。

【功能与主治】　清热解毒。用于外感风热引起的感冒,症见发热、头痛、鼻塞、喷嚏、咽痛、全身乏力、酸痛。

【用法与用量】　口服。一次10ml,一日3次;小儿酌减或遵医嘱,用时摇匀。

【注意】　孕妇慎服。

【规格】　每支装10ml

【贮藏】　密封。

抗感颗粒

Kanggan Keli

【处方】　金银花 700g　　　　　　赤芍 700g

　　　　　绵马贯众 233g

【制法】　以上三味,加水煎煮二次,每次1.5小时,滤过,滤液合并并浓缩至约830ml,加乙醇至含醇量达50%,搅匀,放置过夜,滤过,滤液回收乙醇,并浓缩至适量,加入适量的蔗糖粉和糊精,制成颗粒,干燥,制成1000g,即得。

【性状】　本品为棕黄色至黄棕色的颗粒;味甜、微苦。

【鉴别】 (1)取本品 1g,研细,加甲醇 15ml,超声处理 20 分钟,滤过,滤液蒸干,残渣加甲醇 4ml 使溶解,作为供试品溶液。另取绿原酸对照品,加甲醇制成每 1ml 含 0.5mg 的溶液,作为对照品溶液。照薄层色谱法(通则 0502)试验,吸取上述两种溶液各 1~2μl,分别点于同一聚酰胺薄膜上,以乙酸丁酯-甲酸-水(14∶5∶5)的上层溶液为展开剂,展开,取出,晾干,置紫外光灯(365nm)下检视。供试品色谱中,在与对照品色谱相应的位置上,显相同颜色的荧光斑点。

(2)取芍药苷对照品,加甲醇制成每 1ml 含 1mg 的溶液,作为对照品溶液。照薄层色谱法(通则 0502)试验,吸取〔鉴别〕(1)项下的供试品溶液与上述对照品溶液各 5~10μl,分别点于同一硅胶 G 薄层板上,以三氯甲烷-乙酸乙酯-甲醇-甲酸(40∶5∶10∶0.2)为展开剂,展开,取出,晾干,喷以 5% 香草醛硫酸溶液,在 105℃加热至斑点显色清晰。供试品色谱中,在与对照品色谱相应的位置上,显相同颜色的斑点。

【检查】 应符合颗粒剂项下有关的各项规定(通则 0104)。

【含量测定】 照高效液相色谱法(通则 0512)测定。

色谱条件与系统适用性试验 以十八烷基硅烷键合硅胶为填充剂;以甲醇-0.1%磷酸溶液(30∶70)为流动相;检测波长为 230nm。理论板数按芍药苷峰计算应不低于 5000。

对照品溶液的制备 取芍药苷对照品适量,精密称定,加甲醇制成每 1ml 含 60μg 的溶液,即得。

供试品溶液的制备 取装量差异项下的本品,研细,取 0.6g,精密称定,置具塞锥形瓶中,精密加入甲醇 50ml,密塞,称定重量,超声处理(功率 250W,频率 33kHz)10 分钟,放冷,再称定重量,用甲醇补足减失的重量,摇匀,滤过,取续滤液,即得。

测定法 分别精密吸取对照品溶液与供试品溶液各 10μl,注入液相色谱仪,测定,即得。

本品每袋含赤芍以芍药苷($C_{23}H_{28}O_{11}$)计,不得少于 55.0mg。

【功能与主治】 清热解毒。用于外感风热引起的感冒,症见发热、头痛、鼻塞、喷嚏、咽痛、全身乏力、酸痛。

【用法与用量】 开水冲服。一次 1 袋,一日 3 次;小儿酌减或遵医嘱。

【注意】 孕妇慎服。

【规格】 每袋装 10g

【贮藏】 密封。

护 肝 丸
Hugan Wan

【处方】 柴胡 417.3g　　　　　茵陈 417.3g
　　　　板蓝根 417.3g　　　　五味子 224g
　　　　猪胆粉 26.7g　　　　　绿豆 170.7g

【制法】 以上六味,绿豆粉碎成细粉,过 80 目筛;柴胡、茵陈、板蓝根加水煎煮二次,每次 2 小时,滤过,滤液合并,静置 24 小时,取上清液,减压浓缩至相对密度为 1.20(80℃)的清膏,减压干燥,粉碎成细粉;五味子粉碎成粗粉,用 75% 乙醇回流提取三次,第一次提取 3 小时,第二次提取 2 小时,第三次提取 1 小时,合并提取液,静置 24 小时,取上清液,回收乙醇并浓缩至相对密度为 1.20(80℃)的清膏,减压干燥,粉碎成细粉,过 80 目筛;加入上述细粉及绿豆粉、猪胆粉,以及淀粉 230g,乳糖 270g,微晶纤维素 65g,炼丸,制丸,70℃干燥 12 小时,制成 1000g,即得。

【性状】 本品为褐色至棕褐色的浓缩水丸;味苦、涩。

【鉴别】 (1)取本品,置显微镜下观察:种皮栅状细胞成片,侧面观细胞一列,狭长,光辉带不明显,顶面观类多角形,孔沟细密,底面观胞腔大(绿豆)。

(2)取本品 3g,研细,加水饱和的正丁醇 30ml,放置过夜,超声处理 30 分钟,滤过,滤液用氨试液 15ml 洗涤,再用正丁醇饱和的水 10ml 洗涤,取正丁醇液,回收溶剂至干,残渣加甲醇 2ml 使溶解,作为供试品溶液。另取柴胡对照药材 0.5g,加水 30ml,加热回流 1 小时,放冷,离心,取上清液用水饱和的正丁醇振摇提取 2 次(30ml,15ml),合并正丁醇液,自“用氨试液 15ml 洗涤”起,同法制成对照药材溶液。照薄层色谱法(通则 0502)试验,吸取上述两种溶液各 1~3μl,分别点于同一硅胶 G 薄层板上,以乙酸乙酯-乙醇-水(15∶2∶1)为展开剂,展开,取出,晾干,喷以 2% 对二甲氨基苯甲醛的 40% 硫酸乙醇溶液,在 105℃加热至斑点显色清晰,分别置日光及紫外光灯(365nm)下检视。供试品色谱中,在与对照药材色谱相应的位置上,日光下显相同颜色的主斑点,紫外光下显相同颜色的荧光主斑点。

(3)取本品 2.5g,研细,加甲醇 20ml,超声处理 15 分钟,滤过,滤液回收溶剂至干,残渣加水 10ml 使溶解,通过 D101 型大孔吸附树脂柱(内径为 1.5cm,高为 12cm),用水 150ml 洗脱,弃去水液,再用 20% 乙醇 100ml 洗脱,收集洗脱液,回收溶剂至干,残渣加甲醇 1ml 使溶解,作为供试品溶液。另取绿原酸对照品,加甲醇制成每 1ml 含 0.5mg 的溶液,作为对照品溶液。照薄层色谱法(通则 0502)试验,吸取上述两种溶液各 1μl,分别点于同一聚酰胺薄膜上,以甲苯-乙酸乙酯-甲酸-冰醋酸-水(1∶15∶1∶1∶6)的上层溶液为展开剂,展开,取出,晾干,置紫外光灯(365nm)下检视。供试品色谱中,在与对照品色谱相应的位置上,显相同颜色的荧光斑点。

(4)取本品 5g,研细,加环己烷 50ml,冷浸过夜,于 80~85℃加热回流 2 小时,滤过,滤渣备用,滤液低温回收溶剂至干,残渣加乙酸乙酯 2ml 使溶解,作为供试品溶液。另取五味子对照药材 1g,加环己烷 25ml,同法制成对照药材溶液。再取五味子醇甲对照品、五味子甲素对照品及五味子乙素对照品,加乙酸乙酯制成每 1ml 各含 1mg 的混合溶液,作为对照品溶液。照薄层色谱法(通则 0502)试验,吸取上述三种溶液各 2μl,分别点于同一硅胶 GF₂₅₄ 薄层板上,以石油醚(30～60℃)-甲酸乙酯-甲酸(14：5：1)的上层溶液为展开剂,展开,取出,晾干,置紫外光灯(254nm)下检视。供试品色谱中,在与对照药材色谱和对照品色谱相应的位置上,显相同颜色的斑点。

(5)取〔鉴别〕(4)项下备用的滤渣 1.2g,挥干,加 10%氢氧化钠溶液 5ml,在 120℃水解 4 小时,冷却后用盐酸调节 pH 值至 2～3,转移至离心管中,用水洗涤容器,洗液并入离心管中,离心,取上清液,用乙酸乙酯 20ml 振摇提取,提取液回收溶剂至干,残渣加乙醇 5ml 使溶解,作为供试品溶液。另取猪去氧胆酸对照品,加乙醇制成每 1ml 含 1mg 的溶液,作为对照品溶液。照薄层色谱法(通则 0502)试验,吸取上述两种溶液各 1～3μl,分别点于同一硅胶 G 薄层板上,以异辛烷-乙醚-正丁醇-冰醋酸-水(10：5：3：5：1)的上层溶液为展开剂,展开,取出,晾干,喷以 10%硫酸乙醇溶液,在 105℃加热至斑点显色清晰,置紫外光灯(365nm)下检视。供试品色谱中,在与对照品色谱相应的位置上,显相同颜色的荧光斑点。

【检查】　应符合丸剂项下有关的各项规定(通则 0108)。

【含量测定】　照高效液相色谱法(通则 0512)测定。

色谱条件与系统适用性试验　用 ACQUITY UPLC HSS T3(柱长为 100mm,内径为 2.1mm,粒径为 1.8μm)色谱柱;以乙腈为流动相 A,以水为流动相 B,按下表中的规定进行梯度洗脱;检测波长为 250nm;柱温为 40℃;流速为每分钟 0.4ml。理论板数按五味子乙素峰计算应不低于 15000。

时间(分钟)	流动相 A(%)	流动相 B(%)
0～3	45	55
3～15	45→80	55→20

对照品溶液的制备　取五味子醇甲对照品、五味子甲素对照品和五味子乙素对照品适量,精密称定,加甲醇制成每 1ml 含五味子醇甲 80μg、五味子甲素 20μg、五味子乙素 50μg 的混合溶液,即得。

供试品溶液的制备　取本品适量,粉碎,研匀,取约 1.5g,精密称定,置具塞锥形瓶中,精密加入水饱和的乙酸乙酯 25ml,密塞,称定重量,超声处理(功率 500W,频率 60kHz)30 分钟,放冷,再称定重量,用乙酸乙酯补足减失的重量,摇匀,滤过,精密量取续滤液 10ml,低温回收溶剂至干,残渣加甲醇溶解,转移至 5ml 量瓶中,加甲醇至刻度,摇匀,滤过,取续滤液,即得。

测定法　分别精密吸取对照品溶液与供试品溶液各 2μl,注入液相色谱仪,测定,即得。

本品每 1g 含五味子以五味子醇甲($C_{24}H_{32}O_7$)计,不得少于 0.40mg;以五味子甲素($C_{24}H_{32}O_6$)计,不得少于 70μg;以五味子乙素($C_{23}H_{28}O_6$)计,不得少于 0.20mg。

【功能与主治】　疏肝理气,健脾消食。具有降低转氨酶作用。用于慢性肝炎及早期肝硬化。

【用法与用量】　口服。一次 3g,一日 3 次。

【规格】　每 50 丸重 3g

【贮藏】　密封。

护 肝 片
Hugan Pian

【处方】　柴胡 313g　　　　茵陈 313g
　　　　　板蓝根 313g　　　五味子 168g
　　　　　猪胆粉 20g　　　　绿豆 128g

【制法】　以上六味,绿豆粉碎成细粉;柴胡、茵陈、板蓝根加水煎煮二次,每次 2 小时,滤过,滤液合并,减压浓缩至适量,喷雾干燥成细粉,与适量的绿豆细粉混合,或取滤液,减压浓缩至适量,与适量的绿豆细粉混合,减压干燥,粉碎成细粉;五味子粉碎成粗粉,用 75%乙醇回流提取三次,第一次 3 小时,第二次 2 小时,第三次 1 小时,滤过,合并滤液,回收乙醇并浓缩至适量,与剩余的绿豆细粉混匀,减压干燥,粉碎成细粉,加入猪胆粉、上述细粉和适量的辅料,混匀,制成颗粒,干燥,压制成 1000 片,包糖衣或薄膜衣,即得。

【性状】　本品为糖衣片或薄膜衣片,除去包衣后显棕色至褐色;味苦。

【鉴别】　(1)取本品,除去包衣,研细,置显微镜下观察:种皮栅状细胞成片,外被角质层;栅栏状细胞表面多角形,壁厚(绿豆)。

(2)取本品,糖衣片除去包衣,研细,取 2.5g,加正己烷 50ml,冷浸过夜,于 80～85℃加热回流 2 小时,滤过,药渣备用,滤液低温回收溶剂至干,残渣加乙酸乙酯 2ml 使溶解,作为供试品溶液。另取五味子乙素对照品,加甲醇制成每 1ml 含 1mg 的溶液,作为对照品溶液。照薄层色谱法(通则 0502)试验,吸取上述两种溶液各 2μl,分别点于同一硅胶 GF₂₅₄ 薄层板上,以甲苯-乙酸乙酯(9：1)为展开剂,展开,取出,晾干,置紫外光灯(254nm)下检视。供试品色谱中,在与对照品色谱相应的位置上,显相同颜色的斑点。

(3)取〔鉴别〕(1)项下正己烷提取后的备用药渣 0.5g,挥尽溶剂,加 10%氢氧化钠溶液 5ml,在 120℃水解 4 小时,冷却后用盐酸调节 pH 值至 2～3,转移至离心管中,用水洗涤容器,洗液并入离心管中,离心,取上清液,用乙酸乙酯 20ml 振摇提取,提取液回收溶剂至干,残渣加乙醇 5ml 使溶解,作为供试品溶液。另取猪去氧胆酸对照品,加乙醇制成每 1ml 含 1mg 的溶液,作为对照品溶液。照薄层色谱法(通则 0502)试验,吸取上述两种溶液各 5μl,分别点于同一硅胶 G 薄层板上,以异辛烷-乙醚-正丁醇-冰醋酸-水(10：5：3：5：1)的上层溶液为展开剂,展开,取出,晾干,喷以 10%硫酸乙醇溶液,在 105℃加热至斑点显色清晰,置紫外光灯(365nm)下检视。供试品色谱中,在与对照品色谱相应的位置上,显相同颜色的荧光斑点。

【检查】 应符合片剂项下有关的各项规定（通则 0101）。

【含量测定】 照高效液相色谱法（通则 0512）测定。

色谱条件与系统适用性试验 以十八烷基硅烷键合硅胶为填充剂；以甲醇-水（63：37）为流动相；检测波长为 250nm。理论板数按五味子醇甲峰计算应不低于 2000。

对照品溶液的制备 取五味子醇甲对照品适量，精密称定，加甲醇制成每 1ml 含 0.1mg 的溶液，即得。

供试品溶液的制备 取本品 10 片，除去包衣，精密称定，研细，取 0.7g，精密称定，加乙酸乙酯 25ml，加热回流 30 分钟，放冷，滤过，用乙酸乙酯 30ml 分次洗涤滤渣及容器，洗液与滤液合并，回收溶剂至干，残渣用甲醇溶解，并转移至 10ml量瓶中，加甲醇至刻度，摇匀，滤过，取续滤液，即得。

测定法 分别精密吸取对照品溶液与供试品溶液各 10µl，注入液相色谱仪，测定，即得。

本品每片含五味子以五味子醇甲（$C_{24}H_{32}O_7$）计，不得少于 0.28mg。

【功能与主治】 疏肝理气，健脾消食。具有降低转氨酶作用。用于慢性肝炎及早期肝硬化。

【用法与用量】 口服。一次 4 片，一日 3 次。

【规格】 （1）薄膜衣片　每片重 0.36g

（2）薄膜衣片　每片重 0.38g

（3）糖衣片（片心重 0.35g）

【贮藏】 密封。

护 肝 胶 囊

Hugan Jiaonang

【处方】 柴胡 313g　　　　茵陈 313g

板蓝根 313g　　　五味子 168g

猪胆粉 20g　　　　绿豆 128g

【制法】 以上六味，绿豆粉碎成细粉；柴胡、茵陈、板蓝根加水煎煮二次，每次 2 小时，煎液滤过，滤液合并，静置 48 小时，取上清液，浓缩至相对密度为 1.26～1.28（80℃），与绿豆粉 101g 混合，减压干燥，粉碎成细粉；五味子粉碎成粗粉，用75% 乙醇回流提取三次，第一次 3 小时，第二次 2 小时，第三次 1 小时，提取液合并，静置 24 小时，取上清液，回收乙醇并浓缩至适量，与剩余的绿豆粉混匀，减压干燥，粉碎成细粉，与猪胆粉、上述细粉和适量辅料混匀，装入胶囊，制成1000 粒，即得。

【性状】 本品为硬胶囊，内容物为棕色至褐色的粉末；味苦。

【鉴别】 （1）取本品内容物 1.4g，研细，加水饱和的正丁醇 30ml，放置过夜，超声处理 30 分钟，滤过，滤液用氨试液15ml 洗涤，再用正丁醇饱和的水洗涤 2 次，每次 10ml，正丁醇液蒸干，残渣加甲醇 2ml 使溶解，作为供试品溶液。另取柴胡对照药材 0.5g，加水 30ml，加热回流 1 小时，放冷，滤过，滤液用水饱和的正丁醇振摇提取 3 次，每次 15ml，合并正丁醇提取液，自"用氨试液 15ml 洗涤"起，同法制成对照药材溶液。照薄层色谱法（通则 0502）试验，吸取上述两种溶液各 3～8µl，分别点于同一硅胶 G 薄层板上，以乙酸乙酯-乙醇-水（8：2：1）为展开剂，展开，取出，晾干，喷以 2% 对二甲氨基苯甲醛的 40% 硫酸乙醇溶液，在 60℃加热至斑点显色清晰，分别置日光和紫外光灯（365nm）下检视。供试品色谱中，在与对照药材色谱相应的位置上，日光下显相同颜色的主斑点；紫外光下显相同颜色的荧光主斑点。

（2）取本品内容物 2.1g，研细，加甲醇 20ml，超声处理15 分钟，滤过，滤液蒸干，残渣加水 10ml 使溶解，通过 D101型大孔吸附树脂柱（柱内径 1.5cm，柱高 12cm），用水 150ml洗脱，弃去水洗液，再用 20% 乙醇 100ml 洗脱，收集洗脱液，蒸干，残渣加甲醇 1ml 使溶解，作为供试品溶液。另取绿原酸对照品，加甲醇制成每 1ml 含 0.5mg 的溶液，作为对照品溶液。照薄层色谱法（通则 0502）试验，吸取上述两种溶液各 1µl，分别点于同一聚酰胺薄膜上使成条状，以甲苯-乙酸乙酯-甲酸-冰醋酸-水（1：15：1：1：6）的上层溶液为展开剂，展开，取出，晾干，置紫外光灯（365nm）下检视。供试品色谱中，在与对照品色谱相应的位置上，显相同颜色的荧光条斑。

（3）取本品内容物 2.5g，研细，加正己烷 50ml，冷浸过夜，于 80～85℃加热回流 2 小时，滤过，滤渣备用，滤液低温蒸干，残渣加乙酸乙酯 2ml 使溶解，作为供试品溶液。另取五味子对照药材 1g，加正己烷 25ml，同法制成对照药材溶液。再取五味子醇甲对照品、五味子甲素对照品和五味子乙素对照品，加甲醇制成每 1ml 各含 1mg 的混合溶液，作为对照品溶液。照薄层色谱法（通则 0502）试验，吸取上述三种溶液各2µl，分别点于同一硅胶 GF_{254} 薄层板上，以石油醚（30～60℃）-甲酸乙酯-甲酸（14：5：1）的上层溶液为展开剂，展开，取出，晾干，置紫外光灯（254nm）下检视。供试品色谱中，在与对照药材色谱和对照品色谱相应的位置上，显相同颜色的斑点。

（4）取〔鉴别〕（3）项下的备用滤渣 0.5g，挥干，加 10% 氢氧化钠溶液 5ml，在 120℃水解 4 小时，冷却后用盐酸调节pH 值至 2～3，转移至离心管中，用水洗涤容器，洗液并入离心管中，离心，取上清液，用乙酸乙酯 20ml 振摇提取，提取液蒸干，残渣加乙醇 5ml 使溶解，作为供试品溶液。另取猪去氧胆酸对照品，加乙醇制成每 1ml 含 1mg 的溶液，作为对照品溶液。照薄层色谱法（通则 0502）试验，吸取上述两种溶液各 5µl，分别点于同一硅胶 G 薄层板上，以异辛烷-乙醚-正丁醇-冰醋酸-水（10：5：3：5：1）的上层溶液为展开剂，展开，取出，晾干，喷以 10% 硫酸乙醇溶液，在 105℃加热至斑点显色清晰，置紫外光灯（365nm）下检视。供试品色谱中，在与对照品色谱相应的位置上，显相同颜色的荧光斑点。

【检查】 应符合胶囊剂项下有关的各项规定(通则0103)。

【含量测定】 照高效液相色谱法(通则0512)测定。

色谱条件与系统适用性试验 用 ACQUITY UPLC HSS T3(柱长为100mm,内径为2.1mm,粒径为1.8μm)色谱柱;以乙腈为流动相A,以水为流动相B,按下表中的规定进行梯度洗脱;流速为每分钟0.4ml;检测波长为250nm;柱温为40℃。理论板数按五味子乙素峰计算应不低于15000。

时间(分钟)	流动相A(%)	流动相B(%)
0~3	45	55
3~15	45→80	55→20

对照品溶液的制备 取五味子醇甲对照品、五味子甲素对照品和五味子乙素对照品适量,精密称定,加甲醇制成每1ml含五味子醇甲80μg、五味子甲素20μg、五味子乙素50μg的混合溶液,即得。

供试品溶液的制备 取装量差异项下的本品内容物,混匀,研细,取约0.7g,精密称定,置具塞锥形瓶中,精密加入水饱和的乙酸乙酯25ml,密塞,称定重量,超声处理(功率500W,频率59kHz)30分钟,放冷,再称定重量,用乙酸乙酯补足减失的重量,摇匀,滤过,精密量取续滤液15ml,蒸干,残渣加甲醇溶解并转移至5ml量瓶中,加甲醇至刻度,摇匀,滤过,取续滤液,即得。

测定法 分别精密吸取对照品溶液与供试品溶液各2μl,注入液相色谱仪,测定,即得。

本品每粒含五味子以五味子醇甲($C_{24}H_{32}O_7$)计,不得少于0.28mg;以五味子甲素($C_{24}H_{32}O_6$)计,不得少于0.05mg;以五味子乙素($C_{23}H_{28}O_6$)计,不得少于0.15mg。

【功能与主治】 疏肝理气,健脾消食。具有降低转氨酶作用。用于慢性肝炎及早期肝硬化。

【用法与用量】 口服。一次4粒,一日3次。

【规格】 每粒装0.35g

【贮藏】 密封。

护 肝 颗 粒

Hugan Keli

【处方】 柴胡 626g　　茵陈 626g
　　　　 板蓝根 626g　　五味子 336g
　　　　 猪胆粉 40g　　绿豆 256g

【制法】 以上六味,绿豆粉碎成细粉;柴胡、茵陈、板蓝根加水煎煮二次,每次2小时,煎液滤过,滤液合并,静置48小时,取上清液,减压浓缩至相对密度为1.30(80℃),与绿豆粉202g混合,减压干燥,粉碎成细粉;五味子粉碎成粗粉,用75%乙醇回流提取三次,第一次3小时,第二次2小时,第三

次1小时,提取液合并,静置24小时,取上清液,回收乙醇并浓缩至适量,与剩余的绿豆粉混匀,减压干燥,粉碎成细粉,与猪胆粉、上述细粉和适量的糊精及甜菊素混匀,制成颗粒,干燥,制成1000g,即得。

【性状】 本品为深棕色至棕褐色的颗粒;味苦、微酸、微甜。

【鉴别】 (1)取本品2g,研细,加水饱和的正丁醇30ml,放置过夜,超声处理30分钟,滤过,滤液用氨试液15ml洗涤,再用正丁醇饱和的水洗涤2次,每次10ml,正丁醇液蒸干,残渣加甲醇2ml使溶解,作为供试品溶液。另取柴胡对照药材0.5g,加水30ml,加热回流1小时,放冷,滤过,滤液用水饱和的正丁醇振摇提取3次,每次15ml,合并正丁醇提取液,自"用氨试液15ml洗涤"起,同法制成对照药材溶液。照薄层色谱法(通则0502)试验,吸取上述两种溶液各3~8μl,分别点于同一硅胶G薄层板上,以乙酸乙酯-乙醇-水(8:2:1)为展开剂,展开,取出,晾干,喷以2%对二甲氨基苯甲醛的40%硫酸乙醇溶液,在60℃加热至斑点显色清晰,分别置日光和紫外光灯(365nm)下检视。供试品色谱中,在与对照药材色谱相应的位置上,日光下显相同颜色的主斑点;紫外光下显相同颜色的荧光主斑点。

(2)取本品3g,研细,加甲醇20ml,超声处理15分钟,滤过,滤液蒸干,残渣加水10ml使溶解,通过D101型大孔吸附树脂柱(内径为1.5cm,柱高12cm),用水150ml洗脱,弃去水洗液,再用20%乙醇100ml洗脱,收集洗脱液,蒸干,残渣加甲醇1ml使溶解,作为供试品溶液。另取绿原酸对照品,加甲醇制成每1ml含0.5mg的溶液,作为对照品溶液。照薄层色谱法(通则0502)试验,吸取上述两种溶液各1μl,分别点于同一聚酰胺薄膜上使成条状,以甲苯-乙酸乙酯-甲酸-冰醋酸-水(1:15:1:1:6)的上层溶液为展开剂,展开,取出,晾干,置紫外光灯(365nm)下检视。供试品色谱中,在与对照品色谱相应的位置上,显相同颜色的荧光条斑。

(3)取本品3.5g,研细,加正己烷50ml,冷浸过夜,于80~85℃加热回流2小时,滤过,滤渣备用,滤液低温蒸干,残渣加乙酸乙酯2ml使溶解,作为供试品溶液。另取五味子对照药材1g,加正己烷25ml,同法制成对照药材溶液。再取五味子醇甲对照品、五味子甲素对照品和五味子乙素对照品,加甲醇制成每1ml各含1mg的混合溶液,作为对照品溶液。照薄层色谱法(通则0502)试验,吸取上述三种溶液各2μl,分别点于同一硅胶GF_{254}薄层板上,以石油醚(30~60℃)-甲酸乙酯-甲酸(14:5:1)的上层溶液为展开剂,展开,取出,晾干,置紫外光灯(254nm)下检视。供试品色谱中,在与对照药材色谱和对照品色谱相应的位置上,显相同颜色的斑点。

(4)取〔鉴别〕(3)项下的备用滤渣0.8g,挥干,加10%氢氧化钠溶液5ml,在120℃水解4小时,冷却后用盐酸调节pH值至2~3,转移至离心管中,用水洗涤容器,洗涤并入离心管中,离心,取上清液,用乙酸乙酯20ml振摇提取,提取液蒸干,残渣加乙醇5ml使溶解,作为供试品溶液。另取猪去氧胆酸

对照品,加乙醇制成每 1ml 含 1mg 的溶液,作为对照品溶液。照薄层色谱法(通则 0502)试验,吸取上述两种溶液各 5μl,分别点于同一硅胶 G 薄层板上,以异辛烷-乙醚-正丁醇-冰醋酸-水(10:5:3:5:1)的上层溶液为展开剂,展开,取出,晾干,喷以 10%硫酸乙醇溶液,在 105℃加热至斑点显色清晰,置紫外光灯(365nm)下检视。供试品色谱中,在与对照品色谱相应的位置上,显相同颜色的荧光斑点。

【检查】 应符合颗粒剂项下有关的各项规定(通则 0104)。

【含量测定】 照高效液相色谱法(通则 0512)测定。

色谱条件与系统适用性试验 用 ACQUITY UPLC HSS T3(柱长为 100mm,内径为 2.1mm,粒径为 1.8μm)色谱柱;以乙腈为流动相 A,以水为流动相 B,按下表中的规定进行梯度洗脱;流速为每分钟 0.4ml;检测波长为 250nm;柱温为 40℃。理论板数按五味子乙素峰计算应不低于 15000。

时间(分钟)	流动相 A(%)	流动相 B(%)
0~3	45	55
3~15	45→80	55→20

对照品溶液的制备 取五味子醇甲对照品、五味子甲素对照品和五味子乙素对照品适量,精密称定,加甲醇制成每 1ml 含五味子醇甲 80μg、五味子甲素 20μg、五味子乙素 50μg 的混合溶液,即得。

供试品溶液的制备 取装量差异项下的本品,混匀,取适量,研细,取约 1g,精密称定,置具塞锥形瓶中,精密加入水饱和的乙酸乙酯 25ml,密塞,称定重量,超声处理(功率 500W,频率 59kHz)30 分钟,放冷,再称定重量,用乙酸乙酯补足减失的重量,摇匀,滤过,精密量取续滤液 15ml,蒸干,残渣用甲醇溶解,转移至 5ml 量瓶中,加甲醇至刻度,摇匀,滤过,取续滤液,即得。

测定法 分别精密吸取对照品溶液与供试品溶液各 2μl,注入液相色谱仪,测定,即得。

本品每袋含五味子以五味子醇甲($C_{24}H_{32}O_7$)计,不得少于 1.12mg;以五味子甲素($C_{24}H_{32}O_6$)计,不得少于 0.20mg;以五味子乙素($C_{23}H_{28}O_6$)计,不得少于 0.60mg。

【功能与主治】 疏肝理气,健脾消食。具有降低转氨酶作用。用于慢性肝炎及早期肝硬化。

【用法与用量】 口服。一次 1 袋,一日 3 次。

【规格】 每袋装 2g

【贮藏】 密封。

护 肝 宁 片
Huganning Pian

【处方】 垂盆草 850g　　　　虎杖 500g
　　　　丹参 250g　　　　灵芝 200g

【制法】 以上四味,取垂盆草 95g,粉碎成细粉,剩余的垂盆草加水煎煮二次,第一次 2 小时,第二次 1.5 小时,合并煎液,滤过,滤液浓缩成稠膏;取灵芝,加乙醇适量,浸渍 24 小时,倾取上清液备用,药渣依次用 75%乙醇、50%乙醇各浸渍 12 小时,分别倾取上清液,压榨残渣,收集压出液,与上述三种上清液合并,滤过,滤液回收乙醇并浓缩至相对密度为 1.10~1.15(50℃)的稠膏;丹参、虎杖粉碎成粗粉,用 90%乙醇作溶剂,缓缓渗漉,收集渗漉液回收乙醇并浓缩成稠膏;丹参、虎杖和灵芝药渣加水煎煮二次,每次 1 小时,合并煎液,滤过,滤液浓缩成稠膏;将上述四种稠膏合并,与垂盆草细粉混合,制粒;或干燥成干浸膏,粉碎成细粉,制粒,压制成 1000 片,包糖衣或薄膜衣,即得。

【性状】 本品为糖衣片或薄膜衣片,除去包衣后显棕褐色;味苦、微酸、涩。

【鉴别】 (1)取本品 10 片,除去包衣,研细,加甲醇 30ml,超声处理 30 分钟,滤过,滤液蒸干,残渣加水 20ml 使溶解,用三氯甲烷振摇提取 2 次,每次 30ml,合并三氯甲烷液,用氨溶液(71→100)40ml 洗涤,弃去氨溶液,三氯甲烷低温蒸干,残渣加甲醇 1ml 使溶解,作为供试品溶液。另取垂盆草对照药材 1g,加甲醇 20ml,超声处理 30 分钟,滤过,滤液蒸干,残渣加甲醇 1ml 使溶解,作为对照药材溶液。照薄层色谱法(通则 0502)试验,吸取上述两种溶液各 6~8μl,分别点于同一硅胶 G 薄层板上,以甲苯-三氯甲烷-乙酸乙酯-冰醋酸(5:4:1:1 滴)为展开剂,展开,取出,晾干,喷以磷钼酸试液,加热至斑点显色清晰。供试品色谱中,在与对照药材色谱相应的位置上,显相同颜色的斑点。

(2)取本品 2 片,除去包衣,研细,加甲醇 20ml,超声处理 20 分钟,滤过,滤液蒸干,残渣加水 10ml 使溶解,加盐酸 1ml,置水浴中加热水解 30 分钟,放冷,用三氯甲烷振摇提取 2 次,每次 10ml,合并三氯甲烷液,用水 10ml 洗涤,弃去水层,三氯甲烷液蒸干,残渣加乙酸乙酯 1ml 使溶解,作为供试品溶液。另取虎杖对照药材 0.5g,同法制成对照药材溶液。照薄层色谱法(通则 0502)试验,吸取上述两种溶液各 5μl,分别点于同一硅胶 G 薄层板上,以石油醚(30~60℃)-乙酸乙酯-甲酸(15:5:1)为展开剂,展开,取出,晾干,置紫外光灯(365nm)下检视。供试品色谱中,在与对照药材色谱相应的位置上,显相同颜色的荧光斑点;置氨蒸气中熏后,斑点变为红色。

(3)取本品 10 片,除去包衣,研细,加乙醇 30ml,超声处理 10 分钟,滤过,滤液蒸干,残渣加甲醇 2ml 使溶解,作为供试品溶液。另取丹参酮 ⅡA 对照品,加甲醇制成每 1ml 含 1mg 的溶液,作为对照品溶液。照薄层色谱法(通则 0502)试验,吸取供试品溶液 2~4μl,对照品溶液 2μl,分别点于同一硅胶 G 薄层板上,以甲苯-乙酸乙酯(19:1)为展开剂,展开,取出,晾干。供试品色谱中,在与对照品色谱相应的位置上,显相同颜色的斑点。

【检查】 应符合片剂项下有关的各项规定(通则 0101)。

【含量测定】　照高效液相色谱法(通则 0512)测定。

色谱条件与系统适用性试验　以十八烷基硅烷键合硅胶为填充剂;以乙腈-水(18：82)为流动相;检测波长为 306nm。理论板数按虎杖苷峰计算应不低于 10000。

对照品溶液的制备　取虎杖苷对照品适量,精密称定,加稀乙醇制成每 1ml 含 80μg 的溶液,即得。

供试品溶液的制备　取本品 20 片,除去包衣,精密称定,研细,取约 0.5g,精密称定,置具塞锥形瓶中,精密加入稀乙醇 25ml,密塞,称定重量,轻摇使分散,超声处理(功率 200W,频率 40kHz)40 分钟,放冷,再称定重量,用稀乙醇补足减失的重量,摇匀,滤过,精密量取续滤液 5ml,置 10ml 量瓶中,加稀乙醇至刻度,摇匀,即得。

测定法　分别精密吸取对照品溶液与供试品溶液各 10μl,注入液相色谱仪,测定,即得。

本品每片含虎杖以虎杖苷(C_{20}H_{22}O_8)计,不得少于 2.4mg。

【功能与主治】　清热利湿退黄,舒肝化瘀止痛,降低丙氨酸转氨酶。用于湿热中阻、瘀血阻络所致的脘胁胀痛、口苦、黄疸、胸闷、纳呆;急、慢性肝炎见上述证候者。

【用法与用量】　口服。一次 4～5 片,一日 3 次。

【规格】　(1)糖衣片(片心重 0.27g)

(2)糖衣片(片心重 0.3g)

(3)糖衣片(片心重 0.35g)

(4)薄膜衣片　每片重 0.27g

(5)薄膜衣片　每片重 0.35g

【贮藏】　密封。

护肝宁胶囊
Huganning Jiaonang

【处方】　垂盆草 850g　　　　虎杖 500g

　　　　丹参 250g　　　　灵芝 200g

【制法】　以上四味,取垂盆草 95g,粉碎成细粉,剩余的垂盆草加水煎煮二次,第一次 2 小时,第二次 1.5 小时,合并煎液,滤过,滤液浓缩成稠膏;灵芝加乙醇适量浸渍 24 小时,取上清液备用,药渣依次用 75%乙醇、50%乙醇各浸渍 12 小时,分别取上清液,再压榨药渣,收集压出液,与上述三种上清液合并,滤过,滤液回收乙醇并浓缩成稠膏;丹参、虎杖粉碎成粗粉,用 90%乙醇作溶剂,缓缓渗漉,收集渗漉液回收乙醇并浓缩成稠膏;丹参、虎杖和灵芝药渣加水煎煮二次,每次 1 小时,合并煎液,滤过,滤液浓缩成稠膏;将上述四种稠膏合并,与垂盆草细粉混合;或再加淀粉适量,混匀,干燥,粉碎,制粒,装入胶囊,制成 1000 粒,即得。

【性状】　本品为硬胶囊,内容物为黄褐色至棕褐色的颗粒和粉末;味苦、微酸、涩。

【鉴别】　(1)取本品内容物 2.5g,研细,加甲醇 10ml,超声处理 30 分钟,放冷,滤过,滤液作为供试品溶液。另取垂盆草对照药材 1g,加甲醇 5ml 同法制成对照药材溶液。照薄层色谱法(通则 0502)试验,吸取供试品溶液 5～10μl、对照药材溶液 4～6μl,分别点于同一高效硅胶 G 薄层板上,以甲苯-三氯甲烷-乙酸乙酯-冰醋酸(5：4：1：0.2)为展开剂,展开,取出,晾干,喷以磷钼酸试液,在 105℃加热至斑点显色清晰,置日光下检视。供试品色谱中,在与对照药材色谱相应的位置上,显相同颜色的斑点。

(2)取本品内容物 4g,研细,加乙醚 30ml,放置 30 分钟,超声处理 30 分钟,滤过,滤液挥干,残渣加乙酸乙酯 1ml 使溶解,作为供试品溶液。另取虎杖对照药材、灵芝对照药材各 0.5g,分别同法制成对照药材溶液。照薄层色谱法(通则 0502)试验,吸取上述三种溶液各 1～4μl,分别点于同一硅胶 G 薄层板上,以石油醚(30～60℃)-甲酸乙酯-甲酸(15：5：1)的上层溶液为展开剂,展开,取出,晾干,置紫外光灯(365nm)下检视。供试品色谱中,在与对照药材色谱相应的位置上,显相同颜色的荧光斑点。

(3)取丹参对照药材 1g,加乙醚 15ml,超声处理 20 分钟,滤过,滤液挥干,残渣加乙酸乙酯 1ml 使溶解,作为对照药材溶液。另取丹参酮 II_A 对照品,加乙酸乙酯制成每 1ml 含 1mg 的溶液,作为对照品溶液。照薄层色谱法(通则 0502)试验,吸取〔鉴别〕(2)项下的供试品溶液 4～10μl,上述对照药材溶液和对照品溶液各 2～6μl,分别点于同一硅胶 G 薄层板上,以甲苯-乙酸乙酯(19：1)为展开剂,展开,取出,晾干,置日光下检视。供试品色谱中,在与对照药材色谱和对照品色谱相应的位置上,显相同颜色的斑点。

【检查】　应符合胶囊剂项下有关的各项规定(通则 0103)。

【含量测定】　照高效液相色谱法(通则 0512)测定。

色谱条件与系统适用性试验　以十八烷基硅烷键合硅胶为填充剂;以乙腈-水(17：83)为流动相;检测波长为 306nm。理论板数按虎杖苷峰计算应不低于 10000。

对照品溶液的制备　取虎杖苷对照品适量,精密称定,加稀乙醇制成每 1ml 含 90μg 的溶液,即得。

供试品溶液的制备　取装量差异项下的本品内容物,研细,取约 0.25g,精密称定,精密加入稀乙醇 25ml,称定重量,超声处理(功率 250W,频率 33kHz)45 分钟,放冷,再称定重量,用稀乙醇补足减失的重量,滤过,取续滤液,即得。

测定法　分别精密吸取对照品溶液与供试品溶液各 10μl,注入液相色谱仪,测定,即得。

本品每粒含虎杖以虎杖苷(C_{20}H_{22}O_8)计,不得少于 1.5mg。

【功能与主治】　清热利湿退黄,舒肝化瘀止痛,降低丙氨酸氨基转移酶。用于湿热中阻、瘀血阻络所致的脘胁胀痛、口苦、黄疸、胸闷、纳呆;急、慢性肝炎见上述证候者。

【用法与用量】 口服。一次 4～5 粒，一日 3 次。

【规格】 (1)每粒装 0.35g (2)每粒装 0.5g

【贮藏】 密封。

男 康 片
Nankang Pian

【处方】

白花蛇舌草 240g	赤芍 80g
熟地黄 96g	肉苁蓉 96g
炙甘草 48g	蒲公英 240g
鹿衔草 160g	败酱草 160g
黄柏 80g	红花 32g
鱼腥草 160g	淫羊藿 160g
覆盆子 160g	白术 80g
黄芪 80g	菟丝子 80g
紫花地丁 160g	野菊花 96g
当归 80g	

【制法】 以上十九味，取黄芪、赤芍的半量粉碎成细粉；败酱草、鱼腥草、白术、当归和野菊花等五味提取挥发油，蒸馏后的水溶液另器收集；药渣与黄芪、赤芍的另一半量及其余蒲公英等十二味加水煎煮三次，第一次 1 小时，第二次及第三次各 0.5 小时，合并煎液，加入上述蒸馏后的水溶液，滤过，滤液浓缩至相对密度为 1.08(90～95℃)的清膏，放冷，加乙醇使含醇量为 75%，静置，取上清液浓缩至相对密度为 1.20～1.24(75℃)的稠膏，加入黄芪、赤芍细粉，混匀，干燥，粉碎成细粉，制粒，喷入挥发油，压制成 1000 片，包糖衣或薄膜衣，即得。

【性状】 本品为糖衣片或薄膜衣片；除去包衣后显棕色至棕褐色；味微酸。

【鉴别】 (1)取本品 6 片，糖衣片除去包衣，研细，加甲醇 20ml，超声处理 30 分钟，滤过，滤液蒸干，残渣加乙醇 2ml 使溶解，作为供试品溶液。另取黄柏对照药材 0.1g，同法制成对照药材溶液。再取盐酸小檗碱对照品，加乙醇制成每 1ml 含 0.2mg 的溶液，作为对照品溶液。照薄层色谱法（通则 0502）试验，吸取上述三种溶液各 5μl，分别点于同一硅胶 G 薄层板上，以乙酸乙酯-丁酮-甲酸-水(10∶1∶1∶1)为展开剂，展开，取出，晾干，置紫外光灯(365nm)下检视。供试品色谱中，在与对照药材色谱和对照品色谱相应的位置上，显相同颜色的荧光斑点。

(2)取紫花地丁对照药材 1g，加水 20ml，超声处理 30 分钟，离心，倾取上清液，蒸干，残渣加乙醇 2ml 使溶解，作为对照药材溶液。照薄层色谱法（通则 0502）试验，吸取〔鉴别〕(1)项下的供试品溶液 10μl、上述对照药材溶液 4μl，分别点于同一硅胶 G 薄层板上，以甲苯-乙酸乙酯-甲酸(5∶3∶1)为展开剂，展开，取出，晾干，喷以 10% 硫酸乙醇溶液，置紫外光灯(365nm)下检视。供试品色谱中，在与对照药材色谱相应的位置上，显相同颜色的荧光斑点。

(3)取本品 10 片，糖衣片除去包衣，研细，加甲醇 30ml，超声处理 30 分钟，滤过，滤液蒸干，残渣加水 20ml 使溶解，用二氯甲烷洗涤三次，每次 20ml，弃去洗涤液，再用水饱和的正丁醇提取 4 次(20ml，20ml，10ml，10ml)，合并正丁醇液，用 1% 氢氧化钠溶液洗涤 3 次，每次 20ml，弃去碱液，正丁醇液用正丁醇饱和的水洗涤至中性，正丁醇液蒸干，残渣加甲醇 1ml 使溶解，作为供试品溶液。另取黄芪甲苷对照品，加乙醇制成每 1ml 含 1mg 的溶液，作为对照品溶液。照薄层色谱法（通则 0502）试验，吸取上述供试品溶液 10μl、对照品溶液 2μl，分别点于同一硅胶 G 薄层板上，以三氯甲烷-甲醇-水(13∶7∶2)10℃ 以下放置的下层溶液为展开剂，展开，取出，晾干，喷以 10% 硫酸乙醇溶液，加热至斑点显色清晰。供试品色谱中，在与对照品色谱相应的位置上，显相同颜色的斑点。

(4)取本品 8 片，糖衣片除去包衣，研细，加甲醇 30ml，超声处理 30 分钟，滤过，滤液蒸干，残渣加水 30ml 使溶解，用二氯甲烷洗涤 3 次，每次 20ml，弃去洗涤液，用水饱和的正丁醇提取 4 次(20ml，20ml，10ml，10ml)，合并正丁醇液，浓缩至约 2ml，拌入适量中性氧化铝，蒸干，加在中性氧化铝柱(100～200 目，4g，内径为 15mm)上，用乙醇-乙酸乙酯(1∶1)混合溶液 30ml 预洗，弃去预洗液，再用甲醇 40ml 洗脱，收集洗脱液，蒸干，残渣加甲醇 1ml 使溶解，作为供试品溶液。另取芍药苷对照品，加乙醇制成每 1ml 含 2mg 的溶液，作为对照品溶液。照薄层色谱法（通则 0502）试验，吸取上述供试品溶液 10μl、对照品溶液 4μl，分别点于同一硅胶 G 薄层板上，以三氯甲烷-乙酸乙酯-甲醇-甲酸(40∶5∶10∶0.2)为展开剂，展开，取出，晾干，喷以 5% 香草醛硫酸溶液，加热至斑点显色清晰。供试品色谱中，在与对照品色谱相应的位置上，显相同的蓝紫色斑点。

(5)取本品 15 片，糖衣片除去包衣，研细，照〔鉴别〕(4)项下自"加甲醇 30ml"起，同法制成供试品溶液。另取鹿衔草对照药材 0.5g，加水 20ml，超声处理 30 分钟，滤过，滤液蒸干，残渣加水 20ml 使溶解，用二氯甲烷洗涤 3 次，每次 20ml，弃去洗涤液，加水饱和的正丁醇提取 3 次(15ml，10ml，10ml)，合并正丁醇液，蒸干，残渣加甲醇 1ml 使溶解，作为对照药材溶液。照薄层色谱法（通则 0502）试验，吸取上述两种溶液各 10μl，分别点于同一硅胶 G 薄层板上，以三氯甲烷-乙酸乙酯-甲醇-甲酸(40∶5∶10∶0.2)为展开剂，展开，取出，晾干，喷以 5% 香草醛硫酸溶液，加热至斑点显色清晰。供试品色谱中，在与对照药材色谱相应的位置上，显一相同的紫红色斑点。

【检查】 应符合片剂项下有关的各项规定（通则 0101）。

【挥发性醚浸出物】 取本品 20 片，除去包衣，研细，取约 2g，精密称定，除加热回流 3 小时外，其余照挥发性醚浸出物测定法（通则 2201）项下测定，本品含挥发性醚浸出物不得少于 0.25%。

【含量测定】 照高效液相色谱法(通则 0512)测定。

色谱条件与系统适用性试验 以十八烷基硅烷键合硅胶为填充剂;以乙腈-水(26:74)为流动相;检测波长为 270nm。理论板数按淫羊藿苷峰计算应不得低于 3000。

对照品溶液的制备 取淫羊藿苷对照品适量,精密称定,加甲醇制成每 1ml 含 30μg 的溶液,即得。

供试品溶液的制备 取本品 20 片,糖衣片除去包衣,精密称定,研细,取约 1g,精密称定,置具塞锥形瓶中,精密加甲醇 50ml,称定重量,超声处理(功率 250W,频率 45kHz)60 分钟,放冷,再称定重量,用甲醇补足减失的重量,摇匀,滤过,精密吸取续滤液 20ml,蒸干,残渣加水 30ml 使溶解,转移至分液漏斗中,用二氯甲烷洗涤三次,每次 20ml,弃去二氯甲烷液,水液蒸干,残渣加甲醇适量使溶解,转移至 10ml 量瓶中,加甲醇至刻度,摇匀,滤过,取续滤液,即得。

测定法 分别精密吸取对照品溶液与供试品溶液各 10μl,注入液相色谱仪,测定,即得。

本品每片含淫羊藿以淫羊藿苷($C_{33}H_{40}O_{15}$)计,不得少于 0.16mg。

【功能与主治】 益肾活血,清热解毒。用于肾虚血瘀、湿热蕴结所致的淋证,症见尿频、尿急、小腹胀满;慢性前列腺炎见上述证候者。

【用法与用量】 口服。一次 4~5 片,一日 3 次;或遵医嘱。

【规格】 (1)糖衣片(片心重 0.32g)

(2)薄膜衣片 每片重 0.33g

【贮藏】 密封。

牡荆油胶丸

Mujingyou Jiaowan

【处方】 牡荆油 20g　　　　大豆油 230g

【制法】 取牡荆油与大豆油混匀,制成胶丸 1000 丸,即得。

【性状】 本品为黄棕色的透明胶丸,内容物为淡黄色至橙黄色的油质液体;有特殊的香气。

折光率 取〔含量测定〕项下的挥发油,依法(通则 0622)测定。折光率应为 1.485~1.500。

【鉴别】 (1)取亚硝酸钠约 0.1g,加水 1~2 滴使溶解,加〔含量测定〕项下的挥发油 0.3ml 与稀硫酸 0.5ml,振摇,油层显翠绿色。

(2)取〔含量测定〕项下的挥发油 1 滴,加三氯甲烷 1ml,摇匀,滴加 5%溴的三氯甲烷溶液,溴的颜色褪去,继续滴加 5%溴的三氯甲烷溶液至显微黄色时,放置,渐显绿色。

(3)取〔含量测定〕项下的挥发油 20μl,加乙酸乙酯 1ml 使溶解,作为供试品溶液。另取牡荆油对照提取物 20μl,同法制成对照提取物溶液。照薄层色谱法(通则 0502)试验,吸取供试品溶液 5μl、对照提取物溶液 2μl,分别点于同一硅胶 G 薄层板上,以石油醚(30~60℃)-乙酸乙酯(10:0.4)为展开剂,展开,取出,晾干,喷以磷钼酸试液,在 105℃加热至斑点显色清晰。供试品色谱中,在与对照提取物色谱相应的位置上,显相同颜色的斑点。

【检查】 应符合胶囊剂项下有关的各项规定(通则 0103)。

【含量测定】 牡荆油 取本品 100 丸,加醋酸溶液(1→10)500ml,照挥发油测定法(通则 2204)测定,所得油量按相对密度为 0.897 计算,即得。

本品每丸含牡荆油应为标示量的 85.0%~110.0%。

β-丁香烯 照气相色谱法(通则 0521)测定。

色谱条件与系统适用性试验 以交联 5%苯基甲基聚硅氧烷为固定相的毛细管柱(柱长为 30m,柱内径为 0.32mm,膜厚度为 0.25μm);柱温为程序升温:初始温度 80℃,以每分钟 8℃的速率升温至 200℃,保持 5 分钟;分流进样,分流比 10:1。理论板数按 β-丁香烯峰计算应不低于 50000。

校正因子测定 取正十八烷适量,精密称定,加乙酸乙酯制成每 1ml 含 0.15mg 的溶液,作为内标溶液。另取 β-丁香烯对照品约 20mg,精密称定,置 100ml 量瓶中,加乙酸乙酯至刻度,摇匀,精密量取 1ml,置 10ml 量瓶中,精密加入内标溶液 1ml,加乙酸乙酯至刻度,摇匀,吸取 1μl 注入气相色谱仪,计算校正因子。

测定法 取装量差异项下的本品内容物,混匀,取约 0.1g,精密称定,置 50ml 量瓶中,加乙酸乙酯至刻度,摇匀,精密量取 1ml,置 10ml 量瓶中,精密加入内标溶液 1ml,加乙酸乙酯至刻度,摇匀,吸取 1μl 注入气相色谱仪,测定,即得。

本品每丸含 β-丁香烯($C_{15}H_{24}$)不得少于 4.0mg。

【功能与主治】 祛痰,止咳,平喘。用于慢性支气管炎。

【用法与用量】 口服。一次 1~2 丸,一日 3 次。

【规格】 每丸含牡荆油 20mg

【贮藏】 密封,遮光,置阴凉处。

利肝隆颗粒

Liganlong Keli

【处方】 板蓝根 400g　　　　茵陈 83g

郁金 133g　　　　五味子 133g

甘草 133g　　　　当归 66.5g

黄芪 200g　　　　刺五加浸膏 10g

【制法】 以上八味,五味子粉碎成粗粉,用 75%乙醇加热回流提取三次,第一次 3 小时,第二次 2 小时,第三次 1 小时,滤过,合并滤液回收乙醇,浓缩成清膏;取茵陈、当归、郁金,提取挥发油,药渣与蒸馏后的水溶液加入黄芪、甘草、板蓝根,加水煎煮二次,第一次 2 小时,第二次 1.5 小时,合并煎液,滤过,滤液浓缩至适量,加乙醇使含醇量达 77%,静置 24 小时,滤过,回收乙醇并浓缩成清膏,将上述各清膏与温热的刺五加浸膏混合,加蔗糖粉适量,混匀,制成颗粒,低温干燥,喷入挥发油,制成 1000g,或加糊精适量,混匀,制成颗粒,低温干燥,喷入挥发油,制成 300g(无蔗糖),即得。

【性状】 本品为淡棕色至棕色的颗粒,味甜、微苦;或棕黄色至棕黑色的颗粒,气微,味微苦(无蔗糖)。

【鉴别】 (1)取本品 5g 或 1.5g(无蔗糖),加三氯甲烷 20ml,超声处理 30 分钟,滤过,滤渣备用,滤液蒸干,残渣加甲醇 0.5ml 使溶解,作为供试品溶液。另取五味子对照药材 0.5g,同法制成对照药材溶液。再取五味子乙素对照品,加甲醇制成每 1ml 含 1mg 的溶液,作为对照品溶液。照薄层色谱法(通则 0502)试验,吸取上述三种溶液各 2~5μl,分别点于同一硅胶 GF$_{254}$ 薄层板上,以甲苯-乙酸乙酯(9:1)为展开剂,展开,取出,晾干,置紫外光灯(254nm)下检视。供试品色谱中,在与对照药材色谱和对照品色谱相应的位置上,显相同颜色的斑点。

(2)取〔鉴别〕(1)项下的备用药渣,加甲醇 25ml,超声处理 20 分钟,滤过,滤液蒸干,残渣加水 20ml 使溶解,用水饱和的正丁醇振摇提取 2 次,每次 15ml,合并正丁醇液,用正丁醇饱和的水洗涤 3 次,每次 10ml,取正丁醇液,蒸干,残渣加甲醇 1ml 使溶解,作为供试品溶液。另取甘草对照药材 0.2g,同法制成对照药材溶液。照薄层色谱法(通则 0502)试验,吸取上述两种溶液各 2~3μl,分别点于同一硅胶 G 薄层板上,以三氯甲烷-甲醇-水(13:6:2)10℃以下放置的下层溶液为展开剂,展开,取出,晾干,喷以 10% 硫酸乙醇溶液,在 105℃ 加热至斑点显色清晰。供试品色谱中,在与对照药材色谱相应的位置上,显相同颜色的斑点;置紫外光灯(365nm)下检视,显相同颜色的荧光斑点。

(3)取刺五加对照药材 1g 或 0.3g(无蔗糖),加甲醇 20ml,超声处理 30 分钟,滤过,滤液蒸干,残渣加甲醇 1ml 使溶解,作为对照药材溶液。再取异嗪皮啶对照品,加甲醇制成每 1ml 含 0.1mg 的溶液,作为对照品溶液。照薄层色谱法(通则 0502)试验,吸取〔鉴别〕(1)项下的供试品溶液 10~15μl,上述对照药材溶液 5μl 及对照品溶液 1μl,分别点于同一硅胶 G 薄层板上,以环己烷-三氯甲烷-乙酸乙酯-甲醇(10:10:5:2)为展开剂,展开,取出,晾干,置紫外光灯(365nm)下检视。供试品色谱中,在与对照药材色谱和对照品色谱相应的位置上,显相同颜色的荧光斑点。

【检查】 应符合颗粒剂项下有关的各项规定(通则 0104)。

【含量测定】 照高效液相色谱法(通则 0512)测定。

色谱条件与系统适用性试验 以十八烷基硅烷键合硅胶为填充剂;以甲醇-水(45:55)为流动相;检测波长为 250nm。理论板数按五味子醇甲峰计算应不低于 2000。

对照品溶液的制备 取五味子醇甲对照品适量,精密称定,加甲醇制成每 1ml 含 10μg 的溶液,即得。

供试品溶液的制备 取装量差异项下的本品内容物,混匀,研细,取约 1g 或 0.3g(无蔗糖),精密称定,置具塞锥形瓶中,精密加入甲醇 25ml,称定重量,超声处理(功率 250W,频率 40kHz)40 分钟,放冷,再称定重量,用甲醇补足减失的重量,摇匀,滤过,取续滤液,即得。

测定法 分别精密吸取对照品溶液与供试品溶液各 10μl,注入液相色谱仪,测定,即得。

本品每袋含五味子以五味子醇甲(C$_{24}$H$_{32}$O$_7$)计,不得少于 2.2mg。

【功能与主治】 疏肝解郁,清热解毒,益气养血。用于肝郁湿热、气血两虚所致的两胁胀痛或隐痛、乏力、尿黄;急、慢性肝炎见上述证候者。

【用法与用量】 开水冲服。一次 1 袋,一日 3 次,小儿酌减。

【注意】 忌烟酒及辛辣油腻食品。

【规格】 (1)每袋装 10g (2)每袋装 3g(无蔗糖)

【贮藏】 密封。

利咽解毒颗粒

Liyan Jiedu Keli

【处方】
板蓝根 91.8g	金银花 91.8g
连翘 30.6g	薄荷 30.6g
牛蒡子(炒)30.6g	山楂(焦)91.8g
桔梗 30.6g	大青叶 91.8g
僵蚕 30.6g	玄参 91.8g
黄芩 45.9g	地黄 61.2g
天花粉 61.2g	大黄 30.6g
浙贝母 45.9g	麦冬 91.8g

【制法】 以上十六味,薄荷提取挥发油,蒸馏后的水溶液另器收集,药渣与其余金银花等十五味加水煎煮二次,每次 1.5 小时,滤过,滤液与上述蒸馏后的水溶液合并,浓缩至相对密度为 1.38~1.40(80℃),加入蔗糖、淀粉或糊精适量,制成颗粒,干燥,加入挥发油,混匀,制成 1000g;或加入糊精适量,或加入糊精和阿司帕坦适量,制成颗粒,干燥,加入挥发油,混匀,制成 300g(无蔗糖),即得。

【性状】 本品为棕黄色至棕褐色的颗粒;味甜、微苦,或味苦(无蔗糖),或味苦、微甜(无蔗糖)。

【鉴别】 (1)取本品 5g 或 3g(无蔗糖),研细,加甲醇 30ml,超声处理 30 分钟,滤过,滤液蒸干,残渣加水 20ml 使溶解,加盐酸 2ml,加热回流 30 分钟,冷却,用乙醚振摇提取

2 次,每次 20ml,合并乙醚液,用水 30ml 洗涤,取乙醚液,挥去乙醚,残渣用乙酸乙酯 1ml 溶解,作为供试品溶液。另取大黄对照药材 0.1g,同法制成对照药材溶液。照薄层色谱法(通则 0502)试验,吸取上述两种溶液各 5μl,分别点于同一硅胶 G 薄层板上,以石油醚(30～60℃)-甲酸乙酯-甲酸(15:5:1)的上层溶液为展开剂,展开,取出,晾干,置紫外光灯(365nm)下检视。供试品色谱中,在与对照药材色谱相应的位置上,显相同的五个橙色荧光斑点;用氨蒸气熏后,置日光下检视,斑点变成红色。

(2)取本品 20g 或 6g(无蔗糖),研细,加甲醇 40ml,加热回流 1 小时,滤过,滤液蒸干,残渣加水 15ml 使溶解,用稀盐酸调节 pH 值至 2,用乙酸乙酯振摇提取 2 次,每次 20ml,合并乙酸乙酯液,蒸干,残渣用乙酸乙酯浸泡溶解 3 次,每次 5ml,合并乙酸乙酯液,蒸干,残渣加甲醇 1ml 使溶解,作为供试品溶液。另取黄芩苷对照品,加甲醇制成每 1ml 含 0.5mg 的溶液,作为对照品溶液。照薄层色谱法(通则 0502)试验,吸取上述两种溶液各 2μl,分别点于同一聚酰胺薄膜上,以乙酸乙酯-甲酸(6:1)为展开剂,展开,取出,晾干,喷以 1% 三氯化铁乙醇溶液。供试品色谱中,在与对照品色谱相应的位置上,显相同颜色的斑点。

(3)取金银花对照药材 0.5g,加水 30ml,加热回流 1 小时,滤过,滤液用乙酸乙酯振摇提取 2 次,每次 20ml,合并乙酸乙酯液,蒸干,残渣加乙酸乙酯 2ml 使溶解,作为对照药材溶液。照薄层色谱法(通则 0502)试验,吸取〔鉴别〕(2)项下供试品溶液与上述对照药材溶液各 2μl,分别点于同一聚酰胺薄膜上,以乙酸乙酯-甲酸(5:1)为展开剂,展开,取出,晾干,置紫外光灯(365nm)下检视。供试品色谱中,在与对照药材色谱相应的位置上,显相同颜色的荧光斑点。

(4)取靛玉红对照品,加乙酸乙酯制成每 1ml 含 0.2mg 的溶液,作为对照品溶液。照薄层色谱法(通则 0502)试验,吸取〔鉴别〕(2)项下供试品溶液及上述对照品溶液各 10μl,分别点于同一硅胶 G 薄层板上,以甲苯-三氯甲烷-丙酮(5:4:1)为展开剂,薄层板置氨蒸气预饱和 10 分钟的展开缸内,展开,取出,晾干。供试品色谱中,在与对照品色谱相应的位置上,显相同颜色的斑点。

【检查】 应符合颗粒剂项下有关的各项规定(通则 0104)。

【含量测定】 照高效液相色谱法(通则 0512)测定。

色谱条件与系统适用性试验 以十八烷基硅烷键合硅胶为填充剂;以甲醇-0.2% 磷酸溶液(43:57)为流动相;检测波长为 277nm。理论板数按黄芩苷峰计算应不低于 3500。

对照品溶液的制备 取黄芩苷对照品适量,精密称定,加甲醇制成每 1ml 含 25μg 的溶液,即得。

供试品溶液的制备 取装量差异项下的本品,研细,取约 1g 或 0.4g(无蔗糖),精密称定,置具塞锥形瓶中,精密加入 75% 甲醇 50ml,密塞,称定重量,超声处理(功率 250W,频率 40kHz)30 分钟,放冷,再称定重量,用 75% 甲醇补足减失的重量,摇匀,滤过,取续滤液,即得。

测定法 分别精密吸取对照品溶液与供试品溶液各 10μl,注入液相色谱仪,测定,即得。

本品每袋含黄芩以黄芩苷($C_{21}H_{18}O_{11}$)计,不得少于 12.0mg。

【功能与主治】 清肺利咽,解毒退热。用于外感风热所致的咽痛、咽干、喉核红肿、两腮肿痛、发热恶寒;急性扁桃体炎、急性咽炎、腮腺炎见上述证候者。

【用法与用量】 开水冲服。一次 1 袋,一日 3～4 次。

【注意】 忌食辛辣及过咸食物。

【规格】 (1)每袋装 20g(相当于饮片 19g) (2)每袋装 6g(无蔗糖,相当于饮片 19g)

【贮藏】 密封。

利 胆 片

Lidan Pian

【处方】 大黄 58g　金银花 58g
金钱草 58g　木香 96.5g
知母 58g　大青叶 58g
柴胡 58g　白芍 58g
黄芩 29g　芒硝 19g
茵陈 58g

【制法】 以上十一味,大黄、金银花、金钱草、木香粉碎成细粉,知母、大青叶、柴胡、白芍、黄芩、茵陈加水煎煮二次,滤过,滤液合并,静置 12 小时,取上清液备用。芒硝加 2 倍水,加热溶解,滤过,滤液加入上清液中,混匀,浓缩成稠膏状,加入上述细粉制粒,干燥,压制成 1000 片,包糖衣或薄膜衣,即得。

【性状】 本品为糖衣片或薄膜衣片,除去包衣后显黄褐色;味苦。

【鉴别】 (1)取本品,置显微镜下观察:草酸钙簇晶直径 60～140μm(大黄)。花粉类球形,直径约 76μm,外壁有刺状雕纹,具 3 个萌发孔(金银花)。分泌道含红棕色或棕色分泌物(金钱草)。木纤维成束,长梭形,直径 16～24μm,壁稍厚,纹孔口横裂孔状、十字状或人字状(木香)。

(2)取本品 10 片,除去包衣,研细,加 1% 氨溶液 20ml,三氯甲烷 30ml,加热回流 30 分钟,趁热分取三氯甲烷液,浓缩至约 1ml,作为供试品溶液。另取靛玉红对照品,加三氯甲烷制成每 1ml 含 0.1mg 的溶液,作为对照品溶液。照薄层色谱法(通则 0502)试验,吸取上述两种溶液各 10μl,分别点于同一硅胶 G 薄层板上,以石油醚(30～60℃)-三氯甲烷-甲醇(2:7:0.4)为展开剂,展开,取出,晾干。供试品色谱中,在与对照品色谱相应的位置上,显相同颜色的斑点。

（3）取本品 6 片，除去包衣，研细，加甲醇 30ml，超声处理 30 分钟，滤过，滤液蒸干，残渣加水 15ml 使溶解，用稀盐酸调节 pH 值至 1～2，用乙酸乙酯振摇提取 2 次，每次 15ml，合并乙酸乙酯液，蒸干，残渣加甲醇 2ml 使溶解，作为供试品溶液。另取绿原酸对照品、黄芩苷对照品，分别加甲醇制成每 1ml 各含 0.1mg 的溶液，作为对照品溶液。照薄层色谱法（通则 0502）试验，吸取上述三种溶液各 2μl，分别点于同一聚酰胺薄膜上，以醋酸为展开剂，展开，取出，晾干，置紫外光灯（365nm）下检视。供试品色谱中，在与绿原酸对照品色谱相应的位置上，显相同颜色的荧光斑点；喷以 1％三氯化铁乙醇溶液，供试品色谱中，在与黄芩苷对照品色谱相应的位置上，显相同颜色的斑点。

（4）取本品 4 片，除去包衣，研细，加三氯甲烷 40ml，超声处理 30 分钟，滤过，滤液挥干，残渣加甲醇 1ml 使溶解，作为供试品溶液。另取木香对照药材 0.5g，同法制成对照药材溶液。照薄层色谱法（通则 0502）试验，吸取上述两种溶液各 4μl，分别点于同一硅胶 G 薄层板上，以环己烷-三氯甲烷（1：5）为展开剂，展开，取出，晾干，喷以 5％香草醛硫酸溶液，在 105℃加热至斑点显色清晰。供试品色谱中，在与对照药材色谱相应的位置上，显相同颜色的斑点。

（5）取本品 10 片，除去包衣，研细，加乙醇 60ml，加热回流 1 小时，滤过，取续滤液 40ml，加盐酸 1ml，加热回流 1 小时后浓缩至约 5ml，加水 20ml，用甲苯 30ml 振摇提取，分取甲苯液，蒸干，残渣加甲苯 0.5ml 使溶解，作为供试品溶液。另取菝葜皂苷元对照品，加甲苯制成每 1ml 含 2mg 的溶液，作为对照品溶液。照薄层色谱法（通则 0502）试验，吸取上述两种溶液各 5μl，分别点于同一硅胶 G 薄层板上，以甲苯-丙酮（9：1）为展开剂，展开，取出，晾干，喷以 8％香草醛无水乙醇溶液与硫酸溶液（7→10）（0.5：5）的混合溶液，在 100℃加热至斑点显色清晰。供试品色谱中，在与对照品色谱相应的位置上，显相同颜色的斑点。

【检查】 应符合片剂项下有关的各项规定（通则 0101）。

【含量测定】 照高效液相色谱法（通则 0512）测定。

色谱条件与系统适用性试验 以十八烷基硅烷键合硅胶为填充剂；以甲醇-0.1％磷酸溶液（85：15）为流动相；检测波长为 254nm。理论板数按大黄素峰计算应不低于 2000。

对照品溶液的制备 取大黄素对照品和大黄酚对照品适量，精密称定，分别加无水乙醇-乙酸乙酯（2：1）混合溶液制成每 1ml 含大黄素 10μg、大黄酚 25μg 的混合溶液，即得。

供试品溶液的制备 取本品 20 片，除去包衣，精密称定，研细，精密称取适量（约相当于 5 片的重量），置具塞锥形瓶中，精密加乙醇 25ml，密塞，称定重量，加热回流 1 小时，放冷，用乙醇补足减失的重量，摇匀，滤过，精密量取续滤液 10ml，水浴蒸干，加 30％乙醇-盐酸（10：1）的混和溶液 15ml，加热回流 1 小时，立即冷却，用三氯甲烷强力振摇提取 4 次，每次 15ml，合并三氯甲烷液，蒸干，残渣用无水乙醇-乙酸乙

酯（2：1）混合溶液使溶解，移至 25ml 量瓶中，稀释至刻度，摇匀，滤过，取续滤液，即得。

测定法 分别精密吸取对照品溶液与供试品溶液各 10μl，注入液相色谱仪，测定，即得。

本品每片含大黄以大黄素（$C_{15}H_{10}O_5$）和大黄酚（$C_{15}H_{10}O_4$）的总量计，不得少于 0.35mg。

【功能与主治】 舒肝止痛，清热利湿。用于肝胆湿热所致的胁痛，症见胁肋及胃腹部疼痛、按之痛剧，大便不通，小便短赤，身热头痛，呕吐不食；胆道疾患见上述证候者。

【用法与用量】 口服。一次 6～10 片，一日 3 次。

【注意】 孕妇慎服；服药期间忌食油腻。

【规格】 薄膜衣片 每片重 0.37g

【贮藏】 密封。

利胆排石片
Lidan Paishi Pian

【处方】 金钱草 250g   茵陈 250g
黄芩 75g   木香 75g
郁金 75g   大黄 125g
槟榔 125g   麸炒枳实 50g
芒硝 25g   姜厚朴 50g

【制法】 以上十味，木香、大黄、芒硝粉碎成细粉；其余金钱草等七味加水煎煮，滤过，滤液浓缩至适量，与上述细粉和适量的辅料混匀，制成颗粒，干燥，压制成 1000 片，包糖衣或薄膜衣，即得。

【性状】 本品为糖衣片或薄膜衣片，除去包衣后显棕褐色；味苦、咸。

【鉴别】 （1）取本品，置显微镜下观察：草酸钙簇晶大，直径 60～140μm（大黄）。木纤维成束，长梭形，直径 16～24μm，壁稍厚，纹孔横裂缝状、十字状或人字状（木香）。用乙醇装片后置显微镜下观察：不规则形结晶近无色，边缘不整齐，表面有细长裂隙且现颗粒性（芒硝）。

（2）取本品 5 片，除去包衣，研碎，加甲醇 20ml，超声处理 15 分钟，滤过，滤液浓缩至约 2ml，作为供试品溶液。另取大黄对照药材 0.5g，加甲醇 20ml，同法制成对照药材溶液。照薄层色谱法（通则 0502）试验，吸取上述两种溶液各 1μl，分别点于同一硅胶 G 薄层板上，以石油醚（30～60℃）-甲酸乙酯-甲酸（15：5：1）的上层溶液为展开剂，展开，取出，晾干，置紫外光灯（365nm）下检视。供试品色谱中，在与对照药材色谱相应的位置上，显相同的五个橙黄色荧光斑点；置氨蒸气中熏后，置日光下检视，斑点变成红色。

（3）取本品 10 片，除去包衣，研细，加乙醚 20ml，冷浸 4 小时，时时振摇，滤过，滤液挥去乙醚，残渣加乙酸乙酯 1ml 使溶解，作为供试品溶液。另取木香对照药材 1g，加

乙醚 10ml,同法制成对照药材溶液。照薄层色谱法（通则0502）试验,吸取上述两种溶液各 5μl,分别点于同一硅胶 G 薄层板上,以环己烷-丙酮（10：3）为展开剂,展开,取出,晾干,喷以 5％香草醛硫酸溶液,加热至斑点显色清晰。供试品色谱中,在与对照药材色谱相应的位置上,显相同颜色的斑点。

(4)取本品 5 片,除去包衣,研细,加甲醇 20ml,超声处理 20 分钟,滤过,滤液蒸干,残渣加甲醇 2ml 使溶解,作为供试品溶液。另取黄芩苷对照品,加甲醇制成每 1ml 含 1mg 的溶液,作为对照品溶液。照薄层色谱法（通则0502）试验,吸取上述两种溶液各 5μl,分别点于同一以含 4％醋酸钠的羧甲基纤维素钠溶液为黏合剂的硅胶 G 薄层板上,以乙酸乙酯-丁酮-甲酸-水（5：3：1：1）为展开剂,薄层板置展开缸中预饱和 30 分钟,展开,取出,晾干,喷以 1％三氯化铁乙醇溶液。供试品色谱中,在与对照品色谱相应的位置上,显相同颜色的斑点。

(5)取橙皮苷对照品,加甲醇制成饱和溶液,作为对照品溶液。照薄层色谱法（通则0502）试验,吸取〔鉴别〕(4)项下的供试品溶液及上述对照溶液各 5μl,分别点于同一用 0.5％氢氧化钠溶液制备的硅胶 G 薄层板上,以乙酸乙酯-甲醇-水（100：17：13）为展开剂,展开,展距约 8cm,取出,晾干,再以甲苯-乙酸乙酯-甲酸-水（20：10：1：1）的上层溶液为展开剂,展开,展距约 8cm,取出,晾干,喷以三氯化铝试液,置紫外光灯（365nm）下检视。供试品色谱中,在与对照品色谱相应的位置上,显相同颜色的荧光斑点。

【检查】　应符合片剂项下有关的各项规定（通则0101）。

【含量测定】　照高效液相色谱法（通则0512）测定。

色谱条件与系统适用性试验　以十八烷基硅烷键合硅胶为填充剂;以甲醇-水-磷酸（47：53：0.2)为流动相;检测波长为 280nm。理论板数按黄芩苷峰计算应不低于 2000。

对照品溶液的制备　取黄芩苷对照品适量,精密称定,加 70％乙醇制成每 1ml 含 20μg 的溶液,即得。

供试品溶液的制备　取本品 20 片,除去包衣,精密称定,研细,取 0.5g,精密称定,置具塞锥形瓶中,精密加入 70％乙醇 50ml,密塞,称定重量,超声处理（功率 300W,频率 50kHz)30 分钟,放冷,再称定重量,用 70％乙醇补足减失的重量,摇匀,滤过,取续滤液 5ml 置 25ml 量瓶中,加 70％乙醇至刻度,摇匀,即得。

测定法　分别精密吸取对照品溶液与供试品溶液各 10μl,注入液相色谱仪,测定,即得。

本品每片含黄芩以黄芩苷（$C_{21}H_{18}O_{11}$）计,不得少于 2.0mg。

【功能与主治】　清热利湿,利胆排石。用于湿热蕴毒、腑气不通所致的胁痛、胆胀,症见胁肋胀痛、发热、尿黄、大便不通;胆囊炎、胆石症见上述证候者。

【用法与用量】　口服。排石:一次 6～10 片,一日 2 次;炎症:一次 4～6 片,一日 2 次。

【注意】　体弱、肝功能不良者慎用;孕妇禁用。

【贮藏】　密封。

利胆排石颗粒
Lidan Paishi Keli

【处方】
金钱草 420g	茵陈 420g
黄芩 126g	木香 126g
郁金 126g	大黄 210g
槟榔 210g	麸炒枳实 84g
芒硝 42g	姜厚朴 84g

【制法】　以上十味,木香、大黄、芒硝粉碎成细粉;其余金钱草等七味加水煎煮二次,第一次 2 小时,第二次 1.5 小时,煎液滤过,滤液浓缩至适量,加入上述细粉及适量的糊精,制成颗粒,干燥,制成 1000g,即得。

【性状】　本品为棕色至棕褐色的颗粒;味苦、咸。

【鉴别】　(1)取本品 3g,研细,加乙醚 20ml,置水浴上低温加热回流 30 分钟,滤过,滤液挥干,残渣加乙酸乙酯 1ml 使溶解,作为供试品溶液。另取木香对照药材 0.5g,加乙醚 15ml,同法制成对照药材溶液。照薄层色谱法（通则0502）试验,吸取上述两种溶液各 5μl,分别点于同一硅胶 G 薄层板上,以环己烷-丙酮（10：3）为展开剂,展开,取出,晾干,喷以 5％香草醛硫酸溶液,加热至斑点显色清晰。供试品色谱中,在与对照药材色谱相应的位置上,显相同颜色的斑点。

(2)取本品 6g,研细,加 70％乙醇 25ml,超声处理 30 分钟,滤过,滤液置水浴上蒸至近干,残渣加水 50ml 使溶解,用盐酸调节 pH 值至 3～4,用乙酸乙酯振摇提取 2 次,每次 25ml,合并乙酸乙酯提取液,置水浴上蒸干,残渣加甲醇 2ml 使溶解,作为供试品溶液。另取黄芩苷对照品,加甲醇制成每 1ml 含 1mg 的溶液,作为对照品溶液。照薄层色谱法（通则0502）试验,吸取上述两种溶液各 5μl,分别点于同一以含 4％醋酸钠的羧甲基纤维素钠溶液为黏合剂的硅胶 G 薄层板上,以乙酸乙酯-丁酮-甲酸-水（5：3：1：1）为展开剂,薄层板置展开缸中预平衡 30 分钟,展开,取出,晾干,喷以 1％三氯化铁乙醇溶液。供试品色谱中,在与对照品色谱相应的位置上,显相同颜色的斑点。

【检查】　应符合颗粒剂项下有关的各项规定（通则0104）。

【含量测定】　照高效液相色谱法（通则0512）测定。

色谱条件与系统适用性试验　以十八烷基硅烷键合硅胶为填充剂;以甲醇-0.1％磷酸溶液（82：18）为流动相;检测波长为 254nm。理论板数按大黄素峰计算应不低于 2000。

对照品溶液的制备　取大黄素对照品和大黄酚对照品适量,精密称定,加甲醇制成每 1ml 含大黄素 10μg 和大黄酚

15μg 的混合溶液,即得。

供试品溶液的制备　取装量差异项下的本品内容物,研细,取 1g,精密称定,精密加入甲醇 25ml,称定重量,加热回流 30 分钟,放冷,再称定重量,用甲醇补足减失的重量,摇匀,滤过,精密量取续滤液 2ml,置 50ml 圆底烧瓶中,蒸去甲醇,加 2.5mol/L 硫酸溶液 10ml,超声处理 5 分钟,再加入三氯甲烷 10ml,加热回流 1 小时,冷却,转移至分液漏斗中,用少量三氯甲烷洗涤容器,洗液并入同一分液漏斗中,分取三氯甲烷液,酸液再用三氯甲烷振摇提取 2 次,每次约 8ml,合并三氯甲烷提取液,用无水硫酸钠脱水,滤过,挥干,加入适量的甲醇,微热使溶解,转移至 10ml 量瓶中,放冷,加甲醇至刻度,摇匀,滤过,取续滤液,即得。

测定法　分别精密吸取对照品溶液与供试品溶液各 5～10μl,注入液相色谱仪,测定,即得。

本品每袋含大黄以大黄素（$C_{15}H_{10}O_5$）及大黄酚（$C_{15}H_{10}O_4$）的总量计,不得少于 3.0mg。

【功能与主治】　清热利湿,利胆排石。用于湿热蕴毒、腑气不通所致的胁痛、胆胀,症见胁肋胀痛、发热、尿黄、大便不通;胆囊炎、胆石症见上述证候者。

【用法与用量】　口服。排石:一次 2 袋,一日 2 次;炎症:一次 1 袋,一日 2 次。

【注意】　体弱、肝功能不良者慎用;孕妇禁用。

【规格】　每袋装 3g

【贮藏】　密封,置干燥处。

利脑心胶囊

Linaoxin Jiaonang

【处方】

丹参 40g	川芎 30g
粉葛 30g	地龙 30g
赤芍 30g	红花 20g
郁金 3g	制何首乌 30g
泽泻 30g	枸杞子 30g
炒酸枣仁 20g	远志 30g
九节菖蒲 30g	牛膝 30g
甘草 20g	

【制法】　以上十五味,丹参、制何首乌、枸杞子、赤芍、粉葛、地龙加水煎煮三次,滤过,合并滤液,减压浓缩至稠膏状,低温干燥,粉碎成细粉,备用。其余川芎等九味粉碎成细粉,过筛,加入上述干浸膏粉,混匀,装入胶囊,制成 1000 粒,即得。

【性状】　本品为硬胶囊,内容物为棕黄色的粉末;味苦。

【鉴别】　(1)取本品,置显微镜下观察:花粉粒类圆形、椭圆形或橄榄形,直径约 60μm,具 3 个萌发孔,外壁有齿状突起(红花)。内种皮细胞棕黄色,表面观长方形或类方形,垂周

壁连珠状增厚,木化(酸枣仁)。

(2)取本品内容物 4g,加甲醇 100ml,超声处理 25 分钟,滤过,滤液蒸干,残渣加 2.5mol/L 硫酸溶液 20ml 使溶解,置水浴上加热 30 分钟,立即冷却,用三氯甲烷振摇提取 2 次,每次 20ml,合并三氯甲烷液,用水 30ml 洗涤,弃去水层,三氯甲烷液蒸干,残渣加三氯甲烷 1ml 使溶解,作为供试品溶液。另取制何首乌对照药材 0.7g,加甲醇 20ml,超声处理 25 分钟,滤过,滤液浓缩至约 2ml,作为对照药材溶液。再取大黄素对照品,加甲醇制成每 1ml 含 0.4mg 的溶液,作为对照品溶液。照薄层色谱法(通则 0502)试验,吸取上述三种溶液各 5μl,分别点于同一硅胶 G 薄层板上,以石油醚(60～90℃)-甲酸乙酯-甲酸(15:5:1)的上层溶液为展开剂,展开,取出,晾干,置紫外光灯(365nm)下检视。供试品色谱中,在与对照药材色谱和对照品色谱相应的位置上,显相同颜色的荧光斑点。置氨蒸气中熏后,置日光下检视,斑点变为红色。

(3)取川芎对照药材 0.7g,加乙醚 40ml,水浴回流提取 1 小时,滤过,滤液挥干,残渣加乙酸乙酯 1ml 使溶解,作为对照药材溶液。照薄层色谱法(通则 0502)试验,吸取〔鉴别〕(2)项下的供试品溶液及上述对照药材溶液各 1μl,分别点于同一硅胶 G 薄层板上,以甲苯-乙酸乙酯(19:1)为展开剂,展开,取出,晾干,置紫外光灯(365nm)下检视。供试品色谱中,在与对照药材色谱相应的位置上,显相同颜色的荧光斑点。

(4)取本品内容物 5g,加甲醇 50ml,超声处理 25 分钟,滤过,滤液蒸干,残渣加水适量使溶解,通过 D101 型大孔吸附树脂柱(内径为 2cm,柱高为 15cm),用水 250ml 洗脱,弃去水洗液,继以 30%乙醇洗脱,弃去初洗脱液 10ml,收集续洗脱液 100ml,水浴蒸干,残渣加甲醇 2ml 使溶解,作为供试品溶液。另取芍药苷对照品,加甲醇制成每 1ml 含 1mg 的溶液,作为对照品溶液。照薄层色谱法(通则 0502)试验,吸取上述两种溶液各 2μl,分别点于同一硅胶 G 薄层板上,以三氯甲烷-乙酸乙酯-甲醇-甲酸(40:5:10:0.3)为展开剂,展开,取出,晾干,喷以 1%香草醛硫酸溶液,在 105℃加热至斑点显色清晰。供试品色谱中,在与对照品色谱相应的位置上,显相同颜色的斑点。

(5)取本品内容物 5g,加水 50ml,超声处理 30 分钟,用脱脂棉滤过,滤液用乙酸乙酯 20ml 振摇提取,提取液浓缩至约 1ml,作为供试品溶液。另取枸杞子对照药材 0.5g,同法制成对照药材溶液。照薄层色谱法(通则 0502)试验,吸取上述两种溶液各 5μl,分别点于同一硅胶 G 薄层板上,以三氯甲烷-乙酸乙酯-甲醇(2:3:1)为展开剂,展开,取出,晾干,置紫外光灯(365nm)下检视。供试品色谱中,在与对照药材色谱相应的位置上,显相同颜色的荧光斑点。

【检查】　应符合胶囊剂项下有关的各项规定(通则 0103)。

【含量测定】　照高效液相色谱法(通则 0512)测定。

色谱条件与系统适用性试验　以十八烷基硅烷键合硅胶为填充剂;以乙腈-0.1%甲酸溶液(22:78)为流动相;检

测波长为 286nm。理论板数按丹酚酸 B 峰计算应不低于 3000。

对照品溶液的制备 取丹酚酸 B 对照品适量,精密称定,加甲醇制成每 1ml 含 70μg 的溶液,即得。

供试品溶液的制备 取本品内容物 2g,精密称定,置具塞锥形瓶中,精密加入 75%甲醇 50ml,密塞,称定重量,超声处理(功率 500W,频率 40kHz)30 分钟,放冷,再称定重量,用 75%甲醇补足减失的重量,摇匀,滤过,取续滤液,即得。

测定法 分别精密吸取对照品溶液与供试品溶液各 10μl,注入液相色谱仪,测定,即得。

本品每粒含丹参以丹酚酸 B($C_{36}H_{30}O_{16}$)计,不得少于 0.40mg。

【功能与主治】 活血祛瘀,行气化痰,通络止痛。用于气滞血瘀,痰浊阻络所致的胸痹刺痛、绞痛,固定不移,入夜更甚,心悸不宁,头晕头痛;冠心病、心肌梗死,脑动脉硬化、脑血栓见上述证候者。

【用法与用量】 口服。一次 4 粒,一日 3 次,饭后服用。

【规格】 每粒装 0.25g

【贮藏】 密封。

利 鼻 片
Libi Pian

【处方】 黄芩 100g　　　　　苍耳子 150g
　　　　　辛夷 100g　　　　　薄荷 75g
　　　　　白芷 100g　　　　　细辛 25g
　　　　　蒲公英 500g

【制法】 以上七味,薄荷、白芷、细辛粉碎成细粉;其余黄芩等四味加水煎煮三次,第一次 3 小时,第二次 2 小时,第三次 1 小时,煎液滤过,滤液合并,浓缩成稠膏,加入上述细粉,混匀,低温干燥,粉碎,过筛,加入适量的淀粉或蔗糖粉,混匀,制成颗粒,干燥,压制成 1000 片,包糖衣,即得。

【性状】 本品为糖衣片,除去糖衣后显棕褐色;味苦、微辛。

【鉴别】 (1)取本品 32 片,除去包衣,研细,置具塞锥形瓶中,加甲醇 30ml,超声处理 1 小时,滤过,滤液蒸干,残渣用水 10ml 溶解,滤过,滤液用乙醚振摇提取 2 次,每次 10ml,合并乙醚提取液,挥去溶剂,残渣加甲醇 2ml 使溶解,作为供试品溶液。另取辛夷对照药材 1g,加甲醇 20ml,超声处理 30 分钟,滤过,滤液浓缩至约 2ml,作为对照药材溶液。照薄层色谱法(通则 0502)试验,吸取上述两种溶液各 10μl,分别点于同一硅胶 G 薄层板上,以甲苯-乙酸乙酯-甲酸(5:3:1)为展开剂,展开,取出,晾干,喷以 10%硫酸乙醇溶液,在 105℃加热至斑点显色清晰。供试品色谱中,在与对照药材色谱相应的位置上,显相同颜色的斑点。

(2)取白芷对照药材 1g,加甲醇 20ml,超声处理 30 分钟,滤过,滤液浓缩至约 2ml,作为对照药材溶液。照薄层色谱法(通则 0502)试验,吸取〔鉴别〕(1)项下的供试品溶液及上述对照药材溶液各 10μl,分别点于同一硅胶 G 薄层板上,以甲苯-乙酸乙酯-甲酸(5:3:1)为展开剂,展开,取出,晾干,置紫外光灯(254nm)下检视。供试品色谱中,在与对照药材色谱相应的位置上,显相同颜色的荧光斑点。

(3)取蒲公英对照药材 1g,加甲醇 20ml,超声处理 30 分钟,滤过,滤液蒸干,残渣用水 10ml 溶解,滤过,滤液用乙酸乙酯振摇提取 2 次,每次 10ml,合并乙酸乙酯液,蒸干,残渣加甲醇 1ml 使溶解,作为对照药材溶液。另取咖啡酸对照品,加甲醇制成每 1ml 含 0.5mg 的溶液,作为对照品溶液。照薄层色谱法(通则 0502)试验,吸取〔鉴别〕(1)项下的供试品溶液 10μl 和上述对照药材溶液及对照品溶液各 5μl,分别点于同一硅胶 G 薄层板上,以甲苯-乙酸乙酯-甲酸(5:3:1)为展开剂,展开,取出,晾干,置紫外光灯(365nm)下检视。供试品色谱中,在与对照药材色谱和对照品色谱相应的位置上,显相同颜色的荧光斑点。

【检查】 应符合片剂项下有关的各项规定(通则 0101)。

【含量测定】 照高效液相色谱法(通则 0512)测定。

色谱条件与系统适用性试验 以十八烷基硅烷键合硅胶为填充剂;以甲醇-水-磷酸(43:57:0.2)为流动相;检测波长为 280nm。理论板数按黄芩苷峰计算应不低于 3000。

对照品溶液的制备 取黄芩苷对照品适量,精密称定,加 70%乙醇制成每 1ml 含 60μg 的溶液,即得。

供试品溶液的制备 取本品 20 片,除去包衣,精密称定,研细,取约 0.5g,精密称定,精密加入 70%乙醇 50ml,称定重量,加热回流提取 40 分钟,放冷,再称定重量,用 70%乙醇补足减失的重量,摇匀,滤过,取续滤液,即得。

测定法 分别精密吸取对照品溶液与供试品溶液各 10μl,注入液相色谱仪,测定,即得。

本品每片含黄芩以黄芩苷($C_{21}H_{18}O_{11}$)计,不得少于 1.7mg。

【功能与主治】 清热解毒,祛风开窍。用于风热蕴肺所致的伤风鼻塞、鼻渊、鼻流清涕或浊涕。

【用法与用量】 口服。一次 4 片,一日 2 次。

【注意】 孕妇慎用;忌食辛辣食物。

【规格】 片心重 0.25g

【贮藏】 密封。

利 膈 丸
Lige Wan

【处方】 炒莱菔子 100g　　　　槟榔 100g
　　　　　酒大黄 100g　　　　　姜厚朴 50g

山楂 50g	六神曲(炒) 50g
砂仁 25g	桔梗 50g
醋青皮 50g	麸炒枳壳 50g
麸炒麦芽 50g	木香 50g
陈皮 50g	麸炒苍术 50g
广藿香 50g	草果仁 50g
甘草 50g	

【制法】 以上十七味,粉碎成细粉,过筛,混匀。每100g粉末加炼蜜150～170g制成大蜜丸,即得。

【性状】 本品为棕褐色至黑褐色的大蜜丸;气微香,味苦、辛。

【鉴别】 (1)取本品,置显微镜下观察:种皮栅状细胞黄色或棕红色,表面观多角形,细胞小,壁厚(炒莱菔子)。柽片外表皮短刺毛直径20μm,长28～108μm,壁稍厚,先端尖,基部钝圆,毛脱落痕类圆形(麸炒麦芽)。非腺毛1～8个细胞,壁有疣状突起;叶肉组织中散有细小草酸钙针晶(广藿香)。

(2)取本品50g,剪碎,加硅藻土适量,研匀,加三氯甲烷50ml及浓氨试液5ml,加热回流1小时,滤过,滤液用2%盐酸溶液20ml振摇提取,提取液用浓氨试液调节pH值至8～9,再用三氯甲烷振摇提取2次,每次20ml,合并三氯甲烷提取液,浓缩至约1ml,作为供试品溶液。另取槟榔对照药材0.5g,加三氯甲烷10ml与浓氨试液0.2ml,同法制成对照药材溶液。照薄层色谱法(通则0502)试验,吸取上述两种溶液各6μl,分别点于同一用1%氢氧化钠溶液制备的硅胶G薄层板上,以环己烷-乙酸乙酯-浓氨试液(8:7:0.2)为展开剂,展开,取出,晾干,喷以稀碘化铋钾试液,置日光下检视。供试品色谱中,在与对照药材色谱相应的位置上,显相同的橘红色斑点。

(3)取本品9g,剪碎,加硅藻土5g,研匀,加三氯甲烷30ml,加热回流30分钟,滤过,滤液用2%氢氧化钠溶液振摇提取3次,每次15ml,合并提取液,加盐酸调节pH值至1～2,用三氯甲烷振摇提取3次,每次20ml,合并三氯甲烷液,用无水硫酸钠脱水,蒸干,残渣加乙酸乙酯0.5ml使溶解,作为供试品溶液。另取厚朴对照药材0.5g,同法制成对照药材溶液。再取厚朴酚对照品与和厚朴酚对照品,加乙酸乙酯制成每1ml各含1mg的溶液,作为对照品溶液。照薄层色谱法(通则0502)试验,吸取上述四种溶液各2～6μl,分别点于同一硅胶GF₂₅₄薄层板上,以石油醚(60～90℃)-乙酸乙酯-甲酸(8.5:1.5:0.2)为展开剂,展开,取出,置紫外光灯(254nm)下检视。供试品色谱中,在与对照药材色谱和对照品色谱相应的位置上,显相同颜色的斑点;再喷以1%香草醛硫酸溶液,在105℃加热至斑点显色清晰,置日光下检视,供试品色谱中,在与对照药材色谱和对照品色谱相应的位置上,显相同颜色的斑点。

(4)取本品9g,剪碎,加乙醚20ml,超声处理30分钟,滤过,滤液挥干,残渣加甲醇1ml溶解,作为供试品溶液。另取

木香对照药材0.5g,同法制成对照药材溶液。再取去氢木香内酯对照品,加甲醇制成每1ml含0.5mg的溶液,作为对照品溶液。照薄层色谱法(通则0502)试验,吸取上述三种溶液各3～6μl,分别点于同一硅胶G薄层板上,以甲苯-乙酸乙酯(18:1)为展开剂,展开,取出,晾干,喷以5%香草醛硫酸溶液,加热至斑点显色清晰,置日光下检视。供试品色谱中,在与对照药材色谱和对照品色谱相应的位置上,显相同颜色的斑点。

(5)取本品20g,剪碎,加水200ml,用挥发油提取器提取1.5小时[在提取器的刻度部分加入适量水及3ml石油醚(60～90℃)],分取石油醚层,作为供试品溶液。另取苍术对照药材0.5g,加石油醚(60～90℃)5ml,超声处理10分钟,滤过,滤液作为对照药材溶液。照薄层色谱法(通则0502)试验,吸取上述两种溶液各2～6μl,分别点于同一硅胶G薄层板上,以石油醚(60～90℃)-乙酸乙酯-冰醋酸(80:10:0.3)为展开剂,展开,取出,晾干,喷以5%香草醛硫酸乙醇溶液,加热至斑点显色清晰,置日光下检视。供试品色谱中,在与对照药材色谱相应的位置上,显相同的污绿色斑点。

(6)取本品9g,剪碎,加硅藻土适量,研匀,加甲醇20ml,置水浴上加热回流1小时,放冷,滤过,蒸干,残渣加10%盐酸溶液10ml,超声处理5分钟,再加三氯甲烷20ml,置水浴中加热回流1小时,冷却,分取三氯甲烷液,蒸干,残渣加甲醇1ml溶解,作为供试品溶液。另取大黄对照药材0.5g,同法制成对照药材溶液。再取大黄酸对照品加甲醇制成每1ml含1mg的溶液,作为对照品溶液。照薄层色谱法(通则0502)试验,吸取供试品溶液10μl,对照药材溶液与对照品各2～6μl,分别点于同一硅胶G薄层板上,以石油醚(30～60℃)-甲酸乙酯-甲酸(15:5:1)的上层溶液为展开剂,展开,取出,晾干,置紫外光灯(365nm)下检视。供试品色谱中,在与对照药材色谱相应的位置上,显相同的五个橙黄色荧光斑点;与对照品色谱相应的位置上,显相同的橙黄色荧光斑点。置氨蒸气熏后,斑点变为红色。

【检查】 应符合丸剂项下有关的各项规定(通则0108)。

【含量测定】 照高效液相色谱法(通则0512)测定。

色谱条件与系统适用性试验 以十八烷基硅烷键合硅胶为填充剂;以甲醇-0.1%磷酸溶液(80:20)为流动相;检测波长为254nm。理论板数按大黄素峰计算应不低于3000。

对照品溶液的制备 取大黄素对照品、大黄酚对照品适量,精密称定,分别加甲醇制成每1ml含大黄素5μg、大黄酚10μg的混合溶液,即得。

供试品溶液的制备 取重量差异项下的本品,剪碎,取约1g,精密称定,精密加入甲醇50ml,称定重量,加热回流1小时,放冷,再称定重量,用甲醇补足减失的重量,摇匀,滤过。精密量取续滤液10ml,水浴蒸干,残渣加10%盐酸溶液10ml,超声处理(功率250W,频率50kHz)5分钟,再加三氯甲烷30ml,加热回流1小时,冷却,用三氯甲烷振摇提取3次,

每次 10ml,合并三氯甲烷液,置水浴上蒸干,残渣加甲醇使溶解并转移至 5ml 量瓶中,加甲醇稀释至刻度,摇匀,滤过,取续滤液,即得。

测定法　分别精密吸取对照品溶液与供试品溶液各 5μl,注入液相色谱仪,测定,即得。

本品每丸含大黄以大黄素($C_{15}H_{10}O_5$)和大黄酚($C_{15}H_{10}O_4$)的总量计,不得少于 1.7mg。

【功能与主治】　宽胸利膈,消积止痛。用于气滞不舒,胸膈胀满,脘腹疼痛,停饮。

【用法与用量】　口服。一次 1 丸,一日 2～3 次。

【注意】　孕妇忌服。

【规格】　每丸重 9g

【贮藏】　密封。

伸筋丹胶囊
Shenjindan Jiaonang

【处方】　地龙 38.5g　　　　　制马钱子 27g
　　　　　红花 27g　　　　　　乳香(醋炒)11.5g
　　　　　防己 11.5g　　　　　没药(醋炒)11.5g
　　　　　香加皮 11.5g　　　　烫骨碎补 11.5g

【制法】　以上八味,粉碎成细粉,制粒,干燥,装入胶囊,制成 1000 粒,即得。

【性状】　本品为硬胶囊,内容物为棕黄色至棕褐色的颗粒和粉末;气微香,味苦。

【鉴别】　(1)取本品,置显微镜下观察:单细胞非腺毛形似纤维,多碎断,基部膨大似石细胞,木化(制马钱子)。花粉粒圆球形或椭圆形,直径约 60μm,外壁有刺,具 3 个萌发孔(红花)。肌纤维无色至淡棕色,微波状弯曲,有时呈垂直交错排列(地龙)。

(2)取本品内容物 0.75g,置具塞锥形瓶中,加三氯甲烷 5ml 与浓氨试液 0.5ml,密塞,振摇 5 分钟,放置 2 小时,滤过,滤液作为供试品溶液。另取士的宁对照品和马钱子碱对照品,加三氯甲烷制成每 1ml 各含 2mg 的混合溶液,作为对照品溶液。照薄层色谱法(通则 0502)试验,吸取供试品溶液 10μl、对照品溶液 5μl,分别点于同一硅胶 G 薄层板上,以甲苯-丙酮-乙醇-浓氨试液(4:5:0.6:0.4)为展开剂,展开,取出,晾干,喷以稀碘化铋钾试液。供试品色谱中,在与对照品色谱相应的位置上,显相同颜色的斑点。

(3)取本品内容物 3g,加三氯甲烷 30ml,超声处理 20 分钟,滤过,滤液蒸干,残渣加无水乙醇 2ml 使溶解,作为供试品溶液。另取地龙对照药材 1g,同法制成对照药材溶液。照薄层色谱法(通则 0502)试验,吸取上述两种溶液各 5μl,分别点于同一硅胶 G 薄层板上,以异辛烷-三氯甲烷-乙酸乙酯-甲酸(5:3:2:0.1)为展开剂,展开,取出,晾干,置紫外光灯(365nm)下检视,供试品色谱中,在与对照药材色谱相应的位置上,显相同颜色的荧光斑点。

(4)取本品内容物 5g,加乙醚 30ml,加热回流 1 小时,滤过,弃去滤液,滤渣挥干乙醚,置具塞锥形瓶中,加浓氨试液 5ml,密塞,摇匀,放置 1 小时,加三氯甲烷 30ml,加热回流 1 小时,放冷,滤过,滤液蒸干,残渣加甲醇 1ml 使溶解,作为供试品溶液。另取防己对照药材 1g,加甲醇 15ml,加热回流 1 小时,滤过,滤液蒸干,残渣加甲醇 1ml 使溶解,作为对照药材溶液。再取粉防己碱对照品和防己诺林碱对照品,加三氯甲烷制成每 1ml 各含 1mg 的混合溶液,作为对照品溶液。照薄层色谱法(通则 0502)试验,吸取上述三种溶液各 5μl,分别点于同一硅胶 G 薄层板上,以三氯甲烷-丙酮-甲醇-浓氨试液(20:3:2:0.1)为展开剂,展开,取出,晾干,喷以稀碘化铋钾试液。供试品色谱中,在与对照药材色谱和对照品色谱相应的位置上,显相同颜色的斑点。

【检查】　应符合胶囊剂项下有关的各项规定(通则 0103)。

【含量测定】　照高效液相色谱法(通则 0512)测定。

色谱条件与系统适用性试验　以十八烷基硅烷键合硅胶为填充剂;以乙腈-0.01mol/L 庚烷磺酸钠与 0.02mol/L 磷酸二氢钾等量混合溶液(用 10% 磷酸调节 pH 值至 2.8)(21:79)为流动相;检测波长为 260nm。理论板数按士的宁峰计算应不低于 5000。

对照品溶液的制备　取马钱子碱对照品约 10mg,士的宁对照品约 12mg,精密称定,置 50ml 量瓶中,加三氯甲烷使溶解并稀释至刻度,摇匀。精密量取 1ml,置 10ml 量瓶中,加甲醇稀释至刻度,摇匀,即得(每 1ml 含马钱子碱 20μg,士的宁 24μg)。

供试品溶液的制备　取装量差异项下的本品内容物,取约 2.5g,精密称定,置具塞锥形瓶中,加氢氧化钠试液 6ml,混匀使湿润,放置 30 分钟,精密加三氯甲烷 50ml,密塞,称定重量,置水浴中加热回流 2 小时,放冷,再称定重量,用三氯甲烷补足减失的重量,摇匀,分取三氯甲烷提取液,用铺有少量无水硫酸钠的滤纸滤过,弃去初滤液,精密量取续滤液 2ml,置 10ml 量瓶中,用甲醇稀释至刻度,摇匀,即得。

测定法　分别精密吸取对照品溶液与供试品溶液各 10μl,注入液相色谱仪,测定,即得。

本品每粒含制马钱子以士的宁($C_{21}H_{22}N_2O_2$)计,应为 0.25～0.44mg;以马钱子碱($C_{23}H_{26}N_2O_4$)计,不得少于 0.17mg。

【功能与主治】　舒筋通络,活血祛瘀,消肿止痛。用于血瘀络阻引起的骨折后遗症、颈椎病、肥大性脊椎炎、慢性关节炎、坐骨神经痛、肩周炎。

【用法与用量】　口服。一次 5 粒,一日 3 次,饭后服用或遵医嘱。

【注意】　不宜过量、久服;孕妇和哺乳期妇女禁用;心脏病患者慎用。

【规格】　每粒装 0.15g

【贮藏】　密封。

伸筋活络丸

Shenjin Huoluo Wan

【处方】　制马钱子 72.5g　　　　制川乌 10g
　　　　　制草乌 10g　　　　　　木瓜 10g
　　　　　当归 12.5g　　　　　　川牛膝 10g
　　　　　杜仲(炒炭)7.5g　　　　续断 7.5g
　　　　　木香 7.5g　　　　　　　全蝎 5g
　　　　　珍珠透骨草 5g

【制法】　以上十一味,除杜仲(炒炭)研成极细粉;制马钱子粉碎成细粉;其余制川乌等九味粉碎成细粉,用配研法兑入制马钱子细粉,过筛,混匀,用水泛丸。用杜仲炭包衣,在60～80℃干燥,打光,即得。

【性状】　本品为黑色光亮的包衣水丸,除去包衣后显棕褐色;味苦。

【鉴别】　(1)取本品 5g,研细,加氨试液 4ml 使湿润,加乙醚 40ml,密塞,振摇,超声处理 30 分钟,滤过,滤液挥尽乙醚,残渣用三氯甲烷 30ml 溶解,移至分液漏斗中,用三氯甲烷 10ml 分次洗涤容器,洗液并入分液漏斗中,用 0.05mol/L 硫酸溶液振摇提取 2 次,每次 10ml,合并提取液,用三氯甲烷 15ml 洗涤,用氨试液调节 pH 值至 9,用三氯甲烷振摇提取 2 次,每次 10ml,合并三氯甲烷提取液,用水 10ml 洗涤,三氯甲烷液挥干,残渣加无水乙醇 1ml 使溶解,作为供试品溶液。另取士的宁对照品、马钱子碱对照品,加无水乙醇-三氯甲烷(1:1)的混合溶液制成每1ml 含 1mg 的混合溶液,作为对照品溶液。照薄层色谱法(通则 0502)试验,吸取上述两种溶液各 5μl,分别点于同一硅胶 G 薄层板上,以甲苯-丙酮-乙醇-氨试液(4:5:0.6:0.4)为展开剂,展开,取出,晾干,喷以稀碘化铋钾试液。供试品色谱中,在与对照品色谱相应的位置上,显相同颜色的斑点。

(2)取本品 5g,研细,加三氯甲烷 50ml,超声处理 30 分钟,滤过,滤液挥干,残渣用三氯甲烷 2ml 溶解,移入具塞锥形瓶中,加薄层层析用硅胶 H 0.2g,充分振摇,静置,取上清液作为供试品溶液。另取去氢木香内酯对照品,加三氯甲烷制成每1ml 含 0.5mg 的溶液,作为对照品溶液。照薄层色谱法(通则 0502)试验,吸取上述两种溶液各 5μl,分别点于同一硅胶 G 薄层板上,以三氯甲烷-环己烷(5:1)为展开剂,展开,取出,晾干,喷以 1%香草醛硫酸溶液,在 105℃加热至斑点显色清晰。供试品色谱中,在与对照品色谱相应的位置上,显相同颜色的斑点。

(3)取当归对照药材 0.5g,加三氯甲烷 10ml,超声处理 10 分钟,滤过,滤液挥干,残渣加三氯甲烷 2ml 使溶解,作为

对照药材溶液。照薄层色谱法(通则 0502)试验,吸取〔鉴别〕(2)项下的供试品溶液和上述对照药材溶液各 5μl,分别点于同一硅胶 G 薄层板上,以石油醚(60～90℃)-乙酸乙酯(9:1)为展开剂,展开,取出,晾干,置紫外光灯(365nm)下检视。供试品色谱中,在与对照药材色谱相应的位置上,显相同颜色的荧光斑点。

【检查】　乌头碱限量　取本品适量,粉碎成细粉,称取15g,置具塞锥形瓶中,加氨试液 10ml,拌匀,放置 2 小时,加乙醚 100ml,振摇 1 小时,放置 24 小时,滤过,滤渣用乙醚20ml 分次洗涤,洗液与滤液合并,用稀盐酸振摇提取 3 次,每次 30ml,合并提取液,加浓氨试液调节 pH 值至 9,用乙醚振摇提取 3 次,每次 30ml,合并提取液,挥干,残渣用无水乙醇溶解使成 2.0ml,作为供试品溶液。另取乌头碱对照品,加无水乙醇制成每1ml 含 0.5mg 的溶液,作为对照品溶液。照薄层色谱法(通则 0502)试验,吸取上述两种溶液各 5μl,分别点于同一硅胶 G 薄层板上,以环己烷-乙酸乙酯-二乙胺(6:4:1)为展开剂,展开,取出,晾干,喷以稀碘化铋钾试液。供试品色谱中,在与对照品色谱相应的位置上,出现的斑点应小于对照品的斑点,或不出现斑点。

其他　应符合丸剂项下有关的各项规定(通则 0108)。

【含量测定】　照高效液相色谱法(通则 0512)测定。

色谱条件与系统适用性试验　以十八烷基硅烷键合硅胶为填充剂;以乙腈-0.01mol/L 庚烷磺酸钠与 0.02mol/L 磷酸二氢钾等量混合溶液(用 10%磷酸溶液调节 pH 至 2.8)(21:79)为流动相;检测波长为 260nm。理论板数按士的宁峰计算应不低于 5000。

对照品溶液的制备　取士的宁对照品、马钱子碱对照品适量,精密称定,分别加 0.5%磷酸溶液制成每1ml 含士的宁60μg 的溶液和每1ml 含马钱子碱 50μg 的溶液,即得。

供试品溶液的制备　取本品适量,研细,取约 0.5g,精密称定,置具塞锥形瓶中,精密加入 0.5%磷酸溶液 50ml,密塞,称定重量,振摇,放置 2 小时,超声处理(功率 300W,频率40kHz)40 分钟,放冷,再称定重量,用 0.5%磷酸溶液补足减失的重量,摇匀,滤过,取续滤液,即得。

测定法　分别精密吸取对照品溶液与供试品溶液各 5μl,注入液相色谱仪,测定,即得。

本品每1g 含马钱子以士的宁($C_{21}H_{22}N_2O_2$)计,应为4.5～7.1mg;以马钱子碱($C_{23}H_{26}N_2O_4$)计,不得少于 2.6mg。

【功能与主治】　舒筋活络,祛风除湿,温经止痛。用于风寒湿邪、闭阻脉络所致的痹病,症见肢体关节冷痛、屈伸不利、手足麻木、半身不遂。

【用法与用量】　口服。成人男子一次 2～3g,女子一次1～2g,一日 1 次,晚饭后服用。服药后应卧床休息 6～8 小时。老弱酌减;小儿慎用或遵医嘱。

【注意】　孕妇、儿童、高血压、肝肾不全者禁用;不可过量、久服,忌食生冷及荞麦。

【规格】　每 14 粒重 1g

【贮藏】　密封。

快 胃 片

Kuaiwei Pian

【处方】　海螵蛸 130g　　　　　枯矾 100g

醋延胡索 60g　　　　　白及 50g

甘草 13g

【制法】　以上五味,粉碎成细粉,过筛,混匀,加入淀粉浆适量制成颗粒,干燥,加入淀粉、滑石粉、硬脂酸镁适量,混匀,压制成 1000 片,包糖衣或薄膜衣;或压制成 500 片,包薄膜衣,即得。

【性状】　本品为糖衣片或薄膜衣片,除去包衣后显淡黄色至灰棕色;气微,味涩、微苦。

【鉴别】　(1)取本品置显微镜下观察:草酸钙针晶成束,长 27～88μm(白及)。纤维束周围薄壁细胞中含草酸钙方晶,形成晶纤维(甘草)。不规则透明薄片或碎块,具细条纹或网状纹理(海螵蛸)。

(2)取本品,糖衣片除去包衣,研细,取 5g,加 80% 乙醇 50ml,加热回流 1 小时,放冷,滤过,滤液蒸干,残渣加水 10ml 使溶解,加氨试液使成碱性,用乙醚振摇提取 2 次,每次 20ml,合并乙醚液,蒸干,残渣加乙醇 2ml 使溶解,作为供试品溶液。另取延胡索乙素对照品,加乙醇制成每 1ml 含 1mg 的溶液,作为对照品溶液。照薄层色谱法(通则 0502)试验,吸取上述两种溶液各 5μl,分别点于同一硅胶 G 薄层板上,以环己烷-三氯甲烷-甲醇-二乙胺(10:6:1:0.05)为展开剂,展开,取出,晾干,置碘蒸气中熏至斑点显色清晰,取出,挥尽板上吸附的碘后,置紫外光灯(365nm)下检视。供试品色谱中,在与对照品色谱相应的位置上,显相同颜色的荧光斑点。

(3)取本品,糖衣片除去包衣,研细,取 10g,加乙醇 50ml,加热回流 1 小时,放冷,滤过,滤液蒸干,残渣加甲醇 5ml 使溶解,作为供试品溶液。另取甘草对照药材 1g,加乙醇 20ml,同法制成对照药材溶液。照薄层色谱法(通则 0502)试验,吸取上述两种溶液各 5μl,分别点于同一硅胶 G 薄层板上,以三氯甲烷-甲醇-水(13:7:2)10℃ 以下放置的下层溶液为展开剂,展开,取出,晾干,喷以 10% 硫酸乙醇溶液,在 105℃ 加热至斑点显色清晰。供试品色谱中,在与对照药材色谱相应的位置上,显相同颜色的斑点;置紫外光灯(365nm)下检视,显相同颜色的荧光斑点。

(4)取本品,糖衣片除去包衣,研细,取 10g,加甲醇 50ml,超声处理 30 分钟,滤过,滤液蒸干,残渣加水 30ml 使溶解,再加盐酸 3ml,加热回流 30 分钟,立即冷却,用乙醚振摇提取 2 次,每次 40ml,合并乙醚液,挥干,残渣加三氯甲烷 1ml 使溶解,作为供试品溶液。另取白及对照药材 1g,同法制成对照药材溶液。照薄层色谱法(通则 0502)试验,吸取上述两种

溶液各 10μl,分别点于同一硅胶 G 薄层板上,以石油醚(30～60℃)-甲酸乙酯-甲酸(15:10:1)的上层溶液为展开剂,展开,取出,晾干,喷以 5% 香草醛硫酸溶液,加热至斑点显色清晰。供试品色谱中,在与对照药材色谱相应的位置上,显相同颜色的主斑点。

【检查】　应符合片剂项下有关的各项规定(通则 0101)。

【含量测定】　照高效液相色谱法(通则 0512)测定。

色谱条件与系统适用性试验　以十八烷基硅烷键合硅胶为填充剂;以乙腈-0.2% 磷酸溶液(15:85)为流动相;检测波长为 277nm。理论板数按甘草苷峰计算应不低于 5000。

对照品溶液的制备　取甘草苷对照品适量,精密称定,加甲醇制成每 1ml 含 10μg 的溶液,即得。

供试品溶液的制备　取本品 20 片,糖衣片除去糖衣,精密称定,研细,混匀,取约 1g,精密称定,置具塞锥形瓶中,精密加入 50% 甲醇 25ml,密塞,称定重量,加热回流 1 小时,放冷,再称定重量,用 50% 甲醇补足减失的重量,摇匀,滤过,即得。

测定法　分别精密吸取对照品溶液与供试品溶液各 10μl,注入液相色谱仪,测定,即得。

本品每片含甘草以甘草苷($C_{21}H_{22}O_9$)计,〔规格(1)〕、〔规格(3)〕不得少于 0.03mg,〔规格(2)〕不得少于 0.06mg。

【功能与主治】　制酸和胃,收敛止痛。用于肝胃不和所致的胃脘疼痛、呕吐反酸、纳食减少;浅表性胃炎、胃及十二指肠溃疡、胃窦炎见上述证候者。

【用法与用量】　口服。一次 6 片,十一至十五岁一次 4 片〔规格(1)、规格(3)〕或一次 3 片,十一至十五岁一次 2 片〔规格(2)〕,一日 3 次,饭前 1～2 小时服。

【注意】　低酸性胃病、胃阴不足者慎用。

【规格】　(1)薄膜衣片　每片重 0.35g

(2)薄膜衣片　每片重 0.7g

(3)糖衣片(片心重 0.35g)

【贮藏】　密封。

肝炎康复丸

Ganyan Kangfu Wan

【处方】　茵陈 75g　　　　　郁金 75g

板蓝根 75g　　　　当归 75g

菊花 75g　　　　　金钱草 75g

丹参 75g　　　　　滑石 75g

拳参 75g

【制法】　以上九味,郁金、板蓝根、金钱草、丹参、拳参等五味加水煎煮三次,每次 3 小时,煎液滤过,滤液合并,浓缩至相对密度为 1.38～1.40(25℃)的清膏;其余茵陈等四味粉碎成细粉,与上述清膏合并,混匀,制成细粉。每 100g 药粉加炼

蜜 80～100g,制成大蜜丸,即得。

【性状】　本品为棕褐色至黑褐色的浓缩大蜜丸;味甜、微苦。

【鉴别】　(1)取本品 10g,剪碎,加硅藻土 6g,研匀,加乙醚 30ml,加热回流 20 分钟,滤过,滤液挥干,残渣加乙酸乙酯 1ml 使溶解,作为供试品溶液。另取当归对照药材 0.5g,加乙醚 20ml,同法制成对照药材溶液。照薄层色谱法(通则 0502)试验,吸取上述两种溶液各 10μl,分别点于同一硅胶 G 薄层板上,以正己烷-乙酸乙酯(9:1)为展开剂,展开,取出,晾干,置紫外光灯(365nm)下检视。供试品色谱中,在与对照药材色谱相应的位置上,显相同颜色的荧光斑点。

(2)取本品 10g,剪碎,加水 50ml,加热回流 30 分钟,放冷,离心,取上清液,用盐酸饱和的乙醚振摇提取 2 次,每次 15ml,合并乙醚液,挥干,残渣加甲醇 1ml 使溶解,作为供试品溶液。另取没食子酸对照品,加甲醇制成每 1ml 含 0.5mg 的溶液,作为对照品溶液。照薄层色谱法(通则 0502)试验,吸取供试品溶液 10μl、对照品溶液 4μl,分别点于同一硅胶 G 薄层板上,以三氯甲烷-乙酸乙酯-甲酸(6:4:1)为展开剂,展开,取出,晾干,喷以 1% 三氯化铁乙醇溶液。供试品色谱中,在与对照品色谱相应的位置上,显相同颜色的斑点。

【检查】　应符合丸剂项下有关的各项规定(通则 0108)。

【含量测定】　照高效液相色谱法(通则 0512)测定。

色谱条件与系统适用性试验　以十八烷基硅烷键合硅胶为填充剂;以甲醇-冰醋酸-水(8:1:91)为流动相;检测波长为 281nm。理论板数按丹参素峰计算应不低于 5000。

对照品溶液的制备　取丹参素钠对照品适量,精密称定,加稀乙醇制成每 1ml 含 50μg 的溶液(相当于每 1ml 含丹参素 45μg),即得。

供试品溶液的制备　取重量差异项下的本品适量,剪碎,取约 2g,精密称定,精密加水 20ml,称定重量,超声处理(功率 200W,频率 40kHz)30 分钟,放冷,再称定重量,用水补足减失的重量,摇匀,离心(转速为每分钟 3000 转)5 分钟,精密吸取上清液 10ml,加在中性氧化铝柱(100～200 目,1.5g,内径为 1cm)上,用水 30ml 洗脱,弃去水液,再用 40% 醋酸溶液 100ml 洗脱,收集洗脱液,加入等量乙醇,60℃减压回收浓缩至适量,转移至 25ml 量瓶中,加水至刻度,摇匀,滤过,取续滤液,即得。

测定法　分别精密吸取对照品溶液与供试品溶液各 10μl,注入液相色谱仪,测定,即得。

本品每丸含丹参以丹参素($C_9H_{10}O_5$)计,不得少于 6.6mg。

【功能与主治】　清热解毒,利湿化郁。用于肝胆湿热所致的黄疸,症见目黄身黄、胁痛乏力、尿黄口苦;急、慢性肝炎见上述证候者。

【用法与用量】　口服。一次 1 丸,一日 3 次。

【注意】　忌酒及油腻辛辣食物。

【规格】　每丸重 9g
【贮藏】　密封。

肛 泰 软 膏
Gangtai Ruangao

【处方】　地榆炭 72g　　盐酸小檗碱 36g
五倍子 7g　　盐酸罂粟碱 7g
冰片 7g

【制法】　以上五味,除冰片研成细粉外,地榆炭、五倍子分别粉碎成细粉,过筛;将盐酸小檗碱、盐酸罂粟碱与上述细粉混匀;将上述药物加入软膏基质 871g(基质制备:取黄凡士林,在 140～150℃加热灭菌、溶化,放冷,取液体石蜡按 10:1～10:2.5 的比例加入到黄凡士林中,搅匀,即得)中,搅匀,放冷至 60℃以下,加入冰片,研磨,搅匀,制成 1000g,即得。

【性状】　本品为黄褐色至深褐色的软膏;气香。

【鉴别】　(1)取本品 10g,加石油醚(60～90℃)100ml,振摇使溶解,放置 10 分钟,倾去上清液,再加石油醚(60～90℃)50ml,同法处理 1 次,残渣挥干,加乙醇 50ml,加热回流提取 2 小时,滤过,滤液蒸干,残渣加乙醇 1ml 使溶解,滤过,滤液作为供试品溶液。另取地榆对照药材 1g,加乙醇 20ml,同法制成对照药材溶液。照薄层色谱法(通则 0502)试验,吸取上述两种溶液各 2μl,分别点于同一硅胶 G 薄层板上,以石油醚(60～90℃)-丙酮(3:1)为展开剂,展开,取出,晾干,喷以 10% 硫酸乙醇溶液,在 105℃加热至斑点显色清晰。供试品色谱中,在与对照药材色谱相应的位置上,显相同颜色的斑点。

(2)取本品 5g,进行微量升华,所得的白色升华物加乙酸乙酯 1ml 使溶解,作为供试品溶液。另取冰片对照品,加乙酸乙酯制成每 1ml 含 1mg 的溶液,作为对照品溶液。照薄层色谱法(通则 0502)试验,吸取上述两种溶液各 4μl,分别点于同一硅胶 G 薄层板上,以环己烷-三氯甲烷-乙酸乙酯(9:1:2)为展开剂,展开,取出,晾干,喷以 5% 香草醛硫酸溶液,在 105℃加热至斑点显色清晰。供试品色谱中,在与对照品色谱相应的位置上,显相同颜色的斑点。

【检查】　应符合软膏剂项下有关的各项规定(通则 0109)。

【含量测定】　地榆炭、五倍子　照高效液相色谱法(通则 0512)测定。

色谱条件与系统适用性试验　以十八烷基硅烷键合硅胶为填充剂;以甲醇-0.1% 磷酸溶液(10:90)为流动相;检测波长为 273nm。理论板数按没食子酸峰计算应不低于 3000。

对照品溶液的制备　取没食子酸对照品适量,精密称定,加流动相制成每 1ml 含 4μg 的溶液,即得。

供试品溶液的制备 取本品约 0.25g,精密称定,置具塞锥形瓶中,精密加入 4mol/L 盐酸溶液 50ml,称定重量,加热回流并保持沸腾 1.5 小时,放冷,再称定重量,用 4mol/L 盐酸溶液补足减失的重量,摇匀,置冰箱中(-10℃)冷冻 20 分钟,取出,滤过,放至室温,精密量取续滤液 2ml,置 10ml 量瓶中,用流动相稀释至刻度,摇匀,滤过,取续滤液,即得。

测定法 分别精密吸取对照品溶液与供试品溶液各 20μl,注入液相色谱仪,测定,即得。

本品每 1g 含地榆炭、五倍子以没食子酸（$C_7H_6O_5$）计,不得少于 3.5mg。

盐酸小檗碱 照高效液相色谱法(通则 0512)测定。

色谱条件与系统适用性试验 以十八烷基硅烷键合硅胶为填充剂;以乙腈-0.05mol/L 磷酸二氢钠溶液(磷酸调节 pH 值至 3.0)(30∶70)为流动相;检测波长为 270nm。理论板数按盐酸小檗碱峰计算应不低于 3000。

对照品溶液的制备 取盐酸小檗碱对照品 10mg,精密称定,置 100ml 量瓶中,加稀乙醇溶解并稀释至刻度,摇匀,精密量取 3ml,置 10ml 量瓶中,用流动相稀释至刻度,摇匀,即得(每 1ml 中含盐酸小檗碱 30μg)。

供试品溶液的制备 取本品约 0.2g,精密称定,置具塞锥形瓶中,精密加入盐酸-甲醇(1∶100)混合溶液 50ml,称定重量,加热回流并保持沸腾 20 分钟,放冷,再称定重量,用盐酸-甲醇(1∶100)混合溶液补足减失的重量,摇匀,置冰箱中(-10℃)冷冻 20 分钟,取出,滤过,放至室温,精密量取续滤液 2ml,置 10ml 量瓶中,用流动相稀释至刻度,摇匀,滤过,取续滤液,即得。

测定法 分别精密吸取对照品溶液与供试品溶液各 10μl,注入液相色谱仪,测定,即得。

本品每 1g 含盐酸小檗碱（$C_{20}H_{17}NO_4 \cdot HCl$）应为 32.0～40.0mg。

盐酸罂粟碱 照高效液相色谱法(通则 0512)测定。

色谱条件与系统适用性试验 以十八烷基硅烷键合硅胶为填充剂;以甲醇-乙腈-0.3‰三乙胺溶液(磷酸调节 pH 值至 3.0)(8∶20∶72)为流动相;检测波长为 238nm。理论板数按盐酸罂粟碱峰计算应不低于 3000。

对照品溶液的制备 取盐酸罂粟碱对照品 12mg,精密称定,置 100ml 量瓶中,加稀乙醇溶解并稀释至刻度,摇匀,精密量取 0.5ml,置 10ml 量瓶中,用流动相稀释至刻度,摇匀,即得(每 1ml 含盐酸罂粟碱 6μg)。

供试品溶液的制备 取本品约 0.2g,精密称定,置具塞锥形瓶中,精密加入稀乙醇 50ml,称定重量,加热回流 15 分钟,放冷,再称定重量,用稀乙醇补足减失的重量,摇匀,置冰箱中(-10℃)冷冻 20 分钟,取出,滤过,放至室温,精密量取续滤液 5ml,置 25ml 量瓶中,用流动相稀释至刻度,摇匀,滤过,取续滤液,即得。

测定法 分别精密吸取对照品溶液与供试品溶液各 20μl,注入液相色谱仪,测定,即得。

本品每 1g 含盐酸罂粟碱（$C_{20}H_{21}NO_4 \cdot HCl$）应为 6.3～7.7mg。

【功能与主治】 凉血止血,清热解毒,燥湿敛疮,消肿止痛。用于湿热瘀阻所引起的内痔、外痔、混合痔所出现的便血、肿胀、疼痛。

【用法与用量】 肛门给药。一次 1g,一日 1～2 次,或遵医嘱,睡前或便后外用。使用时先将患部用温水洗净,擦干,然后将药管上的盖拧下,揭掉封口膜,用药前取出给药管,套在药管上拧紧,插入肛门内适量给药或外涂于患部。

【注意】 孕妇禁用。

【规格】 每支装 10g

【贮藏】 遮光,密闭。

肠 炎 宁 片
Changyanning Pian

【处方】 地锦草 660g 金毛耳草 900g
樟树根 660g 香薷 330g
枫香树叶 330g

【制法】 以上五味,取部分香薷和地锦草分别粉碎成细粉;地锦草粉用文火炒至淡棕色,剩余香薷、地锦草、金毛耳草、樟树根、枫香树叶混合加水煎煮二次,滤过,合并滤液,浓缩至稠膏状,与上述细粉混合,干燥,粉碎,过筛,制颗粒,干燥,加入适量辅料,压制成 1000 片〔规格(1)〕,包糖衣;压制成 670 片〔规格(2)〕或 500 片〔规格(3)〕,包薄膜衣,即得。

【性状】 本品为薄膜衣片或糖衣片,除去包衣后显棕褐色;气芳香,味酸、微苦。

【鉴别】 (1)取本品,除去包衣,研细,取 2.3g,加甲醇 30ml,加热回流 30 分钟,放冷,滤过,滤液蒸干,残渣加水 20ml 使溶解,用乙醚提取 3 次,每次 20ml,合并乙醚液,挥干,残渣加甲醇 1ml 使溶解,作为供试品溶液。另取地锦草对照药材 3g,加甲醇 30ml,加热回流 30 分钟,放冷,滤过,滤液蒸干,残渣加水 25ml 使溶解,滤过,滤液用乙醚提取 3 次,每次 20ml,合并乙醚液,挥干,残渣加甲醇 1ml 使溶解,作为对照药材溶液。照薄层色谱法(通则 0502)试验,吸取上述两种溶液各 10μl,分别点于同一硅胶 G 薄层板上,以环己烷-乙酸乙酯-甲酸(5∶5∶0.5)为展开剂,展开,取出,晾干,喷以三氯化铁试液。供试品色谱中,在与对照药材色谱相应的位置上,显相同颜色的主斑点。

(2)取本品,除去包衣,研细,取 2.3g,加入甲醇 50ml,加热回流 30 分钟,放冷,滤过,滤液蒸干,残渣加水 25ml 使溶解,用三氯甲烷提取 3 次,每次 25ml,合并三氯甲烷液,蒸干,残渣加甲醇 1ml 使溶解,作为供试品溶液。另取金毛耳草对照药材 3g,同法制成对照药材溶液。再取东莨菪内酯对照品,加甲醇制成每 1ml 含 0.5mg 的溶液,作为对照品溶液。照薄层色谱法(通则 0502)试验,吸取供试品溶液和对照药材溶液各 10μl,对照品溶液 2μl,分别点于同一硅胶 G 薄层板上,以三氯甲烷-乙酸乙酯-甲酸(5:3:1)为展开剂,展开,取出,晾干,置紫外光灯(365nm)下检视。供试品色谱中,在与对照药材色谱相应的位置上,显相同颜色的荧光主斑点;在与对照品色谱相应的位置上,显相同颜色的荧光斑点。

【检查】 应符合片剂项下有关的各项规定(通则 0101)。

【含量测定】 照高效液相色谱法(通则 0512)测定。

色谱条件与系统适用性试验 以十八烷基硅烷键合硅胶为填充剂;以甲醇-0.5%磷酸溶液(10:90)为流动相;检测波长为 270nm。理论板数按没食子酸峰计算应不低于 2500。

对照品溶液的制备 取没食子酸对照品适量,精密称定,加甲醇制成每 1ml 含 20μg 的溶液,即得。

供试品溶液的制备 取本品 20 片,除去包衣,精密称定,研细,取约 0.2g,精密称定,精密加入甲醇 50ml,称定重量,加热回流 30 分钟,放冷,再称定重量,用甲醇补足减失的重量,摇匀,滤过;精密量取续滤液 5ml,置 10ml 量瓶中,加甲醇至刻度,摇匀,即得。

测定法 精密吸取对照品溶液与供试品溶液各 10μl,注入液相色谱仪,测定,即得。

本品每片含地锦草、金毛耳草以没食子酸($C_7H_6O_5$)计,〔规格(1)〕不得少于 2.2mg,〔规格(2)〕不得少于 3.3mg,〔规格(3)〕不得少于 4.4mg。

【功能与主治】 清热利湿,行气。用于大肠湿热所致的泄泻、痢疾,症见大便泄泻、或大便脓血、里急后重、腹痛腹胀;急慢性胃肠炎、腹泻、细菌性痢疾、小儿消化不良见上述证候者。

【用法与用量】 口服。一次 4~6 片〔规格(1)〕或一次 3~4 片〔规格(2)〕或一次 2~3 片〔规格(3)〕,一日 3~4 次;小儿酌减。

【规格】 (1)糖衣片(片心重 0.28g)

(2)薄膜衣片　每片重 0.42g

(3)薄膜衣片　每片重 0.58g

【贮藏】 密封。

肠炎宁糖浆

Changyanning Tangjiang

【处方】 地锦草 660g　　　　金毛耳草 900g

樟树根 660g　　　　香薷 330g

枫香树叶 330g

【制法】 以上五味,加水煎煮二次,每次 2 小时,煎液滤过,滤液合并,浓缩至相对密度为 1.15~1.25(70℃)的

清膏,加 2 倍量乙醇,搅拌,静置,滤过,滤液浓缩至适量,趁热加入蔗糖 600g 使溶解,滤过,滤液加羟苯乙酯 0.5g、巧克力香精或桔子香精适量,搅匀,加水调整总量至 1000ml,即得。

【性状】 本品为棕褐色的黏稠液体;味甜、微苦。

【鉴别】 (1)取本品 15ml,加水 30ml,摇匀,用乙醚振摇提取 3 次,每次 30ml,合并乙醚液,挥干,残渣加甲醇 1ml 使溶解,作为供试品溶液。另取地锦草对照药材 2g,加水煎煮 1 小时,滤过,滤液浓缩至约 30ml,同法制成对照药材溶液。照薄层色谱法(通则 0502)试验,吸取上述两种溶液各 10μl,分别点于同一硅胶 G 薄层板上,以环己烷-乙酸乙酯-甲酸(5:5:0.5)为展开剂,展开,取出,晾干,喷以三氯化铁试液。供试品色谱中,在与对照药材色谱相应的位置上,显相同颜色的主斑点。

(2)取本品 5ml,通过 HP-20 型大孔吸附树脂柱(内径为 1.5cm,柱高为 20cm),用水洗脱至无色,再用乙醇 40ml 洗脱,收集洗脱液,蒸干,残渣加甲醇 5ml 使溶解,加在中性氧化铝柱(100~200 目,5g,内径为 0.9~1.5cm)上,用甲醇 30ml 洗脱,收集洗脱液,蒸干,残渣加甲醇 1ml 使溶解,作为供试品溶液。另取金毛耳草对照药材 2g,加水煎煮 1 小时,滤过,滤液蒸干,残渣加甲醇 5ml 使溶解,加在中性氧化铝柱(100~200 目,5g,内径为 0.9~1.5cm)上,用甲醇 30ml 洗脱,收集洗脱液,蒸干,残渣加甲醇 1ml 使溶解,作为对照药材溶液。再取东莨菪内酯对照品,加甲醇制成每 1ml 含 0.5mg 溶液,作为对照品溶液。照薄层色谱法(通则 0502)试验,吸取供试品溶液和对照药材溶液各 10μl,对照品溶液 2μl,分别点于同一硅胶 G 薄层板上,以三氯甲烷-乙酸乙酯-甲酸(5:3:1)为展开剂,展开,取出,晾干,置紫外光灯(365nm)下检视。供试品色谱中,在与对照药材色谱相应的位置上,显相同颜色的荧光主斑点;在与对照品色谱相应的位置上,显相同颜色的荧光斑点。

【检查】 **相对密度** 应不低于 1.20(通则 0601)。

其他 应符合糖浆剂项下有关的各项规定(通则 0116)。

【含量测定】 照高效液相色谱法(通则 0512)测定。

色谱条件与系统适用性试验 以十八烷基硅烷键合硅胶为填充剂;以甲醇-0.5%磷酸溶液(10:90)为流动相;检测波长为 270nm。理论板数按没食子酸峰计算应不低于 2500。

对照品溶液的制备 取没食子酸对照品适量,精密称定,加甲醇制成每 1ml 含 20μg 的溶液,即得。

供试品溶液的制备 精密吸取本品 2ml,置 100ml 量瓶中,加甲醇稀释至刻度,摇匀,滤过,取续滤液,即得。

测定法 分别精密吸取对照品溶液与供试品溶液各 10μl,注入液相色谱仪,测定,即得。

本品每 1ml 含地锦草和金毛耳草以没食子酸($C_7H_6O_5$)计,不得少于 1.3mg。

【功能与主治】 清热利湿,行气。用于大肠湿热所致的泄泻、痢疾,症见大便泄泻、或大便脓血、里急后重、腹痛腹胀;急慢性胃肠炎、腹泻、细菌性痢疾、小儿消化不良见上述

证候者。

【用法与用量】　口服。一次 10ml，一日 3～4 次，小儿酌减。

【规格】　每瓶装　(1)10ml　(2)100ml

【贮藏】　密封，置阴凉处。

肠胃宁片
Changweining Pian

【处方】

党参 96g	白术 64g
黄芪 96g	赤石脂 190g
姜炭 38g	木香 38g
砂仁 38g	补骨脂 96g
葛根 96g	防风 38g
白芍 64g	延胡索 64g
当归 64g	儿茶 32g
罂粟壳 38g	炙甘草 64g

【制法】　以上十六味，姜炭与木香粉碎成细粉；赤石脂粉碎成极细粉；砂仁用蒸馏法提取挥发油，分取挥发油，药渣备用；葛根、白术、白芍、补骨脂、罂粟壳、炙甘草、儿茶粉碎成粗粉，用 70％乙醇作溶剂进行渗漉，收集渗漉液，回收乙醇；砂仁药渣与其余黄芪等五味加水煎煮二次，第一次 3 小时，第二次 2 小时，煎液滤过，滤液与上述回收乙醇后的渗漉液合并，浓缩至适量，加入姜炭和木香的细粉，混匀，干燥，粉碎成细粉，与赤石脂极细粉混匀，制颗粒，喷入挥发油，压制成 1000 片，包糖衣，即得。

【性状】　本品为糖衣片，除去糖衣后显黑褐色；气香，味苦。

【鉴别】　(1)取本品 10 片，除去糖衣，研细，加乙醚 50ml，超声处理 5 分钟，滤过，药渣挥尽溶剂，加甲醇 30ml，超声处理 15 分钟，滤过，滤液蒸干，残渣加水 20ml 使溶解，用棉花滤过，滤液用乙酸乙酯振摇提取 2 次，每次 25ml，继用水饱和的正丁醇振摇提取 2 次，每次 25ml，合并正丁醇提取液，用正丁醇饱和的水 30ml 洗涤，正丁醇液蒸干，残渣加甲醇 5ml 使溶解，加在中性氧化铝柱(100～200 目，2g，内径为 1～1.5cm)上，用甲醇 40ml 洗脱，收集洗脱液，蒸干，残渣加甲醇 0.5ml 使溶解，作为供试品溶液。另取芍药苷对照品，加甲醇制成每 1ml 含 1mg 的溶液，作为对照品溶液。照薄层色谱法(通则 0502)试验，吸取上述两种溶液各 10μl，分别点于同一硅胶 G 薄层板上，以三氯甲烷-乙酸乙酯-甲醇-甲酸(40：5：10：0.2)为展开剂，展开，取出，晾干，喷以 5％香草醛硫酸溶液，在 105℃加热至斑点显色清晰。供试品色谱中，在与对照品色谱相应的位置上，显相同颜色的斑点。

(2)取本品 20 片，除去糖衣，研细，加甲醇 20ml，加热使溶解，滤过，滤液加在中性氧化铝柱(100～200 目，5g，内径为

1～1.5cm)上，用 40％甲醇 100ml 洗脱，收集洗脱液，蒸干，残渣加水 30ml 使溶解，用水饱和的正丁醇振摇提取 2 次，每次 20ml，合并正丁醇液，用氨试液洗涤 2 次，每次 20ml，正丁醇液蒸干，残渣加甲醇 0.5ml 使溶解，作为供试品溶液。另取黄芪甲苷对照品，加甲醇制成每 1ml 含 1mg 的溶液，作为对照品溶液。照薄层色谱法(通则 0502)试验，吸取上述两种溶液各 5μl，分别点于同一硅胶 G 薄层板上，以三氯甲烷-甲醇-水(13：7：2)的下层溶液为展开剂，展开，取出，晾干，喷以 10％硫酸乙醇溶液，在 105℃加热至斑点显色清晰。供试品色谱中，在与对照品色谱相应的位置上，显相同颜色的斑点；置紫外光灯(365nm)下检视，显相同颜色的荧光斑点。

(3)取本品 20 片，除去糖衣，研细，加乙醚 40ml，振摇 1 小时，滤过，药渣备用；滤液挥干，残渣加乙酸乙酯 2ml 使溶解，作为供试品溶液。另取补骨脂素对照品，加乙酸乙酯制成每 1ml 含 1mg 的溶液，作为对照品溶液。照薄层色谱法(通则 0502)试验，吸取上述两种溶液各 5μl，分别点于同一硅胶 G 薄层板上，以正己烷-乙酸乙酯(4：1)为展开剂，展开，取出，晾干，置紫外光灯(254nm)下检视。供试品色谱中，在与对照品色谱相应的位置上，显相同颜色的荧光斑点。

(4)取〔鉴别〕(3)项下乙醚提取后的备用药渣，挥干，加甲醇 30ml，超声处理 20 分钟，滤过，滤液蒸干，残渣加水 20ml 溶解，用棉花滤过，滤液用氨试液调节至碱性，用乙醚振摇提取 3 次，每次 20ml，合并乙醚提取液，蒸干，残渣加甲醇 1ml 使溶解，作为供试品溶液。另取延胡索乙素对照品，加甲醇制成每 1ml 含 1mg 的溶液，作为对照品溶液。照薄层色谱法(通则 0502)试验，吸取供试品溶液 10～15μl、对照品溶液 2μl，分别点于同一用 1％氢氧化钠溶液制备的硅胶 G 薄层板上，以正己烷-三氯甲烷-甲醇(15：8：2)为展开剂，置以展开剂预饱和的展开缸内，展开，取出，晾干，用碘蒸气熏 5～10 分钟，置紫外光灯(365nm)下检视。供试品色谱中，在与对照品色谱相应的位置上，显相同颜色的荧光斑点。

【检查】　应符合片剂项下有关的各项规定(通则 0101)。

【含量测定】　照高效液相色谱法(通则 0512)测定。

色谱条件与系统适用性试验　以十八烷基硅烷键合硅胶为填充剂；以乙腈-0.1％磷酸溶液(11：89)为流动相；检测波长为 250nm。理论板数按葛根素峰计算应不低于 3000。

对照品溶液的制备　取葛根素对照品适量，精密称定，加稀乙醇制成每 1ml 含 40μg 的溶液，即得。

供试品溶液的制备　取本品 10 片，除去糖衣，精密称定，研细，取适量(相当于 2 片的重量)，精密称定，置具塞锥形瓶中，精密加入稀乙醇 25ml，密塞，称定重量，超声处理(功率 250W，频率 33kHz)20 分钟，放冷，再称定重量，用稀乙醇补足减失的重量，摇匀，滤过，取续滤液，即得。

测定法　分别精密吸取对照品溶液与供试品溶液各 5μl，注入液相色谱仪，测定，即得。

本品每片含葛根以葛根素($C_{21}H_{20}O_9$)计，不得少于 0.40mg。

【功能与主治】　健脾益肾，温中止痛，涩肠止泻。用于脾

肾阳虚所致的泄泻,症见大便不调、五更泄泻、时带黏液,伴腹胀腹痛、胃脘不舒、小腹坠胀;慢性结肠炎、溃疡性结肠炎、肠功能紊乱见上述证候者。

【用法与用量】 口服。一次 4~5 片,一日 3 次。

【注意】 禁食酸、冷、刺激性的食物;儿童慎用。

【贮藏】 密封。

肠胃适胶囊
Changweishi Jiaonang

【处方】 功劳木 1000g   鸡骨香 250g
黄连须 375g   葛根 200g
救必应 250g   凤尾草 375g
两面针 250g   防己 25g

【制法】 以上八味药,葛根、防己分别粉碎成细粉,混匀,其余功劳木等六味药材加水煎煮二次,每次 2 小时,煎液滤过,滤液合并,浓缩成相对密度为 1.05~1.10(75℃),加入 4 倍量 75%乙醇充分搅拌,静置,滤过,滤液回收乙醇,浓缩至适量,与上述粉末和适量的糊精混匀,干燥,粉碎,装入胶囊,制成 1000 粒,即得。

【性状】 本品为硬胶囊,内容物为淡棕黄色至黄棕色粉末;味苦、甘。

【鉴别】 (1)取本品,置显微镜下观察:纤维成束,周围细胞中含草酸钙方晶,形成晶纤维,含晶细胞壁木化增厚(葛根)。

(2)取本品内容物 1g,加甲醇 10ml,加热回流 15 分钟,放冷,滤过,滤液浓缩至约 5ml,作为供试品溶液。另取盐酸小檗碱对照品,加甲醇制成每 1ml 含 0.5mg 的溶液,作为对照品溶液。照薄层色谱法(通则 0502)试验,吸取供试品溶液 4~8μl,对照品溶液 4μl,分别点于同一硅胶 G 薄层板上,使成条带状,以正丁醇-冰醋酸-水(14:2:5)的上层溶液为展开剂,展开,取出,晾干,置紫外光灯(365nm)下检视。供试品色谱中,在与对照品色谱相应的位置上,显相同颜色的荧光条斑。

(3)取本品内容物 0.5g,加乙醇 30ml,温浸 30 分钟,超声处理 30 分钟,滤过,滤液蒸干,残渣加乙醇 1ml 使溶解,作为供试品溶液。另取两面针对照药材 0.2g,同法制成对照药材溶液。照薄层色谱法(通则 0502)试验,吸取供试品溶液 10μl,对照药材溶液 1μl,分别点于同一硅胶 G 薄层板上,以甲苯-乙酸乙酯(12:1)为展开剂,展开,取出,晾干,置紫外光灯(365nm)下检视。供试品色谱中,在与对照药材色谱相应的位置上,显相同颜色的荧光斑点。

【检查】 应符合胶囊剂项下有关的各项规定(通则 0103)。

【含量测定】 照高效液相色谱法(通则 0512)测定。

色谱条件与系统适用性试验 以十八烷基硅烷键合硅胶为填充剂;以乙腈-5mmol/L 辛烷磺酸钠溶液(用磷酸调 pH 值至 3.0)(32:68)为流动相;检测波长为 346nm。理论板数按盐酸小檗碱峰计算应不低于 3000。

对照品溶液的制备 取盐酸小檗碱对照品适量,精密称定,加甲醇制成每 1ml 含 20μg 的溶液,即得。

供试品溶液的制备 取装量差异项下的本品内容物,混匀,取约 0.5g,精密称定,置 25ml 量瓶中,加入盐酸甲醇溶液(1→100)20ml,超声处理(功率 300W,频率 40kHz)20 分钟,放冷,加盐酸甲醇溶液(1→100)至刻度,摇匀,滤过,取续滤液,即得。

测定法 分别精密吸取对照品溶液与供试品溶液各 10μl,注入液相色谱仪,测定,即得。

本品每粒含功劳木和黄连须以盐酸小檗碱($C_{20}H_{17}NO_4 \cdot HCl$)计,不得少于 0.12mg。

【功能与主治】 清热解毒、利湿止泻。用于大肠湿热所致的泄泻、痢疾,症见腹痛、腹泻,或里急后重、便下脓血;急性胃肠炎、痢疾见上述证候者。

【用法与用量】 口服。一次 4~6 粒,一日 4 次,空腹服。

【注意】 慢性虚寒性泻痢者慎用。

【规格】 每粒装 0.25g

【贮藏】 密封。

肠 康 片
Changkang Pian

【处方】 盐酸小檗碱 50g   木香 313g
制吴茱萸 125g

【制法】 以上三味,取木香 156g 粉碎成细粉,备用;剩余的木香与制吴茱萸加水煎煮二次,每次 2 小时,合并煎液,滤过,滤液静置 24 小时,取上清液浓缩至相对密度为 1.18~1.20(70℃)的清膏,加入盐酸小檗碱与上述木香细粉,混匀,制成颗粒,干燥,压制成 1000 片,包薄膜衣,即得。

【性状】 本品为薄膜衣片,除去包衣后显棕黄色;气香,味苦。

【鉴别】 (1)取本品 10 片,研细,加乙醚 20ml,加热回流 30 分钟,滤过,滤液挥尽乙醚,残渣加甲醇 1ml 使溶解,作为供试品溶液。另取木香对照药材 1g,同法制成对照药材溶液。照薄层色谱法(通则 0502)试验,吸取上述两种溶液各 5μl,分别点于同一硅胶 G 薄层板上,以环己烷-乙酸乙酯(17:3)为展开剂,展开,取出,晾干,喷以 5%香草醛硫酸溶液,在 105℃加热至斑点显色清晰。供试品色谱中,在与对照药材色谱相应的位置上,显相同颜色的斑点。

(2)取本品 20 片,研细,加二氯甲烷 100ml,密塞,摇匀,浸渍 10 分钟,超声处理 20 分钟,放冷,滤过,滤液蒸干,残渣加甲醇 5ml 使溶解,滤过,滤液作为供试品溶液。另取吴茱萸碱对照品、吴茱萸次碱对照品,分别加甲醇制成每 1ml 含 10μg 的溶液,作为对照品溶液。照高效液相色谱法(通则 0512)试验,以十八烷基硅烷键合硅胶为填充剂;以乙腈-四氢呋喃醋酸溶液(取四氢呋喃 20ml、加醋酸 2ml,加水至 1000ml)(47∶53)为流动相;检测波长为 225nm。理论板数按吴茱萸碱峰计算应不低于 8000。分别吸取两种对照品溶液各 5μl 与供试品溶液 5～10μl,注入液相色谱仪,测定。供试品色谱中,应呈现与对照品色谱峰保留时间相同的色谱峰。

【检查】　应符合片剂项下有关的各项规定(通则 0101)。

【含量测定】　照高效液相色谱法(通则 0512)测定。

色谱条件与系统适用性试验　以十八烷基硅烷键合硅胶为填充剂;以乙腈-0.033mol/L 磷酸二氢钾溶液(30∶70)为流动相;检测波长为 265nm。理论板数按盐酸小檗碱峰计算应不低于 3000。

对照品溶液的制备　取盐酸小檗碱对照品适量,精密称定,加甲醇制成每 1ml 含 20μg 的溶液,即得。

供试品溶液的制备　取本品 10 片,除去包衣,精密称定,研细,取适量(约相当于盐酸小檗碱 40mg),精密称定,置 100ml 量瓶中,加甲醇适量,超声处理(功率 300W,频率 25kHz)10 分钟,放冷,加甲醇稀释至刻度,摇匀,滤过,精密量取续滤液 5ml,置 100ml 量瓶中,加甲醇稀释至刻度,摇匀,滤过,取续滤液,即得。

测定法　分别精密吸取对照品溶液与供试品溶液各 10μl,注入液相色谱仪,测定,即得。

本品每片含盐酸小檗碱($C_{20}H_{17}NO_4 \cdot HCl$)应为标示量的 85.0%～115.0%。

【功能与主治】　清热燥湿,理气止痛。用于大肠湿热所致的泄泻、痢疾,症见腹痛泄泻,或里急后重、大便脓血。

【用法与用量】　口服。一次 2～4 片,一日 2 次。

【规格】　每片含盐酸小檗碱 50mg

【贮藏】　密封。

龟鹿二仙膏

Guilu Erxian Gao

【处方】　龟甲 250g　　　　　鹿角 250g
　　　　　　党参 47g　　　　　　枸杞子 94g

【制法】　以上四味,龟甲水煎煮三次,每次 24 小时,煎液滤过,滤液合并,静置;鹿角制成 6～10cm 的段,漂泡至水清,取出,加水煎煮三次,第一、二次各 30 小时,第三次 20 小时,煎液滤过,滤液合并,静置;党参、枸杞子加水煎煮三次,第一、二次各 2 小时,第三次 1.5 小时,煎液滤过,滤液合并,静置;合并上述三种滤液,滤液浓缩至相对密度为 1.25(60℃);取

蔗糖 2200g,制成转化糖,加入上述清膏中,混匀,浓缩至规定的相对密度,即得。

【性状】　本品为红棕色稠厚的半流体;味甜。

【鉴别】　(1)取本品 15g,加水 15ml,摇匀,用乙酸乙酯振摇提取 2 次,每次 30ml,合并乙酸乙酯液,浓缩至约 0.5ml,作为供试品溶液。另取枸杞子对照药材 0.5g,加水 30ml,微沸 15 分钟,放冷,滤过,取滤液,自“用乙酸乙酯振摇提取 2 次”起,同法制成对照药材溶液。照薄层色谱法(通则 0502)试验,吸取上述供试品溶液 10μl、对照药材溶液 5μl,分别点于同一硅胶 G 薄层板上,以甲苯-乙酸乙酯-甲酸(9∶21∶0.5)为展开剂,展开,取出,晾干,置紫外光灯(365nm)下检视。供试品色谱中,在与对照药材色谱相应的位置上,显相同颜色的荧光斑点。

(2)取本品 10g,加水 15ml,盐酸 3ml,加热回流 60 分钟,放冷,滤过,滤液蒸干,残渣加甲醇 10ml 使溶解,滤过,滤液作为供试品溶液。另取甘氨酸对照品适量,加甲醇制成每 1ml 含 1mg 的溶液,作为对照品溶液。照薄层色谱法(通则 0502)试验,吸取供试品溶液 4μl、对照品溶液 2μl,分别点于同一硅胶 G 薄层板上,以苯酚-0.5% 硼酸溶液(4∶1)为展开剂,展开,取出,晾干,喷以 0.2% 的茚三酮乙醇溶液,在 105℃ 加热至斑点显色清晰。供试品色谱中,在与对照品色谱相应的位置上,显相同颜色的斑点。

(3)取本品 30g,加水 30ml,盐酸 3ml,加热回流 30 分钟,放冷,滤过,滤液用石油醚(30～60℃)振摇提取 3 次,每次 20ml,弃去石油醚液,再用二氯甲烷振摇提取 3 次,每次 20ml,合并二氯甲烷液,蒸干,残渣加二氯甲烷 1ml 使溶解,作为供试品溶液。另取党参对照药材 1g,加水 10ml、盐酸 1ml,自“加热回流 30 分钟”起,同法制成对照药材溶液。照薄层色谱法(通则 0502)试验,吸取上述两种溶液各 10μl,分别点于同一硅胶 G 薄层板上,以甲苯-乙酸乙酯-甲酸(20∶8∶0.5)为展开剂,展开,取出,晾干,喷以 10% 硫酸乙醇溶液,在 105℃ 加热至斑点显色清晰。供试品色谱中,在与对照药材色谱相应的位置上,显相同颜色的斑点。

【检查】　**相对密度**　取本品 10g,加水 20ml 稀释,依法(通则 0601)测定,应不得低于 1.10。

其他　应符合煎膏剂项下有关的各项规定(通则 0183)。

【含量测定】　取本品 4g,精密称定,照氮测定法(通则 0704 第一法)测定,即得。

本品含总氮(N)不得少于 0.35%。

【功能与主治】　温肾益精,补气养血。用于肾虚精亏所致的腰膝酸软、遗精、阳痿。

【用法与用量】　口服。一次 15～20g,一日 3 次。

【注意】　脾胃虚弱者慎用。

【规格】　每瓶装 200g

【贮藏】　密封。

龟鹿补肾丸

Guilu Bushen Wan

【处方】　盐菟丝子 51g　　　　淫羊藿(蒸)43g
　　　　续断(盐蒸)43g　　　锁阳(蒸)51g
　　　　狗脊(盐蒸)64g　　　酸枣仁(炒)43g
　　　　制何首乌 64g　　　　炙甘草 21g
　　　　陈皮(蒸)21g　　　　鹿角胶(炒)9g
　　　　熟地黄 64g　　　　　龟甲胶(炒)13g
　　　　金樱子(蒸)51g　　　炙黄芪 43g
　　　　山药(炒)43g　　　　覆盆子(蒸)85g

【制法】　以上十六味,粉碎成细粉,过筛,混匀。每 100g 粉末用炼蜜 40g 加适量的水泛丸,干燥,制成水蜜丸;或加炼蜜 100~110g 制成大蜜丸,即得。

【性状】　本品为棕黑色至黑色的水蜜丸或大蜜丸;味微甘、微甜。

【鉴别】　(1)取本品,置显微镜下观察:淀粉粒呈三角状卵形或矩圆形,直径 24~40μm,脐点短缝状或人字状(山药)。种皮栅状细胞 2 列,内列较外列长,有光辉带(盐菟丝子)。草酸钙簇晶直径约至 45μm,存在于淡棕黄色皱缩的薄壁细胞中,常数个排列成行(续断)。梯纹管胞淡黄色至金黄色,纹孔排列整齐(狗脊)。薄壁组织灰棕色至黑棕色,细胞多皱缩,内含棕色核状物(熟地黄)。非腺毛多破碎,直径 16~31μm,壁厚,胞腔内含黄棕色物(金樱子)。内种皮细胞棕黄色,表面观长方形或类方形,垂周壁连珠状增厚(酸枣仁)。纤维束周围薄壁细胞含草酸钙方晶,形成晶纤维(炙甘草)。纤维束或散离,壁厚,表面有纵裂纹,两端断裂成帚状或较平截(炙黄芪)。非腺毛单细胞,壁厚,木化,脱落后残迹似石细胞状(覆盆子)。叶表皮细胞壁深波状弯曲(淫羊藿)。

(2)取本品水蜜丸 9g,研细;或取大蜜丸 12g,切碎,加硅藻土 4g,研匀。加甲醇 30ml,放置 1 小时,时时振摇,滤过,滤液蒸干,残渣用水 10ml 溶解,再加盐酸 2ml,加热 10 分钟,冷却,用乙酸乙酯 20ml 振摇提取,取乙酸乙酯液,蒸干,残渣加乙酸乙酯 1ml 使溶解,作为供试品溶液。另取何首乌对照药材 0.5g,加甲醇 10ml,同法制成对照药材溶液。照薄层色谱法(通则 0502)试验,吸取供试品溶液 5μl、对照药材溶液 1~2μl,分别点于同一用 0.5%氢氧化钠溶液制备的硅胶 G 薄层板上,以甲苯-乙酸乙酯-甲酸(15:2:1)为展开剂,展开,取出,晾干,置紫外光灯(365nm)下检视。供试品色谱中,在与对照药材色谱相应的位置上,显相同颜色的荧光斑点。

(3)取本品水蜜丸 12g,研细;或取大蜜丸 16g,剪碎,加硅藻土 5g,研匀。加乙醚 50ml,超声处理 30 分钟,滤过,药渣加甲醇 50ml,超声处理 30 分钟,滤过,滤液蒸干,残渣加水

30ml,温热使溶解,用水饱和的正丁醇振摇提取 3 次,每次 25ml,合并正丁醇提取液,用 1%氢氧化钠溶液洗涤 3 次,每次 20ml,再用正丁醇饱和的水洗涤 2 次,每次 20ml,正丁醇液蒸干,残渣加甲醇 1ml 使溶解,作为供试品溶液。另取黄芪对照药材 1g,加乙醚 20ml,同法制成对照药材溶液。再取黄芪甲苷对照品适量,加甲醇制成每 1ml 含 1mg 的溶液,作为对照品溶液。照薄层色谱法(通则 0502)试验,吸取上述三种溶液各 3μl,分别点于同一硅胶 G 薄层板上,以三氯甲烷-甲醇-水(13:7:2)的下层溶液为展开剂,展开,取出,晾干,喷以 10%硫酸乙醇溶液,在 105℃加热至斑点显色清晰。供试品色谱中,在与对照药材色谱和对照品色谱相应的位置上,显相同颜色的斑点。

(4)取淫羊藿苷对照品,加甲醇制成每 1ml 含 1mg 的溶液,作为对照品溶液。照薄层色谱法(通则 0502)试验,吸取〔鉴别〕(3)项下供试品溶液 4μl 及上述对照品溶液 2μl,分别点于同一硅胶 G 薄层板上,以甲醇-丁酮-三氯甲烷-水(4:6:6:1)为展开剂,展开,取出,晾干,喷以 5%三氯化铝乙醇溶液,在 105℃加热至斑点显色清晰,置紫外光灯(365nm)下检视。供试品色谱中,在与对照品色谱相应的位置上,显相同颜色的荧光斑点。

(5)取本品水蜜丸 5g,研细;或取大蜜丸 7g,剪碎,加硅藻土 3g,研匀。加甲醇 30ml,超声处理 30 分钟,滤过,滤液蒸干,残渣加水 20ml,温热使溶解,用乙醚振摇提取 3 次,每次 20ml,分取水层,用水饱和的正丁醇振摇提取 3 次,每次 20ml,合并正丁醇液,再用正丁醇饱和的水 20ml 洗涤,分取正丁醇液,蒸干,残渣加甲醇 2ml 使溶解,作为供试品溶液。另取陈皮对照药材 0.5g,加甲醇 10ml,同法制成对照药材溶液。再取橙皮苷对照品,加甲醇制成饱和溶液,作为对照品溶液。照薄层色谱法(通则 0502)试验,吸取供试品溶液与对照药材溶液各 2μl、对照品溶液 5μl,分别点于同一硅胶 G 薄层板上,以乙酸乙酯-甲醇-水(10:2:1.5)为展开剂,展至约 7cm,取出,晾干,再以甲苯-乙酸乙酯-甲酸-水(20:10:1:1)的上层溶液为展开剂,展至约 15cm,取出,晾干,喷以 5%三氯化铝乙醇溶液,置紫外光灯(365nm)下检视。供试品色谱中,在与对照药材色谱和对照品色谱相应的位置上,显相同颜色的荧光斑点。

【检查】　应符合丸剂项下有关的各项规定(通则 0108)。

【含量测定】　照高效液相色谱法(通则 0512)测定。

色谱条件与系统适用性试验　以十八烷基硅烷键合硅胶为填充剂;以乙腈-水(26:74)为流动相;检测波长为 270nm。理论板数按淫羊藿苷峰计算应不低于 5000。

对照品溶液的制备　取淫羊藿苷对照品适量,精密称定,加 70%甲醇制成每 1ml 含 10μg 的溶液,即得。

供试品溶液的制备　取水蜜丸 5g,研细,取约 2.5g,精密称定;或取重量差异项下的大蜜丸,剪碎,混匀,取约 2.5g,精密称定,精密加入 70%甲醇 50ml,密塞,称定重量,超声处理(功率 180W,频率 35kHz)1 小时,放冷,再称定重

量,用 70％甲醇补足减失的重量,摇匀,滤过,取续滤液,即得。

测定法　分别精密吸取对照品溶液与供试品溶液各 20μl,注入液相色谱仪,测定,即得。

本品含淫羊藿以淫羊藿苷($C_{33}H_{40}O_{15}$)计,水蜜丸每 1g 不得少于 0.20mg;大蜜丸每丸〔规格(1)〕不得少于 0.80mg,〔规格(2)〕不得少于 1.60mg。

【功能与主治】　补肾壮阳,益气血,壮筋骨。用于肾阳虚所致的身体虚弱、精神疲乏、腰腿酸软、头晕目眩、精冷、性欲减退、小便夜多、健忘、失眠。

【用法与用量】　口服。水蜜丸一次 4.5～9g,大蜜丸一次 6～12g,一日 2 次。

【规格】　(1)大蜜丸　每丸重 6g

(2)大蜜丸　每丸重 12g

【贮藏】　密封。

龟 龄 集

Guilingji

本品为红参、鹿茸、海马、枸杞子、丁香、穿山甲、雀脑、牛膝、锁阳、熟地黄、补骨脂、菟丝子、杜仲、石燕、肉苁蓉、甘草、天冬、淫羊藿、大青盐、砂仁等药味经加工制成的胶囊。

【性状】　本品为硬胶囊,内容物为棕褐色的粉末;气特异,味咸。

【鉴别】　(1)取本品,置显微镜下观察:内种皮厚壁细胞黄棕色或棕红色,表面观类多角形,壁厚,胞腔含硅质块(砂仁)。未骨化的骨组织淡灰色或近无色,边缘及表面均不整齐,具不规则的块状突起物,其间隐约可见条状纹理(鹿茸)。鳞甲碎片无色,有大小不等的圆孔(穿山甲)。横纹肌纤维近无色或淡黄色,有细密横纹,明暗相间,横纹平直或微波状(海马)。

(2)取本品内容物 1g,加水 10ml,超声处理 30 分钟,滤过,取滤液,置分液漏斗中,用乙醚振摇提取 2 次,每次 15ml,弃去乙醚液,水液用乙酸乙酯振摇提取 2 次,每次 15ml,合并乙酸乙酯液,蒸干,残渣加甲醇 1ml 使溶解,作为供试品溶液。另取淫羊藿苷对照品,加甲醇制成每 1ml 含 0.1mg 的溶液,作为对照品溶液。照薄层色谱法(通则 0502)试验,吸取供试品溶液 20μl、对照品溶液 2μl,分别点于同一硅胶 G 薄层板上,以乙酸乙酯-丁酮-甲酸-水(10:1:1:1)为展开剂,展开,取出,晾干,喷以三氯化铝试液,热风吹干,置紫外光灯(365nm)下检视。供试品色谱中,在与对照品色谱相应的位置上,显相同颜色的荧光斑点。

(3)取本品内容物 1g,用石油醚(60～90℃)振摇提取 2 次,每次 10ml,弃去石油醚液,药渣挥干,加无水乙醇 20ml 浸渍 1 小时,滤过,滤液蒸干,残渣加三氯甲烷 0.5ml 使溶解,

作为供试品溶液。另取补骨脂素对照品,加三氯甲烷制成每 1ml 含 0.1mg 的溶液,作为对照品溶液。照薄层色谱法(通则 0502)试验,吸取供试品溶液 20μl、对照品溶液 10μl,分别点于同一硅胶 G 薄层板上,以石油醚(60～90℃)-乙醚-三氯甲烷(5:1:5)为展开剂,展开,取出,晾干,置紫外光灯(365nm)下检视。供试品色谱中,在与对照品色谱相应的位置上,显相同颜色的荧光斑点。

(4)分别取人参皂苷 Rg_1 对照品、人参皂苷 Re 对照品、人参皂苷 Rb_1 对照品适量,加甲醇制成每 1ml 含 1mg 的溶液,作为对照品溶液。照薄层色谱法(通则 0502)试验,吸取〔含量测定〕项下的供试品溶液 10μl 及上述对照品溶液各 2μl,分别点于同一硅胶 G 薄层板上,以三氯甲烷-甲醇-水(13:7:2)10℃以下放置的下层溶液为展开剂,展开,取出,晾干,喷以 10％硫酸乙醇溶液,在 100℃加热至斑点显色清晰,分别置日光及紫外光灯(365nm)下检视。供试品色谱中,在与对照品色谱相应的位置上,日光下显相同颜色的斑点;紫外光下显相同颜色的荧光斑点。

【检查】　应符合胶囊剂项下有关的各项规定(通则 0103)。

【浸出物】　取本品内容物 2g,依法(通则 2201 挥发性醚浸出物测定法)测定。本品含挥发性醚浸出物不得少于 0.25％。

【含量测定】　照高效液相色谱法(通则 0512)测定。

色谱条件与系统适用性试验　以十八烷基硅烷键合硅胶为填充剂;以乙腈-0.05％磷酸溶液(20:80)为流动相;检测波长为 203nm。理论板数按人参皂苷 Rg_1 峰计算应不低于 6000。

对照品溶液的制备　分别取人参皂苷 Rg_1 对照品、人参皂苷 Re 对照品适量,精密称定,加甲醇制成每 1ml 中含人参皂苷 Rg_1 60μg、人参皂苷 Re 40μg 的混合溶液,即得。

供试品溶液的制备　取本品 40 粒的内容物,精密称定,研细,取 5g,精密称定,精密加入甲醇 100ml,称定重量,加热回流 1.5 小时,放冷,再称定重量,用甲醇补足减失的重量,摇匀,滤过,精密量取续滤液 50ml,蒸干,残渣加正丁醇饱和的水 20ml 使溶解,用二氯甲烷振摇提取 2 次,每次 15ml,弃去二氯甲烷液,再用水饱和的正丁醇振摇提取 4 次,每次 20ml,合并正丁醇液,用 1％氢氧化钠溶液洗涤 3 次,每次 20ml,弃去洗涤液,继用正丁醇饱和的水 20ml 洗至中性,弃去洗涤液,正丁醇液回收溶剂至干,残渣用适量的甲醇溶解,并转移至 5ml 量瓶中,加甲醇至刻度,摇匀,滤过,取续滤液,即得。

测定法　分别精密吸取对照品溶液与供试品溶液各 20μl,注入液相色谱仪,测定,即得。

本品每粒含红参以人参皂苷 Rg_1($C_{42}H_{72}O_{14}$)、人参皂苷 Re($C_{48}H_{82}O_{18}$)的总量计,不得少于 60μg。

【功能与主治】　强身补脑,固肾补气,增进食欲。用于肾亏阳弱,记忆减退,夜梦精溢,腰酸腿软,气虚咳嗽,五更溏泻,

食欲不振。

【用法与用量】 口服。一次 0.6g,一日 1 次,早饭前 2 小时用淡盐水送服。

【注意】 忌生冷、刺激性食物;孕妇禁用;伤风感冒时停服。

【规格】 每粒装 0.3g

【贮藏】 密封。

辛夷鼻炎丸
Xinyi Biyan Wan

【处方】

辛夷 42g	薄荷 433g
紫苏叶 317g	甘草 215g
广藿香 433g	苍耳子 1111g
鹅不食草 209g	板蓝根 650g
山白芷 433g	防风 313g
鱼腥草 150g	菊花 433g
三叉苦 433g	

【制法】 以上十三味,取鹅不食草 105g 和防风、鱼腥草粉碎成粗粉;辛夷、薄荷、广藿香、紫苏叶提取挥发油,药渣另器收集;苍耳子、板蓝根、三叉苦、甘草、山白芷及剩余鹅不食草加水煎煮 1.5 小时,滤过,滤液备用,药渣另器收集;将菊花及上述各药渣加水煎煮 1.5 小时,滤过,滤液与上述滤液合并,并浓缩成稠膏,与上述粗粉混匀,干燥,粉碎成细粉,过筛,混匀,用水泛丸,干燥,喷入挥发油,制成 1000g,用黑氧化铁-滑石粉(1:1)包衣,打光,即得。

【性状】 本品为黑色的浓缩水丸,除去包衣后,显棕褐色;气芳香,味甘凉、微苦。

【鉴别】 (1)取本品,置显微镜下观察:花粉粒类球形,直径 18~35μm,表面具刺(鹅不食草)。油管含金黄色分泌物,直径约 17~60μm(防风)。

(2)取本品 4.5g,研细,加甲醇 30ml,超声处理 20 分钟,滤过,滤液蒸干,残渣加甲醇 1ml 使溶解,加在中性氧化铝柱(100~200 目,12g,内径为 2cm)上,用 40%甲醇 80ml 洗脱,收集洗脱液,蒸干,残渣加水 20ml 使溶解,用水饱和的正丁醇 30ml 振摇提取,分取正丁醇液,蒸干,残渣加甲醇 2ml 使溶解,作为供试品溶液。另取甘草对照药材 1g,同法制成对照药材溶液。照薄层色谱法(通则 0502)试验,吸取上述两种溶液各 5μl,分别点于同一硅胶 G 薄层板上,以三氯甲烷-甲醇-水(40:10:1)为展开剂,展开,取出,晾干,喷以 10%硫酸乙醇溶液,加热至斑点显色清晰。分别置日光及紫外光灯(365nm)下检视。供试品色谱中,在与对照药材色谱相应的位置上,日光下显相同颜色的斑点,紫外光下显相同颜色的荧光斑点。

(3)取本品 3g,研细,加甲醇 30ml,超声处理 30 分钟,滤过,滤液蒸干,残渣加水 10ml 使溶解,通过 D101 型大孔吸附树脂柱(内径为 1.0cm,柱高为 12cm),用水 100ml 洗脱,弃去水液,再用 20%甲醇 50ml 洗脱,收集洗脱液,蒸干,残渣加甲醇 1ml 使溶解,作为供试品溶液。另取苍耳子对照药材 1g,同法制成对照药材溶液。照薄层色谱法(通则 0502)试验,吸取上述两种溶液各 5μl,分别点于同一硅胶 G 薄层板上,以三氯甲烷-乙酸乙酯-甲醇-水-甲酸(3:10:2:2:2)为展开剂,展开,取出,晾干,置碘蒸气中熏至斑点显色清晰。供试品色谱中,在与对照药材色谱相应的位置上,显相同颜色的斑点。

(4)取本品 2g,研细,加乙酸乙酯 20ml,超声处理 30 分钟,滤过,滤液蒸干,残渣加乙酸乙酯 2ml 使溶解,作为供试品溶液。另取鹅不食草对照药材 2g,同法制成对照药材溶液。照薄层色谱法(通则 0502)试验,吸取供试品溶液 5μl、对照药材溶液 2μl,分别点于同一硅胶 G 薄层板上,以石油醚(90~120℃)-甲苯-甲酸(10:20:0.5)为展开剂,展开,取出,晾干,喷以 10%硫酸乙醇溶液,加热至斑点显色清晰。供试品色谱中,在与对照药材色谱相应的位置上,显相同颜色的斑点。

(5)取本品 3g,研细,加丙酮 30ml,超声处理 15 分钟,滤过,滤液蒸干,残渣加丙酮 1ml 使溶解,作为供试品溶液。另取防风对照药材 1g,同法制成对照药材溶液。再取升麻素苷对照品,加乙醇制成每 1ml 含 0.5mg 的溶液,作为对照品溶液。照薄层色谱法(通则 0502)试验,吸取上述三种溶液各 2μl,分别点于同一硅胶 G 薄层板上,以乙酸乙酯-甲酸-水(12:2:3)的上层溶液为展开剂,展开,取出,晾干,置紫外光灯(254nm)下检视。供试品色谱中,在与对照药材色谱和对照品色谱相应的位置上,显相同颜色的斑点。

(6)取本品 20g,研细,加乙醚 50ml,加热回流 30 分钟,放冷,滤过,滤液挥干,残渣加乙酸乙酯 5ml 使溶解,作为供试品溶液。另取鱼腥草对照药材 3g,同法制成对照药材溶液。照薄层色谱法(通则 0502)试验,吸取上述两种溶液各 10μl,分别点于同一硅胶 G 薄层板上,以甲苯-乙酸乙酯(9:1)为展开剂,展开,取出,晾干,置紫外光灯(365nm)下检视。供试品色谱中,在与对照药材色谱相应的位置上,显相同颜色的荧光斑点。

(7)取菊花对照药材 1g,同〔鉴别〕(3)项下的方法制成对照药材溶液。另取绿原酸对照品,加乙醇制成每 1ml 含 0.5mg 的溶液,作为对照品溶液。照薄层色谱法(通则 0502)试验,吸取〔鉴别〕(3)项下的供试品溶液及上述对照药材溶液和对照品溶液各 2μl,分别点于同一聚酰胺薄膜上,以甲苯-乙酸乙酯-甲醇-冰醋酸-水(1:15:1:1:2)的上层溶液为展开剂,展开,取出,晾干,置紫外光灯(365nm)下检视。供试品色谱中,在与对照药材色谱和对照品色谱相应的位置上,显相同颜色的荧光斑点。

【检查】 应符合丸剂项下有关的各项规定(通则 0108)。

【含量测定】 照高效液相色谱法(通则 0512)测定。

色谱条件与系统适用性试验 以十八烷基硅烷键合硅胶为填充剂;以乙腈为流动相 A,水为流动相 B,按下表中的规定进行梯度洗脱;检测波长为 254nm。理论板数按升麻素苷峰计算应不低于 6000。

时间(分钟)	流动相 A(%)	流动相 B(%)
0～15	15	85
15～35	15→30	85→70

对照品溶液的制备　取升麻素苷对照品和 5-O-甲基维斯阿米醇苷对照品适量,精密称定,加 80% 甲醇制成每 1ml 各含 50μg 的混合溶液,即得。

供试品溶液的制备　取本品适量,研细,取约 2g,精密称定,置圆底烧瓶中,精密加入甲醇 50ml,密塞,称定重量,加热回流 1 小时,放冷,再称定重量,用甲醇补足减失的重量,摇匀,滤过,精密量取续滤液 25ml,蒸干,残渣加甲醇 5ml 使溶解,加在中性氧化铝柱(100～200 目,5g,内径为 1.5cm)上,用 80% 甲醇 80ml 洗脱,收集洗脱液,蒸干,残渣加 80% 甲醇使溶解,并转移至 10ml 量瓶中,加 80% 甲醇至刻度,摇匀,滤过,取续滤液,即得。

测定法　分别精密吸取对照品溶液与供试品溶液各 10μl,注入液相色谱仪,测定,即得。

本品每 1g 含防风以升麻素苷($C_{22}H_{28}O_{11}$)和 5-O-甲基维斯阿米醇苷($C_{22}H_{28}O_{10}$)的总量计,不得少于 0.60mg。

【功能与主治】　祛风宣窍,清热解毒。用于风热上攻、热毒蕴肺所致的鼻塞、鼻流清涕或浊涕、发热、头痛;慢性鼻炎、过敏性鼻炎、神经性头痛见上述证候者。

【用法与用量】　口服。一次 3g,一日 3 次。

【规格】　每 10 丸重 0.75g

【贮藏】　密封。

辛芩片
Xinqin Pian

【处方】　细辛 333g　　　　黄芩 333g
　　　　　荆芥 333g　　　　防风 333g
　　　　　白芷 333g　　　　苍耳子 333g
　　　　　黄芪 333g　　　　白术 333g
　　　　　桂枝 333g　　　　石菖蒲 333g

【制法】　以上十味,加水煎煮二次,第一次 1.5 小时,第二次 1 小时,滤过,合并滤液,浓缩至相对密度为 1.12～1.15(75℃)的清膏,喷雾干燥成细粉,加入淀粉、羧甲基纤维素钠适量,制成颗粒,80℃ 以下干燥,压制成 1000 片,包薄膜衣,即得。

【性状】　本品为薄膜衣片,除去薄膜衣后显黄棕色至棕褐色;味微苦。

【鉴别】　(1)取本品 10 片,除去包衣,研细,加甲醇 50ml,超声处理 30 分钟,滤过,滤液回收溶剂至干,残渣加水

15ml 使溶解,用乙醚振摇提取 3 次,每次 15ml,合并乙醚液(水液备用),回收溶剂至干,残渣加乙酸乙酯 1ml 使溶解,作为供试品溶液。另取细辛对照药材 1g,加甲醇 20ml,同法制成对照药材溶液。照薄层色谱法(通则 0502)试验,吸取上述供试品溶液 10μl、对照药材溶液 5μl,分别点于同一硅胶 G 薄层板上,以甲苯-乙酸乙酯(8.5∶1.5)为展开剂,展开,取出,晾干,喷以 5% 香草醛硫酸溶液,在 105℃ 加热至斑点显色清晰。供试品色谱中,在与对照药材色谱相应的位置上,显相同颜色的斑点。

(2)取白芷对照药材 1g,加水 30ml,煮沸,并保持微沸 30 分钟,放冷,滤过,滤液用乙醚振摇提取 2 次,每次 15ml,合并乙醚液,回收溶剂至干,残渣加乙酸乙酯 1ml 使溶解,作为对照药材溶液。照薄层色谱法(通则 0502)试验,吸取〔鉴别〕(1)项下供试品溶液及上述对照药材溶液各 5μl,分别点于同一硅胶 G 薄层板上,以乙醚为展开剂,展开,取出,晾干,置紫外光灯(365nm)下检视。供试品色谱中,在与对照药材色谱相应的位置上,显相同颜色的荧光斑点。

(3)取〔鉴别〕(1)项下的备用水溶液,用乙酸乙酯振摇提取 2 次,每次 10ml,合并乙酸乙酯液(水液备用),回收溶剂至干,残渣加甲醇 1ml 使溶解,作为供试品溶液。另取黄芩苷对照品,加甲醇制成每 1ml 含 1mg 的溶液,作为对照品溶液。照薄层色谱法(通则 0502)试验,吸取上述两种溶液各 5μl,分别点于同一以含 4% 醋酸钠的羧甲基纤维素钠溶液为黏合剂的硅胶 G 薄层板上,以乙酸乙酯-丁酮-甲酸-水(5∶3∶1∶1)为展开剂,展开,取出,晾干,喷以 1% 三氯化铁乙醇溶液。供试品色谱中,在与对照品色谱相应的位置上,显相同颜色的斑点。

(4)取〔鉴别〕(3)项下的备用水液,用水饱和的正丁醇振摇提取 2 次,每次 15ml,合并正丁醇液,用 1% 氢氧化钠溶液洗涤 2 次,每次 20ml,弃去碱洗液,正丁醇液用正丁醇饱和的水洗涤 2 次,每次 15ml,分取正丁醇液,回收溶剂至干,残渣加甲醇 1ml 使溶解,作为供试品溶液。另取黄芪甲苷对照品,加甲醇制成每 1ml 含 1mg 的溶液,作为对照品溶液。照薄层色谱法(通则 0502)试验,吸取上述两种溶液各 10μl,分别点于同一硅胶 G 薄层板上,以二氯甲烷-甲醇-水(13∶7∶2)10℃ 以下放置过夜的下层溶液为展开剂,展开,取出,晾干,喷以 10% 硫酸乙醇溶液,在 105℃ 加热至斑点显色清晰,分别置日光及紫外光灯(365nm)下检视。供试品色谱中,在与对照品色谱相应的位置上,日光下显相同颜色的斑点,紫外光下显相同颜色的荧光斑点。

(5)取 5-O-甲基维斯阿米醇苷对照品,加甲醇制成每 1ml 含 1mg 的溶液,作为对照品溶液。照薄层色谱法(通则 0502)试验,吸取〔鉴别〕(4)项下的供试品溶液 5～10μl 及上述对照品溶液 5μl,分别点于同一硅胶 GF$_{254}$ 薄层板上,以二氯甲烷-甲醇(4∶1)为展开剂,展开,取出,晾干,置紫外光灯(254nm)下检视。供试品色谱中,在与对照品色谱相应的位置上,显相同颜色的斑点。

（6）取本品 5 片，除去包衣，研细，加甲醇 30ml，超声处理 30 分钟，滤过，滤液回收溶剂至干，残渣加 10％氢氧化钠溶液 20ml，加热回流 1 小时，放冷，用乙酸乙酯振摇提取 2 次，每次 20ml，合并乙酸乙酯液，用水洗涤 2 次，每次 20ml，弃去水洗液，分取乙酸乙酯液，回收溶剂至干，残渣加甲醇 1ml 使溶解，作为供试品溶液。另取苍耳子对照药材 1g，同法制成对照药材溶液。照薄层色谱法（通则 0502）试验，吸取上述供试品溶液 5～10μl、对照药材溶液 5μl，分别点于同一硅胶 G 薄层板上，以甲苯-乙酸乙酯-冰醋酸（16：4：1）为展开剂，展开，取出，晾干，喷以 5％香草醛硫酸溶液，在 105℃加热至斑点显色清晰。供试品色谱中，在与对照药材色谱相应的位置上，显相同颜色的主斑点。

【检查】 应符合片剂项下有关的各项规定（通则 0101）。

【含量测定】 照高效液相色谱法（通则 0512）测定。

色谱条件与系统适用性试验 以十八烷基硅烷键合硅胶为填充剂；以甲醇-水-磷酸（47：53：0.2）为流动相；检测波长为 280nm。理论板数按黄芩苷峰计算应不低于 1500。

对照品溶液的制备 取黄芩苷对照品适量，精密称定，加甲醇制成每 1ml 含 40μg 的溶液，即得。

供试品溶液的制备 取重量差异项下的本品，研细，取约 0.15g，精密称定，置具塞锥形瓶中，精密加入 70％乙醇 50ml，密塞，称定重量，超声处理（功率 250W，频率 50kHz）30 分钟，放冷，再称定重量，用 70％乙醇补足减失的重量，摇匀，滤过，取续滤液，即得。

测定法 分别精密吸取对照品溶液与供试品溶液各 10μl，注入液相色谱仪，测定，即得。

本品每片含黄芩以黄芩苷（$C_{21}H_{18}O_{11}$）计，不得少于 12.0mg。

【功能与主治】 益气固表，祛风通窍。用于肺气不足、风邪外袭所致的鼻痒、喷嚏、流清涕、易感冒；过敏性鼻炎见上述证候者。

【用法与用量】 口服。一次 3 片，一日 3 次。

【注意】 儿童及老年人慎用，孕妇、婴幼儿及肾功能不全禁用。

【规格】 每片重 0.8g

【贮藏】 密封。

辛 芩 颗 粒
Xinqin Keli

【处方】

细辛 200g		黄芩 200g	
荆芥 200g		防风 200g	
白芷 200g		苍耳子 200g	
黄芪 200g		白术 200g	
桂枝 200g		石菖蒲 200g	

【制法】 以上十味，加水煎煮二次，第一次 1.5 小时，第二次 1 小时，煎液滤过，滤液合并，浓缩至适量，加入适量的蔗糖粉和糊精，制成颗粒，在 80℃以下干燥，制成 4000g〔规格（1）〕或 2000g〔规格（2）〕；或滤液浓缩至适量，喷雾干燥，加入适量的糊精和矫味剂，制成颗粒，干燥，制成 1000g〔规格（3）〕，即得。

【性状】 本品为灰黄色至棕黄色的颗粒，味甜、微苦〔规格（1）〕；或为棕黄色至棕褐色的颗粒，味微甜、微苦〔规格（2）、规格（3）〕。

【鉴别】 （1）取本品 1 袋，研细，加甲醇 60ml，超声处理 30 分钟，滤过，滤液回收溶剂至干，残渣加水 15ml 使溶解，用乙醚振摇提取 3 次，每次 15ml，合并乙醚提取液（水液备用），挥干，残渣加乙酸乙酯 0.5ml 使溶解，作为供试品溶液。另取细辛对照药材 1g，加甲醇 30ml，同法制成对照药材溶液。再取白芷对照药材 1g，加水 30ml，煎煮 30 分钟，放冷，滤过，滤液照供试品溶液的制备方法，自"用乙醚振摇提取 3 次"起，同法制成对照药材溶液。照薄层色谱法（通则 0502）试验，吸取供试品溶液 10μl、对照药材溶液各 5μl，分别点于同一硅胶 G 薄层板上，以环己烷-三氯甲烷-乙酸乙酯（16：3：4）为展开剂，展开，取出，晾干，置紫外光灯（365nm）下检视。供试品色谱中，在与白芷对照药材色谱相应的位置上，显相同颜色的荧光斑点。再喷以 5％香草醛硫酸溶液，105℃加热至斑点显色清晰，置日光下检视。供试品色谱中，在与细辛对照药材色谱相应的位置上，显相同颜色的主斑点。

（2）取〔鉴别〕（1）项下的备用水液，用乙酸乙酯振摇提取 2 次，每次 10ml，合并乙酸乙酯液（水液备用），回收溶剂至干，残渣加甲醇 1ml 使溶解，作为供试品溶液。另取黄芩对照药材 1g，加水 30ml，煎煮 30 分钟，放冷，滤过，滤液用乙酸乙酯振摇提取 2 次，每次 15ml，合并乙酸乙酯液，回收溶剂至干，残渣加甲醇 1ml 使溶解，作为对照药材溶液。再取黄芩苷对照品，加甲醇制成每 1ml 含 1mg 的溶液，作为对照品溶液。照薄层色谱法（通则 0502）试验，吸取上述三种溶液各 10μl，分别点于同一硅胶 G 薄层板上，以乙酸乙酯-丁酮-甲酸-水（5：3：1：1）为展开剂，展开，取出，晾干，喷以 1％三氯化铁乙醇溶液，置日光下检视。供试品色谱中，在与对照药材色谱和对照品色谱相应的位置上，显相同颜色的斑点。

（3）取〔鉴别〕（2）项下的备用水液，用水饱和正丁醇振摇提取 2 次，每次 20ml，合并正丁醇液，用 1％氢氧化钠溶液 20ml 洗涤，弃去碱液，正丁醇液用正丁醇饱和的水洗至中性，分取正丁醇液，回收溶剂至干，残渣加甲醇 1ml 使溶解，作为供试品溶液。另取防风对照药材 1g，加甲醇 30ml，超声处理 30 分钟，滤过，滤液回收溶剂至干，滤渣加水 15ml 使溶解，同法制成对照药材溶液。再取黄芪甲苷对照品、升麻素对照品、5-O-甲基维斯阿米醇苷对照品，分别加甲醇制成每 1ml 含 1mg 的溶液，作为对照品溶液。照薄层色谱法（通则 0502）试验，吸取上述供试品溶液 10μl、对照药材溶液和对照品溶液各 5μl，分别点于同一硅胶 GF$_{254}$ 薄层板上，以三氯甲烷-甲醇-水

(13:7:2)10℃以下放置的下层溶液为展开剂,展开,取出,晾干,置紫外光灯(254nm)下检视。供试品色谱中,在与防风对照药材色谱、升麻素对照品和 5-O-甲基维斯阿米醇苷对照品色谱相应的位置上,显相同颜色的斑点。再喷以 10% 硫酸乙醇溶液,在 105℃ 加热至斑点显色清晰,分别置日光及紫外光灯(365nm)下检视,供试品色谱中,在与黄芪甲苷对照品色谱相应的位置上,显相同颜色的斑点或荧光斑点。

【检查】 马兜铃酸 I　照高效液相色谱法(通则 0512)测定。

色谱条件与系统适应性试验　以十八烷基硅烷键合硅胶为填充剂;以甲醇-4% 冰醋酸溶液(50:50)为流动相;检测波长为 317nm。理论板数按马兜铃酸 I 峰计算应不低于 5000。

对照品溶液的制备　取马兜铃酸 I 对照品,加甲醇制成每 1ml 含 10μg 的溶液,即得。

供试品溶液的制备　取装量差异项下的本品,混匀,研细,取约 20g〔规格(1)〕或 10g〔规格(2)〕或 5g〔规格(3)〕,精密称定,置具塞锥形瓶中,精密加入 70% 甲醇 25ml,密塞,称定重量,超声处理(功率 500W,频率 40kHz)30 分钟,放冷,再称定重量,用 70% 甲醇补足减失的重量,摇匀,滤过,取续滤液,即得。

测定法　分别精密吸取对照品溶液与供试品溶液各 10μl,注入液相色谱仪,测定,即得。

供试品色谱中,应不得出现与对照品色谱保留时间相同的色谱峰。

水分　含水分〔规格(3)〕不得过 7.0%(通则 0832)。

其他　应符合颗粒剂项下有关的各项规定(通则 0104)。

【含量测定】 细辛　照高效液相色谱法(通则 0512)测定。

色谱条件与系统适用性试验　以十八烷基硅烷键合硅胶为填充剂;以乙腈-水(50:50)为流动相;检测波长为 287nm。理论板数按细辛脂素峰计算应不低于 3000。

对照品溶液的制备　取细辛脂素对照品适量,精密称定,加甲醇制成每 1ml 含 10μg 的溶液,即得。

供试品溶液的制备　取装量差异项下的本品,混匀,研细,取约 5g〔规格(1)〕或 2.5g〔规格(2)〕或 1.25g〔规格(3)〕,精密称定,置具塞锥形瓶中,精密加入甲醇 100ml,称定重量,超声提取(功率 500W,频率 40kHz)45 分钟,放冷,再称定重量,用甲醇补足减失的重量,摇匀,滤过,精密量取续滤液 50ml,60℃ 回收溶剂至干,残渣用 50% 甲醇溶解,转移至 5ml 量瓶中,加 50% 甲醇稀释至刻度,摇匀,滤过,取续滤液,即得。

测定法　分别精密吸取对照品溶液 10μl 与供试品溶液 10~20μl,注入液相色谱仪,测定,即得。

本品每袋含细辛以细辛脂素($C_{20}H_{18}O_6$)计,不得少于 0.13mg。

黄芩　照高效液相色谱法(通则 0512)测定。

色谱条件与系统适用性试验　以十八烷基硅烷键合硅胶为填充剂;以甲醇-水-磷酸(47:53:0.2)为流动相;检测波长为 280nm。理论板数按黄芩苷峰计算应不低于 1500。

对照品溶液的制备　取黄芩苷对照品适量,精密称定,加甲醇制成每 1ml 含 40μg 的溶液,即得。

供试品溶液的制备　取装量项下的本品,混匀,研细,取约 1.2g〔规格(1)〕或 0.6g〔规格(2)〕或 0.3g〔规格(3)〕,精密称定,置具塞锥形瓶中,精密加入 70% 乙醇 50ml,密塞,称定重量,超声处理(功率 500W,频率 40kHz)30 分钟,放冷,再称定重量,用 70% 乙醇补足减失的重量,摇匀,滤过,取续滤液,即得。

测定法　分别精密吸取对照品溶液与供试品溶液各 10μl,注入液相色谱仪,测定,即得。

本品每袋含黄芩以黄芩苷($C_{21}H_{18}O_{11}$)计,不得少于 30.0mg。

【功能与主治】 益气固表,祛风通窍。用于肺气不足、风邪外袭所致的鼻痒、喷嚏、流清涕,易感冒;过敏性鼻炎见上述证候者。

【用法与用量】 开水冲服。一次 1 袋,一日 3 次。20 日为一疗程。

【注意】 儿童及老年人慎用,孕妇、婴幼儿及肾功能不全禁用。

【规格】 (1)每袋装 20g　(2)每袋装 10g　(3)每袋装 5g(无蔗糖)

【贮藏】 密封。

沈阳红药胶囊
Shenyang Hongyao Jiaonang

【处方】　三七 101g　　　　川芎 23.7g
　　　　　白芷 23.7g　　　　当归 23.7g
　　　　　土鳖虫 23.7g　　　红花 23.7g
　　　　　延胡索 27g

【制法】 以上七味,红花加至淀粉浆中(取 3.5g 淀粉加适量水),混匀,于 70~80℃ 烘干,与其余三七等六味混匀;粉碎成细粉,装入胶囊,制成 1000 粒,即得。

【性状】 本品为硬胶囊,内容物为浅黄色至棕黄色的粉末;味微甜、微辛、苦。

【鉴别】 (1)取本品,置显微镜下观察:厚壁组织碎片绿黄色,细胞类多角形或略延长,壁稍弯曲,有的连珠状增厚,纹孔细密,糊化淀粉粒团块淡黄色(延胡索)。树脂道碎片含黄色分泌物(三七)。薄壁细胞纺锤形,壁略厚,有极微细的斜向交错纹理(当归)。花粉粒球形或椭圆形,直径约 60μm,外壁具刺,具有 3 个萌发孔(红花)。体壁碎片黄色或棕色,有圆形毛窝,直径 8~24μm,有的具有长短不一的刚毛(土鳖虫)。

（2）取本品内容物 1.25g，置索氏提取器内，用甲醇适量提取至近无色，提取液回收甲醇至干，残渣加水 10ml 使溶解，滤过，用乙醚振摇提取 2 次，每次 10ml，弃去乙醚液，水液用水饱和的正丁醇提取 3 次（15ml，10ml，10ml），合并正丁醇提取液，用水洗涤 3 次，每次 10ml，正丁醇提取液蒸干，残渣加甲醇 1ml 使溶解，作为供试品溶液。另取三七皂苷 R_1 对照品，加甲醇制成每 1ml 含 5mg 的溶液，作为对照品溶液。照薄层色谱法（通则 0502）试验，吸取上述两种溶液各 1μl，分别点于同一硅胶 G 薄层板上，以正丁醇-乙酸乙酯-水（4：1：5）的上层溶液为展开剂，展开，取出，晾干，喷以 10％硫酸乙醇溶液，在 105℃加热至斑点显色清晰。供试品色谱中，在与对照品色谱相应的位置上，显相同颜色的斑点。

（3）取本品内容物 2.5g，加乙醚 20ml，加热回流 1 小时，滤过，滤液挥干，残渣加乙酸乙酯 2ml 使溶解，作为供试品溶液。另取当归对照药材、川芎对照药材各 1g，分别同法制成对照药材溶液。照薄层色谱法（通则 0502）试验，吸取供试品溶液 5μl、对照药材溶液各 2μl，分别点于同一硅胶 G 薄层板上，以正己烷-乙酸乙酯（9：1）为展开剂，展开，取出，晾干，置紫外光灯（365nm）下检视。供试品色谱中，在与对照药材色谱相应的位置上，显相同颜色的荧光斑点。

（4）取本品内容物 2.5g，加甲醇 50ml，超声处理 30 分钟，滤过，滤液蒸干，残渣加水 10ml 使溶解，加浓氨试液调节 pH 值至 10～11，用乙醚振摇提取 3 次，每次 10ml，合并乙醚液，蒸干，残渣加甲醇 1ml 使溶解，作为供试品溶液。另取延胡索对照药材 1g，同法制成对照药材溶液。再取延胡索乙素对照品，加甲醇制成每 1ml 含 0.5mg 的溶液，作为对照品溶液。照薄层色谱法（通则 0502）试验，吸取供试品溶液 5μl、对照药材溶液和对照品溶液各 2μl，分别点于同一用 1％氢氧化钠溶液制备的硅胶 G 薄层板上，以甲苯-丙酮（9：2）为展开剂，展开，取出，晾干，置碘蒸气中熏约 3 分钟后取出，挥尽板上吸附的碘后，置紫外光灯（365nm）下检视。供试品色谱中，在与对照药材色谱和对照品色谱相应的位置上，显相同颜色的荧光斑点。

【检查】 应符合胶囊剂项下有关的各项规定（通则 0103）。

【含量测定】 照高效液相色谱法（通则 0512）测定。

色谱条件与系统适用性试验 以十八烷基硅烷键合硅胶为填充剂；以乙腈-0.05％磷酸溶液（21：79）为流动相；检测波长为 203nm。理论板数按人参皂苷 Rg_1 峰计算应不低于 4000。

对照品溶液的制备 取人参皂苷 Rg_1 对照品适量，精密称定，加甲醇制成每 1ml 含 0.2mg 的溶液，即得。

供试品溶液的制备 取本品装量差异项下的内容物 1g，精密称定，置具塞锥形瓶中，精密加入甲醇 50ml，称定重量，加热回流 3 小时，放冷，再称定重量，用甲醇补足减失的重量，摇匀，滤过，精密量取续滤液 25ml，回收溶剂至干，残渣加水 30ml 使溶解，用乙醚振摇提取 2 次，每次 20ml，弃去乙醚液，水溶液用水饱和的正丁醇振摇提取 4 次，每次 20ml，合并正丁醇液，用氨试液洗涤 2 次，每次 30ml，再用正丁醇饱和的水洗涤 2 次，每次 20ml，分取正丁醇液，回收溶剂至干，残渣用甲醇溶解，转移至 25ml 量瓶中，加甲醇至刻度，摇匀，滤过，取续滤液，即得。

测定法 分别精密吸取对照品溶液与供试品溶液各 10μl，注入液相色谱仪，测定，即得。

本品每粒含三七以人参皂苷 Rg_1（$C_{42}H_{72}O_{14}$）计，不得少于 2.0mg。

【功能与主治】 活血止痛，祛瘀生新。用于跌打损伤，筋骨肿痛，亦可用于血瘀络阻的风湿麻木。

【用法与用量】 口服。一次 2 粒，一日 3 次。

【注意】 孕妇禁用；经期停服。

【规格】 每粒装 0.25g

【贮藏】 密封。

沉香化气丸

Chenxiang Huaqi Wan

【处方】 沉香 25g　　　　木香 50g
广藿香 100g　　　醋香附 50g
砂仁 50g　　　　　陈皮 50g
醋莪术 100g　　　六神曲（炒）100g
炒麦芽 100g　　　甘草 50g

【制法】 以上十味，粉碎成细粉，过筛，混匀，用水泛丸，低温干燥，即得。

【性状】 本品为灰棕色至黄棕色的水丸；气香，味微甜、苦。

【鉴别】 （1）取本品，置显微镜下观察：糊化淀粉粒团块淡黄色（醋莪术）。纤维管胞壁略厚，有具缘纹孔，纹孔口人字状或十字状（沉香）。木纤维成束，长梭形，直径 16～24μm，壁稍厚，纹孔横裂缝状、十字状或人字状（木香）。纤维束周围薄壁细胞含草酸钙方晶，形成晶纤维（甘草）。非腺毛 1～6 细胞，壁有疣状突起（广藿香）。分泌细胞类圆形，内含淡黄棕色至红棕色分泌物，其周围细胞作放射状排列（醋香附）。内种皮厚壁细胞黄棕色或棕红色，表面观类多角形，壁厚，胞腔含硅质块（砂仁）。草酸钙方晶成片存在于薄壁组织中（陈皮）。表皮细胞纵裂，由 1 个长细胞与 2 个短细胞相间连接，长细胞壁厚，波状弯曲，木化（炒麦芽）。

（2）取本品 20g，研碎，置 500ml 圆底烧瓶中，加水 200ml，浸泡过夜，连接挥发油测定器，自测定器上端加水使充满刻度部分，并溢入烧瓶时为止，再加入乙酸乙酯 2ml，加热回流提取挥发性成分，将挥发油测定器中的液体移至分液漏斗中，分取乙酸乙酯液作为供试品溶液。另取百秋李醇对照品与 α-香附酮对照品，分别加乙酸乙酯制成每 1ml 含 2mg 的溶液，作为对照品溶液。照薄层色谱法(通则0502)试验,吸取供试品溶液4μl、对照品溶液各1μl,分别点于同一硅胶G薄层板上,以甲苯-乙酸乙酯(19:1)为展开剂,展开,取出,晾干,喷以盐酸酸性5%三氯化铁乙醇溶液,在105℃加热约5分钟。供试品色谱中,在与对照品色谱相应的位置上,显相同颜色的斑点。

(3)取本品8g,研碎,加乙醚100ml,超声处理20分钟,滤过,滤液挥干,残渣加乙酸乙酯2ml使溶解,作为供试品溶液。另取去氢木香内酯对照品,加乙酸乙酯制成每1ml含0.5mg的溶液,作为对照品溶液。照薄层色谱法(通则0502)试验,吸取上述两种溶液各5μl,分别点于同一硅胶G薄层板上,以环己烷-三氯甲烷(1:5)为展开剂,展开,取出,晾干,喷以5%香草醛硫酸溶液。供试品色谱中,在与对照品色谱相应的位置上,显相同颜色的斑点。

【检查】 应符合丸剂项下有关的各项规定(通则0108)。

【浸出物】 取本品适量,研细,取2g,依法(通则2201挥发性醚浸出物测定法)测定。本品含挥发性醚浸出物不得少于0.40%。

【含量测定】 照高效液相色谱法(通则0512)测定。

色谱条件与系统适用性试验 以十八烷基硅烷键合硅胶为填充剂;以乙腈-0.1%磷酸溶液(20:80)为流动相;检测波长为283nm。理论板数按橙皮苷峰计算应不低于2800。

对照品溶液的制备 取橙皮苷对照品适量,精密称定,加甲醇制成每1ml含50μg的溶液,即得。

供试品溶液的制备 取本品适量,研细,取约0.5g,精密称定,置索氏提取器中,加甲醇适量,加热回流提取3小时,取提取液,用少量甲醇分数次洗涤容器,合并甲醇液,浓缩至适量,转移至50ml量瓶中,加甲醇至刻度,摇匀,滤过,取续滤液,即得。

测定法 分别精密吸取对照品溶液与供试品溶液各10μl,注入液相色谱仪,测定,即得。

本品每1g含陈皮以橙皮苷($C_{28}H_{34}O_{15}$)计,不得少于3.0mg。

【功能与主治】 理气疏肝,消积和胃。用于肝胃气滞,脘腹胀痛,胸膈痞满,不思饮食,嗳气泛酸。

【用法与用量】 口服。一次3~6g,一日2次。

【注意】 孕妇慎用。

【贮藏】 密封。

良 附 丸

Liangfu Wan

【处方】 高良姜500g 醋香附500g

【制法】 以上二味,粉碎成细粉,过筛,混匀,用水泛丸,干燥,即得。

【性状】 本品为棕黄色至黄褐色的水丸;气微香,味辣。

【鉴别】 (1)取本品,置显微镜下观察:淀粉粒棒槌形,长24~44μm或更长,脐点点状、短缝状或三叉状(高良姜)。分泌细胞类圆形,内含淡黄棕色至红棕色分泌物,其周围细胞作放射状排列;纤维束红棕色或黄棕色,细长,壁甚厚(醋香附)。

(2)取本品1g,研细,加甲醇10ml,超声处理10分钟,放冷,滤过,滤液作为供试品溶液。另取高良姜对照药材0.25g,同法制成对照药材溶液。照薄层色谱法(通则0502)试验,吸取上述两种溶液各5μl,分别点于同一硅胶GF₂₅₄薄层板上,以甲苯-丙酮-甲酸(5:1:0.1)为展开剂,展开,取出,晾干,分别置日光及紫外光灯(254nm)下检视。供试品色谱中,在与对照药材色谱相应的位置上,显相同颜色的斑点。

【检查】 应符合丸剂项下有关的各项规定(通则0108)。

【含量测定】 照高效液相色谱法(通则0512)测定。

色谱条件与系统适用性试验 以十八烷基硅烷键合硅胶为填充剂;以乙腈-水(75:25)为流动相;检测波长为254nm。理论板数按α-香附酮峰计算应不低于10000。

对照品溶液的制备 取α-香附酮对照品适量,精密称定,加甲醇制成每1ml含50μg的溶液,即得。

供试品溶液的制备 取本品适量,研细,取约1g,精密称定,置具塞锥形瓶中,精密加入甲醇25ml,密塞,称定重量,超声处理(功率180W,频率42kHz)45分钟,放冷,再称定重量,用甲醇补足减失的重量,摇匀,离心,取上清液,即得。

测定法 分别精密吸取对照品溶液和供试品溶液各10μl,注入液相色谱仪,测定,即得。

本品每1g含醋香附以α-香附酮($C_{15}H_{22}O$)计,不得少于0.43mg。

【功能与主治】 温胃理气。用于寒凝气滞,脘痛吐酸,胸腹胀满。

【用法与用量】 口服。一次3~6g,一日2次。

【贮藏】 密闭,防潮。

启脾口服液

Qipi Koufuye

【处方】 人参20g 麸炒白术20g
茯苓20g 甘草10g
陈皮10g 山药20g
炒莲子20g 炒山楂10g
炒六神曲16g 炒麦芽10g
泽泻10g

【制法】 以上十一味,人参用70%乙醇回流提取三次,第一次3小时,第二次2小时,第三次1小时,提取液回收乙醇,药液另器收集;陈皮、麸炒白术提取挥发油备用;药渣及蒸馏后的水溶液与其余茯苓等八味药合并,加水煎煮 2 次,第一次 2 小时,第二次 1 小时,煎液滤过,合并滤液,浓缩至相对密度为 1.12～1.20(85℃)的清膏,加乙醇使含醇量达 70%,搅匀,静置 24 小时,取上清液回收乙醇,滤过。蔗糖 150g 制成单糖浆,山梨酸钾 1.5g 用水溶解,将上述挥发油加入其中,混匀,并与已处理的蜂蜜 200g,一并加入上述滤液中,混匀,调节 pH 值至 4.0～5.5,制成 1000ml,搅匀,滤过,灭菌,分装,即得。

【性状】　本品为黄棕色至棕色的液体;气香,味甜。

【鉴别】　(1)取人参皂苷 Rb₁ 对照品、人参皂苷 Re 对照品及人参皂苷 Rg₁ 对照品,加甲醇制成每 1ml 各含 0.5mg 的混合溶液,作为对照品溶液。照薄层色谱法(通则 0502)试验,吸取〔含量测定〕项下供试品溶液与上述对照品溶液各 10μl,分别点于同一硅胶 G 薄层板上,以三氯甲烷-甲醇-水(13∶7∶2)10℃以下放置的下层溶液为展开剂,在 10℃ 以下展开,取出,晾干,喷以 10% 硫酸乙醇溶液,在 110℃ 加热至斑点显色清晰,分别置日光和紫外光灯(365nm)下检视。供试品色谱中,在与对照品色谱相应位置上,日光下显相同颜色的斑点;紫外光下显相同颜色的荧光斑点。

(2)取本品 20ml,加在聚酰胺柱(30～60 目,5g,柱内径为 1.5cm,干法装柱)上,先用 80ml 水洗脱,弃去水洗液,再用 70% 乙醇 100ml 洗脱,收集乙醇洗脱液,回收溶剂至干,残渣加甲醇 2ml 使溶解,作为供试品溶液。另取橙皮苷对照品,加甲醇制成饱和溶液,作为对照品溶液。照薄层色谱法(通则 0502)试验,吸取上述两种溶液各 5μl,分别点于同一硅胶 G 薄层板上使成条带状,以三氯甲烷-甲醇-水(32∶17∶5)的下层溶液为展开剂,展开,取出,晾干,喷以三氯化铝试液,置紫外光灯(365nm)下检视。供试品色谱中,在与对照品色谱相应的位置上,显相同颜色的荧光斑点。

(3)取本品 50ml,加乙醚振摇提取 3 次(50ml,30ml,30ml),弃去乙醚液,水层加水饱和的正丁醇振摇提取 3 次(30ml,30ml,20ml),合并正丁醇提取液,用正丁醇饱和的水洗涤 3 次,每次 30ml,弃去水洗液,正丁醇液回收溶剂至干,残渣加甲醇 1ml 使溶解,作为供试品溶液。另取甘草对照药材 1g,加水饱和的正丁醇 30ml,超声处理 20 分钟,滤过,滤液回收溶剂至干,残渣加甲醇 2ml 使溶解,作为对照药材溶液。照薄层色谱法(通则 0502)试验,吸取上述两种溶液各 5μl,分别点于同一硅胶 G 薄层板上,以三氯甲烷-甲醇-水(13∶7∶2)10℃以下放置的下层溶液为展开剂,在 10℃ 以下展开,取出,晾干,喷以 10% 硫酸乙醇溶液,在 105℃ 加热至斑点显色清晰,分别置日光和紫外光灯(365nm)下检视。供试品色谱中,在与对照药材色谱相应位置上,日光下显相同颜色的斑点;在紫外光下显相同颜色的荧光斑点。

(4)取本品 50ml,加乙酸乙酯振摇提取 3 次,每次 30ml,合并乙酸乙酯提取液,加水 30ml 洗涤,弃去水洗液,乙酸乙酯提取液回收溶剂至干,残渣用乙酸乙酯 1ml 使溶解,作为供试品溶液。另取山楂对照药材 2g,加水 200ml 煎煮 40 分钟,滤过,滤液浓缩至 40ml,同法制成对照药材溶液。照薄层色

谱法(通则 0502)试验,吸取上述两种溶液各 5μl,分别点于同一硅胶 G 薄层板上,以甲苯-乙酸乙酯-甲酸(6∶3∶1)上层溶液为展开剂,展开,取出,晾干,喷以 5% 三氯化铁乙醇溶液,热风吹至斑点显色清晰,置日光下检视。供试品色谱中,在与对照药材色谱相应的位置上,显相同颜色的斑点。

【检查】　相对密度　应不低于 1.06(通则 0601)。

pH 值　应为 4.0～5.5(通则 0631)。

其他　应符合合剂项下有关的各项规定(通则 0181)。

【含量测定】　照高效液相色谱法(通则 0512)测定。

色谱条件与系统适用性试验　以十八烷基硅烷键合硅胶为填充剂;以乙腈为流动相 A,以水为流动相 B,按下表中的规定进行梯度洗脱;柱温为 35℃;检测波长为 203nm。理论板数按人参皂苷 Re 峰计算应不低于 2500。

时间(分钟)	流动相 A(%)	流动相 B(%)
0～60	19	81
60～70	19→70	81→30

对照品溶液的制备　取人参皂苷 Rg₁ 对照品、人参皂苷 Re 对照品适量,精密称定,加甲醇制成每 1ml 各含 0.25mg 的混合溶液,摇匀,即得。

供试品溶液的制备　精密量取本品 50ml,加三氯甲烷振摇提取 3 次,每次 30ml,弃去三氯甲烷提取液,水液加水饱和的正丁醇振摇提取 5 次(50ml,30ml,30ml,20ml,20ml),合并正丁醇提取液,加氨试液洗涤 4 次,每次 50ml,弃去氨试液,再加正丁醇饱和的水轻轻振摇洗涤 2 次,每次 50ml,弃去水洗液,正丁醇液回收溶剂至干,残渣加甲醇溶解并转移至 5ml 量瓶中,加甲醇稀释至刻度,摇匀,滤过,取续滤液,即得。

测定法　精密吸取对照品溶液与供试品溶液各 5μl,注入液相色谱仪,测定,即得。

本品每 1ml 含人参以人参皂苷 Rg₁($C_{42}H_{72}O_{14}$)和人参皂苷 Re($C_{48}H_{82}O_{18}$)的总量计,不得少于 29μg。

【功能与主治】　健脾和胃。用于脾胃虚弱,消化不良,腹胀便溏。

【用法与用量】　口服。一次 10ml,一日 2～3 次,三岁以内儿童酌减。

【注意】　服药期间,忌食生冷、油腻之品。

【规格】　(1)每瓶装 10ml　(2)每瓶装 100ml　(3)每瓶装 120ml

【贮藏】　置阴凉干燥处。

启 脾 丸
Qipi Wan

【处方】　人参 100g　　　　麸炒白术 100g
　　　　　茯苓 100g　　　　甘草 50g

陈皮 50g   山药 100g

莲子(炒)100g   炒山楂 50g

六神曲(炒)80g   炒麦芽 50g

泽泻 50g

【制法】 以上十一味,粉碎成细粉,过筛,混匀。每 100g 粉末加炼蜜 120~140g 制成小蜜丸或大蜜丸,即得。

【性状】 本品为棕色的小蜜丸或大蜜丸;味甜。

【鉴别】 (1)取本品,置显微镜下观察:不规则分枝状团块无色,遇水合氯醛试液溶化;菌丝无色或淡棕色,直径 4~6μm(茯苓)。草酸钙簇晶直径 20~68μm,棱角锐尖(人参)。草酸钙针晶束存在于黏液细胞中,长 80~240μm,针晶直径 2~8μm(山药)。草酸钙方晶成片存在于薄壁组织中(陈皮)。纤维束周围薄壁细胞含草酸钙方晶,形成晶纤维(甘草)。果皮石细胞淡紫红色、红色或黄棕色,类圆形或多角形,直径约 125μm(炒山楂)。

(2)取本品 6g,剪碎,加硅藻土 4g,研匀,加甲醇 20ml,加热回流 1 小时,滤过,滤液作为供试品溶液。另取橙皮苷对照品,加甲醇制成饱和溶液,作为对照品溶液。照薄层色谱法(通则 0502)试验,吸取上述两种溶液各 2~5μl,分别点于同一硅胶 G 薄层板上,以三氯甲烷-甲醇-水 (32:17:5)的下层溶液为展开剂,展开,取出,晾干,喷以 1%三氯化铝乙醇溶液,置紫外光灯(365nm)下检视。供试品色谱中,在与对照品色谱相应的位置上,显相同颜色的荧光斑点。

(3)取本品 9g,剪碎,加硅藻土 5g,研匀,加三氯甲烷 40ml,超声处理 30 分钟,滤过,药渣备用,滤液蒸干,残渣加乙酸乙酯 5ml 使溶解,作为供试品溶液。另取熊果酸对照品,加乙醇制成每 1ml 含 1mg 的溶液,作为对照品溶液。照薄层色谱法(通则 0502)试验,吸取供试品溶液 10μl,对照品溶液 2μl,分别点于同一用 0.5%硼酸溶液制备的硅胶 G 薄层板上,以环己烷-乙酸乙酯(3:1)为展开剂,展开,取出,晾干,喷以 10%硫酸乙醇溶液,在 105℃加热至斑点显色清晰。供试品色谱中,在与对照品色谱相应的位置上,显相同颜色的斑点。

(4)取〔鉴别〕(3)项下的备用药渣,加甲醇 50ml,加热回流 1 小时,滤过,滤液蒸干,残渣加甲醇 5ml 使溶解,加在中性氧化铝柱(100~200 目,15g,内径为 1~1.5cm)上,用 40%甲醇 150ml 洗脱,收集洗脱液,蒸干,残渣加水 30ml 使溶解,用水饱和的正丁醇振摇提取 2 次,每次 25ml,合并正丁醇液,用正丁醇饱和的水洗涤 3 次,每次 20ml,正丁醇液蒸干,残渣加甲醇 0.5ml 使溶解,作为供试品溶液。另取甘草对照药材 1g,同法制成对照药材溶液。再取人参皂苷 Re 对照品、人参皂苷 Rg₁ 对照品,加甲醇制成每 1ml 各含 1mg 的混合溶液,作为对照品溶液。照薄层色谱法(通则 0502)试验,吸取供试品溶液及对照药材溶液各 5~10μl、对照品溶液 5μl,分别点于同一硅胶 G 薄层板上,以三氯甲烷-乙酸乙酯-甲醇-水 (15:40:22:10)10℃以下放置的下层溶液为展开剂,展开,

取出,晾干,喷以 10%硫酸乙醇溶液,在 105℃加热至斑点显色清晰,置紫外光灯(365nm)下检视。供试品色谱中,在与对照药材色谱和对照品色谱相应的位置上,显相同颜色的荧光斑点。

【检查】 应符合丸剂项下有关的各项规定(通则 0108)。

【含量测定】 照高效液相色谱法(通则 0512)测定。

色谱条件与系统适用性试验 以十八烷基硅烷键合硅胶为填充剂;以甲醇-0.2mol/L 醋酸铵溶液-冰醋酸(62:37:1)为流动相;柱温为 35℃;检测波长为 250nm。理论板数按甘草酸峰计算应不低于 2000。

对照品溶液的制备 取甘草酸单铵盐对照品适量,精密称定,加流动相制成每 1ml 含 20μg 的溶液(相当于每 1ml 含甘草酸 19.59μg),即得。

供试品溶液的制备 取重量差异项下的本品,剪碎,混匀,取约 1g,精密称定,置具塞锥形瓶中,精密加入流动相 50ml,密塞,称定重量,放置过夜,超声处理(功率 250W,频率 20kHz)30 分钟,放冷,再称定重量,用流动相补足减失的重量,混匀,滤过,取续滤液,即得。

测定法 分别精密吸取对照品溶液 10μl 与供试品溶液 20μl,注入液相色谱仪,测定,即得。

本品含甘草以甘草酸($C_{42}H_{62}O_{16}$)计,小蜜丸每 1g 不得少于 0.43mg,大蜜丸每丸不得少于 1.3mg。

【功能与主治】 健脾和胃。用于脾胃虚弱,消化不良,腹胀便溏。

【用法与用量】 口服。小蜜丸一次 3g(15 丸),大蜜丸一次 1 丸,一日 2~3 次;三岁以内小儿酌减。

【注意】 服药期间忌食生冷、油腻之品。

【规格】 (1)小蜜丸 每 100 丸重 20g (2)大蜜丸 每丸重 3g

【贮藏】 密封。

补中益气丸

Buzhong Yiqi Wan

【处方】 炙黄芪 200g   党参 60g

炙甘草 100g   炒白术 60g

当归 60g   升麻 60g

柴胡 60g   陈皮 60g

【制法】 以上八味,粉碎成细粉,过筛,混匀。另取生姜 20g、大枣 40g,加水煎煮二次,滤过,滤液浓缩。每 100g 粉末加炼蜜 100~120g 及生姜和大枣的浓缩煎液制成小蜜丸;或每 100g 粉末加炼蜜 100~120g 制成大蜜丸,即得。

【性状】 本品为棕褐色至黑褐色的小蜜丸或大蜜丸;味微甜、微苦、辛。

【鉴别】 (1)取本品,置显微镜下观察:纤维成束或散

离,壁厚,表面有纵裂纹,两端断裂成帚状或较平截(炙黄芪)。纤维束周围薄壁细胞含草酸钙方晶,形成晶纤维(炙甘草)。草酸钙针晶细小,长 $10\sim32\mu m$,不规则地充塞于薄壁细胞中(炒白术)。草酸钙方晶成片存在于薄壁组织中(陈皮)。联结乳管直径 $12\sim15\mu m$,含细小颗粒状物(党参)。薄壁细胞纺锤形,壁略厚,有极微细的斜向交错纹理(当归)。木纤维成束,淡黄绿色,末端狭尖或钝圆,有的有分叉,直径 $14\sim41\mu m$,壁稍厚,具十字形纹孔时,有的胞腔中含黄棕色物(升麻)。油管含淡黄色或黄棕色条状分泌物,直径 $8\sim25\mu m$(柴胡)。

(2)取本品 9g,剪碎,加水 30ml,煎煮 30 分钟,滤过,滤液中加稀盐酸 5ml,超声处理 5 分钟,静置,离心,取沉淀物,加稀乙醇 1ml 使溶解,用 10%碳酸氢钠溶液调节 pH 值至中性,稍加热,作为供试品溶液。另取甘草酸单铵盐对照品,加稀乙醇制成每 1ml 含 1mg 的溶液,作为对照品溶液。照薄层色谱法(通则 0502)试验,吸取上述两种溶液各 $5\mu l$,分别点于同一硅胶 GF_{254} 薄层板上,以正丁醇-冰醋酸-水(6:1:3)的上层溶液为展开剂,展开,取出,晾干,置紫外光灯(254nm)下检视。供试品色谱中,在与对照品色谱相应的位置上,显相同颜色的斑点。

(3)取本品 5g,剪碎,加硅藻土 5g,研匀,加甲醇 25ml,加热回流 20 分钟,滤过,滤液蒸干,残渣加甲醇 2ml 使溶解,作为供试品溶液。另取橙皮苷对照品,加甲醇制成饱和溶液,作为对照品溶液。照薄层色谱法(通则 0502)试验,吸取上述两种溶液各 $10\mu l$,分别点于同一硅胶 G 薄层板上,以乙酸乙酯-甲醇-水(100:17:13)为展开剂,展开,取出,晾干,喷以三氯化铝试液,置紫外光灯(365nm)下检视。供试品色谱中,在与对照品色谱相应的位置上,显相同颜色的荧光斑点。

【检查】　应符合丸剂项下有关的各项规定(通则 0108)。

【含量测定】　照高效液相色谱法(通则 0512)测定。

色谱条件与系统适用性试验　以十八烷基硅烷键合硅胶为填充剂;以乙腈-水(35:65)为流动相;用蒸发光散射检测器检测。理论板数按黄芪甲苷峰计算应不低于 4500。

对照品溶液的制备　取黄芪甲苷对照品 10mg,精密称定,加甲醇制成每 1ml 含 0.5mg 的溶液,即得。

供试品溶液的制备　取本品小蜜丸适量或重量差异项下的大蜜丸,剪碎,混匀,取 27.0g,加入硅藻土 13.5g,研匀,粉碎成粗粉,取 13.5g,精密称定,置索氏提取器中,加入甲醇适量,加热回流至提取液无色,提取液回收甲醇至干,残渣加水 25ml,微热使溶解,用水饱和的正丁醇振摇提取 6 次,每次 20ml,合并正丁醇提取液,用氨试液洗涤 3 次,每次 40ml,正丁醇液回收溶剂至干,残渣用甲醇溶解,转移至 10ml 量瓶中,加甲醇至刻度,摇匀,滤过,取续滤液,即得。

测定法　分别精密吸取对照品溶液 $5\mu l$、$10\mu l$、$15\mu l$、$20\mu l$ 与供试品溶液 $20\mu l$,注入液相色谱仪,测定,以标准曲线法对数方程计算,即得。

本品含炙黄芪以黄芪甲苷($C_{41}H_{68}O_{14}$)计,小蜜丸每 1g 不得少于 0.20mg;大蜜丸每丸不得少于 1.80mg。

【功能与主治】　补中益气,升阳举陷。用于脾胃虚弱、中气下陷所致的泄泻、脱肛、阴挺,症见体倦乏力、食少腹胀、便溏久泻、肛门下坠或脱肛、子宫脱垂。

【用法与用量】　口服。小蜜丸一次 9g,大蜜丸一次 1 丸,一日 2～3 次。

【规格】　大蜜丸　每丸重 9g

【贮藏】　密封。

补中益气丸(水丸)
Buzhong Yiqi Wan

【处方】　炙黄芪 200g　　　　党参 60g
　　　　　炙甘草 100g　　　　炒白术 60g
　　　　　当归 60g　　　　　　升麻 60g
　　　　　柴胡 60g　　　　　　陈皮 60g

【制法】　以上八味,粉碎成细粉,过筛,混匀。另取生姜 20g、大枣 40g,加水煎煮二次,滤过。取上述细粉,用煎液泛丸,干燥,即得。

【性状】　本品为黄棕色至棕色的水丸;味微甜、微苦、辛。

【鉴别】　(1)取本品,置显微镜下观察:纤维成束或散离,壁厚,表面有纵裂纹,两端断裂成帚状或较平截(炙黄芪)。纤维束周围薄壁细胞含草酸钙方晶,形成晶纤维(炙甘草)。草酸钙针晶细小,长 $10\sim32\mu m$,不规则地充塞于薄壁细胞中(炒白术)。草酸钙方晶成片存在于薄壁组织中(陈皮)。联结乳管直径 $12\sim15\mu m$,含细小颗粒状物(党参)。木纤维成束,淡黄绿色,末端狭尖或钝圆,有的有分叉,直径 $14\sim41\mu m$,壁稍厚,具十字形纹孔时,有的胞腔中含黄棕色物(升麻)。油管含淡黄色或黄棕色条状分泌物,直径 $8\sim25\mu m$(柴胡)。

(2)取本品 5g,研碎,加水 20ml,煎煮 30 分钟,滤过,滤液中加稀盐酸 5ml,超声处理 5 分钟,静置,离心,取沉淀物,用稀乙醇 1ml 溶解,用 10%碳酸氢钠溶液调节 pH 值至中性,稍加热,作为供试品溶液。另取甘草酸单铵盐对照品,加稀乙醇制成每 1ml 含 1mg 的溶液,作为对照品溶液。照薄层色谱法(通则 0502)试验,吸取上述两种溶液各 $5\mu l$,分别点于同一硅胶 GF_{254} 薄层板上,以正丁醇-冰醋酸-水(6:1:3)的上层溶液为展开剂,展开,取出,晾干,置紫外光灯(254nm)下检视。供试品色谱中,在与对照品色谱相应的位置上,显相同颜色的斑点。

(3)取本品 2g,研碎,加乙酸乙酯 25ml,超声处理 20 分钟,滤过,滤液挥散至约 1ml,作为供试品溶液。另取当归对照药材 0.3g,加乙酸乙酯 10ml,同法制成对照药材溶液。照薄层色谱法(通则 0502)试验,吸取上述两种溶液各 $2\mu l$,分别点于同一硅胶 G 薄层板上,以环己烷-乙酸乙酯(9:2)为展开剂,展开,取出,晾干,置紫外光灯(365nm)下检视。供试品色谱中,在与对照药材色谱相应的位置上,显相同颜色的荧光斑点。

（4）取本品 2g,研碎,加甲醇 25ml,加热回流 20 分钟,滤过,滤液蒸干,残渣加甲醇 2ml 使溶解,作为供试品溶液。另取橙皮苷对照品,加甲醇制成饱和溶液,作为对照品溶液。照薄层色谱法（通则 0502）试验,吸取供试品溶液 1μl、对照品溶液 10μl,分别点于同一硅胶 G 薄层板上,以乙酸乙酯-甲醇-水（100：17：13）为展开剂,展开,取出,晾干,喷以三氯化铝试液,置紫外光灯（365nm）下检视。供试品色谱中,在与对照品色谱相应的位置上,显相同颜色的荧光斑点。

【检查】 应符合丸剂项下有关的各项规定（通则 0108）。

【含量测定】 照高效液相色谱法（通则 0512）测定。

色谱条件与系统适用性试验 以十八烷基硅烷键合硅胶为填充剂;以乙腈-水（35：65）为流动相;用蒸发光散射检测器检测。理论板数按黄芪甲苷峰计算应不低于 4500。

对照品溶液的制备 取黄芪甲苷对照品适量,精密称定,加甲醇制成每 1ml 含 0.5mg 的溶液,即得。

供试品溶液的制备 取本品适量,研碎,取 4g,精密称定,置索氏提取器中,加入甲醇适量,加热回流提取 7 小时,提取液回收甲醇至干,残渣加水 25ml,微热使溶解,用乙醚轻摇洗涤 2 次,每次 20ml,水溶液再用水饱和的正丁醇振摇提取 6 次,每次 20ml,合并正丁醇提取液,用氨试液洗涤 3 次,每次 40ml,正丁醇液回收溶剂至干,残渣用甲醇溶解,转移至 10ml 量瓶中,加甲醇至刻度,摇匀,滤过,取续滤液,即得。

测定法 分别精密吸取对照品溶液 5μl、10μl、15μl、20μl 与供试品溶液 20μl,注入液相色谱仪,测定,用标准曲线对数方程计算,即得。

本品每 1g 含炙黄芪以黄芪甲苷（$C_{41}H_{68}O_{14}$）计,不得少于 0.20mg。

【功能与主治】 补中益气,升阳举陷。用于脾胃虚弱、中气下陷所致的泄泻、脱肛、阴挺,症见体倦乏力、食少腹胀、便溏久泻、肛门下坠或脱肛、子宫脱垂。

【用法与用量】 口服。一次 6g,一日 2～3 次。

【贮藏】 密封。

补中益气合剂

Buzhong Yiqi Heji

【处方】 炙黄芪 280g　　党参 84g
　　　　 炙甘草 140g　　炒白术 84g
　　　　 当归 84g　　　 升麻 84g
　　　　 柴胡 84g　　　 陈皮 84g

【制法】 以上八味,取炒白术、陈皮、当归提取挥发油,挥发油及蒸馏后的水溶液另器收集;药渣和生姜 28g,用 50% 乙醇作溶剂,浸渍 24 小时后进行渗漉,收集渗漉液,回收乙醇至无醇味。其余炙黄芪等五味与大枣 56g 加水煎煮三次,每次

2 小时,煎液滤过,滤液合并,浓缩至 1000ml,与上述蒸馏后的水溶液及浓缩液合并,静置,滤过,浓缩至约 1000ml,加入苯甲酸钠 3g,放冷,加入上述挥发油,加水至 1000ml,搅匀,分装,即得。

【性状】 本品为棕褐色的液体;气香,味甜、微苦。

【鉴别】 （1）取本品 20ml,用乙醚提取 2 次,每次 20ml,合并乙醚液,蒸干,残渣加环己烷 1ml 使溶解,作为供试品溶液。另取白术对照药材 0.5g,加水 20ml,煎煮 20 分钟,放冷,滤过,滤液同法制成对照药材溶液。照薄层色谱法（通则 0502）试验,吸取上述两种溶液各 2μl,分别点于同一硅胶 G 薄层板上,以石油醚（60～90℃）-乙酸乙酯（2：1）为展开剂,展开,取出,晾干,喷以 10% 硫酸乙醇溶液,在 105℃ 加热至斑点显色清晰,置紫外光灯（365nm）下检视。供试品色谱中,在与对照药材色谱相应的位置上,显相同颜色的荧光斑点。

（2）取本品 20ml,加稀盐酸 5ml,超声处理 5 分钟,静置,离心,取沉淀物,加稀乙醇 1ml 使溶解,用 10% 碳酸氢钠溶液调节 pH 值至中性,稍加热,作为供试品溶液。另取甘草酸单铵盐对照品,加稀乙醇制成每 1ml 含 1mg 的溶液,作为对照品溶液。照薄层色谱法（通则 0502）试验,吸取上述两种溶液各 5μl,分别点于同一硅胶 GF_{254} 薄层板上,以正丁醇-冰醋酸-水（6：1：3）的上层溶液为展开剂,展开,取出,晾干,置紫外光灯（254nm）下检视。供试品色谱中,在与对照品色谱相应的位置上,显相同颜色的斑点。

（3）取当归对照药材 0.3g,加乙醚 20ml,超声处理 10 分钟,滤过,滤液挥干,残渣加环己烷 1ml 使溶解,作为对照药材溶液。照薄层色谱法（通则 0502）试验,吸取〔鉴别〕（1）项下的供试品溶液及上述对照药材溶液各 2μl,分别点于同一硅胶 G 薄层板上,以环己烷-乙酸乙酯（9：2）为展开剂,展开,取出,晾干,置紫外光灯（365nm）下检视。供试品色谱中,在与对照药材色谱相应的位置上,显相同颜色的荧光斑点。

（4）取本品 20ml,用乙酸乙酯提取 2 次,每次 20ml,合并乙酸乙酯液,挥干,残渣加甲醇 1ml 使溶解,作为供试品溶液。另取橙皮苷对照品,加甲醇制成饱和溶液,作为对照品溶液。照薄层色谱法（通则 0502）试验,吸取上述两种溶液各 5μl,分别点于同一硅胶 G 薄层板上,以乙酸乙酯-甲醇-水（100：17：13）为展开剂,展开,取出,晾干,喷以三氯化铝试液,置紫外光灯（365nm）下检视。供试品色谱中,在与对照品色谱相应的位置上,显相同颜色的荧光斑点。

【检查】 **相对密度** 应不低于 1.08（通则 0601）。

pH 值 应为 4.0～5.0（通则 0631）。

其他 应符合合剂项下有关的各项规定（通则 0181）。

【含量测定】 照高效液相色谱法（通则 0512）测定。

色谱条件与系统适用性试验 以十八烷基硅烷键合硅胶为填充剂;以乙腈-水（35：65）为流动相;用蒸发光散射检测器检测。理论板数按黄芪甲苷峰计算应不低于 4500。

对照品溶液的制备 取黄芪甲苷对照品适量,精密称定,加甲醇制成每 1ml 含 0.5mg 的溶液,即得。

供试品溶液的制备　取装量项下的本品,混匀,精密量取 20ml,用水饱和的正丁醇振摇提取 6 次,每次 20ml,合并正丁醇提取液,用氨试液洗涤 3 次,每次 40ml,正丁醇液回收溶剂至干,残渣用甲醇溶解,转移至 10ml 量瓶中,加甲醇至刻度,摇匀,滤过,取续滤液,即得。

测定法　分别精密吸取对照品溶液 5μl、10μl、15μl、20μl 与供试品溶液 20μl,注入液相色谱仪,测定,用标准曲线对数方程计算,即得。

本品每 1ml 含炙黄芪以黄芪甲苷($C_{41}H_{68}O_{14}$)计,不得少于 0.10mg。

【功能与主治】　补中益气,升阳举陷。用于脾胃虚弱、中气下陷所致的泄泻、脱肛、阴挺,症见体倦乏力、食少、腹胀、便溏久泻、肛门下坠或脱肛、子宫脱垂。

【用法与用量】　口服。一次 10~15ml,一日 3 次。

【贮藏】　密封,置阴凉处。

补中益气颗粒

Buzhong Yiqi Keli

【处方】

炙黄芪 557g	党参 166.5g
炙甘草 277g	当归 166.5g
炒白术 166.5g	升麻 166.5g
柴胡 166.5g	陈皮 166.5g
生姜 57g	大枣 110g

【制法】　以上十味,加水煎煮二次,第一次 2 小时,第二次 1 小时,合并煎液,滤过,滤液浓缩至相对密度为 1.07~1.09 (80℃),加入等量乙醇,搅匀,静置 24 小时,滤过,滤液回收乙醇并浓缩至相对密度为 1.08~1.10(70℃),喷雾干燥,干膏粉加入糊精及乳糖(1:1)适量,制粒,制成 1000g,即得。

【性状】　本品为棕色的颗粒;味甜、微苦、辛。

【鉴别】　(1)取本品 2g,研细,加甲醇 20ml,加热回流 30 分钟,滤过,滤液回收溶剂至干,残渣加水 20ml 使溶解,用水饱和的正丁醇振摇提取 2 次,每次 20ml,合并正丁醇提取液,回收溶剂至干,残渣加甲醇 2ml 使溶解,作为供试品溶液。另取甘草对照药材 1g,同法制成对照药材溶液。照薄层色谱法(通则 0502)试验,吸取供试品溶液 5μl、对照药材溶液 2μl,分别点于同一用 1%氢氧化钠溶液制备的硅胶 G 薄层板上,以乙酸乙酯-甲酸-冰醋酸-水(15:1:1:2)为展开剂,展开,取出,晾干,喷以 10%硫酸乙醇溶液,在 105℃加热至斑点显色清晰,分别置日光和紫外光灯(365nm)下检视。供试品色谱中,在与对照药材色谱相应的位置上,日光下显相同颜色的斑点;紫外光下显相同颜色的荧光斑点。

(2)取本品 1g,研细,加甲醇 20ml,加热回流 30 分钟,滤过,滤液回收溶剂至干,残渣加甲醇 2ml 使溶解,作为供试品溶液。另取橙皮苷对照品,加甲醇制成饱和溶液,作为对照品溶液。照薄层色谱法(通则 0502)试验,吸取供试品溶液 5μl、对照品溶液 3μl,分别点于同一用 1%氢氧化钠溶液制备的硅胶 G 薄层板上,以乙酸乙酯-甲醇-水(100:17:13)为展开剂,展开,展距约 3cm,取出,晾干,再以甲苯-乙酸乙酯-甲酸-水(20:10:1:1)的上层溶液为展开剂,展开,展距约 8cm,取出,晾干,喷以三氯化铝试液,在 105℃加热数分钟,置紫外光灯(365nm)下检视。供试品色谱中,在与对照品色谱相应的位置上,显相同颜色的荧光斑点。

(3)取本品 6g,研细,加甲醇 50ml,加热回流 1 小时,滤过,滤液回收溶剂至干,残渣加水 50ml 使溶解,用乙醚振摇提取 2 次,每次 30ml,合并乙醚提取液,挥散溶剂至 0.5ml,作为供试品溶液。另取当归对照药材 1g,加水 50ml,加热回流提取 30 分钟,滤过,取滤液,自"用乙醚振摇提取 2 次"起,同法制成对照药材溶液。照薄层色谱法(通则 0502)试验,吸取供试品溶液 10μl、对照药材溶液 5μl,分别点于同一硅胶 G 薄层板上,以环己烷-乙酸乙酯(4:1)为展开剂,展开,取出,晾干,置紫外光灯(365nm)下检视。供试品色谱中,在与对照药材色谱相应的位置上,显相同颜色的荧光斑点。

(4)取〔含量测定〕项下的供试品溶液及对照品溶液。照薄层色谱法(通则 0502)试验,吸取供试品溶液 10~15μl、对照品溶液 4μl,分别点于同一硅胶 G 薄层板上,以三氯甲烷-甲醇-水(13:7:2)10℃以下放置的下层溶液为展开剂,展开,取出,晾干,喷以 10%硫酸乙醇溶液,在 105℃加热至斑点显色清晰,分别置日光和紫外光灯(365nm)下检视。供试品色谱中,在与对照品色谱相应的位置上,日光下显相同颜色的斑点,紫外光灯下显相同颜色的荧光斑点。

(5)取本品 1g,研细,加甲醇 50ml,加热回流 1 小时,滤过,滤液回收溶剂至干,残渣加 70%乙醇 2ml 使溶解,作为供试品溶液。另取升麻对照药材 0.5g,同法制成对照药材溶液。再取异阿魏酸对照品,加甲醇制成每 1ml 含 0.5mg 的溶液,作为对照品溶液。照薄层色谱法(通则 0502)试验,吸取供试品溶液 5μl、对照药材溶液和对照品溶液各 2μl,分别点于同一硅胶 G 薄层板上,以三氯甲烷-甲醇-冰醋酸(39:1:0.4)为展开剂,展开,取出,晾干,置紫外光灯(365nm)下检视。供试品色谱中,在与对照药材色谱和对照品色谱相应的位置上,显相同颜色的荧光斑点。

【检查】　应符合颗粒剂项下有关的各项规定(通则 0104)。

【含量测定】　照高效液相色谱法(通则 0512)测定。

色谱条件与系统适用性试验　以十八烷基硅烷键合硅胶为填充剂;以乙腈-水(35:65)为流动相;用蒸发光散射检测器检测。理论板数按黄芪甲苷峰计算应不低于 4000。

对照品溶液的制备　取黄芪甲苷对照品适量,精密称定,加甲醇制成每 1ml 含 0.5mg 的溶液,即得。

供试品溶液的制备　取装量差异项下的本品,混匀,研细,取 8g,精密称定,精密加入甲醇 100ml,称定重量,加热回流 1 小时,放冷,再称定重量,用甲醇补足减失的重量,摇匀,滤过,精密量取续滤液 50ml,回收溶剂至干,残渣加水 25ml

使溶解,用乙醚振摇提取 2 次,每次 25ml,弃去乙醚液,再用水饱和的正丁醇振摇提取提 5 次,每次 25ml,合并正丁醇提取液,用氨试液洗涤 3 次,每次 40ml,弃去氨洗液,正丁醇液回收溶剂至干,残渣用甲醇溶解并转移至 5ml 量瓶中,加甲醇至刻度,摇匀,滤过,取续滤液,即得。

测定法　分别精密吸取对照品溶液 10μl 与 20μl,供试品溶液 20μl,注入液相色谱仪,测定,以外标两点法对数方程计算,即得。

本品每袋含炙黄芪以黄芪甲苷($C_{41}H_{65}O_{14}$)计,不得少于 0.30mg。

【功能与主治】　补中益气,升阳举陷。用于脾胃虚弱、中气下陷所致的泄泻、脱肛、阴挺,症见体倦乏力、食少腹胀、便溏久泻、肛门下坠或脱肛、子宫脱垂。

【用法与用量】　口服。一次 1 袋,一日 2～3 次。

【规格】　每袋装 3g

【贮藏】　密封,置阴凉干燥处。

补心气口服液

Buxinqi Koufuye

【处方】　黄芪 500g　　　　　　人参 100g
　　　　　石菖蒲 333g　　　　　薤白 200g

【制法】　以上四味,取人参用 75% 乙醇回流提取三次,合并提取液,滤过,滤液回收乙醇,滤液备用;药渣加水煎煮二次,煎液滤过,滤液合并,浓缩至相对密度为 1.06(20℃),加乙醇使含醇量为 65%,静置 24 小时,滤过,滤液回收乙醇,药液备用。薤白粉碎成粗粉,用 75% 乙醇作溶剂,浸渍 24 小时后,缓缓渗漉,收集渗漉液,药渣备用;渗漉液回收乙醇后缓缓加入 0.5% 滑石粉,静置 24 小时,滤过,滤液备用。黄芪、石菖蒲加水煎煮三次,第一、二次各 2 小时,第三次加入薤白药渣,煎煮 1 小时,合并煎液,滤过,滤液浓缩至相对密度为 1.06(20℃),加乙醇使含醇量为 70%,静置 24 小时,滤过,滤液回收乙醇,与上述药液合并,浓缩至适量,冷藏 24 小时,滤过,滤液加入 8g 聚山梨酯 80、甘油 20g、糖精钠 2g 和山梨酸 2g,用 1% 氢氧化钠溶液调节 pH 值,加水至 1000ml,搅匀,煮沸,放冷,滤过,灌封,灭菌,即得。

【性状】　本品为红棕色的澄清液体;气微香,味甜、微苦。

【鉴别】　取本品 20ml,用水饱和的正丁醇提取 3 次(20ml、10ml、10ml),合并正丁醇液,用正丁醇饱和的水洗涤 2 次,每次 10ml,弃去水液,正丁醇液回收溶剂至干,残渣加无水乙醇微热使溶解,置 10ml 量瓶中,放冷,加无水乙醇至 10ml,摇匀,作为供试品溶液。另取人参皂苷 Rg_1 对照品和黄芪甲苷对照品,分别加甲醇制成每 1ml 中含人参皂苷 Rg_1 0.4mg、黄芪甲苷 1mg 的溶液,作为对照品溶液。照薄层色谱法(通则 0502)试验,吸取上述三种溶液各 5μl,分别点于

同一硅胶 G 薄层板上,以三氯甲烷-乙醇-水(65:40:10)的下层溶液为展开剂,展开,取出,晾干,喷以 10% 硫酸乙醇溶液,在 105℃加热至斑点显色清晰。供试品色谱中,在与对照品色谱相应的位置上,显相同颜色的斑点。

【检查】　**相对密度**　应不低于 1.05(通则 0601)。

pH 值　应为 4.5～6.5(通则 0631)。

其他　应符合合剂项下有关的各项规定(通则 0181)。

【含量测定】　照高效液相色谱法(通则 0512)测定。

色谱条件与系统适用性试验　以十八烷基硅烷键合硅胶为填充剂;以乙腈-水(35:65)为流动相;用蒸发光散射检测器检测。理论板数按黄芪甲苷峰计算应不低于 3000。

对照品溶液的制备　取黄芪甲苷对照品适量,精密称定,加甲醇制成每 1ml 含 1mg 的溶液,即得。

供试品溶液的制备　精密量取本品 20ml,用水饱和的正丁醇振摇提取 5 次,每次 25ml,合并正丁醇液,用氨试液洗涤 3 次,每次 20ml,正丁醇液回收溶剂至干,残渣加甲醇适量使溶解,转移至 10ml 量瓶中,加甲醇至刻度,摇匀,滤过,即得。

测定法　分别精密吸取对照品溶液 5μl、15μl 及供试品溶液 20μl,注入液相色谱仪,测定,用外标两点法对数方程计算,即得。

本品每 1ml 含黄芪以黄芪甲苷($C_{41}H_{68}O_{14}$)计,不得少于 0.10mg。

【功能与主治】　补益心气,理气止痛。用于气短、心悸、乏力、头晕心气虚损型胸痹心痛。

【用法与用量】　口服。一次 10ml,一日 3 次。

【规格】　每支装 10ml

【贮藏】　密封,置阴凉处。

补　白　颗　粒

Bubai Keli

【处方】　补骨脂 100g　　　　　白扁豆 165g
　　　　　淫羊藿 100g　　　　　丹参 100g
　　　　　柴胡 100g　　　　　　黑豆 335g
　　　　　赤小豆 335g　　　　　苦参 100g

【制法】　以上八味,加水煎煮二次,第一次 1.5 小时,第二次 1 小时,合并煎液,滤过,滤液浓缩至相对密度为 1.28～1.30(50℃)的清膏,放冷,加入蔗糖 875g 及糊精适量,混匀,制成颗粒,干燥,制成 1000g,即得。

【性状】　本品为棕黄色的颗粒;味甜、微苦。

【鉴别】　(1)取本品 5g,研细,加甲醇 10ml,超声处理 20 分钟,滤过,滤液回收溶剂至干,残渣加乙醇 1ml 使溶解,作为供试品溶液。另取补骨脂素对照品、异补骨脂素对照品,加乙醇制成每 1ml 各含 0.5mg 的混合溶液,作为对照品溶液。照薄层色谱法(通则 0502)试验,吸取上述两种溶液各

2μl,分别点于同一硅胶 G 薄层板上,以正己烷-乙酸乙酯(4:1)为展开剂,展开,取出,晾干,喷以 10％氢氧化钾甲醇溶液,置紫外光灯(365nm)下检视。供试品色谱中,在与对照品色谱相应的位置上,显相同颜色的荧光斑点。

(2)取本品 20g,加水 40ml 使溶解,用盐酸调节 pH 值至 2～3,用乙醚振摇提取 2 次,每次 20ml,水液备用;合并乙醚液,回收溶剂至干,残渣加无水乙醇 1ml 使溶解,作为供试品溶液。另取原儿茶醛对照品,加无水乙醇制成每 1ml 含 0.5mg 的溶液,作为对照品溶液。照薄层色谱法(通则 0502)试验,吸取上述两种溶液各 2μl,分别点于同一硅胶 GF$_{254}$薄层板上,以环己烷-乙酸乙酯-甲酸(8:6:1.2)为展开剂,展开,取出,晾干,置紫外光灯(254nm)下检视。供试品色谱中,在与对照品色谱相应的位置上,显相同颜色的斑点。

(3)取〔鉴别〕(2)项下的备用水液,用浓氨试液调节 pH 值至 9～10,用三氯甲烷振摇提取 2 次,每次 20ml,合并三氯甲烷液,回收溶剂至干,残渣加甲醇 1ml 使溶解,作为供试品溶液。另取苦参碱对照品、槐定碱对照品,加甲醇制成每 1ml 各含 1mg 的混合溶液,作为对照品溶液。照薄层色谱法(通则 0502)试验,吸取上述两种溶液各 3～8μl,分别点于同一高效硅胶 H 薄层板上,以二氯甲烷-无水乙醇(5:0.25)为展开剂,置氨蒸气预饱和 15 分钟的展开缸内,展开,取出,晾干,喷以碘化铋钾试液,置日光下检视。供试品色谱中,在与对照品色谱相应的位置上,显相同颜色的斑点。

(4)取本品 5g,研细,加乙酸乙酯 20ml,超声处理 30 分钟,滤过,滤液回收溶剂至干,残渣加无水甲醇 1ml 使溶解,作为供试品溶液。另取淫羊藿苷对照品,加无水甲醇制成每 1ml 含 0.2mg 的溶液,作为对照品溶液。照薄层色谱法(通则 0502)试验,吸取上述两种溶液各 5μl,分别点于同一硅胶 H 薄层板上,以三氯甲烷-无水甲醇-水(12:7:3)放置过夜的下层溶液为展开剂,展开,取出,晾干,喷以 1％三氯化铝乙醇溶液,热风吹干,置紫外光灯(365nm)下检视。供试品色谱中,在与对照品色谱相应的位置上,显相同颜色的荧光斑点。

【检查】 应符合颗粒剂项下有关的各项规定(通则 0104)。

【含量测定】 照高效液相色谱法(通则 0512)测定。

色谱条件与系统适用性试验 以十八烷基硅烷键合硅胶为填充剂;以甲醇-水(55:45)为流动相;检测波长为 246nm。理论板数按补骨脂素峰计算应不低于 3000。

对照品溶液的制备 取补骨脂素对照品、异补骨脂素对照品适量,精密称定,加甲醇制成每 1ml 各含 20μg 的混合溶液,即得。

供试品溶液的制备 取装量差异项下的本品,研细,混匀,取约 0.75g,精密称定,置具塞锥形瓶中,精密加入甲醇 25ml,密塞,称定重量,超声处理(功率 300W,频率 50kHz)30 分钟,放冷,再称定重量,用甲醇补足减失的重量,摇匀,滤过,取续滤液,即得。

测定法 分别精密吸取对照品溶液与供试品溶液各

10μl,注入液相色谱仪,测定,即得。

本品每袋含补骨脂以补骨脂素(C$_{11}$H$_6$O$_3$)和异补骨脂素(C$_{11}$H$_6$O$_3$)的总量计,不得少于 10.0mg。

【功能与主治】 健脾温肾。用于慢性白细胞减少症属脾肾不足者。

【用法与用量】 开水冲服。一次 1 袋,一日 3 次。

【规格】 每袋装 15g

【贮藏】 密封。

补肾养血丸
Bushen Yangxue Wan

【处方】

何首乌 80g	当归 20g
黑豆 40g	牛膝(盐制)20g
茯苓 20g	菟丝子 20g
盐补骨脂 10g	枸杞子 20g

【制法】 以上八味,粉碎成细粉,过筛,混匀。每 100g 粉末加炼蜜 110～120g 制成大蜜丸;或加炼蜜 40～50g 与适量的水泛丸,包衣,干燥,制成水蜜丸,即得。

【性状】 本品为棕褐色的大蜜丸或黑色的水蜜丸;气微香,味甜、微苦涩。

【鉴别】 (1)取本品,置显微镜下观察:不规则分枝状团块无色,遇水合氯醛试液溶化,菌丝无色或淡棕色,直径 4～6μm(茯苓)。草酸钙簇晶,直径约至 80μm(何首乌)。种皮石细胞淡黄色,不规则长形,垂周壁波状弯曲,胞腔内含棕色物(枸杞子)。种皮栅状细胞紫红色,表面观类多角形,壁厚(黑豆)。种皮栅状细胞 2 列,内列较外列长,黄棕色,并有光辉带(菟丝子)。

(2)取本品大蜜丸 25g,剪碎,加硅藻土 5g,研匀;或取水蜜丸 20g,研碎,加正己烷 50ml,超声处理 15 分钟,滤过(滤渣备用),滤液回收溶剂至干,残渣加正己烷 1ml 使溶解,作为供试品溶液。另取当归对照药材 1g,加正己烷 20ml,同法制成对照药材溶液。照薄层色谱法(通则 0502)试验,吸取上述两种溶液各 1μl,分别点于同一硅胶 G 薄层板上,以正己烷-乙酸乙酯(9:1)为展开剂,展开,取出,晾干,置紫外光灯(365nm)下检视。供试品色谱中,在与对照药材色谱相应的位置上,显相同颜色的荧光斑点。

(3)取〔鉴别〕(2)项下的备用滤渣,加乙酸乙酯 20ml,超声处理 15 分钟,滤过,滤液回收溶剂至干,残渣加乙酸乙酯 1ml 使溶解,作为供试品溶液。另取补骨脂素对照品、异补骨脂素对照品,分别加乙酸乙酯制成每 1ml 含 0.1mg 的溶液,作为对照品溶液。照薄层色谱法(通则 0502)试验,吸取供试品溶液 3～5μl、对照品溶液各 1μl,分别点于同一硅胶 G 薄层板上,以正己烷-乙酸乙酯(15:4)为展开剂,展开,取出,晾干,喷以 10％氢氧化钾甲醇溶液,置紫外光灯(365nm)下检视。供试品色谱中,在与对照品色谱相应的位置上,显相同颜色的斑点。

(4)取本品大蜜丸 9g,剪碎;或取水蜜丸 7g,研碎。加水50ml煎煮 10 分钟,放冷,加乙醚 60ml 振摇,分取醚层,回收溶剂至干,残渣加乙酸乙酯 1ml 使溶解,作为供试品溶液。另取枸杞子对照药材 1g,加硅藻土 2g,研匀,加乙醚 20ml,超声处理 20 分钟,滤过,滤液回收溶剂至干,残渣加乙酸乙酯 1ml使溶解,作为对照药材溶液。照薄层色谱法(通则 0502)试验,吸取供试品溶液 5~8μl,对照药材溶液 5μl,分别点于同一硅胶 G 薄层板上,以石油醚(30~60℃)-甲酸乙酯-甲酸(20:20:0.1)为展开剂,展开,取出,晾干,置紫外光灯(365nm)下检视。供试品色谱中,在与对照药材色谱相应的位置上,显相同颜色的荧光斑点。

【检查】 应符合丸剂项下有关的各项规定(通则 0108)。

【含量测定】 避光操作。照高效液相色谱法(通则 0512)测定。

色谱条件与系统适用性试验 以十八烷基硅烷键合硅胶为填充剂;以乙腈-水(25:75)为流动相;检测波长为320nm。理论板数按 2,3,5,4'-四羟基二苯乙烯-2-O-β-D-葡萄糖苷峰计算应不低于 2000。

对照品溶液的制备 取 2,3,5,4'-四羟基二苯乙烯-2-O-β-D-葡萄糖苷对照品适量,精密称定,加稀乙醇制成每 1ml 含30μg 溶液,即得。

供试品溶液的制备 取本品水蜜丸,研细,取约 1.5g;或取重量差异项下的大蜜丸,剪碎,取约 2g,精密称定,置锥形瓶中,精密加稀乙醇 100ml,称定重量,加热回流 30 分钟,放冷,称定重量,用稀乙醇补足失去的重量,摇匀,取上清液滤过,取续滤液,即得。

测定法 分别精密吸取对照品溶液与供试品溶液各10μl,注入液相色谱仪,测定,即得。

本品含何首乌以 2,3,5,4'-四羟基二苯乙烯-2-O-β-D-葡萄糖苷($C_{20}H_{22}O_9$)计,水蜜丸每 1g 不得少于 2.0mg;大蜜丸每丸不得少于 12.0mg。

【功能与主治】 补肝肾,益精血。用于身体虚弱,血气不足,遗精,须发早白。

【用法与用量】 口服。水蜜丸一次 6g,大蜜丸一次1 丸,一日 2~3 次。

【规格】 (1)水蜜丸 每 100 丸重 7.2g (2)大蜜丸每丸重 9g

【贮藏】 密封。

补肾益脑丸

Bushen Yinao Wan

【处方】 鹿茸(去毛)14.4g　　红参 94g
　　　　　茯苓 91g　　　　　麸炒山药 91g

熟地黄 194g	当归 91g
川芎 70g	盐补骨脂 70g
牛膝 70g	枸杞子 72g
玄参 70g	麦冬 91g
五味子 70g	炒酸枣仁 91g
远志 91g	朱砂 24g

【制法】 以上十六味,朱砂水飞成极细粉;当归、麦冬、玄参、远志、牛膝加水煎煮二次,每次 2 小时,滤过,滤液合并,静置 8 小时以上,滤过,滤液浓缩至相对密度为 1.16~1.20(50℃)的清膏;其余熟地黄等十味,粉碎成细粉;朱砂细粉与熟地黄等十味细粉配研,过筛,混匀,加入上述清膏,混匀,制成浓缩水丸,干燥,打光,制成 1000g,即得。

【性状】 本品为棕褐色的浓缩水丸;味甘、微酸。

【鉴别】 (1)取本品,置显微镜下观察:薄壁组织灰棕色至黑棕色,细胞多皱缩,内含棕色核状物(熟地黄)。种皮石细胞表面观不规则,多角形,壁稍厚,壁波状弯曲,层纹清晰(枸杞子)。种皮栅状细胞淡棕色或红棕色,表面观类多角形,壁稍厚,胞腔含红棕色物(盐补骨脂)。种皮石细胞呈多角形、类圆形或不规则形,壁稍厚,纹孔及孔沟明显(五味子)。内种皮细胞棕黄色,表面观长方形或类方形,垂周壁连珠状增厚(炒酸枣仁)。不规则颗粒暗棕红色,略有光泽(朱砂)。不规则分枝状团块无色,遇水合氯醛试液溶化;菌丝无色或淡棕色,直径 4~6μm(茯苓)。淀粉粒三角状卵形或矩圆形,直径 24~40μm,脐点短缝状或人字状(麸炒山药)。

(2)取本品 4g,研碎,加甲醇 30ml,加热回流 1 小时,滤过,滤液回收溶剂至干,残渣加水 20ml 使溶解,用乙酸乙酯振摇提取 2 次,每次 20ml,水溶液备用,合并乙酸乙酯液,回收溶剂至干,残渣加甲醇 2ml 使溶解,作为供试品溶液。另取枸杞子对照药材 1g,加水 40ml,煎煮 15 分钟,脱脂棉滤过,滤液用乙酸乙酯振摇提取 2 次,每次 20ml,合并乙酸乙酯液,回收溶剂至干,残渣加甲醇 1ml 使溶解,作为对照药材溶液。照薄层色谱法(通则 0502)试验,吸取上述两种溶液各 2~4μl,分别点于同一硅胶 G 薄层板上,以甲苯-乙酸乙酯-甲酸(14:7:2)为展开剂,展开,取出,晾干,置紫外光灯(365nm)下检视。供试品色谱中,在与对照药材色谱相应的位置上,显相同颜色的荧光斑点。

(3)取〔鉴别〕(2)项下的备用水溶液,用水饱和的正丁醇振摇提取 2 次,每次 20ml,合并正丁醇液,用氨试液洗涤2 次,每次 50ml,取正丁醇液,回收溶剂至干,残渣加甲醇 2ml使溶解,作为供试品溶液。另取红参对照药材 1g,加水 0.5ml搅拌湿润,加水饱和的正丁醇 10ml,超声处理 30 分钟,离心,取上清液,同法制成对照药材溶液。再取人参皂苷 Rb₁ 对照品、人参皂苷 Re 对照品、人参皂苷 Rg₁ 对照品,加甲醇制成每 1ml 各含 0.5mg 的混合溶液,作为对照品溶液。照薄层色谱法(通则 0502)试验,吸取上述三种溶液各 2~5μl,分别点于同一硅胶 G 薄层板上,以三氯甲烷-甲醇-水(13:7:2)10℃以下放置的下层溶液为展开剂,展开,取出,晾干,喷以 10%硫酸乙醇溶液,在 105℃加热至斑点显色清晰,分别置日光及紫外光灯(365nm)下检视。供试品色谱中,在与对照药材色谱和对照品色谱相应的位置上,显相同颜色的斑点或荧光斑点。

(4)取本品 4g,研碎,加乙酸乙酯 20ml,超声处理 20 分钟,滤过,滤液回收溶剂至干,残渣加乙酸乙酯 2ml 使溶解,作为供试品溶液。另取补骨脂对照药材、川芎对照药材各 1g,分别加乙酸乙酯 10ml,超声处理 20 分钟,滤过,滤液回收溶剂至干,残渣加乙酸乙酯 2ml 使溶解,作为对照药材溶液。再取补骨脂素对照品、异补骨脂素对照品,加乙酸乙酯制成每 1ml 各含 0.5mg 的混合溶液,作为对照品溶液。照薄层色谱法(通则 0502)试验,吸取上述四种溶液各 2μl,分别点于同一硅胶 G 薄层板上,以正己烷-乙酸乙酯(4:1)为展开剂,展开,取出,晾干,置紫外光灯(365nm)下检视。供试品色谱中,在与川芎对照药材色谱相应的位置上,显相同颜色的荧光斑点。喷以 10%氢氧化钾甲醇溶液,置紫外光灯(365nm)下检视,供试品色谱中,在与补骨脂对照药材和对照品色谱相应的位置上,显相同颜色的荧光斑点。

(5)取五味子对照药材 1g,加三氯甲烷 20ml,加热回流 20 分钟,滤过,滤液回收溶剂至干,残渣加乙酸乙酯 2ml 使溶解,作为对照药材溶液。再取五味子醇甲对照品,加三氯甲烷制成每 1ml 含 1mg 的溶液,作为对照品溶液。照薄层色谱法(通则 0502)试验,吸取[鉴别](2)项下的供试品溶液及上述对照药材溶液、对照品溶液各 2~5μl,分别点于同一硅胶 GF$_{254}$薄层板上,以环己烷-乙酸乙酯(1:1)为展开剂,展开,取出,晾干,置紫外光灯(254nm)下检视。供试品色谱中,在与对照药材色谱和对照品色谱相应的位置上,显相同颜色的斑点。

【检查】 应符合丸剂项下有关的各项规定(通则 0108)。

【含量测定】 盐补骨脂 照高效液相色谱法(通则 0512)测定。

色谱条件与系统适用性试验 以十八烷基硅烷键合硅胶为填充剂;以甲醇-水(45:55)为流动相;检测波长为 245nm。理论板数按补骨脂素峰计算应不低于 3000。

对照品溶液的制备 取补骨脂素对照品、异补骨脂素对照品适量,精密称定,加甲醇制成每 1ml 各含 10μg 的混合溶液,即得。

供试品溶液的制备 取本品适量,研细,取 1g,精密称定,置具塞锥形瓶中,精密加入甲醇 25ml,密塞,称定重量,超声处理(功率 200W,频率 50kHz)30 分钟,放冷,再称定重量,用甲醇补足减失的重量,摇匀,滤过,取续滤液,即得。

测定法 分别精密吸取对照品溶液与供试品溶液各 10μl,注入液相色谱仪,测定,即得。

本品每 1g 含盐补骨脂以补骨脂素(C$_{11}$H$_6$O$_3$)和异补骨脂素(C$_{11}$H$_6$O$_3$)的总量计,不得少于 0.45mg。

五味子 照高效液相色谱法(通则 0512)测定。

色谱条件与系统适用性试验 以十八烷基硅烷键合硅胶为填充剂;以甲醇-水(60:40)为流动相;检测波长为 250nm。

理论板数按五味子醇甲峰计算应不低于 3000。

对照品溶液的制备 取五味子醇甲对照品适量,精密称定,加甲醇制成每 1ml 含 10μg 的溶液,即得。

供试品溶液的制备 取[含量测定]盐补骨脂项下的供试品溶液,即得。

测定法 分别精密吸取对照品溶液与供试品溶液各 10μl,注入液相色谱仪,测定,即得。

本品每 1g 含五味子以五味子醇甲(C$_{24}$H$_{32}$O$_7$)计,不得少于 0.25mg。

【功能与主治】 补肾生精,益气养血。用于肾虚精亏、气血两虚所致的心悸、气短、失眠、健忘、遗精、盗汗、腰腿酸软、耳鸣耳聋。

【用法与用量】 口服。一次 8~12 丸,一日 2 次。

【注意】 感冒发热者忌用;孕妇忌服。

【规格】 每 10 丸重 2g

【贮藏】 密封。

补肾益脑片
Bushen Yinao Pian

【处方】 鹿茸(去毛)6g　　　　　红参 39g
茯苓 38g　　　　　　　　山药(炒)38g
熟地黄 81g　　　　　　　当归 38g
川芎 29g　　　　　　　　盐补骨脂 29g
牛膝 29g　　　　　　　　枸杞子 30g
玄参 29g　　　　　　　　麦冬 38g
五味子 29g　　　　　　　炒酸枣仁 38g
远志(蜜炙)38g　　　　　朱砂 10g

【制法】 以上十六味,朱砂水飞成极细粉;鹿茸(去毛)、红参、茯苓、山药(炒)、川芎、盐补骨脂、枸杞子、熟地黄粉碎成细粉,过筛,混匀,与朱砂极细粉配研,混匀;其余五味子等七味加水煎煮三次,第一次 3 小时,第二、三次每次 2 小时,合并煎液,滤过,滤液浓缩至适量,与上述细粉混匀,干燥,粉碎,过筛,加入适量的辅料,混匀,制成颗粒,干燥,压制成 1000 片,包糖衣,即得。

【性状】 本品为糖衣片,除去糖衣后显棕褐色;味甘、微酸。

【鉴别】 (1)取本品,置显微镜下观察:草酸钙簇晶直径 20~68μm,棱角锐尖(红参)。不规则分枝状团块无色,遇水合氯醛试液溶化;菌丝无色或淡棕色,直径 4~6μm(茯苓)。薄壁组织灰棕色至黑棕色,细胞多皱缩,内含棕色核状物(熟地黄)。种皮栅状细胞淡棕色或红棕色,表面观类多角形,壁稍厚,胞腔含红棕色物(盐补骨脂)。种皮石细胞表面观不规则多角形,壁厚,波状弯曲,层纹清晰(枸杞子)。淀粉粒三角状卵形或矩圆形,直径 24~40μm,脐点短缝状或人字状(山药)。

(2)取本品 10 片,除去糖衣,研细,加乙酸乙酯 20ml,超声处理 15 分钟,滤过,药渣备用;滤液蒸干,残渣加乙酸乙酯 2ml 使溶解,作为供试品溶液。另取补骨脂素对照品、异补骨脂素对照品,加乙酸乙酯制成每 1ml 各含 2mg 的混合溶液,作为对照品溶液。照薄层色谱法(通则 0502)试验,吸取上述两种溶液各 2~4μl,分别点于同一硅胶 G 薄层板上,以正己烷-乙酸乙酯(4:1)为展开剂,展开,取出,晾干,喷以 10%氢氧化钾甲醇溶液,置紫外光灯(365nm)下检视。供试品色谱中,在与对照品色谱相应的位置上,显相同颜色的荧光斑点。

(3)取〔鉴别〕(2)项下的备用药渣,挥去乙酸乙酯,加 70%乙醇 20ml,超声处理 30 分钟,滤过,滤液浓缩至近干,用水 20ml 稀释,用水饱和的正丁醇振摇提取 2 次,每次 10ml,合并正丁醇提取液,用氨试液洗涤 2 次,每次 10ml,正丁醇液蒸干,残渣加甲醇 2ml 使溶解,作为供试品溶液。另取人参对照药材 0.5g,加乙醚 10ml,超声处理 10 分钟,滤过,取药渣,挥去乙醚,同供试品溶液制备方法制成对照药材溶液。再取人参皂苷 Rb$_1$ 对照品、人参皂苷 Re 对照品、人参皂苷 Rg$_1$ 对照品,加甲醇制成每 1ml 各含 2mg 的混合溶液,作为对照品溶液。照薄层色谱法(通则 0502)试验,吸取供试品溶液 6μl、对照药材溶液 4μl 及对照品溶液 2μl,分别点于同一硅胶 G 薄层板上,以三氯甲烷-甲醇-水(13:7:2)10℃以下放置的下层溶液为展开剂,展开,取出,晾干,喷以 10%硫酸乙醇溶液,在 105℃加热至斑点显色清晰。供试品色谱中,在与对照药材色谱和对照品色谱相应的位置上,显相同颜色的斑点;置紫外光灯(365nm)下检视,显相同颜色的荧光斑点。

(4)取本品 10 片,除去糖衣,研细,加乙醚 10ml,超声处理 20 分钟,滤过,滤液蒸干,残渣加乙酸乙酯 1ml 使溶解,作为供试品溶液。另取川芎对照药材 1g,同法制成对照药材溶液。照薄层色谱法(通则 0502)试验,吸取上述两种溶液各 5μl,分别点于同一硅胶 G 薄层板上,以正己烷-乙酸乙酯(9:1)为展开剂,展开,取出,晾干,置紫外光灯(365nm)下检视。供试品色谱中,在与对照药材色谱相应的位置上,显相同颜色的荧光斑点。

【检查】 应符合片剂项下有关的各项规定(通则 0101)。

【含量测定】 照高效液相色谱法(通则 0512)测定。

色谱条件与系统适用性试验 以十八烷基硅烷键合硅胶为填充剂;以甲醇-水(45:55)为流动相;检测波长为 245nm。理论板数按补骨脂素峰计算应不低于 3000。

对照品溶液的制备 取补骨脂素对照品、异补骨脂素对照品适量,精密称定,加甲醇制成每 1ml 各含 25μg 的混合溶液,即得。

供试品溶液的制备 取本品 20 片,除去糖衣,精密称定,研细,取约 3g,精密称定,置具塞锥形瓶中,精密加入甲醇 50ml,密塞,称定重量,超声处理(功率 280W,频率 40kHz)30 分钟,放冷,再称定重量,用甲醇补足减失的重量,摇匀,滤过,取续滤液,即得。

测定法 分别精密吸取对照品溶液与供试品溶液各

10μl,注入液相色谱仪,测定,即得。

本品每片含盐补骨脂以补骨脂素(C$_{11}$H$_6$O$_3$)和异补骨脂素(C$_{11}$H$_6$O$_3$)的总量计,不得少于 0.23mg。

【功能与主治】 补肾生精,益气养血。用于肾虚精亏、气血两虚所致的心悸、气短、失眠、健忘、遗精、盗汗、腰腿疲软、耳鸣耳聋。

【用法与用量】 口服。一次 4~6 片,一日 2 次。

【注意】 感冒发烧者忌用。

【贮藏】 密封。

补肾益精丸

Bushen Yijing Wan

【处方】 女贞子 150g 　　　菟丝子(酒炒)300g
　　　　　墨旱莲 150g 　　　醋南五味子 150g
　　　　　桑椹 150g 　　　　覆盆子 150g
　　　　　酒苁蓉 150g 　　　熟地黄 150g

【制法】 以上八味,粉碎成细粉,过筛,混匀。每 100g 粉末加炼蜜 40~50g 与适量的水,泛丸,干燥,制成水蜜丸,即得。

【性状】 本品为黑色的水蜜丸;味苦、微甜、略酸。

【鉴别】 (1)取本品,置显微镜下观察:果皮表皮细胞表面观类多角形,垂周壁厚薄不匀,胞腔含淡棕色物(女贞子)。种皮栅状细胞 2 列,内列较外列长,有光辉带(菟丝子)。非腺毛单细胞,壁厚,木化,脱落后残迹似石细胞状(覆盆子)。种皮表皮石细胞淡黄色,表面类多角形,壁较厚,孔沟密,腔内含暗棕色物(醋南五味子)。薄壁组织灰棕色至黑棕色,细胞多皱缩,内含棕色核状物(熟地黄)。

(2)取本品 10g,研碎,加三氯甲烷 30ml,加热回流 1.5 小时,滤过,滤液蒸干,残渣加三氯甲烷 1ml 使溶解,作为供试品溶液。另取墨旱莲对照药材 1g,加三氯甲烷 30ml,同法制成对照药材溶液。照薄层色谱法(通则 0502)试验,吸取上述两种溶液各 4μl,分别点于同一硅胶 G 薄层色谱上,以石油醚(30~60℃)-乙酸乙酯(20:1)为展开剂,展开,取出,晾干,置紫外光灯(365nm)下检视。供试品色谱中,在与对照药材色谱相应的位置上,显相同颜色的荧光斑点。

(3)取本品 5g,研碎,加乙醇 30ml,加热回流 2 小时,滤过,滤液浓缩至 2ml,作为供试品溶液。另取桑椹对照药材 1g,同法制成对照药材溶液。照薄层色谱法(通则 0502)试验,吸取上述两种溶液各 10μl,分别点于同一硅胶 G 薄层板上,以甲苯-甲醇(9.5:0.5)为展开剂,展开,取出,晾干,置紫外光灯(365nm)下检视。供试品色谱中,在与对照药材色谱相应的位置上,显相同颜色的荧光斑点。

(4)取本品 10g,研碎,加甲醇 30ml,加热回流 2 小时,滤过,滤液通过 D101 型大孔吸附树脂柱(内径 1.5cm,长

12cm),以水 50ml 洗脱,弃去水液,再用 70％乙醇 50ml 洗脱,收集洗脱液,蒸干,残渣加甲醇 2ml 使溶解,作为供试品溶液。另取松果菊苷对照品、毛蕊花糖苷对照品,分别加甲醇制成每 1ml 各含 1mg 的溶液,作为对照品溶液。照薄层色谱法(通则 0502)试验,吸取上述三种溶液各 1~2μl,分别点于同一聚酰胺薄膜上,以甲醇-醋酸-水(2∶1∶7)为展开剂,展开,取出,晾干,置紫外光灯(365nm)下检视。供试品色谱中,在与对照品色谱相应的位置上,显相同颜色的荧光斑点。

【检查】　应符合丸剂项下有关的各项规定(通则 0108)。

【含量测定】　照高效液相色谱法(通则 0512)测定。

色谱条件与系统适用性试验　以十八烷基硅烷键合硅胶为填充剂;以乙腈-水(50∶50)为流动相;检测波长为 254nm。理论板数按五味子酯甲峰计算应不低于 3000。

对照品溶液的制备　取五味子酯甲对照品适量,精密称定,加甲醇制成每 1ml 含 40μg 的溶液,即得。

供试品溶液的制备　取本品细粉 2.5g,精密称定,置具塞锥形瓶中,精密加入甲醇 25ml,密塞,称定重量,超声处理(功率 250W,频率 40kHz)30 分钟,放冷,再称定重量,用甲醇补足减失的重量,摇匀,滤过,取续滤液,即得。

测定法　分别精密吸取对照品溶液与供试品溶液各 20μl,注入液相色谱仪,测定,即得。

本品每 1g 含南五味子以五味子酯甲($C_{30}H_{32}O_9$)计,不得少于 0.13mg。

【功能与主治】　滋肾填精,补髓养血。用于肾精不足,头晕目眩,腰膝酸软,遗精梦泄。

【用法与用量】　口服。一次 6g,一日 2 次。

【注意】　伤风感冒患者忌服。

【规格】　每 10 丸重约 1g

【贮藏】　密封。

补肺活血胶囊

Bufei Huoxue Jiaonang

【处方】　黄芪 720g　　　　　　赤芍 720g
　　　　　补骨脂 360g

【制法】　以上三味,取赤芍 180g 粉碎成细粉,备用;其余药味加水煎煮二次,第一次加 8 倍量水,第二次加 6 倍量水,每次 1 小时,合并煎液,滤过,滤液浓缩至相对密度为 1.05~1.15(80℃),加乙醇使含醇量达 60％,充分搅拌,静置 24 小时,滤取上清液,回收乙醇至无醇味,继续浓缩至相对密度为 1.35~1.40(80℃),加入上述赤芍细粉,混匀,干燥,粉碎,用 90％乙醇制粒,干燥,加辅料适量,混匀,装入胶囊,制成 1000 粒,即得。

【性状】　本品为硬胶囊,内容物为棕黄色至棕褐色的细颗粒和粉末;气微香,味微酸、苦。

【鉴别】　(1)取本品,置显微镜下观察:草酸钙簇晶直径 11~35μm,散在或存在于薄壁细胞中,常数个至数十个排列成行(赤芍)。

(2)取本品内容物 3g,加石油醚(30~60℃)20ml,超声处理 15 分钟,滤过,滤液回收溶剂至干,残渣加乙酸乙酯 0.5ml 使溶解,作为供试品溶液。另取补骨脂素对照品、异补骨脂素对照品,加乙酸乙酯制成每 1ml 各含 1mg 的混合溶液,作为对照品溶液。照薄层色谱法(通则 0502)试验,吸取供试品溶液 6μl,对照品溶液 4μl,分别点于同一硅胶 G 薄层板上,以正己烷-乙酸乙酯(8∶2)为展开剂,展开,取出,晾干,置紫外光灯(365nm)下检视。供试品色谱中,在与对照品色谱相应的位置上,显相同颜色的荧光斑点。

【检查】　应符合胶囊剂项下有关的各项规定(通则 0103)。

【含量测定】　黄芪　照高效液相色谱法(通则 0512)测定。

色谱条件与系统适用性试验　以十八烷基硅烷键合硅胶为填充剂;以乙腈-水(32∶68)为流动相;蒸发光散射检测器检测。理论板数按黄芪甲苷峰计算应不低于 4000。

对照品溶液的制备　取黄芪甲苷对照品适量,精密称定,加甲醇制成每 1ml 含 0.5mg 的溶液,即得。

供试品溶液的制备　取装量差异项下的本品内容物,研细,取约 1g,精密称定,加甲醇加热回流提取 2 次,每次 50ml,第一次 60 分钟,第二次 30 分钟,滤过,滤渣用少量甲醇洗涤,合并洗液和滤液,回收溶剂至干,残渣加水 20ml 使溶解,用水饱和的正丁醇振摇提取 4 次(30ml,20ml,20ml,20ml),合并正丁醇液,用氨试液洗涤 2 次,每次 40ml,最后一次洗涤静置过夜后,弃去氨液,正丁醇液蒸干,残渣加甲醇溶解,转移至 5ml 量瓶中,加甲醇至刻度,摇匀,滤过,取续滤液,即得。

测定法　分别精密吸取对照品溶液 10μl、20μl 及供试品溶液 10~20μl,注入液相色谱仪,测定,用外标两点法对数方程计算,即得。

本品每粒含黄芪以黄芪甲苷($C_{41}H_{68}O_{14}$)计,不得少于 0.26mg。

赤芍　照高效液相色谱法(通则 0512)测定。

色谱条件与系统适用性试验　以十八烷基硅烷键合硅胶为填充剂;以 0.05mol/L 磷酸二氢钾溶液-甲醇(60∶40)为流动相;检测波长为 230nm。理论板数按芍药苷峰计算应不低于 3000。

对照品溶液的制备　取芍药苷对照品适量,精密称定,加稀乙醇制成每 1ml 含 50μg 的溶液,即得。

供试品溶液的制备　取装量差异项下的本品内容物,研细,取约 0.3g,精密称定,置具塞锥形瓶中,精密加入稀乙醇 25ml,密塞,称定重量,超声处理(功率 250W,频率 40kHz)1 小时,放冷,再称定重量,用稀乙醇补足减失的重量,摇匀,离心(转速为每分钟 3000 转),精密量取上清液 5ml,置 20ml 量瓶中,加稀乙醇至刻度,摇匀,滤过,取续滤液,即得。

测定法　分别精密吸取对照品溶液与供试品溶液各 10μl,注入液相色谱仪,测定,即得。

本品每粒含赤芍以芍药苷（$C_{23}H_{28}O_{11}$）计,不得少于 4.5mg。

【功能与主治】 益气活血,补肺固肾。用于肺心病(缓解期)属气虚血瘀证,症见咳嗽气促,或咳喘胸闷,心悸气短,肢冷乏力,腰膝酸软,口唇紫绀,舌淡苔白或舌紫暗。

【用法与用量】 口服。一次 4 粒,一日 3 次。

【规格】 每粒装 0.35g。

【贮藏】 密封。

补益地黄丸
Buyi Dihuang Wan

【处方】 熟地黄 160g　　　　盐车前子 50g
　　　　菟丝子 50g　　　　　诃子(去核)20g
　　　　麸炒枳壳 50g　　　　地骨皮 30g
　　　　牛膝 160g　　　　　　茯苓 30g

【制法】 以上八味,粉碎成细粉,过筛,混匀。每 100g 粉末加炼蜜 90～110g 制成大蜜丸,即得。

【性状】 本品为黑褐色的大蜜丸;味甜、微涩。

【鉴别】 (1)取本品,置显微镜下观察:不规则分枝状团块无色,遇水合氯醛试液溶化;菌丝无色或淡棕色,直径 4～6μm(茯苓)。薄壁组织灰棕色至黑棕色,细胞多皱缩,内含棕色核状物(熟地黄)。种皮栅状细胞 2 列,内列较外列长,有光辉带(菟丝子)。种皮内表皮细胞表面观类长方形,壁微波状,以数个细胞为一组,略作镶嵌状排列(车前子)。草酸钙砂晶略呈箭头形,成片存在于薄壁细胞中(地骨皮)。

(2)取本品 9g,剪碎,加乙醚 15ml,超声处理 15 分钟,滤过,滤液挥干,残渣加丙酮 0.5ml 使溶解,作为供试品溶液。另取枳壳对照药材 0.5g,同法制成对照药材溶液。照薄层色谱法(通则 0502)试验,吸取上述两种溶液各 5μl,分别点于同一硅胶 G 薄层板上,以环己烷-乙酸乙酯(3:1)为展开剂,展开,取出,晾干,置紫外光灯(365nm)下检视。供试品色谱中,在与对照药材色谱相应的位置上,显相同颜色的荧光斑点。

(3)取本品 2g,剪碎,加乙醇 25ml,加热回流 40 分钟,取上清液,加盐酸 1ml,加热回流 1 小时,浓缩至约 5ml,加水 10ml,用乙醚振摇提取 2 次,每次 15ml,合并乙醚液,回收溶剂至干,残渣加乙醇 1ml 使溶解,作为供试品溶液。另取牛膝对照药材 0.3g,同法制成对照药材溶液。照薄层色谱法(通则 0502)试验,吸取上述两种溶液各 2μl,分别点于同一硅胶 G 薄层板上,以甲苯-乙酸乙酯-甲酸(4:1:0.5)为展开剂,展开,取出,晾干,喷以 10% 硫酸乙醇溶液,加热至斑点显色清晰。供试品色谱中,在与对照药材色谱相应的位置上,显相同颜色的斑点。

【检查】 应符合丸剂项下有关的各项规定(通则 0108)。

【含量测定】 照高效液相色谱法(通则 0512)测定。

色谱条件与系统适用性试验 以十八烷基硅烷键合硅胶为填充剂;以甲醇-水-磷酸(35:65:0.05)为流动相;检测波长为 283nm。理论板数按柚皮苷峰计算应不低于 3000。

对照品溶液的制备 取柚皮苷对照品适量,精密称定,加甲醇制成每 1ml 含 50μg 的溶液,即得。

供试品溶液的制备 取重量差异项下的本品适量,剪碎,取 1g,精密称定,置具塞锥形瓶中,精密加入甲醇 50ml,密塞,称定重量,超声处理(功率 250W,频率 50kHz)1 小时,放冷,再称定重量,用甲醇补足减失的重量,摇匀,滤过,取续滤液,即得。

测定法 分别精密吸取对照品溶液与供试品溶液各 10μl,注入液相色谱仪,测定,即得。

本品每丸含枳壳以柚皮苷（$C_{27}H_{32}O_{14}$）计,不得少于 13.0mg。

【功能与主治】 滋阴补气,益肾填精。用于脾肾两虚,腰痛脚重,四肢浮肿,行步艰难,疲乏无力。

【用法与用量】 口服。一次 1 丸,一日 2 次。

【规格】 每丸重 9g。

【贮藏】 密封。

补益蒺藜丸
Buyi Jili Wan

【处方】 炙黄芪 150g　　　　炒白术 150g
　　　　山药 100g　　　　　茯苓 50g
　　　　白扁豆 50g　　　　　麸炒芡实 50g
　　　　当归 100g　　　　　沙苑子 500g
　　　　菟丝子 100g　　　　陈皮 50g

【制法】 以上十味,粉碎成细粉,过筛,混匀。每 100g 粉末加炼蜜 130～150g,制成大蜜丸,即得。

【性状】 本品为棕色至棕褐色的大蜜丸;气微香,味甘。

【鉴别】 (1)取本品,置显微镜下观察:薄壁细胞纺锤形,壁略厚,表面有极细微的斜向交错纹理(当归)。草酸钙针晶细小,长 10～32μm,不规则地充塞于薄壁细胞中(炒白术)。种皮栅状细胞成片,无色,长 26～213μm,宽 5～26μm(白扁豆)。种皮栅状细胞 2 列,内列较外列长,有光辉带(菟丝子)。外胚乳细胞成片或单个散在,呈长方形或长多角形,胞腔内充满类球形的复粒淀粉(麸炒芡实)。不规则分枝状团块无色,遇水合氯醛试液后溶化,菌丝无色或淡棕色(茯苓)。

(2)取本品 12g,剪碎,加乙醚 50ml,超声处理 20 分钟,滤过,滤液挥干,残渣加乙酸乙酯 1ml 使溶解,作为供试品溶液。另取当归对照药材 0.5g,加乙醚 10ml,同法制成对照药材溶液。照薄层色谱法(通则 0502)试验,吸取上述两种溶液各 5μl,分别点于同一硅胶 G 薄层板上,以正己烷-乙酸乙酯(9:1)为展开剂,展开,取出,晾干,置紫外光灯(365nm)下检视。供试品色谱中,在与对照药材色谱相应的位置上,显相同颜色的荧光斑点。

（3）取本品 12g，剪碎，加甲醇 30ml，超声处理 30 分钟，滤过，滤液蒸干，残渣加甲醇 1ml 使溶解，作为供试品溶液。另取橙皮苷对照品，加甲醇制成饱和溶液，作为对照品溶液。照薄层色谱法（通则 0502）试验，吸取上述两种溶液各 5μl，分别点于同一硅胶 G 薄层板上，以乙酸乙酯-甲醇-水（100：17：13）为展开剂，展开，取出，晾干，喷以三氯化铝试液，置紫外光灯（365nm）下检视。供试品色谱中，在与对照品色谱相应的位置上，显相同颜色的荧光斑点。

（4）取本品 12g，剪碎，加正己烷 20ml，超声处理 15 分钟，滤过，滤液作为供试品溶液。另取白术对照药材 0.5g，加正己烷 5ml，同法制成对照药材溶液。照薄层色谱法（通则 0502）试验，吸取上述新制备的两种溶液各 10μl，分别点于同一硅胶 G 薄层板上，以石油醚（60～90℃）为展开剂，展开，取出，晾干，喷以 5% 香草醛硫酸溶液，在 105℃ 加热至斑点显色清晰。供试品色谱中，在与对照药材色谱相应的位置上，显相同颜色的斑点。

【检查】 应符合丸剂项下有关的各项规定（通则 0108）。

【含量测定】 照高效液相色谱法（通则 0512）测定。

色谱条件与系统适用性试验 以十八烷基硅烷键合硅胶为填充剂；以乙腈-0.1% 磷酸溶液（18：82）为流动相；检测波长为 283nm。理论板数按橙皮苷峰计算应不低于 2000。

对照品溶液的制备 取橙皮苷对照品适量，精密称定，加甲醇制成每 1ml 含 30μg 的溶液，即得。

供试品溶液的制备 取重量差异项下的本品，剪碎，取约 0.5g，精密称定，置具塞锥形瓶中，精密加入甲醇 25ml，密塞，称定重量，加热回流提取 1 小时，取出，放冷，再称定重量，用甲醇补足减失的重量，摇匀，滤过，取续滤液，即得。

测定法 分别精密吸取对照品溶液与供试品溶液各 10μl，注入液相色谱仪，测定，即得。

本品每丸含陈皮以橙皮苷（$C_{28}H_{34}O_{15}$）计，不得少于 3.0mg。

【功能与主治】 健脾补肾，益气明目。用于脾肾不足，眼目昏花，视物不清，腰疲气短。

【用法与用量】 口服。一次 2 丸，一日 2 次。

【注意】 忌食辛辣食物。

【规格】 每丸重 6g

【贮藏】 密封。

补虚通瘀颗粒

Buxu Tongyu Keli

【处方】 红参 86.4g   黄芪 343.2g
　　　　　刺五加 343.2g   赤芍 172.8g
　　　　　丹参 86.4g   桂枝 50.4g

【制法】 以上六味，酌予碎断，加水煎煮二次，第一次 4 小时，第二次 3 小时，合并煎液，滤过，滤液浓缩至相对密度为 1.05～1.10（50℃）的清膏，加乙醇使含醇量达 70%，充分搅拌，静置 12 小时，滤过，滤液浓缩至相对密度为 1.28～1.30（50℃）的稠膏，加蔗糖适量，混匀，制成颗粒，干燥（60～70℃），制成 1000g，即得。

【性状】 本品为淡棕黄色的颗粒；气香，味甜。

【鉴别】 （1）取本品 10g，研细，加甲醇 50ml，加热回流 1 小时，滤过，滤液置中性氧化铝柱上（100～120 目，5g，内径 10～15mm），用 40% 甲醇 100ml 洗脱，收集洗脱液，蒸干，残渣加水 30ml 使溶解，用水饱和的正丁醇振摇提取 2 次，每次 20ml，合并正丁醇液，用水洗涤 2 次，每次 20ml，弃去水液，正丁醇液回收溶剂至干，残渣加甲醇 0.5ml 使溶解，作为供试品溶液。另取红参对照药材 1g，加甲醇 20ml，同法制成对照药材溶液。再取人参皂苷 Rg₁ 对照品、黄芪甲苷对照品，分别加甲醇制成每 1ml 含 1mg 的溶液，作为对照品溶液。照薄层色谱法（通则 0502）试验，吸取上述四种溶液各 5μl，分别点于同一硅胶 G 薄层板上，以三氯甲烷-甲醇-水（13：7：2）10℃ 以下放置分层的下层溶液为展开剂，10℃ 以下展开，取出，晾干，喷以 10% 硫酸乙醇溶液，在 105℃ 加热至斑点显色清晰。供试品色谱中，在与对照药材色谱和对照品色谱相应的位置上，日光下显相同颜色的斑点；紫外光（365nm）下显相同颜色的荧光斑点。

（2）取本品 10g，研细，加 75% 乙醇 50ml，加热回流 1 小时，滤过，滤液蒸干，残渣加水 10ml 使溶解，置分液漏斗中，用三氯甲烷振摇提取 2 次，每次 5ml，合并三氯甲烷液，回收溶剂至干，残渣加甲醇 1ml 使溶解，作为供试品溶液。另取刺五加对照药材 2g，加 75% 乙醇 20ml，同法制成对照药材溶液，再取异嗪皮啶对照品，加甲醇制成每 1ml 含 1mg 的溶液，作为对照品溶液。照薄层色谱法（通则 0502）试验，吸取上述三种溶液各 10μl，分别点于同一硅胶 G 薄层板上，以三氯甲烷-甲醇（19：1）为展开剂，展开，取出，晾干，置紫外光灯（365nm）下检视。供试品色谱中，在与对照药材色谱和对照品色谱相应的位置上，显相同颜色的荧光斑点。

（3）取本品 4g，研细，加乙醇 50ml，超声处理 10 分钟，滤过，滤液蒸干，残渣加乙醇 2ml 使溶解，作为供试品溶液。另取芍药苷对照品，加乙醇制成每 1ml 含 2mg 的溶液，作为对照品溶液。照薄层色谱法（通则 0502）试验，吸取上述两种溶液各 5μl，分别点于同一硅胶 G 薄层板上，以三氯甲烷-乙酸乙酯-甲醇-甲酸（40：5：10：0.2）为展开剂，展开，取出，晾干，喷以 5% 香草醛硫酸溶液，在 105℃ 加热至斑点显色清晰，置日光下检视。供试品色谱中，在与对照品色谱相应的位置上，显相同颜色的斑点。

（4）取本品 2g，研细，加水 50ml 及盐酸 0.1ml，超声处理 30 分钟，滤过，滤液用乙酸乙酯振摇提取 2 次，每次 30ml，合并乙酸乙酯液，回收溶剂至干，残渣加无水乙醇 1ml 使溶解，作为供试品溶液。另取丹酚酸 B 对照品，加甲醇制成每 1ml

含 0.5mg 的溶液,作为对照品溶液。照薄层色谱法(通则0502)试验,吸取上述两种溶液各 5μl,分别点于同一硅胶 G 薄层板上,以甲苯-三氯甲烷-乙酸乙酯-甲醇-甲酸(2∶3∶4∶0.5∶2)为展开剂,展开,取出,晾干,喷以 2% 三氯化铁乙醇溶液,在 105℃ 加热至斑点显色清晰,置日光下检视。供试品色谱中,在与对照品色谱相应的位置上,显相同颜色的斑点。

【检查】 应符合颗粒剂项下有关的各项规定(通则0104)。

【含量测定】 刺五加 照高效液相色谱法(通则0512)测定。

色谱条件与系统适用性试验 以十八烷基硅烷键合硅胶为填充剂;以甲醇为流动相 A,以水为流动相 B,按下表中的规定进行梯度洗脱;检测波长为 265nm。理论板数按紫丁香苷峰计算应不低于 5000。

时间(分钟)	流动相 A(%)	流动相 B(%)
0～30	10→40	90→60

对照品溶液的制备 取紫丁香苷对照品适量,精密称定,加甲醇制成每 1ml 含 15μg 的溶液,即得。

供试品溶液的制备 取装量差异项下的本品,研细,取约 4g,精密称定,置具塞锥形瓶中,精密加入甲醇 50ml,称定重量,超声处理(功率 250W,频率 35kHz)30 分钟,放冷,再称定重量,用甲醇补足减失的重量,摇匀,滤过,精密量取续滤液 25ml,回收溶剂至干,残渣加 60% 甲醇溶解,转移至 5ml 量瓶中,加 60% 甲醇至刻度,摇匀,滤过,取续滤液,即得。

测定法 分别精密吸取对照品溶液与供试品溶液各 10μl,注入液相色谱仪,测定,即得。

本品每袋含刺五加以紫丁香苷($C_{17}H_{24}O_9$)计,不得少于 0.16mg。

赤芍 照高效液相色谱法(通则0512)测定。

色谱条件与系统适用性试验 以十八烷基硅烷键合硅胶为填充剂;以乙腈-0.1mol/L 磷酸溶液(13∶87)为流动相;检测波长为 230nm。理论板数按芍药苷峰计算应不低于 3000。

对照品溶液的制备 取芍药苷对照品适量,精密称定,加甲醇制成每 1ml 含 20μg 的溶液,即得。

供试品溶液的制备 取装量差异项下的本品,研细,取约 0.42g,精密称定,置具塞锥形瓶中,精密加入甲醇 25ml,称定重量,超声处理(功率 250W,频率 35kHz)30 分钟,放冷,再称定重量,用甲醇补足减失的重量,摇匀,滤过,取续滤液,即得。

测定法 分别精密吸取对照品溶液与供试品溶液各 10μl,注入液相色谱仪,测定,即得。

本品每袋含赤芍以芍药苷($C_{23}H_{28}O_{11}$)计,不得少于 5.0mg。

【功能与主治】 益气补虚,活血通络。用于气虚血瘀所致动脉硬化,冠心病。

【用法与用量】 开水冲服。一次 1～2 袋,一日 2～3 次。

【注意】 糖尿病患者慎用。

【规格】 每袋装 5g

【贮藏】 密封。

补脾益肠丸
Bupi Yichang Wan

【处方】 外层:黄芪 20g　　　　　米炒党参 15g
　　　　　　　砂仁 6g　　　　　　白芍 30g
　　　　　　　当归(土炒)5g　　　白术(土炒)10g
　　　　　　　肉桂 3g
　　　　内层:醋延胡索 10g　　　荔枝核 10g
　　　　　　　炮姜 6g　　　　　　炙甘草 10g
　　　　　　　防风 12g　　　　　　木香 10g
　　　　　　　盐补骨脂 10g　　　煅赤石脂 30g

【制法】 以上十五味,煅赤石脂粉碎成细粉,内层、外层药味分别混合粉碎成细粉,过筛,内层细粉加入煅赤石脂细粉,每 100g 内层细粉用炼蜜 35～45g 及适量的水泛丸,干燥、包肠溶衣;每 100g 外层细粉用炼蜜 35～50g 及适量的水包裹在肠溶衣丸上,以药用炭包衣,干燥,抛光,即得。

【性状】 本品为黑色的包衣水蜜丸,断面可见两层,外层为棕褐色至黑褐色,内层为黄棕色至红棕色;气香,味甘辛、微苦。

【鉴别】 (1)取本品,置显微镜下观察:纤维成束或散离,壁厚,表面有纵裂纹,两端常断裂成帚状或较平截(黄芪)。草酸钙簇晶直径 18～32μm,存在于薄壁细胞中,常排列成行,或一个细胞中含数个簇晶(白芍)。纤维束周围薄壁细胞含草酸钙方晶,形成晶纤维(炙甘草)。内种皮厚壁细胞红棕色或黄棕色,表面观多角形,壁厚,胞腔内含硅质块(砂仁)。

(2)取本品外层部分 5g,研细,加乙醚 10ml,浸渍 1 小时,滤过,滤液挥干,残渣加无水乙醇 1ml 使溶解,作为供试品溶液。另取当归对照药材 0.3g,同法制成对照药材溶液。照薄层色谱法(通则0502)试验,吸取上述两种溶液各 5μl,分别点于同一硅胶 G 薄层板上,以石油醚(60～90℃)-乙酸乙酯(17∶3)为展开剂,展开,取出,晾干,置紫外光灯(365nm)下检视。供试品色谱中,在与对照药材色谱相应的位置上,显相同颜色的荧光斑点。

(3)取本品外层部分约 7g,研细,加水 100ml,加热回流 2 小时,滤过,滤液加乙醇,使含醇量为 60%,静置过夜,滤过,滤液蒸干,残渣加水 10ml 使溶解,用水饱和的正丁醇提取 3 次,每次 20ml,合并正丁醇液,用氨试液洗涤 2 次,每次 20ml,再用水 20ml 洗涤一次,弃去洗涤液,正丁醇液蒸干,残渣加甲醇 1ml 使溶解,作为供试品溶液。另取黄芪甲苷对照品,加甲醇制成每 1ml 含 1mg 的溶液,作为对照品溶液。照薄层色谱法(通则0502)试验,吸取上述两种溶液各 5μl,分别点于同一硅胶 G 薄层板上,以二氯甲烷-乙酸乙酯-甲醇-水(2：4：2：1)的下层溶液为展开剂,展开,取出,晾干,喷以 10％硫酸乙醇溶液,在 105℃加热至斑点显色清晰。供试品色谱中,在与对照品色谱相应的位置上,显相同颜色的斑点;置紫外光灯(365nm)下检视,显相同颜色的荧光斑点。

(4)取本品内层部分约 5g,研细,加石油醚(60~90℃)10ml,浸渍 1 小时,滤过,滤液挥干,残渣加无水乙醇 1ml 使溶解,作为供试品溶液。另取木香对照药材 0.5g,同法制成对照药材溶液。照薄层色谱法(通则 0502)试验,吸取上述两种溶液各 5μl,分别点于同一硅胶 G 薄层板上,以正己烷-甲苯-丙酮(10：8：1)为展开剂,展开,取出,晾干,喷以 5％香草醛硫酸溶液,加热至斑点显色清晰。供试品色谱中,在与对照药材色谱相应的位置上,显相同颜色的斑点。

(5)取本品内层部分约 7g,研细,加浓氨试液 1.5ml 和三氯甲烷 30ml,浸渍 1 小时,时时振摇,滤过,滤液浓缩至干,残渣加甲醇 1ml 使溶解,作为供试品溶液。另取延胡索乙素对照品,加甲醇制成每 1ml 含 1mg 的溶液,作为对照品溶液。照薄层色谱法(通则 0502)试验,吸取供试品溶液 10μl、对照品溶液 5μl,分别点于同一硅胶 G 薄层板上,以甲苯-丙酮(9：2)为展开剂,展开,取出,晾干,置碘缸中熏 3 分钟后取出,挥尽板上吸附的碘后,置紫外光灯(365nm)下检视。供试品色谱中,在与对照品色谱相应的位置上,显相同颜色的荧光斑点。

(6)取〔鉴别〕(5)项下的供试品溶液作为供试品溶液。另取防风对照药材 0.5g,同〔鉴别〕(5)项下供试品溶液的制备方法制成对照药材溶液。照薄层色谱法(通则 0502)试验,吸取上述两种溶液各 2μl,分别点于同一硅胶 GF$_{254}$ 薄层板上,以二氯甲烷-甲醇(8：1)为展开剂,展开,取出,晾干,置紫外光灯(254nm)下检视。供试品色谱中,在与对照药材色谱相应的位置上,显相同颜色的斑点。

【检查】 溶散时限 取本品 6 丸,用直径为 2.0mm 的筛网,照崩解时限检查法(通则 0921)片剂肠溶衣片项下的方法不加挡板进行检查,先在盐酸溶液(9→1000)中检查 2 小时,外层药物应脱落溶散,如有药物黏附在内层丸上,应松散膨胀,内层丸均不得有裂缝、崩解的现象;继将吊篮取出,用少量水洗涤后,每管各加挡板一块,再按上述方法在磷酸盐缓冲液(pH 6.8)中进行检查,1 小时内应全部溶散并通过筛网。如有 1 丸不能完全溶散,应另取 6 丸复试,均应符合规定。如有细小颗粒状物未通过筛网,但已软化无硬芯者,可按符合规定论。

其他 应符合丸剂项下有关的各项规定(通则 0108)。

【含量测定】 照高效液相色谱法(通则 0512)测定。

色谱条件与系统适用性试验 以十八烷基硅烷键合硅胶为填充剂;以甲醇为流动相 A,以水为流动相 B,可变波长检测,按下表中的规定进行梯度洗脱检测。理论板数按芍药苷峰计算应不低于 3000。

时间(分钟)	流动相A(%)	流动相B(%)	检测波长(nm)
0~10	30	70	230
10~15	30→45	70→55	246
15~30	45	55	

对照品溶液的制备 取芍药苷对照品、补骨脂素对照品、异补骨脂素对照品适量,精密称定,加甲醇制成每 1ml 含芍药苷 30μg、补骨脂素 4μg、异补骨脂素 4μg 的混合溶液,即得。

供试品溶液的制备 取本品适量,研细,取约 0.5g,精密称定,置具塞锥形瓶中,精密加入甲醇 25ml,称定重量,超声处理(功率 250W,频率 33kHz)40 分钟,放冷,再称定重量,用甲醇补足减失的重量,摇匀,滤过,取续滤液,即得。

测定法 分别精密吸取对照品溶液与供试品溶液各 10μl,注入液相色谱仪,测定,即得。

本品含白芍以芍药苷($C_{23}H_{28}O_{11}$)计,每 1g 不得少于 1.1mg;含盐补骨脂以补骨脂素($C_{11}H_6O_3$)和异补骨脂素($C_{11}H_6O_3$)的总量计,每 1g 不得少于 0.16mg。

【功能与主治】 益气养血,温阳行气,涩肠止泻。用于脾虚气滞所致的泄泻,症见腹胀疼痛、肠鸣泄泻、黏液血便;慢性结肠炎、溃疡性结肠炎、过敏性结肠炎见上述证候者。

【用法与用量】 口服。一次 6g,一日 3 次;儿童酌减;重症加量或遵医嘱。30 天为一疗程,一般连服 2~3 个疗程。

【注意】 孕妇慎用。

【规格】 (1)每瓶装 72g (2)每瓶装 90g (3)每瓶装 130g

【贮藏】 密封。

灵丹草颗粒

Lingdancao Keli

【处方】 臭灵丹草 1667g

【制法】 取臭灵丹草,水蒸气蒸馏,收集挥发油,蒸馏后的水溶液滤过,滤液备用;药渣加水煎煮二次,每次 1.5~2 小时,滤过,合并滤液,80℃以下浓缩至稠膏状,加入 70％乙醇适量及乳糖细粉 333g、蔗糖细粉适量,混匀,制粒,50℃以下干燥,喷加上述挥发油,混匀,制成颗粒 1000g,即得。

【性状】 本品为棕色至褐色的颗粒;气微香,味甜而苦涩。

【鉴别】 取本品 12g,研细,加甲醇 50ml,加热回流 30 分钟,放冷,滤过,滤液蒸干,残渣加水 25ml 使溶解,用水饱和的正丁醇振摇提取 4 次,每次 15ml,合并正丁醇液,用正丁醇饱和的水洗涤 3 次,每次 15ml,弃去水液,正丁醇液蒸干,残渣加甲醇 2ml 使溶解,作为供试品溶液。另取洋艾素对照品,加甲醇制成每 1ml 含 1mg 的溶液,作为对照品溶液。照薄层色谱法(通则 0502)试验,吸取上述两种溶液各 5μl,分别点于同一硅胶 GF$_{254}$ 薄层板上,以三氯甲烷-甲酸乙酯-丙酮(10:0.5:0.3)为展开剂,展开,取出,晾干,置紫外光灯(254nm)下检视。供试品色谱中,在与对照品色谱相应的位置上,显相同颜色的斑点。

【检查】　应符合颗粒剂项下有关的各项规定(通则 0104)。

【含量测定】　照高效液相色谱法(通则 0512)测定。

色谱条件与系统适用性试验　以十八烷基硅烷键合硅胶为填充剂;以乙腈-2%甲酸溶液(35:65)为流动相;检测波长为 350nm。理论板数按洋艾素峰计算应不低于 4000。

对照品溶液的制备　取洋艾素对照品适量,精密称定,加甲醇制成每 1ml 含洋艾素 20μg 的溶液,即得。

供试品溶液的制备　取装量差异项下的本品内容物,研细,取约 3g,精密称定,置具塞锥形瓶中,精密加入甲醇 25ml,密塞,称定重量,加热回流 1 小时,放冷,再称定重量,用甲醇补足减失的重量,摇匀,滤过,取续滤液,即得。

测定法　分别精密吸取对照品溶液与供试品溶液各 10μl,注入液相色谱仪,测定,即得。

本品每袋含臭灵丹草以洋艾素(C$_{20}$H$_{20}$O$_8$)计,不得少于 0.25mg。

【功能与主治】　清热疏风,解毒利咽,止咳祛痰。用于风热邪毒,咽喉肿痛及肺热咳嗽;急性咽炎、扁桃体炎、上呼吸道感染见上述证候者。

【用法与用量】　开水冲服。一次 1～2 袋,一日 3～4 次,或遵医嘱。

【规格】　每袋装 3g

【贮藏】　密封,置干燥处。

灵宝护心丹

Lingbao Huxin Dan

【处方】　人工麝香 4g　　　　　蟾酥 42g
　　　　　人工牛黄 150g　　　　冰片 48g
　　　　　红参 240g　　　　　　三七 240g
　　　　　琥珀 120g　　　　　　丹参 400g
　　　　　苏合香 100ml

【制法】　以上九味,除人工麝香、人工牛黄、蟾酥、冰片、苏合香外,红参、三七、琥珀粉碎成细粉,备用;丹参用乙醇加热回流提取三次,每次 2 小时,滤过,合并滤液,回收乙醇,浓缩至适量;与红参等细粉、蟾酥混合,干燥,粉碎成细粉;将人工牛黄、人工麝香、冰片研细,与上述细粉配研,过筛,混匀。取上述细粉和苏合香,用水泛丸,干燥,打光,即得。

【性状】　本品为红棕色的浓缩水丸;气香,味苦、辛、微麻。

【鉴别】　(1)取本品,置显微镜下观察:草酸钙簇晶直径 20～68μm,棱角锐尖(红参)。

(2)取本品 25 丸,研细,加无水乙醇 3ml,研磨,滤过,取滤液 1ml,加三氯化锑约 0.3g 和三氯甲烷 1ml,加热,溶液显红色,继续加热则显玫瑰红或紫色。

(3)取本品 0.5g,研细,加水 10ml,用乙醚振摇提取 3 次(20ml,10ml,10ml),合并乙醚液,挥去乙醚,残渣加乙酸乙酯 2ml 使溶解,作为供试品溶液。另取冰片对照品 0.5g,加乙酸乙酯制成每 1ml 含 3mg 的溶液,作为对照品溶液。照薄层色谱法(通则 0502)试验,吸取上述两种溶液各 2～5μl,分别点于同一硅胶 G 薄层板上,以石油醚(60～90℃)-乙酸乙酯(19:2)为展开剂,展开,取出,晾干,喷以 5%香草醛硫酸溶液,在 105℃加热至斑点显色清晰。供试品色谱中,在与对照品色谱相应的位置上,显相同颜色的斑点。

【检查】　应符合丸剂项下有关的各项规定(通则 0108)。

【含量测定】　取本品适量,研细,取约 0.5g,精密称定,置具塞锥形瓶中,加石油醚(60～90℃)4ml,浸泡 1 小时,滤过,滤渣及滤纸挥去溶剂,放回锥形瓶中,精密加入冰醋酸无水乙醇溶液(1→10)15ml,摇匀,密塞,称定重量,浸泡 12 小时,再称定重量,用冰醋酸无水乙醇溶液(1→10)补足减失的重量,摇匀,滤过,取续滤液作为供试品溶液。另取胆酸对照品适量,精密称定,加冰醋酸无水乙醇溶液(1→10)制成每 1ml 含 1mg 的溶液,作为对照品溶液。照薄层色谱法(通则 0502)试验,精密吸取供试品溶液 10μl,对照品溶液 2μl 和 4μl,分别交叉点于同一硅胶 G 薄层板上,以正己烷-乙酸乙酯-甲酸-醋酸(6:32:1:1)为展开剂,展开,取出,晾干,喷以 10%磷钼酸无水乙醇溶液,在 105℃加热至斑点显色清晰,放冷,在薄层板上覆盖同样大小的玻璃板,周围用胶布固定,照薄层色谱法(通则 0502 薄层色谱扫描法)进行扫描,波长 λ$_S$=620nm,测量供试品吸光度积分值与对照品吸光度积分值,计算,即得。

本品每 1g 含人工牛黄以胆酸(C$_{24}$H$_{40}$O$_5$)计,不得少于 2.5mg。

【功能与主治】　强心益气,通阳复脉,芳香开窍,活血镇痛。用于气虚血瘀所致的胸痹,症见胸闷气短、心前区疼痛、脉结代;心动过缓型病态窦房结综合征及冠心病心绞痛、心律失常见上述证候者。

【用法与用量】　口服。一次 3～4 丸,一日 3～4 次。饭后服用或遵医嘱。

【注意】　孕妇忌服。少数患者在服药初期偶见轻度腹胀、口干,继续服药后症状可自行消失,无需停药。

【规格】　每 10 丸重 0.08g

【贮藏】　密封。

灵　泽　片

Lingze Pian

【处方】　乌灵菌粉 250g　　　　莪术 1000g

浙贝母 667g　　　　　泽泻 500g

【制法】 以上四味，莪术水蒸气蒸馏 12 小时提取挥发油，药渣和蒸馏后的水溶液备用，挥发油加入到倍他环糊精的饱和水溶液中（挥发油、倍他环糊精及水的比例为 1：6：24），搅拌 3 小时，静置过夜，弃去上清液，抽滤下层沉淀的包合物至无水滴抽出，收集包合物，备用；浙贝母、泽泻加水，与提取挥发油后的药液药渣合并，煎煮三次，每次 2 小时，合并煎液，滤过，滤液减压浓缩至相对密度为 1.02～1.06（50℃）的清膏，调节 pH 值至 7.5，加乙醇使含醇量达 70％，静置过夜，取上清液减压浓缩至相对密度为 1.10～1.15（60℃）的清膏，喷雾干燥，加入乌灵菌粉及上述包合物，再加磷酸氢钙适量，混匀，以 2％羟丙甲纤维素溶液为黏合剂，制粒，干燥，加入硬脂酸镁 1.7g，压制成 1000 片，包薄膜衣，即得。

【性状】 本品为薄膜衣异形片；除去包衣后显浅棕色；气芳香，味微苦。

【鉴别】 (1) 取本品 4 片，研细，加热水 30ml 使溶解，离心，取沉淀，加丙酮 20ml，超声处理 30 分钟，滤过，滤液回收溶剂至干，残渣加丙酮 1ml 使溶解，作为供试品溶液。另取乌灵菌粉对照药材 1g，同法制成对照药材溶液。照薄层色谱法（通则 0502）试验，吸取上述两种溶液各 5μl，分别点于同一用 0.4％羧甲基纤维素钠溶液和 3.85％磷酸氢二钠溶液等量混合制备的硅胶 G 薄层板上，以三氯甲烷-乙酸乙酯-异丙醇-水-浓氨试液（4：1：1：0.1：0.1）为展开剂，展开，取出，晾干，立即置紫外光灯（365nm）下检视。供试品色谱中，在与对照药材色谱相应的位置上，显相同颜色的荧光斑点。

(2) 取本品 4 片，研细，加乙醚 20ml，振摇提取 20 分钟，滤过，滤液挥干，残渣加乙酸乙酯 2ml 使溶解，作为供试品溶液。另取莪术醇对照品，加乙酸乙酯制成每 1ml 含 1mg 的溶液，作为对照品溶液。照薄层色谱法（通则 0502）试验，吸取上述两种溶液各 5μl，分别点于同一硅胶 G 薄层板上，以石油醚（60～90℃）-乙酸乙酯（12：1）为展开剂，展开，取出，晾干，喷以 1％香草醛硫酸溶液，在 105℃ 加热至斑点显色清晰，置日光下检视。供试品色谱中，在与对照品色谱相应的位置上，显相同颜色的斑点。

(3) 取本品 2 片，研细，加热水 20ml 使溶解，趁热滤过，滤液加浓氨试液 1ml，用三氯甲烷振摇提取 2 次，每次 20ml，合并三氯甲烷提取液，回收溶剂至干，残渣加三氯甲烷 0.5ml 使溶解，作为供试品溶液。另取贝母素甲对照品、贝母素乙对照品，加三氯甲烷制成每 1ml 各含 0.5mg 的混合溶液，作为对照品溶液。照薄层色谱法（通则 0502）试验，吸取上述两种溶液各 5μl，分别点于同一硅胶 G 薄层板上，以乙酸乙酯-甲醇-浓氨试液（17：2：1）为展开剂，展开，取出，晾干，依次喷以稀碘化铋钾试液和亚硝酸钠乙醇试液，置日光下检视。供试品色谱中，在与对照品色谱相应的位置上，显相同颜色的斑点。

(4) 取本品 6 片，研细，加乙酸乙酯 20ml，超声处理 30 分钟，滤过，滤液加于活性炭-氧化铝柱（活性炭 0.125g，中性氧化铝 200～300 目，5g，柱内径为 1cm，干法上柱）上，用乙酸乙

酯 10ml 洗脱，收集流出液和洗脱液，回收溶剂至干，残渣加甲醇 1ml 使溶解，取上清液，作为供试品溶液。另取泽泻对照药材 2g，同法制成对照药材溶液。照薄层色谱法（通则 0502）试验，吸取上述两种溶液各 5μl，分别点于同一硅胶 G 薄层板上，以环己烷-乙酸乙酯（1：1）为展开剂，展开，取出，晾干，喷以 10％硫酸乙醇溶液-醋酐（1：1）混合溶液，在 105℃ 加热至斑点显色清晰，置日光下检视。供试品色谱中，在与对照药材色谱相应的位置上，显相同颜色斑点。

【检查】 应符合片剂项下有关的各项规定（通则 0101）。

【含量测定】 照高效液相色谱法（通则 0512）测定。

色谱条件与系统适用性试验 以十八烷基硅烷键合硅胶为填充剂；以乙腈为流动相 A，水为流动相 B，按下表中的规定进行梯度洗脱；检测波长为 216nm。理论板数按莪牛儿酮峰计算应不低于 5000。

时间（分钟）	流动相 A（％）	流动相 B（％）
0～20	60→95	40→5
21～35	95	5

对照品溶液的制备 取莪牛儿酮对照品及呋喃二烯对照品适量，精密称定，加无水乙醇制成每 1ml 各含 20μg 的混合溶液，即得。

供试品溶液的制备 取本品 20 片，精密称定，研细，取约 3.5g，精密称定，置 500ml 圆底烧瓶中，加水 200ml 与玻璃珠数粒，连接挥发油提取器，自测定器上端加水使充满刻度部分，并溢流入烧瓶为止，再加乙酸乙酯 2ml，按挥发油测定法（通则 2204）测定，保持微沸 2 小时，放冷，分取乙酸乙酯层，再加乙酸乙酯 2ml 同法提取一次，合并乙酸乙酯层，转移至 25ml 量瓶中，加无水乙醇至刻度，摇匀，精密量取 2ml，置 20ml 量瓶中，加无水乙醇至刻度，摇匀，滤过，取续滤液，即得。

测定法 分别精密吸取对照品溶液与供试品溶液各 5μl，注入液相色谱仪，测定，即得。

本品每片含莪术以莪牛儿酮（$C_{15}H_{22}O$）计，不得少于 0.50mg；以呋喃二烯（$C_{15}H_{20}O$）计，不得少于 0.50mg。

【功能与主治】 益肾活血，散结利水。用于轻中度良性前列腺增生肾虚血瘀湿阻证出现的尿频，排尿困难，尿线变细，淋漓不尽，腰膝酸软。

【用法与用量】 口服。一次 4 片，一日 3 次。

【注意】 部分患者用药后出现口干、呃逆、恶心、胃胀、胃酸、胃痛、腹泻等。少数患者用药后出现 ALT、AST 升高。

【规格】 每片重 0.58g

【贮藏】 密封，置干燥处。

附：乌灵菌粉质量标准

乌灵菌粉

本品系炭棒菌科炭棒菌属（*Xylaria* sp.）真菌，经深层发酵而得到的菌丝体干燥品。

〔制法〕　取新鲜炭棒菌属真菌上分离得到的菌种,通过深层发酵获得的菌丝体再经干燥,粉碎,即得。

〔性状〕　本品为浅棕色至棕色粉末;气特异,味甘淡。

〔鉴别〕　照乌灵胶囊〔鉴别〕(1)、(2)、(3)项下方法试验,显相同的结果。

〔检查〕　水分　不得过 6.0%(通则 0832 第二法)。

炽灼残渣　不得过 6.5%(通则 0841)。

〔含量测定〕　甘露醇类物质　取本品 0.4g,照乌灵胶囊〔含量测定〕甘露醇类物质项下依法测定,含甘露醇类物质以甘露醇($C_6H_{14}O_6$)计,不得少于 8.0%。

腺苷　取本品 0.5g,照乌灵胶囊〔含量测定〕腺苷项下依法测定,含腺苷($C_{10}H_{13}N_5O_4$)不得少于 0.078%。

〔贮藏〕　密封。

〔制剂〕　灵泽片

灵莲花颗粒

Linglianhua Keli

【处方】　乌灵菌粉 250g　　　　栀子 375g
　　　　　女贞子 625g　　　　　墨旱莲 625g
　　　　　百合 375g　　　　　　玫瑰花 188g
　　　　　益母草 625g　　　　　远志 188g

【制法】　以上八味,乌灵菌粉粉碎成极细粉,备用;女贞子加 80%乙醇加热提取四次,每次 1 小时,滤过,合并提取液,减压浓缩至相对密度 1.10～1.15(60℃)的清膏,备用,药渣备用;玫瑰花加水提取挥发油 7 小时,收集挥发油,药液和药渣备用;其余栀子等五味与女贞子提取后的药渣及玫瑰花提取后的药液和药渣加水 90℃提取三次,每次 2 小时,合并提取液,静置 24 小时,上清液滤过,减压浓缩至相对密度 1.10～1.15(60℃)的清膏,备用;取女贞子清膏与栀子等的清膏,喷雾干燥,加入上述乌灵菌粉及甜菊素、阿司帕坦适量,混匀,制粒;另取玫瑰花挥发油用适量乙醇溶解,喷入颗粒,混匀,制成 1000g,即得。

【性状】　本品为棕褐色的颗粒;气微香,味甜、微苦。

【鉴别】　(1)取本品 2g,研细,加丙酮 20ml,加热回流 2 小时,滤过,滤液回收溶剂至干,残渣加乙醇 2ml 使溶解,作为供试品溶液。另取乌灵菌粉对照药材 0.5g,同法制成对照药材溶液。照薄层色谱法(通则 0502)试验,吸取供试品溶液 15μl,对照药材溶液 10μl,分别点于同一硅胶 G 薄层板上,以三氯甲烷-乙酸乙酯-异丙醇-浓氨试液(5:1:2:0.3)为展开剂,展开,取出,晾干,立即置紫外光灯(365nm)下检视。供试品色谱中,在与对照药材色谱相应的位置上,显相同颜色的荧光斑点。

(2)取本品 1g,研细,加甲醇 20ml,超声处理 20 分钟,滤过,滤液回收溶剂至干,残渣加无水乙醇-三氯甲烷(3:2)混合溶液 1ml 使溶解,作为供试品溶液。另取齐墩果酸对照品,加乙醇制成每 1ml 含 1mg 的溶液,作为对照品溶液。照薄层色谱法(通则 0502)试验,吸取上述两种溶液各 5μl,分别点于同一硅胶 G 薄层板上,以三氯甲烷-甲醇(20:1)为展开剂,展开,取出,喷以 10%硫酸乙醇溶液,在 110℃加热至斑点显色清晰,置日光下检视。供试品色谱中,在与对照品色谱相应的位置上,显相同颜色的斑点。

(3)取本品 4g,加硅藻土 2g,研匀,加乙醇 50ml,超声处理 30 分钟,滤过,滤液回收溶剂至干,残渣加 0.1mol/L 盐酸溶液 8ml 使溶解,滤过,滤液加入新配制雷氏盐饱和溶液 12ml,置冰箱中冷藏放置 1 小时,用 G3 垂熔玻璃漏斗滤过,沉淀用约 20ml 水洗涤,加丙酮 5ml 使溶解,作为供试品溶液。另取盐酸水苏碱对照品,加乙醇制成每 1ml 含 2mg 的溶液,作为对照品溶液。照薄层色谱法(通则 0502)试验,吸取供试品溶液 15μl,对照品溶液 5μl,分别点于同一硅胶 G 薄层板上,以丙酮-无水乙醇-盐酸(10:6:1)为展开剂,展开,取出,晾干,喷以稀碘化铋钾试液-三氯化铁试液(10:1)混合溶液,置日光下检视。供试品色谱中,在与对照品色谱相应的位置上,显相同颜色的斑点。

(4)取本品 2g,研细,加甲醇 20ml,超声处理 20 分钟,静置过夜,吸取上清液 10ml,加乙醚 30ml,摇匀,静置使沉淀完全,倾去上清液,沉淀中加入盐酸溶液(10→100)20ml,加热回流 2 小时,放冷,滤过,滤渣加甲醇 2ml 使溶解,离心,上清液作为供试品溶液。另取远志对照药材 0.5g,同法制成对照药材溶液。照薄层色谱法(通则 0502)试验,吸取供试品溶液 8μl,对照药材溶液 4μl,分别点于同一硅胶 G 薄层板上,以甲苯-乙酸乙酯-甲酸(14:4:0.5)为展开剂,展开,取出,晾干,喷以香草醛硫酸试液,在 105℃加热至斑点显色清晰,置日光下检视。供试品色谱中,在与对照药材色谱相应的位置上,显相同颜色的斑点。

(5)取本品,照〔含量测定〕栀子项下方法试验。供试色谱中应呈现与栀子苷对照品色谱峰保留时间相对应的色谱峰。

【检查】　重金属　取本品 1.0g,依法检查(通则 0821 第二法),不得过 20mg/kg。

其他　除溶化性不检查外,应符合颗粒剂项下有关的各项规定(通则 0104)。

【含量测定】　乌灵菌粉　照高效液相色谱法(通则 0512)测定。

色谱条件与系统适用性试验　以十八烷基硅烷键合硅胶为填充剂;以乙腈-水(5:95)为流动相;检测波长为 260nm。理论板数按腺苷峰计算应不低于 3000。

对照品溶液的制备　取腺苷对照品适量,精密称定,加水制成每 1ml 含 10μg 的溶液,即得。

供试品溶液的制备　取装量差异项下的本品内容物,研细,取约 0.1g,精密称定,置 25ml 量瓶中,加 70%甲醇适量,超声处理(功率 220W,频率 33kHz)30 分钟,放冷,加 70%甲醇至刻度,摇匀,滤过,精密量取续滤液 10ml,回收溶剂至干,残渣加水适量使溶解,转移至 5ml 量瓶中,加水稀释至刻度,摇匀,滤过,取续滤液,即得。

测定法　分别精密吸取对照品溶液与供试品溶液各 10μl,注入液相色谱仪,测定,即得。

本品每袋含乌灵菌粉以腺苷($C_{10}H_{13}N_5O_4$)计,不得少于 1.0mg。

栀子　照高效液相色谱法(通则 0512)测定。

色谱条件与系统适用性试验　以十八烷基硅烷键合硅胶为填充剂;以乙腈-水(15:85)为流动相;检测波长为 238nm。理论板数按栀子苷峰计算应不低于 2000。

对照品溶液制备　取栀子苷对照品适量,精密称定,加 50%甲醇制成每 1ml 含 30μg 的溶液,即得。

供试品溶液制备　取装量差异项下的本品内容物,研细,取约 0.1g,精密称定,置 25ml 量瓶中,加 50%甲醇适量,超声处理(功率 220W,频率 33kHz)20 分钟,放冷,加 50%甲醇至刻度,摇匀,滤过,即得。

测定法　分别精密吸取对照品溶液与供试品溶液各 10μl,注入液相色谱仪,测定,即得。

本品每袋含栀子以栀子苷($C_{17}H_{24}O_{10}$)计,不得少于 30.0mg。

【功能与主治】　养阴安神,交通心肾。用于围绝经期综合征属心肾不交者,症见烘热汗出,失眠,心烦不宁,心悸,多梦易惊,头晕耳鸣,腰膝酸痛,大便干燥,舌红苔薄,脉细弦。

【用法与用量】　开水冲服。一次 1 袋,一日 2 次。

【规格】　每袋装 4g

【贮藏】　密闭,防潮。

附:乌灵菌粉质量标准

乌灵菌粉

本品系炭棒菌科炭棒菌属(*Xylaria* sp.)真菌,经深层发酵而得到的菌丝体干燥品。

〔制法〕　取新鲜炭棒菌属真菌上分离得到的菌种,通过深层发酵获得的菌丝体再经干燥,粉碎,即得。

〔性状〕　本品为浅棕色至棕色粉末;气特异,味甘淡。

〔鉴别〕　照乌灵胶囊〔鉴别〕(1)、(2)、(3)项下方法试验,显相同的结果。

〔检查〕　**水分**　不得过 6.0%(通则 0832 第二法)。

炽灼残渣　不得过 6.5%(通则 0841)。

〔含量测定〕　**甘露醇类物质**　取本品 0.4g,照乌灵胶囊〔含量测定〕甘露醇类物质项下依法测定,含甘露醇类物质以甘露醇($C_6H_{14}O_6$)计,不得少于 8.0%。

腺苷　取本品 0.5g,照乌灵胶囊〔含量测定〕腺苷项下依法测定,含腺苷($C_{10}H_{13}N_5O_4$)不得少于 0.078%。

〔贮藏〕　密封。

〔制剂〕　灵莲花颗粒

局方至宝散
Jufang Zhibao San

【处方】　水牛角浓缩粉 200g　　牛黄 50g
　　　　　玳瑁 100g　　　　　人工麝香 10g
　　　　　朱砂 100g　　　　　雄黄 100g
　　　　　琥珀 100g　　　　　安息香 150g
　　　　　冰片 10g

【制法】　以上九味,玳瑁、安息香、琥珀分别粉碎成细粉;朱砂、雄黄分别水飞成极细粉;将水牛角浓缩粉、牛黄、人工麝香、冰片研细,与上述粉末配研,过筛,混匀,即得。

【性状】　本品为橘黄色至浅褐色的粉末;气芳香浓郁,味微苦。

【鉴别】　(1)取本品 0.2g,研细,加甲醇 5ml,超声处理 15 分钟,离心,取上清液作为供试品溶液。另取麝香酮对照品,加甲醇制成每 1ml 含 0.15mg 的溶液,作为对照品溶液。照气相色谱法(通则 0521)试验,以聚乙二醇 20000(PEG-20M)为固定相的毛细管柱(内径为 0.25mm,柱长为 30m,膜厚度为 0.25μm);柱温为 160℃;分流进样;分流比为 40:1。分别吸取对照品溶液和供试品溶液各 1μl,注入气相色谱仪。供试品色谱中,应呈现与对照品色谱峰保留时间相同的色谱峰。

(2)取本品 1g,研细,加乙醚-甲醇(1:1)5ml,超声处理 5 分钟,离心,取上清液作为供试品溶液。另取安息香对照药材 0.1g,同法制成对照药材溶液;再取冰片对照品,加甲醇制成每 1ml 含 2mg 的溶液,作为对照品溶液。照薄层色谱法(通则 0502)试验,吸取上述三种溶液各 5μl,分别点于同一硅胶 G 薄层板上,以石油醚(60~90℃)-乙酸乙酯(17:3)为展开剂,展开二次,取出,晾干,喷以 5%香草醛硫酸溶液,加热至斑点显色清晰。供试品色谱中,在与对照药材色谱和对照品色谱相应的位置上,显相同颜色的斑点。

【检查】　**猪去氧胆酸**　取猪去氧胆酸对照品,加乙醇制成每 1ml 含 0.5mg 的溶液,作为对照品溶液。吸取〔含量测定〕胆酸项下的供试品溶液及上述对照品溶液各 6μl,照〔含量测定〕胆酸项下的方法试验。供试品色谱中,在与对照品色谱相应的位置上,不得显相同颜色的斑点。

游离胆红素　照高效液相色谱法(通则 0512)测定(避光操作)。

色谱条件与系统适用性试验　同〔含量测定〕胆红素项下。

对照品溶液的制备　取胆红素对照品适量,精密称定,加二氯甲烷制成每 1ml 含 6.5μg 的溶液,即得。

供试品溶液的制备　取本品适量,研成最细粉,取约 55mg,精密称定,置具塞锥形瓶中,精密加入二氯甲烷 20ml,密塞,称定重量,涡旋混匀,冰浴超声处理(功率 500W,频率

53kHz)30 分钟,再称定重量,用二氯甲烷补足减失的重量,摇匀,离心(转速为每分钟 4000 转),分取二氯甲烷液,滤过,取续滤液,即得。

测定法　分别精密吸取对照品溶液与供试品溶液各 5μl,注入液相色谱仪,测定,即得。

供试品色谱中,在与对照品色谱峰保留时间相对应的位置上出现的色谱峰面积应小于对照品色谱峰面积或不出现色谱峰。

其他　应符合散剂项下有关的各项规定(通则 0115)。

【含量测定】　胆酸　取本品适量,研细,取约 0.1g,精密称定,置索氏提取器中,加甲醇适量,加热回流提取 7 小时,提取液蒸干,残渣加乙醇溶解并转移至 10ml 量瓶中,加乙醇至刻度,摇匀,离心,取上清液作为供试品溶液。另取胆酸对照品适量,精密称定,加乙醇制成每 1ml 含 0.12mg 的溶液,作为对照品溶液。照薄层色谱法(通则 0502)试验,精密吸取供试品溶液 8μl,对照品溶液 2μl 与 8μl,分别交叉点于同一硅胶 G 薄层板上,以环己烷-乙酸乙酯-甲醇-醋酸(20:25:3:2)的上层溶液为展开剂,展开二次,取出,晾干,喷以 10% 硫酸乙醇溶液,置 105℃ 加热至斑点显色清晰,在薄层板上覆盖同样大小的玻璃板,周围用胶布固定,照薄层色谱法(通则 0502 薄层色谱扫描法)进行扫描(1 小时内完成),波长:λ_s=460nm,测量供试品吸光度积分值与对照品吸光度积分值,计算,即得。

本品每 1g 含牛黄以胆酸($C_{24}H_{40}O_5$)计,不得少于 2.2mg。

胆红素　照高效液相色谱法(通则 0512)测定(避光操作)。

色谱条件与系统适用性试验　以十八烷基硅烷键合硅胶为填充剂;以乙腈-1% 冰醋酸溶液(95:5)为流动相;检测波长为 450nm。理论板数按胆红素峰计算应不低于 3000。

对照品溶液的制备　取胆红素对照品适量,精密称定,加二氯甲烷制成每 1ml 含 25μg 的溶液,即得。

供试品溶液的制备　取本品适量,研成最细粉,取约 40mg,精密称定,置具塞锥形瓶中,加入 10% 草酸溶液 5ml,涡旋混匀,精密加入水饱和二氯甲烷 25ml,密塞,称定重量,涡旋混匀,超声处理(功率 500W,频率 53kHz,水温 25~35℃)40 分钟,放冷,再称定重量,用水饱和二氯甲烷补足减失的重量,摇匀,离心(转速为每分钟 4000 转),分取二氯甲烷液,滤过,取续滤液,即得。

测定法　分别精密吸取对照品溶液与供试品溶液各 5μl,注入液相色谱仪,测定,即得。

本品每 1g 含牛黄以胆红素($C_{33}H_{36}N_4O_6$)计,不得少于 10.7mg。

【功能与主治】　清热解毒,开窍镇惊。用于热病属热入心包、热盛动风证,症见高热惊厥、烦躁不安、神昏谵语及小儿急热惊风。

【用法与用量】　口服。一次 2g,一日 1 次;小儿三岁以内一次 0.5g,四至六岁一次 1g;或遵医嘱。

【规格】　(1)每瓶装 2g　(2)每袋装 2g

【贮藏】　密封。

尿感宁颗粒
Niaoganning Keli

【处方】　海金沙藤 167g　　　连钱草 167g
　　　　　　凤尾草 167g　　　　　萹草 167g
　　　　　　紫花地丁 167g

【制法】　以上五味,加水煎煮二次,每次 1 小时,滤过,合并滤液,浓缩成清膏,加入蔗糖和糊精适量,制粒,干燥,制成颗粒 1000g,或加矫味剂和糊精适量,制粒,干燥,制成颗粒 333g(无蔗糖),即得。

【性状】　本品为黄棕色至棕褐色的颗粒;味甜、微苦或味苦、微甜(无蔗糖)。

【鉴别】　(1)取本品 15g 或 5g(无蔗糖),研细,加甲醇 50ml,回流 1 小时,放冷,滤过,滤液蒸干,残渣加水 20ml 使溶解,用乙酸乙酯振摇提取 2 次,每次 20ml,合并乙酸乙酯液,蒸干,残渣加甲醇 1ml 使溶解,作为供试品溶液。另取连钱草对照药材 1g,同法制成对照药材溶液。照薄层色谱法(通则 0502)试验,吸取上述两种溶液各 1μl,分别点于同一聚酰胺薄膜上,以甲醇-醋酸-水(1:2:2)为展开剂,展开,取出,晾干,置紫外光灯(365nm)下检视。供试品色谱中,在与对照药材色谱相应的位置上,显相同颜色的荧光主斑点。

(2)取凤尾草对照药材 1g,加甲醇 20ml,同〔鉴别〕(1)项的供试品溶液制备方法制成对照药材溶液。照薄层色谱法(通则 0502)试验,吸取〔鉴别〕(1)项下的供试品溶液和上述对照药材溶液各 10μl,分别点于同一硅胶 G 薄层板上,以环己烷-乙酸乙酯-丙酮(5:1:1)为展开剂,展开,取出,晾干,喷以 5% 香草醛硫酸溶液,在 105℃ 加热至斑点显色清晰。供试品色谱中,在与对照药材色谱相应的位置上,显相同颜色的主斑点。

(3)取〔鉴别〕(1)项下的供试品溶液适量,加甲醇稀释 10 倍,摇匀,作为供试品溶液。另取紫花地丁对照药材 1g,加甲醇 20ml,同〔鉴别〕(1)项下的供试品溶液制备方法制成对照药材溶液。照薄层色谱法(通则 0502)试验,吸取上述两种溶液各 1μl,分别点于同一聚酰胺薄膜上,以醋酸作为展开剂,展开,取出,晾干,置紫外光灯(365nm)下检视。供试品色谱中,在与对照药材色谱相应的位置上,显相同颜色的荧光主斑点。

【检查】　应符合颗粒剂项下有关的各项规定(通则 0104)。

【含量测定】　照高效液相色谱法(通则 0512)测定。

色谱条件与系统适用性试验　以十八烷基硅烷键合硅胶为填充剂;以甲醇-0.5% 磷酸溶液(22:78)为流动相;检

测波长为 345nm。理论板数按秦皮乙素峰计算应不低于 3000。

对照品溶液的制备 取秦皮乙素对照品适量,精密称定,加甲醇制成每 1ml 含 20μg 的溶液,即得。

供试品溶液的制备 取装量差异项下的本品,研细,取约 3g 或 1g(无蔗糖),精密称定,置具塞锥形瓶中,精密加入 60% 甲醇 50ml,称定重量,加热回流 1.5 小时,放冷,再称定重量,用 60% 甲醇补足减失的重量,摇匀,滤过,精密量取续滤液 25ml,蒸干,残渣加水 15ml 使溶解,用乙酸乙酯振摇提取 4 次,每次 15ml,合并乙酸乙酯液,蒸干,残渣用 60% 甲醇溶解,转移至 10ml 量瓶中,加 60% 甲醇至刻度,摇匀,滤过,取续滤液,即得。

测定法 分别精密吸取对照品溶液与供试品溶液各 10μl,注入液相色谱仪,测定,即得。

本品每袋含紫花地丁以秦皮乙素($C_9H_6O_4$)计,不得少于 0.80mg。

【功能与主治】 清热解毒,利尿通淋。用于膀胱湿热所致淋症,症见尿频、尿急、尿道涩痛、尿色偏黄、小便淋漓不尽等;急慢性尿路感染见上述证候者。

【用法与用量】 开水冲服。一次 1 袋,一日 3～4 次。

【规格】 (1)每袋装 15g (2)每袋装 5g(无蔗糖)

【贮藏】 密封。

尿 塞 通 片
Niaosaitong Pian

【处方】 丹参 144g　　泽兰 48g
桃仁 48g　　红花 144g
赤芍 48g　　白芷 96g
陈皮 96g　　泽泻 144g
王不留行 144g　　败酱 240g
川楝子 96g　　盐小茴香 96g
盐关黄柏 144g

【制法】 以上十三味,泽泻、白芷粉碎成细粉;丹参、川楝子用 60% 乙醇回流提取二次,每次 2 小时,滤过,合并滤液,回收乙醇;盐小茴香、陈皮提取挥发油至尽(约 4 小时),蒸馏后的水溶液另器收集;药渣与其余赤芍等七味,加水煎煮二次,第一次 3 小时,第二次 2 小时,滤过,合并滤液并与上述药液合并,浓缩成浸膏,干燥,粉碎成细粉,加入泽泻、白芷细粉混匀,制粒,干燥,加入上述盐小茴香等挥发油,压制成 1000 片,包糖衣或薄膜衣,即得。

【性状】 本品为糖衣片或薄膜衣片,除去包衣后显深褐色;气香,味苦。

【鉴别】 (1)取本品,置显微镜下观察:薄壁细胞类圆形,有椭圆形纹孔,集成纹孔群;内皮层细胞垂周壁波状弯曲,

较厚,木化,有稀疏细孔沟(泽泻)。

(2)取本品 10 片,除去包衣,研细,加甲醇 30ml,超声处理 30 分钟,滤过,滤液浓缩至 5ml,作为供试品溶液。另取丹参对照药材 1g,加乙醚 5ml,振摇,放置 1 小时,滤过,滤液挥干,残渣加乙酸乙酯 1ml 使溶解,作为对照药材溶液。再取丹参酮 ⅡA 对照品,加乙酸乙酯制成每 1ml 含 2mg 的溶液,作为对照品溶液。照薄层色谱法(通则 0502)试验,吸取供试品溶液 20μl,对照药材及对照品溶液各 5μl,分别点于同一硅胶 G 薄层板上,以甲苯-乙酸乙酯(19:1)为展开剂,展开,取出,晾干。供试品色谱中,在与对照药材和对照品色谱相应的位置上,显相同颜色的斑点。

(3)取本品 10 片,除去包衣,研细,置索氏提取器中,加乙醚适量,加热回流提取 1 小时,药渣挥去乙醚,备用;乙醚液挥干,残渣加乙酸乙酯 2ml 使溶解,作为供试品溶液。另取白芷对照药材 0.5g,加乙醚 4ml,浸泡 1 小时,时时振摇,滤过,滤液挥干,残渣加乙酸乙酯 1ml 使溶解,作为对照药材溶液。再取欧前胡素对照品、异欧前胡素对照品,加乙酸乙酯制成每 1ml 各含 1mg 的溶液,作为对照品溶液。照薄层色谱法(通则 0502)试验,吸取供试品溶液 10μl、对照药材溶液和对照品溶液各 4μl,分别点于同一硅胶 G 薄层板上,以石油醚(30～60℃)-乙醚(3:2)为展开剂,展开,取出,晾干,置紫外光灯(365nm)下检视。供试品色谱中,在与对照药材色谱和对照品色谱相应的位置上,显相同颜色的荧光斑点。

(4)取〔鉴别〕(3)项下的备用药渣,加甲醇适量,加热回流 3 小时,提取液蒸干,残渣加水 20ml,加热使溶解,加浓氨试液调节 pH 值至 10～11,用三氯甲烷振摇提取 3 次,每次 20ml,分取三氯甲烷液,用铺有 5g 无水硫酸钠的滤纸滤过,水层备用;合并三氯甲烷液,蒸干,残渣加甲醇 2ml 使溶解,静置,取上清液,作为供试品溶液。另取关黄柏对照药材 0.1g,加甲醇 5ml,加热回流 15 分钟,滤过,滤液加甲醇使成 5ml,作为对照药材溶液。再取盐酸小檗碱对照品,加甲醇制成每 1ml 含 0.5mg 的溶液,作为对照品溶液。照薄层色谱法(通则 0502)试验,吸取供试品溶液 4～10μl、对照药材溶液和对照品溶液 1～2μl,分别点于同一硅胶 G 薄层板上,以正丁醇-冰醋酸-水(7:1:2)为展开剂,展开,取出,晾干,置紫外光灯(365nm)下检视。供试品色谱中,在与对照药材色谱和对照品色谱相应的位置上,显相同颜色的荧光斑点。

(5)取〔鉴别〕(4)项下的备用水层,加盐酸调节 pH 值至 6～7,用水饱和的正丁醇振摇提取 3 次,每次 20ml,合并正丁醇液,蒸干,残渣加甲醇 2ml 使溶解,作为供试品溶液。另取橙皮苷对照品,加甲醇制成饱和溶液,作为对照品溶液。照薄层色谱法(通则 0502)试验,吸取上述两种溶液各 5～10μl,分别点于同一硅胶 G 薄层板上,以乙酸乙酯-甲醇-水(100:17:13)为展开剂,展开,取出,晾干,喷以 5% 三氯化铝乙醇溶液,加热至斑点显色清晰,置紫外光灯(365nm)下检视。供试品色谱中,在与对照品色谱相应的位置上,显相同颜

色的荧光斑点。

【检查】　应符合片剂项下有关的各项规定(通则 0101)。

【含量测定】　照高效液相色谱法(通则 0512)测定。

色谱条件与系统适用性试验　以十八烷基硅烷键合硅胶为填充剂;以甲醇-冰醋酸-水(6∶1∶94)为流动相;检测波长为 280nm。理论板数按丹参素峰计算应不于 8000。

对照品溶液的制备　取丹参素钠对照品适量,精密称定,加流动相制成每 1ml 含 10μg 的溶液,即得(每 1ml 含丹参素 9μg)。

供试品溶液的制备　取本品 10 片,除去包衣,精密称定,研细,取 0.1g,精密称定,置具塞锥形瓶中,加入 0.1mol/L 的盐酸溶液 10ml,超声处理(功率 250W,频率 40kHz)20 分钟,放冷,加氯化钠 1g 使溶解,用乙酸乙酯振摇提取 5 次,每次 15ml,合并乙酸乙酯液,置水浴上蒸干,残渣用甲醇溶解,转移至 5ml 量瓶中,加甲醇至刻度,摇匀,滤过,取续滤液,即得。

测定法　分别精密吸取对照品溶液 10μl 与供试品溶液 5~10μl,注入液相色谱仪,测定,即得。

本品每片含丹参以丹参素($C_9H_{10}O_5$)计,不得少于 0.20mg。

【功能与主治】　理气活血,通淋散结。用于气滞血瘀、下焦湿热所致的轻、中度癃闭,症见排尿不畅、尿流变细、尿频、尿急;前列腺增生见上述证候者。

【用法与用量】　口服。一次 4~6 片,一日 3 次。

【注意】　孕妇禁用。

【规格】　(1)薄膜衣　每片重 0.36g

(2)糖衣片(片心重 0.35g)

【贮藏】　密封。

阿胶三宝膏

Ejiao Sanbao Gao

【处方】　阿胶 90g　　　　　　　大枣 300g
　　　　　黄芪 300g

【制法】　以上三味,黄芪、大枣碎断,加水煎煮三次,第一次 3 小时,第二次 2 小时,第三次 1 小时,煎液滤过,滤液合并,浓缩至相对密度为 1.21~1.25(55℃)的清膏;另取蔗糖 240g 和饴糖 90g 加水适量,加热使溶化,滤过;阿胶加水适量溶化,与上述清膏、糖水混匀,浓缩,制成 1000g,即得。

【性状】　本品为暗棕红色的黏稠液体;味甜。

【鉴别】　取本品 1.0g,加 1% 碳酸氢铵溶液 50ml,超声处理 30 分钟,用微孔滤膜滤过,取续滤液 100μl,置微量进样瓶中,加胰蛋白酶溶液 10μl(取序列分析用胰蛋白酶,加 1% 碳酸氢铵溶液制成每 1ml 含 1mg 的溶液,临用时配制),摇匀,37℃恒温酶解 12 小时,作为供试品溶液。另取阿胶对照

药材 0.1g,同法制成对照药材溶液。照高效液相色谱-质谱法(通则 0512 和通则 0431)试验,以十八烷基硅烷键合硅胶为填充剂(色谱柱内径为 2.1mm);以乙腈为流动相 A,以 0.1% 甲酸溶液为流动相 B,按下表中的规定进行梯度洗脱;流速为每分钟 0.3ml。采用质谱检测器,电喷雾正离子模式(ESI^+),进行多反应监测(MRM),选择质荷比(m/z)539.8(双电荷)→612.4 和 m/z 539.8(双电荷)→923.8 作为检测离子对。取阿胶对照药材溶液,进样 5μl,按上述检测离子对测定的 MRM 色谱峰的信噪比均应大于 3∶1。

时间(分钟)	流动相 A(%)	流动相 B(%)
0~25	5→20	95→80
25~40	20→50	80→50

吸取供试品溶液 5μl,注入高效液相色谱-质谱联用仪,测定。以质荷比(m/z)539.8(双电荷)→612.4 和 m/z 539.8(双电荷)→923.8 离子对提取的供试品离子流色谱中,应同时呈现与对照药材色谱保留时间一致的色谱峰。

【检查】　相对密度　应不低于 1.18(通则 0601)。

其他　应符合煎膏剂项下有关的各项规定(通则 0183)。

【含量测定】　黄芪　照高效液相色谱法(通则 0512)测定。

色谱条件与系统适用性试验　以十八烷基硅烷键合硅胶为填充剂;以乙腈-水(32∶68)为流动相;蒸发光散射检测器检测。理论板数按黄芪甲苷峰计算应不低于 5000。

对照品溶液的制备　取黄芪甲苷对照品适量,精密称定,加甲醇制成每 1ml 含 0.6mg 的溶液,即得。

供试品溶液的制备　取本品 10g,精密称定,置具塞锥形瓶中,加入等量的硅藻土,拌匀,在 60℃烘干(适时搅拌),放冷,精密加入甲醇 100ml,称定重量,超声处理(功率 250W,频率 40kHz)1 小时,放冷,再称定重量,用甲醇补足减失的重量,摇匀,滤过,精密量取续滤液 50ml,蒸干,残渣加水 25ml 使溶解,用水饱和的正丁醇提取 4 次,每次 25ml,合并正丁醇液,正丁醇液用氨试液洗涤 2 次,每次 25ml,合并氨试液,氨试液再用水饱和的正丁醇 25ml 提取,合并上述正丁醇提取液,回收正丁醇至干,残渣加甲醇适量使溶解并转移至 5ml 量瓶中,加甲醇稀释至刻度,摇匀,滤过,取续滤液,即得。

测定法　分别精密吸取对照品溶液 5μl、15μl 与供试品溶液 20μl,注入液相色谱仪,测定,以外标两点法对数方程计算,即得。

本品每 1g 含黄芪以黄芪甲苷($C_{41}H_{68}O_{14}$)计,不得少于 0.10mg。

阿胶　照高效液相色谱法(通则 0512)测定。

色谱条件与系统适用性试验　以十八烷基硅烷键合硅胶为填充剂;以乙腈-0.1mol/L 醋酸钠溶液(用醋酸调节 pH 值至 6.5)(7∶93)为流动相 A,以乙腈-水(4∶1)为流动相 B,按下表中的规定进行梯度洗脱;检测波长为 254nm;柱温为 43℃。理论板数按 L-羟脯氨酸峰计算应不低于 4000。

时间(分钟)	流动相 A(%)	流动相 B(%)
0～20	100→93	0→7
20～23.9	93→88	7→12
23.9～24	88→85	12→15
24～39	85→66	15→34
39～40	66→0	34→100

对照品溶液的制备　取 L-羟脯氨酸对照品、甘氨酸对照品、丙氨酸对照品、L-脯氨酸对照品适量，精密称定，加0.1mol/L 盐酸溶液制成每 1ml 分别含 L-羟脯氨酸 80μg、甘氨酸 0.16mg、丙氨酸 70μg、L-脯氨酸 0.12mg 的混合溶液，即得。

供试品溶液的制备　取本品约 2.5g，精密称定，置 25ml置瓶中，加 0.1mol/L 盐酸溶液 20ml，超声处理(功率 500W，频率 40kHz)30 分钟，放冷，加 0.1mol/L 盐酸溶液至刻度，摇匀。精密量取 2ml，置 10ml 安瓿中，加盐酸 2ml，150℃水解 1 小时，放冷，移至蒸发皿中，用水 10ml 分次洗涤安瓿，洗液并入蒸发皿中，蒸干，残渣加 0.1mol/L 盐酸溶液溶解，转移至 25ml 量瓶中，加 0.1mol/L 盐酸溶液至刻度，摇匀，滤过，即得。

精密量取上述对照品溶液和供试品溶液各 5ml，分别置25ml 量瓶中，各加 0.1mol/L 异硫氰酸苯酯(PITC)的乙腈溶液 2.5ml，1mol/L 三乙胺的乙腈溶液 2.5ml，摇匀，室温放置 1 小时后，加 50% 乙腈至刻度，摇匀。取 10ml，加正己烷 10ml，振摇，放置 10 分钟，取下层溶液，滤过，取续滤液，即得。

测定法　分别精密吸取衍生化后的对照品溶液与供试品溶液各 5μl，注入液相色谱仪，测定，即得。

本品每 1g 含阿胶以 L-羟脯氨酸计，不得少于 6.1mg；以甘氨酸计，不得少于 13.8mg；以丙氨酸计，不得少于 5.4mg；以 L-脯氨酸计，不得少于 7.7mg。

【功能与主治】　补气血，健脾胃。用于气血两亏、脾胃虚弱所致的心悸、气短、崩漏、浮肿、食少。

【用法与用量】　开水冲服。一次 10g，一日 2 次。

【贮藏】　密封，置阴凉处。

阿胶补血口服液

Ejiao Buxue Koufuye

【处方】　阿胶 62.5g　　　　熟地黄 125g
　　　　党参 125g　　　　　黄芪 62.5g
　　　　枸杞子 62.5g　　　　白术 62.5g

【制法】　以上六味，熟地黄加水煎煮三次，第一次 2 小时，第二、三次每次 1.5 小时，煎液滤过，滤液合并，静置，取上清液，备用；白术、枸杞子用 60% 乙醇作溶剂，党参、黄芪用25% 乙醇作溶剂，浸渍、渗漉，收集渗漉液，静置，滤过，滤液回收乙醇并浓缩至适量，备用；阿胶加水适量，加热使溶化，滤过，滤液与上述浓缩液及熟地黄提取液混合，滤过，加苯甲酸钠 3g 或山梨酸 2g 及矫味剂适量，加热至沸，加水至 1000ml，混匀，即得。

【性状】　本品为深棕色的液体；味微甜。

【鉴别】　(1)取黄芪〔含量测定〕项下的供试品溶液作为供试品溶液。另取黄芪甲苷对照品适量，加甲醇制成每 1ml含 1mg 的溶液，作为对照品溶液。照薄层色谱法(通则 0502)试验，吸取供试品溶液 10μl、对照品溶液 5μl，分别点于同一硅胶 G 薄层板上，以三氯甲烷-甲醇-水(13：7：2)10℃以下放置的下层溶液为展开剂，展开，取出，晾干，喷以 10% 硫酸乙醇溶液，在 105℃加热至斑点显色清晰。供试品色谱中，在与对照品色谱相应的位置上，显相同颜色的斑点。

(2)取本品 20ml，用乙酸乙酯振摇提取 2 次，每次 30ml，合并乙酸乙酯液，蒸干，残渣加乙酸乙酯 2ml 使溶解，作为供试品溶液。另取枸杞子对照药材 1g，加水 40ml，煎煮 15 分钟，放冷，滤过，滤液用乙酸乙酯 20ml 振摇提取，分取乙酸乙酯液，浓缩至 1ml，作为对照药材溶液。照薄层色谱法(通则 0502)试验，吸取上述两种溶液各 5μl，分别点于同一硅胶G 薄层板上，以乙酸乙酯-三氯甲烷-甲酸(3：2：1)为展开剂，展开，取出，晾干，置紫外光灯(365nm)下检视。供试品色谱中，在与对照药材色谱相应的位置上，显相同颜色的荧光斑点。

(3)取本品 30ml，用乙酸乙酯振摇提取 2 次，每次 30ml，合并乙酸乙酯液，蒸干，残渣加三氯甲烷 1ml 使溶解，作为供试品溶液。另取白术对照药材 1g，加乙酸乙酯 30ml，超声处理 15 分钟，滤过，滤液蒸干，残渣加三氯甲烷 1ml 使溶解，作为对照药材溶液。照薄层色谱法(通则 0502)试验，吸取供试品溶液 10μl，对照药材溶液 5μl，分别点于同一硅胶 G 薄层板上，以环己烷-甲苯-乙酸乙酯(14：3：3)为展开剂，置用展开剂预平衡 15 分钟的展开缸内，展开，取出，晾干，喷以 10% 硫酸乙醇溶液，在 105℃加热至斑点显色清晰，置紫外光灯(365nm)下检视。供试品色谱中，在与对照药材色谱相应的位置上，显相同颜色的荧光斑点。

(4)取〔含量测定〕项下的供试品溶液作为供试品溶液。另取党参对照药材 2g，加乙醇 20ml，加热回流 1 小时，滤过，滤液蒸干，残渣加水 20ml 使溶解，用水饱和的正丁醇提取3 次，每次 20ml，合并正丁醇液，蒸干，残渣加甲醇 2ml 使溶解，作为对照药材溶液。照薄层色谱法(通则 0502)试验，吸取供试品溶液 10μl，对照药材溶液 5μl，分别点于同一硅胶 G 薄层板上，以甲苯-乙酸乙酯-甲酸(15：5：2)为展开剂，展开，取出，晾干，喷以硫酸-乙醇(1：1)的混合溶液，在 105℃加热至斑点显色清晰，置紫外光灯(365nm)下检视。供试品色谱中，在与对照药材色谱相应的位置上，显相同颜色的荧光斑点。

【检查】　相对密度　应不低于 1.05(通则 0601)。

pH 值　应为 4.0～6.0(通则 0631)。

其他　应符合合剂项下有关的各项规定(通则 0181)。

【含量测定】　黄芪　照高效液相色谱法(通则 0512)测定。

色谱条件与系统适用性试验　以十八烷基硅烷键合硅胶为填充剂；以乙腈-水(34：66)为流动相；用蒸发光散射检

器检测。理论板数按黄芪甲苷峰计算应不低于 4000。

对照品溶液的制备　取黄芪甲苷对照品适量，精密称定，加甲醇制成每 1ml 含 0.5mg 的溶液，即得。

供试品溶液的制备　精密量取本品 50ml，用水饱和的正丁醇振摇提取 4 次，每次 40ml，合并正丁醇提取液，用浓氨试液洗涤 2 次，每次 40ml，弃去洗涤液，正丁醇液蒸干，残渣用甲醇溶解并转移至 5ml 量瓶中，加甲醇至刻度，摇匀，滤过，取续滤液，即得。

测定法　分别精密吸取对照品溶液 10μl、20μl 及供试品溶液 20μl，注入液相色谱仪，测定，以外标两点法对数方程计算，即得。

本品每 1ml 含黄芪以黄芪甲苷（$C_{41}H_{68}O_{14}$）计，不得少于 18.0μg。

总氮量　精密量取本品 0.2ml，照氮测定法（通则 0704第二法）测定。

本品每 1ml 含总氮（N）不得少于 8.5mg。

【功能与主治】　补益气血，滋阴润肺。用于气血两虚所致的久病体弱、目昏、虚劳咳嗽。

【用法与用量】　口服。一次 20ml，早晚各一次，或遵医嘱。

【规格】　每支装　（1）10ml　（2）20ml

【贮藏】　密封，置阴凉处。

阿胶补血膏

Ejiao Buxue Gao

【处方】　阿胶 50g　　　　　熟地黄 100g
　　　　　党参 100g　　　　黄芪 50g
　　　　　枸杞子 50g　　　　白术 50g

【制法】　以上六味，除阿胶外，熟地黄加水煎煮二次，每次 2 小时，煎液滤过，滤液合并；白术、枸杞子用 6 倍量 60%乙醇作溶剂，进行渗漉，党参、黄芪用 6 倍量 25%乙醇作溶剂进行渗漉，合并渗漉液；或白术、枸杞子用 60%乙醇在 65～70℃，党参、黄芪用 25%乙醇在 70～75℃动态温浸提取三次，第一次 2.5 小时，第二、三次各 2 小时，合并浸渍液；取渗漉液或浸渍液，静置，取上清液，回收乙醇至无醇味，加入阿胶、熟地黄提取液、蔗糖 382g，混匀，减压浓缩至适量，加入山梨酸 1.15g，混匀，调节相对密度为 1.25～1.27（20℃），制成1000g，分装，即得。

【性状】　本品为棕褐色的黏稠液体；味甜、微苦。

【鉴别】　（1）取黄芪甲苷对照品，加甲醇制成每 1ml 含 1mg 的溶液，作为对照品溶液。照薄层色谱法（通则 0502）试验，吸取〔含量测定〕项下的供试品溶液 10μl 及上述对照品溶液 5μl，分别点于同一硅胶 G 薄层板上，以三氯甲烷-甲醇-水（13：7：2）10℃以下放置的下层溶液为展开剂，展开，取出，

晾干，喷以 10%硫酸乙醇溶液，在 105℃加热至斑点显色清晰。供试品色谱中，在与对照品色谱相应的位置上，显相同颜色的斑点；置紫外光灯（365nm）下检视，显相同颜色的荧光斑点。

（2）取本品 30g，加水 20ml，搅匀，用乙酸乙酯振摇提取 2 次，每次 30ml，合并乙酸乙酯液，蒸干，残渣加三氯甲烷 1ml 使溶解，作为供试品溶液。另取白术对照药材 1g，加乙酸乙酯 30ml，超声处理 15 分钟，滤过，滤液蒸干，残渣加三氯甲烷 1ml 使溶解，作为对照药材溶液。照薄层色谱法（通则 0502）试验，吸取供试品溶液 10μl、对照药材溶液 5μl，分别点于同一硅胶 G 薄层板上，以环己烷-甲苯-乙酸乙酯（14：3：3）为展开剂，置用展开剂预饱和 15 分钟的展开缸内，展开，取出，晾干，喷以 10%硫酸乙醇溶液，在 105℃加热约 7 分钟，置紫外光灯（365nm）下检视。供试品色谱中，在与对照药材色谱相应的位置上，显相同颜色的荧光斑点。

（3）取本品 20g，加水 30ml，搅匀，用乙酸乙酯振摇提取 2 次，每次 30ml，合并乙酸乙酯液，蒸干，残渣加乙酸乙酯 2ml 使溶解，作为供试品溶液。另取枸杞子对照药材 1g，加水 40ml，煎煮 15 分钟，放冷，滤过，滤液加乙酸乙酯 20ml 振摇提取，取乙酸乙酯液，浓缩至 1ml，作为对照药材溶液。照薄层色谱法（通则 0502）试验，吸取上述两种溶液各 5μl，分别点于同一硅胶 G 薄层板上，以三氯甲烷-乙酸乙酯-甲酸（3：1：0.1）为展开剂，展开，取出，晾干，置紫外光灯（365nm）下检视。供试品色谱中，在与对照药材色谱相应的位置上，显相同颜色的荧光斑点。

【检查】　相对密度　应为 1.25～1.27（通则 0183）。

其他　应符合煎膏剂项下有关的各项规定（通则 0183）。

【含量测定】　黄芪　照高效液相色谱法（通则 0512）测定。

色谱条件与系统适用性试验　以十八烷基硅烷键合硅胶为填充剂；以乙腈-水（34：66）为流动相；用蒸发光散射检测器检测。理论板数按黄芪甲苷峰计算应不低于 4000。

对照品溶液的制备　取黄芪甲苷对照品适量，精密称定，加甲醇制成每 1ml 含 0.5mg 的溶液，即得。

供试品溶液的制备　取本品 40g，精密称定，加水 30ml，混匀，用水饱和的正丁醇回流提取 4 次，每次 50ml，每次提取 1 小时，合并正丁醇提取液，用氨试液洗涤 2 次，每次 30ml，弃去洗涤液，取正丁醇液蒸干，残渣加甲醇适量使溶解，移至 10ml 量瓶中，加甲醇稀释至刻度，摇匀，滤过，即得。

测定法　分别精密吸取对照品溶液 10μl、20μl 与供试品溶液 20μl，注入液相色谱仪，测定，以外标两点法对数方程计算，即得。

本品每 1g 含黄芪以黄芪甲苷（$C_{41}H_{68}O_{14}$）计，不得少于 20μg。

总氮量　取本品 2g，精密称定，照氮测定法（通则 0704第一法）测定，即得。

本品每 1g 含总氮（N）不得少于 7.0mg。

【功能与主治】　补益气血，滋阴润肺。用于气血两虚所

致的久病体弱、目昏、虚劳咳嗽。

【用法与用量】 口服。一次 20g,早晚各一次。

【规格】 每瓶装 (1)100g (2)200g (3)300g

【贮藏】 密封。

阿魏化痞膏
Awei Huapi Gao

【处方】
香附 20g	厚朴 20g
三棱 20g	莪术 20g
当归 20g	生草乌 20g
生川乌 20g	大蒜 20g
使君子 20g	白芷 20g
穿山甲 20g	木鳖子 20g
蜣螂 20g	胡黄连 20g
大黄 20g	蓖麻子 20g
乳香 3g	没药 3g
芦荟 3g	血竭 3g
雄黄 15g	肉桂 15g
樟脑 15g	阿魏 20g

【制法】 以上二十四味,除阿魏、樟脑外,乳香、没药、芦荟、血竭、肉桂粉碎成细粉;雄黄水飞成极细粉,与上述粉末配研,过筛,混匀。其余香附等十六味酌予碎断,与食用植物油 2400g 同置锅内炸枯,去渣,滤过,炼至滴水成珠。另取红丹 750~1050g,加入油内,搅匀,收膏,将膏浸泡于水中。取膏,用文火熔化,加入阿魏、樟脑及上述粉末,搅匀,分摊于布上,即得。

【性状】 本品为摊于布上的黑膏药。

【检查】 应符合膏药项下有关的各项规定(通则 0186)。

【功能与主治】 化痞消积。用于气滞血凝,癥瘕痞块,脘腹疼痛,胸胁胀满。

【用法与用量】 外用,加温软化,贴于脐上或患处。

【注意】 孕妇禁用。

【规格】 每张净重 (1)6g (2)12g

【贮藏】 密闭,置阴凉干燥处。

附子理中丸
Fuzi Lizhong Wan

【处方】
附子(制)100g	党参 200g
炒白术 150g	干姜 100g
甘草 100g	

【制法】 以上五味,粉碎成细粉,过筛,混匀。每 100g 粉末用炼蜜 35~50g 加适量的水泛丸,干燥,制成水蜜丸;或加

炼蜜 100~120g 制成小蜜丸或大蜜丸,即得。

【性状】 本品为棕褐色至棕黑色的水蜜丸,或为棕褐色至黑褐色的小蜜丸或大蜜丸;气微,味微甜而辛辣。

【鉴别】 (1)取本品,置显微镜下观察:淀粉粒长卵形、广卵形或形状不规则,直径 25~32μm,脐点点状,位于较小端,层纹明显(干姜)。联结乳管直径 12~15μm,含细小颗粒状物(党参)。纤维束周围薄壁细胞含草酸钙方晶,形成晶纤维(甘草)。

(2)取本品水蜜丸 4g,研碎;或取小蜜丸或大蜜丸 6g,剪碎,置 500ml 圆底烧瓶中,加水 250ml,连接挥发油测定器,自测定器上端加水至刻度并溢流入烧瓶时为止,再加入石油醚(60~90℃)1ml,加热回流 2 小时,放冷,取石油醚层作为供试品溶液。另取白术对照药材 0.5g,加乙酸乙酯 1ml,超声处理 15 分钟,静置,取上清液作为对照药材溶液。照薄层色谱法(通则 0502)试验,吸取供试品溶液 8μl、对照药材溶液 4μl,分别点于同一硅胶 G 薄层板上,以石油醚(60~90℃)-乙酸乙酯(20∶0.1)为展开剂,展开,取出,晾干,喷以 5% 香草醛硫酸溶液,加热至斑点显色清晰。供试品色谱中,在与对照药材色谱相应的位置上,显相同颜色的主斑点。

(3)取本品水蜜丸 5g,研细;或取小蜜丸或大蜜丸 7.5g,剪碎,加硅藻土 5g,研细,加甲醇 40ml,超声处理 40 分钟,放冷,滤过,滤液蒸干,残渣用水 20ml 溶解,用正丁醇振摇提取 2 次,每次 30ml,合并正丁醇提取液,蒸干,残渣加甲醇 2ml 使溶解,作为供试品溶液。另取干姜对照药材 1g,同法制成对照药材溶液。照薄层色谱法(通则 0502)试验,吸取上述两种溶液各 5μl,分别点于同一硅胶 G 薄层板上使成条带状,以石油醚(60~90℃)-乙酸乙酯-甲醇-冰醋酸(20∶3∶1∶0.4)为展开剂,展开,取出,晾干,置紫外光灯(365nm)下检视。供试品色谱中,在与对照药材色谱相应的位置上,显相同颜色的荧光条斑。

(4)取甘草对照药材 1g,加甲醇 10ml,振摇 3 分钟,静置,取上清液作为对照药材溶液。照薄层色谱法(通则 0502)试验,吸取〔鉴别〕(3)项下的供试品溶液 2μl 及上述对照药材溶液 5μl,分别点于同一硅胶 G 薄层板上,以乙酸乙酯-冰醋酸-甲酸-水(15∶1∶1∶2)为展开剂,展开,取出,晾干,喷以 10% 硫酸乙醇溶液,在 105℃ 加热至斑点显色清晰,置紫外光灯(365nm)下检视。供试品色谱中,在与对照药材色谱相应的位置上,显相同颜色的荧光斑点。

【检查】 乌头碱限量 取本品水蜜丸适量,研碎,取 25g;或取小蜜丸或大蜜丸适量,剪碎,取 36g,加氨试液 4ml,拌匀,放置 2 小时,加乙醚 60ml,振摇 1 小时,放置 24 小时,滤过,滤液蒸干,残渣用无水乙醇溶解使成 1ml,作为供试品溶液。取乌头碱对照品适量,加无水乙醇制成每 1ml 含 1.0mg 的溶液,作为对照品溶液。照薄层色谱法(通则 0502)试验,吸取供试品溶液 12μl、对照品溶液 5μl,分别点于同一硅胶 G 薄层板上,以二氯甲烷(经无水硫酸钠脱水处理)-丙酮-甲醇(6∶1∶1)为展开剂,展开,取出,晾干,喷以稀碘化铋钾

试液。供试品色谱中，在与对照品色谱相应位置上出现的斑点应小于对照品的斑点，或不出现斑点。

其他 应符合丸剂项下有关的各项规定（通则 0108）。

【含量测定】 照高效液相色谱法（通则 0512）测定。

色谱条件与系统适用性试验 以十八烷基硅烷键合硅胶为填充剂；以乙腈-0.5％醋酸溶液（20：80）为流动相；检测波长为 276nm。理论板数按甘草苷峰计算应不低于 4000。

对照品溶液的制备 取甘草苷对照品适量，精密称定，加甲醇制成每 1ml 含 15μg 的溶液，即得。

供试品溶液的制备 取本品水蜜丸适量，研细，取约 1.0g，精密称定，或取重量差异项下的小蜜丸或大蜜丸，剪碎，取约 1.5g，精密称定；置具塞锥形瓶中，精密加入 70％乙醇 50ml，密塞，称定重量，超声处理（功率 300W，频率 25kHz）45 分钟，放冷，用 70％乙醇补足减失的重量，摇匀，滤过，取续滤液，即得。

测定法 分别精密吸取对照品溶液与供试品溶液各 5μl，注入液相色谱仪，测定，即得。

本品含甘草以甘草苷（$C_{21}H_{22}O_9$）计，水蜜丸每 1g 不得少于 0.60mg；小蜜丸每 1g 不得少于 0.33mg；大蜜丸每丸不得少于 3.0mg。

【功能与主治】 温中健脾。用于脾胃虚寒，脘腹冷痛，呕吐泄泻，手足不温。

【用法与用量】 口服。水蜜丸一次 6g，小蜜丸一次 9g，大蜜丸一次 1 丸，一日 2～3 次。

【注意】 孕妇慎用。

【规格】 （1）小蜜丸 每 100 丸重 20g （2）大蜜丸 每丸重 9g

【贮藏】 密封。

附子理中片

Fuzi Lizhong Pian

【处方】 附子（制）67g　党参 133g
炒白术 100g　干姜 67g
甘草 67g

【制法】 以上五味，附子（制）粉碎成细粉；党参、甘草加水煎煮二次，每次 2 小时，合并煎液，滤过，滤液浓缩成稠膏；炒白术、干姜粉碎成粗粉，用 60％乙醇作溶剂，进行渗漉，收集渗漉液，回收乙醇，浓缩成稠膏，与上述细粉和稠膏混匀，干燥，粉碎成细粉，制颗粒，加入 1％硬脂酸镁，混匀，压制成 1000 片，包糖衣，即得。

【性状】 本品为糖衣片，除去糖衣后显棕褐色；气微，味微甜而辛辣。

【鉴别】 （1）取本品 30 片，除去糖衣，研细，加甲醇 40ml，超声处理 30 分钟，滤过，滤液蒸干，残渣加水 20ml 使

溶解，用水饱和的正丁醇振摇提取 3 次，每次 30ml，合并正丁醇提取液，用正丁醇饱和的水洗涤 2 次，每次 20ml，正丁醇液蒸干，残渣加甲醇 2ml 使溶解，作为供试品溶液。另取甘草对照药材 1g，加甲醇 20ml，同法制成对照药材溶液。照薄层色谱法（通则 0502）试验，吸取上述两种溶液各 5μl，分别点于同一硅胶 G 薄层板上，以三氯甲烷-甲醇-水（13：6：2）10℃以下放置的下层溶液为展开剂，展开，取出，晾干，喷以 10％硫酸乙醇溶液，在 105℃加热至斑点显色清晰，置日光下检视。供试品色谱中，在与对照药材色谱相应的位置上，显相同颜色的斑点。

（2）取〔鉴别〕（1）项下的供试品溶液作为供试品溶液。另取干姜对照药材 1g，加甲醇 20ml，超声处理 30 分钟，滤过，滤液蒸干，残渣加水 20ml 使溶解，用水饱和的正丁醇振摇提取 3 次，每次 30ml，合并正丁醇提取液，用正丁醇饱和的水洗涤 2 次，每次 20ml，正丁醇液蒸干，残渣加甲醇 2ml 使溶解，作为对照药材溶液。照薄层色谱法（通则 0502）试验，吸取上述两种溶液各 3～5μl，分别点于同一硅胶 G 薄层板上，以甲苯-乙酸乙酯（9：1）为展开剂，展开，取出，晾干，喷以 5％香草醛硫酸溶液，在 105℃加热至斑点显色清晰，置日光下检视。供试品色谱中，在与对照药材色谱相应的位置上，显相同颜色的斑点。

【检查】 **乌头碱限量** 取本品 40 片，除去糖衣，研细，加氨试液 4ml，拌匀，放置 2 小时，加乙醚 60ml，振摇 1 小时，放置 24 小时，滤过，滤液蒸干，残渣用无水乙醇溶解使成 1.0ml，作为供试品溶液。取乌头碱对照品适量，加无水乙醇制成每 1ml 含 1.0mg 的溶液，作为对照品溶液。照薄层色谱法（通则 0502）试验，精密吸取供试品溶液 12μl、对照品溶液 5μl，分别点于同一高效硅胶 G 薄层板上，以甲苯-二氯甲烷-甲醇-浓氨试液（4：4：1：0.1）为展开剂，预平衡 15 分钟，展开，展距约 17cm，取出，晾干，喷以稀碘化铋钾试液，置日光下检视。供试品色谱中，在与对照品色谱相应的位置上出现的斑点应小于对照品斑点，或不出现斑点。

其他 应符合片剂项下有关的各项规定（通则 0101）。

【含量测定】 照高效液相色谱法（通则 0512）测定。

色谱条件与系统适用性试验 以十八烷基硅烷键合硅胶为填充剂；以甲醇-0.2mol/L 醋酸铵溶液-冰醋酸（56：43：1）为流动相；检测波长为 250nm。理论板数按甘草酸峰计算应不低于 2500。

对照品溶液的制备 取甘草酸铵对照品适量，精密称定，加流动相制成每 1ml 含 0.15mg 的溶液（相当于每 1ml 含甘草酸 0.1470mg），即得。

供试品溶液的制备 取本品 20 片，除去糖衣，精密称定，研细，取约 1g，精密称定，置具塞锥形瓶中，精密加入流动相 25ml，密塞，称定重量，加热回流 1 小时，放冷，再称定重量，用流动相补足减失的重量，摇匀，滤过，取续滤液，即得。

测定法 分别精密吸取对照品溶液 10μl 与供试品溶液 10～20μl，注入液相色谱仪，测定，即得。

本品每片含甘草以甘草酸（$C_{42}H_{62}O_{16}$）计，不得少于 0.53mg。

【功能与主治】 温中健脾，用于脾胃虚寒，脘腹冷痛，呕吐泄泻，手足不温。

【用法与用量】 口服。一次 6～8 片，一日 1～3 次。

【注意】 孕妇慎用。

【规格】 片心重 0.25g

【贮藏】 密封。

附桂骨痛片

Fugui Gutong Pian

【处方】 附子（制）222g 制川乌 111g
    肉桂 56g   党参 167g
    当归 167g   炒白芍 167g
    淫羊藿 167g 醋乳香 111g

【制法】 以上八味，肉桂粉碎成细粉；其余附子（制）等七味加水煎煮二次，每次 1 小时，煎液滤过，滤液合并，浓缩至适量，与肉桂细粉混匀，在 80℃以下干燥，粉碎，加入适量淀粉，混匀，制颗粒，压制成 1000 片，包糖衣，即得。

【性状】 本品为糖衣片，除去糖衣后显棕褐色至褐色；气微香，味微苦。

【鉴别】 （1）取本品，置显微镜下观察：纤维多碎断，完整者长梭形，大多单个散在，直径 24～50μm，壁厚，纹孔不明显；石细胞类方形或类圆形，直径 32～88μm，壁一面菲薄（肉桂）。

（2）照〔含量测定〕附子、制川乌项下的方法试验，供试品色谱中应呈现与苯甲酰新乌头原碱、苯甲酰乌头原碱和苯甲酰次乌头原碱对照品色谱峰保留时间相对应的色谱峰。

（3）取本品 10 片，除去糖衣，研细，置圆底烧瓶中，加入盐酸溶液（3→100）150ml，连接挥发油测定器，自测定器上端加水至充满测定器的刻度部分并溢流入烧瓶时为止，再加入乙酸乙酯 2ml，加热回流提取 3 小时，放冷，分取乙酸乙酯层，加乙酸乙酯至 2ml，混匀，作为供试品溶液。另取乳香对照药材 0.2g，加无水乙醇 1ml，超声处理 10 分钟，静置，取上清液作为对照药材溶液。照薄层色谱法（通则 0502）试验，吸取供试品溶液 6～10μl，对照药材溶液 5μl，分别点于同一硅胶 G 薄层板上，以石油醚（60～90℃）-乙醚（20：1）为展开剂，展开，取出，晾干，喷以含 2%对二甲氨基苯甲醛的 10%硫酸乙醇溶液，在 105℃加热至斑点显色清晰，置日光下检视。供试品色谱中，在与对照药材色谱相应的位置上，显相同颜色的斑点。

（4）取〔鉴别〕（3）项下的供试品溶液作为供试品溶液。另取桂皮醛对照品，加甲醇制成每 1ml 含 1μl 的溶液，作为对照品溶液。照薄层色谱法（通则 0502）试验，吸取供试品溶液

1μl、对照品溶液 2μl，分别点于同一硅胶 G 薄层板上，以石油醚（60～90℃）-乙酸乙酯（17：3）为展开剂，展开，取出，晾干，喷以二硝基苯肼乙醇试液，置日光下检视。供试品色谱中，在与对照品色谱相应位置上，显相同颜色的斑点。

（5）取本品 5 片，除去糖衣，研细，加乙醇 20ml，加热回流 30 分钟，滤过，滤液蒸干，残渣加水 15ml，加热使溶解，用脱脂棉滤过，滤液用乙酸乙酯振摇提取 2 次，每次 20ml，合并乙酸乙酯提取液，备用；水溶液用水饱和的正丁醇振摇提取 2 次，每次 20ml，合并正丁醇提取液，用正丁醇饱和的水洗涤 2 次，每次 20ml，正丁醇液蒸干，残渣加甲醇 1ml 使溶解，作为供试品溶液。另取芍药苷对照品，加甲醇制成每 1ml 含 1mg 的溶液，作为对照品溶液。照薄层色谱法（通则 0502）试验，吸取供试品溶液 2～5μl、对照品溶液 5μl，分别点于同一硅胶 G 薄层板上，以三氯甲烷-乙酸乙酯-甲醇-水（15：40：22：10）10℃以下放置的下层溶液为展开剂，展开，取出，晾干，喷以 2%香草醛硫酸溶液，在 105℃加热至斑点显色清晰，置日光下检视。供试品色谱中，在与对照品色谱相应的位置上，显相同颜色的斑点。

（6）取〔鉴别〕（5）项下的备用乙酸乙酯液，蒸干，残渣用 2%碳酸钠溶液 10ml 溶解，用乙酸乙酯振摇提取 2 次，每次 10ml，合并乙酸乙酯提取液，用水 15ml 洗涤，乙酸乙酯液蒸干，残渣加甲醇 1ml 使溶解，作为供试品溶液。另取淫羊藿苷对照品，加甲醇制成每 1ml 含 0.5mg 的溶液，作为对照品溶液。照薄层色谱法（通则 0502）试验，吸取供试品溶液 2～5μl、对照品溶液 5μl，分别点于同一硅胶 H 薄层板上，以三氯甲烷-乙酸乙酯-甲醇-甲酸-水（10：1：4：0.1：0.5）为展开剂，展开，取出，晾干，喷以 5%三氯化铝乙醇溶液，在 105℃加热约 1 分钟，置紫外光灯（365nm）下检视。供试品色谱中，在与对照品色谱相应的位置上，显相同颜色的荧光斑点。

【检查】 双酯型生物碱 取本品 10 片，除去糖衣，精密称定，研细，称取 4 片的量，置具塞锥形瓶中，加乙腈-浓氨试液（90：10）的混合溶液 25ml，超声处理 30 分钟，滤过，滤液于 40℃以下减压回收溶剂至干，残渣加 0.1mol/L 盐酸溶液 10ml 使溶解，滤过，滤液加在固相萃取柱（以混合型阳离子交换反相吸附剂为填充剂，150mg 或 200mg，容量为 6ml，预先依次用乙腈、水各 6ml 洗脱）上，依次以 0.1mol/L 盐酸溶液、甲醇、乙腈各 5ml 洗脱，待洗脱液流尽后，放置 5 分钟，继用乙腈-浓氨试液（90：10）的混合溶液 10ml 洗脱，收集洗脱液，于 40℃以下减压回收溶剂至干，残渣精密加入乙腈-0.1%磷酸溶液（30：70）的混合溶液 3ml 使溶解，滤过，取续滤液作为供试品溶液。另取新乌头碱对照品、次乌头碱对照品、乌头碱对照品适量，精密称定，分别加乙腈制成每 1ml 含 0.2mg 的溶液，作为对照品贮备液，精密量取上述三种对照品贮备液各 5ml，置 50ml 量瓶中，加 0.1%磷酸溶液至刻度，摇匀，作为对照品溶液。照高效液相色谱法（通则 0512）试验，以十八烷基硅烷键合硅胶为填充剂；以乙腈-四氢呋喃（25：15）为流动相 A，以（含 0.1%磷酸）的 0.03mol/L 磷酸二氢钾溶

液为流动相B;按下表中的规定进行梯度洗脱;检测波长为232nm;理论板数按乌头碱峰计算应不低于60000。精密吸取对照品溶液与供试品溶液各10μl,注入液相色谱仪,测定,即得。

时间(分钟)	流动相A(%)	流动相B(%)
0～38	15→26	85→74
38～39	26→35	74→65
39～49	35	65

供试品色谱中,与三种对照品色谱峰保留时间相对应的色谱峰的峰面积之和不得大于乌头碱对照品色谱峰的峰面积。

其他 应符合片剂项下的有关各项规定(通则0101)。

【含量测定】 附子 制川乌 照高效液相色谱法(通则0512)测定。

色谱条件与系统适用性试验 以十八烷基硅烷键合硅胶为填充剂;以乙腈-0.1%磷酸溶液(22:78)为流动相;检测波长为232nm。理论板数按苯甲酰新乌头原碱峰计算应不低于10000。

对照品溶液的制备 取苯甲酰新乌头原碱对照品、苯甲酰乌头原碱对照品、苯甲酰次乌头原碱对照品适量,精密称定,加乙腈制成每1ml含苯甲酰新乌头原碱40μg、苯甲酰乌头原碱16μg和苯甲酰次乌头原碱40μg的混合溶液,作为对照品贮备液,精密量取对照品贮备液5ml,置25ml量瓶中,加0.1%磷酸溶液至刻度,摇匀,即得。

供试品溶液的制备 取本品10片,除去糖衣,精密称定,研细,取适量(约1片的量),精密称定,置具塞锥形瓶中,精密加入0.1mol/L盐酸溶液25ml,密塞,称定重量,超声处理(功率400W,频率40kHz)40分钟并时时振摇,放冷,再称定重量,用0.1mol/L盐酸溶液补足减失的重量,摇匀,离心(转速为每分钟5000转)30分钟,滤过,精密量取续滤液10ml,加在固相萃取柱(以混合型阳离子交换反相吸附剂为填充剂,150mg或200mg,容量为6ml,预先依次用乙腈、水各6ml洗脱)上,依次用水3ml、氨溶液(5→100)、水、甲醇、乙腈各5ml洗脱,待洗脱液流尽后,放置5分钟,继用乙腈-浓氨试液(90:10)的混合溶液10ml洗脱,收集洗脱液,于40℃以下减压回收溶剂至干,残渣精密加入乙腈-0.1%磷酸溶液(20:80)的混合溶液5ml使溶解,滤过,取续滤液,即得。

测定法 分别精密吸取对照品溶液与供试品溶液各20μl,注入液相色谱仪,测定,即得。

本品每片含附子和制川乌以苯甲酰新乌头原碱($C_{31}H_{43}NO_{10}$)、苯甲酰乌头原碱($C_{32}H_{45}NO_{10}$)和苯甲酰次乌头原碱($C_{31}H_{43}NO_9$)的总量计,应为70～610μg。

炒白芍 照高效液相色谱法(通则0512)测定。

色谱条件与系统适用性试验 以十八烷基硅烷键合硅胶为填充剂;以乙腈-水(13:87)为流动相;检测波长为230nm。理论板数按芍药苷峰计算应不低于10000。

对照品溶液的制备 取芍药苷对照品适量,精密称定,加50%甲醇制成每1ml含40μg的溶液,即得。

供试品溶液的制备 取本品10片,除去糖衣,精密称定,研细,取适量(约1片的量),精密称定,置具塞锥形瓶中,精密加入50%甲醇25ml,密塞,称定重量,超声处理(功率400W,频率40kHz)30分钟,放冷,再称定重量,用50%甲醇补足减失的重量,摇匀,滤过,取续滤液,即得。

测定法 分别精密吸取对照品溶液与供试品溶液各5μl,注入液相色谱仪,测定,即得。

本品每片含炒白芍以芍药苷($C_{23}H_{28}O_{11}$)计,不得少于0.60mg。

【功能与主治】 温阳散寒,益气活血,消肿止痛。用于阳虚寒湿所致的颈椎及膝关节增生性关节炎。症见骨关节疼痛、屈伸不利、麻木肿胀、遇热则减、畏寒肢冷。

【用法与用量】 口服。一次6片,一日3次,饭后服。3个月为一疗程;如需继续治疗,必须停药一个月后遵医嘱服用。

【注意】 (1)服药后少数可见胃脘不舒,停药后可自行消除。(2)服药期间注意血压变化。(3)高血压,严重消化道疾病慎用。(4)孕妇及有出血倾向者,阴虚内热者禁用。

【规格】 片心重0.33g

【贮藏】 密封。

附桂骨痛胶囊
Fugui Gutong Jiaonang

【处方】 附子(制)222g   制川乌111g
肉桂56g   党参167g
当归167g   炒白芍167g
淫羊藿167g   醋乳香111g

【制法】 以上八味,肉桂粉碎成细粉;其余附子(制)等七味加水煎煮二次,每次1小时,煎液滤过,滤液合并,浓缩至相对密度为1.15～1.20(80℃)的清膏,喷雾干燥,取干膏粉,加入肉桂细粉和适量辅料,混匀;或将附子(制)等七味的滤液浓缩成稠膏状,与肉桂细粉混匀,在80℃以下减压干燥,粉碎成细粉,加入适量辅料,混匀;或将附子(制)等七味的滤液浓缩成稠膏状,在80℃以下减压干燥,粉碎,与肉桂细粉和适量辅料混匀,装入胶囊,制成1000粒,即得。

【性状】 本品为硬胶囊,内容物为黄棕色至棕褐色的粉末;气微香,味微苦。

【鉴别】 (1)取本品,置显微镜下观察:纤维多碎断,完整者长梭形,大多单个散在,直径24～50μm,壁厚,纹孔不明显;石细胞类方形或类圆形,直径32～88μm,壁一面菲薄(肉桂)。

(2)照〔含量测定〕附子、制川乌项下的方法试验,供试品色谱中应呈现与苯甲酰新乌头原碱、苯甲酰乌头原碱和苯甲酰次乌头原碱对照品色谱峰保留时间相对应的色谱峰。

（3）取本品内容物 6g，置圆底烧瓶中，加入盐酸溶液（3→100）150ml，连接挥发油测定器，自测定器上端加水至充满测定器的刻度部分并溢流入烧瓶时为止，再加入乙酸乙酯 2ml，加热回流提取 3 小时，放冷，分取乙酸乙酯层，加乙酸乙酯至 2ml，混匀，作为供试品溶液。另取乳香对照药材 0.2g，加无水乙醇 1ml，超声处理 10 分钟，静置，取上清液作为对照药材溶液。照薄层色谱法（通则 0502）试验，吸取供试品溶液 6～10μl、对照药材溶液 5μl，分别点于同一硅胶 G 薄层板上，以石油醚（60～90℃）-乙醚（20∶1）为展开剂，展开，取出，晾干，喷以含 2% 对二甲氨基苯甲醛的 10% 硫酸乙醇溶液，在 105℃加热至斑点显色清晰，置日光下检视。供试品色谱中，在与对照药材色谱相应的位置上，显相同颜色的斑点。

（4）取〔鉴别〕（3）项下的供试品溶液作为供试品溶液。另取桂皮醛对照品，加甲醇制成每 1ml 含 1μl 的溶液，作为对照品溶液。照薄层色谱法（通则 0502）试验，吸取供试品溶液 1μl、对照品溶液 2μl，分别点于同一硅胶 G 薄层板上，以石油醚（60～90℃）-乙酸乙酯（17∶3）为展开剂，展开，取出，晾干，喷以二硝基苯肼乙醇试液，置日光下检视。供试品色谱中，在与对照品相应位置上，显相同颜色的斑点。

（5）取本品内容物 1.5g，加乙醇 20ml，加热回流 30 分钟，滤过，滤液蒸干，残渣加水 15ml，加热使溶解，用脱脂棉滤过，滤液用乙酸乙酯振摇提取 2 次，每次 20ml，合并乙酸乙酯提取液，备用；水溶液用水饱和的正丁醇振摇提取 2 次，每次 20ml，合并正丁醇提取液，用正丁醇饱和的水洗涤 2 次，每次 20ml，正丁醇液蒸干，残渣加甲醇 1ml 使溶解，作为供试品溶液。另取芍药苷对照品，加甲醇制成每 1ml 含 1mg 的溶液，作为对照品溶液。照薄层色谱法（通则 0502）试验，吸取供试品溶液 2～5μl、对照品溶液 5μl，分别点于同一硅胶 G 薄层板上，以三氯甲烷-乙酸乙酯-甲醇-水（15∶40∶22∶10）10℃以下放置的下层溶液为展开剂，展开，取出，晾干，喷以 2% 香草醛硫酸溶液，在 105℃加热至斑点显色清晰，置日光下检视。供试品色谱中，在与对照品色谱相应的位置上，显相同颜色的斑点。

（6）取〔鉴别〕（5）项下的备用乙酸乙酯液，蒸干，残渣用 2% 碳酸钠溶液 10ml 溶解，用乙酸乙酯振摇提取 2 次，每次 10ml，合并乙酸乙酯提取液，用水 15ml 洗涤，乙酸乙酯液蒸干，残渣加甲醇 1ml 使溶解，作为供试品溶液。另取淫羊藿苷对照品，加甲醇制成每 1ml 含 0.5mg 的溶液，作为对照品溶液。照薄层色谱法（通则 0502）试验，吸取供试品溶液 2～5μl、对照品溶液 5μl，分别点于同一硅胶 H 薄层板上，以三氯甲烷-乙酸乙酯-甲醇-甲酸-水（10∶1∶4∶0.1∶0.5）为展开剂，展开，取出，晾干，喷以 5% 三氯化铝乙醇溶液，在 105℃加热约 1 分钟，置紫外光灯（365nm）下检视。供试品色谱中，在与对照品色谱相应的位置上，显相同颜色的荧光斑点。

【检查】 双酯型生物碱 取本品内容物适量，混匀，取 1.3g，精密称定，置具塞锥形瓶中，加乙腈-浓氨试液（90∶10）

的混合溶液 25ml，超声处理 30 分钟，滤过，滤液于 40℃以下减压回收溶剂至干，残渣加 0.1mol/L 盐酸溶液 10ml 使溶解，滤过，滤液加在固相萃取柱（以混合型阳离子交换反相吸附剂为填充剂，150mg 或 200mg，容量为 6ml，预先依次用乙腈、水各 6ml 洗脱）上，依次以 0.1mol/L 盐酸溶液、甲醇、乙腈各 5ml 洗脱，弃去洗脱液，放置 5 分钟，继用乙腈-浓氨试液（90∶10）的混合溶液 10ml 洗脱，收集洗脱液，于 40℃以下减压回收溶剂至干，残渣精密加入乙腈-0.1% 磷酸溶液（30∶70）的混合溶液 3ml 使溶解，滤过，取续滤液作为供试品溶液。另取新乌头碱对照品、次乌头碱对照品、乌头碱对照品适量，精密称定，分别加乙腈制成每 1ml 含 0.2mg 的溶液，作为对照品贮备液。精密量取上述三种对照品贮备液各 5ml，置 50ml 量瓶中，加 0.1% 磷酸溶液至刻度，摇匀，作为对照品溶液。照高效液相色谱法（通则 0512）试验，以十八烷基硅烷键合硅胶为填充剂；以乙腈-四氢呋喃（25∶15）为流动相 A，以含 0.1% 磷酸的 0.03mol/L 磷酸二氢钾溶液为流动相 B；按下表中的规定进行梯度洗脱；检测波长为 232nm；理论板数按乌头碱峰计算应不低于 60000。精密吸取对照品溶液与供试品溶液各 10μl，注入液相色谱仪，测定，即得。

时间（分钟）	流动相 A（%）	流动相 B（%）
0～38	15→26	85→74
38～39	26→35	74→65
39～49	35	65

供试品色谱中，与三种对照品色谱峰保留时间相对应的色谱峰的峰面积之和不得大于乌头碱对照品色谱峰的峰面积。

其他 应符合胶囊剂项下的有关各项规定（通则 0103）。

【含量测定】 附子 制川乌 照高效液相色谱法（通则 0512）测定。

色谱条件与系统适用性试验 以十八烷基硅烷键合硅胶为填充剂；以乙腈-0.1% 磷酸溶液（22∶78）为流动相；检测波长为 232nm。理论板数按苯甲酰新乌头原碱峰计算应不低于 10000。

对照品溶液的制备 取苯甲酰新乌头原碱对照品、苯甲酰乌头原碱对照品、苯甲酰次乌头原碱对照品适量，精密称定，加乙腈制成每 1ml 含苯甲酰新乌头原碱 40μg、苯甲酰乌头原碱 16μg 和苯甲酰次乌头原碱 40μg 的混合溶液，作为对照品贮备液。精密量取对照品贮备液 5ml，置 25ml 量瓶中，加 0.1% 磷酸溶液至刻度，摇匀，即得。

供试品溶液的制备 取装量差异项下的本品内容物，混匀，取约 0.7g，精密称定，置具塞锥形瓶中，精密加入 0.1mol/L 盐酸溶液 25ml，密塞，称定重量，超声处理（功率 400W，频率 40kHz）40 分钟并时时振摇，放冷，再称定重量，用 0.1mol/L 盐酸溶液补足减失的重量，摇匀，离心（转速为每分钟 5000 转）30 分钟，滤过，精密量取续滤液 10ml，加在固相萃取柱（以混合型阳离子交换反相吸附剂为填充剂，150mg 或

200mg,容量为 6ml,预先依次用乙腈、水各 6ml 洗脱)上,依次以水 3ml、氨溶液(5→100)、水、甲醇、乙腈各 5ml 洗脱,待洗脱液流尽后,放置 5 分钟,继用乙腈-浓氨试液(90∶10)的混合溶液 10ml 洗脱,收集洗脱液,于 40℃ 以下减压回收溶剂至干,残渣精密加入乙腈-0.1% 磷酸溶液(20∶80)的混合溶液 5ml 使溶解,滤过,取续滤液,即得。

测定法　分别精密吸取对照品溶液与供试品溶液各 20μl,注入液相色谱仪,测定,即得。

本品每粒含附子和制川乌以苯甲酰新乌头原碱($C_{31}H_{43}NO_{10}$)、苯甲酰乌头原碱($C_{32}H_{45}NO_{10}$)和苯甲酰次乌头原碱($C_{31}H_{43}NO_9$)的总量计,应为 70～610μg。

炒白芍　照高效液相色谱法(通则 0512)测定。

色谱条件与系统适用性试验　以十八烷基硅烷键合硅胶为填充剂;以乙腈-水(13∶87)为流动相;检测波长为 230nm。理论板数按芍药苷峰计算应不低于 10000。

对照品溶液的制备　取芍药苷对照品适量,精密称定,加 50% 甲醇制成每 1ml 含 40μg 的溶液,即得。

供试品溶液的制备　取装量差异项下本品的内容物,混匀,取约 0.25g,精密称定,置具塞锥形瓶中,精密加入 50% 甲醇 25ml,密塞,称定重量,超声处理(功率 400W,频率 40kHz)30 分钟,放冷,再称定重量,用 50% 甲醇补足减失的重量,摇匀,滤过,取续滤液,即得。

测定法　分别精密吸取对照品溶液与供试品溶液各 5μl,注入液相色谱仪,测定,即得。

本品每粒含炒白芍以芍药苷($C_{23}H_{28}O_{11}$)计,不得少于 0.60mg。

【功能与主治】　温阳散寒,益气活血,消肿止痛。用于阳虚寒湿所致的颈椎及膝关节增生性关节炎。症见骨关节疼痛、屈伸不利、麻木肿胀、遇热则减、畏寒肢冷。

【用法与用量】　口服。一次 6 粒(或 4～6 粒),一日 3 次,饭后服。3 个月为一疗程;如需继续治疗,必须停药一个月后遵医嘱服用。

【注意】　(1)服药后少数可见胃脘不舒,停药后可自行消除。(2)服药期间注意血压变化。(3)高血压,严重消化道疾病慎用。(4)孕妇及有出血倾向者,阴虚内热者禁用。

【规格】　每粒装 0.33g

【贮藏】　密封。

附桂骨痛颗粒
Fugui Gutong Keli

【处方】　附子(制)266g　　　　制川乌 133g
　　　　　　肉桂 67g　　　　　　党参 200g
　　　　　　当归 200g　　　　　　炒白芍 200g
　　　　　　淫羊藿 200g　　　　　醋乳香 133g

【制法】　以上八味,肉桂粉碎成细粉;其余附子(制)等七味加水煎煮二次,每次 1 小时,煎液滤过,滤液合并,浓缩至适量,加入肉桂细粉和适量辅料,混匀,制颗粒,干燥,制成 1000g,即得。

【性状】　本品为黄棕色至棕褐色的颗粒;气微香,味微苦。

【鉴别】　(1)取本品,置显微镜下观察:纤维多碎断,完整者长梭形,大多单个散在,直径 24～50μm,壁厚,纹孔不明显;石细胞类方形或类圆形,直径 32～88μm,壁一面菲薄(肉桂)。

(2)照〔含量测定〕附子、制川乌项下的方法试验,供试品色谱中应呈现与苯甲酰新乌头原碱、苯甲酰乌头原碱和苯甲酰次乌头原碱对照品色谱峰保留时间相对应的色谱峰。

(3)取本品 8g,置圆底烧瓶中,加入盐酸溶液(3→100)150ml,连接挥发油测定器,自测定器上端加水至充满测定器的刻度部分并溢流入烧瓶时为止,再加入乙酸乙酯 2ml,加热回流提取 3 小时,放冷,分取乙酸乙酯层,加乙酸乙酯至 2ml,混匀,作为供试品溶液。另取乳香对照药材 0.2g,加无水乙醇 1ml,超声处理 10 分钟,静置,取上清液作为对照药材溶液。照薄层色谱法(通则 0502)试验,吸取供试品溶液 6～10μl,对照药材溶液 5μl,分别点于同一硅胶 G 薄层板上,以石油醚(60～90℃)-乙醚(20∶1)为展开剂,展开,取出,晾干,喷以含 2% 对二甲氨基苯甲醛的 10% 硫酸乙醇溶液,在 105℃ 加热至斑点显色清晰,置日光下检视。供试品色谱中,在与对照药材色谱相应的位置上,显相同颜色的斑点。

(4)取〔鉴别〕(3)项下的供试品溶液作为供试品溶液。另取桂皮醛对照品,加甲醇制成每 1ml 含 1μl 的溶液,作为对照品溶液。照薄层色谱法(通则 0502)试验,吸取供试品溶液 1μl,对照品溶液 2μl,分别点于同一硅胶 G 薄层板上,以石油醚(60～90℃)-乙酸乙酯(17∶3)为展开剂,展开,取出,晾干,喷以二硝基苯肼乙醇试液,置日光下检视。供试品色谱中,在与对照品色谱相应位置上,显相同颜色的斑点。

(5)取本品 5g,研细,加乙醇 20ml,加热回流 30 分钟,滤过,滤液蒸干,残渣加水 15ml 加热使溶解,用脱脂棉滤过,滤液用乙酸乙酯振摇提取 2 次,每次 20ml,合并乙酸乙酯提取液,备用;水溶液用水饱和的正丁醇振摇提取 2 次,每次 20ml,合并正丁醇提取液,用正丁醇饱和的水洗涤 2 次,每次 20ml,正丁醇液蒸干,残渣加甲醇 1ml 使溶解,作为供试品溶液。另取芍药苷对照品,加甲醇制成每 1ml 含 1mg 的溶液,作为对照品溶液。照薄层色谱法(通则 0502)试验,吸取供试品溶液 2～5μl、对照品溶液 5μl,分别点于同一硅胶 G 薄层板上,以三氯甲烷-乙酸乙酯-甲醇-水(15∶40∶22∶10)10℃ 以下放置的下层溶液为展开剂,展开,取出,晾干,喷以 2% 香草醛硫酸溶液,在 105℃ 加热至斑点显色清晰,置日光下检视。供试品色谱中,在与对照品色谱相应的位置上,显相同颜色的斑点。

（6）取〔鉴别〕（5）项下的备用乙酸乙酯液，蒸干，残渣用 2％碳酸钠溶液 10ml 溶解，用乙酸乙酯振摇提取 2 次，每次 10ml，合并乙酸乙酯提取液，用水 15ml 洗涤，乙酸乙酯液蒸干，残渣加甲醇 1ml 使溶解，作为供试品溶液。另取淫羊藿苷对照品，加甲醇制成每 1ml 含 0.5mg 的溶液，作为对照品溶液。照薄层色谱法（通则 0502）试验，吸取供试品溶液 2～5μl、对照品溶液 5μl，分别点于同一硅胶 H 薄层板上，以三氯甲烷-乙酸乙酯-甲醇-甲酸-水（10：1：4：0.1：0.5）为展开剂，展开，取出，晾干，喷以 5％三氯化铝乙醇溶液，在 105℃加热约 1 分钟，置紫外光灯（365nm）下检视。供试品色谱中，在与对照品色谱相应的位置上，显相同颜色的荧光斑点。

【检查】 **双酯型生物碱** 取本品适量，研细，取 3g，精密称定，置具塞锥形瓶中，加乙腈-浓氨试液（90：10）25ml，超声处理 30 分钟，滤过，滤液于 40℃以下减压回收溶剂至干，残渣加 0.1mol/L 盐酸溶液 10ml 使溶解，滤过，滤液加在固相萃取柱（以混合型阳离子交换反相吸附剂为填充剂，150mg 或 200mg，容量为 6ml，预先依次用乙腈、水各 6ml 洗脱）上，依次以 0.1mol/L 盐酸溶液、甲醇、乙腈各 5ml 洗脱，弃去洗脱液，放置 5 分钟，继用乙腈-浓氨试液（90：10）的混合溶液 10ml 洗脱，洗脱液于 40℃以下减压回收溶剂至干，残渣精密加入乙腈-0.1％磷酸溶液（30：70）的混合溶液 3ml 使溶解，滤过，取续滤液作为供试品溶液。另取新乌头碱对照品、次乌头碱对照品、乌头碱对照品适量，精密称定，分别加乙腈制成每 1ml 含 0.2mg 的溶液，作为对照品贮备液。精密量取上述三种对照品贮备液各 5ml，置 50ml 量瓶中，加 0.1％磷酸溶液至刻度，摇匀，作为对照品溶液。照高效液相色谱法（通则 0512）试验，以十八烷基硅烷键合硅胶为填充剂；以乙腈-四氢呋喃（25：15）为流动相 A，以含 0.1％磷酸的 0.03mol/L 磷酸二氢钾溶液为流动相 B，按下表中的规定进行梯度洗脱；检测波长为 232nm；理论板数按乌头碱峰计算应不低于 60000。精密吸取对照品溶液与供试品溶液各 10μl，注入液相色谱仪，测定，即得。

时间（分钟）	流动相 A（％）	流动相 B（％）
0～38	15→26	85→74
38～39	26→35	74→65
39～49	35	65

供试品色谱中，与三种对照品色谱峰保留时间相对应的色谱峰的峰面积之和不得大于乌头碱对照品色谱峰的峰面积。

其他 应符合颗粒剂项下的有关各项规定（通则 0104）。

【含量测定】 **附子 制川乌** 照高效液相色谱法（通则 0512）测定。

色谱条件与系统适用性试验 以十八烷基硅烷键合硅胶为填充剂；以乙腈-0.1％磷酸溶液（22：78）为流动相；检测波长为 232nm。理论板数按苯甲酰新乌头原碱峰计算应不低于 10000。

对照品溶液的制备 取苯甲酰新乌头原碱对照品、苯甲酰乌头原碱对照品、苯甲酰次乌头原碱对照品适量，精密称定，加乙腈制成每 1ml 含苯甲酰新乌头原碱 40μg、苯甲酰乌头原碱 16μg 和苯甲酰次乌头原碱 40μg 的混合溶液，作为对照品贮备液。精密量取对照品贮备液 5ml，置 25ml 量瓶中，加 0.1％磷酸溶液至刻度，摇匀，即得。

供试品溶液的制备 取装量差异项下的本品，混匀，取适量，研细，取约 1.2g，精密称定，置具塞锥形瓶中，精密加入 0.1mol/L 盐酸溶液 25ml，密塞，称定重量，超声处理（功率 400W，频率 40kHz）40 分钟并时时振摇，放冷，再称定重量，用 0.1mol/L 盐酸溶液补足减失的重量，摇匀，离心（转速为每分钟 5000 转）30 分钟，滤过，精密量取续滤液 10ml，加在固相萃取柱（以混合型阳离子交换反相吸附剂为填充剂，150mg 或 200mg，容量为 6ml，预先依次用乙腈、水各 6ml 洗脱）上，依次以水 3ml、氨溶液（5→100）、水、甲醇、乙腈各 5ml 洗脱，待洗脱液流尽后，放置 5 分钟，继用乙腈-浓氨试液（90：10）的混合溶液 10ml 洗脱，收集洗脱液，于 40℃以下减压回收溶剂至干，残渣精密加入乙腈-0.1％磷酸溶液（20：80）的混合溶液 5ml 使溶解，滤过，取续滤液，即得。

测定法 分别精密吸取对照品溶液与供试品溶液各 20μl，注入液相色谱仪，测定，即得。

本品每袋含附子和制川乌以苯甲酰新乌头原碱（$C_{31}H_{43}NO_{10}$）、苯甲酰乌头原碱（$C_{32}H_{45}NO_{10}$）和苯甲酰次乌头原碱（$C_{31}H_{43}NO_9$）的总量计，应为 0.40～3.66mg。

炒白芍 照高效液相色谱法（通则 0512）测定。

色谱条件与系统适用性试验 以十八烷基硅烷键合硅胶为填充剂；以乙腈-水（13：87）为流动相；检测波长为 230nm。理论板数按芍药苷峰计算应不低于 10000。

对照品溶液的制备 取芍药苷对照品适量，精密称定，加 50％甲醇制成每 1ml 含 40μg 的溶液，即得。

供试品溶液的制备 取装量差异项下的本品，混匀，取适量，研细，取约 0.25g，精密称定，置具塞锥形瓶中，精密加入 50％甲醇 25ml，密塞，称定重量，超声处理（功率 400W，频率 40kHz）30 分钟，放冷，再称定重量，用 50％甲醇补足减失的重量，摇匀，滤过，取续滤液，即得。

测定法 分别精密吸取对照品溶液与供试品溶液各 5μl，注入液相色谱仪，测定，即得。

本品每袋含炒白芍以芍药苷（$C_{23}H_{28}O_{11}$）计，不得少于 5.0mg。

【功能与主治】 温阳散寒，益气活血，消肿止痛。用于阳虚寒湿所致的颈椎及膝关节增生性关节炎。症见骨关节疼痛、屈伸不利、麻木肿胀、遇热则减、畏寒肢冷。

【用法与用量】 口服。一次 1 袋，一日 3 次，饭后服。3 个月为一疗程；如需继续治疗，必须停药一个月后遵医嘱服用。

【注意】 （1）服药后少数可见胃脘不舒，停药后可自行消除。（2）服药期间注意血压变化。（3）高血压，严重消化道疾病慎用。(4)孕妇及有出血倾向者,阴虚内热者禁用。

【规格】 每袋装 5g

【贮藏】 密封。

妙 灵 丸
Miaoling Wan

【处方】 川贝母 80g   羌活 60g

玄参 80g   木通 60g

薄荷 60g   赤芍 60g

制天南星 60g   地黄 80g

葛根 60g   桔梗 60g

清半夏 60g   钩藤 60g

橘红 80g   前胡 60g

冰片 10g   朱砂 50g

羚羊角 5g   水牛角浓缩粉 10g

【制法】 以上十八味,除水牛角浓缩粉外,朱砂水飞成极细粉;羚羊角粉碎成极细粉;冰片研成细粉;其余川贝母等十四味粉碎成细粉,与上述水牛角浓缩粉等细粉、极细粉配研,过筛,混匀。每 100g 粉末加炼蜜 120～140g 制成大蜜丸,即得。

【性状】 本品为褐色的大蜜丸;气香,味苦。

【鉴别】 (1)取本品,置显微镜下观察:淀粉粒广卵形或贝壳形,直径 40～60μm,脐点短缝状、人字状或马蹄状,层纹可察见(川贝母)。石细胞黄棕色或无色,类长方形、类圆形或形状不规则,层纹明显,直径约至 94μm(玄参)。草酸钙簇晶 7～41μm,存在于薄壁细胞中,常排列成行,或一个细胞中含数个簇晶(赤芍)。薄壁组织灰棕色至黑棕色,细胞多皱缩,内含棕色核状物(地黄)。草酸钙砂晶存在于薄壁细胞中,有时含晶细胞连接成行(钩藤)。不规则细小颗粒暗棕红色,有光泽,边缘暗黑色(朱砂)。

(2)取本品 2 丸,剪碎,加硅藻土 2.5g,研匀,加乙醚 40ml,超声处理 20 分钟,滤过,滤液挥至约 0.5ml,作为供试品溶液。另取冰片对照品,加无水乙醇制成每 1ml 含 1mg 的溶液,作为对照品溶液。照薄层色谱法(通则 0502)试验,吸取上述两种溶液各 2μl,分别点于同一硅胶 G 薄层板上,以环己烷-乙酸乙酯(17:3)为展开剂,展开,取出,晾干,喷以 5% 香草醛硫酸溶液,在 105℃ 加热至斑点显色清晰。供试品色谱中,在与对照品色谱相应的位置上,显相同颜色的斑点。

(3)取本品 6 丸,剪碎,加硅藻土 3g,研匀,加三氯甲烷 30ml,超声处理 20 分钟,滤过,滤液蒸干,残渣加甲醇 2ml 使溶解,作为供试品溶液。另取白花前胡甲素对照品,加甲醇制成每 1ml 含 0.5mg 的溶液,作为对照品溶液。照薄层色谱法(通则 0502)试验,吸取上述两种溶液各 8μl,分别点于同一硅胶 GF₂₅₄ 薄层板上,以石油醚(60～90℃)-乙酸乙酯(3:1)为

展开剂,展开,取出,晾干,置紫外光灯(254nm)下检视。供试品色谱中,在与对照品色谱相应的位置上,显相同颜色的斑点。

(4)取本品 5 丸,剪碎,加硅藻土 2.5g,研匀,加乙醇 30ml,超声处理 30 分钟,滤过,滤液蒸干,残渣加水 10ml 使溶解,用水饱和的正丁醇振摇提取 2 次,每次 15ml,合并正丁醇液,蒸干,残渣加乙醇 2ml 使溶解,加入中性氧化铝 2.5g,拌匀,蒸干,加在中性氧化铝柱(100～200 目,2g,内径为 1cm)上,用乙醇 20ml 洗脱,收集洗脱液,蒸干,残渣加无水乙醇 0.5ml 使溶解,作为供试品溶液。另取芍药苷对照品,加甲醇制成每 1ml 含 1mg 的溶液,作为对照品溶液。照薄层色谱法(通则 0502)试验,吸取上述两种溶液各 8μl,分别点于同一硅胶 G 薄层板上,以三氯甲烷-乙酸乙酯-甲醇-甲酸(40:5:10:0.2)为展开剂,展开,取出,晾干,喷以 5% 香草醛硫酸溶液,在 105℃ 加热至斑点显色清晰。供试品色谱中,在与对照品色谱相应的位置上,显相同颜色的斑点。

(5)取本品 5 丸,剪碎,加硅藻土 2.5g,研匀,加甲醇 30ml,加热回流 30 分钟,滤过,滤液蒸干,残渣加水 10ml 使溶解,用乙酸乙酯振摇提取 2 次,每次 15ml,合并乙酸乙酯液,蒸干,残渣加甲醇 1ml 使溶解,作为供试品溶液。另取葛根素对照品,加甲醇制成每 1ml 含 1mg 的溶液,作为对照品溶液。照薄层色谱法(通则 0502)试验,吸取上述两种溶液各 6μl,分别点于同一硅胶 G 薄层板上,以三氯甲烷-甲醇-水(14:5:0.5)为展开剂,置以展开剂预饱和 15 分钟的展开缸内,展开,取出,晾干,置紫外光灯(365nm)下检视。供试品色谱中,在与对照品色谱相应的位置上,显相同颜色的荧光斑点。

【检查】 应符合丸剂项下有关的各项规定(通则 0108)。

【含量测定】 照高效液相色谱法(通则 0512)测定。

色谱条件与系统适用性试验 以十八烷基硅烷键合硅胶为填充剂;以甲醇-水(25:75)为流动相;检测波长为 250nm。理论板数按葛根素峰计算应不低于 4000。

对照品溶液的制备 取葛根素对照品适量,精密称定,加 50% 甲醇制成每 1ml 含 20μg 的溶液,即得。

供试品溶液的制备 取重量差异项下的本品,剪碎,取约 1g,精密称定,置具塞锥形瓶中,精密加入 50% 甲醇溶液 50ml,密塞,称定重量,超声处理(功率 250W,频率 50kHz)30 分钟,取出,放冷,再称定重量,用 50% 甲醇溶液补足减失的重量,摇匀,滤过,取续滤液,即得。

测定法 分别精密吸取对照品溶液与供试品溶液各 10μl,注入液相色谱仪,测定,即得。

本品每丸含葛根以葛根素($C_{21}H_{20}O_9$)计,不得少于 0.80mg。

【功能与主治】 清热化痰,散风镇惊。用于外感风热夹痰所致的感冒,症见咳嗽发烧、头痛眩晕、咳嗽、呕吐痰涎、鼻干口燥、咽喉肿痛。

【用法与用量】 口服。一次 1 丸,一日 2 次。

【注意】 本品不宜久用，肝肾功能不全者慎用。

【规格】 每丸重 1.5g

【贮藏】 密封。

妙 济 丸
Miaoji Wan

【处方】 黑木耳(醋制)300g 　 当归 32g

酒白芍 10g 　 川芎 12g

木瓜 16g 　 盐杜仲 20g

续断 32g 　 川牛膝(酒蒸)32g

苍术 32g 　 盐小茴香 8g

木香 6g 　 丁香 6g

母丁香 6g 　 乳香(制)8g

茯苓 50g 　 土茯苓 32g

龟甲(制)50g

【制法】 以上十七味，粉碎成细粉，过筛，混匀。每 100g 粉末加炼蜜 200g 和酥油(加热熔化后滤过)16.6g 制成大蜜丸，即得。

【性状】 本品为黑褐色的大蜜丸;气特异，味微甜而后苦、辛。

【鉴别】 (1)取本品，置显微镜下观察:不规则分枝状团块无色，遇水合氯醛试液溶化;菌丝无色或淡棕色，直径 4～6μm(茯苓)。草酸钙针晶束长 40～144μm，直径 5μm(土茯苓)。草酸钙针晶细小，长 10～32μm，不规则地充塞于薄壁细胞中(苍术)。草酸钙簇晶直径 18～32μm，存在于薄壁细胞中，常排列成行，或一个细胞中含有数个簇晶(酒白芍)。草酸钙簇晶细小，直径 7～11μm，存在于薄壁细胞中，常排列成行(川芎)。草酸钙砂晶存在于薄壁细胞中(川牛膝)。橡胶丝呈条状或扭曲成团，表面显颗粒性(盐杜仲)。不规则块片灰黄色，表面有微细纹理或孔隙(龟甲)。子实体碎片淡灰棕色至棕褐色，菌丝错综交织(黑木耳)。

(2)取本品 4 丸，剪碎，加硅藻土 10g，研匀，加乙醚 80ml，超声处理 30 分钟，滤过，滤液挥干，残渣加乙醇 1ml 使溶解，作为供试品溶液。另取当归对照药材、川芎对照药材各 1g，分别加乙醚 20ml，同法制成对照药材溶液。照薄层色谱法(通则 0502)试验，吸取上述三种溶液各 10μl，分别点于同一硅胶 G 薄层板上，以正己烷-乙酸乙酯(9:1)为展开剂，展开，取出，晾干，置紫外光灯(365nm)下检视。供试品色谱中，在与对照药材色谱相应的位置上，显相同颜色的荧光斑点。

(3)取丁香酚对照品，加乙醚制成每 1ml 含 16μl 的溶液，作为对照品溶液。照薄层色谱法(通则 0502)试验，吸取〔鉴别〕(2)项下的供试品溶液及上述对照品溶液各 10μl，分别点于同一硅胶 G 薄层板上，以石油醚(60～90℃)-乙酸乙酯(9:1)为展开剂，展开，取出，晾干，喷以 2%香草醛硫酸溶液，在

105℃加热至斑点显色清晰。供试品色谱中，在与对照品色谱相应的位置上，显相同颜色的斑点。

【检查】 水分 照水分测定法(通则 0832 第四法)测定，不得过 15.0%。

其他 应符合丸剂项下有关的各项规定(通则 0108)。

【功能与主治】 补益肝肾，祛湿通络，活血止痛。用于肝肾不足、风湿瘀阻所致的痹病，症见骨节疼痛、腰膝酸软、肢体麻木拘挛。

【用法与用量】 用黄酒送服。一次 1～2 丸，一日 2 次。

【规格】 每丸重 6g

【贮藏】 密封。

纯阳正气丸
Chunyang Zhengqi Wan

【处方】 广藿香 100g 　 姜半夏 100g

木香 100g 　 陈皮 100g

丁香 100g 　 肉桂 100g

苍术 100g 　 白术 100g

茯苓 100g 　 朱砂 10g

硝石 10g 　 硼砂 6g

雄黄 6g 　 煅金礞石 4g

麝香 3g 　 冰片 3g

【制法】 以上十六味，除麝香、冰片、硝石外，朱砂、雄黄分别水飞成极细粉;其余广藿香等十一味粉碎成细粉。将麝香、冰片研细，与上述粉末配研，再将硝石研细后掺入，过筛，混匀。另取花椒 50g，加水煎煮二次。取上述粉末，用花椒煎液泛丸，低温干燥，即得。

【性状】 本品为棕黄色至棕红色的水丸;气芳香，味苦、辛。

【鉴别】 (1)取本品，置显微镜下观察:不规则分枝状团块无色，遇水合氯醛试液溶化;菌丝无色或淡棕色，直径 4～6μm(茯苓)。草酸钙针晶成束，长 32～144μm，存在于黏液细胞中或散在(姜半夏)。草酸钙方晶成片存在于薄壁组织中(陈皮)。非腺毛 1～6 细胞，壁上可见疣状突起(广藿香)。石细胞类圆形或类长方形，直径 30～60μm，壁一面菲薄(肉桂)。花粉粒浅棕色，三角形或类圆形，直径 12～28μm(丁香)。不规则细小颗粒暗棕红色，有光泽，边缘暗黑色(朱砂)。不规则碎块金黄色或橙黄色，有光泽(雄黄)。

(2)取本品 3g，研细，加乙醚 30ml，冷浸 1 小时，滤过，滤液挥去乙醚，残渣加乙醇 1ml 使溶解，作为供试品溶液。另取丁香酚对照品，加乙醇制成每 1ml 含 1μl 的溶液，作为对照品溶液。照薄层色谱法(通则 0502)试验，吸取上述两种溶液各 2～4μl，分别点于同一硅胶 G 薄层板上，以甲苯为展开剂，展开，取出，晾干，喷以 5%香草醛硫酸溶液，在 105℃加热至斑

点显色清晰。供试品色谱中,在与对照品色谱相应的位置上,显相同颜色的斑点。

(3)取本品 2.5g,研细,加正己烷 10ml,超声处理 15 分钟,滤过,滤液作为供试品溶液。另取苍术对照药材 0.5g,加正己烷 2ml,同法制成对照药材溶液。照薄层色谱法(通则 0502)试验,吸取上述两种溶液各 2~6μl,分别点于同一硅胶 G 薄层板上,以石油醚(60~90℃)为展开剂,展开,取出,晾干,喷以 5%对二甲氨基苯甲醛的 10%硫酸乙醇溶液,加热至斑点显色清晰。供试品色谱中,在与对照药材色谱相应的位置上,显相同颜色的斑点。

(4)取本品 0.3g,研细,加甲醇 10ml,加热回流 20 分钟,滤过,取续滤液 5ml,浓缩至约 1ml,作为供试品溶液。另取橙皮苷对照品,加甲醇制成饱和溶液,作为对照品溶液。照薄层色谱法(通则 0502)试验,吸取上述两种溶液各 2μl,分别点于同一硅胶 G 薄层板上,以三氯甲烷-甲醇-水(32:17:5)的下层溶液为展开剂,展开,取出,晾干,喷以三氯化铝试液,置紫外光灯(365nm)下检视。供试品色谱中,在与对照品色谱相应的位置上,显相同颜色的荧光斑点。

【检查】 应符合丸剂项下有关的各项规定(通则 0108)。

【含量测定】 照高效液相色谱法(通则 0512)测定。

色谱条件与系统适用性试验 以十八烷基硅烷键合硅胶为填充剂;以乙腈-0.1%磷酸溶液(22:78)为流动相;检测波长为 283nm。理论板数按橙皮苷峰计算应不低于 3000。

对照品溶液的制备 取橙皮苷对照品适量,精密称定,加甲醇制成每 1ml 含 50μg 的溶液,即得。

供试品溶液的制备 取本品适量,研细,取约 0.2g,精密称定,精密加入甲醇 25ml,称定重量,加热回流 1 小时,放冷,再称定重量,用甲醇补足重量,摇匀,滤过,取续滤液,即得。

测定法 分别精密吸取对照品溶液与供试品溶液各 10μl,注入液相色谱仪,测定,即得。

本品每 1g 含陈皮以橙皮苷($C_{28}H_{34}O_{15}$)计,不得少于 3.5mg。

【功能与主治】 温中散寒。用于暑天感寒受湿,腹痛吐泻,胸膈胀满,头痛恶寒,肢体酸重。

【用法与用量】 口服。一次 1.5~3g,一日 1~2 次。

【注意】 孕妇禁用。

【贮藏】 密封。

驴胶补血颗粒
Lüjiao Buxue Keli

【处方】 阿胶 108g　　　　黄芪 90g
党参 90g　　　　熟地黄 60g
白术 45g　　　　当归 30g

【制法】 以上六味,取阿胶粉碎,当归、白术进行蒸馏,收集蒸馏液备用;残渣与黄芪、党参、熟地黄加水煎煮三次,第一次 1.5 小时,第二、三次各 1 小时,滤过,合并滤液并浓缩至相对密度为 1.15~1.20(60~70℃)的清膏,冷却后,加乙醇使含醇量为 50%~55%,搅匀,冷却,静置,滤过,滤液回收乙醇,浓缩至相对密度约为 1.25(75~80℃)的稠膏,加入甜菊素 0.4g、阿胶粉与糊精适量混匀,用上述蒸馏液制粒,或与甜菊素 0.4g、阿胶粉、蒸馏液及适量糊精一起制粒,干燥,制成颗粒 400g(无蔗糖);或加入阿胶粉与蔗糖粉适量混匀,用上述蒸馏液制粒,干燥,制成 1000g,即得。

【性状】 本品为浅黄棕色至棕色的颗粒和粉末;味甜。

【鉴别】 (1)取本品 10g 或 4g(无蔗糖),研细,加水 50ml 使溶解,用水饱和的正丁醇振摇提取 4 次,每次 30ml,合并正丁醇液,用氨试液洗涤 2 次,每次 30ml,弃去洗涤液,再用正丁醇饱和的水洗涤 2 次,每次 20ml,弃去水液,正丁醇液蒸干,残渣加甲醇 0.5ml 使溶解,作为供试品溶液。另取黄芪甲苷对照品,加甲醇制成每 1ml 含 1mg 的溶液,作为对照品溶液。照薄层色谱法(通则 0502)试验,吸取供试品溶液 10μl、对照品溶液 2μl,分别点于同一硅胶 G 薄层板上使成条状,以三氯甲烷-甲醇-水(13:7:2)10℃以下放置过夜的下层溶液为展开剂,展开,取出,晾干,喷以 10%硫酸乙醇溶液,在 105℃加热至斑点显色清晰。供试品色谱中,在与对照品色谱相应的位置上,显相同颜色的条斑。

(2)取本品 30g 或 12g(无蔗糖),研细,加乙醇 50ml,超声处理 30 分钟,放冷,滤过,滤液蒸至约 1ml,作为供试品溶液。另取当归对照药材 0.5g,加乙醇 10ml,同法制成对照药材溶液。照薄层色谱法(通则 0502)试验,吸取上述两种溶液各 10μl,分别点于同一硅胶 G 薄层板上,以环己烷-乙酸乙酯(9:1)为展开剂,展开约 9cm,取出,立即置紫外光灯(365nm)下检视。供试品色谱中,在与对照药材色谱相应的位置上,显相同颜色的荧光斑点。

【检查】 应符合颗粒剂项下的有关规定(通则 0104)。

【含量测定】 **总氮量** 取本品 1.5g 或 0.6g(无蔗糖),精密称定,照氮测定法(通则 0704 第一法)测定,即得。

本品每袋含总氮(N)不得少于 0.26g。

黄芪 照高效液相色谱法(通则 0512)测定。

色谱条件与系统适用性试验 以十八烷基硅烷键合硅胶为填充剂;以乙腈-水(36:64)为流动相;用蒸发光散射检测器检测。理论板数按黄芪甲苷峰计算应不低于 5000。

对照品溶液的制备 取黄芪甲苷对照品适量,精密称定,加甲醇制成每 1ml 含 0.1mg 的溶液,即得。

供试品溶液的制备 取装量差异项下的本品内容物,混匀,取适量研细,取 10g 或 4g(无蔗糖),精密称定,加入甲醇 100ml,回流提取 1 小时,用滤纸滤过,残渣用少量甲醇转移至滤纸中,滤渣用甲醇洗涤 4 次,每次 10ml,合并滤液与洗液,蒸干,残渣用水 20ml 使溶解,用水饱和的正丁醇振摇提取 5 次,每次 30ml,合并正丁醇液,用氨试液洗涤 2 次,每次

20ml,取正丁醇液蒸干,残渣加甲醇适量使溶解,置 5ml 量瓶中,加甲醇稀释至刻度,摇匀,滤过,取续滤液,即得。

测定法　精密吸取对照品溶液 10μl、20μl 与供试品溶液 10～20μl,注入液相色谱仪,测定,以外标两点法对数方程计算,即得。

本品每袋含黄芪以黄芪甲苷($C_{41}H_{68}O_{14}$)计,不得少于 0.40mg。

【功能与主治】　补血,益气,调经。用于久病气血两虚所致的体虚乏力、面黄肌瘦、头晕目眩、月经过少、闭经。

【用法与用量】　开水冲服。一次 1 袋,一日 2 次。

【规格】　(1)每袋装 20g　(2)每袋装 8g(无蔗糖)

【贮藏】　密封,置干燥处。

青 叶 胆 片
Qingyedan Pian

【处方】　青叶胆 1570g

【制法】　取青叶胆 70g,粉碎成细粉,另取青叶胆 1500g,粉碎成粗粉,加水煎煮二次,第一次 4 小时,第二次 3 小时,煎液滤过,滤液合并,减压浓缩成稠膏状,加入青叶胆细粉和适量的辅料,混匀,干燥,制成颗粒,干燥,压制成 1000 片,包糖衣,即得。

【性状】　本品为糖衣片,除去糖衣后显棕绿色;味苦。

【鉴别】　(1)取本品 4 片,除去糖衣,研细,加甲醇 20ml,加热回流 30 分钟,滤过,滤液浓缩至约 10ml,作为供试品溶液。另取齐墩果酸对照品,加甲醇制成每 1ml 含 2mg 的溶液,作为对照品溶液。照薄层色谱法(通则 0502)试验,吸取上述两种溶液各 2μl,分别点于同一硅胶 G 薄层板上,以甲苯-乙酸乙酯-冰醋酸(12:4:0.5)为展开剂,展开,取出,晾干,喷以 10% 硫酸乙醇溶液,在 105℃ 加热至斑点显色清晰。供试品色谱中,在与对照品色谱相应的位置上,显相同的紫红色斑点。

(2)取〔鉴别〕(1)项下的供试品溶液 1ml,加在中性氧化铝柱(100～120 目,1g,内径为 0.5cm)上,用甲醇 2ml 洗脱,收集洗脱液,蒸干,残渣加甲醇 2ml 使溶解,作为供试品溶液。另取獐牙菜苦苷对照品,加甲醇制成每 1ml 含 8mg 的溶液,作为对照品溶液。照薄层色谱法(通则 0502)试验,吸取上述两种溶液各 1～2μl,分别点于同一硅胶 GF$_{254}$ 薄层板上,以三氯甲烷-甲醇(17:3)为展开剂,展开,取出,晾干,置紫外光灯(254nm)下检视。供试品色谱中,在与对照品色谱相应的位置上,显相同颜色的斑点。

【检查】　应符合片剂项下有关的各项规定(通则 0101)。

【含量测定】　照高效液相色谱法(通则 0512)测定。

色谱条件与系统适用性试验　以十八烷基硅烷键合硅胶为填充剂;以甲醇-0.3% 甲酸溶液(25:75)为流动相;检测

波长为 237nm。理论板数按獐牙菜苦苷峰计算应不低于 2000。

对照品溶液的制备　取獐牙菜苦苷对照品适量,精密称定,加甲醇制成每 1ml 含 0.5mg 的溶液,即得。

供试品溶液的制备　取本品 30 片,除去包衣,精密称定,研细,取相当于 12 片的量,精密称定,置 100ml 量瓶中,加甲醇 80ml,浸泡 20 分钟,超声处理(功率 250W,频率 33kHz)15 分钟,放冷,加甲醇至刻度,摇匀,取上清液,滤过,取续滤液,即得。

测定法　分别精密吸取对照品溶液与供试品溶液各 10μl,注入液相色谱仪,测定,即得。

本品每片含獐牙菜苦苷($C_{16}H_{22}O_{10}$)不得少于 4.0mg。

【功能与主治】　清肝利胆,清热利湿。用于黄疸尿赤,热淋涩痛。

【用法与用量】　口服。一次 4～5 片,一日 4 次。

【贮藏】　密封。

青 果 丸
Qingguo Wan

【处方】
青果 100g	金银花 100g
黄芩 100g	北豆根 100g
麦冬 100g	玄参 100g
白芍 100g	桔梗 100g

【制法】　以上八味,粉碎成细粉,过筛,混匀。每 100g 粉末用炼蜜 40～50g 加适量的水泛丸,干燥,用玉米朊包衣,晾干,制成水蜜丸;或每 100g 粉末加炼蜜 110～130g 制成大蜜丸,即得。

【性状】　本品为棕褐色的水蜜丸或黑棕色的大蜜丸;味微苦。

【鉴别】　(1)取本品,置显微镜下观察:内果皮石细胞淡黄色或几乎无色,壁厚,孔沟及纹孔明显,内含黄棕色物(青果)。花粉粒类球形,直径约 76μm,外壁有刺状雕纹,具 3 个萌发孔(金银花)。韧皮纤维淡黄色,梭形,壁厚,孔沟细(黄芩)。石细胞黄棕色或无色,类长方形、类圆形或形状不规则,层纹明显,直径约 94μm(玄参)。草酸钙簇晶直径 18～32μm,存在于薄壁细胞中,常排列成行,或一个细胞中含有数个簇晶(白芍)。

(2)取本品水蜜丸 6g,研碎;或取大蜜丸 1 丸,剪碎,加甲醇 40ml,超声处理 40 分钟,滤过,滤液蒸干,残渣加水 20ml 使溶解,通过 D101 型大孔吸附树脂柱(内径为 2cm,柱高为 15cm),用水 50ml 洗脱,弃去水洗液,再用 20% 乙醇 50ml、40% 乙醇 40ml 依次洗脱,分别收集洗脱液,40% 乙醇洗脱液备用;将 20% 乙醇洗脱液蒸干,残渣加甲醇 1ml 使溶解,作为供试品溶液。另取绿原酸对照品,加甲醇制成每 1ml 含 1mg

的溶液,作为对照品溶液。照薄层色谱法(通则 0502)试验,吸取上述两种溶液各 5μl,分别点于同一含 4%醋酸钠的羧甲基纤维素钠溶液为黏合剂的硅胶 G 薄层板上,以乙酸丁酯-甲酸-水(2∶1∶1)的上层溶液为展开剂,展开,取出,晾干,置紫外光灯(365nm)下检视。供试品色谱中,在与对照品色谱相应的位置上,显相同颜色的荧光斑点。

(3)取〔鉴别〕(2)项下备用的 40%乙醇洗脱液,蒸干,残渣加甲醇 5ml 使溶解,作为供试品溶液。另取芍药苷对照品,加乙醇制成每 1ml 含 1mg 的溶液,作为对照品溶液。照薄层色谱法(通则 0502)试验,吸取上述两种溶液各 5μl,分别点于同一硅胶 G 薄层板上,以三氯甲烷-乙酸乙酯-甲醇-甲酸(40∶5∶10∶0.2)为展开剂,展开,取出,晾干,喷以 5%香草醛硫酸溶液,在 105℃加热至斑点显色清晰。供试品色谱中,在与对照品色谱相应的位置上,显相同颜色的斑点。

(4)取黄芩苷对照品,加甲醇制成每 1ml 含 1mg 的溶液,作为对照品溶液。照薄层色谱法(通则 0502)试验,吸取对照品溶液及〔鉴别〕(3)项下的供试品溶液各 10μl,分别点于同一以含 4%醋酸钠的羧甲基纤维素钠溶液为黏合剂的硅胶 G 薄层板上使成条状,以乙酸乙酯-丁酮-甲酸-水(5∶3∶1∶1)为展开剂,展开,取出,晾干,喷以盐酸酸性 5%三氯化铁乙醇溶液。供试品色谱中,在与对照品色谱相应的位置上,显相同颜色的斑点。

(5)取本品水蜜丸 3g,研碎;或取大蜜丸 1 丸,剪碎,加硅藻土 2g,研匀。加浓氨试液 4ml,研匀,放置 1 小时,加三氯甲烷 25ml,加热回流 1 小时,放冷,滤过,分取三氯甲烷液,蒸干,残渣加甲醇 1ml 使溶解,作为供试品溶液。另取北豆根对照药材 1g,加浓氨试液 4ml,同法制成对照药材溶液。照薄层色谱法(通则 0502)试验,吸取供试品溶液 4μl、对照药材溶液 2μl,分别点于同一硅胶 G 薄层板上,以三氯甲烷-丙酮-甲醇-氨试液(20∶3∶2∶0.1)为展开剂,展出,晾干,喷以稀碘化铋钾试液,在 105℃加热至斑点显色清晰。供试品色谱中,在与对照药材色谱相应的位置上,显相同颜色的斑点。

(6)取本品水蜜丸 5g,研碎;或取大蜜丸 2 丸,剪碎,加硅藻土 2g,研匀,加水 30ml,研磨,移至锥形瓶中,加盐酸 1ml,置水浴中加热回流 1 小时,放冷,滤过,滤液用三氯甲烷振摇提取 2 次,每次 20ml,合并三氯甲烷液,用水 30ml 洗涤,分取三氯甲烷层,用适量无水硫酸钠脱水,滤过,滤液蒸干,残渣加甲醇 1ml 使溶解,作为供试品溶液。另取麦冬对照药材 1g,加水 30ml,同法制成对照药材溶液。照薄层色谱法(通则 0502)试验,吸取供试品溶液 4μl、对照药材溶液 2μl,分别点于同一硅胶 G 薄层板上,以三氯甲烷-丙酮(4∶1)为展开剂,展开,取出,晾干,喷以 10%硫酸乙醇溶液,在 105℃加热至斑点显色清晰。供试品色谱中,在与对照药材色谱相应的位置上,显相同颜色的斑点。

(7)取本品水蜜丸 3g,研碎;或取大蜜丸 1 丸,剪碎,加硅藻土 2g,研匀,加水饱和正丁醇 20ml,超声处理 30 分钟,滤过,滤液蒸干,残渣加甲醇 1ml 使溶解,加中性氧化铝 2g,置水浴上拌匀、蒸干,加在中性氧化铝柱(100～200 目,4g,内径为 1～1.5cm)上,用甲醇 50ml 洗脱,收集洗脱液,蒸干,残渣加甲醇 1ml 使溶解,作为供试品溶液。另取玄参对照药材 1g,加水饱和的正丁醇 20ml,同法制成对照药材溶液。照薄层色谱法(通则 0502)试验,吸取上述两种溶液各 3μl,分别点于同一硅胶 G 薄层板上,以三氯甲烷-甲醇-水(5∶1∶0.1)为展开剂,展开,取出,晾干,喷以 10%香草醛硫酸溶液,在 105℃加热至斑点显色清晰。供试品色谱中,在与对照药材色谱相应的位置上,显相同颜色的斑点。

【检查】 应符合丸剂项下有关的各项规定(通则 0108)。

【含量测定】 照高效液相色谱法(通则 0512)测定。

色谱条件与系统适用性试验 以十八烷基硅烷键合硅胶为填充剂;以甲醇-水-磷酸(47∶53∶0.2)为流动相;检测波长为 280nm。理论板数按黄芩苷峰计算应不低于 2500。

对照品溶液的制备 取黄芩苷对照品适量,精密称定,加甲醇制成每 1ml 含 0.1mg 的溶液,即得。

供试品溶液的制备 取本品水蜜丸 2g,研碎,取约 1g,精密称定;或取重量差异项下的大蜜丸,剪碎,混匀,取约 1g,精密称定,加硅藻土 0.5g,研匀,加入 70%乙醇 40ml,加热回流 2 小时,放冷,滤过,滤液置 100ml 量瓶中,用少量 70%乙醇分次洗涤容器和残渣,洗液滤入同一量瓶中,加 70%乙醇至刻度,摇匀,即得。

测定法 分别精密吸取对照品溶液与供试品溶液各 5μl,注入液相色谱仪,测定,即得。

本品含黄芩以黄芩苷($C_{21}H_{18}O_{11}$)计,水蜜丸每 1g 不得少于 6.0mg;大蜜丸每丸不得少于 25.0mg。

【功能与主治】 清热利咽,消肿止痛。用于肺胃蕴热所致的咽部红肿、咽痛、失音声哑、口干舌燥、干咳少痰。

【用法与用量】 口服。水蜜丸一次 8g,大蜜丸一次 2 丸,一日 2 次。

【注意】 忌食辛辣食物。

【规格】 (1)水蜜丸 每 10 丸重 1g
(2)大蜜丸 每丸重 6g

【贮藏】 密封。

青 娥 丸

Qing'e Wan

【处方】 盐杜仲 480g　　　　盐补骨脂 240g
核桃仁(炒)150g　　　　大蒜 120g

【制法】 以上四味,将大蒜蒸熟,干燥,与盐杜仲、盐补骨脂粉碎成细粉,过筛,再将核桃仁(炒)捣烂,与上述粉末掺研,过筛,混匀。每 100g 粉末用炼蜜 20～30g 加适量的水泛丸,干燥,制成水蜜丸;或加炼蜜 50～70g 制成大蜜丸,即得。

【性状】 本品为棕褐色至黑褐色的水蜜丸或大蜜丸;气微香,味苦、甘而辛。

【鉴别】 (1)取本品,置显微镜下观察:橡胶丝呈条状或扭曲成团,表面显颗粒性(盐杜仲)。种皮栅状细胞淡棕色或红棕色,表面观类多角形,壁稍厚,胞腔含红棕色物(盐补骨脂)。种皮表皮细胞多角形,有时可见扁圆形气孔,宽约 66μm,保卫细胞广肾形;脂肪油滴甚多(核桃仁)。

(2)取本品水蜜丸 3g,研碎;或取大蜜丸 5g,剪碎,加甲醇 50ml,加热回流 1 小时,滤过,滤液蒸干,残渣加水 10ml 使溶解,通过 D101 型大孔吸附树脂柱(内径为 1.7cm,柱高为 15cm),以 20%乙醇 70ml 洗脱,弃去洗脱液,再用 30%乙醇 70ml 洗脱,收集 30%乙醇洗脱液,继用乙醇 70ml 洗脱,收集乙醇洗脱液备用,30%乙醇洗脱液蒸干,残渣加甲醇 1ml 使溶解,作为供试品溶液。另取杜仲对照药材 1g,同法制成对照药材溶液。再取松脂醇二葡萄糖苷对照品、京尼平苷酸对照品,加甲醇制成每 1ml 各含 1mg 的混合溶液,作为对照品溶液。照薄层色谱法(通则 0502)试验,吸取供试品溶液与对照药材溶液各 10μl,对照品溶液 4μl,分别点于同一高效硅胶 G 薄层板上,以二氯甲烷-甲醇-甲酸(8:2:0.1)为展开剂,展开,取出,晾干,喷以 5%香草醛的 10%硫酸乙醇溶液,在 105℃加热至斑点显色清晰。供试品色谱中,在与对照药材色谱相应的位置上,显相同颜色的主斑点,在与对照品色谱相应的位置上,显相同颜色的斑点。

(3)取〔鉴别〕(2)项下的备用乙醇洗脱液,蒸干,残渣加甲醇 5ml 使溶解,作为供试品溶液。另取补骨脂素对照品、异补骨脂素对照品、补骨脂异黄酮对照品,加甲醇制成每 1ml 各含 1mg 的混合溶液,作为对照品溶液。照薄层色谱法(通则 0502)试验,吸取上述两种溶液各 4μl,分别点于同一硅胶 G 薄层板上,以石油醚(60~90℃)-乙酸乙酯(3:1)为展开剂,展开,取出,晾干,喷以 10%氢氧化钾甲醇溶液,置紫外光灯(365nm)下检视。供试品色谱中,在与对照品色谱相应的位置上显相同颜色的荧光斑点。

【检查】 本品除水蜜丸溶散时限检查应在 2 小时内全部溶散外,其他应符合丸剂项下有关的各项规定(通则 0108)。

【含量测定】 杜仲 照高效液相色谱法(通则 0512)测定。

色谱条件与系统适用性试验 以十八烷基硅烷键合硅胶为填充剂;以乙腈-水(磷酸调节 pH 值至 4)(10:90)为流动相;检测波长为 227nm。理论板数按松脂醇二葡萄糖苷峰计算应不低于 8000。

对照品溶液的制备 取松脂醇二葡萄糖苷对照品适量,精密称定,加 10%乙腈制成每 1ml 含 50μg 的溶液,即得。

供试品溶液的制备 取本品水蜜丸适量,研细,取约 0.8g,精密称定;或取重量差异项下的大蜜丸,剪碎,混匀,取

约 1.0g,精密称定,置索氏提取器中,加三氯甲烷适量,加热回流 6 小时,弃去三氯甲烷液,药渣挥干,再置索氏提取器中,加甲醇适量,加热回流 6 小时,提取液回收甲醇至干,残渣加水 10ml 使溶解,通过 D101 型大孔吸附树脂柱(内径为 1.7cm,柱高为 10cm),以 20%乙醇 50ml 洗脱,弃去洗脱液,再用 40%乙醇 50ml 洗脱,收集洗脱液,减压浓缩至干,残渣加 10%乙腈适量使溶解,并转移至 5ml 量瓶中,加 10%乙腈至刻度,摇匀,滤过,取续滤液,即得。

测定法 分别精密吸取对照品溶液与供试品溶液各 20μl,注入液相色谱仪,测定,即得。

本品含杜仲以松脂醇二葡萄糖苷($C_{32}H_{42}O_{16}$)计,水蜜丸每 1g 不得少于 0.35mg;大蜜丸每丸不得少于 2.4mg。

补骨脂 照高效液相色谱法(通则 0512)测定。

色谱条件与系统适用性试验 以十八烷基硅烷键合硅胶为填充剂;以甲醇-水(48:52)为流动相;检测波长为 246nm。理论板数按补骨脂素峰计算应不低于 3000。

对照品溶液的制备 取补骨脂素对照品、异补骨脂素对照品适量,精密称定,加甲醇制成每 1ml 各含 10μg 的混合溶液,即得。

供试品溶液的制备 取本品水蜜丸适量,研细,取约 0.5g,精密称定;或取重量差异项下的大蜜丸,剪碎,混匀,取约 0.6g,精密称定,置具塞锥形瓶中,精密加入甲醇 50ml,称定重量,60℃温浸 1 小时,超声处理(功率 250W,频率 40kHz)30 分钟,放冷,再称定重量,用甲醇补足减失的重量,摇匀,滤过,取续滤液,即得。

测定法 分别精密吸取对照品溶液与供试品溶液各 10μl,注入液相色谱仪,测定,即得。

本品含补骨脂以补骨脂素($C_{11}H_6O_3$)和异补骨脂素($C_{11}H_6O_3$)的总量计,水蜜丸每 1g 不得少于 1.2mg;大蜜丸每丸不得少于 8.6mg。

【功能与主治】 补肾强腰。用于肾虚腰痛,起坐不利,膝软乏力。

【用法与用量】 口服。水蜜丸一次 6~9g,大蜜丸一次 1 丸,一日 2~3 次。

【规格】 大蜜丸 每丸重 9g

【贮藏】 密封。

表实感冒颗粒

Biaoshi Ganmao Keli

【处方】

紫苏叶 150g	葛根 150g
白芷 100g	麻黄 100g
防风 150g	桔梗 100g
桂枝 150g	甘草 100g
陈皮 100g	生姜 83.3g

炒苦杏仁 100g

【制法】　以上十一味，加水煎煮二次，第一次 1.5 小时，第二次 1 小时，合并煎液，滤过，滤液静置 24 小时，取上清液，浓缩至相对密度为 1.18～1.23（50℃）的清膏，加入糊精、蔗糖粉适量，制成颗粒，干燥，制成 1000g；或加入糊精、阿司帕坦适量，制成颗粒，干燥，制成 500g，即得。

【性状】　本品为浅棕色至深棕色的颗粒，或为黄棕色至深棕色的颗粒（无蔗糖）；味甜、微苦。

【鉴别】　(1) 取本品 3 袋，研细，加乙醚 50ml，冷浸 12 小时，滤过，滤液用无水硫酸钠 1g 脱水，滤过，滤液挥去乙醚，残渣加无水乙醇 1ml 使溶解，作为供试品溶液。另取肉桂酸对照品，加无水乙醇制成每 1ml 含 1mg 的溶液，作为对照品溶液。照薄层色谱法（通则 0502）试验，吸取供试品溶液 10μl、对照品溶液 5μl，分别点于同一硅胶 GF$_{254}$ 薄层板上，以正己烷-乙醚-冰醋酸（5：5：0.1）为展开剂，展开，取出，晾干，置紫外光灯（254nm）下检视。供试品色谱中，在与对照品色谱相应的位置上，显相同颜色的斑点。

(2) 取本品 1 袋，研细，加乙醇 50ml 与盐酸 2ml，加热回流 40 分钟，放冷，滤过，滤液浓缩至 10ml，加水 10ml，搅匀，用石油醚（60～90℃）提取 2 次，每次 20ml，合并石油醚液，蒸干，残渣加甲醇 0.5ml 使溶解，作为供试品溶液。另取甘草次酸对照品，加甲醇制成每 1ml 含 1mg 的溶液，作为对照品溶液。照薄层色谱法（通则 0502）试验，吸取供试品溶液 10μl、对照品溶液 5μl，分别点于同一硅胶 GF$_{254}$ 薄层板上，以石油醚（60～90℃）-甲苯-乙酸乙酯-冰醋酸（10：15：10：0.5）为展开剂，展开，取出，晾干，置紫外光灯（254nm）下检视。供试品色谱中，在与对照品色谱相应的位置上，显相同颜色的斑点。

(3) 取本品 5g 或 2.5g（无蔗糖），研细，加甲醇 50ml，超声处理 30 分钟，滤过，滤液蒸干，残渣加水 30ml 使溶解，用水饱和的正丁醇提取 3 次，每次 20ml，合并正丁醇液，用正丁醇饱和的水洗涤 2 次，每次 30ml，正丁醇液蒸干，残渣加甲醇 1ml 使溶解，作为供试品溶液。另取葛根素对照品，加甲醇制成每 1ml 含 1mg 的溶液，作为对照品溶液。照薄层色谱法（通则 0502）试验，吸取供试品溶液 3μl、对照品溶液 1μl，分别点于同一硅胶 G 薄层板上，以三氯甲烷-甲醇-乙酸乙酯-水（2：2：4：1）的下层溶液为展开剂，展开，取出，晾干，置紫外光灯（365nm）下检视。供试品色谱中，在与对照品色谱相应的位置上，显相同颜色的荧光斑点。

(4) 取橙皮苷对照品，加甲醇制成每 1ml 含 2mg 的溶液，作为对照品溶液。照薄层色谱法（通则 0502）试验，吸取〔鉴别〕(3) 项下的供试品溶液及上述对照品溶液各 3μl，分别点于同一硅胶 G 薄层板上，以乙酸乙酯-甲醇-水（100：17：13）为展开剂，展开，取出，晾干，喷以三氯化铝试液，置紫外光灯（365nm）下检视。供试品色谱中，在与对照品色谱相应的位置上，显相同颜色的荧光斑点。

(5) 取本品 3 袋，研细，加丙酮 40ml，超声处理 20 分钟，

滤过，滤液蒸干，残渣加乙醇 1ml 使溶解，作为供试品溶液。另取防风对照药材 1g，同法制成对照药材溶液。照薄层色谱法（通则 0502）试验，吸取供试品溶液 10μl、对照药材溶液 3μl，分别点于同一硅胶 GF$_{254}$ 薄层板上，以三氯甲烷-甲醇（4：1）为展开剂，展开，取出，晾干，置紫外光灯（254nm）下检视。供试品色谱中，在与对照药材色谱相应的位置上，显相同颜色的斑点。

【检查】　应符合颗粒剂项下有关的各项规定（通则 0104）。

【含量测定】　照高效液相色谱法（通则 0512）测定。

色谱条件与系统适用性试验　以十八烷基硅烷键合硅胶为填充剂；以乙腈-0.1%磷酸溶液（5：95）为流动相；检测波长为 206nm。理论板数按盐酸麻黄碱峰计算应不低于 6000。

对照品溶液的制备　取盐酸麻黄碱对照品适量，精密称定，加水制成每 1ml 含 7μg 的溶液，即得。

供试品溶液的制备　取装量差异项下的本品，研细，取约 2g 或 1g（无蔗糖），精密称定，置圆底烧瓶中，加氯化钠 7.5g、水 50ml、20%氢氧化钠溶液 100ml 和液体石蜡 1ml，蒸馏，用预先盛有 0.5mol/L 盐酸溶液 5ml 的 100ml 量瓶收集蒸馏液近 95ml，加水至刻度，摇匀，放置过夜，滤过，取续滤液，即得。

测定法　分别精密吸取对照品溶液与供试品溶液各 10μl，注入液相色谱仪，测定，即得。

本品每袋含麻黄以盐酸麻黄碱（C$_{10}$H$_{15}$NO·HCl）计，不得少于 1.5mg。

【功能与主治】　发汗解表，祛风散寒。用于感冒风寒表实证，症见恶寒重发热轻、无汗、头项强痛、鼻流清涕、咳嗽、痰白稀。

【用法与用量】　开水冲服。一次 1～2 袋，一日 3 次；儿童酌减。

【注意】　高血压、心脏病患者慎服。

【规格】　(1) 每袋装 10g　(2) 每袋装 5g（无蔗糖）

【贮藏】　密封，置干燥处。

表虚感冒颗粒

Biaoxu Ganmao Keli

【处方】　桂枝 225g　　　　　葛根 225g

白芍 225g　　　　　炒苦杏仁 225g

生姜 75g　　　　　　大枣 150g

【制法】　以上六味，加水煎煮二次，滤过，合并滤液，静置 24 小时，取上清液浓缩至适量，加入蔗糖、糊精适量，制成颗粒，干燥，制成 1000g，即得。

【性状】　本品为浅棕色至棕色的颗粒；味甜、微苦。

【鉴别】　(1) 取本品 15g，研细，加乙醚 50ml，冷浸 12 小时，滤过，滤液用无水硫酸钠 1g 脱水，滤过，滤液挥去乙醚，残

渣加无水乙醇 1ml 使溶解,作为供试品溶液。另取肉桂酸对照品,加无水乙醇制成每 1ml 含 1mg 的溶液,作为对照品溶液。照薄层色谱法(通则 0502)试验,吸取供试品溶液 15μl、对照品溶液 10μl,分别点于同一硅胶 GF_{254} 薄层板上,以正己烷-乙醚-冰醋酸(5:5:0.1)为展开剂,展开,取出,晾干,置紫外光灯(254nm)下检视。供试品色谱中,在与对照品色谱相应的位置上,显相同颜色的斑点。

(2)取本品 5g,研细,加甲醇 50ml,超声处理 30 分钟,滤过,滤液蒸干,残渣加甲醇 2ml 使溶解,作为供试品溶液。另取葛根素对照品,加甲醇制成每 1ml 含 1mg 的溶液,作为对照品溶液。照薄层色谱法(通则 0502)试验,吸取供试品溶液 5～10μl、对照品溶液 5μl,分别点于同一以羧甲基纤维素钠为黏合剂的硅胶 H 薄层板上,以三氯甲烷-甲醇-水(14:5:0.5)为展开剂,展开,取出,晾干,置紫外光灯(365nm)下检视。供试品色谱中,在与对照品色谱相应的位置上,显相同颜色的荧光斑点。

(3)取本品 30g,研细,加乙醇 50ml,超声处理 30 分钟,滤过,滤液蒸干,残渣加乙醇 1ml 使溶解,作为供试品溶液。另取芍药苷对照品,加乙醇制成每 1ml 含 1mg 的溶液,作为对照品溶液。照薄层色谱法(通则 0502)试验,吸取上述两种溶液各 10μl,分别点于同一硅胶 G 薄层板上,以三氯甲烷-乙酸乙酯-甲醇-甲酸(40:5:10:0.2)为展开剂,展开,取出,晾干,喷以 5%香草醛硫酸溶液,在 105℃加热至斑点显色清晰。供试品色谱中,在与对照品色谱相应的位置上,显相同颜色的斑点。

【检查】 应符合颗粒剂项下有关的各项规定(通则 0104)。

【含量测定】 照高效液相色谱法(通则 0512)测定。

色谱条件与系统适用性试验 以十八烷基硅烷键合硅胶为填充剂;以乙腈-0.1%磷酸溶液(14:86)为流动相;检测波长为 230nm。理论板数按芍药苷峰计算应不低于 5000。

对照品溶液的制备 取芍药苷对照品适量,精密称定,加甲醇制成每 1ml 含 30μg 的溶液,即得。

供试品溶液的制备 取装量差异项下的本品,研细,取约 1g,精密称定,置具塞锥形瓶中,精密加入稀乙醇 50ml,密塞,称定重量,超声处理(功率 250W,频率 33kHz)20 分钟,取出,放冷,再称定重量,用稀乙醇补足减失的重量,摇匀,滤过,取续滤液,即得。

测定法 分别精密吸取对照品溶液与供试品溶液各 10μl,注入液相色谱仪,测定,即得。

本品每袋含白芍以芍药苷($C_{23}H_{28}O_{11}$)计,不得少于 14.0mg。

【功能与主治】 散风解肌,和营退热。用于感冒风寒表虚证,症见发热恶风、有汗、头痛项强、咳嗽痰白、鼻鸣干呕、苔薄白、脉浮缓。

【用法与用量】 开水冲服。一次 1～2 袋,一日 2～3 次。

【注意】 (1)服药后多饮热开水或热粥,覆被保暖,取微汗,不可发大汗,慎防重感。(2)忌食生冷、油腻。

【规格】 每袋装 10g

【贮藏】 密封,置干燥处。

苦 甘 颗 粒
Kugan Keli

【处方】 麻黄 250g　　　　薄荷 208g
　　　　蝉蜕 208g　　　　金银花 625g
　　　　黄芩 500g　　　　苦杏仁 375g
　　　　桔梗 250g　　　　浙贝母 250g
　　　　甘草 208g

【制法】 以上九味,薄荷用水蒸气蒸馏提取挥发油,蒸馏 1 小时,收集挥发油,蒸馏后的水溶液另器收集;药渣与其余麻黄等八味,加水煎煮二次,每次 1 小时,合并煎液,与上述水溶液合并,滤过,滤液浓缩至相对密度为 1.18～1.20(90℃)的清膏。加入蔗糖和糊精(1:1)适量,混匀,制粒,干燥,喷入上述挥发油,混匀,制成 1000g;或加入蔗糖和糊精(1:1)适量及阿司帕坦 6g,混匀,制粒,干燥,喷入上述挥发油,混匀,制成 1000g(甜味型),即得。

【性状】 本品为深褐色的颗粒;味甜、微苦。

【鉴别】 (1)取本品 4g,研细,加水 50ml,摇匀,连接挥发油测定器,自测定器上端加水 200ml,再加乙酸乙酯 1ml,加热回流 2 小时,取乙酸乙酯液,作为供试品溶液。另取薄荷脑对照品,加乙酸乙酯制成每 1ml 含 1mg 的溶液,作为对照品溶液。照薄层色谱法(通则 0502)试验,吸取上述两种溶液各 5μl,分别点于同一硅胶 G 薄层板上,以环己烷-乙酸乙酯(17:3)为展开剂,展开,取出,晾干,喷以 0.5%香草醛硫酸-乙醇(2:8)混合溶液,在 105℃加热至斑点显色清晰,置日光下检视。供试品色谱中,在与对照品色谱相应的位置上,显同颜色的斑点。

(2)取本品 2g,研细,加甲醇 30ml,超声处理 20 分钟,滤过,滤液回收溶剂至干,残渣加甲醇 5ml 使溶解,作为供试品溶液。另取绿原酸对照品和黄芩苷对照品,分别加甲醇制成每 1ml 各含 1mg 的溶液,作为对照品溶液。照薄层色谱法(通则 0502)试验,吸取上述三种溶液各 1μl,分别点于同一聚酰胺薄膜上,以 36%醋酸为展开剂,展开,取出,晾干,置紫外光灯(365nm)下检视,供试品色谱中,在与绿原酸对照品色谱相应的位置上,显相同颜色的荧光斑点。喷以 10%三氯化铁乙醇溶液,置日光下检视,供试品色谱中,在与黄芩苷对照品色谱相应的位置上,显相同颜色的斑点。

(3)取本品 4g,研细,加浓氨试液 3ml,再加三氯甲烷 40ml,加热回流 1 小时,趁热滤过,滤液回收溶剂至干,残渣加甲醇 1ml 使溶解,作为供试品溶液。另取盐酸麻黄碱对照品,加甲醇制成每 1ml 含 1mg 的溶液,作为对照品溶液。照薄层色谱法(通则 0502)试验,吸取上述两种溶液各 5μl,分别点于同一硅胶 G 薄层板上,以三氯甲烷-甲醇-浓氨试液(20:5:0.5)为展开剂,展开,取出,晾干,喷以苗三酮试液,在 105℃加热至斑点显色清晰,置日光下检视。供试品色谱中,在与对照品色谱相应的位置上,显相同颜色的斑点。

(4)取本品 10g,研细,加 3% 盐酸溶液 40ml,加热回流 1 小时,放冷,离心,取上清液,加浓氨试液调节 pH 值至 10 以上,用三氯甲烷振摇提取 2 次,每次 30ml,合并三氯甲烷液,回收溶剂至约 1ml,作为供试品溶液。另取浙贝母对照药材 1g,加浓氨试液 1ml 与三氯甲烷 20ml,加热回流 1 小时,滤过,滤液回收溶剂至干,残渣加三氯甲烷 1ml 使溶解,作为对照药材溶液。照薄层色谱法(通则 0502)试验,吸取上述两种溶液各 10μl,分别点于同一硅胶 G 薄层板上,以环己烷-乙酸乙酯-二乙胺(12:10:1)为展开剂,展开,取出,晾干,依次喷以稀碘化铋钾试液和亚硝酸钠乙醇试液,置日光下检视。供试品色谱中,在与对照药材色谱相应的位置上,显相同颜色的斑点。

(5)取本品 4g,研细,加甲醇 30ml,超声处理 30 分钟,滤过,滤液回收溶剂至干,残渣加水 40ml 使溶解,用正丁醇振摇提取 2 次,每次 20ml,合并正丁醇液,回收溶剂至干,残渣加甲醇 5ml 使溶解,作为供试品溶液。另取甘草对照药材 1g,同法制成对照药材溶液。照薄层色谱法(通则 0502)试验,吸取上述两种溶液各 2~5μl,分别点于同一硅胶 G 薄层板上,以三氯甲烷-甲醇-水(13:7:2)10℃以下放置的下层溶液为展开剂,展开,取出,晾干,喷以10% 硫酸乙醇溶液,在 105℃加热至斑点显色清晰,置日光下检视。供试品色谱中,在与对照药材色谱相应的位置上,显相同颜色的斑点。

【检查】 应符合颗粒剂项下有关的各项规定(通则 0104)。

【含量测定】 黄芩　照高效液相色谱法(通则 0512)测定。

色谱条件与系统适用性试验　以十八烷基硅烷键合硅胶为填充剂;甲醇-水-磷酸(47:53:0.2)为流动相;检测波长为 280nm。理论板数按黄芩苷峰计算应不低于 2500。

对照品溶液的制备　取黄芩苷对照品适量,精密称定,加50% 甲醇制成每 1ml 含 60μg 的溶液,即得。

供试品溶液的制备　取装量差异项下的本品,混匀,取适量,研细,取约 0.25g,精密称定,置具塞锥形瓶中,精密加入50% 甲醇 50ml,密塞,称定重量,加热回流 20 分钟,放冷,再称定重量,用 50% 甲醇补足减失的重量,摇匀,滤过,取续滤液,即得。

测定法　分别精密吸取对照品溶液与供试品溶液各10μl,注入液相色谱仪,测定,即得。

本品每袋含黄芩以黄芩苷($C_{21}H_{18}O_{11}$)计,不得少于 50.0mg。

金银花　照高效液相色谱法(通则 0512)测定。

色谱条件与系统适用性试验　以十八烷基硅烷键合硅胶为填充剂;以乙腈-0.4% 磷酸溶液(13:87)为流动相;检测波长为 327nm。理论板数按绿原酸峰计算应不低于 2000。

对照品溶液的制备　取绿原酸对照品适量,精密称定,置棕色量瓶中,加 50% 甲醇制成每 1ml 含 40μg 的溶液,即得(10℃ 以下保存)。

供试品溶液的制备　取装量差异项下的本品,混匀,取适量,研细,取约 0.5g,精密称定,置具塞锥形瓶中,精密加入50% 甲醇 50ml,密塞,称定重量,超声处理(功率 250W,频率35kHz)30 分钟,放冷,再称定重量,用 50% 甲醇补足减失的重量,摇匀,滤过,取续滤液,即得。

测定法　分别精密吸取对照品溶液与供试品溶液各10μl,注入液相色谱仪,测定,即得。

本品每袋含金银花以绿原酸($C_{16}H_{18}O_9$)计,不得少于 10.0mg。

麻黄　照高效液相色谱法(通则 0512)测定。

色谱条件与系统适用性试验　以极性乙醚连接苯基键合硅胶为填充剂;以甲醇-0.092% 磷酸溶液(含 0.04% 三乙胺和0.02% 二正丁胺)(1.5:98.5)为流动相;检测波长为 210nm。理论板数按盐酸麻黄碱峰计算应不低于 3000。

对照品溶液的制备　取盐酸麻黄碱对照品、盐酸伪麻黄碱对照品适量,精密称定,加盐酸甲醇溶液(1→1000)制成每 1ml 含盐酸麻黄碱 15μg、盐酸伪麻黄碱 30μg 的溶液,即得。

供试品溶液的制备　取装量差异项下的本品,混匀,取适量,研细,取约 1g,精密称定,置具塞锥形瓶中,精密加水50ml,密塞,称定重量,超声处理(功率 250W,频率 35kHz)30 分钟,放冷,再称定重量,用水补足减失的重量,摇匀,离心,精密量取上清液 25ml,加浓氨试液 2ml,摇匀,用乙醚振摇提取4 次,每次 25ml,合并乙醚液,加入盐酸甲醇溶液(5→100)2ml,摇匀,放置 30 分钟,回收乙醚,残液加盐酸溶液(1→1000)使溶解,并转移至 10ml 量瓶中,加盐酸溶液(1→1000)至刻度,摇匀,滤过,取续滤液,即得。

测定法　分别精密吸取对照品溶液与供试品溶液各10μl,注入液相色谱仪,测定,即得。

本品每袋含麻黄以盐酸麻黄碱($C_{10}H_{15}NO \cdot HCl$)和盐酸伪麻黄碱($C_{10}H_{15}NO \cdot HCl$)的总量计,不得少于 3.5mg。

【功能与主治】 疏风清热,宣肺化痰,止咳平喘。用于风热感冒及风温肺热引起的恶风、发热、头痛、咽痛、咳嗽、咳痰、气喘;上呼吸道感染、流行性感冒、急性气管-支气管炎见上述证候者。

【用法与用量】 开水冲服。一次 8g,一日 3 次,小儿酌减或遵医嘱。

【规格】 (1)每袋装 4g　(2)每袋装 4g(甜味型)

【贮藏】 密封。

苦 参 片

Kushen Pian

【处方】　苦参 1000g

【制法】　苦参 167g,粉碎成细粉,过筛,混匀。其余苦参 833g,加水煎煮二次,第一次 3 小时,第二次 2 小时,煎液滤过,合并滤液,浓缩成稠膏,与上述细粉混匀,干燥,粉碎,过筛,制成颗粒,或加入淀粉适量,混匀,制成颗粒,压制成 1000 片,包糖衣或薄膜衣,即得。

【性状】　本品为糖衣片或薄膜衣片,除去包衣后显棕黄色;味苦。

【鉴别】　(1)取本品,置显微镜下观察:纤维细长,平直或稍弯曲,壁甚厚,孔沟不明显,胞腔线形,纤维束周围的细胞中含草酸钙方晶,形成晶纤维;草酸钙方晶呈类双锥形、菱形或多面形。

(2)取本品 1 片,除去包衣,研细,加浓氨试液 0.5ml,湿润,放置 10 分钟,再加二氯甲烷 25ml,超声处理 25 分钟,滤过,滤液回收溶剂至干,残渣加乙醇 1ml 使溶解,作为供试品溶液。另取苦参碱对照品、氧化苦参碱对照品和槐定碱对照品,加乙醇制成每 1ml 含 2mg、0.5mg 和 0.5mg 的混合溶液,作为对照品溶液。照薄层色谱法(通则 0502)试验,吸取上述两种溶液各 2～5μl,分别点于同一用 2％氢氧化钠溶液制备的硅胶 G 薄层板上,以甲苯-乙酸乙酯-甲醇-水(2:4:2:1)10℃ 以下放置分层的上层溶液为展开剂,展开,展距 8cm,取出,晾干,再以甲苯-丙酮-乙醇-浓氨试液(20:20:3:1)为展开剂,展开,取出,晾干,依次喷以碘化铋钾试液和亚硝酸钠乙醇试液,置日光下检视。供试品色谱中,在与对照品色谱相应的位置上,显相同的橙色斑点。

【检查】　应符合片剂项下有关的各项规定(通则 0101)。

【含量测定】　照高效液相色谱法(通则 0512)测定。

色谱条件与系统适用性试验　以氨基键合硅胶为填充剂;以乙腈-无水乙醇-2％磷酸溶液(81:10:9)为流动相;检测波长为 220nm。理论板数按氧化苦参碱峰计算应不低于 3000。

对照品溶液的制备　取苦参碱对照品、氧化苦参碱对照品适量,精密称定,加乙腈-无水乙醇(80:20)混合溶液制成每 1ml 含苦参碱 55μg、氧化苦参碱 25μg 的混合溶液,即得。

供试品溶液的制备　取本品 20 片,除去包衣,精密称定,研细,取适量(约相当于 1 片的重量),精密称定,置具塞锥形瓶中,加浓氨试液 0.5ml,湿润,精密加入三氯甲烷 25ml,密塞,称定重量,摇匀,超声处理(功率 250W,频率 33kHz)30 分钟,放冷,再称定重量,用三氯甲烷补足减失的重量,摇匀,滤过,精密量取续滤液 5ml,加在中性氧化铝柱(100～200 目,8g,内径 1cm)上,依次以三氯甲烷、三氯甲烷-甲醇(7:3)混合溶液各 20ml 洗脱,收集洗脱液,合并洗脱液并回收溶剂至

干,残渣加乙腈-无水乙醇(80:20)混合溶液适量使溶解,转移至 10ml 量瓶中,加乙腈-无水乙醇(80:20)混合溶液至刻度,摇匀,滤过,取续滤液,即得。

测定法　精密吸取上述对照品溶液 10μl 与供试品溶液各 10μl,注入液相色谱仪,测定,即得。

本品每片含苦参以苦参碱($C_{15}H_{24}N_2O$)和氧化苦参碱($C_{15}H_{24}N_2O_2$)的总量计,不得少于 6.0mg。

【功能与主治】　清热燥湿,杀虫。用于湿热蕴蓄下焦所致之痢疾,肠炎,热淋及阴肿阴痒,湿疹,湿疮等。

【用法与用量】　口服。一次 4～6 片,一日 3 次。

【规格】　薄膜衣片　每片重(1)0.25g　(2)0.35g (3)0.4g

糖衣片　片心重(1)0.25g　(2)0.30g　(3)0.32g

【贮藏】　密封。

苦 参 软 膏

Kushen Ruangao

【处方】　苦参总碱 66.7g

【制法】　取苦参总碱加水 667ml,滴加稀盐酸,搅拌使溶解,并用稀盐酸调节 pH 值至 4～5,溶液备用;另取甘油 100g 与羧甲基纤维素钠 30g,混匀,边搅拌边加入苦参总碱溶液,加水适量,混匀,制成 1000g,即得。

【性状】　本品为棕褐色或棕黄色的软膏。

【鉴别】　取本品,照〔含量测定〕项下的方法试验,供试品色谱中应呈现与对照品色谱保留时间相对应的色谱峰。

【检查】　pH 值　取本品 10g,加水至 50ml,搅匀,依法测定(通则 0631),应为 4.0～5.5。

其他　应符合软膏剂项下有关的各项规定(通则 0109)。

【含量测定】　照高效液相色谱法(通则 0512)测定。

色谱条件与系统适用性试验　以十八烷基硅烷键合硅胶为填充剂;以乙腈为流动相 A,以 0.1％磷酸溶液(三乙胺调节 pH 值至 8.0)为流动相 B,按下表中的规定进行梯度洗脱;检测波长为 220nm。理论板数按槐定碱峰计算应不低于 5000。

时间(分钟)	流动相 A(％)	流动相 B(％)
0～25	13→16	87→84
25～55	16→25	84→75
55～60	25	75

对照品溶液的制备　取苦参碱对照品、氧化苦参碱对照品、槐定碱对照品和槐果碱对照品适量,精密称定,加乙腈-0.1％磷酸溶液(三乙胺调节 pH 值至 8.0)(13:87)制成每 1ml 含苦参碱 250μg、氧化苦参碱 50μg、槐定碱 250μg 和槐果碱 20μg 的混合溶液,即得。

供试品溶液的制备　取本品 0.2g,精密称定,置具塞锥

形瓶中,精密加入乙腈-0.1%磷酸溶液(三乙胺调节 pH 值至 8.0)(13∶87)20ml,称定重量,超声处理(功率 300W,频率 45kHz)30 分钟,放冷,用乙腈-0.1%磷酸溶液(三乙胺调节 pH 值至 8.0)(13∶87)补足减失的重量,滤过,取续滤液,即得。

测定法 分别精密吸取对照品溶液与供试品溶液各 10μl,注入液相色谱仪,测定,即得。

本品每 1g 含苦参总碱以苦参碱($C_{15}H_{24}N_2O$)、氧化苦参碱($C_{15}H_{24}N_2O_2$)、槐定碱($C_{15}H_{24}N_2O$)和槐果碱($C_{15}H_{22}N_2O$)的总量计,不得少于 40.0mg。

【功能与主治】 清热燥湿,杀虫止痒。用于湿热下注所致的带下、阴痒。症见带下量多,质稠如豆腐渣样或黄色泡沫样,其气腥臭,阴道潮红、肿胀、外阴瘙痒,甚则痒痛,尿频急涩痛,口苦粘腻,大便秘结或溏而不爽,小便黄赤;霉菌性阴道炎和滴虫性阴道炎见上述证候者。

【用法与用量】 阴道用药。每晚 1 支,将软膏轻轻挤入阴道深处,连用 7 日为一疗程,或遵医嘱。

【注意】 (1)孕妇禁用。(2)月经期不宜使用。(3)使用次日如有棕黄色或黄色分泌物自阴道排出,为正常现象。

【规格】 每支装 3g

【贮藏】 密闭。

坤宁口服液

Kunning Koufuye

【处方】

益母草 150g	当归 150g
赤芍 150g	丹参 150g
郁金 100g	牛膝 150g
枳壳 100g	木香 50g
荆芥炭 100g	姜炭 50g
茜草 100g	

【制法】 以上十一味,当归、郁金、枳壳、木香加水蒸馏,收集蒸馏液 400ml,冷藏备用,蒸馏后的水溶液另器收集。药渣与其余益母草等七味加水浸泡 2.5 小时后,加水煎煮三次,第一次 2 小时,第二次 1.5 小时,第三次 1 小时,煎液与上述水溶液合并,滤过,浓缩至相对密度为 1.14～1.16(80℃)的清膏,放冷,加乙醇使含醇量达 65%,密闭,静置 24 小时,滤过,滤液减压回收乙醇,并浓缩至相对密度为 1.18～1.20(60℃)的清膏,加入上述蒸馏液、单糖浆 200ml 以及苯甲酸钠 3g,加水至 1000ml,调 pH 值至 4.5,搅匀,静置过夜,滤过,灌封,灭菌,即得。

【性状】 本品为棕褐色的澄清液体,久置有轻微浑浊;味甘、苦、微辛。

【鉴别】 (1)取本品 20ml,置 100ml 圆底烧瓶中,加水 30ml,照挥发油测定法(通则 2204)试验,自挥发油测定器上

端加入乙酸乙酯 2ml,加热至沸,并保持微沸 2 小时,放冷,分取乙酸乙酯液,作为供试品溶液。另取当归对照药材 0.5g,加乙醚 20ml,超声处理 10 分钟,滤过,滤液挥干,残渣加乙酸乙酯 1ml 使溶解,作为对照药材溶液。照薄层色谱法(通则 0502)试验,吸取上述供试品溶液 10μl、对照药材溶液 5μl,分别点于同一硅胶 G 薄层板上,以环己烷-乙酸乙酯(9∶1)为展开剂,展开,取出,晾干,置紫外光灯(365nm)下检视。供试品色谱中,在与对照药材色谱相应的位置上,显相同颜色的荧光斑点。

(2)取本品 10ml,加水 10ml,摇匀,加乙醚振摇提取 2 次,每次 20ml,合并乙醚液,挥干,残渣加乙醇 1ml 使溶解,作为供试品溶液。另取原儿茶醛对照品,加乙醇制成每 1ml 含 2mg 的溶液,作为对照品溶液。照薄层色谱法(通则 0502)试验,吸取上述两种溶液各 5μl,分别点于同一硅胶 G 薄层板上,以甲苯-乙酸乙酯-甲酸(40∶25∶4)为展开剂,展开,取出,晾干,喷以 2%三氯化铁与 1%铁氰化钾(1∶1)混合溶液。供试品色谱中,在与对照品色谱相应的位置上,显相同颜色的斑点。

(3)取本品 20ml,加水 10ml,摇匀,用水饱和的正丁醇振摇提取 3 次,每次 20ml,合并正丁醇液,用正丁醇饱和的水 20ml 洗涤,弃去水洗液,正丁醇液回收溶剂至干,残渣加乙醇 10ml 使溶解,加盐酸 1ml,加热回流 1 小时,取出,溶液浓缩至约 5ml,加水 10ml,用石油醚(60～90℃)20ml 振摇提取,分取石油醚液,蒸干,残渣加乙醇 1ml 使溶解,作为供试品溶液。另取齐墩果酸对照品,加乙醇制成每 1ml 含 1mg 的溶液,作为对照品溶液。照薄层色谱法(通则 0502)试验,吸取上述供试品溶液 20μl、对照品溶液 10μl,分别点于同一硅胶 G 薄层板上,以三氯甲烷-甲醇(20∶1)为展开剂,展开,取出,晾干,喷以 10%磷钼酸乙醇溶液,在 110℃加热约 10 分钟,置日光下检视。供试品色谱中,在与对照品色谱相应的位置上,显相同颜色的斑点。

(4)取本品 10ml,加水 10ml,摇匀,用乙酸乙酯振摇提取 2 次,每次 20ml,合并乙酸乙酯液,回收溶剂至干,残渣加甲醇 2ml 使溶解,作为供试品溶液。另取橙皮苷对照品,加甲醇制成饱和溶液,作为对照品溶液。照薄层色谱法(通则 0502)试验,吸取上述两种溶液各 5μl,分别点于同一硅胶 G 薄层板上,以乙酸乙酯-甲醇-水(20∶3∶2)为展开剂,展开二次,取出,晾干,喷以三氯化铝试液,置紫外光灯(365nm)下检视。供试品色谱中,在与对照品色谱相应的位置上,显相同颜色的荧光斑点。

(5)取本品 20ml,加盐酸 1ml 和乙酸乙酯 20ml,加热回流 30 分钟,放冷,置分液漏斗中,静置,分取乙酸乙酯液,蒸干,残渣加甲醇 2ml 使溶解,作为供试品溶液。另取茜草对照药材 0.5g,加甲醇 10ml,超声处理 30 分钟,滤过,滤液浓缩至 2ml,作为对照药材溶液。再取大叶茜草素对照品,加甲醇制成每 1ml 含 1mg 的溶液,作为对照品溶液。照薄层色谱法(通则 0502)试验,吸取上述三种溶液各 10～20μl,分别点于

同一硅胶 G 薄层板上,以石油醚(60～90℃)-丙酮(4∶1)为展开剂,展开,取出,晾干,置紫外光灯(365nm)下检视。供试品色谱中,在与对照药材色谱和对照品色谱相应的位置上,显相同颜色的荧光斑点。

【检查】 相对密度 应不低于 1.05(通则 0601)。

pH 值 应为 4.0～5.0(通则 0631)。

其他 应符合合剂项下有关的各项规定(通则 0181)。

【含量测定】 **益母草** 照高效液相色谱法(通则 0512)测定。

色谱条件与系统适用性试验 以丙基酰胺键合硅胶为填充剂(推荐使用 Inertsil Amide 或 JADE-PAK Amide 色谱柱);以乙腈-0.2%冰醋酸溶液(80∶20)为流动相;用蒸发光散射检测器检测。理论板数按盐酸水苏碱峰计算应不低于 4000。

对照品溶液的制备 取盐酸水苏碱对照品适量,精密称定,加甲醇制成每 1ml 含 0.15mg 的溶液,即得。

供试品溶液的制备 精密量取本品 5ml,置 10ml 量瓶中,用 0.5mol/L 盐酸溶液稀释至刻度,摇匀,离心(5000 转/分钟)5 分钟,取上清液 1ml,加在已处理好的固相萃取柱(以混合型阳离子交换反相吸附剂为填充剂,500mg,6ml,依次用甲醇、水各 6ml 预洗)上,依次用水、甲醇各 6ml 洗脱,弃去洗脱液,再用 20%浓氨甲醇溶液 10ml 洗脱,收集洗脱液,蒸至无氨味,用适量甲醇转移至 5ml 量瓶中,稀释至刻度,摇匀,滤过,取续滤液,即得。

测定法 分别精密吸取对照品溶液 5μl、15μl 与供试品溶液 10～20μl,注入液相色谱仪,测定,用外标两点法对数方程计算,即得。

本品每 1ml 含益母草以盐酸水苏碱($C_7H_{13}NO_2 \cdot HCl$)计,不得少于 0.30mg。

赤芍 照高效液相色谱法(通则 0512)测定。

色谱条件与系统适用性试验 以十八烷基硅烷键合硅胶为填充剂;以乙腈-0.1%磷酸溶液(14∶86)为流动相;检测波长为 230nm。理论板数按芍药苷峰计算应不低于 2000。

对照品溶液的制备 取芍药苷对照品适量,精密称定,加甲醇制成每 1ml 含 50μg 的溶液,即得。

供试品溶液的制备 精密量取本品 1ml,置 25ml 量瓶中,加甲醇稀释至刻度,摇匀,滤过,取续滤液,即得。

测定法 分别精密吸取对照品溶液与供试品溶液各 10μl,注入液相色谱仪,测定,即得。

本品每 1ml 含赤芍以芍药苷($C_{23}H_{28}O_{11}$)计,不得少于 0.75mg。

【功能与主治】 活血行气,止血调经。用于气滞血瘀所致的妇女月经过多,经期延长。

【用法与用量】 经期或阴道出血期间服用。口服。一次 20ml,一日 3 次。

【注意】 急性大出血者慎用。

【规格】 每支装 10ml

【贮藏】 密封,置阴凉处。

坤 宝 丸
Kunbao Wan

【处方】 酒女贞子 30g 覆盆子 20g
　　　　 菟丝子 20g 枸杞子 20g
　　　　 制何首乌 20g 龟甲 15g
　　　　 地骨皮 30g 南沙参 30g
　　　　 麦冬 20g 炒酸枣仁 10g
　　　　 地黄 30g 白芍 60g
　　　　 赤芍 30g 当归 20g
　　　　 鸡血藤 60g 珍珠母 60g
　　　　 石斛 30g 菊花 30g
　　　　 墨旱莲 40g 桑叶 20g
　　　　 白薇 30g 知母 30g
　　　　 黄芩 30g

【制法】 以上二十三味,粉碎成细粉,过筛,混匀,每 100g 粉末加炼蜜 55～60g 及水适量,制丸。低温干燥,即得。

【性状】 本品为深棕色的水蜜丸;味甘、微苦。

【鉴别】 (1)取本品,置显微镜下观察:非腺毛单细胞,壁厚,木化,脱落后残迹似石细胞状(覆盆子)。种皮栅状细胞 2 列,内列较外列长,有光辉带(菟丝子)。种皮石细胞表面观不规则多角形,壁厚,波状弯曲,层纹清晰(枸杞子)。纤维单个散在或 2～4 个成束;薄壁细胞含草酸钙砂晶并含多数淀粉粒(地骨皮)。内种皮细胞棕黄色,表面观长方形或类方形,垂周壁连珠状增厚(炒酸枣仁)。薄壁组织灰棕色至黑棕色,细胞多皱缩,内含棕色核状物(地黄)。具缘纹孔导管大;纤维束棕黄色,周围薄壁细胞含草酸钙方晶,形成晶纤维(鸡血藤)。纤维表面类圆形细胞中含细小圆形硅质块,排列成行(石斛)。非腺毛 3～4 细胞,其中常有 1 个细胞稍皱缩(墨旱莲)。韧皮纤维淡黄色,梭形,壁厚,孔沟细(黄芩)。

(2)取本品 5g,研碎,加乙醇 20ml,超声处理 30 分钟,滤过,滤液蒸干,残渣加乙醇 1ml 使溶解,作为供试品溶液。另取当归对照药材 1g,同法制成对照药材溶液。照薄层色谱法(通则 0502)试验,吸取供试品溶液 5μl、对照药材溶液 3μl,分别点于同一硅胶 G 薄层板上,以石油醚(60～90℃)-乙酸乙酯(9∶1)为展开剂,展开,取出,晾干,置紫外光灯(365nm)下检视。供试品色谱中,在与对照药材色谱相应的位置上,显相同颜色的荧光斑点。

(3)取墨旱莲对照药材 1g,同〔鉴别〕(2)项下的方法制成对照药材溶液。另取齐墩果酸对照品,加无水乙醇制成每 1ml 含 0.5mg 的溶液,作为对照品溶液。照薄层色谱法(通则 0502)试验,吸取〔鉴别〕(2)项下的供试品溶液及上述对照药材溶液、对照品溶液各 5μl,分别点于同一硅胶 G 薄层板上,以石油醚(60～90℃)-乙酸乙酯(3∶1)为展开剂,展开,取出,晾干,置紫外光灯(365nm)下检视。供试品色谱中,在与对照药材色谱相应的位置上,显相同颜色的荧光斑点;喷以 10％硫酸乙醇溶液,在 105℃加热至斑点显色清晰,供试品色谱中,在与对照品色谱相应的位置上,显相同颜色的斑点。

(4)取本品 10g,研细,加乙醇 30ml,加热回流 40 分钟,取上清液 10ml,加盐酸 1ml,加热回流 1 小时,放冷,用 4％氢氧化钠溶液调节 pH 值至中性,滤过,滤液浓缩至 5ml,用甲苯 20ml 振摇提取,分取甲苯液,蒸干,残渣加乙酸乙酯 2ml 使溶解,作为供试品溶液。另取菝葜皂苷元对照品,加乙酸乙酯制成每 1ml 含 0.5mg 的溶液,作为对照品溶液。照薄层色谱法(通则 0502)试验,精密吸取上述两种溶液各 5μl,分别点于同一硅胶 G 薄层板上,以甲苯-丙酮(9∶1)为展开剂,展开,取出,晾干,喷以 8％香草醛无水乙醇溶液与硫酸溶液(1∶5)的混合溶液。在 105℃加热至斑点显色清晰。供试品色谱中,在与对照品色谱相应的位置上,显相同颜色的斑点。

(5)取黄芩苷对照品,加甲醇制成每 1ml 含 0.5mg 的溶液,作为对照品溶液。照薄层色谱法(通则 0502)试验,吸取〔鉴别〕(2)项下的供试品溶液及上述对照品溶液各 5μl,分别点于同一硅胶 G 薄层板上,以乙酸乙酯-丁酮-醋酸-水(10∶7∶5∶3)的上层溶液为展开剂,展开,取出,晾干,喷以 2％三氯化铁乙醇溶液。供试品色谱中,在与对照品色谱相应的位置上,显相同颜色的斑点。

【检查】 应符合丸剂项下有关的各项规定(通则 0108)。

【含量测定】 照高效液相色谱法(通则 0512)测定。

色谱条件与系统适用性试验 以十八烷基硅烷键合硅胶为填充剂;以乙腈-0.05％磷酸溶液(17∶83)为流动相;检测波长为 230nm。理论板数按芍药苷峰计算应不低于 2500。

对照品溶液的制备 取芍药苷对照品适量,精密称定,加甲醇制成每 1ml 含 60μg 的溶液,即得。

供试品溶液的制备 取本品,研细,取 1g,精密称定,置具塞锥形瓶中,精密加入乙醇 25ml,称定重量,超声处理(功率 250W,频率 40kHz)30 分钟,放冷,再称定重量,用乙醇补足减失的重量,摇匀,滤过,取续滤液,即得。

测定法 分别精密吸取对照品溶液与供试品溶液各 5μl,注入液相色谱仪,测定,即得。

本品每 1g 含白芍、赤芍以芍药苷($C_{23}H_{28}O_{11}$)计,不得少于 1.25mg。

【功能与主治】 滋补肝肾,养血安神。用于肝肾阴虚所致绝经前后诸证,症见烘热汗出、心烦易怒、少寐健忘、头晕耳鸣、口渴咽干、四肢酸楚;更年期综合征见上述证候者。

【用法与用量】 口服。一次 50 丸,一日 2 次;连续服用 2 个月或遵医嘱。

【规格】 每 100 丸重 10g

【贮藏】 密封。

坤泰胶囊

Kuntai Jiaonang

【处方】

熟地黄 600g	黄连 300g
白芍 300g	黄芩 300g
阿胶 100g	茯苓 100g

【制法】 以上六味,茯苓、阿胶混合粉碎成细粉;黄芩加沸水煎煮二次,每次 1.5 小时,滤过,合并滤液;其余熟地黄等三味,加水浸泡过夜后,煎煮二次,每次 1.5 小时,滤过,滤液与上述滤液合并,浓缩至相对密度为 1.10(70℃)的清膏,喷雾干燥,得干膏粉,与上述细粉混匀,装入胶囊,制成 1000 粒,即得。

【性状】 本品为硬胶囊,内容物为黄褐色或棕褐色的粉末;味苦。

【鉴别】 (1)取本品内容物,置显微镜下观察:不规则颗粒状团块及分枝状团块无色,遇水合氯醛液渐溶化。菌丝无色或带棕色,细长,稍弯曲(茯苓)。

(2)取本品内容物 10g,加乙醚 40ml,超声处理 15 分钟,回流提取 2 小时,滤过,滤液挥干,残渣加乙酸乙酯 1ml 使溶解,作为供试品溶液。另取熟地黄对照药材 10g,同法制成对照药材溶液。照薄层色谱法(通则 0502)试验,吸取上述两种溶液各 5μl,分别点于同一硅胶 G 薄层板上,以三氯甲烷-甲醇-浓氨试液(9.5∶1∶0.5)的下层溶液为展开剂,展开,取出,晾干,喷以 5％香草醛硫酸溶液,在 105℃加热至斑点显色清晰,置日光下检视。供试品色谱中,在与对照药材色谱相应的位置上,显相同颜色的斑点。

(3)取本品内容物 2g,加乙醇 8ml,超声处理 15 分钟,滤过,滤液浓缩至 1ml,作为供试品溶液。另取盐酸小檗碱对照品,加乙醇制成每 1ml 含 0.1mg 的溶液,作为对照品溶液。照薄层色谱法(通则 0502)试验,吸取上述两种溶液各 5μl,分别点于同一硅胶 G 薄层板上,以正丁醇-冰醋酸-水(7∶1∶2)为展开剂,展开,取出,晾干,置紫外光灯(365nm)下检视。供试品色谱中,在与对照品色谱相应的位置上,显相同颜色的荧光斑点。

(4)取本品内容物 4g,加水 40ml 使溶解,滤过,滤液用石油醚(60～90℃)振摇提取 2 次,每次 20ml,弃去石油醚液,水液用水饱和的正丁醇振摇提取 2 次,每次 20ml,合并正丁醇液,回收溶剂至 2ml,加入中性氧化铝 3g,混匀后装柱(内径为 10mm),用乙酸乙酯-甲醇(1∶1)的混合溶液洗脱,收集洗脱液 30ml,蒸干,残渣加乙醇 1ml 使溶解,作为供试品溶液。另取白芍对照药材 2g,同法制成对照药材溶液。再取芍药苷对照品,加乙醇制成每 1ml 含 1mg 的溶液,作为对照品溶液。照薄层色谱法(通则 0502)试验,吸取上述三种溶液各 5μl,分别点于同一硅胶 G 薄层板上,以三氯甲烷-乙酸乙酯-甲醇(8∶1∶2)为展开剂,展开,取出,晾干,喷以 5％的香草醛硫酸溶液,在 105℃加热至斑点显色清晰,置日光下检视。供试品色谱中,在与对照药材色谱和对照品色谱相应的位置上,显相同颜色的斑点。

(5)取黄芩对照药材 1g,同〔鉴别〕(3)项下供试品溶液制备方法,同法制成对照药材溶液。另取黄芩苷对照品,加乙醇制成每 1ml 含 1mg 的溶液,作为对照品溶液。照薄层色谱法(通则 0502)试验,吸取〔鉴别〕(3)项下的供试品溶液及上述对照药材溶液和对照品溶液各 5μl,分别点于同一硅胶 G 薄层板上,以乙酸乙酯-甲酸-水(5∶1∶1)为展开剂,展开,取出,晾干,喷以 5%三氯化铁乙醇溶液,置日光下检视。供试品色谱中,在与对照药材色谱和对照品色谱相应的位置上,显相同颜色的斑点。

(6)取本品内容物 0.1g,至顶空瓶中,加 6mol/L 盐酸溶液 2ml,加盖密封,置沸水浴中煮沸 1 小时,取出放冷,加水 2ml,摇匀,滤过,用少量水洗涤滤器及残渣,滤液蒸干,残渣加甲醇 1ml 使溶解,作为供试品溶液。另取阿胶对照药材 20mg,同法制成对照药材溶液。再取甘氨酸对照品,加甲醇制成每 1ml 含 1mg 的溶液,作为对照品溶液。照薄层色谱法(通则 0502)试验,吸取上述三种溶液各 3μl,分别点于同一硅胶 G 薄层板上,以苯酚-0.5%硼砂溶液(4∶1)为展开剂,展开,取出,晾干,喷以茚三酮试液,在 105℃加热至斑点显色清晰。供试品色谱中,在与对照药材色谱和对照品色谱相应的位置上,显相同颜色的斑点。

【检查】 应符合胶囊剂项下有关的各项规定(通则 0103)。

【含量测定】 照高效液相色谱法(通则 0512)测定。

色谱条件与系统适用性试验 以十八烷基硅烷键合硅胶为填充剂;以乙腈-0.1%磷酸溶液(23∶77)为流动相;检测波长为 275nm。理论板数按盐酸小檗碱峰计算应不低于 5000。

对照品溶液的制备 取黄芩苷对照品和盐酸小檗碱对照品适量,精密称定,加 70%乙醇制成每 1ml 含黄芩苷 40μg、盐酸小檗碱 20μg 的混合溶液,即得。

供试品溶液的制备 取装量差异项下的本品内容物,混匀,研细,取约 0.1g,精密称定,置 50ml 量瓶中,加 70%乙醇 40ml,摇匀,超声处理(功率 500W,频率 53kHz)40 分钟,放冷,加 70%乙醇至刻度,摇匀,滤过,取续滤液,即得。

测定法 分别精密吸取对照品溶液与供试品溶液各 5μl,注入液相色谱仪,测定,即得。

本品每粒含黄芩以黄芩苷($C_{21}H_{18}O_{11}$)计,不得少于 6.5mg;含黄连以盐酸小檗碱($C_{20}H_{17}ON_4$·HCl)计,不得少于 4.0mg。

【功能与主治】 滋阴清热,安神除烦。用于绝经期前后诸证阴虚火旺者,症见潮热面红、自汗盗汗、心烦不宁、失眠多梦、头晕耳鸣、腰膝酸软、手足心热;妇女卵巢功能衰退更年期综合征见上述证候者。

【用法与用量】 口服。一次 4 粒,一日 3 次,2~4 周为

一疗程,或遵医嘱。

【规格】 每粒装 0.5g

【贮藏】 密封,防潮。

枇杷止咳软胶囊
Pipa Zhike Ruanjiaonang

【处方】 枇杷叶 342g　　　百部 75g
　　　　罂粟壳 250g　　　白前 45g
　　　　桑白皮 30g　　　桔梗 28.5g
　　　　薄荷脑 0.8g

【制法】 以上七味,除薄荷脑外,其余枇杷叶等六味,加水煎煮二次,每次 3 小时,合并煎液,滤过,静置 12 小时,滤过,滤液浓缩成膏状,干燥,粉碎成细粉,将薄荷脑细粉逐渐加到聚乙二醇 400 中,均质,混匀,制成软胶囊 1000 粒,即得。

【性状】 本品为软胶囊,内容物为棕褐色的液体;气微香,味凉、微苦涩。

【鉴别】 (1)取本品内容物 4.5g,加甲醇 40ml,超声处理 30 分钟,滤过,滤液蒸干,残渣加水 20ml 使溶解,用乙醚振摇提取 2 次,每次 20ml,弃去乙醚液,水液加水饱和的正丁醇振摇提取 2 次,每次 30ml,合并正丁醇提取液,用正丁醇饱和的氨试液洗涤 2 次,每次 30ml,分取正丁醇液,回收溶剂至干,残渣加甲醇 1ml 使溶解,作为供试品溶液。另取枇杷叶对照药材 0.5g,加水 50ml,煎煮 30 分钟,滤过,滤液浓缩至 20ml,自"用乙醚振摇提取 2 次"起,同法制成对照药材溶液。照薄层色谱法(通则 0502)试验,吸取供试品溶液 10~20μl、对照药材溶液 10μl,分别点于同一硅胶 G 薄层板上,使呈条状,以三氯甲烷-甲醇-水(13∶7∶2)10℃以下放置的下层溶液为展开剂,展开,取出,晾干,喷以 10%硫酸乙醇溶液,在 105℃加热至斑点显色清晰,置日光下检视。供试品色谱中,在与对照药材色谱相应的位置上,显相同颜色的斑点。

(2)取本品内容物 5g,加 0.5mol/L 氢氧化钠溶液 20ml,超声处理 30 分钟,离心,取上清液,用乙醚振摇提取 4 次,每次 30ml,合并乙醚提取液,蒸干,残渣加甲醇 1ml 使溶解,作为供试品溶液。另取磷酸可待因对照品、盐酸罂粟碱对照品,加甲醇制成每 1ml 各含 1mg 的混合溶液,作为对照品溶液。照薄层色谱法(通则 0502)试验,吸取供试品溶液 10μl、对照品溶液 3μl,分别点于同一硅胶 G 薄层板上,以甲苯-丙酮-乙醇-浓氨试液(20∶20∶3∶1)为展开剂,展开,取出,晾干,依次喷以稀碘化铋钾试液和亚硝酸钠乙醇试液,置日光下检视。供试品色谱中,在与对照品色谱相应的位置上,显相同颜色的斑点。

(3)取本品内容物 4.5g,加石油醚(30~60℃)25ml,超声处理 5 分钟,滤过,滤液挥至 1ml,作为供试品溶液。另取薄

荷脑对照品,加石油醚(30～60℃)制成每 1ml 含 1mg 的溶液,作为对照品溶液。照薄层色谱法(通则 0502)试验,吸取上述两种溶液各 10μl,分别点于同一硅胶 G 薄层板上,以环己烷-乙酸乙酯(17∶3)为展开剂,展开,取出,晾干,喷以 5% 香草醛硫酸溶液,在 105℃加热至斑点显色清晰,置日光下检视。供试品色谱中,在与对照品色谱相应的位置上,显相同颜色的斑点。

(4)取本品内容物 20g,加 7% 硫酸乙醇-水(1∶3)溶液 40ml,加热回流 3 小时,放冷,滤过,滤液用三氯甲烷振摇提取 2 次,每次 20ml,合并三氯甲烷提取液,加水 30ml 洗涤,弃去洗液,三氯甲烷液用无水硫酸钠脱水,滤过,滤液蒸干,残渣加水 20ml 使溶解,用乙醚振摇提取 2 次,每次 20ml,合并乙醚液,蒸干,残渣加甲醇 1ml 使溶解,作为供试品溶液。另取桔梗对照药材 1g,加 7% 硫酸乙醇-水(1∶3)溶液 40ml,加热回流 3 小时,放冷,滤过,滤液用三氯甲烷振摇提取 2 次,每次 20ml,合并三氯甲烷提取液,加水 30ml 洗涤,弃去洗液,三氯甲烷液用无水硫酸钠脱水,滤过,滤液蒸干,残渣加甲醇 1ml 使溶解,作为对照药材溶液。照薄层色谱法(通则 0502)试验,吸取上述两种溶液各 10μl,分别点于同一硅胶 G 薄层板上,以三氯甲烷-乙醚(2∶1)为展开剂,展开,取出,晾干,喷以 10% 硫酸乙醇溶液,在 105℃加热至斑点显色清晰,置日光下检视。供试品色谱中,在与对照药材色谱相应的位置上,显相同颜色的斑点。

【检查】 应符合胶囊剂项下有关的各项规定(通则 0103)。

【含量测定】 吗啡 照高效液相色谱法(通则 0512)测定。

色谱条件与系统适用性试验 以十八烷基硅烷键合硅胶为填充剂;以乙腈-0.01mol/L 庚烷磺酸钠溶液与 0.02mol/L 磷酸二氢钾溶液的等量混合液(用 10% 磷酸调节 pH 值至 2.8)(13∶87)为流动相;检测波长为 220nm。理论板数按吗啡峰计算应不低于 2000。

对照品溶液的制备 取吗啡对照品适量,精密称定,置棕色量瓶中,加含 5% 醋酸的 20% 甲醇溶液制成每 1ml 含 15μg 的溶液,即得。

供试品溶液的制备 取装量差异项下的本品内容物,混匀,取约 0.5g,精密称定,置具塞锥形瓶中,精密加入含 5% 醋酸的 20% 甲醇溶液 25ml,密塞,称定重量,超声处理(功率 500W,频率 40kHz)30 分钟,取出,放冷,再称定重量,用含 5% 醋酸的 20% 甲醇溶液补足减失的重量,摇匀,滤过,取续滤液,即得。

测定法 分别精密吸取对照品溶液与供试品溶液各 10μl,注入液相色谱仪,测定,即得。

本品每粒含罂粟壳以吗啡($C_{17}H_{19}O_3N$)计,应为 0.075～0.500mg。

磷酸可待因 照高效液相色谱法(通则 0512)测定。

色谱条件与系统适用性试验 以十八烷基硅烷键合硅胶为填充剂;以乙腈-0.1mol/L 磷酸二氢钠溶液(13∶87)为流动相;检测波长为 238nm。理论板数按磷酸可待因峰计算应不低于 3000。

对照品溶液的制备 取磷酸可待因对照品适量,精密称定,加甲醇制成每 1ml 含 20μg 的溶液,即得。

供试品溶液的制备 取装量差异项下的本品内容物,混匀,取约 1.5g,精密称定,置具塞锥形瓶中,加 0.5mol/L 的氢氧化钠溶液 30ml,超声处理(功率 500W,频率 40kHz)30 分钟,转移至分液漏斗中,用 0.5mol/L 的氢氧化钠溶液适量分次洗涤容器并转移至分液漏斗中,用三氯甲烷振摇提取 4 次,每次 40ml,合并三氯甲烷提取液,蒸干,残渣加甲醇溶解并转移至 10ml 量瓶中,加甲醇至刻度,摇匀,滤过,取续滤液,即得。

测定法 分别精密吸取对照品溶液与供试品溶液各 10μl,注入液相色谱仪,测定,即得。

本品每粒含罂粟壳以磷酸可待因($C_{18}H_{21}NO_3 \cdot H_3PO_4$)计,应为 0.05～0.25mg。

【功能与主治】 止咳化痰。用于痰热蕴肺所致的咳嗽、咯痰;支气管炎见上述证候者。

【用法与用量】 口服。一次 2 粒,一日 3 次。

【规格】 每粒装 0.55g

【贮藏】 密封。

枇杷止咳胶囊

Pipa Zhike Jiaonang

【处方】 枇杷叶 342g   罂粟壳 250g
         百部 75g   白前 45g
         桑白皮 30g   桔梗 29g
         薄荷脑 0.8g

【制法】 以上七味,除薄荷脑外,其余枇杷叶等六味,加水煎煮二次,每次 3 小时,滤过,合并滤液,浓缩成稠膏状,加入适量淀粉,混匀,干燥,粉碎,过筛;另取薄荷脑,用少量乙醇溶解后喷入,混匀,装入胶囊,制成 1000 粒,即得。

【性状】 本品为硬胶囊,内容物为灰褐色至黄褐色的粉末;气芳香,味凉、微苦涩。

【鉴别】 (1)取本品内容物 2g,加甲醇 40ml,超声处理 30 分钟,滤过,滤液蒸干,残渣加水 20ml 使溶解,用乙醚振摇提取 2 次,每次 20ml,弃去乙醚液,水液加水饱和的正丁醇液振摇提取 2 次,每次 20ml,合并正丁醇液,用正丁醇饱和的氨试液洗涤 2 次,每次 30ml,分取正丁醇液,回收溶剂至干,残渣加甲醇 1ml 使溶解,作为供试品溶液。另取枇杷叶对照药材 0.5g,加水 40ml,回流提取 30 分钟,放冷,滤过,滤液浓缩至 20ml,同法制成对照药材溶液。照薄层色谱法(通则 0502)试验,吸取上述两种溶液各 5μl,分别点于同一硅胶 G 薄层板上,以三氯甲烷-甲醇-水(13∶7∶2)10℃以下放置的下层溶液为展开剂,展开,取出,晾干,喷以 5% 香草醛硫酸溶液,在105℃加热至斑点显色清晰。供试品色谱中,在与对照药材色谱相应的位置上,显相同颜色的斑点。

(2)取本品内容物 1.6g,加无水乙醇 30ml,加热回流30 分钟,立即滤过,滤液蒸干,残渣加水 10ml 使溶解,用氢氧化钠试液调节 pH 值至 10,再用三氯甲烷振摇 2 次,每次20ml,合并三氯甲烷液,蒸干,残渣加甲醇 0.5ml 使溶解,作为供试品溶液。另取磷酸可待因对照品、盐酸罂粟碱对照品,加甲醇制成每 1ml 各含 1mg 的混合溶液,作为对照品溶液。照薄层色谱法(通则 0502)试验,吸取供试品溶液 10μl、对照品溶液 4μl,分别点于同一硅胶 G 薄层板上,以甲苯-丙酮-乙醇-浓氨试液(20:20:3:1)为展开剂,展开,取出,晾干,依次喷以稀碘化铋钾试液和亚硝酸钠乙醇试液。供试品色谱中,在与对照品色谱相应的位置上,显相同颜色的斑点。

(3)取本品内容物 2g,加石油醚(30~60℃)25ml,超声处理 5 分钟,滤过,滤液挥至 1ml,作为供试品溶液。另取薄荷脑对照品,加石油醚(30~60℃)制成每 1ml 含 1mg 的溶液,作为对照品溶液。照薄层色谱法(通则 0502)试验,吸取上述两种溶液各 10μl,分别点于同一硅胶 G 薄层板上,以环己烷-乙酸乙酯(17:3)为展开剂,展开,取出,晾干,喷以 5% 香草醛硫酸溶液,在 105℃加热至斑点显色清晰。供试品色谱中,在与对照品色谱相应的位置上,显相同颜色的斑点。

【检查】 应符合胶囊剂项下有关的各项规定(通则0103)。

【含量测定】 照高效液相色谱法(通则 0512)测定。

色谱条件与系统适用性试验 以十八烷基硅烷键合硅胶为填充剂;以甲醇-0.1mol/L 磷酸二氢钠溶液(15:85)为流动相;检测波长为 238nm。理论板数按磷酸可待因峰计算应不低于 3000。

对照品溶液的制备 取磷酸可待因对照品适量,精密称定,加流动相制成每 1ml 含 30μg 的溶液,即得。

供试品溶液的制备 取装量差异项下的本品内容物,研细,取约 2g,精密称定,加 0.5mol/L 氢氧化钠溶液 4ml,混匀,浸润 30 分钟,用三氯甲烷加热回流提取 4 次,每次40ml,回流 1 小时,滤过,合并滤液,蒸至约 15ml,移至分液漏斗内,再用三氯甲烷适量洗涤容器,洗液并入分液漏斗,用1% 盐酸溶液振摇提取 3 次,每次 10ml,合并盐酸液,加氢氧化钠试液调 pH 值至 10,用三氯甲烷振摇 4 次,每次10ml,合并三氯甲烷提取液,蒸干,残渣加流动相加热使溶解并转移至 25ml 量瓶中,加流动相稀释至刻度,摇匀,滤过,取续滤液,即得。

测定法 分别精密吸取对照品溶液与供试品溶液各10μl,注入液相色谱仪,测定,即得。

本品每粒含罂粟壳以磷酸可待因($C_{18}H_{21}NO_3 \cdot H_3PO_4$)计,应为 0.05~0.25mg。

【功能与主治】 止嗽化痰。用于痰热蕴肺所致的咳嗽、咯痰;支气管炎见上述证候者。

【用法与用量】 口服。一次 2 粒,一日 3 次;小儿酌减。

【规格】 每粒装 0.25g

【贮藏】 密封。

枇杷止咳颗粒
Pipa Zhike Keli

【处方】 枇杷叶 228g　　　罂粟壳 167g
百部 50g　　　白前 30g
桑白皮 20g　　　桔梗 19g
薄荷脑 0.53g

【制法】 以上七味,除薄荷脑外,其余枇杷叶等六味,加水煎煮二次,每次 2 小时,滤过,合并滤液,滤液浓缩至适量,加入蔗糖粉,混匀,制粒,干燥;另取薄荷脑,用少量乙醇溶解后喷入,混匀,制成 1000g,即得。

【性状】 本品为浅黄色至黄棕色的颗粒;气芳香,味甜。

【鉴别】 (1)取本品 12g,研细,加甲醇 40ml,超声处理30 分钟,滤过,滤液蒸干,残渣加水 20ml 使溶解,用乙醚振摇提取 2 次,每次 20ml,弃去乙醚液,水液加水饱和的正丁醇液振摇提取 2 次,每次 20ml,合并正丁醇液,用正丁醇饱和的氨试液洗涤 2 次,每次 30ml,分取正丁醇液,回收溶剂至干,残渣加甲醇 1ml 使溶解,作为供试品溶液。另取枇杷叶对照药材 0.5g,加水 40ml,回流提取 30 分钟,放冷,滤过,滤液浓缩至 20ml,同法制成对照药材溶液。照薄层色谱法(通则 0502)试验,吸取上述两种溶液各 5μl,分别点于同一硅胶 G 薄层板上,以三氯甲烷-甲醇-水(13:7:2)10℃以下放置的下层溶液为展开剂,展开,取出,晾干,喷以 5% 香草醛硫酸溶液,在105℃加热至斑点显色清晰。供试品色谱中,在与对照药材色谱相应的位置上,显相同颜色的斑点。

(2)取本品 10g,研细,加无水乙醇 30ml,加热回流 30 分钟,趁热滤过,滤液蒸干,残渣加水 10ml 使溶解,用氢氧化钠试液调 pH 值至 10,再用三氯甲烷振摇提取 2 次,每次 20ml,合并三氯甲烷液,蒸干,残渣加乙醇 0.5ml 使溶解,作为供试品溶液。另取磷酸可待因对照品、盐酸罂粟碱对照品,加甲醇制成每 1ml 各含 1mg 的混合溶液,作为对照品溶液。照薄层色谱法(通则 0502)试验,吸取供试品溶液 10μl、对照品溶液4μl,分别点于同一硅胶 G 薄层板上,以甲苯-丙酮-乙醇-浓氨试液(20:20:3:1)为展开剂,展开,取出,晾干,依次喷以稀碘化铋钾试液和亚硝酸钠乙醇试液。供试品色谱中,在与对照品色谱相应的位置上,显相同颜色的斑点。

(3)取本品 12g,研细,加石油醚(30~60℃)25ml,超声处理 5 分钟,滤过,滤液挥至约 1ml,作为供试品溶液。另取薄荷脑对照品,加石油醚(30~60℃)制成每 1ml 含 1mg 的溶液,作为对照品溶液。照薄层色谱法(通则 0502)试验,吸取上述两种溶液各 10μl,分别点于同一硅胶 G 薄层板上,以环己烷-乙酸乙酯(17∶3)为展开剂,展开,取出,晾干,喷以 5% 香草醛硫酸溶液,在 105℃加热至斑点显色清晰。供试品色谱中,在与对照品色谱相应的位置上,显相同颜色的斑点。

【检查】　应符合颗粒剂项下有关的各项规定(通则 0104)。

【含量测定】　照高效液相色谱法(通则 0512)测定。

色谱条件与系统适用性试验　以十八烷基硅烷键合硅胶为填充剂;以甲醇-0.1mol/L 磷酸二氢钠溶液(15∶85)为流动相;检测波长为 238nm。理论板数按磷酸可待因峰计算应不低于 3000。

对照品溶液的制备　取磷酸可待因对照品适量,精密称定,加流动相制成每 1ml 含 30μg 的溶液,即得。

供试品溶液的制备　取装量差异项下的本品,研细,取 12g,精密称定,加 0.5mol/L 氢氧化钠溶液 30ml 使溶解,静置 30 分钟,转移至分液漏斗中,用 0.5mol/L 氢氧化钠溶液适量分次洗涤容器并转移至分液漏斗中,用三氯甲烷振摇提取 4 次,每次 40ml,合并三氯甲烷液,蒸干,残渣加流动相加热使溶解并转移至 25ml 量瓶中,加流动相稀释至刻度,摇匀,滤过,取续滤液,即得。

测定法　分别精密吸取对照品溶液与供试品溶液各 10μl,注入液相色谱法,测定,即得。

本品每袋含罂粟壳以磷酸可待因($C_{18}H_{21}NO_3 \cdot H_3PO_4$)计,应为 0.10~0.50mg。

【功能与主治】　止嗽化痰。用于痰热蕴肺所致的咳嗽、咯痰;支气管炎见上述证候者。

【用法与用量】　开水冲服。一次 1 袋,一日 3 次;小儿酌减。

【规格】　每袋装 3g

【贮藏】　密封,置干燥处。

枇杷叶膏

Pipaye Gao

【处方】　枇杷叶 5000g

【制法】　取枇杷叶,加水煎煮三次,煎液滤过,滤液合并,浓缩成相对密度为 1.21~1.25(80℃)的清膏。每 100g 清膏加炼蜜 200g 或蔗糖 200g,加热使溶化,混匀,浓缩至规定的相对密度,即得。

【性状】　本品为黑褐色稠厚的半流体;味甜、微涩。

【检查】　相对密度　应为 1.42~1.46(通则 0183)。

其他　应符合煎膏剂项下有关的各项规定(通则 0183)。

【功能与主治】　清肺润燥,止咳化痰。用于肺热燥咳,痰少咽干。

【用法与用量】　口服。一次 9~15g,一日 2 次。

【贮藏】　密封,置阴凉处。

板蓝大青片

Banlan Daqing Pian

【处方】　板蓝根 1500g　　　　　　　大青叶 2250g

【制法】　以上二味,加水煎煮二次,第一次 2 小时,第二次 1 小时,煎液滤过,滤液合并,减压浓缩至相对密度为 1.05~1.10(60℃)的清膏,喷雾干燥得浸膏粉,加糊精 70g,制成颗粒,干燥,压制成 1000 片,包薄膜衣,即得。

【性状】　本品为薄膜衣片,除去包衣后显灰棕色至棕褐色;味微苦。

【鉴别】　(1)取本品 5 片,除去包衣,研细,加丙酮 20ml,加热回流 40 分钟,滤过,滤液回收溶剂至干,残渣加三氯甲烷 1ml 使溶解,作为供试品溶液。另取靛蓝对照品、靛玉红对照品,加三氯甲烷制成每 1ml 各含 0.5mg 的混合溶液,作为对照品溶液。照薄层色谱法(通则 0502)试验,吸取上述两种溶液各 10μl,分别点于同一硅胶 G 薄层板上,以三氯甲烷-丙酮(9∶1)为展开剂,展开,取出,晾干,置日光下检视。供试品色谱中,在与对照品色谱相应的位置上,显相同颜色的斑点。

(2)取本品 5 片,除去包衣,研细,加稀乙醇 20ml,超声处理 20 分钟,滤过,滤液回收溶剂至干,残渣加稀乙醇 1ml 使溶解,作为供试品溶液。另取精氨酸对照品,加稀乙醇制成每 1ml 含 1mg 的溶液,作为对照品溶液。照薄层色谱法(通则 0502)试验,吸取上述两种溶液各 1μl,分别点于同一硅胶 G 薄层板上(自然干燥),以正丁醇-冰醋酸-水(19∶5∶5)为展开剂,展开,取出,热风吹干,喷以茚三酮试液,在 105℃加热至斑点显色清晰,置日光下检视。供试品色谱中,在与对照品色谱相应的位置上,显相同颜色的斑点。

【检查】　应符合片剂项下有关的各项规定(通则 0101)。

【含量测定】　照高效液相色谱法(通则 0512)测定。

色谱条件与系统适用性试验　以十八烷基硅烷键合硅胶为填充剂;以甲醇-0.02%磷酸溶液(7∶93)为流动相;检测波长为 245nm。理论板数按(R,S)-告依春峰计算应不低于 8000。

对照品溶液的制备　取(R,S)-告依春对照品适量,精密称定,加甲醇制成每 1ml 含 20μg 的溶液,即得。

供试品溶液的制备　取本品 20 片,除去包衣,精密称定,研细,混匀,取 1.5g,精密称定,置具塞锥形瓶中,精密加入甲醇 50ml,密塞,称定重量,超声处理(功率 350W,频率 40kHz)30 分钟,放冷,再称定重量,用甲醇补足减失的重量,摇匀,滤过,取续滤液,即得。

测定法　分别精密吸取对照品溶液与供试品溶液各 10μl,注入液相色谱仪,测定,即得。

本品每片含板蓝根以(R,S)-告依春(C_5H_7NOS)计,不得少于 0.06mg。

【功能与主治】 清热解毒,凉血消肿。用于流行性乙型脑炎、流感、流行性腮腺炎、传染性肝炎及麻疹等病毒性疾病见热毒内盛证候者。

【用法与用量】 口服。一次 4 片,一日 3 次。预防流感、乙脑,一日 4 片,连服 5 日。

【规格】 每片重 0.45g

【贮藏】 密封。

板 蓝 根 茶
Banlangen Cha

【处方】 板蓝根 1400g

【制法】 取板蓝根,加水煎煮二次,第一次 2 小时,第二次 1 小时,合并煎液,滤过,滤液浓缩至相对密度为 1.20(50℃),加乙醇使含醇量为 60%,静置使沉淀,取上清液,回收乙醇并浓缩至适量,加入适量的蔗糖和糊精,压制成100 块,干燥,即得。

【性状】 本品为棕色至棕褐色的块状物;味甜、微苦。

【鉴别】 取本品,研细,取 2g,加乙醇 10ml,超声处理30 分钟,滤过,滤液浓缩至 2ml,作为供试品溶液。另取板蓝根对照药材 0.5g,加乙醇 20ml,同法制成对照药材溶液。再取亮氨酸对照品、精氨酸对照品,加乙醇制成每 1ml 各含0.1mg 的混合溶液,作为对照品溶液。照薄层色谱法(通则0502)试验,吸取供试品溶液及对照品溶液各 5～10μl,对照药材溶液 2μl,分别点于同一硅胶 G 薄层板,以正丁醇-冰醋酸-水(19∶5∶5)为展开剂,展开,取出,晾干,喷以茚三酮试液,在 105℃加热至斑点显色清晰。供试品色谱中,在与对照药材色谱和对照品色谱相应的位置上,显相同颜色的斑点。

【检查】 应符合茶剂项下有关的各项规定(通则 0188)。

【功能与主治】 清热解毒,凉血利咽。用于肺胃热盛所致的咽喉肿痛、口咽干燥、腮部肿胀;急性扁桃体炎、腮腺炎见上述证候者。

【用法与用量】 开水冲服。一次 1 块,一日 3 次。

【规格】 (1)每块重 10g (2)每块重 15g

【贮藏】 密封。

板 蓝 根 颗 粒
Banlangen Keli

【处方】 板蓝根 1400g

【制法】 取板蓝根,加水煎煮二次,第一次 2 小时,第二次 1 小时,煎液滤过,滤液合并,浓缩至相对密度约为 1.20(50℃)的清膏,加乙醇使含醇量达 60%,静置使沉淀,取上清液,回收乙醇并浓缩至适量,加入适量的蔗糖粉和糊精,制成颗粒,干燥,制成 1000g〔规格(1)、规格(2)〕或 800g〔规格(3)〕;或加入适量的糊精、或适量的糊精和甜味剂,制成颗粒,干燥,制成 600g〔规格(4)〕;或回收乙醇并浓缩至相对密度约为 1.25(60～65℃)的清膏,干燥,取干膏,加入适量的甜味剂,制成颗粒,干燥,制成 500g〔规格(5)〕;或回收乙醇并浓缩至相对密度约为 1.10(50℃)的清膏,喷雾干燥,取干浸膏粉,加入适量的麦芽糊精、糊精和甜菊素,混匀,制成颗粒,干燥,制成 360g〔规格(6)〕;或回收乙醇并浓缩至相对密度为1.32～1.35(60℃),干燥,粉碎,加入适量的淀粉及湿润剂,混匀,制成颗粒,干燥,制成 200g〔规格(7)〕,即得。

【性状】 本品为浅棕黄色至棕褐色的颗粒;味甜、微苦〔规格(1)、规格(2)、规格(3)〕,或味微苦〔规格(4)、规格(5)、规格(6)、规格(7)〕。

【鉴别】 (1)取本品适量(相当于饮片 2.8g),研细,加乙醇 10ml,超声处理 30 分钟,滤过,滤液浓缩至 2ml,作为供试品溶液。另取板蓝根对照药材 0.5g,加乙醇 20ml,同法制成对照药材溶液。再取 L-脯氨酸对照品、精氨酸对照品、亮氨酸对照品,分别加乙醇制成每 1ml 各含 1mg 的溶液,作为对照品溶液。照薄层色谱法(通则 0502)试验,吸取上述五种溶液各 2～5μl,分别点于同一硅胶 G 薄层板上,以正丁醇-冰醋酸-水(19∶5∶5)为展开剂,展开,取出,晾干,喷以茚三酮试液,在 105℃加热至斑点显色清晰,置日光下检视。供试品色谱中,在与对照药材色谱和对照品色谱相应的位置上,显相同颜色的斑点。

(2)取尿苷对照品、鸟苷对照品、(R,S)-告依春对照品及腺苷对照品,加 5%甲醇制成每 1ml 含尿苷、鸟苷、(R,S)-告依春各 20μg 及腺苷 25μg 的混合溶液,作为对照品溶液。照〔含量测定〕项下的方法试验,吸取上述对照品溶液及〔含量测定〕项下的供试品溶液各 5～10μl,注入液相色谱仪,记录色谱图。供试品色谱中,应呈现与对照品色谱峰保留时间相对应的色谱峰。

【检查】 应符合颗粒剂项下有关的各项规定(通则0104)。

【含量测定】 照高效液相色谱法(通则 0512)测定。

色谱条件与系统适用性试验 以十八烷基硅烷键合硅胶为填充剂;以甲醇为流动相 A,以水为流动相 B,按下表中的规定进行梯度洗脱;流速为每分钟 0.8ml;柱温为 30℃,检测波长为 254nm。理论板数按尿苷峰计算应不低于 10000。

时间(分钟)	流动相 A(%)	流动相 B(%)
0～3	3	97
3～20	3→10	97→90
20～40	10→70	90→30
40～50	70	30

对照品溶液的制备 取尿苷对照品、鸟苷对照品及腺苷对照品适量,精密称定,加 5%甲醇制成每 1ml 含尿苷 20μg、

鸟苷 20μg 及腺苷 25μg 的混合溶液,即得。

供试品溶液的制备　取装量差异项下的本品,研细,取适量(约相当于饮片 1.4g),精密称定,置具塞锥形瓶中,精密加入 5%甲醇 10ml,密塞,称定重量,超声处理(功率 500W,频率 40kHz)5 分钟,放冷,再称定重量,用 5%甲醇补足减失的重量,摇匀,滤过,取续滤液,即得。

测定法　分别精密吸取对照品溶液与供试品溶液各 5～10μl,注入液相色谱仪,测定,即得。

本品每袋含板蓝根以尿苷($C_9H_{12}N_2O_6$)、鸟苷($C_{10}H_{13}N_5O_5$)、腺苷($C_{10}H_{13}N_5O_4$)的总量计,〔规格(1)、规格(3)、规格(4)、规格(5)、规格(6)、规格(7)〕不得少于 0.70mg;〔规格(2)〕不得少于 1.4mg。

【功能与主治】　清热解毒,凉血利咽。用于肺胃热盛所致的咽喉肿痛、口咽干燥、腮部肿胀;急性扁桃体炎、腮腺炎见上述证候者。

【用法与用量】　开水冲服。一次 5～10g〔规格(1)、规格(2)〕,或一次 1～2 袋〔规格(3)、规格(4)、规格(5)、规格(6)、规格(7)〕,一日 3～4 次。

【规格】　(1)每袋装 5g(相当于饮片 7g)　(2)每袋装 10g(相当于饮片 14g)　(3)每袋装 4g(相当于饮片 7g)　(4)每袋装 3g(无蔗糖,相当于饮片 7g)　(5)每袋装 2.5g(无蔗糖,相当于饮片 7g)　(6)每袋装 1.8g(无蔗糖,相当于饮片 7g)　(7)每袋装 1g(无蔗糖,相当于饮片 7g)

【贮藏】　密封。

松龄血脉康胶囊
Songling Xuemaikang Jiaonang

【处方】　鲜松叶 3600g　　　　葛根 600g
　　　　　　珍珠层粉 90g

【制法】　以上三味,鲜松叶、葛根加水煎煮二次,煎液滤过,滤液合并,浓缩至适量,喷雾干燥,加入珍珠层粉和适量的淀粉、滑石粉和硬脂酸镁,混匀,装入胶囊,制成 1000 粒,即得。

【性状】　本品为硬胶囊,内容物为浅褐色至褐色的粉末;气微,味苦。

【鉴别】　(1)取本品内容物 3g,加水 50ml,浸泡 2 小时,滤过,滤液加聚酰胺 10g,搅匀,浸泡 40 分钟,倾去水溶液,用水洗涤聚酰胺至水洗液近无色,滤过,弃去滤液,滤渣加丙酮 30ml,浸泡 12 小时,滤过,滤液挥去丙酮,残渣加甲醇 2ml 使溶解,作为供试品溶液。另取葛根素对照品,加甲醇制成每 1ml 含 1mg 的溶液,作为对照品溶液。照薄层色谱法(通则 0502)试验,吸取上述两种溶液各 5μl,分别点于同一硅胶 G 薄层板上,以三氯甲烷-乙酸乙酯-甲醇-二乙胺-水(13:20:14:1:5)为展开剂,展开,取出,晾干,置紫外光灯(365nm)下检视。供试品色谱中,在与对照品色谱相应的位置上,显相

同颜色的荧光斑点。

(2)取松叶对照药材 5g,加水 100ml,煮沸 30 分钟,放冷,滤过,取滤液,按〔鉴别〕(1)项下供试品溶液的制备方法,自"加聚酰胺 10g"起,同法制成对照药材溶液。照薄层色谱法(通则 0502)试验,吸取〔鉴别〕(1)项下的供试品溶液及上述对照药材溶液各 10μl,分别点于同一硅胶 G 薄层板上,以三氯甲烷-乙酸乙酯-甲酸(14:6:1)为展开剂,展开,取出,晾干,用氨蒸气熏后,置紫外光灯(365nm)下检视。供试品色谱中,在与对照药材色谱相应的位置上,显相同颜色的荧光斑点。

【检查】　应符合胶囊剂项下有关的各项规定(通则 0103)。

【含量测定】　照高效液相色谱法(通则 0512)测定。

色谱条件与系统适用性试验　以十八烷基硅烷键合硅胶为填充剂;以甲醇-醋酸-水(25:3:72)为流动相;检测波长为 250nm。理论板数按葛根素峰计算应不低于 2500。

对照品溶液的制备　取葛根素对照品适量,精密称定,加稀乙醇制成每 1ml 含 40μg 的溶液,即得。

供试品溶液的制备　取装量差异项下的本品内容物,混匀,取 0.15g,精密称定,置具塞锥形瓶中,精密加入稀乙醇 50ml,密塞,称定重量,超声处理(功率 250W,频率 50kHz)30 分钟,放冷,再称定重量,用稀乙醇补足减失的重量,摇匀,滤过,取续滤液,即得。

测定法　分别精密吸取对照品溶液与供试品溶液各 10μl,注入液相色谱仪,测定,即得。

本品每粒含葛根以葛根素($C_{21}H_{20}O_9$)计,不得少于 7.5mg。

【功能与主治】　平肝潜阳,镇心安神。用于肝阳上亢所致的头痛、眩晕、急躁易怒、心悸、失眠;高血压病及原发性高脂血症见上述证候者。

【用法与用量】　口服。一次 3 粒,一日 3 次,或遵医嘱。

【规格】　每粒装 0.5g

【贮藏】　密封。

刺 五 加 片
Ciwujia Pian

【处方】　刺五加浸膏 150g

【制法】　取刺五加浸膏,加淀粉、硬脂酸镁及其他辅料适量,混匀,制成颗粒,干燥,压制成 1000 片,包糖衣或薄膜衣,即得。

【性状】　本品为糖衣片或薄膜衣片,除去包衣后显棕褐色;味微苦、涩。

【鉴别】　取本品 4 片,除去包衣,研细,加甲醇 20ml,超声处理 10 分钟,滤过,滤液蒸干,残渣加甲醇 1ml 使溶解,作为供试品溶液。另取刺五加对照药材 2.5g,加甲醇 20ml,加热回流 1 小时,滤过,滤液蒸干,残渣加甲醇 1ml 使溶解,作为对照药材溶液。再取异嗪皮啶对照品、紫丁香苷对照品,分别

加甲醇制成每 1ml 含 0.5mg 和 1mg 的溶液,作为对照品溶液。照薄层色谱法(通则 0502)试验,吸取供试品溶液与对照药材溶液各 10μl、对照品溶液各 2μl,分别点于同一硅胶 G 薄层板上,以三氯甲烷-甲醇-水(6∶2∶1)的下层溶液为展开剂,展开,取出,晾干,置紫外光灯(365nm)下检视。供试品色谱中,在与对照药材色谱相应的位置上,显相同颜色的荧光主斑点;在与异嗪皮啶对照品色谱相应的位置上,显相同颜色的荧光斑点;喷以 10%硫酸乙醇溶液,在 105℃加热至斑点显色清晰;供试品色谱中,在与紫丁香苷对照品色谱相应的位置上,显相同的蓝紫色斑点。

【检查】 应符合片剂项下有关的各项规定(通则 0101)。

【浸出物】 取本品 10 片,除去包衣,精密称定,研细,取适量(约相当于刺五加浸膏 0.75g),精密称定,照醇溶性浸出物测定法项下的热浸法(通则 2201)测定,用甲醇作溶剂。每片含浸出物不得少于 80mg。

【含量测定】 照高效液相色谱法(通则 0512)测定。

色谱条件与系统适用性试验 以十八烷基硅烷键合硅胶为填充剂;以乙腈为流动相 A,以 0.1%磷酸溶液为流动相 B,按下表中的规定进行梯度洗脱;柱温为 30℃,检测波长为 220nm。理论板数按紫丁香苷峰计算应不低于 10000;异嗪皮啶峰与相邻杂质峰的分离度应不小于 1.5。

时间（分钟）	流动相 A（%）	流动相 B（%）
0～20	10→20	90→80
20～30	20→25	80→75
30～40	25→40	75→60
40～50	40→10	60→90

对照品溶液的制备 取紫丁香苷对照品、刺五加苷 E 对照品、异嗪皮啶对照品适量,精密称定,分别加甲醇(刺五加苷 E 对照品先加 50%甲醇溶解)制成每 1ml 含紫丁香苷、刺五加苷 E 各 40μg、异嗪皮啶 10μg 的混合溶液,即得。

供试品溶液的制备 取本品 10 片,除去包衣,精密称定,研细,取相当于 2 片的量,精密称定,置具塞锥形瓶中,精密加入 50%甲醇 25ml,密塞,称定重量,超声处理(功率 250W,频率 50kHz)10 分钟,放冷,再称定重量,用 50%甲醇补足减失的重量,摇匀,滤过,取续滤液,即得。

测定法 分别精密吸取对照品溶液 10μl 与供试品溶液 10～20μl,注入液相色谱仪,测定,即得。

本品每片含紫丁香苷($C_{17}H_{24}O_9$)不得少于 0.60mg;刺五加苷 E($C_{34}H_{46}O_{18}$)不得少于 0.36mg;异嗪皮啶($C_{11}H_{10}O_5$)不得少于 0.14mg。

【功能与主治】 益气健脾,补肾安神。用于脾肾阳虚,体虚乏力,食欲不振,腰膝酸痛,失眠多梦。

【用法与用量】 口服。一次 2～3 片,一日 2 次。

【规格】 薄膜衣片 每片重 (1)0.25g (2)0.31g
糖衣片(片心重 0.25g)

【贮藏】 密封。

刺五加胶囊
Ciwujia Jiaonang

【处方】 刺五加浸膏 150g

【制法】 取刺五加浸膏,加碳酸钙及淀粉适量,混匀,干燥,粉碎,过筛,装入胶囊,制成 1000 粒,即得。

【性状】 本品为硬胶囊,内容物为浅棕灰色至棕褐色的粉末;味微苦、涩。

【鉴别】 取本品内容物 1g,加甲醇 20ml,超声处理 10 分钟,滤过,滤液蒸干,残渣加甲醇 1ml 使溶解,作为供试品溶液。另取刺五加对照药材 2.5g,加甲醇 20ml,加热回流 1 小时,滤过,滤液蒸干,残渣加甲醇 1ml 使溶解,作为对照药材溶液。再取异嗪皮啶对照品、紫丁香苷对照品,分别加甲醇制成每 1ml 含 0.5mg 和 1mg 的溶液,作为对照品溶液。照薄层色谱法(通则 0502)试验,吸取供试品溶液与对照药材溶液各 10μl、对照品溶液各 2μl,分别点于同一硅胶 G 薄层板上,以三氯甲烷-甲醇-水(6∶2∶1)的下层溶液为展开剂,展开,取出,晾干,置紫外光灯(365nm)下检视。供试品色谱中,在与对照药材色谱相应的位置上,显相同颜色的荧光主斑点;在与异嗪皮啶对照品色谱相应的位置上,显相同颜色的荧光斑点;喷以 10%硫酸乙醇溶液,在 105℃加热至斑点显色清晰,供试品色谱中,在与紫丁香苷对照品色谱相应的位置上,显相同的蓝紫色斑点。

【检查】 应符合胶囊剂项下有关的各项规定(通则 0103)。

【含量测定】 照高效液相色谱法(通则 0512)测定。

色谱条件与系统适用性试验 以十八烷基硅烷键合硅胶为填充剂;以乙腈为流动相 A,以 0.1%磷酸溶液为流动相 B,按下表中的规定进行梯度洗脱;柱温为 30℃;检测波长为 220nm。理论板数按紫丁香苷峰计算应不低于 10000;异嗪皮啶峰与相邻杂质峰的分离度应达到 1.5。

时间（分钟）	流动相 A（%）	流动相 B（%）
0～20	10→20	90→80
20～30	20→25	80→75
30～40	25→40	75→60
40～50	40→10	60→90

对照品溶液的制备 取紫丁香苷对照品、刺五加苷 E 对照品、异嗪皮啶对照品适量,精密称定,加甲醇(刺五加苷 E 对照品先加 50%甲醇溶解)制成每 1ml 含紫丁香苷、刺五加苷 E 各 40μg、异嗪皮啶 10μg 的混合溶液,即得。

供试品溶液的制备 取装量差异项下的本品内容物,混匀,研细,取 0.5g,精密称定,置具塞锥形瓶中,精密加入 50%甲醇 25ml,密塞,称定重量,超声处理(功率 250W,频率

50kHz)10 分钟,放冷,再称定重量,用 50%甲醇补足减失的重量,摇匀,滤过,取续滤液,即得。

测定法　分别精密吸取对照品溶液 10μl 与供试品溶液 10～20μl,注入液相色谱仪,测定,即得。

本品每粒含紫丁香苷($C_{17}H_{24}O_9$)不得少于 0.60mg;刺五加苷 E($C_{34}H_{46}O_{18}$)不得少于 0.36mg;异嗪皮啶($C_{11}H_{10}O_5$)不得少于 0.14mg。

【功能与主治】　益气健脾,补肾安神。用于脾肾阳虚,体虚乏力,食欲不振,腰膝酸痛,失眠多梦。

【用法与用量】　口服。一次 2～3 粒,一日 3 次。

【规格】　每粒装 0.25g

【贮藏】　密封。

刺五加颗粒

Ciwujia Keli

【处方】　刺五加浸膏 50g

【制法】　取刺五加浸膏,加稀乙醇适量溶解。另取糊精 40g 及蔗糖适量混匀,加入上述稀醇溶液,充分搅拌,制粒,干燥,制成 1000g,即得。

【性状】　本品为淡棕黄色的颗粒;具特殊香气,味甜。

【鉴别】　取本品 10g,研细,加甲醇 20ml,超声处理 10 分钟,滤过,滤液蒸干,残渣加甲醇 1ml 使溶解,作为供试品溶液。另取刺五加对照药材 2.5g,加甲醇 20ml,加热回流 1 小时,滤过,滤液蒸干,残渣加甲醇 1ml 使溶解,作为对照药材溶液。再取异嗪皮啶对照品、紫丁香苷对照品,分别加甲醇制成每 1ml 含 0.5mg 和 1mg 的溶液,作为对照品溶液。照薄层色谱法(通则 0502)试验,吸取供试品溶液与对照药材溶液各 5～10μl、对照品溶液各 2μl,分别点于同一硅胶 G 薄层板上,以三氯甲烷-甲醇-水(6:2:1)的下层溶液为展开剂,展开,取出,晾干,置紫外光灯(365nm)下检视。供试品色谱中,在与对照药材色谱相应的位置上,显相同颜色的荧光主斑点;在与异嗪皮啶对照品色谱相应的位置上,显相同颜色的荧光斑点;喷以 10%硫酸乙醇溶液,在 105℃加热至斑点显色清晰,供试品色谱中,在与紫丁香苷对照品色谱相应的位置上,显相同的蓝紫色斑点。

【检查】　应符合颗粒剂项下有关的各项规定(通则 0104)。

【含量测定】　照高效液相色谱法(通则 0512)测定。

色谱条件与系统适用性试验　以十八烷基硅烷键合硅胶为填充剂;以乙腈为流动相 A,以 0.1%磷酸溶液为流动相 B,按下表中的规定进行梯度洗脱;柱温为 30℃;检测波长为 220nm。理论板数按紫丁香苷峰计算应不低于 10000;异嗪皮啶峰与相邻杂质峰的分离度应达到 1.5。

时间(分钟)	流动相 A(%)	流动相 B(%)
0～20	10→20	90→80
20～30	20→25	80→75
30～40	25→40	75→60
40～50	40→10	60→90

对照品溶液的制备　取紫丁香苷对照品、刺五加苷 E 对照品、异嗪皮啶对照品适量,精密称定,加甲醇(刺五加苷 E 对照品先加 50%甲醇溶解)制成每 1ml 含紫丁香苷、刺五加苷 E 各 40μg,异嗪皮啶 10μg 的混合溶液,即得。

供试品溶液的制备　取装量差异项下的本品,混匀,研细,取约 5g,精密称定,置具塞锥形瓶中,精密加入 50%甲醇 25ml,密塞,称定重量,超声处理(功率 250W,频率 50kHz)10 分钟,放冷,再称定重量,用 50%甲醇补足减失的重量,摇匀,滤过,取续滤液,即得。

测定法　分别精密吸取对照品溶液 10μl 与供试品溶液 10～20μl,注入液相色谱仪,测定,即得。

本品每 1g 含紫丁香苷($C_{17}H_{24}O_9$)不得少于 0.18mg;刺五加苷 E($C_{34}H_{46}O_{18}$)不得少于 0.11mg;异嗪皮啶($C_{11}H_{10}O_5$)不得少于 42μg。

【功能与主治】　益气健脾,补肾安神。用于脾肾阳虚,体虚乏力,食欲不振,腰膝酸痛,失眠多梦。

【用法与用量】　开水冲服。一次 10g,一日 2～3 次。

【规格】　(1)每袋装 10g　(2)每瓶装 100g

【贮藏】　密封。

刺五加脑灵合剂

Ciwujia Naoling Heji

【处方】　刺五加浸膏 25g　　　五味子流浸膏 25ml

【制法】　以上两味,取刺五加浸膏温热,加适量水稀释,加入五味子流浸膏,搅匀,加乙醇适量,搅匀,静置 24 小时,取上清液,滤过,回收乙醇至无醇味,加入炼蜜 300g,苯甲酸钠 3g,加水适量至 1000ml,搅匀,调节 pH 值至 4.3～4.4,静置,滤过,灌装,在 105℃加热 30 分钟,即得。

【性状】　本品为棕黄色至棕红色的液体;味甘、酸。

【鉴别】　(1)取本品 20ml,用三氯甲烷振摇提取 3 次,每次 20ml,合并三氯甲烷液,回收溶剂至干,残渣加甲醇 1ml 使溶解,作为供试品溶液。另取五味子醇甲对照品,加甲醇制成每 1ml 含 0.2mg 的溶液,作为对照品溶液。照薄层色谱法(通则 0502)试验,吸取上述两种溶液各 10μl,分别点于同一硅胶 GF_{254} 薄层板上,以石油醚(30～60℃)-甲酸乙酯-甲酸(15:5:1)的上层溶液为展开剂,展开,取出,晾干,置紫外光灯(254nm)下检视。供试品色谱中,在与对照品色谱相应的位置上,显相同颜色的斑点。

(2)取刺五加对照药材 0.5g,加水 15ml,煎煮 20 分钟,放冷,滤过,滤液用三氯甲烷振摇提取 3 次,每次 10ml,合并三氯甲烷液,回收溶剂至干,残渣加甲醇 1ml 使溶解,作为对照药材溶液。再取异嗪皮啶对照品,加甲醇制成每 1ml 含 0.5mg 的溶液,作为对照品溶液。照薄层色谱法(通则 0502)试验,吸取〔鉴别〕(1)项下的供试品溶液及上述对照品溶液各 5μl,对照药材溶液 10μl,分别点于同一硅胶 G 薄层板上,以三氯甲烷-甲醇(19:1)为展开剂,展开,取出,晾干,置紫外光灯(365nm)下检视。供试品色谱中,在与对照药材色谱和对照品色谱相应的位置上,显相同颜色的荧光斑点。

【检查】 相对密度　应不低于 1.05(通则 0601)。

pH 值　应为 3.5~4.5(通则 0631)。

其他　应符合合剂项下有关的各项规定(通则 0181)。

【含量测定】 照高效液相色谱法(通则 0512)测定。

色谱条件与系统适用性试验　以十八烷基硅烷键合硅胶为填充剂;以乙腈为流动相 A,以 0.1%磷酸溶液为流动相 B,按下表中的规定进行梯度洗脱;检测波长为 220nm;柱温为 30℃。理论板数按紫丁香苷峰计算应不低于 10000。

时间(分钟)	流动相 A(%)	流动相 B(%)
0~20	10→20	90→80

对照品溶液的制备　取紫丁香苷对照品、刺五加苷 E 对照品适量,精密称定,加甲醇(刺五加苷 E 先加 50%甲醇溶解)制成每 1ml 含紫丁香苷、刺五加苷 E 各 40μg 的混合溶液,即得。

供试品溶液的制备　精密量取本品 5ml,置 10ml 量瓶中,加甲醇至刻度,摇匀,滤过,取续滤液,即得。

测定法　分别精密吸取对照品溶液与供试品溶液各 5~10μl,注入液相色谱仪,测定,即得。

本品每 1ml 含紫丁香苷($C_{17}H_{24}O_9$)不得少于 80μg;含刺五加苷 E($C_{34}H_{46}O_{18}$)不得少于 50μg。

【功能与主治】　健脾补肾,宁心安神。用于心脾两虚、脾肾不足所致的心神不宁、失眠多梦、健忘、倦怠乏力、食欲不振。

【用法与用量】　口服。一次 10ml,一日 2 次。

【规格】　(1)每瓶装 10ml　(2)每瓶装 100ml

【贮藏】　密封,置阴凉处。

附：五味子流浸膏质量标准

五味子流浸膏

本品为五味子经加工制成的流浸膏。

〔**制法**〕　取五味子,照流浸膏剂与浸膏剂(通则 0189)项下的渗漉法,以 40%乙醇作溶剂,依法制成流浸膏,备用。

〔**性状**〕　本品为紫褐色的澄清液体;味酸,有酒气。

〔**鉴别**〕　取本品 0.5ml,用三氯甲烷振摇提取 3 次,每次 20ml,合并三氯甲烷液,回收溶剂至干,残渣加甲醇 1ml 使溶解,作为供试品溶液。另取五味子醇甲对照品,加甲醇制成每

1ml 含 0.2mg 的溶液,作为对照品溶液。照薄层色谱法(通则 0502)试验,吸取上述两种溶液各 10μl,分别点于同一硅胶 GF$_{254}$ 薄层板上,以石油醚(30~60℃)-甲酸乙酯-甲酸(15:5:1)的上层溶液为展开剂,展开,取出,晾干,置紫外光灯(254nm)下检视。供试品色谱中,在与对照品色谱相应的位置上,显相同颜色的斑点。

〔**检查**〕　乙醇量　应为 30%~40%(通则 0711)。

其他　应符合流浸膏剂与浸膏剂项下有关的各项规定(通则 0189)。

枣仁安神胶囊

Zaoren Anshen Jiaonang

【处方】　炒酸枣仁 1425g　　　　丹参 285g
　　　　　　醋五味子 285g

【制法】　以上三味,加 75%乙醇回流提取 2 小时,滤过,滤液备用;药渣加 60%乙醇回流 1 小时,滤过,与上述滤液合并,滤液回收乙醇并浓缩至相对密度为 1.30(60℃)的稠膏,备用;药渣再加水煎煮二次,第一次 2 小时,第二次 1 小时,滤过,合并滤液,滤液浓缩至相对密度为 1.30(60℃)的稠膏,加入上述稠膏,浓缩至相对密度为 1.40(60℃)的稠膏,加淀粉适量,混匀,制成颗粒,干燥,装入胶囊,制成 1000 粒,即得。

【性状】　本品为硬胶囊,内容物为棕黄色至棕褐色的颗粒和粉末;气香,味酸、微苦。

【鉴别】　取本品内容物 4g,加乙醚 50ml,加热回流 30 分钟,滤过,滤渣挥干溶剂,加甲醇 50ml,加热回流 30 分钟,滤过,滤液蒸干,残渣加水 20ml 使溶解,用水饱和的正丁醇振摇提取 3 次,每次 25ml,合并正丁醇液,用氨试液洗涤 2 次,每次 10ml,取正丁醇液,蒸干,残渣加甲醇 1ml 使溶解,作为供试品溶液。另取酸枣仁提取物 1.5g,加水饱和的正丁醇 30ml,超声提取 30 分钟,滤过,滤液蒸干,残渣加甲醇 1ml 使溶解,作为对照提取物溶液;或取酸枣仁皂苷 A 对照品、酸枣仁皂苷 B 对照品,加甲醇制成每 1ml 各含 1mg 的混合溶液,作为对照品溶液。照薄层色谱法(通则 0502)试验,吸取供试品溶液 10μl,对照提取物溶液 5μl,或对照品溶液 5μl,分别点于同一硅胶 G 薄层板上,以水饱和的正丁醇为展开剂,展开,取出,晾干,喷以 5%香草醛硫酸溶液,加热至斑点显色清晰。供试品色谱中,在与对照提取物色谱或对照品色谱相应的位置上,显相同颜色的斑点。

【特征图谱】 照高效液相色谱法(通则 0512)测定。

色谱条件与系统适用性试验　同〔含量测定〕丹参、醋五味子,检测波长为 250nm。

参照物溶液的制备　取丹参对照药材、五味子对照药材各 0.2g,置具塞锥形瓶中,加入 70%甲醇 15ml,超声处理(功

率 500W,频率 40kHz)30 分钟,摇匀,滤过,取续滤液,即得。

对照品溶液的制备、供试品溶液的制备 同〔含量测定〕丹参、醋五味子。

测定法 精密吸取对照品溶液、参照物溶液与供试品溶液各 10μl,注入液相色谱仪,测定,即得。

供试品色谱中应呈现 8 个与对照特征图谱相对应的色谱峰,保留时间应与参照物色谱中的 8 个主色谱峰保留时间相对应;其中 1、7 号峰保留时间应与五味子醇甲、丹参酮ⅡA 对照品色谱峰保留时间相对应。

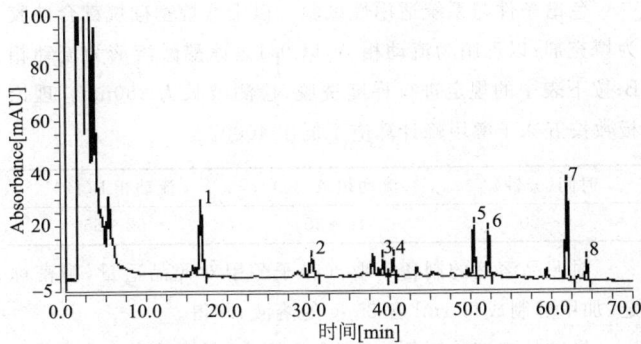

对照特征图谱

峰 1:五味子醇甲   峰 2:五味子醇乙

峰 7:丹参酮ⅡA   峰 8:五味子乙素

【检查】 应符合胶囊剂项下有关的各项规定(通则 0103)。

【含量测定】 炒酸枣仁   照高效液相色谱法(通则 0512)测定。

色谱条件与系统适用性试验 以十八烷基硅烷键合硅胶为填充剂;以乙腈为流动相 A,以 0.1% 冰醋酸溶液为流动相 B;按下表中的规定进行梯度洗脱;检测波长 320nm。理论板数按斯皮诺素峰计算应不低于 4000。

时间(分钟)	流动相 A(%)	流动相 B(%)
0～50	12→18	88→82

对照品溶液的制备 取斯皮诺素对照品适量,精密称定,加甲醇制成每 1ml 含 25μg 的溶液,即得。

供试品溶液的制备 取装量差异项下的本品内容物,混匀,研细,取约 1g,精密称定,置具塞锥形瓶中,精密加入 70% 甲醇 50ml,密塞,称定重量,超声处理(功率 500W,频率 40kHz)30 分钟(必要时需摇散药粉),放冷,再称定重量,用 70% 甲醇补足减失的重量,摇匀,滤过,取续滤液,即得。

测定法 精密吸取对照品溶液与供试品溶液各 10μl,注入液相色谱仪,测定,即得。

本品每粒含炒酸枣仁以斯皮诺素($C_{28}H_{32}O_{15}$)计,不得少于 0.40mg。

丹参、醋五味子   照高效液相色谱法(通则 0512)测定。

色谱条件与系统适用性试验 以十八烷基硅烷键合硅胶为填充剂;以乙腈为流动相 A,以 0.1% 冰醋酸溶液为流动相 B;按下表中的规定进行梯度洗脱;检测波长五味子醇甲为 250nm,丹参酮ⅡA 为 270nm。理论板数按五味子醇甲峰计算应不低于 4000。

时间(分钟)	流动相 A(%)	流动相 B(%)
0～20	48→35	52→65
20～70	35→80	65→20

对照品溶液的制备 取五味子醇甲对照品、丹参酮ⅡA 对照品适量,精密称定,加甲醇制成每 1ml 含五味子醇甲 30μg、丹参酮ⅡA 45μg 的混合溶液,即得。

供试品溶液的制备 取〔含量测定〕炒酸枣仁项下的供试品溶液,即得。

测定法 精密吸取对照品溶液与供试品溶液各 10μl,注入液相色谱仪,测定,即得。

本品每粒含丹参以丹参酮ⅡA($C_{19}H_{18}O_3$)计,不得少于 0.24mg;含醋五味子以五味子醇甲($C_{24}H_{32}O_7$)计,不得少于 0.30mg。

【功能与主治】 养血安神。用于心血不足所致的失眠、健忘、心烦、头晕;神经衰弱症见上述证候者。

【用法与用量】 口服。一次 5 粒,一日 1 次,临睡前服用。

【注意】 孕妇慎用。

【规格】 每粒装 0.45g

【贮藏】 密封。

枣仁安神颗粒

Zaoren Anshen Keli

【处方】 炒酸枣仁 1425g   丹参 285g

醋五味子 285g

【制法】 以上三味,加水煎煮二次,每次 2 小时,合并煎液,滤过,滤液浓缩至相对密度为 1.05～1.20 的清膏,加糊精适量,混匀,制成颗粒,干燥,制成 1000g,即得

【性状】 本品为棕黄色至棕色的颗粒;气香,味酸、微苦。

【鉴别】 取本品内容物 10g,加乙醚 50ml,加热回流 30 分钟,滤过,滤渣挥干溶剂,加甲醇 50ml,加热回流 30 分钟,滤过,滤液蒸干,残渣加水 20ml 使溶解,用水饱和的正丁醇振摇提取 3 次,每次 25ml,合并正丁醇液,用氨试液洗涤 2 次,每次 10ml,取正丁醇液,蒸干,残渣加甲醇 1ml 使溶解,作为供试品溶液。另取酸枣仁对照提取物 1.5g,加水饱和的正丁醇 30ml,超声提取 30 分钟,滤过,滤液蒸干,残渣加甲醇 1ml 使溶解,作为对照提取物溶液;或取酸枣仁皂苷 A 对照品、酸枣仁皂苷 B 对照品,加甲醇制成每 1ml 各含

1mg 的混合溶液，作为对照品溶液。照薄层色谱法（通则 0502）试验，吸取供试品溶液 10～20μl、对照提取物溶液 7～14μl，或对照品溶液 5μl，分别点于同一硅胶 G 薄层板上，以水饱和的正丁醇为展开剂，展开，取出，晾干，喷以 5％ 香草醛硫酸溶液，加热至斑点显色清晰。供试品色谱中，在与对照提取物色谱或对照品色谱相应的位置上，显相同颜色的斑点。

【特征图谱】 照高效液相色谱法（通则 0512）测定。

色谱条件与系统适用性试验　同〔含量测定〕炒酸枣仁、丹参。

参照物溶液的制备　取酸枣仁对照药材 1g、丹参对照药材 0.2g，置具塞锥形瓶中，加入 70％ 甲醇 15ml，超声处理 30 分钟，摇匀，滤过，取续滤液，即得。

对照品溶液的制备、供试品溶液的制备　同〔含量测定〕炒酸枣仁、丹参。

测定法　精密吸取对照品溶液、参照物溶液与供试品溶液各 10μl，注入液相色谱仪，测定，即得。

供试品色谱中应呈现 4 个与对照特征图谱相对应的色谱峰，保留时间应与参照物色谱中的 4 个色谱峰保留时间相对应；其中 1、4 号峰保留时间应分别与斯皮诺素、丹酚酸 B 对照品色谱峰保留时间相对应。

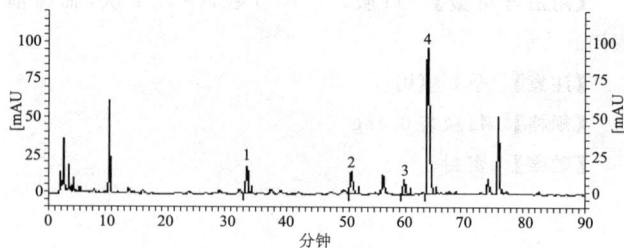

对照特征图谱

峰 1：斯皮诺素　　峰 2：迷迭香酸
峰 3：6′′′-阿魏酰斯皮诺素　　峰 4：丹酚酸 B

【检查】 应符合颗粒剂项下有关的各项规定（通则 0104）。

【含量测定】 炒酸枣仁、丹参　照高效液相色谱法（通则 0512）测定。

色谱条件与系统适用性试验　以十八烷基硅烷键合硅胶为填充剂；以乙腈为流动相 A，以 0.1％ 冰醋酸溶液为流动相 B，按下表中的规定进行梯度洗脱；检测波长为 320nm。理论板数按斯皮诺素峰计算应不低于 4000。

时间（分钟）	流动相 A（％）	流动相 B（％）
0～50	12→18	88→82
50～90	18→30	82→70

对照品溶液的制备　取斯皮诺素对照品、丹酚酸 B 对照品适量，精密称定，加甲醇制成每 1ml 含斯皮诺素 25μg 和丹酚酸 B 45μg 的混合溶液，即得。

供试品溶液的制备　取装量差异项下的本品适量，研细，

取约 4g，精密称定，置具塞锥形瓶中，精密加入 70％ 甲醇 50ml，密塞，称定重量，超声处理（功率 500W，频率 40kHz）30 分钟（必要时需摇散药粉），放冷，再称定重量，用 70％ 甲醇补足减失的重量，摇匀，滤过，取续滤液，即得。

测定法　精密吸取对照品溶液与供试品溶液各 10μl，注入液相色谱仪，测定，即得。

本品每袋含炒酸枣仁以斯皮诺素（$C_{28}H_{32}O_{15}$）计，不得少于 1.70mg；含丹参以丹酚酸 B（$C_{36}H_{30}O_{16}$）计，不得少于 12.0mg。

醋五味子　照高效液相色谱法（通则 0512）测定。

色谱条件与系统适用性试验　以十八烷基硅烷键合硅胶为填充剂；以乙腈为流动相 A，以 0.1％ 冰醋酸溶液为流动相 B；按下表中的规定进行梯度洗脱；检测波长为 250nm。理论板数按五味子醇甲峰计算应不低于 4000。

时间（分钟）	流动相 A（％）	流动相 B（％）
0～20	48→35	52→65

对照品溶液的制备　取五味子醇甲对照品适量，精密称定，加甲醇制成每 1ml 含 25μg 的溶液，即得。

供试品溶液的制备　取〔含量测定〕炒酸枣仁、丹参项下的供试品溶液，即得。

测定法　精密吸取对照品溶液与供试品溶液各 10μl，注入液相色谱仪，测定，即得。

本品每袋含醋五味子以五味子醇甲（$C_{24}H_{32}O_7$）计，不得少于 0.35mg。

【功能与主治】 养血安神。用于心血不足所致的失眠、健忘、心烦、头晕；神经衰弱症见上述证候者。

【用法与用量】 开水冲服。一次 1 袋，一日 1 次，临睡前服用。

【注意】 孕妇慎用。

【规格】 每袋装 5g

【贮藏】 密封。

郁金银屑片

Yujin Yinxie Pian

【处方】
秦艽 30g	当归 30g
石菖蒲 30g	关黄柏 30g
香附（酒炙）30g	郁金（醋炙）30g
醋莪术 30g	雄黄 30g
马钱子粉 30g	皂角刺 30g
桃仁 30g	红花 30g
乳香（醋炙）30g	硇砂 12g
玄明粉 18g	大黄 18g
土鳖虫 36g	青黛 24g
木鳖子 24g	

【制法】 以上十九味,郁金(醋炙)、醋莪术、香附(酒炙)、玄明粉、硇砂、乳香(醋炙)粉碎成细粉;雄黄水飞成极细粉;雄黄极细粉、马钱子粉与上述细粉配研均匀;秦艽、当归、石菖蒲、关黄柏、青黛粉碎成中粉,用70%乙醇作溶剂,浸渍24小时后进行渗漉,取初漉液120ml备用,其余渗漉液回收乙醇后浓缩成稠膏;其他皂角刺等六味加水煎煮三次,第一次3小时,第二次2小时,第三次1小时,滤过,合并滤液,浓缩成稠膏,与上述稠膏及细粉混匀。干燥,粉碎,过筛,用上述备用初漉液制粒,干燥,压制成1000片,包糖衣或薄膜衣,即得。

【性状】 本品为糖衣片或薄膜衣片,除去包衣后,显黄棕色至棕褐色;气微香,味微苦、涩。

【鉴别】 (1)取本品,置显微镜下观察:单细胞非腺毛形似纤维,多碎断,基部膨大似石细胞,木化(马钱子粉)。石细胞淡黄色或黄棕色,呈类圆形或类多角形,壁较厚(香附)。不规则碎块金黄色或橙黄色,有光泽(雄黄)。不规则团块无色或淡黄色,表面及周围扩散众多细小颗粒,久置溶化(乳香)。

(2)取本品5片,除去包衣,研细,加甲醇10ml,加热回流15分钟,滤过,滤液作为供试品溶液。另取盐酸小檗碱对照品,加甲醇制成每1ml含0.5mg的溶液,作为对照品溶液。照薄层色谱法(通则0502)试验,吸取上述两种溶液各$2\mu l$,分别点于同一硅胶G薄层板上,以正丁醇-冰醋酸-水(7:1:2)的上层溶液为展开剂,展开,取出,晾干,置紫外光灯(365nm)下检视。供试品色谱中,在与对照品色谱相应的位置上,显相同颜色的荧光斑点。

(3)取本品13片,除去包衣,研细,加甲醇20ml,加热回流1小时,滤过,滤液蒸干,残渣加水10ml使溶解,再加盐酸1ml,加热回流30分钟,立即冷却,用乙醚提取2次,每次20ml,合并乙醚液,挥干,残渣加甲醇1ml使溶解,作为供试品溶液。另取大黄对照药材0.5g,同法制成对照药材溶液。再取大黄酚对照品和大黄素对照品,加甲醇制成每1ml各含1mg的混合溶液,作为对照品溶液。照薄层色谱法(通则0502)试验,吸取供试品溶液$10\mu l$、对照品溶液及对照药材溶液各$5\mu l$,分别点于同一硅胶G薄层板上,以石油醚(30~60℃)-甲酸乙酯-甲酸(15:5:1)的上层溶液为展开剂,展开,取出,晾干,置氨蒸气中熏后,供试品色谱中,在与对照药材色谱和对照品色谱相应的位置上,显相同颜色的斑点。

(4)取本品13片,除去包衣,研细,加石油醚(60~90℃)30ml,加热回流30分钟,放冷,滤过,滤液蒸干,残渣加乙酸乙酯5ml使溶解,作为供试品溶液。另取当归对照药材0.5g,同法制成对照药材溶液。照薄层色谱法(通则0502)试验,吸取上述两种溶液各$6\mu l$,分别点于同一硅胶G薄层板上,以正己烷-乙酸乙酯(9:1)为展开剂,展开,取出,晾干,置紫外光灯(365nm)下检视。供试品色谱中,在与对照药材色谱相应的位置上,显相同颜色的荧光斑点。

【检查】 三氧化二砷 取本品适量,除去包衣,研细,取粉末1.5g,精密称定。加稀盐酸30ml,不断搅拌30分钟,置100ml量瓶中,加水至刻度,摇匀,静置,精密吸取上清液10ml置100ml量瓶中,加水至刻度,摇匀,滤过,精密量取滤液2ml,加盐酸5ml,水21ml,依法(通则0822第一法)检查,所显示砷斑不得深于标准砷斑。

重金属 取本品适量,除去包衣,置研钵中研细。取粉末1g,精密称定,照炽灼残渣检查法炽灼至完全灰化。取遗留的残渣,依法(通则0821第二法)检查,含重金属不得过30mg/kg。

其他 应符合片剂项下有关的各项规定(通则0101)。

【含量测定】 照高效液相色谱法(通则0512)测定。

色谱条件与系统适用性试验 以十八烷基硅烷键合硅胶为填充剂;以乙腈-0.01mol/L庚烷磺酸钠与0.02mol/L磷酸二氢钾等量混合溶液(用10%磷酸调节pH值至2.8)(21:79)为流动相;检测波长为254nm。理论板数按士的宁峰计算应不低于5000。

对照品溶液的制备 取士的宁对照品适量,精密称定,加三氯甲烷制成每1ml含士的宁0.3mg的溶液,再精密吸取2ml,置10ml量瓶中,加甲醇至刻度,摇匀,即得(每1ml中含士的宁0.06mg)。

供试品溶液的制备 取本品40片,除去包衣,精密称定,研细,取4g,精密称定,置具塞锥形瓶中,精密加入浓氨试液1ml,润湿,再精密加入三氯甲烷20ml,称定重量,加热回流2小时,放冷,再称定重量,用三氯甲烷补足减失的重量,摇匀,用铺有适量无水硫酸钠的干燥滤纸滤过,弃去初滤液,精密量取续滤液3ml,置10ml量瓶中,加甲醇至刻度,摇匀,即得。

测定法 分别精密吸取对照品溶液与供试品溶液各$10\mu l$,注入液相色谱仪,测定,即得。

本品每片含马钱子粉以士的宁($C_{21}H_{22}N_2O_2$)计,应为0.20~0.25mg。

【功能与主治】 疏通气血,软坚消积,清热解毒,燥湿杀虫。用于银屑病(牛皮癣)。

【用法与用量】 口服。一次3~6片,一日2~3次。

【注意】 在专科医生指导下应用。

【规格】 (1)薄膜衣片 每片重0.28g (2)糖衣片(片心重0.24g)

【贮藏】 密封。

拔 毒 膏
Badu Gao

【处方】

金银花 70g	连翘 70g
大黄 70g	桔梗 70g
地黄 70g	栀子 70g
黄柏 70g	黄芩 70g
赤芍 70g	当归 35g
川芎 35g	白芷 35g
白蔹 35g	木鳖子 35g
蓖麻子 35g	玄参 35g

苍术 35g	蜈蚣 5g
樟脑 28g	穿山甲 35g
没药 18g	儿茶 18g
乳香 18g	红粉 18g
血竭 18g	轻粉 18g

【制法】 以上二十六味,轻粉、红粉分别水飞成极细粉;乳香、没药、儿茶、血竭粉碎成细粉,与上述轻粉等粉末配研,过筛,混匀;除樟脑外,其余金银花等十九味酌予碎断,与食用植物油 4800g,同置锅内炸枯,炼油至滴水成珠,滤过,去渣,取出约五分之一的炼油于另器中,加入红丹 1500～2100g,搅拌成稀糊状,再与其余五分之四炼油合并,搅匀,收膏,将膏浸泡于水中。取膏,用文火熔化,加入樟脑及上述轻粉等粉末,搅匀,分摊于布或纸上,即得。

【性状】 本品为摊于布上或纸上的黑膏药。

【鉴别】 取本品 2.5g,剪碎,加乙醇 10ml,超声处理 20 分钟,滤过,滤液作为供试品溶液。另取樟脑对照品,加乙醇制成每 1ml 含 1mg 的溶液,作为对照品溶液。照气相色谱法(通则 0521)试验,以聚乙二醇 20000(PEG-20M)为固定相,涂布浓度为 5%,柱长为 2m,柱温 120℃。分别吸取对照品溶液与供试品溶液各 1μl,注入气相色谱仪。供试品色谱中应呈现与对照品色谱峰保留时间相同的色谱峰。

【检查】　软化点　应为 50～65℃(通则 2102)。

【功能与主治】　清热解毒,活血消肿。用于热毒瘀滞肌肤所致的疮疡,症见肌肤红、肿、热、痛,或已成脓。

【用法与用量】　加热软化,贴于患处。隔日换药一次,溃脓时每日换药一次。

【注意】　溃疡创面不宜外用。

【规格】　每张净重 0.5g

【贮藏】　密闭,置阴凉处。

抱　龙　丸
Baolong Wan

【处方】

茯苓 50g	赤石脂 25g
广藿香 38g	法半夏 31g
陈皮 25g	厚朴 25g
薄荷 31g	紫苏叶 31g
僵蚕(姜炙)31g	山药 25g
天竺黄 38g	檀香 25g
白芷 25g	砂仁 25g
防风 31g	荆芥 38g
白附子 31g	独活 31g
白芍 25g	诃子(去核)25g
荜茇 25g	炒白术 38g
川芎(酒蒸)31g	木香 25g

朱砂 47g	天麻 25g
香附(四制)25g	

【制法】 以上二十七味,朱砂水飞成极细粉;其余茯苓等二十六味粉碎成细粉,与朱砂粉末配研,过筛,混匀。每 100g 粉末加炼蜜 120～130g 制成大蜜丸,即得。

【性状】 本品为棕褐色的大蜜丸;气香,味甘、辛、辣。

【鉴别】 (1)取本品,置显微镜下观察:淀粉粒三角状卵形或矩圆形,直径 24～40μm,脐点短缝状或人字状(山药)。不规则分枝状团块无色,遇水合氯醛试液溶化;菌丝无色或淡棕色,直径 4～6μm(茯苓)。石细胞分枝状,壁厚,层纹明显(荜茇)。分泌细胞类圆形,含淡棕黄色至红棕色分泌物,其周围细胞作放射状排列(香附)。草酸钙方晶成片存在于薄壁组织中(陈皮)。内种皮厚壁细胞黄棕色或棕红色,表面观类多角形,壁厚,胞腔含硅质块(砂仁)。体壁碎片无色,表面有极细的菌丝体(僵蚕)。不规则细小颗粒暗棕红色,有光泽,边缘暗黑色(朱砂)。

(2)取本品 4g,切碎,加硅藻土 2g,研匀,加甲醇 20ml,超声处理 20 分钟,滤过,滤液蒸干,残渣用水 2ml 使溶解,通过 D101 型大孔吸附树脂柱(内径为 1.5cm,柱高为 10cm),用水 100ml 洗脱,弃去水洗脱液,再用 80% 甲醇 60ml 洗脱,收集 80% 甲醇洗脱液,蒸干,残渣加甲醇 2ml 使溶解,作为供试品溶液。另取陈皮对照药材 0.3g,加甲醇 20ml,超声处理 20 分钟,滤过,滤液蒸干,残渣加甲醇 2ml 使溶解,作为对照药材溶液。再取橙皮苷对照品,加甲醇制成饱和溶液,作为对照品溶液。照薄层色谱法(通则 0502)试验,吸取供试品溶液 3μl、对照药材溶液 2μl 及对照品溶液 4μl,分别点于同一含 0.5% 氢氧化钠的羧甲基纤维素钠溶液为黏合剂的硅胶 G 薄层板上,以乙酸乙酯-甲醇-水(100∶17∶13)为展开剂,展开,展距约 4cm,取出,晾干,再以甲苯-乙酸乙酯-甲酸-水(20∶10∶1∶1)的上层溶液为展开剂,展开,展距约 8cm,取出,晾干,喷以三氯化铝试液,置紫外光灯(365nm)下检视。供试品色谱中,在与对照药材色谱和对照品色谱相应的位置上,显相同颜色的荧光斑点。

(3)取本品 15g,切碎,加硅藻土 8g,研匀,加丙酮 50ml,超声处理 30 分钟,滤过,滤液蒸干,残渣加甲醇 2ml 使溶解,作为供试品溶液。另取防风对照药材 0.5g,加丙酮 20ml,同法制成对照药材溶液。再取 5-O-甲基维斯阿米醇苷对照品,加丙酮制成每 1ml 含 1mg 的溶液,作为对照品溶液。照薄层色谱法(通则 0502)试验,吸取供试品溶液 10μl、对照药材溶液 1μl 和对照品溶液 5μl,分别点于同一硅胶 G 薄层板上,以三氯甲烷-甲醇(4∶1)为展开剂,展开,取出,晾干,喷以 10% 硫酸乙醇溶液,置紫外光灯(365nm)下检视。供试品色谱中,在与对照药材色谱和对照品色谱相应的位置上,显相同颜色的荧光斑点。

(4)取本品 8g,切碎,加硅藻土 4g,研匀,加乙醇 30ml,超声处理 20 分钟,滤过,滤液蒸干,残渣加乙醇 5ml 使溶解,通过 D101 型大孔吸附树脂柱(内径为 1.5cm,柱高为 15cm),用水 150ml 洗脱,弃去水洗脱液,再用乙醇 100ml 洗脱,收集乙醇洗脱液,蒸干,残渣加乙醇 1ml 使溶解,作为供试品溶液。另取白芍对照药材 0.3g,加乙醇 30ml,超声处理 20 分钟,滤过,滤液蒸干,残渣加乙醇 1ml 使溶解,作为对照药材溶液。再取芍药苷对照品,加乙醇制成每 1ml 含 1mg 的溶液,作为对照品溶液。照薄层色谱法(通则 0502)试验,吸取供试品溶液 5μl、对照药材溶液和对照品溶液各 3μl,分别点于同一硅胶 G 薄层板上,以三氯甲烷-乙酸乙酯-甲醇-甲酸(40:5:10:0.2)为展开剂,展开,取出,晾干,喷以 5%香草醛硫酸溶液,在 105℃加热至斑点显色清晰。供试品色谱中,在与对照药材色谱和对照品色谱相应的位置上,显相同的蓝紫色斑点。

(5)取本品 10g,切碎,加硅藻土 6g,研匀,加无水乙醇 50ml,超声处理 30 分钟,滤过,滤液低温蒸干,残渣加无水乙醇 2ml 使溶解,作为供试品溶液。另取莪术对照药材 0.2g,加无水乙醇 10ml,同法制成对照药材溶液。照薄层色谱法(通则 0502)试验,吸取上述供试品溶液 3μl、对照药材溶液 1μl,分别点于同一硅胶 G 薄层板上,以环己烷-乙酸乙酯-无水乙醇(8:2:1)为展开剂,展开,取出,晾干,喷以 10%硫酸乙醇溶液,置紫外光灯(365nm)下检视。供试品色谱中,在与对照药材色谱相应的位置上,显相同颜色的荧光斑点。

(6)取本品 4g,切碎,加硅藻土 4g,研匀,加乙醚 30ml,超声处理 20 分钟,滤过,滤液挥干,残渣加乙酸乙酯 0.5ml 使溶解,作为供试品溶液。另取川芎对照药材 0.2g,加乙醚 20ml,同法制成对照药材溶液。照薄层色谱法(通则 0502)试验,吸取供试品溶液 4μl、对照药材溶液 2μl,分别点于同一硅胶 G 薄层板上,以正己烷-乙酸乙酯(9:1)为展开剂,展开,取出,晾干,置紫外光灯(365nm)下检视。供试品色谱中,在与对照药材色谱相应的位置上,显相同颜色的荧光斑点。

【检查】 应符合丸剂项下有关的各项规定(通则 0108)。

【含量测定】 照高效液相色谱法(通则 0512)测定。

色谱条件与系统适用性试验 以十八烷基硅烷键合硅胶为填充剂;以甲醇-水(69:31)为流动相;检测波长为 294nm。理论板数按厚朴酚峰计算应不低于 6000。

对照品溶液的制备 取厚朴酚对照品适量,精密称定,加甲醇制成每 1ml 含 60μg 的溶液,即得。

供试品溶液的制备 取重量差异项下的本品,切碎,混匀,取 4g,精密称定,置具塞锥形瓶中,精密加入甲醇 25ml,密塞,称定重量,超声处理(功率 250W,频率 50kHz)2 小时,放冷,再称定重量,用甲醇补足减失的重量,摇匀,滤过,取续滤液,即得。

测定法 分别精密吸取对照品溶液与供试品溶液各 10μl,注入液相色谱仪,测定,即得。

本品每丸含厚朴以厚朴酚($C_{18}H_{18}O_2$)计,不得少于 0.35mg。

【功能与主治】 祛风化痰,健脾和胃。用于脾胃不和、风热痰内蕴所致的腹泻,症见食乳不化、恶心呕吐、大便稀、有不消化食物。

【用法与用量】 口服。周岁以内一次 1 丸,一至二岁一次 2 丸,一日 2~3 次。

【规格】 每丸重 1.56g

【贮藏】 密封

注:香附(四制)的炮制方法 取净香附,用酒、醋、姜汁和盐的混合液体拌匀,闷润 12 小时,取出,蒸 3 小时至透心,取出,晒干。每 100kg 香附,用酒、醋和生姜各 6kg 及盐 2kg。

拨云退翳丸

Boyun Tuiyi Wan

【处方】
密蒙花 80g	蒺藜(盐炙)60g
菊花 20g	木贼 80g
蛇蜕 12g	蝉蜕 20g
荆芥穗 40g	蔓荆子 80g
薄荷 20g	当归 60g
川芎 60g	黄连 20g
地骨皮 40g	花椒 28g
楮实子 20g	天花粉 24g
甘草 12g	

【制法】 以上十七味,粉碎成细粉,过筛,混匀。每 100g 粉末加炼蜜 140~160g 制成大蜜丸,即得。

【性状】 本品为黑褐色至黑色的大蜜丸;气芳香,味苦。

【鉴别】 (1)取本品,置显微镜下观察:花粉粒类圆形,直径 24~30μm,外壁有刺,长 3~5μm,具 3 个萌发孔(菊花)。宿萼表皮非腺毛 2~3 细胞,顶端细胞的基部稍粗,壁有疣状突起(蔓荆子)。非腺毛 4 细胞,基部 2 细胞单列,上部 2 细胞并列,每细胞又分二叉,每分叉长 250~500μm,壁甚厚,胞腔线形(密蒙花)。果皮石细胞淡黄棕色或淡黄色,多成片,细胞界限不明显,垂周壁稍厚,深波状弯曲,纹孔稀疏(荆芥穗)。果皮纤维木化,上下层纵横交错排列(蒺藜)。含晶厚壁细胞棕黄色,表面观类多角形,内含草酸钙簇晶(楮实子)。纤维束周围薄壁细胞含草酸钙方晶,形成晶纤维(甘草)。纤维束鲜黄色,壁稍厚,纹孔明显(黄连)。表皮细胞长方形,壁厚,密波状弯曲,内含砂粒状硅酸盐结晶;气孔特异,保卫细胞壁放射状增厚(木贼)。具缘纹孔导管大,多破碎,有的具缘纹孔六角形或斜方形,排列紧密(天花粉)。几丁质皮壳碎片淡黄棕色,半透明,密布乳头状或短刺状突起(蝉蜕)。

(2)取本品 4g,剪碎,加硅藻土 2g,研匀,加甲醇 30ml,超声处理 30 分钟,滤过,滤液蒸干,残渣加水 20ml 使溶解,用稀盐酸调节 pH 值至 2~3,用乙酸乙酯振摇提取 2 次,每次 20ml,合并乙酸乙酯提取液,蒸干,残渣加甲醇 2ml 使溶解,作为供试品溶液。另取密蒙花对照药材 0.2g,加甲醇 3ml,超声处理 20 分钟,滤过,滤液作为对照药材溶液。照薄层色谱法(通则 0502)试验,吸取供试品溶液 5~10μl、对照药材溶液 5μl,分别点于同一硅胶 G 薄层板上,以环己烷-乙酸乙酯-甲酸(20:1:0.1)为展开剂,展开,取出,晾干,喷以 10%硫酸乙醇溶液,在 105℃加热至斑点显色清晰,分别置日光和紫外光灯（365nm）下检视。供试品色谱中，在与对照药材色谱相应的位置上，日光下显相同颜色的主斑点；紫外光下显相同颜色的荧光主斑点。

（3）取本品 2.5g，剪碎，加硅藻土 1g，研匀，加石油醚（60～90℃）30ml，超声处理 20 分钟，滤过，滤液蒸干，残渣加乙酸乙酯 1ml 使溶解，作为供试品溶液。另取当归对照药材、川芎对照药材各 0.2g，分别加石油醚（60～90℃）20ml，同法制成对照药材溶液。照薄层色谱法（通则 0502）试验，吸取供试品溶液 5～10μl，对照药材溶液各 5μl，分别点于同一硅胶 G 薄层板上，以环己烷-乙酸乙酯（9:1）为展开剂，展开，取出，晾干，置紫外光灯（365nm）下检视。供试品色谱中，在与对照药材色谱相应的位置上，显相同颜色的荧光主斑点。

（4）取本品 1g，剪碎，加甲醇 10ml，超声处理 20 分钟，滤过，滤液作为供试品溶液。另取黄连对照药材 0.1g，加甲醇 10ml，同法制成对照药材溶液。再取盐酸小檗碱对照品，加甲醇制成每 1ml 含 0.5mg 的溶液，作为对照品溶液。照薄层色谱法（通则 0502）试验，吸取上述三种溶液各 1μl，分别点于同一硅胶 G 薄层板上，以甲苯-乙酸乙酯-甲醇-异丙醇-浓氨试液（12:6:3:3:1）为展开剂，置氨蒸气饱和的展开缸内，展开，取出，晾干，置紫外光灯（365nm）下检视。供试品色谱中，在与对照药材色谱和对照品色谱相应的位置上，显相同的黄色荧光斑点。

【检查】 应符合丸剂项下有关的各项规定（通则 0108）。

【含量测定】 照高效液相色谱法（通则 0512）测定。

色谱条件与系统适用性试验 以十八烷基硅烷键合硅胶为填充剂；以乙腈-0.1%磷酸溶液（25:75）为流动相；检测波长为 326nm。理论板数按蒙花苷峰计算应不低于 3000。

对照品溶液的制备 取蒙花苷对照品适量，精密称定，加甲醇制成每 1ml 含 30μg 的溶液，即得。

供试品溶液的制备 取重量差异项下的本品 5 丸，剪碎，混匀，取约 1g，精密称定，加硅藻土 1g，研匀，置索氏提取器中，用甲醇适量分次洗涤乳钵，洗液并入索氏提取器中，加入适量甲醇，加热回流 2 小时，提取液移至蒸发皿中，浓缩至约 15ml，放冷，转移至 25ml 量瓶中，用适量的甲醇洗涤容器数次，洗液并入量瓶中，加甲醇至刻度，摇匀，滤过，取续滤液，即得。

测定法 分别精密吸取对照品溶液与供试品溶液各 10μl，注入液相色谱仪，测定，即得。

本品每丸含密蒙花以蒙花苷（$C_{28}H_{32}O_{14}$）计，不得少于 2.0mg。

【功能与主治】 散风清热，退翳明目。用于风热上扰所致的目翳外障、视物不清、隐痛流泪。

【用法与用量】 口服。一次 1 丸，一日 2 次。

【注意】 忌食辛辣食物。

【规格】 每丸重 9g

【贮藏】 密封。

软脉灵口服液
Ruan Mailing Koufuye

【处方】 熟地黄 80g   五味子 10g
         枸杞子 80g   牛膝 40g
         茯苓 40g   制何首乌 80g
         白芍 40g   柏子仁 40g
         远志 20g   炙黄芪 80g
         陈皮 10g   淫羊藿 20g
         当归 40g   川芎 40g
         丹参 80g   人参 6g

【制法】 以上十六味，取当归、川芎、人参、陈皮、白芍、五味子、柏子仁七味加适量水，水蒸气蒸馏，收集馏液，备用；药渣与其余熟地黄等九味加水煎煮二次，煎液滤过，滤液合并，浓缩至适量，备用。浓缩液加蔗糖 200g 加热煮沸，再加入苯甲酸钠 3g，羟苯乙酯 0.5g 使溶解，滤过，放冷，加入蒸馏液和水至 1000ml，搅匀、灌封、灭菌，即得；或浓缩液加热煮沸，再加入苯甲酸钠 3g，羟苯乙酯 0.5g 和阿司帕坦 1.1g 使溶解，滤过，放冷，加入蒸馏液和水至 1000ml，搅匀、灌封、灭菌，即得（无蔗糖）。

【性状】 本品为棕褐色的液体；味甘，辛。

【鉴别】 （1）取本品 30ml，加乙酸乙酯振摇提取 2 次，每次 30ml，合并乙酸乙酯液，蒸干，残渣加乙醇 1ml 使溶解，作为供试品溶液。另取大黄素对照品，加乙醇制成每 1ml 含 1mg 的溶液，作为对照品溶液。照薄层色谱法（通则 0502）试验，吸取供试品溶液 10μl，对照品溶液 2μl，分别点于同一硅胶 G 薄层板上，以石油醚（30～60℃）-甲酸乙酯-甲酸（15:5:1）的上层溶液为展开剂，展开，取出，晾干。供试品色谱中，在与对照品色谱相应的位置上，显相同的黄色斑点，置氨蒸气中熏后，斑点变为橙色。

（2）取本品 30ml，加水饱和的正丁醇振摇提取 3 次，每次 50ml，合并正丁醇液，加氨试液洗涤 2 次，每次 50ml，再加水洗涤 2 次，每次 50ml，分取正丁醇液，水浴上蒸干，残渣加乙醇 1ml 使溶解，作为供试品溶液。另取芍药苷对照品，加乙醇制成每 1ml 含 2mg 的溶液，作为对照品溶液。照薄层色谱法（通则 0502）试验，吸取供试品溶液 10μl，对照品溶液 5μl，分别点于同一硅胶 G 薄层板上，以二氯甲烷-乙酸乙酯-甲醇-甲酸（40:5:10:0.2）为展开剂，展开，取出，晾干，喷以 5%香草醛硫酸溶液，加热至斑点显色清晰。供试品色谱中，在与对照品色谱相应的位置上，显相同颜色的斑点。

（3）取黄芪甲苷对照品，加乙醇制成每 1ml 含 1mg 的溶液，作为对照品溶液。照薄层色谱法（通则 0502）试验，吸取〔鉴别〕（2）项下的供试品溶液 10μl，上述对照品溶液 2μl，分别点于同一硅胶 G 薄层板上，以二氯甲烷-甲醇-水（13:7:2）的下层溶液为展开剂，展开，取出，晾干，喷以 10%硫酸乙醇溶液，在 105℃加热至斑点显色清晰。供试品色谱中，在与对照品色谱相应的位置上，显相同颜色的斑点；置紫外光灯（365nm）下检视，显相同颜色的荧光斑点。

(4)取淫羊藿苷对照品，加乙醇制成每 1ml 含 1mg 的溶液，作为对照品溶液。照薄层色谱法（通则 0502）试验，吸取〔鉴别〕(2)项下的供试品溶液 10μl，上述对照品溶液 2μl，分别点于同一硅胶 GF$_{254}$ 薄层板上，以乙酸乙酯-丁酮-甲酸-水（10∶1∶1∶1）为展开剂，展开，取出，晾干，置紫外灯光（254nm）下检视。供试品色谱中，在与对照品色谱相应的位置上，显相同颜色的斑点。

【检查】 相对密度 应为 1.08～1.14；或应为 1.05～1.11（无蔗糖）（通则 0601）。

pH 值 应为 4.0～6.0；或应为 4.4～5.5（无蔗糖）（通则 0631）。

其他 应符合合剂项下有关的各项规定（通则 0181）。

【含量测定】 照高效液相色谱法（通则 0512）测定。

色谱条件与系统适用性试验 以十八烷基硅烷键合硅胶为填充剂；以甲醇-1‰醋酸（38∶62）为流动相；检测波长为 286nm。理论板数按丹酚酸 B 峰计算应不低于 3000。

对照品溶液的制备 取丹酚酸 B 对照品适量，精密称定，置棕色量瓶中，加甲醇制成每 1ml 含 30μg 的溶液，即得。

供试品溶液的制备 精密量取本品 2ml，置 25ml 棕色量瓶中，加入流动相适量，摇匀，再加流动相至刻度，摇匀，滤过，取续滤液，即得。

测定法 分别精密吸取对照品溶液和供试品溶液各 10μl，注入液相色谱仪，测定，即得。

本品每 1ml 含丹参以丹酚酸 B（C$_{36}$H$_{30}$O$_{16}$）计，不得少于 0.30mg。

【功能与主治】 滋补肝肾，益气活血。用于肝肾阴虚、气虚血瘀所致的头晕、失眠、胸闷、胸痛、心悸、气短、乏力；早期脑动脉硬化，冠心病，心肌炎，中风后遗症见上述证候者。

【用法与用量】 口服。一次 10ml，一日 3 次，40 天为一疗程。

【规格】 每支装 10ml

【贮藏】 密封。

齿痛消炎灵颗粒

Chitong Xiaoyanling Keli

【处方】

石膏 200g	荆芥 80g
防风 80g	青皮 100g
牡丹皮 100g	地黄 150g
青黛 100g	细辛 60g
白芷 50g	甘草 60g

【制法】 以上十味，取荆芥、细辛、白芷蒸馏提取挥发油，蒸馏后的水溶液另器保存；青黛用 90％乙醇作溶剂，浸渍

48 小时后进行渗漉，渗漉液回收乙醇，并浓缩至适量；其余石膏等六味加水煎煮二次，每次 1.5 小时，煎液滤过，滤液合并，与上述水溶液及渗漉液合并，浓缩至适量，加入适量的蔗糖和糊精，制成颗粒，干燥，加入上述挥发油，混匀，制成 1000g；或加入适量的糊精和甜菊素 10g，制成颗粒，干燥，加入上述挥发油，混匀，制成 500g（无蔗糖），即得。

【性状】 本品为黄棕色至棕褐色的颗粒；味甜、微苦或味微苦（无蔗糖）。

【鉴别】 (1)取本品 10g 或 5g（无蔗糖），研细，加乙醚 20ml，密塞，振摇 15 分钟，放置 1 小时，滤过，滤液挥干，残渣加三氯甲烷 1ml 使溶解，作为供试品溶液。另取靛玉红对照品，加三氯甲烷制成每 1ml 含 1mg 的溶液，作为对照品溶液。照薄层色谱法（通则 0502）试验，吸取供试品溶液 10μl、对照品溶液 5μl，分别点于同一硅胶 G 薄层板上，以甲苯-三氯甲烷-丙酮（5∶4∶1）为展开剂，展开，取出，晾干。供试品色谱中，在与对照品色谱相应的位置上，显相同颜色的斑点。

(2)取本品 10g 或 5g（无蔗糖），研细，加甲醇 20ml，加热回流 20 分钟，滤过，滤液作为供试品溶液。另取橙皮苷对照品，加甲醇制成饱和溶液，作为对照品溶液。照薄层色谱法（通则 0502）试验，吸取上述两种溶液各 10μl，分别点于同一硅胶 G 薄层板上，以乙酸乙酯-甲醇-水（100∶17∶13）为展开剂，展开，展距约 4.5cm，取出，晾干，再以甲苯-乙酸乙酯-甲酸-水（20∶10∶1∶1）的上层溶液为展开剂，展开，展距约 12cm，取出，晾干，喷以三氯化铝试液，晾干，置紫外光灯（365nm）下检视。供试品色谱中，在与对照品色谱相应的位置上，显相同颜色的荧光斑点。

【检查】 应符合颗粒剂项下有关的各项规定（通则 0104）。

【含量测定】 照高效液相色谱法（通则 0512）测定。

色谱条件与系统适用性试验 以十八烷基硅烷键合硅胶为填充剂；以甲醇-水（35∶65）为流动相；检测波长为 283nm。理论板数按橙皮苷峰计算应不低于 1000。

对照品溶液的制备 取橙皮苷对照品适量，精密称定，加甲醇制成每 1ml 含 80μg 的溶液，即得。

供试品溶液的制备 取装量差异项下的本品，研细，取约 2g 或 1g（无蔗糖），精密称定，置具塞锥形瓶中，精密加入甲醇 25ml，密塞，称定重量，超声处理（功率 250W，频率 33kHz）1 小时，放冷，再称定重量，用甲醇补足减失的重量，摇匀，滤过，取续滤液，即得。

测定法 分别精密吸取对照品溶液与供试品溶液各 10μl，注入液相色谱仪，测定，即得。

本品每袋含青皮以橙皮苷（C$_{28}$H$_{34}$O$_{15}$）计，不得少于 16.0mg。

【功能与主治】 疏风清热，凉血止痛。用于脾胃积热、风热上攻所致的头痛身热、口干口臭、便秘燥结、牙龈肿痛；急性齿根尖周炎、智齿冠周炎、急性牙龈（周）炎、急性牙髓炎见上述证候者。

【用法与用量】 开水冲服。一次 1 袋，一日 3 次，首次

加倍。

【注意】　服药期间忌食酒和辛辣之物。

【规格】　每袋装(1)20g　(2)10g(无蔗糖)

【贮藏】　密封。

肾炎四味片
Shenyan Siwei Pian

【处方】　细梗胡枝子 2083g　　　黄芩 375g
　　　　　石韦 500g　　　　　　　黄芪 500g

【制法】　以上四味,除黄芩外,其余三味分别加水煎煮二次,每次 2 小时,煎液滤过,滤液合并,浓缩至相对密度为 1.20~1.25(60~65℃),加乙醇使含醇量为 70%,搅匀,静置,取上清液回收乙醇,减压浓缩至稠膏状,干燥,粉碎;将黄芩粉碎成粗粉,加水,于 80℃温浸三次,每次 2 小时,趁热滤过,滤液合并,加入 15%明矾水溶液,搅拌,静置,滤过,滤渣用水洗至中性,于 75℃干燥,粉碎。与上述细粉合并,加微晶纤维素 30g,羧甲淀粉钠适量,制成颗粒,压制成 1000 片,包糖衣或薄膜衣;或压制成 500 片,包薄膜衣,即得。

【性状】　本品为糖衣片或薄膜衣片,除去包衣后显棕褐色;气微,味微苦。

【鉴别】　(1)取本品适量,除去包衣,研细,取约 3g,加乙醇 30ml,超声处理 20 分钟,滤过,滤液浓缩至约 2ml,作为供试品溶液。另取黄芩苷对照品,加甲醇制成每 1ml 含 0.5mg 的溶液,作为对照品溶液。照薄层色谱法(通则 0502)试验,吸取供试品溶液 10μl、对照品溶液 5μl,分别点于同一硅胶 G 薄层板上,以乙酸乙酯-甲酸-水(10:2:3)的上层溶液为展开剂,展开,取出,晾干,喷以 1%三氯化铁溶液。供试品色谱中,在与对照品色谱相应的位置上,显相同的暗绿色斑点。

(2)取本品适量,除去包衣,研细,取约 5g,加甲醇 40ml,超声处理 30 分钟,滤过,滤液蒸干,残渣加水 20ml 微热使溶解,用三氯甲烷洗涤 3 次,每次 20ml,弃去三氯甲烷液,再用水饱和的正丁醇振摇提取 3 次,每次 20ml,合并正丁醇提取液,用氨试液洗涤 3 次,每次 20ml,弃去氨液,正丁醇液蒸至近干,残渣加水约 10ml,微热使溶解,放冷,通过 D101 型大孔吸附树脂柱(内径为 1cm,柱高为 10cm,上端加中性氧化铝 1g 覆盖),以水 50ml 洗脱,弃去水液,再用 40%乙醇 30ml 洗脱,弃去洗脱液,继用 70%乙醇 50ml 洗脱,收集洗脱液,蒸干,残渣加甲醇 1ml 使溶解,作为供试品溶液。另取黄芪甲苷对照品,加甲醇制成每 1ml 含 1mg 的溶液,作为对照品溶液。照薄层色谱法(通则 0502)试验,吸取供试品溶液 10μl、对照品溶液 5μl,分别点于同一硅胶 G 薄层板上,以三氯甲烷-甲醇-水(13:6:2)10℃以下放置的下层溶液为展开剂,展开,取出,晾干,喷以 10%硫酸乙醇溶液,在 105℃加热至斑点显色清晰。供试品色谱中,在与对照品色谱相应的位置上,显相

同颜色的斑点;置紫外光灯(365nm)下检视,显相同颜色的荧光斑点。

【检查】　应符合片剂项下有关的各项规定(通则 0101)。

【含量测定】　照高效液相色谱法(通则 0512)测定。

色谱条件与系统适用性试验　以十八烷基硅烷键合硅胶为填充剂;以乙腈-0.2%磷酸溶液(28:72)为流动相;检测波长为 277nm。理论板数按黄芩苷峰计算应不低于 3000。

对照品溶液的制备　取黄芩苷对照品适量,精密称定,加甲醇制成每 1ml 含 25μg 的溶液,即得。

供试品溶液的制备　取本品 20 片,除去包衣,精密称定,研细,取约 0.2g,精密称定,置 50ml 量瓶中,加 70%乙醇约 45ml,超声处理(功率 250W,频率 40kHz)30 分钟,放冷,加 70%乙醇至刻度,摇匀,滤过,精密量取续滤液 2ml,置 10ml 量瓶中,加 70%乙醇至刻度,摇匀,滤过,即得。

测定法　分别精密吸取对照品溶液与供试品溶液各 10μl,注入液相色谱仪,测定,即得。

本品每片含黄芩以黄芩苷($C_{21}H_{18}O_{11}$)计,糖衣片与小片不得少于 10.0mg;大片不得少于 20.0mg。

【功能与主治】　清热利尿,补气健脾。用于湿热内蕴兼气虚所致的水肿,症见浮肿、腰痛、乏力、小便不利;慢性肾炎见上述证候者。

【用法与用量】　口服。一次 8 片〔规格(1)、规格(3)〕或一次 4 片〔规格(2)〕,一日 3 次。

【规格】　(1)每片重 0.36g　(2)每片重 0.70g　(3)糖衣片(片心重 0.35g)

【贮藏】　密封。

肾炎消肿片
Shenyan Xiaozhong Pian

【处方】　桂枝 129g　　　　　泽泻 129g
　　　　　陈皮 129g　　　　　香加皮 129g
　　　　　苍术 129g　　　　　茯苓 129g
　　　　　姜皮 129g　　　　　大腹皮 129g
　　　　　关黄柏 129g　　　　椒目 86g
　　　　　冬瓜皮 129g　　　　益母草 129g

【制法】　以上十二味,茯苓粉碎成细粉;其余桂枝等十一味,加水煎煮二次,第一次 2 小时,第二次 1.5 小时,煎液滤过,滤液合并,浓缩成相对密度为 1.25~1.30(60℃)的稠膏,加入上述细粉,混匀,减压干燥,粉碎,制粒,干燥,压制成 1000 片,包糖衣或薄膜衣;或压制成 600 片,包薄膜衣,即得。

【性状】　本品为糖衣片或薄膜衣片,除去包衣后显褐色或深褐色;味苦。

【鉴别】　(1)取本品,置显微镜下观察:不规则分枝状团块无色,遇水合氯醛试液溶化;菌丝无色或淡棕色,直径 4~

$6\mu m$(茯苓)。

(2)取本品小片 20 片或大片 12 片,糖衣片除去糖衣,研细,加三氯甲烷 30ml,加热回流 30 分钟,滤过,滤液蒸干,残渣加三氯甲烷 1ml 使溶解,作为供试品溶液。另取香加皮对照药材 1g,同法制成对照药材溶液。照薄层色谱法(通则 0502)试验,吸取上述两种溶液各 2～4μl,分别点于同一硅胶 G 薄层板上,以三氯甲烷-甲醇(9:1)为展开剂,展开,取出,晾干,置紫外光灯(365nm)下检视。供试品色谱中,在与对照药材色谱相应的位置上,显相同颜色的荧光斑点。

(3)取本品小片 3 片或大片 2 片,糖衣片除去糖衣,研细,加甲醇 20ml,加热回流 30 分钟,滤过,滤液蒸干,残渣加甲醇 1ml 使溶解,作为供试品溶液。另取关黄柏对照药材 0.1g,加甲醇 10ml,超声处理 15 分钟,滤过,滤液作为对照药材溶液。照薄层色谱法(通则 0502)试验,吸取供试品溶液 3～5μl、对照药材溶液 1～3μl,分别点于同一硅胶 G 薄层板上,以正丁醇-冰醋酸-水(7:1:2)为展开剂,展开,取出,晾干,置紫外光灯(365nm)下检视。供试品色谱中,在与对照药材色谱相应的位置上,显相同颜色的荧光斑点。

(4)取本品小片 30 片或大片 20 片,糖衣片除去糖衣,研细,加甲醇 40ml,超声处理 30 分钟,滤过,滤液蒸干,残渣加水 15ml 使溶解,用乙酸乙酯振摇提取 2 次(30ml,20ml),乙酸乙酯液蒸干,残渣加甲醇 1ml 使溶解,作为供试品溶液。另取橙皮苷对照品,加甲醇制成饱和溶液,作为对照品溶液。照薄层色谱法(通则 0502)试验,吸取供试品溶液 1～2μl、对照品溶液 3μl,分别点于同一用 0.5％氢氧化钠溶液制备的硅胶 G 薄层板上,以乙酸乙酯-甲醇-水(100:17:13)为展开剂,展距 10cm,取出,晾干,再以甲苯-乙酸乙酯-甲酸-水(20:10:1:1)的上层溶液为展开剂,展距 10cm,取出,晾干,喷以三氯化铝试液,置紫外光灯(365nm)下检视。供试品色谱中,在与对照品色谱相应的位置上,显相同颜色的荧光斑点。

【检查】 应符合片剂项下有关的各项规定(通则 0101)。

【浸出物】 取本品小片 30 片或大片 20 片,糖衣片除去糖衣,精密称定,研细,取约 4g,精密称定,照水溶性浸出物测定法(通则 2201)项下的冷浸法测定,用水作溶剂,本品每片含水溶性浸出物,小片不得少于 90mg,大片不得少于 160mg。

【含量测定】 照高效液相色谱法(通则 0512)测定。

色谱条件与系统适用性试验 以十八烷基硅烷键合硅胶为填充剂,以乙腈-0.17％磷酸溶液(取水 800ml,置 1000ml 量瓶中,精密加入磷酸 1.70ml,摇匀,精密加入三乙胺 1.80ml,加水至刻度,摇匀,即得)(25:75)为流动相,检测波长为 350nm;理论板数按盐酸小檗碱峰计算应不低于 5000。

对照品溶液制备 取盐酸小檗碱对照品适量,精密称定,加甲醇制成每 1ml 含 5μg 的溶液,即得。

供试品溶液制备 取重量差异项下的本品,或取糖衣片 20 片,除去糖衣,精密称定,研细,取约 1.5g,精密称定,置具塞锥形瓶中,精密加入甲醇 50ml,称定重量,超声处理(功率 250W,频率 33kHz)30 分钟,放冷,称定重量,用甲醇补足减失的重量,摇匀,滤过,取续滤液,即得。

测定法 精密吸取对照品溶液 10μl、供试品溶液 5～10μl,注入液相色谱仪,测定,即得。

本品每片含关黄柏以盐酸小檗碱($C_{20}H_{17}NO_4 \cdot HCl$)计,〔规格(1)、规格(3)〕不得少于 70μg;〔规格(2)〕不得少于 0.11mg。

【功能与主治】 健脾渗湿,通阳利水。用于脾虚气滞、水湿内停所致的水肿,症见肢体浮肿、晨起面肿甚、按之凹陷、身体重倦、尿少、脘腹胀满、舌苔白腻、脉沉缓;急、慢性肾炎见上述证候者。

【用法与用量】 口服。一次 4～5 片〔规格(1)、规格(3)〕或一次 3 片〔规格(2)〕,一日 3 次。

【注意】 孕妇禁服。

【规格】 (1)薄膜衣片 每片重 0.34g
(2)薄膜衣片 每片重 0.56g
(3)糖衣片 (片心重 0.32g)

【贮藏】 密封。

肾 炎 舒 片
Shenyanshu Pian

【处方】 苍术 125g 茯苓 150g
白茅根 125g 防己 75g
人参(去芦)50g 黄精 75g
菟丝子 75g 枸杞子 75g
金银花 125g 蒲公英 150g

【制法】 以上十味,取人参及部分苍术粉碎成细粉;剩余苍术与其余茯苓等八味加水煎煮二次,煎液滤过,滤液合并,浓缩至适量,干燥,粉碎,与上述细粉混匀,用乙醇制粒,干燥,加硬脂酸镁适量,混匀,制成颗粒,制成 1000 片,包糖衣或薄膜衣,即得。

【性状】 本品为糖衣片或薄膜衣片,除去包衣后显棕褐色;味微甜后苦。

【鉴别】 (1)取本品 10 片,除去包衣,研细,加甲醇 20ml,超声处理 20 分钟,滤过,滤液蒸干,残渣加水 15ml 使溶解,用水饱和的正丁醇振摇提取 2 次,每次 15ml,合并正丁醇液,加氨试液 15ml 洗涤,弃去洗涤液,再加正丁醇饱和的水 15ml 洗涤,分取正丁醇液,蒸干,残渣加甲醇 1ml 使溶解,作为供试品溶液。另取人参对照药材 1g,同法制成对照药材溶液。再取人参皂苷 Re 对照品、人参皂苷 Rg_1 对照品,加甲醇制成每 1ml 含 1mg 的混合溶液,作为对照品溶液。照薄层色谱法(通则 0502)试验,吸取供试品溶液 2～4μl、对照药材溶液与对照品溶液各 2μl,分别点于同一硅胶 G 薄层板上,以三氯甲烷-甲醇-水(13:7:2)10℃以下放置的下层溶液为展开剂,展开,取出,晾干,喷以 10％硫酸乙醇溶液,在 105℃加热至斑点显色清晰。供试品色谱中,在与对照药材色谱和对照品色谱相应的位置上,显相同颜色的斑点。

(2)取本品 10 片,除去包衣,研细,加正己烷 20ml,置 70℃ 水浴中,加热回流 1 小时,放冷,滤过,滤液作为供试品溶液(临用配制)。另取苍术对照药材 1.5g,同法制成对照药材溶液(临用配制)。照薄层色谱法(通则 0502)试验,吸取上述两种溶液各 10μl,分别点于同一硅胶 G 薄层板上,以石油醚(60～90℃)-乙酸乙酯(20∶1)为展开剂,展开,取出,晾干,喷以 5% 对二甲氨基苯甲醛的 10% 硫酸乙醇溶液,加热至斑点显色清晰。供试品色谱中,在与对照药材色谱相应的位置上,显相同颜色的斑点,并应显有一相同的污绿色主斑点。

(3)取本品 20 片,除去包衣,研细,加水 50ml,超声处理 30 分钟,离心(转速为每分钟 3000 转)5 分钟,取上清液,加乙醚振摇提取 2 次,每次 20ml,合并乙醚液,蒸干,残渣加乙酸乙酯 1ml 使溶解,作为供试品溶液。另取枸杞子对照药材 1g,加水 50ml,煮沸 15 分钟,放冷,滤过,滤液用乙醚振摇提取 2 次,每次 20ml,合并乙醚液,蒸干,残渣加乙酸乙酯 2ml 使溶解,作为对照药材溶液。照薄层色谱法(通则 0502)试验,吸取上述两种溶液各 10μl,分别点于同一硅胶 G 薄层板上,以三氯甲烷-丙酮-甲醇(6∶1∶1)为展开剂,展开,取出,晾干,置紫外光灯(365nm)下检视。供试品色谱中,在与对照药材色谱相应的位置上,显相同颜色的荧光斑点。

【检查】 应符合片剂项下有关的各项规定(通则 0101)。

【含量测定】 照高效液相色谱法(通则 0512)测定。

色谱条件与系统适用性试验 以十八烷基硅烷键合硅胶为填充剂;以乙腈-水(18∶82)为流动相;检测波长为 203nm。理论板数按人参皂苷 Rg_1 峰计算应不低于 8000。

对照品溶液的制备 取人参皂苷 Rg_1 对照品、人参皂苷 Re 对照品适量,精密称定,加甲醇制成每 1ml 含人参皂苷 Rg_1 0.1mg、人参皂苷 Re 0.25mg 的混合溶液,摇匀,即得。

供试品溶液的制备 取本品 60 片,糖衣片除去糖衣,精密称定,研细,取约 7g,精密称定,置具塞锥形瓶中,精密加入甲醇 50ml,密塞,称定重量,加热回流 2 小时,放冷,再称定重量,用甲醇补足减失的重量,摇匀,滤过,精密量取续滤液 25ml,蒸干,残渣加水 30ml 使溶解,转移至分液漏斗中,用三氯甲烷振摇提取 2 次,每次 30ml,弃去三氯甲烷液,再用水饱和的正丁醇振摇提取 5 次,每次 20ml,合并正丁醇提取液,用氨试液洗涤 2 次,每次 30ml,再用正丁醇饱和的水 30ml 洗涤,取正丁醇液,蒸干,残渣加甲醇溶解并转移至 10ml 量瓶中,加甲醇至刻度,摇匀,滤过,取续滤液,即得。

测定法 分别精密吸取对照品溶液与供试品溶液各 10μl,注入液相色谱仪,测定,即得。

本品每片含人参以人参皂苷 Rg_1($C_{42}H_{72}O_{14}$)和人参皂苷 Re($C_{48}H_{82}O_{18}$)的总量计,不得少于 0.14mg。

【功能与主治】 益肾健脾,利水消肿。用于脾肾阳虚、水湿内停所致的水肿,症见浮肿、腰痛、乏力、怕冷、夜尿多;慢性肾炎见上述证候者。

【用法与用量】 口服。一次 6 片,一日 3 次。小儿酌减。

【规格】 (1)薄膜衣片 每片重 0.27g

(2)糖衣片(片心重 0.25g)

【贮藏】 密封。

肾炎解热片

Shenyan Jiere Pian

【处方】
白茅根 450.45g	连翘 180.18g
荆芥 135.14g	炒苦杏仁 135.14g
陈皮 135.14g	大腹皮 135.14g
盐泽泻 135.14g	茯苓 135.14g
桂枝 45.04g	车前子(炒)135.14g
赤小豆 225.23g	石膏 225.23g
蒲公英 180.18g	蝉蜕 90.09g

【制法】 以上十四味,茯苓粉碎成细粉,过筛;其余白茅根等十三味加水煎煮两次,煎液滤过,滤液合并,浓缩成稠膏,加入茯苓细粉混匀,减压干燥,粉碎,制粒,加淀粉适量,混匀,压制成 1000 片,包糖衣或薄膜衣,或压制成 600 片,包薄膜衣,即得。

【性状】 本品为糖衣片或薄膜衣片,除去包衣后显深棕色;味甘、微苦。

【鉴别】 (1)取本品,置显微镜下观察:不规则颗粒状团块及分枝状团块无色,遇水合氯醛试液渐溶化,菌丝无色或淡棕色,直径 4～6μm(茯苓)。

(2)取本品适量,除去包衣,研细,取 10g,加三氯甲烷 50ml,加热回流 1 小时,放冷,滤过,滤液蒸干,残渣加甲醇 1ml 使溶解,作为供试品溶液。另取齐墩果酸对照品,加甲醇制成每 1ml 含 0.1mg 的溶液,作为对照品溶液。照薄层色谱法(通则 0502)试验,吸取供试品溶液 10～20μl、对照品溶液 10μl,分别点于同一硅胶 G 薄层板上,以甲苯-乙酸乙酯(4∶1)为展开剂,展开,取出,晾干,喷以 10% 硫酸乙醇溶液,在 105℃ 加热至斑点显色清晰。供试品色谱中,在与对照品色谱相应的位置上,显相同颜色的斑点。

(3)取本品适量,除去包衣,研细,取 10g,加乙醇 50ml,加热回流 1 小时,放冷,滤过,滤液蒸干,残渣加水 25ml,微热使溶解,用水饱和的正丁醇振摇提取 2 次,每次 25ml,合并正丁醇提取液,用氨试液 25ml 洗涤,弃去洗液,继用正丁醇饱和的水洗涤 2 次,每次 25ml,弃去洗涤液,取正丁醇液浓缩至干,残渣加甲醇 1ml 使溶解,作为供试品溶液。另取连翘苷对照品,加甲醇制成每 1ml 含 1mg 的溶液,作为对照品溶液。照薄层色谱法(通则 0502)试验,吸取上述两种溶液各 10μl,分别点于同一硅胶 G 薄层板上,以三氯甲烷-甲醇(5∶1)为展开剂,展开,取出,晾干,喷以 10% 硫酸乙醇溶液,在 105℃ 加热至斑点显色清晰。供试品色谱中,在与对照品色谱相应的位置上,显相同颜色的斑点。

(4)取本品适量,除去包衣,研细,取 1.6g,加甲醇 40ml,

超声处理 30 分钟,滤过,滤液蒸干,残渣加水 15ml 使溶解,加乙酸乙酯振摇提取 3 次(20ml,20ml,10ml),合并乙酸乙酯液,蒸干,残渣加甲醇 1ml 使溶解,作为供试品溶液。另取陈皮对照药材 2g,加甲醇 30ml,加热回流 30 分钟,放冷,滤过,滤液蒸干,残渣加水 15ml 使溶解,同法制成对照药材溶液。再取橙皮苷对照品,加甲醇制成饱和溶液,作为对照品溶液。照薄层色谱法(通则 0502)试验,吸取上述三种溶液各 2~5μl,分别点于同一用 0.5% 氢氧化钠溶液制备的硅胶 G 薄层板上,以乙酸乙酯-甲醇-水(100:17:13)为展开剂,展至约 3cm,取出,晾干,再以甲苯-乙酸乙酯-甲酸-水(20:10:1:1)的上层溶液为展开剂,展至约 8cm,取出,晾干,喷以 1% 三氯化铝乙醇溶液,置紫外光灯(365nm)下检视。供试品色谱中,在与对照药材色谱和对照品色谱相应的位置上,显相同颜色的荧光斑点。

【检查】　应符合片剂项下有关的各项规定(通则 0101)。

【含量测定】　照高效液相色谱法(通则 0512 测定)。

色谱条件与系统适用性试验　以十八烷基硅烷键合硅胶为填充剂;以甲醇-醋酸-水(35:4:61)为流动相,检测波长为 283nm。理论板数按橙皮苷峰计算应不低于 3000。

对照品溶液的制备　取橙皮苷对照品适量,精密称定,加 80% 甲醇制成每 1ml 含 40μg 的溶液,即得。

供试品溶液的制备　取本品 20 片,除去包衣,精密称定,研细,取约 1g,精密称定,置具塞锥形瓶中,精密加 80% 甲醇 50ml,密塞,称定重量,超声处理(功率 250W,频率 33kHz)30 分钟,取出,放冷,再称定重量,用 80% 甲醇补足减失的重量,摇匀,滤过,取续滤液,即得。

测定法　分别精密吸取对照品溶液与供试品溶液各 10μl,注入液相色谱仪,测定,即得。

本品每片含陈皮以橙皮苷($C_{28}H_{34}O_{15}$)计,〔规格(1)、规格(3)〕不得少于 0.40mg,〔规格(2)〕不得少于 0.66mg。

【功能与主治】　疏风解热,宣肺利水。用于风热犯肺所致的水肿,症见发热恶寒、头面浮肿、咽喉干痛、肢体痠痛、小便短赤、舌苔薄黄、脉浮数;急性肾炎见上述证候者。

【用法与用量】　口服。一次 4~5 片〔规格(1)、规格(3)〕,一次 3 片〔规格(2)〕,一日 3 次。

【规格】　(1)薄膜衣片　每片重 0.34g

(2)薄膜衣片　每片重 0.56g

(3)糖衣片(片心重 0.32g)

【贮藏】　密封。

肾炎康复片

Shenyan Kangfu Pian

【处方】　西洋参 17.4g　　　人参 5.8g

　　　　　地黄 58.1g　　　　盐杜仲 34.9g

　　　　　山药 58.1g　　　　白花蛇舌草 29.1g

　　　　　黑豆 58.1g　　　　土茯苓 58.1g

　　　　　益母草 58.1g　　　丹参 29.1g

　　　　　泽泻 29.1g　　　　白茅根 87.2g

　　　　　桔梗 58.1g

【制法】　以上十三味,西洋参、人参、山药、土茯苓、丹参、桔梗粉碎成细粉,其余地黄等七味加水煎煮二次,合并煎液,滤过,滤液浓缩成稠膏,加入上述西洋参等细粉及糊精适量,混匀,制成颗粒,干燥,压制成 1000 片,包糖衣,或压制成 625 片,包薄膜衣,即得。

【性状】　本品为糖衣片或薄膜衣片,除去包衣后显黄棕色;味甘、淡。

【鉴别】　(1)取本品,置显微镜下观察:石细胞深棕色,长条形,直径约 50μm,壁三面极厚,一面菲薄(土茯苓)。

(2)取本品 20 片或 13 片(薄膜衣片),除去包衣,研细,加甲醇 40ml,超声处理 30 分钟,滤过,滤液低温蒸干,残渣加乙酸乙酯 2ml 使溶解,作为供试品溶液。另取丹参酮ⅡA 对照品,加乙酸乙酯制成每 1ml 含 1mg 的溶液,作为对照品溶液。照薄层色谱法(通则 0502)试验,吸取上述两种溶液各 5μl,分别点于同一硅胶 G 薄层板上,以甲苯-乙酸乙酯(10:1)为展开剂,展开,取出,晾干。供试品色谱中,在与对照品色谱相应的位置上,显相同颜色的斑点。

(3)取本品 25 片或 16 片(薄膜衣片),除去包衣,研细,加 70% 乙醇超声处理 2 次,每次 25ml,每次 30 分钟,滤过,合并滤液,浓缩至 1/2,加乙醚提取 2 次,每次 15ml,弃去乙醚液,再加水饱和的正丁醇提取 3 次,每次 15ml,分取正丁醇液,加氨试液洗涤 2 次,每次 15ml,分取正丁醇液,蒸干,残渣加甲醇 2ml 使溶解,作为供试品溶液。另取人参皂苷 Rb₁ 对照品、人参皂苷 Re 对照品、人参皂苷 Rg₁ 对照品及拟人参皂苷 F₁₁ 对照品,加甲醇制成每 1ml 各含 2mg 的混合溶液,作为对照品溶液。照薄层色谱法(通则 0502)试验,吸取上述两种溶液各 1~2μl,分别点于同一硅胶 G 薄层板上,以三氯甲烷-甲醇-水(65:35:10)10℃ 以下放置分层的下层溶液为展开剂,展开,展距 15cm,取出,晾干,喷以 10% 硫酸乙醇溶液,加热至斑点显色清晰。供试品色谱中,在与对照品色谱相应的位置上,显相同颜色的斑点。

(4)取本品 25 片或 16 片(薄膜衣片),除去包衣,研细,加 0.5% 盐酸溶液 30ml 搅拌使溶解,放置 1 小时,离心 15 分钟(转速为每分钟 3000 转),取上清液,通过已处理好磺酸型阳离子交换树脂柱(内径为 1.6cm,柱高为 20cm),流速为 1ml/分钟,弃去流出液,用水洗脱至中性,弃去水液,再用氨试液 50ml 洗脱,流速为 2ml/分钟,收集洗脱液,浓缩至干,残渣加乙醇 2ml 使溶解,取上清液作为供试品溶液。另取盐酸水苏碱对照品,加乙醇制成每 1ml 含 5mg 的溶液,作为对照品溶液。照薄层色谱法(通则 0502)试验,吸取供试品溶液 5μl、对照品溶液 2μl,分别点于同一硅胶 G 薄层板上,以正丁醇-乙酸乙酯-盐酸(8:1:3)为展开剂,展开,取出,充分晾干,依次喷以改良碘化铋钾试液及亚硝酸钠乙醇试液。供试品色谱中,在与对照品色谱相应的位置上,显相同颜色的斑点。

(5)取本品 8 片或 5 片(薄膜衣片),除去包衣,研细,加乙酸乙酯 30ml,盐酸 0.5ml,加热回流 1 小时,滤过,滤液蒸干,残渣加甲醇 2ml 使溶解,作为供试品溶液。另取桔梗对照药材 1g,加乙酸乙酯 10ml,盐酸 0.2ml,同法制成对照药材溶液。照薄层色谱法(通则 0502)试验,吸取上述两种溶液各 1~2μl,分别点于同一硅胶 G 薄层板上,以正己烷-乙酸乙酯-冰醋酸(3:2:0.5)为展开剂,展开,取出,晾干,喷以 10% 硫酸乙醇溶液,加热至斑点显色清晰。供试品色谱中,在与对照药材色谱相应的位置上,显相同颜色的斑点。

【检查】 应符合片剂项下有关的各项规定(通则 0101)。

【含量测定】 避光操作。照高效液相色谱法(通则 0512)测定。

色谱条件与系统适用性试验 以十八烷基硅烷键合硅胶为填充剂;以乙腈-甲醇-水(50:25:25)为流动相;检测波长为 270nm。理论板数按丹参酮 II_A 峰计算应不低于 5000。

对照品溶液的制备 取丹参酮 II_A 对照品适量,精密称定,加甲醇制成每 1ml 含 10μg 的溶液,即得。

供试品溶液的制备 取本品 20 片,除去包衣,精密称定,研细,取约 1g,精密称定,置具塞锥形瓶中,精密加入甲醇 25ml,密塞,称定重量,加热回流 30 分钟,放冷,再称定重量,用甲醇补足减失的重量,摇匀,滤过,取续滤液,即得。

测定法 分别精密吸取对照品溶液 5~10μl 与供试品溶液 10μl,注入液相色谱仪,测定,即得。

本品每片含丹参以丹参酮 II_A($C_{19}H_{18}O_3$)计,糖衣片不得少于 50μg;薄膜衣片不得少于 80μg。

【功能与主治】 益气养阴,健脾补肾,清解余毒。用于气阴两虚,脾肾不足,水湿内停所致的水肿,症见神疲乏力,腰膝酸软,面目、四肢浮肿,头晕耳鸣;慢性肾炎、蛋白尿、血尿见上述证候者。

【用法与用量】 口服。一次 8 片〔规格(1)〕或一次 5 片〔规格(2)〕,一日 3 次;小儿酌减或遵医嘱。

【注意】 孕妇禁服;急性肾炎水肿不宜。

【规格】 (1)糖衣片(片心重 0.3g)

(2)薄膜衣片 每片重 0.48g

【贮藏】 密封。

肾 宝 合 剂

Shenbao Heji

【处方】
蛇床子 28g	川芎 28.3g
菟丝子 66g	补骨脂 28.5g
茯苓 30g	红参 20g
小茴香 14.4g	五味子 36g
金樱子 94.6g	白术 14.2g
当归 46.8g	覆盆子 32.9g
制何首乌 74.4g	车前子 16.5g
熟地黄 94g	枸杞子 66g
山药 46.3g	淫羊藿 94.6g
胡芦巴 94g	黄芪 51.4g
肉苁蓉 47.3g	炙甘草 14.2g

【制法】 以上二十二味,蛇床子、淫羊藿、当归、川芎、小茴香粉碎成粗粉,用 70% 乙醇作溶剂,浸渍 48 小时后渗漉,收集渗漉液,回收乙醇减压浓缩至相对密度为 1.10~1.15(60℃)的清膏,滤过,滤液备用;红参粉碎成粗粉,用 20% 乙醇作溶剂,浸渍 8 小时后,加热回流提取二次,每次 2 小时,合并提取液,滤过,滤液回收乙醇,浓缩至生药量的二分之一,备用;其余覆盆子等十六味,与上述红参药渣,加水煎煮二次,每次 2 小时,合并煎液,滤过,滤液浓缩至稠膏,加三倍量乙醇沉淀 48 小时,取上清液回收乙醇,浓缩至相对密度为 1.10~1.15(60℃)的清膏,与蛇床子等清膏合并,加入蔗糖 200g,煮沸 15 分钟,滤过,滤液中加入红参药液和苯甲酸钠 1g,羟苯乙酯 0.5g,加水至 1000ml,搅匀,滤过,即得。

【性状】 本品为棕红色至棕褐色的液体;味甜、微苦。

【鉴别】 (1)取本品 50ml,用乙酸乙酯振摇提取 3 次,每次 50ml,合并乙酸乙酯液,药液备用;乙酸乙酯液用 5% 碳酸钠溶液振摇提取 3 次,每次 20ml,合并提取液,备用;乙酸乙酯液蒸干,残渣加乙酸乙酯 1ml 使溶解,作为供试品溶液。另取淫羊藿苷对照品,加甲醇制成每 1ml 含 1mg 的溶液,作为对照品溶液。照薄层色谱法(通则 0502)试验,吸取上述两种溶液各 10μl,分别点于同一含 0.5% 氢氧化钠的以羧甲基纤维素钠为黏合剂的硅胶 GF_{254} 薄层板上,以乙酸乙酯-甲醇-水(100:17:13)为展开剂,展开,取出,晾干,喷以 1% 三氯化铝溶液,在 105℃ 加热 3 分钟,置紫外光灯(254nm)下检视。供试品色谱中,在与对照品色谱相应的位置上,显相同颜色的斑点。

(2)取〔鉴别〕(1)项下备用的提取液,加盐酸调节 pH 值至 2~3,用乙酸乙酯振摇提取 2 次,每次 30ml,合并乙酸乙酯液,蒸干,残渣加乙酸乙酯 1ml 使溶解,作为供试品溶液。另取何首乌对照药材 0.3g,加乙酸乙酯 20ml,加热回流 30 分钟,放冷,滤过,滤液用 5% 碳酸钠溶液振摇提取 3 次,每次 20ml,合并提取液,自"加盐酸调节 pH 值至 2~3"起,同法制成对照药材溶液。再取大黄素对照品,加乙酸乙酯制成每 1ml 含 1mg 的溶液,作为对照品溶液。照薄层色谱法(通则 0502)试验,吸取供试品溶液 20μl、对照药材溶液及对照品溶液各 5μl,分别点于同一硅胶 G 薄层板上,以石油醚(60~90℃)-甲酸乙酯-甲酸(15:10:1)为展开剂,展开,取出,晾干,置氨蒸气中熏后,置日光下检视。供试品色谱中,在与对照药材色谱相应的位置上,显相同的红色主斑点;在与对照品色谱相应的位置上,显相同的红色斑点。

(3)取〔鉴别〕(1)项下备用的药液,用水饱和的正丁醇振摇提取 3 次,每次 50ml,合并正丁醇提取液,用 0.5% 的氢氧化钠溶液洗涤 2 次,每次 50ml,弃去碱液,再用正丁醇饱和的水洗涤 2 次,每次 50ml,弃去水液,正丁醇液蒸干,残渣加水 5ml 使溶解,放冷,通过 D101 型大孔吸附树脂柱(柱内径为 1.5cm,柱高为 12cm),以水 60ml 洗脱,弃去水液,再用 40% 乙醇 40ml 洗脱,弃去 40% 乙醇洗脱液,继用 70% 乙醇 60ml 洗脱,收集洗脱液,蒸干,残渣加甲醇 0.5ml 使溶解,作为供试品溶液。另取黄芪甲苷对照品,加甲醇制成每 1ml 含 1mg 的溶液作为对照品溶液。照薄层色谱法(通则 0502)试验,吸取供试品溶液 10µl、对照品溶液 5µl,分别点于同一硅胶 G 薄层板上,以三氯甲烷-甲醇-水(13:6:2)在 10℃以下放置过夜的下层溶液为展开剂,展开,取出,晾干,喷以 10% 硫酸乙醇溶液,在 105℃加热至斑点显色清晰,置紫外光灯(365nm)下检视。供试品色谱中,在与对照品色谱相应的位置上,显相同颜色的荧光斑点。

(4)取本品 50ml,用乙醚振摇提取 2 次,每次 50ml,合并乙醚液,挥干,残渣加乙酸乙酯 2ml 使溶解,作为供试品溶液。另取补骨脂对照药材 0.2g,加水 50ml,煎煮 30 分钟,滤过,滤液自"用乙醚振摇提取 2 次"起,同法制成对照药材溶液。再取补骨脂素对照品,加乙酸乙酯制成每 1ml 含 2mg 的对照品溶液。照薄层色谱法(通则 0502)试验,吸取上述三种溶液各 2µl,分别点于同一硅胶 G 薄层板上,以正己烷-乙酸乙酯(3:1)为展开剂,展开,取出,晾干,喷以 10% 的氢氧化钾甲醇溶液,置紫外光灯(365nm)下检视。供试品色谱中,在与对照药材色谱相应的位置上,显相同颜色的荧光主斑点;在与对照品色谱相应的位置上,显相同颜色的荧光斑点。

(5)取本品 100ml,加水 200ml,置 1000ml 圆底烧瓶中,连接挥发油提取器,自提取器上端加水至刻度,再加乙酸乙酯 3ml,连接回流冷凝管,加热至沸腾,并持续蒸馏,30 分钟后,停止加热,放置 15 分钟以上,收集乙酸乙酯液作为供试品溶液。另分别取当归、川芎对照药材各 0.5g,加环己烷 1ml 浸泡过夜,取上清液作为对照药材溶液。照薄层色谱法(通则 0502)试验,吸取供试品溶液 20µl、上述两种对照药材溶液各 5µl,分别点于同一硅胶 G 薄层板上,以正己烷-乙酸乙酯(9:1)为展开剂,展开,取出,晾干,置紫外光灯(365nm)下检视。供试品色谱中,在与对照药材色谱相应的位置上,显相同颜色的荧光斑点。

【检查】 相对密度　应不低于 1.08(通则 0601)。

pH 值　应为 4.2~5.5(通则 0631)。

其他　应符合合剂项下有关的各项规定(通则 0181)。

【含量测定】 照高效液相色谱法(通则 0512)测定。

色谱条件与系统适用性试验　以十八烷基硅烷键合硅胶为填充剂;以乙腈-0.1% 磷酸溶液(26:74)为流动相;检测波长为 270nm。理论板数按淫羊藿苷峰计算应不低于 2500。

对照品溶液的制备　取淫羊藿苷对照品适量,精密称定,加甲醇制成每 1ml 含 30µg 的溶液,即得。

供试品溶液的制备　精密量取本品 1ml,置 10ml 量瓶中,加甲醇至刻度,摇匀,在 10℃以下放置过夜,取上清液,滤

过,取续滤液,即得。

测定法　分别精密吸取对照品溶液与供试品溶液各 10µl,注入液相色谱仪,测定,即得。

本品每 1ml 含淫羊藿以淫羊藿苷($C_{33}H_{40}O_{15}$)计,不得少于 0.18mg。

【功能与主治】 温补肾阳,固精益气。用于肾阳亏虚、精气不足所致的阳痿遗精、腰腿酸痛、精神不振、夜尿频多、畏寒怕冷、月经过多,白带清稀。

【用法与用量】 口服。一次 10~20ml,一日 3 次。

【注意】 感冒发热期间停服。

【规格】 (1)每支装 10ml　(2)每瓶装 100ml　(3)每瓶装 150ml　(4)每瓶装 200ml

【贮藏】 密封,置阴凉干燥处。

肾 宝 糖 浆
Shenbao Tangjiang

【处方】

蛇床子 28g	菟丝子 66g
茯苓 30g	小茴香 14.4g
金樱子 94.6g	当归 46.8g
制何首乌 74.4g	熟地黄 94g
山药 46.3g	胡芦巴 94g
肉苁蓉 47.3g	川芎 28.3g
补骨脂 28.5g	红参 20g
五味子 36g	白术 14.2g
覆盆子 32.9g	车前子 16.5g
枸杞子 66g	淫羊藿 94.6g
黄芪 51.4g	炙甘草 14.2g

【制法】 以上二十二味,将蛇床子、淫羊藿、当归、川芎、小茴香粉碎成粗粉,用 70% 乙醇作溶剂,浸渍 48 小时进行渗漉,收集渗漉液约 1500ml,回收乙醇减压浓缩至相对密度为 1.10~1.15(60℃)的清膏,滤过,滤液备用;将红参粉碎成粗粉,用 20% 乙醇作溶剂,浸渍 8 小时后,加热回流提取二次,每次 2 小时,合并提取液,滤过,滤液回收乙醇,浓缩至相对密度为 1.05~1.10(60℃)的清膏,备用;其余覆盆子等十六味,与上述红参药渣,加水煎煮二次,每次 2 小时,合并煎液,滤过,滤液浓缩至相对密度为 1.16~1.20(60℃)的清膏,加乙醇使含醇量为 65%,静置 48 小时,取上清液回收乙醇,浓缩至相对密度为 1.10~1.15(60℃)的清膏,加入上述蛇床子等提取液和红参醇提液,混匀,加入单糖浆约 700ml,煮沸 10 分钟,加入苯甲酸钠适量,调整总量至 1000ml,搅匀,滤过,即得。

【性状】 本品为棕褐色的黏稠液体;味甜、微苦。

【鉴别】 (1)取本品 50ml,用乙酸乙酯振摇提取 3 次,每次 50ml,合并乙酸乙酯液,药液备用;乙酸乙酯液用 5% 碳酸钠溶液振摇提取 3 次,每次 20ml,合并提取液,备用;乙酸乙酯液

蒸干,残渣加乙酸乙酯 1ml 使溶解,作为供试品溶液。另取淫羊藿苷对照品,加甲醇制成每 1ml 含 1mg 的溶液作为对照品溶液。照薄层色谱法(通则 0502)试验,吸取上述两种溶液各 10μl,分别点于同一含 0.5% 氢氧化钠的以羧甲基纤维素钠为黏合剂的硅胶 GF$_{254}$ 薄层板上,以乙酸乙酯-甲醇-水(100:17:13)为展开剂,展开,取出,晾干,喷以 1% 三氯化铝溶液,在 105℃ 加热 3 分钟,置紫外光灯(254nm)下检视。供试品色谱中,在与对照品色谱相应的位置上,显相同颜色的斑点。

(2)取〔鉴别〕(1)项下备用的提取液,加盐酸调节 pH 值至 2~3,用乙酸乙酯振摇提取 2 次,每次 30ml,合并乙酸乙酯液,蒸干,残渣加乙酸乙酯 1ml 使溶解,作为供试品溶液。另取何首乌对照药材 0.3g,加乙酸乙酯 20ml,加热回流 30 分钟,放冷,滤过,滤液用 5% 碳酸钠溶液振摇提取 3 次,每次 20ml,合并提取液,加盐酸调节 pH 值至 2~3,用乙酸乙酯振摇提取 2 次,每次 30ml,合并乙酸乙酯液,蒸干,残渣加乙酸乙酯 1ml 使溶解,作为对照药材溶液。再取大黄素对照品,加乙酸乙酯制成每 1ml 含 1mg 的溶液作为对照品溶液。照薄层色谱法(通则 0502)试验,吸取供试品溶液 20μl,对照药材溶液及对照品溶液各 5μl,分别点于同一硅胶 G 薄层板上,以石油醚(60~90℃)-甲酸乙酯-甲酸(15:10:1)为展开剂,展开,取出,晾干,置于氨蒸气中熏后,置日光下检视。供试品色谱中,在与对照药材色谱相应的位置上,显相同的红色主斑点,在与对照品色谱相应的位置上,显相同的红色斑点。

(3)取〔鉴别〕(1)项下备用的药液,用水饱和的正丁醇振摇提取 3 次,每次 50ml,合并正丁醇提取液,用 0.5% 的氢氧化钠溶液洗涤 2 次,每次 50ml,弃去碱液,再用正丁醇饱和的水洗涤 2 次,每次 50ml,弃去水液。正丁醇液蒸干,残渣加水 5ml 使溶解,放冷,通过 D101 型大孔吸附树脂柱(内径为 1.5cm,柱高为 12cm),以水 60ml 洗脱,弃去水液,再用 40% 乙醇 40ml 洗脱,弃去 40% 乙醇洗脱液,继用 70% 乙醇 60ml 洗脱,收集洗脱液,蒸干,残渣加甲醇 0.5ml 使溶解,作为供试品溶液。另取黄芪甲苷对照品,加甲醇制成每 1ml 含 1mg 的溶液作为对照品溶液。照薄层色谱法(通则 0502)试验,吸取供试品溶液 10μl,对照品溶液 5μl,分别点于同一硅胶 G 薄层板上,以三氯甲烷-甲醇-水(13:6:2)在 10℃以下放置过夜的下层溶液为展开剂,展开,取出,晾干,喷以 10% 硫酸乙醇溶液,在 105℃ 加热至斑点显色清晰,置紫外光灯(365nm)下检视。供试品色谱中,在与对照品色谱相应的位置上,显相同颜色的荧光斑点。

(4)取本品 50ml,用乙醚振摇提取 2 次,每次 50ml,合并乙醚液,挥干,残渣加乙酸乙酯 2ml 使溶解,作为供试品溶液。另取补骨脂对照药材 0.2g,加水 50ml,煎煮 30 分钟,滤过,滤液自"用乙醚振摇提取 2 次"起,同法制成对照药材溶液。再取补骨脂素对照品,加乙酸乙酯制成每 1ml 含 2mg 的溶液作为对照品溶液。照薄层色谱法(通则 0502)试验,吸取上述三种溶液各 2μl,分别点于同一硅胶 G 薄层板上,以正己烷-乙酸乙酯(3:1)为展开剂,展开,取出,晾干,喷以 10% 的氢氧化钾甲醇溶液,置紫外光灯(365nm)下检视。供试品色谱中,在

与对照药材色谱相应的位置上,显相同颜色的荧光主斑点;在与对照品色谱相应的位置上,显相同颜色的荧光斑点。

(5)取本品 100ml,加水 200ml,置于 1000ml 圆底烧瓶中,连接挥发油提取器,自提取器上端加水至刻度,再加乙酸乙酯 3ml,连接回流冷凝管,将烧瓶内容物加热至沸腾,并持续蒸馏,30 分钟后,停止加热,放置 15 分钟以上,收集乙酸乙酯液作为供试品溶液。另分别取当归、川芎对照药材各 0.5g,加环己烷 1ml 浸泡过夜,取上清液作为对照药材溶液。照薄层色谱法(通则 0502)试验,吸取供试品溶液 20μl、上述两种对照药材溶液各 5μl,分别点于同一硅胶 G 薄层板上,以正己烷-乙酸乙酯(9:1)为展开剂,展开,取出,晾干,置紫外光灯(365nm)下检视。供试品色谱中,在与对照药材色谱相应的位置上,显相同颜色的荧光斑点。

【检查】 **相对密度** 应不低于 1.26(通则 0601)。

pH 值 应为 4.2~5.5(通则 0631)。

其他 应符合糖浆剂项下有关的各项规定(通则 0116)。

【含量测定】 照高效液相色谱法(通则 0512)测定。

色谱条件与系统适用性试验 以十八烷基硅烷键合硅胶为填充剂;以乙腈-0.1% 磷酸溶液(26:74)为流动相;检测波长为 270nm,理论板数按淫羊藿苷峰计算应不低于 2500。

对照品溶液的制备 取淫羊藿苷对照品适量,精密称定,加甲醇制成每 1ml 含 30μg 的溶液,即得。

供试品溶液的制备 精密量取本品 1ml,置 10ml 量瓶中,加甲醇至刻度,摇匀,在 10℃以下放置过夜,取上清液,滤过,取续滤液,即得。

测定法 分别精密吸取对照品溶液与供试品溶液各 10μl,注入液相色谱仪,测定,即得。

本品每 1ml 含淫羊藿以淫羊藿苷(C$_{33}$H$_{40}$O$_{15}$)计,不得少于 0.18mg。

【功能与主治】 温补肾阳,固精益气。用于肾阳亏虚、精气不足所致的阳痿遗精、腰腿酸痛、精神不振、夜尿频多、畏寒怕冷,月经过多,白带清稀。

【用法与用量】 口服。一次 10~20ml,一日 3 次。

【注意】 感冒发热期停服。

【规格】 (1)每支装 10ml (2)每瓶装 100ml (3)每瓶装 150ml (4)每瓶装 200ml

【贮藏】 密封,置阴凉干燥处。

肾复康胶囊

Shenfukang Jiaonang

【处方】 土茯苓 366g 槐花 93g

白茅根 366g 益母草 93g

广藿香 28g

【制法】 以上五味,土茯苓 183g、广藿香粉碎成细粉;剩

余的土茯苓与其余槐花等三味加水煎煮二次,第一次 3 小时,第二次 2 小时,煎液滤过,滤液合并,浓缩至适量,加入土茯苓和广藿香的细粉,混匀,干燥,粉碎成细粉或制颗粒,装入胶囊,制成 1000 粒,即得。

【性状】 本品为硬胶囊,内容物为棕黄色至棕褐色的粉末或粉末和颗粒;气香,味微酸、微苦。

【鉴别】 (1)取本品,置显微镜下观察:草酸钙针晶束长 40～144μm(土茯苓)。非腺毛 1～6 细胞,壁有疣状突起(广藿香)。

(2)取本品内容物 1.5g,研细,加甲醇 30ml,加热回流 1 小时,滤过,滤液回收溶剂至干,残渣用水 10ml 溶解,加盐酸 2ml,置水浴中加热 1 小时,冷却,用二氯甲烷振摇提取 2 次,每次 10ml,合并二氯甲烷液,回收溶剂至干,残渣加二氯甲烷 1ml 使溶解,作为供试品溶液。另取土茯苓对照药材 1g,同法制成对照药材溶液。照薄层色谱法(通则 0502)试验,吸取上述两种溶液各 10μl,分别点于同一硅胶 G 薄层板上,以甲苯-丙酮(9:1)为展开剂,展开,取出,晾干,喷以 10%硫酸乙醇溶液,在 105℃加热至斑点显色清晰,置紫外光灯(365nm)下检视。供试品色谱中,在与对照药材色谱相应的位置上,显两个相同颜色的荧光斑点。

(3)取本品内容物 3g,加甲醇 30ml,加热回流 1 小时,滤过,滤液回收溶剂至干,残渣用 0.1mol/L 盐酸溶液 5ml 溶解,通过强酸型阳离子交换树脂柱(732 型钠型,内径为 0.9cm,柱长为 12cm),用水洗至洗脱液近无色,弃去水洗液,再以 2mol/L 氨溶液 50ml 洗脱,收集洗脱液,蒸干,残渣加甲醇 1ml 使溶解,作为供试品溶液。另取益母草对照药材 1g,同法制成对照药材溶液。再取盐酸水苏碱对照品,加甲醇制成每 1ml 含 1mg 的溶液,作为对照品溶液。照薄层色谱法(通则 0502)试验,吸取上述三种溶液各 20μl,分别点于同一硅胶 G 薄层板上,以丙酮-乙醇-盐酸(10:10:1)为展开剂,展开,取出,晾干,在 105℃加热 15 分钟,放冷,喷以稀碘化铋钾试液-1%三氯化铁乙醇溶液(10:1)的混合溶液。供试品色谱中,在与对照药材色谱和对照品色谱相应的位置上,显相同颜色的斑点。

(4)取本品内容物 5g,研细,加石油醚(30～60℃)25ml,加热回流 30 分钟,滤过,滤液回收溶剂至干,残渣加乙酸乙酯 1ml 使溶解,作为供试品溶液。另取广藿香对照药材 1g,同法制成对照药材溶液。再取百秋李醇对照品,加乙酸乙酯制成每 1ml 含 1mg 的溶液,作为对照品溶液。照薄层色谱法(通则 0502)试验,吸取供试品溶液 20μl、对照药材溶液与对照品溶液各 10μl,分别点于同一硅胶 G 薄层板上,以石油醚(60～90℃)-乙酸乙酯-甲酸(85:15:2)为展开剂,展开,取出,晾干,喷以 1%香草醛硫酸溶液。供试品色谱中,在与对照药材色谱和对照品色谱相应的位置上,显一个相同的红色斑点。

【检查】 应符合胶囊剂项下有关的各项规定(通则 0103)。

【含量测定】 照高效液相色谱法(通则 0512)测定。

色谱条件与系统适用性试验 以十八烷基硅烷键合硅胶为填充剂;以甲醇-1%醋酸溶液(35:65)为流动相;检测波长为 257nm。理论板数按芦丁峰计算应不低于 2000。

对照品溶液的制备 取芦丁对照品适量,精密称定,加甲醇制成每 1ml 含 60μg 的溶液,即得。

供试品溶液的制备 取装量差异项下的本品内容物,研细,混匀,取 0.5g,精密称定,置具塞锥形瓶中,精密加入 50%甲醇 50ml,密塞,称定重量,超声处理(功率 250W,频率 33kHz)30 分钟,放冷,再称定重量,用 50%甲醇补足减失的重量,滤过,取续滤液,即得。

测定法 分别精密吸取对照品溶液与供试品溶液各 10μl,注入液相色谱仪,测定,即得。

本品每粒含槐花以芦丁($C_{27}H_{30}O_{16}$)计,不得少于 1.10mg。

【功能与主治】 清热利尿,益肾化浊。用于热淋涩痛,急性肾炎水肿,慢性肾炎急性发作。

【用法与用量】 口服。一次 4～6 粒,一日 3 次。

【规格】 每粒装 0.3g

【贮藏】 密封。

肾衰宁胶囊
Shenshuaining Jiaonang

【处方】
太子参 250g	黄连 100g
法半夏 250g	陈皮 100g
茯苓 200g	大黄 400g
丹参 700g	牛膝 200g
红花 100g	甘草 100g

【制法】 以上十味,取大黄 200g 粉碎成细粉,剩余 200g 用 70%乙醇作溶剂,浸渍 24 小时后,缓缓渗漉,收集渗漉液,浓缩成相对密度为 1.25～1.30(90～95℃)的稠膏;其余太子参等九味,加水煎煮三次,第一次 3 小时,第二次 2 小时,第三次 1 小时,煎液滤过,滤液合并,减压浓缩至相对密度为 1.10～1.20(65～70℃)的清膏,加乙醇使含醇量达 60%,充分搅拌,静置 72 小时,滤过,滤液减压浓缩至相对密度为 1.25～1.30(95～98℃)的稠膏,与上述大黄稠膏及粉末混匀,制颗粒,干燥,装入胶囊,制成 1000 粒,即得。

【性状】 本品为硬胶囊,内容物为黄棕色至棕褐色的粉末或细小颗粒;气微香,味苦。

【鉴别】 (1)取本品,置显微镜下观察:草酸钙簇晶大,直径 60～140μm(大黄)。

(2)取本品内容物 5g,加甲醇 30ml,浸渍 1 小时,滤过,滤液蒸干,残渣加水 10ml,再加盐酸 1ml,加热回流 30 分钟,立即冷却,用乙醚振摇提取 2 次,每次 20ml,合并乙醚液,挥干,残渣加三氯甲烷 1ml 使溶解,作为供试品溶液。另取大黄对照药材 1g,同法制成对照药材溶液。再取大黄素对照品,加甲醇制成每 1ml 含 0.2mg 的溶液,作为对照品溶液。照薄层色谱法(通则 0502)试验,吸取上述三种溶液各 5μl,分别点于同一硅胶 H 薄层板上,以石油醚(30～60℃)-甲酸乙酯-甲酸(15：5：1)的上层溶液为展开剂,展开,取出,晾干,置紫外光灯(365nm)下检视。供试品色谱中,在与对照药材色谱相应的位置上,显相同的五个橙黄色荧光主斑点;在与对照品色谱相应的位置上,显相同的橙黄色荧光斑点;置氨蒸气中熏后,置日光下检视,斑点变为红色。

(3)取本品内容物 5g,加水 20ml,浸渍 30 分钟,再加乙醇 80ml,加热回流 2 小时,放冷,滤过,滤液浓缩至约 5ml,加水 30ml,加热 10 分钟,放冷,滤过,滤液加盐酸调节 pH 值至 2,用乙醚振摇提取 2 次,每次 25ml,合并乙醚液,用水 25ml 洗涤,弃去洗液,乙醚液挥干,残渣加无水乙醇 0.5ml 使溶解,作为供试品溶液。另取原儿茶醛对照品,加无水乙醇制成每 1ml 含 0.5mg 的溶液,作为对照品溶液。照薄层色谱法(通则 0502)试验,吸取上述两种溶液各 10μl,分别点于同一硅胶 G 薄层板上,以三氯甲烷-丙酮-甲酸(8：1：1)为展开剂,展开,取出,晾干,喷以三氯化铁试液。供试品色谱中,在与对照品色谱相应的位置上,显相同颜色的斑点。

(4)取本品内容物 5g,加甲醇 20ml,加热回流 1 小时,放冷,滤过,滤液加 10％硫酸溶液 10ml,加热回流 1 小时,滤过,滤液加水 20ml,蒸去甲醇,放冷,用三氯甲烷振摇提取 2 次,每次 20ml,合并三氯甲烷液,挥干,残渣加甲醇 1ml 使溶解,作为供试品溶液。另取太子参对照药材 2g,同法制成对照药材溶液。照薄层色谱法(通则 0502)试验,吸取上述两种溶液各 10μl,分别点于同一硅胶 G 薄层板上,以环己烷-丙酮(4：1)为展开剂,展开,取出,晾干,喷以 10％硫酸乙醇溶液,在 105℃加热至斑点显色清晰。供试品色谱中,在与对照药材色谱相应的位置上,显相同颜色的斑点。

【检查】 应符合胶囊剂项下有关的各项规定(通则 0103)。

【含量测定】 照高效液相色谱法(通则 0512)测定。

色谱条件与系统适用性试验 以十八烷基硅烷键合硅胶为填充剂;以乙腈-0.4％磷酸溶液(32：68)为流动相;检测波长为 345nm;柱温为 40℃。理论板数按盐酸小檗碱峰计算应不低于 4000。

对照品溶液的制备 取盐酸小檗碱对照品适量,精密称定,加甲醇制成每 1ml 含 30μg 的溶液,即得。

供试品溶液的制备 取装量差异项下的本品内容物约 0.15g,精密称定,精密加入盐酸-甲醇溶液(1→100)50ml,称定重量,超声处理(功率 400W,频率 50kHz)40 分钟,放冷,用盐酸-甲醇溶液(1→100)补足减失的重量,摇匀,滤过,取续滤液,即得。

测定法 分别精密吸取对照品溶液与供试品溶液各 5μl,注入液相色谱仪,测定,即得。

本品每粒含黄连以盐酸小檗碱($C_{20}H_{17}NO_4 \cdot HCl$)计,不得少于 3.0mg。

【功能与主治】 益气健脾,活血化瘀,通腑泄浊。用于脾胃气虚、瘀浊内阻、升降失调所致的面色萎黄、腰痛倦怠、恶心呕吐、食欲不振、小便不利、大便黏滞;慢性肾功能不全见上述

证候者。

【用法与用量】 口服。一次 4～6 粒,一日 3～4 次;小儿酌减。

【注意】 孕妇禁用。

【规格】 每粒装 0.35g

【贮藏】 密封,防潮。

肾 康 宁 片
Shenkangning Pian

【处方】 黄芪 360g　　　　　丹参 300g
　　　　茯苓 300g　　　　　泽泻 180g
　　　　益母草 450g　　　　淡附片 180g
　　　　锁阳 300g　　　　　山药 50g

【制法】 以上八味,山药粉碎成细粉;其余黄芪等七味加水煎煮二次,第一次 2 小时,第二次 1 小时,煎液滤过,滤液合并,浓缩成稠膏,加入山药细粉及适量的淀粉,混匀,制颗粒,干燥,压制成 1000 片,包糖衣或薄膜衣,即得。

【性状】 本品为糖衣片或薄膜衣片,除去包衣后显棕黄色至棕褐色;味微苦。

【鉴别】 (1)取本品 15 片,糖衣片除去糖衣,研细,加 0.5％盐酸乙醇溶液 50ml,超声处理 35 分钟,滤过,滤液浓缩至稠膏状,加 1％盐酸溶液 10ml 使溶解,滤过,用碳酸钠试液调节滤液 pH 值至约 8.0,用脱脂棉滤过,滤液蒸至近干,残渣加乙醇 1ml 使溶解,作为供试品溶液。另取益母草对照药材 1g,加水 100ml,煎煮 35 分钟,放冷,滤过,滤液蒸至近干,残渣加 0.5％盐酸乙醇 1ml 使溶解,作为对照药材溶液。照薄层色谱法(通则 0502)试验,吸取上述两种溶液各 10μl,分别点于同一硅胶 G 薄层板上,以乙酸乙酯-无水乙醇-甲酸(3：2：2)为展开剂,展开,取出,晾干,喷以稀碘化铋钾试液-碘化钾碘试液(1：1)的混合溶液,加热至斑点显色清晰。供试品色谱中,在与对照药材色谱相应的位置上,显相同颜色的斑点。

(2)取〔含量测定〕项下的供试品溶液 3ml,蒸至近干,残渣加甲醇 1ml 使溶解,作为供试品溶液。另取黄芪甲苷对照品,加甲醇制成每 1ml 含 0.3mg 的溶液,作为对照品溶液。照薄层色谱法(通则 0502)试验,吸取上述两种溶液各 10μl,分别点于同一硅胶 G 薄层板上,以三氯甲烷-甲醇-水(13：7：2)10℃以下放置的下层溶液为展开剂,展开,取出,晾干,喷以 10％硫酸乙醇溶液,在 105℃加热至斑点显色清晰,置紫外光灯(365nm)下检视。供试品色谱中,在与对照品色谱相应的位置上,显相同颜色的荧光斑点。

(3)取本品 10 片,糖衣片除去糖衣,研细,加水 50ml,温浸 2 小时,离心,取上清液,用 10％盐酸溶液调节 pH 值至 2～3,用乙醚振摇提取 2 次,每次 20ml,合并乙醚液,挥干,残渣加无水乙醇 1ml 使溶解,作为供试品溶液。另取丹参对照药材 1.5g,加水

50ml,超声处理 10 分钟,再温浸 2 小时,放冷,滤过,取滤液,自"用 10％盐酸溶液调节 pH 值至 2～3"起,同法制成对照药材溶液。再取原儿茶醛对照品,加无水乙醇制成每 1ml 含 0.5mg 的溶液,作为对照品溶液。照薄层色谱法(通则 0502)试验,吸取上述三种溶液各 5μl,分别点于同一硅胶 G 薄层板上,以三氯甲烷-乙酸乙酯-甲酸(20∶5∶1)为展开剂,展开,取出,晾干,喷以 2％间苯三酚乙醇溶液-硫酸(1∶1)的混合溶液(临用配制),加热至斑点显色清晰。供试品色谱中,在与对照药材色谱和对照品色谱相应的位置上,显相同颜色的斑点。

【检查】　应符合片剂项下有关的各项规定(通则 0101)。

【含量测定】　照高效液相色谱法(通则 0512)测定。

色谱条件与系统适用性试验　以十八烷基硅烷键合硅胶为填充剂;以乙腈-水(32∶68)为流动相;用蒸发光散射检测器检测。理论板数按黄芪甲苷峰计算应不低于 4000。

对照品溶液的制备　取黄芪甲苷对照品适量,精密称定,加甲醇制成每 1ml 含 0.3mg 的溶液,即得。

供试品溶液的制备　取本品 20 片,糖衣片除去包衣,精密称定,研细,取约 2.5g,精密称定,置具塞锥形瓶中,精密加入甲醇 50ml,密塞,称定重量,超声处理(功率 250W,频率 50kHz)45 分钟,放冷,再称定重量,用甲醇补足减失的重量,摇匀,滤过,精密量取续滤液 25ml,蒸至近干,残渣用 1％氢氧化钠溶液 15ml 溶解,通过 D101 型大孔吸附树脂柱(内径为 2cm,柱高为 10cm),用 1％氢氧化钠溶液 100ml 洗脱,弃去洗脱液,用水约 80ml 洗至中性,弃去水洗液,再用 70％乙醇溶液 100ml 洗脱(控制流速约为 2 滴/秒),收集洗脱液,蒸至约 1ml 或近干,用甲醇溶解,转移至 5ml 量瓶中,加甲醇至刻度,摇匀,滤过,取续滤液,即得。

测定法　分别精密吸取对照品溶液 5μl 与 15μl、供试品溶液 20μl,注入液相色谱仪,测定,以外标两点法对数方程计算,即得。

本品每片含黄芪以黄芪甲苷($C_{41}H_{68}O_{14}$)计,不得少于 50μg。

【功能与主治】　补脾温肾,渗湿活血。用于脾肾阳虚、血瘀湿阻所致的水肿,症见浮肿、乏力、腰膝冷痛;慢性肾炎见上述证候者。

【用法与用量】　口服。一次 5 片,一日 3 次。

【规格】　(1)薄膜衣片　每片重 0.31g

(2)薄膜衣片　每片重 0.33g

(3)糖衣片　(片心重 0.3g)

【贮藏】　密封。

肾康宁胶囊

Shenkangning Jiaonang

【处方】　黄芪 360g　　　　　　　丹参 300g

茯苓 300g　　　　　　　泽泻 180g

益母草 450g　　　　　　　淡附片 180g

锁阳 300g　　　　　　　　山药 50g

【制法】　以上八味,山药粉碎成细粉;其余黄芪等七味加水煎煮二次,第一次 2 小时,第二次 1 小时,合并煎液,滤过,滤液浓缩成稠膏,加入山药细粉,混匀,干燥,粉碎,加入淀粉等辅料适量,混匀,制粒,干燥,装入胶囊,制成 1000 粒〔规格(1)〕或 800 粒〔规格(2)〕,即得。

【性状】　本品为硬胶囊,内容物为棕色至棕褐色的颗粒和粉末;味微苦。

【鉴别】　(1)取本品,置显微镜下观察:淀粉粒三角状卵形或矩圆形,直径 24～40μm,脐点短缝状或人字状(山药)。

(2)取本品内容物 3.5g,加 40％甲醇 50ml,超声处理 30 分钟,滤过,滤液加在中性氧化铝柱(100～200 目,5g,柱内径为 1.5cm)上,用 40％甲醇 50ml 洗脱,收集洗脱液,蒸干,残渣加水 30ml 使溶解,用水饱和的正丁醇振摇提取 3 次,每次 30ml,合并正丁醇液,用水洗涤 2 次,每次 50ml,弃去水洗液,正丁醇液蒸干,残渣加甲醇 1ml 使溶解,作为供试品溶液。另取黄芪甲苷对照品,加甲醇制成每 1ml 含 1mg 的溶液,作为对照品溶液。照薄层色谱法(通则 0502)试验,吸取供试品溶液 5～10μl、对照品溶液 5μl,分别点于同一硅胶 G 薄层板上,以三氯甲烷-甲醇-水(13∶7∶2)10℃ 以下放置的下层溶液为展开剂,展开,取出,晾干,喷以 10％硫酸乙醇溶液,在 105℃加热至斑点显色清晰,置日光下检视。供试品色谱中,在与对照品色谱相应的位置上,显相同颜色的斑点。

(3)取本品内容物 1.7g,加 50％甲醇 50ml,超声处理 30 分钟,滤过,滤液蒸干,残渣加水 30ml 使溶解,加稀盐酸调节 pH 值至 2～3,用乙醚振摇提取 3 次,每次 30ml,合并乙醚液,蒸干,残渣加甲醇 1ml 使溶解,作为供试品溶液。另取益母草对照药材 2g,加水 50ml,煎煮 30 分钟,滤过,滤液自"加稀盐酸调节 pH 值至 2～3"起,同法制成对照药材溶液。照薄层色谱法(通则 0502)试验,吸取上述两种溶液各 5μl,分别点于同一硅胶 G 薄层板上,以三氯甲烷-甲苯-乙酸乙酯-甲酸(4∶2∶1∶0.1)为展开剂,展开,取出,晾干,喷以 1％三氯化铁溶液-1％铁氰化钾溶液(1∶1)混合溶液(临用前现配),置日光下检视。供试品色谱中,在与对照药材色谱相应的位置上,显相同颜色的斑点。

(4)取本品内容物 10g,加乙酸乙酯 60ml,超声处理 45 分钟,滤过,滤液蒸干,残渣加甲醇 0.5ml 使溶解,作为供试品溶液。另取山药对照药材 1g,同法制成对照药材溶液。照薄层色谱法(通则 0502)试验,吸取供试品溶液 10μl、对照药材溶液 5μl,分别点于同一硅胶 G 薄层板上,以正己烷-乙酸乙酯(4∶1)为展开剂,展开,取出,晾干,喷以 10％硫酸乙醇溶液,在 105℃加热至斑点显色清晰,置紫外光灯(365nm)下检视。供试品色谱中,在与对照药材色谱相应的位置上,显相同颜色的荧光斑点。

【检查】　**乌头碱限量**　取本品内容物 5g,加氨试液 30ml,混匀,加乙醚 50ml,加热回流 30 分钟,分取乙醚层,水液再加乙醚振摇提取 2 次,每次 30ml,合并乙醚液,蒸干,残渣加无水乙醇 1ml 使溶解,作为供试品溶液。另取乌头碱对照品,加无水乙醇制成每 1ml 含 1mg 的溶液,作为对照品溶液。照薄层色谱法(通则 0502)试验,吸取供试品溶液 12μl、对照品溶液 3μl,分别点于同一硅胶 G 薄层板上,以环己烷-乙酸乙酯-二乙胺(14:4:1)为展开剂,展开,取出,晾干,喷以稀碘化铋钾试液,置日光下检视。供试品色谱中,在与对照品色谱相应的位置上出现的斑点应小于对照品的斑点或不出现斑点。

其他　应符合胶囊剂项下有关的各项规定(通则 0103)。

【含量测定】　**丹参**　照高效液相色谱法(通则 0512)测定。

色谱条件与系统适用性试验　以十八烷基硅烷键合硅胶为填充剂;以甲醇-1%醋酸溶液(6:94)为流动相;检测波长为 280nm。理论板数按丹参素峰计算应不低于 3000。

对照品溶液的制备　取丹参素钠对照品适量,精密称定,加 50%甲醇制成每 1ml 含 40μg 的溶液,即得(相当于每 1ml 含丹参素 36μg)。

供试品溶液的制备　取装量差异项下的本品内容物,研细,取约 0.35g,精密称定,置具塞锥形瓶中,精密加入 50%甲醇 50ml,称定重量,超声处理(功率 250W,频率 25kHz)45 分钟,放冷,再称定重量,用 50%甲醇补足减失的重量,摇匀,滤过,取续滤液,即得。

测定法　分别精密吸取对照品溶液与供试品溶液各 10μl,注入液相色谱仪,测定,即得。

本品每粒含丹参以丹参素($C_9H_{10}O_5$)计,〔规格(1)〕不得少于 1.4mg,〔规格(2)〕不得少于 1.8mg。

黄芪　照高效液相色谱法(通则 0512)测定。

色谱条件与系统适用性试验　以十八烷基硅烷键合硅胶为填充剂;以乙腈-水(35:65)为流动相;蒸发光散射检测器检测。理论板数按黄芪甲苷峰计算应不低于 4000。

对照品溶液的制备　取黄芪甲苷对照品适量,精密称定,加甲醇制成每 1ml 含 0.2mg 的溶液,即得。

供试品溶液的制备　取装量差异项下的本品内容物,研细,取约 4g,精密称定,置具塞锥形瓶中,精密加入甲醇 50ml,称定重量,超声处理(功率 250W,频率 25kHz)30 分钟,放冷,再称定重量,用甲醇补足减失的重量,摇匀,滤过,精密吸取续滤液 25ml,蒸干,残渣加水 50ml 分次溶解,用水饱和的正丁醇振摇提取 4 次,每次 30ml,合并正丁醇提取液,用氨试液洗涤 2 次,每次 50ml,取正丁醇液蒸干,残渣加甲醇使溶解并转移至 5ml 量瓶中,加甲醇稀释至刻度,摇匀,即得。

测定法　分别精密吸取对照品溶液 5μl、10μl,供试品溶液 5~20μl,注入液相色谱仪,测定,用外标两点法对数方程计算,即得。

本品每粒含黄芪以黄芪甲苷($C_{41}H_{68}O_{14}$)计,〔规格(1)〕不得少于 50μg,〔规格(2)〕不得少于 62μg。

【功能与主治】　补脾温肾,渗湿活血。用于脾肾阳虚、血瘀湿阻所致的水肿,症见浮肿、乏力、腰膝冷痛;慢性肾炎见上述证候者。

【用法与用量】　口服。一次 5 粒〔规格(1)〕或一次 4 粒〔规格(2)〕,一日 3 次。

【规格】　(1)每粒装 0.35g　(2)每粒装 0.45g

【贮藏】　密封。

肾康宁颗粒
Shenkangning Keli

【处方】

黄芪 360g	丹参 300g
茯苓 300g	泽泻 180g
益母草 450g	淡附片 180g
锁阳 300g	山药 50g

【制法】　以上八味,山药粉碎成细粉;其余黄芪等七味加水煎煮二次,第一次 2 小时,第二次 1 小时,合并煎液,滤过,滤液减压浓缩至相对密度约为 1.30(60℃)的稠膏,加入山药细粉及糊精约 700g、甜菊糖 8g,混匀,制成颗粒,干燥,制成 1000g,即得。

【性状】　本品为淡棕色至棕褐色的颗粒;味甜、微苦。

【鉴别】　(1)取本品,置显微镜下观察:淀粉粒三角状卵形、类圆形或矩圆形,直径 8~40μm,脐点点状、短缝状、十字状或人字状(山药)。

(2)取本品 10g,研细,加 40%甲醇 50ml,超声处理 30 分钟,滤过,滤液加在中性氧化铝柱(100~200 目,5g,内径为 15mm)上,用 40%甲醇 50ml 洗脱,收集洗脱液,蒸干,残渣加水 30ml 使溶解,用水饱和的正丁醇振摇提取 3 次,每次 30ml,合并正丁醇液,用水洗涤 2 次,每次 50ml,弃去水洗液,正丁醇液蒸干,残渣加甲醇 1ml 使溶解,作为供试品溶液。另取黄芪甲苷对照品,加甲醇制成每 1ml 含 1mg 的溶液,作为对照品溶液。照薄层色谱法(通则 0502)试验,吸取供试品溶液 5~10μl、对照品溶液 5μl,分别点于同一硅胶 G 薄层板上,以三氯甲烷-甲醇-水(13:7:2)10℃以下放置的下层溶液为展开剂,展开,取出,晾干,喷以 10%硫酸乙醇溶液,在 105℃加热至斑点显色清晰。供试品色谱中,在与对照品色谱相应的位置上,显相同颜色的斑点。

(3)取本品 5g,研细,加 50%甲醇 50ml,超声处理 30 分钟,滤过,滤液蒸干,残渣加水 30ml 使溶解,加稀盐酸调节 pH 值至 2~3,用乙醚振摇提取 3 次,每次 30ml,合并乙醚液,蒸干,残渣加甲醇 1ml 使溶解,作为供试品溶液。另取益母草对照药材 2g,加水 50ml,煎煮 30 分钟,滤过,滤液加稀盐酸调节 pH 值至 2~3,同法制成对照药材溶液。照薄层色谱法(通则 0502)试验,吸取上述两种溶液各 5μl,分别点于同一硅胶 G 薄层板上,以三氯甲烷-甲苯-乙酸乙酯-甲酸(4:2:1:0.1)为展开剂,展开,取出,晾干,喷以 1%三氯化铁溶液-1%铁氰化钾溶液(1:1)混合溶液(临用新配)。供试品色谱中,在与对照药材色谱相应的位置上,显相同颜色的斑点。

(4)取本品 30g,研细,加乙酸乙酯 60ml,加热回流 30 分钟,放冷,滤过,滤液蒸干,残渣加甲醇 0.5ml 使溶解,作为供试品溶液。另取山药对照药材 1g,同法制成对照药材溶液。照薄层色谱法(通则 0502)试验,吸取供试品溶液 10μl、对照药材溶液 5μl,分别点于同一硅胶 G 薄层板上,以正己烷-乙酸乙酯(4:1)为展开剂,展开,取出,晾干,喷以 10% 硫酸乙醇溶液,在 105℃ 加热至斑点显色清晰,置紫外光灯(365nm)下检视。供试品色谱中,在与对照药材色谱相应的位置上,显相同颜色的荧光斑点。

【检查】 乌头碱限量 取本品 14g,研细,加氨试液 30ml,混匀,加乙醚 50ml,加热回流 30 分钟,分取乙醚层,水液再加乙醚振摇提取 2 次,每次 30ml,合并乙醚液,蒸干,残渣加无水乙醇 1ml 使溶解,作为供试品溶液。另取乌头碱对照品,加无水乙醇制成每 1ml 含 1mg 的溶液,作为对照品溶液。照薄层色谱法(通则 0502)试验,吸取供试品溶液 12μl、对照品溶液 3μl,分别点于同一硅胶 G 薄层板上,以环己烷-乙酸乙酯-二乙胺(14:4:1)为展开剂,展开,取出,晾干,喷以稀碘化铋钾试液。供试品色谱中,在与对照品色谱相应的位置上出现的斑点应小于对照品的斑点或不出现斑点。

其他 应符合颗粒剂项下有关的各项规定(通则 0104)。

【含量测定】 丹参 照高效液相色谱法(通则 0512)测定。

色谱条件与系统适用性试验 以十八烷基硅烷键合硅胶为填充剂;以甲醇-1% 醋酸溶液(6:94)为流动相;检测波长为 280nm。理论板数按丹参素峰计算应不低于 3000。

对照品溶液的制备 取丹参素钠对照品适量,精密称定,加 50% 甲醇制成每 1ml 含 40μg 的溶液,即得(相当于每 1ml 含丹参素 36μg)。

供试品溶液的制备 取装量差异项下的本品,研细,取约 1g,精密称定,置具塞锥形瓶中,精密加入 50% 甲醇 50ml,称定重量,超声处理(功率 250W,频率 25kHz)45 分钟,放冷,再称定重量,用 50% 甲醇补足减失的重量,摇匀,滤过,取续滤液,即得。

测定法 分别精密吸取对照品溶液与供试品溶液各 10μl,注入液相色谱仪,测定,即得。

本品每袋含丹参以丹参素($C_9H_{10}O_5$)计,不得少于 7.0mg。

黄芪 照高效液相色谱法(通则 0512)测定。

色谱条件与系统适用性试验 以十八烷基硅烷键合硅胶为填充剂;以乙腈-水(35:65)为流动相;蒸发光散射检测器检测。理论板数按黄芪甲苷峰计算应不低于 4000。

对照品溶液的制备 取黄芪甲苷对照品适量,精密称定,加甲醇制成每 1ml 含 0.2mg 的溶液,即得。

供试品溶液的制备 取装量差异项下的本品,研细,取约 12g,精密称定,置具塞锥形瓶中,精密加入甲醇 50ml,称定重量,超声处理(功率 250W,频率 25kHz)30 分钟,放冷,再称定重量,用甲醇补足减失的重量,摇匀,滤过,精密量取续滤液,即得。

25ml,蒸干,残渣加水 50ml 分次溶解,用水饱和的正丁醇振摇提取 4 次,每次 30ml,合并正丁醇液,用氨试液洗涤 2 次,每次 50ml,取正丁醇液蒸干,残渣加甲醇溶解并转移至 5ml 量瓶中,加甲醇至刻度,摇匀,即得。

测定法 分别精密吸取对照品溶液 5μl、10μl,供试品溶液 5~10μl,注入液相色谱仪,测定,用外标两点法对数方程计算,即得。

本品每袋含黄芪以黄芪甲苷($C_{41}H_{68}O_{14}$)计,不得少于 0.25mg。

【功能与主治】 补脾温肾,渗湿活血。用于脾肾阳虚、血瘀湿阻所致的水肿,症见浮肿、乏力、腰膝冷痛;慢性肾炎见上述证候者。

【用法与用量】 开水冲服。一次 1 袋,一日 3 次。

【规格】 每袋装 5g

【贮藏】 密封。

昆明山海棠片

Kunming Shanhaitang Pian

【处方】 昆明山海棠 2500g

【制法】 取昆明山海棠,切成碎块,用 50% 乙醇浸泡 1 小时后,加热回流提取三次,每次 1 小时,滤过,滤液合并,减压回收乙醇,浓缩成稠膏,减压干燥成干浸膏。取干浸膏,粉碎,加辅料适量,混匀,制成颗粒,干燥,压制成 1000 片,包糖衣或薄膜衣,即得。

【性状】 本品为糖衣片或薄膜衣片,除去包衣后显棕色;味微苦、涩。

【鉴别】 取本品 10 片,除去包衣,研细,加乙醇 70ml,加热回流 1 小时,取出,放冷,滤过,滤液蒸干,残渣加盐酸溶液(1→100)30ml,加热使溶解,放冷,滤过,滤液加浓氨试液调节 pH 值至 9,用乙醚 40ml 振摇提取,分取乙醚液,挥干,残渣加乙醇 0.5ml 使溶解,作为供试品溶液。另取昆明山海棠对照药材 4g,同法制成对照药材溶液。照薄层色谱法(通则 0502)试验,吸取上述两种溶液各 10μl,分别点于同一用 1% 盐酸溶液制备的硅胶 G 薄层板上,以正己烷-乙醚-乙酸乙酯(2:1:4.5)为展开剂,置以展开剂预饱和 20 分钟的展开缸中,展开,展至约 12cm,取出,晾干,喷以稀碘化铋钾试液。供试品色谱中,在与对照药材色谱相应的位置上,显相同颜色的斑点。

【检查】 应符合片剂项下有关的各项规定(通则 0101)。

【含量测定】 取本品 60 片,除去包衣,精密称定,研细,取约 7g,精密称定,置 200ml 锥形瓶中,加硅藻土 1.4g,混匀,加乙醇 70ml,加热回流 40 分钟,放冷,滤过,滤渣加乙醇 50ml,加热回流 30 分钟,放冷,滤过,滤液合并,置水浴上蒸干,残渣加盐酸溶液(1→100)30ml,置水浴上搅拌使溶解,放冷,滤过,残渣再用盐酸溶液(1→200)同法提取 3 次(20ml、15ml、15ml),合并滤液于分液漏斗中,加氨试液使溶液呈碱性,用乙醚振摇提取 4 次(40ml,30ml,25ml,20ml),合并乙醚液,用水振摇洗涤 2 次,每次 10ml,乙醚液滤过,滤液置已在 100℃干燥至恒重的蒸发皿中,在低温水浴上蒸去乙醚,残渣在 100℃干燥至恒重,称定重量,计算,即得。

本品每片含总生物碱不得少于 1.0mg。

【功能与主治】 祛风除湿,舒筋活络,清热解毒。用于类风湿性关节炎,红斑狼疮。

【用法与用量】 口服。一次 2 片,一日 3 次。

【注意】 肾功能不全者慎用。

【规格】 (1)薄膜衣片 每片重 0.29g

(2)糖衣片(片心重 0.28g)

【贮藏】 密封。

国 公 酒
Guogong Jiu

【处方】

当归	羌活
牛膝	防风
独活	牡丹皮
广藿香	槟榔
麦冬	陈皮
五加皮	姜厚朴
红花	制天南星
枸杞子	白芷
白芍	紫草
盐补骨脂	醋青皮
炒白术	川芎
木瓜	栀子
麸炒苍术	麸炒枳壳
乌药	佛手
玉竹	红曲

【制法】 以上三十味与适量的蜂蜜和赤砂糖用白酒回流提取三次,第一次 40 分钟,第二、三次每次 30 分钟,滤过,合并滤液,静置 3～4 个月,吸取上清液,滤过,灌封,即得。

【性状】 本品为深红色的澄清液体;气清香,味辛、甜、微苦。

【鉴别】 (1)取本品 100ml,回收乙醇至无醇味,放冷,用水 15ml 分次转移至分液漏斗中,用乙醚振摇提取 3 次(15ml,10ml,10ml),弃去乙醚液,水溶液用乙酸乙酯振摇提取 3 次(15ml,10ml,10ml),水溶液备用;合并乙酸乙酯提取液,蒸干,残渣加甲醇 5ml 使溶解,作为供试品溶液。另取橙皮苷对照品,加甲醇制成每 1ml 含 1mg 的溶液,作为对照品溶液。照薄层色谱法(通则 0502)试验,吸取上述两种溶液各 2μl,分别点于同一用 0.5％氢氧化钠溶液制备的硅胶 G 薄层

板上,以乙酸乙酯-甲醇-水(100∶17∶13)为展开剂,展开,展距 3cm,取出,晾干,再以甲苯-乙酸乙酯-甲酸-水(20∶10∶1∶1)的上层溶液为展开剂,展开,展距 8cm,取出,晾干,喷以 1％三氯化铝甲醇溶液,略加热至干,置紫外光灯(365nm)下检视。供试品色谱中,在与对照品色谱相应的位置上,显相同颜色的荧光斑点。

(2)取〔鉴别〕(1)项下的备用水溶液,用水饱和的正丁醇振摇提取 2 次(15ml,10ml),水溶液置水浴上蒸去正丁醇,加水 10ml,混匀,通过 732 型氢型阳离子交换树脂柱,用水洗至洗脱液澄明,再用 3.5％氨溶液 100ml 洗脱,洗脱液减压蒸干,残渣加甲醇 2ml 使溶解,作为供试品溶液。另取辛弗林对照品,加甲醇制成每 1ml 含 1mg 的溶液,作为对照品溶液。照薄层色谱法(通则 0502)试验,吸取上述两种溶液各 10μl,分别点于同一硅胶 G 薄层板上,以正丁醇-冰醋酸-水(4∶1∶5)的上层溶液为展开剂,展开,取出,晾干,喷以 0.5％茚三酮乙醇溶液,在 105℃加热至斑点显色清晰。供试品色谱中,在与对照品色谱相应的位置上,显相同颜色的斑点。

【检查】 乙醇量 应为 55％～60％(通则 0711)。

总固体 取本品,依法(通则 0185 第一法)检查。遗留残渣不得少于 0.6％。

其他 应符合酒剂项下有关的各项规定(通则 0185)。

【功能与主治】 散风祛湿,舒筋活络。用于风寒湿邪闭阻所致的痹病,症见关节疼痛、沉重、屈伸不利、手足麻木、腰腿疼痛;也用于经络不和所致的半身不遂、口眼歪斜、下肢痿软、行走无力。

【用法与用量】 口服。一次 10ml,一日 2 次。

【注意】 孕妇忌服。

【贮藏】 密封,防晒。

明目上清片
Mingmu Shangqing Pian

【处方】

桔梗 70g	熟大黄 70g
天花粉 44g	石膏 44g
麦冬 44g	玄参 70g
栀子 44g	蒺藜 44g
蝉蜕 44g	甘草 44g
陈皮 70g	菊花 70g
车前子 44g	当归 44g
黄芩 70g	赤芍 44g
黄连 70g	枳壳 70g
薄荷脑 0.22g	连翘 44g
荆芥油 0.11ml	

【制法】 以上二十一味,桔梗、熟大黄、天花粉、石膏分别粉碎成细粉,过筛;陈皮提取挥发油,提油后的水溶液备用,将陈皮

油与荆芥油、薄荷脑混匀后用乙醇适量溶解,备用;提取挥发油后的陈皮再加水煎煮 1 小时,滤过,滤液与提油后的水溶液合并;玄参、麦冬、连翘、蒺藜、栀子、甘草、菊花、蝉蜕加水煎煮二次,第一次 2 小时,第二次 1 小时,滤过,合并滤液,与上述陈皮提取液合并,浓缩成清膏;当归渗漉二次,第一次用乙醇作溶剂,第二次用 60%乙醇作溶剂;车前子、赤芍、黄芩、枳壳、黄连用 60%乙醇作溶剂,进行渗漉,合并以上渗漉液,回收乙醇,浓缩成清膏。合并上述两种清膏,继续浓缩成稠膏,加入桔梗等粉末及辅料适量,混匀,制粒,干燥,加入荆芥油、薄荷脑、陈皮油乙醇溶液,混匀,压制成 1000 片,或包薄膜衣,即得。

【性状】　本品为棕色至棕褐色的片;或为薄膜衣片,除去包衣后显棕色至棕褐色;味苦。

【鉴别】　(1)取本品,置显微镜下观察:不规则片状状结晶无色,有平直纹理(石膏)。草酸钙簇晶大,直径 60～140μm(大黄)。石细胞黄绿色,长方形、椭圆形、类方形、多角形或纺锤形,直径 27～72μm,壁较厚,纹孔细密(天花粉)。

(2)取本品 20 片,研细,加甲醇 30ml,超声处理 30 分钟,放冷,滤过,滤液蒸干,残渣加甲醇 2ml 使溶解,作为供试品溶液。另取栀子苷对照品、芍药苷对照品,加甲醇制成每 1ml 各含 1mg 的混合溶液,作为对照品溶液。照薄层色谱法(通则 0502)试验,吸取供试品溶液 2～6μl、对照品溶液 2μl,分别点于同一硅胶 G 薄层板上,以甲苯-三氯甲烷-丙酮-甲醇-浓氨试液(4:5:4:5:0.8)为展开剂,20℃以下展开,取出,晾干,喷以 5%香草醛硫酸溶液,加热至斑点显色清晰。供试品色谱中,在与对照品色谱相应的位置上,显相同颜色的斑点。

(3)取本品 5 片,研细,加甲醇 30ml,超声处理 30 分钟,放冷,滤过,滤液蒸干,残渣加甲醇 5ml 使溶解,作为供试品溶液。另取黄芩苷对照品,加甲醇制成每 1ml 含 1mg 的溶液,作为对照品溶液。照薄层色谱法(通则 0502)试验,吸取供试品溶液 2～6μl、对照品溶液 2μl,分别点于同一硅胶 G 薄层板上,以乙酸乙酯-丁酮-甲酸-水(5:3:1:1)为展开剂,展开,取出,晾干,喷以 1%三氯化铁乙醇溶液。供试品色谱中,在与对照品色谱相应的位置上,显相同颜色的斑点。

(4)取黄连对照药材 0.1g,甲醇 10ml,超声处理 30 分钟,放冷,滤过,滤液作为对照药材溶液。另取盐酸小檗碱对照品,加甲醇制成每 1ml 含 0.5mg 的溶液,作为对照品溶液。照薄层色谱法(通则 0502)试验,吸取〔鉴别〕(3)项下的供试品溶液及上述对照药材溶液和对照品溶液各 1～2μl,分别点于同一硅胶 G 薄层板上,以正丁醇-冰醋酸-水(7:1:2)为展开剂,展开,取出,晾干,置紫外光灯(365nm)下检视。供试品色谱中,在与对照药材色谱和对照品色谱相应的位置上,显相同颜色的荧光斑点。

【检查】　应符合片剂项下的有关规定(通则 0101)。

【含量测定】　照高效液相色谱法(通则 0512)测定。

色谱条件与系统适用性试验　以十八烷基硅烷键合硅胶为填充剂;以乙腈-0.1%磷酸溶液(45:55)(每 100ml 溶液加十二烷基磺酸钠 0.1g)为流动相;检测波长为 265nm。理论

板数按盐酸小檗碱峰计算应不低于 6000。

对照品溶液的制备　取盐酸小檗碱对照品适量,精密称定,加甲醇制成每 1ml 含 30μg 的溶液,即得。

供试品溶液的制备　取重量差异项下的本品,或薄膜衣片除去包衣精密称定,研细,取约 0.4g,精密称定,精密加入盐酸-甲醇(1:100)混合溶液 50ml,称定重量,加热回流 1 小时,放冷,再称定重量,用盐酸-甲醇(1:100)混合溶液补足减失的重量,摇匀,滤过,取续滤液,即得。

测定法　分别精密吸取对照品溶液与供试品溶液各 10μl,注入液相色谱仪,测定,即得。

本品每片含黄连以盐酸小檗碱($C_{20}H_{17}NO_4 \cdot HCl$)计,不得少于 1.3mg。

【功能与主治】　清热散风,明目止痛。用于外感风热所致的暴发火眼、红肿作痛、头晕目眩、眼边刺痒、大便燥结、小便赤黄。

【用法与用量】　口服。一次 4 片,一日 2 次。

【注意】　孕妇慎用;忌食辛辣油腻食物。

【规格】　(1)素片　每片重 0.60g

(2)薄膜衣片　每片重 0.63g

【贮藏】　密封。

明目地黄丸

Mingmu Dihuang Wan

【处方】　熟地黄 160g　　　酒萸肉 80g
　　　　　牡丹皮 60g　　　　山药 80g
　　　　　茯苓 60g　　　　　泽泻 60g
　　　　　枸杞子 60g　　　　菊花 60g
　　　　　当归 60g　　　　　白芍 60g
　　　　　蒺藜 60g　　　　　煅石决明 80g

【制法】　以上十二味,粉碎成细粉,过筛,混匀。每 100g 粉末用炼蜜 35～50g 加适量的水制丸,干燥,制成水蜜丸;或加炼蜜 90～110g 制成小蜜丸或大蜜丸,即得。

【性状】　本品为黑褐色至黑色的水蜜丸、黑色的小蜜丸或大蜜丸;气微香,味先甜而后苦、涩。

【鉴别】　(1)取本品,置显微镜下观察:淀粉粒三角状卵形或矩圆形,直径 24～40μm,脐点短缝状或人字状(山药)。不规则分枝状团块无色,遇水合氯醛试液溶化;菌丝无色或淡棕色,直径 4～6μm(茯苓)。薄壁组织灰棕色至黑棕色,细胞多皱缩,内含棕色核状物(熟地黄)。果皮表皮细胞橙黄色,表面观类多角形,垂周壁连珠状增厚(酒萸肉)。薄壁细胞类圆形,有椭圆形纹孔,集成纹孔群;内皮层细胞垂周壁波状弯曲,较厚,木化,有稀疏细孔沟(泽泻)。种皮石细胞表面观不规则多角形,壁厚,波状弯曲,层纹清晰(枸杞子)。花粉粒类圆形,直径 24～34μm,外壁有刺,长 3～5μm,具 3 个萌发孔(菊花)。

纤维直径 15～35μm,壁厚,微木化,有大的圆形纹孔(白芍)。果皮纤维木化,上下层纵横交错排列(蒺藜)。不规则团块暗灰色,不透明,加酸后产生气泡(煅石决明)。

(2)取本品水蜜丸 18g,研碎;或取小蜜丸或大蜜丸 24g,剪碎,加乙醚 10ml 使湿润,加石油醚(30～60℃)40ml,超声处理 15 分钟,静置过夜,滤过,滤液挥干,残渣加丙酮 2ml 使溶解,作为供试品溶液。另取丹皮酚对照品,加丙酮制成每 1ml 含 1mg 的溶液,作为对照品溶液。照薄层色谱法(通则0502)试验,吸取供试品溶液 6μl、对照品溶液 4μl,分别点于同一硅胶 G 薄层板上,以环己烷-乙酸乙酯(3:1)为展开剂,展开,取出,晾干,喷以盐酸酸性 5% 三氯化铁乙醇溶液,在 105℃加热 5 分钟。供试品色谱中,在与对照品色谱相应的位置上,显相同颜色的斑点。

(3)取本品水蜜丸 6g,研碎;或取小蜜丸或大蜜丸 9g,剪碎,加硅藻土 5g,研匀,烘干,加正己烷 30ml,超声处理 15 分钟,滤过,滤液浓缩至约 1ml,作为供试品溶液。另取当归对照药材 1g,加正己烷 20ml,同法制成对照药材溶液。照薄层色谱法(通则 0502)试验,吸取上述两种溶液各 4μl,分别点于同一硅胶 G 薄层板上,以正己烷-乙酸乙酯(9:1)为展开剂,展开,取出,晾干,置紫外光灯(365nm)下检视。供试品色谱中,在与对照药材色谱相应的位置上,显相同颜色的荧光斑点。

(4)取本品水蜜丸 6g,研碎;或取小蜜丸或大蜜丸 9g,剪碎,加硅藻土 4g,研匀,加乙醇 50ml,超声处理 20 分钟,滤过,滤液蒸干,残渣加水 20ml 使溶解,用水饱和的正丁醇振摇提取 3 次,每次 20ml,合并正丁醇提取液,蒸干,残渣加乙醇 1ml 使溶解,作为供试品溶液。另取芍药苷对照品,加乙醇制成每 1ml 含 1mg 的溶液,作为对照品溶液。照薄层色谱法(通则0502)试验,吸取上述两种溶液各 5μl,分别点于同一硅胶 G 薄层板上,以三氯甲烷-乙酸乙酯-甲醇-甲酸(40:5:10:0.2)为展开剂,展开,取出,晾干,喷以 5% 香草醛硫酸溶液,在 105℃加热至斑点显色清晰。供试品色谱中,在与对照品色谱相应的位置上,显相同颜色的斑点。

【检查】 应符合丸剂项下有关的各项规定(通则 0108)。

【含量测定】 酒萸肉 照高效液相色谱法(通则 0512)测定。

色谱条件与系统适用性试验 以十八烷基硅烷键合硅胶为填充剂;以四氢呋喃-乙腈-甲醇-0.05% 磷酸溶液(1:6:3:90)为流动相;检测波长为 236nm;柱温为 40℃。理论板数按马钱苷峰计算应不低于 4000。

对照品溶液的制备 取马钱苷对照品适量,精密称定,加50% 甲醇制成每 1ml 含 20μg 的溶液,即得。

供试品溶液的制备 取本品水蜜丸,研碎,取 1.3g,精密称定;或取小蜜丸或重量差异项下的大蜜丸,剪碎,混匀,取1.8g,精密称定,置具塞锥形瓶中,精密加入 50% 甲醇 50ml,密塞,称定重量,超声处理(功率为 250W,频率为 33kHz)15 分钟使溶散,加热回流 1 小时,放冷,再称定重量,用 50% 甲醇补足减失的重量,摇匀,滤过,精密量取续滤液 10ml,加在中

性氧化铝柱(100～200 目,4g,内径为 1cm)上,用 40% 甲醇50ml 洗脱,收集流出液及洗脱液,蒸干,残渣用 50% 甲醇适量使溶解,转移至 5ml 量瓶中,加 50% 甲醇至刻度,摇匀,即得。

测定法 分别精密吸取对照品溶液与供试品溶液各10μl,注入液相色谱仪,测定,即得。

本品含酒萸肉以马钱苷($C_{17}H_{26}O_{10}$)计,水蜜丸每 1g 不得少于 0.30mg;小蜜丸每 1g 不得少于 0.22mg;大蜜丸每丸不得少于 2.0mg。

牡丹皮 照高效液相色谱法(通则 0512)测定。

色谱条件与系统适用性试验 以十八烷基硅烷键合硅胶为填充剂;以甲醇-水(70:30)为流动相;检测波长为 274nm。理论板数按丹皮酚峰计算应不低于 3500。

对照品溶液的制备 取丹皮酚对照品适量,精密称定,加甲醇制成每 1ml 含 15μg 的溶液,即得。

供试品溶液的制备 取本品水蜜丸,研碎,取 0.5g,精密称定;或取小蜜丸或重量差异项下的大蜜丸,剪碎,混匀,取0.5g,精密称定。置具塞锥形瓶中,精密加入 70% 甲醇 50ml,密塞,称定重量,超声处理(功率 250W,频率 33kHz)45 分钟,放冷,再称定重量,用 70% 甲醇补足减失的重量,摇匀,滤过,取续滤液,即得。

测定法 分别精密吸取对照品溶液 10μl 与供试品溶液20μl,注入液相色谱仪,测定,即得。

本品含牡丹皮以丹皮酚($C_9H_{10}O_3$)计,水蜜丸每 1g 不得少于 0.50mg;小蜜丸每 1g 不得少于 0.40mg;大蜜丸每丸不得少于 3.6mg。

白芍、牡丹皮 照高效液相色谱法(通则 0512)测定。

色谱条件与系统适用性试验 以十八烷基硅烷键合硅胶为填充剂;以乙腈-0.1% 磷酸溶液(14:86)为流动相;检测波长为 230nm。理论板数按芍药苷峰计算应不低于 4500。

对照品溶液的制备 取芍药苷对照品适量,精密称定,加甲醇制成每 1ml 含 50μg 的溶液,即得。

供试品溶液的制备 精密量取牡丹皮含量测定项下的供试品溶液 25ml,蒸干,残渣加水 25ml,微热使溶解,放冷,用水饱和的正丁醇振摇提取 3 次,每次 25ml,合并正丁醇提取液,蒸干,残渣用甲醇溶解,转移至 5ml 量瓶中,加甲醇至刻度,摇匀,滤过,取续滤液,即得。

测定法 分别精密吸取对照品溶液与供试品溶液各10μl,注入液相色谱仪,测定,即得。

本品含白芍和牡丹皮以芍药苷($C_{23}H_{28}O_{11}$)计,水蜜丸每1g 不得少于 0.80mg;小蜜丸每 1g 不得少于 0.60mg;大蜜丸每丸不得少于 5.4mg。

【功能与主治】 滋肾,养肝,明目。用于肝肾阴虚,目涩畏光,视物模糊,迎风流泪。

【用法与用量】 口服。水蜜丸一次 6g,小蜜丸一次 9g,大蜜丸一次 1 丸,一日 2 次。

【规格】 大蜜丸每丸重 9g

【贮藏】 密封。

明目地黄丸(浓缩丸)

Mingmu Dihuang Wan

【处方】 熟地黄 160g   酒萸肉 80g
牡丹皮 60g   山药 80g
茯苓 60g   泽泻 60g
枸杞子 60g   菊花 60g
当归 60g   白芍 60g
蒺藜 60g   煅石决明 80g

【制法】 以上十二味,山药、茯苓、煅石决明及当归 20g 粉碎成细粉,备用;熟地黄切片,加水煎煮三次,第一次 3 小时,第二次 2 小时,第三次 1 小时,合并煎液,滤过,滤液浓缩成稠膏,备用;取酒萸肉、牡丹皮、白芍、菊花、剩余当归、蒺藜、枸杞子以 70%乙醇为溶剂,泽泻以 45%乙醇为溶剂,分别浸渍 24 小时后进行渗漉,收集渗漉液,合并,回收乙醇,浓缩成稠膏,与上述稠膏及山药等细粉混匀,制丸,干燥,打光,即得。

【性状】 本品为深棕色的浓缩水丸;气微香,味先甜而后苦、涩。

【鉴别】 (1)取本品,置显微镜下观察:不规则分枝状团块无色,遇水合氯醛试液溶化;菌丝无色或淡棕色,直径 4~6μm(茯苓)。

(2)取本品 6g,研细,加乙醚 40ml,加热回流 1 小时,滤过,滤液挥干乙醚,残渣加丙酮 1ml 使溶解,作为供试品溶液。另取丹皮酚对照品,加丙酮制成每 1ml 含 1mg 的溶液,作为对照品溶液。照薄层色谱法(通则 0502)试验,吸取供试品溶液 10μl、对照品溶液 5μl,分别点于同一硅胶 G 薄层板上,以环己烷-乙酸乙酯(3:1)为展开剂,展开,取出,晾干,喷以盐酸酸性 5%三氯化铁乙醇溶液,在 105℃加热至斑点显色清晰,置日光下检视。供试品色谱中,在与对照品色谱相应的位置上,显相同颜色的斑点。

(3)取本品 5g,研细,加正己烷 30ml,超声处理 15 分钟,滤过,滤液浓缩至 1ml,作为供试品溶液。另取当归对照药材 0.5g,加正己烷 20ml,同法制成对照药材溶液。照薄层色谱法(通则 0502)试验,吸取上述两种溶液各 5μl,分别点于同一硅胶 G 薄层板上,以正己烷-乙酸乙酯(9:1)为展开剂,展开,取出,晾干,置紫外光灯(365nm)下检视。供试品色谱中,在与对照药材色谱相应的位置上,显相同颜色的荧光斑点。

(4)取本品 8g,研细,加无水乙醇 30ml,超声处理 30 分钟,放冷,滤过,滤液回收溶剂至干,残渣加水 30ml 使溶解,用水饱和的正丁醇振摇提取 2 次,每次 20ml,合并正丁醇提取液,回收溶剂至干,残渣加无水乙醇 1ml 使溶解,加在中性氧化铝柱(100~200 目,2g,内径为 1~1.5cm)上,用甲醇 50ml 洗脱,收集洗脱液,回收溶剂至干,残渣加乙醇 1ml 使溶解,作为供试品溶液。另取芍药苷对照品,加乙醇制成每 1ml 含 1mg 的溶液,作为对照品溶液。照薄层色谱法(通则 0502)试

验,吸取供试品溶液 10μl、对照品溶液 2μl,分别点于同一硅胶 G 薄层板上,以三氯甲烷-甲醇(5:1)为展开剂,展开,取出,晾干,喷以 5%香草醛硫酸溶液,在 105℃加热至斑点显色清晰,置日光下检视。供试品色谱中,在与对照品色谱相应的位置上,显相同颜色的斑点。

【检查】 应符合丸剂项下有关的各项规定(通则 0108)。

【含量测定】 **酒萸肉** 照高效液相色谱法(通则 0512)测定。

色谱条件与系统适用性试验 以十八烷基硅烷键合硅胶为填充剂;以[四氢呋喃-乙腈-甲醇(1:8:4)]-0.05%磷酸溶液(8:92)为流动相;检测波长为 236nm。理论板数按马钱苷峰计算应不低于 4000。

对照品溶液的制备 取马钱苷对照品适量,精密称定,加 50%甲醇制成每 1ml 含 20μg 的溶液,即得。

供试品溶液的制备 取重量差异项下的本品,研细,取约 1g,精密称定,置具塞锥形瓶中,精密加入 50%甲醇 50ml,密塞,称定重量,超声处理(功率 400W,频率 120kHz)30 分钟,放冷,再称定重量,用 50%甲醇补足减失的重量,摇匀,滤过,取续滤液,即得。

测定法 精密吸取对照品溶液与供试品溶液各 10μl,注入液相色谱仪,测定,即得。

本品每 1g 含酒萸肉以马钱苷($C_{17}H_{26}O_{10}$)计,不得少于 0.60mg。

牡丹皮 照高效液相色谱法(通则 0512)测定。

色谱条件与系统适用性试验 以十八烷基硅烷键合硅胶为填充剂;以甲醇-水(48:52)为流动相;检测波长为 274nm。理论板数按丹皮酚峰计算应不低于 4000。

对照品溶液的制备 取丹皮酚对照品适量,精密称定,加甲醇制成每 1ml 含 15μg 的溶液,即得。

测定法 精密吸取对照品溶液与〔含量测定〕酒萸肉项下的供试品溶液各 10μl,注入液相色谱仪,测定,即得。

本品每 1g 含牡丹皮以丹皮酚($C_9H_{10}O_3$)计,不得少于 0.30mg。

白芍、牡丹皮 照高效液相色谱法(通则 0512)测定。

色谱条件与系统适用性试验 以十八烷基硅烷键合硅胶为填充剂;以乙腈-0.1%磷酸溶液(14:86)为流动相;检测波长为 230nm。理论板数按芍药苷峰计算应不低于 3000。

对照品溶液的制备 取芍药苷对照品适量,精密称定,加甲醇制成每 1ml 含 25μg 的溶液,即得。

测定法 精密吸取对照品溶液与〔含量测定〕酒萸肉项下的供试品溶液各 10μl,注入液相色谱仪,测定,即得。

本品每 1g 含白芍和牡丹皮以芍药苷($C_{23}H_{28}O_{11}$)计,不得少于 1.20mg。

【功能与主治】 滋肾、养肝、明目。用于肝肾阴虚,目涩畏光,视物模糊,迎风流泪。

【用法与用量】 口服。一次 8~10 丸,一日 3 次。

【规格】 每 8 丸相当于原生药 3g

【贮藏】 密封。

固本咳喘片

Guben Kechuan Pian

【处方】 党参 151g　　　　白术(麸炒)151g
　　　　茯苓 100g　　　　　麦冬 151g
　　　　盐补骨脂 151g　　　炙甘草 75g
　　　　醋五味子 75g

【制法】 以上七味,取茯苓 34.5g,粉碎成细粉,备用;剩余的茯苓与其余党参等六味加水煎煮三次,第一次 3 小时,第二次 2 小时,第三次 1 小时,煎液滤过,滤液合并,静置 24 小时,取上清液,滤过,滤液减压浓缩至适量,冷却,加入茯苓细粉与适量的糊精,混匀,低温干燥,粉碎成细粉,加入适量的淀粉、饴糖,制成颗粒,压制成 1000 片,包薄膜衣,即得。

【性状】 本品为薄膜衣片,除去包衣后显棕褐色;味甜、微酸、微苦、涩。

【鉴别】 (1)取本品,置显微镜下观察:不规则分枝状团块无色,遇水合氯醛试液溶化;菌丝无色或淡棕色,直径 4～6μm(茯苓)。

(2)取本品 10 片,研细,加乙醇 10ml,超声处理 15 分钟,滤过,滤液作为供试品溶液。另取补骨脂素对照品和异补骨脂素对照品,分别加乙醇制成每 1ml 含 0.5mg 的溶液,作为对照品溶液。照薄层色谱法(通则 0502)试验,吸取供试品溶液 4μl、对照品溶液 2μl,分别点于同一硅胶 G 薄层板上,以正己烷-乙酸乙酯(4:1)为展开剂,展开,取出,晾干,喷以 10% 氢氧化钾甲醇溶液,置紫外光灯(365nm)下检视。供试品色谱中,在与对照品色谱相应的位置上,显相同颜色的荧光斑点。

(3)取本品 10 片,研细,加乙醇 30ml,超声处理 30 分钟,滤过,滤液蒸干,残渣加水 30ml 使溶解,用乙醚振摇提取 2 次,每次 30ml,弃去乙醚液,水层用水饱和的正丁醇振摇提取 2 次,每次 30ml,合并正丁醇提取液,用正丁醇饱和的水洗涤 2 次,每次 30ml,分取正丁醇液,蒸干,残渣加甲醇 1ml 使溶解,作为供试品溶液。另取甘草对照药材 1g,加水 50ml,煎煮 30 分钟,放冷,滤过,滤液蒸干,残渣加乙醇 30ml,超声处理使溶解,滤过,滤液蒸干,残渣加甲醇 1ml 使溶解,作为对照药材溶液。照薄层色谱法(通则 0502)试验,吸取上述两种溶液各 5μl,分别点于同一用 1% 氢氧化钠溶液制备的硅胶 G 薄层板上,以乙酸乙酯-甲酸-冰醋酸-水(15:1:1:2)为展开剂,展开,取出,晾干,喷以 10% 硫酸乙醇溶液,在 105℃ 加热至斑点显色清晰。供试品色谱中,在与对照药材色谱相应的位置上,显相同颜色的斑点;置紫外光灯(365nm)下检视,显相同颜色的荧光斑点。

【检查】 应符合片剂项下有关的各项规定(通则 0101)。

【含量测定】 照高效液相色谱法(通则 0512)测定。

色谱条件与系统适用性试验　以十八烷基硅烷键合硅胶为填充剂;以甲醇-0.1mol/L 磷酸氢二钠溶液(用 30% 磷酸溶液调节 pH 值至 7.0)(45:55)为流动相;检测波长为 246nm。理论板数按补骨脂素峰计算应不低于 2000。

对照品溶液的制备　取补骨脂素对照品和异补骨脂素对照品适量,精密称定,加甲醇制成每 1ml 含补骨脂素 10μg 和异补骨脂素 14μg 的混合溶液,即得。

供试品溶液的制备　取本品 10 片,精密称定,研细,取约 0.4g,精密称定,置具塞锥形瓶中,精密加入甲醇 20ml,密塞,称定重量,超声处理(功率 300W,频率 50kHz)40 分钟,放冷,再称定重量,用甲醇补足减失的重量,摇匀,滤过,取续滤液,即得。

测定法　分别精密吸取对照品溶液与供试品溶液各 10μl,注入液相色谱仪,测定,即得。

本品每片含盐补骨脂以补骨脂素($C_{11}H_6O_3$)和异补骨脂素($C_{11}H_6O_3$)的总量计,不得少于 0.30mg。

【功能与主治】 益气固表,健脾补肾。用于脾虚痰盛、肾气不固所致的咳嗽、痰多、喘息气促、动则喘剧;慢性支气管炎、肺气肿、支气管哮喘见上述证候者。

【用法与用量】 口服。一次 3 片,一日 3 次。

【规格】 每片重 0.4g

【贮藏】 密封。

固本统血颗粒

Guben Tongxue Keli

【处方】 锁阳 125g　　　　菟丝子 150g
　　　　肉桂 25g　　　　　巴戟天 125g
　　　　黄芪 187.5g　　　　山药 187.5g
　　　　附子 62.5g　　　　枸杞子 150g
　　　　党参 187.5g　　　　淫羊藿 187.5g

【制法】 以上十味,肉桂提取挥发油,用适量倍他环糊精包合,研细,备用;药渣与其余锁阳等九味加水煎煮三次,煎液滤过,滤液合并,滤液浓缩至适量,放冷,加乙醇使含醇量为 50%,搅匀,静置,取上清液,回收乙醇并浓缩至适量,加入蔗糖粉、糊精适量,混匀,制粒,干燥,加入上述倍他环糊精包合物,制成 1000g,即得。

【性状】 本品为棕黄色至棕褐色的颗粒;气芳香,味甘、微苦。

【鉴别】 (1)取本品 5g,研细,加乙醇 10ml,超声处理 30 分钟,滤过,滤液作为供试品溶液。另取锁阳对照药材 0.5g,加乙醇 10ml,同法制成对照药材溶液。照薄层色谱法(通则 0502)试验,吸取上述两种溶液各 5μl,分别点于同一硅胶 G 薄层板上,以正丙醇-乙醇-水(4:1:2)为展开剂,展开,取出,晾干,喷以茚三酮试液,于 105℃ 加热至斑点显色清晰。

供试品色谱中,在与对照药材色谱相应的位置上,显相同颜色的斑点。

(2)取本品 20g,研细,加甲醇 50ml,超声处理 30 分钟,滤过,滤液蒸干,残渣加水 20ml 使溶解,用水饱和的正丁醇振摇提取 3 次(30ml,20ml,20ml),合并正丁醇液,依次用氨试液 20ml、水 20ml 洗涤,分取正丁醇液,蒸干,残渣加甲醇 1ml 使溶解,加在中性氧化铝柱(100～200 目,8g,内径为 10～15mm)上,以水 50ml 洗脱,弃去水液,再用 50％乙醇 100ml 洗脱,收集洗脱液,蒸干,残渣加甲醇 1ml 使溶解,作为供试品溶液。另取黄芪甲苷对照品,加甲醇制成每 1ml 含 1mg 的溶液,作为对照品溶液。照薄层色谱法(通则 0502)试验,吸取上述两种溶液各 5μl,分别点于同一硅胶 G 薄层板上,以乙酸乙酯-丁酮-甲酸-水(5∶3∶1∶1)为展开剂,展开,取出,晾干,喷以 10％硫酸乙醇溶液,在 105℃加热至斑点显色清晰,置紫外光灯(365nm)下检视。供试品色谱中,在与对照品色谱相应的位置上,显相同颜色的荧光斑点。

(3)取本品 10g,研细,加乙酸乙酯 50ml,超声处理 30 分钟,滤过,滤液蒸干,残渣加乙酸乙酯 1ml 使溶解,作为供试品溶液。另取枸杞子对照药材 1g,同法制成对照药材溶液。照薄层色谱法(通则 0502)试验,吸取上述两种溶液各 10μl,分别点于同一硅胶 G 薄层板上,以石油醚(30～60℃)-甲酸乙酯-甲酸(20∶10∶0.1)为展开剂,展开,取出,晾干,置紫外光灯(365nm)下检视。供试品色谱中,在与对照药材色谱相应的位置上,显相同颜色的荧光斑点。

【检查】 应符合颗粒剂项下有关的各项规定(通则 0104)。

【含量测定】 照高效液相色谱法(通则 0512)测定。

色谱条件与系统适用性试验 以十八烷基硅烷键合硅胶为填充剂;以乙腈-水(27∶73)为流动相,检测波长为 270nm。理论板数按淫羊藿苷峰计算应不低于 5000。

对照品溶液的制备 取淫羊藿苷对照品适量,精密称定,加甲醇制成每 1ml 含 25μg 的溶液,即得。

供试品溶液的制备 取装量差异项下的本品,混匀,研细,取约 3g,精密称定,置 50ml 量瓶中,加入甲醇 40ml,超声处理(功率 300W,频率 25kHz)30 分钟,放冷,加甲醇稀释至刻度,摇匀,滤过,取续滤液,即得。

测定法 分别精密吸取对照品溶液与供试品溶液各 10μl,注入液相色谱仪,测定,即得。

本品每 1g 含淫羊藿以淫羊藿苷($C_{33}H_{40}O_{15}$)计,不得少于 0.40mg。

【功能与主治】 温肾健脾,填精益气。用于阳气虚损、血失固摄所致的紫斑,症见畏寒肢冷、腰痠乏力、尿清便溏,皮下紫斑,其色淡暗。亦可用于轻型原发性血小板减少性紫癜见上述证候者。

【用法与用量】 饭前开水冲服。一次 1 袋,一日 2 次。1 个月为一疗程。

【注意】 孕妇慎用;高血压患者慎用。

【规格】 每袋装 20g

【贮藏】 密封。

固本益肠片
Guben Yichang Pian

【处方】 党参 50g   麸炒白术 20g
补骨脂 35g   麸炒山药 50g
黄芪 70g   炮姜 15g
酒当归 35g   炒白芍 35g
醋延胡索 35g   煨木香 15g
地榆炭 35g   煅赤石脂 15g
儿茶 30g   炙甘草 15g

【制法】 以上十四味,取麸炒白术、补骨脂、麸炒山药、炮姜、酒当归、炒白芍、醋延胡索、煨木香、煅赤石脂、儿茶粉碎成细粉;其余黄芪等四味,加水煎煮二次,煎液滤过,滤液合并,浓缩至适量,干燥,粉碎,再与上述细粉混匀,加入辅料适量,混匀,制成颗粒,压制成 1000 片(小片)或 500 片(大片),即得;或压制成 500 片(大片),包薄膜衣,即得。

【性状】 本品为棕色片或薄膜衣片,除去包衣后显棕色;气微香,味微苦。

【鉴别】 (1)取本品,置显微镜下观察:种皮栅状细胞淡棕色或棕红色,表面观呈多角形,壁稍厚,胞腔含红棕色物(补骨脂)。

(2)取本品 50 片(小片)或 25 片(大片),研细,加甲醇 50ml,超声处理 30 分钟,滤过,滤液蒸干,残渣加水 10ml 使溶解,加在已处理好的中性氧化铝柱(100～120 目,5g,内径为 10～15mm)上,用 40％甲醇 100ml 洗脱,收集洗脱液,浓缩至约 30ml,用水饱和的正丁醇提取 2 次,每次 20ml,合并正丁醇液,用水洗涤 2 次,每次 20ml,正丁醇液蒸干,残渣加甲醇 1ml 使溶解,作为供试品溶液。另取黄芪甲苷对照品,加甲醇制成每 1ml 含 1mg 的溶液,作为对照品溶液。照薄层色谱法(通则 0502)试验,吸取上述两种溶液各 2～5μl,分别点于同一硅胶 G 薄层板上,以三氯甲烷-甲醇-水(13∶7∶2)10℃以下放置的下层溶液为展开剂,展开,取出,晾干,喷以 10％硫酸乙醇溶液,在 105℃加热至斑点显色清晰,置紫外光灯(365nm)下检视。供试品色谱中,在与对照品色谱相应的位置上,显相同颜色的荧光斑点。

(3)取本品 10 片(小片)或 5 片(大片),研细,加乙醚 30ml,加热回流 1 小时,放冷,滤过,滤液挥干,残渣加乙酸乙酯 1ml 使溶解,作为供试品溶液。另取当归对照药材 1g,加乙醚 20ml,同法制成对照药材溶液。照薄层色谱法(通则 0502)试验,吸取供试品溶液 10μl、对照药材溶液 2μl,分别点于同一硅胶 G 薄层板上,以正己烷-乙酸乙酯(9∶1)为展开剂,展开,取出,晾干,置紫外光灯(365nm)下检视。供试品色谱中,在与对照药材色谱相应的位置上,显相同颜色的荧光斑点。

(4)取本品 10 片(小片)或 5 片(大片),研细,加甲醇 40ml,超声处理 30 分钟,滤过,滤液蒸干,残渣加盐酸溶液(1→50)10ml 使溶解,用浓氨试液调节 pH 值至 9～10,用乙醚提取 2 次,每次 20ml,合并乙醚提取液,挥干,残渣加乙醇 1ml 使溶解,作为供试品溶液。另取延胡索乙素对照品,加乙醇制成每 1ml 含 0.5mg 的溶液,作为对照品溶液。照薄层色谱法(通则 0502)试验,吸取供试品溶液 5μl、对照品溶液 1μl,分别点于同一硅胶 G 薄层板上,以正己烷-三氯甲烷-甲醇(15：8：2)为展开剂,置以展开剂预饱和的展开缸内,展开,取出,晾干,置碘蒸气中熏至斑点显色清晰,挥尽碘后,置紫外光灯(365nm)下检视。供试品色谱中,在与对照品色谱相应的位置上,显相同颜色的荧光斑点。

(5)取本品 20 片(小片)或 10 片(大片),研细,加乙酸乙酯 20ml,超声处理 15 分钟,滤过,滤液蒸干,残渣加乙酸乙酯 1ml 使溶解,作为供试品溶液。另取补骨脂素对照品、异补骨脂素对照品,加乙酸乙酯制成每 1ml 各含 2mg 的混合溶液,作为对照品溶液。照薄层色谱法(通则 0502)试验,吸取上述两种溶液各 2～4μl,分别点于同一硅胶 G 薄层板上,以正己烷-乙酸乙酯(4：1)为展开剂,展开,取出,晾干,喷以 10％氢氧化钾甲醇溶液,置紫外光灯(365nm)下检视。供试品色谱中,在与对照品色谱相应的位置上,显相同颜色的荧光斑点。

【检查】　应符合片剂项下有关的各项规定(通则 0101)。

【含量测定】　照高效液相色谱法(通则 0512)测定。

色谱条件与系统适用性试验　以十八烷基硅烷键合硅胶为填充剂;以甲醇-乙腈-0.17％磷酸溶液(用三乙胺调 pH 值至 3～3.5)(2：13：85)为流动相;检测波长为 230nm。理论板数按芍药苷峰计算应不低于 7000。

对照品溶液的制备　取芍药苷对照品适量,精密称定,加甲醇制成每 1ml 含 50μg 的溶液,即得。

供试品溶液的制备　取重量差异项下的本品,研细,混匀,取约 1g,精密称定,置具塞锥形瓶中,精密加水 50ml,称定重量,超声处理(功率 250W,频率 33kHz)30 分钟,放冷,再称定重量,用水补足减失的重量,摇匀,滤过,取续滤液,即得。

测定法　分别精密吸取对照品溶液与供试品溶液各 10μl,注入液相色谱仪,测定,即得。

本品每片含白芍以芍药苷($C_{23}H_{28}O_{11}$)计,小片不得少于 0.35mg;大片不得少于 0.70mg。

【功能与主治】　健脾温肾、涩肠止泻。用于脾肾阳虚所致的泄泻,症见腹痛绵绵、大便清稀或有黏液及黏液血便、食少腹胀、腰痠乏力、形寒肢冷、舌淡苔白、脉虚;慢性肠炎见上述证候者。

【用法与用量】　口服。一次小片 8 片,大片 4 片,一日 3 次。

【注意】　服药期间忌食生冷、辛辣、油腻食物。湿热下痢亦非本方所宜。

【规格】　(1)素片　每片重 0.32g(小片)

(2)素片　每片重 0.60g(大片)

(3)薄膜衣片　每片重 0.62g(大片)

【贮藏】　密封。

固肾定喘丸
Gushen Dingchuan Wan

【处方】
熟地黄 72g	附片(黑顺片)78g
牡丹皮 52g	牛膝 104g
盐补骨脂 156g	砂仁 42g
车前子 104g	茯苓 104g
盐益智仁 52g	肉桂 52g
山药 104g	泽泻 78g
金樱子肉 52g	

【制法】　以上十三味,除砂仁、肉桂外,其余熟地黄等十一味,粉碎成粗粉,再加入砂仁、肉桂,粉碎成细粉,过筛,每 100g 粉末加炼蜜 50～60g 与适量水,制丸,用黑氧化铁包衣,干燥,即得。

【性状】　本品为黑色的包衣水蜜丸,除去包衣后显棕褐色;气芳香,味苦。

【鉴别】　(1)取本品,置显微镜下观察:不规则分枝状团块无色,遇水合氯醛试液溶化;菌丝无色或淡棕色,直径 4～6μm(茯苓)。淀粉粒三角状卵形或矩圆形,直径 24～40μm,脐点短缝状或人字状(山药)。薄壁组织灰棕色至黑棕色,细胞多皱缩,内含棕色核状物(熟地黄)。草酸钙簇晶存在于无色薄壁细胞中,有时数个排列成行(牡丹皮)。石细胞散在,有时 2～3 个成群,长方形或类长方形,壁较薄,纹孔稀疏而清晰(附片)。种皮栅状细胞淡棕色或棕红色,表面观类多角形,壁稍厚,胞腔含红棕色物(盐补骨脂)。石细胞类方形或类圆形,直径 32～88μm,壁一面菲薄(肉桂)。

(2)取本品 50g,研细,置 1000ml 圆底烧瓶中,加水 500ml 与玻璃珠数粒,照挥发油测定法(通则 2204 甲法)操作,自测定器上端加水使充满刻度部分,并溢流入烧瓶为止,再加乙酸乙酯 2ml,连接回流冷凝管,加热至沸,并保持微沸 1 小时,放冷,分取乙酸乙酯液,作为供试品溶液。另取丹皮酚对照品,加丙酮制成每 1ml 含 5mg 的溶液,作为对照品溶液。照薄层色谱法(通则 0502)试验,吸取上述两种溶液各 2～4μl,分别点于同一硅胶 G 薄层板上,以环己烷-乙酸乙酯(6：1)为展开剂,展开,取出,晾干,喷以盐酸酸性 5％三氯化铁乙醇溶液。供试品色谱中,在与对照品色谱相应的位置上,显相同颜色的斑点。

(3)取砂仁对照药材 1.4g,照〔鉴别〕(2)项下供试品溶液制备方法制成对照药材溶液。另取乙酸龙脑酯对照品,加乙醇制成每 1ml 含 5μl 的溶液,作为对照品溶液。照薄层色谱法(通则 0502)试验,吸取〔鉴别〕(2)项下的供试品溶液及上述对照药材溶液与对照品溶液各 2μl,分别点于同一硅胶 G 薄层板上,以环己烷-乙酸乙酯(15∶1)为展开剂,展开,取出,晾干,喷以 5%香草醛硫酸溶液,在 105℃加热至斑点显色清晰。供试品色谱中,在与对照药材色谱和对照品色谱相应的位置上,显相同颜色的斑点。

【检查】　乌头碱限量　取本品 29g,研细,用 10%碳酸钠溶液 20ml 润湿后,加乙醚 100ml,超声处理 15 分钟,滤过,滤液用 2%盐酸溶液振摇提取 2 次,每次 20ml,合并提取液,用浓氨试液调节 pH 值至 12,用乙醚振摇提取 2 次,每次 20ml,合并乙醚液,低温蒸干,残渣加甲醇 1ml 使溶解,作为供试品溶液。另取乌头碱对照品适量,加甲醇制成每 1ml 含 1.0mg 的溶液,作为对照品溶液。照薄层色谱法(通则 0502)试验,吸取供试品溶液 20μl,对照品溶液 5μl,分别点于同一硅胶 G 薄层板上,以环己烷-乙酸乙酯-二乙胺(8∶6∶1)为展开剂,展开,取出,晾干,喷以稀碘化铋钾试液。供试品色谱中,在与对照品色谱相应的位置上,出现的斑点应小于对照品的斑点或不出现斑点。

其他　应符合丸剂项下有关的各项规定(通则 0108)。

【含量测定】　照高效液相色谱法(通则 0512)测定。

色谱条件与系统适用性试验　以十八烷基硅烷键合硅胶为填充剂;以甲醇-水(45∶55)为流动相;检测波长为 246nm。理论板数按补骨脂素峰计算应不低于 3000。

对照品溶液的制备　分别取补骨脂素对照品、异补骨脂素对照品适量,精密称定,加甲醇制成每 1ml 各含 20μg 的混合溶液,即得。

供试品溶液的制备　取本品适量,研细,取约 0.5g,精密称定,置具塞锥形瓶中,精密加入甲醇 25ml,密塞,称定重量,超声处理(功率 300W,频率 40kHz)30 分钟,放冷,再称定重量,用甲醇补足减失的重量,摇匀,滤过,取续滤液,即得。

测定法　分别精密吸取对照品溶液与供试品溶液各 10μl,注入液相色谱仪,测定,即得。

本品每 1g 含盐补骨脂以补骨脂素($C_{11}H_6O_3$)和异补骨脂素($C_{11}H_6O_3$)的总量计,不得少于 0.65mg。

【功能与主治】　温肾纳气,健脾化痰。用于肺脾气虚、肾不纳气所致的咳嗽、气喘、动则尤甚;慢性支气管炎、肺气肿、支气管哮喘见上述证候者。

【用法与用量】　口服。一次 1.5~2.0g,一日 2~3 次,可在发病预兆前服用,也可预防久喘复发,一般服 15 天为一疗程。

【贮藏】　密封。

固肠止泻胶囊

Guchang Zhixie Jiaonang

【处方】　乌梅 475g　　　黄连 152g
　　　　　干姜 152g　　　木香 113g
　　　　　罂粟壳 113g　　　延胡索 113g

【制法】　以上六味,除乌梅外,其余黄连等五味粉碎成细粉,备用;乌梅加水煎煮二次,第一次 1.5 小时,第二次 1 小时,滤过,合并滤液,滤液浓缩至相对密度为 1.10(60℃)的清膏,与上述细粉混匀,干燥,粉碎,装入胶囊,制成 1000 粒,即得。

【性状】　本品为硬胶囊,内容物为黄褐色的粉末;味苦、微辣。

【鉴别】　(1)取本品,置显微镜下观察:纤维束鲜黄色,壁稍厚,纹孔明显(黄连)。淀粉粒长卵形、广卵形或不规则状,直径 25~32μm,脐点点状,位于较小端,层纹明显(干姜)。厚壁组织碎片黄绿色,细胞类多角形或略延长,壁稍弯曲,有的连珠状增厚,纹孔细密(延胡索)。菊糖团块不规则,有的可见微细放射状纹理,加热后溶解(木香)。厚角细胞表面观长多角形、长方形或长条形,直径 20~65μm,长 25~230μm,垂周壁厚,纹孔及孔沟明显,有的可见层纹(罂粟壳)。

(2)取本品内容物 0.3g,加甲醇 20ml,加热回流 15 分钟,滤过,滤液回收溶剂至干,残渣加甲醇 5ml 使溶解,作为供试品溶液。另取黄连对照药材 50mg,加甲醇 5ml,同法制成对照药材溶液。再取盐酸小檗碱对照品,加甲醇制成每 1ml 含 0.5mg 的溶液,作为对照品溶液。照薄层色谱法(通则 0502)试验,吸取上述三种溶液各 5μl,分别点于同一硅胶 G 薄层板上,以甲苯-乙酸乙酯-甲醇-异丙醇-水(6∶3∶1.5∶1.5∶0.3)为展开剂,置氨蒸气饱和的展开缸内,展开,取出,晾干,分别置日光和紫外光灯(365nm)下检视。供试品色谱中,在与对照药材色谱和对照品色谱相应的位置上,在日光下显相同颜色的斑点;在紫外光下,显相同颜色的荧光斑点。

(3)取本品内容物 4g,加乙醇 50ml,超声处理 20 分钟,滤过,滤液回收溶剂至干,残渣加甲醇 1ml 使溶解,作为供试品溶液。另取干姜对照药材 2g,加乙醇 20ml,同法制成对照药材溶液。照薄层色谱法(通则 0502)试验,吸取上述两种溶液各 5μl,分别点于同一硅胶 G 薄层板上,以石油醚(60~90℃)-乙酸乙酯(3∶1)为展开剂,展开,取出,晾干,置紫外光灯(365nm)下检视。供试品色谱中,在与对照药材色谱相应的位置上,显相同颜色的荧光斑点。

(4)取本品内容物 3g,加乙醚 15ml,加热回流 30 分钟,滤过,滤液低温挥干,残渣加乙酸乙酯 1ml 使溶解,作为供试品溶液。另取木香对照药材 0.3g,同法制成对照药材溶液。照薄层色谱法(通则 0502)试验,吸取上述两种溶液各 5μl,分别点于同一硅胶 G 薄层板上,以环己烷-丙酮(10∶3)为展开剂,展开,取出,晾干,喷以 5%香草醛硫酸溶液,热风吹至斑点显色清晰,置日光下检视。供试品色谱中,在与对照药材色谱相应的位置上,显相同颜色的斑点。

(5)取本品内容物 4g,加甲醇 50ml,超声处理 30 分钟,滤过,滤液回收溶剂至干,残渣加水 10ml 使溶解,加浓氨试液调节 pH 值至 9~10,用乙醚振摇提取 3 次,每次 10ml,合并乙醚液,低温挥干,残渣加甲醇 1ml 使溶解,作为供试品溶液。

另取延胡索对照药材 1g,同法制成对照药材溶液。再取延胡索乙素对照品,加甲醇制成每 1ml 含 0.5mg 的溶液,作为对照品溶液。照薄层色谱法(通则 0502)试验,吸取上述三种溶液各 5μl,分别点于同一用 1%氢氧化钠制备的硅胶 G 薄层板上,以甲苯-丙酮(9:2)为展开剂,展开,取出,晾干,置碘蒸气中熏至斑点显色清晰,取出,挥尽板上吸附的碘后,置紫外光灯(365nm)下检视。供试品色谱中,在与对照药材色谱和对照品色谱相应的位置上,显相同颜色的荧光斑点。

【检查】 应符合胶囊剂项下有关的各项规定(通则 0103)。

【含量测定】 黄连　照高效液相色谱法(通则 0512)测定。

色谱条件与系统适用性试验　以十八烷基硅烷键合硅胶为填充剂;以乙腈-水(40:60)(1000ml 中磷酸二氢钾 3.4g,十二烷基磺酸钠 1.2g)为流动相;检测波长为 348nm。理论板数按盐酸小檗碱峰计算应不低于 3000。

对照品溶液的制备　取盐酸小檗碱对照品适量,精密称定,加甲醇制成每 1ml 含 0.15mg 的溶液,即得。

供试品溶液的制备　取装量差异项下的本品内容物,研细,取约 1g,精密称定,置 50ml 量瓶中,加入盐酸-甲醇(1:100)溶液 35ml,超声处理(功率 300W,频率 40kHz)30 分钟,放冷,用甲醇稀释至刻度,摇匀,滤过,取续滤液,即得。

测定法　分别精密吸取对照品溶液与供试品溶液各 10μl,注入液相色谱仪,测定,即得。

本品每粒含黄连以盐酸小檗碱($C_{20}H_{18}ClNO_4$)计,不得少于 3.7mg。

罂粟壳　照高效液相色谱法(通则 0512)测定。

色谱条件与系统适用性试验　以辛烷基硅烷键合硅胶为填充剂;以乙腈-0.01mol/L 磷酸二氢钾溶液-0.005mol/L 庚烷磺酸钠水溶液(16:42:42)为流动相;检测波长为 220nm。理论板数按吗啡峰计算应不低于 2000。

对照品溶液的制备　取吗啡对照品适量,精密称定,加 5%醋酸的 20%甲醇溶液制成每 1ml 含 40μg 的溶液,即得。

供试品溶液的制备　取本品适量,研细,取约 5g,精密称定,置 50ml 锥形瓶中,精密加入 5%醋酸的 20%甲醇溶液 50ml,密塞,称定重量,超声处理(功率 250W,频率 40kHz)1 小时,取出,放冷,再称定重量,用 5%醋酸的 20%甲醇溶液补足减失的重量,摇匀,静置,离心,取上清液滤过,取续滤液,即得。

测定法　分别精密吸取对照品溶液与供试品溶液各 10μl,注入液相色谱仪,测定,即得。

本品每粒含罂粟壳以吗啡($C_{17}H_{19}O_3N$)计,应为 0.067~0.456mg。

【功能与主治】 调和肝脾,涩肠止痛。用于肝脾不和,泻痢腹痛;慢性非特异性溃疡性结肠炎见上述证候者。

【用法与用量】 口服。一次 6 粒,一日 3 次。

【注意】 儿童禁用;本品易成瘾,不宜常服;忌食生冷、辛辣、油腻等刺激性食物。

【规格】 每粒装 0.67g

【贮藏】 密闭,防潮。

固　经　丸
Gujing Wan

【处方】 盐关黄柏 300g　　　　酒黄芩 200g
麸炒椿皮 150g　　　　醋香附 150g
炒白芍 300g　　　　　醋龟甲 400g

【制法】 以上六味,粉碎成细粉,过筛,混匀,用水泛丸,干燥,即得。

【性状】 本品为黄色至黄棕色的水丸;味苦。

【鉴别】 (1)取本品,置显微镜下观察:纤维束鲜黄色,周围细胞含草酸钙方晶,形成晶纤维,含晶细胞的壁木化增厚(盐关黄柏)。韧皮纤维淡黄色,梭形,壁厚,孔沟细(酒黄芩)。草酸钙簇晶直径 18~32μm,存在于薄壁细胞中,常排列成行,或一个细胞中含有数个簇晶(炒白芍)。石细胞类圆形或类多角形,胞腔含草酸钙方晶(麸炒椿皮)。不规则块片灰黄色,表面有微细纹理或孔隙(醋龟甲)。分泌细胞类圆形,含淡黄棕色至红棕色分泌物,其周围细胞作放射状排列(醋香附)。

(2)取本品 10g,研细,加乙醚 50ml,密塞,冷浸 1 小时,时时振摇,滤过,药渣备用;滤液挥干,残渣加乙酸乙酯 0.5ml 使溶解,作为供试品溶液。另取 α-香附酮对照品,加乙酸乙酯制成每 1ml 含 1mg 的溶液,作为对照品溶液。照薄层色谱法(通则 0502)试验,吸取上述两种溶液各 5μl,分别点于同一硅胶 GF$_{254}$薄层板上,以石油醚(60~90℃)-乙酸乙酯(17:3)为展开剂,展开,取出,晾干,置紫外光灯(254nm)下检视。供试品色谱中,在与对照品色谱相应的位置上,显相同颜色的斑点;喷以二硝基苯肼试液,置日光下检视,显相同颜色的斑点。

(3)取本品 0.5g,研碎,加甲醇 10ml,超声处理 15 分钟,滤过,滤液作为供试品溶液。另取盐酸小檗碱对照品,加甲醇制成每 1ml 含 0.5mg 的溶液,作为对照品溶液。照薄层色谱法(通则 0502)试验,吸取供试品溶液 2μl、对照品溶液 1μl,分别点于同一硅胶 G 薄层板上,以甲苯-乙酸乙酯-异丙醇-甲醇-浓氨试液(12:6:3:3:1)为展开剂,置用氨蒸气预平衡 15 分钟的展开缸内,展开,取出,晾干,置紫外光灯(365nm)下检视。供试品色谱中,在与对照品色谱相应的位置上,显相同的黄色荧光斑点。

(4)取[鉴别](2)项下的备用药渣,加乙醇 20ml,超声处理 15 分钟,滤过,滤液蒸干,残渣加乙醇 1ml 使溶解,作为供试品溶液。另取芍药苷对照品,加乙醇制成每 1ml 含 1mg 的溶液,作为对照品溶液。照薄层色谱法(通则 0502)试验,吸取供试品溶液 8μl、对照品溶液 4μl,分别点于同一硅胶 G 薄层板上,以三氯甲烷-乙酸乙酯-甲醇-甲酸(20:2.5:5:0.1)为展开剂,展开,取出,晾干,喷以 5%香草醛硫酸溶液,加热至斑点显色清晰。供试品色谱中，在与对照品色谱相应的位置上，显相同的蓝紫色斑点。

【检查】　应符合丸剂项下有关的各项规定（通则 0108）。

【含量测定】　照高效液相色谱法（通则 0512）测定。

色谱条件与系统适用性试验　以十八烷基硅烷键合硅胶为填充剂；以乙腈-0.1％磷酸溶液（40∶60）（每 100ml 溶液中加十二烷基磺酸钠 0.1g）为流动相；检测波长为 265nm。理论板数按盐酸小檗碱峰计算应不低于 4000。

对照品溶液的制备　取盐酸小檗碱对照品适量，精密称定，加流动相制成每 1ml 含 20μg 的溶液，即得。

供试品溶液的制备　取本品适量，研细，取 0.25g，精密称定，置具塞锥形瓶中，精密加入流动相 25ml，密塞，称定重量，超声处理（功率 180W，频率 42kHz）1 小时，放冷，再称定重量，用流动相补足减失的重量，摇匀，滤过，取续滤液，即得。

测定法　分别精密吸取对照品溶液与供试品溶液各 10μl，注入液相色谱仪，测定，即得。

本品每 1g 含盐关黄柏以盐酸小檗碱（$C_{20}H_{17}NO_4 \cdot HCl$）计，不得少于 1.20mg。

【功能与主治】　滋阴清热，固经止带。用于阴虚血热，月经先期，经血量多、色紫黑，赤白带下。

【用法与用量】　口服。一次 6g，一日 2 次。

【贮藏】　密闭，防潮。

罗 布 麻 茶
Luobuma Cha

【处方】　罗布麻叶 3000g

【制法】　取罗布麻叶，除去杂质，杀青、揉捻、炒干，分装，制成 1000 袋，即得。

【性状】　本品为袋装茶剂，内容物为绿色至绿褐色的叶，多破碎；气微，味淡。

【鉴别】　（1）取本品 1g，研细，加乙醚 50ml，加热回流 1 小时，放冷，滤过，弃去乙醚液，药渣挥干溶剂，加水 25ml，加热回流 1 小时，放冷，滤过，滤液用乙酸乙酯振摇提取 2 次，每次 20ml，合并乙酸乙酯液，蒸干，残渣加甲醇 1ml 使溶解，作为供试品溶液。另取罗布麻叶对照药材 1g，同法制成对照药材溶液。照薄层色谱法（通则 0502）试验，吸取上述两种溶液各 3μl，分别点于同一硅胶 G 薄层板上，以三氯甲烷-甲醇-水（13∶7∶2）10℃以下放置过夜的下层溶液为展开剂，展开，取出，晾干，喷以 3％三氯化铝乙醇溶液，在 105℃加热至斑点显色清晰，置紫外光灯（365nm）下检视。供试品色谱中，在与对照药材色谱相应的位置上，显相同颜色的荧光斑点。

（2）取本品 0.5g，研细，加 80％甲醇 50ml，加热回流 1 小时，放冷，滤过，滤液蒸干，残渣加水 20ml 使溶解，用乙醚振摇提取 2 次，每次 20ml，弃去乙醚液，水液加盐酸 5ml，加热回流

1 小时，取出，立即冷却，用乙醚振摇提取 2 次，每次 20ml，合并乙醚液，用水 10ml 洗涤，弃去水液，乙醚液用铺有适量无水硫酸钠的滤纸滤过，滤液回收溶剂至干，残渣加乙醇 1ml 使溶解，作为供试品溶液。另取槲皮素对照品、山柰酚对照品，分别加乙醇制成每 1ml 各含 0.5mg 的溶液，作为对照品溶液。照薄层色谱法（通则 0502）试验，吸取供试品溶液 5μl、对照品溶液 2μl，分别点于同一硅胶 G 薄层板上，以正己烷-乙酸乙酯-甲酸（7∶5∶0.8）为展开剂，展开，取出，晾干，喷以 3％三氯化铝乙醇溶液，在 105℃加热 5 分钟，置紫外光灯（365nm）下检视。供试品色谱中，在与对照品色谱相应的位置上，显相同颜色的荧光斑点。

【检查】　应符合茶剂项下有关的各项规定（通则 0188）。

【浸出物】　照水溶性浸出物测定法项下的热浸法（通则 2201）测定，不得少于 26.0％。

【含量测定】　照高效液相色谱法（通则 0512）测定。

色谱条件与系统适用性试验　以十八烷基硅烷键合硅胶为填充剂；以乙腈-0.2％磷酸溶液（15∶85）为流动相；检测波长为 256nm；柱温为 35℃。理论板数按金丝桃苷峰计算应不低于 6000。

对照品溶液的制备　取金丝桃苷对照品适量，精密称定，加甲醇制成每 1ml 含 30μg 的溶液，即得。

供试品溶液的制备　取装量差异项下的本品内容物（过三号筛），研细，取 0.5g，精密称定，置具塞锥形瓶中，精密加入 50％甲醇 50ml，密塞，称定重量，加热回流 30 分钟，放冷，再称定重量，用 50％甲醇补足减失的重量，摇匀，滤过，取续滤液，即得。

测定法　分别精密吸取对照品溶液与供试品溶液各 10μl，注入液相色谱仪，测定，即得。

本品每袋含罗布麻叶以金丝桃苷（$C_{21}H_{20}O_{12}$）计，不得少于 6.0mg。

【功能与主治】　平肝安神，清热利水。用于肝阳眩晕，心悸失眠，浮肿尿少；高血压病，神经衰弱，肾炎浮肿。

【用法与用量】　开水冲泡代茶饮。一次 1～2 袋，一日 2～3 次。

【规格】　每袋装 3g

【贮藏】　密封，置阴凉干燥处。

帕 朱 丸
Pazhu Wan

本品系藏族验方。

【处方】

寒水石（酒制）200g	肉桂 80g
石榴子 130g	胡椒 40g
干姜 70g	红花 100g
诃子（去核）150g	豆蔻 40g

荜茇 40g　　　　　　　　光明盐 30g

木香 80g

【制法】 以上十一味,粉碎成细粉,过筛,混匀,加适量水泛丸,干燥,即得。

【性状】 本品为棕色至棕褐色的水丸,气微,味辛、酸。

【鉴别】 (1)取本品,置显微镜下观察:内种皮厚壁细胞黄棕色或棕红色,表面观类多角形,壁厚,胞腔含硅质块(豆蔻)。木纤维成束,长梭形,直径 16~24μm,壁稍厚,纹孔裂缝状,十字状或人字状(木香)。花粉粒圆球形或椭圆形,直径约60μm,外壁有刺,有 3 个萌发孔;花冠碎片黄色,有红棕色或黄棕色管道状分泌细胞(红花)。石细胞类圆形或类长方形,直径 32~88μm,壁一面菲薄(肉桂)。淀粉粒长卵形、广卵形或形状不规则,直径 25~32μm,脐点点状,位于较小端,层纹明显(干姜)。

(2)取本品细粉 2g,加乙醚 15ml,振摇 10 分钟,弃去乙醚液,残渣挥去乙醚,加乙酸乙酯 15ml,置水浴上加热回流 1 小时,滤过,滤液蒸干,残渣加乙醇 2ml 使溶解,作为供试品溶液。取木香对照药材、胡椒对照药材、荜茇对照药材各 0.5g,分别同法制成对照药材溶液。另取胡椒碱对照品,加乙醇制成每 1ml 含 1mg 的溶液,作为对照品溶液。照薄层色谱法(通则 0502)试验,吸取上述供试品溶液、对照药材溶液和对照品溶液各 5μl,分别点于同一硅胶 G 薄层板上,以环己烷-丙酮(10:3)为展开剂,展开,取出,晾干,喷以 10%硫酸乙醇溶液,晾干,置紫外光灯(365nm)下检视。供试品色谱中,分别在与胡椒对照药材、荜茇对照药材和胡椒碱对照品色谱相应的位置上,显相同颜色的荧光斑点;薄层板再加热至斑点显色清晰,置日光下检视,供试品色谱中,在与木香对照药材色谱相应的位置上,显相同颜色的斑点。

(3)取本品粉末 2g,加乙醇 20ml,超声处理 20 分钟,滤过,滤液浓缩至 1ml,作为供试品溶液。另取肉桂对照药材1g,同法制成对照药材溶液。再取桂皮醛对照品,加乙醇制成每 1ml 含 1μl 的溶液,作为对照品溶液。照薄层色谱法(通则0502)试验,吸取供试品溶液 8μl、对照药材及对照品溶液各4μl,分别点于同一硅胶 G 薄层板上,以石油醚(60~90℃)-乙酸乙酯(17:3)为展开剂,展开,取出,晾干,喷以二硝基苯肼乙醇试液(使用时加 3~4 滴盐酸)。供试品色谱中,在与对照药材色谱和对照品色谱相应的位置上,显相同颜色的斑点。

(4)取本品粉末 2g,加乙酸乙酯 50ml,超声处理 20 分钟,滤过,滤液回收溶剂至干,残渣加乙酸乙酯 1ml 使溶解,作为供试品溶液。另取诃子对照药材 1g,同法制成对照药材溶液。再取没食子酸对照品,加乙酸乙酯制成每 1ml 含 0.3mg的溶液,作为对照品溶液。照薄层色谱法(通则 0502)试验,吸取上述供试品溶液 10μl,对照药材及对照品溶液各 3μl,分别点于同一硅胶 G 薄层板上,以三氯甲烷-丙酮-甲酸(7:2:1)为展开剂,展开,取出,晾干,喷以 2%三氯化铁乙醇溶液,105℃加热至斑点显色清晰。供试品色谱中,在与对照药材色谱和对照品色谱相应的位置上,显相同颜色的斑点。

【检查】 应符合丸剂项下有关的各项规定(通则 0108)。

【含量测定】 照高效液相色谱法(通则 0512)测定。

色谱条件与系统适用性试验 以十八烷基硅烷键合硅胶为填充剂;以甲醇-乙腈-0.7%磷酸溶液(6:12:82)为流动相;检测波长为 403nm。理论板数按羟基红花黄色素 A 峰计算应不低于 3000。

对照品溶液的制备 取羟基红花黄色素 A 对照品适量,精密称定,加 25%甲醇制成每 1ml 含 30μg 的溶液,即得。

供试品溶液的制备 取本品细粉约 2.0g,精密称定,置具塞锥形瓶中,精密加入 25%甲醇 50ml,密塞,称定重量,超声处理(功率 200W,频率 40kHz)40 分钟,放冷,再称定重量,用 25%甲醇补足减失的重量,摇匀,滤过,取续滤液,即得。

测定法 分别精密吸取对照品溶液与供试品溶液各10μl,注入液相色谱仪,测定,即得。

本品每 1g 含红花以羟基红花黄色素 A($C_{27}H_{30}O_{15}$)计,不得少于 0.38mg。

【功能与主治】 健胃散寒,除痰,破痞瘤,养荣强壮。用于剑突痰病,胃痞瘤木布病引起的消化不良、胃胀、胃烧泛酸、胃肝不适。

【用法与用量】 口服。一次 2~3 丸,一日 1 次。

【规格】 每丸重 0.5g

【贮藏】 密闭,置阴凉干燥处。

败　毒　散
Baidu San

【处方】 党参 100g　　　　　茯苓 100g

枳壳 100g　　　　　甘草 50g

川芎 100g　　　　　羌活 100g

独活 100g　　　　　柴胡 100g

前胡 100g　　　　　桔梗 100g

【制法】 以上十味,粉碎成粗粉,过筛,混匀,即得。

【性状】 本品为棕黄色至棕褐色的粉末;气香,味苦、微甘。

【鉴别】 (1)取本品,置显微镜下观察:不规则分枝状团块无色,遇水合氯醛试液溶化;菌丝无色或淡棕色,直径 4~6μm(茯苓)。纤维束周围薄壁细胞含草酸钙方晶,形成晶纤维(甘草)。外果皮细胞多角形、类方形或长方形,侧面外被角质层,表皮层以下的几列薄壁细胞中含草酸钙方晶(枳壳)。草酸钙晶体存在于薄壁细胞中,呈类圆形或类晶状(川芎)。石细胞几无色,单个或数个成群或与木栓细胞相连结,呈多角形、类斜方形或短棱形,大多一端或一边尖突,长约至120μm,壁厚 6~10μm,木化,纹孔稀疏,孔沟明显,有的胞腔内含棕色物(党参)。木栓细胞无色或棕色,表面观呈多角形或长多角形,直径 14~54μm,壁稍厚,略波状弯曲,木化,有的胞腔含棕色物,横断面呈类长方形,木组织间可见落皮层(羌活)。

(2)取本品 5g,加乙醇 50ml,超声处理 15 分钟,滤过,滤液回收溶剂至干,残渣加 70%乙醇 1ml 使溶解,作为供试品溶液。另取枳壳对照药材 0.5g,同法制成对照药材溶液。再取柚皮苷对照品,加甲醇制成每 1ml 含 0.5mg 的溶液,作为对照品溶液。照薄层色谱法(通则 0502)试验,吸取上述三种溶液各 5μl,分别点于同一硅胶 G 薄层板上,以三氯甲烷-甲醇-氨试液(3:3:1)为展开剂,展开,取出,晾干,喷以 1%三氯化铝乙醇溶液,置紫外光灯(365nm)下检视。供试品色谱中,在与对照品色谱及对照药材色谱相应的位置上,显相同颜色的荧光斑点。

(3)取本品 5g,加乙醚 80ml,加热回流 1 小时,滤过,药渣挥干,加甲醇 80ml,加热回流 1 小时,滤过,滤液蒸干,残渣加水 40ml 使溶解,用水饱和的正丁醇振摇提取 3 次,每次 30ml,合并正丁醇液,用水 30ml 洗涤 1 次,弃去水液,正丁醇液蒸干,残渣加甲醇 2ml 使溶解,作为供试品溶液。另取甘草对照药材 0.5g,加乙醚 20ml,同法制成对照药材溶液。照薄层色谱法(通则 0502)试验,吸取上述两种溶液各 5μl,分别点于同一硅胶 G 薄层板上,以三氯甲烷-丙酮-乙酸乙酯-甲醇(5:1:2:1)为展开剂,展开,取出,晾干,喷以 10%硫酸乙醇溶液,在 105℃加热至斑点显色清晰,置紫外光灯(365nm)下检视。供试品色谱中,在与对照药材色谱相应的位置上,显相同颜色的荧光斑点。

(4)取本品 10g,加乙醚 100ml,超声处理 15 分钟,滤过,滤液作为供试品溶液。另取独活对照药材 1g,同法制成对照药材溶液。再取二氢欧山芹醇当归酸酯对照品、蛇床子素对照品,分别加甲醇制成每 1ml 含 0.4mg 的溶液,作为对照品溶液。照薄层色谱法(通则 0502)试验,吸取供试品溶液及对照药材溶液各 8μl、对照品溶液 4μl,分别点于同一硅胶 G 薄层板上,以石油醚(60~90℃)-乙酸乙酯(7:3)为展开剂,展开,取出,晾干,置紫外光灯(365nm)下检视。供试品色谱中,在与对照品色谱及对照药材色谱相应的位置上,显相同颜色的荧光斑点。

【检查】 应符合散剂项下有关的各项规定(通则 0115)。

【含量测定】 照高效液相色谱法(通则 0512)测定。

色谱条件与系统适用性试验 以十八烷基硅烷键合硅胶为填充剂;以乙腈-0.4%磷酸溶液(20:80)为流动相;检测波长为 283nm。理论板数按柚皮苷峰计算应不低于 3000。

对照品溶液的制备 取柚皮苷对照品适量,精密称定,加甲醇制成每 1ml 含 0.16mg 的溶液,即得。

供试品溶液的制备 取装量差异项下的本品,混匀,取 2g,精密称定,置具塞锥形瓶中,精密加入甲醇 50ml,称定重量,加热回流 1.5 小时,放冷,再称定重量,用甲醇补足减失的重量,摇匀,滤过,取续滤液,即得。

测定法 分别精密吸取对照品溶液与供试品溶液各 5μl,注入液相色谱仪,测定,即得。

本品每 1g 含枳壳以柚皮苷($C_{27}H_{32}O_{14}$)计,不得少于 3.6mg。

【功能与主治】 发汗解表,散风祛湿。用于外感热病,憎寒壮热,项强头痛,四肢酸痛,噤口痢疾,无汗鼻塞,咳嗽有痰。

【用法与用量】 另加生姜、薄荷少许炖,取汤服。一次 6~9g,一日 1~2 次。

【注意】 忌生冷、油腻食物。

【规格】 每袋装 9g

【贮藏】 密闭,防潮。

垂盆草颗粒
Chuipencao Keli

【处方】 鲜垂盆草 20000g

【制法】 取鲜垂盆草,加水煎煮 1 小时,煎液滤过,滤液减压浓缩至相对密度为 1.24(60~65℃)的清膏,加等量 92%乙醇,搅匀,静置 8~12 小时,取上清液,回收乙醇并浓缩至适量,加入蔗糖、糊精适量,混匀,制颗粒,干燥,制成 1000g;或加入糊精、甜菊素适量,混匀,制颗粒,干燥,制成 500g(无蔗糖),即得。

【性状】 本品为棕色至棕褐色的颗粒;味甜而苦,或味微甜而苦(无蔗糖)。

【鉴别】 取本品 4g 或 2g(无蔗糖),研细,加甲醇 50ml,加热回流 45 分钟,放冷,滤过,滤液蒸干,残渣加水 5ml 使溶解,通过聚酰胺柱(100~200 目,内径为 1.2cm,柱高为 5cm),用水 50ml 洗脱,弃去水洗液,再用乙醇 100ml 洗脱,收集洗脱液,蒸干,残渣加甲醇 1ml 使溶解,作为供试品溶液。另取垂盆草对照药材 2.5g,加水 50ml,加热回流 1 小时,放冷,滤过,滤液蒸干,残渣加甲醇 50ml 使溶解,同法制成对照药材溶液。照薄层色谱法(通则 0502)试验,吸取上述两种溶液各 10μl,分别点于同一硅胶 G 薄层板上,以环己烷-乙酸乙酯-甲酸(15:10:1)为展开剂,展开,取出,晾干,置紫外光灯(365nm)下检视。供试品色谱中,在与对照药材色谱相应的位置上,显相同颜色的荧光斑点。

【检查】 应符合颗粒剂项下有关的各项规定(通则 0104)。

【含量测定】 对照品溶液的制备 取芦丁对照品适量,精密称定,加 50%甲醇制成每 1ml 含芦丁 0.2mg 的溶液,即得。

标准曲线的制备 精密量取对照品溶液 1ml、2ml、3ml、4ml、5ml、6ml,分别置 25ml 量瓶中,各加 50%甲醇至 6ml,加 5%亚硝酸钠溶液 1ml,摇匀,放置 6 分钟,加 10%硝酸铝溶液 1ml,摇匀,放置 6 分钟,加氢氧化钠试液 10ml,加 50%甲醇至刻度,摇匀,放置 15 分钟;以相应的溶液为空白。照紫外-可见分光光度法(通则 0401),在 510nm 的波长处测定吸光度,以吸光度为纵坐标、浓度为横坐标,绘制标准曲线。

　　测定法　取装量差异项下的本品,研细,取约 6g 或约 3g(无蔗糖),精密称定,精密加入甲醇 50ml,称定重量,加热回流 1 小时,放冷,再称定重量,用甲醇补足减失的重量,摇匀,滤过,精密量取续滤液 25ml,置 50ml 量瓶中,加水至刻度,摇匀。精密量取 5ml,置 25ml 量瓶中,加 50% 甲醇至刻度,摇匀,做为空白对照。另精密量取 5ml,置 25ml 量瓶中,照标准曲线制备项下的方法,自"加 50% 甲醇至 6ml"起,依法测定吸光度,从标准曲线上读出供试品溶液中以芦丁计的总黄酮的量,计算,即得。

　　本品每袋含总黄酮以芦丁($C_{27}H_{30}O_{16}$)计,不得少于 17.0mg。

　　【功能与主治】　清热解毒,活血利湿。用于急慢性肝炎湿热瘀结证。

　　【用法与用量】　开水冲服。一次 1 袋,一日 2～3 次;或遵医嘱。

　　【规格】　每袋装　(1)10g　(2)5g(无蔗糖)

　　【贮藏】　密封。

知柏地黄丸
Zhibai Dihuang Wan

　　【处方】　知母 40g　　　　　黄柏 40g
　　　　　　　熟地黄 160g　　　　山茱萸(制)80g
　　　　　　　牡丹皮 60g　　　　　山药 80g
　　　　　　　茯苓 60g　　　　　　泽泻 60g

　　【制法】　以上八味,粉碎成细粉,过筛,混匀。每 100g 粉末用炼蜜 35～50g 加适量的水泛丸,干燥,制成水蜜丸;或加炼蜜 80～110g 制成小蜜丸或大蜜丸,即得。

　　【性状】　本品为棕黑色的水蜜丸、黑褐色的小蜜丸或大蜜丸;味甜而带酸苦。

　　【鉴别】　(1)取本品,置显微镜下观察:淀粉粒三角状卵形或矩圆形,直径 24～40μm,脐点短缝状或人字状(山药)。不规则分枝状团块无色,遇水合氯醛试液溶化;菌丝无色或淡棕色,直径 4～6μm(茯苓)。薄壁组织灰棕色至黑棕色,细胞多皱缩,内含棕色核状物(熟地黄)。草酸钙针晶成束或散在,长 26～110μm(知母)。草酸钙簇晶存在于无色薄壁细胞中,有时数个排列成行(牡丹皮)。果皮表皮细胞橙黄色,表面观类多角形,垂周壁连珠状增厚(山茱萸)。薄壁细胞类圆形,有椭圆形纹孔,集成纹孔群;内皮层细胞垂周壁波状弯曲,较厚,木化,有稀疏细孔沟(泽泻)。纤维束鲜黄色,周围细胞含草酸钙方晶,形成晶纤维,含晶细胞的壁木化增厚(黄柏)。

　　(2)取本品水蜜丸 6g,研碎;或取小蜜丸或大蜜丸 9g,剪碎,加乙醚 15ml,振摇 15 分钟,放置 1 小时,滤过,滤液挥去乙醚,残渣加丙酮 1ml 使溶解,作为供试品溶液。另取丹皮酚

对照品,加丙酮制成每 1ml 含 1mg 的溶液,作为对照品溶液。照薄层色谱法(通则 0502)试验,吸取上述两种溶液各 10μl,分别点于同一硅胶 G 薄层板上使成条状,以环己烷-乙酸乙酯(3:1)为展开剂,展开,取出,晾干,喷以盐酸酸性 5% 三氯化铁乙醇溶液,加热至斑点显色清晰。供试品色谱中,在与对照品色谱相应的位置上,显相同的蓝褐色条斑。

　　(3)取本品 2g,切碎,加甲醇 5ml,加热回流 15 分钟,滤过,取滤液,补加甲醇使成 5ml,作为供试品溶液。另取黄柏对照药材 0.1g,同法制成对照药材溶液。再取盐酸小檗碱对照品,加甲醇制成每 1ml 含 0.5mg 的溶液,作为对照品溶液。照薄层色谱法(通则 0502)试验,吸取上述三种溶液各 1μl,分别点于同一硅胶 G 薄层板上,以甲苯-异丙醇-乙酸乙酯-甲醇-浓氨试液(12:3:6:3:1)为展开剂,置氨蒸气预饱和的展开缸内,展开,取出,晾干,置紫外光灯(365nm)下检视。供试品色谱中,在与对照药材色谱和对照品色谱相应的位置上,显相同的黄色荧光斑点。

　　【检查】　应符合丸剂项下有关的各项规定(通则 0108)。

　　【含量测定】　**山茱萸**　照高效液相色谱法(通则 0512)测定。

　　色谱条件与系统适用性试验　以十八烷基硅烷键合硅胶为填充剂;以四氢呋喃-甲醇-乙腈-0.05% 磷酸溶液(1:4:8:87)为流动相;柱温为 40℃;检测波长为 236nm。理论板数按马钱苷峰计算应不低于 4000。

　　对照品溶液的制备　取马钱苷对照品适量,精密称定,加 50% 甲醇制成每 1ml 含 40μg 的溶液,即得。

　　供试品溶液的制备　取本品水蜜丸,研碎,取 0.7g,精密称定;或取小蜜丸或重量差异项下的大蜜丸,剪碎,混匀,取约 1g,精密称定。置具塞锥形瓶中,精密加入 50% 甲醇 25ml,密塞,称定重量,超声处理(功率 250W,频率 33kHz)15 分钟,加热回流 1 小时,放冷,再称定重量,用 50% 甲醇补足减失的重量,摇匀,滤过,精密量取续滤液 10ml,加在中性氧化铝柱(100～200 目,4g,内径为 1cm)上,用 40% 甲醇 50ml 洗脱,收集流出液与洗脱液,蒸干,残渣用 50% 甲醇溶解,并转移至 5ml 量瓶中,加 50% 甲醇至刻度,摇匀,滤过,取续滤液,即得。

　　测定法　分别精密吸取对照品溶液与供试品溶液各 10μl,注入液相色谱仪,测定,即得。

　　本品含山茱萸以马钱苷($C_{17}H_{26}O_{10}$)计,水蜜丸每 1g 不得少于 0.53mg;小蜜丸每 1g 不得少于 0.40mg;大蜜丸每丸不得少于 3.6mg。

　　牡丹皮　照高效液相色谱法(通则 0512)测定。

　　色谱条件与系统适用性试验　以十八烷基硅烷键合硅胶为填充剂;以甲醇-水(70:30)为流动相;检测波长为 274nm。理论板数按丹皮酚峰计算应不低于 3500。

　　对照品溶液的制备　取丹皮酚对照品适量,精密称定,加甲醇制成每 1ml 含 15μg 的溶液,即得。

　　供试品溶液的制备　取本品水蜜丸,研碎,取 0.4g,精密称定;或取小蜜丸或重量差异项下的大蜜丸,剪碎,混匀,取

0.5g,精密称定。置具塞锥形瓶中,精密加入 50%甲醇 50ml,密塞,称定重量,超声处理(功率 250W,频率 33kHz)45 分钟,放冷,再称定重量,用 50%甲醇补足减失的重量,摇匀,滤过,取续滤液,即得。

测定法 分别精密吸取对照品溶液 10μl 与供试品溶液 20μl,注入液相色谱仪,测定,即得。

本品含牡丹皮以丹皮酚($C_9H_{10}O_3$)计,水蜜丸每 1g 不得少于 0.80mg;小蜜丸每 1g 不得少于 0.55mg;大蜜丸每丸不得少于 5.0mg。

【功能与主治】 滋阴降火。用于阴虚火旺,潮热盗汗,口干咽痛,耳鸣遗精,小便短赤。

【用法与用量】 口服。水蜜丸一次 6g,小蜜丸一次 9g,大蜜丸一次 1 丸,一日 2 次。

【规格】 大蜜丸 每丸重 9g

【贮藏】 密封。

知柏地黄丸(浓缩丸)
Zhibai Dihuang Wan

【处方】 知母 25.9g 黄柏 25.9g
熟地黄 103.4g 山茱萸(制)51.7g
牡丹皮 38.8g 山药 51.7g
茯苓 38.8g 泽泻 38.8g

【制法】 以上八味,取山药、牡丹皮 13g、山茱萸(制)21g 粉碎成细粉,备用;泽泻、茯苓、知母、黄柏粉碎成粗粉,加水煎煮二次,第一次 3 小时,第二次 2 小时,合并煎液,滤过,滤液浓缩成相对密度为 1.35～1.40(20℃)的清膏;取熟地黄加水煎煮三次,第一次 3 小时,第二次 2 小时,第三次 1 小时,合并煎液,滤过,滤液浓缩成相对密度为 1.35～1.40(20℃)的清膏;取剩余的牡丹皮、山茱萸(制),以 70%乙醇作溶剂,浸渍 24 小时后,进行渗漉,收集渗漉液,回收乙醇,浓缩成相对密度为 1.35～1.40(20℃)的清膏;将上述各清膏、药粉及适量淀粉混匀,制成 1000 丸,干燥,打光,即得。

【性状】 本品为黑棕色的浓缩丸;气微,味苦、酸。

【鉴别】 (1)取本品,置显微镜下观察:草酸钙簇晶存在于无色薄壁细胞中,有时数个排列成行(牡丹皮)。淀粉粒三角状卵形或矩圆形,直径 24～40μm,脐点短缝状或人字状(山药)。果皮表皮细胞橙黄色,表面观类多角形,垂周壁略连珠状增厚(山茱萸)。

(2)取本品 6g,研细,加乙醚 15ml,振摇 15 分钟,放置 1 小时,滤过,滤液挥去乙醚,残渣加丙酮 1ml 使溶解,作为供试品溶液。另取丹皮酚对照品,加丙酮制成每 1ml 含 1mg 的溶液,作为对照品溶液。照薄层色谱法(通则 0502)试验,吸取上述两种溶液各 5～10μl,分别点于同一硅胶 G 薄层板上,以环己烷-乙酸乙酯(3:1)为展开剂,展开,取出,晾干,喷以

盐酸酸性 5%三氯化铁乙醇溶液,加热至斑点显色清晰。供试品色谱中,在与对照品色谱相应的位置上,显相同的蓝褐色斑点。

(3)取本品 2g,研细,加甲醇 5ml,加热回流 15 分钟,滤过,滤液补加甲醇至 5ml,作为供试品溶液。另取黄柏对照药材 0.1g,同法制成对照药材溶液。再取盐酸小檗碱对照品,加甲醇制成每 1ml 含 0.5mg 的溶液,作为对照品溶液。照薄层色谱法(通则 0502)试验,吸取上述三种溶液各 1μl,分别点于同一硅胶 G 薄层板上,以二甲苯-异丙醇-乙酸乙酯-甲醇-水(12:3:6:3:1)为展开剂,置氨蒸气饱和的展开缸内,展开,取出,晾干,置紫外光灯(365nm)下检视。供试品色谱中,在与对照药材色谱和对照品色谱相应的位置上,显相同的黄色荧光斑点。

(4)取本品 10g,研细,加水 100ml,微温使充分溶散,加热至沸,放冷,滤过,取滤液,用乙酸乙酯提取 2 次,每次 30ml,合并乙酸乙酯液,蒸干,残渣加甲醇 1ml 使溶解,作为供试品溶液。另取熟地黄对照药材 4g,加水 60ml,煎煮 30 分钟,放冷,滤过,滤液用乙酸乙酯提取 2 次,每次 20ml,合并乙酸乙酯液,蒸干,残渣加甲醇 1ml 使溶解,作为对照药材溶液。照薄层色谱法(通则 0502)试验,吸取上述两种溶液各 3～5μl,分别点于同一硅胶 G 薄层板上,以二甲苯-乙酸乙酯(1:1)为展开剂,展开,取出,晾干,喷以 2,4-二硝基苯肼乙醇试液。供试品色谱中,在与对照药材色谱相应的位置上,显相同颜色的斑点。

【检查】 应符合丸剂项下有关的各项规定(通则 0108)。

【含量测定】 山茱萸 照高效液相色谱法(通则 0512)测定。

色谱条件与系统适用性试验 以十八烷基硅烷键合硅胶为填充剂;以四氢呋喃-甲醇-乙腈-0.05%磷酸溶液(1:4:8:87)为流动相;柱温 40℃;检测波长为 236nm。理论板数按马钱苷峰计算应不低于 4000。

对照品溶液的制备 取马钱苷对照品适量,精密称定,加 50%甲醇制成每 1ml 含 20μg 的溶液,即得。

供试品溶液的制备 取本品适量,研细,取约 0.4g,精密称定,置具塞锥形瓶中,精密加入 50%甲醇 50ml,密塞,称定重量,加热回流 1 小时,放冷,再称定重量,用 50%甲醇补足减失的重量,摇匀,滤过。精密量取续滤液 10ml,加在中性氧化铝柱(100～200 目,4g,内径为 1cm)上,用 40%甲醇 50ml 洗脱,收集流出液及洗脱液,蒸干,残渣加 50%甲醇适量使溶解,转移至 10ml 量瓶中,用 50%甲醇稀释至刻度,摇匀,即得。

测定法 分别精密吸取对照品溶液及供试品溶液各 10μl,注入液相色谱仪,测定,即得。

本品每 1g 含山茱萸以马钱苷($C_{17}H_{26}O_{10}$)计,不得少于 1.0mg。

牡丹皮 照高效液相色谱法(通则 0512)测定。

色谱条件与系统适用性试验 以十八烷基硅烷键合硅胶

为填充剂;以甲醇-水(70:30)为流动相;检测波长为274nm。理论板数按丹皮酚峰计算应不低于3500。

对照品溶液的制备　取丹皮酚对照品适量,精密称定,加甲醇制成每1ml含20μg的溶液,即得。

供试品溶液的制备　取本品适量,研细,取约0.4g,精密称定,置具塞锥形瓶中,精密加入50%甲醇50ml,密塞,称定重量,超声处理(功率250W,频率33kHz)30分钟,放冷,再称定重量,用50%甲醇补足减失的重量,摇匀,滤过,取续滤液,即得。

测定法　分别精密吸取对照品溶液及供试品溶液各10μl,注入液相色谱仪,测定,即得。

本品每1g含牡丹皮以丹皮酚($C_9H_{10}O_3$)计,不得少于1.5mg。

【功能与主治】　滋阴降火。用于阴虚火旺,潮热盗汗,口干咽痛,耳鸣遗精,小便短赤。

【用法与用量】　口服。一次8丸,一日3次。

【规格】　每10丸重1.7g

【贮藏】　密封。

和中理脾丸
Hezhong Lipi Wan

【处方】　党参24g　　　　　麸炒白术72g
　　　　　苍术(米泔炙)48g　茯苓48g
　　　　　甘草12g　　　　　陈皮96g
　　　　　法半夏24g　　　　木香12g
　　　　　砂仁24g　　　　　麸炒枳壳48g
　　　　　姜厚朴48g　　　　豆蔻12g
　　　　　醋香附48g　　　　广藿香48g
　　　　　南山楂48g　　　　六神曲(麸炒)48g
　　　　　炒麦芽48g　　　　炒莱菔子48g

【制法】　以上十八味,粉碎成细粉,过筛,混匀。每100g粉末加炼蜜160~170g制成大蜜丸,即得。

【性状】　本品为黄褐色的大蜜丸;气微香,味甜。

【鉴别】　(1)取本品,置显微镜下观察:不规则分枝状团块无色,遇水合氯醛试液溶化;菌丝无色或淡棕色,直径4~6μm(茯苓)。

(2)取本品9g,加硅藻土3g,研细,加正己烷40ml,超声处理15分钟,滤过,滤液作为供试品溶液。另取苍术对照药材0.5g,同法制成对照药材溶液。照薄层色谱法(通则0502)试验,吸取上述新制备的两种溶液各5μl,分别点于同一硅胶G薄层板上,以石油醚(60~90℃)-乙酸乙酯(20:1)为展开剂,展开,取出,晾干,喷以5%对二甲氨基苯甲醛的10%硫酸乙醇溶液,在105℃加热至斑点显色清晰。供试品色谱中,在与对照药材色谱相应的位置上,显相同颜色的斑点;并应显有

一污绿色主斑点(苍术素)。

(3)取本品9g,加硅藻土3g,研细,加三氯甲烷40ml,超声处理30分钟,滤过,滤液挥干,残渣加三氯甲烷1ml使溶解,作为供试品溶液。另取木香对照药材2g,加三氯甲烷20ml,同法制成对照药材溶液。照薄层色谱法(通则0502)试验,吸取上述两种溶液各5μl,分别点于同一硅胶G薄层板上,以石油醚(60~90℃)-乙酸乙酯(8:1)为展开剂,置展开缸内预饱和15分钟,展开,取出,晾干,喷以1%香草醛硫酸溶液,用热风吹至斑点显色清晰。供试品色谱中,在与对照药材色谱相应的位置上,显相同颜色的斑点。

(4)取本品9g,剪碎,加水20ml,加热回流1小时,离心,取上清液加乙酸乙酯30ml振摇提取,分取乙酸乙酯液,蒸干,残渣加甲醇1ml使溶解,作为供试品溶液。另取橙皮苷对照品、柚皮苷对照品,分别加甲醇制成每1ml各含0.5mg的溶液,作为对照品溶液。照薄层色谱法(通则0502)试验,吸取上述三种溶液各5μl,分别点于同一硅胶G薄层板上,以三氯甲烷-甲醇-水(32:17:5)10℃以下放置过夜的下层溶液为展开剂,展开,取出,晾干,喷以三氯化铝试液,置紫外光灯(365nm)下检视。供试品色谱中,在与对照品色谱相应的位置上,显相同颜色的荧光斑点。

(5)取本品9g,加硅藻土3g,研细,加乙酸乙酯40ml,超声处理40分钟,滤过,滤液蒸干,残渣加乙酸乙酯2ml使溶解,作为供试品溶液。另取熊果酸对照品,加甲醇制成每1ml含1mg的溶液,作为对照品溶液。照薄层色谱法(通则0502)试验,吸取上述供试品溶液10μl、对照品溶液2μl,分别点于同一硅胶G薄层板上,以甲苯-乙酸乙酯-甲酸(20:4:0.5)为展开剂,置展开缸内预饱和15分钟,展开,取出,晾干,喷以硫酸乙醇溶液(3→10),用热风吹至斑点显色清晰,分别置日光及紫外光灯(365nm)下检视。供试品色谱中,在与对照品色谱相应的位置上,日光下显紫红色斑点;置紫外光灯(365nm)下,显橙黄色荧光斑点。

(6)取甘草对照药材1g,加乙醚40ml,加热回流1小时,滤过,药渣加甲醇30ml,加热回流1小时,滤过,滤液蒸干,残渣加水40ml使溶解,用水饱和的正丁醇振摇提取2次,每次20ml,合并正丁醇液,蒸干,残渣加甲醇2ml使溶解,作为对照药材溶液。照薄层色谱法(通则0502)试验,吸取〔鉴别〕(5)项下的供试品溶液与上述对照药材溶液各10μl,分别点于同一硅胶G薄层板上,置展开缸内预饱和15分钟,以甲苯-乙酸乙酯-甲酸(20:4:0.5)为展开剂,展开,取出,晾干,喷以硫酸乙醇溶液(3→10),用热风吹至斑点显色清晰。供试品色谱中,在与对照药材色谱相应的位置上,显相同颜色的主斑点。

【检查】　应符合丸剂项下有关的各项规定(通则0108)。

【含量测定】　照高效液相色谱法(通则0512)测定。

色谱条件与系统适用性试验　以十八烷基硅烷键合硅胶为填充剂;以乙腈-0.05%磷酸溶液(39:61)为流动相;检测波长为222nm。理论板数按厚朴酚峰计算应不低于3000。

对照品溶液的制备 取厚朴酚对照品、和厚朴酚对照品适量,精密称定,加甲醇制成每 1ml 含厚朴酚 16μg、和厚朴酚 7μg 的混合溶液,即得。

供试品溶液的制备 取重量差异项下的本品,剪碎,混匀,取约 1.5g,精密称定,置具塞锥形瓶中,精密加入甲醇 25ml,密塞,称定重量,加热回流提取 1.5 小时,取出,放冷,再称定重量,用甲醇补足减失的重量,摇匀,滤过,取续滤液,即得。

测定法 分别精密吸取对照品溶液与供试品溶液各 10μl,注入液相色谱仪,测定,即得。

本品每丸含厚朴以厚朴酚($C_{18}H_{18}O_2$)与和厚朴酚($C_{18}H_{18}O_2$)的总量计,不得少于 3.0mg。

【功能与主治】 健脾和胃,理气化湿。用于脾胃不和所致的痞满、泄泻,症见胸膈痞满、脘腹胀闷、恶心呕吐、不思饮食、大便不调。

【用法与用量】 口服。一次 1 丸,一日 2 次。

【规格】 每丸重 9g

【贮藏】 密封。

和血明目片
Hexue Mingmu Pian

【处方】
蒲黄 75g	丹参 75g
地黄 60g	墨旱莲 60g
菊花 50g	黄芩(炒炭)45g
决明子 45g	车前子 45g
茺蔚子 45g	女贞子 45g
夏枯草 45g	龙胆 45g
郁金 30g	木贼 45g
赤芍 30g	牡丹皮 30g
山楂 30g	当归 30g
川芎 10g	

【制法】 以上十九味,取菊花、黄芩(炒炭)、车前子 22.5g、蒲黄 37.5g 混合粉碎成细粉,备用;其余丹参等 15 味与剩余车前子、蒲黄加水浸泡 30 分钟,煎煮二次,每次 2 小时,煎液滤过,滤液减压浓缩成相对密度为 1.10~1.15(60℃)的清膏,喷雾干燥,膏粉与上述细粉及适量辅料制成颗粒,加入硬脂酸镁 1.5g,混匀,压制成 1000 片,包糖衣或薄膜衣,即得。

【性状】 本品为糖衣片或薄膜衣片,除去包衣后显棕褐色;气微香,味苦、辛。

【鉴别】 (1)取本品,置显微镜下观察:花粉粒类圆形或椭圆形,直径约 17~29μm,表面有网状雕纹(蒲黄)。韧皮纤维淡黄色,梭形,壁厚,孔沟细(黄芩)。种皮内表皮细胞表面观类长方形,壁薄,微波状,常作镶嵌状排列(车前子)。花粉粒类圆形,直径 24~34μm,外壁有刺,刺长 3~5μm,具 3 个萌发孔(菊花)。

(2)取本品 10 片,除去包衣,研细,加甲醇 20ml,超声处理 20 分钟,滤过,滤液回收溶剂至干,残渣加甲醇 1ml 使溶解,作为供试品溶液。另取黄芩苷对照品,加甲醇制成每 1ml 含 1mg 的溶液,作为对照品溶液。照薄层色谱法(通则 0502)试验,吸取上述两种溶液各 5μl,分别点于同一含有 4%醋酸钠的羧甲基纤维素钠溶液为黏合剂的硅胶 G 薄层板上,以乙酸乙酯-丁酮-甲酸-水(5:3:1:1)为展开剂,展开,取出,晾干,喷以 1%三氯化铁乙醇溶液。置日光下检视。供试品色谱中,在与对照品色谱相应的位置上,显相同颜色的斑点。

(3)取本品 10 片,除去包衣,研细,加稀盐酸 20ml 和三氯甲烷 30ml,加热回流 1 小时,放冷,分取三氯甲烷液,盐酸液再用三氯甲烷 20ml 振摇提取,合并三氯甲烷提取液,回收溶剂至干,残渣加甲醇 1ml 使溶解,作为供试品溶液。另取决明子对照药材 0.5g,加水 20ml 煎煮 1 小时,滤过,滤液加盐酸 4ml 和三氯甲烷 30ml,同法制成对照药材溶液。再取大黄酚对照品,加甲醇制成每 1ml 含 0.5mg 的溶液,作为对照品溶液。照薄层色谱法(通则 0502)试验,吸取供试品溶液及对照药材溶液各 5μl,对照品溶液 2μl,分别点于同一硅胶 G 薄层板上,以石油醚(60~90℃)-甲酸乙酯-甲酸(15:5:1)的上层溶液为展开剂,展开,取出,晾干,置紫外光灯(365nm)下检视。供试品色谱中,在与对照药材色谱相应的位置上,显不少于两个相同颜色的荧光主斑点;在与对照品色谱相应的位置上,显相同颜色的荧光斑点。

(4)取本品 10 片,除去包衣,研细,加甲醇 25ml,超声处理 30 分钟,滤过,滤液回收溶剂至干,残渣加水 20ml 使溶解,用水饱和的正丁醇振摇提取 3 次,每次 20ml,合并正丁醇液,回收溶剂至干,残渣加甲醇 2ml 使溶解,作为供试品溶液。另取香蒲新苷对照品,加甲醇制成每 1ml 含 1mg 的溶液,作为对照品溶液。照薄层色谱法(通则 0502)试验,吸取上述两种溶液各 1μl,分别点于同一聚酰胺薄膜上,以丙酮-水(1:2)为展开剂,展开,取出,晾干,喷以三氯化铝试液,置紫外光灯(365nm)下检视。供试品色谱中,在与对照品色谱相应的位置上,显相同颜色的荧光斑点。

(5)取〔鉴别〕(4)项下的供试品溶液,加中性氧化铝 3g,拌匀,水浴挥干溶剂,加置中性氧化铝柱(100~200 目,2g,内径为 1cm)上,以甲醇 60ml 洗脱,收集洗脱液,回收溶剂至干,残渣加甲醇 0.5ml 使溶解,作为供试品溶液。另取芍药苷对照品,加甲醇制成每 1ml 含 1mg 的溶液,作为对照品溶液。照薄层色谱法(通则 0502)试验,吸取上述两种溶液各 5μl,分别点于同一硅胶 G 薄层板上,以三氯甲烷-乙酸乙酯-甲醇-甲酸(40:5:10:0.2)为展开剂,展开,取出,晾干,喷以 2%香草醛硫酸溶液,在 105℃加热至斑点显色清晰,置日光下检视。供试品色谱中,在与对照品色谱相应的位置上,显相同颜色的斑点。

(6)取〔鉴别〕(5)项下的供试品溶液,加甲醇 1ml 稀释后作为供试品溶液。另取龙胆对照药材 0.5g,加甲醇 20ml,超声处理 30 分钟,滤过,滤液回收溶剂至干,残渣加甲醇 1ml 使溶解,作为对照药材溶液。照薄层色谱法(通则 0502)试验,吸取上述两种溶液各 2μl,分别点于同一硅胶 GF$_{254}$ 薄层板上,以三氯甲烷-甲醇-水(30:10:3)下层溶液为展开剂,展开,取出,晾干,置紫外光灯(254nm)下检视。供试品色谱中,在与对照药材色谱相应的位置上,显一个相同颜色的主斑点。

(7)取本品 10 片,除去包衣,研细,加乙酸乙酯 30ml,加热回流 1 小时,滤过,滤液回收溶剂至干,残渣加乙酸乙酯 1ml 使溶解,作为供试品溶液。另取菊花对照药材 1g,同法制成对照药材溶液。照薄层色谱法(通则 0502)试验,吸取上述两种溶液各 2μl,分别点于同一硅胶 G 薄层板上,以石油醚(60~90℃)-乙酸乙酯(10:1)为展开剂,展开,取出,晾干,喷以 2% 香草醛硫酸溶液,在 105℃加热至斑点显色清晰,置日光下检视。供试品色谱中,在与对照药材色谱相应的位置上,显一个相同颜色的主斑点。

【检查】 应符合片剂项下有关的各项规定(通则 0101)。

【含量测定】 照高效液相色谱法(通则 0512)测定。

色谱条件与系统适用性试验 以十八烷基硅烷键合硅胶为填充剂;以甲醇-0.5% 醋酸溶液(8:92)为流动相;检测波长为 281nm。理论板数按丹参素钠峰计算应不低于 1500。

对照品溶液的制备 取丹参素钠对照品适量,加 50% 甲醇制成每 1ml 含 25μg(相当于每 1ml 中含丹参素 22.5μg)的溶液,即得。

供试品溶液的制备 取本品 20 片,除去包衣,精密称定,研细,取约 0.5g,精密称定,置具塞锥形瓶中,精密加入 50% 甲醇 25ml,密塞,称定重量,超声处理(功率 250W,频率 40 kHz)10 分钟,放冷,再称定重量,用 50% 甲醇补足减失的重量,摇匀,滤过,取续滤液,即得。

测定法 分别精密吸取对照品溶液与供试品溶液各 10μl,注入液相色谱仪,测定,即得。

本品每片含丹参以丹参素($C_9H_{10}O_5$)计,不得少于 0.25mg。

【功能与主治】 凉血止血、滋阴化瘀、养肝明目。用于阴虚肝旺,热伤络脉所引起的眼底出血。

【用法与用量】 口服。一次 5 片,一日 3 次。

【规格】 (1)糖衣片(片心重 0.3g) (2)薄膜衣片 每片重 0.31g

【贮藏】 密封。

和胃止泻胶囊

Hewei Zhixie Jiaonang

【处方】 铁苋菜 710g 鱼腥草 630g
石榴皮 68g 石菖蒲 55g
姜半夏 55g 甘草 32g

【制法】 以上六味,鱼腥草加水提取挥发油 4 小时,石菖蒲加水提取挥发油 6 小时,合并挥发油,以倍他环糊精(1:10)包合,研磨 45 分钟,包合物在 40℃以下干燥 2 小时,备用;蒸馏后的水溶液滤过,备用。药渣与其余铁苋菜等四味加水煎煮三次,每次 1 小时,合并煎液,滤过,滤液与上述蒸馏后的滤液合并,浓缩成相对密度为 1.05~1.15(80℃)的清膏,加适量糊精,喷雾干燥,用 80% 乙醇制成颗粒,与上述包合物混匀,装入胶囊,制成 1000 粒,即得。

【性状】 本品为硬胶囊,内容物为深棕色至黑色带少许白色的颗粒状粉末;气微香,味微苦。

【鉴别】 (1)取本品内容物 1g,研细,加甲醇 20ml,加热回流 30 分钟,滤过,滤液回收溶剂至干,残渣加甲醇 2ml 使溶解,作为供试品溶液。另取铁苋菜对照药材、石榴皮对照药材各 2g,分别加水 30ml,加热回流 2 小时,滤过,滤液蒸干,残渣加甲醇 2ml 使溶解,作为对照药材溶液。再取没食子酸对照品,加甲醇制成每 1ml 含 2mg 的溶液,作为对照品溶液。照薄层色谱法(通则 0502)试验,吸取供试品溶液及对照药材溶液各 5μl、对照品溶液 2μl,分别点于同一硅胶 G 薄层板上,以甲苯-乙酸乙酯-甲酸-水(7:10:3:4)的上层溶液为展开剂,展开,取出,晾干,喷以 1% 的三氯化铁乙醇溶液,置日光下检视。供试品色谱中,在与对照药材色谱和对照品色谱相应的位置上,显相同颜色的斑点。

(2)取本品内容物 5g,加甲醇 30ml,超声处理 30 分钟,滤过,滤液回收溶剂至干,残渣加水 25ml 使溶解,用氢氧化钠试液调节 pH 值至 10,用乙酸乙酯振摇提取 3 次,每次 20ml,合并乙酸乙酯液,回收溶剂至干,残渣加乙酸乙酯 1ml 使溶解,作为供试品溶液。另取鱼腥草对照药材 1g,加水 30ml,加热回流 30 分钟,滤过,取滤液自"用氢氧化钠试液调节 pH 值至 10"起,同法制成对照药材溶液。照薄层色谱法(通则 0502)试验,吸取上述两种溶液各 10μl,分别点于同一硅胶 G 薄层板上,以甲苯-乙酸乙酯-甲酸-水(20:10:1:1)的上层溶液为展开剂,展开,取出,晾干,置紫外光灯(365nm)下检视。供试品色谱中,在与对照药材色谱相应的位置上,显相同颜色的荧光斑点。

(3)取本品内容物 6g,加石油醚(60~90℃)30ml,超声处理 20 分钟,滤过,取滤液作为供试品溶液。另取石菖蒲对照药材 1g,同法制成对照药材溶液。照薄层色谱法(通则 0502)试验,吸取上述两种溶液各 5μl,分别点于同一硅胶 G 薄层板上,以石油醚(60~90℃)-乙酸乙酯(4:1)为展开剂,展开,取出,晾干,放置约 1 小时,置紫外光灯(365nm)下检视。供试品色谱中,在与对照药材色谱相应的位置上,显相同颜色的荧光斑点。

(4)取本品内容物 2g,加甲醇 30ml,加热回流 1 小时,滤过,滤液回收溶剂至干,残渣加水 40ml 使溶解,滤过,滤液用正丁醇 20ml 振摇提取,分取正丁醇液,用水 20ml 洗涤,弃去水液,正丁醇液回收溶剂至干,残渣加甲醇 2ml 使溶解,滤过,滤液作为供试品溶液。另取甘草苷对照品,加甲醇制成每

1ml 含 1mg 的溶液,作为对照品溶液。照薄层色谱法(通则 0502)试验,吸取供试品溶液 5µl、对照品溶液 2µl,分别点于同一用 1%氢氧化钠溶液制备的硅胶 G 薄层板上,以乙酸乙酯-甲酸-冰醋酸-水(15:1:1:2)为展开剂,展开,取出,晾干,喷以 10%硫酸乙醇溶液,在 105℃加热至斑点显色清晰,立即置紫外光灯(365nm)下检视。供试品色谱中,在与对照品色谱相应的位置上,显相同颜色的荧光斑点。

【检查】　应符合胶囊剂项下有关的各项规定(通则 0103)。

【含量测定】　铁苋菜、石榴皮　照高效液相色谱法(通则 0512)测定。

色谱条件与系统适用性试验　以十八烷基硅烷键合硅胶为填充剂;以含 0.15%二甲基甲酰胺的 0.03%冰醋酸溶液为流动相;检测波长为 270nm。理论板数按没食子酸峰计算应不低于 3000。

对照品溶液的制备　取没食子酸对照品适量,精密称定,加 1%醋酸溶液制成每 1ml 含 24µg 的溶液,即得。

供试品溶液的制备　取装量差异项下的本品内容物 0.5g,精密称定,置 100ml 量瓶中,加水 80ml,超声处理(功率 200W,频率 40kHz)30 分钟,加冰醋酸 1ml,加水至刻度,摇匀,离心,取上清液,即得。

测定法　分别精密吸取对照品溶液与供试品溶液各 20µl,注入液相色谱仪,测定,即得。

本品每粒含铁苋菜与石榴皮以没食子酸(C₇H₆O₅)计,不得少于 1.35mg。

石菖蒲　照高效液相色谱法(通则 0512)测定。

色谱条件与系统适用性试验　以十八烷基硅烷键合硅胶为填充剂;以乙腈-水(46:54)为流动相;检测波长为 254nm。理论板数按 β-细辛醚峰计算应不低于 3000。

对照品溶液的制备　取 β-细辛醚对照品适量,精密称定,加 55%乙醇制成每 1ml 含 50µg 的溶液,即得。

供试品溶液的制备　取本品 30 粒的内容物,精密称定,混匀,取约 3g,精密称定,置具塞锥形瓶中,精密加入 55%乙醇 50ml,密塞,称定重量,加热回流 30 分钟,取出,放冷,再称定重量,用 55%乙醇补足减失的重量,摇匀,静置数分钟,滤过,取续滤液,即得。

测定法　分别精密吸取对照品溶液与供试品溶液各 20µl,注入液相色谱仪,测定,即得。

本品每粒含石菖蒲以 β-细辛醚(C₁₂H₁₆O₃)计,不得少于 0.13mg。

【功能与主治】　清热解毒,化湿和胃。用于因胃肠湿热所致的大便稀溏或腹泻,可伴腹痛、发热、口渴、肛门灼热、小便短赤。

【用法与用量】　口服。一次 3 粒,一日 3 次。疗程 3 天。

【规格】　每粒装 0.33g

【贮藏】　密封。

季德胜蛇药片
Jidesheng Sheyao Pian

本品为由重楼、干蟾皮、蜈蚣、地锦草等药味经适宜加工制成的片。

【性状】　本品为棕褐色的片;或薄膜衣片,除去包衣后显棕褐色;味辛、苦。

【鉴别】　(1)取本品,置显微镜下观察:孢子呈类圆球形、类卵圆形或卵圆形,棕褐色,直径约 10µm(霉麦粉)。不定形块状物淡黄色、无色或棕色,具灰棕色细小颗粒状分泌物堆集(干蟾皮)。体壁碎片淡黄棕色或近无色,外表皮表面观具多角形网络样纹理;气管壁碎片见棕色或黄绿色,螺旋丝,宽 1~5µm,丝间布有近无色点状物(蜈蚣)。

(2)取本品 10 片,研细,加甲醇 30ml,加热回流 30 分钟,滤过,滤液蒸干,残渣加 2mol/L 盐酸溶液 30ml 使溶解,水浴加热回流 1 小时,放冷,用石油醚(30~60℃)振摇提取 2 次,每次 30ml,合并提取液,蒸干,残渣加甲醇 1ml 使溶解,作为供试品溶液。另取薯蓣皂苷元对照品,加甲醇制成每 1ml 含 1mg 的溶液,作为对照品溶液。照薄层色谱法(通则 0502)试验,吸取上述两种溶液各 5µl,分别点于同一硅胶 G 薄层板上,以环己烷-乙酸乙酯(4:1)为展开剂,展开,取出,晾干,喷以 10%硫酸乙醇溶液,加热至斑点显色清晰,置日光下检视。供试品色谱中,在与对照品色谱相应的位置上,显相同颜色的斑点。

(3)取本品 15 片,研细,加二氯甲烷 50ml,加热回流 1 小时,放冷,滤过,滤液备用;滤渣挥去二氯甲烷,加甲醇 30ml,加热回流 1 小时,滤过,滤液蒸干,残渣加水 30ml 使溶解,用水饱和的正丁醇振摇提取 2 次,每次 30ml,合并正丁醇液,蒸干,残渣加甲醇 1ml 使溶解,通过 D101 型大孔吸附树脂柱(柱内径为 1cm,柱高为 15cm),先用水 20ml 洗脱(流速为每分钟 1ml。以下同),继用 30%甲醇 50ml 洗脱,收集 30%甲醇洗脱液,蒸干,残渣加甲醇 1ml 使溶解,作为供试品溶液。另取干蟾皮对照药材 1g,加二氯甲烷 30ml,加热回流 30 分钟,放冷,滤过,弃去滤液,残渣加甲醇 30ml,加热回流 1 小时,滤过,滤液蒸干,残渣加甲醇 1ml 使溶解,作为对照药材溶液。照薄层色谱法(通则 0502)试验,吸取上述两种溶液各 10µl,分别点于同一硅胶 G 薄层板上,以正丁醇-盐酸-水(4:1:5)的上层溶液为展开剂,展开,取出,晾干,喷以 20%对二甲氨基苯甲醛盐酸溶液,在 105℃加热至斑点显色清晰,置日光下检视。供试品色谱中,在与对照药材色谱相应的位置上,显相同颜色的斑点。

(4)取[鉴别](3)项下备用的二氯甲烷滤液,蒸干,残渣加丙酮 2ml 使溶解,作为供试品溶液。另取地锦草对照药材 1g,同法制成对照药材溶液。照薄层色谱法(通则 0502)试验,吸取上述两种溶液各 5µl,分别点于同一硅胶 G 薄层板上,以环己烷-乙酸乙酯(4:1)为展开剂,展开,取出,晾干,喷以 10％硫酸乙醇溶液,在 105℃加热至斑点显色清晰,置日光下检视。供试品色谱中,在与对照药材色谱相应的位置上,显相同颜色的主斑点。

(5)取本品 5 片,研细,加 50％乙醇 20ml,超声处理 30 分钟,放冷,离心,取上清液,置水浴上蒸至约 5ml,加水 10ml,搅拌使溶解,用二氯甲烷振摇提取 2 次,每次 20ml,合并二氯甲烷提取液,蒸干,残渣加丙酮 0.5ml 使溶解,作为供试品溶液。另取半边莲对照药材 1g,同法制成对照药材溶液。照薄层色谱法(通则 0502)试验,吸取上述两种溶液各 10μl,分别点于同一硅胶 G 薄层板上,以石油醚(30～60℃)-乙酸乙酯(5:1)为展开剂,展开,取出,晾干,置紫外光灯(365nm)下检视。供试品色谱中,在与对照药材色谱相应的位置上,显相同颜色的荧光斑点。

【检查】 应符合片剂项下有关的各项规定(通则 0101)。

【含量测定】 照高效液相色谱法(通则 0512)测定。

色谱条件与系统适用性试验 以十八烷基硅烷键合硅胶为填充剂;以乙腈-水(45:55)为流动相;检测波长为 210nm。理论板数按重楼皂苷Ⅰ峰计算应不低于 4000。

对照品溶液的制备 取重楼皂苷Ⅰ对照品适量,精密称定,加甲醇制成每 1ml 含 0.1mg 的溶液,即得。

供试品溶液的制备 取重量差异项下的本品,研细,取约 2g,精密称定,置具塞锥形瓶中,精密加入甲醇 25ml,密塞,称定重量,超声处理(功率 500W,频率 50kHz)40 分钟,放冷,再称定重量,用甲醇补足减失的重量,摇匀,滤过,取续滤液,即得。

测定法 精密吸取对照品溶液与供试品溶液各 20μl,注入液相色谱仪,测定,即得。

本品每片含重楼以重楼皂苷Ⅰ($C_{44}H_{70}O_{16}$)计,不得少于 0.20mg。

【功能与主治】 清热解毒,消肿止痛。用于毒蛇、毒虫咬伤。

【用法与用量】 口服。第一次 20 片,以后每隔 6 小时续服 10 片,危急重症者将剂量增加 10～20 片并适当缩短服药间隔时间。不能口服药者,可行鼻饲法给药。外用。被毒虫咬伤后,以本品和水外搽,即可消肿止痛。

【注意】 孕妇忌用。脾胃虚寒者慎用。肝肾功能不全者慎用。本品不可过服久服。若用药后出现皮肤过敏反应需及时停用。忌食辛辣、油腻食物。

【规格】 每片重 0.4g

【贮藏】 密封。

金贝痰咳清颗粒
Jinbei Tankeqing Keli

【处方】 浙贝母 475.7g   金银花 285.7g
         前胡 285.7g   炒苦杏仁 238.6g
         桑白皮 238.6g   桔梗 142.9g
         射干 142.9g   麻黄 95.7g
         川芎 24.3g   甘草 24.3g

【制法】 以上十味,取浙贝母适量粉碎成细粉,剩余浙贝母稍加破碎,炒苦杏仁压榨除油后,用乙醇回流提取三次,滤过,滤液合并,减压回收乙醇,并浓缩成清膏。另取前胡和川芎,用乙醇回流提取,滤过,得醇提取液,药渣与其余金银花等六味加水煎煮三次,滤过,合并滤液,浓缩成清膏,放冷。在搅拌下加入三倍量乙醇,放置,滤过,沉淀用 60％乙醇洗涤,滤过,合并滤液和洗液,减压回收乙醇并浓缩成稠膏,与上述清膏合并,混合均匀。加入浙贝母细粉、淀粉和蔗糖粉适量,混匀,用上述前胡等提取液,制成颗粒;剩余前胡等提取液待颗粒稍干后,均匀喷洒在颗粒上,混匀,密闭 2 小时,低温干燥,制成颗粒 1000g,即得。

【性状】 本品为黄棕色的颗粒;气微香,味甜、微苦。

【鉴别】 (1)取本品 10g,研细,加三氯甲烷 15ml、浓氨试液 2ml,摇匀,加热回流 2 小时,放冷,滤过,滤液浓缩至 1ml,作为供试品溶液。另取浙贝母对照药材 1g,加三氯甲烷 15ml、浓氨试液 1ml,同法制成对照药材溶液。再取贝母素甲对照品、贝母素乙对照品,加三氯甲烷制成每 1ml 各含 1mg 的混合溶液,作为对照品溶液。照薄层色谱法(通则 0502)试验,吸取供试品溶液 5～10μl,对照药材和对照品溶液各 5μl,分别点于同一硅胶 G 薄层板上,以环己烷-乙酸乙酯-二乙胺(6:4:1)为展开剂,展开,取出,晾干,喷以改良碘化铋钾试液。供试品色谱中,在与对照药材色谱和对照品色谱相应的位置上,显相同颜色的斑点。

(2)取本品 20g,研细,加无水乙醇加热提取二次,每次 25ml,滤过,滤液合并,挥至 1ml,通过聚酰胺柱(14～30 目,柱高为 15cm,内径为 1.5cm,湿法装柱)上,用水洗脱至无色,再用 20％乙醇洗脱至无色,弃去洗脱液,继用 70％乙醇洗脱至无色,收集 70％乙醇洗脱液,蒸至近干,用少量水溶解,用等量乙酸乙酯洗涤,弃去乙酸乙酯液,水液蒸干,残渣加甲醇 1ml 使溶解,作为供试品溶液。另取绿原酸对照品,加甲醇制成每 1ml 含 0.5mg 的溶液,作为对照品溶液。照薄层色谱法(通则 0502)试验,吸取供试品溶液 8～10μl、对照品溶液 4μl,分别点于同一硅胶 G 薄层板上,以乙酸丁酯-甲酸-水(1:1:1)的上层溶液为展开剂,展开,取出,晾干,喷以 1％亚硝酸钠甲醇溶液,在 105℃加热至斑点显色清晰。供试品色谱中,在与对照品色谱相应的位置上,显相同颜色的斑点。

(3)取本品 7g,研细,加三氯甲烷 15ml,浸渍过夜,滤过,滤液蒸干,残渣加三氯甲烷 0.5ml 使溶解,作为供试品溶液。另取前胡对照药材 2g,加乙醚 10ml,浸渍 4 小时,滤过,滤液蒸干,残渣加三氯甲烷 1ml 使溶解,作为对照药材溶液。照薄层色谱法(通则 0502)试验,吸取上述两种溶液各 8μl,分别点于同一硅胶 G 薄层板上,以石油醚(30～60℃)-乙酸乙酯(1:1)为展开剂,展开,取出,晾干,置紫外光灯(365nm)下检视。供试品色谱中,在与对照药材色谱相应的位置上,显相同颜色的荧光斑点。

(4)取桑白皮对照药材 2g,加三氯甲烷 10ml,浸渍 4 小时,滤过,滤液浓缩至 1ml,作为对照药材溶液。照薄层色谱法(通则 0502)试验,吸取〔鉴别〕(3)项下的供试品溶液 10μl 和上述对照药材溶液 4μl,分别点于同一硅胶 G 薄层板上,以石油醚(60~90℃)-甲苯-三氯甲烷(2:1:2)为展开剂,展开,取出,晾干,喷以香草醛硫酸试液,在 105℃加热至斑点显色清晰。供试品色谱中,在与对照药材色谱相应的位置上,显相同颜色的斑点。

(5)取盐酸麻黄碱对照品,加甲醇制成每 1ml 含 1mg 的溶液,作为对照品溶液。照薄层色谱法(通则 0502)试验,吸取〔鉴别〕(1)项下的供试品溶液和上述对照品溶液各 6μl,分别点于同一硅胶 G 薄层板上,以三氯甲烷-甲醇-浓氨试液(20:5:0.5)为展开剂,展开,取出,晾干,喷以茚三酮试液,在 105℃加热至斑点显色清晰。供试品色谱中,与对照品色谱相应的位置上,显相同颜色的斑点。

【检查】 应符合颗粒剂项下有关的各项规定(通则 0104)。

【含量测定】 照高效液相色谱法(通则 0512)测定。

色谱条件与系统适用性试验 以十八烷基硅烷键合硅胶为填充剂;以乙腈-二乙胺-水(63:0.03:37)为流动相;用蒸发光散射检测器检测。理论板数按贝母素甲峰计算应不低于 8000。

对照品溶液的制备 取贝母素甲对照品、贝母素乙对照品适量,精密称定,加甲醇制成每 1ml 含贝母素甲 0.25mg、贝母素乙 0.15mg 的混合溶液,即得。

供试品溶液的制备 取装量差异项下的本品,研细,取约 2.5g,精密称定,加浓氨试液 4ml,浸润 1 小时,精密加入三氯甲烷-甲醇(4:1)的混合溶液 50ml,称定重量,混匀,80℃加热回流 2 小时,放冷,再称定重量,加上述混合溶液补足减失的重量,静置,分取下层溶液,用 5g 无水硫酸钠脱水,滤过。精密量取续滤液 25ml,蒸干,残渣加甲醇适量使溶解,转移至 2ml 量瓶中,加甲醇至刻度,摇匀,滤过,取续滤液,即得。

测定法 分别精密吸取对照品溶液 8μl、20μl,供试品溶液 20μl,注入液相色谱仪,测定,以外标两点法对数方程计算,即得。

本品每袋含浙贝母以贝母素甲($C_{27}H_{45}NO_3$)和贝母素乙($C_{27}H_{43}NO_3$)的总量计,不得少于 2.4mg。

【功能与主治】 清肺止咳,化痰平喘。用于痰热阻肺所致的咳嗽、痰黄黏稠、喘息;慢性支气管炎急性发作见上述证候者。

【用法与用量】 口服。一次 1 袋,一日 3 次,或遵医嘱。

【规格】 每袋装 7g

【贮藏】 密封。

金水宝片

Jinshuibao Pian

【处方】 发酵虫草菌粉(C_s-4)500g

【制法】 取发酵虫草菌粉(C_s-4),加入适量的辅料,混匀,制成颗粒,干燥,压制成 2500 片〔规格(1)〕;或压制成 2000 片〔规格(2)〕;或压制成 1000 片〔规格(3)〕。包糖衣或薄膜衣,即得。

【性状】 本品为糖衣片或薄膜衣片,除去包衣后显浅棕色至棕褐色;气香,味微苦。

【鉴别】 (1)取本品 5 片〔规格(1)〕或 4 片〔规格(2)〕或 2 片〔规格(3)〕,除去包衣,研细,加稀乙醇 16ml,超声处理 30 分钟,滤过,滤液作为供试品溶液。另取腺嘌呤对照品、腺苷对照品和尿苷对照品,加稀乙醇制成每 1ml 各含 2mg 的混合溶液,作为对照品溶液。照薄层色谱法(通则 0502)试验,吸取供试品溶液 10μl、对照品溶液 1μl,分别点于同一以含 4%磷酸氢二钠的羧甲基纤维素钠溶液为黏合剂的硅胶 GF_{254} 薄层板上,以三氯甲烷-乙酸乙酯-异丙醇-水-浓氨试液(8:2:6:0.3:0.2)为展开剂,展开,取出,晾干,置紫外光灯(254nm)下检视。供试品色谱中,在与对照品色谱相应的位置上,显相同颜色的斑点。

(2)取本品 5 片〔规格(1)〕或 4 片〔规格(2)〕或 2 片〔规格(3)〕,除去包衣,研细,加水 10ml,加热至沸,滤过,滤液作为供试品溶液。另取亮氨酸对照品、丙氨酸对照品和缬氨酸对照品,加水制成每 1ml 含亮氨酸和丙氨酸各 1mg、含缬氨酸 0.5mg 的混合溶液,作为对照品溶液。照薄层色谱法(通则 0502)试验,吸取供试品溶液 3μl、对照品溶液 2μl,分别点于同一硅胶 G 薄层板上,以正丁醇-冰醋酸-水(4:1:1)为展开剂,展开,取出,晾干,喷以茚三酮试液,加热至斑点显色清晰。供试品色谱中,在与对照品色谱相应的位置上,显相同颜色的斑点。

(3)取甘露醇对照品,加稀乙醇制成每 1ml 含 9mg 的溶液,作为对照品溶液。照薄层色谱法(通则 0502)试验,吸取〔鉴别〕(1)项下的供试品溶液 3μl 及上述对照品溶液 2μl,分别点于同一硅胶 G 薄层板上,以异丙醇-乙酸乙酯-水(9:6:2)为展开剂,展开,取出,晾干,喷以茴香醛试液,在 130℃加热至斑点显色清晰。供试品色谱中,在与对照品色谱相应的位置上,显相同颜色的斑点。

(4)取本品 5 片〔规格(1)〕或 4 片〔规格(2)〕或 2 片〔规格(3)〕,除去包衣,研细,加甲醇 20ml,超声处理 15 分钟,滤过,滤液作为供试品溶液。另取发酵虫草菌粉(C_s-4)对照药材 1g,同法制成对照药材溶液。再取麦角甾醇对照品,加甲醇制成每 1ml 含 0.4mg 的溶液,作为对照品溶液。照薄层色谱法(通则 0502)试验,吸取上述三种溶液各 10μl,分别点于同一硅胶 G 薄层板上,以石油醚(60~90℃)-乙酸乙酯-甲酸（7：3：0.1）为展开剂，展开，取出，晾干，喷以 10％硫酸乙醇溶液，在 105℃加热至斑点显色清晰，分别置日光及紫外光灯（365nm）下检视。供试品色谱中，在与对照药材色谱和对照品色谱相应的位置上，分别显相同颜色的斑点和荧光斑点。

【检查】 应符合片剂项下有关的各项规定（通则 0101）。

【含量测定】 尿苷、鸟苷和腺苷 照高效液相色谱法（通则 0512）测定。

色谱条件与系统适用性试验 以十八烷基硅烷键合硅胶为填充剂；以 0.05mol/L 的磷酸二氢钾水溶液为流动相 A，以甲醇为流动相 B，按下表中的规定进行梯度洗脱；检测波长为 260nm。理论板数按腺苷峰计算应不低于 5000。

时间（分钟）	流动相 A（％）	流动相 B（％）
0～13	100	0
13～30	100→85	0→15
30～40	85→40	15→60
40～45	40	60

对照品溶液的制备 取尿苷对照品、鸟苷对照品及腺苷对照品适量，精密称定，加水制成每 1ml 含尿苷 30μg、鸟苷 20μg、腺苷 20μg 的混合溶液，即得。

供试品溶液的制备 取本品 20 片，除去包衣，精密称定，研细，取约 0.5g，精密称定，置具塞锥形瓶中，精密加入 70％甲醇 50ml，称定重量，超声处理（功率 500W，频率 40kHz）20 分钟，取出，放冷，再称定重量，加 70％甲醇补足减失的重量，摇匀，滤过，取续滤液 25ml 至蒸发皿中，回收溶剂至干，残渣用水溶解，定容至 25ml 容量瓶中，滤过，取续滤液，即得。

测定法 分别精密吸取对照品溶液与供试品溶液各 20μl，注入液相色谱仪，测定，即得。

本品每片含尿苷（$C_9H_{12}N_2O_6$）、鸟苷（$C_{10}H_{13}N_5O_5$）和腺苷（$C_{10}H_{13}N_5O_4$）总量，〔规格（1）〕不得少于 1.0mg；〔规格（2）〕不得少于 1.2mg；〔规格（3）〕不得少于 2.4mg。

麦角甾醇 照高效液相色谱法（通则 0512）测定。

色谱条件与系统适用性试验 以十八烷基硅烷键合硅胶为填充剂；以甲醇-水（98：2）为流动相；检测波长为 283nm。理论板数按麦角甾醇峰计算应不低于 5000。

对照品溶液的制备 取麦角甾醇对照品适量，精密称定，加甲醇制成每 1ml 含 40μg 的溶液，作为对照品溶液。

供试品溶液的制备 取本品 20 片，除去包衣，精密称定，研细，取约 0.5g，精密称定，置具塞锥形瓶中，精密加入甲醇 25ml，称定重量，超声处理（功率 500W，频率 40kHz）1 小时，取出，放冷，再称定重量，加甲醇补足减失的重量，滤过，取续滤液，即得。

测定法 精密吸取对照品溶液与供试品溶液各 10μl，注入液相色谱仪，测定，即得。

本品每片含麦角甾醇（$C_{28}H_{44}O$），〔规格（1）〕不得少于

0.40mg；〔规格（2）〕不得少于 0.50mg；〔规格（3）〕不得少于 1.0mg。

【功能与主治】 补益肺肾，秘精益气。用于肺肾两虚，精气不足，久咳虚喘，神疲乏力，不寐健忘，腰膝酸软，月经不调，阳痿早泄；慢性支气管炎、慢性肾功能不全、高脂血症、肝硬化见上述证候者。

【用法与用量】 口服。一次 5 片〔规格（1）〕，一次 4 片〔规格（2）〕，一次 2 片〔规格（3）〕，一日 3 次；用于慢性肾功能不全者，一次 10 片〔规格（1）〕，一次 8 片〔规格（2）〕，一次 4 片〔规格（3）〕，一日 3 次；或遵医嘱。

【规格】 （1）糖衣片（每片含发酵虫草菌粉 0.2g）

（2）薄膜衣片 每片重 0.42g

（3）薄膜衣片 每片重 0.75g

【贮藏】 密封。

金水宝胶囊

Jinshuibao Jiaonang

【处方】 发酵虫草菌粉（Cs-4）330g

【制法】 取发酵虫草菌粉（Cs-4），装入胶囊，制成 1000 粒，即得。

【性状】 本品为硬胶囊，内容物为黄棕色至浅棕褐色的粉末；气香，味微苦。

【鉴别】 （1）取本品内容物 1g，加水 10ml，加热至沸，滤过，滤液作为供试品溶液。另取亮氨酸对照品、丙氨酸对照品和缬氨酸对照品，加水制成每 1ml 含亮氨酸和丙氨酸各 1mg、含缬氨酸 0.5mg 的混合溶液，作为对照品溶液。照薄层色谱法（通则 0502）试验，吸取供试品溶液 3μl、对照品溶液 2μl，分别点于同一硅胶 G 薄层板上，以正丁醇-冰醋酸-水（4：1：1）为展开剂，展开，取出，晾干，喷以茚三酮试液，加热至斑点显色清晰。供试品色谱中，在与对照品色谱相应的位置上，显相同颜色的斑点。

（2）取本品内容物 1g，加入稀乙醇 50ml，超声处理 30 分钟，滤过，取续滤液 15ml，蒸干，残渣加稀乙醇 5ml 使溶解，作为供试品溶液。另取甘露醇对照品，加稀乙醇制成每 1ml 含 9mg 的溶液，作为对照品溶液。照薄层色谱法（通则 0502）试验，吸取供试品溶液 3μl、对照品溶液 2μl，分别点于同一硅胶 G 薄层板上，以异丙醇-乙酸乙酯-水（9：6：2）为展开剂，展开，取出，晾干，喷以茴香醛试液，在 130℃加热至斑点显色清晰。供试品色谱中，在与对照品色谱相应的位置上，显相同颜色的斑点。

（3）取本品内容物 0.5g，加甲醇 10ml，超声处理 15 分钟，滤过，滤液浓缩至 1ml，作为供试品溶液。另取发酵虫草菌粉（Cs-4）对照药材 0.5g，同法制成对照药材溶液。再取麦角甾醇对照品，加甲醇制成每 1ml 含 0.4mg 的溶液，作为对照品

溶液。照薄层色谱法(通则 0502)试验,吸取上述三种溶液各 10μl,分别点于同一硅胶 G 薄层板上,以石油醚(60～90℃)-乙酸乙酯-甲酸(7：3：0.1)为展开剂,展开,取出,晾干,喷以 10%硫酸乙醇溶液,在 105℃加热至斑点显色清晰,分别置日光和紫外光灯(365nm)下检视。供试品色谱中,在与对照药材色谱和对照品色谱相应的位置上,日光下显相同颜色的斑点;紫外光下显相同颜色的荧光斑点。

(4)取尿嘧啶对照品、尿苷对照品、腺嘌呤对照品、鸟苷对照品、腺苷对照品加水制成每 1ml 分别含 1.6μg、24μg、4.8μg、24μg、24μg 的混合溶液,作为对照品溶液。照〔含量测定〕尿苷、鸟苷和腺苷项下的方法试验(色谱柱长为 25cm,内径为 4.6mm,粒径为 5μm),分别吸取对照品溶液 10μl,〔含量测定〕尿苷、鸟苷和腺苷项下的供试品溶液 10～20μl,注入液相色谱仪。供试品色谱中应呈现与对照品色谱保留时间相同的色谱峰。

【检查】 应符合胶囊剂项下有关的各项规定(通则 0103)。

【含量测定】 **尿苷、鸟苷和腺苷** 照高效液相色谱法(通则 0512)测定。

色谱条件与系统适用性试验 以十八烷基硅烷键合硅胶为填充剂;以甲醇为流动相 A,以 0.02mol/L 磷酸二氢钾溶液为流动相 B;按下表中的规定进行梯度洗脱;柱温为 25℃;检测波长为 260nm。理论板数按腺苷峰计算应不低于 5000。

时间(分钟)	流动相 A(%)	流动相 B(%)
0～13	0	100
13～30	0→15	100→85
30～40	15→60	85→40
40～45	60	40

对照品溶液的制备 取尿苷对照品、鸟苷对照品及腺苷对照品适量,精密称定,加水制成每 1ml 分别各含 25μg 的混合溶液,即得。

供试品溶液的制备 取装量差异项下的本品内容物 0.25g,精密称定,置具塞锥形瓶中,精密加入 70%甲醇 50ml,密塞,称定重量,超声处理(功率 250W,频率 40kHz)20 分钟,取出,放冷,再称定重量,用 70%甲醇补足减失的重量,摇匀,滤过,精密量取续滤液 25ml,蒸干,残渣用水溶解并转移至 25ml 量瓶中,加水至刻度,摇匀,滤过,取续滤液,即得。

测定法 分别精密吸取对照品溶液 10μl 与供试品溶液 20μl,注入液相色谱仪,测定,即得。

本品每粒含尿苷($C_9H_{12}N_2O_6$)、鸟苷($C_{10}H_{13}N_5O_5$)和腺苷($C_{10}H_{13}N_5O_4$)的总量不得少于 1.6mg。

麦角甾醇 照高效液相色谱法(通则 0512)测定。

色谱条件与系统适用性试验 以十八烷基硅烷键合硅胶为填充剂;以甲醇：水(98：2)为流动相;柱温 25℃;检测波长为 283nm。理论板数按麦角甾醇峰计算应不低于 3000。

对照品溶液的制备 取麦角甾醇适量,精密称定,加甲醇制成每 1ml 含 80μg 的溶液,即得。

供试品溶液的制备 取装量差异项下的本品内容物,混匀,取约 0.5g,精密称定,置具塞锥形瓶中,精密加入甲醇 30ml,密塞,称定重量,超声处理(功率 500W,频率 40kHz)60 分钟,放冷,再称定重量,用甲醇补足减失的重量,摇匀,滤过,取续滤液,即得。

测定法 分别精密吸取对照品溶液与供试品溶液各 10μl,注入液相色谱仪,测定,即得。

本品每粒含麦角甾醇($C_{28}H_{44}O$)不得少于 0.66mg。

【功能与主治】 补益肺肾,秘精益气。用于肺肾两虚,精气不足,久咳虚喘,神疲乏力,不寐健忘,腰膝疲软,月经不调,阳痿早泄;慢性支气管炎、慢性肾功能不全、高脂血症、肝硬化见上述证候者。

【用法与用量】 口服。一次 3 粒,一日 3 次;用于慢性肾功能不全者,一次 6 粒,一日 3 次;或遵医嘱。

【规格】 每粒装 0.33g

【贮藏】 密封。

金花明目丸
Jinhua Mingmu Wan

【处方】

熟地黄 210g	盐菟丝子 140g
枸杞子 140g	五味子 21g
白芍 70g	黄精 210g
黄芪 140g	党参 70g
川芎 63g	菊花 42g
炒决明子 70g	车前子(炒)70g
密蒙花 42g	炒鸡内金 70g
金荞麦 70g	山楂 70g
升麻 42g	

【制法】 以上十七味,除熟地黄、枸杞子、五味子、炒鸡内金外,其余黄精等十三味粉碎成细粉,过筛,混匀;未通过筛的粗粉与熟地黄等四味加水煎煮三次,煎液滤过,滤液合并,浓缩至适量。取上述细粉,用浓缩液加适量的水泛丸,干燥,即得。

【性状】 本品为棕褐色的浓缩水丸;气微香,味苦、微酸。

【鉴别】 (1)取本品,置显微镜下观察:联结乳管直径 12～15μm,含细小颗粒状物(党参)。纤维成束或散离,壁厚,表面有纵纹,两端断裂成帚状或较平截(黄芪)。草酸钙针晶成束或散在,长约至 120μm(黄精)。星状毛多碎断,完整者基部 2 细胞,单列,上部 2 细胞并列,每细胞又分 2 叉,每分叉长 250～500μm(密蒙花)。石细胞淡黄色至棕黄色,类圆形、卵圆形或多角形,壁厚,孔沟细密(五味子)。花粉粒类圆形,直径 24～34μm,外壁有刺,长 3～5μm,具 3 个萌发孔

（菊花）。

（2）取本品 8g，研细，加乙醇 20ml，密塞，时时振摇，浸渍过夜，滤过，滤液蒸干，残渣用水 10ml 溶解，用水饱和的正丁醇振摇提取 2 次，每次 10ml，合并正丁醇提取液，蒸干，残渣加乙醇 1ml 使溶解，作为供试品溶液。另取芍药苷对照品，加乙醇制成每 1ml 含 2mg 的溶液，作为对照品溶液。照薄层色谱法（通则 0502）试验，吸取上述两种溶液各 6μl，分别点于同一硅胶 G 薄层板上，以三氯甲烷-乙酸乙酯-甲醇-甲酸（40：5：10：0.2）为展开剂，展开，取出，晾干，喷以 1% 香草醛硫酸溶液，加热至斑点显色清晰。供试品色谱中，在与对照品色谱相应的位置上，显相同的蓝紫色斑点。

（3）取本品 5g，研细，加甲醇 20ml，加热回流 30 分钟，滤过，滤液蒸干，残渣用水 10ml 溶解，加盐酸 1ml，置水浴中加热回流 30 分钟，立即冷却，用乙醚 15ml 振摇提取，分取乙醚液，挥干，残渣加甲醇 1ml 使溶解，作为供试品溶液。另取大黄素对照品，加甲醇制成每 1ml 含 1mg 的溶液，作为对照品溶液。照薄层色谱法（通则 0502）试验，吸取上述两种溶液各 8μl，分别点于同一硅胶 G 薄层板上，以石油醚（30～60℃）-甲酸乙酯-甲酸（15：5：1）的上层溶液为展开剂，展开，取出，晾干，置紫外光灯（365nm）下检视。供试品色谱中，在与对照品色谱相应的位置上，显相同的橙黄色荧光斑点；用氨蒸气熏后，置日光下检视，显相同的红色斑点。

（4）取本品 3g，研细，加乙醚 10ml，浸渍过夜，滤过，滤液低温挥去乙醚，残渣加乙酸乙酯 1ml 使溶解，作为供试品溶液。另取川芎对照药材 0.3g，同法制成对照药材溶液。照薄层色谱法（通则 0502）试验，吸取上述两种溶液各 5μl，分别点于同一硅胶 G 薄层板上，以正己烷-乙酸乙酯（9：1）为展开剂，展开，取出，晾干，置紫外光灯（365nm）下检视。供试品色谱中，在与对照药材色谱相应的位置上，显相同颜色的荧光斑点。

（5）取本品 10g，研细，加甲醇 50ml，加热回流 2 小时，滤过，滤液蒸干，残渣用 1% 氢氧化钠 10ml 溶解，通过 D101 型大孔吸附树脂柱（柱内径为 1.5cm，柱高为 12cm），先后用 1% 氢氧化钠溶液 40ml、水 50ml 和 30% 乙醇 50ml 洗脱，弃去洗脱液，再用 70% 乙醇 50ml 洗脱，收集洗脱液，蒸干，残渣加甲醇 1ml 使溶解，取上清液作为供试品溶液。另取黄芪甲苷对照品，加甲醇制成每 1ml 含 1mg 的溶液，作为对照品溶液。照薄层色谱法（通则 0502）试验，吸取供试品溶液 8μl，对照品溶液 4μl，分别点于同一硅胶 G 薄层板上，以三氯甲烷-乙酸乙酯-甲醇-水（15：40：22：10）10℃ 以下放置的下层溶液为展开剂，展开，取出，晾干，喷以 10% 硫酸乙醇溶液，在 105℃ 加热至斑点显色清晰，分别置日光和紫外光灯（365nm）下检视。供试品色谱中，在与对照品色谱相应的位置上，日光下显相同的棕褐色斑点；紫外光下显相同的橙黄色荧光斑点。

（6）取本品 5g，研细，加乙醇 40ml，加热回流 10 分钟，滤过，滤液蒸干，残渣加水 10ml，加热使溶解，用水饱和的正丁醇 15ml 振摇提取，正丁醇液蒸干，残渣用甲醇 5ml 溶解，滤过，滤液作为供试品溶液。另取熊果酸对照品，加甲醇制成每 1ml 含 1mg 的溶液，作为对照品溶液。照薄层色谱法（通则 0502）试验，吸取上述两种溶液各 5μl，分别点于同一硅胶 G 薄层板上，以甲苯-乙酸乙酯-冰醋酸（24：8：1）为展开剂，展开，取出，晾干，喷以 10% 硫酸乙醇溶液，在 105℃ 加热至斑点显色清晰。供试品色谱中，在与对照品色谱相应的位置上，显相同的紫红色斑点。

【检查】　应符合丸剂项下有关的各项规定（通则 0108）。

【含量测定】　照高效液相色谱法（通则 0512）测定。

色谱条件与系统适用性试验　以十八烷基硅烷键合硅胶为填充剂；以异丙醇-甲醇-醋酸-水（2：25：2：71）为流动相；检测波长为 230nm。理论板数按芍药苷峰计算应不低于 4000。

对照品溶液的制备　取芍药苷对照品适量，精密称定，加稀乙醇制成每 1ml 含 0.1mg 的溶液，即得。

供试品溶液的制备　取本品适量，研细，取约 1.5g，精密称定，置具塞锥形瓶中，加稀乙醇 15ml，超声处理（功率 250W，频率 40kHz）30 分钟，放冷，离心，将上清液转移至 25ml 量瓶中，残渣用稀乙醇洗涤 3 次，每次 3ml，洗涤液离心后并入同一量瓶中，用稀乙醇稀释至刻度，摇匀，即得。

测定法　分别精密吸取对照品溶液与供试品溶液各 5μl，注入液相色谱仪，测定，即得。

本品每 1g 含白芍以芍药苷（$C_{23}H_{28}O_{11}$）计，不得少于 1.1mg。

【功能与主治】　补肝，益肾，明目。用于老年性白内障早、中期属肝肾不足、阴血亏虚证，症见视物模糊、头晕、耳鸣、腰膝酸软。

【用法与用量】　口服。一次 4g，一日 3 次，饭后服用。一个月为一疗程，连续服用三个疗程。

【规格】　（1）每瓶装 4g　（2）每袋装 4g

【贮藏】　密封。

金芪降糖片
Jinqi Jiangtang Pian

【处方】　黄连 343g　　　　黄芪 513g
　　　　金银花 2058g

【制法】　以上三味，黄连加 50% 乙醇加热提取二次，每次 2 小时，滤过，滤液合并，减压回收乙醇并浓缩（50～80℃）至相对密度为 1.15～1.20（60℃）的浸膏，加 1% 醋酸约1.5 倍量稀释，用盐酸调节 pH 值至 1～2，加入药液总量 5% 的氯化钠，静置 12 小时，滤过，沉淀物加水 2 倍量稀释，用 20% 氢氧化钠调节 pH 值至 6～7，滤过，取沉淀物减压干燥

（50～80℃），备用；黄芪加 75％乙醇加热提取二次，每次 2 小时，滤过，滤液合并，减压回收乙醇并浓缩（50～80℃）至相对密度为 1.25～1.30（60℃）的浸膏，减压干燥（50～80℃），备用；金银花加水温浸（75℃±2℃）二次，每次 1 小时，滤过，滤液合并，减压浓缩（70～80℃）至相对密度为 1.17～1.22（60℃）的浸膏，加乙醇使含醇量达 70％，静置 24 小时，滤过，滤液减压回收乙醇并浓缩（70～80℃）至相对密度为 1.22～1.28（60℃）的浸膏，减压干燥（70～80℃），备用。合并上述各干膏，粉碎成细粉，加入预胶化淀粉 33～87g，微晶纤维素 76g，交联羧甲基纤维素钠 6.75g，混匀，干法制粒，加入交联羧甲基纤维素钠 6.75g 及硬脂酸镁 2.5g，混匀，压制成 1000 片，包薄膜衣，即得。

【性状】 本品为薄膜衣片，除去包衣后显棕色至棕褐色；味苦。

【鉴别】 （1）取本品 1 片，除去包衣，研细，加甲醇 10ml，超声处理 30 分钟，滤过，滤液作为供试品溶液。另取盐酸小檗碱对照品，加甲醇制成每 1ml 含 1mg 的溶液，作为对照品溶液。照薄层色谱法（通则 0502）试验，吸取上述两种溶液各 2μl，分别点于同一硅胶 G 薄层板上，以乙酸丁酯-甲酸-水（7：2.5：2.5）的上层溶液为展开剂，展开，取出，晾干，置紫外光灯（365nm）下检视。供试品色谱中，在与对照品色谱相应的位置上，显相同颜色的荧光斑点。

（2）取本品 1 片，除去包衣，研细，加甲醇 10ml，超声处理 30 分钟，滤过，滤液回收溶剂至干，残渣加水 10ml 使溶解，用乙酸乙酯振摇提取 2 次，每次 15ml，合并乙酸乙酯液，挥干，残渣加甲醇 1ml 使溶解，作为供试品溶液。另取绿原酸对照品，加甲醇制成每 1ml 含 1mg 的溶液，作为对照品溶液。照薄层色谱法（通则 0502）试验，吸取供试品溶液 1～2μl，对照品溶液 2μl，分别点于同一聚酰胺薄膜上，以醋酸为展开剂，展开，取出，晾干，置紫外光灯（365nm）下检视。供试品色谱中，在与对照品色谱相应的位置上，显相同颜色的荧光斑点。

（3）取本品 10 片，除去包衣，研细，加 2％氢氧化钾甲醇溶液 30ml，加热回流 1 小时，滤过，滤液回收溶剂至干，残渣加水 20ml 使溶解，用乙酸乙酯振摇提取 3 次，每次 40ml，弃去乙酸乙酯液，水层加正丁醇振摇提取 2 次，每次 25ml，合并正丁醇液，加 1.5％磷酸溶液振摇提取 2 次，每次 20ml，弃去酸液，再用水洗涤 3 次，每次 20ml，分取正丁醇液，回收溶剂至干，残渣加甲醇 0.5ml 使溶解，作为供试品溶液。另取黄芪对照药材 1g，加 2％氢氧化钾甲醇溶液 15ml，回流提取 1 小时，滤过，滤液回收溶剂至干，残渣加水 20ml 使溶解，加正丁醇提取 2 次，每次 25ml，合并正丁醇液，回收溶剂至干，残渣加甲醇 1ml 使溶解，作为对照药材溶液。再取黄芪甲苷对照品，加甲醇制成每 1ml 含 1mg 的溶液，作为对照品溶液。照薄层色谱法（通则 0502）试验，吸取上述三种溶液各 5μl，分别点于同一硅胶 G 薄层板上，以三氯甲烷-甲醇-水（6.5：3.5：1）的下层溶液为展开剂，展开，取出，晾干，喷以 10％硫酸乙醇溶液，在 105℃加热至斑点显色清晰，分别置日光及紫外光灯（365nm）下检视。供试品色谱中，在与对照药材色谱和对照品色谱相应的位置上，日光下显相同颜色的斑点；紫外光下显相同颜色的荧光斑点。

【检查】 应符合片剂项下有关的各项规定（通则 0101）。

【含量测定】 照高效液相色谱法（通则 0512）测定。

色谱条件与系统适用性试验 以十八烷基硅烷键合硅胶为填充剂；以乙腈-0.05mol/L 磷酸二氢钠缓冲液（pH 3）（30：70）为流动相；检测波长为 277nm。理论板数按盐酸小檗碱峰计算应不低于 4200。

对照品溶液的制备 取盐酸小檗碱对照品适量，精密称定，加 50％乙醇制成每 1ml 含 0.1mg 的溶液，即得。

供试品溶液的制备 取本品 20 片，除去包衣，精密称定，研细，取约 0.2g，精密称定，置具塞锥形瓶中，精密加入 50％乙醇 50ml，称定重量，超声处理（功率 50W，频率 50kHz）1 小时，放冷，再称定重量，用 50％乙醇补足减失的重量，摇匀，滤过，取续滤液，即得。

测定法 分别精密吸取对照品溶液与供试品溶液各 10μl，注入液相色谱仪，测定，即得。

本品每片含黄连以盐酸小檗碱（$C_{20}H_{17}NO_4 \cdot HCl$）计，不得少于 13.0mg。

【功能与主治】 清热益气。用于消渴病气虚内热证，症见口渴喜饮，易饥多食，气短乏力。轻、中型 2 型糖尿病见上述证候者。

【用法与用量】 饭前半小时服用。一次 2～3 片，一日 3 次，疗程 3 个月或遵医嘱。

【规格】 每片重 0.56g

【贮藏】 密封。

金佛止痛丸
Jinfo Zhitong Wan

【处方】 白芍 5000g　　　醋延胡索 2250g
三七 100g　　　　郁金 3750g
佛手 3000g　　　　姜黄 600g
甘草 1250g

【制法】 以上七味，取 75％白芍、郁金、姜黄、甘草加水煎煮二次，第一次 3 小时，第二次加入佛手后再煎煮 2 小时，滤过，合并滤液，浓缩成稠膏，将 25％白芍、醋延胡索、三七粉碎，与稠膏混匀，干燥，粉碎成细粉，混匀。用水泛丸（少量药粉备用），干燥，用少量药粉加滑石粉适量，包衣，干燥，打光，即得。

【性状】 本品为棕褐色至黑褐色的包衣浓缩水丸；味苦、甘。

【鉴别】 （1）取本品，置显微镜下观察：草酸钙簇晶直径

18～32μm,存在于薄壁细胞中,常排列成行,或一个细胞中含数个簇晶(白芍)。厚壁组织碎片绿黄色,细胞类多角形、类方形或长条形,壁稍弯曲,木化,有的成连珠状增厚,纹孔细密(延胡索)。

(2)取本品 2g,研细,加 80％乙醇 20ml,超声处理 30 分钟,滤过,滤液浓缩至约 1ml,加中性氧化铝约 1g,搅拌均匀,干燥,加在中性氧化铝柱(100～200 目,2g,内径为 1.5cm)上,用乙醇 10ml 洗脱,收集洗脱液,浓缩至 1ml,作为供试品溶液。另取芍药苷对照品,加乙醇制成每 1ml 含 2mg 的溶液,作为对照品溶液。照薄层色谱法(通则 0502)试验,吸取上述两种溶液各 5μl,分别点于同一硅胶 G 薄层板上,以三氯甲烷-乙酸乙酯-甲醇-甲酸(40∶5∶10∶0.2)为展开剂,展开,取出,晾干,喷以 5％香草醛硫酸溶液,在 105℃加热至斑点显色清晰。供试品色谱中,在与对照品色谱相应的位置上,显相同颜色的斑点。

(3)取本品 5g,研细,滴加浓氨试液 1ml 使润湿,再加乙醚 40ml,静置过夜。超声处理 10 分钟,滤过,滤液挥干,残渣加乙醇 1ml 使溶解,作为供试品溶液。另取佛手对照药材 1g,同法制成对照药材溶液。再取延胡索乙素对照品,加乙醇制成每 1ml 含 0.2mg 的溶液,作为对照品溶液。照薄层色谱法(通则 0502)试验,吸取上述三种溶液各 1μl,分别点于同一硅胶 G 薄层板上,以甲苯-丙酮(9∶2)为展开剂,板置层析缸中预平衡 10 分钟,展开,取出,晾干,置紫外光灯(365nm)下检视。供试品色谱中,在与佛手对照药材色谱相应的位置上,显相同颜色的荧光斑点;再置碘缸中约 3 分钟后取出,挥尽板上吸附的碘后,置紫外光灯(365nm)下检视。供试品色谱中,在与延胡索乙素对照品色谱相应的位置上,显相同颜色的荧光斑点。

【检查】　应符合丸剂项下有关的各项规定(通则 0108)。

【含量测定】　照高效液相色谱法(通则 0512)测定。

色谱条件与系统适用性试验　以十八烷基硅烷键合硅胶为填充剂;以乙腈-0.05mol/L 磷酸二氢钾溶液(12∶88)为流动相;检测波长为 230nm。理论板数按芍药苷峰计算应不低于 3000。

对照品溶液的制备　取芍药苷对照品适量,精密称定,加甲醇制成每 1ml 含 65μg 的溶液,即得。

供试品溶液的制备　取本品适量,研细,取约 0.5g,精密称定,置 50ml 量瓶中,加稀乙醇适量,超声处理(功率 300W,频率 40kHz)30 分钟,放冷,加稀乙醇至刻度,摇匀,滤过,取续滤液,即得。

测定法　分别精密吸取对照品溶液与供试品溶液各 10μl,注入液相色谱仪,测定,即得。

本品每 1g 含白芍以芍药苷($C_{23}H_{28}O_{11}$)计,不得少于 4.5mg。

【功能与主治】　行气止痛,舒肝和胃,祛瘀生新。用于气血瘀滞所致的胃脘疼痛,痛经及消化性溃疡、慢性胃炎引起的疼痛。

【用法与用量】　口服。一次 5～10g,一日 2～3 次,或痛时服;寒证腹痛须用姜汤送服。

【注意】　孕妇禁服;月经过多者慎服。

【规格】　每袋装 5g

【贮藏】　密封。

金果含片
Jinguo Hanpian

【处方】　地黄 163.7g　　　　玄参 122.8g
　　　　　西青果 40.9g　　　　蝉蜕 61.4g
　　　　　胖大海 40.9g　　　　麦冬 122.8g
　　　　　南沙参 122.8g　　　　太子参 122.8g
　　　　　陈皮 81.9g

【制法】　以上九味,地黄、玄参、西青果、蝉蜕加水煎煮二次,每次 30 分钟,煎液滤过,滤液合并,浓缩至相对密度为 1.14(80℃),加 2 倍量乙醇,搅匀,静置 24 小时,取上清液,减压浓缩至适量,备用;其余胖大海等五味加水煎煮二次,每次 30 分钟,煎液滤过,滤液合并,浓缩至适量,与上述备用液合并,浓缩至适量,加入适量的蔗糖和甜菊素,混匀,制颗粒,干燥,喷入含薄荷素油的乙醇溶液,密闭 2 小时,加入适量的辅料,混匀,压制成 1000 片,或包薄膜衣,即得。

【性状】　本品为素片或薄膜衣片,素片或薄膜衣片除去包衣后显淡红棕色至棕色;味甜,有清凉感。

【鉴别】　(1)取本品 10 片,薄膜衣片除去包衣,研细,加水 100ml、稀盐酸 10ml,加热使溶解,加乙酸乙酯 40ml,轻轻振摇提取,分取乙酸乙酯液,浓缩至约 2ml,作为供试品溶液。另取西青果对照药材 2g,加水 100ml,煮沸 15～20 分钟,同时不断滴加稀盐酸 20～30ml,趁热滤过,滤液加乙醚 50ml,轻轻振摇提取,分取乙醚液,浓缩至约 5ml,作为对照药材溶液。再取没食子酸对照品,加乙酸乙酯制成每 1ml 含 2mg 的溶液,作为对照品溶液。照薄层色谱法(通则 0502)试验,吸取供试品溶液 10μl、对照药材溶液和对照品溶液各 5μl,分别点于同一硅胶 G 薄层板上,以三氯甲烷-乙酸丁酯-甲醇-甲酸(4∶1∶0.6∶0.7)为展开剂,在 10～20℃展开,取出,晾干,喷以 2％三氯化铁乙醇溶液。供试品色谱中,分别在与对照药材色谱和对照品色谱相应的位置上,显相同颜色的斑点。

(2)取本品 5 片,薄膜衣片除去包衣,研细,加乙酸乙酯 20ml,超声处理 30 分钟,滤过,滤液蒸干,残渣加甲醇 1ml 使溶解,作为供试品溶液。另取陈皮对照药材 0.25g,加水 50ml,煎煮约 20 分钟,滤过,取滤液,通过聚酰胺柱(60 目,2g)上,用 30％乙醇 20ml 洗脱,再用乙酸乙酯 30ml 洗脱,收集乙酸乙酯洗脱液,蒸干,残渣加甲醇 1ml 使溶解,作为对照药材溶液。照薄层色谱法(通则 0502)试验,吸取供试品溶液 10μl、对照药材溶液 5μl,分别点于同一硅胶 G 薄层板上,以石油醚(60～90℃)-乙酸乙酯(1∶1)为展开剂,展开,取出,晾干,置紫外光灯(365nm)下检视。供试品色谱中,在与对照药材色谱相应的位置上,显相同颜色的荧光斑点。

(3)取本品 20 片,薄膜衣片除去包衣,研细,加乙醇 50ml,超声处理 1 小时,静置,滤过,滤液蒸干,残渣加水 30ml,加热使溶解,用乙醚振摇提取 2 次,每次 30ml,再用水饱和的正丁醇 30ml 振摇提取,取正丁醇提取液,用水 10ml 洗涤,正丁醇液蒸干,残渣加甲醇 0.5ml 使溶解,作为供试品溶液。另取玄参对照药材 2.5g,加乙醇 50ml,加热回流 1 小时,滤过,取滤液,自"滤液蒸干"起,同法制成对照药材溶液。照薄层色谱法(通则 0502)试验,吸取供试品溶液 10μl、对照药材溶液 2μl,分别点于同一硅胶 G 薄层板上,以三氯甲烷-甲醇(5:1)为展开剂,在用展开剂预饱和 30 分钟的展开缸内展开,取出,晾干,喷以 1% 香草醛硫酸溶液,加热至斑点显红色。供试品色谱中,在与对照药材色谱相应的位置上,显相同颜色的斑点,放置后斑点颜色逐渐加深。

【检查】　应符合片剂项下有关的各项规定(通则 0101)。

【含量测定】　照高效液相色谱法(通则 0512)测定。

色谱条件与系统适用性试验　以十八烷基硅烷键合硅胶为填充剂;以乙腈-1.5%冰醋酸溶液(17:83)为流动相;检测波长为 284nm。理论板数按橙皮苷峰计算应不低于 2000。

对照品溶液的制备　取橙皮苷对照品适量,精密称定,加甲醇制成每 1ml 含 48μg 的溶液,即得。

供试品溶液的制备　取重量差异项下的本品,研细,取约 2g,精密称定,置索氏提取器中,加甲醇 80ml,加热回流至提取液无色,放冷,提取液转移至 100ml 量瓶中,用少量甲醇分次洗涤容器,洗液并入同一量瓶中,加甲醇至刻度,摇匀,滤过,取续滤液,即得。

测定法　分别精密吸取对照品溶液与供试品溶液各 10μl,注入液相色谱仪,测定,即得。

本品每片含陈皮以橙皮苷($C_{28}H_{34}O_{15}$)计,不得少于 0.40mg。

【功能与主治】　养阴生津,清热利咽。用于肺热阴伤所致的咽部红肿、咽痛、口干咽燥;急、慢性咽炎见上述证候者。

【用法与用量】　含服。一小时 2～4 片,一日 10～20 片。

【注意】　少数患者用药后偶有恶心、上腹不适感。

【规格】　(1)素片　每片重 0.55g　(2)薄膜衣片　每片重 0.57g

【贮藏】　密封。

金 果 饮
Jinguoyin

【处方】
地黄 73g	玄参 55g
西青果 18g	蝉蜕 27g
麦冬 55g	胖大海 18g
南沙参 55g	太子参 55g
陈皮 36g	薄荷素油 0.5ml

【制法】　以上十味,地黄、玄参、西青果、蝉蜕加水煎煮二次,每次 30 分钟,滤过,滤液浓缩至相对密度为 1.14～1.19(80℃)的清膏,加 2 倍量乙醇搅匀,静置 24 小时,滤过,滤液减压浓缩至相对密度为 1.13～1.15(80℃)的清膏,备用。麦冬、胖大海、南沙参、太子参、陈皮加水煎煮二次,第一次 30 分钟,第二次 20 分钟,滤过,合并滤液,浓缩至相对密度为 1.03～1.08(80℃)的清膏,静置 24 小时,滤过,滤液与上述清膏合并,加入薄荷素油,甜菊素 1g,苯甲酸钠 3g 及适量水,搅拌 30 分钟,加水至 1000ml;或加蔗糖 200g,滤过,滤液加薄荷素油、枸橼酸 1g、苯甲酸钠 2g,搅匀,加水至 1000ml,即得。

【性状】　本品为棕褐色的液体;味微甜,具清凉感。

【鉴别】　(1)取本品 50ml,加乙酸乙酯 50ml 振摇提取,水层备用,乙酸乙酯层蒸干,残渣加无水乙醇 1ml 使溶解,作为供试品溶液。另取陈皮对照药材 3g,加水 70ml,煮沸 15 分钟,滤过,取滤液同法制成对照药材溶液。照薄层色谱法(通则 0502)试验,吸取上述两种溶液各 4μl,分别点于同一硅胶 G 薄层板上,以环己烷-丙酮(9:5)为展开剂,展开,取出,晾干,置紫外光灯(365nm)下检视。供试品色谱中,在与对照药材色谱相应的位置上,显相同颜色的荧光斑点。

(2)取没食子酸对照品,加甲醇制成每 1ml 含 1mg 的溶液,作为对照品溶液。照薄层色谱法(通则 0502)试验,吸取〔鉴别〕(1)项下的供试品溶液和上述对照品溶液各 3μl,分别点于同一硅胶 G 薄层板上,以三氯甲烷-乙酸乙酯-甲酸(6:4:1)为展开剂,展开,取出,晾干,喷以 2% 三氯化铁乙醇溶液。供试品色谱中,在与对照品色谱相应的位置上,显相同颜色的斑点。

(3)取〔鉴别〕(1)项下的备用水层,用水饱和的正丁醇振摇提取 2 次(50ml,30ml),合并正丁醇液,用氨试液洗涤 2 次(50ml,30ml),再用正丁醇饱和的水 50ml 洗涤,取正丁醇液,蒸干,残渣加甲醇 2ml 使溶解,加在中性氧化铝柱(100～200 目,2g,内径为 1cm)上,用甲醇 30ml 洗脱,收集洗脱液,蒸干,残渣加无水乙醇 0.5ml 使溶解,作为供试品溶液。另取玄参对照药材 2g,加水 50ml,加热回流 1 小时,取出,放冷,滤过,滤液同法制成对照药材溶液。照薄层色谱法(通则 0502)试验,吸取上述两种溶液各 20μl,分别点于同一硅胶 G 薄层板上,以三氯甲烷-甲醇(10:1)为展开剂,展开,取出,晾干,喷以 5% 香草醛硫酸溶液,加热至斑点显色清晰。供试品色谱中,在与对照药材色谱相应的位置上,显相同颜色的斑点。

【检查】　**相对密度**　应不低于 1.07 或不低于 1.02(无蔗糖)(通则 0601)。

pH 值　应为 3.0～5.0(通则 0631)。

其他　应符合合剂项下有关的各项规定(通则 0181)。

【含量测定】　照高效液相色谱法(通则 0512)测定。

色谱条件与系统适用性试验　以十八烷基硅烷键合硅胶为填充剂;以乙腈-0.2%磷酸溶液(18:82)为流动相;检测波

长为 283nm。理论板数按橙皮苷峰计算应不低于 6000。

对照品溶液的制备　取橙皮苷对照品适量,精密称定,加甲醇制成每 1ml 含 33μg 的溶液,即得。

供试品溶液的制备　精密量取本品 5ml,置 25ml 量瓶中,加甲醇至刻度,摇匀,滤过,取续滤液,即得。

测定法　分别精密吸取对照品溶液与供试品溶液各 10μl,注入液相色谱仪,测定,即得。

本品每 1ml 含陈皮以橙皮苷($C_{28}H_{34}O_{15}$)计,不得少于 0.15mg。

【功能与主治】　养阴生津,清热利咽。用于肺热阴伤所致的咽部红肿、咽痛、口干咽燥;急、慢性咽炎见上述证候者。亦可用于放疗引起的咽干不适。

【用法与用量】　口服。一次 15ml,一日 3 次或遵医嘱。

【注意】　忌食辛辣、油腻、厚味食物。

【规格】　(1)每支装 15ml　(2)每瓶装 90ml　(3)每瓶装 165ml　(4)每支装 15ml(无蔗糖)

【贮藏】　密封。

金果饮咽喉片

Jinguoyin Yanhou Pian

【处方】

地黄 137g	玄参 102g
西青果 34g	蝉蜕 52g
麦冬 102g	胖大海 34g
南沙参 102g	太子参 102g
陈皮 68g	薄荷素油 2ml

【制法】　以上十味,薄荷素油用倍他环糊精包结,其余地黄等九味加水煎煮二次,每次 30 分钟,滤过,滤液合并,浓缩成稠膏,加蔗糖、矫味剂适量,混匀,制粒,干燥,加入薄荷素油包结物及香精、硬脂酸镁适量,混匀,压制成 1000 片〔规格(2)〕或 2000 片〔规格(1)〕,或包薄膜衣,即得。

【性状】　本品为浅棕色或棕色的片;或为薄膜衣片,除去包衣后显浅棕色或棕色;味甜,具清凉感。

【鉴别】　(1)取本品 6g,研细,加甲醇 30ml,超声处理 20 分钟,滤过,滤液蒸干,残渣加水 20ml 使溶解,用水饱和的正丁醇振摇提取 2 次,每次 25ml,合并正丁醇液,再用正丁醇饱和的水 30ml 洗涤,弃去水液,正丁醇液置水浴上蒸干,残渣加甲醇 1ml 使溶解,作为供试品溶液。另取玄参对照药材 1g,加甲醇 30ml,冷浸 1 小时,超声处理 20 分钟,滤过,滤液同法制成对照药材溶液。照薄层色谱法(通则 0502)试验,吸取上述两种溶液各 5μl,分别点于同一硅胶 G 薄层板上,以三氯甲烷-甲醇-水(12:4:1)在 10℃以下放置的下层溶液为展开剂,展开,取出,晾干,喷以 2% 香草醛硫酸溶液,在 105℃加热至斑点显色清晰。供试品色谱中,在与对照药材色谱相应的位置上,显相同颜色的斑点。

(2)取本品 4g,研细,加乙醇 20ml,超声处理 20 分钟,滤过,滤液蒸干,残渣加无水乙醇 1ml 使溶解,作为供试品溶液。另取没食子酸对照品,加无水乙醇制成每 1ml 含 0.6mg 的溶液,作为对照品溶液。照薄层色谱法(通则 0502)试验,吸取供试品溶液 5μl,对照品溶液 2μl,分别点于同一硅胶 G 薄层板上,以甲苯-乙酸乙酯-甲酸(5:4:1)为展开剂,展开,取出,晾干,喷以 1% 三氯化铁乙醇溶液。供试品色谱中,在与对照品色谱相应的位置上,显相同颜色的斑点。

(3)取橙皮苷对照品,加甲醇制成饱和溶液,作为对照品溶液。照薄层色谱法(通则 0502)试验,吸取〔鉴别〕(1)项下的供试品溶液 1μl 与上述对照品溶液 5μl,分别点于同一硅胶 G 薄层板上,以三氯甲烷-甲醇-水(13:7:2)在 10℃以下放置的下层溶液为展开剂,展开,取出,晾干,喷以 3% 三氯化铝乙醇溶液,置紫外光灯(365nm)下检视。供试品色谱中,在与对照品色谱相应的位置上,显相同颜色的荧光斑点。

【检查】　除崩解时限不检查外,其他应符合片剂项下有关的各项规定(通则 0101)。

【含量测定】　照高效液相色谱法(通则 0512)测定。

色谱条件与系统适用性试验　以十八烷基硅烷键合硅胶为填充剂;以甲醇-6% 醋酸溶液(35:65)为流动相;检测波长为 283nm。理论板数按橙皮苷峰计算应不低于 3000。

对照品溶液的制备　取橙皮苷对照品适量,精密称定,加 50% 甲醇制成每 1ml 含 20μg 的溶液,即得。

供试品溶液的制备　取重量差异项下的本品,研细,取 0.5g,精密称定,置具塞锥形瓶中,精密加入甲醇 25ml,密塞,称定重量,超声处理(功率 300W,频率 50kHz)30 分钟,放冷,再称定重量,用甲醇补足减失的重量,摇匀,滤过,取续滤液,即得。

测定法　分别精密吸取对照品溶液及供试品溶液各 10μl,注入液相色谱仪,测定,即得。

本品每片含陈皮以橙皮苷($C_{28}H_{34}O_{15}$)计,〔规格(1)〕不得少于 0.18mg,〔规格(2)〕不得少于 0.36mg。

【功能与主治】　养阴生津,清热利咽。用于肺热阴伤所致的咽部红肿、咽痛、口干咽燥;急、慢性咽炎见上述证候者。亦可用于放疗引起的咽干不适。

【用法与用量】　含服。每小时 4 片〔规格(1)〕,每小时 2 片〔规格(2)〕。

【注意】　忌食辛辣、油腻、厚味食物。

【规格】　每片重　(1)0.5g　(2)1g

【贮藏】　密封。

金莲花口服液

Jinlianhua Koufuye

【处方】　金莲花 450g

【制法】　取金莲花,加水煎煮三次,每次 1.5 小时,煎液滤过,滤液合并,减压浓缩至相对密度为 1.15(50℃),静置 24 小时,滤过,滤液中加入蜂蜜或单糖浆适量及苯甲酸钠 1.8g,羟苯乙酯 0.2g,加水至 1000ml,混匀,静置 24 小时,滤过,即得。

【性状】 本品为棕红色澄清液体;味苦、微甜。

【鉴别】 取本品 5ml,用乙酸乙酯振摇提取 3 次,每次 20ml,再用水饱和的正丁醇振摇提取 3 次,每次 10ml,合并正丁醇提取液,用正丁醇饱和的水 20ml 洗涤,正丁醇液蒸干,残渣加甲醇 5ml 使溶解,作为供试品溶液。另取金莲花对照药材 0.5g,加 80% 乙醇 15ml,超声处理 15 分钟,滤过,滤液蒸干,残渣用水 10ml 溶解,同法制成对照药材溶液。再取荭草苷对照品,加甲醇制成每 1ml 含 0.3mg 的溶液,作为对照品溶液。照薄层色谱法(通则 0502)试验,吸取供试品溶液 1~2μl、对照药材溶液和对照品溶液各 2μl,分别点于同一以含 4% 醋酸钠的羧甲基纤维素钠溶液为黏合剂的硅胶 H 薄层板上,以乙酸乙酯-丁酮-甲酸-水(8:6:1:1.5)为展开剂,展开,取出,晾干,喷以 10% 三氯化铝乙醇溶液,置紫外光灯(365nm)下检视。供试品色谱中,在与对照药材色谱相应的位置上,显相同颜色的荧光主斑点。在与对照品色谱相应的位置上,显相同颜色的荧光斑点。

【检查】 相对密度 应不低于 1.05(通则 0601)。

pH 值 应为 4.0~6.0(通则 0631)。

其他 应符合合剂项下有关的各项规定(通则 0181)。

【含量测定】 照高效液相色谱法(通则 0512)测定。

色谱条件与系统适用性试验 以十八烷基硅烷键合硅胶为填充剂;以甲醇-乙腈-0.1% 磷酸溶液(10:12:78)为流动相;检测波长为 349nm。理论板数按荭草苷峰计算应不低于 5000。

对照品溶液的制备 取荭草苷对照品适量,精密称定,加甲醇制成每 1ml 含 20μg 的溶液,即得。

供试品溶液的制备 精密量取本品 5ml,置 100ml 量瓶中,加入甲醇 80ml,超声处理(功率 400W,频率 40kHz)10 分钟,放冷,加甲醇至刻度,摇匀,滤过,弃去初滤液,精密量取续滤液 10ml,置 25ml 量瓶中,加甲醇至刻度,摇匀,滤过,取续滤液,即得。

测定法 精密吸取对照品溶液 10μl 与供试品溶液 5μl,注入液相色谱仪,测定,即得。

本品每 1ml 含金莲花以荭草苷($C_{21}H_{20}O_{11}$)计,不得少于 1.5mg。

【功能与主治】 清热解毒。用于风热邪毒袭肺,热毒内盛引起的上呼吸道感染、咽炎、扁桃体炎。

【用法与用量】 口服。一次 10ml,一日 3 次;用时摇匀。

【规格】 每瓶装 10ml

【贮藏】 密封。

金莲花片

Jinlianhua Pian

【处方】 金莲花 1500g

【制法】 取金莲花,加水煎煮二次,每次 1 小时,煎液滤过,滤液合并,浓缩至相对密度为 1.18~1.22(70~80℃),加入淀粉适量,制颗粒,干燥,加入硬脂酸镁适量,混匀,压制成 1000 片,包糖衣或薄膜衣,即得。

【性状】 本品为糖衣片或薄膜衣片,除去包衣后显棕色至棕褐色;味苦。

【鉴别】 取本品 2 片,除去包衣,研细,加 80% 乙醇 25ml,超声处理 15 分钟,滤过,滤液蒸干,残渣用水 10ml 溶解,用乙酸乙酯振摇提取 3 次,每次 20ml,再用水饱和的正丁醇振摇提取 3 次,每次 10ml,合并正丁醇提取液,用正丁醇饱和的水 20ml 洗涤,正丁醇液蒸干,残渣加甲醇 5ml 使溶解,作为供试品溶液。另取金莲花对照药材 0.5g,加 80% 乙醇 15ml,同法制成对照药材溶液。再取荭草苷对照品,加甲醇制成每 1ml 含 0.3mg 的溶液,作为对照品溶液。照薄层色谱法(通则 0502)试验,吸取供试品溶液 2~4μl、对照药材溶液和对照品溶液各 2μl,分别点于同一以含 4% 醋酸钠的羧甲基纤维素钠溶液为黏合剂的硅胶 H 薄层板上,以乙酸乙酯-丁酮-甲酸-水(8:6:1:1.5)为展开剂,展开,取出,晾干,喷以 10% 三氯化铝乙醇溶液,置紫外光灯(365nm)下检视。供试品色谱中,在与对照药材色谱相应的位置上,显相同颜色的荧光主斑点;在与对照品色谱相应的位置上,显相同颜色的荧光斑点。

【检查】 应符合片剂项下有关的各项规定(通则 0101)。

【含量测定】 照高效液相色谱法(通则 0512)测定。

色谱条件与系统适用性试验 以十八烷基硅烷键合硅胶为填充剂;以甲醇-乙腈-0.1% 磷酸溶液(10:12:78)为流动相;检测波长为 349nm。理论板数按荭草苷峰计算应不低于 5000。

对照品溶液的制备 取荭草苷对照品适量,精密称定,加甲醇制成每 1ml 含 20μg 的溶液,即得。

供试品溶液的制备 取本品 10 片,除去包衣,精密称定,研细,混匀,取约 0.1g,精密称定,置具塞锥形瓶中,精密加入甲醇 50ml,密塞,称定重量,超声处理(功率 400W,频率 40kHz)20 分钟,放冷,再称定重量,用甲醇补足减失的重量,摇匀,滤过,取续滤液,即得。

测定法 精密吸取对照品溶液 10μl 与供试品溶液 5μl,注入液相色谱仪,测定,即得。

本品每片含金莲花以荭草苷($C_{21}H_{20}O_{11}$)计,不得少于 4.5mg。

【功能与主治】 清热解毒。用于风热邪毒袭肺,热毒内盛引起的上呼吸道感染、咽炎、扁桃体炎。

【用法与用量】 口服。一次 3～4 片，一日 3 次。

【规格】 薄膜衣片 （1）每片重 0.31g （2）每片重 0.4g

【贮藏】 密封。

金莲花胶囊
Jinlianhua Jiaonang

【处方】 金莲花 1000g

【制法】 取金莲花，加水煎煮二次，每次 1 小时，煎液滤过，滤液合并，浓缩至稠膏状，在 60℃ 以下减压干燥，粉碎，加入糊精适量，混匀，装入胶囊，制成 1000 粒，即得。

【性状】 本品为硬胶囊，内容物为灰棕色至棕褐色的粉末；味苦。

【鉴别】 取本品内容物 0.7g，研细，加 80% 乙醇 25ml，超声处理 15 分钟，滤过，滤液蒸干，残渣加水 10ml 溶解，用乙酸乙酯振摇提取 3 次，每次 20ml，再用水饱和的正丁醇振摇提取 3 次，每次 10ml，合并正丁醇提取液，用正丁醇饱和的水 20ml 洗涤，正丁醇液蒸干，残渣加甲醇 5ml 使溶解，作为供试品溶液。另取金莲花对照药材 0.5g，加 80% 乙醇 15ml，同法制成对照药材溶液。再取荭草苷对照品加甲醇制成每 1ml 含 0.3mg 的溶液，作为对照品溶液。照薄层色谱法（通则 0502）试验，吸取供试品溶液 2～4μl，对照药材溶液和对照品溶液各 2μl，分别点于同一含 4% 醋酸钠的羧甲基纤维素钠溶液为黏合剂的硅胶 H 薄层板上，以乙酸乙酯-丁酮-甲酸-水（8：6：1：1.5）为展开剂，展开，取出，晾干，喷以 10% 三氯化铝乙醇溶液，置紫外光灯（365nm）下检视。供试品色谱中，在与对照药材色谱相应的位置上，显相同颜色的荧光主斑点；在与对照品色谱相应的位置上，显相同颜色的荧光斑点。

【检查】 应符合胶囊剂项下有关的各项规定（通则 0103）。

【含量测定】 照高效液相色谱法（通则 0512）测定。

色谱条件与系统适用性试验 以十八烷基硅烷键合硅胶为填充剂；以甲醇-乙腈-0.1% 磷酸溶液（10：12：78）为流动相；检测波长为 349nm。理论板数按荭草苷峰计算应不低于 5000。

对照品溶液的制备 取荭草苷对照品适量，精密称定，加甲醇制成每 1ml 含 20μg 的溶液，即得。

供试品溶液的制备 取装量差异项下的本品内容物，研细，混匀，取约 0.1g，精密称定，置具塞锥形瓶中，精密加入甲醇 50ml，密塞，称定重量，超声处理（功率 400W，频率 40kHz）20 分钟，放冷，再称定重量，用甲醇补足减失的重量，摇匀，滤过，取续滤液，即得。

测定法 精密吸取对照品溶液与供试品溶液各 10μl，注入液相色谱仪，测定，即得。

本品每粒含金莲花以荭草苷（$C_{21}H_{20}O_{11}$）计，不得少

于 3.0mg。

【功能与主治】 清热解毒。用于风热邪毒袭肺，热毒内盛引起的上呼吸道感染、咽炎、扁桃体炎。

【用法与用量】 口服。一次 4 粒，一日 2～3 次；小儿酌减。

【规格】 每粒装 0.35g

【贮藏】 密封。

金莲花颗粒
Jinlianhua Keli

【处方】 金莲花 1000g

【制法】 金莲花，加水煎煮二次，每次 1 小时，煎液滤过，滤液合并，浓缩成相对密度为 1.39～1.41（50℃）的稠膏，加入蔗糖 1400g 和适量糊精，混匀，用乙醇制颗粒，干燥，制成 2350g〔规格（1）〕，或将滤液浓缩成相对密度为 1.10～1.20（50℃），加入甜菊素 6g 和适量糊精，混匀，喷雾干燥制颗粒，制成 880g〔规格（2）〕（无蔗糖），即得。

【性状】 本品为浅棕黄色的颗粒；味甜、微苦〔规格（1）〕。本品为棕黄色的颗粒；味甜、微苦〔规格（2）〕（无蔗糖）。

【鉴别】 取本品〔规格（1）〕1g 或〔规格（2）〕0.5g，加水 10ml，加热使溶解，放冷，用乙酸乙酯振摇提取 3 次，每次 20ml，弃去乙酸乙酯液，水溶液用水饱和的正丁醇振摇提取 3 次，每次 10ml，合并正丁醇提取液，用正丁醇饱和的水 20ml 洗涤，正丁醇液回收溶剂至干，残渣加甲醇 5ml 使溶解，静置，取上清液作为供试品溶液。另取金莲花对照药材 0.5g，加 80% 乙醇 25ml，超声处理 15 分钟，滤过，滤液回收溶剂至干，残渣加水 10ml 使溶解，自"用乙酸乙酯振摇提取 3 次"起，同法制成对照药材溶液。再取荭草苷对照品，加甲醇制成每 1ml 含 0.3mg 的溶液，作为对照品溶液。照薄层色谱法（通则 0502）试验，吸取供试品溶液 2～4μl，对照药材溶液和对照品溶液各 2μl，分别点于同一用 4% 醋酸钠溶液制备的硅胶 H 薄层板上，以乙酸乙酯-丁酮-甲酸-水（8：6：1：1.5）为展开剂，展开，取出，晾干，喷以 10% 三氯化铝乙醇溶液，置紫外光灯（365nm）下检视。供试品色谱中，在与对照药材色谱相应的位置上，显相同颜色的荧光主斑点；在与对照品色谱相应的位置上，显相同颜色的荧光斑点。

【检查】 应符合颗粒剂项下有关的各项规定（通则 0104）。

【含量测定】 照高效液相色谱法（通则 0512）测定。

色谱条件与系统适用性试验 以十八烷基硅烷键合硅胶为填充剂；以甲醇-乙腈-0.1% 磷酸溶液（10：12：78）为流动相；检测波长为 349nm。理论板数按荭草苷峰计算应不低于 5000。

对照品溶液的制备 取荭草苷对照品适量，精密称定，加

甲醇制成每 1ml 含 20μg 的溶液,即得。

供试品溶液的制备 取装量差异项下的本品适量,混匀,取〔规格(1)〕5g 或〔规格(2)〕3g,研细,过六号筛,混匀,取〔规格(1)〕0.5g 或〔规格(2)〕0.25g,精密称定,置 100ml 具塞锥形瓶中,精密加入甲醇 50ml,密塞,称定重量,超声处理(功率 400W,频率 40kHz)20 分钟,放冷,用甲醇补足减失重量,摇匀,滤过,取续滤液,即得。

测定法 精密吸取对照品溶液与供试品溶液各 10μl,注入液相色谱仪,测定,即得。

本品每袋含金莲花以荭草苷($C_{21}H_{20}O_{11}$)计,不得少于 16.0mg。

【功能与主治】 清热解毒。用于风热邪毒袭肺,热毒内盛引起的上呼吸道感染、咽炎、扁桃体炎。

【用法与用量】 开水冲服。一次 1 袋,一日 2～3 次,小儿酌减。

【规格】 (1)每袋装 8g (2)每袋装 3g(无蔗糖)

【贮藏】 密封。

金莲花润喉片
Jinlianhua Runhou Pian

【处方】 金莲花 750g 薄荷素油 4ml

【制法】 取金莲花,加水煎煮二次,煎液滤过,滤液合并,浓缩至适量,喷雾干燥,加入辅料适量,混匀,制颗粒,干燥,加入薄荷素油、硬脂酸镁等,混匀,压制成 1000 片,即得。

【性状】 本品为浅棕色的片;味酸甜、微苦、清凉。

【鉴别】 取本品 2 片,研细,加 80% 乙醇 25ml,超声处理 15 分钟,滤过,滤液蒸干,残渣用 10ml 水溶解,用乙酸乙酯振摇提取 3 次,每次 20ml,弃去乙酸乙酯液,水溶液用水饱和的正丁醇振摇提取 3 次,每次 10ml,合并正丁醇提取液,用正丁醇饱和的水 20ml 洗涤,正丁醇液蒸干,残渣加甲醇 5ml 使溶解,作为供试品溶液。另取金莲花对照药材 0.5g,同法制成对照药材溶液。再取荭草苷对照品,加甲醇制成每 1ml 含 0.2mg 的溶液,作为对照品溶液。照薄层色谱法(通则 0502)试验,吸取供试品溶液 4μl,对照药材溶液和对照品溶液各 2μl,分别点于同一以含 4% 醋酸钠的羧甲基纤维素钠溶液为黏合剂的硅胶 H 薄层板上,以乙酸乙酯-丁酮-甲酸-水(8：6：1：1.5)为展开剂,展开,取出,晾干,喷以 10% 三氯化铝乙醇溶液,置紫外光灯(365nm)下检视。供试品色谱中,在与对照药材色谱和对照品色谱相应的位置上,显相同颜色的荧光斑点。

【检查】 除崩解时限不检查外,其他应符合片剂项下有关的各项规定(通则 0101)。

【含量测定】 照高效液相色谱法(通则 0512)测定。

色谱条件与系统适用性试验 以十八烷基硅烷键合硅胶

为填充剂;以乙腈-甲醇-0.1% 磷酸溶液(11：13：76)为流动相;检测波长为 349nm。理论板数按荭草苷峰计算应不低于 4000。

对照品溶液的制备 取荭草苷对照品适量,精密称定,加甲醇制成每 1ml 含 20μg 的溶液,即得。

供试品溶液的制备 取本品 10 片,精密称定,研细,取约 0.25g,精密称定,置具塞锥形瓶中,精密加入甲醇 50ml,密塞,称定重量,超声处理(功率 160W,频率 40kHz)20 分钟,放冷,再称定重量,用甲醇补足减失的重量,摇匀,滤过,取续滤液,即得。

测定法 分别精密吸取对照品溶液与供试品溶液各 10μl,注入液相色谱仪,测定,即得。

本品每片含金莲花以荭草苷($C_{21}H_{20}O_{11}$)计,不得少于 1.6mg。

【功能与主治】 清热解毒,消肿止痛,利咽。用于热毒内盛所致的咽部红肿疼痛、牙龈肿胀、口舌生疮;急性咽炎、急性扁桃体炎、上呼吸道感染见上述证候者。

【用法与用量】 含服。一次 1～2 片,一日 4～5 次。

【注意】 忌食辛辣、油腻、厚味食物。

【规格】 每片重 0.5g

【贮藏】 密封。

金莲清热颗粒
Jinlian Qingre Keli

【处方】 金莲花 600g 大青叶 600g
石膏 450g 知母 300g
地黄 300g 玄参 300g
炒苦杏仁 450g

【制法】 以上七味,加水煎煮二次,滤过,滤液合并,减压浓缩至适量,喷雾干燥,加入适量的糊精和蛋白糖,制粒,低温干燥,制成颗粒 1000g,即得。

【性状】 本品为棕色至棕褐色的颗粒;味甜,微苦。

【鉴别】 (1)取本品 10g,研细,加水 50ml 使溶解,加乙醚 50ml,加热回流提取 30 分钟,取乙醚液,挥干,残渣加丙酮 1ml 使溶解,作为供试品溶液。另取靛玉红对照品,加丙酮制成每 1ml 含 0.1mg 的溶液,作为对照品溶液。照薄层色谱法(通则 0502)试验,吸取上述两种溶液各 5μl,分别点于同一硅胶 G 薄层板上,以环己烷-乙酸乙酯(5：4)为展开剂,展开,取出,晾干。供试品色谱中,在与对照品色谱相应的位置上,显相同颜色的斑点。

(2)取本品 5g,加 70% 乙醇 50ml,加热回流提取 1 小时,滤过,滤液浓缩至无醇味,加水 20ml 使溶解,用乙酸乙酯振摇提取 2 次(30ml,20ml),合并乙酸乙酯液,蒸干,残渣加乙醇 1ml 使溶解,作为供试品溶液。另取金莲花对照药材 1g,加

70％乙醇 25ml,同法制成对照药材溶液。照薄层色谱法(通则 0502)试验,吸取上述两种溶液各 4μl,分别点于同一硅胶 H 薄层板上,以乙酸丁酯-甲酸-水(7：2.5：2.5)为展开剂,展开,取出,晾干,喷以三氯化铝试液,热风吹干,置紫外光灯(365nm)下检视。供试品色谱中,在与对照药材色谱相应的位置上,显相同颜色的荧光斑点。

(3)取本品 5g,研细,加甲醇 25ml,超声处理 30 分钟,滤过,滤液蒸干,残渣加水 5ml 微热使溶解,放冷,通过 D101 型大孔吸附树脂柱(内径为 1.5cm,柱高为 8cm,加水 20ml 预洗一次),用氨溶液(4→100)30ml 洗脱,弃去氨液,再用水 20ml 洗脱,弃去水液,继用 20％乙醇 30ml 洗脱,收集洗脱液,蒸干,残渣加丙酮 10ml 使溶解,取上清液,浓缩至约 1ml,作为供试品溶液。另取苦杏仁苷对照品,加丙酮制成每 1ml 含 2mg 的溶液,作为对照品溶液。照薄层色谱法(通则 0502)试验,吸取上述两种溶液各 5μl,分别点于同一硅胶 G 薄层板上,以乙酸乙酯-甲醇-水(20：5：3)为展开剂,展开,取出,晾干,喷以 1％香草醛硫酸溶液,在 105℃加热至斑点显色清晰。供试品色谱中,在与对照品色谱相应的位置上,显相同颜色的斑点。

【检查】 应符合颗粒剂项下有关的各项规定(通则 0104)。

【含量测定】 照高效液相色谱法(通则 0512)测定。

色谱条件与系统适用性试验 以十八烷基硅烷键合硅胶为填充剂;以乙腈-0.4％醋酸铵溶液(15：85)为流动相;检测波长为 340nm。理论板数按牡荆苷峰计算应不低于 3000。

对照品溶液的制备 取牡荆苷对照品适量,精密称定,加甲醇制成每 1ml 含 20μg 的溶液,即得。

供试品溶液的制备 取装量差异项下的本品,研细,取约 0.5g,精密称定,置具塞锥形瓶中,精密加入甲醇 50ml,密塞,称定重量,超声处理(功率 250W,频率 33kHz)1 小时,取出,放冷,再称定重量,用甲醇补足减失的重量,摇匀,滤过,精密量取续滤液 25ml,蒸干,残渣加水 20ml 使溶解,用水饱和的正丁醇振摇提取 4 次(30ml,30ml,30ml,20ml),合并正丁醇液,蒸干,用甲醇溶解并转移至 5ml 量瓶中,加甲醇至刻度,摇匀,滤过,取续滤液,即得。

测定法 分别精密吸取对照品溶液与供试品溶液各 10μl,注入液相色谱仪,测定,即得。

本品每 1g 含金莲花以牡荆苷($C_{21}H_{20}O_{10}$)计,不得少于 0.32mg。

【功能与主治】 清热解毒,生津利咽,止咳祛痰。用于感冒热毒壅盛证,症见高热、口渴、咽干、咽痛、咳嗽、痰稠;流行性感冒、上呼吸道感染见上述证候者。

【用法与用量】 口服。成人一次 5g,一日 4 次,高烧时每四小时服 1 次;小儿周岁以内一次 2.5g,一日 3 次,高烧时一日 4 次;一至十五岁一次 2.5～5g,一日 4 次,高烧时每四小时 1 次,或遵医嘱。

【注意】 虚寒泄泻者不宜用。

【规格】 每袋装 (1)5g (2)2.5g

【贮藏】 密封,置干燥处。

金振口服液
Jinzhen Koufuye

【处方】 山羊角 94.5g　　　平贝母 47.25g
大黄 31.50g　　　黄芩 15.75g
青礞石 15.75g　　　石膏 23.62g
人工牛黄 9.45g　　　甘草 31.50g

【制法】 以上八味,山羊角粉碎成细粉,加水及氢氧化钠,水解,滤过;药渣加水及氢氧化钠,水解至几乎全溶,滤过,合并两次滤液,浓缩;青礞石、石膏粉碎成粗粉,加水煎煮二次,滤过,滤液合并,浓缩;人工牛黄用 70％乙醇回流提取二次,滤过,滤液合并,减压回收乙醇,浓缩;其余平贝母等四味,加水煎煮二次,滤过,滤液合并,浓缩至适量,离心,上清液加乙醇使沉淀,静置,取上清液,滤过,减压回收乙醇,浓缩,与上述浓缩液及适量的甜菊素混匀,加水搅匀,煮沸,冷藏,滤过,滤液加水至 1000ml,调节 pH 值,灌封,灭菌,即得。

【性状】 本品为棕黄色至棕红色的液体;气芳香,味甜、微苦。

【鉴别】 (1)取本品 50ml,加盐酸 5ml 与二氯甲烷 25ml,加热回流 1 小时,分取二氯甲烷液,水溶液用二氯甲烷振摇提取 3 次,每次 30ml,合并二氯甲烷液,蒸干,残渣加二氯甲烷 1ml 使溶解,作为供试品溶液。另取大黄对照药材 0.2g,加甲醇 25ml,超声处理 30 分钟,滤过,滤液蒸干,残渣加水 10ml 使溶解,转移至圆底烧瓶中,加盐酸 1ml 及二氯甲烷 15ml,加热回流 1 小时,分取二氯甲烷液,水溶液用二氯甲烷振摇提取 3 次,每次 10ml,合并二氯甲烷液,蒸干,残渣加二氯甲烷 1ml 使溶解,作为对照药材溶液。照薄层色谱法(通则 0502)试验,吸取上述两种溶液各 10μl,分别点于同一硅胶 G 薄层板上,以石油醚(60～90℃)-甲酸乙酯-甲酸(15：8：1)的上层溶液为展开剂,展开,取出,晾干,置紫外光灯下检视。供试品色谱中,在与对照药材色谱相应的位置上,显相同颜色的荧光主斑点;置氨蒸气中熏后,置日光下检视,显相同的红色斑点。

(2)取本品 20ml,通过 D101 型大孔吸附树脂柱(内径为 0.9cm,柱高为 12cm),用水 100ml 洗脱,弃去洗脱液,再用甲醇 60ml 洗脱,收集洗脱液,蒸干,残渣加甲醇 2ml 使溶解,作为供试品溶液。另取黄芩苷对照品,加甲醇制成每 1ml 含 0.5mg 的溶液,作为对照品溶液。照薄层色谱法(通则 0502)试验,吸取上述两种溶液各 5μl,分别点于同一硅胶 G 薄层板上,以甲苯-甲酸乙酯-甲酸(3：3：1)为展开剂,展开,取出,晾干,喷以 2％三氯化铁乙醇溶液。供试品色谱中,在与对照品色谱相应的位置上,显相同颜色的斑点。

（3）取胆酸对照品、猪去氧胆酸对照品适量,加乙醇制成每1ml各含1mg的混合溶液,作为对照品溶液。照薄层色谱法(通则0502)试验,吸取〔鉴别〕(2)项下的供试品溶液与上述对照品溶液各5µl,分别点于同一硅胶G薄层板上,以乙醚-三氯甲烷-冰醋酸(2∶2∶1)为展开剂,展开,取出,晾干,喷以10%磷钼酸乙醇溶液,在105℃加热至斑点显色清晰。供试品色谱中,在与对照品色谱相应的位置上,显相同颜色的斑点。

（4）取本品50ml,加盐酸5ml,用三氯甲烷加热回流提取2次(80ml,70ml),每次1小时,放冷,合并三氯甲烷液,蒸干,残渣加甲醇5ml使溶解,作为供试品溶液。另取甘草次酸对照品,加甲醇制成每1ml含0.2mg的溶液,作为对照品溶液。照薄层色谱法(通则0502)试验,吸取上述两种溶液各10µl,分别点于同一硅胶G薄层板上,以甲苯-乙酸乙酯-冰醋酸(20∶7∶0.5)为展开剂,展开,取出,晾干,喷以10%磷钼酸乙醇溶液,在105℃加热至斑点显色清晰。供试品色谱中,在与对照品色谱相应的位置上,显相同颜色的斑点。

【检查】 pH 值 应为6.0～8.0(通则0631)。

相对密度 应不低于1.04(通则0601)。

重金属 精密量取本品2ml,置坩埚中蒸干,再缓缓炽灼至完全灰化,放冷,依重金属检查法(通则0821第二法)检查。重金属含量不得过10mg/kg。

其他 应符合合剂项下有关的各项规定(通则0181)。

【含量测定】 照高效液相色谱法(通则0512)测定。

色谱条件与系统适用性试验 以十八烷基硅烷键合硅胶为填充剂;以甲醇-0.1%磷酸溶液(45∶55)为流动相;检测波长为278nm。理论板数按黄芩苷峰计算应不低于5000。

对照品溶液的制备 取黄芩苷对照品适量,精密称定,加甲醇制成每1ml含40µg的溶液,即得。

供试品溶液的制备 精密量取本品5ml,置50ml量瓶中,加甲醇至刻度,摇匀,即得。

测定法 分别精密吸取对照品溶液与供试品溶液各10µl,注入液相色谱仪,测定,即得。

本品每1ml含黄芩以黄芩苷($C_{21}H_{18}O_{11}$)计,不得少于0.25mg。

【功能与主治】 清热解毒,祛痰止咳。用于小儿痰热蕴肺所致的发热、咳嗽、咳吐黄痰、咳吐不爽、舌质红、苔黄腻;小儿急性支气管炎见上述证候者。

【用法与用量】 口服。六个月至一岁,一次5ml,一日3次;二至三岁,一次10ml,一日2次;四至七岁,一次10ml,一日3次;八至十四岁,一次15ml,一日3次。疗程5～7天,或遵医嘱。

【注意】 (1)偶见用药后便溏,停药后即可复常。

(2)风寒咳嗽或体虚久咳者忌服。

【规格】 每支装10ml

【贮藏】 密封,置阴凉处。

金 钱 草 片
Jinqiancao Pian

【处方】 金钱草 2000g

【制法】 取金钱草加水煎煮三次,每次1小时,合并煎液,滤过,滤液浓缩至相对密度为1.40～1.50(60～65℃)的稠膏,加淀粉、糊精适量,制粒,干燥,压制成1000片,或包薄膜衣,即得。

【性状】 本品为褐色的片或薄膜衣片,薄膜衣片除去包衣后显褐色;味微苦、涩。

【鉴别】 取本品5片,研细,加沸水30ml,搅拌使溶解,放冷,离心,取上清液,加在聚酰胺柱(80～100目,5g,湿法装柱,内径为2cm)上,用水100ml洗脱,弃去洗脱液,再用20%乙醇100ml洗脱,弃去洗脱液,继用70%乙醇50ml洗脱,收集洗脱液,回收溶剂至干,残渣加甲醇1ml使溶解,取上清液作为供试品溶液。另取金钱草对照药材2g,加水100ml,煎煮30分钟,滤过,取滤液,自“加在聚酰胺柱(80～100目,5g,湿法装柱,内径为2cm)上”起,同法制成对照药材溶液。再取芦丁对照品,加甲醇制成每1ml含0.5mg的溶液,作为对照品溶液。照薄层色谱法(通则0502)试验,吸取供试品溶液2～5µl、对照药材溶液及对照品溶液各5µl,分别点于同一高效硅胶G薄层板上,使成条状,以乙酸乙酯-丁酮-甲酸-水(5∶3∶1∶1)为展开剂,展开,取出,晾干,喷以2%三氯化铝乙醇溶液,在105℃加热8～10分钟,置紫外光灯(365nm)下检视。供试品色谱中,在与对照药材色谱和对照品色谱相应的位置上,显相同颜色的荧光斑点。

【检查】 应符合片剂项下有关的各项规定(通则0101)。

【含量测定】 照高效液相色谱法(通则0512)测定。

色谱条件与系统适用性试验 以十八烷基硅烷键合硅胶为填充剂;以甲醇-0.4%磷酸溶液(50∶50)为流动相;检测波长为360nm。理论板数按槲皮素峰计算应不低于2500。

对照品溶液的制备 取槲皮素对照品、山柰酚对照品适量,精密称定,加80%甲醇制成每1ml中含槲皮素4µg、山柰酚10µg的混合溶液,即得。

供试品溶液的制备 取本品20片,精密称定,研细,取约1g,精密称定,置具塞锥形瓶中,精密加入80%甲醇50ml,密塞,称定重量,加热回流1小时,放冷,再称定重量,用80%甲醇补足减失的重量,摇匀,滤过。精密量取续滤液25ml,置具塞锥形瓶中,加盐酸5ml,置90℃水浴中加热回流1小时,取出,迅速冷却,转移至50ml量瓶中,用少量80%甲醇洗涤容器,洗液并入同一量瓶中,加80%甲醇至刻度,摇匀,滤过,取续滤液,即得。

测定法 分别精密吸取对照品溶液与供试品溶液各10～20µl,注入液相色谱仪,测定,即得。

本品每片含金钱草以槲皮素($C_{15}H_{10}O_7$)和山柰酚($C_{15}H_{10}O_6$)

的总量计,不得少于0.27mg。

【功能与主治】 清热利湿,利尿通淋。用于湿热下注所致小便频数短涩,淋沥疼痛,尿色赤黄,腰腹疼痛,甚至尿挟砂石。

【用法与用量】 口服。一次4～8片,一日3次。

【规格】 (1)素片 每片重0.3g (2)薄膜衣片 每片重0.32g

【贮藏】 密封。

金黄利胆胶囊

Jinhuang Lidan Jiaonang

【处方】 川西獐牙菜900g   金钱草600g
大黄90g

【制法】 以上三味,川西獐牙菜、金钱草酌予碎断,大黄粉碎成粗粉,混匀,用50%乙醇加热回流提取四次,每次2小时,合并提取液,减压回收乙醇并浓缩至相对密度为1.25～1.30(60℃)的清膏,干燥,粉碎,加入淀粉适量,混匀,装入胶囊,制成1000粒,即得。

【性状】 本品为硬胶囊,内容物为棕黄色的粉末;味微苦。

【鉴别】 (1)取本品内容物1g,加甲醇20ml,加热回流30分钟,滤过,滤液浓缩至2ml,作为供试品溶液。另取川西獐牙菜对照药材1g,同法制成对照药材溶液。照薄层色谱法(通则0502)试验,吸取上述两种溶液各1μl,分别点于同一硅胶GF$_{254}$薄层板上,以甲苯-甲酸乙酯-甲酸(5：4：1)为展开剂,展开,取出,晾干,置紫外光灯(254nm)下检视。供试品色谱中,在与对照药材色谱相应的位置上,显相同颜色的斑点。

(2)取本品内容物2g,加80%甲醇50ml,加热回流1小时,放冷,滤过,滤液蒸干,残渣加水10ml使溶解,用乙醚振摇提取2次,每次10ml,弃去乙醚液,再加稀盐酸10ml,置水浴中加热1小时,取出,迅速冷却,用乙酸乙酯振摇提取2次,每次20ml,合并乙酸乙酯提取液,用水30ml洗涤,弃去洗涤液,乙酸乙酯液回收溶剂至干,残渣加甲醇1ml使溶解,作为供试品溶液。另取金钱草对照药材1g,同法制成对照药材溶液。再取山柰酚对照品,加甲醇制成每1ml含0.5mg的溶液,作为对照品溶液。照薄层色谱法(通则0502)试验,吸取供试品溶液和对照药材溶液各4μl、对照品溶液2μl,分别点于同一硅胶G薄层板上,以甲苯-甲酸乙酯-甲酸(5：4：1)为展开剂,展开,取出,晾干,喷以3%三氯化铝乙醇溶液,在105℃加热数分钟,置紫外光灯(365nm)下检视。供试品色谱中,在与对照药材色谱和对照品色谱相应的位置上,显相同颜色的荧光斑点。

(3)取大黄对照药材1g,加甲醇20ml,加热回流30分钟,滤过,滤液浓缩至2ml,作为对照药材溶液。照薄层色谱法

(通则0502)试验,吸取[鉴别](1)项下的供试品溶液及上述对照药材溶液各5μl,分别点于同一硅胶G薄层板上,以甲苯-甲酸乙酯-甲酸(5：4：1)为展开剂,展开,取出,晾干,置氨蒸气中熏后,置日光下检视。供试品色谱中,在与对照药材色谱相应的位置上,显相同颜色的斑点。

【检查】 应符合胶囊剂项下有关的各项规定(通则0103)。

【含量测定】 川西獐牙菜 照高效液相色谱法(通则0512)测定。

色谱条件与系统适用性试验 以十八烷基硅烷键合硅胶为填充剂;以甲醇为流动相A,0.02%磷酸溶液为流动相B,按下表中的规定进行梯度洗脱;检测波长为240nm。理论板数按獐牙菜苦苷峰计算应不低于4000。

时间（分钟）	流动相A（%）	流动相B（%）
0～9	18	82
9～35	18→15	82→85

对照品溶液的制备 取獐牙菜苦苷对照品适量,精密称定,加甲醇制成每1ml含0.2mg的溶液,即得。

供试品溶液的制备 取装量差异项下的本品内容物,研细,取0.5g,精密称定,置具塞锥形瓶中,精密加入甲醇20ml,密塞,称定重量,超声处理(功率250W,频率40kHz)1小时,放冷,再称定重量,用甲醇补足减失的重量,摇匀,滤过,取续滤液,即得。

测定法 分别精密吸取对照品溶液与供试品溶液各10μl,注入液相色谱仪,测定,即得。

本品每粒含川西獐牙菜以獐牙菜苦苷(C$_{16}$H$_{22}$O$_{10}$)计,不得少于1.0mg。

金钱草 照高效液相色谱法(通则0512)测定。

色谱条件与系统适用性试验 以十八烷基硅烷键合硅胶为填充剂;以甲醇-0.4%磷酸溶液(45：55)为流动相;检测波长为360nm。理论板数按槲皮素峰计算应不低于2500。

对照品溶液的制备 取槲皮素对照品、山柰酚对照品适量,精密称定,加80%甲醇制成每1ml含槲皮素16μg、山柰酚4μg的混合溶液,即得。

供试品溶液的制备 取装量差异项下的本品内容物,研细,取1.5g,精密称定,置具塞锥形瓶中,精密加入80%甲醇100ml,密塞,称定重量,加热回流1小时,放冷,再称定重量,用80%甲醇补足减失的重量,摇匀,滤过,精密量取续滤液50ml,精密加入盐酸4ml,置90℃水浴中加热1小时,取出,迅速冷却,转移至100ml量瓶中,加80%甲醇至刻度,摇匀,滤过,取续滤液,即得。

测定法 分别精密吸取对照品溶液10μl、供试品溶液20μl,注入液相色谱仪,测定,即得。

本品每粒含金钱草以槲皮素(C$_{15}$H$_{10}$O$_7$)和山柰酚(C$_{15}$H$_{10}$O$_6$)的总量计,不得少于0.40mg。

【功能与主治】 舒肝利胆,清热解毒。用于急、慢性胆囊

炎属肝胆湿热证者。

【用法与用量】 口服。一次 2~3 粒，一日 3 次。

【注意】 孕妇忌服。

【规格】 每粒装 0.3g

【贮藏】 密封。

金 银 花 露

Jinyinhua Lu

【处方】 金银花

【制法】 取金银花 62.5g，用水蒸气蒸馏，收集蒸馏液约 1000ml，取蒸馏液，调节 pH 值至约 4.5，加矫味剂适量，滤过，制成 1000ml，灌封，灭菌，或灭菌，灌封，即得〔规格(1)〕。

取金银花 100g，用水蒸气蒸馏，收集蒸馏液 1400ml，加入单糖浆适量至 1600ml，滤过，灌封，灭菌；或取蔗糖 140g 及苯甲酸钠 3.2g，加水使溶解，兑入蒸馏液中，加水至 1600ml，混匀，加适量枸橼酸调节 pH 值至 4.0~4.5，混匀，滤过，灭菌，灌封，即得〔规格(2)〕。

取金银花 100g，用水蒸气蒸馏，收集蒸馏液 1600ml，加入蔗糖 30g，混匀，滤过，灌封，灭菌，即得〔规格(3)〕。

【性状】 本品为无色至淡黄色的透明液体；气芳香，味微甜或甜。

【鉴别】 取本品 100ml，置圆底烧瓶中，加氯化钠 20g，连接挥发油测定器，自测定器上端加水使充满刻度部分，并溢流入烧瓶为止，再加乙酸乙酯 2ml，加热至沸并保持微沸 2 小时，放冷，吸取乙酸乙酯层，加入无水硫酸钠适量脱水，取上清液作为供试品溶液。另取芳樟醇对照品，加乙酸乙酯制成每 1ml 含 50μg 的溶液，作为对照品溶液。照气相色谱法(通则 0521)试验，用聚合-交联聚乙二醇 20000(PEG-20M)毛细管柱(柱长为 30m，内径为 0.25mm，膜厚度为 0.25μm)；程序升温，初始温度为 70℃，保持 1 分钟，以每分钟 3℃ 的速率升温至 130℃，再以每分钟 50℃ 的速率升温至 250℃，维持 10 分钟。分别吸取对照品溶液与供试品溶液各 1μl，注入气相色谱仪。供试品色谱中应呈现与对照品色谱峰保留时间相同的色谱峰。

【检查】 pH 值 应为 3.5~5.5(通则 0631)。

相对密度 〔规格(2)〕应不低于 1.03(通则 0601)。

其他 应符合露剂项下有关的各项规定(通则 0187)。

【功能与主治】 清热解毒。用于暑热内犯肺胃所致的中暑、痱疹、疖肿，症见发热口渴、咽喉肿痛、痱疹鲜红、头部疖肿。

【用法与用量】 口服。一次 60~120ml，一日 2~3 次。

【规格】 (1)每瓶装 60ml 100ml 150ml 340ml(无蔗糖) (2)每瓶装 60ml 100ml 150ml 340ml(含蔗糖) (3)每瓶装 100ml 300ml(含蔗糖)

【贮藏】 密封，置阴凉处。

金 蒲 胶 囊

Jinpu Jiaonang

【处方】
人工牛黄 0.6g	金银花 38g
蜈蚣 1g	炮山甲 18g
蟾酥 2.5g	蒲公英 56g
半枝莲 8g	山慈菇 18g
莪术 18g	白花蛇舌草 38g
苦参 48g	龙葵 30g
珍珠 0.3g	大黄 18g
黄药子 6g	乳香(制)3g
没药(制)3g	醋延胡索 28g
红花 4g	姜半夏 38g
党参 54g	黄芪 66g
刺五加 56g	砂仁 12g

【制法】 以上二十四味，金银花、蒲公英、半枝莲、白花蛇舌草、苦参、龙葵、黄药子、黄芪和刺五加加水煎煮三次，第一次 2 小时，第二次 1.5 小时，第三次 1 小时，煎液滤过，滤液合并，减压浓缩至相对密度为 1.20~1.25(75℃)的清膏；乳香、没药加热溶化，用粗纱布滤过，滤液合并，加入上述清膏中；人工牛黄、珍珠研成极细粉；其余蜈蚣等十一味粉碎成细粉，与上述极细粉混匀，加入清膏中，搅拌均匀，干燥，粉碎成细粉，混匀，装入胶囊，制成 1000 粒，即得。

【性状】 本品为硬胶囊，内容物为棕黄色至棕色的粉末；气微，味苦、辛、麻。

【鉴别】 (1)取本品，置显微镜下观察：花粉粒圆球形或椭圆形，直径约 60μm，外壁有刺，具 3 个萌发孔(红花)。内种皮厚壁细胞黄棕色或棕红色，表面观类多角形，壁厚，胞腔含硅质块(砂仁)。鳞甲碎片无色，有大小不等的圆孔(炮山甲)。

(2)取本品内容物 4g，加甲醇 20ml，浸渍 10 分钟，滤过，取滤液 10ml，蒸干，残渣加水 10ml 使溶解，再加盐酸 1ml，置水浴中加热回流 30 分钟，立即冷却，用乙醚振摇提取 2 次，每次 10ml，合并乙醚液，蒸干，残渣加三氯甲烷 1ml 使溶解，作为供试品溶液。另取大黄对照药材 0.1g，同法制成对照药材溶液。照薄层色谱法(通则 0502)试验，吸取上述两种溶液各 5μl，分别点于同一硅胶 G 薄层板上，以石油醚(30~60℃)-甲酸乙酯-甲酸(15∶5∶1)的上层溶液为展开剂，展开，取出，晾干，置紫外光灯(365nm)下检视。供试品色谱中，在与对照药材色谱相应的位置上，显相同的五个橙黄色荧光斑点；置氨蒸气中熏后，斑点变成红色。

(3)取本品内容物 5g，加浓氨试液 1ml 与三氯甲烷 20ml，浸渍 1 小时，时时振摇，滤过，滤液蒸干，残渣加乙醇 5ml 使溶解，作为供试品溶液。另取延胡索乙素对照品，加乙醇制成每 1ml 含 1mg 的溶液，作为对照品溶液。照薄层色谱法(通则 0502)试验，吸取供试品溶液 20μl，对照品溶液 1μl，分别点于同一硅胶 G 薄层板上,以正己烷-三氯甲烷-甲醇(10∶6∶1)为展开剂,展开,取出,晾干,置碘蒸气中熏至斑点显色清晰,挥尽薄层板上吸附的碘,置紫外光灯(365nm)下检视。供试品色谱中,在与对照品色谱相应的位置上,显相同颜色的荧光斑点。

(4)取本品内容物 3g,加三氯甲烷 25ml,加热回流 5 小时,滤过,滤液中加活性炭 0.3g,振摇,放置 30 分钟,滤过,滤液浓缩至干,残渣加三氯甲烷 1ml 使溶解,作为供试品溶液。另取华蟾酥毒基对照品,加三氯甲烷制成每 1ml 含 2mg 的溶液,作为对照品溶液。照薄层色谱法(通则 0502)试验,吸取供试品溶液 10μl、对照品溶液 2μl,分别点于同一硅胶 G 薄层板上,以环己烷-三氯甲烷-丙酮(4∶3∶3)为展开剂,展开,取出,晾干,喷以 10%硫酸乙醇溶液,在 105℃加热至斑点显色清晰。供试品色谱中,在与对照品色谱相应的位置上,显相同颜色的斑点。

(5)取本品内容物 6g,加甲醇 50ml,加热回流 1 小时,放冷,滤过,滤液蒸干,残渣加水 30ml 使溶解,用水饱和的正丁醇振摇提取 2 次,每次 30ml,合并正丁醇液,加 1%氢氧化钠溶液洗涤 2 次,每次 20ml,取正丁醇液,用正丁醇饱和的水洗至中性,取正丁醇液,蒸干,残渣加甲醇 1ml 使溶解,作为供试品溶液。另取黄芪甲苷对照品,加甲醇制成每 1ml 含 1mg 的溶液,作为对照品溶液。照薄层色谱法(通则 0502)试验,吸取供试品溶液 10μl、对照品溶液 5μl,点于同一硅胶 G 薄层板上,以三氯甲烷-甲醇-水(13∶7∶2)下层溶液为展开剂,展开,取出,晾干,喷以 10%硫酸乙醇溶液,在 105℃加热至斑点显色清晰。供试品色谱中,在与对照品色谱相应的位置上,显相同颜色的斑点;置紫外光灯(365nm)下检视,显相同颜色的荧光斑点。

(6)取本品内容物 5g,加三氯甲烷 20ml,超声处理 30 分钟,滤过,滤液蒸干,残渣加甲醇 1ml 使溶解,作为供试品溶液。另取胆酸对照品,加乙醇制成每 1ml 含 1mg 的溶液,作为对照品溶液。照薄层色谱法(通则 0502)试验,吸取上述供试品溶液 10μl、对照品溶液 4μl,分别点于同一硅胶 G 薄层板上,以异辛烷-乙酸乙酯-冰醋酸(15∶7∶5)为展开剂,展开,取出,晾干,喷以 10%硫酸乙醇溶液,在 105℃加热至斑点显色清晰,置紫外光灯(365nm)下检视,供试品色谱中,在与对照品色谱相应的位置上,显相同颜色的荧光斑点。

【检查】 应符合胶囊剂项下有关的各项规定(通则 0103)。

【含量测定】 苦参 照高效液相色谱法(通则 0512)测定。

色谱条件与系统适用性试验 以十八烷基硅烷键合硅胶为填充剂;以乙腈-甲醇-磷酸盐缓冲液(pH 6.8)-三乙胺(18∶18∶70∶0.1)为流动相;检测波长为 220nm。理论板数按苦参碱峰计算应不低于 8000。

对照品溶液的制备 取苦参碱对照品适量,精密称定,加甲醇制成每 1ml 含 60μg 的溶液,即得。

供试品溶液的制备 取装量差异项下的本品内容物,研细,取约 0.5g,精密称定,置具塞锥形瓶中,加浓氨溶液 2ml 使湿润,再加三氯甲烷 25ml,超声处理(功率 250W,频率 33kHz)20 分钟,滤过,取滤液,再用三氯甲烷洗涤残渣、容器及滤器 4 次,每次 5ml,滤过,滤液合并,置水浴上蒸干,残渣用甲醇溶解并转移至 10ml 量瓶中,加甲醇至刻度,摇匀,滤过,取续滤液,即得。

测定法 分别精密吸取对照品溶液与供试品溶液各 10μl,注入液相色谱仪,测定,即得。

本品每粒含苦参以苦参碱($C_{15}H_{24}N_2O$)计,不得少于 0.16mg。

蟾酥 照高效液相色谱法(通则 0512)测定。

色谱条件与系统适用性试验 以十八烷基硅烷键合硅胶为填充剂;以乙腈-水(43.5∶56.5)为流动相;检测波长为 292nm。理论板数按华蟾酥毒基峰计算应不低于 4000。

对照品溶液的制备 取华蟾酥毒基对照品适量,精密称定,加甲醇制成每 1ml 含 0.16mg 的溶液,即得。

供试品溶液的制备 取本品 40 粒的内容物,精密称定,混匀,研细,取约 5g,精密称定,置索氏提取器中,加三氯甲烷适量,加热回流 5 小时,滤过,滤液加活性炭 0.3g,振摇,放置 5 分钟,滤过,用三氯甲烷 10ml 分次洗涤滤器及滤渣,合并滤液,蒸干,残渣加甲醇适量使溶解,转移至 5ml 量瓶中,加甲醇至刻度,摇匀,滤过,取续滤液,即得。

测定法 分别精密吸取对照品溶液与供试品溶液各 10μl,注入液相色谱仪,测定,即得。

本品每粒含蟾酥以华蟾酥毒基($C_{26}H_{34}O_6$)计,不得少于 25μg。

【功能与主治】 清热解毒,消肿止痛,益气化痰。用于晚期胃癌、食管癌患者痰湿瘀阻及气滞血瘀证。

【用法与用量】 饭后用温开水送服。一次 3 粒,一日 3 次,或遵医嘱。42 日为一疗程。

【注意】 孕妇忌服。用药早期偶有恶心,可自行缓解。超量服用时,少数患者可见恶心、纳差。

【规格】 每粒装 0.3g

【贮藏】 密封。

金嗓开音丸
Jinsang Kaiyin Wan

【处方】 金银花 125g　　　　连翘 125g
　　　　玄参 125g　　　　　　板蓝根 125g
　　　　赤芍 50g　　　　　　黄芩 75g
　　　　桑叶 50g　　　　　　菊花 50g
　　　　前胡 50g　　　　　　焯苦杏仁 50g
　　　　牛蒡子 50g　　　　　泽泻 50g

胖大海 50g　　　　　　　僵蚕(麸炒)50g

蝉蜕 50g　　　　　　　　木蝴蝶 50g

【制法】　以上十六味,粉碎成细粉,过筛,混匀。每 100g 粉末加炼蜜 35～50g 与适量的水,制丸,干燥,用活性炭包衣,制成水蜜丸;或加炼蜜 110～130g 制成大蜜丸,即得。

【性状】　本品为黑褐色的水蜜丸或大蜜丸;气微,味甘。

【鉴别】　(1)取本品,置显微镜下观察:花粉粒类球形,直径约至 76μm,外壁有刺状雕纹,具 3 个萌发孔(金银花)。石细胞呈类长方形、类圆形或形状不规则,层纹明显,直径约 94μm(玄参)。内果皮纤维上下层纵横交错,纤维短梭形(连翘)。韧皮纤维淡黄色,梭形,壁厚,孔沟细(黄芩)。花粉粒类圆形,直径 24～34μm,外壁有刺,长 3～5μm,具 3 个萌发孔(菊花)。体壁碎片无色,表面有极细的菌丝体(僵蚕)。几丁质皮壳碎片淡黄棕色,半透明,密布乳头状或短刺状突起(蝉蜕)。

(2)取本品水蜜丸 16g,研细;或取大蜜丸 30g,剪碎,加硅藻土 15g,研匀,加无水乙醇 100ml,加热回流 2 小时,放冷,滤过,滤液蒸干,残渣加水 30ml 使溶散,加入氯化钠使成饱和溶液,滤过,滤液用水饱和的正丁醇振摇提取 3 次,每次 20ml,合并正丁醇液,蒸干,残渣加甲醇 5ml 使溶解,加在中性氧化铝柱(100～200 目,10g,内径为 1cm)上,用甲醇 80ml 洗脱,收集洗脱液,蒸干,残渣加乙醇 1ml 使溶解,作为供试品溶液。另取芍药苷对照品,加甲醇制成每 1ml 含 1mg 的溶液,作为对照品溶液。照薄层色谱法(通则 0502)试验,吸取上述两种溶液各 5μl,分别点于同一硅胶 G 薄层板上,以三氯甲烷-乙酸乙酯-甲醇-甲酸(40∶5∶10∶0.2)为展开剂,展开,取出,晾干,喷以 5%香草醛硫酸溶液,在 105℃加热至斑点显色清晰。供试品色谱中,在与对照品色谱相应的位置上,显相同颜色的斑点。

【检查】　应符合丸剂项下有关的各项规定(通则 0108)。

【含量测定】　照高效液相色谱法(通则 0512)测定。

色谱条件与系统适用性试验　以十八烷基硅烷键合硅胶为填充剂;以乙腈-0.4%磷酸溶液(13∶87)为流动相;检测波长为 327nm。理论板数按绿原酸峰计算应不低于 2000。

对照品溶液的制备　取绿原酸对照品适量,精密称定,加 70%甲醇制成每 1ml 含 25μg 的溶液,即得。

供试品溶液的制备　取本品水蜜丸适量,研细,混匀,取约 0.5g,精密称定;或取重量差异项下的大蜜丸剪碎,混匀,取约 1g,精密称定,置具塞锥形瓶中,精密加入 70%甲醇 50ml,称定重量,超声处理(功率 250W,频率 40kHz)30 分钟,放冷,再称定重量,用 70%甲醇补足减失的重量,摇匀,滤过,取续滤液,即得。

测定法　分别精密吸取对照品溶液与供试品溶液各 10μl,注入液相色谱仪,测定,即得。

本品含金银花和菊花以绿原酸($C_{16}H_{18}O_9$)计,水蜜丸每 1g 不得少于 1.20mg;大蜜丸每丸不得少于 5.40mg。

【功能与主治】　清热解毒,疏风利咽。用于风热邪毒所

致的咽喉肿痛,声音嘶哑;急性咽炎、亚急性咽炎、喉炎见上述证候者。

【用法与用量】　口服。水蜜丸一次 60～120 丸,大蜜丸一次 1～2 丸,一日 2 次。

【注意】　忌烟、酒及辛辣食物。

【规格】　水蜜丸每 10 丸重 1g;大蜜丸每丸重 9g。

【贮藏】　密封。

金嗓开音颗粒
Jinsang Kaiyin Keli

【处方】　金银花 163g　　　　连翘 163g

玄参 163g　　　　　板蓝根 163g

赤芍 65g　　　　　　黄芩 98g

桑叶 65g　　　　　　菊花 65g

前胡 65g　　　　　　焯苦杏仁 65g

牛蒡子 65g　　　　　泽泻 65g

胖大海 65g　　　　　炒僵蚕 65g

蝉蜕 65g　　　　　　木蝴蝶 65g

【制法】　以上十六味,板蓝根、炒僵蚕粉碎成细粉,备用;金银花、连翘、赤芍、焯苦杏仁粉碎成粗粉,用 80%乙醇加热回流提取二次,每次 2 小时,合并提取液,滤过,滤液另器收集。将上述药渣与其余玄参等十味,加水煎煮二次,每次 2 小时,合并煎液,滤过,滤液浓缩至相对密度为 1.28～1.30(25℃)的清膏,加乙醇使含醇量达 70%,搅拌均匀,静置,滤过,滤液与上述乙醇提取液合并,回收乙醇并浓缩至适量,加入上述板蓝根等细粉、糖粉和糊精适量,混匀,制粒,干燥,制成颗粒 1000g,即得。

【性状】　本品为棕黄色至棕褐色的颗粒;气微,味甜、微苦。

【鉴别】　(1)取本品,置显微镜下观察:体壁碎片无色,表面有极细的菌丝体(僵蚕)。

(2)取本品 25g,研细,加甲醇 80ml,超声处理 30 分钟,滤过,滤液回收溶剂至干,残渣加水 20ml 使溶散,用稀盐酸调节 pH 值至 2,用乙酸乙酯振摇提取 2 次,每次 20ml,合并乙酸乙酯液,回收溶剂至干,残渣加甲醇 2ml 使溶解,作为供试品溶液。另取黄芩苷对照品,加甲醇制成每 1ml 含 1mg 的溶液,作为对照品溶液。照薄层色谱法(通则 0502)试验,吸取上述两种溶液各 6μl,分别点于同一用 4%无水醋酸钠溶液制备的硅胶 G 薄层板上,以乙酸乙酯-丁酮-甲酸-水(5∶3∶1∶1)为展开剂,展开,取出,晾干,喷以 1%三氯化铁乙醇溶液。置日光下检视。供试品色谱中,在与对照品色谱相应的位置上,显相同颜色的斑点。

(3)取本品 20g,研细,加甲醇 100ml,加热回流 1 小时,滤过,滤液回收溶剂至干,残渣加水 30ml 使溶散,用水饱和的正

丁醇振摇提取 2 次,每次 30ml,合并正丁醇液,回收溶剂至干,残渣加甲醇 5ml 使溶解,加入已处理好的中性氧化铝柱(100～200 目,5g,内径 1cm)上,用甲醇 20ml 洗脱,收集洗脱液,回收溶剂至干,残渣加甲醇 2ml 使溶解,作为供试品溶液。另取连翘苷对照品,加甲醇制成每 1ml 含 1mg 的溶液,作为对照品溶液。照薄层色谱法(通则 0502)试验,吸取上述两种溶液各 6μl,分别点于同一硅胶 G 薄层板上,以三氯甲烷-甲醇-冰醋酸(17∶2∶1)为展开剂,展开,展距约 13cm,取出,晾干,喷以 5％香草醛硫酸溶液,在 105℃加热至斑点显色清晰。置日光下检视。供试品色谱中,在与对照品色谱相应的位置上,显相同颜色的斑点。

(4)取本品 10g,研细,加无水乙醇 100ml,加热回流 2 小时,滤过,滤液蒸干,残渣加水 30ml 使溶散,加氯化钠使成饱和溶液,滤过,滤液用水饱和的正丁醇振摇提取 3 次,每次 20ml,合并正丁醇液,回收溶剂至干,残渣加甲醇 5ml 使溶解,加入已处理好的中性氧化铝柱(100～200 目,5g,内径 1cm)上,用甲醇 80ml 洗脱,收集洗脱液,回收溶剂至干,残渣加甲醇 1ml 使溶解,作为供试品溶液。另取芍药苷对照品,加甲醇制成每 1ml 含 1mg 的溶液,作为对照品溶液。照薄层色谱法(通则 0502)试验,吸取上述供试品溶液 10μl,对照品溶液 6μl,分别点于同一硅胶 G 薄层板上,以三氯甲烷-乙酸乙酯-甲醇-甲酸(40∶5∶10∶0.2)为展开剂,展开,取出,晾干,喷以 5％香草醛硫酸溶液,在 105℃加热至斑点显色清晰,置日光下检视。供试品色谱中,在与对照品色谱相应的位置上,显相同颜色的斑点。

【检查】 应符合颗粒剂项下有关的各项规定(通则 0104)。

【含量测定】 金银花、菊花　照高效液相色谱法(通则 0512)测定。

色谱条件与系统适用性试验　以十八烷基硅烷键合硅胶为填充剂;以乙腈-0.4％磷酸溶液(13∶87)为流动相;检测波长为 327nm;理论板数按绿原酸峰计算应不低于 2000。

对照品溶液的制备　取绿原酸对照品适量,精密称定,加70％甲醇制成每 1ml 含 25μg 的溶液,即得。

供试品溶液的制备　取装量差异项下的本品内容物,研细,取约 0.3g,精密称定,精密加入 70％甲醇 25ml,超声处理(功率 250W,频率 40kHz)30 分钟,放冷,再称定重量,用 70％甲醇补足减失的重量,摇匀,滤过,精密量取续滤液 5ml,置 10ml 量瓶中,加 70％甲醇至刻度,摇匀,滤过,取续滤液,即得。

测定法　分别精密吸取对照品溶液与供试品溶液各 10μl,注入液相色谱仪,测定,即得。

本品每袋含金银花和菊花以绿原酸($C_{16}H_{18}O_9$)计,不得少于 9.85mg。

连翘　照高效液相色谱法(通则 0512)测定。

色谱条件与系统适用性试验　以十八烷基硅烷键合硅胶为填充剂;以乙腈-水(23∶77)为流动相;检测波长为 277nm。理论板数按连翘苷峰计算应不低于 3000。

对照品溶液的制备　取连翘苷对照品适量,精密称定,加甲醇制成每 1ml 含 30μg 的溶液,即得。

供试品溶液的制备　取装量差异项下的本品内容物,研细,取约 2.5g,精密称定,置具塞锥形瓶中,精密加入甲醇 25ml,密塞,称定重量,超声处理(功率 250W,频率 40kHz)30 分钟,放冷,再称定重量,用甲醇补足减失的重量,摇匀,滤过,精密量取续滤液 5ml,加在中性氧化铝柱(100～200 目,5g,内径为 1～1.5cm)上,用 70％乙醇 80ml 洗脱,收集洗脱液,浓缩至干,残渣用甲醇溶解,并转移至 5ml 量瓶中,加甲醇至刻度,摇匀,滤过,取续滤液,即得。

测定法　分别精密吸取对照品溶液与供试品溶液各 10μl,注入液相色谱仪,测定,即得。

本品每袋含连翘以连翘苷($C_{27}H_{34}O_{11}$)计,不得少于 0.81mg。

【功能与主治】 清热解毒,疏风利咽。用于风热邪毒所致的咽喉肿痛,声音嘶哑;急性咽炎、亚急性咽炎、喉炎见上述证候者。

【用法与用量】 开水冲服。一次 1 袋,一日 2 次。

【注意】 忌烟、酒及辛辣食物。

【规格】 每袋装 4.5g

【贮藏】 密封。

金嗓利咽丸
Jinsang Liyan Wan

【处方】

茯苓 50g	法半夏 50g
枳实(炒)50g	青皮(炒)50g
胆南星 50g	橘红 50g
砂仁 50g	豆蔻 25g
槟榔 50g	合欢皮 50g
六神曲(炒)50g	紫苏梗 50g
生姜 7.5g	蝉蜕 50g
木蝴蝶 50g	厚朴(制)50g

【制法】 以上十六味,粉碎成细粉,过筛,混匀。每 100g 粉末用炼蜜 35～50g 加适量的水泛丸,干燥,用活性炭包衣制成水蜜丸;或加炼蜜 150～170g 制成大蜜丸,即得。

【性状】 本品为棕黑色的水蜜丸或大蜜丸;气微,味甘、微苦。

【鉴别】 (1)取本品,置显微镜下观察:不规则分枝状团块无色,遇水合氯醛试液溶化;菌丝无色或淡棕色,直径 4～6μm(茯苓)。纤维束周围的厚壁细胞含草酸钙方晶,形成晶纤维(合欢皮)。草酸钙针晶成束,长 32～144μm,存在于黏液细胞中或散在(法半夏)。内种皮厚壁细胞黄棕色或棕红色,表面观类多角形,壁厚,胞腔含硅质块(豆蔻)。几丁质皮壳碎片淡黄棕色,半透明,密布乳头状或短刺状突起(蝉蜕)。

(2)取本品水蜜丸 20g,研碎;或取大蜜丸 30g,切碎,加硅藻土 15g,研匀。加浓氨试液 2ml 及三氯甲烷 50ml,超声处理 30 分钟,滤过,滤液用 2% 盐酸溶液 30ml 振摇提取,提取液用浓氨试液调节 pH 值至 8～9,再用三氯甲烷 40ml 分 2 次振摇提取,合并三氯甲烷液,蒸干,残渣加三氯甲烷 1ml 使溶解,作为供试品溶液。另取槟榔对照药材 0.5g,加三氯甲烷 30ml 与浓氨试液 1ml,同法制成对照药材溶液。照薄层色谱法(通则 0502)试验,吸取供试品溶液 20μl、对照药材溶液 5μl,分别点于同一硅胶 G 薄层板上,以三氯甲烷-甲醇(9∶1)为展开剂,展开,取出,晾干,喷以稀碘化铋钾试液。供试品色谱中,在与对照药材色谱相应的位置上,显相同颜色的斑点。

(3)取本品水蜜丸 10g,研碎;或取大蜜丸 15g,切碎,加硅藻土 7.5g,研匀。加甲醇 30ml,超声处理 30 分钟,滤过,滤液蒸干,残渣加稀盐酸 40ml 使溶解,用三氯甲烷振摇提取 3 次,每次 20ml,合并三氯甲烷液,用 2% 氢氧化钠溶液振摇提取 3 次,每次 20ml,合并氢氧化钠提取液,用盐酸调节 pH 值至 1～2,用三氯甲烷振摇提取 3 次,每次 20ml,合并三氯甲烷提取液,用适量的水洗涤,三氯甲烷液用无水硫酸钠脱水,滤过,滤液蒸干,残渣加甲醇 5ml 使溶解,作为供试品溶液。另取厚朴酚对照品、和厚朴酚对照品,分别加甲醇制成每 1ml 含厚朴酚 2mg、含和厚朴酚 1mg 的溶液,作为对照品溶液。照薄层色谱法(通则 0502)试验,吸取上述三种溶液各 5μl,分别点于同一硅胶 GF254 薄层板上,以石油醚(60～90℃)-乙酸乙酯-甲酸(85∶15∶2)为展开剂,展开,取出,晾干,置紫外光灯(254nm)下检视。供试品色谱中,在与对照品色谱相应的位置上,显相同颜色的斑点;喷以 5% 香草醛硫酸溶液,加热至斑点显色清晰,置日光下检视,供试品色谱中,在与对照品色谱相应的位置上,显相同颜色的斑点。

【检查】 应符合丸剂项下有关的各项规定(通则 0108)。

【含量测定】 照高效液相色谱法(通则 0512)测定。

色谱条件与系统适用性试验 以十八烷基硅烷键合硅胶为填充剂;以甲醇-水(78∶22)为流动相;检测波长为 291nm。理论板数按厚朴酚峰计算应不低于 4000。

对照品溶液的制备 取厚朴酚对照品、和厚朴酚对照品适量,精密称定,分别加甲醇制成每 1ml 含厚朴酚 50μg、和厚朴酚 30μg 的溶液,即得。

供试品溶液的制备 取本品水蜜丸 8g,研碎,取 1.5g,精密称定;或取重量差异项下的大蜜丸,剪碎,混匀,取 2.2g,精密称定。置具塞锥形瓶中,精密加入甲醇 25ml,密塞,称定重量,超声处理(功率 250W,频率 40kHz)30 分钟,放冷,再称定重量,用甲醇补足减失的重量,摇匀,滤过,取滤液,即得。

测定法 分别精密吸取对照品溶液与供试品溶液各 10μl,注入液相色谱仪,测定,即得。

本品含厚朴以厚朴酚($C_{18}H_{18}O_2$)与和厚朴酚($C_{18}H_{18}O_2$)的总量计,水蜜丸每 1g 不得少于 0.80mg;大蜜丸每丸不得少于 3.6mg。

【功能与主治】 疏肝理气,化痰利咽。用于痰湿内阻、肝

郁气滞所致的咽部异物感、咽部不适、声音嘶哑;声带肥厚见上述证候者。

【用法与用量】 口服。水蜜丸一次 60～120 丸,大蜜丸一次 1～2 丸,一日 2 次。

【规格】 水蜜丸每 10 丸重 1g;大蜜丸每丸重 9g

【贮藏】 密封。

金嗓清音丸
Jinsang Qingyin Wan

【处方】 玄参 100g 地黄 100g
麦冬 60g 黄芩 40g
牡丹皮 60g 赤芍 60g
川贝母 60g 泽泻 60g
薏苡仁(炒)60g 石斛 60g
僵蚕(麸炒)40g 薄荷 20g
胖大海 40g 蝉蜕 40g
木蝴蝶 40g 甘草 20g

【制法】 以上十六味,粉碎成细粉,过筛,混匀。每 100g 粉末加炼蜜 35～50g 与适量的水,制成水蜜丸,即得。

【性状】 本品为黑褐色的水蜜丸;气微,味甜。

【鉴别】 (1)取本品,置显微镜下观察:薄壁组织灰棕色至黑棕色,细胞多皱缩,内含棕色核状物(地黄)。纤维表面类圆形细胞中含细小圆形硅质块,排列成行(石斛)。几丁质皮壳碎片淡黄棕色,半透明,密布乳头状或短刺状突起(蝉蜕)。纤维束周围薄壁细胞含草酸钙方晶,形成晶纤维(甘草)。

(2)取本品 10g,研细,加水 80ml,超声处理 20 分钟,离心,取上清液,加盐酸 2ml,加热回流 1 小时,放冷,用三氯甲烷振摇提取 3 次,每次 20ml,合并三氯甲烷提取液,蒸干,残渣加甲醇 1ml 使溶解,作为供试品溶液。另取麦冬对照药材 0.5g,加水 40ml,同法制成对照药材溶液。照薄层色谱法(通则 0502)试验,吸取上述两种溶液各 5μl,分别点于同一硅胶 G 薄层板上,以三氯甲烷-丙酮(4∶1)为展开剂,展开,取出,晾干,喷以 10% 硫酸乙醇溶液,在 105℃ 加热至斑点显色清晰,置日光下检视。供试品色谱中,在与对照药材色谱相应的位置上,显相同颜色的斑点。

(3)取本品 15g,研细,加乙醇 80ml,加热回流 1 小时,滤过,滤液蒸干,残渣加水 20ml 使溶解,用水饱和的正丁醇提取 3 次,每次 20ml,合并正丁醇提取液,用水洗涤 3 次,每次 15ml,正丁醇液蒸干,残渣加甲醇 5ml 使溶解,加在中性氧化铝柱(100～200 目,10g,内径为 1cm)上,用甲醇 80ml 洗脱,收集洗脱液,蒸干,残渣加甲醇 1ml 使溶解,作为供试品溶液。另取芍药苷对照品,加甲醇制成每 1ml 含 1mg 的溶液,作为对照品溶液。照薄层色谱法(通则 0502)试验,吸取上述两种溶液各 5μl,分别点于同一硅胶 G 薄层板上,以三氯甲烷-乙酸

乙酯-甲醇-甲酸(40:5:10:0.2)为展开剂,展开,取出,晾干,喷以 5%香草醛硫酸溶液,在 105℃加热至斑点显色清晰,置日光下检视。供试品色谱中,在与对照品色谱相应的位置上,显相同颜色的斑点。

(4)取本品 10g,研细,加乙醚 100ml,振摇,放置过夜,滤过,滤液挥干,残渣加甲醇 0.5ml 使溶解,作为供试品溶液。另取丹皮酚对照品,加甲醇制成每 1ml 含 0.5mg 的溶液,作为对照品溶液。照薄层色谱法(通则 0502)试验,吸取上述两种溶液各 6μl,分别点于同一硅胶 G 薄层板上,以环己烷-乙酸乙酯(4:1)为展开剂,展开,取出,晾干,喷以 1%三氯化铁乙醇溶液,置日光下检视。供试品色谱中,在与对照品色谱相应的位置上,显相同颜色的斑点。

(5)取本品 10g,研细,加水饱和的正丁醇 60ml,超声处理30 分钟,滤过,滤液蒸干,残渣用甲醇 5ml 溶解,加在中性氧化铝柱(100~200 目,5g,内径为 1cm)上,用甲醇 80ml 洗脱,收集洗脱液,蒸干,残渣加甲醇 1ml 使溶解,作为供试品溶液。另取玄参对照药材 1g,加水饱和的正丁醇 30ml,浸泡 1 小时后超声处理 30 分钟,滤过,滤液蒸干,残渣加甲醇 2ml 使溶解,加在中性氧化铝柱(100~200 目,2g,内径为 1cm)上,用甲醇 60ml 洗脱,收集洗脱液,蒸干,残渣加甲醇 2ml 使溶解,作为对照药材溶液。再取哈巴俄苷对照品,加甲醇制成每1ml 含 0.5mg 的溶液,作为对照品溶液。照薄层色谱法(通则 0502)试验,吸取上述三种溶液各 3μl,分别点于同一硅胶G 薄层板上,以三氯甲烷-甲醇-水(12:4:1)5~10℃放置12 小时的下层溶液为展开剂,置用展开剂预平衡 15 分钟的展开缸内展开,展距 17cm,取出,晾干,喷以 5%香草醛硫酸溶液,在 105℃加热至斑点显色清晰,置日光下检视。供试品色谱中,在与对照药材色谱和对照品色谱相应的位置上,显相同颜色的斑点。

【检查】 应符合丸剂项下有关的各项规定(通则 0108)。

【含量测定】 照高效液相色谱法(通则 0512)测定。

色谱条件及系统适用性试验 以十八烷基硅烷键合硅胶为填充剂;以乙腈-0.2%磷酸溶液(20:80)为流动相;检测波长为 280nm。理论板数按黄芩苷峰计算应不低于 2000。

对照品溶液的制备 取黄芩苷对照品适量,精密称定,加70%乙醇制成每 1ml 含 30μg 的溶液,即得。

供试品溶液的制备 取本品适量,研细,取约 1g,精密称定,置具塞锥形瓶中,精密加入 70%乙醇 100ml,密塞,称定重量,超声处理(功率 250W,频率 40kHz)30 分钟,放冷,再称定重量,用 70%乙醇补足减失的重量,摇匀,滤过,取续滤液,即得。

测定法 精密吸取对照品溶液与供试品溶液各 10μl,注入液相色谱仪,测定,即得。

本品含黄芩和木蝴蝶以黄芩苷($C_{21}H_{18}O_{11}$)计,每 1g 不得少于 2.3mg。

【功能与主治】 养阴清肺,化痰利咽。用于肺热阴虚所致的慢喉瘩、慢喉瘖,症见声音嘶哑、咽喉肿痛、咽干;慢性喉

炎、慢性咽炎见上述证候者。

【用法与用量】 口服。一次 60~120 丸,一日 2 次。

【注意】 忌烟酒及辛辣食物。

【规格】 每 10 丸重 1g。

【贮藏】 密封。

金嗓清音胶囊
Jinsang Qingyin Jiaonang

【处方】
玄参 250g	地黄 250g
麦冬 150g	黄芩 100g
牡丹皮 150g	赤芍 150g
川贝母 150g	泽泻 150g
麸炒薏苡仁 150g	石斛 150g
炒僵蚕 100g	薄荷 50g
胖大海 100g	蝉蜕 100g
木蝴蝶 100g	甘草 50g

【制法】 以上十六味,取川贝母、牡丹皮粉碎成细粉,备用;黄芩加水煎煮三次,第一次加沸水煎煮 2 小时,第二、三次分别煎煮 1 小时,合并三次煎液,滤过,滤液减压浓缩至相对密度为 1.05~1.10(80℃),80℃时加稀盐酸试液,调 pH 值至1.0~2.0,保温 1 小时后,静置 24 小时,滤过,沉淀物加 6 倍量的水,以氢氧化钠(1mol/L)溶液调 pH 值至 7.0~7.5,搅拌使其充分溶解,滤过,滤液备用;其余十三味,第一次加水浸泡 1 小时,煎煮 2 小时,第二次煎煮 1 小时,合并两次煎液,滤过,滤液减压浓缩至相对密度为 1.00~1.05(60℃),冷却至40℃,加乙醇使醇含量达 60%,静置 12 小时,取上清液,回收乙醇至无醇味,加入上述黄芩提取液,减压浓缩至相对密度为1.15~1.20(60℃),喷雾干燥,所得药粉与川贝母及牡丹皮细粉混匀,制粒,烘干,装入胶囊,制成 1000 粒,即得。

【性状】 本品为胶囊剂,内容物为棕黄色至棕褐色的颗粒;气香,味微苦。

【鉴别】 (1)取本品内容物 0.4g,用温水溶解,离心后取沉淀,置显微镜下观察:草酸钙簇晶较多,大小不一,直径 9~45μm(牡丹皮)。淀粉粒甚多,广卵型、贝壳型,脐点点状或人字状,直径约至 60μm,层纹明显(川贝母)。

(2)取本品内容物 2g,研细,加水 20ml、盐酸 0.5ml,加热回流 30 分钟,滤过,滤液用三氯甲烷提取 3 次,每次 10ml,合并三氯甲烷液,回收溶剂至干,残渣加甲醇 1ml 使溶解,作为供试品溶液。另取麦冬对照药材 0.5g,加水 20ml,加热回流1 小时,滤过,滤液加盐酸 0.5ml,同法制成对照药材溶液。照薄层色谱法(通则 0502)试验,吸取上述两种溶液各 5μl,分别点于同一硅胶 G 薄层板上,以三氯甲烷-丙酮(4:1)为展开剂,展开,取出,晾干,喷以 10%硫酸乙醇溶液,在 100℃加热至斑点显色清晰。供试品色谱中,在与对照药材色谱相应的

位置上,显相同颜色的斑点。

(3)取本品内容物 2g,研细,加甲醇 20ml,超声处理 20 分钟,滤过,滤液回收溶剂至干,残渣加水 20ml 使溶解,加稀盐酸调 pH 值至 1～2,用乙酸乙酯提取 2 次,每次 20ml,合并乙酸乙酯提取液,回收溶剂至干,残渣加甲醇 1ml 使溶解,作为供试品溶液。另取牡丹皮对照药材 2g,同法制成对照药材溶液。再取丹皮酚对照品,加甲醇制成每 1ml 含 2.5mg 的溶液,作为对照品溶液。照薄层色谱法(通则 0502)试验,吸取上述三种溶液各 1～2μl,分别点于同一聚酰胺薄膜上,以醋酸为展开剂,展开,取出,晾干,喷以 5％三氯化铁乙醇溶液。供试品色谱中,在与对照药材色谱相应的位置上,显相同颜色的主斑点;在与对照品色谱相应的位置上,显相同颜色的斑点。

(4)取黄芩对照药材 1g,照〔鉴别〕(3)项下供试品溶液的制备方法同法制成对照药材溶液。另取黄芩苷对照品,加甲醇制成每 1ml 含 1mg 的溶液,作为对照品溶液。照薄层色谱法(通则 0502)试验,吸取上述两种溶液及〔鉴别〕(3)项下的供试品溶液各 2μl,分别点于同一聚酰胺薄膜上,以醋酸为展开剂,展开,取出,晾干,喷以 1％三氯化铁乙醇溶液。供试品色谱中,在与对照药材色谱及对照品色谱相应的位置上,显相同颜色的斑点。

(5)取本品内容物 2g,加乙醇 5ml,超声处理 30 分钟,放冷,离心,取上清液作为供试品溶液。另取赤芍对照药材 1g,同法制成对照药材溶液。再取芍药苷对照品,加甲醇制成每 1ml 含 2mg 的溶液,作为对照品溶液。照薄层色谱法(通则 0502)试验,吸取上述三种溶液各 5μl,分别点于同一硅胶 G 薄层板上,以三氯甲烷-甲醇-水(30:10:1)为展开剂,展开,取出,晾干,喷以 5％香草醛硫酸溶液,在 105℃ 加热至斑点显色清晰。供试品色谱中,在与对照药材及对照品色谱相应的位置上,显相同颜色的斑点。

(6)取本品内容物 4g,研细,加水饱和的正丁醇 20ml,超声处理 30 分钟,滤过,滤液用氨试液洗涤 2 次,每次 10ml,弃去氨试液,分取正丁醇液,回收溶剂至干,残渣加甲醇 1ml 使溶解,作为供试品溶液。另取哈巴俄苷对照品,加甲醇制成每 1ml 含 1mg 的溶液,作为对照品溶液。照薄层色谱法(通则 0502)试验,吸取上述两种溶液各 5μl,分别点于同一硅胶 G 薄层板上,以正丁醇-冰醋酸-水(7:1:2)为展开剂,展开,取出,晾干,喷以 5％香草醛硫酸溶液,在 105℃ 加热至斑点显色清晰。供试品色谱中,在与对照品色谱相应的位置上,显相同颜色的斑点。

【检查】 应符合胶囊剂项下有关的各项规定(通则 0103)。

【含量测定】 黄芩、木蝴蝶 照高效液相色谱法(通则 0512)测定。

色谱条件与系统适用性试验 以十八烷基硅烷键合硅胶为填充剂;以乙腈-0.4％磷酸溶液(20:80)为流动相;检测波长为 280nm;理论板数按黄芩苷峰计算应不低于 2500。

对照品溶液的制备 取黄芩苷对照品适量,精密称定,加 70％乙醇制成每 1ml 含 30μg 的溶液,即得。

供试品溶液的制备 取装量差异项下的本品内容物,研细,混匀,取约 0.2g,精密称定,置具塞锥形瓶中,精密加入 70％乙醇 50ml,密塞,称定重量,超声处理(功率 250W,频率 40kHz)30 分钟,放冷,再称定重量,用 70％乙醇补足减失的重量,摇匀,滤过,取续滤液,即得。

测定法 分别精密吸取对照品溶液与供试品溶液各 10μl,注入液相色谱仪,测定,即得。

本品每粒含黄芩和木蝴蝶以黄芩苷($C_{21}H_{18}O_{11}$)计,不得少于 4.5mg。

牡丹皮 照高效液相色谱法(通则 0512)测定。

色谱条件与系统适用性试验 以十八烷基硅烷键合硅胶为填充剂;以甲醇-水(42:58)为流动相;检测波长为 274nm;理论板数按丹皮酚峰计算应不低于 2500。

对照品溶液的制备 取丹皮酚对照品适量,精密称定,加甲醇制成每 1ml 含 60μg 的溶液,即得。

供试品溶液的制备 取装量差异项下的本品内容物,研细,混匀,取约 1g,精密称定,置具塞锥形瓶中,精密加入 70％甲醇 50ml,密塞,称定重量,超声处理(功率 250W,频率 40kHz)30 分钟,放冷,再称定重量,用 70％甲醇补足减失的重量,摇匀,滤过,取续滤液,即得。

测定法 分别精密吸取对照品溶液与供试品溶液各 10μl,注入液相色谱仪,测定,即得。

本品每粒含牡丹皮以丹皮酚($C_9H_{10}O_3$)计,不得少于 0.80mg。

【功能与主治】 养阴清肺,化痰利咽。用于肺热阴虚所致的慢喉瘖、慢喉痹,症见声音嘶哑、咽喉肿痛、咽干;慢性喉炎、慢性咽炎见上述证候者。

【用法与用量】 口服。一次 3 粒,一日 2 次。

【注意】 热毒壅咽者慎用。

【规格】 每粒装 0.4g

【贮藏】 密封。

金嗓散结丸
Jinsang Sanjie Wan

【处方】

马勃 25g	醋莪术 50g
金银花 125g	燀桃仁 50g
玄参 125g	醋三棱 50g
红花 50g	丹参 75g
板蓝根 125g	麦冬 100g
浙贝母 75g	泽泻 75g
炒鸡内金 50g	蝉蜕 75g
木蝴蝶 75g	蒲公英 125g

【制法】　以上十六味,粉碎成细粉,过筛,混匀。每 100g 粉末用炼蜜 35～50g 加适量的水泛丸,干燥,制成水蜜丸;或加炼蜜 110～130g 制成大蜜丸,即得。

【性状】　本品为棕黑色的水蜜丸或大蜜丸;气微,味甘、微苦。

【鉴别】　(1)取本品,置显微镜下观察:菌丝褐色,有分枝,直径 2～6μm;孢子球形,直径 3.5～5.5μm(马勃)。腺毛头部倒圆锥形,多细胞,柄部亦为多细胞(金银花)。乳管棕黄色,呈网状分枝(蒲公英)。薄壁组织灰棕色至黑棕色,细胞多皱缩,内含棕色核状物(玄参)。花冠碎片黄色,有红棕色或黄棕色管道状分泌细胞(红花)。草酸钙针晶成束或散在,长 24～50μm,直径约 3μm(麦冬)。几丁质皮壳碎片淡黄棕色,半透明,密布乳头或短刺状突起(蝉蜕)。淀粉粒卵圆形,直径 35～48μm,脐点点状、人字状或马蹄状,位于较小端,层纹细密(浙贝母)。

(2)取本品水蜜丸 10g,研碎;或取大蜜丸 15g,剪碎,加硅藻土 8g,研匀。加水 80ml,超声处理 20 分钟,滤过,滤液加盐酸 2ml,微沸 5 分钟,滤过,滤液用三氯甲烷提取 3 次,每次 20ml,合并三氯甲烷提取液,挥干,残渣加三氯甲烷 1ml 使溶解,作为供试品溶液。另取麦冬对照药材 0.5g,加水 40ml,同法制成对照药材溶液。照薄层色谱法(通则 0502)试验,吸取上述两种溶液各 5μl,分别点于同一硅胶 G 薄层板上,以三氯甲烷-丙酮(4:1)为展开剂,展开,取出,晾干,喷以 10％硫酸乙醇溶液,在 105℃加热至斑点显色清晰。供试品色谱中,在与对照药材色谱相应的位置上,显相同颜色的斑点。

(3)取本品水蜜丸 10g,研碎;或取大蜜丸 15g,剪碎,加硅藻土 8g,研匀。加甲醇 40ml,超声处理 20 分钟,滤过,滤液蒸干,残渣加水 20ml 使溶解,用盐酸调节 pH 值至 2,用乙酸乙酯振摇提取 2 次,每次 20ml,合并乙酸乙酯提取液,蒸干,残渣加甲醇 1ml 使溶解,作为供试品溶液。另取黄芩苷对照品,加甲醇制成每 1ml 含 1mg 的溶液,作为对照品溶液。照薄层色谱法(通则 0502)试验,吸取上述两种溶液各 10μl,分别点于同一硅胶 G 薄层板上,以乙酸乙酯-丁酮-甲酸-水(5:3:1:1)为展开剂,展开,取出,晾干,喷以 1％三氯化铁乙醇溶液。供试品色谱中,在与对照品色谱相应的位置上,显相同颜色的斑点。

【检查】　应符合丸剂项下有关的各项规定(通则 0108)。

【含量测定】　照高效液相色谱法(通则 0512)测定。

色谱条件与系统适用性试验　以十八烷基硅烷键合硅胶为填充剂;以乙腈-0.4％磷酸溶液(13:87)为流动相;检测波长为 330nm。理论板数按绿原酸峰计算应不低于 1000。

对照品溶液的制备　取绿原酸对照品适量,精密称定,置棕色量瓶中,加甲醇制成每 1ml 含 0.1mg 的溶液,即得。

供试品溶液的制备　取本品水蜜丸适量,研细,取约 1g,精密称定;或取重量差异项下的大蜜丸,剪碎,混匀,取约 1.7g,精密称定。置具塞棕色瓶中,精密加入 50％甲醇 25ml,密塞,称定重量,超声处理(功率 250W,频率 40kHz)30 分钟,

放冷,再称定重量,用 50％甲醇补足减失的重量,摇匀,滤过,取续滤液,置棕色瓶中,即得。

测定法　分别精密吸取对照品溶液与供试品溶液各 10μl,注入液相色谱仪,测定,即得。

本品含金银花以绿原酸($C_{16}H_{18}O_9$)计,水蜜丸每 1g 不得少于 0.80mg;大蜜丸每丸不得少于 4.5mg。

【功能与主治】　清热解毒,活血化瘀,利湿化痰。用于热毒蕴结、气滞血瘀所致的声音嘶哑、声带充血、肿胀;慢性喉炎、声带小结、声带息肉见上述证候者。

【用法与用量】　口服。水蜜丸一次 60～120 粒,大蜜丸一次 1～2 丸。一日 2 次。

【规格】　水蜜丸　每 10 丸重 1g;大蜜丸　每丸重 9g

【贮藏】　密封。

金蝉止痒胶囊
Jinchan Zhiyang Jiaonang

【处方】
金银花 330.7g	栀子 330.7g
黄芩 330.7g	苦参 330.7g
黄柏 248g	龙胆 248g
白芷 330.7g	白鲜皮 330.7g
蛇床子 330.7g	蝉蜕 165.4g
连翘 330.7g	地肤子 330.7g
地黄 496g	青蒿 496g
广藿香 330.7g	甘草 165.4g

【制法】　以上十六味,广藿香、金银花、连翘、白芷、青蒿加水 8 倍量,提取挥发油 8 小时,蒸馏后的水溶液另器收集;药渣与其余黄芩等十一味,加水煎煮三次,第一次 2 小时,第二、三次各 1 小时,合并煎液,滤过,滤液与上述蒸馏后的水溶液合并,浓缩至相对密度 1.20～1.22(80℃)的清膏,加入淀粉适量,制粒,干燥,加入上述广藿香等挥发油及薄荷素油 1.3ml,混匀,装入胶囊,制成 1000 粒,即得。

【性状】　本品为硬胶囊,内容物为棕黄色至棕褐色的颗粒或粉末;气清香,味苦。

【鉴别】　(1)取本品内容物 5g,加水 30ml 使溶解,滤过,滤液用乙醚振摇提取 2 次,每次 20ml,弃去乙醚液,水液用氢氧化钠试液调节 pH 值至 8～9,用正丁醇振摇提取 3 次,每次 10ml,合并正丁醇液,用 0.1mol/L 氢氧化钠溶液洗涤 2 次,每次 10ml,弃去氢氧化钠液,正丁醇液回收溶剂至干,残渣加甲醇 1ml 使溶解,作为供试品溶液。另取栀子苷对照品,加甲醇制成每 1ml 含 2mg 的溶液,作为对照品溶液。照薄层色谱法(通则 0502)试验,吸取上述两种溶液各 10μl,分别点于同一硅胶 G 薄层板上,以正丁醇-醋酸-水(6:2:0.25)为展开剂,展开,取出,晾干,喷以 5％香草醛硫酸溶液,加热至斑点显色清晰。供试品色谱中,在与对照品色谱相应的位置上,显

相同颜色的斑点。

（2）取本品内容物 5g，加水 30ml 使溶解，滤过，滤液加浓氨试液 0.3ml，用二氯甲烷振摇提取 3 次，每次 10ml，合并提取液，回收溶剂至干，残渣加甲醇 1ml 使溶解，作为供试品溶液。另取盐酸小檗碱对照品，加甲醇制成每 1ml 含 0.1mg 的溶液，作为对照品溶液。照薄层色谱法（通则 0502）试验，吸取上述两种溶液各 10μl，分别点于同一硅胶 G 薄层板上，以正丁醇-醋酸-水（6：2：0.25）为展开剂，展开，取出，晾干，置紫外光灯（365nm）下检视。供试品色谱中，在与对照品色谱相应的位置上，显相同的黄色荧光斑点。

（3）取苦参对照药材 0.5g，加浓氨试液 0.3ml、二氯甲烷 25ml，振摇提取 4 小时，滤过，滤液回收溶剂至干，残渣加甲醇 1ml 使溶解，作为对照药材溶液。照薄层色谱法（通则 0502）试验，吸取〔鉴别〕（2）项下的供试品溶液及上述对照药材溶液各 10μl，分别点于同一硅胶 G 薄层板上，以甲苯-丙酮-乙酸乙酯-浓氨试液（2：3：4：0.2）为展开剂，展开，取出，晾干，喷以稀碘化铋钾试液。供试品色谱中，在与对照药材色谱相应的位置上，显相同颜色的斑点。

（4）取本品内容物 5g，加乙醇 30ml，加热回流 20 分钟，滤过，滤液蒸干，残渣加乙醇 1ml 使溶解，作为供试品溶液。另取黄芩对照药材 1g，加乙醇 20ml，同法制成对照药材溶液。照薄层色谱法（通则 0502）试验，吸取上述两种溶液各 5μl，分别点于同一硅胶 G 薄层板上，以二氯甲烷-甲醇-甲酸（7：1：0.5）为展开剂，展开，取出，晾干，喷以 2% 三氯化铁乙醇溶液，置日光下检视。供试品色谱中，在与对照药材色谱相应的位置上，显相同颜色的斑点。

（5）取本品 5g，加乙酸乙酯 30ml，加热回流 30 分钟，滤过，滤液浓缩至 1ml，作为供试品溶液。另取青蒿对照药材 1g，加乙酸乙酯 20ml，同法制成对照药材溶液。照薄层色谱法（通则 0502）试验，吸取上述两种溶液各 5μl，分别点于同一硅胶 G 薄层板上，以二氯甲烷-乙醚（2：1）为展开剂，展开，取出，晾干，置紫外光灯（365nm）下检视。供试品色谱中，在与对照药材色谱相应的位置上，显相同颜色的荧光斑点。

【检查】　应符合胶囊剂项下有关的各项规定（通则 0103）。

【含量测定】　黄柏　照高效液相色谱法（通则 0512）测定。

色谱条件与系统适用性试验　以十八烷基硅烷键合硅胶为填充剂；以甲醇-乙腈-水（50：20：30）（含 0.1% 十二烷基磺酸钠及 0.1% 磷酸溶液）为流动相；检测波长为 265nm，理论板数按盐酸小檗碱峰计算应不低于 5000。

对照品溶液的制备　取盐酸小檗碱对照品适量，精密称定，加 60% 甲醇制成每 1ml 含 5μg 的溶液，即得。

供试品溶液的制备　取装量差异项下的本品内容物，研细，取 0.25g，精密称定，置具塞锥形瓶中，精密加入 60% 甲醇 50ml，称定重量，超声处理（功率 200W，频率 40kHz）30 分钟，放冷，再称定重量，用 60% 甲醇补足减失的重量，摇匀，滤过，

取续滤液，即得。

测定法　分别精密吸取对照品溶液与供试品溶液各 20μl，注入液相色谱仪，测定，即得。

本品每粒含黄柏以盐酸小檗碱（$C_{20}H_{17}NO_4 \cdot HCl$）计，不得少于 0.4mg。

黄芩　照高效液相色谱法（通则 0512）测定。

色谱条件与系统适用性试验　以十八烷基硅烷键合硅胶为填充剂；以甲醇-水-磷酸（44：56：0.2）为流动相；检测波长为 280nm，理论板数按黄芩苷峰计算应不低于 2500。

对照品溶液的制备　取黄芩苷对照品适量，精密称定，加甲醇制成每 1ml 含 20μg 的溶液，即得。

供试品溶液的制备　取装量差异项下的本品内容物，研细，取 1g，精密称定，置具塞锥形瓶中，精密加入 70% 乙醇 50ml，称定重量，超声处理（功率 200W，频率 40kHz）30 分钟，放冷，再称定重量，用 70% 乙醇补足减失的重量，摇匀，滤过，精密量取续滤液 1ml，置 10ml 量瓶中，加甲醇至刻度，摇匀，滤过，取续滤液，即得。

测定法　分别精密吸取对照品溶液与供试品溶液各 10μl，注入液相色谱仪，测定，即得。

本品每粒含黄芩以黄芩苷（$C_{21}H_{18}O_{11}$）计，不得少于 4.6mg。

【功能与主治】　清热解毒，燥湿止痒。用于湿热内蕴所引起的丘疹性荨麻疹，夏季皮炎皮肤瘙痒症状。

【用法与用量】　口服。一次 6 粒，一日 3 次，饭后服用。

【注意】　孕妇禁用；婴幼儿、脾胃虚寒者慎用。

【规格】　每粒装 0.5g

【贮藏】　密封，置阴凉干燥处。

乳 宁 颗 粒

Runing Keli

【处方】

柴胡 220g	当归 220g
醋香附 220g	丹参 264g
炒白芍 220g	王不留行 220g
赤芍 220g	炒白术 132g
茯苓 132g	青皮 66g
陈皮 66g	薄荷 66g

【制法】　以上十二味，柴胡、当归、醋香附、青皮、陈皮、薄荷提取挥发油；药渣与其余丹参等六味水煎煮二次，煎液滤过，滤液合并，浓缩至适量，放冷，加乙醇，使含醇量达 60%，静置，取上清液浓缩至适量；取清膏加辅料适量，混匀，制成颗粒，干燥后加入上述挥发油，制成 1000g，即得。

【性状】　本品为浅黄色至黄棕色的颗粒；味甜、微苦。

【鉴别】　（1）取本品 10g，研细，加乙醇 20ml，超声处理 10 分钟，滤过，滤液蒸干，残渣加乙醇 2ml 使溶解，作为供试

品溶液。另取芍药苷对照品,加乙醇制成每 1ml 含 2mg 的溶液,作为对照品溶液。照薄层色谱法(通则 0502)试验,吸取上述两种溶液各 5μl,分别点于同一硅胶 G 薄层板上,以三氯甲烷-乙酸乙酯-甲醇-甲酸(40:5:10:0.2)为展开剂,展开,取出,晾干,喷以 5%香草醛硫酸溶液,105℃加热至斑点显色清晰。供试品色谱中,在与对照品色谱相应的位置上,显相同颜色的斑点。

(2)取本品 10g,加水 30ml 使溶解,加稀盐酸调节 pH 值至 2,用乙醚振摇提取 3 次,每次 20ml,合并乙醚液,蒸干,残渣加乙醇 2ml 使溶解,作为供试品溶液。另取丹参对照药材 1g,加水 20ml,超声处理 30 分钟,滤过,滤液自"加稀盐酸调节 pH 值至 2"起同法制成对照药材溶液。照薄层色谱法(通则 0502)试验,吸取上述两种溶液各 5μl,分别点于同一硅胶 G 薄层板上,以甲苯-乙酸乙酯-甲酸(16:10:5)为展开剂,展开,取出,晾干,喷以三氯化铁试液与铁氰化钾试液等量的混合溶液。供试品色谱中,在与对照药材色谱相应的位置上,显相同颜色的斑点。

(3)取本品 10g,加热水 50ml 搅拌使溶解,趁热滤过,放冷,加乙酸乙酯振摇提取 3 次,每次 30ml,合并乙酸乙酯液,蒸干,残渣加甲醇 1ml 使溶解,作为供试品溶液。另取橙皮苷对照品,加甲醇制成饱和溶液,作为对照品溶液。照薄层色谱法(通则 0502)试验,吸取上述两种溶液各 10μl,分别点于同一用 1%氢氧化钠溶液制备的硅胶 G 薄层板上,以乙酸乙酯-甲醇-水(100:17:13)为展开剂,展至约 3cm,取出,晾干,再以甲苯-乙酸乙酯-甲酸-水(20:10:1:1)的上层溶液为展开剂,展开,展至约 12cm,取出,晾干,喷以 2%三氯化铝乙醇溶液,105℃加热 2～3 分钟,置紫外光灯(365nm)下检视。供试品色谱中,在与对照品色谱相应的位置上,显相同颜色的荧光斑点。

【检查】 溶化性 取本品 1 袋,加热水 200ml,搅拌 5 分钟,立即观察,应能混悬均匀。

其他 应符合颗粒剂项下有关的各项规定(通则 0104)。

【含量测定】 丹参 照高效液相色谱法(通则 0512)测定。

色谱条件与系统适用性试验 以十八烷基硅烷键合硅胶为填充剂;以甲醇-0.02mol/L 磷酸二氢钾溶液(用磷酸调节 pH 值至 3.0)(15:85)为流动相;检测波长为 279nm。理论板数按原儿茶醛峰计算应不低于 3000。

对照品溶液的制备 取原儿茶醛对照品适量,精密称定,置棕色量瓶中,加甲醇溶解制成每 1ml 含 30μg 的溶液,即得。

供试品溶液的制备 取装量差异项下的本品内容物,研细,取约 2.5g,精密称定,加水 25ml 使溶解,加稀盐酸调节 pH 值至 2,用乙酸乙酯振摇提取 3 次(50ml,50ml,30ml),合并乙酸乙酯液,蒸干,残渣用甲醇溶解,转移至 5ml 量瓶中,并稀释至刻度,摇匀,滤过,取续滤液,即得。

测定法 分别精密吸取对照品溶液与供试品溶液各 5μl,注入液相色谱仪,测定,即得。

本品每袋含丹参以原儿茶醛($C_7H_6O_4$)计,不得少于 0.30mg。

炒白芍、赤芍 照高效液相色谱法(通则 0512)测定。

色谱条件与系统适用性试验 以十八烷基硅烷键合硅胶为填充剂;以乙腈-0.1%磷酸溶液(16:84)为流动相;检测波长为 230nm。理论板数按芍药苷峰计算应不低于 3000。

对照品溶液的制备 取芍药苷对照品适量,精密称定,加稀乙醇制成每 1ml 含 30μg 的溶液,即得。

供试品溶液的制备 取装量差异项下的本品内容物,研细,取约 1.5g,精密称定,置具塞锥形瓶中,精密加入稀乙醇 50ml,密塞,称定重量,超声处理(功率 250W,频率 50kHz)30 分钟,放冷,再称定重量,用稀乙醇补足减失的重量,摇匀,滤过,取续滤液,即得。

测定法 分别精密吸取对照品溶液与供试品溶液各 10μl,注入液相色谱仪,测定,即得。

本品每袋含炒白芍、赤芍以芍药苷($C_{23}H_{28}O_{11}$)计,不得少于 10.0mg。

【功能与主治】 疏肝养血,理气解郁。用于肝气郁结所致的乳癖,症见经前乳房胀痛、两胁胀痛、乳房结节、经前疼痛加重;乳腺增生见上述证候者。

【用法与用量】 开水冲服。一次 1 袋,一日 3 次;20 天为一疗程,或遵医嘱。

【注意】 孕妇慎服。

【规格】 每袋装 15g

【贮藏】 密封。

乳 块 消 片
Rukuaixiao Pian

【处方】 橘叶 825g 丹参 825g
皂角刺 550g 炒王不留行 550g
川楝子 550g 地龙 550g

【制法】 以上六味,除地龙、炒王不留行外,其余橘叶等四味加水煎煮二次,每次 1 小时,滤过,滤液合并,浓缩成清膏,放冷,备用;地龙、炒王不留行用 70%乙醇回流提取二次,第一次 2 小时,第二次 1 小时,滤过,滤液合并,加入上述清膏中,加乙醇使含醇量达 70%,搅拌均匀,静置,回收乙醇并浓缩至稠膏状,干燥,粉碎,加辅料适量,混匀,制成颗粒,干燥,压制成 1000 片,包糖衣或薄膜衣,即得。

【性状】 本品为糖衣片或薄膜衣片,除去包衣后显棕褐色;味苦。

【鉴别】 (1)取本品 10 片,糖衣片除去糖衣,研细,加三氯甲烷 20ml,超声处理 20 分钟,滤过,滤液浓缩至约 1ml,作为供试品溶液。另取地龙对照药材 1g,同法制成对照药材溶液。照薄层色谱法(通则 0502)试验,吸取上述两种溶液各

5μl,分别点于同一硅胶 G 薄层板上,以甲苯-丙酮(9∶1)为展开剂,展开,取出,晾干,置紫外光灯(365nm)下检视。供试品色谱中,在与对照药材色谱相应的位置上,显相同颜色的荧光主斑点。

(2)取本品 5 片,糖衣片除去糖衣,研细,加水 20ml,研磨使溶解,离心,取上清液,用石油醚(60～90℃)振摇提取三次(20ml,20ml,15ml),弃去石油醚液,水溶液用乙酸乙酯振摇提取三次,每次 20ml,合并乙酸乙酯提取液,回收溶剂至干,残渣加乙醇 1ml 使溶解,作为供试品溶液。另取丹参对照药材 3g,加水 60ml,煎煮 1 小时,滤过,滤液浓缩至约 10ml,加乙醇使含醇量达 70%,滤过,滤液蒸干,残渣加水 20ml 使溶解,自"用乙酸乙酯振摇提取三次"起,同法制成对照药材溶液。照薄层色谱法(通则 0502)试验,吸取上述两种溶液各 5μl,分别点于同一硅胶 G 薄层板上,以三氯甲烷-丙酮-甲酸(25∶10∶4)为展开剂,展开,取出,晾干,置氨蒸气中熏后,喷以 5%三氯化铁乙醇溶液,置日光下检视。供试品色谱中,在与对照药材色谱相应的位置上,显相同颜色的主斑点。

(3)取本品 5 片,糖衣片除去糖衣,研细,加 70%乙醇 50ml,加热回流 1 小时,滤过,滤液蒸干,残渣加水 30ml 使溶解,用乙醚振摇提取三次,每次 30ml,弃去乙醚液,水层挥去乙醚,通过聚酰胺柱(80～100 目,2g,柱内径为 1cm,湿法装柱),用水 100ml 洗脱,弃去洗脱液,再用 70%乙醇 50ml 洗脱,收集乙醇洗脱液,回收溶剂至干,残渣加水 15ml 使溶解,用乙酸乙酯振摇提取两次,每次 15ml,合并乙酸乙酯提取液,回收溶剂至干,残渣加乙醇 1ml 使溶解,作为供试品溶液。另取橘叶对照药材 3g,加水 60ml,煎煮 1 小时,滤过,滤液浓缩至约 10ml,加乙醇使含醇量达 70%,滤过,滤液蒸干,残渣加水 30ml 使溶解,通过聚酰胺柱(80～100 目,2g,柱内径为 1cm,湿法装柱),用水 100ml 洗脱,弃去洗脱液,再用 70%乙醇 50ml 洗脱,收集 70%乙醇洗脱液,蒸干,残渣加乙醇 1ml 使溶解,作为对照药材溶液。照薄层色谱法(通则 0502)试验,吸取上述两种溶液各 2μl,分别点于同一聚酰胺薄膜上,以丁酮-乙酰丙酮-乙醇-水(4∶3∶3∶13)为展开剂,置冰醋酸蒸气饱和的展开缸内,展开,取出,晾干,喷以 1%三氯化铝乙醇溶液,在 105℃加热 3 分钟,置紫外光灯(365nm)下检视。供试品色谱中,在与对照药材色谱相应的位置上,显相同颜色的荧光主斑点。

【检查】　应符合片剂项下有关的各项规定(通则 0101)。

【含量测定】　橘叶　照高效液相色谱法(通则 0512)测定。

色谱条件与系统适用性试验　以十八烷基硅烷键合硅胶为填充剂;以乙腈-0.2%磷酸溶液(22∶78)为流动相;检测波长为 284nm。理论板数按橙皮苷峰计算应不低于 3500。

对照品溶液的制备　取橙皮苷对照品适量,精密称定,加甲醇制成每 1ml 含 60μg 的溶液,即得。

供试品溶液的制备　取本品 10 片,除去包衣,精密称定,

研细,取约 0.4g,精密称定,置具塞锥形瓶中,精密加入甲醇 20ml,密塞,称定重量,超声处理(功率 250W,频率 40kHz)30 分钟,放冷,再称定重量,用甲醇补足减失的重量,摇匀,滤过,取续滤液,即得。

测定法　分别精密吸取对照品溶液与供试品溶液各 10μl,注入液相色谱仪,测定,即得。

本品每片含橘叶以橙皮苷($C_{28}H_{34}O_{15}$)计,不得少于 1.0mg。

丹参　照高效液相色谱法(通则 0512)测定。

色谱条件与系统适用性试验　以十八烷基硅烷键合硅胶为填充剂;以甲醇-1%醋酸溶液(13∶87)为流动相;检测波长为 280nm。理论板数按丹参素峰计算应不低于 3500。

对照品溶液的制备　取丹参素钠对照品适量,精密称定,加 5%草酸溶液制成每 1ml 含 40μg 的溶液(相当于每 1ml 含丹参素 36μg),即得。

供试品溶液的制备　取本品 10 片,除去包衣,精密称定,研细,取约 0.3g,精密称定,置离心管中,加水 2ml 及中性氧化铝(100～200 目)1.5g,搅拌均匀,用水洗涤两次,每次 20ml,离心(转速为每分钟 3000 转)10 分钟,弃去水洗液,再用 5%草酸溶液搅拌提取三次,每次 8ml,离心,合并草酸溶液,置 25ml 量瓶中,加 5%草酸溶液稀释至刻度,摇匀,滤过,取续滤液,即得。

测定法　分别精密吸取对照品溶液与供试品溶液各 10μl,注入液相色谱仪,测定,即得。

本品每片含丹参以丹参素($C_9H_{10}O_5$)计,不得少于 0.8mg。

【功能与主治】　疏肝理气,活血化瘀,消散乳块。用于肝气郁结,气滞血瘀,乳腺增生,乳房胀痛。

【用法与用量】　口服。一次 4～6 片,一日 3 次。

【注意】　孕妇忌服。

【规格】　(1)薄膜衣片　每片重 0.36g
(2)糖衣片　片心重 0.35g

【贮藏】　密封。

乳块消胶囊

Rukuaixiao Jiaonang

【处方】　橘叶 825g　　丹参 825g
　　　　　皂角刺 550g　　王不留行 550g
　　　　　川楝子 550g　　地龙 550g

【制法】　以上六味,除地龙、王不留行外,其余橘叶等四味加水煎煮二次,每次 1 小时,煎液滤过,滤液合并,浓缩至相对密度为 1.25～1.30(85℃)的清膏,放冷,备用;地龙、王不留行用 70%乙醇回流提取两次,第一次 2 小时,第二次 1 小时,滤过,合并滤液,加入上述浓缩液中,调整乙醇量达 70%,搅拌均匀,静置,回收乙醇并浓缩至稠膏状,减压干燥成干浸

膏,粉碎,加碳酸镁、硫酸钙、滑石粉适量,混匀,制成颗粒,装入胶囊,制成 1000 粒,即得。

【性状】 本品为硬胶囊,内容物为棕色至棕褐色颗粒,味苦。

【鉴别】 (1)取本品内容物 1.5g,研细,加三氯甲烷 10ml,密塞,超声处理 20 分钟,滤过,滤液浓缩至约 1ml,作为供试品溶液;另取地龙对照药材 1g,同法制成对照药材溶液。照薄层色谱法(通则 0502)试验,吸取上述两种溶液各 5μl,分别点于同一硅胶 G 薄层板上,以甲苯-丙酮(9:1)为展开剂,展开,取出,晾干,置紫外光灯(365nm)下检视。供试品色谱中,在与对照药材色谱相应的位置上,显相同颜色的荧光斑点。

(2)取本品内容物 3g,研细,加水 20ml 使溶解,滤过,滤液用盐酸调节 pH 值至 2,用乙醚振摇提取 2 次,每次 10ml,合并乙醚液,蒸干,残渣加乙醇 1ml 使溶解,作为供试品溶液;另取原儿茶醛对照品,加乙醇制成每 1ml 含 1mg 的溶液,作为对照品溶液。照薄层色谱法(通则 0502)试验,吸取上述两种溶液各 5μl,分别点于同一硅胶 G 薄层板上,以三氯甲烷-丙酮-甲酸(60:5:2)为展开剂,展开,取出,晾干,喷以 10% 三氯化铁乙醇溶液。供试品色谱中,在与对照品色谱相应位置上,显相同颜色的斑点。

(3)取本品内容物 3g,研细,加乙酸乙酯 30ml,超声处理 20 分钟,滤过,滤液置水浴蒸干,残渣加甲醇 1ml 使溶解,作为供试品溶液。另取橘叶对照药材 1g,加水 20ml,加热微沸 10 分钟,滤过,滤液加乙酸乙酯振摇提取 2 次,每次 15ml,合并乙酸乙酯液,蒸干,残渣加甲醇 1ml 使溶解,作为对照药材溶液。照薄层色谱法(通则 0502)试验,吸取上述两种溶液各 5μl,分别点于同一用 1% 氢氧化钠制备的硅胶 G 薄层板上,以乙酸乙酯-甲醇-水(100:17:10)为展开剂,展开,取出,晾干,喷以 5% 三氯化铝乙醇溶液,置紫外光灯(365nm)下检视。供试品色谱中,在与对照药材色谱相应的位置上,显相同颜色的荧光斑点。

【检查】 应符合胶囊剂项下有关的各项规定(通则 0103)。

【含量测定】 橘叶 照高效液相色谱法(通则 0512)测定。

色谱条件与系统适用性试验 以十八烷基硅烷键合硅胶为填充剂;以乙腈-水-磷酸(20:80:0.2)为流动相;检测波长为 284nm,柱温 40℃。理论板数按橙皮苷峰计算应不低于 2000。

对照品溶液的制备 取橙皮苷对照品适量,精密称定,加甲醇制成每 1ml 约含 80μg 的溶液,摇匀,即得。

供试品溶液的制备 取本品 12 粒的内容物,精密称定,研细,混匀,取约 1.5g,精密称定,置具塞锥形瓶中,精密加入甲醇 20ml,密塞,称定重量,超声处理(功率 250W,频率 33kHz)30 分钟,放冷,再称定重量,用甲醇补足减失的重量,摇匀,滤过,取续滤液,即得。

测定法 分别精密吸取对照品溶液与供试品溶液各 10μl,注入液相色谱仪,测定,即得。

本品每粒含橘叶以橙皮苷($C_{28}H_{34}O_{15}$)计,不得少于 1.0mg。

丹参 照高效液相色谱法(通则 0512)测定。

色谱条件与系统适用性试验 以十八烷基硅烷键合硅胶为填充剂;以甲醇-乙腈-冰醋酸-水(8:0.5:1:92)为流动相;检测波长为 280nm。理论板数按丹参素峰计算应不低于 3500。

对照品溶液的制备 取丹参素钠对照品适量,精密称定,加 5% 草酸溶液制成每 1ml 含 48μg 的溶液(相当于每 1ml 含丹参素 43μg),即得。

供试品溶液的制备 取装量差异项下的本品内容物,研细,混匀,取约 0.3g,精密称定,置离心管中,加水 2ml 及中性氧化铝(100～200 目)1.5g,搅拌均匀,用水洗涤 2 次,每次 20ml,离心(转速为每分钟 3000 转)10 分钟,弃去水洗液,再用 5% 草酸溶液搅拌提取 3 次,每次 8ml,离心,合并 5% 草酸提取液,置 25ml 量瓶中,加 5% 草酸溶液至刻度,摇匀,滤过,取续滤液,即得。

测定法 分别精密吸取对照品溶液与供试品溶液各 10μl,注入液相色谱仪,测定,即得。

本品每粒含丹参以丹参素($C_9H_{10}O_5$)计,不得少于 0.8mg。

【功能与主治】 疏肝理气,活血化瘀,消散乳块。用于肝气郁结,气滞血瘀,乳腺增生,乳房胀痛。

【用法与用量】 口服。一次 4～6 粒,一日 3 次。

【注意】 孕妇忌服。

【规格】 每粒装 0.3g

【贮藏】 密封。

乳块消颗粒
Rukuaixiao Keli

【处方】 橘叶 412.5g   丹参 412.5g
皂角刺 275g   王不留行 275g
川楝子 275g   地龙 275g

【制法】 以上六味,除地龙、王不留行外,其余橘叶等四味加水煎煮二次,每次 1 小时,合并煎液,滤过,滤液浓缩至相对密度为 1.25～1.30(85℃),放冷,备用;地龙、王不留行用 70% 乙醇回流提取二次,第一次 2 小时,第二次 1 小时,滤过,滤液合并,加入上述浓缩液中,调整乙醇量达 70%,搅拌均匀,静置,回收乙醇并浓缩成稠膏,加蔗糖 500g 与淀粉、糊精适量,混匀,制成颗粒,干燥,制成 1000g,即得。

【性状】 本品为棕黄色至棕褐色的颗粒;味甜、微苦。

【鉴别】 (1)取本品 10g,研细,加乙酸乙酯 30ml,超声处理 20 分钟,滤过,滤液蒸干,残渣加甲醇 1ml 使溶解,作为供试品溶液。另取橘叶对照药材 1g,加水 20ml,加热微沸 10 分钟,滤过,滤液加乙酸乙酯振摇提取 2 次,每次 15ml,合并乙酸乙酯液,蒸干,残渣加甲醇 1ml 使溶解,作为对照药材溶液。照薄层色谱法(通则 0502)试验,吸取上述两种溶液各 5μl,分别点于同一硅胶 G 薄层板上,以乙酸乙酯-甲醇-水(12:1:1)为展开剂,展开,取出,晾干,置紫外光灯(365nm)下检视。供试品色谱中,在与对照药材色谱相应的位置上,显相同颜色的荧光主斑点。

(2)取本品 10g,研细,加水 20ml,研磨使溶解,离心,取上清液,用石油醚(60~90℃)振摇提取 3 次(20ml,20ml,15ml),弃去石油醚液,水液用乙酸乙酯振摇提取 3 次,每次 20ml,合并乙酸乙酯液,蒸干,残渣加乙醇 1ml 使溶解,作为供试品溶液。另取丹参对照药材 1g,加水 20ml,煎煮 1 小时,滤过,滤液浓缩至约 10ml,加乙醇使含醇量达 70%,滤过,滤液蒸干,残渣加水 20ml 使溶解,自"用乙酸乙酯振摇提取 3 次"起,同法制成对照药材溶液。照薄层色谱法(通则 0502)试验,吸取上述两种溶液各 5μl,分别点于同一硅胶 G 薄层板上,以三氯甲烷-丙酮-甲酸(12:2:0.5)为展开剂,展开,取出,晾干,喷以 5%三氯化铁乙醇溶液,置日光下检视。供试品色谱中,在与对照药材色谱相应的位置上,显相同颜色的主斑点。

(3)取本品 10g,研细,加三氯甲烷 20ml,密塞,超声处理 20 分钟,滤过,滤液浓缩至约 1ml,作为供试品溶液。另取地龙对照药材 1g,同法制成对照药材溶液。照薄层色谱法(通则 0502)试验,吸取上述两种溶液各 5μl,分别点于同一硅胶 G 薄层板上,以甲苯-丙酮(9:1)为展开剂,展开,取出,晾干,置紫外光灯(365nm)下检视。供试品色谱中,在与对照药材色谱相应的位置上,显相同颜色的荧光主斑点。

【检查】 应符合颗粒剂项下有关的各项规定(通则 0104)。

【含量测定】 橘叶 照高效液相色谱法(通则 0512)测定。

色谱条件与系统适用性试验 以十八烷基硅烷键合硅胶为填充剂;以乙腈-0.2%磷酸溶液(22:78)为流动相;检测波长为 284nm。理论板数按橙皮苷峰计算应不低于 3500。

对照品溶液的制备 取橙皮苷对照品适量,精密称定,加甲醇制成每 1ml 含 60μg 的溶液,即得。

供试品溶液的制备 取本品 10g,研细,取约 2g,精密称定,置 50ml 具塞锥形瓶中,精密加入甲醇 20ml,称定重量,超声处理(功率 250W,频率 40kHz)30 分钟,放冷,用甲醇补足减失的重量,摇匀,滤过,取续滤液,即得。

测定法 精密吸取对照品溶液与供试品溶液各 10μl,注入液相色谱仪,测定,即得。

本品每袋含橘叶以橙皮苷($C_{28}H_{34}O_{15}$)计,不得少于 5.0mg。

丹参 照高效液相色谱法(通则 0512)测定。

色谱条件与系统适用性试验 以十八烷基硅烷键合硅胶为填充剂;以甲醇-1%冰醋酸溶液(13:87)为流动相;检测波长为 280nm。理论板数按丹参素峰计算应不低于 3500。

对照品溶液的制备 取丹参素钠对照品适量,精密称定,加 5%草酸溶液制成每 1ml 含 10μg 的溶液(相当于每 1ml 含丹参素 9μg),即得。

供试品溶液的制备 取本品 10g,研细,取约 0.5g,精密称定,置离心管中,加水 2ml 及中性氧化铝(100~200 目)1.5g,搅拌均匀,用水洗涤 2 次,每次 20ml,离心(转速为每分钟 3000 转)10 分钟,弃去水洗液,再用 5%草酸溶液搅拌提取 3 次,每次 8ml,离心,合并 5%草酸提取液,置 25ml 量瓶中,加 5%草酸溶液至刻度,摇匀,滤过,取续滤液,即得。

测定法 精密吸取对照品溶液与供试品溶液各 10μl,注入液相色谱仪,测定,即得。

本品每袋含丹参以丹参素($C_9H_{10}O_5$)计,不得少于 4.0mg。

【功能与主治】 疏肝理气,活血化瘀,消散乳块。用于肝气郁结,气滞血瘀,乳腺增生,乳房胀痛。

【用法与用量】 开水冲服。一次 1 袋,一日 3 次或遵医嘱。

【注意】 孕妇忌服。

【规格】 每袋装 10g

【贮藏】 密封。

乳核散结片
Ruhe Sanjie Pian

【处方】 柴胡 164g　　　　当归 219g
黄芪 219g　　　　郁金 328g
光慈菇 219g　　　漏芦 219g
昆布 437g　　　　海藻 437g
淫羊藿 546g　　　鹿衔草 546g

【制法】 以上十味,当归提取挥发油,挥发油备用,药渣和蒸馏后的水溶液与其余柴胡等九味加水煎煮二次,滤过,滤液合并,浓缩成稠膏,加适量的淀粉混匀,干燥,粉碎,过筛,加入适量淀粉、羧甲纤维素钠或糊精,制粒,干燥,混匀,加入乙醇稀释的当归挥发油和滑石粉、硬脂酸镁压制成 1000 片,包糖衣或薄膜衣,即得。

【性状】 本品为糖衣片或薄膜衣片,除去包衣后,显棕褐色;味酸、微辛涩。

【鉴别】 (1)取本品 20 片,除去包衣,研细,加石油醚(60~90℃)30ml,超声处理 20 分钟,滤过,滤液浓缩至约 0.5ml,作为供试品溶液。另取当归对照药材 0.5g,加石油醚(60~90℃)15ml,超声处理 20 分钟,滤过,滤液浓缩至约 1ml,作为对照药材溶液。照薄层色谱法(通则 0502)试验,吸取供试品溶液 10μl、对照药材溶液 1μl,分别点于同一硅胶 G 薄层板上,以正己烷-乙酸乙酯(9:1)为展开剂,展开,取出,晾干,置紫外光灯(365nm)下检视。供试品色谱中,在与对照药材色谱相应的位置上,显相同颜色的荧光斑点。

(2)取本品 30 片,除去包衣,研细,加甲醇 50ml,超声处理 30 分钟,滤过,滤液蒸干,残渣加水 30ml 使溶解,取上清液置分液漏斗中,加水饱和的正丁醇振摇提取 2 次,每次 40ml,合并正丁醇液,蒸干,残渣加甲醇 2ml 使溶解,加聚酰胺 1g,拌匀,置水浴上挥尽甲醇,加在聚酰胺柱(100～200 目,5g,内径为 2cm)上,以水 150ml 洗脱,弃去水液,再用 30％乙醇 150ml 洗脱,收集洗脱液,蒸干,用水饱和的正丁醇 20ml 使溶解,用 1％氢氧化钾溶液洗涤 2 次,每次 10ml,弃去碱液,正丁醇液蒸干,残渣加甲醇 1ml 使溶解,作为供试品溶液。另取淫羊藿对照药材 2g,加水 100ml,煎煮 0.5 小时,滤过,滤液浓缩至约 20ml,用水饱和的正丁醇振摇提取 2 次,每次 20ml,合并正丁醇液,用 1％氢氧化钾溶液洗涤 2 次,每次 10ml,弃去碱液,正丁醇液蒸干,残渣加甲醇 1ml 使溶解,作为对照药材溶液。再取黄芪甲苷对照品,加甲醇制成每 1ml 含 1mg 的溶液,作为对照品溶液。照薄层色谱法(通则 0502)试验,吸取供试品溶液 5μl、对照药材溶液和对照品溶液各 2μl,分别点于同一硅胶 G 薄层板上,以三氯甲烷-乙酸乙酯-甲醇-水(10：20：11：5)10℃以下放置的下层溶液为展开剂,展开 12cm,取出,晾干,喷以 10％硫酸乙醇溶液,在 105℃加热至斑点显色清晰。供试品色谱中,在与对照药材色谱和对照品色谱相应的位置上,显相同颜色的斑点。

【检查】 应符合片剂项下有关的各项规定(通则 0101)。

【含量测定】 照高效液相色谱法(通则 0512)测定。

色谱条件与系统适用性试验 以十八烷基硅烷键合硅胶为填充剂;以乙腈-水(30：70)为流动相;检测波长为 270nm。理论板数按淫羊藿苷峰计算应不低于 3000。

对照品溶液的制备 取淫羊藿苷对照品适量,精密称定,加甲醇制成每 1ml 含 40μg 的溶液,即得。

供试品溶液的制备 取本品 10 片,除去包衣,研细,取约相当于 2 片的量,精密称定,精密加入 30％乙醇 50ml,称定重量,加热回流 30 分钟,放冷,再称定重量,用 30％乙醇补足减失的重量,摇匀,滤过,取续滤液,即得。

测定法 分别精密吸取对照品溶液与供试品溶液各 10μl,注入液相色谱仪,测定,即得。

本品每片含淫羊藿以淫羊藿苷($C_{33}H_{40}O_{15}$)计,不得少于 0.45mg。

【功能与主治】 舒肝活血,祛痰软坚。用于肝郁气滞、痰瘀互结所致的乳癖,症见乳房肿块或结节、数目不等、大小不一、质软或中等硬、或乳房胀痛、经前疼痛加剧;乳腺增生病见上述证候者。

【用法与用量】 口服。一次 4 片,一日 3 次。

【注意】 孕妇慎用。

【规格】 (1)糖衣片(片心重 0.34g)
(2)薄膜衣片 每片重 0.36g

【贮藏】 密封。

乳疾灵颗粒
Rujiling Keli

【处方】 柴胡 150g　　　　醋香附 150g
青皮 150g　　　　赤芍 150g
丹参 200g　　　　炒王不留行 200g
鸡血藤 250g　　　牡蛎 500g
海藻 250g　　　　昆布 250g
淫羊藿 250g　　　菟丝子 250g

【制法】 以上十二味,炒王不留行加水煎煮二次,第一次 1.5 小时,第二次 1 小时,合并煎液,滤过,滤液浓缩至相对密度约为 1.10(70～80℃),待冷至室温,加入等量的乙醇使沉淀,滤过,滤液回收乙醇;其余牡蛎等十一味加水煎煮二次,第一次 2 小时,第二次 1.5 小时,合并煎液,滤过,滤液与上述煎液合并,浓缩至适量,加入适量的蔗糖和糊精,制成颗粒,干燥,即得。

【性状】 本品为棕黄色或棕褐色的颗粒;味苦、微甜。

【鉴别】 (1)取本品 5g,研细,加乙醇 20ml,超声处理 20 分钟,滤过,滤液蒸干,残渣加水 10ml 使溶解,用水饱和的正丁醇振摇提取 3 次,每次 15ml,合并正丁醇液,用水洗涤 2 次,每次 10ml,弃去水洗液,正丁醇液置水浴上浓缩至约 1ml,加适量氧化铝,拌匀,在水浴上干燥,加在中性氧化铝柱(200 目,1g,内径为 1cm)上,用乙醇 50ml 洗脱,收集洗脱液,蒸干,残渣加甲醇 0.5ml 使溶解,作为供试品溶液。另取芍药苷对照品,加甲醇制成每 1ml 含 1mg 的溶液,作为对照品溶液。照薄层色谱法(通则 0502)试验,吸取上述两种溶液各 10μl,分别点于同一硅胶 G 薄层板上,以三氯甲烷-乙酸乙酯-甲醇-甲酸(40：5：10：0.2)为展开剂,展开,取出,晾干,喷以 5％香草醛硫酸溶液,加热至斑点显色清晰。供试品色谱中,在与对照品色谱相应的位置上,显相同的蓝紫色斑点。

(2)取本品 10g,研细,加甲醇 40ml,超声处理 20 分钟,滤过,滤液蒸干,残渣加水 20ml 使溶解,用稀盐酸调节 pH 值至 2,用乙酸乙酯振摇提取 2 次,每次 20ml,合并提取液,蒸干,残渣加甲醇 1ml 使溶解,作为供试品溶液。另取丹参素钠对照品,加甲醇制成每 1ml 含 1mg 的溶液,作为对照品溶液。照薄层色谱法(通则 0502)试验,吸取上述两种溶液各 2μl,分别点于同一硅胶 GF254 薄层板上,先用甲酸蒸气熏 10 分钟,再以三氯甲烷-丙酮-甲酸(4：2：1)为展开剂,展开,取出,晾干,置氨蒸气中熏 10 分钟,置紫外光灯(365nm)下检视。供试品色谱中,在与对照品色谱相应的位置上,显相同颜色的荧光斑点。

【检查】 应符合颗粒剂项下有关的各项规定(通则 0104)。

【含量测定】 照高效液相色谱法(通则 0512)测定。

色谱条件与系统适用性试验 以十八烷基硅烷键合硅胶

为填充剂;以乙腈-0.075mol/L磷酸溶液(用三乙胺调节 pH 值至 4.5)(27:73)为流动相;检测波长为 270nm。理论板数按淫羊藿苷峰计算应不低于 4000。

对照品溶液的制备 取淫羊藿苷对照品约 10mg,精密称定,置 100ml 量瓶中,用甲醇溶解并稀释至刻度,摇匀,精密量取 1ml,置 25ml 量瓶中,加流动相至刻度,摇匀,即得(每 1ml 含淫羊藿苷 4μg)。

供试品溶液的制备 取装量差异项下的本品内容物,研细,取约 2g,精密称定,置具塞锥形瓶中,精密加入 70%乙醇 50ml,密塞,称定重量,放置过夜,超声处理(功率 250W,频率 33kHz)20 分钟,放冷,再称定重量,用 70%乙醇补足减失的重量,摇匀,滤过,取续滤液,即得。

测定法 分别精密吸取对照品溶液与供试品溶液各 20μl,注入液相色谱仪,测定,即得。

本品每袋含淫羊藿以淫羊藿苷($C_{33}H_{40}O_{15}$)计,不得少于 1.1mg。

【功能与主治】 舒肝活血,祛痰软坚。用于肝郁气滞、痰瘀互结所致的乳癖,症见乳房肿块或结节、数目不等、大小不一、质软或中等硬、或经前疼痛;乳腺增生病见上述证候者。

【用法与用量】 开水冲服。一次 1～2 袋,一日 3 次。

【注意】 孕妇忌服。

【规格】 每袋装 14g

【贮藏】 密封。

乳 康 丸
Rukang Wan

【处方】 牡蛎 75g　　乳香 30g
瓜蒌 75g　　海藻 60g
黄芪 120g　　没药 30g
天冬 60g　　夏枯草 75g
三棱 30g　　玄参 60g
白术 60g　　浙贝母 30g
莪术 30g　　丹参 75g
炒鸡内金 30g

【制法】 以上十五味,炒鸡内金、浙贝母、乳香、没药粉碎成细粉,过筛,混匀;其余牡蛎等十一味加水煎煮二次,每次 2 小时,合并煎液,滤过,浓缩至 840ml,加乙醇使含醇量达 70%～75%,搅拌,静置 24 小时,滤过,滤液回收乙醇至稠膏状,加入上述细粉,混匀,干燥,粉碎成细粉,过筛,用水或乙醇泛丸,干燥;或包衣,打光,干燥,制成浓缩水丸或包衣浓缩水丸 5000 丸〔规格(1)〕;或加适量辅料,每 100g 粉末用炼蜜 5～10g,制成浓缩水蜜丸 3000 丸,干燥,包薄膜衣〔规格(2)〕,即得。

【性状】 本品为褐色或棕褐色浓缩水丸;或黑色包衣浓缩水丸;或薄膜衣浓缩水蜜丸,除去包衣后呈褐色或棕褐色;气微香,味苦、微辛。

【鉴别】 (1)取本品,置显微镜下观察:淀粉粒卵圆形,直径 25～48μm,脐点点状、人字状或马蹄状,位于较小端(浙贝母)。不规则碎块无色至棕黄色,表面可见沟纹(炒鸡内金)。

(2)取本品 3g,研细,加甲醇 30ml,超声处理 30 分钟,滤过,滤液回收溶剂至干,残渣加水 10ml 使溶解,通过 D101 型大孔吸附树脂柱(内径为 1.5cm,柱长为 14cm)上,以水 100ml 洗脱,弃去洗脱液,再用 70%乙醇 50ml 洗脱,收集洗脱液,蒸至无乙醇味,用水饱和的正丁醇振摇提取 2 次,每次 20ml,合并正丁醇液,用氨试液洗涤 2 次,每次 20ml,再用水洗涤 2 次,每次 20ml,分取正丁醇液,回收溶剂至干,残渣加甲醇 1ml 使溶解,作为供试品溶液。另取黄芪甲苷对照品,加甲醇制成每 1ml 含 1mg 的溶液,作为对照品溶液。照薄层色谱法(通则 0502)试验,吸取供试品溶液 15μl、对照品溶液 10μl,分别点于同一硅胶 G 薄层板上,以三氯甲烷-甲醇-水(13:7:2)的下层溶液为展开剂,展开,取出,晾干,喷以 10%硫酸乙醇溶液,在 105℃加热至斑点显色清晰。分别置日光和紫外光灯(365nm)下检视。供试品色谱中,在与对照品色谱相应的位置上,日光下显相同颜色的斑点;紫外光下显相同颜色的荧光斑点。

(3)取本品 1.5g,研细,加无水乙醇 30ml,超声处理 15 分钟,滤过,滤液低温蒸干,残渣加甲醇 1ml 使溶解,作为供试品溶液。另取乳香对照药材 0.5g,同法制成对照药材溶液。照薄层色谱法(通则 0502)试验,吸取上述两种溶液各 4μl,分别点于同一硅胶 G 薄层板上,以石油醚(60～90℃)-乙醚(20:1)为展开剂,展开,取出,晾干,喷以 2%对二甲氨基苯甲醛的 10%硫酸乙醇溶液,在 105℃加热至斑点显色清晰。供试品色谱中,在与对照药材色谱相应的位置上,显相同颜色的主斑点。

(4)取本品 6g,研细,加入浓氨试液 5ml 使湿润,加三氯甲烷 50ml,放置过夜,超声处理 30 分钟,滤过,滤液浓缩至约 20ml,用 3%硫酸溶液振摇提取 4 次,每次 20ml,合并酸液,用浓氨试液调节 pH 值至 9～10,用三氯甲烷振摇提取 4 次,每次 20ml,合并三氯甲烷液,水浴回收溶剂至干,残渣加甲醇 1ml 使溶解,作为供试品溶液。另取浙贝母对照药材 1g,加浓氨试液 2ml 与三氯甲烷 20ml,放置过夜,滤过,滤液回收溶剂至干,残渣加甲醇 1ml 使溶解,作为对照药材溶液。照薄层色谱法(通则 0502)试验,吸取供试品溶液 10μl、对照药材溶液 8μl,分别点于同一硅胶 G 薄层板上,以乙酸乙酯-甲醇-浓氨试液(17:0.5:1)为展开剂,展开,取出,晾干,喷以稀碘化铋钾试液。供试品色谱中,在与对照药材色谱相应的位置上,显相同颜色的主斑点。

【检查】 应符合丸剂项下有关的各项规定(通则 0108)。

【含量测定】 照高效液相色谱法(通则 0512)测定。

色谱条件与系统适用性试验 以十八烷基硅烷键合硅胶为填充剂;以乙腈-1.7%甲酸溶液(19:81)为流动相;检测波

长为 287nm。理论板数按丹酚酸 B 峰计算应不低于 5000。

对照品溶液的制备 取丹酚酸 B 对照品适量，精密称定，加 75％甲醇制成每 1ml 含 25μg 的溶液，即得。

供试品溶液的制备 取本品适量，研细，取约 0.3g，精密称定，置具塞锥形瓶中，精密加入 75％甲醇 25ml，密塞，称定重量，超声处理（功率 250W，频率 40kHz）30 分钟，取出，放冷，再称定重量，用 75％甲醇补足减失的重量，摇匀，滤过，取续滤液，即得。

测定法 分别精密吸取对照品溶液与供试品溶液各 10μl，注入液相色谱仪，测定，即得。

本品每 1g 含丹参以丹酚酸 B（$C_{36}H_{30}O_{16}$）计，〔规格（1）〕不得少于 1.2mg；〔规格（2）〕不得少于 1.0mg。

【功能与主治】 舒肝活血，祛痰软坚。用于肝郁气滞、痰瘀互结所致的乳癖，症见乳房肿块或结节、或经前胀痛；乳腺增生病见上述证候者。

【用法与用量】 口服。一次 10～15 丸〔规格（1）〕，一次 6～9 丸〔规格（2）〕，一日 2 次，饭后服用；20 天为一个疗程，间隔 5～7 天继续第二个疗程，亦可连续用药。

【注意】 （1）偶见患者服药后有轻度恶心、腹泻、月经期提前、量多及轻微药疹。一般停药后自愈。

（2）孕妇慎用（前三个月内禁用），女性患者宜于月经来潮前 10～15 天开始服用。经期停用。

【规格】 （1）每 20 丸重 1g （2）每 10 丸重 1g

【贮藏】 密封。

乳 康 胶 囊

Rukang Jiaonang

【处方】

牡蛎 75g		乳香 30g	
瓜蒌 75g		海藻 60g	
黄芪 120g		没药 30g	
天冬 60g		夏枯草 75g	
三棱 30g		玄参 60g	
白术 60g		浙贝母 30g	
莪术 30g		丹参 75g	
炒鸡内金 30g			

【制法】 以上十五味，炒鸡内金、浙贝母、乳香、没药粉碎成细粉，过筛，混匀备用；其余牡蛎等十一味加水煎煮二次，每次 2 小时，合并煎液，滤过，滤液浓缩至 840ml，放冷，加入乙醇使含醇量达 70％～75％，搅拌，静置，滤过，滤液回收乙醇并浓缩至相对密度为 1.30～1.35（60℃）的稠膏，加入上述细粉，混匀，减压干燥，粉碎成细粉，加适量乳糖、淀粉、硬脂酸镁，用乙醇制粒，装入胶囊，制成 1000 粒，即得。

【性状】 本品为硬胶囊，内容物为棕黄色至棕褐色的颗粒和粉末；味苦、微辛。

【鉴别】 （1）取本品，置显微镜下观察：淀粉粒卵圆形，直径 25～48μm，脐点点状、人字状或马蹄状，位于较小端（浙贝母）。不规则碎块无色至棕黄色，表面可见沟纹（炒鸡内金）。

（2）取本品内容物 3.6g，研细，加甲醇 30ml，超声处理 30 分钟，滤过，滤液回收溶剂至干，残渣加水 10ml 使溶解，通过 D101 型大孔吸附树脂柱（内径为 1.5cm，柱长为 14cm）上，用水 100ml 洗脱，弃去洗脱液，再用 70％乙醇 50ml 洗脱，收集洗脱液，蒸至无乙醇味，用水饱和的正丁醇振摇提取 2 次，每次 20ml，合并正丁醇液，用氨试液洗涤 2 次，每次 20ml，再用水洗涤 2 次，每次 20ml，分取正丁醇液，回收溶剂至干，残渣加甲醇 1ml 使溶解，作为供试品溶液。另取黄芪甲苷对照品，加甲醇制成每 1ml 含 1mg 的溶液，作为对照品溶液。照薄层色谱法（通则 0502）试验，吸取供试品溶液 15μl、对照品溶液 10μl，分别点于同一硅胶 G 薄层板上，以三氯甲烷-甲醇-水（13：7：2）的下层溶液为展开剂，展开，取出，晾干，喷以 10％硫酸乙醇溶液，在 105℃加热至斑点显色清晰，分别置日光和紫外光灯（365nm）下检视。供试品色谱中，在与对照品色谱相应的位置上，日光下显相同颜色的斑点；紫外光下显相同颜色的荧光斑点。

（3）取本品内容物 2g，研细，加无水乙醇 30ml，超声处理 15 分钟，滤过，滤液低温蒸干，残渣加甲醇 1ml 使溶解，作为供试品溶液。另取乳香对照药材 0.5g，同法制成对照药材溶液。照薄层色谱法（通则 0502）试验，吸取上述两种溶液各 4μl，分别点于同一硅胶 G 薄层板上，以石油醚（60～90℃）-乙醚（20：1）为展开剂，展开，取出，晾干，喷以 2％对二甲氨基苯甲醛的 10％硫酸乙醇溶液，在 105℃加热至斑点显色清晰。供试品色谱中，在与对照药材色谱相应的位置上，显相同颜色的主斑点。

（4）取本品内容物 7g，研细，加入浓氨试液 5ml 使湿润，加三氯甲烷 50ml，放置过夜，超声处理 30 分钟，滤过，滤液浓缩至约 20ml，用 3％硫酸溶液振摇提取 4 次，每次 20ml，合并酸液，用浓氨试液调节 pH 值至 9～10，用三氯甲烷振摇提取 4 次，每次 20ml，合并三氯甲烷液，水浴回收溶剂至干，残渣加甲醇 1ml 使溶解，作为供试品溶液。另取浙贝母对照药材 1g，加浓氨试液 2ml 与三氯甲烷 20ml，放置过夜，滤过，滤液回收溶剂至干，残渣加甲醇 1ml 使溶解，作为对照药材溶液。照薄层色谱法（通则 0502）试验，吸取供试品溶液 10μl、对照药材溶液 8μl，分别点于同一硅胶 G 薄层板上，以乙酸乙酯-甲醇-浓氨试液（17：0.5：1）为展开剂，展开，取出，晾干，喷以稀碘化铋钾试液。供试品色谱中，在与对照药材色谱相应的位置上，显相同颜色的主斑点。

【检查】 应符合胶囊剂项下有关的各项规定（通则 0103）。

【含量测定】 照高效液相色谱法（通则 0512）测定。

色谱条件与系统适用性试验 以十八烷基硅烷键合硅胶为填充剂；以乙腈-1.7％甲酸溶液（19：81）为流动相；检测波长为 287nm。理论板数按丹酚酸 B 峰计算应不低于 5000。

对照品溶液的制备 取丹酚酸 B 对照品适量，精密称定,加 75％甲醇制成每 1ml 含 25μg 的溶液,即得。

供试品溶液的制备　取装量差异项下的本品内容物,研细,取约 0.5g,精密称定,置具塞锥形瓶中,精密加入 75％甲醇 25ml,密塞,称定重量,超声处理(功率 250W,频率 40kHz)30 分钟,取出,放冷,再称定重量,用 75％甲醇补足减失的重量,摇匀,滤过,取续滤液,即得。

测定法　分别精密吸取对照品溶液与供试品溶液各 10μl,注入液相色谱仪,测定,即得。

本品每粒含丹参以丹酚酸 B($C_{36}H_{30}O_{16}$)计,不得少于 0.24mg。

【功能与主治】　舒肝活血,祛痰软坚。用于肝郁气滞、痰瘀互结所致的乳癖,症见乳房肿块或结节、或经前胀痛;乳腺增生病见上述证候者。

【用法与用量】　口服。一次 2～3 粒,一日 2 次,饭后服用。20 天为一个疗程,间隔 5～7 天继续第二个疗程,亦可连续用药。

【注意】　(1)偶见患者服药后有轻度恶心、腹泻、月经期提前、量多及轻微药疹。一般停药后自愈。

(2)孕妇慎服(前三个月内禁用)、女性患者宜于月经来潮前 10～15 天开始服用。经期停用。

【规格】　每粒装 0.3g

【贮藏】　密封。

乳　康　颗　粒

Rukang Keli

【处方】

牡蛎 75g		乳香 30g	
瓜蒌 75g		海藻 60g	
黄芪 120g		没药 30g	
天冬 60g		夏枯草 75g	
三棱 30g		玄参 60g	
白术 60g		浙贝母 30g	
莪术 30g		丹参 75g	
炒鸡内金 30g			

【制法】　以上十五味,取炒鸡内金、浙贝母、乳香、没药粉碎成细粉,过筛,混匀;其余牡蛎等十一味加水煎煮二次,每次 2 小时,合并煎液,滤过,滤液浓缩至相对密度为 1.10(60℃)的清膏,加入乙醇使含醇量达 70％,静置 24 小时,滤过,滤液浓缩至相对密度为 1.30～1.35(60℃)的稠膏,加入上述细粉,混匀,减压干燥,粉碎成细粉,加入适量蔗糖及乳糖,混匀,制粒,干燥,制成 1000g,即得。

【性状】　本品为棕黄色至棕褐色的混悬颗粒;气微香,味苦、微甜。

【鉴别】　(1)取本品,置显微镜下观察:淀粉粒卵圆形,直径 25～48μm,脐点点状、人字状或马蹄状,位于较小端(浙贝母)。不规则碎块无色至棕黄色,表面可见沟纹(炒鸡内金)。

(2)取本品 12g,研细,加甲醇 50ml,超声处理 30 分钟,滤过,滤液回收溶剂至干,残渣加水 10ml 使溶解,滤过,滤液通过 D101 型大孔吸附树脂柱(柱内径为 1.5cm,柱高为 14cm),用水 100ml 洗脱,弃去洗脱液,再用 70％乙醇 50ml 洗脱,收集洗脱液,蒸至无醇味,移置分液漏斗中,用水饱和的正丁醇振摇提取 2 次,每次 20ml,合并正丁醇液,用氨试液洗涤 2 次,每次 20ml,弃去碱液,再用水洗涤 2 次,每次 20ml,分取正丁醇液,回收溶剂至干,残渣加甲醇 1ml 使溶解,作为供试品溶液。另取黄芪甲苷对照品,加甲醇制成每 1ml 含 1mg 的溶液,作为对照品溶液。照薄层色谱法(通则 0502)试验,吸取供试品溶液 15μl、对照品溶液 10μl,分别点于同一硅胶 G 薄层板上,以三氯甲烷-甲醇-水(13∶7∶2)的下层溶液为展开剂,展开,取出,晾干,喷以 10％硫酸乙醇溶液,在 105℃加热至斑点显色清晰,分别置日光和紫外光灯(365nm)下检视。供试品色谱中,在与对照品色谱相应的位置上,日光下显相同颜色的斑点;紫外光下呈相同颜色的荧光斑点。

(3)取本品 7g,研细,加无水乙醇 30ml,超声处理 15 分钟,滤过,滤液低温蒸干,残渣加甲醇 1ml 使溶解,作为供试品溶液。另取乳香对照药材 0.5g,同法制成对照药材溶液。照薄层色谱法(通则 0502)试验,吸取上述两种溶液各 4μl,分别点于同一硅胶 G 薄层板上,以石油醚(60～90℃)-乙醚(20∶1)为展开剂,展开,取出,晾干,喷以 2％对二甲氨基苯甲醛的 10％硫酸乙醇溶液,在 105℃加热至斑点显色清晰,置日光下检视。供试品色谱中,在与对照药材色谱相应的位置上,显相同颜色的斑点。

(4)取没药对照药材 0.5g,加无水乙醇 30ml,超声处理 15 分钟,滤过,滤液低温蒸干,残渣加甲醇 1ml 使溶解,作为对照药材溶液。照薄层色谱法(通则 0502)试验,吸取〔鉴别〕(3)项下的供试品溶液与上述对照药材溶液各 6μl,分别点于同一硅胶 G 薄层板上,以石油醚(60～90℃)-乙醚(15∶4)为展开剂,展开,展距 15cm,取出,晾干,喷以 2％对二甲氨基苯甲醛的 10％硫酸乙醇溶液,放置约 5 分钟使斑点显色清晰,置日光下检视。供试品色谱中,在与对照药材色谱相应的位置上,显相同颜色的斑点。

(5)取本品 23g,研细,加入浓氨试液 2ml 使湿润,加三氯甲烷 60ml,放置过夜,超声处理 30 分钟,滤过,滤液浓缩至约 20ml,用 3％硫酸溶液振摇提取 4 次,每次 20ml,合并酸液,用浓氨试液调节 pH 值至 9～10,用三氯甲烷强力振摇提取 4 次,每次 20ml,合并三氯甲烷液,回收溶剂至干,残渣加甲醇 1ml 使溶解,作为供试品溶液。另取浙贝母对照药材 1g,加浓氨试液 0.5ml 与三氯甲烷 20ml,放置过夜,滤过,滤液回收溶剂至干,残渣加甲醇 1ml 使溶解,作为对照药材溶液。照薄层色谱法(通则 0502)试验,吸取供试品溶液 10μl、对照药材溶液 8μl,分别点于同一硅胶 G 薄层板上,以乙酸乙酯-甲醇-浓氨试液(17∶0.5∶1)为展开剂,展开,取出,晾干,喷以稀碘化铋钾试液,置日光下检视。供试品色谱中,在与对照药材色谱相应的位置上,显相同颜色的斑点。

【检查】 应符合颗粒剂项下有关的各项规定(通则 0104)。

【含量测定】 照高效液相色谱法(通则 0512)测定。

色谱条件与系统适用性试验 以十八烷基硅烷键合硅胶为填充剂;以乙腈-1.7%甲酸溶液(19:81)为流动相;检测波长为 287nm。理论板数按丹酚酸 B 峰计算应不低于 5000。

对照品溶液的制备 取丹酚酸 B 对照品适量,精密称定,加 75%甲醇制成每 1ml 含 25μg 的溶液,即得。

供试品溶液的制备 取装量差异项下的本品,研细,取约 2g,精密称定,置具塞锥形瓶中,精密加入 75%甲醇 25ml,密塞,称定重量,超声处理(功率 250W,频率 40kHz)30 分钟,取出,放冷,再称定重量,用 75%甲醇补足减失的重量,摇匀,滤过,取续滤液,即得。

测定法 分别精密吸取对照品溶液与供试品溶液各 10μl,注入液相色谱仪,测定,即得。

本品每袋含丹参以丹酚酸 B($C_{36}H_{30}O_{16}$)计,不得少于 0.90mg。

【功能与主治】 舒肝破血,祛痰软坚。用于肝郁气滞、痰瘀互结所致的乳癖,症见乳房肿块或结节、或经前胀痛;乳腺增生病见上述证候者。

【用法与用量】 口服。一次 1 袋,一日 2 次,饭后服用,20 天为一个疗程,间隔 5～7 天继续第二个疗程,亦可连续用药。

【注意】 (1)偶见轻度恶心,腹泻,月经提前、量多及轻微药疹。

(2)孕妇禁用。

(3)月经期慎用。

【规格】 每袋装 3g

【贮藏】 密封。

注:没药 为天然没药。

乳增宁胶囊

Ruzengning Jiaonang

【处方】 艾叶 560g　　　　淫羊藿 280g

　　　　柴胡 280g　　　　川楝子 280g

　　　　天冬 280g　　　　土贝母 340g

【制法】 以上六味,加水煎煮三次,合并煎液,滤过,滤液浓缩至适量,趁热加入三倍量乙醇,搅拌均匀,静置,滤过,滤液减压回收乙醇,并浓缩至适量,加干燥的磷酸氢钙与淀粉的混合细粉适量,混匀,置 80℃减压干燥,冷却,粉碎,加硬脂酸镁适量,混匀,加淀粉适量,混匀,装入胶囊,制成 1000 粒,即得。

【性状】 本品为硬胶囊,内容物为棕黄色至棕褐色的粉末;气微,味苦。

【鉴别】 (1)取本品内容物 2.5g,加水 25ml 使溶解,离心(转速为每分钟 3500 转)10 分钟,取上清液,用乙醚振摇提取 2 次,每次 20ml,合并乙醚液,水液备用,乙醚液挥干,残渣加甲醇 1ml 使溶解,作为供试品溶液。另取艾叶对照药材 1g,加水 30ml,煎煮 10 分钟,滤过,滤液自"用乙醚振摇提取 2 次"起,同法制成对照药材溶液。照薄层色谱法(通则 0502)试验,吸取上述两种溶液各 5～10μl,分别点于同一硅胶 G 薄层板上,以二氯甲烷-甲醇(10:1)为展开剂,展开,取出,晾干,喷以 5%香草醛硫酸溶液,加热至斑点显色清晰。供试品色谱中,在与对照药材色谱相应的位置上,显相同颜色的主斑点。

(2)取〔鉴别〕(1)项下的备用水液,加水饱和的正丁醇振摇提取 2 次,每次 30ml,合并正丁醇液,加氨试液 30ml 洗涤,弃去氨液,正丁醇液蒸干,残渣加甲醇 2ml 使溶解,作为供试品溶液。另取柴胡对照药材 2g,加水 20ml,加热回流 1 小时,放冷,滤过,滤液自"加水饱和的正丁醇振摇提取 2 次"起,同法制成对照药材溶液。照薄层色谱法(通则 0502)试验,吸取上述两种溶液各 5～10μl,分别点于同一硅胶 G 薄层板上,以乙酸乙酯-乙醇-水(8:2:1)为展开剂,展开,取出,晾干,喷以 2%对二甲氨基苯甲醛的 40%硫酸溶液,60℃加热至斑点显色清晰,分别置日光和紫外光灯(365nm)下检视。供试品色谱中,在与对照药材色谱相应的位置上,日光下显相同颜色的主斑点;紫外光下显相同颜色的荧光主斑点。

(3)取本品内容物 1.5g,研细,加乙酸乙酯 30ml,加热回流 1 小时,滤过,滤液蒸干,残渣加甲醇 1ml 使溶解,作为供试品溶液。另取淫羊藿苷对照品,加甲醇制成每 1ml 含 1mg 的溶液,作为对照品溶液,照薄层色谱法(通则 0502)试验,吸取上述两种溶液各 5μl,分别点于同一硅胶 G 薄层板上,以乙酸乙酯-丁酮-甲酸-水(10:1:1:1)为展开剂,展开,取出,晾干,喷以 2%三氯化铝乙醇溶液,在 105℃加热约 5 分钟,置紫外光灯(365nm)下检视。供试品色谱中,在与对照品色谱相应的位置上,显相同颜色的荧光斑点。

【检查】 应符合胶囊剂项下有关的各项规定(通则 0103)。

【含量测定】 照高效液相色谱法(通则 0512)测定。

色谱条件与系统适用性试验 以十八烷基硅烷键合硅胶为填充剂,以甲醇-水(60:40)为流动相;检测波长为 270nm。理论板数按淫羊藿苷峰计算应不低于 2000。

对照品溶液的制备 取淫羊藿苷对照品适量,精密称定,加甲醇制成每 1ml 含 50μg 的溶液,即得。

供试品溶液的制备 取装量差异项下的本品内容物,研细,取约 0.5g,精密称定,置锥形瓶中,精密加入 70%乙醇 50ml,称定重量,超声处理(功率 360W,频率 50kHz)40 分钟,取出,放冷,再称定重量,用 70%乙醇补足减失的重量,摇匀,滤过,取续滤液,即得。

测定法 分别精密吸取对照品溶液与供试品溶液各 20μl,注入液相色谱仪,测定,即得。

本品每粒含淫羊藿以淫羊藿苷($C_{33}H_{40}O_{15}$)计,不得少于 0.85mg。

【功能与主治】 疏肝散结,调理冲任。用于冲任失调、气郁痰凝所致乳癖,症见乳房结节、一个或多个、大小形状不一、质柔软,或经前胀痛、或腰痠乏力、经少色淡;乳腺增生病见上述证候者。

【用法与用量】 口服。一次 4 粒,一日 3 次。

【注意】 孕妇慎用。

【规格】 每粒装 0.5g

【贮藏】 密封。

乳 癖 消 片
Rupixiao Pian

【处方】

鹿角 89.02g	蒲公英 59.35g
昆布 231.45g	天花粉 23.74g
鸡血藤 59.35g	三七 59.35g
赤芍 17.80g	海藻 115.73g
漏芦 35.6g	木香 47.48g
玄参 59.35g	牡丹皮 83.09g
夏枯草 59.35g	连翘 23.74g
红花 35.6g	

【制法】 以上十五味,玄参、三七、鹿角分别粉碎成细粉;其余蒲公英等十二味加水煎煮二次,煎液滤过,滤液合并,浓缩至适量,与上述细粉和适量的辅料混匀,制成颗粒,干燥,压制成 1000 片,包糖衣或薄膜衣;或压制成 500 片,包薄膜衣,即得。

【性状】 本品为糖衣片或薄膜衣片,除去包衣后显棕褐色至棕黑色;气微,味苦、咸。

【鉴别】 (1)取本品,置显微镜下观察:石细胞黄棕色或无色,类长方形、类圆形或形状不规则,层纹明显,直径约至 94μm(玄参)。不规则块片半透明,边缘折光较强,表面有纤细短纹理和小孔及细裂隙(鹿角)。

(2)取本品,糖衣片除去糖衣,研细,取 1g,加甲醇 20ml,超声处理 40 分钟,滤过,滤液蒸干,残渣加水 30ml 使溶解,用水饱和的正丁醇振摇提取 2 次,每次 20ml,合并正丁醇提取液,用正丁醇饱和的水洗涤 2 次,每次 20ml,弃去水洗液,正丁醇液蒸干,残渣加甲醇 1ml 使溶解,作为供试品溶液。另取人参皂苷 Rb_1 对照品、人参皂苷 Rg_1 对照品及三七皂苷 R_1 对照品,加甲醇制成每 1ml 各含 1mg 的混合溶液,作为对照品溶液。照薄层色谱法(通则 0502)试验,吸取上述两种溶液各 2~5μl,分别点于同一硅胶 G 薄层板上,以三氯甲烷-甲醇-水(13:7:2)10℃ 以下放置的下层溶液为展开剂,展开,取出,晾干,喷以 10% 的硫酸乙醇溶液,在 105℃ 加热至斑点显色清晰。供试品色谱中,在与对照品色谱相应的位置上,显相

同颜色的斑点。

(3)取本品,糖衣片除去糖衣,研细,取约 1.5g,置具塞锥形瓶中,加 30% 甲醇 30ml,超声处理 1 小时,放冷,滤过,取续滤液作为供试品溶液。另取哈巴俄苷对照品适量,加 30% 甲醇制成每 1ml 含 25μg 的溶液,作为对照品溶液。照高效液相色谱法(通则 0512)试验,以十八烷基硅烷键合硅胶为填充剂;以乙腈为流动相 A,以 1% 醋酸溶液为流动相 B,按下表中的规定进行梯度洗脱;检测波长为 278nm,理论板数按哈巴俄苷峰计算应不低于 4000。分别吸取对照品溶液 5μl 与供试品溶液 10~20μl,注入液相色谱仪,记录色谱图。供试品色谱中应呈现与对照品色谱峰保留时间相同的色谱峰。

时间(分钟)	流动相 A(%)	流动相 B(%)
0~20	20→50	80→50

【检查】 应符合片剂项下有关的各项规定(通则 0101)。

【含量测定】 照高效液相色谱法(通则 0512)测定。

色谱条件与系统适用性试验 以十八烷基硅烷键合硅胶为填充剂;以乙腈-0.05% 磷酸溶液(20:80)为流动相;检测波长为 203nm。理论板数按人参皂苷 Rg_1 峰计算应不低于 4000。

对照品溶液的制备 取人参皂苷 Rg_1 对照品适量,精密称定,加甲醇制成每 1ml 含 0.1mg 的溶液,即得。

供试品溶液的制备 取重量差异项下的本品,或取糖衣片 20 片,除去糖衣,精密称定,研细,取约 1g,精密称定,置具塞锥形瓶中,精密加入甲醇 50ml,称定重量,加热回流 3 小时,放冷,再称定重量,用甲醇补足减失的重量,摇匀,滤过,精密量取续滤液 25ml,蒸干,残渣用水 30ml 分次溶解,转移至分液漏斗中,用水饱和的正丁醇振摇提取 5 次,每次 20ml,合并正丁醇提取液,用氨试液 20ml 洗涤,弃去氨试液,再用正丁醇饱和的水洗涤 2 次,每次 20ml,取正丁醇液,蒸干,残渣加甲醇溶解,转移至 25ml 量瓶中,加甲醇至刻度,摇匀,滤过,取续滤液,即得。

测定法 分别精密吸取对照品溶液 5~10μl 与供试品溶液 10μl,注入液相色谱仪,测定,即得。

本品每片含三七以人参皂苷 Rg_1($C_{42}H_{72}O_{14}$)计,〔规格(1)、规格(3)〕不得少于 1.2mg;〔规格(2)〕不得少于 2.4mg。

【功能与主治】 软坚散结,活血消痈,清热解毒。用于痰热互结所致的乳癖、乳痈,症见乳房结节、数目不等、大小形态不一、质地柔软,或产后乳房结块、红热疼痛;乳腺增生、乳腺炎早期见上述证候者。

【用法与用量】 口服。一次 5~6 片〔规格(1)、规格(3)〕,一次 3 片〔规格(2)〕,一日 3 次。

【注意】 孕妇慎服。

【规格】 (1)薄膜衣片 每片重 0.34g (2)薄膜衣片 每片重 0.67g (3)糖衣片(片心重 0.32g)

【贮藏】 密封。

乳癖消胶囊

Rupixiao Jiaonang

【处方】 鹿角 89.1g　　　蒲公英 59.4g

昆布 231.5g　　　天花粉 23.7g

鸡血藤 59.4g　　　三七 59.4g

赤芍 17.8g　　　海藻 115.7g

漏芦 35.6g　　　木香 47.5g

玄参 59.4g　　　牡丹皮 83.1g

夏枯草 59.4g　　　连翘 23.7g

红花 35.6g

【制法】 以上十五味，玄参、三七、鹿角分别粉碎成细粉；其余蒲公英等十二味加水煎煮二次，煎液滤过，滤液合并，浓缩至适量，与上述细粉和辅料适量混匀，制成颗粒，装入胶囊，制成 1000 粒，即得。

【性状】 本品为硬胶囊，内容物为灰褐色至棕褐色的颗粒和粉末；气微，味苦、咸。

【鉴别】 (1)取本品，置显微镜下观察：石细胞黄棕色或无色，类长方形、类圆形或形状不规则，层纹明显，直径约至 94μm(玄参)。不规则块片半透明，边缘折光较强，表面有纤细短纹理和小孔及细裂隙(鹿角)。

(2)取本品内容物 1g，加甲醇 20ml，超声处理 40 分钟，滤过，滤液蒸干，残渣加水 30ml 使溶解，用水饱和的正丁醇振摇提取 2 次，每次 20ml，合并正丁醇提取液，用正丁醇饱和的水洗涤 2 次，每次 20ml，弃去水洗液，正丁醇液蒸干，残渣加甲醇 1ml 使溶解，作为供试品溶液。另取人参皂苷 Rb$_1$ 对照品、人参皂苷 Rg$_1$ 对照品及三七皂苷 R$_1$ 对照品，加甲醇制成每 1ml 各含 1mg 的混合溶液，作为对照品溶液。照薄层色谱法(通则 0502)试验，吸取上述两种溶液各 2～5μl，分别点于同一硅胶 G 薄层板上，以三氯甲烷-甲醇-水(13：7：2)10℃以下放置的下层溶液为展开剂，展开，取出，晾干，喷以 10％的硫酸乙醇溶液，加热至斑点显色清晰。供试品色谱中，在与对照品色谱相应的位置上，显相同颜色的斑点。

(3)取本品内容物 1.5g，置具塞锥形瓶中，加 30％甲醇 30ml，超声处理 1 小时，放冷，滤过，滤液作为供试品溶液。另取哈巴俄苷对照品适量，加 30％甲醇制成每 1ml 含 25μg 的溶液，作为对照品溶液。照高效液相色谱法(通则 0512)试验，用十八烷基硅烷键合硅胶为填充剂；以乙腈为流动相 A，以 1％醋酸溶液为流动相 B，按下表中的规定进行梯度洗脱；检测波长为 278nm，理论板数按哈巴俄苷峰计算，应不低于4000。分别精密吸取对照品溶液 5μl 与供试品溶液 10～20μl，注入液相色谱仪，记录色谱图。供试品色谱中应呈现与对照品色谱峰保留时间相同的色谱峰。

时间(分钟)	流动相 A(%)	流动相 B(%)
0～20	20→50	80→50

【检查】 应符合胶囊剂项下有关的各项规定(通则 0103)。

【含量测定】 照高效液相色谱法(通则 0512)测定。

色谱条件与系统适用性试验 以十八烷基硅烷键合硅胶为填充剂；以乙腈-0.05％磷酸溶液(20：80)为流动相；检测波长为 203nm。理论板数按人参皂苷 Rg$_1$ 峰计算应不低于 4000。

对照品溶液的制备 取人参皂苷 Rg$_1$ 对照品适量，精密称定，加甲醇制成每 1ml 含 0.1mg 的溶液，即得。

供试品溶液的制备 取装量差异项下的本品内容物，混匀，取约 1g，精密称定，置具塞锥形瓶中，精密加入甲醇 50ml，称定重量，加热回流 3 小时，放冷，再称定重量，用甲醇补足减失的重量，摇匀，滤过，精密量取续滤液 25ml，蒸干，残渣加水 30ml 使溶解，用水饱和的正丁醇振摇提取 5 次，每次 20ml，合并正丁醇提取液，用氨试液 20ml 洗涤，弃去氨试液，正丁醇液再用正丁醇饱和的水洗涤 2 次，每次 20ml，分取正丁醇液，回收至干，残渣加甲醇溶解，转移至 25ml 量瓶中，加甲醇至刻度，摇匀，滤过，取续滤液，即得。

测定法 分别精密吸取对照品溶液与供试品溶液各 10μl，注入液相色谱仪，测定，即得。

本品每粒含三七以人参皂苷 Rg$_1$(C$_{42}$H$_{72}$O$_{14}$)计，不得少于 1.2mg。

【功能与主治】 软坚散结，活血消痈，清热解毒。用于痰热互结所致的乳癖、乳痈，症见乳房结节、数目不等、大小形态不一、质地柔软，或产后乳房结块、红热疼痛；乳腺增生、乳腺炎早期见上述证候者。

【用法与用量】 口服。一次 5～6 粒，一日 3 次。

【注意】 孕妇慎服。

【规格】 每粒装 0.32g

【贮藏】 密封。

乳癖消颗粒

Rupixiao Keli

【处方】 鹿角 66.8g　　　蒲公英 44.5g

昆布 173.5g　　　天花粉 17.8g

鸡血藤 44.5g　　　三七 44.5g

赤芍 13.4g　　　海藻 86.8g

漏芦 26.7g　　　木香 35.6g

玄参 44.5g　　　牡丹皮 62.3g

夏枯草 44.5g　　　连翘 17.8g

红花 26.7g

【制法】 以上十五味，鹿角、三七、玄参粉碎成细粉，其余蒲公英等十二味加水煎煮二次,第一次 4 小时,第二次 3 小时,合并煎液,滤过,滤液浓缩至相对密度为 1.30～1.35(50℃),与适量蔗糖及糊精混匀,制成颗粒,干燥,制成 1000g,即得。

【性状】 本品为棕褐色至棕黑色的颗粒;气微,味微甜。

【鉴别】 (1)取本品,置显微镜下观察:石细胞黄棕色或无色,类长方形、类圆形或形状不规则,层纹明显,直径约至 94μm(玄参)。不规则块片半透明,边缘折光较强,表面有纤细短纹理和小孔及细裂隙(鹿角)。

(2)取本品 50g,研细,加甲醇 80ml,加热回流 40 分钟,滤过,滤液蒸干,残渣加水 20ml 使溶解,用水饱和的正丁醇振摇提取 3 次,每次 20ml,合并正丁醇提取液,用氨试液 30ml 洗涤,正丁醇液蒸干,残渣加甲醇 1ml 使溶解,作为供试品溶液。另取三七对照药材 1g,加甲醇 20ml,同法制成对照药材溶液。再取人参皂苷 Rg₁ 对照品、人参皂苷 Rb₁ 对照品和三七皂苷 R₁ 对照品,加甲醇制成每 1ml 各含 0.5mg 的混合溶液,作为对照品溶液。照薄层色谱法(通则 0502)试验,吸取上述三种溶液各 2～5μl,分别点于同一硅胶 G 薄层板上,以三氯甲烷-乙酸乙酯-甲醇-水(15:40:22:10)10℃ 以下放置的下层溶液为展开剂,展开,取出,晾干,喷以 10% 硫酸乙醇溶液,在 105℃ 加热至斑点显色清晰,分别置日光和紫外光灯(365nm)下检视。供试品色谱中,在与对照药材色谱和对照品色谱相应的位置上,日光下显相同颜色的斑点;紫外光下显相同颜色的荧光斑点。

(3)取〔鉴别〕(2)项下的供试品溶液作为供试品溶液。另取玄参对照药材 1g,加甲醇 20ml,同〔鉴别〕(2)项下的供试品溶液制备方法制成对照药材溶液。照薄层色谱法(通则 0502)试验,吸取上述两种溶液各 5～10μl,分别点于同一硅胶 G 薄层板上,以三氯甲烷-甲醇(5:1)为展开剂,展开,取出,晾干,喷以 5% 香草醛硫酸溶液,在 105℃ 加热至斑点显色清晰,置日光下检视。供试品色谱中,在与对照药材色谱相应的位置上,显相同颜色的斑点。

(4)取〔鉴别〕(2)项下的供试品溶液作为供试品溶液。另取连翘对照药材 1g,加甲醇 20ml,同〔鉴别〕(2)项下的供试品溶液制备方法制成对照药材溶液。另取连翘苷对照品,加甲醇制成每 1ml 含 1mg 的溶液,作为对照品溶液。照薄层色谱法(通则 0502)试验,吸取上述三种溶液各 2～5μl,分别点于同一硅胶 G 薄层板上,以三氯甲烷-甲醇(8:1)为展开剂,展开,取出,晾干,喷以 10% 硫酸乙醇溶液,在 105℃ 加热至斑点显色清晰,置日光下检视。供试品色谱中,在与对照药材色谱和对照品色谱相应的位置上,显相同颜色的斑点。

【检查】 应符合颗粒剂项下有关的各项规定(通则 0104)。

【含量测定】 三七 照高效液相色谱法(通则 0512)测定。

色谱条件与系统适用性试验 以十八烷基硅烷键合硅胶为填充剂;以乙腈为流动相 A,以水为流动相 B,按下表中的规定进行梯度洗脱;检测波长为 203nm。理论板数按三七皂苷 R₁ 峰计算应不低于 4000。

时间(分钟)	流动相 A(%)	流动相 B(%)
0～12	19	81
12～60	19→36	81→64

对照品溶液的制备 分别取人参皂苷 Rg₁ 对照品、人参皂苷 Rb₁ 对照品和三七皂苷 R₁ 对照品适量,精密称定,加甲醇制成每 1ml 含人参皂苷 Rg₁ 和人参皂苷 Rb₁ 各 0.4mg、三七皂苷 R₁ 0.1mg 的混合溶液,即得。

供试品溶液的制备 取装量差异项下的本品,混匀,取适量,研细,取 10g,精密称定,置具塞锥形瓶中,精密加入甲醇 50ml,称定重量,加热回流 1 小时,放冷,再称定重量,用甲醇补足减失的重量,摇匀,滤过,精密量取续滤液 25ml,蒸干,残渣加水 20ml 使溶解,转移至分液漏斗中,用水饱和的正丁醇振摇提取 5 次,每次 20ml,合并正丁醇提取液,用氨试液 30ml 洗涤,弃去氨试液,再用正丁醇饱和的水洗涤 2 次,每次 20ml,分取正丁醇液,蒸干,残渣加甲醇使溶解,转移至 10ml 量瓶中,加甲醇至刻度,摇匀,滤过,取续滤液,即得。

测定法 精密吸取对照品溶液与供试品溶液各 10μl,注入液相色谱仪,测定,即得。

本品每袋含三七以人参皂苷 Rg₁($C_{42}H_{72}O_{14}$)、人参皂苷 Rb₁($C_{54}H_{92}O_{23}$)和三七皂苷 R₁($C_{47}H_{80}O_{18}$)的总量计,不得少于 7.0mg。

玄参 照高效液相色谱法(通则 0512)测定。

色谱条件与系统适用性试验 以十八烷基硅烷键合硅胶为填充剂;以乙腈为流动相 A,1% 醋酸溶液为流动相 B,按下表中的规定进行梯度洗脱;检测波长为 278nm。理论板数按哈巴俄苷峰计算应不低于 5000。

时间(分钟)	流动相 A(%)	流动相 B(%)
0～20	20→50	80→50

对照品溶液的制备 取哈巴俄苷对照品适量,精密称定,加 30% 甲醇制成每 1ml 含 20μg 的溶液,即得。

供试品溶液的制备 取装量差异项下的本品,混匀,取适量,研细,取 10g,精密称定,置具塞锥形瓶中,精密加入 50% 甲醇 50ml,密塞,称定重量,超声处理(功率 500W,频率 40kHz)45 分钟,放冷,再称定重量,用 50% 甲醇补足减失的重量,摇匀,滤过,取续滤液,即得。

测定法 精密吸取对照品溶液与供试品溶液各 10μl,注入液相色谱仪,测定,即得。

本品每袋含玄参以哈巴俄苷($C_{24}H_{30}O_{11}$)计,不得少于 0.70mg。

【功能与主治】 软坚散结,活血消痈,清热解毒。用于痰热互结所致的乳癖、乳痈,症见乳房结节、数目不等、大小形态不一、质地柔软,或产后乳房结块、红热疼痛;乳腺增生、乳腺炎早期见上述证候者。

【用法与用量】 开水冲服。一次 1 袋,一日 3 次。

【注意】 孕妇慎服。

【规格】 每袋装 8g

【贮藏】 密封。

乳癖散结胶囊

Rupi Sanjie Jiaonang

【处方】 夏枯草 297g   川芎（酒炙）198g

僵蚕（麸炒）119g   鳖甲（醋制）297g

柴胡（醋制）198g   赤芍（酒炒）178g

玫瑰花 238g   莪术（醋制）178g

当归（酒炙）198g   延胡索（醋制）178g

牡蛎 297g

【制法】 以上十一味，僵蚕粉碎成细粉；鳖甲、牡蛎粉碎成最粗粉，加水煎煮 1 小时，备用；夏枯草、柴胡、赤芍、莪术粉碎成最粗粉，水蒸气蒸馏提取挥发油；药渣及水煎液与鳖甲、牡蛎的药渣和水煎液混合，加水煎煮三次，分别为 1.5 小时、2.5 小时、1 小时，煎液合并，滤过，滤液浓缩成稠膏；川芎、玫瑰花、当归水蒸气蒸馏提取挥发油；药渣和水煎液与延胡索合并，加乙醇使乙醇浓度达 70%，溶剂总量为药材量的 8 倍量。65℃温浸提取三次，分别为 1 小时、2 小时、0.5 小时，药液合并，滤过，滤液回收乙醇并浓缩成稠膏，与上述稠膏合并，干燥，粉碎，加入僵蚕细粉，混匀，制颗粒，喷加上述挥发油密闭放置，加入适量硬脂酸镁，装入胶囊，制成 1000 粒，即得。

【性状】 本品为硬胶囊，内容物为灰褐色至棕褐色的颗粒和粉末；气微、味苦、微咸。

【鉴别】 （1）取本品内容物，置显微镜下观察：体壁碎片无色，表面有极细的菌丝体（僵蚕）。

（2）取本品内容物 5g，加乙醇 30ml，超声处理 20 分钟，滤过，滤液蒸干，残渣加乙醇 1ml 使溶解，作为供试品溶液。另取夏枯草对照药材 0.5g，加乙醇 10ml，同法制成对照药材溶液。再取熊果酸对照品适量，加乙醇制成每 1ml 含 0.5mg 的溶液，作为对照品溶液。照薄层色谱法（通则 0502）试验，吸取上述三种溶液各 5～10μl，分别点于同一硅胶 G 薄层板上，以环己烷-三氯甲烷-乙酸乙酯-冰醋酸（20∶5∶8∶0.5）为展开剂，展开，取出，晾干，喷以 10%硫酸乙醇溶液，在 100℃加热至斑点显色清晰，置紫外光灯（365nm）下检视。供试品色谱中，在与对照药材色谱和对照品色谱相应的位置上，显相同颜色的荧光斑点。

（3）取本品内容物 2.5g，加正己烷 25ml，超声处理 30 分钟，滤过，滤液浓缩至约 1ml，作为供试品溶液。另取川芎对照药材、当归对照药材各 0.5g，分别加正己烷 10ml 同法制成对照药材溶液。照薄层色谱法（通则 0502）试验，吸取供试品溶液 5～10μl、对照药材溶液 2～5μl，分别点于同一硅胶 G 薄层板上，以石油醚（60～90℃）-乙酸乙酯（9∶1）为展开剂，展开，取出，晾干，置紫外光灯（365nm）下检视。供试品色谱中，

在与对照药材色谱相应的位置上，显相同颜色的荧光斑点。

（4）取本品内容物 5g，加甲醇 40ml，加热回流提取 30 分钟，滤过，滤液回收甲醇至干，残渣用水 30ml 溶解，滤过，滤液用三氯甲烷振摇提取 3 次，每次 20ml，弃去三氯甲烷液，再用水饱和的正丁醇振摇提取 3 次，每次 20ml，合并正丁醇液，加入等体积的氨试液，摇匀，放置使分层，分取上层溶液，回收溶剂至干，残渣加甲醇 1ml 使溶解，作为供试品溶液。另取柴胡对照药材 0.5g，加水 40ml，加热回流提取 1 小时，滤过，滤液浓缩至干，残渣加甲醇 40ml，自"加热回流 30 分钟"起，同法制成对照品溶液。照薄层色谱法（通则 0502）试验，吸取供试品溶液 5～10μl、对照药材溶液 5μl，分别点于同一硅胶 G 薄层板上，以三氯甲烷-甲醇-水（13∶7∶2）10℃以下放置的下层溶液为展开剂，展开，取出，晾干，喷以 1%对二甲氨基苯甲醛的硫酸乙醇溶液（1→10），热风吹至斑点显色清晰。供试品色谱中，在与对照药材色谱相应的位置上，显相同的橘红色主斑点；置紫外光灯（365nm）下检视，显相同颜色的荧光主斑点。

（5）取本品内容物 2.5g，加浓氨试液 1ml 与三氯甲烷 20ml，超声处理 20 分钟，滤过，滤液蒸干，残渣加乙醇 1ml 使溶解，作为供试品溶液。另取延胡索对照药材 1g，同法制成对照药材溶液。再取延胡索乙素对照品，加乙醇制成每 1ml 含 0.5mg 的溶液，作为对照品溶液。照薄层色谱法（通则 0502）试验，吸取上述三种溶液各 5μl，分别点于同一硅胶 G 薄层板上，以正己烷-乙酸乙酯-浓氨试液（6∶4∶0.2）为展开剂，展开，取出，晾干，置碘蒸气中熏，在空气中挥尽薄层板上吸附的碘，置紫外光灯（365nm）下检视。供试品色谱中，在与对照药材色谱和对照品色谱相应的位置上，显相同颜色的荧光斑点。

【检查】 应符合胶囊剂项下有关的各项规定（通则 0103）。

【含量测定】 照高效液相色谱法（通则 0512）测定。

色谱条件与系统适用性试验 以十八烷基硅烷键合硅胶为填充剂；以甲醇-水（17∶38）为流动相；检测波长为 230nm。理论板数按芍药苷峰计算应不低于 2000。

对照品溶液的制备 取芍药苷对照品适量，精密称定，加甲醇制成每 1ml 含 0.1mg 的溶液，即得。

供试品溶液的制备 取装量差异项下的本品内容物，研细，取约 1g，精密称定，置具塞锥形瓶中，精密加 50%甲醇 50ml，称定重量，超声处理（功率 250W，频率 40kHz）30 分钟，放冷，再称定重量，用 50%甲醇补足减失的重量，摇匀，离心，取上清液，滤过，取续滤液，即得。

测定法 分别精密吸取对照品溶液与供试品溶液各 10μl，注入液相色谱仪，测定，即得。

本品每粒含赤芍以芍药苷（$C_{23}H_{28}O_{11}$）计，不得少于 1.6mg。

【功能与主治】 行气活血，软坚散结。用于气滞血瘀所致的乳腺增生病，症见乳房疼痛、乳房肿块、烦躁易怒、胸胁胀满。

【用法与用量】 口服。一次 4 粒,一日 3 次;45 天为一疗程,或遵医嘱。

【注意】 (1)孕妇忌服。

(2)月经量过多者,经期慎服。

(3)偶见口干、恶心、便秘。一般不影响继续治疗,必要时对症处理。

【规格】 每粒装 0.53g

【贮藏】 密封,置阴凉干燥处。

肿节风片

Zhongjiefeng Pian

【处方】 肿节风浸膏 250g

【制法】 取肿节风浸膏,加辅料适量,制成颗粒,干燥,压制成 1000 片,包糖衣;或压制成 333 片,包薄膜衣,即得。

【性状】 本品为糖衣片或薄膜衣片,除去包衣后显棕色至棕褐色;气香,味苦,微涩。

【鉴别】 取本品 10 片,研细,加三氯甲烷 20ml,超声处理 30 分钟,滤过,滤液蒸干,残渣加甲醇 1ml 使溶解,作为供试品溶液。另取肿节风对照药材 2g,加水 50ml,超声处理 30 分钟,滤过,滤液用乙酸乙酯振摇提取 2 次,每次 25ml,合并乙酸乙酯提取液,蒸干,残渣加甲醇 1ml 使溶解,作为对照药材溶液。再取异嗪皮啶对照品,加甲醇制成每 1ml 含 0.5mg 的溶液,作为对照品溶液。照薄层色谱法(通则 0502)试验,吸取上述三种溶液各 4μl,分别点于同一硅胶 G 薄层板上,以甲苯-乙酸乙酯-甲酸(9:4:1)为展开剂,展开,取出,晾干,置紫外光灯(365nm)下检视。供试品色谱中,在与对照药材色谱和对照品色谱相应的位置上,显相同颜色的荧光斑点;置氨蒸气中熏 10 分钟,与对照品色谱对应的斑点变成黄绿色。

【检查】 应符合片剂项下有关的各项规定(通则 0101)。

【含量测定】 照高效液相色谱法(通则 0512)测定。

色谱条件与系统适用性试验 以十八烷基硅烷键合硅胶为填充剂;以乙腈-0.1%磷酸溶液(20:80)为流动相;检测波长为 342nm。理论板数按异嗪皮啶峰计算应不低于 4000。

对照品溶液的制备 取异嗪皮啶对照品、迷迭香酸对照品适量,置棕色量瓶中,精密称定,加甲醇制成每 1ml 含异嗪皮啶 10μg、迷迭香酸 20μg 的混合溶液,即得。

供试品溶液的制备 取本品 10 片,除去包衣,精密称定,研细,取 50mg(糖衣片)或 40mg(薄膜衣片),精密称定,置具塞锥形瓶中,精密加入甲醇 25ml,密塞,称定重量,超声处理(功率 250W,频率 25kHz)40 分钟,放冷,再称定重量,用甲醇补足减失的重量,摇匀,滤过,取续滤液,置棕色量瓶中,即得。

测定法 分别精密吸取对照品溶液与供试品溶液各 10μl,注入液相色谱仪,测定,即得。

本品每片含肿节风浸膏以异嗪皮啶($C_{11}H_{10}O_5$)计,〔规格(1)〕不得少于 1.50mg,〔规格(2)〕不得少于 0.50mg;含肿节风浸膏以迷迭香酸($C_{18}H_{16}O_8$)计,〔规格(1)〕不得少于 3.0g,〔规格(2)〕不得少于 1.0mg。

【功能与主治】 清热解毒,消肿散结。用于肺炎、阑尾炎、蜂窝组织炎属热毒壅盛证候者,并可用于癌症辅助治疗。

【用法与用量】 口服。一次 1 片〔规格(1)〕或一次 3 片〔规格(2)〕,一日 3 次。

【规格】 (1)薄膜衣片 每片重 0.75g

(2)糖衣片(片心重 0.25g)

【贮藏】 密封。

肥 儿 丸

Fei'er Wan

【处方】 煨肉豆蔻 50g　　　　木香 20g

六神曲(炒)100g　　炒麦芽 50g

胡黄连 100g　　　　槟榔 50g

使君子仁 100g

【制法】 以上七味,粉碎成细粉,过筛,混匀。每 100g 粉末加炼蜜 100～130g 制成大蜜丸,即得。

【性状】 本品为黑棕色至黑褐色的大蜜丸;味微甜、苦。

【鉴别】 (1)取本品,置显微镜下观察:表皮细胞纵列,常由 1 个长细胞与 2 个短细胞相间连接,长细胞壁厚,波状弯曲,木化(炒麦芽)。脂肪油滴众多,加水合氯醛试液加热后渐形成针簇状结晶(煨肉豆蔻)。种皮表皮细胞黄色或棕色,多角形,壁薄,下方叠合有网纹细胞(使君子仁)。双螺纹导管直径 14～17μm,壁厚约 5μm(胡黄连)。内胚乳细胞碎片无色,壁较厚,有较多大的类圆形纹孔(槟榔)。

(2)取本品 15g,剪碎,加硅藻土 10g,研匀,加氨试液 3ml、三氯甲烷 50ml,加热回流 1 小时,滤过,滤液加稀盐酸 5ml、水 20ml,振摇,分取酸水层,用浓氨试液调节 pH 值至 8～9,用三氯甲烷振摇提取 2 次,每次 10ml,分取三氯甲烷液,蒸干,残渣加甲醇 0.5ml 使溶解,作为供试品溶液。另取槟榔对照药材 1g,同法制成对照药材溶液。照薄层色谱法(通则 0502)试验,吸取上述两种溶液各 10μl,分别点于同一用 1%氢氧化钠溶液制备的硅胶 G 薄层板上,以三氯甲烷-乙酸乙酯-甲醇-水(2:4:2:1)的下层溶液为展开剂,展开,取出,晾干,喷以碘化铋钾试液。供试品色谱中,在与对照药材色谱相应的位置上,显相同颜色的斑点。

(3)取本品 24g,切碎,加硅藻土 12g,研匀,加乙醚 80ml,超声处理 5 分钟,滤过,滤液挥去乙醚,残渣加甲醇 1ml 使溶解,离心,取上清液作为供试品溶液。另取木香对照药材 0.5g,加乙醚 20ml,同法制成对照药材溶液。照薄层色谱法(通则 0502)试验,吸取上述两种溶液各 5μl,分别点于同一硅胶 G 薄层板上,以正己烷-乙酸乙酯(10:3)为展开剂,展开,取出,晾干,喷以 5％香草醛硫酸溶液。供试品色谱中,在与对照药材色谱相应的位置上,显相同颜色的斑点。

(4)取香草酸对照品、肉桂酸对照品,分别加甲醇制成每 1ml 含 1mg 的溶液,作为对照品溶液。照薄层色谱法(通则 0502)试验,吸取〔鉴别〕(3)项下的供试品溶液与上述两种对照品溶液各 5μl,分别点于同一硅胶 GF$_{254}$ 薄层板上,以正己烷-乙醚-冰醋酸(5:5:0.1)为展开剂,展开,取出,晾干,置紫外光灯(254nm)下检视。供试品色谱中,在与对照品色谱相应的位置上,显相同颜色的斑点。

【检查】 应符合丸剂项下有关的各项规定(通则 0108)。

【功能与主治】 健胃消积,驱虫。用于小儿消化不良,虫积腹痛,面黄肌瘦,食少腹胀泄泻。

【用法与用量】 口服。一次 1～2 丸,一日 1～2 次;三岁以内小儿酌减。

【规格】 每丸重 3g

【贮藏】 密封。

周氏回生丸
Zhoushi Huisheng Wan

【处方】
五倍子 60g	檀香 9g
木香 9g	沉香 9g
丁香 9g	甘草 15g
千金子霜 30g	红大戟(醋制)45g
山慈菇 45g	六神曲(麸炒)150g
人工麝香 9g	雄黄 9g
冰片 1g	朱砂 18g

【制法】 以上十四味,雄黄、朱砂分别水飞成极细粉,人工麝香、冰片分别粉碎成细粉,除千金子霜外,其余六神曲(麸炒)等九味粉碎成细粉,与雄黄、人工麝香、冰片粉末及千金子霜配研,混匀,过筛,用水泛丸,低温干燥,用朱砂、适量桃胶化水包衣,打光,即得。

【性状】 本品为红色的糊丸;除去包衣后显棕黄色至棕褐色。气香,味微苦。

【鉴别】 (1)取本品,置显微镜下观察:非腺毛 1 至数个细胞,有的顶端稍弯曲(五倍子)。不规则碎块金黄色或橙黄色,有光泽(雄黄)。不规则细小颗粒暗棕红色,有光泽,边缘暗黑色(朱砂)。

(2)取本品 10g,研细,加 50％甲醇 60ml,超声处理 30 分钟,离心,取上清液,加石油醚(30～60℃)提取 2 次,每次 20ml,合并石油醚液,下层溶液备用。石油醚液挥干,残渣加乙酸乙酯 1ml 使溶解,作为供试品溶液。另取木香对照药材 0.25g,加乙醚 20ml,超声处理 10 分钟,滤过,滤液挥干,残渣加乙酸乙酯 2ml 使溶解,作为对照药材溶液。照薄层色谱法

(通则 0502)试验,取供试品溶液 4～10μl、对照药材溶液 2～4μl,分别点于同一硅胶 G 薄层板上,以正己烷-三氯甲烷-丙酮(6.5:3.5:0.1)为展开剂,展开,取出,晾干,喷以 5％香草醛硫酸溶液,加热至斑点显色清晰。供试品色谱中,在与对照药材色谱相应的位置上,显相同颜色的斑点。

(3)取〔鉴别〕(2)项下的供试品溶液,加二硝基苯肼乙醇试液 1ml,置具塞试管中 40℃ 温浸 30 分钟,放冷,作为供试品溶液。另取麝香酮对照品,加乙酸乙酯制成每 1ml 含 2mg 的溶液,取 1ml,加二硝基苯肼乙醇试液 1ml,同法制成对照品溶液。照薄层色谱法(通则 0502)试验,吸取供试品溶液 10μl、对照品溶液 4μl,分别点于同一硅胶 G 薄层板上,以石油醚(60～90℃)-二氯甲烷(2:2)为展开剂,展开,取出,晾干。供试品色谱中,在与对照品色谱相应的位置上,显相同颜色的黄色斑点。

(4)取〔鉴别〕(2)项下石油醚提取后的备用下层溶液,蒸干,残渣加水 15ml 使溶解,用乙酸乙酯提取 2 次,每次 20ml,合并乙酸乙酯液,蒸干,残渣加乙酸乙酯 1ml 使溶解,作为供试品溶液。另取甘草对照药材 0.5g,加 50％甲醇 25ml,超声处理 30 分钟,滤过,滤液蒸干,残渣加水 15ml 使溶解,同法制成对照药材溶液。照薄层色谱法(通则 0502)试验,吸取供试品溶液 2～6μl、对照药材溶液 4μl,分别点于同一硅胶 G 薄层板上,以甲苯-乙酸乙酯-甲酸(14:7:2)为展开剂,展开,取出,晾干,喷以 10％硫酸乙醇溶液,加热至斑点显色清晰。供试品色谱中,在与对照药材色谱相应的位置上,显相同颜色的斑点;置紫外光灯(365nm)下检视,显相同颜色的荧光斑点。

【检查】 应符合丸剂项下有关的各项规定(通则 0108)。

【含量测定】 照高效液相色谱法(通则 0512)测定。

色谱条件与系统适用性试验 以十八烷基硅烷键合硅胶为填充剂;以甲醇-0.1％磷酸溶液(10:90)为流动相;检测波长为 273nm。理论板数按没食子酸峰计算应不低于 5000。

对照品溶液的制备 取没食子酸对照品适量,精密称定,加 50％甲醇制成每 1ml 含 30μg 的溶液,即得。

供试品溶液的制备 取本品 20 丸,精密称定,研细,取约 0.5g,精密称定,置具塞锥形瓶中,精密加入 50％甲醇 50ml,密塞,称定重量,加热回流 1.5 小时,放冷,再称定重量,用 50％甲醇补足减失的重量,摇匀,离心,取上清液作为测定游离没食子酸的供试品溶液;另精密量取上清液 5ml,置圆底烧瓶中,减压蒸干,加盐酸溶液(36→100)15ml,加热回流 2 小时,放冷,转移至 50ml 量瓶中,加 50％甲醇至刻度,摇匀,作为测定总没食子酸的供试品溶液。

测定法 分别精密吸取对照品溶液 10μl 及上述两种供试品溶液各 5μl,注入液相色谱仪,测定,即得,用总没食子酸量减去游离没食子酸量即为水解的没食子酸量。

本品每 1g 含五倍子以水解的没食子酸($C_7H_6O_5$)计,不得少于 52.0mg。

【功能与主治】 祛暑散寒,解毒辟秽,化湿止痛。用于霍乱吐泻,痧胀腹痛。

【用法与用量】 口服。一次 10 丸，一日 2 次。

【注意】 孕妇禁服；不宜久服。

【规格】 每 10 丸重 1.5g

【贮藏】 密封。

鱼腥草滴眼液

Yuxingcao Diyanye

【处方】 鲜鱼腥草 2000g

【制法】 取鲜鱼腥草，加水进行水蒸气蒸馏，收集初馏液 2000ml，再进行重蒸馏，收集重蒸馏液 1000ml，加入等量注射用水，再进行重蒸馏，收集精馏液 900ml，加入氯化钠 7g、聚山梨酯 80 5g 及羟苯乙酯 0.3g，混匀，加注射用水使成 1000ml，滤过，灌封，即得。

【性状】 本品为近无色或微黄色的澄明液体。

【鉴别】 取甲基正壬酮对照品，加无水乙醇制成每 1ml 含 0.5mg 的溶液，作为对照品溶液。照薄层色谱法（通则 0502）试验，吸取〔含量测定〕项下的供试品溶液 20μl 及上述对照品溶液 10μl，分别点于同一硅胶 G 薄层板上，使成条状，以环己烷-乙酸乙酯（9：1）为展开剂，展开，取出，晾干，喷以二硝基苯肼试液（临用新配），置日光下检视。供试品色谱中，在与对照品色谱相应的位置上，显相同颜色的斑点。

【检查】 **pH 值** 应为 5.5～7.5（通则 0631）。

其他 应符合眼用制剂项下有关的各项规定（通则 0105）。

【特征图谱】 照气相色谱法（通则 0521）测定。

参照物溶液的制备 取 α-松油醇对照品、4-萜品醇对照品、甲基正壬酮对照品、乙酸龙脑酯对照品适量，精密称定，分别加无水乙醇制成每 1ml 含 25μg 的溶液，记录色谱图，即得。

供试品溶液的制备 取〔含量测定〕项下的供试品溶液，即得。

测定法 分别精密吸取参照物溶液与供试品溶液各 2μl，照〔含量测定〕项下的方法试验，注入气相色谱仪，测定，记录色谱图，即得。

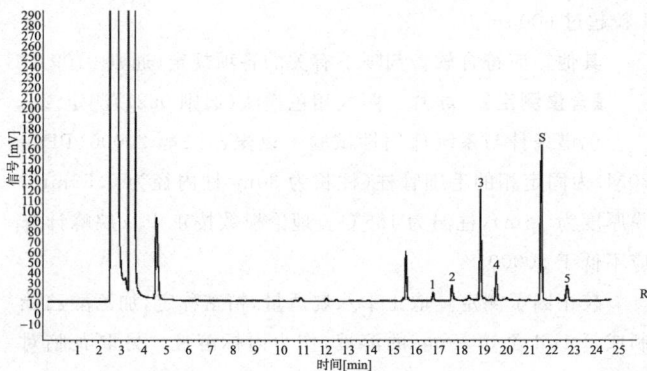

对照特征图谱

峰 3：4-萜品醇   峰 4：α-松油醇   峰 S：甲基正壬酮   峰 5：乙酸龙脑酯

供试品特征图谱中应呈现 6 个特征峰，其中 4 个峰应分别与相应的参照物峰保留时间相同；与甲基正壬酮参照物相应的峰为 S 峰，计算各特征峰与 S 峰的相对保留时间，其相对保留时间应在规定值的 ±5% 之内；规定值为：0.782（峰 1）、0.820（峰 2）、0.878（峰 3）、0.909（峰 4）、1.000（峰 S）、1.052（峰 5）。

【含量测定】 照气相色谱法（通则 0521）测定。

色谱条件与系统适用性试验 以（50%-苯基）-甲基聚硅烷为固定相的毛细管柱 HP-50＋（柱长为 30m，柱内径为 0.32mm，膜厚度为 0.5μm）；程序升温：初始温度为 70℃，保持 5 分钟；以每分钟 5℃ 的速率升至 140℃，保持 5 分钟，再以每分钟 20℃ 的速率升至 250℃。进样口温度为 230℃；检测器温度为 280℃；流速为每分钟 1.0ml；分流进样，分流比 5：1。理论板数按甲基正壬酮峰计算应不低于 8000。

对照品溶液的制备 取甲基正壬酮对照品适量，精密称定，加无水乙醇制成每 1ml 含 25μg 的溶液，即得。

供试品溶液的制备 精密量取本品 25ml，通过 C_8 固相萃取小柱（100mg：1ml，使用前用 2ml 的甲醇活化，活化后 10ml 水冲洗干净），用乙酸乙酯-乙醇（7：3）的混合溶液洗脱，收集洗脱液约 1.8ml，置 2ml 量瓶中，加上述混合溶液至刻度，摇匀，滤过，取续滤液，即得。

测定法 分别精密吸取对照品溶液与供试品溶液各 2μl，注入气相色谱仪，测定，即得。

本品每 1ml 含鲜鱼腥草以甲基正壬酮（$C_{11}H_{22}O$）计，不得少于 4.0μg。

【功能与主治】 清热，解毒，利湿。用于风热疫毒上攻所致的暴风客热、天行赤眼、天行赤眼暴翳，症见两眼刺痛、目痒、流泪；急性卡他性结膜炎、流行性角结膜炎见上述证候者。

【用法与用量】 滴入眼睑内，一次 1 滴，一日 6 次。治疗急性卡他性结膜炎，7 天为一疗程；治疗流行性角结膜炎，10 天为一疗程。

【注意】 对鱼腥草过敏者禁用。

【规格】 每瓶装 8ml

【贮藏】 密闭，遮光，置阴凉处。

狗 皮 膏

Goupi Gao

【处方】

生川乌 80g	生草乌 40g
羌活 20g	独活 20g
青风藤 30g	香加皮 30g
防风 30g	铁丝威灵仙 30g
苍术 20g	蛇床子 20g
麻黄 30g	高良姜 9g
小茴香 20g	官桂 10g

当归 20g	赤芍 30g
木瓜 30g	苏木 30g
大黄 30g	油松节 30g
续断 40g	川芎 30g
白芷 30g	乳香 34g
没药 34g	冰片 17g
樟脑 34g	丁香 17g
肉桂 11g	

【制法】 以上二十九味,乳香、没药、丁香、肉桂分别粉碎成粉末,与樟脑、冰片粉末配研,过筛,混匀;其余生川乌等二十三味酌予碎断,与食用植物油 3495g 同置锅内炸枯,去渣,滤过,炼至滴水成珠。另取红丹 1040～1140g,加入油内,搅匀,收膏,将膏浸泡于水中。取膏,用文火熔化,加入上述粉末,搅匀,分摊于兽皮或布上,即得。

【性状】 本品为摊于兽皮或布上的黑膏药。

【检查】 软化点 应为 45～65℃(通则 2102)。

其他 应符合膏药项下有关的各项规定(通则 0186)。

【功能与主治】 祛风散寒,活血止痛。用于风寒湿邪、气血瘀滞所致的痹病,症见四肢麻木、腰腿疼痛、筋脉拘挛,或跌打损伤、闪腰岔气、局部肿痛;或寒湿瘀滞所致的脘腹冷痛、行经腹痛、寒湿带下、积聚痞块。

【用法与用量】 外用。用生姜擦净患处皮肤,将膏药加温软化,贴于患处或穴位。

【注意】 孕妇忌贴腰部和腹部。

【规格】 每张净重 (1)12g (2)15g (3)24g (4)30g

【贮藏】 密闭,置阴凉干燥处。

京万红软膏

Jingwanhong Ruangao

【处方】 地榆	地黄
当归	桃仁
黄连	木鳖子
罂粟壳	血余
棕榈	半边莲
土鳖虫	白蔹
黄柏	紫草
金银花	红花
大黄	苦参
五倍子	槐米
木瓜	苍术
白芷	赤芍
黄芩	胡黄连
川芎	栀子
乌梅	冰片

血竭	乳香
没药	

【性状】 本品为深棕红色的软膏;具特殊的油腻气。

【鉴别】 (1)取本品 20g,加盐酸-甲醇-水(10∶45∶45)50ml,加热回流 2 小时,放冷,滤过,滤液用盐酸饱和的乙醚振摇提取 2 次,每次 40ml,合并乙醚液,蒸干,残渣加甲醇 1ml 使溶解,作为供试品溶液。另取没食子酸对照品,加甲醇制成每 1ml 含 0.5mg 的溶液,作为对照品溶液。照薄层色谱法(通则 0502)试验,吸取供试品溶液 5～10μl、对照品溶液 5μl,分别点于同一硅胶 G 薄层板上,以水饱和的甲苯-乙酸乙酯-甲酸(6∶3∶1)为展开剂,展开,取出,晾干,喷以 1% 三氯化铁乙醇溶液。供试品色谱中,在与对照品色谱相应的位置上,显相同颜色的斑点。

(2)取本品 20g,加甲醇 50ml,超声处理 15 分钟,放冷,滤过,滤液蒸干,残渣加甲醇 1ml 使溶解,作为供试品溶液。另取乳香对照药材 1g,加甲醇 20ml,超声处理 15 分钟,滤过,滤液蒸干,残渣加甲醇 1ml 使溶解,作为对照药材溶液。照薄层色谱法(通则 0502)试验,吸取上述两种溶液各 5～10μl,分别点于同一硅胶 G 薄层板上,以石油醚(60～90℃)-乙酸乙酯(19∶1)为展开剂,展开,取出,晾干,喷以 5% 香草醛硫酸溶液,放置 30 分钟后观察。供试品色谱中,在与对照药材色谱相应的位置上,显相同颜色的斑点。

(3)取本品 20g,加甲醇 50ml,加热回流 10 分钟,冷冻 30 分钟,滤过,滤液蒸干,残渣加 20% 氢氧化钾溶液 10ml 使溶解,滤过,滤液用三氯甲烷 5ml 振摇提取,分取三氯甲烷液,蒸干,残渣加甲醇 1ml 使溶解,作为供试品溶液。另取血竭对照药材 0.1g,加甲醇 10ml,加热回流 10 分钟,滤过,滤液蒸干,残渣自"加 20% 氢氧化钾溶液 10ml"起,同法制成对照药材溶液。照薄层色谱法(通则 0502)试验,吸取供试品溶液 10μl、对照药材溶液 1～3μl,分别点于同一硅胶 G 薄层板上,以三氯甲烷-乙酸乙酯(19∶1)为展开剂,展开,取出,晾干,喷以 5% 香草醛硫酸溶液,加热至斑点显色清晰。供试品色谱中,在与对照药材色谱相应的位置上,显相同颜色的斑点。

【检查】 粒度 取本品,依法(通则 0109)测定,平均每张载玻片上检出超过 180μm 的粒子不得多于 8 粒,并不得 1 粒超过 600μm。

其他 应符合软膏剂项下有关的各项规定(通则 0109)。

【含量测定】 冰片 照气相色谱法(通则 0521)测定。

色谱条件与系统适用性试验 以聚乙二醇 20000(PEG-20M)为固定相的毛细管柱(柱长为 30m,柱内径为 0.53mm,膜厚度为 1μm),柱温为 155℃。理论板数按正十八烷峰计算应不低于 10000。

校正因子测定 取正十八烷适量,精密称定,加乙酸乙酯制成每 1ml 含 0.25mg 的溶液,作为内标溶液。另取龙脑对照品适量,精密称定,加内标溶液制成每 1ml 含 0.3mg 的溶液,摇匀,吸取 1μl,注入气相色谱仪,测定,计算校正因子。

测定法 取装量项下的内容物,混匀,取适量(相当于含龙脑约 6mg)，精密称定，置具塞锥形瓶中，精密加入内标溶液 20ml，密塞，振摇，滤过，吸取续滤液 1μl，注入气相色谱仪，测定，即得。

本品每 1g 含冰片以龙脑($C_{10}H_{18}O$)计，应为 4.1～8.2mg。

血竭　照高效液相色谱法(通则 0512)测定。避光操作。

色谱条件与系统适用性试验　以十八烷基硅烷键合硅胶为填充剂；以乙腈-0.05mol/L 磷酸二氢钠溶液(40：60)为流动相；检测波长为 440nm。理论板数按血竭素峰计算应不低于 4000。

对照品溶液的制备　取血竭素高氯酸盐对照品适量，精密称定，加 3% 磷酸甲醇溶液(V/V)制成每 1ml 中含血竭素高氯酸盐 10μg(相当于血竭素 7.25μg)的溶液，即得。

供试品溶液的制备　取装量项下的内容物，混匀，先精密称取硅藻土 12g，再精密称取本品约 6g，置于硅藻土上，小心转移至研钵中，研匀，精密称取 15g(相当于 5g 样品)，置具塞锥形瓶中，精密加入 3% 盐酸甲醇溶液(V/V)100ml，称定重量，加热回流 30 分钟，放冷，再称定重量，用 3% 盐酸甲醇溶液(V/V)补足减失的重量，摇匀，滤过，取续滤液，即得。

测定法　分别精密吸取对照品溶液与供试品溶液各 10～20μl，注入液相色谱仪，测定，即得。

本品每 1g 含血竭以血竭素($C_{17}H_{14}O_3$)计，不得少于 40μg。

【功能与主治】　活血解毒，消肿止痛，去腐生肌。用于轻度水、火烫伤、疮疡肿痛、创面溃烂。

【用法与用量】　用生理盐水清理创面，涂敷本品或将本品涂于消毒纱布上，敷盖创面，用消毒纱布包扎，一日 1 次。

【注意】　孕妇慎用。

【规格】　(1)每支装 10g　(2)每支装 20g
(3)每瓶装 30g　(4)每瓶装 50g

【贮藏】　密封，遮光，置阴凉干燥处。

夜 宁 糖 浆
Yening Tangjiang

【处方】　合欢皮 105g　　　　灵芝 50g
　　　　首乌藤 105g　　　　大枣 75g
　　　　女贞子 105g　　　　甘草 30g
　　　　浮小麦 300g

【制法】　以上七味，浮小麦加水煮沸后，于 80～90℃ 温浸二次，每次 2 小时，滤过，合并滤液；灵芝粉碎成粗粉，用适量的乙醇浸泡 7 天，压榨滤过，滤液回收乙醇，备用；药渣与其余合欢皮等五味加水煎煮二次，每次 3 小时，滤过，滤液合并，与上述两种溶液合并，静置，滤过，滤液浓缩至适量，加入蔗糖 830g 与苯甲酸钠 3g，煮沸使溶解，滤过，加水至 1000ml，搅匀，即得。

【性状】　本品为棕褐色的黏稠液体；气微，味甜、微苦。

【鉴别】　(1)取本品 30ml，加水 60ml，摇匀，加乙醚

50ml，振摇提取，水液备用，分取乙醚液，挥干乙醚，残渣加三氯甲烷 1ml 使溶解，作为供试品溶液。另取首乌藤对照药材 0.5g，加乙醚 10ml，超声处理 30 分钟，滤过，滤液蒸干，残渣加三氯甲烷 1ml 使溶解，作为对照药材溶液。再取大黄素对照品，加三氯甲烷制成每 1ml 含 0.1mg 的溶液，作为对照品溶液。照薄层色谱法(通则 0502)试验，吸取上述三种溶液各 10μl，分别点于同一硅胶 G 薄层板上，以石油醚(30～60℃)-甲酸乙酯-甲酸(15：5：1)的上层溶液为展开剂，展开，取出，晾干，置氨蒸气中熏至斑点显色清晰。供试品色谱中，在与对照药材色谱和对照品色谱相应的位置上，显相同颜色的斑点。

(2)取〔鉴别〕(1)项下的备用水液，用水饱和的正丁醇振摇提取 3 次，每次 20ml，合并正丁醇液，用水洗涤 2 次，每次 20ml，正丁醇液蒸干，残渣加甲醇 2ml 使溶解，作为供试品溶液。另取甘草对照药材 1g，加水 100ml，煎煮 30 分钟，滤过，滤液加乙醚 50ml 提取，分取水液，同法制成对照药材溶液。照薄层色谱法(通则 0502)试验，吸取上述两种溶液各 10μl，分别点于同一用 1% 氢氧化钠溶液制备的硅胶 G 薄层板上，以乙酸乙酯-甲酸-冰醋酸-水(15：1：1：2)为展开剂，展开，取出，晾干，喷以 10% 硫酸乙醇溶液，在 105℃ 加热至斑点显色清晰。供试品色谱中，在与对照药材色谱相应的位置上，显相同颜色的斑点。

【检查】　相对密度　应不低于 1.27(通则 0601)。

pH 值　应为 4.0～6.0(通则 0631)。

其他　应符合糖浆剂项下有关的各项规定(通则 0116)。

【功能与主治】　养血安神。用于心血不足所致的失眠、多梦、头晕、乏力；神经衰弱见上述证候者。

【用法与用量】　口服。一次 40ml，一日 2 次。

【规格】　(1)每瓶装 20ml　(2)每瓶装 200ml　(3)每瓶装 250ml

【贮藏】　密封。

炎 宁 糖 浆
Yanning Tangjiang

【处方】　鹿茸草 1562.5g　　　白花蛇舌草 781.25g
　　　　鸭跖草 781.25g

【制法】　以上三味，加水煎煮二次，第一次 1.5 小时，第二次 1 小时，合并煎液，滤过，滤液浓缩至相对密度为 1.10(85～95℃)的清膏，加乙醇使含醇量为 60%，搅匀，静置 12 小时，滤过，滤液回收乙醇，浓缩至相对密度为 1.10～1.30(75℃)的清膏；另取蔗糖 650g，制成单糖浆，加至上述浓缩液中，混匀，浓缩至 1000ml，加入 0.15% 山梨酸钾，混匀，即得。

【性状】　本品为红棕色至深棕色的黏稠液体；气香，味微甜、苦。

【鉴别】　(1)取本品 10ml，加硅藻土适量拌匀，干燥，加

乙醇 30ml,静置 12 小时,滤过,滤液浓缩至约 2ml,作为供试品溶液。另取白花蛇舌草对照药材 1g,加水 30ml,加热回流 1 小时,放冷,滤过,滤液浓缩至约 15ml,加乙醇 30ml,静置 12 小时,滤过,滤液浓缩至约 2ml,作为对照药材溶液。照薄层色谱法(通则 0502)试验,吸取供试品溶液 10μl、对照药材溶液 5μl,分别点于同一硅胶 G 薄层板上,以三氯甲烷-甲醇-水(5:1.5:0.1)为展开剂,展开,取出,晾干,喷以 10%硫酸乙醇溶液,在 105℃加热至斑点显色清晰,置日光下检视。供试品色谱中,在与对照药材色谱相应的位置上,显相同颜色的斑点。

(2)取本品 5ml,加水 20ml,摇匀,用乙酸乙酯振摇提取 4 次,每次 25ml,合并乙酸乙酯液,回收溶剂至干,残渣加甲醇 2ml 使溶解,作为供试品溶液。另取咖啡酸对照品,加甲醇制成每 1ml 含 1mg 的溶液,作为对照品溶液。照薄层色谱法(通则 0502)试验,吸取上述两种溶液各 2μl,分别点于同一聚酰胺薄膜上,以醋酸为展开剂,展开,取出,晾干,置紫外光灯(365nm)下检视。供试品色谱中,在与对照品色谱相应的位置上,显相同颜色的荧光斑点。

【检查】 相对密度 应不低于 1.18(通则 0601)。

pH 值 应为 4.0～5.5(通则 0631)。

其他 应符合糖浆剂项下有关的各项规定(通则 0116)。

【含量测定】 照高效液相色谱法(通则 0512)测定。

色谱条件及系统适用性试验 以十八烷基硅烷键合硅胶为填充剂;以乙腈-水(4:96)为流动相;检测波长为 237nm。理论板数按去乙酰车叶草酸甲酯峰计算应不低于 4000。

对照品溶液的制备 取去乙酰车叶草酸甲酯对照品适量,精密称定,加 4%乙腈制成每 1ml 含 40μg 的溶液,即得。

供试品溶液的制备 取本品 5g,精密称定,置 25ml 量瓶中,加水使溶解并稀释至刻度,摇匀,滤过,取续滤液,即得。

测定法 分别精密吸取对照品溶液与供试品溶液各 5μl,注入液相色谱仪,测定,即得。

本品每 1g 含白花蛇舌草以去乙酰车叶草酸甲酯($C_{17}H_{24}O_{11}$)计,不得少于 80μg。

【功能与主治】 清热解毒,消炎止痢。用于上呼吸道感染,扁桃体炎,尿路感染,急性菌痢,肠炎。

【用法与用量】 口服。一次 10ml,一日 3～4 次;儿童酌减。

【规格】 (1)每瓶装 3ml (2)每瓶装 60ml (3)每瓶装 100ml

【贮藏】 遮光,密封。

注射用双黄连(冻干)

Zhusheyong Shuanghuanglian

【处方】 连翘 500g   金银花 250g
黄芩 250g

【制法】 以上三味,黄芩加水煎煮二次,每次 1 小时,滤过,合并滤液,用 2mol/L 盐酸溶液调节 pH 值至 1.0～2.0,在 80℃保温 30 分钟,静置 12 小时,滤过,沉淀加 8 倍量水,搅拌,用 10%氢氧化钠溶液调节 pH 值至 7.0,加入等量乙醇,搅拌使沉淀溶解,滤过,滤液用 2mol/L 盐酸溶液调节 pH 值至 2.0,在 60℃保温 30 分钟,静置 12 小时,滤过,沉淀用乙醇洗至 pH 值 4.0,加 10 倍量水,搅拌,用 10%氢氧化钠溶液调节 pH 值至 7.0,每 1000ml 溶液中加入 5g 活性炭,充分搅拌,在 50℃保温 30 分钟,加入等量乙醇,搅拌均匀,滤过,滤液用 2mol/L 盐酸溶液调节 pH 值至 2.0,在 60℃保温 30 分钟,静置 12 小时,滤过,沉淀用少量乙醇洗涤,于 60℃以下干燥,备用;金银花、连翘分别用水温浸 30 分钟后煎煮二次,每次 1 小时,滤过,合并滤液,浓缩至相对密度为 1.20～1.25(70℃),冷却至 40℃,缓缓加入乙醇使含醇量达 75%,充分搅拌,静置 12 小时以上,滤取上清液,回收乙醇至无醇味,加入 4 倍量水,静置 12 小时以上,滤取上清液,浓缩至相对密度为 1.10～1.15(70℃),冷却至 40℃,加乙醇使含醇量达 85%,静置 12 小时以上,滤取上清液,回收乙醇至无醇味,备用。取黄芩提取物,加入适量的水,加热,用 10%氢氧化钠溶液调节 pH 值至 7.0 使溶解,加入上述金银花提取物和连翘提取物,加水至 1000ml,加入活性炭 5g,调节 pH 值至 7.0,加热至沸并保持微沸 15 分钟,冷却,滤过,加注射用水至 1000ml,灭菌,冷藏,滤过,浓缩,冷冻干燥,制成粉末,分装;或取黄芩提取物,加入适量的水,加热,用 10%氢氧化钠溶液调节 pH 值至 7.0 使溶解,加入上述金银花提取物和连翘提取物以及适量的注射用水,每 1000ml 溶液中加入 5g 活性炭,调节 pH 值至 7.0,加热至沸并保持微沸 15 分钟,冷却,滤过,灭菌,滤过,灌装,冷冻干燥,压盖,即得。

【性状】 本品为黄棕色的无定形粉末或疏松固体状物;有引湿性。

【鉴别】 (1)取本品 60mg,加 75%甲醇 5ml,超声处理使溶解,作为供试品溶液。另取黄芩苷对照品、绿原酸对照品,分别加 75%甲醇制成每 1ml 含 0.1mg 的溶液,作为对照品溶液。照薄层色谱法(通则 0502)试验,吸取上述三种溶液各 1μl,分别点于同一聚酰胺薄膜上,以醋酸为展开剂,展开,取出,晾干,置紫外光灯(365nm)下检视。供试品色谱中,在与对照品色谱相应的位置上,显相同颜色的荧光斑点。

(2)取本品 0.1g,加甲醇 10ml,超声处理 20 分钟,静置,取上清液作为供试品溶液。另取连翘对照药材 0.5g,同法制成对照药材溶液。照薄层色谱法(通则 0502)试验,吸取上述两种溶液各 10μl,分别点于同一硅胶 G 薄层板上,以三氯甲烷-甲醇(5:1)为展开剂,展开,取出,晾干,喷以 10%硫酸乙醇溶液,在 100℃加热至斑点显色清晰。供试品色谱中,在与对照药材色谱相应的位置上,显相同颜色的斑点。

【指纹图谱】 取本品 5 支的内容物,混匀,取 10mg,精密称定,置 10ml 量瓶中,加 50%甲醇 8ml,超声处理(功率 250W,频率 33kHz)20 分钟使溶解,放冷,加 50%甲醇至刻度,摇匀,作为供试品溶液。取绿原酸对照品适量,精密称定,加 50%甲醇制成每 1ml 含 40μg 的溶液,作为对照品溶液。照高效液相色谱法(通则 0512)测定,以十八烷基硅烷键合硅胶为填充剂,YMC-Pack ODS-A 色谱柱(柱长为 150mm,内径为 4.6mm);以甲醇为流动相 A,以 0.25%冰醋酸为流动相 B,按下表中的规定进行梯度洗脱;检测波长为 350nm;柱温为 30℃;流速为每分钟 1ml。理论板数按绿原酸峰计算应不低于 6000。

时间(分钟)	流动相 A(%)	流动相 B(%)
0～15	15→35	85→65
15～20	35	65
20～50	35→100	65→0

分别精密吸取对照品溶液与供试品溶液各 10μl,注入液相色谱仪,记录 60 分钟内的色谱图。供试品色谱图应与对照指纹图谱基本一致,有相对应的 7 个特征峰。按中药色谱指纹图谱相似度评价系统,除溶剂峰和 7 号峰外,供试品指纹图谱与对照指纹图谱经相似度计算,相似度不得低于 0.90。

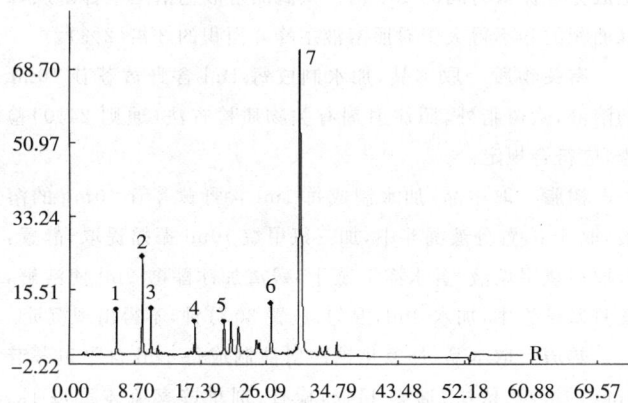

对照指纹图谱

【检查】 pH 值 取本品,加水制成每 1ml 含 25mg 的溶液,依法(通则 0631)测定。应为 5.7～6.7。

水分 不得过 5.0%(通则 0832 第三法)。

蛋白质 取本品 0.6g,用水 10ml 溶解,取 2ml,滴加鞣酸试液 1～3 滴,不得出现浑浊。

鞣质 取本品 0.6g,加水 10ml 使溶解,取 1ml,依法(通则 2400)检查。应符合规定。

树脂 取本品 0.6g,加水 10ml 使溶解,取 5ml,置分液漏斗中,用三氯甲烷 10ml 振摇提取,分取三氯甲烷液,依法(通则 2400)检查。应符合规定。

草酸盐 取本品 0.6g,加水 10ml 使溶解,用稀盐酸调节 pH 值至 1～2,保温滤去沉淀,调节 pH 值至 5～6,取 2ml,加 3%氯化钙溶液 2～3 滴,放置 10 分钟,不得出现浑浊或沉淀。

钾离子 取本品 0.12g,称定,自"先用小火炽灼至炭化"起,依法(通则 2400)检查。应符合规定。

重金属 取本品 1.0g,依法(通则 0821 第二法)检查。含重金属不得过 10mg/kg。

砷盐 取本品 1.0g,加 2%硝酸镁乙醇溶液 3ml,点燃,燃尽后,先用小火炽灼使炭化,再在 500～600℃炽灼至完全灰化,放冷,残渣加盐酸 5ml 与水 21ml 使溶解,依法(通则 0822 第一法)检查。含砷不得过 2mg/kg。

无菌 取本品 0.6g,加灭菌注射用水制成每 1ml 含 60mg 的溶液,依法(通则 1101 薄膜过滤法)检查。应符合规定。

溶血与凝聚 2%红细胞混悬液的制备 取兔血或羊血数毫升,放入盛有玻璃珠的锥形瓶中,振摇 10 分钟,除去纤维蛋白原使成脱纤血,加约 10 倍量的生理氯化钠溶液,摇匀,离心,除去上清液,沉淀的红细胞再用生理氯化钠溶液洗涤 2～3 次,至上清液不显红色时为止,将所得的红细胞用生理氯化钠溶液配成浓度为 2%的混悬液,即得。

试验方法 取本品 600mg,用生理氯化钠溶液溶解并稀释成 20ml,摇匀,作为供试品溶液。取试管 6 支,按下表中的配比量依次加入 2%红细胞混悬液和生理氯化钠溶液,混匀,于 37℃恒温箱内放置 30 分钟,再按下表中的配比量分别加入供试品溶液,摇匀,置 37℃恒温箱中,分别于 15 分钟、30 分钟、45 分钟、60 分钟和 120 分钟时进行观察,以 3 号试管为基准,以 6 号试管为阴性对照。本品在 2 小时之内不得出现溶血或红细胞凝聚。

试管编号	1	2	3	4	5	6
2%红细胞混悬液(ml)	2.5	2.5	2.5	2.5	2.5	2.5
生理氯化钠溶液(ml)	2.0	2.1	2.2	2.3	2.4	2.5
供试品溶液(ml)	0.5	0.4	0.3	0.2	0.1	0.0

热原 取本品 0.6g,用灭菌注射用水 10ml 溶解,依法(通则 1142)检查,剂量按家兔体重每 1kg 注射 3ml。应符合规定。

其他 应符合注射剂项下有关的各项规定(通则 0102)。

【含量测定】 金银花 照高效液相色谱法(通则 0512)测定。

色谱条件与系统适用性试验 以十八烷基硅烷键合硅胶为填充剂;以甲醇-水-冰醋酸-三乙胺(15∶85∶1∶0.3)为流动相;检测波长为 324nm。理论板数按绿原酸峰计算应不低于 6000。

对照品溶液的制备 取绿原酸对照品适量,精密称定,置棕色量瓶中,加水制成每 1ml 含 20μg 的溶液,即得。

供试品溶液的制备 取装量差异项下的本品内容物,混匀,取 60mg,精密称定,置 50ml 棕色量瓶中,用水溶解并稀释至刻度,摇匀,即得。

测定法 分别精密吸取对照品溶液与供试品溶液各 20μl,注入液相色谱仪,测定,即得。

本品每支含金银花以绿原酸($C_{16}H_{18}O_9$)计,应为 8.5～11.5mg。

黄芩 照高效液相色谱法(通则 0512)测定。

色谱条件与系统适用性试验 以十八烷基硅烷键合硅胶为填充剂;以甲醇-水-冰醋酸(40∶60∶1)为流动相;检测波

长为 274nm。理论板数按黄芩苷峰计算应不低于 2000。

对照品溶液的制备　取黄芩苷对照品适量,精密称定,加 50%甲醇制成每 1ml 含 50μg 的溶液,即得。

供试品溶液的制备　取装量差异项下的本品内容物,混匀,取 10mg,精密称定,置 50ml 量瓶中,加 50%甲醇适量,超声处理 20 分钟使溶解,加 50%甲醇至刻度,摇匀,即得。

测定法　分别精密吸取对照品溶液与供试品溶液各 20μl,注入液相色谱仪,测定,即得。

本品每支含黄芩以黄芩苷($C_{21}H_{18}O_{11}$)计,应为 128~173mg。

连翘　照高效液相色谱法(通则 0512)测定。

色谱条件与系统适用性试验　以十八烷基硅烷键合硅胶为填充剂;以乙腈-水-冰醋酸(25:75:0.1)为流动相;检测波长为 278nm。理论板数按连翘苷峰计算应不低于 4000。

对照品溶液的制备　取连翘苷对照品适量,精密称定,加甲醇制成每 1ml 含 20μg 的溶液,即得。

供试品溶液的制备　取装量差异项下的本品内容物,混匀,取 0.1g,精密称定,用 65%乙醇 5ml 分次溶解,加在中性氧化铝柱(100~120 目,5g,内径为 1cm)上,用 65%乙醇洗脱,收集洗脱液近 25ml 于 25ml 量瓶中,加 65%乙醇至刻度,摇匀,即得。

测定法　分别精密吸取对照品溶液 10μl 与供试品溶液 20μl,注入液相色谱仪,测定,即得。

本品每支含连翘以连翘苷($C_{27}H_{34}O_{11}$)计,应为 1.4~2.1mg。

【功能与主治】　清热解毒,疏风解表。用于外感风热所致的发热、咳嗽、咽痛;上呼吸道感染、轻型肺炎、扁桃体炎见上述证候者。

【用法与用量】　静脉滴注。每次每千克体重 60mg,一日 1 次;或遵医嘱。临用前,先以适量灭菌注射用水充分溶解,再用氯化钠注射液或 5%葡萄糖注射液 500ml 稀释。

【注意】　本品与氨基糖苷类(庆大霉素、卡那霉素、链霉素)及大环内酯类(红霉素、白霉素)等配伍时易产生浑浊或沉淀,请勿配伍使用。

【规格】　每支装 600mg

【贮藏】　遮光,密闭,置阴凉处。

注射用灯盏花素

Zhusheyong Dengzhanhuasu

本品为灯盏花素加入适宜的赋形剂,经冷冻干燥制成的无菌制品。

【制法】　取灯盏花素,加适量注射用水,调节 pH 值至 7.5±0.5,搅拌,加热使溶解,再加注射用甘露醇适量,滤过,分装,冻干,即得。

【性状】　本品为淡黄色至黄色的疏松块状物。

【鉴别】　照〔含量测定〕项下的方法试验,供试品色谱中应呈现与野黄芩苷对照品保留时间相一致的色谱峰。

【检查】　酸碱度　取本品,加水制成每 1ml 含野黄芩苷 5mg 的溶液,依法(通则 0631)测定,pH 值应为 6.0~8.0。

溶液的澄清度与颜色　取本品,加水制成每 1ml 含野黄芩苷 0.1mg 的溶液,溶液应澄清。溶液颜色与黄绿色 5 号标准比色液(通则 0901 第一法)比较,不得更深。

干燥失重　取本品 0.5g,置五氧化二磷干燥器中,减压干燥至恒重,减失重量不得过 1.0%(通则 0831)。

炽灼残渣　不得过 0.5%(通则 0841)。

相关物质　取本品(约相当于野黄芩苷 20mg)适量,置 50ml 量瓶中,加水 2ml 使溶解,加甲醇稀释至刻度,摇匀,作为供试品溶液;精密量取 1ml,置 100ml 量瓶中,加甲醇稀释至刻度,摇匀,作为对照溶液。照〔含量测定〕项下的色谱条件,取对照溶液 5μl 注入液相色谱仪,调节检测灵敏度,使主成分色谱峰的峰高约为满量程的 10%。再精密量取供试品溶液与对照溶液各 5μl,分别注入液相色谱仪,记录色谱图至主成分峰保留时间的 2.5 倍。供试品溶液色谱图中各杂质峰峰面积的和不得大于对照溶液主峰峰面积的 2 倍(2%)。

有关物质　取本品,加水制成每 1ml 含野黄芩苷 10mg 的溶液,除树脂外,照注射剂有关物质检查法(通则 2400)检查,应符合规定。

树脂　取本品,加水制成每 1ml 含野黄芩苷 10mg 的溶液,取 5ml,置分液漏斗中,加三氯甲烷 10ml 振摇提取,静置,分取三氯甲烷液,置水浴上蒸干,残渣加冰醋酸 2ml 使溶解,置具塞试管中,加水 3ml,混匀,放置 30 分钟,不得出现沉淀。

热原　取本品,加氯化钠注射液制成每 1ml 含野黄芩苷 4mg 的溶液,依法(通则 1142)检查,剂量按家兔体重每 1kg 注射 1ml,应符合规定。

过敏试验　取本品,加氯化钠注射液制成每 1ml 中含野黄芩苷 3mg 的溶液,依法(通则 1147)检查,应符合规定。

降压物质　取本品,加氯化钠注射液制成每 1ml 中含野黄芩苷 10mg 的溶液,依法(通则 1145)检查,剂量按猫体重每 1kg 注射 0.2ml,应符合规定。

异常毒性　取本品,加氯化钠注射液制成每 1ml 中含野黄芩苷 8mg 的溶液,依法(通则 1141)检查,按静脉注射法给药,应符合规定。

溶血与凝聚　2%红细胞混悬液的制备 取家兔心脏血,置有玻璃珠的容器内,振摇数分钟,除去纤维蛋白原使成脱纤血。加入 0.9%氯化钠溶液约 10 倍量,摇匀,每分钟 1000~1500 转离心 15 分钟,倾去上清液,沉淀的红细胞再用 0.9%氯化钠溶液按上述方法洗涤 3~4 次,至上清液不显红色,将所得红细胞用 0.9%氯化钠溶液制成 2%的混悬液。

供试品溶液的制备　取本品,加氯化钠注射液制成每 1ml 含野黄芩苷 1mg 的溶液。

试验方法　取洁净试管 5 支,1、2、5 号管中各加供试品溶液 2.5ml,第 3 管加 0.9%氯化钠溶液 2.5ml 作为阴性对照管,第 4 管加蒸馏水 2.5ml 作为阳性对照管,然后 1~4 号管分别加 2%红细胞混悬液 2.5ml,第 5 管加 0.9%氯化钠溶液 2.5ml 作为供试品对照,摇匀,立即置恒温箱内,保持 37℃±0.5℃,在 3 小时内不得有溶血现象和凝聚现象。

试管号	1	2	3	4	5
2%红细胞混悬液(ml)	2.5	2.5	2.5	2.5	
氯化钠注射液(ml)			2.5		2.5
蒸馏水(ml)				2.5	
供试品溶液(ml)	2.5	2.5			2.5

无菌 取本品,用适宜的溶剂溶解,经薄膜过滤法处理后,依法(通则 1101)检查,应符合规定。

其他 应符合注射剂项下有关的各项规定(通则 0102)。

【含量测定】 照高效液相色谱法(通则 0512)测定。

色谱条件与系统适用性试验 以十八烷基硅烷键合硅胶为填充剂;以甲醇-0.1%磷酸溶液(40:60)为流动相;检测波长为 335nm;理论板数按野黄芩苷峰计算应不低于 5000。

对照品溶液的制备 取野黄芩苷对照品适量,精密称定,加甲醇制成每 1ml 含野黄芩苷 0.2mg 的溶液,即得。

供试品溶液的制备 精密称取装量差异项下的本品内容物适量(约相当于野黄芩苷 10mg),置 50ml 量瓶中,加水 1ml 使溶解,加甲醇稀释至刻度,摇匀,即得。

测定法 分别精密吸取对照品溶液与供试品溶液各 5μl,注入液相色谱仪,测定,即得。

本品含灯盏花素以野黄芩苷($C_{21}H_{18}O_{12}$)计,应为标示量的 90.0%~110.0%。

【功能与主治】 活血化瘀,通络止痛。用于中风及其后遗症,冠心病,心绞痛。

【用法与用量】 肌内注射,一次 5~10mg,一日 2 次,临用前,用注射用水 2ml 溶解后使用。

静脉注射,一次 20~50mg,一日 1 次,用 250ml 生理盐水或 500ml 5%或 10%葡萄糖注射液溶解后使用。

【规格】 以野黄芩苷计 (1)10mg (2)20mg (3)25mg (4)50mg

【贮藏】 密封。

泌石通胶囊

Mishitong Jiaonang

【处方】 槲叶干浸膏 225g   滑石粉 225g

【制法】 取槲叶干浸膏,粉碎成细粉,与滑石粉混合均匀,加入适量淀粉,装胶囊,制成 1000 粒,即得。

【性状】 本品为硬胶囊,内容物为棕灰色粉末,手捻有滑腻感;味苦、涩。

【鉴别】 取本品内容物 5g,加乙醇 50ml,浸泡过夜,滤过,滤液蒸干,残渣加乙醇 1ml 使溶解,作为供试品溶液。另取槲叶对照药材 2g,加水 50ml,煎煮 1 小时,放冷,滤过,滤液蒸干,残渣加乙醇 1ml 使溶解,作为对照药材溶液。照薄层色谱法(通则 0502)试验,吸取上述两种溶液各 10μl,分别点于同一硅胶 G 薄层板上,以三氯甲烷-甲醇(10:1)为展开剂,置用展开剂预饱和 15 分钟的展开缸内,展开,取出,晾干,置紫外光灯(365nm)下检视。供试品色谱中,在与对照药材色谱相应的位置上,显相同颜色的荧光斑点。

【检查】 应符合胶囊剂项下有关的各项规定(通则 0103)。

【含量测定】 多糖

对照品溶液的制备 取无水葡萄糖对照品适量,精密称定,加水溶解制成每 1ml 含 0.25mg 的溶液,摇匀,即得。

供试品溶液的制备 取本品装量差异项下的内容物,研匀,取 2g,精密称定,置索氏提取器中,加入 85%乙醇提取至无色,取出,残渣挥尽乙醇,置 100ml 量瓶中,加沸水使溶解,放冷,加水至刻度。照槲叶干浸膏〔含量测定〕项下多糖的测定方法测定,计算,即得。

本品每粒含槲叶干浸膏以槲叶多糖〔以无水葡萄糖($C_6H_{12}O_6$)计算〕计,不得少于 10.0mg。

槲皮素 照高效液相色谱法(通则 0512)测定。

色谱条件与系统适用性试验 以十八烷基硅烷键合硅胶为填充剂;以甲醇-水-甲酸(44:55:1)为流动相;检测波长为 372nm。理论板数按槲皮素峰计算应不低于 3000。

对照品溶液的制备 取槲皮素对照品适量,精密称定,加甲醇制成每 1ml 含 35μg 的溶液,即得。

供试品溶液的制备 取本品装量差异项下的内容物,研匀,取 1.5g,精密称定,置具塞锥形瓶中,精密加入盐酸甲醇溶液(1→100)50ml,称定重量,加热回流 1 小时,取出,放冷,再称定重量,用盐酸甲醇溶液(1→100)补足减失的重量,摇匀,滤过,即得。

测定法 分别精密吸取对照品溶液 5μl、供试品溶液 10μl,注入液相色谱仪,测定,即得。

本品每粒含槲叶干浸膏以槲皮素($C_{15}H_{10}O_7$)计,不得少于 0.27mg。

【功能与主治】 清热利湿,行气化瘀。用于气滞血瘀型及湿热下注型肾结石或输尿管结石,适用于结石在 1.0cm 以下者。

【用法与用量】 口服。一次 2 粒,一日 3 次。

【注意】 出现胃脘不适、头眩、血压升高者应停药;孕妇慎用。

【规格】 每粒装 0.45g

【贮藏】 密封,置阴凉干燥处。

附:槲叶干浸膏质量标准

槲叶干浸膏

〔制法〕 取槲叶 5kg,切碎,洗净,加水煎煮三次,第一次加 12 倍量水,煎煮 3 小时,第二次加 10 倍量水,煎煮 2 小时,第三次加 8 倍量水,煎煮 1 小时,合并煎液,滤过,滤液减压浓缩成相对密度为 1.30～1.35(80℃)的稠膏,80℃减压(或常压)干燥,即得。

〔性状〕　本品为棕褐色的碎块;味苦、涩。

〔鉴别〕　取本品 2g,加乙醇 50ml,浸泡过夜,滤过,滤液蒸干,残渣加乙醇 1ml 使溶解,作为供试品溶液。另取槲叶对照药材 2g,加水 50ml,煎煮 1 小时,滤过,滤液蒸干,残渣加乙醇 1ml 使溶解,作为对照药材溶液。照薄层色谱法(通则 0502)试验,吸取上述两种溶液各 10μl,分别点于同一硅胶 G 薄层板上,以三氯甲烷-甲醇(10:1)为展开剂,置用展开剂预饱和 15 分钟的展开缸内,展开,取出,晾干,置紫外光灯(365nm)下检视。供试品色谱中,在与对照药材色谱相应的位置上,显相同颜色的荧光斑点。

〔检查〕　干燥失重　取本品 2g,在 105℃干燥至恒重,减失重量不得过 5.0%(通则 0831)。

〔含量测定〕　多糖

对照品溶液的制备　取无水葡萄糖对照品适量,精密称定,加水制成每 1ml 含 0.25mg 的溶液,即得。

供试品溶液的制备　精密称取本品约 1g,置索氏提取器中,用 85%乙醇提取至无色,取出,残渣挥尽乙醇,置 100ml 量瓶中,加沸水使溶解,冷却至室温,加水至刻度,摇匀,离心 10 分钟(转速为每分钟 300 转),取上清液,备用。

总糖供试品溶液的制备　精密量取供试品溶液 5ml,加 6mol/L 盐酸溶液 5ml,置沸水浴中加热 30 分钟后,取出,冷却,加酚酞指示液 1 滴,用 6mol/L 氢氧化钠中和至微红色,定量转移至 25ml 量瓶中,并稀释至刻度,摇匀,离心,取上清液,备用。

还原糖供试品溶液的制备　精密量取供试品溶液 5ml,置 25ml 量瓶中,加水稀释至刻度,摇匀,即得。

测定法　精密量取对照品溶液、总糖供试品溶液及还原糖供试品溶液各 2ml,置 25ml 量瓶中,分别加入 3,5-二硝基水杨酸溶液 1.5ml,摇匀,置沸水浴中加热 5 分钟,迅速用凉水冷却,加水至刻度,摇匀,以水 2ml,同法制成空白溶液。照紫外-可见分光光度法(通则 0401)测定。在 530nm 波长处分别测定吸光度,计算,即得。

本品含槲叶多糖以无水葡萄糖($C_6H_{12}O_6$)计,不得少于 4.5%。

槲皮素　照高效液相色谱法(通则 0512)测定。

色谱条件与系统适用性试验　以十八烷基硅烷键合硅胶为填充剂;以甲醇-水-甲酸(44:55:1)为流动相;检测波长为 372nm。理论板数按槲皮素峰计算应不低于 3000。

对照品溶液的制备　取槲皮素对照品适量,精密称定,加甲醇制成每 1ml 含 70μg 的溶液,即得。

供试品溶液的制备　取槲叶干浸膏,研匀,取 0.75g,精密称定,置具塞锥形瓶中,精密加入盐酸甲醇溶液(1→100) 50ml,称定重量,加热回流提取 1 小时,取出,放冷,再称定重量,用盐酸甲醇溶液(1→100)补足减失的重量,摇匀,滤过,即得。

测定法　分别精密吸取对照品溶液 5μl、供试品溶液 10μl,注入液相色谱仪,测定,即得。

本品含槲皮素($C_{15}H_{10}O_7$)不得少于 0.12%。

〔贮藏〕　密封,置阴凉干燥处。

〔制剂〕　泌石通胶囊

注:3,5-二硝基水杨酸溶液的配制　称取苯酚 6.9g,加 10%氢氧化钠溶液 15.2ml,加水至 69ml,再加亚硫酸氢钠 6.9g,摇匀。另取酒石酸钾钠 255g,加 10%氢氧化钠溶液 300ml、1% 3,5-二硝基水杨酸溶液 880ml,摇匀,将两液混合,得黄色试液,盛于棕色瓶中,备用。

泻　青　丸

Xieqing Wan

【处方】

龙胆 50g		酒大黄 50g
防风 50g		羌活 50g
栀子 50g		川芎 75g
当归 50g		青黛 25g

【制法】　以上八味,粉碎成细粉,过筛,混匀。每 100g 粉末加炼蜜 140～160g 制成大蜜丸;或加炼蜜 65～85g 与适量的水制成水蜜丸,干燥,即得。

【性状】　本品为黑褐色的大蜜丸或水蜜丸;味苦。

【鉴别】　(1)取本品,置显微镜下观察:草酸钙针晶不规则散在于薄壁细胞中或充塞于细胞一角(龙胆)。草酸钙簇晶大,直径 60～140μm(酒大黄)。油管含黄金色分泌物,直径约 30μm(防风)。种皮石细胞黄色或淡棕色,多破碎,完整者长多角形、长方形或形状不规则,壁厚,有大的圆形纹孔,胞腔棕红色(栀子)。薄壁细胞纺锤形,壁略厚,有极微细的斜向交错纹理(当归)。

(2)取本品大蜜丸 5g,剪碎,或取水蜜丸 3.5g,研细,加盐酸 2ml、二氯甲烷 30ml,加热回流 1 小时,用铺有适量无水硫酸钠的滤器滤过,滤液回收溶剂至干,残渣加甲醇 1ml 使溶解,作为供试品溶液。另取大黄对照药材 1g,同法制成对照药材溶液。再取大黄素对照品,加甲醇制成每 1ml 含 1mg 的溶液,作为对照品溶液。照薄层色谱法(通则 0502)试验,吸取上述三种溶液各 3μl,分别点于同一硅胶 G 薄层板上,以石油醚(30～60℃)-甲酸乙酯-甲酸(15:5:1)的上层溶液为展开剂,展开,取出,晾干,置氨蒸气中熏。供试品色谱中,在与对照药材色谱和对照品色谱相应的位置上,显相同颜色的斑点。

(3)取本品大蜜丸 5g,剪碎,或取水蜜丸 3.5g,研细,加硅藻土 5g,研匀,加乙醚 50ml,超声处理 15 分钟,滤过,滤液回收溶剂至干,残渣加乙酸乙酯 1ml 使溶解,作为供试品溶液。

另取羌活对照药材 0.5g,加乙醚 10ml,冷浸 30 分钟,滤过,滤液挥干,残渣加乙酸乙酯 1ml 使溶解,作为对照药材溶液。照薄层色谱法(通则 0502)试验,吸取供试品溶液 4μl、对照药材溶液 2μl,分别点于同一硅胶 G 薄层板上,以正己烷-乙酸乙酯(4:1)为展开剂,展开,取出,晾干,置紫外光灯(365nm)下检视。供试品色谱中,在与对照药材色谱相应的位置上,显相同颜色的荧光斑点。

(4)取本品大蜜丸 5g,剪碎,或取水蜜丸 3.5g,研细,加乙酸乙酯 20ml,加热回流 1 小时,放冷,滤过,滤液回收溶剂至干,残渣加甲醇 1ml 使溶解,作为供试品溶液。另取栀子苷对照品,加甲醇制成每 1ml 含 1mg 的溶液,作为对照品溶液。照薄层色谱法(通则 0502)试验,吸取上述两种溶液各 3μl,分别点于同一硅胶 G 薄层板上,以乙酸乙酯-丙酮-甲酸-水(10:6:2:0.5)为展开剂,展开,取出,晾干,喷以 10% 硫酸乙醇溶液,在 105℃加热至斑点显色清晰。供试品色谱中,在与对照品色谱相应的位置上,显相同颜色的斑点。

(5)取川芎对照药材、当归对照药材各 1g,分别加乙醚 30ml,超声处理 15 分钟,滤过,滤液回收溶剂至干,残渣加乙酸乙酯 1ml 使溶解,作为对照药材溶液。照薄层色谱法(通则 0502)试验,吸取〔鉴别〕(3)项下的供试品溶液和上述两种对照药材溶液各 2μl,分别点于同一硅胶 G 薄层板上,以正己烷-乙酸乙酯(9:1)为展开剂,展开,取出,晾干,置紫外光灯(365nm)下检视。供试品色谱中,在与对照药材色谱相应的位置上,分别显相同颜色的荧光斑点。

(6)取本品大蜜丸 5g,剪碎,或取水蜜丸 3.5g,研细,加三氯甲烷 20ml,加热回流 3 小时,放冷,滤过,滤液浓缩至约 1ml,作为供试品溶液。另取靛蓝对照品、靛玉红对照品,加三氯甲烷制成每 1ml 各含 1mg 的混合溶液,作为对照品溶液。照薄层色谱法(通则 0502)试验,吸取上述两种溶液各 3μl,分别点于同一硅胶 G 薄层板上,以甲苯-三氯甲烷-丙酮(5:4:1)为展开剂,展开,取出,晾干。供试品色谱中,在与对照品色谱相应的位置上,显相同颜色的斑点。

【检查】　应符合丸剂项下有关的各项规定(通则 0108)。

【含量测定】　龙胆　照高效液相色谱法(通则 0512)测定。

色谱条件与系统适用性试验　以十八烷基硅烷键合硅胶为填充剂;甲醇-水(23:77)为流动相;检测波长为 270nm;柱温 40℃。理论板数按龙胆苦苷峰计算应不低于 3000。

对照品溶液的制备　取龙胆苦苷对照品适量,精密称定,加甲醇制成每 1ml 含 60μg 的溶液,即得。

供试品溶液的制备　取重量差异项下的本品大蜜丸适量,剪碎,混匀,取 1g,或取水蜜丸,研细,取 0.7g,精密称定,置具塞锥形瓶中,精密加入甲醇 25ml,称定重量,超声处理(功率 250W,频率 50kHz)45 分钟,放冷,再称定重量,用甲醇补足减失的重量,滤过,取续滤液,即得。

测定法　分别精密吸取对照品溶液与供试品溶液各 10μl,注入液相色谱仪,测定,即得。

本品含龙胆以龙胆苦苷($C_{16}H_{20}O_9$)计,大蜜丸每丸不得

少于 4.3mg;水蜜丸每 1g 不得少于 0.60mg。

栀子　照高效液相色谱法(通则 0512)测定。

色谱条件与系统适用性试验　以十八烷基硅烷键合硅胶为填充剂;甲醇-水(23:77)为流动相;检测波长为 238nm;柱温 40℃。理论板数按栀子苷峰计算应不低于 3000。

对照品溶液的制备　取栀子苷对照品适量,精密称定,加甲醇制成每 1ml 含 60μg 的溶液,即得。

供试品溶液的制备　取龙胆〔含量测定〕项下的供试品溶液,即得。

测定法　分别精密吸取对照品溶液与供试品溶液各 10μl,注入液相色谱仪,测定,即得。

本品含栀子以栀子苷($C_{17}H_{24}O_{10}$)计,大蜜丸每丸不得少于 6.4mg;水蜜丸每 1g 不得少于 0.90mg。

【功能与主治】　清肝泻火。用于肝火上炎所致耳鸣耳聋,口苦头晕,两胁疼痛,小便赤涩。

【用法与用量】　口服,水蜜丸一次 7g,大蜜丸一次 1 丸,一日 2 次。

【注意】　孕妇忌服。

【规格】　水蜜丸每 100 丸重 10g,大蜜丸每丸重 10g

【贮藏】　密封。

泻肝安神丸
Xiegan Anshen Wan

【处方】　龙胆 9g　　　　　　　黄芩 9g

栀子(姜炙)9g　　　　珍珠母 60g

牡蛎 15g　　　　　　龙骨 15g

柏子仁 9g　　　　　　炒酸枣仁 15g

制远志 9g　　　　　　当归 9g

地黄 9g　　　　　　　麦冬 9g

蒺藜(去刺盐炙)9g　　茯苓 9g

盐车前子 9g　　　　　盐泽泻 9g

甘草 3g

【制法】　以上十七味,粉碎成细粉,过筛,混匀,用水泛丸,干燥,即得。

【性状】　本品为黄棕色至棕褐色的水丸;味微苦。

【鉴别】　(1)取本品,置显微镜下观察:纤维束周围薄壁细胞含草酸钙方晶,形成晶纤维(甘草)。内种皮细胞棕黄色,表面观长方形或类方形,垂周壁连珠状增厚(炒酸枣仁)。

(2)取本品 10g,研细,加乙醚 40ml,超声处理 20 分钟,滤过,药渣挥尽乙醚备用;取滤液挥干乙醚,残渣加乙酸乙酯 1ml 使溶解,作为供试品溶液。另取当归对照药材 0.2g,加乙醚 20ml,同法制成对照药材溶液。照薄层色谱法(通则 0502)试验,吸取上述两种溶液各 2μl,分别点于同一硅胶 G 薄层板上,以正己烷-乙酸乙酯(4:1)为展开剂,展开,取出,晾干,置

紫外光灯(365nm)下检视。供试品色谱中,在与对照药材色谱相应的位置上,显相同颜色的荧光斑点。

(3)取〔鉴别〕(2)项下的药渣,加甲醇 40ml,超声处理 20 分钟,滤过,滤液蒸干,残渣加水 15ml 使溶解,用水饱和的正丁醇振摇提取 2 次,每次 20ml,合并正丁醇液,蒸干,残渣加无水乙醇适量使溶解,加中性氧化铝 2g,拌匀,干燥,加在中性氧化铝柱(100~200 目,2g,内径为 1cm)上,用甲醇 30ml 洗脱,收集洗脱液,蒸干,残渣加甲醇 1ml 使溶解,作为供试品溶液。另取栀子对照药材 0.5g,加甲醇 40ml,同法制成对照药材溶液。再取栀子苷对照品,加甲醇制成每 1ml 含 1mg 的溶液,作为对照品溶液。照薄层色谱法(通则 0502)试验,吸取上述三种溶液各 4μl,分别点于同一硅胶 G 薄层板上,以三氯甲烷-乙酸乙酯-甲醇-水(15:40:22:10)10℃以下放置的下层溶液为展开剂,展开,取出,晾干,喷以 5% 香草醛硫酸溶液,105℃加热至斑点显色清晰。供试品色谱中,在与对照药材色谱和对照品色谱相应的位置上,显相同颜色的斑点。

(4)取本品 5g,研细,加甲醇 30ml,超声处理 30 分钟,滤过,滤液蒸干,残渣加水 20ml 使溶解,加盐酸调节 pH 值至 2~3,用乙酸乙酯振摇提取 2 次,每次 20ml,合并乙酸乙酯提取液,蒸干,残渣加甲醇 1ml 使溶解,作为供试品溶液。另取黄芩对照药材 0.2g,加甲醇 15ml,同法制成对照药材溶液。再取汉黄芩素对照品,加甲醇制成每 1ml 含 1mg 的溶液,作为对照品溶液。照薄层色谱法(通则 0502)试验,吸取上述三种溶液各 2μl,分别点于同一聚酰胺薄膜上,以甲苯-乙酸乙酯-甲醇-甲酸(10:3:1:2)为展开剂,展开,取出,晾干,喷以盐酸酸性 1% 三氯化铁乙醇溶液。供试品色谱中,在与对照药材色谱相应的位置上,显相同颜色的主斑点;在与对照品色谱相应的位置上,显相同颜色的斑点。

(5)取本品 15g,研细,加甲醇 40ml,超声处理 30 分钟,滤过,滤液中加入 3 倍量的乙醚,混匀,静置,待沉淀完全,倾去上清液,于沉淀中加入稀盐酸 30ml,回流提取 2 小时,放冷,用乙醚 30ml 振摇提取,分取乙醚液,挥干,残渣加甲醇 1ml 使溶解,作为供试品溶液。另取远志皂苷元对照品,加甲醇制成每 1ml 含 1mg 的溶液,作为对照品溶液。照薄层色谱法(通则 0502)试验,吸取上述两种溶液各 4μl,分别点于同一硅胶 G 薄层板上,以三氯甲烷-丙酮-冰醋酸(9:1:0.2)为展开剂,展开,取出,晾干,喷以 5% 香草醛硫酸溶液,在 105℃加热至斑点显色清晰。供试品色谱中,在与对照品色谱相应的位置上,显相同颜色的斑点。

【检查】 应符合丸剂项下有关的各项规定(通则 0108)。

【含量测定】 照高效液相色谱法(通则 0512)测定。

色谱条件与系统适用性试验 以十八烷基硅烷键合硅胶为填充剂;以甲醇-水(16:84)为流动相;检测波长为 254nm。理论板数按龙胆苦苷峰计算应不低于 4000。

对照品溶液的制备 取龙胆苦苷对照品适量,精密称定,加甲醇制成每 1ml 含 60μg 的溶液,即得。

供试品溶液的制备 取本品适量研细,取约 2.5g,精密

称定,置锥形瓶中,精密加入甲醇 25ml,称定重量,加热回流 30 分钟,放冷,再称定重量,用甲醇补足减失的重量,摇匀,静置,取上清液,滤过,取续滤液,即得。

测定法 分别精密吸取对照品溶液与供试品溶液各 10μl,注入液相色谱仪,测定,即得。

本品每 1g 含龙胆以龙胆苦苷($C_{16}H_{20}O_9$)计,不得少于 0.39mg。

【功能与主治】 清肝泻火,重镇安神。用于肝火亢盛,心神不宁所致的失眠多梦,心烦;神经衰弱症见上述证候者。

【用法与用量】 口服。一次 6g,一日 2 次。

【规格】 每 100 丸重 6g

【贮藏】 密封。

泻痢消胶囊
Xielixiao Jiaonang

【处方】
酒黄连 404g	苍术(炒)404g
酒白芍 404g	木香 202g
吴茱萸(盐炙)202g	姜厚朴 303g
槟榔 202g	枳壳(炒)303g
陈皮 202g	泽泻 202g
茯苓 303g	甘草 202g

【制法】 以上十二味,取酒黄连 160g、茯苓 90g 粉碎成细粉;木香、苍术(炒)、枳壳(炒)、姜厚朴、陈皮提取挥发油,残渣与剩余各药加水煎煮二次,第一次 2 小时,第二次 1.5 小时,合并煎液,滤过,滤液浓缩至相对密度为 1.1(60℃),放冷,加乙醇使含醇量为 65%,静置;取上清液回收乙醇,浓缩至适量,加入上述酒黄连、茯苓细粉,混匀,干燥,粉碎,制粒,喷加挥发油,装入胶囊,制成 1000 粒,即得。

【性状】 本品为硬胶囊,内容物为棕黄色至棕褐色的颗粒和粉末;气微香,味苦。

【鉴别】 (1)取本品,置显微镜下观察:不规则分枝状团块无色,遇水合氯醛试液溶化;菌丝无色或淡棕色,直径 4~6μm(茯苓)。纤维束鲜黄色,壁稍厚,纹孔明显(黄连)。

(2)取本品内容物 0.7g,加乙醇 20ml,回流提取 2 小时,滤过,滤液浓缩至约 5ml,作为供试品溶液。另取盐酸小檗碱对照品,加甲醇制成每 1ml 含 0.5mg 的溶液,作为对照品溶液。照薄层色谱法(通则 0502)试验,吸取上述两种溶液各 2μl,分别点于同一硅胶 G 薄层板上,以正丁醇-冰醋酸-水(7:1:2)为展开剂,展开,取出,晾干,置紫外光灯(365nm)下检视。供试品色谱中,在与对照品色谱相应的位置上,显相同颜色的荧光斑点。

(3)取本品内容物 1g,加正己烷 15ml,超声处理 30 分钟,滤过,滤液挥至约 0.5ml,作为供试品溶液。另取苍术对照药材 0.5g,同法制成对照药材溶液。照薄层色谱法(通则 0502)

试验,吸取供试品溶液 5~20μl,对照药材溶液 2μl,分别点于同一硅胶 G 薄层板上,以石油醚(60~90℃)-乙酸乙酯(20:1)为展开剂,展开,取出,晾干,喷以 5% 对二甲氨基苯甲醛的 10% 硫酸乙醇溶液,加热至斑点显色清晰。供试品色谱中,在与对照药材色谱相应的位置上,显相同颜色斑点;并应显有一相同的污绿色主斑点。

(4)取本品内容物 5g,研细,加乙醇 50ml,超声处理 20 分钟,滤过,滤液蒸干,残渣加水 30ml 使溶解,用水饱和的正丁醇振摇提取 2 次,每次 20ml,合并正丁醇提取液,用水 20ml 洗涤,弃去水液,正丁醇液浓缩至约 1ml,加适量中性氧化铝拌匀,干燥,加在中性氧化铝柱(100~200 目,2g,内径为 10mm)上,以乙酸乙酯-甲醇(1:1)50ml 洗脱,收集洗脱液,蒸干,残渣加乙醇 1ml 使溶解,作为供试品溶液。另取芍药苷对照品,加乙醇制成每 1ml 含 1mg 的溶液,作为对照品溶液。照薄层色谱法(通则 0502)试验,吸取上述两种溶液各 10μl,分别点于同一硅胶 G 薄层板上,以三氯甲烷-甲醇(4:1)为展开剂,展开,取出,晾干,喷以 5% 香草醛硫酸溶液,加热至斑点显色清晰。供试品色谱中,在与对照品色谱相应的位置上,显相同颜色的斑点。

(5)取本品内容物 3.5g,加乙醇 50ml,静置 30 分钟,超声处理 30 分钟,滤过,滤液浓缩至约 10ml,作为供试品溶液。另取吴茱萸次碱对照品,加乙醇制成每 1ml 含 0.2mg 的溶液,作为对照品溶液。照薄层色谱法(通则 0502)试验,吸取供试品溶液 5~10μl,对照品溶液 2μl,分别点于同一硅胶 G 薄层板上,以环己烷-乙酸乙酯-甲醇-三乙胺(19:5:1:1)为展开剂,展开,取出,晾干,喷以 10% 硫酸乙醇溶液,晾干,置紫外光灯(365nm)下检视。供试品色谱中,在与对照品色谱相应的位置上,显相同颜色的荧光斑点。

【检查】 应符合胶囊剂项下有关的各项规定(通则 0103)。

【含量测定】 照高效液相色谱法(通则 0512)测定。

色谱条件与系统适用性试验 以十八烷基硅烷键合硅胶为填充剂;以乙腈-三乙胺-冰醋酸-水(32:1:1:66)为流动相;检测波长为 265nm。理论板数按盐酸小檗碱峰计算应不低于 4000。

对照品溶液的制备 精密称取盐酸小檗碱对照品适量,加甲醇制成每 1ml 含盐酸小檗碱 60μg 的溶液,即得。

供试品溶液的制备 取装量差异项下的本品内容物,混匀,取约 0.3g,精密称定,置具塞锥形瓶中,精密加入盐酸-甲醇(1:100)100ml,密塞,称定重量,置 60℃ 水浴中温浸 30 分钟,取出,超声处理(功率 250W,频率 25kHz)20 分钟,放冷,再称定重量,用盐酸-甲醇(1:100)补足减失的重量,摇匀,取续滤液,即得。

测定法 分别精密吸取对照品溶液与供试品溶液各 5μl,注入液相色谱仪,测定,即得。

本品每粒含黄连以盐酸小檗碱($C_{20}H_{17}NO_4 \cdot HCl$)计,不得少于 5.0mg。

【功能与主治】 清热燥湿,行气止痛。用于大肠湿热所致的腹痛泄泻、大便不爽、下痢脓血、肛门灼热、里急后重、心烦口渴、小便黄赤、舌质红、苔薄黄或黄腻、脉濡数;急性肠炎、结肠炎、痢疾见上述证候者。

【用法与用量】 口服。一次 3 粒,一日 3 次。

【注意】 孕妇慎用。

【规格】 每粒装 0.35g

【贮藏】 密封。

治 伤 胶 囊
Zhishang Jiaonang

【处方】 生关白附 176g　　　防风 15g
　　　　 羌活 15g　　　　　 虎掌南星(姜矾制)29g
　　　　 白芷 15g

【制法】 以上五味,除生关白附外,其余防风等四味粉碎成细粉;取生关白附粉碎成细粉与上述细粉配研,过筛,混匀,装入胶囊,制成 1000 粒,即得。

【性状】 本品为硬胶囊,内容物为浅黄色的粉末;味苦,稍有麻舌感。

【鉴别】 (1)取本品内容物,置显微镜下观察:油管含金黄色分泌物,直径约 17~60μm(防风)。草酸钙针晶成束存在于椭圆形的黏液细胞中或散在,长 27~63μm(虎掌南星)。

(2)取本品内容物 5g,加浓氨试液 0.5ml 和三氯甲烷 30ml,超声处理 30 分钟,滤过,滤液蒸干,残渣加三氯甲烷 2ml 使溶解,作为供试品溶液。另取关白附对照药材 1g,同法制成对照药材溶液。照薄层色谱法(通则 0502)试验,吸取上述两种溶液各 5μl,分别点于同一硅胶 G 薄层板上,以正己烷-乙酸乙酯-乙醇(6.4:3.6:1)为展开剂,置氨蒸气饱和的展开缸内,展开,取出,晾干,喷以稀碘化铋钾试液。供试品色谱中,在与对照药材色谱相应的位置上,显相同颜色的斑点。

(3)取防风对照药材 0.4g,同〔鉴别〕(2)项下制备方法,制成对照药材溶液。照薄层色谱法(通则 0502)试验,吸取〔鉴别〕(2)项下的供试品溶液及上述对照药材溶液各 5μl,分别点于同一硅胶 G 薄层板上,以乙酸乙酯-丙酮-浓氨试液(5:3:0.1)为展开剂,展开,取出,晾干,喷以 10% 硫酸乙醇溶液,在 105℃ 加热 1 分钟后,置紫外光灯(365nm)下检视。供试品色谱中,在与对照药材色谱相应的位置上,显相同颜色的荧光斑点。

(4)取本品内容物 3g,加石油醚(60~90℃)30ml,超声处理 20 分钟,滤过,滤液蒸干,残渣加石油醚(60~90℃)0.5ml 使溶解,作为供试品溶液。另取羌活对照药材 0.2g,同法制成对照药材溶液。照薄层色谱法(通则 0502)试验,吸取上述两种溶液各 5μl,分别点于同一硅胶 G 薄层板上,以正己烷-乙酸乙酯(4:3)为展开剂,展开,取出,晾干,置紫外光灯(365nm)下检视。供试品色谱中,在与对照药材色谱相应的位置上,显相同颜色的荧光斑点。

【检查】 应符合胶囊剂项下有关的各项规定(通则 0103)。

【含量测定】 取本品内容物 3g,精密称定,置具塞锥形瓶中,精密加入盐酸溶液(1→36)50ml,超声处理(功率 300W,频率 50kHz)30 分钟(水温 50℃以下),离心(转速为每分钟 3000 转)10 分钟,精密量取上清液 25ml,加浓氨试液 5ml,用三氯甲烷振摇提取 2 次,每次 40ml,合并提取液,蒸干,残渣加乙醇 5ml 使溶解,精密加入盐酸滴定液(0.01mol/L)10ml,摇匀,加新沸过的冷水 15ml 与甲基红指示液 2 滴,用氢氧化钠滴定液(0.01mol/L)滴定,即得。每 1ml 盐酸滴定液(0.01mol/L)相当于 4.295mg 的关附甲素($C_{24}H_{31}NO_6$)。

本品每粒含总生物碱以关附甲素($C_{24}H_{31}NO_6$)计,应为 1.7~2.9mg。

【功能与主治】 祛风散结,消肿止痛。用于跌打损伤所致之外伤红肿,内伤胁痛。

【用法与用量】 口服。用温黄酒或温开水送服,一次 4~6 粒,一日 1~2 次,或遵医嘱。外用,取内容物用白酒或醋调敷患处。

【注意】 孕妇禁服;本品药性剧烈,必须按规定剂量服用。

【规格】 每粒装 0.25g

【贮藏】 密封。

注:虎掌南星 为天南星科植物掌叶半夏(虎掌)*Pinellia pedatisecta* Schott 的干燥块茎。取生虎掌南星 1000g,切片或打碎,放入姜矾混合液(干姜 30g,煎汁去渣,白矾 150g 化水,混合)中,浸 12 小时,以吸尽为度,干燥,即得。

治咳川贝枇杷滴丸

Zhike Chuanbei Pipa Diwan

【处方】 枇杷叶 226.7g   桔梗 20g
水半夏 66.7g   川贝母 23.3g
薄荷脑 0.5g

【制法】 以上五味,枇杷叶加水煎煮二次,第一次 2 小时,第二次 1 小时,煎液滤过,合并滤液,浓缩至相对密度为 1.20~1.25(85℃)的清膏,加入 3 倍量乙醇,充分搅拌,静置过夜。吸取上清液,备用;川贝母粉碎成粗粉,与桔梗、水半夏用 70%乙醇加热回流提取二次,第一次 3 小时,第二次 2 小时,滤过,滤液与上述备用液合并,回收乙醇,浓缩至相对密度为 1.20~1.25(85℃)的清膏,放冷,加入丁酮提取四次,合并提取液,回收丁酮并浓缩至稠膏状;另取聚乙二醇-6000(26.7g),加热至 90~100℃使全部熔化,加入上述稠膏,搅匀,加入薄荷脑,混匀,滴制成 1000 丸,包薄膜衣,即得。

【性状】 本品为包衣滴丸,除去包衣后显棕色至深棕色;

气香,味微苦,有清凉感。

【鉴别】 (1)取本品 5g,研细,加乙醇 20ml,超声处理 30 分钟,滤过,滤液蒸至无醇味,加 0.5%氢氧化钠溶液 10ml,离心,取上清液,用稀盐酸调 pH 值至 2,用乙醚振摇提取 2 次,每次 15ml,合并乙醚液,用水 10ml 洗涤,弃去水液,乙醚液挥干,残渣加无水乙醇 1ml 使溶解,作为供试品溶液。另取枇杷叶对照药材 2g,同法制成对照药材溶液。再取薄荷脑对照品,加乙醇制成每 1ml 含 1mg 的溶液,作为对照品溶液。照薄层色谱法(通则 0502)试验,吸取供试品溶液 4μl、对照药材溶液与对照品溶液各 2μl,分别点于同一硅胶 G 薄层板上,以环己烷-三氯甲烷-乙酸乙酯(20:5:8)为展开剂,展开,取出,晾干,喷以 10%硫酸乙醇溶液,在 110℃加热至斑点显色清晰,置日光下检视。供试品色谱中,分别在与对照药材色谱和对照品色谱相应的位置上,显相同颜色的斑点。

(2)取本品 5g,研细,加无水乙醇 30ml,超声处理 30 分钟,置冰浴中冷却数分钟,滤过,滤液蒸干,残渣加水 20ml 使溶解,用乙醚振摇提取 2 次,每次 20ml,合并乙醚液,蒸干,残渣加甲醇 1ml 使溶解,作为供试品溶液。另取桔梗对照药材 1g,加无水乙醇 20ml,超声处理 30 分钟,放冷,滤过,滤液蒸干,残渣加甲醇 1ml 使溶解,作为对照药材溶液。照薄层色谱法(通则 0502)试验,吸取上述两种溶液各 4~8μl,分别点于同一高效硅胶 G 薄层板上,以三氯甲烷-乙醚-环己烷(2:1:1)为展开剂,展开,取出,晾干,喷以 10%硫酸乙醇溶液,在 105℃加热至斑点显色清晰,置日光下检视。供试品色谱中,在与对照药材色谱相应的位置上,显相同颜色的斑点;放置约 15 分钟后,置紫外光灯(254nm)下检视。供试品色谱中,在与对照药材色谱相应的位置上,显相同颜色的斑点。

【检查】 丁酮残留量 照残留溶剂测定法(通则 0861)测定。

色谱条件与系统适用性试验 以 6%氰丙基苯-94%二甲基硅氧烷为固定相的毛细管柱(DB-624,柱长为 30m,内径为 0.32mm,膜厚度为 1.8μm);柱温 90℃;进样口温度 150℃;检测器温度 180℃;顶空进样,顶空瓶加热温度 80℃;平衡时间 45 分钟。理论板数按丁酮峰计算应不低于 50000,丙酮峰与丁酮峰之间的分离度应符合要求。

校正因子测定 取丙酮适量,精密称定,加水制成每 1ml 含 0.8mg 的溶液,作为内标溶液。另精密称取丁酮对照品 25mg,置 50ml 量瓶中,加内标溶液稀释至刻度,摇匀,精密量取 3ml,置顶空瓶中,加盖,密封,吸取 1ml,注入气相色谱仪,测定,计算校正因子。

测定法 取本品 20 丸,精密称定,研细,取约 0.3g,精密称定,置顶空瓶中,精密加入内标溶液 3ml,加盖,密封,吸取 1ml,注入气相色谱仪,测定,即得。

本品含丁酮不得过 0.05%(g/g)。

其他 应符合丸剂项下有关的各项规定(通则 0108)。

【含量测定】 照气相色谱法(通则 0521)测定。

色谱条件与系统适用性试验 以苯基(50%)甲基聚硅氧

烷为固定相的毛细管柱（DB-17，柱长为 30m，内径为 0.25mm，膜厚度为 0.25μm）；柱温 110℃，进样口温度 160℃。理论板数按薄荷脑峰计算应不低于 4000。

校正因子测定　取水杨酸甲酯适量，精密称定，加乙醇制成每 1ml 含 2.5mg 的溶液，作为内标溶液。另取薄荷脑对照品 12mg，精密称定，置 50ml 量瓶中，加乙醇适量使溶解，精密加入内标溶液 10ml，用乙醇稀释至刻度，摇匀，吸取 1μl，注入气相色谱仪，测定，计算校正因子。

测定法　取本品 100 丸，精密称定，研细，取约 1g，精密称定，置 50ml 量瓶中，加乙醇适量，超声处理（功率 150W，频率 12kHz）10 分钟，放冷，精密加入内标溶液 10ml，用乙醇稀释至刻度，摇匀，离心，取上清液，即得。吸取上清液 1μl，注入气相色谱仪，测定，即得。

本品每丸含薄荷脑（$C_{10}H_{20}O$）不得少于 0.4mg。

【功能与主治】　清热化痰止咳。用于感冒、支气管炎属痰热阻肺证，症见咳嗽、痰黏或黄。

【用法与用量】　口服或含服。一次 3～6 丸，一日 3 次。

【注意】　孕妇忌服。

【规格】　每丸重 30mg

【贮藏】　密封。

治咳川贝枇杷露
Zhike Chuanbei Pipa Lu

【处方】　枇杷叶 68g　　　　桔梗 6g
　　　　　　水半夏 20g　　　　川贝母流浸膏 7ml
　　　　　　薄荷脑 0.15g

【制法】　以上五味，取枇杷叶、桔梗、水半夏加水煎煮二次，第一次 2 小时，第二次 1 小时，滤过，合并滤液，浓缩至适量，加入枸橼酸 0.5g、苯甲酸 0.29g、羟苯乙酯 0.17g，煮沸，药液冷却至 40℃以下，滤过，备用；另取蔗糖 682g 制成糖浆，加入苯甲酸 2.21g，煮沸，滤过，加入川贝母流浸膏，与药液混合，冷却至 40℃以下，依次加入薄荷脑和适量食用香精、焦糖色，加水至 1000ml，混匀，即得。

【性状】　本品为棕红色的澄清液体；气香、味甜、有清凉感。

【鉴别】　（1）取本品 250ml，加浓氨试液约 125ml 调节 pH 值至 12，加乙醚振摇提取 2 次，每次 100ml，合并乙醚提取液，蒸干，残渣加无水乙醇 0.5ml 使溶解，作为供试品溶液。另取川贝母对照药材 2g，加浓氨试液适量，使湿润均匀，加乙醚 20ml，超声处理 15 分钟，放置 12 小时，滤过，滤液蒸干，残渣加无水乙醇 0.5ml 使溶解，作为对照药材溶液。照薄层色谱法（通则 0502）试验，吸取供试品溶液 8μl、对照药材溶液 20μl，分别点于同一硅胶 G 薄层板上，以正己烷-乙酸乙酯-二乙胺（10∶10∶1）为展开剂，展开，取出，晾干，喷以稀碘化铋

钾试液，再置碘缸中熏至斑点显色清晰。供试品色谱中，在与对照药材色谱相应的位置上，显相同颜色的主斑点。

（2）取薄荷脑对照品适量，加无水乙醇制成每 1ml 含 2mg 的溶液，作为对照品溶液。照薄层色谱法（通则 0502）试验，吸取〔含量测定〕项下的供试品溶液 10～20μl、上述对照品溶液 3μl，分别点于同一硅胶 G 薄层板上，以石油醚（60～90℃）-乙酸乙酯（17∶3）为展开剂，展开，取出，晾干，喷以 5% 香草醛硫酸溶液，在 105℃加热至斑点显色清晰，供试品色谱中，在与对照品色谱相应的位置上，显相同颜色的斑点。

【检查】　**相对密度**　应为 1.250～1.265（25℃）（通则 0601）。

正丁醇提取物　精密量取本品 100ml，加水 50ml，混匀，加水饱和的正丁醇振摇提取三次（100ml，100ml，80ml），合并正丁醇提取液，加正丁醇饱和的水洗涤 2 次，每次 80ml，取正丁醇提取液，置已干燥至恒重的蒸发皿中，蒸干，置 105℃干燥 5 小时，移置干燥器中，冷却 30 分钟，迅速精密称定重量，计算，即得。

本品每 100ml 含正丁醇提取物不得少于 60mg。

其他　应符合糖浆剂项下有关的各项规定（通则 0116）。

【含量测定】　照气相色谱法（通则 0521）测定。

色谱条件与系统适用性试验　改性聚乙二醇毛细管柱；柱温为 150℃；分流进样，分流比为 25∶1。理论板数按薄荷脑峰计算应不低于 5000。

校正因子测定　取萘适量，精密称定，加环己烷制成每 1ml 含 7.5mg 的溶液，作为内标溶液。取薄荷脑对照品约 8mg，精密称定，置 10ml 量瓶中，精密加入内标溶液 1ml，加环己烷稀释至刻度，摇匀。吸取 1μl，注入气相色谱仪，计算校正因子。

测定法　精密量取本品 50ml，加水 200ml，照挥发油测定法（通则 2204）试验，自测定器上端加水使充满刻度部分，并溢流入烧瓶为止，加环己烷 3ml，连接回流冷凝管，加热保持微沸 1 小时，放冷，将测定器中的环己烷液用铺有无水硫酸钠的漏斗滤入 10ml 量瓶中，测定器内壁用少量环己烷洗涤，洗液滤入同一量瓶中，精密加入内标溶液 1ml，加环己烷至刻度，摇匀，即得。吸取 1μl，注入气相色谱仪，测定，即得。

本品每 1ml 含薄荷脑（$C_{10}H_{20}O$）应不得少于 0.10mg。

【功能与主治】　清热化痰止咳。用于感冒、支气管炎属痰热阻肺证，症见咳嗽、痰黏或黄。

【用法与用量】　口服。一次 10～20ml，一日 3 次。

【注意】　孕妇忌服。

【规格】　（1）每瓶装 150ml　（2）每瓶装 180ml

【贮藏】　密封。

附：川贝母流浸膏质量标准

川贝母流浸膏

本品为川贝母经加工制成的流浸膏。

〔制法〕 取川贝母粗粉 1000g,加 70%乙醇加热回流提取三次,第一次 4 小时,第二次、第三次各 3 小时。第一次提取液中取 850ml 作保留液另器保存,余液与第二、三次提取液合并,回收乙醇,并浓缩至稠膏状,加入保留液,混匀,静置,取上清液,加适量 53%乙醇稀释至 1000ml,即得(本品含乙醇量为 45%～55%)。

〔性状〕 本品为棕色至棕褐色的液体。

〔鉴别〕 取本品 5ml,水浴上蒸至约 2ml,加水 10ml,加浓氨试液调节 pH 值至 11,加乙醚振摇提取 2 次,每次 20ml,合并乙醚提取液,蒸干,残渣加无水乙醇 0.5ml 使溶解,作为供试品溶液。另取川贝母对照药材 2g,加浓氨试液适量,使湿润均匀,加乙醚 20ml,超声处理 15 分钟,放置 12 小时,滤过,滤液蒸干,残渣加无水乙醇 0.5ml 使溶解,作为对照药材溶液。照薄层色谱法(通则 0502)试验,吸取供试品溶液 8μl、对照药材溶液 20μl,分别点于同一硅胶 G 薄层板上,以正己烷-乙酸乙酯-二乙胺(10：10：1)为展开剂,展开,取出,晾干,喷以稀碘化铋钾试液,再置碘缸中熏至斑点显色清晰。供试品色谱中,在与对照药材色谱相应的位置上,显相同颜色的主斑点。

〔检查〕 乙醇量 应为 45%～55%(通则 0711)。

〔贮藏〕 密封。

治 糜 康 栓
Zhimikang Shuan

【处方】 黄柏 500g   苦参 500g
    儿茶 500g   枯矾 400g
    冰片 100g

【制法】 以上五味,儿茶、枯矾粉碎成细粉;冰片研细;黄柏、苦参加水煎煮三次,第一次 2 小时,第二、三次各 1 小时,合并煎液;滤过,滤液浓缩至相对密度为 1.09～1.11(80℃±5℃)的清膏,加乙醇使含乙醇量为 75%,静置使沉淀,取上清液回收乙醇,浓缩至适量,喷雾干燥,与上述细粉混匀,过筛,加入用聚氧乙烯单硬脂酸酯 2000～2060g 及甘油 20ml 制成的基质中,混匀,灌注,注入栓剂模中,冷却,制成 1000 粒,即得。

【性状】 本品为棕色至棕褐色的鸭嘴形栓剂。

【鉴别】 (1)取本品 1 粒,置坩埚中,缓缓炽灼至完全灰化,加水 3ml 使溶解,滤过,取滤液平均分置三支试管中。一管中加 0.1%四苯硼钠溶液与醋酸,即生成白色沉淀。一管中加氢氧化钠试液,即生成白色胶状沉淀,分离,沉淀能在过量的氢氧化钠试液中溶解。一管中加氯化钡试液,即生成白色沉淀;分离,沉淀在盐酸或硝酸中均不溶解。

(2)取黄柏对照药材 0.5g,加甲醇 10ml,加热回流 30 分钟,滤过,滤液作为对照药材溶液。再取盐酸小檗碱对照品,

加甲醇制成每 1ml 含 0.5mg 的溶液,作为对照品溶液。照薄层色谱法(通则 0502)试验,吸取〔含量测定〕项下的供试品溶液 10μl、对照药材溶液和对照品溶液各 2μl,分别点于同一硅胶 G 薄层板上,以甲苯-异丙醇-乙酸乙酯-甲醇-浓氨试液(6：1.5：3：1.5：0.5)为展开剂,置氨蒸气饱和的展开缸内,展开,取出,晾干,置紫外光灯(365nm)下检视。供试品色谱中,在与对照药材色谱和对照品色谱相应的位置上,显相同颜色的荧光斑点。

(3)取本品 1 粒,剪碎,用浓氨试液 1.2ml 湿润,加乙醚 50ml,超声处理 20 分钟,滤过,滤液蒸干,残渣加无水乙醇 0.5ml 溶解,作为供试品溶液。另取苦参对照药材 0.5g,同法制成对照药材溶液。再取苦参碱对照品,加乙醇制成每 1ml 含 0.2mg 的溶液,作为对照品溶液。照薄层色谱法(通则 0502)试验,吸取上述三种溶液各 2μl,分别点于同一硅胶 G 薄层板上,以甲苯-丙酮-甲醇(8：3：0.5)为展开剂,展开,展距 8cm,取出,晾干,再以甲苯-乙酸乙酯-甲醇-水(2：4：2：1)10℃以下放置的上层溶液为展开剂,展开,取出,晾干,依次喷以碘化铋钾试液和亚硝酸钠乙醇试液。供试品色谱中,在与对照药材色谱和对照品色谱相应的位置上,显相同颜色的斑点。

(4)取本品 1 粒,剪碎,加乙醚 30ml,超声处理 10 分钟,滤过,滤液蒸干,残渣加甲醇 2ml 使溶解,作为供试品溶液。另取儿茶对照药材 0.5g,同法制成对照药材溶液。再取儿茶素对照品,加甲醇制成每 1ml 含 0.2mg 的溶液,作为对照品溶液。照薄层色谱法(通则 0502)试验,吸取供试品溶液和对照药材溶液各 5μl、对照品溶液 2μl,分别点于同一硅胶 G 薄层板上,以三氯甲烷-甲醇-甲酸(8：2：0.1)的上层溶液为展开剂,展开,取出,晾干,喷以 10%硫酸乙醇溶液,加热至斑点显色清晰。供试品色谱中,在与对照药材色谱和对照品色谱相应的位置上,显相同的红色斑点。

(5)取本品 1 粒,剪碎,置蒸发皿中,上盖一表面皿,置水浴上加热 10 分钟,用 0.5ml 无水乙醇溶解蒸发皿上的升华物,作为供试品溶液。另取冰片对照品,加丙酮制成每 1ml 含 1mg 的溶液,作为对照品溶液。照薄层色谱法(通则 0502)试验,吸取上述两种溶液各 2μl,分别点于同一硅胶 G 薄层板上,以环己烷-乙酸乙酯(17：3)为展开剂,展开,取出,晾干,喷以 5%香草醛硫酸溶液,加热至斑点显色清晰。供试品色谱中,在与对照品色谱相应的位置上,显相同颜色的斑点。

【检查】 酸度 取本品 1 粒,加水 20ml,加热使溶解,滤过,放冷,依法(通则 0631)测定,应为 3.5～4.5。

其他 应符合栓剂项下有关的各项规定(通则 0107)。

【含量测定】 照高效液相色谱法(通则 0512)测定。

色谱条件与系统适用性试验 以十八烷基硅烷键合硅胶为填充剂;以乙腈-0.033mol/L 磷酸二氢钾溶液(33：67)为流动相;检测波长为 424nm。理论板数按盐酸小檗碱峰计算应不低于 4000。

对照品溶液的制备 取盐酸小檗碱对照品适量,精密称

定,加甲醇制成每 1ml 含 30μg 的溶液,即得。

供试品溶液的制备 取重量差异项下的本品,剪碎,取约 3g,精密称定,置具塞锥形瓶中,精密加入盐酸-甲醇(1∶100)混合溶液 50ml,称定重量,置 50℃ 水浴中加热使充分溶散,取出,放冷,超声处理(功率 250W,频率 50kHz)30 分钟,放冷,再称定重量,用甲醇补足减失的重量,密塞,置冰箱中在 0～4℃ 下放置过夜,取出,取上清液迅速滤过,精密吸取续滤液 10ml,加在碱性氧化铝柱(100～200 目,12g,内径为 1cm)上,用甲醇 35ml 洗脱,收集洗脱液,蒸干,残渣加甲醇适量使溶解,移至 10ml 量瓶中,加甲醇至刻度,摇匀,滤过,取续滤液,即得。

测定法 分别精密吸取对照品溶液 10μl,供试品溶液 5～10μl,注入液相色谱仪,测定,即得。

本品每粒含黄柏以盐酸小檗碱($C_{20}H_{17}NO_4 \cdot HCl$)计,不得少于 1.80mg。

【功能与主治】 清热解毒,燥湿收敛。用于湿热下注所致带下病,症见带下量多、色黄质稠、有臭味,或有大便干燥;细菌性阴道病、滴虫性阴道炎、宫颈糜烂见上述证候者。

【用法与用量】 每次 1 粒,隔一日 1 次,睡前清洗外阴部,将栓剂推入阴道深部,十日为一疗程。

【注意】 月经期停用。

【规格】 每粒重 3g

【贮藏】 30℃ 以下密闭保存。

宝咳宁颗粒
Baokening Keli

【处方】
紫苏叶 30g	桑叶 30g
前胡 60g	浙贝母 30g
麻黄 30g	桔梗 30g
制天南星 60g	陈皮 30g
炒苦杏仁 60g	黄芩 60g
青黛 21g	天花粉 60g
麸炒枳壳 60g	炒山楂 45g
甘草 15g	人工牛黄 3g

【制法】 以上十六味,人工牛黄研细;紫苏叶、陈皮提取挥发油,蒸馏后的水溶液另器收集;其余桑叶等十三味加水煎煮二次,第一次 2.5 小时,第二次 1.5 小时,合并煎液,滤过,滤液与上述水溶液合并,浓缩成相对密度为 1.32～1.35(50℃)的清膏。取清膏,加入适量的蔗糖和糊精,与人工牛黄细粉配研,制成颗粒,干燥,加入上述紫苏叶和陈皮的挥发油,混匀,制成 900g,即得。

【性状】 本品为灰绿色的颗粒;味甜、微苦。

【鉴别】 (1)取本品 10g,研细,置 50ml 锥形瓶中,加浓氨试液 1ml、乙醚 30ml,密塞,放置 2 小时,时时振摇,滤过,加

酸性乙醇(取乙醇 20ml,加盐酸 1ml,混匀)1ml,蒸干,残渣加甲醇 0.5ml 使溶解,作为供试品溶液。另取盐酸麻黄碱对照品,加甲醇制成每 1ml 含 5mg 的溶液,作为对照品溶液。照薄层色谱法(通则 0502)试验,吸取供试品溶液 10μl、对照品溶液 2μl,分别点于同一硅胶 G 薄层板上,以三氯甲烷-甲醇-浓氨试液(40∶7∶1)为展开剂,展开,取出,晾干,喷以茚三酮试液,在 105℃ 加热至斑点显色清晰。供试品色谱中,在与对照品色谱相应的位置上,显相同颜色的斑点。

(2)取本品 4g,研细,加甲醇 30ml,超声处理 20 分钟,滤过,滤液蒸干,残渣加甲醇 1ml 使溶解,作为供试品溶液。另取黄芩苷对照品,加甲醇制成每 1ml 含 1mg 的溶液,作为对照品溶液。照薄层色谱法(通则 0502)试验,吸取供试品溶液 3μl、对照品溶液 2μl,分别点于同一高效硅胶 G 薄层板上,以乙酸乙酯-丁酮-甲酸-水(5∶3∶1∶1)为展开剂,展开,取出,晾干,喷以 1% 三氯化铁乙醇溶液。供试品色谱中,在与对照品色谱相应的位置上,显相同颜色的斑点。

(3)取橙皮苷对照品,加甲醇制成每 1ml 含 0.5mg 的溶液,作为对照品溶液。照薄层色谱法(通则 0502)试验,吸取对照品溶液及〔鉴别〕(2)项下的供试品溶液各 4μl,分别点于同一用 0.5% 氢氧化钠溶液制备的硅胶 G 薄层板上,以乙酸乙酯-甲醇-水(100∶17∶13)为展开剂,展开,展距约 3cm,取出,晾干,再以甲苯-乙酸乙酯-甲酸-水(20∶10∶1∶1)的上层溶液为展开剂,展开,展距 6cm,取出,晾干,喷以三氯化铝试液,置紫外光灯(365nm)下检视。供试品色谱中,在与对照品色谱相应的位置上,显相同颜色的荧光斑点。

(4)取本品 30g,研细,加三氯甲烷 40ml,超声处理 15 分钟,滤过,滤液挥散至约 1ml,作为供试品溶液。另取靛蓝对照品,加三氯甲烷制成每 1ml 含 1mg 的溶液,作为对照品溶液。照薄层色谱法(通则 0502)试验,吸取上述两种溶液各 10μl,分别点于同一硅胶 G 薄层板上,以甲苯-三氯甲烷-丙酮(5∶4∶1)为展开剂,展开,取出,晾干。供试品色谱中,在与对照品色谱相应的位置上,显相同颜色的斑点。

(5)取本品 15g,研细,加三氯甲烷 30ml,超声处理 20 分钟,滤过,滤液蒸干,残渣加乙醇 1ml 使溶解,作为供试品溶液。另取胆酸对照品,加乙醇制成每 1ml 含 1mg 的溶液,作为对照品溶液。照薄层色谱法(通则 0502)试验,吸取上述两种溶液各 5μl,分别点于同一硅胶 G 薄层板上,以正己烷-乙酸乙酯-甲醇-醋酸(20∶25∶3∶2)的上层溶液为展开剂,展开,取出,晾干,喷以 10% 硫酸乙醇溶液,加热至斑点显色清晰,置紫外光灯(365nm)下检视。供试品色谱中,在与对照品色谱相应的位置上,显相同颜色的荧光斑点。

【检查】 应符合颗粒剂项下有关的各项规定(通则 0104)。

【含量测定】 照高效液相色谱法(通则 0512)测定。

色谱条件与系统适用性试验 以十八烷基硅烷键合硅胶为填充剂;以甲醇-水-磷酸(43∶57∶0.2)为流动相;检测波长为 278nm。理论板数按黄芩苷峰计算应不低于 2000。

对照品溶液的制备 取黄芩苷对照品适量,精密称定,加稀乙醇制成每 1ml 含 8μg 的溶液,即得。

供试品溶液的制备 取装量差异项下的本品,研细,取 0.5g,精密称定,置具塞锥形瓶中,精密加入稀乙醇 50ml,称定重量,加热回流 1 小时,放冷,再称定重量,用稀乙醇补足减失的重量,摇匀,静置,取上清液,滤过,取续滤液,即得。

测定法 分别精密吸取对照品溶液与供试品溶液各 10μl,注入液相色谱仪,测定,即得。

本品每袋含黄芩以黄芩苷($C_{21}H_{18}O_{11}$)计,不得少于 4.5mg。

【功能与主治】 清热解表,止嗽化痰。用于小儿外感风寒、内热停食引起的头痛身烧、咳嗽痰盛、气促作喘、咽喉肿痛、烦躁不安。

【用法与用量】 开水冲服。一次半袋,一日 2 次;周岁以内小儿酌减。

【规格】 每袋装 5g

【贮藏】 密封。

定 坤 丹

Dingkun Dan

本品为红参、鹿茸、西红花、三七、白芍、熟地黄、当归、白术、枸杞子、黄芩、香附、茺蔚子、川芎、鹿角霜、阿胶、延胡索等药味经加工制成的大蜜丸。

【性状】 本品为棕褐色至黑褐色的大蜜丸;气微,味先甜而后苦、涩。

【鉴别】 (1)取本品,置显微镜下观察:种皮石细胞表面观不规则多角形,壁厚,波状弯曲,层纹清晰(枸杞子)。草酸钙针晶细小,长 10～32μm,不规则地充塞于薄壁细胞中(白术)。韧皮纤维淡黄色,梭形,壁厚,孔沟细(黄芩)。纤维束棕黄色,周围薄壁细胞含草酸钙方晶,形成晶纤维(甘草)。

(2)取本品 5g,剪碎,加等量硅藻土,研匀,加乙醚 60ml,超声处理 10 分钟,滤过,滤液挥干,残渣加乙酸乙酯 0.5ml 使溶解,作为供试品溶液。另取当归对照药材、川芎对照药材各 0.5g,分别加乙醚 20ml,同法制成对照药材溶液。照薄层色谱法(通则 0502)试验,吸取供试品溶液 10μl、对照药材溶液各 3μl,分别点于同一硅胶 G 薄层板上,以正己烷-乙酸乙酯(9:1)为展开剂,展开,取出,晾干,置紫外光灯(365nm)下检视。供试品色谱中,在与对照药材色谱相应的位置上,显相同颜色的荧光斑点。

(3)取红参对照药材 1g、三七对照药材 0.5g,分别置索氏提取器中,按〔含量测定〕项下供试品溶液制备方法制成对照药材溶液。再取人参皂苷 Rb₁ 对照品、人参皂苷 Re 对照品、人参皂苷 Rg₁ 对照品及三七皂苷 R₁ 对照品,加甲醇制成每 1ml 各含 0.5mg 的混合溶液,作为对照品溶液。照薄层色谱法(通则 0502)试验,吸取〔含量测定〕项下的供试品溶液 10μl 及上述对照药材溶液和对照品溶液各 1μl,分别点于同一硅胶 G 薄层板上,以三氯甲烷-甲醇-水(13:7:2)10℃ 以下放置的下层溶液为展开剂,展开,取出,晾干,喷以 10% 硫酸乙醇溶液,在 100℃ 加热至斑点显色清晰。供试品色谱中,在与对照药材色谱和对照品色谱相应的位置上,显相同颜色的斑点;置紫外光灯(365nm)下检视,显相同颜色的荧光斑点。

(4)取本品 20g,剪碎,加等量硅藻土,研匀,加乙醇 60ml,超声处理 30 分钟,滤过,滤液蒸干,残渣加水 30ml 使溶解,用水饱和的正丁醇振摇提取 3 次,每次 20ml,合并正丁醇提取液,置水浴上浓缩至约 1ml,加适量中性氧化铝,拌匀,干燥,加在中性氧化铝柱(100 目,4g,内径为 1cm)上,用甲醇 50ml 洗脱,收集洗脱液,蒸干,残渣加乙醇 1ml 使溶解,作为供试品溶液。另取白芍对照药材 0.5g,加乙醇 20ml,超声处理 15 分钟,滤过,滤液蒸干,残渣加乙醇 1ml 使溶解,作为对照药材溶液。再取芍药苷对照品,加乙醇制成每 1ml 含 1mg 的溶液,作为对照品溶液。照薄层色谱法(通则 0502)试验,吸取上述三种溶液各 10μl,分别点于同一硅胶 G 薄层板上,以三氯甲烷-甲醇(5:1)为展开剂,展开,取出,晾干,喷以 5% 香草醛硫酸溶液,在 100℃ 加热至斑点显色清晰。供试品色谱中,在与对照药材色谱和对照品色谱相应的位置上,显相同颜色的斑点。

(5)取本品 6g,剪碎,加水 60ml,加热煮沸 30 分钟,离心,取上清液,用乙酸乙酯振摇提取 3 次,每次 30ml,合并乙酸乙酯提取液,回收溶剂至干,残渣用乙醇 20ml 溶解,加活性炭 0.1g,搅拌,滤过,滤液蒸干,残渣加乙酸乙酯 0.5ml 使溶解,作为供试品溶液。另取枸杞子对照药材 0.5g,加水 40ml,加热煮沸 15 分钟,放冷,滤过,滤液用乙酸乙酯 15ml 振摇提取,提取液蒸干,残渣加乙酸乙酯 1ml 使溶解,作为对照药材溶液。照薄层色谱法(通则 0502)试验,吸取供试品溶液 10μl、对照药材溶液 5μl,分别点于同一硅胶 G 薄层板上,以三氯甲烷-乙酸乙酯-甲酸(2:3:1)为展开剂,展开,取出,晾干,置紫外光灯(365nm)下检视。供试品色谱中,在与对照药材色谱相应的位置上,显相同颜色的荧光斑点。

【检查】 应符合丸剂项下有关的各项规定(通则 0108)。

【含量测定】 照高效液相色谱法(通则 0512)测定。

色谱条件与系统适用性试验 以十八烷基硅烷键合硅胶为填充剂;以乙腈-0.05% 磷酸溶液(21:80)为流动相;检测波长为 203nm。理论板数按人参皂苷 Rg₁ 峰计算应不低于 3000。

对照品溶液的制备 取人参皂苷 Rg₁ 对照品适量,精密称定,加甲醇制成每 1ml 含 0.25mg 的溶液,即得。

供试品溶液的制备 取重量差异项下的本品,切碎,取 3g,精密称定,加硅藻土 3g,研匀,置索氏提取器中,加甲醇 100ml,加热回流提取至提取液近无色,提取液回收甲醇至干,残渣加水 30ml,用三氯甲烷振摇提取 3 次,每次 20ml,弃去三氯甲烷液,用水饱和的正丁醇振摇提取 4 次,每次 30ml,

合并正丁醇提取液,用 1%氢氧化钠溶液洗涤 3 次,每次 30ml,再用正丁醇饱和的水洗至中性,回收正丁醇至干,残渣用甲醇溶解,转移至 10ml 量瓶中,加甲醇至刻度,摇匀,即得。

测定法 分别精密吸取对照品溶液与供试品溶液各 20μl,注入液相色谱仪,测定,即得。

本品每丸含红参和三七以人参皂苷 Rg₁(C₄₂H₇₂O₁₄)计,不得少于 3.0mg。

【功能与主治】 滋补气血,调经舒郁。用于气血两虚、气滞血瘀所致的月经不调、行经腹痛、崩漏下血、赤白带下、血晕血脱、产后诸虚、骨蒸潮热。

【用法与用量】 口服。一次半丸至 1 丸,一日 2 次。

【注意】 忌食生冷油腻及刺激性食物;伤风感冒时停服。

【规格】 每丸重 10.8g

【贮藏】 密封。

定 喘 膏
Dingchuan Gao

【处方】 血余炭 400g　　　洋葱 400g
　　　　　附子 200g　　　　生川乌 200g
　　　　　制天南星 200g　　干姜 200g

【制法】 以上六味,酌予碎断,另取食用植物油 4800g,同置锅内炸枯,炼油至滴水成珠,滤过,去渣;取约五分之一的炼油置另器中,加入红丹 1500～2100g 搅拌成稀糊状,再与其余五分之四炼油合并,搅匀,收膏,将膏浸泡于水中;取膏,用文火熔化,分摊于布或纸上,即得。

【性状】 本品为摊于布上或纸上的黑膏药。

【检查】 软化点 应为 57～67℃(通则 2102)。

其他 应符合膏药项下有关的各项规定(通则 0186)。

【功能与主治】 温阳祛痰,止咳定喘。用于阳虚痰阻所致的咳嗽痰多、气急喘促、冬季加重。

【用法与用量】 温热软化,外贴肺俞穴。

【规格】 每张净重　(1)10g　(2)20g

【贮藏】 密闭,置阴凉干燥处。

降 脂 灵 片
Jiangzhiling Pian

【处方】 制何首乌 222g　　　枸杞子 222g
　　　　　黄精 296g　　　　　山楂 148g
　　　　　决明子 44g

【制法】 以上五味,黄精、枸杞子加水煎煮二次,第一次 2 小时,第二次 1 小时,滤过,滤液浓缩成稠膏,备用;其余制何首乌等三味,用 50%乙醇加热回流提取二次,每次 1 小时,

滤过,合并滤液,回收乙醇并浓缩成稠膏,与上述稠膏合并,加淀粉适量,混匀,制颗粒,压制成 1000 片,包糖衣或薄膜衣,即得。

【性状】 本品为糖衣片或薄膜衣片,除去包衣后,显棕色至棕褐色;味微酸、涩。

【鉴别】 (1)取本品 10 片,除去包衣,研细,加甲醇 20ml,超声处理 30 分钟,滤过,滤液蒸干,残渣用水 10ml 溶解,用乙酸乙酯振摇提取 2 次,每次 20ml,合并乙酸乙酯液,蒸干,残渣加乙酸乙酯 1ml 使溶解,作为供试品溶液。另取枸杞子对照药材 1g,加水 50ml,煎煮 20 分钟,放冷,用脱脂棉滤过,取滤液,自"用乙酸乙酯振摇提取 2 次"起,同法制成对照药材溶液。照薄层色谱法(通则 0502)试验,吸取上述两种溶液各 2μl,分别点于同一硅胶 G 薄层板上,以乙酸乙酯-二氯甲烷-甲酸(6:4:1)为展开剂,展开,取出,晾干,置紫外光灯(365nm)下检视。供试品色谱中,在与对照药材色谱相应的位置上,显相同颜色的荧光斑点。

(2)取本品 20 片,除去包衣,研细,加无水乙醇 20ml,超声处理 30 分钟,滤过,滤液蒸干,残渣加无水乙醇 1ml 使溶解,作为供试品溶液。另取熊果酸对照品,加无水乙醇制成每 1ml 含 0.5mg 的溶液,作为对照品溶液。照薄层色谱法(通则 0502)试验,吸取供试品溶液 10μl、对照品溶液 5μl,分别点于同一硅胶 G 薄层板上,以甲苯-乙酸乙酯-甲酸(20:4:0.5)为展开剂,展开,取出,晾干,喷以 10%硫酸乙醇溶液,在 105℃加热至斑点显色清晰。供试品色谱中,在与对照品色谱相应的位置上,显相同颜色的斑点。

(3)取本品 10 片,除去包衣,研细,加甲醇 50ml,超声处理 30 分钟,滤过,滤液蒸干,残渣加水 20ml 和盐酸 2ml,加热回流 30 分钟,放冷,用乙醚振摇提取 2 次,每次 20ml,合并乙醚液,挥干,残渣加乙酸乙酯 1ml 使溶解,作为供试品溶液。另取决明子对照药材 0.5g,加甲醇 10ml,同法制成对照药材溶液。照薄层色谱法(通则 0502)试验,吸取上述两种溶液各 5μl,分别点于同一硅胶 G 薄层板上,以石油醚(30～60℃)-甲酸乙酯-甲酸(15:5:1)的上层溶液为展开剂,展开,取出,晾干,置紫外光灯(365nm)下检视。供试品色谱中,在与对照药材色谱相应的位置上显三个以上相同的橙黄色荧光斑点;置氨蒸气中熏后,置日光下检视,显相同的红色斑点。

【检查】 应符合片剂项下有关的各项规定(通则 0101)。

【含量测定】 照高效液相色谱法(通则 0512)测定。

色谱条件与系统适用性试验 以十八烷基硅烷键合硅胶为填充剂;以乙腈-水(17:83)为流动相;检测波长为 320nm。理论板数按 2,3,5,4'-四羟基二苯乙烯-2-O-β-D-葡萄糖苷峰计算应不低于 3000。

对照品溶液的制备 取 2,3,5,4'-四羟基二苯乙烯-2-O-β-葡萄糖苷对照品适量,精密称定,置棕色量瓶中,加流动相制成每 1ml 含 5μg 的溶液,即得。

供试品溶液的制备 取本品 10 片,除去包衣,精密称定,研细,取约 1g,精密称定,置 50ml 量瓶中,加流动相 40ml,超

声处理(功率 250W,频率 40kHz)30 分钟,放冷,加流动相至刻度,摇匀,滤过,取续滤液,即得。

测定法 分别精密吸取对照品溶液 10μl、供试品溶液 10~20μl,注入液相色谱仪,测定,即得。

本品每片含制何首乌以 2,3,5,4′-四羟基二苯乙烯-2-O-β-葡萄糖苷($C_{20}H_{22}O_9$)计,不得少于 40μg。

【功能与主治】 补肝益肾,养血明目。用于肝肾不足型高脂血症,症见头晕、目眩、须发早白。

【用法与用量】 口服。一次 5 片,一日 3 次。

【规格】 (1)薄膜衣片 每片重 0.31g

(2)糖衣片 片心重 0.30g

【贮藏】 密封。

降脂灵颗粒

Jiangzhiling Keli

【处方】 制何首乌 369.8g　　　　枸杞子 369.8g

黄精 493.1g　　　　　　山楂 246.6g

决明子 73.3g

【制法】 以上五味,黄精、枸杞子加水煎煮二次,第一次 2 小时,第二次 1 小时,滤过,滤液合并,浓缩至稠膏状,其余制何首乌等三味用 50% 乙醇加热回流提取二次,每次 1 小时,滤过,滤液合并,回收乙醇并浓缩至稠膏状。将上述两种稠膏合并,加淀粉适量,混匀,制粒,干燥,制成 1000g,即得。

【性状】 本品为棕色至棕褐色的颗粒;气香,味酸、微苦。

【鉴别】 (1)取本品 5g,研细,加甲醇 30ml,超声处理 30 分钟,滤过,滤液回收溶剂至干,残渣加水 10ml 使溶解,用乙酸乙酯振摇提取 2 次,每次 20ml,合并乙酸乙酯液,回收溶剂至干,残渣加乙酸乙酯 1ml 使溶解,作为供试品溶液。另取枸杞子对照药材 1g,加水 40ml,煎煮 15 分钟,放冷,滤过,滤液自"用乙酸乙酯振摇提取 2 次"起,同法制成对照药材溶液。照薄层色谱法(通则 0502)试验,吸取上述两种溶液各 2μl,分别点于同一硅胶 G 薄层板上,以乙酸乙酯-二氯甲烷-甲酸(6:4:1)为展开剂,展开,取出,晾干,置紫外光灯(365nm)下检视。供试品色谱中,在与对照药材色谱相应的位置上,显相同颜色的荧光斑点。

(2)取本品 5g,研细,加甲醇 30ml,超声处理 30 分钟,滤过,滤液回收溶剂至干,残渣加稀盐酸 20ml 使溶解,加热回流 30 分钟,放冷,用乙醚振摇提取 2 次,每次 20ml,合并乙醚液,挥干,残渣加乙酸乙酯 1ml 使溶解,作为供试品溶液。另取决明子对照药材 0.5g,加甲醇 10ml,同法制成对照药材溶液。再取大黄酚对照品,加甲醇制成每 1ml 含 0.5mg 的溶液,作为对照品溶液。照薄层色谱法(通则 0502)试验,吸取上述三种溶液各 5μl,分别点于同一硅胶 G 薄层板上,以石油醚(30~60℃)-甲酸乙酯-甲酸(15:5:1)的上层溶液为展开剂,展开,取出,晾干,置紫外光灯(365nm)下检视。供试品色谱中,在与对照药材色谱和对照品色谱相应的位置上,显相同颜色的荧光斑点。

(3)取本品 5g,研细,加无水乙醇 30ml,超声处理 30 分钟,滤过,滤液回收溶剂至干,残渣加无水乙醇 1ml 使溶解,作为供试品溶液。另取熊果酸对照品,加无水乙醇制成每 1ml 含 0.5mg 的溶液,作为对照品溶液。照薄层色谱法(通则 0502)试验,吸取上述两种溶液各 5μl,分别点于同一硅胶 G 薄层板上,以三氯甲烷-丙酮(9:1)为展开剂,展开,取出,晾干,喷以 10% 硫酸乙醇溶液,在 105℃加热至斑点显色清晰,置日光下检视。供试品色谱中,在与对照品色谱相应的位置上,显相同颜色的斑点。

(4)取本品 5g,研细,加 70% 乙醇 40ml,加热回流 1 小时,放冷,过滤,滤液回收溶剂至干,残渣加水 20ml 使溶解,用正丁醇振摇提取 2 次,每次 20ml,合并正丁醇液,回收溶剂至干,残渣加甲醇 1ml 使溶解,作为供试品溶液。另取黄精对照药材 1g,同法制成对照药材溶液。照薄层色谱法(通则 0502)试验,吸取上述两种溶液各 10μl,分别点于同一硅胶 G 薄层板上,以石油醚(60~90℃)-乙酸乙酯-甲酸(5:2:0.1)为展开剂,展开,取出,晾干,喷以新鲜配制的 5% 香草醛的 10% 硫酸乙醇溶液,在 105℃加热至斑点显色清晰,置日光下检视。供试品色谱中,在与对照药材色谱相应的位置上,显相同颜色的斑点。

(5)取本品适量,研细,取 2.5g,置锥形瓶中,加稀乙醇 25ml,密塞,超声 30 分钟,放冷,滤过,滤液作为供试品溶液。另取 2,3,5,4′-四羟基二苯乙烯-2-O-β-D-葡萄糖苷对照品,加甲醇制成每 1ml 含 5μg 的溶液,作为对照品溶液。照高效液相色谱法(通则 0512)测定,以十八烷基硅烷键合硅胶为填充剂;以乙腈-水(18:82)为流动相;检测波长为 320nm。理论板数按 2,3,5,4′-四羟基二苯乙烯-2-O-β-D-葡萄糖苷峰计算应不低于 2000。分别吸取对照品溶液与供试品溶液各 10μl,注入液相色谱仪。供试品色谱中应呈现与对照品色谱峰保留时间相对应的色谱峰。

【检查】 应符合颗粒剂项下有关的各项规定(通则 0104)。

【含量测定】 照高效液相色谱法(通则 0512)测定。

色谱条件与系统适用性试验 以十八烷基硅烷键合硅胶为填充剂;以乙腈-0.5% 磷酸溶液(75:25)为流动相;检测波长为 215nm。理论板数按熊果酸峰计算应不低于 4000。

对照品溶液的制备 取熊果酸对照品适量,精密称定,加甲醇制成每 1ml 含 100μg 的溶液,即得。

供试品溶液的制备 取装量差异项下的本品内容物,研细,取约 5g,精密称定,置具塞锥形瓶中,精密加入甲醇 50ml,密塞,称定重量,超声处理(功率 300W,频率 28kHz)30 分钟,放冷,再称定重量,用甲醇补足减失的重量,摇匀,滤过,精密量取续滤液 25ml,回收溶剂至干,残渣加甲醇适量使溶解,并转移至 5ml 量瓶中,加甲醇至刻度,摇匀,滤过,取续滤液,即得。

测定法 分别精密吸取对照品溶液与供试品溶液各 10μl，注入液相色谱仪测定，即得。

本品每袋含山楂以熊果酸（$C_{30}H_{48}O_3$）计，不得少于 0.20mg。

【功能与主治】 补肝益肾，养血明目，用于肝肾不足型高脂血症，症见头晕、目眩、须发早白。

【用法与用量】 口服。一次 1 袋，一日 3 次。

【规格】 每袋装 3g

【贮藏】 密封。

降脂通络软胶囊

Jiangzhi Tongluo Ruanjiaonang

【处方】 姜黄提取物（以姜黄素类化合物计）50g

【制法】 取姜黄提取物，加入玉米油 384g、蜂蜡 16g 混合制成的基质中，用胶体磨研磨成均匀的混悬液，制成软胶囊 1000 粒，即得。

【性状】 本品为软胶囊，内容物为含有少量悬浮固体的橙黄色至橙红色的油状液体；气微，味淡。

【鉴别】 取本品内容物 50mg，加甲醇 20ml，超声处理 15 分钟，作为供试品溶液。另取姜黄素对照品，加甲醇制成每 1ml 含 0.1mg 的溶液，作为对照品溶液。照薄层色谱法（通则 0502）试验，吸取上述两种溶液各 5μl，分别点于同一硅胶 G 薄层板上，以正丁醇-浓氨试液-无水乙醇（30∶3∶1）为展开剂，展开，取出，晾干，置紫外光灯（365nm）下检视。供试品色谱中，在与对照品色谱相应的位置上，显相同颜色的荧光斑点。

【检查】 应符合胶囊剂项下有关的各项规定（通则 0103）。

【含量测定】 姜黄素类化合物

对照品溶液的制备 取姜黄素对照品 10mg，精密称定，置 50ml 量瓶中，加甲醇适量使溶解并稀释至刻度，摇匀；精密量取 2ml，置 25ml 量瓶中，加甲醇至刻度，摇匀，即得。

供试品溶液的制备 取装量差异项下的本品内容物，混匀，取约 0.3g，精密称定，置具塞锥形瓶中，精密加入甲醇 100ml，称定重量，加热回流 20 分钟，放冷，再称定重量，用甲醇补足减失的重量，摇匀（溶液备用）。精密量取 2ml，置 25ml 量瓶中，加甲醇至刻度，摇匀，即得。

测定法 精密量取对照品溶液和供试品溶液各 2ml，分别置 25ml 量瓶中，各加甲醇 5ml、1mol/L 硼酸甲醇溶液 4ml、硫酸-冰醋酸（1∶1）溶液 9ml，摇匀，放置 45 分钟，再加甲醇至刻度，摇匀；以相应的试剂为空白。照紫外-可见分光光度法（通则 0401），在 515nm 波长处测定吸光度，计算，即得。

本品每粒含姜黄素类化合物以姜黄素（$C_{21}H_{20}O_6$）计，应为 47.5～57.5mg。

姜黄素、去甲氧基姜黄素、双去甲氧基姜黄素 照高效液相色谱法（通则 0512）测定。

色谱条件与系统适用性试验 以十八烷基硅烷键合硅胶为填充剂；以乙腈-2％冰醋酸溶液（45∶55）为流动相；检测波长为 428nm。理论板数按姜黄素峰计算应不低于 6000。

对照品溶液的制备 取姜黄素对照品、去甲氧基姜黄素对照品、双去甲氧基姜黄素对照品适量，精密称定，加流动相制成每 1ml 含姜黄素 20μg、去甲氧基姜黄素 4μg 和双去甲氧基姜黄素 0.8μg 的混合溶液，即得。

供试品溶液的制备 精密量取〔含量测定〕姜黄素类化合物项下的备用溶液 2ml，置 25ml 量瓶中，加流动相至刻度，摇匀，滤过，取续滤液，即得。

测定法 分别精密吸取对照品溶液与供试品溶液各 10μl，注入液相色谱仪，测定，即得。

本品每粒含姜黄素（$C_{21}H_{20}O_6$）、去甲氧基姜黄素（$C_{20}H_{18}O_5$）和双去甲氧基姜黄素（$C_{19}H_{16}O_4$）的总量不得少于 48.0mg；每粒含姜黄素（$C_{21}H_{20}O_6$）不得少于 35.0mg。

【功能与主治】 活血行气，降脂祛浊。用于高脂血症属血瘀气滞证者，症见胸胁胀痛、心前区刺痛、胸闷、舌尖边有瘀点或瘀斑、脉弦或涩。

【用法与用量】 口服。一次 2 粒，一日 3 次，饭后服用；或遵医嘱。

【注意】 偶有腹胀、腹泻。

【规格】 每粒含姜黄素类化合物 50mg

【贮藏】 密封，置阴凉干燥处。

附：姜黄提取物质量标准

姜黄提取物

本品为姜科植物姜黄 Curcuma longa L. 的干燥根茎经加工制成的提取物。

〔制法〕 取姜黄 70000g，除去杂质，洗净，晾干，压成厚度为 2～4mm 的碎片。以乙醇为溶剂，浸渍 24 小时后进行渗漉，收集 5 倍量渗漉液，回收乙醇，浓缩至相对密度为 0.9～1.0（85℃）的清膏，用 1.5 倍量石油醚（60～90℃）脱脂，于 60～80℃减压干燥 8～10 小时，制成 1000g，粉碎成细粉，即得。

〔性状〕 本品为橙黄色至橙红色的粉末；微有香气。

本品在甲醇、乙醇、丙酮、乙酸乙酯和碱溶液中易溶，在水、乙醚和石油醚中不溶。

〔鉴别〕 取本品 10mg，加甲醇 10ml 使溶解，作为供试品溶液。另取姜黄素对照品，加甲醇制成每 1ml 含 0.1mg 的溶液，作为对照品溶液。照薄层色谱法（通则 0502）试验，吸取上述两种溶液各 5μl，分别点于同一硅胶 G 薄层板上，以正丁醇-浓氨试液-无水乙醇（30∶3∶1）为展开剂，展开，取出，晾干，置紫外光灯（365nm）下检视。供试品色谱中，在与对照品色谱相应的位置上，显相同颜色的荧光斑点。

〔检查〕 干燥失重 减失重量不得过 2.0％（通则

0831)。

炽灼残渣 不得过1.0%(通则0841)。

〔含量测定〕 **姜黄素类化合物**

对照品溶液的制备 取姜黄素对照品约10mg,精密称定,置50ml量瓶中,加甲醇适量使溶解并稀释至刻度,摇匀;精密量取2ml,置25ml量瓶中,加甲醇至刻度,摇匀,即得。

供试品溶液的制备 取本品细粉约20mg,精密称定,置50ml量瓶中,加甲醇适量,超声处理使溶解,加甲醇稀释至刻度,摇匀(溶液备用);精密量取2ml,置25ml量瓶中,加甲醇至刻度,摇匀,即得。

测定法 精密量取对照品溶液和供试品溶液各2ml,分别置25ml量瓶中,各加甲醇5ml、1mol/L硼酸甲醇液4ml、硫酸-冰醋酸(1:1)溶液9ml,摇匀,放置45分钟,再加甲醇至刻度,摇匀;以相应的试剂为空白。照紫外-可见分光光度法(通则0401),在515nm波长处测定吸光度,计算,即得。

本品按干燥品计算,含姜黄素类化合物以姜黄素($C_{21}H_{20}O_6$)计,不得少于50.0%。

姜黄素、去甲氧基姜黄素、双去甲氧基姜黄素 照高效液相色谱法(通则0512)测定。

色谱条件与系统适用性试验 以十八烷基硅烷键合硅胶为填充剂;以乙腈-2%冰醋酸溶液(45:55)为流动相;检测波长为428nm。理论板数按姜黄素峰计算应不低于6000。

对照品溶液的制备 取姜黄素对照品、去甲氧基姜黄素对照品、双去甲氧基姜黄素对照品适量,精密称定,加流动相制成每1ml含姜黄素20μg,去甲氧基姜黄素4μg和双去甲氧基姜黄素0.8μg的混合溶液,即得。

供试品溶液的制备 精密量取〔含量测定〕姜黄素类化合物项下的备用溶液2ml,置25ml量瓶中,加流动相至刻度,摇匀,滤过,取续滤液,即得。

测定法 分别精密吸取对照品溶液与供试品溶液各10μl,注入液相色谱仪,测定,即得。

本品按干燥品计算,含姜黄素($C_{21}H_{20}O_6$)、去甲氧基姜黄素($C_{20}H_{18}O_5$)和双去甲氧基姜黄素($C_{19}H_{16}O_4$)的总量应为45.0%~70.0%;含姜黄素($C_{21}H_{20}O_6$)应为40.0%~60.0%。

〔贮藏〕 密封,置阴凉干燥处。

〔制剂〕 降脂通络软胶囊

降 糖 甲 片

Jiangtangjia Pian

【处方】 黄芪 428.4g   酒黄精 428.4g
地黄 428.4g   太子参 428.4g
天花粉 428.4g

【制法】 以上五味,取太子参86g粉碎成细粉,剩余的太子参与黄芪等四味加水煎煮三次,第一次2小时,第二、三次

各1小时,滤过,合并滤液并浓缩至约700ml,加乙醇使含醇量为75%,搅匀,静置48小时,滤过,滤液浓缩至相对密度为1.25~1.30(50℃)的稠膏,加入太子参细粉,混匀,干燥,粉碎成细粉,用90%乙醇制粒,干燥,压制成1000片,包肠溶衣,即得。

【性状】 本品为肠溶薄膜衣片,除去包衣后显棕色;气微香,味甘苦。

【鉴别】 (1)取本品,置显微镜下观察:淀粉粒众多,单粒类圆形及半圆形,直径4~20μm,脐点呈裂缝状;薄壁细胞含草酸钙簇晶(太子参)。

(2)取本品5片,除去包衣,研细,加乙酸乙酯20ml,加热回流1小时,滤过,滤液浓缩至约1ml,作为供试品溶液。另取黄芪对照药材1g,同法制成对照药材溶液。照薄层色谱法(通则0502)试验,吸取上述两种溶液各5μl,分别点于同一硅胶G薄层板上,以三氯甲烷-甲醇(8.5:0.5)为展开剂,展开,取出,晾干,喷以碳酸钠试液,置紫外光灯(365nm)下检视。供试品色谱中,在与对照药材色谱相应的位置上,显相同颜色的荧光斑点。

(3)取本品5片,除去包衣,研细,加乙醇20ml,加热回流1小时,滤过,滤液蒸干,残渣加丙酮10ml使溶解,滤过,滤液浓缩至1ml,作为供试品溶液。另取黄精对照药材2g,同法制成对照药材溶液。照薄层色谱法(通则0502)试验,吸取上述两种溶液各5μl,分别点于同一硅胶G薄层板上,以三氯甲烷-甲醇-醋酸(5:4:1)为展开剂,展开,取出,晾干,喷以5%磷钼酸乙醇溶液,加热至斑点显色清晰。供试品色谱中,在与对照药材色谱相应位置上,显相同颜色的斑点。

【检查】 应符合片剂项下有关的各项规定(通则0101)。

【含量测定】 照高效液相色谱法(通则0512)测定。

色谱条件与系统适用性试验 以十八烷基硅烷键合硅胶为填充剂;以乙腈-水(32:68)为流动相;用蒸发光散射检测器检测。理论板数按黄芪甲苷峰计算应不低于4000。

对照品溶液的制备 取黄芪甲苷对照品适量,精密称定,加甲醇制成每1ml含0.2mg的溶液,即得。

供试品溶液的制备 取本品20片,除去包衣,精密称定,研细,取2g,精密称定,置具塞锥形瓶中,精密加水50ml,密塞,称定重量,超声处理(功率300W,25kHz)30分钟,取出,放冷,再称定重量,用水补足减失的重量,摇匀,滤过。精密量取续滤液25ml,用水饱和的正丁醇振摇提取5次,每次20ml,合并正丁醇液,用氨试液洗涤2次,每次20ml,弃去氨试液,正丁醇液蒸干,残渣加甲醇溶解并转移至5ml量瓶中,加甲醇稀释至刻度,摇匀,滤过,取续滤液,即得。

测定法 精密吸取对照品溶液10μl、20μl,供试品溶液10~20μl,注入液相色谱仪,测定,以外标两点法对数方程计算,即得。

本品每片含黄芪以黄芪甲苷($C_{41}H_{68}O_{14}$)计,不得少于0.15mg。

【功能与主治】 补中益气,养阴生津。用于气阴两虚型

消渴症(非胰岛素依赖型糖尿病)。

【用法与用量】 口服。一次 6 片,一日 3 次。

【规格】 每片重 0.31g

【贮藏】 密封。

参乌健脑胶囊

Shenwu Jiannao Jiaonang

【处方】
人参 20g	制何首乌 166.7g
党参 66.7g	黄芪 133.3g
熟地黄 66.7g	山药 133.3g
丹参 133.3g	枸杞子 50g
白芍 133.3g	远志 83.3g
茯神 100g	石菖蒲 100g
黄芩 66.7g	葛根 50g
粉葛 50g	酸枣仁 33.3g
麦冬 83.3g	龙骨(粉)66.7g
香附 133.3g	菊花 100g
卵磷脂 6.7g	维生素 E 0.33g

【制法】 以上二十二味,人参粉碎成细粉,备用。丹参、党参、黄芪、石菖蒲、制何首乌、熟地黄、白芍、枸杞子、香附、远志、酸枣仁、黄芩粉碎成粗粉,加 75% 乙醇浸泡 16 小时后,加热回流三次,滤过,滤液合并,回收乙醇并减压浓缩成稠膏。山药、茯神、麦冬、葛根、粉葛、龙骨、菊花加水煎煮二次,滤过,滤液合并,滤液减压浓缩至适量,加乙醇使含醇量达 50%,放置,滤过,滤液减压浓缩成稠膏,与上述稠膏合并,加入人参细粉、卵磷脂,搅拌均匀,置 60℃ 以下干燥,粉碎,过筛,喷入用适量 95% 乙醇溶解的维生素 E,混匀,低温干燥,装入胶囊,制成 1000 粒,即得。

【性状】 本品为硬胶囊,内容物为棕色至棕褐色的颗粒和粉末;味微苦。

【鉴别】 (1)取本品内容物 3.6g,研细,加 70% 甲醇 30ml,超声处理 10 分钟,滤过,滤液蒸去甲醇,加水 20ml 使溶解,用乙醚振摇提取 2 次(25ml,20ml),合并乙醚液,蒸干,残渣加甲醇 2ml 使溶解,作为供试品溶液。另取制何首乌对照药材 0.5g,加甲醇 3ml,超声处理 10 分钟,静置,取上清液作为对照药材溶液。照薄层色谱法(通则 0502)试验,吸取上述两种溶液各 4μl,分别点于同一硅胶 G 薄层板上,以环己烷-乙酸乙酯-甲酸(8:2:0.1)为展开剂,展开,取出,晾干,置紫外光灯(365nm)下检视。供试品色谱中,在与对照药材色谱相应的位置上,显二个相同颜色的荧光主斑点。

(2)取黄芩对照药材 1g,加 70% 甲醇 20ml,加热回流 15 分钟,放冷,滤过,滤液蒸去甲醇,加水 15ml 使溶解,用乙醚振摇提取 2 次(25ml,20ml),合并乙醚液,蒸干,残渣加甲醇 2ml 使溶解,作为对照药材溶液。照薄层色谱法(通则

0502)试验,吸取〔鉴别〕(1)项下的供试品溶液与上述对照药材溶液各 10μl,分别点于同一硅胶 GF$_{254}$ 薄层板上,以环己烷-乙酸乙酯-甲酸(8:3:0.1)为展开剂,展开,取出,晾干,置紫外光灯(254nm)下检视。供试品色谱中,在与对照药材色谱相应的位置上,显相同颜色的主斑点;喷以 1% 三氯化铁乙醇溶液,置日光下检视,显相同颜色的主斑点。

(3)取本品内容物 3g,研细,加甲醇 30ml,超声处理 20 分钟,滤过,滤液蒸干,残渣加水 25ml 使溶解,用稀盐酸调节 pH 值至 2,用乙酸乙酯振摇提取 2 次,每次 20ml,合并乙酸乙酯液,蒸干,残渣加甲醇 2ml 使溶解,作为供试品溶液。另取丹参素钠对照品,加甲醇制成每 1ml 含 1mg 的溶液,作为对照品溶液。照薄层色谱法(通则 0502)试验,吸取上述两种溶液各 5~10μl,分别点于同一硅胶 GF$_{254}$ 薄层板上,置甲酸蒸气中熏约 10 分钟,以三氯甲烷-丙酮-甲酸(4:2:1)为展开剂,展开,取出,晾干,置氨蒸气中熏约 10 分钟,置紫外光灯(365nm)下检视。供试品色谱中,在与对照品色谱相应的位置上,显相同颜色的荧光斑点。

(4)取本品内容物 1.2g,研细,加无水乙醇 15ml,超声处理 10 分钟,滤过,滤液浓缩至约 2ml,作为供试品溶液。另取葛根素对照品,加无水乙醇制成每 1ml 含 1mg 的溶液,作为对照品溶液。照薄层色谱法(通则 0502)试验,吸取上述两种溶液各 5μl,分别点于同一硅胶 G 薄层板上,以三氯甲烷-甲醇-乙酸乙酯-水(3:3:4:1)为展开剂,展开,取出,晾干,置紫外光灯(365nm)下检视。供试品色谱中,在与对照品色谱相应的位置上,显相同颜色的荧光斑点。

(5)取本品内容物 3g,研细,加甲醇 30ml,超声处理 20 分钟,滤过,滤液蒸干,残渣加水 25ml 使溶解,用水饱和的正丁醇振摇提取 2 次,每次 25ml,合并正丁醇液,用正丁醇饱和的水洗涤 2 次,每次 30ml,取正丁醇液浓缩至约 1ml,加中性氧化铝适量,置水浴上拌匀,蒸干,加在中性氧化铝柱(100~200目,2g,内径为 1cm)上,用甲醇 50ml 洗脱,收集洗脱液,蒸干,残渣加甲醇 1ml 使溶解,作为供试品溶液。另取芍药苷对照品,加甲醇制成每 1ml 含 1mg 的溶液,作为对照品溶液。照薄层色谱法(通则 0502)试验,吸取上述两种溶液各 10μl,分别点于同一硅胶 G 薄层板上,以三氯甲烷-乙酸乙酯-甲醇-甲酸(40:5:10:0.2)为展开剂,展开,取出,晾干,喷以 5% 香草醛硫酸溶液,在 105℃ 加热至斑点显色清晰。供试品色谱中,在与对照品色谱相应的位置上,显相同颜色的斑点。

(6)取本品内容物 4.5g,加甲醇 30ml,超声处理 20 分钟,滤过,滤液蒸干,残渣加水 25ml 使溶解,用水饱和的正丁醇振摇提取 2 次,每次 25ml,合并正丁醇液,用 0.2% 氢氧化钠溶液洗涤 3 次,每次 30ml,正丁醇液蒸干,残渣加甲醇 2ml 使溶解,作为供试品溶液。另取黄芪甲苷对照品,加甲醇制成每 1ml 含 1mg 的溶液,作为对照品溶液。照薄层色谱法(通则 0502)试验,吸取上述两种溶液各 10μl,分别点于同一硅胶 G 薄层板上,以三氯甲烷-甲醇-水(13:7:2)10℃ 以下放置分层的下层溶液为展开剂,展开,取出,晾干,喷以 10% 硫酸乙醇溶液,在 105℃

加热至斑点显色清晰,分别置日光和紫外光灯(365nm)下检视。供试品色谱中,在与对照品色谱相应的位置上,日光下显相同颜色的斑点;紫外光下显相同颜色的荧光斑点。

【检查】 应符合胶囊剂项下有关的各项规定(通则 0103)。

【含量测定】 制何首乌 照高效液相色谱法(通则 0512)测定。

色谱条件与系统适用性试验 以十八烷基硅烷键合硅胶为填充剂;以乙腈-水(16:84)为流动相;检测波长为 320nm。理论板数按 2,3,5,4'-四羟基二苯乙烯-2-O-β-D-葡萄糖苷峰计算应不低于 3000。

对照品溶液的制备 取 2,3,5,4'-四羟基二苯乙烯-2-O-β-D-葡萄糖苷对照品适量,精密称定,加 60%甲醇制成每 1ml 含 20μg 的溶液,即得。

供试品溶液的制备 取装量差异项下的本品内容物,研细,取约 0.1g,精密称定,置 25ml 棕色量瓶中,加 60%甲醇 20ml,超声处理(功率 160W,频率 40kHz)15 分钟,放冷,加 60%甲醇至刻度,摇匀,滤过,取续滤液,即得。

测定法 分别精密吸取对照品溶液 10μl 与供试品溶液 10～20μl,注入液相色谱仪,测定,即得。

本品每粒含制何首乌以 2,3,5,4'-四羟基二苯乙烯-2-O-β-D-葡萄糖苷($C_{20}H_{22}O_9$)计,不得少于 0.45mg。

葛根、粉葛 照高效液相色谱法(通则 0512)测定。

色谱条件与系统适用性试验 以十八烷基硅烷键合硅胶为填充剂;以甲醇-水(24:76)为流动相;检测波长为 250nm。理论板数按葛根素峰计算应不低于 3000。

对照品溶液的制备 取葛根素对照品适量,精密称定,加 60%甲醇制成每 1ml 含 20μg 的溶液,即得。

测定法 分别精密吸取对照品溶液 10μl 与〔含量测定〕制何首乌项下的供试品溶液 10～20μl,注入液相色谱仪,测定,即得。

本品每粒含葛根、粉葛以葛根素($C_{21}H_{20}O_9$)计,不得少于 0.50mg。

【功能与主治】 补肾填精,益气养血,强身健脑。用于肾精不足,肝气血亏所引致的精神疲惫、失眠多梦、头晕目眩、体乏无力、记忆力减退。

【用法与用量】 口服。一次 5～6 粒,一日 3 次;儿童酌减或遵医嘱。

【规格】 每粒装 0.3g

【贮藏】 密封。

参 芍 片
Shenshao Pian

【处方】 白芍 1950g   人参茎叶总皂苷 13g

【制法】 以上二味,白芍加水煎煮三次,合并煎液,滤过,

滤液减压浓缩至适量,喷雾干燥;或制成软材,干燥,粉碎成细粉,过筛。加入人参茎叶总皂苷、甜菊素 39g、淀粉适量,混匀,用适宜浓度乙醇适量,制粒,干燥,压制成 1000 片;或加入硬脂酸镁适量,混匀,压制成 1000 片。包糖衣或薄膜衣,即得。

【性状】 本品为糖衣片或薄膜衣片,除去包衣后显浅棕黄色至深棕色;味甜、苦。

【鉴别】 (1)取白芍对照药材 0.1g,加水煎煮 20 分钟,滤过,滤液蒸干,残渣加 50%甲醇 10ml 使溶解,滤过,滤液作为对照药材溶液。取上述对照药材溶液及〔含量测定〕白芍项下的对照品溶液和供试品溶液各 5μl,照〔含量测定〕白芍项下的方法试验,注入液相色谱仪,测定。供试品色谱中除应呈现与芍药苷对照品色谱峰保留时间相对应的色谱峰外,还应至少呈现 3 个与对照药材色谱峰保留时间相对应的色谱峰。

(2)在〔含量测定〕人参茎叶总皂苷项下的色谱图中,供试品色谱中应呈现与人参皂苷 Rg1 对照品、人参皂苷 Re 对照品和人参皂苷 Rd 对照品色谱峰保留时间相对应的色谱峰。

【检查】 应符合片剂项下有关的各项规定(通则 0101)。

【含量测定】 白芍 照高效液相色谱法(通则 0512)测定。

色谱条件与系统适用性试验 以十八烷基硅烷键合硅胶为填充剂;以乙腈-0.1%磷酸溶液(13:87)为流动相;检测波长为 230nm。理论板数按芍药苷峰计算应不低于 4000。

对照品溶液的制备 取芍药苷对照品适量,精密称定,加甲醇制成每 1ml 含 80μg 的溶液,即得。

供试品溶液的制备 取本品 10 片(糖衣片除去糖衣),精密称定,研细,取约 0.1g,精密称定,置 50ml 量瓶中,加入 50%甲醇约 30ml,超声处理(功率 400W,频率 40kHz)30 分钟,放冷,加 50%甲醇至刻度,摇匀,滤过,取续滤液,即得。

测定法 分别精密吸取对照品溶液与供试品溶液各 5μl,注入液相色谱仪,测定,即得。

本品每片含白芍以芍药苷($C_{23}H_{28}O_{11}$)计,不得少于 8.0mg。

人参茎叶总皂苷 照高效液相色谱法(通则 0512)测定。

色谱条件与系统适用性试验 以十八烷基硅烷键合硅胶为填充剂;以乙腈为流动相 A,以水为流动相 B,按下表中的规定进行梯度洗脱;流速为每分钟 1.3ml,检测波长为 203nm。理论板数按人参皂苷 Rg1 峰计算应不低于 100000,人参皂苷 Rg1 和人参皂苷 Re 分离度应大于 1.5。

时间(分钟)	流动相 A(%)	流动相 B(%)
0～35	17	83
35～55	17→22	83→78
55～71	22→26	78→74
71～72	26→34	74→66
72～80	34	66
80～100	34→41	66→59

对照品溶液的制备　取人参皂苷 Rg₁ 对照品、人参皂苷 Re 对照品和人参皂苷 Rd 对照品适量，精密称定，加 70% 甲醇制成每 1ml 分别含人参皂苷 Rg₁ 0.1mg、人参皂苷 Re 0.2mg 和人参皂苷 Rd 0.1mg 的溶液，即得。

供试品溶液的制备　取本品 10 片，糖衣片除去糖衣，精密称定，研细，取约 0.5g，精密称定，置具塞锥形瓶中，精密加入 70% 甲醇 25ml，密塞，称定重量，超声处理（功率 400W，频率 40kHz）30 分钟，放冷，再称定重量，用 70% 甲醇补足减失的重量，摇匀，滤过，取续滤液，即得。

测定法　分别精密吸取对照品溶液与供试品溶液各 20μl，注入液相色谱仪，测定，即得。

本品每片含人参茎叶总皂苷以人参皂苷 Rg₁（$C_{42}H_{72}O_{14}$）、人参皂苷 Re（$C_{48}H_{82}O_{18}$）和人参皂苷 Rd（$C_{48}H_{82}O_{18}$）的总量计，应为 3.3～5.5mg。

【功能与主治】　活血化瘀，益气止痛。适用于气虚血瘀所致的胸闷，胸痛，心悸，气短；冠心病心绞痛见上述证候者。

【用法与用量】　口服。一次 4 片，一日 2 次。

【注意】　妇女经期及孕妇慎用。

【规格】　薄膜衣片　每片重 0.3g；糖衣片　片心重 0.3g

【贮藏】　密封。

参芍胶囊

Shenshao Jiaonang

【处方】　白芍 1950g　　　　人参茎叶总皂苷 13g

【制法】　以上二味，白芍加水煎煮三次，每次 45 分钟，合并煎液，滤过，滤液减压浓缩至相对密度为 1.12～1.17（50℃），喷雾干燥，取干膏粉加入人参茎叶总皂苷，并加甜菊素 39g 及淀粉适量，混匀，用适量 75% 乙醇制粒，干燥，装入胶囊，制成 1000 粒，即得。

【性状】　本品为硬胶囊，内容物为浅棕黄色至深棕色的颗粒及粉末；味甜、苦。

【鉴别】　(1) 取白芍对照药材 0.1g，加水煎煮 20 分钟，滤过，滤液蒸干，残渣加 50% 甲醇 10ml 使溶解，滤过，滤液作为对照药材溶液。取上述对照药材溶液及〔含量测定〕白芍项下的对照品溶液和供试品溶液各 5μl，照〔含量测定〕白芍项下的方法试验，注入液相色谱仪，测定。供试品色谱中除应呈现与芍药苷对照品色谱峰保留时间相对应的色谱峰外，还应至少呈现 3 个与对照药材色谱峰保留时间相对应的色谱峰。

(2) 在〔含量测定〕人参茎叶总皂苷项下的色谱图中，供试品色谱中应呈现与人参皂苷 Rg₁ 对照品、人参皂苷 Re 对照品和人参皂苷 Rd 对照品色谱峰保留时间相对应的色谱峰。

【检查】　应符合胶囊剂项下有关的各项规定（通则 0103）。

【含量测定】　白芍　照高效液相色谱法（通则 0512）测定。

色谱条件与系统适用性试验　以十八烷基硅烷键合硅胶为填充剂；以乙腈-0.1% 磷酸溶液（13：87）为流动相；检测波长为 230nm。理论板数按芍药苷峰计算应不低于 4000。

对照品溶液的制备　取芍药苷对照品适量，精密称定，加甲醇制成每 1ml 含 80μg 的溶液，即得。

供试品溶液的制备　取装量差异项下的本品内容物，混匀，取约 0.1g，精密称定，置 50ml 量瓶中，加入 50% 甲醇约 30ml，超声处理（功率 400W，频率 40kHz）30 分钟，放冷，加 50% 甲醇至刻度，摇匀，滤过，取续滤液，即得。

测定法　分别精密吸取对照品溶液与供试品溶液各 5μl，注入液相色谱仪，测定，即得。

本品每粒含白芍以芍药苷（$C_{23}H_{28}O_{11}$）计，不得少于 8.0mg。

人参茎叶总皂苷　照高效液相色谱法（通则 0512）测定。

色谱条件与系统适用性试验　以十八烷基硅烷键合硅胶为填充剂；以乙腈为流动相 A，以水为流动相 B，按下表中的规定进行梯度洗脱；流速为每分钟 1.3ml，检测波长为 203nm。理论板数按人参皂苷 Rg₁ 峰计算应不低于 100000，人参皂苷 Rg₁ 和人参皂苷 Re 分离度应大于 1.5。

时间（分钟）	流动相 A(%)	流动相 B(%)
0～35	17	83
35～55	17→22	83→78
55～71	22→26	78→74
71～72	26→34	74→66
72～80	34	66
80～100	34→41	66→59

对照品溶液的制备　取人参皂苷 Rg₁ 对照品、人参皂苷 Re 对照品和人参皂苷 Rd 对照品适量，精密称定，加 70% 甲醇制成每 1ml 分别含人参皂苷 Rg₁ 0.1mg、人参皂苷 Re 0.2mg 和人参皂苷 Rd 0.1mg 的溶液，即得。

供试品溶液的制备　取装量差异项下的本品内容物，混匀，取约 0.5g，精密称定，置具塞锥形瓶中，精密加入 70% 甲醇 25ml，密塞，称定重量，超声处理（功率 400W，频率 40kHz）30 分钟，放冷，再称定重量，用 70% 甲醇补足减失的重量，摇匀，滤过，取续滤液，即得。

测定法　分别精密吸取对照品溶液与供试品溶液各 20μl，注入液相色谱仪，测定，即得。

本品每粒含人参茎叶总皂苷以人参皂苷 Rg₁（$C_{42}H_{72}O_{14}$）、人参皂苷 Re（$C_{48}H_{82}O_{18}$）和人参皂苷 Rd（$C_{48}H_{82}O_{18}$）的总量计，应为 3.3～5.5mg。

【功能与主治】　活血化瘀，益气止痛。适用于气虚血瘀所致的胸闷，胸痛，心悸，气短；冠心病心绞痛见上述证候者。

【用法与用量】　口服。一次 4 粒，一日 2 次。

【注意】　妇女经期及孕妇慎用。

【规格】　每粒装 0.25g

【贮藏】　密封。

参芪十一味颗粒

Shenqi Shiyiwei Keli

【处方】　人参(去芦)90g　　　　黄芪 268g

当归 356g　　　　天麻 178g

熟地黄 356g　　　泽泻 266g

决明子 356g　　　鹿角 88g

菟丝子 266g　　　细辛 10g

枸杞子 266g

【制法】　以上十一味,取黄芪 67g 及人参(去芦)、当归、细辛粉碎成细粉;鹿角锯成小块高压煎煮 20 小时,砸碎鹿角,再与煎煮液和其余药味加水煎煮二次,第一次 1.5 小时,第二次 1 小时,合并煎液,滤过,减压浓缩至相对密度为 1.20～1.25 (55～60℃)的清膏,喷雾干燥,粉碎成细粉,加入上述人参等细粉及蔗糖粉适量,混匀,制成颗粒,干燥,制成 1000g,即得。

【性状】　本品为棕褐色的颗粒;气芳香,味微苦。

【鉴别】　(1)取本品,研细,置显微镜下观察:草酸钙簇晶直径 20～68μm,棱角锐尖(人参)。纤维成束或散离,壁厚,表面有纵裂纹,两端断裂成帚状或较平截(黄芪)。薄壁细胞纺锤形,壁略厚,有极微细的斜向交错纹理(当归)。

(2)取本品 2g,研细,加甲醇 20ml,超声处理 15 分钟,滤过,滤液浓缩至 2ml,作为供试品溶液。另取当归对照药材 0.5g,同法制成对照药材溶液。照薄层色谱法(通则 0512)试验,吸取上述两种溶液各 10μl,分别点于同一硅胶 G 薄层板上,以环己烷-乙酸乙酯-甲醇(9:1:0.5)为展开剂,展开,取出,晾干,置紫外光灯(365nm)下检视。供试品色谱中,在与对照药材色谱相应的位置上,显相同颜色的荧光斑点。

(3)取本品 2g,研细,加甲醇 20ml,超声处理 15 分钟,滤过,滤液蒸干,残渣加水 10ml 使溶解,加盐酸 1ml,加热回流 30 分钟,立即冷却,用二氯甲烷振摇提取 2 次,每次 15ml,合并二氯甲烷提取液,浓缩至约 1ml,作为供试品溶液。另取决明子对照药材 0.5g,加水 50ml,煎煮 30 分钟,滤过,取滤液,自"加盐酸 1ml"起,同法制成对照药材溶液。再取大黄酚对照品、橙黄决明素对照品,加甲醇制成每 1ml 各含 1mg 的混合溶液,作为对照品溶液。照薄层色谱法(通则 0502)试验,吸取上述三种溶液各 5μl,分别点于同一硅胶 G 薄层板上,以石油醚(30～60℃)-乙酸乙酯-甲酸(15:5:1)的上层溶液为展开剂,展开,取出,晾干,置氨气中熏至斑点显色清晰,置日光下检视。供试品色谱中,在与对照药材色谱和对照品色谱相应的位置上,显相同颜色的斑点。

(4)取本品 2g,研细,加乙酸乙酯 20ml,超声处理 15 分钟,滤过,滤液蒸干,残渣加无水乙醇 1ml 使溶解,作为供试品溶液。另取枸杞子对照药材 1g,加水 100ml,煎煮 30 分钟,放冷,滤过,滤液用乙酸乙酯振摇提取 2 次,每次 20ml,合并乙酸乙酯提取液,蒸干,残渣加无水乙醇 1ml 使溶解,作为对照

药材溶液。照薄层色谱法(通则 0502)试验,吸取上述两种溶液各 10μl,分别点于同一硅胶 G 薄层板上,以二氯甲烷-甲醇(40:1)为展开剂,展开,取出,晾干,置紫外光灯(365nm)下检视。供试品色谱中,在与对照药材色谱相应的位置上,显相同颜色的荧光斑点。

(5)取本品 6g,研细,加甲醇 50ml,超声处理 30 分钟,滤过,滤液蒸干,残渣加水 20ml 使溶解,用水饱和的正丁醇振摇提取 2 次,每次 20ml,合并正丁醇提取液,用氨试液洗涤 2 次,每次 20ml,弃去氨洗液,正丁醇液蒸干,残渣加水 5ml 使溶解,通过 D101 型大孔吸附树脂柱(内径为 1.5cm,柱高为 17cm),用水 60ml 洗脱,弃去水液,再用 40% 乙醇 60ml 洗脱,弃去洗脱液,继用 70% 乙醇 70ml 洗脱,收集洗脱液,蒸干,残渣加甲醇 1ml 使溶解,作为供试品溶液。另取黄芪甲苷对照品,加甲醇制成每 1ml 含 1mg 的溶液,作为对照品溶液。照薄层色谱法(通则 0502)试验,吸取供试品溶液 10μl、对照品溶液 2μl,分别点于同一硅胶 G 薄层板上,以二氯甲烷-甲醇-水(13:7:2)的下层溶液为展开剂,展开,取出,晾干,喷以 10% 硫酸乙醇溶液,在 105℃加热至斑点显色清晰,置日光下检视。供试品色谱中,在与对照品色谱相应的位置上,显相同颜色的斑点。

(6)取本品 3g,研细,加甲醇 50ml,超声处理 30 分钟,滤过,滤液蒸干,残渣加水 20ml 使溶解,用水饱和的正丁醇振摇提取 2 次,每次 20ml,合并正丁醇提取液,用 1% 氨溶液洗涤 2 次,每次 20ml,弃去氨洗液,正丁醇液蒸干,残渣加甲醇 1ml 使溶解,作为供试品溶液。另取人参皂苷 Rg₁ 对照品,加甲醇制成每 1ml 含 1mg 的溶液,作为对照品溶液。照薄层色谱法(通则 0502)试验,吸取供试品溶液 10μl、对照品溶液 2μl,分别点于同一硅胶 G 薄层板上,以三氯甲烷-甲醇-水(13:6:2)10℃以下放置过夜的下层溶液为展开剂,展开,取出,晾干,喷以 10% 硫酸乙醇溶液,在 105℃加热至斑点显色清晰,置日光下检视。供试品色谱中,在与对照品色谱相应的位置上,显相同颜色的斑点。

【检查】　应符合颗粒剂项下有关的各项规定(通则 0104)。

【含量测定】　决明子　照高效液相色谱法(通则 0512)测定。

色谱条件与系统适用性试验　以十八烷基硅烷键合硅胶为填充剂;以乙腈为流动相 A,以 0.05% 磷酸溶液为流动相 B,按下表中的规定进行梯度洗脱;检测波长为 284nm。理论板数按橙黄决明素峰计算应不低于 5000。

时间(分钟)	流动相 A(%)	流动相 B(%)
0～15	40	60
15～30	40→90	60→10
30～40	90	10

对照品溶液的制备　取大黄酚对照品、橙黄决明素对照品各适量,精密称定,加甲醇制成每 1ml 含大黄酚 30μg、橙黄决明素 20μg 的混合溶液,即得。

供试品溶液的制备　取装量差异项下的本品,研细,取约 2g,精密称定,加稀盐酸 30ml、三氯甲烷 30ml,加热回流 1 小时,冷却,移置分液漏斗中,用少量三氯甲烷洗涤容器,并入分液漏斗中,分取三氯甲烷层,酸液用三氯甲烷振摇提取 3 次,每次 20ml,合并三氯甲烷提取液,蒸干,残渣加甲醇溶解并转移至 10ml 量瓶中,加甲醇至刻度,摇匀,滤过,取续滤液,即得。

测定法　分别精密吸取对照品溶液与供试品溶液各 10μl,注入液相色谱仪,测定,即得。

本品每袋含决明子以大黄酚($C_{15}H_{10}O_4$)和橙黄决明素($C_{17}H_{14}O_7$)的总量计,不得少于 0.40mg。

天麻　照高效液相色谱法(通则 0512)测定。

色谱条件与系统适用性试验　以十八烷基硅烷键合硅胶为填充剂;以乙腈为流动相 A,以 0.05%磷酸溶液为流动相 B,按下表中的规定进行梯度洗脱;检测波长为 220nm。理论板数按天麻素峰计算应不低于 5000。

时间(分钟)	流动相 A(%)	流动相 B(%)
0～17	2	98
17～18	2→80	98→20
18～22	80	20

对照品溶液的制备　取天麻素对照品适量,精密称定,加流动相制成每 1ml 含 25μg 的溶液,即得。

供试品溶液的制备　取装量差异项下的本品,研细,取约 1g,精密称定,置具塞锥形瓶中,精密加入稀乙醇 25ml,称定重量,超声处理(功率 250W,频率 25kHz)40 分钟,放冷,再称定重量,用稀乙醇补足减失的重量,摇匀,滤过,精密量取续滤液 10ml,浓缩至近干,残渣加乙腈-水(2：98)混合溶液溶解并转移至 10ml 量瓶中,加乙腈-水(2：98)混合溶液至刻度,摇匀,滤过,取续滤液,即得。

测定法　分别精密吸取对照品溶液与供试品溶液各 10μl,注入液相色谱仪,测定,即得。

本品每袋含天麻以天麻素($C_{13}H_{18}O_7$)计,不得少于 0.48mg。

【功能与主治】　补脾益气。用于脾气虚所致的体弱、四肢无力。

【用法与用量】　口服。一次 1 袋,一日 3 次。

【规格】　每袋装 2g

【贮藏】　密封。

参芪口服液

Shenqi Koufuye

【处方】　党参 187.5g　　　　黄芪 187.5g

【制法】　以上二味,加水煎煮三次,每次 4 小时,合并煎

液,滤过,滤液浓缩至约 800ml,静置,滤过,滤液加入单糖浆 154.6g、山梨酸钾 2g,搅拌使溶解,加水调整总量至 1000ml,搅匀,滤过,灌装,灭菌,即得。

【性状】　本品为黄棕色至淡红棕色的澄清液体;味甜。

【鉴别】　(1)取本品 10ml,用水饱和的正丁醇振摇提取 2 次,每次 15ml,合并正丁醇提取液,蒸干,残渣加甲醇 2ml 使溶解,作为供试品溶液。另取党参对照药材 1g,加水 20ml,煎煮 30 分钟,滤过,滤液用水饱和的正丁醇振摇提取 2 次,每次 15ml,合并正丁醇提取液,蒸干,残渣加甲醇 1ml 使溶解,作为对照药材溶液。照薄层色谱法(通则 0502)试验,吸取上述两种溶液各 1μl,分别点于同一硅胶 G 薄层板上,以三氯甲烷-甲醇-甲酸(5：2：0.5)为展开剂,展开,取出,晾干,喷以 10%硫酸乙醇溶液,加热至斑点显色清晰,置日光下检视。供试品色谱中,在与对照药材色谱相应的位置上,显相同颜色的斑点。

(2)取本品 10ml,用水饱和的正丁醇振摇提取 2 次,每次 15ml,合并正丁醇提取液;用氨试液洗涤 2 次,每次 10ml,再用水洗涤 2 次,每次 10ml,取正丁醇液蒸干,残渣加甲醇 1ml 使溶解,作为供试品溶液。另取黄芪甲苷对照品,加甲醇制成每 1ml 含 1mg 的溶液,作为对照品溶液。照薄层色谱法(通则 0502)试验,吸取供试品溶液 5μl 和对照品溶液 3μl,分别点于同一硅胶 G 薄层板上,以三氯甲烷-甲醇-水(13：7：2)的下层溶液为展开剂,展开,取出,晾干,喷以 10%硫酸乙醇溶液,加热至斑点显色清晰,置日光下检视。供试品色谱中,在与对照品色谱相应的位置上,显相同颜色的斑点。

【检查】　**相对密度**　应不低于 1.06(通则 0601)。

pH 值　应为 4.0～6.0(通则 0631)。

其他　应符合合剂项下有关的各项规定(通则 0181)。

【含量测定】　照高效液相色谱法(通则 0512)测定。

色谱条件与系统适用性试验　以十八烷基硅烷键合硅胶为填充剂;以乙腈-水(32：68)为流动相;蒸发光散射检测器检测。理论板数按黄芪甲苷峰计算应不低于 4000。

对照品溶液的制备　取黄芪甲苷对照品适量,精密称定,加甲醇制成每 1ml 含 0.5mg 的溶液,即得。

供试品溶液的制备　精密量取本品 15ml,用水饱和的正丁醇振摇提取 4 次(30ml,30ml,20ml,20ml),合并正丁醇提取液,用氨试液充分洗涤 2 次,每次 30ml,弃去氨液,正丁醇液蒸干,残渣加水 5ml 使溶解,放冷,通过 D101 型大孔吸附树脂柱(内径为 1.5cm,柱高为 12cm),以水 50ml 洗脱,弃去水液,再用 40%乙醇 30ml 洗脱,弃去洗脱液,继用 70%乙醇 80ml 洗脱,收集洗脱液,蒸干,残渣加甲醇溶解并转移至 5ml 量瓶中,加甲醇至刻度,摇匀,即得。

测定法　分别精密吸取对照品溶液 5μl、10μl,供试品溶液 10μl,注入液相色谱仪,测定,用外标两点法对数方程计算,即得。

本品每 1ml 含黄芪以黄芪甲苷($C_{41}H_{68}O_{14}$)计,不得少

于 50μg。

【功能与主治】 补气扶正。用于体弱气虚,四肢无力。

【用法与用量】 口服。一次 10ml,一日 2 次。

【规格】 每支装 10ml

【贮藏】 密封,置阴凉处。

参芪五味子片

Shenqi Wuweizi Pian

【处方】 南五味子 180g　　　　党参 60g

黄芪 120g　　　　炒酸枣仁 30g

【制法】 以上四味,党参与南五味子 60g 粉碎成细粉;黄芪、炒酸枣仁和剩余的南五味子分别用 45％乙醇、70％乙醇和 60％乙醇作溶剂,浸渍 24 小时后进行渗漉,收集渗漉液,回收乙醇后合并,浓缩至适量,加入上述细粉和适量的辅料,混匀,制成颗粒,干燥,压制成 1000 片,或包糖衣或薄膜衣,即得。

【性状】 本品为素片、糖衣片或薄膜衣片,素片或包衣片除去包衣后显深棕色;味微苦。

【鉴别】 (1)取本品,置显微镜下观察:联结乳管直径 12～15μm,含细小颗粒状物(党参)。种皮表皮石细胞淡黄棕色,表面观类多角形,壁较厚,孔沟细密,胞腔含暗棕色物(南五味子)。

(2)取本品 10 片,糖衣片除去糖衣,研细,加三氯甲烷 25ml,加热回流 30 分钟,滤过,滤液回收溶剂至干,残渣加三氯甲烷 1ml 使溶解,作为供试品溶液。另取南五味子对照药材 1g,加三氯甲烷 25ml,同法制成对照药材溶液。再取五味子甲素对照品,加三氯甲烷制成每 1ml 含 1mg 的溶液,作为对照品溶液。照薄层色谱法(通则 0502)试验,吸取上述三种溶液各 2μl,分别点于同一硅胶 GF$_{254}$ 薄层板上,以石油醚(30～60℃)-甲酸乙酯-甲酸(15：5：1)的上层溶液为展开剂,展开,取出,晾干,置紫外光灯(254nm)下检视。供试品色谱中,在与对照药材色谱和对照品色谱相应的位置上,显相同颜色的斑点。

(3)取本品 10 片,糖衣片除去糖衣,研细,加甲醇 25ml,加热回流 1 小时,滤过,滤液回收溶剂至干,残渣加水 10ml,微热使溶解,用水饱和的正丁醇振摇提取 2 次,每次 20ml,合并正丁醇提取液,用氨试液洗涤 2 次,每次 20ml,再用水洗涤 2 次,每次 20ml,正丁醇液回收溶剂至干,残渣加甲醇 0.5ml 使溶解,作为供试品溶液。另取黄芪甲苷对照品,加甲醇制成每 1ml 含 1mg 的溶液,作为对照品溶液。照薄层色谱法(通则 0502)试验,吸取上述两种溶液各 5μl,分别点于同一硅胶 G 薄层板上,以三氯甲烷-甲醇-水(13：6：1)10℃以下放置的下层溶液为展开剂,展开,取出,晾干,喷以 10％硫酸乙醇溶液,在 105℃加热至斑点显色清晰,分别置日光和紫外光灯

(365nm)下检视。供试品色谱中,在与对照品色谱相应的位置上,日光下显相同颜色的斑点;紫外光下显相同颜色的荧光斑点。

【检查】 应符合片剂项下有关的各项规定(通则 0101)。

【含量测定】 　南五味子　照高效液相色谱法(通则 0512)测定。

色谱条件与系统适用性试验　以十八烷基硅烷键合硅胶为填充剂;以乙腈-四氢呋喃-水(18：18：64)为流动相;柱温为 25℃;检测波长为 222nm。理论板数按五味子酯甲峰计算应不低于 10000。

对照品溶液的制备　取五味子酯甲对照品、五味子甲素对照品适量,精密称定,加 70％甲醇制成每 1ml 各含 20μg 的混合溶液,即得。

供试品溶液的制备　取本品 20 片,糖衣片除去包衣,精密称定,研细,取约 1g,精密称定,置具塞锥形瓶中,精密加入 70％甲醇 20ml,密塞,称定重量,超声处理(功率 400W,频率 40kHz)20 分钟,取出,放冷,再称定重量,用 70％甲醇补足减失的重量,摇匀,滤过,精密量取续滤液 2ml(剩余滤液备用),置 10ml 量瓶中,用 70％甲醇稀释至刻度,摇匀,滤过,取续滤液,即得。

测定法　分别精密吸取对照品溶液与供试品溶液各 10μl,注入液相色谱仪,测定,即得。

本品每片含南五味子以五味子酯甲($C_{30}H_{32}O_9$)和五味子甲素($C_{24}H_{32}O_6$)计,分别不得少于 0.25mg。

黄芪、炒酸枣仁　照高效液相色谱法(通则 0512)测定。

色谱条件与系统适用性试验　以十八烷基硅烷键合硅胶为填充剂;以乙腈-水(15：85)为流动相;检测波长为 219nm。理论板数按斯皮诺素峰计算应不低于 8000。

对照品溶液的制备　取毛蕊异黄酮葡萄糖苷对照品、斯皮诺素对照品适量,精密称定,加 70％甲醇制成每 1ml 各含 4μg 的混合溶液,即得。

供试品溶液的制备　取[含量测定]南五味子项下备用滤液,即得。

测定法　分别精密吸取对照品溶液与供试品溶液各 10μl,注入液相色谱仪,测定,即得。

本品每片含黄芪以毛蕊异黄酮葡萄糖苷($C_{22}H_{22}O_{10}$)计,不得少于 18μg;含炒酸枣仁以斯皮诺素($C_{28}H_{32}O_{15}$)计,不得少于 13μg。

【功能与主治】 健脾益气,宁心安神。用于气血不足、心脾两虚所致的失眠、多梦、健忘、乏力、心悸、气短、自汗。

【用法与用量】 口服。一次 3～5 片,一日 3 次。

【规格】 素片　每片重 0.25g　薄膜衣片　每片重 0.26g

【贮藏】 密封。

参芪五味子胶囊

Shenqi wuweizi Jiaonang

【处方】 南五味子 180g   党参 60g
           黄芪 120g   炒酸枣仁 30g

【制法】 以上四味,党参与南五味子 60g 粉碎成细粉;黄芪、炒酸枣仁和剩余的南五味子分别用 45% 乙醇、70% 乙醇和 60% 乙醇作溶剂,进行渗漉,收集渗漉液回收乙醇后合并,浓缩成相对密度为 1.30(20℃)的清膏,加入上述细粉,混匀,加辅料适量,混匀或制颗粒,干燥,装入胶囊,制成 1000 粒,即得。

【性状】 本品为硬胶囊,内容物为棕色至棕褐色的颗粒或粉末;气微,味微苦。

【鉴别】 (1)取本品,置显微镜下观察:联结乳管直径 12~15μm,含细小颗粒状物(党参)。种皮表皮石细胞淡黄棕色,表面观类多角形,壁较厚,孔沟细密,胞腔含暗棕色物(南五味子)。

(2)取本品内容物 3g,加甲醇 25ml,加热回流 1 小时,滤过,滤液蒸干,残渣加水 10ml 微热使溶解,用水饱和正丁醇振摇提取 2 次,每次 20ml,合并正丁醇提取液,用氨试液洗涤 2 次,每次 20ml,再用 20ml 水洗涤,取正丁醇液蒸干,残渣加甲醇 1ml 使溶解,作为供试品溶液。另取黄芪甲苷对照品,加甲醇制成每 1ml 含 1mg 的溶液,作为对照品溶液。照薄层色谱法(通则 0502)试验,吸取上述两种溶液各 5μl,分别点于同一硅胶 G 薄层板上,以三氯甲烷-甲醇-水(13:7:2)10℃以下放置的下层溶液为展开剂,展开,取出,晾干,喷以 10% 硫酸乙醇溶液,在 105℃加热至斑点显色清晰,分别置日光和紫外光灯(365nm)下检视。供试品色谱中,在与对照品色谱相应的位置上,日光下显相同颜色的斑点;在紫外光下显相同颜色的荧光斑点。

【检查】 应符合胶囊剂项下有关的各项规定(通则 0103)。

【含量测定】 南五味子 照高效液相色谱法(通则 0512)测定。

色谱条件与系统适用性试验 以十八烷基硅烷键合硅胶为填充剂;以乙腈-四氢呋喃-水(18:18:64)为流动相;柱温为 25℃;检测波长为 222nm。理论板数按五味子酯甲峰计算应不低于 10000。

对照品溶液的制备 取五味子酯甲对照品、五味子甲素对照品适量,精密称定,加 70% 甲醇制成每 1ml 各含 20μg 的混合对照品溶液,即得。

供试品溶液的制备 取装量差异项下本品内容物,研细,取约 1g,精密称定,置具塞锥形瓶中,精密加入 70% 甲醇 20ml,密塞,称定重量,超声处理(功率 400W,频率 40kHz)20 分钟,取出,放冷,再称定重量,用 70% 甲醇补足减失的重量,摇匀,滤过,精密量取续滤液 2ml(剩余滤液备用),置 10ml 量瓶中,用 70% 甲醇稀释至刻度,摇匀,滤过,取续滤液,即得。

测定法 分别精密吸取对照品溶液与供试品溶液各 10μl,注入液相色谱仪,测定,即得。

本品每粒含南五味子以五味子酯甲($C_{30}H_{32}O_9$)计,不得少于 0.25mg,以五味子甲素($C_{24}H_{32}O_6$)计,不得少于 0.25mg。

黄芪、炒酸枣仁 照高效液相色谱法(通则 0512)测定。

色谱条件与系统适用性试验 以十八烷基硅烷键合硅胶为填充剂;以乙腈-水(15:85)为流动相;检测波长为 219nm。理论板数按斯皮诺素峰计算应不低于 8000。

对照品溶液的制备 取毛蕊异黄酮葡萄糖苷对照品、斯皮诺素对照品适量,精密称定,加 70% 甲醇制成每 1ml 各含 4μg 的混合对照品溶液,即得。

供试品溶液的制备 取[含量测定]南五味子项下备用滤液,即得。

测定法 分别精密吸取对照品溶液与供试品溶液各 10μl,注入液相色谱仪,测定,即得。

本品每粒含黄芪以毛蕊异黄酮葡萄糖苷($C_{22}H_{22}O_{10}$)计,不得少于 0.018mg;含炒酸枣仁以斯皮诺素($C_{28}H_{32}O_{15}$)计,不得少于 0.013mg。

【功能与主治】 健脾益气,宁心安神。用于气血不足、心脾两虚所致的失眠、多梦、健忘、乏力、心悸、气短、自汗。

【用法与用量】 口服。一次 3~5 粒,一日 3 次。

【规格】 每粒装(1)0.2g (2)0.21g (3)0.25g

【贮藏】 密封。

参芪五味子颗粒

Shenqi Wuweizi Keli

【处方】 南五味子 180g   党参 60g
           黄芪 120g   炒酸枣仁 30g

【制法】 以上四味,取党参与南五味子 60g 粉碎成细粉;黄芪、炒酸枣仁和剩余的南五味子分别用 45% 乙醇、70% 乙醇和 60% 乙醇作溶剂,进行渗漉,收集渗漉液,回收乙醇后合并,浓缩成相对密度为 1.30(20℃)的稠膏,加入上述细粉,加入蔗糖适量或加入糊精适量(无蔗糖),硬脂酸镁 1g,混匀,制成颗粒,干燥,制成 1000g,即得。

【性状】 本品为棕色至棕褐色的颗粒;味甜,微酸或味苦、微酸(无蔗糖)。

【鉴别】 (1)取本品,研细,置显微镜下观察:联结乳管直径 12~15μm,含细小颗粒状物(党参)。种皮表皮石细胞淡黄棕色,表面观类多角形,壁较厚,孔沟细密,胞腔含暗棕色物(南五味子)。

（2）取本品 10g,研细,加三氯甲烷 100ml,加热回流 30 分钟,滤过,滤液回收溶剂至干,残渣加三氯甲烷 1ml 使溶解,作为供试品溶液。另取南五味子对照药材 1g,加三氯甲烷 25ml,同法制成对照药材溶液。再取五味子甲素对照品,加三氯甲烷制成每 1ml 含 1mg 的溶液,作为对照品溶液。照薄层色谱法（通则 0502）试验,吸取上述三种溶液各 2μl,分别点于同一硅胶 GF$_{254}$ 薄层板上,以石油醚（30～60℃）-甲酸乙酯-甲酸（15：5：1）的上层溶液为展开剂,展开,取出,晾干,置紫外光灯（254nm）下检视。供试品色谱中,在与对照药材色谱和对照品色谱相应的位置上,显相同颜色的斑点。

（3）取本品 10g,研细,加甲醇 100ml,加热回流 1 小时,滤过,滤液回收溶剂至干,残渣加水 10ml,微热使溶解,用水饱和的正丁醇振摇提取 2 次,每次 20ml,合并正丁醇提取液,用氨试液洗涤 2 次,每次 20ml,再用水洗涤 2 次,每次 20ml,正丁醇液回收溶剂至干,残渣加甲醇 0.5ml 使溶解,作为供试品溶液。另取黄芪甲苷对照品,加甲醇制成每 1ml 含 1mg 的溶液,作为对照品溶液。照薄层色谱法（通则 0502）试验,吸取上述两种溶液各 5μl,分别点于同一硅胶 G 薄层板上,以三氯甲烷-甲醇-水（13：6：1）10℃ 以下放置的下层溶液为展开剂,展开,取出,晾干,喷以 10％硫酸乙醇溶液,在 105℃ 加热至斑点显色清晰,分别置日光和紫外光灯（365nm）下检视。供试品色谱中,在与对照品色谱相应的位置上,日光下显相同颜色的斑点;紫外光下显相同颜色的荧光斑点。

【检查】 应符合颗粒剂项下有关的各项规定（通则 0104）。

【含量测定】 南五味子 照高效液相色谱法（通则 0512）测定。

色谱条件与系统适用性试验 以十八烷基硅烷键合硅胶为填充剂;以乙腈-四氢呋喃-水（18：18：64）为流动相;柱温为 25℃;检测波长为 222nm。理论板数按五味子酯甲峰计算应不低于 10000。

对照品溶液的制备 取五味子酯甲对照品、五味子甲素对照品适量,精密称定,加 70％甲醇制成每 1ml 各含 20μg 的混合溶液,即得。

供试品溶液的制备 取装量差异项下本品内容物,研细,取约 4g,精密称定,置具塞锥形瓶中,精密加入 70％甲醇 20ml,密塞,称定重量,超声处理（功率 400W,频率 40kHz）20 分钟,取出,放冷,再称定重量,用 70％甲醇补足减失的重量,摇匀,滤过,精密量取续滤液 2ml（剩余滤液备用）,置 10ml 量瓶中,用 70％甲醇稀释至刻度,摇匀,滤过,取续滤液,即得。

测定法 分别精密吸取对照品溶液与供试品溶液各 10μl,注入液相色谱仪,测定,即得。

本品每袋含南五味子以五味子酯甲（C$_{30}$H$_{32}$O$_9$）和五味子甲素（C$_{24}$H$_{32}$O$_6$）计,分别不得少于 0.75mg。

黄芪、炒酸枣仁 照高效液相色谱法（通则 0512）测定。

色谱条件与系统适用性试验 以十八烷基硅烷键合硅胶为填充剂;以乙腈-水（15：85）为流动相;检测波长为 219nm。

理论板数按斯皮诺素峰计算应不低于 8000。

对照品溶液的制备 取毛蕊异黄酮葡萄糖苷对照品、斯皮诺素对照品适量,精密称定,加 70％甲醇制成每 1ml 各含 4μg 的混合溶液,即得。

供试品溶液的制备 取［含量测定］南五味子项下备用滤液,即得。

测定法 分别精密吸取对照品溶液与供试品溶液各 10μl,注入液相色谱仪,测定,即得。

本品每袋含黄芪以毛蕊异黄酮葡萄糖苷（C$_{22}$H$_{22}$O$_{10}$）计,不得少于 54μg;含炒酸枣仁以斯皮诺素（C$_{28}$H$_{32}$O$_{15}$）计,不得少于 39μg。

【功能与主治】 健脾益气,宁心安神。用于气血不足,心脾两虚所致的失眠、多梦、健忘、乏力、心悸、气短、自汗。

【用法与用量】 开水冲服。一次 3～5g,一日 3 次。

【注意事项】 孕妇慎用。

【规格】 每袋装 3g

【贮藏】 密封。

参芪降糖片
Shenqi Jiangtang Pian

【处方】 人参茎叶总皂苷 6g　　　黄芪 124g
地黄 186g　　　　　　山药 62g
天花粉 62g　　　　　　覆盆子 31g
麦冬 62g　　　　　　　五味子 62g
枸杞子 124g　　　　　泽泻 62g
茯苓 62g

【制法】 以上十一味,山药、天花粉、覆盆子、茯苓粉碎成细粉;麦冬用温水浸渍二次,每次 2 小时,合并浸液,滤过,滤液浓缩至相对密度为 1.25～1.35（55～60℃）的稠膏;五味子用 50％乙醇渗漉,渗漉液回收乙醇,浓缩至相对密度为 1.25～1.35（55～60℃）的稠膏;黄芪、地黄、枸杞子、泽泻等四味加水煎煮二次,每次 2 小时,合并煎液,滤过,滤液浓缩至相对密度为 1.15～1.20（55～60℃）的清膏,放冷,加入乙醇使含醇量约为 60％,静置,滤取上清液,回收乙醇,浓缩至相对密度为 1.25～1.35（55～60℃）的稠膏。将上述山药等四味细粉、麦冬稠膏、五味子稠膏及黄芪等四味稠膏合并,混匀,干燥,粉碎成细粉,混匀,加入人参茎叶总皂苷及糊精等适量,制成颗粒,干燥,加入氢氧化铝、硬脂酸镁适量,混匀,压制成 1000 片,包薄膜衣,即得。

【性状】 本品为薄膜衣片,除去包衣后显浅棕色至棕褐色;气微,味甘、微涩。

【鉴别】 （1）取本品,置显微镜下观察:淀粉粒三角状卵形或矩圆形,直径 24～40μm,脐点短缝状或人字状（山药）。非腺毛单细胞,壁厚,木化,脱落后残迹似石细胞状（覆盆子）。不规则分枝状团块无色,遇水合氯醛液溶化;菌丝无色或淡棕色,直径 4～6μm(茯苓)。石细胞黄绿色,长方形、椭圆形、类方形、多角形或纺锤形,直径 27～72μm,壁较厚,纹孔细密(天花粉)。

(2)取本品 6 片,研细,加二氯甲烷 40ml,超声处理 1 小时,滤过,弃去二氯甲烷液,药渣挥干溶剂,加水饱和的正丁醇 30ml,超声处理 30 分钟,滤过,滤液加 3 倍量氨试液洗涤,弃去洗涤液,取正丁醇液回收溶剂至干,残渣加甲醇 2ml 使溶解,作为供试品溶液。另取人参茎叶总皂苷对照提取物,加甲醇制成每 1ml 含 10mg 的溶液,作为对照提取物溶液。再取人参皂苷 Re 对照品、人参皂苷 Rg$_1$ 对照品,分别加甲醇制成每 1ml 含 1mg 的溶液,作为对照品溶液。照薄层色谱法(通则 0502)试验,吸取上述四种溶液各 2μl,分别点于同一硅胶 G 薄层板上,以二氯甲烷-乙酸乙酯-甲醇-水(15:40:22:10)10℃ 以下放置的下层溶液为展开剂,展开,取出,晾干,喷以 10% 硫酸乙醇溶液,在 105℃ 加热至斑点显色清晰,分别置日光和紫外光灯(365nm)下检视。供试品色谱中,在与对照提取物色谱和对照品色谱相应的位置上,日光下显相同颜色的斑点;紫外光下显相同颜色的荧光斑点。

(3)取黄芪甲苷对照品,加甲醇制成每 1ml 含 1mg 的溶液,作为对照品溶液。照薄层色谱法(通则 0502)试验,吸取〔鉴别〕(2)项下的供试品溶液 2～5μl 及上述对照品溶液 2μl,分别点于同一高效硅胶 G 薄层板上,以二氯甲烷-无水乙醇-水(70:45:6.5)为展开剂,展开,取出,晾干,喷以 10% 硫酸乙醇溶液,在 105℃ 加热至斑点显色清晰,置紫外光灯(365nm)下检视。供试品色谱中,在与对照品色谱相应的位置上,显相同颜色的荧光斑点。

(4)取本品 20 片,研细,加二氯甲烷 40ml,超声处理 1 小时,滤过,滤液回收溶剂至干,残渣加二氯甲烷 1ml 使溶解,作为供试品溶液。另取五味子对照药材 1g,同法制成对照药材溶液。再取五味子甲素对照品、五味子乙素对照品,分别加二氯甲烷制成每 1ml 含 1mg 的溶液,作为对照品溶液。照薄层色谱法(通则 0502)试验,吸取供试品溶液和对照药材溶液各 10μl,对照品溶液各 5μl,分别点于同一硅胶 GF$_{254}$ 薄层板上,以甲苯-乙酸乙酯(9:1)为展开剂,展开,取出,晾干,置紫外光灯(254nm)下检视。供试品色谱中,在与对照药材色谱和对照品色谱相应的位置上,显相同颜色的斑点。

【检查】 应符合片剂项下有关的各项规定(通则 0101)。

【含量测定】 照高效液相色谱法(通则 0512)测定。

色谱条件与系统适用性试验 以十八烷基硅烷键合核壳硅胶为填充剂(粒径为 2.5～3.0μm);以乙腈为流动相 A,以水为流动相 B,按下表中的规定进行梯度洗脱;检测波长为 203nm。理论板数按人参皂苷 Re 峰计算应不低于 2000。

时间(分钟)	流动相 A(%)	流动相 B(%)
0～20	17	83
20～22.5	17→24	83→76
22.5～35	24→40	76→60

对照品溶液的制备 取人参皂苷 Rg$_1$ 对照品、人参皂苷 Re 对照品及人参皂苷 Rd 对照品适量,精密称定,加甲醇制成每 1ml 含人参皂苷 Rg$_1$ 0.2mg、人参皂苷 Re 0.4mg、人参皂苷 Rd 0.2mg 的混合溶液,即得。

供试品溶液的制备 取本品 20 片,精密称定,研细,取约 2.0g,精密称定,置具塞锥形瓶中,精密加入水饱和的正丁醇 50ml,密塞,称定重量,摇匀,超声处理(功率 500W,频率 53kHz)1 小时,取出,放冷,再称定重量,用水饱和的正丁醇补足减失的重量,摇匀,离心,精密吸取上清液 25ml,回收溶剂至干,残渣加甲醇溶解并转移至 5ml 量瓶中,加甲醇至刻度,摇匀,滤过,取续滤液,即得。

测定法 分别精密吸取对照品溶液与供试品溶液各 2～5μl,注入液相色谱仪,测定,即得。

本品每片含人参茎叶总皂苷以人参皂苷 Rg$_1$(C$_{42}$H$_{72}$O$_{14}$)、人参皂苷 Re(C$_{48}$H$_{82}$O$_{18}$)和人参皂苷 Rd(C$_{48}$H$_{82}$O$_{18}$)的总量计,不得少于 1.5mg。

【功能与主治】 益气滋阴补肾。主治气阴不足肾虚消渴,用于 2 型糖尿病。

【用法与用量】 口服。一次 3 片,一日 3 次,一个月为一个疗程,效果不显著或治疗前症状较重者,每次用量可达 8 片,一日 3 次。

【注意】 实热证者禁用。

【规格】 每片重 0.35g

【贮藏】 密封。

参芪降糖胶囊
Shenqi Jiangtang Jiaonang

【处方】 人参茎叶总皂苷 6g　　黄芪 124g
地黄 186g　　山药 62g
天花粉 62g　　覆盆子 31g
麦冬 62g　　五味子 62g
枸杞子 124g　　泽泻 62g
茯苓 62g

【制法】 以上十一味,山药、天花粉、覆盆子、茯苓四味混合粉碎成细粉,或分别粉碎成细粉;麦冬用温水浸渍二次,每次 2 小时,合并浸液,滤过,滤液浓缩至相对密度为 1.28～1.32(55～60℃)的稠膏;五味子用 50% 乙醇渗漉,漉液回收乙醇,浓缩至相对密度为 1.30～1.35(55～60℃)的稠膏;黄芪、地黄、枸杞子、泽泻等四味加水煎煮二次,每次 2 小时,合并煎液,滤过,滤液浓缩至相对密度为 1.18～1.22(55～60℃)的清膏,放冷,加入乙醇使含醇量约为 60%,静置,滤取上清液,回收乙醇,浓缩至相对密度为 1.25～1.30(55～60℃)的稠膏。将上述麦冬稠膏、五味子稠膏及黄芪等四味的稠膏与山药等细粉及人参茎叶总皂苷合并,混匀,干燥,加入淀粉适量,混匀或制粒,装入胶囊,制成 1000 粒,即得。或上述麦冬稠膏、五味子稠膏及黄芪等四味的稠膏与山药、天花粉细粉混匀,干燥,粉碎,加入人参茎叶总皂苷、覆盆子、茯苓细粉及硬脂酸镁等细粉适量,混匀,装入胶囊,制成 1000 粒,即得。

【性状】 本品为硬胶囊,内容物为浅棕黄色至棕褐色的颗粒或粉末;味甘、微苦涩。

【鉴别】 取本品,置显微镜下观察:淀粉粒三角状卵形或矩圆形,直径 24~40μm,脐点短缝状或人字状(山药)。非腺毛单细胞,壁厚,木化,脱落后残迹似石细胞状(覆盆子)。不规则分枝状团块无色,遇水合氯醛液溶化;菌丝无色或淡棕色,直径 4~6μm(茯苓)。石细胞黄绿色,长方形、椭圆形、类方形、多角形或纺锤形,直径 27~72μm,壁较厚,纹孔细密(天花粉)。

(2)取本品内容物 2g,研细,加二氯甲烷 40ml,超声处理 1 小时,滤过,弃去二氯甲烷液,药渣挥干溶剂,加水饱和的正丁醇 30ml,超声处理 30 分钟,滤过,滤液加三倍量氨试液洗涤,弃去洗涤液,取正丁醇液回收溶剂至干,残渣加甲醇 2ml 使溶解,作为供试品溶液。另取人参茎叶总皂苷对照提取物,加甲醇制成每 1ml 含 10mg 的溶液,作为对照提取物溶液。再取人参皂苷 Re 对照品、人参皂苷 Rg₁ 对照品,分别加甲醇制成每 1ml 含 1mg 的溶液,作为对照品溶液。照薄层色谱法(通则 0502)试验,吸取上述四种溶液各 2μl,分别点于同一硅胶 G 薄层板上,以二氯甲烷-乙酸乙酯-甲醇-水(15:40:22:10)10℃以下放置的下层溶液为展开剂,展开,取出,晾干,喷以 10%硫酸乙醇溶液,在 105℃加热至斑点显色清晰,分别置日光和紫外光灯(365nm)下检视。供试品色谱中,在与对照提取物色谱和对照品色谱相应的位置上,日光下显相同颜色的斑点;紫外光下显相同颜色的荧光斑点。

(3)取黄芪甲苷对照品,加甲醇制成每 1ml 含 1mg 的溶液,作为对照品溶液。照薄层色谱法(通则 0502)试验,吸取〔鉴别〕(2)项下的供试品溶液 5μl 及上述对照品溶液 2μl,分别点于同一高效硅胶 G 薄层板上,以二氯甲烷-无水乙醇-水(70:45:6.5)为展开剂,展开,取出,晾干,喷以 10%硫酸乙醇溶液,在 105℃加热至斑点显色清晰,置紫外光灯(365nm)下检视。供试品色谱中,在与对照品色谱相应的位置上,显相同颜色荧光斑点。

(4)取本品内容物 7g,研细,加二氯甲烷 40ml,超声处理 1 小时,滤过,滤液回收溶剂至干,残渣加二氯甲烷 1ml 使溶解,作为供试品溶液。另取五味子对照药材 1g,同法制成对照药材溶液。再取五味子甲素对照品、五味子乙素对照品,分别加二氯甲烷制成每 1ml 含 1mg 的溶液,作为对照品溶液。照薄层色谱法(通则 0502)试验,吸取供试品溶液和对照药材溶液各 10μl、对照品溶液各 5μl,分别点于同一硅胶 GF₂₅₄ 薄层板上,以甲苯-乙酸乙酯(9:1)为展开剂,展开,取出,晾干,置紫外光灯(254nm)下检视。供试品色谱中,在与对照药材色谱和对照品色谱相应的位置上,显相同颜色的斑点。

【检查】 应符合胶囊剂项下有关的各项规定(通则 0103)。

【含量测定】 照高效液相色谱法(通则 0512)测定。

色谱条件与系统适用性试验 以十八烷基硅烷键合核壳硅胶为填充剂(粒径为 2.5~3.0μm);以乙腈为流动相 A,以水为流动相 B,按下表中的规定进行梯度洗脱;检测波长为 203nm。理论板数按人参皂苷 Re 峰计算应不低于 2000。

时间(分钟)	流动相 A(%)	流动相 B(%)
0~20	17	83
20~22.5	17→24	83→76
22.5~35	24→40	76→60

对照品溶液的制备 取人参皂苷 Rg₁ 对照品、人参皂苷 Re 对照品及人参皂苷 Rd 对照品适量,精密称定,加甲醇制成每 1ml 含人参皂苷 Rg₁ 0.2mg、人参皂苷 Re 0.4mg、人参皂苷 Rd 0.2mg 的混合溶液,即得。

供试品溶液的制备 取装量差异项下的本品内容物,研细,取约 2.0g,精密称定,置具塞锥形瓶中,精密加入水饱和的正丁醇 50ml,密塞,称定重量,摇匀,超声处理(功率 500W,频率 53kHz)1 小时,取出,放冷,再称定重量,用水饱和的正丁醇补足减失的重量,摇匀,离心,精密吸取上清液 25ml,回收溶剂至干,残渣加甲醇溶解并转移至 5ml 量瓶中,加甲醇至刻度,摇匀,滤过,取续滤液,即得。

测定法 分别精密吸取对照品溶液与供试品溶液各 2~5μl,注入液相色谱仪,测定,即得。

本品每粒含人参茎叶总皂苷以人参皂苷 Rg₁($C_{42}H_{72}O_{14}$)、人参皂苷 Re($C_{48}H_{82}O_{18}$)和人参皂苷 Rd($C_{48}H_{82}O_{18}$)的总量计,不得少于 1.5mg。

【功能与主治】 益气滋阴补肾。主治气阴不足肾虚消渴,用于 2 型糖尿病。

【用法与用量】 口服。一次 3 粒,一日 3 次,一个月为一个疗程,效果不显著或治疗前症状较重者,每次用量可达 8 粒,一日 3 次。

【注意】 实热证者禁用。

【规格】 每粒装 0.35g

【贮藏】 密封。

参 苏 丸
Shensu Wan

【处方】

党参 75g	紫苏叶 75g
葛根 75g	前胡 75g
茯苓 75g	半夏(制)75g
陈皮 50g	枳壳(炒)50g
桔梗 50g	甘草 50g

木香 50g

【制法】　以上十一味，粉碎成细粉，过筛，混匀。另取生姜 30g、大枣 30g，分次加水煎煮，滤过。取上述粉末，用煎液泛丸，干燥，即得。

【性状】　本品为棕褐色的水丸；气微，味微苦。

【鉴别】　(1)取本品，置显微镜下观察：不规则分枝状团块无色，遇水合氯醛试液溶化；菌丝无色或淡棕色，直径 4～6μm(茯苓)。草酸钙针晶成束，长 32～144μm，存在于黏液细胞中或散在(半夏)。联结乳管直径 12～15μm，含细小颗粒状物；石细胞类斜方形或多角形，一端稍尖，壁较厚，纹孔稀疏(党参)。纤维束周围薄壁细胞含草酸钙方晶，形成晶纤维(甘草)。

(2)取本品 12g，研细，置 500ml 圆底烧瓶中，加水 200ml，混匀，连接挥发油测定器，自测定器上端加水至刻度并溢流入烧瓶中为止，再加石油醚(60～90℃)1.5ml，连接回流冷凝管，加热至沸，并保持微沸 2 小时，放冷，分取石油醚层，作为供试品溶液。另取紫苏叶对照药材 1g，同法制成对照药材溶液。照薄层色谱法(通则 0502)试验，吸取上述两种溶液各 5μl，分别点于同一硅胶 G 薄层板上，以石油醚(60～90℃)-乙酸乙酯(17∶3)为展开剂，展开，取出，晾干，喷以 1%香草醛硫酸溶液，在 105℃加热至斑点显色清晰。供试品色谱中，在与对照药材色谱相应的位置上，显相同颜色的斑点。

(3)取本品 4g，研细，加 50%甲醇 40ml，加热回流 1 小时，放冷，滤过，滤液蒸干，残渣加水 20ml 使溶解，用乙酸乙酯振摇提取 3 次，每次 10ml，合并乙酸乙酯提取液，蒸干，残渣加乙酸乙酯 1ml 使溶解，作为供试品溶液。另取前胡对照药材 1g，同法制成对照药材溶液。照薄层色谱法(通则 0502)试验，吸取上述两种溶液各 2μl，分别点于同一硅胶 G 薄层板上，以石油醚(60～90℃)-乙酸乙酯(3∶2)为展开剂，展开，取出，晾干，置紫外光灯(365nm)下检视。供试品色谱中，在与对照药材色谱相应的位置上，显相同颜色的荧光斑点。

(4)取本品 7g，研细，加乙醚 25ml，浸渍 4 小时，时时振摇，滤过，滤液挥干，残渣加乙醇 1ml 使溶解，取上清液作为供试品溶液。另取木香对照药材 0.5g，加乙醚 10ml，同法制成对照药材溶液。照薄层色谱法(通则 0502)试验，吸取上述两种溶液各 2μl，分别点于同一硅胶 G 薄层板上，以石油醚(60～90℃)-乙酸乙酯(9∶1)为展开剂，展开，取出，晾干，喷以 1%香草醛硫酸溶液，在 105℃加热至斑点显色清晰。供试品色谱中，在与对照药材色谱相应的位置上，显两个相同颜色的主斑点。

(5)取本品 4g，研细，加甲醇 25ml，超声处理 15 分钟，滤过，滤液蒸干，残渣加甲醇 1ml 使溶解，滤过，滤液作为供试品溶液。另取陈皮对照药材 0.5g，加甲醇 5ml，超声处理 15 分钟，滤过，滤液作为对照药材溶液。照薄层色谱法(通则 0502)试验，吸取上述两种溶液各 1μl，分别点于同一硅胶 G 薄层板上，以正己烷-乙酸乙酯(2∶3)为展开剂，展开，取出，晾干，置紫外光灯(365nm)下检视。供试品色谱中，在与对照

药材色谱相应的位置上，显相同颜色的荧光斑点。

【检查】　应符合丸剂项下有关的各项规定(通则 0108)。

【含量测定】　照高效液相色谱法(通则 0512)测定。

色谱条件与系统适用性试验　以十八烷基硅烷键合硅胶为填充剂；以甲醇-水(21∶79)为流动相；检测波长为 250nm。理论板数按葛根素峰计算应不低于 2500。

对照品溶液的制备　取葛根素对照品适量，精密称定，加稀乙醇制成每 1ml 含 80μg 的溶液，即得。

供试品溶液的制备　取本品，研细，取约 2g，精密称定，置具塞锥形瓶中，精密加入稀乙醇 25ml，密塞，称定重量，超声处理(功率 250W，频率 33kHz)30 分钟，放冷，再称定重量，用稀乙醇补足减失的重量，摇匀，取上清液，滤过，取续滤液，即得。

测定法　分别精密吸取对照品溶液与供试品溶液各 10μl，注入液相色谱仪，测定，即得。

本品每 1g 含葛根以葛根素($C_{21}H_{20}O_9$)计，不得少于 0.30mg。

【功能与主治】　益气解表，疏风散寒，祛痰止咳。用于身体虚弱、感受风寒所致感冒，症见恶寒发热、头痛鼻塞、咳嗽痰多、胸闷呕逆、乏力气短。

【用法与用量】　口服。一次 6～9g，一日 2～3 次。

【贮藏】　密封。

参附强心丸

Shenfu Qiangxin Wan

【处方】　人参 200g　　　　　　附子(制)160g
　　　　　桑白皮 200g　　　　　猪苓 300g
　　　　　葶苈子 240g　　　　　大黄 120g

【制法】　以上六味，粉碎成细粉，过筛，混匀。每 100g 粉末加炼蜜 130～150g，制成大蜜丸；或用炼蜜 110～120g 加适量水制丸，干燥，制成水蜜丸，即得。

【性状】　本品为棕褐色的大蜜丸或棕色至棕褐色的水蜜丸；味甜、微苦。

【鉴别】　(1)取本品，置显微镜下观察：纤维无色，直径 13～26μm，壁厚，孔沟不明显(桑白皮)。菌丝黏结成团，大多无色；草酸钙方晶正八面体形，直径 32～60μm(猪苓)。种皮内表皮细胞黄色，多角形或长多角形，壁稍厚(葶苈子)。草酸钙簇晶大，直径 60～140μm(大黄)。

(2)取大蜜丸 12g，加硅藻土 10g，研匀；或取水蜜丸 12g，研细，加三氯甲烷 50ml，加热回流 30 分钟，滤过，弃去滤液，残渣加甲醇 80ml，加热回流 30 分钟，滤过，滤液回收溶剂至干，残渣加甲醇 5ml 使溶解，加在中性氧化铝柱(100～120 目，15g，内径为 1.5cm)上，用 40%甲醇溶液 150ml 洗脱，收集洗脱液，蒸干，残渣加水 30ml 使溶解，用水饱和的正丁醇提

取 2 次，每次 25ml，合并正丁醇液，用 2%氢氧化钠溶液 25ml 洗涤，弃去氢氧化钠溶液，正丁醇液再用水洗至中性，分取正丁醇液，回收溶剂至干，残渣加甲醇 0.5ml 使溶解，作为供试品溶液。另取人参皂苷 Rb₁ 对照品、人参皂苷 Re 对照品、人参皂苷 Rg₁ 对照品，加甲醇制成每 1ml 各含 1mg 的混合溶液，作为对照品溶液。照薄层色谱法（通则 0502）试验，吸取上述两种溶液各 2~5μl，分别点于同一高效硅胶 G 薄层板上，以三氯甲烷-乙酸乙酯-甲酸-水（15：40：21：10）10℃以下放置分层的下层溶液为展开剂，展开，取出，晾干，喷以10%硫酸乙醇溶液，加热至斑点显色清晰。供试品色谱中，在与对照品色谱相应的位置上，显相同颜色的斑点；置紫外光灯（365nm）下检视，显相同颜色的荧光斑点。

（3）取大蜜丸 1g，剪碎；或取水蜜丸 2g，研细，加甲醇 20ml，浸泡 10 分钟，超声处理 15 分钟，滤过，滤液蒸干，残渣加水 10ml 使溶解，加盐酸 1ml，加热 30 分钟，放冷，用乙醚振摇提取 2 次，每次 10ml，合并乙醚液，蒸干，残渣加三氯甲烷 1ml 使溶解，作为供试品溶液。另取大黄对照药材 0.1g，同法制成对照药材溶液。照薄层色谱法（通则 0502）试验，吸取上述两种溶液各 2μl，分别点于同一高效硅胶 G 薄层板上，以石油醚（30~60℃）-甲酸乙酯-甲酸（15：5：1）的上层溶液为展开剂，展开，取出，晾干，置紫外光灯（365nm）下检视。供试品色谱中，在与对照药材色谱相应的位置上，显相同的橙黄色荧光斑点；置氨蒸气中熏后，斑点变为红色。

（4）取大蜜丸 9g，剪碎；或取水蜜丸 10g，研细，加饱和碳酸钠溶液 30ml，超声处理 30 分钟，滤过（必要时离心），取滤液或上清液，加稀盐酸调节 pH 值至 1~2，静置 30 分钟，用乙酸乙酯提取 2 次，每次 30ml，合并乙酸乙酯液，回收溶剂至干，残渣加甲醇 1ml 使溶解，作为供试品溶液。另取桑白皮对照药材 2g，加饱和碳酸钠溶液 15ml，超声处理 30 分钟，滤过（必要时离心），取滤液或上清液，加稀盐酸调节 pH 值至 1~2，静置 30 分钟，用乙酸乙酯提取 2 次，每次 15ml，合并乙酸乙酯液，回收溶剂至干，残渣加甲醇 1ml 使溶解，作为对照药材溶液。照薄层色谱法（通则 0502）试验，吸取上述两种溶液各 5~10μl，分别点于同一硅胶 G 薄层板上，以石油醚（60~90℃）-乙酸乙酯（6：4）为展开剂，展开，取出，晾干，置紫外光灯（365nm）下检视。供试品色谱中，在与对照药材色谱相应的位置上，显相同颜色的荧光斑点。

【检查】 乌头碱限量 取大蜜丸适量，剪碎，取 14.0g；或取水蜜丸适量，研细，取 12.5g，加硅藻土适量，研匀，加氨试液 10ml，小心拌匀，放置 2 小时，再加乙醚 100ml，超声处理 5 分钟，静置 24 小时，分取乙醚液，蒸干，残渣加无水乙醇 1.0ml 使溶解，作为供试品溶液。另取乌头碱对照品适量，加无水乙醇制成每 1ml 含 1.0mg 的溶液，作为对照品溶液。照薄层色谱法（通则 0502）试验，精密吸取供试品溶液 16μl，对照品溶液 2μl，分别点于同一硅胶 G 薄层板上，以甲苯-乙酸乙酯-二乙胺（14：4：1）为展开剂，展开，取出，晾干，喷以稀碘化铋钾试液及亚硝酸钠乙醇试液。供试品色谱中，在与对照品色谱相应的位置上出现的斑点应小于对照品的斑点，或不出现斑点。

其他 应符合丸剂项下有关的各项规定（通则 0108）。

【含量测定】 照高效液相色谱法（通则 0512）测定。

色谱条件与系统适用性试验 以十八烷基硅烷键合硅胶为填充剂；以甲醇-0.1%磷酸溶液（85：15）为流动相；检测波长为 254nm。理论板数按大黄素峰计算应不低于 2000。

对照品溶液的制备 分别取大黄素对照品、大黄酚对照品适量，精密称定，加甲醇制成每 1ml 含大黄素 4μg、大黄酚 8μg 的混合溶液，即得。

供试品溶液的制备 取大蜜丸适量，剪碎，取约 1g 或取水蜜丸适量，研细，取约 1g，精密称定，精密加入甲醇 25ml，称定重量，加热回流 30 分钟，放冷，再称定重量，用甲醇补足减失的重量，摇匀，滤过，精密量取续滤液 5ml，挥去甲醇，加入 2.5mol/L 硫酸溶液 10ml，超声处理（功率 200W，频率 40kHz）5 分钟，再加入三氯甲烷 10ml，加热回流 1 小时，冷却，转移至分液漏斗中，用少量三氯甲烷洗涤容器，合并至分液漏斗中，分取三氯甲烷层，酸液用三氯甲烷提取 2 次，每次 8ml，合并三氯甲烷液，回收三氯甲烷至干，残渣加甲醇使溶解并转移至 10ml 量瓶中，加甲醇至刻度，摇匀，滤过，取续滤液，即得。

测定法 分别精密吸取对照品溶液与供试品溶液各 5~10μl，注入液相色谱仪，测定，即得。

本品每丸含大黄以大黄素（C₁₅H₁₀O₅）和大黄酚（C₁₅H₁₀O₄）的总量计，大蜜丸每丸不得少于 0.55mg；水蜜丸每 1g 不得少于 0.21mg。

【功能与主治】 益气助阳，强心利水。用于慢性心力衰竭而引起的心悸、气短、胸闷喘促、面肢浮肿等症，属于心肾阳衰者。

【用法与用量】 口服。大蜜丸一次 2 丸，水蜜丸一次 5.4g，一日 2~3 次。

【注意】 孕妇禁服；宜低盐饮食。

【规格】 （1）大蜜丸每丸重 3g （2）水蜜丸每 10 丸重 0.9g

【贮藏】 密封，置阴凉干燥处。

注：附子（制）炮制方法 取甘草置锅内加水煎煮二次，第一次 2 小时，第二次 1 小时，合并煎液，滤过，取黑顺片置甘草煎液中，加热至沸，取出，堆润至透，切成宽丝，干燥，即得。

附子每 100kg，用甘草 6.25kg。

参苓白术丸

Shenling Baizhu Wan

【处方】	人参 100g	茯苓 100g
	麸炒白术 100g	山药 100g

炒白扁豆 75g   莲子 50g

麸炒薏苡仁 50g   砂仁 50g

桔梗 50g   甘草 100g

【制法】 以上十味,粉碎成细粉,过筛,混匀,用水泛丸,干燥,即得。

【性状】 本品为黄色至黄棕色的水丸;气香,味甜。

【鉴别】 (1)取本品,置显微镜下观察:不规则分枝状团块无色,遇水合氯醛液溶化;菌丝无色或淡棕色,直径 4～6μm(茯苓)。草酸钙针晶细小,长 10～32μm,不规则地充塞于薄壁细胞中(麸炒白术)。草酸钙针晶束存在于黏液细胞中,长 80～240μm,针晶直径 2～8μm(山药)。内种皮厚壁细胞黄棕色或棕红色,表面观类多角形,壁厚,胞腔含硅质块(砂仁)。纤维束周围薄壁细胞含草酸钙方晶,形成晶纤维(甘草)。

(2)取本品 6g,研细,加甲醇 50ml,加热回流 1 小时,放冷,滤过,滤液蒸干,残渣加水 50ml 使溶解,用三氯甲烷振摇提取 2 次,每次 50ml,弃去三氯甲烷液,再用水饱和的正丁醇振摇提取 2 次,每次 50ml,合并正丁醇提取液,用氨试液洗涤 2 次,每次 30ml,正丁醇液蒸干,残渣加甲醇 1ml 使溶解,作为供试品溶液。另取人参对照药材 1g,同法制成对照药材溶液。再取人参皂苷 Rg₁ 对照品、人参皂苷 Re 对照品、人参皂苷 Rb₁ 对照品,加甲醇制成每 1ml 各含 2mg 的混合溶液,作为对照品溶液。照薄层色谱法(通则 0502)试验,吸取供试品溶液 5μl、对照药材溶液和对照品溶液各 2μl,分别点于同一硅胶 G 薄层板上,以三氯甲烷-甲醇-水(13:7:2)10℃ 以下放置的下层溶液为展开剂,展开,取出,晾干,喷以 10% 硫酸乙醇溶液,在 105℃ 加热至斑点显色清晰,分别置日光和紫外光灯(365nm)下检视。供试品色谱中,在与对照药材色谱和对照品色谱相应的位置上,日光下显相同颜色的斑点;紫外光下显相同颜色的荧光斑点。

(3)取本品 6g,研细,加乙醚 20ml,超声处理 15 分钟,滤过,滤液浓缩至 1ml,作为供试品溶液。另取白术对照品药材 1g,同法制成对照药材溶液。照薄层色谱法(通则 0502)试验,吸取上述两种溶液各 5μl,分别点于同一硅胶 G 薄层板上,以石油醚(60～90℃)-乙酸乙酯(5:1)为展开剂,展开,取出,晾干,喷以 10% 硫酸乙醇溶液,在 105℃ 加热约 5 分钟,置紫外光灯(365nm)下检视。供试品色谱中,在与对照药材色谱相应的位置上,显相同颜色的荧光斑点。

【检查】 应符合丸剂项下有关的各项规定(通则 0108)。

【含量测定】 照高效液相色谱法(通则 0512)测定。

色谱条件与系统适用性试验 以十八烷基硅烷键合硅胶为填充剂;以甲醇-0.2mol/L 醋酸铵溶液-冰醋酸(61:39:1)为流动相;检测波长 250nm。理论板数按甘草酸峰计算应不低于 2000。

对照品溶液的制备 取甘草酸铵对照品适量,精密称定,加流动相制成每 1ml 含 0.1mg 的溶液(相当于每 1mg 含甘草酸 0.9797mg),即得。

供试品溶液的制备 取本品适量,研细,取约 1g,精密称定,置 50ml 具塞锥形瓶中,精密加入流动相 50ml,密塞,称定重量,超声处理(功率 500W,频率 40kHz)30 分钟,放冷,再称定重量,用流动相补足减失的重量,摇匀,滤过,取续滤液,即得。

测定法 精密吸取对照品溶液与供试品溶液各 10μl,注入液相色谱仪,测定,即得。

本品每 1g 含甘草以甘草酸($C_{42}H_{62}O_{16}$)计,不得少于 2.3mg。

【功能与主治】 补脾胃,益肺气。用于脾胃虚弱,食少便溏,气短咳嗽,肢倦乏力。

【用法与用量】 口服。一次 6g,一日 3 次。

【规格】 每 100 粒重 6g

【贮藏】 密封。

参苓白术散

Shenling Baizhu San

【处方】 人参 100g   茯苓 100g

白术(炒)100g   山药 100g

白扁豆(炒)75g   莲子 50g

薏苡仁(炒)50g   砂仁 50g

桔梗 50g   甘草 100g

【制法】 以上十味,粉碎成细粉,过筛,混匀,即得。

【性状】 本品为黄色至灰黄色的粉末;气香,味甜。

【鉴别】 (1)取本品,置显微镜下观察:不规则分枝状团块无色,遇水合氯醛试液溶化;菌丝无色或淡棕色,直径 4～6μm(茯苓)。草酸钙簇晶直径 20～68μm,棱角锐尖(人参)。草酸钙针晶细小,长 10～32μm,不规则地充塞于薄壁细胞中(白术)。草酸钙针晶束存在于黏液细胞中,长 80～240μm,针晶直径 2～8μm(山药)。纤维束周围薄壁细胞含草酸钙方晶,形成晶纤维(甘草)。色素层细胞黄棕色或红棕色,表面观呈类长方形、类多角形或类圆形(莲子)。种皮栅状细胞长 80～150μm(白扁豆)。内种皮厚壁细胞黄棕色或棕红色,表面观类多角形,壁厚,胞腔含硅质块(砂仁)。联结乳管直径 14～25μm,含淡黄色颗粒状物(桔梗)。

(2)取本品 4.5g,加三氯甲烷 40ml,加热回流 1 小时,滤过,药渣挥尽三氯甲烷,加甲醇 50ml,加热回流 1 小时,滤过,滤液蒸干,残渣用甲醇 5ml 溶解,加在中性氧化铝柱(100～120 目,15g,内径为 1～1.5cm)上,用 40% 甲醇 150ml 洗脱,收集洗脱液,蒸干,残渣用水 30ml 溶解,用水饱和的正丁醇振摇提取 2 次,每次 25ml,合并提取液,用水洗涤 3 次,每次 20ml,正丁醇液蒸干,残渣加甲醇 0.5ml 使溶解,作为供试品溶液。另取人参对照药材、甘草对照药材各 1g,同法分别制成对照药材溶液。照薄层色谱法(通则 0502)试验,吸取上述三种溶液各 1μl,分别点于同一硅胶 G 薄层板上,以三氯甲烷-乙酸乙酯-甲醇-水(15:40:22:10)10℃以下放置的下层溶液为展开剂,展开,取出,晾干,喷以硫酸乙醇溶液(1→10),在 105℃加热 5～10 分钟,置紫外光灯(365nm)下检视。供试品色谱中,分别在与两种对照药材色谱相应的位置上,显相同颜色的荧光斑点。

【检查】 应符合散剂项下有关的各项规定(通则 0115)。

【功能与主治】 补脾胃,益肺气。用于脾胃虚弱,食少便溏,气短咳嗽,肢倦乏力。

【用法与用量】 口服。一次 6～9g,一日 2～3 次。

【贮藏】 密封。

参松养心胶囊

Shensong Yangxin Jiaonang

本品为人参、麦冬、山茱萸、桑寄生、土鳖虫、赤芍、黄连、南五味子、龙骨等药味经加工制成的胶囊剂。

【性状】 本品为硬胶囊,内容物为黄褐色至棕褐色的颗粒和粉末;味苦。

【鉴别】 (1)体壁碎片黄色或棕红色,有圆形毛窝,直径 8～24μm,可见长短不一的刚毛(土鳖虫)。

(2)取本品内容物 8g,置具塞锥形瓶中,加乙醚 50ml,超声处理 20 分钟,离心,上清液蒸干。残渣用石油醚(30～60℃)洗涤 3 次,每次 15ml,弃去石油醚液。残渣加无水乙醇-三氯甲烷(3:2)混合溶液 1ml 使溶解,作为供试品溶液。另取山茱萸对照药材 0.5g,加乙酸乙酯 10ml,超声处理 15 分钟,滤过,滤液蒸干,残渣加无水乙醇-三氯甲烷(3:2)混合溶液 1ml 使溶解,作为对照药材溶液。照薄层色谱法(通则 0502)试验,吸取上述两种溶液各 4μl,分别点于同一硅胶 G 薄层板上,以甲苯-乙酸乙酯-冰醋酸(12:2:0.5)为展开剂,展开,取出,晾干,喷以 10%硫酸乙醇溶液,在 110℃加热至斑点显色清晰,置日光下检视。供试品色谱中,在与对照药材色谱相应的位置上,显一个相同颜色的主斑点。

(3)取本品内容物 2g,加甲醇 25ml,超声处理 20 分钟,滤过,滤液蒸干,残渣加水 20ml 使溶解,加盐酸调节 pH 值至 1～2,用乙酸乙酯振摇提取 2 次,每次 15ml,合并乙酸乙酯液,蒸干,残渣加甲醇 2ml 使溶解作为供试品溶液。另取丹参对照药材 0.5g,加甲醇 5ml,超声处理 20 分钟,滤过,滤液作为对照药材溶液。照薄层色谱法(通则 0502)试验,吸取上述两种溶液各 5μl,分别点于同一硅胶 G 薄层板上,以乙酸丁酯-甲酸-水(3:1:1)上层液为展开剂,展开,取出,晾干,置氨蒸气中熏 10 分钟以上,至斑点显色清晰,置日光下检视。供试品色谱中,在与对照药材色谱相应的位置上,显一个相同颜色的主斑点。

(4)取本品内容物 4g,加甲醇 30ml,超声处理 20 分钟,滤过,滤液蒸干,残渣加水 25ml 使溶解,用三氯甲烷振摇提取 2 次,每次 25ml,弃去三氯甲烷液,水溶液用水饱和的正丁醇 25ml 振摇提取,分取正丁醇液,蒸干,残渣加甲醇 2ml 使溶解,作为供试品溶液。另取芍药苷对照品,加乙醇制成每 1ml 含 0.5mg 的溶液,作为对照品溶液。照薄层色谱法(通则 0502)试验,吸取上述两种溶液各 1μl,分别点于同一硅胶 G 薄层板上,以三氯甲烷-乙酸乙酯-甲醇-浓氨溶液(8:1:3:1)的下层溶液为展开剂,展开,取出,晾干,喷以 5%香草醛硫酸溶液,在 105℃加热至斑点显色清晰,置日光下检视。供试品色谱中,在与对照品色谱相应的位置上,显相同颜色的斑点。

(5)取本品内容物 1.2g,加甲醇 20ml,超声处理 10 分钟,滤过,滤液浓缩至约 2ml,作为供试品溶液。另取黄连对照药材 50mg,加甲醇 10ml,超声处理 10 分钟,滤过,滤液作为对照药材溶液。照薄层色谱法(通则 0502)试验,吸取上述两种溶液各 1μl,分别点于同一硅胶 G 薄层板上,以甲苯-乙酸乙酯-异丙醇-甲醇-水(6:3:1.5:1.5:0.3)为展开剂,置氨蒸气饱和的展开缸内,展开,取出,晾干,置紫外光灯(365nm)下检视。供试品色谱中,在与对照药材色谱相应的位置上,显相同颜色的荧光斑点。

(6)取本品内容物 4g,研细,加乙醚 40ml,超声处理 20 分钟,静置,取上清液,蒸干,残渣加甲醇 1ml 使溶解,作为供试品溶液。另取五味子甲素对照品,加甲醇制成每 1ml 含 1mg 的溶液,作为对照品溶液。照薄层色谱法(通则 0502)试验,吸取供试品溶液 2～4μl,对照品溶液 1μl,分别点于同一硅胶 GF₂₅₄ 薄层板上,以甲苯-乙酸乙酯(9:1.2)为展开剂,展开,取出,晾干,置紫外光灯(254nm)下检视。供试品色谱中,在与对照品色谱相应的位置上,显相同颜色的斑点。

【检查】 应符合胶囊剂项下有关的各项规定(通则 0103)。

【含量测定】 人参 照高效液相色谱法(通则 0512)测定。

色谱条件与系统适用性试验 以十八烷基硅烷键合硅胶为填充剂;以乙腈为流动相 A,以水为流动相 B,按下表中的规定进行梯度洗脱;蒸发光散射检测器。理论板数按人参皂苷 Re 峰计算应不低于 20000。

时间(分钟)	流动相 A(%)	流动相 B(%)
0～25	19	81
25～50	19→27	81→73
50～55	27→90	73→10
55～70	90	10
70～75	90→19	10→81
75～90	19	81

对照品溶液的制备 取人参皂苷 Rg₁ 对照品、人参皂苷 Re 对照品适量,精密称定,加甲醇制成每 1ml 各含 0.2mg 的混合溶液,即得。

供试品溶液的制备　取本品 30 粒的内容物,精密称定,混匀,研细,取约 4g,精密称定,置具塞锥形瓶中,精密加入甲醇 100ml,密塞,称定重量,超声处理(功率 160W,频率 40kHz)30 分钟,放冷,再称定重量,用甲醇补足减失的重量,摇匀,滤过,精密量取续滤液 50ml,蒸干,残渣加水 30ml 溶解,用三氯甲烷振摇提取 3 次(30ml,20ml,20ml),弃去三氯甲烷液,水溶液用水饱和的正丁醇振摇提取 5 次(25ml,25ml,25ml,15ml,15ml),合并正丁醇液,用氨试液洗涤 2 次(30ml,20ml),分取正丁醇液,再用正丁醇饱和的水洗涤 2 次(30ml,20ml),合并氨洗液和水洗液,用水饱和的正丁醇振摇提取 3 次(20ml,20ml,15ml),合并正丁醇提取液,并与上述正丁醇液合并,蒸干,残渣用甲醇溶解并转移至 5ml 量瓶中,加甲醇至刻度,摇匀,滤过,取续滤液,即得。

测定法　精密吸取对照品溶液 6μl 与 9μl、供试品溶液 15μl,注入液相色谱仪,测定,用外标两点法对数方程计算,即得。

本品每粒含人参以人参皂苷 Rg_1($C_{42}H_{72}O_{14}$)和人参皂苷 Re($C_{48}H_{82}O_{18}$)的总量计,不得少于 0.15mg。

山茱萸　照高效液相色谱法(通则 0512)测定。

色谱条件与系统适用性试验　以十八烷基硅烷键合硅胶为填充剂;以甲醇-乙腈-0.05%磷酸溶液(3:9:88)为流动相;检测波长为 238nm。理论板数按马钱苷峰计算应不低于 9000。

对照品溶液的制备　取马钱苷对照品适量,精密称定,加 50%甲醇制成每 1ml 含 20μg 的溶液,即得。

供试品溶液的制备　取装量差异项下的本品内容物,研细,取约 1g,精密称定,置具塞锥形瓶中,精密加入甲醇 25ml,密塞,称定重量,超声处理(功率 250W,频率 40kHz)30 分钟,放冷,再称定重量,用甲醇补足减失的重量,摇匀,滤过,精密吸取续滤液 10ml,加在中性氧化铝柱(100～200 目,7g,内径 1.5cm,干法装柱)上,用 50%甲醇 60ml 洗脱,收集流出液和洗脱液,蒸干,残渣用 50%甲醇溶解并转移至 25ml 量瓶中,加 50%甲醇至刻度,摇匀,滤过,取续滤液,即得。

测定法　精密吸取对照品溶液与供试品溶液各 10μl,注入液相色谱仪,测定,即得。

本品每粒含山茱萸以马钱苷($C_{17}H_{26}O_{10}$)计,不得少于 0.32mg。

【功能与主治】　益气养阴,活血通络,清心安神。用于治疗冠心病室性早搏属气阴两虚,心络瘀阻证,症见心悸不安,气短乏力,动则加剧,胸部闷痛,失眠多梦,盗汗,神倦懒言。

【用法与用量】　口服。一次 2～4 粒,一日 3 次。

【注意】　应注意配合原发性疾病的治疗;个别患者服药期间可出现胃胀。

【规格】　每粒装 0.4g

【贮藏】　密封。

参茸白凤丸
Shenrong Baifeng Wan

【处方】

人参 8.2g	鹿茸(酒制)9.4g
党参(炙)40g	酒当归 39g
熟地黄 77.5g	黄芪(酒制)39g
酒白芍 39g	川芎(酒制)30g
延胡索(制)23g	胡芦巴(盐炙)30g
酒续断 30g	白术(制)30g
香附(制)31g	砂仁 23g
益母草(酒制)39g	酒黄芩 30g
桑寄生(蒸)21g	炙甘草 30g

【制法】　以上十八味,鹿茸(酒制)粉碎成细粉;其余黄芪(酒制)等十七味粉碎成细粉,与鹿茸(酒制)细粉混匀。每 100g 粉末用炼蜜(或果葡糖浆)35～45g 加适量的水泛丸,干燥,制成水蜜丸;或加炼蜜(或果葡糖浆)85～105g 制成大蜜丸,即得。

【性状】　本品为棕褐色至黑色的水蜜丸或大蜜丸;气香,味微苦、甘。

【鉴别】　(1)取本品,置显微镜下观察:种皮栅状细胞 1 列,淡棕色或红棕色,有光辉带(胡芦巴)。石细胞类方形、类圆形或不规则形,胞腔内含草酸钙方晶或红棕色物(桑寄生)。韧皮纤维淡黄色,梭形,壁厚,孔沟细(酒黄芩)。分泌细胞类圆形,含淡黄棕色至红棕色分泌物,其周围细胞呈放射状排列(香附)。内种皮厚壁细胞黄棕色或棕红色,表面观类多角形,壁厚,胞腔含硅质块(砂仁)。非腺毛 1～3 细胞,稍弯曲,壁有疣状突起(益母草)。纤维成束或散离,壁厚,表面有纵裂纹,两端常断裂成帚状或较平截(黄芪)。纤维束周围薄壁细胞含草酸钙方晶,形成晶纤维(炙甘草)。薄壁组织灰棕色至黑棕色,细胞多皱缩,内含棕色核状物(熟地黄)。未骨化的骨组织淡灰色或近无色,边缘及表面均不整齐,具不规则的块状突起物,其间隐约可见条状纹理(鹿茸)。

(2)取本品水蜜丸 6g,研细,或取大蜜丸 9g,剪碎,加乙醚 30ml,超声处理 10 分钟,滤过,药渣挥干,备用;滤液蒸干,残渣加甲醇 1ml 使溶解,作为供试品溶液。另取当归对照药材、川芎对照药材各 0.5g,分别加乙醚 20ml,同法制成对照药材溶液。照薄层色谱法(通则 0502)试验,吸取上述三种溶液各 5μl,分别点于同一硅胶 G 薄层板上,以环己烷-乙酸乙酯(9:1)为展开剂,展开,取出,晾干,置紫外光灯(365nm)下检视。供试品色谱中,在与对照药材色谱相应的位置上,显相同颜色的荧光斑点。

(3)取〔鉴别〕(2)项下的备用药渣,加甲醇 30ml,超声处理 30 分钟,滤过,滤液蒸干,残渣用水 15ml 溶解,用盐酸调节 pH 值至 1～2,用乙酸乙酯振摇提取 2 次,每次 20ml,合并乙酸乙酯液,蒸干,残渣加甲醇 1ml 使溶解,作为供试品溶液。另取黄芩苷对照品,加甲醇制成每 1ml 含 1mg 的溶液,作为对照品溶液。照薄层色谱法(通则 0502)试验,吸取上述两种溶液各 2μl,分别点于同一硅胶 G 薄层板上,以乙酸乙酯-丁酮-甲酸-水(5:3:1:1)为展开剂,展开,取出,晾干,喷以 5％三氯化铁乙醇溶液。供试品色谱中,在与对照品色谱相应的位置上,显相同颜色的斑点。

(4)取本品水蜜丸 10g,研细,或取大蜜丸 15g,剪碎,加甲醇 50ml,加热回流 1 小时,滤过,滤液蒸干,残渣用水 25ml 溶解,用水饱和的正丁醇振摇提取 3 次,每次 20ml,合并正丁醇液,用 1％氢氧化钠溶液充分洗涤 2 次,每次 20ml,再用正丁醇饱和的水洗至中性,取正丁醇液,蒸干,残渣加甲醇 1ml 使溶解,作为供试品溶液。另取黄芪甲苷对照品,加甲醇制成每 1ml 含 1mg 的溶液,作为对照品溶液。照薄层色谱法(通则 0502)试验,吸取上述两种溶液各 10μl,分别点于同一硅胶 G 薄层板上,以三氯甲烷-甲醇-水(13:7:2)10℃ 以下放置的下层溶液为展开剂,展开,取出,晾干,喷以 10％硫酸乙醇溶液,在 105℃ 加热至斑点显色清晰,分别置日光和紫外光灯(365nm)下检视。供试品色谱中,在与对照品色谱相应的位置上,日光下显相同颜色的斑点;紫外光下,显相同的橙黄色荧光斑点。

(5)取本品水蜜丸 10g,研细,或取大蜜丸 15g,剪碎,加水 30ml 使溶散,超声处理 10 分钟,离心,取上清液,用水饱和的正丁醇振摇提取 3 次,每次 30ml,合并正丁醇液,用正丁醇饱和的水洗涤 2 次,每次 10ml,正丁醇液蒸干,残渣用甲醇 1ml 溶解,加在中性氧化铝柱(200～300 目,5g,内径为 1.5cm)上,用甲醇 50ml 洗脱,收集洗脱液,蒸干,残渣加甲醇 1ml 使溶解,作为供试品溶液。另取芍药苷对照品,加乙醇制成每 1ml 含 1mg 的溶液,作为对照品溶液。照薄层色谱法(通则 0502)试验,吸取上述两种溶液各 5μl,分别点于同一硅胶 G 薄层板上,以三氯甲烷-乙酸乙酯-甲醇-甲酸(40:5:10:0.2)为展开剂,展开,取出,晾干,喷以 5％香草醛硫酸溶液,在 105℃ 加热至斑点显色清晰。供试品色谱中,在与对照品色谱相应的位置上,显相同颜色的斑点。

(6)取本品水蜜丸 5g,研细,或取大蜜丸 7.5g,剪碎,加甲醇 50ml,超声处理 30 分钟,滤过,滤液蒸干,残渣用水 10ml 溶解,用浓氨试液调至碱性,用乙醚振摇提取 3 次,每次 10ml,合并乙醚液,蒸干,残渣加甲醇 1ml 使溶解,作为供试品溶液。另取延胡索对照药材 1g,加甲醇 20ml,同法制成对照药材溶液。再取延胡索乙素对照品,加甲醇制成每 1ml 含 0.5mg 的溶液,作为对照品溶液。照薄层色谱法(通则 0502)试验,吸取供试品溶液 10μl、对照药材溶液 5μl 与对照品溶液 2μl,分别点于同一用 1％氢氧化钠溶液制备的硅胶 G 薄层板上,以甲苯-丙酮(7:2)为展开剂,展开,取出,晾干,置碘蒸气中熏至斑点显色清晰,挥尽板上吸附的碘,置紫外光灯(365nm)下检视。供试品色谱中,在与对照药材色谱和对照品色谱相应的位置上,显相同颜色的荧光斑点。

【检查】 应符合丸剂项下有关的各项规定(通则 0108)。

【含量测定】 照高效液相色谱法(通则 0512)测定。

色谱条件与系统适用性试验 以十八烷基硅烷键合硅胶为填充剂;以乙腈-水(11:89)为流动相;检测波长为 230nm。理论板数按芍药苷峰计算应不低于 3000。

对照品溶液的制备 取芍药苷对照品适量,精密称定,加甲醇制成每 1ml 含 40μg 的溶液,即得。

供试品溶液的制备 取本品水蜜丸适量,研细,取约 1g,精密称定;或取重量差异项下的大蜜丸,剪碎,混匀,取约 1.5g,精密称定,置具塞锥形瓶中,精密加入 70％甲醇 25ml,密塞,称定重量,水蜜丸超声处理(功率 300W,频率 40kHz)30 分钟;大蜜丸加热回流提取 30 分钟,放冷,再称定重量,用 70％甲醇补足减失的重量,摇匀,滤过,取续滤液,即得。

测定法 分别精密吸取对照品溶液与供试品溶液各 10μl,注入液相色谱仪,测定,即得。

本品含白芍以芍药苷($C_{23}H_{28}O_{11}$)计,水蜜丸每 1g 不得少于 0.70mg;大蜜丸每丸不得少于 4.5mg。

【功能与主治】 益气补血,调经安胎。用于气血不足,月经不调,经期腹痛,经漏早产。

【用法与用量】 口服。水蜜丸一次 6g,大蜜丸一次 1 丸,一日 1 次。

【注意】 感冒发热者忌服;孕妇遵医嘱服用。

【规格】 大蜜丸每丸重 9.4g

【贮藏】 密封。

参茸固本片
Shenrong Guben Pian

【处方】 当归 45g   山药(炒)60g
          酒白芍 37.5g   茯苓 60g
          山茱萸 60g   杜仲(炭)45g
          枸杞子 45g   牡丹皮 24g
          鹿茸血 0.75g   盐泽泻 18g
          熟地黄 120g   五味子 22.5g
          鹿茸(去毛)2.5g   菟丝子(酒制)60g
          红参 15g

【制法】 以上十五味,鹿茸(去毛)、鹿茸血、山药(炒)、当归粉碎成细粉,过筛;其余酒白芍等十一味加水煎煮二次,第一次 3 小时,第二次 2 小时,合并煎液,滤过,滤液浓缩成膏,与上述粉末混匀,干燥,粉碎,过筛,加入适量的辅料,混匀,制成颗粒,干燥,压制成 1000 片,包糖衣,即得。

【性状】 本品为糖衣片,除去糖衣后显棕褐色至褐色;味微苦。

【鉴别】 (1)取本品,置显微镜下观察:薄壁细胞纺锤形,壁略厚,具极微细的斜向交错纹理(当归)。草酸钙针晶束存在于黏液细胞中,长 80～240μm,直径 2～5μm(山药)。未骨化的骨组织淡灰色或近无色,边缘及表面均不整齐,具不规则的块状突起物,其间隐约可见条状纹理(鹿茸)。

(2)取本品 20 片,除去糖衣,研细,加乙醚 50ml,超声处理 10 分钟,滤过,滤液挥干,残渣加乙酸乙酯 1ml 使溶解,作为供试品溶液。另取当归对照药材 1g,加乙醚 20ml,同法制成对照药材溶液。照薄层色谱法(通则 0502)试验,吸取上述两种溶液各 2μl,分别点于同一硅胶 G 薄层板上,以环己烷-乙酸乙酯(17∶3)为展开剂,展开,取出,晾干,置紫外光灯(365nm)下检视。供试品色谱中,在与对照药材色谱相应的位置上,显相同颜色的荧光斑点。

【检查】 应符合片剂项下有关的各项规定(通则 0101)。

【含量测定】 照高效液相色谱法(通则 0512)测定。

色谱条件与系统适用性试验 以十八烷基硅烷键合硅胶为填充剂;以乙腈-水(13∶87)为流动相;检测波长为 230nm。理论板数按芍药苷峰计算应不低于 2000。

对照品溶液的制备 取芍药苷对照品适量,精密称定,加稀乙醇制成每 1ml 含 0.2mg 的溶液,即得。

供试品溶液的制备 取本品 20 片,除去糖衣,精密称定,研细,取约 3g,精密称定,置索氏提取器中,加乙醚适量,加热回流提取至提取液无色,弃去乙醚液,药渣挥干,置索氏提取器中,加甲醇适量,加热回流提取至提取液无色,甲醇提取液蒸干,残渣用水 20ml 溶解,通过 D101 型大孔吸附树脂柱(内径为 1.5cm,柱高为 15cm),依次用水 50ml 及氨试液 2ml 洗脱,再用水洗至洗脱液为中性,继用稀乙醇洗脱,收集稀乙醇洗脱液 150ml,蒸干,残渣用稀乙醇溶解,并转移至 10ml 量瓶中,加稀乙醇至刻度,摇匀,滤过,取续滤液,即得。

测定法 分别精密吸取对照品溶液与供试品溶液各 5μl,注入液相色谱仪,测定,即得。

本品每片含酒白芍和牡丹皮以芍药苷($C_{23}H_{28}O_{11}$)计,不得少于 0.10mg。

【功能与主治】 补气养血。用于气血两亏所致的四肢倦怠、面色无华、耳鸣目眩。

【用法与用量】 口服。一次 5~6 片,一日 3 次。

【贮藏】 密封。

参茸保胎丸

Shenrong Baotai Wan

【处方】	党参 66g	龙眼肉 20g
	菟丝子(盐炙)33g	香附(醋制)41g
	茯苓 58g	山药 50g
	艾叶(醋制)41g	白术(炒)50g
	黄芩 66g	熟地黄 41g
	白芍 41g	阿胶 41g
	炙甘草 28g	当归 50g
	桑寄生 41g	川芎(酒制)41g

	羌活 20g	续断 41g
	鹿茸 20g	杜仲 58g
	川贝母 20g	砂仁 33g
	化橘红 41g	

【制法】 以上二十三味,粉碎成细粉,过筛,混匀。每 100g 粉末用炼蜜 30~45g 加适量的水泛丸,干燥,即得。

【性状】 本品为深褐色的水蜜丸;味甜、微辛。

【鉴别】 (1)取本品 2g,研细,加水 10ml,置水浴上温热 10 分钟,放冷,滤过,滤液滴在滤纸上,加茚三酮试液 1 滴,在 105℃加热约 2 分钟,斑点显紫色。

(2)取本品 2g,研细,加乙醇 5ml,振摇 5 分钟,静置 20 分钟,滤过,取滤液 1ml,加少量的镁粉,再加盐酸 1ml,溶液显橙红色。

(3)取本品 5g,研细,加乙醇 10ml,振摇,放置 10 分钟,滤过,取滤液作为供试品溶液。另取当归对照药材 0.1g,加乙醇 5ml,振摇,放置 10 分钟,滤过,取滤液作为对照药材溶液。照薄层色谱法(通则 0502)试验,吸取上述两种溶液各 5μl,分别点于同一硅胶 G 薄层板上。以环己烷-乙酸乙酯(9∶1)为展开剂,展开,取出,晾干,置紫外光灯(365nm)下检视。供试品色谱中,在与对照药材色谱相应的位置上,显相同颜色的荧光斑点。

【检查】 应符合丸剂项下有关的各项规定(通则 0108)。

【功能与主治】 滋养肝肾,补血安胎。用于肝肾不足,营血亏虚,身体虚弱,腰膝痠痛,少腹坠胀,妊娠下血,胎动不安。

【用法与用量】 口服。一次 15g,一日 2 次。

【贮藏】 密封。

参 桂 胶 囊

Shengui Jiaonang

【处方】	红参 400g	川芎 450g
	桂枝 300g	

【制法】 以上三味,取红参 200g,粉碎成细粉,备用;剩余的红参粉碎成粗粉,用 65% 乙醇作溶剂进行渗漉,收集渗漉液约 2000ml,备用;川芎、桂枝加水蒸馏提取挥发油,挥发油备用,蒸馏液滤过,滤液备用;药渣与上述红参药渣加水煎煮二次,每次 1 小时,滤过,滤液合并,浓缩至相对密度为 1.03~1.08(60℃)的清膏,放冷,加乙醇使含醇量达 65%,静置 24 小时以上,滤过,滤液与红参渗漉液合并,回收乙醇并浓缩至稠膏,加入红参细粉 150g,拌匀,干燥,粉碎成细粉。挥发油用剩余的红参细粉吸附,混匀,再与上述细粉混匀,加入淀粉适量,混匀,装入胶囊,制成 1000 粒,即得。

【性状】 本品为硬胶囊,内容物为黄棕色至棕褐色的粉末;气香,味辛、苦。

【鉴别】 (1)取本品,置显微镜下观察:树脂道碎片易见,含棕黄色块状分泌物;草酸钙簇晶直径 20~68μm,棱角锐尖(红参)。

(2)取本品内容物 2g,加二氯甲烷 40ml,置水浴上加热回流 30 分钟,滤过,滤液备用。药渣挥去溶剂,加水 1ml,拌匀使湿润,加水饱和正丁醇 20ml,超声处理 30 分钟,滤过,滤液用正丁醇饱和氨试液洗涤 2 次,每次 20ml,合并正丁醇液,蒸干,残渣加甲醇 1ml 使溶解,作为供试品溶液。另取红参对照药材 1g,同法制成对照药材溶液。再取人参皂苷 Rg1 对照品、人参皂苷 Re 对照品、人参皂苷 Rb1 对照品,加甲醇制成每 1ml 各含 1mg 的混合溶液,作为对照品溶液。照薄层色谱法(通则 0502)试验,吸取上述三种溶液各 1μl,分别点于同一硅胶 G 薄层板上,以三氯甲烷-乙酸乙酯-甲醇-水(15:40:22:10)10℃以下放置的下层溶液为展开剂,取出,晾干,喷以 10%硫酸乙醇溶液,在 105℃加热至斑点显色清晰,分别置日光和紫外光灯(365nm)下检视。供试品色谱中,在与对照药材色谱和对照品色谱相应的位置上,日光下显相同颜色的斑点;紫外光下显相同颜色的荧光斑点。

(3)取〔鉴别〕(2)项下的二氯甲烷备用滤液,60℃浓缩至 1ml,作为供试品溶液。另取川芎对照药材 0.3g,加二氯甲烷 15ml,超声处理 15 分钟,滤过,滤液 60℃浓缩至 1ml,作为对照药材溶液。再取桂皮醛对照品,加二氯甲烷制成每 1ml 含 1μl 的溶液,作为对照品溶液。照薄层色谱法(通则 0502)试验,吸取供试品溶液 5μl、对照药材溶液 2μl、对照品溶液 5μl,分别点于同一硅胶 G 薄层板上,以正己烷-乙酸乙酯(9:1)为展开剂,展开,取出,晾干,置紫外光灯(365nm)下检视。供试品色谱中,在与对照药材色谱相应的位置上,显相同颜色的荧光主斑点;喷以二硝基苯肼乙醇试液,置日光下检视,在与对照品色谱相应的位置上,显相同颜色的斑点。

【检查】 应符合胶囊剂项下有关的各项规定(通则 0103)。

【含量测定】 照高效液相色谱法(通则 0512)测定。

色谱条件与系统适用性试验 以十八烷基硅烷键合硅胶为填充剂;以乙腈为流动相 A,以水为流动相 B,按下表中的规定进行梯度洗脱;检测波长为 203nm。理论板数按人参皂苷 Rg1 峰计算应不低于 6000。

时间(分钟)	流动相 A(%)	流动相 B(%)
0~35	19	81
35~55	19→29	81→71
55~70	29	71
70~100	29→40	71→60
100~110	40	60

对照品溶液的制备 取人参皂苷 Rg1 对照品、人参皂苷 Re 对照品及人参皂苷 Rb1 对照品适量,精密称定,加甲醇制成每 1ml 含人参皂苷 Rg1 0.2mg、人参皂苷 Re 和人参皂苷 Rb1 各 0.4mg 的混合溶液,摇匀,即得。

供试品溶液的制备 取装量差异项下的本品内容物,混匀,取约 1g,精密称定,置具塞锥形瓶中,精密加入甲醇 50ml,称定重量,加热回流 1 小时,放冷,再称定重量,用甲醇补足减失的重量,摇匀,滤过,精密量取续滤液 25ml,蒸干,残渣加水 20ml 使溶解,用乙醚洗涤 2 次,每次 20ml,弃去乙醚液,合并水液,用水饱和正丁醇振摇提取 4 次,每次 20ml,合并正丁醇提取液,用正丁醇饱和氨试液洗涤 2 次,每次 30ml,合并正丁醇液,蒸干,残渣加甲醇溶解,转移至 5ml 量瓶中,加甲醇至刻度,摇匀,滤过,取续滤液,即得。

测定法 分别精密吸取对照品溶液 5μl 与供试品溶液 10μl,注入液相色谱仪,测定,即得。

本品每粒含红参以人参皂苷 Rg1($C_{42}H_{72}O_{14}$)、人参皂苷 Re($C_{48}H_{82}O_{18}$)和人参皂苷 Rb1($C_{54}H_{92}O_{23}$)的总量计,不得少于 1.20mg。

【功能与主治】 益气通阳,活血化瘀。用于心阳不振,气虚血瘀所致的胸痛。症见胸部刺痛,固定不移,入夜更甚,遇冷加重,或畏寒喜暖,面色少华;冠心病心绞痛见上述证候者。

【用法与用量】 口服。一次 4 粒,一日 3 次。

【规格】 每粒装 0.3g

【贮藏】 密封。

参精止渴丸

Shenjing Zhike Wan

【处方】

红参 135g	黄芪 135g
黄精 270g	茯苓 135g
白术 135g	葛根 135g
五味子 27g	黄连 27g
大黄 27g	甘草 27g

【制法】 以上十味,粉碎成细粉,过筛,混匀,用 20%桃胶作黏合剂,用 75%乙醇泛丸,干燥,用地黄炭粉包衣,打光,即得。

【性状】 本品为黑色有光泽的水丸,除去包衣后显棕黄色;气香,味微苦。

【鉴别】 (1)取本品,置显微镜下观察:不规则分枝状团块无色,遇水合氯醛试液溶化;菌丝无色或淡棕色,直径 4~6μm(茯苓)。草酸钙簇晶大,直径 60~140μm(大黄)。纤维束鲜黄色,壁稍厚,纹孔明显(黄连)。纤维成束或散离,壁厚,表面有纵裂纹,两端断裂成帚状或较平截(黄芪)。种皮表皮石细胞淡黄棕色,表面观类多角形,壁较厚,孔沟细密,胞腔含暗棕色物(五味子)。

(2)取本品 5g,加甲醇 20ml,加热回流 15 分钟,滤过,滤液浓缩至约 1ml,作为供试品溶液。另取黄连对照药材 0.1g,加甲醇 5ml,超声处理 15 分钟,滤过,滤液作为对照药材溶液;再取盐酸小檗碱对照品,加甲醇制成每 1ml 含 0.5mg 的溶液,作为对照品溶液。照薄层色谱法(通则 0502)试验,吸取上述三种溶液各 1μl，分别点于同一硅胶 G 薄层板上，以甲苯-乙酸乙酯-异丙醇-甲醇-浓氨试液（12∶6∶3∶3∶1）为展开剂，置氨蒸气预饱和的展开缸内，展开，取出，晾干，置紫外光灯（365nm）下检视。供试品色谱中，在与对照药材及对照品色谱相应的位置上，显相同颜色的荧光斑点。

（3）取本品 10g，研细，加乙酸乙酯 40ml，超声处理 30 分钟，滤过，滤液蒸干，残渣加甲醇 1ml 使溶解，作为供试品溶液。另取葛根素对照品，加无水乙醇制成每 1ml 含 1mg 的溶液，作为对照品溶液。照薄层色谱法（通则 0502）试验，吸取供试品溶液 10μl、对照品溶液 2μl，分别点于同一硅胶 G 薄层板上，以三氯甲烷-甲醇-水（28∶10∶1）为展开剂，展开，取出，晾干，置氨蒸气中熏 15 分钟，置紫外光灯（365nm）下检视。供试品色谱中，在与对照品色谱相应的位置上，显相同颜色的荧光斑点。

（4）取本品 15g，研细，加甲醇 50ml，超声处理 30 分钟，滤过，滤液蒸干，残渣用水 10ml 溶解，加盐酸 1ml，置水浴中加热 30 分钟，立即冷却，用乙醚振摇提取 2 次，每次 10ml，合并乙醚提取液，挥干，残渣加乙酸乙酯 1ml 使溶解，作为供试品溶液。另取大黄对照药材 1g，加甲醇 20ml，同法制成对照药材溶液。照薄层色谱法（通则 0502）试验，吸取上述两种溶液各 5μl，分别点于同一硅胶 G 薄层板上，以石油醚（30～60℃）-甲酸乙酯-甲酸（15∶5∶1）的上层溶液为展开剂，展开，取出，晾干，置紫外光灯（365nm）下检视。供试品色谱中，在与对照药材色谱相应的位置上，显五个橙黄色荧光斑点；置氨蒸气中熏后，置日光下检视，显相同的红色斑点。

【检查】　应符合丸剂项下有关的各项规定（通则 0108）。

【含量测定】　照高效液相色谱法（通则 0512）测定。

色谱条件与系统适用性试验　以十八烷基硅烷键合硅胶为填充剂；以甲醇-0.025mol/L 磷酸溶液（取磷酸 1.7ml，置 1000ml 量瓶中，加水约 800ml，三乙胺 1.8ml，再加水至刻度，摇匀）（20∶80）为流动相；柱温为 40℃；检测波长为 250nm。理论板数按葛根素峰计算应不低于 4000。

对照品溶液的制备　取葛根素对照品适量，精密称定，加甲醇制成每 1ml 含 15μg 的溶液，即得。

供试品溶液的制备　取本品适量，研细，取 1.1g，精密称定，置索氏提取器中，加乙醚适量，加热回流 1 小时，弃去乙醚液，药渣挥去乙醚，置索氏提取器中，再加甲醇适量，加热回流 3 小时，提取液（必要时浓缩）转移至 50ml 量瓶中，加甲醇至刻度，摇匀，即得。

测定法　分别精密吸取对照品溶液与供试品溶液各 5μl，注入液相色谱仪，测定，即得。

本品每 1g 含葛根以葛根素（$C_{21}H_{20}O_9$）计，不得少于 0.50mg。

【功能与主治】　益气养阴，生津止渴。用于气阴两亏、内热津伤所致的消渴，症见少气乏力、口干多饮、易饥、形体消瘦；2 型糖尿病见上述证候者。

【用法与用量】　口服。一次 10g，一日 2～3 次。

【规格】　每 100 丸重 7g

【贮藏】　密封。

驻　车　丸
Zhuche Wan

【处方】　黄连 360g　　　　　炮姜 120g
　　　　　当归 180g　　　　　阿胶 180g

【制法】　以上四味，粉碎成细粉，过筛，混匀，用醋 60ml 加适量的水泛丸，干燥，即得。

【性状】　本品为黄褐色的水丸；气微香，味苦、微辛。

【鉴别】　（1）取本品，置显微镜下观察：纤维束鲜黄色，壁稍厚，纹孔明显（黄连）。薄壁细胞纺锤形，壁略厚，有极微细的斜向交错纹理（当归）。淀粉粒长卵形、广卵形或形状不规则，直径 25～32μm，脐点点状，位于较小端，层纹明显（炮姜）。

（2）取本品粉末 0.2g，加甲醇 5ml，超声处理 15 分钟，滤过，滤液加甲醇至 5ml，作为供试品溶液。另取盐酸小檗碱对照品，加甲醇制成每 1ml 含 0.5mg 的溶液，作为对照品溶液。照薄层色谱法（通则 0502）试验，吸取上述两种溶液各 1μl，分别点于同一硅胶 G 薄层板上，以甲苯-异丙醇-乙酸乙酯-甲醇-浓氨试液（12∶3∶6∶3∶1）为展开剂，置氨蒸气预饱和的展开缸内，展开，取出，晾干，置紫外光灯（365nm）下检视。供试品色谱中，在与对照品色谱相应的位置上，显相同的黄色荧光斑点。

（3）取本品粉末 1g，加石油醚（30～60℃）10ml，超声处理 15 分钟，滤过，滤液挥干，残渣加无水乙醇 1ml 使溶解，作为供试品溶液。另取当归对照药材 0.2g，同法制成对照药材溶液。照薄层色谱法（通则 0502）试验，吸取上述两种溶液各 4μl，分别点于同一硅胶 G 薄层板上，以正己烷-乙酸乙酯（9∶1）为展开剂，展开，取出，晾干，置紫外光灯（365nm）下检视。供试品色谱中，在与对照药材色谱相应的位置上，显相同颜色的荧光斑点。

【检查】　应符合丸剂项下有关的各项规定（通则 0108）。

【含量测定】　照高效液相色谱法（通则 0512）测定。

色谱条件与系统适用性试验　以十八烷基硅烷键合硅胶为填充剂；以乙腈-0.05mol/L 磷酸二氢钠溶液（用磷酸调节 pH 值至 3.0）（25∶75）为流动相；检测波长为 265nm。理论板数按盐酸小檗碱峰计算应不低于 3000。

对照品溶液的制备　取盐酸小檗碱对照品适量，精密称定，加甲醇制成每 1ml 含 0.10mg 的溶液，即得。

供试品溶液的制备　取本品适量，研细，取约 0.2g，精密称定，置 50ml 量瓶中，加入 80％甲醇-盐酸（100∶1）混合液 48ml，超声处理（功率 350W，频率 40kHz）30 分钟，放冷，用 80％甲醇-盐酸（100∶1）混合液稀释至刻度，摇匀，滤过，取续滤液，即得。

测定法 分别精密吸取对照品溶液与供试品溶液各 5μl，注入液相色谱仪，测定，即得。

本品每 1g 含黄连以盐酸小檗碱（$C_{20}H_{17}NO_4 \cdot HCl$）计，不得少于 14.8mg。

【功能与主治】 滋阴，止痢。用于久痢伤阴，赤痢腹痛，里急后重，休息痢。

【用法与用量】 口服。一次 6～9g，一日 3 次。

【注意】 湿热积滞、痢疾初起者忌服。

【规格】 每 50 丸重 3g

【贮藏】 密封。

春血安胶囊

Chunxue'an Jiaonang

【处方】 熟地黄 200g　　　　盐车前子 80g
　　　　茯苓 100g　　　　　柴胡 66.67g
　　　　牛膝 100g　　　　　五味子（酒蒸）100g
　　　　肉桂 40g　　　　　　泽泻 66.67g
　　　　三七 66.67g　　　　附片（黑顺片）40g
　　　　山药 80g　　　　　　黄连 20g
　　　　牡丹皮 66.67g

【制法】 以上十三味，附片、三七、柴胡、肉桂、黄连粉碎成细粉，过筛，混匀；其余熟地黄等八味加水煎煮三次，煎液滤过，滤液合并，浓缩成稠膏，与上述粉末混匀，制成颗粒，干燥，粉碎，过筛，装入胶囊，制成 1000 粒，即得。

【性状】 本品为硬胶囊，内容物为黄棕色至深棕色的颗粒和粉末；气辛，味微酸、微苦。

【鉴别】 （1）取本品，置显微镜下观察：纤维束鲜黄色，壁稍厚，纹孔明显（黄连）。石细胞类方形或类圆形，直径 32～88μm，壁一面菲薄（肉桂）。

（2）取本品内容物 5g，研细，加甲醇 10ml，超声处理 15 分钟，滤过，滤液作为供试品溶液。另取黄连对照药材 50mg，同法制成对照药材溶液。照薄层色谱法（通则 0502）试验，吸取上述两种溶液各 2～5μl，分别点于同一硅胶 G 薄层板上，以甲苯-乙醚-异丙醇-乙酸乙酯-浓氨试液（4：2：4：8：1）为展开剂，置氨蒸气饱和的展开缸内，展开，取出，晾干，置紫外光灯（365nm）下检视。供试品色谱中，在与对照药材色谱相应的位置上，显相同颜色的荧光斑点。

（3）取本品内容物 5g，研细，加乙醇 20ml，加热回流 40 分钟，静置，取上清液 10ml，加盐酸 1ml，加热回流 1 小时，浓缩至约 5ml，加水 20ml，用石油醚（60～90℃）20ml 提取，取石油醚提取液，蒸干，残渣加乙醇 1ml 使溶解，作为供试品溶液。另取齐墩果酸对照品，加乙醇制成每 1ml 含 1mg 的溶液，作为对照品溶液。照薄层色谱法（通则 0502）试验，吸取上述两种溶液各 5μl，分别点于同一硅胶 G 薄层板上，以环己烷-三氯

甲烷-乙酸乙酯-冰醋酸（20：5：8：0.5）为展开剂，展开，取出，晾干，喷以 10% 硫酸乙醇溶液，加热至斑点显色清晰。供试品色谱中，在与对照品色谱相应的位置上，显相同颜色的斑点；置紫外光灯（365nm）下检视，显相同颜色的荧光斑点。

（4）取本品内容物 6g，研细，加甲醇 40ml，超声处理 15 分钟，滤过，滤液蒸干，残渣加水 20ml 使溶解，用乙醚振摇提取 2 次，每次 20ml，弃去乙醚液，再用水饱和的正丁醇振摇提取 2 次，每次 20ml，合并正丁醇液，用氨试液洗涤 2 次，每次 20ml，弃去氨试液，正丁醇液蒸干，残渣加甲醇 1ml 使溶解，作为供试品溶液。另取三七对照药材 0.5g，加甲醇 20ml，超声处理 15 分钟，滤过，滤液蒸干，残渣加水 10ml 使溶解，用乙醚振摇提取 2 次，每次 10ml，弃去乙醚液，再用水饱和的正丁醇振摇提取 2 次，每次 10ml，合并正丁醇液，用氨试液洗涤 2 次，每次 10ml，弃去氨试液，正丁醇液蒸干，残渣加甲醇 1ml 使溶解，作为对照药材溶液。照薄层色谱法（通则 0502）试验，吸取供试品溶液 5～10μl，对照药材溶液 5μl，分别点于同一硅胶 G 薄层板上，以三氯甲烷-甲醇-水（13：6：2）10℃ 以下放置的下层溶液为展开剂，展开，取出，晾干，喷以 10% 硫酸乙醇溶液，加热至斑点显色清晰。供试品色谱中，在与对照药材色谱相应的位置上，显相同颜色的斑点。

【检查】 乌头碱限量 取本品 20g，研细，加氨试液 15ml 使浸润，搅拌，放置 2 小时，加乙醚 50ml，超声处理 10 分钟，放置 24 小时，摇匀，滤过，滤渣用乙醚 20ml 分次洗涤，合并乙醚液，蒸干，残渣加无水乙醇 1ml 使溶解，作为供试品溶液。另取乌头碱对照品适量，精密称定，加无水乙醇制成每 1ml 含 1mg 的溶液，作为对照品溶液。照薄层色谱法（通则 0502）试验，精密吸取供试品溶液 6μl，对照品溶液 2μl，分别点于同一硅胶 G 薄层板上，使成条带状，以环己烷-乙醚-乙酸乙酯-二乙胺（6：2：3：1）为展开剂，展开，取出，晾干，喷以稀碘化铋钾试液。供试品色谱中，在与对照品色谱相应的位置上出现的斑点应小于对照品的斑点或不出现斑点。

其他 应符合胶囊剂项下有关的各项规定（通则 0103）。

【含量测定】 照高效液相色谱法（通则 0512）测定。

色谱条件与系统适用性试验 以十八烷基硅烷键合硅胶为填充剂；以乙腈-0.05mol/L 磷酸二氢钠溶液（42：58）（每 1000ml 中加十二烷基磺酸钠 1.7g，使溶解）为流动相；检测波长为 345nm。理论板数按盐酸小檗碱峰计算应不低于 8000。

对照品溶液的制备 取盐酸小檗碱对照品适量，精密称定，加甲醇制成每 1ml 含 20μg 的溶液，即得。

供试品溶液的制备 取装量差异项下的本品内容物，研细，取 0.3g，精密称定，精密加盐酸甲醇溶液（1→100）50ml，称定重量，加热回流 1 小时，放冷，再称定重量，用甲醇补足减失的重量，摇匀，滤过，取续滤液，即得。

测定法 分别精密吸取对照品溶液与供试品溶液各 10μl，注入液相色谱仪，测定，即得。

本品每粒含黄连以盐酸小檗碱（$C_{20}H_{17}NO_4 \cdot HCl$）计，不得少于 0.65mg。

【功能与主治】 益肾固冲,调经止血。用于肝肾不足,冲任失调所致的月经失调、崩漏、痛经,症见经行错后、经水量多或淋漓不净、经行小腹冷痛、腰部疼痛;青春期功能失调性子宫出血、上节育环后出血见上述证候者。

【用法与用量】 口服。一次 4 粒,一日 3 次;或遵医嘱。

【规格】 每粒装 0.5g

【贮藏】 密封。

珍珠胃安丸

Zhenzhu Wei'an Wan

【处方】 珍珠层粉 450g   甘草 350g

豆豉姜 50g   陈皮 100g

徐长卿 50g

【制法】 以上五味,粉碎成细粉,过筛,混匀,用水泛丸,包衣,干燥,即得。

【性状】 本品为黑色包衣水丸,除去包衣后显浅灰黄色至黄棕色;味甘。

【鉴别】 (1)取本品,置显微镜下观察:不规则碎块,灰白色或灰黄色;于盖玻片边缘滴加稀盐酸,可见碎块部分溶解并产生气泡(珍珠层粉)。

(2)取本品 10g,研细,加乙醚 60ml,冷浸 1 小时,滤过,药渣备用;取滤液挥干,残渣加丙酮 0.5ml 使溶解,作为供试品溶液。另取丹皮酚对照品,加丙酮制成每 1ml 含 2mg 的溶液,作为对照品溶液。照薄层色谱法(通则 0502)试验,吸取上述两种溶液各 5~10μl,分别点于同一硅胶 G 薄层板上,以环己烷-乙酸乙酯(3∶1)为展开剂,展开,取出,晾干,喷以盐酸酸性 5% 三氯化铁乙醇溶液,加热至斑点显色清晰。供试品色谱中,在与对照品色谱相应的位置上,显相同颜色的斑点。

(3)取〔鉴别〕(2)项下的备用药渣,加甲醇 50ml,温浸 1 小时,时时振摇,滤过,滤液蒸干,残渣加水 30ml 使溶解,用正丁醇振摇提取 3 次,每次 20ml,合并正丁醇液,蒸干,残渣加甲醇 5ml 使溶解,作为供试品溶液。另取甘草对照药材 0.5g,加乙醚 60ml,冷浸 1 小时,滤过,醚液弃去,药渣同法制成对照药材溶液。照薄层色谱法(通则 0502)试验,吸取上述两种溶液各 5~10μl,分别点于同一用 1% 氢氧化钠溶液制备的硅胶 G 薄层板上,以乙酸乙酯-甲酸-冰醋酸-水(15∶1∶1∶2)为展开剂,展开,取出,晾干,喷以 10% 硫酸乙醇溶液,在 105℃ 加热至斑点显色清晰,置紫外光灯(365nm)下检视。供试品色谱中,在与对照药材色谱相应的位置上,显相同颜色的荧光斑点。

(4)另取橙皮苷对照品,加甲醇制成饱和溶液,作为对照品溶液。照薄层色谱法(通则 0502)试验,吸取〔鉴别〕(3)项下的供试品溶液及上述对照品溶液各 3μl,分别点于同一硅胶

G 薄层板上使成条状,以乙酸乙酯-甲醇-水(100∶17∶13)为展开剂,展开约 7cm,取出,晾干,再以甲苯-乙酸乙酯-甲酸-水(20∶10∶1∶1)的上层溶液为展开剂,展开约 15cm,取出,晾干,喷以 1% 三氯化铝乙醇溶液,热风吹干,置紫外光灯(365nm)下检视。供试品色谱中,在与对照品色谱相应的位置上,显相同颜色的荧光条斑。

【检查】 应符合丸剂项下有关的各项规定(通则 0108)。

【含量测定】 照高效液相色谱法(通则 0512)测定。

色谱条件与系统适用性试验 以十八烷基硅烷键合硅胶为填充剂;以乙腈-0.025mol/L 磷酸氢二钠溶液(20∶80)为流动相;检测波长为 254nm。理论板数按甘草酸峰计算应不低于 2000。

对照品溶液的制备 取对照品适量,精密称定,加 0.5% 的浓氨试液-甲醇(1∶1)制成每 1ml 含 0.2mg 的试液(每 1ml 含甘草酸单铵盐对照品 0.2mg,折合甘草酸为 0.1959mg/ml),即得。

供试品溶液的制备 取本品适量,研细,取 3g,精密称定,置具塞锥形瓶中,精密加入 0.5% 的浓氨试液-甲醇(1∶1)100ml,密塞,称定重量,超声处理(功率 250W,频率 20kHz)45 分钟,放冷,再称定重量,用 0.5% 的浓氨试液-甲醇(1∶1)补足减失的重量,摇匀,滤过,取续滤液,即得。

测定法 分别吸取对照品溶液与供试品溶液各 20μl,注入液相色谱仪,测定,即得。

本品每袋含甘草以甘草酸($C_{42}H_{62}O_{16}$)计,不得少于 7.5mg。

【功能与主治】 行气止痛,宽中和胃。用于气滞所致的胃痛,症见胃脘疼痛胀满、泛吐酸水、嘈杂似饥;胃及十二指肠溃疡见上述证候者。

【用法与用量】 口服。一次 1 袋,一日 4 次。饭后及睡前服。

【注意】 忌辛辣、酸甜和难消化食物。

【规格】 每袋装 1.5g

【贮藏】 密封。

注:盐酸酸性 5% 三氯化铁乙醇溶液制备 取三氯化铁 2.5g,加乙醇 50ml 使溶解,加盐酸 0.15ml 使成酸性,即得。

珍 黄 胶 囊

Zhenhuang Jiaonang

【处方】 珍珠 11g   人工牛黄 45g

三七 90g   黄芩浸膏粉 56g

冰片 2.8g   猪胆粉 8g

薄荷素油 5.6g

【制法】 以上七味,三七粉碎成细粉,珍珠研磨或水飞成极细粉,与人工牛黄、黄芩浸膏粉、猪胆粉混匀,备用;将冰片

溶解于薄荷素油中，喷入上述粉末中，过筛，混匀，装入胶囊，制成 1000 粒，即得。

【性状】 本品为硬胶囊，内容物为黄色至深黄色粉末；气香，味辛凉而苦。

【鉴别】 （1）取本品内容物 0.2g，置研钵中，加水研磨 3 次，每次 10ml，弃去水溶液，取沉淀物少许，加水合氯醛透化后，置显微镜下观察：不规则碎块无色或淡绿色，半透明，有光泽，有时可见细密波状纹理（珍珠）。

（2）取〔鉴别〕（1）项下的剩余沉淀物，加 2mol/L 醋酸溶液约 3ml，研磨，滤过，滤液加草酸铵试液 2～3 滴，即生成白色沉淀；沉淀不溶于醋酸，但溶于盐酸。

（3）取本品内容物 0.4g，加乙酸乙酯 2ml，振摇数分钟，滤过，滤液作为供试品溶液。另取胆酸对照品、去氧胆酸对照品、猪去氧胆酸对照品，加乙酸乙酯制成每 1ml 各含 1mg 的混合溶液，作为对照品溶液。照薄层色谱法（通则 0502）试验，吸取上述两种溶液各 5μl，分别点于同一硅胶 G 薄层板上，以异辛烷-乙酸乙酯-冰醋酸（15：7：5）为展开剂，展开，取出，晾干，喷以 5% 磷钼酸乙醇溶液，在 105℃ 加热至斑点显色清晰。供试品色谱中，在与对照品色谱相应的位置上，显相同颜色的斑点。

（4）取本品内容物 0.6g，加甲醇 10ml，超声处理 10 分钟，滤过，滤液蒸干，残渣加水 10ml 使溶解，加稀盐酸 1ml，加乙酸乙酯振摇提取 2 次，每次 10ml，弃去乙酸乙酯液，取水层用水饱和的正丁醇振摇提取 2 次，每次 15ml，分取正丁醇液，再用氨试液 10ml 洗涤，取正丁醇液蒸干，残渣加甲醇 2ml 使溶解，作为供试品溶液。另取三七对照药材 0.3g，同法制成对照药材溶液。再取三七皂苷 R₁ 对照品、人参皂苷 Rb₁ 对照品、人参皂苷 Rg₁ 对照品，加甲醇制成每 1ml 各含 1mg 的混合溶液，作为对照品溶液。照薄层色谱法（通则 0502）试验，吸取上述三种溶液各 5μl，分别点于同一硅胶 G 薄层板上，以三氯甲烷-甲醇-水（13：7：2）10℃ 以下放置的下层溶液为展开剂，展开，取出，晾干，喷以 10% 硫酸乙醇溶液，在 105℃ 加热至斑点显色清晰。供试品色谱中，在与对照药材色谱和对照品色谱相应的位置上，显相同颜色的斑点。

（5）取本品内容物 0.4g，加无水乙醇 10ml，超声处理 5 分钟，滤过，滤液作为供试品溶液。取冰片对照品、薄荷脑对照品适量，分别加无水乙醇制成每 1ml 含 0.5mg 的溶液，作为对照品溶液。照气相色谱法（通则 0521）试验，用聚合/交联聚乙二醇 20000（PEG-20M）毛细管柱（柱长为 30m，内径为 0.25mm，膜厚度为 0.25μm）；柱温为程序升温，初始温度为 100℃，每分钟 10℃ 的速率升温至 200℃，保持 3 分钟；载气流速为每分钟 2.2ml；分流进样，分流比为 20：1。分别吸取对照品溶液与供试品溶液各 1μl，注入气相色谱仪。供试品色谱中应呈现与对照品色谱峰保留时间相同的色谱峰。

【检查】 应符合胶囊剂项下有关的各项规定（通则 0103）。

【含量测定】 **三七** 照高效液相色谱法（通则 0512）测定。

色谱条件与系统适用性试验　以十八烷基硅烷键合硅胶为填充剂；以乙腈-0.05% 磷酸溶液（20：80）为流动相；检测波长为 203nm。理论板数按人参皂苷 Rg₁ 峰计算应不低于 2000。

对照品溶液的制备　取人参皂苷 Rg₁ 对照品适量，精密称定，加甲醇制成每 1ml 含 0.15mg 的溶液，即得。

供试品溶液的制备　取装量差异项下的本品内容物，研细，取约 0.5g，精密称定，精密加入甲醇 50ml，密塞，称定重量，超声处理（功率 300W，频率 50kHz）30 分钟，放冷，称定重量，用甲醇补足减失的重量，摇匀，滤过，精密吸取续滤液 25ml，蒸干，残渣加水饱和的正丁醇 30ml 使溶解，用正丁醇饱和的氨试液洗涤 3 次，每次 15ml，合并氨试液，再用水饱和的正丁醇振摇提取 2 次，每次 15ml，合并上述正丁醇液，蒸干，残渣加甲醇溶解，移至 10ml 量瓶中，加甲醇至刻度，摇匀，滤过，取续滤液，即得。

测定法　分别精密吸取对照品溶液与供试品溶液各 10μl，注入液相色谱仪，测定，即得。

本品每粒含三七以人参皂苷 Rg₁（C₄₂H₇₂O₁₄）计，不得少于 1.0mg。

黄芩浸膏粉 照高效液相色谱法（通则 0512）测定。

色谱条件与系统适用性试验　以十八烷基硅烷键合硅胶为填充剂；以甲醇-0.4% 磷酸溶液（42：58）为流动相；检测波长为 280nm。理论板数按黄芩苷峰计算应不低于 2500。

对照品溶液的制备　取黄芩苷对照品适量，精密称定，加 70% 乙醇制成每 1ml 含 20μg 的溶液，即得。

供试品溶液的制备　取装量差异项下的本品内容物，研细，取约 0.5g，精密称定，精密加入 70% 乙醇 100ml，密塞，称定重量，加热回流 1 小时，放冷，称定重量，用 70% 乙醇补足减失的重量，摇匀，滤过，精密量取续滤液 3ml，置 25ml 量瓶中，加 70% 乙醇稀释至刻度，摇匀，即得。

测定法　分别精密吸取对照品溶液与供试品溶液各 10μl，注入液相色谱仪，测定，即得。

本品每粒含黄芩浸膏粉以黄芩苷（C₂₁H₁₈O₁₁）计，不得少于 5.0mg。

【功能与主治】 清热解毒，消肿止痛。用于肺胃热盛所致的咽喉肿痛、疮疡热疖。

【用法与用量】 口服。一次 2 粒，一日 3 次。外用，取药粉用米醋或冷开水调成糊状，敷患处。

【注意】 孕妇慎用；忌食辛辣、油腻、厚味食物。

【规格】 每粒装 0.2g

【贮藏】 密封。

附：黄芩浸膏粉质量标准

黄芩浸膏粉

本品为黄芩经加工制成的浸膏粉。

〔制法〕 取黄芩 250g，加水煎煮二次，第一次 2 小时，第二次 1 小时，合并煎液，滤过，滤液加入明矾溶液（取明矾

7.5g,加沸水适量使溶解,即得),边加边搅拌,静置 24 小时,滤过,沉淀物用水少量洗涤,干燥,粉碎,即得。

〔性状〕 本品为黄色至黄褐色的粉末;气微,味微苦、涩。

〔鉴别〕 取本品 1mg,加甲醇 1ml 使溶解,作为供试品溶液。另取黄芩苷对照品,加甲醇制成每 1ml 含 1mg 的溶液,作为对照品溶液。照薄层色谱法(通则 0502)试验,吸取上述两种溶液各 2μl,分别点于同一聚酰胺薄膜上,以醋酸为展开剂,展开,取出,晾干,置紫外光灯(365nm)下检视。供试品色谱中,在与对照品色谱相应的位置上,显相同颜色的荧光斑点。

〔检查〕 水分 不得过 5.0%(通则 0832 第二法)。

〔含量测定〕 照高效液相色谱法(通则 0512)测定。

色谱条件与系统适用性试验 以十八烷基硅烷键合硅胶为填充剂;以甲醇-水-磷酸(47:53:0.2)为流动相;检测波长为 280nm。理论板数按黄芩苷峰计算应不低于 2500。

对照品溶液的制备 取黄芩苷对照品适量,精密称定,加甲醇制成每 1ml 含 60μg 的溶液,即得。

供试品溶液的制备 取本品约 0.1g,精密称定,精密加入 70% 乙醇 100ml,称定重量,加热回流 1 小时,放冷,再称定重量,用 70% 乙醇补足减失的重量,摇匀,滤过,精密量取续滤液 5ml,置 25ml 量瓶中,加 70% 乙醇稀释至刻度,摇匀,即得。

测定法 分别精密吸取对照品溶液与供试品溶液各 10μl,注入液相色谱仪,测定,即得。

本品含黄芩苷($C_{21}H_{18}O_{11}$)不得少于 10.0%。

〔贮藏〕 密封,置阴凉干燥处。

草香胃康胶囊
Caoxiang Weikang Jiaonang

【处方】
鸡内金 83.3g	决明子 194.4g
海螵蛸 83.3g	牡蛎 111.1g
木香 27.8g	阿魏 55.5g

【制法】 以上六味,除阿魏外,其余鸡内金等五味粉碎成细粉,混匀,将阿魏用适量开水溶化,加入上述细粉中,混匀,在 60℃ 干燥,粉碎,装入胶囊,制成 1000 粒,即得。

【性状】 本品为硬胶囊,内容物为褐色至红褐色的粉末;气特异,味淡。

【鉴别】 (1)取本品内容物 1.5g,加稀盐酸 20ml,超声处理 20 分钟,用乙醚振摇提取 3 次(30ml,20ml,20ml),分取乙醚液,挥干,残渣加甲醇 1ml 使溶解,作为供试品溶液。另取大黄素甲醚对照品、大黄酚对照品、去氢木香内酯对照品,分别加甲醇制成每 1ml 含 0.2mg 的溶液,作为对照品溶液。照薄层色谱法(通则 0502)试验,吸取供试品溶液 4~8μl、对照品溶液各 5μl,分别点于同一硅胶 G 薄层板上,以石油醚

(60~90℃)-甲酸乙酯-甲酸(15:5:1)的上层溶液为展开剂,展开,取出,晾干,置紫外光灯(365nm)下检视。供试品色谱中,在与大黄素甲醚对照品、大黄酚对照品色谱相应的位置上,显相同颜色的荧光斑点;再喷以 5% 香草醛硫酸溶液,数分钟后置日光下检视,供试品色谱中,在与去氢木香内酯对照品色谱相应的位置上,显相同颜色的斑点。

(2)取阿魏酸对照品,加甲醇制成每 1ml 含 1mg 的溶液,作为对照品溶液。照薄层色谱法(通则 0502)试验,吸取〔鉴别〕(1)项下的供试品溶液 4~8μl、对照品溶液 4μl,分别点于同一硅胶 G 薄层板上,以环己烷-乙酸乙酯-冰醋酸(3:1.5:0.2)为展开剂,展开,取出,晾干,喷以 5% 磷钼酸乙醇溶液,置氨蒸气中熏。供试品色谱中,在与对照品色谱相应的位置上,显相同颜色的斑点。

【检查】 应符合胶囊剂项下有关的各项规定(通则 0103)。

【含量测定】 照高效液相色谱法(通则 0512)测定。

色谱条件与系统适用性试验 以十八烷基硅烷键合硅胶为填充剂;以甲醇-0.1% 磷酸溶液(80:20)为流动相;检测波长为 428nm。理论板数按大黄酚峰计算应不低于 5000。

对照品溶液的制备 取大黄酚对照品适量,精密称定,加甲醇制成每 1ml 含 30μg 的溶液,即得。

供试品溶液的制备 取装量差异项下的本品内容物,研细,取 1g,精密称定,加 2.5mol/L 盐酸溶液 30ml,置水浴上加热回流 2 小时,放冷,用三氯甲烷振摇提取 4 次(40ml,40ml,30ml,20ml),合并三氯甲烷液,回收溶剂至干,残渣加甲醇适量使溶解,转移至 10ml 量瓶中,加甲醇稀释至刻度,摇匀,滤过,取续滤液,即得。

测定法 分别精密吸取对照品溶液与供试品溶液各 10μl,注入液相色谱仪,测定,即得。

本品每粒含决明子以大黄酚($C_{15}H_{10}O_4$)计,不得少于 0.12mg。

【功能与主治】 泄肝和胃,行气止痛。用于肝气犯胃所致的胃痛,症见胃脘疼痛、饥后尤甚、泛吐酸水、食欲不佳、心烦易怒;胃及十二指肠球部溃疡、慢性胃炎见上述证候者。

【用法与用量】 口服。一次 2~4 粒,一日 3 次。

【规格】 每粒装 0.5g

【贮藏】 密封。

茵山莲颗粒
Yinshanlian Keli

【处方】
茵陈 556g	半枝莲 1390g
五味子 278g	栀子 278g
甘草 278g	板蓝根 278g

【制法】 以上六味,加水煎煮二次,第一次 2 小时,第二次 1 小时,合并煎液,滤过,滤液浓缩至相对密度为 1.10~

1.15(50℃)的清膏,取 1 份清膏加 1.3 份糊精及甜菊素适量,混匀,制成颗粒,干燥,制成1000g,即得。

【性状】 本品为浅棕褐色至棕褐色的颗粒;味苦、略甜。

【鉴别】 (1)取本品 6g,加水 25ml 使溶解,加乙醇 50ml,摇匀,静置 10 分钟,滤过,滤液浓缩至 20ml,作为供试品溶液。另取栀子苷对照品,加乙醇制成每 1ml 含 4mg 的溶液,作为对照品溶液。照薄层色谱法(通则 0502)试验,吸取上述两种溶液各 2μl,分别点于同一硅胶 G 薄层板上,以乙酸乙酯-丙酮-甲酸-水(5:5:1:1)为展开剂,展开,取出,晾干,喷以 10%硫酸乙醇溶液,在 110℃加热至斑点显色清晰。供试品色谱中,在与对照品色谱相应的位置上,显相同颜色的斑点。

(2)取本品 6g,研细,加盐酸 2ml、三氯甲烷 30ml,加热回流 1 小时,放冷,滤过,滤液蒸干,残渣加乙酸乙酯 1ml 使溶解,作为供试品溶液。另取甘草次酸对照品,加乙酸乙酯制成每 1ml 含 0.5mg 的溶液,作为对照品溶液。照薄层色谱法(通则 0502)试验,吸取上述两种溶液各 5~10μl,分别点于同一硅胶 G 薄层板上,以正己烷-乙酸乙酯-冰醋酸(15:4:1)为展开剂,展开,取出,晾干,喷以 5%磷钼酸乙醇溶液,在 105℃加热至斑点显色清晰。供试品色谱中,在与对照品色谱相应的位置上,显相同颜色的斑点。

【检查】 应符合颗粒剂项下有关的各项规定(通则 0104)。

【含量测定】 照高效液相色谱法(通则 0512)测定。

色谱条件与系统适用性试验 以十八烷基硅烷键合硅胶为填充剂;以甲醇-水-磷酸(40:60:0.2)为流动相;检测波长为 335nm。理论板数按野黄芩苷峰计算应不低于 1500。

对照品溶液的制备 取野黄芩苷对照品适量,精密称定,加甲醇制成每 1ml 含 40μg 的溶液,即得。

供试品溶液的制备 取装量差异项下的本品,研细,取约 0.5g,精密称定,置具塞锥形瓶中,精密加入 60%甲醇 50ml,称定重量,超声处理(功率 250W,频率 33kHz)30 分钟,放冷,再称定重量,用 60%甲醇补足减失的重量,摇匀,滤过,取续滤液,即得。

测定法 分别精密吸取对照品溶液与供试品溶液各 10μl,注入液相色谱仪,测定,即得。

本品每袋含半枝莲以野黄芩苷($C_{21}H_{18}O_{12}$)计,不得少于 6.0mg。

【功能与主治】 清热解毒利湿。用于湿热蕴毒所致的胁痛、口苦、尿黄、舌苔黄腻、脉弦滑数;急、慢性肝炎,胆囊炎见上述证候者。

【用法与用量】 开水冲服。一次 1~3 袋,一日 2 次;或遵医嘱。

【注意】 忌烟酒及辛辣油腻食物。

【规格】 每袋装 3g

【贮藏】 密封。

茵芪肝复颗粒

Yinqi Ganfu Keli

【处方】 茵陈 275g   焦栀子 184g
大黄 110g   白花蛇舌草 275g
猪苓 275g   柴胡 220g
当归 184g   黄芪 367g
党参 275g   甘草 92g

【制法】 以上十味,当归、茵陈用水蒸气蒸馏提取挥发油,备用,蒸馏后的水溶液另器保存;药渣加水煎煮,滤过,滤液与提取挥发油后的水溶液合并,备用。其余焦栀子等八味,加水煎煮二次,滤过,合并滤液,滤液与上述药液合并,减压浓缩至相对密度为 1.15~1.20(60℃)的清膏,加乙醇使含醇量为 60%,搅匀,静置;取上清液,回收乙醇并减压浓缩至相对密度为 1.35~1.40(60℃)的稠膏,加入蔗糖粉及糊精适量,混匀,制成颗粒,干燥,喷入备用挥发油,混匀,制成 1000g,即得。

【性状】 本品为棕黄色至棕褐色的颗粒;味甜,微苦。

【鉴别】 (1)取本品 20g,研细,加甲醇 40ml,加热回流 1 小时,放冷,滤过,滤液蒸干,残渣加 1%氢氧化钠的甲醇溶液 20ml 使溶解,置水浴中加热回流 20 分钟,放冷,滤过,滤液蒸干,残渣加水 20ml 使溶解,用三氯甲烷-正丁醇(1:1)的混合溶液振摇提取 2 次,每次 20ml,合并提取液,蒸干,残渣加甲醇 1ml 使溶解,作为供试品溶液。另取黄芪甲苷对照品,加甲醇制成每 1ml 含 0.5mg 的溶液,作为对照品溶液。照薄层色谱法(通则 0502)试验,吸取上述两种溶液各 5~10μl,分别点于同一硅胶 G 薄层板上,以三氯甲烷-甲醇-水(13:7:2)10℃以下放置的下层溶液为展开剂,20℃以下展开,取出,晾干,喷以 10%硫酸乙醇溶液,在 105℃加热至斑点显色清晰。供试品色谱中,在与对照品色谱相应的位置上,显相同颜色的斑点;置紫外光灯(365nm)下检视,显相同颜色的荧光斑点。

(2)取本品 10g,加水 50ml 使溶解,离心,取上清液,加乙酸乙酯 5ml,用三氯甲烷振摇提取 2 次,每次 20ml,合并三氯甲烷液,蒸干,残渣加甲醇 1ml 使溶解,作为供试品溶液。另取茵陈对照药材 1g,加水 30ml,置沸水浴中浸渍 4 小时,放冷,滤过,滤液用三氯甲烷振摇提取 2 次,每次 20ml,合并三氯甲烷液,蒸干,残渣加甲醇 1ml 使溶解,作为对照药材溶液。照薄层色谱法(通则 0502)试验,吸取上述两种溶液各 10μl,分别点于同一硅胶 G 薄层板上,以甲苯-丙酮(4:1)为展开剂,展开,取出,晾干,置紫外光灯(365nm)下检视。供试品色谱中,在与对照药材色谱相应的位置上,显相同颜色的荧光斑点。

(3)取本品 10g,加水 20ml 使溶解,加盐酸 1ml,用乙醚振摇提取 2 次,每次 20ml,挥干,残渣加甲醇 1ml 使溶解,作为供试品溶液。另取大黄对照药材 1g,加水 20ml,煎煮 10 分钟,滤过,滤液同法制成对照药材溶液。照薄层色谱法(通则 0502)试验,吸取上述两种溶液各 10μl,分别点于同一硅胶 G 薄层板上,以石油醚(30～60℃)-甲酸乙酯-甲酸(15:5:1)的上层溶液为展开剂,展开,取出,晾干。供试品色谱中,在与对照药材色谱相应的位置上,显相同颜色的斑点;置氨蒸气中熏后,斑点变为红色。

(4)取本品 10g,研细,加甲醇 30ml,加热回流 1 小时,放冷,滤过,滤液蒸干,残渣加水 20ml 使溶解,用乙醚振摇提取 2 次,每次 15ml,合并乙醚液,挥干,残渣加甲醇 1ml 使溶解,作为供试品溶液。另取当归对照药材 0.2g,加乙酸乙酯 10ml,超声处理 5 分钟,滤过,滤液蒸干,残渣加甲醇 1ml 使溶解,作为对照药材溶液。照薄层色谱法(通则 0502)试验,吸取上述两种溶液各 10μl,分别点于同一硅胶 G 薄层板上,以石油醚(30～60℃)-乙酸乙酯-甲酸(18:2:0.05)为展开剂,展开,取出,晾干,置紫外光灯(365nm)下检视。供试品色谱中,在与对照药材色谱相应的位置上,显相同颜色的荧光斑点。

【检查】 应符合颗粒剂项下有关的各项规定(通则 0104)。

【含量测定】 照高效液相色谱法(通则 0512)测定。

色谱条件与系统适用性试验 以十八烷基硅烷键合硅胶为填充剂;以甲醇-水(25:75)为流动相;检测波长为 240nm;理论板数按栀子苷峰计算应不低于 6000。

对照品溶液的制备 取栀子苷对照品适量,精密称定,加 50%甲醇制成每 1ml 含 20μg 的溶液,即得。

供试品溶液的制备 取装量差异项下的本品适量,研细,取约 0.5g,精密称定,置具塞锥形瓶中,精密加入 50%甲醇 25ml,密塞,称定重量,超声处理(功率 250W,频率 50kHz)30 分钟,放冷,再称定重量,用 50%甲醇补足减失的重量,摇匀,滤过,取续滤液,即得。

测定法 分别精密吸取对照品溶液与供试品溶液各 10μl,注入液相色谱仪,测定,即得。

本品每袋含焦栀子以栀子苷($C_{17}H_{24}O_{10}$)计,不得少于 27.0mg。

【功能与主治】 清热解毒利湿,舒肝补脾。用于慢性乙型病毒性肝炎肝胆湿热兼脾虚肝郁证,症见右胁胀满、恶心厌油、纳差食少、口淡乏味。

【用法与用量】 口服。一次 1 袋,一日 3 次。

【注意】 孕妇禁服;少数病例可出现恶心,腹泻,一般不影响继续治疗。

【规格】 每袋装 18g

【贮藏】 密封,置干燥处。

茵栀黄口服液
Yinzhihuang Koufuye

【处方】 茵陈提取物 12g　　　　栀子提取物 6.4g
黄芩提取物(以黄芩苷计)40g
金银花提取物 8g

【制法】 以上四味,取茵陈提取物、栀子提取物、金银花提取物,加水 300ml 使溶解,用 10%氢氧化钠溶液调节 pH 值至 6.5,滤过,滤液备用;黄芩提取物加水适量搅拌成糊状,加水 300ml,用 10%氢氧化钠溶液调节 pH 值至 6.5～7.0,滤过,滤液与上述滤液合并,加枸橼酸 0.5g、蔗糖 100g、蜂蜜 50g、阿司帕坦 2g 及苯甲酸钠 3g,搅匀,冷藏 24 小时,调 pH 值近中性,加水调整总量至 1000ml,搅匀,静置,滤过,灌封,灭菌,即得。

【性状】 本品为棕红色液体;味甜、微苦。

【鉴别】 (1)取本品 10ml,加稀盐酸 1ml,加热至约 80℃,放冷,滤过,滤液用乙酸乙酯提取 2 次,每次 10ml,合并乙酸乙酯液,蒸干,残渣加乙醇 2ml 使溶解,作为供试品溶液。另取茵陈对照药材 3g,加水 50ml,煮沸 5～10 分钟,放冷,滤过,自"滤液用乙酸乙酯提取 2 次"起,同法制成对照药材溶液。照薄层色谱法(通则 0502)试验,吸取供试品溶液 2μl,对照药材溶液 5μl,分别点于同一硅胶 G 薄层板上,以石油醚(60～90℃)-乙酸乙酯-丙酮(5:3:2)为展开剂,展开,取出,晾干,喷以 5%氢氧化钾乙醇溶液,置紫外光灯(365nm)下检视。供试品色谱中,在与对照药材色谱相应的位置上,显相同的蓝色荧光斑点。

(2)取本品 5ml,加 0.2mol/L 盐酸溶液 5ml,摇匀,加热至约 80℃,放冷,滤过,滤液用 1mol/L 氢氧化钠溶液调 pH 值至中性,蒸干,残渣加乙醇 1ml 使溶解,取上清液作为供试品溶液。另取栀子对照药材 1g,加 50%甲醇 10ml,超声处理 10 分钟,滤过,滤液作为对照药材溶液。再取栀子苷对照品,加乙醇制成每 1ml 含 2mg 的溶液,作为对照品溶液。照薄层色谱法(通则 0502)试验,吸取上述三种溶液各 5μl,分别点于同一硅胶 G 薄层板上,以乙酸乙酯-甲酸-水(10:2:1)为展开剂,展开,取出,晾干。喷以 10%硫酸乙醇溶液,在 110℃加热至斑点显色清晰。供试品色谱中,在与对照药材色谱和对照品色谱相应的位置上,分别显相同颜色的斑点。

【检查】 **相对密度** 应不低于 1.05(通则 0601)。

pH 值 应为 5.0～6.5(通则 0631)。

其他 应符合合剂项下有关的各项规定(通则 0181)。

【含量测定】 **黄芩提取物** 照高效液相色谱法(通则 0512)测定。

色谱条件与系统适用性试验 以十八烷基硅烷键合硅胶为填充剂;以甲醇-水-磷酸(47:53:0.2)为流动相;检测波长为 280nm。理论板数按黄芩苷峰计算应不低于 2500。

对照品溶液的制备 取黄芩苷对照品适量,精密称定,加甲醇制成每 1ml 含 60μg 的溶液,即得。

供试品溶液的制备 精密量取本品 1ml,置 50ml 量瓶中,加甲醇至刻度,摇匀,精密量取 5ml,置 50ml 量瓶中,加甲醇稀释至刻度,摇匀,即得。

测定法 分别精密吸取对照品溶液与供试品溶液各 10μl,注入液相色谱仪,测定,即得。

本品每 1ml 含黄芩提取物以黄芩苷（$C_{21}H_{18}O_{11}$）计，应为 34～46mg。

栀子提取物 照高效液相色谱法（通则 0512）测定。

色谱条件与系统适用性试验 以十八烷基硅烷键合硅胶为填充剂；以乙腈-水-三乙胺-磷酸（10：90：0.1：0.1）为流动相；检测波长 238nm。理论板数按栀子苷峰计算应不低于 2000。

对照品溶液的制备 取栀子苷对照品适量，精密称定，加甲醇制成每 1ml 含 60μg 的溶液，即得。

供试品溶液的制备 精密量取本品 2ml，置 50ml 量瓶中，加 0.1mol/L 盐酸溶液稀释至刻度，振摇 5 分钟，静置，取上清液，滤过，取续滤液，即得。

测定法 分别精密吸取对照品溶液与供试品溶液各 10μl，注入液相色谱仪，测定，即得。

本品每 1ml 含栀子提取物以栀子苷（$C_{17}H_{24}O_{10}$）计，不得少于 0.80mg。

【功能与主治】 清热解毒，利湿退黄。用于肝胆湿热所致的黄疸，症见面目悉黄、胸胁胀痛、恶心呕吐、小便黄赤；急、慢性肝炎见上述证候者。

【用法与用量】 口服。一次 10ml，一日 3 次。

【注意】 服药期间忌酒及辛辣之品。

【规格】 每支装 10ml（含黄芩苷 0.4g）

【贮藏】 密封，置阴凉处。

附：1. 茵陈提取物质量标准

茵陈提取物

〔制法〕 取茵陈，加水煎煮三次，第一次 1.5 小时，第二、三次各 1 小时，合并煎液，滤过，滤液浓缩至每 1ml 含生药 2g，加乙醇使含醇量达 70％，冷藏 24 小时，滤过，滤液回收乙醇至每 1ml 含生药 5g，再加乙醇使含醇量达 85％，冷藏 24 小时，滤过，滤液回收乙醇至每 1ml 含生药 10g，加水约 5 倍量，冷藏 48 小时，滤过，滤液浓缩成稠膏状，干燥，即得。

〔性状〕 本品为深棕黄色至棕褐色的块状物及粉末；味微苦；易吸湿。

〔鉴别〕 取本品 0.12g，加水 10ml，加稀盐酸 1ml，摇匀，加热至 80℃，放冷，滤过，滤液用乙酸乙酯振摇提取 2 次，每次 10ml，合并乙酸乙酯液，蒸干，残渣加乙醇 2ml 使溶解，作为供试品溶液。另取茵陈对照药材 3g，加水 50ml，煮沸 10 分钟，放冷，滤过，自"滤液用乙酸乙酯振摇提取 2 次"起，同法制成对照药材溶液。照薄层色谱法（通则 0502）试验，吸取上述供试品溶液 2μl，对照药材溶液 5μl，分别点于同一硅胶 G 薄层板上，以石油醚（60～90℃）-乙酸乙酯-丙酮（5：3：2）为展开剂，展开，取出，晾干，喷以 5％氢氧化钾乙醇溶液，置紫外光灯（365nm）下检视。供试品色谱中，在与对照药材色谱相应位置上，显相同的蓝色荧光斑点。

〔检查〕 水分 不得过 5.0％（通则 0832 第三法）。

〔贮藏〕 密封，置阴凉干燥处，防潮。

〔制剂〕 茵栀黄口服液

2. 栀子提取物质量标准

栀子提取物

〔制法〕 取栀子，粉碎成粗粉，加水煎煮三次，第一、二次各 1 小时，第三次 0.5 小时，合并煎液，滤过，滤液浓缩至每 1ml 含生药 1g，加乙醇使含醇量达 70％，冷藏 24 小时，滤过，滤液回收乙醇并浓缩至每 1ml 含生药 3g，再加乙醇使含醇量达 85％，冷藏 24 小时，滤过，滤液回收乙醇并浓缩至每 1ml 含生药 5g，加水 5 倍量，冷藏 48 小时，滤过，滤液浓缩成稠膏状，干燥，即得。

〔性状〕 本品为棕黄色至深棕红色的块状物及粉末；味微酸而苦；易吸湿。

〔鉴别〕 取本品 70mg，加 50％甲醇 10ml，超声处理 10 分钟，滤过，滤液作为供试品溶液。另取栀子对照药材 1g，同法制成对照药材溶液。再取栀子苷对照品，加乙醇制成每 1ml 含 4mg 的溶液，作为对照品溶液。照薄层色谱法（通则 0502）试验，吸取上述三种溶液各 2μl，分别点于同一硅胶 G 薄层板上，以乙酸乙酯-丙酮-甲酸-水（5：5：1：1）为展开剂，展开，取出，晾干。供试品色谱中，在与对照药材色谱相应的位置上，显相同颜色的黄色斑点；再喷以 10％硫酸乙醇溶液，在 110℃加热至斑点显色清晰。供试品色谱中，在与对照药材色谱和对照品色谱相应的位置上，显相同颜色的斑点。

〔检查〕 水分 不得过 5.0％（通则 0832 第三法）。

〔含量测定〕 照高效液相色谱法（通则 0512）测定。

色谱条件与系统适用性试验 以十八烷基硅烷键合硅胶为填充剂；以乙腈-水-三乙胺-磷酸（10：90：0.1：0.1）为流动相；检测波长为 238nm。理论板数按栀子苷峰计算应不低于 2000。

对照品溶液的制备 取栀子苷对照品适量，精密称定，加甲醇制成每 1ml 含 60μg 的溶液，即得。

供试品溶液的制备 取本品粉末约 30mg，精密称定，置 100ml 量瓶中，加 0.1mol/L 盐酸溶液 70ml，超声处理使溶解，加 0.1mol/L 盐酸溶液稀释至刻度，摇匀，滤过，取续滤液，即得。

测定法 分别精密吸取对照品溶液与供试品溶液各 10μl，注入液相色谱仪，测定，即得。

本品按干燥品计算，含栀子苷（$C_{17}H_{24}O_{10}$）不得少于 15.0％。

〔贮藏〕 密封，置阴凉干燥处。

〔制剂〕 茵栀黄口服液

3. 金银花提取物质量标准

金银花提取物

〔制法〕 取金银花，加水煎煮二次，每次 2 小时，滤过，合并滤液,滤液浓缩至每1ml含生药1g,加乙醇至70%,冷藏静置48小时,滤过,滤液回收乙醇并浓缩成稠膏,加乙醇至85%,冷藏,滤过,回收乙醇,加水约5倍量,冷藏48小时,滤过,滤液浓缩至稠膏,干燥,即得。

〔性状〕 本品为棕黄色至浅棕褐色的块状物及粉末;味淡、微苦;易吸湿。

〔鉴别〕 取本品80mg,加甲醇5ml,超声处理使溶解,滤过,滤液作为供试品溶液。另取绿原酸对照品,加甲醇制成每1ml含1mg的溶液,作为对照品溶液。照薄层色谱法(通则0502)试验,吸取上述两种溶液各10μl,分别点于同一硅胶G薄层板上,以醋酸丁酯-甲酸-水(7:2.5:2.5)的上层溶液为展开剂,展开,取出,晾干,置紫外光灯(365nm)下检视。供试品色谱中,在与对照品色谱相应位置上,显相同颜色的荧光斑点。

〔检查〕 **水分** 不得过5.0%(通则0832第三法)。

〔贮藏〕 密封,置阴凉干燥处。

〔制剂〕 茵栀黄口服液

茵栀黄软胶囊

Yinzhihuang Ruanjiaonang

【处方】 茵陈提取物40g　栀子提取物21.3g
黄芩提取物(以黄芩苷计)133.3g
金银花提取物26.67g

【制法】 以上四味,粉碎,过100目筛,备用;取油酸山梨坦和蜂蜡适量,于60℃水浴加热熔化,加入大豆色拉油内,搅拌混匀,将上述提取物细粉加入油液中,搅拌混匀,调节胶体磨细度在5~15μm之间,加入药液循环碾磨0.5小时,充分混匀,滤过(100目筛),制得软胶囊内容物;取明胶、甘油、蒸馏水、色素适量,经化胶后制成胶皮,灌封压丸,制成1000粒〔规格(1)〕;或以上四味,与适量微粉硅胶混合,粉碎成细粉,加植物油适量,混匀,制成1333粒〔规格(2)〕;或以上四味,黄芩提取物加水适量搅拌成糊状,用10%氢氧化钠调节pH值至6.5~7.0,减压干燥,粉碎过100目筛,取茵陈提取物,栀子提取物和金银花提取物,加聚乙二醇400适量,搅匀使混悬,研细,混匀,压丸制成1000粒〔规格(3)〕,即得。

【性状】 本品为软胶囊,内容物为棕黄色至红棕色的油膏状物;气微香,味涩,微苦。

【鉴别】 (1)取本品内容物3g,置烧杯中,加石油醚(60~90℃)15ml振摇洗涤,弃去石油醚液,药渣挥干石油醚,加甲醇25ml,超声处理20分钟,放冷,滤过,滤液蒸干,残渣加水20ml使溶解,置分液漏斗中,用乙酸乙酯振摇提取2次,每次20ml,合并乙酸乙酯液,蒸干,残渣加甲醇2ml使溶解,作为供试品溶液。另取茵陈对照药材3g,加水50ml,煎煮10分钟,放冷,滤过,滤液自"用乙酸乙酯振摇提取2次"起,

同法制成对照药材溶液。照薄层色谱法(通则0502)试验,吸取上述两种溶液各5μl,分别点于同一硅胶G薄层板上,以石油醚(60~90℃)-乙酸乙酯-丙酮(5:3:2)为展开剂,展开,取出,晾干,喷以5%氢氧化钾乙醇溶液,置紫外光灯(365nm)下检视。供试品色谱中,在与对照药材色谱相应的位置上,显相同的蓝色荧光斑点。

(2)取本品内容物3g,加50%甲醇50ml,超声处理30分钟,滤过,滤液蒸干,残渣加水10ml使溶解,通过D101型大孔吸附树脂柱(内径为1cm,柱高为10cm),以水100ml洗脱,弃去水液,再用70%乙醇50ml洗脱,收集洗脱液,蒸干,残渣加甲醇1ml使溶解,作为供试品溶液。另取栀子对照药材0.5g,加50%甲醇25ml,超声处理30分钟,滤过,滤液蒸干,残渣加甲醇1ml使溶解,作为对照药材溶液。再取栀子苷对照品,加甲醇制成每1ml含0.1mg的溶液,作为对照品溶液。照薄层色谱法(通则0502)试验,吸取上述三种溶液各10μl,分别点于同一硅胶G薄层板上,以三氯甲烷-甲醇(3:1)为展开剂,展开,取出,晾干,喷以10%硫酸乙醇溶液,在105℃加热至斑点显色清晰。供试品色谱中,在与对照药材色谱和对照品色谱相应的位置上,显相同颜色的斑点。

(3)取本品内容物60mg,加甲醇10ml使溶解,离心,取上清液作为供试品溶液。另取黄芩苷对照品,加甲醇制成每1ml含1mg的溶液,作为对照品溶液。照薄层色谱法(通则0502)试验,吸取上述两种溶液各2μl,分别点于同一硅胶G薄层板上,以乙酸乙酯-丁酮-甲酸-水(5:3:1:1)为展开剂,展开,取出,晾干,喷以1%三氯化铁乙醇溶液,置日光下检视。供试品色谱中,在与对照品色谱相应的位置上,显相同颜色的斑点。

【检查】 应符合胶囊剂项下有关的各项规定(通则0103)。

【特征图谱】 照高效液相色谱法(通则0512)测定。

色谱条件与系统适用性试验 以十八烷基硅烷键合硅胶为填充剂(柱长为25cm,内径为4.6mm,粒径为5μm);以乙腈为流动相A,以0.1%甲酸溶液为流动相B,按下表中的规定进行梯度洗脱;柱温为30℃;检测波长为325nm。理论板数按绿原酸峰计算应不低于10000。

时间(分钟)	流动相A(%)	流动相B(%)	流速
0~20	5→15	95→85	0.8
20~25	15→18	85→82	0.8→1.0
25~50	18	82	1.0

参照物溶液的制备 取绿原酸对照品适量,精密称定,加50%甲醇制成每1ml含30μg的溶液,即得。

供试品溶液的制备 取本品内容物3g,加50%甲醇50ml,超声处理30分钟,滤过,取续滤液,即得。

测定法 分别精密吸取参照物溶液和供试品溶液各10μl,注入液相色谱仪,测定,即得。

供试品特征图谱中应有6个特征峰,与参照物峰相应的峰为S峰,计算各特征峰与S峰的相对保留时间,其相对保留

时间应在规定值的±10%之内。规定值为 0.72(峰 1)、1.00(峰 S)、1.05(峰 3)、1.92(峰 4)、2.05(峰 5)、2.38(峰 6)。

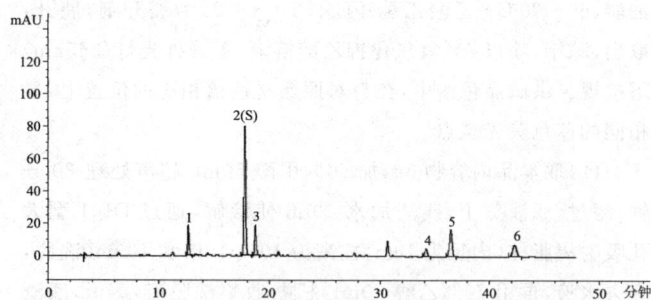

对照特征图谱

峰 1:新绿原酸　　峰 S:绿原酸　　峰 3:隐绿原酸

峰 4:3,4-O-二咖啡酰奎宁酸

峰 5:3,5-O-二咖啡酰奎宁酸

峰 6:4,5-O-二咖啡酰奎宁酸

【含量测定】　茵陈提取物　照高效液相色谱法(通则 0512)测定。

色谱条件与系统适用性试验　以十八烷基硅烷键合硅胶为填充剂;以乙腈-0.1%甲酸溶液(11:89)为流动相;检测波长为 275nm。理论板数按对羟基苯乙酮峰计算应不低于 3000。

对照品溶液的制备　取对羟基苯乙酮对照品适量,精密称定,加 70%甲醇制成每 1ml 含 10μg 的溶液,即得。

供试品溶液的制备　取装量差异项下的本品内容物,混匀,取约 1.5g,精密称定,置具塞锥形瓶中,精密加入 70%甲醇 20ml,称定重量,超声处理(功率 140W,频率 42kHz)30 分钟,取出,放冷,再称定重量,用 70%甲醇补足减失的重量,摇匀,离心,取上清液,即得。

测定法　分别精密吸取对照品溶液与供试品溶液各 20μl,注入液相色谱仪,测定,即得。

本品每粒含茵陈提取物以对羟基苯乙酮($C_8H_8O_2$)计,〔规格(1)、规格(3)〕不得少于 0.030mg;〔规格(2)〕不得少于 0.025mg。

栀子提取物　照高效液相色谱法(通则 0512)测定。

色谱条件与系统适用性试验　以十八烷基硅烷键合硅胶为填充剂;以乙腈-0.1%甲酸溶液(10:90)为流动相;检测波长为 238nm。理论板数按栀子苷峰计算应不低于 5000。

对照品溶液的制备　取栀子苷对照品适量,精密称定,加 50%甲醇制成每 1ml 含 30μg 的溶液,即得。

供试品溶液的制备　取装量差异项下的本品内容物,混匀,取约 0.3g,精密称定,置具塞锥形瓶中,精密加入 50%甲醇 50ml,称定重量,超声处理(功率 140W,频率 42kHz)30 分钟,取出,放冷,再称定重量,用 50%甲醇补足减失的重量,摇匀,滤过,取续滤液,即得。

测定法　分别精密吸取对照品溶液与供试品溶液各 10μl,注入液相色谱仪,测定,即得。

本品每粒含栀子提取物以栀子苷($C_{17}H_{24}O_{10}$)计,〔规格(1)、规格(3)〕不得少于 1.6mg;〔规格(2)〕不得少于 1.2mg。

黄芩提取物　照高效液相色谱法(通则 0512)测定。

色谱条件与系统适用性试验　以十八烷基硅烷键合硅胶为填充剂;以乙腈-0.1%甲酸溶液(25:75)为流动相;检测波长为 280nm。理论板数按黄芩苷峰计算应不低于 3000。

对照品溶液的制备　取黄芩苷对照品适量,精密称定,加 50%甲醇制成每 1ml 含 50μg 的溶液,即得。

供试品溶液的制备　取装量差异项下的本品内容物,混匀,取约 0.30g,精密称定,置 50ml 量瓶中,加甲醇 40ml,超声处理(功率 140W,频率 42kHz)10 分钟,取出,放冷,用甲醇稀释至刻度,摇匀,离心,精密量取上清液 1ml,置 20ml 量瓶中,加 50%甲醇至刻度,摇匀,即得。

测定法　分别精密吸取对照品溶液与供试品溶液各 10μl,注入液相色谱仪,测定,即得。

本品每粒含黄芩提取物以黄芩苷($C_{21}H_{18}O_{11}$)计,〔规格(1)、规格(3)〕应为 120.0～147.0mg;〔规格(2)〕应为 90.0～110.0mg。

金银花提取物和茵陈提取物　照高效液相色谱法(通则 0512)测定。

色谱条件与系统适用性试验　以十八烷基硅烷键合硅胶为填充剂;以乙腈-0.1%甲酸溶液(10:90)为流动相;检测波长为 325nm。理论板数按绿原酸峰计算应不低于 5000。

对照品溶液的制备　取绿原酸对照品适量,精密称定,加 50%甲醇制成每 1ml 含 30μg 的溶液,即得。

供试品溶液的制备　取上述〔含量测定〕栀子提取物项下的供试品溶液,即得。

测定法　分别精密吸取对照品溶液与供试品溶液各 10μl,注入液相色谱仪,测定,即得。

本品每粒含金银花提取物和茵陈提取物以绿原酸($C_{16}H_{18}O_9$)计,〔规格(1)、规格(3)〕不得少于 1.2mg;〔规格(2)〕不得少于 0.9mg。

【功能与主治】　清热解毒,利湿退黄。用于肝胆湿热所致的黄疸,症见面目悉黄、胸胁胀痛、恶心呕吐、小便黄赤;急、慢性肝炎见上述证候者。

【用法与用量】　口服。一次 3 粒〔规格(1)、规格(3)〕,或一次 4 粒〔规格(2)〕,一日 3 次。

【注意】　服药期间忌酒及辛辣之品。

【规格】　(1)(2)每粒装 0.6g　(3)每粒装 0.65g

【贮藏】　密封。

注:茵陈提取物、栀子提取物、黄芩提取物和金银花提取物质量标准同"茵栀黄胶囊"。

茵栀黄泡腾片

Yinzhihuang Paotengpian

【处方】 茵陈提取物 60g　　　栀子提取物 32g

黄芩提取物(以黄芩苷计)200g

金银花提取物 40g

【制法】 取聚乙二醇 6000 50g,加热熔融,加入碳酸氢钠 100g,搅拌均匀,冷却粉碎,过 80 目筛。另将枸橼酸 40g 粉碎。称取茵陈提取物、栀子提取物、黄芩提取物、金银花提取物,混匀,加入糊精适量、枸橼酸粉、聚乙二醇 6000 包裹物细粉、阿司帕坦 10g,混匀,用无水乙醇制粒,干燥,加入硬脂酸镁 1.8g,压制成椭圆型异型片 1000 片,即得。

【性状】 本品为黄色至棕黄色的片;味微甜。

【鉴别】 (1)取本品 3 片,研细,加水 20ml 使溶解,滤过,滤液置分液漏斗中,用乙酸乙酯振摇提取 2 次,每次 20ml,合并乙酸乙酯液,蒸干,残渣加甲醇 1ml 使溶解,作为供试品溶液。另取茵陈对照药材 3g,加水 50ml,煎煮 10 分钟,放冷,滤过,滤液自"用乙酸乙酯振摇提取 2 次"起,同法制成对照药材溶液。照薄层色谱法(通则 0502)试验,吸取上述两种溶液各 5μl,分别点于同一硅胶 G 薄层板上,以石油醚(60～90℃)-乙酸乙酯-丙酮(5:3:2)为展开剂,展开,取出,晾干,喷以 5%氢氧化钾乙醇溶液,置紫外光灯(365nm)下检视。供试品色谱中,在与对照药材色谱相应的位置上,显相同的蓝色荧光斑点。

(2)取本品 4 片,研细,加 50%甲醇 50ml,超声处理 30 分钟,滤过,滤液蒸干,残渣加水 10ml 使溶解,通过 D101 型大孔吸附树脂柱(内径为 1cm,柱高为 10cm),用水 100ml 洗脱,弃去水液,再用 70%乙醇 50ml 洗脱,收集洗脱液,蒸干,残渣加甲醇 1ml 使溶解,作为供试品溶液。另取栀子对照药材 0.5g,加 50%甲醇 25ml,超声处理 30 分钟,滤过,滤液蒸干,残渣加甲醇 1ml 使溶解,作为对照药材溶液。再取栀子苷对照品,加甲醇制成每 1ml 含 0.1mg 的溶液,作为对照品溶液。照薄层色谱法(通则 0502)试验,吸取上述三种溶液各 10μl,分别点于同一硅胶 G 薄层板上,以三氯甲烷-甲醇(3:1)为展开剂,展开,取出,晾干,喷以 10%硫酸乙醇溶液,在 105℃加热至斑点显色清晰,置日光下检视。供试品色谱中,在与对照药材色谱和对照品色谱相应的位置上,显相同颜色的斑点。

(3)取本品 1 片,研细,取 30mg,加甲醇 10ml 使溶解,离心,取上清液作为供试品溶液。另取黄芩苷对照品,加甲醇制成每 1ml 含 1mg 的溶液,作为对照品溶液。照薄层色谱法(通则 0502)试验,吸取上述两种溶液各 2μl,分别点于同一硅胶 G 薄层板上,以乙酸乙酯-丁酮-甲酸-水(5:3:1:1)为展开剂,展开,取出,晾干,喷以 1%三氯化铁乙醇溶液,置日光下检视。供试品色谱中,在与对照品色谱相应的位置上,显相同颜色的斑点。

【检查】 酸度 取本品 1 片,加 25℃的水 100ml 使崩解后,依法(通则 0631)测定,pH 值应为 5.5～6.5。

崩解时限 取本品 6 片,分别加入 50℃的 100ml 水中,均应在 5 分钟内崩解。

其他 应符合片剂项下有关的各项规定(通则 0101)。

【特征图谱】 照高效液相色谱法(通则 0512)测定。

色谱条件与系统适用性试验 以十八烷基硅烷键合硅胶为填充剂(柱长为 25cm,内径为 4.6mm,粒径为 5μm);以乙腈为流动相 A,以 0.1%甲酸溶液为流动相 B,按下表中的规定进行梯度洗脱;柱温为 30℃;检测波长为 325nm。理论板数按绿原酸峰计算应不低于 10000。

时间(分钟)	流动相 A(%)	流动相 B(%)	流速
0～20	5→15	95→85	0.8
20～25	15→18	85→82	0.8→1.0
25～50	18	82	1.0

参照物溶液的制备 取绿原酸对照品适量,精密称定,加 50%甲醇制成每 1ml 含 30μg 的溶液,即得。

供试品溶液的制备 取本品 4 片,研细,加 50%甲醇 50ml,超声处理 30 分钟,滤过,取续滤液,即得。

测定法 分别精密吸取参照物溶液和供试品溶液各 10μl,注入液相色谱仪,测定,即得。

供试品特征图谱中应有 6 个特征峰,与参照物峰相应的峰为 S 峰,计算各特征峰与 S 峰的相对保留时间,其相对保留时间应在规定值的±10%之内。规定值为 0.72(峰 1)、1.00(峰 S)、1.05(峰 3)、1.92(峰 4)、2.05(峰 5)、2.38(峰 6)。

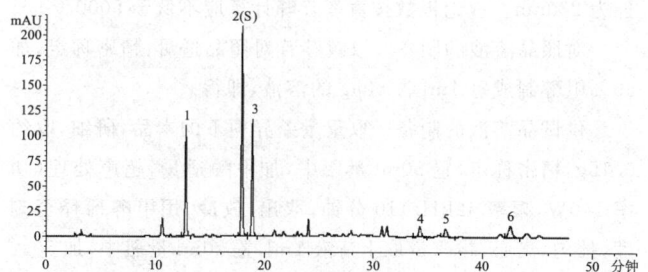

对照特征图谱

峰 1:新绿原酸　　峰 S:绿原酸　　峰 3:隐绿原酸

峰 4:3,4-O-二咖啡酰奎宁酸

峰 5:3,5-O-二咖啡酰奎宁酸

峰 6:4,5-O-二咖啡酰奎宁酸

【含量测定】 茵陈提取物 照高效液相色谱法(通则 0512)测定。

色谱条件与系统适用性试验 以十八烷基硅烷键合硅胶为填充剂;以乙腈-0.1%甲酸溶液(11:89)为流动相;检测波长为 275nm。理论板数按对羟基苯乙酮峰计算应不低于 3000。

对照品溶液的制备 取对羟基苯乙酮对照品适量,精密称定,加 70%甲醇制成每 1ml 含 10μg 的溶液,即得。

供试品溶液的制备 取重量差异项下的本品,研细,取约 1.0g,精密称定,置具塞锥形瓶中,精密加入 70％甲醇 20ml,称定重量,超声处理(功率 140W,频率 42kHz)5 分钟使溶解,取出,放冷,再称定重量,用 70％甲醇补足减失的重量,摇匀,离心,取上清液,即得。

测定法 分别精密吸取对照品溶液与供试品溶液各 20μl,注入液相色谱仪,测定,即得。

本品每片含茵陈提取物以对羟基苯乙酮($C_8H_8O_2$)计,不得少于 0.050mg。

栀子提取物 照高效液相色谱法(通则 0512)测定。

色谱条件与系统适用性试验 以十八烷基硅烷键合硅胶为填充剂;以乙腈-0.1％甲酸溶液(10∶90)为流动相;检测波长为 238nm。理论板数按栀子苷峰计算应不低于 5000。

对照品溶液的制备 取栀子苷对照品适量,精密称定,加 50％甲醇制成每 1ml 含 30μg 的溶液,即得。

供试品溶液的制备 取重量差异项下的本品,研细,取约 0.15g,精密称定,置 50ml 棕色量瓶中,加 50％甲醇适量,超声处理(功率 140W,频率 42kHz)30 分钟,取出,放冷,用 50％甲醇稀释至刻度,摇匀,滤过,取续滤液,即得。

测定法 分别精密吸取对照品溶液与供试品溶液各 10μl,注入液相色谱仪,测定,即得。

本品每片含栀子提取物以栀子苷($C_{17}H_{24}O_{10}$)计,不得少于 2.4mg。

黄芩提取物 照高效液相色谱法(通则 0512)测定。

色谱条件与系统适用性试验 以十八烷基硅烷键合硅胶为填充剂;以乙腈-0.1％甲酸溶液(25∶75)为流动相;检测波长为 280nm。理论板数按黄芩苷峰计算应不低于 5000。

对照品溶液的制备 取黄芩苷对照品适量,精密称定,加 50％甲醇制成每 1ml 含 50μg 的溶液,即得。

供试品溶液的制备 取重量差异项下的本品,研细,取约 0.15g,精密称定,置 50ml 量瓶中,加甲醇适量,超声处理(功率 140W,频率 42kHz)10 分钟,取出,放冷,用甲醇稀释至刻度,摇匀,离心,精密量取上清液 1ml,置 20ml 量瓶中,加 50％甲醇至刻度,摇匀,即得。

测定法 分别精密吸取对照品溶液与供试品溶液各 10μl,注入液相色谱仪,测定,即得。

本品每片含黄芩提取物以黄芩苷($C_{21}H_{18}O_{11}$)计,应为 180.0～220.0mg。

金银花提取物及茵陈提取物 照高效液相色谱法(通则 0512)测定。

色谱条件与系统适用性试验 以十八烷基硅烷键合硅胶为填充剂;以乙腈-0.1％甲酸溶液(10∶90)为流动相;检测波长为 325nm。理论板数按绿原酸峰计算应不低于 5000。

对照品溶液的制备 取绿原酸对照品适量,精密称定,加 50％甲醇制成每 1ml 含 30μg 的溶液,即得。

供试品溶液的制备 取上述〔含量测定〕栀子提取物项下的供试品溶液,即得。

测定法 分别精密吸取对照品溶液与供试品溶液各 10μl,注入液相色谱仪,测定,即得。

本品每片含金银花提取物和茵陈提取物以绿原酸($C_{16}H_{18}O_9$)计,不得少于 1.8mg。

【**功能与主治**】 清热解毒,利湿退黄。用于肝胆湿热所致的黄疸,症见面目悉黄、胸胁胀痛、恶心呕吐、小便黄赤;急、慢性肝炎见上述证候者。

【**用法与用量**】 用温开水溶解后服用。一次 2 片,一日 3 次。

【**注意**】 服药期间忌酒及辛辣之品。

【**规格**】 每片重 0.6g(含黄芩苷 0.2g)

【**贮藏**】 密封。

注:茵陈提取物、栀子提取物、黄芩提取物和金银花提取物质量标准同"茵栀黄胶囊"。

茵栀黄胶囊

Yinzhihuang Jiaonang

【**处方**】 茵陈提取物 60g   栀子提取物 32g
黄芩提取物(以黄芩苷计)200g
金银花提取物 40g

【**制法**】 以上四味,取茵陈提取物、栀子提取物、金银花提取物,粉碎成细粉,加辅料适量,与黄芩提取物混匀,制粒,干燥,装入胶囊,制成 1000 粒〔规格(1)〕或 1500 粒〔规格(2)〕,即得。

【**性状**】 本品为硬胶囊,内容物为黄色或棕黄色的颗粒;气微香,味微苦。

【**鉴别**】 (1)取本品内容物 1.2g,加水 20ml 使溶解,滤过,滤液置分液漏斗中,用乙酸乙酯振摇提取 2 次,每次 20ml,合并乙酸乙酯液,蒸干,残渣加甲醇 1ml 使溶解,作为供试品溶液。另取茵陈对照药材 3g,加水 50ml,煎煮 10 分钟,放冷,滤过,滤液自"用乙酸乙酯振摇提取 2 次"起,同法制成对照药材溶液。照薄层色谱法(通则 0502)试验,吸取上述两种溶液各 5μl,分别点于同一硅胶 G 薄层板上,以石油醚(60～90℃)-乙酸乙酯-丙酮(5∶3∶2)为展开剂,展开,取出,晾干,喷以 5％氢氧化钾乙醇溶液,置紫外光灯(365nm)下检视。供试品色谱中,在与对照药材色谱相应的位置上,显相同的蓝色荧光斑点。

(2)取本品内容物 1.5g,研细,加 50％甲醇 50ml 超声处理 30 分钟,滤过,滤液蒸干,残渣加水 10ml 使溶解,通过 D101 型大孔吸附树脂柱(内径为 1cm,柱高为 10cm),以水 100ml 洗脱,弃去水液,再用 70％乙醇 50ml 洗脱,收集洗脱液,蒸干,残渣加甲醇 1ml 使溶解,作为供试品溶液。另取栀子对照药材 0.5g,加 50％甲醇 25ml,超声处理 30 分钟,滤过,滤液蒸干,残渣加甲醇 1ml 使溶解,作为对照药材溶液。

再取栀子苷对照品，加甲醇制成每 1ml 含 0.1mg 的溶液，作为对照品溶液。照薄层色谱法（通则 0502）试验，吸取上述三种溶液各 10μl，分别点于同一硅胶 G 薄层板上，以三氯甲烷-甲醇（3∶1）为展开剂，展开，取出，晾干，喷以 10% 硫酸乙醇乙醇溶液，在 105℃ 加热至斑点显色清晰，置日光下检视。供试品色谱中，在与对照药材色谱和对照品色谱相应的位置上，显相同颜色的斑点。

（3）取本品内容物 20mg，加甲醇 10ml 使溶解，离心，取上清液作为供试品溶液。另取黄芩苷对照品，加甲醇制成每 1ml 含 1mg 的溶液，作为对照品溶液。照薄层色谱法（通则 0502）试验，吸取上述两种溶液各 2μl，分别点于同一硅胶 G 薄层板上，以乙酸乙酯-丁酮-甲酸-水（5∶3∶1∶1）为展开剂，展开，取出，晾干，喷以 1% 三氯化铁乙醇溶液，置日光下检视。供试品色谱中，在与对照品色谱相应的位置上，显相同颜色的斑点。

【检查】 应符合胶囊剂项下有关的各项规定（通则 0103）。

【特征图谱】 照高效液相色谱法（通则 0512）测定。

色谱条件与系统适用性试验 以十八烷基硅烷键合硅胶为填充剂（柱长为 25cm，内径为 4.6mm，粒径为 5μm）；以乙腈为流动相 A，以 0.1% 甲酸溶液为流动相 B，按下表中的规定进行梯度洗脱；柱温为 30℃；检测波长为 325nm。理论板数按绿原酸峰计算应不低于 10000。

时间（分钟）	流动相 A（%）	流动相 B（%）	流速
0～20	5→15	95→85	0.8
20～25	15→18	85→82	0.8→1.0
25～50	18	82	1.0

参照物溶液的制备 取绿原酸对照品适量，精密称定，加 50% 甲醇制成每 1ml 含 30μg 的溶液，即得。

供试品溶液的制备 取本品内容物 1.5g，研细，加 50% 甲醇 50ml，超声处理 30 分钟，滤过，取续滤液，即得。

测定法 分别精密吸取参照物溶液和供试品溶液各 10μl，注入液相色谱仪，测定，即得。

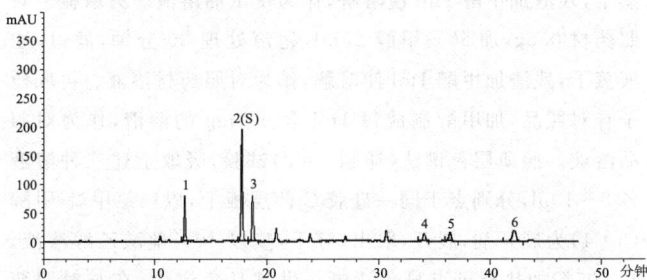

对照特征图谱

峰 1：新绿原酸　　峰 S：绿原酸　　峰 3：隐绿原酸
峰 4：3,4-O-二咖啡酰奎宁酸
峰 5：3,5-O-二咖啡酰奎宁酸
峰 6：4,5-O-二咖啡酰奎宁酸

供试品特征图谱中应有 6 个特征峰，与参照物峰相应的峰为 S 峰，计算各特征峰与 S 峰的相对保留时间，其相对保留时间应在规定值的 ±10% 之内。规定值为 0.72（峰 1）、1.00（峰 S）、1.05（峰 3）、1.92（峰 4）、2.05（峰 5）、2.38（峰 6）。

【含量测定】 **茵陈提取物** 照高效液相色谱法（通则 0512）测定。

色谱条件与系统适用性试验 以十八烷基硅烷键合硅胶为填充剂；以乙腈-0.1% 甲酸溶液（11∶89）为流动相；检测波长为 275nm。理论板数按对羟基苯乙酮峰计算应不低于 3000。

对照品溶液的制备 取对羟基苯乙酮对照品适量，精密称定，加 70% 甲醇制成每 1ml 含 10μg 的溶液，即得。

供试品溶液的制备 取装量差异项下的本品内容物，研细，取约 0.65g，精密称定，置具塞锥形瓶中，精密加入 70% 甲醇 20ml，称定重量，超声处理（功率 140W，频率 42kHz）30 分钟，取出，放冷，再称定重量，用 70% 甲醇补足减失的重量，摇匀，离心，取上清液，即得。

测定法 分别精密吸取对照品溶液与供试品溶液各 20μl，注入液相色谱仪，测定，即得。

本品每粒含茵陈提取物以对羟基苯乙酮（$C_8H_8O_2$）计，〔规格（1）〕不得少于 0.050mg；〔规格（2）〕不得少于 0.030mg。

栀子提取物 照高效液相色谱法（通则 0512）测定。

色谱条件与系统适用性试验 以十八烷基硅烷键合硅胶为填充剂；以乙腈-0.1% 甲酸溶液（10∶90）为流动相；检测波长为 238nm。理论板数按栀子苷峰计算应不低于 5000。

对照品溶液的制备 取栀子苷对照品适量，精密称定，加 50% 甲醇制成每 1ml 含 30μg 的溶液，即得。

供试品溶液的制备 取装量差异项下的本品内容物，研细，取约 0.15g，精密称定，置 50ml 棕色量瓶中，加 50% 甲醇适量，超声处理（功率 140W，频率 42kHz）30 分钟，取出，放冷，用 50% 甲醇稀释至刻度，摇匀，滤过，取续滤液，即得。

测定法 分别精密吸取对照品溶液与供试品溶液各 10μl，注入液相色谱仪，测定，即得。

本品每粒含栀子提取物以栀子苷（$C_{17}H_{24}O_{10}$）计，〔规格（1）〕不得少于 2.4mg；〔规格（2）〕不得少于 1.6mg。

黄芩提取物 照高效液相色谱法（通则 0512）测定。

色谱条件与系统适用性试验 以十八烷基硅烷键合硅胶为填充剂；以乙腈-0.1% 甲酸溶液（25∶75）为流动相；检测波长为 280nm。理论板数按黄芩苷峰计算应不低于 5000。

对照品溶液的制备 取黄芩苷对照品适量，精密称定，加 50% 甲醇制成每 1ml 含 50μg 的溶液，即得。

供试品溶液的制备 取装量差异项下的本品内容物，研细，取约 0.13g，精密称定，置 50ml 量瓶中，加甲醇 40ml，超声处理（功率 140W，频率 42kHz）10 分钟，取出，放冷，用甲醇稀释至刻度，摇匀，离心，精密量取上清液 1ml，置 20ml 量瓶中，加 50% 甲醇至刻度，摇匀，即得。

测定法 分别精密吸取对照品溶液与供试品溶液各

10μl,注入液相色谱仪,测定,即得。

本品每粒含黄芩提取物以黄芩苷($C_{21}H_{18}O_{11}$)计,〔规格(1)〕应为 180.0～220.0mg;〔规格(2)〕应为 120.0～147.0mg。

金银花提取物和茵陈提取物 照高效液相色谱法(通则0512)测定。

色谱条件与系统适用性试验 以十八烷基硅烷键合硅胶为填充剂;以乙腈-0.1%甲酸溶液(10:90)为流动相;检测波长为 325nm。理论板数按绿原酸峰计算应不低于 5000。

对照品溶液的制备 取绿原酸对照品适量,精密称定,置棕色量瓶中,加 50%甲醇制成每 1ml 含 30μg 的溶液,即得。

供试品溶液的制备 取上述〔含量测定〕栀子提取物项下的供试品溶液,即得。

测定法 分别精密吸取对照品溶液与供试品溶液各10μl,注入液相色谱仪,测定,即得。

本品每粒含金银花提取物和茵陈提取物以绿原酸($C_{16}H_{18}O_9$)计,〔规格(1)〕不得少于 1.8mg;〔规格(2)〕不得少于 1.2mg。

【功能与主治】 清热解毒,利湿退黄。用于肝胆湿热所致的黄疸,症见面目悉黄、胸胁胀痛、恶心呕吐、小便黄赤;急、慢性肝炎见上述证候者。

【用法与用量】 口服。一次 2 粒〔规格(1)〕,或一次 3 粒〔规格(2)〕,一日 3 次。

【注意】 服药期间忌酒及辛辣之品。

【规格】 (1)每粒装 0.33g (2)每粒装 0.26g

【贮藏】 密封。

附:1. 茵陈提取物质量标准

茵陈提取物

本品为菊科植物滨蒿 *Artemisia scoparia* Waldst. et Kit. 或茵陈蒿 *Artemisia capillaris* Thunb. 春季采收的干燥地上部分(绵茵陈)经加工制成的提取物。

〔制法〕 取绵茵陈,加水煎煮三次,第一次 1.5 小时,第二、三次各 1 小时,合并煎液,滤过,滤液浓缩至适量,加乙醇使含醇量达 70%,冷藏 24 小时,滤过,滤液回收乙醇至适量,加乙醇使含醇量达 85%,冷藏 24 小时,滤过,滤液回收乙醇至适量,再加水约 5 倍量,冷藏 48 小时,滤过,滤液浓缩成稠膏状,真空干燥,粉碎,即得。

〔性状〕 本品为黄棕色至棕褐色的粉末或块状物;气香,味苦。

〔鉴别〕 取本品 0.2g,加水 20ml,超声使溶解,用乙酸乙酯振摇提取 2 次,每次 20ml,合并乙酸乙酯液,蒸干,残渣加甲醇 1ml 使溶解,作为供试品溶液。另取茵陈对照药材 3g,加水 50ml,煮沸 10 分钟,放冷,滤过,滤液自"用乙酸乙酯振摇提取 2 次"起,同法制成对照药材溶液。照薄层色谱法(通则 0502)试验,吸取上述两种溶液各 5μl,分别点于同一硅胶 G 薄层板上,以石油醚(60～90℃)-乙酸乙酯-丙酮(5:3:2)

为展开剂,展开,取出,晾干,喷以 5%氢氧化钾乙醇溶液,置紫外光灯(365nm)下检视。供试品色谱中,在与对照药材色谱相应的位置上,显相同的蓝色荧光斑点。

〔检查〕 **水分** 不得过 8.0%(通则 0832 第二法)。

〔含量测定〕 照高效液相色谱法(通则 0512)测定。

色谱条件与系统适用性试验 以十八烷基硅烷键合硅胶为填充剂;以乙腈-0.1%甲酸溶液(11:89)为流动相;检测波长为 275nm。理论板数按对羟基苯乙酮峰计算应不低于 3000。

对照品溶液的制备 取对羟基苯乙酮对照品适量,精密称定,加 70%甲醇制成每 1ml 含 10μg 的溶液,即得。

供试品溶液的制备 取本品约 0.1g,精密称定,置具塞锥形瓶中,精密加入 70%甲醇 20ml,称定重量,超声处理(功率 140W,频率 42kHz)10 分钟,放冷,用 70%甲醇补足减失的重量,摇匀,离心,取上清液,即得。

测定法 分别精密吸取对照品溶液与供试品溶液各20μl,注入液相色谱仪,测定,即得。

本品按干燥品计算,含对羟基苯乙酮($C_8H_8O_2$)不得少于 0.10%。

〔贮藏〕 密封,置阴凉干燥处。

2. 栀子提取物质量标准

栀子提取物

本品为茜草科植物栀子 *Cardenia jasminoides* Ellis 的干燥成熟果实经加工制成的提取物。

〔制法〕 取栀子,粉碎成粗粉,加水煎煮三次,第一、二次各 1 小时,第三次 0.5 小时,合并煎液,滤过,滤液浓缩至适量,加乙醇使含醇量达 70%,冷藏 24 小时,滤过,滤液回收乙醇,再加乙醇使含醇量达 85%,冷藏 24 小时,滤过,滤液回收乙醇,再加水约 5 倍量,冷藏 48 小时,滤过,滤液浓缩至适量,真空干燥,粉碎,即得。

〔性状〕 本品为棕色至红棕色的粉末;味微苦。

〔鉴别〕 取本品 30mg,加 50%甲醇适量,振摇使溶解,蒸干,残渣加甲醇 1ml 使溶解,作为供试品溶液。另取栀子对照药材 0.5g,加 50%甲醇 25ml,超声处理 30 分钟,滤过,滤液蒸干,残渣加甲醇 1ml 使溶解,作为对照药材溶液。再取栀子苷对照品,加甲醇制成每 1ml 含 0.1mg 的溶液,作为对照品溶液。照薄层色谱法(通则 0502)试验,吸取上述三种溶液各 5～10μl,分别点于同一硅胶 G 薄层板上,以三氯甲烷-甲醇(3:1)为展开剂,展开,取出,晾干,喷以 10%硫酸乙醇溶液,在 105℃加热至斑点显色清晰。供试品色谱中,在与对照药材色谱和对照品色谱相应的位置上,显相同颜色的斑点。

〔检查〕 **水分** 不得过 5.0%(通则 0832 第二法)。

炽灼残渣 不得过 17.0%(通则 0841)。

〔含量测定〕 照高效液相色谱法(通则 0512)测定。

色谱条件与系统适用性试验 以十八烷基硅烷键合硅胶

为填充剂;以乙腈-0.1%甲酸溶液(10:90)为流动相;检测波长为238nm。理论板数按栀子苷峰计算应不低于5000。

对照品溶液的制备 取栀子苷对照品适量,精密称定,加50%甲醇制成每1ml含30μg的溶液,即得。

供试品溶液的制备 取本品约25mg,精密称定,置50ml量瓶中,加50%甲醇适量,振摇使完全溶解,用50%甲醇稀释至刻度,摇匀,滤过,取续滤液,即得。

测定法 分别精密吸取对照品溶液与供试品溶液各10μl,注入液相色谱仪,测定,即得。

本品按干燥品计算,含栀子苷($C_{17}H_{24}O_{10}$)不得少于10.0%。

〔贮藏〕 密封,置阴凉干燥处。

3. 黄芩提取物质量标准

黄芩提取物

本品为唇形科植物黄芩 *Scutellaria baicalensis* Georgi 的干燥根经加工制成的提取物。

〔制法〕 取黄芩,粉碎成粗粉,加水煎煮三次,每次1小时,合并煎液,滤过,滤液加热至80℃,加盐酸调节pH值至1~2,静置,滤过,沉淀物加2倍量水搅拌成糊状,加40%氢氧化钠溶液调节pH值至6.5~7.0,滤过,滤液加等量乙醇,加热至80℃,加盐酸调节pH值至1~2,使黄芩苷析出,滤过,用乙醇洗涤,真空干燥,即得。

〔性状〕 本品为淡黄色的粉末;味苦。

〔检查〕 **水分** 不得过3.0%(通则0832第二法)。

〔含量测定〕 照高效液相色谱法(通则0512)测定。

色谱条件与系统适用性试验 以十八烷基硅烷键合硅胶为填充剂;以乙腈-0.1%甲酸溶液(25:75)为流动相;检测波长为280nm。理论板数按黄芩苷峰计算应不低于3000。

对照品溶液的制备 取黄芩苷对照品适量,精密称定,加50%甲醇制成每1ml含50μg的溶液,即得。

供试品溶液的制备 取本品约50mg,精密称定,置50ml量瓶中,加甲醇适量,超声处理(功率140W,频率42kHz)10分钟,放冷,用甲醇稀释至刻度,摇匀,离心,精密量取上清液1ml,置20ml量瓶中,加50%甲醇至刻度,摇匀,即得。

测定法 分别精密吸取对照品溶液与供试品溶液各10μl,注入液相色谱仪,测定,即得。

本品按干燥品计算,含黄芩苷($C_{21}H_{18}O_{11}$)不得少于90.0%。

〔贮藏〕 密封,置阴凉干燥处。

4. 金银花提取物质量标准

金银花提取物

本品为忍冬科植物忍冬 *Lonicera japonica* Thunb. 的带初开的花经加工制成的提取物。

〔制法〕 取金银花,加水煎煮二次,每次1小时,合并煎液,滤过,滤液浓缩成清膏,冷却至45~60℃,加20%~40%

氢氧化钙溶液调节pH值至12,滤过,沉淀物加适量乙醇,搅匀,静置,用50%硫酸调节pH值至3.0~4.0,滤过,滤液用40%氢氧化钠溶液调节pH值至6.5~7.0,回收乙醇,浓缩至稠膏,真空干燥,即得。

〔性状〕 本品为黄色至棕色的粉末;味微苦。

〔检查〕 **水分** 不得过6.0%(通则0832第二法)。

炽灼残渣 不得过17.0%(通则0841)。

〔特征图谱〕 照高效液相色谱法(通则0512)测定。

色谱条件与系统适用性试验 以十八烷基硅烷键合硅胶为填充剂(柱长为25cm,内径为4.6mm,粒径为5μm);以乙腈为流动相A,以0.1%磷酸溶液为流动相B,按下表中的规定进行梯度洗脱;柱温为30℃;检测波长为325nm。理论板数按绿原酸峰计算应不低于10000。

时间(分钟)	流动相A(%)	流动相B(%)	流速
0~20	5→15	95→85	0.8
20~25	15→18	85→82	0.8→1.0
25~50	18	82	1.0

参照物溶液的制备 取绿原酸对照品适量,精密称定,加50%甲醇制成每1ml含30μg的溶液,即得。

供试品溶液的制备 取本品0.1g,置50ml量瓶中,用50%甲醇溶解并稀释至刻度,摇匀,即得。

测定法 分别精密吸取参照物溶液和供试品溶液各10μl,注入液相色谱仪,测定,即得。

供试品特征图谱中应有6个特征峰,与参照物峰相应的峰为S峰,计算各特征峰与S峰的相对保留时间,其相对保留时间应在规定值的±10%之内。规定值为0.72(峰1)、1.00(峰S)、1.05(峰3)、1.92(峰4)、2.05(峰5)、2.38(峰6)。

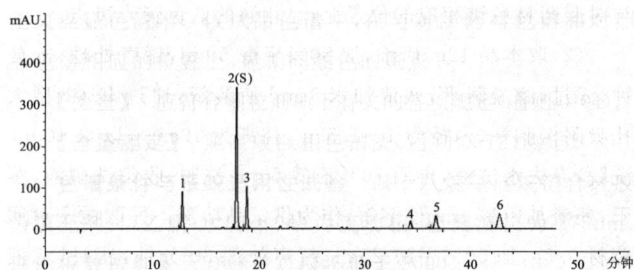

对照特征图谱

峰1:新绿原酸   峰S:绿原酸   峰3:隐绿原酸

峰4:3,4-*O*-二咖啡酰奎宁酸

峰5:3,5-*O*-二咖啡酰奎宁酸

峰6:4,5-*O*-二咖啡酰奎宁酸

〔含量测定〕 照高效液相色谱法(通则0512)测定。

色谱条件与系统适用性试验 以十八烷基硅烷键合硅胶为填充剂;以乙腈-0.1%甲酸溶液(10:90)为流动相;检测波长为325nm。理论板数按绿原酸峰计算应不低于5000。

对照品溶液的制备 取绿原酸对照品适量,精密称定,加50%甲醇制成每1ml含30μg的溶液,即得。

供试品溶液的制备 取本品约25mg,精密称定,置50ml

棕色量瓶中,加 50％甲醇适量,振摇使完全溶解,用 50％甲醇稀释至刻度,摇匀,滤过,取续滤液,即得。

测定法 分别精密吸取对照品溶液与供试品溶液各 10μl,注入液相色谱仪,测定,即得。

本品按干燥品计算,含绿原酸($C_{16}H_{18}O_9$)不得少于 4.5％。

〔贮藏〕 密封,置阴凉干燥处。

茵栀黄颗粒

Yinzhihuang Keli

【处方】 茵陈(绵茵陈)提取物 20g
栀子提取物 10.7g
黄芩提取物(以黄芩苷计)66.7g
金银花提取物 13.3g

【制法】 以上四味,粉碎成细粉,加入蔗糖粉 500g 与糊精适量,混匀,制成颗粒,干燥,制成 1000g,即得。

【性状】 本品为黄色至棕黄色的颗粒;味甜,微苦。

【鉴别】 (1)取本品 3g,研细,加水 20ml 使溶解,滤过,滤液用乙酸乙酯振摇提取 2 次,每次 20ml,合并乙酸乙酯提取液,蒸干,残渣加甲醇 1ml 使溶解,作为供试品溶液。另取茵陈对照药材 3g,加水 50ml,煎煮 10 分钟,放冷,滤过,自"滤液用乙酸乙酯振摇提取 2 次"起,同法制成对照药材溶液。照薄层色谱法(通则 0502)试验,吸取上述两种溶液各 5μl,分别点于同一硅胶 G 薄层板上,以石油醚(60～90℃)-乙酸乙酯-丙酮(5:3:2)为展开剂,展开,取出,晾干,喷以 5％氢氧化钾乙醇溶液,置紫外光灯(365nm)下检视。供试品色谱中,在与对照药材色谱相应的位置上,显相同的蓝色荧光斑点。

(2)取本品 12g,研细,加 50％甲醇 50ml,超声处理 30 分钟,滤过,滤液蒸干,残渣加水 10ml 使溶解,通过 D101 型大孔吸附树脂柱(内径为 1～1.5cm,柱高为 10cm),以水 100ml 洗脱,弃去水洗液,再用 70％乙醇 50ml 洗脱,收集洗脱液,蒸干,残渣加甲醇 1ml 使溶解,作为供试品溶液。另取栀子对照药材 0.5g,加 50％甲醇 25ml,超声处理 30 分钟,滤过,滤液蒸干,残渣加甲醇 1ml 使溶解,作为对照药材溶液。再取栀子苷对照品,加甲醇制成每 1ml 含 0.1mg 的溶液,作为对照品溶液。照薄层色谱法(通则 0502)试验,吸取上述三种溶液各 10μl,分别点于同一硅胶 G 薄层板上,以三氯甲烷-甲醇(3:1)为展开剂,展开,取出,晾干,喷以 10％硫酸乙醇溶液,在 105℃加热至斑点显色清晰,置日光下检视。供试品色谱中,在与对照药材色谱和对照品色谱相应的位置上,显相同颜色的斑点。

(3)取本品适量,研细,取约 0.15g,加甲醇 10ml 使溶解,离心,上清液作为供试品溶液。另取黄芩苷对照品,加甲醇制成每 1ml 含 1mg 的溶液,作为对照品溶液。照薄层色谱法(通则 0502)试验,吸取上述两种溶液各 2μl,分别点于同一硅

胶 G 薄层板上,以乙酸乙酯-丁酮-甲酸-水(5:3:1:1)为展开剂,展开,取出,晾干,喷以 1％三氯化铁乙醇溶液,置日光下检视。供试品色谱中,在与对照品色谱相应的位置上,显相同颜色的斑点。

(4)取本品 12g,研细,加 50％甲醇 50ml,超声处理 30 分钟,滤过,取续滤液作为供试品溶液。另取绿原酸对照品,加 50％甲醇制成每 1ml 含 30μg 的溶液,作为参照物溶液。照高效液相色谱法(通则 0512)试验,以十八烷基硅烷键合硅胶为填充剂(柱长为 25cm,柱内径为 4.6mm,粒径为 5μm);以乙腈为流动相 A,以 0.1％甲酸溶液为流动相 B,按下表中的规定进行梯度洗脱;柱温为 30℃,检测波长为 325nm;理论板数按绿原酸峰计算应不低于 10000。吸取参照物溶液与供试品溶液各 10μl,注入液相色谱仪,记录 50 分钟的色谱图,计算各特征峰与参照物峰的相对保留时间,即得。

时间(分钟)	流动相 A(％)	流动相 B(％)	流速(ml/min)
0～20	5→15	95→85	0.8
20～25	15→18	85→82	0.8→1.0
25～50	18	82	1.0

供试品色谱中应呈现六个与对照特征图谱相对应的特征峰,其中与参照物峰保留时间相对应的峰为 S 峰;各特征峰的相对保留时间规定值分别为:0.72(峰 1)、1.00(峰 2)、1.05(峰 3)、1.92(峰 4)、2.05(峰 5)、2.38(峰 6)。供试品色谱中,各特征峰的相对保留时间应在其规定值的±10％之内。

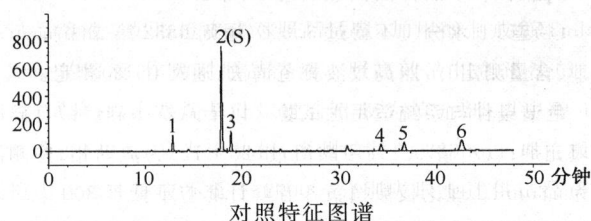

对照特征图谱

峰 1:新绿原酸　　峰 2:绿原酸
峰 3:隐绿原酸　　峰 4:3,4-O-二咖啡酰奎宁酸
峰 5:3,5-O-二咖啡酰奎宁酸
峰 6:4,5-O-二咖啡酰奎宁酸

【检查】 应符合颗粒剂项下有关的各项规定(通则 0104)。

【含量测定】 茵陈提取物 照高效液相色谱法(通则 0512)测定。

色谱条件与系统适用性试验 以十八烷基硅烷键合硅胶为填充剂;以乙腈-0.1％甲酸溶液(11:89)为流动相,待对羟基苯乙酮出峰后,以乙腈-0.1％甲酸溶液(90:10)冲洗柱子 10 分钟;检测波长为 275nm。理论板数按对羟基苯乙酮峰计算应不低于 3000。

对照品溶液的制备 取对羟基苯乙酮对照品适量,精密称定,加 70％甲醇制成每 1ml 含 10μg 的溶液,即得。

供试品溶液的制备 取装量差异项下的本品,混匀,取适量,研细,取约 5.5g,精密称定,置具塞锥形瓶中,精密加入 70％甲醇 20ml,密塞,称定重量,超声处理(功率 140W,频率

42kHz)30 分钟,放冷,再称定重量,用 70％甲醇补足减失的重量,摇匀,离心,取上清液,滤过,取续滤液,即得。

测定法 精密吸取对照品溶液与供试品溶液各 20μl,注入液相色谱仪,测定,即得。

本品每袋含茵陈提取物以对羟基苯乙酮($C_8H_8O_2$)计,不得少于 50μg。

栀子提取物 照高效液相色谱法(通则 0512)测定。

色谱条件与系统适用性试验 以十八烷基硅烷键合硅胶为填充剂;以乙腈-0.1％甲酸溶液(10∶90)为流动相;检测波长为 238nm。理论板数按栀子苷峰计算应不低于 5000。

对照品溶液的制备 取栀子苷对照品适量,精密称定,加 50％甲醇制成每 1ml 含 30μg 的溶液,即得。

供试品溶液的制备 取装量差异项下的本品,混匀,取适量,研细,取约 1g,精密称定,置 50ml 棕色量瓶中,加 50％甲醇适量,超声处理(功率 140W,频率 42kHz)30 分钟,放冷,用 50％甲醇稀释至刻度,摇匀,滤过,取续滤液,即得。

测定法 精密吸取对照品溶液与供试品溶液各 10μl,注入液相色谱仪,测定,即得。

本品每袋含栀子提取物以栀子苷($C_{17}H_{24}O_{10}$)计,不得少于 3.0mg。

黄芩提取物 照高效液相色谱法(通则 0512)测定。

色谱条件与系统适用性试验 以十八烷基硅烷键合硅胶为填充剂;以乙腈-0.1％甲酸溶液(25∶75)为流动相;检测波长为 280nm。理论板数按黄芩苷峰计算应不低于 3000。

对照品溶液的制备 取黄芩苷对照品适量,精密称定,加 50％甲醇制成每 1ml 含 50μg 的溶液,即得。

供试品溶液的制备 取装量差异项下的本品,混匀,取适量,研细,取约 0.2g,精密称定,置 50ml 量瓶中,加 50％甲醇 40ml,超声处理(功率 250W,频率 50kHz)20 分钟,放冷,用 50％甲醇稀释至刻度,摇匀,滤过,精密量取续滤液 5ml,置 25ml 量瓶中,加 50％甲醇至刻度,摇匀,即得。

测定法 精密吸取对照品溶液与供试品溶液各 10μl,注入液相色谱仪,测定,即得。

本品每袋含黄芩提取物以黄芩苷($C_{21}H_{18}O_{11}$)计,应为 180～220mg。

金银花提取物 茵陈提取物 照高效液相色谱法(通则 0512)测定。

色谱条件与系统适用性试验 以十八烷基硅烷键合硅胶为填充剂;以乙腈-0.1％甲酸溶液(10∶90)为流动相;检测波长为 325nm。理论板数按绿原酸峰计算应不低于 5000。

对照品溶液的制备 取绿原酸对照品适量,精密称定,加 50％甲醇制成每 1ml 含 30μg 的溶液,即得。

供试品溶液的制备 取栀子苷含量测定项的供试品溶液,即得。

测定法 精密吸取对照品溶液与供试品溶液各 10μl,注入液相色谱仪,测定,即得。

本品每袋含金银花提取物和茵陈提取物以绿原酸

($C_{16}H_{18}O_9$)计,不得少于 1.8mg。

【功能与主治】 清热解毒,利湿退黄。用于肝胆湿热所致的黄疸,症见面目悉黄、胸胁胀痛、恶心呕吐、小便黄赤;急、慢性肝炎见上述证候者。

【用法与用量】 开水冲服。一次 2 袋,一日 3 次。

【规格】 每袋装 3g

【贮藏】 密封。

附:1. 茵陈提取物质量标准

茵陈提取物

本品为菊科植物滨蒿 *Artemisia scoparia* Waldst et Kit. 或茵陈蒿 *Artemisia capillaris* Thunb.春季采收的干燥地上部分(绵茵陈)经加工制成的提取物。

〔制法〕 取茵陈,加水煎煮三次,第一次 1.5 小时,第二、三次每次 1 小时,合并煎液,滤过,滤液浓缩至适量,加乙醇使含醇量达 70％,冷藏 24 小时,滤过,滤液回收乙醇至适量,加乙醇使含醇量达 85％,冷藏 24 小时,滤过,滤液回收乙醇至适量,再加约 5 倍量的水,冷藏 48 小时,滤过,滤液浓缩成稠膏状,真空干燥,粉碎,即得。

〔性状〕 本品为黄棕色至棕褐色的粉末或块状物;气香,味苦。

〔鉴别〕 取本品 0.2g,加水 20ml,超声使溶解,用乙酸乙酯振摇提取 2 次,每次 20ml,合并乙酸乙酯提取液,蒸干,残渣加甲醇 1ml 使溶解,作为供试品溶液。另取茵陈对照药材 3g,加水 50ml,煎煮 10 分钟,放冷,滤过,取滤液,自"用乙酸乙酯振摇提取 2 次"起,同法制成对照药材溶液。照薄层色谱法(通则 0502)试验,吸取上述两种溶液各 5μl,分别点于同一硅胶 G 薄层板上,以石油醚(60～90℃)-乙酸乙酯-丙酮(5∶3∶2)为展开剂,展开,取出,晾干,喷以 5％氢氧化钾乙醇溶液,置紫外光灯(365nm)下检视。供试品色谱中,在与对照药材色谱相应的位置上,显相同的蓝色荧光斑点。

〔检查〕 **水分** 不得过 8.0％(通则 0832 第二法)。

〔含量测定〕 照高效液相色谱法(通则 0512)测定。

色谱条件与系统适用性试验 以十八烷基硅烷键合硅胶为填充剂;以乙腈-0.1％甲酸溶液(11∶89)为流动相,待对羟基苯乙酮出峰后以乙腈-0.1％甲酸溶液(90∶10)冲洗柱子 10 分钟;检测波长为 275nm。理论板数按对羟基苯乙酮峰计算应不低于 3000。

对照品溶液的制备 取对羟基苯乙酮对照品适量,精密称定,加 70％甲醇制成每 1ml 含 10μg 的溶液,即得。

供试品溶液的制备 取本品约 0.1g,精密称定,置具塞锥形瓶中,精密加入 70％甲醇 20ml,称定重量,超声处理(功率 140W,频率 42kHz)10 分钟,取出,放冷,用 70％甲醇补足减失的重量,摇匀,离心,取上清液,滤过,取续滤液,即得。

测定法 精密吸取对照品溶液与供试品溶液各 20μl,注入液相色谱仪,测定,即得。

本品按干燥品计算,含对羟基苯乙酮($C_8H_8O_2$)不得少于 0.10%。

2. 栀子提取物质量标准

栀子提取物

本品为茜草科植物栀子 Cardenia jasminoides Ellis 的干燥成熟果实经加工制成的提取物。

〔制法〕 取栀子,粉碎成粗粉,加水煎煮三次,第一、二次每次 1 小时,第三次 0.5 小时,合并煎液,滤过,滤液浓缩至适量,加乙醇使含醇量达 70%,冷藏 24 小时,滤过,滤液回收乙醇,再加乙醇使含醇量达 85%,冷藏 24 小时,滤过,滤液回收乙醇,再加约 5 倍量的水,冷藏 48 小时,滤过,滤液浓缩至适量,真空干燥,粉碎,即得。

〔性状〕 本品为棕色至红棕色的粉末;味微苦。

〔鉴别〕 取本品 30mg,加 50%甲醇适量,振摇使溶解,置水浴上蒸干,残渣加甲醇 1ml 使溶解,作为供试品溶液。另取栀子对照药材 0.5g,加 50%甲醇 25ml,超声处理 30 分钟,滤过,滤液蒸干,残渣加甲醇 1ml 使溶解,作为对照药材溶液。再取栀子苷对照品,加甲醇制成每 1ml 含 0.1mg 的溶液,作为对照品溶液。照薄层色谱法(通则 0502)试验,吸取上述三种溶液各 5～10μl,分别点于同一硅胶 G 薄层板上,以三氯甲烷-甲醇(3:1)为展开剂,展开,取出,晾干,喷以 10%硫酸乙醇溶液,在 105℃加热至斑点显色清晰,置日光下检视。供试品色谱中,在与对照药材色谱和对照品色谱相应的位置上,显相同颜色的斑点。

〔检查〕 水分 不得过 5.0%(通则 0832 第二法)。

炽灼残渣 不得过 17.0%(通则 0841)。

〔含量测定〕 照高效液相色谱法(通则 0512)测定。

色谱条件与系统适用性试验 以十八烷基硅烷键合硅胶为填充剂;以乙腈-0.1%甲酸溶液(10:90)为流动相;检测波长为 238nm。理论板数按栀子苷峰计算应不低于 5000。

对照品溶液的制备 取栀子苷对照品适量,精密称定,加 50%甲醇制成每 1ml 含 30μg 的溶液,即得。

供试品溶液的制备 取本品约 25mg,精密称定,置 50ml 量瓶中,加 50%甲醇适量,振摇使完全溶解,用 50%甲醇稀释至刻度,摇匀,滤过,取续滤液,即得。

测定法 精密吸取对照品溶液与供试品溶液各 10μl,注入液相色谱仪,测定,即得。

本品按干燥品计算,含栀子苷($C_{17}H_{24}O_{10}$)不得少于 10.0%。

3. 金银花提取物质量标准

金银花提取物

本品为忍冬科植物忍冬 Lonicera japonica Thunb. 的带初开的花经加工制成的提取物。

〔制法〕 取金银花,用 30%乙醇加热回流提取二次,每次 1 小时,合并提取液,滤过,滤液回收乙醇至每 1ml 含药材 2g,加乙醇使含醇量达 75%,静置 24 小时,滤过,滤液回收乙醇至每 1ml 含药材 4g,加约 5 倍量的水,冷藏 48 小时,滤过,滤液浓缩成稠膏状,真空干燥,即得。

〔性状〕 本品为黄色至棕色的粉末;味微苦。

〔鉴别〕 取本品 0.1g,置 50ml 量瓶中,用 50%甲醇溶解并稀释至刻度,摇匀,作为供试品溶液。另取绿原酸对照品,加 50%甲醇制成每 1ml 含 30μg 的溶液,作为参照物溶液。照高效液相色谱法(通则 0512)试验,以十八烷基硅烷键合硅胶为填充剂(柱长为 25cm,柱内径为 4.6mm,粒径为 5μm);以乙腈为流动相 A,以 0.1%甲酸溶液为流动相 B,按下表中的规定进行梯度洗脱;柱温为 30℃;检测波长为 325nm;理论板数按绿原酸峰计算应不低于 10000。吸取参照物溶液与供试品溶液各 10μl,注入液相色谱仪,记录 50 分钟的色谱图,计算各特征峰与参照物峰的相对保留时间,即得。

时间(分钟)	流动相 A(%)	流动相 B(%)	流速(ml/min)
0～20	5→15	95→85	0.8
20～25	15→18	85→82	0.8→1.0
25～50	18	82	1.0

供试品色谱中应呈现六个与对照特征图谱相对应的特征峰,其中与参照物峰保留时间相对应的峰为 S 峰;各特征峰的相对保留时间规定值分别为:0.72(峰 1)、1.00(峰 2)、1.05(峰 3)、1.92(峰 4)、2.05(峰 5)、2.38(峰 6)。供试品色谱中,各特征峰的相对保留时间应在其规定值的±10%之内。

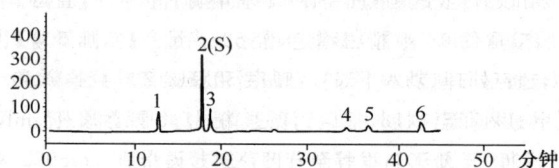

对照特征图谱

峰 1:新绿原酸　峰 2:绿原酸

峰 3:隐绿原酸　峰 4:3,4-O-二咖啡酰奎宁酸

峰 5:3,5-O-二咖啡酰奎宁酸

峰 6:4,5-O-二咖啡酰奎宁酸

〔检查〕 水分 不得过 6.0%(通则 0832 第二法)。

炽灼残渣 不得过 17.0%(通则 0841)。

〔含量测定〕 照高效液相色谱法(通则 0512)测定。

色谱条件与系统适用性试验 以十八烷基硅烷键合硅胶为填充剂;以乙腈-0.1%甲酸溶液(10:90)为流动相;检测波长为 325nm。理论板数按绿原酸峰计算应不低于 5000。

对照品溶液的制备 取绿原酸对照品适量,精密称定,置棕色量瓶中,加 50%甲醇制成每 1ml 含 30μg 的溶液,即得。

供试品溶液的制备 取本品约 25mg,精密称定,置 50ml 棕色量瓶中,加 50%甲醇适量,振摇使完全溶解,用 50%甲醇稀释至刻度,摇匀,滤过,取续滤液,即得。

测定法 精密吸取对照品溶液与供试品溶液各 10μl,注入液相色谱仪,测定,即得。

本品按干燥品计算,含绿原酸(C₁₆H₁₈O₉)不得少于4.5%。

茵胆平肝胶囊

Yindan Pinggan Jiaonang

【处方】 茵陈 500g   龙胆 400g

黄芩 100g   猪胆粉 100g

栀子 150g   炒白芍 100g

当归 100g   甘草 100g

【制法】 以上八味,取猪胆粉加水溶解,加盐酸适量并加热酸化,放冷,加水适量析出沉淀,沉淀物加 1.5 倍量氢氧化钠与适量水溶解,加热皂化 12 小时,放置过夜,加入盐酸酸化,析出沉淀,滤过,沉淀物用水洗至中性,烘干,粉碎成细粉,得精制猪胆粉;取当归,加 70%乙醇浸渍过夜,循环动态提取 2.5 小时,滤过,滤液回收乙醇并浓缩成稠膏;取炒白芍粉碎成细粉;其余 5 味加水煎煮二次,每次 2 小时,滤过,合并滤液,滤液浓缩至适量,加乙醇使含醇量达 70%,静置,滤过,滤液回收乙醇并浓缩成稠膏;与当归稠膏合并,加白芍细粉、精制猪胆粉、微晶纤维素、磷酸氢钙等适量,混匀,制颗粒,干燥,装入胶囊,制成 1000 粒,即得。

【性状】 本品为硬胶囊,内容物为棕黄色的颗粒和粉末;味苦。

【鉴别】 (1)取本品内容物 5g,研细,加甲醇 30ml,超声处理 5 分钟,浸渍 30 分钟,滤过,滤液蒸干,残渣加甲醇 3ml使溶解,作为供试品溶液。另取茵陈对照药材 1g,同法制成对照药材溶液。照薄层色谱法(通则 0502)试验,吸取上述两种溶液各 10μl,分别点于同一硅胶 G 薄层板上,使成条状,以石油醚(60~90℃)-乙酸乙酯-丙酮(5:3:2)为展开剂,展开,取出,晾干,喷以 5%氢氧化钾乙醇溶液,置紫外光灯(365nm)下检视。供试品色谱中,在与对照药材色谱相应的位置上,显相同颜色的荧光条斑。

(2)取本品内容物约 0.5g,研细,加 2%碳酸钠溶液30ml,超声处理 30 分钟,滤过,滤液用盐酸调节 pH 值至2~3,用乙酸乙酯振摇提取两次,每次 25ml,合并提取液,蒸干,残渣加乙醇 2ml 使溶解,作为供试品溶液。另取猪去氧胆酸对照品,加乙醇制成每 1ml 含 1mg 的溶液,作为对照品溶液。照薄层色谱法(通则 0502)试验,吸取上述两种溶液各5μl,分别点于同一硅胶 G 薄层板上,以异辛烷-乙醚-正丁醇-冰醋酸-水(10:5:3:5:1)的上层溶液为展开剂,展开,取出,晾干,喷以 10%硫酸乙醇溶液,在 105℃加热至斑点显色清晰,置紫外光灯(365nm)下检视。供试品色谱中,在与对照品色谱相应的位置上,显相同颜色的荧光斑点。

(3)取本品内容物 1.5g,研细,加甲醇 20ml,加热回流30 分钟,滤过,滤液蒸干,残渣加甲醇 1ml 使溶解,作为供试品溶液。另取栀子苷对照品、芍药苷对照品,分别加甲醇制成每 1ml 各含 0.5mg 的溶液,作为对照品溶液。照薄层色谱法(通则 0502)试验,吸取上述三种溶液各 10μl,分别点于同一硅胶 G 薄层板上,以乙酸乙酯-甲醇-水(20:2:1)为展开剂,展开,取出,晾干,喷以 5%香草醛硫酸溶液,在 105℃加热至斑点显色清晰。供试品色谱中,在与对照品色谱相应的位置上,分别显相同颜色的斑点。

(4)取本品内容物 10g,研细,加乙醚 30ml,加热回流30 分钟,滤过,滤液挥干,残渣加乙酸乙酯 1ml 使溶解,作为供试品溶液。另取当归对照药材 1g,同法制成对照药材溶液。照薄层色谱法(通则 0502)试验,吸取供试品溶液 5μl、对照药材溶液 10μl,分别点于同一硅胶 G 薄层板上,以环己烷-乙酸乙酯(9:1)为展开剂,展开,取出晾干,置紫外光灯(365nm)下检视。供试品色谱中,在与对照药材色谱相应的位置上,显相同颜色的荧光斑点。

【检查】 应符合胶囊剂项下有关各项规定(通则 0103)。

【含量测定】 照高效液相色谱法(通则 0512)测定。

色谱条件与系统适用性试验 用十八烷基硅烷键合硅胶为填充剂;以甲醇-0.1%磷酸溶液(55:45)为流动相;检测波长为274nm。理论板数按黄芩苷峰计算应不低于 3000。

对照品溶液的制备 取黄芩苷对照品适量,精密称定,加甲醇制成每 1ml 含 90μg 的溶液,摇匀,即得。

供试品溶液的制备 取装量差异项下的本品内容物,研细,取 2g,精密称定,置具塞锥形瓶中,精密加入 50%甲醇50ml,称定重量,加热回流 30 分钟,放冷,再称定重量,用50%甲醇补足减失的重量,摇匀,滤过,取续滤液,即得。

测定法 分别精密吸取对照品溶液与供试品溶液各10μl,注入液相色谱仪,测定,即得。

本品每粒含黄芩以黄芩苷(C₂₁H₁₈O₁₁)计,不得少于1.5mg。

【功能与主治】 清热,利湿,退黄。用于肝胆湿热所致的胁痛、口苦、尿黄、身目发黄;急、慢性肝炎见上述证候者。

【用法与用量】 口服。一次 2 粒,一日 3 次。

【注意】 胆道完全阻塞者禁服;忌酒及辛辣油腻食物。

【规格】 每粒装 0.5g

【贮藏】 密封,置干燥处。

茴香橘核丸

Huixiang Juhe Wan

【处方】 盐小茴香 40g   八角茴香 40g

盐橘核 40g   荔枝核 80g

盐补骨脂 20g   肉桂 16g

川楝子 80g	醋延胡索 40g
醋莪术 20g	木香 20g
醋香附 40g	醋青皮 40g
昆布 40g	槟榔 40g
乳香（制）20g	桃仁 16g
穿山甲（制）20g	

【制法】 以上十七味，粉碎成细粉，过筛，混匀，用水泛丸，干燥，即得。

【性状】 本品为黄褐色至棕褐色的水丸；气香，味微酸、辛、苦。

【鉴别】 (1)取本品，置显微镜下观察：草酸钙方晶成片存在于薄壁组织中（醋青皮）。种皮石细胞表面观类多角形，壁极厚，波状弯曲，胞腔分枝，内含棕黑色物（八角茴香）。种皮厚壁细胞呈纤维状，木化，壁厚薄不匀，具十字形或斜纹孔（盐橘核）。纤维成束，红棕色或黄棕色，壁甚厚（醋香附）。厚壁组织碎片绿黄色，细胞类多角形或略延长，壁稍弯曲，有的连珠状增厚，纹孔细密（醋延胡索）。种皮细胞黄棕色，表面观类多角形，壁较厚（荔枝核）。内胚乳细胞碎片无色，壁较厚，有较多大的类圆形纹孔（槟榔）。藻体碎片橄榄褐色（昆布）。鳞甲碎片无色，有大小不等的圆孔（穿山甲）。

(2)取本品 18g，研细，加乙醇 25ml，摇匀，放置过夜，滤过，取滤液 3ml，置具塞试管中，加 5%硫酸溶液 1ml，混匀，试管中悬挂一条三硝基苯酚试纸，密塞，在热水浴中放置 10 分钟，试纸显砖红色。

(3)取本品 18g，研细，加乙醚 25ml，摇匀，放置过夜，滤过，滤液浓缩至约 5ml，作为供试品溶液。另取木香对照药材 0.5g，加乙醚 10ml，摇匀，放置过夜，滤过，取滤液作为对照药材溶液。照薄层色谱法（通则 0502）试验，吸取上述两种溶液各 5μl，分别点于同一硅胶 G 薄层板上，以环己烷-丙酮（10∶3）为展开剂，展开，取出，晾干，喷以 1%香草醛硫酸溶液，在 120℃加热约 5 分钟。供试品色谱中，在与对照药材色谱相应的位置上，显相同颜色的斑点。

(4)取本品 10g，研细，加乙醚 40ml，超声处理 15 分钟，滤过，滤液挥干，残渣加甲醇 1ml 使溶解，作为供试品溶液。另取茴香醛对照品，加无水乙醇制成每 1ml 含 10μl 的溶液，作为对照品溶液。照薄层色谱法（通则 0502）试验，吸取上述两种溶液各 5μl，分别点于同一硅胶 G 薄层板上，以石油醚（60～90℃）-乙酸乙酯（17∶3）为展开剂，展开，取出，晾干，喷以二硝基苯肼试液。供试品色谱中，在与对照品色谱相应的位置上，显相同颜色的斑点。

【检查】 应符合丸剂项下有关的各项规定（通则 0108）。

【含量测定】 照高效液相色谱法（通则 0512）测定。

色谱条件与系统适用性试验 以十八烷基硅烷键合硅胶为填充剂；以甲醇-0.02mol/L 磷酸氢二钾溶液（40∶60）为流动相；检测波长为 247nm。理论板数按补骨脂素峰计算应不低于 10000。

对照品溶液的制备 取补骨脂素对照品、异补骨脂素对照品适量，精密称定，加甲醇制成每 1ml 各含 5μg 的混合溶液，即得。

供试品溶液的制备 取本品适量，研细，取约 2g，精密称定，置具塞锥形瓶中，精密加入甲醇 50ml，密塞，称定重量，超声处理（功率 260W，频率 40kHz）50 分钟，放冷，再称定重量，用甲醇补足减失的重量，摇匀，滤过，取续滤液，即得。

测定法 分别精密吸取对照品溶液与供试品溶液各 10μl，注入液相色谱仪，测定，即得。

本品每 1g 含盐补骨脂以补骨脂素（$C_{11}H_6O_3$）和异补骨脂素（$C_{11}H_6O_3$）的总量计，不得少于 0.29mg。

【功能与主治】 散寒行气，消肿止痛。用于寒凝气滞所致的寒疝，症见睾丸坠胀疼痛。

【用法与用量】 口服。一次 6～9g，一日 2 次。

【规格】 每 100 丸重 6g

【贮藏】 密闭，防潮。

荜铃胃痛颗粒

Biling Weitong Keli

【处方】	荜澄茄 503g	川楝子 503g
	醋延胡索 302g	酒大黄 151g
	黄连 151g	吴茱萸 76g
	醋香附 503g	香橼 503g
	佛手 302g	海螵蛸 503g
	煅瓦楞子 503g	

【制法】 以上十一味，加水煎煮二次，合并煎液，滤过，滤液浓缩成清膏。取清膏，加糊精、甜菊素、羟丙基纤维素适量，喷雾制粒，制成 1000g，即得。

【性状】 本品为棕色至棕褐色的颗粒；味苦。

【鉴别】 (1)取本品 5g，研细，加 80%乙醇 20ml，回流 30 分钟，放冷，滤过，滤液蒸干，残渣加水 10ml 使溶解，用氨试液调节 pH 值至 9 以上，用乙醚振摇提取 2 次，每次 40ml，合并乙醚提取液，蒸干，残渣加乙醇 1ml 使溶解，作为供试品溶液。另取延胡索乙素对照品，加乙醇制成每 1ml 含 0.5mg 的溶液，作为对照品溶液。照薄层色谱法（通则 0502）试验，吸取上述两种溶液各 3μl，分别点于同一用 1%氢氧化钠溶液制备的硅胶 G 薄层板上，以甲苯-丙酮（10∶1）为展开剂，展开，取出，晾干，置碘缸中熏 3 分钟，取出，挥尽板上吸附的碘后，置紫外光灯（365nm）下检视。供试品色谱中，在与对照品色谱相应的位置上，显相同颜色的荧光斑点。

(2)取本品 2g，研细，加甲醇 20ml，加热回流 1 小时，放冷，滤过，取滤液 5ml，蒸干，剩余滤液备用，残渣加水 10ml 使溶解，再加盐酸 1ml，加热回流 30 分钟，立即冷却，用乙醚振摇提取 2 次，每次 20ml，合并乙醚提取液，蒸干，残渣加三氯甲烷 1ml 使溶解，作为供试品溶液。另取大黄酸对照品，加甲醇制成每 1ml 含 0.5mg 的溶液,作为对照品溶液。照薄层色谱法(通则 0502)试验,吸取上述两种溶液各 4μl,分别点于同一硅胶 H 薄层板上,以正己烷-乙酸乙酯-甲酸(30:10:0.5)为展开剂,展开,取出,晾干,置紫外光灯(365nm)下检视。供试品色谱中,在与对照品色谱相应的位置上,显相同的橙黄色荧光斑点;置氨蒸气中熏后,置日光下检视,斑点呈红色。

(3)取〔鉴别〕(2)项下的备用滤液,作为供试品溶液。另取黄连对照药材 50mg,加甲醇 10ml,加热回流 1 小时,放冷,滤过,取滤液作为对照药材溶液。再取盐酸小檗碱对照品,加甲醇制成每 1ml 含 0.5mg 的溶液,作为对照品溶液。照薄层色谱法(通则 0502)试验,吸取上述三种溶液各 1μl,分别点于同一硅胶 G 薄层板上,以甲苯-异丙醇-乙酸乙酯-甲醇-水(6:1.5:3:1.5:0.3)为展开剂,置氨蒸气预饱和的展开缸内,展开,取出,晾干,置紫外光灯(365nm)下检视。供试品色谱中,在与对照药材色谱和对照品色谱相应的位置上,显相同的黄色荧光斑点。

(4)取本品 10g,研细,加乙醇 25ml,混匀,静置 1 小时,超声处理 40 分钟,滤过,滤液蒸干,残渣加乙醇 1ml 使溶解,作为供试品溶液。另取吴茱萸次碱对照品,加乙醇制成每 1ml 含 0.1mg 的溶液,作为对照品溶液。照薄层色谱法(通则 0502)试验,吸取上述两种溶液各 2μl,分别点于同一硅胶 G 薄层板上,以环己烷-乙酸乙酯-甲醇-三乙胺(19:5:1:1)为展开剂,置于以展开剂预饱和的展开缸内,展开,取出,晾干,喷以 10% 硫酸乙醇溶液,晾干,置紫外光灯(365nm)下检视。供试品色谱中,在与对照品色谱相应的位置上,显相同颜色的荧光斑点。

(5)取本品 10g,研细,加石油醚(60～90℃)20ml,超声处理 20 分钟,放冷,滤过,滤液挥干,残渣加石油醚(60～90℃)0.5ml 使溶解,作为供试品溶液。另取荜澄茄对照药材 0.25g,加石油醚(60～90℃)10ml,同法制成对照药材溶液。照薄层色谱法(通则 0502)试验,吸取上述两种溶液各 10μl,分别点于同一高效硅胶 G 薄层板上,以石油醚(60～90℃)-乙醚(1:1)为展开剂,展开,取出,喷以 20% 硫酸乙醇溶液,在 110℃加热至斑点显色清晰。供试品色谱中,在与对照药材色谱相应的位置上,显相同颜色的主斑点。

【检查】 应符合颗粒剂项下有关的各项规定(通则 0104)。

【含量测定】 照高效液相色谱法(通则 0512)测定。

色谱条件与系统适用性试验 以十八烷基硅烷键合硅胶为填充剂;以乙腈-0.02mol/L 磷酸二氢钾溶液(用磷酸调节 pH 值至 3.0)(25:75)为流动相;检测波长为 347nm。理论板数按盐酸小檗碱峰计算应不低于 2000。

对照品溶液的制备 取盐酸小檗碱对照品适量,精密称定,加甲醇-盐酸(100:1)制成每 1ml 含 20μg 的溶液,即得。

供试品溶液的制备 取装量差异项下的本品,研细,取约 1.0g,精密称定,置 100ml 量瓶中,加甲醇-盐酸(100:1)约 95ml,于 60℃加热 15 分钟,取出,超声处理(功率 250W,频率 33kHz)30 分钟,放冷,加甲醇-盐酸(100:1)稀释至刻度,摇

匀,滤过,取续滤液,即得。

测定法 分别精密吸取对照品溶液与供试品溶液各 10μl,注入液相色谱仪,测定,即得。

本品每袋含黄连以盐酸小檗碱($C_{20}H_{17}NO_4 \cdot HCl$)计,不得少于 5.0mg。

【功能与主治】 行气活血,和胃止痛。用于气滞血瘀所致的胃脘痛;慢性胃炎见有上述证候者。

【用法与用量】 开水冲服。一次 1 袋,一日 3 次。

【注意】 孕妇慎用。

【规格】 每袋装 5g

【贮藏】 密封。

荡 石 胶 囊
Dangshi Jiaonang

【处方】 荩麻子 125g   石韦 100g
海浮石 125g   蛤壳 125g
茯苓 240g   小蓟 125g
玄明粉 83g   牛膝 125g
甘草 50g

【制法】 以上九味,玄明粉与茯苓 160g 粉碎成细粉,过筛;剩余茯苓与其余荩麻子等七味加水煎煮二次,第一次加 10 倍量水煎煮 1.5 小时,第二次加 8 倍量水煎煮 1 小时,合并煎液,滤过,滤液浓缩至相对密度为 1.10～1.15(60℃),与上述玄明粉等进行沸腾制粒,干燥,装入胶囊,制成 1000 粒,即得。

【性状】 本品为硬胶囊,内容物为棕色的颗粒;气微香,味微咸。

【鉴别】 (1)取本品内容物,置显微镜下观察:不规则分枝状团块无色,遇水合氯醛试液溶化;菌丝无色或淡棕色,直径 4～6μm(茯苓)。

(2)取本品内容物 0.5g,研细,加水 5ml,搅拌,滤过,取滤液 1ml,加氯化钡试液 2 滴,即生成白色沉淀;离心分离,沉淀在盐酸或硝酸中均不溶解。

(3)取本品内容物 3g,研细,加乙醇 20ml,超声处理 30 分钟,滤过,取滤液 10ml,加盐酸 1ml,加热回流 1 小时,浓缩至约 5ml,加水 10ml,用石油醚(60～90℃)振摇提取 2 次,每次 20ml,合并石油醚提取液,蒸干,残渣加乙醇 1ml 使溶解,作为供试品溶液。另取牛膝对照药材 1g,同法制成对照药材溶液。再取齐墩果酸对照品,加乙醇制成每 1ml 含 1mg 的溶液,作为对照品溶液。照薄层色谱法(通则 0502)试验,吸取上述三种溶液各 5μl,分别点于同一硅胶 G 薄层板上,以三氯甲烷-甲醇(20:1)为展开剂,展开,取出,晾干,喷以磷钼酸试液,在 105℃加热至斑点显色清晰,置日光下检视。供试品色谱中,在与对照药材色谱和对照品色谱相应的位置上,显相同

颜色的斑点。

(4)取本品内容物 3g,研细,加甲醇 40ml,超声处理 30 分钟,滤过,滤液回收溶剂至干,残渣加水 30ml 使溶解,用三氯甲烷振摇提取 2 次,每次 20ml,弃去三氯甲烷液,用水饱和的正丁醇振摇提取 3 次,每次 20ml,合并正丁醇液,回收溶剂至干,残渣加甲醇 2ml 使溶解,作为供试品溶液。另取甘草对照药材 1g,加乙醚 40ml,加热回流 1 小时,滤过,弃去醚液,药渣加甲醇 30ml,加热回流 1 小时,滤过,滤液回收溶剂至干,残渣加水 40ml 使溶解,用正丁醇振摇提取 3 次,每次 20ml,合并正丁醇液,回收溶剂至干,残渣加甲醇 2ml 使溶解,作为对照药材溶液。照薄层色谱法(通则 0502)试验,吸取上述两种溶液各 5μl,分别点于同一硅胶 G 薄层板上,以三氯甲烷-乙酸乙酯-甲醇-水(15:40:22:10)10℃ 以下放置的下层溶液为展开剂,展开,取出,晾干,喷以 10% 硫酸乙醇溶液,在 105℃ 加热至斑点显色清晰,置日光下检视。供试品色谱中,在与对照药材色谱相应的位置上,显相同颜色的斑点。

【检查】 **重金属** 取本品内容物,研细,取 1.0g,精密称定,置坩埚中,缓缓炽灼至完全炭化,于 550～600℃ 炽灼使完全灰化,取出,放冷,依法(通则 0821 第二法)检查,含重金属不得过 10mg/kg。

砷盐 取本品内容物,研细,取 1.0g,精密称定,加无砷氢氧化钙 1.0g,混匀,加少量水调成均匀糊状,用小火炽灼使炭化,在 550～600℃ 炽灼使完全灰化,取出,放冷,残渣加盐酸调节 pH 值至中性,加水 5ml,再加盐酸 5ml,小心全部转入砷化氢发生瓶内,再用蒸馏水冲洗坩埚三次,每次 6ml,洗液并入测砷瓶内,摇匀,依法检查(通则 0822 第一法),含砷量不得过 2mg/kg。

其他 应符合胶囊剂项下有关的各项规定(通则 0103)。

【含量测定】 **小蓟** 照高效液相色谱法(通则 0512)测定。

色谱条件与系统适用性试验 以十八烷基硅烷键合硅胶为填充剂;以甲醇-水(47:53)为流动相;检测波长为 326nm。理论板数按蒙花苷峰计算应不低于 2000。

对照品溶液的制备 取蒙花苷对照品适量,精密称定,加甲醇制成每 1ml 含 20μg 的溶液,即得。

供试品溶液的制备 取装量差异项下的本品内容物,研细,取约 1.5g,精密称定,置具塞锥形瓶中,精密加入甲醇 25ml,密塞,称定重量,超声处理(功率 250W,频率 40kHz)45 分钟,放冷,再称定重量,用甲醇补足减失的重量,摇匀,滤过,取续滤液,即得。

测定法 分别精密吸取对照品溶液与供试品溶液各 10μl,注入液相色谱仪,测定,即得。

本品每粒含小蓟以蒙花苷($C_{28}H_{32}O_{14}$)计,不得少于 40μg。

石韦 照高效液相色谱法(通则 0512)测定。

色谱条件与系统适用性试验 以十八烷基硅烷键合硅胶为填充剂;以乙腈-0.4% 磷酸溶液(10:90)为流动相;检测波长为 327nm。理论板数按绿原酸峰计算应不低于 1000。

对照品溶液的制备 取绿原酸对照品适量,精密称定,置棕色量瓶中,加 50% 甲醇制成每 1ml 含 10μg 的溶液,即得。

供试品溶液的制备 取本品 10 粒,倾取内容物,研细,混匀,取约 1g,精密称定,置具塞锥形瓶中,精密加入 50% 甲醇 50ml,密塞,超声处理(功率 250W,频率 33kHz)30 分钟,再称定重量,用 50% 甲醇补足减失的重量,摇匀,滤过,取续滤液,即得。

测定法 分别精密吸取对照品溶液与供试品溶液各 10μl,注入液相色谱仪,测定,即得。

本品每粒含石韦以绿原酸($C_{16}H_{18}O_9$)计,不得少于 80μg。

【功能与主治】 清热利尿,通淋排石。用于肾结石,输尿管、膀胱等泌尿系统结石。

【用法与用量】 口服。一次 6 粒,一日 3 次。

【注意】 孕妇忌服。

【规格】 每粒装 0.3g

【贮藏】 密封。

胡 蜂 酒

Hufeng Jiu

本品系景颇族验方。

【处方】 鲜胡蜂 100g

【制法】 取鲜胡蜂,加白酒 1000ml,浸泡 15 天,滤过,分装,即得。

【性状】 本品为棕色的澄清液体;有特异腥香气,味苦、麻、微辛。

【检查】 **pH 值** 应为 4.0～5.0(通则 0631)。

乙醇量 应为 40%～50%(通则 0711)。

总固体 精密量取本品 25ml,置称定重量的蒸发皿中,蒸干,在 100℃ 干燥 3 小时,称定重量。遗留残渣不得少于 2.5%。

其他 应符合酒剂项下有关的各项规定(通则 0185)。

【功能与主治】 祛风除湿。用于风湿闭阻所致的痹病,症见关节疼痛、肢体沉重;急性风湿病、风湿性关节炎见上述证候者。

【用法与用量】 口服。一次 15～25ml,一日 2 次。

【注意】 服后偶有皮肤瘙痒,次日可自行消失。

【贮藏】 密封,置阴凉处。

药 艾 条

Yao'aitiao

【处方】 艾叶 20000g   桂枝 1250g
高良姜 1250g   广藿香 500g

降香 1750g　　　　　香附 500g

白芷 1000g　　　　　陈皮 500g

丹参 500g　　　　　　生川乌 750g

【制法】 以上十味,艾叶碾成艾绒;其余桂枝等九味粉碎成细粉,过筛,混匀。取艾绒 20g,均匀平铺在一张长 28cm、宽 15cm 的白棉纸上,再均匀散布上述粉末 8g,将棉纸两端折叠约 6cm,卷紧成条,粘合封闭,低温干燥,制成 1000 支,即得。

【性状】 本品呈圆柱状,长 20～21cm,直径 1.7～1.8cm;气香,点燃后不熄灭,烟气特异。

【鉴别】 (1)取本品,置显微镜下观察:T 字形毛弯曲,柄 2～4 细胞(艾叶)。非腺毛 1～6 细胞,壁有疣状突起(广藿香)。纤维束棕色,壁甚厚,有的周围细胞含草酸钙方晶,形成晶纤维(降香)。分泌细胞类圆形,含淡黄棕色至红棕色分泌物,其周围细胞作放射状排列(香附)。草酸钙方晶成片存于薄壁组织中(陈皮)。

(2)取本品,除去棉纸,混匀,取 5g,加乙醚 30ml,密塞,浸泡 30 分钟,滤过,滤液挥散乙醚至约 1ml,作为供试品溶液。另取桉油精对照品,加乙醚制成每 1ml 含 1μl 的溶液,作为对照品溶液。照薄层色谱法(通则 0502)试验,吸取供试品溶液 10μl,对照品溶液 3μl,分别点于同一硅胶 G 薄层板上,以石油醚(30～60℃)-乙酸乙酯(18:1)为展开剂,展开,取出,晾干,喷以 5%香草醛硫酸溶液,加热至斑点显色清晰。供试品色谱中,在与对照品色谱相应的位置上,显相同颜色的斑点。

(3)取本品,除去棉纸,混匀,取 5g,加乙醚 30ml,密塞,浸泡 60 分钟,时时振摇,滤过,滤液挥干,残渣加乙酸乙酯 1ml 使溶解,作为供试品溶液。另取异欧前胡素对照品,加乙酸乙酯制成每 1ml 含 1mg 的溶液,作为对照品溶液。照薄层色谱法(通则 0502)试验,吸取供试品溶液 15μl,对照品溶液 4μl,分别点于同一硅胶 G 薄层板上,以石油醚(30～60℃)-乙醚(3:2)为展开剂,在 25℃以下展开,取出,晾干,置紫外光灯(365nm)下检视。供试品色谱中,在与对照品色谱相应的位置上,显相同颜色的荧光斑点。

(4)取本品,除去棉纸,混匀,取 5g,加乙醇 40ml,密塞,浸泡 50 分钟,时时振摇,滤过,滤液作为供试品溶液。另取桂皮醛对照品,加乙醇制成每 1ml 含 1μl 的溶液,作为对照品溶液。照薄层色谱法(通则 0502)试验,吸取供试品溶液 10μl,对照品溶液 2μl,分别点于同一硅胶 G 薄层板上,以石油醚(30～60℃)-乙酸乙酯(17:3)为展开剂,展开,取出,晾干,喷以二硝基苯肼乙醇试液。供试品色谱中,在与对照品色谱相应的位置上,显相同颜色的斑点。

【检查】 **重量差异**　取本品 10 支,除去棉纸,分别称定重量,每支重量与标示重量相比较,不得过标示重量的 ±10%。

【功能与主治】 行气血,逐寒湿。用于风寒湿痹,肌肉瘘麻,关节四肢疼痛,脘腹冷痛。

【用法与用量】 直射灸法。一次适量,红晕为度,一日

1～2 次。或遵医嘱。

【规格】 每支重 28g

【贮藏】 密闭,防潮。

枳　术　丸
Zhizhu Wan

【处方】 枳实(炒)250g　　　麸炒白术 500g

【制法】 以上二味,粉碎成细粉,过筛,混匀。另取荷叶 75g,加水适量煎煮,滤过得煎液。取上述粉末,用煎液泛丸,干燥,即得。

【性状】 本品为褐色的水丸;气微香,味微苦。

【鉴别】 (1)取本品,置显微镜下观察:草酸钙方晶成片存在于薄壁组织中(枳实)。草酸钙针晶细小,长 10～32μm,不规则地充塞于薄壁细胞中(白术)。

(2)取本品 3g,研碎,加乙醚 30ml,加热回流 1 小时,滤过,滤液蒸干,残渣加乙酸乙酯 1ml 使溶解,作为供试品溶液。另取白术对照药材 1g,同法制成对照药材溶液。立即照薄层色谱法(通则 0502)试验,吸取上述两种溶液各 1μl,分别点于同一硅胶 G 薄层板上,以石油醚(60～90℃)-乙酸乙酯(100:1)为展开剂,展开,取出,晾干,喷以 10%香草醛硫酸溶液,加热至斑点显色清晰。供试品色谱中,在与对照药材色谱相应的位置上,显相同颜色的斑点。

(3)取本品 1.5g,研细,加甲醇 20ml,加热回流 30 分钟,放冷,滤过,滤液挥干,残渣加甲醇 5ml 使溶解,滤过,滤液作为供试品溶液。另取枳实对照药材 0.5g,同法制成对照药材溶液。再取辛弗林对照品,加乙醇制成每 1ml 含 2mg 的溶液,作为对照品溶液。照薄层色谱法(通则 0502)试验,吸取上述三种溶液各 2～6μl,分别点于同一硅胶 G 薄层板上,以正丁醇-冰醋酸-水(4:1:5)的上层溶液为展开剂,展开,取出,晾干,喷以 0.5%茚三酮乙醇溶液,在 105℃加热 10 分钟。供试品色谱中,在与对照药材色谱相应的位置上,显相同的桃红色斑点;在与对照品色谱相应的位置上,显相同颜色的斑点。

【检查】 应符合丸剂项下有关的各项规定(通则 0108)。

【功能与主治】 健脾消食,行气化湿。用于脾胃虚弱,食少不化,脘腹痞满。

【用法与用量】 口服。一次 6g,一日 2 次。

【贮藏】 密封。

枳　术　颗　粒
Zhizhu Keli

【处方】 麸炒枳实 333g　　　麸炒白术 666g

荷叶 100g

【制法】 以上三味,加水煎煮二次,每次 2 小时,滤过,合并滤液,浓缩至相对密度为 1.19～1.20(60℃)的清膏,加乙醇使含醇量达 70%,静置 6 小时,滤过,滤液浓缩至相对密度为 1.30～1.35(60℃)的稠膏,加糊精及糖粉适量,混匀,制粒,干燥,制成 1000g,即得。

【性状】 本品为浅黄棕色至棕褐色颗粒;气微香,味微苦。

【鉴别】 (1)取本品 6g,研细,加甲醇 10ml,超声处理 20 分钟,滤过,滤液蒸干,残渣加甲醇 2ml 使溶解,作为供试品溶液。另取枳实对照药材 1g,同法制成对照药材溶液。再取辛弗林对照品,加甲醇制成每 1ml 含 1mg 的溶液,作为对照品溶液。照薄层色谱法(通则 0502)试验,吸取上述三种溶液各 2μl,分别点于同一硅胶 G 薄层板上,以正丁醇-冰醋酸-水(4:1:5)的上层溶液为展开剂,展开,取出,晾干,喷以 0.5%茚三酮乙醇溶液,105℃加热至斑点显色清晰。供试品色谱中,在与对照药材色谱和对照品色谱相应的位置上,显相同颜色的斑点。

(2)取本品 6g,研细,加热水 30ml 振摇使溶解,放冷,用石油醚(30～60℃)25ml 振摇提取,分取石油醚层,蒸干,残渣加甲醇 1ml 使溶解,作为供试品溶液。另取白术对照药材 0.5g,加水 30ml,煎煮 30 分钟,滤过,滤液自"用石油醚(30～60℃)25ml 振摇提取"起,同法制成对照药材溶液。照薄层色谱法(通则 0502)试验,吸取上述两种溶液各 5μl,分别点于同一硅胶 G 薄层板上,以环己烷-乙酸乙酯(10:3)为展开剂,展开,取出,晾干,喷以 5%对二甲氨基苯甲醛的 10%硫酸乙醇溶液,在 105℃加热约 8 分钟,置紫外光灯(365nm)下检视。供试品色谱中,在与对照药材色谱相应的位置上,显相同颜色的荧光斑点。

(3)取本品 18g,研细,加浓氨溶液 2ml 使湿润,加甲醇 50ml,加热回流 2 小时,滤过,滤液浓缩至稠膏状,加 2%盐酸溶液 20ml 使溶解,用 4%氢氧化钠溶液调节 pH 值至 10,用三氯甲烷振摇提取 2 次,每次 20ml,合并三氯甲烷液,蒸干,残渣加甲醇 1ml 使溶解,作为供试品溶液。另取荷叶对照药材 2g,加浓氨溶液 1ml 使湿润,加甲醇 20ml,加热回流 1 小时,滤过,滤液浓缩至 5ml,作为对照药材溶液。再取荷叶碱对照品,加甲醇制成每 1ml 含 1mg 的溶液,作为对照品溶液。照薄层色谱法(通则 0502)试验,吸取供试品溶液 20μl,对照药材溶液和对照品溶液各 5μl,分别点于同一硅胶 G 薄层板上使成条带状,以正丁醇-冰醋酸-水(4:1:1)上层溶液为展开剂,展开,取出,晾干,喷以稀碘化铋钾试液。供试品色谱中,在与对照药材色谱和对照品色谱相应的位置上,显相同颜色的斑点。

【检查】 应符合颗粒剂项下有关的各项规定(通则 0104)。

【含量测定】 照高效液相色谱法(通则 0512)测定。

色谱条件与系统适用性试验 以十八烷基硅烷键合硅胶为填充剂;以乙腈-水(20:80)为流动相;检测波长为 284nm。理论板数按新橙皮苷峰计算应不低于 6000。

对照品溶液的制备 分别取柚皮苷对照品、新橙皮苷对照品适量,精密称定,加甲醇制成每 1ml 含柚皮苷 55μg、新橙皮苷 45μg 的混合溶液,即得。

供试品溶液的制备 取装量差异项下的本品,研细,取约 1g,精密称定,置 50ml 量瓶中,加甲醇适量,超声处理(功率 300W,频率 50kHz)1 小时,放冷,滤过,精密量取续滤液 5ml,置 25ml 量瓶中,加甲醇至刻度,摇匀,滤过,取续滤液,即得。

测定法 分别精密吸取对照品溶液及供试品溶液各 10μl,注入液相色谱仪,测定,即得。

本品每袋含枳实以柚皮苷($C_{19}H_{21}NO_2$)计,不得少于 30mg;以新橙皮苷($C_{28}H_{34}O_{15}$)计,不得少于 20mg。

【功能与主治】 健脾消食,行气化湿。用于脾胃虚弱,食少不化,脘腹痞满。

【用法与用量】 开水冲服。一次 1 袋,一日 3 次;或遵医嘱。1 周为一疗程。

【规格】 每袋装 6g

【贮藏】 密封。

枳实导滞丸
Zhishi Daozhi Wan

【处方】 枳实(炒)100g　　　大黄 200g
　　　　黄连(姜汁炙)60g　　黄芩 60g
　　　　六神曲(炒)100g　　　白术(炒)100g
　　　　茯苓 60g　　　　　　泽泻 40g

【制法】 以上八味,粉碎成细粉,过筛,混匀,用水泛丸,干燥,即得。

【性状】 本品为浅褐色至深褐色的水丸;气微香,味苦。

【鉴别】 (1)取本品,置显微镜下观察:不规则分枝状团块无色,遇水合氯醛试液溶化;菌丝无色或淡棕色,直径 4～6μm(茯苓)。草酸钙方晶成片存在于薄壁组织中(枳实)。草酸钙簇晶大,直径 60～140μm(大黄)。草酸钙针晶细小,长 10～32μm,不规则地充塞于薄壁细胞中(白术)。纤维束鲜黄色,壁稍厚,纹孔明显(黄连)。韧皮纤维淡黄色,梭形,壁厚,孔沟细(黄芩)。薄壁细胞类圆形,有椭圆形纹孔,集成纹孔群;内皮层细胞垂周壁波状弯曲,较厚,木化,有稀疏细孔沟(泽泻)。

(2)取本品 0.5g,研碎,加甲醇 20ml,浸渍 10 分钟,滤过,取滤液 10ml(剩余的滤液备用),蒸干,残渣加水 10ml 使溶解,加盐酸 1ml,置水浴中加热 30 分钟,立即冷却,用乙醚 20ml 分 2 次振摇提取,合并乙醚提取液,蒸干,残渣加三氯甲烷 1ml 使溶解,作为供试品溶液。另取大黄对照药材 0.1g,同法制成对照药材溶液。照薄层色谱法(通则 0502)试验,吸取上述两种溶液各 4μl,分别点于同一硅胶 H 薄层板上,以石油醚(30～60℃)-甲酸乙酯-甲酸(15:5:1)的上层溶液为展开剂,展开,取出,晾干,置紫外光灯(365nm)下检视。供试品色谱中,在与对照药材色谱相应的位置上,显相同的五个橙色荧光斑点;置氨蒸气中熏后,斑点变为红色。

(3)取〔鉴别〕(2)项下的备用滤液,作为供试品溶液。另取黄连对照药材 10mg,加甲醇 10ml,加热回流 15 分钟,滤过,滤液蒸干,残渣加甲醇 1ml 使溶解,作为对照药材溶液。再取盐酸小檗碱对照品,加甲醇制成每 1ml 含 0.5mg 的溶液,作为对照品溶液。照薄层色谱法(通则 0502)试验,吸取供试品溶液 5μl、对照药材溶液及对照品溶液各 2μl,分别点于同一硅胶 G 薄层板上,以正丁醇-冰醋酸-水(7:1:2)为展开剂,展开,取出,晾干,置紫外光灯(365nm)下检视。供试品色谱中,在与对照药材色谱和对照品色谱相应的位置上,显相同的黄色荧光斑点。

(4)取本品 2g,研碎,加甲醇 20ml,超声处理 30 分钟,滤过,滤液蒸干,残渣加甲醇 1ml 使溶解,作为供试品溶液。另取黄芩苷对照品,加甲醇制成每 1ml 含 0.5mg 的溶液,作为对照品溶液。照薄层色谱法(通则 0502)试验,吸取上述两种溶液各 1μl,分别点于同一聚酰胺薄膜上,以醋酸为展开剂,展开,取出,晾干,喷以 1%三氯化铁乙醇溶液。供试品色谱中,在与对照品色谱相应的位置上,显相同颜色的斑点。

【检查】　应符合丸剂项下有关的各项规定(通则 0108)。

【含量测定】　取本品适量,研细,取约 0.5g,精密称定,置索氏提取器中,加甲醇 90ml,加热回流 4 小时,趁热滤过至 100ml 量瓶中,用少量甲醇洗涤容器,洗液与滤液合并,放冷,加甲醇至刻度,摇匀,精密量取 5ml,置 25ml 量瓶中,加甲醇至刻度,摇匀,作为供试品溶液。另取橙皮苷对照品适量,精密称定,加甲醇制成每 1ml 含 50μg 的溶液,作为对照品溶液。照薄层色谱法(通则 0502)试验,精密吸取供试品溶液 5μl、对照品溶液 2μl 与 5μl,分别点于同一聚酰胺薄膜上,以甲醇为展开剂,展开,展距约 3cm,取出,晾干,喷以 1%三氯化铝的甲醇溶液,放置 3 小时,置紫外光灯(365nm)下定位,照薄层色谱法(通则 0502 薄层色谱扫描法)进行荧光扫描。激发波长:λ=300nm,线性扫描,测量供试品荧光强度的积分值与对照品荧光强度的积分值,计算,即得。

本品每 1g 含枳实以橙皮苷($C_{28}H_{34}O_{15}$)计,不得少于 20.0mg。

【功能与主治】　消积导滞,清利湿热。用于饮食积滞、湿热内阻所致的脘腹胀痛、不思饮食、大便秘结、痢疾里急后重。

【用法与用量】　口服。一次 6~9g,一日 2 次。

【贮藏】　密封。

柏子养心丸
Baizi Yangxin Wan

【处方】　柏子仁 25g　　　　党参 25g
　　　　　炙黄芪 100g　　　　川芎 100g
　　　　　当归 100g　　　　　茯苓 200g
　　　　　制远志 25g　　　　　酸枣仁 25g
　　　　　肉桂 25g　　　　　　醋五味子 25g
　　　　　半夏曲 100g　　　　炙甘草 10g
　　　　　朱砂 30g

【制法】　以上十三味,朱砂水飞成极细粉;其余柏子仁等十二味粉碎成细粉,与上述粉末配研,过筛,混匀。每 100g 粉末用炼蜜 25~40g 加适量的水制成水蜜丸,干燥;或加炼蜜 100~130g 制成小蜜丸或大蜜丸,即得。

【性状】　本品为棕色的水蜜丸、棕色至棕褐色的小蜜丸或大蜜丸;味先甜而后苦、微麻。

【鉴别】　(1)取本品,置显微镜下观察:不规则分枝状团块无色,遇水合氯醛试液溶化;菌丝无色或淡棕色,直径 4~6μm(茯苓)。薄壁细胞纺锤形,壁略厚,有极微细的斜向交错纹理(当归)。纤维成束或散离,壁厚,表面有纵裂纹,两端断裂成帚状或较平截(炙黄芪)。纤维束周围薄壁细胞含草酸钙方晶,形成晶纤维(炙甘草)。石细胞类圆形或类方形,直径 32~88μm,壁一面菲薄(肉桂)。种皮表皮石细胞淡黄棕色,表面观呈类多角形,壁较厚,孔沟细密,胞腔含深棕色物(醋五味子)。内种皮细胞黄色,表面观长方形或多角形,壁微波状弯曲(柏子仁)。内种皮细胞棕黄色,表面观长方形或类方形,垂周壁连珠状增厚(酸枣仁)。联结乳管直径 12~15μm,含细小颗粒状物(党参)。草酸钙晶体呈类圆形团块或类簇晶状,存在于薄壁细胞中(川芎)。草酸钙针晶成束,长 32~144μm,存在于黏液细胞中或散在(半夏曲)。不规则细小颗粒棕红色,有光泽,边缘暗黑色(朱砂)。

(2)取本品水蜜丸 12g,研碎;或取小蜜丸或大蜜丸 18g,剪碎,加硅藻土 10g,研匀。置索氏提取器中,用乙醚回流提取至提取液近无色,挥去药渣中的乙醚,用适量的甲醇提取至提取液近无色,提取液回收甲醇至干,残渣加水 40ml 使溶解,用水饱和的正丁醇振摇提取 4 次,每次 30ml,合并正丁醇提取液,用氨试液洗涤 3 次,每次 40ml,弃去洗涤液,正丁醇液蒸干,残渣加 40%甲醇 10ml 使溶解,加在中性氧化铝柱(80目,5g,内径为 1.5cm)上,用 40%甲醇 150ml 洗脱,收集洗脱液,蒸干,残渣加甲醇 1ml 使溶解,作为供试品溶液。另取黄芪甲苷对照品,加甲醇制成每 1ml 含 1mg 的溶液,作为对照品溶液。照薄层色谱法(通则 0502)试验,吸取上述两种溶液各 5μl,分别点于同一硅胶 G 薄层板上,以三氯甲烷-甲醇-水(13:7:2)的下层溶液为展开剂,展开,取出,晾干,喷以 10%硫酸乙醇溶液,在 105℃加热约 5 分钟,分别置日光和紫外光灯(365nm)下检视。供试品色谱中,在与对照品色谱相应的位置上,日光下显相同颜色的斑点;紫外光下显相同颜色的荧光斑点。

(3)取本品水蜜丸 12g,研碎;或取小蜜丸或大蜜丸 18g,剪碎,加硅藻土 10g,研匀。加乙醚 50ml、氨试液 10ml,摇匀,放置 24 小时,滤过,滤液蒸干,残渣加无水乙醚 1ml 使溶解,作为供试品溶液。另取川芎对照药材 1g,加乙醚 10ml、氨试液 2ml,同法制成对照药材溶液。照薄层色谱法(通则 0502)试验,吸取上述两种溶液各 10μl,分别点于同一用 1%氢氧化钠溶液制备的硅胶 G 薄层板上,以石油醚(30～60℃)-三氯甲烷(1:1)为展开剂,展开,取出,晾干,喷以稀碘化铋钾试液。供试品色谱中,在与对照药材色谱相应的位置上,显相同颜色的斑点。

(4)取本品水蜜丸 2.5g,研碎;或取小蜜丸或大蜜丸 2.5g,剪碎,加等量硅藻土,研匀,加甲醇 50ml,超声处理 30 分钟,放冷,摇匀,滤过,取续滤液作为供试品溶液。另取桂皮醛对照品,加甲醇制成每 1ml 含 2μg 的溶液,作为对照品溶液。照高效液相色谱法(通则 0512)试验,以十八烷基硅烷键合硅胶为填充剂,以乙腈-水(30:70)为流动相;检测波长为 290nm,理论板数按桂皮醛峰计算应不低于 5000。吸取上述两种溶液各 10μl,注入液相色谱仪。供试品色谱中,应呈现与对照品色谱峰保留时间相同的色谱峰。

【检查】 应符合丸剂项下有关的各项规定(通则 0108)。

【功能与主治】 补气,养血,安神。用于心气虚寒,心悸易惊,失眠多梦,健忘。

【用法与用量】 口服。水蜜丸一次 6g,小蜜丸一次 9g,大蜜丸一次 1 丸,一日 2 次。

【规格】 大蜜丸每丸重 9g

【贮藏】 密封。

柏子养心片
Baizi Yangxin Pian

【处方】 柏子仁 32g　　党参 32g
炙黄芪 128g　　川芎 128g
当归 128g　　茯苓 256g
制远志 32g　　酸枣仁 32g
肉桂 32g　　醋五味子 32g
半夏曲 128g　　炙甘草 13g
朱砂 38g

【制法】 以上十三味,肉桂、党参及半夏曲 90g 粉碎成细粉;朱砂水飞成极细粉;当归、川芎、柏子仁用 70%乙醇作溶剂,浸渍 24 小时后,渗漉,收集漉液约 1500ml,回收乙醇;醋五味子、制远志用 60%乙醇为溶剂,浸渍 24 小时后,渗漉,收集漉液约 320ml,回收乙醇;剩余的半夏曲和上述二种渗漉后的药渣与炙黄芪、炙甘草、茯苓、酸枣仁加水煎煮二次,每次 2 小时,煎液滤过,滤液合并,与以上各药液合并,浓缩至适量,加入肉桂等细粉,混匀,干燥,研细,再加入朱砂极细粉,混匀,制颗粒,干燥,压制成 1000 片,包糖衣,即得。

【性状】 本品为糖衣片,除去糖衣后显红棕色;味苦、微麻。

【鉴别】 (1)取本品,置显微镜下观察:石细胞类方形或

类圆形,直径 32～88μm,壁一面菲薄(肉桂)。不规则细小颗粒暗棕红色,有光泽,边缘暗黑色(朱砂)。

(2)取本品 20 片,除去包衣,研细,加甲醇 100ml,加热回流 1 小时,滤过,滤液蒸干,残渣加水 40ml 使溶解,用乙醚振摇提取 3 次,每次 40ml,弃去乙醚液,再用水饱和的正丁醇振摇提取 3 次,每次 30ml,合并正丁醇液,用氨试液振摇洗涤 2 次,每次 40ml,弃去氨洗涤液,取正丁醇液蒸干,残渣加 40%甲醇 10ml 使溶解,加在中性氧化铝柱(100～200 目,5g,内径为 1～1.5cm)上,用 40%甲醇 150ml 洗脱,收集洗脱液,蒸干,残渣加甲醇 1ml 使溶解,作为供试品溶液。另取黄芪甲苷对照品,加甲醇制成每 1ml 含 1mg 的溶液,作为对照品溶液。照薄层色谱法(通则 0502)试验,吸取供试品溶液 5μl、对照品溶液 2μl,分别点于同一硅胶 G 薄层板上,以三氯甲烷-甲醇-水(13:7:2)10℃以下放置的下层溶液为展开剂,展开,取出,晾干,喷以 10%硫酸乙醇溶液,在 105℃加热至斑点显色清晰,分别置日光与紫外光灯(365nm)下检视。供试品色谱中,在与对照品色谱相应的位置上,日光下显相同颜色的斑点,紫外光下显相同的橙黄色荧光斑点。

(3)取本品 5 片,除去包衣,研细,加乙醚 30ml,浸渍 12 小时,滤过,滤液挥干,残渣加甲醇 1ml 使溶解,作为供试品溶液。另取当归对照药材和川芎对照药材各 1g,分别加乙醚 30ml,同法制成对照药材溶液。照薄层色谱法(通则 0502)试验,吸取上述三种溶液各 2～5μl,分别点于同一硅胶 G 薄层板上,以正己烷-乙酸乙酯(9:1)为展开剂,展开,取出,晾干,置紫外光灯(365nm)下检视。供试品色谱中,在与对照药材色谱相应的位置上,显相同颜色的荧光斑点。

(4)取本品 50 片,除去包衣,研碎,置 500ml 圆底烧瓶中,加水 200ml,连接挥发油测定器,照挥发油测定法(通则 2204)测定,自测定管上端加水使充满刻度并溢入烧瓶为止,再加石油醚(60～90℃)5ml,连接冷凝管,加热至沸,并保持微沸 2 小时,放冷,分取石油醚液,低温挥干,残渣加甲醇 0.5ml 使溶解,作为供试品溶液。另取桂皮醛对照品,加甲醇制成每 1ml 含 1μl 的溶液,作为对照品溶液。照薄层色谱法(通则 0502)试验,吸取供试品溶液 5～10μl、对照品溶液 2μl,分别点于同一硅胶 G 薄层板上,以石油醚(60～90℃)-乙酸乙酯(17:3)为展开剂,展开,取出,晾干,喷以二硝基苯肼乙醇试液。供试品色谱中,在与对照品色谱相应的位置上,显相同颜色的斑点。

【检查】 应符合片剂项下有关的各项规定(通则 0101)。

【含量测定】 当归和川芎　照高效液相色谱法(通则 0512)测定。

色谱条件与系统适用性试验　以十八烷基硅烷键合硅胶为填充剂;以甲醇-0.8%醋酸溶液(22:78)为流动相;检测波长为 320nm。理论板数按阿魏酸峰计算应不低于 3000。

对照品溶液的制备　取阿魏酸对照品适量,精密称定,加甲醇制成每 1ml 含 10μg 的溶液,即得。

供试品溶液的制备　取本品 10 片,除去包衣,精密称定,

研细,取约 1g,精密称定,精密加入甲醇-甲酸(95∶5)的混合溶液 25ml,称定重量,超声处理(功率 100W,频率 40kHz)30 分钟,放冷,再称定重量,用甲醇-甲酸(95∶5)的混合溶液补足减失的重量,摇匀,滤过,取续滤液,即得。

测定法 分别精密吸取对照品溶液与供试品溶液各 10μl,注入液相色谱仪,测定,即得。

本品每片含当归和川芎以阿魏酸($C_{10}H_{10}O_4$)计,应不得少于 45μg。

硫化汞 取本品 20 片,除去包衣,精密称定,研细,取适量(约相当于硫化汞 0.2g),精密称定,置锥形瓶中,加硫酸 20ml,小火加热,待开始发泡即停止加热,泡沫停止后,再如法操作,至泡沫消失,放冷,加硝酸 2ml,瓶口加小漏斗,置电炉上加热,至溶液透明无色或微显黄绿色(如不透明无色,取下放冷,再加硝酸 2ml,同法反复处理至溶液透明无色为止),取下,放冷,加水 50ml,加热煮沸,放冷,加 1% 高锰酸钾溶液至显粉红色,再滴加 2% 硫酸亚铁溶液至红色消失后,加硫酸铁铵指示液 2ml,用硫氰酸铵滴定液(0.1mol/L)滴定,至溶液显淡棕红色,经剧烈振摇后仍不褪色,即为终点。每 1ml 硫氰酸铵滴定液(0.1mol/L)相当于 11.63mg 的硫化汞(HgS)。

本品每片含朱砂以硫化汞(HgS)计,应为 30.0～38.0mg。

【功能与主治】 补气、养血,安神。用于心气虚寒,心悸易惊,失眠多梦,健忘。

【用法与用量】 口服。一次 3～4 片,一日 2 次。

【规格】 片心重 0.3g

【贮藏】 密封。

栀子金花丸
Zhizi Jinhua Wan

【处方】 栀子 116g　　　黄连 4.8g
黄芩 192g　　　黄柏 60g
大黄 116g　　　金银花 40g
知母 40g　　　天花粉 60g

【制法】 以上八味,粉碎成细粉,过筛,混匀,用水泛丸,干燥,即得。

【性状】 本品为黄色至黄褐色的水丸;味苦。

【鉴别】 (1)取本品,置显微镜下观察:韧皮纤维淡黄色,梭形,壁厚,孔沟细(黄芩)。纤维束鲜黄色,壁稍厚,纹孔明显(黄连)。纤维束鲜黄色,周围细胞含草酸钙方晶,形成晶纤维,含晶细胞的壁木化增厚(黄柏)。草酸钙针晶成束或散在,长 26～110μm(知母)。草酸钙簇晶大,直径 60～140μm(大黄)。种皮石细胞黄色或淡棕色,多破碎,完整者长多角形、长方形或不规则形,壁厚,有大的圆形纹孔,胞腔棕红色(栀子)。花粉粒类球形,直径约 76μm,外壁具刺状雕纹,具 3 个萌发孔

(金银花)。具缘纹孔导管大,多破碎,有的具缘纹孔呈六角形或斜方形,排列紧密(天花粉)。

(2)取本品 2g,研细,加乙醚 10ml,振摇 10 分钟,弃去乙醚,药渣挥干,加乙酸乙酯 20ml,加热回流 1 小时,取出,放冷,滤过,药渣备用,滤液蒸干,残渣加甲醇 2ml 使溶解,滤过,滤液作为供试品溶液。另取栀子苷对照品,加甲醇制成每 1ml 含 1mg 的溶液,作为对照品溶液。照薄层色谱法(通则 0502)试验,吸取上述两种溶液各 5μl,分别点于同一硅胶 G 薄层板上,以乙酸乙酯-丙酮-甲酸-水(10∶6∶2∶0.5)为展开剂,展开,取出,晾干,喷以 10% 硫酸乙醇溶液,在 105℃ 加热 10 分钟。供试品色谱中,在与对照品色谱相应的位置上,显相同颜色的斑点。

(3)取〔鉴别〕(2)项下乙酸乙酯提取过的药渣,用乙酸乙酯洗涤 2 次,每次 5ml,弃去乙酸乙酯液,药渣挥去乙酸乙酯后,加甲醇 15ml,浸泡 30 分钟,时时振摇,滤过,滤液蒸干,残渣加甲醇 2ml 使溶解,滤过,滤液作为供试品溶液。另取黄芩苷对照品,加甲醇制成每 1ml 含 1mg 的溶液,作为对照品溶液。照薄层色谱法(通则 0502)试验,吸取供试品溶液 8μl、对照品溶液 5μl,分别点于同一硅胶 G 薄层板上,以乙酸乙酯-丁酮-甲酸-水(5∶3∶1∶1)为展开剂,展开,取出,晾干,喷以 1% 三氯化铁乙醇溶液。供试品色谱中,在与对照品色谱相应的位置上,显相同颜色的斑点。

(4)取本品 3g,研细,加 25% 硫酸溶液 10ml,加热回流 1 小时,放冷,加三氯甲烷 15ml,加热回流 30 分钟,分取三氯甲烷层,蒸干,残渣加甲醇 2ml 使溶解,滤过,滤液作为供试品溶液。另取大黄对照药材 0.6g,同法制成对照药材溶液。照薄层色谱法(通则 0502)试验,吸取上述两种溶液各 5μl,分别点于同一以羧甲基纤维素钠为黏合剂的硅胶 H 薄层板上,以石油醚(30～60℃)-甲酸乙酯-甲醇(15∶5∶1)的上层溶液为展开剂,展开,取出,晾干。供试品色谱中,在与对照药材色谱相应的位置上,显相同的五个黄色斑点;置氨蒸气中熏后,斑点变成红色。

(5)取本品 5g,研细,加甲醇 25ml,超声处理 20 分钟,滤过,滤液加在中性氧化铝柱(100～200 目,5g,内径为 1cm)上,收集流出液,蒸干,残渣加甲醇 2ml 使溶解,作为供试品溶液。另取黄连对照药材和黄柏对照药材各 0.05g,分别加甲醇 5ml,超声处理 20 分钟,滤过,滤液加甲醇至 5ml,作为对照药材溶液。再取盐酸小檗碱对照品,加甲醇制成每 1ml 含 0.5mg 的溶液,作为对照品溶液。照薄层色谱法(通则 0502)试验,吸取供试品溶液 2μl、对照药材溶液和对照品溶液各 1μl,分别点于同一高效硅胶 G 薄层板上,以甲苯-异丙醇-乙酸乙酯-甲醇-浓氨试液(12∶3∶6∶3∶1)为展开剂,置氨蒸气饱和的展开缸内,展开,取出,晾干,置紫外光灯(365nm)下检视。供试品色谱中,在与对照药材色谱相应的位置上,显相同颜色的荧光斑点;在与对照品色谱相应的位置上,显相同颜色的荧光斑点。

【检查】 应符合丸剂项下有关的各项规定(通则 0108)。

【含量测定】 照高效液相色谱法(通则0512)测定。

色谱条件与系统适用性试验 以十八烷基硅烷键合硅胶为填充剂;以乙腈-水(11:89)为流动相;检测波长为238nm。理论板数按栀子苷峰计算应不低于2000。

对照品溶液的制备 取栀子苷对照品适量,精密称定,加50%甲醇制成每1ml含30μg的溶液,即得。

供试品溶液的制备 取本品适量,研细,取约1g,精密称定,置具塞锥形瓶中,精密加入50%甲醇50ml,密塞,称定重量,超声处理(功率300W,频率50kHz)20分钟,放冷,再称定重量,用50%甲醇补足减失的重量,摇匀,滤过,精密量取续滤液10ml,置25ml量瓶中,加50%甲醇至刻度,摇匀,滤过,取续滤液,即得。

测定法 分别精密吸取对照品溶液与供试品溶液各10μl,注入液相色谱仪,测定,即得。

本品每1g含栀子以栀子苷($C_{17}H_{24}O_{10}$)计,不得少于2.8mg。

【功能与主治】 清热泻火,凉血解毒。用于肺胃热盛,口舌生疮,牙龈肿痛,目赤眩晕,咽喉肿痛,吐血衄血,大便秘结。

【用法与用量】 口服。一次9g,一日1次。

【注意】 孕妇慎用。

【规格】 每袋装9g

【贮藏】 密封。

栀芩清热合剂

Zhiqin Qingre Heji

【处方】 栀子400g　　黄芩400g
　　　　连翘400g　　淡竹叶400g
　　　　甘草200g　　薄荷油1ml

【制法】 以上六味,除薄荷油外,栀子、黄芩、连翘、淡竹叶加水煎煮二次,每次2小时,合并煎液,滤过,滤液浓缩至相对密度为1.20～1.25(25～30℃)的清膏,加乙醇使含醇量达50%,搅匀,静置,滤过,滤液回收乙醇,浓缩至适量;甘草用沸水浸提二次,每次2小时,浸提液浓缩至适量,加适量浓氨试液,搅匀,静置,滤过,滤液浓缩至相对密度为1.20～1.25(25～30℃)的清膏,与上述浓缩液合并,混匀,静置,滤过,滤液中加入薄荷油(用适量乙醇溶解)及苯甲酸钠3.5g,混匀,加水使成1000ml,静置,滤过,即得。

【性状】 本品为棕褐色的液体;气芳香,味苦。

【鉴别】 (1)取本品10ml,用乙醚40ml振摇提取,弃去乙醚液,水层蒸至约5ml,加适量硅藻土,搅匀,烘干,加甲醇20ml,超声处理30分钟,滤过,滤液作为供试品溶液。另取黄芩对照药材1g,加甲醇10ml,超声处理30分钟,滤过,滤液作为对照药材溶液。再取黄芩苷对照品,加甲醇制成每1ml含

1mg的溶液作为对照品溶液。照薄层色谱法(通则0502)试验,吸取上述三种溶液各5μl,分别点于同一硅胶G薄层板上,使成条带状,以乙酸乙酯-丁酮-醋酸-水(10:7:7:3)的上层溶液为展开剂,展开,取出,晾干,喷以2%三氯化铁乙醇溶液。供试品色谱中,在与对照药材色谱和对照品色谱相应的位置上,显相同颜色的斑点。

(2)取本品3ml,用水饱和的正丁醇振摇提取2次,每次20ml,合并正丁醇液,用氨试液洗涤2次,每次20ml,分取正丁醇液,蒸干,残渣加甲醇1ml使溶解,作为供试品溶液。另取连翘对照药材1g,加水20ml,加热回流1小时,滤过,自"用水饱和的正丁醇振摇提取2次"起同法制成对照药材溶液。照薄层色谱法(通则0502)试验,吸取上述两种溶液各5μl,分别点于同一硅胶G薄层板上,以甲苯-乙酸乙酯-冰醋酸(15:1:0.1)为展开剂,展开,取出,晾干,喷以10%硫酸乙醇溶液,在105℃加热约5～10分钟。置紫外光灯(365nm)下检视。供试品色谱中,在与对照药材色谱相应的位置上,显相同颜色的斑点。

(3)取本品3ml,用乙醚20ml振摇提取,弃去乙醚液,水层用乙酸乙酯振摇提取2次,每次20ml,合并乙酸乙酯液,蒸干,残渣加甲醇2ml使溶解,作为供试品溶液。另取甘草对照药材0.5g,加乙醚20ml,加热回流30分钟,滤过,药渣加甲醇20ml,加热回流30分钟,滤过,滤液蒸干,残渣加水10ml溶解,自"水层用乙酸乙酯振摇提取2次"起同法制成对照药材溶液。照薄层色谱法(通则0502)试验,吸取上述两种溶液各3μl,分别点于同一硅胶G薄层板上,以二氯甲烷-甲醇(10:1)为展开剂,展开15cm,取出,晾干,喷以10%硫酸乙醇溶液,在105℃加热约3～5分钟,置紫外光灯(365nm)下检视。供试品色谱中,在与对照药材色谱相应的位置上,显相同颜色的荧光斑点。

(4)取本品20ml,用石油醚(60～90℃)40ml振摇提取,取石油醚液,挥至1ml,作为供试品溶液。另取薄荷油对照品0.1ml,加无水乙醇5ml使溶解,作为对照品溶液。照薄层色谱法(通则0502)试验,吸取供试品溶液5μl、对照品溶液2μl,分别点于同一硅胶GF$_{254}$薄层板上,以甲苯-乙酸乙酯(19:1)为展开剂,展开,取出,晾干,置紫外光灯(254nm)下检视。供试品色谱中,在与对照品色谱相应的位置上,显相同颜色的斑点,喷以香草醛浓硫酸试液-乙醇(2:8)溶液,在105℃加热至斑点显色清晰,日光下显相同颜色的斑点。

【检查】 相对密度 不得低于1.02(通则0601)。

pH值 应为4.5～6.5(通则0631)。

其他 应符合合剂项下有关的各项规定(通则0181)。

【含量测定】 照高效液相色谱法(通则0512)测定。

色谱条件与系统适用性试验 以十八烷基硅烷键合硅胶为填充剂;以乙腈-水(15:85)为流动相,检测波长为237nm。理论板数按栀子苷峰计算应不低于3000。

对照品溶液的制备 取栀子苷对照品适量,精密称定,加

70％甲醇制成每 1ml 含 50μg 的溶液,即得。

供试品溶液的制备 精密量取本品 1ml,置 25ml 量瓶中,加入 70％甲醇至刻度,摇匀,滤过,精密量取续滤液 1ml,置 10ml 量瓶中,加 70％甲醇至刻度,摇匀,即得。

测定法 分别精密吸取对照品溶液与供试品溶液各 10μl,注入液相色谱仪,测定,即得。

本品每 1ml 含栀子以栀子苷（$C_{17}H_{24}O_{10}$）计,不得少于 7.0mg。

【功能与主治】 疏风散热,清热解毒。用于三焦热毒炽盛,发热头痛,口渴,尿赤等。

【用法与用量】 口服。一次 10～20ml,一日 2 次。

【规格】 每瓶装 （1）10ml （2）100ml

【贮藏】 密封,置阴凉处。

厚朴排气合剂

Houpo Paiqi Heji

【处方】 姜厚朴 300g　　木香 200g
　　　　麸炒枳实 200g　　大黄 100g

【制法】 以上四味,姜厚朴、大黄粉碎成最粗粉,加 65％乙醇浸泡 12 小时以上,加热回流提取二次,第一次 2.5 小时,第二次 2 小时,收集醇提液,用 20％氢氧化钠溶液调节 pH 值至 7.5～8.5,浓缩至相对密度约为 1.10（80℃）的清膏,备用。木香加水浸泡 1.5 小时,水蒸气蒸馏,收集加水量 60％的馏出液重蒸馏一次,收集第一次馏液量一半的重蒸馏液,备用。麸炒枳实与木香药渣合并,加水浸泡 1.5 小时,煎煮二次,第一次 2.5 小时,第二次 2 小时,收集水提液,浓缩至相对密度约为 1.06（80℃）的清膏,加乙醇使含醇量达 70％,静置 24 小时,滤过,浓缩至相对密度约为 1.27（80℃）的清膏,备用。取木香重蒸馏液,在搅拌状态下加入姜厚朴、大黄清膏,木香、枳实清膏与甘油 150ml,混匀,再加入 0.1％羟苯乙酯与 1.5％甜菊素搅拌使溶解,加水至 1000ml 搅匀,80℃保温 1 小时,冷至室温,立即分装,即得。

【性状】 本品为棕褐色的液体,久置有少量轻摇易散的沉淀;气香,味甘、微苦、辛。

【鉴别】 （1）取本品 20ml,用乙醚振摇提取 2 次,每次 20ml,合并乙醚液,挥干,残渣加甲醇 1ml 使溶解,作为供试品溶液。另取厚朴酚对照品、和厚朴酚对照品,分别加甲醇制成每 1ml 含 1mg 的溶液,作为对照品溶液。照薄层色谱法（通则 0502）试验,吸取上述三种溶液各 5μl,分别点于同一硅胶 G 薄层板上,以石油醚（60～90℃）-乙酸乙酯-甲酸（85：25：2）为展开剂,展开,取出,晾干,喷以 5％香草醛硫酸溶液,在 105℃加热至斑点显色清晰。供试品色谱中,在与对照品色谱相应的位置上,显相同颜色的斑点。

（2）取木香对照药材 1g,加乙醚 10ml,浸渍过夜,滤过,滤液挥干,残渣加甲醇 1ml 使溶解,作为对照药材溶液。照薄层色谱法（通则 0502）试验,吸取〔鉴别〕（1）项下的供试品溶液与上述对照药材溶液各 5μl,分别点于同一硅胶 G 薄层板上,以环己烷-乙酸乙酯（17：3）为展开剂,展开,取出,晾干,喷以 5％香草醛硫酸溶液,在 105℃加热至斑点显色清晰。供试品色谱中,在与对照药材色谱相应的位置上,显相同颜色的斑点。

（3）取本品 2ml,置水浴上蒸干,残渣加甲醇 2ml 使溶解,离心（每分钟 5000 转）5 分钟,取上清液作为供试品溶液。另取辛弗林对照品,加甲醇制成每 1ml 含 1mg 的溶液,作为对照品溶液。照薄层色谱法（通则 0502）试验,吸取上述两种溶液各 2μl,分别点于同一硅胶 G 薄层板上,以三氯甲烷-甲醇（10：2）为展开剂,在氨蒸气饱和的展开缸内饱和 15 分钟,展开,取出,晾干,在 105℃加热 5～10 分钟,喷以 0.5％茚三酮乙醇溶液,在 105℃加热至斑点显色清晰。供试品色谱中,在与对照品色谱相应的位置上,显相同颜色的斑点。

（4）取本品 30ml,加盐酸 2ml,置水浴中加热 30 分钟,放冷,用乙醚振摇提取 2 次,每次 20ml,合并乙醚液,挥干,残渣加甲醇 1ml 使溶解,作为供试品溶液。另取大黄对照药材 0.2g,加甲醇 10ml,超声处理 10 分钟,滤过,滤液回收溶剂至干,残渣加水 10ml 使溶解,再加盐酸 1ml,自“置水浴中加热 30 分钟”起,同法制成对照药材溶液。再取大黄素对照品,加甲醇制成每 1ml 含 1mg 的溶液,作为对照品溶液。照薄层色谱法（通则 0502）试验,吸取上述三种溶液各 5μl,分别点于同一硅胶 G 薄层板上,以石油醚（30～60℃）-甲酸乙酯-甲酸（15：5：1）的上层溶液为展开剂,展开,取出,晾干,置紫外光灯（365nm）下检视。供试品色谱中,在与对照药材色谱和对照品色谱相应的位置上,显相同颜色的荧光斑点;置氨蒸气中熏后,斑点变为红色。

【检查】 相对密度 应不低于 1.05（通则 0601）。

pH 值 应为 4.5～7.0（通则 0631）。

其他 应符合合剂项下有关的各项规定（通则 0181）。

【含量测定】 照高效液相色谱法（通则 0512）测定。

色谱条件与系统适用性试验 以十八烷基硅烷键合硅胶为填充剂;以乙腈-水-冰醋酸（45：55：1）为流动相;检测波长为 294nm。理论板数按厚朴酚峰计算应不低于 2000。

对照品溶液的制备 取厚朴酚对照品、和厚朴酚对照品适量,精密称定,加甲醇制成每 1ml 各含 50μg 的混合溶液,即得。

供试品溶液的制备 取本品,摇匀（必要时强烈振摇）,精密量取 5ml,置 50ml 量瓶中,加甲醇稀释至刻度,摇匀,滤过,精密量取续滤液 2ml,置 10ml 量瓶中,加甲醇稀释至刻度,摇匀,即得。

测定法 分别精密吸取对照品溶液与供试品溶液各 10μl,注入液相色谱仪,测定,即得。

本品每 1ml 含厚朴以厚朴酚（$C_{18}H_{18}O_2$）与和厚朴酚（$C_{18}H_{18}O_2$）的总量计，不得少于 3.5mg。

【功能与主治】 行气消胀，宽中除满。用于腹部非胃肠吻合术后早期肠麻痹，症见腹部胀满，胀痛不适，腹部膨隆，无排气、排便，舌质淡红，舌苔薄白或薄腻。

【用法与用量】 于术后 6 小时、10 小时各服一次，每次 50ml。服用时摇匀，稍加热后温服。

【规格】 每瓶装 （1）50ml （2）100ml

【贮藏】 密闭，置阴凉处。

按 摩 软 膏
Anmo Ruangao

【处方】 芸香浸膏 1.0g　　颠茄流浸膏 1.0g
乳香 0.51g　　没药 0.51g
乌药 0.51g　　川芎 0.51g
郁金 0.51g　　水杨酸甲酯 100g
薄荷油 107g　　肉桂油 2.0g
丁香油 2.0g　　樟脑 5g

【制法】 以上十二味，乳香、没药、乌药、川芎、郁金加 70% 乙醇，浸渍提取二次，每次 7 天，合并浸提液，加入芸香浸膏、颠茄流浸膏，搅匀，滤过，滤液调整相对密度为 0.83～0.87（20℃）。其余薄荷油等五味与硬脂酸 30g、单硬脂酸甘油酯 60g、十八醇 40g、甘油 30g、十二烷基硫酸钠 12g、三乙醇胺 1g 混匀，加至滤液中，加水至 1000g，加热，搅拌，乳化，即得。

【性状】 本品为类白色的乳膏；气芳香。

【鉴别】 （1）取本品 1g，加水 10ml，振摇，加三氯化铁试液数滴，乳液呈紫色。

（2）取本品，照〔含量测定〕项下的方法试验，供试品色谱中应呈现与对照品色谱峰保留时间相同的色谱峰。

【检查】 耐热性 取本品 10g，于 40℃ 保持 24 小时，应无油水分离现象。

耐寒性 取本品 10g，于 −5℃ 保持 24 小时，放至室温，应无油水分离现象。

离心试验 取本品 10g，置离心管中，于 40℃±1℃ 恒温箱内放置 1 小时，离心 30 分钟（转速为每分钟 2000 转），不得分层。

其他 应符合软膏剂项下有关的各项规定（通则 0109）。

【含量测定】 樟脑 薄荷油 水杨酸甲酯 照气相色谱法（通则 0521）测定。

色谱条件与系统适用性试验 聚乙二醇 20000（PEG-20M）毛细管柱（柱长为 30m，内径为 0.25mm，膜厚度为 0.25μm）；程序升温：初始温度为 105℃，保持 2 分钟，以每分钟 5℃ 的速率升温至 160℃，再以每分钟 30℃ 的速率升温至 220℃，保持 10 分钟；进样口温度为 250℃，检测器温度为 300℃；分流比为 40：1。理论板数按水杨酸甲酯峰计算应不低于 20000。

对照品溶液的制备 取樟脑对照品、薄荷脑对照品和水杨酸甲酯对照品适量，精密称定，加无水乙醇-乙酸乙酯（2：3）混合溶液制成每 1ml 含樟脑 0.1mg、薄荷脑 0.6mg 和水杨酸甲酯 2mg 的混合溶液，即得。

供试品溶液的制备 取本品 1g，精密称定，置 50ml 量瓶中，加无水乙醇-乙酸乙酯（2：3）混合溶液 45ml，超声处理（功率 300W，频率 40kHz）15 分钟，放至室温，加无水乙醇-乙酸乙酯（2：3）混合溶液稀释至刻度，摇匀，即得。

测定法 分别精密吸取对照品溶液与供试品溶液各 1μl，注入气相色谱仪，测定，即得。

本品每 1g 含樟脑（$C_{10}H_{16}O$）应为 4.0～6.0mg；含薄荷油以薄荷脑（$C_{10}H_{20}O$）计，应为 25.0～40.0mg；含水杨酸甲酯（$C_8H_8O_3$）应为 90.0～110.0mg。

肉桂油 丁香油 照气相色谱法（通则 0521）测定。

色谱条件与系统适用性试验 聚乙二醇 20000（PEG-20M）毛细管柱（柱长为 30m，内径为 0.25mm，膜厚度为 0.25μm）；程序升温：初始温度为 105℃，保持 2 分钟，以每分钟 5℃ 的速率升温至 160℃，再以每分钟 30℃ 的速率升温至 220℃，保持 10 分钟；进样口温度为 250℃，检测器温度为 300℃；分流比为 10：1。理论板数按桂皮醛峰计算应不低于 20000。

对照品溶液的制备 取桂皮醛对照品、丁香酚对照品适量，精密称定，加无水乙醇-乙酸乙酯（2：3）混合溶液制成每 1ml 含桂皮醛 30μg、丁香酚 30μg 的混合溶液，即得。

测定法 分别精密吸取对照品溶液与〔含量测定〕樟脑、薄荷油、水杨酸甲酯项下的供试品溶液各 1μl，注入气相色谱仪，测定，即得。

本品每 1g 含肉桂油以桂皮醛（C_9H_8O）计，不得少于 1.0mg；含丁香油以丁香酚（$C_{10}H_{12}O_2$）计，不得少于 1.0mg。

【功能与主治】 活血化瘀，和络止痛。用于运动劳损，肌肉痠痛，跌扑扭伤，无名肿痛。

【用法与用量】 外用，按摩时涂擦患处。

【注意】 孕妇禁用；切勿内服；皮肤破损者禁用。

【规格】 （1）每瓶装 70g （2）每瓶装 100g

【贮藏】 遮光，密闭。

附：1. 芸香浸膏质量标准

芸 香 浸 膏

本品为枫香脂经加工制成的浸膏。

〔制法〕 取枫香脂置提取罐中，加水，煮沸，保持沸腾 30 分钟，除去下层的水和杂质，真空浓缩 30 分钟，即得。

〔性状〕 本品为棕黄色黏稠膏状。在空气中会慢慢变硬而脆，气香。

折光率　取本品 2g,加乙醇 4ml,混匀,测定。应为 1.380~1.580(通则 0622)。

〔鉴别〕　(1)取本品少量,用微火灼烧,有多烟火焰,具特异香气。

(2)取本品约 50mg,置试管中,加四氯化碳 5ml,振摇使溶解,沿管壁加硫酸 2ml,两液接界处显红色环。

(3)取本品约 0.2g,加四氯化碳 5ml,振摇使成混悬液,加硝酸 3ml,轻轻摇匀,静置使分层,上层液显淡红色至橙色。

〔贮藏〕　密封,置阴凉处。

2. 丁香油质量标准

丁 香 油

本品为桃金娘科植物丁香 *Eugenia caryophyllata* Thunb. 的干燥花蕾,经水蒸气蒸馏得到的挥发油。

〔性状〕　本品为淡黄色或无色的澄清液体;具特殊香气。露置空气中或贮存日久,则渐浓稠而变成棕黄色。

本品在乙醇、乙醚或冰醋酸中易溶,在水中几乎不溶。

〔检查〕　**相对密度**　应为 1.038~1.060(通则 0601)。

〔贮藏〕　密封,避光,置阴凉处。

胃乃安胶囊

Weinai'an Jiaonang

【处方】　黄芪650g　　　　三七72g

红参23g　　　　珍珠层粉87g

人工牛黄11g

【制法】　以上五味,黄芪加水煎煮二次,滤过,滤液合并,浓缩成稠膏;三七、红参粉碎成细粉后与珍珠层粉混匀,与稠膏混合后干燥,粉碎,配研加入人工牛黄,过筛,混匀,装入胶囊,制成1000粒,即得。

【性状】　本品为硬胶囊,内容物为棕色的粉末;气香,味微苦。

【鉴别】　(1)取本品内容物,置显微镜下观察:不规则碎块,表面多不平整,呈明显的颗粒性(珍珠层粉)。

(2)取三七对照药材 0.2g,加甲醇 20ml,超声处理 30分钟,滤过,滤液蒸干,残渣加水 20ml,微热使溶解,用水饱和的正丁醇振摇提取 2 次,每次 30ml,合并正丁醇液,用氨试液洗涤 2 次,每次 30ml,弃去氨液,正丁醇液置水浴上蒸干,残渣加甲醇 5ml 使溶解,作为对照药材溶液。另取三七皂苷 R_1 对照品,加甲醇制成每 1ml 含 0.1mg 的溶液,作为对照品溶液。照薄层色谱法(通则 0502)试验,吸取〔含量测定〕项下的供试品溶液及上述对照药材溶液和对照品溶液各 5μl,分别点于同一硅胶 G 薄层板上,以三氯甲烷-甲醇-水(13:6:2)10℃以下放置的下层溶液为展开剂,展开,取出,晾干,喷以

10%硫酸乙醇溶液,在 105℃加热至斑点显色清晰。供试品色谱中,在与对照药材色谱和对照品色谱相应的位置上,显相同颜色的斑点;置紫外光灯(365nm)下检视,显相同的荧光斑点。

(3)取本品内容物 0.3g,加甲醇 20ml,超声处理 30分钟,滤过,滤液蒸干,残渣加甲醇 2ml 使溶解,作为供试品溶液。另取人工牛黄对照药材 10mg,置 5ml 具塞试管中,加甲醇至 2ml,超声处理 10 分钟,离心,取上清液作为对照药材溶液。再取胆酸对照品、猪去氧胆酸对照品,分别加甲醇制成每 1ml 各含 1mg 的溶液,作为对照品溶液。照薄层色谱法(通则 0502)试验,吸取上述四种溶液各 2μl,分别点于同一硅胶 G 薄层板上,以环己烷-乙酸乙酯-甲醇-醋酸(20:25:3:2)的上层溶液为展开剂,展开,取出,晾干,喷以 10%硫酸乙醇溶液,在 105℃加热至斑点显色清晰,置紫外光灯(365nm)下检视。供试品色谱中,在与对照药材色谱和对照品色谱相应的位置上,显相同颜色的荧光斑点。

【检查】　应符合胶囊剂项下有关的各项规定(通则 0103)。

【含量测定】　照高效液相色谱法(通则 0512)测定。

色谱条件与系统适用性试验　以十八烷基硅烷键合硅胶为填充剂;以乙腈-水(32:68)为流动相;用蒸发光散射检测器检测。理论板数按黄芪甲苷峰计算应不低于 4000。

对照品溶液的制备　取黄芪甲苷对照品适量,精密称定,加甲醇制成每 1ml 含 0.2mg 的溶液,即得。

供试品溶液的制备　取装量差异项下的本品内容物,混匀,取约 1.2g,精密称定,置具塞锥形瓶中,精密加入甲醇 50ml,称定重量,超声处理(功率 250W,频率 45kHz)30 分钟,放冷,再称定重量,用甲醇补足减失的重量,摇匀,滤过,精密量取续滤液 25ml,蒸干,残渣加水 20ml,微热使溶解,用水饱和的正丁醇振摇提取 4 次,每次 40ml,合并正丁醇液,用氨试液洗涤 2 次,每次 40ml,弃去氨液,正丁醇液置水浴上蒸干,残渣用甲醇溶解并转移至 5ml 量瓶中,加甲醇稀释至刻度,摇匀,即得。

测定法　精密吸取对照品溶液 10μl、20μl,供试品溶液 20μl,注入液相色谱仪,测定,以外标两点法对数方程计算,即得。

本品每粒含黄芪以黄芪甲苷($C_{41}H_{68}O_{14}$)计,不得少于 0.20mg。

【功能与主治】　补气健脾,活血止痛。用于脾胃气虚,瘀血阻滞所致的胃痛,症见胃脘隐痛或刺痛、纳呆食少;慢性胃炎、胃及十二指肠溃疡见上述证候者。

【用法与用量】　口服。一次 4 粒,一日 3 次。

【注意】　孕妇慎用;忌生冷、油腻、不易消化食物,戒烟酒。

【规格】　每粒装 0.3g

【贮藏】　密封。

胃立康片

Weilikang Pian

【处方】 广藿香 75g　　　炒麦芽 75g
茯苓 75g　　　六神曲（麸炒）75g
苍术 60g　　　姜厚朴 60g
白术 60g　　　木香 45g
泽泻 45g　　　猪苓 45g
陈皮 45g　　　清半夏 45g
豆蔻 30g　　　甘草 30g
人参 30g　　　制吴茱萸 30g

【制法】 以上十六味，人参、泽泻、六神曲（麸炒）粉碎成细粉；广藿香、陈皮、豆蔻提取挥发油，药渣再与甘草、茯苓、制吴茱萸、猪苓、清半夏加水煎煮二次，第一次 3 小时，第二次 2 小时，滤过，合并滤液；姜厚朴、白术、木香、苍术用 60％乙醇作溶剂进行渗漉，收集漉液，与上述滤液合并，减压浓缩成稠膏；炒麦芽热水浸二次，每次 2 小时，滤过，合并滤液，减压浓缩成稠膏；合并上述稠膏，加入人参等细粉及辅料适量，混匀，制成颗粒，60℃以下干燥，喷加广藿香、陈皮等挥发油，混匀，压制成 1000 片，包衣，即得。

【性状】 本品为糖衣片或薄膜衣片，除去包衣后显黄棕色；气微香，味微苦。

【鉴别】 （1）取本品 5 片，除去包衣，研细，加甲醇 50ml，加热回流 30 分钟，滤过，滤液回收溶剂至干，残渣加甲醇 5ml，微热使溶解，加于中性氧化铝柱（100～200 目，5g，内径为 1～1.5cm，干法装柱）上，用 30％甲醇 30ml 洗脱，弃去 30％甲醇液，再用水 30ml 洗脱，收集洗脱液，蒸干，残渣加甲醇 1ml 使溶解，作为供试品溶液。另取橙皮苷对照品，加甲醇制成饱和溶液，作为对照品溶液。照薄层色谱法（通则 0502）试验，吸取上述两种溶液各 10μl，分别点于同一用 0.5％氢氧化钠溶液制备的硅胶 G 薄层板上，以乙酸乙酯-甲醇-水（100：17：13）为展开剂，展开，取出，晾干，喷以三氯化铝试液，置紫外光灯（365nm）下检视。供试品色谱中，在与对照品色谱相应的位置上，显相同颜色的荧光斑点。

（2）取本品 20 片，除去包衣，研细，加三氯甲烷 50ml，加热回流 1 小时，滤过，弃去三氯甲烷液，药渣挥干溶剂，加水 0.5ml 搅拌湿润，加水饱和正丁醇 40ml，超声处理 30 分钟，滤过，滤液用氨试液洗涤 3 次，每次 20ml，合并正丁醇液，回收溶剂至干，残渣加甲醇 2ml 使溶解，作为供试品溶液。另取人参对照药材 1g，加三氯甲烷 20ml，同法制成对照药材溶液。再取人参皂苷 Re 对照品、人参皂苷 Rg₁ 对照品，分别加甲醇制成每 1ml 含 2mg 的溶液，作为对照品溶液。照薄层色谱法（通则 0502）试验，吸取上述供试品溶液 15μl，对照品溶液和对照药材溶液各 5μl，分别点于同一硅胶 G 薄层板上，以三氯甲烷-乙酸乙酯-甲醇-水（15：40：22：10）10℃以下放置的下层溶液为展开剂，展开，取出，晾干，喷以 10％硫酸乙醇溶液，在 105℃加热至斑点显色清晰。供试品色谱中，在与对照药材色谱和对照品色谱相应位置上，分别显相同颜色的斑点。

（3）取本品 20 片，除去包衣，研细，加乙醇 50ml，超声处理 30 分钟，滤过，滤液蒸干，残渣加甲醇 2ml 使溶解，作为供试品溶液。另取吴茱萸对照药材 0.5g，加乙醇 10ml，超声处理 30 分钟，滤过，滤液蒸干，残渣加甲醇 1ml 使溶解，作为对照药材溶液。照薄层色谱法（通则 0502）试验，吸取上述两种溶液各 5μl，分别点于同一硅胶 G 薄层板上，以正丁醇-醋酸-水（2：1：1）的上层溶液为展开剂，展开，取出，晾干，置紫外光灯（365nm）下检视。供试品色谱中，在与对照药材色谱相应的位置上，显相同颜色的荧光斑点。

（4）取本品 4 片，除去包衣，研细，加正己烷 4ml，超声处理 15 分钟，滤过，滤液作为供试品溶液。另取苍术对照药材 0.5g，加正己烷 2ml，同法制成对照药材溶液。照薄层色谱法（通则 0502）试验，吸取上述两种溶液各 20μl，分别点于同一硅胶 G 薄层板上，以石油醚（60～90℃）-乙酸乙酯（20：1）为展开剂，展开，取出，晾干，喷以 5％对二甲氨基苯甲醛的 10％硫酸乙醇溶液，105℃加热至斑点显色清晰。供试品色谱中，在与对照药材色谱相应的位置上，显相同颜色的斑点，并应显有一相同的污绿色主斑点。

（5）取白术对照药材 0.5g，同〔鉴别〕（4）项下对照药材溶液的制备方法制备对照药材溶液。照薄层色谱法（通则 0502）试验，吸取〔鉴别〕（4）项下的供试品溶液及上述对照药材溶液各 20μl，分别点于同一硅胶 G 薄层板上，以石油醚（60～90℃）-乙酸乙酯（50：1）为展开剂，展开，取出，晾干，喷以 5％香草醛硫酸溶液，105℃加热至斑点显色清晰。供试品色谱中，在与对照药材色谱相应的位置上，显相同颜色的斑点，并应显有一相同的桃红色主斑点（苍术酮）。

【检查】 应符合片剂项下有关的各项规定（通则 0101）。

【含量测定】 照高效液相色谱法（通则 0512）测定。

色谱条件与系统适用性试验 以十八烷基硅烷键合硅胶为填充剂；以乙腈-0.1％磷酸溶液（19：81）为流动相；检测波长为 283nm；理论板数按橙皮苷峰计应不低于 2500。

对照品溶液的制备 取橙皮苷对照品适量，精密称定，加甲醇制成每 1ml 含 40μg 的溶液，即得。

供试品溶液的制备 取本品 10 片，除去包衣，精密称定，研细，取约 0.3g，精密称定，置具塞锥形瓶中，精密加入甲醇 50ml，称定重量，超声处理（功率 250W，频率 60kHz）30 分钟，取出，放置至室温，再称定重量，用甲醇补足减失的重量，摇匀，滤过，取续滤液，即得。

测定法 分别精密吸取对照品溶液与供试品溶液各 20μl，注入液相色谱仪，测定，即得。

本品每片含陈皮以橙皮苷（$C_{18}H_{34}O_{15}$）计，不得少于 1.1mg。

【功能与主治】 健胃和中，顺气化滞。用于消化不良，倒饱嘈杂，呕吐胀满，肠鸣泻下。

【用法与用量】　口服。一次 4 片,一日 2 次。

【规格】　(1)糖衣片(片心重 0.3g)　(2)薄膜衣片
每片重 0.31g

【贮藏】　密封。

胃 安 胶 囊
Wei'an Jiaonang

【处方】　石斛 50g　　　　　黄柏 50g
　　　　　南沙参 100g　　　　山楂 100g
　　　　　枳壳(炒)100g　　　黄精 100g
　　　　　甘草 50g　　　　　　白芍 50g

【制法】　以上八味,石斛、白芍、黄柏粉碎成细粉;其余南沙参等五味加水煎煮二次,第一次 3 小时,第二次 2 小时,合并煎液,滤过,滤液浓缩,干燥,粉碎,与上述粉末混匀,加适量的辅料,制粒,干燥,装入胶囊,制成 1000 粒或 500 粒,即得。

【性状】　本品为硬胶囊,内容物为黄棕色至棕褐色的颗粒或粉末,有时可见少量细小黄色纤维;味苦。

【鉴别】　(1)取本品,置显微镜下观察:纤维较多,鲜黄色,大多成束,周围薄壁细胞中含草酸钙方晶,形成晶纤维(黄柏)。草酸钙簇晶,直径 18~32μm,存在于薄壁细胞中,常排列成行,或一个细胞中含有数个簇晶(白芍)。薄壁细胞较大,多破碎,直径 20~50μm,壁稍厚,纹孔类圆形,孔沟明显,有的含有草酸钙针晶,直径约 2.5μm(石斛)。

(2)取本品内容物 2.5g,研细,加甲醇 10ml,加热回流 15 分钟,滤过,滤液浓缩至约 5ml,作为供试品溶液。另取黄柏对照药材 0.1g,同法制成对照药材溶液。再取盐酸小檗碱对照品,加甲醇制成每 1ml 含 0.5mg 的溶液,作为对照品溶液。照薄层色谱法(通则 0502)试验,吸取上述三种溶液各 1~2μl,分别点于同一硅胶 G 薄层板上,以甲苯-乙酸乙酯-异丙醇-甲醇-水(6:3:1.5:2:0.3)为展开剂,置用等体积的浓氨试液预平衡 15 分钟的展开缸内,展开,取出,晾干,置紫外光灯(365nm)下检视。供试品色谱中,在与对照药材色谱和对照品色谱相应的位置上,显相同颜色的荧光斑点。

(3)取本品内容物 5g,研细,加乙醇 50ml,加热回流 1 小时,滤过,滤液蒸干,残渣加水 10ml 使溶解,用水饱和的正丁醇振摇提取 3 次,每次 15ml,合并正丁醇液,用水洗涤 2 次,每次 20ml,弃去水洗液,取正丁醇液浓缩至约 1ml,加中性氧化铝 1g 拌匀,蒸干,装入预先处理好的中性氧化铝柱(100目,4g,内径 10mm)上,用乙醇 40ml 洗脱,收集洗脱液,蒸干,残渣加乙醇 1ml 使溶解,作为供试品溶液。另取芍药苷对照品,加乙醇制成每 1ml 含 1mg 的溶液,作为对照品溶液。照薄层色谱法(通则 0502)试验,吸上述两种溶液各 2~5μl,分别点于同一硅胶 G 薄层板上,以三氯甲烷-乙酸乙酯-甲醇-甲酸(40:5:10:0.2)为展开剂,展开,取出,晾干,喷以 5%香

草醛硫酸溶液,在 110℃加热至斑点显色清晰。供试品色谱中,在与对照品色谱相应的位置上,显相同颜色的斑点。

【检查】　应符合胶囊剂项下有关的各项规定(通则 0103)。

【含量测定】　照高效液相色谱法(通则 0512)测定。

色谱条件与系统适用性试验　以十八烷基硅烷键合硅胶为填充剂;以乙腈-0.02mol/L 磷酸二氢钾溶液(以磷酸调节 pH 值至 3.0)(35:65)为流动相;检测波长为 348nm。理论板数按盐酸小檗碱峰计算应不低于 5000。

对照品溶液的制备　取盐酸小檗碱对照品适量,精密称定,加 80%甲醇制成每 1ml 含 10μg 的溶液,即得。

供试品溶液的制备　取装量差异项下的本品内容物,混匀,研细,取 1.0g,精密称定,置具塞锥形瓶中,精密加入甲醇 50ml,密塞,称定重量,超声处理(功率 250W,频率 40kHz)30 分钟,放冷,再称定重量,用甲醇补足减失的重量,摇匀,滤过,精密量取续滤液 1ml,置 10ml 量瓶中,加 80%甲醇至刻度,摇匀,即得。

测定法　分别精密吸取对照品溶液与供试品溶液各 20μl,注入液相色谱仪,测定,即得。

本品每粒含黄柏以盐酸小檗碱($C_{20}H_{17}NO_4 \cdot HCl$)计,[规格(1)]不得少于 1.1mg,[规格(2)]不得少于 2.2mg。

【功能与主治】　养阴益胃,柔肝止痛。用于肝胃阴虚、胃气不和所致的胃痛、痞满,症见胃脘隐痛、纳少嘈杂、咽干口燥、舌红少津、脉细数;萎缩性胃炎见上述证候者。

【用法与用量】　饭后 2 小时服用。一次 8 粒[规格(1)],或一次 4 粒[规格(2)],一日 3 次。

【规格】　(1)每粒装 0.25g　(2)每粒装 0.5g

【贮藏】　密封。

胃 苏 颗 粒
Weisu Keli

【处方】　紫苏梗 166.7g　　　香附 166.7g
　　　　　陈皮 100g　　　　　香橼 166.7g
　　　　　佛手 100g　　　　　枳壳 166.7g
　　　　　槟榔 100g　　　　　炒鸡内金 100g

【制法】　以上八味,紫苏梗、香附、陈皮、香橼、佛手、枳壳蒸馏提取挥发油,挥发油另器保存;药渣与槟榔、炒鸡内金加水煎煮二次,第一次 2 小时,第二次 1 小时,煎液滤过,滤液合并,浓缩至相对密度为 1.35~1.38(70~80℃),加入蔗糖与糊精的混合物(3.5 份蔗糖与 1 份糊精)适量,混合均匀,制成颗粒,干燥,喷入挥发油,混匀,制成 1000g[规格(1)];或滤液合并,浓缩至相对密度为 1.26~1.29(70~80℃),加入适量糊精、甜菊素 2.7g,羧甲基淀粉钠 0.7g,制颗粒,干燥,喷入挥发油,混匀,制成 333g[规格(2)],即得。

【性状】　规格(1):本品为淡棕色的颗粒,味微苦。

规格(2):本品为淡棕色至棕褐色的颗粒,味苦。

【鉴别】 (1)取本品 5g〔规格(1)〕或 2g〔规格(2)〕,研细,加甲醇 25ml,超声处理 20 分钟,滤过,滤液作为供试品溶液。另取橙皮苷对照品,加甲醇制成饱和溶液,作为对照品溶液。照薄层色谱法(通则 0502)试验,吸取上述两种溶液各 5μl,分别点于同一用 0.5%氢氧化钠溶液制备的硅胶 G 薄层板上,以乙酸乙酯-甲醇-水(100:17:13)为展开剂,展开,展距约 5cm,取出,晾干;再以甲苯-乙酸乙酯-甲酸-水(20:10:1:1)的上层溶液为展开剂,展开,取出,晾干,喷以三氯化铝试液,置紫外光灯(365nm)下检视。供试品色谱中,在与对照品色谱相应的位置上,显相同颜色的荧光斑点。

(2)取〔鉴别〕(1)项下的供试品溶液作为供试品溶液。另取辛弗林对照品,加甲醇制成每 1ml 含 0.2mg 的溶液,作为对照品溶液。照薄层色谱法(通则 0502)试验,吸取上述两种溶液各 10μl,分别点于同一硅胶 G 薄层板上,以正丁醇-醋酸-水(4:1:5)的上层溶液为展开剂,展开,取出,晾干,喷以茚三酮试液,在 105℃加热至斑点显色清晰,置日光下检视。供试品色谱中,在与对照品色谱相应的位置上,显相同颜色的斑点。

(3)取本品 30g〔规格(1)〕或 10g〔规格(2)〕,研细,加石油醚(30~60℃)50ml,冷浸 20 小时,时时振摇,滤过,滤液挥干,残渣加乙醇 0.5ml 使溶解,作为供试品溶液。另取紫苏梗对照药材 0.5g,同法制成对照药材溶液。照薄层色谱法(通则 0502)试验,吸取供试品溶液 20μl、对照药材溶液 10μl,分别点于同一硅胶 G 薄层板上,以甲苯-乙酸乙酯(19:1)为展开剂,展开,取出,晾干,喷以 1%香草醛硫酸溶液,在 105℃加热至斑点显色清晰,置日光下检视。供试品色谱中,在与对照药材色谱相应的位置上,显相同颜色的斑点。

(4)取本品 45g〔规格(1)〕或 15g〔规格(2)〕,置 1000ml 圆底烧瓶中,加水 500ml 及沸石数粒,照挥发油测定法(通则 2204)操作,自测定器上端加水使充满刻度部分并溢入烧瓶中为止,再加入乙酸乙酯 2ml,连接回流冷凝装置,加热至沸并保持微沸 5 小时,放冷,分取乙酸乙酯层,置 2ml 量瓶中,加乙酸乙酯至刻度,再加无水硫酸钠 0.5g,摇匀,取上清液作为供试品溶液。另取 α-香附酮对照品,加乙酸乙酯制成每 1ml 含 0.2mg 的溶液,作为对照品溶液。照气相色谱法(通则 0521)试验,用 5%苯基-95%甲基聚硅氧烷为固定液的毛细管柱(柱长为 30m,内径为 0.32mm,膜厚度为 0.25μm),程序升温:初始温度 100℃,保持 2 分钟,然后以每分钟 8℃的速率升温至 200℃,再以每分钟 10℃的速率升温至 260℃,保持 15 分钟,分流比为 1:1。吸取上述两种溶液各 1μl,注入气相色谱仪,记录色谱图。供试品色谱中应呈现与对照品色谱峰保留时间相对应的色谱峰。

【检查】 应符合颗粒剂项下有关的各项规定(通则 0104)。

【含量测定】 照高效液相色谱法(通则 0512)测定。

色谱条件与系统适用性试验 以十八烷基硅烷键合硅胶为填充剂;以甲醇-醋酸-水(35:4:61)为流动相;检测波长

为 283nm。理论板数按柚皮苷峰计算应不低于 3000。

对照品溶液的制备 分别取柚皮苷对照品、橙皮苷对照品和新橙皮苷对照品适量,精密称定,加甲醇制成每 1ml 含柚皮苷 80μg、橙皮苷 20μg 和新橙皮苷 20μg 的混合溶液,即得。

供试品溶液的制备 取装量差异项下的本品,混匀,取适量,研细,取约 1.2g〔规格(1)〕或 0.5g〔规格(2)〕,精密称定,置具塞锥形瓶中,精密加入甲醇 50ml,密塞,称定重量,超声处理(功率 250W,频率 40kHz)25 分钟,放冷,再称定重量,用甲醇补足减失的重量,摇匀,滤过,取续滤液,即得。

测定法 精密吸取对照品溶液与供试品溶液各 5μl,注入液相色谱仪,测定,即得。

本品每袋含柚皮苷($C_{27}H_{32}O_{14}$)不得少于 35.0mg;含橙皮苷($C_{28}H_{34}O_{15}$)不得少于 7.0mg;含新橙皮苷($C_{28}H_{34}O_{15}$)不得少于 12.0mg。

【功能与主治】 理气消胀,和胃止痛。主治气滞型胃脘痛,症见胃脘胀痛,窜及两胁,得嗳气或矢气则舒,情绪郁怒则加重,胸闷食少,排便不畅,舌苔薄白,脉弦;慢性胃炎及消化性溃疡见上述证候者。

【用法与用量】 开水冲服。一次 1 袋,一日 3 次。15 天为一个疗程,可服 1~3 个疗程或遵医嘱。

【规格】 (1)每袋装 15g (2)每袋装 5g(无蔗糖)

【贮藏】 密封。

胃 肠 安 丸

Weichang'an Wan

【处方】 木香 300g 沉香 300g
枳壳(麸炒)300g 檀香 180g
大黄 180g 厚朴(姜炙)300g
人工麝香 9g 巴豆霜 120g
大枣(去核)1000g 川芎 180g

【制法】 以上十味,巴豆霜、人工麝香分别研碎成细粉;其余沉香等八味粉碎成细粉,与巴豆霜、人工麝香粉末配研,混匀,过筛,用水泛丸,低温干燥,包薄膜衣即得。

【性状】 本品为薄膜包衣水丸,除去包衣后显黄色至棕黄色;气芳香,味甘、辛、苦。

【鉴别】 (1)取本品 1g,研细,加甲醇 20ml,浸渍 1 小时,滤过,滤液蒸干,残渣加水 10ml 使溶解,加盐酸 0.5ml,置水浴上加热 30 分钟,立即冷却,用乙醚振摇提取 2 次,每次 20ml,合并乙醚液,用脱脂棉滤过,滤液蒸干,残渣加甲醇 1ml 使溶解,作为供试品溶液。另取大黄对照药材 0.2g,同法制成对照药材溶液。再取大黄酚对照品、大黄素对照品,加甲醇制成每 1ml 各含 1mg 的混合溶液,作为对照品溶液。照薄层色谱法(通则 0502)试验,吸取上述三种溶液各 4μl,分别点于同一硅胶 G 薄层板上,以石油醚(30~60℃)-甲酸乙酯-甲酸(14:7:1)为展开剂,展开,取出,晾干,置紫外光灯(365nm)下检视。供试品色谱中,在与对照药材色谱和对照品色谱相应的位置上,显相同的橙黄色荧光斑点;置氨蒸气中熏后,置日光下检视,斑点变成红色。

(2)取本品 1g,研细,加甲醇 20ml,浸渍 1 小时,滤过,滤液浓缩至约 2ml,作为供试品溶液。另取厚朴对照药材 0.3g,同法制成对照药材溶液。再取厚朴酚对照品与和厚朴酚对照品,加甲醇制成每 1ml 各含 1mg 的混合溶液,作为对照品溶液。照薄层色谱法(通则 0502)试验,吸取上述三种溶液各 2μl,分别点于同一硅胶 G 薄层板上,以甲苯-甲醇(18:1)为展开剂,展开,取出,晾干,喷以 1% 香草醛硫酸溶液,在 100℃ 加热约 10 分钟。供试品色谱中,在与对照药材色谱和对照品色谱相应的位置上,显相同颜色的斑点。

(3)取本品 1g,研细,加乙醚 20ml,超声处理 10 分钟,滤过,滤液挥干,残渣加乙酸乙酯 1ml 使溶解,作为供试品溶液。另取木香对照药材 0.3g,加乙醚 10ml,同法制成对照药材溶液。照薄层色谱法(通则 0502)试验,吸取上述两种溶液各 2μl,分别点于同一硅胶 G 薄层板上,以石油醚(30~60℃)-甲苯-乙酸乙酯(14:3:3)为展开剂,展开,取出,晾干,喷以 5% 香草醛硫酸溶液,加热至斑点显色清晰。供试品色谱中,在与对照药材色谱相应的位置上,显相同颜色的斑点。

(4)取本品 1g,研细,加甲醇 20ml,超声处理 20 分钟,滤过,滤液浓缩至约 2ml,作为供试品溶液。另取枳壳对照药材 1g,加甲醇 10ml,超声处理 20 分钟,滤过,滤液作为对照药材溶液。照薄层色谱法(通则 0502)试验,吸取供试品溶液 4~10μl、对照药材溶液 5μl,分别点于同一硅胶 G 薄层板上,以甲苯-冰醋酸-甲醇(35:1:2)为展开剂,展开,取出,晾干,置紫外光灯(365nm)下检视。供试品色谱中,在与对照药材色谱相应的位置上,显相同颜色的荧光斑点。

【检查】 应符合丸剂项下有关的各项规定(通则 0108)。

【含量测定】 照高效液相色谱法(通则 0512)测定。

色谱条件与系统适用性试验 以十八烷基硅烷键合硅胶为填充剂;以甲醇-乙腈-水(50:20:40)为流动相;检测波长为 294nm。理论板数按厚朴酚峰计算应不低于 4000。

对照品溶液的制备 取厚朴酚对照品、和厚朴酚对照品适量,精密称定,分别加甲醇制成每 1ml 含厚朴酚 60μg、每 1ml 含和厚朴酚 10μg 的溶液,即得。

供试品溶液的制备 取本品 3g,研细,取 0.5g,精密称定,置具塞锥形瓶中,精密加入三氯甲烷 50ml,称定重量,静置过夜,超声处理(功率 250W,频率 33kHz)1.5 小时,放冷,再称定重量,用三氯甲烷补足减失的重量,摇匀,滤过,精密量取续滤液 15ml,蒸干,残渣用甲醇溶解并转移至 5ml 量瓶中,加甲醇至刻度,摇匀,滤过,取续滤液,即得。

测定法 分别精密吸取对照品溶液与供试品溶液各 20μl,注入液相色谱仪,测定,即得。

本品每 1g 含厚朴以厚朴酚($C_{18}H_{18}O_2$)与和厚朴酚($C_{18}H_{18}O_2$)的总量计,不得少于 3.0mg。

【功能与主治】 芳香化浊,理气止痛,健胃导滞。用于湿浊中阻、食滞不化所致的腹泻、纳差、恶心、呕吐、腹胀、腹痛;消化不良、肠炎、痢疾见上述证候者。

【用法与用量】 口服。小丸:一次 20 丸,一日 3 次;小儿周岁内一次 4~6 丸,一日 2~3 次;一至三岁一次 6~12 丸,一日 3 次;三岁以上酌加。大丸:成人一次 4 丸,一日 3 次;小儿周岁内一次 1 丸,一日 2~3 次;一至三岁一次 1~2 丸,一日 3 次;三岁以上酌加。

【注意】 脾胃虚弱者慎用。

【规格】 (1)小丸每 20 丸重 0.08g (2)大丸每 4 丸重 0.08g

【贮藏】 密封。

胃肠复元膏
Weichang Fuyuan Gao

【处方】 麸炒枳壳 100g　　太子参 100g
大黄 150g　　蒲公英 300g
炒莱菔子 200g　　木香 100g
赤芍 150g　　紫苏梗 100g
黄芪 150g　　桃仁 150g

【制法】 以上十味,除大黄粉碎成细粉外,其余麸炒枳壳等九味,加水煎煮二次,每次 2 小时,滤过,合并滤液,浓缩至相对密度为 1.15~1.25(60℃)的清膏,加入大黄细粉及炼蜜 1000g,混匀,即得。

【性状】 本品为棕褐色稠厚的半流体;味甘、微苦。

【鉴别】 (1)取本品 10g,加乙醇 10ml,超声处理 10 分钟,静置,取上清液作为供试品溶液。另取枳壳对照药材 0.5g,加乙醇 10ml,同法制成对照药材溶液。照薄层色谱法(通则 0502)试验,吸取供试品溶液 10μl、对照药材溶液 5μl,分别点于同一硅胶 G 薄层板上,以三氯甲烷-甲醇(9:1)为展开剂,展开,取出,晾干,置紫外光灯(365nm)下检视。供试品色谱中,在与对照药材色谱相应的位置上,显相同颜色的荧光斑点。

(2)取本品 5g,加硅藻土 5g,加甲醇 30ml,超声处理 30 分钟,滤过,滤液蒸干,残渣加水 20ml 使溶解,用稀盐酸调节 pH 值至 2~3,滤过,滤液用乙酸乙酯振摇提取 2 次,每次 20ml,合并乙酸乙酯液,蒸干,残渣加甲醇 1ml 使溶解,作为供试品溶液。另取咖啡酸对照品,加甲醇制成每 1ml 含 0.5mg 的溶液,作为对照品溶液。照薄层色谱法(通则 0502)试验,吸取上述两种溶液各 10μl,分别点于同一硅胶 G 薄层板上,以甲苯-乙酸乙酯-甲酸(5:3.5:0.5)为展开剂,展开,取出,晾干,用碘蒸气熏至斑点显色清晰。供试品色谱中,在与对照品色谱相应的位置上,显相同颜色的斑点。

（3）取本品 5g，加硅藻土 5g，加乙醇 30ml，超声处理 30 分钟，滤过，滤液蒸干，残渣加乙醇 1ml 使溶解，作为供试品溶液。另取芍药苷对照品，加乙醇制成每 1ml 含 1mg 的溶液，作为对照品溶液。照薄层色谱法（通则 0502）试验，吸取上述两种溶液各 10μl，分别点于同一硅胶 G 薄层板上，以三氯甲烷-乙酸乙酯-甲醇-甲酸（40∶5∶10∶0.2）为展开剂，展开，取出，晾干，喷以 5％香草醛硫酸溶液，在 105℃加热至斑点显色清晰。供试品色谱中，在与对照品色谱相应的位置上，显相同颜色的斑点。

（4）取本品 5g，加硅藻土 5g，研匀，加甲醇 30ml，超声处理 30 分钟，滤过，滤液蒸干，残渣加水 20ml 使溶解，用水饱和的正丁醇提取 2 次，每次 20ml，合并正丁醇液，用氨试液洗涤 2 次，每次 20ml，弃去氨液，正丁醇液蒸干，残渣加甲醇 1ml 使溶解，作为供试品溶液。另取黄芪甲苷对照品，加甲醇制成每 1ml 含 1mg 的溶液，作为对照品溶液。照薄层色谱法（通则 0502）试验，吸取上述两种溶液各 10μl，分别点于同一硅胶 G 薄层板上，以三氯甲烷-甲醇-水（18∶7∶2）的下层溶液为展开剂，展开，取出，晾干，喷以 10％的硫酸乙醇溶液，在 105℃加热至斑点显色清晰。供试品色谱中，在与对照品色谱相应的位置上，显相同颜色的斑点；置紫外光灯（365nm）下检视，显相同颜色的荧光斑点。

【检查】　应符合煎膏剂项下有关的各项规定（通则 0183）。

【含量测定】　照高效液相色谱法（通则 0512）测定。

色谱条件与系统适用性试验　以十八烷基硅烷键合硅胶为填充剂；以甲醇-0.1％的磷酸溶液（85∶15）为流动相；检测波长为 254nm。理论板数按大黄素峰计算应不低于 3000。

对照品溶液的制备　分别取大黄素对照品、大黄酚对照品适量，精密称定，加甲醇制成每 1ml 含大黄素 6μg、大黄酚 15μg 的混合溶液，即得。

供试品溶液的制备　取本品 1.5g，精密称定，精密加入甲醇 50ml，称定重量，加热回流提取 3 小时，取出，放冷，再称定重量，用甲醇补足减失的重量，摇匀，滤过，精密量取续滤液 10ml，置锥形瓶中，水浴蒸至近干，加盐酸-30％乙醇（1∶10）的混合溶液 15ml，置水浴中加热 1 小时，放冷，用三氯甲烷振摇提取 4 次，每次 15ml，合并三氯甲烷液，回收三氯甲烷液至干，残渣加甲醇使溶解，转移至 10ml 量瓶中，并稀释至刻度，摇匀，滤过，取续滤液即得。

测定法　分别精密吸取对照品溶液与供试品溶液各 10μl，注入液相色谱仪，测定，即得。

本品每 1g 含大黄以大黄素（$C_{15}H_{10}O_5$）和大黄酚（$C_{15}H_{10}O_4$）的总量计，不得少于 0.35mg。

【功能与主治】　益气活血，理气通下。用于胃肠术后腹胀、胃肠活动减弱，症见体乏气短、脘腹胀满、大便不下；亦可用于老年性便秘及虚性便秘。

【用法与用量】　口服，腹部手术前 1～3 天，一次 15～30g，一日 2 次或遵医嘱；术中胃肠吻合完成前，经导管注入远端肠管 40～60g（用水稀释 2～3 倍）或遵医嘱；术后 6～8 小时，口服，一次 20～30g，一日 2 次或遵医嘱；老年性便秘：一次 10～20g，一日 2 次或遵医嘱。

【注意】　孕妇禁用。

【规格】　每瓶装 100g

【贮藏】　密封，置阴凉处。

胃药胶囊

Weiyao Jiaonang

【处方】　醋延胡索 120g　　　海螵蛸（漂）60g
　　　　　土木香 60g　　　　　枯矾 90g
　　　　　鸡蛋壳（炒）120g　　煅珍珠母 120g

【制法】　以上六味，醋延胡索加 1％冰醋酸溶液，煎煮 3 次，滤过，合并滤液，滤液浓缩成稠膏；其余土木香等五味粉碎成细粉，混匀，与上述稠膏拌匀，加淀粉适量，制粒，混匀，装入胶囊，制成 1000 粒，即得。

【性状】　本品为硬胶囊，内容物为浅灰黄色至棕黄色颗粒和粉末；气微香，味苦。

【鉴别】　（1）取本品内容物，置显微镜下观察：木纤维成束，呈长梭形，具斜纹孔（土木香）。

（2）取本品内容物 4g，研细，加石油醚（30～60℃）30ml，冷浸过夜，滤过，滤液挥干，残渣加甲醇 1ml 使溶解，作为供试品溶液。另取土木香对照药材 0.5g，同法制成对照药材溶液。照薄层色谱法（通则 0502）试验，吸取上述两种溶液各 5μl，分别点于同一硅胶 G 薄层板上，以石油醚（60～90℃）-乙酸乙酯（4∶1）为展开剂，展开，取出，晾干，喷以 5％茴香醛硫酸溶液，105℃加热至斑点显色清晰。供试品色谱中，在与对照药材色谱相应的位置上，显相同颜色的斑点。

【检查】　应符合胶囊剂项下有关的各项规定（通则 0103）。

【含量测定】　照高效液相色谱法（通则 0512）测定。

色谱条件与系统适用性试验　以十八烷基硅烷键合硅胶为填充剂；以甲醇-0.1％磷酸溶液（用三乙胺调节 pH 值至 6.0）（55∶45）为流动相；检测波长为 280nm。理论板数按延胡索乙素峰计算应不低于 2000。

对照品溶液的制备　取延胡索乙素对照品适量，精密称定，加甲醇制成每 1ml 含 20μg 的溶液，即得。

供试品溶液的制备　取装量差异项下的本品内容物，研细，取 2.5g，精密称定，加入 2ml 浓氨试液使湿润，再加入三氯甲烷-甲醇（3∶1）混合溶液 50ml，超声处理（功率 250W，频率 40kHz）30 分钟，放冷，滤过，滤液加在中性氧化铝柱（100～200 目，15g，内径为 1.5cm）上，收集流出液，再用三氯甲烷 20ml 洗脱，合并流出液与洗脱液，置 70℃水浴上蒸干，残渣加适量甲醇使溶解，并转移至 5ml 量瓶中，加甲醇稀释至刻度，摇匀，滤过，取续滤液，即得。

测定法　分别精密吸取对照品溶液与供试品溶液各

10μl,注入液相色谱仪,测定,即得。

本品每粒含醋延胡索以延胡索乙素（$C_{21}H_{25}NO_4$）计,不得少于 20μg。

【功能与主治】 制酸止痛。用于肝胃不和所致的胃脘疼痛、胃酸过多、嘈杂反酸;胃及十二指肠溃疡见上述证候者。

【用法与用量】 口服。一次 2～3 粒,一日 3 次。

【注意】 忌烟酒及辛辣等刺激性食物。

【规格】 每粒装 0.5g

【贮藏】 密封。

胃复春片
Weifuchun Pian

【处方】 红参 131g   香茶菜 2500g
麸炒枳壳 250g

【制法】 以上三味,红参粉碎成细粉,备用;香茶菜、麸炒枳壳分别加水煎煮二次,香茶菜每次 3 小时,麸炒枳壳每次 1 小时,滤过,合并滤液,滤液浓缩至相对密度为 1.13～1.18（20℃）的清膏,加入上述红参细粉和淀粉、硬脂酸镁适量,混匀,制粒,干燥,压制成 1000 片,包薄膜衣,即得。

【性状】 本品为薄膜衣片,除去包衣后显棕褐色;味苦、涩。

【鉴别】 取本品 15 片,研细,加乙醚 30ml,超声处理 30 分钟,滤过,弃去滤液,药渣挥干乙醚,加水 1ml 搅拌湿润,加水饱和的正丁醇 15ml,超声处理 30 分钟,取正丁醇液,加 3 倍量氨试液,摇匀,取正丁醇液,蒸干,残渣加甲醇 1ml 使溶解,作为供试品溶液。另取红参对照药材 1g,同法制成对照药材溶液。再取人参皂苷 Rb₁ 对照品、人参皂苷 Re 对照品及人参皂苷 Rg₁ 对照品,加甲醇制成每 1ml 含 2mg 的混合溶液,作为对照品溶液。照薄层色谱法（通则 0502）试验,吸取上述三种溶液各 2μl,分别点于同一硅胶 G 薄层板上,以三氯甲烷-乙酸乙酯-甲醇-水（3：8：4：2）10℃以下放置的下层溶液为展开剂,展开,取出,晾干,喷以 10% 硫酸乙醇溶液,在 105℃加热至斑点显色清晰。供试品色谱中,在与对照药材色谱和对照品色谱相应的位置上,显相同颜色的斑点;置紫外光灯（365nm）下检视,显相同颜色的荧光斑点。

【检查】 应符合片剂项下有关的各项规定（通则 0101）。

【含量测定】 照高效液相色谱法（通则 0512）测定。

色谱条件与系统适用性试验 以十八烷基硅烷键合硅胶为填充剂;以乙腈-0.01%磷酸溶液（17：83）为流动相;检测波长为 283nm。理论板数按柚皮苷峰计算应不低于 2000。

对照品溶液的制备 取柚皮苷对照品适量,精密称定,加甲醇制成每 1ml 含柚皮苷 50μg 的溶液,即得。

供试品溶液的制备 取重量差异项下的本品,研细,取约 0.2g,精密称定,置 50ml 量瓶中,加甲醇 40ml,超声处理（功率 300W,频率 50kHz）1 小时,放冷,加甲醇稀释至刻度,摇匀,滤过,取续滤液,即得。

测定法 分别精密吸取对照品溶液与供试品溶液各 10μl,注入液相色谱仪,测定,即得。

本品每片含麸炒枳壳以柚皮苷（$C_{27}H_{32}O_{14}$）计,不得少于 3.3mg。

【功能与主治】 健脾益气,活血解毒。用于胃癌癌前期病变、胃癌手术后辅助治疗、慢性浅表性胃炎属脾胃虚弱证者。

【用法与用量】 口服。一次 4 片,一日 3 次。

【规格】 每片重 0.36g

【贮藏】 密封。

胃疡宁丸
Weiyangning Wan

【处方】
白术（制）360g   乌药 360g
山药（炒）360g   白及 360g
青皮 180g   高良姜 90g
赤芍 600g   仙鹤草 600g
甘草 360g   珍珠层粉 90g
香附 180g   五指毛桃 600g

【制法】 以上十二味,除珍珠层粉外,香附、青皮、高良姜用水蒸气蒸馏法提取挥发油,挥发油备用;药液滤过,滤液备用;白术（制）、白及、乌药和山药（炒）粉碎成粗粉;其余仙鹤草等四味加水煎煮二次,每次 2 小时,滤过,滤液与上述滤液合并,浓缩成稠膏,与白术等粗粉混匀,干燥,加入珍珠层粉,混匀,粉碎成细粉;挥发油加入炼蜜中,混匀。每 100g 粉末加炼蜜 80～100g,制成大蜜丸,即得。

【性状】 本品为黄褐色至黑褐色的大蜜丸;味微甘、苦。

【鉴别】 (1)取本品,置显微镜下观察:石细胞浅黄色或黄色,单个散在或数个成群,有的与木栓细胞相连结,类圆形、多角形、长方形或少数纺锤形,直径 37～64μm,壁厚薄不匀,有的层纹可见,孔沟及胞腔明显（白术）。草酸钙针晶束存在于大的类圆形黏液细胞中,或随处散在,针晶长 18～88μm（白及）。草酸钙针晶束存在于黏液细胞中,长约至 240μm,针晶直径 2～5μm（山药）。

(2)取本品 2 丸,剪碎,加甲醇 3ml,混匀,放置 15 分钟,加石油醚（30～60℃）50ml,加热回流 1 小时,滤过,滤液回收溶剂至干,残渣加甲醇 1ml 使溶解,作为供试品溶液。另取乌药对照药材 1g,加石油醚（30～60℃）20ml,同法制成对照药材溶液。照薄层色谱法（通则 0502）试验,吸取上述两种溶液各 10μl,分别点于同一硅胶 G 薄层板上,以环己烷-甲苯-二氯甲烷-乙醚（3：10：1：1）为展开剂,展开,取出,晾干,喷以 5% 香草醛硫酸溶液,在 105℃加热至斑点显色清晰。供试品色谱中,在与对照药材色谱相应的位置上,显相同颜色的斑点。

(3)取本品 2 丸,剪碎,加水 50ml,加热使溶解,离心 2 分钟(每分钟为 3000 转),取上清液,用乙酸乙酯振摇提取 2 次,每次 30ml,合并乙酸乙酯液,用水 30ml 洗涤,弃去水洗液,乙酸乙酯液回收溶剂至干,残渣加甲醇 1ml 使溶解,作为供试品溶液。另取青皮对照药材 0.1g,加水 30ml,煎煮 30 分钟,滤过,滤液浓缩至约 5ml,用乙酸乙酯振摇提取 2 次,每次 5ml,合并乙酸乙酯液,回收溶剂至干,残渣加甲醇 5ml 使溶解,作为对照药材溶液。照薄层色谱法(通则 0502)试验,吸取上述两种溶液各 1~2μl,分别点于同一用 3% 醋酸钠溶液制备的硅胶 G 薄层板上,以环己烷-三氯甲烷-二氯甲烷-乙酸乙酯(1:6:3:2)为展开剂,展开,取出,晾干,置紫外光灯(365nm)下检视。供试品色谱中,在与对照药材色谱相应的位置上,显相同颜色的荧光斑点。

(4)取甘草对照药材 0.25g,加水 25ml,煎煮 30 分钟,放冷,滤过,滤液加乙酸乙酯振摇提取 2 次,每次 25ml,合并乙酸乙酯液,回收溶剂至干,残渣加甲醇 1ml 使溶解,作为对照药材溶液。照薄层色谱法(通则 0502)试验,吸取〔鉴别〕(3)项下的供试品溶液 2μl 及上述对照药材溶液 1~2μl,分别点于同一硅胶 G 薄层板上,以乙酸乙酯-甲酸-冰醋酸-水(15:1:1:2)为展开剂,展开,取出,晾干,喷以 10% 硫酸乙醇溶液,在 105℃ 加热至斑点显色清晰,置紫外光灯(365nm)下检视。供试品色谱中,在与对照药材色谱相应的位置上,显相同颜色的荧光斑点。

(5)取本品 2 丸,剪碎,加水 50ml,加热使溶解,离心 3 分钟,取上清液,通过 D101 型大孔吸附树脂柱(内径为 2cm,柱高为 10cm),用 50% 甲醇溶液 150ml 洗脱,弃去洗脱液,再用 80% 甲醇溶液 80ml 洗脱,收集洗脱液,回收溶剂至干,残渣加甲醇 1ml 使溶解,作为供试品溶液。另取仙鹤草对照药材 0.5g,加水 50ml,煎煮 30 分钟,放冷,滤过,滤液自"通过 D101 型大孔吸附树脂柱"起,同法制成对照药材溶液。照薄层色谱法(通则 0502)试验,吸取上述两种溶液各 1~5μl,分别点于同一聚酰胺薄膜上,以甲苯-丙酮-甲醇-冰醋酸(2:1:10:2)为展开剂,展开,取出,晾干,喷以 5% 三氯化铝乙醇溶液,在 105℃ 加热 2 分钟,置紫外光灯(365nm)下检视。供试品色谱中,在与对照药材色谱相应的位置上,显相同颜色的荧光斑点。

【检查】 应符合丸剂项下有关的各项规定(通则 0108)。

【含量测定】 照高效液相色谱法(通则 0512)测定。

色谱条件与系统适用性试验 以十八烷基硅烷键合硅胶为填充剂;以乙腈-水(13:87)为流动相;检测波长为 230nm。理论板数按芍药苷峰计算应不低于 10000。

对照品溶液的制备 取芍药苷对照品适量,精密称定,加甲醇制成每 1ml 含 40μg 的溶液,即得。

供试品溶液的制备 取重量差异项下的本品适量,剪碎,取约 0.5g,精密称定,加入硅藻土 2g,研匀,置具塞锥形瓶中,

精密加入 70% 甲醇 25ml,密塞,称定重量,超声处理(功率 380W,频率 37kHz)30 分钟,放冷,再称定重量,用 70% 甲醇补足减失的重量,摇匀,滤过,取续滤液,即得。

测定法 分别精密吸取对照品溶液与供试品溶液各 10μl,注入液相色谱仪,测定,即得。

本品每丸含赤芍以芍药苷($C_{23}H_{28}O_{11}$)计,不得少于 4.5mg。

【功能与主治】 温中散寒,理气止痛,制酸止血。用于胃脘胀痛或刺痛,呕吐泛酸,胃及十二指肠溃疡属于寒凝气滞血瘀者。

【用法与用量】 口服。一次 1~2 丸,一日 2~3 次,饭前或痛前用盐水送服,连续服用 40~50 天。

【规格】 每丸重 3g

【贮藏】 密封。

注:白术(制):除去杂质,洗净,润透,蒸 3~4 小时,切片,干燥。

山药(炒):取净山药,炒至淡黄色,略有焦斑,并有香气溢出时,取出,摊凉。

胃疡灵颗粒

Weiyangling Keli

【处方】 黄芪 416.7g　　　炙甘草 333.3g
　　　　白芍 250g　　　　　大枣 166.7g
　　　　桂枝 133.3g　　　　生姜 133.3g

【制法】 以上六味,生姜加水,蒸馏提取挥发油 5 小时,收集挥发油,备用;药渣与黄芪、炙甘草、白芍、桂枝加水煎煮二次,每次 1.5 小时,合并煎液,滤过,滤液减压浓缩至相对密度约为 1.10~1.15(70~80℃)的清膏,放冷,加乙醇使含醇量达 50%,搅匀,静置,滤过,滤液减压回收乙醇,浓缩至相对密度为 1.30~1.35(70~80℃)的稠膏。大枣加水煎煮二次,每次 1 小时,合并煎液,滤过,滤液减压浓缩至相对密度为 1.30~1.35(70~80℃)的稠膏,加入上述稠膏,加蔗糖粉 830g、糊精适量,混匀,制粒,干燥,过筛,喷入上述生姜挥发油,混匀,制成 1000g,即得。

【性状】 本品为黄色至棕黄色的颗粒;气香,味甜、微辛。

【鉴别】 (1)取本品 10g,加水 25ml 使溶解,用水饱和的正丁醇振摇提取 2 次,每次 25ml,合并正丁醇液,用氨试液洗涤 4 次,每次 25ml,弃去碱液,取正丁醇液蒸干,残渣加甲醇 1ml 使溶解,作为供试品溶液。另取黄芪对照药材 0.5g,加水 100ml,煎煮 30 分钟,放冷,滤过,取滤液自"用水饱和的正丁醇振摇提取 2 次"起,同法制成对照药材溶液。再取黄芪甲苷对照品,加甲醇制成每 1ml 含 1mg 的溶液,作为对照品溶液。照薄层色谱法(通则 0502)试验,吸取上述三种溶液各 5μl,分别点于同一硅胶 G 薄层板上,以二氯甲烷-乙酸乙酯-甲醇-甲

酸(25∶5∶10∶0.2)为展开剂,展开,取出,晾干,喷以 10%硫酸乙醇溶液,在 105℃加热至斑点显色清晰,置紫外光灯(365nm)下检视。供试品色谱中,在与对照药材色谱和对照品色谱相应的位置上,显相同颜色的荧光斑点。

(2)取本品 10g,加水 30ml 使溶解,用水饱和的正丁醇振摇提取 2 次,每次 25ml,合并正丁醇液,蒸干,残渣加甲醇 1ml 使溶解,作为供试品溶液。另取甘草对照药材 0.5g,加水 100ml,煎煮 30 分钟,放冷,滤过,取滤液自"用水饱和的正丁醇振摇提取 2 次"起,同法制成对照药材溶液。照薄层色谱法(通则 0502)试验,吸取上述两种溶液各 5μl,分别点于同一硅胶 G 薄层板上,以二氯甲烷-乙酸乙酯-甲醇-甲酸(25∶5∶10∶0.2)为展开剂,展开,取出,晾干,喷以 5%香草醛硫酸溶液,在 105℃加热至斑点显色清晰,置紫外光灯(365nm)下检视。供试品色谱中,在与对照药材色谱相应的位置上,显相同颜色的荧光斑点。

(3)取芍药苷对照品,加甲醇制成每 1ml 含 1mg 的溶液,作为对照品溶液。照薄层色谱法(通则 0502)试验,吸取〔鉴别〕(1)项下的供试品溶液及上述对照品溶液各 5μl,分别点于同一硅胶 G 薄层板上,以二氯甲烷-乙酸乙酯-甲醇-甲酸(30∶5∶10∶0.2)为展开剂,展开,取出,晾干,喷以 5%香草醛硫酸溶液,在 105℃加热至斑点显色清晰。供试品色谱中,在与对照品色谱相应的位置上,显相同颜色的斑点。

(4)取本品 10g,研细,加乙醚 50ml,超声处理 5 分钟,滤过,滤液挥干,残渣加乙醇 1ml 溶解,作为供试品溶液。另取大枣对照药材 1g,加水 100ml,煎煮 2 小时,滤过,滤液浓缩至约 20ml,加乙醚 50ml 振摇提取,分取乙醚液,挥干,残渣加乙醇 1ml 溶解,作为对照药材溶液。照薄层色谱法(通则 0502)试验,吸取供试品溶液 5μl、对照药材溶液 2μl,分别点于同一硅胶 G 薄层板上,以石油醚-乙酸乙酯(3∶1)为展开剂,展开,取出,晾干,喷以 5%香草醛硫酸溶液,在 105℃加热至斑点显色清晰。供试品色谱中,在与对照药材色谱相应的位置上,显相同颜色的斑点。

【检查】 应符合颗粒剂项下有关的各项规定(通则 0104)。

【含量测定】 照高效液相色谱法(通则 0512)测定。

色谱条件与系统适用性试验 以十八烷基硅烷键合硅胶为填充剂;以乙腈-0.5%冰醋酸(10∶90)为流动相;检测波长为 276nm。理论板数按甘草苷峰计算应不低于 2000。

对照品溶液的制备 取甘草苷对照品适量,精密称定,加甲醇制成每 1ml 含 20μg 的溶液,即得。

供试品溶液的制备 取装量差异项下的本品适量,研细,取约 3g,精密称定,置具塞锥形瓶中,精密加入甲醇 50ml,密塞,称定重量,超声处理(功率 300W,频率 25kHz)30 分钟,放冷,再称定重量,用甲醇补足减失的重量,摇匀,滤过,取续滤液,即得。

测定法 分别精密吸取对照品溶液与供试品溶液各 10μl,注入液相色谱仪,测定,即得。

本品每袋含甘草以甘草苷($C_{21}H_{22}O_9$)计,不得少于

5.0mg。

【功能与主治】 温中益气,缓急止痛。用于脾胃虚寒、中气不足所致的胃痛,症见脘腹胀痛、喜温喜按、食少乏力、舌淡脉弱;胃及十二指肠溃疡、慢性胃炎见上述证候者。

【用法与用量】 开水冲服。一次 1 袋,一日 3 次。

【注意】 胃部灼热,口苦反酸者忌用。

【规格】 每袋装 20g

【贮藏】 密封。

胃祥宁颗粒
Weixiangning Keli

【处方】 女贞子 5000g

【制法】 取女贞子,粉碎成粗粉,加水适量,于 95℃提取 2 小时,冷却至 50℃以下,滤过,取滤液浓缩至相对密度为 1.05～1.10(60℃)的清膏,喷雾干燥,加糊精适量,混匀,制成颗粒,干燥,制成 1000g,即得。

【性状】 本品为灰褐色颗粒;味苦、微甜。

【鉴别】 取本品 4g,加乙醚 20ml,加热回流 1 小时,放冷,滤过,滤液蒸干,残渣加甲醇 1ml 使溶解,作为供试品溶液。另取女贞子对照药材 0.5g,同法制成对照药材溶液。再取齐墩果酸对照品,加甲醇制成每 1ml 含 0.5mg 的溶液,作为对照品溶液。照薄层色谱法(通则 0502)试验,吸取供试品溶液 10μl、对照药材溶液与对照品溶液各 5μl,分别点于同一硅胶 G 薄层板上,以环己烷-乙酸乙酯-丙酮(5∶1∶2)为展开剂,展开,取出,晾干,喷以 10%硫酸乙醇溶液,在 105℃加热至斑点显色清晰。供试品色谱中,在与对照药材色谱和对照品色谱相应的位置上,显相同颜色的斑点。

【检查】 应符合颗粒剂项下有关的各项规定(通则 0104)。

【含量测定】 照高效液相色谱法(通则 0512)测定。

色谱条件与系统适用性试验 以十八烷基硅烷键合硅胶为填充剂;以乙腈-水(6∶94)为流动相;检测波长为 275nm。理论板数按红景天苷峰计算应不低于 5000。

对照品溶液的制备 取红景天苷对照品适量,精密称定,加甲醇制成每 1ml 含 0.2mg 的溶液,即得。

供试品溶液的制备 取装量差异项下的本品,混匀,研细,取约 3g,精密称定,置锥形瓶中,精密加入甲醇 50ml,称定重量,加热回流 1 小时,放冷,再称定重量,用甲醇补足减失的重量,摇匀,滤过,取续滤液,即得。

测定法 分别精密吸取对照品溶液与供试品溶液各 10μl,注入液相色谱仪,测定,即得。

本品每袋含女贞子以红景天苷($C_{14}H_{20}O_7$)计,不得少于 8.0mg。

【功能与主治】 养阴柔肝止痛,润燥通便。用于阴虚胃燥,胃脘胀痛,腹胀,嗳气,口渴,便秘;消化性溃疡、慢性胃炎

见上述证候者。

【用法与用量】　口服。一次 1 袋，一日 2 次。

【规格】　每袋装 3g

【贮藏】　密封，置干燥处。

胃脘舒颗粒

Weiwanshu Keli

【处方】　党参 260g　　　　白芍 260g
　　　　　山楂(炭)260g　　　陈皮 130g
　　　　　甘草 260g　　　　　醋延胡索 130g

【制法】　以上六味，加水煎煮二次，每次 1.5 小时，滤过，合并滤液，滤液浓缩至相对密度为 1.10(92℃)的清膏，放冷，加乙醇使含醇量达 60％，静置，滤过，滤液浓缩至相对密度为 1.27～1.30(62℃)稠膏，取稠膏 1 份，加蔗糖 0.7 份，糊精 2.3 份，制粒，干燥，制成颗粒 1000g，即得。

【性状】　本品为黄色至黄棕色的颗粒；气香，味甜。

【鉴别】　(1)取本品 20g，加水 50ml 使溶解，离心，取上清液，用水饱和的正丁醇振摇提取 3 次，每次 30ml，合并正丁醇液，用氨试液调节 pH 值至 9～10，用水洗涤 2 次，每次 20ml，弃去水洗液，正丁醇液蒸干，残渣加水 10ml 使溶解，通过 D101 型大孔吸附树脂柱(内径为 1.5cm，柱高为 12cm)，依次用水 50ml、40％乙醇 40ml、80％乙醇 80ml 洗脱，收集 80％乙醇洗脱液，蒸干，残渣加甲醇 5ml 使溶解，作为供试品溶液。另取党参炔苷对照品适量，加甲醇制成每 1ml 含 0.15mg 的溶液，作为对照品溶液。照高效液相色谱法(通则 0512)试验，以十八烷基硅烷键合硅胶为填充剂；以乙腈-水(17：83)为流动相；检测波长为 215nm。理论板数按党参炔苷峰计算应不低于 2000。分别吸取对照品溶液与供试品溶液各 10μl，注入液相色谱仪。供试品色谱中应呈现与对照品色谱峰保留时间一致的色谱峰。

(2)取本品 10g，加乙醇 60ml，加热回流 2 小时，放冷，滤过，取滤液 3ml(其余滤液备用)，浓缩至 1ml，作为供试品溶液。另取甘草对照药材 5g，加乙醇 40ml，加热回流 2 小时，放冷，滤过，滤液浓缩至约 5ml，作为对照药材溶液。再取甘草酸铵对照品，加乙醇制成每 1ml 含 2mg 的溶液，作为对照品溶液。照薄层色谱法(通则 0502)试验，吸取上述三种溶液各 5μl，分别点于同一硅胶 G 薄层板上，以正丁醇-冰醋酸-水(4：1：2)为展开剂，展开，取出，晾干，喷以 10％硫酸乙醇溶液，在 105℃加热至斑点显色清晰。供试品色谱中，在与对照药材色谱相应的位置上，显相同颜色的斑点；置紫外光灯(365nm)下检视，在与对照品色谱相应的位置上，显相同颜色的荧光斑点。

(3)取〔鉴别〕(2)项下的备用滤液 20ml，蒸干，残渣加水 10ml 使溶解，用氨试液调节 pH 值至 9～10，用三氯甲烷提取

2 次，每次 15ml，合并三氯甲烷液，蒸干，残渣加乙醇 1ml 使溶解，作为供试品溶液。另取延胡索乙素对照品，加乙醇制成每 1ml 含 0.5mg 的溶液，作为对照品溶液。照薄层色谱法(通则 0502)试验，吸取上述两种溶液各 5μl，分别点于硅胶 G 薄层板上，以正己烷-三氯甲烷-甲醇-二乙胺(10：6：1：0.02)为展开剂，展开，取出，晾干，置碘蒸气中熏 3 分钟后取出，挥尽板上吸附的碘后，置紫外光灯(365nm)下检视。供试品色谱中，在与对照品色谱相应的位置上，显相同颜色的荧光斑点。

(4)取本品 10g，加乙醇 60ml，超声处理 30 分钟，滤过，滤液置水浴上蒸干，残渣加水 20ml 使溶解，用氨试液调节 pH 值至 12，用正丁醇振摇提取 2 次，每次 20ml，合并正丁醇液，用水 20ml 洗涤，弃去水洗液，正丁醇液蒸干，残渣加乙醇 1ml 使溶解，作为供试品溶液。另取白芍对照药材 1g，加乙醇 10ml，同法制成对照药材溶液。再取芍药苷对照品适量，加乙醇制成每 1ml 含 0.2mg 的溶液，作为对照品溶液。照薄层色谱法(通则 0502)试验，吸取上述三种溶液各 10μl，分别点于同一硅胶 G 薄层板上，以甲苯-乙酸乙酯-甲醇-甲酸(10：7：3：2)为展开剂，展开，取出，晾干，喷以 5％香草醛硫酸溶液，在 105℃加热至斑点显色清晰。供试品色谱中，在与对照药材色谱和对照品色谱相应的位置上，显相同颜色的斑点。

(5)取本品 3g，研细，加石油醚(60～90℃)80ml，加热回流 30 分钟，弃去石油醚液，药渣挥干溶剂，加甲醇 80ml，加热回流 30 分钟，滤过，滤液蒸干，残渣加甲醇 5ml 使溶解，作为供试品溶液。另取橙皮苷对照品适量，加甲醇制成每 1ml 含 0.2mg 的溶液，作为对照品溶液。照高效液相色谱法(通则 0512)试验，以十八烷基硅烷键合硅胶为填充剂；以甲醇-1％醋酸溶液(30：70)为流动相；检测波长为 283nm。理论板数按橙皮苷峰计算应不低于 2000。分别吸取上述供试品溶液与对照品溶液各 10μl，注入液相色谱仪。供试品色谱中应呈现与对照品色谱峰保留时间一致的色谱峰。

【检查】　应符合颗粒剂项下有关的各项规定(通则 0104)。

【含量测定】　照高效液相色谱法(通则 0512)测定。

色谱条件与系统适用性试验　以十八烷基硅烷键合硅胶为填充剂；以甲醇-醋酸-水(78：0.3：22)为流动相；检测波长为 252nm。理论板数按甘草酸峰计算，应不低于 2500。

对照品溶液的制备　取甘草酸铵对照品适量，精密称定，加甲醇制成每 1ml 含 40μg 的溶液(折合甘草酸为 39.18μg)，即得。

供试品溶液的制备　取本品粉末约 0.2g，精密称定，置 25ml 量瓶中，加酸性的稀乙醇溶液(1ml 醋酸→100ml 稀乙醇)约 20ml，超声处理(功率 160W，频率 50kHz)30 分钟，放冷，用酸性的 50％乙醇溶液稀释至刻度，摇匀，取适量离心，取上清液，滤过，取续滤液，即得。

测定法　分别精密吸取对照品溶液与供试品溶液各 10μl，注入液相色谱仪，测定，即得。

本品每袋含甘草以甘草酸($C_{42}H_{62}O_{16}$)计，不得少

于 22.0mg。

【功能与主治】 益气阴,健脾胃,消痞满。用于脾虚气滞所致的胃脘痞满、嗳气纳差、时有隐痛;萎缩性胃炎见上述证候者。

【用法与用量】 开水冲服。一次 1 袋,一日 2 次,或遵医嘱。

【注意】 孕妇慎用。

【规格】 每袋装 7g

【贮藏】 密封,置干燥处。

胃康灵片
Weikangling Pian

【处方】

白芍 317.5g	白及 238.1g
三七 9.9g	甘草 317.5g
茯苓 238.1g	延胡索 158.7g
海螵蛸 31.7g	颠茄浸膏 2.1g

【制法】 以上八味,白及、三七、海螵蛸粉碎成细粉;甘草加水煎煮四次,第一、二次各 3 小时,第三、四次各 2 小时,合并煎液,滤过,静置 24 小时,取上清液,备用;白芍、延胡索、茯苓加水煎煮二次,第一次 3 小时,第二次 2 小时,合并煎液,滤过,静置 24 小时,取上清液,与上述上清液合并,浓缩成相对密度为 1.34～1.39(55～60℃)的清膏,加入上述细粉及颠茄浸膏,混匀,制成颗粒,干燥,压制成 1000 片,包薄膜衣,即得。

【性状】 本品为薄膜衣片,除去包衣后显褐色;味甘。

【鉴别】 (1)取本品,置显微镜下观察:不规则碎块表面具网纹或点状纹理(海螵蛸)。

(2)取本品 5 片,除去包衣,研细,加盐酸 2ml 与三氯甲烷 30ml,加热回流 1 小时,放冷,滤过,滤液回收溶剂至干,残渣加乙醇 1ml 使溶解,作为供试品溶液。另取甘草次酸对照品,加无水乙醇制成每 1ml 含 1mg 的溶液,作为对照品溶液。照薄层色谱法(通则 0502)试验,吸取上述两种溶液各 5μl,分别点于同一硅胶 G 薄层板上,以石油醚(30～60℃)-甲苯-乙酸乙酯-冰醋酸(7:16:10:1)为展开剂,展开,取出,晾干,喷以 10%磷钼酸乙醇溶液,在 105℃加热至斑点显色清晰,置日光下检视。供试品色谱中,在与对照品色谱相应的位置上,显相同颜色的斑点。

(3)取本品 5 片,除去包衣,研细,加浓氨试液 2ml 与三氯甲烷 20ml,超声处理 30 分钟,滤过,滤液用水 15ml 振摇提取,弃去水液,三氯甲烷液回收溶剂至干,残渣加甲醇 1ml 使溶解,作为供试品溶液。另取延胡索对照药材 1g,加浓氨试液 1ml 与三氯甲烷 15ml,浸渍 30 分钟,超声处理 20 分钟,滤过,滤液回收溶剂至干,残渣加甲醇 1ml 使溶解,作为对照药材溶液。再取延胡索乙素对照品,加甲醇制成每 1ml 含 1mg 的溶液,作为对照品溶液。照薄层色谱法(通则 0502)试验,

吸取上述三种溶液各 5μl,分别点于同一硅胶 G 薄层板上,以甲苯-丙酮(9:2)为展开剂,展开,取出,晾干,置碘缸中约 3 分钟后取出,挥尽板上吸附的碘后,置紫外光灯(365nm)下检视。供试品色谱中,在与对照药材和对照品色谱相应的位置上,显相同颜色的荧光斑点。

(4)取本品 10 片,除去包衣,研细,加水饱和的正丁醇 50ml,超声处理 30 分钟,滤过,滤液用氨试液洗涤 2 次(30ml、20ml),正丁醇液回收溶剂至干,残渣加甲醇 1ml 使溶解,作为供试品溶液。另取三七对照药材 0.3g,加水饱和的正丁醇 10ml,同法制成对照药材溶液。再取人参皂苷 Rg1 对照品、人参皂苷 Rb1 对照品和三七皂苷 R1 对照品,分别加甲醇制成每 1ml 含 1mg 的溶液,作为对照品溶液。照薄层色谱法(通则 0502)试验,吸取供试品溶液 2～4μl,对照药材溶液和对照品溶液各 2μl,分别点于同一硅胶 G 薄层板上,以三氯甲烷-乙酸乙酯-甲醇-水(15:40:22:10)10℃以下放置的下层溶液为展开剂,展开,取出,晾干,喷以 10%硫酸乙醇溶液,在 105℃加热至斑点显色清晰,置日光下检视。供试品色谱中,在与对照药材色谱和对照品色谱相应的位置上,显相同颜色的斑点。

(5)取本品 50 片,除去包衣,研细,加三氯甲烷 100ml,边轻轻摇动边滴加浓氨试液 5ml,密塞,放置过夜,滤过,滤液浓缩至约 50ml,用 0.5mol/L 硫酸溶液振摇提取 4 次,每次 20ml,合并酸液,加浓氨试液 30ml,摇匀,用三氯甲烷振摇提取 3 次,每次 20ml,合并三氯甲烷液,回收溶剂至干,残渣加三氯甲烷 2ml 使溶解,作为供试品溶液。另取硫酸阿托品对照品,加甲醇制成每 1ml 含 2mg 的溶液,作为对照品溶液。照薄层色谱法(通则 0502)试验,吸取上述供试品溶液 20μl、对照品溶液 2μl,分别点于同一用硅胶 G 薄层板上,以乙酸乙酯-甲醇-浓氨试液(17:2:1)为展开剂,展开,取出,晾干,喷以稀碘化铋钾试液,置日光下检视。供试品色谱中,在与对照品色谱相应的位置上,显相同颜色的斑点。

【检查】 应符合片剂项下有关的各项规定(通则 0101)。

【含量测定】 照高效液相色谱法(通则 0512)测定。

色谱条件与系统适用性试验 以十八烷基硅烷键合硅胶为填充剂;以乙腈-水(15:85)为流动相;检测波长为 230nm。理论板数按芍药苷峰计算应不低于 4000。

对照品溶液的制备 取芍药苷对照品适量,精密称定,加稀乙醇制成每 1ml 含 70μg 的溶液,即得。

供试品溶液的制备 取本品 10 片,除去包衣,精密称定,研细,取约 0.25g,精密称定,置具塞锥形瓶中,精密加入稀乙醇 25ml,密塞,称定重量,超声处理(功率 200W,频率 40kHz)30 分钟,放冷,再称定重量,用稀乙醇补足减失的重量,摇匀,滤过,取续滤液,即得。

测定法 分别精密吸取对照品溶液与供试品溶液各 5μl,注入液相色谱仪,测定,即得。

本品每片含白芍以芍药苷($C_{23}H_{28}O_{11}$)计,不得少于 2.0mg。

【功能与主治】 柔肝和胃,散瘀止血,缓急止痛,去腐生

新。用于肝胃不和、瘀血阻络所致的胃脘疼痛、连及两胁、嗳气、泛酸;急、慢性胃炎,胃、十二指肠溃疡,胃出血见上述证候者。

【用法与用量】 口服。一次 4 片,一日 3 次。饭后服用。

【注意】 青光眼患者忌服。

【规格】 每片重 0.4g

【贮藏】 密封。

胃康灵胶囊
Weikangling Jiaonang

【处方】 白芍 317.5g   白及 238.1g
    三七 9.9g   甘草 317.5g
    茯苓 238.1g   延胡索 158.7g
    海螵蛸 31.7g   颠茄浸膏 2.1g

【制法】 以上八味,白及、三七、海螵蛸粉碎成细粉;甘草加水煎煮四次,第一、二次每次 3 小时,第三、四次每次 2 小时,煎液滤过,滤液合并,备用;白芍、延胡索、茯苓加水煎煮二次,第一次 3 小时,第二次 2 小时,煎液滤过,滤液合并,与上述滤液合并,板框滤过,浓缩至适量,加入上述细粉及颠茄浸膏,搅匀,干燥,粉碎成细粉,加入适量的辅料,混匀,装入胶囊,制成 1000 粒,即得。

【性状】 本品为硬胶囊,内容物为淡黄色至棕褐色的粉末;味甘。

【鉴别】 (1)取本品内容物 2g,加盐酸 1ml、三氯甲烷 15ml,加热回流 1 小时,放冷,滤过,滤液蒸干,残渣加乙醇 1ml 使溶解,作为供试品溶液。另取甘草次酸对照品,加无水乙醇制成每 1ml 含 1mg 的溶液,作为对照品溶液。照薄层色谱法(通则 0502)试验,吸取上述两种溶液各 5μl,分别点于同一硅胶 G 薄层板上,以石油醚(30~60℃)-甲苯-乙酸乙酯-冰醋酸(10:20:7:0.5)为展开剂,展开,取出,晾干,喷以 10%磷钼酸乙醇溶液,在 105℃加热至斑点显色清晰。供试品色谱中,在与对照品色谱相应的位置上,显相同颜色的斑点。

(2)取本品内容物 4g,加浓氨试液 2ml、三氯甲烷 20ml,超声处理 5 分钟,滤过,滤液用水 15ml 振摇提取,弃去水溶液,三氯甲烷液蒸干,残渣加甲醇 1ml 使溶解,作为供试品溶液。另取延胡索对照药材 1g,加浓氨试液 1ml、三氯甲烷 15ml,浸渍 30 分钟,超声处理 20 分钟,滤过,滤液蒸干,残渣加甲醇 1ml 使溶解,作为对照药材溶液。照薄层色谱法(通则 0502)试验,吸取上述两种溶液各 5μl,分别点于同一用 1%氢氧化钠溶液制备的硅胶 G 薄层板上,以正己烷-三氯甲烷-甲醇(15:8:2)为展开剂,展开,取出,晾干,用碘蒸气熏至斑点显色清晰。置日光下检视,供试品色谱中,在与对照药材色谱相应的位置上,显相同颜色的斑点;挥尽薄层板上吸附的碘

后,置紫外光灯(365nm)下检视,供试品色谱中,在与对照药材色谱相应的位置上,显相同颜色的荧光斑点。

(3)取本品内容物 4g,加水饱和的正丁醇 40ml,超声处理 20 分钟,滤过,滤液用氨试液洗涤 2 次(20ml,10ml),正丁醇液蒸干,残渣加甲醇 1ml 使溶解,作为供试品溶液。另取三七对照药材 0.3g,加水饱和的正丁醇 10ml,同法制成对照药材溶液。再取人参皂苷 Rg_1 对照品和三七皂苷 R_1 对照品,分别加甲醇制成每 1ml 含 1mg 的溶液,作为对照品溶液。照薄层色谱法(通则 0502)试验,吸取供试品溶液 2~4μl、对照药材溶液和对照品溶液各 2μl,分别点于同一硅胶 G 薄层板上,以三氯甲烷-甲醇-水(13:7:2)10℃以下放置的下层溶液为展开剂,展开,取出,晾干,喷以 10%硫酸乙醇溶液,在 105℃加热至斑点显色清晰。供试品色谱中,在与对照药材色谱和对照品色谱相应的位置上,显相同颜色的斑点。

(4)取本品内容物 20g,加三氯甲烷 100ml,边轻轻摇动边滴加浓氨试液 5ml,密塞,放置过夜,滤过,滤液蒸干,残渣加三氯甲烷 50ml 使溶解,用 0.5mol/L 硫酸溶液振摇提取 4 次,每次 20ml,合并酸液,加浓氨试液 30ml,摇匀,用三氯甲烷振摇提取 3 次,每次 20ml,合并三氯甲烷液,蒸干,残渣加三氯甲烷 2ml 使溶解,作为供试品溶液。另取硫酸阿托品对照品,加甲醇制成每 1ml 含 2mg 的溶液,作为对照品溶液。照薄层色谱法(通则 0502)试验,吸取供试品溶液 20μl、对照品溶液 1~3μl,分别点于同一硅胶 G 薄层板上使成条状,以乙酸乙酯-甲醇-浓氨试液(17:2:1)为展开剂,展开,取出,晾干,喷以稀碘化铋钾试液。供试品色谱中,在与对照品色谱相应的位置上,显相同颜色的条斑。

【检查】 应符合胶囊剂项下有关的各项规定(通则 0103)。

【含量测定】 照高效液相色谱法(通则 0512)测定。

  色谱条件与系统适用性试验 以十八烷基硅烷键合硅胶为填充剂;以乙腈-0.1%磷酸溶液(15:85)为流动相;检测波长为 230nm。理论板数按芍药苷峰计算应不低于 2000。

  对照品溶液的制备 取芍药苷对照品适量,精密称定,加稀乙醇制成每 1ml 含 50μg 的溶液,即得。

  供试品溶液的制备 取装量差异项下的本品内容物约 0.3g,精密称定,置具塞锥形瓶中,精密加入稀乙醇 25ml,密塞,称定重量,超声处理(功率 200W,频率 40kHz)30 分钟,放冷,再称定重量,用稀乙醇补足减失的重量,摇匀,滤过,取续滤液,即得。

  测定法 分别精密吸取对照品溶液与供试品溶液各 5μl,注入液相色谱仪,测定,即得。

  本品每粒含白芍以芍药苷($C_{23}H_{28}O_{11}$)计,不得少于 1.0mg。

【功能与主治】 柔肝和胃,散瘀止血,缓急止痛,去腐生新。用于肝胃不和、瘀血阻络所致的胃脘疼痛、连及两胁、嗳气、泛酸;急、慢性胃炎,胃、十二指肠溃疡,胃出血见上述证候者。

【用法与用量】 口服。一次 4 粒,一日 3 次。饭后服用。

【注意】 青光眼患者忌服。

【规格】 每粒装 0.4g

【贮藏】 密封。

胃康灵颗粒

Weikangling Keli

【处方】 白芍 317.5g   白及 238.1g

三七 9.9g   甘草 317.5g

茯苓 238.1g   延胡索 158.7g

海螵蛸 31.7g   颠茄浸膏 2.1g

【制法】 以上八味,白及、三七、海螵蛸粉碎成细粉或最细粉;甘草加水煎煮四次,第一、二次每次 3 小时,第三、四次每次 2 小时,煎液滤过,滤液合并,静置 24 小时,取上清液,备用;白芍、延胡索、茯苓加水煎煮二次,第一次 3 小时,第二次 2 小时,煎液滤过,滤液合并,静置 24 小时,取上清液,与上述上清液合并,浓缩至相对密度为 1.20～1.25(50～55℃)的清膏,加入上述最细粉及颠茄浸膏,搅匀,干燥,粉碎成细粉,加入糊精和蔗糖适量,制成颗粒,干燥,制成 1000g〔规格(1)〕;或浓缩成相对密度为 1.34～1.39(55～60℃)的稠膏,加入上述细粉及颠茄浸膏,混匀,干燥,粉碎成细粉,加入糊精-蔗糖粉(1∶3)约 1095g,混匀,以 50% 乙醇制颗粒,干燥,制成 1500g〔规格(2)〕;或浓缩成相对密度为 1.34～1.39(55～60℃)的稠膏,加入上述细粉及颠茄浸膏,搅匀,干燥,粉碎成细粉,过筛,制成颗粒,干燥,制成 400g〔规格(3)〕,即得。

【性状】 本品为淡黄色至棕褐色的颗粒;味甜、微苦。

【鉴别】 (1)取本品,置显微镜下观察:不规则碎块表面具网纹或点状纹理(海螵蛸)。

(2)取本品 3 袋,研细,加盐酸 2ml 与三氯甲烷 30ml,加热回流 1 小时,放冷,滤过,滤液回收溶剂至干,残渣加乙醇 1ml 使溶解,作为供试品溶液。另取甘草次酸对照品,加无水乙醇制成每 1ml 含 1mg 的溶液,作为对照品溶液。照薄层色谱法(通则 0502)试验,吸取上述两种溶液各 5μl,分别点于同一硅胶 G 薄层板上,以石油醚(30～60℃)-甲苯-乙酸乙酯-冰醋酸(7∶16∶10∶1)为展开剂,展开,取出,晾干,喷以 10% 磷钼酸乙醇溶液,在 105℃加热至斑点显色清晰,置日光下检视。供试品色谱中,在与对照品色谱相应的位置上,显相同颜色的斑点。

(3)取本品 3 袋,研细,加浓氨试液 4ml 与三氯甲烷 40ml,超声处理 30 分钟,滤过,滤液用水 30ml 振摇提取,弃去水液,三氯甲烷液回收溶剂至干,残渣加甲醇 1ml 使溶解,作为供试品溶液。另取延胡索对照药材 1g,加浓氨试液 1ml 与三氯甲烷 15ml,浸渍 30 分钟,超声处理 20 分钟,滤过,滤液回收溶剂至干,残渣加甲醇 1ml 使溶解,作为对照药材溶液。再取延胡索乙素对照品,加甲醇制成每 1ml 含 1mg 的溶

液,作为对照品溶液。照薄层色谱法(通则 0502)试验,吸取上述三种溶液各 5μl,分别点于同一硅胶 G 薄层板上,以甲苯-丙酮(9∶2)为展开剂,展开,取出,晾干,置碘缸中约 3 分钟后取出,挥尽板上吸附的碘后,置紫外光灯(365nm)下检视。供试品色谱中,在与对照药材和对照品色谱相应的位置上,显相同颜色的荧光斑点。

(4)取本品 3 袋,研细,加水饱和的正丁醇 50ml,超声处理 30 分钟,滤过,滤液用氨试液洗涤 2 次(30ml、20ml),正丁醇液回收溶剂至干,残渣加甲醇 1ml 使溶解,作为供试品溶液。另取三七对照药材 0.3g,加水饱和的正丁醇 10ml,同法制成对照药材溶液。再取人参皂苷 Rg_1 对照品、人参皂苷 Rb_1 对照品和三七皂苷 R_1 对照品,分别加甲醇制成每 1ml 含 1mg 的溶液,作为对照品溶液。照薄层色谱法(通则 0502)试验,吸取供试品溶液 2～4μl、对照药材溶液和对照品溶液各 2μl,分别点于同一硅胶 G 薄层板上,以三氯甲烷-乙酸乙酯-甲醇-水(15∶40∶22∶10)10℃以下放置的下层溶液为展开剂,展开,取出,晾干,喷以 10% 硫酸乙醇溶液,在 105℃加热至斑点显色清晰,置日光下检视。供试品色谱中,在与对照药材色谱和对照品色谱相应的位置上,显相同颜色的斑点。

(5)取本品 10 袋,研细,加三氯甲烷 100ml,边轻轻摇动边滴加浓氨试液 5ml,密塞,放置过夜,滤过,滤液浓缩至约 50ml,用 0.5mol/L 硫酸溶液振摇提取 4 次,每次 20ml,合并酸液,加浓氨试液 30ml,摇匀,用三氯甲烷振摇提取 3 次,每次 20ml,合并三氯甲烷液,回收溶剂至干,残渣加三氯甲烷 2ml 使溶解,作为供试品溶液。另取硫酸阿托品对照品,加甲醇制成每 1ml 含 2mg 的溶液,作为对照品溶液。照薄层色谱法(通则 0502)试验,吸取上述供试品溶液 20μl、对照品溶液 2μl,分别点于同一用硅胶 G 薄层板上,以乙酸乙酯-甲醇-浓氨试液(17∶2∶1)为展开剂,展开,取出,晾干,喷以稀碘化铋钾试液,置日光下检视。供试品色谱中,在与对照品色谱相应的位置上,显相同颜色的斑点。

【检查】 应符合颗粒剂项下有关的各项规定(通则 0104)。

【含量测定】 照高效液相色谱法(通则 0512)测定。

色谱条件与系统适用性试验 以十八烷基硅烷键合硅胶为填充剂;以乙腈-水(15∶85)为流动相;检测波长为 230nm。理论板数按芍药苷峰计算应不低于 4000。

对照品溶液的制备 取芍药苷对照品适量,精密称定,加稀乙醇制成每 1ml 含 70μg 的溶液,即得。

供试品溶液的制备 取装量差异项下的本品,研细,取约 0.75g〔规格(1)〕、1.0g〔规格(2)〕和 0.25g〔规格(3)〕,精密称定,置具塞锥形瓶中,精密加入稀乙醇 25ml,密塞,称定重量,超声处理(功率 200W,频率 40kHz)30 分钟,放冷,再称定重量,用稀乙醇补足减失的重量,摇匀,滤过,取续滤液,即得。

测定法 分别精密吸取对照品溶液与供试品溶液各 5μl,注入液相色谱仪,测定,即得。

本品每袋含白芍以芍药苷($C_{23}H_{28}O_{11}$)计,不得少于

6.0mg。

【功能与主治】 柔肝和胃，散瘀止血，缓急止痛，去腐生新。用于肝胃不和、瘀血阻络所致的胃脘疼痛、连及两胁、嗳气、泛酸；急、慢性胃炎，胃、十二指肠溃疡，胃出血见上述证候者。

【用法与用量】 开水冲服。一次1袋，一日3次；饭后服用。

【注意】 青光眼患者忌服。

【规格】 (1)每袋装4g　(2)每袋装6g　(3)每袋装1.6g

【贮藏】 密封。

胃 康 胶 囊
Weikang Jiaonang

【处方】
白及 64g	海螵蛸 63g
香附 64g	黄芪 63g
白芍 64g	三七 64g
鸡内金 38g	鸡蛋壳(炒焦)1g
乳香 32g	没药 15g
百草霜 13g	

【制法】 以上十一味，白及、海螵蛸、鸡内金、鸡蛋壳(炒焦)、乳香、没药、百草霜粉碎成细粉；三七、香附粉碎成粗粉，用75%～80%乙醇作溶剂，缓缓渗漉，收集渗漉液，回收乙醇，浓缩至稠膏状，残渣加水煎煮二次，滤过，合并滤液，浓缩至稠膏状；黄芪、白芍加水煎煮三次，滤过，合并滤液，浓缩至稠膏状。合并上述稠膏，加入上述细粉，混匀，制成颗粒，干燥，装入胶囊，制成1000粒，即得。

【性状】 本品为硬胶囊，内容物为黑色颗粒和粉末；味苦。

【鉴别】 (1)取本品内容物0.3g，加稀盐酸5ml，立即产生大量气泡。

(2)取本品内容物0.3g，加乙醇5ml，振摇使溶解，滤过，滤液加水10ml，产生乳白色混浊。

(3)取本品内容物6g，加乙醇50ml，超声处理15分钟，滤过，滤液蒸干，残渣加水10ml使溶解，滤过，滤液加正丁醇提取2次，每次20ml(轻轻振摇)，合并正丁醇提取液，蒸干，残渣加甲醇0.5ml使溶解，作为供试品溶液。另取人参皂苷Rb$_1$对照品、人参皂苷Rg$_1$对照品，加甲醇制成每1ml各含2mg的混合溶液；再取黄芪甲苷对照品，加甲醇制成每1ml含1mg的溶液，作为对照品溶液。照薄层色谱法(通则0502)试验，吸取上述三种溶液各2～5μl，分别点于同一硅胶G薄层板上，以三氯甲烷-甲醇-水(13：7：2)10℃以下放置的下层溶液为展开剂，展开，取出，晾干，喷以10%硫酸乙醇溶液，在105℃加热至斑点显色清晰。供试品色谱中，在与对照品色谱相应的位置上，显相同颜色的斑点。置紫外光灯

(365nm)下检视，显相同颜色的荧光斑点。

(4)取本品内容物6g，加乙醚20ml，超声处理20分钟，滤过，滤液挥干，残渣加乙酸乙酯1ml使溶解，作为供试品溶液。另取α-香附酮对照品，加乙酸乙酯制成每1ml含1mg的溶液，作为对照品溶液。照薄层色谱法(通则0502)试验，吸取上述两种溶液各5～10μl，分别点于同一硅胶GF$_{254}$薄层板上，以甲苯-乙酸乙酯-冰醋酸(92：5：5)为展开剂，展开，取出，晾干，置紫外光灯(254nm)下检视。供试品色谱中，在与对照品色谱相应的位置上，显相同颜色的荧光斑点。喷以二硝基苯肼试液，放置片刻，斑点渐变为橙色。

(5)取本品内容物3g，加甲醇30ml，超声处理20分钟，滤过，滤液蒸干，残渣加甲醇2ml使溶解，作为供试品溶液。另取芍药苷对照品，加甲醇制成每1ml含1mg的溶液，作为对照品溶液。照薄层色谱法(通则0502)试验，吸取上述两溶液各5～10μl，分别点于同一硅胶G薄层板上，以二氯甲烷-乙酸乙酯-甲醇-甲酸(40：5：10：0.2)为展开剂，展开，取出，晾干，喷以5%香草醛硫酸溶液，在105℃加热至斑点显色清晰。供试品色谱中，在与对照品色谱相应的位置上，显相同颜色的斑点。

【检查】 **制酸力** 取装量差异项下的本品内容物约0.2g，精密称定，置100ml具塞锥形瓶中，精密加盐酸滴定液(0.1mol/L)50ml，密塞，超声处理15分钟(功率250W，频率40kHz)，滤过，弃去初滤液，精密量取续滤液15ml，加溴酚蓝指示液数滴，用氢氧化钠滴定液(0.1mol/L)滴定剩余盐酸，即得。

本品每粒消耗盐酸滴定液(0.1mol/L)不得少于14ml。

其他 应符合胶囊剂项下有关的各项规定(通则0103)。

【含量测定】 照高效液相色谱法(通则0512)测定。

色谱条件与系统适用性试验 以十八烷基硅烷键合硅胶为填充剂；以乙腈-水(21：79)为流动相；检测波长为203nm。理论板数按人参皂苷Rg$_1$峰计算应不低于8000。

对照品溶液的制备 取人参皂苷Rg$_1$对照品适量，精密称定，加甲醇制成1ml含0.5mg的溶液，摇匀，即得。

供试品溶液的制备 取装量差异项下的本品内容物，混匀，取2g，精密称定，置具塞锥形瓶中，加乙醚50ml，超声处理(功率250W，频率30kHz)10分钟，滤过，弃去乙醚液，药渣挥干，与滤纸一同置具塞锥形瓶中，精密加甲醇20ml，密塞，称定重量，再超声处理(功率250W，频率40kHz)20分钟，放冷，再称定重量，用甲醇补足减失的重量，摇匀，滤过，取续滤液，即得。

测定法 分别精密吸取对照品溶液与供试品溶液各5μl，注入液相色谱仪，测定，即得。

本品每粒含三七以人参皂苷Rg$_1$(C$_{42}$H$_{72}$O$_{14}$)计，不得少于1.2mg。

【功能与主治】 行气健胃，化瘀止血，制酸止痛。用于气滞血瘀所致的胃脘疼痛、痛处固定、吞酸嘈杂，或见吐血、黑便；胃及十二指肠溃疡、慢性胃炎、上消化道出血见上述证

候者。

【用法与用量】 口服。一次 2~4 粒，一日 3 次。

【注意】 孕妇及脾胃虚弱者慎用；忌食辛辣、油腻、生冷之品，戒烟酒。

【规格】 每粒装 0.3g

【贮藏】 密封。

胃舒宁颗粒
Weishuning Keli

【处方】 甘草 595g　　　　海螵蛸 595g

白芍 464g　　　　白术 310g

延胡索 310g　　　　党参 119g

【制法】 以上六味，加水煎煮二次，每次 2 小时，煎液滤过，滤液合并，静置，取上清液，浓缩至适量，加入适量的糊精，混匀，干燥，粉碎成细粉，制成颗粒，干燥，制成 1000g〔规格(1)〕或 600g〔规格(2)〕；或取上清液，减压浓缩至适量，喷雾干燥，加入适量的糊精和乳糖，制成颗粒，干燥，制成 600g〔规格(3)〕，即得。

【性状】 本品为棕黄色的颗粒；气芳香，味甜。

【鉴别】 (1)取本品 2g〔规格(1)〕或 1.2g〔规格(2)、规格(3)〕，研细，加乙醇 40ml，超声处理 30 分钟，滤过，滤液蒸干，残渣加甲醇 1ml 使溶解，作为供试品溶液。另取甘草对照药材 1g，同法制成对照药材溶液。照薄层色谱法(通则 0502)试验，吸取上述两种溶液各 2μl，分别点于同一硅胶 G 薄层板上，以三氯甲烷-甲醇-水(13：6：2)的下层溶液为展开剂，薄层板置展开缸中预饱和 20 分钟，展开，取出，晾干，喷以 10% 硫酸乙醇溶液，105℃加热约 5 分钟，置紫外光灯(365nm)下检视。供试品色谱中，在与对照药材色谱相应的位置上，显相同颜色的荧光主斑点。

(2)取本品 5g〔规格(1)〕或 3g〔规格(2)、规格(3)〕，研细，加乙醇 30ml，超声处理 30 分钟，滤过，滤液置水浴上蒸至近干，加中性氧化铝(100~200 目)2g，搅拌，置水浴上蒸干，加在中性氧化铝柱(100~200 目，2g，内径为 1cm)上，用乙醇洗脱，收集洗脱液 30ml，蒸干，残渣加甲醇 1ml 使溶解，作为供试品溶液。另取芍药苷对照品，加甲醇制成每 1ml 含 1mg 的溶液，作为对照品溶液。照薄层色谱法(通则 0502)试验，吸取上述两种溶液各 5μl，分别点于同一硅胶 G 薄层板上，以三氯甲烷-乙酸乙酯-甲醇-浓氨试液(8：1：3：0.5)为展开剂，展开，取出，晾干，喷以 5% 香草醛硫酸溶液，在 105℃加热至斑点显色清晰。供试品色谱中，在与对照品色谱相应的位置上，显相同颜色的斑点。

(3)取本品 5g〔规格(1)〕或 3g〔规格(2)、规格(3)〕，研细，加水 25ml 使溶解，用盐酸调节 pH 值至 2，滤过，滤液用浓氨试液调节 pH 值至 10~11，用乙醚振摇提取 2 次，每次 20ml，合并乙醚提取液，回收溶剂至干，残渣加甲醇 0.5ml 使溶解，作为供试品溶液。另取延胡索对照药材 0.2g，加适量的水，煎煮 30 分钟，滤过，取滤液，自"用盐酸调节 pH 值至 2"起，同法制成对照药材溶液。再取延胡索乙素对照品适量，加甲醇制成每 1ml 含 0.5mg 的溶液，作为对照品溶液。照薄层色谱法(通则 0502)试验，吸取供试品溶液及对照药材溶液各 10μl，对照品溶液 5μl，分别点于同一硅胶 G 薄层板上，以正己烷-二氯甲烷-甲醇(12：8：1)为展开剂，薄层板置展开缸中预饱和 20 分钟，展开，取出，晾干，在碘蒸气中熏后，置紫外光灯(365nm)下检视。供试品色谱中，在与对照药材色谱和对照品色谱相应的位置上，显相同颜色的荧光斑点。

【检查】 应符合颗粒剂项下有关的各项规定(通则 0104)。

【含量测定】 照高效液相色谱法(通则 0512)测定。

色谱条件与系统适用性试验 以十八烷基硅烷键合硅胶为填充剂；以乙腈-0.017mol/L 磷酸溶液(35：65)为流动相；检测波长为 250nm。理论板数按甘草酸峰计算应不低于 3000。

对照品溶液的制备 取甘草酸单铵盐对照品适量，精密称定，加 60% 甲醇制成每 1ml 含 0.1mg 的溶液(相当于每 1ml 含甘草酸 97.95μg)，即得。

供试品溶液的制备 取装量差异项下的本品，混匀，取适量，研细，取约 0.3g〔规格(1)〕或 0.18g〔规格(2)、规格(3)〕，精密称定，置具塞锥形瓶中，精密加入甲醇-0.017mol/L 磷酸溶液(13：7)的混合溶液 25ml，密塞，称定重量，浸泡 1 小时，超声处理(功率 160W，频率 50kHz)30 分钟，放冷，再称定重量，用上述混合溶液补足减失的重量，摇匀，滤过，取续滤液，即得。

测定法 分别精密吸取对照品溶液与供试品溶液各 10μl，注入液相色谱仪，测定，即得。

本品每袋含甘草以甘草酸($C_{42}H_{62}O_{16}$)计，不得少于 20mg。

【功能与主治】 补气健脾，制酸止痛。用于脾胃气虚、肝胃不和所致的胃脘疼痛、喜温喜按、泛吐酸水；胃及十二指肠溃疡见上述证候者。

【用法与用量】 开水冲服。一次 1 袋，一日 3 次。

【规格】 每袋装　(1)5g　(2)3g　(3)3g(含乳糖)

【贮藏】 密封。

咳 特 灵 片
Keteling Pian

【处方】 小叶榕干浸膏 180g

马来酸氯苯那敏 0.7g

【制法】 以上二味，取小叶榕干浸膏，粉碎成细粉，加入马来酸氯苯那敏及羧甲淀粉钠、氢氧化铝、淀粉、羟丙纤维素适量,混匀,制粒,干燥,加入适量硬脂酸镁,混匀,压制成 1000 片,包薄膜衣,即得。

【性状】　本品为薄膜衣片,除去包衣后显红棕色;味微苦。

【鉴别】　取本品 10 片,除去包衣,研细,加水 30ml,温热使溶解,滤过,滤液用乙酸乙酯振摇提取 2 次,每次 30ml,分取乙酸乙酯液,回收溶剂至干,残渣加甲醇 1ml 使溶解,作为供试品溶液。另取小叶榕对照药材 5g,加水煎煮 2 次,每次 150ml,煎煮 30 分钟,合并煎液,滤过,滤液浓缩至约 30ml,自"用乙酸乙酯振摇提取 2 次"起,同法制成对照药材溶液。再取牡荆苷对照品,加甲醇制成每 1ml 含 0.2mg 的溶液,作为对照品溶液。照薄层色谱法(通则 0502)试验,吸取供试品溶液 2～8μl,对照药材溶液和对照品溶液各 1μl,分别点于同一聚酰胺薄膜上,使成条状,以醋酸为展开剂,展开,取出,晾干,喷以 5% 三氯化铝乙醇溶液,热风吹干,置紫外光灯(365nm)下检视。供试品色谱中,在与对照药材色谱相应的位置上,至少显 2 个相同颜色的荧光斑点;在与对照品色谱相应的位置上,显相同颜色的荧光斑点。

【检查】　应符合片剂项下有关的各项规定(通则 0101)。

【含量测定】　小叶榕干浸膏　照高效液相色谱法(通则 0512)测定。

色谱条件与系统适用性试验　以十八烷基硅烷键合硅胶为填充剂;以甲醇为流动相 A,0.05% 磷酸溶液为流动相 B,按下表中的规定进行梯度洗脱;检测波长为 335nm。理论板数按牡荆苷峰计算应不低于 3000。

时间(分钟)	流动相 A(%)	流动相 B(%)
0～55	25→35	75→65
55～56	35→25	65→75
56～65	25	75

对照品溶液的制备　取牡荆苷对照品适量,精密称定,用 70% 甲醇超声处理使溶解并制成每 1ml 含 10μg 的溶液,即得。

供试品溶液的制备　取本品 20 片,除去包衣,精密称定,研细,取约 1.5g,精密称定,置具锥形瓶中,精密加入 70% 甲醇 50ml,密塞,称定重量,超声处理(功率 250W,频率 40kHz)45 分钟,放冷,再称定重量,用 70% 甲醇补足减失的重量,摇匀,滤过,取续滤液,即得。

测定法　分别精密吸取对照品溶液与供试品溶液各 10μl,注入液相色谱仪,测定。以牡荆苷对照品为参照,以其相应的峰为 S 峰,计算异牡荆苷的相对保留时间,其相对保留时间应在规定值的 ±5% 范围之内。相对保留时间及相对校正因子见下表:

待测成分(峰)	相对保留时间	相对校正因子
异牡荆苷	1.3	0.90
牡荆苷	1.0	1.00

本品每片含小叶榕干浸膏以牡荆苷($C_{21}H_{20}O_{10}$)和异牡荆苷($C_{21}H_{20}O_{10}$)的总量计,不得少于 0.14mg。

马来酸氯苯那敏　照高效液相色谱法(通则 0512)测定。

色谱条件与系统适用性试验　以十八烷基硅烷键合硅胶为填充剂;以甲醇-0.05mol/L 磷酸二氢钾(每 100ml 加入 0.5ml 的三乙胺,用磷酸调节 pH 值为 3.6)(39:61)为流动相;检测波长为 262nm,柱温 40℃。理论板数按氯苯那敏峰计算应不低于 3000。

对照品溶液的制备　取马来酸氯苯那敏对照品适量,精密称定,加甲醇超声处理使溶解并制成每 1ml 含 80μg 的溶液,即得。

供试品溶液的制备　取本品 20 片,除去包衣,精密称定,研细,取适量(约相当于马来酸氯苯那敏 2.1mg),精密称定,置具塞锥形瓶中,精密加入盐酸-甲醇(1:100)25ml,密塞,称定重量,超声处理(功率 250W,频率 50kHz)20 分钟,放冷,再称定重量,用盐酸-甲醇(1:100)补足减失的重量,摇匀,滤过,取续滤液,即得。

测定法　分别精密吸取对照品溶液与供试品溶液各 10μl,注入液相色谱仪,测定,按外标法以氯苯那敏峰面积计算,即得。

本品每片含马来酸氯苯那敏($C_{16}H_{19}ClN_2 \cdot C_4H_4O_4$)应为标示量的 80.0%～120.0%。

【功能与主治】　镇咳平喘,消炎祛痰。用于咳喘及慢性支气管炎。

【用法与用量】　口服。一次 3 片,一日 2 次。

【注意】　用药期间不宜驾驶机、车、船、从事高空作业、机械作业及操作精密仪器。

【规格】　每片含小叶榕干浸膏 180mg,马来酸氯苯那敏 0.7mg

【贮藏】　密封。

附:小叶榕干浸膏质量标准

小叶榕干浸膏

本品为桑科植物细叶榕 Ficus microcarpa L.f. 的干燥叶的提取物。

〔制法〕　取小叶榕干燥叶,加水煎煮二次,合并煎液,滤过,滤液浓缩至相对密度为 1.10～1.20(80℃)的清膏,放冷,加入乙醇使含醇量达 60%,静置 12 小时以上,滤过,滤液回收乙醇,浓缩至相对密度为 1.30(50℃)的稠膏,80℃ 以下干燥,粉碎成细粉,即得。

〔性状〕　本品为棕红色至棕褐色的粉末与颗粒;味涩、微苦。

〔鉴别〕　取本品 2g,照咳特灵片〔鉴别〕项下方法试验,应符合规定。

〔检查〕　水分　不得过 9.0%(通则 0832 第二法)测定。

〔浸出物〕　照醇溶性浸出物测定法项下的热浸法(通则

2201)测定。取本品 4g,用 80％乙醇作溶剂,以干燥品计算,醇溶性浸出物不得少于 50.0％。

〔含量测定〕 照高效液相色谱法(通则 0512)测定。

色谱条件与系统适用性试验、对照品溶液的制备 同咳特灵片〔含量测定〕小叶榕干浸膏项。

供试品溶液的制备 取本品适量,研细(过四号筛),取约 1g,精密称定,同咳特灵片〔含量测定〕小叶榕干浸膏项下方法制成供试品溶液。

测定法 同咳特灵片〔含量测定〕小叶榕干浸膏项。

本品按干燥品计算,每 1g 含牡荆苷($C_{21}H_{20}O_{10}$)和异牡荆苷($C_{21}H_{20}O_{10}$)的总量不得少于 0.90mg。

〔制剂〕 咳特灵片,咳特灵胶囊

咳特灵胶囊

Keteling Jiaonang

【处方】 小叶榕干浸膏 360g
马来酸氯苯那敏 1.4g

【制法】 以上二味,取小叶榕干浸膏,加入马来酸氯苯那敏及辅料适量,混匀或制成四色颗粒,装入胶囊,制成 1000 粒,即得。

【性状】 本品为硬胶囊,内容物为棕红色至红棕色粉末或四色颗粒;味微苦。

【鉴别】 取本品内容物 10g,研细,加水 30ml,温热使溶解,离心(转速为每分钟 4000 转)10 分钟,上清液用乙醚振摇提取 2 次,每次 30ml,弃去乙醚液,水层用乙酸乙酯振摇提取 2 次,每次 30ml,分取乙酸乙酯液,回收溶剂至干,残渣加甲醇 1ml 使溶解,作为供试品溶液。另取小叶榕对照药材 5g,加水煎煮 2 次,每次 150ml,煎煮 30 分钟,合并煎液,滤过,滤液浓缩至约 30ml,自"用乙醚振摇提取 2 次"起,同法制成对照药材溶液。再取牡荆苷对照品,加甲醇制成每 1ml 含 0.2mg 的溶液,作为对照品溶液。照薄层色谱法(通则 0502)试验,吸取供试品溶液 2～8μl,对照药材溶液和对照品溶液各 1μl,分别点于同一聚酰胺薄膜上,使成条状,以醋酸为展开剂,展开,取出,晾干,喷以 5％三氯化铝乙醇溶液,热风吹干,置紫外光灯(365nm)下检视。供试品色谱中,在与对照药材色谱相应的位置上,至少显 2 个相同颜色的荧光斑点;在与对照品色谱相应的位置上,显相同颜色的荧光斑点。

【检查】 应符合胶囊剂项下有关的各项规定(通则 0103)。

【含量测定】 **小叶榕干浸膏** 照高效液相色谱法(通则 0512)测定。

色谱条件与系统适用性试验 以十八烷基硅烷键合硅胶为填充剂;以甲醇为流动相 A,0.05％磷酸溶液为流动相 B,按下表中的规定进行梯度洗脱;检测波长为 335nm。理论板数按牡荆苷峰计算应不低于 3000。

时间(分钟)	流动相 A(％)	流动相 B(％)
0～55	25→35	75→65
55～56	35→25	65→75
56～65	25	75

对照品溶液的制备 取牡荆苷对照品适量,精密称定,用 70％甲醇制成每 1ml 含 10μg 的溶液,即得。

供试品溶液的制备 取装量差异项下的本品内容物,研细,取约 1.4g,精密称定,置具锥形瓶中,精密加入 70％甲醇 50ml,密塞,称定重量,超声处理(功率 250W,频率 40kHz)45 分钟,放冷,再称定重量,用 70％甲醇补足减失的重量,摇匀,滤过,取续滤液,即得。

测定法 分别精密吸取对照品溶液与供试品溶液各 10μl,注入液相色谱仪,测定。以牡荆苷对照品为参照,以其相应的峰为 S 峰,计算异牡荆苷的相对保留时间,其相对保留时间应在规定值的 ±5％范围之内。相对保留时间及相对校正因子见下表:

待测成分(峰)	相对保留时间	相对校正因子
异牡荆苷	1.3	0.90
牡荆苷	1.0	1.00

本品每粒含小叶榕干浸膏以牡荆苷($C_{21}H_{20}O_{10}$)和异牡荆苷($C_{21}H_{20}O_{10}$)的总量计,不得少于 0.28mg。

马来酸氯苯那敏 照高效液相色谱法(通则 0512)测定。

色谱条件与系统适用性试验 以十八烷基硅烷键合硅胶为填充剂;以甲醇-0.05mol/L 磷酸二氢钾(每 100ml 加入 0.5ml 的三乙胺,用磷酸调节 pH 值为 3.6)(39∶61)为流动相;检测波长为 262nm,柱温 40℃。理论板数按氯苯那敏峰计算应不低于 3000。

对照品溶液的制备 取马来酸氯苯那敏对照品适量,精密称定,加甲醇超声处理使溶解并制成每 1ml 含 80μg 的溶液,即得。

供试品溶液的制备 取装量差异项下的本品内容物,研细,取适量(约相当于马来酸氯苯那敏 2.1mg),精密称定,置具塞锥形瓶中,精密加入盐酸-甲醇(1∶100)25ml,密塞,称定重量,超声处理(功率 250W,频率 50kHz)20 分钟,放冷,再称定重量,用盐酸-甲醇(1∶100)补足减失的重量,摇匀,滤过,取续滤液,即得。

测定法 分别精密吸取对照品溶液与供试品溶液各 10μl,注入液相色谱仪,测定,按外标法以氯苯那敏峰面积计算,即得。

本品每粒含马来酸氯苯那敏($C_{16}H_{19}ClN_2 \cdot C_4H_4O_4$)应为标示量的 80.0％～120.0％。

【功能与主治】 镇咳平喘,消炎祛痰。用于咳喘及慢性支气管炎。

【用法与用量】 口服。一次 1 粒,一日 3 次。

【注意】 用药期间不宜驾驶机、车、船、从事高空作业、机械作业及操作精密仪器。

【规格】　每粒含小叶榕干浸膏360mg,马来酸氯苯那敏1.4mg

【贮藏】　密封。

注:小叶榕干浸膏质量标准见咳特灵片附项下。

咳喘宁口服液

Kechuanning Koufuye

【处方】　麻黄134g　　　　　　　　石膏67g

　　　　　苦杏仁133g　　　　　　　桔梗67g

　　　　　百部67g　　　　　　　　　罂粟壳67g

　　　　　甘草133g

【制法】　以上七味,石膏粉碎成细粉,加水煎煮1小时,滤过,滤液备用;药渣与其余麻黄等六味加水煎煮二次(每次加水后用盐酸调pH值至5),每次1.5小时,滤过,滤液合并,加入上述备用药液,浓缩至相对密度为1.14(50℃)的清膏,放冷,加乙醇使含醇量达75%,静置48小时,滤过,滤液回收乙醇,加聚山梨酯80 4g、乙酰磺胺酸钾1.5g、阿司帕坦1.7g,加水至1000ml,用氢氧化钠调节pH值至6.5,放置48小时,滤过,灌封,灭菌,即得。

【性状】　本品为棕红色的液体;气微香,味微苦。

【鉴别】　(1)取〔检查〕盐酸罂粟碱和吗啡限量项下的供试品溶液5ml,浓缩至1ml,作为供试品溶液。另取罂粟壳对照药材1g,加水50ml,煎煮20分钟,滤过,滤液加浓氨试液调节pH值至9~10,用三氯甲烷振摇提取2次,每次25ml,合并三氯甲烷液,蒸干,残渣加甲醇1ml使溶解,作为对照药材溶液。照薄层色谱法(通则0502)试验,吸取供试品溶液20μl、对照药材溶液6μl、〔检查〕盐酸罂粟碱和吗啡限量项下盐酸罂粟碱对照品溶液2μl及吗啡对照品溶液6μl,分别点于同一用2%氢氧化钠溶液制备的硅胶G薄层板上,以甲苯-丙酮-乙醇-浓氨试液(20:20:3:1)为展开剂,展开,取出,晾干,喷以稀碘化铋钾试液,置日光下检视。供试品色谱中,在与对照药材色谱和对照品色谱相应的位置上,显相同颜色的斑点。

(2)取本品20ml,用正丁醇振摇提取3次,每次20ml,合并正丁醇液,用水洗涤3次,每次20ml,弃去水液,正丁醇液蒸干,残渣加甲醇5ml使溶解,作为供试品溶液。另取甘草对照药材1g,加乙醚40ml,加热回流1小时,滤过,弃去乙醚液,药渣加甲醇30ml,加热回流1小时,滤过,滤液蒸干,残渣加水40ml使溶解,同法制成对照药材溶液。再取甘草酸铵对照品,加甲醇制成每1ml含2mg的溶液,作为对照品溶液。照薄层色谱法(通则0502)试验,吸取上述三种溶液各2μl,分别点于同一用1%氢氧化钠溶液制备的硅胶G薄层板上,以乙酸乙酯-甲酸-冰醋酸-水(30:2:2:4)为展开剂,展开,取出,晾干,喷以10%硫酸乙醇溶液,在105℃加热至斑点显色清

晰,置紫外光灯(365nm)下检视。供试品色谱中,在与对照药材色谱和对照品色谱相应的位置上,显相同颜色的荧光斑点。

(3)在〔含量测定〕项的色谱图中,供试品色谱中应呈现与盐酸麻黄碱对照品色谱峰保留时间相对应的色谱峰。

【检查】　相对密度　应不低于1.01(通则0601)。

pH值　应为5.0~7.0(通则0631)。

盐酸罂粟碱和吗啡限量　取本品25.0ml,加浓氨试液调节pH值至9~10,用三氯甲烷振摇提取3次,每次40ml,合并三氯甲烷液,蒸干,残渣用甲醇溶解使成10.0ml,作为供试品溶液。另取盐酸罂粟碱对照品和吗啡对照品,分别加甲醇制成每1ml各含5.0mg和2.0mg的溶液,作为对照品溶液。照薄层色谱法(通则0502)试验,吸取供试品溶液4μl、盐酸罂粟碱对照品溶液10μl与吗啡对照品溶液6μl,分别点于同一用2%氢氧化钠溶液制备的硅胶G薄层板上,以甲苯-丙酮-乙醇-浓氨试液(20:20:3:1)为展开剂,展开,取出,晾干,喷以稀碘化铋钾试液,置日光下检视。供试品色谱中,在与对照品色谱相应的位置上,出现的斑点应小于对照品斑点。

其他　应符合合剂项下有关的各项规定(通则0181)。

【含量测定】　照高效液相色谱法(通则0512)测定。

色谱条件与系统适用性试验　以十八烷基硅烷键合硅胶为填充剂;以乙腈-磷酸盐缓冲液(每1000ml中含三乙胺与磷酸各1ml)(15:85)为流动相;检测波长为212nm。理论板数按盐酸麻黄碱峰计算应不低于3000。

对照品溶液的制备　取盐酸麻黄碱对照品10mg,精密称定,置10ml量瓶中,加水至刻度,摇匀,精密量取1ml,置50ml量瓶中,加流动相至刻度,摇匀,即得。

供试品溶液的制备　精密量取本品5ml,加氯化钠4g与40%氢氧化钠溶液5ml,用水蒸气蒸馏,以稀盐酸1ml、水9ml吸收馏出液,收集馏出液约200ml,置250ml量瓶中,加水至刻度,摇匀,即得。

测定法　分别精密吸取对照品溶液与供试品溶液各10μl,注入液相色谱仪,测定,即得。

本品每1ml含麻黄以盐酸麻黄碱($C_{10}H_{15}NO \cdot HCl$)计,不得少于0.35mg。

【功能与主治】　宣通肺气,止咳平喘。用于痰热阻肺所致的咳嗽频作、咯痰色黄、喘促胸闷。

【用法与用量】　口服。一次10ml,一日2次,或遵医嘱。

【规格】　每瓶装10ml

【贮藏】　密闭。

咳喘顺丸

Kechuanshun Wan

【处方】　紫苏子120g　　　　　　瓜蒌仁180g

　　　　　茯苓150g　　　　　　　鱼腥草300g

　　苦杏仁 90g　　　　　　半夏(制)100g

　　款冬花 120g　　　　　桑白皮 150g

　　前胡 120g　　　　　　紫菀 120g

　　陈皮 50g　　　　　　　甘草 100g

【制法】　以上十二味,紫苏子、前胡、半夏(制)、茯苓、陈皮、苦杏仁、款冬花粉碎成粗粉,其余瓜蒌仁等五味加水煎煮二次,滤过,滤液合并,浓缩成稠膏。加入上述粗粉,干燥,粉碎成细粉,混匀。每 100g 粉末加炼蜜 30～40g 与水适量,泛丸,干燥,用活性炭包衣,干燥,即得。

【性状】　本品为黑色的包衣浓缩水蜜丸,除去包衣后显深褐色,味微苦。

【鉴别】　(1)取本品,置显微镜下观察:不规则分枝状团块无色,遇水合氯醛液溶化,菌丝无色或淡棕色,直径 4～6µm(茯苓)。种皮细胞类圆形、长圆形或形状不规则,壁网状增厚似花纹样(紫苏子)。非腺毛 1～4 细胞,顶端细胞长,扭曲盘绕,直径 5～17µm,壁薄;花粉粒球形,淡黄色,直径约至 32µm,外壁有刺,较尖(款冬花)。草酸钙针晶成束,长 32～144µm,存在于黏液细胞中或散在(半夏)。

　　(2)取本品 10g,研碎,加石油醚(60～90℃)80ml,超声处理 30 分钟,滤过,残渣挥干石油醚备用,滤液蒸干,残渣加甲醇 1ml 使溶解,作为供试品溶液。另取前胡对照药材 0.5g,加石油醚(60～90℃)20ml,同法制成对照药材溶液。再取白花前胡甲素对照品,加甲醇制成每 1ml 含 1mg 的溶液,作为对照品溶液。照薄层色谱法(通则 0502)试验,吸取供试品溶液 5µl,对照药材溶液及对照品溶液各 2µl,分别点于同一硅胶 GF$_{254}$ 薄层板上,以石油醚(60～90℃)-二氯甲烷-乙酸乙酯(4∶2∶1)为展开剂,展开,取出,晾干,置紫外光灯(254nm)下检视。供试品色谱中,在与对照药材色谱和对照品色谱相应的位置上,显相同颜色的斑点。

　　(3)取款冬花对照药材 1g,加石油醚(60～90℃)20ml,同〔鉴别〕(2)项下的供试品溶液制备方法制成对照药材溶液。照薄层色谱法(通则 0502)试验,吸取〔鉴别〕(2)项下的供试品溶液及上述对照药材溶液各 10µl,分别点于同一硅胶 GF$_{254}$ 薄层板上,以石油醚(60～90℃)-乙酸乙酯(12∶1)为展开剂,展开,取出,晾干,置紫外光灯(254nm)下检视。供试品色谱中,在与对照药材色谱相应的位置上,显相同颜色的斑点。

　　(4)取〔鉴别〕(2)项下的备用药渣,加水饱和的正丁醇 60ml,超声处理 40 分钟,滤过,滤液用氨试液洗涤 2 次(30ml、20ml),合并洗涤液备用,正丁醇液再用醋酸溶液(3→10)洗涤 2 次(30ml、20ml),合并醋酸液,蒸干,残渣加甲醇 1ml 使溶解,作为供试品溶液。另取苦杏仁苷对照品,加甲醇制成每 1ml 含 2mg 的溶液,作为对照品溶液。照薄层色谱法(通则 0502)试验,吸取供试品溶液 10µl、对照品溶液 5µl,分别点于同一硅胶 G 薄层板上使成条状,以三氯甲烷-乙酸乙酯-甲醇-水(15∶40∶22∶10)10℃以下放置 12 小时的下层溶液为展开剂,展开,取出,晾干,喷以磷钼酸硫酸溶液(取磷钼酸 2g,

加水 20ml 使溶解,再缓缓加入硫酸 30ml,混匀),在 105℃ 加热至斑点显色清晰。供试品色谱中,在与对照品色谱相应的位置上,显相同颜色的条斑。

　　(5)取本品 10g,研碎,加石油醚(60～90℃)40ml,超声处理 30 分钟,滤过,滤液挥干,残渣加 0.5mol/L 氢氧化钾的甲醇溶液 1ml,置 75～80℃ 水浴上加热 30 分钟,取出,放至室温,加水 20ml 使溶解,用 50% 盐酸溶液(V/V)调节 pH 值至 3～4,用乙醚振摇提取 2 次,每次 20ml,合并乙醚液,挥干,残渣加甲醇 1ml 使溶解,作为供试品溶液。另取紫苏子对照药材 1g,加石油醚(60～90℃)20ml,同法制成对照药材溶液。照薄层色谱法(通则 0502)试验,吸取上述两种溶液各 3µl,分别点于同一硅胶 G 薄层板上,以石油醚(60～90℃)-乙酸乙酯(19∶1)为展开剂,展开,取出,晾干,喷以 10% 硫酸乙醇溶液,在 105℃ 加热至斑点显色清晰。供试品色谱中,在与对照药材色谱相应的位置上,显相同颜色的斑点。

　　(6)取〔鉴别〕(4)项下备用的洗涤液,置水浴上蒸干,残渣加甲醇 3ml 使溶解,滤过,取滤液作为供试品溶液。另取甘草对照药材 1g,加水饱和的正丁醇 20ml,同〔鉴别〕(4)项下的供试品溶液制备方法制成对照药材溶液。照薄层色谱法(通则 0502)试验,吸取上述两种溶液各 5µl,分别点于同一硅胶 G 薄层板上,以乙酸丁酯-甲酸-水(7∶2.5∶2.5)10℃ 以下放置 12 小时的上层溶液为展开剂,展开,取出,晾干,喷以 10% 硫酸乙醇溶液,在 105℃ 加热至斑点显色清晰。供试品色谱中,在与对照药材色谱相应的位置上,显相同颜色的斑点;置紫外光灯(365nm)下检视,显相同颜色的荧光斑点。

【检查】　应符合丸剂项下有关的各项规定(通则 0108)。

【含量测定】　照高效液相色谱法(通则 0512)测定。

　　色谱条件与系统适用性试验　以十八烷基硅烷键合硅胶为填充剂;以甲醇-水(37∶63)为流动相;检测波长为 283nm。理论板数按橙皮苷峰计算应不低于 3000。

　　对照品溶液的制备　取橙皮苷对照品适量,精密称定,加甲醇制成每 1ml 含 60µg 的溶液,即得。

　　供试品溶液的制备　取重量差异项下的本品,研细,取约 0.5g,精密称定,置具塞锥形瓶中,精密加入甲醇 25ml,密塞,称定重量,超声处理(功率 300W,频率 40kHz)30 分钟,放冷,再称定重量,用甲醇补足减失的重量,摇匀,滤过,取续滤液,即得。

　　测定法　分别精密吸取对照品溶液与供试品溶液各 5µl,注入液相色谱仪,测定,即得。

　　本品每 1g 含陈皮以橙皮苷(C$_{28}$H$_{34}$O$_{15}$)计,不得少于 1.8mg。

【功能与主治】　宣肺化痰,止咳平喘。用于痰浊壅肺、肺气失宣所致的咳嗽、气喘、痰多、胸闷;慢性支气管炎、支气管哮喘、肺气肿见上述证候者。

【用法与用量】　口服。一次 5g,一日 3 次,7 天为一个疗程。

【规格】　每 1g 相当于饮片 1.5g

【贮藏】　密封。

骨友灵搽剂

Guyouling Chaji

【处方】 红花 18g   制川乌 18g

    制何首乌 13g 续断 18g

    威灵仙 18g   醋延胡索 31g

    防风 18g   鸡血藤 18g

    蝉蜕 13g

【制法】 以上九味，粉碎成粗粉，用 75％乙醇 130ml 润湿，放置 2 小时，再加 75％乙醇 500ml，浸渍 12 小时后进行渗漉，收集初漉液 100ml，另器保存；继续渗漉至续漉液呈微黄色，回收乙醇并减压浓缩至 150ml，与初漉液合并，加入二甲基亚砜 250ml、陈醋和乙醇适量，加水至 1000ml，混匀，静置，滤过，即得。

【性状】 本品为棕色的溶液；气特异，并有醋的气味。

【鉴别】 (1)取本品 30ml，置水浴上浓缩至约 5ml，加水 15ml，用乙醚振摇提取 2 次，每次 20ml，弃去乙醚液，水液用水饱和的正丁醇振摇提取 2 次，每次 20ml，合并正丁醇液，蒸干，残渣用水 10ml 溶解，加盐酸 1ml，加热回流 30 分钟，立即冷却，用乙醚振摇提取 2 次，每次 20ml，合并乙醚液，蒸干，残渣加甲醇 1ml 使溶解，作为供试品溶液。另取何首乌对照药材 0.25g，加甲醇 20ml，加热回流 30 分钟，放冷，滤过，滤液蒸干，残渣加水 10ml 使溶解，自"加盐酸 1ml"起同法制成对照药材溶液。照薄层色谱法(通则 0502)试验，吸取上述两种溶液各 5～10μl，分别点于同一硅胶 H 薄层板上，以石油醚(30～60℃)-甲酸乙酯-甲酸(15：5：1)的上层溶液为展开剂，展开，取出，晾干，置紫外光灯(365nm)下检视。供试品色谱中，在与对照药材色谱相应的位置上，显相同颜色的荧光斑点；用氨蒸气熏后，置日光下检视，显相同的红色斑点。

(2)取本品 30ml，置水浴上浓缩至约 5ml，加 0.1mol/L 盐酸溶液 20ml，搅拌，滤过，滤液用乙醚振摇提取 2 次，每次 20ml，弃去乙醚液，水溶液用氨试液调节 pH 值至 8～9，用三氯甲烷振摇提取 2 次，每次 30ml，合并三氯甲烷液，蒸干，残渣加甲醇 1ml 使溶解，作为供试品溶液。另取延胡索乙素对照品，加甲醇制成每 1ml 含 1mg 的溶液，作为对照品溶液。照薄层色谱法(通则 0502)试验，吸取上述两种溶液各 10μl，分别点于同一用 1％氢氧化钠溶液制备的硅胶 G 薄层板上，以正己烷-三氯甲烷-甲醇(7.5：4：1)为展开剂，展开，取出，晾干，喷以稀碘化铋钾试液。供试品色谱中，在与对照品色谱相应的位置上，显相同颜色的斑点。

(3)取本品 30ml，置水浴上浓缩至约 5ml，加水 15ml，用乙醚振摇提取 2 次，每次 20ml，弃去乙醚液，水溶液用水饱和的正丁醇振摇提取 2 次，每次 20ml，合并正丁醇液，先后用 0.5％碳酸钠溶液 50ml 和水 30ml 洗涤，弃去洗涤液，正丁醇液蒸干，残渣加甲醇 2ml 使溶解，作为供试品溶液。另取续断

对照药材 0.5g，加稀乙醇 20ml，加热回流 30 分钟，放冷，滤过，滤液蒸干，残渣加水 20ml 使溶解，用水饱和的正丁醇振摇提取 2 次，每次 15ml，合并正丁醇液，蒸干，残渣加甲醇 2ml 使溶解，作为对照药材溶液。照薄层色谱法(通则 0502)试验，吸取上述两种溶液各 5～10μl，分别点于同一硅胶 G 薄层板上，以三氯甲烷-甲醇-水(13：7：2)10℃以下放置的下层溶液为展开剂，展开，取出，晾干，喷以 10％硫酸乙醇溶液，在 105℃加热至斑点显色清晰。供试品色谱中，在与对照药材色谱相应的位置上，显相同颜色的斑点。

【检查】 pH 值 应为 4.7～5.5(通则 0631)。

相对密度 应为 1.02～1.05(通则 0601)。

乙醇量 应为 20％～25％(通则 0711)。

其他 应符合搽剂项下有关的各项规定(通则 0117)。

【含量测定】 照高效液相色谱法(通则 0512)测定(避光操作)。

色谱条件与系统适用性试验 以十八烷基硅烷键合硅胶为填充剂；以乙腈-水(20：80)为流动相；检测波长为 320nm。理论板数按 2,3,5,4'-四羟基二苯乙烯-2-O-β-D-葡萄糖苷峰计算应不低于 2000。

对照品溶液的制备 取 2,3,5,4'-四羟基二苯乙烯-2-O-β-D-葡萄糖苷对照品适量，精密称定，加稀乙醇制成每 1ml 含 10μg 的溶液，即得。

供试品溶液的制备 精密量取本品 1ml，置 10ml 量瓶中，加稀乙醇至刻度，摇匀，离心，取上清液，即得。

测定法 分别精密吸取对照品溶液与供试品溶液各 10μl，注入液相色谱仪，测定，即得。

本品每 1ml 含制何首乌以 2,3,5,4'-四羟基二苯乙烯-2-O-β-D-葡萄糖苷($C_{20}H_{22}O_9$)计，不得少于 50μg。

【功能与主治】 活血化瘀，消肿止痛。用于瘀血阻络所致的骨性关节炎、软组织损伤，症见关节肿胀、疼痛、活动受限。

【用法与用量】 外用，涂于患处，热敷 20～30 分钟，一次 2～5ml，一日 2～3 次，14 天为一疗程，间隔一周，一般用药 2 疗程或遵医嘱。

【注意】 孕妇禁用；使用过程中皮肤出现发痒、发热及潮红时，应停用。

【规格】 每瓶装 (1)10ml (2)20ml (3)40ml (4)50ml (5)60ml (6)100ml

【贮藏】 密闭，置阴凉处。

骨 仙 片

Guxian Pian

【处方】 熟地黄 217g   枸杞子 69g

    女贞子 102g   黑豆 135g

菟丝子 135g　　　　　骨碎补 102g

仙茅 69g　　　　　　牛膝 69g

防己 102g

【制法】　以上九味，菟丝子加 70%乙醇冷浸三次，第一次 48 小时，第二、三次各 24 小时，合并浸液，滤过，滤液回收乙醇至适量；其余骨碎补等八味，加水煎煮二次，每次 2 小时，合并煎液，滤过，滤液与上述提取液合并。合并后的溶液浓缩成稠膏，干燥，粉碎；或浓缩成稠膏，加入淀粉适量，干燥，粉碎。加入滑石粉适量，混匀，用适量乙醇制成颗粒，干燥，加入硬脂酸镁适量，混匀，压制成 1000 片，包糖衣或薄膜衣，即得。

【性状】　本品为糖衣片或薄膜衣片，除去包衣后显棕褐色；味微苦、酸涩。

【鉴别】　(1)取本品 20 片，糖衣片除去包衣，研细，加乙醇 30ml，加热回流 30 分钟，滤过，滤液蒸干，残渣加水 10ml 使溶解，滴加 0.5mol/L 盐酸溶液调节 pH 值至 3~4，用乙酸乙酯提取 2 次，每次 10ml，合并乙酸乙酯液，蒸干，残渣加甲醇 2ml 使溶解，作为供试品溶液。另取黑豆对照药材 3g，加 70%乙醇 25ml，超声处理 10 分钟，滤过，滤液蒸干，残渣加甲醇 2ml 使溶解，作为对照药材溶液。照薄层色谱法(通则 0502)试验，吸取上述两种溶液各 5~10μl，分别点于同一硅胶 G 薄层板上，以二氯甲烷-乙酸乙酯-甲酸(4:1:0.1)为展开剂，展开，取出，晾干，置氨蒸气中熏后，置紫外光灯(365nm)下检视。供试品色谱中，在与对照药材色谱相应的位置上，显相同颜色的荧光斑点。

(2)取枸杞子对照药材 2g，加水 50ml，煎煮 15 分钟，滤过，滤液用乙酸乙酯振摇提取 2 次，每次 15ml，合并乙酸乙酯提取液，蒸干，残渣加甲醇 1ml 使溶解，作为对照药材溶液。照薄层色谱法(通则 0502)试验，吸取〔鉴别〕(1)项下的供试品溶液及上述对照药材溶液各 5μl，分别点于同一硅胶 G 薄层板上，以二氯甲烷-乙酸乙酯-甲酸(8:0.5:0.2)为展开剂，展开，取出，晾干，置紫外光灯(365nm)下检视。供试品色谱中，在与对照药材色谱相应的位置上，显相同颜色的荧光斑点。

(3)取本品 20 片，糖衣片除去包衣，研细，加水 60ml，振摇 30 分钟，滤过，滤液用水饱和的正丁醇提取 2 次，每次 30ml，合并正丁醇液，蒸干，残渣加甲醇 1ml 使溶解，作为供试品溶液。另取仙茅对照药材 1g，加水 100ml，煎煮 1 小时，滤过，取滤液，同法制成对照药材溶液。照薄层色谱法(通则 0502)试验，吸取上述两种溶液各 5μl，分别点于同一硅胶 G 薄层板上，以甲苯-乙酸乙酯-甲酸(12:3:1)为展开剂，展开，取出，晾干，喷以 5%香草醛硫酸溶液，在 105℃加热至斑点显色清晰。供试品色谱中，在与对照药材色谱相应的位置上，显相同颜色的斑点。

(4)取本品 20 片，糖衣片除去包衣，研细，置具塞锥形瓶中，加适量氨试液使湿润，放置半小时，加三氯甲烷 50ml，回流 1 小时，放冷，滤过，滤液蒸干，残渣加三氯甲烷 1ml 使溶解，作为供试品溶液。另取防己对照药材 1g，同法制成对照

药材溶液。再取粉防己碱对照品与防己诺林碱对照品适量，加三氯甲烷制成每 1ml 各含 0.5mg 的混合溶液，作为对照品溶液。照薄层色谱法(通则 0502)试验，吸取供试品溶液 10μl、对照药材溶液 2~5μl、对照品溶液 5μl，分别点于同一用 1%氢氧化钠溶液制备的硅胶 G 薄层板上，以三氯甲烷-丙酮-甲醇-水(10:1:0.5:0.5)为展开剂，展开，取出，晾干，喷以稀碘化铋钾试液。供试品色谱中，在与对照药材色谱和对照品色谱相应的位置上，显相同颜色的斑点。

【检查】　应符合片剂项下有关的各项规定(通则 0101)。

【含量测定】　照高效液相色谱法(通则 0512)测定。

色谱条件与系统适用性试验　以十八烷基硅烷键合硅胶为填充剂；以乙腈-水(20:80)为流动相；检测波长为 283nm。理论板数按柚皮苷峰计算应不低于 3000。

对照品溶液的制备　取柚皮苷对照品适量，精密称定，加甲醇制成每 1ml 含 60μg 的溶液，即得。

供试品溶液的制备　取本品 20 片，糖衣片除去包衣，精密称定，研细，取 2g，精密称定，置具塞锥形瓶中，精密加入甲醇 25ml，密塞，称定重量，超声处理(功率 250W，频率 25kHz)30 分钟，放冷，再称定重量，用甲醇补足减失的重量，摇匀，滤过，取续滤液；或离心，取上清液(薄膜衣片)，即得。

测定法　分别精密吸取对照品溶液与供试品溶液各 10μl，注入液相色谱仪，测定，即得。

本品每片含骨碎补以柚皮苷($C_{27}H_{32}O_{14}$)计，不得少于 0.15mg。

【功能与主治】　补益肝肾，强壮筋骨，通络止痛。用于肝肾不足所致的痹病，症见腰膝骨节疼痛、屈伸不利、手足麻木；骨质增生见上述证候者。

【用法与用量】　口服。一次 4~6 片，一日 3 次。

【注意】　孕妇慎服。感冒发热勿服。

【规格】　(1)糖衣片(片心重 0.32g)　(2)薄膜衣片　每片重 0.33g　(3)薄膜衣片　每片重 0.41g

【贮藏】　密封。

骨折挫伤胶囊

Guzhecuoshang Jiaonang

【处方】　猪骨 250g　　　　　炒黄瓜子 200g

煅自然铜 25g　　　　红花 25g

大黄 15g　　　　　　当归 15g

醋乳香 10g　　　　　醋没药 10g

血竭 10g　　　　　　土鳖虫 3g

【制法】　以上十味，猪骨煎取胶汁，滤至澄清，缓缓加热浓缩至胶液不透纸为度，加入冰糖 1.25g，黄酒 3.75ml，混匀，浓缩成胶；炒黄瓜子去油后，与上述猪骨胶及其余红花等八味混合，粉碎成细粉，过筛，混匀，装入胶囊，制成 1000 粒，即得。

【性状】　本品为硬胶囊,内容物为黄棕色至棕褐色的粉末;味辛辣。

【鉴别】　(1)取本品,置显微镜下观察:花粉粒球形或椭圆形,直径约 60μm,外壁有刺,具 3 个萌发孔(红花)。草酸钙簇晶大,直径 60~140μm(大黄)。体壁碎片黄色或棕红色,有圆形毛窝,直径 8~24μm,可见长短不一的刚毛(土鳖虫)。不规则碎块棕黑色(自然铜)。

(2)取本品内容物 0.6g,加甲醇 20ml,浸渍 1 小时,滤过,滤液蒸干,残渣加水 10ml 使溶解,再加盐酸 1ml,置水浴中加热 30 分钟,立即冷却,用乙醚提取 2 次,每次 10ml,合并乙醚液,蒸干,残渣加三氯甲烷 1ml 使溶解,作为供试品溶液。另取大黄对照药材 0.1g,同法制成对照药材溶液。再取大黄酸对照品、大黄素对照品,分别加甲醇制成每 1ml 含 1mg 的溶液,作为对照品溶液。照薄层色谱法(通则 0502)试验,吸取上述四种溶液各 4μl,分别点于同一硅胶 G 薄层板上,以石油醚(30~60℃)-甲酸乙酯-甲酸(15:5:1)的上层溶液为展开剂,展开,取出,晾干,置紫外光灯(365nm)下检视。供试品色谱中,在与对照药材色谱相应的位置上,显相同的五个橙黄色荧光主斑点;在与对照品色谱相应的位置上,显相同的橙黄色荧光斑点,置氨蒸气中熏后,斑点变为红色。

(3)取本品内容物 6g,加乙醚 30ml,超声处理 10 分钟,滤过,弃去滤液,残渣挥干乙醚,加 80% 丙酮溶液 15ml,密塞,振摇 15 分钟,静置,取上清液作为供试品溶液。另取红花对照药材 0.5g,同法制成对照药材溶液。照薄层色谱法(通则 0502)试验,吸取上述两种溶液各 5μl,分别点于同一硅胶 H 薄层板上,以乙酸乙酯-甲醇-水-甲酸(7:0.4:3:2)为展开剂,展开,取出,晾干。供试品色谱中,在与对照药材色谱相应的位置上,显相同颜色的斑点。

【检查】　应符合胶囊剂项下有关的各项规定(通则 0103)。

【含量测定】　照高效液相色谱法(通则 0512)测定。

色谱条件与系统适用性试验　以十八烷基硅烷键合硅胶为填充剂;以乙腈-0.05mol/L 磷酸二氢钠溶液(50:50)为流动相;检测波长为 440nm;柱温 40℃。理论板数按血竭素峰计算应不低于 4000。

对照品溶液的制备　取血竭素高氯酸盐对照品适量,精密称定,置棕色量瓶中,加 3% 磷酸甲醇溶液制成每 1ml 含 8μg 的溶液,即得(血竭素重量 = 血竭素高氯酸盐重量/1.377)。

供试品溶液的制备　取本品装量差异项下的内容物 0.75g,精密称定,置 50ml 棕色量瓶中,加入 3% 磷酸甲醇溶液 40ml,超声处理(功率 200W,频率 50kHz)10 分钟,放冷,加 3% 磷酸甲醇溶液至刻度,摇匀,滤过,取续滤液,即得。

测定法　分别精密吸取对照品溶液与供试品溶液各 10μl,注入液相色谱仪,测定,即得。

本品每粒含血竭以血竭素($C_{17}H_{14}O_3$)计,不得少于 40μg。

【功能与主治】　舒筋活络,消肿散瘀,接骨止痛。用于跌打损伤,扭腰岔气,筋伤骨折属于瘀血阻络者。

【用法与用量】　用温黄酒或温开水送服。一次 4~6 粒,一日 3 次;小儿酌减。

【注意】　孕妇禁服。

【规格】　每粒装 0.29g

【贮藏】　密封。

注:猪骨　为猪科动物猪 Sus scrofa domestica Brisson. 的干燥骨骼。

骨　刺　丸
Guci Wan

【处方】
制川乌 500g		制草乌 500g	
制天南星 500g		秦艽 500g	
白芷 500g		当归 500g	
甘草 500g		薏苡仁(炒)500g	
穿山龙 1000g		绵萆薢 1000g	
红花 1000g		徐长卿 1500g	

【制法】　以上十二味,粉碎成细粉,过筛,混匀,每 100g 粉末加炼蜜 35~55g 及适量的水制成水蜜丸,干燥;或加炼蜜 100~130g 制成大蜜丸,即得。

【性状】　本品为棕黄色至棕褐色的水蜜丸或大蜜丸;气香,味甜、微苦。

【鉴别】　(1)取本品,置显微镜下观察:纤维束周围薄壁细胞含有草酸钙方晶,形成晶纤维(甘草)。薄壁细胞纺锤形,壁略厚,有极微细的斜向交错纹理(当归)。花粉粒圆球形或椭圆形,直径约至 60μm,外壁有刺,具三个萌发孔(红花)。

(2)取本品水蜜丸 12g,研碎;或取大蜜丸 18g,剪碎,加甲醇 50ml,超声处理 20 分钟,滤过,滤液用石油醚(60~90℃)提取 2 次,每次 25ml,合并石油醚提取液,低温蒸干,残渣加石油醚(60~90℃)1ml 使溶解,作为供试品溶液。另取丹皮酚对照品适量,加乙酸乙酯制成每 1ml 含 1mg 的溶液,作为对照品溶液。照薄层色谱法(通则 0502)试验,吸取上述两种溶液各 10μl,分别点于同一硅胶 G 薄层板上,以环己烷-乙酸乙酯(8:1)为展开剂,展开,取出,晾干,喷以盐酸酸性 5% 三氯化铁乙醇溶液,加热至斑点显色清晰。供试品色谱中,在与对照品色谱相应的位置上,显相同颜色的斑点。

(3)取当归对照药材 1g,加石油醚(60~90℃)10ml,超声处理 20 分钟,滤过,滤液作为对照药材溶液。照薄层色谱法(通则 0502)试验,吸取〔鉴别〕(2)项下的供试品溶液及上述对照药材溶液各 5~10μl,分别点于同一硅胶 G 薄层板上,以正己烷-乙酸乙酯(9:1)为展开剂,展开,取出,晾干,置紫外光灯(365nm)下检视。供试品色谱中,在与对照药材色谱相应的位置上,显相同颜色的荧光主斑点。

【检查】　乌头碱限量　取本品水蜜丸适量,研碎,取33g;或取大蜜丸适量,剪碎,取48g,加浓氨试液6ml,拌匀,放置2小时,加乙醚80ml,振摇1小时,放置24小时,滤过,滤渣用乙醚20ml分次洗涤,洗液与滤液合并,低温蒸干,残渣用无水乙醇1ml使溶解,作为供试品溶液。另取乌头碱对照品适量,加无水乙醇制成每1ml含1.0mg的溶液,作为对照品溶液。照薄层色谱法(通则0502)试验,精密吸取供试品溶液12μl,对照品溶液5μl,分别点于同一硅胶G薄层板上,以甲苯-乙酸乙酯-二乙胺(14:4:1)为展开剂,展开,取出,晾干,依次喷以稀碘化铋钾试液和亚硝酸钠乙醇试液。供试品色谱中,在与对照品色谱相应的位置上出现的斑点应小于对照品的斑点,或不出现斑点。

其他　应符合丸剂项下有关的各项规定(通则0108)。

【含量测定】　照高效液相色谱法(通则0512)测定。

色谱条件与系统适用性试验　以十八烷基硅烷键合硅胶为填充剂;以甲醇-水(50:50)为流动相;检测波长为274nm。理论板数按丹皮酚峰计算应不低于3000。

对照品溶液的制备　取丹皮酚对照品适量,精密称定,加甲醇制成每1ml含20μg的溶液,即得。

供试品溶液的制备　取本品水蜜丸适量,研碎,取约1g,精密称定;或取重量差异项下的大蜜丸,剪碎,混匀,取约1g,精密称定,置具塞锥形瓶中,精密加入甲醇50ml,密塞,称定重量,超声处理(功率160W,频率50kHz)45分钟,放冷,再称定重量,用甲醇补足减失的重量,摇匀,滤过,取续滤液,即得。

测定法　分别精密吸取对照品溶液与供试品溶液各10μl,注入液相色谱仪,测定,即得。

本品含徐长卿以丹皮酚($C_9H_{10}O_3$)计,水蜜丸每1g不得少于0.90mg;大蜜丸每丸不得少于6.5mg。

【功能与主治】　祛风止痛。用于骨质增生,风湿性关节炎,风湿痛。

【用法与用量】　口服。水蜜丸一次6g,大蜜丸一次1丸,一日2~3次。

【注意】　孕妇禁用,肾病患者慎用。

【规格】　(1)水蜜丸　每100丸重5g

(2)水蜜丸　每100丸重20g

(3)大蜜丸　每丸重9g

【贮藏】　密封。

骨刺宁胶囊

Gucining Jiaonang

【处方】　三七204g　　　　土鳖虫204g

【制法】　以上二味,三七全量、部分土鳖虫分别粉碎成细粉,混匀,备用。剩余土鳖虫加水煎煮2次,合并煎液,滤过,滤液浓缩至适量,放冷,加入上述备用细粉,混匀,制粒,干燥,装入胶囊,制成1000粒,即得。

【性状】　本品为硬胶囊,内容物为浅黄棕色至黄棕色的颗粒;气腥,味苦、微甜。

【鉴别】　(1)取本品,置显微镜下观察:树脂道碎片含黄色分泌物(三七)。体壁碎片黄色或深棕色,有圆形毛窝,直径8~24μm,有长短不一的刚毛(土鳖虫)。

(2)取本品内容物0.6g,加水1ml,搅匀,再加水饱和的正丁醇15ml,密塞,振摇10分钟,放置30分钟,离心,取上清液,加正丁醇饱和的水20ml洗涤,摇匀,放置使分层,取正丁醇层回收溶剂至干,残渣加甲醇1ml使溶解,作为供试品溶液。取三七对照药材0.5g,同法制成对照药材溶液。照薄层色谱法(通则0502)试验,吸取上述两种溶液各1~3μl,分别点于同一硅胶G薄层板上,以三氯甲烷-乙醇-水(4:4:1)10℃以下放置的下层溶液为展开剂,展开,取出,晾干,喷以10%硫酸乙醇溶液,在105℃加热至斑点显色清晰,分别置日光和紫外光灯(365nm)下检视。供试品色谱中,在与对照药材色谱相应的位置上,日光下显相同颜色的斑点;紫外光下显相同颜色的荧光斑点。

(3)取本品内容物0.6g,加甲醇15ml,超声处理30分钟,滤过,滤液回收溶剂至干,残渣加甲醇1ml使溶解,作为供试品溶液。另取土鳖虫对照药材0.5g,同法制成对照药材溶液。照薄层色谱法(通则0502)试验,吸取上述两种溶液各3μl,分别点于同一硅胶G薄层板上,以正丁醇-冰醋酸-水(3:1:1)为展开剂,展开,取出,晾干,喷以茚三酮试液,在105℃加热至斑点显色清晰。供试品色谱中,在与对照药材色谱相应的位置上,显相同颜色的斑点。

【检查】　应符合胶囊剂项下有关的各项规定(通则0103)。

【含量测定】　照高效液相色谱法(通则0512)测定。

色谱条件与系统适用性试验　以十八烷基硅烷键合硅胶为填充剂(柱长为250mm);以乙腈为流动相A,以水为流动相B,按下表中的规定进行梯度洗脱;检测波长为203nm。理论板数按三七皂苷R_1峰计算应不低于4000。

时间(分钟)	流动相A(%)	流动相B(%)
0~25	21	79
25~140	21→36	79→64

对照品溶液的制备　取三七总皂苷对照提取物(已标示三七皂苷R_1、人参皂苷Rg_1、人参皂苷Re、人参皂苷Rb_1和人参皂苷Rd的含量)适量,精密称定,加甲醇制成每1ml含0.5mg的溶液,即得。

供试品溶液的制备　取装量差异项下的本品内容物,混匀,研细,取约0.3g,精密称定,置具塞锥形瓶中,精密加入甲醇50ml,称定重量,加热回流1小时,取出,放冷,再称定重量,用甲醇补足减失的重量,摇匀,滤过,取续滤液,即得。

测定法　分别精密吸取对照品溶液与供试品溶液各10μl,注入液相色谱仪,测定,即得。

本品每粒含三七以三七皂苷 R_1($C_{47}H_{80}O_{18}$)计,不得少于 1.1mg;含三七皂苷 R_1($C_{47}H_{80}O_{18}$)、人参皂苷 Rg_1($C_{42}H_{72}O_{14}$)、人参皂苷 Re($C_{48}H_{82}O_{18}$)、人参皂苷 Rb_1($C_{54}H_{92}O_{23}$)与人参皂苷 Rd($C_{48}H_{82}O_{18}$)的总量,不得少于 12.0mg。

【功能与主治】 活血化瘀,通络止痛。用于瘀阻脉络所致骨性关节炎,症见关节疼痛、肿胀、麻木、活动受限。

【用法与用量】 口服。一次 4 粒,一日 3 次,饭后服。

【注意】 孕妇禁用。

【规格】 每粒装 0.3g

【贮藏】 密封。

骨刺消痛片

Guci Xiaotong Pian

【处方】

制川乌 53.25g	制草乌 53.25g
秦艽 53.25g	白芷 53.25g
甘草 53.25g	粉萆薢 106.5g
穿山龙 106.5g	薏苡仁 106.5g
制天南星 53.25g	红花 106.5g
当归 53.25g	徐长卿 159.75g

【制法】 以上十二味,白芷、当归、薏苡仁粉碎成细粉;制川乌、制草乌、秦艽加 8 倍量水,用盐酸调节 pH 值至 3~4,煎煮二次,每次 2 小时,煎液滤过,滤液备用;徐长卿用水蒸气蒸馏,收集蒸馏液,备用;蒸馏后的水溶液及药渣与其余红花等五味加水煎煮二次,每次 2 小时,滤过,滤液与上述滤液合并,静置 24 小时,取上清液,浓缩成稠膏状,加入白芷等三味的细粉,混匀,干燥,粉碎成细粉。用少量乙醇稀释上述蒸馏液,与上述细粉和适量的辅料混匀,制成颗粒,压制成 1000 片,包糖衣,即得。

【性状】 本品为糖衣片,除去糖衣后显黄褐色;味微麻、辣、咸。

【鉴别】 (1)取本品 10 片,除去糖衣,研细,加乙醚 40ml,加热回流 30 分钟,滤过,滤液挥干,残渣加丙酮 1ml 使溶解,作为供试品溶液。另取丹皮酚对照品,加丙酮制成每 1ml 含 1mg 的溶液,作为对照品溶液。照薄层色谱法(通则 0502)试验,吸取上述两种溶液各 10μl,分别点于同一硅胶 G 薄层板上,以环己烷-乙酸乙酯(3:1)为展开剂,展开,取出,晾干,喷以盐酸酸性 5% 三氯化铁乙醇溶液。供试品色谱中,在与对照品色谱相应的位置上,显相同颜色的斑点。

(2)取当归对照药材 0.5g,按〔鉴别〕(1)项下的供试品溶液制备方法制成对照药材溶液。照薄层色谱法(通则 0502)试验,吸取〔鉴别〕(1)项下的供试品溶液及上述对照药材溶液各 10μl,分别点于同一硅胶 G 薄层板上,以石油醚(60~90℃)-乙酸乙酯(9:1)为展开剂,展开,取出,晾干,置紫外光灯(365nm)下检视。供试品色谱中,在与对照药材色谱相应的位置上,显相同颜色的荧光主斑点。

(3)取本品 10 片,除去糖衣,研细,加硫酸的 45% 乙醇溶液(7→100)20ml,加热回流 1 小时,冷却,滤过,滤液用石油醚(60~90℃)振摇提取 2 次,每次 20ml,合并石油醚提取液(如出现浑浊,可离心后取上清液),挥干,残渣加无水乙醇 0.5ml 使溶解,作为供试品溶液。另取甘草次酸对照品,加无水乙醇制成每 1ml 含 1mg 的溶液,作为对照品溶液。照薄层色谱法(通则 0502)试验,吸取上述两种溶液各 5μl,分别点于同一硅胶 GF_{254} 薄层板上,以石油醚(30~60℃)-甲苯-乙酸乙酯-冰醋酸(10:20:7:0.5)为展开剂,展开,取出,晾干,置紫外光灯(254nm)下检视。供试品色谱中,在与对照品色谱相应的位置上,显相同颜色的斑点。

【检查】 乌头碱限量 取本品 15 片,除去糖衣,研细,置锥形瓶中,加氨试液 2ml,乙醚 30ml,振摇 1 小时,放置 24 小时,滤过,滤液蒸干,残渣用无水乙醇溶解使成 1ml,作为供试品溶液。另取乌头碱对照品适量,精密称定,加无水乙醇制成每 1ml 含 1mg 的溶液,作为对照品溶液。照薄层色谱法(通则 0502)试验,精密吸取供试品溶液 5μl、对照品溶液 10μl,分别点于同一硅胶 G 薄层板上,以甲苯-乙酸乙酯-二乙胺(14:4:1)为展开剂,展开,取出,晾干,喷以稀碘化铋钾试液。供试品色谱中,在与对照品色谱相应位置上出现的斑点应小于对照品斑点,或不出现斑点。

其他 应符合片剂项下有关的各项规定(通则 0101)。

【含量测定】 照高效液相色谱法(通则 0512)测定。

色谱条件与系统适用性试验 以十八烷基硅烷键合硅胶为填充剂;以甲醇-水(50:50)为流动相;检测波长为 274nm。理论板数按丹皮酚峰计算应不低于 3000。

对照品溶液的制备 取丹皮酚对照品适量,精密称定,加乙醇制成每 1ml 含 80μg 的溶液,即得。

供试品溶液的制备 取本品 10 片,除去糖衣,精密称定,研细,取约 1g,精密称定,置具塞锥形瓶中,精密加入乙醇 25ml,密塞,称定重量,超声处理(功率 160W,频率 50kHz)30 分钟,放冷,再称定重量,用乙醇补足减失的重量,摇匀,滤过,取续滤液,即得。

测定法 分别精密吸取对照品溶液与供试品溶液各 10μl,注入液相色谱仪,测定,即得。

本品每片含徐长卿以丹皮酚($C_9H_{10}O_3$)计,不得少于 0.50mg。

【功能与主治】 祛风止痛。用于风湿痹阻、瘀血阻络所致的痹病,症见关节疼痛、腰腿疼痛、屈伸不利;骨性关节炎、风湿性关节炎、风湿痛见上述证候者。

【用法与用量】 口服。一次 4 片,一日 2~3 次。

【注意】 肾病患者慎用。

【贮藏】 密封。

骨质宁搽剂

Guzhining Chaji

【处方】　云母石 1000g　　　　　黄连 10g
　　　　　枯矾 20g

【制法】　以上三味,云母石加水煎煮二次,第一次 3 小时,第二次 2 小时,合并煎液,滤过,滤液备用;黄连加水煎煮二次,每次 45 分钟,合并煎液,滤过,滤液与上述备用滤液合并,浓缩至适量,加入枯矾及无水碳酸钠适量,搅匀,加水至 1000ml,放置过夜,取上清液分装,即得。

【性状】　本品为黄色液体,手捻有滑腻感。

【鉴别】　(1)取铂丝,用盐酸湿润后,蘸取本品,在无色火焰中燃烧,火焰即显黄色,隔蓝色玻璃透视,火焰显紫色。

(2)取本品 10ml,加入氯化钡试液,即发生白色沉淀,分离后,沉淀在盐酸或硝酸中均不溶解。

(3)取本品 50ml,用三氯甲烷振摇提取 2 次,每次 10ml,合并提取液,蒸干,残渣加甲醇 5ml 使溶解,作为供试品溶液。另取黄连对照药材 0.25g,加甲醇 25ml,加热回流 15 分钟,滤过,滤液作为对照药材溶液。再取盐酸小檗碱对照品,加甲醇制成每 1ml 含 0.5mg 的溶液,作为对照品溶液。照薄层色谱法(通则 0502)试验,吸取供试品溶液 4μl、对照药材溶液和对照品溶液各 1μl,分别点于同一硅胶 G 薄层板上,以环己烷-乙酸乙酯-异丙醇-甲醇-水-三乙胺(3:3.5:1:1.5:0.5:1)为展开剂,置浓氨试液预饱和 20 分钟的展开缸内,展开,取出,晾干,置紫外光灯(365nm)下检视。供试品色谱中,在与对照药材色谱和对照品色谱相应的位置上,显相同的黄色荧光斑点。

【检查】　相对密度　应不低于 1.02(通则 0601)。

pH 值　应为 9.5～11.0(通则 0631)。

其他　应符合搽剂项下有关的各项规定(通则 0117)。

【含量测定】　照高效液相色谱法(通则 0512)测定。

色谱条件与系统适用性试验　以十八烷基硅烷键合硅胶为填充剂;以乙腈-0.05mol/L 磷酸二氢钾溶液(50:50)(每 100ml 中加十二烷基硫酸钠 0.4g,再以磷酸调节 pH 值为 4.0)为流动相;检测波长为 345nm。理论板数按盐酸小檗碱峰计算应不低于 5000。

对照品溶液的制备　取盐酸小檗碱对照品、盐酸巴马汀对照品适量,精密称定,加 50% 甲醇制成每 1ml 含盐酸小檗碱 20μg、盐酸巴马汀 5μg 的混合溶液,即得。

供试品溶液的制备　精密量取本品 5ml,置 50ml 量瓶中,加 50% 甲醇至刻度,摇匀,滤过,取续滤液,即得。

测定法　分别精密吸取对照品溶液与供试品溶液各 10μl,注入液相色谱仪,测定,即得。

本品每 1ml 含黄连以盐酸小檗碱($C_{20}H_{17}NO_4 \cdot HCl$)和盐酸巴马汀($C_{21}H_{21}NO_4 \cdot HCl$)的总量计,不得少于

0.18mg。

【功能与主治】　活血化瘀、消肿止痛。用于瘀血阻络所致骨性关节炎、软组织损伤,症见肿胀、麻木、疼痛及活动功能障碍。

【用法与用量】　外用适量,涂于患处。一日 3～5 次。

【注意】　如有擦破伤或溃疡不宜使用。

【规格】　(1)每瓶装 50ml　(2)每瓶装 100ml

【贮藏】　密封,置阴凉处。

骨 痛 灵 酊

Gutongling Ding

【处方】　雪上一枝蒿 80g　　　　干姜 110g
　　　　　龙血竭 1g　　　　　　　乳香 5g
　　　　　没药 5g　　　　　　　　冰片 1.5g

【制法】　以上六味,将雪上一枝蒿、干姜、没药、乳香粉碎成粗粉,混匀,用 50% 的乙醇作溶剂,浸渍,渗漉,收集渗漉液 950ml;另将龙血竭、冰片溶于 50ml 乙醇中,与上述渗漉液合并,用水和(或)乙醇调至 1000ml,混匀,静置 48 小时,滤过,即得。

【性状】　本品为橙红色的液体,久置有混浊或轻微沉淀;气香。

【鉴别】　(1)取本品 40ml,水浴上挥去乙醇,加水使总量约至 20ml,用稀盐酸调节 pH 值至 2～3,转移至分液漏斗中,加三氯甲烷振摇提取 2 次(15ml,10ml),弃去三氯甲烷液,水液加氨试液调节 pH 值至 9～10,用三氯甲烷振摇提取 2 次(15ml,10ml),合并三氯甲烷液,蒸干,残渣加无水乙醇 1ml 使溶解,作为供试品溶液。另取雪上一枝蒿对照药材 1g,加氨试液 1ml 润湿后,加三氯甲烷 20ml 振摇 30 分钟,放置过夜,滤过,取三氯甲烷液,药渣再加三氯甲烷 10ml 振摇提取 5 分钟,滤过,合并三氯甲烷液,用 0.1mol/L 盐酸溶液 15ml 振摇提取,提取液用氨试液调节 pH 值至 9～10,用三氯甲烷 15ml 振摇提取,取三氯甲烷提取液置水浴上挥干,残渣加无水乙醇 0.5ml 使溶解,作为对照药材溶液。照薄层色谱法(通则 0502)试验,吸取供试品溶液 6～10μl、对照药材溶液 10μl,分别点于同一硅胶 G 薄层板上,以环己烷-二乙胺(4:1)为展开剂,展开,取出,晾干,喷以稀碘化铋钾试液。供试品色谱中,在与对照药材色谱相应的位置上,显相同颜色的斑点。

(2)取本品 20ml,置水浴上蒸干,残渣用乙醚 10ml 分 3 次溶解,倾取乙醚液,浓缩至 0.5ml,作为供试品溶液。另取龙血竭对照药材 10mg,加乙醚 10ml,振摇提取 10 分钟,滤过,滤液浓缩至 0.5ml,作为对照药材溶液。照薄层色谱法(通则 0502)试验,吸取上述两种溶液各 20μl,分别点于同一硅胶 G 薄层板上,以三氯甲烷-乙酸乙酯-冰醋酸(3:2:0.1)为展开剂,展开,取出,晾干,置紫外光灯(365nm)下检视。供

试品色谱中,在与对照药材色谱相应的位置上,显相同颜色的荧光主斑点。

【检查】 乙醇量 应为 45%～55%(通则 0711)。

总固体 精密量取本品 10ml,置已干燥至恒重的蒸发皿中,水浴上蒸干,在 105℃ 干燥 3 小时,移置干燥器中,冷却 30 分钟,迅速精密称定重量。每 1ml 遗留残渣应不得少于 12mg。

其他 应符合酊剂项下有关的各项规定(通则 0120)。

【含量测定】 雪上一枝蒿 照高效液相色谱法(通则 0512)测定。

色谱条件与系统适用性试验 以十八烷基硅烷键合硅胶为填充剂;以甲醇-磷酸盐缓冲溶液(取磷酸氢二钠 1.97g,磷酸二氢钾 0.22g,加水溶解并稀释至 1000ml,用 80% 磷酸溶液调节 pH 值至 7.3)(72:28)为流动相;检测波长为 210nm。理论板数按雪上一枝蒿甲素峰计算应不低于 1500。

对照品溶液的制备 取雪上一枝蒿甲素对照品适量,精密称定,加甲醇制成每 1ml 含 100μg 的溶液,即得。

供试品溶液的制备 精密量取本品 25ml,置蒸发皿中,水浴蒸至约 10ml,用稀盐酸调节 pH 值至 2～3,转移至分液漏斗中,用适量 0.1mol/L 盐酸洗涤容器,洗液并入分液漏斗中(必要时用少量三氯甲烷溶解),使酸液总量约 25ml,用三氯甲烷轻摇洗涤 2 次(10ml,5ml),合并三氯甲烷液,用 0.1mol/L 盐酸洗涤 2 次(5ml,3ml),合并上述酸水溶液,加氯化钠 2g,轻摇使溶解,用氨试液调节 pH 值至 9～10,用三氯甲烷振摇提取 5 次(25ml,15ml,10ml,10ml,10ml),合并三氯甲烷液,加入适量无水硫酸钠脱水,滤过,收集滤液,残渣用三氯甲烷洗涤 2 次,每次 5ml,合并滤液,于 60℃ 水浴上挥至近干,加无水乙醇 1ml,自然挥干,加甲醇溶解并转移至 25ml 量瓶中,加甲醇至刻度,超声处理(功率 250W,频率 33kHz)5 分钟,放冷,加甲醇至刻度,摇匀,静置,滤过,取续滤液,即得。

测定法 分别精密吸取对照品溶液与供试品溶液各 10μl,注入液相色谱仪,测定,即得。

本品每 1ml 含雪上一枝蒿以雪上一枝蒿甲素($C_{22}H_{33}NO_2$)计,应为 60～170μg。

冰片 照气相色谱法(通则 0521)测定。

色谱条件与系统适用性试验 改性聚乙二醇 20000 (PEG-20M)毛细管柱(柱长为 30m,内径为 0.53mm,膜厚度为 1μm);柱温为 150℃。理论板数按龙脑峰计算应不低于 2000。

校正因子测定 取萘适量,精密称定,加无水乙醇制成每 1ml 含 1mg 的溶液,作为内标溶液。另取龙脑对照品适量,精密称定,加无水乙醇制成每 1ml 含 1mg 的溶液。精密量取对照品溶液 5ml 及内标溶液 2ml,置 25ml 量瓶中,用无水乙醇稀释至刻度,摇匀,吸取 1μl,注入气相色谱仪,计算校正因子。

测定法 精密量取本品溶液 5ml,加在中性氧化铝柱

(100～200 目,6g,柱内径为 1.5cm,用无水乙醇 10ml 预洗)上,以无水乙醇洗脱,用 25ml 量瓶收集洗脱液约 22ml,精密加入内标溶液 2ml,加无水乙醇至刻度,摇匀,静置,吸取上清液 1μl,注入气相色谱仪,测定,即得。

本品每 1ml 含冰片以龙脑($C_{10}H_{18}O$)计,不得少于 0.65mg。

【功能与主治】 温经散寒,祛风活血,通络止痛。用于腰、颈椎骨质增生,骨性关节炎,肩周炎,风湿性关节炎。

【用法与用量】 外用。一次 10ml,一日 1 次。将药液浸于敷带上贴敷患处 30～60 分钟;20 天为一疗程。

【注意】 孕妇及皮肤破损处禁用;本品只供外用,不可内服;用药后 3 小时内用药部位不得吹风,不接触冷水。

【规格】 每瓶装 (1)30ml (2)60ml (3)70ml (4)100ml (5)250ml

每袋装 (1)5ml (2)10ml

【贮藏】 密封,避光。

骨疏康胶囊

Gushukang Jiaonang

【处方】 淫羊藿 1251g　　　熟地黄 1656g
骨碎补 828g　　　黄芪 1251g
丹参 828g　　　木耳 663g
黄瓜子 663g

【制法】 以上七味,黄瓜子破碎,与木耳加水煎煮二次,第一次 2.5 小时,第二次 1.5 小时,滤过,滤液合并,减压浓缩至相对密度约为 1.05～1.10(65℃)的清膏;丹参用乙醇回流提取二次,第一次 2 小时,第二次 1.5 小时,滤过,滤液合并,回收乙醇并浓缩至相对密度约为 1.20～1.25(65℃)的清膏;丹参药渣与其余淫羊藿等四味加水煎煮三次,第一次 1.5 小时,第二、三次各 1 小时,合并煎液,静置 8 小时,取上清液,通过 D101 大孔吸附树脂,用 70% 乙醇洗脱,洗脱液回收乙醇,并浓缩至相对密度约为 1.15～1.20(65℃)的清膏;取上述清膏,混匀,干燥,粉碎,装入胶囊,制成 1000 粒,即得。

【性状】 本品为硬胶囊,内容物为棕黄色或棕褐色的颗粒及粉末;味苦。

【鉴别】 (1)取本品内容物 3g,加甲醇 40ml,超声处理 20 分钟,放冷,滤过,滤液蒸至近干,残渣加水 20ml 使溶解,用乙醚振摇提取 2 次,每次 30ml,弃去乙醚液,再用水饱和的正丁醇振摇提取 2 次,每次 20ml,合并正丁醇提取液,加氨试液洗涤 2 次,每次 30ml,弃去氨试液,正丁醇液蒸干,残渣加甲醇 1ml 使溶解,作为供试品溶液。另取黄芪甲苷对照品,加甲醇制成每 1ml 含 0.5mg 的溶液,作为对照品溶液。照薄层色谱法(通则 0502)试验,吸取供试品溶液 10～20μl,对照品溶液 10μl,分别点于同一硅胶 G 薄层板上,以三氯甲烷-甲醇-

水(13∶7∶2)10℃以下放置的下层溶液为展开剂,薄层板在饱和氨蒸气下预平衡 30 分钟,展开,取出,晾干,喷以 10% 硫酸无水乙醇溶液,在 105℃加热至斑点显色清晰,分别置日光和紫外光灯(365nm)下检视。供试品色谱中,在与对照品色谱相应的位置上,日光下显相同颜色的斑点;紫外光下显相同颜色的荧光斑点。

(2)取本品内容物 9g,加乙醚 50ml,加热回流 30 分钟,放冷,滤过,滤液低温挥干,残渣加乙酸乙酯 0.5ml 使溶解,作为供试品溶液。另取丹参酮 II$_A$ 对照品,加乙酸乙酯制成每 1ml 含 0.5mg 的溶液,作为对照品溶液。照薄层色谱法(通则 0502)试验,吸取上述两种溶液各 20μl,分别点于同一硅胶 G 薄层板上,以石油醚(60~90℃)-乙酸乙酯(8∶2)为展开剂,展开,取出,晾干,置日光下检视。供试品色谱中,在与对照品色谱相应的位置上,显相同颜色的斑点。

(3)取本品内容物 0.6g,加甲醇 50ml,超声处理 30 分钟,放冷,滤过,滤液作为供试品溶液。另取柚皮苷对照品,加甲醇制成每 1ml 含 30μg 的溶液,作为对照品溶液。照高效液相色谱法(通则 0512)试验,以十八烷基硅烷键合硅胶为填充剂;以乙腈-水(20∶80)为流动相;检测波长为 283nm。吸取上述两种溶液各 20μl,注入液相色谱仪。供试品色谱中应呈现与对照品色谱峰保留时间相对应的色谱峰。

【检查】 残留树脂有机物 照残留溶剂测定法(通则 0861 第二法)测定。

色谱条件与系统适用性试验 聚乙二醇 20000(PEG-20M)毛细管柱(柱长为 30m,柱内径为 0.53mm,膜厚度为 1.00μm);程序升温:初始温度为 40℃,保持 5 分钟,以每分钟 5℃的速率升温至 100℃,再以每分钟 8℃的速率升温至 130℃,以每分钟 20℃的速率升温至 200℃,保持 6 分钟;分流比为 1∶1。顶空进样,顶空瓶平衡温度为 90℃,平衡时间为 30 分钟。理论板数按邻二甲苯峰计算应不低于 10000。

对照品溶液的制备 取正己烷、苯、甲苯、对二甲苯、邻二甲苯、间二甲苯、苯乙烯、1,2-二乙基苯和二乙烯苯对照品适量,精密称定,加 N,N-二甲基乙酰胺制成每 1ml 含正己烷、甲苯、对二甲苯、邻二甲苯、间二甲苯、苯乙烯、1,2-二乙基苯、二乙烯苯各 0.2mg 及苯 0.02mg 的混合溶液,作为对照品储备液。精密量取上述对照品储备液 1ml,置 100ml 量瓶中,加 25% N,N-二甲基乙酰胺溶液至刻度,摇匀。精密量取 2ml,置 20ml 顶空瓶中,密封,即得。

供试品溶液的制备 取本品内容物 0.2g,精密称定,置 20ml 顶空瓶中,精密加入 25% N,N-二甲基乙酰胺溶液 2ml,密封,摇匀,即得。

测定法 用对照品溶液和供试品溶液制备顶空瓶气体,精密量取两种气体各 1ml,注入气相色谱仪,测定,即得。

本品含苯不得过 0.0002%,含正己烷,甲苯,对二甲苯,邻二甲苯,间二甲苯,苯乙烯,1,2-二乙基苯和二乙烯苯均不得过 0.002%。

其他 应符合胶囊剂项下有关的各项规定(通则 0103)。

【含量测定】 照高效液相色谱法(通则 0512)测定。

色谱条件与系统适用性试验 以十八烷基硅烷键合硅胶为填充剂;以乙腈-水(25∶75)为流动相;检测波长为 270nm。理论板数按淫羊藿苷峰计算应不低于 5500。

对照品溶液的制备 取淫羊藿苷对照品适量,精密称定,加甲醇制成每 1ml 含 20μg 的溶液,即得。

供试品溶液的制备 取装量差异项下的本品内容物,混匀,研细,取约 0.5g,精密称定,加甲醇 40ml,超声处理(功率 250W,频率 33kHz)30 分钟,放冷,滤过,用少量甲醇洗涤滤器及残渣,滤液置 50ml 量瓶中,加甲醇至刻度,摇匀,精密量取 2ml,置 10ml 量瓶中,加甲醇至刻度,摇匀,滤过,取续滤液,即得。

测定法 分别精密吸取对照品溶液与供试品溶液各 10μl,注入液相色谱仪,测定,即得。

本品每粒含淫羊藿以淫羊藿苷($C_{33}H_{40}O_{15}$)计,不得少于 3.0mg。

【功能与主治】 补肾益气,活血壮骨。用于肾虚气血不足所致的中老年骨质疏松症,症见腰脊酸痛、胫膝痠软、神疲乏力。

【用法与用量】 口服。一次 4 粒,一日 2 次,饭后服用。

【注意】 偶有轻度胃肠反应,一般不影响继续服药。

【规格】 每粒装 0.32g

【贮藏】 密封。

骨疏康颗粒
Gushukang Keli

【处方】 淫羊藿 500.4g　　　熟地黄 662.4g
骨碎补 331.2g　　　黄芪 500.4g
丹参 331.2g　　　木耳 265.2g
黄瓜子 265.2g

【制法】 以上七味,除黄瓜子外,丹参用乙醇加热回流提取二次,第一次 2 小时,第二次 1.5 小时,滤过,合并滤液,回收乙醇至相对密度为 1.15~1.18(60~70℃)的清膏,备用;丹参药渣与其余淫羊藿等五味,加水煎煮二次,第一次 2 小时,第二次 1.5 小时,合并煎液,滤过,滤液浓缩至相对密度为 1.15~1.18(60~70℃)的清膏,与上述清膏、黄瓜子和糊精适量混合,在 80℃以下干燥,粉碎,加甜菊素 4.63g,混匀,制成颗粒,干燥,制成 1000g,即得。

【性状】 本品为深棕色至棕褐色的颗粒;味甜、微苦。

【鉴别】 (1)取本品,置显微镜下观察:种皮碎片淡黄棕色,表面观类椭圆形或不规则形,其上具深波状弯曲条纹,有较多单个散在油滴(黄瓜子)。

(2)取本品 20g,研细,加乙醇 50ml,温浸 30 分钟,滤过,滤液蒸干,残渣加乙醇 2ml 使溶解,作为供试品溶液。另取丹

参酮 II_A 对照品,加乙酸乙酯制成每 1ml 含 1mg 的溶液,作为对照品溶液。照薄层色谱法(通则 0502)试验,吸取上述两种溶液各 10μl,分别点于同一硅胶 G 薄层板上,以石油醚(60~90℃)-乙酸乙酯(8:2)为展开剂,展开,取出,晾干。供试品色谱中,在与对照品色谱相应的位置上,显相同的暗红色斑点。

(3)取本品 20g,研细,加甲醇 40ml,超声处理 20 分钟,放冷,滤过,滤液蒸至近干,残渣加水 20ml,分次溶解,转移至分液漏斗中,加乙醚振摇提取 2 次,每次 30ml,弃去乙醚液,加水饱和的正丁醇提取 2 次,每次 20ml,合并正丁醇液,加氨试液洗涤 2 次,每次 30ml,弃去氨液,正丁醇液蒸干,残渣加甲醇 1ml 使溶解,作为供试品溶液。另取黄芪甲苷对照品,加甲醇制成每 1ml 含 0.5mg 的溶液,作为对照品溶液。照薄层色谱法(通则 0502)试验,吸取供试品溶液 5~10μl、对照品溶液 10μl,分别点于同一硅胶 G 薄层板上,以三氯甲烷-甲醇-水(13:7:2)10℃以下放置分层的下层溶液为展开剂,置氨蒸气饱和的展开缸内预饱和 30 分钟,展开,取出,晾干,喷以10%硫酸乙醇溶液,在 105℃加热至斑点显色清晰,置紫外光灯(365nm)下检视。供试品色谱中,在与对照品色谱相应的位置上,显相同颜色的荧光斑点。

(4)取本品 10g,研细,加甲醇 50ml,超声处理 30 分钟,离心,取上清液,作为供试品溶液。另取柚皮苷对照品,加甲醇制成每 1ml 含 85μg 的溶液,作为对照品溶液。照高效液相色谱法(通则 0512)试验,以十八烷基硅烷键合硅胶为填充剂;以乙腈-水(20:80)为流动相;检测波长为 283nm。分别吸取对照品溶液与供试品溶液各 20μl,注入液相色谱仪,测定。供试品色谱中,应呈现与对照品色谱峰保留时间相同的色谱峰。

【检查】 应符合颗粒剂项下有关的各项规定(通则 0104)。

【含量测定】 照高效液相色谱法(通则 0512)测定。

色谱条件与系统适用性试验 以十八烷基硅烷键合硅胶为填充剂;以乙腈-水(27:73)为流动相;检测波长为 270nm。理论板数按淫羊藿苷峰计算应不低于 3000。

对照品溶液的制备 取淫羊藿苷对照品适量,精密称定,加甲醇制成每 1ml 含 20μg 的溶液,即得。

供试品溶液的制备 取装量差异项下的本品适量,研细,取约 1g,精密称定,加甲醇 40ml,超声处理(功率 250W,频率 33kHz)30 分钟,放冷,滤过,用甲醇分次洗涤残渣及容器,合并滤液及洗液,置 100ml 量瓶中,加甲醇稀释至刻度,摇匀,即得。

测定法 分别精密吸取对照品溶液与供试品溶液各 20μl,注入液相色谱仪,测定,即得。

本品每袋含淫羊藿以淫羊藿苷($C_{33}H_{40}O_{15}$)计,不得少于 15.0mg。

【功能与主治】 补肾益气,活血壮骨。用于肾虚气血不足所致的中老年人骨质疏松症,症见腰脊酸痛、胫膝酸软、神疲乏力。

【用法与用量】 口服。一次 1 袋,一日 2 次,饭后开水

冲服。

【注意】 偶有轻度胃肠反应,一般不影响继续服药。

【规格】 每袋装 10g

【贮藏】 密封。

香苏正胃丸
Xiangsu Zhengwei Wan

【处方】

广藿香 80g	紫苏叶 160g
香薷 80g	陈皮 40g
姜厚朴 80g	麸炒枳壳 20g
砂仁 20g	炒白扁豆 40g
炒山楂 20g	六神曲(炒)20g
炒麦芽 20g	茯苓 20g
甘草 11g	滑石 66g
朱砂 3.3g	

【制法】 以上十五味,朱砂水飞成极细粉;其余广藿香等十四味粉碎成细粉,与上述粉末配研,过筛,混匀。每 100g 粉末加炼蜜 120~150g 制成大蜜丸,即得。

【性状】 本品为棕褐色至黑褐色的大蜜丸;味微甜、略酸苦。

【鉴别】 (1)取本品,置显微镜下观察:不规则分枝状团块无色,遇水合氯醛试液溶化;菌丝无色或淡棕色,直径 4~6μm(茯苓)。草酸钙方晶成片存在于薄壁组织中(陈皮)。叶肉组织中有细小草酸钙簇晶,直径 4~8μm(紫苏叶)。纤维束周围薄壁细胞含草酸钙方晶,形成晶纤维(甘草)。石细胞分枝状,壁厚,层纹明显(厚朴)。果皮石细胞淡紫红色、红色或黄棕色,类圆形或多角形,直径约 125μm(山楂)。内种皮厚壁细胞黄棕色或棕红色,表面观类多角形,壁厚,胞腔含硅质块(砂仁)。种皮栅状细胞成片,无色,长 80~213μm;宽 5~26μm(白扁豆)。不规则细小颗粒暗棕红色,有光泽,边缘暗黑色(朱砂)。

(2)取本品 9g,剪碎,加硅藻土 6g,研匀,加三氯甲烷 60ml,加热回流 1 小时,滤过,滤液用 2%氢氧化钠溶液振摇提取 3 次,每次 20ml,合并提取液,用稀盐酸调节 pH 值至 1~2,用三氯甲烷振摇提取 3 次,每次 20ml,合并三氯甲烷液,用水 120ml 分 2 次洗涤,三氯甲烷液用无水硫酸钠脱水后蒸干,残渣加无水乙醇 1ml 使溶解,作为供试品溶液。另取厚朴酚对照品、和厚朴酚对照品,加无水乙醇制成每 1ml 各含 1mg 的混合溶液,作为对照品溶液。照薄层色谱法(通则 0502)试验,吸取上述两种溶液各 5μl,分别点于同一用 1%氢氧化钠溶液制备的硅胶 GF_{254} 薄层板上,以甲苯-乙酸乙酯(6:1)为展开剂,展开,取出,晾干,置紫外光灯(254nm)下检视。供试品色谱中,在与对照品色谱相应的位置上,显相同颜色的斑点;喷以 5%香草醛硫酸溶液,在 105℃加热数分钟,置日光下

检视,显相同的红色斑点。

【检查】 应符合丸剂项下有关的各项规定(通则 0108)。

【含量测定】 照高效液相色谱法(通则 0512)测定。

色谱条件与系统适用性试验 以十八烷基硅烷键合硅胶为填充剂;以甲醇-乙腈-水(41.5∶17∶41.5)为流动相;检测波长为 294nm。理论板数按厚朴酚峰计算应不低于 5000。

对照品溶液的制备 取厚朴酚对照品与和厚朴酚对照品适量,精密称定,加甲醇制成每 1ml 含厚朴酚 45μg、和厚朴酚 60μg 的混合溶液,即得。

供试品溶液的制备 取重量差异项下的本品适量,剪碎,取约 2g,精密称定,精密加入甲醇 50ml,称定重量,加热回流 45 分钟,放冷,再称定重量,用甲醇补足减失的重量,摇匀,滤过,取续滤液,即得。

测定法 分别精密吸取对照品溶液 5μl 与供试品溶液 10μl,注入液相色谱仪,测定,即得。

本品每丸含厚朴以厚朴酚($C_{18}H_{18}O_2$)与和厚朴酚($C_{18}H_{18}O_2$)的总量计,不得少于 1.6mg。

【功能与主治】 解表化湿,和中消食。用于小儿暑湿感冒,症见头痛发热、停食停乳、腹痛胀满、呕吐泄泻、小便不利。

【用法与用量】 口服。一次 1 丸,一日 1～2 次;周岁以内小儿酌减。

【规格】 每丸重 3g

【贮藏】 密封。

香苏调胃片
Xiangsu Tiaowei Pian

【处方】 广藿香 60g　　　　香薷 96g
　　　　木香 15g　　　　　紫苏叶 120g
　　　　姜厚朴 60g　　　　砂仁 15g
　　　　麸炒枳壳 15g　　　陈皮 30g
　　　　茯苓 15g　　　　　炒山楂 15g
　　　　炒麦芽 15g　　　　白扁豆(去皮)48g
　　　　葛根 15g　　　　　甘草 8g
　　　　六神曲(麸炒)15g　生姜 30g

【制法】 以上十六味,六神曲(麸炒)、炒麦芽、麸炒枳壳、姜厚朴、砂仁、白扁豆(去皮)粉碎成细粉;广藿香、陈皮分别蒸馏提取挥发油,蒸馏后的水溶液合并,备用;炒山楂、葛根、甘草加水煎煮三次,第一次 3 小时,第二次 1 小时,第三次 0.5 小时,滤过,滤液合并,备用;紫苏叶、香薷加水热浸三次,第一次 2 小时,第二次 1 小时,第三次 0.5 小时,滤过,滤液合并,备用;茯苓、木香、生姜用 70% 乙醇加热回流提取二次,第一次 3 小时,第二次 2 小时,滤过,滤液合并,回收乙醇并浓缩至适量,滤过,与上述水溶液和滤液合并,减压浓缩至适量,加入上述细粉,混匀,干燥,粉碎成细粉,加入适量淀粉,混匀,制颗

粒,干燥,加入挥发油和适量硬脂酸镁,混匀,压制成 1000 片,包糖衣,即得。

【性状】 本品为糖衣片,除去糖衣后显深棕色;气微香,味甘、微辛。

【鉴别】 (1)取本品,置显微镜下观察:石细胞分枝状,壁厚,层纹明显(姜厚朴)。内种皮厚壁细胞黄棕色或棕红色,表面观类多角形,壁厚,胞腔含硅质块(砂仁)。草酸钙方晶成片存在于薄壁组织中(麸炒枳壳)。表皮细胞纵列,由 1 个长细胞与 2 个短细胞相间连接,长细胞壁厚,波状弯曲、木化(炒麦芽)。

(2)取本品 20 片,研细,加乙酸乙酯 30ml,超声处理 30 分钟,滤过,滤液蒸干,残渣加甲醇 1ml 使溶解,作为供试品溶液。另取葛根素对照品,加甲醇制成每 1ml 含 1mg 的溶液,作为对照品溶液。照薄层色谱法(通则 0502)试验,吸取上述两种溶液各 10μl,分别点于同一硅胶 G 薄层板上,以三氯甲烷-甲醇-水(14∶5∶0.5)为展开剂,展开,取出,晾干,置氨蒸气中熏后,置紫外光灯(365nm)下检视。供试品色谱中,在与对照品色谱相应的位置上,显相同颜色的荧光斑点。

(3)取〔鉴别〕(2)项下的供试品溶液,蒸干,残渣加水 20ml 使溶解,加盐酸调节 pH 值至 1～2,用石油醚(30～60℃)振摇提取 2 次,每次 20ml,合并石油醚液,蒸干,残渣加甲醇 1ml 使溶解,作为供试品溶液。另取厚朴酚对照品与和厚朴酚对照品,分别加甲醇制成每 1ml 含 1mg 的溶液,作为对照品溶液。照薄层色谱法(通则 0502)试验,吸取上述三种溶液各 10μl,分别点于同一高效硅胶 G 薄层板上,以甲苯-甲醇(10∶1)为展开剂,展开,取出,晾干,喷以 5% 香草醛硫酸溶液,在 105℃加热至斑点显色清晰。供试品色谱中,在与对照品色谱相应的位置上,显相同颜色的斑点。

【检查】 应符合片剂项下有关的各项规定(通则 0101)。

【含量测定】 照高效液相色谱法(通则 0512)测定。

色谱条件与系统适用性试验 以十八烷基硅烷键合硅胶为填充剂;以甲醇-水(71∶29)为流动相;检测波长为 294nm。理论板数按厚朴酚峰计算应不低于 3000。

对照品溶液的制备 取厚朴酚对照品与和厚朴酚对照品适量,精密称定,加甲醇制成每 1ml 含厚朴酚 25μg、和厚朴酚 20μg 的混合溶液,即得。

供试品溶液的制备 取本品 10 片,除去糖衣,精密称定,研细,取约 0.5g,精密称定,置具塞锥形瓶中,精密加入甲醇 50ml,密塞,称定重量,超声处理(功率 250W,频率 40kHz)30 分钟,放冷,再称定重量,用甲醇补足减失的重量,摇匀,滤过,取续滤液,即得。

测定法 分别精密吸取对照品溶液与供试品溶液各 10μl,注入液相色谱仪,测定,即得。

本品每片含厚朴以厚朴酚($C_{18}H_{18}O_2$)与和厚朴酚($C_{18}H_{18}O_2$)的总量计,不得少于 0.50mg。

【功能与主治】 解表和中,健胃化滞。用于胃肠积滞、外感时邪所致的身热体倦、饮食少进、呕吐乳食、腹胀便泻、小便

不利。

【用法与用量】 口服。周岁以内一次 1～2 片，一至三岁一次 2～3 片，三岁以上一次 3～5 片，一日 2 次，温开水送下。

【贮藏】 密封。

香 连 丸
Xianglian Wan

【处方】 萸黄连 800g　　　　　木香 200g

【制法】 以上二味，粉碎成细粉，过筛，混匀，每 100g 粉末用米醋 8g 加适量的水泛丸，干燥，即得。

【性状】 本品为淡黄色至黄褐色的水丸；气微，味苦。

【鉴别】 (1)取本品，置显微镜下观察：菊糖团块形状不规则，有时可见微细放射状纹理，加热后溶解；网纹导管直径约 90μm(木香)。纤维束鲜黄色，壁稍厚，纹孔明显(萸黄连)。

(2)取本品约 60mg，研细，加甲醇 5ml，置水浴中加热回流 15 分钟，滤过，取滤液，补加甲醇使成 5ml，摇匀，作为供试品溶液。另取黄连对照药材 50mg，同法制成对照药材溶液。再取盐酸小檗碱对照品，加甲醇制成每 1ml 含 0.5mg 的溶液，作为对照品溶液。照薄层色谱法(通则 0502)试验，吸取上述三种溶液各 1μl，分别点于同一硅胶 G 薄层板上，以正丁醇-冰醋酸-水(7：1：2)为展开剂，展开，取出，晾干，置紫外光灯(365nm)下检视。供试品色谱中，在与对照药材色谱和对照品色谱相应的位置上，显相同的黄色荧光斑点。

(3)取本品 2g，研细，加乙醚 15ml，放置 2 小时，时时振摇，滤过，滤液挥去乙醚，残渣加乙酸乙酯 0.5ml 使溶解，作为供试品溶液。另取木香对照药材 0.4g，加乙醚 15ml，同法制成对照药材溶液。照薄层色谱法(通则 0502)试验，吸取上述两种溶液各 10μl，分别点于同一硅胶 G 薄层板上，以环己烷-丙酮(10：3)为展开剂，展开，取出，晾干，喷以 5% 香草醛硫酸溶液，在 105℃加热约 5 分钟。供试品色谱中，在与对照药材色谱相应的位置上，显相同颜色的斑点。

【检查】 应符合丸剂项下有关的各项规定(通则 0108)。

【含量测定】 照高效液相色谱法(通则 0512)测定。

色谱条件与系统适用性试验 以十八烷基硅烷键合硅胶为填充剂；以乙腈-0.05mol/L 磷酸二氢钾溶液(用磷酸调节 pH 值至 3.0)(30：70)为流动相；检测波长为 350nm。理论板数按盐酸小檗碱峰计算应不低于 5000。

对照品溶液的制备 取盐酸小檗碱对照品适量，精密称定，加甲醇制成每 1ml 含 15μg 的溶液，即得。

供试品溶液的制备 取本品适量，研细，取约 0.2g，精密称定，精密加入盐酸-甲醇(1：100)的混合溶液 50ml，称定重量，加热回流 1 小时，放冷，再称定重量，用上述混合溶液补足减失的重量，摇匀，滤过，精密量取续滤液 5ml，置 50ml 量瓶中，加甲醇至刻度，摇匀，滤过，取续滤液，即得。

测定法 分别精密吸取对照品溶液与供试品溶液各 10μl，注入液相色谱仪，测定，即得。

本品每 1g 含萸黄连以盐酸小檗碱($C_{20}H_{17}NO_4 \cdot HCl$)计，不得少于 27.0mg。

【功能与主治】 清热化湿，行气止痛。用于大肠湿热所致的痢疾，症见大便脓血、里急后重、发热腹痛；肠炎、细菌性痢疾见上述证候者。

【用法与用量】 口服。一次 3～6g，一日 2～3 次；小儿酌减。

【贮藏】 密封。

香连丸(浓缩丸)
Xianglian Wan

【处方】 萸黄连 400g　　　　　木香 100g

【制法】 以上二味，木香粉碎成细粉；将萸黄连粉碎成粗粉或最粗粉，以 45% 乙醇为溶剂，浸渍 24 小时后进行渗漉，至渗漉液无色，收集漉液，回收乙醇，浓缩至适量，与上述细粉混匀，加适量淀粉或微晶纤维素制丸，制成 1000 丸，干燥，打光，即得。

【性状】 本品为棕色至棕褐色的浓缩丸；气微，味苦。

【鉴别】 (1)取本品适量，研细，取约 0.3g，加乙醇 10ml，加热回流 1 小时，放冷，滤过，滤液作为供试品溶液。另取黄连对照药材 0.5g，同法制成对照药材溶液。再取盐酸小檗碱对照品，加乙醇制成每 1ml 含 1mg 的溶液，作为对照品溶液。照薄层色谱法(通则 0502)试验，吸取上述三种溶液各 2μl，分别点于同一硅胶 G 薄层板上，以正丁醇-冰醋酸-水(7：1：2)为展开剂，展开，取出，晾干，置紫外光灯(365nm)下检视。供试品色谱中，在与对照品色谱和对照药材色谱相应的位置上，显相同颜色的荧光斑点。

(2)取本品适量，研细，取约 0.5g，加三氯甲烷 10ml，超声处理 20 分钟，放冷，滤过，滤液浓缩至约 2ml，作为供试品溶液。另取木香对照药材 0.1g，同法制成对照药材溶液。照薄层色谱法(通则 0502)试验，吸取上述两种溶液各 5μl，分别点于同一硅胶 G 薄层板上，以三氯甲烷-环己烷(1：5)为展开剂，展开，取出，晾干，喷以 5% 香草醛硫酸溶液，在 105℃加热至斑点显色清晰。供试品色谱中，在与对照药材色谱相应的位置上，显相同颜色的斑点。

【检查】 应符合丸剂项下有关的各项规定(通则 0108)。

【含量测定】 照高效液相色谱法(通则 0512)测定。

色谱条件与系统适用性试验 以十八烷基硅烷键合硅胶为填充剂；以乙腈-0.05mol/L 磷酸二氢钾溶液(用磷酸调节 pH 值为 3.0)(25：75)为流动相；检测波长为 347nm。理论板数按盐酸小檗碱峰计算应不低于 3000。

对照品溶液的制备 取盐酸小檗碱对照品适量，精密称定,加盐酸-甲醇(1:100)混合溶液制成每 1ml 含 40μg 的溶液,即得。

供试品溶液的制备　取本品适量,研细,取约 0.1g,精密称定,置具塞锥形瓶中,精密加入盐酸-甲醇(1:100)混合溶液 50ml,密塞,称定重量,超声处理(功率 120W,频率 40kHz)30 分钟,放冷,再称定重量,用盐酸-甲醇(1:100)混合溶液补足减失的重量,摇匀,静置,精密吸取上清液 5ml,置 25ml 量瓶中,加盐酸-甲醇(1:100)混合溶液至刻度,摇匀,滤过,取续滤液,即得。

测定法　分别精密吸取对照品溶液与供试品溶液各 10μl,注入液相色谱仪,测定,即得。

本品每 1 丸含萸黄连以盐酸小檗碱($C_{20}H_{17}NO_4 \cdot HCl$)计,不得少于 6.8mg。

【功能与主治】　清热化湿,行气止痛。用于大肠湿热所致的痢疾,症见大便脓血、里急后重、发热腹痛;肠炎、细菌性痢疾见上述证候者。

【用法与用量】　口服,一次 6~12 丸,一日 2~3 次。小儿酌减。

【规格】　(1)每 10 丸重 1.7g　(2)每 10 丸重 2g

【贮藏】　密封。

香 连 片
Xianglian Pian

【处方】　萸黄连 800g　　　　　　木香 200g

【制法】　以上二味,木香用水蒸气蒸馏法提取挥发油,收集挥发油,水煎液滤过,浓缩至稠膏状,干燥,粉碎成细粉;萸黄连用 70% 乙醇于 75~80℃提取三次,第一次 2 小时,第二、三次每次 1 小时,合并提取液,回收乙醇并浓缩至稠膏状,干燥,粉碎成细粉,与上述细粉和适量的辅料混匀,制成颗粒,干燥,喷加木香挥发油,混匀,压制成 2850 片或 1000 片,包糖衣或薄膜衣,即得。

【性状】　本品为糖衣片或薄膜衣片,除去包衣后显黄褐色;气微,味苦。

【鉴别】　(1)取本品,除去包衣,研细,取约 3.5g,加三氯甲烷 10ml,加热回流 20 分钟,滤过,滤液蒸干,残渣加乙醇 2ml 使溶解,作为供试品溶液。另取木香挥发油对照品 0.1ml,加乙醇 10ml,混匀,作为对照品溶液。照薄层色谱法(通则 0502)试验,吸取上述两种溶液各 4μl,分别点于同一硅胶 G 薄层板上,以环己烷-丙酮(10:3)为展开剂,展开,取出,晾干,喷以 5% 香草醛硫酸溶液。供试品色谱中,在与对照品色谱相应的位置上,显相同颜色的斑点。

(2)取〔含量测定〕项下剩余的盐酸-甲醇提取液作为供试品溶液。另取黄连对照药材 0.1g,加盐酸-甲醇(1:100)的混合溶液 10ml,加热回流 15 分钟,滤过,取滤液作为对照药材

溶液。再取盐酸小檗碱对照品,加盐酸-甲醇(1:100)的混合溶液制成每 1ml 含 0.5mg 的溶液,作为对照品溶液。照薄层色谱法(通则 0502)试验,吸取供试品溶液 4μl、对照药材溶液和对照品溶液 1μl,分别点于同一硅胶 G 薄层板上,以正丁醇-冰醋酸-水(7:1:2)为展开剂,展开,取出,晾干,置紫外光灯(365nm)下检视。供试品色谱中,在与对照药材色谱和对照品色谱相应的位置上,显相同颜色的荧光斑点。

【检查】　应符合片剂项下有关的各项规定(通则 0101)。

【含量测定】　照高效液相色谱法(通则 0512)测定。

色谱条件与系统适用性试验　以十八烷基硅烷键合硅胶为填充剂;以乙腈-0.05mol/L 磷酸二氢钾溶液(用磷酸调节 pH 值至 3.0)(30:70)为流动相;检测波长为 350nm。理论板数按盐酸小檗碱峰计算应不低于 5000。

对照品溶液的制备　取盐酸小檗碱对照品适量,精密称定,加甲醇制成每 1ml 含 15μg 的溶液,即得。

供试品溶液的制备　取本品 20 片,除去包衣,精密称定,研细,取约 0.2g,精密称定,精密加入盐酸-甲醇(1:100)的混合溶液 50ml,称定重量,加热回流 1 小时,放冷,再称定重量,用盐酸-甲醇(1:100)的混合溶液补足减失的重量,摇匀,滤过,精密量取续滤液 5ml,置 100ml 量瓶中,加甲醇稀释至刻度,摇匀,滤过,取续滤液,即得。

测定法　分别精密吸取对照品溶液与供试品溶液各 10μl,注入液相色谱仪,测定,即得。

本品每片含萸黄连以盐酸小檗碱($C_{20}H_{17}NO_4 \cdot HCl$)计,小片〔规格(1)、规格(3)〕不得少于 5.6mg,大片〔规格(2)、规格(4)〕不得少于 16.0mg。

【功能与主治】　清热化湿,行气止痛。用于大肠湿热所致的痢疾,症见大便脓血、里急后重、发热腹痛;肠炎、细菌性痢疾见上述证候者。

【用法与用量】　口服。一次 5 片〔规格(2)、规格(4)〕,一日 3 次;小儿一次 2~3 片〔规格(1)、规格(3)〕,一日 3 次。

【规格】　(1)薄膜衣小片　每片重 0.1g(相当于饮片 0.35g)

(2)薄膜衣大片　每片重 0.3g(相当于饮片 1g)

(3)糖衣小片(片心重 0.1g;相当于饮片 0.35g)

(4)糖衣大片(片心重 0.3g;相当于饮片 1g)

【贮藏】　密封。

香连化滞丸
Xianglian Huazhi Wan

【处方】　黄连 60g　　　　　　木香 60g
　　　　　黄芩 75g　　　　　　麸炒枳实 75g
　　　　　陈皮 75g　　　　　　醋青皮 75g
　　　　　姜厚朴 75g　　　　　炒槟榔 60g

滑石 60g　　　　　　炒白芍 150g

当归 150g　　　　　　甘草 60g

【制法】 以上十二味，粉碎成细粉，过筛，混匀。用水泛丸，低温干燥，制成水丸；或每 100g 粉末用炼蜜 60～70g 加适量的水制丸，干燥，制成水蜜丸；或每 100g 粉末加炼蜜 140～160g 制成大蜜丸，即得。

【性状】 本品为黄褐色至棕褐色的水丸或棕褐色的水蜜丸或大蜜丸；气微香，味微苦。

【鉴别】 (1)取本品，置显微镜下观察：纤维束鲜黄色，壁稍厚，纹孔明显（黄连）。木纤维成束，长梭形，直径 16～24μm，壁稍厚，纹孔横裂缝状、十字状或人字状（木香）。韧皮纤维淡黄色，梭形，壁厚，孔沟细（黄芩）。石细胞类方形、椭圆形、卵圆形或不规则分枝状，直径 11～65μm，有时可见层纹（姜厚朴）。内胚乳细胞碎片无色，壁较厚，有较多大的类圆形纹孔（炒槟榔）。草酸钙簇晶直径 18～32μm，存在于薄壁细胞中，常排列成行（白芍）。纤维束周围薄壁细胞含草酸钙方晶，形成晶纤维（甘草）。

(2)取本品水丸 2g，研细；或取水蜜丸 3.5g，研碎；或取大蜜丸 6g，剪碎，加硅藻土 3g，研匀，加乙醚 25ml，超声处理 10 分钟，滤过，药渣备用；滤液挥干，残渣加乙酸乙酯 2ml 使溶解，作为供试品溶液。另取当归对照药材 0.1g，加乙醚 15ml，同法制成对照药材溶液。照薄层色谱法（通则 0502）试验，吸取上述两种溶液各 2～4μl，分别点于同一硅胶 G 薄层板上，以正己烷-乙酸乙酯(9:1)为展开剂，展开，取出，晾干，置紫外光灯(365nm)下检视。供试品色谱中，在与对照药材色谱相应的位置上，显相同颜色的荧光斑点。

(3)取木香对照药材 0.1g，加乙醚 15ml，超声处理 10 分钟，滤过，滤液挥干，残渣加乙酸乙酯 5ml 使溶解，作为对照药材溶液。照薄层色谱法（通则 0502）试验，吸取〔鉴别〕(2)项下的供试品溶液与上述对照药材溶液各 2～6μl，分别点于同一硅胶 G 薄层板上，以石油醚(30～60℃)-甲苯-乙酸乙酯(14:3:3)为展开剂，展开，取出，晾干，喷以 5%香草醛硫酸溶液，在 105℃加热至斑点显色清晰，置日光下检视。供试品色谱中，在与对照药材色谱相应的位置上，显相同颜色的斑点。

(4)取厚朴酚对照品与和厚朴酚对照品，加甲醇制成每 1ml 各含 0.5mg 的混合溶液，作为对照品溶液。照薄层色谱法（通则 0502）试验，吸取〔鉴别〕(2)项下的供试品溶液 6～10μl、上述对照品溶液 2μl，分别点于同一硅胶 GF₂₅₄ 薄层板上，以石油醚(30～60℃)-甲酸乙酯-甲酸(15:5:1)的上层溶液为展开剂，展开，取出，晾干，置紫外光灯(254nm)下检视。供试品色谱中，在与对照品色谱相应的位置上，显相同颜色的斑点。再喷以 5%香草醛硫酸溶液，在 105℃加热至斑点显色清晰，置日光下检视，显相同颜色的斑点。

(5)取〔鉴别〕(2)项下的备用药渣，挥干溶剂，水丸药渣加甲醇 30ml，水蜜丸、大蜜丸药渣加甲醇 50ml，超声处理 40 分钟，滤过，滤液蒸干，残渣加水 20ml 使溶解，用乙酸乙酯 20ml 振摇提取，弃去乙酸乙酯液，水层用水饱和的正丁醇振摇提取 2 次，每次 20ml，合并正丁醇液，用氨试液 20ml 洗涤，弃去氨试液，正丁醇液蒸干，残渣加甲醇 2ml 使溶解，作为供试品溶液。另取黄连对照药材 0.1g，加甲醇 10ml，超声处理 20 分钟，滤过，滤液作为对照药材溶液。再取盐酸小檗碱对照品，加甲醇制成每 1ml 含 0.5mg 的溶液，作为对照品溶液。照薄层色谱法（通则 0502）试验，吸取上述三种溶液各 1～2μl，分别点于同一硅胶 G 薄层板上，以甲苯-乙酸乙酯-异丙醇-甲醇-浓氨溶液(12:6:3:3:1)为展开剂，置氨蒸气饱和的展开缸内，展开，取出，晾干，置紫外光灯(365nm)下检视。供试品色谱中，在与对照药材色谱和对照品色谱相应的位置上，显相同颜色的荧光斑点。

(6)取〔鉴别〕(5)项下的供试品溶液作为供试品溶液。另取芍药苷对照品，加甲醇制成每 1ml 含 1mg 的溶液，作为对照品溶液。照薄层色谱法（通则 0502）试验，吸取上述两种溶液各 5～10μl，分别点于同一高效硅胶 G 薄层板上，以三氯甲烷-甲醇-水(30:10:1)为展开剂，展开，取出，晾干，喷以 5%香草醛硫酸溶液，在 105℃加热至斑点显色清晰，置日光下检视。供试品色谱中，在与对照品色谱相应的位置上，显相同颜色的斑点。

(7)取本品水丸 1.5g，研细；或水蜜丸 1.7g，研碎；或取大蜜丸 3g，剪碎，加硅藻土 2g，研匀，加甲醇 25ml，超声处理 30 分钟，滤过，滤液蒸干，残渣加水 15ml 使溶解，加稀盐酸调节 pH 值至 1～2，用乙酸乙酯振摇提取 2 次，每次 15ml，合并乙酸乙酯液，蒸干，残渣加甲醇 1ml 使溶解，作为供试品溶液。另取黄芩苷对照品，加甲醇制成每 1ml 含 1mg 的溶液，作为对照品溶液。照薄层色谱法（通则 0502）试验，吸取上述两种溶液各 1～2μl，分别点于同一高效硅胶 G 薄层板上，以乙酸乙酯-丁酮-甲酸-水(5:3:1:1)为展开剂，展开，取出，晾干，喷以 1%三氯化铁乙醇溶液，置日光下检视。供试品色谱中，在与对照品色谱相应的位置上，显相同颜色的斑点。

【检查】 应符合丸剂项下有关的各项规定（通则 0108）。

【含量测定】 照高效液相色谱法（通则 0512）测定。

色谱条件与系统适用性试验 以十八烷基硅烷键合硅胶为填充剂；以乙腈-0.1%磷酸溶液(42:58)（每 100ml 加十二烷基磺酸钠 0.1g）为流动相；检测波长为 350nm。理论板数按盐酸小檗碱峰计算应不低于 7000。

对照品溶液的制备 取盐酸小檗碱对照品适量，精密称定，加甲醇制成每 1ml 含 30μg 的溶液，即得。

供试品溶液的制备 取本品水丸适量，研细，取约 0.5g，精密称定；或取水蜜丸适量，研碎，取约 0.6g，精密称定；或取重量差异项下的大蜜丸，剪碎，取约 1g，精密称定，置具塞锥形瓶中，精密加入甲醇-盐酸(100:1)的混合溶液 50ml，称定重量，加热回流 60 分钟，放冷，再称定重量，用上述混合溶液补足减失的重量，摇匀，滤过，取续滤液，即得。

测定法 精密吸取对照品溶液与供试品溶液各 10μl，注入液相色谱仪，测定，即得。

本品含黄连以盐酸小檗碱($C_{20}H_{17}NO_4 \cdot HCl$)计,水丸每 1g 不得少于 2.0mg;水蜜丸每 1g 不得少于 1.2mg;大蜜丸每丸不得少于 4.8mg。

【功能与主治】 清热利湿,行血化滞。用于大肠湿热所致的痢疾,症见大便脓血、里急后重、发热腹痛。

【用法与用量】 口服。水丸一次 5g,水蜜丸一次 8g,大蜜丸一次 2 丸,一日 2 次;或遵医嘱。

【注意】 忌食生冷油腻;孕妇忌服。

【规格】 (1)水丸 每 10 丸重 0.3g (2)水蜜丸 每 100 粒重 10g (3)大蜜丸 每丸重 6g

【贮藏】 密封。

香 附 丸
Xiangfu Wan

【处方】 醋香附 300g　　　　当归 200g
川芎 50g　　　　　炒白芍 100g
熟地黄 100g　　　　炒白术 100g
砂仁 25g　　　　　陈皮 50g
黄芩 50g

【制法】 以上九味,粉碎成细粉,过筛,混匀。每 100g 粉末用炼蜜 35～45g 加适量的水泛丸,干燥,用玉米朊包衣,晾干,制成水蜜丸;或每 100g 粉末加炼蜜 130～140g 制成大蜜丸,即得。

【性状】 本品为棕褐色的水蜜丸或大蜜丸;气香,味微甘、微苦辛。

【鉴别】 (1)取本品,置显微镜下观察:草酸钙簇晶直径 18～32μm,存在于薄壁细胞中,常排列成行,或一个细胞中含有数个簇晶(炒白芍)。草酸钙方晶成片存在于薄壁组织中(陈皮)。草酸钙针晶细小,长 10～32μm,不规则地充塞于薄壁细胞中(炒白术)。薄壁组织灰棕色至黑棕色,细胞多皱缩,内含棕色核状物(熟地黄)。薄壁细胞纺锤形,壁略厚,有极微细的斜向交错纹理(当归)。内种皮厚壁细胞黄棕色或棕红色,表面观类多角形,壁厚,胞腔含硅质块(砂仁)。分泌细胞类圆形,含淡黄棕色至红棕色分泌物,其周围细胞作放射状排列(醋香附)。韧皮纤维淡黄色,梭形,壁厚,孔沟细(黄芩)。

(2)取本品水蜜丸 2g,研碎,加石油醚(30～60℃)10ml;或取大蜜丸 4.5g,剪碎,加硅藻土 3g,研匀。加石油醚(30～60℃)25ml,冷浸 30 分钟,时时振摇,滤过,药渣备用;滤液挥干,残渣加乙酸乙酯 1ml 使溶解,作为供试品溶液。另取 α-香附酮对照品,加乙酸乙酯制成每 1ml 含 1mg 的溶液,作为对照品溶液。照薄层色谱法(通则 0502)试验,吸取上述两种溶液各 5μl,分别点于同一硅胶 G 薄层板上,以正己烷-乙酸乙酯(17:3)为展开剂,展开,取出,晾干,喷以二硝基苯肼乙醇试液,放置片刻。供试品色谱中,在与对照品色谱相应的位置

上,显相同的橙红色斑点。

(3)取〔鉴别〕(2)项下的备用药渣,加甲醇 25ml,超声处理 20 分钟,滤过,滤液蒸干,残渣加甲醇 2ml 使溶解,作为供试品溶液。另取黄芩苷对照品,加甲醇制成每 1ml 含 1mg 的溶液,作为对照品溶液。照薄层色谱法(通则 0502)试验,吸取上述两种溶液各 10μl,分别点于同一以含 4% 醋酸钠的羧甲基纤维素钠溶液为黏合剂的硅胶 G 薄层板上使成条状,以乙酸乙酯-丁酮-甲酸-水(5:3:1:1)为展开剂,展开,取出,晾干,喷以 1% 三氯化铁乙醇溶液。供试品色谱中,在与对照品色谱相应的位置上,显相同颜色的条斑。

(4)取陈皮对照药材 0.2g,加甲醇 1ml,超声处理 15 分钟,静置,取上清液作为对照药材溶液。另取橙皮苷对照品,加甲醇制成饱和溶液,作为对照品溶液。照薄层色谱法(通则 0502)试验,吸取〔鉴别〕(3)项下的供试品溶液 5μl 及上述对照药材溶液和对照品溶液各 2μl,分别点于同一用 0.5% 氢氧化钠溶液制备的硅胶 G 薄层板上,以乙酸乙酯-甲醇-水(100:17:13)为展开剂,展开,展距约 3cm,取出,晾干;再以甲苯-乙酸乙酯-甲酸-水(20:10:1:1)的上层溶液为展开剂,展开,展距约 8cm,取出,晾干,喷以 1% 三氯化铝乙醇溶液,置紫外光灯(365nm)下检视。供试品色谱中,在与对照药材色谱相应的位置上,显相同的一个黄色至黄绿色荧光斑点及三个蓝色荧光斑点;在与对照品色谱相应的位置上,显相同的黄色至黄绿色荧光斑点。

【检查】 应符合丸剂项下有关的各项规定(通则 0108)。

【功能与主治】 舒肝健脾,养血调经。用于肝郁血虚、脾失健运所致的月经不调、月经前后诸症,症见经行前后不定期、经量或多或少、有血块,经前胸闷、心烦、双乳胀痛、食欲不振。

【用法与用量】 用黄酒或温开水送服。水蜜丸一次 9～13g,大蜜丸一次 1～2 丸,一日 2 次。

【规格】 (1)水蜜丸 每 10 丸重 1g
(2)大蜜丸 每丸重 9g

【贮藏】 密封。

香附丸(水丸)
Xiangfu Wan

【处方】 醋香附 300g　　　　当归 200g
川芎 50g　　　　　炒白芍 100g
熟地黄 100g　　　　炒白术 100g
砂仁 25g　　　　　陈皮 50g
黄芩 50g

【制法】 以上九味,粉碎成细粉,过筛,混匀,用适量的黄酒泛丸,低温干燥,即得。

【性状】 本品为暗黄色至深褐色的水丸;气香,味苦辛。

【鉴别】 (1)取本品,置显微镜下观察:草酸钙簇晶直径18～32μm,存在于薄壁细胞中,常排列成行,或一个细胞中含有数个簇晶(炒白芍)。草酸钙方晶成片存在于薄壁组织中(陈皮)。草酸钙针晶细小,长10～32μm,不规则地充塞于薄壁细胞中(炒白术)。薄壁细胞纺锤形,壁略厚,有极微细的斜向交错纹理(当归)。内种皮厚壁细胞黄棕色或棕红色,表面观类多角形,壁厚,胞腔含硅质块(砂仁)。分泌细胞类圆形,含淡黄棕色至红棕色分泌物,其周围细胞作放射状排列(醋香附)。韧皮纤维淡黄色,梭形,壁厚,孔沟细(黄芩)。

(2)取本品2g,研碎,加石油醚(30～60℃)10ml,冷浸30分钟,时时振摇,滤过,药渣备用,滤液挥干,残渣加乙酸乙酯1ml使溶解,作为供试品溶液。另取α-香附酮对照品,加乙酸乙酯制成每1ml含1mg的溶液,作为对照品溶液。照薄层色谱法(通则0502)试验,吸取供试品溶液5～10μl,对照品溶液5μl,分别点于同一硅胶G薄层板上,以正己烷-乙酸乙酯(17:3)为展开剂,展开,取出,晾干,喷以二硝基苯肼乙醇试液,放置片刻。供试品色谱中,在与对照品色谱相应的位置上,显相同的橙红色斑点。

(3)取本品1g,研碎,加乙醚20ml,超声处理10分钟,滤过,滤液蒸干,残渣加乙醇1ml使溶解,作为供试品溶液。另取当归对照药材、川芎对照药材各0.5g,分别同法制成对照药材溶液。照薄层色谱法(通则0502)试验,吸取上述三种溶液各10μl,分别点于同一硅胶G薄层板上,以正己烷-乙酸乙酯(4:1)为展开剂,展开,取出,晾干,置紫外光灯(365nm)下检视。供试品色谱中,在与对照药材色谱相应的位置上,显相同颜色的荧光斑点。

(4)取〔鉴别〕(2)项下的备用药渣,加甲醇25ml,超声处理20分钟,滤过,滤液蒸干,残渣加甲醇2ml使溶解,作为供试品溶液。另取黄芩苷对照品,加甲醇制成每1ml含1mg的溶液,作为对照品溶液。照薄层色谱法(通则0502)试验,吸取上述两种溶液各10μl,分别点于同一以含4%醋酸钠的羧甲基纤维素钠溶液为黏合剂的硅胶G薄层板上使成条状,以乙酸乙酯-丁酮-甲酸-水(5:3:1:1)为展开剂,展开,取出,晾干,喷以1%三氯化铁乙醇溶液。供试品色谱中,在与对照品色谱相应的位置上,显相同颜色的条斑。

(5)取陈皮对照药材0.2g,加甲醇1ml,超声处理15分钟,静置,取上清液作为对照药材溶液。另取橙皮苷对照品,加甲醇制成饱和溶液,作为对照品溶液。照薄层色谱法(通则0502)试验,吸取〔鉴别〕(4)项下的供试品溶液5μl及上述对照药材溶液和对照品溶液各2μl,分别点于同一用0.5%氢氧化钠溶液制备的硅胶G薄层板上,以乙酸乙酯-甲醇-水(100:17:13)为展开剂,展开,展距约3cm,取出,晾干;再以甲苯-乙酸乙酯-甲酸-水(20:10:1:1)的上层溶液为展开剂,展开,展距约8cm,取出,晾干,喷以1%三氯化铝乙醇溶液,置紫外光灯(365nm)下检视。供试品色谱中,在与对照品色谱相应的位置上,显相同的黄色至黄绿色荧光斑点;在与对照药材色谱相应的位置上,显相同的一个黄色至黄绿色荧光

斑点及三个蓝色荧光斑点。

【检查】 应符合丸剂项下有关的各项规定(通则0108)。

【含量测定】 照高效液相色谱法(通则0512)测定。

色谱条件与系统适用性试验 以十八烷基硅烷键合硅胶为填充剂;以乙腈为流动相A,以0.1%磷酸溶液为流动相B,按下表中的规定进行梯度洗脱;检测波长为230nm。理论板数按芍药苷峰计算应不低于3000。

时间(分钟)	流动相A(%)	流动相B(%)
0～20	14	86
21～40	86	14
41～50	14	86

对照品溶液的制备 取芍药苷对照品适量,精密称定,加稀乙醇制成每1ml含60μg的溶液,即得。

供试品溶液的制备 取装量差异项下的本品适量,研细,取约1g,精密称定,置锥形瓶中,精密加入稀乙醇25ml,称定重量,加热回流30分钟,放冷,再称定重量,用稀乙醇补足减失的重量,摇匀,滤过,取续滤液,即得。

测定法 分别精密吸取供试品溶液与对照品溶液各10μl,注入液相色谱仪,测定,即得。

本品每1g含白芍以芍药苷($C_{23}H_{28}O_{11}$)计,不得少于1.5mg。

【功能与主治】 舒肝健脾,养血调经。用于肝郁血虚、脾失健运所致的月经不调、月经前后诸症,症见经行前后不定期、经量或多或少、有血块,经前胸闷、心烦、双乳胀痛、食欲不振。

【用法与用量】 用黄酒或温开水送服。一次6～9g,一日2次。

【贮藏】 密封。

香砂六君丸
Xiangsha Liujun Wan

【处方】 木香70g   砂仁80g
        党参100g   炒白术200g
        茯苓200g   炙甘草70g
        陈皮80g   姜半夏100g

【制法】 以上八味,粉碎成细粉,过筛,混匀。另取生姜10g、大枣20g,分次加水煎煮,滤过。取上述粉末,用煎液泛丸,低温干燥,即得。

【性状】 本品为黄棕色的水丸;气微香,味微甜、辛。

【鉴别】 (1)取本品,置显微镜下观察:不规则分枝状团块无色,遇水合氯醛试液溶化;菌丝无色或淡棕色,直径4～6μm(茯苓)。内种皮厚壁细胞黄棕色或棕红色,表面观类多角形,壁厚,胞腔含硅质块(砂仁)。草酸钙针晶成束,长32～

144μm,存在于黏液细胞中或散在(姜半夏)。纤维束周围薄壁细胞含草酸钙方晶,形成晶纤维(炙甘草)。

(2)取本品 5g,研细,加乙醚 30ml,置水浴中加热回流 30 分钟,滤过,滤液挥干,残渣加乙酸乙酯 0.5ml 使溶解,作为供试品溶液。另取木香对照药材 0.5g,加乙醚 15ml,同法制成对照药材溶液。照薄层色谱法(通则 0502)试验,吸取供试品溶液 2μl、对照药材溶液 1μl,分别点于同一硅胶 G 薄层板上,以环己烷-丙酮(10:3)为展开剂,展开,取出,晾干,喷以 5%香草醛硫酸溶液,加热至斑点显色清晰。供试品色谱中,在与对照药材色谱相应的位置上,显两个相同的紫红色至紫蓝色斑点。

(3)取本品 12g,研细,加乙醇 15ml,超声处理 30 分钟,滤过,滤液作为供试品溶液。另取橙皮苷对照品,加甲醇制成饱和溶液,作为对照品溶液。照薄层色谱法(通则 0502)试验,吸取上述两种溶液各 2μl,分别点于同一聚酰胺薄膜上,以三氯甲烷-丙酮-甲醇(5:1:1)为展开剂,展开,取出,晾干,喷以 1%三氯化铝甲醇溶液,用热风吹干,置紫外光灯(365nm)下检视。供试品色谱中,在与对照品色谱相应的位置上,显相同颜色的荧光斑点。

(4)取本品 5g,研细,加乙酸乙酯 20ml,超声处理 15 分钟,滤过,滤液蒸干,残渣加三氯甲烷 2ml 使溶解,作为供试品溶液。另取白术对照药材 0.5g,加乙酸乙酯 10ml,同法制成对照药材溶液。照薄层色谱法(通则 0502)试验,吸取上述两种溶液各 10μl,分别点于同一硅胶 GF$_{254}$ 薄层板上,以环己烷-甲苯-乙酸乙酯(14:3:3)为展开剂,展开,取出,晾干,置紫外光灯(254nm)下检视。供试品色谱中,在与对照药材色谱相应的位置上,显相同颜色的斑点。

(5)取本品 5g,研细,加甲醇 30ml,加热回流 30 分钟,放冷,滤过,滤液蒸干,残渣用水 5ml 溶解,通过 D101 型大孔吸附树脂柱(内径为 1.5cm,柱高为 15cm),先后用水 100ml 和 10%乙醇 50ml 洗脱,收集 10%乙醇洗脱液,备用;继续用 30%乙醇和 50%乙醇各 50ml 洗脱,收集 50%乙醇洗脱液,蒸干,残渣加甲醇 1ml 使溶解,作为供试品溶液。另取甘草对照药材 0.3g,加甲醇 10ml,加热回流 30 分钟,放冷,滤过,滤液作为对照药材溶液。再取甘草苷对照品,加甲醇制成每 1ml 含 1mg 的溶液,作为对照品溶液。照薄层色谱法(通则 0502)试验,吸取上述三种溶液各 2μl,分别点于同一硅胶 G 薄层板上,以乙酸乙酯-甲酸-冰醋酸-水(15:1:1:2)为展开剂,展开,取出,晾干,喷以 10%硫酸乙醇溶液,在 105℃加热至斑点显色清晰,分别置日光和紫外光灯(365nm)下检视。供试品色谱中,在与对照药材色谱和对照品色谱相应的位置上,日光下显相同颜色的斑点;紫外光下,显相同颜色的荧光斑点。

(6)取〔鉴别〕(5)项下备用的 10%乙醇洗脱液,蒸干,残渣加 10%乙醇 1ml 使溶解,作为供试品溶液。另取党参对照药材 0.5g,加甲醇 15ml 加热回流 30 分钟,放冷,滤过,滤液蒸干,残渣加甲醇 1ml 使溶解,作为对照药材溶液。照薄层色谱法(通则 0502)试验,吸取上述两种溶液各 5μl,分别点于同一硅胶 G 薄层板上,以甲苯-乙酸乙酯-甲酸(6:4:1)为展开剂,展开,取出,晾干,喷以 10%硫酸乙醇溶液,在 105℃加热约 10 分钟,置紫外光灯(365nm)下检视。供试品色谱中,在与对照药材色谱相应的位置上,显相同颜色的荧光斑点。

【检查】 应符合丸剂项下有关的各项规定(通则 0108)。

【含量测定】 照高效液相色谱法(通则 0512)测定。

色谱条件与系统适用性试验 以十八烷基硅烷键合硅胶为填充剂;以乙腈-0.2%磷酸溶液(21:79)为流动相;检测波长为 284nm。理论板数按橙皮苷峰计算应不低于 3000。

对照品溶液的制备 取橙皮苷对照品适量,精密称定,加甲醇制成每 1ml 含 40μg 的溶液,即得。

供试品溶液的制备 取本品 10g,研细,取约 0.2g,精密称定,置具塞锥形瓶中,精密加入甲醇 25ml,密塞,称定重量,冷浸 2 小时,超声处理(功率 300W,频率 50kHz)1 小时,放冷,再称定重量,用甲醇补足减失的重量,摇匀,滤过,取续滤液,即得。

测定法 分别精密吸取对照品溶液与供试品溶液各 10μl,注入液相色谱仪,测定,即得。

本品每 1g 含陈皮以橙皮苷(C$_{28}$H$_{34}$O$_{15}$)计,不得少于 4.0mg。

【功能与主治】 益气健脾,和胃。用于脾虚气滞,消化不良,嗳气食少,脘腹胀满,大便溏泄。

【用法与用量】 口服。一次 6~9g,一日 2~3 次。

【贮藏】 密封。

香砂平胃丸
Xiangsha Pingwei Wan

【处方】 苍术 200g   陈皮 200g
姜厚朴 200g   木香 100g
砂仁 100g   甘草 75g

【制法】 以上六味,粉碎成细粉,过筛,混匀,用水泛丸,干燥,即得。

【性状】 本品为棕褐色的水丸;气芳香,味辛、苦。

【鉴别】 (1)取本品 5g,研细,加石油醚 25ml,超声处理 20 分钟,放冷,滤过,滤渣备用,滤液挥干,残渣加乙酸乙酯 2ml 使溶解,作为供试品溶液。另取苍术对照药材、木香对照药材各 1g,分别同法制成对照药材溶液。照薄层色谱法(通则 0502)试验,吸取上述三种溶液各 2~4μl,分别点于同一硅胶 G 薄层板上,以环己烷-丙酮(10:3)为展开剂,展开,取出,晾干,喷以 5%香草醛硫酸溶液,在 105℃加热至斑点显色清晰,置日光下检视。供试品色谱中,在与对照药材色谱相应的位置上,显相同颜色的斑点。

(2)取〔鉴别〕(1)项下备用的滤渣,加乙醚 25ml,超声处理 20 分钟,滤过,弃去醚液,滤渣加甲醇 25ml,超声处理 20 分钟,滤过,滤液蒸干,残渣加水 25ml 使溶解,用乙酸乙酯振摇提取 2 次,每次 20ml,合并乙酸乙酯提取液,蒸干,残渣加甲醇 1ml 使溶解,作为供试品溶液。另取陈皮对照药材 1g,同法制成对照药材溶液。再取橙皮苷对照品,加甲醇制成饱和溶液,作为对照品溶液。照薄层色谱法(通则 0502)试验,吸取上述三种溶液各 4～6μl,分别点于同一硅胶 G 薄层板上,以乙酸乙酯-甲醇-水(100:17:10)为展开剂,展开,取出,晾干,喷以 5% 三氯化铝乙醇溶液,在 105℃ 加热数分钟,置紫外光灯(365nm)下检视。供试品色谱中,在与对照药材色谱和对照品色谱相应的位置上,显相同颜色的荧光斑点。

(3)取甘草对照药材 1g,同〔鉴别〕(2)项下的供试品溶液制备方法制成对照药材溶液。照薄层色谱法(通则 0502)试验,吸取〔鉴别〕(2)项下的供试品溶液和上述对照药材溶液各 2～4μl,分别点于同一高效硅胶 G 薄层板上,以乙酸乙酯-甲酸-冰醋酸-水(15:1:1:2)为展开剂,展开,取出,晾干,喷以 10% 硫酸乙醇溶液,在 105℃ 加热至斑点显色清晰,分别置日光和紫外光灯(365nm)下检视。供试品色谱中,在与对照药材色谱相应的位置上,日光下显相同颜色的斑点;紫外光下显相同颜色的荧光斑点。

【检查】 应符合丸剂项下有关的各项规定(通则 0108)。

【含量测定】 照高效液相色谱法(通则 0512)测定。

色谱条件与系统适用性试验 以十八烷基硅烷键合硅胶为填充剂;以甲醇-水-冰醋酸(70:30:1.5)为流动相;检测波长为 294nm。理论板数按厚朴酚峰计算应不低于 5000。

对照品溶液的制备 取厚朴酚对照品、和厚朴酚对照品适量,精密称定,加甲醇制成每 1ml 各含 50μg 的混合溶液,即得。

供试品溶液的制备 取本品适量,研细,取约 0.5g,精密称定,精密加入 70% 甲醇 25ml,称定重量,超声处理 40 分钟,放冷,再称定重量,用 70% 甲醇补足减失的重量,摇匀,滤过,取续滤液,即得。

测定法 精密吸取对照品溶液与供试品溶液各 5～10μl,注入液相色谱仪,测定,即得。

本品每 1g 含姜厚朴以厚朴酚($C_{18}H_{18}O_2$)与和厚朴酚($C_{18}H_{18}O_2$)的总量计,不得少于 3.0mg。

【功能与主治】 健胃,舒气,止痛。用于胃肠衰弱,消化不良,胸膈满闷,胃痛呕吐。

【用法与用量】 口服。一次 6g,一日 1～2 次。

【规格】 每瓶装 (1)6g (2)60g

【贮藏】 密封。

香砂和中丸
Xiangsha Hezhong Wan

【处方】 陈皮 60g 姜厚朴 60g
苍术(土炒)60g 麸炒枳壳 60g
醋青皮 90g 焦山楂 90g
砂仁 15g 炙甘草 12g
广藿香 60g 清半夏 90g
白术(土炒)90g 茯苓 90g
六神曲(炒)60g

【制法】 以上十三味,粉碎成细粉,过筛,混匀,用水泛丸,干燥,即得。

【性状】 本品为淡黄棕色至棕褐色的水丸;气香,味苦。

【鉴别】 (1)取本品,置显微镜下观察:石细胞分枝状,壁厚,层纹明显(姜厚朴)。内种皮厚壁细胞黄棕色或棕红色,表面观类多角形,壁厚,胞腔含硅质块(砂仁)。果皮表皮细胞呈类圆形或类多角形,壁稍厚,胞腔内含黄棕色或红棕色物(焦山楂)。非腺毛 1～8 细胞,壁有疣状突起(广藿香)。草酸钙针晶成束,长 32～144μm,存在于黏液细胞中或散在(清半夏)。

(2)取本品 10g,研细,加石油醚(30～60℃)50ml,加热回流 30 分钟,滤过,滤液用 1% 氢氧化钠溶液振摇提取 2 次,每次 15ml,合并碱液,加稀盐酸调节 pH 值至 2～3,用乙酸乙酯振摇提取 2 次,每次 20ml,合并乙酸乙酯液,浓缩至 1ml,作为供试品溶液。另取厚朴酚对照品、和厚朴酚对照品,分别加乙酸乙酯制成每 1ml 含 1mg 的溶液,作为对照品溶液。照薄层色谱法(通则 0502)试验,吸取供试品溶液 8μl、对照品溶液各 2μl,分别点于同一硅胶 GF254 薄层板上,以环己烷-丙酮(10:3)为展开剂,展开,取出,晾干,置紫外光灯(254nm)下检视。供试品色谱中,在与对照品色谱相应的位置上,显相同颜色的斑点。

(3)取本品 10g,置 500ml 圆底烧瓶中,加入沸石数粒,加水 200ml,连接挥发油测定器,自测定器上端加水至刻度,再加入乙酸乙酯 1ml,连接回流冷凝管,加热提取 3 小时,分取乙酸乙酯液,作为供试品溶液。另取广藿香对照药材 1g,同法制成对照药材溶液。再取百秋李醇对照品,加甲醇制成每 1ml 含 1mg 的溶液,作为对照品溶液。照薄层色谱法(通则 0502)试验,吸取供试品溶液 2μl、对照药材溶液及对照品溶液各 1μl,分别点于同一硅胶 G 薄层板上,以石油醚(30～60℃)-乙酸乙酯-冰醋酸(95:5:0.2)为展开剂,展开,取出,晾干,喷以 5% 香草醛硫酸溶液,加热至斑点显色清晰。供试品色谱中,在与对照药材色谱和对照品色谱相应的位置上,显相同颜色的斑点。

(4)取苍术对照药材 1g,同〔鉴别〕(3)项下供试品溶液的制备方法,制成对照药材溶液。另取苍术素对照品,加甲醇制成每 1ml 含 0.1mg 的溶液,作为对照品溶液。照薄层色谱法(通则 0502)试验,吸取〔鉴别〕(3)项下的供试品溶液和上述对照药材溶液及对照品溶液各 6～8μl,分别点于同一硅胶 G 薄层板上,以石油醚(60～90℃)-丙酮(9:2)为展开剂,展开,取出,晾干,喷以 5% 香草醛硫酸溶液,在 105℃ 加热至斑点显色清晰。供试品色谱中,在与对照药材色谱和对照品色谱相应的位置上,显相同颜色的斑点。

【检查】　应符合丸剂项下有关的各项规定（通则 0108）。

【含量测定】　陈皮、醋青皮、麸炒枳壳　照高效液相色谱法（通则 0512）测定。

色谱条件与系统适用性试验　以十八烷基硅烷键合硅胶为填充剂；以甲醇-水（40：60）为流动相；检测波长为 284nm。理论板数按橙皮苷峰计算应不低于 2000。

对照品溶液的制备　取橙皮苷对照品适量，精密称定，加甲醇制成每 1ml 含 70μg 的溶液，即得。

供试品溶液的制备　取本品适量，研细，取约 0.1g，精密称定，精密加入甲醇 50ml，称定重量，加热回流 1 小时，放冷，再称定重量，用甲醇补足减失的重量，摇匀，滤过，取续滤液，即得。

测定法　分别精密吸取对照品溶液与供试品溶液各 10μl，注入液相色谱仪，测定，即得。

本品每 1g 含陈皮、醋青皮和麸炒枳壳以橙皮苷（$C_{28}H_{34}O_{15}$）计，不得少于 5.0mg。

姜厚朴　照高效液相色谱法（通则 0512）测定。

色谱条件与系统适用性试验　以十八烷基硅烷键合硅胶为填充剂；以乙腈-1％醋酸溶液（52：48）为流动相；检测波长为 294nm。理论板数按厚朴酚峰计算应不低于 3000。

对照品溶液的制备　取厚朴酚对照品、和厚朴酚对照品适量，精密称定，加甲醇制成每 1ml 含厚朴酚 60μg、和厚朴酚 40μg 的混合溶液，即得。

供试品溶液的制备　取本品适量，研细，取约 2g，精密称定，置索氏提取器中，加甲醇适量，加热回流提取 3 小时，提取液水浴浓缩至适量，转移至 25ml 量瓶中，用甲醇稀释至刻度，摇匀，滤过，取续滤液，即得。

测定法　分别精密吸取对照品溶液与供试品溶液各 10μl，注入液相色谱仪，测定，即得。

本品每 1g 含姜厚朴以厚朴酚（$C_{18}H_{18}O_2$）与和厚朴酚（$C_{18}H_{18}O_2$）的总量计，不得少于 0.90mg。

【功能与主治】　健脾燥湿，和中消食。用于脾胃不和，不思饮食，胸满腹胀，恶心呕吐，嗳气吞酸。

【用法与用量】　口服。一次 6～9g，一日 2～3 次。

【贮藏】　密封。

香砂枳术丸
Xiangsha Zhizhu Wan

【处方】　木香 150g　　　麸炒枳实 150g
　　　　　砂仁 150g　　　白术（麸炒）150g

【制法】　以上四味，粉碎成细粉，过筛，混匀，用水泛丸，干燥，即得。

【性状】　本品为黄棕色的水丸；气微香，味苦、微辛。

【鉴别】　（1）取本品，置显微镜下观察：内种皮厚壁细胞

黄棕色或棕红色，表面观类多角形，壁厚，胞腔含硅质块（砂仁）。草酸钙针晶细小，长 10～32μm，不规则地充塞于薄壁细胞中（白术）。

（2）取本品 3g，研细，加正己烷 8ml，超声处理 15 分钟，滤过，滤液作为供试品溶液。另取白术对照药材 1g，同法制成对照药材溶液。照薄层色谱法（通则 0502）试验，吸取上述两种溶液各 5～10μl，分别点于同一硅胶 G 薄层板上，以石油醚（60～90℃）-乙酸乙酯（50：1）为展开剂，展开，取出，晾干，喷以 5％香草醛硫酸溶液，加热至斑点显色清晰。供试品色谱中，在与对照药材色谱相应的位置上，显相同颜色的斑点。

（3）取本品 2g，研细，加三氯甲烷 10ml，超声处理 15 分钟，滤过，滤液浓缩至约 1ml，作为供试品溶液。另取木香对照药材 0.5g，同法制成对照药材溶液。照薄层色谱法（通则 0502）试验，吸取上述两种溶液各 5μl，分别点于同一硅胶 G 薄层板上，以环己烷-丙酮（5：1）为展开剂，展开，取出，晾干，喷以 5％香草醛硫酸溶液，加热至斑点显色清晰。供试品色谱中，在与对照药材色谱相应的位置上，显相同颜色的斑点。

【检查】　应符合丸剂项下有关的各项规定（通则 0108）。

【含量测定】　照高效液相色谱法（通则 0512）测定。

色谱条件与系统适用性试验　以十八烷基硅烷键合硅胶为填充剂；以乙腈-0.3％磷酸溶液（20：80）为流动相；检测波长为 283nm。理论板数按橙皮苷峰计算应不低于 2000。

对照品溶液的制备　取橙皮苷对照品适量，精密称定，加甲醇制成每 1ml 含 40μg 的溶液，即得。

供试品溶液的制备　取本品适量，研细，取约 0.3g，精密称定，精密加入甲醇 50ml，称定重量，置水浴上加热回流 1 小时，放冷，再称定重量，用甲醇补足减失的重量，摇匀，滤过，精密量取续滤液 5ml，置 25ml 量瓶中，加甲醇至刻度，摇匀，即得。

测定法　分别精密吸取对照品溶液 10μl 与供试品溶液 5～10μl，注入液相色谱仪，测定，即得。

本品每 1g 含麸炒枳实以橙皮苷（$C_{28}H_{34}O_{15}$）计，不得少于 10.0mg。

【功能与主治】　健脾开胃，行气消痞。用于脾虚气滞，脘腹痞闷，食欲不振，大便溏软。

【用法与用量】　口服。一次 1 袋，一日 2 次。

【注意】　忌食生冷食物。

【规格】　每袋装 10g

【贮藏】　密封。

香砂胃苓丸
Xiangsha Weiling Wan

【处方】　木香 50g　　　砂仁 50g
　　　　　麸炒苍术 150g　姜厚朴 150g

　　麸炒白术 150g　　　陈皮 150g

　　茯苓 150g　　　　　泽泻 100g

　　猪苓 100g　　　　　肉桂 50g

　　甘草 60g

【制法】　以上十一味,粉碎成细粉,过筛,混匀,用水泛丸,低温干燥,即得。

【性状】　本品为黄褐色或棕褐色的水丸;气微香,味微苦、辛。

【鉴别】　(1)取本品,置显微镜下观察:不规则分枝状团块无色,遇水合氯醛液溶化;菌丝无色或淡棕色,直径 4～6μm(茯苓)。菌丝粘结成团,大多无色;草酸钙方晶正八面体形,直径 32～60μm(猪苓)。内种皮厚壁细胞黄棕色或棕红色,表面观类多角形,壁厚,胞腔含硅质块(砂仁)。石细胞类圆形或类长方形,直径 32～88μm,壁一边菲薄(肉桂)。纤维束周围薄壁细胞含草酸钙方晶,形成晶纤维(甘草)。

　　(2)取本品 10g,研细,加乙醚 40ml,加热回流 30 分钟,滤过,滤液挥干,残渣加乙酸乙酯 1ml 使溶解,作为供试品溶液。另取木香对照药材 0.5g,加乙醚 10ml,同法制成对照药材溶液。再取去氢木香内酯对照品,加乙酸乙酯制成每 1ml 含 0.5mg 的溶液,作为对照品溶液。照薄层色谱法(通则 0502)试验,吸取上述三种溶液各 5～10μl,分别点于同一硅胶 G 薄层板上,以环己烷-丙酮(10:3)为展开剂,展开,取出,晾干,喷以 5%香草醛硫酸溶液,在 105℃加热至斑点显色清晰。供试品色谱中,在与对照药材色谱和对照品色谱相应的位置上,显相同颜色的斑点。

　　(3)取本品 8g,研细,加三氯甲烷 80ml,加热回流 30 分钟,滤过,滤液用 2%氢氧化钠溶液振摇提取 3 次,每次 20ml,合并碱液,用盐酸调节 pH 值至 1～2,用三氯甲烷振摇提取 3 次,每次 20ml,合并三氯甲烷液,用水 20ml 洗涤,分取三氯甲烷液,回收溶剂至干,残渣加乙酸乙酯 1ml 使溶解,作为供试品溶液。另取厚朴对照药材 1g,加三氯甲烷 20ml,同法制成对照药材溶液。再取厚朴酚对照品与和厚朴酚对照品,加乙酸乙酯制成每 1ml 各含 1mg 的混合溶液,作为对照品溶液。照薄层色谱法(通则 0502)试验,吸取上述三种溶液各 2μl,分别点于同一硅胶 G 薄层板上,以环己烷-丙酮(10:3)为展开剂,展开,取出,晾干,喷以 5%香草醛硫酸溶液,在 105℃加热至斑点显色清晰。供试品色谱中,在与对照药材色谱和对照品色谱相应的位置上,显相同颜色的斑点。

　　(4)取本品 2.5g,研细,加甲醇 30ml,加热回流 30 分钟,滤过,滤液浓缩至 1ml,作为供试品溶液。另取陈皮对照药材 0.5g,加甲醇 20ml,同法制成对照药材溶液。再取橙皮苷对照品,加甲醇制成饱和溶液,作为对照品溶液。照薄层色谱法(通则 0502)试验,吸取上述三种溶液各 2μl,分别点于同一 0.5%氢氧化钠溶液制备的硅胶 G 薄层板上,以乙酸乙酯-甲醇-水(100:17:13)为展开剂,展开,展距约 8cm,取出,晾干,再以甲苯-乙酸乙酯-甲酸-水(20:10:1:1)的上层溶液为展开剂,展开,展距约 8cm,取出,晾干,喷以三氯化铝试液,

置紫外光灯(365nm)下检视。供试品色谱中,在与对照药材色谱和对照品色谱相应的位置上,显相同颜色的荧光斑点。

　　(5)取本品 5g,研细,加三氯甲烷 40ml,超声处理 30 分钟,滤过,弃去滤液,药渣加甲醇 50ml,加热回流 1 小时,滤过,滤液回收溶剂至干,残渣加水 30ml 使溶解,用水饱和的正丁醇振摇提取 2 次,每次 25ml,合并正丁醇液,用正丁醇饱和的水洗涤 2 次,每次 20ml,正丁醇液回收溶剂至干,残渣加甲醇 5ml 使溶解,加在中性氧化铝柱(100～120 目,5g,内径 1～1.5cm)上,用 40%甲醇 80ml 洗脱,收集洗脱液,回收溶剂至干,残渣加甲醇 1ml 使溶解,作为供试品溶液。另取甘草对照药材 0.5g,同法制成对照药材溶液。照薄层色谱法(通则 0502)试验,吸取上述两种溶液各 2～5μl,分别点于同一以 1%氢氧化钠溶液制备的硅胶 G 薄层板上,以甲苯-乙酸乙酯-甲醇(7:3:1)为展开剂,展开,取出,晾干,置紫外光灯(365nm)下检视。供试品色谱中,在与对照药材色谱相应的位置上,显相同颜色的荧光斑点。

　　(6)取本品 4g,研细,加正己烷 20ml,超声处理 20 分钟,滤过,滤液挥至 2ml,作为供试品溶液。另取苍术对照药材 0.5g,同法制成对照药材溶液。照薄层色谱法(通则 0502)试验,吸取上述两种溶液各 5μl,分别点于同一硅胶 G 薄层板上,以石油醚(60～90℃)-乙酸乙酯(20:1)为展开剂,展开,取出,晾干,喷以 5%对二甲氨基苯甲醛的 10%硫酸乙醇溶液,在 105℃加热至斑点显色清晰。供试品色谱中,在与对照药材色谱相应的位置上,显相同颜色的斑点。

【检查】　应符合丸剂项下有关的各项规定(通则 0108)。

【含量测定】　陈皮　照高效液相色谱法(通则 0512)测定。

　　色谱条件与系统适用性试验　以十八烷基硅烷键合硅胶为填充剂;以甲醇-水-醋酸(35:61:4)为流动相,检测波长为 283nm。理论板数按橙皮苷峰计算应不低于 2000。

　　对照品溶液的制备　取橙皮苷对照品适量,精密称定,加甲醇制成每 1ml 含 40μg 的溶液,即得。

　　供试品溶液的制备　取装量差异项下的本品适量,研细,取约 0.6g,精密称定,置具塞锥形瓶中,精密加入甲醇 100ml,称定重量,加热回流 3 小时,放冷,再称定重量,用甲醇补足减失的重量,摇匀,滤过,取续滤液,即得。

　　测定法　分别精密吸取对照品溶液与供试品溶液各 10μl,注入液相色谱仪,测定,即得。

　　本品每 1g 含陈皮以橙皮苷($C_{28}H_{34}O_{15}$)计,不得少于 3.6mg。

　　姜厚朴　照高效液相色谱法(通则 0512)测定。

　　色谱条件和系统适用性试验　以十八烷基硅烷键合硅胶为填充剂;以乙腈-水-冰醋酸(60:38:2)为流动相;检测波长为 294nm。理论板数按厚朴酚峰计算应不低于 8000。

　　对照品溶液的制备　取厚朴酚对照品、和厚朴酚对照品适量,精密称定,加甲醇制成每 1ml 各含 0.1mg 的混合溶液,即得。

供试品溶液的制备 取装量差异的本品适量,研细,取约1.5g,精密称定,置具塞锥形瓶中,精密加入甲醇25ml,密塞,称定重量,超声处理(功率500W,频率40kHz)40分钟,放冷,再称定重量,用甲醇补足减失的重量,摇匀,滤过,取续滤液,即得。

测定法 分别精密吸取对照品溶液和供试品溶液各5μl,注入液相色谱仪,测定,即得。

本品每1g含姜厚朴以厚朴酚($C_{18}H_{18}O_2$)与和厚朴酚($C_{18}H_{18}O_2$)的总量计,不得少于1.8mg。

【功能与主治】 祛湿运脾,行气和胃。用于水湿内停之呕吐,泻泄,浮肿,眩晕,小便不利等症。

【用法与用量】 口服。一次6g,一日2次。

【规格】 每15粒重1g

【贮藏】 密闭,防潮。

香砂养胃丸
Xiangsha Yangwei Wan

【处方】

木香 210g	砂仁 210g
白术 300g	陈皮 300g
茯苓 300g	半夏(制)300g
醋香附 210g	枳实(炒)210g
豆蔻(去壳)210g	姜厚朴 210g
广藿香 210g	甘草 90g
生姜 90g	大枣 150g

【制法】 以上十四味,生姜、大枣切碎,分次加水煎煮,煎液滤过,备用。其余木香等十二味粉碎成细粉,过筛,混匀,用煎液泛丸,以总量5%的滑石粉-四氧化三铁(1:1)的混合物包衣,低温干燥,即得。

【性状】 本品为黑色的水丸,除去包衣后显棕褐色;气微,味辛、微苦。

【鉴别】 (1)取本品,置显微镜下观察:不规则分枝状团块无色,遇水合氯醛试液溶化;菌丝无色或淡棕色,直径4~6μm(茯苓)。草酸钙方晶成片存在于薄壁组织中(陈皮、枳实)。草酸钙针晶成束,长32~144μm,存在于黏液细胞中或散在(半夏)。内种皮厚壁细胞黄棕色或棕红色,表面观类多角形,壁厚,胞腔含硅质块(砂仁、豆蔻)。分泌细胞类圆形,内含淡黄棕色至红棕色分泌物,其周围细胞作放射状排列(醋香附)。非腺毛1~6细胞,壁有疣状突起(广藿香)。纤维束周围的细胞含草酸钙方晶,形成晶纤维(甘草)。

(2)取本品8g,研细,加石油醚(30~60℃)30ml,加热回流30分钟,滤过,滤液挥干,残渣加乙酸乙酯1ml使溶解,作为供试品溶液。另取枳实对照药材、木香对照药材各0.5g,分别加石油醚(30~60℃)15ml,同法制成对照药材溶液。再取厚朴酚对照品、和厚朴酚对照品,加乙酸乙酯制成每1ml含厚朴酚2mg、和厚朴酚1mg的混合溶液,作为对照品溶液。照薄层色谱法(通则0502)试验,吸取供试品溶液2~6μl,对照药材及对照品溶液各2μl,分别点于同一硅胶GF_{254}薄层板上,以环己烷-丙酮(10:3)为展开剂,展开,取出,晾干。置紫外光灯(365nm)下检视,供试品色谱中,在与枳实对照药材色谱相应的位置上,显相同的蓝色荧光斑点;置紫外光灯(254nm)下检视,在与对照品色谱相应的位置上,显相同颜色的斑点;喷以5%香草醛硫酸溶液,加热至斑点显色清晰,供试品色谱中,在与木香对照药材色谱相应的位置上,显相同的紫红色至紫蓝色斑点。

(3)取本品8g,照挥发油测定法(通则2204)提取,加环己烷3ml,缓缓加热至沸,并保持微沸约1小时,放置30分钟后,取环己烷液作为供试品溶液。另取α-香附酮对照品,加乙酸乙酯制成每1ml含1mg的溶液,作为对照品溶液。照薄层色谱法(通则0502)试验,吸取供试品溶液10μl、对照品溶液5μl,分别点于同一硅胶GF_{254}薄层板上,以甲苯-乙酸乙酯-冰醋酸(60:1:1)为展开剂,展开,取出,晾干,置紫外光灯(254nm)下检视。供试品色谱中,在与对照品色谱相应的位置上,显相同颜色的斑点;喷以二硝基苯肼乙醇试液,放置片刻,置日光下检视,斑点渐变为橙红色。

(4)取本品9g,研细,加乙醇40ml,超声处理30分钟,放冷,滤过,滤液蒸干,残渣加水15ml使溶解,用乙醚振摇提取3次,每次15ml,弃去乙醚液,水液用乙酸乙酯振摇提取3次,每次15ml,合并乙酸乙酯液,加无水硫酸钠6g,振摇3分钟,放置,取乙酸乙酯液,回收溶剂至干,残渣加乙醇0.5ml使溶解,作为供试品溶液。另取甘草对照药材0.5g,加乙醇20ml,超声处理30分钟,滤过,滤液蒸干,残渣加乙醇1ml使溶解,作为对照药材溶液。再取甘草苷对照品,加甲醇制成每1ml含1mg的溶液,作为对照品溶液。照薄层色谱法(通则0502)试验,吸取供试品溶液5μl,对照药材溶液及对照品溶液各1~2μl,分别点于同一高效硅胶G薄层板上,以乙酸乙酯-甲酸-冰醋酸-水(15:1:1:2)为展开剂,展开,取出,晾干,喷以10%硫酸乙醇溶液,在105℃加热至斑点显色清晰,置紫外光灯(365nm)下检视。供试品色谱中,在与对照药材色谱和对照品色谱相应的位置上,显相同的黄色荧光斑点。

【检查】 应符合丸剂项下有关的各项规定(通则0108)。

【含量测定】 陈皮、枳实 照高效液相色谱法(通则0512)测定。

色谱条件与系统适用性试验 以十八烷基硅烷键合硅胶为填充剂;以乙腈-0.2%磷酸溶液(18:82)为流动相;检测波长为284nm。理论板数按橙皮苷峰计算应不低于2000。

对照品溶液的制备 取橙皮苷对照品适量,精密称定,加甲醇制成每1ml含40μg的溶液,即得。

供试品溶液的制备 取本品适量,研细,取约0.5g,精密称定,置具塞锥形瓶中,精密加入甲醇50ml,称定重量,加热回流1小时,取出,放冷,再称定重量,用甲醇补足减失的重量,摇匀,滤过,取续滤液,即得。

测定法　分别精密吸取对照品溶液与供试品溶液各 $10\mu l$，注入液相色谱仪，测定，即得。

本品每 1g 含陈皮、枳实以橙皮苷($C_{28}H_{34}O_{15}$)计，不得少于 5.0mg。

姜厚朴　照高效液相色谱法(通则 0512)测定。

色谱条件与系统适用性试验　以十八烷基硅烷键合硅胶为填充剂；以乙腈-水-冰醋酸(60：38：2)为流动相；检测波长为 294nm。理论板数按厚朴酚峰计算应不低于 1500。

对照品溶液的制备　取厚朴酚对照品、和厚朴酚对照品适量，精密称定，加甲醇制成每 1ml 含厚朴酚 0.1mg、和厚朴酚 $60\mu g$ 的混合溶液，即得。

供试品溶液的制备　取本品适量，研细，取 2.5g，精密称定，置索氏提取器中，加甲醇适量，加热回流提取 3 小时，提取液回收甲醇至适量，转移至 25ml 量瓶中，用甲醇稀释至刻度，摇匀，滤过，取续滤液，即得。

测定法　分别精密吸取对照品溶液与供试品溶液各 $10\mu l$，注入液相色谱仪，测定，即得。

本品每 1g 含姜厚朴以厚朴酚($C_{18}H_{18}O_2$)与和厚朴酚($C_{18}H_{18}O_2$)的总量计，不得少于 1.2mg。

【功能与主治】　温中和胃。用于胃阳不足、湿阻气滞所致的胃痛、痞满，症见胃痛隐隐、脘闷不舒、呕吐酸水、嘈杂不适、不思饮食、四肢倦怠。

【用法与用量】　口服。一次 9g，一日 2 次。

【贮藏】　密封。

香砂养胃丸(浓缩丸)
Xiangsha Yangwei Wan

【处方】
木香 210g	砂仁 210g
白术 300g	陈皮 300g
茯苓 300g	半夏(制)300g
醋香附 210g	枳实(炒)210g
豆蔻(去壳)210g	姜厚朴 210g
广藿香 210g	甘草 90g
生姜 90g	大枣 150g

【制法】　以上十四味，木香 168g、陈皮、醋香附、枳实(炒)、姜厚朴、广藿香、生姜提取挥发油，药渣与白术、茯苓、半夏(制)60g、甘草、大枣加水煎煮二次，每次 2 小时，滤过，合并滤液，滤液浓缩至相对密度为 1.35～1.40(60℃)的稠膏，将剩余半夏(制)、木香及砂仁、豆蔻(去壳)粉碎成细粉，与上述稠膏、挥发油及适量饴糖混匀，制丸，烘干，打光，即得。

【性状】　本品为棕色或棕褐色的浓缩水丸；气微，味辛、微苦。

【鉴别】　(1)取本品，置显微镜下观察：草酸钙针晶成束，长 32～144μm，存在于黏液细胞中或散在(半夏)。内种皮厚壁细胞黄棕色或棕红色，表面观类多角形，壁厚(砂仁、豆蔻)。

(2)取本品 9g，研细，加石油醚(30～60℃)30ml，加热回流 30 分钟，滤过，滤液挥干，残渣加乙酸乙酯 1ml 使溶解，作为供试品溶液。另取木香对照药材 0.5g，加石油醚(30～60℃)15ml，同法制成对照药材溶液。再取厚朴酚对照品、和厚朴酚对照品，加乙酸乙酯制成每 1ml 含厚朴酚 2mg、和厚朴酚 1mg 的混合溶液，作为对照品溶液。照薄层色谱法(通则 0502)试验，吸取供试品溶液 2～6μl、对照药材溶液和对照品溶液各 2μl，分别点于同一硅胶 GF_{254} 薄层板上，以环己烷-丙酮(10：3)为展开剂，展开，取出，晾干，置紫外光灯(254nm)下检视。供试品色谱中，在与厚朴酚对照品、和厚朴酚对照品色谱相应的位置上，显相同颜色的斑点。再喷以 5% 香草醛硫酸溶液，在 105℃加热至斑点显色清晰，置日光下检视。供试品色谱中，在与木香对照药材色谱相应的位置上，显相同的紫红色至紫蓝色斑点。

(3)取本品 9g，研细，加乙醇 40ml，超声处理 30 分钟，放冷，滤过，滤液蒸干，残渣加水 15ml 使溶解，用乙醚振摇提取 3 次，每次 15ml，弃去乙醚液，水溶液用乙酸乙酯振摇提取 3 次，每次 15ml，合并乙酸乙酯提取液，加无水硫酸钠 6g，振摇 3 分钟，放置，取乙酸乙酯液，蒸干，残渣加乙醇 1ml 使溶解，作为供试品溶液。另取甘草对照药材 1g，加乙醇 20ml，超声处理 30 分钟，滤过，滤液蒸干，残渣加乙醇 4ml 使溶解，作为对照药材溶液。再取甘草苷对照品，加甲醇制成每 1ml 含 1mg 的溶液，作为对照品溶液。照薄层色谱法(通则 0502)试验，吸取供试品溶液 5μl、对照药材溶液和对照品溶液各 1～2μl，分别点于同一高效硅胶 G 薄层板上，以乙酸乙酯-甲酸-冰醋酸-水(15：1：1：2)为展开剂，展开，取出，晾干，喷以 10% 硫酸乙醇溶液，在 105℃加热至斑点显色清晰，置紫外光灯(365nm)下检视。供试品色谱中，在与对照药材色谱和对照品色谱相应的位置上，显相同的黄色荧光斑点。

【检查】　应符合丸剂项下有关的各项规定(通则 0108)。

【含量测定】　**陈皮　枳实**　照高效液相色谱法(通则 0512)测定。

色谱条件与系统适用性试验　以十八烷基硅烷键合硅胶为填充剂；以乙腈-0.2%磷酸溶液(18：82)为流动相；检测波长为 284nm。理论板数按橙皮苷峰计算应不低于 2000。

对照品溶液的制备　取橙皮苷对照品适量，精密称定，加甲醇制成每 1ml 含 $40\mu g$ 的溶液，即得。

供试品溶液的制备　取本品适量，研细，取 0.5g，精密称定，置具塞锥形瓶中，精密加入甲醇 50ml，称定重量，加热回流 1 小时，放冷，再称定重量，用甲醇补足减失的重量，摇匀，滤过，取续滤液，即得。

测定法　精密吸取对照品溶液与供试品溶液各 $10\mu l$，注入液相色谱仪，测定，即得。

本品每 1g 含陈皮、枳实以橙皮苷($C_{28}H_{34}O_{15}$)计，不得少于 2.0mg。

姜厚朴　照高效液相色谱法(通则 0512)测定。

色谱条件与系统适用性试验　以十八烷基硅烷键合硅胶为填充剂；以乙腈-水-冰醋酸(60：38：2)为流动相；检测波长为294nm。理论板数按厚朴酚峰计算应不低于1500。

对照品溶液的制备　取厚朴酚对照品、和厚朴酚对照品适量，精密称定，加甲醇制成每1ml含厚朴酚0.1mg、和厚朴酚60μg的混合溶液，即得。

供试品溶液的制备　取本品适量，研细，取2.5g，精密称定，置索氏提取器中，加甲醇适量，加热回流提取3小时；提取液回收甲醇至干，残渣用甲醇溶解并转移至25ml量瓶中，加甲醇至刻度，摇匀，滤过，取续滤液，即得。

测定法　精密吸取对照品溶液与供试品溶液各10μl，注入液相色谱仪，测定，即得。

本品每1g含姜厚朴以厚朴酚($C_{18}H_{18}O_2$)与和厚朴酚($C_{18}H_{18}O_2$)的总量计，不得少于0.30mg。

【功能与主治】　温中和胃。用于胃阳不足、湿阻气滞所致的胃痛、痞满，症见胃痛隐隐、脘闷不舒、呕吐酸水、嘈杂不适、不思饮食、四肢倦怠。

【用法与用量】　口服。一次8丸，一日3次。

【规格】　每8丸相当于饮片3g

【贮藏】　密封。

香砂养胃颗粒
Xiangsha Yangwei Keli

【处方】

木香 152.2g	砂仁 152.2g
白术 217.4g	陈皮 217.4g
茯苓 217.4g	姜半夏 217.4g
醋香附 152.2g	枳实(炒)152.2g
豆蔻(去壳)152.2g	姜厚朴 152.2g
广藿香 152.2g	甘草 65.2g

【制法】　以上十二味，姜半夏和生姜65.2g，用药材6倍量的70%乙醇作溶剂，浸渍24小时，缓慢渗漉，收集漉液备用。木香、砂仁、白术、陈皮、枳实(炒)、豆蔻(去壳)、姜厚朴、广藿香用蒸馏法提取挥发油，蒸馏后的水溶液另器收集；药渣与其余茯苓等三味、大枣108.7g，加水煎煮二次，每次1.5小时，合并煎液，滤过，滤液与上述水溶液合并，浓缩至约1900ml，放冷，加等量乙醇，静置，倾取上清液，滤过，滤液与上述漉液合并，回收乙醇，浓缩至相对密度为1.33～1.36(50～55℃)的清膏，与蔗糖375g、糊精与乙醇适量，制成颗粒，干燥，加入上述挥发油，混匀，制成1000g，即得。

【性状】　本品为黄棕色至棕色的颗粒；气芳香，味微甜、略苦。

【鉴别】　(1)取本品15g，研细，加乙醇-浓氨试液(1：1)混合溶液5ml，润湿，放置20分钟，加三氯甲烷20ml，超声处理20分钟，滤过，滤液蒸干，残渣加甲醇1ml使溶解，作为供

试品溶液。另取辛弗林对照品，加甲醇制成每1ml含1mg的溶液，作为对照品溶液。照薄层色谱法(通则0502)试验，吸取供试品溶液20μl、对照品溶液5μl，分别点于同一硅胶G薄层板上，以甲苯-异丙醇-乙酸乙酯-甲醇-浓氨试液(12：3：6：3：1)为展开剂，置氨蒸气饱和的展开缸内，展开，取出，晾干，喷以0.5%茚三酮乙醇溶液，在105℃加热约5分钟。供试品色谱中，在与对照品色谱相应的位置上，显相同颜色的斑点。

(2)取本品9g，研细，加硅藻土3g，研匀，加乙醚30ml，超声处理10分钟，滤过，滤液浓缩至约1ml，作为供试品溶液。另取木香对照药材0.5g，加乙醚10ml，同法制成对照药材溶液。照薄层色谱法(通则0502)试验，吸取上述两种溶液各5μl，分别点于同一硅胶G薄层板上，以甲苯-甲醇(27：1)为展开剂，展开，取出，晾干，喷以1%香草醛硫酸溶液，在105℃加热至斑点显色清晰。供试品色谱中，在与对照药材色谱相应的位置上，显相同颜色的斑点。

【检查】　应符合颗粒剂项下有关的各项规定(通则0104)。

【含量测定】　照高效液相色谱法(通则0512)测定。

色谱条件与系统适用性试验　以十八烷基硅烷键合硅胶为填充剂；以甲醇-水(40：60)为流动相；检测波长为284nm。理论板数按橙皮苷峰计算应不低于2000。

对照品溶液的制备　取橙皮苷对照品适量，精密称定，加甲醇制成每1ml含0.2mg的溶液，即得。

供试品溶液的制备　取装量差异项下的本品内容物，研细，取约3g，精密称定，置索氏提取器中，加石油醚(60～90℃)60ml，加热回流1小时，弃去石油醚，药渣挥干，加甲醇60ml，加热回流至提取液无色，滤过，滤液浓缩至适量，转移至25ml量瓶中，加甲醇至刻度，摇匀，滤过，取续滤液，即得。

测定法　分别精密吸取对照品溶液5～10μl、供试品溶液10μl，注入液相色谱仪，测定，即得。

本品每1g含陈皮和枳实以橙皮苷($C_{28}H_{34}O_{15}$)计，不得少于1.0mg。

【功能与主治】　温中和胃。用于胃阳不足、湿阻气滞所致的胃痛、痞满，症见胃痛隐隐、脘闷不舒、呕吐酸水、嘈杂不适、不思饮食、四肢倦怠。

【用法与用量】　开水冲服。一次1袋，一日2次。

【规格】　每袋装5g

【贮藏】　密封。

复方大青叶合剂
Fufang Daqingye Heji

【处方】

大青叶 400g	金银花 200g
羌活 100g	拳参 100g
大黄 100g	

【制法】 以上五味,加水煎煮二次,每次 1 小时,煎液滤过,滤液合并,浓缩至相对密度为 1.18~1.22(60℃)的清膏,加乙醇使含乙醇量达 60%,静置,滤过,滤液回收乙醇并浓缩至相对密度为 1.20~1.24(60℃)的稠膏,加入 3 倍量水,搅匀,冷藏 12 小时以上,滤过,滤液加热煮沸 30 分钟,待温度降至 60℃时,加入苯甲酸钠 3g,冷藏 12 小时以上,滤过;另取蔗糖 150g,加水煮沸制成糖浆,加入 0.6%甜蜜素使溶解,与上述药液合并,再加水调节至 1000ml,灌装,灭菌,即得。

【性状】 本品为棕红色的澄清液体;味甜、微苦。

【鉴别】 (1)取本品 30ml,用三氯甲烷振摇提取 2 次,每次 20ml,合并三氯甲烷液,用 1%氢氧化钠溶液洗涤 2 次,每次 20ml,取三氯甲烷液,挥干,残渣加三氯甲烷 1ml 使溶解,作为供试品溶液。另取靛玉红对照品,加三氯甲烷制成每 1ml 含 0.05mg 的溶液,作为对照品溶液。照薄层色谱法(通则 0502)试验,吸取上述两种溶液各 5μl,分别点于同一硅胶 G 薄层板上,以甲苯-乙酸乙酯-丙酮(5:4:1)为展开剂,展开,取出,晾干。供试品色谱中,在与对照品色谱相应的位置上,显相同的紫红色斑点。

(2)取本品 10ml,加在聚酰胺柱(30~60 目,3g,内径为 0.9cm)上,用水 50ml 洗脱,弃去洗脱液,再用 50%乙醇 50ml 洗脱,收集洗脱液,蒸干,残渣加甲醇 2ml 使溶解,作为供试品溶液。另取绿原酸对照品,加甲醇制成每 1ml 含 0.5mg 的溶液,作为对照品溶液。照薄层色谱法(通则 0502)试验,吸取上述两种溶液各 0.5~1μl,分别点于同一聚酰胺薄膜上,以三氯甲烷-甲醇-甲酸(20:6:0.8)为展开剂,展开,取出,晾干,置紫外光灯(365nm)下检视,供试品色谱中,在与对照品色谱相应的位置上,显相同颜色的荧光斑点。

(3)取本品 10ml,加盐酸 1ml,置水浴中加热 30 分钟,放冷,用乙醚振摇提取 2 次,每次 20ml,合并乙醚液,挥干,残渣加乙酸乙酯 1ml 使溶解,作为供试品溶液。另取大黄对照药材 0.5g,加甲醇 10ml,浸渍 1 小时,滤过,滤液蒸干,残渣加水 10ml 使溶解,加盐酸 1ml,同法制成对照药材溶液。再取大黄素对照品、大黄酚对照品,加乙酸乙酯制成每 1ml 各含 1mg 的混合溶液,作为对照品溶液。照薄层色谱法(通则 0502)试验,吸取上述三种溶液各 5μl,分别点于同一硅胶 G 薄层板上,以石油醚(30~60℃)-甲酸乙酯-甲酸(15:5:1)的上层溶液为展开剂,展开,取出,晾干,置紫外光灯(365nm)下检视。供试品色谱中,在与对照药材色谱和对照品色谱相应的位置上,显相同的橙黄色荧光斑点;置氨气中熏后,斑点变为红色。

(4)取本品 10ml,用乙酸乙酯振摇提取 4 次,每次 10ml,合并乙酸乙酯液,蒸干,残渣加甲醇 1ml 使溶解,作为供试品溶液。另取羌活对照药材 1g,加乙醇 30ml,浸渍 1 小时,滤过,滤液蒸干,残渣加乙醇 1ml 使溶解,作为对照药材溶液。照薄层色谱法(通则 0502)试验,吸取上述两种溶液各 5μl,分别点于同一硅胶 G 薄层板上,以乙酸乙酯-甲醇-水(10:2:3)的上层溶液为展开剂,展开,取出,晾干,置紫外光灯(365nm)

下检视。供试品色谱中,在与对照药材色谱相应的位置上,显相同颜色的荧光斑点。

【检查】 **相对密度** 应为 1.05~1.12(通则 0601)。

pH 值 应为 4.0~6.0(通则 0631)。

其他 应符合合剂项下有关的各项规定(通则 0181)。

【含量测定】 照高效液相色谱法(通则 0512)测定。

色谱条件与系统适用性试验 以十八烷基硅烷键合硅胶为填充剂;以乙腈-0.1%磷酸溶液(58:42)为流动相;检测波长为 258nm。理论板数按大黄素峰计算应不低于 4000。

对照品溶液的制备 取大黄素对照品、大黄酚对照品适量,精密称定,加甲醇制成每 1ml 含大黄素 10μg、大黄酚 20μg 的混合溶液,即得。

供试品溶液的制备 精密量取本品 5ml,置具塞试管中,加盐酸 2ml 与水 1ml,在 70℃水浴中加热 30 分钟,放冷,用甲醇转移至 25ml 量瓶中,加甲醇至约 20ml,超声处理(功率 500W,频率 40kHz)10 分钟,放冷,加甲醇稀释至刻度,摇匀,滤过,取续滤液,即得。

测定法 分别精密吸取对照品溶液与供试品溶液各 10μl,注入液相色谱仪,测定,即得。

本品每 1ml 含大黄以大黄素($C_{15}H_{10}O_5$)与大黄酚($C_{15}H_{10}O_4$)的总量计,不得少于 0.10mg。

【功能与主治】 疏风清热,解毒消肿,凉血利胆。用于外感风热或瘟毒所致的发热头痛、咽喉红肿、耳下肿痛、胁痛黄疸;流感、腮腺炎、急性病毒性肝炎见上述证候者。

【用法与用量】 口服。一次 10~20ml,一日 2~3 次。用于急性病毒性肝炎,一次 30ml,一日 3 次。

【注意】 孕妇慎用。

【规格】 (1)每瓶装 10ml　　(2)每瓶装 100ml

【贮藏】 密封。

复方川贝精片

Fufang Chuanbeijing Pian

【处方】 麻黄浸膏适量(相当于盐酸麻黄碱和盐酸伪麻碱的总量 2.1g)

川贝母 25g	陈皮 94g
桔梗 94g	五味子 53g
甘草浸膏 15g	法半夏 75g
远志 53g	

【制法】 以上八味,麻黄浸膏系取麻黄适量,加水煎煮二次,每次 2 小时,煎液滤过,滤液合并,减压浓缩成相对密度为 1.40(50℃)的清膏,干燥,测定盐酸麻黄碱的含量,即得。麻黄浸膏粉碎成细粉,川贝母、法半夏粉碎成细粉;陈皮蒸馏提取挥发油,挥发油备用;药渣加水煎煮一次,滤过;五味子、远志、桔梗用 65%乙醇加热回流提取二次,滤过,合并滤液,回收乙醇,与陈皮煎液合并,浓缩成稠膏,加入甘草浸膏、川贝母

和法半夏的细粉及适量辅料,混匀,干燥,粉碎,加入麻黄浸膏细粉,混匀,干燥,喷加陈皮挥发油,混匀,制成颗粒,干燥,压制成 1000 片,包糖衣或薄膜衣,即得。

【性状】　本品为糖衣片或薄膜衣片,除去包衣后显棕黄色至棕褐色;味苦、微辛。

【鉴别】　(1)取本品,置显微镜下观察:草酸钙针晶成束,长 32～144μm,存在于黏液细胞中或散在(法半夏)。淀粉粒广卵形或贝壳形,直径 40～64μm,脐点短缝状、人字形或马蹄形,层纹可察见(川贝母)。

(2)取本品 20 片,除去包衣,研细,加无水乙醇 30ml,超声处理 30 分钟,滤过,滤液回收乙醇至约 1ml,加适量中性氧化铝,拌匀,干燥,加在中性氧化铝柱(200～300 目,10g,内径为 1.5cm)上,用乙醇 70ml 洗脱,收集洗脱液,回收乙醇至干,残渣加乙醇 0.5ml 使溶解,作为供试品溶液。另取盐酸麻黄碱对照品,加乙醇制成每 1ml 含 0.4mg 的溶液,作为对照品溶液。照薄层色谱法(通则 0502)试验,吸取上述两种溶液各 5μl,分别点于同一用 2%氢氧化钠溶液制备的硅胶 G 薄层板上,以三氯甲烷-甲醇-浓氨试液(40:7:1)为展开剂,展开,取出,晾干,喷以茚三酮试液,在 105℃加热至斑点显色清晰。供试品色谱中,在与对照品色谱相应的位置上,显相同颜色的斑点。

(3)取本品 5 片,除去包衣,研细,用水 20ml 溶解,离心,取上清液,滤过,滤液用乙醚洗涤 2 次,每次 20ml,用乙酸乙酯振摇提取 2 次,每次 30ml,合并乙酸乙酯液,蒸干,残渣加甲醇 1ml 使溶解,作为供试品溶液。另取橙皮苷对照品,加甲醇制成每 1ml 含 1mg 的溶液,作为对照品溶液。照薄层色谱法(通则 0502)试验,吸取供试品溶液 5～10μl、对照品溶液 5μl,分别点于同一硅胶 G 薄层板上,以三氯甲烷-甲醇-水(32:17:5)的下层溶液为展开剂,展开,取出,晾干,喷以 5%三氯化铝乙醇溶液,在 105℃加热 3～5 分钟,放冷,置紫外光灯(365nm)下检视。供试品色谱中,在与对照品色谱相应的位置上,显相同颜色的荧光斑点。

(4)取本品 15 片,除去包衣,研细,加三氯甲烷 15ml,超声处理 20 分钟,滤过,滤液蒸干,残渣加三氯甲烷 2ml 使溶解,作为供试品溶液。另取五味子对照药材 0.5g,加三氯甲烷 10ml,同法制成 1ml 对照药材溶液。再取五味子醇甲对照品,加乙酸乙酯制成每 1ml 含 0.5mg 的溶液,作为对照品溶液。照薄层色谱法(通则 0502)试验,吸取供试品溶液 10～15μl、对照药材溶液和对照品溶液各 5μl,分别点于同一硅胶 GF254 薄层板上,以环己烷-乙酸乙酯(3:2)为展开剂,展开,取出,晾干,置紫外光灯(254nm)下检视。供试品色谱中,在与对照药材色谱和对照品色谱相应的位置上,显相同颜色的斑点。

【检查】　应符合片剂项下有关的各项规定(通则 0101)。

【含量测定】　照高效液相色谱法(通则 0512)测定。

色谱条件与系统适用性试验　以十八烷基硅烷键合硅胶为填充剂;以乙腈-0.1%磷酸溶液(3:97)为流动相;检测波长为 210nm。理论板数按盐酸麻黄碱峰计算应不低于 4000。

对照品溶液的制备　取盐酸麻黄碱对照品、盐酸伪麻黄碱对照品适量,精密称定,加盐酸甲醇溶液(1→1000)制成每 1ml 含盐酸麻黄碱 0.25mg、盐酸伪麻黄碱 0.1mg 的混合溶液,摇匀,精密量取 5ml,置 25ml 量瓶中,加甲醇-浓氨试液(19:1)的混合溶液至刻度,摇匀,即得。

供试品溶液的制备　取本品 10 片,除去包衣,精密称定,研细,取适量(约相当于 1 片的重量),精密称定,置具塞锥形瓶中,精密加入 0.1mol/L 的盐酸溶液 25ml,密塞,超声处理(功率 250W,频率 50kHz)30 分钟,放冷,摇匀,滤过,弃去初滤液,精密吸取续滤液 5ml,加在固相萃取柱(以混合型阳离子交换反相吸附剂为填充剂的固相萃取柱,规格:6ml/200mg,30μm 或 6ml/150mg,30μm。用甲醇、水各 5ml 预洗)上,依次用 0.1mol/L 盐酸溶液和甲醇各 5ml 洗脱,弃去洗脱液,放置 5 分钟,继用甲醇-浓氨试液(19:1)的混合溶液 5ml 洗脱,收集洗脱液于 5ml 量瓶中,加上述混合溶液至刻度,摇匀,滤过,取续滤液,即得。

测定法　分别精密吸取对照品溶液与供试品溶液各 10μl,注入液相色谱仪,测定,即得。

本品每片含麻黄浸膏以盐酸麻黄碱($C_{10}H_{15}NO \cdot HCl$)和盐酸伪麻黄碱($C_{10}H_{15}NO \cdot HCl$)的总量计,不得少于 1.4mg。

【功能与主治】　宣肺化痰,止咳平喘。用于风寒咳嗽、痰喘引起的咳嗽气喘、胸闷、痰多;急、慢性支气管炎见上述证候者。

【用法与用量】　口服。一次 3～6 片,一日 3 次。小儿酌减。

【规格】　薄膜衣片　每片重 0.26g

【注意】　高血压、心脏病患者及孕妇慎用。

【贮藏】　密封。

复方川芎片
Fufang Chuanxiong Pian

【处方】　川芎 485g　　　　　　当归 485g

【制法】　以上二味,用 90%乙醇回流提取二次,每次 2 小时,滤过,滤液合并,减压回收乙醇并浓缩至相对密度为 1.33～1.40(70℃)的稠膏。药渣加水煎煮二次,第一次 1 小时,第二次 0.5 小时,滤过,滤液合并,减压浓缩至相对密度为 1.10(60℃),加乙醇使含醇量达 70%,低温静置 24 小时,取上清液,减压回收乙醇并浓缩至相对密度为 1.33～1.40(70℃)的稠膏,与上述稠膏合并,加入适量淀粉,真空干燥成干膏,粉碎,制粒,加入适量硬脂酸镁,混匀,压制成 1000 片,包薄膜衣,即得。

【性状】　本品为薄膜衣片,除去薄膜衣后显棕褐色;具特异香气,味甜、微苦。

【鉴别】 (1)取本品 4 片,研细,加乙醚 20ml,加热回流 1 小时,滤过,滤液蒸干,残渣加乙酸乙酯 1ml 使溶解,作为供试品溶液。另取川芎对照药材 1g,同法制成对照药材溶液。照薄层色谱法(通则 0502)试验,吸取上述两种溶液各 5μl,分别点于同一硅胶 G 薄层板上,以环己烷-乙酸乙酯(9:1)为展开剂,展开,取出,晾干,先喷以亚硝基铁氰化钠溶液(取亚硝基铁氰化钠 5g,加水 25ml 使溶解,加乙醇至 100ml,摇匀,即得。临用新制),放置 2 小时,再喷以 8% 氢氧化钾乙醇溶液,置日光下检视。供试品色谱中,在与对照药材色谱相应的位置上,显相同颜色的斑点。

(2)取本品 4 片,研细,加甲醇 20ml,加热回流 1 小时,滤过,滤液作为供试品溶液。另取当归对照药材 1g,同法制成对照药材溶液。照薄层色谱法(通则 0502)试验,吸取上述两种溶液各 5μl,分别点于同一硅胶 G 薄层板上,以正丁醇-冰醋酸-水(4:1:1)为展开剂,展开,取出,晾干,喷以茚三酮试液,在 105℃加热至斑点显色清晰,置日光下检视。供试品色谱中,在与对照药材色谱相应的位置上,显相同颜色的斑点。

【检查】 应符合片剂项下有关的各项规定(通则 0101)。

【含量测定】 照高效液相色谱法(通则 0512)测定。

色谱条件与系统适用性试验 以十八烷基硅烷键合硅胶为填充剂;以甲醇-1.5% 冰醋酸溶液(30:70)为流动相;检测波长为 313nm。理论板数按阿魏酸峰计算应不低于 1900。

对照品溶液的制备 取阿魏酸对照品适量,精密称定,加甲醇制成每 1ml 含 20μg 的溶液,即得。

供试品溶液的制备 取装量差异项下的本品,研细,取约 0.2g,精密称定,置 25ml 量瓶中,加甲醇-冰醋酸(98:2)混合溶液 20ml,超声处理(功率 250W,频率 33kHz)30 分钟,放冷,加上述混合溶液至刻度,摇匀,滤过,取续滤液,即得。

测定法 分别精密吸取对照品溶液与供试品溶液各 20μl,注入液相色谱仪,测定,即得。

本品每片含川芎、当归以阿魏酸($C_{10}H_{10}O_4$)计,不得少于 0.50mg。

【功能与主治】 活血化瘀,通脉止痛。用于冠心病稳定型心绞痛属心血瘀阻证者。

【用法与用量】 口服。一次 4 片,一日 3 次;饭后服用或遵医嘱。

【注意】 孕妇或哺乳期妇女慎用。

【规格】 每片重 0.412g

【贮藏】 密封,置阴凉处。

复方川芎胶囊
Fufang Chuanxiong Jiaonang

【处方】 川芎 485g   当归 485g

【制法】 以上二味,用 90% 乙醇回流提取二次,每次 2 小

时,滤过,滤液合并,减压回收乙醇并浓缩至相对密度为 1.33～1.40(70℃)的稠膏。药渣加水煎煮二次,第一次 1 小时,第二次 0.5 小时,滤过,滤液合并,减压浓缩至相对密度为 1.10(60℃),加乙醇使含醇量达 70%,低温静置 24 小时,取上清液,减压回收乙醇并浓缩至相对密度为 1.33～1.40(70℃)的稠膏,与上述稠膏合并,真空干燥成干膏,加入二氧化硅细粉适量,粉碎,混匀,装入胶囊,制成 1000 粒,即得。

【性状】 本品为硬胶囊,内容物为黄棕色的粉末;具特异香气,味甜、微苦。

【鉴别】 (1)取本品内容物 1g,研细,加乙醚 20ml,加热回流 1 小时,滤过,滤液蒸干,残渣加乙酸乙酯 1ml 使溶解,作为供试品溶液。另取川芎对照药材 1g,同法制成对照药材溶液。照薄层色谱法(通则 0502)试验,吸取上述两种溶液各 5μl,分别点于同一硅胶 G 薄层板上,以环己烷-乙酸乙酯(9:1)为展开剂,展开,取出,晾干,先喷以亚硝基铁氰化钠溶液(取亚硝基铁氰化钠 5g,加水 25ml 使溶解,加乙醇至 100ml,摇匀,即得。临用新制),放置 2 小时,再喷以 8% 氢氧化钾乙醇溶液,置日光下检视。供试品色谱中,在与对照药材色谱相应的位置上,显相同颜色的斑点。

(2)取本品内容物 1g,研细,加甲醇 20ml,加热回流 1 小时,滤过,滤液作为供试品溶液。另取当归对照药材 1g,同法制成对照药材溶液。照薄层色谱法(通则 0502)试验,吸取上述两种溶液各 5μl,分别点于同一硅胶 G 薄层板上,以正丁醇-冰醋酸-水(4:1:1)为展开剂,展开,取出,晾干,喷以茚三酮试液,在 105℃加热至斑点显色清晰,置日光下检视。供试品色谱中,在与对照药材色谱相应的位置上,显相同颜色的斑点。

【检查】 水分 不得过 9.0%(通则 0832 第五法)。

其他 应符合胶囊剂项下有关的各项规定(通则 0103)。

【含量测定】 照高效液相色谱法(通则 0512)测定。

色谱条件与系统适用性试验 以十八烷基硅烷键合硅胶为填充剂;以甲醇-1.5% 冰醋酸溶液(30:70)为流动相;检测波长为 313nm。理论板数按阿魏酸峰计算应不低于 1900。

对照品溶液的制备 取阿魏酸对照品适量,精密称定,加甲醇制成每 1ml 含 20μg 的溶液,即得。

供试品溶液的制备 取装量差异项下的本品内容物,研细,取约 0.2g,精密称定,置 25ml 量瓶中,加甲醇-冰醋酸(98:2)混合溶液 20ml,超声处理(功率 250W,频率 33kHz)30 分钟,放冷,加上述混合溶液至刻度,摇匀,滤过,取续滤液,即得。

测定法 分别精密吸取对照品溶液与供试品溶液各 20μl,注入液相色谱仪,测定,即得。

本品每粒含川芎、当归以阿魏酸($C_{10}H_{10}O_4$)计,不得少于 0.50mg。

【功能与主治】 活血化瘀,通脉止痛。用于冠心病稳定型心绞痛属心血瘀阻证者。

【用法与用量】 口服。一次 4 粒,一日 3 次;饭后服用或遵医嘱。

【注意】 孕妇或哺乳期妇女慎用。

【规格】 每粒装 0.37g

【贮藏】 密封,置阴凉处。

复方牛黄消炎胶囊

Fufang Niuhuang Xiaoyan Jiaonang

【处方】 人工牛黄 35.7g　　黄芩 190.6g
栀子 62.3g　　朱砂 50g
珍珠母 28.6g　　郁金 66g
雄黄 50g　　冰片 20g
石膏 71.4g　　水牛角浓缩粉 95.4g
盐酸小檗碱 4.3g

【制法】 以上十一味,除人工牛黄、水牛角浓缩粉、冰片、盐酸小檗碱外,石膏、珍珠母分别粉碎成极细粉;朱砂、雄黄分别水飞成极细粉;郁金加水煎煮 1 小时后,加入黄芩、栀子,加水煎煮二次,第一次 2 小时,第二次 1.5 小时,合并煎液,滤过,滤液浓缩至相对密度为 1.25~1.26(80℃)的清膏,减压干燥或喷雾干燥,粉碎成细粉;将人工牛黄、水牛角浓缩粉、冰片、盐酸小檗碱研细,与上述粉末配研,过筛,混匀,装入胶囊,制成 1000 粒,即得。

【性状】 本品为硬胶囊,内容物为黄棕色的粉末;气香,味苦、辛。

【鉴别】 (1)取本品,置显微镜下观察:不规则细小颗粒暗棕红色,有光泽,边缘暗黑色(朱砂)。不规则碎块金黄色或橙黄色,有光泽(雄黄)。不规则碎片灰白色或灰黄色,稍具光泽,表面有灰棕色色素颗粒,并有不规则纵长裂隙(水牛角浓缩粉)。

(2)取本品内容物 2g,加乙醚 50ml,超声处理 20 分钟,滤过,滤液备用;药渣挥去乙醚,加甲醇 30ml,超声处理 30 分钟,滤过,滤液蒸干,残渣加甲醇 5ml 使溶解,作为供试品溶液。另取胆酸对照品,加甲醇制成每 1ml 含 1mg 的溶液,作为对照品溶液。照薄层色谱法(通则 0502)试验,吸取上述两种溶液各 5μl,分别点于同一硅胶 G 薄层板上,以正己烷-乙酸乙酯-甲醇-醋酸(20:25:3:2)的上层溶液为展开剂,展开,取出,晾干,喷以 10% 硫酸乙醇溶液,在 105℃加热至斑点显色清晰。供试品色谱中,在与对照品色谱相应的位置上,显相同颜色的斑点。

(3)取盐酸小檗碱对照品、黄芩苷对照品,分别加乙醇制成每 1ml 含 0.4mg 和 0.5mg 的溶液,作为对照品溶液。照薄层色谱法(通则 0502)试验,吸取〔鉴别〕(2)项下的供试品溶液和上述对照品溶液各 5μl,分别点于同一硅胶 G 薄层板上,以乙酸乙酯-丁酮-甲酸-水(5:3:1:1)为展开剂,展开,取

出,晾干,置紫外光灯(365nm)下检视。供试品色谱中,在与盐酸小檗碱对照品色谱相应的位置上,显相同颜色的荧光斑点;喷以 1% 三氯化铁乙醇溶液,置日光下检视,供试品色谱中,在与黄芩苷对照品色谱相应的位置上,显相同颜色的斑点。

(4)取栀子苷对照品,加乙醇制成每 1ml 含 1mg 溶液,作为对照品溶液。照薄层色谱法(通则 0502)试验,吸取〔鉴别〕(2)项下的供试品溶液 5~10μl 和上述对照品溶液 5μl,分别点于同一硅胶 G 薄层板上,以乙酸乙酯-丙酮-甲酸-水(12:8:1:1)为展开剂,展开,取出,晾干,喷以 10% 硫酸乙醇溶液,在 105℃加热至斑点显色清晰。供试品色谱中,在与对照品色谱相应的位置上,显相同颜色的斑点。

(5)取冰片对照品,加乙酸乙酯制成每 1ml 含 1mg 的溶液,作为对照品溶液。照薄层色谱法(通则 0502)试验,吸取〔鉴别〕(2)项下的备用滤液 5~10μl 和上述对照品溶液各 5μl,分别点于同一硅胶 G 薄层板上,以环己烷-三氯甲烷-乙酸乙酯(9:1:2)为展开剂,展开,取出,晾干,喷以 10% 磷钼酸乙醇溶液,在 105℃加热至斑点显色清晰。供试品色谱中,在与对照品色谱相应的位置上,显相同颜色的斑点。

【检查】 应符合胶囊剂项下有关的各项规定(通则 0103)。

【含量测定】 照高效液相色谱法(通则 0512)测定。

色谱条件与系统适用性试验 以十八烷基硅烷键合硅胶为填充剂;以乙腈-0.1% 磷酸溶液(45:55)(每 100ml 加十二烷基磺酸钠 0.1g)为流动相;检测波长为 265nm。理论板数按盐酸小檗碱峰计算应不低于 3000。

对照品溶液的制备 取盐酸小檗碱对照品适量,精密称定,加甲醇制成每 1ml 含 40μg 的溶液,即得。

供试品溶液的制备 取装量差异项下的本品内容物,混匀,取约 0.25g,精密称定,置 50ml 量瓶中,加盐酸-甲醇(1:100)约 40ml,超声处理(功率 250W,频率 40kHz)30 分钟,放冷,用盐酸-甲醇(1:100)稀释至刻度,摇匀,滤过,取续滤液,即得。

测定法 分别精密吸取对照品溶液与供试品溶液各 10μl,注入液相色谱仪,测定,即得。

本品含盐酸小檗碱($C_{20}H_{17}NO_4 \cdot HCl$)应为标示量的 80.0%~120.0%。

【功能与主治】 清热解毒,镇静安神。用于气分热盛,高热烦躁;上呼吸道感染、肺炎、气管炎见上述证候者。

【用法与用量】 口服。一次 3~4 粒,一日 2 次。

【注意】 不宜久服,孕妇禁服。

【规格】 每粒装 0.4g(含盐酸小檗碱 4.3mg)

【贮藏】 密封。

复方牛黄清胃丸

Fufang Niuhuang Qingwei Wan

【处方】 大黄 240g　　　　炒牵牛子 200g

栀子(姜炙)80g　　　石膏 120g

芒硝 80g　　　　　　黄芩 80g

黄连 20g　　　　　　连翘 80g

炒山楂 160g　　　　陈皮 160g

姜厚朴 80g　　　　　枳实 80g

香附 40g　　　　　　猪牙皂 120g

荆芥穗 40g　　　　　薄荷 40g

防风 40g　　　　　　菊花 40g

白芷 120g　　　　　桔梗 80g

玄参 120g　　　　　甘草 40g

人工牛黄 13g　　　　冰片 51.5g

【制法】 以上二十四味,除人工牛黄、冰片外,其余大黄等二十二味粉碎成细粉;将人工牛黄、冰片研细,与上述粉末配研,过筛,混匀。每 100g 粉末加炼蜜 160～180g 制成大蜜丸,即得。

【性状】 本品为黄褐色的大蜜丸;气香,味苦,微凉。

【鉴别】 (1)取本品,置显微镜下观察:石细胞黄棕色或无色,类长方形、类圆形或形状不规则,层纹明显,直径约至 94μm(玄参)。韧皮纤维淡黄色,梭形,壁厚,孔沟细(黄芩)。果皮石细胞淡紫红色、红色或黄棕色,类圆形或多角形,直径约至 125μm(炒山楂)。内果皮纤维上下层纵横交错,纤维短梭形(连翘)。分泌细胞类圆形,含淡黄棕色至红棕色分泌物,其周围细胞作放射状排列(香附)。种皮石细胞黄色或淡棕色,多破碎,完整者长多角形、长方形或形状不规则,壁厚,有大的圆形纹孔,胞腔棕红色(栀子)。

(2)取本品 5g,剪碎,加二氯甲烷 30ml、盐酸 1ml,置水浴上加热回流 30 分钟,放冷,滤过,滤液蒸干,残渣加乙醇 1ml 使溶解,作为供试品溶液。另取大黄对照药材 1g,加二氯甲烷 10ml、盐酸 1ml,同法制成对照药材溶液。照薄层色谱法(通则 0502)试验,吸取上述两种溶液各 5μl,分别点于同一硅胶 G 薄层板上,以石油醚(30～60℃)-甲酸乙酯-甲酸(15:5:1)的上层溶液为展开剂,展开,取出,晾干,置紫外光灯(365nm)下检视。供试品色谱中,在与对照药材色谱相应的位置上,显相同的五个橙黄色荧光斑点;置氨蒸气中熏后,置日光下检视,显相同的红色斑点。

(3)取本品 13g,剪碎,加甲醇 40ml,超声处理 30 分钟,滤过,滤液蒸干,残渣加甲醇 3ml 使溶解,作为供试品溶液。另取橙皮苷对照品,加甲醇制成饱和溶液,作为对照品溶液。照薄层色谱法(通则 0502)试验,吸取上述两种溶液各 10μl,分别点于同一硅胶 G 薄层板上,以乙酸乙酯-甲醇-水(100:17:13)为展开剂,展开,取出,晾干,置紫外光灯(365nm)下

检视。供试品色谱中,在与对照品色谱相应的位置上,显相同颜色的荧光斑点。

(4)取本品 22g,剪碎,加二氯甲烷 80ml,加热回流 30 分钟,滤过,滤液蒸干,残渣加乙醇 1ml 使溶解,作为供试品溶液。另取胆酸对照品,加乙醇制成每 1ml 含 1mg 的溶液,作为对照品溶液。照薄层色谱法(通则 0502)试验,吸取上述两种溶液各 5μl,分别点于同一硅胶 G 薄层板上,以二氯甲烷-乙醚-冰醋酸(2:1:1)为展开剂,展开,取出,晾干,在 105℃加热数分钟,置紫外光灯(365nm)下检视。供试品色谱中,在与对照品色谱相应的位置上,显相同颜色的荧光斑点。

(5)取本品 18g,剪碎,加石油醚(60～90℃)50ml,超声处理 30 分钟,滤过,滤液浓缩至 1ml,作为供试品溶液。另取白芷对照药材 1g,加石油醚(60～90℃)10ml,同法制成对照药材溶液。照薄层色谱法(通则 0502)试验,吸取上述两种溶液各 4μl,分别点于同一硅胶 G 薄层板上,以石油醚(60～90℃)-乙醚(1:1)为展开剂,展开,取出,晾干,置紫外光灯(365nm)下检视。供试品色谱中,在与对照药材色谱相应的位置上,显相同颜色的荧光斑点。

(6)取本品 9g,剪碎,加乙酸乙酯-甲醇(3:1)混合溶液 80ml,加热回流 30 分钟,滤过,滤液蒸干,残渣加甲醇 5ml 使溶解,取上清液作为供试品溶液。另取黄芩对照药材 1g,加乙酸乙酯-甲醇(3:1)混合溶液 20ml,同法制成对照药材溶液。再取黄芩苷对照品,加甲醇制成每 1ml 含 1mg 的溶液,作为对照品溶液。照薄层色谱法(通则 0502)试验,吸取上述三种溶液各 5μl,分别点于同一硅胶 G 薄层板上,以乙酸乙酯-丁酮-甲酸-水(5:3:1:1)为展开剂,展开,取出,晾干,喷以 1%三氯化铁乙醇溶液。供试品色谱中,在与对照药材色谱和对照品色谱相应的位置上,显相同颜色的斑点。

(7)取本品 22g,剪碎,加甲醇 100ml,加热回流 1 小时,滤过,滤液蒸干,残渣加水 40ml,加热使溶解,滤过,滤液用乙醚振摇提取 2 次,每次 30ml,再用水饱和的正丁醇提取 2 次,每次 40ml,合并正丁醇提取液,蒸干,残渣加甲醇 2ml 使溶解,作为供试品溶液。另取连翘对照药材 1g,加甲醇 30ml,加热回流 1 小时,滤过,滤液蒸干,残渣加甲醇 2ml 使溶解,作为对照药材溶液。再取连翘苷对照品,加甲醇制成每 1ml 含 1mg 的溶液,作为对照品溶液。照薄层色谱法(通则 0502)试验,吸取上述三种溶液各 10μl,分别点于同一硅胶 G 薄层板上,以三氯甲烷-甲醇(5:1)为展开剂,展开,取出,晾干,喷以 10%硫酸乙醇溶液,在 105℃加热至斑点显色清晰。供试品色谱中,在与对照药材色谱和对照品色谱相应的位置上,显相同颜色的斑点。

【检查】 应符合丸剂项下有关的各项规定(通则 0108)。

【含量测定】 大黄　照高效液相色谱法(通则 0512)测定。

色谱条件与系统适用性试验　以十八烷基硅烷键合硅胶

为填充剂;以甲醇-0.05%磷酸溶液(73:27)为流动相;检测波长为 432nm。理论板数按大黄素峰计算应不低于 2000。

对照品溶液的制备　分别取大黄素对照品、大黄酚对照品适量,精密称定,加甲醇制成每 1ml 含大黄素 8μg、大黄酚 20μg 的混合溶液,即得。

供试品溶液的制备　取重量差异项下的本品,剪碎,取约 1g,精密称定,置具塞锥形瓶中,精密加入甲醇 25ml,称定重量,超声处理(功率 300W,频率 40kHz)45 分钟,放冷,再称定重量,用甲醇补足减失的重量,摇匀,滤过,精密量取续滤液 10ml,置烧瓶中,挥去溶剂,加 8% 盐酸溶液 15ml,超声处理 10 分钟,再加三氯甲烷 15ml,加热回流 1 小时,放冷,移至分液漏斗中,用少量三氯甲烷洗涤容器,洗液并入分液漏斗中,振摇,分取三氯甲烷液,酸液再用三氯甲烷提取 3 次,每次 15ml,合并三氯甲烷液,减压回收溶剂至干,残渣用适量甲醇溶解,转移至 5ml 量瓶中,加甲醇至刻度,摇匀,滤过,取续滤液,即得。

测定法　分别精密吸取对照品溶液与供试品溶液各 10μl,注入液相色谱仪,测定,即得。

本品每丸含大黄以大黄素($C_{15}H_{10}O_5$)和大黄酚($C_{15}H_{10}O_4$)的总量计,不得少于 1.1mg。

冰片　照气相色谱法(通则 0521)测定。

色谱条件与系统适用性试验　聚乙二醇 20000(PEG-20M)毛细管柱(柱长为 30m,柱内径为 0.32mm,膜厚度为 0.25μm),柱温为 120℃。理论板数按龙脑峰计算应不低于 5000。

对照品溶液的制备　分别取龙脑对照品和异龙脑对照品适量,精密称定,加无水乙醇制成每 1ml 含龙脑 0.25mg、异龙脑 0.2mg 的混合溶液,即得。

供试品溶液的制备　取重量差异项下的本品,剪碎,取约 1g,精密称定,置具塞锥形瓶中,精密加入无水乙醇 25ml,称定重量,密塞,超声处理(功率 300W,频率 40kHz)45 分钟,放冷,再称定重量,用无水乙醇补足减失的重量,摇匀,滤过,取续滤液,即得。

测定法　分别精密吸取对照品溶液与供试品溶液各 2μl,注入气相色谱仪,测定,即得。

本品每丸含冰片以龙脑($C_{10}H_{18}O$)和异龙脑($C_{10}H_{18}O$)的总量计,不得少于 28mg。

【功能与主治】　清热泻火,解毒通便。用于胃肠实热所致的口舌生疮、牙龈肿痛、咽膈不利、大便秘结、小便短赤。

【用法与用量】　口服。一次 2 丸,一日 2 次。

【注意】　孕妇禁用;老人、儿童及脾胃虚弱者慎用;忌食辛辣油腻之品。

【规格】　每丸重 4.5g

【贮藏】　密封。

复方丹参丸(浓缩丸)

Fufang Danshen Wan

【处方】　丹参 1350g　　　　三七 423g
　　　　　　冰片 24g

【制法】　以上三味,丹参加乙醇加热回流 1.5 小时,提取液滤过,滤液回收乙醇并浓缩至适量,备用;药渣加 50% 乙醇加热回流 1.5 小时,提取液滤过,滤液回收乙醇并浓缩至适量,备用;药渣加水煎煮 2 小时,煎液滤过,滤液浓缩至适量,与上述浓缩液合并,浓缩至稠膏状;或浓缩至相对密度为 1.14(60℃)的清膏,干燥,制成浸膏粉。三七粉碎成细粉,与上述丹参稠膏拌匀,干燥,粉碎成细粉;或与丹参浸膏粉混匀。冰片研细,与上述细粉及适量辅料混匀,泛丸或制丸,低温干燥,包薄膜衣或活性炭衣等,制成 1000g〔规格(1)〕或三七粉碎成细粉,与上述丹参稠膏拌匀;将冰片研细,用乙醇溶解后与上述三七细粉和丹参膏混合均匀,制丸,低温干燥,包薄膜衣,制成 700g〔规格(2)〕,即得。

【性状】　本品为包衣的浓缩丸,除去包衣后显棕黄色至棕褐色;气芳香,味微苦。

【鉴别】　(1)取本品 1g,研细,加乙醚 15ml,超声处理 5 分钟,滤过,滤液挥干,残渣加乙酸乙酯 1ml 使溶解,作为供试品溶液。另取丹参酮 II_A 对照品和冰片对照品,分别加乙酸乙酯制成每 1ml 含 1mg 的溶液,作为对照品溶液。照薄层色谱法(通则 0502)试验,吸取供试品溶液 2～4μl、对照品溶液 2μl,分别点于同一硅胶 G 薄层板上,以甲苯-乙酸乙酯(19:1)为展开剂,展开,取出,晾干。供试品色谱中,在与丹参酮 II_A 对照品色谱相应的位置上,显相同颜色的斑点;喷以 2% 香草醛硫酸溶液,在 110℃加热至斑点显色清晰。供试品色谱中,在与冰片对照品色谱相应的位置上,显相同颜色的斑点。

(2)取本品 0.5g,研细,加水饱和的正丁醇 25ml,超声处理 20 分钟,滤过,滤液用氨试液洗涤 2 次,每次 20ml,弃去氨液层,正丁醇液回收溶剂至干,残渣加甲醇 1ml 使溶解,作为供试品溶液。另取三七对照药材 0.5g,加甲醇 5ml,超声处理 15 分钟,上清液作为对照药材溶液。再取三七皂苷 R_1 对照品、人参皂苷 Rb_1 对照品、人参皂苷 Rg_1 对照品及人参皂苷 Re 对照品,分别加甲醇制成每 1ml 各含 1mg 的溶液,作为对照品溶液。照薄层色谱法(通则 0502)试验,吸取上述六种溶液各 2μl,分别点于同一高效硅胶 G 薄层板上,以二氯甲烷-无水乙醇-水(70:45:6.5)为展开剂,展开,取出,晾干,喷以 10% 硫酸乙醇溶液,在 105℃加热至斑点显色清晰,分别置日光和紫外光灯(365nm)下检视。供试品色谱中,在与对照药材色谱和对照品色谱相应的位置上,日光下显相同颜色的斑点;紫外光下显相同颜色的荧光斑点。

【检查】　应符合丸剂项下有关的各项规定(通则 0108)。

【含量测定】 丹参 丹参酮ⅡA 照高效液相色谱法(通则0512)测定。

色谱条件与系统适用性试验 以十八烷基硅烷键合硅胶为填充剂;以甲醇-水(73:27)为流动相;检测波长为270nm。理论板数按丹参酮ⅡA峰计算应不低于2000。

对照品溶液的制备 取丹参酮ⅡA对照品适量,精密称定,置棕色量瓶中,加甲醇制成每1ml含20μg的溶液,即得。

供试品溶液的制备 取本品适量,研细,取约0.2g,精密称定,置具塞棕色量瓶中,精密加入甲醇25ml,密塞,称定重量,超声处理(功率250W,频率33kHz)15分钟,放冷,再称定重量,用甲醇补足减失的重量,摇匀,滤过,取续滤液,即得。

测定法 分别精密吸取对照品溶液与供试品溶液各10μl,注入液相色谱仪,测定,即得。

本品每1g含丹参以丹参酮ⅡA($C_{19}H_{18}O_3$)计,〔规格(1)〕不得少于0.60mg;〔规格(2)〕不得少于0.86mg。

丹参 丹酚酸B 照高效液相色谱法(通则0512)测定。

色谱条件与系统适用性试验 以十八烷基硅烷键合硅胶为填充剂;以乙腈-甲醇-甲酸-水(10:30:1:59)为流动相;检测波长为286nm。理论板数按丹酚酸B峰计算应不低于4000。

对照品溶液的制备 取丹酚酸B对照品适量,精密称定,加75%甲醇制成每1ml含60μg的溶液,即得。

供试品溶液的制备 取本品适量,研细,取约0.1g,精密称定,置25ml量瓶中,加70%乙醇约20ml,密塞,超声处理(功率300W,频率50kHz)20分钟,放冷,加70%乙醇至刻度,摇匀,滤过,取续滤液,即得。

测定法 分别精密吸取对照品溶液与供试品溶液各10μl,注入液相色谱仪,测定,即得。

本品每1g含丹参以丹酚酸B($C_{36}H_{30}O_{16}$)计,〔规格(1)〕不得少于15.0mg;〔规格(2)〕不得少于21.4mg。

三七 照高效液相色谱法(通则0512)测定。

色谱条件与系统适用性试验 以十八烷基硅烷键合硅胶为填充剂;以乙腈为流动相A,以水为流动相B,按下表中的规定进行梯度洗脱;检测波长为203nm。理论板数按人参皂苷Rg_1峰计算应不低于6000,人参皂苷Rg_1与人参皂苷Re的分离度应大于1.5。

时间(分钟)	流动相A(%)	流动相B(%)
0~35	19	81
35~55	19→29	81→71
55~70	29	71
70~100	29→40	71→60

对照品溶液的制备 取三七皂苷R_1对照品、人参皂苷Rg_1对照品、人参皂苷Re对照品、人参皂苷Rb_1对照品适量,精密称定,加70%乙醇制成每1ml含三七皂苷R_1 0.1mg、人参皂苷Rg_1 0.4mg、人参皂苷Re 0.1mg、人参皂苷Rb_1 0.4mg的混合溶液,即得。

供试品溶液的制备 取本品适量,研细,取约0.5g,精密称定,置具塞锥形瓶中,精密加入70%乙醇25ml,密塞,称定重量,超声处理(功率250W,频率33kHz)30分钟,放冷,再称定重量,用70%乙醇补足减失的重量,摇匀,滤过,取续滤液,即得。

测定法 分别精密吸取对照品溶液10μl与供试品溶液10~20μl,注入液相色谱仪,测定,即得。

本品每1g含三七以三七皂苷R_1($C_{47}H_{80}O_{18}$)、人参皂苷Rg_1($C_{42}H_{72}O_{14}$)、人参皂苷Re($C_{48}H_{82}O_{18}$)和人参皂苷Rb_1($C_{54}H_{92}O_{23}$)的总量计,〔规格(1)〕不得少于17.7mg;〔规格(2)〕不得少于25.3mg。

【功能与主治】 活血化瘀,理气止痛。用于气滞血瘀所致的胸痹,症见胸闷、心前区刺痛;冠心病心绞痛见上述证候者。

【用法与用量】 口服。一次1g〔规格(1)〕或一次0.7g〔规格(2)〕,一日3次。

【注意】 孕妇慎用。

【规格】 (1)每1g相当于生药量1.80g
(2)每1g相当于生药量2.57g

【贮藏】 密封。

复方丹参片
Fufang Danshen Pian

【处方】 丹参450g 三七141g
冰片8g

【制法】 以上三味,丹参加乙醇加热回流1.5小时,提取液滤过,滤液回收乙醇并浓缩至适量,备用;药渣加50%乙醇加热回流1.5小时,提取液滤过,滤液回收乙醇并浓缩至适量,备用;药渣加水煎煮2小时,煎液滤过,滤液浓缩至适量。三七粉碎成细粉,与上述浓缩液和适量的辅料制成颗粒,干燥。冰片研细,与上述颗粒混匀,压制成333片,包薄膜衣;或压制成1000片,包糖衣或薄膜衣,即得。

【性状】 本品为糖衣片或薄膜衣片,除去包衣后显棕色至棕褐色;气芳香,味微苦。

【鉴别】 (1)取本品,置显微镜下观察:树脂道碎片含黄色分泌物(三七)。

(2)取本品5片〔规格(1)、规格(3)〕或2片〔规格(2)〕,糖衣片除去糖衣,研碎,加乙醚10ml,超声处理5分钟,滤过,滤液挥干,残渣加乙酸乙酯2ml使溶解,作为供试品溶液。另取丹参酮ⅡA对照品、冰片对照品,分别加乙酸乙酯制成每1ml含0.5mg的溶液,作为对照品溶液。照薄层色谱法(通则0502)试验,吸取上述三种溶液各4μl,分别点于同一硅胶G薄层板上,以甲苯-乙酸乙酯(19:1)为展开剂,展开,取出,晾干。供试品色谱中,在与丹参酮ⅡA对照品色谱相应的位置上,显相同颜色的斑点;喷以 1%香草醛硫酸溶液,在 110℃加热数分钟,在与冰片对照品色谱相应的位置上,显相同颜色的斑点。

(3)取〔含量测定〕三七项下续滤液 45ml,蒸干,残渣加水 10ml 使溶解,滤过,滤液至 C18 小柱(0.5g,分别用甲醇 5ml 和水 5ml 预处理)上,分别用水 10ml、25%甲醇 10ml 洗脱,弃去洗脱液,再用甲醇 10ml 洗脱,收集洗脱液,蒸干,残渣加甲醇 2ml 使溶解,作为供试品溶液。另取三七对照药材 1g,加 70%甲醇 20ml,超声处理 30 分钟,滤过,滤液蒸干,残渣自"加水 10ml 使溶解"起同供试品溶液制备方法制成对照药材溶液。再取三七皂苷 R_1 对照品、人参皂苷 Rb_1 对照品、人参皂苷 Rg_1 对照品及人参皂苷 Re 对照品,分别加甲醇制成每 1ml 含 1mg 的溶液,作为对照品溶液。照薄层色谱法(通则 0502)试验,吸取上述六种溶液各 $2\mu l$,分别点于同一高效预制硅胶 G 薄层板上,以二氯甲烷-无水乙醇-水(70:45:6.5)为展开剂,展开,取出,晾干,喷以 10%硫酸乙醇溶液,在 105℃加热至斑点显色清晰,分别置日光和紫外光灯(365nm)下检视。供试品色谱中,在与对照药材色谱和对照品色谱相应的位置上,显相同颜色的斑点或荧光斑点。

【检查】 应符合片剂项下有关的各项规定(通则 0101)。

【含量测定】 丹参　丹参酮 II_A　照高效液相色谱法(通则 0512)测定。

色谱条件与系统适用性试验　以十八烷基硅烷键合硅胶为填充剂;以甲醇-水(73:27)为流动相;检测波长为 270nm。理论板数按丹参酮 II_A 峰计算应不低于 2000。

对照品溶液的制备　取丹参酮 II_A 对照品适量,精密称定,置棕色量瓶中,加甲醇制成每 1ml 含 $40\mu g$ 的溶液,即得。

供试品溶液的制备　取本品 10 片,糖衣片除去糖衣,精密称定,研细,取约 1g,精密称定,置具塞棕色瓶中,精密加入甲醇 25ml,密塞,称定重量,超声处理(功率 250W,频率 33kHz)15 分钟,放冷,再称定重量,用甲醇补足减失的重量,摇匀,滤过,取续滤液,置棕色瓶中,即得。

测定法　分别精密吸取对照品溶液与供试品溶液各 $10\mu l$,注入液相色谱仪,测定,即得。

本品每片含丹参以丹参酮 II_A($C_{19}H_{18}O_3$)计,〔规格(1)、规格(3)〕不得少于 0.20mg;〔规格(2)〕不得少于 0.60mg。

丹参　丹酚酸 B　照高效液相色谱法(通则 0512)测定。

色谱条件与系统适用性试验　以十八烷基硅烷键合硅胶为填充剂;以乙腈-甲醇-甲酸-水(10:30:1:59)为流动相;检测波长为 286nm。理论板数按丹酚酸 B 峰计算应不低于 4000。

对照品溶液的制备　取丹酚酸 B 对照品适量,精密称定,加水制成每 1ml 含 $60\mu g$ 的溶液,即得。

供试品溶液的制备　取本品 10 片,糖衣片除去糖衣,精密称定,研细,取 0.15g,精密称定,置 50ml 量瓶中,加水适量,超声处理(功率 300W,频率 50kHz)30 分钟,放冷,加水至

刻度,摇匀,离心,取上清液,即得。

测定法　分别精密吸取对照品溶液与供试品溶液各 $10\mu l$,注入液相色谱仪,测定,即得。

本品每片含丹参以丹酚酸 B($C_{36}H_{30}O_{16}$)计,〔规格(1)、规格(3)〕不得少于 5.0mg;〔规格(2)〕不得少于 15.0mg。

三七　照高效液相色谱法(通则 0512)测定。

色谱条件与系统适用性试验　以十八烷基硅烷键合硅胶为填充剂;以乙腈为流动相 A,以水为流动相 B,按下表中的规定进行梯度洗脱;检测波长为 203nm。理论板数按人参皂苷 Rg_1 峰计算应不低于 6000,人参皂苷 Rg_1 与人参皂苷 Re 的分离度应大于 1.8。

时间(分钟)	流动相 A(%)	流动相 B(%)
0~35	19	81
35~55	19→29	81→71
55~70	29	71
70~100	29→40	71→60

对照品溶液的制备　取人参皂苷 Rg_1 对照品、人参皂苷 Rb_1 对照品、三七皂苷 R_1 对照品及人参皂苷 Re 对照品适量,精密称定,加 70%甲醇制成每 1ml 含人参皂苷 Rg_1 及人参皂苷 Rb_1 各 0.2mg,三七皂苷 R_1 及人参皂苷 Re 各 0.05mg 的混合溶液,即得。

供试品溶液的制备　取本品 10 片,除去包衣,精密称定,研细,取约 1g,精密称定,精密加入 70%甲醇 50ml,称定重量,超声处理(功率 250W,频率 33kHz)30 分钟,放冷,再称定重量,用 70%甲醇补足减失的重量,摇匀,滤过,取续滤液,即得。

测定法　分别精密吸取对照品溶液与供试品溶液各 $20\mu l$,注入液相色谱仪,测定,即得。

本品每片含三七以人参皂苷 Rg_1($C_{42}H_{72}O_{14}$)、人参皂苷 Rb_1($C_{54}H_{92}O_{23}$)、三七皂苷 R_1($C_{47}H_{80}O_{18}$)及人参皂苷 Re($C_{48}H_{82}O_{18}$)的总量计,〔规格(1)、规格(3)〕不得少于 6.0mg;〔规格(2)〕不得少于 18.0mg。

【功能与主治】 活血化瘀,理气止痛。用于气滞血瘀所致的胸痹,症见胸闷、心前区刺痛;冠心病心绞痛见上述证候者。

【用法与用量】 口服,一次 3 片〔规格(1)、规格(3)〕或 1 片〔规格(2)〕,一日 3 次。

【注意】 孕妇慎用。

【规格】 (1)薄膜衣小片　每片重 0.32g(相当于饮片 0.6g)

(2)薄膜衣大片　每片重 0.8g(相当于饮片 1.8g)

(3)糖衣片(相当于饮片 0.6g)

【贮藏】 密封。

复方丹参胶囊

Fufang Danshen Jiaonang

【处方】　丹参 450g　　　　　　　三七 141g
　　　　　冰片 8g

【制法】　以上三味，三七粉碎成细粉；冰片用乙醇溶解，用倍他环糊精包合，备用；丹参用乙醇加热回流提取 1.5 小时，提取液滤过，滤液回收乙醇并浓缩至适量，备用；药渣用 50% 乙醇加热回流提取 1.5 小时，提取液滤过，滤液回收乙醇并浓缩至适量，备用；药渣加水煎煮 2 小时，煎液滤过，滤液浓缩至适量，与上述各浓缩液合并，浓缩，加入三七细粉，混匀，干燥，粉碎成细粉，再加入冰片倍他环糊精包合物，混匀，装入胶囊，制成 1000 粒，即得。

【性状】　本品为硬胶囊，内容物为棕黄色至棕褐色的颗粒和粉末；气芳香，味微苦。

【鉴别】　(1)取本品内容物 1g，研细，加乙醚 15ml，超声处理 5 分钟，滤过，滤液挥干，残渣加乙酸乙酯 1ml 使溶解，作为供试品溶液。另取丹参酮 II_A 对照品、冰片对照品，分别加乙酸乙酯制成每 1ml 含 1mg 的溶液，作为对照品溶液。照薄层色谱法(通则 0502)试验，吸取供试品溶液 2~4μl、对照品溶液各 2μl，分别点于同一硅胶 G 薄层板上，以甲苯-乙酸乙酯(19:1)为展开剂，展开，取出，晾干，置日光下检视。供试品色谱中，在与丹参酮 II_A 对照品色谱相应的位置上，显相同颜色的斑点；喷以 2% 香草醛硫酸溶液，在 110℃ 加热数分钟，置日光下检视，供试品色谱中，在与冰片对照品色谱相应的位置上，显相同颜色的斑点。

(2)取〔含量测定〕三七项下的供试品溶液作为供试品溶液。另取三七对照药材 0.5g，加甲醇 5ml，超声处理 15 分钟，取上清液作为对照药材溶液。再取三七皂苷 R_1 对照品、人参皂苷 Rb_1 对照品、人参皂苷 Rg_1 对照品，分别加甲醇制成每 1ml 各含 1mg 的溶液，作为对照品溶液。照薄层色谱法(通则 0502)试验，吸取供试品溶液 5~10μl、对照药材溶液和对照品溶液各 2μl，分别点于同一硅胶 G 薄层板上，以三氯甲烷-甲醇-水(13:7:2)10℃ 以下放置的下层溶液为展开剂，展开，取出，晾干，喷以硫酸乙醇溶液(1→10)，在 110℃ 加热至斑点显色清晰，置日光下检视。供试品色谱中，在与对照药材色谱和对照品色谱相应的位置上，显相同颜色的斑点。

【检查】　应符合胶囊剂项下有关的各项规定(通则 0103)。

【含量测定】　**丹参**　丹参酮 II_A　照高效液相色谱法(通则 0512)测定。

色谱条件与系统适用性试验　以十八烷基硅烷键合硅胶为填充剂；以甲醇-水(73:27)为流动相；检测波长为 270nm。理论板数按丹参酮 II_A 峰计算应不低于 2000。

对照品溶液的制备　取丹参酮 II_A 对照品适量，精密称定，置棕色量瓶中，加甲醇制成每 1ml 含 20μg 的溶液，即得。

供试品溶液的制备　取装量差异项下的本品内容物，混匀，研细，取约 0.5g，精密称定，置具塞棕色瓶中，精密加入甲醇 25ml，密塞，称定重量，超声处理(功率 250W，频率 33kHz)15 分钟，放冷，再称定重量，用甲醇补足减失的重量，摇匀，滤过，取续滤液，即得。

测定法　分别精密吸取对照品溶液与供试品溶液各 10μl，注入液相色谱仪，测定，即得。

本品每粒含丹参以丹参酮 II_A($C_{19}H_{18}O_3$)计，不得少于 0.20mg。

丹参　丹酚酸 B　照高效液相色谱法(通则 0512)测定。

色谱条件与系统适用性试验　以十八烷基硅烷键合硅胶为填充剂；以乙腈-甲醇-甲酸-水(10:30:1:59)为流动相；检测波长为 286nm。理论板数按丹酚酸 B 峰计算应不低于 4000。

对照品溶液的制备　取丹酚酸 B 对照品适量，精密称定，加 70% 乙醇制成每 1ml 含 60μg 的溶液，即得。

供试品溶液的制备　取装量差异项下的本品内容物，混匀，研细，取约 0.1g，精密称定，置 25ml 量瓶中，加 70% 乙醇约 20ml，密塞，超声处理(功率 300W，频率 50kHz)20 分钟，放冷，加 70% 乙醇至刻度，摇匀，滤过，取续滤液，即得。

测定法　分别精密吸取对照品溶液与供试品溶液各 10μl，注入液相色谱仪，测定，即得。

本品每粒含丹参以丹酚酸 B($C_{36}H_{30}O_{16}$)计，不得少于 5.0mg。

三七　照高效液相色谱法(通则 0512)测定。

色谱条件与系统适用性试验　以十八烷基硅烷键合硅胶为填充剂；以乙腈为流动相 A，以水为流动相 B，按下表中的规定进行梯度洗脱；检测波长为 203nm；柱温为 30℃。理论板数按人参皂苷 Rg_1 峰计算应不低于 6000。

时间(分钟)	流动相 A(%)	流动相 B(%)
0~20	20	80
20~55	20→46	80→54

对照品溶液的制备　取三七皂苷 R_1 对照品、人参皂苷 Rg_1 对照品、人参皂苷 Re 对照品、人参皂苷 Rb_1 对照品适量，精密称定，加甲醇制成每 1ml 含三七皂苷 R_1 0.1mg、人参皂苷 Rg_1 0.4mg、人参皂苷 Re 0.1mg、人参皂苷 Rb_1 0.4mg 的混合溶液，即得。

供试品溶液的制备　取装量差异项下的本品内容物，混匀，研细，取约 0.5g，精密称定，置具塞锥形瓶中，精密加入水饱和的正丁醇 25ml，密塞，称定重量，超声处理(功率 300W，频率 50kHz)30 分钟，放冷，再称定重量，用水饱和的正丁醇补足减失的重量，摇匀，滤过。精密量取续滤液 10ml，用氨试液洗涤 2 次，每次 10ml，分取正丁醇液，合并氨洗液，用水饱和的正丁醇振摇提取 2 次，每次 10ml，正丁醇提取液与上述正丁醇液合并，蒸干，残渣用乙醇溶解并转移至 5ml 量瓶中，加乙醇至刻度,摇匀,滤过,取续滤液,即得。

测定法　分别精密吸取对照品溶液与供试品溶液各 $10\mu l$,注入液相色谱仪,测定,即得。

本品每粒含三七以三七皂苷 R_1($C_{47}H_{80}O_{18}$)、人参皂苷 Rg_1($C_{42}H_{72}O_{14}$)、人参皂苷 Re($C_{48}H_{82}O_{18}$)和人参皂苷 Rb_1($C_{54}H_{92}O_{23}$)的总量计,不得少于 5.9mg。

【功能与主治】　活血化瘀,理气止痛。用于气滞血瘀所致的胸痹,症见胸闷、心前区刺痛;冠心病、心绞痛见上述证候者。

【用法与用量】　口服。一次 3 粒,一日 3 次。

【注意】　孕妇慎用。

【规格】　每粒装 0.3g

【贮藏】　密封。

复方丹参喷雾剂
Fufang Danshen Penwuji

【处方】　丹参 464g　　　　三七 145.4g
　　　　　　冰片 8.25g

【制法】　以上三味,丹参加乙醇回流提取 1.5 小时,滤过,滤液回收乙醇并浓缩至适量,备用;药渣加 50% 乙醇回流提取 1.5 小时,滤过,滤液回收乙醇并浓缩至适量,备用;药渣加水煎煮 2 小时,煎液滤过,滤液合并,浓缩至适量,与上述各浓缩液合并,减压干燥,粉碎成细粉,备用。三七用 70% 乙醇回流提取三次,每次 1.5 小时,滤过,滤液合并,回收乙醇,减压干燥,粉碎成细粉,与丹参提取物细粉合并,用乙醇 625ml 分三次回流提取,每次 1.5 小时,提取液放冷后滤过,合并滤液,加入冰片使溶解,加乙醇至 650ml,加丙二醇 325ml,香蕉香精 6.25ml,加乙醇调整总量至 1000ml,混匀,放置,滤过,分装,即得。

【性状】　本品为红橙色至红褐色的澄明液体;气芳香,味苦而后甜。

【鉴别】　(1)取本品,作为供试品溶液。另取丹参酮 $Ⅱ_A$ 对照品、冰片对照品,分别加乙酸乙酯制成每 1ml 含 1mg 的溶液,作为对照品溶液。照薄层色谱法(通则 0502)试验,吸取上述三种溶液各 2~4μl,分别点于同一硅胶 G 薄层板上,以甲苯-乙酸乙酯(19:1)为展开剂,展开,取出,晾干。供试品色谱中,在与丹参酮 $Ⅱ_A$ 对照品色谱相应的位置上,显相同颜色的斑点;喷以 2% 香草醛硫酸溶液,在 110℃ 加热至斑点显色清晰,供试品色谱中,在与冰片对照品色谱相应的位置上,显相同颜色的斑点。

(2)取本品 5ml,蒸至近干,加水 20ml,搅拌使溶解,加乙醚提取 2 次,每次 20ml,弃去乙醚液,水液用水饱和的正丁醇提取 2 次,每次 20ml,合并正丁醇提取液,用氨试液 25ml 洗涤,弃去氨试液,再用正丁醇饱和的水洗涤 2 次,每次 25ml,

取正丁醇液,浓缩至干,残渣加甲醇 1ml 使溶解,作为供试品溶液。另取三七对照药材 0.5g,加甲醇 15ml,超声处理 15 分钟,滤过,滤液蒸干,残渣加甲醇 1ml 使溶解,作为对照药材溶液。再取三七皂苷 R_1 对照品及人参皂苷 Rb_1 对照品、人参皂苷 Rg_1 对照品,分别加甲醇制成每 1ml 含 1mg 的溶液,作为对照品溶液。照薄层色谱法(通则 0502)试验,吸取供试品溶液 1~2μl,对照药材溶液和对照品溶液各 1μl,分别点于同一硅胶 G 薄层板上,以三氯甲烷-甲醇-水(13:7:2)10℃ 以下放置分层的下层溶液为展开剂,展开,取出,晾干,喷以 10% 硫酸乙醇溶液,在 110℃ 加热至斑点显色清晰。供试品色谱中,在与对照药材色谱相应的位置上,显相同的紫红色主斑点;在与对照品色谱相应的位置上,显相同颜色的斑点。

【检查】　**pH 值**　应为 4.5~5.5(通则 0631)。

喷射试验　取本品 4 瓶,除去帽盖,分别揿压试喷数次后,擦净,精密称定,除另有规定外,揿压喷射 5 次,擦净,分别精密称定,按上法重复操作 3 次,计算每瓶每揿平均喷射量,应不得少于 85.0mg。

其他　应符合喷雾剂项下有关的各项规定(通则 0112)。

【含量测定】　照高效液相色谱法(通则 0512)测定。

色谱条件与系统适用性试验　以十八烷基硅烷键合硅胶为填充剂;以甲醇-水(73:27)为流动相;检测波长为 270nm。理论板数按丹参酮 $Ⅱ_A$ 峰计算应不低于 2000。

对照品溶液的制备　取丹参酮 $Ⅱ_A$ 对照品适量,精密称定,置棕色量瓶中,加甲醇制成每 1ml 含 20μg 的溶液,即得。

供试品溶液的制备　精密量取本品 1ml,置 10ml 棕色量瓶中,加甲醇至刻度,摇匀,即得。

测定法　分别精密吸取对照品溶液 10μl 与供试品溶液 5~10μl,注入液相色谱仪,测定,即得。

本品每 1ml 含丹参以丹参酮 $Ⅱ_A$($C_{19}H_{18}O_3$)计,不得少于 0.30mg。

【功能与主治】　活血化瘀,理气止痛。用于气滞血瘀所致的胸痹,症见胸闷、心前区刺痛;冠心病心绞痛见上述证候者。

【用法与用量】　口腔喷射,吸入。一次喷 1~2 下,一日 3 次;或遵医嘱。

【注意】　孕妇慎用。

【规格】　(1)每瓶装 8ml　(2)每瓶装 10ml

【贮藏】　密封,置阴凉处。

复方丹参颗粒
Fufang Danshen Keli

【处方】　丹参 1350g　　　　三七 423g
　　　　　　冰片 24g

【制法】　以上三味,丹参加乙醇加热回流 1.5 小时,提取液滤过,滤液回收乙醇并浓缩至适量,备用;药渣加 50%乙醇加热回流 1.5 小时,提取液滤过,滤液回收乙醇并浓缩至适量,备用;药渣加水煎煮 2 小时,煎液滤过,滤液浓缩至适量,与上述各浓缩液合并,喷雾干燥,制成干膏粉。三七粉碎成细粉,加入上述干膏粉和适量的糊精,混匀,制成颗粒,干燥。冰片研细,用无水乙醇溶解,均匀地喷于颗粒上,包薄膜衣,制成 1000g,即得。

【性状】 本品为薄膜衣颗粒,研碎后显棕色至棕褐色;气芳香,味微苦。

【鉴别】 (1)取本品 1g,研细,加乙醚 15ml,超声处理 5 分钟,滤过,滤液挥干,残渣加乙酸乙酯 1ml 使溶解,作为供试品溶液。另取丹参酮ⅡA对照品和冰片对照品,分别加乙酸乙酯制成每 1ml 含 1mg 的溶液,作为对照品溶液。照薄层色谱法(通则 0502)试验,吸取供试品溶液 2～4μl、对照品溶液 2μl,分别点于同一硅胶 G 薄层板上,以甲苯-乙酸乙酯(19:1)为展开剂,展开,取出,晾干。供试品色谱中,在与丹参酮ⅡA对照品色谱相应的位置上,显相同颜色的斑点;喷以 2%香草醛硫酸溶液,在 110℃加热至斑点显色清晰,在与冰片对照品色谱相应的位置上,显相同颜色的斑点。

(2)取〔含量测定〕三七项下的供试品溶液 45ml,蒸干,残渣加水 10ml 使溶解,滤过,滤液至 C18 小柱(0.5g,分别用甲醇 5ml 和水 5ml 预处理)上,分别用水 10ml、25%甲醇 10ml 洗脱,弃去洗脱液,再用甲醇 10ml 洗脱,收集洗脱液,蒸干,残渣加甲醇 2ml 使溶解,作为供试品溶液。另取三七对照药材 1g,加 70%甲醇 20ml,超声处理 30 分钟,滤过,滤液蒸干,残渣自"加水 10ml 使溶解"起同供试品溶液制备方法制成对照药材溶液。再取三七皂苷 R1对照品、人参皂苷 Rb1对照品、人参皂苷 Rg1对照品及人参皂苷 Re 对照品,分别加甲醇制成每 1ml 含 1mg 的溶液,作为对照品溶液。照薄层色谱法(通则 0502)试验,吸取上述六种溶液各 2μl,分别点于同一高效预制硅胶 G 薄层板上,以二氯甲烷-无水乙醇-水(70:45:6.5)为展开剂,展开,取出,晾干,喷以 10%硫酸乙醇溶液,在 105℃加热至斑点显色清晰,分别置日光和紫外光灯(365nm)下检视。供试品色谱中,在与对照药材色谱和对照品色谱相应的位置上,显相同颜色的斑点或荧光斑点。

【检查】 应符合颗粒剂项下有关的各项规定(通则 0104)。

【含量测定】 丹参 丹参酮ⅡA 照高效液相色谱法(通则 0512)测定。

色谱条件与系统适用性试验 以十八烷基硅烷键合硅胶为填充剂;以甲醇-水(73:27)为流动相;检测波长为 270nm。理论板数按丹参酮ⅡA峰计算应不低于 2000。

对照品溶液的制备 取丹参酮ⅡA对照品适量,精密称定,置棕色量瓶中,加甲醇制成每 1ml 含 20μg 的溶液,即得。

供试品溶液的制备 取装量差异项下的本品,混匀,取适量,研细,取约 0.2g,精密称定,置具塞棕色瓶中,精密加入甲醇 25ml,密塞,称定重量,超声处理(功率 250W,频率 33kHz)

15 分钟,放冷,再称定重量,用甲醇补足减失的重量,摇匀,滤过,取续滤液,即得。

测定法 分别精密吸取对照品溶液与供试品溶液各 10μl,注入液相色谱仪,测定,即得。

本品每袋含丹参以丹参酮ⅡA(C₁₉H₁₈O₃)计,不得少于 1.3mg。

丹参 丹酚酸 B 照高效液相色谱法(通则 0512)测定。

色谱条件与系统适用性试验 以十八烷基硅烷键合硅胶为填充剂;以乙腈-甲醇-甲酸-水(10:30:1:59)为流动相;检测波长为 286nm。理论板数按丹酚酸 B 峰计算应不低于 4000。

对照品溶液的制备 取丹酚酸 B 对照品适量,精密称定,加 70%甲醇制成每 1ml 含 60μg 的溶液,即得。

供试品溶液的制备 取装量差异项下的本品,混匀,取适量,研细,取约 0.2g,精密称定,置 25ml 量瓶中,加 75%甲醇约 20ml,密塞,超声处理(功率 300W,频率 50kHz)20 分钟,放冷,加 75%甲醇至刻度,摇匀,滤过,取续滤液,即得。

测定法 分别精密吸取对照品溶液与供试品溶液各 10μl,注入液相色谱仪,测定,即得。

本品每袋含丹参以丹酚酸 B(C₃₆H₃₀O₁₆)计,不得少于 15.0mg。

三七 照高效液相色谱法(通则 0512)测定。

色谱条件与系统适用性试验 以十八烷基硅烷键合硅胶为填充剂;以乙腈为流动相 A,以水为流动相 B,按下表中的规定进行梯度洗脱;检测波长为 203nm。理论板数按人参皂苷 Rg1峰计算应不低于 6000,人参皂苷 Rg1与人参皂苷 Re 的分离度应大于 1.8。

时间(分钟)	流动相 A(%)	流动相 B(%)
0～35	19	81
35～55	19→29	81→71
55～70	29	71
70～100	29→40	71→60

对照品溶液的制备 取人参皂苷 Rg1对照品、人参皂苷 Rb1对照品、三七皂苷 R1对照品及人参皂苷 Re 对照品适量,精密称定,加 70%甲醇制成每 1ml 含人参皂苷 Rg1 0.2mg、人参皂苷 Rb1 0.2mg、三七皂苷 R1 0.05mg 及人参皂苷 Re 0.05mg 的混合溶液,即得。

供试品溶液的制备 取装量差异项下的本品,混匀,取适量,研细,取约 1.0g,精密称定,精密加入 70%甲醇 50ml,称定重量,超声处理(功率 250W,频率 33kHz)30 分钟,放冷,再称定重量,用 70%甲醇补足减失的重量,摇匀,滤过,取续滤液,即得。

测定法 分别精密吸取对照品溶液与供试品溶液各 20μl,注入液相色谱仪,测定,即得。

本品每袋含三七以人参皂苷 Rg1(C₄₂H₇₂O₁₄)、人参皂苷 Rb1(C₅₄H₉₂O₂₃)、三七皂苷 R1(C₄₇H₈₀O₁₈)及人参皂苷 Re

$(C_{48}H_{82}O_{18})$的总量计,不得少于 18.0mg。

【功能与主治】　活血化瘀,理气止痛。用于气滞血瘀所致的胸痹,症见胸闷、心前区刺痛;冠心病心绞痛见上述证候者。

【用法与用量】　口服。一次 1 袋,一日 3 次。

【注意】　孕妇慎用。

【规格】　每袋装 1g

【贮藏】　密封。

复方丹参滴丸

Fufang Danshen Diwan

【处方】　丹参 90g　　　　　三七 17.6g
　　　　　　冰片 1g

【制法】　以上三味,冰片研细;丹参、三七加水煎煮,煎液滤过,滤液浓缩,加入乙醇,静置使沉淀,取上清液,回收乙醇,浓缩成稠膏,备用。取聚乙二醇适量,加热使熔融,加入上述稠膏和冰片细粉,混匀,滴入冷却的液体石蜡中,制成滴丸,或包薄膜衣,即得。

【性状】　本品为棕色的滴丸,或为薄膜衣滴丸,除去包衣后显黄棕色至棕色;气香,味微苦。

【鉴别】　(1)取本品 40 丸,薄膜衣丸压破包衣,加无水乙醇 10ml,超声处理 10 分钟,滤过,滤液作为供试品溶液。另取冰片对照品,加无水乙醇制成每 1ml 含 1mg 的溶液,作为对照品溶液。照薄层色谱法(通则 0502)试验,吸取上述两种溶液各 5～10μl,分别点于同一硅胶 G 薄层板上,以环己烷-乙酸乙酯(17:3)为展开剂,展开,取出,晾干,喷以 1% 香草醛硫酸溶液,在 105℃加热至斑点显色清晰。供试品色谱中,在与对照品色谱相应的位置上,显相同颜色的斑点。

(2)取本品 20 丸,置离心管中,加入稀氨溶液(取浓氨试液 8ml,加水使成 100ml,混匀)9ml,超声处理使溶解,离心,取上清液,通过 D101 型大孔吸附树脂柱(内径为 0.7cm,柱高为 5cm),用水 15ml 洗脱,弃去水洗脱液,再用甲醇洗脱,弃去初洗脱液约 0.4ml,收集续洗脱液约 5ml,浓缩至约 2ml,作为供试品溶液。另取三七对照药材 0.5g,同法(超声处理时间为 15 分钟)制成对照药材溶液。再取三七皂苷 R_1 对照品、人参皂苷 Rb_1 对照品、人参皂苷 Rg_1 对照品、人参皂苷 Re 对照品,加甲醇制成每 1ml 含三七皂苷 R_1 1mg、人参皂苷 Rb_1、人参皂苷 Rg_1 和人参皂苷 Re 各 0.5mg 的混合溶液,作为对照品溶液。照薄层色谱法(通则 0502)试验,吸取供试品溶液 4～10μl、对照药材溶液和对照品溶液各 2～4μl,分别点于同一高效硅胶 G 薄层板上,以三氯甲烷-甲醇-水(13:7:2)10℃以下放置的下层溶液为展开剂,展开,展距 12cm 以上,取出,晾干,喷以 10% 硫酸乙醇溶液,在 105℃加热至斑点显色清晰,分别置日光和紫外光灯(365nm)下检视。供试品色

谱中,在与对照药材色谱和对照品色谱相应的位置上,日光下显相同颜色的斑点,紫外光下显相同颜色的荧光斑点。

(3)取本品 15 丸,置离心管中,加水 1ml 和稀盐酸 2 滴,振摇使溶解,加入乙酸乙酯 3ml,振摇 1 分钟后离心 2 分钟,取上清液作为供试品溶液。另取丹参素钠对照品,加 75% 甲醇制成每 1ml 含 1mg 的溶液,作为对照品溶液。照薄层色谱法(通则 0502)试验,吸取供试品溶液 10μl、对照品溶液 2μl,分别点于同一硅胶 G 薄层板上,以三氯甲烷-丙酮-甲酸(25:10:4)为展开剂,展开,取出,晾干,置氨蒸气中熏 15 分钟后,显淡黄色斑点,放置 30 分钟后置紫外光灯(365nm)下检视。供试品色谱中,在与对照品色谱相应的位置上,显相同颜色的荧光斑点。

【检查】　应符合滴丸剂项下有关的各项规定(通则 0108)。

【指纹图谱】　〔含量测定〕项下的供试品色谱图中,应呈现八个与对照指纹图谱相对应的特征峰,按中药色谱指纹图谱相似度评价系统计算,供试品指纹图谱与对照指纹图谱的相似度不得低于 0.90。

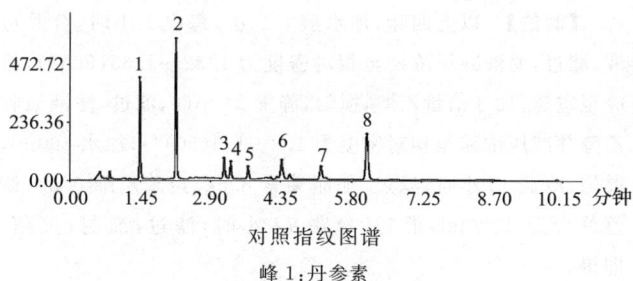

对照指纹图谱
峰 1:丹参素

【含量测定】　照高效液相色谱法(通则 0512)测定。

色谱条件与系统适用性试验　用 Waters Acquity UPLC™ HSS T3(柱长为 100mm,内径为 2.1mm,粒径为 1.8μm)色谱柱,以含 0.02% 磷酸的 80% 乙腈溶液为流动相 A,以 0.02% 磷酸溶液为流动相 B,按下表中的规定进行梯度洗脱;流速为每分钟 0.4ml;检测波长为 280nm;柱温为 40℃。理论板数按丹参素峰计算应不低于 8000。

时间(分钟)	流动相 A(%)	流动相 B(%)
0～1.6	9→22	91→78
1.6～1.8	22→26	78→74
1.8～8.0	26→39	74→61
8.0～8.4	39→9	61→91
8.4～10.0	9	91

对照品溶液的制备　取丹参素钠对照品适量,精密称定,加 75% 甲醇制成每 1ml 含 0.16mg 的溶液(相当于每 1ml 含丹参素 0.144mg),即得。

供试品溶液的制备　取本品 10 丸,精密称定,置 10ml 量瓶中,加水适量,超声处理(功率 120W,频率 40kHz)15 分钟使溶解,放冷,加水至刻度,摇匀,滤过,取续滤液,即得。

测定法　分别精密吸取对照品溶液与供试品溶液各 2～

$4\mu l$,注入液相色谱仪,测定,即得。

本品每丸含丹参以丹参素($C_9H_{10}O_5$)计,不得少于 0.10mg。

【功能与主治】 活血化瘀,理气止痛。用于气滞血瘀所致的胸痹,症见胸闷、心前区刺痛;冠心病心绞痛见上述证候者。

【用法与用量】 吞服或舌下含服。一次 10 丸,一日 3 次。28 天为一个疗程;或遵医嘱。

【注意】 孕妇慎用。

【规格】 (1)每丸重 25mg   (2)薄膜衣滴丸每丸重 27mg

【贮藏】 密封。

复方双花口服液

Fufang Shuanghua Koufuye

【处方】 金银花 250g   连翘 250g
             穿心莲 250g   板蓝根 250g

【制法】 以上四味,加水煎煮二次,每次 1 小时,合并煎液,滤过,滤液减压浓缩至相对密度为 1.32～1.35(50℃),放冷至室温,加 3 倍量乙醇,搅匀,静置 24 小时,滤过,滤液回收乙醇并减压浓缩至相对密度为 1.2～1.3(50℃),加水 600ml,混匀,冷藏 48 小时,滤过,加甜菊素 8.5g、羟苯乙酯 0.3g,调整总量至 1000ml,混匀,冷藏 72 小时,滤过,灌封,灭菌,即得。

【性状】 本品为棕红色的液体,久置可有微量沉淀;气微香,味苦。

【鉴别】 (1)取本品 10ml,加乙酸乙酯 20ml,振摇提取,分取乙酸乙酯液,回收溶剂至干,残渣加乙醇 1ml 使溶解,作为供试品溶液。另取穿心莲对照药材 1g,加水 40ml,浸渍 1 小时,煮沸 20 分钟,放冷,滤过,滤液加乙酸乙酯 20ml,同法制成对照药材溶液。照薄层色谱法(通则 0502)试验,吸取上述两种溶液各 $10\mu l$,分别点于同一硅胶 G 薄层板上,以三氯甲烷-无水乙醇(8:2)为展开剂,展开,取出,晾干,喷以 1% 3,5-二硝基苯甲酸乙醇溶液与 7% 氢氧化钾乙醇溶液(1:1)混合溶液,置日光下检视。供试品色谱中,在与对照药材色谱相应的位置上,显相同颜色的斑点。

(2)取本品 1ml,加乙醇 10ml,摇匀,滤过,滤液蒸干,残渣加乙醇 2ml 使溶解,作为供试品溶液。另取板蓝根对照药材 1g,加水 20ml,煎煮 10 分钟,滤过,取滤液 5ml,加乙醇 10ml,充分混合后静置至分层,取上清液作为对照药材溶液。再取精氨酸对照品,加乙醇制成每 1ml 含 0.5mg 的溶液,作为对照品溶液。照薄层色谱法(通则 0502)试验,吸取上述三种溶液各 $2\mu l$,分别点于同一硅胶 G 薄层板上,以正丁醇-冰醋酸-水(19:5:5)为展开剂,展开,展距 8～10cm,取出,热风吹干,喷以茚三酮试液,在 105℃加热至斑点显色清晰。供试

品色谱中,在与对照药材色谱和对照品色谱相应的位置上,显相同颜色的斑点。

(3)取本品 10ml,用水饱和的正丁醇振摇提取 2 次,每次 25ml,合并正丁醇液,用正丁醇饱和的水 20ml 洗涤,分取正丁醇液,回收溶剂至干,残渣加甲醇 2ml 使溶解,作为供试品溶液。另取连翘对照药材 0.5g,加水 50ml,煎煮 30 分钟,滤过,滤液用水饱和的正丁醇振摇提取 2 次,每次 25ml,同法制成对照药材溶液。照薄层色谱法(通则 0502)试验,吸取供试品溶液 $10\mu l$、对照药材溶液 $5\mu l$,分别点于同一硅胶 G 薄层板上,以三氯甲烷-甲醇-甲酸(10:1:0.1)为展开剂,展开,取出,晾干,喷以 10% 硫酸乙醇溶液,在 105℃加热至斑点显色清晰。供试品色谱中,在与对照药材色谱相应的位置上,显相同颜色的斑点。

【检查】 **相对密度** 应不低于 1.04(通则 0601)。

pH 值 应为 4.0～5.0(通则 0631)。

其他 应符合合剂项下有关的各项规定(通则 0181)。

【含量测定】 **金银花** 照高效液相色谱法(通则 0512)测定。

色谱条件与系统适用性试验 以十八烷基硅烷键合硅胶为填充剂;以乙腈-0.4%磷酸溶液(10:90)为流动相,检测波长为 329nm。理论板数按绿原酸峰计算应不低于 6000。

对照品溶液的制备 取绿原酸对照品适量,精密称定,置棕色量瓶中,加甲醇制成每 1ml 含 40μg 的溶液,即得(10℃以下保存)。

供试品溶液的制备 精密量取本品 1ml,置 25ml 量瓶中,加甲醇稀释至刻度,摇匀,滤过,取续滤液,即得。

测定法 分别精密吸取对照品溶液 10～20μl 与供试品溶液 $10\mu l$,注入液相色谱仪,测定,即得。

本品每 1ml 含金银花以绿原酸($C_{16}H_{18}O_9$)计,不得少于 1.0mg。

穿心莲 照高效液相色谱法(通则 0512)测定。

色谱条件与系统适用性试验 以十八烷基硅烷键合硅胶为填充剂;以乙腈为流动相 A,以水为流动相 B,按下表中的规定进行梯度洗脱;穿心莲内酯检测波长为 225nm,脱水穿心莲内酯检测波长为 254nm。理论板数按穿心莲内酯峰与脱水穿心莲内酯峰计算均应不低于 4000。

时间(分钟)	流动相 A(%)	流动相 B(%)
0～25	25→30	75→70
25～35	30→60	70→40
35～40	60→90	40→10

对照品溶液的制备 分别取穿心莲内酯对照品、脱水穿心莲内酯对照品各适量,精密称定,加甲醇制成每 1ml 含穿心莲内酯 100μg、脱水穿心莲内酯 30μg 的溶液,即得。

供试品溶液的制备 精密量取本品 5ml,置 50ml 量瓶中,加乙醇稀释至刻度,摇匀,静置 1 小时后,滤过,精密量取续滤液 25ml,蒸干,残渣加甲醇溶解并转至 5ml 量瓶中,加甲

醇稀释至刻度,摇匀,滤过,取续滤液,即得。

测定法 分别精密吸取对照品溶液 10µl 与供试品溶液 10～20µl,注入液相色谱仪,测定,即得。

本品每 1ml 含穿心莲以穿心莲内酯($C_{20}H_{30}O_5$)和脱水穿心莲内酯($C_{20}H_{28}O_4$)的总量计,不得少于 60µg。

【功能与主治】 清热解毒,利咽消肿。用于风热外感、风热乳蛾。症见发热,微恶风,头痛,鼻塞流涕,咽红而痛或咽喉干燥灼痛,吞咽则加剧,咽扁桃体红肿,舌边尖红苔薄黄或舌红苔黄,脉浮数或数。

【用法与用量】 口服。成人一次 20ml,一日 4 次。儿童三岁以下一次 10ml,一日 3 次;三岁至七岁,一次 10ml,一日 4 次;七岁以上一次 20ml,一日 3 次,3 天为一疗程。

【注意】 (1)忌食厚味、油腻。(2)脾胃虚寒者慎用。

【规格】 每支装 10ml

【贮藏】 密封,置阴凉处。

复方石韦片
Fufang Shiwei Pian

【处方】 石韦 569g　　　黄芪 569g
　　　　　苦参 569g　　　萹蓄 569g

【制法】 以上四味,取石韦 550g、黄芪 531g、萹蓄 550g 及苦参,加水煎煮二次,第一次 2 小时,第二次 1 小时,煎液滤过,滤液合并,浓缩至适量;另取剩余的石韦、黄芪、萹蓄粉碎成细粉,与上述浓缩液和适量淀粉混匀,制成颗粒,压制成 1000 片,包糖衣或薄膜衣,即得。

【性状】 本品为糖衣片或薄膜衣片,除去包衣后显棕黄色至棕褐色;味苦。

【鉴别】 (1)取本品 4 片,除去包衣,研细,加甲醇 10ml,超声处理 30 分钟,滤过,滤液作为供试品溶液。另取绿原酸对照品,加甲醇制成每 1ml 含 1mg 的溶液,作为对照品溶液。照薄层色谱法(通则 0502)试验,吸取上述两种溶液各 2µl,分别点于同一聚酰胺薄膜上,以醋酸为展开剂,展开,取出,晾干,置紫外光灯(365nm)下检视。供试品色谱中,在与对照品色谱相应的位置上,显相同颜色的荧光斑点。

(2)取本品 5 片,除去包衣,研细,加 70% 乙醇 50ml、盐酸 2.5ml,加热回流 3 小时,滤过,滤液作为供试品溶液。另取槲皮素对照品,加乙醇制成每 1ml 含 0.5mg 的溶液,作为对照品溶液。照薄层色谱法(通则 0502)试验,吸取供试品溶液 5µl、对照品溶液 1µl,分别点于同一高效硅胶 G 薄层板上,以甲苯-乙酸乙酯-甲酸(5:2:1)的上层溶液为展开剂,展开,取出,晾干,喷以 1% 三氯化铝乙醇溶液,置紫外光灯(365nm)下检视。供试品色谱中,在与对照品色谱相应的位置上,显相同颜色的荧光斑点。

【检查】 应符合片剂项下有关的各项规定(通则 0101)。

【含量测定】 苦参 照高效液相色谱法(通则 0512)测定。

色谱条件与系统适用性试验 以十八烷基硅烷键合硅胶为填充剂;以乙腈-0.1% 磷酸溶液(20:80)(用三乙胺调节至 pH 8.0)为流动相;检测波长为 220nm。理论板数按苦参碱峰计算应不低于 2000。

对照品溶液的制备 取苦参碱对照品适量,精密称定,加甲醇制成每 1ml 含 0.2mg 的溶液,即得。

供试品溶液的制备 取本品 10 片,除去包衣,精密称定,研细,取约 0.6g,精密称定,置 100ml 具塞锥形瓶中,加浓氨试液 1.0ml,再精密加入三氯甲烷 50ml,密塞,称定重量,浸泡过夜,再称定重量,用三氯甲烷补足减失的重量,摇匀,用铺有少量无水硫酸钠的滤纸滤过,精密量取续滤液 10ml,蒸干,残渣用适量甲醇溶解,转移至 5ml 量瓶中,加甲醇至刻度,摇匀,即得。

测定法 分别精密吸取对照品溶液与供试品溶液各 10µl,注入液相色谱仪,测定,即得。

本品每片含苦参以苦参碱($C_{15}H_{24}N_2O$)计,不得少于 2.0mg。

黄芪 照高效液相色谱法(通则 0512)测定。

色谱条件与系统适用性试验 以十八烷基硅烷键合硅胶为填充剂;以乙腈-水(35:65)为流动相;用蒸发光散射检测器检测。理论板数按黄芪甲苷峰计算应不低于 4000。

对照品溶液的制备 取黄芪甲苷对照品适量,精密称定,加甲醇制成每 1ml 含 0.2mg 的溶液,即得。

供试品溶液的制备 取本品 20 片,除去包衣,精密称定,研细,取约 2g,精密称定,置具塞锥形瓶中,精密加入甲醇 50ml,密塞,称定重量,超声处理(功率 250W,频率 40kHz)45 分钟,放冷,再称定重量,用甲醇补足减失的重量,摇匀,滤过,精密量取续滤液 25ml,蒸干,残渣加水 25ml 使溶解,用水饱和的正丁醇振摇提取 5 次(20ml,20ml,20ml,20ml,15ml),合并正丁醇提取液,用氨试液洗涤 2 次,每次 30ml,取正丁醇液,蒸干,残渣用适量甲醇溶解,转移至 5ml 量瓶中,加甲醇至刻度,摇匀,即得。

测定法 分别精密吸取对照品溶液 5µl 和 10µl、供试品溶液 10µl,注入液相色谱仪,测定,以外标两点法对数方程计算,即得。

本品每片含黄芪以黄芪甲苷($C_{41}H_{68}O_{14}$)计,不得少于 0.18mg。

【功能与主治】 清热燥湿,利尿通淋。用于下焦湿热所致的热淋,症见小便不利、尿频、尿急、尿痛、下肢浮肿;急性肾小球肾炎、肾盂肾炎、膀胱炎、尿道炎见上述证候者。

【用法与用量】 口服。一次 5 片,一日 3 次,15 天为一疗程,可连服两个疗程。

【规格】 (1)薄膜衣片 每片重 0.4g　(2)糖衣片(片心重 0.4g)

【贮藏】 密封。

复方龙血竭胶囊

Fufang Longxuejie Jiaonang

【处方】　龙血竭 260g　　　　　三七 140g
冰片 2g

【制法】　以上三味，三七粉碎成粗粉，用 70％乙醇作溶剂，加适量湿润，密闭放置 60 分钟，再加入 70％乙醇浸渍 24 小时，渗漉，收集渗漉液直至渗漉液无色（渗漉液 3500ml），滤过，回收乙醇，浓缩至相对密度为 1.10～1.20（60℃）的清膏，与龙血竭粉及冰片充分混匀，在 60℃干燥，粉碎，装入胶囊，制成 1000 粒，即得。

【性状】　本品为硬胶囊，内容物为红色至红棕色的粉末；气特异，味淡、微涩，嚼之有炭末感并微粘齿。

【鉴别】　（1）取本品内容物 1g，加石油醚（30～60℃）20ml，超声处理 20 分钟，滤过，滤液回收溶剂至干，残渣加二氯甲烷 1ml 使溶解，作为供试品溶液。另取龙血竭对照药材 0.5g，同法制成对照药材溶液。照薄层色谱法（通则 0502）试验，吸取上述两种溶液各 10μl，分别点于同一硅胶 G 薄层板上，以二氯甲烷-甲醇（99：1）为展开剂，展开，取出，晾干，喷以 10％硫酸乙醇溶液，在 105℃加热至斑点显色清晰，置日光下检视。供试品色谱中，在与对照药材色谱相应的位置上，显相同颜色的斑点。

（2）取本品内容物 1g，加水 30ml，超声处理 10 分钟，滤过，滤液用正丁醇振摇提取 2 次，每次 15ml，合并正丁醇液，回收溶剂至干，残渣加甲醇 1ml 使溶解，作为供试品溶液。另取人参皂苷 Rg_1 对照品、人参皂苷 Rb_1 对照品和三七皂苷 R_1 对照品，加甲醇制成每 1ml 各含 1mg 的混合溶液，作为对照品溶液。照薄层色谱法（通则 0502）试验，吸取上述两种溶液各 5～10μl，分别点于同一硅胶 G 薄层板上，以二氯甲烷-甲醇-水（7：3：0.5）为展开剂，展开，取出，晾干，喷以 10％硫酸乙醇溶液，在 105℃加热至斑点显色清晰，置日光下检视。供试品色谱中，在与对照品色谱相应的位置上，显相同颜色的斑点。

（3）取本品内容物 5g，水蒸气蒸馏，收集蒸馏液约 50ml，放冷，用乙醚振摇提取 2 次，每次 15ml，合并乙醚液，挥干，残渣加甲醇 1ml 使溶解，作为供试品溶液。另取冰片对照品，加甲醇制成每 1ml 含 1mg 的溶液，作为对照品溶液。照薄层色谱法（通则 0502）试验，吸取上述两种溶液各 5～10μl，分别点于同一硅胶 G 薄层板上，以环己烷-乙酸乙酯（17：3）为展开剂，展开，取出，晾干，喷以 10％磷钼酸乙醇溶液，在 105℃加热至斑点显色清晰，置日光下检视。供试品色谱中，在与对照品色谱相应的位置上，显相同颜色的斑点。

【检查】　应符合胶囊剂项下有关的各项规定（通则 0103）。

【含量测定】　龙血竭　照高效液相色谱法（通则 0512）测定。

色谱条件与系统适用性试验　以十八烷基硅烷键合硅胶为填充剂；以乙腈-0.4％磷酸溶液（37：63）为流动相；检测波长为 275nm。理论板数按龙血素 B 峰计算应不低于 10000。

对照品溶液的制备　取龙血素 A 对照品、龙血素 B 对照品适量，精密称定，加甲醇制成每 1ml 含龙血素 A 25μg、龙血素 B 15μg 的混合溶液，即得。

供试品溶液的制备　取装量差异项下的本品内容物，研细，取 0.2g，精密称定，置 50ml 量瓶中，加乙醇适量，超声处理（功率 250W，频率 50kHz）20 分钟，放冷，加乙醇至刻度，摇匀，滤过，取续滤液，即得。

测定法　分别精密吸取对照品溶液与供试品溶液各 10μl，注入液相色谱仪，测定，即得。

本品每粒含龙血竭以龙血素 A（$C_{17}H_{18}O_4$）和龙血素 B（$C_{18}H_{20}O_5$）的总量计，不得少于 3.10mg。

三七　照高效液相色谱法（通则 0512）测定。

色谱条件与系统适用性试验　以十八烷基硅烷键合硅胶为填充剂；以乙腈为流动相 A，以水为流动相 B，按下表中的规定进行梯度洗脱；检测波长为 203nm。理论板数按人参皂苷 Rg_1 峰计算应不低于 6000。

时间（分钟）	流动相 A（％）	流动相 B（％）
0～20	20	80
20～45	20→46	80→54
45～55	46→55	54→45
55～60	55	45

对照品溶液的制备　取人参皂苷 Rg_1 对照品、人参皂苷 Rb_1 对照品、三七皂苷 R_1 对照品及人参皂苷 Re 对照品适量，精密称定，加甲醇制成每 1ml 含人参皂苷 Rg_1 0.5mg、人参皂苷 Rb_1 0.3mg、三七皂苷 R_1 0.15mg、人参皂苷 Re 0.07mg 的混合溶液，即得。

供试品溶液的制备　取装量差异项下的本品内容物，研细，取 0.75g，精密称定，置具塞锥形瓶中，精密加入水 25ml，密塞，称定重量，振摇 60 分钟，再称定重量，用水补足减失的重量，摇匀，滤过，取续滤液，即得。

测定法　分别精密吸取对照品溶液与供试品溶液各 10μl，注入液相色谱仪，测定，即得。

本品每粒含三七以人参皂苷 Rg_1（$C_{42}H_{72}O_{14}$）、人参皂苷 Rb_1（$C_{54}H_{92}O_{23}$）、三七皂苷 R_1（$C_{47}H_{80}O_{18}$）及人参皂苷 Re（$C_{48}H_{82}O_{18}$）的总量计，不得少于 11.0mg。

【功能与主治】　活血化瘀，通窍止痛。用于稳定性劳力性冠心病心绞痛Ⅰ、Ⅱ级，中医辨证为心血瘀阻证，症见胸闷刺痛、绞痛，固定不移，入夜更甚，时或心悸不宁，舌质紫暗，脉沉。

【用法与用量】　口服。一次 3 粒，一日 3 次。饭后半小时服用。

【注意】　上消化道疾病的患者应慎服。

【规格】 每粒装 0.3g

【贮藏】 密封,置阴凉干燥处。

复方仙鹤草肠炎胶囊
Fufang Xianhecao Changyan Jiaonang

【处方】 仙鹤草 1250g　　　　黄连 375g

　　　　木香 375g　　　　　蝉蜕 375g

　　　　石菖蒲 375g　　　　桔梗 250g

【制法】 以上六味,木香、石菖蒲提取挥发油;提取挥发油后的水溶液及药渣与其余仙鹤草等四味加水煎煮三次,第一次 1.5 小时,第二、三次每次 1 小时,煎液滤过,滤液合并,浓缩至相对密度为 1.30～1.35(25℃),加入乙醇使含醇量达 76%,搅匀,静置 48 小时,滤过,滤液回收乙醇,并浓缩至适量,加入适量的辅料,制成颗粒,干燥,喷加挥发油,密闭 2 小时,装入胶囊,制成 1000 粒,即得。

【性状】 本品为硬胶囊,内容物为棕黄色至褐棕色的颗粒和粉末;味苦、涩。

【鉴别】 (1)取本品内容物 0.1g,加甲醇 10ml,加热回流 15 分钟,滤过,滤液作为供试品溶液。另取盐酸小檗碱对照品,加甲醇制成每 1ml 含 0.5mg 的溶液,作为对照品溶液。照薄层色谱法(通则 0502)试验,吸取供试品溶液 10μl、对照品溶液 5μl,分别点于同一硅胶 G 薄层板上,用醋酸异戊酯-无水乙醇-甲酸(7∶1∶2)为展开剂,展开,取出,晾干,置紫外光灯(365nm)下检视。供试品色谱中,在与对照品色谱相应的位置上,显相同颜色的荧光斑点。

(2)取本品内容物 2g,加硫酸乙醇溶液(7→100)-水(1∶3)的混合溶液 20ml,加热回流 3 小时,放冷,用三氯甲烷振摇提取 2 次,每次 20ml,合并三氯甲烷提取液,用水 30ml 洗涤,弃去水洗液,三氯甲烷液用无水硫酸钠脱水,滤过,滤液蒸干,残渣加甲醇 1ml 使溶解,作为供试品溶液。另取桔梗对照药材 1g,同法制成对照药材溶液。照薄层色谱法(通则 0502)试验,吸取上述两种溶液各 10μl,分别点于同一硅胶 G 薄层板上,以乙醚-三氯甲烷(1∶1)为展开剂,展开,取出,晾干,喷以 10% 硫酸乙醇溶液,在 105℃加热至斑点显色清晰。供试品色谱中,在与对照药材色谱相应的位置上,显相同颜色的斑点。

【检查】 应符合胶囊剂项下有关的各项规定(通则 0103)。

【含量测定】 照高效液相色谱法(通则 0512)测定。

色谱条件与系统适用性试验 以十八烷基硅烷键合硅胶为填充剂;以乙腈-0.033mol/L 磷酸二氢钾溶液(40∶60)为流动相;检测波长为 265nm。理论板数按盐酸小檗碱峰计算应不低于 3000。

对照品溶液的制备 取盐酸小檗碱对照品约 10mg,精密称定,置具塞锥形瓶中,加沸水 60ml 使溶解,加入稀盐酸 1.2ml,摇匀,超声处理 30 分钟,放冷,转移至 100ml 量瓶中,加水至刻度,摇匀,精密量取 2ml,置 25ml 量瓶中,用流动相稀释至刻度,摇匀,即得(每 1ml 含盐酸小檗碱 8μg)。

供试品溶液的制备 取装量差异项下的本品内容物,研细,取约 1g,精密称定,置 250ml 具塞锥形瓶中,用沸水 150ml 溶解,加稀盐酸 3ml,摇匀,超声处理(功率 250W,频率 33kHz)30 分钟,放冷,滤过,滤液转移至 250ml 量瓶中,加水至刻度,摇匀,精密量取 2ml,置 25ml 量瓶中,用流动相稀释至刻度,摇匀,即得。

测定法 分别精密吸取对照品溶液与供试品溶液各 10μl,注入液相色谱仪,测定,即得。

本品每粒含黄连以盐酸小檗碱($C_{20}H_{17}NO_4 \cdot HCl$)计,不得少于 8.0mg。

【功能与主治】 清热燥湿,健脾止泻。用于脾虚湿热内蕴所致的泄泻急迫、泻而不爽,或大便溏泻、食少倦怠、腹胀腹痛;急、慢性肠炎见上述证候者。

【用法与用量】 口服。一次 3 粒,一日 3 次;饭后服用。

【规格】 每粒装 0.4g

【贮藏】 密封。

复方瓜子金颗粒
Fufang Guazijin Keli

【处方】 瓜子金 150g　　　　大青叶 350g

　　　　野菊花 200g　　　　海金沙 250g

　　　　白花蛇舌草 250g　　紫花地丁 200g

【制法】 以上六味,加水煎煮二次,每次 1.5 小时,煎液滤过,滤液合并,减压浓缩至适量,加入适量的蔗糖及糊精,制成颗粒,干燥,制成 1000g 或 700g;或加入适量的糊精及甜菊素 0.75g,制成颗粒,干燥,制成 250g,即得。

【性状】 本品为棕色至棕褐色的颗粒;味甜、微苦或味微甜、微苦(无蔗糖)。

【鉴别】 (1)取本品 20g〔规格(1)、规格(2)〕、14g〔规格(3)〕或 5g〔规格(4)〕,研细,加三氯甲烷 50ml,加热回流 1 小时,滤过,滤液浓缩至 1ml,作为供试品溶液。另取靛玉红对照品,加三氯甲烷制成每 1ml 含 1mg 的溶液,作为对照品溶液。照薄层色谱法(通则 0502)试验,吸取供试品溶液 20μl、对照品溶液 5μl,分别点于同一硅胶 G 薄层板上,以正己烷-三氯甲烷-丙酮(5∶4∶1)为展开剂,展开,取出,立即观察。供试品色谱中,在与对照品色谱相应的位置上,显相同颜色的斑点。

(2)取本品 20g〔规格(1)、规格(2)〕、14g〔规格(3)〕或 5g〔规格(4)〕,研细,加甲醇 50ml,超声处理 30 分钟,滤过,滤液蒸干,残渣用水 20ml 溶解,用乙酸乙酯 20ml 振摇提取,分取乙酸乙酯液,蒸干,残渣加甲醇 1ml 使溶解,作为供试品溶液。

另取秦皮乙素对照品,加甲醇制成每 1ml 含 1mg 的溶液,作为对照品溶液。照薄层色谱法(通则 0502)试验,吸取上述两种溶液各 5μl,分别点于同一硅胶 G 薄层板上,以甲苯-乙酸乙酯-甲酸(5:3:1)为展开剂,展开,取出,晾干,喷以 2% 三氯化铁乙醇溶液,加热至斑点显色清晰。供试品色谱中,在与对照品色谱相应的位置上,显相同颜色的斑点。

【检查】 应符合颗粒剂项下有关的各项规定(通则 0104)。

【含量测定】 照高效液相色谱法(通则 0512)测定。

色谱条件与系统适用性试验 以十八烷基硅烷键合硅胶为填充剂;以乙腈-0.1% 磷酸溶液(8:92)为流动相;检测波长为 350nm。理论板数按秦皮乙素峰计算应不低于 2000。

对照品溶液的制备 取秦皮乙素对照品适量,精密称定,加 50% 甲醇制成每 1ml 含 10μg 的溶液,即得。

供试品溶液的制备 取装量差异项下的本品,混匀,取适量,研细,取约 4g〔规格(1)、规格(2)〕、2.8g〔规格(3)〕或 1g〔规格(4)〕,精密称定,精密加入甲醇 25ml,称定重量,加热回流 1 小时,放冷,再称定重量,用甲醇补足减失的重量,摇匀,滤过,精密量取续滤液 5ml,置 10ml 量瓶中,加水至刻度,摇匀,即得。

测定法 分别精密吸取对照品溶液与供试品溶液各 20μl,注入液相色谱仪,测定,即得。

本品每袋含紫花地丁以秦皮乙素($C_9H_6O_4$)计,〔规格(1)、规格(3)〕不得少于 1.2mg;〔规格(2)、规格(4)〕不得少于 2.4mg。

【功能与主治】 清热利咽,散结止痛,祛痰止咳。用于风热袭肺或痰热壅肺所致的咽部红肿、咽痛、发热、咳嗽;急性咽炎、慢性咽炎急性发作及上呼吸道感染见上述证候者。

【用法与用量】 开水冲服。一次 20g〔规格(1)、规格(2)〕,一次 14g〔规格(3)〕或一次 5g〔规格(4)〕,一日 3 次;儿童酌减。

【规格】 (1)每袋装 10g(相当于饮片 14g)

　　(2)每袋装 20g(相当于饮片 28g)

　　(3)每袋装 7g(相当于饮片 14g)

　　(4)每袋装 5g(无蔗糖 相当于饮片 28g)

【贮藏】 密封。

复方血栓通胶囊

Fufang Xueshuantong Jiaonang

【处方】 三七 250g　　　　黄芪 80g

　　　　丹参 50g　　　　　玄参 80g

【制法】 以上四味,三七粉碎用 50% 乙醇浸渍提取二次,浸渍液滤过,滤液合并,回收乙醇并浓缩成清膏,备用,药渣烘干,粉碎成细粉,备用;其余黄芪等三味,用 50% 乙醇加热回流提取二次,提取液滤过,滤液合并,回收乙醇并浓缩至

适量,与上述清膏、细粉及淀粉和滑石粉适量混匀,干燥,粉碎装入胶囊,制成 1000 粒,即得。

【性状】 本品为硬胶囊,内容物为灰黄色至灰褐色的粉末;味苦、微甘。

【鉴别】 (1)取本品内容物 0.6g,加甲醇 25ml,超声处理 30 分钟,放冷,滤过,滤液回收溶剂至干,残渣加水 20ml 使溶解,用水饱和的正丁醇振摇提取 2 次,每次 25ml,合并正丁醇液,回收溶剂至干,残渣加甲醇 2ml 使溶解,作为供试品溶液。另取三七对照药材 0.3g,加甲醇 10ml,加热回流 20 分钟,滤过,滤液浓缩至 2ml,作为对照药材溶液。照薄层色谱法(通则 0502)试验,吸取上述两种溶液各 2μl,分别点于同一硅胶 G 薄层板上,以正丁醇-乙酸乙酯-水(4:1:5)的上层溶液为展开剂,展开,取出,晾干,喷以 10% 硫酸乙醇溶液,在 105℃ 加热至斑点显色清晰,分别置日光和紫外光灯(365nm)下检视。供试品色谱中,在与对照药材色谱相应的位置上,日光下显相同颜色的斑点;紫外光下显相同颜色的荧光斑点。

(2)取本品内容物 6g,加甲醇 30ml,加热回流 20 分钟,滤过,滤液回收溶剂至干,残渣加 0.3% 氢氧化钠溶液 20ml 使溶解,用稀盐酸调节 pH 值至 5~6,用乙酸乙酯振摇提取 2 次,每次 20ml,分取乙酸乙酯液,用铺有适量无水硫酸钠的滤纸滤过,滤液回收溶剂至干,残渣加乙酸乙酯 1ml 使溶解,作为供试品溶液。另取黄芪对照药材 1g,同法制成对照药材溶液。照薄层色谱法(通则 0502)试验,吸取上述两种溶液各 5μl,分别点于同一硅胶 G 薄层板上,以三氯甲烷-甲醇(10:1)为展开剂,展开,取出,晾干,用氨蒸气熏后,置紫外光灯(365nm)下检视。供试品色谱中,在与对照药材色谱相应的位置上,显相同颜色的荧光斑点。

【检查】 **三七茎叶皂苷** 取三七茎叶皂苷对照提取物、人参皂苷 Rb₃ 对照品,分别加甲醇制成每 1ml 含三七茎叶皂苷 10mg、人参皂苷 Rb₃ 1mg 的溶液,作为对照品溶液。照薄层色谱法(通则 0502)试验,分别吸取〔鉴别〕(1)项下的供试品溶液与上述对照品溶液各 2μl,分别点于同一硅胶 G 薄层板上,以正丁醇-乙酸乙酯-水(4:1:5)的上层溶液为展开剂,展开,取出,晾干,喷以 10% 硫酸乙醇溶液,在 105℃ 加热至斑点显色清晰,分别置日光和紫外光灯(365nm)下检视。供试品色谱中,在与人参皂苷 Rb₃ 对照品色谱相应的位置上不得显相同颜色的斑点或荧光斑点,且不得显与三七茎叶皂苷对照提取物完全一致的斑点或荧光斑点。

其他 应符合胶囊剂项下有关的各项规定(通则 0103)。

【指纹图谱】 照高效液相色谱法(通则 0512)测定。

色谱条件与系统适用性试验 以十八烷基硅烷键合硅胶为填充剂(Thermo ODS Hypersil C18,柱长为 150mm,柱内径为 4.6mm,粒径为 5μm);以乙腈为流动相 A,以 0.1% 磷酸溶液为流动相 B,按下表中的规定进行梯度洗脱;柱温为 20℃;检测波长为 270nm。理论板数按丹酚酸 B 峰计算应不低于 15000。

时间（分钟）	流动相 A（％）	流动相 B（％）
0～30	15→35	85→65
30～50	35→65	65→35
50～60	65	35

参照物溶液的制备　取丹酚酸 B 对照品、毛蕊异黄酮葡萄糖苷对照品、哈巴俄苷对照品和丹参酮 ⅡA 对照品适量，精密称定，分别加甲醇制成每 1ml 含丹酚酸 B 25μg、毛蕊异黄酮葡萄糖苷 1μg、哈巴俄苷 3μg、丹参酮 ⅡA 2.5μg 的溶液，即得。

供试品溶液的制备　取本品内容物 0.5g，精密称定，置具塞锥形瓶中，精密加入 80％甲醇 25ml，密塞，称定重量，超声处理（功率 300W，频率 45kHz）1 小时，放冷，再称定重量，用 80％甲醇补足减失的重量，摇匀，滤过，取续滤液，即得。

测定法　分别精密吸取参照物溶液与供试品溶液各 20μl，注入液相色谱仪，测定，记录 5 分钟之后的色谱图，即得。

供试品指纹图谱中应分别呈现与参照物色谱峰保留时间相对应的色谱峰。按中药色谱指纹图谱相似度评价系统计算，供试品指纹图谱与对照指纹图相似度不得低于 0.90。

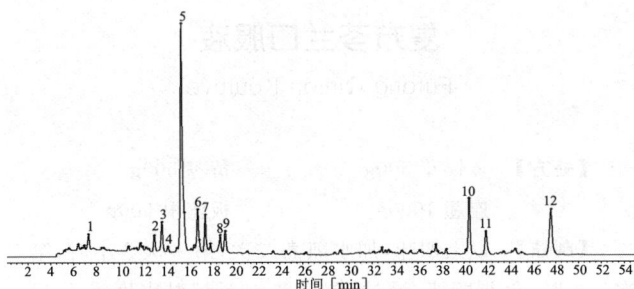

对照指纹图谱
12 个共有峰中　峰 1：毛蕊异黄酮葡萄糖苷
峰 5：丹酚酸 B　峰 7：哈巴俄苷　峰 12：丹参酮 ⅡA

【含量测定】　**三七**　照高效液相色谱法（通则 0512）测定。

色谱条件与系统适用性试验　以十八烷基硅烷键合硅胶为填充剂；以乙腈为流动相 A，以水为流动相 B，按下表中的规定进行梯度洗脱；检测波长为 203nm。理论板数按三七皂苷 R₁ 峰计算应不低于 4000。

时间（分钟）	流动相 A（％）	流动相 B（％）
0～12	19	81
12～60	19→36	81→64

对照品溶液的制备　取人参皂苷 Rg₁ 对照品、人参皂苷 Rb₁ 对照品、人参皂苷 Re 对照品、三七皂苷 R₁ 对照品适量，精密称定，加甲醇制成每 1ml 含人参皂苷 Rg₁ 200μg、人参皂苷 Rb₁ 200μg、人参皂苷 Re 50μg、三七皂苷 R₁ 50μg 的混合溶液，即得。

供试品溶液的制备　取装量差异项下的本品内容物，研细，混匀，取 0.5g，精密称定，置具塞锥形瓶中，精密加入 50％

乙醇 25ml，密塞，称定重量，超声处理（功率 300W，频率 45kHz）30 分钟，放冷，再称定重量，用 50％乙醇补足减失的重量，摇匀，滤过，取续滤液，即得。

测定法　分别精密吸取对照品溶液 10μl、供试品溶液 10～20μl，注入液相色谱仪，测定，即得。

本品每粒含三七以人参皂苷 Rg₁（$C_{42}H_{72}O_{14}$）、人参皂苷 Rb₁（$C_{54}H_{92}O_{23}$）、人参皂苷 Re（$C_{48}H_{82}O_{18}$）及三七皂苷 R₁（$C_{47}H_{80}O_{18}$）的总量计，不得少于 9.5mg。

黄芪　照高效液相色谱法（通则 0512）测定。

色谱条件与系统适用性试验　以十八烷基硅烷键合硅胶为填充剂；以乙腈-水（32：68）为流动相；蒸发光散射检测器检测。理论板数按黄芪甲苷峰计算应不低于 4000。

对照品溶液的制备　取黄芪甲苷对照品适量，精密称定，加甲醇制成每 1ml 含 0.2mg 的溶液，即得。

供试品溶液的制备　取装量差异项下的本品内容物，研细，混匀，取 2g，精密称定，置具塞锥形瓶中，加甲醇 40ml，超声处理（功率 300W，频率 45kHz）60 分钟，放冷，过滤，用少量甲醇分次洗涤锥形瓶及滤纸，滤液和洗液合并，蒸干，残渣加水 20ml 使溶解，用水饱和的正丁醇振摇提取 4 次，每次 40ml，合并正丁醇液，用氨试液洗涤 2 次，每次 40ml，弃去氨液，正丁醇液回收溶剂至干，残渣加甲醇适量使溶解，转移至 5ml 量瓶中，加甲醇至刻度，摇匀，即得。

测定法　分别精密吸取对照品溶液 5μl、10μl 与供试品溶液 15μl，注入液相色谱仪，测定，用外标两点法对数方程计算，即得。

本品每粒含黄芪以黄芪甲苷（$C_{41}H_{68}O_{14}$）计，不得少于 30μg。

丹参　照高效液相色谱法（通则 0512）测定。

色谱条件与系统适用性试验　以十八烷基硅烷键合硅胶为填充剂；以乙腈-甲醇-甲酸-水（10：25：1：64）为流动相；检测波长为 286nm。理论板数按丹酚酸 B 峰计算应不低于 2000。

对照品溶液的制备　取丹酚酸 B 对照品适量，精密称定，加 50％乙醇制成每 1ml 含 50μg 的溶液，即得。

测定法　分别精密吸取对照品溶液与〔含量测定〕三七项下的供试品溶液各 10μl，注入液相色谱仪，测定，即得。

本品每粒含丹参以丹酚酸 B（$C_{36}H_{30}O_{16}$）计，不得少于 0.45mg。

【功能与主治】　活血化瘀，益气养阴。用于血瘀兼气阴两虚证的视网膜静脉阻塞，症见视力下降或视觉异常、眼底瘀血征象、神疲乏力、咽干、口干；以及用于血瘀兼气阴两虚的稳定性劳累型心绞痛，症见胸闷、胸痛、心悸、心慌、气短、乏力、心烦、口干。

【用法与用量】　口服。一次 3 粒，一日 3 次。

【注意】　孕妇慎用。

【规格】　每粒装 0.5g

【贮藏】　密封，置阴凉干燥处。

复方羊角片

Fufang Yangjiao Pian

【处方】　山羊角 1050g　　　川芎 350g

　　　　　白芷 350g　　　　制川乌 250g

【制法】　以上四味,山羊角镑片,加水煎煮二次,每次 3 小时,分次滤过,合并滤液,浓缩成膏(或浓缩成清膏,喷雾干燥成粉);其余川芎等三味粉碎成粗粉,以 70%乙醇为溶剂,进行渗漉,至漉液无色或无生物碱反应为止,收集漉液,回收乙醇,浓缩成膏(或浓缩成清膏,喷雾干燥成粉),与山羊角膏(粉)及糊精 100g、淀粉 50g、硬脂酸镁 2g 混匀,制粒,干燥,压制成 1000 片,包糖衣或薄膜衣,即得。

【性状】　本品为糖衣片或薄膜衣片,除去包衣后显黄褐色至棕褐色;味微涩。

【鉴别】　取本品 20 片,除去包衣,研细,加石油醚(60～90℃)40ml,超声处理 30 分钟,滤过,滤液蒸干,残渣加甲醇 1ml 使溶解,作为供试品溶液。另取川芎对照药材 1g,同法制成对照药材溶液。再取欧前胡素对照品、异欧前胡素对照品,加甲醇制成每 1ml 各含 1mg 的混合溶液,作为对照品溶液。照薄层色谱法(通则 0502)试验,吸取上述三种溶液各 5μl,分别点于同一硅胶 G 薄层板上,以石油醚(60～90℃)-乙醚(3：2)为展开剂,展开,取出,晾干,置紫外光灯(365nm)下检视。供试品色谱中,在与对照药材色谱和对照品色谱相应的位置上,显相同颜色的荧光斑点。

【检查】　乌头碱限量　取本品 10 片,除去包衣,研细,取 1.5g,置具塞锥形瓶中,加浓氨试液 1.5ml 润湿,放置 1 小时后,加乙醚 20ml,超声处理 30 分钟,滤过,滤渣用乙醚 10ml 洗涤,滤过,合并乙醚液,挥干,残渣加二氯甲烷 1ml 使溶解,作为供试品溶液。另取乌头碱对照品适量,加甲醇制成每 1ml 含 1.0mg 的溶液,作为对照品溶液。照薄层色谱法(通则 0502)试验,吸取供试品溶液 10μl,对照品溶液 5μl,分别点于同一硅胶 G 薄层板上,以正己烷-乙酸乙酯-甲醇(6.4：3.6：1)为展开剂,置氨蒸气饱和 20 分钟的展开缸内,展开,取出,晾干,喷以稀碘化铋钾试液。供试品色谱中,在与对照品色谱相应位置上出现的斑点应小于对照品的斑点,或不出现斑点。

其他　应符合片剂项下有关的各项规定(通则 0101)。

【含量测定】　含氮量　取本品 2.5g,精密称定,照氮测定法(通则 0704 第一法)测定。

本品含氮量不得少于 1.0%。

白芷　照高效液相色谱法(通则 0512)测定。

色谱条件与系统适用性试验　以十八烷基硅烷键合硅胶为填充剂;以甲醇-水(58：42)为流动相;检测波长为 300nm。理论板数按欧前胡素峰计算应不低于 3000。

对照品溶液的制备　取欧前胡素对照品适量,精密称定,加甲醇制成每 1ml 含 50μg 的溶液,即得。

供试品溶液的制备　取本品 10 片,除去包衣,精密称定,研细,取 1g,精密称定,精密加入甲醇 15ml,称定重量,超声处理(功率 250W,频率 40kHz)30 分钟,放至室温,再称定重量,用甲醇补足减失的重量,摇匀,滤过,取续滤液,即得。

测定法　分别精密吸取对照品溶液与供试品溶液各 10μl,注入液相色谱仪,测定,即得。

本品每片含白芷以欧前胡素($C_{16}H_{14}O_4$)计,不得少于 0.18mg。

【功能与主治】　平肝熄风,通络止痛。用于肝风上扰,瘀血阻络所致偏头痛,紧张性头痛。

【用法与用量】　口服。一次 5 片,一日 3 次。

【注意】　孕妇慎服。

【规格】　(1)薄膜衣片　每片重 0.32g

(2)糖衣片(片心重 0.31g)

(3)糖衣片(片心重 0.35g)

【贮藏】　密封。

复方芩兰口服液

Fufang Qinlan Koufuye

【处方】　金银花 500g　　　黄芩 500g

　　　　　连翘 1000g　　　　板蓝根 500g

【制法】　以上四味,加水煎煮二次,第一次 2 小时,第二次 1 小时,合并煎液,滤过,滤液浓缩至相对密度为 1.17～1.18(75℃)的清膏,加乙醇使含醇量达 75%,充分搅拌,静置 24 小时,滤过,滤液回收乙醇至无醇味,加蔗糖 100g 或甜菊素 10g(无蔗糖),搅拌使溶解,加水至规定量,煮沸 15 分钟,待温度降至 80℃以下时调节 pH 值至 6.8～7.2,滤过,灌装,灭菌,制成 1000ml,即得。

【性状】　本品为棕黄色至深棕色的澄清液体;味甜。

【鉴别】　(1)取本品 1ml,加 75%乙醇 5ml,摇匀,作为供试品溶液。另取黄芩苷对照品、绿原酸对照品,分别加 75%乙醇制成每 1ml 含 0.1mg 的溶液,作为对照品溶液。照薄层色谱法(通则 0502)试验,吸取上述三种溶液各 1～2μl,分别点于同一聚酰胺薄膜上,以醋酸为展开剂,展开,取出,晾干,置紫外光灯(365nm)下检视。供试品色谱中,在与黄芩苷对照品色谱相应的位置上,显相同颜色的斑点;在与绿原酸对照品色谱相应的位置上,显相同颜色的荧光斑点。

(2)取本品 20ml,用乙酸乙酯振摇提取 2 次,每次 40ml,合并乙酸乙酯液,挥干,残渣加 20%乙醇 20ml 使溶解,通过 D101 型大孔吸附树脂柱(柱内径为 1cm,柱高为 20cm),用 20%乙醇洗脱至洗脱液无色,弃去洗脱液,再用 50%乙醇 100ml 洗脱,收集洗脱液,蒸干,残渣加甲醇 1ml 使溶解,作为供试品溶液。另取连翘对照药材 2g,加水 50ml,浸泡过夜后加热回流 30 分钟,滤过,滤液用乙酸乙酯振摇提取 2 次,每次 25ml,合并乙酸乙酯液,挥干,残渣加 20%乙醇 20ml 使溶解,同法制成对照药材溶液。照薄层色谱法(通则 0502)试验,吸取上述两种溶液各 10μl,分别点于同一硅胶 G 薄层板上,以三氯甲烷-甲醇(7:1)为展开剂,展开,取出,晾干,喷以 10%硫酸乙醇溶液,加热至斑点显色清晰,置日光下检视。供试品色谱中,在与对照药材色谱相应的位置上,显相同颜色的斑点。

(3)取本品 40ml,用乙酸乙酯 40ml 振摇提取,分取乙酸乙酯液,蒸干,残渣加甲醇 10ml 使溶解,作为供试品溶液。另取(R,S)-告依春对照品,加甲醇制成每 1ml 含 40μg 的溶液,作为对照品溶液。照高效液相色谱法(通则 0512)试验,以十八烷基硅烷键合硅胶为填充剂;以甲醇-0.02%磷酸溶液(7:93)为流动相;检测波长为 245nm。分别精密吸取对照品溶液与供试品溶液各 10~20μl,注入液相色谱仪。供试品色谱中应呈现与对照品色谱峰保留时间相对应的色谱峰。

【检查】 pH 值 应为 5.0~7.0(通则 0631)。

相对密度 应不低于 1.08 或不低于 1.02(无蔗糖)(通则 0601)。

其他 应符合合剂项下有关的各项规定(通则 0181)。

【含量测定】 黄芩 照高效液相色谱法(通则 0512)测定。

色谱条件与系统适用性试验 以十八烷基硅烷键合硅胶为填充剂;以甲醇-水-冰醋酸(50:50:1)为流动相;检测波长为 274nm。理论板数按黄芩苷峰计算应不低于 1500。

对照品溶液的制备 取黄芩苷对照品适量,精密称定,加 50%甲醇制成每 1ml 含 0.2mg 的溶液,即得。

供试品溶液的制备 精密量取本品 1ml,置 50ml 量瓶中,加 50%甲醇至刻度,摇匀,滤过,取续滤液,即得。

测定法 分别精密吸取对照品溶液与供试品溶液各 5μl,注入液相色谱仪,测定,即得。

本品每 1ml 含黄芩以黄芩苷($C_{21}H_{18}O_{11}$)计,不得少于 12.0mg。

金银花 照高效液相色谱法(通则 0512)测定。

色谱条件与系统适用性试验 以十八烷基硅烷键合硅胶为填充剂;以甲醇-水-冰醋酸(15:85:1)为流动相;检测波长为 324nm。理论板数按绿原酸峰计算应不低于 6000。

对照品溶液的制备 取绿原酸对照品适量,精密称定,置棕色量瓶中,加水制成每 1ml 含 25μg 的溶液,即得。

供试品溶液的制备 精密量取本品 1ml,置 50ml 棕色量瓶中,加水至刻度,摇匀,滤过,取续滤液,即得。

测定法 分别精密吸取对照品溶液 10μl、供试品溶液 10~20μl,注入液相色谱仪,测定,即得。

本品每 1ml 含金银花以绿原酸($C_{16}H_{18}O_9$)计,不得少于 0.70mg。

连翘 照高效液相色谱法(通则 0512)测定。

色谱条件与系统适用性试验 以十八烷基硅烷键合硅胶

为填充剂;以乙腈-水(25:75)为流动相;检测波长为 278nm。理论板数按连翘苷峰计算应不低于 6000。

对照品溶液的制备 取连翘苷对照品适量,精密称定,加 50%甲醇制成每 1ml 含 60μg 的溶液,即得。

供试品溶液的制备 精密量取本品 1ml,加在中性氧化铝柱(100~200 目,6g,柱内径为 1cm)上,用 70%乙醇 40ml 洗脱,收集洗脱液,蒸干,残渣加 50%甲醇适量,温热使溶解,转移至 10ml 量瓶中,加 50%甲醇至刻度,摇匀,滤过,取续滤液,即得。

测定法 分别精密吸取对照品溶液 10μl、供试品溶液 10~20μl,注入液相色谱仪,测定,即得。

本品每 1ml 含连翘以连翘苷($C_{27}H_{34}O_{11}$)计,不得少于 0.35mg。

【功能与主治】 辛凉解表,清热解毒。用于外感风热引起的发热、咳嗽、咽痛。

【用法与用量】 口服。一次 10~20ml,一日 3 次;小儿酌减或遵医嘱。

【注意】 病重者应配合其他治疗措施。

【规格】 (1)每支装 10ml (2)每支装 20ml

【贮藏】 密封,置阴凉处。

复方杏香兔耳风颗粒
Fufang Xingxiangtu'erfeng Keli

【处方】 杏香兔耳风 1389g   白术(漂)556g

【制法】 以上二味,加水煎煮二次,每次 2 小时,合并煎液,滤过,滤液浓缩至相对密度为 1.08(60℃)的清膏,放冷,加乙醇使含醇量为 70%,静置 24 小时,取上清液,沉淀用 70%乙醇洗涤 2 次,洗液与上清液合并,回收乙醇并浓缩至相对密度为 1.38(60℃)的稠膏,加蔗糖、糊精及乙醇适量,制成颗粒,干燥,制成 1000g;或加糊精及乙醇适量,制成颗粒,干燥,制成 500g(无蔗糖),即得。

【性状】 本品为棕黄色至棕褐色的颗粒;味甜、微苦或味微苦(无蔗糖)。

【鉴别】 (1)取本品 18g 或 9g(无蔗糖),研细,加水 30ml 使溶解,离心,取上清液,用水饱和的正丁醇振摇提取 2 次,每次 20ml,合并正丁醇液,蒸干,残渣加甲醇 1ml 使溶解,作为供试品溶液。另取白术对照药材 2g,加水 30ml,煎煮 30 分钟,放冷,滤过,滤液自"用水饱和的正丁醇振摇提取 2 次"起,同法制成对照药材溶液。照薄层色谱法(通则 0502)试验,吸取供试品溶液 5μl、对照药材溶液 20μl,分别点于同一硅胶 G 薄层板上,以三氯甲烷-丙酮-甲酸(9.5:0.5:0.05)为展开剂,展开,取出,晾干,置紫外光灯(365nm)下检视。供试品色谱中,在与对照药材色谱相应的位置上,显相同颜色的荧光斑点。

（2）取本品 10g 或 5g(无蔗糖)，研细，加水 40ml 使溶解，用稀盐酸调节 pH 值至 1～2，离心，取上清液，用乙醚振摇提取 2 次，每次 30ml，合并乙醚液，蒸干，残渣加乙酸乙酯 1ml 使溶解，作为供试品溶液。另取杏香兔耳风对照药材 2g，加水 80ml，煎煮 30 分钟，放冷，滤过，滤液浓缩至 30ml，自"用稀盐酸调节 pH 值至 1～2"起，同法制成对照药材溶液。照薄层色谱法(通则 0502)试验，吸取上述两种溶液各 10μl，分别点于同一硅胶 G 薄层板上，以环己烷-乙酸乙酯-甲酸(10：5：0.6)为展开剂，展开，取出，晾干，喷以 2%三氯化铁乙醇溶液，在 105℃加热至斑点显色清晰，置日光下检视。供试品色谱中，在与对照药材色谱相应的位置上，显相同颜色的斑点。

【检查】 应符合颗粒剂项下有关的各项规定(通则 0104)。

【含量测定】 照高效液相色谱法(通则 0512)测定。

色谱条件与系统适用性试验 以十八烷基硅烷键合硅胶为填充剂；以甲醇-三乙胺冰醋酸溶液(每 1000ml 水中加入冰醋酸 10ml、三乙胺 3ml)(15：85)为流动相；检测波长为 327nm。理论板数按绿原酸峰计算应不低于 2000。

对照品溶液的制备 取绿原酸对照品适量，精密称定，置棕色量瓶中，加 50%甲醇制成每 1ml 含 5μg 的溶液，即得。

供试品溶液的制备 取装量差异项下的本品适量，研细，取约 2.5g 或 1.3g(无蔗糖)，精密称定，置具塞锥形瓶中，精密加入 50%甲醇 50ml，密塞，称定重量，超声处理(功率 250W，频率 25kHz)30 分钟，放冷，再称定重量，用 50%甲醇补足减失的重量，摇匀，滤过，取续滤液，即得。

测定法 分别精密吸取对照品溶液与供试品溶液各 20μl，注入液相色谱仪，测定，即得。

本品每袋含杏香兔耳风以绿原酸($C_{16}H_{18}O_9$)计，不得少于 1.6mg。

【功能与主治】 清热化湿，祛瘀生新。用于湿热下注所致的带下，症见带下量多、色黄，小腹隐痛；宫颈糜烂、阴道炎、慢性盆腔炎见上述证候者。

【用法与用量】 开水冲服。一次 1 袋，一日 2 次。

【规格】 （1）每袋装 18g(含生药 35g)　（2）每袋装 9g(无蔗糖，含生药 35g)

【贮藏】 密封。

复方扶芳藤合剂

Fufang Fufangteng Heji

【处方】 扶芳藤 667g　　　　黄芪 333g
红参 40g

【制法】 以上三味，红参用 65%乙醇加热回流提取三次，每次 2 小时，合并提取液，滤过，滤液备用；药渣加水煎煮三次，每次 1.5 小时，煎液滤过，滤液合并，浓缩至相对密度约为 1.06(60℃)，放冷，冷藏 48 小时以上，滤过，滤液备用；扶芳藤和黄芪加水煎煮二次，每次 2 小时，煎液滤过，滤液合并，浓缩至相对密度约为 1.14(60℃)，放冷，加 2 倍量乙醇，搅匀，静置 48 小时以上，滤过，滤液与红参的乙醇提取液合并，回收乙醇，加水至适量，混匀，加适量的 50%鸡蛋清溶液，搅匀，煮沸，滤过，滤液与红参的水煎液合并，加入蔗糖，煮沸使溶解，加适量苯甲酸钠、香草醛和水，煮沸，滤过，加水至 1000ml，搅匀，灌装，即得。

【性状】 本品为红棕色的澄清液体；气芳香，味甜、微苦。

【鉴别】 （1）取本品 30ml，用三氯甲烷 30ml 振摇提取，分取上层溶液，用乙酸乙酯 40ml 振摇提取，分取乙酸乙酯液，蒸干，残渣加乙酸乙酯 10ml 使溶解，滤过，滤液蒸干，残渣加乙酸乙酯 0.5ml 使溶解，作为供试品溶液。另取扶芳藤对照药材 10g，加水煎煮 2 次，第一次 40 分钟，第二次 30 分钟，合并煎液，滤过，滤液浓缩至约 20ml，加乙醇 40ml，搅匀，静置 2 小时，滤过，滤液回收乙醇至无醇味，用三氯甲烷 15ml 振摇提取，分取上层溶液，用乙酸乙酯 20ml 振摇提取，分取乙酸乙酯液，蒸干，残渣加乙酸乙酯 0.5ml 使溶解，作为对照药材溶液。照薄层色谱法(通则 0502)试验，吸取上述两种溶液各 10μl，分别点于同一硅胶 GF₂₅₄ 薄层板上，以甲苯-乙酸乙酯-甲酸-水(20：10：1：1)的上层溶液为展开剂，展开，取出，晾干，用碘蒸气熏 10 分钟，立即置紫外光灯(254nm)下检视。供试品色谱中，在与对照药材色谱相应的位置上，显相同颜色的主斑点。

（2）取人参对照药材 0.8g，加三氯甲烷 40ml，加热回流 1 小时，放冷，滤过，药渣挥去溶剂，用水 0.5ml 湿润，加水饱和的正丁醇 10ml，超声处理 30 分钟，放置，吸取上清液，加 3 倍量氨试液，摇匀，放置使分层，取正丁醇液，蒸干，残渣加甲醇 2ml 使溶解，作为对照药材溶液。照薄层色谱法(通则 0502)试验，吸取〔含量测定〕项下的供试品溶液和上述对照药材溶液各 4μl，分别点于同一硅胶 G 薄层板上，以〔正丁醇-乙酸乙酯-水(4：1：5)的上层溶液〕-甲醇(10：1)为展开剂，置氨蒸气饱和的展开缸内，展开，取出，晾干，喷以 10%硫酸乙醇溶液，在 100℃加热至斑点显色清晰，置紫外光灯(365nm)下检视。供试品色谱中，在与对照药材色谱相应的位置上，显三个或三个以上相同颜色的荧光主斑点。

【检查】 **相对密度** 应不低于 1.20(通则 0601)。

pH 值 应为 4.0～6.0(通则 0631)。

其他 应符合合剂项下有关的各项规定(通则 0181)。

【含量测定】 精密量取本品 20ml，用三氯甲烷振摇提取 2 次，每次 30ml，分取上层溶液，用水饱和的正丁醇振摇提取 5 次，第一次 30ml，其余每次 20ml，合并正丁醇提取液，用氨试液提取 2 次(100ml，80ml)，分取正丁醇液，蒸干，残渣加 10%乙醇 5ml 使溶解，通过 D101 型大孔吸附树脂柱(内径为 1.5cm，柱高为 12cm)，用水 50ml 洗脱，弃去洗脱液，再用 40%乙醇 30ml 洗脱，弃去洗脱液，继用 70%乙醇 50ml 洗脱，收集洗脱液，蒸干，残渣用甲醇溶解并转移至 2ml 量瓶中，加甲醇至刻度，摇匀，作为供试品溶液。取黄芪甲苷对照品适量,精密称定,加甲醇制成每 1ml 含 1mg 的溶液,作为对照品溶液。照薄层色谱法(通则 0502)试验,精密吸取供试品溶液 4μl、对照品溶液 2μl 与 6μl,分别交叉点于同一硅胶 G 薄层板上,以〔正丁醇-乙酸乙酯-水(4:1:5)的上层溶液〕-甲醇(10:1)为展开剂,置氨蒸气饱和的展开缸内,展开,展距 16cm 以上,取出,晾干,喷以 10%硫酸乙醇溶液,在 100℃ 加热至斑点显色清晰,放冷,在薄层板上覆盖同样大小的玻璃板,周围用胶布固定,照薄层色谱法(通则 0502 薄层色谱扫描法)进行扫描,波长 $\lambda_S = 530nm$,$\lambda_R = 700nm$,测量供试品吸光度积分值与对照品吸光度积分值,计算,即得。

本品每 1ml 含黄芪以黄芪甲苷($C_{41}H_{68}O_{14}$)计,不得少于 50μg。

【功能与主治】　益气补血,健脾养心。用于气血不足,心脾两虚,症见气短胸闷、少气懒言、神疲乏力、自汗、心悸健忘、失眠多梦、面色不华、纳谷不馨、脘腹胀满、大便溏软、舌淡胖或有齿痕、脉细弱;神经衰弱、白细胞减少症见上述证候者。

【用法与用量】　口服。一次 15ml,一日 2 次。

【注意】　周岁以内婴儿禁服;外感发热患者忌服。

【规格】　(1)每支装 15ml　(2)每瓶装 120ml

【贮藏】　密封。

复方皂矾丸
Fufang Zaofan Wan

【处方】　皂矾　　　　西洋参
　　　　　海马　　　　肉桂
　　　　　大枣(去核)　核桃仁

【制法】　以上六味,海马、大枣(去核)于 75~80℃ 烘干,粉碎成细粉;核桃仁捣碎,与其余西洋参等三味粉碎成细粉,与上述粉末配研,过筛,混匀。每 100g 粉末加炼蜜 50~60g 制成小蜜丸,包活性炭衣,即得。

【性状】　本品为棕黑色至黑褐色的小蜜丸;气特异,味甜、微苦、微涩。

【鉴别】　(1)取本品,置显微镜下观察:果皮表皮细胞黄棕色或棕红色,表面观多角形,断面观角质层厚约 10μm(大枣)。横纹肌纤维无色或淡黄色,有细密横纹,明暗相间,横纹平直或微波状(海马)。种皮表皮细胞多角形,有时可见扁圆形气孔,宽约 66μm,保卫细胞广肾形;脂肪油滴甚多(核桃仁)。石细胞类圆形或类长方形,直径 32~88μm,壁一面菲薄(肉桂)。

(2)取本品 2g,剪碎,加水 20ml,加稀盐酸 1 滴,振摇,滤过,滤液显硫酸盐(通则 0301)和亚铁盐(通则 0301)的鉴别反应。

(3)取本品 9g,剪碎,加硅藻土 3g,研匀,置具塞锥形瓶中,加乙醚 30ml,密塞,冷浸 20 分钟,时时振摇,滤过,滤液浓缩至约 2ml,作为供试品溶液。另取桂皮醛对照品,加乙醇制成每 1ml 含 1mg 的溶液,作为对照品溶液。照薄层色谱法(通则 0502)试验,吸取上述两种溶液各 2~5μl,分别点于同一硅胶 G 薄层板上,以石油醚(60~90℃)-乙酸乙酯(17:3)为展开剂,展开,取出,晾干,喷以二硝基苯肼试液。供试品色谱中,在与对照品色谱相应的位置上,显相同颜色的斑点。

(4)取本品 12g,剪碎,加硅藻土 4g,研匀,加 70%乙醇 40ml,加热回流 1 小时,放冷,滤过,滤液蒸干,残渣加水 40ml 使溶解,用水饱和的正丁醇振摇提取 3 次,每次 20ml,合并正丁醇提取液,用氨试液 120ml 洗涤,再用水洗涤 2 次,每次 15ml,弃去水洗液,正丁醇液减压回收至干,残渣加甲醇 1ml 使溶解,作为供试品溶液。另取西洋参对照药材 1g,同法制成对照药材溶液。照薄层色谱法(通则 0502)试验,吸取上述两种溶液各 1~2μl,分别点于同一硅胶 G 薄层板上,以三氯甲烷-乙酸乙酯-甲醇-水(15:40:22:10)5~10℃放置 12 小时以上的下层溶液为展开剂,薄层板在展开缸内预平衡 15 分钟,展开(10~25℃;相对湿度小于 60%),取出,晾干,喷以 10%硫酸乙醇溶液,立即在 110℃ 加热至斑点显色清晰,分别置日光和紫外光灯(365nm)下检视。供试品色谱中,在与对照药材色谱相应的位置上,日光下显相同颜色的斑点;紫外光下显相同颜色的荧光斑点。

【检查】　水分　不得过 17.0%(通则 0832)。

其他　应符合丸剂项下有关的各项规定(通则 0108)。

【含量测定】　对照品溶液的制备　取硫酸亚铁对照品 0.4g,精密称定,置 100ml 量瓶中,加硫酸溶液(1→20)1ml 和水 80ml 使溶解,加水至刻度,摇匀,精密量取 2ml,置 100ml 量瓶中,加水至刻度,摇匀,即得(每 1ml 中含硫酸亚铁 80μg)(临用配制)。

标准曲线的制备　精密量取对照品溶液 1ml、2ml、4ml、6ml、8ml,分别置 25ml 量瓶中,加水至 10ml,再加 1%盐酸羟胺溶液 1ml 及 0.2%2,2-联吡啶乙醇溶液 1ml,混匀,加水至刻度,摇匀;以相应的溶液为空白。照紫外-可见分光光度法(通则 0401),在 522nm 的波长处测定吸光度,以吸光度为纵坐标、浓度为横坐标绘制标准曲线。

测定法　取本品 30 丸,精密称定,剪碎,取 2g,精密称定,置 500ml 量瓶中,加硫酸溶液(1→20)5ml 和水 200ml,超声处理至全部溶散,加水至刻度,摇匀,滤过,弃去初滤液约 20ml,精密量取续滤液 10ml,置 100ml 量瓶中,加水至刻度,摇匀,精密量取 5ml,置 25ml 量瓶中,照标准曲线制备项下的方法,自"加水至 10ml"起,依法测定吸光度,从标准曲线上读出供试品溶液中硫酸亚铁的量,计算,即得。

本品每丸含皂矾以硫酸亚铁($FeSO_4 \cdot 7H_2O$)计,不得少于 30.0mg。

【功能与主治】　温肾健髓,益气养阴,生血止血。用于再生障碍性贫血,白细胞减少症,血小板减少症,骨髓增生异常综合征及放疗和化疗引起的骨髓损伤、白细胞减少属肾阳不足、气血两虚证者。

【用法与用量】　口服。一次 7～9 丸，一日 3 次，饭后即服。

【注意】　忌茶水。

【规格】　每丸重 0.2g

【贮藏】　密封。

复方阿胶浆

Fufang Ejiao Jiang

【处方】　阿胶　　　　　红参
　　　　　熟地黄　　　　党参
　　　　　山楂

【性状】　本品为棕褐色至黑褐色的液体；味甜。

【鉴别】　(1)取本品 2ml，置具塞试管中，加盐酸 2ml，密塞，置 105℃烘箱中加热 6 小时，加水 6ml，摇匀，滤过，滤液蒸干，残渣加 10％乙醇 10ml 使溶解，作为供试品溶液。另取甘氨酸对照品、L-羟脯氨酸对照品，加 10％乙醇制成每 1ml 各含 1mg 的混合溶液，作为对照品溶液。照薄层色谱法(通则 0502)试验，吸取供试品溶液 2μl、对照品溶液 1μl，分别点于同一硅胶 G 薄层板上，以苯酚-0.5％硼砂溶液(4∶1)为展开剂，展开，取出，晾干，喷以 0.2％茚三酮乙醇溶液，在 105℃加热至斑点显色清晰。供试品色谱中，在与对照品色谱相应的位置上，显相同颜色的斑点。

(2)取本品 20ml，用正丁醇 20ml 振摇提取，正丁醇液回收溶剂至干，残渣加含 7％硫酸的 45％乙醇溶液 20ml，加热回流 1 小时，于 80℃挥去乙醇，用环己烷振摇提取 2 次，每次 15ml，合并环己烷液，用适量无水硫酸钠脱水，滤过，滤液浓缩至约 1ml，作为供试品溶液。另取人参三醇对照品，加无水乙醇制成每 1ml 含 1mg 的溶液，作为对照品溶液。照薄层色谱法(通则 0502)试验，吸取供试品溶液 20μl、对照品溶液 5μl，分别点于同一硅胶 G 薄层板上，以环己烷-丙酮(2∶1)为展开剂，展开，取出，晾干，喷以 10％硫酸乙醇溶液，在 105℃加热 5 分钟，置紫外光灯(365nm)下检视。供试品色谱中，在与对照品色谱相应的位置上，显相同颜色的荧光斑点。

(3)取本品 20ml，加乙醇 40ml，混匀，静置约 10 分钟，滤过，滤液蒸去乙醇，加水 10ml，用水饱和的正丁醇振摇提取 3 次，每次 15ml，合并正丁醇液，回收溶剂至干，残渣加甲醇 2ml 使溶解，作为供试品溶液。另取党参对照药材 2g，加乙醇 20ml，加热回流 1 小时，滤过，滤液蒸干，残渣用水 20ml 溶解，自"用水饱和的正丁醇振摇提取 3 次"起，同法制成对照药材溶液。照薄层色谱法(通则 0502)试验，吸取供试品溶液 20μl、对照药材溶液 10μl，分别点于同一硅胶 G 薄层板上，以石油醚(30～60℃)-甲酸乙酯-甲酸(15∶5∶1)的上层溶液为展开剂，展开，取出，晾干，喷以 10％硫酸乙醇溶液，在 105℃加热 10 分钟，置紫外光灯(365nm)下检视。供试品色谱中，

在与对照药材色谱相应的位置上，显相同的蓝色荧光斑点。

(4)取本品 40ml，加聚酰胺(30～60 目)4g，混匀，静置 30 分钟，用脱脂棉滤过，聚酰胺用水洗至洗脱液近无色，加乙醇 40ml，超声处理 10 分钟，滤过，滤液蒸干，残渣加甲醇 1ml 使溶解，作为供试品溶液。另取山楂对照药材 2g，加水 40ml，浸泡 30 分钟后，加热回流 30 分钟，滤过，滤液加聚酰胺 4g，同法制成对照药材溶液。照薄层色谱法(通则 0502)试验，取上述两种溶液各 2μl，分别点于同一聚酰胺薄膜上，以丁酮-乙酸乙酯-甲酸-水(4∶4∶2∶1)为展开剂，展开，取出，晾干，喷以 1％三氯化铝乙醇溶液，在 105℃加热 5 分钟，置紫外光灯(365nm)下检视。供试品色谱中，在与对照药材色谱相应的位置上，显相同颜色的荧光斑点。

(5)取本品 2ml，加 1％碳酸氢铵溶液 48ml，摇匀，用微孔滤膜滤过，取续滤液 100μl，置微量进行样瓶中，加胰蛋白酶溶液 10μl(取序列分析用胰蛋酶适量，加 1％碳酸氢铵溶液制成每 1ml 含 1mg 的溶液，临用时配置)，摇匀，37℃恒温酶解 12 小时，作为供试品溶液。另取阿胶对照药材 0.1g，加 1％碳酸氢铵溶液 50ml，超声处理 30 分钟，用微孔滤膜滤过，同法制成对照药材溶液。照高效液相色谱法-质谱法(通则 0512 和通则 0431)试验，以十八烷基硅烷键合硅胶为填充剂(色谱柱内径 2.1mm)；以乙腈为流动相 A，以 0.1％甲酸溶液为流动相 B，按下表中的规定进行梯度洗脱。流速为每分钟 0.3ml。采用质谱检测器，电喷雾正离子模式(ESI⁺)，进行多反应监测(MRM)，选择质荷比(m/z)539.8(双电荷)→612.4 和(m/z)539.8(双电荷)→923.8 作为检测离子对。取阿胶对照药材溶液，进样 5μl，按上述检测离子对测定的 MRM 色谱峰的信噪比均应大于 3∶1。精密吸取供试品溶液 5μl，注入高效液相色谱-质谱联用仪，测定。以质荷比(m/z)539.8(双电荷)→612.4 和(m/z)539.8(双电荷)→923.8 离子对提取的供试品离子流色谱中，应同时呈现对照药材色谱保留时间一致的色谱峰。

时间(分钟)	流动相 A(%)	流动相 B(%)
0～25	5→20	95→80
25～40	20→50	80→50

【检查】　相对密度　应不低于 1.08 或 1.06(无蔗糖)(通则 0601)。

pH 值　应为 4.5～6.5(通则 0631)。

其他　应符合合剂项下有关的各项规定(通则 0181)。

【正丁醇提取物】　精密量取本品 20ml，用水饱和的正丁醇振摇提取 4 次，每次 20ml，合并正丁醇提取液，置已干燥至恒重的蒸发皿中，蒸干，于 105℃干燥 3 小时，置干燥器中冷却 30 分钟，迅速精密称定重量，计算，即得。

本品含正丁醇提取物不得少于 0.80％。

【含量测定】　总氮量　精密量取本品 2ml，照氮测定法(通则 0704 第一法)测定，即得。

本品每 1ml 含总氮(N)不得少于 5.5mg。

【功能与主治】 补气养血。用于气血两虚,头晕目眩,心悸失眠,食欲不振及白细胞减少症和贫血。

【用法与用量】 口服。一次 20ml,一日 3 次。

【规格】 (1)每瓶装 20ml (2)每瓶装 200ml (3)每瓶装 250ml (4)每瓶装 20ml(无蔗糖)

【贮藏】 密封。

复方陈香胃片
Fufang Chenxiangwei Pian

【处方】 陈皮 84g   木香 20g
石菖蒲 11g   大黄 20g
碳酸氢钠 17g   重质碳酸镁 17g
氢氧化铝 84g

【制法】 以上七味,陈皮、木香、石菖蒲、大黄粉碎成细粉;氢氧化铝、碳酸氢钠、重质碳酸镁分别过 100 目筛后,与上述细粉及适量的蔗糖、淀粉、糊精、二氧化硅、硬脂酸镁混匀,制颗粒,压制成 1000 片或 500 片,即得。

【性状】 本品为浅棕红色的片;气香,味淡。

【鉴别】 (1)取本品,研细,取 1.5g,灼烧后,放冷,加稀盐酸 10ml 使溶解,滤过,取滤液 2ml,加氨试液至生成白色胶状沉淀,滴加茜素磺酸钠指示液数滴,沉淀即显樱红色。

(2)取〔鉴别〕(1)项下的滤液 1ml,加氢氧化钠试液 2ml,即生成胶状沉淀。该沉淀在过量的氢氧化钠试液中不溶。

(3)取本品适量,研细,取 5.6g,加甲醇 25ml,置温水中浸渍 1 小时,并时时振摇,滤过,取滤液 5ml,浓缩至 2ml,作为供试品溶液。另取橙皮苷对照品,加甲醇制成饱和溶液,作为对照品溶液。照薄层色谱法(通则 0502)试验,吸取供试品溶液 2μl、对照品溶液 5μl,分别点于同一高效硅胶 G 薄层板上,以乙酸乙酯-甲醇-水(100：17：13)为展开剂,展开,取出,晾干,喷以三氯化铝试液,加热数分钟,置紫外光灯(365nm)下检视。供试品色谱中,在与对照品色谱相应的位置上,显相同颜色的荧光斑点。

(4)取本品适量,研细,取 2.2g,加乙醇 20ml,加热回流 30 分钟,滤过,滤液浓缩至干,残渣加乙酸乙酯 1ml 使溶解,作为供试品溶液。另取去氢木香内酯对照品,加乙酸乙酯制成每 1ml 含 1mg 的溶液,作为对照品溶液。照薄层色谱法(通则 0502)试验,吸取上述两种溶液各 5μl,分别点于同一硅胶 G 薄层板上,以环己烷-丙酮(10：3)为展开剂,展开,取出,晾干,喷以 2.5% 香草醛硫酸溶液,加热至斑点显色清晰。供试品色谱中,在与对照品色谱相应的位置上,显相同颜色的斑点。

(5)取本品适量,研细,取 2.8g,加甲醇 25ml,浸渍 1 小时,滤过,取滤液 5ml,蒸干,残渣加水 10ml 使溶解,加盐酸 1ml,加热回流 30 分钟,立即冷却,用乙醚振摇提取 2 次,每次

20ml,合并乙醚提取液,蒸干,残渣加三氯甲烷 1ml 使溶解,作为供试品溶液。另取大黄对照药材 0.1g,加甲醇 5ml,同法制成对照药材溶液。照薄层色谱法(通则 0502)试验,吸取上述两种溶液各 4μl,分别点于同一硅胶 G 薄层板上,以石油醚(30~60℃)-甲酸乙酯-甲酸(15：5：1)的上层溶液为展开剂,展开,取出,晾干,置紫外光灯(365nm)下检视。供试品色谱中,在与对照药材色谱相应的位置上,显相同的五个橙黄色荧光主斑点。

【检查】 应符合片剂项下有关的各项规定(通则 0101)。

【含量测定】 氢氧化铝 取重量差异项下的本品,研细,取适量(约相当于氢氧化铝 60mg),精密称定,加盐酸 2ml 与水 50ml,煮沸,放冷,滤过,残渣用适量的水洗涤,合并滤液与洗液,滴加氨试液至恰析出沉淀,再滴加稀盐酸使沉淀恰溶解,加醋酸-醋酸铵缓冲液(pH 6.0)10ml,精密加乙二胺四醋酸二钠滴定液(0.05mol/L)25ml,煮沸 10 分钟,放冷,加二甲酚橙指示液 0.5ml,用锌滴定液(0.05mol/L)滴定至溶液自黄色转变为橘红色,并将滴定的结果用空白试验校正。每 1ml 乙二胺四醋酸二钠滴定液(0.05mol/L)相当于 2.549mg 的 Al_2O_3。

本品每片含氢氧化铝按氧化铝(Al_2O_3)计,〔规格(1)〕应为 32~48mg;〔规格(2)〕应为 64~96mg。

陈皮 照高效液相色谱法(通则 0512)测定。

色谱条件与系统适用性试验 以十八烷基硅烷键合硅胶为填充剂;以甲醇-4% 醋酸溶液(35：65)为流动相;检测波长为 283nm。理论板数按橙皮苷峰计算应不低于 3000。

对照品溶液的制备 取橙皮苷对照品适量,精密称定,加甲醇制成每 1ml 含 60μg 的溶液,即得。

供试品溶液的制备 取重量差异项下的本品,研细,取约 1g,精密称定,置具塞锥形瓶中,精密加入甲醇 50ml,称定重量,超声处理(功率 250W,频率 25kHz)30 分钟,放冷,再称定重量,用甲醇补足减失的重量,摇匀,滤过,取续滤液 10ml,置 50ml 量瓶中,加甲醇至刻度,摇匀,即得。

测定法 分别精密吸取对照品溶液与供试品溶液各 10μl,注入液相色谱仪,测定,即得。

本品每片含陈皮以橙皮苷($C_{28}H_{34}O_{15}$)计,〔规格(1)〕不得少于 2.60mg;〔规格(2)〕不得少于 5.20mg。

大黄 照高效液相色谱法(通则 0512)测定。

色谱条件与系统适用性试验 以十八烷基硅烷键合硅胶为填充剂;以甲醇-0.1% 磷酸溶液(85：15)为流动相;检测波长为 254nm。理论板数按大黄素峰计算应不低于 3000。

对照品溶液的制备 取大黄素对照品、大黄酚对照品适量,加甲醇制成每 1ml 含大黄素 15μg、大黄酚 18μg 的混合溶液,即得。

供试品溶液的制备 取重量差异项下的本品,研细,取约 2g,精密称定,置具塞锥形瓶中,精密加入甲醇 25ml,称定重量,加热回流 1 小时,放冷,再称定重量,用甲醇补足减失的重量,摇匀,滤过,精密量取续滤液 5ml,挥去溶剂,加 8% 盐酸溶

液 10ml,超声处理 2 分钟,再加三氯甲烷 10ml,加热回流 1.5 小时,放冷,转移至分液漏斗中,用少量三氯甲烷洗涤容器,洗液并入分液漏斗中,振摇,分取三氯甲烷液,水溶液再用三氯甲烷振摇提取 3 次,每次 10ml,合并三氯甲烷提取液,减压回收溶剂至干,残渣用甲醇溶解,转移至 10ml 量瓶中,加甲醇至刻度,摇匀,滤过,取续滤液,即得。

测定法　分别精密吸取对照品溶液与供试品溶液各 10μl,注入液相色谱仪,测定,即得。

本品每片含大黄以大黄素（$C_{15}H_{10}O_5$）和大黄酚（$C_{15}H_{10}O_4$）的总量计,〔规格（1）〕不得少于 90μg;〔规格（2）〕不得少于 180μg。

【功能与主治】　行气和胃,制酸止痛。用于脾胃气滞所致的胃脘疼痛、脘腹痞满、嗳气吞酸;胃及十二指肠溃疡、慢性胃炎见上述证候者。

【用法与用量】　口服。一次 4 片〔规格（1）〕或一次 2 片〔规格（2）〕,一日 3 次。

【注意】　孕妇慎服;胃大出血时禁用;忌酒及辛辣油腻、不宜消化的食物。

【规格】　(1)每片重 0.28g(含碳酸氢钠 17mg、重质碳酸镁 17mg、氢氧化铝 84mg)

(2)每片重 0.56g(含碳酸氢钠 34mg、重质碳酸镁 34mg、氢氧化铝 168mg)

【贮藏】　密封。

复方青黛丸

Fufang Qingdai Wan

【处方】

青黛 40g	乌梅 133.3g
蒲公英 53.3g	紫草 53.3g
白芷 66.7g	丹参 66.7g
白鲜皮 66.7g	建曲 40g
绵马贯众 40g	土茯苓 133.3g
马齿苋 133.3g	绵萆薢 66.7g
焦山楂 40g	南五味子(酒蒸)66.7g

【制法】　以上十四味,青黛和土茯苓 26.7g 混合粉碎成细粉,混匀,备用;剩余的土茯苓和丹参等十二味混合粉碎成细粉,过筛,混匀,用水泛丸,用上述备用细粉包衣,干燥,制成 1000g,即得。

【性状】　本品为深蓝色的包衣水丸,除去包衣后显灰褐色;气微,味微苦、酸。

【鉴别】　(1)取本品,置显微镜下观察:种皮表皮石细胞淡黄棕色,表面观类多角形,壁较厚,孔沟细密,胞腔含暗棕色物(南五味子)。不规则块片或颗粒蓝色(青黛)。

(2)取本品 20g,研细,加石油醚(30～60℃)50ml,加热回流 1 小时,滤过,弃去石油醚液,残渣挥尽石油醚,加乙醇

50ml,加热回流 1 小时,滤过,滤液减压回收溶剂至干,残渣加乙酸乙酯 2ml,微热使溶解,作为供试品溶液。另取靛蓝对照品和靛玉红对照品,加乙酸乙酯制成每 1ml 各含 1mg 的混合溶液;取丹参酮ⅡA 对照品,加乙酸乙酯制成每 1ml 含 1mg 的溶液,作为对照品溶液。照薄层色谱法(通则 0502)试验,吸取上述三种溶液各 5μl,分别点于同一硅胶 G 薄层板上,以甲苯-乙酸乙酯(9:1)为展开剂,展开,展距 15cm,取出,晾干。供试品色谱中,在与对照品色谱相应的位置上,显相同颜色的斑点。

(3)取本品 15g,研细,加三氯甲烷 50ml,加热回流 30 分钟,滤过,滤液回收溶剂至干,残渣加三氯甲烷 1ml 使溶解,作为供试品溶液。另取五味子甲素对照品适量,加三氯甲烷制成每 1ml 含 1mg 的溶液,作为对照品溶液。照薄层色谱法(通则 0502)试验,吸取上述两种溶液各 5μl,分别点于同一硅胶 GF_{254} 薄层板上,以石油醚(30～60℃)-甲酸乙酯-甲酸(17:5:0.5)的上层溶液为展开剂,展开,展距 15cm,取出,晾干,置紫外光灯(254nm)下检视。供试品色谱中,在与对照品色谱相应的位置上,显相同颜色的斑点。

【检查】　应符合丸剂项下有关的各项规定(通则 0108)。

【含量测定】　照高效液相色谱法(通则 0512)测定。

色谱条件与系统适用性试验　以十八烷基硅烷键合硅胶为填充剂;以乙腈-水(47:53)为流动相;检测波长为 289nm。理论板数按靛玉红峰计算应不低于 2000。

对照品溶液的制备　取靛玉红对照品适量,精密称定,加乙酸乙酯制成每 1ml 含 10μg 的溶液,即得。

供试品溶液的制备　取装量差异项下的本品,研细,取约 2g,精密称定,加中性氧化铝 2g,混匀,置索氏提取器中,加乙酸乙酯 100ml,加热回流提取 8 小时,保持每小时回流 3～4 次,提取液回收溶剂至干,残渣加乙酸乙酯适量,微热使溶解,转移至 10ml 量瓶中,加乙酸乙酯至刻度,摇匀,滤过,取续滤液,即得。

测定法　分别精密吸取对照品溶液与供试品溶液各 10μl,注入液相色谱仪,测定,即得。

本品每袋含青黛以靛玉红（$C_{16}H_{10}N_2O_2$）计,不得少于 0.25mg。

【功能与主治】　清热凉血,解毒消斑。用于血热所致的白疕、血风疮,症见皮疹色鲜红、筛状出血明显、鳞屑多、瘙痒明显,或皮疹为圆形、椭圆形红斑,上附糠秕状鳞屑,有母斑;银屑病进行期、玫瑰糠疹见上述证候者。

【用法与用量】　口服。一次 6g,一日 3 次。

【注意】　孕妇慎用。

【规格】　每袋装 6g

【贮藏】　密封。

复方苦参肠炎康片

Fufang Kushen Changyankang Pian

【处方】　苦参 600g　　　　　　黄连 350g

　　　　　黄芩 350g　　　　　　白芍 300g

　　　　　车前子 300g　　　　　金银花 350g

　　　　　甘草 250g　　　　　　颠茄流浸膏 7ml

【制法】　以上八味，取白芍 150g 粉碎成细粉；黄芩加水煎煮三次，第一次 2 小时，第二、三次各 1 小时，煎液滤过，滤液合并，在 80℃ 时用 2mol/L 盐酸调节 pH 值至 2.0，静置 24 小时，滤过，取沉淀，用乙醇洗涤，离心，分离沉淀，干燥、粉碎，得黄芩苷粗品；苦参粉碎成粗粉，用 0.1mol/L 盐酸作溶剂，浸渍 24 小时后进行渗漉，至无生物碱反应时为止，收集渗漉液，用 10％氢氧化钠溶液调节 pH 值至 5.0，减压浓缩至适量，备用；黄连加水煎煮二次，每次 2 小时，再用水洗涤药渣，煎液与洗涤液滤过，滤液合并，减压浓缩至适量，备用；甘草与剩余白芍加水煎煮 2 小时，煎液滤过，药渣与车前子（包煎）加水煎煮 1 小时，煎液滤过，药渣再加入金银花煎煮 1 小时，滤过，三次滤液合并，减压浓缩至相对密度为 1.10～1.15（60℃）的清膏，加乙醇使含醇量达 65％，静置 12 小时，滤过，滤液浓缩至适量，备用。将上述各浸膏合并，加入颠茄流浸膏，充分搅拌均匀，减压干燥，粉碎成细粉，再加入上述白芍细粉和黄芩苷粗品，混匀，用乙醇制粒，加入硬脂酸镁适量，混匀，压制 1000 片，包糖衣或薄膜衣，即得。

【性状】　本品为糖衣片或薄膜衣片，除去包衣后显棕黄色至棕褐色；味苦。

【鉴别】　(1) 取本品 3 片，除去包衣，研细，加乙醇 20ml，超声处理 20 分钟，滤过，滤液浓缩至约 2ml，作为供试品溶液。取盐酸小檗碱对照品，加甲醇制成每 1ml 含 1mg 的溶液，作为对照品溶液。照薄层色谱法（通则 0502）试验，吸取上述两种溶液各 2μl，分别点于同一硅胶 G 薄层板上，以乙酸乙酯-丁酮-甲酸-水（10：7：1：0.1）为展开剂，展开，取出，晾干，置紫外光灯（365nm）下检视。供试品色谱中，在与对照品色谱相应的位置上，显相同颜色的荧光斑点。

(2) 取本品 12 片，除去包衣，研细，加甲醇 50ml，超声处理 30 分钟，滤过，滤液回收溶剂至干，残渣加水 40ml 使溶解，用乙醚振摇提取 2 次，每次 30ml，弃去乙醚液，再用水饱和的正丁醇振摇提取 3 次，每次 25ml，合并正丁醇提取液，用正丁醇饱和的水洗涤 2 次，每次 30ml，正丁醇液回收溶剂至干，残渣加甲醇 1ml 使溶解，作为供试品溶液。另取芍药苷对照品，加甲醇制成每 1ml 含 1mg 的溶液，作为对照品溶液。照薄层色谱法（通则 0502）试验，吸取上述两种溶液各 5μl，分别点于同一硅胶 G 薄层板上，以三氯甲烷-乙酸乙酯-甲醇-浓氨试液（8：1：4：1）为展开剂，展开，取出，晾干，喷以 5％香草醛硫酸溶液，在 105℃ 加热至斑点显色清晰，置日光下检视。供试品色谱中，在与对照品色谱相应的位置上，显相同颜色的斑点。

(3) 取甘草对照药材 0.5g，加甲醇 20ml，自〔鉴别〕(2) 项下“超声处理 30 分钟”起，同法制成对照药材溶液。照薄层色谱法（通则 0502）试验，吸取〔鉴别〕(2) 项下的供试品溶液和上述对照药材溶液各 5μl，分别点于同一硅胶 G 薄层板上使成条状，以三氯甲烷-甲醇-水（13：7：2）的下层溶液为展开剂，展开，取出，晾干，喷以 10％硫酸乙醇溶液，在 105℃ 加热至斑点显色清晰，置日光下检视。供试品色谱中，在与对照药材色谱相应的位置上，显相同颜色的条斑。

【检查】　莨菪碱限量　取本品 20 片，除去包衣，研细，置具塞锥形瓶中，精密加入甲醇 100ml，密塞，称定重量，摇匀，超声处理（功率 500W，频率 40kHz）30 分钟，放冷，再称定重量，用甲醇补足减失的重量，摇匀，滤过，精密量取续滤液 50ml，回收溶剂至干，残渣加 5％硫酸溶液 30ml 使溶解，用三氯甲烷 20ml 振摇提取，弃去三氯甲烷液，酸水液滴加浓氨试液使 pH 值至 10～11，用三氯甲烷振摇提取 5 次（20ml，20ml，20ml，10ml，10ml），合并三氯甲烷液，加水 20ml 洗涤，分取三氯甲烷液，回收溶剂至干，残渣用乙醇溶解并转移至 5ml 量瓶中，加乙醇至刻度，摇匀，滤过，取续滤液作为供试品溶液。另取硫酸阿托品对照品适量，精密称定，加乙醇制成每 1ml 含 0.1mg 的溶液，作为对照品溶液。照高效液相色谱法（通则 0512）试验，以十八烷基硅烷键合硅胶为填充剂，以乙腈-0.033mol/L 磷酸二氢钾溶液（15：85）为流动相；检测波长为 220nm；理论板数按硫酸阿托品峰计算应不低于 2000。分别精密吸取对照品溶液与供试品溶液各 5μl，注入液相色谱仪。供试品色谱中，在与对照品色谱峰保留时间相对应的位置上出现的色谱峰应小于对照品色谱峰，或不出现该色谱峰。

其他　应符合片剂项下有关的各项规定（通则 0101）。

【含量测定】　照高效液相色谱法（通则 0512）测定。

色谱条件与系统适用性试验　以十八烷基硅烷键合硅胶为填充剂；以甲醇-磷酸盐缓冲溶液（磷酸二氢钾 3.402g 溶解于 1000ml 水中，用磷酸调节 pH 值至 3.0）（7：93）为流动相；检测波长为 220nm。理论板数按氧化苦参碱峰计算应不低于 2000。

对照品溶液的制备　取苦参碱对照品 20mg、氧化苦参碱对照品 12mg，精密称定，置 25ml 量瓶中，加甲醇溶解并稀释至刻度，摇匀，精密量取 5ml，置 25ml 量瓶中，用磷酸盐缓冲溶液稀释至刻度，摇匀，即得。

供试品溶液的制备　取本品 20 片，除去包衣，精密称定，研细，取 2g，精密称定，置具塞锥形瓶中，精密加入三氯甲烷 50ml、浓氨试液 2ml，密塞，称定重量，超声处理（功率 500W，频率 40kHz）30 分钟，放冷，再称定重量，用三氯甲烷补足减失的重量，摇匀，滤过，精密量取续滤液 10ml，置 25ml 量瓶中，加甲醇至刻度，摇匀，滤过，取续滤液，即得。

测定法　分别精密吸取对照品溶液与供试品溶液各 5μl，注入液相色谱仪，测定，即得。

本品每片含苦参以苦参碱($C_{15}H_{24}N_2O$)和氧化苦参碱($C_{15}H_{24}N_2O$)的总量计,不得少于 5.0mg。

【功能与主治】　清热燥湿止泻。用于湿热泄泻,症见泄泻急迫或泻而不爽、肛门灼热、腹痛、小便短赤;急性胃肠炎见上述症候者。

【用法与用量】　口服。一次 4 片,一日 3 次;3 天为一疗程,或遵医嘱。

【注意】　青光眼患者慎用。

【规格】　(1)薄膜衣　每片重 0.42g　(2)糖衣片(片心重 0.4g)

【贮藏】　密封。

复方金钱草颗粒
Fufang Jinqiancao Keli

【处方】　广金钱草 218g　　　车前草 109g
　　　　　光石韦 109g　　　　玉米须 54.5g

【制法】　以上四味,广金钱草、车前草、玉米须加水煎煮二次,第一次 2 小时,第二次 1 小时,合并煎液,滤过,滤液浓缩至相对密度为 1.16～1.22(70℃)的清膏;光石韦加水煎煮二次,第一次 2 小时,第二次 1 小时,合并煎液,滤过,滤液浓缩至相对密度为 1.16～1.22(70℃)的清膏,放冷,加 1.5 倍量乙醇,搅匀,静置 24 小时,取上清液,回收乙醇,浓缩至适量,与上述清膏混匀,加蔗糖约 975g,制成颗粒,干燥,制成 1000g〔规格(1)〕;或与上述清膏混匀,继续浓缩至适量,加入糊精、乳糖各约 137g 及甜菊素适量,制成颗粒,干燥,制成 300g〔规格(2)〕,即得。

【性状】　规格(1):本品为棕黄色至棕褐色的颗粒;气香,味甜。

规格(2):本品为棕色至棕褐色的颗粒;气香,味微甜。

【鉴别】　(1)取本品 10g〔规格(1)〕或 3g〔规格(2)〕,研细,加乙醇 15ml,加热回流 20 分钟,滤过,取滤液 1ml,加盐酸 2～4 滴,再加少量镁粉,置水浴中加热数分钟,溶液变红色。

(2)取本品 20g〔规格(1)〕或 6g〔规格(2)〕,研细,加甲醇 40ml,加热回流 1 小时,滤过,滤液蒸干,残渣加甲醇适量使溶解,加聚酰胺适量吸附,置聚酰胺柱(30～60 目,柱内径 1cm,高约 20cm,湿法装柱)上,用水 600ml 洗脱至洗脱液无色,弃去水液,再用 50% 乙醇 60ml 洗脱,收集洗脱液,蒸干,残渣加甲醇 1ml 使溶解,作为供试品溶液。另取广金钱草对照药材 4.4g,同法制成对照药材溶液。照薄层色谱法(通则 0502)试验,吸取上述两种溶液各 5～10μl,分别点于同一硅胶 G 薄层板上,以乙酸乙酯-甲酸-水-甲醇(8:2:3:0.4)为展开剂,展开,取出,晾干,喷以 5% 香草醛硫酸溶液,在 105℃ 加热至斑点显色清晰,置日光下检视。供试品色谱中,在与对照药材色谱相应的位置上,显相同颜色的斑点。

(3)取本品 20g〔规格(1)〕或 6g〔规格(2)〕,研细,加甲醇 20ml,超声处理 10 分钟,滤过,取滤液作为供试品溶液。另取芒果苷对照品,加甲醇制成每 1ml 含 0.1mg 的溶液,作为对照品溶液。照薄层色谱法(通则 0502)试验,吸取上述两种溶液各 1～2μl,分别点于同一硅胶 G 薄层板上,以乙酸乙酯-甲醇-甲酸-水(10:1:1:1)为展开剂,展开,取出,晾干,喷以 1% 三氯化铝乙醇溶液,在 105℃ 加热约 5 分钟,置紫外光灯(365nm)下检视。供试品色谱中,在与对照品色谱相应的位置上,显相同颜色的荧光斑点。

【检查】　水分　〔规格(1)〕不得过 6.0%;〔规格(2)〕不得过 8.0%(通则 0832)。

其他　应符合颗粒剂项下有关的各项规定(通则 0104)。

【含量测定】　照高效液相色谱法(通则 0512)测定。

色谱条件与系统适用性试验　以十八烷基硅烷键合硅胶为填充剂;以乙腈-0.2% 磷酸溶液(13:87)为流动相;检测波长为 318nm。理论板数按芒果苷峰计算应不低于 5000。

对照品溶液的制备　取芒果苷对照品适量,精密称定,加稀乙醇制成每 1ml 含 20μg 的溶液,即得。

供试品溶液的制备　取装量差异项下的本品,混匀,取适量,研细,取约 2g〔规格(1)〕或 0.6g〔规格(2)〕,精密称定,置 50ml 量瓶中,加稀乙醇 40ml,超声处理(功率 320W,频率 40kHz)5 分钟,加稀乙醇至刻度,摇匀,滤过,取续滤液,即得。

测定法　分别精密吸取对照品溶液与供试品溶液各 10μl,注入液相色谱仪,测定,即得。

本品每袋含光石韦以芒果苷($C_{19}H_{18}O_{11}$)计,不得少于 1.2mg。

【功能与主治】　清热利湿,通淋排石。用于湿热下注所致的热淋、石淋,症见尿频、尿急、尿痛、腰痛;泌尿系结石、尿路感染见上述证候者。

【用法与用量】　开水冲服。一次 1～2 袋,一日 3 次。

【规格】　(1)每袋装 10g　(2)每袋装 3g(无蔗糖)

【贮藏】　密封。

注:光石韦　本品为水龙骨科植物光石韦 *Pyrrosia calvata* (Bak.)Ching 的干燥叶。

复方金黄连颗粒
Fufang Jinhuanglian Keli

【处方】　连翘 625g　　　　蒲公英 625g
　　　　　黄芩 500g　　　　金银花 375g
　　　　　板蓝根 375g

【制法】　以上五味,连翘蒸馏提取挥发油,收集挥发油,备用;蒸馏后的水溶液另器收集,药渣备用;其余蒲公英等四味加水煎煮 1.5 小时,煎液滤过,滤液备用;药渣与连翘药渣合并,加水煎煮 1.5 小时,煎液滤过,滤液与上述两种水溶液合并,减压浓缩至相对密度为 1.14~1.16(50℃),加入适量糊精、环拉酸钠 12.5g,混匀,制成颗粒,喷加上述挥发油,混匀,密闭,制成 1000g,即得。

【性状】　本品为棕褐色的颗粒;味微苦、微甜。

【鉴别】　(1)取本品 8g,研细,加乙醇 25ml,超声处理 25 分钟,滤过,滤液浓缩至 1ml,加中性氧化铝 1g,在水浴上拌匀,干燥,加在中性氧化铝柱(100~200 目,2g,内径为 15mm)上,以无水乙醇 40ml 洗脱,收集洗脱液,蒸干,残渣加无水乙醇 1ml 使溶解,作为供试品溶液。另取连翘对照药材 1g,同法制成对照药材溶液。照薄层色谱法(通则 0502)试验,吸取上述两种溶液各 2~5μl,分别点于同一硅胶 G 薄层板上,以三氯甲烷-甲醇(14:3)为展开剂,展开,取出,晾干,喷以 5%香草醛乙醇溶液与硫酸的混合溶液(18:1),在 105℃加热至斑点显色清晰。供试品色谱中,在与对照药材色谱相应的位置上,显相同颜色的主斑点。

(2)取本品 6g,研细,加甲醇 15ml,超声处理 20 分钟,静置,上清液作为供试品溶液。另取黄芩苷对照品,加甲醇制成每 1ml 含 1mg 的溶液,作为对照品溶液。照薄层色谱法(通则 0502)试验,吸取上述两种溶液各 5μl,分别点于同一硅胶 G 薄层板上,以乙酸乙酯-甲酸-水(9:1:1)为展开剂,展开,取出,晾干,喷以 1%三氯化铁乙醇溶液。供试品色谱中,在与对照品色谱相应的位置上,显相同颜色的斑点。

(3)取本品 2g,加水 60ml,超声处理 20 分钟,加水至 100ml,摇匀,滤过,滤液作为供试品溶液。另取绿原酸对照品,加甲醇制成每 1ml 含 60μg 的溶液,作为对照品溶液。照高效液相色谱法(通则 0512)试验,以十八烷基硅烷键合硅胶为填充剂,以甲醇-磷酸二氢钠缓冲液〔取磷酸二氢钠(NaH$_2$PO$_4$·2H$_2$O)7.8g,加水至 1000ml,用磷酸调节 pH 至 2.7〕(25:75)为流动相,检测波长为 327nm。理论板数按绿原酸峰计算应不低于 3000。分别吸取对照品溶液与供试品溶液各 5μl,注入液相色谱仪。供试品色谱中应呈现与对照品色谱峰保留时间相同的色谱峰。

【检查】　应符合颗粒剂项下有关的各项规定(通则 0104)。

【含量测定】　连翘　照高效液相色谱法(通则 0512)测定。

色谱条件与系统适用性试验　以十八烷基硅烷键合硅胶为填充剂;以乙腈-水(23:77)为流动相;检测波长为 277nm。理论板数按连翘苷峰计算应不低于 3000。

对照品溶液的制备　取连翘苷对照品适量,精密称定,加甲醇制成每 1ml 含 0.1mg 的溶液,即得。

供试品溶液的制备　取装量差异项下的本品适量,研细,取约 1g,精密称定,置具塞锥形瓶中,精密加入甲醇 50ml,密塞,称定重量,超声处理(功率 160W,频率 50kHz)30 分钟,放冷,再称定重量,用甲醇补足减失的重量,摇匀,滤过,精密量取续滤液 25ml,蒸干,残渣加 0.5%氢氧化钠溶液 10ml 使溶解,用三氯甲烷振摇提取 6 次,每次 20ml,分取三氯甲烷液,用铺有无水硫酸钠 0.5g 的漏斗滤过,合并三氯甲烷液,蒸干,

残渣用适量甲醇溶解,转移至 5ml 量瓶中,加甲醇至刻度,摇匀,滤过,取续滤液,即得。

测定法　分别精密吸取对照品溶液与供试品溶液各 10μl,注入液相色谱仪,测定,即得。

本品每袋含连翘以连翘苷(C$_{27}$H$_{34}$O$_{11}$)计,不得少于 5.6mg。

黄芩　照高效液相色谱法(通则 0512)测定。

色谱条件与系统适用性试验　以十八烷基硅烷键合硅胶为填充剂;以甲醇-0.28%磷酸溶液(48:52)为流动相;检测波长为 276nm。理论板数按黄芩苷峰计算应不低于 3000。

对照品溶液的制备　取黄芩苷对照品适量,精密称定,加甲醇制成每 1ml 含 40μg 的溶液,即得。

供试品溶液的制备　取装量差异项下的本品适量,研细,取约 0.1g,精密称定,置具塞锥形瓶中,精密加入 70%甲醇 50ml,密塞,称定重量,超声处理(功率 160W,频率 50kHz)30 分钟,放冷,再称定重量,用 70%甲醇补足减失的重量,摇匀,滤过,取续滤液,即得。

测定法　分别精密吸取对照品溶液与供试品溶液各 10μl,注入液相色谱仪,测定,即得。

本品每袋含黄芩以黄芩苷(C$_{21}$H$_{18}$O$_{11}$)计,不得少于 160mg。

【功能与主治】　清热疏风,解毒利咽。用于风热感冒,症见发热、恶风、头痛、鼻塞、流浊涕、咳嗽、咽痛。

【用法与用量】　开水冲服。一次 1 袋,一日 3 次。

【注意】　(1)空腹服用时偶有胃肠不适。

(2)对本品过敏者禁用。

(3)外感风寒者不宜使用。

(4)脾胃虚寒者慎用。

【规格】　每袋装 8g(无蔗糖)

【贮藏】　密封,置阴凉处。

复方鱼腥草片

Fufang Yuxingcao Pian

【处方】　鱼腥草 583g　　　　黄芩 150g
　　　　　板蓝根 150g　　　　连翘 58g
　　　　　金银花 58g

【制法】　以上五味,取鱼腥草 200g,与连翘、金银花粉碎成细粉,剩余的鱼腥草与黄芩、板蓝根加水煎煮二次,每次 2 小时,合并煎液,滤过,滤液浓缩成稠膏,加入上述细粉,混匀,干燥,粉碎成细粉,制成颗粒,干燥,压制成 1000 片,包糖衣或薄膜衣,即得。

【性状】　本品为糖衣片或薄膜衣片,除去包衣后显棕褐色;味微涩。

【鉴别】　(1)取本品 25 片,除去包衣,研细,加乙醚 20ml,浸渍 24 小时,滤过,药渣用乙醚洗涤 2 次,每次 10ml,

滤过,药渣备用;滤液低温挥干,残渣加无水乙醇 1ml 使溶解,作为供试品溶液。另取鱼腥草对照药材 5g,加乙醚 30ml,同法制成对照药材溶液。照薄层色谱法(通则 0502)试验,吸取上述两种溶液各 10μl,分别点于同一硅胶 G 薄层板上,以石油醚(30~60℃)-乙酸乙酯(17:3)为展开剂,展开,取出,晾干,置紫外光灯(365nm)下检视。供试品色谱中,在与对照药材色谱相应的位置上,显相同颜色的荧光主斑点。

(2)取〔鉴别〕(1)项下乙醚提取后的药渣,挥尽乙醚,加乙醇 30ml,加热回流 1 小时,放冷,滤过,滤液蒸干,残渣用适量水溶解,通过 D101 型大孔吸附树脂柱(内径为 1.5cm,柱高为 12cm),用水 100ml 洗脱,弃去洗脱液,再用 30%乙醇 50ml 洗脱,收集洗脱液,备用;继用 70%乙醇 60ml 洗脱,收集洗脱液,蒸干,残渣加甲醇 1ml 使溶解,作为供试品溶液。另取连翘苷对照品,加甲醇制成每 1ml 含 1mg 的溶液,作为对照品溶液。照薄层色谱法(通则 0502)试验,吸取上述两种溶液各 5~10μl,分别点于同一硅胶 G 薄层板上,以三氯甲烷-甲醇-甲酸(9:1:0.1)为展开剂,展开,取出,晾干,喷以 10%硫酸乙醇溶液,在 105℃加热至斑点显色清晰。供试品色谱中,在与对照品色谱相应的位置上,显相同颜色的斑点。

(3)取〔鉴别〕(2)项下的 30%乙醇洗脱液,蒸干,残渣加甲醇 1ml 使溶解,作为供试品溶液。另取绿原酸对照品,加甲醇制成每 1ml 含 1mg 的溶液,作为对照品溶液。照薄层色谱法(通则 0502)试验,吸取上述两种溶液各 2~5μl,分别点于同一以羧甲基纤维素钠为黏合剂的硅胶 H 薄层板上,以乙酸丁酯-甲酸-水(14:5:5)的上层溶液为展开剂,展开,取出,晾干,置紫外光灯(365nm)下检视。供试品色谱中,在与对照品色谱相应的位置上,显相同颜色的荧光斑点。

【检查】 应符合片剂项下有关的各项规定(通则 0101)。

【含量测定】 照高效液相色谱法(通则 0512)测定。

色谱条件与系统适用性试验 以十八烷基硅烷键合硅胶为填充剂;以甲醇-水-磷酸(45:55:0.2)为流动相;检测波长为 315nm。理论板数按黄芩苷峰计算应不低于 3000。

对照品溶液的制备 取黄芩苷对照品适量,精密称定,加甲醇制成每 1ml 含 40μg 的溶液,即得。

供试品溶液的制备 取本品 20 片,除去包衣,精密称定,研细,取 0.5g,置 100ml 量瓶中,加 70%乙醇 60ml,超声处理(功率 250W,频率 33kHz)30 分钟,放冷,加 70%乙醇至刻度,摇匀,离心,取上清液,即得。

测定法 分别精密吸取对照品溶液与供试品溶液各 10μl,注入液相色谱仪,测定,即得。

本品每片含黄芩以黄芩苷($C_{21}H_{18}O_{11}$)计,不得少于 2.7mg。

【功能与主治】 清热解毒。用于外感风热所致的急喉痹、急乳蛾,症见咽部红肿、咽痛;急性咽炎、急性扁桃体炎见上述证候者。

【规格】 薄膜衣片每片重 0.35g

【用法与用量】 口服。一次 4~6 片,一日 3 次。

【贮藏】 密封。

复方鱼腥草合剂

Fufang Yuxingcao Heji

【处方】 　鱼腥草 100g 　　　　　黄芩 25g
　　　　　板蓝根 25g 　　　　　　连翘 10g
　　　　　金银花 10g

【制法】 以上五味,加水煎煮两次,每次 2 小时,合并煎液,滤过,滤液浓缩至相对密度为 1.18~1.20(60~80℃)的清膏,加乙醇至含醇量为 70%,搅匀,静置 24 小时,滤过,滤液减压回收乙醇并浓缩至适量。另取蔗糖 60g,制成单糖浆,加入上述药液,加入蜂蜜 200g、苯甲酸钠 2g、羟苯乙酯 0.5g,混匀,加水调整总量至 1000ml,搅匀,滤过,灌装,灭菌,即得。

【性状】 本品为黄棕色至棕色的液体;味甜、微苦涩。

【鉴别】 (1)取本品 30ml,加氢氧化钠试液 2ml,摇匀,加乙酸乙酯振摇提取 2 次,每次 20ml,合并乙酸乙酯液,回收溶剂至干,残渣加甲醇 1ml 使溶解,作为供试品溶液。另取鱼腥草对照药材 2g,加水 100ml,煎煮 30 分钟,放冷,滤过,滤液浓缩至约 30ml,加氢氧化钠试液 2ml,摇匀,加乙酸乙酯振摇提取 2 次,每次 20ml,合并乙酸乙酯液,回收溶剂至干,残渣加甲醇 0.5ml 使溶解,作为对照药材溶液。照薄层色谱法(通则 0502)试验,吸取上述两种溶液各 5~10μl,分别点于同一硅胶 G 薄层板上,以二氯甲烷-丙酮(8:1)为展开剂,展开,取出,晾干,置紫外光灯(365nm)下检视。供试品色谱中,在与对照药材色谱相应的位置上,显相同颜色的荧光主斑点。

(2)取本品 20ml,加稀盐酸 1ml,摇匀,加乙酸乙酯振摇提取 2 次,每次 20ml,合并乙酸乙酯液,回收溶剂至干,残渣加甲醇 1ml 使溶解,作为供试品溶液。另取黄芩对照药材 1g,加甲醇 20ml,超声处理 20 分钟,滤过,滤液回收溶剂至干,残渣加甲醇 1ml 使溶解,作为对照药材溶液。另取黄芩苷对照品,加甲醇制成每 1ml 含 1mg 的溶液,作为对照品溶液。照薄层色谱法(通则 0502)试验,吸取供试品溶液 2μl、对照药材溶液和对照品溶液各 5μl,分别点于同一含 4%醋酸钠的羧甲基纤维素钠溶液制备的硅胶 G 薄层板上,以乙酸乙酯-丁酮-甲酸-水(5:3:1:1)为展开剂,展开,取出,晾干,喷以 2%三氯化铁乙醇溶液。供试品色谱中,分别在与对照药材色谱和对照品色谱相应的位置上,显相同颜色的主斑点。

【检查】 **相对密度** 应不低于 1.05(通则 0601)。

pH 值 应为 4.0~5.0(通则 0631)。

其他 应符合合剂项下有关的各项规定(通则 0181)。

【含量测定】 **黄芩** 照高效液相色谱法(通则 0512)测定。

色谱条件与系统适用性试验 以十八烷基硅烷键合硅胶为填充剂;以甲醇-0.6%磷酸溶液(42:58)为流动相;检测波长为 280nm。理论板数按黄芩苷峰计算应不低于 2000。

对照品溶液的制备 取黄芩苷对照品适量,精密称定,加甲醇制成每 1ml 含 20μg 的溶液,即得。

供试品溶液的制备　精密量取本品 2ml,置 50ml 量瓶中,加甲醇稀释至刻度,摇匀,滤过,取续滤液,即得。

测定法　分别精密吸取对照品溶液 10μl 与供试品溶液 5～10μl,注入液相色谱仪,测定,即得。

本品每 1ml 含黄芩以黄芩苷($C_{21}H_{18}O_{11}$)计,不得少于 0.45mg。

连翘　照高效液相色谱法(通则 0512)测定。

色谱条件与系统适用性试验　以十八烷基硅烷键合硅胶为填充剂;以乙腈-0.1%磷酸溶液(22∶78)为流动相;检测波长为 229nm。理论板数按连翘苷峰计算应不低于 2000。

对照品溶液的制备　取连翘苷对照品适量,精密称定,加 50%甲醇制成每 1ml 含 50μg 的溶液,即得。

供试品溶液的制备　精密量取本品 15ml,加水饱和正丁醇振摇提取 3 次,每次 25ml,合并正丁醇液,回收溶剂至干,残渣加 70%乙醇 10ml 分次溶解,加置中性氧化铝柱(100～200 目,2g,内径为 1.5cm)上,用 70%乙醇 80ml 洗脱,收集流出液与洗脱液,蒸干,残渣用 50%甲醇溶解,转移至 5ml 量瓶中,加 50%甲醇稀释至刻度,摇匀,滤过,取续滤液,即得。

测定法　分别精密吸取对照品溶液与供试品溶液各 10μl,注入液相色谱仪,测定,即得。

本品每 1ml 含连翘以连翘苷($C_{27}H_{34}O_{11}$)计,不得少于 5.0μg。

【功能与主治】　清热解毒。用于外感风热所致的急喉痹、急乳蛾,症见咽部红肿、咽痛;急性咽炎、急性扁桃体炎见上述证候者。

【用法与用量】　口服。一次 20～30ml,一日 3 次。

【规格】　每瓶装　(1)10ml　(2)120ml　(3)150ml

【贮藏】　密封,置阴凉处。

复方珍珠口疮颗粒

Fufang Zhenzhu Kouchuang Keli

【处方】　珍珠 15g　　　　五倍子 300g
　　　　　　苍术 450g　　　　甘草 150g

【制法】　以上四味,取珍珠粉碎成细粉,备用。取苍术水蒸气蒸馏提取挥发油,备用。药渣与五倍子、甘草加水煎煮二次,第一次 2 小时,第二次 1 小时,合并煎液,与苍术提取挥发油后的水溶液合并,浓缩成相对密度为 1.30～1.35(50℃)的稠膏。取稠膏加糊精适量及珍珠细粉,用乙醇适量,制成颗粒,干燥,喷入苍术挥发油,混匀,制成 1000g,即得。

【性状】　本品为棕色的颗粒;味微苦、涩而后甘。

【鉴别】　(1)取溶化性检查项下的混悬液,滤过,滤渣置显微镜下观察:可见不规则碎片,呈半透明,具彩虹样光泽,表面显颗粒性,有数至十数层重叠,片层结构排列紧密,可见致密的成层线条或极细密的微波状纹理(珍珠)。

(2)取本品粉末 1g,加乙醚 50ml,加热回流提取 30 分钟,滤过,滤液回收溶剂至干,残渣加甲醇 1ml 使溶解,作为供试品溶液。另取没食子酸对照品,加甲醇制成每 1ml 含 1mg 的溶液,作为对照品溶液。照薄层色谱法(通则 0502)试验,吸取上述两种溶液各 5μl,分别点于同一硅胶 G 薄层板上,以三氯甲烷-甲醇-甲酸(10∶3∶2)为展开剂,展开,取出,晾干,喷以 2%三氯化铁试液,置日光下检视。供试品色谱中,在与对照品色谱相应的位置上,显相同颜色的斑点。

(3)取本品粉末 20g,置挥发油提取器中,加水 300ml,在测定管上加石油醚(60～90℃)1ml,照挥发油测定法(通则 2204)试验,分取石油醚液,作为供试品溶液。另取苍术对照药材 1.5g,同法制成对照药材溶液。照薄层色谱法(通则 0502)试验,吸取上述两种溶液各 4μl,分别点于同一硅胶 G 薄层板上,以石油醚(60～90℃)-乙酸乙酯(20∶1)为展开剂,展开,取出,晾干,喷以 5%对二甲氨基苯甲醛的 10%硫酸乙醇溶液,热风吹至斑点显色清晰,置日光下检视。供试品色谱中,在与对照药材色谱相应的位置上,显相同颜色的斑点。

(4)取本品 3g,加水 50ml 使溶解,滤过,滤液用正丁醇 30ml 提取,分取正丁醇液,用水洗涤 3 次,每次 15ml,正丁醇液回收溶剂至干,残渣加甲醇 2ml 使溶解,作为供试品溶液。另取甘草酸铵对照品,加甲醇制成每 1ml 含 2mg 的溶液,作为对照品溶液。照薄层色谱法(通则 0502)试验,吸取上述两种溶液各 5μl,分别点于同一硅胶 G 薄层板上,以正丁醇-冰醋酸-水(4∶1∶2)为展开剂,展开,取出,用热风吹干,喷以 10%硫酸乙醇溶液,在 105℃加热约 5 分钟,置紫外光灯(365nm)下检视。供试品色谱中,在与对照品色谱相应的位置上,显相同颜色的荧光斑点。

(5)取本品 1.5g,置具塞试管中,加稀盐酸 5ml,在 105℃加热 20 小时,取出,放冷,滤过,滤液作为供试品溶液。另取珍珠对照药材 0.04g,置具塞试管中,加稀盐酸 2ml,同法制成对照药材溶液。照薄层色谱法(通则 0502)试验,吸取上述两种溶液各 5μl,分别点于同一硅胶 G 薄层板上,以正丁醇-醋酸-水(4∶1∶1)的上层溶液为展开剂,展开,取出,热风吹干,喷以 1%茚三酮乙醇溶液,热风吹至斑点显色清晰,置日光下检视。供试品色谱中,在与对照药材色谱相应的位置上,显相同颜色的斑点。

【检查】　应符合颗粒剂项下有关的各项规定(通则 0104)。

【含量测定】　**五倍子**　照高效液相色谱法(通则 0512)测定。

色谱条件与系统适用性试验　以十八烷基硅烷键合硅胶为填充剂;以甲醇-0.1%磷酸溶液(15∶85)为流动相;检测波长为 273nm。理论板数按没食子酸峰计算应不低于 2000。

对照品溶液的制备　取没食子酸对照品适量,精密称定,加 20%甲醇制成每 1ml 含 40μg 的溶液,即得。

供试品溶液的制备　取装量差异项下的本品适量,研细,取约 0.5g,精密称定,置具塞锥形瓶中,加甲醇 50ml,超声处理(功率 120W,频率 40kHz)30 分钟,放冷,滤过,用甲醇洗涤滤渣及滤器,合并滤液并转移至 100ml 量瓶中,加甲醇稀释至刻度,摇匀,精密量取 10ml,置 50ml 量瓶中,加水稀释至刻度,摇匀,滤过,取续滤液,即得。

测定法　分别精密吸取对照品溶液与供试品溶液各 10μl,注入液相色谱仪,测定,即得。

本品每袋含五倍子以没食子酸($C_7H_6O_5$)计,不得少于 0.25g。

甘草　照高效液相色谱法(通则 0512)测定。

色谱条件与系统适用性试验　以十八烷基硅烷键合硅胶为填充剂;以乙腈为流动相 A,以 0.1%磷酸溶液为流动相 B,按下表中的规定进行梯度洗脱;检测波长为 250nm。理论板数按甘草酸峰计算应不低于 5000。

时间(分钟)	流动相 A(%)	流动相 B(%)
0～8	19	81
8～35	19→47	81→53
35～36	47→100	53→0
36～38	100→19	0→81

对照品溶液的制备　取甘草酸铵对照品适量,精密称定,加甲醇制成每 1ml 含 40μg 的溶液,即得(甘草酸重量＝甘草酸铵重量/1.0207)。

供试品溶液的制备　取装量差异项下的本品适量,研细,取约 2g,精密称定,置具塞锥形瓶中,精密加入 70%乙醇-0.1%磷酸溶液(13:7)混合溶液 50ml,称定重量,超声处理(功率 250W,频率 50kHz)30 分钟,放冷,再称定重量,用 70%乙醇-0.1%磷酸溶液(13:7)混合溶液补足减失的重量,摇匀,滤过,取续滤液,即得。

测定法　分别精密吸取对照品溶液与供试品溶液各 10μl,注入液相色谱仪,测定,即得。

本品每袋含甘草以甘草酸($C_{42}H_{62}O_{16}$)计,不得少于 4.0mg。

【功能与主治】　燥湿,生肌止痛。用于心脾湿热证口疮,症见口疮,周围红肿,中间凹陷,表面黄白,灼热疼痛,口干,口臭,舌红;复发性口腔溃疡见上述证候者。

【用法与用量】　口服。一次 1 袋,开水 100ml 溶解,分次含于口中,每口含 1～2 分钟后缓缓咽下;10 分钟内服完。一日 2 次。饭后半小时服用。5 天为一疗程。

【规格】　每袋装 10g

【贮藏】　密闭,防潮。

复方珍珠散

Fufang Zhenzhu San

【处方】　煅石决明 750g　　龙骨(煅)150g
　　　　煅白石脂 90g　　煅石膏 60g

珍珠 7.5g　　　　　人工麝香 7.5g
冰片 30g

【制法】　以上七味,除人工麝香、冰片外,珍珠水飞或粉碎成极细粉;其余煅石决明等四味粉碎成细粉;人工麝香、冰片分别研细,与上述粉末配研,过筛,混匀,即得。

【性状】　本品为白色至淡灰色的粉末;气微香。

【鉴别】　(1)取本品,置显微镜下观察:不规则碎块无色或淡绿色,半透明,具光泽,有时可见细密的波状纹理(珍珠)。不规则片状结晶无色,有平直纹理(煅石膏)。

(2)取本品 0.5g,加稀盐酸 10ml,即泡沸,将产生的气体通入氢氧化钙试液中,即产生白色沉淀。

(3)取本品 0.5g,加稀盐酸 10ml 使溶解,滤过,取滤液,照钙盐和铝盐的鉴别方法(通则 0301)试验,显相同的反应。

(4)取本品 2g,加乙醚 5ml,超声处理(功率 160W,频率 40kHz)10 分钟,离心(转速为每分钟 5000 转),上清液作为供试品溶液。另取麝香酮对照品,加乙醚制成每 1ml 含 20μg 的溶液,作为对照品溶液。照气相色谱法(通则 0521)试验,聚乙二醇 20000(PEG-20M)毛细管柱(柱长为 30m,柱内径为 0.53mm,膜厚度为 0.25μm),柱温为 200℃。分别吸取对照品溶液与供试品溶液各 1μl,注入气相色谱仪。供试品色谱中应呈现与对照品色谱峰保留时间相同的色谱峰。

【检查】　应符合散剂项下有关的各项规定(通则 0115)。

【含量测定】　照气相色谱法(通则 0521)测定。

色谱条件与系统适用性试验　聚乙二醇 20000(PEG-20M)毛细管柱(柱长为 30m,柱内径为 0.25mm,膜厚度为 0.25μm);柱温为 140℃。理论板数按龙脑峰或异龙脑峰计算应不低于 5000。

对照品溶液的制备　取冰片对照品适量,精密称定,加乙酸乙酯制成每 1ml 含 1mg 的溶液,即得。

供试品溶液的制备　取本品 0.8g,精密称定,置具塞锥形瓶中,精密加入乙酸乙酯 25ml,密塞,称定重量,超声处理(功率 160W,频率 40kHz)15 分钟,放冷,再称定重量,用乙酸乙酯补足减失的重量,摇匀,滤过,取续滤液,即得。

测定法　分别精密吸取对照品溶液与供试品溶液各 2μl,注入气相色谱仪,测定,即得。

本品每 1g 含冰片以龙脑($C_{10}H_{18}O$)和异龙脑($C_{10}H_{18}O$)的总量计,不得少于 20.0mg。

【功能与主治】　收湿敛疮,生肌长肉。用于热毒蕴结所致的溃疡,症见疮面鲜活、脓腐将尽。

【用法与用量】　外用。取药粉适量,敷患处。

【注意】　肿疡阴证者禁用;孕妇禁用;忌食辛辣食物。

【规格】　每瓶装 1.5g

【贮藏】　密封。

复方珍珠暗疮片

Fufang Zhenzhu Anchuang Pian

【处方】　山银花 28g　　　　蒲公英 28g
　　　　　黄芩 106g　　　　　黄柏 28g
　　　　　猪胆粉 0.65g　　　　地黄 84g
　　　　　玄参 56g　　　　　　水牛角浓缩粉 10g
　　　　　山羊角 3g　　　　　　当归尾 28g
　　　　　赤芍 50g　　　　　　酒大黄 56g
　　　　　川木通 112g　　　　　珍珠层粉 3g
　　　　　北沙参 50g

【制法】　以上十五味，除猪胆粉、水牛角浓缩粉、珍珠层粉外，山羊角锉研成细粉；黄芩 50g、赤芍、北沙参粉碎成细粉；剩余的黄芩及其余山银花等九味加水煎煮二次，每次 1 小时，煎液滤过，滤液合并，加入猪胆粉，搅匀，浓缩至相对密度为 1.10～1.15（60℃），干燥，与山羊角及黄芩等三味的细粉、水牛角浓缩粉、珍珠层粉及适量的淀粉等辅料制颗粒，干燥，压制成 1000 片，包糖衣或薄膜衣，即得。

【性状】　本品为糖衣片或薄膜衣片，除去包衣后显棕褐色；气香，味微苦。

【鉴别】　(1)取本品，置显微镜下观察：韧皮纤维淡黄色，梭形，壁厚，孔沟细（黄芩）。草酸钙簇晶直径 7～38μm（赤芍）。不规则碎块无色，半透明，有时可见细密波状纹理（珍珠层粉）。分泌道内含黄棕色物，多破碎，呈团块状（北沙参）。

(2)取本品 10 片，研细，加甲醇 30ml，超声处理 30 分钟，滤过，滤液蒸干，残渣加水 20ml 使溶解，用水饱和的正丁醇振摇提取 3 次，每次 20ml，合并正丁醇液，用正丁醇饱和的水洗涤 2 次，每次 30ml，正丁醇液蒸干，残渣加乙醇 0.5ml 使溶解，作为供试品溶液。另取赤芍对照药材 0.5g，加甲醇 30ml，同法制成对照药材溶液。再取芍药苷对照品，加乙醇制成每 1ml 含 2mg 的溶液，作为对照品溶液。照薄层色谱法（通则 0502）试验，吸取上述三种溶液各 2μl，分别点于同一硅胶 G 薄层板上，以二氯甲烷-乙酸乙酯-甲醇-甲酸（20：2.5：5：0.1）为展开剂，展开，取出，晾干，喷以 5% 香草醛硫酸溶液，在 105℃加热至斑点显色清晰。供试品色谱中，在与对照药材色谱和对照品色谱相应的位置上，显相同颜色的斑点。

(3)取本品 10 片，研细，加甲醇 30ml，超声处理 30 分钟，滤过，滤液蒸干，残渣加水 10ml 使溶解，加盐酸 1ml，水浴加热 30 分钟，放冷，用乙醚振摇提取 2 次，每次 20ml，合并乙醚液，蒸干，残渣加乙酸乙酯 1ml 使溶解，作为供试品溶液。另取大黄对照药材 0.5g，同法制成对照药材溶液。照薄层色谱法（通则 0502）试验，吸取上述两种溶液各 2μl，分别点于同一硅胶 G 薄层板上，以石油醚(30～60℃)-甲酸乙酯-甲酸（15：5：1）的上层溶液为展开剂，展开，取出，晾干，置紫外光灯（365nm）下检视。供试品色谱中，在与对照药材色谱相应的

位置上，显相同的橙黄色荧光斑点；用氨蒸气熏后，置日光下检视，显相同的红色斑点。

(4)取本品 5 片，研细，加甲醇 30ml，超声处理 10 分钟，滤过，取滤液 10ml，加在中性氧化铝柱（100～200 目，5g，内径为 1cm）上，用甲醇 40ml 洗脱，收集洗脱液，蒸干，残渣加甲醇 1ml 使溶解，作为供试品溶液。另取盐酸小檗碱对照品，加甲醇制成每 1ml 含 0.5mg 的溶液，作为对照品溶液。照薄层色谱法（通则 0502）试验，吸取上述两种溶液各 2μl，分别点于同一硅胶 G 薄层板上，以乙酸乙酯-丁酮-甲酸-水（10：7：1：1）为展开剂，展开，取出，晾干，置紫外光灯（365nm）下检视。供试品色谱中，在与对照品色谱相应的位置上，显相同颜色的荧光斑点。

【检查】　应符合片剂项下有关的各项规定（通则 0101）。

【含量测定】　照高效液相色谱法（通则 0512）测定。

色谱条件与系统适用性试验　以十八烷基硅烷键合硅胶为填充剂；以甲醇-0.2% 磷酸溶液（45：55）为流动相；检测波长为 280nm。理论板数按黄芩苷峰计算应不低于 2000。

对照品溶液的制备　取黄芩苷对照品适量，精密称定，加甲醇制成每 1ml 含 70μg 的溶液，即得。

供试品溶液的制备　取本品 20 片，除去包衣，精密称定，研细，取 0.3g，精密称定，置 100ml 量瓶中，加甲醇 80ml，超声处理（功率 300W，频率 40kHz）30 分钟，放冷，加甲醇至刻度，摇匀，滤过，取续滤液，即得。

测定法　分别精密吸取对照品溶液与供试品溶液各 10μl，注入液相色谱仪，测定，即得。

本品每片含黄芩以黄芩苷（$C_{21}H_{18}O_{11}$）计，不得少于 6.0mg。

【功能与主治】　清热解毒，凉血消斑。用于血热蕴阻肌肤所致的粉刺、湿疮，症见颜面部红斑、粉刺疙瘩、脓疱，或皮肤红斑丘疹、瘙痒；痤疮、红斑丘疹性湿疹见上述证候者。

【用法与用量】　口服。一次 4 片，一日 3 次。

【注意】　孕妇及脾胃虚寒者慎服；忌食辛辣、油腻及海鲜之品。

【规格】　(1)薄膜衣片　每片重 0.33g
(2)糖衣片（片心重 0.3g）

【贮藏】　密封。

复方草珊瑚含片

Fufang Caoshanhu Hanpian

【处方】　肿节风浸膏 30g　　　　薄荷脑 0.5g
　　　　　薄荷素油 0.3ml

【制法】　以上三味，肿节风浸膏系取肿节风，加水煎煮二次，第一次 2 小时，第二次 1.5 小时，合并煎液，滤过，滤液浓缩至相对密度为 1.15（80℃），加乙醇至含醇量达 65%，静置

24小时,滤过,滤液减压回收乙醇,并浓缩成相对密度为1.24~1.26的清膏。取肿节风浸膏,加入辅料适量,制成颗粒,干燥;将薄荷脑与薄荷素油混合使溶解,与上述颗粒混匀,压制成1000片〔规格(1)〕或400片〔规格(2)〕,或包薄膜衣,即得。

【性状】　本品为粉红色至棕色的片,或为薄膜衣片,除去包衣后显浅棕色至棕色;气香,味甜、清凉。

【鉴别】　(1)取本品5g,置250ml圆底烧瓶中,加水50ml,连接挥发油测定器,自测定器上端加水使充满刻度部分并溢流入烧瓶时为止,再加乙酸乙酯1ml,连接回流冷凝管,加热至沸,并保持微沸30分钟,放冷,水溶液备用;乙酸乙酯液作为供试品溶液。另取薄荷脑对照品,加乙酸乙酯制成每1ml含4mg的溶液,作为对照品溶液。照薄层色谱法(通则0502)试验,吸取上述两种溶液各5μl,分别点于同一硅胶G薄层板上,以甲苯-乙酸乙酯(19:1)为展开剂,展开,取出,晾干,喷以香草醛硫酸试液-乙醇(1:4)的混合溶液,在105℃加热至斑点显色清晰。供试品色谱中,在与对照品色谱相应的位置上,显相同颜色的斑点。

(2)取〔鉴别〕(1)项下的备用水溶液,滤过,滤液用乙酸乙酯振摇提取2次,每次25ml,合并乙酸乙酯液,回收溶剂至干,残渣加甲醇1ml使溶解,作为供试品溶液。另取肿节风对照药材2g,加水50ml,超声处理30分钟,滤过,滤液用乙酸乙酯振摇提取2次,每次25ml,合并乙酸乙酯液,回收溶剂至干,残渣加甲醇1ml使溶解,作为对照药材溶液。再取异嗪皮啶对照品,加甲醇制成每1ml含0.5mg的溶液,作为对照品溶液。照薄层色谱法(通则0502)试验,吸取上述三种溶液各4μl,分别点于同一硅胶G薄层板上,以甲苯-乙酸乙酯-甲酸(9:4:1)为展开剂,展开,取出,晾干,置紫外光灯(365nm)下检视。供试品色谱中,在与对照药材色谱和对照品色谱相应的位置上,显相同颜色的荧光斑点;置氨蒸气中熏10分钟后,置日光下检视,在与对照品色谱相应的位置上,显相同的黄绿色斑点。

【检查】　除崩解时限外,应符合片剂项下有关的各项规定(通则0101)。

【含量测定】　照高效液相色谱法(通则0512)测定。

色谱条件与系统适用性试验　以十八烷基硅烷键合硅胶为填充剂;以乙腈-0.1%磷酸溶液(20:80)为流动相;检测波长为344nm。理论板数按异嗪皮啶峰计算应不低于1200。

对照品溶液的制备　取异嗪皮啶对照品适量,精密称定,加甲醇制成每1ml含4μg的溶液,即得。

供试品溶液的制备　取本品10片,精密称定,研细,取约1g,精密称定,加水约10ml,超声处理(功率300W,频率25kHz)10分钟,转移至分液漏斗中,用三氯甲烷振摇提取5次(必要时离心),每次10ml,合并三氯甲烷提取液,回收三氯甲烷至干,残渣用甲醇溶解,转移至25ml量瓶中,加甲醇至刻度,摇匀,滤过,取续滤液,即得。

测定法　分别精密吸取对照品溶液与供试品溶液各

20μl,注入液相色谱仪,测定,即得。

本品每片含肿节风以异嗪皮啶(C_{11}H_{10}O_5)计,〔规格(1)〕不得少于40μg,〔规格(2)〕不得少于0.10mg。

【功能与主治】　疏风清热,消肿止痛,清利咽喉。用于外感风热所致的喉痹,症见咽喉肿痛、声哑失音;急性咽喉炎见上述证候者。

【用法与用量】　含服。一次2片〔规格(1)〕或一次1片〔规格(2)〕,每隔2小时1次,一日6次。

【规格】　(1)每片重0.44g　(2)每片重1.0g

【贮藏】　密封。

复方牵正膏
Fufang Qianzheng Gao

【处方】

白附子	50g	地龙	50g
全蝎	50g	僵蚕	50g
川芎	40g	白芷	40g
当归	40g	赤芍	40g
防风	40g	生姜	40g
樟脑	10g	冰片	10g
薄荷脑	5g	麝香草酚	5g

【制法】　以上十四味,除樟脑、冰片、薄荷脑和麝香草酚外,其余白附子等十味粉碎成粗粉,用85%乙醇作溶剂,浸渍,渗漉,收集漉液2200ml,漉液回收乙醇并浓缩至相对密度为1.05~1.10(55℃),与樟脑、冰片、薄荷脑和麝香草酚混匀,加入约4倍量重的由橡胶、松香、氧化锌、凡士林和羊毛脂制成的基质,制成涂料,进行涂膏,切段,盖衬,切成小块,即得。

【性状】　本品为浅棕色的片状橡胶膏;气芳香。

【鉴别】　(1)取本品130cm²,除去盖衬,加乙醇50ml,加热回流30分钟,放冷,滤过,滤液蒸干,残渣加乙醇2ml使溶解,作为供试品溶液。另取欧前胡素对照品,加无水乙醇制成每1ml含0.5mg的溶液,作为对照品溶液。照薄层色谱法(通则0502)试验,吸取供试品溶液20μl、对照品溶液5μl,分别点于同一硅胶G薄层板上,以石油醚(30~60℃)-乙酸乙酯(4:1)为展开剂,展开,取出,晾干,置紫外光灯(365nm)下检视。供试品色谱中,在与对照品色谱相应的位置上,显相同颜色的荧光斑点。

(2)取本品26cm²,除去盖衬,加乙醚30ml,振摇提取5分钟,离心(转速为每分钟4000转),取上清液,挥干,残渣加甲醇15ml,超声处理使溶解,低温浓缩至约1ml,作为供试品溶液。另取川芎对照药材、当归对照药材各1g,分别加甲醇10ml,超声处理10分钟,滤过,滤液作为对照药材溶液。照薄层色谱法(通则0502)试验,吸取供试品溶液10μl、对照药材溶液各3μl,分别点于同一硅胶G薄层板上,以环己烷-乙酸乙酯(9∶1)为展开剂,展开,取出,晾干,置紫外光灯(365nm)下检视。供试品色谱中,在与对照药材色谱相应的位置上,显相同颜色的荧光斑点。

(3)取本品 65cm²,除去盖衬,加乙醇 30ml,加热回流30 分钟,放冷,滤过,滤液蒸干,残渣加甲醇 2ml 使溶解,作为供试品溶液。另取芍药苷对照品,加无水乙醇制成每 1ml 含0.5mg 的溶液,作为对照品溶液。照薄层色谱法(通则 0502)试验,吸取供试品溶液 15μl、对照品溶液 5μl,分别点于同一硅胶 G 薄层板上,以三氯甲烷-甲醇(5∶1)为展开剂,展开,取出,晾干,喷以香草醛硫酸试液,在 105℃加热至斑点显色清晰。供试品色谱中,在与对照品色谱相应的位置上,显相同颜色的斑点。

(4)取本品 65cm²,除去盖衬,加乙醇 10ml,冷浸 30 分钟,浸液作为供试品溶液。另取冰片对照品、薄荷脑对照品,加无水乙醇制成每 1ml 各含 0.5mg 的混合溶液,作为对照品溶液。照气相色谱法(通则 0521)试验,硝基对苯二酸改性的聚乙二醇 20000(PEG-20M)毛细管柱(柱长为 30m,柱内径为0.25mm,膜厚度为 0.25μm);柱温为 120℃;进样口温度为250℃;检测器温度为 300℃;分流进样。分别吸取上述两种溶液各 1μl,注入气相色谱仪。供试品色谱中,应呈现与对照品色谱峰保留时间相同的色谱峰。

【检查】　含膏量　取本品,用乙醚作溶剂,依法(通则0122)检查。每 100cm² 含膏量不得少于 1.6g。

其他　应符合贴膏剂项下有关的各项规定(通则 0122)。

【功能与主治】　祛风活血,舒经活络。用于风邪中络,口眼歪斜,肌肉麻木,筋骨疼痛。

【用法与用量】　外用,贴敷于患侧相关穴位。贴敷前,将相关穴位处用温水洗净或酒精消毒。

【注意】　使用过程中如有皮肤过敏,可暂停用药;贴敷期间应防受风寒;开放性创伤忌用。

【规格】　(1)4cm×6.5cm　　(2)6.5cm×10cm

【贮藏】　密封,置阴凉干燥处。

复方夏天无片
Fufang Xiatianwu Pian

【处方】

夏天无 60g	夏天无总碱 2.25g
制草乌 15g	人工麝香 4.5mg
乳香(制)3.75g	蕲蛇 0.75g
独活 7.5g	豨莶草 45g
安痛藤 45g	威灵仙 22.5g
丹参 22.5g	鸡矢藤 30g
鸡血藤 37.5g	山楂叶 7.5g
牛膝 7.5g	当归 15g
防己 7.5g	苍术 7.5g
五加皮 7.5g	川芎 7.5g
没药(制)3.75g	秦艽 3.75g
羌活 3.75g	木香 3.75g
赤芍 3.75g	防风 3.75g
骨碎补 3.75g	制马钱子 4.5g
僵蚕 1.5g	全蝎 1.5g
麻黄 1.5g	三七 1.5g
冰片 0.75g	

【制法】　以上三十三味,除夏天无总碱、鸡血藤、山楂叶、人工麝香和冰片外,豨莶草 22.5g、安痛藤 7.5g、威灵仙 7.5g、丹参 7.5g、鸡矢藤 15g 与其余夏天无等 23 味粉碎成细粉,过筛;剩余豨莶草、安痛藤、威灵仙、丹参、鸡矢藤与鸡血藤、山楂叶加水煎煮二次,每次 4 小时,合并煎液,滤过,滤液浓缩成稠膏,加入夏天无总碱、上述细粉及糊精适量制成颗粒,干燥,加入人工麝香、冰片,混匀,压制成 1000 片,包衣,即得。

【性状】　本品为糖衣片或薄膜衣片,除去包衣后显棕褐色;气芳香,味苦、涩、凉。

【鉴别】　(1)取本品 10 片,除去包衣,研细,用浓氨试液5ml 湿润,再加三氯甲烷 50ml,摇匀,浸渍 24 小时,滤过,滤液浓缩至 1ml,作为供试品溶液。另取原阿片碱对照品,加三氯甲烷制成每 1ml 含 2mg 的溶液,作为对照品溶液。照薄层色谱法(通则 0502)试验,吸取上述两种溶液各 5μl,分别点于同一硅胶 G 薄层板上,以环己烷-乙酸乙酯-二乙胺(16∶2∶1)为展开剂,展开,取出,晾干,喷以稀碘化铋钾试液。供试品色谱中,在与对照品色谱相应的位置上,显相同颜色斑点。

(2)取本品 20 片,除去包衣,研细,加乙醚 30ml,超声处理 15 分钟,滤过,滤液挥干,残渣加乙酸乙酯 1ml 使溶解,作为供试品溶液。另取苍术对照药材 0.5g,同法制成对照药材溶液。照薄层色谱法(通则 0502)试验,吸取供试品溶液20μl、对照药材溶液 2μl,分别点于同一硅胶 G 薄层板上,以正己烷为展开剂,展开,取出,晾干,喷以含 5% 对二甲氨基苯甲醛的 10% 硫酸乙醇溶液,在 105℃加热至斑点显色清晰。供试品色谱中,在与对照药材色谱相应的位置上,显相同颜色的斑点。

(3)取本品 20 片,除去包衣,研细,加正己烷 20ml,超声处理 15 分钟,滤过,滤液蒸干,残渣加乙酸乙酯 1ml 使溶解,作为供试品溶液。另取独活对照药材 0.5g,加正己烷 10ml,同法制成对照药材溶液。照薄层色谱法(通则 0502)试验,吸取供试品溶液 10μl、对照药材溶液 1μl,分别点于同一硅胶 G薄层板上,以石油醚(60~90℃)-乙酸乙酯(17∶3)为展开剂,展开,取出,晾干,置紫外光灯(365nm)下检视。供试品色谱中,在与对照药材色谱相应的位置上,显相同颜色的荧光斑点。

(4)取本品 20 片,除去包衣,研细,置圆底烧瓶中,加水200ml,照挥发油测定法(通则 2204)试验,自测定器上端加水使充满刻度部分,并溢流入烧瓶为止,再加乙酸乙酯 1ml,连接回流冷凝管,加热至沸,并保持微沸 3 小时,放冷,分取乙酸乙酯液,作为供试品溶液。另取冰片对照品,加乙酸乙酯制成每 1ml 含 1mg 的溶液,作为对照品溶液。照薄层色谱法(通则 0502)试验,吸取供试品溶液 10μl、对照品溶液 5μl,分别点于同一硅胶 G 薄层板上,以石油醚(30~60℃)-甲苯-乙酸乙酯(12:1:1)为展开剂,展开,取出,晾干,喷以 5%香草醛硫酸溶液,在 105℃加热至斑点显色清晰。供试品色谱中,在与对照品色谱相应的位置上,显相同颜色的斑点。

(5)取〔鉴别〕(2)项下的供试品溶液作为供试品溶液。分别取当归对照药材、川芎对照药材各 0.5g,加乙醚 15ml,同法制成对照药材溶液。照薄层色谱法(通则 0502)试验,吸取上述两种溶液各 10μl,分别点于同一硅胶 G 薄层板上,以正己烷-乙酸乙酯(4:1)为展开剂,展开,取出,晾干,置紫外光灯(365nm)下检视。供试品色谱中,在与对照药材色谱相应的位置上,显相同颜色的荧光斑点。

【检查】 乌头碱限量 取本品 40 片,除去包衣,研细,置具塞锥形瓶中,加乙醚 50ml 与氨试液 4ml,密塞,摇匀,放置 12 小时,滤过,药渣加乙醚 50ml,振摇 1 小时,滤过,药渣再用乙醚洗涤 3~4 次,每次 15ml,滤过,洗液与滤液合并,低温蒸干,残渣加三氯甲烷 2ml 使溶解,转移至分液漏斗中,用三氯甲烷 3ml 分次洗涤容器,洗液并入分液漏斗中,用 0.05mol/L 硫酸溶液振摇提取 3 次,每次 5ml,提取液分别用三氯甲烷 10ml 洗涤,合并提取液,用氨试液调节至 pH 9,再用三氯甲烷振摇提取 3 次,每次 10ml,三氯甲烷液分别用水 20ml 洗涤,合并三氯甲烷液,低温蒸干,残渣用适量无水乙醇溶解,转移至 5ml 量瓶中,用无水乙醇分次洗涤容器,洗液并入量瓶中,加无水乙醇至刻度,摇匀,作为供试品溶液。另取乌头碱对照品,加无水乙醇制成每 1ml 含 1.0mg 的溶液,作为对照品溶液。照薄层色谱法(通则 0502)试验,吸取供试品溶液 10μl、对照品溶液 2μl,分别点于同一硅胶 G 薄层板上,以环己烷-乙酸乙酯-二乙胺(4:3:1)为展开剂,展开,取出,晾干,喷以稀碘化铋钾试液。供试品色谱中,在与对照品色谱相应的位置上,出现的斑点应小于对照品斑点,或不出现斑点。

士的宁限量 取士的宁对照品,加无水乙醇制成每 1ml 含 1.0mg 的溶液,作为对照品溶液。照薄层色谱法(通则 0502)试验,吸取〔检查〕乌头碱限量项下的供试品溶液 5μl 及上述对照品溶液 2μl,分别点于同一硅胶 G 薄层板上,以环己烷-乙酸乙酯-二乙胺(6:1:1)为展开剂,展开,取出,晾干,喷以稀碘化铋钾试液。供试品色谱中,在与对照品色谱相应的位置上,出现的斑点应小于对照品斑点,或不出现斑点。

其他 应符合片剂项下有关的各项规定(通则 0101)。

【含量测定】 照高效液相色谱法(通则 0512)测定。

色谱条件与系统适用性试验 以十八烷基硅烷键合硅胶为填充剂;以乙腈-三乙胺醋酸溶液(每 1000ml 水溶液中含冰醋酸 30ml、三乙胺 8ml)(13:87)为流动相;检测波长为 289nm。理论板数按原阿片碱峰计算应不低于 3000。

对照品溶液的制备 取原阿片碱对照品 10mg,精密称定,置 50ml 量瓶中,加 1%盐酸溶液 5ml 及少量甲醇使溶解,

加 70%甲醇至刻度,摇匀。精密量取 3ml,置 25ml 量瓶中,加 70%甲醇至刻度,摇匀,即得(每 1ml 含原阿片碱 24μg)。

供试品溶液的制备 取本品 10 片,除去包衣,精密称定,研细,取约 1g,精密称定,精密加入 70%甲醇 50ml,称定重量,加热回流 40 分钟,放冷,再称定重量,用 70%甲醇补足减失的重量,摇匀,滤过,取续滤液,即得。

测定法 分别精密吸取对照品溶液与供试品溶液各 10μl,注入液相色谱仪,测定,即得。

本品每片含夏天无和夏天无总碱以原阿片碱($C_{20}H_{19}NO_5$)计,不得少于 0.30mg。

【功能与主治】 祛风逐湿,舒筋活络,行血止痛。用于风湿瘀血阻滞,经络不通引起的关节肿痛、肢体麻木、屈伸不利、步履艰难;风湿性关节炎、坐骨神经痛、脑血栓形成后遗症及小儿麻痹后遗症见上述证候者。

【用法与用量】 口服。一次 2 片,一日 3 次,小儿酌减或遵医嘱。

【注意】 孕妇禁服。

【规格】 (1)薄膜衣片 每片重 0.32g
(2)糖衣片(片心重 0.3g)

【贮藏】 密封。

附:夏天无总碱质量标准

夏天无总碱

〔制法〕 夏天无粉碎成粗粉,用 1%盐酸浸泡 48 小时后进行渗漉,至生物碱提取完全,所得渗漉液通过阳离子交换树脂进行离子交换,当交换柱流出液呈现生物碱阳性反应时,分别用少量的水和乙醇依次洗涤,将树脂晾干,再用碱性乙醇(用氨试液调至 pH 9~10)分次回流洗脱,至洗脱液呈现生物碱阴性反应时为止,合并洗脱液,回收乙醇,在 80℃以下干燥,即得。

〔性状〕 本品为棕褐色的固体;味苦。

〔鉴别〕 取本品 20μg,加水 10ml 与盐酸 1ml,加热振摇使溶解,冷却,取溶液各 2ml,分置 3 支试管中,一管中加碘化铋钾试液 2 滴,即生成棕红色沉淀;一管中加硅钨酸试液 2 滴,即生成淡黄色沉淀;另一管中加碘化汞钾试液 2 滴,即生成淡黄色沉淀。

〔含量测定〕 照高效液相色谱法(通则 0512)测定。

色谱条件与系统适用性试验 以十八烷基硅烷键合硅胶为填充剂;以乙腈-三乙胺醋酸溶液(每 1000ml 中加入冰醋酸 30ml、三乙胺 8ml)(18:82)为流动相;检测波长为 289nm。理论板数按原阿片碱峰计算应不低于 3000。

对照品溶液的制备 取原阿片碱对照品 10mg,精密称定,置 50ml 量瓶中,用 1%盐酸溶液 5ml 溶解,加水至刻度,摇匀,精密量取 5ml,置 25ml 量瓶中,加水至刻度,摇匀,即得(每 1ml 含原阿片碱 40μg)。

供试品溶液的制备 取本品,研细,取约 50μg,精密称

定,置 100ml 量瓶中,加 0.2％盐酸溶液 30ml,超声处理(功率 250W,频率 25kHz)30 分钟,放冷,加 0.2％盐酸溶液至刻度,摇匀,滤过,取续滤液,即得。

　　测定法　　分别精密吸取对照品溶液与供试品溶液各 10～20μl,注入液相色谱仪,测定,即得。

　　本品按干燥品计算,含原阿片碱($C_{20}H_{19}NO_5$)不得少于 13.0％。

　　〔贮藏〕　密封,置干燥处。

复方益母草胶囊
Fufang Yimucao Jiaonang

　　【处方】　益母草 2200g　　　熟地黄 275g
　　　　　　　当归 825g
　　【制法】　以上三味,取当归加水,浸泡 2 小时,提取挥发油 4 小时,收集挥发油,用无水硫酸钠脱水,用 9 倍量的倍他环糊精包合(60℃搅拌 3 小时,搅拌速度 800 转/分钟),包合物于 40℃干燥,备用;蒸馏后的水溶液另器收集,备用;药渣与益母草、熟地黄加水煎煮二次,每次 1 小时,滤过,合并滤液,加入上述备用液,浓缩至相对密度为 1.05～1.08(80℃)的清膏,加入清膏 8％的 ZTC-天然澄清剂 B 组份,再加入清膏 4％的 ZTC-天然澄清剂 A 组份,离心,取上清液,浓缩至相对密度为 1.30～1.35(70℃热测)的稠膏,减压干燥,粉碎,加入当归挥发油包合物及 1％微粉硅胶,混合均匀,装入胶囊,制成 1000 粒,即得。

　　【性状】　本品为硬胶囊,内容物为棕褐色的颗粒和粉末;气微香,味苦、微辛。

　　【鉴别】　(1)取本品内容物 2g,研细,加乙醇 40ml,超声处理 30 分钟,滤过,滤液浓缩至 5ml,加在聚酰胺柱(60～100 目,3g,湿法装柱,柱内径为 15mm)上,用 70％乙醇 100ml 洗脱,收集洗脱液,蒸干,残渣加乙醇 1ml 使溶解,作为供试品溶液。另取盐酸水苏碱对照品,加 70％乙醇制成每 1ml 含 2mg 的溶液,作为对照品溶液。照薄层色谱法(通则 0502)试验,吸取上述两种溶液各 5～10μl,分别点于同一硅胶 G 薄层板上,使呈条带状,以丙酮-无水乙醇-盐酸(10：6：1)为展开剂,展开,取出,晾干,在 105℃加热至薄层板上残留盐酸完全挥尽,放冷,喷以稀碘化铋钾试液-1％三氯化铁乙醇溶液(10：1)混合溶液至斑点显色清晰。供试品色谱中,在与对照品色谱相应的位置上,显相同颜色的斑点。

　　(2)取本品内容物 1g,研细,加乙醇 20ml,超声处理 30 分钟,滤过,滤液 60℃蒸干,残渣加无水乙醇 2ml 使溶解,作为供试品溶液。另取当归对照药材 0.3g,同法制成对照药材溶液。再取藁本内酯对照品,加甲醇制成每 1ml 含 1mg 的溶液,作为对照品溶液。照薄层色谱法(通则 0502)试验,吸取上述供试品溶液 5～10μl、对照药材溶液及对照品溶液各 2～

4μl,分别点于同一硅胶 G 薄层板上,以正己烷-乙酸乙酯(9：1)为展开剂,展开,取出,晾干,置紫外光灯(365nm)下检视。供试品色谱中,在与对照药材色谱和对照品色谱相应的位置上,显相同颜色的荧光斑点。

　　【检查】　应符合胶囊剂项下有关的各项规定(通则 0103)。

　　【含量测定】　照高效液相色谱法(通则 0512)测定。

　　色谱条件与系统适用性试验　　以丙基酰胺键合硅胶为填充剂;以乙腈-0.2％冰醋酸溶液(80：20)为流动相;用蒸发光散射检测器检测。理论板数按盐酸水苏碱峰计算应不低于 6000。

　　对照品溶液的制备　　取盐酸水苏碱对照品适量,精密称定,加 70％乙醇制成每 1ml 含 0.5mg 的溶液,即得。

　　供试品溶液的制备　　取装量差异项下的本品内容物,混匀,研细,取约 0.5g,精密称定,置具塞锥形瓶中,精密加入 70％乙醇 25ml,称定重量,加热回流 2 小时,放冷,再称定重量,用 70％乙醇补足减失的重量,摇匀,滤过,取续滤液,即得。

　　测定法　　精密吸取对照品溶液 5μl、10μl,供试品溶液 10～20μl,注入液相色谱仪,测定,以外标两点法对数方程计算,即得。

　　本品每粒含益母草以盐酸水苏碱($C_7H_{13}NO_2 \cdot HCl$)计,不得少于 2.5mg。

　　【功能与主治】　调经活血,祛瘀生新。用于瘀血所致月经过多、过少及经期延长,产后子宫复旧不全引起的恶露不绝。

　　【用法与用量】　口服。一次 2～3 粒,一日 2 次。
　　【注意】　孕妇禁用。
　　【规格】　每粒装 0.4g(相当于饮片 3.3g)
　　【贮藏】　密封。

复方益肝丸
Fufang Yigan Wan

　　【处方】

茵陈 75g		板蓝根 75g	
龙胆 50g		野菊花 50g	
蒲公英 50g		山豆根 75g	
垂盆草 50g		蝉蜕 75g	
苦杏仁 75g		人工牛黄 15g	
夏枯草 50g		车前子 50g	
土茯苓 75g		胡黄连 75g	
牡丹皮 50g		丹参 100g	
红花 25g		大黄 25g	
香附 75g		青皮 75g	
枳壳 25g		槟榔 35g	

鸡内金 25g　　　　　人参 25g

桂枝 100g　　　　　五味子 50g

柴胡 25g　　　　　炙甘草 25g

【制法】 以上二十八味，除人工牛黄外，牡丹皮、柴胡、桂枝、香附粉碎成细粉；野菊花、蝉蜕、苦杏仁、胡黄连、大黄、红花、枳壳、槟榔、鸡内金、人参、五味子粉碎成细粉；其余龙胆等十二味加水煎煮三次，煎液滤过，滤液合并，浓缩至适量，与野菊花等十一味的细粉混匀，在 60℃干燥，粉碎成细粉；取牡丹皮等四味的细粉，与人工牛黄混合均匀，再与上述粉末配研，混匀。每 100g 粉末加炼蜜 15g，制成浓缩水蜜丸 1000g，包衣，干燥，打光，即得。

【性状】 本品为棕褐色的浓缩水蜜丸；气香，味苦而后甜。

【鉴别】 (1)取本品，置显微镜下观察：花粉粒圆球形或椭圆形，直径约 60μm，外壁有刺，具 3 个萌发孔(红花)。几丁质皮壳碎片淡黄棕色，半透明，密布乳头状或短刺状突起(蝉蜕)。花粉粒类圆形，直径 24～34μm，外壁有刺，长 3～5μm，具 3 个萌发孔(野菊花)。

(2)取本品 6g，研细，加石油醚(60～90℃)100ml，加热回流 1.5 小时，滤过，药渣挥干，加甲醇 40ml，超声处理 20 分钟，滤过，滤液蒸干，残渣加 6mol/L 盐酸溶液 15ml，加热回流 30 分钟，放冷，用三氯甲烷振摇提取 2 次，每次 15ml，合并三氯甲烷提取液，用水 20ml 洗涤，分取三氯甲烷液，蒸干，残渣加三氯甲烷 1ml 使溶解，作为供试品溶液。另取大黄对照药材 0.2g，加甲醇 20ml，同法制成对照药材溶液。再取大黄酚对照品、大黄素对照品，加三氯甲烷制成每 1ml 各含 0.5mg 的混合溶液，作为对照品溶液。照薄层色谱法(通则 0502)试验，吸取上述三种溶液各 4μl，分别点于同一硅胶 G 薄层板上，以正己烷-乙酸乙酯-甲酸(30：10：0.5)为展开剂，展开，取出，晾干，置氨蒸气中熏至斑点显色清晰。供试品色谱中，在与对照药材色谱和对照品色谱相应的位置上，显相同颜色的斑点。

(3)取本品 6g，研细，加三氯甲烷 40ml，超声处理 30 分钟，滤过，滤液蒸干，残渣加三氯甲烷 1ml 使溶解，作为供试品溶液。另取胆酸对照品、猪去氧胆酸对照品，分别加乙醇制成每 1ml 各含 1mg 的溶液，作为对照品溶液。照薄层色谱法(通则 0502)试验，吸取上述三种对照品溶液各 3μl，分别点于同一硅胶 G 薄层板上，以正己烷-乙酸乙酯-甲醇-醋酸(20：25：3：2)的上层溶液为展开剂，展开，取出，晾干，喷以 10％硫酸乙醇溶液，在 105℃加热至斑点显色清晰。供试品色谱中，在与对照品色谱相应的位置上，显相同颜色的斑点。

(4)取本品 4g，研细，水蒸气蒸馏，收集蒸馏液 40ml，用乙醚振摇提取 2 次，每次 20ml，合并乙醚提取液，低温挥干，残渣加三氯甲烷 0.5ml 使溶解，作为供试品溶液。另取香附对照药材 0.3g，同法制成对照药材溶液。照薄层色谱法(通则 0502)试验，吸取上述两种溶液各 10μl，分别点于同一硅胶 GF₂₅₄薄层板上，以甲苯-乙酸乙酯(19：1)为展开剂，展开，取

出，晾干，置紫外光灯(254nm)下检视。供试品色谱中，在与对照药材色谱相应的位置上，显相同颜色的斑点。

(5)取本品 3g，研细，加甲醇 50ml，超声处理 30 分钟，滤过，滤液蒸干，残渣加水 20ml，用盐酸调节 pH 值至 1～2，用乙酸乙酯 25ml 振摇提取，分取乙酸乙酯液，蒸干，残渣加乙酸乙酯 1ml 使溶解，作为供试品溶液。另取丹参对照药材 1g，加水 50ml，煎煮 1 小时，滤过，滤液用盐酸调节 pH 值至 1～2，同法制成对照药材溶液。照薄层色谱法(通则 0502)试验，吸取上述两种溶液各 4μl，分别点于同一硅胶 G 薄层板上，以甲苯-乙酸乙酯-甲酸(5：4：1)为展开剂，展开，取出，晾干，喷以 5％香草醛硫酸溶液。供试品色谱中，在与对照药材色谱相应的位置上，显相同颜色的斑点。

【检查】 应符合丸剂项下有关的各项规定(通则 0108)。

【浸出物】 取本品适量，研细，取 2g，精密称定，用 70％乙醇 100ml 作溶剂，照浸出物测定法(通则 2201 醇溶性浸出物测定法—热浸法)测定。本品每 1g 含醇溶性浸出物不得少于 0.38g。

【含量测定】 照高效液相色谱法(通则 0512)测定。

色谱条件与系统适用性试验 以十八烷基硅烷键合硅胶为填充剂；以乙腈-水(38：62)为流动相；检测波长为 274nm。理论板数按丹皮酚峰计算应不低于 4000。

对照品溶液的制备 取丹皮酚对照品适量，精密称定，加甲醇制成每 1ml 含 20μg 的溶液，即得。

供试品溶液的制备 取本品适量，研碎，取约 0.5g，精密称定，置 25ml 量瓶中，加甲醇适量，超声处理(功率 250W，频率 33kHz)30 分钟，放冷，加甲醇至刻度，摇匀，滤过，取续滤液，即得。

测定法 分别精密吸取对照品溶液与供试品溶液各 10μl，注入液相色谱仪，测定，即得。

本品每 1g 含牡丹皮以丹皮酚(C₉H₁₀O₃)计，不得少于 0.50mg。

【功能与主治】 清热利湿，疏肝理脾，化瘀散结。用于湿热毒蕴所致的胁肋胀痛、黄疸、口干口苦、苔黄脉弦；急、慢性肝炎见上述证候者。

【用法与用量】 口服。一次 4g，一日 3 次，饭后服用。

【注意】 勿空腹服用；孕妇禁用；忌烟酒及辛辣油腻食物。

【规格】 每瓶装 36g

【贮藏】 密封。

复方益肝灵胶囊

Fufang Yiganling Jiaonang

【处方】 水飞蓟素 30g　　　　　五味子 700g

【制法】 以上二味，五味子加 30％乙醇浸泡 24 小时，滤

过,滤液弃去,药渣干燥,粉碎成粗粉,加 75%乙醇加热回流提取三次,第一次 3 小时,第二次 2 小时,第三次 1 小时,合并提取液,静置 48 小时,取上清液,回收乙醇至相对密度为 1.25～1.35(50℃)的稠膏,加 90%乙醇适量,加热回流 2 小时,滤过,滤液静置 24 小时,取上清液回收乙醇至相对密度为 1.25～1.35(50℃)的稠膏,加入辅料适量,混匀,干燥,粉碎成细粉,与水飞蓟素及辅料适量混匀,制粒,干燥,装入胶囊,制成 1000 粒〔规格(1)〕,或 750 粒〔规格(2)〕,或 500 粒〔规格(3)〕,或 250 粒〔规格(4)〕,即得。

【性状】 本品为硬胶囊,内容物为棕黄色至棕褐色的颗粒及粉末;味微苦、涩。

【鉴别】 (1)取本品内容物适量(约相当于水飞蓟素 60mg),研细,加乙酸乙酯 10ml,超声处理 20 分钟,滤过,取滤液作为供试品溶液。另取水飞蓟宾对照品,加甲醇制成每 1ml 含 1mg 的溶液,作为对照品溶液。照薄层色谱法(通则 0502)试验,吸取上述两种溶液各 5μl,分别点于同一硅胶 G 薄层板上,以甲苯-甲酸乙酯-甲酸(10∶6∶1)为展开剂,展开,取出,晾干,喷以 5%三氯化铁乙醇溶液,置日光下检视。供试品色谱中,在与对照品色谱相应的位置上,显相同颜色的斑点。

(2)取〔鉴别〕(1)项下的供试品溶液 5ml,蒸干,残渣加甲醇 1ml 使溶解,作为供试品溶液。另取五味子甲素对照品、五味子乙素对照品,加甲醇制成每 1ml 各含 0.5mg 的混合溶液,作为对照品溶液。照薄层色谱法(通则 0502)试验,吸取上述两种溶液各 5μl,分别点于同一硅胶 GF254 薄层板上,以石油醚(60～90℃)-乙酸乙酯-甲酸(15∶5∶1)的上层溶液为展开剂,展开,取出,晾干,置紫外光灯(254nm)下检视。供试品色谱中,在与对照品色谱相应的位置上,显相同颜色的斑点。

【检查】 应符合胶囊剂项下有关的各项规定(通则 0103)。

【含量测定】 水飞蓟素 照高效液相色谱法(通则 0512)测定。

色谱条件与系统适用性试验 以十八烷基硅烷键合硅胶为填充剂;以甲醇-水(55∶45)为流动相;检测波长为 287nm。理论板数按水飞蓟宾峰计算应不低于 4000。

对照品溶液的制备 取水飞蓟宾对照品适量,精密称定,加甲醇制成每 1ml 含 50μg 的溶液,即得。

供试品溶液的制备 取装量差异项下的本品内容物,研细,取适量(约相当于水飞蓟素 30mg),精密称定,置具塞锥形瓶中,精密加入甲醇 100ml,密塞,称定重量,超声处理(功率 300W,频率 25kHz)30 分钟,放冷,再称定重量,用甲醇补足减失的重量,摇匀,滤过,取续滤液,即得。

测定法 分别精密吸取对照品溶液与供试品溶液各 10μl,注入液相色谱仪,测定,以水飞蓟宾两个峰面积之和计算,即得。

本品每粒含水飞蓟素以水飞蓟宾($C_{25}H_{22}O_{10}$)计,〔规格(1)〕不得少于 4.0mg,〔规格(2)〕不得少于 5.2mg,〔规格(3)〕不得少于 8.0mg,〔规格(4)〕不得少于 16.0mg。

五味子 照高效液相色谱法(通则 0512)测定。

色谱条件与系统适用性试验 以十八烷基硅烷键合硅胶为填充剂;以甲醇-水(60∶40)为流动相;检测波长为 250nm。理论板数按五味子醇甲峰计算应不低于 3000。

对照品溶液的制备 取五味子醇甲对照品适量,精密称定,加甲醇制成每 1ml 含 50μg 的溶液,即得。

供试品溶液的制备 取装量差异项下的本品内容物,研细,取适量(约相当于水飞蓟素 30mg),精密称定,置 25ml 量瓶中,加甲醇约 23ml,密塞,超声处理(功率 300W,频率 25kHz)30 分钟,放冷,加甲醇至刻度,摇匀,滤过,取续滤液,即得。

测定法 分别精密吸取对照品溶液与供试品溶液各 10μl,注入液相色谱仪,测定,即得。

本品每粒含五味子以五味子醇甲($C_{24}H_{32}O_7$)计,〔规格(1)〕不得少于 0.70mg,〔规格(2)〕不得少于 0.95mg,〔规格(3)〕不得少于 1.40mg,〔规格(4)〕不得少于 2.80mg。

【功能与主治】 益肝滋肾,解毒祛湿。用于肝肾阴虚,湿毒未清所致的胁痛,症见胁痛、纳差、腹胀、腰酸乏力、尿黄;慢性肝炎见上述证候者。

【用法与用量】 口服。一次 4 粒〔规格(1)〕,一次 3 粒〔规格(2)〕,一次 2 粒〔规格(3)〕,一次 1 粒〔规格(4)〕,一日 3 次;饭后服用。

【规格】 (1)每粒装 0.20g (2)每粒装 0.27g (3)每粒装 0.36g (4)每粒装 0.30g

【贮藏】 密封,避光保存。

复方消食茶

Fufang Xiaoshi Cha

【处方】 苍术 1500g　　白术 1300g
神曲茶 1000g　　广山楂 1000g
薏苡仁 700g　　小槐花 1500g

【制法】 以上六味,加水煎煮三次,第一次 1.5 小时,第二、三次各 1 小时,合并煎液,滤过,滤液浓缩至相对密度为 1.18～1.22(60℃)的清膏,放冷,加入 85%乙醇使含醇量至 55%,搅匀,静置,滤过,滤液浓缩至稠膏状,加入蔗糖粉适量,混匀,制成颗粒,压制成 1000 块,干燥,即得。

【性状】 本品为淡棕色至棕色的块状物;味甜。

【鉴别】 (1)取本品 14g,研细,加水 30ml 使溶解,用浓氨试液调节 pH 值至 9,用三氯甲烷振摇提取 2 次,每次 30ml,合并三氯甲烷液,蒸干,残渣加甲醇 1ml 使溶解,作为供试品溶液。另取小槐花对照药材 3g,加水 50ml,煎煮 2 次,每次 20 分钟,滤过,合并滤液,浓缩至约 10ml,同法制成对照药材溶液。照薄层色谱法(通则 0502)试验,吸取上述两种溶液各 10µl,分别点于同一硅胶 G 薄层板上,以三氯甲烷-丙酮-浓氨试液(20∶1∶0.2)为展开剂,置浓氨试液预饱和的展开缸内,展开,取出,晾干,喷以稀碘化铋钾试液。供试品色谱中,在与对照药材色谱相应的位置上,显相同颜色的斑点。

(2)取本品 21g,研细,加水 40ml 使溶解,用乙酸乙酯提取 2 次,每次 40ml,合并乙酸乙酯液,蒸干,残渣加甲醇 0.5ml 使溶解,作为供试品溶液。另取苍术对照药材 2g,加水 200ml,煎煮 2 次,每次 1 小时,滤过,合并滤液,滤液浓缩至约 30ml,加入乙醇 75ml,搅匀,静置,滤过,滤液蒸干,残渣加水 40ml 使溶解,同法制成对照药材溶液。照薄层色谱法(通则 0502)试验,吸取上述两种溶液各 10µl,分别点于同一硅胶 G 薄层板上,以石油醚(60~90℃)-乙酸乙酯(10∶1)为展开剂,展开,取出,晾干,喷以 10%硫酸乙醇溶液,在 105℃加热至斑点显色清晰。供试品色谱中,在与对照药材色谱相应的位置上,显相同颜色的主斑点。

【检查】 应符合茶剂项下有关的各项规定(通则 0188)。

【浸出物】 取本品 3g,精密称定,照醇溶性浸出物测定法(通则 2201)项下的热浸法测定,用乙醇作溶剂,不得少于 16.0%。

【功能与主治】 健脾利湿,开胃导滞。用于脾虚食滞,食欲不振,便溏消瘦。

【用法与用量】 开水冲服。一次 14g,一日 3 次;周岁以内小儿酌减或遵医嘱。

【规格】 每块重 7g

【贮藏】 密封

复方黄连素片
Fufang Huangliansu Pian

【处方】 盐酸小檗碱 30g　　　　　木香 116g
　　　　吴茱萸 40g　　　　　　　白芍 162g

【制法】 以上四味,木香 80g 与吴茱萸粉碎成细粉,过筛,未通过筛的粗粉与白芍及剩余的木香混匀,用 70%乙醇作溶剂进行渗漉,收集渗漉液,漉液回收乙醇并浓缩成稠膏,加入上述细粉,混匀,干燥,粉碎,加入盐酸小檗碱,混匀,制成颗粒,干燥,压制成1000片,包糖衣,即得。

【性状】 本品为糖衣片,除去糖衣后显棕黄色至棕褐色;味苦、微辛。

【鉴别】 (1)取本品 4 片,除去糖衣,研细,加水 20ml,煮沸 5 分钟,趁热滤过,滤液放冷后用氨试液调节 pH 值至 9~10,加三氯甲烷 10ml,振摇提取,分取三氯甲烷液,蒸干,残渣加盐酸-乙醇(1∶100)的混合溶液 1ml 使溶解,作为供试品溶液。另取吴茱萸对照药材 0.5g,加乙醇 10ml,超声处理 10 分钟,滤过,滤液作为对照药材溶液。再取盐酸小檗碱对照品,加甲醇制成每 1ml 含 0.1mg 的溶液,作为对照品溶液。

照薄层色谱法(通则 0502)试验,吸取上述三种溶液各 2µl,分别点于同一硅胶 G 薄层板上,以正丁醇-冰醋酸-水(5∶1∶1)为展开剂,展开,取出,晾干,置紫外光灯(365nm)下检视。供试品色谱中,在与对照药材色谱和对照品色谱相应的位置上,显相同颜色的荧光斑点。

(2)取本品 10 片,除去糖衣,研细,加三氯甲烷 20ml,超声处理 20 分钟,滤过,滤渣备用,滤液浓缩至约 2ml,作为供试品溶液。另取木香对照药材 0.5g,加三氯甲烷 10ml,同法制成对照药材溶液。照薄层色谱法(通则 0502)试验,吸取上述两种溶液各 3µl,分别点于同一硅胶 G 薄层板上,以正己烷-乙酸乙酯(9∶1)为展开剂,展开,取出,晾干,喷以 1%香草醛硫酸溶液,加热至斑点显色清晰。供试品色谱中,在与对照药材色谱相应的位置上,显相同颜色的斑点。

(3)取[鉴别](2)项下的备用滤渣,加甲醇 30ml,加热回流 1 小时,滤过,滤液蒸干,残渣加水 20ml 使溶解,用水饱和的正丁醇振摇提取 2 次,每次 30ml,合并正丁醇液,用正丁醇饱和的水洗涤 2 次,每次 30ml,正丁醇液蒸干,残渣加乙醇 1ml 使溶解,作为供试品溶液。另取芍药苷对照品,加乙醇制成每 1ml 含 2mg 的溶液,作为对照品溶液。照薄层色谱法(通则 0502)试验,吸取上述两种溶液各 5µl,分别点于同一硅胶 G 薄层板上,以三氯甲烷-乙酸乙酯-甲醇-甲酸(40∶5∶10∶0.2)为展开剂,展开,取出,晾干,喷以 5%香草醛硫酸溶液,在 105℃加热至斑点显色清晰。供试品色谱中,在与对照品色谱相应的位置上,显相同颜色的斑点。

【检查】 应符合片剂项下有关的各项规定(通则 0101)。

【含量测定】 盐酸小檗碱　照高效液相色谱法(通则 0512)测定。

色谱条件与系统适用性试验　以十八烷基硅烷键合硅胶为填充剂;以乙腈-0.033mol/L 磷酸二氢钾溶液(40∶60)为流动相;检测波长为 265nm。理论板数按盐酸小檗碱峰计算应不低于 3000。

对照品溶液的制备　取盐酸小檗碱对照品约 25mg,精密称定,置 250ml 烧杯中,加沸水 150ml 使溶解,稍冷后加入稀盐酸 3ml,搅匀,放冷,转移至 250ml 量瓶中,加水至刻度,摇匀,精密量取 2ml,置 25ml 量瓶中,用流动相稀释至刻度,摇匀,即得(每 1ml 含盐酸小檗碱 8µg)。

供试品溶液的制备　取本品 20 片,除去糖衣,精密称定,研细,取 1 片的量,精密称定,置 250ml 烧杯中,加沸水 150ml 使溶解,稍冷后加入稀盐酸 3ml,搅匀,放冷,转移至 250ml 量瓶中,加水至刻度,摇匀,离心(转速为每分钟 4000 转),精密量取上清液 2ml,置 25ml 量瓶中,用流动相稀释至刻度,摇匀,即得。

测定法　分别精密吸取对照品溶液与供试品溶液各 10µl,注入液相色谱仪,测定,即得。

本品每片含盐酸小檗碱($C_{20}H_{17}NO_4 \cdot HCl$)应为标示量的 85.0%~115.0%。

白芍　照高效液相色谱法(通则 0512)测定。

色谱条件与系统适用性试验 以十八烷基硅烷键合硅胶为填充剂；以乙腈-0.05mol/L 磷酸二氢钾溶液（15∶85）为流动相；检测波长为 230nm。理论板数按芍药苷峰计应不低于 2000。

对照品溶液的制备 取芍药苷对照品适量，精密称定，加稀乙醇制成每 1ml 含 0.1mg 的溶液，即得。

供试品溶液的制备 取本品 20 片，除去糖衣，精密称定，研细，混匀，取 0.5g，精密称定，置具塞锥形瓶中，精密加入稀乙醇 25ml，密塞，称定重量，超声处理（功率 250W，频率 33kHz）30 分钟，放冷，再称定重量，用稀乙醇补足减失的重量，摇匀，滤过，取续滤液，即得。

测定法 分别精密吸取对照品溶液与供试品溶液各 10μl，注入液相色谱仪，测定，即得。

本品每片含白芍以芍药苷（$C_{23}H_{28}O_{11}$）计，不得少于 0.65mg。

【功能与主治】 清热燥湿，行气止痛，止痢止泻。用于大肠湿热，赤白下痢，里急后重或暴注下泻，肛门灼热；肠炎、痢疾见上述证候者。

【用法与用量】 口服。一次 4 片，一日 3 次。

【规格】 每片含盐酸小檗碱 30mg

【贮藏】 密封。

复方黄柏液涂剂
Fufang Huangbaiye Tuji

【处方】 连翘 80g   黄柏 40g
金银花 40g   蒲公英 40g
蜈蚣 2.4g

【制法】 以上五味，加水煎煮三次，第一次 1 小时，第二次 45 分钟，第三次 30 分钟，合并煎液，滤过，滤液浓缩至相对密度为 1.10～1.15（50℃）的清膏，加乙醇使含醇量达 70%，静置 24 小时，滤过，滤液减压浓缩至无醇味，加水至 1000ml，搅匀，静置，冷藏 24 小时，滤过，灌装，灭菌，即得。

【性状】 本品为红棕色液体。

【鉴别】 (1)取本品 40ml，用水饱和的正丁醇振摇提取 2 次，每次 40ml，合并正丁醇提取液，用氨试液 40ml 洗涤，分取正丁醇液，回收溶剂至干，残渣加甲醇 1ml 使溶解，作为供试品溶液。另取连翘对照药材 1g，加水 40ml，煎煮 30 分钟，滤过，同法制成对照药材溶液。再取连翘苷对照品，加甲醇制成每 1ml 含 1mg 的溶液，作为对照品溶液。照薄层色谱法（通则 0502）试验，吸取上述三种溶液各 5μl，分别点于同一硅胶 G 薄层板上，以三氯甲烷-丙酮-甲醇-甲酸（12∶2.5∶2∶0.2）为展开剂，展开，取出，晾干，喷以 10% 硫酸乙醇溶液，在 105℃加热至斑点显色清晰，置日光下检视。供试品色谱中，在与

对照药材色谱和对照品色谱相应的位置上，显相同颜色的斑点。

(2)取本品 20ml，加盐酸调节 pH 值至 2，用三氯甲烷振摇提取 2 次，每次 20ml，合并三氯甲烷提取液，回收溶剂至干，残渣加甲醇 1ml 使溶解，作为供试品溶液。另取黄柏对照药材 0.1g，加乙醇 5ml，加热回流 15 分钟，滤过，滤液作为对照药材溶液。再取盐酸小檗碱对照品，加乙醇制成每 1ml 含 0.1mg 的溶液，作为对照品溶液。照薄层色谱法（通则 0502）试验，吸取上述三种溶液各 2μl，分别点于同一硅胶 G 薄层板上，以正丁醇-冰醋酸-水（7∶1∶2）为展开剂，展开，取出，晾干，置紫外光灯（365nm）下检视。供试品色谱中，在与对照药材色谱和对照品色谱相应的位置上，显相同颜色的荧光斑点。

(3)取本品 40ml，用乙酸乙酯振摇提取 2 次，每次 40ml，合并乙酸乙酯提取液，回收溶剂至干，残渣加甲醇 1ml 使溶解，作为供试品溶液。另取金银花对照药材、蒲公英对照药材各 1g，分别加水 40ml，煎煮 30 分钟，滤过，同法制成对照药材溶液。照薄层色谱法（通则 0502）试验，吸取上述三种溶液各 5μl，分别点于同一硅胶 G 薄层板上，以乙酸丁酯-甲酸-水（14∶5∶5）的上层溶液为展开剂，展开，取出，晾干，置紫外光灯（365nm）下检视。供试品色谱中，在与对照药材色谱相应的位置上，显相同颜色的荧光斑点。

【检查】 pH 值 应为 4.0～6.0（通则 0631）。

总固体 取本品，依法（通则 0185 第二法）检查，遗留残渣不得少于 1.0%。

其他 应符合涂剂项下有关的各项规定（通则 0118）。

【含量测定】 连翘 照高效液相色谱法（通则 0512）测定。

色谱条件与系统适用性试验 以十八烷基硅烷键合硅胶为填充剂；以乙腈-水（25∶75）为流动相；检测波长为 278nm。理论板数按连翘苷峰计算应不低于 3000。

对照品溶液的制备 取连翘苷对照品适量，精密称定，加甲醇制成每 1ml 含 0.1mg 的溶液，即得。

供试品溶液的制备 精密量取本品 5ml，置 10ml 量瓶中，加甲醇至刻度，摇匀，滤过，取续滤液，即得。

测定法 分别精密吸取对照品溶液与供试品溶液各 10μl，注入液相色谱仪，测定，即得。

本品每 1ml 含连翘以连翘苷（$C_{27}H_{34}O_{11}$）计，不得少于 60μg。

黄柏 照高效液相色谱法（通则 0512）测定。

色谱条件与系统适用性试验 以十八烷基硅烷键合硅胶为填充剂；以乙腈-0.033mol/L 磷酸二氢钾溶液（35∶65）为流动相；检测波长为 347nm。理论板数按盐酸小檗碱峰计算应不低于 3000。

对照品溶液的制备 取盐酸小檗碱对照品适量，精密称定，加甲醇制成每 1ml 含 8μg 的溶液，即得。

供试品溶液的制备 精密量取本品 3ml，置 10ml 量瓶

中,加甲醇 5ml,置 60℃水浴中保温 15 分钟,取出,超声处理(功率 500W,频率 40kHz)30 分钟,加甲醇至刻度,摇匀,滤过,取续滤液,即得。

测定法 分别精密吸取对照品溶液与供试品溶液各 10μl,注入液相色谱仪,测定,即得。

本品每 1ml 含黄柏以盐酸小檗碱（$C_{20}H_{17}NO_4 \cdot HCl$）计,不得少于 10.0μg。

【功能与主治】 清热解毒,消肿祛腐。用于疮疡溃后,伤口感染,属阳证者。

【用法与用量】 外用。浸泡纱布条外敷于感染伤口内,或破溃的脓肿内。若溃疡较深,可用直径 0.5～1.0cm 的无菌胶管,插入溃疡深部,以注射器抽取本品进行冲洗。用量一般 10～20ml,每日一次。或遵医嘱。

【注意】 （1）使用本品前应注意按常规换药法清洁或清创病灶;

（2）开瓶后,不易久存;

（3）孕妇慎用。

【规格】 （1）每瓶装 20ml （2）每瓶装 100ml （3）每瓶装 120ml （4）每瓶装 150ml

【贮藏】 密封,置阴凉处。

复方羚角降压片
Fufang Lingjiao Jiangya Pian

【处方】 羚羊角 8.6g　　　　夏枯草 582g
黄芩 186g　　　　槲寄生 582g

【制法】 以上四味,羚羊角、黄芩粉碎成细粉;夏枯草、槲寄生加水煎煮二次,每次 2 小时,合并煎液,静置,滤过,滤液浓缩至适量,加入黄芩细粉,搅匀,干燥,研细,过筛,加入羚羊角细粉,配研,加辅料适量,混匀,制成颗粒,干燥,压制成 1000 片,或包薄膜衣,即得。

【性状】 本品为黄棕色至棕褐色的片,或为薄膜衣片,除去包衣后显黄棕色至棕褐色;味苦。

【鉴别】 （1）取本品,置显微镜下观察:韧皮纤维淡黄色,梭形,壁厚,孔沟细（黄芩）。不规则碎块稍有光泽,均匀分布裂缝状或圆形孔隙（羚羊角）。

（2）取本品 5 片,研细,加热水 30ml,超声处理 10 分钟,滤过,滤液用乙酸乙酯振摇提取 2 次,每次 30ml,合并乙酸乙酯液,蒸干,残渣加甲醇 1ml 使溶解,作为供试品溶液。另取夏枯草对照药材 1g,加水 50ml,煎煮 30 分钟,滤过,滤液用乙酸乙酯振摇提取 2 次,每次 30ml,合并乙酸乙酯液,蒸干,残渣加甲醇 1ml 使溶解,作为对照药材溶液。照薄层色谱法（通则 0502）试验,吸取上述两种溶液各 3μl,分别点于同一硅胶 G 薄层板上,以异辛烷-甲苯-三氯甲烷-乙酸乙酯-甲酸（2:3:1.5:8:0.5）为展开剂,展开,取出,晾干,置紫外光灯

（365nm）下检视。供试品色谱中,在与对照药材色谱相应的位置上,显相同颜色的荧光斑点。

（3）取本品 6 片,研细,加乙酸乙酯-甲醇（3:1）的混合溶液 30ml,加热回流 30 分钟,放冷,滤过,滤液蒸干,残渣加甲醇 5ml 使溶解,作为供试品溶液。另取黄芩对照药材 1g,同法制成对照药材溶液。照薄层色谱法（通则 0502）试验,吸取上述两种溶液各 2μl,分别点于同一用 1% 草酸溶液制备的硅胶 G 薄层板上,以三氯甲烷-甲醇（9:1）为展开剂,展开,取出,晾干,喷以 2% 三氯化铁乙醇溶液。供试品色谱中,在与对照药材色谱相应的位置上,显相同颜色的斑点。

【检查】 应符合片剂项下有关的各项规定（通则 0101）。

【含量测定】 照高效液相色谱法（通则 0512）测定。

色谱条件与系统适用性试验 以十八烷基硅烷键合硅胶为填充剂;以甲醇-0.1% 磷酸溶液（45:55）为流动相;检测波长为 278nm。理论板数按黄芩苷峰计算应不低于 3000。

对照品溶液的制备 取黄芩苷对照品适量,精密称定,加 70% 乙醇制成每 1ml 含 50μg 的溶液,即得。

供试品溶液的制备 取重量差异项下的本品,研细,取约 0.1g,精密称定,置 100ml 量瓶中,加 70% 乙醇适量,超声处理（功率 400W,频率 50kHz）40 分钟,放冷,加 70% 乙醇至刻度,摇匀,滤过,取续滤液,即得。

测定法 分别精密吸取对照品溶液与供试品溶液各 10μl,注入液相色谱仪,测定,即得。

本品每片含黄芩以黄芩苷（$C_{21}H_{18}O_{11}$）计,不得少于 13.4mg。

【功能与主治】 平肝泄热。用于肝火上炎、肝阳上亢所致的头晕、头胀、头痛、耳鸣;高血压病见上述证候者。

【用法与用量】 口服。一次 4 片,一日 2～3 次。

【规格】 （1）素片　每片重 0.35g
（2）薄膜衣片　每片重 0.31g
（3）薄膜衣片　每片重 0.35g

【贮藏】 密封。

复方蛤青片
Fufang Haqing Pian

【处方】 干蟾 180g　　　　黄芪 225g
白果 90g　　　　紫菀 112.5g
苦杏仁 112.5g　　　前胡 67.5g
附片 22.5g　　　　南五味子 67.5g
黑胡椒 22.5g

【制法】 以上九味,取黄芪 112.5g,粉碎成细粉;剩余黄芪与其余干蟾等八味加水煎煮三次,第一次 2 小时,第二次 1.5 小时,第三次 1 小时,煎液滤过,滤液合并,浓缩至适量,加入黄芪细粉及淀粉适量,制成颗粒,干燥,加入硬脂酸镁适

量,混匀,压制成 1000 片,包糖衣,即得。

【性状】 本品为糖衣片,除去糖衣后显棕黄色至棕褐色;气微,味微苦、涩。

【鉴别】 （1）取本品 15 片,除去糖衣,研细,加甲醇 40ml,超声处理 30 分钟,滤过,滤液蒸干,残渣加水 20ml,超声处理 5 分钟,滤过,滤液通过聚酰胺柱（80～100 目,3g,内径为 1～1.5cm,湿法装柱）,用水 40ml 洗脱,收集流出液及洗脱液,用乙酸乙酯提取 2 次,每次 20ml,弃去乙酸乙酯液,水液再用水饱和的正丁醇提取 2 次,每次 20ml,合并正丁醇提取液,蒸干,残渣加甲醇 1ml 使溶解,作为供试品溶液。另取紫菀对照药材 0.5g,加水 100ml,煮沸 30 分钟,滤过,滤液通过聚酰胺柱,同法制成对照药材溶液。照薄层色谱法（通则 0502）试验,吸取上述两种溶液各 5μl,分别点于同一硅胶 G 薄层板上,以正丁醇-冰醋酸-水（7：1：0.5）为展开剂,展开,取出,晾干,喷以 5％香草醛硫酸溶液,105℃加热至斑点显色清晰。供试品色谱中,在与对照药材色谱相应的位置上,显相同颜色的主斑点。

（2）取〔鉴别〕（1）项下的供试品溶液,用甲醇稀释至 5ml,摇匀,滤过,滤液作为供试品溶液。另取苦杏仁苷对照品,加甲醇制成每 1ml 含 0.2mg 的溶液,作为对照品溶液。照高效液相色谱法（通则 0512）试验,以十八烷基硅烷键合硅胶为填充剂,以甲醇-0.05％醋酸溶液（20：80）为流动相,检测波长为 210nm,理论板数按苦杏仁苷峰计算应不低于 3000。分别吸取供试品溶液与对照品溶液各 10μl,注入液相色谱仪。供试品色谱中应呈现与对照品色谱峰保留时间相同的色谱峰。

【检查】 乌头碱限量 取本品 50 片,除去糖衣,研细,加氨试液 15ml,乙醚 150ml,超声处理（功率 250W,频率 33kHz）15 分钟,放置 2 小时,分取乙醚液,用稀盐酸振摇提取 3 次,每次 15ml,合并提取液,用浓氨试液调节 pH 值至 10,用乙醚振摇提取 4 次,每次 25ml,合并乙醚液,低温蒸干,残渣加无水乙醇 0.5ml 使溶解,作为供试品溶液。另取乌头碱对照品适量,加无水乙醇制成每 1ml 含 1.0mg 的溶液,作为对照品溶液。照薄层色谱法（通则 0502）试验,吸取供试品溶液 12μl,对照品溶液 5μl,分别点于同一硅胶 G 薄层板上,以环己烷-乙酸乙酯-二乙胺（21：6：1.5）为展开剂,展开,取出,晾干,喷以稀碘化铋钾试液。供试品色谱中,在与对照品色谱相应的位置上,出现的斑点应小于对照品的斑点,或不出现斑点。

其他 应符合片剂项下有关的各项规定（通则 0101）。

【含量测定】 照高效液相色谱法（通则 0512）测定。

色谱条件与系统适用性试验 以十八烷基硅烷键合硅胶为填充剂;以乙腈-水（32：68）为流动相;用蒸发光散射检测器检测。理论板数按黄芪甲苷峰计算应不低于 3000。

对照品溶液的制备 取黄芪甲苷对照品适量,精密称定,加甲醇制成每 1ml 含 0.7mg 的溶液,即得。

供试品溶液的制备 取本品 60 片,除去糖衣,精密称定,研细,混匀,取约 6g,精密称定,精密加入甲醇 100ml,称定重量,超声处理（功率 250W,频率 33kHz）1 小时,放冷,用甲醇补足减失的重量,滤过,精密量取续滤液 50ml,蒸干,残渣加水 15ml 使溶解,用水饱和的正丁醇提取 4 次,每次 30ml,合并正丁醇提取液,用 1％氢氧化钠溶液洗涤 2 次,每次 30ml,合并碱液,用水饱和的正丁醇 20ml 振摇提取,分取正丁醇提取液,与上述正丁醇液合并,用正丁醇饱和的水洗涤 2 次,每次 40ml（乳化时可放置过夜）,每次洗涤液用同一水饱和的正丁醇 20ml 提取,合并正丁醇液,蒸干,残渣用甲醇溶解并转移至 5ml 量瓶中,加甲醇至刻度,摇匀,滤过,取续滤液,即得。

测定法 分别精密吸取对照品溶液 5μl、15μl 与供试品溶液 10～15μl,注入液相色谱仪,测定,以外标两点法对数方程计算,即得。

本品每片含黄芪以黄芪甲苷（$C_{41}H_{68}O_{14}$）计,不得少于 0.10mg。

【功能与主治】 补气敛肺,止咳平喘,温化痰饮。用于肺虚咳嗽,气喘痰多;老年慢性气管炎、肺气肿、喘息性支气管炎见上述证候者。

【用法与用量】 口服。一次 3 片,一日 3 次。

【注意】 孕妇慎用。

【贮藏】 密封。

复方满山红糖浆
Fufang Manshanhong Tangjiang

【处方】 满山红 200g　　　百部 100g
　　　　　罂粟壳 50g　　　　桔梗 100g
　　　　　远志 100g

【制法】 以上五味,粉碎成粗粉,用 18％乙醇作溶剂,浸渍 24 小时后,以每分钟 1～3ml 的速度缓缓渗漉,收集初漉液 700ml,另器保存,继续收集渗漉液 4000ml,浓缩至 80ml,与初漉液合并,加入蔗糖 450g,煮沸,加苯甲酸钠 3g,加水至 1000ml,混匀,静置,滤过,即得。

【性状】 本品为棕褐色的黏稠液体;味甜、微苦。

【鉴别】 取本品 10ml,通过 D101 型大孔吸附树脂柱（内径为 1.5cm,柱高为 15cm）上,以水 100ml 洗脱,弃去水液,再以乙醇 100ml 洗脱,收集洗脱液,蒸干,残渣加甲醇 1ml 使溶解,作为供试品溶液。另取罂粟壳对照药材 1g,加甲醇 20ml,加热回流 30 分钟,滤过,滤液蒸干,残渣加甲醇 1ml 使溶解,作为对照药材溶液。再取盐酸吗啡对照品、磷酸可待因对照品,分别加甲醇制成每 1ml 含 1mg 的溶液,作为对照品溶液。照薄层色谱法（通则 0502）试验,吸取供试品溶液及对照药材溶液各 5～10μl,对照品溶液各 2μl,分别点于同一含 2％氢氧化钠的硅胶 G 薄层板上,以甲苯-丙酮-乙醇-浓氨试液（20：20：3：1）为展开剂,展开,取出,晾干,依次喷以稀碘化铋钾试液和亚硝酸钠乙醇试液,放置至斑点显色清晰。供试品色谱中,在与对照药材色谱和对照品色谱相应的位置上,显相同颜色的斑点。

【检查】 **相对密度** 应不低于 1.16(通则 0601)。

pH 值 应为 4.0～6.0(通则 0631)。

其他 应符合糖浆剂项下有关的各项规定(通则 0116)。

【含量测定】 照高效液相色谱法(通则 0512)测定。

色谱条件与系统适用性试验 以十八烷基硅烷键合硅胶为填充剂;以甲醇-水(60：40)为流动相;检测波长为 295nm。理论板数按杜鹃素峰计算应不低于 3000。

对照品溶液的制备 取杜鹃素对照品适量,精密称定,加甲醇制成每 1ml 含 40μg 的溶液,即得。

供试品溶液的制备 取本品,摇匀,精密量取 10ml,加水 10ml,摇匀,用乙醚-无水乙醇(3：1)的混合溶液振摇提取 4 次,每次 20ml,合并提取液,蒸干,残渣用甲醇溶解,转移至 5ml 量瓶中,加甲醇至刻度,摇匀,滤过,取续滤液,即得。

测定法 分别精密吸取对照品溶液 10μl 与供试品溶液 10～20μl,注入液相色谱仪,测定,即得。

本品每 1ml 含满山红以杜鹃素($C_{17}H_{16}O_5$)计,不得少于 20.0μg。

【功能与主治】 止咳,祛痰,平喘。用于痰浊阻肺引起的咳嗽,痰多,喘息;急、慢性支气管炎见上述证候者。

【用法与用量】 口服。一次 5～10ml,一日 3 次。

【注意】 本品含罂粟壳不宜长期服用。

【规格】 每瓶装 100ml

【贮藏】 密封,置阴凉处。

复方滇鸡血藤膏

Fufang Dianjixueteng Gao

【处方】 滇鸡血藤膏粉 218.75g　　川牛膝 59.5g
续断 53g　　红花 5g
黑豆 12.5g

【制法】 以上五味,滇鸡血藤膏粉系取滇鸡血藤,加水煎煮三次,第一次 4 小时,第二次 3 小时,第三次 2 小时,滤过,滤液浓缩成稠膏,烘干,粉碎成细粉。川牛膝、续断、红花和黑豆加水煎煮三次,合并煎液,滤过,滤液浓缩至适量。取糯米 437.5g,洗净,蒸熟,烘干,粉碎成细粉。取川牛膝等四味的浓缩液,加入滇鸡血藤膏粉、上述熟糯米粉及饴糖 300g,充分拌匀,制成块,干燥,制成 1000g,即得。

【性状】 本品为黑色的块状物;气糊香,味涩、微苦而后略甜。

【鉴别】 (1)取本品适量,粉碎,取 5g,用热水 50ml 溶解,放冷,取上清液,用乙酸乙酯振摇提取 3 次,每次 50ml,合并乙酸乙酯提取液,蒸干,残渣加乙酸乙酯 0.5ml 使溶解,作为供试品溶液。另取滇鸡血藤对照药材 2g,加热水 50ml,浸

泡,时时振摇,放冷,同法制成对照药材溶液。再取异型南五味子丁素对照品,加乙酸乙酯制成每 1ml 含 1mg 的溶液,作为对照品溶液。照薄层色谱法(通则 0502)试验,吸取上述三种溶液各 5μl,分别点于同一硅胶 GF$_{254}$ 薄层板上,以环己烷-乙酸乙酯(2：1)为展开剂,展开,取出,晾干,置紫外光灯(254nm)下检视。供试品色谱中,在与对照药材色谱和对照品色谱相应的位置上,显相同颜色的斑点。

(2)取本品粉末 5g,加甲醇 50ml,超声处理 30 分钟,滤过,滤液蒸干,残渣用水 10ml 溶解,用乙醚振摇提取 2 次,每次 10ml,合并乙醚提取液,蒸干,残渣加三氯甲烷 0.5ml 使溶解,作为供试品溶液。另取川牛膝对照药材 0.2g,加甲醇 10ml,同法制成对照药材溶液。照薄层色谱法(通则 0502)试验,吸取上述两种溶液各 5μl,分别点于同一硅胶 G 薄层板上,以石油醚(60～90℃)-乙酸乙酯(3：2)为展开剂,展开,取出,晾干,置紫外光灯(365nm)下检视。供试品色谱中,在与对照药材色谱相应的位置上,显相同颜色的荧光斑点。

(3)取本品粉末 5g,加甲醇 50ml,超声处理 30 分钟,滤过,滤液蒸干,残渣加甲醇 1ml 使溶解,作为供试品溶液。另取续断对照药材 0.2g,加甲醇 10ml,同法制成对照药材溶液。照薄层色谱法(通则 0502)试验,吸取上述两种溶液各 5μl,分别点于同一硅胶 G 薄层板上,以三氯甲烷-甲醇(4：1)为展开剂,展开,取出,晾干,喷以香草醛硫酸试液,加热至斑点显色清晰。供试品色谱中,在与对照药材色谱相应的位置上,显相同颜色的斑点。

【检查】 **水分** 不得过 14.0%(通则 0832 第二法)。

【功能与主治】 活血养血,益肾。用于瘀血阻络、肾失所养所致的月经不调,症见经水后错、经量少、有血块,腰痠、小腹下坠、手足麻木、关节痠痛。

【用法与用量】 将膏研碎,用水、酒各半炖化服。一次 6～10g,一日 2 次。

【注意】 孕妇慎用。

【规格】 每盒装 200g

【贮藏】 密封。

复方鲜竹沥液

Fufang Xianzhuli Ye

【处方】 鲜竹沥 400ml　　鱼腥草 150g
生半夏 25g　　生姜 25g
枇杷叶 150g　　桔梗 75g
薄荷素油 1ml

【制法】 以上七味,生姜压榨取汁,加乙醇使含醇量达 65%,搅拌,放置 24 小时,取上清液,滤过,滤液回收乙醇,备用;鱼腥草加水蒸馏,收集蒸馏液 150ml,备用;生姜和鱼腥草的药渣与生半夏、枇杷叶、桔梗加水煎煮二次,第一次 1.5 小

时,第二次 1 小时,合并煎液,滤过,滤液浓缩至约 420ml,放冷,加乙醇使含醇量达 65%,搅拌,放置 24 小时,取上清液,滤过,滤液回收乙醇至无醇味,加鲜竹沥、蔗糖 150g 或甜菊素 3g,加热煮沸 20 分钟,趁热滤过,滤液放冷,加入生姜汁、鱼腥草蒸馏液、薄荷素油和苯甲酸钠 3g,搅匀,加水至 1000ml,混匀,即得。

【性状】 本品为黄棕色至棕色的液体;气香,味甜。

【鉴别】 (1)取本品 20ml,用氨试液调节 pH 值至 11~12,用乙酸乙酯振摇提取 2 次,每次 30ml,合并乙酸乙酯液,蒸干,残渣加无水乙醇 1ml 使溶解,作为供试品溶液。另取鱼腥草对照药材 0.5g,加水 50ml,煎煮 30 分钟,滤过,滤液浓缩至约 20ml,同法制成对照药材溶液。照薄层色谱法(通则 0502)试验,吸取上述两种溶液各 10μl,分别点于同一硅胶 G 薄层板上,以甲苯-乙酸乙酯-98% 甲酸(8:3:0.5)为展开剂,展开,取出,晾干,喷以 10% 硫酸乙醇溶液,置紫外光灯(365nm)下检视。供试品色谱中,在与对照药材色谱相应的位置上,显相同颜色的荧光主斑点。

(2)取本品 30ml,用水饱和的正丁醇 60ml 振摇提取,正丁醇液用氨试液洗涤 2 次,每次 60ml,正丁醇液蒸干,残渣加无水乙醇 1ml 使溶解,作为供试品溶液。另取枇杷叶对照药材 1g,加水 60ml,煎煮 30 分钟,滤过,滤液浓缩至约 30ml,同法制成对照药材溶液。照薄层色谱法(通则 0502)试验,吸取供试品溶液 5~10μl,对照药材溶液 5μl,分别点于同一硅胶 G 薄层板上,以三氯甲烷-甲醇-水(13:7:2)10℃ 以下放置的下层溶液为展开剂,展开,取出,晾干,喷以 5% 香草醛硫酸溶液-无水乙醇(1:9)的混合溶液,在 105℃ 加热至斑点显色清晰。供试品色谱中,在与对照药材色谱相应的位置上,显相同颜色的主斑点。

(3)取本品 20ml,用水饱和的正丁醇振摇提取 2 次,每次 20ml,合并正丁醇提取液,蒸干,残渣加甲醇 1ml 使溶解,作为供试品溶液。另取桔梗对照药材 0.5g,加甲醇 10ml,超声处理 15 分钟,滤过,滤液蒸干,残渣加甲醇 2ml 使溶解,作为对照药材溶液。照薄层色谱法(通则 0502)试验,吸取上述两种溶液各 2μl,分别点于同一硅胶 G 薄层板上,以三氯甲烷-甲醇-甲酸(16:10:1)为展开剂,展开,取出,晾干,喷以 10% 硫酸乙醇溶液,在 105℃ 加热至斑点显色清晰。供试品色谱中,在与对照药材色谱相应的位置上,显相同颜色的主斑点。

【检查】 相对密度 应不低于 1.05 或应不低于 1.01(无蔗糖)(通则 0601)。

pH 值 应为 4.8~6.0(通则 0631)。

其他 应符合合剂项下有关的各项规定(通则 0181)。

【功能与主治】 清热化痰,止咳。用于痰热咳嗽,痰黄黏稠。

【用法与用量】 口服。一次 20ml,一日 2~3 次。

【规格】 每瓶装 (1)10ml (2)20ml (3)30ml
(4)100ml (5)120ml (6)20ml(无蔗糖)

【贮藏】 密封。

复方熊胆滴眼液

Fufang Xiongdan Diyanye

【处方】 熊胆粉 3g 　　　　天然冰片 1g

【制法】 以上二味,取熊胆粉,用 10 倍量水溶解,加乙醇使含醇量达 50%,加热回流 1 小时后,回收乙醇至无醇味,滤过,滤液备用;硼砂、硼酸、氯化钠、羟苯乙酯 0.25g 搅拌溶于水中,滤过,滤液备用;将天然冰片溶于乙醇中,再加入等量的水,待微晶析出后,滤过,用水冲洗微晶至无醇味,天然冰片微晶备用;将羧甲基纤维素钠 2g 加入适量水中,静置 24 小时,滤过,滤液备用。将天然冰片微晶与上述三种滤液混匀,加水至 1000ml,混匀,灭菌,分装,即得。

【性状】 本品为淡黄色的混悬液;气清香,味苦。

【鉴别】 取本品 2ml,加 30% 氢氧化钠溶液 1.5ml,置沸水浴上水解 10 小时,放冷,滴加盐酸调节 pH 值至 1~2,用乙酸乙酯振摇提取 4 次,每次 10ml,合并乙酸乙酯提取液,蒸干,残渣加甲醇 2ml 使溶解,作为供试品溶液。另取熊去氧胆酸对照品和鹅去氧胆酸对照品,加甲醇制成每 1ml 各含 0.6mg 的混合溶液,作为对照品溶液。照薄层色谱法(通则 0502)试验,吸取上述两种溶液各 1μl,分别点于同一硅胶 G 薄层板上,以异辛烷-异丙醚-正丁醇-冰醋酸-水(6:3:1.8:3:0.6)的上层溶液为展开剂,展开,取出,晾干,喷以 20% 硫酸乙醇溶液,在 105℃ 加热至斑点显色清晰,置紫外光灯(365nm)下检视。供试品色谱中,在与对照品色谱相应的位置上,显相同颜色的荧光斑点。

【检查】 pH 值 应为 7.4~8.0(通则 0631)。

其他 应符合眼用制剂项下有关的各项规定(通则 0105)。

【含量测定】 熊胆粉 照高效液相色谱法(通则 0512)测定。

色谱条件与系统适用性试验 以十八烷基硅烷键合硅胶为填充剂;以甲醇-0.03mol/L 磷酸二氢钠溶液(62:38)(用磷酸调节 pH 值至 4.4)为流动相,检测波长为 210nm。理论板数按牛磺熊去氧胆酸峰计算应不低于 1000。

对照品溶液的制备 取牛磺熊去氧胆酸钠对照品适量,精密称定,加甲醇制成每 1ml 含 1mg 的溶液,即得(相当于牛磺熊去氧胆酸 0.9578mg)。

供试品溶液的制备 取本品,作为供试品溶液。

测定法 分别精密吸取对照品溶液与供试品溶液各 10μl,注入液相色谱仪,测定,即得。

本品每 1ml 含熊胆粉以牛磺熊去氧胆酸($C_{26}H_{45}NO_6S$)计,不得少于 0.55mg。

天然冰片 照气相色谱法(通则 0521)测定。

色谱条件与系统适用性试验 聚乙二醇 20000(PEG-20M)毛细管柱(柱长为 30m,内径为 0.25mm,膜厚度为

0.25μm);柱温为 130℃,进样口温度为 200℃,检测器温度为 200℃。理论板数按右旋龙脑峰计算应不低于 10000。

校正因子测定 取十五烷适量,精密称定,加乙酸乙酯制成每 1ml 含 1mg 的溶液,作为内标溶液。另取右旋龙脑对照品适量,精密称定,加乙酸乙酯制成每 1ml 含 1mg 的溶液,作为对照品溶液。精密吸取上述两种溶液各 2ml,置 25ml 量瓶中,加乙酸乙酯至刻度,摇匀,取 1μl,注入气相色谱仪,计算校正因子。

测定法 取装量差异项下的本品,混匀,精密量取 5ml,用乙酸乙酯振摇提取 4 次,轻轻振摇后,放置 30 分钟,每次 5ml,合并乙酸乙酯提取液,于 25ml 量瓶中,精密加入内标溶液 2ml,用乙酸乙酯稀释至刻度,摇匀,取 1μl,注入气相色谱仪,计算,即得。

本品每 1ml 含天然冰片以右旋龙脑（$C_{10}H_{18}O$）计,不得少于 0.45mg。

【功能与主治】 清热降火,退翳明目。用于肝火上炎、热毒伤络所致的白睛红赤、眵多、羞明流泪;急性细菌性结膜炎、流行性角结膜炎见上述证候者。

【用法与用量】 滴眼。一次 1～2 滴,一日 6 次,或遵医嘱。

【注意】 忌食辛辣油腻食物。

【规定】 （1）每瓶装 5ml （2）每瓶装 8ml （3）每瓶装 12ml

【贮藏】 遮光,密封,置阴凉处。

复芪止汗颗粒
Fuqizhihan Keli

【处方】 黄芪 330g 党参 400g
麻黄根 160g 炒白术 160g
煅牡蛎 500g 五味子(蒸)80g

【制法】 以上六味,加水煎煮二次,第一次 1 小时,第二次 0.5 小时,煎液滤过,滤液合并,浓缩至相对密度为 1.03（80℃）,静置,取上清液,浓缩至适量,加入蔗糖 600g 和适量糊精,制粒,干燥,制成 1000g,即得。

【性状】 本品为黄棕色的颗粒;味甜。

【鉴别】 （1）取本品 40g,加水 100ml 使溶解,静置,取上清液,用乙酸乙酯 30ml 振摇提取,分取乙酸乙酯液,加无水硫酸钠适量,滤过,滤液浓缩至 0.5ml,作为供试品溶液。另取黄芪对照药材 3g、白术对照药材 2g,分别加水 150ml,煮沸 1 小时,放冷,滤过,取滤液,同法制成对照药材溶液。照薄层色谱法(通则 0502)试验,吸取上述三种溶液各 10μl,分别点于同一硅胶 GF$_{254}$薄层板上,以环己烷-乙酸乙酯(1:1)为展开剂,展开,取出,晾干,氨蒸气中熏后,置紫外光灯(254nm)下检视。供试品色谱中,在与对照药材色谱相应的位置上,显相同颜色的斑点。

（2）取〔含量测定〕项下的供试品溶液 2ml,置 10ml 量瓶中,加甲醇至刻度,摇匀,作为供试品溶液。另取党参炔苷对照品适量,加甲醇制成每 1ml 含 30μg 的溶液,作为对照品溶液。照高效液相色谱法(通则 0512)试验,以十八烷基硅烷键合硅胶为填充剂;以乙腈-水(20:80)为流动相;检测波长为 210nm;理论板数按党参炔苷峰计算应不低于 2000。分别精密吸取供试品溶液与对照品溶液各 10μl,注入液相色谱仪,记录色谱图。供试品色谱中应呈现与对照品色谱峰保留时间相同的色谱峰。

【检查】 应符合颗粒剂项下有关的各项规定(通则 0104)。

【含量测定】 照高效液相色谱法(通则 0512)测定。

色谱条件与系统适用性试验 以十八烷基硅烷键合硅胶为填充剂;以乙腈-水(25:75)为流动相;用蒸发光散射检测器检测。理论板数按黄芪甲苷峰计算应不低于 4000。

对照品溶液的制备 取黄芪甲苷对照品适量,精密称定,加甲醇制成每 1ml 含 0.4mg 的溶液,即得。

供试品溶液的制备 取装量差异项下的本品内容物 50g,研细,精密称定,精密加水 100ml,称定重量,置水浴上加热回流 1 小时,放冷,再称定重量,用水补足减失的重量,摇匀,离心,精密量取上清液 50ml,用水饱和的正丁醇振摇提取 5 次,每次 50ml,合并正丁醇液,用氨试液洗涤 2 次,每次 50ml,弃去洗液,正丁醇液蒸干,残渣用适量甲醇溶解,转移至 5ml 量瓶中,加甲醇至刻度,摇匀,滤过,取续滤液,即得。

测定法 分别精密吸取对照品溶液 8μl、16μl 与供试品溶液 20μl,注入液相色谱仪,测定,以外标两点法对数方程计算,即得。

本品每袋含黄芪以黄芪甲苷（$C_{41}H_{68}O_{14}$）计,不得少于 1.0mg。

【功能与主治】 益气,固表,敛汗。用于气虚不固,多汗,倦怠,乏力。

【用法与用量】 开水冲服。儿童五岁以下一次 1 袋,一日 2 次;五至十二岁一次 1 袋,一日 3 次;成人一次 2 袋,一日 2 次。

【注意】 佝偻病、结核病、甲状腺功能亢进、更年期综合征等患者,服用本品同时应作病因治疗。

【规格】 每袋装 20g

【贮藏】 密封,置干燥处。

复 明 片
Fuming Pian

【处方】 羚羊角 1g 蒺藜 40g
木贼 25g 菊花 50g
车前子 25g 夏枯草 25g

决明子 40g	人参 15g
酒萸肉 25g	石斛 40g
枸杞子 40g	菟丝子 25g
女贞子 25g	石决明 50g
黄连 10g	谷精草 25g
木通 25g	熟地黄 25g
山药 25g	泽泻 10g
茯苓 25g	牡丹皮 25g
地黄 25g	槟榔 25g

【制法】 以上二十四味,蒺藜、木贼、菊花、车前子、决明子、酒萸肉、人参、石斛粉碎成细粉,过筛,混匀;羚羊角粉碎成细粉,与上述细粉混匀;其余枸杞子等十五味,加水煎煮二次,每次 2 小时,煎液滤过,滤液合并,减压浓缩至相对密度为 1.12～1.15(60℃),与上述细粉及聚维酮 15g,喷雾制颗粒,加入硬脂酸镁 1.5g,混匀,压制成 1000 片,包糖衣或薄膜衣,即得。

【性状】 本品为糖衣片或薄膜衣片,除去包衣后显黄棕色至棕褐色;气微香,味微苦。

【鉴别】 (1)取本品,置显微镜下观察:果皮纤维木化,上下层纵横交错排列(蒺藜)。种皮栅状细胞 1 列,侧面观呈长方形,可见光辉带(决明子)。纤维表面类圆形细胞中含细小圆形硅质块,排列成行(石斛)。

(2)取本品 15 片,除去包衣,研细,加甲醇 40ml,超声处理 25 分钟,滤过,滤液加在中性氧化铝柱(100～200 目,10g,内径为 1cm)上,收集洗脱液,置水浴上蒸至近干,加甲醇 1ml 使溶解,作为供试品溶液。另取盐酸小檗碱对照品,加甲醇制成每 1ml 含 0.5mg 的溶液,作为对照品溶液。照薄层色谱法(通则 0502)试验,吸取上述两种溶液各 4μl,分别点于同一硅胶 G 薄层板上,以甲苯-乙酸乙酯-异丙醇-甲醇-浓氨试液(12:6:3:5:2)为展开剂,置氨蒸气预饱和的展开缸内展开,展距约 15cm,取出,晾干,置紫外光灯(365nm)下检视。供试品色谱中,在与对照品色谱相应的位置上,显相同颜色的荧光斑点。

(3)取本品 25 片,除去包衣,研细,加甲醇 30ml,浸渍 1 小时,并时时振摇,滤过,滤液蒸干,残渣用水 10ml 溶解,加入盐酸 1ml,加热回流 30 分钟,立即冷却,用乙醚提取 2 次,每次 20ml,合并乙醚液,蒸干,残渣加甲醇 1ml 使溶解,作为供试品溶液。另取大黄酚对照品,加甲醇制成每 1ml 含 1mg 的溶液,作为对照品溶液。照薄层色谱法(通则 0502)试验,吸取上述两种溶液各 5μl,分别点于同一硅胶 G 薄层板上,以石油醚(30～60℃)-甲酸乙酯-甲酸(4:1:0.1)为展开剂,展开,取出,晾干,置紫外光灯(365nm)下检视。供试品色谱中,在与对照品色谱相应的位置上,显相同颜色的荧光斑点。

【检查】 应符合片剂项下有关的各项规定(通则 0101)。

【含量测定】 照高效液相色谱法(通则 0512)测定。

色谱条件与系统适用性试验 以十八烷基硅烷键合硅胶为填充剂;以乙腈-0.05%磷酸溶液(39:61)(每 100ml 中加

入 50mg 十二烷基磺酸钠)为流动相;检测波长为 349nm。理论板数按盐酸小檗碱峰计算应不低于 2000。

对照品溶液的制备 取盐酸小檗碱对照品适量,精密称定,加甲醇制成每 1ml 含 6μg 的溶液,即得。

供试品溶液的制备 取本品 20 片,除去包衣,精密称定,研细,取约 2g,精密称定,置具塞锥形瓶中,精密加入盐酸-甲醇(1:100)混合溶液 50ml,密塞,称定重量,超声处理(功率 250W,频率 40kHz)30 分钟,放冷,再称定重量,用盐酸-甲醇(1:100)混合溶液补足减失的重量,摇匀,滤过,取续滤液,即得。

测定法 分别精密吸取对照品溶液与供试品溶液各 10μl,注入液相色谱仪,测定,即得。

本品每片含黄连以盐酸小檗碱($C_{20}H_{17}NO_4 \cdot HCl$)计,不得少于 50μg。

【功能与主治】 滋补肝肾,养阴生津,清肝明目。用于肝肾阴虚所致的羞明畏光、视物模糊;青光眼,初、中期白内障见上述证候者。

【用法与用量】 口服。一次 5 片,一日 3 次。

【注意】 孕妇慎用;忌食辛辣刺激食物。

【规格】 (1)薄膜衣片 每片重 0.31g

(2)糖衣片(片心重 0.3g)

【贮藏】 密封,防潮。

复脉定胶囊
Fumaiding Jiaonang

【处方】 党参 1115.6g   黄芪 892.4g
远志 743.7g   桑椹 743.7g
川芎 371.9g

【制法】 以上五味,用 85%乙醇回流提取三次,提取液滤过,滤液合并,减压回收乙醇并浓缩至适量,加水溶解,煮沸 5 分钟,静置 48 小时使沉淀,取沉淀,与适量淀粉混匀,干燥,粉碎。将上清液通过 D101 型大孔吸附树脂柱,用 90%乙醇洗脱,收集洗脱液,减压回收乙醇并浓缩至适量,与适量淀粉混匀,干燥,粉碎,与上述粉末混匀,装入胶囊,制成 1000 粒,即得。

【性状】 本品为硬胶囊,内容物为黄褐色或深褐色的颗粒和粉末;味苦,微麻。

【鉴别】 (1)取黄芪对照药材 2g,同〔含量测定〕项下供试品溶液方法制备,残渣加甲醇 2ml 使溶解,作为对照药材溶液。照薄层色谱法(通则 0502)试验,吸取〔含量测定〕项下的供试品溶液 5μl、对照品溶液 10μl 及上述对照药材溶液 5μl,分别点于同一硅胶 G 薄层板上,以三氯甲烷-甲醇-水(13:6:2)10℃以下放置的下层溶液为展开剂,展开,取出,晾干,喷以 10%硫酸乙醇溶液,在 100℃加热至斑点显色清晰。供试品色谱中,在与对照药材色谱和对照品色谱相应的位置上,显相同颜色的斑点;置紫外光灯(365nm)下检视,显相同颜色的荧光斑点。

(2)取本品内容物2g,加盐酸-70%乙醇(1:19)混合溶液30ml,加热回流1小时,放冷,滤过,滤液加水30ml,用三氯甲烷30ml振摇提取,分取三氯甲烷液,用无水硫酸钠脱水,滤过,蒸干,残渣加甲醇1ml使溶解,作为供试品溶液。另取远志对照药材2g,同法制成对照药材溶液。照薄层色谱法(通则0502)试验,吸取上述两种溶液各4μl,分别点于同一硅胶G薄层板上,以甲苯-乙酸乙酯-甲酸(14:4:0.5)为展开剂,展开,取出,晾干,置紫外光灯(365nm)下检视。供试品色谱中,在与对照药材色谱相应的位置上,显相同颜色的荧光斑点。

(3)取本品内容物2g,加乙醚25ml,超声处理15分钟,滤过,滤液浓缩至约1ml,作为供试品溶液。另取川芎对照药材0.5g,同法制成对照药材溶液。照薄层色谱法(通则0502)试验,吸取上述两种溶液各2μl,分别点于同一硅胶G薄层板上,以环己烷-乙酸乙酯(4:1)为展开剂,展开,取出,晾干,置紫外光灯(365nm)下检视。供试品色谱中,在与对照药材色谱相应的位置上,显相同颜色的荧光斑点。

【检查】　树脂有机物残留　取本品内容物1g,精密称定,置20ml顶空瓶中,精密加入1%二甲基亚砜溶液10ml,密封,超声处理10分钟,作为供试品溶液。另分别取正己烷、苯、甲苯、二甲苯、苯乙烯、二乙烯苯各适量,精密称定,加二甲基亚砜适量,制成每1ml含正己烷、苯、甲苯、二甲苯、苯乙烯、二乙烯苯各为2.9mg、20μg、8.9mg、21.7mg、0.2mg、0.2mg的混合对照品储备液。精密量取上述储备液1ml,置100ml量瓶中,加水至刻度,摇匀,作为对照品溶液。精密量取对照品溶液10ml,置20ml顶空瓶中,密封。照残留溶剂测定法(通则0861第二法)测定,以14%氰丙基苯基-86%二甲基聚硅氧烷为固定相的毛细管柱(柱长为30m,内径为0.32mm,膜厚度为1μm),柱温为程序升温:初始温度为40℃,保持5分钟,以每分钟6℃的速率升温至150℃,再以每分钟10℃的速率升温至200℃,保持1分钟;顶空进样,顶空瓶平衡温度为100℃,平衡时间为30分钟。分别顶空进样上述两种溶液的顶空气体各1ml,测定,即得。

本品含正己烷不得过0.029%、苯不得过0.0002%、甲苯不得过0.089%、二甲苯不得过0.217%,含苯乙烯、二乙烯苯均不得过0.002%。

其他　应符合胶囊剂项下有关的各项规定(通则0103)。

【浸出物】　取本品内容物2g,精密称定,用85%乙醇作溶剂,照浸出物测定法(通则2201醇溶性浸出物测定法—热浸法)测定。

本品含醇溶性浸出物不得少于52.0%。

【含量测定】　照高效液相色谱法(通则0512)测定。

色谱条件与系统适用性试验　以十八烷基硅烷键合硅胶为填充剂;以乙腈-水(35:65)为流动相;用蒸发光散射检测器检测。理论板数按黄芪甲苷峰计算应不低于4000。

对照品溶液的制备　取黄芪甲苷对照品适量,精密称定,加甲醇制成每1ml含0.5mg的溶液,即得。

供试品溶液的制备　取本品20粒的内容物,精密称定,研细,混匀,取约2g,精密称定,置索氏提取器中,加甲醇40ml,冷浸过夜,再加甲醇适量,加热回流4小时,提取液回收溶剂并浓缩至干,残渣加水10ml,微热使溶解,用水饱和的正丁醇振摇提取4次,每次40ml,合并正丁醇液,用氨试液充分洗涤2次,每次40ml,弃去氨液,正丁醇液蒸干,残渣加水10ml使溶解,通过D101型大孔吸附树脂柱(内径为1.5cm,柱高为12cm),用水50ml洗脱,再用40%乙醇30ml洗脱,弃去洗脱液,继用70%乙醇100ml洗脱,收集洗脱液,蒸干,残渣用甲醇溶解并转移至5ml量瓶中,加甲醇至刻度,摇匀,即得。

测定法　分别精密吸取对照品溶液10μl、20μl与供试品溶液5~20μl,注入液相色谱仪,测定,以外标两点法对数方程计算,即得。

本品每粒含黄芪以黄芪甲苷($C_{41}H_{68}O_{14}$)计,不得少于0.30mg。

【功能与主治】　补气活血,宁心安神。用于气虚血瘀所致的怔忡、心悸、脉结代;轻、中度房性早搏或室性早搏见有上述证候者。

【用法与用量】　口服。一次3粒,一日3次。

【注意】　(1)多源性室性早搏、R在T上的室性早搏及其他严重心律失常者非本品的适应症。

(2)长期应用西药而不能停药者,非本品的适应症。

【规格】　每粒装0.35g

【贮藏】　密封,防潮。

便 通 片
Biantong Pian

【处方】　麸炒白术296g　　　　肉苁蓉210g
　　　　　当归170g　　　　　　桑椹127g
　　　　　枳实127g　　　　　　芦荟65g

【制法】　以上六味,芦荟粉碎成细粉,过筛,备用;其余麸炒白术等五味加水煎煮二次,每次2小时,合并煎液,滤过,滤液静置12小时,取上清液浓缩至清膏状。取芦荟粉、清膏及淀粉适量混匀,制粒,制成的颗粒与微晶纤维素、羧甲基淀粉钠、硬脂酸镁适量混匀,压制成1000片,包薄膜衣,即得。

【性状】　本品为薄膜衣片,除去包衣后显黄棕色至棕褐色;味辛、苦、涩。

【鉴别】　(1)取本品17片,除去包衣,研细,加1%碳酸氢钠溶液50ml,超声处理10分钟,离心,取上清液用稀盐酸调节pH值至2~3,用乙醚振摇提取2次,每次20ml,合并乙醚液,回收溶剂至干,残渣加甲醇 1ml 使溶解,作为供试品溶液。另取当归对照药材 0.6g,同法制成对照药材溶液。再取藁本内酯对照品,加甲醇制成每 1ml 含 1mg 的溶液,作为对照品溶液。照薄层色谱法(通则 0502)试验,吸取供试品溶液 10μl、对照药材溶液 3μl、对照品溶液 1μl,分别点于同一硅胶 G 薄层板上,以乙酸乙酯-石油醚(60～90℃)(1：9)为展开剂,展开,取出,晾干,置紫外光灯(365nm)下检视。供试品色谱中,在与对照药材色谱和对照品色谱相应的位置上,显相同颜色的荧光斑点。

(2)取本品 3 片,除去包衣,研细,加甲醇 25ml,超声处理 15 分钟,滤过,滤液浓缩至 1ml,作为供试品溶液。另取芦荟对照药材 0.1g,同法制成对照药材溶液。再取芦荟苷对照品,加甲醇制成每 1ml 含 1mg 的溶液,作为对照品溶液。照薄层色谱法(通则 0502)试验,吸取供试品溶液 2～3μl、对照药材溶液各 2μl、对照品溶液 5μl,分别点于同一硅胶 G 薄层板上,以乙酸乙酯-甲醇-水(100：17：13)为展开剂,展开,取出,晾干,喷以 10％氢氧化钾甲醇溶液,置紫外光灯(365nm)下检视。供试品色谱中,在与对照药材色谱和对照品色谱相应的位置上,显相同颜色的荧光斑点。

(3)取本品 14 片,除去包衣,研细,加浓氨试液 5ml 浸润,再加乙酸乙酯 10ml,超声处理 15 分钟,滤过,滤液蒸干,残渣加甲醇 1ml 使溶解,作为供试品溶液。另取枳实对照药材 0.5g,同法制成对照药材溶液。再取辛弗林对照品,加甲醇制成每 1ml 含 0.5mg 的溶液,作为对照品溶液。照薄层色谱法(通则 0502)试验,吸取供试品溶液和对照药材溶液各 10μl、对照品溶液 3μl,分别点于同一硅胶 G 薄层板上,以三氯甲烷-甲醇-浓氨试液(10：3：0.5)为展开剂,展开,取出,晾干,喷以 0.5％茚三酮乙醇溶液,在 105℃加热至斑点清晰,置日光下检视。供试品色谱中,在与对照药材色谱和对照品色谱相应的位置上,显相同颜色的斑点。

【检查】　应符合片剂项下有关的各项规定(通则 0101)。

【含量测定】　芦荟　照高效液相色谱法(通则 0512)测定。

色谱条件与系统适用性试验　以十八烷基硅烷键合硅胶为填充剂;以乙腈-水(25：75)为流动相;检测波长为 359nm。理论板数按芦荟苷峰计算应不低于 5000。

对照品溶液的制备　取芦荟苷对照品适量,精密称定,加 20％甲醇制成每 1ml 含 50μg 的溶液,即得。

供试品溶液的制备　取本品 10 片,除去包衣,研细,取约 0.3g,精密称定,置具塞锥形瓶中,精密加入甲醇 25ml,称定重量,超声处理(功率 300W,频率 40kHz)30 分钟,放冷,再称定重量,用甲醇补足减失的重量,摇匀,滤过,精密量取滤液 5ml,置 25ml 量瓶中,加水至刻度,摇匀,滤过,取续滤液,即得。

测定法　分别精密吸取对照品溶液与供试品溶液各 20μl,注入液相色谱仪,测定,即得。

本品每片含芦荟以芦荟苷($C_{21}H_{22}O_9$)计,不得少

于 9.1mg。

肉苁蓉　照高效液相色谱法(通则 0512)测定。

色谱条件与系统适用性试验　以辛烷基硅烷键合硅胶为填充剂;以甲醇为流动相 A,以 1％醋酸溶液为流动相 B,按下表中的规定进行梯度洗脱;检测波长为 332nm;柱温为 35℃。理论板数按松果菊苷峰计算应不低于 4000。

时间(分钟)	流动相 A(％)	流动相 B(％)
0～20	24	76
20～25	24→26	76→74
25～35	26	74
35～40	26→80	74→20
40～45	80	20

对照品溶液的制备　取松果菊苷对照品适量,精密称定,加 50％甲醇制成每 1ml 含 40μg 的溶液,即得。

供试品溶液的制备　取本品 20 片,除去包衣,精密称定,研细,取约 3g,精密称定,置具塞锥形瓶中,精密加入 50％甲醇 50ml,称定重量,超声处理(功率 300W,频率 40kHz)40 分钟,放冷,再称定重量,用 50％甲醇补足减失的重量,摇匀,滤过,取续滤液,即得。

测定法　分别精密吸取对照品溶液 5～10μl、供试品溶液 10μl,注入液相色谱仪,测定,即得。

本品每片含肉苁蓉以松果菊苷($C_{35}H_{46}O_{20}$)计,不得少于 0.13mg。

【功能与主治】　健脾益肾,润肠通便。用于脾肾不足,肠腑气滞所致的便秘。症见:大便秘结或排便乏力,神疲气短,头晕目眩,腰膝酸软;习惯性便秘,肛周疾病见上述证候者。

【用法与用量】　口服。一次 3 片,一日 2 次,或遵医嘱。

【注意】　(1)孕妇禁服。
(2)偶见轻度腹痛、腹泻及皮疹。

【规格】　每片重 0.46g

【贮藏】　密封。

便 通 胶 囊

Biantong Jiaonang

【处方】　麸炒白术 296g　　　肉苁蓉 210g
　　　　　当归 170g　　　　　桑椹 127g
　　　　　枳实 127g　　　　　芦荟 65g

【制法】　以上六味,芦荟粉碎成细粉,过筛,备用;其余麸炒白术等五味加水煎煮二次,每次 2 小时,合并煎液,滤过,滤液静置,取上清液浓缩至清膏状,备用;取上述细粉及淀粉适量,混匀,用上述清膏制粒,颗粒包衣,干燥,装入胶囊,制成 1000 粒,即得。

【性状】　本品为硬胶囊,内容物为黄棕色至棕褐色的颗粒;味辛、苦、涩。

【鉴别】　(1)取本品内容物6g,加1％碳酸氢钠溶液50ml,超声处理10分钟,离心,取上清液用稀盐酸调节pH值至2～3,用乙醚振摇提取2次,每次20ml,合并乙醚液,回收溶剂至干,残渣加甲醇1ml使溶解,作为供试品溶液。另取当归对照药材0.6g,同法制成对照药材溶液。再取藁本内酯对照品,加甲醇制成每1ml含1mg的溶液,作为对照品溶液。照薄层色谱法(通则0502)试验,吸取供试品溶液10μl、对照药材溶液3μl、对照品溶液1μl,分别点于同一硅胶G薄层板上,以乙酸乙酯-石油醚(60～90℃)(1:9)为展开剂,展开,取出,晾干,置紫外光灯(365nm)下检视。供试品色谱中,在与对照药材色谱和对照品色谱相应的位置上,显相同颜色的荧光斑点。

(2)取本品内容物1g,研细,加甲醇25ml,超声处理15分钟,滤过,滤液浓缩至1ml,作为供试品溶液。另取芦荟对照药材0.1g,同法制成对照药材溶液。再取芦荟苷对照品,加甲醇制成每1ml含1mg的溶液,作为对照品溶液。照薄层色谱法(通则0502)试验,吸取供试品溶液2～3μl、对照药材溶液2μl、对照品溶液5μl,分别点于同一硅胶G薄层板上,以乙酸乙酯-甲醇-水(100:17:13)为展开剂,展开,取出,晾干,喷以10％氢氧化钾甲醇溶液,置紫外光灯(365nm)下检视。供试品色谱中,在与对照药材色谱和对照品色谱相应的位置上,显相同颜色的荧光斑点。

(3)取本品内容物5g,研细,加浓氨试液5ml浸润,再加乙酸乙酯10ml,超声处理15分钟,滤过,滤液蒸干,残渣加甲醇1ml使溶解,作为供试品溶液。另取枳实对照药材0.5g,同法制成对照药材溶液。再取辛弗林对照品,加甲醇制成每1ml含0.5mg的溶液,作为对照品溶液。照薄层色谱法(通则0502)试验,吸取供试品溶液和对照药材溶液各10μl、对照品溶液3μl,分别点于同一硅胶G薄层板上,以三氯甲烷-甲醇-浓氨试液(10:3:0.5)为展开剂,展开,取出,晾干,喷以0.5％茚三酮乙醇溶液,在105℃加热至斑点清晰,置日光下检视。供试品色谱中,在与对照药材色谱和对照品色谱相应的位置上,显相同颜色的斑点。

【检查】　应符合胶囊剂项下有关的各项规定(通则0103)。

【含量测定】　芦荟　照高效液相色谱法(通则0512)测定。

色谱条件与系统适用性试验　以十八烷基硅烷键合硅胶为填充剂;以乙腈-水(25:75)为流动相;检测波长为359nm。理论板数按芦荟苷峰计算应不低于5000。

对照品溶液的制备　取芦荟苷对照品适量,精密称定,加20％甲醇制成每1ml含50μg的溶液,即得。

供试品溶液的制备　取装量差异下的本品内容物适量,研细,取约0.2g,精密称定,置具塞锥形瓶中,精密加入甲醇25ml,称定重量,超声处理(功率300W,频率40kHz)30分钟,放冷,再称定重量,用甲醇补足减失的重量,摇匀,滤过,精密量取滤液5ml,置25ml量瓶中,加水至刻度,摇匀,滤过,取续滤液,即得。

测定法　分别精密吸取对照品溶液与供试品溶液各20μl,注入液相色谱仪,测定,即得。

本品每粒含芦荟以芦荟苷($C_{21}H_{22}O_9$)计,不得少于8.0mg。

肉苁蓉　照高效液相色谱法(通则0512)测定。

色谱条件与系统适用性试验　以辛烷基硅烷键合硅胶为填充剂;以甲醇为流动相A,以1％醋酸溶液为流动相B,按下表中的规定进行梯度洗脱;检测波长为332nm;柱温为35℃。理论板数按松果菊苷峰计算应不低于4000。

时间(分钟)	流动相A(％)	流动相B(％)
0～20	24	76
20～25	24→26	76→74
25～35	26	74
35～40	26→80	74→20
40～45	80	20

对照品溶液的制备　取松果菊苷对照品适量,精密称定,加50％甲醇制成每1ml含40μg的溶液,即得。

供试品溶液的制备　取装量差异下的本品内容物适量,研细,取约2g,精密称定,置具塞锥形瓶中,精密加入50％甲醇50ml,称定重量,超声处理(功率300W,频率40kHz)40分钟,放冷,再称定重量,用50％甲醇补足减失的重量,摇匀,滤过,取续滤液,即得。

测定法　分别精密吸取对照品溶液5～10μl、供试品溶液10μl,注入液相色谱仪,测定,即得。

本品每粒含肉苁蓉以松果菊苷($C_{35}H_{46}O_{20}$)计,不得少于0.13mg。

【功能与主治】　健脾益肾,润肠通便。用于脾肾不足,肠腑气滞所致的便秘。症见:大便秘结或排便乏力,神疲气短,头晕目眩,腰膝酸软;习惯性便秘,肛周疾病见上述证候者。

【用法与用量】　口服。一次3粒,一日2次。

【注意】　(1)孕妇禁服。

(2)偶见轻度腹痛、腹泻及皮疹。

【规格】　每粒装0.35g

【贮藏】　密封。

保 心 片
Baoxin Pian

【处方】　三七45g　　　　　　丹参540g
　　　　　　川芎360g　　　　　　山楂450g
　　　　　　制何首乌157.5g　　　何首乌292.5g

【制法】　以上六味,三七和制何首乌粉碎成细粉,混匀;何首乌粉碎成粗粉,用70％乙醇作溶剂,浸渍24小时后,缓缓渗漉,收集渗漉液;丹参先后用70％乙醇和50％乙醇加热回流提取,每次 1.5 小时,合并两次提取液及上述渗漉液,回收乙醇,备用;药渣加水煎煮 2 小时,煎液滤过,滤液备用;川芎提取挥发油,药渣与山楂加水煎煮二次,每次 2 小时,合并煎液,滤过,滤液浓缩至适量,静置,取上清液,滤过,滤液与上述药液合并,浓缩至适量,加入三七和制何首乌细粉,拌匀,干燥,研细,加入淀粉适量,混匀,制颗粒,干燥,喷加川芎挥发油,混匀,压制成 1000 片,即得。

【性状】　本品为棕褐色的片;气香,味微甜、微苦。

【鉴别】　(1)取本品 1 片,研细,加水 100ml 搅拌使溶解,滤过,取滤液 1ml,加水至 25ml,摇匀。照紫外-可见分光光度法(通则 0401)测定,在 283nm 波长处有最大吸收。

(2)取本品 10 片,研细,加乙醚 20ml,超声处理 5 分钟,滤过,滤液备用,药渣挥去乙醚,用水湿润,加水饱和的正丁醇 20ml,超声处理 10 分钟,静置,取上清液,残渣再加水饱和的正丁醇 20ml,超声处理 5 分钟,静置,取上清液,合并正丁醇液,用正丁醇饱和的氨试液洗涤 2 次,每次 20ml,弃去氨洗液,再用正丁醇饱和的水洗涤 2 次,每次 20ml,弃去水洗液,正丁醇液蒸干,残渣加甲醇 2ml 使溶解,作为供试品溶液。另取人参皂苷 Rg₁ 对照品,加甲醇制成每 1ml 含 1mg 的溶液,作为对照品溶液。照薄层色谱法(通则 0502)试验,吸取供试品溶液 2～10μl,对照品溶液 5μl,分别点于同一硅胶 G 薄层板上,以三氯甲烷-乙酸乙酯-甲醇-水(15：40：22：10)10℃以下放置的下层溶液为展开剂,展开,取出,晾干,喷以 10% 硫酸乙醇溶液,在 105℃加热至斑点显色清晰。供试品色谱中,在与对照品色谱相应的位置上,显相同颜色的斑点。

(3)取〔鉴别〕(2)项下的备用滤液,挥干,残渣加乙酸乙酯 1ml 使溶解,作为供试品溶液。另取丹参酮ⅡA 对照品,加乙酸乙酯制成每 1ml 含 1mg 的溶液,作为对照品溶液。照薄层色谱法(通则 0502)试验,吸取供试品溶液 10μl,对照品溶液 5μl,分别点于同一硅胶 G 薄层板上,以甲苯-乙酸乙酯(19：1)为展开剂,展开,取出,晾干。供试品色谱中,在与对照品色谱相应位置上,显相同颜色的斑点。

(4)取大黄素对照品,加乙酸乙酯制成每 1ml 含 1mg 的溶液,作为对照品溶液。照薄层色谱法(通则 0502)试验,吸取〔鉴别〕(3)项下的供试品溶液 5～10μl 及上述对照品溶液 2μl,分别点于同一硅胶 G 薄层板上,以甲苯-乙酸乙酯-甲酸(15：2：1)为展开剂,展开,取出,晾干,置紫外光灯(365nm)下检视。供试品色谱中,在与对照品色谱相应位置上,显相同颜色的荧光斑点。

【检查】　应符合片剂项下有关的各项规定(通则 0101)。

【含量测定】　照高效液相色谱法(通则 0512)测定。

色谱条件与系统适用性试验　以十八烷基硅烷键合硅胶为填充剂;以甲醇-乙腈-1.7%甲酸溶液(25：10：65)为流动相;检测波长为 286nm。理论板数按丹酚酸 B 峰计算应不低于 2000。

对照品溶液的制备　取丹酚酸 B 对照品适量,精密称定,加 50%甲醇制成每 1ml 含 0.14mg 的溶液,即得。

供试品溶液的制备　取本品 10 片,精密称定,研细,取约 0.5g,精密称定,置具塞锥形瓶中,精密加入 50%甲醇 50ml,密塞,称定重量,超声处理(功率 150W,频率 33kHz)30 分钟,取出,放冷,再称定重量,用 50%甲醇补足减失的重量,摇匀,静置,滤过,取续滤液,即得。

测定法　分别精密吸取对照品溶液 5μl 与供试品溶液 5～10μl,注入液相色谱仪,测定,即得。

本品每片含丹参以丹酚酸 B(C₃₆H₃₀O₁₆)计,不得少于 2.0mg。

【功能与主治】　滋补肝肾,活血化瘀。用于肝肾不足、瘀血内停所致的胸痹,症见胸闷、心前区刺痛;冠心病心绞痛见上述证候者。

【用法与用量】　口服。一次 4～6 片,一日 3 次。

【注意】　孕妇慎用。

【规格】　每片重 0.52g

【贮藏】　密封。

保 妇 康 栓
Baofukang Shuan

【处方】　莪术油 82g　　　　　　冰片 75g

【制法】　以上二味,加入适量乙醇中,搅拌使溶解。另取硬脂酸聚烃氧(40)酯 1235g 和聚乙二醇 4000 200g,加热使熔化,加入聚乙二醇 400 120g 和月桂氮䓬酮 17.5g,搅匀,加入上述药液,搅匀,灌入栓剂模中,冷却后取出,制成 1000 粒,即得。

【性状】　本品呈乳白色、乳黄色或棕黄色的子弹形。

【鉴别】　取本品 1 粒,加适量的水,置水浴上加热使熔化,放冷,加石油醚(30～60℃)15ml,超声处理 20 分钟,分取石油醚层,浓缩至约 1ml,作为供试品溶液。另取莪术对照药材 1g,加石油醚(30～60℃)15ml,同法制成对照药材溶液。照薄层色谱法(通则 0502)试验,吸取上述两种溶液各 5～10μl,分别点于同一硅胶 G 薄层板上,以石油醚(60～90℃)为展开剂,展开,取出,晾干,喷以 5%香草醛硫酸溶液。供试品色谱中,在与对照药材色谱相应的位置上,显相同的两个粉红色斑点。

【检查】　应符合栓剂项下有关的各项规定(通则 0107)。

【含量测定】　莪术油　照气相色谱法(通则 0521)测定。

色谱条件与系统适用性试验　聚乙二醇 20000(PEG-20M)毛细管柱(柱长为 30m,柱内径为 0.32mm,膜厚度为 0.25μm);柱温为程序升温,初始温度为 140℃,保持 35 分钟,以每分钟 10℃的速率升温至 200℃,保持 3 分钟。理论板数按莪术二酮峰计算应不低于 10000。

对照品溶液的制备　取莪术二酮对照品适量,精密称定,加乙酸乙酯制成每 1ml 含 2.4mg 的溶液,即得。

　　供试品溶液的制备　取本品 5 粒,置 1000ml 圆底烧瓶中,加水 300ml 与玻璃珠数粒,照挥发油测定法(通则 2204)试验,加乙酸乙酯 3ml,加热至沸腾并保持微沸 5 小时,放冷,分取乙酸乙酯液,测定器用乙酸乙酯洗涤 3 次,每次 5ml,合并乙酸乙酯液,通过铺有无水硫酸钠的漏斗,转移至 25ml 量瓶中,用少量乙酸乙酯洗涤漏斗,洗液并入同一量瓶中,加乙酸乙酯至刻度,摇匀,即得。

　　测定法　分别精密吸取对照品溶液与供试品溶液各 1μl,注入气相色谱仪,测定,即得。

　　本品每粒含莪术油以莪术二酮($C_{15}H_{24}O_2$)计,不得少于 5.0mg。

　　冰片　照气相色谱法(通则 0521)测定。

　　色谱条件与系统适用性试验　以聚乙二醇 20000(PEG-20M)为固定相,涂布浓度为 10%;柱温为 130℃。理论板数按萘峰计算应不低于 3000。

　　校正因子测定　取萘适量,精密称定,加乙酸乙酯制成每 1ml 含 20mg 的溶液,作为内标溶液。另取冰片对照品 75mg,精密称定,置 10ml 量瓶中,精密加入内标溶液 2ml,加乙酸乙酯至刻度,摇匀,吸取 1μl,注入气相色谱仪,测定,计算校正因子。

　　测定法　精密量取〔含量测定〕莪术油项下的供试品溶液 5ml,置 10ml 量瓶中,精密加入内标溶液 2ml,加乙酸乙酯至刻度,摇匀,吸取 1μl,注入气相色谱仪,测定,以龙脑、异龙脑峰面积之和计算,即得。

　　本品每粒含冰片($C_{10}H_{18}O$)应为 60.0~90.0mg。

　　【功能与主治】　行气破瘀,生肌止痛。用于湿热瘀滞所致的带下病,症见带下量多、色黄、时有阴部瘙痒;霉菌性阴道炎、老年性阴道炎、宫颈糜烂见上述证候者。

　　【用法与用量】　洗净外阴部,将栓剂塞入阴道深部;或在医生指导下用药。每晚 1 粒。

　　【注意】　孕妇禁用,哺乳期妇女在医生指导下用药。

　　【规格】　每粒重 1.74g

　　【贮藏】　密闭,避光,在 30℃ 以下保存。

保 赤 散
Baochi San

　　【处方】　六神曲(炒)250g　　　巴豆霜 150g
　　　　　　　　天南星(制)400g　　　朱砂 250g

　　【制法】　以上四味,朱砂水飞成极细粉;六神曲(炒)、天南星(制)粉碎成细粉;巴豆霜研细,与上述粉末配研,过筛,混匀,即得。

　　【性状】　本品为粉红色至橙红色的粉末;味淡、微辛。

　　【鉴别】　(1)取本品,置显微镜下观察:草酸钙针晶成束或散在,长约至 90μm(天南星)。草酸钙簇晶直径 8~24μm,

存在于类圆形薄壁细胞中(巴豆霜)。不规则细小颗粒棕红色,有光泽,边缘暗黑色(朱砂)。

　　(2)取本品约 0.5g,加 20% 盐酸溶液 5ml 与数块洁净的铜片,直火加热数分钟,取出铜片,用水冲洗,铜片表面显银白色,再将铜片用小火烘烤,银白色即消失。

　　【检查】　应符合散剂项下有关的各项规定(通则 0115)。

　　【含量测定】　取本品约 0.5g,精密称定,置 250ml 锥形瓶中,加硫酸 10ml 与硝酸钾 1.5g,加热使朱砂溶解,放冷,小心加入 1% 硝酸溶液 50ml,摇匀,再放冷后,滴加 1% 高锰酸钾溶液至显粉红色(以 2 分钟不消失为度),再滴加 2% 硫酸亚铁溶液至红色消失后,加硫酸铁铵指示液 2ml,用硫氰酸铵滴定液(0.1mol/L)滴定。每 1ml 硫氰酸铵滴定液(0.1mol/L)相当于 11.63mg 的硫化汞(HgS)。

　　本品每 1g 含朱砂以硫化汞(HgS)计,应为 0.21~0.25g。

　　【功能与主治】　消食导滞,化痰镇惊。用于小儿冷积,停乳停食,大便秘结,腹部胀满,痰多。

　　【用法与用量】　口服。小儿六个月至一岁一次 0.09g,二至四岁一次 0.18g。

　　【注意】　泄泻者忌服。

　　【规格】　每瓶装 0.09g

　　【贮藏】　密闭,防潮。

保 和 丸
Baohe Wan

　　【处方】　焦山楂 300g　　　　　六神曲(炒)100g
　　　　　　　　半夏(制)100g　　　　茯苓 100g
　　　　　　　　陈皮 50g　　　　　　　连翘 50g
　　　　　　　　炒莱菔子 50g　　　　　炒麦芽 50g

　　【制法】　以上八味,粉碎成细粉,过筛,混匀。每 100g 粉末加炼蜜 125~155g 制成小蜜丸或大蜜丸,即得。

　　【性状】　本品为棕色至褐色的小蜜丸或大蜜丸;气微香,味微酸、涩、甜。

　　【鉴别】　(1)取本品,置显微镜下观察:不规则分枝状团块无色,遇水合氯醛试液溶化;菌丝无色或淡棕色,直径 4~6μm(茯苓)。果皮石细胞淡紫红色、红色或黄棕色,类圆形或多角形,直径约 125μm(焦山楂)。草酸钙针晶成束,长 32~144μm,存在于黏液细胞中或散在(半夏)。草酸钙方晶成片存在于薄壁组织中(陈皮)。内果皮纤维上下层纵横交错,纤维短梭形(连翘)。表皮细胞纵列,由 1 个长细胞与 2 个短细胞相间连接,长细胞壁厚,波状弯曲,木化(炒麦芽)。种皮碎片黄色或棕红色,细胞小,多角形,壁厚(炒莱菔子)。

　　(2)取本品 30g,剪碎,加水 80ml,加热回流 1 小时,趁热用纱布滤过,滤液蒸干,残渣加乙醇 20ml,加热回流 1 小时,滤过,滤液蒸干,残渣加乙醇 2ml 使溶解,滤过,滤液作为供试品溶液。另取连翘对照药材 1g,加水 20ml,加热回流 1 小时,滤过,滤液蒸干,残渣加乙醇 20ml,同法制成对照药材溶液。照薄层色谱法(通则 0502)试验,吸取上述两种溶液各 10μl,分别点于同一硅胶 G 薄层板上,以三氯甲烷-甲醇(20:3)为展开剂,展开,取出,晾干,喷以醋酐-硫酸(20:1)的混合溶液,在 105℃加热 10 分钟,放冷,置紫外光灯(365nm)下检视。供试品色谱中,在与对照药材色谱相应的位置上,显相同颜色的荧光斑点。

(3)取本品 10g,剪碎,加硅藻土 10g,研匀,置索氏提取器中,加石油醚(30~60℃)50ml,加热回流 1 小时,弃去石油醚,加甲醇 40ml,加热回流 30 分钟,提取液置水浴上蒸干,残渣加甲醇 10ml 使溶解,滤过,滤液作为供试品溶液。另取橙皮苷对照品,加甲醇制成饱和溶液,作为对照品溶液。照薄层色谱法(通则 0502)试验,吸取上述两种溶液各 2μl,分别点于同一用 0.5%氢氧化钠溶液制备的硅胶 G 薄层板上,以乙酸乙酯-甲醇-水(100:17:13)为展开剂,展开,展距 3cm,取出,晾干;再以甲苯-乙酸乙酯-甲酸-水(20:10:1:1)的上层溶液为展开剂,展开,展距 8cm,取出,晾干,喷以 1%三氯化铝甲醇溶液,晾干,置紫外光灯(365nm)下检视。供试品色谱中,在与对照品色谱相应的位置上,显相同颜色的荧光斑点。

【检查】 应符合丸剂项下有关的各项规定(通则 0108)。

【含量测定】 照高效液相色谱法(通则 0512)测定。

色谱条件与系统适用性试验 以十八烷基硅烷键合硅胶为填充剂;以甲醇-醋酸-水(42:4:54)为流动相;柱温为 40℃;检测波长为 283nm。理论板数按橙皮苷峰计算应不低于 2000。

对照品溶液的制备 取橙皮苷对照品约 10mg,精密称定,置 50ml 量瓶中,用甲醇溶解(必要时超声处理)并稀释至刻度,摇匀,精密量取 2ml,置 10ml 量瓶中,用流动相稀释至刻度,摇匀,即得(每 1ml 含橙皮苷 40μg)。

供试品溶液的制备 取重量差异项下的本品,剪碎,混匀,取约 5g,精密称定,加硅藻土适量,研匀,置索氏提取器中,加石油醚(60~90℃)80ml,加热回流 2~3 小时,弃去石油醚,药渣挥干,加甲醇 80ml,加热回流至提取液无色,放冷,滤过,滤液置 100ml 量瓶中,用少量甲醇分次洗涤容器,洗液滤入同一量瓶中,加甲醇至刻度,摇匀,精密量取 5ml,置 10ml 量瓶中,加流动相至刻度,摇匀,即得。

测定法 分别精密吸取对照品溶液与供试品溶液各 10μl,注入液相色谱仪,测定,即得。

本品含陈皮以橙皮苷($C_{28}H_{34}O_{15}$)计,小蜜丸每 1g 不得少于 0.78mg,大蜜丸每丸不得少于 7.0mg。

【功能与主治】 消食,导滞,和胃。用于食积停滞,脘腹胀满,嗳腐吞酸,不欲饮食。

【用法与用量】 口服。小蜜丸一次 9~18g,大蜜丸一次 1~2 丸,一日 2 次;小儿酌减。

【规格】 (1)小蜜丸 每 100 丸重 20g (2)大蜜丸 每丸重 9g

【贮藏】 密封。

保和丸(水丸)

Baohe Wan

【处方】 焦山楂 300g 六神曲(炒)100g
半夏(制)100g 茯苓 100g
陈皮 50g 连翘 50g
炒莱菔子 50g 炒麦芽 50g

【制法】 以上八味,粉碎成细粉,过筛,混匀。用水泛丸,干燥,即得。

【性状】 本品为灰棕色至褐色的水丸;气微香,味微酸、涩。

【鉴别】 (1)取本品,置显微镜下观察:不规则分枝状团块无色,遇水合氯醛试液溶化;菌丝无色或淡棕色,直径 4~6μm(茯苓)。果皮石细胞淡紫红色、红色或黄棕色,类圆形或多角形,直径约 125μm(焦山楂)。草酸钙针晶成束,长 32~144μm,存在于黏液细胞中或散在(半夏)。草酸钙方晶成片存在于薄壁组织中(陈皮)。内果皮纤维上下层纵横交错,纤维短梭形(连翘)。表皮细胞纵列,由 1 个长细胞与 2 个短细胞相间连接,长细胞壁厚,波状弯曲,木化(炒麦芽)。种皮碎片黄色或棕红色,细胞小,多角形,壁厚(炒莱菔子)。

(2)取本品 16g,研细,加水 80ml,加热回流 1 小时,趁热用纱布滤过,滤液蒸干,残渣加乙醇 20ml,加热回流 1 小时,滤过,滤液蒸干,残渣加乙醇 2ml 使溶解,滤过,滤液作为供试品溶液。另取连翘对照药材 1g,加水 20ml,加热回流 1 小时,滤过,滤液蒸干,残渣加乙醇 20ml,同法制成对照药材溶液。照薄层色谱法(通则 0502)试验,吸取上述两种溶液各 10μl,分别点于同一硅胶 G 薄层板上,以三氯甲烷-甲醇(20:3)为展开剂,展开,取出,晾干,喷以醋酐-硫酸(20:1)的混合溶液,在 105℃加热 10 分钟,放冷,置紫外光灯(365nm)下检视。供试品色谱中,在与对照药材色谱相应的位置上,显相同颜色的荧光斑点。

(3)取本品 5g,研细,置索氏提取器中,加石油醚(30~60℃)50ml,加热回流 1 小时,弃去石油醚,加甲醇 40ml,加热回流 30 分钟,提取液置水浴上蒸干,残渣加甲醇 10ml 使溶解,滤过,滤液作为供试品溶液。另取橙皮苷对照品,加甲醇制成饱和溶液,作为对照品溶液。照薄层色谱法(通则 0502)试验,吸取上述两种溶液各 2μl,分别点于同一用 0.5%氢氧化钠溶液制备的硅胶 G 薄层板上,以乙酸乙酯-甲醇-水(100:17:13)为展开剂,展开,展距 3cm,取出,晾干;再以甲苯-乙酸乙酯-甲酸-水(20:10:1:1)的上层溶液为展开剂,展开,展距 8cm,取出,晾干,喷以 1%三氯化铝甲醇溶液,晾干,置紫外光灯(365nm)下检视。供试品色谱中,在与对照品色谱相应的位置上,显相同颜色的荧光斑点。

【检查】 应符合丸剂项下有关的各项规定(通则 0108)。

【含量测定】 照高效液相色谱法(通则 0512)测定。

色谱条件与系统适用性试验 以十八烷基硅烷键合硅胶为填充剂；以甲醇-醋酸-水（42：4：54）为流动相；柱温为40℃；检测波长为283nm。理论板数按橙皮苷峰计算应不低于2000。

对照品溶液的制备 取橙皮苷对照品约10mg，精密称定，置50ml量瓶中，用甲醇溶解（必要时超声处理）并稀释至刻度，摇匀，精密量取2ml，置10ml量瓶中，用流动相稀释至刻度，摇匀，即得（每1ml含橙皮苷40μg）。

供试品溶液的制备 取本品2g，研细，精密称定，置索氏提取器中，加石油醚（60～90℃）80ml，加热回流2～3小时，弃去石油醚，药渣挥干，加甲醇80ml，加热回流至提取液无色，放冷，滤过，滤液置100ml量瓶中，用少量甲醇分次洗涤容器，洗液滤入同一量瓶中，加甲醇至刻度，摇匀，精密量取5ml，置10ml量瓶中，加流动相至刻度，摇匀，即得。

测定法 分别精密吸取对照品溶液与供试品溶液各10μl，注入液相色谱仪，测定，即得。

本品每1g含陈皮以橙皮苷（$C_{28}H_{34}O_{15}$）计，不得少于1.8mg。

【功能与主治】 消食，导滞，和胃。用于食积停滞，脘腹胀满，嗳腐吞酸，不欲饮食。

【用法与用量】 口服。一次6～9g，一日2次；小儿酌减。

【贮藏】 密封。

保 和 片
Baohe Pian

【处方】 焦山楂 500g 六神曲（炒）166.7g
姜半夏 166.7g 茯苓 166.7g
陈皮 83.3g 连翘 83.3g
炒麦芽 83.3g 炒莱菔子 83.3g

【制法】 以上八味，六神曲（炒）粉碎成细粉；焦山楂加水温浸（40～50℃）24小时，浸出液浓缩至相对密度为1.15～1.20（60℃）的清膏，加4倍量80%乙醇，静置，取上清液，回收乙醇并浓缩至稠膏状；陈皮蒸馏提取挥发油，收集挥发油；蒸馏后的水溶液另器收集，药渣与其余姜半夏等五味加水煎煮二次，第一次1.5小时，第二次1小时，合并煎液，滤过，滤液加入陈皮蒸馏后的水溶液，浓缩成稠膏，与六神曲细粉和焦山楂稠膏混匀，干燥，粉碎，制颗粒，干燥，喷加陈皮挥发油，混匀，密闭，压制成1000片，或包薄膜衣，即得。

【性状】 本品为深棕色的片；或为薄膜衣片，除去包衣后显深棕色；味酸、微苦。

【鉴别】 （1）取本品4片，薄膜衣片除去包衣，研细，加甲醇50ml，加热回流1小时，滤过，滤液蒸干，残渣加水20ml使溶解，用稀盐酸调节pH值至1～2，用乙酸乙酯振摇提取

3次，每次20ml，合并乙酸乙酯提取液，蒸干，残渣加甲醇1ml使溶解，作为供试品溶液。另取山楂对照药材2g，加适量水煎煮1小时，滤过，滤液浓缩至约20ml，自"用稀盐酸调节pH值至1～2"起，同法制成对照药材溶液。照薄层色谱法（通则0502）试验，吸取上述两种溶液各10μl，分别点于同一硅胶G薄层板上，以环己烷-乙酸乙酯-甲酸（12：7：1）为展开剂，展开，取出，晾干，喷以5%三氯化铁乙醇溶液，在110℃加热至斑点显色清晰，置日光下检视。供试品色谱中，在与对照药材色谱相应的位置上，显相同颜色的主斑点。

（2）取本品4片，薄膜衣片除去包衣，研细，加乙醇50ml，加热回流1小时，放冷，滤过，滤液蒸干，残渣加乙醇1ml使溶解，作为供试品溶液。另取陈皮对照药材0.5g，加乙醇30ml，超声处理30分钟，滤过，滤液蒸干，残渣加乙醇2ml使溶解，作为对照药材溶液。照薄层色谱法（通则0502）试验，吸取供试品溶液3～5μl、对照药材溶液1μl，分别点于同一硅胶G薄层板上，以乙酸乙酯-甲醇-水（100：17：13）为展开剂，展开，展距3cm，取出，晾干，再以甲苯-乙酸乙酯-甲酸-水（20：10：1：1）的上层溶液为展开剂，展开，展距约8cm，取出，晾干，置紫外光灯（365nm）下检视。供试品色谱中，在与对照药材色谱相应的位置上，显相同颜色的荧光斑点。

（3）取〔鉴别〕（2）项下的供试品溶液作为供试品溶液。另取半夏对照药材0.5g，加甲醇30ml，超声处理30分钟，滤过，滤液蒸干，残渣加甲醇1ml使溶解，作为对照药材溶液。照薄层色谱法（通则0502）试验，吸取供试品溶液5μl、对照药材溶液2μl，分别点于同一硅胶G薄层板上，以甲苯-乙酸乙酯-甲酸（30：1：0.5）为展开剂，展开，取出，晾干，喷以5%磷钼酸乙醇溶液，在105℃加热至斑点显色清晰，置日光下检视。供试品色谱中，在与对照药材色谱相应的位置上，显相同颜色的主斑点。

（4）取本品4片，薄膜衣片除去包衣，研细，加甲醇50ml，加热回流30分钟，放冷，滤过，滤液蒸干，残渣加水20ml使溶解，用乙酸乙酯振摇提取3次，每次20ml，合并乙酸乙酯提取液，回收溶剂至约1ml，加入中性氧化铝（100～200目）1g，拌匀，蒸干，加在中性氧化铝柱（100～200目，2g，内径为1cm）上，用70%甲醇20ml洗脱，收集洗脱液，蒸干，残渣加甲醇1ml使溶解，作为供试品溶液。另取连翘苷对照品，加甲醇制成每1ml含1mg的溶液，作为对照品溶液。照薄层色谱法（通则0502）试验，吸取供试品溶液6～10μl、对照品溶液2μl，分别点于同一硅胶G薄层板上，以二氯甲烷-乙酸乙酯-甲醇-甲酸（60：5：10：0.1）为展开剂，展开，取出，晾干，喷以10%硫酸乙醇溶液，在105℃加热至斑点显色清晰，置日光下检视。供试品色谱中，在与对照品色谱相应的位置上，显相同颜色的斑点。

【检查】 应符合片剂项下有关的各项规定（通则0101）。

【含量测定】 照高效液相色谱法（通则0512）测定。

色谱条件与系统适用性试验 以十八烷基硅烷键合硅胶为填充剂；以乙腈-0.1%磷酸溶液（17：83）为流动相；检测波

长为 283nm。理论板数按橙皮苷峰计算应不低于 3000。

对照品溶液的制备 取橙皮苷对照品适量,精密称定,加甲醇制成每 1ml 含 20μg 的溶液,即得。

供试品溶液的制备 取本品 20 片,薄膜衣片除去包衣,精密称定,研细,取约 1g,精密称定,置平底烧瓶中,精密加入甲醇 25ml,密塞,称定重量,加热回流 1.5 小时,放冷,再称定重量,用甲醇补足减失的重量,摇匀,滤过,取续滤液,即得。

测定法 分别精密吸取对照品溶液与供试品溶液各 5μl,注入液相色谱仪,测定,即得。

本品每片含陈皮以橙皮苷（$C_{28}H_{34}O_{15}$）计,不得少于 0.13mg。

【功能与主治】 消食,导滞,和胃。用于食积停滞,脘腹胀满,嗳腐吞酸,不欲饮食。

【用法与用量】 口服。一次 4 片,一日 3 次。

【规格】 薄膜衣片　每片重 0.4g

【贮藏】 密封。

保 和 颗 粒
Baohe Keli

【处方】 焦山楂 333g　　六神曲(炒)111g
姜半夏 111g　　茯苓 111g
陈皮 56g　　　连翘 56g
炒麦芽 56g　　炒莱菔子 56g

【制法】 以上八味,陈皮和连翘蒸馏提取挥发油,收集挥发油,备用;药渣和药液与其余焦山楂等六味加水煎煮二次,第一次 2 小时,第二次 1 小时,滤过,合并滤液,滤液浓缩至约 2000ml,静置,取上清液,继续浓缩至适量,加入蔗糖、糊精适量,混匀,制颗粒,干燥,加入陈皮和连翘的挥发油,混匀,制成 1000g,即得。

【性状】 本品为黄棕色至黄褐色的颗粒;气微香,味微酸、甜。

【鉴别】 (1)取本品 9g,研细,加甲醇 50ml,加热回流 1 小时,滤过,滤液蒸干,残渣加水 20ml 使溶解,用稀盐酸调节 pH 值至 1～2,用乙酸乙酯振摇提取 3 次,每次 20ml,合并乙酸乙酯提取液,蒸干,残渣加甲醇 1ml 使溶解,作为供试品溶液。另取山楂对照药材 2g,加适量水煎煮 1 小时,滤过,滤液浓缩至约 20ml,自"用稀盐酸调节 pH 值至 1～2"起,同法制成对照药材溶液。照薄层色谱法(通则 0502)试验,吸取上述两种溶液各 10μl,分别点于同一硅胶 G 薄层板上,以环己烷-乙酸乙酯-甲酸(12：7：1)为展开剂,展开,取出,晾干,喷以 5％三氯化铁乙醇溶液,在 110℃加热至斑点显色清晰,置日光下检视。供试品色谱中,在与对照药材色谱相应的位置上,显相同颜色的主斑点。

(2)取本品 9g,研细,加乙醇 50ml,加热回流 1 小时,放冷,滤过,滤液蒸干,残渣加乙醇 1ml 使溶解,作为供试品溶液。另取陈皮对照药材 0.5g,加乙醇 30ml,超声处理 30 分钟,滤过,滤液蒸干,残渣加乙醇 2ml 使溶解,作为对照药材溶液。照薄层色谱法(通则 0502)试验,吸取供试品溶液 3～5μl、对照药材溶液 1μl,分别点于同一硅胶 G 薄层板上,以乙酸乙酯-甲醇-水(100：17：13)为展开剂,展开,展距 3cm,取出,晾干,再以甲苯-乙酸乙酯-甲酸-水(20：10：1：1)的上层溶液为展开剂,展开,展距约 8cm,取出,晾干,置紫外光灯(365nm)下检视。供试品色谱中,在与对照药材色谱相应的位置上,显相同颜色的荧光斑点。

(3)取〔鉴别〕(2)项下的供试品溶液作为供试品溶液。另取半夏对照药材 0.5g,加甲醇 30ml,超声处理 30 分钟,滤过,滤液蒸干,残渣加甲醇 1ml 使溶解,作为对照药材溶液。照薄层色谱法(通则 0502)试验,吸取供试品溶液 5μl 和对照药材溶液 2μl,分别点于同一硅胶 G 薄层板上,以甲苯-乙酸乙酯-甲酸(30：1：0.5)为展开剂,展开,取出,晾干,喷以 5％磷钼酸乙醇溶液,在 105℃加热至斑点显色清晰,置日光下检视。供试品色谱中,在与对照药材色谱相应的位置上,显相同颜色的主斑点。

(4)取本品 9g,研细,加甲醇 50ml,加热回流 30 分钟,放冷,滤过,滤液蒸干,残渣加水 20ml 使溶解,用乙酸乙酯振摇提取 3 次,每次 20ml,合并乙酸乙酯提取液,回收溶剂至约 1ml,加入中性氧化铝(100～200 目)1g,拌匀,蒸干,加在中性氧化铝柱(100～200 目,2g,柱内径为 1cm)上,用 70％甲醇 20ml 洗脱,收集洗脱液,蒸干,残渣加甲醇 0.5ml 使溶解,作为供试品溶液。另取连翘苷对照品,加甲醇制成每 1ml 含 1mg 的溶液,作为对照品溶液。照薄层色谱法(通则 0502)试验,吸取供试品溶液 6～10μl、对照品溶液 2μl,分别点于同一硅胶 G 薄层板上,以二氯甲烷-乙酸乙酯-甲醇-甲酸(60：5：10：0.1)为展开剂,展开,取出,晾干,喷以 10％硫酸乙醇溶液,在 105℃加热至斑点显色清晰,置日光下检视。供试品色谱中,在与对照品色谱相应的位置上,显相同颜色的斑点。

【检查】 应符合颗粒剂项下有关的各项规定(通则 0104)。

【含量测定】 照高效液相色谱法(通则 0512)测定。

色谱条件与系统适用性试验 以十八烷基硅烷键合硅胶为填充剂;以乙腈-0.1％磷酸溶液(17：83)为流动相;检测波长为 283nm。理论板数按橙皮苷峰计算应不低于 3000。

对照品溶液的制备 取橙皮苷对照品适量,精密称定,加甲醇制成每 1ml 含 20μg 的溶液,即得。

供试品溶液的制备 取装量差异项下的本品,混匀,取适量,研细,取约 5g,精密称定,置平底烧瓶中,精密加入甲醇 25ml,密塞,称定重量,加热回流 1.5 小时,放冷,再称定重量,用甲醇补足减失的重量,摇匀,滤过,取续滤液,即得。

测定法 分别精密吸取对照品溶液与供试品溶液各 5μl,注入液相色谱仪,测定,即得。

本品每袋含陈皮以橙皮苷（$C_{28}H_{34}O_{15}$）计,不得少于0.40mg。

【功能与主治】 消食,导滞,和胃。用于食积停滞,脘腹胀满,嗳腐吞酸,不欲饮食。

【用法与用量】 开水冲服。一次1袋,一日2次;小儿酌减。

【规格】 每袋装4.5g

【贮藏】 密封。

保 胎 丸
Baotai Wan

【处方】

熟地黄 125g	醋艾炭 200g
荆芥穗 50g	平贝母 100g
槲寄生 150g	菟丝子(酒炙)200g
黄芪 200g	炒白术 200g
麸炒枳壳 150g	砂仁 125g
黄芩 100g	姜厚朴 50g
甘草 25g	川芎 150g
白芍 200g	羌活 25g
当归 200g	

【制法】 以上十七味,粉碎成细粉,过筛,混匀。每100g粉末加炼蜜100~120g制成小蜜丸或大蜜丸,即得。

【性状】 本品为棕褐色至黑褐色的小蜜丸或大蜜丸;味甘、微辛。

【鉴别】 (1)取本品,置显微镜下观察:石细胞分枝状,壁厚,层纹明显(姜厚朴)。花萼表皮细胞淡黄色,垂周壁波状弯曲;非腺毛1~6细胞,大多具壁疣(荆芥穗)。内种皮厚壁细胞黄棕色或红棕色,表面观多角形,壁厚,胞腔内含硅质块(砂仁)。种皮栅状细胞2列,内列较外列长,具光辉带(菟丝子)。果皮表皮细胞表面观多角形、类方形或长方形,草酸钙方晶成片存在于薄壁细胞中(麸炒枳壳)。

(2)取本品18g,剪碎,加乙醚80ml,超声处理15分钟,滤过,取药渣,挥去溶剂,加甲醇80ml,超声处理30分钟,滤过,滤液蒸干,残渣加水20ml使溶解,用水饱和的正丁醇振摇提取3次,每次20ml,合并正丁醇液,用正丁醇饱和的氨试液洗涤2次,每次50ml,弃去洗液,再水20ml洗涤,弃去水液,正丁醇液蒸干,残渣加40%甲醇10ml使溶解,加在中性氧化铝柱(100目,5g,内径为1.5cm),用40%乙醇150ml洗脱,收集洗脱液,蒸干,残渣加甲醇1ml使溶解,作为供试品溶液。另取黄芪对照药材0.5g,同法制成对照药材溶液。再取黄芪甲苷对照品,加甲醇制成每1ml含1mg的溶液,作为对照品溶液。照薄层色谱法(通则0502)试验,吸取上述三种溶液各5μl,分别点于同一硅胶G薄层板上,以三氯甲烷-甲醇-水(13:6:1)10℃以下放置的下层溶液为展开剂,展开,取出,晾干,再喷以10%硫酸乙醇溶液,在105℃加热至斑点显色清

晰,分别置日光和紫外光灯(365nm)下检视。供试品色谱中,在与对照药材色谱和对照品色谱相应的位置上,日光下显相同颜色的斑点;紫外光下显相同颜色的荧光斑点。

(3)取本品9g,剪碎,加乙醚30ml,超声处理10分钟,滤过,药渣挥去乙醚,加甲醇30ml,超声处理30分钟,滤过,滤液蒸干,残渣加水15ml微热使溶解,用盐酸调节pH值至1~2,用乙酸乙酯振摇提取2次,每次20ml,合并乙酸乙酯液,蒸干,残渣加甲醇1ml使溶解,作为供试品溶液。另取黄芩苷对照品,加甲醇制成每1ml含1mg的溶液,作为对照品溶液。照薄层色谱法(通则0502)试验,吸取供试品溶液3~6μl、对照品溶液2μl,分别点于同一硅胶G薄层板上,以乙酸乙酯-丁酮-甲酸-水(5:3:1:1)为展开剂,展开,取出,晾干,喷以2%三氯化铁乙醇溶液。供试品色谱中,在与对照品色谱相应的位置上,显相同颜色的斑点。

(4)取本品18g,剪碎,加乙醚80ml,超声处理30分钟,滤过,药渣挥干溶剂,加浓氨试液约1ml使湿润,加三氯甲烷40ml,超声处理30分钟,滤过,滤液挥去溶剂,残渣加无水乙醇1ml使溶解,作为供试品溶液。另取川芎对照药材、当归对照药材各0.5g,同法制成对照药材溶液。照薄层色谱法(通则0502)试验,吸取上述三种溶液各5μl,分别点于同一硅胶G薄层板上,以甲苯-乙酸乙酯-异丙醇-甲醇-水(4:2:1:1:0.2)为展开剂,置氨蒸气饱和的展开缸中,展开,取出,晾干,置紫外光灯(365nm)下检视。供试品色谱中,在与对照药材色谱相应的位置上,显相同颜色的荧光斑点。

【检查】 应符合丸剂项下有关的各项规定(通则0108)。

【含量测定】 照高效液相色谱法(通则0512)测定。

色谱条件与系统适用性试验 以十八烷基硅烷键合硅胶为填充剂;以乙腈-水(12:88)为流动相;检测波长为230nm。理论板数按芍药苷峰计算应不低于4000。

对照品溶液的制备 取芍药苷对照品适量,精密称定,加稀乙醇制成每1ml含50μg的溶液,即得。

供试品溶液的制备 取重量差异项下的本品,剪碎,取5g,精密称定,置具塞锥形瓶中,加乙醚100ml,加热回流提取2小时,滤过,弃去乙醚液,滤纸连同药渣挥尽乙醚,置具塞锥形瓶中,精密加入稀乙醇100ml,密塞,称定重量,加热回流提取2小时,放冷,再称定重量,用稀乙醇补足减失的重量,摇匀,离心15分钟(转速为每分钟3000转),精密量取上清液50ml,蒸干,残渣用适量水溶解,通过D101型大孔吸附树脂柱(内径为1.5cm,柱高为12cm),用水洗至洗脱液无色,弃去水洗脱液,继用稀乙醇100ml洗脱,收集洗脱液,蒸干,残渣用适量甲醇溶解,转移至25ml量瓶中,加甲醇至刻度,摇匀,滤过,取续滤液,即得。

测定法 分别精密吸取对照品溶液与供试品溶液各10μl,注入液相色谱仪,测定,即得。

本品含白芍以芍药苷($C_{23}H_{28}O_{11}$)计,小蜜丸每1g不得少于0.51mg,大蜜丸每丸不得少于4.6mg。

【功能与主治】 益气养血,补肾安胎。用于气血不足、肾

气不固所致的胎漏、胎动不安，症见小腹坠痛，或见阴道少量出血，或屡经流产，伴神疲乏力、腰膝酸软。

【用法与用量】 口服。小蜜丸一次 9g，大蜜丸一次 1 丸，一日 2 次。

【规格】 (1)小蜜丸　每 100 丸重 20g　(2)大蜜丸　每丸重 9g

【贮藏】 密封。

保济口服液

Baoji Koufuye

【处方】

钩藤 3.4g	菊花 6.8g
蒺藜 3.4g	厚朴 13.6g
木香 13.6g	苍术 13.6g
天花粉 10.2g	广藿香 13.6g
葛根 13.6g	化橘红 6.8g
白芷 13.6g	薏苡仁 17.1g
稻芽 10.2g	薄荷 6.8g
茯苓 27.3g	广东神曲 13.6g

【制法】 以上十六味，木香、苍术、薄荷、广藿香、化橘红用水蒸气蒸馏 2 小时，收集挥发油另器保存；药渣和提油后的水溶液加水煎煮二次，每次 1.5 小时，煎液滤过，滤液合并，浓缩至相对密度为 1.08～1.12(60℃)，放冷，加入乙醇使含醇量达 45%，静置过夜，滤过，回收乙醇，浓缩成清膏，备用；钩藤、蒺藜、菊花、厚朴、广东神曲加水煎煮二次，第一次 2 小时，第二次 1.5 小时，合并煎液，滤过，滤液浓缩至相对密度为 1.02～1.05(60℃)，放冷，加入乙醇使含醇量达 40%，静置过夜，滤过，回收乙醇并浓缩成清膏，备用；取薏苡仁、稻芽加水煎煮二次，每次 1 小时，合并煎液，滤过，滤液浓缩至相对密度为 1.02～1.05(60℃)，放冷，加入乙醇使含醇量达 45%，静置过夜，滤过，回收乙醇，浓缩成清膏，备用；取茯苓、天花粉、白芷、葛根加水煎煮二次，第一次 2 小时，第二次 1 小时，合并煎液，滤过，滤液浓缩至相对密度为 1.02～1.05(60℃)，放冷，加入乙醇使含醇量达 60%，静置过夜，滤过，回收乙醇，浓缩成清膏，备用。取上述清膏混合，加入水适量，搅拌均匀，加入蔗糖 90g，加热，搅拌，并煮沸 0.5 小时，滤过，滤液加入适量水并放冷至 60℃ 以下，加入已调配好的挥发油[挥发油：聚山梨酯 80(1∶6)]，加水至 1000ml，混匀，封装，121℃ 热压灭菌 20 分钟，即得。

【性状】 本品为黄棕色至深棕色的澄清液体；味甘、微辛、苦。

【鉴别】 (1)取本品 40ml，加水 40ml，混匀，用乙醚振摇提取 3 次，每次 40ml，合并乙醚提取液(水溶液备用)，挥干，残渣加乙酸乙酯 1ml 使溶解，作为供试品溶液。另取白芷对照药材 0.5g，加水适量，煎煮 2 小时，放冷，滤过，滤液用乙醚振摇提取 2 次，每次 40ml，合并乙醚提取液，挥干，残渣加乙酸乙酯 1ml 使溶解，作为对照药材溶液。照薄层色谱法(通则 0502)试验，吸取供试品溶液 6μl、对照药材溶液 4μl，分别点于同一硅胶 G 薄层板上使成条状，以甲苯-乙酸乙酯-冰醋酸(16∶4∶1.5)为展开剂，展开，取出，晾干，置紫外光灯(365nm)下检视。供试品色谱中，在与对照药材色谱相应的位置上，显两个或两个以上相同颜色的荧光条斑。

(2)取[鉴别](1)项下的供试品溶液作为供试品溶液。另取化橘红对照药材 0.5g，加乙酸乙酯 20ml，加热回流 20 分钟，滤过，滤液蒸干，残渣加乙酸乙酯 1ml 使溶解，作为对照药材溶液。照薄层色谱法(通则 0502)试验，吸取供试品溶液 6μl、对照药材溶液 4μl，分别点于同一硅胶 G 薄层板上使成条带状，以甲苯-乙酸乙酯-甲酸(10∶7∶2.5)为展开剂，展开，取出，晾干，置紫外光灯(365nm)下检视。供试品色谱中，在与对照药材色谱相应的位置上，显两个或两个以上相同颜色的荧光条斑。

(3)取[鉴别](1)项下的备用水溶液，用乙酸乙酯振摇提取 2 次，每次 40ml，合并乙酸乙酯提取液，蒸干，残渣加甲醇 1ml 使溶解，作为供试品溶液。另取葛根对照药材 1g，加甲醇 5ml，超声处理 20 分钟，滤过，滤液置水浴上浓缩至约 2ml，作为对照药材溶液。照薄层色谱法(通则 0502)试验，吸取供试品溶液 4μl、对照药材溶液 2μl，分别点于同一用 0.5%氢氧化钠溶液制备的硅胶 G 薄层板上使成条状，以三氯甲烷-甲醇-水(70∶25∶4)为展开剂，展开，取出，晾干，置紫外光灯(365nm)下检视。供试品色谱中，在与对照药材色谱相应的位置上，显相同颜色的荧光条斑。

(4)取本品 80ml，通过聚酰胺柱(100～200 目，3g，内径 2cm，湿法装柱)，先后分别用水 250ml、30%甲醇 150ml 和 50%甲醇 100ml 洗脱，收集 50%甲醇洗脱液，蒸干，残渣加甲醇 0.5ml 使溶解，作为供试品溶液。另取厚朴酚对照品、和厚朴酚对照品，加甲醇制成每 1ml 各含 1mg 的混合溶液，作为对照品溶液。照薄层色谱法(通则 0502)试验，吸取供试品溶液 14μl、对照品溶液 2μl，分别点于同一硅胶 G 薄层板上使成条状，以甲苯-乙酸乙酯-甲醇(14∶2∶0.5)为展开剂，展开，取出，晾干，喷以 1%香草醛硫酸溶液，在 100℃加热至斑点显色清晰，置日光下检视。供试品色谱中，在与对照品色谱相应的位置上，显相同颜色的条斑。

【检查】 **相对密度** 应不低于 1.02(通则 0601)。

pH 值 应为 4.0～6.0(通则 0631)。

其他 应符合合剂项下有关的各项规定(通则 0181)。

【含量测定】 照高效液相色谱法(通则 0512)测定。

色谱条件与系统适用性试验 以十八烷基硅烷键合硅胶为填充剂；以甲醇-水(25∶75)为流动相；检测波长为 250nm。理论板数按葛根素峰计算应不低于 4000。

对照品溶液的制备 取葛根素对照品适量，加 50%甲醇制成每 1ml 含葛根素 33μg 的溶液，即得。

供试品溶液的制备 精密量取本品 3ml，通过已处理好的 C18 小柱(500mg,先用甲醇 10ml 冲洗,再用水 10ml 冲洗),依次用水和 50%甲醇各 15ml 进行洗脱,收集 50%甲醇洗脱液,蒸干,残渣用 50%甲醇溶解并转移至 10ml 量瓶中,用 50%甲醇稀释至刻度,摇匀,滤过,取续滤液,即得。

测定法 分别精密吸取对照品溶液与供试品溶液各 20μl,注入液相色谱仪,测定,即得。

本品每 1ml 含葛根以葛根素($C_{21}H_{20}O_9$)计,不得少于 90μg。

【功能与主治】 解表,祛湿,和中。用于暑湿感冒,症见发热头痛、腹痛腹泻、恶心呕吐、肠胃不适;亦可用于晕车晕船。

【用法与用量】 口服。一次 10～20ml,一日 3 次;儿童酌减。

【注意】 孕妇忌服。

【规格】 每支装 10ml

【贮藏】 密封,置阴凉处。

保 济 丸
Baoji Wan

【处方】
钩藤 34.1g		菊花 68.2g	
蒺藜 34.1g		厚朴 136.4g	
木香 136.4g		苍术 136.4g	
天花粉 102.3g		广藿香 136.4g	
葛根 136.4g		化橘红 68.2g	
白芷 136.4g		薏苡仁 170.5g	
稻芽 102.3g		薄荷 68.2g	
茯苓 272.8g		广东神曲 136.4g	

【制法】 以上十六味,粉碎成细粉,过筛,混匀,用水泛丸,干燥,以胭脂红、滑石粉及红氧化铁的混合物为着色剂和包衣材料,以糊精为黏合剂,包衣,干燥,即得。

【性状】 本品为朱红色的水丸;气芳香,味微苦、辛。

【鉴别】 (1)取本品,置显微镜下观察:不规则分枝状团块无色,遇水合氯醛试液溶化;菌丝无色或淡棕色,直径 4～6μm(茯苓)。草酸钙针晶细小,长 10～32μm,不规则地充塞于薄壁细胞中(苍术)。花粉粒类圆形,直径 24～34μm,外壁有刺,长 3～5μm,具 3 个萌发孔(菊花)。

(2)取本品 5g,研细,加乙醇 40ml,超声处理 15 分钟,放冷,滤过,滤液蒸干,残渣用少量乙醚洗涤 3 次,弃去乙醚液,残渣加甲醇 1ml 使溶解,作为供试品溶液。另取葛根素对照品和柚皮苷对照品,分别加甲醇制成每 1ml 含 0.5mg 的溶液,作为对照品溶液。照薄层色谱法(通则 0502)试验,吸取上述三种溶液各 5μl,分别点于同一用 0.5%氢氧化钠溶液制备的硅胶 G 薄层板上,以三氯甲烷-甲醇-水(14:5:0.8)为展开剂,展开,取出,晾干,置紫外光灯(365nm)下检视。供试

品色谱中,在与葛根素对照品色谱相应的位置上,显相同颜色的荧光斑点;喷以 5%三氯化铝乙醇溶液,在与柚皮苷对照品色谱相应的位置上,显相同颜色的荧光斑点。

【检查】 应符合丸剂项下有关的各项规定(通则 0108)。

【含量测定】 照高效液相色谱法(通则 0512)测定。

色谱条件与系统适用性试验 以十八烷基硅烷键合硅胶为填充剂;以乙腈-水-冰醋酸(60:40:4)为流动相;检测波长为 294nm。理论板数按厚朴酚峰计算应不低于 3000。

对照品溶液的制备 分别取厚朴酚对照品、和厚朴酚对照品适量,精密称定,加甲醇制成每 1ml 含厚朴酚 90μg、和厚朴酚 120μg 的混合溶液,即得。

供试品溶液的制备 取本品,研细,取 1g,精密称定,置具塞锥形瓶中,用石油醚(30～60℃)作溶剂,超声处理(功率 500W,频率 33kHz)2 次(100ml,50ml),每次 30 分钟,提取液滤过,滤液合并,挥干,残渣用甲醇溶解,转移至 10ml 量瓶中,加甲醇至刻度,摇匀,滤过,取续滤液,即得。

测定法 分别精密吸取对照品溶液与供试品溶液各 10μl,注入液相色谱仪,测定,即得。

本品每 1g 含厚朴以厚朴酚($C_{18}H_{18}O_2$)与和厚朴酚($C_{18}H_{18}O_2$)的总量计,不得少于 0.40mg。

【功能与主治】 解表,祛湿,和中。用于暑湿感冒,症见发热头痛、腹痛腹泻、恶心呕吐、肠胃不适;亦可用于晕车晕船。

【用法与用量】 口服。一次 1.85～3.7g,一日 3 次。

【注意】 外感燥热者不宜服用。

【规格】 每瓶装 (1)1.85g (2)3.7g

【贮藏】 密封。

恒古骨伤愈合剂
Henggu Gushangyu Heji

【处方】
陈皮 10g		红花 15g	
三七 30g		杜仲 30g	
人参 20g		黄芪 40g	
洋金花 6g		钻地风 10g	
鳖甲 10g			

【制法】 上述九味,加水冷浸 12 小时,煎煮三次,每次 1 小时,同时收集蒸馏液冷藏备用。合并煎液,滤过,滤液浓缩至相对密度为 1.03～1.04(50℃),离心,静置 12 小时,滤过,将滤液与上述蒸馏液混匀,加对羟基苯甲酸乙酯 0.4g,用 0.05%碳酸氢钠溶液调节 pH 值至 4.0～6.0,加水至 1000ml,滤过,灌装,即得。

【性状】 本品为棕褐色液体;味辛、微苦。

【鉴别】 (1)取本品 50ml,加乙醚提取 2 次,每次 40ml,弃去乙醚液,水层用乙酸乙酯提取 2 次,每次 20ml,水层备

用,合并乙酸乙酯液,回收溶剂至干,残渣加甲醇 0.5ml 使溶解,作为供试品溶液。另取陈皮对照药材 1g,加乙醚 40ml,超声处理 10 分钟,弃去乙醚液,残渣挥干乙醚,再加乙酸乙酯 20ml,超声处理 20 分钟,滤过,滤液回收溶剂至干,残渣加甲醇 1ml 使溶解,作为对照药材溶液。再取橙皮苷对照品,加甲醇制成饱和溶液,作为对照品溶液。照薄层色谱法(通则0502)试验,吸取上述三种溶液各 10μl,分别点于同一含 0.5% 的氢氧化钠的羧甲基纤维素钠为黏合剂的硅胶 G 薄层板上,以乙酸乙酯-甲醇-水(100∶17∶13)为展开剂,展开,展距 3cm,取出,晾干,再以甲苯-乙酸乙酯-甲酸-水(20∶10∶1∶1)的上层溶液为展开剂,展开,展距约 8cm,取出,晾干,喷以三氯化铝试液,晾干,置紫外光灯(365nm)下检视。供试品色谱中,在与对照药材色谱和对照品色谱相应的位置上,显相同颜色的荧光斑点。

(2)取〔鉴别〕(1)项下乙酸乙酯提取后的备用水溶液,加氨试液使成碱性,用三氯甲烷提取 2 次,每次 20ml,碱水溶液备用,合并三氯甲烷液,回收溶剂至干,残渣加甲醇 0.5ml 使溶解,作为供试品溶液。另取硫酸阿托品对照品,氢溴酸东莨菪碱对照品,加甲醇制成每 1ml 各含 1mg 的混合溶液,作为对照品溶液。照薄层色谱法(通则 0502)试验,吸取上述两种溶液各 10μl,分别点于同一硅胶 G 薄层板上,以乙酸乙酯-甲醇-浓氨试液(8.5∶1∶0.5)为展开剂,预饱和 20 分钟后,展开,取出,晾干,喷以稀碘化铋钾试液,置日光下检视。供试品色谱中,在与对照品色谱相应的位置上,显相同颜色的斑点。

(3)取〔鉴别〕(2)项下备用的碱水溶液,加水饱和的正丁醇提取 2 次,每次 20ml,合并正丁醇液,用水 15ml 洗涤,弃去水洗液,正丁醇液回收溶剂至干,残渣加甲醇 1ml 溶解,作为供试品溶液。另取黄芪甲苷对照品,加甲醇制成每 1ml 含 1mg 的溶液,作为对照品溶液。照薄层色谱法(通则 0502)试验,吸取上述两种溶液各 5μl,分别点于同一硅胶 G 薄层板上,以三氯甲烷-甲醇-水(13∶7∶2)10℃ 以下放置过夜的下层溶液为展开剂,展开,取出,晾干,喷以 10% 硫酸乙醇溶液,加热至斑点显色清晰,分别置日光和紫外光灯(365nm)下检视。供试品色谱中,在与对照品色谱相应的位置上,日光下显相同颜色的斑点,紫外光下显相同颜色的荧光斑点。

(4)取人参皂苷 Rb₁ 对照品、人参皂苷 Rg₁ 对照品及三七皂苷 R₁ 对照品,加甲醇制成每 1ml 各含 1mg 的混合溶液,作为对照品溶液。照薄层色谱法(通则 0502)试验,吸取〔鉴别〕(3)项下的供试品溶液和上述对照品溶液各 5μl,分别点于同一高效硅胶 G 薄层板上,以三氯甲烷-乙酸乙酯-甲醇-水(15∶40∶22∶10)10℃ 以下放置的下层溶液为展开剂,展开,取出,晾干,喷以 10% 硫酸乙醇溶液,加热至斑点显色清晰,分别置日光和紫外光灯(365nm)下检视。供试品色谱中,在与对照品色谱相应的位置上,日光下显相同颜色的斑点;紫外光下显相同颜色的荧光斑点。

(5)取本品 50ml,置水浴上蒸干,残渣加水 15ml 使溶解,通过 D101 大孔吸附树脂柱(柱内径为 2cm,柱高为 15cm),先用水 60ml 洗脱,弃去洗脱液,再用 10% 乙醇 100ml 洗脱,收集洗脱液,回收溶剂至干,残渣加无水乙醇 3ml 使溶解,离心,上清液作为供试品溶液。另取红花对照药材 0.5g,加水 30ml,超声处理 30 分钟,离心,取上清液自"通过 D101 大孔吸附树脂柱"起,同法制成对照药材溶液。照薄层色谱法(通则 0502)试验,吸取上述两种溶液各 10μl,分别点于同一硅胶 H 薄层板上,以正丁醇-冰醋酸-水(4∶1∶5)的上层溶液为展开剂,展开,取出,晾干,置紫外光灯(365nm)下检视。供试品色谱中,在与对照药材色谱相应的位置上,显相同的黄色荧光斑点。

【检查】　相对密度　应不低于 1.01(通则 0601)。

pH 值　应为 4.0～6.0(通则 0631)。

其他　应符合合剂项下有关的各项规定(通则 0181)。

【含量测定】　照高效液相色谱法(通则 0512)测定。

色谱条件与系统适用性试验　以十八烷基硅烷键合硅胶为填充剂;以乙腈-0.1% 磷酸溶液(21∶79)为流动相;检测波长为 283nm。理论板数按橙皮苷峰计算应不低于 5000。

对照品溶液的制备　取橙皮苷对照品适量,精密称定,加甲醇制成使每 1ml 中含橙皮苷 25μg 的溶液,即得。

供试品溶液的制备　精密量取本品 5ml,置 25ml 量瓶中,加流动相至刻度,摇匀,放置后滤过,取续滤液,即得。

测定法　分别精密吸取对照品溶液与供试品溶液各 10μl,注入液相色谱仪,测定,即得。

本品每 1ml 含陈皮以橙皮苷($C_{28}H_{34}O_{15}$)计,不得少于 0.10mg。

【功能与主治】　活血益气、补肝肾、接骨续筋、消肿止痛、促进骨折愈合。用于新鲜骨折及陈旧骨折、股骨头坏死、骨关节病、腰椎间盘突出症。

【用法与用量】　口服。成人一次 25ml,六至十二岁一次 12.5ml,每 2 日服用 1 次。饭后一小时服用,12 天为一个疗程。

【注意】　(1)骨折患者需固定复位后再用药。(2)心、肺、肾功能不全者慎用。(3)精神病史者、青光眼、孕妇忌用。(4)少数患者服药后出现口干、轻微头晕,可自行缓解。

【规格】　每瓶　(1)12.5ml　(2)25ml　(3)50ml

【贮藏】　密封,置阴凉处。

恒制咳喘胶囊

Hengzhi Kechuan Jiaonang

【处方】	法半夏 480.8g	红花 14.4g
	生姜 120.2g	白及 50.4g
	佛手 14.4g	甘草 14.4g
	紫苏叶 28.8g	薄荷 14.4g
	香橼 14.4g	陈皮 14.4g

　　　　红参 28.8g　　　　　西洋参 28.8g
　　　　砂仁 14.4g　　　　　沉香 28.8g
　　　　丁香 14.4g　　　　　豆蔻 14.4g
　　　　肉桂 28.8g　　　　　煅赭石 4.2g

【制法】　以上十八味，紫苏叶、薄荷、香橼、陈皮、红参、西洋参、砂仁、沉香、丁香、豆蔻、肉桂、煅赭石粉碎成细粉，混匀，备用；法半夏加 60% 乙醇回流提取三次，第一、二次各 2 小时，第三次 1 小时，合并提取液，滤过，滤液回收乙醇，备用；红花、生姜、白及、佛手、甘草五味，加水煎煮二次，每次 2 小时，合并煎液，滤过，滤液与法半夏提取液合并，浓缩至相对密度为 1.12(70℃)的清膏，加入上述细粉，制粒，干燥，装入胶囊，制成 1000 粒，即得。

【性状】　本品为硬胶囊，内容物为黄棕色至棕褐色的粉末或颗粒；味微苦。

【鉴别】　(1)取本品内容物 2.5g，研细，加无水乙醇 25ml，超声处理 20 分钟，滤过，滤液浓缩至 1ml，作为供试品溶液。另取佛手对照药材 0.5g，加无水乙醇 10ml，同法制成对照药材溶液。照薄层色谱法(通则 0502)试验，吸取上述两种溶液各 5μl，分别点于同一硅胶 G 薄层板上，以环己烷-乙酸乙酯(3∶1)为展开剂，薄层板预平衡 15 分钟，展开，取出，晾干，置紫外光灯(365nm)下检视。供试品色谱中，在与对照药材色谱相应的位置上，显相同颜色的荧光主斑点。

　　(2)取本品内容物 3.6g，研细，置 500ml 圆底烧瓶中，加水 250ml 与玻璃珠数粒，连接挥发油测定器，自测定器上端加水至刻度并溢流入烧瓶中为止，再加石油醚(60～90℃)1ml，连接回流冷凝管，加热至沸，并保持微沸 2 小时，放冷，分取石油醚层，作为供试品溶液。另取紫苏叶对照药材 1g，同法制成对照药材溶液。照薄层色谱法(通则 0502)试验，吸取上述两种溶液各 10～20μl，分别点于同一硅胶 G 薄层板上，以石油醚(60～90℃)-乙酸乙酯(15∶1)为展开剂，展开，取出，晾干，喷以 5% 香草醛盐酸溶液，在 105℃加热至斑点清晰，置日光下检视。供试品色谱中，在与对照药材色谱相应的位置上，显相同颜色的斑点。

　　(3)取〔含量测定〕红参、西洋参项下供试品溶液 5ml，回收溶剂至约 1～2ml，作为供试品溶液。另取人参皂苷 Rb₁ 对照品、人参皂苷 Re 对照品、人参皂苷 Rg₁ 对照品、拟人参皂苷 F₁₁ 对照品，加甲醇制成每 1ml 各含 2mg 的混合溶液，作为对照品溶液。照薄层色谱法(通则 0502)试验，吸取供试品溶液 5μl～10μl、对照品溶液 2μl，分别点于同一硅胶 G 薄层板上，以三氯甲烷-乙酸乙酯-甲醇-水(15∶40∶22∶10)5～10℃放置 12 小时以上的下层溶液为展开剂，展开，取出，晾干，喷以 10% 硫酸乙醇溶液，在 105℃加热至斑点显色清晰，置日光下检视。供试品色谱中，在与对照品色谱相应的位置上，显相同颜色的斑点。

　　(4)取本品内容物 2.5g，研细，加石油醚(30～60℃)20ml，振摇提取，静置 2 小时，滤过，滤液回收溶剂至约 1ml，作为供试品溶液。另取丁香酚对照品，加乙醚制成每 1ml 含

16μl 的溶液，作为对照品溶液。照薄层色谱法(通则 0502)试验，吸取供试品溶液 5μl、对照品溶液 2μl，分别点于同一硅胶 G 薄层板上，以石油醚(60～90℃)-乙酸乙酯(9∶1)为展开剂，展开，取出，晾干，喷以 5% 香草醛硫酸溶液，置日光下检视。供试品色谱中，在与对照品色谱相应的位置上，显相同颜色的斑点。

　　(5)取本品内容物 2.5g，研细，加乙醚 20ml，振摇提取 15 分钟，滤过，滤液回收溶剂至干，残渣加无水乙醇 1ml 使溶解，作为供试品溶液。另取桂皮醛对照品，加无水乙醇制成每 1ml 含 1μl 的溶液，作为对照品溶液。照薄层色谱法(通则 0502)试验，吸取供试品溶液 10μl、对照品溶液 2μl，分别点于同一硅胶 G 薄层板上，以石油醚(60～90℃)-乙酸乙酯(17∶3)为展开剂，展开，取出，晾干，喷以二硝基苯肼乙醇试液，置日光下检视。供试品色谱中，在与对照品色谱相应的位置上，显相同颜色的斑点。

【检查】　应符合胶囊剂项下有关的各项规定(通则 0103)。

【含量测定】　红参、西洋参　照高效液相色谱法(通则 0512)测定。

　　色谱条件与系统适用性试验　以十八烷基硅烷键合硅胶为填充剂；以乙腈-水(31∶69)为流动相；柱温为 30℃；检测波长为 203nm。理论板数按人参皂苷 Rb₁ 峰计算应不低于 6000。

　　对照品溶液的制备　取人参皂苷 Rb₁ 对照品适量，精密称定，加甲醇制成每 1ml 含 0.15mg 的溶液，即得。

　　供试品溶液的制备　取装量差异项下的本品内容物，研细，取约 1g，精密称定，置索氏提取器中，加三氯甲烷加热回流提取至近无色，弃去三氯甲烷液，取出滤纸筒，挥干溶剂，再置索氏提取器中，加甲醇加热回流提取至无色，提取液回收溶剂至干，残渣加水 15ml 使溶解，用水饱和的正丁醇振摇提取 5 次(15ml、15ml、15ml、10ml、10ml)，合并正丁醇提取液，回收溶剂至干，残渣加水 5ml 使溶解，通过 D101 型大孔吸附树脂柱(内径为 10～15mm，柱高为 12cm，水预洗)，流速为每分钟 1ml，用 1% 氢氧化钠溶液 150ml 洗涤，再用水洗涤至中性，最后用 30% 乙醇 60ml 洗涤，弃去洗涤液，再用 70% 乙醇 100ml 洗脱，收集洗脱液，蒸干，残渣加甲醇适量使溶解，置 10ml 量瓶中，加甲醇稀释至刻度，摇匀，滤过，取续滤液，即得。

　　测定法　分别精密吸取对照品溶液与供试品溶液各 10μl，注入液相色谱仪，测定，即得。

　　本品每粒含红参和西洋参以人参皂苷 Rb₁(C₅₄H₉₂O₂₃)计，不得少于 0.25mg。

　　甘草　照高效液相色谱法(通则 0512)测定。

　　色谱条件与系统适用性试验　以十八烷基硅烷键合硅胶为填充剂；以乙腈-0.2mol/L 醋酸铵溶液-冰醋酸(30∶70∶2)为流动相；柱温为 40℃；检测波长为 250nm。理论板数按甘草酸铵峰计算不低于 3000。

对照品溶液的制备 取甘草酸铵对照品适量,精密称定,加流动相制成每 1ml 含 40μg 的溶液,即得。(甘草酸重量＝甘草酸铵重量/1.0207)

供试品溶液的制备 取装量差异项下本品内容物,研细,取约 2g,精密称定,精密加入流动相 50ml,称定重量,超声处理(功率 250W,频率 50kHz)1 小时,放冷,再称定重量,用流动相补足减失的重量,摇匀,滤过,取续滤液,即得。

测定法 分别精密吸取对照品溶液与供试品溶液各 10μl,注入液相色谱仪,测定,即得。

本品每粒含甘草以甘草酸($C_{42}H_{62}O_{16}$)计,不得少于 0.10mg。

【功能与主治】 益气温阳,燥湿化痰,降气平喘。用于阳虚痰阻所致的咳嗽痰喘,胸脘满闷,倦怠乏力。

【用法与用量】 口服。一次 2～4 粒,一日 2 次。

【规格】 每粒装 0.25g

【贮藏】 密封。

追风透骨丸
Zhuifeng Tougu Wan

【处方】

制川乌 100g	白芷 100g
制草乌 100g	香附(制)100g
甘草 100g	白术(炒)50g
没药(制)20g	麻黄 100g
川芎 100g	乳香(制)50g
秦艽 50g	地龙 100g
当归 50g	茯苓 200g
赤小豆 100g	羌活 100g
天麻 50g	赤芍 100g
细辛 100g	防风 50g
天南星(制)100g	桂枝 50g
甘松 50g	

【制法】 以上二十三味,粉碎成细粉,过筛,混匀。每 100g 粉末用炼蜜 55～65g 加适量水制成水蜜丸。另将滑石粉、红氧化铁、胭脂红适量,混匀,作包衣材料,包衣,干燥,即得。

【性状】 本品为红褐色的水蜜丸,除去包衣后显褐棕色至黑棕色;气微香,味苦。

【鉴别】 (1)取本品,置显微镜下观察:不规则分枝状团块无色,遇水合氯醛液渐溶化;菌丝无色或淡棕色,直径 4～6μm(茯苓)。气孔特异,侧面观保卫细胞呈哑铃状(麻黄)。种皮栅状细胞成片,红色,侧面观细胞狭长,长约 50μm,细胞壁上部有细纵沟纹,胞腔明显,内含红棕色物;表面观呈类多角形,胞腔小,孔沟细密(赤小豆)。草酸钙簇晶直径 7～38μm,散在或存在于薄壁细胞中,常数个纵向排列成行(赤

芍)。纤维成束,周围薄壁细胞含草酸钙方晶,形成晶纤维(甘草)。分泌细胞呈类圆形,直径 35～72μm,内含淡黄棕色至红棕色分泌物,其周围 5～8 个薄壁细胞作放射状环列(香附)。斜纹肌纤维无色,散在或相互绞结,弯曲或稍平直,直径 4～26μm(地龙)。

(2)取本品 15g,研细,加 1％盐酸溶液 50ml,加热回流 1 小时,滤过,滤液用乙醚振摇提取 2 次,每次 40ml,酸水液备用,合并乙醚提取液,低温蒸干,残渣加无水乙醇 2ml 使溶解,作为供试品溶液。另取羌活对照药材 0.4g,同法制成对照药材溶液。照薄层色谱法(通则 0502)试验,吸取上述两种溶液各 2μl,分别点于同一硅胶 G 薄层板上,以正己烷-乙酸乙酯(1：1)为展开剂,展开,取出,晾干,置紫外光灯(365nm)下检视。供试品色谱中,在与对照药材色谱相应的位置上,显相同颜色的荧光斑点。

(3)取〔鉴别〕(2)项下备用的酸水液,用浓氨试液调节 pH 值至 10,用三氯甲烷振摇提取 3 次,每次 30ml,合并三氯甲烷液,蒸干,残渣加无水乙醇 1ml 使溶解,作为供试品溶液。另取盐酸麻黄碱对照品,加无水乙醇制成每 1ml 含 1mg 的溶液,作为对照品溶液。照薄层色谱法(通则 0502)试验,吸取供试品溶液 10μl、对照品溶液 2μl,分别点于同一硅胶 G 薄层板上,以三氯甲烷-甲醇-浓氨试液(4：1：0.1)为展开剂,展开,取出,晾干,喷以茚三酮试液,在 105℃加热至斑点显色清晰。供试品色谱中,在与对照品色谱相应的位置上,显相同颜色的斑点。

(4)取本品 5g,研细,加乙醚 30ml,密塞,超声处理 10 分钟,取出,放冷,滤过,滤液挥干,残渣加乙醇 1ml 使溶解,作为供试品溶液。另取川芎对照药材、当归对照药材各 0.5g,分别加乙醚 20ml,密塞,超声处理 10 分钟,取出,放冷,滤过,滤液挥干,残渣分别加乙醇 1ml 使溶解,作为对照药材溶液。照薄层色谱法(通则 0502)试验,吸取上述三种溶液各 5μl,分别点于同一硅胶 G 薄层板上,以正己烷-乙酸乙酯(6：1)为展开剂,展开,取出,晾干,置紫外光灯(365nm)下检视。供试品色谱中,在与对照药材色谱相应的位置上,显相同颜色的荧光斑点。

【检查】 乌头碱限量 取本品 40g,研细,用适量 10％碳酸钠溶液润湿后,加乙醚 200ml,超声处理(功率 300W,频率 40kHz)15 分钟,滤过,滤液以 2％盐酸溶液振摇提取 2 次,每次 30ml,合并酸水液,用浓氨试液调 pH 值至 12,用乙醚振摇提取 2 次,每次 30ml,合并乙醚液,再以 2％盐酸溶液振摇提取 2 次,每次 30ml,合并酸水液,用浓氨试液调节 pH 值至 12,用乙醚振摇提取 2 次,每次 30ml,合并乙醚液,置水浴上蒸干,残渣加甲醇 1ml 使溶解,作为供试品溶液。另取乌头碱对照品,加甲醇制成每 1ml 含 2mg 的溶液,作为对照品溶液。照薄层色谱法(通则 0502)试验,吸取供试品溶液 20μl,对照品溶液 5μl,分别点于同一硅胶 G 薄层板上,以环己烷-乙酸乙酯-二乙胺(8：6：1)为展开剂,展开,取出,晾干,喷以稀碘化铋钾试液,置日光下检视。供试品色谱中,在与对照品色谱相

应的位置上,不得出现斑点或出现的斑点不得大于对照品色谱斑点。

其他 应符合丸剂项下有关的各项规定(通则 0108)。

【含量测定】 照高效液相色谱法(通则 0512)测定。

色谱条件与系统适用性试验 以十八烷基硅烷键合硅胶为填充剂;甲醇-水(30:70)为流动相;检测波长为 230nm。理论板数按芍药苷峰计算应不低于 1500。

对照品溶液的制备 取芍药苷对照品适量,精密称定,加稀乙醇制成每 1ml 含 60μg 的溶液,即得。

供试品溶液的制备 取重量差异项下的本品,粉碎成细粉,取约 1g,精密称定,加入等量硅藻土拌匀,置具塞锥形瓶中,精密加入稀乙醇 25ml,密塞,称定重量,超声处理(功率 300W,频率 40kHz)30 分钟,放冷,再称定重量,用稀乙醇补足减失的重量,摇匀,离心,取上清液,滤过,取续滤液,即得。

测定法 分别精密吸取对照品溶液与供试品溶液各 20μl,注入液相色谱仪,测定,即得。

本品每 1g 含赤芍以芍药苷($C_{23}H_{28}O_{11}$)计,不得少于 0.70mg。

【功能与主治】 祛风除湿,通经活络,散寒止痛。用于风寒湿痹,肢节疼痛,肢体麻木。

【用法与用量】 口服。一次 6g,一日 2 次。

【注意】 不宜久服,属风热痹者及孕妇忌服。

【规格】 每 10 丸重 1g

【贮藏】 密封,防潮。

胆石通胶囊

Danshitong Jiaonang

【处方】

蒲公英 825g	水线草 825g
绵茵陈 825g	广金钱草 550g
溪黄草 550g	大黄 415g
枳壳 275g	柴胡 275g
黄芩 275g	鹅胆粉 10g

【制法】 以上十味,取部分大黄粉碎成细粉,剩余大黄加水温浸三次,合并浸渍液,滤过,滤液减压浓缩至适量,加入大黄细粉,混匀,减压干燥,粉碎,备用;黄芩加入沸水中煎煮二次,煎液滤过,滤液合并,浓缩至适量,醇沉,搅匀,静置,滤过,滤液回收乙醇,浓缩至适量,备用;除鹅胆粉外,其余蒲公英等七味加水煎煮二次,煎液滤过,滤液合并,浓缩至适量,醇沉,搅匀,静置,滤过,滤液回收乙醇,浓缩至适量,与黄芩浓缩液混合,干燥,粉碎,加入上述大黄粉和鹅胆粉,混匀,装入胶囊,制成 1000 粒,即得。

【性状】 本品为硬胶囊,内容物为黄褐色至棕褐色的粉末;味略咸、微苦。

【鉴别】 (1)取本品内容物,置显微镜下观察:草酸钙簇

晶大,直径 60～140μm(大黄)。

(2)取本品内容物 1g,加甲醇 20ml,超声处理 30 分钟,滤过,滤液蒸干,残渣加水 10ml 使溶解,滤过,滤液用乙醚振摇提取 2 次,每次 15ml,水溶液备用,合并乙醚液,挥干,残渣加无水乙醇 2ml 使溶解,作为供试品溶液。另取大黄对照药材 0.1g,同法制成对照药材溶液。照薄层色谱法(通则 0502)试验,吸取上述两种溶液各 3μl,分别点于同一硅胶 H 薄层板上,以石油醚(30～60℃)-甲酸乙酯-甲酸(15:5:1)的上层溶液为展开剂,展开,取出,晾干,置紫外光灯(365nm)下检视。供试品色谱中,在与对照药材色谱相应的位置上,显相同的橙黄色荧光斑点;置氨蒸气中熏后,置日光下检视,显相同的红色斑点。

(3)取〔鉴别〕(2)项下的备用水溶液,加稀盐酸调节 pH 值至 1～2,用乙酸乙酯振摇提取 2 次,每次 15ml,合并乙酸乙酯液,蒸干,残渣用无水乙醇 2ml 溶解,作为供试品溶液。另取柚皮苷对照品、黄芩苷对照品,分别加无水乙醇制成每 1ml 含 1mg 的溶液,作为对照品溶液。照薄层色谱法(通则 0502)试验,吸取上述三种溶液各 5μl,分别点于同一硅胶 H 薄层板上,以乙酸乙酯-丙酮-醋酸-水(10:4:5:3)的上层溶液为展开剂,展开,取出,晾干。供试品色谱中,在与黄芩苷对照品色谱相应的位置上,显相同颜色的斑点;喷以三氯化铝试液,置紫外光灯(365nm)下检视,供试品色谱中,在与柚皮苷对照品色谱相应的位置上,显相同颜色的荧光斑点。

(4)取本品内容物 3g,加甲醇 30ml,超声处理 30 分钟,滤过,滤液蒸干,残渣用氢氧化钠试液 15ml 分次溶解,溶液用水饱和的正丁醇振摇提取 2 次,每次 20ml,合并正丁醇液,用正丁醇饱和的氨试液 100ml 洗涤,弃去氨洗涤液,再用正丁醇饱和的水洗涤 2 次,每次 50ml,取正丁醇液,蒸干,残渣加无水乙醇 1ml 使溶解,作为供试品溶液。另取柴胡对照药材 1g,加水 20ml,加热回流 1 小时,滤过,滤液自"用水饱和的正丁醇振摇提取 2 次"起,同法制成对照药材溶液。照薄层色谱法(通则 0502)试验,吸取上述两种溶液各 5μl,分别点于同一硅胶 H 薄层板上,以三氯甲烷-甲醇-水(30:10:1)为展开剂,展开,取出,晾干,喷以含 2% 对二甲氨基苯甲醛的硫酸乙醇(1→10)溶液,在 105℃ 加热至斑点显色清晰,置紫外光灯(365nm)下检视。供试品色谱中,在与对照药材色谱相应的位置上,显相同颜色的荧光斑点。

(5)取本品内容物 2.5g,加无水乙醇 25ml,超声处理 30 分钟,滤过,滤液蒸干,残渣用 40% 氢氧化钠溶液 5ml 溶解,在 120℃ 加热水解 5 小时,放冷,加水 10ml,用二氯甲烷 25ml 振摇提取,弃去二氯甲烷液,水溶液用盐酸调节 pH 值至 1,用二氯甲烷振摇提取 2 次,每次 25ml,合并二氯甲烷液,用无水硫酸钠脱水,滤过,滤液蒸干,残渣加无水乙醇 2ml 使溶解,作为供试品溶液。另取鹅去氧胆酸对照品,加无水乙醇制成每 1ml 含 1mg 的溶液,作为对照品溶液。照薄层色谱法(通则 0502)试验,吸取上述两种溶液各 3μl,分别点于同一硅胶 G 薄层板上,以环己烷-乙酸乙酯-冰醋酸(8:8:0.5)为展

开剂,展开,取出,晾干,喷以 10％硫酸乙醇溶液,在105℃加热至斑点显色清晰,分别置日光及紫外光灯(365nm)下检视。在供试品色谱中,在与对照品色谱相应的位置上,日光下显相同颜色的斑点,紫外光下显相同颜色的荧光斑点。

【检查】　应符合胶囊剂项下有关的各项规定(通则0103)。

【含量测定】　照高效液相色谱法(通则0512)测定。

色谱条件与系统适用性试验　以十八烷基硅烷键合硅胶为填充剂;以甲醇-0.1％磷酸溶液(80：20)为流动相;检测波长为288nm。理论板数按大黄素峰计算应不低于2000。

对照品溶液的制备　分别取大黄素对照品、大黄酚对照品适量,精密称定,加无水乙醇制成每1ml含大黄素 $5\mu g$、大黄酚 $10\mu g$ 的混合溶液,即得。

供试品溶液的制备　取装量差异项下的本品内容物,混匀,研细,取约 0.12g,精密称定,精密加入盐酸乙醇(3→100)溶液 20ml,称定重量,加热回流1小时,放冷,再称定重量,用盐酸乙醇(3→100)溶液补足减失的重量,摇匀,滤过,精密量取续滤液 2ml,加硅胶 2g(100～200 目),在100℃干燥 30分钟,放冷,搅匀,加在硅胶柱(100～200 目,1.5g;内径为 1.7cm)上,用石油醚(60～90℃)-甲酸乙酯-甲酸(50：50：1)的混合溶液 20ml 洗脱,收集洗脱液,低温蒸干,残渣用无水乙醇溶解并转移至 5ml 量瓶中,加无水乙醇至刻度,摇匀,滤过,取续滤液,即得。

测定法　分别精密吸取对照品溶液与供试品各 $20\mu l$,注入液相色谱仪,测定,即得。

本品每粒含大黄以大黄素($C_{15}H_{10}O_5$)与大黄酚($C_{15}H_{10}O_4$)的总量计,不得少于 2.3mg。

【功能与主治】　清热利湿,利胆排石。用于肝胆湿热所致的胁痛、胆胀,症见右胁胀痛、痞满呕恶、尿黄口苦;胆石症、胆囊炎见上述证候者。

【用法与用量】　口服。一次 4～6 粒,一日 3 次。

【注意】　孕妇慎服。严重消化道溃疡、心脏病及重症肌无力者忌服。忌烟酒及辛辣油腻食物。

【规格】　每粒装 0.65g

【贮藏】　密封。

胆 乐 胶 囊

Danle Jiaonang

【处方】　猪胆汁酸 75g　　　　陈皮 75g

南山楂 600g　　　　郁金 240g

连钱草 600g

【制法】　以上五味,郁金、南山楂、连钱草分别加水煎煮二次,第一次 2 小时,第二次 1 小时,合并煎液,静置,滤过,滤液减压浓缩成稠膏,干燥,粉碎成细粉;陈皮、猪胆汁酸分别粉碎成细粉,与上述细粉混匀,装入胶囊,制成1000粒,即得。

【性状】　本品为硬胶囊,内容物为棕黄色至棕色的粉末;味苦。

【鉴别】　(1)取本品内容物 3g,加无水乙醇 25ml,加热回流 30 分钟,滤过,滤液作为供试品溶液。另取猪去氧胆酸对照品,加乙醇制成每 1ml 含 1mg 的溶液,作为对照品溶液。照薄层色谱法(通则 0502)试验,吸取上述两种溶液各 $10\mu l$,分别点于同一硅胶 G 薄层板上,以三氯甲烷-乙酸乙酯-冰醋酸(10：10：1)为展开剂,展开,取出,晾干,喷以 10％硫酸乙醇溶液,在105℃加热至斑点显色清晰,置紫外光灯(365nm)下检视。供试品色谱中,在与对照品色谱相应的位置上,显相同颜色的荧光斑点。

(2)取陈皮对照药材 0.75g,同〔鉴别〕(1)项下供试品溶液的制备方法制成对照药材溶液。另取橙皮苷对照品,加甲醇制成饱和溶液,作为对照品溶液。照薄层色谱法(通则0502)试验,吸取上述两种溶液与〔鉴别〕(1)项下的供试品溶液各 $10\mu l$,分别点于同一硅胶 G 薄层板上,以乙酸乙酯-甲醇-水(100：17：13)为展开剂,展开,取出,晾干,喷以 10％三氯化铝乙醇溶液,置紫外光灯(365nm)下检视。供试品色谱中,在与对照药材色谱和对照品色谱相应的位置上,显相同颜色的荧光斑点。

【检查】　应符合胶囊剂项下有关的各项规定(通则0103)。

【含量测定】　照高效液相色谱法(通则0512)测定。

色谱条件与系统适用性试验　以十八烷基硅烷键合硅胶为填充剂;以乙腈-0.2％磷酸溶液(19：81)为流动相;检测波长为 284nm。理论板数按橙皮苷峰计算应不低于3000。

对照品溶液的制备　取橙皮苷对照品适量,精密称定,加甲醇制成每 1ml 含 $35\mu g$ 的溶液,即得。

供试品溶液的制备　取装量差异项下的本品,研细,取约 0.3g,精密称定,置索氏提取器中,加甲醇适量,加热回流 6 小时,提取液转移至 100ml 量瓶中,加甲醇至刻度,摇匀,滤过,取续滤液,即得。

测定法　分别精密吸取对照品溶液与供试品溶液各 $5\mu l$,注入液相色谱仪,测定,即得。

本品每粒含陈皮以橙皮苷($C_{28}H_{34}O_{15}$)计,不得少于 2.6mg。

【功能与主治】　理气止痛,利胆排石。用于肝郁气滞所致的胁痛、胆胀,症见胁肋胀痛、纳呆尿黄;慢性胆囊炎、胆石症见上述证候者。

【用法与用量】　口服。一次 4 粒,一日 3 次。

【规格】　每粒装 0.3g

【贮藏】　密封。

附：猪胆汁酸质量标准

猪 胆 汁 酸

本品为猪科动物猪 *Sus scrofa domestica* Brisson. 的胆

汁经提取加工制成。

〔制法〕 取猪胆粉,用水溶解,用氢氧化钠调节 pH 值至 10 以上,加热煮沸 2～3 小时使皂化,滤过,滤液用盐酸调节 pH 值至 1,取沉淀物,用水洗涤至洗涤液为 pH 3.5 以上,在 80℃以下干燥,即得。

〔性状〕 本品为棕黄色或棕褐色的粉末;味苦,有引湿性。

本品在乙醇中溶解,在水中难溶。

〔鉴别〕 取本品 0.5g,加乙醇 25ml,加热回流 30 分钟,滤过,滤液作为供试品溶液。另取猪去氧胆酸对照品,加乙醇制成每 1ml 含 1mg 的溶液,作为对照品溶液。照薄层色谱法(通则 0502)试验,吸取上述两种溶液各 10μl,分别点于同一硅胶 G 薄层板上,以环己烷-乙酸乙酯-甲醇-醋酸(2∶16∶1∶1)为展开剂,展开,取出,晾干,喷以 10%磷钼酸乙醇溶液,在 105℃加热至斑点显色清晰。供试品色谱中,在与对照品色谱相应的位置上,显相同颜色的斑点。

〔检查〕 酸度 取本品,加水制成浓度为 1%的溶液,依法(通则 0631)测定,pH 值应为 3.5～5.0。

干燥失重 不得过 5.0%(通则 0831)。

总灰分 不得过 5.0%(通则 2302)。

〔含量测定〕 取本品 0.5g,精密称定,加无水乙醇 20ml,加热回流 30 分钟,滤过,滤渣用无水乙醇 10ml 洗涤,洗液与滤液合并,蒸干,加 15%氢氧化钠溶液 30ml 及乙醇 1ml,加热回流 6 小时,再加水 30ml,摇匀,滤入分液漏斗中,容器及滤渣用热水 20ml 洗涤,洗液与滤液合并,用稀硫酸调节 pH 值至酸性,放冷,用乙醚振摇提取 4 次(50ml,50ml,30ml,30ml),合并乙醚提取液,用水洗涤 2 次,每次 10ml,乙醚液滤过,滤器用 10ml 乙醚洗涤,洗液与滤液合并于干燥至恒重的锥形瓶中,回收乙醚,在 105℃干燥至恒重,计算,即得。

本品含猪胆汁酸不得少于 55.0%。

胆 宁 片
Danning Pian

【处方】 大黄 48g   虎杖 720g
         青皮 288g   白茅根 432g
         陈皮 288g   郁金 432g
         山楂 720g

【制法】 以上七味,大黄粉碎成细粉;陈皮提取挥发油;其余虎杖等五味用 70%乙醇加热回流提取 2 次,每次 1 小时,提取液回收乙醇并浓缩至适量,减压干燥,粉碎,加入大黄细粉、陈皮挥发油及适量的辅料,混匀,制颗粒,压制成 1000 片,包薄膜衣,即得。

【性状】 本品为薄膜衣片,除去包衣后显棕褐色;味甘、苦。

【鉴别】 (1)取本品 3 片,除去包衣,研细,加甲醇 10ml,超声处理 15 分钟,滤过,滤液作为供试品溶液。另取虎杖对照药材 0.5g,同法制成对照药材溶液,照薄层色谱法(通则 0502)试验,吸取上述两种溶液各 4μl,分别点于同一硅胶 G 薄层板上,以三氯甲烷-甲醇(4∶1)为展开剂,展开,取出,晾干。供试品色谱中,在与对照药材色谱相应的位置上,显相同颜色的斑点;置氨蒸气中熏后,斑点变成红色。

(2)取〔鉴别〕(1)项下的供试品溶液 2ml,蒸干,加乙酸乙酯 4ml,超声处理 15 分钟,滤过,滤液作为供试品溶液。另取山楂对照药材 1g,加甲醇 10ml,超声处理 15 分钟,滤过,滤液蒸干,同法制成对照药材溶液。再取熊果酸对照品,加甲醇制成每 1ml 含 1mg 的溶液,作为对照品溶液。照薄层色谱法(通则 0502)试验,吸取供试品溶液 8μl、对照药材溶液和对照品溶液各 2μl,分别点于同一硅胶 G 薄层板上,以甲苯-乙酸乙酯-甲酸(20∶4∶0.5)为展开剂,展开,取出,晾干,喷以硫酸乙醇(1→10)溶液,在 105℃加热至斑点显色清晰,分别置日光和紫外光灯(365nm)下检视。供试品色谱中,在与对照药材色谱和对照品色谱相应的位置上,日光下显相同颜色的斑点;紫外光下显相同颜色的荧光斑点。

(3)取橙皮苷对照品,加甲醇制成饱和溶液,作为对照品溶液。照薄层色谱法(通则 0502)试验,吸取〔鉴别〕(1)项下的供试品溶液 4μl 及上述对照品溶液 10μl,分别点于同一硅胶 G 薄层板上,以乙酸乙酯-甲醇-水(100∶17∶13)为展开剂,展开,取出,晾干,喷以三氯化铝试液,置紫外光灯(365nm)下检视。供试品色谱中,在与对照品色谱相应的位置上,显相同颜色的荧光斑点。

【检查】 应符合片剂项下有关的各项规定(通则 0101)。

【含量测定】 照高效液相色谱法(通则 0512)测定。

色谱条件与系统适用性试验 以十八烷基硅烷键合硅胶为填充剂;以甲醇-0.1%磷酸溶液(80∶20)为流动相;检测波长为 254nm。理论板数按大黄素峰计算应不低于 3000。

对照品溶液的制备 取大黄素对照品和大黄酚对照品适量,精密称定,加甲醇制成每 1ml 含大黄素 12μg、大黄酚 1.6μg 的混合溶液,即得。

供试品溶液的制备 取本品 10 片,除去包衣,精密称定,研细,取 0.35g,精密称定,置圆底烧瓶中,缓缓加入 30%硫酸溶液 10ml,超声处理使溶散均匀,在 70℃水浴中用三氯甲烷加热回流提取 3 次(30ml,20ml,20ml)。在提取过程中,应时时振摇烧瓶,避免供试品黏附在烧瓶壁上),第一次 2 小时,第二、三次每次 30 分钟,合并三氯甲烷提取液,用适量的水洗涤,三氯甲烷液转移至 100ml 量瓶中,加三氯甲烷至刻度,摇匀,精密量取 3ml,蒸干,残渣用甲醇溶解,并转移至 10ml 量瓶中,加甲醇至刻度,摇匀,滤过,取续滤液,即得。

测定法 分别精密吸取对照品溶液与供试品溶液各 10μl,注入液相色谱仪,测定,即得。

本品每片含虎杖和大黄以大黄素($C_{15}H_{10}O_5$)和大黄酚($C_{15}H_{10}O_4$)的总量计,不得少于 3.2mg。

【功能与主治】 疏肝利胆,清热通下。用于肝郁气滞、湿热未清所致的右上腹隐隐作痛、食入作胀、胃纳不香、嗳气、便秘;慢性胆囊炎见上述证候者。

【用法与用量】 口服。一次 5 片,一日 3 次。饭后服用。

【注意】 服用本品后,如每日排便增至 3 次以上者,应酌情减量。

【规格】 每片重 0.36g

【贮藏】 密封。

胆康胶囊

Dankang Jiaonang

【处方】 柴胡 180g 蒲公英 360g
大黄 150g 郁金 180g
茵陈 380g 人工牛黄 40g
栀子 290g 薄荷素油 2g

【制法】 以上八味,除人工牛黄、薄荷素油外,大黄粉碎成细粉,其余柴胡等五味加水煎煮二次,每次 1 小时,合并煎液,滤过,滤液浓缩至相对密度为 1.30～1.32(80℃)的稠膏,加入大黄细粉,干燥粉碎后加入人工牛黄及适量淀粉,混匀,喷入薄荷素油,混匀,装入胶囊,制成 1000 粒,即得。

【性状】 本品为硬胶囊,内容物为棕褐色的粉末;气香,味苦。

【鉴别】 (1)取本品内容物 5g,加乙醇 30ml,加热回流 20 分钟,滤过,滤液蒸干,残渣加水 20ml 使溶解,用乙醚振摇提取 2 次,每次 10ml,弃去乙醚液,水液用水饱和的正丁醇振摇提取 2 次,每次 10ml,合并正丁醇液,用无水硫酸钠 2g 脱水,滤过,滤液蒸干,残渣加乙醇 1ml 使溶解,作为供试品溶液。另取栀子对照药材 2g,同法制成对照药材溶液。再取栀子苷对照品,加乙醇制成每 1ml 含 1mg 的溶液,作为对照品溶液。照薄层色谱法(通则 0502)试验,吸取上述三种溶液各 5μl,分别点于同一硅胶 G 薄层板上,以正丁醇-冰醋酸-水(7:1:2)为展开剂,展开,取出,晾干,喷以 5% 香草醛硫酸溶液,在 105℃ 加热至斑点显色清晰,置日光下检视。供试品色谱中,在与对照药材色谱和对照品色谱相应的位置上,显相同颜色的斑点。

(2)取本品内容物 5g,加水 20ml,振摇使溶解,用 0.2mol/L 的氢氧化钠溶液调节 pH 值至 10,加三氯甲烷 15ml,加热回流 30 分钟,弃去三氯甲烷液,水液用冰醋酸调节 pH 值至 3,加三氯甲烷 15ml,加热回流 30 分钟,分取三氯甲烷液,蒸干,残渣加乙醇 1ml 使溶解,作为供试品溶液。另取胆酸对照品,加乙醇制成每 1ml 含 1mg 的溶液,作为对照品溶液。照薄层色谱法(通则 0502)试验,吸取上述两种溶液各 5μl,分别点于同一硅胶 G 薄层板上,以异辛烷-乙酸乙酯-冰醋酸(15:7:5)为展开剂,展开,取出,晾干,喷以 10% 硫酸

乙醇溶液,在 105℃ 加热至斑点显色清晰,置日光下检视。供试品色谱中,在与对照品色谱相应的位置上,显相同颜色的斑点。

(3)取本品内容物 10g,加石油醚(60～90℃)15ml,浸渍 20 分钟,滤过,滤液低温蒸干,残渣加甲醇 1ml 使溶解,作为供试品溶液。另取薄荷脑对照品,加甲醇制成每 1ml 含 1mg 的溶液,作为对照品溶液。照薄层色谱法(通则 0502)试验,吸取上述两种溶液各 5μl,分别点于同一硅胶 G 薄层板上,以甲苯-乙酸乙酯(9.5:0.5)为展开剂,展开,取出,晾干,喷以 5% 香草醛硫酸溶液,在 105℃ 加热 5 分钟,置日光下检视。供试品色谱中,在与对照品色谱相应的位置上,显相同颜色的斑点。

(4)取本品内容物 4g,加无水乙醇 30ml,超声处理 30 分钟,滤过,滤液蒸干,残渣加无水乙醇 4ml 使溶解,加在中性氧化铝柱(100～200 目,6g,柱内径为 1.5cm)上,用无水乙醇 40ml 洗脱,收集洗脱液,蒸干,残渣加乙醇 1ml 使溶解,作为供试品溶液。另取郁金对照药材 2g,加无水乙醇 30ml,超声处理 30 分钟,滤过,滤液蒸干,残渣加乙醇 1ml 使溶解,作为对照药材溶液。照薄层色谱法(通则 0502)试验,吸取上述两种溶液各 5μl,分别点于同一硅胶 G 薄层板上,以甲苯-三氯甲烷-乙酸乙酯(5:5:0.2)为展开剂,展开,取出,晾干,喷以 10% 磷钼酸乙醇溶液,在 105℃ 加热至斑点显色清晰,置日光下检视。供试品色谱中,在与对照药材色谱相应的位置上,显相同颜色的主斑点。

【检查】 应符合胶囊剂项下有关的各项规定(通则 0103)。

【含量测定】 栀子 照高效液相色谱法(通则 0512)测定。

色谱条件与系统适用性试验 以十八烷基硅烷键合硅胶为填充剂;以 0.05mol/L 磷酸氢二钠溶液-甲醇(75:25)(磷酸调节 pH 值至 6.8)为流动相;检测波长为 240nm;柱温 40℃。理论板数按栀子苷峰计算应不低于 2000。

对照品溶液的制备 取栀子苷对照品适量,精密称定,加 50% 甲醇制成每 1ml 含 0.03mg 的溶液,即得。

供试品溶液的制备 取装量差异项下的本品内容物,混匀,取约 40mg,精密称定,置 25ml 量瓶中,加 50% 甲醇 15ml,超声处理(功率 250W,频率 40kHz)10 分钟,放冷,加 50% 甲醇至刻度,摇匀,滤过,取续滤液,即得。

测定法 分别精密吸取对照品溶液与供试品溶液各 10μl,注入液相色谱仪,测定,即得。

本品每粒含栀子以栀子苷($C_{17}H_{24}O_{10}$)计,不得少于 3.6mg。

大黄 照高效液相色谱法(通则 0512)测定。

色谱条件与系统适用性试验 以十八烷基硅烷键合硅胶为填充剂;以甲醇-0.1% 磷酸溶液(75:25)为流动相;检测波长为 254nm;柱温 25℃。理论板数按大黄素峰计算应不低于 3000。

对照品溶液的制备 取芦荟大黄素对照品、大黄酸对照品、大黄素对照品、大黄酚对照品、大黄素甲醚对照品适量,精密称定,加甲醇制成每 1ml 含芦荟大黄素 6μg、大黄酸 6μg、大黄素 6μg、大黄酚 25μg、大黄素甲醚 6μg 的溶液,即得。

供试品溶液的制备 取装量差异项下的本品内容物适量,研细,混匀,取约 0.8g,精密称定,精密加入甲醇 25ml,称定重量,加热回流 1 小时,放冷,再称定重量,用甲醇补足减失的重量,摇匀,滤过,精密量取续滤液 5ml,置锥形瓶中,减压回收溶剂至干,加入盐酸溶液(11→50)20ml,超声处理使溶解,再加三氯甲烷 20ml,加热回流 1 小时,放冷,置分液漏斗中,用少量三氯甲烷洗涤容器,将洗涤液并入分液漏斗中,分取三氯甲烷层,酸液再用三氯甲烷振摇提取 2 次,每次 10ml,合并三氯甲烷液,挥干,残渣加甲醇适量使溶解,转移至 10ml 量瓶中,加甲醇至刻度,摇匀,滤过,取续滤液,即得。

测定法 分别精密吸取对照品溶液与供试品溶液各 10μl,注入液相色谱仪,测定,即得。

本品每粒含大黄以芦荟大黄素($C_{15}H_{10}O_5$)、大黄酸($C_{15}H_8O_6$)、大黄素($C_{15}H_{10}O_5$)、大黄酚($C_{15}H_{10}O_4$)、大黄素甲醚($C_{16}H_{12}O_5$)的总量计,不得少于 1.0mg。

【功能与主治】 舒肝利胆,清热解毒,理气止痛。用于急、慢性胆囊炎,胆道结石。

【用法与用量】 口服。一次 4 粒,一日 3 次;30 日为一疗程。

【规格】 每粒装 0.38g

【贮藏】 密封,防潮。

脉络舒通丸
Mailuo Shutong Wan

【处方】
黄芪 833g	金银花 833g
黄柏 417g	苍术 417g
薏苡仁 833g	玄参 833g
当归 417g	白芍 417g
甘草 138g	水蛭 417g
蜈蚣 33g	全蝎 138g

【制法】 以上十二味,取水蛭 208.5g、蜈蚣 16.5g、全蝎 69g 粉碎成细粉;金银花、苍术、玄参、当归、白芍加水浸泡 3 小时,蒸馏提取 7 小时,收集挥发油,加倍他-环糊精适量制成包合物。蒸馏后的药渣与剩余的水蛭、蜈蚣、全蝎及其余黄芪等四味,加水煎煮二次,每次 1.5 小时,合并煎液及提取挥发油后的水溶液,滤过,滤液浓缩至相对密度为 1.10～1.20(80℃)的清膏,加乙醇使含醇量达 60%,静置 24 小时,滤过,减压回收乙醇并浓缩至相对密度为 1.10～1.18(80℃)的清膏,喷雾干燥成细粉;与上述水蛭等细粉、挥发油包合物及淀粉适量混匀,制丸,干燥,制成 1000g,即得。

【性状】 本品为棕色至棕褐色的浓缩水丸;气微腥,味微苦。

【鉴别】 (1)取本品适量,用热水适量溶散,取沉淀物,置显微镜下观察:体壁碎片淡黄色至黄色,有网状纹理和圆形毛窝,有时可见黄棕色刚毛(全蝎)。气管壁碎片具棕色或深棕色的螺旋丝,宽 1～5μm,丝间布有近无色点状物(蜈蚣)。

(2)取本品 5g,研细,置 250ml 圆底烧瓶中,加水 100ml,照挥发油测定法(通则 2204)试验,自挥发油测定器上端加入乙酸乙酯 1ml,加热至沸并保持微沸 1 小时,放冷,分取乙酸乙酯液,作为供试品溶液。另取当归对照药材 0.5g,加乙醚 20ml,超声处理 10 分钟,滤过,滤液挥干,残渣加乙酸乙酯 1ml 使溶解,作为对照药材溶液。照薄层色谱法(通则 0502)试验,吸取上述两种溶液各 5μl,分别点于同一硅胶 G 薄层板上,以环己烷-乙酸乙酯(9:1)为展开剂,展开,取出,晾干,置紫外光灯(365nm)下检视。供试品色谱中,在与对照药材色谱相应的位置上,显相同颜色的荧光斑点。

(3)取本品 5g,研细,加乙醇 50ml,超声处理 30 分钟,滤过,滤液蒸干,残渣加水 20ml 使溶解,用浓氨试液调节 pH 值至 9～10,用三氯甲烷 20ml 振摇提取,水液备用,三氯甲烷液回收溶剂至干,残渣加甲醇 1ml 使溶解,作为供试品溶液。另取黄柏对照药材 0.1g,加甲醇 20ml,超声处理 20 分钟,滤过,滤液回收溶剂至干,残渣加甲醇 1ml 使溶解,作为对照药材溶液。再取盐酸小檗碱对照品,加甲醇制成每 1ml 含 0.1mg 的溶液,作为对照品溶液。照薄层色谱法(通则 0502)试验,吸取上述三种溶液各 2μl,分别点于同一硅胶 G 薄层板上,以正丁醇-冰醋酸-水(7:1:2)为展开剂,展开,取出,晾干,置紫外光灯(365nm)下检视。供试品色谱中,在与对照药材色谱和对照品色谱相应的位置上,显相同颜色的荧光斑点。

(4)取〔鉴别〕(3)项下的备用水液,置水浴上挥至无氨味,用乙酸乙酯振摇提取 2 次,每次 30ml,合并乙酸乙酯液,回收溶剂至干,残渣加甲醇 2ml 使溶解,加在聚酰胺柱(60～80 目,内径 8～10mm,高 10cm)上,用水 50ml 洗脱,收集洗脱液,蒸干,残渣加甲醇 1ml 使溶解,作为供试品溶液。另取玄参对照药材 1g,加水饱和的正丁醇 20ml,超声处理 30 分钟,滤过,滤液回收溶剂至干,残渣加甲醇 1ml 使溶解,作为对照药材溶液。再取芍药苷对照品,加甲醇制成每 1ml 含 1mg 的溶液,作为对照品溶液。照薄层色谱法(通则 0502)试验,吸取上述三种溶液各 5μl,分别点于同一硅胶 G 薄层板上,以三氯甲烷-甲醇-水(7:3:1)的下层溶液为展开剂,展开,取出,晾干,喷以 5% 香草醛硫酸溶液,加热至斑点显色清晰,置日光下检视。供试品色谱中,在与对照药材色谱和对照品色谱相应的位置上,显相同颜色的斑点。

(5)取本品 1g,研细,加甲醇 30ml,超声处理 30 分钟,滤过,滤液回收溶剂至干,残渣加甲醇 1ml 使溶解,作为供试品溶液。另取水蛭对照药材 0.5g,同法制成对照药材溶液。照薄层色谱法(通则 0502)试验,吸取上述两种溶液各 5μl,分别点于同一硅胶 G 薄层板上,以环己烷-乙酸乙酯(4:1)为展开剂,展开,取出,晾干,喷以 10％硫酸乙醇溶液,在 105℃加热至斑点显色清晰,分别置日光和紫外光灯(365nm)下检视。供试品色谱中,在与对照药材色谱相应的位置上,日光下显相同的紫红色斑点;紫外光下显相同颜色的荧光斑点。

【检查】　应符合丸剂项下有关的各项规定(通则 0108)。

【含量测定】　黄芪　照高效液相色谱法(通则 0512)测定。

色谱条件与系统适用性试验　以十八烷基硅烷键合硅胶为填充剂;以乙腈-水(32：68)为流动相;蒸发光散射检测器检测。理论板数按黄芪甲苷峰计算应不低于 4000。

对照品溶液的制备　取黄芪甲苷对照品适量,精密称定,加甲醇制成每 1ml 含 0.2mg 的溶液,即得。

供试品溶液的制备　取本品适量,研细,取约 5g,精密称定,置具塞锥形瓶中,精密加入甲醇 50ml,密塞,称定重量,超声处理(功率 500W,频率 40kHz)45 分钟,取出,放冷,再称定重量,用甲醇补足减失的重量,摇匀,离心(转速为每分钟 3000 转)5 分钟,取上清液,精密量取 40ml,回收溶剂至干,残渣加水 20ml,微热使溶解,用水饱和的正丁醇振摇提取 4 次,每次 25ml,合并正丁醇提取液,用浓氨试液洗涤 2 次,每次 40ml,静置 30 分钟,弃去洗涤液,正丁醇液回收溶剂至干,残渣加甲醇溶解,并转移至 5ml 量瓶中,加甲醇至刻度,摇匀,滤过,取续滤液,即得。

测定法　精密吸取对照品溶液 10μl、20μl,供试品溶液 10μl,注入液相色谱仪,测定,用外标两点法对数方程计算,即得。

本品每 1g 含黄芪以黄芪甲苷($C_{41}H_{68}O_{14}$)计,不得少于 0.30mg。

金银花　照高效液相色谱法(通则 0512)测定。

色谱条件与系统适用性试验　以十八烷基硅烷键合硅胶为填充剂;以乙腈-0.4％磷酸溶液(10：90)为流动相;检测波长为 327nm。理论板数按绿原酸峰计算应不低于 1000。

对照品溶液的制备　取绿原酸对照品适量,精密称定,置棕色量瓶中,加 50％甲醇制成每 1ml 含 20μg 的溶液,即得。

供试品溶液的制备　取本品适量,研细,取约 0.25g,精密称定,置具塞锥形瓶中,精密加入 50％甲醇 50ml,密塞,称定重量,超声处理(功率 500W,频率 40kHz)30 分钟,放冷,再称定重量,用 50％甲醇补足减失的重量,摇匀,滤过,取续滤液,即得。

测定法　精密吸取对照品溶液与供试品溶液各 10μl,注入液相色谱仪,测定,即得。

本品每 1g 含金银花以绿原酸($C_{16}H_{18}O_9$)计,不得少于 3.2mg。

【功能与主治】　清热解毒,化瘀通络,祛湿消肿。用于湿热瘀阻脉络所致的血栓性浅静脉炎,非急性期深静脉血栓形成所致的下肢肢体肿胀、疼痛、肤色暗红或伴有条索状物。

【用法与用量】　口服。一次 1 瓶,一日 3 次。

【注意】　(1)孕妇禁用。(2)肝肾功能不全者及有出血性疾病或凝血机制障碍者慎用。(3)深静脉血栓形成初发一周内的患者勿用。(4)忌食辛辣及刺激性食物。(5)部分患者服药后出现轻度恶心、呕吐、食欲不振等胃部不适。

【规格】　每瓶装 12g(每丸重约 0.056g)

【贮藏】　密封。

脉络舒通颗粒

Mailuo Shutong Keli

【处方】　黄芪 500g　　　　金银花 500g
　　　　　黄柏 250g　　　　苍术 250g
　　　　　薏苡仁 500g　　　玄参 500g
　　　　　当归 250g　　　　白芍 250g
　　　　　甘草 83g　　　　　水蛭 250g
　　　　　蜈蚣 20g　　　　　全蝎 83g

【制法】　以上十二味,取水蛭 130g、蜈蚣 10g 和全蝎 43g 粉碎成细粉,金银花、苍术、玄参、当归、白芍水蒸气蒸馏提取挥发油,挥发油另器保存;蒸馏后的水溶液及药渣与剩余的水蛭、蜈蚣和全蝎及其余黄芪等四味加水煎煮二次,第一次 1.5 小时,第二次 1 小时,合并煎液,滤过,滤液浓缩至相对密度为 1.15～1.20(80℃)的清膏,加乙醇使含醇量达 60％,静置 24 小时,滤过,滤液回收乙醇并减压浓缩至相对密度为 1.30～1.35(80℃)的稠膏,真空干燥,粉碎成细粉;与上述干膏粉及水蛭等细粉混匀,加入倍他-环糊精 140g、阿司帕坦 7g、羧甲基淀粉钠 75g 及糊精适量,混匀,制粒,干燥;用适量乙醇溶解挥发油,喷入颗粒中,混匀,制成 1000g,即得。

【性状】　本品为浅黄棕色至棕褐色的颗粒;气微腥,味甜、微苦。

【鉴别】　(1)取本品适量,用热水溶散,取沉淀物,置显微镜下观察:体壁碎片淡黄色至黄色,有网状纹理和圆形毛窝,有时可见黄棕色刚毛(全蝎)。气管壁碎片具棕色或深棕色的螺旋丝,宽 1～5μm,丝间布有近无色点状物(蜈蚣)。

(2)取本品 10g,研细,置 250ml 圆底烧瓶中,加水 100ml,照挥发油测定法(通则 2204)试验,自挥发油测定器上端加入乙酸乙酯 1ml,加热至沸并保持微沸 1 小时,放冷,取乙酸乙酯液,作为供试品溶液。另取当归对照药材 0.5g,加乙醚 20ml,超声处理 10 分钟,滤过,滤液挥干,残渣加乙酸乙酯 1ml 使溶解,作为对照药材溶液。照薄层色谱法(通则 0502)试验,吸取上述两种溶液各 5μl,分别点于同一硅胶 G 薄层板上,以环己烷-乙酸乙酯(9：1)为展开剂,展开,取出,晾干,置紫外光灯(365nm)下检视。供试品色谱中,在与对照药材色谱相应的位置上,显相同颜色的荧光斑点。

(3)取本品 10g,研细,加乙醇 50ml,超声处理 30 分钟,滤过,滤液蒸干,残渣加水 20ml 使溶解,用浓氨试液调节 pH 值至 9～10,用三氯甲烷 20ml 振摇提取,水液备用,三氯甲烷液蒸干,残渣加甲醇 1ml 使溶解,作为供试品溶液。另取黄柏对照药材 0.1g,加甲醇 20ml,超声处理 20 分钟,滤过,滤液蒸干,残渣加甲醇 1ml 使溶解,作为对照药材溶液。再取盐酸小檗碱对照品,加甲醇制成每 1ml 含 0.1mg 的溶液,作为对照品溶液。照薄层色谱法(通则 0502)试验,吸取上述三种溶液各 2μl,分别点于同一硅胶 G 薄层板上,以正丁醇-冰醋酸-水(7∶1∶2)为展开剂,展开,取出,晾干,置紫外光灯(365nm)下检视。供试品色谱中,在与对照药材色谱和对照品色谱相应的位置上,显相同颜色的荧光斑点。

(4)取〔鉴别〕(3)项下的备用水液,置水浴上挥至无氨味,用乙酸乙酯振摇提取 2 次,每次 30ml,合并乙酸乙酯液,蒸干,残渣加甲醇 2ml 使溶解,加在聚酰胺柱(60～80 目,内径 8～10mm,高 10cm)上,用水 50ml 洗脱,收集洗脱液,蒸干,残渣加甲醇 1ml 使溶解,作为供试品溶液。另取玄参对照药材 1g,加水饱和的正丁醇 20ml,超声处理 30 分钟,滤过,滤液蒸干,残渣加甲醇 1ml 使溶解,作为对照药材溶液。再取芍药苷对照品,加甲醇制成每 1ml 含 1mg 的溶液,作为对照品溶液。照薄层色谱法(通则 0502)试验,吸取上述三种溶液各 5μl,分别点于同一硅胶 G 薄层板上,以三氯甲烷-甲醇-水(7∶3∶1)的下层溶液为展开剂,展开,取出,晾干,喷以 5% 香草醛硫酸溶液,加热至斑点显色清晰,置日光下检视。供试品色谱中,在与对照药材色谱和对照品色谱相应的位置上,显相同颜色的斑点。

(5)取本品 2g,研细,加甲醇 30ml,超声处理 30 分钟,滤过,滤液蒸干,残渣加甲醇 1ml 使溶解,作为供试品溶液。另取水蛭对照药材 0.5g,同法制成对照药材溶液。照薄层色谱法(通则 0502)试验,吸取上述两种溶液各 5μl,分别点于同一硅胶 G 薄层板上,以环己烷-乙酸乙酯(4∶1)为展开剂,展开,取出,晾干,喷以 10% 硫酸乙醇溶液,在 105℃ 加热至斑点显色清晰,分别置日光和紫外光灯(365nm)下检视。供试品色谱中,在与对照药材色谱相应的位置上,日光下显相同的紫红色斑点;紫外光下显相同颜色的荧光斑点。

【检查】 应符合颗粒剂项下有关的各项规定(通则 0104)。

【含量测定】 黄芪 照高效液相色谱法(通则 0512)测定。

色谱条件与系统适用性试验 以十八烷基硅烷键合硅胶为填充剂;以乙腈-水(32∶68)为流动相;蒸发光散射检测器检测。理论板数按黄芪甲苷峰计算应不低于 4000。

对照品溶液的制备 取黄芪甲苷对照品适量,精密称定,加甲醇制成每 1ml 含 0.2mg 的溶液,即得。

供试品溶液的制备 取本品适量,研细,取约 5g,精密称定,置具塞锥形瓶中,精密加入 50% 甲醇 50ml,密塞,称定重量,超声处理(功率 500W,频率 40kHz)45 分钟,取出,放冷,再称定重量,用 50% 甲醇补足减失的重量,摇匀,离心(转速为每分钟 3000 转)5 分钟,取上清液,精密量取 40ml,蒸干,残渣加水 20ml,微热使溶解,用水饱和的正丁醇振摇提取 4 次,每次 25ml,合并正丁醇液,用浓氨试液洗涤 2 次,每次 40ml,

静置 30 分钟,弃去洗涤液,正丁醇液蒸干,残渣加甲醇溶解,转移至 5ml 量瓶中,加甲醇至刻度,摇匀,滤过,取续滤液,即得。

测定法 精密吸取对照品溶液 10μl、20μl,供试品溶液 10μl,注入液相色谱仪,测定,用外标两点法对数方程计算,即得。

本品每袋含黄芪以黄芪甲苷($C_{41}H_{68}O_{14}$)计,不得少于 3.6mg。

金银花 照高效液相色谱法(通则 0512)测定。

色谱条件与系统适用性试验 以十八烷基硅烷键合硅胶为填充剂;以乙腈-0.4% 磷酸溶液(10∶90)为流动相;检测波长为 327nm。理论板数按绿原酸峰计算应不低于 1000。

对照品溶液的制备 取绿原酸对照品适量,精密称定,置棕色量瓶中,加 50% 甲醇制成每 1ml 含 20μg 的溶液,即得。

供试品溶液的制备 取本品适量,研细,取约 0.5g,精密称定,置具塞锥形瓶中,精密加入 50% 甲醇 50ml,密塞,称定重量,超声处理(功率 500W,频率 40kHz)30 分钟,取出,放冷,再称定重量,用 50% 甲醇补足减失的重量,摇匀,滤过,取续滤液,即得。

测定法 精密吸取对照品溶液与供试品溶液各 10μl,注入液相色谱仪,测定,即得。

本品每袋含金银花以绿原酸($C_{16}H_{18}O_9$)计,不得少于 38.4mg。

【功能与主治】 清热解毒,化瘀通络,祛湿消肿。用于湿热瘀阻脉络所致的血栓性浅静脉炎,非急性期深静脉血栓形成所致的下肢肢体肿胀、疼痛、肤色暗红或伴有条索状物。

【用法与用量】 口服。一次 1 袋,一日 3 次。

【注意】 (1)孕妇禁用。(2)肝肾功能不全者及有出血性疾病或凝血机制障碍者慎用。(3)深静脉血栓形成初发一周内的患者勿用。(4)忌食辛辣及刺激性食物。

【规格】 每袋装 20g(无蔗糖)

【贮藏】 密封。

脉管复康片
Maiguan Fukang Pian

【处方】 丹参 526.24g 　　鸡血藤 526.24g
郁金 210.50g 　　乳香 84.2g
没药 84.2g

【制法】 以上五味,乳香、没药、郁金粉碎成细粉;丹参、鸡血藤加水煎煮三次,第一次 1.5 小时,第二、三次每次各 1 小时,煎液滤过,滤液合并,浓缩至相对密度为 1.35～1.40(60℃),加入上述细粉,混匀,制颗粒,干燥,加入适量硬脂酸镁,混匀,压制成 2000 片,包糖衣;或压制成 1000 片,包薄膜衣,即得。

【性状】　本品为糖衣片或薄膜衣片,除去包衣后显棕褐色;气微香,味甘、微苦。

【鉴别】　(1)取本品,置显微镜下观察:糊化淀粉粒团块近无色,呈类多角形、类方形或类圆形(郁金)。

(2)取本品糖衣片 8 片或薄膜衣片 4 片,除去包衣,研细,加水 25ml,超声处理 30 分钟,离心,取上清液,用乙酸乙酯振摇提取 2 次,每次 20ml,合并乙酸乙酯提取液,蒸干,残渣加甲醇 1ml 使溶解,作为供试品溶液。另取丹参对照药材 1g,同法制成对照药材溶液。照薄层色谱法(通则 0502)试验,吸取供试品溶液 5～10μl、对照药材溶液 5μl,分别点于同一硅胶 G 薄层板上,以甲苯-乙酸乙酯-甲酸(5:5:1)为展开剂,在 10℃以下展开,取出,晾干,置紫外光灯(365nm)下检视。供试品色谱中,在与对照药材色谱相应的位置上,显相同颜色的荧光斑点。

(3)取本品糖衣片 6 片或薄膜衣片 3 片,除去包衣,研细,加甲醇 5ml,超声处理 10 分钟,滤过,滤液作为供试品溶液。另取乳香对照药材 0.1g,同法制成对照药材溶液。照薄层色谱法(通则 0502)试验,吸取上述两种溶液各 4～6μl,分别点于同一硅胶 G 薄层板上,以石油醚(60～90℃)-乙酸乙酯(19:1)为展开剂,在 15℃以下展开,取出,晾干,喷以 5%香草醛硫酸溶液,放置 30 分钟以上,置日光下检视。供试品色谱中,在与对照药材色谱相应的位置上,显相同颜色的斑点。

【检查】　崩解时限　取本品,依法(通则 0921)检查。各片均应在 90 分钟内完全崩解。

其他　应符合片剂项下有关的各项规定(通则 0101)。

【含量测定】　照高效液相色谱法(通则 0512)测定。

色谱条件与系统适用性试验　以十八烷基硅烷键合硅胶为填充剂;以甲醇-乙腈-甲酸-水(30:10:1:59)为流动相;检测波长为 286nm。理论板数按丹酚酸 B 峰计算应不低于 2000。

对照品溶液的制备　取丹酚酸 B 对照品适量,精密称定,加 75%甲醇制成每 1ml 含 50μg 的溶液,即得。

供试品溶液的制备　取本品 10 片,除去包衣,精密称定,研细,取约 0.2g,精密称定,置具塞锥形瓶中,精密加入 75%甲醇 25ml,密塞,称定重量,超声处理(功率 50W,频率 50kHz)30 分钟,放冷,再称定重量,用 75%甲醇补足减失的重量,摇匀,滤过,取续滤液,即得。

测定法　精密吸取对照品溶液 10μl 与供试品溶液 5～10μl,注入液相色谱仪,测定,即得。

本品每片含丹参以丹酚酸 B($C_{36}H_{30}O_{16}$)计,糖衣片不得少于 2.5mg;薄膜衣片不得少于 5.0mg。

【功能与主治】　活血化瘀、通经活络。用于瘀血阻滞,脉络不通引起的脉管炎、硬皮病、动脉硬化性下肢血管闭塞症,对冠心病、脑血栓后遗症属上述证候者也有一定治疗作用。

【用法与用量】　口服。一次 8 片〔规格(1)〕或一次 4 片〔规格(2)〕,一日 3 次。

【注意】　经期减量,孕妇及肺结核患者遵医嘱服用。

【规格】　(1)糖衣片(片心重 0.3g,相当于饮片 0.7g)
(2)薄膜衣片　每片重 0.6g(相当于饮片 1.4g)

【贮藏】　密封。

独 一 味 片
Duyiwei Pian

【处方】　独一味 1000g

【制法】　将独一味粉碎,加水煎煮三次,每次 1 小时,合并煎液,滤过,滤液浓缩至适量,在 80℃以下干燥,粉碎,加入适量的淀粉,制成颗粒,干燥,压制成 1000 片,包薄膜衣或糖衣,即得。

【性状】　本品为薄膜衣片或糖衣片,除去包衣后显深棕色;味微苦。

【鉴别】　取本品 10 片,糖衣片除去糖衣,研细,混匀,取 1g,加乙醇 5ml,超声处理 30 分钟,滤过,滤液作为供试品溶液。另取独一味对照药材 1g,加水 20ml,加热回流 30 分钟,滤过,滤液蒸干,残渣用乙醇 5ml 溶解,滤过,滤液作为对照药材溶液。再取山栀苷甲酯对照品、8-O-乙酰山栀苷甲酯对照品,加乙醇制成每 1ml 各含 0.5mg 的混合溶液,作为对照品溶液。照薄层色谱法(通则 0502)试验,吸取供试品溶液 5～10μl、对照药材溶液和对照品溶液各 5μl,分别点于同一硅胶 G 薄层板上使成条状,以三氯甲烷-甲醇(4:1)为展开剂,展开,取出,晾干,喷以磷钼酸试液,在 105℃加热至斑点显色清晰。供试品色谱中,在与对照药材色谱和对照品色谱相应的位置上,显相同颜色的条斑。

【检查】　应符合片剂项下有关的各项规定(通则 0101)。

【含量测定】　总黄酮

对照品溶液的制备　取芦丁对照品 0.2g,精密称定,置 100ml 量瓶中,加 70%乙醇 70ml,置水浴上微热使溶解,放冷,加 70%乙醇至刻度,摇匀。精密量取 10ml,置 100ml 量瓶中,加水至刻度,摇匀,即得(每 1ml 含芦丁 0.2mg)。

标准曲线的制备　精密量取对照品溶液 1ml、2ml、3ml、4ml、5ml、6ml,分别置 25ml 量瓶中,加水至 6ml,加 5%亚硝酸钠溶液 1ml,混匀,放置 6 分钟,加 10%硝酸铝溶液 1ml,混匀,放置 6 分钟,加氢氧化钠试液 10ml,再加水至刻度,摇匀,放置 15 分钟;以相应的溶剂为空白。照紫外-可见分光光度法(通则 0401),在 500nm 波长处测定吸光度,以吸光度为纵坐标、浓度为横坐标绘制标准曲线。

测定法　取本品 20 片,糖衣片除去糖衣,精密称定,研细,取 0.6g,精密称定,置 100ml 量瓶中,加 70%乙醇 70ml,置水浴上微热并时时振摇 30 分钟,放冷,加 70%乙醇至刻度,摇匀,取适量,离心(转速为每分钟 4000 转)10 分钟,精密量取上清液 1ml,置 25ml 量瓶中,照标准曲线的制备项下的方法,自"加水至 6ml"起,依法测定吸光度,从标准曲线上读出供试品溶液中芦丁的量,计算,即得。

本品每片含总黄酮以芦丁($C_{27}H_{30}O_{16}$)计,不得少于 26mg。

山栀苷甲酯、8-O-乙酰山栀苷甲酯 照高效液相色谱法(通则 0512)测定。

色谱条件与系统适用性试验 以十八烷基硅烷键合硅胶为填充剂;以乙腈为流动相 A,以水为流动相 B,按下表中的规定进行梯度洗脱;检测波长为 235nm。理论板数按山栀苷甲酯峰计算应不低于 3000。

时间(分钟)	流动相 A(%)	流动相 B(%)
0～11	9	91
11～14	9→15	91→85
14～35	15	85

对照品溶液的制备 取山栀苷甲酯对照品、8-O-乙酰山栀苷甲酯对照品适量,精密称定,加甲醇制成每 1ml 各含 30μg 的混合溶液,即得。

供试品溶液的制备 取本品 20 片,糖衣片除去糖衣,精密称定,研细,混匀,取约 0.2g,精密称定,置锥形瓶中,精密加入 70% 甲醇 25ml,称定重量,加热回流 60 分钟,放冷,再称定重量,用 70% 甲醇补足减失的重量,摇匀,滤过,取续滤液,即得。

测定法 分别精密吸取对照品溶液与供试品溶液各 10μl,注入液相色谱仪,测定,即得。

本品每片含独一味以山栀苷甲酯($C_{17}H_{26}O_{11}$)、8-O-乙酰山栀苷甲酯($C_{19}H_{28}O_{12}$)的总量计,不得少于 3.0mg。

【功能与主治】 活血止痛,化瘀止血。用于多种外科手术后的刀口疼痛、出血,外伤骨折,筋骨扭伤,风湿痹痛以及崩漏、痛经、牙龈肿痛、出血。

【用法与用量】 口服。一次 3 片,一日 3 次。7 日为一疗程;或必要时服。

【注意】 孕妇慎用。

【规格】 (1)薄膜衣片 每片重 0.28g

(2)糖衣片(片心重 0.26g)

【贮藏】 密封。

独一味胶囊

Duyiwei Jiaonang

【处方】 独一味 1000g

【制法】 将独一味粉碎,加水煎煮三次,每次 1 小时,合并煎液,滤过,滤液浓缩至适量,在 80℃以下干燥,粉碎,加入适量的淀粉,制成颗粒,干燥,装入胶囊,制成 1000 粒,即得。

【性状】 本品为硬胶囊,内容物为深棕色的颗粒和粉末;味微苦。

【鉴别】 取本品内容物 1g,加乙醇 5ml,超声处理 30 分钟,滤过,滤液作为供试品溶液。另取独一味对照药材 1g,加水 20ml,加热回流 30 分钟,滤过,滤液蒸干,残渣用乙醇 5ml 溶解,滤过,滤液作为对照药材溶液。再取山栀苷甲酯对照品、8-O-乙酰山栀苷甲酯对照品,加乙醇制成每 1ml 各含 0.5mg 的混合溶液,作为对照品溶液。照薄层色谱法(通则 0502)试验,吸取供试品溶液 5～10μl、对照药材溶液和对照品溶液各 5μl,分别点于同一硅胶 G 薄层板上使成条状,以三氯甲烷-甲醇(4:1)为展开剂,展开,取出,晾干,喷以磷钼酸试液,在 105℃加热至斑点显色清晰。供试品色谱中,在与对照药材色谱和对照品色谱相应的位置上,显相同颜色的条斑。

【检查】 应符合胶囊剂项下有关的各项规定(通则 0103)。

【含量测定】 总黄酮

对照品溶液的制备 取芦丁对照品 0.2g,精密称定,置 100ml 量瓶中,加 70% 乙醇 70ml,置水浴上微热使溶解,放冷,加 70% 乙醇至刻度,摇匀。精密量取 10ml,置 100ml 量瓶中,加水至刻度,摇匀,即得(每 1ml 含芦丁 0.2mg)。

标准曲线的制备 精密量取对照品溶液 1ml、2ml、3ml、4ml、5ml、6ml,分别置 25ml 量瓶中,加水至 6ml,加 5% 亚硝酸钠溶液 1ml,混匀,放置 6 分钟,加 10% 硝酸铝溶液 1ml,摇匀,放置 6 分钟,加氢氧化钠试液 10ml,再加水至刻度,摇匀,放置 15 分钟;以相应的溶液为空白。照紫外-可见分光光度法(通则 0401),在 500nm 波长处测定吸光度,以吸光度为纵坐标、浓度为横坐标绘制标准曲线。

测定法 取装量差异项下的本品内容物,混匀,研细,取约 0.6g,精密称定,置 100ml 量瓶中,加 70% 乙醇 70ml,置水浴上微热并时时振摇 30 分钟,放冷,加 70% 乙醇至刻度,摇匀,取适量,离心(转速为每分钟 4000 转)10 分钟,精密量取上清液 1ml,置 25ml 量瓶中,照标准曲线制备项下的方法,自"加水至 6ml"起,依法测定吸光度,从标准曲线上读出供试品溶液中芦丁的量,计算,即得。

本品每粒含总黄酮以芦丁($C_{27}H_{30}O_{16}$)计,不得少于 26mg。

山栀苷甲酯、8-O-乙酰山栀苷甲酯 照高效液相色谱法(通则 0512)测定。

色谱条件与系统适用性试验 以十八烷基硅烷键合硅胶为填充剂;以乙腈为流动相 A,以水为流动相 B,按下表中的规定进行梯度洗脱;检测波长为 235nm。理论板数按山栀苷甲酯峰计算应不低于 3000。

时间(分钟)	流动相 A(%)	流动相 B(%)
0～11	9	91
11～14	9→15	91→85
14～35	15	85

对照品溶液的制备 取山栀苷甲酯对照品、8-O-乙酰山栀苷甲酯对照品适量,精密称定,加甲醇制成每 1ml 各含

30μg 的混合溶液，即得。

供试品溶液的制备　取装量差异项下的本品内容物，研细，取约 0.2g，精密称定，置锥形瓶中，精密加入 70% 甲醇 25ml，称定重量，加热回流 60 分钟，放冷，再称定重量，用 70% 甲醇补足减失的重量，摇匀，滤过，取续滤液，即得。

测定法　分别精密吸取对照品溶液与供试品溶液各 10μl，注入液相色谱仪，测定，即得。

本品每粒含独一味以山栀苷甲酯($C_{17}H_{26}O_{11}$)、8-O-乙酰山栀苷甲酯($C_{19}H_{28}O_{12}$)的总量计，不得少于 3.0mg。

【功能与主治】　活血止痛，化瘀止血。用于多种外科手术后的刀口疼痛、出血，外伤骨折，筋骨扭伤，风湿痹痛以及崩漏、痛经、牙龈肿痛、出血。

【用法与用量】　口服。一次 3 粒，一日 3 次。7 日为一疗程；或必要时服。

【注意】　孕妇慎用。

【规格】　每粒装 0.3g

【贮藏】　密封。

独圣活血片
Dusheng Huoxue Pian

【处方】　三七 168g　　　　香附（四炙）336g
　　　　　当归 280g　　　　醋延胡索 420g
　　　　　鸡血藤 560g　　　大黄 140g
　　　　　甘草 84g

【制法】　以上七味，三七及部分香附（四炙）分别粉碎成细粉；当归提取挥发油，蒸馏后的水溶液另器收集；药渣与剩余的香附（四炙）及鸡血藤、大黄、甘草加水煎煮三次，煎液滤过，滤液合并，浓缩至适量；醋延胡索粉碎成粗粉，用三倍量的 60% 乙醇浸泡 24 小时，加热回流提取 2 小时，收集提取液，再加两倍量的 60% 乙醇加热回流提取 2 小时，收集提取液，与上述提取液合并，滤过，滤液回收乙醇，与上述浓缩液合并，浓缩成稠膏，加入三七和香附的细粉，混匀，制成颗粒，干燥，放冷，喷入当归挥发油，混匀，压制成 1000 片，包糖衣或薄膜衣，即得。

【性状】　本品为糖衣片或薄膜衣片，除去包衣后显棕褐色；味苦、辛。

【鉴别】　(1) 取本品，置显微镜下观察：分泌细胞类圆形，内含淡黄棕色至红棕色分泌物，其周围细胞作放射状排列（香附）。

(2) 取本品 4 片，除去包衣，研细，加乙醚 20ml，浸渍过夜，滤过，弃去乙醚液，药渣挥尽乙醚，加甲醇 20ml，加热回流 1 小时，滤过，滤液蒸干，残渣加水 10ml 使溶解，用水饱和的正丁醇提取 2 次，每次 20ml，合并正丁醇液，用氨试液 60ml 洗涤，分取正丁醇液，蒸干，残渣加甲醇 1ml 使溶解，作为供试

品溶液。另取人参皂苷 Rb₁ 对照品、人参皂苷 Rg₁ 对照品及三七皂苷 R₁ 对照品，加甲醇制成每 1ml 各含 2.5mg 的混合溶液，作为对照品溶液。照薄层色谱法（通则 0502）试验，吸取供试品溶液 10μl、对照品溶液 2μl，分别点于同一硅胶 G 薄层板上，以三氯甲烷-甲醇-水(13：7：2)10℃ 以下放置的下层溶液为展开剂，展开，取出，晾干，喷以 10% 硫酸乙醇溶液，在 105℃ 加热至斑点显色清晰，分别置日光和紫外光灯(365nm)下检视。供试品色谱中，在与对照品色谱相应的位置上，日光下显相同颜色的斑点；紫外光下显相同颜色的荧光斑点。

(3) 取本品 6 片，除去包衣，研细，加浓氨试液 1ml，拌匀，加乙醚 20ml，浸渍 1 小时，时时振摇，滤过，滤液蒸干，残渣加三氯甲烷 1ml 使溶解，作为供试品溶液。另取延胡索乙素对照品，加三氯甲烷制成每 1ml 含 1mg 的溶液，作为对照品溶液。照薄层色谱法（通则 0502）试验，吸取供试品溶液 10μl、对照品溶液 5μl，分别点于同一硅胶 G 薄层板上，以环己烷-乙醚-三氯甲烷(3：5：0.5)为展开剂，展开，取出，晾干，置碘蒸气中熏至斑点显色清晰。供试品色谱中，在与对照品色谱相应的位置上，显相同颜色的斑点；挥尽板上吸附的碘后，置紫外光灯(365nm)下检视。供试品色谱中，在与对照品色谱相应的位置上，显相同颜色的荧光斑点。

(4) 取本品 2 片，除去包衣，研细，加甲醇 10ml，浸渍 2 小时，时时振摇，滤过，滤液蒸干，残渣加水 10ml 使溶解，再加盐酸 1ml，加热回流 30 分钟，立即冷却，用乙醚提取 2 次，每次 20ml，合并乙醚液，蒸干，残渣加三氯甲烷 1ml 使溶解，作为供试品溶液。另取大黄对照药材 0.1g，加甲醇 20ml，浸渍 1 小时，滤过，取滤液 5ml，蒸干，残渣加水 10ml，同法制成对照药材溶液。再取大黄素对照品，加甲醇制成每 1ml 含 1mg 的溶液，作为对照品溶液。照薄层色谱法（通则 0502）试验，吸取供试品溶液 10μl、对照药材溶液和对照品溶液各 4μl，分别点于同一硅胶 H 薄层板上，以石油醚(30～60℃)-甲酸乙酯-甲酸(15：5：1)的上层溶液为展开剂，展开，取出，晾干，置氨气中熏至斑点显色清晰。供试品色谱中，在与对照药材色谱和对照品色谱相应的位置上，显相同颜色的斑点。

【检查】　应符合片剂项下有关的各项规定（通则 0101）。

【含量测定】　照高效液相色谱法（通则 0512）测定。

色谱条件与系统适用性试验　以十八烷基硅烷键合硅胶为填充剂；以乙腈-0.05% 磷酸溶液(20：80)为流动相；检测波长为 203nm。理论板数按三七皂苷 R₁ 峰计算应不低于 2000。

对照品溶液的制备　取三七皂苷 R₁ 对照品、人参皂苷 Rg₁ 对照品适量，精密称定，加甲醇制成每 1ml 含三七皂苷 R₁ 0.15mg，人参皂苷 Rg₁ 0.6mg 的混合溶液，即得。

供试品溶液的制备　取本品 10 片，除去包衣，精密称定，研细，取 1.5g，精密称定，置具塞锥形瓶中，加乙醚 20ml，浸渍过夜，弃去乙醚液，残渣挥尽乙醚，加甲醇 40ml，加热回流 1 小时，放冷，滤过，用甲醇少量洗涤残渣及滤器，洗涤液并入滤

液中,蒸干,残渣加水 10ml 使溶解,用水饱和的正丁醇提取 3 次,每次 20ml,合并正丁醇液,再用氨试液洗涤 3 次,每次 20ml,摇匀,分取正丁醇液,回收溶剂至干,残渣用适量甲醇溶解,转移至 10ml 量瓶中,加甲醇至刻度,摇匀,离心,取上清液,即得。

测定法 分别精密吸取对照品溶液与供试品溶液各 10μl,注入液相色谱仪,测定,即得。

本品每片含三七以三七皂苷 R_1($C_{47}H_{80}O_{18}$)与人参皂苷 Rg_1($C_{42}H_{72}O_{14}$)的总量计,不得少于 2.0mg。

【功能与主治】 活血消肿,理气止痛。用于跌打损伤,瘀血肿胀及气滞血瘀所致的痛经。

【用法与用量】 口服。一次 3 片,一日 3 次。

【注意】 孕妇禁用。

【规格】 (1)薄膜衣片 每片重 0.41g

(2)糖衣片(片心重 0.4g)

【贮藏】 密封。

注:香附(四炙)的炮炙方法 取净香附,加姜汁、酒、醋、盐的混合液拌匀,稍闷润,待汁被吸尽后,照清炒法炒至棕黑色。

每 100kg 香附,用生姜 5kg(取汁)、白酒 5kg、盐 1kg、醋 5kg;或用生姜 5kg(取汁),黄酒 10kg,食盐 2kg,米醋 10kg。

独活寄生丸

Duhuo Jisheng Wan

【处方】 独活 54g 　　　　桑寄生 54g

熟地黄 36g 　　　　牛膝 54g

细辛 54g 　　　　秦艽 54g

茯苓 54g 　　　　肉桂 54g

防风 54g 　　　　川芎 54g

党参 54g 　　　　甘草 36g

酒当归 36g 　　　　白芍 36g

盐杜仲 54g

【制法】 以上十五味,粉碎成细粉,过筛,混匀,每 100g 粉末加炼蜜 110～130g,制成大蜜丸;或每 100g 粉末加炼蜜 40～50g,与适量的水制成水蜜丸,即得。

【性状】 本品为黑褐色的大蜜丸或水蜜丸;味微甘而辛、麻。

【鉴别】 (1)取本品,置显微镜下观察:不规则分枝状团块无色,遇水合氯醛试液溶化;菌丝无色或淡棕色,直径 4～6μm(茯苓)。橡胶丝呈条状或扭曲成团,表面带颗粒性(杜仲)。联结乳管直径 12～15μm,含细小颗粒状物(党参)。油管含金黄色分泌物,直径 17～60μm(防风)。薄壁细胞纺锤形,壁略厚,有极微细的斜向交错纹理(当归)。薄壁组织灰棕色至黑棕色,细胞多皱缩,内含棕色核状物(熟地黄)。纤维束

周围薄壁细胞含草酸钙方晶,形成晶纤维(甘草)。纤维淡黄色,棱形,直径 16～44μm,壁厚薄不匀,纹孔及孔沟较细密(川芎)。草酸钙针晶细小,散在于射线细胞中(肉桂)。含糊化淀粉粒薄壁细胞呈类圆形、类长方形或圆多角形,直径 40～102μm,遇水合氯醛试液,糊化淀粉粒渐溶化(白芍)。叠生星状毛,多碎断,淡黄色或黄色,完整者 3～5 叠生,每叠 3～4 分枝(桑寄生)。

(2)取本品水蜜丸 10g 或大蜜丸 15g,研细或剪碎,加水 100ml,超声处理 30 分钟,使完全溶散,滤过,滤液用乙醚提取 2 次,每次 30ml,合并乙醚提取液(水液备用),用饱和氯化钠溶液洗涤 2 次,每次 20ml,分取乙醚液,回收溶剂至干,残渣加甲醇 1ml 使溶解,作为供试品溶液。另取独活对照药材 1g,加乙醚 10ml,浸渍过夜,滤过,滤液回收溶剂至干,残渣用甲醇 1ml 使溶解,作为对照药材溶液。再取蛇床子素对照品,加甲醇制成每 1ml 含 0.5mg 的溶液,作为对照品溶液。照薄层色谱法(通则 0502)试验,吸取上述三种溶液各 5μl,分别点于同一硅胶 G 薄层板上,以石油醚(60～90℃)-三氯甲烷-乙酸乙酯(15∶15∶4)为展开剂,展开,取出,晾干,置紫外光灯(365nm)下检视。供试品色谱中,在与对照药材色谱和对照品色谱相应的位置上,显相同颜色的荧光斑点。

(3)取当归、川芎对照药材各 0.5g,加乙醚 20ml,超声处理 20 分钟,滤过,滤液挥干,残渣加甲醇 1ml 使溶解,作为对照药材溶液。照薄层色谱法(通则 0502)试验,吸取〔鉴别〕(2)项下的供试品溶液及上述两种对照药材溶液各 5～10μl,分别点于同一硅胶 G 薄层板上,以环己烷-乙酸乙酯(4∶1)为展开剂,展开,取出,晾干,置紫外光灯(365nm)下检视。供试品色谱中,在与对照药材色谱相应的位置上,显相同颜色的荧光斑点。

(4)取本品水蜜丸 15g 或大蜜丸 25g,研细或剪碎,加乙醇 50ml,回流提取 1 小时,滤过,滤液蒸干,残渣加水 20ml 使溶解,用水饱和的正丁醇提取 3 次,每次 15ml,合并正丁醇液,用正丁醇饱和的水 15ml 洗涤 1 次,正丁醇液浓缩至 2ml,加中性氧化铝 1g,拌匀,加在中性氧化铝柱(100～200 目,6g,内径 1cm)上,以 70% 乙醇 40ml 洗脱,收集洗脱液,蒸干,残渣加乙醇 1ml 使溶解,作为供试品溶液。另取白芍对照药材 0.5g,加乙醇 20ml,同法制成对照药材溶液。再取芍药苷对照品,加乙醇制成每 1ml 含 1mg 的溶液,作为对照品溶液。照薄层色谱法(通则 0502)试验,吸取上述三种溶液各 5μl,分别点于同一硅胶 G 薄层板上,以三氯甲烷-乙酸乙酯-甲醇(8∶1∶4)为展开剂,展开,取出,晾干,喷以 5% 香草醛硫酸溶液,在 105℃ 加热至斑点显色清晰,置日光下检视。供试品色谱中,在与对照药材色谱和对照品色谱相应的位置上,显相同颜色的斑点。

(5)取〔鉴别〕(2)项下的备用水液,用水饱和的正丁醇振摇提取 3 次,每次 20ml,合并正丁醇液,回收溶剂至干,残渣加甲醇 3ml 使溶解,加在中性氧化铝柱(100～200 目,6g,内径 1cm)上,用甲醇洗脱至无色,收集洗脱液,浓缩至约

1ml,作为供试品溶液。另取秦艽对照药材 1g,加甲醇 20ml,超声处理 10 分钟,滤过,滤液浓缩至约 3ml,同法制成对照药材溶液。再取龙胆苦苷对照品,加甲醇制成每 1ml 含 1mg 的溶液,作为对照品溶液。照薄层色谱法(通则 0502)试验,吸取上述三种溶液各 5μl,分别点于同一硅胶 GF$_{254}$ 薄层板上,以乙酸乙酯-甲醇-水(20:2:1)为展开剂,展开,取出,晾干,置紫外光灯(254nm)下检视。供试品色谱中,在与对照药材色谱和对照品色谱相应的位置上,显相同颜色的斑点。

(6)取本品水蜜丸 10g 或大蜜丸 15g,研细或剪碎,加水 100ml,温热使充分溶散,加热至沸,放冷,离心,取上清液用乙酸乙酯振摇提取 2 次,每次 30ml,合并乙酸乙酯液,回收溶剂至干,残渣加甲醇 1ml 使溶解,作为供试品溶液。另取熟地黄对照药材 4g,加水 60ml,煎煮 30 分钟,用脱脂棉滤过,滤液用乙酸乙酯振摇提取 2 次,每次 20ml,合并乙酸乙酯液,回收溶剂至干,残渣加甲醇 1ml 使溶解,作为对照药材溶液。照薄层色谱法(通则 0502)试验,吸取上述两种溶液各 3μl,分别点于同一硅胶 G 薄层板上,以二甲苯-乙酸乙酯(1:1)为展开剂,展开,取出,晾干,喷以 2,4-二硝基苯肼乙醇试液,置日光下检视。供试品色谱中,在与对照药材色谱相应的位置上,显相同颜色的主斑点。

【检查】 应符合丸剂项下有关的各项规定(通则 0108)。

【含量测定】 独活 照高效液相色谱法(通则 0512)测定。

色谱条件与系统适用性试验 以十八烷基硅烷键合硅胶为填充剂;以乙腈-水(43:57)为流动相;检测波长为 322nm。理论板数按蛇床子素峰计算应不低于 6000。

对照品溶液的制备 取蛇床子素对照品适量,精密称定,加甲醇制成每 1ml 含 50μg 的溶液,即得。

供试品溶液的制备 取本品水蜜丸,研细,取 3g,精密称定,置具塞锥形瓶中;或取大蜜丸 10g,精密称定,再精密加入硅藻土 10g,研匀,精密称取 5g,置具塞锥形瓶中,精密加入甲醇 20ml,称定重量,超声处理(功率 250W,频率 40kHz)30 分钟,放冷,再称定重量,用甲醇补足减失的重量,摇匀,滤过,取续滤液,即得。

测定法 分别精密吸取对照品溶液 10μl、供试品溶液 10~20μl,注入液相色谱仪,测定,即得。

本品含独活以蛇床子素(C$_{15}$H$_{16}$O$_3$)计,水蜜丸每 1g 不得少于 0.20mg;大蜜丸每丸不得少于 1.2mg。

秦艽 照高效液相色谱法(通则 0512)测定。

色谱条件与系统适用性试验 以十八烷基硅烷键合硅胶为填充剂;以乙腈-水(10:90)为流动相;检测波长为 236nm。理论板数按龙胆苦苷峰计算应不低于 6000。

对照品溶液的制备 取龙胆苦苷对照品适量,精密称定,加甲醇制成每 1ml 含 50μg 的溶液,即得。

供试品溶液的制备 取本品水蜜丸,研细,取 2g,精密称定,置具塞锥形瓶中;或取大蜜丸 10g,精密称定,再精密加入硅藻土 10g,研匀,精密称取 5g,置具塞锥形瓶中,精密加入 50%甲醇 20ml,称定重量,超声处理(功率 250W,频率 40kHz)30 分钟,放冷,再称定重量,用甲醇补足减失的重量,摇匀,滤过,取续滤液,即得。

测定法 分别精密吸取对照品溶液 10μl、供试品溶液 10~20μl,注入液相色谱仪,测定,即得。

本品含秦艽以龙胆苦苷(C$_{16}$H$_{20}$O$_9$)计,水蜜丸每 1g 不得少于 0.65mg;大蜜丸每丸不得少于 3.9mg。

白芍 照高效液相色谱法(通则 0512)测定。

色谱条件与系统适用性试验 以十八烷基硅烷键合硅胶为填充剂;以乙腈-0.1%磷酸溶液(12:88)为流动相;检测波长 230nm。理论板数按芍药苷峰计算应不低于 6000。

对照品溶液的制备 取芍药苷对照品适量,精密称定,加甲醇制成每 1ml 含 50μg 的溶液,即得。

供试品溶液的制备 取〔含量测定〕秦艽项下的供试品溶液,即得。

测定法 分别精密吸取对照品溶液和供试品溶液各 10μl,注入液相色谱仪,测定,即得。

本品含白芍以芍药苷(C$_{23}$H$_{28}$O$_{11}$)计,水蜜丸每 1g 不得少于 0.32mg;大蜜丸每丸不得少于 1.9mg。

【功能与主治】 养血舒筋,祛风除湿,补益肝肾。用于风寒湿闭阻,肝肾两亏,气血不足所致的痹病,症见腰膝冷痛,屈伸不利。

【用法与用量】 口服。水蜜丸一次 6g,大蜜丸一次 1 丸,一日 2 次。

【注意】 孕妇慎用。

【规格】 (1)水蜜丸 每袋装 6g (2)大蜜丸 每丸重 9g

【贮藏】 密封。

独活寄生合剂

Duhuo Jisheng Heji

【处方】 独活 98g   桑寄生 65g
        秦艽 65g   防风 65g
        细辛 65g   当归 65g
        白芍 65g   川芎 65g
        熟地黄 65g   盐杜仲 65g
        川牛膝 65g   党参 65g
        茯苓 65g   甘草 65g
        桂枝 65g

【制法】 以上十五味,秦艽、白芍和盐杜仲,用 70%乙醇作溶剂,浸渍,渗漉,收集渗漉液,回收乙醇;独活、细辛、桂枝、防风、川芎和当归提取挥发油;药渣与其余桑寄生等六味加水煎煮二次,第一次 3 小时,第二次 2 小时,煎液滤过,滤液合并,浓缩至适量,与上述浓缩液合并,静置,滤过,浓缩至约 760ml,放冷,加入乙醇 240ml 和上述挥发油,加水至 1000ml,搅匀,即得。

【性状】 本品为棕黑色的澄清液体;气芳香,味苦。

【鉴别】 (1)取本品 50ml,浓缩至约 25ml,放冷,用乙醚振摇提取 2 次,每次 30ml,水溶液备用;合并乙醚液,挥干,残渣加乙酸乙酯 1ml 使溶解,作为供试品溶液。另取独活对照药材 1g,加水 100ml,煎煮 30 分钟,放冷,滤过,滤液浓缩至约 30ml,用乙醚振摇提取 2 次,每次 30ml,合并乙醚液,挥干,残渣加乙酸乙酯 1ml 使溶解,作为对照药材溶液。再取蛇床子素对照品,加乙酸乙酯制成每 1ml 含 1mg 的溶液,作为对照品溶液。照薄层色谱法(通则 0502)试验,吸取上述三种溶液各 2~5μl,分别点于同一硅胶 G 薄层板上使成条带状,以石油醚(30~60℃)-三氯甲烷-乙酸乙酯(15:15:4)为展开剂,展开,取出,晾干,置紫外光灯(365nm)下检视。供试品色谱中,在与对照药材色谱和对照品色谱相应的位置上,显相同颜色的荧光条斑。

(2)取当归对照药材、川芎对照药材各 0.5g,分别加乙醚 30ml,超声处理 20 分钟,滤过,滤液挥干,残渣加乙酸乙酯 1ml 使溶解,作为对照药材溶液。照薄层色谱法(通则 0502)试验,吸取〔鉴别〕(1)项下供试品溶液与上述两种对照药材溶液各 10μl,分别点于同一硅胶 G 薄层板上使成条带状,以环己烷-乙酸乙酯(20:5)为展开剂,展开,取出,晾干,置紫外光灯(365nm)下检视。供试品色谱中,分别在与对照药材色谱相应的位置上,显相同颜色的荧光条斑。

(3)取〔鉴别〕(1)项下的备用水溶液,加在聚酰胺柱(80~100 目,5g,内径为 1.5cm)上,用水洗至洗脱液无色,收集洗脱液,浓缩至约 20ml,用水饱和的正丁醇提取 2 次,每次 30ml,合并正丁醇液,蒸干,残渣加乙醇 1ml 使溶解,作为供试品溶液。另取芍药苷对照品,加乙醇制成每 1ml 含 1mg 的溶液作为对照品溶液。照薄层色谱法(通则 0502)试验,吸取上述两种溶液各 10μl,分别点于同一硅胶 G 薄层板上使成条带状,以三氯甲烷-乙酸乙酯-甲醇-浓氨试液(8:1:4:1)为展开剂,展开,取出,晾干,喷以 5%香草醛硫酸溶液,加热至斑点显色清晰。供试品色谱中,在与对照品色谱相应的位置上,显相同颜色的条斑。

(4)取甘草对照药材 1g,加乙醇 20ml,加热回流 30 分钟,放冷,滤过,滤液蒸干,残渣加乙醇 1ml 使溶解,作为对照药材溶液。照薄层色谱法(通则 0502)试验,吸取〔鉴别〕(3)项下的供试品溶液与上述对照药材溶液各 10μl,分别点于同一硅胶 G 薄层板上使成条带状,以乙酸乙酯-甲酸-冰醋酸-水(15:1:1:2)为展开剂,展开,取出,晾干,喷以 5%香草醛硫酸溶液,加热至斑点显色清晰。供试品色谱中,在与对照药材色谱相应的位置上,显相同颜色的条斑。

【检查】 **相对密度** 应不低于 1.04(通则 0601)。

其他 应符合合剂项下有关的各项规定(通则 0181)。

【含量测定】 照高效液相色谱法(通则 0512)测定。

色谱条件与系统适用性试验 以十八烷基硅烷键合硅胶为填充剂;以乙腈-0.1%磷酸溶液(14:86)为流动相;检测波长为 230nm。理论板数按芍药苷峰计算应不低于 2000。

对照品溶液的制备 取芍药苷对照品适量,精密称定,加水制成每 1ml 含 40μg 的溶液,即得。

供试品溶液的制备 取本品,摇匀,精密量取 1ml,置 10ml 量瓶中,加水至刻度,摇匀,滤过,取续滤液,即得。

测定法 分别精密吸取对照品溶液与供试品溶液各 10μl,注入液相色谱仪,测定,即得。

本品每 1ml 含白芍以芍药苷($C_{23}H_{28}O_{11}$)计,不得少于 0.30mg。

【功能与主治】 养血舒筋,祛风除湿,补益肝肾。用于风寒湿闭阻、肝肾两亏、气血不足所致的痹病,症见腰膝冷痛、屈伸不利。

【用法与用量】 口服。一次 15~20ml,一日 3 次;用时摇匀。

【注意】 孕妇慎用。

【规格】 每瓶装 (1)20ml (2)100ml

【贮藏】 密封,置阴凉处。

急 支 糖 浆
Jizhi Tangjiang

【处方】
鱼腥草 150g	金荞麦 150g
四季青 150g	麻黄 30g
紫菀 75g	前胡 45g
枳壳 45g	甘草 15g

【制法】 以上八味,鱼腥草、枳壳加水蒸馏,收集蒸馏液;药渣与其余金荞麦等六味加水煎煮二次,滤过,合并滤液,浓缩至适量;取适量蔗糖,加水煮沸,滤过,滤液与上述蒸馏液和浓缩液合并,加入苯甲酸和山梨酸钾适量,或加入苯甲酸、山梨酸钾和矫味剂适量,加水至 1000ml,混匀,分装,即得。

【性状】 本品为棕黑色的黏稠液体;味甜、微苦。

【鉴别】 (1)取本品 20ml,用稀盐酸调节 pH 值至 2~3,用乙醚振摇提取 2 次,每次 20ml,合并乙醚提取液,挥去乙醚,残渣加甲醇 1ml 使溶解,作为供试品溶液。另取阿魏酸对照品及原儿茶酸对照品,分别加甲醇制成每 1ml 各含 1mg 的溶液,作为对照品溶液。照薄层色谱法(通则 0502)试验,吸取上述三种溶液各 5μl,分别点于同一硅胶 GF$_{254}$ 薄层板上,以甲苯-乙酸乙酯-甲酸(20:10:1)为展开剂,展开,取出,晾干,置紫外光灯(254nm)下检视。供试品色谱中,在与对照品色谱相应的位置上,显相同颜色的斑点。

(2)取本品 10ml,加水 20ml 稀释,转移至分液漏斗中,用浓氨试液调节 pH 值至 10~12,用乙醚振摇提取 2 次,每次

15ml,合并乙醚液,蒸干,残渣加甲醇 1ml 使溶解,作为供试品溶液。另取盐酸麻黄碱对照品,加甲醇制成每 1ml 含 1mg 的溶液,作为对照品溶液。照薄层色谱法(通则 0502)试验,吸取供试品溶液 10μl、对照品溶液 2μl,分别点于同一硅胶 G 薄层板上,以三氯甲烷-甲醇-浓氨试液(40∶10∶1)为展开剂,展开,取出,晾干,喷以茚三酮试液,在 105℃ 加热至斑点显色清晰。供试品色谱中,在与对照品色谱相应的位置上,显相同颜色的斑点。

(3)取本品 20ml,置分液漏斗中,用乙醚振摇提取 2 次,每次 20ml,弃去乙醚液,水液用乙酸乙酯振摇提取 2 次,每次 30ml,合并乙酸乙酯提取液,蒸干,残渣加甲醇 1ml 使溶解,作为供试品溶液。另取柚皮苷对照品,加甲醇制成每 1ml 含 1mg 的溶液,作为对照品溶液。照薄层色谱法(通则 0502)试验,吸取供试品溶液 10μl、对照品溶液 5μl,分别点于同一硅胶 G 薄层板上,以三氯甲烷-甲醇-水(32∶17∶5)的下层溶液为展开剂,展开,取出,晾干,喷以 2% 三氯化铝甲醇溶液,置紫外光灯(365nm)下检视。供试品色谱中,在与对照品色谱相应的位置上,显相同颜色的荧光斑点。

【检查】 相对密度 应不低于 1.17(通则 0601)。

pH 值 应为 4.0～5.5(通则 0631)。

其他 应符合糖浆剂项下有关的各项规定(通则 0116)。

【含量测定】 照高效液相色谱法(通则 0512)测定。

色谱条件与系统适用性试验 以十八烷基硅烷键合硅胶为填充剂;以甲醇-1% 醋酸溶液(40∶60)为流动相;检测波长为 283nm。理论板数按柚皮苷峰计算应不低于 3000。

对照品溶液的制备 取柚皮苷对照品适量,精密称定,加甲醇制成每 1ml 含 80μg 的溶液,即得。

供试品溶液的制备 精密量取本品 10ml,置 50ml 量瓶中,加稀乙醇至刻度,摇匀,离心(转速为每分钟 4000 转)10 分钟,取上清液,即得。

测定法 分别精密吸取对照品溶液与供试品溶液各 10μl,注入液相色谱仪,测定,即得。

本品每 1ml 含枳壳以柚皮苷($C_{27}H_{32}O_{14}$)计,不得少于 0.35mg。

【功能与主治】 清热化痰,宣肺止咳。用于外感风热所致的咳嗽,症见发热、恶寒、胸膈满闷、咳嗽咽痛;急性支气管炎、慢性支气管炎急性发作见上述证候者。

【用法与用量】 口服。一次 20～30ml,一日 3～4 次;儿童周岁以内一次 5ml,一至三岁一次 7ml,三至七岁一次 10ml,七岁以上一次 15ml,一日 3～4 次。

【规格】 (1)每瓶装 100ml　(2)每瓶装 200ml

【贮藏】 密封。

姜　酊
Jiang Ding

【处方】 姜流浸膏 200ml

【制法】 取姜流浸膏,加 90% 乙醇,混匀,静置,滤过,制成 1000ml,分装,即得。

【性状】 本品为淡黄色的液体;有姜的香气,味辣。

【检查】 乙醇量 应为 80%～88%(通则 0711)。

其他 应符合酊剂项下有关的各项规定(通则 0120)。

【类别】 健胃驱风。

【用法与用量】 口服。一次 2～4ml,一日 6～12ml。

【贮藏】 密封。

养 心 氏 片
Yangxinshi Pian

【处方】

黄芪 120g	党参 100g
丹参 80g	葛根 80g
淫羊藿 80g	山楂 80g
地黄 60g	当归 60g
黄连 60g	醋延胡索 60g
灵芝 60g	人参 25g
炙甘草 25g	

【制法】 以上十三味,人参、黄连、醋延胡索、山楂与黄芪 60g 粉碎成细粉。其余党参等八味与剩余黄芪加水煎煮二次,第一次 2 小时,第二次 1.5 小时,滤过,合并滤液,滤液浓缩至相对密度为 1.06～1.12(92℃),放冷,加一倍量乙醇使沉淀,静置,滤过,滤液回收乙醇,浓缩至相对密度为 1.20～1.22(90℃)的清膏,与上述药粉混合,制成颗粒,干燥,压制成 1000 片(小片),包糖衣或薄膜衣片,或压制成 500 片(大片),包薄膜衣,即得。

【性状】 本品为糖衣片或薄膜衣片,除去包衣后显棕褐色;味苦。

【鉴别】 (1)取本品,除去包衣,研细,取约 2g,加甲醇 25ml,加热回流 1 小时,放冷,滤过,滤液蒸干,残渣加甲醇 1ml 使溶解,作为供试品溶液。另取黄连对照药材 50mg,同法制成对照药材溶液。再取盐酸小檗碱对照品,加甲醇制成每 1ml 含 0.5mg 的溶液,作为对照品溶液。照薄层色谱法(通则 0502)试验,吸取上述三种溶液各 2μl,分别点于同一硅胶 G 薄层板上,以甲苯-异丙醇-乙酸乙酯-甲醇-浓氨试液(12∶3∶6∶3∶1)为展开剂,置氨蒸气饱和的展开缸内,展开,取出,晾干,置紫外光灯(365nm)下检视。供试品色谱中,在与对照药材色谱和对照品色谱相应的位置上,显相同颜色的荧光斑点。

（2）取本品，除去包衣，研细，取 3g，加乙醇 50ml，加热回流 1 小时，放冷，滤过，滤液蒸干，残渣加水 10ml、浓氨试液 4ml，混匀，加乙醚提取 3 次，每次 15ml，合并乙醚液，蒸干，残渣加乙醇 2ml 使溶解，作为供试品溶液。另取延胡索乙素对照品，加乙醇制成每 1ml 含 1mg 的溶液，作为对照品溶液。照薄层色谱法（通则 0502）试验，吸取上述两种溶液各 10μl，分别点于同一用 1％氢氧化钠溶液制备的硅胶 G 薄层板上，以甲苯-丙酮（9：2）为展开剂，展开，取出，晾干，置碘蒸气中熏至斑点显色清晰，取出，挥尽板上吸附的碘后，置紫外光灯（365nm）下检视。供试品色谱中，在与对照品色谱相应的位置上，显相同颜色的荧光斑点。

（3）取本品，除去包衣，研细，取约 2g，加 70％乙醇 25ml，加热回流 1 小时，放冷，滤过，滤液蒸至近干，残渣加水 10ml 使溶解，用稀盐酸调节 pH 值至 2，用乙酸乙酯振摇提取 2 次，每次 10ml，合并乙酸乙酯液，蒸干，残渣加乙醇 1ml 使溶解，作为供试品溶液。另取丹酚酸 B 对照品，加乙醇制成每 1ml 含 1mg 的溶液，作为对照品溶液。照薄层色谱法（通则 0502）试验，吸取上述两种溶液各 5μl，分别点于同一硅胶 G 薄层板上，以甲苯-三氯甲烷-乙酸乙酯-甲醇-甲酸（2：3：4：0.5：2）为展开剂，展开，取出，晾干，喷以 3％三氯化铁乙醇溶液。供试品色谱中，在与对照品色谱相应的位置上，显相同颜色的斑点。

（4）取葛根素对照品，加甲醇制成每 1ml 含 1mg 的溶液，作为对照品溶液。照薄层色谱法（通则 0502）试验，吸取〔鉴别〕（1）项下的供试品溶液 5μl 及上述对照品溶液 3μl，分别点于同一硅胶 G 薄层板上，以三氯甲烷-甲醇-水（13：7：2）的下层溶液为展开剂，展开，取出，晾干，喷以三氯化铝试液，晾干，置紫外光灯（365nm）下检视。供试品色谱中，在与对照品色谱相应的位置上，显相同颜色的荧光斑点。

【检查】　应符合片剂项下有关的各项规定（通则 0101）。

【含量测定】　照高效液相色谱法（通则 0512）测定。

色谱条件与系统适用性试验　以十八烷基硅烷键合硅胶为填充剂；以乙腈-水（32：68）为流动相；用蒸发光散射检测器检测。理论板数按黄芪甲苷峰计算应不低于 2000。

对照品溶液的制备　取黄芪甲苷对照品适量，精密称定，加甲醇制成每 1ml 含 0.25mg 的溶液，即得。

供试品溶液的制备　取本品〔规格（1）、规格（3）〕20 片或〔规格（2）〕10 片，糖衣片除去包衣，精密称定，研细，取约 3g，精密称定，加甲醇 50ml，超声处理（功率 500W，频率 40kHz）1 小时，滤过，药渣及滤器用甲醇适量洗涤，洗液并入滤液中，蒸干，残渣加水 30ml 微热使溶解，用水饱和的正丁醇振摇提取 5 次（30ml，30ml，20ml，20ml，10ml），合并正丁醇提取液，用浓氨试液洗涤 3 次（30ml，20ml，20ml），弃去碱液，正丁醇液蒸干，残渣加甲醇溶解，转移至 5ml 量瓶中，加甲醇稀释至刻度，摇匀，滤过，取续滤液，即得。

测定法　分别精密吸取对照品溶液 10μl、20μl 与供试品溶液 10～20μl，注入液相色谱仪，测定，以外标两点法对数方

程计算，即得。

本品每片含黄芪以黄芪甲苷（$C_{41}H_{68}O_{14}$）计，〔规格（1）、规格（3）〕不得少于 50μg，〔规格（2）〕不得少于 100μg。

【功能与主治】　益气活血，化瘀止痛。用于气虚血瘀所致的胸痹，症见心悸气短、胸闷、心前区刺痛；冠心病心绞痛见于上述证候者。

【用法与用量】　口服。一次 4～6 片〔规格（1）、规格（3）〕；一次 2～3 片〔规格（2）〕，一日 3 次。

【注意】　孕妇慎用。

【规格】　（1）薄膜衣片　每片重 0.3g

（2）薄膜衣片　每片重 0.6g

（3）糖衣片（片心重 0.3g）

【贮藏】　密封。

养心定悸口服液

Yangxin Dingji Koufuye

【处方】　地黄 400g　　　麦冬 200g

　　　　　红参 67g　　　　大枣 200g

　　　　　阿胶 67g　　　　黑芝麻 167g

　　　　　桂枝 100g　　　生姜 100g

　　　　　炙甘草 133g

【制法】　以上九味，红参切段，用温水浸泡 6～8 小时后，煎煮二次，每次 2 小时，合并煎液，滤过，滤液备用；生姜绞汁，滤过，滤液备用；桂枝加水浸泡 30 分钟，提取挥发油 2 小时；除阿胶外，其余炙甘草等五味与上述红参、生姜、桂枝的药渣加水煎煮二次，每次 2 小时，合并煎液，滤过，滤液加入上述红参提取液，浓缩至适量；阿胶加水烊化，与上述浓缩液合并，加入生姜汁和桂枝挥发油，混匀，加水调整总量至 1000ml，搅匀，灌装，灭菌，即得。

【性状】　本品为深棕色的液体；气香，味甜。

【鉴别】　（1）取本品 20ml，加水饱和的正丁醇振摇提取 3 次，每次 20ml，合并正丁醇提取液，以正丁醇饱和的 1％氢氧化钠溶液洗涤 3 次，每次 25ml，弃去洗涤液，再以正丁醇饱和的水 30ml 洗涤，弃去洗涤液，分取正丁醇液，蒸干，残渣加甲醇 1ml 使溶解，作为供试品溶液。另取人参皂苷 Rg₁ 对照品，加甲醇制成每 1ml 含 1mg 的溶液，作为对照品溶液。照薄层色谱法（通则 0502）试验，吸取上述两种溶液各 5μl，分别点于同一硅胶 G 薄层板上，以三氯甲烷-乙酸乙酯-甲醇-水（15：40：22：10）10℃以下放置的下层溶液为展开剂，展开，取出，晾干，喷以 10％硫酸乙醇溶液，在 105℃加热至斑点显色清晰。供试品色谱中，在与对照品色谱相应的位置上，显相同颜色的斑点；置紫外光灯（365nm）下检视，显相同颜色的荧光斑点。

（2）取本品 20ml，加乙酸乙酯振摇提取 2 次，每次 20ml，

合并乙酸乙酯提取液,蒸干,残渣加无水乙醇 1ml 使溶解,作为供试品溶液。另取肉桂酸对照品,加无水乙醇制成每 1ml 含 1mg 的溶液,作为对照品溶液。照薄层色谱法(通则 0502)试验,吸取供试品溶液 10μl、对照品溶液 5μl,分别点于同一硅胶 GF$_{254}$ 薄层板上,以正己烷-乙醚-冰醋酸 (5:5:0.1)为展开剂,展开,取出,晾干,置紫外光灯 (254nm)下检视。供试品色谱中,在与对照品色谱相应的位置上,显相同颜色的斑点。

(3)取本品 10ml,加乙醚振摇提取 2 次,每次 20ml,弃去乙醚液,水层再用正丁醇振摇提取 2 次,每次 15ml,合并正丁醇液,蒸干,残渣加甲醇 1ml 使溶解,作为供试品溶液。另取甘草对照药材 1g,加乙醇 20ml,加热回流 1 小时,滤过,滤液蒸干,残渣加甲醇 1ml 使溶解,作为对照药材溶液。照薄层色谱法(通则 0502)试验,吸取上述两种溶液各 0.5μl,分别点于同一以 1%氢氧化钠溶液制备的硅胶 G 薄层板上,以乙酸乙酯-甲酸-冰醋酸-水(15:1:1:2)为展开剂,展开,取出,晾干,喷以 10%硫酸乙醇溶液,105℃加热至斑点显色清晰。供试品色谱中,在与对照药材色谱相应的位置上,显相同颜色的斑点。

【检查】 **相对密度** 应不低于 1.10(通则 0601)。

pH 值 应为 4.5～6.5(通则 0631)。

其他 应符合合剂项下有关的各项规定(通则 0181)。

【含量测定】 **桂枝** 照高效液相色谱法(通则 0512)测定。

色谱条件与系统适用性试验 以十八烷基硅烷键合硅胶为填充剂;以乙腈-0.3%磷酸溶液(35:65)为流动相;检测波长为 285nm。理论板数按肉桂酸峰计算应不低于 2000。

对照品溶液的制备 取肉桂酸对照品适量,精密称定,加甲醇制成每 1ml 含 10μg 的溶液,即得。

供试品溶液的制备 精密量取本品 5ml,置 50ml 量瓶中,加甲醇 40ml,超声处理(功率 250W,频率 35kHz)30 分钟,取出,放冷,加甲醇稀释至刻度,摇匀,滤过,即得。

测定法 分别精密吸取对照品溶液与供试品溶液各 10μl,注入液相色谱仪,测定,即得。

本品每 1ml 含桂枝以肉桂酸(C$_9$H$_8$O$_2$)计,不得少于 40μg。

总氮量 精密量取本品 5ml,置 25ml 量瓶中,加水稀释至刻度,摇匀,精密量取 1ml,照氮测定法(通则 0704 第二法)测定,即得。

本品每 1ml 含总氮(N)不得少于 8.0mg。

【功能与主治】 养血益气,复脉定悸。用于气虚血少,心悸气短,心律不齐,盗汗失眠,咽干舌燥,大便干结。

【用法与用量】 口服。一次 20ml,一日 2 次。

【注意】 腹胀便溏、食少苔腻者忌服。

【规格】 (1)每支装 10ml (2)每支装 20ml

【贮藏】 密封。

养心定悸膏
Yangxin Dingji Gao

【处方】 地黄 120g　　　麦冬 60g
　　　　红参 20g　　　　大枣 60g
　　　　阿胶 20g　　　　黑芝麻 50g
　　　　桂枝 30g　　　　生姜 30g
　　　　炙甘草 40g

【制法】 以上九味,除阿胶外,红参切片,用温水浸泡 1 小时后煎煮二次,每次 2 小时,煎液滤过,滤液合并;生姜绞汁;桂枝提取挥发油;其余炙甘草等五味与上述红参、生姜和桂枝的药渣加水煎煮二次,每次 2 小时,合并煎液,滤过,滤液加入红参的滤液,浓缩成稠膏;取黄酒 30g,烊化阿胶。另取蔗糖 120g,制成糖浆,加入上述稠膏、烊化阿胶及炼蜜 20g,浓缩至适量,放冷,加入生姜汁及桂枝挥发油,搅匀,制成约 300g,即得。

【性状】 本品为棕褐色的黏稠液体;气香,味甜。

【鉴别】 (1)取本品 10ml,加水 10ml,摇匀,用氯化钠饱和后,用乙醚 15ml 振摇提取,分取乙醚液,置白色瓷皿中,挥干,残渣加 0.5%香草醛硫酸溶液数滴,即显紫红色。

(2)取本品 10ml,加水 5ml,摇匀,加正丁醇 10ml,振摇,分取正丁醇液,置水浴上蒸干,残渣加三氯甲烷 1ml 使溶解,移至试管中,沿管壁滴加硫酸 0.5ml,两液接界处显红色环。

【检查】 **相对密度** 取本品 10g,用水 20ml 稀释后,依法测定(通则 0601),应为 1.08～1.10。

其他 应符合煎膏剂项下有关的各项规定(通则 0183)。

【含量测定】 取本品约 3g,精密称定,照氮测定法(通则 0704 第一法)测定,即得。

本品含总氮(N)不得少于 1.0%。

【功能与主治】 养血益气,复脉定悸。用于气虚血少,心悸气短,心律不齐,盗汗失眠,咽干舌燥,大便干结。

【用法与用量】 口服。一次 15～20g,一日 2 次。

【注意】 腹胀便溏、食少苔腻者忌服。

【贮藏】 密封,置阴凉处。

养正消积胶囊
Yangzheng Xiaoji Jiaonang

【处方】 黄芪 250g　　　女贞子 200g
　　　　人参 65g　　　　莪术 132g
　　　　灵芝 65g　　　　绞股蓝 256g
　　　　炒白术 64g　　　半枝莲 128g
　　　　白花蛇舌草 128g　茯苓 65g

土鳖虫 20g	鸡内金 30g
蛇莓 128g	白英 128g
茵陈(绵茵陈)128g	徐长卿 128g

【制法】 以上十六味,女贞子、人参加 70%乙醇提取 2 次,第一次 3 小时,第二次 2 小时,滤过,合并滤液,滤液回收乙醇至清膏,药渣备用;莪术、炒白术、徐长卿提取挥发油,水溶液及药渣备用;茯苓、土鳖虫、鸡内金粉碎成细粉备用;其余黄芪等八味与女贞子、莪术等的药渣合并,加水煎煮 2 次,每次 2 小时,滤过,滤液与女贞子等的清膏、莪术等的水溶液合并,浓缩至适宜的稠膏,与茯苓等细粉混匀,减压干燥成干膏,粉碎成细粉,喷入上述挥发油,混匀,密闭,装入胶囊,制成 1000 粒,即得。

【性状】 本品为硬胶囊,内容物为棕色粉末;气香,味苦、涩。

【鉴别】 (1)取本品,置显微镜下观察:不规则分枝状团块无色,遇水合氯醛试液溶化;菌丝无色或淡棕色,直径 4~6μm(茯苓)。

(2)取本品内容物 4g,加正己烷 10ml,密塞,浸渍 10 分钟,振摇,静置,取上清液作为供试品溶液。另取莪术油对照提取物,加正己烷制成每 1ml 含 10μl 的溶液,作为对照提取物溶液(临用配制)。照薄层色谱法(通则 0502)试验,吸取供试品溶液 10μl、对照提取物溶液 3μl,分别点于同一硅胶 G 薄层板上,以石油醚(60~90℃)为展开剂,展开,取出,晾干,喷以 2%香草醛硫酸溶液,在 105℃加热至斑点显色清晰。供试品色谱中,在与对照提取物色谱相应的位置上,显相同颜色的斑点。

(3)取丹皮酚对照品,加正己烷制成每 1ml 含 1mg 的溶液,作为对照品溶液。照薄层色谱法(通则 0502)试验,吸取〔鉴别〕(2)项下的供试品溶液 5μl 及上述对照品溶液 10μl,分别点于同一硅胶 G 薄层板上,以环己烷-乙酸乙酯(6:1)为展开剂,展开,取出,晾干,喷以 2%三氯化铁乙醇溶液,在 105℃加热至斑点显色清晰。供试品色谱中,在与对照品色谱相应的位置上,显相同颜色的斑点。

(4)取本品内容物 4g,加甲醇 50ml,超声处理 20 分钟,滤过,滤液蒸干,残渣加水 30ml 溶解,用三氯甲烷振摇提取 2 次,每次 30ml,弃去三氯甲烷液,水溶液用水饱和的正丁醇振摇提取 2 次,每次 30ml,合并正丁醇液,用氨试液洗涤 2 次,每次 20ml,弃去氨洗液,再用正丁醇饱和的水洗涤 2 次,每次 20ml,弃去水液,正丁醇液蒸干,残渣加甲醇 2ml 使溶解,作为供试品溶液。另取人参皂苷 Rb₁ 对照品、人参皂苷 Rg₁ 对照品及黄芪甲苷对照品,加甲醇制成每 1ml 各含 0.5mg 的混合溶液,作为对照品溶液。照薄层色谱法(通则 0502)试验,吸取上述两种溶液各 1~2μl,分别点于同一高效硅胶 G 薄层板上,使成条状,以正丁醇-乙酸乙酯-水(4:1:5)的上层溶液为展开剂,展开,取出,晾干,喷以 10%硫酸乙醇溶液,在 105℃加热至斑点显色清晰,置紫外光灯(365nm)下检视。供试品色谱中,在与对照品色谱相应的位置上,显相同颜色的荧

光条斑。

(5)取本品内容物 4g,加乙醇 50ml,超声处理 20 分钟,滤过,滤液蒸干,残渣加水 30ml,加热使溶解,滤过,滤液用乙酸乙酯振摇提取 2 次,每次 30ml,合并乙酸乙酯液,蒸干,残渣加乙酸乙酯 1ml 使溶解,作为供试品溶液。另取茵陈(绵茵陈)对照药材 1g,加水 200ml,煎煮 30 分钟,滤过,滤液浓缩至约 30ml,放冷,同法制成对照药材溶液。照薄层色谱法(通则 0502)试验,吸取上述两种溶液各 3μl,分别点于同一硅胶 G 薄层板上,以石油醚(60~90℃)-乙酸乙酯-丙酮(9:1.5:0.5)为展开剂,展开,取出,晾干,喷以 10%硫酸乙醇溶液,在 105℃加热至斑点显色清晰,置紫外光灯(254nm)下检视。供试品色谱中,在与对照药材色谱相应的位置上,至少显一个相同颜色的荧光主斑点。

【检查】 应符合胶囊剂项下有关的各项规定(通则 0103)。

【含量测定】 照高效液相色谱法(通则 0512)测定。

色谱条件与系统适用性试验 以十八烷基硅烷键合硅胶为填充剂;以乙腈-甲醇-0.5%冰醋酸溶液(19:67:14)为流动相;流速:0.33ml/min;用蒸发光散射检测器检测。理论板数按齐墩果酸峰计算应不低于 28000。

对照品溶液的制备 分别取齐墩果酸对照品和熊果酸对照品适量,精密称定,加甲醇制成每 1ml 含齐墩果酸 0.1mg 和含熊果酸 0.06mg 的混合溶液,摇匀,即得。

供试品溶液的制备 取装量差异项下的本品内容物,研细,取约 0.6g,精密称定,置具塞锥形瓶中,精密加入甲醇 25ml,密塞,称定重量,超声处理(功率 400W,频率 40kHz)40 分钟,放冷,再称定重量,用甲醇补足减失的重量,摇匀,滤过,取续滤液,即得。

测定法 分别精密吸取对照品溶液 7μl、20μl 与供试品溶液 10~20μl,注入液相色谱仪,以外标两点法对数方程计算齐墩果酸和熊果酸的含量,即得。

本品每粒含女贞子以齐墩果酸(C₃₀H₄₈O₃)和熊果酸(C₃₀H₄₈O₃)的总量计,不得少于 2.0mg。

【功能与主治】 健脾益肾、化瘀解毒。适用于不宜手术的脾肾两虚、瘀毒内阻型原发性肝癌辅助治疗,与肝内动脉介入灌注加栓塞化疗合用,有助于提高介入化疗疗效、减轻对白细胞、肝功能、血红蛋白的毒性作用,改善患者生存质量、改善脘腹胀满、纳呆食少、神疲乏力、腰膝酸软、溲赤便溏、疼痛。

【用法与用量】 口服。一次 4 粒,一日 3 次。

【规格】 每粒装 0.39g

【贮藏】 密封。

注:莪术 为姜科植物温郁金 *Curcuma wenyujin* Y. H. Chen et C. Ling 的干燥根茎,习称"温莪术"。

养血生发胶囊

Yangxue Shengfa Jiaonang

【处方】　熟地黄 203.75g　　　　当归 101.87g
羌活 40.75g　　　　　　木瓜 61.12g
川芎 40.75g　　　　　　白芍 101.87g
菟丝子 101.87g　　　　　天麻 20.37g
制何首乌 203.75g

【制法】　以上九味，当归、羌活、川芎、制何首乌、天麻粉碎成细粉；其余熟地黄等四味加水煎煮三次，第一、二次每次 2 小时，第三次 1 小时，合并煎液，滤过，滤液浓缩至适量，与上述细粉混匀，制成颗粒，干燥，过筛，装入胶囊，制成 1000 粒，即得。

【性状】　本品为硬胶囊，内容物为深棕色的颗粒和粉末；味辛、微苦。

【鉴别】　(1)取本品内容物 4g，加甲醇 20ml，冷浸过夜，滤过，滤液蒸干，残渣加 5%氢氧化钠溶液 5ml 使溶解，加盐酸酸化，用乙酸乙酯 10ml 振摇提取，分取乙酸乙酯液，作为供试品溶液。另取何首乌对照药材 2g，同法制成对照药材溶液。照薄层色谱法(通则 0502)试验，吸取上述两种溶液各 5µl，分别点于同一用 0.5%氢氧化钠溶液制备的硅胶 G 薄层板上，以甲苯-乙酸乙酯-甲酸(15：2：1)为展开剂，展开，取出，晾干，置紫外光灯(365nm)下检视。供试品色谱中，在与对照药材色谱相应的位置上，显相同的橙色荧光斑点；置氨蒸气中熏后，斑点变成红色。

(2)取本品内容物 10g，加乙醇 50ml，超声处理 30 分钟，滤过，滤液蒸干，残渣用乙醇 3ml 溶解，通过 D101 型大孔吸附树脂柱(内径为 1cm，柱高为 15cm)，用水 40ml 洗脱，再用 40%乙醇 40ml 洗脱，收集 40%乙醇洗脱液，蒸干，残渣加乙醇 1ml 使溶解，作为供试品溶液。另取芍药苷对照品，加乙醇制成每 1ml 含 1mg 的溶液，作为对照品溶液。照薄层色谱法(通则 0502)试验，吸取上述两种溶液各 6µl，分别点于同一硅胶 G 薄层板上，以三氯甲烷-乙酸乙酯-甲醇-甲酸(40：5：10：0.2)为展开剂，展开，取出，晾干，喷以 5%香草醛硫酸溶液，在 105℃加热至斑点显色清晰。供试品色谱中，在与对照品色谱相应的位置上，显相同颜色的斑点。

(3)取本品内容物 5g，加乙醚 30ml，浸泡 1 小时，滤过，滤液挥干，残渣加甲醇 1ml 使溶解，作为供试品溶液。另取川芎对照药材 1g，加乙醚 10ml，同法制成对照药材溶液。照薄层色谱法(通则 0502)试验，吸取供试品溶液 4µl、对照药材溶液 2µl，分别点于同一硅胶 G 薄层板上，以正己烷-乙酸乙酯(9：1)为展开剂，展开，取出，晾干，置紫外光灯(365nm)下检视。供试品色谱中，在与对照药材色谱相应的位置上，显相同颜色的荧光斑点。

【检查】　应符合胶囊剂项下有关的各项规定(通则

0103)。

【含量测定】　照高效液相色谱法(通则 0512)测定(避光操作)。

色谱条件与系统适用性试验　以十八烷基硅烷键合硅胶为填充剂；以乙腈-水(19：81)为流动相；检测波长为 320nm。理论板数按 2,3,5,4'-四羟基二苯乙烯-2-O-β-D-葡萄糖苷峰计算应不低于 2000。

对照品溶液的制备　取 2,3,5,4'-四羟基二苯乙烯-2-O-β-D-葡萄糖苷对照品适量，精密称定，加稀乙醇制成每 1ml 含 50µg 的溶液，即得。

供试品溶液的制备　取装量差异项下的本品内容物，研细，取约 1g，精密称定，置具塞锥形瓶中，精密加入稀乙醇 50ml，称定重量，加热回流 30 分钟，放冷，再称定重量，用稀乙醇补足减失的重量，摇匀，滤过，取续滤液，即得。

测定法　分别精密吸取对照品溶液 10µl 与供试品溶液 5~10µl，注入液相色谱仪，测定，即得。

本品每粒含制何首乌以 2,3,5,4'-四羟基二苯乙烯-2-O-β-D-葡萄糖苷($C_{20}H_{22}O_9$)计，不得少于 1.1mg。

【功能与主治】　养血祛风，益肾填精。用于血虚风盛、肾精不足所致的脱发，症见毛发松动或呈稀疏状脱落、毛发干燥或油腻、头皮瘙痒；斑秃、全秃、脂溢性脱发与病后、产后脱发见上述证候者。

【用法与用量】　口服。一次 4 粒，一日 2 次。

【规格】　每粒装 0.5g

【贮藏】　密封。

养血当归胶囊

Yangxue Danggui Jiaonang

【处方】　当归 889g　　　　　　白芍 56g
熟地黄 56g　　　　　　茯苓 56g
炙甘草 28g　　　　　　党参 56g
黄芪 56g　　　　　　　川芎 28g

【制法】　以上八味，白芍、茯苓粉碎成细粉；当归、川芎加 80%乙醇，回流提取二次，每次 1 小时，合并醇提液，滤过，滤液减压回收乙醇，减压浓缩至相对密度 1.30~1.35(50℃)的稠膏。其余四味加水煎煮二次，第一次 2 小时，第二次 1 小时，合并煎液，滤过，滤液浓缩至相对密度为 1.28~1.30(80℃)的稠膏。合并上述稠膏，加入白芍、茯苓细粉，混匀，低温减压干燥(50℃，-0.07MPa)，粉碎，过筛，装入胶囊，制成 1000 粒，即得。

【性状】　本品为硬胶囊，内容物为黄棕色至棕褐色粉末；气特异，味甘、辛、微苦。

【鉴别】　(1)取本品，置显微镜下观察：不规则分枝状团块无色，遇水合氯醛液溶化；菌丝无色或淡棕色，直径 4~

6μm(茯苓)。草酸钙簇晶直径 18~32μm,存在于薄壁细胞中,常排列成行,或一个细胞中含有数个簇晶(白芍)。

(2)取本品内容物 0.5g,加乙醚 10ml,浸渍 2 小时,时时振摇,滤过,滤液挥干,残渣加乙酸乙酯 2ml 使溶解,作为供试品溶液。另取当归对照药材 0.5g,同法制成对照药材溶液。照薄层色谱法(通则 0502)试验,吸取上述两种溶液各 2μl,分别点于同一硅胶 G 薄层板上,以正己烷-乙酸乙酯(9:1)为展开剂,展开,取出,晾干,置紫外光灯(365nm)下检视。供试品色谱中,在与对照药材色谱相应的位置上,显相同颜色的荧光斑点。

(3)取本品内容物 10g,加乙醇 50ml,加热回流 1 小时,取出,放冷,滤过,滤液蒸干,残渣加水 20ml 使溶解,滤过,滤液加正丁醇振摇提取 2 次,每次 15ml,合并正丁醇液,回收溶剂至干,残渣加甲醇 1ml 使溶解,加入中性氧化铝(100~200目)1g,挥干溶剂,置中性氧化铝柱(100~200 目,2g,柱内径0.9cm,干法装柱)上,用乙酸乙酯-甲醇(1:1)30ml 洗脱,收集洗脱液,回收溶剂至干,残渣加甲醇 2ml 使溶解,作为供试品溶液。另取芍药苷对照品,加甲醇制成每 1ml 含 2mg 的溶液,作为对照品溶液。照薄层色谱法(通则 0502)试验,吸取上述两种溶液各 5μl,分别点于同一硅胶 G 薄层板上,以三氯甲烷-甲醇-水(40:10:1)为展开剂,展开,取出,晾干,喷以5%香草醛硫酸溶液,在 105℃加热至斑点显色清晰,置日光下检视。供试品色谱中,在与对照品色谱相应的位置上,显相同颜色的斑点。

(4)取本品内容物 10g,加乙醇 50ml,加热回流 1 小时,放冷,滤过,滤液蒸干,残渣加 1%氢氧化钠溶液 10ml使溶解,滤过,滤液通过 D101 型大孔吸附树脂柱(内径为1.5cm,柱高为 10cm),依次以 1%氢氧化钠溶液 100ml、水 100ml、30%乙醇 50ml、70%乙醇 50ml 洗脱,收集 70%乙醇洗脱液,蒸干,残渣加甲醇 1ml 使溶解,作为供试品溶液。另取黄芪甲苷对照品,加甲醇制成每 1ml 含 1mg 的溶液,作为对照品溶液。照薄层色谱法(通则 0502)试验,吸取供试品溶液 10μl,对照品溶液 2μl,分别点于同一硅胶G 薄层板上,以三氯甲烷-甲醇-水(13:7:2)10℃以下放置的下层溶液为展开剂,展开,取出,晾干,喷以 10%硫酸乙醇溶液,在 105℃加热至斑点显色清晰,置紫外光灯(365nm)下检视。供试品色谱中,在与对照品色谱相应的位置上,显相同颜色的荧光斑点。

(5)取本品内容物 10g,加乙醇 50ml,加热回流 1 小时,放冷,滤过,滤液蒸干,残渣加水 30ml 使溶解,滤过,滤液加置聚酰胺柱(80~100 目,2g,柱内径 1cm,湿法装柱)上,用水 50ml洗脱,弃去水洗液,续用 30ml 甲醇洗脱,收集洗脱液,回收溶剂至干,残渣加甲醇 1ml 使溶解,滤过,滤液作为供试品溶液。另取甘草对照药材 0.5g,加甲醇 10ml,超声处理 10 分钟,滤过,滤液作为对照药材溶液。照薄层色谱法(通则 0502)试验,吸取供试品溶液 5μl,对照药材溶液 5μl,分别点于同一硅胶 G 薄层板上,以三氯甲烷-甲醇-水(40:12:1)为展开剂,

展开,取出,晾干,喷以 2%三氯化铝乙醇溶液,在 105℃加热至斑点显色清晰,置紫外光灯(365nm)下检视。供试品色谱中,在与对照药材色谱相应的位置上,显相同颜色的荧光斑点。

【检查】 应符合胶囊剂项下有关的各项规定(通则0103)。

【含量测定】 照高效液相色谱法(通则 0512)测定。

色谱条件与系统适用性试验 以十八烷基硅烷键合硅胶为填充剂,以乙腈-0.1%磷酸溶液(含 0.1%三乙胺)(8:92)为流动相,检测波长为 230nm。理论板数按芍药苷峰计算应不低于 6000。

对照品溶液制备 取阿魏酸对照品和芍药苷对照品适量,精密称定,加 50%乙醇-冰乙酸(20:1)溶液制成每 1ml 中含阿魏酸 30μg、芍药苷 70μg 的混合溶液,即得。

供试品溶液制备 取装量差异项下的本品内容物约1.5g,精密称定,置 50ml 量瓶中,加入 50%乙醇-冰乙酸(20:1)溶液约 40ml,密塞,超声处理(功率 250W,频率53kHz)40 分钟,放置至室温,用 50%乙醇-冰乙酸(20:1)溶液稀释至刻度,摇匀,滤过,取续滤液,即得。

测定法 分别精密吸取对照品溶液与供试品溶液各10μl,注入液相色谱仪,测定,即得。

本品每粒含当归和川芎以阿魏酸($C_{10}H_{10}O_4$)计,不得少于 0.20mg;含白芍以芍药苷($C_{23}H_{28}O_{11}$)计,不得少于 0.45mg。

【功能与主治】 补气养血,调经。用于气血两虚所致的月经不调,月经量少,行经腹痛及产后血虚,或见面黄肌瘦、贫血。

【用法与用量】 口服。一次 3 粒,一日 3 次,疗程 4 周。用于痛经,疗程 15 天,于经前 7 天给药,连用两个月经周期;用于产后气血亏虚,疗程 30 天;用于月经不调,疗程 15 天,连用两个月经周期,第一疗程从诊断后开始用药。第二疗程于月经周期第 5 天开始用药。

【规格】 每粒装 0.5g

【贮藏】 密封,置阴凉干燥处。

养血饮口服液
Yangxueyin Koufuye

【处方】 当归 150g　　　　黄芪 200g
　　　　鹿角胶 15g　　　　阿胶 5g
　　　　大枣 100g

【制法】 以上五味,当归用蒸馏法提取挥发油,备用。当归药渣、黄芪、大枣加水煎煮二次,第一次 3 小时,第二次 2 小时,滤过,合并滤液,浓缩至相对密度为 1.17~1.19(50℃)的清膏,加乙醇使含醇量达 65%,回收乙醇,提取液加水 250ml,

加热至微沸 30 分钟,冷却至 15℃ 以下,滤过,加入当归挥发油,混匀。阿胶、鹿角胶加水适量,加热烊化,备用。将蔗糖 400g 制成单糖浆,加入当归等提取液,阿胶、鹿角胶液,防腐剂适量,搅拌,加水至 1000ml,混匀,加热煮沸后 100℃ 保温 30 分钟,放冷,滤过,即得。

【性状】　本品为淡黄色至红棕色的液体;气香,味甘,微苦。

【鉴别】　(1)取本品 30ml,加稀盐酸调节 pH 值至 2,用乙醚振摇提取 2 次,每次 20ml,合并乙醚液,挥干,残渣加甲醇 1ml 使溶解,作为供试品溶液。另取阿魏酸对照品,加甲醇制成每 1ml 含 1mg 的溶液,作为对照品溶液。照薄层色谱法(通则 0502)试验,吸取供试品溶液 10μl、对照品溶液 5μl,分别点于同一硅胶 G 薄层板上,以甲苯-乙酸乙酯-甲酸(4:1:0.1)为展开剂,展开,取出,晾干,置紫外光灯(365nm)下检视。供试品色谱中,在与对照品色谱相应的位置上,显相同颜色的荧光斑点。

(2)取大枣对照药材 5g,加水煎煮 30 分钟,滤过,滤液加稀盐酸调节 pH 值至 2,用乙醚振摇提取 2 次,每次 20ml,合并乙醚液,挥干,残渣加甲醇 1ml 使溶解,作为对照药材溶液。照薄层色谱法(通则 0502)试验,吸取〔鉴别〕(1)项下的供试品溶液 10μl 和上述对照药材溶液 5μl,分别点于同一硅胶 G 薄层板上,以甲苯-乙酸乙酯-冰醋酸(12:4:0.5)为展开剂,展开,取出,晾干,置紫外光灯(365nm)下检视。供试品色谱中,在与对照药材色谱相应的位置上,显相同颜色的荧光斑点。

【检查】　pH 值　应为 4.0~5.5(通则 0631)。

相对密度　应不低于 1.13(通则 0601)。

其他　应符合合剂项下有关的各项规定(通则 0181)。

【含量测定】　照高效液相色谱法(通则 0512)测定。

色谱条件与系统适用性试验　以十八烷基硅烷键合硅胶为填充剂,以乙腈-水(38:62)为流动相,用蒸发光散射检测器检测。理论板数按黄芪甲苷峰计算应不低于 3000。

对照品溶液的制备　取黄芪甲苷对照品适量,精密称定,加甲醇制成每 1ml 含 0.25mg 的溶液,即得。

供试品溶液的制备　取装量差异项下的本品,混匀,精密量取 20ml,置分液漏斗中,用水饱和的正丁醇振摇提取 5 次,每次 20ml,合并正丁醇液,用正丁醇饱和的氨试液 50ml 洗涤,弃去氨试液,分取正丁醇液,回收溶剂至干,残渣加水 5ml 使溶解,通过 D101 型大孔吸附树脂柱(内径 1.5cm,长 10cm),用水 50ml 洗脱,弃去水液,继续用 40% 乙醇 30ml 洗脱,弃去洗脱液,再用 70% 乙醇 80ml 洗脱,收集洗脱液,回收溶剂至干,残渣加甲醇使溶解并转移至 5ml 量瓶中,加甲醇至刻度,摇匀,滤过,取续滤液,即得。

测定法　分别精密吸取对照品溶液 5μl 与 10μl,供试品溶液 10μl,注入液相色谱仪,测定,以外标两点法对数方程计算,即得。

本品每 1ml 含黄芪以黄芪甲苷($C_{41}H_{68}O_{14}$)计,不得少于 30μg。

【功能与主治】　补气养血,益肾助脾。用于气血两亏,崩漏下血,体虚羸弱,血小板减少及贫血,对放疗和化疗后引起的白细胞减少症有一定的治疗作用。

【用法与用量】　口服。一次 1 支,一日 2 次。

【规格】　每支装 10ml

【贮藏】　密封。

养血荣筋丸
Yangxue Rongjin Wan

【处方】
当归 45g	鸡血藤 75g
何首乌(黑豆酒炙)150g	赤芍 75g
续断 75g	桑寄生 75g
铁丝威灵仙(酒炙)45g	伸筋草 75g
透骨草 45g	油松节 45g
盐补骨脂 60g	党参 75g
炒白术 60g	陈皮 45g
木香 45g	赤小豆 75g

【制法】　以上十六味,粉碎成细粉,过筛,混匀。每 100g 粉末加炼蜜 110~130g 制成大蜜丸,即得。

【性状】　本品为棕褐色至黑褐色的大蜜丸;气香,味甜。

【鉴别】　(1)取本品,置显微镜下观察:纤维束棕黄色,周围薄壁细胞含草酸钙方晶,形成晶纤维(鸡血藤)。联结乳管直径 12~15μm,含细小颗粒状物(党参)。石细胞类方形、类圆形或不规则形,胞腔内含草酸钙方晶或红棕色物(桑寄生)。草酸钙针晶细小,长 10~32μm,不规则地充塞于薄壁细胞中(白术)。种皮栅状细胞淡棕色或红棕色,表面观类多角形,壁稍厚,胞腔含红棕色物(补骨脂)。草酸钙方晶成片存在于薄壁组织中(陈皮)。

(2)取本品 2 丸,剪碎,加硅藻土 5g,研匀,加乙醚 80ml,加热回流 1 小时,滤过,滤液挥干,残渣加乙酸乙酯 1ml 使溶解,作为供试品溶液。另取当归对照药材 0.5g,加乙醚 15ml,超声处理 5 分钟,滤过,滤液挥干,残渣加乙酸乙酯 1ml 使溶解,作为对照药材溶液。照薄层色谱法(通则 0502)试验,吸取上述两种溶液各 5μl,分别点于同一硅胶 G 薄层板上,以正己烷-乙酸乙酯(9:1)为展开剂,展开,取出,晾干,置紫外光灯(365nm)下检视。供试品色谱中,在与对照药材色谱相应的位置上,显相同颜色的荧光斑点。

(3)取本品 1 丸,剪碎,加硅藻土 4g,研匀,加乙醇 50ml,超声处理 30 分钟,滤过,滤液蒸干,残渣加水 20ml 使溶解,用水饱和的正丁醇振摇提取 3 次,每次 20ml,合并正丁醇提取液,用水洗涤 3 次,每次 20ml,弃去水液,取正丁醇液蒸干,残渣加乙醇 1ml 使溶解,作为供试品溶液。另取芍药苷对照品,加乙醇制成每 1ml 含 1mg 的溶液,作为对照品溶液。照薄层色谱法(通则 0502)试验,吸取上述两种溶液各 5μl,分别点于同一硅胶 G 薄层板上,以二氯甲烷-乙酸乙酯-甲醇-甲酸(40:5:10:0.2)为展开剂,展开,取出,晾干,喷以 5%香草醛硫酸溶液,在 105℃加热至斑点显色清晰。供试品色谱中,在与对照品色谱相应的位置上,显相同颜色的斑点。

(4)取本品 1 丸,剪碎,加硅藻土 4g,研匀,加乙酸乙酯 50ml,超声处理 20 分钟,滤过,滤液蒸干,残渣加乙酸乙酯 1ml 使溶解,作为供试品溶液。另取补骨脂素对照品、异补骨脂素对照品,加乙酸乙酯制成每 1ml 各含 1mg 的混合溶液,作为对照品溶液。照薄层色谱法(通则 0502)试验,吸取上述两种溶液各 5μl,分别点于同一硅胶 G 薄层板上,以正己烷-乙酸乙酯(4:1)为展开剂,展开,取出,晾干,喷以 10%氢氧化钾甲醇溶液,置紫外光灯(365nm)下检视。供试品色谱中,在与对照品色谱相应的位置上,显相同颜色的荧光斑点。

(5)取本品 2 丸,剪碎,加硅藻土 5g,研匀,加乙酸乙酯 80ml、盐酸 1ml,超声处理 30 分钟,滤过,滤液蒸干,残渣加乙酸乙酯 1ml 使溶解,作为供试品溶液。另取何首乌对照药材 0.5g,加乙酸乙酯 40ml、盐酸 0.5ml,同法制成对照药材溶液。照薄层色谱法(通则 0502)试验,吸取上述两种溶液各 5μl,分别点于同一硅胶 G 薄层板上,以甲苯-乙酸乙酯-甲酸(20:2:1)的上层溶液为展开剂,展开,取出,晾干,置紫外光灯(365nm)下检视。供试品色谱中,在与对照药材色谱相应的位置上,显相同颜色的荧光斑点;置氨蒸气中熏后,斑点变为红色。

【检查】 应符合丸剂项下有关的各项规定(通则 0108)。

【含量测定】 照高效液相色谱法(通则 0512)测定(避光操作)。

色谱条件与系统适用性试验 以十八烷基硅烷键合硅胶为填充剂;以乙腈-水(17:83)为流动相;检测波长为 320nm。理论板数按 2,3,5,4'-四羟基二苯乙烯-2-O-β-D-葡萄糖苷峰计算应不低于 2000。

对照品溶液的制备 取 2,3,5,4'-四羟基二苯乙烯-2-O-β-D-葡萄糖苷对照品适量,精密称定,置棕色量瓶中,加稀乙醇制成每 1ml 含 40μg 的溶液,即得。

供试品溶液的制备 取重量差异项下的本品适量,剪碎,混匀,取约 1g,精密称定,置具塞锥形瓶中,精密加入稀乙醇 20ml,密塞,称定重量,超声处理(功率 300W,频率 40kHz)30 分钟,放冷,再称定重量,用稀乙醇补足减失的重量,摇匀,滤过,取续滤液,即得。

测定法 分别精密吸取对照品溶液与供试品溶液各 10μl,注入液相色谱仪,测定,即得。

本品每丸含何首乌以 2,3,5,4'-四羟基二苯乙烯-2-O-β-D-葡萄糖苷($C_{20}H_{22}O_9$)计,不得少于 4.6mg。

【功能与主治】 养血荣筋,祛风通络。用于陈旧性跌打损伤,症见筋骨疼痛、肢体麻木、肌肉萎缩、关节不利。

【用法与用量】 口服。一次 1~2 丸,一日 2 次。

【注意】 孕妇禁用。

【规格】 每丸重 9g

【贮藏】 密封。

养血清脑丸

Yangxue Qingnao Wan

【处方】

当归 405.6g	川芎 405.6g
白芍 324.3g	熟地黄 324.3g
钩藤 810.8g	鸡血藤 810.8g
夏枯草 810.8g	决明子 810.8g
珍珠母 810.8g	延胡索 405.6g
细辛 80.8g	

【制法】 以上十一味,当归、川芎、延胡索、决明子加 70%乙醇加热提取二次,第一次 2 小时,第二次 1 小时,滤过,回收乙醇并浓缩至适量,备用。白芍加 60%乙醇加热提取二次,第一次 2 小时,第二次 1 小时,滤过,回收乙醇并浓缩至适量,备用。熟地黄、钩藤、鸡血藤、夏枯草、珍珠母、细辛加水煎煮二次,第一次 2 小时,第二次 1 小时,滤过,滤液浓缩至相对密度为 1.06~1.10(80℃)的清膏,加乙醇使含醇量达 65%~70%,静置,滤过,回收乙醇,浓缩至适量,备用。取以上提取物,干燥,粉碎,加入适量辅料,制丸,干燥,包薄膜衣,制成 1000g。

【性状】 本品为包薄膜衣的浓缩丸,除去包衣后显深棕色至棕黑色;气微,味特异。

【鉴别】 (1)取本品 0.6g,研细,加稀盐酸 1ml、乙醚 20ml,加热回流 30 分钟,滤过,滤液挥干,残渣加甲醇 1ml 使溶解,作为供试品溶液。另取夏枯草对照药材 0.5g,加 70%乙醇 10ml,超声处理 10 分钟,滤过,滤液蒸干,残渣加甲醇 1ml 使溶解,作为对照药材溶液。再取迷迭香酸对照品,加稀乙醇制成每 1ml 含 0.5mg 的溶液,作为对照品溶液。照薄层色谱法(通则 0502)试验,吸取上述三种溶液各 1~5μl,分别点于同一硅胶 G 薄层板上,以环己烷-乙酸乙酯-甲酸(2:4:0.2)为展开剂,展开,取出,晾干,置紫外光灯(365nm)下检视。供试品色谱中,在与对照药材色谱相应的位置上,显相同颜色的荧光主斑点,在与对照品色谱相应的位置上,显相同颜色的荧光斑点。

(2)取本品 0.6g,研细,置具塞离心管中,加 0.2mol/L 氢氧化钠溶液 4ml,振摇使溶解,加乙酸乙酯 5ml,充分振摇,离心(转速为每分钟 3000 转)3 分钟,取上清液,蒸干,残渣加甲醇 1ml 使溶解,作为供试品溶液。另取延胡索对照药材 0.5g,加氨溶液(取浓氨试液 1ml,加水至 10ml,混匀)0.5ml,研磨,加二氯甲烷 10ml,温浸 2 小时,滤过,滤液浓缩至约 1ml,作为对照药材溶液。再取延胡索乙素对照品,加甲醇制成每 1ml 含 0.1mg 的溶液,作为对照品溶液。照薄层色谱法

(通则 0502)试验,吸取上述三种溶液各 5～10μl,分别点于同一硅胶 G 薄层板上,以环己烷-二氯甲烷-甲醇-浓氨试液(15:8:2:0.2)为展开剂,展开,取出,晾干,喷以稀碘化铋钾试液,置日光下检视。供试品色谱中,在与对照药材色谱相应的位置上,显相同颜色的主斑点;在与对照品色谱相应的位置上,显相同颜色的斑点。

(3)取决明子对照药材 0.5g,加稀盐酸 0.5ml、乙醚 20ml,加热回流 1 小时,放冷,滤过,滤液蒸干,残渣加甲醇 1ml 使溶解,作为对照药材溶液。再取大黄酚对照品,加甲醇制成每 1ml 含 0.5mg 的溶液,作为对照品溶液。照薄层色谱法(通则 0502)试验,吸取〔鉴别〕(1)项下的供试品溶液及上述对照药材溶液各 5～10μl、对照品溶液 2～5μl,分别点于同一硅胶 G 薄层板上,以石油醚(30～60℃)-环己烷-乙酸乙酯-甲酸(6:12:5:0.5)为展开剂,展开,取出,晾干,置氨蒸气中熏至斑点显色清晰,置日光下检视。供试品色谱中,在与对照药材色谱相应的位置上,显相同颜色的主斑点;在与对照品色谱相应的位置上,显相同颜色的斑点。

(4)分别取当归对照药材和川芎对照药材各 0.5g,分别加乙醚 20ml,加热回流 30 分钟,放冷,滤过,滤液挥干,残渣分别加甲醇 1ml 使溶解,作为对照药材溶液。照薄层色谱法(通则 0502)试验,吸取〔鉴别〕(1)项下的供试品溶液及上述两种对照药材溶液各 5～10μl,分别点于同一硅胶 G 薄层板上,以环己烷-乙酸乙酯(4:1)为展开剂,展开,取出,晾干,置紫外光灯(365nm)下检视。供试品色谱中,在与对照药材色谱相应的位置上,显相同颜色的荧光斑点。

【检查】　应符合丸剂项下有关的各项规定(通则 0108)。

【含量测定】　照高效液相色谱法(通则 0512)测定。

色谱条件与系统适用性试验　以十八烷基硅烷键合硅胶为填充剂;以异丙醇-甲醇-5mmol/L 枸橼酸溶液(2:18:80)为流动相;检测波长为 240nm。理论板数按芍药苷峰计算应不低于 2000。

对照品溶液的制备　取芍药苷对照品适量,精密称定,加 80%甲醇制成每 1ml 含 20μg 的溶液,即得。

供试品溶液的制备　取装量差异项下的本品,粉碎,过四号筛,混匀,取 0.12g,精密称定,置具塞锥形瓶中,精密加入 0.2%碳酸氢钠溶液 10ml,超声处理(功率 120W,频率 40kHz)20 分钟,摇匀,离心(转速为每分钟 3000 转)3 分钟,精密吸取上清液 5ml,通过 D101 型大孔吸附树脂柱(内径为 6～8mm,柱高为 5cm),用水 15ml 洗脱,弃去洗脱液,再用甲醇 8ml 洗脱,收集洗脱液于 10ml 量瓶中,加水至刻度,摇匀,滤过,取续滤液,即得。

测定法　分别精密吸取对照品溶液与供试品溶液各 10μl,注入液相色谱仪,测定,即得。

本品每袋含白芍以芍药苷($C_{23}H_{28}O_{11}$)计,不得少于 9.0mg。

【功能与主治】　养血平肝,活血通络。用于血虚肝旺所致的头痛眩晕、心烦易怒、失眠多梦。

【用法与用量】　口服。一次 1 袋,一日 3 次。

【注意】　本品有平缓的降压作用,低血压者慎用;孕妇忌服。

【规格】　每袋装 2.5g

【贮藏】　密封。

养血清脑颗粒

Yangxue Qingnao Keli

【处方】　当归 253.5g　　　　川芎 253.5g
　　　　　白芍 202.7g　　　　熟地黄 202.7g
　　　　　钩藤 506.8g　　　　鸡血藤 506.8g
　　　　　夏枯草 506.8g　　　决明子 506.8g
　　　　　珍珠母 506.8g　　　延胡索 253.5g
　　　　　细辛 50.5g

【制法】　以上十一味,当归、川芎、延胡索、决明子加 70%乙醇加热提取二次,第一次 2 小时,第二次 1 小时,滤过,回收乙醇并浓缩至适量,备用。白芍加 60%乙醇加热提取二次,第一次 2 小时,第二次 1 小时,滤过,回收乙醇并浓缩至适量,备用。熟地黄、钩藤、鸡血藤、夏枯草、珍珠母、细辛加水煎煮二次,第一次 2 小时,第二次 1 小时,滤过,滤液浓缩至相对密度为 1.06～1.10(80℃)的清膏,加乙醇使含醇量达 65%～70%,静置 12～24 小时,滤过,回收乙醇,浓缩至适量,备用。取以上提取物,加甜菊素、糊精适量,混匀,制粒,干燥,制成 1000g,即得。

【性状】　本品为淡棕黄色至棕色的颗粒;味微甜。

【鉴别】　(1)取本品 2g,加稀盐酸 1ml、乙醚 20ml,加热回流 30 分钟,滤过,滤液挥干,残渣加甲醇 1ml 使溶解,作为供试品溶液。另取夏枯草对照药材 0.5g,加 70%乙醇 10ml,超声处理 10 分钟,滤过,滤液蒸干,残渣加甲醇 1ml 使溶解,作为对照药材溶液。再取迷迭香酸对照品,加稀乙醇制成每 1ml 含 0.5mg 的溶液,作为对照品溶液。照薄层色谱法(通则 0502)试验,吸取上述三种溶液各 10μl,分别点于同一硅胶 G 薄层板上,以环己烷-乙酸乙酯-甲酸(2:4:0.2)为展开剂,展开,取出,晾干,置紫外光灯(365nm)下检视。供试品色谱中,在与对照药材色谱相应的位置上,显相同颜色的荧光主斑点;在与对照品色谱相应的位置上,显相同颜色的荧光斑点。

(2)取本品 1g,置具塞离心管中,加 0.2mol/L 氢氧化钠溶液 4ml,振摇使溶解,加乙酸乙酯 5ml,充分振摇,离心(转速为每分钟 4000 转)2 分钟,取上清液,蒸干,残渣加甲醇 1ml 使溶解,作为供试品溶液。另取延胡索对照药材 0.5g,加氨溶液(取浓氨试液 1ml,加水至 10ml,混匀)0.5ml,研磨,加二氯甲烷 10ml,温浸 2 小时,滤过,滤液浓缩至约 1ml,作为对照药材溶液。再取延胡索乙素对照品,加甲醇制成每 1ml 含

0.1mg 的溶液,作为对照品溶液。照薄层色谱法(通则 0502)试验,吸取上述三种溶液各 10μl,分别点于同一硅胶 G 薄层板上,以环己烷-二氯甲烷-甲醇-浓氨试液(15∶8∶2∶0.2)为展开剂,展开,取出,晾干,喷以稀碘化铋钾试液,置日光下检视。供试品色谱中,在与对照药材色谱相应位置上,显相同颜色的主斑点;在与对照品色谱相应的位置上,显相同颜色的斑点。

(3)取决明子对照药材 0.5g,加稀盐酸 0.5ml、乙醚 20ml,加热回流 1 小时,取出,放冷,滤过,滤液蒸干,残渣加甲醇 1ml 使溶解,作为对照药材溶液。再取大黄酚对照品,加甲醇制成每 1ml 含 0.2mg 的溶液,作为对照品溶液。照薄层色谱法(通则 0502)试验,吸取〔鉴别〕(1)项下的供试品溶液及上述对照药材和对照品溶液各 10μl,分别点于同一硅胶 G 薄层板上,以石油醚(30～60℃)-环己烷-乙酸乙酯-甲酸(6∶12∶5∶0.5)为展开剂,展开,取出,晾干,置氨蒸气中熏至斑点显色清晰,置日光下检视。供试品色谱中,在与对照药材色谱相应位置上,显相同颜色的主斑点;在与对照品色谱相应的位置上,显相同颜色的斑点。

(4)取当归对照药材、川芎对照药材各 0.5g,分别加乙醚 20ml,加热回流 30 分钟,取出,放冷,滤过,滤液挥干,残渣分别加甲醇 1ml 使溶解,作为对照药材溶液。照薄层色谱法(通则 0502)试验,吸取〔鉴别〕(1)项下的供试品溶液及上述两种对照药材溶液各 2μl,分别点于同一硅胶 G 薄层板上,以环己烷-乙酸乙酯(4∶1)为展开剂,展开,取出,晾干,置紫外光灯(365nm)下检视。供试品色谱中,在与对照药材色谱相应位置上,显相同颜色的荧光斑点。

【检查】　应符合颗粒剂项下有关的各项规定(通则 0104)。

【含量测定】　照高效液相色谱法(通则 0512)测定。

色谱条件与系统适用性试验　以十八烷基硅烷键合硅胶为填充剂;以异丙醇-甲醇-5mmol/L 枸橼酸溶液(2∶18∶80)为流动相;检测波长为 240nm。理论板数按芍药苷峰计算应不低于 2000。

对照品溶液的制备　取芍药苷对照品适量,精密称定,加 80% 甲醇制成每 1ml 含 20μg 的溶液,即得。

供试品溶液的制备　取装量差异项下的本品内容物,研细,取约 0.08g,精密称定,置 20ml 烧杯中,加 0.2% 碳酸氢钠溶液 5ml,超声处理(功率 500W,频率 30kHz)5 分钟,通过 D101 型大孔吸附树脂柱(内径为 6～8mm,柱高为 5cm),用水 15ml 洗脱,弃去洗脱液,再用甲醇 8ml 洗脱,收集洗脱液于 10ml 量瓶中,加水至刻度,摇匀,离心 5 分钟,取上清液,滤过,取续滤液,即得。

测定法　分别精密吸取对照品溶液与供试品溶液各 10μl,注入液相色谱仪,测定,即得。

本品每袋含白芍以芍药苷($C_{23}H_{28}O_{11}$)计,不得少于 9.0mg。

【功能与主治】　养血平肝,活血通络。用于血虚肝旺所致的头痛眩晕、心烦易怒、失眠多梦。

【用法与用量】　口服。一次 1 袋,一日 3 次。

【注意】　本品有轻度降压作用,低血压者慎用;孕妇忌服。

【规格】　每袋装 4g

【贮藏】　密封。

养阴生血合剂
Yangyin Shengxue Heji

【处方】　地黄 400g　　　　　黄芪 500g

　　　　　当归 200g　　　　　玄参 300g

　　　　　麦冬 300g　　　　　石斛 200g

　　　　　川芎 200g

【制法】　以上七味,当归、川芎提取挥发油,蒸馏后的水溶液另器收集,药渣与地黄、玄参、麦冬、石斛加水煎煮三次,第一次 2 小时,第二、三次各 1 小时,滤过,合并滤液,滤液减压浓缩至适量的清膏,加乙醇适量,静置 24 小时,滤过,滤液回收乙醇至无醇味,备用;黄芪加水煎煮三次,每次 2 小时,滤过,合并滤液,滤液减压浓缩至适量,离心,取上清液,与上述药液合并,静置 48 小时,滤过;当归和川芎挥发油加 10ml 聚山梨酯 80,混匀,加入上述滤液中,加入山梨酸钾 2.7g,溶解,混匀,用 40% 氢氧化钠溶液调节 pH 值至 4.5～5.0,加水至 1000ml,混匀,灭菌,即得。

【性状】　本品为深棕褐色的液体;气香,味微甜、微苦。

【鉴别】　(1)取本品 10ml,用乙醚振摇提取 2 次,每次 20ml,提取后的水溶液备用,合并乙醚液,挥干,残渣加甲醇 1ml 使溶解,作为供试品溶液。另取当归对照药材 1g,加乙醚 20ml,浸渍 1 小时,时时振摇,滤过,滤液挥干,残渣加甲醇 1ml 使溶解,作为对照药材溶液。照薄层色谱法(通则 0502)试验,吸取供试品溶液 5μl、对照药材溶液 2μl,分别点于同一硅胶 G 薄层板上,以石油醚(60～90℃)-乙酸乙酯(17∶3)为展开剂,展开,取出,晾干,置紫外光灯(365nm)下检视。供试品色谱中,在与对照药材色谱相应的位置上,显相同颜色的荧光斑点。

(2)取〔鉴别〕(1)项下乙醚提取后的备用水溶液,用乙酸乙酯振摇提取 2 次,每次 30ml,合并乙酸乙酯液,蒸干,残渣加甲醇 5ml 使溶解,加在中性氧化铝柱(100～200 目,3g,内径为 1cm)上,用甲醇 40ml 洗脱,收集洗脱液,蒸干,残渣加乙醇 1ml 使溶解,作为供试品溶液。另取玄参对照药材 1g,加甲醇 10ml,加热回流 2 小时,滤过,滤液浓缩至 1ml,作为对照药材溶液。照薄层色谱法(通则 0502)试验,吸取上述两种溶液各 5μl,分别点于同一硅胶 G 薄层板上,以三氯甲烷-甲醇(5∶1)为展开剂,展开,取出,晾干,喷以 5% 香草醛硫酸溶液,在 105℃加热至斑点显色清晰。供试品色谱中,在与对照药材色谱相应的位置上,显相同颜色的主斑点。

(3)取本品 10ml,加盐酸 0.5ml,置水浴中加热回流 10 分钟,放冷,用三氯甲烷 20ml 振摇提取,分取三氯甲烷液,蒸干,残渣加乙醇 1ml 使溶解,作为供试品溶液。另取麦冬对照药材 1g,加水 20ml,煎煮 10 分钟,滤过,滤液加盐酸 0.5ml,同法制成对照药材溶液。照薄层色谱法(通则 0502)试验,吸取上述两种溶液各 5μl,分别点于同一硅胶 G 薄层板上,以三氯甲烷-丙酮(4:1)为展开剂,展开,取出,晾干,喷以 10% 硫酸乙醇溶液,在 105℃ 加热至斑点显色清晰。供试品色谱中,在与对照药材色谱相应的位置上,显相同颜色的斑点。

【检查】 **相对密度** 应不低于 1.05(通则 0601)。

pH 值 应为 4.0~5.5(通则 0631)。

其他 应符合合剂项下有关的各项规定(通则 0181)。

【含量测定】 照高效液相色谱法(通则 0512)测定。

色谱条件与系统适用性试验 以十八烷基硅烷键合硅胶为填充剂;以乙腈-水(35:65)为流动相;用蒸发光散射检测器检测。理论板数按黄芪甲苷峰计算应不低于 3000。

对照品溶液的制备 取黄芪甲苷对照品适量,精密称定,加甲醇制成每 1ml 含 0.4mg 的溶液,即得。

供试品溶液的制备 精密量取本品 5ml,用水饱和的正丁醇振摇提取 3 次(20ml,15ml,10ml),合并正丁醇提取液,用 5% 碳酸氢钠溶液洗涤 3 次(10ml,10ml,15ml),弃去洗涤液,再用水 10ml 洗涤,弃去水洗液,取正丁醇液蒸干,残渣加水 5ml 使溶解,通过 D101 型大孔吸附树脂柱(内径为 1cm,柱高为 12cm),用水 50ml 洗脱,弃去洗脱液,再用 70% 乙醇 50ml 洗脱,收集洗脱液,蒸干,残渣加甲醇适量使溶解,并转移至 5ml 量瓶中,加甲醇至刻度,摇匀,滤过,取续滤液,即得。

测定法 分别精密吸取对照品溶液 10μl、20μl,供试品溶液 10~20μl,注入液相色谱仪,测定,以外标两点法对数方程计算,即得。

本品每 1ml 含黄芪以黄芪甲苷($C_{41}H_{68}O_{14}$)计,不得少于 0.15mg。

【功能与主治】 养阴清热,益气生血。用于阴虚内热、气血不足所致的口干咽燥、食欲减退、倦怠无力;有助于减轻肿瘤病人白细胞下降,改善免疫功能,用于肿瘤患者放疗时见上述证候者。

【用法与用量】 口服。一次 50ml,一日 1 次。放射治疗前 3 天开始服用,放疗期间,在每次放射治疗前 1 小时服用,至放疗结束。

【规格】 每瓶装 50ml

【贮藏】 遮光,密封。

养阴降糖片

Yangyin Jiangtang Pian

【处方】 黄芪 250g   党参 110g

葛根 145g   枸杞子 110g

玄参 145g   玉竹 110g

地黄 180g   知母 110g

牡丹皮 110g   川芎 145g

虎杖 180g   五味子 70g

【制法】 以上十二味,取黄芪 125g 粉碎成细粉;剩余的黄芪与党参等十一味加水煎煮二次,每次 2 小时,滤过,合并滤液,滤液浓缩至适量的清膏,加乙醇使含醇量为 60%,混匀,静置使沉淀,滤过,滤液回收乙醇并浓缩成稠膏,加入黄芪细粉及淀粉适量,制成颗粒,干燥,加入硬脂酸镁适量,混匀,压制成 1000 片(小片),包薄膜衣或糖衣,或压制成 500 片(大片),包薄膜衣,即得。

【性状】 本品为薄膜衣片或糖衣片,除去包衣后显棕黄色至棕黑色;味苦。

【鉴别】 (1)取本品,除去包衣,研细,取 1.5g,加 60% 乙醇 30ml,超声处理 60 分钟,滤过,滤液蒸干,残渣加水 20ml 使溶散,加三氯甲烷振摇提取 2 次,每次 20ml,合并三氯甲烷液,水液备用;三氯甲烷液置水浴上蒸干,残渣加乙酸乙酯 1ml 使溶解,作为供试品溶液。另取大黄素对照品,加乙酸乙酯制成每 1ml 含 0.4mg 的溶液,作为对照品溶液。照薄层色谱法(通则 0502)试验,吸取上述两种溶液各 5μl,分别点于同一硅胶 G 薄层板上,以石油醚(30~60℃)-甲酸乙酯-甲酸(15:5:1)的上层溶液为展开剂,展开,取出,晾干,在 105℃ 加热 5 分钟,置紫外光灯(365nm)下检视。供试品色谱中,在与对照品色谱相应的位置上,显相同颜色的荧光斑点。

(2)取枸杞子对照药材 1g,加水 50ml,加热回流提取 1 小时,滤过,滤液加乙醚振摇提取 2 次,每次 20ml,合并乙醚提取液,挥干,残渣加乙酸乙酯 1ml 使溶解,作为对照药材溶液。照薄层色谱法(通则 0502)试验,吸取〔鉴别〕(1)项下供试品溶液及上述对照药材溶液各 5μl,分别点于同一硅胶 G 薄层板上,以石油醚(30~60℃)-甲酸乙酯-甲酸(20:20:0.1)为展开剂,展开,取出,晾干,置紫外光灯(365nm)下检视。供试品色谱中,在与对照药材色谱相应的位置上,显相同颜色的荧光主斑点。

(3)取〔鉴别〕(1)项下的备用水液,加水饱和的正丁醇 30ml 振摇提取,分取正丁醇液,加 5% 氢氧化钠溶液洗涤 2 次,每次 10ml,再用正丁醇饱和的水 10ml 洗涤,正丁醇液置水浴上蒸干,残渣加乙醇 1ml 使溶解,作为供试品溶液。另取黄芪甲苷对照品,加乙醇制成每 1ml 含 1mg 的溶液,作为对照品溶液。照薄层色谱法(通则 0502)试验,吸取上述两种溶液各 5μl,分别点于同一硅胶 G 薄层板上,以三氯甲烷-甲醇-水(13:7:2)10℃ 以下放置的下层溶液为展开剂,展开,取出,晾干,喷以 10% 硫酸乙醇溶液,在 105℃ 加热至斑点显色清晰。供试品色谱中,在与对照品色谱相应的位置上,显相同颜色的斑点。

【检查】 应符合片剂项下有关的各项规定(通则 0101)。

【含量测定】 照高效液相色谱法(通则 0512)测定。

色谱条件和系统适用性试验　以十八烷基硅烷键合硅胶为填充剂;以甲醇-0.5％冰醋酸溶液(25:75)为流动相;检测波长为250nm。理论板数按葛根素峰计算应不低于3000。

对照品溶液的制备　取葛根素对照品适量,精密称定,加30％甲醇制成每1ml含20μg的溶液,即得。

供试品溶液的制备　取本品10片,除去包衣,精密称定,研细,取0.2g,精密称定,置具塞锥形瓶中,精密加入30％甲醇溶液25ml,密塞,称定重量,超声处理(功率300W,频率50kHz)30分钟,取出,放冷,再称定重量,加30％甲醇溶液补足减失的重量,摇匀,滤过,取续滤液,即得。

测定法　分别精密吸取对照品溶液和供试品溶液各10μl,注入液相色谱议,测定,即得。

本品每片含葛根以葛根素($C_{21}H_{20}O_9$)计,〔规格(1)、规格(2)、规格(3)、规格(4)、规格(5)〕不得少于0.80mg;〔规格(6)〕不得少于1.60mg。

【功能与主治】　养阴益气,清热活血。用于气阴不足、内热消渴,症见烦热口渴、多食多饮、倦怠乏力;2型糖尿病见上述证候者。

【用法与用量】　口服。一次8片〔规格(1)、规格(2)、规格(3)、规格(4)、规格(5)〕或一次4片〔规格(6)〕,一日3次。

【规格】　(1)糖衣片(片心重0.3g)

(2)糖衣片(片心重0.33g)

(3)糖衣片(片心重0.35g)

(4)薄膜衣片　每片重0.33g

(5)薄膜衣片　每片重0.36g

(6)薄膜衣片　每片重0.72g

【贮藏】　密封。

养阴清肺丸
Yangyin Qingfei Wan

【处方】　地黄 200g　　　　麦冬 120g

玄参 160g　　　　川贝母 80g

白芍 80g　　　　　牡丹皮 80g

薄荷 50g　　　　　甘草 40g

【制法】　以上八味,粉碎成细粉,过筛,混匀。每100g粉末加炼蜜20～40g与适量水,制成水蜜丸,干燥,包衣;或加炼蜜70～90g制成大蜜丸,即得。

【性状】　本品为棕黑色至黑色的大蜜丸或水蜜丸,味甜、微苦。

【鉴别】　(1)取本品,置显微镜下观察:纤维束周围薄壁细胞含草酸钙方晶,形成晶纤维(甘草)。薄壁组织灰棕色至黑棕色,细胞多皱缩,内含棕色核状物(地黄)。石细胞黄棕色或无色,类长方形、类圆形或形状不规则,直径约94μm(玄参)。草酸钙针晶成束或散在,长24～50μm,直径约3μm(麦冬)。腺鳞头部8细胞,扁球形,直径至90μm,柄短,单细胞(薄荷)。

(2)取本品水蜜丸6g,研碎,或取大蜜丸1丸,剪碎,加甲醇30ml,超声处理30分钟,滤过,滤液低温蒸干,残渣加水30ml使溶解,用乙醚振摇提取2次,每次20ml,合并乙醚提取液,水层备用,醚液挥干,残渣加甲醇1ml使溶解,作为供试品溶液。另取丹皮酚对照品,加甲醇制成每1ml含1mg的溶液,作为对照品溶液。照薄层色谱法(通则0502)试验,吸取上述两种溶液各2μl,分别点于同一硅胶G薄层板上,以环己烷-乙酸乙酯(13:2)为展开剂,展开,取出,晾干,喷以盐酸酸性5％三氯化铁乙醇溶液,加热至斑点显色清晰。供试品色谱中,在与对照品色谱相应的位置上,显相同颜色的斑点。

(3)取〔鉴别〕(2)项下乙醚提取后的备用水溶液,通过AB-8型大孔吸附树脂柱(柱内径为1cm,柱高为10cm),用水50ml洗脱,弃去洗脱液,再用甲醇50ml洗脱,收集洗脱液,加在中性氧化铝柱(100～200目,2g,内径为1cm)上,收集流出液,蒸干,残渣加甲醇2ml使溶解,作为供试品溶液。另取玄参对照药材2g,加甲醇30ml,超声处理30分钟,滤过,滤液蒸干,残渣加甲醇1ml使溶解,作为对照药材溶液。再取芍药苷对照品,加甲醇制成每1ml含1mg的溶液,作为对照品溶液。照薄层色谱法(通则0502)试验,吸取上述三种溶液各10μl,分别点于同一硅胶G薄层板上,以乙酸乙酯-丁酮-甲酸-水(5:3:1:1)为展开剂,展开,取出,晾干,喷以5％香草醛硫酸溶液,在105℃加热至斑点显色清晰。供试品色谱中,在与对照药材色谱和对照品色谱相应的位置上,分别显相同颜色的斑点。

【检查】　应符合丸剂项下有关的各项规定(通则0108)。

【含量测定】　照高效液相色谱法(通则0512)测定。

色谱条件与系统适用性试验　以十八烷基硅烷键合硅胶为填充剂;以乙腈-水-冰醋酸(33:67:2)为流动相;检测波长为274nm。理论板数按丹皮酚峰计算应不低于3000。

对照品溶液的制备　取丹皮酚对照品适量,精密称定,加甲醇制成每1ml含20μg的溶液,即得。

供试品溶液的制备　取本品水蜜丸,研碎,取约0.6g,精密称定,或取重量差异项下的大蜜丸,剪碎,混匀,取约1g,精密称定,精密加入甲醇50ml,称定重量,加热回流1小时,放冷,再称定重量,用甲醇补足减失的重量,摇匀,滤过,取续滤液,即得。

测定法　分别精密吸取对照品溶液与供试品溶液各10μl,注入液相色谱仪,测定,即得。

本品含牡丹皮以丹皮酚($C_9H_{10}O_3$)计,水蜜丸每1g不得少于0.80mg;大蜜丸每丸不得少于5.8mg。

【功能与主治】　养阴润燥,清肺利咽。用于阴虚肺燥,咽喉干痛,干咳少痰或痰中带血。

【用法与用量】　口服。水蜜丸一次6g,大蜜丸一次1丸,一日2次。

【规格】 水蜜丸每 100 粒重 10g;大蜜丸每丸重 9g

【贮藏】 密封。

养阴清肺口服液

Yangyin Qingfei Koufuye

【处方】 地黄 100g　　　　　麦冬 60g

玄参 80g　　　　　　川贝母 40g

白芍 40g　　　　　　牡丹皮 40g

薄荷 25g　　　　　　甘草 20g

【制法】 以上八味,川贝母用 70% 乙醇浸渍 18 小时后,以每分钟 1～3ml 的速度缓缓渗漉,俟可溶性成分完全漉出,收集漉液,回收乙醇。牡丹皮与薄荷分别用水蒸气蒸馏,收集蒸馏液各 400ml,分取挥发性成分另器保存;药渣与其余地黄等五味加水煎煮二次,每次 2 小时,合并煎液,静置,滤过,滤液与川贝母提取液合并,浓缩至相对密度为 1.15～1.20(55℃),加 3 倍量乙醇,沉淀,收取上清液,回收乙醇,提取液浓缩至适量,备用。取蔗糖 80g 或甜菊素 2g(无蔗糖),加水适量溶解,加热至沸,放冷,滤过,加入牡丹皮、薄荷蒸馏液和以上各提取液及牡丹皮、薄荷的挥发性成分,加山梨酸 1g,聚山梨酯 80 2.4ml,混匀,静置,加水至 1000ml,滤过,灌封,灭菌,即得。

【性状】 本品为黄棕色至红棕色的澄清液体;有薄荷及牡丹皮的香气,味甜、微苦、有清凉感。

【鉴别】 (1)取本品 30ml,用乙醚振摇提取 2 次,每次 20ml,弃去乙醚液,水液用水饱和的正丁醇振摇提取 2 次,每次 20ml,合并正丁醇液,用水 20ml 洗涤,取正丁醇液,蒸干,残渣加甲醇 2ml 使溶解,作为供试品溶液。另取芍药苷对照品,加甲醇制成每 1ml 含 2mg 的溶液,作为对照品溶液。照薄层色谱法(通则 0502)试验,吸取上述两种溶液各 10μl,分别点于同一硅胶 G 薄层板上,以三氯甲烷-乙酸乙酯-甲醇-甲酸(8:1:2:0.1)为展开剂,展开,取出,晾干,喷以 5% 香草醛硫酸溶液,在 105℃加热至斑点显色清晰。供试品色谱中,在与对照品色谱相应的位置上,显相同的蓝紫色斑点。

(2)取本品 25ml,置具塞锥形瓶中,加 1mol/L 盐酸溶液-甲醇(3:1)的混合溶液 4ml,摇匀,浸泡 1 小时,移至分液漏斗中,用三氯甲烷振摇提取 3 次(30ml,15ml,15ml),合并三氯甲烷液,减压回收三氯甲烷至干,振摇,残渣加乙醇 1ml 使溶解,作为供试品溶液。另取丹皮酚对照品,加乙醇制成每 1ml 含 1mg 的溶液,作为对照品溶液。照薄层色谱法(通则 0502)试验,吸取上述两种溶液各 10μl,分别点于同一硅胶 G 薄层板上,以环己烷-乙酸乙酯(3:1)为展开剂,展开,取出,晾干,喷以盐酸酸性三氯化铁乙醇溶液,在 105℃加热至斑点显色清晰。供试品色谱中,在与对照品色谱相应的位置上,显

相同颜色的斑点。

(3)取本品 30ml,用水饱和的正丁醇提取 3 次,每次 30ml,合并正丁醇提取液,用水洗涤 3 次,每次 20ml,弃去水洗液,正丁醇蒸干,残渣加甲醇 2ml 使溶解,作为供试品溶液。取甘草对照药材 1g,加乙醚 40ml,加热回流 1 小时,滤过,药渣加甲醇 30ml,加热回流 1 小时,滤过,滤液蒸干,残渣加水 40ml 使溶解,同法制成对照药材溶液。照薄层色谱法(通则 0502)试验,吸取上述两种溶液各 5μl,分别点于同一硅胶 G 薄层板上,以乙酸乙酯-甲酸-冰醋酸-水(15:1:1:2)为展开剂,展开,取出,晾干,喷以 10% 硫酸乙醇溶液,在 105℃加热至斑点显色清晰,置紫外光灯(365nm)下检视。供试品色谱中,在与对照药材色谱相应的位置上,显相同颜色的荧光斑点。

【检查】 相对密度　应不低于 1.05 或 1.01(无蔗糖)(通则 0601)。

pH 值　应为 3.5～4.5(通则 0631)。

其他　应符合合剂项下有关的各项规定(通则 0181)。

【含量测定】 照高效液相色谱法(通则 0512)测定。

色谱条件与系统适用性试验　以十八烷基硅烷键合硅胶为填充剂;以乙腈-0.1% 磷酸(13:87)为流动相;检测波长为 230nm。理论板数按芍药苷峰计算应不低于 5000。

对照品溶液的制备　取芍药苷对照品适量,精密称定,加甲醇制成每 1ml 含 60μg 的溶液,即得。

供试品溶液的制备　精密量取本品 5ml,置 10ml 量瓶中,加无水乙醇稀释至刻度,摇匀,滤过,取续滤液,即得。

测定法　分别精密吸取对照品溶液与供试品溶液各 5～10μl,注入液相色谱仪,测定,即得。

本品含白芍、牡丹皮以芍药苷($C_{23}H_{28}O_{11}$)计,每 1ml 不得少于 0.16mg。

【功能与主治】 养阴润肺,清肺利咽。用于阴虚肺燥,咽喉干痛,干咳少痰,或痰中带血。

【用法与用量】 口服。一次 10ml,一日 2～3 次。

【规格】 每支装 10ml

【贮藏】 密封,置阴凉处。

养阴清肺膏

Yangyin Qingfei Gao

【处方】 地黄 100g　　　　　麦冬 60g

玄参 80g　　　　　　川贝母 40g

白芍 40g　　　　　　牡丹皮 40g

薄荷 25g　　　　　　甘草 20g

【制法】 以上八味,川贝母用 70% 乙醇作溶剂,浸渍 18 小时后,以每分钟 1～3ml 的速度缓缓渗漉,俟可溶性成分完全漉出,收集漉液,回收乙醇;牡丹皮与薄荷分别用水蒸气

蒸馏,收集蒸馏液,分取挥发性成分另器保存;药渣与其余地黄等五味加水煎煮二次,每次2小时,合并煎液,静置,滤过,滤液与川贝母提取液合并,浓缩至适量,加炼蜜500g,混匀,滤过,滤液浓缩至规定的相对密度,放冷,加入牡丹皮与薄荷的挥发性成分,混匀,即得。

【性状】 本品为棕褐色稠厚的半流体;气香,味甜,有清凉感。

【鉴别】 (1)取本品25ml,置具塞锥形瓶中,加甲醇75ml,超声处理30分钟,滤过,滤液低温回收溶剂至稠膏状,残渣加水30ml使溶解,用乙醚振摇提取2次,每次30ml,合并乙醚提取液,水层备用,乙醚液回收溶剂至干,残渣加甲醇1ml使溶解,作为供试品溶液。另取丹皮酚对照品,加甲醇制成每1ml含1mg的溶液,作为对照品溶液。照薄层色谱法(通则0502)试验,吸取上述两种溶液各5μl,分别点于同一硅胶G薄层板上,以环己烷-乙酸乙酯(13:2)为展开剂,展开,取出,晾干,喷以盐酸酸性5%三氯化铁乙醇溶液,加热至斑点显色清晰,置日光下检视。供试品色谱中,在与对照品色谱相应的位置上,显相同颜色的斑点。

(2)取〔鉴别〕(1)项下乙醚提取后的备用水溶液,通过AB-8型大孔吸附树脂柱(内径为1cm,柱高为10cm),用水50ml洗脱,弃去洗脱液,再用甲醇50ml洗脱,收集洗脱液,加在中性氧化铝柱(100~200目,2g,内径为1cm)上,收集流出液,回收溶剂至干,残渣加甲醇1ml使溶解,作为供试品溶液。另取芍药苷、哈巴俄苷对照品,加甲醇分别制成每1ml含1mg的溶液,作为对照品溶液。照薄层色谱法(通则0502)试验,吸取上述三种溶液各10μl,分别点于同一硅胶G薄层板上,以乙酸乙酯-丁酮-甲酸-水(5:3:1:1)为展开剂,展开,取出,晾干,喷以10%硫酸乙醇溶液,在105℃加热至斑点显色清晰,置日光下检视。供试品色谱中,在与对照品色谱相应的位置上,显相同颜色的斑点。

(3)取本品50ml,置500ml圆底烧瓶中,加水200ml与玻璃珠数粒,连接挥发油测定器,自测定器上端加水使充满刻度部分,并溢流入烧瓶为止,再加入环己烷2ml,连接回流冷凝管,加热回流2小时,冷却,取环己烷液,加入适量无水硫酸钠,振摇,取上清液作为供试品溶液。另取薄荷脑对照品,加环己烷制成每1ml含1mg的溶液,作为对照品溶液。照气相色谱法(通则0521)试验,以5%二苯基-95%二甲基聚硅氧烷为固定液的毛细管柱(柱长为30m,柱内径为0.32mm,膜厚度为0.25μm);柱温为程序升温;初始温度80℃,以每分钟10℃的速度升温至110℃,保持1分钟;再以每分钟5℃的速度升温至190℃;保持2分钟;进样口温度230℃;检测器温度250℃;分流进样,分流比20:1。分别吸取供试品溶液和对照品溶液各1μl,注入气相色谱仪。供试品色谱中应呈现与对照品保留时间相一致的色谱峰。

【检查】 **相对密度** 应不低于1.37(通则0183)。

其他 应符合煎膏剂项下有关的各项规定(通则0183)。

【功能与主治】 养阴润燥,清肺利咽。用于阴虚肺燥,咽

喉干痛,干咳少痰或痰中带血。

【用法与用量】 口服。一次10~20ml,一日2~3次。

【贮藏】 密封。

养 胃 颗 粒
Yangwei Keli

【处方】

炙黄芪500g	党参333g
白芍500g	甘草281g
陈皮250g	香附500g
乌梅167g	山药500g

【制法】 以上八味,陈皮提取挥发油,药渣备用;其余炙黄芪等七味加水煎煮二次,第一次2小时,第二次1小时,第二次煎煮时加入上述陈皮药渣,滤过,合并滤液,静置,取上清液浓缩至相对密度为1.25~1.30(60℃)的清膏,加蔗糖粉446.7g及适量的糊精,制成颗粒,干燥,喷入陈皮挥发油,混匀,制成3000g;或清膏加适量的糊精、三氯蔗糖1.2g制成颗粒,干燥,喷入陈皮挥发油、桔子香精2g,混匀,制成1000g,即得。

【性状】 本品为棕黄色至棕色的颗粒;气香,味甜、微苦。

【鉴别】 (1)取本品24g及8g(无蔗糖),研细,加海砂适量,加甲醇50ml,超声处理40分钟,滤过,滤液蒸干,残渣加氨试液40ml使溶解,用水饱和的正丁醇振摇提取3次,每次20ml,合并提取液,再用正丁醇饱和的水洗涤2次,每次30ml,弃去水液,正丁醇液蒸干,残渣加乙醇1ml使溶解,作为供试品溶液。另取黄芪甲苷对照品,加甲醇制成每1ml含0.5mg的溶液,作为对照品溶液。照薄层色谱法(通则0502)试验,吸取上述两种溶液各5μl,分别点于同一硅胶G薄层板上,以三氯甲烷-甲醇-水(13:7:2)10℃以下放置分层的下层液为展开剂,展开,取出,晾干,喷以10%硫酸乙醇溶液,在105℃加热至斑点显色清晰。供试品色谱中,在与对照品色谱相应的位置上,显相同颜色的斑点;置紫外光灯(365nm)下检视,显相同颜色的荧光斑点。

(2)取芍药苷对照品,加乙醇制成每1ml含0.5mg的溶液,作为对照品溶液。照薄层色谱法(通则0502)试验,吸取〔鉴别〕(1)项下的供试品溶液及上述对照品溶液各2μl,分别点于同一硅胶G薄层板上,以三氯甲烷-乙酸乙酯-甲醇-甲酸(40:5:10:0.2)为展开剂,展开,取出,晾干,喷以5%香草醛硫酸溶液,在105℃加热至斑点显色清晰。供试品色谱中,在与对照品色谱相应的位置上,显相同颜色的斑点。

(3)取本品15g或5g(无蔗糖),加甲醇40ml,超声处理30分钟,滤过,滤液蒸干,残渣加水20ml使溶解,用水饱和的正丁醇振摇提取2次,每次25ml,合并提取液,再用正丁醇饱和的水30ml洗涤,弃去水液,正丁醇液蒸干,残渣加甲醇1ml

使溶解,作为供试品溶液。另取甘草对照药材 0.5g,同法制成对照药材溶液。照薄层色谱法(通则 0502)试验,吸取上述两种溶液各 1~2μl,分别点于同一用 1%氢氧化钠溶液制备的硅胶 G 薄层板上,以乙酸乙酯-甲酸-冰醋酸-水(15:1:1:2)为展开剂,展开,取出,晾干,喷以 10%硫酸乙醇溶液,在 105℃加热至斑点显色清晰。供试品色谱中,在与对照药材色谱相应的位置上,显相同颜色的斑点;置紫外光灯(365nm)下检视,显相同颜色的荧光斑点。

(4)取橙皮苷对照品,加甲醇制成饱和溶液,作为对照品溶液。照薄层色谱法(通则 0502)试验,吸取〔鉴别〕(3)项下供试品溶液 2μl 及上述对照品溶液 5μl,分别点于同一硅胶 G 薄层板上,以三氯甲烷-甲醇-水(13:7:2)10℃下放置分层的下层液为展开剂,展开,取出,晾干,喷以 3%三氯化铝乙醇溶液,置紫外光灯(365nm)下检视。供试品色谱中,在与对照品色谱相应的位置上,显相同颜色的荧光斑点。

【检查】 应符合颗粒剂项下有关的各项规定(通则 0104)。

【含量测定】 照高效液相色谱法(通则 0512)测定。

色谱条件与系统适用性试验 以十八烷基硅烷键合硅胶为填充剂;以甲醇-水(30:70)为流动相;检测波长为 230nm。理论板数按芍药苷峰计算应不低于 2000。

对照品溶液的制备 取芍药苷对照品适量,精密称定,加 50%乙醇制成每 1ml 含 0.1mg 的溶液,即得。

供试品溶液的制备 取装量差异项下的本品,研细,取 1.5g 或 0.5g(无蔗糖),精密称定,置具塞锥形瓶中,精密加入 50%乙醇 25ml,密塞,称定重量,超声处理(功率 300W,频率 50kHz)30 分钟,放冷,再称定重量,用 50%乙醇补足减失的重量,摇匀,滤过,取续滤液,即得。

测定法 分别精密吸取对照品溶液与供试品溶液各 10μl,注入液相色谱仪,测定,即得。

本品每袋含白芍以芍药苷($C_{23}H_{28}O_{11}$)计,不得少于 17.0mg。

【功能与主治】 养胃健脾,理气和中。用于脾虚气滞所致的胃痛,症见胃脘不舒、胀满疼痛、嗳气食少;慢性萎缩性胃炎见上述证候者。

【用法与用量】 开水冲服。一次 1 袋,一日 3 次。

【注意】 忌生冷、油腻、不易消化及刺激性食物,戒烟酒。

【规格】 (1)每袋装 15g (2)每袋装 5g(无蔗糖)

【贮藏】 密封。

前列欣胶囊

Qianliexin Jiaonang

【处方】 炒桃仁 84.3g 没药(炒)84.3g
丹参 84.3g 赤芍 84.3g
红花 84.3g 泽兰 84.3g
炒王不留行 84.3g 皂角刺 84.3g
败酱草 281g 蒲公英 281g
川楝子 84.3g 白芷 84.3g
石韦 140.5g 枸杞子 84.3g

【制法】 以上十四味,没药(炒)、皂角刺、白芷粉碎成细粉;其余炒桃仁等十一味加水煎煮二次,滤过,合并滤液,浓缩成稠膏;加入上述细粉,混匀,80℃以下干燥,粉碎成细粉,混匀,装入胶囊,制成 1000 粒,即得。

【性状】 本品为硬胶囊,内容物为棕黄色至棕褐色的粉末;气香,味苦。

【鉴别】 (1)取本品,置显微镜下观察:纤维淡黄色,成束,纤维束周围的薄壁细胞有的含有草酸钙方晶(皂角刺)。

(2)取本品内容物 10g,研细,加甲醇 40ml,超声处理 30 分钟,滤过,滤液蒸干,残渣加水 20ml 使溶解,用水饱和的正丁醇振摇提取 3 次,每次 20ml,合并正丁醇液,用正丁醇饱和的水 20ml 洗涤,分取正丁醇液,蒸干,残渣加甲醇 1ml 使溶解,作为供试品溶液。另取芍药苷对照品,加甲醇制成每 1ml 含 1mg 的溶液,作为对照品溶液。照薄层色谱法(通则 0502)试验,吸取上述两种溶液各 10μl,分别点于同一硅胶 G 薄层板上,以三氯甲烷-乙酸乙酯-甲酸-甲醇(40:5:10:0.2)为展开剂,展开,取出,晾干,喷以 5%香草醛硫酸溶液,在 105℃加热至斑点显色清晰。供试品色谱中,在与对照品色谱相应的位置上,显相同颜色的斑点。

(3)取本品内容物 1g,研细,加乙醚 5ml,超声处理 10 分钟,静置,取上清液作为供试品溶液。另取没药对照药材 0.1g,同法制成对照药材溶液。照薄层色谱法(通则 0502)试验,吸取上述两种溶液各 5μl,分别点于同一硅胶 G 薄层板上,以石油醚(60~90℃)-乙酸乙酯(9:1)为展开剂,展开,取出,晾干,喷以 5%香草醛硫酸溶液,加热至斑点显色清晰。供试品色谱中,在与对照药材色谱相应的位置上,显相同颜色的主斑点。

(4)取白芷对照药材 0.1g,加乙醚 5ml,超声处理 10 分钟,静置,取上清液作为对照药材溶液。照薄层色谱法(通则 0502)试验,吸取对照药材溶液和〔鉴别〕(3)项下的供试品溶液各 10μl,分别点于同一硅胶 G 薄层板上,以石油醚(60~90℃)-乙醚(3:2)为展开剂,在 25℃以下展开,取出,晾干,置紫外光灯(365nm)下检视。供试品色谱中,在与对照药材色谱相应的位置上,显相同颜色的荧光斑点。

【检查】 水分 不得过 9.0%(通则 0832 第四法)。

其他 应符合胶囊剂项下有关的各项规定(通则 0103)。

【含量测定】 照高效液相色谱法(通则 0512)测定。

色谱条件与系统适用性试验 以十八烷基硅烷键合硅胶为填充剂;以甲醇-水(55:45)为流动相;检测波长为 249nm。理论板数按欧前胡素峰计算应不低于 8000。

对照品溶液的制备 取欧前胡素对照品适量,精密称定,加甲醇制成每 1ml 含 10μg 的溶液,即得。

供试品溶液的制备 取装量差异项下的本品,混匀,研细,取约 0.5g,精密称定,置具塞锥形瓶中,精密加入甲醇 25ml,密塞,称定重量,超声处理 30 分钟(功率 500W,频率 40kHz),放冷,再称定重量,用甲醇补足减失的重量,摇匀,滤过,取续滤液,即得。

测定法 分别精密吸取对照品溶液 10μl 与供试品溶液 20μl,注入液相色谱仪,测定,即得。

本品每粒含白芷以欧前胡素($C_{16}H_{14}O_4$)计,不得少于 60μg。

【功能与主治】 活血化瘀,清热利湿。用于瘀血凝聚、湿热下注所致的淋证,症见尿急、尿痛、排尿不畅、滴沥不净;慢性前列腺炎、前列腺增生见上述证候者。

【用法与用量】 口服。一次 4～6 粒,一日 3 次;或遵医嘱。

【注意】 偶见胃脘不适者,一般不影响继续治疗。

【规格】 每粒装 0.5g

【贮藏】 密封,置阴凉干燥处。

前 列 通 片
Qianlietong Pian

【处方】 广东王不留行 400g　　黄芪 464g
车前子 264g　　　　　关黄柏 336g
两头尖 336g　　　　　蒲公英 336g
泽兰 336g　　　　　　琥珀 75g
八角茴香油 1.7ml　　　肉桂油 0.88ml

【制法】 以上十味,除八角茴香油、肉桂油外,琥珀粉碎成细粉,其余广东王不留行等七味加水煎煮二次,每次 2 小时,滤过,合并滤液并浓缩成稠膏;加入琥珀粉和辅料适量,混匀,干燥,粉碎成细粉,加入辅料适量,混匀,制粒,喷入八角茴香油及肉桂油,混匀,压制成 1000 片,包糖衣;或 1500 片,包糖衣或薄膜衣,即得。

【性状】 本品为糖衣片或薄膜衣片,除去包衣后显浅褐色至褐色;气芳香,味微苦。

【鉴别】 (1)取本品,置显微镜下观察:不规则碎块淡黄绿色或棕黄色,透明或半透明(琥珀)。

(2)取本品适量除去包衣,研细,取 2g 加乙醇 5ml,超声处理 10 分钟,滤过,滤液作为供试品溶液。另取桂皮醛对照品,加乙醇制成每 1ml 含 1μl 的溶液,作为对照品溶液。照薄层色谱法(通则 0502)试验,吸取上述两种溶液各 4μl,分别点于同一硅胶 G 薄层板上,以石油醚(60～90℃)-乙酸乙酯(20:1)为展开剂,预饱 10 分钟,展开,取出,晾干,喷以二硝基苯肼乙醇试液。供试品色谱中,在与对照品色谱相应的位置上,显相同颜色的斑点。

(3)另取八角茴香油对照品,加乙醇制成每 1ml 含 1μl 的溶液,作为对照品溶液。照薄层色谱法(通则 0502)试验,吸取〔鉴别〕(2)项下的供试品溶液与对照品溶液各 4μl,分别点

于同一硅胶 G 薄层板上,以石油醚(60～90℃)-乙酸乙酯(99:1)为展开剂,薄层板置展开缸内预平衡 10 分钟,展开,取出,晾干,喷以 5%香草醛硫酸溶液,在 105℃加热至斑点显色清晰。供试品色谱中,在与对照品色谱相应的位置上,显相同颜色的斑点。

(4)取关黄柏对照药材 0.1g,同〔鉴别〕(2)供试品溶液制备方法制成对照药材溶液。再取盐酸小檗碱对照品,加甲醇制成每 1ml 含 0.5mg 的溶液,作为对照品溶液。照薄层色谱法(通则 0502)试验,吸取〔鉴别〕(2)项下的供试品溶液与上述对照药材溶液和对照品溶液各 1μl,分别点于同一硅胶 G 薄层板上,以乙酸丁酯-甲酸-水(14:5:5)上层溶液为展开剂,展开,取出,晾干,置紫外光灯(365nm)下检视。供试品色谱中,在与对照药材色谱和对照品色谱相应位置上,显相同颜色的荧光斑点。

【检查】 应符合片剂项下有关的各项规定(通则 0101)。

【含量测定】 照高效液相色谱法(通则 0512)测定。

色谱条件与系统适用性试验 以十八烷基硅烷键合硅胶为填充剂;以乙腈-水(32:68)为流动相;用蒸发光散射检测器检测。理论板数以黄芪甲苷峰计算应不低于 4000。

对照品溶液制备 取黄芪甲苷对照品适量,精密称定,加甲醇制成每 1ml 含 0.1mg 的溶液,即得。

供试品溶液的制备 取本品 20 片,除去包衣,精密称定,研细,取约 3g,精密称定,置具塞锥形瓶中,精密加入水饱和的正丁醇 100ml,密塞,称定重量,浸泡过夜,超声处理(功率 220W,频率 50kHz)1 小时,放冷,再称定重量,用水饱和的正丁醇补足减失的重量,摇匀,滤过,精密量取续滤液 50ml,用氨试液洗涤 2 次,每次 25ml,弃去氨液,正丁醇液蒸干,加甲醇溶解并定量转移至 10ml 量瓶中,加甲醇稀释至刻度,摇匀,即得。

测定法 分别精密吸取对照品溶液 5μl、20μl 及供试品溶液 20μl,注入液相色谱仪,测定,用外标两点法对数方程计算,即得。

本品每片含黄芪以黄芪甲苷($C_{41}H_{68}O_{14}$)计,〔规格(1)、规格(2)〕不得少于 60μg,〔规格(3)〕不得少于 90μg。

【功能与主治】 清利湿浊,化瘀散结。用于热瘀蕴结下焦所致的轻、中度癃闭,症见排尿不畅、尿流变细、小便频数、可伴尿急、尿痛或腰痛;前列腺炎和前列腺增生见上述证候者。

【用法与用量】 口服。一次 6 片〔规格(1)、规格(2)〕或一次 4 片〔规格(3)〕,一日 3 次,30～45 日为一疗程。

【注意】 孕妇慎用。

【规格】 (1)薄膜衣片　每片重 0.34g

(2)糖衣片(片心重 0.26g)

(3)糖衣片(片心重 0.39g)

【贮藏】 密封。

前 列 舒 丸

Qianlieshu Wan

【处方】　熟地黄 120g　　薏苡仁 120g
　　　　　冬瓜子 75g　　　山茱萸 60g
　　　　　山药 60g　　　　牡丹皮 60g
　　　　　苍术 60g　　　　桃仁 60g
　　　　　泽泻 45g　　　　茯苓 45g
　　　　　桂枝 15g　　　　附子(制)15g
　　　　　韭菜子 15g　　　淫羊藿 20g
　　　　　甘草 15g

【制法】　以上十五味,粉碎成细粉,过筛,混匀。每 100g 粉末用炼蜜 35～45g 加适量的水泛丸,干燥,制成水蜜丸;或加炼蜜 110～130g 制成大蜜丸,即得。

【性状】　本品为棕黑色的水蜜丸或大蜜丸;气微,味甘、酸。

【鉴别】　(1)取本品,置显微镜下观察:不规则分枝状团块无色,遇水合氯醛试液溶化;菌丝无色或淡棕色,直径 4～6μm(茯苓)。淀粉粒三角状卵形或矩圆形,直径 24～40μm,脐点短缝状或人字状(山药)。薄壁组织灰棕色至黑棕色,细胞多皱缩,内含棕色核状物(熟地黄)。草酸钙簇晶存在于无色薄壁细胞中,有时数个排列成行(牡丹皮)。

(2)取本品 10g,剪碎,加乙醚 50ml,超声处理 20 分钟,滤过,滤液挥干,残渣加甲醇 1ml 使溶解,作为供试品溶液。另取熊果酸对照品,加甲醇制成每 1ml 含 1mg 的溶液,作为对照品溶液。照薄层色谱法(通则 0502)试验,吸取供试品溶液 10μl、对照品溶液 5μl,分别点于同一硅胶 G 薄层板上,以环己烷-三氯甲烷-乙酸乙酯(20∶5∶7)为展开剂,展开,取出,晾干,喷以 10% 硫酸乙醇溶液,在 80℃ 加热至斑点显色清晰。供试品色谱中,在与对照品色谱相应的位置上,显相同颜色的斑点。

(3)取本品 20g,剪碎,加乙醚 30ml,超声处理 15 分钟,滤过,滤液挥干,残渣加乙酸乙酯 1ml 使溶解,作为供试品溶液。另取苍术对照药材 0.5g,同法制成对照药材溶液。照薄层色谱法(通则 0502)试验,吸取上述新制备的供试品溶液 10μl、对照药材溶液 5μl,分别点于同一硅胶 G 薄层板上,以石油醚(60～90℃)为展开剂,展开,取出,晾干,喷以 5% 对二甲氨基苯甲醛的 10% 硫酸乙醇溶液,在 80℃ 加热至斑点显色清晰。供试品色谱中,在与对照药材色谱相应的位置上,显相同颜色的斑点。

(4)取本品 20g,剪碎,加乙醚 50ml,回流 1 小时,放冷,滤过,滤液挥干,残渣加乙醇 1ml 使溶解,作为供试品溶液。另取桂皮醛对照品,加乙醇制成每 1ml 含 1μl 的溶液,作为对照品溶液。照薄层色谱法(通则 0502)试验,吸取供试品溶液 10μl、对照品溶液 1μl,分别点于同一硅胶 G 薄层板上,以石油

醚(60～90℃)-乙酸乙酯(17∶3)为展开剂,展开,取出,晾干,喷以二硝基苯肼乙醇试液。供试品色谱中,在与对照品色谱相应的位置上,显相同颜色的斑点。

【检查】　水分　应符合规定(通则 0832 第四法)。

其他　应符合丸剂项下有关的各项规定(通则 0108)。

【含量测定】　照高效液相色谱法(通则 0512)测定。

色谱条件与系统适用性试验　以十八烷基硅烷键合硅胶为填充剂;以甲醇-水(45∶55)为流动相;检测波长为 274nm。理论板数按丹皮酚峰计算应不低于 3500。

对照品溶液的制备　取丹皮酚对照品适量,精密称定,加甲醇制成每 1ml 含 20μg 的溶液,即得。

供试品溶液的制备　取本品水蜜丸,研细,取约 2g,精密称定;或取重量差异项下的大蜜丸,剪碎,混匀,取约 2g,精密称定,置具塞锥形瓶中,精密加入甲醇 50ml,密塞,称定重量,超声处理(功率 300W,频率 40kHz)40 分钟,放冷,再称定重量,用甲醇补足减失的重量,摇匀,滤过,取续滤液,即得。

测定法　分别精密吸取对照品溶液与供试品溶液各 10μl,注入液相色谱仪,测定,即得。

本品含牡丹皮以丹皮酚($C_9H_{10}O_3$)计,水蜜丸每 1g 不得少于 0.35mg,大蜜丸每丸不得少于 3.2mg。

【功能与主治】　扶正固本,益肾利尿。用于肾虚所致的淋证,症见尿频、尿急、排尿滴沥不尽;慢性前列腺炎及前列腺增生症见上述证候者。

【用法与用量】　口服。水蜜丸一次 6～12g,大蜜丸一次 1～2 丸,一日 3 次;或遵医嘱。

【注意】　尿闭不通者不宜用本药。

【规格】　水蜜丸每 10 丸重 1.3g　大蜜丸每丸重 9g

【贮藏】　密封。

首 乌 丸

Shouwu Wan

【处方】　制何首乌 360g　　熟地黄 20g
　　　　　酒牛膝 40g　　　桑椹 182g
　　　　　酒女贞子 40g　　墨旱莲 235g
　　　　　桑叶(制)40g　　黑芝麻 16g
　　　　　菟丝子(酒蒸)80g　金樱子 259g
　　　　　盐补骨脂 40g　　稀莶草(制)80g
　　　　　金银花(制)20g

【制法】　以上十三味,除桑椹、墨旱莲和金樱子外,其余制何首乌等十味粉碎成细粉,过筛,混匀;桑椹和金樱子分别加水煎煮二次,第一次 3 小时,第二次 2 小时,合并煎液,静置 12 小时,取上清液,浓缩成稠膏;墨旱莲加水煎煮二次,每次 1 小时,合并煎液,静置 12 小时,取上清液,浓缩成稠膏。取

上述细粉,将桑椹稠膏、金樱子稠膏、部分墨旱莲稠膏、10g 炼蜜和适量水混合,用混合液泛丸,稍干后用剩余的墨旱莲稠膏与 10g 炼蜜的混合液包衣,打光,干燥,即得。

【性状】 本品为黑色的浓缩水蜜丸;味甜、微苦。

【鉴别】 (1)取本品,置显微镜下观察:草酸钙簇晶直径约 80μm(制何首乌)。草酸钙簇晶存在于叶肉组织中,偶见方晶(桑叶)。草酸钙砂晶存在于薄壁细胞中(酒牛膝)。果皮表皮细胞表面观类多角形,垂周壁厚薄不均,胞腔含淡棕色物(酒女贞子)。种皮表皮细胞淡黄色,表面观多角形,垂周壁厚 6~10μm,木化,胞腔含类圆形草酸钙结晶(黑芝麻)。种皮栅状细胞 2 列,内列较外列长,有光辉带(菟丝子)。种皮栅状细胞淡棕色或红棕色,表面观类多角形,壁稍厚,胞腔含红棕色物(盐补骨脂)。非腺毛 3~4 细胞,其中常有 1 个细胞稍皱缩(豨莶草)。花粉粒类球形,直径约 76μm,外壁有刺状雕纹,具 3 个萌发孔(金银花)。

(2)取本品 2g,研碎,加甲醇 20ml,超声处理 15 分钟,滤过,用少量甲醇洗涤残渣,滤过,合并滤液并使成 20ml,取滤液 10ml(剩余的滤液备用),蒸干,残渣用二氯甲烷 1ml 溶解,作为供试品溶液。另取何首乌对照药材 0.5g,加甲醇 10ml,同法制成对照药材溶液。再取大黄素甲醚对照品、大黄素对照品,加甲醇制成每 1ml 含大黄素甲醚 50μg、大黄素 0.1mg 的混合溶液,作为对照品溶液。照薄层色谱法(通则 0502)试验,吸取上述三种溶液各 2μl,分别点于同一用 0.5%氢氧化钠溶液制备的硅胶 G 薄层板上,以甲苯-乙酸乙酯-甲酸(15:2:1)为展开剂,展开,取出,晾干,置紫外光灯(365nm)下检视。供试品色谱中,在与对照药材色谱和对照品色谱相应的位置上,显相同的橙色荧光斑点;置氨蒸气中熏后,置日光下检视,显相同的红色斑点。

(3)取〔鉴别〕(2)项下的备用滤液,蒸干,残渣用乙酸乙酯 2ml 溶解,加在中性氧化铝柱(100~200 目,3g,内径为 1cm)上,用乙酸乙酯 10ml 洗脱,收集洗脱液,蒸干,残渣加乙酸乙酯 0.5ml 使溶解,作为供试品溶液。另取补骨脂素对照品、异补骨脂素对照品,加甲醇制成每 1ml 各含 0.2mg 的混合溶液,作为对照品溶液。照薄层色谱法(通则 0502)试验,吸取上述两种溶液各 2μl,分别点于同一硅胶 G 薄层板上,以正己烷-乙酸乙酯(4:1)为展开剂,展开,取出,晾干,喷以 10%氢氧化钾乙醇溶液,置紫外光灯(365nm)下检视。供试品色谱中,在与对照品色谱相应的位置上,显相同颜色的荧光斑点。

(4)取本品 2g,研碎,加甲醇 20ml,加热回流 30 分钟,放冷,滤过,滤液蒸干,残渣用水 20ml 溶解,用水饱和的正丁醇 20ml 振摇提取,分取正丁醇液,用正丁醇饱和水 10ml 洗涤,正丁醇液蒸干,残渣用无水乙醇-二氯甲烷(3:2)的混合溶液 2ml 溶解,作为供试品溶液。另取齐墩果酸对照品,加乙醇制成每 1ml 含 1mg 的溶液,作为对照品溶液。照薄层色谱法(通则 0502)试验,吸取上述两种溶液各 5μl,分别点于同一硅

胶 G 薄层板上,以环己烷-丙酮-乙酸乙酯(5:2:1)为展开剂,展开,取出,晾干,喷以 10%硫酸乙醇溶液,在 110℃加热至斑点显色清晰。供试品色谱中,在与对照品色谱相应的位置上,显相同颜色的斑点。

【检查】 应符合丸剂项下有关的各项规定(通则 0108)。

【含量测定】 照高效液相色谱法(通则 0512)测定(避光操作)。

色谱条件与系统适用性试验 以十八烷基硅烷键合硅胶为填充剂;以乙腈-水(25:75)为流动相;检测波长为 320nm。理论板数按 2,3,5,4′-四羟基二苯乙烯-2-O-β-D-葡萄糖苷峰计算应不低于 2000。

对照品溶液的制备 取 2,3,5,4′-四羟基二苯乙烯-2-O-β-D-葡萄糖苷对照品适量,精密称定,加 70%甲醇制成每 1ml 含 20μg 的溶液,即得。

供试品溶液的制备 取本品适量,研细,取约 0.4g,精密称定,置具塞锥形瓶中,精密加入 70%甲醇 25ml,称定重量,加热回流 30 分钟,放冷,再称定重量,用 70%甲醇补足减失的重量,摇匀,滤过,取续滤液,即得。

测定法 分别精密吸取对照品溶液与供试品溶液各 5μl,注入液相色谱仪,测定,即得。

本品每 1g 含制何首乌以 2,3,5,4′-四羟基二苯乙烯-2-O-β-D-葡萄糖苷($C_{20}H_{22}O_9$)计,不得少于 2.6mg。

【功能与主治】 补肝肾,强筋骨,乌须发。用于肝肾两虚,头晕目花,耳鸣,腰痠肢麻,须发早白;亦用于高脂血症。

【用法与用量】 口服。一次 6g,一日 2 次。

【贮藏】 密封。

洁 白 丸
Jiebai Wan

本品为藏族验方。

【处方】

诃子(煨)370g	南寒水石 210g
翼首草 85g	五灵脂膏 178g
土木香 26g	石榴子 26g
木瓜 26g	沉香 19g
丁香 20g	石灰华 13g
红花 6g	肉豆蔻 13g
草豆蔻 13g	草果仁 13g

【制法】 以上十四味,除五灵脂膏外,其余诃子(煨)等十三味粉碎成细粉,过筛,混匀,用五灵脂膏加炼蜜 370g 及适量的水泛丸,干燥,打光,或包薄膜衣,即得。

【性状】 本品为暗褐色的水蜜丸,或为薄膜衣丸,除去包衣后显暗褐色;气香,味涩、苦、辛。

【鉴别】 (1)取本品粉末,加稀盐酸 1ml 产生气泡。

（2）取本品 10g,研碎,加无水乙醇 50ml,超声处理 40 分钟,滤过,滤液浓缩至 25ml,加在中性氧化铝柱(100~120 目,10g,内径为 1cm)上,收集流出液,浓缩至 5ml,作为供试品溶液。另取丁香酚对照品,加无水乙醇制成每 1ml 含 10μl 的溶液;再取土木香内酯对照品,加甲醇制成每 1ml 含 2mg 的溶液,作为对照品溶液。照薄层色谱法(通则 0502)试验,吸取供试品溶液 5μl 与上述两种对照品溶液各 2μl,分别点于同一硅胶 G 薄层板上,以甲苯-乙酸乙酯-甲酸(38:2:0.1)为展开剂,展开,取出,晾干,喷以 2%香草醛硫酸溶液,在 105℃ 加热至斑点显色清晰。供试品色谱中,在与对照品色谱相应的位置上,显相同颜色的斑点。

（3）取本品 5g,研碎,加乙醇 20ml,超声处理 20 分钟,滤过,滤液浓缩至 5ml,作为供试品溶液。另取诃子对照药材 1g,同法制成对照药材溶液。再取没食子酸对照品,加乙醇制成每 1ml 含 0.5mg 的溶液,作为对照品溶液。照薄层色谱法(通则 0502)试验,吸取上述三种溶液各 5μl,分别点于同一硅胶 G 薄层板上,以三氯甲烷-乙酸乙酯-甲酸(6:4:1)为展开剂,展开,取出,晾干,喷以 2%三氯化铁乙醇溶液。供试品色谱中,在与对照药材色谱和对照品色谱相应的位置上,显相同颜色的斑点。

【检查】 应符合丸剂项下有关的各项规定(通则 0108)。

【含量测定】 照高效液相色谱法(通则 0512)测定。

色谱条件及系统适用性试验 以十八烷基硅烷键合硅胶为填充剂;以甲醇-0.1%磷酸溶液(7:93)为流动相;检测波长为 270nm。理论板数按没食子酸计算应不低于 3000。

对照品溶液的制备 取没食子酸对照品适量,精密称定,加 50%甲醇溶液制成每 1ml 含 28μg 的溶液,即得。

供试品溶液的制备 取本品适量,研碎,混匀,取 0.1g,精密称定,置具塞锥形瓶中,精密加入 50%甲醇溶液 50ml,称定重量,超声处理(功率 250W,频率 33kHz)30 分钟,放冷,再称定重量,用甲醇补足减失的重量,摇匀,滤过,取续滤液,即得。

测定法 分别精密吸取对照品溶液与供试品溶液各 10μl,注入液相色谱仪,测定,即得。

本品每 1g 含诃子以没食子酸($C_7H_6O_5$)计,不得少于 4.5mg。

【功能与主治】 健脾和胃,止痛止吐,分清泌浊。用于胸腹胀满,胃脘疼痛,消化不良,呕逆泄泻,小便不利。

【用法与用量】 嚼碎吞服。一次 1 丸,一日 2~3 次;薄膜衣丸:一次 0.8g,一日 2~3 次。

【规格】 (1)每丸重 0.8g (2)薄膜衣丸每 4 丸重 0.8g

【贮藏】 密封。

活力苏口服液
Huolisu Koufuye

【处方】 制何首乌 1000g 淫羊藿 300g
黄精(制)440g 枸杞子 300g
黄芪 440g 丹参 220g

【制法】 以上六味,制何首乌、丹参、枸杞子加水煎煮三次,第一次 2 小时,第二、三次每次 1.5 小时,滤过,合并滤液,浓缩至相对密度为 1.20~1.25(60℃)的清膏,放冷,加乙醇使含醇量达 70%,静置,滤过,滤液再加乙醇使含醇量达 80%,静置,滤过,以 10%氢氧化钠溶液调节 pH 值至 8.0,静置,滤过,滤液用 10%盐酸液调节 pH 值至 7.0,回收乙醇,药液备用;淫羊藿、黄精(制)加水煎煮二次,第一次 2 小时,第二次 1 小时,滤过,滤液合并,静置,取上清液浓缩至相对密度为 1.18~1.20(50℃)的清膏,放冷,加乙醇至含醇量达 65%,静置,滤过,滤液加乙醇使含醇量达 80%,静置,滤过,滤液用 10%氢氧化钠溶液调节 pH 值至 8.0,静置,滤液用 10%盐酸溶液调节 pH 值至 7.0,回收乙醇,药液备用;黄芪加水煎煮三次,第一次 2 小时,第二、三次每次 1.5 小时,滤过,合并滤液浓缩至约 95ml,药液备用。合并以上备用药液,搅匀,冷藏放置,滤过,加水至 1000ml,滤过,滤液用 10%氢氧化钠溶液调节 pH 值至 7.0~7.5,即得。

【性状】 本品为棕黄色至棕色的液体;味甜、微涩。

【鉴别】 (1)取本品 20ml,用乙酸乙酯振摇提取 2 次,每次 30ml,合并乙酸乙酯液,蒸干,残渣加甲醇 1ml 使溶解,作为供试品溶液。另取 2,3,5,4'-四羟基二苯乙烯-2-O-β-D-葡萄糖苷对照品,加甲醇制成每 1ml 含 0.5mg 的溶液,作为对照品溶液。照薄层色谱法(通则 0502)试验,吸取上述两种溶液各 5μl,分别点于同一以羧甲基纤维素钠为黏合剂的硅胶 H 薄层板上,以乙酸乙酯-甲醇-甲酸(25:1:1)为展开剂,展开,取出,晾干,置紫外光灯(365nm)下检视。供试品色谱中,在与对照品色谱相应的位置上,显相同颜色的荧光斑点。

（2）取淫羊藿苷对照品,加甲醇制成每 1ml 含 0.5mg 的溶液,作为对照品溶液。照薄层色谱法(通则 0502)试验,吸取[鉴别](1)项下的供试品溶液 1μl、上述对照品溶液 5μl,分别点于同一羧甲基纤维素钠为黏合剂的硅胶 H 薄层板上,以乙酸乙酯-丁酮-甲酸-水(10:1:1:1)为展开剂,展开,取出,晾干,喷以 5%三氯化铝乙醇溶液,在 105℃ 加热至斑点显色清晰,置紫外光灯(365nm)下检视。供试品色谱中,在与对照品色谱相应的位置上,显相同颜色的荧光斑点。

（3）取本品 30ml,用乙醚振摇提取 2 次,每次 30ml,合并乙醚液,低温挥干,残渣加甲醇 1ml 使溶解,作为供试品溶液。另取枸杞子对照药材 1g,加乙醚 40ml,超声处理 30 分钟,放冷,滤过,滤液同法制成对照药材溶液。照薄层色谱法(通则 0502)试验,吸取上述两种溶液各 5μl,分别点于同一硅胶 G 薄层板上,以甲苯-乙酸乙酯-甲酸(6:4:0.2)为展开剂,展开,取出,晾干,置紫外光灯(365nm)下检视。供试品色谱中,在与对照药材色谱相应的位置上,显相同颜色的荧光斑点。

(4)取本品 20ml,用水饱和的正丁醇振摇提取 3 次,每次 20ml,合并正丁醇液,用 4% 氢氧化钠溶液洗涤 3 次,每次 20ml,弃去碱液,再用水洗涤 3 次,每次 20ml,弃去水液,分取正丁醇液,蒸干,残渣加甲醇 1ml 使溶解,加入中性氧化铝(100～200 目)2g,拌匀,蒸干,用 40% 甲醇 50ml 分次搅拌洗涤,滤过,滤液蒸干,残渣加甲醇 1ml 使溶解,作为供试品溶液。另取黄芪甲苷对照品,加甲醇制成每 1ml 含 0.5mg 的溶液,作为对照品溶液。照薄层色谱法(通则 0502)试验,吸取上述两种溶液各 10μl,分别点于同一硅胶 G 薄层板上,以三氯甲烷-甲醇-水(13:7:2)10℃ 以下放置过夜的下层溶液为展开剂,展开,取出,晾干,喷以 10% 硫酸乙醇溶液,在 105℃ 加热至斑点显色清晰。供试品色谱中,在与对照品色谱相应的位置上,显相同颜色的斑点;置紫外光灯(365nm)下检视,显相同颜色的荧光斑点。

(5)取本品 30ml,加 10% 盐酸调节 pH 值至 2～3,用乙醚振摇提取 2 次,每次 20ml,合并乙醚液,低温挥干,残渣加无水乙醇 1ml 使溶解,作为供试品溶液。另取丹参对照药材 1.5g,加水 50ml,超声处理 10 分钟,再热浸 2 小时,静置,滤过,滤液同法制成对照药材溶液。再取原儿茶醛对照品,加无水乙醇制成每 1ml 含 0.5mg 的溶液,作为对照品溶液。照薄层色谱法(通则 0502)试验,吸取上述三种溶液各 10μl,分别点于同一硅胶 G 薄层板上,以甲苯-乙酸乙酯-甲酸(10:10:1)为展开剂,展开,取出,晾干,喷以 2% 间苯三酚乙醇溶液-硫酸(1:1)(临用配制)的混合溶液,加热至斑点显色清晰。供试品色谱中,在与对照药材色谱和对照品色谱相应的位置上,显相同颜色的斑点。

【检查】 **相对密度** 应不低于 1.05(通则 0601)。

pH 值 应为 5.0～7.0(通则 0631)。

其他 应符合合剂项下有关的各项规定(通则 0181)。

【含量测定】 照高效液相色谱法(通则 0512)测定。

色谱条件与系统适用性试验 以十八烷基硅烷键合硅胶为填充剂;以乙腈-水(30:70)为流动相;检测波长为 270nm。理论板数按淫羊藿苷峰计算应不低于 2500。

对照品溶液的制备 取淫羊藿苷对照品适量,精密称定,加甲醇制成每 1ml 含淫羊藿苷 15μg 的溶液,即得。

供试品溶液的制备 精密量取本品 1ml,置 25ml 量瓶中,加甲醇至刻度,摇匀,滤过,取续滤液,即得。

测定法 分别精密吸取对照品溶液与供试品溶液各

10μl,注入液相色谱仪,测定,即得。

本品每 1ml 含淫羊藿以淫羊藿苷($C_{33}H_{40}O_{15}$)计,不得少于 0.40mg。

【功能与主治】 益气补血,滋养肝肾。用于年老体弱,精神萎靡,失眠健忘,眼花耳聋,脱发或头发早白属气血不足,肝肾亏虚者。

【用法与用量】 口服。一次 10ml,一日 1 次,睡前服用。3 个月为一疗程。

【规格】 每支装 10ml

【贮藏】 密封。

活血止痛软胶囊
Huoxue Zhitong Ruanjiaonang

【处方】　当归 222g　　　　三七 44g
　　　　　　醋乳香 44g　　　　冰片 11g
　　　　　　土鳖虫 111g　　　　煅自然铜 67g

【制法】 以上六味,当归加水提取 3 小时,收集挥发油,备用;水液减压浓缩至相对密度约为 1.20(50℃);煅自然铜加水煎煮 0.5 小时,与土鳖虫、当归药渣加水煎煮二次,每次 1 小时,合并煎液,滤过,滤液减压浓缩至相对密度为 1.20(50℃),合并上述两种浓缩液,放至室温,加乙醇使含醇量达 80%,搅匀,静置 24 小时,取上清液,回收乙醇至相对密度为 1.16～1.20(50℃)的清膏,喷雾干燥,粉碎,过筛,制成干膏粉。取三七、醋乳香、冰片粉碎,过 100 目筛,与干浸膏粉合并,混匀,过筛,加入上述当归挥发油及含 5% 甘油的聚乙二醇 400 适量,研磨,滤过,混匀,装入软胶囊,制成 1000 粒,即得。

【性状】 本品为软胶囊,内容物为黄棕色至棕褐色黏稠液体;气芳香,味微苦。

【鉴别】 (1)取本品内容物,置显微镜下观察:淀粉粒单粒圆形、半圆形或多角形,直径 4～30μm,复粒由 2～10 余分粒组成;网纹及螺纹导管直径 15～55μm(三七)。

(2)取本品内容物 7g,加水饱和正丁醇 10ml,超声处理 10 分钟,静置 2 小时,滤过,滤液用水 20ml 洗涤,浓缩至干,残渣加甲醇 1ml 使溶解,作为供试品溶液。另取三七对照药材 0.5g,加水 5 滴润湿,加水饱和正丁醇 10ml,超声处理 10 分钟,倾取上清液,滤过,滤液用水 10ml 洗涤,分取正丁醇液,回收溶剂至干,残渣加甲醇 1ml 使溶解,作为对照药材溶液。另取人参皂苷 Rb$_1$ 对照品、人参皂苷 Rg$_1$ 对照品、三七皂苷 R$_1$ 对照品,加甲醇制成每 1ml 各含 1mg 的混合溶液,作为对照品溶液。照薄层色谱法(通则 0502)试验,吸取上述三种溶液各 1～2μl,分别点于同一硅胶 G 薄层板上,以三氯甲烷-乙酸乙酯-甲醇-水(15:40:22:10)10℃ 以下放置分层的下层溶液为展开剂,展开,取出,晾干,喷以 10％硫酸乙醇溶液,在 105℃加热至斑点显色清晰,置日光下检视。供试品色谱中,在与对照药材色谱和对照品色谱相应的位置上,显相同颜色的斑点。

(3)取本品内容物 7g,加水 20ml,超声处理 10 分钟,滤过,滤液用乙酸乙酯提取二次,每次 20ml,合并乙酸乙酯液,浓缩至干,残渣加甲醇 1ml 使溶解,作为供试品溶液。另取当归对照药材 0.5g,加水 25ml,加热回流 1 小时,放冷,滤过,滤液用乙酸乙酯提取二次,每次 25ml,合并乙酸乙酯液,回收溶剂至干,残渣加甲醇 1ml 使溶解,作为对照药材溶液。再取阿魏酸对照品,加甲醇制成每 1ml 含 1mg 的溶液,作为对照品溶液。照薄层色谱法(通则 0502)试验,吸取上述三种溶液各 2μl,分别点于同一硅胶 G 薄层板上,以甲苯-乙酸乙酯-甲酸(20∶10∶0.1)为展开剂,展开,取出,晾干,置紫外光灯(365nm)下检视。供试品色谱中,在与对照药材色谱和对照品色谱相应的位置上,显相同颜色的荧光斑点。

(4)取本品内容物 7g,加无水乙醇 15ml,超声处理 15 分钟,滤过,滤液蒸干,残渣加正丁醇 15ml 使溶解,用水 10ml 振摇洗涤,分取正丁醇液,回收溶剂至干,残渣加甲醇 1ml 使溶解,作为供试品溶液。另取 11-羰基-β-乙酰乳香酸对照品,加甲醇制成每 1ml 含 2mg 的溶液,作为对照品溶液。照薄层色谱法(通则 0502)试验,吸取上述两种溶液各 2μl,分别点于同一硅胶 GF254 薄层板上,以石油醚(60~90℃)-环己烷-乙酸乙酯-甲酸(10∶30∶15∶1)为展开剂,展开,取出,晾干,置紫外光灯(254nm)下检视。供试品色谱中,在与对照品色谱相应的位置上,显相同颜色的斑点。

(5)取本品内容物 7g,加水 20ml,超声处理 10 分钟,用乙酸乙酯振摇提取二次,每次 10ml,合并乙酸乙酯液,作为供试品溶液。另取冰片对照品,加乙酸乙酯制成每 1ml 含 5mg 的溶液,作为对照品溶液。照薄层色谱法(通则 0502)试验,吸取上述两种溶液各 2μl,分别点于同一硅胶 G 薄层板上。以甲苯-丙酮(96∶4)为展开剂,展开,取出,晾干,喷以 5％磷钼酸乙醇溶液,在 105℃加热至斑点显色清晰。供试品色谱中,在与对照品色谱相应的位置上,显相同颜色的斑点。

【检查】 应符合胶囊剂项下有关的各项规定(通则 0103)。

【含量测定】 三七 照高效液相色谱法(通则 0512)测定。

色谱条件与系统适用性试验 以十八烷基硅烷键合硅胶为填充剂;以乙腈为流动相 A,以水为流动相 B,按下表中的规定进行梯度洗脱;检测波长为 203nm。理论板数按三七皂苷 R₁ 峰计算应不低于 4000。

时间(分钟)	流动相 A(%)	流动相 B(%)
0~30	19	81
30~45	19→22	81→78
45~51	22	78
51~75	22→31	78→69
75~85	31→90	69→10

对照品溶液的制备 取人参皂苷 Rg₁ 对照品、人参皂苷 Rb₁ 对照品、三七皂苷 R₁ 对照品适量,精密称定,加甲醇制成每 1ml 含人参皂苷 Rg₁ 0.2mg、人参皂苷 Rb₁ 0.4mg 及三七皂苷 R₁ 0.1mg 的混合溶液,即得。

供试品溶液的制备 取装量差异项下的内容物,研匀,取 4g,精密称定,置具塞锥形瓶中,精密加入甲醇 25ml,密塞,称定重量,放置过夜,置 80℃水浴中加热并保持微沸 2 小时,放冷,再称定重量,用甲醇补足减失的重量,摇匀,滤过,取续滤液,即得。

测定法 分别精密吸取对照品溶液与供试品溶液各 10μl,注入液相色谱仪,测定,即得。

本品每粒含三七以人参皂苷 Rg₁($C_{42}H_{72}O_{14}$)、人参皂苷 Rb₁($C_{54}H_{92}O_{23}$)及三七皂苷 R₁($C_{47}H_{80}O_{18}$)的总量计,不得少于 2.0mg。

冰片 照气相色谱法(通则 0521)测定。

色谱条件与系统适用性试验 聚乙二醇 20000(PEG-20M)毛细管柱(柱长为 30m,内径为 0.25mm,膜厚度为 0.25μm);柱温为 125℃。理论板数按龙脑峰计算应不低于 10000。

对照品溶液的制备 取龙脑对照品适量,精密称定,加乙酸乙酯制成每 1ml 含 0.6mg 的溶液,即得。

供试品溶液的制备 取装量差异项下的本品内容物,研匀,取 2g,精密称定,置具塞锥形瓶中,精密加入乙酸乙酯 25ml,密塞,称定重量,超声处理(功率 250W,频率 40kHz)20 分钟,放冷,再称定重量,用乙酸乙酯补足减失的重量,摇匀,滤过,取续滤液,即得。

测定法 分别精密吸取对照品溶液与供试品溶液各 1μl,注入气相色谱仪,测定,即得。

本品每粒含冰片以龙脑($C_{10}H_{18}O$)计,不得少于 4.5mg。

【功能与主治】 活血散瘀,消肿止痛。用于跌打损伤,瘀血肿痛。

【用法与用量】 口服。一次 2 粒,一日 3 次,温开水送服。疗程 7 天。

【注意】 孕妇禁用;临床试验期间个别患者出现血清转氨酶一过性升高;肝功能不全者慎用。

【规格】 每粒装 0.65g

【贮藏】 密封,置阴凉干燥处。

活血止痛胶囊

Huoxue Zhitong Jiaonang

【处方】 当归 222g   三七 44g

醋乳香 44g   冰片 11g

土鳖虫 111g   煅自然铜 67g

【制法】 以上六味，除冰片外，其余当归等五味粉碎成细粉；将冰片研细，与上述粉末配研，混匀，装入胶囊，制成 1000 粒〔规格（1）〕、1350 粒〔规格（2）〕或 2000 粒〔规格（3）〕；或将冰片研细，加入微粉硅胶适量，与上述粉末配研，过筛，混匀，装入胶囊，制成 2000 粒〔规格（3）〕，即得。

【性状】 本品为硬胶囊，内容物为棕色至灰褐色的粉末；气香，味辛、苦、凉。

【鉴别】 （1）取本品，置显微镜下观察：薄壁细胞纺锤形，壁略厚，有极微细的斜向交错纹理（当归）。体壁碎片黄色或棕红色，有圆形毛窝，直径 8～24μm，可见长短不一的刚毛（土鳖虫）。

（2）取本品内容物 0.1g，加稀盐酸 1ml，加热煮沸数分钟，滤过，滤液显铁盐的鉴别反应（通则 0301）。

（3）取本品内容物 6g，加乙醚 40ml，超声处理 10 分钟，滤过，药渣备用，滤液挥去乙醚，残渣加乙醇 2ml 使溶解，滤过，滤液作为供试品溶液。另取当归对照药材 1g，加乙醚 20ml，同法制成对照药材溶液。照薄层色谱法（通则 0502）试验，吸取上述两种溶液各 2μl，分别点于同一硅胶 G 薄层板上，以环己烷-乙酸乙酯（9：1）为展开剂，展开，取出，晾干，置紫外光灯（365nm）下检视。供试品色谱中，在与对照药材色谱相应的位置上，显相同颜色的荧光主斑点。

（4）取〔鉴别（3）〕项下乙醚提取后的备用药渣，挥尽乙醚，加甲醇 30ml，超声处理 15 分钟，滤过，滤液蒸干，残渣加水 10ml 使溶解，用水饱和的正丁醇振摇提取 2 次，每次 15ml，合并正丁醇提取液，用水洗涤 2 次，每次 10ml，正丁醇液蒸干，残渣加甲醇 2ml 使溶解，作为供试品溶液。另取三七对照药材 1g，加甲醇 30ml，同法制成对照药材溶液。照薄层色谱法（通则 0502）试验，吸取上述两种溶液各 2μl，分别点于同一硅胶 G 薄层板上，以正丁醇-乙酸乙酯-水（4：1：5）的上层溶液为展开剂，展开，取出，晾干，喷以 10％硫酸乙醇溶液，在 105℃加热至斑点显色清晰，分别置日光和紫外光灯（365nm）下检视。供试品色谱中，在与对照药材色谱相应的位置上，日光下显相同颜色的主斑点；紫外光下显相同颜色的荧光主斑点。

（5）取本品内容物 1g，加石油醚（30～60℃）15ml，超声处理 2～3 分钟，滤过，滤液挥散至 1ml，作为供试品溶液。另取冰片对照品，加石油醚（30～60℃）制成每 1ml 含 2mg 的溶液，作为对照品溶液。照薄层色谱法（通则 0502）试验，吸取上述两种溶液各 2μl，分别点于同一硅胶 G 薄层板上，以石油醚（30～60℃）-乙酸乙酯（19：2）为展开剂，展开，取出，晾干，喷以 5％香草醛硫酸溶液，在 105℃加热数分钟至斑点显色清晰，置日光下检视。供试品色谱中，在与对照品色谱相应的位置上，显相同颜色的斑点。

【检查】 重金属及有害元素 取本品，依法（通则 2321）测定。

本品含铅量不得过 60mg/kg；含砷量不得过 300mg/kg；含汞量不得过 12mg/kg。

其他 应符合胶囊剂项下有关的各项规定（通则 0103）。

【含量测定】 照高效液相色谱法（通则 0512）测定。

色谱条件与系统适用性试验 以十八烷基硅烷键合硅胶为填充剂；以乙腈为流动相 A，以水为流动相 B，按下表中的规定进行梯度洗脱；检测波长为 203nm。理论板数按人参皂苷 Rg$_1$峰计算应不低于 4000。

时间（分钟）	流动相 A（%）	流动相 B（%）
0～30	19	81
30～45	19→22	81→78
45～51	22	78
51～75	22→31	78→69
75～85	31→90	69→10

对照品溶液的制备 取人参皂苷 Rg$_1$对照品、人参皂苷 Rb$_1$对照品和三七皂苷 R$_1$对照品适量，精密称定，加甲醇制成每 1ml 含人参皂苷 Rg$_1$ 0.4mg、人参皂苷 Rb$_1$ 0.4mg、三七皂苷 R$_1$ 0.1mg 的混合溶液，即得。

供试品溶液的制备 取本品 30 粒〔规格（1）〕、40 粒〔规格（2）〕或 50 粒〔规格（3）〕的内容物，精密称定，混匀，研细，取约 5g，精密称定，置具塞锥形瓶中，精密加入水饱和的正丁醇 50ml，密塞，称定重量，加热回流 2 小时，放冷，再称定重量，用水饱和的正丁醇补足减失的重量，摇匀，滤过，精密量取续滤液 25ml，置分液漏斗中，用正丁醇饱和的氨试液洗涤 2 次（15ml，10ml），弃去氨洗液，再用正丁醇饱和的水洗涤 2 次（15ml，10ml），正丁醇液蒸干，残渣用甲醇溶解并转移至 10ml 量瓶中，加甲醇至刻度，摇匀，滤过，取续滤液，即得。

测定法 精密吸取对照品溶液与供试品溶液各 10～20μl，注入液相色谱仪，测定，即得。

本品每粒含三七以人参皂苷 Rg$_1$（C$_{42}$H$_{72}$O$_{14}$）、人参皂苷 Rb$_1$（C$_{54}$H$_{92}$O$_{23}$）和三七皂苷 R$_1$（C$_{47}$H$_{80}$O$_{18}$）的总量计，〔规格（1）〕不得少于 1.65mg；〔规格（2）〕不得少于 1.22mg；〔规格（3）〕不得少于 0.82mg。

【功能与主治】 活血散瘀，消肿止痛。用于跌打损伤，瘀血肿痛。

【用法与用量】 用温黄酒或温开水送服。一次 3 粒〔规格（1）〕或一次 4 粒〔规格（2）〕，一日 2 次；一次 6 粒〔规格（3）〕，一日 2 次，或一次 4 粒〔规格（3）〕，一日 3 次。

【注意】 孕妇禁用。

【规格】 （1）每粒装 0.5g （2）每粒装 0.37g （3）每粒

装 0.25g

【贮藏】 密封。

活血止痛散

Huoxue Zhitong San

【处方】 当归 400g   三七 80g

          乳香(制)80g   冰片 20g

          土鳖虫 200g   煅自然铜 120g

【制法】 以上六味,除冰片外,其余当归等五味粉碎成最细粉;将冰片研细,与上述粉末配研,过筛,混匀,即得。

【性状】 本品为灰褐色的粉末;气香,味辛、苦、凉。

【鉴别】 (1)取本品,置显微镜下观察:薄壁细胞纺锤形,壁略厚,有极微细的斜向交错纹理(当归)。树脂道碎片含黄色分泌物(三七)。体壁碎片黄色或棕红色,有圆形毛窝,直径 8～24μm,可见长短不一的刚毛(土鳖虫)。

(2)取本品约 0.1g,加稀盐酸 1ml,加热煮沸数分钟,滤过,滤液显铁盐的鉴别反应(通则 0301)。

(3)取本品 1g,加石油醚(30～60℃)15ml,超声处理 2～3 分钟,滤过,滤液挥散至 1ml,作为供试品溶液。另取冰片对照品,加石油醚(30～60℃)制成每 1ml 含 2mg 的溶液,作为对照品溶液。照薄层色谱法(通则 0502)试验,吸取上述两种溶液各 2μl,分别点于同一硅胶 G 薄层板上,以石油醚(30～60℃)-乙酸乙酯(19:2)为展开剂,展开,取出,晾干,喷以 5%香草醛硫酸溶液,在 105℃加热至斑点显色清晰。供试品色谱中,在与对照品色谱相应的位置上,显相同颜色的斑点。

(4)取本品 6g,加乙醚 40ml,超声处理 10 分钟,滤过,药渣备用,滤液挥去乙醚,残渣加乙醇 2ml 使溶解,滤过,滤液作为供试品溶液。另取当归对照药材 1g,加乙醚 20ml,同法制成对照药材溶液。照薄层色谱法(通则 0502)试验,吸取上述两种溶液各 2μl,分别点于同一硅胶 G 薄层板上,以正己烷-乙酸乙酯(9:1)为展开剂,展开,取出,晾干,置紫外光灯(365nm)下检视。供试品色谱中,在与对照药材色谱相应的位置上,显相同颜色的荧光主斑点。

(5)取〔鉴别〕(4)项下的备用药渣,挥尽乙醚,加甲醇 30ml,超声处理 15 分钟,滤过,滤液蒸干,残渣加水 10ml 使溶解,用水饱和的正丁醇振摇提取 2 次,每次 15ml,合并正丁醇液,用水洗涤 2 次,每次 10ml,正丁醇液蒸干,残渣加甲醇 2ml 使溶解,作为供试品溶液。另取三七对照药材 1g,加甲醇 30ml,同法制成对照药材溶液。照薄层色谱法(通则 0502)试验,吸取上述两种溶液各 2μl,分别点于同一硅胶 G 薄层板上,以正丁醇-乙酸乙酯-水(4:1:5)的上层溶液为展开剂,展开,取出,晾干,喷以 10%硫酸乙醇溶液,在 105℃加热至斑点显色清晰。供试品色谱中,在与对照药材色谱相应的位置

上,日光下显相同颜色的主斑点;置紫外光灯(365nm)下检视,显相同颜色的荧光主斑点。

【检查】 应符合散剂项下有关的各项规定(通则 0115)。

【含量测定】 照高效液相色谱法(通则 0512)测定(避光操作)。

色谱条件与系统适用性试验 以十八烷基硅烷键合硅胶为填充剂;以乙腈-甲醇-1‰醋酸溶液(1:1:5)为流动相;检测波长为 313nm。理论板数按阿魏酸峰计算应不低于 2000。

对照品溶液的制备 取阿魏酸对照品适量,精密称定,置棕色量瓶中,加甲醇制成每 1ml 含 20μg 的溶液,即得。

供试品溶液的制备 取本品约 2.3g,精密称定,置具塞锥形瓶中,加 0.5%碳酸钠溶液 20ml,超声处理(功率 150W,频率 20kHz)30 分钟,提取液离心(转速为每分钟 3000 转)10 分钟,分取上清液,沉淀再用 0.5%碳酸钠溶液洗涤 3 次,每次 10ml,洗液并入上清液中,用 2%氯化钠溶液饱和的乙醚洗涤 3 次,每次 20ml,弃去乙醚液,水溶液用盐酸调节 pH 值至 1～2,再用 2%氯化钠溶液饱和的乙醚振摇提取 4 次(25ml、25ml、20ml、20ml),必要时离心消除乳化层,合并乙醚提取液,回收乙醚至干,残渣用甲醇溶解,转移至 25ml 棕色量瓶中,加甲醇至刻度,摇匀,即得。

测定法 分别精密吸取对照品溶液与供试品溶液各 10μl,注入液相色谱仪,测定,即得。

本品每 1g 含当归以阿魏酸(C_{10}H_{10}O_4)计,不得少于 0.10mg。

【功能与主治】 活血散瘀,消肿止痛。用于跌打损伤,瘀血肿痛。

【用法与用量】 用温黄酒或温开水送服。一次 1.5g,一日 2 次。

【注意】 孕妇禁用。

【贮藏】 密封。

活血止痛膏

Huoxue Zhitong Gao

【处方】 干姜 28.6g   山柰 16.1g

          白芷 16.1g   甘松 14.3g

          大黄 14.3g   生天南星 9g

          生半夏 14.3g   没药 3.6g

          乳香 3.6g   冰片 7.2g

          薄荷脑 7.2g   樟脑 7.2g

          陈皮 16.1g   当归 9g

          丁香 9g   胡椒 9g

          香加皮 7.2g   细辛 7.2g

          荆芥 7.2g   桂枝 7.2g

          辛夷 5.4g   川芎 5.4g

独活 5.4g　　　　　　牡丹皮 3.6g

辣椒 3.6g　　　　　　苍术 3.6g

颠茄流浸膏 10.7g　　水杨酸甲酯 10.7g

【制法】　以上二十八味，除薄荷脑、冰片、水杨酸甲酯、颠茄流浸膏、樟脑外；其余白芷等二十三味粉碎成粗粉，用 90% 乙醇作溶剂，浸渍，渗漉，收集渗漉液，回收乙醇并浓缩成相对密度约为 1.05(80℃)的清膏，加入上述薄荷脑等五味，搅匀，另加 4.5～5 倍重量由橡胶、松香等制成的基质，制成涂料，进行涂膏，切断，盖衬，切片，即得。

【性状】　本品为淡棕黄色至橙黄色的片状橡胶膏；气芳香。

【鉴别】　(1)取本品 10 片〔规格(1)〕或 5 片〔规格(2)〕，除去盖衬，加三氯甲烷 100ml，浸泡 30 分钟，搅拌使脱膏，倾取膏液，加甲醇 50ml 搅拌，静置 5 分钟，倾出药液，80℃以下蒸干，残渣加甲醇 2ml 充分搅拌，离心(转速为每分钟 10000 转)2 分钟，上清液作为供试品溶液。另取当归对照药材 0.5g，加无水乙醇 20ml，加热回流 30 分钟，放冷，滤过，滤液蒸干，残渣加甲醇 1ml 使溶解，作为对照药材溶液。照薄层色谱法(通则 0502)试验，吸取供试品溶液 10μl、对照药材溶液 5μl，分别点于同一硅胶 G 薄层板上，以环己烷-乙酸乙酯(3∶1)为展开剂，展开，取出，晾干，置紫外光灯(365nm)下检视。供试品色谱中，在与对照药材色谱相应的位置上，显相同颜色的荧光主斑点。

(2)取橙皮苷对照品，加甲醇制成饱和溶液，作为对照品溶液。照薄层色谱法(通则 0502)试验，吸取〔鉴别〕(1)项下的供试品溶液 10μl、上述对照品溶液 5μl，分别点于同一用 0.5%氢氧化钠溶液制备的硅胶 G 薄层板上，以乙酸乙酯-甲醇-水(100∶17∶13)为展开剂，展开，取出，晾干，喷以三氯化铝试液，在 105℃加热数分钟，置紫外光灯(365nm)下检视。供试品色谱中，在与对照品色谱相应的位置上，显相同颜色的荧光斑点。

(3)取本品 20 片〔规格(1)〕或 10 片〔规格(2)〕，除去盖衬，加乙醚 100ml，浸泡 30 分钟，搅拌使脱膏，倾出膏液，残渣加乙醚 50ml 再搅拌、合并膏液，加甲醇 30ml，边加边搅拌，静置 5 分钟，倾出药液，浓缩至约 5ml，加 5%硫酸溶液 20ml 充分搅拌，滤过，滤液加浓氨试液使成碱性，加乙醚 20ml 振摇提取，分取乙醚液，蒸干，残渣加无水乙醇 1ml 使溶解，浓缩至约 0.2ml，作为供试品溶液。取硫酸阿托品对照品，加无水乙醇制成每 1ml 含 2mg 的溶液，作为对照品溶液。照薄层色谱法(通则 0502)试验，吸取供试品溶液 20μl、对照品溶液 5μl，分别点于同一硅胶 G 薄层板上，以乙酸乙酯-甲醇-浓氨试液(17∶2∶1)为展开剂，展开，取出，晾干，喷以稀碘化铋钾试液。供试品色谱中，在与对照品色谱相应的位置上，显相同颜色的斑点。

(4)取本品 20 片〔规格(1)〕或 10 片〔规格(2)〕，除去盖衬，加乙醚 100ml，浸泡 30 分钟，搅拌使脱膏，倾出膏液，残渣加乙醚 50ml 再搅拌、倾出，合并膏液，加甲醇 30ml，边加边搅拌，静置 5 分钟，倾出药液，浓缩至近干，残渣加水 20ml 充分搅拌，滤过，滤液加盐酸 2ml，加热回流 40 分钟，冷却，用乙醚振摇提取 2 次，每次 20ml，合并乙醚液，低温蒸干，残渣加乙酸乙酯 0.5ml 使溶解，作为供试品溶液。取大黄酚对照品，加甲醇制成每 1ml 含 0.5mg 的溶液，作为对照品溶液。照薄层色谱法(通则 0502)试验，吸取供试品溶液 10～20μl、对照品溶液 5μl，分别点于同一硅胶 G 薄层板上，以石油醚(60～90℃)-甲酸乙酯-甲酸(15∶5∶1)的上层溶液为展开剂，展开，取出，晾干，置紫外光灯(365nm)下检视。供试品色谱中，在与对照品色谱相应的位置上，显相同颜色的荧光斑点，置氨蒸气中熏后，斑点变为红色。

(5)取本品 10 片〔规格(1)〕或 5 片〔规格(2)〕，除去盖衬，剪成小块，加稀乙醇 100ml，加热回流 1 小时，倾出乙醇液，浓缩至近干，残渣加稀乙醇 1ml，充分搅拌，离心(转速为每分钟 10000 转)2 分钟，取上清液作为供试品溶液。取香加皮对照药材 0.5g，加稀乙醇 30ml，同法制成对照药材溶液。照薄层色谱法(通则 0502)试验，吸取供试品溶液 5～10μl、对照药材溶液 5μl，分别点于同一硅胶 G 薄层板上，以三氯甲烷-甲醇(19∶1)为展开剂，展开，取出，置紫外光灯(365nm)下检视。供试品色谱中，在与对照药材色谱相应的位置上，显相同颜色的荧光主斑点。

【检查】　含膏量　取本品 2 片，用三氯甲烷作溶剂，依法(通则 0122 第一法)检查。每 100cm² 含膏量不得低于 1.6g。

其他　应符合贴膏剂项下橡胶膏剂有关的各项规定(通则 0122)。

【含量测定】　照气相色谱法(通则 0521)测定。

色谱条件与系统适用性试验　以聚乙二醇 20000(PEG-20M)为固定相的毛细管柱(柱长为 30m，柱内径为 0.53mm，膜厚度为 0.5μm)，柱温为程序升温：初始温度为 90℃，保持 4 分钟，以每分钟 13℃的速率升温至 170℃，保持 15 分钟。理论板数按樟脑峰计算应不低于 10000。

校正因子测定　取环己酮适量，精密称定，加乙酸乙酯制成每 1ml 含 25mg 的溶液，作为内标溶液。取樟脑 12.5mg、薄荷脑 12.5mg、龙脑 12.5mg、水杨酸甲酯 18.75mg，精密称定，置 25ml 容量瓶中，精密加入内标溶液 1ml，加乙酸乙酯溶解并稀释至刻度，摇匀，吸取 1μl，注入气相色谱仪，计算校正因子。

测定法　取本品 10 片〔规格(1)〕或 5 片〔规格(2)〕，除去盖衬，剪成小块，置 1000ml 烧瓶中，加水 300ml，连接挥发油测定器，自测定器上端加水使充满刻度部分，并溢流入烧瓶为止，再加乙酸乙酯 4ml，加热回流 1 小时，放冷，分取乙酸乙酯层，测定器用乙酸乙酯适量洗涤，合并乙酸乙酯液，通过铺有 0.5g 无水硫酸钠的漏斗，用乙酸乙酯适量洗涤漏斗数次，合并乙酸乙酯液，置 25ml 量瓶中，精密加入内标溶液 1ml，再加乙酸乙酯至刻度，摇匀，吸取 1μl，注入气相色谱仪，测定，即得。

本品每片〔规格(1)〕含樟脑($C_{10}H_{16}O$)不得少于 1.5mg,含薄荷脑($C_{10}H_{20}O$)不得少于 1.5mg,含冰片以龙脑($C_{10}H_{18}O$)计不得少于 1.0mg,含水杨酸甲酯($C_8H_8O_3$)不得少于 1.6mg;每片〔规格(2)〕含樟脑($C_{10}H_{16}O$)不得少于 3.0mg,含薄荷脑($C_{10}H_{20}O$)不得少于 3.0mg,含冰片以龙脑($C_{10}H_{18}O$)计不得少于 2.0mg,含水杨酸甲酯($C_8H_8O_3$)不得少于 3.2mg。

【功能与主治】 活血止痛,舒筋通络。用于筋骨疼痛,肌肉麻痹,痰核流注,关节酸痛。

【用法与用量】 外用,贴患处。

【注意】 孕妇慎用。

【规格】 (1)5cm×6.5cm (2)7cm×10cm

【贮藏】 密封,置阴凉处。

活血壮筋丸

Huoxue Zhuangjin Wan

【处方】

制川乌 400g	红花 40g
血竭 50g	乳香(去油)20g
没药(去油)20g	土鳖虫 40g
地龙 40g	全蝎 40g
川牛膝 80g	桂枝 40g
人参 40g	

【制法】 以上十一味,粉碎成细粉,过筛,混匀,用水泛丸,干燥,包糖衣,即得。

【性状】 本品为包糖衣的水丸,除去糖衣后显棕褐色;气腥,味苦。

【鉴别】 (1)取本品,置显微镜下观察:花粉粒球形或椭圆形,直径约 $60\mu m$,外壁有刺,具 3 个萌发孔(红花)。体壁碎片黄色至棕黄色,有圆形毛窝,直径 $8\sim24\mu m$,有的具长短不一的刚毛(全蝎)。

(2)取本品 20 丸,除去糖衣,研细,加 80% 丙酮溶液 10ml,超声处理 15 分钟,滤过,滤液作为供试品溶液。另取血竭对照药材 0.1g,同法制成对照药材溶液。照薄层色谱法(通则 0502)试验,吸取上述两种溶液各 $5\mu l$,分别点于同一硅胶 G 薄层板上,以三氯甲烷-甲醇(19:1)为展开剂,展开,取出,晾干,置日光下检视。供试品色谱中,在与对照药材色谱相应的位置上,显相同颜色的斑点。

(3)取红花对照药材 0.5g,加 80% 丙酮溶液 10ml,超声处理 15 分钟,放冷,滤过,滤液作为对照药材溶液。照薄层色谱法(通则 0502)试验,吸取〔鉴别〕(2)项下的供试品溶液 $10\mu l$ 及上述对照药材溶液 $5\mu l$,分别点于同一硅胶 H 薄层板上,以乙酸乙酯-甲酸-水-甲醇(7:2:3:0.4)为展开剂,展开,取出,晾干,置日光下检视。供试品色谱中,在与对照药材色谱相应的位置上,显相同颜色的斑点。

(4)取本品 20 丸,研细,置 250ml 圆底烧瓶中,加水 100ml,连接挥发油提取器,自提取器上端加水使充满刻度部分并溢流入烧瓶时为止,再加乙酸乙酯 1.5ml,连接回流冷凝管,加热至沸,并保持微沸 30 分钟,放冷,分取乙酸乙酯层,作为供试品溶液。另取桂皮醛对照品,加乙醇制成每 1ml 含 $1\mu l$ 的溶液,作为对照品溶液。照薄层色谱法(通则 0502)试验,吸取供试品溶液 $4\mu l$、对照品溶液 $2\mu l$,分别点于同一硅胶 G 薄层板上,以石油醚(60~90℃)-乙酸乙酯(17:3)为展开剂,展开,取出,晾干,喷以二硝基苯肼试液,置日光下检视。供试品色谱中,在与对照品色谱相应的位置上,显相同颜色的斑点。

(5)取本品 30 丸,除去糖衣,研细,加甲醇 50ml,加热回流 2 小时,放冷,滤过,滤液蒸至近干,残渣加水 20ml 微热使溶解,用乙酸乙酯振摇提取 2 次,每次 30ml,弃去乙酸乙酯液,水液用水饱和的正丁醇振摇提取 2 次,每次 30ml,合并正丁醇液,用氨试液洗涤 2 次,每次 30ml,弃去氨试液,正丁醇液蒸干,残渣加甲醇 1ml 使溶解,作为供试品溶液。另取人参对照药材 0.1g,加甲醇 30ml,同法制成对照药材溶液。再取人参皂苷 Rb_1 对照品、人参皂苷 Re 对照品、人参皂苷 Rg_1 对照品,加甲醇制成每 1ml 各含 1mg 的混合溶液,作为对照品溶液。照薄层色谱法(通则 0502)试验,吸取供试品溶液 $10\mu l$,对照药材溶液和对照品溶液各 $2\mu l$,分别点于同一硅胶 G 薄层板上,以三氯甲烷-甲醇-水(65:35:10)10℃以下放置分层的下层溶液为展开剂,展开,取出,晾干,喷以 10% 硫酸乙醇溶液,在 110℃ 加热至斑点显色清晰,置日光下检视。供试品色谱中,在与对照药材色谱和对照品色谱相应的位置上,显相同颜色的斑点。

【检查】 **双酯型生物碱** 照高效液相色谱法(通则 0512)测定。

色谱条件与系统适用性试验 以十八烷基硅烷键合硅胶为填充剂;以乙腈-四氢呋喃(25:15)为流动相 A,以 0.1mol/L 醋酸铵溶液(每 1000ml 加冰醋酸 0.5ml)为流动相 B,按下表中的规定进行梯度洗脱;检测波长为 235nm。理论板数按乌头碱、次乌头碱、新乌头碱峰计算均应不低于 2000。

时间(分钟)	流动相 A(%)	流动相 B(%)
0~48	15→26	85→74
48~49	26→35	74→65
49~58	35	65
58~65	35→15	65→85

对照品溶液的制备 取乌头碱对照品、次乌头碱对照品及新乌头碱对照品适量,置棕色量瓶中,精密称定,加异丙醇-三氯甲烷(1:1)混合溶液分别制成每 1ml 含乌头碱 $50\mu g$、次乌头碱和新乌头碱各 0.15mg 的混合溶液,即得。

供试品溶液的制备 取本品 20 丸,除去糖衣,精密称定,研细,取约相当于 5 丸的重量,精密称定,置具塞锥形瓶中,分别加入氨试液 3ml 及异丙醇-乙酸乙酯(1:1)混合溶液

15ml,超声处理(功率 240W,频率 45kHz,水温在 25℃ 以下)30 分钟,放冷,摇匀,滤过,用少量异丙醇-乙酸乙酯(1∶1)混合溶液洗涤残渣,合并滤液,40℃ 以下减压回收溶剂至干,残渣用异丙醇-三氯甲烷(1∶1)混合溶液溶解并定容至 5ml,摇匀,滤过,取续滤液,即得。

测定法　分别精密吸取对照品溶液与供试品溶液各 10μl,注入液相色谱仪,测定,即得。

本品每丸含双酯型生物碱以乌头碱($C_{34}H_{47}NO_{11}$)、次乌头碱($C_{33}H_{45}NO_{10}$)、新乌头碱($C_{33}H_{45}NO_{11}$)的总量计,不得过 20μg。

【其他】　应符合丸剂项下有关的各项规定(通则 0108)。

【含量测定】　照高效液相色谱法(通则 0512)测定。避光操作。

色谱条件与系统适用性试验　以十八烷基硅烷键合硅胶为填充剂;以乙腈-0.05mol/L 磷酸二氢钠溶液(50∶50)为流动相;检测波长为 440nm。理论板数按血竭素峰计算应不低于 4000。

对照品溶液的制备　取血竭素高氯酸盐对照品适量,精密称定,置棕色量瓶中,加 3% 磷酸甲醇溶液制成每 1ml 含血竭素 30μg 的溶液,即得(血竭素重量=血竭素高氯酸盐重量/1.377)。

供试品溶液的制备　取本品 30 丸,除去糖衣,精密称定,研细,取约相当于 10 丸的重量,精密称定,置具塞锥形瓶中,精密加入 3% 磷酸甲醇溶液 25ml,称定重量,超声处理(功率 360W,频率 40kHz)30 分钟,放冷,再称定重量,用 3% 磷酸甲醇溶液补足减失的重量,摇匀,滤过,取续滤液,即得。

测定法　分别精密吸取对照品溶液与供试品溶液各 10μl,注入液相色谱仪,测定,即得。

本品每丸含血竭以血竭素($C_{17}H_{14}O_3$)计,不得少于 55.0μg。

【功能与主治】　祛风活血,强腰壮筋。用于筋骨疼痛,周身麻木,半身不遂,口歪眼斜。

【用法与用量】　口服。一次 2 丸,一日 2 次,酒或温开水送服;或遵医嘱。

【注意】　(1)热症者忌服。(2)孕妇及哺乳期妇女禁服。严重心脏病,高血压,肝、肾疾病忌服。(3)本品含乌头碱,应严格在医师指导下按规定量服用。不得任意增加服用量和服用时间。(4)服药后如果出现唇舌发麻、头痛头昏、腹痛腹泻、心烦欲呕、呼吸困难等情况,应立即停药并到医院就医。

【贮藏】　密封。

活血通脉片
Huoxue Tongmai Pian

【处方】　鸡血藤 91g　　　　　桃仁 18g
　　　　　丹参 91g　　　　　　赤芍 45g

　　　　　红花 36g　　　　　　降香 36g
　　　　　郁金 45g　　　　　　三七 91g
　　　　　川芎 27g　　　　　　陈皮 91g
　　　　　木香 36g　　　　　　石菖蒲 45g
　　　　　枸杞子 91g　　　　　酒黄精 182g
　　　　　人参 45g　　　　　　麦冬 91g
　　　　　冰片 9g

【制法】　以上十七味,丹参、赤芍、石菖蒲、郁金、人参、三七粉碎成细粉;冰片研细;鸡血藤、麦冬、桃仁加水煎煮二次,第一次 3 小时,第二次 1 小时,滤过,滤液合并。酒黄精、川芎、枸杞子、红花用 70% 乙醇回流提取二次,第一次 3 小时,第二次 2 小时,滤液合并,回收乙醇。陈皮、木香、降香提取挥发油至油尽,并滤取药液。合并以上各药液,减压浓缩至相对密度为 1.35~1.40(50℃)的稠膏。加入丹参、赤芍、石菖蒲、郁金、人参、三七等细粉,混匀,干燥,粉碎成细粉,制粒,干燥,加入陈皮、木香、降香挥发油与冰片细粉,混匀,压制成 1000 片(大片)或 1600 片(小片),或包糖衣、包薄膜衣,即得。

【性状】　本品为黄褐色至棕褐色的素片、糖衣片或薄膜衣片,包衣片除去包衣后显黄褐色至棕褐色;气香,味微苦。

【鉴别】　(1)取本品,置显微镜下观察:纤维成束,纤维周围细胞中含草酸钙方晶,形成晶纤维(石菖蒲)。草酸钙簇晶直径 7~40μm,存在于薄壁细胞中,常排列成行或一个细胞中含有数个簇晶。棱角较平截或稍尖(赤芍)。草酸钙簇晶直径 20~68μm,棱角锐尖(人参)。

(2)取本品 10 片,包衣片除去包衣,研细,加乙醚 20ml,超声处理 20 分钟,滤过,乙醚提取液备用;药渣挥干乙醚,加甲醇 50ml,超声处理 30 分钟,滤过,滤液蒸干,残渣加水 20ml 使溶解,加水饱和正丁醇振摇提取 3 次,每次 20ml,合并正丁醇液,用氨试液 20ml 洗涤,再用正丁醇饱和的水洗涤 2 次,每次 20ml,取正丁醇液蒸干,残渣加甲醇 1ml 使溶解,作为供试品溶液。另取芍药苷对照品,加甲醇制成每 1ml 含 1mg 的溶液,作为对照品溶液。照薄层色谱法(通则 0502)试验,吸取上述两种溶液各 10μl,分别点于同一硅胶 G 薄层板上,以三氯甲烷-乙酸乙酯-甲醇-甲酸(40∶5∶10∶0.2)为展开剂,展开,取出,晾干,喷以 5% 香草醛硫酸溶液,在 105℃ 加热至斑点显色清晰。供试品色谱中,在与对照品色谱相应的位置上,显相同颜色的斑点。

(3)取人参对照药材、三七对照药材各 1g,照〔鉴别〕(2)项下供试品溶液制备方法同法制成对照药材溶液。照薄层色谱法(通则 0502)试验,吸取〔鉴别〕(2)项下的供试品溶液、上述两种对照药材溶液各 2~4μl,分别点于同一硅胶 G 薄层板上,以三氯甲烷-甲醇-水(13∶7∶2)10℃ 以下放置的下层溶液为展开剂,10℃ 以下展开,取出,晾干,喷以 10% 硫酸乙醇溶液,在 105℃ 加热至斑点显色清晰。供试品色谱中,在与对照药材色谱相应的位置上,显相同颜色的斑点。

(4)取冰片对照品,加乙醇制成每 1ml 含 5mg 的溶液,作为对照品溶液。照薄层色谱法（通则0502）试验，吸取〔鉴别〕(2)项下的备用乙醚提取液、上述对照品溶液各2~4μl，分别点于同一硅胶G薄层板上，以石油醚(30~60℃)-乙酸乙酯(19:2)为展开剂，展开，取出，晾干，喷以1%香草醛硫酸溶液，在105℃加热至斑点显色清晰。供试品色谱中，在与对照品色谱相应的位置上，显相同颜色的斑点。

(5)取〔鉴别〕(2)项下剩余的备用乙醚提取液，低温挥干，残渣加甲醇1ml使溶解，作为供试品溶液。另取丹参对照药材1g，同法制成对照药材溶液。照薄层色谱法（通则0502）试验，吸取上述两种溶液各5μl，分别点于同一硅胶G薄层板上，以环己烷-乙酸乙酯(4:1)为展开剂，展开，取出，晾干。供试品色谱中，在与对照药材色谱相应的位置上，显相同颜色的斑点。

(6)取川芎对照药材0.5g，加乙醚10ml，振摇10分钟，滤过，滤液低温挥干，残渣加甲醇1ml使溶解，作为对照药材溶液。照薄层色谱法（通则0502）试验，吸取〔鉴别〕(5)项下的供试品溶液10μl、上述对照药材溶液5μl，分别点于同一硅胶G薄层板上，以石油醚(30~60℃)-乙酸乙酯(17:3)为展开剂，展开，取出，晾干，置紫外光灯(365nm)下检视。供试品色谱中，在与对照药材色谱相应的位置上，显相同颜色的荧光斑点。

(7)取本品20片，包衣片除去包衣，研细，加乙醚20ml，超声处理10分钟，滤过，药渣挥干乙醚，残渣加50%甲醇30ml，超声处理30分钟，滤过，滤液蒸干，残渣加水20ml使溶解，用乙酸乙酯振摇提取2次，每次30ml，合并乙酸乙酯提取液，蒸干，残渣加甲醇1ml使溶解，作为供试品溶液。另取橙皮苷对照品，加甲醇制成每1ml含1mg的溶液，作为对照品溶液。照薄层色谱法（通则0502）试验，吸取上述两种溶液各5μl，分别点于同一硅胶G薄层板上，以乙酸乙酯-甲醇-水(100:17:13)为展开剂，展开，展距3cm，取出，晾干；再以甲苯-乙酸乙酯-甲酸-水(20:10:1:1)的上层溶液为展开剂，展开，展距8cm，取出，晾干，喷以1%三氯化铝甲醇溶液，晾干，置紫外光灯(365nm)下检视。供试品色谱中，在与对照品色谱相应的位置上，显相同颜色的荧光斑点。

(8)取本品10片，包衣片除去包衣，研细，加水50ml，加热煮沸30分钟，离心，取上清液，用乙酸乙酯振摇提取3次，每次30ml，合并乙酸乙酯提取液，回收溶剂至干，残渣加乙酸乙酯1ml使溶解，作为供试品溶液。另取枸杞子对照药材1g，同法制成对照药材溶液。照薄层色谱法（通则0502）试验，吸取上述两种溶液各5μl，分别点于同一硅胶G薄层板上，以三氯甲烷-乙酸乙酯-甲酸(2:3:1)为展开剂，展开，取出，晾干，置紫外光灯(365nm)下检视。供试品色谱中，在与对照药材色谱相应的位置上，显相同颜色的荧光斑点。

(9)取本品10片，包衣片除去包衣，研细，加水30ml与盐酸3ml，加热回流1小时，滤过，滤液用三氯甲烷振摇提取2次，每次20ml，合并三氯甲烷液，蒸干，残渣加三氯甲烷1ml使溶解，作为供试品溶液。另取麦冬对照药材1g，同法制成对照药材溶液。照薄层色谱法（通则0502）试验，吸取上述两

种溶液各5μl，分别点于同一硅胶G薄层板上，以三氯甲烷-丙酮(4:1)为展开剂，展开，取出，晾干，喷以10%硫酸乙醇溶液，在105℃加热至斑点显色清晰。供试品色谱中，在与对照药材色谱相应的位置上，显相同颜色的斑点。

【检查】 应符合片剂项下有关的各项规定（通则0101）。

【含量测定】 照高效液相色谱法（通则0512）测定。

色谱条件与系统适用性试验 以十八烷基硅烷键合硅胶为填充剂；以甲醇-乙腈-甲酸-水(30:10:1:59)为流动相；检测波长为286nm。理论板数按丹酚酸B峰计算应不低于4000。

对照品溶液的制备 取丹酚酸B对照品适量，精密称定，加75%甲醇制成每1ml含0.15mg的溶液，即得。

供试品溶液的制备 取本品20片（包衣片除去包衣），精密称定，研细，取约1g，精密称定，置具塞锥形瓶中，精密加入75%甲醇50ml，密塞，称定重量，超声处理（功率300W，频率40kHz）20分钟，放冷，再称定重量，用75%甲醇补足减失的重量，摇匀，滤过，取续滤液，即得。

测定法 分别精密吸取对照品溶液与供试品溶液各10μl，注入液相色谱仪，测定，即得。

本品每片含丹参以丹酚酸B$(C_{36}H_{30}O_{16})$计，大片不得少于2.1mg；小片不得少于1.3mg。

【功能与主治】 行气活血，通脉止痛。用于冠心病心绞痛气滞血瘀证。

【用法与用量】 口服。一次5片（大片）或一次8片（小片），一日3~4次；或遵医嘱。

【注意】 孕妇慎服。

【贮藏】 密封。

济生肾气丸
Jisheng Shenqi Wan

【处方】

熟地黄 160g	山茱萸（制）80g
牡丹皮 60g	山药 80g
茯苓 120g	泽泻 60g
肉桂 20g	附子（制）20g
牛膝 40g	车前子 40g

【制法】 以上十味，粉碎成细粉，过筛，混匀。每100g粉末用炼蜜35~50g加适量的水泛丸，干燥，制成水蜜丸；或加炼蜜90~110g制成小蜜丸或大蜜丸，即得。

【性状】 本品为棕褐色至黑褐色的水蜜丸、小蜜丸或大蜜丸；味酸而微甘、苦。

【鉴别】 (1)取本品，置显微镜下观察：糊化淀粉粒团块类白色（附子）。不规则分枝状团块无色，遇水合氯醛试液溶化；菌丝无色或淡棕色，直径4~6μm（茯苓）。薄壁组织灰棕色至黑棕色，细胞多皱缩，内含棕色核状物（熟地黄）。薄壁细

胞类圆形,有椭圆形纹孔,集成纹孔群;内皮层细胞垂周壁波状弯曲,较厚、木化,有稀疏细孔沟(泽泻)。草酸钙砂晶存在于薄壁细胞中(牛膝)。草酸钙针晶束存在于黏液细胞中,长80~240μm,针晶直径 2~5μm(山药)。果皮表皮细胞橙黄色,表面观类多角形,垂周壁连珠状增厚(山茱萸)。种皮内表皮细胞表面观类长方形,壁微波状,以数个细胞为一组,略作镶嵌状排列(车前子)。石细胞类圆形或类长方形,壁一面菲薄(肉桂)。木栓细胞淡红色至微紫色,壁稍厚(牡丹皮)。

(2)取本品水蜜丸 6g,研碎,或取小蜜丸或大蜜丸 9g,剪碎,加乙醚 50ml,加热回流 2 小时,滤过,滤液挥去乙醚,残渣加乙醚 1ml 使溶解,作为供试品溶液。另取丹皮酚对照品,加乙醚制成每 1ml 含 1mg 的溶液,作为对照品溶液。照薄层色谱法(通则 0502)试验,吸取上述两种溶液各 5μl,分别点于同一硅胶 G 薄层板上,以环己烷-乙酸乙酯(3∶1)为展开剂,展开,取出,晾干,喷以 5%三氯化铁乙醇溶液。供试品色谱中,在与对照品色谱相应的位置上,显相同颜色的斑点。

(3)取熊果酸对照品,加乙醇制成每 1ml 含 1mg 的溶液,作为对照品溶液。照薄层色谱法(通则 0502)试验,吸取对照品溶液 2μl 及〔鉴别〕(2)项下的供试品溶液 5μl,分别点于同一以羧甲基纤维素钠为黏合剂的硅胶 H 薄层板上,以环己烷-三氯甲烷-乙酸乙酯(20∶5∶8)为展开剂,展开,取出,晾干,喷以 10%硫酸乙醇溶液,在 80℃加热至斑点显色清晰。供试品色谱中,在与对照品色谱相应的位置上,显相同颜色的斑点;置紫外光灯(365nm)下检视,显相同颜色的荧光斑点。

(4)取本品水蜜丸 6g,研碎;或取小蜜丸或大蜜丸 9g,剪碎,加水 100ml,微热使充分溶散,加热至沸腾,放冷,用脱脂棉滤过,滤液用乙酸乙酯振摇提取 2 次,每次 30ml(必要时离心),合并乙酸乙酯液,蒸干,残渣加甲醇 1ml 使溶解,作为供试品溶液。另取熟地黄对照药材 2g,加水 50ml,煎煮 30 分钟,放冷,同法制成对照药材溶液。照薄层色谱法(通则 0502)试验,吸取上述两种溶液各 2~5μl,分别点于同一硅胶 G 薄层板上,以二甲苯-乙酸乙酯(1∶1)为展开剂,展开,取出,晾干,喷以二硝基苯肼乙醇试液。供试品色谱中,在与对照药材色谱相应的位置上,显相同颜色的斑点。

(5)取本品水蜜丸研碎,或取小蜜丸或大蜜丸,剪碎,取约 3g,加甲醇 20ml,加热回流 30 分钟,滤过,滤液回收溶剂至干,残渣加甲醇 2ml 使溶解,作为供试品溶液。另取山茱萸对照药材 1g,同法制成对照药材溶液。再取莫诺苷对照品、马钱苷对照品,加甲醇制成每 1ml 各含 1mg 的溶液,作为对照品溶液。照薄层色谱法(通则 0502)试验,吸取上述供试品溶液 5μl,对照药材溶液及对照品溶液各 3μl,分别点于同一硅胶 G 薄层板上,以三氯甲烷-甲醇(3∶1)为展开剂,展开,取出,晾干,喷以 10%硫酸乙醇溶液,在 105℃加热至斑点显色清晰,置紫外光灯(365nm)下检视。供试品色谱中,在与对照药材色谱和对照品色谱相应的位置上,显相同颜色的荧光斑点。

【检查】 应符合丸剂项下有关的各项规定(通则 0108)。

【含量测定】 山茱萸 照高效液相色谱法(通则 0512)测定。

色谱条件与系统适用性试验 以十八烷基硅烷键合硅胶为填充剂;以乙腈为流动相 A,以 0.3%磷酸溶液为流动相 B,按下表中的规定进行梯度洗脱;检测波长为 240nm。理论板数按莫诺苷、马钱苷峰计算均应不低于 4000。

时间(分钟)	流动相 A(%)	流动相 B(%)
0~5	5→8	95→92
5~20	8	92
20~35	8→20	92→80
35~45	20→60	80→40
45~55	60	40

对照品溶液的制备 取莫诺苷对照品和马钱苷对照品适量,精密称定,加 50%甲醇制成每 1ml 含莫诺苷与马钱苷各 20μg 的混合溶液,即得。

供试品溶液的制备 取本品水蜜丸,研细,取约 0.7g,精密称定;或取小蜜丸或重量差异项下的大蜜丸,剪碎,混匀,取约 1g,精密称定,置具塞锥形瓶中,精密加入 50%甲醇 25ml,密塞,称定重量,加热回流 1 小时,放冷,再称定重量,用 50%甲醇补足减失的重量,摇匀,滤过,取续滤液,即得。

测定法 分别精密吸取对照品溶液与供试品溶液各 10μl,注入液相色谱仪,测定,即得。

本品含山茱萸以莫诺苷($C_{17}H_{26}O_{11}$)和马钱苷($C_{17}H_{26}O_{10}$)的总量计,水蜜丸每 1g 不得少于 0.90mg;小蜜丸每 1g 不得少于 0.63mg;大蜜丸每丸不得少于 5.7mg。

牡丹皮 照高效液相色谱法(通则 0512)测定。

色谱条件与系统适用性试验 以十八烷基硅烷键合硅胶为填充剂;以甲醇-水(50∶50)为流动相;检测波长为 274nm。理论板数按丹皮酚峰计算应不低于 4000。

对照品溶液的制备 取丹皮酚对照品适量,精密称定,加甲醇制成每 1ml 含 20μg 的溶液,即得。

供试品溶液的制备 取本品水蜜丸,研碎,取约 0.4g,精密称定;或取小蜜丸或重量差异项下的大蜜丸,剪碎,混匀,取约 0.5g,精密称定,置具塞锥形瓶中,精密加入 50%甲醇 50ml,密塞,称定重量,超声处理(功率 250W,频率 33kHz)45 分钟,放冷,再称定重量,用 50%甲醇补足减失的重量,摇匀,滤过,取续滤液,即得。

测定法 分别精密吸取对照品溶液 10μl 与供试品溶液 20μl,注入液相色谱仪,测定,即得。

本品含牡丹皮以丹皮酚($C_9H_{10}O_3$)计,水蜜丸每 1g 不得少于 0.58mg;小蜜丸每 1g 不得少于 0.42mg;大蜜丸每丸不得少于 3.8mg。

【功能与主治】 温肾化气,利水消肿。用于肾阳不足、水湿内停所致的肾虚水肿、腰膝酸重、小便不利、痰饮咳喘。

【用法与用量】 口服。水蜜丸一次 6g,小蜜丸一次 9g,大蜜丸一次 1 丸,一日 2~3 次。

【规格】 大蜜丸每丸重 9g

【贮藏】 密封。

洋参保肺丸

Yangshen Baofei Wan

【处方】 罂粟壳 120g　　　　五味子(醋炙)30g
川贝母 60g　　　　　陈皮 60g
砂仁 30g　　　　　　枳实 60g
麻黄 30g　　　　　　苦杏仁 60g
石膏 30g　　　　　　甘草 60g
玄参 60g　　　　　　西洋参 45g

【制法】 以上十二味,西洋参粉碎成细粉;其余罂粟壳等十一味粉碎成细粉,过筛,混匀,与西洋参粉末配研,过筛,混匀。每 100g 粉末加炼蜜 120~130g 制成大蜜丸,即得。

【性状】 本品为黑褐色的大蜜丸;味甜、微苦。

【鉴别】 (1)取本品,置显微镜下观察:种皮表皮厚壁细胞淡黄棕色,表面观类多角形,壁较厚,孔沟细密,胞腔含暗棕色物(五味子)。内种皮厚壁细胞黄棕色或棕红色,表面观类多角形,壁厚,胞腔内含硅质块(砂仁)。气孔特异,保卫细胞侧面观似哑铃状(麻黄)。不规则片状结晶无色,有平直纹理(石膏)。纤维束周围薄壁细胞含草酸钙方晶,形成晶纤维(甘草)。石细胞黄棕色或无色,类长方形、类圆形或形状不规则,层纹明显,直径约至 94μm(玄参)。

(2)取本品 2 丸,剪碎,加硅藻土 6g,研匀,加浓氨试液 2ml、三氯甲烷 50ml,加热回流 30 分钟,滤过,滤液蒸干,残渣加甲醇 0.5ml 使溶解,作为供试品溶液。另取罂粟壳对照药材 1g,加三氯甲烷 30ml,同法制成对照药材溶液。照薄层色谱法(通则 0502)试验,吸取上述两种溶液各 10μl,分别点于同一用 2%氢氧化钠溶液制备的硅胶 G 薄层板上,以甲苯-丙酮-无水乙醇-浓氨试液(20:20:3:1)为展开剂,展开,取出,晾干,依次喷以稀碘化铋钾试液和亚硝酸钠乙醇试液。供试品色谱中,在与对照药材色谱相应的位置上,显相同颜色的斑点。

(3)取本品 4 丸,剪碎,加硅藻土 12g,研匀,加浓氨试液 5ml、三氯甲烷 50ml,加热回流 1 小时,放冷,滤过,滤液用 0.1mol/L 盐酸溶液振摇提取 2 次,每次 20ml,合并提取液,用浓氨试液调节 pH 值至 10,用三氯甲烷振摇提取 2 次,每次 20ml,合并三氯甲烷液,蒸干,残渣加乙醇 0.5ml 使溶解,作为供试品溶液。另取川贝母对照药材 2g,加浓氨试液 1ml、三氯甲烷 30ml,同法制成对照药材溶液。照薄层色谱法(通则 0502)试验,吸取供试品溶液 10μl、对照药材溶液 5μl,分别点于同一硅胶 G 薄层板上,以正己烷-乙酸乙酯-二乙胺(12:10:1)为展开剂,展开,取出,晾干,依次喷以稀碘化铋钾试液和亚硝酸钠乙醇试液。供试品色谱中,在与对照药材色谱相应的位置上,显相同颜色的斑点。

(4)取本品 1 丸,剪碎,加硅藻土 3g,研匀,加甲醇 30ml,超声处理 30 分钟,滤过,滤液蒸干,残渣用适量水溶解,加在聚酰胺柱(60~80 目,3g,内径 1cm)上,用水 50ml 洗脱,再用甲醇 50ml 洗脱,收集甲醇洗脱液,蒸干,残渣加乙醇 1ml 使溶解,作为供试品溶液。另取橙皮苷对照品,加甲醇制成饱和溶液,作为对照品溶液。照薄层色谱法(通则 0502)试验,吸取供试品溶液 2μl、对照品溶液 10μl,分别点于同一硅胶 G 薄层板上,以乙酸乙酯-甲醇-水(100:17:13)为展开剂,展开,展距约 3cm,取出,晾干,再以甲苯-乙酸乙酯-甲酸-水(20:10:1:1)的上层溶液为展开剂,展开,展距约 8cm,取出,晾干,喷以三氯化铝试液,置紫外光灯(365nm)下检视。供试品色谱中,在与对照品色谱相应的位置上,显相同颜色的荧光斑点。

(5)取盐酸麻黄碱对照品,加乙醇制成每 1ml 含 1mg 的溶液,作为对照品溶液。照薄层色谱法(通则 0502)试验,吸取对照品溶液 2μl 及〔鉴别〕(3)项下的供试品溶液 10~20μl,分别点于同一硅胶 G 薄层板上,以三氯甲烷-甲醇-浓氨试液(4:1:0.1)为展开剂,展开,取出,晾干,喷以茚三酮试液,在 105℃加热至斑点显色清晰。供试品色谱中,在与对照品色谱相应的位置上,显相同颜色的斑点。

(6)取本品 1.5 丸,切碎,加硅藻土 4.5g,研匀,加三氯甲烷 50ml,加热回流 1 小时,放冷,滤过,弃去三氯甲烷液,药渣挥尽溶剂,加甲醇 50ml,加热回流 1 小时,放冷,滤过,滤液蒸干,残渣加水 20ml 使溶解,用水饱和的正丁醇振摇提取 3 次,每次 20ml,合并正丁醇液,用 0.1mol/L 氢氧化钠溶液洗涤 2 次,每次 20ml,再用正丁醇饱和的水 20ml 洗涤,正丁醇液蒸干,残渣加甲醇 1ml 使溶解,作为供试品溶液。另取西洋参对照药材 0.5g,加三氯甲烷 30ml,同法制成对照药材溶液。再取拟人参皂苷 F₁₁ 对照品、人参皂苷 Rb₁ 对照品、人参皂苷 Re 对照品、人参皂苷 Rg₁ 对照品,加甲醇制成每 1ml 各含 1mg 的混合溶液,作为对照品溶液。照薄层色谱法(通则 0502)试验,吸取上述三种溶液各 2μl,分别点于同一高效硅胶 G 薄层板上,以三氯甲烷-乙酸乙酯-甲醇-水(15:40:22:10)5~10℃放置 12 小时的下层溶液为展开剂,展开,取出,晾干,喷以 10%硫酸乙醇溶液,在 105℃加热至斑点显色清晰,分别置日光及紫外光灯(365nm)下检视。供试品色谱中,在与对照药材色谱和对照品色谱相应的位置上,日光下显相同颜色的斑点;紫外光下显相同颜色的荧光斑点。

【检查】 应符合丸剂项下有关的各项规定(通则 0108)。

【功能与主治】 滋阴补肺,止嗽定喘。用于阴虚肺热,咳嗽痰喘,胸闷气短,口燥咽干,睡卧不安。

【用法与用量】 口服。一次 2 丸,一日 2~3 次。

【注意】 感冒咳嗽者忌服。

【规格】 每丸重 6g

【贮藏】 密封。

津力达颗粒

Jinlida Keli

【处方】

人参 184.5g	黄精 244.5g
麸炒苍术 122.2g	苦参 100g
麦冬 244.5g	地黄 184.5g
制何首乌 149g	山茱萸 244.5g
茯苓 149	佩兰 100g
黄连 100g	知母 122.2g
炙淫羊藿 100g	丹参 160g
粉葛 244.5g	荔枝核 244.5g
地骨皮 149g	

【制法】 以上十七味,佩兰、麸炒苍术提取挥发油,蒸馏后水溶液过滤,备用;山茱萸用 7 倍量 75％乙醇作溶剂,浸渍 24 小时后,进行渗漉,收集渗漉液,回收乙醇并浓缩至相对密度为 1.30～1.35(60℃)的稠膏,烘干,备用;人参、麦冬、炙淫羊藿、知母、粉葛加乙醇回流提取 3 次,每次 2 小时,合并提取液,滤过,滤液回收乙醇并浓缩至相对密度为 1.30～1.35(60℃)的稠膏,烘干,备用;其余黄精等九味加水煎煮二次,每次 2 小时,煎液滤过,滤液合并,与上述蒸馏后的水溶液合并,浓缩至相对密度为 1.10～1.15(60℃)的清膏,加乙醇使含醇量达 60％,冷藏 24 小时,滤过,滤液回收乙醇并浓缩至相对密度为 1.30～1.35(60℃)的稠膏,烘干,将上述各干膏合并,粉碎成细粉,加入乳糖粉、糊精适量,混匀,制粒,干燥,喷入挥发油,混匀,制成 1000g,即得。

【性状】 本品为浅黄色至棕黄色的颗粒;气微香,味微苦。

【鉴别】 (1)取本品 10g,研细,加 80％甲醇 50ml,超声处理 20 分钟,滤过,滤液回收溶剂至干,残渣加水 20ml 使溶解,加三氯甲烷振摇提取 2 次,每次 20ml,弃去三氯甲烷液,水液加水饱和的正丁醇振摇提取 3 次(20ml,20ml,15ml),合并正丁醇提取液,加 1％氢氧化钠溶液洗涤 2 次,每次 30ml,弃去洗涤液,再加正丁醇饱和的水洗涤 2 次,每次 30ml,弃去洗涤液,正丁醇液回收溶剂至干,残渣加甲醇 2ml 使溶解,作为供试品溶液。另取人参对照药材 1g,加 80％甲醇 20ml,同法制成对照药材溶液。再取人参皂苷 Rg₁ 对照品、人参皂苷 Re 对照品、人参皂苷 Rb₁ 对照品,加甲醇制成每 1ml 各含 0.5mg 的混合溶液,作为对照品溶液。照薄层色谱法(通则 0502)试验,吸取上述三种溶液各 5μl,分别点于同一硅胶 G 薄层板上,以三氯甲烷-乙酸乙酯-甲醇-水-冰醋酸(50：20：30：10：10)10℃ 以下放置的下层溶液为展开剂,展开,取出,晾干,喷以 10％硫酸乙醇溶液,在 105℃加热至斑点显色清晰,置日光下检视。供试品色谱中,在与对照药材色谱和对照品色谱相应的位置上,显相同颜色的主斑点和斑点。

(2)取本品 10g,研细,加 80％甲醇 50ml,超声处理 20 分钟,滤过,滤液回收溶剂至干,残渣加水 20ml 使溶解,用乙酸乙酯振摇提取 2 次,每次 20ml,合并乙酸乙酯提取液,回收溶剂至干,残渣加甲醇 3ml 使溶解,加在聚酰胺柱(60～80 目,1g,柱内径为 1cm)上,用甲醇 3ml 洗脱,收集洗脱液,作为供试品溶液。另取制何首乌对照药材 0.5g,加甲醇 8ml,超声处理 20 分钟,滤过,取滤液加在聚酰胺柱(60～80 目,1g,柱内径为 1cm)上,收集流出液,作为对照药材溶液。再取淫羊藿苷对照品,加甲醇制成每 1ml 含 0.4mg 的溶液,作为对照品溶液。照薄层色谱法(通则 0502)试验,吸取供试品溶液 3μl、对照药材溶液和对照品溶液各 1μl,分别点于同一聚酰胺薄膜上,以乙酸乙酯-丁酮-甲醇-甲酸-水(5：5：1：0.5：0.5)为展开剂,展开,取出,晾干,立即置紫外光灯(365nm)下检视。供试品色谱中,在与制何首乌对照药材色谱相应的位置上,显相同颜色的荧光主斑点。再喷以 1％三氯化铝乙醇溶液,热风吹干,置紫外光灯(365nm)下检视。供试品色谱中,在与对照品色谱相应的位置上,显相同颜色的荧光斑点。

(3)取本品 5g,研细,加甲醇 10ml,超声处理 20 分钟,滤过,滤液作为供试品溶液。另取黄连对照药材 30mg,加甲醇 10ml,超声处理 20 分钟,滤过,滤液作为对照药材溶液。照薄层色谱法(通则 0502)试验,吸取上述两种溶液各 5μl,分别点于同一硅胶 G 薄层板上,以乙酸乙酯-甲醇-异丙醇-浓氨试液(8：1：1：1)为展开剂,在展开槽另一侧加浓氨试液 1ml,饱和 5 分钟,展开,取出,晾干,置紫外光灯(365nm)下检视。供试品色谱中,在与对照药材色谱相应的位置上,显 2 个以上相同颜色的荧光主斑点。

(4)取本品 5g,研细,加 50％丙酮 10ml,超声处理 20 分钟,滤过,滤液作为供试品溶液。另取知母对照药材 0.2g,同法制成对照药材溶液。照薄层色谱法(通则 0502)试验,吸取上述两种溶液各 3μl,分别点于同一硅胶 H 薄层板上,以正丁醇-冰醋酸-水(6：2：2)为展开剂,展开,取出,晾干,喷以 10％硫酸乙醇溶液,在 105℃加热 5 分钟,立即置紫外光灯(365nm)下检视。供试品色谱中,在与对照药材色谱相应的位置上,显相同颜色的荧光主斑点。

(5)取丹参对照药材 0.5g,加甲醇 5ml,超声处理 20 分钟,滤过,滤液作为对照药材溶液。另取葛根素对照品,加甲醇制成每 1ml 含 1mg 的溶液,作为对照品溶液。照薄层色谱法(通则 0502)试验,吸取〔鉴别〕(3)项下的供试品溶液和上述对照药材溶液、对照品溶液各 5μl,分别点于同一硅胶 G 薄层板上,以三氯甲烷-丙酮-甲酸(5：3：1)为展开剂,展开,取出,晾干,置饱和氨蒸气中熏至斑点显色清晰,置紫外光灯(365nm)下检视。供试品色谱中,在与对照药材色谱和对照品色谱相应的位置上,显相同颜色的荧光主斑点和斑点。

【检查】 应符合颗粒剂项下有关的各项规定(通则 0104)。

【含量测定】 照高效液相色谱法(通则 0512)测定。

色谱条件与系统适用性试验 以氨基键合硅胶为填充剂;以乙腈-无水乙醇-2％磷酸溶液(84：7：9)为流动相;检测波长为 210nm。理论板数按苦参碱峰计算应不低于 2000。

对照品溶液的制备 取苦参碱对照品适量,精密称定,加甲醇制成每 1ml 含 0.3mg 的溶液,临用时加盐酸-甲醇(1:25)混合溶液稀释成每 1ml 含苦参碱 30μg 的溶液,即得。

供试品溶液的制备 取装量差异项下的本品适量,研细,取约 1g,精密称定,置具塞锥形瓶中,精密加入 80% 甲醇 50ml,密塞,称定重量,超声处理(功率 250W,频率 40kHz,温度 30℃)20 分钟,放冷,再称定重量,用 80% 甲醇补足减失的重量,摇匀,滤过,精密量取续滤液 25ml,蒸干,残渣加水 0.5ml 使润湿,再加甲醇转移至中性氧化铝柱(120~150 目,4g,柱内径为 1cm)上,用甲醇洗脱至 10ml 量瓶中,加甲醇至刻度,摇匀,滤过,取续滤液,即得。

测定法 分别精密吸取对照品溶液与供试品溶液各 10μl,注入液相色谱仪,测定,即得。

本品每袋含苦参以苦参碱($C_{15}H_{24}N_2O$)计,不得少于 1.3mg。

【功能与主治】 益气养阴,健脾运津。用于 2 型糖尿病气阴两虚证,症见:口渴多饮,消谷易饥,尿多,形体渐瘦,倦怠乏力,自汗盗汗,五心烦热,便秘等。

【用法与用量】 开水冲服。一次 1 袋,一日 3 次。8 周为一疗程,或遵医嘱。对已经使用西药患者,可合并使用本品,并根据血糖情况,酌情调整西药用量。

【注意】 忌食肥甘厚味、油腻食物。孕妇慎用。

【规格】 每袋装 9g

【贮藏】 密封,防潮,置阴凉干燥处。

宣肺止嗽合剂

Xuanfei Zhisou Heji

【处方】

荆芥 50g	前胡 50g
桔梗 50g	蜜百部 50g
蜜紫菀 50g	陈皮 42g
鱼腥草 75g	薄荷 42g
蜜罂粟壳 50g	蜜甘草 42g

【制法】 以上十味,荆芥、前胡、蜜紫菀、陈皮、薄荷五味用水蒸气蒸馏提取挥发油备用;分取水煎液,药渣加水煎煮 1 小时,滤过,合并水煎液,备用。其余五味加水煎煮两次,第一次 2 小时,第二次 1 小时,滤过,滤液与上述水煎液合并,浓缩成相对密度约为 1.17~1.22(50℃)的清膏,加乙醇使含醇量达 60%,搅匀,放置 12 小时,取上清液,余液经高速离心分取液体与上清液合并,减压回收乙醇至相对密度约为 1.17~1.22(50℃)的清膏,加入挥发油,加蔗糖 200g,加水至近全量,搅匀,加苯甲酸钠 2g,用水调整总量至 1000ml,搅匀,即得。

【性状】 本品为红棕色至棕褐色的液体;气芳香,味微甜。

【鉴别】 (1)取本品 30ml,用三氯甲烷提取两次,每次 20ml,合并三氯甲烷液,低温回收溶剂至干,水液备用;残渣用无水乙醇 1ml 使溶解,作为供试品溶液。另取荆芥对照药材 1g,加三氯甲烷 20ml,超声处理 30 分钟,滤过,滤液低温回收溶剂至干,残渣用无水乙醇 1ml 使溶解,作为对照药材溶液。再取薄荷脑对照品,用无水乙醇制成每 1ml 含 1mg 的溶液,作为对照品溶液。照薄层色谱法(通则 0502)试验,吸取上述三种溶液各 5μl,分别点于同一硅胶 G 薄层板上,以正己烷-乙酸乙酯(17:3)为展开剂,展开、取出、晾干,喷以茴香醛试液,在 105℃ 加热至斑点显色清晰。供试品色谱中,在与对照药材色谱和对照品色谱相应的位置上,显相同颜色的斑点。

(2)取紫菀对照药材 1g,加水加热回流 1 小时,滤过,滤液用三氯甲烷提取两次,每次 30ml,合并三氯甲烷提取液,回收溶剂至干,残渣用无水乙醇 1ml 使溶解,作为对照药材溶液。照薄层色谱法(通则 0502)试验,吸取上述对照药材溶液与〔鉴别〕(1)项下的供试品溶液各 5μl,分别点于同一硅胶 G 薄层板上,以甲苯-乙酸乙酯-甲醇-甲酸(20:10:1:1)为展开剂,展开、取出、晾干,置紫外光灯(365nm)下检视。供试品色谱中,在与对照药材色谱相应的位置上,显相同颜色的荧光斑点。

(3)取〔鉴别〕(1)项下三氯甲烷提取后的备用水溶液,用水饱和的正丁醇提取两次,每次 30ml,合并正丁醇液,用水洗两次,回收溶剂至干,残渣加水 5ml 使溶解,通过 D101 型大孔吸附树脂柱(柱内径 1.5cm,柱长 12cm),用水 30ml 洗脱,弃去水液,再用 50% 乙醇 40ml 洗脱,收集洗脱液,蒸干,残渣用甲醇 2ml 使溶解,作为供试品溶液。另取甘草对照药材 1g,加水 20ml,加热回流 1 小时,滤过,滤液用水饱和的正丁醇 30ml 振摇提取,分取正丁醇液,回收溶剂至干,残渣用甲醇 2ml 使溶解,作为对照药材溶液。照薄层色谱法(通则 0502)试验,吸取上述两种溶液各 5μl 分别点于同一用 1% 氢氧化钠溶液制备的硅胶 G 薄层板上,以乙酸乙酯-甲酸-冰醋酸-水(15:1:1:2)为展开剂,展开、取出、晾干,喷以 10% 硫酸乙醇溶液,于 105℃ 加热至斑点显色清晰。供试品色谱中,在与对照药材色谱相应的位置上,显相同颜色的斑点。

(4)取本品 30ml,加 7% 硫酸乙醇溶液 10ml,加热回流 3 小时,放冷,用三氯甲烷提取两次,每次 20ml,合并三氯甲烷提取液,用氨试液洗涤两次,每次 20ml,弃去氨试液,再用水洗涤两次,每次 20ml,弃去洗液,三氯甲烷提取液回收溶剂至干,残渣用甲醇 1ml 使溶解,作为供试品溶液。另取桔梗对照药材 1g,自"加 7% 硫酸乙醇-水(1:3)的混合溶液 20ml"起,同法制备对照药材溶液。照薄层色谱法(通则 0502)试验,吸取上述两种溶液各 10μl,分别点于同一硅胶 G 薄层板上使成条状,以三氯甲烷-乙醚(1:1)为展开剂,展开、取出、晾干,喷以 10% 硫酸乙醇溶液,在 105℃ 加热至斑点显色清晰。供试品色谱中,在与对照药材色谱相应的位置上,显相同颜色的斑点。

（5）取本品 50ml，加氨试液调节 pH 值约为 10，用三氯甲烷提取两次，每次 20ml，合并三氯甲烷液，回收溶剂至干，残渣用无水乙醇 1ml 使溶解，作为供试品溶液。另取罂粟壳对照药材 1g，加三氯甲烷 20ml，超声处理 30 分钟，滤过，滤液回收溶剂至干，残渣用无水乙醇 1ml 使溶解，作为对照药材溶液。再取磷酸可待因对照品、盐酸罂粟碱对照品，用无水乙醇制成每 1ml 各含 1mg 的混合溶液，作为对照品溶液。照薄层色谱法（通则 0502）试验，吸取上述三种溶液各 5μl，分别点于同一硅胶 G 薄层板上，以甲苯-丙酮-乙醇-浓氨试液（20：20：3：1）为展开剂，展开、取出、晾干，喷以稀碘化铋钾试液和亚硝酸钠乙醇试液，置日光下检视。供试品色谱中，在与对照药材色谱和对照品色谱相应的位置上，显相同颜色的斑点。

【检查】　相对密度　应不低于 1.10（通则 0601）。

pH 值　应为 4.5～6.5（通则 0631）。

其他　应符合合剂项下有关的各项规定（通则 0181）。

【含量测定】　蜜罂粟壳　照高效液相色谱法（通则 0512）测定。

色谱条件与系统适用性试验　以辛基硅烷键合硅胶为填充剂；0.05mol/L 磷酸二氢钾溶液-0.005mol/L 庚烷磺酸钠溶液-乙腈（5：5：2）为流动相；检测波长为 220nm。理论板数按吗啡峰计算应不低于 1000。

对照品溶液的制备　取吗啡对照品适量，精密称定，用含 5% 醋酸的 10% 甲醇溶液制成每 1ml 含 5μg 的溶液，即得。

供试品溶液的制备　精密量取本品 2ml，置 10ml 量瓶中，加 5% 醋酸溶液适量，超声处理（功率为 120W，频率为 50kHz）30 分钟，取出，放冷，用 5% 醋酸溶液稀释至刻度，摇匀，滤过，精密量取续滤液 0.5ml，加在十八烷基硅烷键合硅胶为填充剂的固相苯取柱［250mg，3ml，加甲醇-水（3：1）混合溶液浸泡约 20 分钟后，依次用甲醇-水（3：1）混合溶液 10ml 和水 5ml 洗脱，弃去洗脱液，用氨试液洗脱至流出液 pH 值约为 9，关闭活塞］上，加氨溶液（1→2）2 滴（调 pH 值约为 9），摇匀，打开活塞，在真空泵吸引下待溶液滴尽后，用水 20ml 洗脱，弃去水液，再用含 5% 醋酸的 20% 甲醇溶液洗脱，至 5ml 量瓶中，并至刻度，摇匀，即得。

测定法　分别精密吸取对照品溶液与供试品溶液各 20μl，注入液相色谱仪，测定，即得。

本品每 1ml 含蜜罂粟壳按无水吗啡（$C_{17}H_{19}NO_3$）计算，应为 0.030～0.080mg。

陈皮　照高效液相色谱法（通则 0512）测定。

色谱条件与系统适用性试验　以十八烷基硅烷键合硅胶为填充剂；以甲醇-醋酸-水（35：4：61）为流动相；检测波长为 283nm。理论板数按橙皮苷峰计算应不低于 2000。

对照品溶液的制备　取橙皮苷对照品适量，精密称定，置 100ml 量瓶中，用甲醇制成每 1ml 含 40μg 的溶液，即得。

供试品溶液的制备　精密量取本品 2ml，置 50ml 量瓶中，加甲醇 40ml，超声处理（功率为 120W，频率为 50kHz）30 分钟，用甲醇稀释至刻度，摇匀，滤过，取续滤液，即得。

测定法　分别精密吸取对照品溶液和供试品溶液各 10μl，注入液相色谱仪，测定，即得。

本品每 1ml 含陈皮以橙皮苷（$C_{28}H_{34}O_{15}$）计，不得少于 0.60mg。

【功能与主治】　疏风宣肺，止咳化痰。用于咳嗽属风邪犯肺证，症见咳嗽、咽痒、鼻塞流涕、恶寒发热、咯痰。

【用法与用量】　口服。一次 20ml，一日 3 次。

【规格】　（1）每支装 20ml　（2）每瓶装 100ml　（3）每瓶装 120ml

【贮藏】　密封，置阴凉处。

宫 宁 颗 粒
Gongning Keli

【处方】

茜草 195g	蒲黄 156g
三七 78g	地榆 390g
黄芩 117g	地黄 195g
仙鹤草 390g	海螵蛸 390g
党参 234g	白芍 195g
甘草 78g	

【制法】　以上十一味，三七粉碎成颗粒，加 70% 乙醇回流提取 3.5 小时，合并提取液，滤过，滤液减压回收乙醇，药液备用；药渣与其余茜草等十味加水煎煮二次，第一次 2 小时，第二次 1.5 小时，煎液滤过，滤液合并，浓缩至相对密度为 1.15～1.22（60℃）的清膏，与三七药液合并，加入甜菊素 5g 及糊精适量，混匀，喷雾制粒，制成 1000g，即得。

【性状】　本品为棕色至棕褐色的颗粒；味苦、微甜。

【鉴别】　（1）取本品 5g，研细，加甲醇 30ml，加热回流 30 分钟，滤过，滤液蒸干，残渣加水 20ml 使溶解，加盐酸 1ml 和乙醚 20ml，加热回流 30 分钟，冷却至室温，分取乙醚液，挥干，残渣加乙醇 1ml 使溶解，作为供试品溶液。另取大叶茜草素对照品，加乙醇制成每 1ml 含 1mg 的溶液，作为对照品溶液。照薄层色谱法（通则 0502）试验，吸取上述两种溶液各 5μl，分别点于同一硅胶 G 薄层板上，以石油醚（60～90℃）-丙酮（15：1）为展开剂，展开，取出，晾干，置紫外光灯（365nm）下检视。供试品色谱中，在与对照品色谱相应的位置上，显相同颜色的荧光斑点。

（2）取三七皂苷 R_1 对照品、人参皂苷 Rg_1 对照品、人参皂苷 Rb_1 对照品，加甲醇制成每 1ml 各含 1mg 的混合溶液，作为对照品溶液。照薄层色谱法（通则 0502）试验，吸取〔含量测定〕项下的供试品溶液 15μl 及上述对照品溶液 2μl，分别点于同一硅胶 G 薄层板上，以三氯甲烷-甲醇-水（13：7：2）10℃ 以下放置分层的下层溶液为展开剂，展开，取出，晾干，喷以 10% 硫酸乙醇溶液，在 105℃ 加热至斑点显色清晰。供试品色谱中，在与对照品色谱相应的位置上，显相同颜色的斑点。

(3)取本品 2g,研细,加甲醇 20ml,超声处理 15 分钟,滤过,滤液蒸干,残渣加水 20ml 使溶解,滤过,滤液用稀盐酸调节 pH 值至 1~2,用乙酸乙酯振摇提取 2 次,每次 10ml,合并提取液,蒸干,残渣加甲醇 2ml 使溶解,作为供试品溶液。另取蒲黄对照药材 2g,加 80%乙醇 50ml,加热回流 1 小时,滤过,滤液蒸干,残渣加水 20ml 使溶解,同法制成对照药材溶液。照薄层色谱法(通则 0502)试验,吸取上述两种溶液各 5μl,分别点于同一聚酰胺薄膜上,以甲苯-乙酸乙酯-甲酸(5:2:0.5)为展开剂,展开,取出,晾干,喷以 2%三氯化铁乙醇溶液。供试品色谱中,在与对照药材色谱相应的位置上,显相同颜色的斑点。

(4)取黄芩苷对照品,加甲醇制成每 1ml 含 1mg 的溶液,作为对照品溶液。照薄层色谱法(通则 0502)试验,吸取〔鉴别〕(3)项下的供试品溶液与上述对照品溶液各 5μl,分别点于同一硅胶 G 薄层板上,以乙酸乙酯-丁酮-甲酸-水(5:3:1:1)为展开剂,展开,取出,晾干,喷以 6%三氯化铁乙醇溶液。供试品色谱中,在与对照品色谱相应的位置上,显相同的暗绿色斑点。

(5)取本品 4g,研细,加 75%乙醇 50ml,超声处理 30 分钟,滤过,滤液蒸干,残渣加水 10ml 使溶解,用水饱和的正丁醇振摇提取 3 次(15ml,10ml,10ml),合并正丁醇提取液,用水洗涤 2 次(10ml,10ml),弃去洗涤液,正丁醇液浓缩至约 1ml,加中性氧化铝适量,拌匀,干燥,加在中性氧化铝柱(100~200 目,1g,内径为 1.0cm)上,以乙酸乙酯-甲醇(1:1)30ml 洗脱,收集洗脱液,蒸干,残渣加乙醇 2ml 使溶解,作为供试品溶液。另取芍药苷对照品,加乙醇制成每 1ml 含 2mg 的溶液,作为对照品溶液。照薄层色谱法(通则 0502)试验,吸取供试品溶液 2μl、对照品溶液 5μl,分别点于同一硅胶 G 薄层板上,以三氯甲烷-乙酸乙酯-甲醇-甲酸(40:5:10:0.2)为展开剂,展开,取出,晾干,喷以 5%香草醛硫酸乙醇溶液,在 105℃加热至斑点显色清晰。供试品色谱中,在与对照品色谱相应的位置上,显相同颜色的斑点。

【检查】 应符合颗粒剂项下有关的各项规定(通则 0104)。

【含量测定】 照高效液相色谱法(通则 0512)测定。

色谱条件与系统适用性试验 以十八烷基硅烷键合硅胶为填充剂;以乙腈为流动相 A,以水为流动相 B,按下表中的规定进行梯度洗脱;检测波长为 203nm。理论板数按人参皂苷 Rg₁ 峰计算应不低于 4000。

时间(分钟)	流动相 A(%)	流动相 B(%)
0~30	18	82
30~55	18→30	82→70

对照品溶液的制备 取人参皂苷 Rg₁ 对照品适量,精密称定,加甲醇制成每 1ml 含 0.16mg 的溶液,即得。

供试品溶液的制备 取装量差异项下的本品,研细,取约 1g,精密称定,加甲醇 20ml,加热回流 3 次,每次 30 分钟,合并甲醇提取液,蒸干,残渣加 0.1%氢氧化钠溶液 20ml 微热使溶解,用水饱和的正丁醇振摇提取 5 次,每次 20ml,合并正丁醇提取液,用正丁醇饱和的水 20ml 洗涤 1 次,弃去水液,正丁醇液蒸干,残渣用甲醇溶解并转移至 10ml 量瓶中,加甲醇稀释至刻度,摇匀,滤过,取续滤液,即得。

测定法 分别精密吸取对照品溶液与供试品溶液各 10μl,注入液相色谱仪,测定,即得。

本品每袋含三七以人参皂苷 Rg₁($C_{42}H_{72}O_{14}$)计,不得少于 11.6mg。

【功能与主治】 化瘀清热,固经止血。用于瘀热所致的月经过多、经期延长;放置宫内节育器后引起的子宫异常出血见上述证候者。

【用法与用量】 口服。一次 1 袋,一日 3 次,连服 7 天。月经过多者于经前 2 天或来经时开始服药,经期延长者于经期第 3 天开始服药。

【规格】 每袋装 10g

【贮藏】 密封。

宫血宁胶囊

Gongxuening Jiaonang

【处方】 重楼 2000g

【制法】 重楼粉碎成粗粉,加入四倍量 70%乙醇,回流提取三次,第一次 5 小时,第二次 4 小时,第三次 3 小时,合并提取液,滤过,滤液减压回收乙醇并浓缩成稠膏,将膏溶解,用陶瓷膜(0.2μm)过滤分离,并进行适当透析洗涤,膜截留液喷雾干燥,将干膏过五号筛,加入适量的辅料,混匀,装入胶囊,制成 1000 粒,即得。

【性状】 本品为硬胶囊,内容物为浅黄棕色至灰棕色的粉末;味苦。

【鉴别】 取本品,照〔含量测定〕项下的方法试验,供试品色谱中应呈现与重楼对照提取物色谱中重楼皂苷Ⅶ、重楼皂苷 H 色谱峰保留时间相对应的色谱峰。

【检查】 应符合胶囊剂项下有关的各项规定(通则 0103)。

【含量测定】 照高效液相色谱法(通则 0512)测定。

色谱条件与系统适用性试验 以十八烷基硅烷键合硅胶为填充剂;以乙腈为流动相 A,以水为流动相 B,按下表中的规定进行梯度洗脱;检测波长为 203nm。理论板数按重楼皂苷Ⅶ峰计算应不低于 7000。

时间(分钟)	流动相 A(%)	流动相 B(%)
0~30	36→50	64→50
30~32	50→70	50→30
32~38	70	30

对照品溶液的制备 取重楼皂苷Ⅶ对照品适量,精密称定,加甲醇制成每1ml含0.1mg的溶液,作为对照品溶液。另取重楼对照提取物5mg,加甲醇10ml使溶解,作为对照提取物溶液。

供试品溶液的制备 取装量差异项下的本品内容物,混匀,研细,取约0.1g,精密称定,置具塞锥形瓶中,精密加入甲醇10ml,密塞,称定重量,超声处理(功率250W,频率25kHz)15分钟,放冷,再称定重量,用甲醇补足减失的重量,摇匀,滤过,取续滤液,即得。

测定法 分别精密吸取对照品溶液、对照提取物溶液与供试品溶液各10μl,注入液相色谱仪,测定。以对照提取物色谱为参照,对供试品色谱中相关测定成分进行定位。以重楼皂苷Ⅶ对照品为对照,分别乘以校正因子,计算重楼皂苷Ⅶ、重楼皂苷D、重楼皂苷H的含量,校正因子见下表。

待测成分	校正因子
重楼皂苷Ⅶ	1.000
重楼皂苷D	0.901
重楼皂苷H	0.895

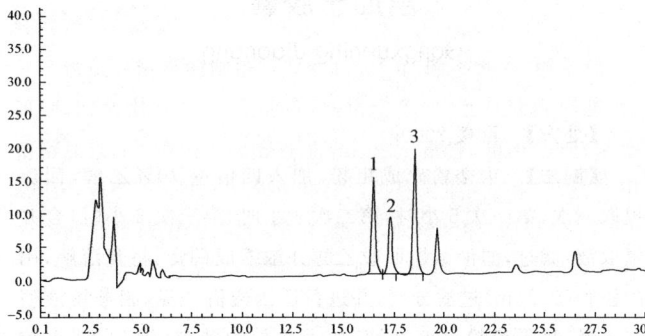

重楼对照提取物图谱

峰1:重楼皂苷Ⅶ 峰2:重楼皂苷D 峰3:重楼皂苷H

本品每粒含重楼以重楼皂苷Ⅶ($C_{51}H_{82}O_{21}$)、重楼皂苷D($C_{45}H_{72}O_{18}$)、重楼皂苷H($C_{44}H_{70}O_{17}$)的总量计,不得少于3.4mg。

【功能与主治】 凉血止血,清热除湿,化瘀止痛。用于崩漏下血,月经过多,产后或流产后宫缩不良出血及子宫功能性出血属血热妄行证者,以及慢性盆腔炎之湿热瘀结所致的少腹痛、腰骶痛、带下增多。

【用法与用量】 月经过多或子宫出血期:口服。一次1～2粒,一日3次,血止停服。慢性盆腔炎:口服。一次2粒,一日3次,4周为一疗程。

【规格】 每粒装0.13g

【贮藏】 密封。

宫 炎 平 片
Gongyanping Pian

【处方】 地稔 450g 两面针 170g
当归 140g 五指毛桃 100g
柘木 140g

【制法】 以上五味,除地稔外,其余两面针等四味粉碎成粗粉,与地稔加水煎煮二次,每次2小时,煎液滤过,滤液合并,减压浓缩至相对密度为1.23～1.28(55～60℃),加乙醇至含醇量达50%,搅匀,静置24小时,滤过,滤液回收乙醇,减压浓缩至相对密度为1.25～1.30(55～60℃),干燥,粉碎成细粉,加淀粉、滑石粉及硬脂酸镁适量,混匀,制成颗粒,干燥,压制成1000片,包糖衣或薄膜衣,即得。

【性状】 本品为糖衣片或薄膜衣片,除去包衣后显浅棕褐色至棕黑色;气微,味苦、酸、微涩。

【鉴别】 (1)取本品10片,除去包衣,研细,加甲醇30ml,超声处理30分钟,滤过,滤液蒸干,残渣加水10ml使溶解,加盐酸2ml,加热回流30分钟,立即冷却,用乙酸乙酯振摇提取2次,每次20ml,合并乙酸乙酯液,蒸干,残渣加甲醇1ml使溶解,作为供试品溶液。另取地稔对照药材1g,加甲醇10ml,同法制成对照药材溶液。再取没食子酸对照品适量,加甲醇制成每1ml含0.5mg的溶液,作为对照品溶液。照薄层色谱法(通则0502)试验,吸取上述三种溶液各10μl,分别点于同一硅胶G薄层板上,以三氯甲烷-乙酸乙酯-甲酸(6:3:1)为展开剂,展开,取出,晾干,喷以1%三氯化铁乙醇溶液。供试品色谱中,在与对照药材色谱和对照品色谱相应的位置上,显相同颜色的斑点。

(2)取本品6片,除去包衣,研细,置锥形瓶中,用适量浓氨试液浸润后,加甲醇20ml,超声处理30分钟,放冷,滤过,滤液蒸干,残渣加水20ml使溶解,用水饱和的正丁醇振摇提取2次,每次15ml,合并正丁醇液,回收溶剂至干,残渣加甲醇1ml使溶解,作为供试品溶液。另取两面针对照药材0.5g,同法制成对照药材溶液。照薄层色谱法(通则0502)试验,吸取上述两种溶液各10μl,分别点于同一硅胶G薄层板上,以三氯甲烷-丙酮-甲酸(15:4:1)为展开剂,展开,取出,晾干,置紫外光灯(365nm)下检视。供试品色谱中,在与对照药材色谱相应的位置上,显相同颜色的荧光斑点。

(3)取本品4片,除去包衣,研细,加甲醇20ml,超声处理30分钟,滤过,滤液蒸干,残渣加水15ml使溶解,用乙酸乙酯振摇提取2次,每次20ml,合并乙酸乙酯液,蒸干,残渣加三氯甲烷1ml使溶解,作为供试品溶液。另取五指毛桃对照药材2g,同法制成对照药材溶液。照薄层色谱法(通则0502)试验,吸取上述两种溶液各8μl,分别点于同一硅胶G薄层板上,以正己烷-乙酸乙酯-甲酸(4:1:0.1)为展开剂,展开,取出,晾干,喷以10%硫酸乙醇溶液,加热至斑点显色清晰。

供试品色谱中,在与对照药材色谱相应的位置上,显相同颜色的斑点。

(4)取本品 8 片,除去包衣,研细,加甲醇 20ml,超声处理 30 分钟,滤过,滤液蒸干,残渣用水 10ml 溶解,加盐酸 2ml,加热回流 30 分钟,立即冷却,用乙醚振摇提取 2 次,每次 20ml,合并乙醚液,蒸干,残渣加三氯甲烷 1ml 使溶解,作为供试品溶液。另取柘木对照药材 1g,同法制成对照药材溶液。照薄层色谱法(通则 0502)试验,吸取上述两种溶液各 5μl,分别点于同一硅胶 G 薄层板上,以石油醚(30～60℃)-甲酸乙酯-甲酸(4∶1∶0.1)为展开剂,展开,取出,晾干,置紫外光灯(365nm)下检视。供试品色谱中,在与对照药材色谱相应的位置上,显相同颜色的荧光斑点。

【检查】　应符合片剂项下有关的各项规定(通则 0101)。

【含量测定】　照高效液相色谱法(通则 0512)测定。

色谱条件与系统适用性试验　以十八烷基硅烷键合硅胶为填充剂;以乙腈-0.05%磷酸溶液(3∶97)为流动相;检测波长为 272nm。理论板数按没食子酸峰计算应不低于 5000。

对照品溶液的制备　取没食子酸对照品约 10mg,精密称定,置 100ml 量瓶中,用甲醇溶解并稀释至刻度,摇匀,精密量取 2ml,置 20ml 量瓶中,加 5%盐酸溶液至刻度,摇匀,即得(每 1ml 含没食子酸 10μg)。

供试品溶液的制备　取本品 10 片,除去包衣,精密称定,研细,取约 0.5g,精密称定,置具塞锥形瓶中,精密加入 5%盐酸溶液 100ml,称定重量,置水浴中回流水解 4 小时,放冷,再称定重量,用 5%盐酸溶液补足减失的重量,摇匀,滤过,取续滤液,即得。

测定法　分别精密吸取对照品溶液与供试品溶液各 10μl,注入液相色谱仪,测定,即得。

本品每片含地稔以没食子酸($C_7H_6O_5$)计,不得少于 0.10mg。

【功能与主治】　清热利湿,祛瘀止痛,收敛止带。用于湿热瘀阻所致带下病,症见小腹隐痛,经色紫暗、有块,带下色黄质稠;慢性盆腔炎见上述证候者。

【用法与用量】　口服。一次 3～4 片,一日 3 次。

【规格】　(1)薄膜衣片　每片重 0.26g

(2)糖衣片(片心重 0.25g)

【贮藏】　密封。

宫炎平滴丸
Gongyanping Diwan

【处方】　地稔 90g　　　两面针 34g
　　　　　当归 28g　　　五指毛桃 20g
　　　　　穿破石 28g

【制法】　以上五味,加水煎煮二次,每次 2 小时,滤过,合并滤液,浓缩至相对密度为 1.25(55～60℃)的清膏,加乙醇至含醇量达 50%,静置 24 小时,滤过,滤液回收乙醇,浓缩至稠膏状,干燥成干浸膏,粉碎成细粉,备用。取聚乙二醇适量,加热使熔融,加入上述细粉,混匀,滴入冷却的二甲硅油中,制成 1000 丸,即得。

【性状】　本品为棕色至棕黑色的滴丸;味微苦。

【鉴别】　(1)取本品 60 丸,研碎,加甲醇 30ml,超声处理 30 分钟,滤过,滤液回收溶剂至干,残渣加水 10ml 使溶解,加盐酸 2ml,加热回流 30 分钟,立即冷却,用乙酸乙酯振摇提取 2 次,每次 20ml,合并乙酸乙酯液,回收溶剂至干,残渣加甲醇 1ml 使溶解,作为供试品溶液。另取地稔对照药材 1g,加甲醇 10ml,同法制成对照药材溶液。再取没食子酸对照品,加甲醇制成每 1ml 含 0.5mg 的溶液,作为对照品溶液。照薄层色谱法(通则 0502)试验,吸取上述三种溶液各 10μl,分别点于同一硅胶 G 薄层板上,以三氯甲烷-乙酸乙酯-甲酸(9∶3∶1)为展开剂,展开,取出,晾干,喷以 1%三氯化铁乙醇溶液,置日光下检视。供试品色谱中,在与对照药材色谱和对照品色谱相应的位置上,显相同颜色的斑点。

(2)取本品 60 丸,研碎,加硅藻土 5g,研匀,加乙醇 30ml,加热回流 30 分钟,滤过,滤液蒸至近干,加乙醇 4ml 使溶解,作为供试品溶液。另取两面针对照药材 1g,加水 30ml,煎煮 30 分钟,滤过,滤液蒸至近干,加硅藻土 5g,拌匀,加乙醇 30ml,同法制成对照药材溶液。照薄层色谱法(通则 0502)试验,吸取上述两种溶液各 5μl,分别点于同一以 0.5%氢氧化钠溶液制成的硅胶 G 薄层板上,以三氯甲烷-丙酮-甲酸(15∶4∶1)为展开剂,展开,取出,晾干,置紫外光灯(365nm)下检视。供试品色谱中,在与对照药材色谱相应的位置上,显相同颜色的荧光斑点。

(3)取本品 60 丸,研碎,加甲醇 30ml,超声处理 30 分钟,滤过,滤液回收溶剂至干,残渣加水 10ml 使溶解,加盐酸 2ml,加热回流 30 分钟,冷却,用乙醚振摇提取 2 次,每次 20ml,合并乙醚液,回收溶剂至干,残渣加三氯甲烷 1ml 使溶解,作为供试品溶液。另取穿破石对照药材 2g,加水 30ml,煎煮 30 分钟,滤过,滤液置锥形瓶中,加盐酸 5ml,自"加热回流 30 分钟"起,同法制成对照药材溶液。照薄层色谱法(通则 0502)试验,吸取上述两种溶液各 5μl,分别点于同一硅胶 G 薄层板上,以石油醚(60～90℃)-甲酸乙酯-甲酸(4∶1∶0.1)为展开剂,展开,取出,晾干,置紫外光灯(365nm)下检视。供试品色谱中,在与对照药材色谱相应的位置上,显相同颜色的荧光斑点。

【检查】　应符合丸剂项下有关的各项规定(通则 0108)。

【含量测定】　照高效液相色谱法(通则 0512)测定。

色谱条件与系统适用性试验　以十八烷基硅烷键合硅胶为填充剂;以 0.1%磷酸溶液为流动相;检测波长为 217nm。理论板数按没食子酸峰计算应不低于 3000。

对照品溶液的制备　取没食子酸对照品适量,精密称定,加 5%盐酸溶液制成每 1ml 含 20μg 的溶液,即得。

供试品溶液的制备 取重量差异项下的本品,研细,混匀,取约1g,精密称定,置圆底烧瓶中,精密加入5%盐酸溶液50ml,称定重量,置水浴中回流水解4小时,放冷,再称定重量,用5%盐酸溶液补足减失的重量,摇匀,滤过,取续滤液,即得。

测定法 分别精密吸取对照品溶液与供试品溶液各10μl,注入液相色谱仪,测定,即得。

本品每丸含地稔以没食子酸(C₇H₆O₅)计,不得少于20μg。

【功能与主治】 清热利湿,祛瘀止痛,收敛止带。用于湿热瘀阻所致带下病,症见小腹隐痛,经色紫暗、有块,带下色黄质稠;慢性盆腔炎见上述证候者。

【用法与用量】 口服。一次15~20丸,一日3次。

【规格】 每丸重 50mg

【贮藏】 密闭。

宫 瘤 清 片
Gongliuqing Pian

【处方】 熟大黄 240g 土鳖虫 200g
水蛭 200g 桃仁 180g
蒲黄 160g 黄芩 120g
枳实 180g 牡蛎 240g
地黄 240g 白芍 180g
甘草 60g

【制法】 以上十一味,除桃仁、黄芩、牡蛎外,其余熟大黄等八味加水煎煮二次,第一次浸泡2小时,煮沸后再加入桃仁、黄芩煎煮1小时;第二次煎煮1小时,煎液滤过,滤液合并,减压浓缩成稠膏。牡蛎同法煎煮并减压浓缩至适量,与上述稠膏合并,减压干燥,干浸膏粉碎得浸膏粉。加入硬脂酸镁(或微晶纤维素、羧甲淀粉钠)以及淀粉适量,混匀,用85%乙醇制颗粒,干燥,压制成1000片,包薄膜衣,即得。

【性状】 本品为薄膜衣片,除去薄膜衣后显棕色至棕褐色;气微香,味微甜、略苦。

【鉴别】 (1)取大黄对照药材0.2g,加甲醇20ml,超声处理15分钟,滤过,取滤液5ml,蒸干,残渣用水10ml溶解,加盐酸1ml,加热回流30分钟,冷却,用乙醚振摇提取2次,每次20ml,合并乙醚液,低温蒸干,残渣加甲醇1ml使溶解,作为对照药材溶液。另取大黄素对照品、大黄酚对照品,分别加甲醇制成每1ml含1mg的溶液,作为对照品溶液。照薄层色谱法(通则0502)试验,吸取〔含量测定〕项下的供试品溶液15μl及上述对照药材溶液和对照品溶液各5μl,分别点于同一硅胶G薄层板上,以石油醚(30~60℃)-甲酸乙酯-甲酸(15:5:1)的上层溶液为展开剂,展开,取出,晾干,置紫外光灯(365nm)下检视。供试品色谱中,在与对照药材色谱和对

照品色谱相应的位置上,显相同颜色的荧光斑点;置氨蒸气中熏后,置日光下检视,斑点变为红色。

(2)取本品5片,研细,加甲醇20ml,超声处理15分钟,滤过,滤液浓缩至约1ml,加中性氧化铝(100~200目)2g,拌匀,干燥,加在中性氧化铝柱(100~200目,1g,柱内径为1.5cm)上,用乙酸乙酯-甲醇(1:1)的混合溶液30ml洗脱,收集洗脱液,蒸干,残渣加甲醇1ml使溶解,作为供试品溶液。另取芍药苷对照品,加甲醇制成每1ml含1mg的溶液,作为对照品溶液。照薄层色谱法(通则0502)试验,吸取上述两种溶液各10μl,分别点于同一硅胶G薄层板上,以三氯甲烷-乙酸乙酯-甲醇-甲酸(40:5:10:0.2)为展开剂,展开,取出,晾干,喷以5%香草醛硫酸溶液,加热至斑点显色清晰。供试品色谱中,在与对照品色谱相应的位置上,显相同颜色的斑点。

(3)取本品5片,研细,加甲醇20ml,加热回流20分钟,放冷,滤过,滤液蒸干,残渣加甲醇4ml使溶解,作为供试品溶液。另取辛弗林对照品,加甲醇制成每1ml含2mg的溶液,作为对照品溶液。照薄层色谱法(通则0502)试验,吸取上述两种溶液各8μl,分别点于同一硅胶G薄层板上,以甲苯-异丙醇-乙酸乙酯-甲醇-浓氨试液(12:3:6:3:1)为展开剂,在浓氨试液饱和条件下展开,取出,晾干,在105℃加热15分钟,放冷,喷以0.5%茚三酮乙醇溶液,在105℃加热至斑点显色清晰。供试品色谱中,在与对照品色谱相应的位置上,显相同颜色的斑点。

(4)取本品5片,研细,加甲醇20ml,超声处理15分钟,滤过,滤液蒸干,残渣加水20ml,加热使溶解,放冷,用盐酸调节pH值至2~3,用乙酸乙酯20ml振摇提取,乙酸乙酯液蒸干,残渣加甲醇2ml使溶解,作为供试品溶液。另取黄芩苷对照品,加甲醇制成每1ml含1mg的溶液,作为对照品溶液。照薄层色谱法(通则0502)试验,吸取上述两种溶液各5μl,分别点于同一以含4%醋酸钠的0.4%羧甲基纤维素钠溶液为黏合剂的硅胶G薄层板上,以乙酸乙酯-丁酮-甲酸-水(5:3:1:1)为展开剂,展开,取出,晾干,喷以2%三氯化铁乙醇溶液。供试品色谱中,在与对照品色谱相应的位置上,显相同颜色的斑点。

【检查】 应符合片剂项下有关的各项规定(通则0101)。

【含量测定】 照高效液相色谱法(通则0512)测定。

色谱条件与系统适用性试验 以十八烷基硅烷键合硅胶为填充剂;以甲醇-水(75:25)为流动相;检测波长为286nm。理论板数按大黄素峰计算应不低于4000。

对照品溶液的制备 取大黄素对照品、大黄酚对照品适量,精密称定,加甲醇制成每1ml各含20μg的混合溶液,即得。

供试品溶液的制备 取重量差异项下的本品,研细,取约1g,精密称定,置具塞锥形瓶中,加甲醇30ml,加热回流30分钟,放冷,滤过,滤液置50ml量瓶中,用甲醇20ml分次洗涤滤渣及滤器,洗液并入同一量瓶中,加甲醇至刻度,摇匀,精密

量取 20ml,蒸至近干,加甲醇 2ml 使溶解,再加盐酸溶液(1→10)10ml,加热回流 20 分钟,冷却,用乙醚振摇提取 4 次(20ml,20ml,10ml,10ml),合并乙醚提取液,蒸干,残渣用甲醇溶解并转移至 10ml 量瓶中,加甲醇至刻度,摇匀,滤过,取续滤液,即得。

测定法 分别精密吸取对照品溶液与供试品溶液各 10μl,注入液相色谱仪,测定,即得。

本品每片含大黄以大黄素($C_{15}H_{10}O_5$)和大黄酚($C_{15}H_{10}O_4$)的总量计,不得少于 0.65mg。

【功能与主治】 活血逐瘀,消癥破积。用于瘀血内停所致的妇女癥瘕,症见小腹胀痛、经色紫黯有块、经行不爽;子宫肌瘤见上述证候者。

【用法与用量】 口服。一次 3 片,一日 3 次,或遵医嘱。

【注意】 经期停服,孕妇禁用。

【规格】 (1)每片重 0.4g (2)每片重 0.37g

【贮藏】 密封,置阴凉干燥处。

宫瘤清胶囊

Gongliuqing Jiaonang

【处方】 熟大黄 240g   土鳖虫 200g
      水蛭 200g   桃仁 180g
      蒲黄 160g   黄芩 120g
      枳实 180g   牡蛎 240g
      地黄 240g   白芍 180g
      甘草 60g

【制法】 以上十一味,除桃仁、黄芩、牡蛎外,熟大黄等八味加水浸泡 2 小时后煎煮二次,每次 1 小时;第一次煮沸后再加入桃仁和黄芩,煎液滤过,滤液合并,浓缩至适量。牡蛎同法煎煮并浓缩,与上述浓缩液合并,加入适量的淀粉,制成颗粒,干燥,装入胶囊,制成 1000 粒,即得。

【性状】 本品为硬胶囊,内容物为棕褐色的颗粒和粉末;气微香,味微甜、微苦。

【鉴别】 (1)取本品内容物 0.5g,研细,加甲醇 20ml,超声处理 15 分钟,滤过,取滤液 5ml,蒸干,残渣用水 10ml 溶解,加盐酸 1ml,加热回流 30 分钟,冷却,用乙醚振摇提取 2 次,每次 20ml,合并乙醚液,低温蒸干,残渣加甲醇 1ml 使溶解,作为供试品溶液。另取大黄对照药材 0.2g,加甲醇 20ml,同法制成对照药材溶液。再取大黄素对照品,加甲醇制成每 1ml 含 1mg 的溶液,作为对照品溶液。照薄层色谱法(通则 0502)试验,吸取上述三种溶液各 5μl,分别点于同一以羧甲基纤维素钠为黏合剂的硅胶 H 薄层板上,以石油醚(30~60℃)-甲酸乙酯-甲酸(15:5:1)的上层溶液为展开剂,展开,取出,晾干,置紫外光灯(365nm)下检视。供试品色谱中,在与对照药材色谱相应的位置上,显相同的五个橙黄色荧光斑点;在与对照品色谱相应的位置上,显相应的橙黄色荧光斑点;用氨蒸气熏后,置日光下检视,显相同的红色斑点。

(2)取本品内容物 2g,研细,加甲醇 20ml,超声处理 15 分钟,滤过,滤液浓缩至约 1ml,加中性氧化铝(100~200 目)2g,拌匀,干燥,加在中性氧化铝柱(100~200 目,1g,内径为 1.5cm)上,用乙酸乙酯-甲醇(1:1)的混合溶液 30ml 洗脱,收集洗脱液,蒸干,残渣加甲醇 1ml 使溶解,作为供试品溶液。另取芍药苷对照品,加甲醇制成每 1ml 含 1mg 的溶液,作为对照品溶液。照薄层色谱法(通则 0502)试验,吸取上述两种溶液各 10μl,分别点于同一硅胶 G 薄层板上,以三氯甲烷-甲醇-水(13:7:2)10℃以下放置的下层溶液为展开剂,展开,取出,晾干,喷以 5%香草醛硫酸溶液,加热至斑点显色清晰。供试品色谱中,在与对照品色谱相应的位置上,显相同颜色的斑点。

(3)取本品内容物 0.8g,研细,加甲醇 20ml,加热回流 20 分钟,放冷,滤过,滤液蒸干,残渣加甲醇 1ml 使溶解,作为供试品溶液。另取辛弗林对照品,加甲醇制成每 1ml 含 2mg 的溶液,作为对照品溶液。照薄层色谱法(通则 0502)试验,吸取上述两种溶液各 5μl,分别点于同一硅胶 G 薄层板上,以三氯甲烷-丙酮-甲醇-浓氨试液(13:4:3:0.5)为展开剂,展开,取出,晾干,喷以 0.5%茚三酮乙醇溶液,在 105℃加热至斑点显色清晰。供试品色谱中,在与对照品色谱相应的位置上,显相同颜色的斑点。

(4)取本品内容物 2g,研细,加甲醇 20ml,超声处理 15 分钟,滤过,滤液蒸干,残渣加水 20ml,加热使溶解,放冷,用盐酸调节 pH 值至 2~3,用乙酸乙酯 20ml 振摇提取,乙酸乙酯液蒸干,残渣加甲醇 1ml 使溶解,作为供试品溶液。另取黄芩苷对照品,加甲醇制成每 1ml 含 1mg 的溶液,作为对照品溶液。照薄层色谱法(通则 0502)试验,吸取上述两种溶液各 5μl,分别点于同一以 4%醋酸钠的 0.4%羧甲基纤维素钠溶液为黏合剂的硅胶 G 薄层板上,以乙酸乙酯-丁酮-甲酸-水(5:3:1:1)为展开剂,展开,取出,晾干,喷以 2%三氯化铁乙醇溶液。供试品色谱中,在与对照品色谱相应的位置上,显相同颜色的斑点。

【检查】 应符合胶囊剂项下有关的各项规定(通则 0103)。

【含量测定】 照高效液相色谱法(通则 0512)测定。

色谱条件与系统适用性试验 以十八烷基硅烷键合硅胶为填充剂;以甲醇-水(75:25)为流动相;检测波长为 286nm。理论板数按大黄素峰计算应不低于 4000。

对照品溶液的制备 取大黄素对照品、大黄酚对照品适量,精密称定,加甲醇制成每 1ml 各含 20μg 的混合溶液,即得。

供试品溶液的制备 取装量差异项下的本品内容物,混匀,研细,取约 1g,精密称定,置锥形瓶中,加甲醇 30ml,加热回流 30 分钟,放冷,滤入 50ml 量瓶中,用甲醇 20ml 分次洗涤滤渣及滤器,洗液并入同一量瓶中,加甲醇至刻度,摇匀,精密量取 20ml,蒸干,残渣加盐酸溶液(1→10)10ml 溶解,加热回流 20 分钟,冷却,用乙醚振摇提取 4 次(20ml,20ml,10ml,10ml),合并乙醚提取液,蒸干,残渣用甲醇溶解并转移至 10ml 量瓶中,加甲醇至刻度,摇匀,滤过,取续滤液,即得。

测定法　分别精密吸取对照品溶液与供试品溶液各 10μl,注入液相色谱仪,测定,即得。

本品每粒含熟大黄以大黄素($C_{15}H_{10}O_5$)和大黄酚($C_{15}H_{10}O_4$)的总量计,不得少于 0.65mg。

【功能与主治】　活血逐瘀,消癥破积。用于瘀血内停所致的妇女癥瘕,症见小腹胀痛、经色紫暗有块、经行不爽;子宫肌瘤见上述证候者。

【用法与用量】　口服。一次 3 粒,一日 3 次;或遵医嘱。

【注意】　经期停服,孕妇禁用。

【规格】　每粒装 0.37g

【贮藏】　密封。

穿心莲内酯滴丸
Chuanxinlianneizhi Diwan

【处方】　穿心莲内酯 150g

【制法】　取等量的聚乙二醇 6000、聚乙二醇 4000,混合均匀,加热熔融,加入穿心莲内酯,混匀,滴制成丸,包薄膜衣,制成 1000 袋,即得。

【性状】　本品为黄色的包衣滴丸,除去包衣后显类白色;味苦。

【鉴别】　本品研细,取 0.1g,加乙醇 10ml 使溶解,滤过,滤液作为供试品溶液。另取穿心莲内酯对照品,加乙醇制成每 1ml 含 1mg 的溶液,作为对照品溶液。照薄层色谱法(通则 0502)试验,吸取供试品溶液 3μl 与对照品溶液 5μl,分别点于同一硅胶 GF_{254} 薄层板上,以二氯甲烷-甲醇(10∶1)为展开剂,展开,取出,晾干,置紫外光灯(254nm)下检视。供试品色谱中,在与对照品色谱相应的位置上,显相同颜色的斑点。

【检查】　溶出度　取本品 1 袋,照溶出度与释放度测定法(通则 0931 第二法),以 1% 十二烷基硫酸钠溶液 1000ml 为溶出介质,转速为每分钟 75 转,依法操作,经 45 分钟时,取溶液适量,滤过,取续滤液,作为供试品溶液。另取穿心莲内酯对照品适量,精密称定,加甲醇适量使溶解,用溶出介质定量稀释制成每 1ml 约含穿心莲内酯 0.15mg 的溶液,作为对照品溶液。照〔含量测定〕项下的方法测定,计算每袋的溶出量。限度为标示量的 75%,应符合规定。

装量差异　取本品 10 袋,分别称定每袋内容物的重量,求出平均装量,每袋装量与平均装量相比较,超出装量差异限度(±10%)的不得多于 2 袋,并不得有 1 袋超出装量差异限度 1 倍。

其他　除溶散时限不检查外,其他应符合丸剂项下有关的各项规定(通则 0108)。

【含量测定】　照高效液相色谱法(通则 0512)测定。

色谱条件与系统适用性试验　以十八烷基硅烷键合硅胶为填充剂;以甲醇-水(50∶50)为流动相;检测波长为 225nm。理论板数按穿心莲内酯峰计算应不低于 4000。

对照品溶液的制备　取穿心莲内酯对照品适量,精密称定,加甲醇制成每 1ml 含 60μg 的溶液,即得。

供试品溶液的制备　取装量差异项下的本品,研细,取约 80mg,精密称定,加甲醇适量,超声处理(120W,40kHz)25 分钟使分散均匀,放至室温,转移至 25ml 量瓶中,加甲醇稀释至刻度,摇匀,滤过,精密量取续滤液 2ml,置 25ml 量瓶中,加甲醇稀释至刻度,摇匀,即得。

测定法　分别精密吸取对照品溶液与供试品溶液各 5μl,注入液相色谱仪,测定,即得。

本品每袋含穿心莲内酯($C_{20}H_{30}O_5$)应为标示量的 90.0%～110.0%。

【功能与主治】　清热解毒,抗菌消炎。用于上呼吸道感染,细菌性痢疾。

【用法与用量】　口服。一次 1 袋,一日 3 次。

【注意】　脾胃虚寒者慎用。

【规格】　每袋含穿心莲内酯 0.15g

【贮藏】　遮光,密闭保存。

穿心莲片
Chuanxinlian Pian

【处方】　穿心莲 1000g

【制法】　取穿心莲,用 85% 乙醇热浸提取二次,每次 2 小时,合并提取液,滤过,滤液回收乙醇,浓缩至适量,干燥,加辅料适量,制成颗粒,干燥,压制成 1000 片(小片)或 500 片(大片),包糖衣或薄膜衣,即得。

【性状】　本品为糖衣片或薄膜衣片,除去包衣后显灰褐色至棕褐色;味苦。

【鉴别】　取〔含量测定〕项下的备用续滤液作为供试品溶液。另取穿心莲对照药材 0.5g,加甲醇 30ml,超声处理 30 分钟,滤过,滤液浓缩至约 5ml,作为对照药材溶液。再取脱水穿心莲内酯对照品,加甲醇制成每 1ml 含 1mg 的溶液,作为对照品溶液。照薄层色谱法(通则 0502)试验,吸取上述三种溶液各 5μl,分别点于同一硅胶 GF_{254} 薄层板上,以三氯甲烷-乙酸乙酯-甲醇(20∶15∶2)为展开剂,在 28℃ 以下展开,取出,晾干。置紫外光灯(254nm)下检视,供试品色谱中,在与对照药材色谱和对照品色谱相应的位置上,显相同颜色的斑点;喷以 2% 3,5-二硝基苯甲酸乙醇溶液与 2mol/L 氢氧化钾溶液等体积的混合液(临用配制),立即置日光下检视,供试品色谱中,在与对照药材色谱和对照品色谱相应的位置上,显相同颜色的斑点。

【检查】　应符合片剂项下有关的各项规定(通则 0101)。

【含量测定】　照高效液相色谱法(通则 0512)测定。

色谱条件与系统适用性试验　以十八烷基硅烷键合硅胶为填充剂;以甲醇-水(60∶40)为流动相;检测波长为 254nm。理论板数按脱水穿心莲内酯峰计算应不低于 2000。

对照品溶液的制备　取脱水穿心莲内酯对照品适量,精密称定,加甲醇制成每 1ml 含 0.1mg 的溶液,即得。

供试品溶液的制备　取本品 20 片(小片)或 10 片(大片),除去包衣,精密称定,研细,取 0.5g,精密称定,置具塞锥形瓶中,精密加入甲醇 25ml,密塞,称定重量,浸泡 1 小时,超声处理(功率 250W,频率 33kHz)30 分钟,放冷,再称定重量,用甲醇补足减失的重量,摇匀,滤过,精密量取续滤液 10ml(剩余的续滤液备用),加在中性氧化铝柱(200～300 目,5g,柱内径为 1.5cm)上,用甲醇 20ml 洗脱,收集洗脱液,置 50ml 量瓶中,加甲醇至刻度,摇匀,即得。

测定法　分别精密吸取对照品溶液与供试品溶液各 10μl,注入液相色谱仪,测定,即得。

本品每片含脱水穿心莲内酯($C_{20}H_{28}O_4$),小片不得少于 4.0mg,大片不得少于 8.0mg。

【功能与主治】　清热解毒,凉血消肿。用于邪毒内盛,感冒发热,咽喉肿痛,口舌生疮,顿咳劳嗽,泄泻痢疾,热淋涩痛,痈肿疮疡,毒蛇咬伤。

【用法与用量】　口服。一次 2～3 片(小片),一日 3～4 次;或一次 1～2 片(大片),一日 3 次。

【贮藏】　密封。

穿心莲胶囊

Chuanxinlian Jiaonang

【处方】　穿心莲 1000g

【制法】　取穿心莲,用 85% 乙醇热浸提取二次,每次 2 小时,合并提取液,滤过,滤液回收乙醇,浓缩成稠膏状,干燥,加辅料适量,制成颗粒,干燥,装入胶囊,制成 1000 粒,即得。

【性状】　本品为硬胶囊,内容物为棕绿色至墨绿色的颗粒和粉末;味苦。

【鉴别】　(1)取〔含量测定〕项下的备用续滤液作为供试品溶液。另取穿心莲对照药材 0.5g,加甲醇 30ml,超声处理 30 分钟,滤过,滤液浓缩至 5ml,作为对照药材溶液。再取脱水穿心莲内酯对照品,加甲醇制成每 1ml 含 1mg 的溶液,作为对照品溶液。照薄层色谱法(通则 0502)试验,吸取上述三种溶液各 5μl,分别点于同一硅胶 GF$_{254}$ 薄层板上,以三氯甲烷-乙酸乙酯-甲醇(20∶15∶2)为展开剂,展开,取出,晾干,置紫外光灯(254nm)下检视。供试品色谱中,在与对照药材

色谱和对照品色谱相应的位置上,显相同颜色的斑点;再喷以 2% 3,5-二硝基苯甲酸乙醇溶液与 2mol/L 氢氧化钾溶液(1∶1)混合溶液(临用配制),立即置日光下检视,显相同颜色的斑点。

【检查】　应符合胶囊剂项下有关的各项规定(通则 0103)。

【含量测定】　照高效液相色谱法(通则 0512)测定。

色谱条件与系统适用性试验　以十八烷基硅烷键合硅胶为填充剂;以甲醇-水(60∶40)为流动相;检测波长为 254nm。理论板数按脱水穿心莲内酯峰计算应不低于 2000。

对照品溶液的制备　取脱水穿心莲内酯对照品适量,精密称定,加甲醇制成每 1ml 含 0.1mg 的溶液,即得。

供试品溶液的制备　取装量差异项下的本品内容物,研细,取约 0.5g,精密称定,置具塞锥形瓶中,精密加入甲醇 25ml,密塞,称定重量,浸泡 1 小时,超声处理(功率 250W,频率 33kHz)30 分钟,放冷,再称定重量,用甲醇补足减失的重量,摇匀,滤过,精密量取续滤液 10ml(剩余的续滤液备用),置中性氧化铝柱(200～300 目,5g,柱内径为 1.5cm)上,用甲醇 20ml 洗脱,收集洗脱液,置 50ml 量瓶中,加甲醇至刻度,摇匀,滤过,取续滤液,即得。

测定法　分别精密吸取对照品溶液与供试品溶液各 10μl,注入液相色谱仪,测定,即得。

本品每粒含穿心莲以脱水穿心莲内酯($C_{20}H_{28}O_4$)计,不得少于 4.0mg。

【功能与主治】　清热解毒,凉血消肿。用于邪毒内盛,感冒发热,咽喉肿痛,口舌生疮,顿咳劳嗽,泄泻痢疾,热淋涩痛,痈肿疮疡,毒蛇咬伤。

【用法与用量】　口服。一次 2～3 粒,一日 3～4 次。

【规格】　(1)每粒装 0.19g　(2)每粒装 0.3g

【贮藏】　密封。

穿龙骨刺片

Chuanlong Guci Pian

【处方】　穿山龙 270g　　　　淫羊藿 324g
　　　　　狗脊 432g　　　　　川牛膝 432g
　　　　　熟地黄 270g　　　　枸杞子 162g

【制法】　以上六味,穿山龙粉碎,取 180g 细粉备用;剩余穿山龙粉用 70% 乙醇作溶剂,进行渗漉,收集渗漉液 600ml,回收乙醇并浓缩至相对密度为 1.20～1.25(70℃);其余淫羊藿等五味加水煎煮三次,合并煎液,滤过,滤液浓缩至相对密度为 1.20～1.25(70℃),与穿山龙提取物合并,浓缩至适量,与穿山龙细粉混匀,制成颗粒,干燥,压制成 1000 片,或包薄膜衣,即得。

【性状】　本品为棕黄色至棕褐色的片或薄膜衣片,除去包衣后显棕黄色至棕褐色;味微苦。

【鉴别】 (1)取本品 10 片,研细,加甲醇 30ml,加热回流 1 小时,放冷,滤过,滤液蒸干,残渣加水 20ml 使溶解,用水饱和的正丁醇提取 2 次,每次 25ml,合并正丁醇液,用 2％碳酸氢钠溶液洗涤 2 次,每次 20ml,正丁醇液蒸干,残渣加甲醇 1ml 使溶解,作为供试品溶液。另取淫羊藿苷对照品,加甲醇制成每 1ml 含 1mg 的溶液,作为对照品溶液。照薄层色谱法(通则 0502)试验,吸取上述两种溶液各 5μl,分别点于同一硅胶 G 薄层板上,以乙酸乙酯-丁酮-甲酸-水(10∶1∶1∶1)为展开剂,展开,取出,晾干,喷以三氯化铝试液,在 105℃加热至斑点显色清晰,置紫外光灯(365nm)下检视。供试品色谱中,在与对照品色谱相应的位置上,显相同颜色的荧光斑点。

(2)取本品 15 片,研细,加热水 30ml 使溶解(必要时可温浸 1 小时使溶解),放冷,离心,取上清液,用乙酸乙酯振摇提取 2 次,每次 25ml,合并乙酸乙酯液,蒸干,残渣加乙醇 1ml 使溶解,作为供试品溶液。另取枸杞子对照药材 0.5g,加水适量,煎煮 30 分钟,放冷,滤过,取滤液,自"用乙酸乙酯振摇提取 2 次"起,同法制成对照药材溶液。照薄层色谱法(通则 0502)试验,吸取上述两种溶液各 5～10μl,分别点于同一硅胶 G 薄层板上,以甲苯-乙酸乙酯-甲酸(3∶2∶0.1)为展开剂,展开,取出,晾干,置紫外光灯(365nm)下检视。供试品色谱中,在与对照药材色谱相应的位置上,显相同颜色的荧光斑点。

(3)取本品 3 片,研细,加甲醇 50ml,加热回流提取 1 小时,滤过,滤液浓缩至约 5ml,加入中性氧化铝(100～200 目)10g,拌匀,蒸干,置层析柱上,用甲醇-乙酸乙酯(1∶1)40ml 洗脱,收集洗脱液,蒸干,残渣加甲醇 1ml 使溶解,作为供试品溶液。另取川牛膝对照药材 1g,加甲醇 25ml,加热回流提取 1 小时,滤过,滤液浓缩至约 2ml,加入中性氧化铝(100～200 目)1g,同法制成对照药材溶液。再取杯苋甾酮对照品,加甲醇制成每 1ml 含 0.5mg 的溶液,作为对照品溶液。照薄层色谱法(通则 0502)试验,吸取供试品溶液 10～20μl,对照药材溶液和对照品溶液各 10μl,分别点于同一硅胶 G 薄层板上,以三氯甲烷-甲醇(8∶1)为展开剂,展开,取出,晾干,喷以 10％硫酸乙醇溶液,在 105℃加热至斑点显色清晰,置紫外光灯(365nm)下检视。供试品色谱中,在与对照药材色谱和对照品色谱相应的位置上,显相同颜色的荧光斑点。

【检查】 应符合片剂项下有关的各项规定(通则 0101)。

【含量测定】 照高效液相色谱法(通则 0512)测定。

色谱条件与系统适用性试验 以十八烷基硅烷键合硅胶为填充剂;以乙腈-水(90∶10)为流动相;检测波长为 203nm。理论板数按薯蓣皂苷元峰计算应不低于 3000。

对照品溶液的制备 取薯蓣皂苷元对照品适量,精密称定,加流动相制成每 1ml 含 0.2mg 的溶液,即得。

供试品溶液的制备 取重量差异项下的本品,薄膜衣片除去包衣,精密称定,研细,取约 2g,精密称定,置具塞锥形瓶中,精密加入甲醇 50ml,密塞,称定重量,加热回流 1 小时,放

冷,再称定重量,用甲醇补足减失的重量,摇匀,滤过,精密量取续滤液 25ml,置具塞锥形瓶中,蒸干,残渣加 3mol/L 盐酸溶液 20ml 使溶解,加热回流 1 小时,取出,放冷,用三氯甲烷振摇提取 4 次,每次 25ml,合并三氯甲烷液,回收溶剂至干,残渣加流动相使溶解并转移至 25ml 量瓶中,加流动相至刻度,摇匀,即得。

测定法 分别精密吸取对照品溶液 10μl,供试品溶液 10～20μl,注入液相色谱仪,测定,即得。

本品每片含穿山龙以薯蓣皂苷元($C_{27}H_{42}O_3$)计,不得少于 1.0mg。

【功能与主治】 补肾健骨,活血止痛。用于肾虚血瘀所致的骨性关节炎,症见关节疼痛。

【用法与用量】 口服。一次 6～8 片,一日 3 次。

【注意】 孕妇慎用;服药期间遇有感冒发烧、腹泻者应暂停服用。

【规格】 (1)素片 每片重 0.5g (2)薄膜衣片 每片重 0.5g

【贮藏】 密封。

冠心丹参片

Guanxin Danshen Pian

【处方】 丹参 200g 三七 200g
降香油 1.75ml

【制法】 以上三味,三七粉碎成细粉;丹参粉碎成中粉,用 90％乙醇作溶剂进行渗漉,收集渗漉液,回收乙醇并浓缩成稠膏;丹参药渣加水煎煮二次,每次 1 小时,合并煎液,滤过,滤液浓缩至适量,加入三七细粉、上述稠膏及适量的辅料,混匀,制成颗粒,干燥,加入降香油,混匀,压制成 1000 片,包糖衣,即得。

【性状】 本品为糖衣片,除去糖衣后显棕褐色;气微香、味甘、微苦。

【鉴别】 (1)取本品 5 片,除去糖衣,研细,加甲醇 5ml,浸渍 10 分钟,时时振摇,滤过,滤液作为供试品溶液。另取三七对照药材 1g,同法制成对照药材溶液。照薄层色谱法(通则 0502)试验,吸取上述两种溶液各 5～10μl,分别点于同一硅胶 G 薄层板上,以乙酸乙酯-丁酮-甲酸-水(5∶3∶1∶1)为展开剂,展开,取出,晾干,喷以 1％香草醛硫酸溶液,加热至斑点显色清晰。供试品色谱中,在与对照药材色谱相应的位置上,显相同颜色的斑点。

(2)取丹参对照药材 1g、降香对照药材 0.5g,分别按〔鉴别〕(1)项下供试品溶液的制备方法制成对照药材溶液。照薄层色谱法(通则 0502)试验,吸取〔鉴别〕(1)项下的供试品溶液及上述两种对照药材溶液各 5～10μl,分别点于同一硅胶 G 薄层板上,以石油醚(60～90℃)-乙酸乙酯(8∶3)为展开剂,

展开,取出,晾干。供试品色谱中,在与丹参对照药材色谱相应的位置上,显相同颜色的斑点;喷以 1%香草醛硫酸溶液,加热至斑点显色清晰,在与降香对照药材色谱相应的位置上,显相同颜色的斑点。

【检查】　应符合片剂项下有关的各项规定(通则 0101)。

【功能与主治】　活血化瘀,理气止痛。用于气滞血瘀所致的胸闷、胸痹、心悸、气短;冠心病见上述证候者。

【用法与用量】　口服。一次 3 片,一日 3 次。

【贮藏】　密封。

冠心丹参胶囊
Guanxin Danshen Jiaonang

【处方】　丹参 200g　　　　　三七 200g
　　　　　降香油 1.75ml

【制法】　以上三味,三七粉碎成细粉;丹参粉碎成中粉,用 90%乙醇作溶剂进行渗漉,收集渗漉液约 1400ml,回收乙醇并浓缩成稠膏;丹参药渣加水煎煮二次,每次 1 小时,合并煎液,滤过,滤液浓缩至适量,加入三七细粉、上述稠膏及适量的淀粉,混匀,制成颗粒,干燥,加入降香油,混匀,装入胶囊,制成 1000 粒,即得。

【性状】　本品为硬胶囊,内容物为棕黄色至棕褐色的颗粒和粉末;气微香,味甘、微苦。

【鉴别】　(1)取本品内容物约 1.5g,加甲醇 5ml,浸泡 10 分钟,时时振摇,滤过,滤液作为供试品溶液。另取三七对照药材 1g,同法制成对照药材溶液。照薄层色谱法(通则 0502)试验,吸取供试品溶液 5~10μl、对照药材溶液 5μl,分别点于同一硅胶 G 薄层板上,以乙酸乙酯-丁酮-甲酸-水(5:3:1:1)为展开剂,展开,取出,晾干,喷以 10%硫酸乙醇溶液,加热至斑点显色清晰。供试品色谱中,在与对照药材色谱相应的位置上,显相同颜色的斑点。

(2)取丹参对照药材 1g、降香对照药材 0.5g,分别按〔鉴别〕(1)项下供试品溶液的制备方法制成对照药材溶液。照薄层色谱法(通则 0502)试验,吸取〔鉴别〕(1)项下的供试品溶液及上述两种对照药材溶液各 5~10μl,分别点于同一硅胶 G 薄层板上,以石油醚(60~90℃)-乙酸乙酯(8:3)为展开剂,展开,取出,晾干。供试品色谱中,在与丹参对照药材色谱相应的位置上,显相同颜色的斑点;喷以 1%香草醛硫酸溶液,加热至斑点显色清晰,供试品色谱中,在与降香对照药材色谱相应的位置上,显相同颜色的斑点。

【检查】　应符合胶囊剂项下有关的各项规定(通则 0103)。

【含量测定】　照高效液相色谱法(通则 0512)测定。

色谱条件与系统适用性试验　以十八烷基硅烷键合硅胶为填充剂;以甲醇-水(75:25)为流动相;检测波长为 270nm。理论板数按丹参酮 IIA 峰计算应不低于 2000。

对照品溶液的制备　取丹参酮 IIA 对照品适量,精密称定,置棕色量瓶中,加甲醇制成每 1ml 含 20μg 的溶液,即得。

供试品溶液的制备　取装量差异项下的本品内容物,混匀,研细,取约 1g,精密称定,置棕色量瓶中,精密加入甲醇 50ml,密塞,称定重量,超声处理(功率 250W,频率 33kHz)20 分钟,放冷,再称定重量,用甲醇补足减失的重量,摇匀,滤过,取续滤液,置棕色瓶中,即得。

测定法　分别精密吸取对照品溶液与供试品溶液各 10μl,注入液相色谱仪,测定,即得。

本品每粒含丹参以丹参酮 IIA($C_{19}H_{18}O_3$)计,不得少于 0.30mg。

【功能与主治】　活血化瘀,理气止痛。用于气滞血瘀所致的胸痹,症见胸闷刺痛、心悸气短;冠心病心绞痛见上述证候者。

【用法与用量】　口服。一次 3 粒,一日 3 次。

【规格】　每粒装 0.3g

【贮藏】　密封。

冠心生脉口服液
Guanxin Shengmai Koufuye

【处方】　人参 45g　　　　　麦冬 45g
　　　　　醋五味子 15g　　　丹参 75g
　　　　　赤芍 60g　　　　　郁金 45g
　　　　　三七 3g

【制法】　以上七味,粉碎成粗粉,人参用 65%乙醇 50ml 浸渍 24 小时,与其余六味药混匀,用 65%乙醇 300ml 作溶剂,浸渍 24 小时后进行渗漉,收集渗漉液,减压回收乙醇并浓缩至相对密度为 1.08~1.12(50~55℃),加煮沸过的水调节至 700ml,冷藏 24 小时,滤过,加入 85%单糖浆 300ml、山梨酸钾 2g 与 10ml 聚山梨酯 80,加水至 1000ml,搅匀,静置 12 小时,滤过,灌装,灭菌,即得。

【性状】　本品为红棕色的澄清液体;气香,味酸甜、微苦。

【鉴别】　(1)取本品 10ml,用正丁醇 10ml 振摇提取,正丁醇液蒸干,残渣加甲醇 1ml 使溶解,作为供试品溶液。另取芍药苷对照品,加甲醇制成每 1ml 含 1mg 的溶液,作为对照品溶液。照薄层色谱法(通则 0502)试验,吸取上述两种溶液各 10μl,分别点于同一硅胶 G 薄层板上,以三氯甲烷-乙酸乙酯-甲醇-甲酸(40:5:10:0.2)为展开剂,展开,取出,晾干,喷以 5%香草醛硫酸溶液,加热至斑点显色清晰。供试品色谱中,在与对照品色谱相应的位置上,显相同颜色的斑点。

(2)取本品 10ml,加盐酸溶液(18→100)1ml,浓缩至约 5ml,用三氯甲烷 10ml 振摇提取,三氯甲烷液浓缩至 2ml,作为供试品溶液。另取麦冬对照药材 1g,加水 30ml,加热回流 30 分钟,滤过,滤液浓缩至 10ml,同法制成对照药材溶液。照薄层色谱法(通则 0502)试验,吸取上述两种溶液各 10μl,分别点于同一硅胶 G 薄层板上,以三氯甲烷-丙酮(4:1)为展开剂,展开,取出,晾干,喷以 10% 硫酸乙醇溶液,加热至斑点显色清晰。供试品色谱中,在与对照药材色谱相应的位置上,显相同颜色的斑点。

(3)取本品 30ml,用乙酸乙酯 30ml 振摇提取,弃去乙酸乙酯提取液,再用水饱和的正丁醇振摇提取 2 次,每次 30ml,合并正丁醇液,用氨试液洗涤 2 次,每次 30ml,再用正丁醇饱和的水 30ml 洗涤,正丁醇液蒸干,残渣加甲醇 1ml 使溶解,作为供试品溶液。另取人参对照药材、三七对照药材各 1g,分别加甲醇 25ml,加热回流 1 小时,放冷,滤过,滤液蒸干,残渣加水 20ml 使溶解,分别同法制成对照药材溶液。照薄层色谱法(通则 0502)试验,吸取供试品溶液 5μl、人参对照药材溶液和三七对照药材溶液各 1μl,分别点于同一硅胶 G 薄层板上,以三氯甲烷-甲醇-水(13:7:2)10℃ 以下放置的下层溶液为展开剂,在 10℃ 以下展开,取出,晾干,喷以 10% 硫酸乙醇溶液,在 105℃ 加热至斑点显色清晰。供试品色谱中,在与对照药材色谱相应的位置上,分别显相同颜色的斑点。

(4)取本品 50ml,用三氯甲烷振摇提取 2 次,每次 30ml,三氯甲烷液蒸干,残渣加三氯甲烷 1ml 使溶解,作为供试品溶液。另取五味子醇甲对照品,加甲醇制成每 1ml 含 1mg 的溶液,作为对照品溶液。照薄层色谱法(通则 0502)试验,吸取供试品溶液 10μl、对照品溶液 1μl,分别点于同一硅胶 GF$_{254}$ 薄层板上,以石油醚(30~60℃)-甲酸乙酯-甲酸(10:5:1)的上层溶液为展开剂,展开,取出,晾干,置紫外光灯(254nm)下检视。供试品色谱中,在与对照品色谱相应的位置上,显相同颜色的荧光斑点。

【检查】　相对密度　应不低于 1.08(通则 0601)。

pH 值　应为 3.5~6.0(通则 0631)。

其他　应符合合剂项下有关的各项规定(通则 0181)。

【含量测定】　赤芍　照高效液相色谱法(通则 0512)测定。

色谱条件与系统适用性试验　以十八烷基硅烷键合硅胶为填充剂;以乙腈-水(14:86)为流动相;检测波长为 230nm。理论板数按芍药苷峰计算应不低于 5000。

对照品溶液的制备　取芍药苷对照品适量,精密称定,加甲醇制成每 1ml 含 0.1mg 的溶液,即得。

供试品溶液的制备　精密量取本品 10ml,置 100ml 量瓶中,加 30% 甲醇稀释至刻度,摇匀,即得。

测定法　分别精密吸取对照品溶液与供试品溶液各 10μl,注入液相色谱仪,测定,即得。

本品每 1ml 含赤芍以芍药苷(C$_{23}$H$_{28}$O$_{11}$)计,不得少于 0.70mg。

丹参　照高效液相色谱法(通则 0512)测定。

色谱条件与系统适用性试验　以十八烷基硅烷键合硅胶为填充剂;以甲醇-醋酸溶液(1→100)(2:98)为流动相;检测波长为 280nm。理论板数按丹参素钠峰计算应不低于 8000。

对照品溶液的制备　取丹参素钠对照品适量,精密称定,加 30% 甲醇制成每 1ml 含丹参素钠 40μg 的溶液,即得(相当于每 1ml 含丹参素 36μg)。

供试品溶液的制备　取〔含量测定〕赤芍项下的供试品溶液作为供试品溶液。

测定法　分别精密吸取对照品溶液与供试品溶液各 10μl,注入液相色谱仪,测定,即得。

本品每 1ml 含丹参以丹参素(C$_9$H$_{10}$O$_5$)计,不得少于 0.24mg。

【功能与主治】　益气生津,活血通脉。用于气阴不足,心脉瘀阻所致的心悸气短,胸闷作痛,自汗乏力,脉微结代。

【用法与用量】　口服。一次 10~20ml,一日 2 次。

【注意】　孕妇慎用。

【规格】　每支装 10ml

【贮藏】　密封。

冠心苏合丸

Guanxin Suhe Wan

【处方】　苏合香 50g　　　　　　冰片 105g
　　　　　乳香(制)105g　　　　　檀香 210g
　　　　　土木香 210g

【制法】　以上五味,除苏合香、冰片外,其余乳香(制)等三味粉碎成细粉,过筛。冰片研细,与上述粉末配研,过筛,混匀;另取炼蜜适量,微温后加入苏合香,搅匀,再与上述粉末混匀,制成 1000 丸;或冰片研细,与乳香(制)等三味的部分细粉混匀,制成丸心,剩余的细粉用苏合香和适量的炼蜜泛在丸心外层,制成 1000 丸,即得。

【性状】　本品为深棕色至棕褐色的大蜜丸;气芳香,味苦、凉。

【鉴别】　(1)取本品,置显微镜下观察:含晶细胞方形或长方形,壁厚,木化,胞腔含草酸钙方晶(檀香)。

(2)取本品 2 丸,研碎或剪碎,加乙醚 50ml,超声处理 20 分钟,滤过,滤液蒸干,残渣用乙醚 1ml 溶解,加在中性氧化铝柱(100~200 目,8g,内径为 1.5cm)上,用乙醚 80ml 洗脱,收集洗脱液,置水浴上蒸干,残渣加石油醚(60~90℃)1ml 使溶解,作为供试品溶液。另取苏合香对照药材,加石油醚(60~90℃)制成每 1ml 含 25μl 的溶液,作为对照药材溶液。照薄层色谱法(通则 0502)试验,吸取上述两种溶液各 3μl,分别点于同一高效硅胶 GF$_{254}$ 薄层板上,以石油醚(30~60℃)-正己烷-甲酸乙酯-甲酸(10:30:15:1)为展开剂,展开,取出,晾干,置紫外光灯(254nm)下检视。供试品色谱中,在与对照药材色谱相应的位置上,显相同颜色的主斑点;将薄层板置硫酸乙醇溶液(1→10)中浸渍片刻,取出,吹干,在105℃加热至斑点显色清晰,置紫外光灯(254nm)下检视,供试品色谱中,在与对照药材色谱相应的位置上,显相同颜色的荧光主斑点。

【检查】 应符合丸剂项下有关的各项规定(通则0108)。

【含量测定】 **冰片** 照气相色谱法(通则0521)测定。

色谱条件与系统适用性试验 以聚乙二醇20000(PEG-20M)为固定相,涂布浓度为10%;柱温为140℃。理论板数按正十五烷峰计算应不低于1200。

校正因子测定 取正十五烷适量,精密称定,加乙酸乙酯制成每1ml含7mg的溶液,作为内标溶液。另取冰片对照品10mg,精密称定,置5ml量瓶中,精密加入内标溶液1ml,加乙酸乙酯至刻度,摇匀,吸取1μl,注入气相色谱仪,测定,计算校正因子。

测定法 取本品10丸,精密称定,研匀;或取本品10丸,精密称定,每丸各取四分之一,合并,精密称定,精密加入等量硅藻土,研匀。取适量(约相当于冰片12mg),精密称定,置具塞试管中,精密加入内标溶液1ml与乙酸乙酯4ml,密塞,振摇使冰片溶解,静置。吸取上清液1μl,注入气相色谱仪,测定,以龙脑、异龙脑峰面积之和计算,即得。

本品每丸含冰片($C_{10}H_{18}O$)应为80.0~120.0mg。

土木香 照气相色谱法(通则0521)测定。

色谱条件与系统适用性试验 聚乙二醇20000(PEG-20M)毛细管色谱柱(内径为0.25mm,柱长为30m,膜厚度为0.25μm);柱温为程序升温,初始温度为190℃,保持30分钟,以每分钟120℃的速率升温至240℃,保持20分钟。理论板数按土木香内酯峰计算应不低于13000。

对照品溶液的制备 取土木香内酯对照品适量,精密称定,加乙酸乙酯制成每1ml含0.2mg的溶液,即得。

供试品溶液的制备 取本品15丸,精密称定,剪碎,混匀,取8g,精密称定,精密加入硅藻土8~12g,研匀,取6~8g,精密称定,置具塞锥形瓶中,精密加入水饱和的乙酸乙酯25ml,密塞,称定重量,超声处理(功率300W,频率50kHz)30分钟,放冷,再称定重量,用乙酸乙酯补足减失的重量,摇匀,滤过,取续滤液,即得。

测定法 分别精密吸取对照品溶液与供试品溶液各1μl,注入气相色谱仪,测定,即得。

本品每丸含土木香以土木香内酯($C_{15}H_{20}O_2$)计,不得少于0.90mg。

【功能与主治】 理气,宽胸,止痛。用于寒凝气滞、心脉不通所致的胸痹,症见胸闷、心前区疼痛;冠心病心绞痛见上述证候者。

【用法与用量】 嚼碎服。一次1丸,一日1~3次;或遵医嘱。

【注意】 孕妇禁用。

【贮藏】 密封。

冠心苏合胶囊
Guanxin Suhe Jiaonang

【处方】 苏合香 25g   冰片 52.5g
         醋乳香 52.5g   檀香 105g
         土木香 105g

【制法】 以上五味,醋乳香、冰片、檀香、土木香分别粉碎成细粉;苏合香与上述粉末配研,与适量的淀粉混匀,装入胶囊,制成1000粒。或以上五味,醋乳香、檀香、土木香粉碎成细粉;混匀,苏合香用适量的乙醇调匀,加入上述细粉中,加入适量淀粉浆,制颗粒,干燥;将冰片加入适量淀粉,粉碎成细粉,与上述颗粒混匀,装入胶囊,制成1000粒,即得。

【性状】 本品为硬胶囊,内容物为浅棕色的粉末;或为棕黄色至棕褐色的颗粒和粉末;气香,味苦、凉。

【鉴别】 (1)取本品,置显微镜下观察:含晶细胞方形或长方形,壁厚,木化,胞腔含草酸钙方晶(檀香)。

(2)取本品0.4g,加乙酸乙酯20ml,超声处理20分钟,滤过,滤液浓缩至2ml,作为供试品溶液。另取苏合香对照药材,加乙酸乙酯制成每1ml含25μl的溶液,作为对照药材溶液。照薄层色谱法(通则0502)试验,吸取上述两种溶液各2μl,分别点于同一硅胶 GF_{254} 薄层板上,以正己烷-乙酸乙酯(19:1)为展开剂,展开,取出,晾干,置紫外光灯(254nm)下检视。供试品色谱中,在与对照药材色谱相应的位置上,显相同颜色的斑点。

(3)取〔鉴别〕(2)项下的供试品溶液作为供试品溶液。另取乳香对照药材50mg,研细,加乙酸乙酯15ml,超声处理20分钟,滤过,滤液浓缩至2ml,作为对照药材溶液。照薄层色谱法(通则0502)试验,吸取上述两种溶液各1μl,分别点于同一硅胶 G 薄层板上,以石油醚(30~60℃)-正己烷-甲酸乙酯-无水甲酸(10:30:15:0.8)为展开剂,展开,取出,晾干,喷以5%香草醛硫酸溶液,在105℃加热至斑点显色清晰。供试品色谱中,在与对照药材色谱相应的位置上,显相同颜色的斑点。

(4)取〔含量测定〕土木香项下的供试品溶液作为供试品溶液。另取土木香对照药材0.1g,加乙酸乙酯5ml,超声处理20分钟,滤过,滤液作为对照药材溶液。照〔含量测定〕土木香项下的方法试验,分别吸取上述两种溶液各1μl,注入气相色谱仪。供试品色谱中应呈现与对照药材色谱峰保留时间相对应的两个主色谱峰。

【检查】 应符合胶囊剂项下有关的各项规定(通则0103)。

【含量测定】 **土木香** 照气相色谱法(通则0521)测定。

色谱条件与系统适用性试验 聚乙二醇20000(PEG-20M)毛细管柱(柱长为30m,柱内径为0.32mm,膜厚度为0.25μm);柱温为程序升温,初始温度为190℃,保持50分钟,以每分钟120℃的速率升温至240℃,保持10分钟。理论板数按土木香内酯峰计算应不低于 13000。

对照品溶液的制备　取土木香内酯对照品适量,精密称定,加乙酸乙酯制成每 1ml 含 0.2mg 的溶液,即得。

供试品溶液的制备　取装量差异项下的本品内容物,混匀,取约 1.5g,精密称定,置具塞锥形瓶中,精密加入水饱和的乙酸乙酯 25ml,密塞,称定重量,超声处理(功率 300W,频率 50kHz)20 分钟,放冷,再称定重量,用乙酸乙酯补足减失的重量,摇匀,滤过,取续滤液,即得。

测定法　精密吸取对照品溶液与供试品溶液各 1μl,注入气相色谱仪,测定,即得。

本品每粒含土木香以土木香内酯($C_{15}H_{20}O_2$)计,不得少于 0.45mg。

冰片　照气相色谱法(通则 0521)测定。

色谱条件与系统适用性试验　聚乙二醇 20000(PEG-20M)毛细管柱(柱长为 30m,柱内径为 0.32mm,膜厚度为 0.25μm);柱温为 140℃。理论板数按正十五烷峰计算应不低于 10000。

校正因子测定　取正十五烷适量,精密称定,加乙酸乙酯制成每 1ml 含 7mg 的溶液,作为内标溶液。另取冰片对照品 10mg,精密称定,置 5ml 量瓶中,精密加入内标溶液 1ml,加乙酸乙酯至刻度,摇匀,吸取 1μl,注入气相色谱仪,测定,计算校正因子。

测定法　精密量取〔含量测定〕土木香项下的供试品溶液 1ml,置 5ml 量瓶中,精密加入内标溶液 1ml,加乙酸乙酯至刻度,摇匀,吸取 1μl,注入气相色谱仪,测定,以龙脑、异龙脑峰面积之和计算冰片的含量,即得。

本品每粒含冰片($C_{10}H_{18}O$)应为 40.0~60.0mg。

【功能与主治】　理气,宽胸,止痛。用于寒凝气滞、心脉不通所致的胸痹,症见胸闷、心前区疼痛;冠心病心绞痛见上述证候者。

【用法与用量】　含服或吞服。一次 2 粒,一日 1~3 次。临睡前或发病时服用。

【注意】　孕妇禁用。

【规格】　每粒装 0.35g

【贮藏】　密封。

冠心舒通胶囊
Guanxin Shutong Jiaonang

【处方】　广枣 480g　　　　丹参 240g
　　　　　丁香 60g　　　　　冰片 30g
　　　　　天竺黄 30g

【制法】　以上五味,取广枣 120g 粉碎成细粉,均分为两份备用;天竺黄粉碎成细粉,备用;剩余广枣粉碎成最粗粉,用 70% 乙醇作溶剂进行渗漉,收集渗漉液,回收乙醇并浓缩至相对密度为 1.30~1.35(50℃)的稠膏,加入一份广枣细粉,拌匀,干燥,粉碎成细粉,备用。取丹参提取三次,第一次用乙醇加热回流 1.5 小时,滤过,滤液回收乙醇,并浓缩至相对密度为 1.30~1.35(55~60℃)的稠膏,备用;第二次用 50% 乙醇加热回流 1.5 小时,滤过,滤液备用;第三次加水煎煮 2 小时,滤过,滤液与第二次提取的滤液合并,回收乙醇,并浓缩至相对密度为 1.30~1.35(55~60℃)的稠膏,与第一次提取的稠膏合并,混匀,浓缩至相对密度为 1.30~1.35(55~60℃)的稠膏,加入另一份广枣细粉,拌匀,干燥,粉碎成细粉。丁香用水蒸气蒸馏提取挥发油,将挥发油均匀喷入 15g 天竺黄细粉内,混匀,密闭;冰片与其余天竺黄细粉混合,研细,与上述各细粉混匀,装入胶囊,制成 1000 粒,即得。

【性状】　本品为硬胶囊,内容物为淡棕黄色至深棕红色的粉末;气芳香,味辛凉、微苦。

【鉴别】　(1)取本品内容物适量,用水洗至近无色,取残渣少许,置显微镜下观察:不规则块片无色透明,边缘多平角,有棱角,遇水合氯醛试液溶化(天竺黄)。内果皮石细胞类圆形、椭圆形,壁厚,孔沟明显,胞腔内充满淡黄棕色或棕红色颗粒状物(广枣)。

(2)取本品内容物 0.5g,置坩埚中,600℃ 炽灼灰化,残渣加稀盐酸 5ml,用聚四氟乙烯漏斗滤过,坩埚内的残渣用稀盐酸洗于滤纸上,并用稀盐酸洗涤 3 次,每次 3ml,弃去滤液,残渣缓缓滴加氢氟酸 5ml 溶解并滤过,用聚四氟乙烯试管收集滤液,备用。取滤液 1 滴,加盐酸钼酸铵溶液(取钼酸铵 2g,加水溶解成 100ml,用稀盐酸调节 pH 值至 1.2)5ml,混匀,70℃ 加热 30 秒,溶液显黄色;再加硫酸亚铁试液(取硫酸亚铁 8g,加水溶解成 100ml,用稀盐酸调节 pH 值至 1.2)3 滴,混匀,溶液即显蓝色;再加 10% 草酸溶液 10ml,混匀,溶液显深蓝色。

(3)取本品内容物 1.5g,加石油醚(60~90℃)20ml,冰浴超声处理 10 分钟,滤过,滤液作为供试品溶液。另取丹参对照药材、丁香对照药材各 1g,分别同法制成对照药材溶液。再取丹参酮 ⅡA 对照品、丁香酚对照品及冰片对照品,分别加乙酸乙酯制成每 1ml 含 1mg 的溶液,作为对照品溶液。照薄层色谱法(通则 0502)试验,吸取上述六种溶液各 5~8μl,分别点于同一硅胶 G 薄层板上,以甲苯-乙酸乙酯-甲酸-水(18:1:1:0.5)的上层溶液为展开剂,展开,取出,晾干,置日光下检视。供试品色谱中,在与丹参酮 ⅡA 对照品色谱相应的位置上,显相同颜色的斑点,在与丹参对照药材色谱相应的位置上,显相同颜色的主斑点;再喷以 10% 香草醛硫酸溶液,在 105℃ 加热至斑点显色清晰,置日光下检视。供试品色谱中,在与丁香对照药材色谱相应的位置上,显相同颜色的主斑点;在与丁香酚对照品色谱及冰片对照品色谱相应的位置上,显相同颜色的斑点。

(4)取本品内容物 3g,加 70% 乙醇 30ml,加热回流 30 分钟,放冷,滤过,滤液蒸至近干,加水 5ml 使溶解,转移至分液漏斗中,用乙醚振摇提取 2 次,每次 15ml,合并乙醚液,回收溶剂至干,残渣加乙酸乙酯 1ml 使溶解,作为供试品溶液。另取广枣对照药材 1g,同法制成对照药材溶液。再取没食子酸对照品,加乙醇制成每 1ml 含 1mg 的溶液,作为对照品溶液。照薄层色谱法(通则 0502)试验,吸取上述三种溶液各 1μl,分别点于同一聚酰胺薄膜上,以醋酸为展开剂,展开,取出,晾干,喷以 1% 三氯化铁-1% 铁氰化钾(1∶1)的混合溶液,置日光下检视。供试品色谱中,在与对照品色谱相应的位置上,显相同颜色的斑点;在与对照药材色谱相应的位置上,显相同颜色的主斑点。

【检查】 应符合胶囊剂项下有关的各项规定(通则 0103)。

【含量测定】 冰片、丁香 照气相色谱法(通则 0521)测定。

色谱条件与系统适用性试验 聚乙二醇 20000(PEG-20M)毛细管柱(柱长为 30m,柱内径为 0.32mm,膜厚度为 0.25μm);程序升温:初始温度为 100℃,保持 3 分钟,以每分钟 7.5℃ 的速率升至 220℃;分流进样,分流比 5∶1;异龙脑与龙脑分离度不得小于 2.0。理论板数按异龙脑峰计算应不低于 10000。

对照品溶液的制备 取异龙脑对照品、龙脑对照品、丁香酚对照品适量,精密称定,加乙酸乙酯制成每 1ml 含异龙脑 0.5mg、龙脑 0.8mg、丁香酚 0.1mg 的混合溶液,即得。

供试品溶液的制备 取装量差异项下的本品内容物适量,混匀,取 0.25g,精密称定,置具塞锥形瓶中,精密加入乙酸乙酯 20ml,密塞,称定重量,超声处理(功率 180W,频率 42kHz)30 分钟,放至室温,再称定重量,用乙酸乙酯补足减失的重量,摇匀,滤过,取续滤液,即得。

测定法 分别精密吸取对照品溶液与供试品溶液各 1μl,注入气相色谱仪,测定,即得。

本品每粒含丁香以丁香酚($C_{10}H_{12}O_2$)计,不得少于 2.0mg,含冰片以龙脑($C_{10}H_{18}O$)和异龙脑($C_{10}H_{18}O$)的总量计,应为 25.5～34.5mg;含龙脑($C_{10}H_{18}O$)不得低于 14.0mg。

丹参 丹参酮ⅡA 照高效液相色谱法(通则 0512)测定。

色谱条件与系统适用性试验 以十八烷基硅烷键合硅胶为填充剂;以甲醇-水(75∶25)为流动相;检测波长为 270nm。理论板数按丹参酮ⅡA 峰计算应不低于 1500。

对照品溶液的制备 取丹参酮ⅡA 对照品适量,精密称定,置棕色量瓶中,加甲醇制成每 1ml 含 20μg 的溶液,即得。

供试品溶液的制备 取装量差异项下的本品内容物适量,混匀,取 0.5g,精密称定,置具塞锥形瓶中,精密加入甲醇 25ml,密塞,称定重量,超声处理(功率 250W,频率 50kHz)10 分钟,取出,放冷,再称定重量,用甲醇补足减失的重量,摇匀,滤过,取续滤液,即得。

测定法 分别精密吸取对照品溶液与供试品溶液各 10μl,注入液相色谱仪,测定,即得。

本品每粒含丹参以丹参酮ⅡA($C_{19}H_{18}O_3$)计,不得少于 0.15mg。

丹酚酸 B 照高效液相色谱法(通则 0512)测定。

色谱条件与系统适用性试验 以十八烷基硅烷键合硅胶为填充剂;以乙腈-甲醇-甲酸-水(10∶30∶1∶59)为流动相;检测波长为 286nm。理论板数按丹酚酸 B 峰计算应不低于 3000。

对照品溶液的制备 取丹酚酸 B 对照品适量,精密称定,加 75% 甲醇制成每 1ml 含 25μg 的溶液,即得。

供试品溶液的制备 取装量差异项下的本品内容物适量,混匀,取 0.5g,精密称定,置具塞锥形瓶中,精密加入 75% 甲醇 25ml,密塞,称定重量,超声处理(功率 250W,频率 50kHz)30 分钟,取出,放冷,再称定重量,用 75% 甲醇补足减失的重量,摇匀,滤过,精密量取续滤液 5ml,置 50ml 量瓶中,加 75% 甲醇至刻度,摇匀,滤过,取续滤液,即得。

测定法 分别精密吸取对照品溶液与供试品溶液各 10μl,注入液相色谱仪,测定,即得。

本品每粒含丹参以丹酚酸 B($C_{36}H_{30}O_{16}$)计,不得少于 2.9mg。

【功能与主治】 活血化瘀,通经活络,行气止痛。用于胸痹心血瘀阻证,症见胸痛、胸闷、心慌、气短;冠心病、心绞痛见上述证候者。

【用法与用量】 口服。一次 3 粒,一日 3 次;4 周为一疗程。

【规格】 每粒装 0.3g

【贮藏】 密封,置干燥处。

冠脉宁胶囊
Guanmaining Jiaonang

【处方】

丹参 112.5g		没药(炒)25.5g	
鸡血藤 112.5g		血竭 25.5g	
醋延胡索 45g		当归 45g	
郁金 45g		制何首乌 75g	
炒桃仁 30g		酒黄精 75g	
红花 30g		葛根 112.5g	
乳香(炒)25.5g		冰片 4.5g	

【制法】 以上十四味,冰片研细,葛根、乳香(炒)、没药(炒)、血竭、郁金、醋延胡索粉碎成细粉,过筛,其余丹参等七味加水煎煮二次,第一次 3 小时,第二次 2 小时,滤过,合并滤液,浓缩成稠膏,与上述葛根等细粉混合,干燥,粉碎成细粉,过筛,制粒或加入适量辅料制粒,干燥,加入冰片,混匀,装入胶囊,制成 1000 粒〔规格(1)、规格(2)〕或 800 粒〔规格(3)〕,即得。

【性状】 本品为硬胶囊,内容物为红棕色的颗粒和粉末;气芳香,味微苦、辛。

【鉴别】 (1)取本品 10 粒的内容物,研细,加甲醇 50ml,

加热回流 1 小时,滤过,滤液回收溶剂至干,残渣加水 30ml 使溶解,用乙醚振摇提取 2 次,每次 30ml,弃去乙醚提取液,水提液用水饱和正丁醇振摇提取 2 次,每次 30ml,合并正丁醇液,回收溶剂至干,残渣加乙醇 5ml 使溶解,作为供试品溶液。另取 2,3,5,4'-四羟基二苯乙烯-2-O-β-D-葡萄糖苷对照品,加乙醇制成每 1ml 含 1mg 的溶液,作为对照品溶液。照薄层色谱法(通则 0502)试验,吸取供试品溶液 5μl,对照品溶液 1μl,分别点于同一硅胶 G 薄层板上,以乙酸乙酯-甲酸-冰醋酸(15:0.7:0.5)为展开剂,展开,取出,晾干,喷以磷钼酸硫酸溶液(取磷钼酸 2g,加水 20ml 使溶解,再加入硫酸 30ml,摇匀),加热至斑点显色清晰,置日光下检视。供试品色谱中,在与对照品色谱相应的位置上,显相同颜色的斑点。

(2)取本品 5 粒的内容物,研细,加甲醇 10ml,超声处理 10 分钟,滤过,滤液作为供试品溶液。另取葛根素对照品,加甲醇制成每 1ml 含 1mg 的溶液,作为对照品溶液。照薄层色谱法(通则 0502)试验,吸取上述两种溶液各 2μl,分别点于同一硅胶 G 薄层板上,以三氯甲烷-甲醇-水(14:5:0.5)为展开剂,展开,取出,晾干,置紫外光灯(365nm)下检视。供试品色谱中,在与对照品色谱相应的位置上,显相同颜色的荧光斑点。

(3)取本品 5 粒的内容物,研细,加乙醚 5ml,浸泡 30 分钟,滤过,滤液浓缩至 1ml,作为供试品溶液。另取血竭素高氯酸盐对照品,加乙醚制成饱和溶液,作为对照品溶液。照薄层色谱法(通则 0502)试验,吸取供试品溶液 4μl,对照品溶液 15μl,分别点于同一硅胶 G 薄层板上,以甲苯-乙醇(10:1)为展开剂,展开,取出,晾干,置日光下检视。供试品色谱中,在与对照品色谱相应的位置上,显相同颜色的斑点。

(4)取本品 2 粒的内容物,研细,置小烧杯中,烧杯上覆盖载玻片,置沸水浴上加热 15 分钟,取下载玻片,升华物加乙酸乙酯 0.5ml 使溶解,作为供试品溶液。另取冰片对照品,加乙酸乙酯制成每 1ml 含 1mg 的溶液,作为对照品溶液。照薄层色谱法(通则 0502)试验,吸取供试品溶液 5~10μl,对照品溶液 5μl,分别点于同一硅胶 G 薄层板上,以环己烷-乙酸乙酯(17:3)为展开剂,展开,取出,晾干,喷以 5% 香草醛硫酸溶液,加热至斑点显色清晰,置日光下检视。供试品色谱中,在与对照品色谱相应的位置上,显相同颜色的斑点。

【检查】 应符合胶囊剂项下有关的各项规定(通则 0103)。

【含量测定】 照高效液相色谱法(通则 0512)测定。

色谱条件与系统适用性试验 以十八烷基硅烷键合硅胶为填充剂;以乙腈为流动相 A,甲醇为流动相 B,0.05% 磷酸溶液为流动相 C,按下表中的规定进行梯度洗脱;检测波长为 286nm。理论板数按葛根素峰计算应不低于 3000。

时间(分钟)	流动相 A(%)	流动相 B(%)	流动相 C(%)
0~30	1→23	17	82→60
30~35	23	17	60

对照品溶液的制备 分别取葛根素对照品和丹酚酸 B 对照品适量,精密称定,加 50% 甲醇制成每 1ml 含葛根素 90μg、丹酚酸 B 45μg 的混合溶液,即得。

供试品溶液的制备 取装量差异项下的本品内容物,混匀,研细,取 0.25g,精密称定,置 25ml 量瓶中,加 50% 甲醇适量,浸渍 30 分钟后超声处理(功率 300W,频率 50kHz)30 分钟,放冷,加 50% 甲醇至刻度,摇匀,离心,取上清液,即得。

测定法 分别精密吸取对照品溶液与供试品溶液各 10μl,注入液相色谱仪,测定,即得。

本品每粒含葛根以葛根素(C_{21}H_{20}O_9)计,〔规格(1)、规格(2)〕不得少于 2.1mg,〔规格(3)〕不得少于 2.6mg;含丹参以丹酚酸 B(C_{36}H_{30}O_{16})计,〔规格(1)、规格(2)〕不得少于 0.50mg,规格(3)不得少于 0.60mg。

【功能与主治】 活血化瘀,行气止痛。用于胸部刺痛、固定不移、入夜更甚,心悸不宁,舌质紫暗,脉沉弦;冠心病,心绞痛,冠状动脉供血不足见上述证候者。

【用法与用量】 口服。〔规格(1)、规格(2)〕一次 5 粒,〔规格(3)〕一次 4 粒,一日 3 次或遵医嘱。

【注意】 孕妇忌服。

【规格】 每粒装(1)0.33g (2)0.5g (3)0.48g

【贮藏】 密封。

祛风止痛丸
Qufeng Zhitong Wan

【处方】 老鹳草 334g　　　槲寄生 167g
　　　续断 167g　　　　威灵仙 83g
　　　独活 83g　　　　　制草乌 83g
　　　红花 83g

【制法】 以上七味,威灵仙、独活粉碎成细粉,过筛;其余槲寄生等五味加水煎煮二次,每次 3 小时,煎液滤过,滤液合并,浓缩成相对密度为 1.18~1.20(80℃)的清膏,与上述细粉混匀,干燥,粉碎成细粉,用乙醇泛丸;干燥,制成 350g,包活性炭衣,即得。

【性状】 本品为黑色浓缩丸,除去包衣后显棕黄色至棕褐色;味苦、涩。

【鉴别】 (1)取本品 2g,研细,加甲醇 50ml,超声处理 20 分钟,滤过,滤液蒸干,残渣加水 30ml 使溶解,用水饱和的正丁醇振摇提取 2 次,每次 30ml,合并正丁醇提取液,用氨试液 60ml 洗涤,再用正丁醇饱和的水 60ml 洗涤,取正丁醇液,回收溶剂至干,残渣加甲醇 1ml 使溶解,作为供试品溶液。另取续断对照药材 0.5g,加甲醇 20ml,同法制成对照药材溶液。再取川续断皂苷 Ⅵ 对照品,加甲醇制成每 1ml 含 1mg 的溶液,作为对照品溶液。照薄层色谱法(通则 0502)试验,吸取上述三种溶液各 5μl,分别点于同一硅胶 G 薄层板上,以正丁醇-醋酸-水(4:1:5)的上层溶液为展开剂,展开,取出,晾干,喷以 10％硫酸乙醇溶液,在 105℃加热至斑点显色清晰,置日光下检视。供试品色谱中,在与对照药材色谱和对照品色谱相应的位置上,显相同颜色的斑点。

(2)取本品 6g,研细,加乙醇 30ml,加热回流 30 分钟,放冷,滤过,滤液回收溶剂至干,残渣加无水乙醇 1ml 使溶解,作为供试品溶液。另取威灵仙对照药材 2g,加乙醇 30ml,同法制成对照药材溶液。照薄层色谱法(通则 0502)试验,吸取上述两种溶液各 5μl,分别点于同一硅胶 G 薄层板上,以环己烷-三氯甲烷-乙酸乙酯(4：1：1)为展开剂,展开,取出,晾干,喷以 10％硫酸乙醇溶液,在 105℃加热至斑点显色清晰,置日光下检视。供试品色谱中,在与对照药材色谱相应的位置上,显相同颜色的斑点。

(3)取本品 2g,研细,加乙醚 30ml,超声处理 15 分钟,滤过,滤液挥干,残渣加乙酸乙酯 1ml 使溶解,作为供试品溶液。另取独活对照药材 0.2g,同法制成对照药材溶液。照薄层色谱法(通则 0502)试验,吸取上述两种溶液各 5μl,分别点于同一硅胶 G 薄层板上,以正己烷-甲苯-乙酸乙酯(2：1：1)为展开剂,展开,取出,晾干,置紫外光灯(365nm)下检视。供试品色谱中,在与对照药材色谱相应的位置上,显相同颜色的荧光斑点。

【检查】 乌头碱限量 取本品适量,研细,取约 12.6g,置 250ml 锥形瓶中,加氨试液 30ml,摇匀,再加乙醚 100ml,振摇 10 分钟,超声处理 15 分钟,放置过夜,分取乙醚液,残渣及滤器用适量乙醚洗涤,洗涤液与滤液合并,回收溶剂至干,残渣用三氯甲烷溶解并转移至 2ml 量瓶中,加三氯甲烷至刻度,摇匀,作为供试品溶液。另取乌头碱对照品,精密称定,加三氯甲烷制成每 1ml 含 0.5mg 的溶液,作为对照品溶液。照薄层色谱法(通则 0502)试验,吸取上述两种溶液各 5μl,分别点于同一硅胶 G 薄层板上,以正己烷-乙酸乙酯-甲醇(6.4：3.6：2)为展开剂,置氨蒸气饱和 20 分钟的展开缸内展开,取出,晾干,喷以稀碘化铋钾试液,置日光下检视。供试品色谱中,在与对照品色谱相应的位置上出现的斑点应小于对照品的斑点或不出现斑点。

其他 应符合丸剂项下有关的各项规定(通则 0108)。

【含量测定】 老鹳草 照高效液相色谱法(通则 0512)测定。

色谱条件与系统适用性试验 以十八烷基硅烷键合硅胶为填充剂;以甲醇-0.2％磷酸溶液(5：95)为流动相;检测波长为 266nm。理论板数按没食子酸峰计算应不低于 4000。

对照品溶液的制备 取没食子酸对照品适量,精密称定,加甲醇制成每 1ml 含 50μg 的溶液,摇匀,即得。

供试品溶液的制备 取本品适量,研细,取约 2g,精密称定,置具塞锥形瓶中,精密加入甲醇 50ml,密塞,称定重量,超声处理(功率 250W,频率 50kHz)30 分钟,放冷,再称定重量,用甲醇补足减失的重量,摇匀,滤过,取续滤液,即得。

测定法 分别精密吸取对照品溶液与供试品溶液各 5μl,

注入液相色谱仪,测定,即得。

本品每 1g 含老鹳草以没食子酸($C_7H_6O_5$)计,不得少于 0.80mg。

续断 照高效液相色谱法(通则 0512)测定。

色谱条件与系统适用性试验 以十八烷基硅烷键合硅胶为填充剂;以乙腈-水(30：70)为流动相;检测波长为 212nm。理论板数按川续断皂苷Ⅵ峰计算应不低于 8000。

对照品溶液的制备 取川续断皂苷Ⅵ对照品适量,精密称定,加甲醇制成每 1ml 含 0.2mg 的溶液,即得。

供试品溶液的制备 取本品适量,研细,取约 2g,精密称定,置具塞锥形瓶中,精密加入甲醇 50ml,密塞,称定重量,超声处理(功率 250W,频率 50kHz)30 分钟,放冷,再称定重量,用甲醇补足减失的重量,摇匀,滤过,精密量取续滤液 25ml,蒸干,残渣加水 25ml 使溶解,用水饱和的正丁醇振摇提取 3 次(50ml、30ml、30ml),合并正丁醇提取液,用氨试液 100ml 洗涤,再用正丁醇饱和的水 100ml 洗涤,取正丁醇液,回收溶剂至干,残渣加甲醇溶解并转移至 25ml 量瓶中,加甲醇至刻度,摇匀,滤过,取续滤液,即得。

测定法 分别精密吸取对照品溶液与供试品溶液各 10μl,注入液相色谱仪,测定,即得。

本品每 1g 含续断以川续断皂苷Ⅵ($C_{47}H_{76}O_{18}$)计,不得少于 4.30mg。

【功能与主治】 祛风寒,补肝肾,壮筋骨。用于风寒湿邪闭阻、肝肾亏虚所致的痹病,症见关节肿胀、腰膝疼痛、四肢麻木。

【用法与用量】 口服。一次 2.2g,一日 2 次。

【注意】 孕妇忌服。

【规格】 每袋装 2.2g(每 10 丸重 1.1g)

【贮藏】 密封。

祛风止痛片
Qufeng Zhitong Pian

【处方】 老鹳草 334g　　桑寄生 167g
续断 167g　　威灵仙 83g
独活 83g　　制草乌 83g
红花 83g

【制法】 以上七味,威灵仙、独活粉碎成细粉,过筛;其余桑寄生等五味加水煎煮二次,每次 3 小时,煎液滤过,滤液合并,浓缩成相对密度 1.18～1.20(80℃)的清膏,与上述细粉混匀,干燥,粉碎,加入适量的蔗糖粉、淀粉、二水硫酸钙,用 65％乙醇制粒,干燥,压制成 1000 片,包糖衣,即得。

【性状】 本品为糖衣片,除去糖衣后显棕黑色;味苦、涩。

【鉴别】 (1)取本品 6 片,研细,加乙醚 10ml,超声处理 15 分钟,滤过,滤液挥干,残渣加乙酸乙酯 1ml 使溶解,作为供试品溶液。另取独活对照药材 0.2g,同法制成对照药材溶液。照薄层色谱法(通则 0502)试验,吸取上述两种溶液各 5μl,分别点于同一硅胶 G 薄层板上,以正己烷-甲苯-乙酸乙酯(2:1:1)为展开剂,展开,取出,晾干,置紫外光灯(365nm)下检视。供试品色谱中,在与对照药材色谱相应的位置上,显相同颜色的荧光斑点。

(2)取本品 5 片,除去糖衣,加甲醇 30ml,超声处理 30 分钟,滤过,滤液蒸干,残渣加甲醇 2ml 使溶解,作为供试品溶液。另取川续断皂苷Ⅵ对照品,加甲醇制成每 1ml 含 1mg 的溶液,作为对照品溶液。照薄层色谱法(通则 0502)试验,吸取上述两种溶液各 5μl,分别点于同一硅胶 G 薄层板上,以正丁醇-醋酸-水(4:1:5)的上层溶液为展开剂,展开,取出,晾干,喷以 10%硫酸乙醇溶液,100℃加热至斑点显色清晰。供试品色谱中,在与对照品色谱相应的位置上,显相同颜色的斑点。

【检查】　乌头碱限量　取本品 36 片,除去糖衣,研细,置 250ml 锥形瓶中,加乙醚 100ml,再加氨试液 30ml,振摇 10 分钟,超声处理 30 分钟,放置过夜,分取乙醚液,挥干,残渣用无水乙醇溶解使成 2ml,作为供试品溶液。另取乌头碱对照品,精密称定,加无水乙醇制成每 1ml 含 0.5mg 的溶液,作为对照品溶液。照薄层色谱法(通则 0502)试验,吸取供试品溶液 20μl、对照品溶液 5μl,分别点于同一硅胶 G 薄层板上,以甲苯-乙酸乙酯-二乙胺(14:1:1)为展开剂,展开,取出,晾干,喷以稀碘化铋钾试液。供试品色谱中,在与对照品色谱相应的位置上,出现的斑点应小于对照品的斑点或不出现斑点。

其他　应符合片剂项下有关的各项规定(通则 0101)。

【功能与主治】　祛风寒,补肝肾,壮筋骨。用于风寒湿邪闭阻、肝肾亏虚所致的痹病,症见关节肿胀、腰膝疼痛、四肢麻木。

【用法与用量】　口服。一次 6 片,一日 2 次。

【注意】　孕妇忌服。

【贮藏】　密封。

祛风止痛胶囊
Qufeng Zhitong Jiaonang

【处方】　老鹳草 334g　　　桑寄生 167g
　　　　　续断 167g　　　　威灵仙 83g
　　　　　独活 83g　　　　　制草乌 83g
　　　　　红花 83g

【制法】　以上七味,威灵仙、独活粉碎成细粉,过筛;其余桑寄生等五味加水煎煮二次,每次 3 小时,煎液滤过,滤液合并,浓缩成相对密度为 1.18~1.20(80℃)的清膏,喷雾干燥,干粉与上述细粉混匀,用 70%乙醇制成颗粒,沸腾干燥,装入胶囊,制成 1000 粒,即得。

【性状】　本品为硬胶囊,内容物为棕黄色至棕褐色的粉末;味苦、涩。

【鉴别】　(1)取本品内容物 6g,加乙醇 30ml,加热回流 30 分钟,放冷,滤过,滤液回收溶剂至干,残渣加无水乙醇 1ml 使溶解,作为供试品溶液。另取桑寄生对照药材 2g,加乙醇 30ml,同法制成对照药材溶液。再取齐墩果酸对照品,加甲醇制成每 1ml 含 1mg 的溶液,作为对照品溶液。照薄层色谱法(通则 0502)试验,吸取上述三种溶液各 5μl,分别点于同一硅胶 G 薄层板上,以环己烷-三氯甲烷-乙酸乙酯(4:1:1)为展开剂,展开,取出,晾干,喷以 10%硫酸乙醇溶液,在 105℃加热至斑点显色清晰,分别置日光和紫外光灯(365nm)下检视。供试品色谱中,在与对照药材色谱和对照品色谱相应的位置上,日光下显相同颜色的斑点;紫外光下显相同颜色的荧光斑点。

(2)取本品内容物 2g,加甲醇 50ml,超声处理 20 分钟,滤过,滤液蒸干,残渣加水 30ml 使溶解,用水饱和的正丁醇振摇提取 2 次,每次 30ml,合并正丁醇提取液,用氨试液 60ml 洗涤,再用正丁醇饱和的水 60ml 洗涤,取正丁醇液,回收溶剂至干,残渣加甲醇 1ml 使溶解,作为供试品溶液。另取续断对照药材 0.5g,加甲醇 20ml,同法制成对照药材溶液。再取川续断皂苷Ⅵ对照品,加甲醇制成每 1ml 含 1mg 的溶液,作为对照品溶液。照薄层色谱法(通则 0502)试验,吸取上述三种溶液各 5μl,分别点于同一硅胶 G 薄层板上,以正丁醇-醋酸-水(4:1:5)的上层溶液为展开剂,展开,取出,晾干,喷以 10%硫酸乙醇溶液,在 105℃加热至斑点显色清晰,置日光下检视。供试品色谱中,在与对照药材色谱和对照品色谱相应的位置上,显相同颜色的斑点。

(3)取威灵仙对照药材 2g,加乙醇 30ml,照〔鉴别〕(1)供试品溶液制备方法同法制成对照药材溶液。照薄层色谱法(通则 0502)试验,吸取〔鉴别〕(1)项下的供试品溶液及上述对照药材溶液各 5μl,分别点于同一硅胶 G 薄层板上,以环己烷-三氯甲烷-乙酸乙酯(4:1:1)为展开剂,展开,取出,晾干,喷以 10%硫酸乙醇溶液,在 105℃加热至斑点显色清晰,置日光下检视。供试品色谱中,在与对照药材色谱相应的位置上,显相同颜色的斑点。

(4)取本品内容物 2g,加乙醚 30ml,超声处理 15 分钟,滤过,滤液挥干,残渣加乙酸乙酯 1ml 使溶解,作为供试品溶液。另取独活对照药材 0.2g,同法制成对照药材溶液。照薄层色谱法(通则 0502)试验,吸取上述两种溶液各 5μl,分别点于同一硅胶 G 薄层板上,以正己烷-甲苯-乙酸乙酯(2:1:1)为展开剂,展开,取出,晾干,置紫外光灯(365nm)下检视。供试品色谱中,在与对照药材色谱相应的位置上,显相同颜色的荧光斑点。

【检查】　乌头碱限量　取本品 36 粒,倾出内容物,置 250ml 锥形瓶中,加氨试液 30ml,摇匀,再加乙醚 100ml,振摇 10 分钟,超声处理 15 分钟,放置过夜,分取乙醚液,残渣及滤器用适量乙醚洗涤,洗涤液与滤液合并,回收溶剂至干,残渣用三氯甲烷溶解并转移至 2ml 量瓶中,加三氯甲烷至刻度,摇匀,作为供试品溶液。另取乌头碱对照品,精密称定,加三氯甲烷制成每 1ml 含 0.5mg 的溶液,作为对照品溶液。照薄层色谱法(通则 0502)试验,吸取上述两种溶液各 5μl,分别点于同一硅胶 G 薄层板上,以正己烷-乙酸乙酯-甲醇(6.4:3.6:2)为展开剂,置氨蒸气饱和 20 分钟的展开缸内展开,取出,晾干,喷以稀碘化铋钾试液,置日光下检视。供试品色谱中,在与对照品色谱相应的位置上出现的斑点应小于对照品的斑点或不出现斑点。

其他　应符合胶囊剂项下有关的各项规定(通则 0103)。

【含量测定】　老鹳草　照高效液相色谱法(通则 0512)测定。

色谱条件与系统适用性试验　以十八烷基硅烷键合硅胶为填充剂;以甲醇-0.2%磷酸溶液(5:95)为流动相;检测波长为 266nm。理论板数按没食子酸峰计算应不低于 4000。

对照品溶液的制备　取没食子酸对照品适量,精密称定,加甲醇制成每 1ml 含 50μg 的溶液,摇匀,即得。

供试品溶液的制备　取本品内容物约 2g,精密称定,置具塞锥形瓶中,精密加入甲醇 50ml,密塞,称定重量,超声处理(功率 250W,频率 50kHz)30 分钟,放冷,再称定重量,用甲醇补足减失的重量,摇匀,滤过,取续滤液,即得。

测定法　分别精密吸取对照品溶液与供试品溶液各 5μl,注入液相色谱仪,测定,即得。

本品每粒含老鹳草以没食子酸($C_7H_6O_5$)计,不得少于 0.30mg。

续断　照高效液相色谱法(通则 0512)测定。

色谱条件与系统适用性试验　以十八烷基硅烷键合硅胶为填充剂;以乙腈-水(30:70)为流动相;检测波长为 212nm。理论板数按川续断皂苷Ⅵ峰计算应不低于 8000。

对照品溶液的制备　取川续断皂苷Ⅵ对照品适量,精密称定,加甲醇制成每 1ml 含 0.2mg 的溶液,即得。

供试品溶液的制备　取本品内容物约 2g,精密称定,置具塞锥形瓶中,精密加入甲醇 50ml,密塞,称定重量,超声处理(功率 250W,频率 50kHz)30 分钟,放冷,再称定重量,用甲醇补足减失的重量,摇匀,滤过,精密量取续滤液 25ml,蒸干,残渣加水 25ml 使溶解,用水饱和的正丁醇振摇提取 3 次(50ml,30ml,30ml),合并正丁醇提取液,用氨试液 100ml 洗涤,再用正丁醇饱和的水 100ml 洗涤,取正丁醇液,回收溶剂至干,残渣加甲醇溶解并转移至 25ml 量瓶中,加甲醇至刻度,摇匀,滤过,取续滤液,即得。

测定法　分别精密吸取对照品溶液与供试品溶液各 10μl,注入液相色谱仪,测定,即得。

本品每粒含续断以川续断皂苷Ⅵ($C_{47}H_{76}O_{18}$)计,不得少于 1.5mg。

【功能与主治】　祛风寒,补肝肾,壮筋骨。用于风寒湿邪闭阻、肝肾亏虚所致的痹病,症见关节肿胀、腰膝疼痛、四肢麻木。

【用法与用量】　口服。一次 6 粒,一日 2 次。

【注意】　孕妇忌服。

【规格】　每粒装 0.3g

【贮藏】　密封。

祛风舒筋丸

Qufeng Shujin Wan

【处方】

防风 50g	桂枝 50g
麻黄 50g	威灵仙 50g
制川乌 50g	制草乌 50g
麸炒苍术 50g	茯苓 50g
木瓜 50g	秦艽 50g
烫骨碎补 50g	牛膝 50g
甘草 50g	海风藤 50g
青风藤 50g	穿山龙 50g
老鹳草 50g	茄根 50g

【制法】　以上十八味,粉碎成细粉,过筛,混匀。每 100g 粉末加炼蜜 160～180g 制成大蜜丸或小蜜丸,即得。

【性状】　本品为黑褐色的大蜜丸或小蜜丸;气微,味甜、苦。

【鉴别】　(1)取本品,置显微镜下观察:不规则分枝状团块无色,遇水合氯醛试液溶化;菌丝无色或淡棕色,直径 4～6μm(茯苓)。气孔特异,保卫细胞侧面观似哑铃状(麻黄)。纤维束周围薄壁细胞含草酸钙方晶,形成晶纤维(甘草)。草酸钙针晶细小,长 10～32μm,不规则地充塞于薄壁细胞中(麸炒苍术)。油管含金黄色分泌物,直径约 30μm(防风)。非腺毛单细胞,多破碎,直径 15～20μm,壁有疣状突起(老鹳草)。石细胞圆形、长方形或类多角形,壁厚,胞腔含橙红色或棕色物(木瓜)。

(2)取本品 28g,剪碎,加硅藻土 5g,研匀,加乙酸乙酯 30ml,加热回流 30 分钟,滤过,滤液置低温水浴上浓缩至约 1ml,作为供试品溶液。另取桂皮醛对照品,加乙醇制成每 1ml 含 1μl 的溶液,作为对照品溶液。照薄层色谱法(通则 0502)试验,吸取供试品溶液 5μl、对照品溶液 2μl,分别点于同一硅胶 G 薄层板上,以石油醚(60～90℃)-乙酸乙酯(17:3)为展开剂,展开,取出,晾干,喷以二硝基苯肼试液。供试品色谱中,在与对照品色谱相应的位置上,显相同颜色的斑点。

(3)取本品 28g,剪碎,加硅藻土 5g,研匀,加浓氨试液 2ml、二氯甲烷 50ml,加热回流 1 小时,滤过,滤液浓缩至干,残渣加甲醇 1ml 使溶解,作为供试品溶液。另取盐酸麻黄碱对照品,加甲醇制成每 1ml 含 1mg 的溶液,作为对照品溶液。照薄层色谱法(通则 0502)试验,吸取上述两种溶液各 10μl,

分别点于同一硅胶 G 薄层板上,以二氯甲烷-甲醇-浓氨试液(40:7:1)为展开剂,展开,取出,晾干,喷以茚三酮试液,在105℃加热至斑点显色清晰。供试品色谱中,在与对照品色谱相应的位置上,显相同的紫红色斑点。

(4)取防风对照药材 0.5g,加浓氨试液 1ml、二氯甲烷20ml,加热回流 1 小时,滤过,滤液浓缩至干,残渣加甲醇 1ml使溶解,作为对照药材溶液。照薄层色谱法(通则 0502)试验,吸取〔鉴别〕(2)项下的供试品溶液 10μl 及上述对照药材溶液 5μl,分别点于同一硅胶 G 薄层板上,以石油醚(60～90℃)-乙酸乙酯(7:3)为展开剂,展开,取出,晾干,置紫外光灯(365nm)下检视。供试品色谱中,在与对照药材色谱相应的位置上,显相同颜色的斑点。

(5)取本品 28g,剪碎,加盐酸 5ml 与二氯甲烷 50ml,加热回流 1 小时,放冷,滤过,滤液蒸干,残渣加乙醇 1ml使溶解,作为供试品溶液。另取甘草次酸对照品,加无水乙醇制成每 1ml 含 1mg 的溶液,作为对照品溶液。照薄层色谱法(通则 0502)试验,吸取上述两种溶液各 5μl,分别点于同一硅胶 G 薄层板上,以石油醚(30～60℃)-甲苯-乙酸乙酯-冰醋酸(10:20:7:0.5)为展开剂,展开,取出,晾干,喷以 10%磷钼酸乙醇溶液,在 105℃加热至斑点显色清晰。供试品色谱中,在与对照品色谱相应的位置上,显相同颜色的斑点。

【检查】　应符合丸剂项下有关的各项规定(通则 0108)。

【含量测定】　照高效液相色谱法(通则 0512)测定。

色谱条件与系统适用性试验　以十八烷基硅烷键合硅胶为填充剂;以乙腈-水(10:90)为流动相;检测波长为 270nm。理论板数按龙胆苦苷峰计算应不低于 3000。

对照品溶液的制备　取龙胆苦苷对照品适量,精密称定,加甲醇制成每 1ml 含 80μg 的溶液,即得。

供试品溶液的制备　取本品,剪碎,混匀,取约 5g,精密称定,置具塞锥形瓶中,精密加入 50%甲醇 25ml,密塞,称定重量,加热回流 1 小时,放冷,再称定重量,用 50%甲醇补足减失的重量,摇匀,滤过,取续滤液,即得。

测定法　分别精密吸取对照品溶液与供试品溶液各10μl,注入液相色谱仪,测定,即得。

本品每 1g 含秦艽以龙胆苦苷($C_{16}H_{20}O_9$)计,不得少于 0.36mg。

【功能与主治】　祛风散寒,除湿活络。用于风寒湿闭阻所致的痹病,症见关节疼痛、局部畏恶风寒、屈伸不利、四肢麻木、腰腿疼痛。

【用法与用量】　口服。小蜜丸一次 12 丸,大蜜丸一次 1 丸,一日 2 次。

【注意】　孕妇慎用。

【规格】　小蜜丸每 100 丸重 60g;大蜜丸每丸重 7g。

【贮藏】　密封。

祛伤消肿酊

Qushang Xiaozhong Ding

【处方】

连钱草 30g	生草乌 20g
冰片 60g	莪术 18g
红花 15g	血竭 3g
川芎 12g	桂枝 18g
威灵仙 15g	茅膏菜 15g
了哥王 12g	海风藤 15g
野木瓜 45g	两面针 60g
天南星 12g	白芷 12g
栀子 30g	酢浆草 30g
樟脑 30g	薄荷脑 70g

【制法】　以上二十味,除冰片、血竭、樟脑、薄荷脑外,其余十六味粉碎成粗粉,混匀,用 75%乙醇作溶剂,浸渍 48 小时后,以每分钟 1～3ml 速度缓缓渗漉,收集渗漉液备用。继续渗漉,渗漉液作下批渗漉液溶剂。另取血竭、薄荷脑、樟脑、冰片四味加适量上述渗漉液溶解后,加入上述渗漉液中,搅拌均匀,静置 24 小时,滤过,滤液用 75%乙醇调整至 1000ml,分装,即得。

【性状】　本品为黄棕色液体;气芳香。

【鉴别】　(1)取本品约 60ml,蒸至近干,加水 10ml 使溶解,用水饱和的正丁醇振摇提取 3 次,每次 15ml,合并正丁醇液,蒸干,残渣加无水乙醇 2ml 使溶解,作为供试品溶液。另取熊果酸对照品,加无水乙醇制成每 1ml 含 1mg 的溶液作为对照品溶液。照薄层色谱法(通则 0502)试验,吸取上述供试品溶液 10μl、对照品溶液 2μl,分别点于同一含 0.1mol/L磷酸二氢钠的羧甲基纤维素钠溶液制备的硅胶 H 薄层板上,以甲苯-乙酸乙酯-甲酸(20:4:0.5)为展开剂,展开,取出,晾干,喷以 10%硫酸乙醇溶液,在 110℃加热至斑点显色清晰。供试品色谱中,在与对照品色谱相应的位置上,显相同颜色的斑点。

(2)取本品约 100ml,蒸至近干,加水 20ml 使溶解,用乙醚振摇提取 3 次,每次 25ml,合并乙醚液,蒸干,残渣加乙酸乙酯 5ml 使溶解,作为供试品溶液。另取川芎对照药材 1g,加乙醚 20ml,超声处理 30 分钟,滤过,滤液蒸干,残渣加乙酸乙酯 5ml 使溶解,作为对照药材溶液。照薄层色谱法(通则 0502)试验,吸取上述两种溶液各 5μl,分别点于同一硅胶 G薄层板上,以环己烷-乙酸乙酯(9:1)为展开剂,展开,取出,晾干,置紫外光灯(365nm)下检视。供试品色谱中,在与对照药材色谱相应的位置上,显相同颜色的荧光斑点。

(3)取本品 40ml,水浴蒸干,残渣加适量乙醇使溶解,加中性氧化铝 2～4g,拌匀,加在中性氧化铝柱(100～200 目,3g,内径为 1cm)上,用乙醇 50ml 洗脱,收集洗脱液,蒸干,残渣加乙醇 1ml 使溶解,作为供试品溶液。另取栀子苷对照品,加乙醇制成每 1ml 含 1mg 的溶液,作为对照品溶液。照薄层色谱法(通则 0502)试验,吸取上述两种溶液各 $5\mu l$,分别点于同一硅胶 G 薄层板上,以二氯甲烷-乙酸乙酯-甲醇-水(15:40:22:10)为展开剂,于 10℃以下展开,取出,晾干,喷以 10%硫酸乙醇溶液,在 110℃加热至斑点显色清晰。供试品色谱中,在与对照品色谱相应的位置上,显相同颜色的斑点。

【检查】 乌头碱限量 精密吸取本品 100ml,蒸至近干,加水 20ml 使溶解,加氨试液 10ml,摇匀,放置 2 小时,用乙醚振摇提取 3 次,每次 20ml,合并乙醚液,挥干,残渣加二氯甲烷 15ml 使溶解,并用二氯甲烷 5ml 分次洗涤容器,洗液并入上述二氯甲烷液中,用 0.05mol/L 硫酸溶液提取 3 次,每次 15ml,合并酸液,用二氯甲烷洗涤 4 次,每次 15ml,弃去二氯甲烷液,再用氨试液调节 pH 值至 9,用二氯甲烷提取 3 次,每次 15ml,合并二氯甲烷液,蒸干,残渣加无水乙醇 1ml 使溶解,作为供试品溶液。另取乌头碱对照品适量,精密称定,加无水乙醇制成每 1ml 含 1mg 的溶液,作为对照品溶液。照薄层色谱法(通则 0502)试验,吸取上述两种溶液各 $5\mu l$,分别点于同一硅胶 G 薄层板上,以甲苯-乙酸乙酯-二乙胺(14:4:1)为展开剂,展开,取出,晾干,喷以稀碘化铋钾试液。供试品色谱中,在与对照品色谱相应的位置上,出现的斑点应小于对照品的斑点,或不出现斑点。

总固体 精密量取本品 10ml,置已干燥至恒重的蒸发皿中,蒸干,在 105℃干燥 4 小时,置干燥器中冷却 30 分钟,迅速称定重量。

本品含总固体不得少于 0.2g。

乙醇量 应为 50%~60%(通则 0711)。

其他 应符合酊剂项下的有关各项规定(通则 0120)。

【含量测定】 照气相色谱法(通则 0521)测定。

色谱条件与系统适用性试验 以聚乙二醇 20000(PEG-20M)为固定相,柱温为 130℃,理论板数按樟脑峰计算应不低 5000。樟脑峰、薄荷脑峰、龙脑峰、内标物质峰彼此间的分离度应大于 1.5。

校正因子测定 取萘适量,加无水乙醇溶解并稀释成每 1ml 含 20mg 的溶液,摇匀,作为内标溶液。另取樟脑对照品和龙脑对照品各约 10mg,薄荷脑对照品约 20mg,精密称定,同置 10ml 量瓶中,精密加入内标溶液 1ml,用无水乙醇稀释至刻度,摇匀,取 $1\mu l$ 注入气相色谱仪,计算校正因子。

测定法 精密量取本品 2ml,置 50ml 量瓶中,精密加入内标溶液 5ml,用无水乙醇稀释至刻度,摇匀,取 $1\mu l$ 注入气相色谱仪,测定,计算,即得。

本品每 1ml 含樟脑($C_{10}H_{16}O$)应为 24~36mg;薄荷脑($C_{10}H_{20}O$)应为 56~84mg;含冰片以龙脑($C_{10}H_{18}O$)计,不得少于 26mg。

【功能与主治】 活血化瘀,消肿止痛。用于跌打损伤,皮肤青紫瘀斑,肿胀疼痛,关节屈伸不利;急性扭挫伤见上述证候者。

【用法与用量】 外用。用棉花浸取药液涂擦患处。一日

3 次。

【注意】 孕妇及皮肤破损处禁用。使用过程中若出现皮疹等皮肤过敏者应停用。

【规格】 每瓶装 20ml

【贮藏】 密封,避光,于阴凉干燥处保存。

祛痰灵口服液
Qutanling Koufuye

【处方】 鲜竹沥 450ml 鱼腥草 180g

【制法】 以上二味,鱼腥草加 3 倍量水,蒸馏,收集蒸馏液 250ml;另取蔗糖 125g,加水煮沸 1 小时,滤过,滤液与鲜竹沥及鱼腥草蒸馏液混匀,加入苯甲酸钠 1.4g,用酒石酸调节 pH 值至 4.2~5.3,加水至 1000ml,搅匀,滤过,灭菌,灌封,即得。

【性状】 本品为淡棕黄色至棕黄色的液体;气香,味甜。

【鉴别】 (1)取本品 90ml,置圆底烧瓶中,连接挥发油测定器,自测定器上端加水使充满刻度部分,再加石油醚(60~90℃)10ml,连接回流冷凝管,加热至沸,并保持微沸 1 小时后,放冷,分取石油醚层,并用石油醚(60~90℃)10ml 冲洗管壁,合并醚液,挥干,残渣加甲醇 1ml 使溶解,作为供试品溶液。另取鱼腥草对照药材 25g,置圆底烧瓶中,加水 300ml,自"连接挥发油测定器"起,同法制成对照药材溶液。照薄层色谱法(通则 0502)试验,吸取上述两种溶液各 $10\mu l$,分别点于同一硅胶 G 薄层板上,以环己烷-乙酸乙酯(17:3)为展开剂,展开,取出,晾干,喷以 5%香草醛硫酸溶液,在 105℃加热至斑点显色清晰。供试品色谱中,在与对照药材色谱相应的位置上,显相同颜色的斑点。

(2)取本品 30ml,用稀盐酸调节 pH 值至 2~3,用乙醚 30ml 振摇提取,提取液用 5%碳酸氢钠溶液 10ml 洗涤,分取乙醚层,挥干,残渣加甲醇 1ml 使溶解,作为供试品溶液。另取愈创木酚对照品,加甲醇制成每 1ml 含 $0.004\mu l$ 的溶液,作为对照品溶液。照高效液相色谱法(通则 0512)试验,以十八烷基硅烷键合硅胶为填充剂,以乙腈-0.5%三乙胺与 0.5%磷酸的混合溶液(18:100)为流动相,检测波长为 220nm。分别吸取对照品溶液与供试品溶液各 $10\mu l$,注入液相色谱仪,供试品色谱中应呈现与对照品色谱峰保留时间相同的色谱峰。

【检查】 相对密度 应不低于 1.03(通则 0601)。

pH 值 应为 4.0~5.5(通则 0631)。

其他 应符合合剂项下有关的各项规定(通则 0181)。

【含量测定】 照高效液相色谱法(通则 0512)测定。

色谱条件与系统适用性试验 以十八烷基硅烷键合硅胶为填充剂;以乙腈-0.5%三乙胺与 0.5%磷酸的混合溶液(20:80)为流动相;检测波长为 210nm。理论板数按水杨酸峰计算应不低于 7500。

对照品溶液的制备　取水杨酸对照品适量,精密称定,加水制成每 1ml 含 3μg 的溶液,即得。

供试品溶液的制备　取本品,滤过,取续滤液,即得。

测定法　分别精密吸取对照品溶液与供试品溶液各 10μl,注入液相色谱仪,测定,即得。

本品每 1ml 含鲜竹沥以水杨酸($C_7H_6O_3$)计,不得少于 2.5μg。

【功能与主治】　清肺化痰。用于痰热壅肺所致的咳嗽、痰多、喘促;急、慢性支气管炎见上述证候者。

【用法与用量】　口服。一次 30ml,一日 3 次;二岁以下一次 15ml,一日 2 次;二至六岁一次 30ml,一日 2 次;六岁以上一次 30ml,一日 2~3 次;或遵医嘱。

【注意】　便溏者慎用。

【规格】　每支装 30ml

【贮藏】　密封,遮光,置阴凉处保存。

祖 师 麻 片

Zushima Pian

【处方】　祖师麻 1100g

【制法】　取祖师麻,加水煎煮三次,第一次 2 小时,第二次、第三次 1 小时,合并煎液,滤过,滤液浓缩至相对密度为 1.22~1.26(50℃)的清膏,加乙醇使含醇量达 75%,静置使沉淀,取上清液,回收乙醇并浓缩至适量,加入碳酸钙 10g、淀粉、糊精适量,混匀,制成颗粒,干燥,压制成 1000 片,包薄膜衣或糖衣,即得。

【性状】　本品为薄膜衣片或糖衣片,除去包衣后显棕色;味微苦。

【鉴别】　取本品 2 片,除去包衣,研细,置具塞锥形瓶中,加甲醇 25ml,超声处理 20 分钟,滤过,滤液浓缩至约 1ml,作为供试品溶液。另取祖师麻对照药材 1g,同法制成对照药材溶液。再取祖师麻甲素对照品,加甲醇制成每 1ml 含 1mg 的溶液,作为对照品溶液。照薄层色谱法(通则 0502)试验,吸取上述三种溶液各 2~5μl,分别点于同一硅胶 GF_{254} 薄层板上,以三氯甲烷-丙酮-冰醋酸(7:1:0.5)为展开剂,展开,取出,晾干,置紫外光灯(254nm)下检视。供试品色谱中,在与对照品色谱相应的位置上,显一个相同颜色的斑点;在与对照药材色谱相应的位置上,显相同颜色的主斑点。喷以 1% 三氯化铁乙醇溶液,置日光下检视。在与对照品色谱相应的位置上,显一个相同颜色的斑点;在与对照药材色谱相应的位置上,显相同颜色的主斑点。

【检查】　应符合片剂项下有关的各项规定(通则 0101)。

【含量测定】　照高效液相色谱法(通则 0512)测定。

色谱条件与系统适用性试验　以十八烷基硅烷键合硅胶为填充剂;以甲醇-0.5% 冰醋酸(25:75)为流动相;检测波长为 327nm。理论板数按祖师麻甲素峰计算应不低于 4000。

对照品溶液的制备　取祖师麻甲素对照品适量,精密称定,用 85% 甲醇制成每 1ml 中含 0.1mg 的溶液,即得。

供试品溶液的制备　取本品 20 片,除去包衣,精密称定,研细,取约 0.6g,精密称定,置具塞锥形瓶中,精密加 85% 甲醇 50ml,称定重量,超声处理(功率 150W,频率 50kHz)30 分钟,放冷,再称定重量,用 85% 甲醇补足减失的重量,摇匀,即得。

测定法　分别精密吸取对照品溶液与供试品溶液各 10μl,注入液相色谱仪,测定,即得。

本品每片含祖师麻以祖师麻甲素($C_9H_6O_4$)计,不得少于 2.0mg。

【功能与主治】　祛风除湿,活血止痛。用于风湿痹症,关节炎,类风湿关节炎。也可用于坐骨神经痛、肩周炎寒湿阻络证,症见:关节痛,遇寒痛增,得热痛减,以及腰腿肩部疼痛重着者等。

【用法与用量】　口服。一次 3 片,一日 3 次。坐骨神经痛、肩周炎疗程 4 周。

【注意】　孕妇及风湿热痹者慎用;有胃病者可饭后服用,并配合健胃药使用。

【规格】　(1)薄膜衣片　每片重 0.3g
(2)糖衣片(片心重 0.29g)

【贮藏】　密封。

神香苏合丸

Shenxiang Suhe Wan

【处方】

人工麝香 50g	冰片 50g
水牛角浓缩粉 400g	乳香(制)100g
安息香 100g	白术 200g
香附 200g	木香 200g
沉香 200g	丁香 200g
苏合香 200g	

【制法】　以上十一味,除水牛角浓缩粉外,苏合香隔水炖化,用适量的乙醇稀释;人工麝香、冰片分别粉碎成最细粉;其余乳香(制)等七味粉碎成细粉;人工麝香和冰片的最细粉与上述细粉及水牛角浓缩粉配研,过筛,混匀。每 1700g 粉末加入淀粉 13.4g,混匀,用水和苏合香的乙醇稀释液制丸,低温干燥,即得。

【性状】　本品为棕褐色的水丸;气香,味苦而辛。

【鉴别】　(1)取本品,置显微镜下观察:花粉粒无色或微黄色,表面观三角形,直径约 16μm(丁香)。不规则碎片,淡灰黄色,稍有光泽,表面密布微细灰棕色颗粒及不规则纵长裂缝(水牛角)。分泌细胞类圆形,含淡黄棕色至红棕色的分泌物,其周围细胞作放射状排列(香附)。

　　(2)取本品 1.4g,研细,置 250ml 圆底烧瓶中,加水 80ml,连接挥发油测定器,自测定器上端加水使充满刻度部分并溢流入烧瓶时为止,再加环己烷 4ml,加热回流至沸,保持微沸 2 小时,放冷,取烧瓶中的水溶液,离心,上清液置分液漏斗中,用石油醚(60~90℃)振摇提取 2 次,每次 50ml,合并石油醚提取液,蒸干,残渣加无水乙醇 1ml 使溶解,作为供试品溶液。另取去氢木香内酯对照品,加无水乙醇制成每 1ml 含 1mg 的溶液,作为对照品溶液。照薄层色谱法(通则 0502)试验,吸取上述两种溶液各 5μl,分别点于同一硅胶 G 薄层板上,以甲苯-乙酸乙酯(16:1)为展开剂,展开,取出,晾干,喷以 5%香草醛硫酸溶液,在 105℃加热至斑点显色清晰。供试品色谱中,在与对照品色谱相应的位置上,显相同颜色的斑点。

　　(3)取冰片对照品、丁香酚对照品和麝香酮对照品适量,分别加环己烷制成每 1ml 含冰片 0.12mg 的溶液、每 1ml 含丁香酚 0.18mg 的溶液和每 1ml 含麝香酮 50μg 的溶液,作为对照品溶液。照〔含量测定〕项下的方法试验,分别吸取对照品溶液与〔含量测定〕项下的供试品溶液各 2μl,注入气相色谱仪。供试品色谱中应呈现与对照品色谱峰保留时间相同的色谱峰。

　　【检查】　水分　不得过 9.0%(通则 0832 第三法)。

　　其他　应符合丸剂项下有关的各项规定(通则 0108)。

　　【含量测定】　照气相色谱法(通则 0521)测定。

　　色谱条件与系统适用性试验　聚乙二醇 20000(PEG-20M)弹性石英毛细管柱(柱长为 30m,柱内径为 0.25mm 或 0.32mm,膜厚度为 0.25μm);柱温为程序升温,初始温度为 80℃,以每分钟 8℃的速率升至 180℃,保持 2 分钟,再以每分钟 10℃的速率升至 200℃,保持 5 分钟,最后以每分钟 50℃的速率升至 250℃,保持 5 分钟;分流比为 3:1。理论板数按丁香酚峰计算应不低于 20000。

　　对照品溶液的制备　取丁香酚对照品适量,精密称定,加环己烷制成每 1ml 含 0.18mg 的溶液,即得。

　　供试品溶液的制备　取本品适量,研细,取约 0.8g,精密称定,置具塞锥形瓶中,精密加入环己烷 25ml,密塞,称定重量,加热回流 2 小时,放冷,再称定重量,用环己烷补足减失的重量,摇匀,滤过,取续滤液,即得。

　　测定法　分别精密吸取对照品溶液与供试品溶液各 2μl,注入气相色谱仪,测定,即得。

　　本品每 1g 含丁香以丁香酚($C_{10}H_{12}O_2$)计,不得少于 4.5mg。

　　【功能与主治】　温通宣痹,行气化浊。用于寒凝心脉、气机不畅所致的胸痹,症见心痛、胸闷、胀满、遇寒加重;冠心病心绞痛见上述证候者。

　　【用法与用量】　口服。一次 0.7g,一日 1~2 次。

　　【注意】　孕妇禁用。

　　【规格】　每瓶装 0.7g

　　【贮藏】　密封。

除湿白带丸
Chushi Baidai Wan

　　【处方】
党参 80g	炒白术 100g
山药 100g	白芍 50g
芡实 50g	车前子(炒)50g
当归 30g	苍术 30g
陈皮 30g	白果仁 50g
荆芥炭 15g	柴胡 12g
黄柏炭 12g	茜草 12g
海螵蛸 40g	煅牡蛎 40g

　　【制法】　以上十六味,粉碎成细粉,过筛,混匀,用水泛丸,干燥,即得。

　　【性状】　本品为灰褐色的水丸;气微,味淡。

　　【鉴别】　(1)取本品,置显微镜下观察:联结乳管直径 12~15μm,含细小颗粒状物(党参)。淀粉粒三角状卵形或矩圆形,直径 24~40μm,脐点短缝状或人字状(山药)。淀粉粒大多为复粒,类球形,由极多分粒组成,分粒细小,类多角形或多角形,直径 1~5μm(芡实)。种皮内表皮细胞表面观类长方形,壁微波状,以数个细胞为一组,略作镶嵌状排列(车前子)。不规则透明薄片或碎块,具细条纹或网状纹理(海螵蛸)。

　　(2)取本品 3g,研细,加乙醚 15ml,超声处理 15 分钟,滤过,滤液挥干,残渣用乙酸乙酯 1ml 溶解,作为供试品溶液。另取当归对照药材 0.5g,同法制成对照药材溶液。照薄层色谱法(通则 0502)试验,吸取上述两种溶液各 5μl,分别点于同一硅胶 G 薄层板上,以正己烷-乙酸乙酯(9:1)为展开剂,展开,取出,晾干,置紫外光灯(365nm)下检视。供试品色谱中,在与对照药材色谱相应的位置上,显相同颜色的荧光斑点。

　　(3)取本品 2g,研细,加甲醇 10ml,加热回流 20 分钟,滤过,滤液浓缩至 1ml,作为供试品溶液。另取橙皮苷对照品,加甲醇制成饱和溶液,作为对照品溶液。照薄层色谱法(通则 0502)试验,吸取上述两种溶液各 5μl,分别点于同一硅胶 G 薄层板上,以乙酸乙酯-甲醇-水(100:17:13)为展开剂,展开,取出,晾干,喷以三氯化铝试液,置紫外光灯(365nm)下检视。供试品色谱中,在与对照品色谱相应的位置上,显相同颜色的荧光斑点。

　　(4)取本品 3g,研细,加甲醇 50ml,超声处理 20 分钟,滤过,滤液作为供试品溶液。另取黄柏对照药材 0.3g,加甲醇 10ml,同法制成对照药材溶液。再取盐酸小檗碱对照品,加甲醇制成每 1ml 含 0.5mg 的溶液,作为对照品溶液。照薄层色谱法(通则 0502)试验,吸取上述三种溶液各 4μl,分别点于同一硅胶 G 薄层板上,以甲苯-乙酸乙酯-异丙醇-甲醇-浓氨试液(12:6:3:3:1)为展开剂,置氨蒸气预饱和的展开缸内展开，取出，晾干，置紫外光灯(365nm)下检视。供试品色谱中，在与对照药材色谱和对照品色谱相应的位置上，显相同颜色的荧光斑点。

【检查】 应符合丸剂项下有关的各项规定(通则 0108)。

【含量测定】 照高效液相色谱法(通则 0512)测定。

色谱条件与系统适用性试验 以十八烷基硅烷键合硅胶为填充剂；以甲醇-0.05mol/L 磷酸二氢钾溶液(35:65)为流动相；检测波长为 230nm。理论板数按芍药苷峰计算应不低于 2000。

对照品溶液的制备 取芍药苷对照品适量，精密称定，加甲醇制成每 1ml 含 50μg 的溶液，即得。

供试品溶液的制备 取本品适量，研细，取约 1g，精密称定，置 50ml 具塞锥形瓶中，精密加入稀乙醇 25ml，密塞，称定重量，超声处理(功率 250W，频率 40kHz)20 分钟，放冷，再称定重量，用稀乙醇补足减失的重量，摇匀，滤过，取续滤液，即得。

测定法 分别精密吸取对照品溶液与供试品溶液各 5~10μl，注入液相色谱仪，测定，即得。

本品每 1g 含白芍以芍药苷($C_{23}H_{28}O_{11}$)计，不得少于 1.0mg。

【功能与主治】 健脾益气，除湿止带。用于脾虚湿盛所致带下病，症见带下量多、色白质稀、纳少、腹胀、便溏。

【用法与用量】 口服。一次 6~9g，一日 2 次。

【规格】 每 20 丸重 1g

【贮藏】 密封。

珠黄吹喉散
Zhuhuang Chuihou San

【处方】 珠珠 50g   人工牛黄 30g
硼砂(煅)250g   西瓜霜 80g
雄黄 40g   儿茶 100g
黄连 100g   黄柏 150g
冰片 50g

【制法】 以上九味，珍珠水飞或粉碎成极细粉；雄黄水飞成极细粉；其余硼砂(煅)等四味粉碎成细粉；将人工牛黄、冰片研细，与上述粉末及西瓜霜配研，过筛，混匀，即得。

【性状】 本品为淡黄色的粉末；气香，味苦，有清凉感。

【鉴别】 (1)取本品，置显微镜下观察：纤维束鲜黄色，周围细胞含草酸钙方晶，形成晶纤维，含晶细胞壁木化增厚(黄柏)。纤维束鲜黄色，壁稍厚，纹孔明显(黄连)。不规则碎块无色或淡绿色，半透明，具光泽，有时可见细密波状纹理(珍珠)。不规则碎块金黄色或橙黄色，有光泽(雄黄)。

(2)取本品约 0.3g，加三氯甲烷 10ml，搅拌，滤过，滤液蒸

干，残渣加 60％醋酸溶液 1ml 使溶解，加新配制的 1％糠醛溶液 1ml，再加硫酸溶液(1→2)5ml，在 70℃加热 10 分钟，溶液渐显蓝紫色。

(3)取本品约 0.2g，进行升华，升华物用乙醇 1~2 滴溶解后，加新配制的 1％香草醛硫酸溶液 1~2 滴，即显紫红色。

(4)取本品约 1g，加水 5ml，振摇，滤过，滤液加盐酸使成酸性后，点于姜黄试纸上使润湿，干燥，即显橙红色斑点，用氨蒸气熏后，斑点则变成绿黑色。

【检查】 应符合散剂项下有关的各项规定(通则 0115)。

【功能与主治】 解毒化腐生肌。用于热毒内蕴所致的咽喉口舌肿痛、糜烂。

【用法与用量】 外用，吹于患处。一日 3~5 次。

【贮藏】 密封。

珠 黄 散
Zhuhuang San

【处方】 人工牛黄 500g   珍珠 500g

【制法】 以上二味，珍珠研成细粉，再用水飞法研成最细粉，然后与人工牛黄配研，过筛，混匀，制成 1000g，即得。

【性状】 本品为淡黄色的粉末；气腥。

【鉴别】 (1)取本品，置显微镜下观察：不规则碎块无色或淡绿色，半透明，有光泽，有时可见细密波状纹理(珍珠)。

(2)取本品 0.2g，置 10ml 量瓶中，加甲醇适量，超声处理 5 分钟，加甲醇稀释至刻度，摇匀，离心，取上清液作为供试品溶液。另取胆酸对照品、猪去氧胆酸对照品、去氧胆酸对照品、鹅去氧胆酸对照品，分别加甲醇制成每 1ml 各含 0.5mg 的溶液，作为对照品溶液。照薄层色谱法(通则 0502)试验，吸取上述五种溶液各 10μl，分别点于同一硅胶 G 薄层板上，以异辛烷-乙酸乙酯-冰醋酸(15:7:6)为展开剂，展开，取出，晾干，喷以 10％硫酸乙醇溶液，在 105℃加热至斑点显色清晰。供试品色谱中，在与对照品色谱相应的位置上，显相同颜色的斑点。

(3)取牛胆粉对照药材 10mg，加甲醇 5ml，超声处理 10 分钟，离心，取上清液作为对照药材溶液。照薄层色谱法(通则 0502)试验，吸取〔鉴别〕(2)项下的供试品溶液及上述对照药材溶液各 10μl，分别点于同一硅胶 G 薄层板上，以环己烷-乙酸乙酯-甲醇-醋酸(20:25:3:2)上层溶液为展开剂，展开，取出，晾干，喷以 10％磷钼酸乙醇溶液，在 105℃加热至斑点显色清晰。供试品色谱中，在与对照药材色谱相应的位置上，显相同颜色的斑点。

(4)取本品 0.1g，加水 5ml，超声处理 5 分钟，加甲醇至 10ml，摇匀，离心，取上清液作为供试品溶液。取牛磺酸对照

品适量,加 50%甲醇制成 1ml 含 2mg 的溶液,作为对照品溶液。照薄层色谱法(通则 0502)试验,吸取上述两种溶液各 5μl,分别点于同一硅胶 G 薄层板上,以正丁醇-甲醇-乙腈-水(5∶3∶5∶2)为展开剂,展开,取出,在 105℃加热 10 分钟,喷以 1%茚三酮乙醇溶液,在 105℃加热至斑点显色清晰。供试品色谱中,在与对照品色谱相应的位置上,显相同颜色的斑点。

【检查】 应符合散剂项下有关的各项规定(通则 0115)。

【含量测定】 胆红素 照高效液相色谱法(通则 0512)测定。

色谱条件与系统适用性试验 以十八烷基硅烷键合硅胶为填充剂;以乙腈-1%冰醋酸溶液(95∶5)为流动相;检测波长为 450nm。理论板数按胆红素峰计算应不低于 4000。

对照品溶液的制备 取胆红素对照品适量,精密称定,置棕色量瓶中,加二氯甲烷制成每 1ml 含 20μg 的溶液,即得。

供试品溶液的制备 取本品 50mg,精密称定,置 25ml 棕色量瓶中,精密加入二氯甲烷 10ml,称定重量,置冰浴中超声处理(功率 180W,频率 42kHz)10 分钟,放至室温,再称定重量,以二氯甲烷补足减失的重量,摇匀,滤过,取续滤液,即得。

测定法 分别精密吸取对照品溶液与供试品溶液各 5μl,注入液相色谱仪,测定,即得。

本品每 1g 含人工牛黄以胆红素($C_{33}H_{36}N_4O_6$)计,不得少于 3.10mg。

胆酸 取本品 0.1g,精密称定,置索氏提取器中,加乙醇适量,加热回流提取 2 小时,提取液蒸干,残渣加乙醇使溶解,转移至 10ml 量瓶中,用乙醇稀释至刻度,摇匀,离心(转速为每分钟 4000 转)10 分钟,取上清液作为供试品溶液。另取胆酸对照品适量,精密称定,加乙醇制成每 1ml 含 0.2mg 的溶液,作为对照品溶液。照薄层色谱法(通则 0502)试验,精密吸取供试品溶液 5μl、对照品溶液 2μl 与 10μl,分别交叉点于同一硅胶 G 薄层板上,以环己烷-乙酸乙酯-甲醇-醋酸(20∶25∶3∶2)10℃以下分层的上层溶液为展开剂,展距 7cm,展开 2 次,取出,晾干,喷以 10%硫酸乙醇溶液,在 105℃加热至斑点显色清晰,取出,在薄层板上覆盖同样大小的玻璃板,周围用胶布固定,照薄层色谱法(通则 0502 薄层色谱扫描法)进行扫描,波长:λ_S=460nm,测量供试品吸光度积分值与对照品吸光度积分值,计算,即得。

本品每 1g 含人工牛黄以胆酸($C_{24}H_{40}O_5$)计,不得少于 26.0mg。

【功能与主治】 清热解毒,祛腐生肌。用于热毒内蕴所致的咽痛、咽部红肿、糜烂、口腔溃疡久不收敛。

【用法与用量】 取药少许吹患处,一日 2～3 次。

【注意】 忌食辛辣、油腻、厚味食物。

【贮藏】 密封。

蚕蛾公补片
Can'egong Bu Pian

【处方】 雄蚕蛾(制)156.25g　　人参 15.625g
熟地黄 75g　　　　　炒白术 75g
当归 56.25g　　　　　枸杞子 56.25g
盐补骨脂 56.25g　　　盐菟丝子 37.5g
蛇床子 37.5g　　　　 仙茅 37.5g
肉苁蓉 37.5g　　　　 淫羊藿 37.5g

【制法】 以上十二味,人参、炒白术粉碎成细粉;其余雄蚕蛾(制)等十味用 50%乙醇回流提取三次,提取液滤过,合并滤液,回收乙醇,浓缩成稠膏,加入上述细粉和适量的淀粉,混匀,制成颗粒,干燥,压制成 1000 片,包糖衣,即得。

【性状】 本品为糖衣片,除去糖衣后显棕褐色;气香,味苦。

【鉴别】 (1)取本品,置显微镜下观察:草酸钙簇晶直径 20～68μm,棱角锐尖(人参)。草酸钙针晶细小,长 10～32μm,不规则地充塞于薄壁细胞中(炒白术)。

(2)取本品 20 片,除去糖衣,研细,加甲醇 50ml,加热回流 1 小时,滤过,滤液蒸干,残渣加水 15ml 使溶解,用三氯甲烷振摇提取 2 次,每次 15ml,弃去三氯甲烷液,水溶液用水饱和的正丁醇振摇提取 3 次,每次 15ml,合并正丁醇提取液,用氨试液洗涤 3 次,每次 20ml,再用正丁醇饱和的水 30ml 洗涤,分取正丁醇液,蒸干,残渣加甲醇 1ml 使溶解,作为供试品溶液。另取人参皂苷 Rb_1 对照品、人参皂苷 Rg_1 对照品,加甲醇制成每 1ml 各含 0.5mg 的混合溶液,作为对照品溶液。照薄层色谱法(通则 0502)试验,吸取上述两种溶液各 10μl,分别点于同一硅胶 G 薄层板上,以三氯甲烷-甲醇-水(13∶7∶2)的下层溶液为展开剂,展开,取出,晾干,喷以 10%硫酸乙醇溶液,在 105℃加热至斑点显色清晰,置紫外光灯(365nm)下检视。供试品色谱中,在与对照品色谱相应的位置上,显相同颜色的荧光斑点。

(3)取本品 20 片,除去糖衣,研细,加乙醇 50ml,超声处理 30 分钟,滤过,滤液蒸干,残渣加水 30ml 使溶解,用乙醚振摇提取 2 次,每次 20ml,合并乙醚提取液,蒸干,残渣加甲醇 1ml 使溶解,作为供试品溶液。另取蛇床子素对照品,加甲醇制成每 1ml 含 2mg 的溶液,作为对照品溶液。照薄层色谱法(通则 0502)试验,吸取上述两种溶液各 5μl,分别点于同一硅胶 G 薄层板上,以环己烷-乙酸乙酯(17∶3)为展开剂,展开,取出,晾干,置紫外光灯(365nm)下检视。供试品色谱中,在与对照品色谱相应的位置上,显相同颜色的荧光斑点。

(4)取本品 20 片,除去糖衣,研细,加甲醇 50ml,加热回流 1 小时,滤过,滤液蒸干,残渣加水 20ml 使溶解,用乙醚振摇提取 3 次,每次 15ml,合并乙醚提取液,挥干,残渣加甲醇 0.5ml 使溶解,作为供试品溶液。另取阿魏酸对照品,加甲醇制成每1ml含1mg的溶液,作为对照品溶液。照薄层色谱法(通则0502)试验,吸取供试品溶液15μl,对照品溶液5μl,分别点于同一硅胶G薄层板上,以石油醚(60~90℃)-三氯甲烷-冰醋酸(12:4:1)为展开剂,在10℃以下展开,取出,晾干,喷以新配制的1%三氯化铁乙醇溶液-1%铁氰化钾溶液(1:1)的混合溶液。供试品色谱中,在与对照品色谱相应的位置上,显相同颜色的斑点。

【检查】 应符合片剂项下有关的各项规定(通则0101)。

【含量测定】 照高效液相色谱法(通则0512)测定。

色谱条件与系统适用性试验 以十八烷基硅烷键合硅胶为填充剂;以乙腈-水(25:75)为流动相;检测波长为245nm。理论板数按补骨脂素峰计算应不低于3000。

对照品溶液的制备 取补骨脂素对照品和异补骨脂素对照品适量,精密称定,加85%乙醇制成每1ml含补骨脂素和异补骨脂素各20μg的混合溶液,即得。

供试品溶液的制备 取本品10片,除去糖衣,精密称定,研细,取1g,精密称定,置具塞锥形瓶中,精密加入85%乙醇25ml,密塞,称定重量,超声处理(功率250W,频率33kHz)30分钟,放冷,再称定重量,用85%乙醇补足减失的重量,摇匀,离心,取上清液,即得。

测定法 分别精密吸取对照品溶液与供试品溶液各10μl,注入液相色谱仪,测定,即得。

本品每片含盐补骨脂以补骨脂素($C_{11}H_6O_3$)和异补骨脂素($C_{11}H_6O_3$)的总量计,不得少于80μg。

【功能与主治】 补肾壮阳,养血,填精。用于肾阳虚损,阳痿早泄,性功能衰退。

【用法与用量】 口服。一次3~6片,一日3次。

【贮藏】 密封。

都 梁 丸
Duliang Wan

【处方】 白芷(酒炖)500g   川芎125g

【制法】 以上二味,粉碎成细粉,过筛,混匀。每100g粉末加炼蜜100~120g制成大蜜丸,即得。

【性状】 本品为浅黄色至棕黄色的大蜜丸;气香,味甜、微辛、苦。

【鉴别】 (1)取本品,置显微镜下观察:淀粉粒复粒由8~12分粒组成,油管碎片含金黄色分泌物(白芷)。螺纹导管直径14~50μm;增厚壁互相连结,似网状螺纹导管(川芎)。

(2)取本品9g,剪碎,加乙醇30ml,超声处理20分钟,滤过,滤液挥干,残渣加乙醇2ml使溶解,作为供试品溶液。另取川芎对照药材1g,加乙醇10ml,同法制成对照药材溶液。照薄层色谱法(通则0502)试验,吸取上述两种溶液各10μl,分别点于同一硅胶G薄层板上,以正己烷-乙酸乙酯(9:1)为

展开剂,展开,取出,晾干,置紫外光灯(365nm)下检视。供试品色谱中,在与对照药材色谱相应的位置上,显相同颜色的荧光斑点。

【检查】 应符合丸剂项下有关的各项规定(通则0108)。

【含量测定】 照高效液相色谱法(通则0512)测定。

色谱条件与系统适用性试验 以十八烷基硅烷键合硅胶为填充剂;以乙腈-水(48:52)为流动相;检测波长为248nm。理论板数按欧前胡素峰计算应不低于3000。

对照品溶液的制备 取欧前胡素对照品适量,精密称定,加甲醇制成每1ml含20μg的溶液,即得。

供试品溶液的制备 取重量差异项下的本品,剪碎,混匀,取约3g,精密称定,精密加入等量的硅藻土,研匀,取约2g,精密称定,置具塞锥形瓶中,精密加入乙醇25ml,密塞,称定重量,超声处理(功率300W,频率45kHz)30分钟,放冷,再称定重量,用乙醇补足减失的重量,摇匀,滤过,取续滤液,即得。

测定法 分别精密吸取对照品溶液与供试品溶液各10μl,注入液相色谱仪,测定,即得。

本品每丸含白芷以欧前胡素($C_{16}H_{14}O_4$)计,不得少于1.1mg。

【功能与主治】 祛风散寒,活血通络。用于风寒瘀血阻滞脉络所致的头痛,症见头胀痛或刺痛、痛有定处、反复发作、遇风寒诱发或加重。

【用法与用量】 口服。一次1丸,一日3次。

【注意】 忌食辛辣食物。

【规格】 每丸重9g

【贮藏】 密封。

都梁软胶囊
Duliang Ruanjiaonang

【处方】 白芷1128g   川芎282g

【制法】 以上二味,粉碎成块状,加水提取挥发油5小时,收集挥发油,药渣备用;水提液浓缩至相对密度不低于1.20(60℃)的清膏,清膏用8倍量乙醇回流提取1小时,滤过,滤液备用。药渣加6倍量乙醇回流提取1小时,滤过,合并滤液,减压浓缩至相对密度不低于1.30(60℃)的稠膏,加入淀粉适量,混匀,真空干燥(70℃以下),粉碎,加入挥发油及植物油适量,混匀,制成软胶囊1000粒,即得。

【性状】 本品为软胶囊,内容物为棕褐色的油状混悬物;气香,味苦。

【鉴别】 取本品内容物1g,加三氯甲烷10ml,超声处理20分钟,滤过,滤液作为供试品溶液。另取白芷对照药材0.5g,川芎对照药材0.2g,分别加三氯甲烷10ml,同法制成对照药材溶液。照薄层色谱法(通则0502)试验,吸取上述三种

溶液各 5μl,分别点于同一硅胶 G 薄层板上,以正己烷-乙酸乙酯(4:1)为展开剂,展开,取出,晾干,置紫外光灯(365nm)下检视。供试品色谱中,在与对照药材色谱相应的位置上,显相同颜色的荧光斑点。

【检查】 应符合胶囊剂项下有关的各项规定(通则0103)。

【含量测定】 照高效液相色谱法(通则0512)测定。

色谱条件与系统适用性试验 以十八烷基硅烷键合硅胶为填充剂;以乙腈-水(50:50)为流动相;检测波长为 249nm。理论板数按欧前胡素峰计算应不低于 4000。

对照品溶液的制备 取欧前胡素对照品、异欧前胡素对照品适量,精密称定,加乙醇制成每 1ml 含欧前胡素 20μg、异欧前胡素 10μg 的混合溶液,即得。

供试品溶液的制备 取装量差异项下的本品内容物,混匀,取约 1g,精密称定,精密加入乙醇 50ml,密塞,称定重量,超声处理(功率 250W,频率 40kHz)60 分钟,放冷,再称定重量,用乙醇补足减失的重量,摇匀,滤过,取续滤液,即得。

测定法 分别精密吸取对照品溶液与供试品溶液各 10μl,注入液相色谱仪,测定,即得。

本品每粒含白芷以欧前胡素($C_{16}H_{14}O_4$)和异欧前胡素($C_{16}H_{14}O_4$)的总量计,不得少于 0.32mg。

【功能与主治】 祛风散寒,活血通络。用于风寒瘀血阻滞脉络所致的头痛,症见头胀痛或刺痛,痛有定处,反复发作,遇风寒诱发或加重。

【用法与用量】 口服。一次 3 粒,一日 3 次。

【注意】 忌食辛辣食物。

【规格】 每粒装 0.54g

【贮藏】 密闭,置阴凉干燥处保存。

都 梁 滴 丸
Duliang Diwan

【处方】 白芷 90g　　　　　川芎 22.5g

【制法】 以上二味,分别粉碎成粗粉,白芷用 85% 乙醇、川芎用 90% 乙醇分别浸渍后进行渗漉,收集渗漉液,将渗漉液在 55℃以下减压回收乙醇,白芷渗漉液回收至乙醇用量的 1/20 体积,静置收集上层油状物,备用。川芎渗漉液回收至相对密度为 1.20～1.30(50℃)的稠膏,备用。取聚乙二醇 4000 9.0g 与聚乙二醇 6000 13.5g,加热使熔融,加入上述两种提取物,混匀,密闭并保温,滴入液体石蜡中,制成滴丸,制成 1000 丸,或包薄膜衣,即得。

【性状】 本品为棕黄色滴丸,或为薄膜衣滴丸,除去包衣后显棕黄色;有特异香气,味苦、有麻舌感。

【鉴别】 取本品 5 丸,研细,加三氯甲烷 10ml,超声处理 20 分钟,滤过,滤液作为供试品溶液。另取白芷对照药材

0.5g、川芎对照药材 0.2g,分别加三氯甲烷 10ml,同法制成对照药材溶液。照薄层色谱法(通则0502)试验,吸取上述三种溶液各 10μl,分别点于同一硅胶 G 薄层板上,以正己烷-乙酸乙酯(8:2)为展开剂,展开,取出,晾干,置紫外光灯(365nm)下检视。供试品色谱中,在与对照药材色谱相应的位置上,显相同颜色的荧光斑点。

【检查】 应符合丸剂项下有关的各项规定(通则0108)。

【含量测定】 照高效液相色谱法(通则0512)测定。

色谱条件与系统适用性试验 以十八烷基硅烷键合硅胶为填充剂;以乙腈-水(50:50)为流动相;检测波长为 249nm。理论板数按欧前胡素峰计算应不低于 5000。

对照品溶液的制备 取欧前胡素对照品、异欧前胡素对照品适量,精密称定,加乙醇制成每 1ml 含欧前胡素 20μg、异欧前胡素 10μg 的混合溶液,即得。

供试品溶液的制备 取重量差异项下的本品,研细,取约 0.25g,精密称定,置具塞锥形瓶中,精密加入乙醇 50ml,密塞,称定重量,超声处理(功率 250W,频率 40kHz)30 分钟,放冷,再称定重量,用乙醇补足减失的重量,摇匀,滤过,取续滤液,即得。

测定法 分别精密吸取对照品溶液与供试品溶液各 10μl,注入液相色谱仪,测定,即得。

本品每丸含白芷以欧前胡素($C_{16}H_{14}O_4$)和异欧前胡素($C_{16}H_{14}O_4$)的总量计,不得少于 90μg。

【功能与主治】 祛风散寒,活血通络。用于风寒瘀血阻滞脉络所致的头痛,症见头胀痛或刺痛,痛有定处,反复发作,遇风寒诱发或加重。

【用法与用量】 口服或舌下含服。一次 6 丸,一日 4 次。

【注意】 忌食辛辣食物。

【规格】 (1)每丸重 30mg　(2)薄膜衣滴丸　每丸重 31mg

【贮藏】 密封,置干燥处。

荷 丹 片
Hedan Pian

【处方】　荷叶 7500g　　　　　丹参 1250g
　　　　　山楂 3750g　　　　　番泻叶 375g
　　　　　盐补骨脂 1250g

【制法】 以上五味,番泻叶用 90℃热水浸泡三次,每次 30 分钟,合并浸泡液,滤过,滤液备用;丹参粉碎成粗粉,用乙醇加热回流提取 1.5 小时,滤过,滤液回收乙醇,备用;荷叶、盐补骨脂、山楂及丹参药渣加水煎煮二次,每次 2 小时,煎液滤过,滤液合并,减压浓缩至相对密度为 1.20(60℃)的清膏,放置,待药液温度降至约 40℃时,加入 2 倍量的乙醇,搅匀,静置 48 小时,取上清液,滤过,滤液回收乙醇,与上述丹参乙

醇提取液合并,浓缩至适量,真空干燥,加入适量的辅料,混匀,制成颗粒,压制成 2500 片,包糖衣;或压制成1000片,包薄膜衣,即得。

【性状】 本品为糖衣片或薄膜衣片,除去包衣后显棕色至棕褐色;味微苦。

【鉴别】 (1)取本品糖衣片 10 片或薄膜衣片 4 片,除去包衣,研细,用氨试液 20ml 溶解,用三氯甲烷振摇提取 3 次,每次 30ml,合并三氯甲烷液,浓缩至约 10ml,用 0.01mol/L 盐酸溶液 5ml 振摇提取,弃去三氯甲烷液,酸水液用浓氨试液调节 pH 值至 9～10,再用三氯甲烷振摇提取 3 次,每次 10ml,合并三氯甲烷液,蒸干,残渣加三氯甲烷 1ml 使溶解,作为供试品溶液。另取荷叶碱对照品,加三氯甲烷制成每 1ml 含 0.1mg 的溶液,作为对照品溶液。照薄层色谱法(通则 0502)试验,吸取上述两种溶液各 10μl,分别点于同一硅胶 G 薄层板上,以正丁醇-醋酸-水(4:1:1)为展开剂,展开,取出,晾干,喷以稀碘化铋钾试液。供试品色谱中,在与对照品色谱相应的位置上,显相同颜色的斑点。

(2)取本品糖衣片 5 片或薄膜衣片 2 片,除去包衣,研细,加甲醇-乙酸乙酯(1:1)的混合溶液 15ml,加热回流 15 分钟,放冷,滤过,滤液蒸干,残渣加甲醇 2ml 使溶解,作为供试品溶液。另取补骨脂素对照品、异补骨脂素对照品,加甲醇制成每 1ml 各含 0.4mg 的混合溶液,作为对照品溶液。照薄层色谱法(通则 0502)试验,吸取上述两种溶液各 5μl,分别点于同一硅胶 G 薄层板上,以正己烷-乙酸乙酯(4:1)为展开剂,展开,取出,晾干,喷以 4%氢氧化钠乙醇溶液,置紫外光灯(365nm)下检视。供试品色谱中,在与对照品色谱相应的位置上,显相同颜色的荧光斑点。

(3)取番泻叶对照药材 0.5g,加甲醇 15ml,加热回流 15 分钟,放冷,滤过,滤液蒸干,残渣加水 15ml 使溶解,滤过,滤液用三氯甲烷振摇提取 2 次,每次 15ml,合并三氯甲烷液,用 5%碳酸钠溶液 25ml 振摇提取,弃去三氯甲烷液,碳酸钠溶液用盐酸调节 pH 值至 2,再用三氯甲烷 30ml 振摇提取,分取三氯甲烷液,用水洗涤 2 次,每次 30ml,三氯甲烷液蒸干,残渣加甲醇 1ml 使溶解,作为对照药材溶液。照薄层色谱法(通则 0502)试验,吸取〔鉴别〕(2)项下的供试品溶液与上述对照药材溶液各 10μl,分别点于同一以羧甲基纤维素钠为黏合剂的硅胶 H 薄层板上,以正己烷-乙酸乙酯-甲酸(3:1:0.1)为展开剂,展开,取出,晾干。供试品色谱中,在与对照药材色谱相应的位置上,显相同颜色的斑点;置氨蒸气中熏后,斑点变成红色。

【检查】 应符合片剂项下有关的各项规定(通则 0101)。

【含量测定】 照高效液相色谱法(通则 0512)测定。

色谱条件与系统适用性试验 以十八烷基硅烷键合硅胶为填充剂;以乙腈-三乙胺-冰醋酸-水(27:1.8:0.78:70.6)为流动相;检测波长为270nm。理论板数按荷叶碱峰计算应不低于2000。

对照品溶液的制备 取荷叶碱对照品适量,精密称定,加

乙醇制成每 1ml 含 16μg 的溶液,即得。

供试品溶液的制备 取本品 10 片,除去包衣,精密称定,研细,取约 0.4g,精密称定,用浓氨试液 5ml 湿润,加三氯甲烷 60ml,加热回流 3 小时,放冷,移至分液漏斗中,分取三氯甲烷层,余留物再用三氯甲烷 25ml 分 3 次振摇提取,合并三氯甲烷液,回收三氯甲烷至干,残渣加乙醇溶解,转移至 10ml 量瓶中,加乙醇至刻度,滤过,取续滤液,即得。

测定法 分别精密吸取对照品溶液与供试品溶液各 20μl,注入液相色谱仪,测定,即得。

本品每片含荷叶以荷叶碱($C_{19}H_{21}NO_3$)计,糖衣片不得少于 0.10mg,薄膜衣片不得少于 0.25mg。

【功能与主治】 化痰降浊,活血化瘀。用于高脂血症属痰浊挟瘀证候者。

【用法与用量】 口服。糖衣片一次 5 片,薄膜衣片一次 2 片,一日 3 次。饭前服用。8 周为一疗程,或遵医嘱。

【注意】 偶见腹泻、恶心、口干。脾胃虚寒、便溏者忌服。孕妇禁服。

【规格】 薄膜衣片　每片重 0.73g

【贮藏】 密封。

荷　叶　丸
Heye Wan

【处方】

荷叶 320g	藕节 64g
大蓟炭 48g	小蓟炭 48g
知母 64g	黄芩炭 64g
地黄(炭)96g	棕榈炭 96g
栀子(焦)64g	茅根炭 96g
玄参 96g	白芍 64g
当归 32g	香墨 8g

【制法】 以上十四味,将荷叶 160g 炒炭,剩余的荷叶用黄酒 240g 浸拌,置罐中,加盖封闭,隔水炖至酒尽,取出,低温干燥,与其余藕节等十三味粉碎成细粉,过筛,混匀。每100g 粉末加炼蜜140～150g 制成大蜜丸,即得。

【性状】 本品为黑色的大蜜丸;气微,味甘、后微苦。

【鉴别】 (1)取本品,置显微镜下观察:淀粉粒类长圆形,一端较大,有的一边凸出,直径约至 30μm,脐点人字状或短缝状,位于较大端,层纹明显(藕节)。叶上表皮细胞多角形,外壁乳头状突起;草酸钙簇晶直径约至 40μm,存在于叶肉组织中(荷叶)。草酸钙针晶成束或散在,长26～110μm(知母)。草酸钙簇晶直径18～32μm,存在于薄壁细胞中,常排列成行,或一个细胞中含有数个簇晶(白芍)。韧皮纤维淡黄色,梭形,壁厚,孔沟细(黄芩)。纤维束棕色,表面圆形细胞中含硅质块(棕榈炭)。种皮石细胞黄色或淡棕色,多破碎,完整者长多角形、长方形或形状不规则,壁厚,有大的圆纹孔,胞腔棕

红色(栀子)。石细胞黄棕色或无色,类长方形、类圆形或形状不规则,层纹明显,直径约 94μm(玄参)。表皮细胞纵列,常由 1 个长细胞与 2 个短细胞相间连接,长细胞壁波状弯曲,稍增厚,木化(茅根炭)。不规则团块棕黑色或黑色(香墨)。

(2)取本品 18g,剪碎,加硅藻土 15g,研匀,加乙醚 100ml,放置 1 小时,时时振摇,滤过,滤液挥干,残渣加无水乙醇 1ml 使溶解,作为供试品溶液。另取当归对照药材 0.2g,加乙醇 10ml,超声处理 5 分钟,滤过,滤液作为对照药材溶液。照薄层色谱法(通则 0502)试验,吸取供试品溶液 2μl、对照药材溶液 1μl,分别点于同一硅胶 G 薄层板上,以正己烷-乙酸乙酯(9∶1)为展开剂,展开,取出,晾干,置紫外光灯(365nm)下检视。供试品色谱中,在与对照药材色谱相应的位置上,显相同颜色的荧光斑点。

(3)取本品 18g,剪碎,加硅藻土 6g,研匀,加乙醇 100ml,加热回流 1 小时,滤过,滤液蒸干,残渣用乙醚浸泡 3 次(每次约 3 分钟),每次 15ml,倾去乙醚,残渣加水 30ml 使溶解,加盐酸 1ml,加热回流 1 小时,冷却,移至分液漏斗中,用正丁醇振摇提取 3 次,每次 20ml,合并正丁醇液,蒸干,残渣加乙醚 5ml 使溶解,加在中性氧化铝柱(200～300 目,5g,柱内径为 1cm)上,用乙醚 15ml 洗脱,收集洗脱液,蒸干,残渣加乙醇 1ml 使溶解,作为供试品溶液。另取菝葜皂苷元对照品,加乙醇制成每 1ml 含 1mg 的溶液,作为对照品溶液。照薄层色谱法(通则 0502)试验,吸取供试品溶液 10μl、对照品溶液 2μl,分别点于同一硅胶 G 薄层板上,以甲苯-丙酮(9∶1)为展开剂,展开,取出,晾干,喷以新配制的 8% 香草醛无水乙醇溶液-硫酸溶液(7→10)(5∶1)的混合溶液,加热至斑点显色清晰。供试品色谱中,在与对照品色谱相应的位置上,显相同的黄色斑点。

(4)取本品 18g,剪碎,加甲醇 40ml,超声处理 30 分钟,滤过,滤液蒸干,残渣加水 10ml 使溶解,用水饱和的正丁醇振摇提取 2 次,每次 20ml,合并正丁醇液,蒸干,残渣加甲醇 20ml 使溶解,加在中性氧化铝柱(120 目,5g,柱内径为 1.5cm)上,收集洗脱液,浓缩至约 2ml,作为供试品溶液。另取栀子苷对照品,加甲醇制成每 1ml 含 1mg 的溶液,作为对照品溶液。照薄层色谱法(通则 0502)试验,吸取上述两种溶液各 3μl,分别点于同一硅胶 G 薄层板上,以乙酸乙酯-丙酮-水(5∶5∶0.6)为展开剂,展开,取出,晾干,喷以 2% 香草醛硫酸乙醇溶液,在 105℃ 加热至斑点显色清晰。供试品色谱中,在与对照品色谱相应的位置上,显相同颜色的斑点。

(5)取本品 18g,剪碎,加浓氨试液 5ml 和二氯甲烷 40ml,超声处理 30 分钟,滤过,滤液蒸干,残渣加二氯甲烷 1ml 使溶解,作为供试品溶液。另取荷叶碱对照品,加乙醇制成每 1ml 含 1mg 的溶液,作为对照品溶液。照薄层色谱法(通则 0502)试验,吸取供试品溶液 5μl、对照品溶液 2μl,分别点于同一硅胶 G 薄层板上,以二氯甲烷-乙酸乙酯-甲醇-水(3∶4∶2∶1)10℃ 以下放置的下层溶液为展开剂,展开,取出,晾干,喷以稀碘化铋钾试液。供试品色谱中,在与对照品色谱相应的位置

上,显相同颜色的斑点。

【检查】 应符合丸剂项下有关的各项规定(通则 0108)。

【含量测定】 照高效液相色谱法(通则 0512)测定。

色谱条件与系统适用性试验 以十八烷基硅烷键合硅胶为填充剂;以乙腈-水(15∶85)为流动相;检测波长为 230nm。理论板数按芍药苷峰计算应不低于 2500。

对照品溶液的制备 取芍药苷对照品适量,精密称定,加甲醇制成每 1ml 含 50μg 的溶液,即得。

供试品溶液的制备 取重量差异项下的本品,剪碎,混匀,取约 5g,精密称定,置具塞锥形瓶中,精密加入甲醇 50ml,密塞,称定重量,超声处理(功率 250W,频率 33kHz)30 分钟,放冷,再称定重量,用甲醇补足减失的重量,摇匀,滤过,取续滤液,即得。

测定法 分别精密吸取对照品溶液与供试品溶液各 10μl,注入液相色谱仪,测定,即得。

本品每丸含白芍以芍药苷($C_{23}H_{28}O_{11}$)计,不得少于 3.0mg。

【功能与主治】 凉血止血。用于血热所致的咯血、衄血、尿血、便血、崩漏。

【用法与用量】 口服。一次 1 丸,一日 2～3 次。

【规格】 每丸重 9g

【贮藏】 密封。

桂龙咳喘宁胶囊
Guilong Kechuanning Jiaonang

【处方】 桂枝 143.7g   龙骨 287.4g
         白芍 143.7g   生姜 143.7g
         大枣 143.7g   炙甘草 86.2g
         牡蛎 287.4g   黄连 28.7g
         法半夏 129.3g   瓜蒌皮 143.7g
         炒苦杏仁 129.3g

【制法】 以上十一味,桂枝与部分白芍粉碎成细粉,过筛,混匀;剩余的白芍与其余生姜等九味加水煎煮三次,第一次 2 小时,第二次 1 小时,第三次半小时,合并煎液,滤过,滤液减压浓缩至相对密度为 1.25～1.30(60℃),加入上述细粉,混匀,低温干燥,粉碎成细粉,过筛,混匀,装入胶囊,制成 1000 粒即得。

【性状】 本品为硬胶囊,内容物为浅棕色的粉末;气芳香,味微苦而甜。

【鉴别】 (1)取本品,置显微镜下观察:石细胞单个散在或成群,无色至棕色,类方形或长方形,直径 30～64μm,壁一面较薄(桂枝)。草酸钙簇晶直径 18～32μm,存在于薄壁细胞中,常排列成行,或一个细胞中含有数个簇晶(白芍)。

(2)取本品内容物 1.5g,加乙醇 10ml,密塞,冷浸 30 分钟,时时振摇,滤过,滤液作为供试品溶液。另取桂皮醛对照

品,加乙醇制成每 1ml 含 1mg 的溶液,作为对照品溶液。照薄层色谱法(通则 0502)试验,吸取供试品溶液 15μl、对照品溶液 2μl,分别点于同一硅胶 G 薄层板上,以石油醚(60～90℃)-乙酸乙酯(17：3)为展开剂,展开,取出,晾干,喷以二硝基苯肼试液。供试品色谱中,在与对照品色谱相应的位置上,显相同颜色的斑点。

(3)取本品内容物 1.5g,加乙醇 10ml,密塞,振摇 10 分钟,滤过,滤液蒸干,残渣加乙醇 1ml 使溶解,作为供试品溶液。另取芍药苷对照品,加乙醇制成每 1ml 含 1mg 的溶液,作为对照品溶液。照薄层色谱法(通则 0502)试验,吸取上述两种溶液各 10μl,分别点于同一硅胶 G 薄层板上,以三氯甲烷-乙酸乙酯-甲醇(8：1：4)为展开剂,置氨蒸气饱和的展开缸内,展开,取出,晾干,喷以硫酸乙醇溶液(1→10),在 100℃加热至斑点显色清晰。供试品色谱中,在与对照品色谱相应的位置上,显相同颜色的斑点。

(4)取盐酸小檗碱对照品,加甲醇制成每 1ml 含 0.5mg 的溶液,作为对照品溶液。照薄层色谱法(通则 0502)试验,吸取对照品溶液 5μl 与〔鉴别〕(2)项下的供试品溶液 10μl,分别点于同一硅胶 G 薄层板上,以正丁醇-冰醋酸-水(7：1：2)为展开剂,展开,取出,晾干,置紫外光灯(365nm)下检视。供试品色谱中,在与对照品色谱相应的位置上,显相同颜色的荧光斑点。

【检查】 应符合胶囊剂项下有关的各项规定(通则 0103)。

【含量测定】 照高效液相色谱法(通则 0512)测定。

色谱条件与系统适用性试验 以十八烷基硅烷键合硅胶为填充剂;以乙腈-0.1％磷酸溶液(30：70)为流动相;检测波长为 285nm。理论板数按肉桂酸峰计算应不低于 2000。

对照品溶液的制备 取肉桂酸对照品适量,精密称定,置棕色量瓶中,加 50％甲醇制成每 1ml 含 7μg 的溶液,即得。

供试品溶液的制备 取装量差异项下的本品,混匀,取约 1g,精密称定,置具塞锥形瓶中,精密加入 50％甲醇 50ml,密塞,称定重量,超声处理(功率 250W,频率 33kHz)30 分钟,放冷,再称定重量,用 50％甲醇补足减失的重量,摇匀,滤过,取续滤液,即得。

测定法 分别精密吸取对照品溶液与供试品溶液各 10μl,注入液相色谱仪,测定,即得。

本品每粒含桂枝以肉桂酸($C_9H_8O_2$)计,不得少于 116.7μg。

【功能与主治】 止咳化痰,降气平喘。用于外感风寒、痰湿阻肺引起的咳嗽、气喘、痰涎壅盛;急慢性支气管炎见上述证候者。

【用法与用量】 口服。一次 3 粒,一日 3 次。

【注意】 服药期间忌烟、酒、猪肉及生冷食物。

【规格】 每粒装 0.5g(相当于饮片 1.67g)

【贮藏】 密封。

桂龙咳喘宁颗粒

Guilong Kechuanning Keli

【处方】

桂枝 83.33g		龙骨 166.67g	
白芍 83.33g		生姜 83.33g	
大枣 83.33g		炙甘草 50g	
牡蛎 166.67g		黄连 16.67g	
法半夏 75g		瓜蒌皮 83.33g	
炒苦杏仁 75g			

【制法】 以上十一味,桂枝以 90％乙醇为溶剂进行渗漉,收集渗漉液;渗漉后的药渣与其余白芍等十味加水煎煮三次,第一次 2 小时,第二次 1 小时,第三次 0.5 小时,合并煎液,滤过,滤液浓缩至相对密度为 1.33～1.38(60℃),加入上述渗漉液,混匀,加入蔗糖粉 720g 和适量的糊精,制成颗粒,于 60℃以下干燥,制成 1000g,即得。

【性状】 本品为浅黄棕色的颗粒;气香,味甜。

【鉴别】 (1)取本品 6g,研细,加乙醇 10ml,密塞,浸渍 30 分钟,并时时振摇,滤过,滤液作为供试品溶液。另取桂皮醛对照品,加乙醇制成每 1ml 含 1μl 的溶液,作为对照品溶液。照薄层色谱法(通则 0502)试验,吸取供试品溶液 15μl、对照品溶液 2μl,分别点于同一硅胶 G 薄层板上,以石油醚(60～90℃)-乙酸乙酯(17：3)为展开剂,展开,取出,晾干,喷以二硝基苯肼试液。供试品色谱中,在与对照品色谱相应的位置上,显相同颜色的斑点。

(2)取〔鉴别〕(1)项下的供试品溶液作为供试品溶液。另取盐酸小檗碱对照品和盐酸巴马汀对照品,分别加甲醇制成每 1ml 含 0.5mg 的溶液,作为对照品溶液。照薄层色谱法(通则 0502)试验,吸取上述三种溶液各 5μl,分别点于同一硅胶 G 薄层板上,以正丁醇-冰醋酸-水(7：1：2)为展开剂,展开,取出,晾干,置紫外光灯(365nm)下检视。供试品色谱中,在与对照品色谱相应的位置上,显相同颜色的荧光斑点。

(3)取本品 6g,研细,加乙醇 30ml,浸渍 1 小时,并时时振摇,滤过,滤液蒸干,用水 30ml 溶解残渣,滤过,滤液转移至分液漏斗中,用水饱和的正丁醇振摇提取 3 次,每次 20ml,合并正丁醇提取液,用正丁醇饱和的水 15ml 洗涤,弃去水洗液,在正丁醇液中加入活性炭约 0.5g,搅匀,滤过,滤液蒸干,残渣加乙醇 1ml 使溶解,作为供试品溶液。另取芍药苷对照品,加乙醇制成每 1ml 含 1mg 的溶液,作为对照品溶液。照薄层色谱法(通则 0502)试验,吸取供试品溶液 10μl、对照品溶液 6μl,分别点于同一硅胶 G 薄层板上,以三氯甲烷-甲醇(10：3)为展开剂,展开,取出,晾干,喷以 5％香草醛硫酸溶液,在 100℃加热至斑点显色清晰。供试品色谱中,在与对照品色谱相应的位置上,显相同颜色的斑点。

【检查】 应符合颗粒剂项下有关的各项规定(通则 0104)。

【含量测定】 照高效液相色谱法(通则 0512)测定。

色谱条件与系统适用性试验 以十八烷基硅烷键合硅胶为填充剂;以乙腈-0.1%磷酸溶液(30:70)为流动相;检测波长为 285nm。理论板数按肉桂酸峰计算应不低于 2000。

对照品溶液的制备 取肉桂酸对照品适量,精密称定,加甲醇制成每 1ml 含 7μg 的溶液,即得。

供试品溶液的制备 取装量差异项下的本品内容物,混匀,取适量,研细,取 3g,精密称定,置具塞锥形瓶中,精密加入甲醇 25ml,密塞,称定重量,超声处理(功率 250W,频率 50kHz)30 分钟,放冷,再称定重量,用甲醇补足减失的重量,摇匀,滤过,取续滤液,即得。

测定法 分别精密吸取对照品溶液与供试品溶液各 20μl,注入液相色谱仪,测定,即得。

本品每袋含桂枝以肉桂酸($C_9H_8O_2$)计,不得少于 0.28mg。

【功能与主治】 止咳化痰,降气平喘。用于外感风寒、痰湿阻肺引起的咳嗽、气喘、痰涎壅盛;急、慢性支气管炎见上述证候者。

【用法与用量】 开水冲服。一次 1 袋,一日 3 次。

【注意】 用药期间忌烟、酒、猪肉及生冷食物。

【规格】 每袋装 6g

【贮藏】 密封。

桂芍镇痫片

Guishao Zhenxian Pian

【处方】 桂枝 296g　　白芍 444g
　　　　党参 222g　　半夏(制)296g
　　　　柴胡 296g　　黄芩 222g
　　　　甘草 148g　　生姜 148g
　　　　大枣 296g

【制法】 以上九味,加水煎煮二次,第一次 1.5 小时,第二次 1 小时,煎液滤过,滤液合并,浓缩至适量,80℃以下干燥成干浸膏,粉碎,加淀粉、硫酸钙及交联羟甲基纤维素钠适量,制成颗粒,干燥,加硬脂酸镁适量,压制成 1000 片,包糖衣或薄膜衣,即得。

【性状】 本品为糖衣片或薄膜衣片,除去包衣后显褐色;味甘、苦。

【鉴别】 (1)取本品 5 片,糖衣片除去糖衣,研细,加甲醇 30ml,超声处理 30 分钟,滤过,滤液蒸干,残渣加水 5ml 使溶解,离心,取上清液,通过以十八烷基硅烷键合硅胶为填充剂的固相萃取小柱(350mg,用 5ml 甲醇预处理,然后用 20ml 水洗),用水 15ml 洗脱,弃去洗脱液,再用 30%甲醇 15ml 洗脱,收集洗脱液,蒸干,残渣加甲醇 1ml 使溶解,作为供试品溶液。另取芍药苷对照品,加甲醇制成每 1ml 含 0.5mg 的溶液,作为对照品溶液。再取甘草对照药材 0.5g,加甲醇 30ml,超声处理 30 分钟,滤过,滤液蒸干,残渣加甲醇 1ml 使溶解,作为对照药材溶液。照薄层色谱法(通则 0502)试验,吸取供试品溶液 10μl、对照品溶液 4μl、对照药材溶液 1μl,分别点于同一硅胶 G 薄层板上,以乙酸乙酯-甲酸-冰醋酸-水(15:1:1:2)为展开剂,展开,取出,晾干,喷以 5%香草醛硫酸溶液,在 105℃加热至斑点显色清晰。供试品色谱中,在与对照品色谱和对照药材色谱相应的位置上,显相同颜色的斑点。

(2)取本品 5 片,糖衣片除去糖衣,研细,加甲醇 30ml,加热回流 30 分钟,滤过,滤液蒸干,残渣加水 20ml 使溶解,用稀盐酸调节 pH 值至 3～3.5,用乙酸乙酯振摇提取 3 次(15ml,10ml,10ml),合并乙酸乙酯提取液,蒸干,残渣加甲醇 2ml 使溶解,作为供试品溶液。另取黄芩对照药材 1g,同法制成对照药材溶液。再取黄芩苷对照品、黄芩素对照品和汉黄芩素对照品,加甲醇制成每 1ml 各含 0.5mg 的溶液,作为对照品溶液。照薄层色谱法(通则 0502)试验,吸取上述五种溶液各 4μl,分别点于同一硅胶 G 薄层板上,以甲苯-乙酸乙酯-甲醇-甲酸(10:7:3:2)为展开剂,展开,取出,晾干,喷以 2%三氯化铁乙醇溶液。供试品色谱中,在与对照药材色谱和对照品色谱相应的位置上,显相同颜色的斑点。

(3)取本品 20 片,糖衣片除去糖衣,研细,加乙醚 25ml,超声处理 10 分钟,滤过,滤液浓缩至 1ml,作为供试品溶液。另取肉桂酸对照品,加乙醚制成每 1ml 含 0.2mg 的溶液,作为对照品溶液。照薄层色谱法(通则 0502)试验,吸取供试品溶液 10μl、对照品溶液 1μl,分别点于同一硅胶 GF_{254} 薄层板上,以环己烷-乙醚-冰醋酸(5:5:0.1)为展开剂,展开,取出,晾干,置紫外光灯(254nm)下检视。供试品色谱中,在与对照品色谱相应的位置上,显相同颜色的斑点。

【检查】 应符合片剂项下有关的各项规定(通则 0101)。

【含量测定】 照高效液相色谱法(通则 0512)测定。

色谱条件与系统适用性试验 以十八烷基硅烷键合硅胶为填充剂;以乙腈-0.1%磷酸溶液(14:86)为流动相;检测波长为 230nm。理论板数按芍药苷峰计算应不低于 3000。

对照品溶液的制备 取芍药苷对照品适量,精密称定,加 75%甲醇制成每 1ml 含 30μg 的溶液,即得。

供试品溶液的制备 取本品 20 片,糖衣片除去糖衣,精密称定,研细,取约 0.36g,精密称定,置 100ml 量瓶中,加 75%甲醇 90ml,超声处理(功率 250W,频率 40kHz)30 分钟,放冷,加 75%甲醇至刻度,摇匀,滤过,取续滤液,即得。

测定法 分别精密吸取对照品溶液与供试品溶液各 10μl,注入液相色谱仪,测定,即得。

本品每片含白芍以芍药苷($C_{23}H_{28}O_{11}$)计,不得少于 2.8mg。

【功能与主治】 调和营卫,清肝胆。用于治疗各种发作类型的癫痫。

【用法与用量】 口服。一次 6 片,一日 3 次。

【规格】 薄膜衣片　每片重 0.32g

【贮藏】 密封。

桂附地黄口服液

Guifu Dihuang Koufuye

【处方】 肉桂 20g　　　　　附子（制）20g
熟地黄 160g　　　　酒萸肉 80g
牡丹皮 60g　　　　　山药 80g
茯苓 60g　　　　　　泽泻 60g

【制法】 以上八味，分别粉碎成粗粉，酒萸肉加乙醇提取 4 小时，滤过，滤液浓缩后备用；滤渣和其余肉桂等七味合并后加水，煎煮三次，第一次 1.5 小时，第一次煎煮收集蒸馏液约 400ml，备用。第二、三次各 0.5 小时，滤过，滤液合并，滤液浓缩至 1:1，待冷，加乙醇约 2 倍量使沉淀，静置 24 小时，滤过，滤液回收乙醇，冷藏 24 小时，滤过；滤液与上述蒸馏液及酒萸肉提取液合并，加蔗糖 50g、苯甲酸钠 3g、吐温 80 1g，加水至 1000ml，搅匀，分装，即得。

【性状】 本品为棕黄色至棕红色的液体；气微，味甜、微苦。

【鉴别】 （1）取本品 30ml，加乙醚振摇提取 2 次（必要时加少量无水乙醇破乳），每次 30ml，合并乙醚液，回收溶剂至干，残渣加乙醇 1ml 使溶解，作为供试品溶液。另取桂皮醛对照品，加乙醇制成每 1ml 含 0.5μl 的溶液，作为对照品溶液。照薄层色谱法（通则 0502）试验，吸取对照品溶液 5μl、供试品溶液 10～20μl，分别点于同一硅胶 G 薄层板上，以环己烷-乙酸乙酯-冰醋酸（20:1:1）为展开剂，展开，取出，晾干，喷以二硝基苯肼乙醇试液，置日光下检视。供试品色谱中，在与对照品色谱相应的位置上，显相同颜色的斑点。

（2）取〔鉴别〕（1）项下的供试品溶液作为供试品溶液。另取丹皮酚对照品，加乙醇制成每 1ml 含 1mg 的溶液，作为对照品溶液。照薄层色谱法（通则 0502）试验，吸取上述两种溶液各 10μl，分别点于同一硅胶 G 薄层板上，以环己烷-乙酸乙酯（3:1）为展开剂，展开，取出，晾干，喷以盐酸酸性 5% 三氯化铁乙醇溶液，在 105℃ 加热至斑点显色清晰，置日光下检视。供试品色谱中，在与对照品色谱相应的位置上，显相同颜色的斑点。

（3）取本品 20ml，加乙酸乙酯振摇提取 2 次，每次 30ml，合并乙酸乙酯液，回收溶剂至干，残渣加乙醇 1ml 使溶解，作为供试品溶液。另取熟地黄对照药材 1g，加水 80ml，煎煮 30 分钟，离心，取上清液同法制成对照药材溶液。照薄层色谱法（通则 0502）试验，吸取上述两种溶液各 5μl，分别点于同一硅胶 G 薄层板上，以石油醚（60～90℃）-乙酸乙酯（2:3）为展开剂，展开，取出，晾干，喷以二硝基苯肼乙醇试液，置日光下检视。供试品色谱中，在与对照药材色谱相应的位置上，显相同颜色的斑点。

（4）取〔鉴别〕（3）项下的供试品溶液作为供试品溶液。另

取马钱苷对照品，加乙醇制成每 1ml 含 1mg 的溶液，作为对照品溶液。照薄层色谱法（通则 0502）试验，吸取对照品溶液 5μl、供试品溶液 10μl，分别点于同一硅胶 G 薄层板上，以乙酸乙酯-乙醇-冰醋酸（50:10:1）为展开剂，展开，取出，晾干，喷以 5% 香草醛硫酸溶液，在 105℃ 加热至斑点显色清晰，置日光下检视。供试品色谱中，在与对照品色谱相应的位置上，显相同颜色的斑点。

【检查】 乌头碱限量　精密吸取本品 100ml，置具塞锥形瓶中，加三氯甲烷 100ml 与浓氨试液 10ml，摇匀，放置 12 小时，超声处理 10 分钟，置分液漏斗中，分取三氯甲烷液，水液再加三氯甲烷振摇提取 2 次，每次 100ml，合并三氯甲烷液，回收溶剂至干，残渣加无水乙醇 1ml 使溶解，作为供试品溶液。另取乌头碱对照品，加无水乙醇制成每 1ml 含 1mg 的溶液，作为对照品溶液。照薄层色谱法（通则 0502）试验，吸取供试品溶液 15μl、对照品溶液 5μl，分别点于同一硅胶 G 薄层板上，以乙醚-三氯甲烷-甲醇（1:2:1）为展开剂，展开，取出，晾干，喷以稀碘化铋钾试液，置日光下检视。供试品色谱中，在与对照品色谱相应的位置上出现的斑点应小于对照品的斑点或不出现斑点。

相对密度　应不低于 1.02（通则 0601）。

pH 值　应为 3.5～5.0（通则 0631）。

其他　应符合合剂项下有关的各项规定（通则 0181）。

【含量测定】 酒萸肉　照高效液相色谱法（通则 0512）测定。

色谱条件与系统适用性试验　以十八烷基硅烷键合硅胶为填充剂；以乙腈为流动相 A，0.1% 磷酸溶液为流动相 B，按下表中的规定进行梯度洗脱；检测波长为 236nm。理论板数按马钱苷峰计算应不低于 4000。

时间（分钟）	流动相 A（%）	流动相 B（%）
0～29	10	90
29～30	10→90	90→10
30～40	90	10
40～41	90→10	10→90
41～50	10	90

对照品溶液的制备　取马钱苷对照品适量，精密称定，加甲醇制成每 1ml 含 50μg 的溶液，即得。

供试品溶液的制备　精密量取本品 3ml，置 25ml 量瓶中，加甲醇稀释至刻度，摇匀，滤过，取续滤液，即得。

测定法　分别精密吸取对照品溶液与供试品溶液 10μl，注入液相色谱仪，测定，即得。

本品每 1ml 含酒萸肉以马钱苷（$C_{17}H_{26}O_{10}$）计，不得少于 0.28mg。

牡丹皮　照高效液相色谱法（通则 0512）测定。

色谱条件与系统适用性试验　以十八烷基硅烷键合硅胶为填充剂；以甲醇-水（68:32）为流动相；检测波长为 274nm。理论板数按丹皮酚峰计算应不低于 3500。

对照品溶液的制备　取丹皮酚对照品适量,精密称定,加甲醇制成每 1ml 含 15μg 的溶液,即得。

供试品溶液的制备　取〔含量测定〕酒萸肉项下的供试品溶液作为供试品溶液。

测定法　分别精密吸取对照品溶液与供试品溶液各 10μl,注入液相色谱仪,测定,即得。

本品每 1ml 含牡丹皮以丹皮酚(C₉H₁₀O₃)计,不得少于 80μg。

【功能与主治】　温补肾阳。用于肾阳不足,腰膝痠冷,肢体浮肿,小便不利或反多,痰饮喘咳,消渴。

【用法与用量】　口服。一次 10ml,一日 2 次。

【规格】　每支装 10ml

【贮藏】　密封,置阴凉处。

桂附地黄丸
Guifu Dihuang Wan

【处方】　肉桂 20g　　　　　附子(制)20g
熟地黄 160g　　　　酒萸肉 80g
牡丹皮 60g　　　　　山药 80g
茯苓 60g　　　　　　泽泻 60g

【制法】　以上八味,粉碎成细粉,过筛,混匀。每 100g 粉末用炼蜜 35～50g 加适量的水泛丸,干燥,制成水蜜丸;或加炼蜜 80～110g 制成小蜜丸或大蜜丸,即得。

【性状】　本品为黑棕色的水蜜丸、黑褐色的小蜜丸或大蜜丸;味甜而带酸、辛。

【鉴别】　(1)取本品,置显微镜下观察:淀粉粒三角状卵形或矩圆形,直径 24～40μm,脐点短缝状或人字状(山药)。糊化淀粉粒团块类白色(附子)。不规则分枝状团块无色,遇水合氯醛试液溶化;菌丝无色或淡棕色,直径 4～6μm(茯苓)。薄壁组织灰棕色至黑棕色,细胞多皱缩,内含棕色核状物(熟地黄)。草酸钙簇晶存在于无色薄壁细胞中,有时数个排列成行(牡丹皮)。果皮表皮细胞橙黄色,表面观类多角形,垂周壁连珠状增厚(酒萸肉)。薄壁细胞类圆形,有椭圆形纹孔,集成纹孔群;内皮层细胞垂周壁波状弯曲,较厚、木化,有稀疏细孔沟(泽泻)。石细胞类方形或类圆形,直径 32～88μm,壁一面菲薄(肉桂)。

(2)取本品水蜜丸 6g,研碎;或取小蜜丸或大蜜丸 9g,剪碎。加乙醚 15ml,振摇 15 分钟,放置 1 小时,滤过,滤液挥去乙醚,残渣加丙酮 1ml 使溶解,作为供试品溶液。另取丹皮酚对照品,加丙酮制成每 1ml 含 1mg 的溶液,作为对照品溶液。照薄层色谱法(通则 0502)试验,吸取上述两种溶液各 10μl,分别点于同一硅胶 G 薄层板上,使成条带状,以环己烷-乙酸乙酯(3:1)为展开剂,展开,取出,晾干,喷以盐酸酸性 5% 三氯化铁乙醇溶液,加热至斑点显色清晰。供试品色谱中,在与对照品色谱相应的位置上,显相同的蓝褐色条斑。

(3)取本品水蜜丸 6g,研碎;或取小蜜丸或大蜜丸 9g,剪碎。加乙醇 10ml,振摇 15 分钟,放置 1 小时,滤过,滤液作为供试品溶液。另取桂皮醛对照品,加乙醇制成每 1ml 含 1μl 的溶液,作为对照品溶液。照薄层色谱法(通则 0502)试验,吸取供试品溶液 15μl、对照品溶液 2μl,分别点于同一硅胶 G 薄层板上,以石油醚(30～60℃)-乙酸乙酯(17:3)为展开剂,展开,取出,晾干,喷以二硝基苯肼乙醇试液。供试品色谱中,在与对照品色谱相应的位置上,显相同的橙红色斑点。

【检查】　应符合丸剂项下有关的各项规定(通则 0108)。

【含量测定】　酒萸肉　照高效液相色谱法(通则 0512)测定。

色谱条件与系统适用性试验　以十八烷基硅烷键合硅胶为填充剂;以乙腈为流动相 A,以 0.05% 磷酸溶液为流动相 B,按下表中的规定进行梯度洗脱;检测波长为 236nm。理论板数按马钱苷峰计算应不低于 4000。

时间(分钟)	流动相 A(%)	流动相 B(%)
0～20	11	89
20～30	90	10
30～40	11	89

对照品溶液的制备　取马钱苷对照品适量,精密称定,加甲醇制成每 1ml 含 20μg 的溶液,即得。

供试品溶液的制备　取本品水蜜丸,研碎,取约 1g,精密称定;或取小蜜丸或重量差异项下的大蜜丸,剪碎,混匀,取约 1g,精密称定。置具塞锥形瓶中,精密加入甲醇 50ml,密塞,称定重量,超声处理(功率 250W,频率 33kHz)45 分钟,放冷,再称定重量,用甲醇补足减失的重量,摇匀,滤过,精密量取续滤液 25ml(剩余的续滤液备用),蒸干,残渣用甲醇溶解,转移至 5ml 量瓶中,加甲醇至刻度,摇匀,滤过,取续滤液,即得。

测定法　分别精密吸取对照品溶液与供试品溶液各 10μl,注入液相色谱仪,测定,即得。

本品含酒萸肉以马钱苷(C₁₇H₂₆O₁₀)计,水蜜丸每 1g 不得少于 0.53mg;小蜜丸每 1g 不得少于 0.38mg;大蜜丸每丸不得少于 3.40mg。

牡丹皮　照高效液相色谱法(通则 0512)测定。

色谱条件与系统适用性试验　以十八烷基硅烷键合硅胶为填充剂;以甲醇-水(70:30)为流动相;检测波长为 274nm。理论板数按丹皮酚峰计算应不低于 3500。

对照品溶液的制备　取丹皮酚对照品适量,精密称定,加甲醇制成每 1ml 含 15μg 的溶液,即得。

供试品溶液的制备　取〔含量测定〕酒萸肉项下的供试品溶液作为供试品溶液,即得。

测定法　分别精密吸取对照品溶液与供试品溶液各 10μl,注入液相色谱仪,测定,即得。

本品含牡丹皮以丹皮酚(C₉H₁₀O₃)计,水蜜丸每 1g 不得少于 0.80mg;小蜜丸每 1g 不得少于 0.60mg;大蜜丸每丸不得少于 5.40mg。

【功能与主治】 温补肾阳。用于肾阳不足,腰膝痠冷,肢体浮肿,小便不利或反多,痰饮喘咳,消渴。

【用法与用量】 口服。水蜜丸一次 6g,小蜜丸一次 9g,大蜜丸一次 1 丸,一日 2 次。

【规格】 大蜜丸每丸重 9g

【贮藏】 密封。

桂附地黄胶囊
Guifu Dihuang Jiaonang

【处方】

肉桂 22.22g	附子(制)22.22g
熟地黄 177.77g	酒萸肉 88.88g
牡丹皮 66.66g	山药 88.88g
茯苓 66.66g	泽泻 66.66g

【制法】 以上八味,茯苓、山药粉碎成最细粉,其余肉桂等六味用乙醇回流提取二次,每次 1.5 小时,提取液滤过,滤液回收乙醇并浓缩至适量,备用;药渣加水煎煮二次,每次 1 小时,煎液滤过,滤液合并,浓缩至适量,与上述浓缩液合并,加入茯苓、山药最细粉及适量二氧化硅,混匀,干燥,过筛,装入胶囊,制成 1000 粒,即得。

【性状】 本品为硬胶囊,内容物为棕黄色至棕色的颗粒和粉末;气芳香,味微苦。

【鉴别】 (1)取本品内容物,置显微镜下观察:不规则分枝状团块无色,遇水合氯醛试液溶化;菌丝无色或淡棕色,直径 4～6μm(茯苓)。淀粉粒三角状卵形或矩圆形,直径 24～40μm,脐点短缝状或人字状(山药)。

(2)取本品内容物 4g,加水 150ml、盐酸 45ml、乙醚 150ml,摇匀,冷浸 24 小时,滤过,滤液置分液漏斗中,分取乙醚液,用无水硫酸钠 1g,滤过,滤液浓缩至 1ml,静置,取上清液作为供试品溶液。另取桂皮醛对照品,加乙醚制成每 1ml 含 0.4μl 的溶液,作为对照品溶液。照薄层色谱法(通则 0502)试验,吸取上述两种溶液各 6μl,分别点于同一硅胶 G 薄层板上,以环己烷-乙酸乙酯-冰醋酸(20:1:1)为展开剂,展开,取出,晾干,喷以二硝基苯肼试液。供试品色谱中,在与对照品色谱相应的位置上,显相同颜色的斑点。

(3)取本品内容物 2g,加甲醇 20ml,加热回流 30 分钟,滤过,滤液蒸干,残渣加 50%甲醇 10ml 微热使溶解,置中性氧化铝柱(100～200 目,4g,内径 1cm)上,用 50%甲醇 30ml 洗脱,收集洗脱液,蒸干,残渣加甲醇 2ml 使溶解,作为供试品溶液。另取马钱苷对照品,加甲醇制成每 1ml 含 2mg 的混合溶液,作为对照品溶液。照薄层色谱法(通则 0502)试验,吸取上述两种溶液各 5μl,分别点于同一硅胶 G 薄层板上,以甲苯-乙酸乙酯-甲醇-甲酸(6:12:4:0.1)为展开剂,展开,取出,晾干,喷以 10%硫酸乙醇溶液,在 105℃加热至斑点显色清晰,置日光下检视。供试品色谱中,在与对照品色谱相应的位置上,显相同颜色的斑点。

(4)取本品内容物 4g,加乙醚 15ml,振摇 15 分钟,放置 1 小时,滤过,滤液挥去乙醚,残渣加丙酮 1ml 使溶解,作为供试品溶液。另取丹皮酚对照品,加丙酮制成每 1ml 含 1mg 的溶液,作为对照品溶液。照薄层色谱法(通则 0502)试验,吸取上述两种溶液各 10μl,分别点于同一硅胶 G 薄层板上,以环己烷-乙酸乙酯(3:1)为展开剂,展开,取出,晾干,喷以盐酸酸性 5%三氯化铁乙醇溶液,在 105℃加热至斑点显色清晰,置日光下检视。供试品色谱中,在与对照品色谱相应的位置上,显相同的蓝褐色斑点。

(5)取本品内容物 4g,加乙酸乙酯 50ml,加热回流 30 分钟,滤过,滤液回收溶剂至干,残渣加甲醇 1ml 使溶解,作为供试品溶液。另取山药对照药材 0.5g,加乙酸乙酯 15ml,同法制成对照药材溶液。照薄层色谱法(通则 0502)试验,吸取上述两种溶液各 10μl,分别点于同一硅胶 G 薄层板上,以正己烷-乙酸乙酯(4:1)为展开剂,展开,取出,晾干,喷以 10%硫酸乙醇溶液,在 105℃加热至斑点显色清晰,置紫外光灯(365nm)下检视。供试品色谱中,在与对照药材色谱相应的位置上,显相同颜色的荧光斑点。

(6)取茯苓对照药材 1g,加乙醚 20ml,加热回流 20 分钟,取出,放冷,滤过,滤液挥干,残渣加正己烷 1ml 使溶解,作为对照药材溶液。照薄层色谱法(通则 0502)试验,吸取〔鉴别〕(4)项下的供试品溶液及上述对照药材溶液各 10μl,分别点于同一硅胶 G 薄层板上,以石油醚(60～90℃)-乙醚(3:2)为展开剂,展开,取出,晾干,置紫外光灯(365nm)下检视。供试品色谱中,在与对照药材色谱相应的位置上,显相同颜色的荧光斑点。

【检查】 **乌头碱限量** 取本品内容物适量,研细,取 17g,精密称定,置具塞锥形瓶中,加三氯甲烷 100ml 与浓氨试液 10ml,摇匀,放置 12 小时,超声处理 10 分钟,滤过,取滤液,用硫酸溶液(3→100)振摇提取 5 次,每次 20ml,合并提取液,用浓氨试液调节 pH 值至 10～11,用三氯甲烷振摇提取 5 次,每次 20ml,合并提取液,蒸干,残渣加乙酸乙酯 1ml 使溶解,作为供试品溶液。另取乌头碱对照品适量,加无水乙醇制成每 1ml 含 0.5mg 的溶液,作为对照品溶液。照薄层色谱法(通则 0502)试验,精密吸取供试品溶液 12μl、对照品溶液 5μl,分别点于同一硅胶 G 薄层板上,以正己烷-乙酸乙酯-乙醇(6.4:3.6:1)为展开剂,置氨蒸气预平衡 15 分钟的展开缸内展开,取出,晾干,喷以稀碘化铋钾试液。供试品色谱中,在与对照品色谱相应的位置上出现的斑点应小于对照品的斑点,或不出现斑点。

其他 应符合胶囊剂项下有关的各项规定(通则 0103)。

【含量测定】 照高效液相色谱法(通则 0512)测定。

色谱条件与系统适用性试验 以十八烷基硅烷键合硅胶为填充剂;以甲醇为流动相 A,以 0.3%磷酸溶液为流动相 B,按下表中的规定进行梯度洗脱;莫诺苷和马钱苷检测波长为

240nm,丹皮酚检测波长为274nm;柱温为40℃。理论板数按莫诺苷峰计算应不低于 2000。

时间(分钟)	流动相 A(%)	流动相 B(%)
0 ～45	10	90
45 ～68	10→32	90→68
68 ～73	32→75	68→25
73 ～83	75	25

对照品溶液的制备　取莫诺苷对照品、马钱苷对照品和丹皮酚对照品适量,精密称定,加 50%甲醇制成每 1ml 含莫诺苷与马钱苷各 20μg、丹皮酚 50μg 的混合溶液,即得。

供试品溶液的制备　取装量差异项下的本品内容物,混匀,研细,取约 1g,精密称定,精密加入 50%甲醇 25ml,称定重量,加热回流 1 小时,放冷,再称定重量,用 50%甲醇补足减失的重量,摇匀,滤过,取续滤液,即得。

测定法　分别精密吸取对照品溶液与供试品溶液各 10μl,注入液相色谱仪,测定,即得。

本品每粒含酒萸肉以莫诺苷($C_{17}H_{26}O_{11}$)和马钱苷($C_{17}H_{26}O_{10}$)的总量计,不得少于 0.50mg;含牡丹皮以丹皮酚($C_9H_{10}O_3$)计,不得少于 0.60mg。

【功能与主治】　温补肾阳。用于肾阳不足,腰膝酸冷,肢体浮肿,小便不利或反多,痰饮喘咳,消渴。

【用法与用量】　口服。一次 7 粒,一日 2 次。

【规格】　每粒装 0.34g

【贮藏】　密封。

桂附理中丸

Guifu Lizhong Wan

【处方】　肉桂 30g　　　　附片 30g
　　　　党参 90g　　　　炒白术 90g
　　　　炮姜 90g　　　　炙甘草 90g

【制法】　以上六味,粉碎成细粉,过筛,混匀。每 100g 粉末加炼蜜 40～50g 和适量的水制丸,干燥,制成水蜜丸;或每 100g 粉末加炼蜜 120～140g 制成小蜜丸或大蜜丸,即得。

【性状】　本品为棕褐色至棕黑色的水蜜丸、小蜜丸或大蜜丸;气微,味甜而辛辣。

【鉴别】　(1)取本品,置显微镜下观察:纤维单个散在,长梭形,直径 24～50μm,壁厚,木化(肉桂)。联结乳管直径 12～15μm,含细小颗粒状物(党参)。草酸钙针晶细小,长 10～32μm,不规则地充塞于薄壁细胞中(炒白术)。淀粉粒长卵形、广卵形或形状不规则,直径 25～32μm,脐点点状,位于较小端,层纹明显(炮姜)。纤维束周围细胞含草酸钙方晶,形成晶纤维(甘草)。

(2)取本品水蜜丸 6g,研碎;或取小蜜丸或大蜜丸 9g,剪碎,加乙酸乙酯 20ml,加热回流 30 分钟,放冷,滤过,滤液低温浓缩至 5ml,作为供试品溶液。另取桂皮醛对照品,加乙醇制成每 1ml 含 2μl 的溶液,作为对照品溶液。照薄层色谱法(通则 0502)试验,吸取供试品溶液 10μl、对照品溶液 2μl,分别点于同一硅胶 G 薄层板上,以石油醚(60～90℃)-乙酸乙酯(17∶3)为展开剂,展开,取出,晾干,喷以二硝基苯肼乙醇试液。供试品色谱中,在与对照品色谱相应的位置上,显相同颜色的斑点。

(3)取本品水蜜丸 6g,研碎;或取小蜜丸或大蜜丸 9g,剪碎,加硅藻土 4.5g,研匀,加乙醇 70ml,加热回流 2 小时,放冷,滤过,滤液蒸干,残渣加乙醇 10ml 使溶解,滤过,滤液作为供试品溶液。另取甘草对照药材 0.5g,加乙醇 30ml,加热回流 1 小时,滤过,滤液浓缩至 1ml,作为对照药材溶液。照薄层色谱法(通则 0502)试验,吸取供试品溶液 5μl、对照药材溶液 2μl,分别点于同一硅胶 G 薄层板上使成条状,以正丁醇-浓氨试液-乙醇(5∶2∶1)为展开剂,展开,取出,晾干,喷以硫酸乙醇溶液(1→10),在 105℃加热至斑点显色清晰,置紫外光灯(365nm)下检视。供试品色谱中,在与对照药材色谱相应的位置上,显相同颜色的荧光条斑。

【检查】　**乌头碱限量**　取本品水蜜丸适量,研细,取 27g;或取小蜜丸或大蜜丸,剪碎,取 42g,精密称定,加硅藻土适量,研匀,加氨试液 10ml,拌匀,放置 2 小时,再加乙醚 100ml,振摇 1 小时,静置 48 小时,滤过,滤液挥干,残渣用无水乙醇溶解,转移至 1ml 量瓶中,加无水乙醇至刻度,摇匀,作为供试品溶液。另取乌头碱对照品适量,加无水乙醇制成每 1ml 含 1.0mg 的溶液,作为对照品溶液。照薄层色谱法(通则 0502)试验,精密吸取供试品溶液 24μl、对照品溶液 5μl,分别点于同于一硅胶 G 薄层板上使成条状,以二氯甲烷-丙酮-甲醇(6∶1∶1)为展开剂,展开,展距 13cm,取出,晾干,喷以稀碘化铋钾试液。供试品色谱中,在与对照品色谱相应的位置上出现的条斑应小于对照品条斑,或不出现条斑。

其他　应符合丸剂项下有关的各项规定(通则 0108)。

【含量测定】　照高效液相色谱法(通则 0512)测定。

色谱条件与系统适用性试验　以十八烷基硅烷键合硅胶为填充剂;以甲醇-水(45∶55)为流动相;检测波长为 288nm。理论板数按桂皮醛峰计算应不低于 7000。

对照品溶液的制备　取桂皮醛对照品适量,精密称定,加甲醇制成每 1ml 含 3μg 的溶液,即得。

供试品溶液的制备　取本品水蜜丸适量,研细;取小蜜丸适量,或重量差异项下的大蜜丸,剪碎,取 0.5g,精密称定,置 25ml 量瓶中,加水 5ml,超声处理(功率 300W,频率 25kHz)10 分钟,并时时振摇使其溶散,再加入甲醇 15ml,摇匀,超声处理(功率 300W,频率 25kHz)15 分钟,放冷,加甲醇至刻度,摇匀,滤过,取续滤液,即得。

测定法　分别精密吸取对照品溶液与供试品溶液各 10μl,注入液相色谱仪,测定,即得。

本品含肉桂以桂皮醛(C_9H_8O)计,水蜜丸每 1g 不得少于 0.075mg;小蜜丸每 1g 不得少于 0.05mg;大蜜丸每丸不得少于 0.45mg。

【功能与主治】 补肾助阳，温中健脾。用于肾阳衰弱，脾胃虚寒，脘腹冷痛，呕吐泄泻，四肢厥冷。

【用法与用量】 用姜汤或温开水送服。水蜜丸一次 5g，小蜜丸一次 9g，大蜜丸一次 1 丸，一日 2 次。

【注意】 孕妇慎用。

【规格】 （1）水蜜丸 每 10 丸重 0.24g

（2）大蜜丸 每丸重 9g

【贮藏】 密封。

桂林西瓜霜

Guilin Xiguashuang

【处方】 西瓜霜 50g   煅硼砂 30g

黄柏 10g   黄连 10g

山豆根 20g   射干 10g

浙贝母 10g   青黛 15g

冰片 20g   无患子果（炭）8g

大黄 5g   黄芩 20g

甘草 10g   薄荷脑 8g

【制法】 以上十四味，除西瓜霜、煅硼砂、青黛、冰片、薄荷脑外，其余黄柏等九味粉碎成细粉；将西瓜霜、煅硼砂、青黛、冰片和薄荷脑分别研细，与上述细粉及适量的二氧化硅、甜菊素、枸橼酸等辅料配研，过筛，混匀，即得。

【性状】 本品为灰黄绿色的粉末；气香，味咸、甜、微苦而辛凉。

【鉴别】 （1）取本品 0.5g，加水 3ml，摇匀，滤过，滤液加氯化钡试液 1ml，即生成白色沉淀。此沉淀在盐酸中不溶解。

（2）取本品 0.5g，加硫酸 2ml，混合后加甲醇 8ml，点火燃烧，即产生边缘带绿色的火焰。

（3）取本品适量，进行微量升华，升华物呈无色或白色无定形结晶，有清香气。取结晶，加数滴乙醇使溶解，加新配制的 1% 香草醛硫酸溶液 1～2 滴，即显紫色至紫红色。

（4）取本品 2g，加乙醇 20ml，浸渍 1 小时，时时振摇，滤过，药渣备用，滤液蒸干，残渣用水 15ml 溶解，加盐酸 0.5ml，加热回流 30 分钟，立即冷却，用乙醚振摇提取 2 次（10ml，5ml），合并乙醚液，挥干，残渣加三氯甲烷 0.5ml 使溶解，作为供试品溶液。另取靛玉红对照品，加三氯甲烷制成每 1ml 含 1mg 的溶液；取大黄素对照品、大黄酚对照品，分别加甲醇制成每 1ml 含 1mg 的溶液，作为对照品溶液。照薄层色谱法（通则 0502）试验，吸取供试品溶液 3～6μl、上述三种对照品溶液各 3μl，分别点于同一硅胶 G 薄层板上，以石油醚（30～60℃）-甲酸乙酯-甲酸（15：5：1）的上层溶液为展开剂，展开，取出，晾干，分别置日光及紫外光灯（365nm）下检视。供试品色谱中，在与靛玉红对照品色谱相应的位置上，日光下显

相同颜色的斑点；在与大黄素对照品色谱和大黄酚对照品色谱相应的位置上，紫外光下显相同颜色的荧光斑点；置氨蒸气中熏后，置日光下检视，显相同的红色斑点。

（5）取〔鉴别〕（4）项下的备用药渣，加氢氧化钠试液 5 滴、三氯甲烷 15ml，加热回流 30 分钟，滤过，滤液蒸干，残渣加三氯甲烷 5ml 使溶解，滤过，滤液浓缩至约 0.5ml，作为供试品溶液。另取苦参碱对照品，加三氯甲烷制成每 1ml 含 1mg 的溶液，作为对照品溶液。照薄层色谱法（通则 0502）试验，吸取供试品溶液 4～8μl、对照品溶液 3μl，分别点于同一硅胶 G 薄层板上，以甲苯-乙酸乙酯-丙酮-浓氨试液（10：20：15：1）为展开剂，展开，取出，晾干，喷以稀碘化铋钾试液。供试品色谱中，在与对照品色谱相应的位置上，显相同颜色的斑点。

（6）取黄连对照药材 0.05g，同〔含量测定〕黄柏和黄连项下供试品溶液的制备方法制成对照药材溶液。另取盐酸小檗碱对照品，加甲醇制成每 1ml 含 0.5mg 的溶液，作为对照品溶液。照薄层色谱法（通则 0502）试验，吸取〔含量测定〕黄柏和黄连项下的供试品溶液、上述对照药材溶液及对照品溶液各 2μl，分别点于同一硅胶 G 薄层板上，以甲苯-乙酸乙酯-异丙醇-甲醇-浓氨试液（12：6：3：3：1）为展开剂，另槽内加入等体积的浓氨试液，预饱和 15 分钟，展开，取出，晾干，置紫外光灯（365nm）下检视。供试品色谱中，在与对照药材色谱和对照品色谱相应的位置上，显相同颜色的荧光斑点。

【检查】 应符合散剂项下有关的各项规定（通则 0115）。

【含量测定】 黄柏和黄连 照高效液相色谱法（通则 0512）测定。

色谱条件与系统适用性试验 以十八烷基硅烷键合硅胶为填充剂；以乙腈-0.05mol/L 磷酸二氢钠溶液（用磷酸调节 pH 值至 3）（30：70）为流动相；检测波长为 350nm。理论板数按盐酸小檗碱峰计算应不低于 5000。

对照品溶液的制备 取盐酸小檗碱对照品适量，精密称定，加盐酸-甲醇（1：100）的混合溶液制成每 1ml 含 40μg 的溶液，即得。

供试品溶液的制备 取本品 0.5g，精密称定，置具塞锥形瓶中，精密加入盐酸-甲醇（1：100）的混合溶液 50ml，密塞，称定重量，超声处理（功率 250W，频率 33kHz）40 分钟，放冷，再称定重量，用上述混合溶液补足减失的重量，摇匀，滤过，取续滤液，即得。

测定法 分别精密吸取对照品溶液与供试品溶液各 5μl，注入液相色谱仪，测定，即得。

本品每 1g 含黄柏和黄连以盐酸小檗碱（$C_{20}H_{17}NO_4 \cdot HCl$）计，不得少于 2.5mg。

冰片 照气相色谱法（通则 0521）测定。

色谱条件与系统适用性试验 改性聚乙二醇 20000（PEG-20M）毛细管柱（柱长为 30m，柱内径为 0.53mm，膜厚度为 1μm）；柱温为程序升温，初始温度为 60℃，保持 4 分钟，以每分钟 2℃ 的速率升温至 100℃，再以每分钟 10℃ 的速率升温至 140℃，保持 4 分钟；分流进样。理论板数按环己酮峰

计算应不低于 5000。

校正因子测定　取环己酮适量，精密称定，加无水乙醇制成每 1ml 含 2mg 的溶液，作为内标溶液。另取龙脑对照品 20mg，精密称定，置 10ml 量瓶中，用内标溶液溶解并稀释至刻度，摇匀，吸取 1μl，注入气相色谱仪，计算校正因子，即得。

测定法　取本品约 0.5g，精密称定，置具塞锥形瓶中，精密加入内标溶液 10ml，密塞，称定重量，超声处理（功率 500W，频率 40kHz）20 分钟，放冷，再称定重量，用无水乙醇补足减失的重量，摇匀，离心，吸取上清液 1μl，注入气相色谱仪，测定，即得。

本品每 1g 含冰片以龙脑（$C_{10}H_{18}O$）计，不得少于 30.0mg。

【功能与主治】　清热解毒，消肿止痛。用于风热上攻、肺胃热盛所致的乳蛾、喉痹、口糜，症见咽喉肿痛、喉核肿大、口舌生疮、牙龈肿痛或出血；急、慢性咽炎，扁桃体炎，口腔炎，口腔溃疡，牙龈炎见上述证候者及轻度烫伤（表皮未破）者。

【用法与用量】　外用，喷、吹或敷于患处，一次适量，一日数次；重症者兼服，一次 1～2g，一日 3 次。

【规格】　每瓶装　(1)1g　(2)2g　(3)2.5g　(4)3g

【贮藏】　密闭。

桂枝茯苓丸
Guizhi Fuling Wan

【处方】　桂枝 100g　　　　　茯苓 100g
　　　　　　牡丹皮 100g　　　　赤芍 100g
　　　　　　桃仁 100g

【制法】　以上五味，粉碎成细粉，过筛，混匀。每 100g 粉末加炼蜜 90～110g 制成大蜜丸，即得。

【性状】　本品为棕褐色的大蜜丸；味甜。

【鉴别】　(1)取本品，置显微镜下观察：不规则分枝状团块无色，遇水合氯醛试液溶化；菌丝无色或淡棕色，直径 4～6μm（茯苓）。射线细胞径向纵断面呈类方形或长方形，壁连珠状增厚，常与木纤维连结（桂枝）。石细胞橙黄色，贝壳状，壁较厚，较宽的一边纹孔明显（桃仁）。

(2)取本品 6g，切碎，加乙醚 50ml，低温加热回流 1 小时，滤过，药渣备用；滤液低温挥去乙醚，残渣加乙醇 1ml 使溶解，作为供试品溶液。另取桂皮醛对照品，加乙醇制成每 1ml 含 1μl 的溶液，作为对照品溶液。照薄层色谱法（通则 0502）试验，吸取供试品溶液 10μl、对照品溶液 2μl，分别点于同一硅胶 G 薄层板上，以石油醚（60～90℃）-乙酸乙酯（17：3）为展开剂，展开，取出，晾干，喷以二硝基苯肼乙醇试液。供试品色谱中，在与对照品色谱相应的位置上，显相同颜色的斑点。

(3)取丹皮酚对照品，加乙醇制成每 1ml 含 1mg 的溶液，作为对照品溶液。照薄层色谱法（通则 0502）试验，吸取〔鉴别〕(2)项下的供试品溶液及上述对照品溶液各 10μl，分别点于同一硅胶 G 薄层板上，以环己烷-乙酸乙酯（3：1）为展开剂，展开，取出，晾干，喷以盐酸酸性 5% 三氯化铁乙醇溶液（每 100ml 5% 三氯化铁乙醇溶液中，加入 5 滴盐酸），加热至斑点显色清晰。供试品色谱中，在与对照品色谱相应的位置上，显相同颜色的斑点。

(4)取〔鉴别〕(2)项下的备用药渣，加乙醇 20ml，超声处理 15 分钟，滤过，滤液蒸干，残渣用水 15ml 溶解，用水饱和的正丁醇振摇提取 2 次，每次 20ml，合并正丁醇液，用水洗涤 2 次，每次 10ml，弃去水洗液，正丁醇液置水浴上蒸干，残渣加乙醇 1ml 使溶解，作为供试品溶液。另取芍药苷对照品，加乙醇制成每 1ml 含 1mg 的溶液，作为对照品溶液。照薄层色谱法（通则 0502）试验，吸取供试品溶液 10μl、对照品溶液 5μl，分别点于同一硅胶 G 薄层板上，以三氯甲烷-乙酸乙酯-甲醇-甲酸（40：5：10：0.2）为展开剂，展开，取出，晾干，喷以 5% 香草醛硫酸溶液，加热至斑点显色清晰。供试品色谱中，在与对照品色谱相应的位置上，显相同的蓝紫色斑点。

【检查】　应符合丸剂项下有关的各项规定（通则 0108）。

【含量测定】　桂枝　照高效液相色谱法（通则 0512）测定。

色谱条件与系统适用性试验　以十八烷基硅烷键合硅胶为填充剂；以乙腈-0.1% 磷酸溶液（30：70）为流动相；检测波长为 285nm。理论板数按肉桂酸峰计算应不低于 2000。

对照品溶液的制备　取肉桂酸对照品适量，精密称定，置棕色量瓶中，加 50% 甲醇制成每 1ml 含 5μg 的溶液，即得。

供试品溶液的制备　取重量差异项下的本品，剪碎，混匀，取约 10g，精密称定，置具塞锥形瓶中，精密加入 50% 甲醇 50ml，密塞，称定重量，超声处理（功率 250W，频率 33kHz）30 分钟，放冷，再称定重量，用 50% 甲醇补足减失的重量，摇匀，滤过，取续滤液，即得。

测定法　分别精密吸取对照品溶液与供试品溶液各 10μl，注入液相色谱仪，测定，即得。

本品每丸含桂枝以肉桂酸（$C_9H_8O_2$）计，不得少于 72μg。

牡丹皮　照高效液相色谱法（通则 0512）测定。

色谱条件与系统适用性试验　以十八烷基硅烷键合硅胶为填充剂；以甲醇-水（60：40）为流动相；检测波长为 274nm。理论板数按丹皮酚峰计算应不低于 2000。

对照品溶液的制备　取丹皮酚对照品适量，精密称定，加甲醇制成每 1ml 含 4μg 的溶液，即得。

供试品溶液的制备　取重量差异项下的本品，剪碎，混匀，取约 0.2g，精密称定，用 50% 甲醇 45ml 分次研磨，转移至 100ml 量瓶中，超声处理（功率 250W，频率 33kHz）30 分钟，放冷，加 50% 甲醇至刻度，摇匀，滤过，取续滤液，即得。

测定法　分别精密吸取对照品溶液与供试品溶液各 10μl，注入液相色谱仪，测定，即得。

本品每丸含牡丹皮以丹皮酚（$C_9H_{10}O_3$）计，不得少于 6.0mg。

【功能与主治】 活血,化瘀,消癥。用于妇人宿有癥块,或血瘀经闭,行经腹痛,产后恶露不尽。

【用法与用量】 口服。一次 1 丸,一日 1~2 次。

【注意】 孕妇忌用,或遵医嘱;经期停服;偶见药后胃脘不适、隐痛,停药后可自行消失。

【规格】 每丸重 6g

【贮藏】 密封。

桂枝茯苓片

Guizhi Fuling Pian

【处方】
桂枝 240g　　　　茯苓 240g
牡丹皮 240g　　　桃仁 240g
白芍 240g

【制法】 以上五味,牡丹皮粉碎成粗粉,用流通水蒸气蒸馏提取,收集 7 倍量馏出液,药渣备用;馏出液冷藏静置,待析出结晶后,滤过,滤液再重蒸馏,收集 3 倍量的馏出液,冷藏,待析出结晶后,滤过,滤液弃去,合并两次丹皮酚结晶,阴干后粉碎成细粉,低温密闭储藏,备用。桂枝、白芍、桃仁及茯苓48g 粉碎成粗粉,混匀,加入牡丹皮药渣,再加 90% 乙醇,浸泡30 分钟,加热提取 2 小时,滤过,药渣再加 90% 乙醇,加热提取 2 小时,滤过,滤液合并;药渣加水煎煮二次,每次 1 小时,滤过,滤液合并。醇提液和水提液分别减压浓缩至相对密度为 1.20~1.25(80~85℃)的清膏。合并两浓缩液,加入剩余的茯苓细粉,混匀,干燥,粉碎,加 70% 糖浆适量,制粒,加入丹皮酚细粉,混匀,压制成 1000 片,包薄膜衣,即得。

【性状】 本品为薄膜衣片,除去包衣后显棕黄色至棕褐色;气微香,味微苦。

【鉴别】 (1)取本品,置显微镜下观察:不规则分枝状团块无色,遇水合氯醛试液溶化;菌丝无色或淡棕色,直径 4~8μm(茯苓)。

(2)取本品 7 片,研细,加乙醇 25ml,超声处理 20 分钟,滤过,滤液蒸至近干,加乙醇 2ml,作为供试品溶液。另取桂枝对照药材 1g,同法制成对照药材溶液。再取桂皮醛对照品,加乙醇制成每 1ml 含 1μl 的溶液,作为对照品溶液。照薄层色谱法(通则 0502)试验,吸取上述供试品溶液 10μl、对照药材溶液和对照品溶液各 5μl,分别点于同一硅胶 G 薄层板上,以石油醚(60~90℃)-乙酸乙酯(17:3)为展开剂,展开,取出,晾干,置紫外光灯(365nm)下检视。供试品色谱中,在与对照药材色谱相应的位置上,显相同颜色的荧光斑点;喷以二硝基苯肼乙醇试液,置日光下检视,供试品色谱中,在与对照品色谱相应的位置上,显相同颜色的斑点。

(3)取本品 5 片,研细,加甲醇 30ml,超声处理 30 分钟,滤过,滤液回收溶剂至干,残渣加甲醇 5ml 使溶解,作为供试品溶液。另取白芍对照药材、牡丹皮对照药材各 1g,分别同

法制成对照药材溶液。再取芍药苷对照品,加甲醇制成每 1ml 含 1mg 的溶液,作为对照品溶液。照薄层色谱法(通则0502)试验,吸取上述四种溶液各 10μl,分别点于同一硅胶 G 薄层板上,以三氯甲烷-乙酸乙酯-甲醇-水(15:40:22:10)5~10℃ 放置 12 小时的下层溶液为展开剂,展开,取出,晾干,喷以 10% 磷钼酸溶液,在 105℃ 加热至斑点显色清晰,置日光下检视。供试品色谱中,在与对照药材色谱和对照品色谱相应的位置上,显相同颜色的斑点。

【检查】 应符合片剂项下有关的各项规定(通则 0101)。

【含量测定】 **牡丹皮** 照高效液相色谱法(通则 0512)测定。

色谱条件与系统适用性试验 以十八烷基硅烷键合硅胶为填充剂;以甲醇-水(55:45)为流动相;检测波长为 274nm。理论板数按丹皮酚峰计算应不低于 4000。

对照品溶液的制备 取丹皮酚对照品适量,精密称定,加50% 甲醇制成每 1ml 含 70μg 的溶液,即得。

供试品溶液的制备 取重量差异项下的本品,研细,取约0.1g,精密称定,置 25ml 量瓶中,加 50% 甲醇适量,超声处理(功率 250W,频率 40kHz)30 分钟,放冷,加 50% 甲醇至刻度,摇匀,滤过,取续滤液,即得。

测定法 分别精密吸取对照品溶液与供试品溶液各10μl,注入液相色谱仪,测定,即得。

本品每片含牡丹皮以丹皮酚($C_9H_{10}O_3$)计,不得少于 1.8mg。

白芍和牡丹皮 照高效液相色谱法(通则 0512)测定。

色谱条件与系统适用性试验 以十八烷基硅烷键合硅胶为填充剂;以乙腈-0.1% 磷酸溶液(15:85)为流动相;检测波长为 230nm。理论板数按芍药苷峰计算应不低于 3000。

对照品溶液的制备 取芍药苷对照品适量,精密称定,加甲醇制成每 1ml 含 50μg 的溶液,即得。

测定法 分别精密吸取对照品溶液与〔含量测定〕牡丹皮项下的供试品溶液各 10μl,注入液相色谱仪,测定,即得。

本品每片含白芍和牡丹皮以芍药苷($C_{23}H_{28}O_{11}$)计,不得少于 3.0mg。

桃仁 照高效液相色谱法(通则 0512)测定。

色谱条件与系统适用性试验 以十八烷基硅烷键合硅胶为填充剂;以甲醇-水(20:80)为流动相;检测波长为 210nm。理论板数按苦杏仁苷峰计算应不低于 4000。

对照品溶液的制备 取苦杏仁苷对照品适量,精密称定,加 50% 甲醇制成每 1ml 含 20μg 的溶液,即得。

测定法 分别精密吸取对照品溶液与〔含量测定〕牡丹皮项下的供试品溶液各 10μl,注入液相色谱仪,测定,即得。

本品每片含桃仁以苦杏仁苷($C_{20}H_{27}NO_{11}$)计,不得少于 1.5mg。

【功能与主治】 活血,化瘀,消癥。用于妇人瘀血阻络所致癥块、经闭、痛经、产后恶露不尽;子宫肌瘤,慢性盆腔炎包块,痛经,子宫内膜异位症,卵巢囊肿见上述证候者。

【用法与用量】 口服。一次 3 片,一日 3 次。饭后服。经期停服。3 个月为一疗程,或遵医嘱。

【注意】 孕妇忌用,或遵医嘱;经期停服;偶见药后胃脘不适、隐痛,停药后自行消失。

【规格】 每片重 0.32g

【贮藏】 密闭,防潮。

桂枝茯苓胶囊

Guizhi Fuling Jiaonang

【处方】 桂枝 240g 茯苓 240g
牡丹皮 240g 桃仁 240g
白芍 240g

【制法】 以上五味,取茯苓 192g,粉碎成细粉;牡丹皮用水蒸气蒸馏,收集蒸馏液,分取挥发性成分,备用;药渣与桂枝、白芍、桃仁及剩余的茯苓用 90% 乙醇提取二次,合并提取液,回收乙醇至无醇味,减压浓缩至适量;药渣再加水煎煮二次,滤过,合并滤液,减压浓缩至适量,上述二种浓缩液,与茯苓细粉混匀,干燥,粉碎,加入适量的糊精,制颗粒,干燥,加入牡丹皮挥发性成分,混匀,装入胶囊,制成1000粒,即得。

【性状】 本品为硬胶囊,内容物为棕黄色至棕褐色的颗粒和粉末;气微香,味微苦。

【鉴别】 (1)取本品内容物,置显微镜下观察:不规则分枝状团块无色,遇水合氯醛试液溶化;菌丝无色或淡棕色,直径 4～6μm(茯苓)。

(2)取本品内容物 2g,置索氏提取器中,加乙醚适量,加热回流提取 2 小时,放冷,取提取液低温挥干,残渣加甲醇 1ml 使溶解,作为供试品溶液。另取牡丹皮对照药材1g,同法制成对照药材溶液。照薄层色谱法(通则 0502)试验,吸取上述两种溶液各 5μl,分别点于同一硅胶 G 薄层板上,以环己烷-乙酸乙酯(3:1)为展开剂,展开,取出,晾干,喷以盐酸酸性 5% 三氯化铁乙醇溶液,在 105℃加热至斑点显色清晰。供试品色谱中,在与对照药材色谱相应的位置上,显相同颜色的斑点。

(3)取本品内容物 2g,置索氏提取器中,加甲醇适量,加热回流提取 2 小时,放冷,提取液浓缩至约 2ml,作为供试品溶液。另取白芍对照药材 1g,同法制成对照药材溶液。照薄层色谱法(通则 0502)试验,吸取上述两种溶液各 5μl,分别点于同一硅胶 GF$_{254}$薄层板上,以三氯甲烷-甲醇-水(26:14:5)的下层溶液为展开剂,展开,取出,晾干,喷以茴香醛试液,在 105℃加热至斑点显色清晰。供试品色谱中,在与对照药材色谱相应的位置上,显相同颜色的主斑点。

(4)取桂皮醛对照品,加 50% 乙醇制成每 1ml 含 50μg 的溶液,作为对照品溶液。照气相色谱法(通则 0521)试验,以 5% 二苯基,95% 二甲基聚硅氧烷为固定相的毛细管柱(柱长为 30m,柱内径为 0.32mm,膜厚度为 0.25μm),柱温为 150℃。分别吸取对照品溶液和〔含量测定〕项下的供试品溶液各 1μl,注入气相色谱仪。供试品色谱中应呈现与对照品色谱峰保留时间相同的色谱峰。

【检查】 应符合胶囊剂项下有关的各项规定(通则 0103)。

【指纹图谱】 照高效液相色谱法(通则 0512)测定。

色谱条件与系统适用性试验 以十八烷基硅烷键合硅胶为填充剂;以含 0.1% 磷酸及 50% 乙腈的水溶液为流动相 A,以含 0.1% 磷酸及 5% 乙腈的水溶液为流动相 B,梯度洗脱;流速为 1ml/min;检测波长为 230nm。理论板数按参照物(芍药苷)峰计算,应不低于 6000。

时间(分钟)	流动相 A(%)	流动相 B(%)
0～70	0→100	100→0

参照物溶液的制备 取芍药苷对照品适量,精密称定,加甲醇制成每 1ml 含 50μg 的溶液,即得。

供试品溶液的制备 取本品内容物适量,混匀,研细,取约 0.25g,置具塞锥形瓶中,精密加入甲醇 25ml,超声处理(功率 720W,频率 50kHz)30 分钟,滤过,取续滤液,即得。

测定法 分别精密吸取参照物溶液和供试品溶液各 10μl,注入液相色谱仪,测定,记录色谱图,即得。

按中药色谱指纹图谱相似度评价系统计算,供试品指纹图谱与对照指纹图谱的相似度不得低于 0.85。

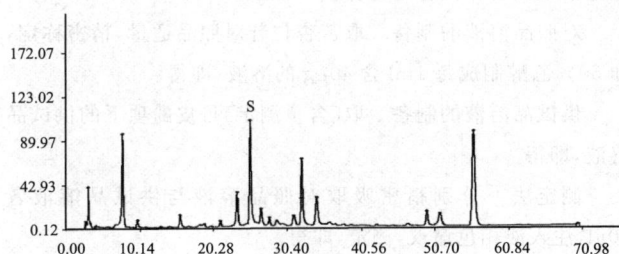

对照指纹图谱

色谱条件:仪器 Agilent 1100 型液相色谱仪
色谱柱 Alltima C18,4.6mm ×250mm,5μm

【含量测定】 丹皮酚 照高效液相色谱法(通则 0512)测定。

色谱条件与系统适用性试验 以十八烷基硅烷键合硅胶为填充剂;以甲醇-水(55:45)为流动相;检测波长为 274nm。理论板数按丹皮酚峰计算应不低于 4000。

对照品溶液的制备 取丹皮酚对照品适量,精密称定,加 50% 乙醇制成每 1ml 含 70μg 的溶液,即得。

供试品溶液的制备 取装量差异项下的本品内容物,混匀,研细,取约 0.2g,精密称定,置具塞锥形瓶中,精密加入 50% 乙醇 25ml,密塞,称定重量,超声处理(功率 250W,频率

40kHz)30 分钟,放冷,再称定重量,用 50% 乙醇补足减失的重量,摇匀,滤过,取续滤液,即得。

测定法　分别精密吸取对照品溶液与供试品溶液各 10μl,注入液相色谱仪,测定,即得。

本品每粒含牡丹皮以丹皮酚(C₉H₁₀O₃)计,不得少于 1.8mg。

芍药苷　照高效液相色谱法(通则 0512)测定。

色谱条件与系统适用性试验　以十八烷基硅烷键合硅胶为填充剂;以乙腈-水-磷酸-三乙胺(15∶85∶0.08∶0.08)为流动相;检测波长为 230nm。理论板数按芍药苷峰计算应不低于 4000。

对照品溶液的制备　取芍药苷对照品适量,精密称定,加甲醇制成每 1ml 含 40μg 的溶液,即得。

供试品溶液的制备　取装量差异项下的本品内容物,混匀,研细,取约 0.1g,精密称定,置具塞锥形瓶中,精密加入甲醇 50ml,密塞,称定重量,超声处理(功率 250W,频率 40kHz)30 分钟,放冷,再称定重量,用甲醇补足减失的重量,摇匀,滤过,取续滤液,即得。

测定法　分别精密吸取对照品溶液与供试品溶液各 10μl,注入液相色谱仪,测定,即得。

本品每粒含白芍和牡丹皮以芍药苷(C₂₃H₂₈O₁₁)计,不得少于 3.0mg。

桃仁　照高效液相色谱法(通则 0512)测定。

色谱条件与系统适用性试验　以十八烷基硅烷键合硅胶为填充剂;以甲醇-水(20∶80)为流动相;检测波长为 218nm。理论板数按苦杏仁苷峰计算应不低于 4000。

对照品溶液的制备　取苦杏仁苷对照品适量,精密称定,加 50% 乙醇制成每 1ml 含 40μg 的溶液,即得。

供试品溶液的制备　取〔含量测定〕丹皮酚项下的供试品溶液,即得。

测定法　分别精密吸取对照品溶液与供试品溶液各 10μl,注入液相色谱仪,测定,即得。

本品每粒含桃仁以苦杏仁苷(C₂₀H₂₇NO₁₁)计,不得少于 0.90mg。

【功能与主治】　活血,化瘀,消癥。用于妇人瘀血阻络所致癥块、经闭、痛经、产后恶露不尽;子宫肌瘤、慢性盆腔炎包块,痛经,子宫内膜异位症,卵巢囊肿见上述证候者;也可用于女性乳腺囊性增生病属瘀血阻络证,症见乳房疼痛、乳房肿块、胸胁胀闷;或用于前列腺增生属瘀阻膀胱证,症见小便不爽、尿细如线,或点滴而下、小腹胀痛者。

【用法与用量】　口服。一次 3 粒,一日 3 次。饭后服。前列腺增生疗程 8 周,其余适应症疗程 12 周,或遵医嘱。

【注意】　孕妇忌服,或遵医嘱;经期停服;偶见药后胃脘不适、隐痛,停药后可自行消失。

【规格】　每粒装 0.31g

【贮藏】　密封。

桔梗冬花片
Jiegeng Donghua Pian

【处方】　桔梗 300g　　　　　款冬花 37g
　　　　　　制远志 63g　　　　　甘草 20g

【制法】　以上四味,桔梗 150g 粉碎成细粉,剩余桔梗与款冬花、制远志、甘草加水煎煮三次,每次 2 小时,煎液滤过,合并滤液,静置,取上清液浓缩成稠膏,加入桔梗细粉,混匀,干燥,研细,制成颗粒,干燥,或加入硬脂酸镁适量,压制成 1000 片,包糖衣或薄膜衣,即得。

【性状】　本品为糖衣片或薄膜衣片,除去包衣后显棕色至棕褐色;味微甜。

【鉴别】　(1)取本品,置显微镜下观察:联结乳管直径 14~25μm,含淡黄色颗粒状物(桔梗)。

(2)取本品 5 片,除去包衣,研细,加乙醇 30ml,加热回流 1 小时,放冷,滤过,滤液回收溶剂至干,残渣加水 20ml 使溶解,用水饱和的正丁醇振摇提取 2 次,每次 20ml,合并正丁醇提取液,回收溶剂至干,残渣加甲醇 1ml 使溶解,作为供试品溶液。另取桔梗对照药材 1g,加乙醇 20ml,同法制成对照药材溶液。照薄层色谱法(通则 0502)试验,吸取上述两种溶液各 10μl,分别点于同一硅胶 H 薄层板上,以三氯甲烷-乙酸乙酯-甲酸(5∶5∶0.5)为展开剂,展开,取出,晾干,喷以 10% 磷钼酸乙醇溶液,在 105℃ 加热至斑点显色清晰,置日光下检视。供试品色谱中,在与对照药材色谱相应的位置上,显相同颜色的主斑点。

(3)取本品 20 片,除去包衣,研细,加乙醇 50ml,冷浸 1 小时后,超声处理 30 分钟,滤过,滤液挥干,残渣加乙酸乙酯 0.5ml 使溶解,作为供试品溶液。另取款冬花对照药材 0.5g,同法制成对照药材溶液。照薄层色谱法(通则 0502)试验,吸取上述两种溶液各 10μl,分别点于同一硅胶 G 薄层板上,以石油醚(60~90℃)-丙酮(4∶1)为展开剂,展开,取出,晾干,喷以 10% 硫酸乙醇溶液,在 105℃ 加热至斑点显色清晰,置日光下检视。供试品色谱中,在与对照药材色谱相应的位置上,显相同颜色的斑点。

(4)取本品 10 片,除去包衣,研细,加三氯甲烷 50ml,加热回流 30 分钟,滤过,滤液回收溶剂至干,残渣加甲醇 1ml 使溶解,作为供试品溶液。另取远志对照药材 0.5g,加三氯甲烷 20ml,同法制成对照药材溶液。照薄层色谱法(通则 0502)试验,吸取供试品溶液 20μl、对照药材溶液 5μl,分别点于同一硅胶 G 薄层板上,以石油醚(60~90℃)-丙酮(4∶1)为展开剂,展开,取出,晾干,置紫外光灯(365nm)下检视。供试品色谱中,在与对照药材色谱相应的位置上,显相同颜色的荧光斑点。

(5)取本品 20 片,除去包衣,研细,加甲醇 50ml,加热回流 30 分钟,滤过,滤液回收溶剂至干,残渣加水 30ml 使溶解,用乙酸乙酯振摇提取 2 次,每次 30ml,合并乙酸乙酯提取液,回收溶剂至干,残渣加乙酸乙酯 1ml 使溶解,作为供试品溶液。另取甘草对照药材 0.5g,同法制成对照药材溶液。照薄层色谱法(通则 0502)试验,吸取供试品溶液 15μl、对照药材溶液 5μl,分别点于同一硅胶 G 薄层板上,以三氯甲烷-异丙醇(10:1)为展开剂,展开,取出,晾干,置紫外光灯(365nm)下检视,供试品色谱中,在与对照药材色谱相应的位置上,显相同颜色的荧光主斑点。再喷以 8% 香草醛乙醇溶液和硫酸溶液(7→10)的混合溶液(0.5:5),在 105℃加热至斑点显色清晰,置日光下检视。供试品色谱中,在与对照药材色谱相应的位置上,显相同颜色的主斑点。

【检查】 应符合片剂项下有关的各项规定(通则 0101)。

【正丁醇浸出物】 取本品 30 片,除去包衣,精密称定,研细,取适量(约 10 片的重量),精密称定,置具塞锥形瓶中,精密加入甲醇 100ml,称定重量,加热回流提取 1 小时,放冷,再称定重量,用甲醇补足减失的重量,滤过,精密量取续滤液 50ml,回收溶剂至干,残渣加水 30ml 使溶解,用乙醚振摇提取 3 次,每次 30ml,弃去乙醚液,再用水饱和的正丁醇振摇提取 3 次,每次 30ml,合并正丁醇提取液,置已干燥至恒重的蒸发皿中,蒸干,在 105℃干燥 3 小时,移置干燥器中,冷却 30 分钟,迅速精密称定重量,计算,即得。

本品每片含正丁醇浸出物不得少于 8.0mg。

【含量测定】 桔梗　照高效液相色谱法(通则 0512)测定。

色谱条件与系统适用性试验　以十八烷基硅烷键合硅胶为填充剂;以乙腈-水(26:74)为流动相;蒸发光散射检测器检测。理论板数按桔梗皂苷 D 峰计算应不低于 3000。

对照品溶液的制备　取桔梗皂苷 D 对照品适量,精密称定,加甲醇制成每 1ml 含 0.5mg 的溶液,即得。

供试品溶液的制备　取本品 20 片,除去包衣,精密称定,研细,取约 2g,精密称定,置具塞锥形瓶中,精密加入 50% 甲醇 50ml,称定重量,超声处理(功率 250W,频率 40kHz)30 分钟,放冷,用 50% 甲醇补足减失的重量,摇匀,滤过,精密量取续滤液 25ml,回收溶剂至干,残渣加水 20ml 使溶解,用水饱和的正丁醇振摇提取 3 次,每次 20ml,合并正丁醇提取液,用氨试液 50ml 洗涤,弃去氨液,正丁醇液回收溶剂至干,残渣加甲醇溶解,转移至 5ml 量瓶中,加甲醇至刻度,摇匀,滤过,取续滤液,即得。

测定法　精密吸取对照品溶液 5μl、10μl,供试品溶液各 10~15μl,注入液相色谱仪,测定,用外标两点法对数方程计算,即得。

本品每片含桔梗以桔梗皂苷 D($C_{57}H_{92}O_{28}$)计,不得少于 0.22mg。

甘草　照高效液相色谱法(通则 0512)测定。

色谱条件与系统适用性试验　以十八烷基硅烷键合硅胶为填充剂;以甲醇-水-冰醋酸-三乙胺(65:35:1:0.3)为流动相;检测波长为 250nm。理论板数按甘草酸峰计算应不低于 2500。

对照品溶液的制备　取甘草酸铵对照品适量,精密称定,加 50% 甲醇制成每 1ml 含 40μg 的溶液,即得(甘草酸的重量=甘草酸铵的重量/1.0207)。

供试品溶液的制备　取本品 10 片,除去包衣,精密称定,研细,取约 0.5g,精密称定,置具塞锥形瓶中,精密加入 50% 甲醇 25ml,称定重量,超声处理(功率 250W,频率 40kHz)30 分钟,放冷,再称定重量,用 50% 甲醇补足减失的重量,摇匀,滤过,取续滤液,即得。

测定法　精密吸取对照品溶液与供试品溶液各 20μl,注入液相色谱仪,测定,即得。

本品每片含甘草以甘草酸($C_{42}H_{62}O_{16}$)计,不得少于 0.30mg。

【功能与主治】 止咳祛痰。用于痰浊阻肺所致的咳嗽痰多;支气管炎见上述证候者。

【用法与用量】 口服。一次 6~8 片,一日 3 次。

【规格】 薄膜衣片　每片重 0.25g

【贮藏】 密封。

根痛平颗粒
Gentongping Keli

【处方】

白芍 200g	葛根 50g
桃仁(燀)50g	红花 50g
乳香(醋炙)50g	没药(醋炙)50g
续断 75g	烫狗脊 75g
伸筋草 75g	牛膝 50g
地黄 50g	甘草 25g

【制法】 以上十二味,加水煎煮三次,第一次 1.5 小时,第二、三次每次 1 小时,煎液滤过,滤液合并,减压浓缩至适量,加入适量的蔗糖粉和糊精,混匀,干燥,粉碎成细粉,制成颗粒,干燥,制成 1000g;或加入适量的糊精和甜菊素 3.3g,混匀,制成颗粒,干燥,制成 650g,即得。

【性状】 本品为棕色或棕褐色的颗粒;气香,味甜、微苦,或气香,味微甜、微苦(无蔗糖)。

【鉴别】 (1)取本品 2g 或 1.4g(无蔗糖),加乙醇 30ml,加热回流 30 分钟,滤过,滤液蒸干,残渣加甲醇 1ml 使溶解,作为供试品溶液。另取芍药苷对照品,加甲醇制成每 1ml 含 1mg 的溶液,作为对照品溶液。照薄层色谱法(通则 0502)试验,吸取供试品溶液 8μl、对照品溶液 5μl,分别点于同一硅胶 G 薄层板上,以三氯甲烷-乙酸乙酯-甲醇-甲酸(40:5:10:0.2)为展开剂,展开,取出,晾干,喷以 5% 香草醛硫酸溶液,在 105℃加热至斑点显色清晰。供试品色谱中,在与对照品色谱相应的位置上,显相同颜色的斑点。

(2)取葛根素对照品,加甲醇制成每 1ml 含 1mg 的溶液,作为对照品溶液。照薄层色谱法(通则0502)试验,吸取对照品溶液及〔鉴别〕(1)项下的供试品溶液各10μl,分别点于同一硅胶 G 薄层板上,以三氯甲烷-甲醇-水(14:5:0.5)为展开剂,展开,取出,晾干,喷以 0.5% 氢氧化钠溶液,置紫外光灯(365nm)下检视。供试品色谱中,在与对照品色谱相应的位置上,显相同颜色的荧光斑点。

【检查】 应符合颗粒剂项下有关的各项规定(通则0104)。

【含量测定】 照高效液相色谱法(通则0512)测定。

色谱条件与系统适用性试验 以十八烷基硅烷键合硅胶为填充剂;以异丙醇-甲醇-醋酸-水(1:23:1:75)为流动相;检测波长为 230nm。理论板数按芍药苷峰计算应不低于 2000。

对照品溶液的制备 取芍药苷对照品适量,精密称定,加甲醇制成每1ml含 50μg 的溶液,即得。

供试品溶液的制备 取装量差异项下的本品,混匀,取适量,研细,取约1g或0.7g(无蔗糖),精密称定,置具塞锥形瓶中,精密加入甲醇25ml,密塞,称定重量,加热回流 2 小时,放冷,再称定重量,用甲醇补足减失的重量,摇匀,滤过,取续滤液,即得。

测定法 分别精密吸取对照品溶液与供试品溶液各10μl,注入液相色谱仪,测定,即得。

本品每袋含白芍以芍药苷($C_{23}H_{28}O_{11}$)计,不得少于 9.6mg。

【功能与主治】 活血,通络,止痛。用于风寒阻络所致颈、腰椎病,症见肩颈疼痛、活动受限、上肢麻木。

【用法与用量】 开水冲服。一次 1 袋,一日 2 次。饭后服用。或遵医嘱。

【注意】 本品对胃肠道有轻度刺激作用,宜饭后服用。孕妇忌用。

【规格】 每袋装 (1)12g (2)8g(无蔗糖)

【贮藏】 密封。

速效牛黄丸
Suxiao Niuhuang Wan

【处方】 人工牛黄 25g   水牛角浓缩粉 50g
   黄连 25g   冰片 5g
   栀子 25g   黄芩 25g
   朱砂 25g   珍珠母 25g
   郁金 25g   雄黄 25g
   石菖蒲 25g

【制法】 以上十一味,珍珠母水飞或粉碎成极细粉;朱砂、雄黄分别水飞成极细粉;黄连、栀子、黄芩、郁金、石菖蒲粉碎成细粉;将人工牛黄、水牛角浓缩粉、冰片分别研细,与上述

粉末配研,过筛,混匀,每100g粉末加炼蜜90~110g制成大蜜丸,即得。

【性状】 本品为黄棕色至棕褐色的大蜜丸;气香,味微苦。

【鉴别】 (1)取本品,置显微镜下观察:不规则碎片灰白色或灰黄色,稍具光泽,表面有灰棕色色素颗粒,并有不规则纵长裂缝(水牛角浓缩粉)。纤维束鲜黄色,壁稍厚,纹孔明显(黄连)。种皮石细胞黄色或淡棕色,多破碎,完整者长多角形、长方形或形状不规则,壁厚,有大的圆形纹孔,胞腔棕红色(栀子)。不规则细小颗粒暗棕红色,有光泽,边缘暗黑色(朱砂)。不规则碎块近无色或淡黄棕色,表面可见细密波状纹理(珍珠母)。糊化淀粉粒团块几乎无色(郁金)。不规则碎块金黄色或橙黄色,有光泽(雄黄)。纤维束周围细胞含草酸钙方晶,形成晶纤维(石菖蒲)。

(2)取本品 3g,剪碎,加硅藻土 2g,研匀,加三氯甲烷30ml,超声处理 10 分钟,滤过,滤液蒸干,残渣用甲醇 1ml 溶解,加在中性氧化铝柱(100~200 目,2g,内径为 1~1.5cm)上,用甲醇3ml洗涤残渣,洗涤液加在同一中性氧化铝柱上,相继以甲醇 10ml、80% 甲醇 15ml 洗脱,弃去洗脱液,继用80%甲醇-浓氨试液(19:1)的混合溶液20ml洗脱,收集洗脱液,蒸干,残渣加甲醇 1ml 使溶解,作为供试品溶液。另取人工牛黄对照药材 10mg,加甲醇 1ml,摇匀,静置,取上清液作为对照药材溶液。再取胆酸对照品、猪去氧胆酸对照品,加甲醇制成每1ml各含 0.5mg 的混合溶液,作为对照品溶液。照薄层色谱法(通则0502)试验,吸取上述三种溶液各 2μl,分别点于同一硅胶 G 薄层板上,以正己烷-乙酸乙酯-冰醋酸-甲酸(9:6:2:0.4)为展开剂,展开,取出,晾干,喷以 10% 硫酸乙醇溶液,在 100℃ 加热至斑点显色清晰,置紫外光灯(365nm)下检视。供试品色谱中,在与对照药材色谱相应的位置上,显相同颜色的荧光主斑点;在与对照品色谱相应的位置上,显相同颜色的荧光斑点。

(3)取本品 1g,剪碎,加甲醇 5ml,超声处理 15 分钟,滤过,滤液作为供试品溶液。另取黄连对照药材 0.25g,同法制成对照药材溶液。再取盐酸小檗碱对照品,加甲醇制成每1ml含 0.4mg 的溶液,作为对照品溶液。照薄层色谱法(通则0502)试验,吸取上述三种溶液各 2μl,分别点于同一硅胶 G 薄层板上,以甲苯-乙酸乙酯-异丙醇-甲醇-水(6:3:1.5:2:0.3)为展开剂,在另槽中加入等体积的浓氨试液,预平衡15 分钟,展开,取出,晾干,置紫外光灯(365nm)下检视。供试品色谱中,在与对照药材色谱和对照品色谱相应的位置上,显相同颜色的荧光斑点。

(4)取本品 3g,剪碎,加硅藻土 2g,研匀,加石油醚(60~90℃)20ml,振摇 1 分钟,滤过,滤液挥散至约 1ml,作为供试品溶液。另取冰片对照品,加石油醚(60~90℃)制成每1ml含 2mg 的溶液,作为对照品溶液。照薄层色谱法(通则0502)试验,吸取上述两种溶液各 2μl,分别点于同一硅胶 G 薄层板上,以环己烷-甲苯-乙酸乙酯(6:9:1)为展开剂,展

开,展距约 12cm,取出,晾干,喷以 2%香草醛硫酸溶液,在 100℃加热至斑点显色清晰。供试品色谱中,在与对照品色谱相应的位置上,显相同颜色的斑点。

(5)取本品 3g,剪碎,加甲醇 20ml,超声处理 20 分钟,滤过,滤液蒸干,残渣用水 5ml 溶解,通过 D101 型大孔吸附树脂柱(内径为 1.5cm,柱高为 15cm,依次用乙醇、水预洗),以水 20ml 洗脱,弃去洗脱液,在柱上加氨试液 2ml,用水洗脱至洗脱液呈中性,弃去洗脱液,继用 70%乙醇 50ml 洗脱,收集洗脱液,蒸干,残渣用甲醇 1ml 溶解,加中性氧化铝(100～200目)1g,拌匀,蒸干,加在中性氧化铝柱(100～200 目,2g,柱内径为 1～1.5cm)上,用甲醇-乙酸乙酯(2:1)的混合溶液 15ml洗脱,弃去洗脱液,再用 80%甲醇溶液 20ml 洗脱,收集洗脱液,蒸干,残渣加甲醇 1ml 使溶解,作为供试品溶液。另取栀子对照药材 0.2g,加甲醇 5ml,超声处理 10 分钟,滤过,滤液浓缩至约 1ml,作为对照药材溶液。再取栀子苷对照品,加甲醇制成每 1ml 含 2mg 的溶液,作为对照品溶液。照薄层色谱法(通则 0502)试验,吸取上述三种溶液各 2μl,分别点于同一硅胶 G 薄层板上,以三氯甲烷-乙酸乙酯-甲醇-水(15:40:22:11)10℃以下放置过夜的下层溶液为展开剂,展开,取出,晾干,喷以 10%硫酸乙醇溶液,在 100℃加热至斑点显色清晰。供试品色谱中,在与对照药材色谱相应的位置上,显相同颜色的主斑点;在与对照品色谱相应的位置上,显相同颜色的斑点。

(6)取本品 3g,剪碎,加甲醇 20ml,超声处理 20 分钟,滤过,滤液蒸干,残渣用水 15ml 溶解,用三氯甲烷振摇提取 2 次,每次 20ml,弃去三氯甲烷液,水溶液用稀盐酸调节 pH值至 2,用乙酸乙酯振摇提取 2 次,每次 20ml,合并乙酸乙酯液,以适量无水硫酸钠脱水,蒸干,残渣加甲醇 1ml 使溶解,作为供试品溶液。另取黄芩苷对照品,加甲醇制成每 1ml 含1mg 的溶液,作为对照品溶液。照薄层色谱法(通则 0502)试验,吸取上述两种溶液各 2μl,分别点于同一聚酰胺薄膜上,以醋酸为展开剂,展开,取出,晾干,喷以 1%三氯化铁乙醇溶液。供试品色谱中,在与对照品色谱相应的位置上,显相同颜色的斑点。

【检查】　三氧化二砷　取本品适量,剪碎,精密称取2.2g,加稀盐酸 20ml,时时搅拌 40 分钟,滤过,残渣用稀盐酸洗涤 2 次,每次 10ml,搅拌 10 分钟。洗液与滤液合并,置500ml 量瓶中,加水至刻度,摇匀,精密量取 2ml,加盐酸 5ml与水 21ml,依砷盐检查法(通则 0822 第一法)检查。供试品的砷斑颜色不得深于标准砷斑。

其他　应符合丸剂项下有关的各项规定(通则 0108)。

【含量测定】　黄连　照高效液相色谱法(通则 0512)测定。

色谱条件与系统适用性试验　以十八烷基硅烷键合硅胶为填充剂;以乙腈-含 0.1%磷酸的 0.15%十二烷基硫酸钠溶液(48:52)为流动相;检测波长为 264nm。理论板数按盐酸小檗碱峰计算应不低于 6000。

对照品溶液的制备　取盐酸小檗碱对照品适量,精密称定,加甲醇制成每 1ml 含 40μg 的溶液,即得。

供试品溶液的制备　取重量差异项下的本品,剪碎,混匀,取约 1g,精密称定,置具塞锥形瓶中,精密加入盐酸-甲醇(1:100)的混合溶液 50ml,密塞,称定重量,超声处理(功率160W,频率 40kHz)50 分钟,放冷,再称定重量,用甲醇补足减失的重量,摇匀,滤过,取续滤液,即得。

测定法　分别精密吸取对照品溶液与供试品溶液各 5μl,注入液相色谱仪,测定,即得。

本品每丸含黄连以盐酸小檗碱($C_{20}H_{17}NO_4 \cdot HCl$)计,不得少于 4.3mg。

朱砂　取重量差异项下的本品,剪碎,取约 2g,精密称定,置 100ml 凯氏烧瓶中,加硫酸 10ml 与硝酸钾 1.5g,加热至溶液近无色,放冷(有少量白色沉淀),转移至 250ml 锥形瓶中,用水 50ml 分次洗涤烧瓶,洗涤并入同一锥形瓶中,加 1%高锰酸钾溶液至溶液显粉红色,再滴加 2%硫酸亚铁溶液至粉红色消失,加硫酸铁铵指示液 2ml,用硫氰酸铵滴定液(0.1mol/L)滴定。每 1ml 硫氰酸铵滴定液(0.1mol/L)相当于 11.63mg 的硫化汞(HgS)。

本品每丸含朱砂以硫化汞(HgS)计,应为 104～140mg。

【功能与主治】　清热解毒,开窍镇惊。用于痰火内盛所致烦躁不安、神志昏迷及高血压引起的头目眩晕。

【用法与用量】　口服。一次 1 丸,一日 2 次,小儿酌减。

【注意】　孕妇慎用。

【规格】　每丸重 3g

【贮藏】　密封。

速效救心丸
Suxiao Jiuxin Wan

【处方】　川芎　　　　冰片

【性状】　本品为棕黄色的滴丸;气凉,味微苦。

【鉴别】　(1)取本品 0.5g,研碎,加乙酸乙酯 10ml,超声处理 10 分钟,滤过,滤液浓缩至 1ml,作为供试品溶液。另取川芎对照药材 1g,同法制成对照药材溶液。照薄层色谱法(通则 0502)试验,吸取上述两种溶液各 2～4μl,分别点于同一硅胶 G 薄层板上,以正己烷-乙酸乙酯(9:1)为展开剂,展开,取出,晾干,置紫外光灯(365nm)下检视。供试品色谱中,在与对照药材色谱相应的位置上,显相同颜色的荧色斑点。

(2)取本品 0.5g,研细,加无水乙醇 10ml,超声处理 10 分钟,滤过,滤液作为供试品溶液。另取冰片对照品,加无水乙醇制成每 1ml 含 2mg 的溶液,作为对照品溶液。照薄层色谱法(通则 0502)试验,吸取上述两种溶液各 2～6μl,分别点于同一硅胶 G 薄层板上,以环己烷-乙酸乙酯(17:3)为展开剂,展开,取出,晾干,喷以 1%香草醛硫酸溶液,在 105℃加热至斑点显色清晰,置日光下检视。供试品色谱中,在与对照品色谱相应的位置上,显相同颜色的斑点。

【检查】 溶散时限 取本品 6 丸,加档板,照崩解时限检查法(通则 0921)检查。各丸均应在 10 分钟内完全溶散并通过筛网。

其他 应符合丸剂项下有关的各项规定(通则 0108)。

【含量测定】 川芎 照高效液相色谱法(通则 0512)测定。

色谱条件与系统适用性试验 以十八烷基硅烷键合硅胶为填充剂;以甲醇-水-冰醋酸(30:70:1)为流动相;检测波长为 321nm。理论板数按阿魏酸峰计算应不低于 5000。

对照品溶液的制备 取阿魏酸对照品适量,精密称定,加 70%甲醇制成每 1ml 含 15μg 的溶液,即得。

供试品溶液的制备 取本品适量,研细,取 0.4g,精密称定,精密加入 70%甲醇 15ml,称定重量,加热回流 45 分钟,放冷,再称定重量,用 70%甲醇补足减失的重量,摇匀,滤过,取续滤液,即得。

测定法 精密吸取对照品溶液与供试品溶液各 10μl,注入液相色谱仪,测定,即得。

本品每丸含川芎以阿魏酸(C$_{10}$H$_{10}$O$_4$)计,不得少于 15.0μg。

冰片 照气相色谱法(通则 0521)测定。

色谱条件与系统适用性试验 聚乙二醇 20000(PEG-20M)毛细管柱(柱长为 30m,柱内径为 0.53mm,膜厚度为 1.0μm);柱温为 150℃;进样口温度为 200℃;检测器温度为 200℃;分流进样。理论板数按龙脑峰计算应不低于 5000。

校正因子测定 取薄荷脑对照品适量,精密称定,加乙酸乙酯制成每 1ml 含 2.5mg 的溶液,作为内标溶液。另取龙脑对照品 0.125g,精密称定,置 50ml 量瓶中,用乙酸乙酯溶解并稀释至刻度,摇匀,精密量取 2ml,置 10ml 量瓶中,再精密加入内标溶液 2ml 和三氯甲烷 1ml,用乙酸乙酯稀释至刻度,摇匀,吸取 1μl,注入气相色谱仪,测定,计算校正因子。

测定法 取重量差异项下的本品,研细,取 50mg,精密称定,置 10ml 量瓶中,加三氯甲烷 1ml 使溶解,精密加入内标溶液 2ml,用乙酸乙酯稀释至刻度,摇匀,吸取 1μl,注入气相色谱仪,测定,即得。

本品每丸含冰片以龙脑(C$_{10}$H$_{18}$O)计,应为 2.9~4.4mg。

【功能与主治】 行气活血,祛瘀止痛,增加冠脉血流量,缓解心绞痛。用于气滞血瘀型冠心病,心绞痛。

【用法与用量】 含服。一次 4~6 丸,一日 3 次;急性发作时,一次 10~15 丸。

【注意】 孕妇禁用。寒凝血瘀、阴虚血瘀胸痹心痛不宜单用。有过敏史者慎用。伴有中重度心力衰竭的心肌缺血者慎用。在治疗期间,心绞痛持续发作,宜加用硝酸酯类药。

【规格】 每丸重 40mg

【贮藏】 密封,置阴凉干燥处。

唇齿清胃丸
Chunchi Qingwei Wan

【处方】

大黄	100g	黄芩	60g
龙胆	60g	黄柏	60g
栀子	60g	知母	40g
升麻	20g	防风	40g
陈皮	40g	白芷	20g
冰片	2g	薄荷脑	2g
地黄	60g	石膏	40g

【制法】 以上十四味,除冰片、薄荷脑外,其余大黄等十二味粉碎成细粉;将冰片、薄荷脑分别研细,与上述粉末配研,过筛,混匀。每 100g 粉末加炼蜜 10~25g 制成水蜜丸,包炭衣;或每 100g 粉末加炼蜜 130~140g 制成小蜜丸或大蜜丸,即得。

【性状】 本品为黑色的水蜜丸,除去包衣后显黄棕色至棕褐色;或为棕褐色的小蜜丸或大蜜丸;味凉苦。

【鉴别】 (1)取本品,置显微镜下观察:果皮含晶石细胞类圆形或多角形,直径 17~31μm,壁厚,胞腔内含草酸钙方晶(栀子)。纤维淡黄色,梭形,壁厚,孔沟细(黄芩)。晶纤维鲜黄色,直径 16~38μm,常成束,周围含晶细胞含草酸钙方晶。石细胞鲜黄色,类圆形或纺锤形,有的呈分枝状,直径 31~123μm,壁厚,层纹明显(黄柏)。草酸钙针晶成束或散在,长 26~110μm(知母)。

(2)取本品水蜜丸 5g,研细;或取小蜜丸或大蜜丸 10g,剪碎,加硅藻土适量,研匀。加甲醇 50ml,超声处理 30 分钟,滤过,滤液回收溶剂至干,残渣加水 10ml 使溶解,通过 D101 型大孔吸附树脂柱(内径为 1.5cm,柱高为 10cm),依次用水和 50%乙醇各 100ml 洗脱,弃去水液,收集 50%乙醇洗脱液,蒸干,残渣加甲醇 2ml 使溶解,作为供试品溶液。另取黄柏对照药材 0.1g,加甲醇 20ml,超声处理 20 分钟,滤过,滤液浓缩至 1ml,作为对照药材溶液。再取盐酸小檗碱对照品,加甲醇制成每 1ml 含 0.5mg 的溶液,作为对照品溶液。照薄层色谱法(通则 0502)试验,吸取上述三种溶液各 2μl,分别点于同一硅胶 G 薄层板上,以甲苯-乙酸乙酯-甲醇-异丙醇-水(6:3:2:1.5:0.3)为展开剂,置氨蒸气饱和的展开缸内,展开,取出,晾干,置紫外光灯(365nm)下检视。供试品色谱中,在与对照药材色谱和对照品色谱相应的位置上,显相同颜色的荧光斑点。

(3)取栀子对照药材 1g,加 50%甲醇 10ml,超声处理 40 分钟,滤过,滤液作为对照药材溶液。另取栀子苷对照品,加乙醇制成每 1ml 含 4mg 的溶液,作为对照品溶液。照薄层色谱法(通则 0502)试验,吸取〔鉴别〕(2)项下的供试品溶液及上述两种溶液各 2μl,分别点于同一硅胶 G 薄层板上,以乙酸乙酯-丙酮-甲酸-水(5:5:1:1)为展开剂,展开,取出,晾干,喷以 10%硫酸乙醇溶液,在 105℃加热至斑点显色清晰,置日光下检视。供试品色谱中,在与对照药材色谱和对照品色谱相应的位置上,显相同颜色的斑点。

(4)取陈皮对照药材 0.3g,加甲醇 10ml,加热回流 20 分钟,滤过,滤液浓缩至 1ml,作为对照药材溶液。另取橙皮苷对照品,加甲醇制成饱和溶液,作为对照品溶液。照薄层色谱法(通则 0502)试验,吸取〔鉴别〕(2)项下的供试品溶液及上述两种溶液各 2μl,分别点于同一用 0.5%氢氧化钠溶液制备的硅胶 G 薄层板上,以乙酸乙酯-甲醇-水(100:17:13)为展开剂,展至约 8cm,取出,晾干,喷以三氯化铝试液,置紫外光灯(365nm)下检视。供试品色谱中,在与对照药材色谱和对照品色谱相应的位置上,显相同颜色的荧光斑点。

(5)取本品水蜜丸 2.5g,研细;或取小蜜丸或大蜜丸 5g,剪碎,加三氯甲烷 20ml,超声处理 20 分钟,滤过,滤液浓缩至 2ml,作为供试品溶液。另取冰片对照品和薄荷脑对照品,分别加三氯甲烷制成每 1ml 含 0.2mg 的溶液,作为对照品溶液。照薄层色谱法(通则 0502)试验,吸取上述三种溶液各 2μl,分别点于同一硅胶 G 薄层板上,以正己烷-乙醚-三氯甲烷(20:10:1)为展开剂,展开,取出,晾干,喷以 5%香草醛硫酸溶液,在 105℃加热至斑点显色清晰,置日光下检视。供试品色谱中,在与对照品色谱相应的位置上,显相同颜色的斑点。

【检查】 应符合丸剂项下有关的各项规定(通则 0108)。

【含量测定】 大黄 照高效液相色谱法(通则 0512)测定。

色谱条件与系统适用性试验 以十八烷基硅烷键合硅胶为填充剂;以甲醇-0.1%磷酸溶液(70:30)为流动相;检测波长为 254nm。理论板数按大黄素峰计算应不低于 3000。

对照品溶液的制备 取芦荟大黄素对照品、大黄酸对照品、大黄素对照品、大黄酚对照品和大黄素甲醚对照品适量,精密称定,加甲醇制成每 1ml 中含芦荟大黄素、大黄酚各 16μg,大黄酸、大黄素、大黄素甲醚各 8μg 的混合溶液,即得。

供试品溶液的制备 取本品水蜜丸,研细,取约 1g,精密称定;或取重量差异项下的小蜜丸或大蜜丸,剪碎,混匀,取约 2g,精密称定,加入硅藻土,研匀,置具塞锥形瓶中,精密加入甲醇 50ml,称定重量,加热回流 1 小时,放冷,再称定重量,用甲醇补足减失的重量,摇匀,滤过。精密量取续滤液 10ml,置烧瓶中,挥去溶剂,加 8%盐酸溶液 10ml,超声处理 2 分钟,再加三氯甲烷 10ml,加热回流 1 小时,放冷,置分液漏斗中,用少量三氯甲烷洗涤容器,并入分液漏斗中,分取三氯甲烷层,酸液再用三氯甲烷振摇提取 3 次,每次 10ml,合并三氯甲烷液,回收溶剂至干,残渣加甲醇适量使溶解,转移至 10ml 量瓶中,加甲醇至刻度,摇匀,滤过,取续滤液,即得。

测定法 分别精密吸取对照品溶液与供试品溶液各 10μl,注入液相色谱仪,测定,即得。

本品含总蒽醌以芦荟大黄素($C_{15}H_{10}O_5$)、大黄酸($C_{15}H_8O_6$)、大黄素($C_{15}H_{10}O_5$)、大黄酚($C_{15}H_{10}O_4$)和大黄素甲醚($C_{16}H_{12}O_5$)的总量计,水蜜丸每 1g 不得少于 1.7mg;小蜜丸

每 1g 不得少于 0.83mg;大蜜丸每丸不得少于 7.5mg。

黄芩 照高效液相色谱法(通则 0512)测定。

色谱条件与系统适用性试验 以十八烷基硅烷键合硅胶为填充剂;以甲醇-水-磷酸(47:53:0.2)为流动相;检测波长为 280nm。理论板数按黄芩苷峰计算应不低于 3000。

对照品溶液的制备 取黄芩苷对照品适量,精密称定,加甲醇制成每 1ml 含 60μg 的溶液,即得。

供试品溶液的制备 取本品水蜜丸,研细,取约 1g,精密称定;或取重量差异项下的小蜜丸或大蜜丸,剪碎,混匀,取 2g,精密称定,加入硅藻土,研匀,置具塞锥形瓶中,加 70%乙醇 40ml,加热回流 3 小时,放冷,滤过,滤液置 100ml 量瓶中,用少量 70%乙醇分次洗涤容器和残渣,洗液滤入同一量瓶中,加 70%乙醇至刻度,摇匀,即得。

测定法 分别精密吸取对照品溶液与供试品溶液各 10μl,注入液相色谱仪,测定,即得。

本品含黄芩以黄芩苷($C_{21}H_{18}O_{11}$)计,水蜜丸每 1g 不得少于 5.4mg;小蜜丸每 1g 不得少于 2.6mg;大蜜丸每丸不得少于 24mg。

【功能与主治】 清胃火。用于由胃火引起的牙龈肿痛,口干唇裂,咽喉痛。

【用法与用量】 口服。水蜜丸一次 1 袋,小蜜丸一次 9g,大蜜丸一次 1 丸,一日 1~2 次。

【注意】 孕妇忌服。

【规格】 (1)水蜜丸 每袋装 4.5g (2)小蜜丸 每 100 丸重 20g (3)大蜜丸 每丸重 9g

【贮藏】 密封。

夏 天 无 片

Xiatianwu Pian

【处方】 夏天无 600g

【制法】 取夏天无 250g,粉碎成细粉,备用;另取夏天无 350g,粉碎成粗粉,用 1%盐酸溶液作溶剂,浸渍 48 小时后进行渗漉,收集渗漉液至生物碱反应呈阴性时为止,用 10%氢氧化钠溶液调节 pH 值至中性,浓缩成稠膏,加入夏天无细粉及辅料适量,混匀,制成颗粒,干燥,压制成 1000 片,包糖衣,即得。

【性状】 本品为糖衣片,除去糖衣后显棕黄色至棕褐色;味苦。

【鉴别】 取本品 4 片,除去糖衣,研细,加三氯甲烷-甲醇-浓氨试液(50:10:1)的混合溶液 40ml,超声处理 30 分钟,滤过,滤液蒸干,残渣加甲醇 2ml 使溶解,作为供试品溶液。另取原阿片碱对照品,加三氯甲烷制成每 1ml 含 2mg 的溶液,作为对照品溶液。照薄层色谱法(通则 0502)试验,吸取上述两种溶液各 5μl,分别点于同一硅胶 G 薄层板上,以环

己烷-乙酸乙酯-二乙胺(16:3:1)为展开剂,薄层板置展开缸中预平衡 15 分钟,展开,取出,晾干,喷以稀碘化铋钾试液。供试品色谱中,在与对照品色谱相应的位置上,显相同颜色的斑点。

【检查】 应符合片剂项下有关的各项规定(通则 0101)。

【含量测定】 照高效液相色谱法(通则 0512)测定。

色谱条件与系统适用性试验 以十八烷基硅烷键合硅胶为填充剂;以乙腈-三乙胺醋酸溶液(每1000ml 水中加入冰醋酸 30ml、三乙胺 8ml)(18:82)为流动相;检测波长为 289nm。理论板数按原阿片碱峰计算应不低于 3000。

对照品溶液的制备 取原阿片碱对照品约 10mg,精密称定,置 50ml 量瓶中,用 1%盐酸溶液 5ml 溶解,加 50%甲醇至刻度,摇匀,精密量取 5ml,置 25ml 量瓶中,加 50%甲醇至刻度,摇匀,即得(每 1ml 含原阿片碱 40μg)。

供试品溶液的制备 取本品 10 片,除去包衣,精密称定,研细,取约 0.6g,精密称定,置具塞锥形瓶中,精密加入 50%甲醇 50ml,称定重量,加热回流 1 小时,放冷,再称定重量,用 50%甲醇补足减失的重量,摇匀,滤过,取续滤液,即得。

测定法 分别精密吸取对照品溶液与供试品溶液各 10~20μl,注入液相色谱仪,测定,即得。

本品每片含原阿片碱($C_{20}H_{19}NO_5$)不得少于 0.90mg。

【功能与主治】 活血通络,行气止痛。用于瘀血阻络、气行不畅所致的中风,症见半身不遂、偏身麻木,或跌扑损伤、气血瘀阻所致的肢体疼痛、肿胀麻木;风湿性关节炎、坐骨神经痛见上述证候者。

【用法与用量】 口服。一次 4~6 片,一日 3 次。

【注意】 孕妇慎用。

【贮藏】 密封。

夏天无滴眼液
Xiatianwu Diyanye

【处方】 夏天无提取物(以原阿片碱计)0.375g
天然冰片 0.25g

【制法】 以上二味,夏天无提取物加入适量 0.05mol/L 盐酸溶液,加热,搅拌,滤过,备用。取玻璃酸钠加入适量水中,搅拌使溶解,备用。取无水磷酸二氢钠、氯化钠、依地酸二钠与羟苯乙酯加入适量水中,加热,搅拌使溶解,趁热加入上述夏天无提取液,搅匀,加热,冷却,加入聚山梨酯 80 和上述玻璃酸钠溶液,用无水磷酸氢二钠调节 pH 值。取天然冰片加乙醇使溶解,在搅拌下缓缓加入上述溶液中,搅匀,加注射用水至 1000ml,混匀,滤过,即得。

【性状】 本品为淡黄色或黄棕色的澄明液体。

【鉴别】 (1)取本品 10ml,蒸干,残渣加甲醇-浓氨试液(20:1)的混合溶液 2ml 使溶解,作为供试品溶液。另取原阿

片碱对照品,加三氯甲烷制成每 1ml 含 2mg 的溶液,作为对照品溶液。照薄层色谱法(通则 0502)试验,吸取上述两种溶液各 5μl,分别点于同一硅胶 G 薄层板上,以环己烷-乙酸乙酯-二乙胺(16:3:1)为展开剂,置以展开剂预饱和 15 分钟的展开缸中展开,取出,晾干,喷以稀碘化铋钾试液。供试品色谱中,在与对照品色谱相应的位置上,显相同颜色的斑点。

(2)取本品 5ml,加乙酸乙酯 5ml 振摇提取,分取乙酸乙酯液,作为供试品溶液。另取右旋龙脑对照品,加乙酸乙酯制成每 1ml 含 0.25mg 的溶液,作为对照品溶液。照气相色谱法(通则 0521)试验,以聚乙二醇 20000(PEG-20M)为固定相,涂布浓度为 10%;柱温为 140℃。分别吸取对照品溶液与供试品溶液适量,注入气相色谱仪。供试品色谱中应呈现与对照品色谱峰保留时间相同的色谱峰。

【检查】 pH 值 应为 3.0~4.5(通则 0631)。

其他 应符合眼用制剂项下有关的各项规定(通则 0105)。

【含量测定】 照高效液相色谱法(通则 0512)测定。

色谱条件与系统适用性试验 以十八烷基硅烷键合硅胶为填充剂;以乙腈-三乙胺醋酸溶液(每 1000ml 水中加冰醋酸 30ml、三乙胺 8ml)(18:82)为流动相;检测波长为 289nm。理论板数按原阿片碱峰计算应不低于 3000。

对照品溶液的制备 取原阿片碱对照品约 10mg,精密称定,置 50ml 量瓶中,加 1%盐酸溶液 5ml 振摇使溶解,加水至刻度,摇匀,精密量取 5ml,置 25ml 量瓶中,加水至刻度,摇匀,即得(每 1ml 含原阿片碱 40μg)。

供试品溶液的制备 精密量取本品 5ml,置 50ml 量瓶中,加水至刻度,摇匀,即得。

测定法 分别精密吸取对照品溶液与供试品溶液各 20μl,注入液相色谱仪,测定,即得。

本品每 1ml 含夏天无提取物以原阿片碱($C_{20}H_{19}NO_5$)计,应为 0.32~0.43mg。

【功能与主治】 活血明目舒筋。用于血瘀筋脉阻滞所致的青少年远视力下降、不能久视;青少年假性近视症见上述证候者。

【用法与用量】 滴于眼睑内。一次 1~2 滴,一日 3~5 次。

【注意】 青光眼患者禁用;不宜滴眼药量过多、次数过频。

【规格】 每支装 (1)5ml (2)8ml (3)10ml

【贮藏】 遮光,密封。

附:夏天无提取物质量标准

夏天无提取物

本品为夏天无经加工制成的提取物。

〔制法〕 取夏天无,粉碎成粗粉,用 1%盐酸溶液作溶剂,浸渍后渗漉,收集渗漉液,通过阳离子交换树脂,分别用水和乙醇洗脱,弃去洗脱液,取树脂晾干,用碱性乙醇溶液分次

回流洗脱,合并乙醇洗脱液,回收乙醇,浓缩成稠膏,真空干燥,粉碎,即得。

〔性状〕　本品为棕黄色至棕褐色的粉末和颗粒;味苦。

〔鉴别〕　取本品 20mg,加水 10ml 与稀盐酸 1ml,加热振摇使溶解后,放冷,取溶液各 2ml,分置三支试管中,一管加碘化铋钾试液 2 滴,即生成棕红色沉淀;一管加硅钨酸试液 2 滴,即生成淡黄色沉淀;另一管加碘化汞钾试液 2 滴,即生成淡黄色沉淀。

〔检查〕　水分　照水分测定法(通则 0832 第二法)测定,不得过 5.0%。

炽灼残渣　不得过 0.8%(通则 0841)。

重金属　取本品 0.10g,依法(通则 0821 第二法)检查,不得过 20mg/kg。

砷盐　取本品 1.0g,加氢氧化钙 1g,混匀,加少量水,搅匀,干燥后缓缓炽灼至完全炭化,再在 500～600℃炽灼至完全灰化,放冷,加盐酸 5ml 与水 21ml,依法(通则 0822 第一法)检查,不得过 2mg/kg。

〔含量测定〕　照高效液相色谱法(通则 0512)测定。

色谱条件与系统适用试验　以十八烷基硅烷键合硅胶为填充剂;以乙腈-三乙胺醋酸溶液(每 1000ml 水中加冰醋酸 30ml、三乙胺 8ml)(18∶82)为流动相;检测波长为 289nm。理论板数按原阿片碱峰计算应不低于 3000。

对照品溶液的制备　取原阿片碱对照品 10mg,精密称定,置 50ml 量瓶中,加 1%盐酸溶液 5ml 溶解,加水至刻度,摇匀,精密量取 5ml,置 25ml 量瓶中,加水至刻度,摇匀,即得(每 1ml 含原阿片碱 40μg)。

供试品溶液的制备　取本品,研细,取约 50mg,精密称定,置 100ml 量瓶中,加 1%盐酸溶液 5ml,微热,振摇溶解,放冷,加水至刻度,摇匀,精密量取 10ml,置 50ml 量瓶中,加水至刻度,摇匀,即得。

测定法　分别精密吸取对照品溶液与供试品溶液各 20μl,注入液相色谱仪,测定,即得。

本品按干燥品计算,含原阿片碱($C_{20}H_{19}NO_5$)不得少于 25.0%。

〔贮藏〕　密封,置干燥处。

夏枯草口服液

Xiakucao Koufuye

【处方】　夏枯草 800g

【制法】　取夏枯草加水煎煮三次,合并煎液,滤过,滤液浓缩至适量,静置 24 小时,滤过,滤液加蔗糖 200g 及苯甲酸钠 3g,加热使溶解,加水至 1000ml,混匀,冷藏 24 小时,滤过,灌封,灭菌,即得。

【性状】　本品为棕褐色的液体;味甜,微涩。

【鉴别】　取本品 10ml,加水 10ml,摇匀,用水饱和的正丁醇振摇提取 4 次,每次 20ml,合并正丁醇液,蒸干,残渣加水 20ml,加热使溶解,水溶液通过聚酰胺柱(30～60 目,柱内径为 1.8cm,柱高为 6cm),用水 60ml 洗脱,弃去水洗液,再用乙醇 60ml 洗脱,收集洗脱液,蒸干,残渣加甲醇 1ml 使溶解,作为供试品溶液。另取夏枯草对照药材 4g,加水 40ml,置沸水浴中加热 30 分钟,滤过,滤液浓缩至约 20ml,同法制成对照药材溶液。再取金丝桃苷对照品,加甲醇制成每 1ml 含 0.5mg 的溶液,作为对照品溶液。照薄层色谱法(通则 0502)试验。吸取上述三种溶液各 5～10μl,分别点于同一高效硅胶 G 薄层板上使成条状,以乙酸乙酯-甲酸-水(8∶1∶1)为展开剂,展开,取出,晾干,喷以三氯化铝试液,105℃加热数分钟后,置紫外光灯(365nm)下检视。供试品色谱中,在与对照药材色谱相应的位置上,显相同颜色的荧光主条斑,在与对照品色谱相应的位置上,显相同颜色的荧光条斑。

【检查】　相对密度　应不低于 1.03(通则 0601)。

pH 值　应为 4.5～6.5(通则 0631)。

其他　应符合合剂项下有关的各项规定(通则 0181)。

【含量测定】　总黄酮

对照品溶液的制备　取芦丁对照品 20mg,精密称定,置 10ml 量瓶中,加甲醇 5ml,置水浴上微热使溶解,放冷,加甲醇至刻度,摇匀,精密量取 5ml,置 50ml 量瓶中,加水至刻度,摇匀,即得(每 1ml 中含芦丁 0.2mg)。

标准曲线的制备　精密量取对照品溶液 1ml、2ml、3ml、4ml、5ml 与 6ml,分别置 25ml 量瓶中,各加水至 6ml,加 5%亚硝酸钠溶液 1ml,混匀,放置 6 分钟,加 10%硝酸铝溶液 1ml,混匀,放置 6 分钟,加氢氧化钠试液 10ml,再加水至刻度,摇匀,放置 15 分钟,以相应的试剂作空白,照紫外-可见分光光度法(通则 0401),在 500nm 的波长处测定吸光度,以对照品浓度为横坐标,吸光度为纵坐标,绘制标准曲线。

测定法　精密量取本品 10ml,加水 10ml,摇匀,用水饱和的正丁醇振摇提取 4 次,每次 20ml,合并提取液,蒸干,残渣加甲醇 10ml 使溶解并转移至 100ml 量瓶中,加水至刻度,摇匀。精密量取 1ml,置 25ml 量瓶中,照标准曲线制备项下的方法,自"加水至 6ml"起依法测定吸光度,从标准曲线上读出供试品溶液中芦丁的量,计算,即得。

本品每 1ml 含总黄酮以芦丁($C_{27}H_{30}O_{16}$)计,不得少于 5.0mg。

迷迭香酸　照高效液相色谱法(通则 0512)测定。

色谱条件与系统适用性试验　以十八烷基硅烷键合硅胶为填充剂;以甲醇-0.5%甲酸(40∶60)为流动相;检测波长为 330nm;理论板数按迷迭香酸峰计算,应不低于 3000。

对照品溶液的制备　取迷迭香酸对照品适量,精密称定,加 50%甲醇制成每 1ml 含 50μg 的溶液,即得。

供试品溶液的制备　精密量取本品 1ml,置 25ml 量瓶中,加 50%甲醇至刻度,摇匀,滤过,取续滤液,即得。

测定法　分别精密吸取对照品溶液与供试品溶液各

10μl,注入液相色谱仪,测定,即得。

本品每 1ml 含夏枯草以迷迭香酸($C_{18}H_{16}O_8$)计,不得少于 0.80mg。

【功能与主治】　清火,散结,消肿。用于火热内蕴所致的头痛、眩晕、瘰疬、瘿瘤、乳痈肿痛;甲状腺肿大、淋巴结核、乳腺增生病见上述证候者。

【用法与用量】　口服。一次 10ml,一日 2 次。

【规格】　每支装 10ml

【贮藏】　密封,置阴凉处。

夏枯草膏

Xiakucao Gao

【处方】　夏枯草 2500g

【制法】　取夏枯草,加水煎煮三次,每次 2 小时,合并煎液,滤过,滤液浓缩成相对密度为 1.21～1.25(80～85℃)的清膏。每 100g 清膏加炼蜜 200g 或蔗糖 200g,加热溶化,混匀,浓缩,制成1000g,即得。

【性状】　本品为黑褐色稠厚的半流体;味甜、微涩。

【鉴别】　取本品 2g,加水 25ml 使溶解,用稀盐酸调节 pH 值至 2～3,滤过,滤液用乙醚振摇提取 3 次,每次 25ml,合并乙醚提取液,蒸干,残渣加无水乙醇 1ml 使溶解,作为供试品溶液。另取夏枯草对照药材 0.5g,加水 25ml,煎煮 30 分钟,放冷,滤过,取滤液,自"用稀盐酸调节 pH 值至 2～3"起,同法制成对照药材溶液。照薄层色谱法(通则 0502)试验,吸取上述两种溶液各 5μl,分别点于同一硅胶 G 薄层板上,以三氯甲烷-甲醇-冰醋酸-水(7:2:0.5:0.3)为展开剂,展开,取出,晾干,喷以 2％三氯化铁乙醇溶液,加热至斑点显色清晰。供试品色谱中,在与对照药材色谱相应的位置上,显相同颜色的斑点。

【检查】　相对密度　应为 1.40～1.46(通则 0183)。

其他　应符合煎膏剂项下有关的各项规定(通则 0183)。

【功能与主治】　清火,散结,消肿。用于火热内蕴所致的头痛、眩晕、瘰疬、瘿瘤、乳痈肿痛;甲状腺肿大、淋巴结核、乳腺增生病见上述证候者。

【用法与用量】　口服。一次 9g,一日 2 次。

【贮藏】　密封。

夏桑菊颗粒

Xiasangju Keli

【处方】　夏枯草 500g　　　　　野菊花 80g
　　　　　桑叶 175g

【制法】　以上三味,加水煎煮二次;或取野菊花 8g,用乙

醇浸渍,得野菊花浸渍液,备用;余下野菊花与夏枯草等二味,加水煎煮二次,每次 1.5 小时,合并煎液,滤过,滤液浓缩至相对密度为 1.06～1.10(80℃)的清膏,加 85％以上的乙醇使含醇量达 63％,充分搅拌,静置过夜,滤过,滤液回收乙醇,减压浓缩至适量,加入蔗糖粉适量或加入蔗糖粉适量和上述野菊花浸渍液,混匀,制成颗粒,干燥,制成 1000g,即得。

【性状】　本品为黄棕色至棕褐色的颗粒;味甜。

【鉴别】　(1)取本品 10g,研细,加无水乙醇 30ml,超声处理 30 分钟,滤过,滤液蒸干,残渣加无水乙醇 2ml 使溶解,作为供试品溶液。另取夏枯草对照药材 0.5g,加水 50ml,煎煮 30 分钟,滤过,滤液用石油醚(30～60℃)振摇提取 2 次,每次 25ml,弃去石油醚液,水层蒸干,残渣加无水乙醇 2ml 使溶解,作为对照药材溶液。再取迷迭香酸对照品,加甲醇制成每 1ml 含 0.3mg 的溶液,作为对照品溶液。照薄层色谱法(通则 0502)试验,吸取上述三种溶液各 2～4μl,分别点于同一硅胶 G 薄层板上,以环己烷-乙酸乙酯-异丙醇-甲酸(15:3:3.5:1)为展开剂,展开,取出,晾干,置紫外光灯(365nm)下检视。供试品色谱中,在与对照药材色谱相应的位置上,显相同颜色的荧光主斑点;在与对照品色谱相应的位置上,显相同颜色的荧光斑点。

(2)取野菊花对照药材 1g,加无水乙醇 20ml,超声处理 30 分钟,滤过,滤液浓缩至 2ml,作为对照药材溶液。另取蒙花苷对照品,加甲醇制成每 1ml 含 0.1mg 的溶液,作为对照品溶液。照薄层色谱法(通则 0502)试验,吸取〔鉴别〕(1)项下的供试品溶液及上述两种对照溶液各 5μl,分别点于同一硅胶 G 薄层板上,以乙酸丁酯-甲酸-水(5:3:3)5℃以下放置过夜的上层溶液为展开剂,展开,取出,晾干,喷以 2％三氯化铝乙醇溶液,挥干,置紫外光灯(365nm)下检视。供试品色谱中,在与对照药材色谱相应的位置上,显相同颜色的荧光主斑点;在与对照品色谱相应的位置上,显相同颜色的荧光斑点。

(3)取桑叶对照药材 1g,加水 100ml,煎煮 1 小时,滤过,滤液蒸至近干,残渣加无水乙醇 10ml,超声处理 10 分钟,滤过,滤液浓缩至 2ml,作为对照药材溶液。照薄层色谱法(通则 0502)试验,吸取〔鉴别〕(1)项下的供试品溶液及上述对照药材溶液各 2μl,分别点于同一硅胶 G 薄层板上,以正己烷-乙酸乙酯-甲酸(12:8:1)为展开剂,在相对湿度 60％以下展开,取出,晾干,放置 30 分钟,置紫外光灯(365nm)下检视。供试品色谱中,在与对照药材色谱相应的位置上,显相同颜色的荧光斑点。

【检查】　应符合颗粒剂项下有关的各项规定(通则 0104)。

【指纹图谱】　照高效液相色谱法(通则 0512)测定。

色谱条件与系统适用性试验　以十八烷基硅烷键合硅胶为填充剂,以乙腈为流动相 A,以 1％醋酸溶液为流动相 B,按下表中的规定进行梯度洗脱;流速为每分钟 0.9ml;柱温为 35℃;检测波长为 320nm。理论板数按迷迭香酸峰计算应不低于 20000。

时间（分钟）	流动相 A（%）	流动相 B（%）
0～50	8→33	92→67
50～51	33→8	67→92
51～60	8	92

参照物溶液的制备　取绿原酸对照品、迷迭香酸对照品和蒙花苷对照品适量，精密称定，分别加甲醇制成每 1ml 含绿原酸 25μg、迷迭香酸 15μg 和蒙花苷 25μg 的溶液，即得。

测定法　分别精密吸取参照物溶液和〔含量测定〕项下的供试品溶液各 10μl，注入液相色谱仪，测定，记录 60 分钟色谱图，即得。

供试品指纹图谱中，应分别呈现与参照物色谱保留时间相应的色谱峰。按中药色谱指纹图谱相似度评价系统计算 5～60 分钟的色谱峰，供试品指纹图谱与对照指纹图谱的相似度不得低于 0.90。

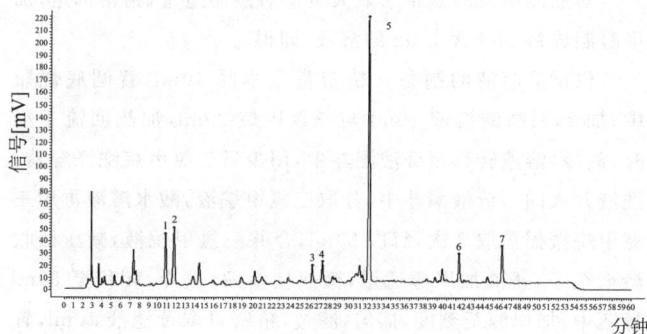

对照指纹图谱

7 个共有峰中　峰 1：绿原酸　峰 5：迷迭香酸　峰 6：蒙花苷

【含量测定】　照高效液相色谱法（通则 0512）测定。

色谱条件与系统适用性试验　以十八烷基硅烷键合硅胶为填充剂；以乙腈-1%醋酸溶液（19：81）为流动相；检测波长为 329nm。理论板数按迷迭香酸峰计算应不低于 5000。

对照品溶液的制备　取迷迭香酸对照品适量，精密称定，加甲醇制成每 1ml 含 25μg 的溶液，即得。

供试品溶液的制备　取装量差异项下的本品内容物，混匀，研细，取约 1.25g，精密称定，置具塞锥形瓶中，精密加入 75%甲醇 25ml，密塞，称定重量，超声处理（功率 250W，频率 33kHz）30 分钟，取出，放冷至室温，再称定重量，用 75%甲醇补足减失的重量，摇匀，滤过，取续滤液，即得。

测定法　分别精密吸取对照品溶液与供试品溶液各 10μl，注入液相色谱仪，测定，即得。

本品每袋含夏枯草以迷迭香酸（$C_{18}H_{16}O_8$）计，不得少于 2.5mg。

【功能与主治】　清肝明目，疏风散热，除湿痹，解疮毒。用于风热感冒，目赤头痛，高血压，头晕耳鸣，咽喉肿痛，疔疮肿毒。

【用法与用量】　开水冲服。一次 1～2 袋，一日 3 次。

【规格】　每袋装 10g

【贮藏】　密封。

热 炎 宁 片

Reyanning Pian

【处方】　蒲公英 600g　　虎杖 600g
　　　　　　北败酱 600g　　半枝莲 300g

【制法】　以上四味，加水煎煮二次，第一次 2 小时，第二次 1 小时，合并煎液，滤过，滤液浓缩至适量，干燥，粉碎成细粉；加适量的淀粉、羧甲淀粉钠，混匀，制粒，压制成 1000 片，包糖衣或薄膜衣，即得。

【性状】　本品为糖衣片或薄膜衣片，除去包衣后显棕褐色；味苦。

【鉴别】　（1）取本品 5 片，除去包衣，研细，加三氯甲烷 25ml，超声处理 10 分钟，滤过，滤液蒸干，残渣加甲醇 1ml 使溶解，作为供试品溶液。另取虎杖对照药材 0.5g，同法制成对照药材溶液。再取大黄素对照品，加甲醇制成每 1ml 含 1mg 的溶液，作为对照品溶液。照薄层色谱法（通则 0502）试验，吸取供试品溶液 5μl、对照药材溶液及对照品溶液各 2μl，分别点于同一硅胶 G 薄层板上，以甲苯-乙酸乙酯-甲酸（15：2：1）为展开剂，展开，取出，晾干，置紫外光灯（365nm）下检视。供试品色谱中，在与对照药材色谱及对照品色谱相应的位置上，显相同颜色的荧光斑点。

（2）取本品 5 片，除去包衣，研细，加水 30ml，加热回流 30 分钟，滤过，滤液用三氯甲烷振摇提取两次（20ml、15ml），合并三氯甲烷液，蒸干，残渣加甲醇 1ml 使溶解，作为供试品溶液。另取蒲公英对照药材 1g，加水 50ml，煎煮 30 分钟，滤过，滤液用三氯甲烷振摇提取两次（20ml、15ml），合并三氯甲烷液，蒸干，残渣加甲醇 1ml 使溶解，作为对照药材溶液。照薄层色谱法（通则 0502）试验，吸取上述两种溶液各 5～10μl，分别点于同一硅胶 G 薄层板上，以甲苯-乙酸乙酯-甲酸（5：4：1）为展开剂，展开，取出，晾干，喷以 1%三氯化铝乙醇溶液，置紫外光灯（365nm）下检视。供试品色谱中，在与对照药材色谱相应的位置上，应显相同颜色的荧光斑点。

【检查】　应符合片剂项下有关的各项规定（通则 0101）。

【含量测定】　照高效液相色谱法（通则 0512）测定。

色谱条件与系统适用性试验　以十八烷基硅烷键合硅胶为填充剂；以甲醇-水（80：20）为流动相；检测波长为 287nm。理论板数按大黄素峰计算应不低于 2000。

对照品溶液的制备　取大黄素对照品适量，精密称定，加甲醇制成每 1ml 中含 10μg 的溶液，即得。

供试品溶液的制备　取本品 20 片，除去包衣，精密称定，研细，取约 0.2g，精密称定，置 50ml 量瓶中，加甲醇适量，超声处理(功率 250W,频率 40kHz)30 分钟,放冷,加甲醇至刻度,摇匀,滤过,精密量取续滤液 10ml,蒸干,残渣加水 10ml 与盐酸 1ml,加三氯甲烷 10ml,加热回流 1 小时,放冷,分取三氯甲烷层,水层用三氯甲烷振摇提取 2 次,每次 10ml,合并三氯甲烷液,蒸干,残渣加甲醇适量使溶解,并移至 10ml 量瓶中,加甲醇至刻度,摇匀,滤过,取续滤液,即得。

测定法 分别精密吸取对照品溶液和供试品溶液各 10μl,注入液相色谱仪,测定,即得。

本品每片含虎杖以大黄素($C_{15}H_{10}O_5$)计,不得少于 0.50mg。

【功能与主治】 清热解毒。用于外感风热、内郁化火所致的风热感冒、发热、咽喉肿痛、口苦咽干、咳嗽痰黄、尿黄便结;化脓性扁桃体炎、急性咽炎、急性支气管炎、单纯性肺炎见上述证候者。

【用法与用量】 口服。一次 3～6 片,一日 2～4 次;或遵医嘱。

【规格】 (1)薄膜衣片 每片重 0.26g

(2)糖衣片(片心重 0.25g)

【贮藏】 密封。

热炎宁合剂

Reyanning Heji

【处方】 蒲公英 372g   虎杖 372g

北败酱 372g   半枝莲 186g

【制法】 以上四味,加水煎煮二次,第一次 2 小时,第二次 1 小时,煎液滤过,滤液减压浓缩至适量,合并浓缩液,离心,滤过,加入甜菊素 1.5g 与羟苯乙酯 0.5g,加热至沸,制成 1000ml,即得。

【性状】 本品为棕色至棕褐色液体;味甜、微苦。

【鉴别】 (1)取本品 10ml,加 2.5mol/L 硫酸溶液 10ml 与三氯甲烷 20ml,加热回流 30 分钟,放冷,分取三氯甲烷液,水溶液再用三氯甲烷振摇提取 2 次,每次 15ml,合并三氯甲烷提取液,回收溶剂至干,残渣加甲醇 1ml 使溶解,作为供试品溶液。另取虎杖对照药材 0.1g,同法制成对照药材溶液。再取大黄素对照品,加甲醇制成每 1ml 含 1mg 的溶液,作为对照品溶液。照薄层色谱法(通则 0502)试验,吸取供试品溶液 5μl、对照药材溶液和对照品溶液各 2μl,分别点于同一硅胶 G 薄层板上,以甲苯-乙酸乙酯-甲酸(15:2:1)为展开剂,展开,取出,晾干,置紫外光灯(365nm)下检视。供试品色谱中,在与对照药材色谱和对照品色谱相应的位置上,显相同颜色的荧光斑点。

(2)取本品适量,离心,取上清液 20ml,通过 D101 型大孔吸附树脂柱(柱内径为 1.2cm,柱高为 20cm),依次用 10％乙醇和 20％乙醇各 100ml 洗脱,收集 20％乙醇洗脱液,蒸干,残渣加甲醇 1ml 使溶解,作为供试品溶液。另取咖啡酸对照品,加甲醇制成每 1ml 含 0.5mg 的溶液,作为对照品溶液。照薄层色谱法(通则 0502)试验,吸取供试品溶液 5～15μl、对照品溶液 5μl,分别点于同一硅胶 G 薄层板上,以甲苯-乙酸乙酯-甲酸(15:6:1)为展开剂,展开,取出,晾干,喷以 1％三氯化铝乙醇溶液,在 105℃加热 5 分钟,放冷,置紫外光灯(365nm)下检视。供试品色谱中,在与对照品色谱相应的位置上,显相同颜色的荧光斑点。

【检查】 **相对密度** 应不低于 1.03(通则 0601)。

pH 值 应为 4.0～6.0(通则 0631)。

其他 应符合合剂项下有关的各项规定(通则 0181)。

【含量测定】 **大黄素** 照高效液相色谱法(通则 0512)测定。

色谱条件与系统适用性试验 以十八烷基硅烷键合硅胶为填充剂;以甲醇-0.1％磷酸溶液(85:15)为流动相;检测波长为 254nm。理论板数按大黄素峰计算应不低于 3000。

对照品溶液的制备 取大黄素对照品适量,精密称定,加甲醇制成每 1ml 含 15μg 的溶液,即得。

供试品溶液的制备 精密量取本品 10ml,置圆底烧瓶中,加 20％盐酸溶液 10ml 与三氯甲烷 20ml,加热回流 1 小时,放冷,溶液转移至分液漏斗中,用少量三氯甲烷洗涤容器,洗液并入同一分液漏斗中,分取三氯甲烷液,酸水溶液再用三氯甲烷振摇提取 3 次,每次 20ml,合并三氯甲烷液,减压回收溶剂至干,残渣加甲醇适量,微热使溶解,放冷,转移至 50ml 量瓶中,加甲醇至刻度,摇匀,滤过,精密量取续滤液 10ml,置 100ml 量瓶中,加甲醇至刻度,摇匀,滤过,取续滤液,即得。

测定法 分别精密吸取对照品溶液与供试品溶液各 10μl,注入液相色谱仪,测定,即得。

本品每 1ml 含虎杖以大黄素($C_{15}H_{10}O_5$)计,不得少于 0.15mg。

虎杖苷 避光操作。照高效液相色谱法(通则 0512)测定。

色谱条件与系统适用性试验 以十八烷基硅烷键合硅胶为填充剂;以乙腈-水(23:77)为流动相;检测波长为 306nm。理论板数按虎杖苷峰计算应不低于 3000。

对照品溶液的制备 取虎杖苷对照品适量,精密称定,加稀乙醇制成每 1ml 含 30μg 的溶液,即得。

供试品溶液的制备 精密量取本品 10ml,置 100ml 量瓶中,用 70％乙醇稀释至刻度,摇匀,滤过,精密量取 10ml,置 100ml 量瓶中,加 70％乙醇至刻度,摇匀,滤过,取续滤液,即得。

测定法 分别精密吸取对照品溶液与供试品溶液各 10μl,注入液相色谱仪,测定,即得。

本品每 1ml 含虎杖以虎杖苷($C_{20}H_{22}O_8$)计,不得少于 0.35mg。

【功能与主治】 清热解毒。用于外感风热、内郁化火所致的风热感冒、发热、咽喉肿痛,口苦咽干、咳嗽痰黄、尿黄便结;化脓性扁桃体炎,急性咽炎、急性支气管炎、单纯性肺炎见上述证候者。

【用法与用量】　口服。一次 10～20ml,一日 2～4 次;或遵医嘱。

【规格】　每瓶装 100ml

【贮藏】　密封,置阴凉处。

热炎宁颗粒

Reyanning Keli

【处方】　蒲公英 232.14g　　　　虎杖 232.14g
　　　　　北败酱 232.14g　　　　半枝莲 116.07g

【制法】　以上四味,加水煎煮二次,第一次 2 小时,第二次 1 小时,合并煎液,滤过,滤液浓缩至适量,加入糊精适量,蔗糖粉或甜菊素(无蔗糖)适量,混匀,减压干燥,粉碎成细粉,制成颗粒,干燥,制成 1000g;或滤液浓缩至适量,喷雾干燥,取干膏粉,加入糊精和甜菊素适量,混匀,真空干燥,粉碎成细粉,制成颗粒,干燥,制成 250g(无蔗糖),即得。

【性状】　本品为棕色至棕褐色的颗粒;味甜、微苦。

【鉴别】　(1)取本品 10g 或 2.5g(无蔗糖),研细,加甲醇30ml,超声处理 15 分钟,滤过,滤液蒸干,残渣加 2.5mol/L硫酸溶液 10ml 与三氯甲烷 20ml,加热回流 30 分钟,放冷,分取三氯甲烷液,水液再用三氯甲烷振摇提取 2 次,每次 15ml,合并三氯甲烷液,蒸干,残渣加甲醇 1ml 使溶解,作为供试品溶液。另取虎杖对照药材 0.1g,同法制成对照药材溶液。再取大黄素对照品,加甲醇制成每 1ml 含 1mg 的溶液,作为对照品溶液。照薄层色谱法(通则 0502)试验,吸取供试品溶液5μl,对照药材溶液和对照品溶液各 2μl,分别点于同一硅胶 G薄层板上,以石油醚(30～60℃)-甲酸乙酯-甲酸(15:5:1)的上层溶液为展开剂,展开,取出,晾干,置紫外光灯(365nm)下检视。供试品色谱中,在与对照药材色谱和对照品色谱相应的位置上,显相同颜色的荧光斑点;置氨蒸气中熏后,斑点变为红色。

(2)取本品 20g 或 5g(无蔗糖),研细,加甲醇 50ml,超声处理 20 分钟,滤过,滤液蒸干,残渣加水 20ml 使溶解,通过D101 型大孔吸附树脂柱(柱内径为 1.5cm,柱高为 12cm),用10％乙醇 100ml 洗脱,弃去洗脱液,再用 20％乙醇 100ml 洗脱,收集洗脱液,蒸干,残渣加甲醇 1ml 使溶解,作为供试品溶液。另取咖啡酸对照品,加甲醇制成每 1ml 含 0.5mg 的溶液,作为对照品溶液。照薄层色谱法(通则 0502)试验,吸取上述两种溶液各 5μl,分别点于同一硅胶 G 薄层板上,以甲苯-乙酸乙酯-甲酸(15:6:1)为展开剂,展开,取出,晾干,喷以1％三氯化铝乙醇溶液,在 105℃加热 5 分钟,置紫外光灯(365nm)下检视。供试品色谱中,在与对照品色谱相应的位置上,显相同颜色的荧光斑点。

【检查】　应符合颗粒剂项下有关的各项规定(通则0104)。

【含量测定】　大黄素　照高效液相色谱法(通则 0512)测定。

色谱条件与系统适用性试验　以十八烷基硅烷键合硅胶为填充剂;以甲醇-0.1％磷酸溶液(85:15)为流动相;检测波长为 254nm。理论板数按大黄素峰计算应不低于 2000。

对照品溶液的制备　取大黄素对照品适量,精密称定,加甲醇制成每 1ml 含 16μg 的溶液,即得。

供试品溶液的制备　取装量差异项下的本品,研细,取约2g 或 0.5g(无蔗糖),精密称定,置具塞锥形瓶中,精密加入甲醇 25ml,密塞,称定重量,超声处理(功率 250W,频率 25kHz)30 分钟,放冷,再称定重量,用甲醇补足减失的重量,摇匀,滤过,精密量取续滤液 10ml,置 50ml 圆底烧瓶中,减压回收甲醇,残渣加水 10ml 与盐酸 1ml,超声处理(功率 250W,频率25kHz)5 分钟,再加三氯甲烷 10ml,加热回流 1 小时,放冷,混合液转移至分液漏斗中,用少量三氯甲烷洗涤容器,洗液并入同一分液漏斗中,分取三氯甲烷液,酸溶液用三氯甲烷振摇提取 2 次,每次 10ml,合并三氯甲烷液,减压回收三氯甲烷至干,残渣加甲醇适量,微热使溶解,放冷,转移至 10ml 量瓶中,加甲醇至刻度,摇匀,滤过,取续滤液,即得。

测定法　分别精密吸取对照品溶液与供试品溶液各10μl,注入液相色谱仪,测定,即得。

本品每袋含虎杖以大黄素($C_{15}H_{10}O_5$)计,不得少于 1.5mg。

虎杖苷　避光操作。照高效液相色谱法(通则 0512)测定。

色谱条件与系统适用性试验　以十八烷基硅烷键合硅胶为填充剂;以乙腈-水(23:77)为流动相;检测波长为 306nm。理论板数按虎杖苷峰计算应不低于 3000。

对照品溶液的制备　取虎杖苷对照品适量,精密称定,加稀乙醇制成每 1ml 含 15μg 的溶液,即得。

供试品溶液的制备　取装量差异项下的本品,研细,取约0.4g 或 0.1g(无蔗糖),精密称定,精密加入稀乙醇 25ml,称定重量,超声处理(功率 250W,频率 25kHz)30 分钟,放冷,再称定重量,用稀乙醇补足减失的重量,摇匀,滤过,取续滤液,即得。

测定法　分别精密吸取对照品溶液与供试品溶液各10μl,注入液相色谱仪,测定,即得。

本品每袋含虎杖以虎杖苷($C_{20}H_{22}O_8$)计,不得少于 3.5mg。

【功能与主治】　清热解毒。用于外感风热、内郁化火所致的风热感冒、发热、咽喉肿痛、口苦咽干、咳嗽痰黄、尿黄便结;化脓性扁桃体炎、急性咽炎、急性支气管炎、单纯性肺炎见上述证候者。

【用法与用量】　开水冲服。一次 1～2 袋,一日 2～4 次;或遵医嘱。

【规格】　(1)每袋装 16g　　(2)每袋装 4g(无蔗糖)

【贮藏】　密封。

热淋清颗粒

Relinqing Keli

【处方】 头花蓼 1250g

【制法】 取头花蓼,加水煎煮二次,每次 1.5 小时,煎液滤过,滤液合并,浓缩至适量,滤过,喷雾干燥,与适量的可溶性淀粉混匀,制成颗粒,干燥,制成 500g;或与适量的蔗糖混匀,制成颗粒,干燥,制成 1000g,即得。

【性状】 本品为灰褐色至深褐色的颗粒;气香,味微涩(无蔗糖);或味甜、微涩。

【鉴别】 取本品 0.5g(无蔗糖)或 1g,研细,加甲醇 15ml,加热回流 1 小时,滤过,滤液挥干,残渣加甲醇 1ml 使溶解,作为供试品溶液。另取头花蓼对照药材 1.5g,同法制成对照药材溶液,照薄层色谱法(通则 0502)试验,吸取上述两种溶液各 3~6μl,分别点于同一聚酰胺薄膜上,以乙酸乙酯-丁酮-甲酸-水(5:3:1:1)为展开剂,展开,取出,晾干,用氨蒸气熏约 1 分钟。供试品色谱中,在与对照药材色谱相应的位置上,显相同颜色的斑点。

【检查】 应符合颗粒剂项下有关的各项规定(通则 0104)。

【含量测定】 照高效液相色谱法(通则 0512)测定。

色谱条件与系统适用性试验 以十八烷基硅烷键合硅胶为填充剂;以甲醇-水-二甲基甲酰胺-冰醋酸(1:95:3:1)为流动相;检测波长 272nm。理论板数按没食子酸峰计算应不低于 2000。

对照品溶液的制备 取没食子酸对照品适量,精密称定,加 50%甲醇制成每 1ml 含 70μg 的溶液,即得。

供试品溶液的制备 取装量差异下的本品内容物,研细,取约 0.2g,精密称定,置 25ml 量瓶中,加 50%甲醇 20ml,超声处理(功率 250W,频率 40kHz)1 小时,放冷,加 50%甲醇至刻度,摇匀,静置,滤过,取续滤液,即得。

测定法 分别精密吸取对照品溶液 10μl 与供试品溶液 10μl(无蔗糖)或 20μl,注入液相色谱仪,测定,即得。

本品每袋含头花蓼以没食子酸($C_7H_6O_5$)计,不得少于 23.0mg。

【功能与主治】 清热泻火,利尿通淋。用于下焦湿热所致的热淋,症见尿频、尿急、尿痛;尿路感染、肾盂肾炎见上述证候者。

【用法与用量】 开水冲服。一次 1~2 袋,一日 3 次。

【规格】 (1)每袋装 4g(无蔗糖)

(2)每袋装 8g

【贮藏】 密封。

柴连口服液

Chailian Koufuye

【处方】 麻黄 300g　　　　　柴胡 600g

广藿香 200g　　　　　肉桂 200g

连翘 600g　　　　　桔梗 200g

【制法】 以上六味,广藿香和肉桂分别用水蒸气蒸馏法提取挥发油。其余麻黄等四味加水 10 倍量,置多功能提取罐煎煮 3 小时,同时收集挥发油。煎液滤过,70℃减压浓缩至相对密度为 1.05~1.07(80℃)。加 1%ZTC-Ⅲ天然澄清剂溶液处理,离心,滤过得清膏。另取蔗糖 330g 制成单糖浆,加入阿司帕坦 3g,与上述清膏混匀。再将广藿香、肉桂及柴胡、连翘等挥发油混合,加入聚山梨酯 80 30ml,充分搅拌后,缓缓加入混合液中,加水至 1000ml,搅匀,滤过,灌装,灭菌,即得。

【性状】 本品为红棕色液体;气清香,味甜而微苦。

【鉴别】 (1)取本品 20ml,加浓氨试液 2ml,三氯甲烷 10ml,振摇提取,分取三氯甲烷液,蒸干,残渣加甲醇 2ml 使溶解,滤过,滤液作为供试品溶液。另取盐酸麻黄碱对照品,加甲醇制成每 1ml 含 1mg 的溶液,作为对照品溶液。照薄层色谱法(通则 0502)试验,吸取上述两种溶液各 5μl,分别点于同一硅胶 G 薄层板上,以三氯甲烷-甲醇-浓氨试液(20:5:0.5)为展开剂,展开,取出,晾干,喷以茚三酮试液,在 105℃加热约 5 分钟。供试品色谱中,在与对照品色谱相应的位置上,显相同颜色的斑点。

(2)取本品 10ml,加乙酸乙酯 10ml 振摇提取,分取乙酸乙酯液(水液备用)作为供试品溶液。另取百秋李醇对照品,加乙酸乙酯制成每 1ml 含 1mg 的溶液,作为对照品溶液。照薄层色谱法(通则 0502)试验,吸取供试品溶液 10μl、对照品溶液 3μl,分别点于同一硅胶 G 薄层板上,以石油醚(30~60℃)-乙酸乙酯-冰醋酸(95:5:0.2)为展开剂,展开,取出,晾干,喷以 10%三氯化铁乙醇溶液,热风吹至斑点显色清晰。供试品色谱中,在与对照品色谱相应的位置上,显相同颜色的斑点。

(3)取〔鉴别〕(2)项下的备用水液,加正丁醇 10ml 振摇提取,分取正丁醇液 5ml,蒸干,残渣加丙酮 2ml 使溶解,作为供试品溶液。另取连翘对照药材 1g,加水 20ml,煮沸 5 分钟,放冷,滤过,滤液加乙酸乙酯 10ml 洗涤,弃去乙酸乙酯液,水层加入正丁醇 10ml 提取,分取正丁醇液,蒸干,残渣加丙酮 2ml 使溶解,作为对照药材溶液。照薄层色谱法(通则 0502)试验,吸取上述两种溶液各 3μl,分别点于同一硅胶 G 薄层板上,以乙酸乙酯-丁酮-甲酸-水(5:3:1:1)为展开剂,展开,取出,以热风吹干,喷以 10%硫酸乙醇溶液,在 105℃加热至斑点显色清晰。供试品色谱中,在与对照药材色谱相应的位置上,显相同颜色的斑点。

(4)取本品 5ml,用乙醚振摇提取 3 次,每次 10ml,合并乙醚液,挥干,残渣加乙醇 2ml 使溶解,作为供试品溶液。另取桂皮醛对照品,加乙醇制成每 1ml 含 1μl 的溶液,作为对照品溶液。照薄层色谱法(通则 0502)试验,吸取供试品溶液 5μl、对照品溶液 2μl,分别点于同一硅胶 G 薄层板上,以石油醚(60～90℃)-乙酸乙酯(85∶15)为展开剂,展开,取出,晾干,喷以 2,4-二硝基苯肼乙醇试液。供试品色谱中,在与对照品色谱相应的位置上,显相同颜色的斑点。

【检查】 相对密度 应不低于 1.08(通则 0601)。

pH 值 应为 4.5～6.5(通则 0631)。

其他 应符合合剂项下有关的各项规定(通则 0181)。

【含量测定】 麻黄 照高效液相色谱法(通则 0512)测定。

色谱条件与系统适用性试验 以十八烷基硅烷键合硅胶为填充剂;以乙腈-0.1%磷酸溶液(5∶95)为流动相;检测波长为 210nm。理论板数按盐酸麻黄碱峰计算应不低于 5000。

对照品溶液的制备 取盐酸麻黄碱对照品、盐酸伪麻黄碱对照品适量,精密称定,加甲醇制成每 1ml 含盐酸麻黄碱 60μg、盐酸伪麻黄碱 30μg 的溶液,即得。

供试品溶液的制备 精密量取本品 5ml,置中性氧化铝柱(100～200 目,6g,柱内径 1.5cm,干法装柱)上,用甲醇 45ml 洗脱,收集洗脱液至 50ml 量瓶中,加盐酸 1 滴,加甲醇稀释至刻度,摇匀,滤过,取续滤液,即得。

测定法 分别精密吸取对照品溶液与供试品溶液各 10μl,注入液相色谱仪,测定,即得。

本品每 1ml 含麻黄以盐酸麻黄碱($C_{10}H_{15}NO \cdot HCl$)和盐酸伪麻黄碱($C_{10}H_{15}NO \cdot HCl$)的总量计,不得少于 0.70mg。

连翘 照高效液相色谱法(通则 0512)测定。

色谱条件与系统适用性试验 以十八烷基硅烷键合硅胶为填充剂;以乙腈-水(23∶77)为流动相;检测波长为 277nm。理论板数按连翘苷峰计算应不低于 5000。

对照品溶液的制备 取连翘苷对照品适量,精密称定,加 50%甲醇制成每 1ml 含 30μg 的溶液,即得。

供试品溶液的制备 精密量取本品 2ml,置中性氧化铝柱(100～200 目,6g,柱内径 1cm)上,用乙醇 70ml 洗脱,收集洗脱液,浓缩至干,残渣加 50%甲醇适量,温热使溶解,转移至 10ml 量瓶中,并稀释至刻度,摇匀,滤过,取续滤液,即得。

测定法 分别精密吸取对照品溶液与供试品溶液各 20μl,注入液相色谱仪,测定,即得。

本品每 1ml 含连翘以连翘苷($C_{27}H_{34}O_{11}$)计,不得少于 0.12mg。

【功能与主治】 解表宣肺,化湿和中。用于感冒风寒挟湿证,症见恶寒发热,头痛鼻塞,咳嗽,咽干,脘闷,恶心。

【用法与用量】 饭后半小时口服。一次 10ml,一日 3 次,或遵医嘱。

【注意】 (1)高血压、冠心病患者慎用或遵医嘱。

(2)孕妇慎用。

【规格】 每支装 10ml

【贮藏】 密封,置阴凉处。

柴胡口服液

Chaihu Koufuye

【处方】 柴胡 1000g

【制法】 柴胡粉碎成粗粉,加四倍量的水,于 80℃温浸半小时,加热回流 1 小时,用水蒸气蒸馏(蒸馏过程中补充四倍量的水),收集初馏液适量,加入氯化钠使浓度达到 12%,盐析 12 小时,再进行重蒸馏,收集重蒸馏液适量,加丙二醇 30ml,振摇,放置,备用;再收集重蒸馏液适量,备用。将收集初馏液后的药材水煎液滤过,滤液浓缩至适量,冷藏 24 小时,滤过,滤液中加入蔗糖,温热使溶解,冷却后与重蒸馏液合并,滤过,加入香精及续蒸馏液至 1000ml,滤过,灌封,经 100℃流通蒸汽灭菌 30 分钟,即得。

【性状】 本品为棕红色的液体;味微甜、略苦。

【鉴别】 (1)取本品 10ml,置 250ml 烧瓶中,加水 50ml,加热蒸馏,收集蒸馏液 10ml,取 2ml,加入品红亚硫酸试液 2 滴,摇匀,放置 5 分钟,溶液显玫瑰红色。

(2)取本品 5ml,置水浴上蒸干,残渣加甲醇 10ml 使溶解,取上清液 0.5ml,加对二甲氨基苯甲醛甲醇溶液(1→30)0.5ml,混匀,加磷酸 2ml,混匀,置热水浴中,溶液显淡红紫色。

(3)取本品 30ml,置分液漏斗中,用乙醚振摇提取 3 次,每次 15ml,弃去乙醚液,再用水饱和的正丁醇振摇提取 3 次,每次 15ml,合并正丁醇液,加入等体积的氨试液,摇匀,放置使分层,分取上层液,减压回收正丁醇至干,残渣加甲醇 2ml 使溶解,作为供试品溶液。另取柴胡对照药材 1g,加水 30ml,在 80℃温浸 30 分钟后加热回流 1 小时,放冷,滤过,取滤液,自"用水饱和的正丁醇振摇提取 3 次"起,同法制成对照药材溶液。照薄层色谱法(通则 0502)试验,吸取上述两种溶液各 4μl,分别点于同一硅胶 G 薄层板上,以三氯甲烷-甲醇-水(13∶7∶2)10℃以下放置的下层溶液为展开剂,展开,取出,晾干,喷以 1%对二甲氨基苯甲醛硫酸乙醇溶液(1→10),在 70℃加热至斑点显色清晰,分别置日光和紫外光灯(365nm)下检视。供试品色谱中,在与对照药材色谱相应的位置上,日光下显两个或两个以上相同颜色的斑点,紫外光下显两个或两个以上相同颜色的荧光斑点。

【检查】 相对密度 应不低于 1.01(通则 0601)。

pH 值 应为 3.0～5.0(通则 0631)。

其他 应符合合剂项下有关的各项规定(通则 0181)。

【功能与主治】 解表退热。用于外感发热,症见身热面赤、头痛身楚、口干而渴。

【用法与用量】　口服。一次 10～20ml，一日 3 次。小儿酌减。

【规格】　每支装 10ml

【贮藏】　密封，置阴凉处。

柴胡舒肝丸

Chaihu Shugan Wan

【处方】

茯苓 100g	麸炒枳壳 50g
豆蔻 40g	酒白芍 50g
甘草 50g	醋香附 75g
陈皮 50g	桔梗 50g
姜厚朴 50g	炒山楂 50g
防风 50g	六神曲(炒)50g
柴胡 75g	黄芩 50g
薄荷 50g	紫苏梗 75g
木香 25g	炒槟榔 75g
醋三棱 50g	酒大黄 50g
青皮(炒)50g	当归 50g
姜半夏 75g	乌药 50g
醋莪术 50g	

【制法】　以上二十五味，粉碎成细粉，过筛，混匀。每 100g 粉末加炼蜜 180～190g 制成小蜜丸或大蜜丸，即得。

【性状】　本品为黑褐色的小蜜丸或大蜜丸；味甜而苦。

【鉴别】　(1)取本品，置显微镜下观察：草酸钙簇晶大，直径 60～140μm(酒大黄)。不规则分枝状团块无色，遇水合氯醛试液溶化；菌丝无色或淡棕色，直径 4～6μm(茯苓)。纤维束周围薄壁细胞含草酸钙方晶，形成晶纤维(甘草)。韧皮纤维淡黄色，梭形，壁厚，孔沟细(黄芩)。内胚乳细胞碎片无色，壁较厚，有较多大的类圆形纹孔(炒槟榔)。

(2)取本品 20g，剪碎，加硅藻土 8g，研匀，加乙醚 50ml，低温回流 1 小时，滤过，滤液挥干，残渣加乙酸乙酯 1ml 使溶解，作为供试品溶液。另取木香对照药材 0.5g，加乙醚 10ml，同法制成对照药材溶液。照薄层色谱法(通则 0502)试验，吸取供试品溶液 5～10μl、对照药材溶液 1μl，分别点于同一硅胶 G 薄层板上，以环己烷-丙酮(10∶3)为展开剂，展开，取出，晾干，喷以 5％香草醛硫酸溶液，加热至斑点显色清晰。供试品色谱中，在与对照药材色谱相应的位置上，显相同的蓝色斑点。

(3)取本品 20g，剪碎，加硅藻土 8g，研匀，加甲醇 40ml，浸渍 1 小时，超声处理 15 分钟，滤过，取滤液 5ml，蒸干，残渣用水 10ml 溶解，加盐酸 1ml，置水浴中加热 30 分钟，立即冷却，用乙醚振摇提取 2 次，每次 20ml，合并乙醚提取液，挥干，残渣用乙酸乙酯 1ml 溶解，静置，取上清液作为供试品溶液。另取大黄素对照品、大黄酚对照品，加甲醇制成每 1ml 各含

0.5mg 的混合溶液，作为对照品溶液。照薄层色谱法(通则 0502)试验，吸取上述两种溶液各 5μl，分别点于同一硅胶 G 薄层板上，以正己烷-乙酸乙酯-甲酸(15∶5∶2)的上层溶液为展开剂，展开，取出，晾干，置紫外光灯(365nm)下检视。供试品色谱中，在与对照品色谱相应的位置上，显相同颜色的荧光斑点。

(4)取本品 30g，剪碎，加乙醇 60ml，加热回流 30 分钟，放冷，滤过，滤液蒸干，残渣用水 20ml 溶解，用乙醚振摇提取 3 次，每次 20ml，分取水溶液，挥去残留乙醚，用水饱和的正丁醇振摇提取 3 次，每次 20ml，合并正丁醇提取液，加入等体积的氨试液，振摇，弃去洗涤液，正丁醇液用正丁醇饱和的水洗涤 3 次，每次 20ml，正丁醇液蒸干，残渣加乙醇 1ml 使溶解，作为供试品溶液。另取 5-O-甲基维斯阿米醇苷对照品，加甲醇制成每 1ml 含 1mg 的溶液，作为对照品溶液。照薄层色谱法(通则 0502)试验，吸取上述两种溶液各 2μl，分别点于同一硅胶 G 薄层板上，以三氯甲烷-甲醇-冰醋酸(7∶1∶1)为展开剂，展开，取出，晾干，喷以 10％硫酸乙醇溶液，挥干，置紫外光灯(365nm)下检视。供试品色谱中，在与对照品色谱相应的位置上，显相同颜色的荧光斑点。

【检查】　水分　不得过 15.0％(通则 0832 第四法)。

其他　应符合丸剂项下有关的各项规定(通则 0108)。

【含量测定】　照高效液相色谱法(通则 0512)测定。

色谱条件与系统适用性试验　以十八烷基硅烷键合硅胶为填充剂；以乙腈为流动相 A，以 0.05％磷酸溶液为流动相 B，按下表中的规定进行梯度洗脱；检测波长为 294nm。理论板数按黄芩苷峰计算应不低于 5000。

时间(分钟)	流动相 A(％)	流动相 B(％)
0～20	22	78
20～40	22→60	78→40
40～60	60	40

对照品溶液的制备　取黄芩苷对照品、厚朴酚对照品、和厚朴酚对照品适量，精密称定，加 70％甲醇制成每 1ml 含黄芩苷 40μg、厚朴酚与和厚朴酚各 10μg 的混合溶液，即得。

供试品溶液的制备　取重量差异项下的本品，剪碎，混匀，取约 1g，精密称定，置具塞锥形瓶中，精密加入 70％乙醇 25ml，密塞，称定重量，浸泡过夜，振摇使溶散，超声处理(功率 180W，频率 35kHz)50 分钟，放冷，再称定重量，用 70％乙醇溶液补足减失的重量，摇匀，滤过，取续滤液，即得。

测定法　分别精密吸取对照品溶液与供试品溶液各 20μl，注入液相色谱仪，测定，即得。

本品含黄芩以黄芩苷($C_{21}H_{18}O_{11}$)计，小蜜丸每 1g 不得少于 0.90mg，大蜜丸每丸不得少于 9.0mg；含厚朴以厚朴酚($C_{18}H_{18}O_2$)与和厚朴酚($C_{18}H_{18}O_2$)的总量计，小蜜丸每 1g 不得少于 0.20mg，大蜜丸每丸不得少于 2.0mg。

【功能与主治】　舒肝理气，消胀止痛。用于肝气不舒，胸胁痞闷，食滞不清，呕吐酸水。

【用法与用量】　口服。小蜜丸一次 10g,大蜜丸一次 1 丸,一日 2 次。

【规格】　(1)小蜜丸　每 100 丸重 20g　(2)大蜜丸　每丸重 10g

【贮藏】　密封。

柴 胡 滴 丸
Chaihu Diwan

【处方】　柴胡 3571g

【制法】　取柴胡,加水煎煮二次,第一次 2 小时,第二次 1 小时,合并煎液,滤过,滤液浓缩至相对密度为 1.15~1.20(80℃),加乙醇使含醇量达 70%,静置过夜,取上清液,减压浓缩至适量,加入适量的聚乙二醇,加热使熔化,混匀,滴制成 1000g,或包薄膜衣,制成薄膜衣滴丸,即得。

【性状】　本品为棕色至棕黑色的滴丸,或为薄膜衣滴丸,除去包衣后显棕色至棕黑色;气特异,味微苦。

【鉴别】　取本品 0.7g(薄膜衣丸压破包衣),加水 5ml,超声使溶解,离心 5 分钟,上清液通过 C_{18} 固相萃取小柱(250mg,分别用适量的甲醇和水预洗),依次用水 5ml、氨试液 10ml 和水 10ml 洗脱,弃去洗脱液,再用乙醇 5ml 洗脱,收集洗脱液,蒸干,残渣加乙醇 1ml 使溶解,作为供试品溶液。另取柴胡对照药材 1g,加水 30ml,回流提取 1 小时,取出,放冷,离心 10 分钟,取上清液同法制成对照药材溶液。再取柴胡皂苷 a 对照品,加甲醇制成每 1ml 含 0.5mg 的溶液,作为对照品溶液。照薄层色谱法(通则 0502)试验,分别吸取供试品溶液及对照药材溶液 5~10μl,对照品溶液 2~5μl,分别点于同一高效硅胶 G 薄层板使成条带状,以二氯甲烷-乙酸乙酯-甲醇-水(15:25:9:1.5)为展开剂,展开,取出,晾干,喷以 2%对二甲氨基苯甲醛的含 20%硫酸和 20%磷酸的乙醇溶液,在 105℃加热至斑点显色清晰,置紫外光灯(365nm)下检视。供试品色谱中,在与对照品色谱和对照药材色谱相应的位置上,显相同颜色的荧光斑点。

【检查】　应符合丸剂项下滴丸剂有关的各项规定(通则 0108)。

【含量测定】　照高效液相色谱法(通则 0512)测定。

色谱条件与系统适用性试验　以十八烷基硅烷键合硅胶为填充剂;以乙腈-水(33:67)为流动相;检测波长为 210nm。理论板数按柴胡皂苷 a 峰计算应不低于 3000。

对照品溶液的制备　取柴胡皂苷 a 对照品适量,精密称定,加甲醇制成每 1ml 含 0.3mg 的溶液,即得。

供试品溶液的制备　取装量差异项下的本品,薄膜衣滴丸压破包衣,取 1.25g,精密称定,精密加入 0.5mol/L 氢氧化钠溶液 50ml,密塞,超声处理(功率 120W,频率 40kHz)30 分钟,取出,放至室温,摇匀,离心(每分钟 3000 转)5 分钟,精密量取上清液 20ml,通过经预处理的 C_{18} 固相萃取小柱

(500mg,依次用甲醇 5ml 和水 10ml 预洗),用 20%乙腈 10ml 洗脱,弃去洗脱液;再用 70%乙腈 5ml 洗脱,收集洗脱液至 5ml 量瓶中,并稀释至刻度,摇匀,滤过,取续滤液,即得。

测定法　分别精密吸取对照品溶液 10μl 及供试品溶液 20μl,注入液相色谱仪,测定,即得。

本品每袋含柴胡以柴胡皂苷 a($C_{42}H_{68}O_{13}$)计,不得少于 0.525mg。

【功能与主治】　解表退热。用于外感发热,症见身热面赤、头痛身楚、口干而渴。

【用法与用量】　含服。一次 1 袋,一日 3 次。

【规格】　(1)滴丸:每袋装 0.525g
(2)薄膜衣滴丸:每袋装 0.551g

【贮藏】　密封,置阴凉干燥处。

柴黄口服液
Chaihuang Koufuye

【处方】　柴胡 500g　　　　黄芩 500g

【制法】　以上二味,黄芩加水煎煮二次,每次 1 小时,合并煎液,滤过,滤液加硫酸调节 pH 值至 2.0,静置,滤取沉淀,用乙醇适量洗涤后干燥,备用;柴胡用水蒸气蒸馏法提取挥发油;蒸馏后的水溶液与药渣加水煎煮二次,第一次 2 小时,第二次 1 小时,合并煎液,滤过,滤液浓缩至相对密度为 1.16~1.24(60℃),加入乙醇使含醇量达 60%,搅匀,冷藏 24 小时,滤过,滤液回收乙醇,得相对密度为 1.14~1.16(60℃)的浓缩液;加入上述黄芩提取物,调节 pH 值至 5.6~5.8,加水至约 900ml,冷藏 48 小时,加入柴胡挥发油,滤过,加入蔗糖 150g,苯甲酸钠 3g,加水调至 1000ml,搅匀,灌装,即得。

【性状】　本品为红棕色的液体;味辛、微苦。

【鉴别】　取本品 30ml,加水饱和的正丁醇提取 2 次,每次 30ml,合并正丁醇液,用氨试液 25ml 洗涤,弃去洗涤液,正丁醇液回收溶剂至近干,残渣加甲醇 3ml 使溶解,滤过,滤液作为供试品溶液。另取柴胡对照药材 0.5g,加水饱和的正丁醇 10ml,超声处理 15 分钟,滤过,滤液用氨试液 10ml 洗涤,弃去洗涤液,正丁醇液回收溶剂至近干,残渣加甲醇 1ml 使溶解,作为对照药材溶液。照薄层色谱法(通则 0502)试验,吸取供试品溶液 10μl、对照药材溶液 5μl,分别点于同一硅胶 G 薄层板上,以三氯甲烷-甲醇-水(13:7:2)10℃以下放置的下层溶液为展开剂,展开,取出,晾干,喷以 2%对二甲氨基苯甲醛的 40%硫酸溶液,在 60℃加热至斑点显色清晰。供试品色谱中,在与对照药材色谱相应的位置上,显相同颜色的斑点。

【检查】　相对密度　应不低于 1.04(通则 0601)。

pH 值　应为 5.0~6.5(通则 0631)。

其他　应符合合剂项下有关的各项规定(通则 0181)。

【含量测定】 照高效液相色谱法(通则 0512)测定。

色谱条件与系统适用性试验 以十八烷基硅烷键合硅胶为填充剂;以甲醇-0.1％磷酸溶液(45∶55)为流动相;检测波长为 280nm。理论板数按黄芩苷峰计算应不低于 2500。

对照品溶液的制备 取黄芩苷对照品适量,精密称定,加甲醇制成每 1ml 含 60μg 的溶液,即得。

供试品溶液的制备 精密量取本品 2ml,置 50ml 量瓶中,加 70％乙醇稀释至刻度,摇匀,精密量取 2ml,置 25ml 量瓶中,加 70％乙醇稀释至刻度,摇匀,滤过,取续滤液,即得。

测定法 分别精密吸取对照品溶液 10μl 与供试品溶液 5～10μl,注入液相色谱仪,测定,即得。

本品每 1ml 含黄芩以黄芩苷($C_{21}H_{18}O_{11}$)计,不得少于 16.0mg。

【功能与主治】 清热解表。用于风热感冒,症见发热、周身不适、头痛、目眩、咽喉肿痛。

【用法与用量】 口服。一次 10～20ml,一日 3 次,或遵医嘱。

【规格】 每支装 10ml

【贮藏】 密封,置阴凉处。

柴 黄 片
Chaihuang Pian

【处方】 柴胡 1000g   黄芩 1000g

【制法】 以上二味,取黄芩 333g 粉碎成细粉,剩余的黄芩加水煎煮二次,第一次 2 小时,第二次 1 小时,煎液滤过,滤液合并,放置至 80℃时,用盐酸调节 pH 值至 1.0～2.0,析出沉淀,放置,滤过,沉淀用水洗至中性,干燥,备用;柴胡加水煎煮二次,每次 2 小时,煎液滤过,滤液合并,浓缩至适量,与黄芩细粉、黄芩提取物及适量辅料混匀,制成颗粒,干燥,压制成 1000 片,包糖衣或薄膜衣,即得。

【性状】 本品为糖衣片或薄膜衣片,除去包衣后,显黄棕色至棕褐色;味苦。

【鉴别】 取本品 10 片,除去包衣,研细,取 4g,加水饱和的正丁醇 25ml,超声处理 15 分钟,滤过,滤液用氨试液 25ml 洗涤,弃去洗涤液,正丁醇液蒸至近干,残渣加甲醇 1ml 使溶解,作为供试品溶液。另取柴胡对照药材 0.5g,同法制成对照药材溶液。照薄层色谱法(通则 0502)试验,吸取上述两种溶液各 5μl,分别点于同一硅胶 G 薄层板上,以三氯甲烷-甲醇-水(13∶7∶2)10℃以下放置的下层溶液为展开剂,展开,取出,晾干,喷以 2％对二甲氨基苯甲醛的 40％硫酸溶液,在 60℃加热至斑点显色清晰。供试品色谱中,在与对照药材色谱相应的位置上,显相同颜色的斑点。

【检查】 应符合片剂项下有关的各项规定(通则 0101)。

【含量测定】 照高效液相色谱法(通则 0512)测定。

色谱条件与系统适用性试验 以十八烷基硅烷键合硅胶为填充剂;以甲醇-0.1％磷酸溶液(45∶55)为流动相;检测波长为 280nm。理论板数按黄芩苷峰计算应不低于 2500。

对照品溶液的制备 取黄芩苷对照品适量,精密称定,加甲醇制成每 1ml 含 60μg 的溶液,即得。

供试品溶液的制备 取本品 10 片,糖衣片除去糖衣,精密称定,研细,取约 0.5g,精密称定,置 100ml 量瓶中,加 70％乙醇 80ml,超声处理(功率 500W,频率 40kHz)45 分钟,放冷,加 70％乙醇至刻度,摇匀,滤过,精密量取续滤液 5ml,置 50ml 量瓶中,加甲醇至刻度,摇匀,即得。

测定法 分别精密吸取对照品溶液与供试品溶液各 10μl,注入液相色谱仪,测定,即得。

本品每片含黄芩以黄芩苷($C_{21}H_{18}O_{11}$)计,不得少于 45.0mg。

【功能与主治】 清热解表。用于风热感冒,症见发热、周身不适、头痛、目眩、咽喉肿痛。

【用法与用量】 口服。一次 3～5 片,一日 2 次。

【规格】 (1)薄膜衣片 每片重 0.5g

(2)糖衣片(片心重 0.5g)

【贮藏】 密封。

柴银口服液
Chaiyin Koufuye

【处方】 柴胡 100g   金银花 75g
         黄芩 60g   葛根 50g
         荆芥 50g   青蒿 75g
         连翘 75g   桔梗 50g
         苦杏仁 50g   薄荷 75g
         鱼腥草 75g

【制法】 以上十一味,苦杏仁破碎为粗颗粒,与柴胡、金银花、青蒿、连翘、荆芥、薄荷、鱼腥草等七味,加水浸泡 1 小时,加热蒸馏,收集流出液 2875ml,重蒸馏,收集重蒸馏液 575ml,另器保存;蒸馏后的药液另器保存;药渣与其余黄芩等三味,加水煎煮三次,每次 2 小时,煎液与上述蒸馏后的药液合并,滤过,滤液浓缩至相对密度为 1.11～1.14(50℃)的清膏,加乙醇使含醇量达 60％,搅匀,冷藏 24 小时,取上清液减压回收乙醇,浓缩至相对密度为 1.13～1.15(50℃)的清膏,加入上述重蒸馏液、倍他环糊精 5g 及苯甲酸钠 3g,搅拌使完全溶解,再加入蔗糖 200g,加水至 1000ml,搅匀,冷藏 24 小时,滤过,用氢氧化钠溶液调节 pH 值至 5.5～7.5,灌装,灭菌,即得。

【性状】 本品为红棕色的澄清液体;气香,味甜、微苦。

【鉴别】 (1)取本品 20ml,置试管中,试管口悬挂一条三硝基苯酚试纸,用软木塞塞紧,置水浴中加热,试纸由黄色变为砖红色。

(2)取本品 40ml,用石油醚(60～90℃)振摇提取 2 次,每次 30ml,水液备用,合并石油醚液,回收溶剂至约 1ml,作为供试品溶液。另取薄荷脑对照品,加石油醚(60～90℃)制成每 1ml 含 2mg 的溶液,作为对照品溶液。照薄层色谱法(通则 0502)试验,吸取上述两种溶液各 10μl,分别点于同一硅胶 G 薄层板上,以石油醚(60～90℃)-乙醚(3:1)为展开剂,展开,取出,晾干,喷以 5%磷钼酸乙醇溶液,在 105℃加热至斑点显色清晰,置日光下检视。供试品色谱中,在与对照品色谱相应的位置上,显相同颜色的斑点。

(3)取〔鉴别〕(2)项下备用的水溶液 10ml,用水饱和的正丁醇振摇提取 2 次,每次 10ml,合并正丁醇液,用 1%氢氧化钠溶液 20ml 洗涤,弃去洗涤液,再以正丁醇饱和的水 20ml 洗涤,弃去洗涤液,正丁醇液回收溶剂至干,残渣加甲醇 0.5ml 使溶解,作为供试品溶液。另取柴胡对照药材 1g,加水 15ml,加热回流 1 小时,滤过,滤液同法制成对照药材溶液。照薄层色谱法(通则 0502)试验,吸取上述两种溶液各 5μl,分别点于同一硅胶 G 薄层板上,以三氯甲烷-甲醇-水(8:2:0.2)为展开剂,展开,取出,晾干,喷以 1%对二甲氨基苯甲醛硫酸乙醇溶液(1→10),在 105℃加热至斑点显色清晰,分别置日光和紫外光灯(365nm)下检视。供试品色谱中,在与对照药材色谱相应的位置上,日光下至少显两个相同颜色的主斑点;紫外光下至少显两个相同颜色的荧光主斑点。

(4)取本品 10ml,用乙酸乙酯振摇提取 2 次,每次 20ml,合并乙酸乙酯液,回收溶剂至干,残渣加甲醇 2ml 使溶解,作为供试品溶液。另取连翘苷对照品,加甲醇制成每 1ml 含 1mg 的溶液,作为对照品溶液。照薄层色谱法(通则 0502)试验,吸取上述两种溶液各 10μl,分别点于同一硅胶 G 薄层板上,以乙酸乙酯-甲酸-水(9:1:1)为展开剂,展开,取出,晾干,喷以 10%硫酸乙醇溶液,在 105℃加热至斑点显色清晰,置日光下检视。供试品色谱中,在与对照品色谱相应的位置上,显相同颜色的斑点。

(5)取〔鉴别〕(2)项下备用的水溶液 10ml,用乙酸乙酯振摇提取 2 次,每次 10ml,合并乙酸乙酯液,回收溶剂至干,残渣加乙醇 2ml 使溶解,作为供试品溶液。另取青蒿对照药材 1g,加水 15ml,加热回流 1 小时,滤过,滤液同法制成对照药材溶液。照薄层色谱法(通则 0502)试验,吸取上述两种溶液各 10μl,分别点于同一硅胶 G 薄层板上,以三氯甲烷-乙酸乙酯(8:2)为展开剂,展开,取出,晾干,置紫外光灯(365nm)下检视。供试品色谱中,在与对照药材色谱相应的位置上,显相同颜色的荧光斑点。

(6)取本品 10ml,用水饱和的正丁醇振摇提取 2 次,每次 10ml,合并正丁醇液,残渣加甲醇 2ml 使溶解,作为供试品溶液。另取葛根素对照品,加甲醇制成每 1ml 含 1mg 的溶液,作为对照品溶液。照薄层色谱法(通则 0502)试验,吸取上述两种溶液各 5μl,分别点于同一硅胶 G 薄层板上,以三氯甲烷-甲醇-水(7:2.5:0.5)为展开剂,展开,取

出,晾干,置紫外光灯(365nm)下检视。供试品色谱中,在与对照品色谱相应的位置上,显相同颜色的荧光斑点。

【检查】　相对密度　应不低于 1.08(通则 0601)。

pH 值　应为 5.0～6.5(通则 0631)。

其他　应符合合剂项下有关的各项规定(通则 0181)。

【含量测定】　照高效液相色谱法(通则 0512)测定。

色谱条件与系统适用性试验　以十八烷基硅烷键合硅胶为填充剂;以甲醇-水-磷酸(47:53:0.2)为流动相;检测波长为 280nm。理论板数按黄芩苷峰计算应不低于 2500。

对照品溶液的制备　取黄芩苷对照品适量,精密称定,加甲醇制成每 1ml 含 60μg 的溶液,即得。

供试品溶液的制备　精密量取本品 2ml,置 100ml 量瓶中,加甲醇至刻度,摇匀,滤过,取续滤液,即得。

测定法　精密吸取对照品溶液与供试品溶液各 10μl,注入液相色谱仪,测定,即得。

本品每 1ml 含黄芩以黄芩苷($C_{21}H_{18}O_{11}$)计,不得少于 3.0mg。

【功能与主治】　清热解毒,利咽止咳。用于上呼吸道感染外感风热证,症见:发热恶风,头痛、咽痛,汗出,鼻塞流涕,咳嗽,舌边尖红,苔薄黄。

【用法与用量】　口服。一次 20ml,一日 3 次,连服 3 天。

【注意】　脾胃虚寒者宜温服。

【规格】　每瓶装 20ml

【贮藏】　密封,置阴凉干燥处。

注:柴胡为伞形科植物柴胡 *Bupleurum chinense* DC. 的干燥根,习称"北柴胡"。

致康胶囊

Zhikang Jiaonang

【处方】

大黄 65g	黄连 50g
三七 50g	白芷 31g
阿胶 50g	龙骨(煅)44g
白及 44g	醋没药 31g
海螵蛸 44g	茜草 50g
龙血竭 12g	甘草 11g
珍珠 4g	冰片 4g

【制法】　以上十四味,取大黄、黄连、白芷,加 80%乙醇,加热回流二次,每次 2 小时,合并醇提液,滤过,回收乙醇,清膏备用。药渣与茜草、甘草混合加水煎煮二次,每次 2 小时,合并煎液,滤过。滤液与上述醇提取物混合,减压浓缩成相对密度为 1.35～1.38(60℃)的稠膏,干燥,粉碎成细粉,备用。取三七、海螵蛸、白及在 60℃干燥后与龙骨(煅)、醋没药、阿胶混合粉碎,细粉备用。龙血竭、珍珠分别单独粉碎成细粉,与上述二细粉混匀,加淀粉适量,用 80%乙醇制颗粒,加入冰

片细粉,混匀,装入胶囊,制成 1000 粒,即得。

【性状】 本品为硬胶囊,内容物为浅灰棕色至棕褐色的颗粒及粉末;气微香,味辛凉,微苦。

【鉴别】 (1)取本品,置显微镜下观察:草酸钙针晶束存在于大的类圆形黏液细胞中或散在,针晶长 18~88μm(白及)。

(2)取〔含量测定〕大黄项下的供试品溶液 5ml,蒸干,残渣加甲醇 1ml 使溶解,作为供试品溶液。另取大黄对照药材 0.1g,加甲醇 10ml,浸渍 1 小时,滤过,滤液蒸干,残渣加水 10ml 使溶解,再加盐酸 1ml,加热 30 分钟,立即冷却,用乙醚 20ml 振摇提取,乙醚液挥干,残渣加三氯甲烷 1ml 使溶解,作为对照药材溶液。照薄层色谱法(通则 0502)试验,吸取上述两种溶液各 4μl,分别点于同一硅胶 G 薄层板上,以石油醚(30~60℃)-甲酸乙酯-甲酸(15:5:1)的上层溶液为展开剂,展开,取出,晾干,置日光下检视。供试品色谱中,在与对照药材色谱相应的位置上,显相同颜色的主斑点;置氨气中熏后,斑点变为红色。

(3)取本品内容物 3g,加 1%盐酸甲醇溶液 20ml,超声处理 20 分钟,滤过,滤液浓缩至 1ml,作为供试品溶液。另取黄连对照药材 0.1g,加 1%盐酸甲醇溶液 5ml,滤过,滤液作为对照药材溶液。照薄层色谱法(通则 0502)试验,吸取上述两种溶液各 2μl,分别点于同一硅胶 G 薄层板上,以甲苯-乙酸乙酯-异丙醇-甲醇-水(6:3:1.5:1.5:0.3)为展开剂,置氨蒸气饱和的层析缸内,展开,取出,晾干,分别置日光及紫外光灯(365nm)下检视。供试品色谱中,在与对照药材色谱相应的位置上,日光下显相同颜色的斑点;紫外光下显相同颜色的荧光斑点。

(4)取本品内容物 5g,加水 4ml,搅匀,加水饱和的正丁醇 50ml,超声处理 30 分钟,放置 2 小时,滤过,滤液加正丁醇饱和的氨水 50ml,分 2 次洗涤,弃去氨水层,分取正丁醇液,蒸干,残渣加甲醇 1ml 使溶解,作为供试品溶液。另取三七对照药材 0.5g,加水 0.1ml,搅匀,再加水饱和的正丁醇 20ml,同法制成对照药材溶液。照薄层色谱法(通则 0502)试验,吸取上述两种溶液各 2μl,分别点于同一硅胶 G 薄层板上,以三氯甲烷-乙酸乙酯-甲醇-水(15:40:22:10)10℃ 以下放置的下层溶液为展开剂,展开,取出,晾干,喷以硫酸溶液(1→10),在 105℃ 加热至斑点显色清晰,置日光下检视。供试品色谱中,在与对照药材色谱相应的位置上,显相同颜色的主斑点。

(5)取本品内容物 5g,置具塞锥形瓶中,加乙醚 30ml,密塞,振摇 20 分钟,放置 1 小时,滤过,滤液挥干,残渣加乙酸乙酯 1ml 使溶解,作为供试品溶液。另取龙血竭对照药材 0.2g,同法制成对照药材溶液。照薄层色谱法(通则 0502)试验,吸取上述两种溶液各 2μl,分别点于同一硅胶 G 薄层板上,以石油醚(30~60℃)-乙酸乙酯(5:1)为展开剂,展开,取出,晾干,喷以新制的 2%香草醛硫酸溶液,在 105℃ 加热至斑点显色清晰,置日光下检视。供试品色谱中,在与对照药材色谱相应的位置上,显相同颜色的斑点。

【检查】 土大黄苷 取本品内容物,研细,取 0.5g,精密称定,置 50ml 量瓶中,加甲醇适量,超声处理 40 分钟,放冷,加甲醇至刻度,摇匀,滤过,取续滤液作为供试品溶液。另取土大黄苷对照品适量,精密称定,加甲醇制成每 1ml 含 10μg 的溶液,作为对照品溶液。照高效液相色谱法(通则 0512)试验,以十八烷基硅烷键合硅胶为填充剂;以甲醇-水(36:64)为流动相;检测波长为 320nm;理论板数按土大黄苷峰计算应不低于 2000。分别精密吸取上述两种溶液各 10μl,注入液相色谱仪。供试品色谱中,应不得出现与对照品色谱峰保留时间相对应的色谱峰。

其他 应符合胶囊剂项下有关的各项规定(通则 0103)。

【含量测定】 大黄 照高效液相色谱法(通则 0512)测定。

色谱条件与系统适用性试验 以十八烷基硅烷键合硅胶为填充剂;以乙腈-水-冰醋酸(60:40:1)为流动相;检测波长为 254nm。理论板数按大黄素峰计算应不低于 3000。

对照品溶液的制备 取大黄素对照品、大黄酚对照品适量,精密称定,加甲醇制成每 1ml 各含 5μg 的混合溶液,即得。

供试品溶液的制备 取装量差异项下的本品内容物,研细,取约 0.4g,精密称定,置 50ml 量瓶中,加甲醇适量,超声处理(功率 200W,频率 40kHz)40 分钟,放冷,加甲醇至刻度,摇匀,滤过。精密量取续滤液 10ml,置烧瓶中,蒸干,加 1mol/L 盐酸溶液 30ml,加三氯甲烷 20ml,加热回流 1 小时,冷却,分取三氯甲烷层,水层再用三氯甲烷振摇提取 3 次,每次 10ml,合并三氯甲烷液,蒸至近干,用甲醇转移至 10ml 量瓶中,并稀释至刻度。滤过,取续滤液,即得。

测定法 精密吸取对照品溶液与供试品溶液各 10μl,注入液相色谱仪,测定,即得。

本品每粒含大黄以大黄素($C_{15}H_{10}O_5$)和大黄酚($C_{15}H_{10}O_4$)的总量计,不得少于 0.20mg。

冰片 照气相色谱法(通则 0521)测定。

色谱条件与系统适用性试验 以聚乙二醇 20000(PEG-20M)为固定相,涂布浓度为 10%;柱温为 120℃,保持 1 分钟,再以每分钟 5℃ 的速率升温至 180℃,保持 2 分钟。理论板数按龙脑峰计算应不低于 1900。

校正因子测定 取水杨酸甲酯适量,精密称定,加乙酸乙酯制成每 1ml 含 1mg 的溶液,作为内标溶液。另取冰片对照品 8mg,精密称定,置 10ml 量瓶中,加内标溶液溶解并稀释至刻度,摇匀,吸取 1μl,注入气相色谱仪,测定,计算校正因子。

测定法 取装量差异项下的本品内容物,研细,取 0.6g,精密称定,置 10ml 量瓶中,加内标溶液适量,超声处理(功率 200W,频率 40kHz)20 分钟,放冷,加内标溶液至刻度,摇匀,滤过,吸取 1μl,注入气相色谱仪,测定,以龙脑、异龙脑峰面积之和计算,即得。

本品每粒含冰片($C_{10}H_{18}O$)应为 3.2~4.8mg。

【功能与主治】 清热凉血止血,化瘀生肌定痛。用于创伤性出血,崩漏、呕血及便血等。

【用法与用量】 口服。一次 2～4 粒;一日 3 次;或遵医嘱。

【注意】 孕妇禁服;过敏体质者慎用。

【规格】 每粒装 0.3g

【贮藏】 密闭,置阴凉干燥处。

逍 遥 丸

Xiaoyao Wan

【处方】 柴胡 100g   当归 100g

白芍 100g   炒白术 100g

茯苓 100g   炙甘草 80g

薄荷 20g

【制法】 以上七味,粉碎成细粉,过筛,混匀。每 100g 粉末加炼蜜 135～145g 制成小蜜丸或大蜜丸,即得。

【性状】 本品为棕褐色的小蜜丸或大蜜丸;味甜。

【鉴别】 (1)取本品,置显微镜下观察:不规则分枝状团块无色,遇水合氯醛试液溶化;菌丝无色或淡棕色,直径 4～6μm(茯苓)。草酸钙簇晶直径 18～32μm,存在于薄壁细胞中,常排列成行,或一个细胞中含数个簇晶(白芍)。草酸钙针晶细小,长 10～32μm,不规则地充塞于薄壁细胞中(炒白术)。纤维束周围薄壁细胞含草酸钙方晶,形成晶纤维(炙甘草)。油管含黄色或棕黄色分泌物,直径 8～25μm(柴胡)。

(2)取本品 9g,加硅藻土 5g,研匀,加甲醇 40ml,加热回流 30 分钟,放冷,滤过,滤液回收溶剂至干,残渣加水 20ml 使溶解,用乙醚振摇提取 2 次,每次 20ml,弃去乙醚液,水层用水饱和的正丁醇振摇提取 3 次,每次 20ml,合并正丁醇液,用正丁醇饱和的氨试液洗涤 2 次,每次 30ml,分取正丁醇液,回收溶剂至干,残渣加甲醇 1ml 使溶解,作为供试品溶液。另取柴胡对照药材 1g,同法制成对照药材溶液。照薄层色谱法(通则 0502)试验,吸取上述两种溶液各 5μl,分别点于同一硅胶 G 薄层板上,以乙酸乙酯-乙醇-水(8:2:1)为展开剂,展开,取出,晾干,喷以 2%对二甲氨基苯甲醛的 40%硫酸溶液,在 60℃加热至斑点显色清晰,置日光下检视。供试品色谱中,在与对照药材色谱相应的位置上,显相同颜色的斑点。

(3)取本品 2g,剪碎,加乙醇 15ml,放置 1 小时,时时振摇,滤过,滤液蒸干,残渣加丙酮 1ml 使溶解,作为供试品溶液。另取当归对照药材 0.1g,加乙醇 10ml,同法制成对照药材溶液。照薄层色谱法(通则 0502)试验,吸取上述两种溶液各 5μl,分别点于同一硅胶 G 薄层板上,以正己烷-乙酸乙酯(9:1)为展开剂,展开,取出,晾干,置紫外光灯(365nm)下检视。供试品色谱中,在与对照药材色谱相应的位置上,显相同颜色的荧光斑点。

(4)取本品 18g,加硅藻土 10g,研匀,加乙醇 60ml,超声处理 30 分钟,滤过,滤液蒸干,残渣加水 30ml 使溶解,用乙醚振摇提取 2 次,每次 10ml,弃去乙醚液,用水饱和的正丁醇振摇提取 3 次,每次 30ml,合并正丁醇液,用正丁醇饱和的水洗涤 3 次,每次 20ml,弃去水洗液,正丁醇液回收溶剂至干,残渣加甲醇 1ml 使溶解,作为供试品溶液。另取甘草对照药材 1g,加乙醇 20ml,同法制成对照药材溶液。照薄层色谱法(通则 0502)试验,吸取上述两种溶液各 3μl,分别点于同一用 1%氢氧化钠溶液制备的硅胶 G 薄层板上,以乙酸乙酯-甲酸-冰醋酸-水(15:1:1:2)为展开剂,展开,取出,晾干,喷以 10%硫酸乙醇溶液,在 105℃加热至斑点显色清晰,置紫外光灯(365nm)下检视。供试品色谱中,在与对照药材色谱相应的位置上,显相同颜色的荧光斑点。

(5)取〔鉴别〕(4)项下剩余的供试品溶液,加少量中性氧化铝,置水浴上拌匀、干燥,加在中性氧化铝柱(200 目,2g,柱内径为 1cm)上,用乙酸乙酯-甲醇(1:1)的混合溶液 40ml 洗脱,收集洗脱液,蒸干,残渣加乙醇 1ml 使溶解,作为供试品溶液。另取芍药苷对照品,加乙醇制成每 1ml 含 2mg 的溶液,作为对照品溶液。照薄层色谱法(通则 0502)试验,吸取供试品溶液 15μl、对照品溶液 3μl,分别点于同一硅胶 G 薄层板上,以三氯甲烷-乙酸乙酯-甲醇-甲酸(40:5:10:0.2)为展开剂,展开,取出,晾干,喷以 5%香草醛硫酸溶液,加热至斑点显色清晰,置日光下检视。供试品色谱中,在与对照品色谱相应的位置上,显相同颜色的斑点。

【检查】 应符合丸剂项下有关的各项规定(通则 0108)。

【含量测定】 照高效液相色谱法(通则 0512)测定。

色谱条件与系统适用性试验 以十八烷基硅烷键合硅胶为填充剂;以乙腈-0.1%磷酸溶液(15:85)为流动相,检测波长为 230nm。理论板数按芍药苷峰计算应不低于 2000。

对照品溶液的制备 取芍药苷对照品适量,精密称定,加稀乙醇制成每 1ml 含 50μg 的溶液,即得。

供试品溶液的制备 取重量差异项下的本品,剪碎,混匀,取约 1g,精密称定,置具塞锥形瓶中,精密加入稀乙醇 25ml,密塞,称定重量,超声处理(功率 250W,频率 33kHz)30 分钟,放冷,再称定重量,用稀乙醇补足减失的重量,摇匀,滤过,取续滤液,即得。

测定法 分别精密吸取对照品溶液与供试品溶液各 10μl,注入液相色谱仪,测定,即得。

本品含白芍以芍药苷($C_{23}H_{28}O_{11}$)计,小蜜丸每 1g 不得少于 0.7mg;大蜜丸每丸不得少于 6.3mg。

【功能与主治】 疏肝健脾,养血调经。用于肝郁脾虚所致的郁闷不舒、胸胁胀痛、头晕目眩、食欲减退、月经不调。

【用法与用量】 口服。小蜜丸一次 9g,大蜜丸一次 1 丸,一日 2 次。

【规格】 (1)小蜜丸 每 100 丸重 20g (2)大蜜丸 每丸重 9g

【贮藏】 密封。

逍遥丸(水丸)

Xiaoyao Wan

【处方】
柴胡 100g　　　　当归 100g
白芍 100g　　　　炒白术 100g
茯苓 100g　　　　炙甘草 80g
薄荷 20g

【制法】 以上七味,粉碎成细粉,过筛,混匀。另取生姜 100g,加水煎煮二次,每次 20 分钟,煎液滤过,备用。取上述粉末,用煎液泛丸,或与煎液混合后制丸,干燥,即得。

【性状】 本品为黄棕色至棕色的水丸,或为黑棕色的水丸;味甜。

【鉴别】(1)取本品,置显微镜下观察:不规则分枝状团块无色,遇水合氯醛试液溶化;菌丝无色或淡棕色,直径 4～6μm(茯苓)。草酸钙簇晶直径 18～32μm,存在于薄壁细胞中,常排列成行,或一个细胞中含数个簇晶(白芍)。草酸钙针晶细小,长10～32μm,不规则地充塞于薄壁细胞中(炒白术)。纤维束周围薄壁细胞含草酸钙方晶,形成晶纤维(炙甘草)。油管含黄色或棕黄色分泌物,直径 8～25μm(柴胡)。

(2)取本品 6g,研细,加甲醇 30ml,加热回流 30 分钟,放冷,滤过,滤液回收溶剂至干,残渣加水 20ml 使溶解,用水饱和的正丁醇振摇提取 3 次,每次 20ml,合并正丁醇液,用正丁醇饱和的氨试液洗涤 2 次,每次 30ml,分取正丁醇液,回收溶剂至干,残渣加甲醇 1ml 使溶解,作为供试品溶液。另取柴胡对照药材1g,同法制成对照药材溶液。照薄层色谱法(通则 0502)试验,吸取上述两种溶液各 5μl,分别点于同一硅胶 G 薄层板上,以乙酸乙酯-乙醇-水(8：2：1)为展开剂,展开,取出,晾干,喷以 2％对二甲氨基苯甲醛的 40％硫酸溶液,在 60℃加热至斑点显色清晰,置日光下检视。供试品色谱中,在与对照药材色谱相应的位置上,显相同颜色的斑点。

(3)取本品 1g,研碎,加乙醇 15ml,超声处理 15 分钟,滤过,滤液蒸干,残渣加乙醇 1ml 使溶解,作为供试品溶液。另取当归对照药材 0.1g,加乙醇 10ml,同法制成对照药材溶液。照薄层色谱法(通则 0502)试验,吸取上述两种溶液各 5μl,分别点于同一硅胶 G 薄层板上,以正己烷-乙酸乙酯(9：1)为展开剂,展开,取出,晾干,置紫外光灯(365nm)下检视。供试品色谱中,在与对照药材色谱相应的位置上,显相同颜色的荧光斑点。

(4)取本品 12g,研细,加乙醇 40ml,超声处理 30 分钟,滤过,滤液蒸干,残渣加水 20ml 使溶解,用水饱和的正丁醇振摇提取 3 次,每次 20ml,合并正丁醇液,用正丁醇饱和的水洗涤 3 次,每次 15ml,弃去水洗液,正丁醇液回收溶剂至干,残渣加甲醇 0.5ml 使溶解,作为供试品溶液。另取甘草对照药材1g,加乙醇 20ml,同法制成对照药材溶液。照薄层色谱法(通则 0502)试验,吸取上述两种溶液各 3μl,分别点于同一用 1％

氢氧化钠溶液制备的硅胶 G 薄层板上,以乙酸乙酯-甲酸-冰醋酸-水(15：1：1：2)为展开剂,展开,取出,晾干,喷以 10％硫酸乙醇溶液,在 105℃加热至斑点显色清晰,置紫外光灯(365nm)下检视。供试品色谱中,在与对照药材色谱相应的位置上,显相同颜色的荧光斑点。

(5)取〔鉴别〕(4)项下剩余的供试品溶液,加中性氧化铝 2g,置水浴上拌匀、干燥,加在中性氧化铝柱(200 目,2g,柱内径为 1cm)上,用甲醇 50ml 洗脱,收集洗脱液,回收溶剂至干,残渣加乙醇 1ml 使溶解,作为供试品溶液。另取芍药苷对照品,加乙醇制成每 1ml 含 2mg 的溶液,作为对照品溶液。照薄层色谱法(通则 0502)试验。吸取供试品溶液 15μl、对照品溶液 3μl,分别点于同一硅胶 G 薄层板上,以三氯甲烷-乙酸乙酯-甲醇-甲酸(40：5：10：0.2)为展开剂,展开,取出,晾干,喷以 5％香草醛硫酸溶液,加热至斑点显色清晰,置日光下检视。供试品色谱中,在与对照品色谱相应的位置上,显相同颜色的斑点。

【检查】 应符合丸剂项下有关的各项规定(通则 0108)。

【含量测定】 照高效液相色谱法(通则 0512)测定。

色谱条件与系统适用性试验 以十八烷基硅烷键合硅胶为填充剂;以乙腈-0.1％磷酸溶液(15：85)为流动相;检测波长为 230nm。理论板数按芍药苷峰计算应不低于 2000。

对照品溶液的制备 取芍药苷对照品适量,精密称定,加稀乙醇制成每 1ml 含 50μg 的溶液,即得。

供试品溶液的制备 取本品适量,研细,取约 0.4g,精密称定,置具塞锥形瓶中,精密加入稀乙醇 25ml,密塞,称定重量,超声处理(功率 250W,频率 33kHz)30 分钟,放冷,再称定重量,用稀乙醇补足减失的重量,摇匀,滤过,取续滤液,即得。

测定法 分别精密吸取对照品溶液与供试品溶液各 10μl,注入液相色谱仪,测定,即得。

本品每 1g 含白芍以芍药苷($C_{23}H_{28}O_{11}$)计,不得少于 2.5mg。

【功能与主治】 疏肝健脾,养血调经。用于肝郁脾虚所致的郁闷不舒、胸胁胀痛、头晕目眩、食欲减退、月经不调。

【用法与用量】 口服。一次 6～9g,一日 1～2 次。

【贮藏】 密封。

逍遥丸(浓缩丸)

Xiaoyao Wan

【处方】
柴胡 100g　　　　当归 100g
白芍 100g　　　　炒白术 100g
茯苓 100g　　　　炙甘草 80g
薄荷 20g

【制法】 以上七味,柴胡、当归 50g、薄荷与生姜 100g 提取挥发油;药渣与炒白术、茯苓加水煎煮二次,每次 2 小时,合并煎液,滤过,滤液浓缩成稠膏,白芍及剩余当归粉碎成细粉;取炙甘草 20g,粉碎成细粉,剩余炙甘草加水煎煮三次,每次 2 小时,合并煎液,滤过,或放置过夜;取滤液或上清液浓缩至适量,加入上述稠膏、细粉、挥发油及饴糖适量混匀,制丸,干燥,打光,即得。

【性状】　本品为亮黑色的浓缩丸;气微,味甜、辛而后苦。

【鉴别】　(1)取本品,置显微镜下观察:草酸钙簇晶直径 18～32μm,存在于薄壁细胞中,常排列成行,或一个细胞中含数个簇晶(白芍)。薄壁细胞纺锤形,壁略厚,表面有极微细的斜向交错纹理(当归)。纤维束周围薄壁细胞含草酸钙方晶,形成晶纤维(炙甘草)。

(2)取本品 5g,研细,加甲醇 30ml,加热回流 30 分钟,放冷,滤过,滤液回收溶剂至干,残渣加水 20ml 使溶解,用乙醚振摇提取 2 次,每次 20ml,弃去乙醚液,水层用水饱和的正丁醇振摇提取 3 次,每次 20ml,合并正丁醇液,用正丁醇饱和的氨试液洗涤 2 次,每次 30ml,分取正丁醇液,回收溶剂至干,残渣加甲醇 1ml 使溶解,作为供试品溶液。另取柴胡对照药材 1g,同法制成对照药材溶液。照薄层色谱法(通则 0502)试验,吸取上述两种溶液各 5μl,分别点于同一硅胶 G 薄层板上,以乙酸乙酯-乙醇-水(8:2:1)为展开剂,展开,取出,晾干,喷以 2% 对二甲氨基苯甲醛的 40% 硫酸溶液,在 60℃加热至斑点显色清晰,置日光下检视。供试品色谱中,在与对照药材色谱相应的位置上,显相同颜色的斑点。

(3)取本品 1g,研细,加乙醇 15ml,超声处理 15 分钟,滤过,滤液蒸干,残渣加乙醇 1ml 使溶解,作为供试品溶液。另取当归对照药材 0.1g,加乙醇 10ml,同法制成对照药材溶液。照薄层色谱法(通则 0502)试验,吸取上述两种溶液各 5μl,分别点于同一硅胶 G 薄层板上,以正己烷-乙酸乙酯(9:1)为展开剂,展开,取出,晾干,置紫外光灯(365nm)下检视。供试品色谱中,在与对照药材色谱相应的位置上,显相同颜色的荧光斑点。

(4)取本品 5g,研细,加乙醇 40ml,超声处理 30 分钟,滤过,滤液蒸干,残渣加水 20ml 使溶解,用水饱和的正丁醇振摇提取 3 次,每次 20ml,合并正丁醇液,用正丁醇饱和的水洗涤 3 次,每次 15ml,弃去水洗液,正丁醇液回收溶剂至干,残渣加甲醇 0.5ml 使溶解,作为供试品溶液。另取甘草对照药材 1g,加乙醇 20ml,同法制成对照药材溶液。照薄层色谱法(通则 0502)试验,吸取上述两种溶液各 3μl,分别点于同一用 1% 氢氧化钠溶液制备的硅胶 G 薄层板上,以乙酸乙酯-甲酸-冰醋酸-水(15:1:1:2)为展开剂,展开,取出,晾干,喷以 10% 硫酸乙醇溶液,在 105℃加热至斑点显色清晰,分别置日光及紫外光灯(365nm)下检视。供试品色谱中,在与对照药材色谱相应的位置上,日光下显相同颜色的斑点;在紫外光下显相同颜色的荧光斑点。

【检查】　应符合丸剂项下有关的各项规定(通则 0108)。

【含量测定】　照高效液相色谱法(通则 0512)测定。

色谱条件与系统适用性试验　以十八烷基硅烷键合硅胶为填充剂;以乙腈-0.1% 磷酸溶液(15:85)为流动相;检测波长为 230nm。理论板数按芍药苷峰计算应不低于 2000。

对照品溶液的制备　取芍药苷对照品适量,精密称定,加稀乙醇制成每 1ml 含 60μg 的溶液,即得。

供试品溶液的制备　取本品适量,研细,取约 0.4g,精密称定,置具塞锥形瓶中,精密加入稀乙醇 25ml,密塞,称定重量,超声处理(功率 250W,频率 33kHz)30 分钟,放冷,再称定重量,用稀乙醇补足减失的重量,摇匀,滤过,取续滤液,即得。

测定法　分别精密吸取上述两种溶液各 10μl,注入液相色谱仪,测定,即得。

本品每 1g 含白芍以芍药苷($C_{23}H_{28}O_{11}$)计,不得少于 4.0mg。

【功能与主治】　疏肝健脾,养血调经。用于肝郁脾虚所致的郁闷不舒,胸胁胀痛,头晕目眩,食欲减退,月经不调。

【用法与用量】　口服。一次 8 丸,一日 3 次。

【规格】　每 8 丸相当于饮片 3g

【贮藏】　密封。

逍 遥 片
Xiaoyao Pian

【处方】　柴胡 357.5g　　　　当归 357.5g

白芍 357.5g　　　　炒白术 357.5g

茯苓 357.5g　　　　炙甘草 286g

薄荷 71.5g　　　　生姜 357.5g

【制法】　以上八味,薄荷提取挥发油,挥发油以倍他环糊精包合,蒸馏后的水溶液备用;药渣与其余柴胡等七味加水煎煮二次,第一次 2 小时,第二次 1 小时,煎液滤过,滤液与上述蒸馏后的水溶液合并,减压浓缩至相对密度为 1.10～1.15(60℃)的清膏,喷雾干燥,加入淀粉适量,制成颗粒,干燥,加入上述挥发油包合物,混匀,压制成 1000 片,包薄膜衣,即得。

【性状】　本品为薄膜衣片,除去包衣后显黄棕色至棕褐色;气香,味微苦。

【鉴别】　(1)取本品 3 片,除去包衣,研细,加乙醇 20ml,超声处理 20 分钟,滤过,滤液蒸干,残渣加乙醇 1ml 使溶解,作为供试品溶液。另取当归对照药材 0.6g,同法制成对照药材溶液。照薄层色谱法(通则 0502)试验,吸取供试品溶液 10μl、对照药材溶液 5μl,分别点于同一硅胶 G 薄层板上,以环己烷-乙酸乙酯(9:1)为展开剂,展开,取出,晾干,置紫外光灯(365nm)下检视。供试品色谱中,在与对照药材色谱相应的位置上,显相同颜色的荧光主斑点。

（2）取本品 3 片,除去包衣,研细,加乙醇 50ml,超声处理 20 分钟,滤过,滤液蒸干,残渣加水 20ml 使溶解,用水饱和的正丁醇振摇提取 2 次,每次 20ml,合并正丁醇提取液,用正丁醇饱和的水洗涤 2 次,每次 20ml,弃去水液,正丁醇提取液回收溶剂至干,残渣加乙醇 1ml 使溶解,作为供试品溶液。另取芍药苷对照品,加乙醇制成每 1ml 含 0.5mg 的溶液,作为对照品溶液。照薄层色谱法（通则 0502）试验,吸取上述两种溶液各 10μl,分别点于同一硅胶 G 薄层板上,以三氯甲烷-乙酸乙酯-甲醇-甲酸（40：5：10：0.2）为展开剂,展开,取出,晾干,喷以 5％香草醛硫酸溶液,在 105℃加热至斑点显色清晰,置日光下检视。供试品色谱中,在与对照品色谱相应的位置上,显相同颜色的斑点。

（3）取甘草对照药材 1g,按〔鉴别〕（2）项下供试品溶液的制备方法,同法制成对照药材溶液。照薄层色谱法（通则 0502）试验,吸取〔鉴别〕（2）项下的供试品溶液及上述对照药材溶液各 10μl,分别点于同一用 1％氢氧化钠溶液制备的硅胶 G 薄层板上,以乙酸乙酯-甲酸-冰醋酸-水（15：1：1：2）为展开剂,展开,取出,晾干,喷以 10％硫酸乙醇溶液,在 105℃加热至斑点显色清晰,置紫外光灯（365nm）下检视。供试品色谱中,在与对照药材色谱相应的位置上,显相同颜色的荧光主斑点。

（4）取本品 25 片,除去包衣,研细,加乙醚-无水乙醇（4：1）混合溶液 30ml,冷浸 1 小时,时时振摇,滤过,滤液挥干,残渣加乙酸乙酯 2ml 使溶解,滤过,滤液作为供试品溶液。另取薄荷脑对照品,加乙酸乙酯制成每 1ml 含 1mg 的溶液,作为对照品溶液。照气相色谱法（通则 0521）试验,以 5％二苯基-95％二甲基硅氧烷共聚物为固定相的毛细管色谱柱（柱长为 30m,柱内径为 0.32mm,膜厚度为 0.25μm）;柱温为程序升温:起始温度 90℃,保持 20 分钟,以每分钟 20℃的速率升温至 200℃,保持 5 分钟。分别吸取上述两种溶液各 1μl,注入气相色谱仪。供试品色谱中应呈现与对照品色谱峰保留时间相对应的色谱峰。

【检查】 应符合片剂项下有关的各项规定（通则 0101）。

【含量测定】 照高效液相色谱法（通则 0512）测定。

色谱条件与系统适用性试验 以十八烷基硅烷键合硅胶为填充剂;以乙腈-0.1％磷酸溶液（16：84）为流动相;检测波长为 230nm。理论板数按芍药苷峰计算应不低于 3000。

对照品溶液的制备 取芍药苷对照品适量,精密称定,加稀乙醇制成每 1ml 含 40μg 的溶液,即得。

供试品溶液的制备 取本品 20 片,除去包衣,精密称定,研细,取约 0.3g,精密称定,置 50ml 量瓶中,加稀乙醇适量,超声处理（功率 250W,频率 50kHz）30 分钟,放冷,加稀乙醇至刻度,摇匀,滤过,取续滤液,即得。

测定法 分别精密吸取上述两种溶液各 10μl,注入液相色谱仪,测定,即得。

本品每片含白芍以芍药苷（$C_{23}H_{28}O_{11}$）计,不得少于 1.8mg。

【功能与主治】 疏肝健脾,养血调经。用于肝郁脾虚所致的郁闷不舒、胸胁胀痛、头晕目眩、食欲减退、月经不调。

【用法与用量】 口服。一次 4 片,一日 2 次。

【规格】 每片重 0.35g

【贮藏】 密封,置阴凉处。

逍 遥 胶 囊
Xiaoyao Jiaonang

【处方】 柴胡 286g   当归 286g
         白芍 286g   炒白术 286g
         茯苓 286g   炙甘草 228.8g
         薄荷 57.2g   生姜 286g

【制法】 以上八味,薄荷提取挥发油备用或用倍他环糊精包合,备用;蒸馏后的水溶液备用;药渣与其余柴胡等七味加水煎煮二次,第一次 2 小时,第二次 1 小时,煎液滤过,滤液与上述蒸馏后的水溶液合并,减压浓缩至相对密度为 1.26～1.30（90℃）的稠膏,减压干燥,粉碎,薄荷挥发油用适量的微晶纤维素吸收后与干浸膏混匀,装入胶囊,制成 1000 粒〔规格（1）〕;或减压浓缩至相对密度为 1.10～1.15（60℃）的清膏,喷雾干燥得干膏粉,加入淀粉适量,制成颗粒,干燥,加入上述挥发油包合物,混匀,装入胶囊,制成 800 粒〔规格（2）〕,即得。

【性状】 本品为硬胶囊,内容物为黄棕色至棕褐色的颗粒和粉末;气香,味微苦。

【鉴别】 （1）取本品内容物 1g,研细,加乙醇 20ml,超声处理 20 分钟,滤过,滤液蒸干,残渣加乙醇 1ml 使溶解,作为供试品溶液。另取当归对照药材 0.6g,同法制成对照药材溶液。照薄层色谱法（通则 0502）试验,吸取供试品溶液 10μl、对照药材溶液 5μl,分别点于同一硅胶 G 薄层板上,以环己烷-乙酸乙酯（9：1）为展开剂,展开,取出,晾干,置紫外光灯（365nm）下检视。供试品色谱中,在与对照药材色谱相应的位置上,显相同颜色的荧光主斑点。

（2）取本品内容物 1g,研细,加乙醇 50ml,超声处理 20 分钟,滤过,滤液蒸干,残渣加水 20ml 使溶解,用水饱和的正丁醇振摇提取 2 次,每次 20ml,合并正丁醇提取液,用正丁醇饱和的水洗涤 2 次,每次 20ml,弃去水液,正丁醇提取液回收溶剂至干,残渣加乙醇 1ml 使溶解,作为供试品溶液。另取芍药苷对照品,加乙醇制成每 1ml 含 0.5mg 的溶液,作为对照品溶液。照薄层色谱法（通则 0502）试验,吸取上述两种溶液各 10μl,分别点于同一硅胶 G 薄层板上,以三氯甲烷-乙酸乙酯-甲醇-甲酸（40：5：10：0.2）为展开剂,展开,取出,晾干,喷以 5％香草醛硫酸溶液,在 105℃加热至斑点显色清晰,置日光下检视。供试品色谱中,在与对照品色谱相应的位置上,显相同颜色的斑点。

(3)取甘草对照药材1g,按〔鉴别〕(2)项下供试品溶液的制备方法,同法制成对照药材溶液。照薄层色谱法(通则0502)试验,吸取〔鉴别〕(2)项下的供试品溶液及上述对照药材溶液各10μl,分别点于同一用1%氢氧化钠溶液制备的硅胶G薄层板上,以乙酸乙酯-甲酸-冰醋酸-水(15:1:1:2)为展开剂,展开,取出,晾干,喷以10%硫酸乙醇溶液,在105℃加热至斑点显色清晰,置紫外光灯(365nm)下检视。供试品色谱中,在与对照药材色谱相应的位置上,显相同颜色的荧光主斑点。

(4)取本品内容物8g,研细,加乙醚-无水乙醇(4:1)混合溶液30ml,冷浸1小时,时时振摇,滤过,滤液挥干,残渣加乙酸乙酯2ml使溶解,滤过,滤液作为供试品溶液。另取薄荷脑对照品,加乙酸乙酯制成每1ml含1mg的溶液,作为对照品溶液。照气相色谱法(通则0521)试验,以5%二苯基-95%二甲基硅氧烷共聚物为固定相的毛细管色谱柱(柱长为30m,柱内径为0.32mm,膜厚度为0.25μm);柱温为程序升温:起始温度90℃,保持20分钟,以每分钟20℃的速率升温至200℃,保持5分钟。分别吸取上述两种溶液各1μl,注入气相色谱仪。供试品色谱中,应呈现与对照品色谱峰保留时间相对应的色谱峰。

【检查】 应符合胶囊剂项下有关的各项规定(通则0103)。

【含量测定】 照高效液相色谱法(通则0512)测定。

色谱条件与系统适用性试验 以十八烷基硅烷键合硅胶为填充剂;以乙腈-0.1%磷酸溶液(16:84)为流动相;检测波长为230nm。理论板数按芍药苷峰计算应不低于3000。

对照品溶液的制备 取芍药苷对照品适量,精密称定,加稀乙醇制成每1ml含40μg的溶液,即得。

供试品溶液的制备 取装量差异项下的本品内容物,研细,取约0.3g,精密称定,置50ml量瓶中,加稀乙醇适量,超声处理(功率250W,频率50kHz)30分钟,放冷,加稀乙醇至刻度,摇匀,滤过,取续滤液,即得。

测定法 分别精密吸取上述两种溶液各10μl,注入液相色谱仪,测定,即得。

本品每粒含白芍以芍药苷($C_{23}H_{28}O_{11}$)计,〔规格(1)〕不得少于1.1mg;〔规格(2)〕不得少于1.4mg。

【功能与主治】 疏肝健脾,养血调经。用于肝郁脾虚所致的郁闷不舒、胸胁胀痛、头晕目眩、食欲减退、月经不调。

【用法与用量】 口服。一次5粒〔规格(1)〕,一次4粒〔规格(2)〕,一日2次。

【规格】 每粒装(1)0.4g (2)0.34g

【贮藏】 密封,置阴凉处。

逍 遥 颗 粒
Xiaoyao Keli

【处方】 柴胡143g   当归143g
        白芍143g   炒白术143g
        茯苓143g   炙甘草114.4g
        薄荷28.6g   生姜143g

【制法】 以上八味,薄荷提取挥发油,蒸馏后的水溶液备用;药渣与柴胡等七味加水煎煮二次,第一次2小时,第二次1小时,煎液滤过,滤液与上述蒸馏后的水溶液合并,浓缩至适量,加入蔗糖1200~1350g及适量糊精,混匀,制成颗粒,干燥,喷入薄荷挥发油,混匀,制成1500g〔规格(1)〕;或浓缩干燥,加入乳糖150g和硬脂酸镁,混匀,干燥,喷入薄荷挥发油,混匀,制成颗粒,制成400g〔规格(2)〕;或加入适量糊精及甜蜜素,混匀,制成颗粒,干燥,喷入薄荷挥发油,混匀,制成500g〔规格(3)〕或600g〔规格(4)〕或800g〔规格(5)〕,即得。

【性状】 本品为浅黄色至黄棕色的颗粒;气微香,味甜或味淡。

【鉴别】 (1)取本品1袋,加乙醇50ml,超声处理20分钟,滤过,滤液蒸干,残渣加水20ml使溶解,用水饱和的正丁醇振摇提取2次,每次20ml,合并提取液,用氨试液洗涤2次,每次20ml,弃去洗涤液,正丁醇液蒸干,残渣加乙醇1ml使溶解,作为供试品溶液。另取柴胡对照药材1.5g,加水30ml,加热回流1小时,放冷,滤过,滤液自"用水饱和的正丁醇振摇提取2次"起同法制成对照药材溶液。照薄层色谱法(通则0502)试验,吸取上述两种溶液各5μl,分别点于同一硅胶G薄层板上,以乙酸乙酯-乙醇-水(8:2:1)为展开剂,展开,取出,晾干,喷以5%对二甲氨基苯甲醛的10%硫酸乙醇溶液,在105℃加热至斑点显色清晰,置紫外光灯(365nm)下检视。供试品色谱中,在与对照药材色谱相应的位置上,显相同颜色的荧光斑点。

(2)取本品1袋,加乙醇50ml,超声处理20分钟,滤过,滤液蒸干,残渣加水20ml使溶解,用水饱和的正丁醇振摇提取2次,每次20ml,合并提取液,用正丁醇饱和的水洗涤2次,每次20ml,弃去洗涤液,正丁醇液蒸干,残渣加乙醇1ml使溶解,作为供试品溶液。另取白芍对照药材1.5g,加水30ml,加热回流1小时,放冷,滤过,滤液自"用水饱和的正丁醇振摇提取2次"起同法制成对照药材溶液。再取芍药苷对照品,加乙醇制成每1ml含1mg的溶液,作为对照品溶液。照薄层色谱法(通则0502)试验,吸取上述三种溶液各5μl,分别点于同一硅胶G薄层板上,以三氯甲烷-乙酸乙酯-甲醇-浓氨试液(8:1:4:1)为展开剂,展开,取出,晾干,喷以5%香草醛硫酸溶液,在105℃加热至斑点显色清晰。供试品色谱中,在与对照药材色谱和对照品色谱相应的位置上,显相同颜色的斑点。

(3)取甘草对照药材0.5g,加水30ml,加热回流1小时,放冷,滤过,滤液用石油醚(30～60℃)振摇提取 2 次,每次 10ml,弃去石油醚液,再用水饱和的正丁醇振摇提取 2 次,每次 20ml,合并提取液,用正丁醇饱和的水洗涤 2 次,每次 20ml,弃去洗涤液,正丁醇液蒸干,残渣加乙醇 1ml 使溶解,作为对照药材溶液。另取甘草苷对照品,加乙醇制成每 1ml 含 1mg 的溶液,作为对照品溶液。照薄层色谱法(通则 0502)试验,吸取〔鉴别〕(2)项下的供试品溶液及上述对照药材溶液和对照品溶液各 5μl,分别点于同一用 1% 氢氧化钠溶液制备的硅胶 G 薄层板上,以乙酸乙酯-甲酸-冰醋酸-水(15:1:1:2)为展开剂,展开,取出,晾干,喷以 10% 硫酸乙醇溶液,在 105℃ 加热至斑点显色清晰,置紫外光灯(365nm)下检视。供试品色谱中,在与对照药材色谱和对照品色谱相应的位置上,显相同颜色的荧光斑点。

(4)取本品 1 袋,加石油醚(30～60℃)30ml,密塞,时时振摇,浸渍 4 小时,滤过,滤液挥至约 1ml,作为供试品溶液。另取薄荷脑对照品,加乙醇制成每 1ml 含 1mg 的溶液,作为对照品溶液。照薄层色谱法(通则 0502)试验,吸取供试品溶液 10μl,对照品溶液 1μl,分别点于同一硅胶 G 薄层板上,以石油醚(60～90℃)-乙酸乙酯(5:1)为展开剂,展开,取出,晾干,喷以 5% 香草醛硫酸溶液,在 105℃ 加热至斑点显色清晰。供试品色谱中,在与对照品色谱相应的位置上,显相同颜色的斑点。

【检查】 粒度 〔规格(3)〕照粒度和粒度分布测定法(通则 0982 第二法—双筛分法)检查,不能通过二号筛和能通过九号筛的颗粒和粉末总和,不得过 8.0%。

水分 〔规格(2)〕不得过 6.0%(通则 0832 第五法)。

其他 应符合颗粒剂项下有关的各项规定(通则 0104)。

【含量测定】 照高效液相色谱法(通则 0512)测定。

色谱条件与系统适用性试验 以十八烷基硅烷键合硅胶为填充剂;以乙腈-0.1% 磷酸溶液(13:87)为流动相;检测波长为 230nm,理论板数按芍药苷峰计算应不低于 3000。

对照品溶液的制备 取芍药苷对照品适量,精密称定,加甲醇制成每 1ml 含 32μg 的溶液,即得。

供试品溶液的制备 取本品〔规格(1)〕1g 或〔规格(2)、规格(3)、规格(4)、规格(5)〕0.5g,精密称定,置具塞锥形瓶中,精密加入 50% 甲醇 25ml,称定重量,超声处理(功率 400W,频率 50kHz)30 分钟,放冷,再称定重量,用 50% 甲醇补足减失的重量,摇匀,滤过,取续滤液,即得。

测定法 分别精密吸取对照品溶液和供试品溶液各 10μl,注入液相色谱仪,测定,即得。

本品每袋含白芍以芍药苷($C_{23}H_{28}O_{11}$)计,不得少于 9.0mg。

【功能与主治】 疏肝健脾,养血调经。用于肝郁脾虚所致的郁闷不舒、胸胁胀痛,头晕目眩,食欲减退,月经不调。

【用法与用量】 开水冲服。一次 1 袋,一日 2 次。

【规格】 (1)每袋装 15g (2)每袋装 4g (3)每袋装 5g (4)每袋装 6g (5)每袋装 8g

【贮藏】 密封。

蚝贝钙咀嚼片
Haobeigai Jujuepian

【处方】 牡蛎 1000g

【制法】 取牡蛎,粉碎成细粉,干燥。加蔗糖粉 515g 及 5% 淀粉糊 80g,混匀,制成颗粒,干燥,整粒,再加入淀粉 54g、硬脂酸镁 8g、甜橙油香精 5ml,混匀,放置,压制成 1000 片,包薄膜衣,即得。

【性状】 本品为薄膜衣片,除去包衣后显类白色;具橙香,味微甜。

【鉴别】 (1)取本品,置显微镜下观察:为不规则的块片,无色、淡黄色或黄棕色,有时显褐色,半透明,表面显颗粒性,可见细条纹状纹理,有的表面有裂隙(牡蛎)。

(2)取本品 5 片,研细,取 0.5g,加稀盐酸 5ml,有气泡产生,微温使溶解,滤过,滤液显钙盐的鉴别反应(通则 0301)。

【检查】 重金属及有害元素 取本品,研细,取约 0.5g,精密称定,照铅、镉、砷、汞、铜测定法(通则 2321 原子吸收分光光度法或电感耦合等离子体质谱法)测定,铅不得过 5mg/kg;砷不得过 2mg/kg;汞不得过 0.2mg/kg。

其他 除崩解时限外,应符合片剂项下有关的各项规定(通则 0101)。

【含量测定】 取本品 20 片,精密称定,研细,取约 0.1g,精密称定,加稀盐酸 2.5ml,摇匀,至泡沸停止,加水 20ml,摇匀,弱火加热,微沸约 2 分钟,放冷,加水 100ml、氢氧化钠试液 20ml 及钙紫红素指示剂少许,摇匀,用乙二胺四醋酸二钠滴定液(0.05mol/L)滴定至溶液由紫红色转为纯蓝色,即得。每 1ml 的乙二胺四醋酸二钠滴定液(0.05mol/L)相当于 2.004mg 的钙。

本品每片含钙(Ca)量不得少于 300mg。

【功能与主治】 补肾壮骨。用于儿童钙质缺乏及老年骨质疏松症的辅助治疗。

【用法与用量】 嚼服。一次 1 片,一日 3 次,儿童酌减或遵医嘱。

【规格】 每片重 1.60g〔每片含钙(Ca)量 300mg〕

【贮藏】 密封,防潮。

钻山风糖浆
Zuanshanfeng Tangjiang

【处方】 钻山风 1000g 黄鳝藤 63g
四块瓦 25g 威灵仙 63g

    千斤拔 125g   丰城鸡血藤 125g

    山姜 30g

【制法】 以上七味,取四块瓦、山姜粉碎成粗粉,用含乙醇 50% 的白酒渗漉至无色,收集渗漉液备用。其余钻山风等五味加水煎煮二次,每次 3 小时,合并煎液,浓缩至相对密度为 1.06～1.10(70℃),放冷,加入上述渗漉液中,搅匀,静置 48 小时,滤过。另取蔗糖 500g,制成单糖浆加入,搅匀,再加入苯甲酸 2g,加水至 1000ml,搅匀,滤过,即得。

【性状】 本品为暗红色的液体;气特异,味甜。

【鉴别】 (1)取本品 50ml,加稀盐酸调节 pH 值至 2～3,用三氯甲烷振摇提取 2 次,每次 50ml,酸水液加氢氧化钠液(1mol/L)调节 pH 值至 11,用三氯甲烷振摇提取 2 次,每次 50ml,合并三氯甲烷液,蒸干,残渣加甲醇 1ml 使溶解,作为供试品溶液。另取钻山风对照药材 2.5g,加水 150ml,煎煮 30 分钟,滤过,滤液浓缩至 25ml,自上述"加稀盐酸调节 pH 值至 2～3"起,依法制成对照药材溶液。再取瓜馥木碱甲对照品,加甲醇制成每 1ml 含 1mg 的溶液,作为对照品溶液。照薄层色谱法(通则 0502)试验,吸取上述三种溶液各 5～10μl,分别点于同一硅胶 G 薄层板上,以环己烷-乙酸乙酯-二乙胺(5:5:0.5)为展开剂,展开,取出,晾干,喷以新鲜配制的稀碘化铋钾-碘化钾碘(1:1)试液。供试品色谱中,在与对照药材色谱相应的位置上,显相同颜色的主斑点;在与对照品色谱相应的位置上,显相同颜色的斑点。

(2)取本品 30ml,加水 20ml,用正丁醇振摇提取 2 次,每次 30ml,合并正丁醇液,用氨试液洗涤 3 次,每次 30ml,弃去氨液,正丁醇液蒸干,残渣加甲醇 1ml 使溶解,作为供试品溶液。另取芒柄花素对照品,加甲醇制成每 1ml 含 1mg 的溶液,作为对照品溶液。照薄层色谱法(通则 0502)试验,吸取上述两种溶液各 5～10μl,分别点于同一硅胶 G 薄层板上,以三氯甲烷-甲醇(20:1)为展开剂,展开,取出,晾干,喷以 10% 氢氧化钾醇溶液,晾干,置紫外光灯(365nm)下检视。供试品色谱中,在与对照品色谱相应的位置上,显相同颜色的荧光斑点。

【检查】 **相对密度** 应不低于 1.14(通则 0601)。

其他 应符合糖浆剂项下有关的各项规定(通则 0116)。

【含量测定】 照高效液相色谱法(通则 0512)测定。

色谱条件与系统适用性试验 以十八烷基硅烷键合硅胶为填充剂;以乙腈-三乙胺醋酸溶液(取三乙胺 8ml,冰醋酸 30ml,加水稀释至 1000ml)(14:86)为流动相;检测波长为 300nm。理论板数按瓜馥木碱甲峰计算应不低于 3000。

对照品溶液的制备 取瓜馥木碱甲对照品适量,精密称定,加甲醇制成每 1ml 含 30μg 的溶液,即得。

供试品溶液的制备 精密吸取本品 20ml,用氨试液调节 pH 值至 11～12,用三氯甲烷振摇提取 4 次(必要时离心),每次 20ml,合并三氯甲烷液,50℃减压回收,残渣加甲醇溶解,并转移至 10ml 量瓶中,用甲醇稀释至刻度,摇匀,滤过,取续滤液,即得。

测定法 分别精密吸取对照品溶液与供试品溶液各 10μl,注入液相色谱仪,测定,即得。

本品每 1ml 含钻山风以瓜馥木碱甲(C₁₈H₁₇O₄N)计,不得少于 10μg。

【功能与主治】 祛风除湿,散瘀镇痛,舒筋活络。用于风寒湿痹引起的腰膝冷痛,肢体麻木,伸屈不利等症。

【用法与用量】 口服。一次 20～30ml,一日 2～3 次。

【规格】 (1)每支装 10ml (2)每瓶装 50ml (3)每瓶装 160ml (4)每瓶装 200ml (5)每瓶装 250ml

【贮藏】 密封,置阴凉处。

铁笛口服液
Tiedi Koufuye

【处方】 麦冬 25g   玄参 25g

        瓜蒌皮 25g   诃子肉 25g

        青果 10g   凤凰衣 2.5g

        桔梗 50g   浙贝母 50g

        茯苓 25g   甘草 50g

【制法】 以上十味,麦冬、瓜蒌皮、诃子肉、青果、凤凰衣、甘草等六味,加水煎煮三次,第一次 2 小时,第二、三次各 1 小时,煎液静置,滤过,滤液合并,减压浓缩至相对密度为 1.10(50℃)的清膏,茯苓粉碎成小块,加水煮沸,80℃温浸二次,第一次 3 小时,第二次 2 小时,滤过,滤液合并;玄参、桔梗、浙贝母等三味,粉碎成粗粉,用 60% 乙醇作溶剂,浸渍 24 小时后进行渗漉,收集漉液,与上述两种提取液合并,混匀,冷藏,滤过,滤液回收乙醇,减压浓缩至约 200ml,加炼蜜 125g,苯甲酸钠 1.04g,加水至 400ml,混匀,冷藏,滤过,加薄荷脑 0.025g(用适量薄荷油溶解),混匀,加水至 1000ml,搅匀,静置,取上清液,即得。

【性状】 本品为棕褐色液体;气香,味甜、微苦酸。

【鉴别】 (1)取本品 20ml,用乙酸乙酯振摇提取 2 次,每次 20ml,弃去乙酸乙酯液,水液再用水饱和的正丁醇振摇提取 3 次,每次 20ml,合并正丁醇液,蒸干,残渣加甲醇 1ml 使溶解,作为供试品溶液。另取没食子酸对照品,加乙醇制成每 1ml 含 0.5mg 的溶液,作为对照品溶液。照薄层色谱法(通则 0502)试验,吸取上述两种溶液各 5μl,分别点于同一硅胶 G 薄层板上,以三氯甲烷-乙酸乙酯-甲酸(7:3:1)为展开剂,展开,取出,晾干,喷以 10% 三氯化铁乙醇溶液。供试品色谱中,在与对照品色谱相应的位置上,显相同颜色的斑点。

(2)取本品 20ml,加浓氨试液 2ml,摇匀,放置过夜,用三氯甲烷振摇提取 2 次,每次 20ml,合并三氯甲烷液,蒸干,残渣加三氯甲烷 1ml 使溶解,作为供试品溶液。另取贝母素甲对照品,加三氯甲烷制成每 1ml 含 2mg 的溶液,作为对照品溶液。照薄层色谱法(通则 0502)试验,吸取上述两种溶液各

5μl,分别点于同一硅胶 G 薄层板上,以乙酸乙酯-甲醇-浓氨试液(17：2：1)为展开剂,展开,取出,晾干,喷以稀碘化铋钾试液。供试品色谱中,在与对照品色谱相应的位置上,显相同颜色的斑点。

【检查】　相对密度　应不低于 1.02(通则 0601)。

pH 值　应为 3.5～6.0(通则 0631)。

其他　应符合合剂项下有关的各项规定(通则 0181)。

【含量测定】　照高效液相色谱法(通则 0512)测定。

色谱条件与系统适用性试验　以十八烷基硅烷键合硅胶为填充剂;以甲醇-0.02mol/L 醋酸铵-冰醋酸(64：36：1)为流动相;检测波长为 250nm。理论板数按甘草酸峰计算应不低于 2000。

对照品溶液的制备　取甘草酸铵对照品适量,精密称定,加流动相制成每 1ml 含 50μg 的溶液,即得(每 1ml 相当于甘草酸为 48.97μg)。

供试品溶液的制备　精密量取本品 10ml,置 100ml 量瓶中,加 40％甲醇至刻度,摇匀,静置,滤过,取续滤液,即得。

测定法　分别精密吸取对照品溶液与供试品溶液各 10μl,注入液相色谱仪,测定,即得。

本品每 1ml 含甘草以甘草酸($C_{42}H_{62}O_{16}$)计,不得少于 0.35mg。

【功能与主治】　润肺利咽,生津止渴。用于阴虚肺热津亏引起的咽干声哑、咽喉疼痛、口渴烦躁。

【用法与用量】　口服。一次 10ml,一日 2 次,小儿酌减。

【注意】　忌烟、酒及辛辣食物。

【规格】　每支 10ml

【贮藏】　密封。

铁　笛　丸

Tiedi Wan

【处方】　麦冬 150g　　　　玄参 150g
　　　　　瓜蒌皮 150g　　　诃子肉 150g
　　　　　青果 60g　　　　　凤凰衣 15g
　　　　　桔梗 300g　　　　　浙贝母 300g
　　　　　茯苓 150g　　　　　甘草 300g

【制法】　以上十味,粉碎成细粉,过筛,混匀。每 100g 粉末加炼蜜 110～130g,制成大蜜丸,即得。

【性状】　本品为褐色的大蜜丸;味甘、苦、酸。

【鉴别】　(1)取本品,置显微镜下观察:不规则分枝状团块无色,遇水合氯醛液溶化,菌丝无色或淡棕色,直径 4～6μm(茯苓)。淀粉粒卵圆形,直径 35～48μm,脐点点状、人字状或马蹄状,位于较小端,层纹细密(浙贝母)。草酸钙针晶成束或散在,长 24～50μm,直径约 3μm(麦冬)。石细胞黄棕色,类长方形、类圆形或形状不规则,直径约至 94μm(玄参)。果皮

纤维层淡黄色,斜向交错排列,壁较薄,有纹孔(诃子肉)。联结乳管直径 14～25μm,含淡黄色颗粒状物(桔梗)。纤维束周围薄壁细胞含草酸钙方晶,形成晶纤维(甘草)。

(2)取本品 2g,加硅藻土 1.5g,研细,加乙酸乙酯 30ml,超声处理 30 分钟,滤过,取滤渣,挥干溶剂,加甲醇 30ml,超声处理 30 分钟,滤过,滤液蒸干,残渣加水 20ml 使溶解,用水饱和的正丁醇振摇提取 3 次,每次 20ml,合并正丁醇液,蒸干,残渣加甲醇 1ml 使溶解,作为供试品溶液。另取没食子酸对照品,加乙醇制成每 1ml 含 0.5mg 的溶液,作为对照品溶液。照薄层色谱法(通则 0502)试验,吸取上述两种溶液各 10μl,分别点于同一硅胶 G 薄层板上,以三氯甲烷-乙酸乙酯-甲酸(7：10：1)为展开剂,展开,取出,晾干,喷以 10％三氯化铁乙醇溶液。供试品色谱中,在与对照品色谱相应的位置上,显相同颜色的斑点。

(3)取本品 3g,加硅藻土 2g,研细,加浓氨试液 2.5ml 与三氯甲烷 25ml,摇匀,放置过夜,滤过,滤液蒸干,残渣加三氯甲烷 2ml 使溶解,作为供试品溶液。另取贝母素甲对照品,加三氯甲烷制成每 1ml 含 2mg 的溶液,作为对照品溶液。照薄层色谱法(通则 0502)试验,吸取上述两种溶液各 5μl,分别点于同一硅胶 G 薄层板上,以乙酸乙酯-甲醇-浓氨试液(17：2：1)为展开剂,展开,取出,晾干,喷以稀碘化铋钾试液。供试品色谱中,在与对照品色谱相应的位置上,显相同颜色的斑点。

【检查】　应符合丸剂项下有关的各项规定(通则 0108)。

【含量测定】　照高效液相色谱法(通则 0512)测定。

色谱条件与系统适用性试验　以十八烷基硅烷键合硅胶为填充剂;以甲醇-0.2mol/L 醋酸铵溶液〔0.2mol/L 醋酸铵-冰醋酸(33：1)〕(64：36)为流动相;检测波长为 250nm。理论板数按甘草酸峰计算应不低于 2000。

对照品溶液的制备　取甘草酸铵对照品适量,精密称定,加流动相制成每 1ml 含 50μg 的溶液,即得(每 1ml 相当于甘草酸为 48.97μg)。

供试品溶液的制备　取重量差异项下的本品适量,剪碎,取约 2g,精密称定,置具塞锥形瓶中,精密加入 40％甲醇 100ml,称定重量,超声处理(功率 250W,频率 40kHz)30 分钟,放冷,再称定重量,用 40％甲醇补足减失的重量,摇匀,静置,离心,取上清液滤过,取续滤液,即得。

测定法　分别精密吸取对照品溶液与供试品溶液各 10μl,注入液相色谱仪,测定,即得。

本品每丸含甘草以甘草酸($C_{42}H_{62}O_{16}$)计,不得少于 4.2mg。

【功能与主治】　润肺利咽,生津止渴。用于阴虚肺热津亏引起的咽干声哑、咽喉疼痛、口渴烦躁。

【用法与用量】　口服或含化。一次 2 丸,一日 2 次。

【注意】　忌烟、酒及辛辣食物。

【规格】　每丸重 3g

【贮藏】　密闭,防潮。

积 雪 苷 片

Jixuegan Pian

【处方】　积雪草总苷 6g

【制法】　取积雪草总苷,加入糊精与淀粉适量,或糊精、淀粉和羧甲基淀粉钠适量,用淀粉浆拌匀,制成颗粒,烘干,加入适量硬脂酸镁,压制成 1000 片〔规格(1)〕或 500 片〔规格(2)〕,或包薄膜衣,即得。

【性状】　本品为类白色或微黄色片;或为薄膜衣片,除去包衣后显类白色或微黄色;无臭,味苦。

【鉴别】　取本品 2 片〔规格(1)〕或 1 片〔规格(2)〕,研细,加乙醇 2ml,微热,滤过,滤液作为供试品溶液,进行下列试验:

(1)取滤液 0.5ml,蒸干,加醋酐 1ml,摇匀,沿试管壁缓缓加入硫酸 1ml,在两液接界处呈紫红色环。

(2)取积雪草苷对照品及羟基积雪草苷对照品,分别加乙醇制成每 1ml 各含 0.5mg 的溶液,作为对照品溶液。照薄层色谱法(通则 0502)试验,吸取上述供试品溶液 5μl、对照品溶液 10μl,分别点于同一硅胶 G 薄层板上,以正丁醇-乙酸乙酯-水(4:1:5)的上层溶液为展开剂,展开,取出,晾干,喷以醋酐-硫酸-无水乙醇(1:1:10)溶液,105℃加热至斑点显色清晰,置日光下检视。供试品色谱中,在与对照品色谱相应的位置上,显相同颜色的斑点。

【检查】　应符合片剂项下有关的各项规定(通则 0101)。

【含量测定】　照高效液相色谱法(通则 0512)测定。

色谱条件与系统适用性试验　以十八烷基硅烷键合硅胶为填充剂;以乙腈-2mmol/L 羟丙基-β-环糊精溶液(24:76)为流动相;检测波长为 205nm。理论板数按羟基积雪草苷峰计算应不低于 4000。

对照品溶液的制备　取积雪草苷 B 对照品、羟基积雪草苷对照品及积雪草苷对照品适量,精密称定,加甲醇制成每 1ml 含积雪草苷 B 0.2mg、羟基积雪草苷 0.4mg、积雪草苷 0.2mg 的混合溶液,即得。

供试品溶液的制备　取本品 20 片(除去薄膜衣片包衣),精密称定,研细,取约 0.3g,精密称定,置具塞锥形瓶中,精密加入甲醇 20ml,密塞,称定重量,超声处理(功率 500W,频率 53kHz)30 分钟,放冷,再称定重量,用甲醇补足减失的重量,摇匀,滤过,取续滤液,即得。

测定法　分别精密吸取对照品溶液与供试品溶液各 10μl,注入液相色谱仪,测定,即得。

本品每片含积雪草总苷以积雪草苷 B($C_{48}H_{78}O_{20}$)、羟基积雪草苷($C_{48}H_{78}O_{20}$)和积雪草苷($C_{48}H_{78}O_{19}$)的总量计,〔规格(1)〕不得少于 4.2mg;〔规格(2)〕不得少于 8.4mg。

【功能与主治】　有促进创伤愈合作用。用于治疗外伤、手术创伤,烧伤,疤痕疙瘩及硬皮病。

【用法与用量】　口服。一次 12mg,一日 3 次;用于治疗疤痕疙瘩及硬皮病,一次 12~24mg,一日 3 次。

【注意】　(1)对本品过敏者禁用。(2)孕妇及过敏体质者慎用。

【规格】　(1)每片含积雪草总苷 6mg　(2)每片含积雪草总苷 12mg

【贮藏】　密封。

射麻口服液

Shema Koufuye

【处方】
麻黄 150g	胆南星 150g
石膏 500g	蜜桑白皮 250g
射干 250g	炒莱菔子 200g
苦杏仁 250g	白前 250g
黄芩 250g	醋五味子 150g

【制法】　以上十味,取麻黄、苦杏仁、醋五味子粉碎成粗粉,水蒸气蒸馏,收集馏液约 450ml 备用;药渣与其余射干等七味加水煎煮二次,第一次 2 小时,第二次 1.5 小时,合并煎液,滤过,滤液减压浓缩至相对密度为 1.10~1.20(50℃)的清膏,放冷,加乙醇使含醇量为 70%,搅匀,以浓氨溶液调 pH 值至 7.5~7.8,静置 48 小时,滤过,减压浓缩至约 900ml,加等量水,搅匀,冷藏 48 小时,滤过,滤液浓缩至 250ml,与上述馏液合并,加炼蜜 450g、β-环糊精 30g、山梨酸 1.5g,混匀,加水至 1000ml,搅匀,灌封,灭菌,即得。

【性状】　本品为棕褐色的液体;味甜、微苦。

【鉴别】　(1)取本品 10ml,置锥形瓶中,瓶中悬挂一条三硝基苯酚试纸,用软木塞塞紧,置水浴中加热 10 分钟,试纸显砖红色。

(2)本品〔含量测定〕项下所得色谱图,供试品色谱中,应呈现与对照品色谱峰保留时间相对应的色谱峰。

(3)取本品 20ml,用水饱和的正丁醇提取 2 次,每次 20ml,合并正丁醇液,用正丁醇饱和的水洗涤 2 次,每次 20ml,分取正丁醇液,回收溶剂至干,残渣加甲醇 2ml 使溶解,作为供试品溶液。另取射干对照药材 0.3g,加乙醇 15ml,加热回流 30 分钟,滤过,滤液蒸干,残渣加甲醇 2ml 使溶解,作为对照药材溶液。照薄层色谱法(通则 0502)试验,吸取上述供试品溶液 2~5μl、对照药材溶液 5μl,分别点于同一硅胶 GF$_{254}$ 薄层板上,以三氯甲烷-甲醇-水(9.3:0.7:0.1)下层液为展开剂,展开,取出,晾干,置紫外光灯(254nm)下检视。供试品色谱中,在与对照药材色谱相应的位置上,显相同颜色的斑点。

(4)取黄芩对照药材 0.5g,加乙醇 20ml,超声处理 30 分钟,滤过,滤液蒸干,加甲醇 1ml 使溶解,作为对照药材溶液。另取黄芩苷对照品,加甲醇制成每 1ml 含 1mg 的溶液,作为对照品溶液。照薄层色谱法(通则 0502)试验,吸取〔鉴别〕(3)项下的供试品溶液和上述两种溶液各 2~5μl,分别点于同一用 4％醋酸钠溶液制成的硅胶 G 薄层板上,以乙酸乙酯-丁酮-甲酸-水(5∶3∶1∶1)为展开剂,展开,取出,晾干,喷以 2％三氯化铁乙醇溶液。供试品色谱中,在与对照药材和对照品色谱相应的位置上,显相同颜色的斑点。

(5)取本品 20ml,加浓氨溶液约 10ml,调 pH 至 11 以上,加乙醚 40ml,振摇提取,分取乙醚液,挥干,残渣加甲醇 1ml 使溶解,作为供试品溶液。另取五味子醇甲对照品,加甲醇制成每 1ml 含 1mg 的溶液,作为对照品溶液。照薄层色谱法(通则 0502)试验,吸取上述两种溶液各 5µl,分别点于同一硅胶 GF$_{254}$ 薄层板上,以石油醚(30～60℃)-甲酸乙酯-甲酸(15∶5∶1)上层溶液为展开剂,展开,取出,晾干,置紫外光灯(254nm)下检视。供试品色谱中,在与对照品色谱相应的位置上,显相同颜色的斑点。

【检查】　相对密度　应不低于 1.10(通则 0601)。

pH 值　应为 4.0～6.0(通则 0631)。

其他　应符合合剂项下有关的各项规定(通则 0181)。

【含量测定】　照高效液相色谱法(通则 0512)测定。

色谱条件与系统适用性试验　以十八烷基硅烷键合硅胶为填充剂;以乙腈-0.02mol/L 磷酸二氢钾溶液(含 0.2％三乙胺,0.2％磷酸)(3∶97)为流动相;检测波长为 210nm。理论板数按盐酸麻黄碱峰计算应不低于 4000。

对照品溶液的制备　精密称取盐酸麻黄碱对照品 12.5mg、盐酸伪麻黄碱对照品 10mg,分别置 50ml 量瓶中,加甲醇溶解并稀释至刻度,摇匀,精密量取盐酸麻黄碱溶液 5ml、盐酸伪麻黄碱溶液 3ml,置同一 25ml 量瓶中,加甲醇-浓氨试液(95∶5)混合溶液稀释至刻度,摇匀,即得。

供试品溶液的制备　取装量项下本品,混匀,精密量取 5ml,置 50ml 量瓶中,加 0.1mol/L 盐酸溶液稀释至刻度,摇匀,滤过,精密量取续滤液 5ml,加在已处理好的固相萃取柱(以混合型阳离子交换反相吸附剂为填充剂的固相萃取柱,规格:6ml/150mg,30µm。依次用甲醇、水各 6ml 预洗)上,依次用 0.1mol/L 盐酸溶液、甲醇各 6ml 洗脱,弃去洗脱液,继用新鲜配制的甲醇-浓氨试液(95∶5)混合溶液 6ml 洗脱,收集洗脱液置 5ml 量瓶中,并至刻度,摇匀,滤过,取续滤液,即得。

测定法　分别精密吸取对照品溶液与供试品溶液各 10µl,注入液相色谱仪,测定,即得。

本品每 1ml 含麻黄以盐酸麻黄碱(C$_{10}$H$_{15}$NO·HCl)和盐酸伪麻黄碱(C$_{10}$H$_{15}$NO·HCl)的总量计,不得少于 0.35mg。

【功能与主治】　清肺化痰,止咳平喘。用于外邪犯肺、入里化热所致咳嗽、痰多稠粘,胸闷气喘,喉中痰鸣,发热或不发热,舌苔黄或黄白,或舌质红,脉弦滑或滑数。

【用法与用量】　口服。一次 10ml,一日 3 次,或遵医嘱。

【注意】　心脏病患者及运动员慎用。

【规格】　每支装 10ml

【贮藏】　密封,置阴凉干燥处。

健儿乐颗粒

Jian'erle Keli

【处方】　山楂 250g　　　　　竹心 150g
　　　　　钩藤 50g　　　　　白芍 250g
　　　　　甜叶菊 150g　　　　鸡内金 5g

【制法】　以上六味,鸡内金粉碎成细粉,其余钩藤等五味加水煎煮二次,每次 2 小时,滤过,合并滤液,浓缩至相对密度为 1.14～1.18(75℃),加入乙醇使含醇量为 60％～65％,混匀,静置使沉淀,上清液备用,沉淀加适量 65％乙醇洗涤,静置,合并两次上清液,回收乙醇并浓缩成稠膏,测定稠膏干固物的量,加入鸡内金粉及蔗糖适量(稠膏干固物∶蔗糖＝1∶10.16),制粒,干燥,制成颗粒 1000g,即得。

【性状】　本品为黄棕色至棕褐色的颗粒;味甜、微苦。

【鉴别】　取本品 10g,加水 20ml 使溶解,用水饱和的正丁醇振摇提取 2 次,每次 15ml,合并提取液,用水洗涤 3 次,每次 15ml,弃去水洗液,正丁醇液蒸干,残渣加无水乙醇 2ml 使溶解,作为供试品溶液。另取白芍对照药材 1g,加乙醇 10ml,温浸 1 小时,滤过,滤液浓缩至 2ml,作为对照药材溶液。再取甜叶菊对照药材 1g,加水 100ml,煎煮 1 小时,滤过,滤液浓缩至约 30ml,用水饱和的正丁醇振摇提取 2 次,每次 15ml,同供试品溶液制备法制成对照药材溶液。照薄层色谱法(通则 0502)试验,吸取供试品溶液 2～5µl、两种对照药材溶液各 2µl,分别点于同一硅胶 G 薄层板上,以三氯甲烷-乙酸乙酯-甲醇-水(15∶40∶20∶10)10℃以下放置的下层溶液为展开剂,展开,取出,晾干,喷以 10％硫酸乙醇溶液,在 105℃加热至斑点显色清晰。供试品色谱中,分别在与白芍和甜叶菊对照药材色谱相应的位置上,显相同颜色的主斑点。

【检查】　除溶化性外,应符合颗粒剂项下的有关规定(通则 0104)。

【含量测定】　照高效液相色谱法(通则 0512)测定。

色谱条件与系统适用性试验　以十八烷基硅烷键合硅胶为填充剂;以乙腈-0.1％磷酸溶液(14∶86)为流动相;检测波长为 230nm。理论板数按芍药苷峰计算应不低于 2000。

对照品溶液的制备　取芍药苷对照品适量,精密称定,加甲醇制成每 1ml 含 60µg 的溶液,即得。

供试品溶液的制备　取装量差异项下的本品内容物,混匀,取约 2g,精密称定,置 50ml 量瓶中,加稀乙醇 35ml,超声处理(功率 200W,频率 25kHz)30 分钟,放冷,加稀乙醇至刻度,摇匀,滤过,取续滤液,即得。

测定法　分别精密吸取对照品溶液与供试品溶液各 5µl,注入液相色谱仪,测定,即得。

本品每袋含白芍以芍药苷(C$_{23}$H$_{28}$O$_{11}$)计,不得少于 10.0mg。

【功能与主治】 健脾消食,清心安神。用于脾失健运、心肝热盛所致厌食、夜啼,症见纳呆食少、消化不良、夜惊夜啼、夜眠不宁。

【用法与用量】 口服。三岁以下小儿一次 5g,三至六岁一次 10g,一日 2 次;七至十二岁一次 10g,一日 3 次。

【规格】 每袋袋装 10g

【贮藏】 密封。

健儿消食口服液

Jian'er Xiaoshi Koufuye

【处方】
黄芪 66.7g	炒白术 33.4g
陈皮 33.4g	麦冬 66.7g
黄芩 33.4g	炒山楂 33.4g
炒莱菔子 33.4g	

【制法】 以上七味,加水煎煮二次,每次 2 小时,滤过,合并滤液并浓缩至相对密度为 1.01～1.05(60℃)的清膏,冷藏 48 小时,滤过,滤液加炼蜜 300g,山梨酸钾 0.67g(加适量水热溶),加水至 1000ml,搅匀,静置 48 小时,取上清液,滤过,灌封,灭菌,即得。

【性状】 本品为棕黄色至棕褐色的液体,久置有少量沉淀;味甜、微苦。

【鉴别】 (1)取本品 30ml,蒸至近干,残渣加乙醇 3ml 搅拌使溶解,取上清液,作为供试品溶液。另取黄芪对照药材 2g,加乙醇 5ml,振摇 10 分钟,滤过,滤液作为对照药材溶液。照薄层色谱法(通则 0502)试验,吸取供试品溶液 10～20μl,对照品溶液 3～6μl,分别点于同一硅胶 G 薄层板上,以甲苯-乙酸乙酯(4:1)为展开剂,展开,取出,晾干,置氨蒸气中熏 3 分钟后,置紫外光灯(365nm)下检视。供试品色谱中,在与对照药材色谱相应的位置上,显相同颜色的荧光斑点。

(2)取本品 20ml,用乙酸乙酯振摇提取 2 次,每次 20ml,合并乙酸乙酯液,蒸干,残渣加乙醇 1ml 使溶解,作为供试品溶液。另取陈皮对照药材 1g,加水 60ml,煮沸 1 小时,滤过,滤液同法制成对照药材溶液。照薄层色谱法(通则 0502)试验,吸取上述两种溶液各 3μl,分别点于同一硅胶 G 薄层板上,以乙酸乙酯-甲醇-水(100:17:13)为展开剂,展至约 3cm,取出,晾干,再以甲苯-乙酸乙酯-甲酸-水(20:10:1:1)的上层溶液为展开剂,展至约 8cm,取出,晾干,喷以三氯化铝试液,置紫外光灯(365nm)下检视。供试品色谱中,在与对照药材色谱相应的位置上,显相同颜色的荧光斑点。

【检查】 **相对密度** 应为 1.10～1.20(通则 0601)。

pH 值 应为 3.0～5.0(通则 0631)。

其他 应符合合剂项下有关的各项规定(通则 0181)。

【含量测定】 照高效液相色谱法(通则 0512)测定。

色谱条件与系统适用性试验 以十八烷基硅烷键合硅胶为填充剂;以甲醇-0.1%磷酸溶液(50:50)为流动相;柱温 40℃;检测波长为 280nm。理论板数按黄芩苷峰计算应不低于 2500。

对照品溶液的制备 取黄芩苷对照品适量,精密称定,加甲醇制成每 1ml 含 40μg 的溶液,即得。

供试品溶液的制备 精密量取本品 2ml,置 50ml 量瓶中,加水 15ml,摇匀,再加甲醇 25ml,摇匀,超声处理(功率 250W,频率 50kHz)5 分钟,放冷,加甲醇稀释至刻度,摇匀,离心(转速为每分钟 3000 转)10 分钟,取上清液,滤过,取续滤液,即得。

测定法 分别精密吸取对照品溶液与供试品溶液各 5μl,注入液相色谱仪,测定,即得。

本品每 1ml 含黄芩以黄芩苷(C$_{21}$H$_{18}$O$_{11}$)计,不得少于 1.0mg。

【功能与主治】 健脾益胃,理气消食。用于小儿饮食不节损伤脾胃引起的纳呆食少,脘胀腹满,手足心热,自汗乏力,大便不调,以至厌食、恶食。

【用法与用量】 口服。三岁以内一次 5～10ml;三岁以上一次 10～20ml,一日 2 次,用时摇匀。

【规格】 每支装 10ml

【贮藏】 密封,置阴凉处。

健民咽喉片

Jianmin Yanhou Pian

【处方】
玄参 50g	麦冬 34g
蝉蜕 20g	诃子 34g
桔梗 34g	板蓝根 34g
胖大海 2g	地黄 50g
西青果 10g	甘草 20g
薄荷素油 0.5ml	薄荷脑 3.5g

【制法】 以上十二味,薄荷素油、薄荷脑用适量乙醇溶解;其余玄参等十味和适量的甜菊叶加水煎煮三次,第一、二次每次 2 小时,第三次 1 小时,滤过,滤液合并,浓缩成稠膏;加入适量的蔗糖粉、淀粉和可可粉,混匀,制粒,干燥,放冷,喷加含薄荷素油、薄荷脑的乙醇溶液,加入适量的奶油香精;或加入适量的蔗糖粉、淀粉和枸橼酸,混匀,制粒,干燥,放冷,喷加含薄荷素油、薄荷脑和橙油的乙醇溶液,加入适量的橙粉,压制成 1500 片〔规格(1)〕或 1000 片〔规格(2)〕或包糖衣或薄膜衣,即得。

【性状】 本品为黄褐色的片或糖衣片、薄膜衣片,除去包衣后显黄褐色;气香,味甜或酸甜,具清凉感。

【鉴别】 (1)取本品 10 片〔规格(1)〕或 7 片〔规格(2)〕,除去包衣,研细,加石油醚(30～60℃)20ml,密塞,时时振摇浸渍 4 小时,滤过,滤渣备用,滤液挥散至 1ml,作为供试品溶液。另取薄荷脑对照品,加乙醇制成每 1ml 含 2mg 的溶液,作为对照品溶液。照薄层色谱法(通则 0502)试验,吸取上述两种溶液各 10μl,分别点于同一硅胶 G 薄层板上,以石油醚(60~90℃)-乙酸乙酯(5:1)为展开剂,展开,取出,晾干,喷以香草醛硫酸试液-乙醇(1:4)的混合溶液,在 100℃加热至斑点显色清晰。供试品色谱中,在与对照品色谱相应的位置上,显相同颜色的斑点。

(2)取〔鉴别〕(1)项下的备用滤渣,加石油醚(60~90℃)40ml,超声处理 20 分钟,滤过,滤渣挥去石油醚,加乙醇 40ml,超声处理 30 分钟,滤过,滤液浓缩至 2ml,作为供试品溶液。另取西青果对照药材 1g,加丙酮 10ml,密塞,振摇 3 分钟,滤过,滤液作为对照药材溶液。照薄层色谱法(通则 0502)试验,吸取供试品溶液 8μl、对照药材溶液 6μl,分别点于同一硅胶 G 薄层板上使成条状,以三氯甲烷-乙酸乙酯-丙酮-冰醋酸(5:2:4:1)为展开剂,展开,取出,晾干,喷以氨制硝酸银试液,加热至斑点显色清晰。供试品色谱中,在与对照药材色谱相应的位置上,显相同颜色的斑点。

【检查】 除崩解时限不检查外,其他应符合片剂项下有关的各项规定(通则 0101)。

【含量测定】 照高效液相色谱法(通则 0512)测定。

色谱条件与系统适用性试验 以十八烷基硅烷键合硅胶为填充剂;以乙腈-含 0.1%三乙胺的 0.1%磷酸溶液(1:99)为流动相;检测波长为 273nm。理论板数按没食子酸峰计算应不低于1000。

对照品溶液的制备 取没食子酸对照品适量,精密称定,加 50%甲醇制成每 1ml 含 20μg 的溶液,即得。

供试品溶液的制备 取本品 20 片,除去包衣,精密称定,研细,混匀,取约 1.5g,精密称定,置具塞锥形瓶中,精密加入 50%甲醇 50ml,密塞,称定重量,超声处理(功率 300W,频率 40kHz)30 分钟,放冷,再称定重量,用 50%甲醇补足减失的重量,摇匀,滤过,取续滤液,即得。

测定法 分别精密吸取对照品溶液与供试品溶液各 20μl,注入液相色谱仪,测定,即得。

本品每片含诃子和西青果以没食子酸($C_7H_6O_5$)计,〔规格(1)〕不得少于 0.24mg,〔规格(2)〕不得少于 0.36mg。

【功能与主治】 清利咽喉,养阴生津,解毒泻火。用于热盛津伤、热毒内盛所致的咽喉肿痛、失音及上呼吸道炎症。

【用法与用量】 含服。一次 2~4 片〔规格(1)〕或 2 片〔规格(2)〕,每隔 1 小时 1 次。

【规格】 (1)每片相当于饮片 0.195g (2)每片相当于饮片 0.292g

【贮藏】 密封。

健 步 丸
Jianbu Wan

【处方】 盐黄柏 40g　　　　　盐知母 20g
　　　　　熟地黄 20g　　　　　当归 10g
　　　　　酒白芍 15g　　　　　牛膝 35g
　　　　　豹骨(制)10g　　　　醋龟甲 40g
　　　　　陈皮(盐炙)7.5g　　　干姜 5g
　　　　　锁阳 10g　　　　　　羊肉 320g

【制法】 以上十二味,将羊肉洗净,剔去筋、膜、油,加黄酒 40g 和水,煮烂,与盐黄柏等十一味捣和,干燥,粉碎成细粉,过筛,混匀。每 100g 粉末用糯米粉 5~10g 与适量的水调成的稀糊泛丸,干燥,即得。

【性状】 本品为棕褐色至深褐色的糊丸;气微腥,味微苦。

【鉴别】 (1)取本品,置显微镜下观察:纤维束鲜黄色,周围细胞含草酸钙方晶,形成晶纤维,含晶细胞的壁木化增厚(盐黄柏)。草酸钙针晶成束或散在,长 26~110μm(盐知母)。草酸钙方晶成片存在于薄壁组织中(陈皮)。草酸钙簇晶直径 18~32μm,存在于薄壁细胞中,常排列成行,或一个细胞中含有数个簇晶(酒白芍)。薄壁细胞纺锤形,壁略厚,有极微细的斜向交错纹理(当归)。薄壁组织灰棕色至黑棕色,细胞多皱缩,内含棕色核状物(熟地黄)。不规则块片灰黄色,表面有微细纹理或孔隙(醋龟甲)。横纹肌碎片甚多,淡黄色,大小不一(羊肉)。薄壁细胞充满淀粉粒及黄棕色物,用水合氯醛试液透化后,黄棕色物中留下圆形痕(锁阳)。淀粉粒长卵形、广卵形或形状不规则,直径 25~32μm,脐点点状,位于较小端,层纹明显(干姜)。骨组织碎片淡灰黄色,有细纵纹理,布有梭形或不规则形孔隙,其边缘不平整(豹骨)。

(2)取本品 0.5g,研碎,加甲醇 10ml,超声处理 15 分钟,滤过,滤液作为供试品溶液。另取黄柏对照药材 0.2g,同法制成对照药材溶液。再取盐酸小檗碱对照品,加甲醇制成每 1ml 含 0.2mg 的溶液,作为对照品溶液。照薄层色谱法(通则 0502)试验,吸取上述三种溶液各 5μl,分别点于同一硅胶 G 薄层板上,以甲苯-异丙醇-乙酸乙酯-甲醇-浓氨试液(12:3:6:3:1)为展开剂,置氨蒸气饱和的展开缸内,展开,取出,晾干,置紫外光灯(365nm)下检视。供试品色谱中,在与对照药材色谱和对照品色谱相应的位置上,显相同颜色的荧光斑点。

(3)取本品 15g,研碎,加乙醇 50ml,超声处理 20 分钟,滤过,滤液蒸干,残渣加水 20ml 使溶解,用乙醚振摇提取至提取液无色,弃去乙醚液,再用水饱和的正丁醇振摇提取 3 次,每次 20ml,合并正丁醇提取液,用水洗涤 3 次,每次 15ml,弃去水洗液,正丁醇液蒸干,残渣加乙醇 1ml 使溶解,与中性氧化铝 1g 拌匀,烘干,研细,加在中性氧化铝柱(100~200 目,1g,

柱内径为 1～1.5cm)上,用甲醇 40ml 洗脱,收集洗脱液,蒸干,残渣加乙醇 0.5ml 使溶解,作为供试品溶液。另取药苷对照品,加乙醇制成每 1ml 含 0.8mg 的溶液,作为对照品溶液。照薄层色谱法(通则 0502)试验,吸取上述两种溶液各 5μl,分别点于同一硅胶 G 薄层板上,以三氯甲烷-乙酸乙酯-甲醇-甲酸(40:5:10:0.2)为展开剂,展开,取出,晾干,喷以 5%香草醛硫酸溶液,加热至斑点显色清晰。供试品色谱中,在与对照品色谱相应的位置上,显相同颜色的斑点。

(4)取本品 5g,研碎,加乙酸乙酯 30ml,超声处理 15 分钟,滤过,滤液挥干,残渣加乙酸乙酯 1ml 使溶解,作为供试品溶液。另取当归对照药材 0.5g,同法制成对照药材溶液。照薄层色谱法(通则 0502)试验,吸取上述两种溶液各 2μl,分别点于同一硅胶 G 薄层板上,以正己烷-乙酸乙酯(9:1)为展开剂,展开,取出,晾干,置紫外光灯(365nm)下检视。供试品色谱中,在与对照药材色谱相应的位置上,显相同颜色的荧光斑点。

【检查】 应符合丸剂项下有关的各项规定(通则 0108)。

【含量测定】 照高效液相色谱法(通则 0512)测定。

色谱条件与系统适用性试验 以十八烷基硅烷键合硅胶为填充剂;以乙腈-0.05mol/L 磷酸二氢钠溶液(用磷酸调节 pH 值至 3.0)(25:75)为流动相;检测波长为 347nm。理论板数按盐酸小檗碱峰计算应不低于 3000。

对照品溶液的制备 取盐酸小檗碱对照品适量,精密称定,加甲醇制成每 1ml 含 20μg 的溶液,即得。

供试品溶液的制备 取本品适量,研细,取 0.25g,精密称定,置具塞锥形瓶中,精密加入 1%盐酸甲醇溶液 50ml,密塞,称定重量,超声处理(功率 300W,频率 50kHz)30 分钟,放冷,再称定重量,用 1%盐酸甲醇溶液补足减失的重量,摇匀,离心,取上清液,即得。

测定法 分别精密吸取对照品溶液与供试品溶液各 10μl,注入液相色谱仪,测定,即得。

本品每 1g 含盐黄柏以盐酸小檗碱($C_{20}H_{17}NO_4 \cdot HCl$)计,不得少于 2.4mg。

【功能与主治】 补肝肾,强筋骨。用于肝肾不足,腰膝酸软,下肢痿弱,步履艰难。

【用法与用量】 口服。一次 9g,一日 2 次。

【贮藏】 密封。

健 胃 片
Jianwei Pian

【处方】

炒山楂 16g		六神曲(炒)16g	
炒麦芽 16g		焦槟榔 32g	
醋鸡内金 16g		苍术(制)79g	
草豆蔻 47g		陈皮 47g	
生姜 16g		柴胡 47g	
白芍 79g		川楝子 47g	
醋延胡索 32g		甘草浸膏 9g	

【制法】 以上十四味,醋鸡内金、白芍、醋延胡索、甘草浸膏粉碎成细粉,过筛;草豆蔻、陈皮提取挥发油,蒸馏后的水溶液另器收集;炒山楂、六神曲(炒)、炒麦芽、焦槟榔、柴胡加水煎煮三次,每次 2 小时,合并煎液,滤过;苍术(制)、生姜、川楝子用 70%乙醇加热回流二次,每次 2 小时,滤过,合并滤液,回收乙醇。合并以上各药液,减压浓缩至相对密度为 1.35～1.40(50℃)的清膏,加入醋鸡内金等细粉,混匀,干燥,粉碎成细粉,加入适量辅料,制成颗粒,干燥,放冷,加入挥发油,混匀,压制成 1000 片,包糖衣或薄膜衣,即得。

【性状】 本品为糖衣片或薄膜衣片,除去包衣后,显浅黄棕色至棕色;气香,味微苦、辛。

【鉴别】 (1)取本品粉末,置显微镜下观察:厚壁细胞碎片绿黄色,细胞类多角形或略延长,壁稍弯曲,有的连珠状增厚(延胡索)。草酸钙簇晶直径 18～32μm,存在于薄壁细胞中,常排列成行,或一个细胞中含有数个簇晶(白芍)。

(2)取本品 5 片,除去包衣,研细,加乙醇 10ml,冷浸 1 小时,时时振摇,滤过,滤液蒸干,残渣加乙醇 1ml 使溶解,作为供试品溶液。另取芍药苷对照品,加乙醇制成每 1ml 含 1mg 的溶液,作为对照品溶液。照薄层色谱法(通则 0502)试验,吸取上述两种溶液各 5μl,分别点于同一硅胶 G 薄层板上,以三氯甲烷-乙酸乙酯-甲醇-甲酸(40:5:10:0.2)为展开剂,展开,取出,晾干,喷以 5%香草醛硫酸溶液,在 105℃加热至斑点显色清晰。供试品色谱中,在与对照品色谱相应的位置上,显相同颜色的斑点。

(3)取本品 15 片,除去包衣,研细,加甲醇 50ml,超声处理 30 分钟,滤过,滤液蒸干,残渣加水 20ml 使溶解,加浓氨试液调至碱性,用乙醚提取 3 次,每次 10ml,合并乙醚液,蒸干,残渣加甲醇 1ml 使溶解,作为供试品溶液。另取延胡索乙素对照品,加甲醇制成每 1ml 含 1mg 的溶液,作为对照品溶液。照薄层色谱法(通则 0502)试验,吸取上述两种溶液各 4μl,分别点于同一用 1%氢氧化钠溶液制备的硅胶 G 薄层板上,以正己烷-三氯甲烷-甲醇(7.5:4:1)为展开剂,置以展开剂预饱和的展开缸内,展开,取出,晾干,置碘缸中约 3 分钟后取出,挥尽板上吸附的碘后,置紫外光灯(365nm)下检视。供试品色谱中,在与对照品色谱相应的位置上,显相同颜色的荧光斑点。

(4)取本品 15 片,除去包衣,研细,加甲醇 10ml,超声处理 30 分钟,滤过,滤液作为供试品溶液。另取橙皮苷对照品,加甲醇制成饱和溶液,作为对照品溶液。照薄层色谱法(通则 0502)试验,吸取上述两种溶液各 5μl,分别点于同一硅胶 G 薄层板上,以乙酸乙酯-甲醇-水(100:17:13)为展开剂,展开,取出,晾干,喷以 1%三氯化铝乙醇溶液,置紫外光灯(365nm)下检视。供试品色谱中,在与对照品色谱相应的位置上,显相同颜色的荧光斑点。

(5)取本品 15片,除去包衣,研细,加乙醚 40ml,加热回流 1小时,滤过,弃去滤液,药渣加甲醇 30ml,加热回流 1小时,滤过,滤液蒸干,残渣加水 40ml 使溶解,用水饱和的正丁醇提取 3次,每次 20ml,合并正丁醇液,用水洗涤 2次,每次 20ml,弃去水层,正丁醇液蒸干,残渣加甲醇 5ml 使溶解,作为供试品溶液。另取甘草对照药材 1g,同法制成对照药材溶液。照薄层色谱法(通则 0502)试验,吸取上述两种溶液各 2µl,分别点于同一用 1%氢氧化钠溶液制备的硅胶 G 薄层板上,以乙酸乙酯-甲酸-冰醋酸-水(15:1:1:2)为展开剂,展开,取出,晾干,喷以 10%硫酸乙醇溶液,在 105℃加热至斑点显色清晰,置紫外光灯(365nm)下检视。供试品色谱中,在与对照药材色谱相应的位置上,显相同颜色的荧光斑点。

【检查】 应符合片剂项下有关的各项规定(通则 0101)。

【含量测定】 照高效液相色谱法(通则 0512)测定。

色谱条件与系统适用性试验 以十八烷基硅烷键合硅胶为填充剂;以乙腈-水(15:85)为流动相;检测波长为 230nm。理论板数按芍药苷峰计算应不低于 2000。

对照品溶液的制备 取芍药苷对照品适量,精密称定,加 50%乙醇制成每 1ml 含 80µg 的溶液,即得。

供试品溶液的制备 取本品 20片,除去包衣,精密称定,研细,取约 0.2g,精密称定,置具塞锥形瓶中,精密加入 50%乙醇 25ml,密塞,称定重量,超声处理(功率 300W,频率 40kHz)30分钟,放冷,再称定重量,用 50%乙醇补足减失的重量,摇匀,滤过,取续滤液,即得。

测定法 分别精密吸取对照品溶液与供试品溶液各 10µl,注入液相色谱仪,测定,即得。

本品每片含白芍以芍药苷($C_{23}H_{28}O_{11}$)计,不得少于 1.1mg。

【功能与主治】 舒肝和胃,消食导滞,理气止痛。用于肝胃不和,饮食停滞所致的胃痛,痞满,症见胃脘胀痛,嘈杂食少,嗳气口臭,大便不调。

【用法与用量】 口服。一次 6片,一日 3次。

【注意】 孕妇慎服;不宜久服,肝功能不良者慎服。

【规格】 (1)薄膜衣片 每片重 0.32g

(2)糖衣片(片心重 0.3g)

【贮藏】 密封。

健胃消食片

Jianwei Xiaoshi Pian

【处方】 太子参 228.6g　　　陈皮 22.9g
山药 171.4g　　　炒麦芽 171.4g
山楂 114.3g

【制法】 以上五味,取太子参半量与山药粉碎成细粉,其余陈皮等三味及剩余太子参加水煎煮二次,每次 2小时,合并

煎液,滤过,滤液低温浓缩至稠膏状,或浓缩成相对密度为 1.08~1.12(65℃)的清膏,喷雾干燥。加入上述细粉、蔗糖和糊精适量,混匀,制成颗粒,干燥,压制成 1000片〔规格(1)〕或 1600片〔规格(2)〕,或包薄膜衣,即得。

【性状】 本品为浅棕黄色的片或薄膜衣片,也可为异形片。薄膜衣片除去包衣后显浅棕黄色;气微香,味微甜、酸。

【鉴别】 (1)取本品 30片〔规格(1)〕或 48片〔规格(2)〕,研细,加甲醇 50ml,加热回流 30分钟,滤过,滤液蒸干,残渣加水 20ml 使溶解,通过 D101 型大孔吸附树脂柱(柱内径为 1.2cm,柱高为 15cm),用水 200ml 洗脱,弃去水洗液,再用乙醇 100ml 洗脱,收集乙醇洗脱液,蒸干,残渣加甲醇 1ml 使溶解,作为供试品溶液。另取太子参对照药材 5g,加水煎煮 2小时,离心,取上清液,通过 D101 型大孔吸附树脂柱,同法制成对照药材溶液。照薄层色谱法(通则 0502)试验,吸取上述两种溶液各 20µl,分别点于同一硅胶 G 薄层板上,以甲苯-乙酸乙酯(4:1)为展开剂,展开,取出,晾干,喷以 1%香草醛硫酸溶液,在 105℃加热至斑点显色清晰。供试品色谱中,在与对照药材色谱相应的位置上,显相同颜色的斑点。

(2)取本品 30片〔规格(1)〕或 48片〔规格(2)〕,研细,加甲醇 50ml,加热回流 30分钟,滤过,滤液蒸干,残渣加水 20ml 使溶解,用乙酸乙酯振摇提取 2次,每次 20ml,合并乙酸乙酯液,蒸干,残渣加甲醇 1ml 使溶解,作为供试品溶液。另取山楂对照药材 2g,加水 100ml,煎煮 1小时,滤过,滤液浓缩至 20ml,用稀盐酸调节 pH 值至 1~2,用乙酸乙酯振摇提取 2次,同法制成对照药材溶液。照薄层色谱法(通则 0502)试验,吸取上述两种溶液各 20µl,分别点于同一硅胶 G 薄层板上,以环己烷-乙酸乙酯-甲酸(20:20:1)为展开剂,展开,取出,晾干,喷以 2%三氯化铁乙醇溶液,在 105℃加热至斑点显色清晰。供试品色谱中,在与对照药材色谱相应的位置上,显相同颜色的主斑点。

【检查】 应符合片剂项下有关的各项规定(通则 0101)。

【含量测定】 照高效液相色谱法(通则 0512)测定。

色谱条件与系统适用性试验 以十八烷基硅烷键合硅胶为填充剂;以甲醇-0.5%冰醋酸溶液(40:60)为流动相;检测波长为 283nm。理论板数按橙皮苷峰计算应不低于 2000。

对照品溶液的制备 取橙皮苷对照品约 12.5mg,精密称定,置 100ml 量瓶中,加甲醇使溶解并稀释至刻度,摇匀;精密量取 3ml,置 25ml 量瓶中,加 50%甲醇稀释至刻度,摇匀,即得(每 1ml 中含橙皮苷 15µg)。

供试品溶液的制备 取重量差异项上的本品,研细,取约 2g,精密称定,精密加入甲醇 20ml,称定重量,置水浴上加热回流 1小时,放冷,再称定重量,用甲醇补足减失的重量,摇匀,滤过,精密量取续滤液 5ml,置 10ml 量瓶中,加水稀释至刻度,摇匀,滤过,取续滤液,即得。

测定法 分别精密吸取对照品溶液与供试品溶液各 20µl,注入液相色谱仪,测定,即得。

本品每片含陈皮以橙皮苷($C_{28}H_{34}O_{15}$)计,〔规格(1)〕不

得少于 0.20mg;〔规格(2)〕不得少于 0.12mg。

【功能与主治】 健胃消食。用于脾胃虚弱所致的食积,症见不思饮食、嗳腐酸臭、脘腹胀满;消化不良见上述证候者。

【用法与用量】 口服或咀嚼。〔规格(1)〕一次 3 片,一日 3 次,小儿酌减。〔规格(2)〕成人一次 4~6 片,儿童二至四岁一次 2 片,五至八岁一次 3 片,九至十四岁一次 4 片;一日 3 次。

【规格】 (1)每片重 0.8g (2)每片重 0.5g

【贮藏】 密封。

健胃愈疡片

Jianwei Yuyang Pian

【处方】 柴胡 208.5g   党参 208.5g
　　　　　 白芍 208.5g   延胡索 208.5g
　　　　　 白及 208.5g   珍珠层粉 62.5g
　　　　　 青黛 62.5g   甘草 62.5g

【制法】 以上八味,柴胡、党参、白芍、延胡索、甘草及部分白及加水煎煮二次,滤过,合并滤液并浓缩至适量;剩余的白及粉碎成细粉,加入珍珠层粉、青黛及上述浸膏,混合,干燥,粉碎,加入辅料适量,混匀,制粒,干燥,再加入辅料适量,混匀,压片,制成 1000 片,或包薄膜衣,即得。

【性状】 本品为灰褐黑色的素片,或为薄膜衣片,除去包衣后显灰褐黑色;气微,味苦。

【鉴别】 (1)取本品,置显微镜下观察:草酸钙针晶成束,长 27~88μm(白及)。不规则块片表面不平整,呈明显的颗粒性(珍珠层粉)。不规则块片或颗粒蓝色(青黛)。

(2)取本品 12 片,研细,加乙醚 30ml,超声处理 30 分钟,放冷,滤过,弃去乙醚液,药渣挥干乙醚,加甲醇 30ml,加热回流 30 分钟,放冷,滤过,滤液蒸干,残渣加水 20ml 使溶解,用水饱和的正丁醇振摇提取 2 次,每次 20ml,合并正丁醇液,加氨试液 15ml 洗涤,弃去氨试液,正丁醇液蒸干,残渣加甲醇 1ml 使溶解,作为供试品溶液。另取柴胡对照药材 0.5g,同法制成对照药材溶液。照薄层色谱法(通则 0502)试验,吸取上述两种溶液各 5μl,分别点于同一硅胶 G 薄层板上,以乙酸乙酯-乙醇-水(8:2:1)为展开剂,展开,取出,晾干,喷以含 2% 对二甲氨基苯甲醛的 40% 硫酸溶液,热风吹至斑点显色清晰,置紫外光灯(365nm)下检视。供试品色谱中,在与对照药材色谱相应的位置上,显相同颜色的荧光斑点。

(3)取本品 5 片,研细,加甲醇 40ml,超声处理 40 分钟,放冷,滤过,滤液蒸干,残渣加水 20ml,加热使溶解,用水饱和的正丁醇振摇提取 2 次,每次 30ml,合并正丁醇液,蒸干,残渣加甲醇 1ml 使溶解,作为供试品溶液。另取党参对照药材 1g,同法制成对照药材溶液。照薄层色谱法(通则 0502)试验,吸取上述两种溶液各 2μl,分别点于同一硅胶 G 薄层板

上,以正丁醇-乙醇-水(7:2:1)为展开剂,展开,取出,晾干,喷以 10% 硫酸乙醇溶液,在 105℃ 加热至斑点显色清晰,置紫外光灯(365nm)下检视。供试品色谱中,在与对照药材色谱相应的位置上,显相同颜色的斑点。

(4)取芍药苷对照品,加甲醇制成每 1ml 含 0.5mg 溶液,作为对照品溶液。照薄层色谱法(通则 0502)试验,吸取〔鉴别〕(2)项下的供试品溶液及上述对照品溶液各 3μl,分别点于同一硅胶 G 薄层板上使成条状,以二氯甲烷-乙酸乙酯-甲醇-甲酸(40:5:10:0.2)为展开剂,展开,取出,晾干,喷以 5% 香草醛硫酸溶液,热风吹至斑点显色清晰。供试品色谱中,在与对照品色谱相应的位置上,显相同颜色的斑点。

(5)取本品 6 片,研细,加氨试液 0.5ml 使润湿,加乙醚 30ml,超声处理 15 分钟,滤过,滤液挥干,残渣加甲醇 1ml 使溶解,作为供试品溶液。另取延胡索对照药材 1g,同法制成对照药材溶液。再取延胡索乙素对照品,加甲醇制成每 1ml 含 0.5mg 的溶液,作为对照品溶液。照薄层色谱法(通则 0502)试验,吸取上述三种溶液各 5μl,分别点于同一硅胶 G 薄层板上,以甲苯-丙酮(9:2)为展开剂,展开,取出,晾干,置碘缸中熏约 3 分钟取出,挥尽板上吸附的碘后,置紫外光灯(365nm)下检视。供试品色谱中,在与对照药材色谱和对照品色谱相应的位置上,显相同颜色的荧光斑点。

(6)取本品 5 片,研细,加乙醚 20ml,超声处理 5 分钟,滤过,滤液蒸干,残渣加甲醇 1ml 使溶解,作为供试品溶液。另取青黛对照药材 0.1g,同法制成对照药材溶液。照薄层色谱法(通则 0502)试验,吸取上述两种溶液各 5μl,分别点于同一硅胶 G 薄层板上,以甲苯-二氯甲烷-丙酮(5:4:1)为展开剂,展开,取出,晾干。供试品色谱中,在与对照药材色谱相应的位置上,显相同颜色的斑点。

【检查】 应符合片剂项下有关的各项规定(通则 0101)。

【含量测定】 照高效液相色谱法(通则 0512)测定。

色谱条件与系统适用性试验 以十八烷基硅烷键合硅胶为填充剂;以乙腈-水(13:87)为流动相;检测波长为 230nm。理论板数按芍药苷峰计算应不低于 3000。

对照品溶液的制备 取芍药苷对照品适量,精密称定,加甲醇制成每 1ml 含 15μg 的溶液,即得。

供试品溶液的制备 取本品 10 片(薄膜衣片除去包衣),精密称定,研细,取约 0.2g,精密称定,置 25ml 量瓶中,加甲醇适量,超声处理(功率 300W,频率 25kHz)15 分钟,放冷,加甲醇至刻度,摇匀,滤过,取续滤液,即得。

测定法 分别精密吸取对照品溶液与供试品溶液各 10μl,注入液相色谱仪,测定,即得。

本品每片含白芍以芍药苷($C_{23}H_{28}O_{11}$)计,不得少于 0.60mg。

【功能与主治】 疏肝健脾,生肌止痛。用于肝郁脾虚、肝胃不和所致的胃痛,症见脘腹胀痛、嗳气吞酸、烦躁不适、腹胀便溏;消化性溃疡见上述证候者。

【用法与用量】 口服。一次 4~5 片,一日 4 次。

【注意】 忌酒及辛辣、油腻、酸性食物。

【规格】 薄膜衣片 每片重 0.3g

【贮藏】 遮光,密封,置干燥处。

健胃愈疡颗粒

Jianwei Yuyang Keli

【处方】 柴胡 463g 党参 463g
白芍 463g 延胡索 463g
白及 463g 珍珠层粉 139g
青黛 139g 甘草 139g

【制法】 以上八味,取部分白及粉碎成细粉,青黛水飞去浮油及杂质,干燥,粉碎成细粉;剩余的白及和其他药材加水煎煮二次,滤过,合并滤液并浓缩至适量,喷雾干燥;加入珍珠层粉、白及细粉、青黛细粉,混匀,制粒,干燥,制成颗粒 1000g,即得。

【性状】 本品为褐黑色的颗粒;气微,味苦。

【鉴别】 (1)取本品,置显微镜下观察:草酸钙针晶束多存在于黏液细胞中,长 27~88µm(白及)。不规则碎块,表面不平整,呈明显的颗粒性(珍珠层粉)。不规则块片或颗粒蓝色(青黛)。

(2)取本品 6g,研细,加乙醚 30ml,超声处理 30 分钟,滤过,弃去乙醚液,药渣挥干乙醚,加甲醇 30ml,回流提取 30 分钟,放冷,滤过,滤液蒸干,残渣加水 20ml 使溶解,加以水饱和的正丁醇振摇提取 2 次,每次 20ml,合并正丁醇液,加氨试液 15ml 洗涤,弃去氨试液,取正丁醇液蒸干,残渣加甲醇 1ml 使溶解,作为供试品溶液。另取柴胡对照药材 0.5g,同法制成对照药材溶液。照薄层色谱法(通则 0502)试验,吸取上述两种溶液各 5µl,分别点于同一硅胶 G 薄层板上,以乙酸乙酯-乙醇-水(8:2:1)为展开剂,展开,取出,晾干,喷以 2% 对二甲氨基苯甲醛的 40% 硫酸溶液,热风吹至斑点显色清晰,置紫外光灯(365nm)下检视。供试品色谱中,在与对照药材色谱相应的位置上,显相同颜色的荧光斑点。

(3)取本品 5g,研细,加甲醇 40ml,超声处理 40 分钟,放冷,滤过,滤液蒸干,残渣加水 20ml,加热使溶解,用以水饱和的正丁醇振摇提取 2 次,每次 30ml,合并正丁醇液,蒸干,残渣加甲醇 1ml 使溶解,作为供试品溶液。另取党参对照药材 1g,同法制成对照药材溶液。照薄层色谱法(通则 0502)试验,吸取上述两种溶液各 5µl,分别点于同一硅胶 G 薄层板上使成条状,以正丁醇-乙醇-水(7:2:1)为展开剂,展开,取出,晾干,喷以 10% 硫酸乙醇溶液,在 105℃ 加热至斑点显色清晰。供试品色谱中,在与对照药材色谱相应的位置上,显相同颜色的条斑。

(4)取芍药苷对照品,加甲醇制成每 1ml 含 0.5mg 溶液,作为对照品溶液。照薄层色谱法(通则 0502)试验,吸取〔鉴别〕(2)项下的供试品溶液及上述对照品溶液各 4µl,分别点于同一硅胶 G 薄层板上使成条状,以二氯甲烷-乙酸乙酯-甲醇-甲酸(40:5:10:0.2)为展开剂,展开,取出,晾干,喷以 5% 香草醛硫酸溶液,热风吹至斑点显色清晰。供试品色谱中,在与对照品色谱相应的位置上,显相同颜色的条斑。

(5)取本品 6g,研细,加氨试液 0.5ml 使润湿,加乙醚 30ml,超声处理 15 分钟,滤过,滤液挥干,残渣加甲醇 1ml 使溶解,作为供试品溶液。另取延胡索对照药材 1g,同法制成对照药材溶液。再取延胡索乙素对照品,加甲醇制成每 1ml 含 0.5mg 的溶液,作为对照品溶液。照薄层色谱法(通则 0502)试验,吸取上述三种溶液各 5µl,分别点于同一硅胶 G 薄层板上,以甲苯-丙酮(9:2)为展开剂,展开,取出,晾干,置碘缸中熏 3 分钟取出,挥尽板上吸附的碘后,置紫外光灯(365nm)下检视。供试品色谱中,在与对照药材色谱和对照品色谱相应的位置上,显相同颜色的荧光斑点。

(6)取本品 3g,研细,加乙醚 20ml,超声处理 5 分钟,滤过,滤液挥干,残渣加甲醇 1ml 使溶解,作为供试品溶液。另取青黛对照药材 0.1g,同法制成对照药材溶液。照薄层色谱法(通则 0502)试验,吸取上述两种溶液各 5µl,分别点于同一硅胶 G 薄层板上,以甲苯-二氯甲烷-丙酮(5:4:1)为展开剂,展开,取出,晾干。供试品色谱中,在与对照药材色谱相应的位置上,显相同颜色的斑点。

【检查】 除溶化性外,其他应符合颗粒剂项下有关的各项规定(通则 0104)。

【含量测定】 照高效液相色谱法(通则 0512)测定。

色谱条件与系统适用性试验 以十八烷基硅烷键合硅胶为填充剂;以乙腈-水(14:86)为流动相;检测波长为 230nm。理论板数按芍药苷峰计算应不低于 3000。

对照品溶液的制备 取芍药苷对照品适量,精密称定,加甲醇制成每 1ml 含 20µg 的溶液,即得。

供试品溶液的制备 取装量差异项下的本品内容物,研细,取约 0.15g,精密称定,置 25ml 量瓶中,加甲醇 15ml,超声处理(功率 300W,频率 25kHz)15 分钟,放冷,加甲醇稀释至刻度,摇匀,滤过,取续滤液,即得。

测定法 分别精密吸取对照品溶液与供试品溶液各 10µl,注入液相色谱仪,测定,即得。

本品每袋含白芍以芍药苷($C_{23}H_{28}O_{11}$)计,不得少于 9.0mg。

【功能与主治】 疏肝健脾,生肌止痛。用于肝郁脾虚、肝胃不和所致的胃痛,症见脘腹胀痛、嗳气吞酸、烦躁不适、腹胀便溏;消化性溃疡见上述证候者。

【用法与用量】 温开水冲服。一次 1 袋,一日 3 次。

【注意】 忌酒及辛辣,油腻,酸性食物。

【规格】 每袋装 3g

【贮藏】 密封。

健 脑 丸

Jiannao Wan

【处方】 当归 25g   天竺黄 10g

肉苁蓉(盐炙)20g   龙齿(煅)10g

山药 20g   琥珀 10g

五味子(酒蒸)15g   天麻 5g

柏子仁(炒)4g   丹参 5g

益智仁(盐炒)15g   人参 5g

远志(甘草水炙)10g   菊花 5g

九节菖蒲 10g   赭石 7.5g

胆南星 10g   酸枣仁(炒)40g

枸杞子 20g

【制法】 以上十九味,赭石、琥珀、天竺黄单研成细粉,其余当归等十六味粉碎成细粉,再与赭石 3.75g、琥珀、天竺黄细粉混匀,加适量海藻酸钠,混匀,用水制丸,干燥,用适量桃胶和剩余的赭石包衣,干燥,即得。

【性状】 本品为暗红色的包衣水丸,除去包衣后显棕褐色;气微,味微酸。

【鉴别】 (1)取本品,置显微镜下观察:种皮栅状细胞棕红色,侧面观呈一列栅状排列,表面观多角形,胞腔稍大,内含深棕色物;内种皮细胞棕黄色,表面观长方形或类方形,垂周壁连珠状增厚(酸枣仁)。种皮表皮石细胞棕黄色,表面观类多角形,壁较厚,孔沟细密,胞腔含暗棕色物(五味子)。种皮石细胞表面观不规则多角形,壁厚,波状弯曲,层纹清晰(枸杞子)。

(2)取本品 4g,研细,加乙醇 40ml,超声处理 20 分钟,滤过,滤液浓缩至约 2ml,作为供试品溶液。另取当归对照药材 1g,加乙醇 10ml,同法制成对照药材溶液。照薄层色谱法(通则 0502)试验,吸取上述两种溶液各 5μl,分别点于同一硅胶 G 薄层板上,以环己烷-乙酸乙酯(9:1)为展开剂,展开,取出,晾干,置紫外光灯(365nm)下检视。供试品色谱中,在与对照药材色谱相应的位置上,显相同颜色的斑点。

(3)取本品 10g,研细,加乙醚 60ml,超声处理 30 分钟,取药渣,挥干,加甲醇 100ml,超声处理 30 分钟,滤过,滤液蒸干,残渣加水 10ml,微热使溶解,通过 D101 型大孔吸附树脂柱(柱内径为 1.5cm,柱高为 15cm),先后用水和 20%乙醇各 70ml 洗脱,再用 60%甲醇 100ml 洗脱,收集 60%甲醇洗脱液,蒸干,残渣加甲醇 2ml 使溶解,作为供试品溶液。另取松果菊苷对照品,加甲醇制成每 1ml 含 1mg 的溶液,作为对照品溶液。照薄层色谱法(通则 0502)试验,吸取上述两种溶液各 2μl,分别点于同一聚酰胺薄膜上,以甲醇-醋酸-水(2:1:7)为展开剂,展开,取出,晾干,置紫外光灯(365nm)下检视。供试品色谱中,在与对照品色谱相应的位置上,显相同颜色的荧光斑点。

(4)取五味子对照药材 1g,加乙醇 10ml,超声处理 20 分钟,滤过,滤液浓缩至约 2ml,作为对照药材溶液。再取五味子乙素对照品、五味子醇甲对照品,分别加甲醇制成每 1ml 含 1mg 的溶液,作为对照品溶液。照薄层色谱法(通则 0502)试验,吸取〔鉴别〕(2)项下的供试品溶液 10μl 及上述对照药材溶液和两种对照品溶液各 5μl,分别点于同一硅胶 GF₂₅₄ 薄层板上,以环己烷-乙酸乙酯(14:5)为展开剂,展开,取出,晾干,置紫外光灯(254nm)下检视。供试品色谱中,在与对照药材色谱和对照品色谱相应的位置上,显相同颜色的斑点。

(5)取人参对照药材 1g,加甲醇 50ml,超声处理 30 分钟,滤过,滤液蒸干,残渣加水 10ml,自"微热使溶解"起,同〔鉴别〕(3)项下供试品溶液制备方法制成对照药材溶液。另取人参皂苷 Rg₁ 对照品,加甲醇制成每 1ml 含 1mg 的溶液,作为对照品溶液。照薄层色谱法(通则 0502)试验,吸取〔鉴别〕(6)项下的供试品溶液 10μl 及上述对照药材溶液和对照品溶液各 5μl,分别点于同一硅胶 G 薄层板上,以三氯甲烷-甲醇-水(13:7:2)10℃以下放置的下层溶液为展开剂,展开,取出,晾干,喷以 10%硫酸乙醇溶液,在 105℃加热至斑点显色清晰。供试品色谱中,在与对照药材色谱和对照品色谱相应的位置上,显相同颜色的斑点。

(6)取〔鉴别〕(3)项下的供试品溶液,蒸干,残渣加水 15ml 使溶解,用水饱和的正丁醇振摇提取 2 次,每次 15ml,合并正丁醇提取液,用氨试液洗涤 2 次,每次 15ml,正丁醇液蒸干,残渣加甲醇 1ml 使溶解,作为供试品溶液。另取酸枣仁皂苷 A 对照品和酸枣仁皂苷 B 对照品,加甲醇制成每 1ml 各含 1mg 的混合溶液,作为对照品溶液。照薄层色谱法(通则 0502)试验,吸取供试品溶液 10μl 和对照品溶液 5μl,分别点于同一硅胶 G 薄层板上,以水饱和的正丁醇为展开剂,展开,取出,晾干,喷以 2%香草醛硫酸溶液。供试品色谱中,在与对照品色谱相应的位置上,显相同颜色的斑点。

(7)取本品 5g,研细,加水 100ml,加热煮沸 15 分钟,放冷,离心,取上清液,用乙酸乙酯振摇提取 2 次,每次 50ml,合并乙酸乙酯提取液,蒸干,残渣加乙酸乙酯 2ml 使溶解,作为供试品溶液。另取枸杞子对照药材 1g,同法制成对照药材溶液。照薄层色谱法(通则 0502)试验,吸取上述两种溶液各 5μl,分别点于同一硅胶 G 薄层板上,以甲苯-乙酸乙酯-甲酸(6:4:0.2)为展开剂,展开,取出,晾干,置紫外光灯(365nm)下检视。供试品色谱中,在与对照药材色谱相应的位置上,显相同颜色的荧光斑点。

【检查】 应符合丸剂项下有关的各项规定(通则 0108)。

【含量测定】 照高效液相色谱法(通则 0512)测定。

色谱条件与系统适用性试验 以十八烷基硅烷键合硅胶为填充剂;以甲醇-水(53:47)为流动相;检测波长为 250nm。理论板数按五味子醇甲峰计算应不低于 3000。

对照品溶液的制备 取五味子醇甲对照品适量,精密称定,加甲醇制成每 1ml 含 25μg 的溶液,即得。

供试品溶液的制备　取本品 50 丸,精密称定,取适量,研细,取约 1g,精密称定,精密加入甲醇 50ml,称定重量,超声处理(功率 500W,频率 40kHz)1 小时,放冷,再称定重量,用甲醇补足减失的重量,摇匀,滤过,弃去初滤液,精密量取续滤液 25ml,蒸干,残渣用甲醇溶解并转移至 5ml 量瓶中,加甲醇至刻度,摇匀,滤过,取续滤液,即得。

测定法　分别精密吸取对照品溶液与供试品溶液各 10μl,注入液相色谱仪,测定,即得。

本品每 5 丸含五味子以五味子醇甲($C_{24}H_{32}O_7$)计,不得少于 0.16mg。

【功能与主治】　补肾健脑,养血安神。用于心肾亏虚所致的记忆减退、头晕目眩、心悸失眠、腰膝痠软;老年轻度认知障碍见上述证候者。

【用法与用量】　口服。一次 5 丸,一日 2～3 次,饭后服。

【注意】　孕妇慎用。

【规格】　每 10 丸重 1.5g

【贮藏】　密封。

健脑安神片

Jiannao Anshen Pian

【处方】

酒黄精 47g		淫羊藿 39g	
枸杞子 16g		鹿茸 0.8g	
鹿角胶 2g		鹿角霜 5g	
红参 2g		大枣(去核)16g	
茯苓 8g		麦冬 8g	
龟甲 4g		炒酸枣仁 8g	
南五味子 31g		制远志 16g	
熟地黄 8g		苍耳子 31g	

【制法】　以上十六味,红参、鹿茸、鹿角胶、鹿角霜和茯苓粉碎成细粉,过筛,混匀;龟甲加水煎煮二次,每次 3 小时,滤过,合并滤液,浓缩至相对密度为 1.31～1.32(80℃)的稠膏,残渣干燥后粉碎成细粉,过筛;南五味子、苍耳子、枸杞子破碎与淫羊藿加 50%乙醇回流提取二次,第一次 2 小时,第二次 1.5 小时,滤过,合并滤液,回收乙醇并浓缩至相对密度为 1.31～1.32(80℃)的稠膏;炒酸枣仁破碎与其余熟地黄等五味加水煎煮二次,每次 4 小时,滤过,合并滤液并浓缩至相对密度为 1.31～1.32(80℃)的稠膏,与上述稠膏合并,加入上述细粉及淀粉 120g,蔗糖 21g,糊精适量,混匀,制粒,干燥,压制成 1000 片,包糖衣,即得。

【性状】　本品为糖衣片,除去糖衣后显黄棕色;气香,味甜、微苦。

【鉴别】　(1)取本品,置显微镜下观察:不规则分枝状团块无色,遇水合氯醛试液溶化;菌丝无色或淡棕色,直径 4～6μm(茯苓)。草酸钙簇晶直径 20～68μm,棱角锐尖

(人参)。

(2)取本品 20 片,除去糖衣,研细,加三氯甲烷 40ml,加热回流 30 分钟,放冷,滤过,滤液挥干,残渣加三氯甲烷 1ml 使溶解,作为供试品溶液。另取五味子甲素对照品,加三氯甲烷制成每 1ml 含 1mg 的溶液,作为对照品溶液。照薄层色谱法(通则 0502)试验,吸取供试品溶液 8～10μl、对照品溶液 2μl,分别点于同一硅胶 GF₂₅₄薄层板上,以石油醚(30～60℃)-甲酸乙酯-甲酸(15:5:1)的上层溶液为展开剂,展开,取出,晾干,置紫外光灯(254nm)下检视。供试品色谱中,在与对照品色谱相应的位置上,显相同颜色的斑点。

(3)取本品 20 片,除去糖衣,研细,加甲醇 50ml,加热回流 1 小时,放冷,滤过,滤液蒸干,残渣加水 30ml 使溶解,用水饱和的正丁醇振摇提取 2 次,每次 30ml,合并正丁醇液,用 10%盐酸溶液洗涤 2 次,每次 20ml,取正丁醇液,蒸干,残渣加乙醇 1ml 使溶解,作为供试品溶液。另取远志对照药材 1g,同法制成对照药材溶液。照薄层色谱法(通则 0502)试验,吸取上述两种溶液各 10μl,分别点于同一硅胶 G 薄层板上,以三氯甲烷-丙酮-正己烷-冰醋酸(8:2:0.2:0.3)为展开剂,展开,取出,晾干,喷以 1%香草醛的 10%硫酸乙醇溶液,在 100℃加热至斑点显色清晰。供试品色谱中,在与对照药材色谱相应的位置上,显相同颜色的斑点。

【检查】　应符合片剂项下有关的各项规定(通则 0101)。

【含量测定】　照高效液相色谱法(通则 0512)测定。

色谱条件与系统适用性试验　以十八烷基硅烷键合硅胶为填充剂;以乙腈-水(30:70)为流动相;检测波长为 270nm。理论板数按淫羊藿苷峰计算应不低于 3500。

对照品溶液的制备　取淫羊藿苷对照品适量,精密称定,加甲醇制成每 1ml 含 10μg 的溶液,即得。

供试品溶液的制备　取本品 20 片,除去糖衣,精密称定,研细,取约 1g,精密称定,置具塞锥形瓶中,精密加入稀乙醇 25ml,称定重量,超声处理(功率 250W,频率 33kHz)30 分钟,放冷,再称定重量,用稀乙醇补足减失的重量,摇匀,滤过,取续滤液,即得。

测定法　分别精密吸取对照品溶液与供试品溶液各 20μl,注入液相色谱仪,测定,即得。

本品每片含淫羊藿以淫羊藿苷($C_{33}H_{40}O_{15}$)计,不得少于 80μg。

【功能与主治】　滋补强壮,镇静安神。用于神经衰弱,头痛,头晕,健忘失眠,耳鸣。

【用法与用量】　口服。一次 5 片,一日 2 次。

【注意】　高血压患者忌服。

【规格】　片心重 0.20g

【贮藏】　密封。

健脑补肾丸

Jiannao Bushen Wan

【处方】　红参 30g　　　　　　　鹿茸 7g

狗鞭 14g　　　　　　　肉桂 30g

金牛草 12g　　　　　　炒牛蒡子 18g

金樱子 12g　　　　　　杜仲炭 36g

川牛膝 36g　　　　　　金银花 26g

连翘 24g　　　　　　　蝉蜕 24g

山药 48g　　　　　　　制远志 42g

炒酸枣仁 42g　　　　　砂仁 42g

当归 36g　　　　　　　龙骨（煅）35g

煅牡蛎 42g　　　　　　茯苓 84g

炒白术 42g　　　　　　桂枝 35g

甘草 28g　　　　　　　豆蔻 35g

酒白芍 35g

【制法】　以上二十五味，粉碎成细粉，过筛，混匀，用水制丸，干燥，用红氧化铁和滑石粉等的混合物包衣，或包薄膜衣，即得。

【性状】　本品为朱红色的包衣水丸或红色的薄膜衣水丸，除去包衣后显棕褐色；气微，味微甜。

【鉴别】　(1)取本品，置显微镜下观察：淀粉粒三角状卵形或矩圆形，直径 24～40μm，脐点短缝状或人字状（山药）。纤维周围薄壁细胞含草酸钙方晶，形成晶纤维（甘草）。内种皮厚壁细胞黄棕色或棕红色，表面观类多角形，壁厚，胞腔含硅质块（砂仁）。花粉粒类圆形，直径约至 76μm，外壁有细密短刺状雕纹，具三个萌发孔（金银花）。

(2)取本品 5g，研细，加乙醇 10ml，超声处理 10 分钟，滤过，滤液作为供试品溶液。另取当归对照药材 0.2g，同法制成对照药材溶液。照薄层色谱法（通则 0502）试验，吸取供试品溶液 10μl、对照药材溶液 5μl，分别点于同一硅胶 G 薄层板上，以石油醚(60～90℃)-乙酸乙酯(4：1)为展开剂，展开，取出，晾干，置紫外光灯（365nm）下检视。供试品色谱中，在与对照药材色谱相应的位置上，显相同颜色的荧光斑点。

(3)取本品 5g，研细，加 75% 乙醇 30ml，超声处理 30 分钟，滤过，滤液用石油醚(60～90℃)20ml 振摇提取，取石油醚液，蒸干，残渣加无水乙醇 1ml 使溶解，作为供试品溶液。另取连翘对照药材 0.5g，同法制成对照药材溶液。照薄层色谱法（通则 0502）试验，吸取供试品溶液 10μl、对照药材溶液 4μl，分别点于同一硅胶 G 薄层板上，以石油醚(30～60℃)-甲醇(20：1)为展开剂，置用氨蒸气饱和的展开缸内预平衡 15 分钟，展开，取出，晾干，喷以 10% 硫酸乙醇溶液，在 105℃ 加热至斑点显色清晰。供试品色谱中，在与对照药材色谱相应的位置上，显相同颜色的斑点。

(4)取本品 15g，研细，置 500ml 圆底烧瓶中，加水 200ml，照挥发油测定法（通则 2204）试验，加石油醚(60～90℃)1ml，加热至沸并保持微沸 3 小时，放冷，取石油醚液作为供试品溶液。另取桂皮醛对照品，加乙醇制成每 1ml 含 1μl 的溶液，作为对照品溶液。照薄层色谱法（通则 0502）试验，吸取供试品溶液 10μl、对照品溶液 2μl，分别点于同一硅胶 G 薄层板上，以石油醚(60～90℃)-乙酸乙酯(17：3)为展开剂，展开，取出，晾干，喷以二硝基苯肼乙醇试液。供试品色谱中，在与对照品色谱相应的位置上，显相同颜色的斑点。

(5)取白术对照药材 0.5g，加乙酸乙酯 1ml，超声处理 15 分钟，静置，取上清液作为对照药材溶液。照薄层色谱法（通则 0502）试验，吸取〔鉴别〕(4)项下的供试品溶液 10μl、上述对照药材溶液 5μl，分别点于同一硅胶 G 薄层板上，以石油醚(60～90℃)-乙酸乙酯(50：1)为展开剂，展开，取出，晾干，喷以对二甲氨基苯甲醛试液。供试品色谱中，在与对照药材色谱相应的位置上，显相同颜色的斑点。

(6)取本品 12g，研细，加甲醇 50ml，超声处理 30 分钟，滤过，滤液蒸干，残渣用水 15ml 溶解，用三氯甲烷振摇提取 2 次，每次 15ml，弃去三氯甲烷液，再用水饱和的正丁醇振摇提取 3 次，每次 15ml，合并正丁醇提取液，用氨试液洗涤 3 次，每次 20ml，再用正丁醇饱和的水 30ml 洗涤，正丁醇液蒸干，残渣加甲醇 1ml 使溶解，作为供试品溶液。另取人参皂苷 Rg$_1$ 对照品，加甲醇制成每 1ml 含 1mg 的溶液，作为对照品溶液。照薄层色谱法（通则 0502）试验，吸取上述两种溶液各 5μl，分别点于同一硅胶 G 薄层板上，以三氯甲烷-甲醇-水(13：7：2)10℃ 以下放置的下层溶液为展开剂，展开，取出，晾干，喷以 10% 硫酸乙醇溶液，在 105℃ 加热至斑点显色清晰。供试品色谱中，在与对照品色谱相应的位置上，显相同颜色的斑点。

【检查】　除红氧化铁包衣丸不检查重量差异外，其他应符合丸剂项下有关的各项规定（通则 0108）。

【含量测定】　照高效液相色谱法（通则 0512）测定。

色谱条件与系统适用性试验　以十八烷基硅烷键合硅胶为填充剂；以乙腈-0.1% 磷酸溶液(15：85)为流动相；检测波长为 230nm。理论板数按芍药苷峰计算应不低于 3000。

对照品溶液的制备　取芍药苷对照品适量，精密称定，加稀乙醇制成每 1ml 含 60μg 的溶液，即得。

供试品溶液的制备　取本品 60 丸，精密称定，取适量，研细，取约 2g，精密称定，置具塞锥形瓶中，精密加入稀乙醇 25ml，密塞，称定重量，超声处理（功率 500W，频率 40kHz）30 分钟，放冷，再称定重量，用稀乙醇补足减失的重量，摇匀，滤过，取续滤液，即得。

测定法　分别精密吸取对照品溶液与供试品溶液各 10μl，注入液相色谱仪，测定，即得。

本品每 15 丸含白芍以芍药苷($C_{23}H_{28}O_{11}$)计，不得少于 0.70mg。

【功能与主治】　健脑补肾，益气健脾，安神定志。用于脾肾两虚所致的健忘、失眠、头晕目眩、耳鸣、心悸、腰膝痠软、遗精;神经衰弱和性功能障碍见上述证候者。

【用法与用量】 口服。用淡盐水或温开水送服,一次15丸,一日2次。

【注意】 忌食生冷食物。

【规格】 (1)薄膜衣丸 每15丸重1.85g

(2)红氧化铁包衣丸(每15丸丸心重1.7g)

【贮藏】 密封。

健 脑 胶 囊
Jiannao Jiaonang

【处方】

当归 33.3g	天竺黄 13.3g
肉苁蓉(盐制)26.7g	龙齿(煅)13.3g
山药 26.7g	琥珀 13.3g
五味子(酒制)20g	天麻 6.7g
柏子仁(炒)5.3g	丹参 6.7g
益智仁(盐炒)20g	人参 6.7g
制远志 13.3g	菊花 6.7g
九节菖蒲 13.3g	赭石 10g
胆南星 13.3g	炒酸枣仁 53.3g
枸杞子 26.7g	

【制法】 以上十九味,除赭石、琥珀、天竺黄分别研成细粉外,其余当归等十六味粉碎成细粉,与上述细粉混匀,制粒,干燥,装入胶囊,制成1000粒,即得。

【性状】 本品为硬胶囊,内容物为棕褐色的颗粒和粉末;气微,味微酸。

【鉴别】 (1)取本品,置显微镜下观察:内种皮细胞棕黄色,表面观长方形或类方形,垂周壁连珠状增厚(炒酸枣仁)。种皮石细胞淡黄色或淡黄棕色,表面观呈类多角形,壁较厚,孔沟细密,胞腔含暗棕色物(五味子)。种皮石细胞表面观不规则多角形,壁厚,波状弯曲,层纹清晰(枸杞子)。

(2)取本品内容物4g,加乙醇40ml,超声处理20分钟,滤过,滤液浓缩至约2ml,作为供试品溶液。另取当归对照药材1g,加乙醇10ml,同法制成对照药材溶液。照薄层色谱法(通则0502)试验,吸取上述两种溶液各5μl,分别点于同一硅胶G薄层板上,以环己烷-乙酸乙酯(9:1)为展开剂,展开,取出,晾干,置紫外光灯(365nm)下检视。供试品色谱中,在与对照药材色谱相应的位置上,显相同颜色的荧光斑点。

(3)取本品内容物5g,加水100ml,加热煮沸15分钟,放冷,离心,取上清液,用乙酸乙酯振摇提取2次,每次50ml,合并乙酸乙酯液,蒸干,残渣加乙酸乙酯2ml使溶解,作为供试品溶液。另取枸杞子对照药材1g,同法制成对照药材溶液。照薄层色谱法(通则0502)试验,吸取上述两种溶液各5μl,分别点于同一硅胶G薄层板上,以甲苯-乙酸乙酯-甲酸(6:4:0.2)为

展开剂,展开,取出,晾干,置紫外光灯(365nm)下检视。供试品色谱中,在与对照药材色谱相应的位置上,显相同颜色的荧光斑点。

(4)取本品内容物10g,加乙醚60ml,超声处理30分钟,弃去乙醚液,残渣挥干,加甲醇100ml,超声处理30分钟,滤过,滤液蒸干,残渣加水10ml微热使溶解,通过D101型大孔吸附树脂柱(柱内径为1.5cm,柱高为15cm),用水70ml洗脱,弃去水液,再用20%乙醇70ml洗脱,弃去洗脱液,继用60%甲醇100ml洗脱,收集洗脱液,蒸干,残渣加甲醇2ml使溶解,作为供试品溶液。另取松果菊苷对照品,加甲醇制成每1ml含1mg的溶液,作为对照品溶液。照薄层色谱法(通则0502)试验,吸取上述两种溶液各2μl,分别点于同一聚酰胺薄膜上,以甲醇-醋酸-水(2:1:7)为展开剂,展开,取出,晾干,置紫外光灯(365nm)下检视。供试品色谱中,在与对照品色谱相应的位置上,显相同颜色的荧光斑点。

(5)取五味子对照药材1g,加乙醇10ml,超声处理20分钟,滤过,滤液浓缩至约2ml,作为对照药材溶液。再取五味子乙素对照品、五味子醇甲对照品,分别加甲醇制成每1ml各含1mg的溶液,作为对照品溶液。照薄层色谱法(通则0502)试验,吸取〔鉴别〕(2)项下的供试品溶液10μl和上述对照药材溶液和对照品溶液各5μl,分别点于同一硅胶GF₂₅₄薄层板上,以环己烷-乙酸乙酯(7:2.5)为展开剂,展开,取出,晾干,置紫外光灯(254nm)下检视。供试品色谱中,在与对照药材色谱和对照品色谱相应的位置上,显相同颜色的斑点。

(6)取〔鉴别〕(4)项下的供试品溶液,蒸干,残渣加水15ml使溶解,用水饱和的正丁醇振摇提取2次,每次15ml,合并正丁醇液,用氨试液洗涤2次,每次15ml,正丁醇液蒸干,残渣加甲醇1ml使溶解,作为供试品溶液。另取酸枣仁皂苷A对照品和酸枣仁皂苷B对照品,加甲醇制成每1ml各含1mg的混合溶液,作为对照品溶液。照薄层色谱法(通则0502)试验,吸取供试品溶液10μl和对照品溶液5μl,分别点于同一硅胶G薄层板上,以水饱和的正丁醇为展开剂,展开,取出,晾干,喷以2%香草醛硫酸溶液。供试品色谱中,在与对照品色谱相应的位置上,显相同颜色的斑点。

(7)取人参对照药材1g,加甲醇50ml,超声处理30分钟,放冷,滤过,滤液蒸干,残渣加水10ml微热使溶解,通过D101型大孔吸附树脂柱(柱内径为1.5cm,柱高为15cm),用水70ml洗脱,弃去水液,再用20%乙醇70ml洗脱,弃去洗脱液,继用60%甲醇100ml洗脱,收集洗脱液,蒸干,残渣加甲醇2ml使溶解,作为对照药材溶液。再取人参皂苷Rg₁对照品,加甲醇制成每1ml含1mg的溶液,作为对照品溶液。照薄层色谱法(通则0502)试验,吸取〔鉴别〕(6)项下的供试品溶液10μl和上述对照药材溶液、对照品溶液各5μl,分别点于同一硅胶G薄层板上,以三氯甲烷-甲醇-水(13:7:2)10℃以下放置的下层溶液为展开剂,展开,取出,晾干,喷以10%硫酸乙醇溶液,在105℃加热至斑点显色清晰。供试品色谱

中,在与对照药材色谱和对照品色谱相应的位置上,显相同颜色的斑点。

【检查】 应符合胶囊剂项下有关的各项规定(通则0103)。

【含量测定】 照高效液相色谱法(通则0512)测定。

色谱条件与系统适用性试验 以十八烷基硅烷键合硅胶为填充剂;以甲醇-水(53:47)为流动相;检测波长为250nm。理论板数按五味子醇甲峰计算应不低于3000。

对照品溶液的制备 取五味子醇甲对照品适量,精密称定,加甲醇制成每1ml含25μg的溶液,即得。

供试品溶液的制备 取装量差异项下的本品内容物适量,研细,取约1g,精密称定,置具塞锥形瓶中,精密加入甲醇50ml,密塞,称定重量,超声处理(功率500W,频率40kHz)1小时,放冷,再称定重量,用甲醇补足减失的重量,摇匀,滤过,弃去初滤液,精密量取续滤液25ml,蒸干,残渣加甲醇溶解并转移至5ml量瓶中,加甲醇稀释至刻度,摇匀,滤过,取续滤液,即得。

测定法 分别精密吸取对照品溶液与供试品溶液各10μl,注入液相色谱仪,测定,即得。

本品每粒含五味子以五味子醇甲($C_{24}H_{32}O_7$)计,不得少于72μg。

【功能与主治】 补肾健脑,养血安神。用于心肾亏虚所致的记忆减退、头晕目眩、心悸失眠、腰膝酸软;老年轻度认知障碍见上述证候者。

【用法与用量】 口服。一次2粒,一日3次。

【注意】 孕妇慎用。

【规格】 每粒装0.3g

【贮藏】 密封。

健 脾 丸

Jianpi Wan

【处方】 党参200g   炒白术300g
陈皮200g   枳实(炒)200g
炒山楂150g   炒麦芽200g

【制法】 以上六味,粉碎成细粉,过筛,混匀。每100g粉末加炼蜜130~160g制成小蜜丸或大蜜丸,即得。

【性状】 本品为棕褐色至黑褐色的小蜜丸或大蜜丸;味微甜、微苦。

【鉴别】 (1)取本品,置显微镜下观察:石细胞类斜方形或多角形,一端稍尖,壁较厚,纹孔稀疏(党参)。表皮细胞纵列,由1个长细胞与2个短细胞相间连接,长细胞壁厚,波状弯曲,木化(炒麦芽)。

(2)取本品18g,剪碎,置500ml圆底烧瓶中,加水250ml,连接挥发油测定器,自测定器上端加水至刻度,并溢流入烧瓶

时为止,再加入石油醚(60~90℃)1ml,加热并保持微沸2小时,放冷,取石油醚层作为供试品溶液。另取白术对照药材1.8g,同法制成对照药材溶液。照薄层色谱法(通则0502)试验,吸取上述两种溶液各3μl,分别点于同一硅胶 G 薄层板上,以石油醚(60~90℃)为展开剂,展开,取出,晾干,喷以10%香草醛硫酸溶液,加热至斑点显色清晰。供试品色谱中,在与对照药材相应的位置上,显相同颜色的斑点。

(3)取本品4g,剪碎,加水30ml,放置使溶散,滤过,滤渣用水30ml洗涤,在室温干燥至呈松软粉末状,或低温干燥后研细,连同滤纸一并置索氏提取器中,加乙醚适量,加热回流4小时,提取液回收乙醚至干,残渣用石油醚(30~60℃)浸泡2次(每次约2分钟),每次10ml,倾去石油醚,残渣加三氯甲烷-无水乙醇(2:3)的混合液2ml使溶解,作为供试品溶液。取山楂对照药材0.2g,加乙醚20ml,加热回流2小时,提取液低温挥干,残渣加无水乙醇1ml使溶解,作为对照药材溶液。另取熊果酸对照品,加无水乙醇制成每1ml含0.5mg的溶液,作为对照品溶液。照薄层色谱法(通则0502)试验,吸取供试品溶液、对照药材溶液及对照品溶液各2μl,分别点于同一硅胶 G 薄层板上,以环己烷-三氯甲烷-乙酸乙酯-冰醋酸(20:5:8:0.5)为展开剂,展开,取出,晾干,喷以10%硫酸乙醇溶液,在105℃加热至斑点显色清晰。供试品色谱中,在与对照药材色谱和对照品色谱相应的位置上,显相同颜色的斑点。

(4)取本品9g,剪碎,加硅藻土4g,研匀,加甲醇40ml,超声处理30分钟,滤过,滤液挥干,残渣加甲醇5ml使溶解,作为供试品溶液。另取枳实对照药材0.6g,加甲醇15ml,同法制成对照药材溶液。照薄层色谱法(通则0502)试验,吸取上述两种溶液各2μl,分别点于同一硅胶 G 薄层板上,以三氯甲烷-甲醇-丙酮-甲酸(10:5:3:1)为展开剂,展开,取出,晾干,喷以4%三氯化铁乙醇溶液。供试品色谱中,在与对照药材色谱相应的位置上,显相同颜色的斑点。

【检查】 应符合丸剂项下有关的各项规定(通则0108)。

【含量测定】 照高效液相色谱法(通则0512)测定。

色谱条件与系统适用性试验 以十八烷基硅烷键合硅胶为填充剂;以甲醇-醋酸-水(30:4:66)为流动相;检测波长为283nm。理论板数按橙皮苷峰计算应不低于2000。

对照品溶液的制备 取橙皮苷对照品适量,精密称定,加甲醇制成每1ml含0.2mg的溶液,即得。

供试品溶液的制备 取本品小蜜丸或取重量差异检查项下的大蜜丸,切碎,混匀,取约1g,精密称定,加硅藻土1g,研匀,置具塞锥形瓶中,精密加入流动相50ml,密塞,称定重量,超声处理(功率220W,频率50kHz)5分钟,加热回流1小时,放冷,再称定重量,用甲醇补足减失的重量,摇匀,滤过,取续滤液,即得。

测定法 精密吸取对照品溶液5μl与供试品溶液5~15μl,注入液相色谱仪,测定,即得。

本品含陈皮、枳实以橙皮苷($C_{28}H_{34}O_{15}$)计,小蜜丸每1g

不得少于 6.5mg;大蜜丸每丸不得少于 58.5mg。

【功能与主治】　健脾开胃。用于脾胃虚弱,脘腹胀满,食少便溏。

【用法与用量】　口服。小蜜丸一次 9g,大蜜丸一次 1 丸,一日 2 次;小儿酌减。

【规格】　大蜜丸每丸重 9g

【贮藏】　密封。

健 脾 糖 浆
Jianpi Tangjiang

【处方】　党参 51.3g　　　　炒白术 76.9g
　　　　　陈皮 51.3g　　　　枳实(炒)51.3g
　　　　　炒山楂 38.5g　　　炒麦芽 51.3g

【制法】　以上六味,将陈皮提取挥发油,药渣与其余党参等五味加水煎煮三次,每次 1.5 小时,滤过,合并滤液,浓缩至 450ml。另取蔗糖 650g 加水适量煮沸,滤过,与浓缩液合并,加入苯甲酸钠 3g,混匀,放冷,加入陈皮挥发油,加水至 1000ml,混匀,即得。

【性状】　本品为棕褐色的黏稠液体;气香,味甜、微苦、涩。

【鉴别】　(1)取本品 10ml,用水饱和的正丁醇振摇提取 2 次,每次 20ml,分取正丁醇液,用水 10ml 洗涤,取正丁醇液,蒸干,残渣加甲醇 1ml 使溶解,作为供试品溶液。另取辛弗林对照品,加甲醇制成每 1ml 含 0.5mg 的溶液,作为对照品溶液。照薄层色谱法(通则 0502)试验,吸取供试品溶液 5~10μl、对照品溶液 2μl,分别点于同一硅胶 G 薄层板上,以三氯甲烷-甲醇-浓氨试液(20:5:1)为展开剂,展开,取出,晾干,喷以 0.5%茚三酮乙醇溶液,在 100℃加热至斑点显色清晰。供试品色谱中,在与对照品色谱相应的位置上,显相同颜色的斑点。

(2)取本品 15ml,用乙酸乙酯振摇提取 2 次,每次 10ml,合并乙酸乙酯液,蒸干,残渣加甲醇 1ml 使溶解,作为供试品溶液。另取白术对照药材 0.5g,加水 50ml,煎煮 30 分钟,滤过,滤液自“用乙酸乙酯振摇提取 2 次”起,同法制成对照药材溶液。照薄层色谱法(通则 0502)试验,吸取供试品溶液 10~15μl、对照药材溶液 10μl,分别点于同一硅胶 G 薄层板上,以甲苯-丙酮(10:1)为展开剂,展开,取出,晾干,喷以 5%磷钼酸乙醇溶液,在 100℃加热至斑点显色清晰。供试品色谱中,在与对照药材色谱相应的位置上,显相同颜色的斑点。

【检查】　相对密度　应不低于 1.24(通则 0601)。

其他　应符合糖浆剂项下有关的各项规定(通则 0116)。

【含量测定】　照高效液相色谱法(通则 0512)测定。

色谱条件及系统适用性试验　以十八烷基硅烷键合硅胶为填充剂;以乙腈-水-磷酸(20:80:0.1)为流动相;检测波长为 284nm。理论板数按橙皮苷峰计算应不低于 4000。

对照品溶液的制备　取橙皮苷对照品适量,精密称定,加甲醇制成每 1ml 含 30μg 的溶液,即得。

供试品溶液的制备　精密量取本品 1ml,置 10ml 量瓶中,加甲醇至刻度,摇匀,离心,取上清液,即得。

测定法　分别精密吸取对照品溶液与供试品溶液各 10μl,注入液相色谱仪,测定,即得。

本品每 1ml 含陈皮及枳实以橙皮苷($C_{28}H_{34}O_{15}$)计,不得少于 0.20mg。

【功能与主治】　健脾开胃。用于脾胃虚弱,脘腹胀满,食少便溏。

【用法与用量】　口服。一次 10~15ml,一日 2 次。

【规格】　每瓶装 120ml

【贮藏】　密封,置阴凉处。

健 脾 生 血 片
Jianpi Shengxue Pian

【处方】　党参 225g　　　　　茯苓 225g
　　　　　炒白术 135g　　　　甘草 67.5g
　　　　　黄芪 112.5g　　　　山药 270g
　　　　　炒鸡内金 112.5g　　醋龟甲 67.5g
　　　　　山麦冬 225g　　　　醋南五味子 135g
　　　　　龙骨 67.5g　　　　　煅牡蛎 67.5g
　　　　　大枣 112.5g　　　　硫酸亚铁 (FeSO₄·7H₂O)100g

【制法】　以上十四味,除硫酸亚铁外,龙骨、牡蛎、醋龟甲、炒鸡内金加水煎煮四次,滤过,合并滤液,静置,取上清液备用;其余黄芪等九味,加水煎煮三次,滤过,合并滤液,静置,取上清液与上述上清液合并,滤过,滤液浓缩成清膏,加入硫酸亚铁、维生素 C 和淀粉,混匀,喷雾制粒,压制成 1000 片,包薄膜衣,即得。

【性状】　本品为薄膜衣片,除去包衣后显棕黄色至灰褐色;气微腥,味酸、涩、微苦。

【鉴别】　(1)取本品 1 片,除去包衣,研细,加稀盐酸 1 滴与水 20ml 振摇使溶解,滤过,滤液加 1%邻二氮菲的乙醇溶液数滴,即显深红色。

(2)取本品 6 片,研细,加甲醇 50ml,置水浴中加热回流 1 小时,滤过,滤液蒸干,残渣加氯化钠的饱和溶液 30ml 使溶解,用水饱和的正丁醇振摇提取 4 次(20ml,15ml,15ml,15ml),合并正丁醇提取液,用 5%碳酸氢钠溶液洗涤 3 次,每次 20ml,弃去碳酸氢钠液,再用 20ml 水洗,弃去水液,取正丁醇液,水浴蒸干,残渣加水 5ml 使溶解,通过 D101 型大孔吸附树脂柱(柱内径为 1cm,柱高为 12cm),依次用水 50ml、40%乙醇 50ml、70%乙醇 50ml 洗脱,收集 70%乙醇洗脱液,蒸干,残渣加甲醇 0.5ml 使溶解,作为供试品溶液。另取黄芪甲苷对照品,加甲醇制成每 1ml 含 0.5mg 的溶液,作为对照品溶液。照薄层色谱法(通则 0502)试验,吸取供试品溶液 15μl、对照品溶液 10μl,分别点于同一硅胶 G 薄层板上,以三氯甲烷-甲醇-水(13∶7∶2)10℃以下放置过夜的下层溶液为展开剂,置氨蒸气饱和的展开缸内,在 10～15℃展开,取出,晾干,喷以 5%硫酸乙醇溶液,在 105℃加热至斑点显色清晰,分别置日光及紫外光灯(365nm)下检视。供试品色谱中,在与对照品色谱相应的位置上,显相同颜色的斑点;紫外光下,显相同颜色的荧光斑点。

(3)取本品 6 片,研细,加水饱和的正丁醇 30ml,超声处理 20 分钟,滤过,滤液用水洗 2 次,每次 20ml,弃去水液,正丁醇液置水浴上蒸干,残渣加丙酮 1ml 使溶解,作为供试品溶液。另取白术对照药材 0.5g,同法制成对照药材溶液。照薄层色谱法(通则 0502)试验,吸取供试品溶液 15μl、对照药材溶液 10μl,分别点于同一硅胶 G 薄层板上,以三氯甲烷-丙酮(19∶1)为展开剂,展开,取出,晾干,置紫外光灯(365nm)下检视。供试品色谱中,在与对照药材色谱相应的位置上,显相同的蓝紫色荧光斑点。

(4)取本品 3 片,研细,加水 30ml,超声处理 15 分钟,滤过,滤液用乙醚振摇提取 2 次,每次 20ml,弃去乙醚液,水溶液用水饱和的正丁醇振摇提取 5 次,每次 20ml,合并正丁醇液,用水洗 5 次,每次 20ml,弃去水液,正丁醇液蒸干,残渣加甲醇 1ml 使溶解,作为供试品溶液。另取甘草对照药材 0.5g,加水 10ml,同法制成对照药材溶液。照薄层色谱法(通则 0502)试验,吸取供试品溶液 15μl、对照药材溶液 1μl,分别点于同一用 1%氢氧化钠液制备的硅胶 G 薄层板上,以乙酸乙酯-甲酸-冰醋酸-水(15∶1∶1∶2)为展开剂,展开,取出,晾干,喷以 10%硫酸乙醇溶液,在 105℃加热至斑点显色清晰。供试品色谱中,在与对照药材色谱相应的位置上,显相同颜色的斑点。

【检查】　应符合片剂项下有关的各项规定(通则 0101)。

【含量测定】　对照品溶液的制备　精密量取铁单元素标准溶液适量,用水稀释为每 1ml 含铁 100μg 的溶液,作为标准溶液。精密量取标准溶液 1ml、2ml、3ml、4ml 和 5ml,分别置 100ml 量瓶中,用水稀释至刻度,摇匀,即得。

供试品溶液的制备　取本品 20 片,除去薄膜衣,精密称定,研细,取 0.15g,精密称定,置 100ml 量瓶中,加水 10ml 润湿后,加稀盐酸 5ml 使溶解,加水至刻度,摇匀,滤过,精密量取续滤液 5ml 置 100ml 量瓶中,加水至刻度,摇匀,即得。

测定法　分别取上述对照品溶液与供试品溶液,照原子吸收分光光度法(通则 0406 第一法)在 248.3nm 的波长处测定,计算,即得。

本品每片中含硫酸亚铁($FeSO_4 \cdot 7H_2O$)以铁(Fe)计,应为 17～23mg。

【功能与主治】　健脾和胃,养血安神。用于脾胃虚弱及心脾两虚所致的血虚证,症见面色萎黄或㿠白、食少纳呆、脘腹胀闷、大便不调、烦躁多汗、倦怠乏力、舌胖色淡、苔薄白、脉细弱;缺铁性贫血见上述证候者。

【用法与用量】　饭后口服。周岁以内一次 0.5 片,一至三岁一次 1 片,三至五岁一次 1.5 片,五至十二岁一次 2 片,成人一次 3 片,一日 3 次;或遵医嘱,4 周为一疗程。

【注意】　忌茶;勿与含鞣酸类药物合用;用药期间,部分患儿可出现牙齿颜色变黑,停药后可逐渐消失。少数患儿服药后,可见短暂性食欲下降、恶心、呕吐、轻度腹泻,多可自行缓解。

【规格】　每片重 0.6g

【贮藏】　密封。

健脾生血颗粒
Jianpi Shengxue Keli

【处方】
党参 45g	茯苓 45g
炒白术 27g	甘草 13.5g
黄芪 22.5g	山药 54g
炒鸡内金 22.5g	醋龟甲 13.5g
山麦冬 45g	醋南五味子 27g
龙骨 13.5g	煅牡蛎 13.5g
大枣 22.5g	硫酸亚铁($FeSO_4 \cdot 7H_2O$) 20g

【制法】　以上十四味,除硫酸亚铁外,龙骨、煅牡蛎、醋龟甲、炒鸡内金加水煎煮二次,每次 4 小时,煎液滤过,滤液合并,静置,取上清液,备用;其余黄芪等九味,加水煎煮三次,每次 2 小时,煎液滤过,滤液合并,静置,取上清液与上述备用上清液合并,滤过,滤液浓缩至相对密度约为 1.30(55～65℃),加入蔗糖粉、硫酸亚铁、维生素 C 10.1g 及枸橼酸 0.9g,混匀,制颗粒,干燥,制成 1000g,即得。

【性状】　本品为灰黄色至棕色的颗粒;气微,味甜、微腥酸。

【鉴别】　(1)取本品 5g,研细,加稀盐酸 1 滴与水 20ml,振摇使溶解,滤过,滤液中加 1%邻二氮菲的乙醇溶液数滴,即显深红色。

(2)取本品 20g,研细,加水饱和的正丁醇 100ml,超声处理 1 小时,滤过,滤液用 1%氢氧化钠溶液洗涤 3 次,每次 35ml,继续用正丁醇饱和的水洗至中性,正丁醇液蒸干,残渣加甲醇 0.5ml 使溶解,作为供试品溶液。另取黄芪甲苷对照品,加甲醇制成每 1ml 含 1mg 的溶液,作为对照品溶液。照薄层色谱法(通则 0502)试验,吸取供试品溶液 10μl、对照品溶液 2μl,分别点于同一硅胶 G 薄层板上,以三氯甲烷-甲醇-水(13∶7∶2)10℃以下放置过夜的下层溶液为展开剂,展开,取出,晾干,喷以 10%硫酸乙醇溶液,在 105℃加热约 5 分钟,分别置日光和紫外光灯(365nm)下检视。供试品色谱中,在与对照品色谱相应的位置上,日光下显相同的棕褐色斑点;紫外光(365nm)下显相同的橙黄色荧光斑点。

(3)取本品 10g,研细,加三氯甲烷 30ml,超声处理 20 分钟,滤过,滤液蒸干,残渣加丙酮 1ml 使溶解,作为供试品溶液。另取白术对照药材 0.5g,加三氯甲烷 15ml,同法制成对照药材溶液。照薄层色谱法(通则 0502)试验,吸取上述两种溶液各 10μl,分别点于同一硅胶 G 薄层板上,以三氯甲烷-丙酮(19:1)为展开剂,展开,取出,晾干,置紫外光灯(365nm)下检视。供试品色谱中,在与对照药材色谱相应的位置上,显相同的蓝色荧光斑点。

(4)取本品 6g,研细,加乙醚 30ml,加热回流 1 小时,滤过,弃去滤液,滤渣挥干,加甲醇 30ml,加热回流 1 小时,滤过,滤液蒸干,残渣用水 20ml 溶解,用正丁醇振摇提取 3 次,每次 20ml,合并正丁醇提取液,用水洗涤 3 次,每次 20ml,正丁醇液蒸干,残渣加甲醇 1ml 使溶解,作为供试品溶液。另取甘草对照药材 1g,同法制成对照药材溶液。照薄层色谱法(通则 0502)试验,吸取供试品溶液 5μl、对照药材溶液 2μl,分别点于同一硅胶 G 薄层板上,以正丁醇-乙醇-浓氨试液(10:4:3)为展开剂,展开,取出,晾干,喷以 10% 硫酸乙醇溶液,在 105℃加热至斑点显色清晰,置紫外光灯(365nm)下检视。供试品色谱中,在与对照药材色谱相应的位置上,显相同颜色的荧光主斑点。

【检查】 应符合颗粒剂项下有关的各项规定(通则 0104)。

【含量测定】 照原子吸收分光光度法(通则 0406)测定。

对照品溶液的制备 取铁单元素标准溶液适量,用水稀释成每 1ml 含铁 100μg 的溶液,作为标准溶液。精密量取标准溶液 1.0ml、1.5ml、2.0ml、2.5ml 和 3.0ml,分别置 25ml 量瓶中,用水稀释至刻度,摇匀,即得。

供试品溶液的制备 取装量差异项下的本品,混匀,取适量,研细,取 1g,精密称定,置 100ml 量瓶中,用水溶解并稀释至刻度,摇匀,滤过,精密量取续滤液 5ml,置 25ml 量瓶中,加水至刻度,摇匀,即得。

测定法 取对照品溶液与供试品溶液,照原子吸收分光光度法(通则 0406 第一法),在 248.3nm 的波长处测定,计算,即得。

本品每 1g 含硫酸亚铁($FeSO_4 \cdot 7H_2O$)以铁(Fe)计,应为 3.6~4.6mg。

【功能与主治】 健脾和胃,养血安神。用于小儿脾胃虚弱及心脾两虚型缺铁性贫血;成人气血两虚型缺铁性贫血。症见面色萎黄或㿠白,食少纳呆,腹胀脘闷,大便不调,烦躁多汗,倦怠乏力,舌胖色淡,苔薄白,脉细弱。

【用法与用量】 饭后用开水冲服。周岁以内一次 2.5g(半袋),一至三岁一次 5g(1 袋),三至五岁一次 7.5g(1.5袋),五至十二岁一次 10g(2 袋),成人一次 15g(3 袋),一日 3 次或遵医嘱。

【注意】 忌茶;勿与含鞣酸类药物合用。服药期间,部分患儿可出现牙齿颜色变黑,停药后可逐渐消失;少数患儿服药后,可见短暂性食欲下降,恶心,呕吐,轻度腹泻,多可自行缓解。

【规格】 每袋装 5g

【贮藏】 密封。

脂脉康胶囊

Zhimaikang Jiaonang

【处方】 普洱茶 100g　　　刺五加 100g
　　　　　山楂 100g　　　　莱菔子 50g
　　　　　荷叶 50g　　　　　葛根 50g
　　　　　菊花 50g　　　　　黄芪 50g
　　　　　黄精 50g　　　　　何首乌 100g
　　　　　茺蔚子 50g　　　　杜仲 50g
　　　　　大黄(酒制)30g　　三七 50g
　　　　　槐花 100g　　　　　桑寄生 50g

【制法】 以上十六味,黄芪、葛根粉碎成细粉;其余普洱茶等十四味,加水煎煮三次,第一次 3 小时,第二次 2 小时,第三次 1 小时,合并煎液,滤过,滤液浓缩成稠膏,干燥,粉碎成细粉,加入黄芪和葛根的细粉,混匀,装入胶囊,制成 1000 粒,即得。

【性状】 本品为硬胶囊,内容物为棕色至棕褐色的粉末;味微苦、涩。

【鉴别】 (1)取本品,置显微镜下观察:纤维成束,周围细胞含草酸钙方晶,形成晶纤维,含晶细胞壁木化增厚(葛根)。纤维成束或散离,壁厚,表面有纵裂纹,两端断裂成带状或较平截(黄芪)。

(2)取本品内容物 15g,加 75% 乙醇 50ml,加热回流 1 小时,放冷,滤过,滤液回收溶剂至干,残渣加水 10ml 使溶解,用三氯甲烷振摇提取 2 次,每次 30ml,合并三氯甲烷提取液,回收溶剂至干,残渣加甲醇 1ml 使溶解,作为供试品溶液。另取异嗪皮啶对照品,加甲醇制成每 1ml 含 1mg 的溶液,作为对照品溶液。照薄层色谱法(通则 0502)试验,吸取上述供试品溶液 2~5μl、对照品溶液 1~2μl,分别点于同一硅胶 G 薄层板上,以三氯甲烷-甲醇(19:1)为展开剂,展开,取出,晾干,置紫外光灯(365nm)下检视。供试品色谱中,在与对照品色谱相应的位置上,显相同的蓝色荧光斑点。

(3)取本品内容物 15g,加氨试液 10ml 湿润,加三氯甲烷 50ml,超声处理 1 小时,放冷,滤过,滤液浓缩至 10ml,用 0.05mol/L 的盐酸溶液振摇提取 3 次,每次 10ml,弃去三氯甲烷液,合并酸提取液,用氨试液调节 pH 值至 9~10,再用三氯甲烷振摇提取 3 次,每次 10ml,合并三氯甲烷提取液,回收溶剂至干,残渣加三氯甲烷 0.5ml 使溶解,作为供试品溶液。

另取荷叶对照药材 2g,同法制成对照药材溶液。再取荷叶碱对照品,加三氯甲烷制成每 1ml 含 1mg 的溶液,作为对照品溶液。照薄层色谱法(通则 0502)试验,吸取供试品溶液 15μl、对照药材溶液和对照品溶液各 3~5μl,分别点于同一硅胶 G 薄层板上,以二氯甲烷-乙酸乙酯-甲醇-水(3:4:2:1)(10℃以下放置)的下层溶液为展开剂,展开,取出,晾干,喷以稀碘化铋钾试液,再喷以少量 5% 亚硝酸钠乙醇溶液,置日光下检视。供试品色谱中,在与对照药材色谱和对照品色谱相应的位置上,显相同颜色的斑点。

(4)取本品内容物 4g,加甲醇 30ml,超声处理 30 分钟,滤过,滤液蒸干,残渣加水 20ml 使溶解,用水饱和的正丁醇振摇提取 2 次,每次 20ml,分取正丁醇液,用氨试液洗涤 2 次,每次 20ml,正丁醇液蒸干,残渣加甲醇 1ml 使溶解,作为供试品溶液。另取黄芪对照药材 1g,同法制成对照药材溶液。再取黄芪甲苷对照品,加甲醇制成每 1ml 含 1mg 的溶液,作为对照品溶液。照薄层色谱法(通则 0502)试验,吸取上述三种溶液各 5μl,分别点于同一硅胶 G 薄层板上,以三氯甲烷-甲醇-水(13:7:2)为展开剂,展开,取出,晾干,喷以 10% 硫酸乙醇溶液,在 105℃加热至斑点显色清晰。供试品色谱中,在与对照药材色谱和对照品色谱相应的位置上,显相同颜色的斑点。

(5)取本品内容物 4g,加 70% 甲醇 30ml,超声处理 15 分钟,滤过,滤液回收溶剂至干,残渣加水 20ml 使溶解,用乙醚振摇提取 2 次,每次 25ml,合并乙醚提取液,回收溶剂至干,残渣加甲醇 1ml 使溶解,作为供试品溶液。另取何首乌对照药材 1g,加甲醇 10ml,超声处理 15 分钟,静置,取上清液作为对照药材溶液。再取 2,3,5,4'-四羟基二苯乙烯-2-O-β-D-葡萄糖苷对照品,加甲醇制成每 1ml 含 0.5mg 的溶液,作为对照品溶液。照薄层色谱法(通则 0502)试验,吸取上述溶液各 5μl,分别点于同一硅胶 G 薄层板上,以乙酸乙酯-甲醇-甲酸(25:1:1)为展开剂,展开,取出,晾干,置紫外光灯(365nm)下检视。供试品色谱中,在与对照药材色谱和对照品色谱相应的位置上,显相同颜色的荧光斑点。

(6)取本品内容物 2g,加甲醇 20ml,超声处理 30 分钟,滤过,滤液回收溶剂至干,残渣加甲醇 1ml 使溶解,作为供试品溶液。另取大黄对照药材 0.1g,同法制成对照药材溶液。再取大黄酚对照品,加甲醇制成每 1ml 含 0.5mg 的溶液,作为对照品溶液。照薄层色谱法(通则 0502)试验,吸取供试品溶液 8μl、对照药材溶液和对照品溶液各 4μl,分别点于同一硅胶 G 薄层板上,以正己烷-乙酸乙酯-甲酸(30:10:0.5)为展开剂,展开,取出,晾干,置紫外光灯(365nm)下检视。供试品色谱中,在与对照药材色谱和对照品色谱相应的位置上,显相同的橙黄色荧光斑点。

(7)取本品内容物 4g,加甲醇 50ml,超声处理 30 分钟,滤过,滤液蒸干,残渣加水 50ml 使溶解,用乙醚洗涤 2 次,每次 20ml,弃去乙醚液,再用乙酸乙酯振摇洗涤 2 次,每次 20ml,

弃去乙酸乙酯液,继用水饱和的正丁醇振摇提取 2 次,每次 20ml,合并正丁醇液,蒸干,残渣加甲醇 1ml 使溶解,作为供试品溶液。另取槐花对照药材 2g,加水 50ml,煎煮 1 小时,趁热滤过,滤液蒸干,残渣加甲醇 2ml 使溶解,作为对照药材溶液。再取芦丁对照品,加甲醇制成每 1ml 含 1mg 的溶液,作为对照品溶液。照薄层色谱法(通则 0502)试验,吸取上述三种溶液各 4μl,分别点于同一硅胶 G 薄层板上,以乙酸乙酯-甲醇-水(8:1:1)为展开剂,展开,取出,晾干,喷以三氯化铝试液,在 105℃加热 10 分钟,置紫外光灯(365nm)下检视。供试品色谱中,在与对照药材色谱和对照品色谱相应的位置上,显相同颜色的荧光斑点。

【检查】　应符合胶囊剂项下有关的各项规定(通则 0103)。

【含量测定】　葛根　照高效液相色谱法(通则 0512)测定。

色谱条件与系统适用性试验　以十八烷基硅烷键合硅胶为填充剂;以甲醇-水(25:75)为流动相;检测波长为 250nm。理论板数按葛根素峰计算应不低于 4000。

对照品溶液的制备　取葛根素对照品适量,精密称定,加 30% 乙醇制成每 1ml 含 20μg 的溶液,即得。

供试品溶液的制备　取装量差异项下的本品内容物,研细,取约 0.2g,精密称定,置具塞锥形瓶中,精密加入 30% 乙醇 50ml,密塞,称定重量,超声处理(功率 250W,频率 20kHz)30 分钟,放冷,再称定重量,用 30% 乙醇补足减失的重量,摇匀,滤过,取续滤液,即得。

测定法　分别精密吸取对照品溶液 5μl 与供试品溶液 10~15μl,注入液相色谱仪,测定,即得。

本品每粒含葛根以葛根素($C_{21}H_{20}O_9$)计,不得少于 0.5mg。

何首乌　照高效液相色谱法(通则 0512)测定。避光操作。

色谱条件与系统适用性试验　以十八烷基硅烷键合硅胶为填充剂;以乙腈-水(18:82)为流动相;检测波长为 320nm。理论板数按 2,3,5,4'-四羟基二苯乙烯-2-O-β-D-葡萄糖苷峰计算应不低于 3000。

对照品溶液的制备　取 2,3,5,4'-四羟基二苯乙烯-2-O-β-D-葡萄糖苷对照品适量,精密称定,加稀乙醇制成每 1ml 含 40μg 的溶液,即得。

供试品溶液的制备　取装量差异项下的本品内容物,研细,取约 0.7g,精密称定,置具塞锥形瓶中,精密加入稀乙醇 25ml,密塞,称定重量,超声处理(功率 250W,频率 33kHz)30 分钟,放冷,再称定重量,用稀乙醇补足减失的重量,摇匀,静置,取上清液滤过,取续滤液,即得。

测定法　精密吸取对照品溶液与供试品溶液各 10μl,注入液相色谱仪,测定,即得。

本品每粒含何首乌以 2,3,5,4'-四羟基二苯乙烯-2-O-β-D-葡萄糖苷($C_{20}H_{22}O_9$)计,不得少于 0.3mg。

【功能与主治】 消食,降脂,通血脉,益气血。用于瘀浊内阻、气血不足所致的动脉硬化症、高脂血症。

【用法与用量】 口服。一次 5 粒,一日 3 次。

【规格】 每粒装 0.3g

【贮藏】 密封。

脂 康 颗 粒
Zhikang Keli

【处方】 决明子 462g　　　枸杞子 462g
桑椹 462g　　　　红花 154g
山楂 462g

【制法】 以上五味,加水煎煮二次,第一次 1.5 小时,第二次 1 小时,滤过,滤液合并,减压浓缩成相对密度为 1.05～1.10(60℃)的清膏,加入麦芽糊精适量,混匀,喷雾干燥;浸膏粉中加入麦芽糊精适量和硬脂酸镁 5g,混匀,干法制粒,制成 1000g,即得。

【性状】 本品为棕黄色或棕褐色的颗粒;气微,味酸,微甜、微苦。

【鉴别】 (1)取本品 10g,研细,加甲醇 40ml,超声处理 30 分钟,滤过,滤液蒸干,残渣加水 20ml 使溶解,加盐酸 2ml,加热回流 30 分钟,放冷,用乙醚振摇提取 2 次,每次 20ml,合并乙醚提取液,挥干,残渣加甲醇 1ml 使溶解,作为供试品溶液。另取决明子对照药材 1g,加甲醇 10ml,浸渍 1 小时,滤过,滤液蒸干,残渣加水 10ml 使溶解,加盐酸 1ml,自"加热回流 30 分钟"起,同法制成对照药材溶液。再取大黄素对照品、大黄酚对照品,分别加甲醇制成每 1ml 含 0.5mg 的溶液,作为对照品溶液。照薄层色谱法(通则 0502)试验,吸取上述四种溶液各 10μl,分别点于同一硅胶 G 薄层板上,以石油醚(30～60℃)-甲酸乙酯-甲酸(15:5:1)的上层溶液为展开剂,展开,取出,晾干,置紫外光灯(365nm)下检视。供试品色谱中,在与对照药材色谱和对照品色谱相应的位置上,显相同颜色的荧光斑点;置氨蒸气中熏后,置日光下检视,斑点变为红色。

(2)取本品 5g,研细,加甲醇 50ml,超声处理 30 分钟,滤过,滤液蒸干,残渣加水 30ml 使溶解,用乙酸乙酯振摇提取 2 次,每次 20ml,合并乙酸乙酯提取液,蒸干,残渣加甲醇 1ml 使溶解,作为供试品溶液。另取枸杞子对照药材、桑椹对照药材各 1g,同法制成对照药材溶液。照薄层色谱法(通则 0502)试验,吸取供试品溶液 2μl、对照药材溶液各 5μl,分别点于同一硅胶 G 薄层板上,以乙酸乙酯-三氯甲烷-甲酸(3:2:1)为展开剂,展开,取出,晾干,置紫外光灯(365nm)下检视。供试品色谱中,在与对照药材色谱相应的位置上,显相同颜色的荧光斑点。

(3)取本品 10g,研细,加甲醇 40ml,超声处理 30 分钟,滤过,滤液蒸干,残渣加水 20ml 使溶解,用乙酸乙酯振摇提取 2 次,每次 20ml,合并乙酸乙酯提取液,用 1%氢氧化钠溶液洗涤 2 次,每次 20ml,弃去洗涤液,乙酸乙酯液蒸干,残渣加甲醇 1ml 使溶解,作为供试品溶液。另取红花对照药材 1g,加甲醇 20ml,自"超声处理 30 分钟"起,同法制成对照药材溶液。照薄层色谱法(通则 0502)试验,吸取上述两种溶液各 10μl,分别点于同一硅胶 GF$_{254}$ 薄层板上,以甲苯-甲醇-冰醋酸(20:4:1)为展开剂,展开,取出,晾干,置紫外光灯(254nm)下检视。供试品色谱中,在与对照药材色谱相应的位置上,显相同颜色的斑点。

【检查】 水分 取本品 2～5g,80℃干燥 5 小时,照水分测定法(通则 0832)测定,不得过 5.0%。

其他 应符合颗粒剂项下有关的各项规定(通则 0104)。

【含量测定】 照高效液相色谱法(通则 0512)测定。

色谱条件与系统适用性试验 以十八烷基硅烷键合硅胶为填充剂;以乙腈为流动相 A,以 0.1%磷酸溶液为流动相 B,按下表中的规定进行梯度洗脱;检测波长为 284nm。理论板数按橙黄决明素峰计算应不低于 3000。

时间(分钟)	流动相 A(%)	流动相 B(%)
0～15	35	65
15～30	35→90	65→10
30～40	90	10

对照品溶液的制备 取橙黄决明素对照品、大黄酚对照品适量,精密称定,加甲醇制成每 1ml 含橙黄决明素 10μg、大黄酚 12μg 的混合溶液,即得。

供试品溶液的制备 取装量差异项下的本品适量,研细,取约 1g,精密称定,加水 20ml 使溶解,加盐酸 2ml,摇匀,加热回流 45 分钟,放冷,转移至分液漏斗中,用三氯甲烷振摇提取 5 次,每次 20ml,合并三氯甲烷液,蒸干,残渣加甲醇适量使溶解,转移至 25ml 量瓶中,加甲醇至刻度,摇匀,滤过,取续滤液,即得。

测定法 精密吸取对照品溶液与供试品溶液各 20μl,注入液相色谱仪,测定,即得。

本品每袋含决明子以橙黄决明素($C_{17}H_{14}O_7$)计,不得少于 0.80mg;以大黄酚($C_{15}H_{10}O_4$)计,不得少于 1.6mg。

【功能与主治】 滋阴清肝,活血通络。用于肝肾阴虚挟瘀之高血脂症,症见头晕或胀或痛,耳鸣眼花,腰膝酸软,手足心热,胸闷,口干,大便干结。

【用法与用量】 开水冲服。一次 1 袋,一日 2 次。

【注意】 (1)妇女妊娠期、月经过多忌用;
(2)禁烟酒及高脂饮食。

【规格】 每袋装 8g

【贮藏】 密封。

脏　连　丸

Zanglian Wan

【处方】　黄连 25g　　　　　黄芩 150g
　　　　　地黄 75g　　　　　赤芍 50g
　　　　　当归 50g　　　　　槐角 100g
　　　　　槐花 75g　　　　　荆芥穗 50g
　　　　　地榆炭 75g　　　　阿胶 50g

【制法】　以上十味，粉碎成粗粉。另取鲜猪大肠 350g，洗净，切段，与粗粉拌匀，蒸透，干燥，粉碎成细粉，过筛，混匀。每 100g 粉末用炼蜜 6～10g 加适量的水泛丸，干燥，制成水蜜丸；或加炼蜜 80～100g 制成小蜜丸或大蜜丸，即得。

【性状】　本品为棕褐色至黑褐色的水蜜丸、黑褐色的小蜜丸或大蜜丸；味苦。

【鉴别】　(1)取本品，置显微镜下观察：纤维束鲜黄色，壁稍厚，纹孔明显(黄连)。韧皮纤维淡黄色，梭形，壁厚，孔沟细(黄芩)。纤维细长，微弯曲，壁稍厚，非木化(地榆炭)。薄壁组织灰棕色至黑棕色，细胞多皱缩，内含棕色核状物(地黄)。种皮栅状细胞 1 列，长 100～190μm(槐角)。花瓣下表皮细胞多角形，有不定式气孔；薄壁细胞含草酸钙方晶(槐花)。

(2)取本品水蜜丸 1g，研碎；或取小蜜丸或大蜜丸 1.8g，剪碎，加入硅藻土 2g，研匀。加甲醇 10ml，超声处理 15 分钟，滤过，滤液作为供试品溶液。另取黄连对照药材 50mg，同法制成对照药材溶液。再取盐酸小檗碱对照品，加甲醇制成每 1ml 含 0.2mg 的溶液，作为对照品溶液。照薄层色谱法(通则 0502)试验，吸取上述三种溶液各 3μl，分别点于同一硅胶 G 薄层板上，以甲苯-乙酸乙酯-异丙醇-甲醇-浓氨试液(12：6：3：3：1)为展开剂，置氨蒸气预饱和的展开缸内，展开，取出，晾干，置紫外光灯(365nm)下检视。供试品色谱中，在与对照药材色谱和对照品色谱相应的位置上，显相同颜色的荧光斑点。

(3)取本品水蜜丸 1.5g，研碎；或取小蜜丸或大蜜丸 2.5g，剪碎，加入硅藻土 3g，研匀。加石油醚(30～60℃) 20ml，浸渍 1 小时，时时振摇，滤过，弃去石油醚液，药渣挥干，加甲醇 20ml，超声处理 30 分钟，滤过，滤液蒸干，残渣加水 0.5ml 使溶解，加在聚酰胺柱(100 目，2g，内径为 1.5～2.0cm)上，用水 50ml 洗脱，弃去水洗液，再用乙醇 50ml 洗脱，收集洗脱液，蒸干，残渣加甲醇 2ml 使溶解，作为供试品溶液。另取芦丁对照品，加甲醇制成每 1ml 含 1mg 的溶液，作为对照品溶液。照薄层色谱法(通则 0502)试验，吸取供试品溶液 1μl、对照品溶液 2μl，分别点于同一硅胶 G 薄层板上，以乙酸乙酯-甲酸-水(10：2：3)的上层溶液为展开剂，展开，取出，晾干，喷以 5％ 三氯化铝乙醇溶液，加热至斑点显色清晰，置紫外光灯(365nm)下检视。供试品色谱中，在与对照品色

谱相应的位置上，显相同颜色的荧光斑点。

【检查】　应符合丸剂项下有关的各项规定(通则 0108)。

【含量测定】　照高效液相色谱法(通则 0512)测定。

色谱条件与系统适用性试验　以十八烷基硅烷键合硅胶为填充剂；以甲醇-2％醋酸溶液(55：45)为流动相；检测波长为 280nm。理论板数按黄芩苷峰计算应不低于 3000。

对照品溶液的制备　取黄芩苷对照品适量，精密称定，加甲醇制成每 1ml 含 40μg 的溶液，即得。

供试品溶液的制备　取本品水蜜丸适量，研细，取 0.25g，精密称定，或取小蜜丸适量或重量差异项下的大蜜丸，剪碎，混匀，取 0.45g，精密称定，置具塞锥形瓶中，精密加入甲醇 50ml，称定重量，加热回流 1 小时，放冷，再称定重量，用甲醇补足减失的重量，摇匀，滤过，取续滤液，即得。

测定法　分别精密吸取对照品溶液与供试品溶液各 10μl，注入液相色谱仪，测定，即得。

本品含黄芩以黄芩苷($C_{21}H_{18}O_{11}$)计，水蜜丸每 1g 不得少于 6.0mg；小蜜丸每 1g 不得少于 3.3mg；大蜜丸每丸不得少于 30.0mg。

【功能与主治】　清肠止血。用于肠热便血，肛门灼热，痔疮肿痛。

【用法与用量】　口服。水蜜丸一次 6～9g，小蜜丸一次 9g，大蜜丸一次 1 丸，一日 2 次。

【规格】　大蜜丸每丸重 9g

【贮藏】　密封。

脑心通胶囊

Naoxintong Jiaonang

【处方】　黄芪 66g　　　　　赤芍 27g
　　　　　丹参 27g　　　　　当归 27g
　　　　　川芎 27g　　　　　桃仁 27g
　　　　　红花 13g　　　　　醋乳香 13g
　　　　　醋没药 13g　　　　鸡血藤 20g
　　　　　牛膝 27g　　　　　桂枝 20g
　　　　　桑枝 27g　　　　　地龙 27g
　　　　　全蝎 13g　　　　　水蛭 27g

【制法】　以上十六味，取地龙、全蝎，粉碎成细粉；其余黄芪等十四味粉碎成细粉，与上述粉末配研，过筛，混匀，装入胶囊，制成 1000 粒，即得。

【性状】　本品为硬胶囊，内容物为淡棕黄色至黄棕色的粉末；气特异，味微苦。

【鉴别】　(1)取本品内容物，置显微镜下观察：花粉粒类圆形或椭圆形，直径 43～66μm，外壁具短刺和点状雕纹，具 3 个萌发孔(红花)。薄壁细胞纺锤形，壁略厚，有极微细的斜向交错纹理(当归)。纤维成束或散离，壁厚，表面有纵裂纹，

两端断裂成帚状或较平截(黄芪)。石细胞类圆形或类长方形,壁一面菲薄(桂枝)。草酸钙簇晶直径 18～32μm,存在于薄壁细胞中,常排列成行,或一个细胞中含有数个簇晶(赤芍)。体壁碎片淡黄色至黄色,有网状纹理及圆形毛窝,有时可见棕褐色刚毛(全蝎)。纤维成束,周围薄壁细胞含草酸钙方晶,形成晶纤维(鸡血藤)。

(2)取本品内容物 10g,加乙醚 60ml,加热回流 1 小时,药渣备用,分取乙醚液,挥干,残渣加乙酸乙酯 1ml 使溶解,作为供试品溶液。另取丹参酮ⅡA对照品,加乙酸乙酯制成每 1ml 含 1mg 的溶液,作为对照品溶液。照薄层色谱法(通则 0502)试验,吸取上述两种溶液各 5μl,分别点于同一硅胶 G 薄层板上,以甲苯-乙酸乙酯(19:1)为展开剂,展开,取出,晾干。供试品色谱中,在与对照品色谱相应的位置上,显相同的暗红色斑点。

(3)取〔鉴别〕(2)项下的备用药渣,挥干乙醚,加甲醇 60ml,加热回流 1 小时,滤过,滤液回收溶剂至干,残渣加水 10ml 微热使溶解,用水饱和的正丁醇振摇提取 3 次,每次 20ml,合并正丁醇提取液,用氨试液洗涤 2 次,每次 20ml,弃去氨液,正丁醇液回收溶剂至干,残渣加水 3～5ml 使溶解,通过 D101 型大孔吸附树脂柱(柱内径为 1.5cm,柱高为 12cm),以水 50ml 洗脱,弃去水液,再用 40%乙醇 30ml 洗脱,弃去洗脱液,继用 70%乙醇 50ml 洗脱,收集洗脱液,蒸干,残渣加甲醇 2ml 使溶解,作为供试品溶液。另取黄芪甲苷对照品,加甲醇制成每 1ml 含 1mg 的溶液,作为对照品溶液。照薄层色谱法(通则 0502)试验,吸取上述两种溶液各 6μl,分别点于同一硅胶 G 薄层板上,以三氯甲烷-甲醇-水(13:6:2),10℃以下放置过夜的下层溶液为展开剂,展开,取出,晾干,喷以 10%硫酸乙醇溶液,在 100℃加热至斑点显色清晰。供试品色谱中,在与对照品色谱相应的位置上,显相同颜色的斑点。

(4)取本品内容物 10g,加乙醚 30ml,加热回流 1 小时,滤过,滤液回收溶剂至干,残渣加乙酸乙酯 5ml 使溶解,作为供试品溶液。另取当归对照药材及川芎对照药材各 0.5g,分别加乙醚 20ml,同法制成对照药材溶液。照薄层色谱法(通则 0502)试验,吸取上述三种溶液各 2～5μl,分别点于同一硅胶 G 薄层板上,以正己烷-乙酸乙酯(9:1)为展开剂,展开,取出,晾干,置紫外光灯(365nm)下检视。供试品色谱中,在与对照药材色谱相应的位置上,显相同颜色的荧光斑点。

(5)取本品内容物 4g,加乙醇 30ml,加热回流 1 小时,滤过,滤液浓缩至约 10ml,加盐酸 1ml,加热回流 1 小时后浓缩至约 5ml,加水 10ml,用石油醚(60～90℃)振摇提取 2 次,每次 20ml,合并提取液,回收溶剂至干,残渣加乙醇 2ml 使溶解,作为供试品溶液。另取牛膝对照药材 2g,加乙醇 20ml,同法制成对照药材溶液。照薄层色谱法(通则 0502)试验,吸取上述两种溶液各 3～6μl,分别点于同一硅胶 G 薄层板上,以三氯甲烷-甲醇(40:1)为展开剂,置用展开剂预饱和 30 分钟的展开缸内,展开约 12cm,取出,晾干,喷以 2%磷钼酸乙醇溶液,在 100℃加热至斑点显色清晰。供试品色谱中,在与对

照药材色谱相应的位置上,显相同颜色的斑点。

(6)取本品内容物 10g,加无水乙醇 60ml,超声处理 30 分钟,滤过,滤液低温浓缩至 1ml,作为供试品溶液。另取桂枝对照药材 1g,加无水乙醇 20ml,超声处理 20 分钟,滤过,滤液低温浓缩至 2ml,作为对照药材溶液。再取桂皮醛对照品,加无水乙醇制成每 1ml 含 1μl 的溶液,作为对照品溶液。照薄层色谱法(通则 0502)试验,吸取上述三种溶液各 5μl,分别点于同一硅胶 G 薄层板上,以石油醚(60～90℃)-乙酸乙酯(17:3)为展开剂,展开,取出,晾干,喷以二硝基苯肼乙醇试液。供试品色谱中,在与对照药材色谱和对照品色谱相应的位置上,显相同颜色的斑点。

(7)取本品内容物 10g,置具塞锥形瓶中,加乙醚 50ml,超声处理 20 分钟,滤过,滤液回收溶剂至干,残渣加甲醇 1ml 使溶解,作为供试品溶液。另取乳香对照药材 1g,加乙醚 20ml,同法制成对照药材溶液。照薄层色谱法(通则 0502)试验,吸取上述两种溶液各 5μl,分别点于同一硅胶 G 薄层板上,以甲苯-乙酸乙酯(19:1)为展开剂,展开,取出,晾干,喷以 5%香草醛硫酸溶液,在 105℃加热至斑点显色清晰。供试品色谱中,在与对照药材色谱相应的位置上,显相同颜色的斑点。

(8)取本品内容物 15g,加 80%丙酮 150ml,超声处理 30 分钟,滤过,滤液回收溶剂至干,残渣加甲醇 2ml 使溶解,作为供试品溶液,另取鸡血藤对照药材 2g,加 80%丙酮 20ml,超声处理 30 分钟,滤过,滤液浓缩至 2ml,作为对照药材溶液。再取芒柄花素对照品,加甲醇制成每 1ml 含 1mg 的溶液,作为对照品溶液。照薄层色谱法(通则 0502)试验,吸取上述三种溶液各 5μl,分别点于同一硅胶 G 薄层板上,以三氯甲烷-甲醇(20:1)为展开剂,展开,取出,晾干,置紫外光灯(254nm)下检视。供试品色谱中,在与对照药材色谱和对照品色谱相应的位置上,显相同颜色的斑点。

【检查】 应符合胶囊剂项下有关的各项规定(通则 0103)。

【含量测定】 赤芍 照高效液相色谱法(通则 0512)测定。

色谱条件与系统适用性试验 以十八烷基硅烷键合硅胶为填充剂;以甲醇-水-冰醋酸(25:75:0.2)为流动相;检测波长为 230nm。理论板数按芍药苷峰计算应不低于 1500。

对照品溶液的制备 取芍药苷对照品适量,精密称定,加甲醇制成每 1ml 含 40μg 的溶液,即得。

供试品溶液的制备 取本品 20 粒的内容物,精密称定,研细,取 0.4g,精密称定,置具塞锥形瓶中,加入 70%乙醇 50ml,密塞,放置过夜,超声处理(功率为 250W,频率为 50kHz)30 分钟,摇匀,滤过,药渣及滤器用 70%乙醇 20ml 分数次洗涤,洗液并入滤液中,蒸至近干,残渣加 70%乙醇微热使溶解,转移至 25ml 量瓶中,加 70%乙醇至刻度,摇匀,滤过,取续滤液,即得。

测定法 分别精密吸取对照品溶液 10μl 与供试品溶液 10～20μl,注入液相色谱仪,测定,即得。

本品每粒含赤芍以芍药苷（$C_{23}H_{28}O_{11}$）计，不得少于 0.40mg。

丹参　照高效液相色谱法（通则 0512）测定。

色谱条件与系统适用性试验　以十八烷基硅烷键合硅胶为填充剂；以乙腈-甲醇-甲酸-水（10：27：1：63）为流动相；检测波长为 286nm。理论板数按丹酚酸 B 峰计算应不低于 6000。

对照品溶液的制备　取丹酚酸 B 对照品适量，精密称定，加 70％甲醇制成每 1ml 含 0.1mg 的溶液，即得。

供试品溶液的制备　取本品 20 粒内容物，研细，取约 2.5g，精密称定，置具塞锥形瓶中，精密加入 70％甲醇 50ml，称定重量，超声处理（功率为 250W，频率为 50kHz）1 小时，放冷，再称定重量，用 70％甲醇补足减失的重量，摇匀，滤过，取续滤液，即得。

测定法　分别精密吸取对照品溶液与供试品溶液各 10μl，注入液相色谱仪，测定，即得。

本品每粒含丹参以丹酚酸 B（$C_{36}H_{30}O_{16}$）计，不得少于 0.40mg。

【功能与主治】　益气活血，化瘀通络。用于气虚血滞、脉络瘀阻所致中风中经络，半身不遂、肢体麻木、口眼歪斜、舌强语謇及胸痹心痛、胸闷、心悸、气短；脑梗塞、冠心病心绞痛属上述证候者。

【用法与用量】　口服。一次 2～4 粒，一日 3 次。

【注意】　孕妇禁用。

【规格】　每粒装 0.4g

【贮藏】　密封。

脑 心 清 片
Naoxinqing Pian

【处方】　柿叶提取物 50g

【制法】　取柿叶提取物，加入淀粉、蔗糖粉、硬脂酸镁和微晶纤维素等辅料适量，混匀，制成颗粒，干燥，压制成 1000 片或 500 片，包薄膜衣，即得。

【性状】　本品为薄膜衣片，除去包衣后显棕黄色至褐色；味苦。

【鉴别】　（1）取本品适量（相当于柿叶提取物 250mg），研细，加甲醇 25ml，超声处理 30 分钟，滤过，滤液蒸干，残渣加水 15ml，充分搅拌使溶解，滤过，滤液加盐酸 0.5ml，用乙醚 30ml 振摇提取，分取乙醚液，挥干，残渣加甲醇 1ml 使溶解，作为供试品溶液。另取柿叶对照药材 8g，加水 200ml 煎煮 1 小时，滤过，滤液浓缩至约 15ml，滤过，滤液加盐酸 0.5ml，同法制成对照药材溶液。再取原儿茶酸对照品，加甲醇制成每 1ml 含 1mg 的溶液，作为对照品溶液。照薄层色谱法（通则 0502）试验，吸取供试品溶液 5～10μl，对照药材溶液 10μl，

对照品溶液 5μl，分别点于同一硅胶 GF$_{254}$ 薄层板上，以二氯甲烷-甲醇-甲酸（9：1：0.3）为展开剂，展开，取出，晾干，置紫外光灯（254nm）下检视。供试品色谱中，在与对照药材色谱及对照品色谱相应的位置上，显相同颜色的斑点。

（2）取本品适量（约相当于柿叶提取物 250mg），研细，加甲醇 25ml，超声处理 30 分钟，滤过，滤液蒸干，残渣加甲醇 1ml 使溶解，作为供试品溶液。另取柿叶对照药材 2g，同法制成对照药材溶液。再取齐墩果酸对照品，加甲醇制成每 1ml 含 1mg 的溶液，作为对照品溶液。照薄层色谱法（通则 0502）试验，吸取上述三种溶液各 10μl，分别点于同一硅胶 G 薄层板上，以甲苯-乙酸乙酯-甲酸（7：2：0.3）为展开剂，展开，展距 12cm，取出，晾干，喷以 10％硫酸乙醇溶液，在 105℃加热至斑点显色清晰。供试品色谱中，在与对照药材色谱及对照品色谱相应的位置上，显相同颜色的斑点。

【检查】　乙酸乙酯浸出物　取本品，研细，取适量（约相当于柿叶提取物 0.5g），精密称定，用乙酸乙酯为溶剂，照醇溶性浸出物测定法项下的热浸法（通则 2201）测定，〔规格（1）〕不得少于 9.0％；〔规格（2）〕不得少于 18.0％。

其他　应符合片剂项下有关的各项规定（通则 0101）。

【含量测定】　照高效液相色谱法（通则 0512）测定。

色谱条件与系统适用性试验　以十八烷基硅烷键合硅胶为填充剂；以甲醇-0.2％磷酸溶液（50：50）为流动相；检测波长为 360nm。理论板数按槲皮素峰计算应不低于 3000。

对照品溶液的制备　取槲皮素对照品、山柰酚对照品适量，精密称定，加甲醇制成每 1ml 分别含 50μg 的混合溶液，即得。

供试品溶液的制备　取本品 10 片，精密称定，研细，取约 0.5g〔规格（1）〕或 0.3g〔规格（2）〕，精密称定，置具塞锥形瓶中，精密加入甲醇 20ml，密塞，称定重量，超声处理（功率 250W，频率 50kHz）30 分钟，取出，放冷，再称定重量，用甲醇补足减失的重量，摇匀，滤过，精密吸取续滤液 10ml，加入甲醇 10ml、25％盐酸溶液 5ml，摇匀，加热回流 30 分钟，放冷，转移至 50ml 量瓶中，加甲醇至刻度，摇匀，滤过，取续滤液，即得。

测定法　分别精密吸取对照品溶液与供试品溶液各 10μl，注入液相色谱仪，测定，即得。

本品每片含总黄酮，以槲皮素（$C_{15}H_{10}O_7$）和山柰酚（$C_{15}H_{10}O_6$）的总量计，〔规格（1）〕不得少于 3.8mg；〔规格（2）〕不得少于 7.6mg。

【功能与主治】　活血化瘀，通络。用于脉络瘀阻，眩晕头痛，肢体麻木，胸痹心痛，胸中憋闷，心悸气短；冠心病、脑动脉硬化症见上述证候者。

【用法与用量】　口服。一次 2～4 片〔规格（1）〕或一次 1～2 片〔规格（2）〕，一日 3 次。

【规格】　（1）每片重 0.41g（含柿叶提取物 50mg）
（2）每片重 0.41g（含柿叶提取物 100mg）

【贮藏】　密封。

附:柿叶提取物质量标准

柿叶提取物

本品为柿叶经加工制成的提取物。

〔制法〕 取干柿叶,加水煎煮二次,第一次 2 小时,第二次 1 小时,合并煎液,滤过,滤液浓缩至相对密度 1.12～1.15(60℃),加乙醇至含醇量达 85%,静置过夜,滤取上清液,备用;沉淀物用 65%乙醇洗涤二次,合并洗涤液,静置过夜,滤取上清液,与备用上清液合并,回收乙醇,加入适量的水,混匀,滤过,滤液用乙酸乙酯提取四次,合并乙酸乙酯液,回收乙酸乙酯并浓缩成稠膏,低温干燥,即得。

〔性状〕 本品为棕黄色至褐色的块状固体,气微、味苦。

〔鉴别〕 (1)取本品 0.2g,研细,加水 15ml,超声处理 30 分钟,滤过,滤液加盐酸 0.5ml,用乙醚 30ml 振摇提取,分取乙醚层,挥干,残渣加甲醇 1ml 使溶解,作为供试品溶液。另取柿叶对照药材 8g,加水 200ml 煎煮 1 小时,滤过,滤液浓缩至约 15ml,滤过,滤液加盐酸 0.5ml,同法制成对照药材溶液。再取原儿茶酸对照品,加甲醇制成每 1ml 含 1mg 的溶液,作为对照品溶液。照薄层色谱法(通则 0502)试验,吸取供试品溶液 5μl,对照品和对照药材溶液各 10μl,分别点于同一硅胶 GF₂₅₄ 薄层板上,以二氯甲烷-甲醇-甲酸(9:1:0.3)为展开剂,展开,取出,晾干,置紫外光灯(254nm)下检视。供试品色谱中,在与对照药材及对照品色谱相应的位置上,显相同颜色的斑点。

(2)取本品 0.2g,研细,加甲醇 10ml,超声处理使溶解,滤过,滤液浓缩至 1ml,作为供试品溶液。另取柿叶对照药材 2g,加甲醇 25ml,超声处理 30 分钟,滤过,滤液蒸干,残渣加甲醇 1ml 使溶解,作为对照药材溶液。再取齐墩果酸对照品,加甲醇制成每 1ml 含 1mg 的溶液,作为对照品溶液。照薄层色谱法(通则 0502)试验,吸取上述三种溶液各 5～10μl,分别点于同一硅胶 G 薄层板上,以甲苯-乙酸乙酯-甲酸(7:2:0.3)为展开剂,展开,展距 12cm,取出,晾干,喷以 10%硫酸乙醇溶液,在 105℃加热至斑点显色清晰。供试品色谱中,在与对照药材色谱和对照品色谱相应的位置上,显相同颜色的斑点。

〔检查〕 **乙酸乙酯残留量** 照残留溶剂测定法(通则 0861 第二法)测定。

色谱条件与系统适用性试验 用 6%氰丙基苯基-94%二甲基聚硅氧烷为固定液的毛细管柱(0.25mm×30m),火焰离子化检测器。进样口温度为 220℃。柱温:起始温度 50℃,保持 5 分钟,以每分钟 35℃的速率升至 220℃,保持 2 分钟;检测器温度为 250℃;顶空温度为 80℃,保温时间为 30 分钟;进样时间 1 分钟。理论板数按乙酸乙酯峰计算应不低于 10000。

对照品溶液的制备 取乙酸乙酯对照品适量,用 N,N-二甲基甲酰胺制成每 1ml 含 0.5mg 的溶液,精密量取 2ml,置顶空瓶中,密封,即得。

供试品溶液的制备 取本品研细,精密称取 0.2g,置顶空瓶中,精密加入 N,N-二甲基甲酰胺 2ml,摇匀,密封,即得。

测定法 分别取对照品和供试品溶液,顶空进样,记录色谱图,按外标法以峰面积计算供试品中乙酸乙酯残留量。

本品含乙酸乙酯不得过 0.5%。

乙酸乙酯浸出物 取本品,研成粗粉,取约 0.5g,精密称定,用乙酸乙酯为溶剂,依法(通则 2201 醇溶性浸出物测定法热浸法)测定,不得少于 75%。

水分 不得过 5.0%(通则 0832 第二法)。

重金属 取本品 1.0g,依法(通则 0821 第二法)检查。重金属含量不得过 20mg/kg。

〔含量测定〕 照高效液相色谱法(通则 0512)测定。

色谱条件与系统适用性试验 以十八烷基硅烷键合硅胶为填充剂;以甲醇-0.2%磷酸溶液(50:50)为流动相;检测波长为 360nm。理论板数按槲皮素峰计算应不低于 3000。

对照品溶液的制备 取槲皮素对照品、山柰酚对照品适量,精密称定,加甲醇制成每 1ml 分别含 50μg 的混合溶液,即得。

供试品溶液的制备 取本品,研细,取约 0.1g,精密称定,置具塞锥形瓶中,精密加入甲醇 20ml,密塞,称定重量,超声处理(功率 250W,频率 50kHz)30 分钟,取出,放冷,再称定重量,用甲醇补足减失的重量,摇匀,滤过,精密吸取续滤液 10ml,加入甲醇 10ml、25%盐酸溶液 5ml,摇匀,加热回流 30 分钟,放冷,转移至 50ml 量瓶中,加甲醇至刻度,摇匀,滤过,取续滤液,即得。

测定法 分别精密吸取对照品溶液及供试品溶液各 10μl,注入液相色谱仪,测定,即得。

本品按干燥品计算,含总黄酮以槲皮素($C_{15}H_{10}O_7$)和山柰酚($C_{15}H_{10}O_6$)的总量计,不得少于 8.6%。

〔功能与主治〕 活血化瘀,通络。用于脉络瘀阻,眩晕头痛,肢体麻木,胸痹心痛,胸中憋闷,心悸气短;冠心病、脑动脉硬化症见上述证候者。

〔用法与用量〕 口服,一次 0.1～0.2g,一日 3 次。

〔贮藏〕 密封,置阴凉干燥处。

注:柿叶 为柿树科植物柿 Diospyros kaki Thunb. 的干燥叶。

脑 乐 静
Naolejing

【处方】 甘草浸膏 35.4g　　　　　大枣 125g
　　　　 小麦 416g

【制法】 以上三味,甘草浸膏加水适量,加热溶解,滤过,滤液浓缩至适量。大枣加水煎煮二次,每次 2 小时,合并煎液,滤过,滤液浓缩至相对密度为 1.10(80℃)的清膏,冷却后加等量的乙醇,搅匀,静置 24 小时;小麦加水煮沸 10 分钟后,于 70~80℃温浸二次,每次 2 小时,合并浸液,滤过,滤液浓缩至相对密度为 1.10(80℃)的清膏,加等量的乙醇,搅匀,静置 24 小时;取上述大枣和小麦的上清液,合并,滤过,回收乙醇并浓缩至相对密度为 1.05~1.10(80℃)的清膏,加入蔗糖 750g、甘草浸膏浓缩液及苯甲酸钠适量,煮沸使溶解,滤过,加水至 1000ml,混匀,即得。

【性状】　本品为淡棕色的黏稠液体;气微,味甜。

【鉴别】　(1)取本品 5ml,加水 15ml,摇匀,用水饱和的正丁醇振摇提取 3 次,每次 20ml,合并正丁醇液,用水洗涤 3 次,每次 10ml,正丁醇液蒸干,残渣加甲醇 1ml 使溶解,作为供试品溶液。另取甘草对照药材 0.2g,加水 20ml,加热回流 1 小时,滤过,滤液同法制成对照药材溶液。再取甘草酸单铵盐对照品,加甲醇制成每 1ml 含 0.5mg 的溶液,作为对照品溶液。照薄层色谱法(通则 0502)试验,吸取上述三种溶液各 5μl,分别点于同一用 1%氢氧化钠溶液制备的硅胶 G 薄层板上,以乙酸乙酯-甲酸-冰醋酸-水(15:1:1:2)为展开剂,展开,取出,晾干,喷以 10%硫酸乙醇溶液,在 105℃加热至斑点显色清晰,置紫外光灯(365nm)下检视。供试品色谱中,在与对照药材色谱相应的位置上,显相同颜色的荧光斑点;在与对照品色谱相应的位置上,显相同的橙黄色荧光斑点。

(2)取本品 20ml,加乙醚 50ml 振摇提取,分取乙醚液,置水浴上蒸发至约 1ml,作为供试品溶液。另取大枣对照药材 1g,加水 100ml 煎煮 2 小时,滤过,滤液浓缩至 20ml,加乙醚 50ml 振摇提取,分取乙醚液,置水浴上蒸至约 1ml,作为对照药材溶液。照薄层色谱法(通则 0502)试验,吸取上述两种溶液各 5μl,分别点于同一硅胶 GF$_{254}$薄层板上,以乙酸乙酯为展开剂,展开,取出,晾干,在 105℃加热至斑点显色清晰,置紫外光灯(254nm)下检视。供试品色谱中,在与对照药材色谱相应的位置上,显相同颜色的斑点。

【检查】　相对密度　应不低于 1.27(通则 0601)。

其他　应符合糖浆剂项下有关的各项规定(通则 0116)。

【含量测定】　照高效液相色谱法(通则 0512)测定。

色谱条件与系统适用性试验　以十八烷基硅烷键合硅胶为填充剂;以乙腈-2.5%醋酸(35:65)为流动相;检测波长为 254nm。理论板数按甘草酸峰计算应不低于 2000。

对照品溶液的制备　取甘草酸单铵盐对照品适量,精密称定,加稀乙醇制成每 1ml 含 40μg 的溶液(每 1ml 相当于甘草酸 39μg)即得。

供试品溶液的制备　精密量取本品 10ml,置 50ml 量瓶中,用稀乙醇溶解并稀释至刻度,摇匀,滤过,精密量取续滤液 1ml 置 10ml 量瓶中,加稀乙醇稀释至刻度,摇匀,滤过,取续滤液,即得。

测定法　分别精密吸取对照品溶液与供试品溶液各 10μl,注入液相色谱仪,测定,即得。

本品每 1ml 含甘草浸膏以甘草酸($C_{42}H_{62}O_{16}$)计,不得少于 1.3mg。

【功能与主治】　养心安神。用于心神失养所致的精神忧郁、易惊不寐、烦躁。

【用法与用量】　口服。一次 30ml,一日 3 次;小儿酌减。

【贮藏】　密封。

脑 立 清 丸
Naoliqing Wan

【处方】
磁石 200g	赭石 350g
珍珠母 100g	清半夏 200g
酒曲 200g	酒曲(炒)200g
牛膝 200g	薄荷脑 50g
冰片 50g	猪胆汁 350g(或猪胆粉 50g)

【制法】　以上十味,先将磁石、赭石、珍珠母、清半夏、牛膝、酒曲、酒曲(炒)分别粉碎成细粉,过筛,取出赭石粉 100g 留作包衣用。薄荷脑、冰片研成细粉,与上述粉末配研,过筛。猪胆汁加水适量,煮沸,滤过,用胆汁水泛丸;或薄荷脑、冰片研成细粉,与上述粉末及猪胆粉配研均匀,过筛,用水泛丸。用赭石粉包衣,40℃干燥,即得。

【性状】　本品为深褐色的水丸;气芳香,味微苦。

【鉴别】　(1)取本品 0.6g,研细,置具塞离心管中,加 6mol/L 盐酸 4ml,振摇,离心(转速为每分钟 3000 转)5 分钟,取上清液 2 滴,加硫氰酸铵试液 2 滴,溶液即显血红色;另取上清液 0.5ml,加亚铁氰化钾试液 1~2 滴,即生成蓝色沉淀;再加 25%氢氧化钠溶液 0.5~1ml,沉淀变成棕色。

(2)取本品 3g,研细,加乙醇 20ml,加热回流 40 分钟,滤过,取滤液 10ml,加盐酸 1ml,置水浴中加热回流 1 小时,浓缩至约 5ml,加水 10ml,用石油醚(60~90℃)振摇提取 2 次,每次 20ml,合并石油醚液,蒸干,残渣加乙醇 1ml 使溶解,作为供试品溶液。另取齐墩果酸对照品,加乙醇制成每 1ml 含 1mg 的溶液,作为对照品溶液。照薄层色谱法(通则 0502)试验,吸取上述两种溶液各 5μl,分别点于同一硅胶 G 薄层板上,以三氯甲烷-甲醇(40:1)为展开剂,展开,取出,晾干,喷以 10%硫酸乙醇溶液,在 105℃加热至斑点显色清晰。供试品色谱中,在与对照品色谱相应的位置上,显相同颜色的斑点。

(3)取本品 1g,研细,加 10%氢氧化钠溶液 10ml,在 120℃加热 4 小时,放冷,加水 20ml,滤过,滤液加盐酸调节 pH 值至 2~3,摇匀,用乙酸乙酯振摇提取 3 次,每次 20ml,合并乙酸乙酯液,蒸干,残渣加乙醇 1ml 使溶解,作为供试品溶液。另取猪去氧胆酸对照品,加乙醇制成每 1ml 含 1mg 的溶液,作为对照品溶液。照薄层色谱法(通则 0502)试验,吸取上述两种溶液各 2μl,分别点于同一硅胶 G 薄层板上,以异辛烷-乙醚-正丁醇-冰醋酸-水(10:5:3:5:1)的上层溶液为展开剂,展开,取出,晾干,喷以 10%硫酸乙醇溶液,在 105℃加热至斑点显色清晰。供试品色谱中,在与对照品色谱相应的位置上,显相同颜色的斑点。

【检查】 应符合丸剂项下有关的各项规定(通则 0108)。

【含量测定】 照气相色谱法(通则 0521)测定。

色谱条件与系统适用性试验 以聚乙二醇 20000(PEG-20M)为固定相,涂布浓度为 10%;柱温为 120℃。理论板数按龙脑峰计算应不低于 1900。龙脑峰与内标物质峰的分离度应大于 2。

校正因子测定 取水杨酸甲酯适量,精密称定,加乙醇制成每 1ml 含 0.13mg 的溶液,作为内标溶液。另取龙脑对照品 8mg,精密称定,置 100ml 量瓶中,加内标溶液使溶解,并稀释至刻度,摇匀,精密吸取 2μl,注入气相色谱仪,计算校正因子。

测定法 取本品 30 丸,精密称定,研细,取约 1g,精密称定,置具塞锥形瓶中,精密加入内标溶液 25ml,密塞,称定重量,超声处理(功率 250W,频率 50kHz)30 分钟,放冷,再称定重量,用内标溶液补足减失的重量,摇匀,滤过,取续滤液,即得。吸取 2μl,注入气相色谱仪,测定,即得。

本品每丸含冰片以龙脑($C_{10}H_{18}O$)计,不得少于 0.22mg。

【功能与主治】 平肝潜阳,醒脑安神。用于肝阳上亢,头晕目眩,耳鸣口苦,心烦难寐;高血压见上述证候者。

【用法与用量】 口服。一次 10 丸,一日 2 次。

【注意】 孕妇及体弱虚寒者忌服。

【规格】 每 10 丸重 1.1g

【贮藏】 密封。

脑立清胶囊

Naoliqing Jiaonang

【处方】 磁石 42.4g　　　　熟酒曲 42.4g
冰片 10.8g　　　　牛膝 42.4g
珍珠母 20.8g　　　酒曲 42.4g
薄荷脑 10.8g　　　赭石 73.3g
清半夏 42.4g　　　猪胆汁 74g(或猪胆粉 10.6g)

【制法】 以上十味,除薄荷脑、冰片外,取磁石、赭石分别水飞或粉碎成极细粉;另取猪胆汁与熟酒曲拌匀,低温干燥,与清半夏等四味粉碎成细粉。将冰片和薄荷脑研磨,加少量无水乙醇使溶解,与上述粉末混匀,装入胶囊,制成 1000 粒,即得。

【性状】 本品为硬胶囊,内容物为红棕色的粉末;气清香,味清凉、微苦。

【鉴别】 (1)取本品,置显微镜下观察:草酸钙砂晶充塞于薄壁细胞中(牛膝)。不规则碎块,表面多不整齐,呈明显的

颗粒性(珍珠母)。草酸钙针晶束存在于椭圆形黏液细胞中(清半夏)。

(2)取本品内容物 1g,水洗,得到少量棕褐色沉淀。取沉淀,加盐酸 2ml,振摇,滤过,取滤液,加硫氰酸铵试液 2 滴,即显血红色。

(3)取本品内容物 5g,研匀,加乙醇 30ml,加热回流 40 分钟,滤过,取滤液 15ml,加盐酸 1ml,加热回流 1 小时,放冷,加水 20ml,用石油醚(60~90℃)振摇提取 2 次,每次 15ml,合并石油醚液,蒸干,残渣加乙醇 1ml 使溶解,作为供试品溶液。另取齐墩果酸对照品,加乙醇制成每 1ml 含 1mg 的溶液,作为对照品溶液。照薄层色谱法(通则 0502)试验,吸取供试品溶液 5μl,对照品溶液 3μl,分别点于同一硅胶 G 薄层板上,以三氯甲烷-甲醇(40:1)为展开剂,展开,取出,晾干,喷以 10%硫酸乙醇溶液,在 105℃加热至斑点显色清晰。供试品色谱中,在与对照品色谱相应位置上,显相同颜色的斑点。

(4)取本品内容物 5g,研细,加甲醇 40ml,加热回流 2 小时,滤过,滤液蒸干,残渣加 10%氢氧化钠溶液 10ml,在 120℃加热 4 小时,放冷,加水 30ml 溶解,滤过,滤液加盐酸调节 pH 值至 2~3,摇匀,用乙酸乙酯振摇提取 4 次,每次 15ml,合并乙酸乙酯液,蒸干,残渣加乙醇 2ml 使溶解,作为供试品溶液。另取猪去氧胆酸对照品,加乙醇制成每 1ml 含 1mg 的溶液,作为对照品溶液。照薄层色谱法(通则 0502)试验,吸取上述两种溶液各 5μl,分别点于同一硅胶 G 薄层板上,以异辛烷-乙醚-正丁醇-冰醋酸-水(10:5:3:5:1)的上层溶液为展开剂(临用配制),展开,取出,晾干,喷以 10%硫酸乙醇溶液,在 105℃加热至斑点显色清晰。供试品色谱中,在与对照品色谱相应的位置上,显相同颜色的斑点。

【检查】 应符合胶囊剂项下有关的各项规定(通则 0103)。

【含量测定】 照气相色谱法(通则 0521)测定。

色谱条件与系统适用性试验 以聚乙二醇 20000(PEG-20M)毛细管柱(柱长为 30m,柱内径为 0.53mm,膜厚度为 1.0μm);柱温 160℃;理论板数按龙脑峰计算应不低于 10000。龙脑峰与内标物质峰的分离度应符合要求。

校正因子测定 取水杨酸甲酯适量,精密称定,加无水乙醇制成每 1ml 含约 13mg 的溶液,作为内标溶液,另取龙脑对照品约 5mg、薄荷脑对照品约 7mg,精密称定,置 10ml 量瓶中,加无水乙醇适量使溶解,精密加入内标溶液 1ml,用无水乙醇稀释至刻度,摇匀,精密吸取 1μl,注入气相色谱仪,计算校正因子。

测定法 取装量差异项下的本品内容物,混匀,取约 2g,精密称定,置具塞锥形瓶中,精密加入无水乙醇 25ml,称定重量,超声处理(功率 250W,频率 33kHz)30 分钟,放冷,再称定重量,用无水乙醇补足减失的重量,摇匀,滤过,精密量取续滤液 5ml,置 10ml 量瓶中,精密加入内标溶液 1ml,用无水乙醇稀释至刻度,摇匀,精密吸取 1μl,注入气相色谱仪,测定,

即得。

本品每粒含冰片以龙脑（$C_{10}H_{18}O$）计，不得少于 3.2mg；含薄荷脑（$C_{10}H_{20}O$）不得少于 6.0mg。

【功能与主治】 平肝潜阳，醒脑安神。用于肝阳上亢，头晕目眩，耳鸣口苦，心烦难寐；高血压见上述证候者。

【用法与用量】 口服。一次 3 粒，一日 2 次。

【注意】 孕妇及体弱虚寒者忌服。

【规格】 每粒装 0.33g

【贮藏】 密封。

脑安胶囊

Nao'an Jiaonang

【处方】 川芎 1000g　　　　当归 800g

红花 500g　　　　人参 100g

冰片 1g

【制法】 以上五味，将人参粉碎成细粉，川芎、当归加入 90% 乙醇回流提取二次，滤过，合并滤液，回收乙醇后加入人参细粉，拌匀，70℃ 干燥，粉碎成细粉；药渣加水煎煮二次，滤过，合并滤液；红花加水煮沸后 70～80℃ 热浸二次，滤过，合并滤液与上述川芎、当归煎液合并，浓缩至适量，冷却，加乙醇至含醇量为 60%，放置过夜，滤过，滤液回收乙醇，浓缩成稠膏，干燥，粉碎成细粉，冰片研细，与上述两种干膏粉混匀，装入胶囊，制成 1000 粒，即得。

【性状】 本品为硬胶囊，内容物为棕色至棕褐色颗粒状粉末；气清香，味苦。

【鉴别】 （1）取本品内容物 5g，加乙醚 40ml，回流提取 1 小时，弃去乙醚液，药渣挥干溶剂，加浓氨试液约 1ml 使湿润，加三氯甲烷 40ml 回流提取 2 小时，滤过，滤液挥干，残渣加乙醇 1ml 使溶解，作为供试品溶液。另取川芎对照药材、当归对照药材各 2g，分别同法制成对照药材溶液。照薄层色谱法（通则 0502）试验，吸取上述三种溶液各 5μl，分别点于同一硅胶 G 薄层板上，以甲苯-异丙醇-乙酸乙酯-甲醇-水（6∶1.5∶3∶1.5∶0.3）和等量的浓氨试液混合的上层溶液为展开剂，展开，取出，晾干，置紫外光灯（365nm）下检视。供试品色谱中，在与对照药材色谱相应的位置上，显相同颜色的荧光斑点。

（2）取本品内容物 5g，加三氯甲烷 40ml，加热回流 1 小时，滤过，弃去三氯甲烷液，药渣挥干溶剂，加水 0.5ml 拌匀湿润后，加水饱和的正丁醇 20ml，超声处理 30 分钟，吸取上清液，加氨试液 60ml，摇匀，放置分层，正丁醇液蒸干，残渣加甲醇 1ml 使溶解，作为供试品溶液。另取人参皂苷 Re 对照品、人参皂苷 Rg₁ 对照品，加甲醇制成每 1ml 各含 1mg 的混合溶液，作为对照品溶液。照薄层色谱法（通则 0502）试验，吸取上述两种溶液各 2μl，分别点于同一硅胶 G 薄层板上，以三氯

甲烷-乙酸乙酯-甲醇-水（15∶40∶22∶10）10℃ 以下放置的下层溶液为展开剂，展开，取出，晾干，喷以 10% 硫酸乙醇溶液，在 105℃ 加热至斑点显色清晰。供试品色谱中，在与对照品色谱相应的位置上，显相同的紫红色斑点。

【检查】 应符合胶囊剂项下的有关规定（通则 0103）。

【含量测定】 川芎、当归　照高效液相色谱法（通则 0512）测定。

色谱条件与系统适用性试验　以十八烷基硅烷键合硅胶为填充剂；以甲醇-0.6mol/L 醋酸溶液（30∶70）为流动相；检测波长为 320nm。理论板数按阿魏酸峰计算应不低于 1500。

对照品溶液的制备　取阿魏酸对照品适量，精密称定，加甲醇制成每 1ml 含 10μg 的溶液，即得。

供试品溶液的制备　取本品 20 粒内容物，精密称定，研细，取约 4g，精密称定，置索氏提取器中，加甲醇 80ml，回流提取至提取液无色，提取液回收甲醇至干，残渣加水 20ml 使溶解，用稀盐酸调节 pH 值至 1～2，用乙醚振摇提取 4 次（30ml，20ml，20ml，10ml），合并乙醚提取液，回收乙醚至干，残渣用甲醇溶解，转移至 100ml 量瓶中，加甲醇至刻度，摇匀，滤过，取滤液，即得。

测定法　分别精密吸取对照品溶液与供试品溶液各 10μl，注入液相色谱仪，测定，即得。

本品每粒含当归、川芎以阿魏酸（$C_{10}H_{10}O_4$）计，不得少于 60μg。

人参 照高效液相色谱法（通则 0512）测定。

色谱条件与系统适用性试验　以十八烷基硅烷键合硅胶为填充剂；以乙腈-水（20∶80）为流动相；检测波长为 203nm。理论板数按人参皂苷 Re 峰计算应不低于 10000。

对照品溶液的制备　取人参皂苷 Re 对照品适量，精密称定，加甲醇制成每 1ml 含 0.15mg 的溶液，即得。

供试品溶液的制备　取本品 20 粒内容物，精密称定，研细，取约 4g，精密称定，置索氏提取器中，加三氯甲烷适量，加热回流至无色，弃去三氯甲烷液，药渣挥干溶剂，连同滤纸筒移置锥形瓶中，精密加入水饱和正丁醇 100ml，密塞，称定重量，放置过夜，超声处理（功率为 250W，频率为 50kHz）30 分钟，放冷，再称定重量，用水饱和的正丁醇补足减失的重量，滤过，精密量取续滤液 50ml，用正丁醇饱和的 1% 的氢氧化钠溶液洗涤 2 次，每次 50ml，弃去氢氧化钠溶液，正丁醇液用正丁醇饱和的水洗涤 2 次，每次 50ml，弃去水液，正丁醇液蒸干，残渣用甲醇溶解，转移至 10ml 量瓶中，加甲醇至刻度，摇匀，滤过，取续滤液，即得。

测定法　分别精密吸取对照品溶液与供试品溶液各 10μl，注入液相色谱仪，测定，即得。

本品每粒含人参以人参皂苷 Re（$C_{48}H_{82}O_{18}$）计，不得少于 0.20mg。

【功能与主治】 活血化瘀，益气通络。用于脑血栓形成急性期，恢复期属气虚血瘀证候者，症见急性起病、半身不遂、口舌歪斜、舌强语謇、偏身麻木、气短乏力、口角流涎、手足肿

胀、舌暗或有瘀斑、苔薄白。

【用法与用量】 口服。一次 2 粒,一日 2 次,4 周为一疗程,或遵医嘱。

【注意】 出血性中风慎用。

【规格】 每粒装 0.4g

【贮藏】 密封。

脑脉泰胶囊

Naomaitai Jiaonang

【处方】 红参 155g 三七 180g
当归 120g 丹参 165g
鸡血藤 150g 红花 120g
银杏叶 180g 山楂 150g
菊花 120g 石决明 120g
制何首乌 150g 石菖蒲 105g
葛根 150g

【制法】 以上十三味,取红参、三七各 50g 粉碎成细粉,剩余的红参、三七和丹参、银杏叶用 60％乙醇加热回流 2 小时,滤过,滤液回收乙醇。药渣与其余当归等九味,加水煎煮二次,每次 2 小时,合并煎液,滤过,滤液与醇提取液合并,浓缩至相对密度为 1.24～1.26(60℃)的清膏,干燥,粉碎,加入上述细粉及适量辅料,混匀,制粒,装入胶囊,制成 1000 粒,即得。

【性状】 本品为硬胶囊,内容物为棕黄色至褐色的粉末和颗粒;味微苦、涩。

【鉴别】 (1)取本品内容物 5g,加乙醇 60ml,加热回流 1 小时,滤过,滤液蒸干,残渣加水 20ml 使溶解,用三氯甲烷振摇提取 2 次,每次 15ml,水层提取液备用。合并三氯甲烷液,蒸干,残渣加乙酸乙酯 1ml 使溶解,作为供试品溶液。另取丹参对照药材 1g,同法制成对照药材溶液。再取丹参酮 II_A 对照品,加乙酸乙酯制成每 1ml 含 2mg 的溶液,作为对照品溶液。照薄层色谱法(通则 0502)试验,吸取上述三种溶液各 5～10μl,分别点于同一硅胶 G 薄层板上,以甲苯-乙酸乙酯(19：1)为展开剂,展开,取出,晾干。供试品色谱中,在与对照药材色谱和对照品色谱相应的位置上,显相同颜色的斑点。

(2)取〔鉴别〕(1)项下的水层备用液,挥去三氯甲烷,通过 D101-DA201(1：1)型大孔吸附树脂柱(柱内径为 12mm,柱高为 12cm,湿法装柱,依次用乙醇 50ml,水 50ml 预洗),用水 30ml 洗脱,弃去初洗脱液,再依次用水 50ml、20％乙醇 50ml、5％氢氧化钠溶液 50ml、水 50ml、70％乙醇溶液 50ml 洗脱,分别收集第一次水洗脱液、70％乙醇洗脱液,备用。取水洗脱液,蒸干,残渣加甲醇 2ml 使溶解,滤过,滤液作为供试品溶液。另取银杏叶对照药材 1g,加乙醇 20ml,放置 2 小时,滤

过,滤液蒸干,残渣加甲醇 5ml 使溶解,作为对照药材溶液。照薄层色谱法(通则 0502)试验,吸取上述两种溶液各 10μl,分别点于同一硅胶 G 薄层板上,以三氯甲烷-甲醇-水(7：4：0.25)为展开剂,置氨蒸气饱和的展开缸内,展开二次,取出,晾干,置紫外光灯(365nm)下检视。供试品色谱中,在与对照药材色谱相应的位置上,显一个相同颜色的荧光斑点。

(3)取〔鉴别〕(2)项下的 70％乙醇洗脱液,蒸干,残渣加甲醇 1ml 使溶解,作为供试品溶液。另取红参对照药材 1g、三七对照药材 0.5g,加正丁醇 15ml,超声处理 20 分钟,离心,取上清液,用氨试液洗涤 2 次,每次 10ml,分取正丁醇液,蒸干,残渣加甲醇 1ml 使溶解,分别作为红参、三七对照药材溶液。再取人参皂苷 Rb_1 对照品、人参皂苷 Rg_1 对照品及三七皂苷 R_1 对照品,加甲醇制成每 1ml 各含 2mg 的混合溶液,作为对照品溶液。照薄层色谱法(通则 0502)试验,吸取上述四种溶液各 3～5μl,分别点于同一硅胶 G 薄层板上,以正丁醇-醋酸-水(4：1：5)上层溶液为展开剂,展开 16cm 以上,取出,晾干,喷以 10％硫酸乙醇溶液,在 105℃加热至斑点显色清晰,分别置日光和紫外光灯(365nm)下检视。供试品色谱中,在与对照药材色谱及对照品色谱相应的位置上,显 4 个以上相同颜色的斑点;紫外光灯(365nm)下显 4 个以上相同颜色的荧光斑点。

(4)取本品内容物 3g,加甲醇 40ml,超声处理 30 分钟,滤过,滤液蒸干,残渣加水 20ml 使溶解,加入已处理好的聚酰胺柱(30～60 目,柱内径为 12mm,柱高为 12cm,湿法装柱)上,用水 100ml 洗脱,弃去水液,再用 30％乙醇 80ml 洗脱,收集洗脱液,蒸干,残渣加甲醇 1ml 使溶解,作为供试品溶液。另取葛根素对照品,加甲醇制成每 1ml 含 1mg 的溶液,作为对照品溶液。照薄层色谱法(通则 0502)试验,吸取上述两种溶液各 3～5μl,分别点于同一硅胶 G 薄层板上,以三氯甲烷-乙酸乙酯-甲醇-水(8：6：4：0.5)为展开剂,展开,取出,晾干,置氨蒸气中熏 5 分钟,置紫外光灯(365nm)下检视。供试品色谱中,在与对照品色谱相应的位置上,显相同颜色的荧光斑点。

(5)取本品内容物 10g,加 2％碳酸氢钠溶液 80ml,超声处理 30 分钟,离心,取上清液,用稀盐酸调节 pH 值至 2～3,用乙醚振摇提取 2 次,每次 50ml,合并乙醚液,挥干,残渣加甲醇 1ml 使溶解,作为供试品溶液。另取何首乌对照药材 1g,同法制成对照药材溶液。再取大黄素对照品,加甲醇制成每 1ml 含 0.5mg 的溶液,作为对照品溶液。照薄层色谱法(通则 0502)试验,吸取供试品溶液 10～15μl、对照药材溶液及对照品溶液各 3μl,分别点于同一硅胶 G 薄层板上,以甲苯-乙酸乙酯-甲酸(50：20：1)为展开剂,展开,取出,晾干,置紫外光灯(365nm)下检视。供试品色谱中,在与对照药材色谱和对照品色谱相应的位置上,显相同颜色的荧光主斑点;置氨蒸气中熏后,斑点变成红色。

【检查】 应符合胶囊剂项下有关的各项规定(通则 0103)。

【含量测定】 照高效液相色谱法(通则 0512)测定。

色谱条件与系统适用性试验　以十八烷基硅烷键合硅胶为填充剂;以乙腈为流动相 A,以水为流动相 B,按下表中的规定进行梯度洗脱;检测波长为 203nm。理论板数按人参皂苷 Rg$_1$峰计算应不低于 30000。

时间(分钟)	流动相 A(%)	流动相 B(%)
0～25	18	82
25～35	18→19	82→81
35～49	19→21	81→79
49～100	21→37	79→63
100～101	37→95	63→5
101～110	95	5
110～111	95→18	5→82

对照品溶液的制备　分别取人参皂苷 Rg$_1$对照品、人参皂苷 Rb$_1$对照品、人参皂苷 Re 对照品、三七皂苷 R$_1$对照品适量,精密称定,加甲醇制成每 1ml 含人参皂苷 Rg$_1$ 0.4mg、人参皂苷 Rb$_1$ 0.4mg、人参皂苷 Re 0.05mg、三七皂苷 R$_1$ 0.05mg 的混合溶液,即得。

供试品溶液的制备　取装量差异项下的本品,研细,取约 2g,精密称定,置索氏提取器中,加入甲醇适量,加热回流提取至提取液无色,提取液蒸干,残渣加水 30ml 分次溶解并转移至分液漏斗中,用水饱和的正丁醇振摇提取 5 次,每次 40ml,合并正丁醇液,用氨试液洗涤 2 次,每次 40ml,弃去氨液,再用正丁醇饱和的水洗涤 2 次,每次 40ml,分取正丁醇液,蒸干,残渣用甲醇溶解并转移至 10ml 量瓶中,加甲醇至刻度,摇匀,滤过,即得。

测定法　分别精密吸取对照品溶液与供试品溶液各 10μl,注入液相色谱仪,测定,即得。

本品每粒含红参和三七以人参皂苷 Rg$_1$(C$_{42}$H$_{72}$O$_{14}$)、人参皂苷 Re(C$_{48}$H$_{82}$O$_{18}$)、三七皂苷 R$_1$(C$_{47}$H$_{80}$O$_{18}$)及人参皂苷 Rb$_1$(C$_{54}$H$_{92}$O$_{23}$)的总量计,不得少于 1.8mg。

【功能与主治】　益气活血,熄风豁痰。用于中风气虚血瘀,风痰瘀血闭阻脉络证,症见半身不遂、口舌歪斜、言语謇涩、头晕目眩、半身麻木、气短乏力;缺血性中风恢复期及急性期轻症见上述证候者。

【用法与用量】　口服。一次 2 粒,一日 3 次。

【注意】　孕妇慎服。

【规格】　每粒装 0.5g(相当于饮片 1.87g)

【贮藏】　密封。

脑栓通胶囊

Naoshuantong Jiaonang

【处方】　蒲黄 890g　　　　赤芍 635g
　　　　　　郁金 510g　　　　天麻 255g
　　　　　　漏芦 380g

【制法】　以上五味,赤芍加 70%乙醇加热回流提取二次,每次 1 小时,合并提取液,滤过,滤液回收乙醇并浓缩至适量,干燥,粉碎,加入磷酸氢钙适量,混合,干膏粉备用;郁金加 80%乙醇加热回流提取二次,每次 1 小时,合并提取液,滤过,滤液备用;药渣与蒲黄(布袋装)、天麻、漏芦加水煎煮二次,每次 1 小时,合并煎液,滤过,滤液浓缩至相对密度 1.04～1.10(40℃)的清膏,加乙醇使含醇量达 70%,冷藏 48 小时,取上清液与郁金的醇提取液合并,回收乙醇,浓缩至适量,干燥,粉碎,加入磷酸氢钙适量,与赤芍干膏粉合并,用羟丙甲纤维素乙醇溶液制粒,干燥,加入滑石粉、二氧化硅、硬脂酸镁适量,混匀,装入胶囊,制成 1000 粒,即得。

【性状】　本品为硬胶囊,内容物为棕色至棕褐色的粉末和颗粒;气微,味微苦。

【鉴别】　(1)取本品内容物 1g,研细,置具塞离心管中,加水 4ml 使溶解,加乙醚振摇提取 2 次,每次 5ml,弃去乙醚液,水层挥去残留乙醚,用水饱和的正丁醇振摇提取 3 次,每次 5ml(必要时离心),合并正丁醇液,蒸干,残渣加乙醇 2ml 使溶解,离心,取上清液作为供试品溶液。另取蒲黄对照药材 1g,加水 30ml,煮沸 15 分钟,放冷,滤过,滤液自"用水饱和的正丁醇振摇提取 3 次"起,同法制成对照药材溶液。照薄层色谱法(通则 0502)试验,吸取上述两种溶液各 4μl,分别点于同一硅胶 G 薄层板上,以乙酸乙酯-丁酮-甲酸-水(5:3:1:1)为展开剂,展开,取出,晾干,喷以 5%三氯化铝乙醇溶液,在 105℃加热至斑点显色清晰,置紫外光灯(365nm)下检视。供试品色谱中,在与对照药材色谱相应的位置上,显相同颜色的荧光斑点。

(2)取〔鉴别〕(1)项下的供试品溶液,加在中性氧化铝柱(100～200 目,2g,柱内径为 0.7cm,湿法装柱)上,用 70%乙醇 20ml 洗脱,收集洗脱液,蒸干,残渣加乙醇 1ml 使溶解,作为供试品溶液。另取漏芦对照药材 1g,加水 30ml,煮沸 15 分钟,放冷,滤过,滤液用水饱和的正丁醇 5ml 振摇提取,分取正丁醇液,蒸干,残渣加乙醇 1ml 使溶解,作为对照药材溶液。照薄层色谱法(通则 0502)试验,吸取上述两种溶液各 4μl,分别点于同一硅胶 G 薄层板上,以乙酸乙酯-乙醇(4:1)为展开剂,置氨蒸气预饱和的层析缸内,展开,取出,晾干,喷以 5%香草醛硫酸溶液,热风吹至斑点显色清晰。供试品色谱中,在与对照药材色谱相应的位置上,显相同颜色的斑点。

【检查】　应符合胶囊剂项下有关的各项规定(通则 0103)。

【含量测定】　赤芍　照高效液相色谱法(通则 0512)测定。

色谱条件与系统适用性试验　以十八烷基硅烷键合硅胶为填充剂;以乙腈-0.05%磷酸溶液(13:87)为流动相;检测波长为 230nm。理论板数按芍药苷峰计算应不低于 2000。

对照品溶液的制备　取芍药苷对照品适量,精密称定,加甲醇制成每 1ml 含 70μg 的溶液,即得。

供试品溶液的制备　取装量差异项下的本品内容物,研细,取约 0.15g,精密称定,置 50ml 量瓶中,加甲醇 40ml,超声处理(功率 250W,频率 30kHz)30 分钟,放冷,加甲醇稀释至刻度,摇匀,滤过,取续滤液,即得。

测定法 分别精密吸取对照品溶液与供试品溶液各 10μl,注入液相色谱仪,测定,即得。

本品每粒含赤芍以芍药苷($C_{23}H_{28}O_{11}$)计,不得少于 8.0mg。

天麻 照高效液相色谱法(通则 0512)测定。

色谱条件与系统适用性试验 以十八烷基硅烷键合硅胶为填充剂;以乙腈 - 0.05% 磷酸溶液(3:97)为流动相;检测波长为 220nm。理论板数按天麻素峰计算应不低于 5000。

对照品溶液的制备 取天麻素对照品适量,精密称定,加流动相制成每 1ml 含 40μg 的溶液,即得。

供试品溶液的制备 取装量差异项下的本品内容物,研细,取约 0.5g,精密称定,置 50ml 量瓶中,加稀乙醇 45ml,超声处理(功率 300W,频率 45kHz)30 分钟,放冷,加稀乙醇稀释至刻度,摇匀,滤过,精密量取续滤液 10ml,浓缩至近干,残渣加乙腈-水(3:97)混合溶液溶解,转移至 10ml 量瓶中,用乙腈-水(3:97)混合溶液稀释至刻度,摇匀,滤过,取续滤液,即得。

测定法 分别精密吸取对照品溶液与供试品溶液各 10μl,注入液相色谱仪,测定,即得。

本品每粒含天麻以天麻素($C_{13}H_{18}O_7$)计,不得少于 0.35mg。

【功能与主治】 活血通络,祛风化痰。用于风痰瘀血痹阻脉络引起的缺血性中风中经络急性期和恢复期。症见半身不遂,口舌歪斜,语言不利或失语,偏身麻木,气短乏力或眩晕耳鸣,舌质黯淡或暗红,苔薄白或白腻,脉沉细或弦细、弦滑。脑梗塞见上述证候者。

【用法与用量】 口服。一次 3 粒,一日 3 次,4 周为一疗程。

【注意】 (1)少数患者服药后可出现胃脘部嘈杂不适感,便秘等。(2)产妇慎用。(3)孕妇禁用。

【规格】 每粒装 0.4g

【贮藏】 密封,置阴凉处。

脑 得 生 丸
Naodesheng Wan

【处方】 三七 78g　　　　川芎 78g
　　　　红花 91g　　　　葛根 261g
　　　　山楂(去核)157g

【制法】 以上五味,粉碎成细粉,过筛,混匀。每 100g 粉末加炼蜜 140~150g 制成大蜜丸,即得。

【性状】 本品为褐色的大蜜丸;气微香,味微甜、酸。

【鉴别】 (1)取本品,置显微镜下观察:花粉粒圆球形或椭圆形,直径约 60μm,外壁有刺,具 3 个萌发孔(红花)。纤维成束,周围细胞含有草酸钙方晶,形成晶纤维,含晶细胞的壁木化增厚(葛根)。

(2)取本品 9g,剪碎,加硅藻土 3g,研匀,加乙酸乙酯-甲酸(19:1)的混合溶液 20ml,加热回流 4 小时,滤过,滤液蒸干,残渣加甲醇 2ml 使溶解,作为供试品溶液。另取阿魏酸对照品,加甲醇制成每 1ml 含 0.5mg 的溶液,作为对照品溶液。照薄层色谱法(通则 0502)试验,吸取供试品溶液 5~10μl,对照品溶液 2~4μl,分别点于同一硅胶 G 薄层板上,以乙醚-三氯甲烷-甲酸(1:5:0.1)为展开剂,展开,取出,晾干,置紫外光灯(365nm)下检视,供试品色谱中,在与对照品色谱相应的位置上,显相同颜色的荧光斑点;喷以新配制的 1% 三氯化铁溶液-1% 铁氰化钾(1:1)溶液的混合溶液,置日光下检视,显相同颜色的斑点。

(3)取本品 3g,剪碎,加甲醇 40ml,加热回流 1 小时,滤过,滤液蒸干,残渣用水 15ml 溶解,用水饱和的正丁醇振摇提取 2 次,每次 20ml,合并正丁醇液,蒸干,残渣加甲醇 1ml 使溶解,作为供试品溶液。取葛根素对照品,加甲醇制成每 1ml 含 0.5mg 的溶液,作为对照品溶液。照薄层色谱法(通则 0502)试验,吸取供试品溶液 5~10μl,对照品溶液 2~4μl,分别点于同一硅胶 G 薄层板上,以三氯甲烷-乙酸乙酯-甲醇-水(15:40:22:10)10℃ 以下放置 12 小时的下层溶液为展开剂,展开,取出,晾干,置紫外光灯(365nm)下检视。供试品色谱中,在与对照品色谱相应的位置上,显相同颜色的荧光斑点。

【检查】 酸不溶性灰分 不得过 1.0%(通则 2302)。

其他 应符合丸剂项下有关的各项规定(通则 0108)。

【含量测定】 照高效液相色谱法(通则 0512)测定。

色谱条件与系统适用性试验 以十八烷基硅烷键合硅胶为填充剂;以乙腈为流动相 A,水为流动相 B,按下表中的规定进行梯度洗脱;检测波长为 203nm;柱温 20℃。理论板数按三七皂苷 R_1 峰计算应不低于 8000。

时间(分钟)	流动相 A(%)	流动相 B(%)
0~30	19	81
30~60	19→36	81→64
60~65	36	64

对照品溶液的制备 取人参皂苷 Rg_1 对照品、人参皂苷 Rb_1 对照品和三七皂苷 R_1 对照品适量,精密称定,加甲醇制成每 1ml 含人参皂苷 Rg_1 0.2mg、人参皂苷 Rb_1 0.2mg、三七皂苷 R_1 0.05mg 的混合溶液,即得。

供试品溶液的制备 取重量差异项下的本品,剪碎,混匀,取约 1.5g,精密称定,置具塞锥形瓶中,精密加入甲醇 50ml,密塞,称定重量,超声处理(功率 250W,频率 40kHz)30 分钟后,加热回流 3 小时,放冷,再称定重量,用甲醇补足减失的重量,摇匀,滤过。精密量取续滤液 20ml,蒸干,残渣加水 20ml 分次溶解，转移至分液漏斗中，用三氯甲烷洗涤 2 次，每次 15ml，弃去三氯甲烷液，水溶液加浓氨试液 13ml，摇匀，缓慢通过 D101 型大孔吸附树脂柱（内径为 2cm，柱高为 10cm）上，分液漏斗用氨试液 10ml 分次洗涤，洗液一并上柱，先后用水 70ml、20％乙醇 50ml 和 80％乙醇 90ml 洗脱，收集 80％乙醇洗脱液，蒸干，残渣用甲醇溶解，转移至 5ml 量瓶中，加甲醇至刻度，摇匀，即得。

测定法　分别精密吸取对照品溶液与供试品溶液各 10μl，注入液相色谱仪，测定，即得。

本品每丸含三七以三七皂苷 R_1（$C_{47}H_{80}O_{18}$）、人参皂苷 Rb_1（$C_{54}H_{92}O_{23}$）和人参皂苷 Rg_1（$C_{42}H_{72}O_{14}$）的总量计，不得少于 19.5mg。

【功能与主治】　活血化瘀，通经活络。用于瘀血阻络所致的眩晕、中风，症见肢体不用、言语不利及头晕目眩；脑动脉硬化、缺血性中风及脑出血后遗症见上述证候者。

【用法与用量】　口服。一次 1 丸，一日 3 次。

【规格】　每丸重 9g

【贮藏】　密封。

脑 得 生 片
Naodesheng Pian

【处方】　三七 78g　　　　　川芎 78g
　　　　　红花 91g　　　　　葛根 261g
　　　　　山楂（去核）157g

【制法】　以上五味，取三七、葛根 130.5g 分别粉碎成细粉，其余红花等三味与剩余的葛根加水煎煮二次，第一次 1.5 小时，第二次 1 小时，滤过，合并滤液，滤液浓缩至相对密度为 1.22～1.25（80℃）的清膏，加入葛根细粉与三七细粉，混匀，制成颗粒，干燥，压制成 1000 片，包糖衣或薄膜衣，即得。

【性状】　本品为糖衣片或薄膜衣片，除去包衣后显淡棕黄色至棕褐色；味微苦。

【鉴别】　(1) 取本品，置显微镜下观察：纤维成束，周围细胞含有草酸钙方晶，形成晶纤维，含晶细胞的壁木化增厚（葛根）。树脂道碎片含黄色分泌物（三七）。

(2) 取本品 4 片，除去包衣，研细，加乙酸乙酯 20ml，加热回流 30 分钟，滤过，滤液回收溶剂至干，残渣加甲醇 1ml 使溶解，作为供试品溶液。取阿魏酸对照品、葛根素对照品，分别加甲醇制成每 1ml 含 0.5mg 的溶液，作为对照品溶液。照薄层色谱法（通则 0502）试验，吸取供试品溶液 5～10μl、对照品溶液 2μl，分别点于同一硅胶 G 薄层板上，以三氯甲烷-乙酸乙酯-甲醇-水（15∶40∶22∶10）10℃ 以下放置 12 小时的下层溶液为展开剂，展开，取出，晾干，置紫外光灯（365nm）下检视。供试品色谱中，在与对照品色谱相应的位置上，显相同颜色的荧光斑点；再喷以 1％三氯化铁溶液与 1％铁氰化钾溶液

（1∶1）的混合溶液（临用配制），置日光下检视。供试品色谱中，在与对照品色谱相应的位置上，显相同的蓝色斑点。

【检查】　应符合片剂项下有关的各项规定（通则 0101）。

【含量测定】　照高效液相色谱法（通则 0512）测定。

色谱条件与系统适用性试验　以十八烷基硅烷键合硅胶为填充剂；以乙腈为流动相 A，以水为流动相 B，按下表中的规定进行梯度洗脱；检测波长为 203nm。理论板数按人参皂苷 Rg_1 峰计算应不低于 8000。

时间（分钟）	流动相 A（％）	流动相 B（％）
0～20	20→40	80→60
20～26	20	80

对照品溶液的制备　取人参皂苷 Rb_1 对照品、人参皂苷 Rg_1 对照品、三七皂苷 R_1 对照品适量，精密称定，加甲醇制成每 1ml 含人参皂苷 Rb_1 0.75mg、人参皂苷 Rg_1 0.75mg、三七皂苷 R_1 0.15mg 的混合溶液，摇匀，即得。

供试品溶液的制备　取本品 20 片，除去包衣，精密称定，研细，取约 1g，精密称定，置具塞锥形瓶中，精密加入水饱和的正丁醇 50ml，密塞，称定重量，超声处理（功率 250W，频率 33kHz）20 分钟，放冷，再称定重量，用水饱和的正丁醇补足减失的重量，摇匀，滤过，精密量取续滤液 25ml，加氨试液洗涤 2 次（15ml，10ml），取正丁醇液，回收溶剂至干，残渣加甲醇使溶解，并转移至 5ml 量瓶中，加甲醇至刻度，摇匀，滤过，取续滤液，即得。

测定法　分别精密吸取对照品溶液与供试品溶液各 10μl，注入液相色谱仪，测定，即得。

本品每片含三七以人参皂苷 Rb_1（$C_{54}H_{92}O_{23}$）、人参皂苷 Rg_1（$C_{42}H_{72}O_{14}$）和三七皂苷 R_1（$C_{47}H_{80}O_{18}$）的总量计，不得少于 3.20mg。

【功能与主治】　活血化瘀，通经活络。用于瘀血阻络所致的眩晕、中风，症见肢体不用、言语不利及头晕目眩；脑动脉硬化、缺血性中风及脑出血后遗症见上述证候者。

【用法与用量】　口服。一次 6 片，一日 3 次。

【规格】　(1) 薄膜衣片　每片重 0.35g
(2) 薄膜衣片　每片重 0.38g
(3) 糖衣片（片心重 0.3g）

【贮藏】　密封。

脑得生胶囊
Naodesheng Jiaonang

【处方】　三七 117g　　　　川芎 117g
　　　　　红花 136g　　　　葛根 392g
　　　　　山楂（去核）235g

【制法】　以上五味，取三七 117g、葛根 196g，分别粉碎

成细粉;其余红花、川芎、山楂与剩余的葛根,加水煎煮二次,第一次 1.5 小时,第二次 1 小时,滤过,合并滤液,浓缩成相对密度为 1.22～1.25(80℃)的清膏,加入上述细粉及糊精适量,混匀,干燥,粉碎,装入胶囊,制成 1000 粒或 1500 粒,即得。

【性状】　本品为硬胶囊,内容物为棕黄色至棕褐色的颗粒和粉末;味微苦。

【鉴别】　(1)取本品内容物 2g,加乙醚 20ml,加热回流 30 分钟,倾去乙醚液,药渣挥干,加甲醇 20ml,加热回流 1 小时,滤过,滤液挥干,残渣加水 20ml 使溶解,用水饱和的正丁醇 25ml 振摇提取,分取正丁醇液,用正丁醇饱和的水洗涤 2 次,每次 20ml,取正丁醇液蒸干,残渣加甲醇 2ml 使溶解,作为供试品溶液。另取三七对照药材 0.5g,加甲醇 20ml,同法制成对照药材溶液。再取葛根素对照品,加甲醇制成每 1ml 含 1mg 的溶液,作为对照品溶液。照薄层色谱法(通则 0502)试验,吸取上述三种溶液各 5μl,分别点于同一硅胶 G 薄层板上,以三氯甲烷-乙酸乙酯-甲醇-水(15：40：22：10) 10℃ 以下放置的下层溶液为展开剂,展开,取出,晾干,置氨蒸气中熏数分钟,置紫外光灯(365nm)下检视。供试品色谱中,在与葛根素对照品色谱相应的位置上,显相同颜色的荧光斑点。再喷以 10% 硫酸乙醇溶液,在 105℃ 加热至斑点显色清晰。供试品色谱中,在与三七对照药材色谱相应的位置上,显相同颜色的斑点。

(2)取本品内容物 1.5g,加乙酸乙酯-甲酸(9.5：0.5)的混合溶液 20ml,加热回流 2 小时,滤过,滤液蒸干,残渣加甲醇 1ml 使溶解,作为供试品溶液。另取阿魏酸对照品,加甲醇制成每 1ml 含 0.5mg 的溶液,作为对照品溶液。照薄层色谱法(通则 0502)试验,吸取供试品溶液 10μl、对照品溶液 4μl,分别点于同一硅胶 G 薄层板上,以甲苯-三氯甲烷-乙酸乙酯-甲酸(4：3：2：0.6)的上层溶液为展开剂,展开,取出,晾干,喷以 1% 三氯化铁与 1% 铁氰化钾(1：1)的混合溶液(临用配制)。供试品色谱中,在与对照品色谱相应的位置上,显相同颜色的斑点。

(3)取本品内容物 5g,加乙醇 50ml,加热回流 30 分钟,滤过,滤液挥干,残渣加乙醇 1ml 使溶解,作为供试品溶液。另取山楂对照药材 3g,加水 100ml,煎煮 1 小时,滤过,滤液蒸干,残渣加乙醇 1ml 使溶解,作为对照药材溶液。照薄层色谱法(通则 0502)试验,吸取上述两种溶液各 10μl,分别点于同一硅胶 GF$_{254}$ 薄层板上,以三氯甲烷-甲醇-甲酸(18：1：0.2)为展开剂,展开,取出,晾干,置紫外光灯(254nm)下检视。供试品色谱中,在与对照药材色谱相应的位置上,显相同颜色的斑点。

【检查】　应符合胶囊剂项下有关的各项规定(通则 0103)。

【含量测定】　三七　照高效液相色谱法(通则 0512)测定。

色谱条件与系统适用性试验　以十八烷基硅烷键合硅胶

为填充剂;以乙腈为流动相 A,以水为流动相 B,按下表中的规定进行梯度洗脱;检测波长为 203nm。理论板数按人参皂苷 Rg$_1$ 峰计算应不低于 5000。

时间(分钟)	流动相 A(%)	流动相 B(%)
0～20	20→40	80→60
20～26	40→20	60→80
26～35	20	80

对照品溶液的制备　取三七皂苷 R$_1$ 对照品、人参皂苷 Rg$_1$ 对照品和人参皂苷 Rb$_1$ 对照品适量,精密称定,加甲醇制成每 1ml 含三七皂苷 R$_1$ 0.15mg、人参皂苷 Rg$_1$ 0.75mg、人参皂苷 Rb$_1$ 0.75mg 的混合溶液,即得。

供试品溶液的制备　取装量差异项下的本品内容物,研细,取 1g,精密称定,置具塞锥形瓶中,精密加入水饱和的正丁醇 50ml,密塞,称定重量,加热回流 1 小时,放冷,密塞,再称定重量,用水饱和的正丁醇补足减失的重量,摇匀,滤过,精密量取续滤液 25ml,用氨试液洗涤 2 次(15ml、10ml),取正丁醇液,蒸干,残渣加甲醇使溶解,转移至 5ml 量瓶中,加甲醇至刻度,摇匀,滤过,取续滤液,即得。

测定法　分别精密吸取对照品溶液与供试品溶液各 10μl,注入液相色谱仪,测定,即得。

本品每粒含三七以三七皂苷 R$_1$(C$_{47}$H$_{80}$O$_{18}$)、人参皂苷 Rg$_1$(C$_{42}$H$_{72}$O$_{14}$)、人参皂苷 Rb$_1$(C$_{54}$H$_{92}$O$_{23}$)的总量计,〔规格(1)〕不得少于 4.8mg;〔规格(2)〕不得少于 3.2mg。

葛根　照高效液相色谱法(通则 0512)测定。

色谱条件与系统适用性试验　以十八烷基硅烷键合硅胶为填充剂;以甲醇-水(25：75)为流动相;检测波长为 250nm。理论板数按葛根素峰计算应不低于 2000。

对照品溶液的制备　取葛根素对照品适量,精密称定,加 30% 甲醇溶解制成每 1ml 含 80μg 的溶液,即得。

供试品溶液的制备　取装量差异项下的本品内容物,研细,取 0.2g,精密称定,置具塞锥形瓶中,精密加入 30% 甲醇 50ml,称定重量,超声处理(功率 250W,频率 59kHz)20 分钟,放冷,再称定重量,用 30% 甲醇补足减失的重量,摇匀,滤过,取续滤液,即得。

测定法　分别精密吸取对照品溶液与供试品溶液各 10μl,注入液相色谱仪,测定,即得。

本品每粒含葛根以葛根素(C$_{21}$H$_{20}$O$_9$)计,〔规格(1)〕不得少于 6.0mg;〔规格(2)〕不得少于 4.0mg。

【功能与主治】　活血化瘀,通经活络。用于瘀血阻络所致的眩晕、中风,症见肢体不用、言语不利及头晕目眩;脑动脉硬化、缺血性中风及脑出血后遗症见上述证候者。

【用法与用量】　口服。一次 4 粒〔规格(1)〕或一次 6 粒〔规格(2)〕,一日 3 次。

【规格】　(1)每粒装 0.45g　(2)每粒装 0.3g

【贮藏】　密封。

脑得生颗粒

Naodesheng Keli

【处方】 三七 156g　　　　川芎 156g

红花 182g　　　　葛根 522g

山楂(去核)314g

【制法】 以上五味,取三七、葛根 261g 分别粉碎成细粉,其余红花等三味及剩余的葛根加水煎煮二次,第一次 1.5 小时,第二次 1 小时,合并煎液,滤过,滤液浓缩至相对密度为 1.28～1.30(80℃)的清膏,加入葛根细粉与三七细粉及糊精、预胶化淀粉,混匀,制成颗粒,干燥,制成 1000g,即得。

【性状】 本品为棕黄色至棕褐色的颗粒;味微苦。

【鉴别】 (1)取本品,置显微镜下观察:纤维成束,周围细胞中含草酸钙方晶,形成晶纤维,含晶细胞的壁木化增厚(葛根)。树脂道碎片含黄色分泌物(三七)。

(2)取本品 3g,研细,加乙酸乙酯-甲酸(9.5:0.5)的混合溶液 20ml,加热回流 4 小时,滤过,滤液蒸干,残渣加甲醇 2ml 使溶解,作为供试品溶液。另取阿魏酸对照品,加甲醇制成每 1ml 含 0.5mg 的溶液,作为对照品溶液。照薄层色谱法(通则 0502)试验,吸取供试品溶液 5～10μl、对照品溶液 2～4μl,分别点于同一硅胶 G 薄层板上,以甲苯-三氯甲烷-冰醋酸(6:5:1)为展开剂,展开,取出,晾干,喷以 1% 三氯化铁和 1% 铁氰化钾(1:1)的混合溶液(临用配制)。供试品色谱中,在与对照品色谱相应的位置上,显相同颜色的斑点。

(3)取本品 1g,研细,置索氏提取器中,加甲醇适量,加热回流至甲醇无色,提取液蒸干,残渣加水 20ml 使溶解,加盐酸调节 pH 值至 2～3,加水饱和的正丁醇振摇提取 3 次,每次 20ml,合并正丁醇液,蒸干,残渣加甲醇 5ml 使溶解,作为供试品溶液。另取葛根素对照品,加甲醇制成每 1ml 含 1mg 的溶液,作为对照品溶液。照薄层色谱法(通则 0502)试验,吸取上述两种溶液各 2～4μl,分别点于同一硅胶 G 薄层板上,以三氯甲烷-乙酸乙酯-甲醇-水(15:40:22:10)10℃以下放置的下层溶液为展开剂,展开,取出,晾干,置紫外光灯(365nm)下检视。供试品色谱中,在与对照品色谱相应的位置上,显相同颜色的荧光斑点。

【检查】 应符合颗粒剂项下有关的各项规定(通则 0104)。

【含量测定】 照高效液相色谱法(通则 0512)测定。

色谱条件与系统适用性试验 以十八烷基硅烷键合硅胶为填充剂;以乙腈为流动相 A;以水为流动相 B,按下表中的规定进行梯度洗脱;检测波长为 203nm。理论板数按人参皂苷 Rg₁峰计算应不低于 8000。

时间(分钟)	流动相 A(%)	流动相 B(%)
0～20	20→40	80→60
20～26	20	80

对照品溶液的制备 取人参皂苷 Rb₁ 对照品、人参皂苷 Rg₁ 对照品、三七皂苷 R₁ 对照品适量,精密称定,分别加甲醇制成每 1ml 含人参皂苷 Rb₁ 0.3mg、人参皂苷 Rg₁ 0.3mg、三七皂苷 R₁ 0.07mg 的混合溶液,摇匀,即得。

供试品溶液的制备 取装量差异项下的本品内容物,研细,取约 1g,精密称定,置具塞锥形瓶中,精密加入水饱和的正丁醇 50ml,密塞,称定重量,超声处理(功率 250W,频率 33kHz)20 分钟,放冷,再称定重量,用水饱和的正丁醇补足减失的重量,摇匀,滤过,精密量取续滤液 25ml,加氨试液洗涤 2 次(15ml、10ml),取正丁醇液,蒸干,残渣加甲醇使溶解,转移至 5ml 量瓶中,加甲醇至刻度,摇匀,滤过,取续滤液,即得。

测定法 分别精密吸取对照品溶液与供试品溶液各 10μl,注入液相色谱仪,测定,即得。

本品每袋含三七以三七皂苷 R₁($C_{47}H_{80}O_{18}$)、人参皂苷 Rb₁($C_{54}H_{92}O_{23}$)与人参皂苷 Rg₁($C_{42}H_{72}O_{14}$)的总量计,不得少于 19.5mg。

【功能与主治】 活血化瘀,通经活络。用于瘀血阻络所致的眩晕、中风,症见肢体不用、言语不利及头晕目眩;脑动脉硬化、缺血性中风及脑出血后遗症见上述证候者。

【用法与用量】 口服。一次 1 袋,一日 3 次。

【规格】 每袋装 3g

【贮藏】 密封。

狼疮丸

Langchuang Wan

【处方】 金银花 53.6g　　　连翘 53.6g

蒲公英 53.6g　　　黄连 13.4g

地黄 53.6g　　　　大黄(酒炒)20.1g

甘草 13.4g　　　　蜈蚣(去头尾足)2.42g

赤芍 26.8g　　　　当归 13.4g

丹参 13.4g　　　　玄参 53.6g

炒桃仁 26.8g　　　红花 20.1g

蝉蜕 53.6g　　　　浙贝母 26.8g

【制法】 以上十六味,粉碎成细粉,过筛,混匀。每 100g 粉末加炼蜜 10～30g 与适量的水泛丸,干燥,包地榆炭衣,制成水蜜丸;或加炼蜜 90～110g 制成小蜜丸或大蜜丸;即得。

【性状】 本品为黑色的包衣水蜜丸,除去包衣显棕褐色至黑色;或为黑褐色的小蜜丸或大蜜丸;气微,味辛、涩、微苦。

【鉴别】 (1)取本品水蜜丸 5g,研碎;或取小蜜丸或大蜜丸 5g,剪碎,加硅藻土 4g,研匀。加乙醚 20ml,超声处理 5 分钟,放冷,滤过,滤液挥干,残渣加甲醇 1ml 使溶解,作为供试品溶液。另取当归对照药材 1g,同法制成对照药材溶液。照薄层色谱法(通则 0502)试验,吸取供试品溶液 5μl、对照药材溶液 2μl,分别点于同一硅胶 G 薄层板上,以正己烷-乙酸乙酯(9∶1)为展开剂,展开,取出,晾干,置紫外光灯(365nm)下检视。供试品色谱中,在与对照药材色谱相应的位置上,显相同颜色的荧光斑点。

(2)取本品水蜜丸 5g,研碎;或取小蜜丸或大蜜丸 5g,剪碎,加硅藻土 4g,研匀。加甲醇 30ml,超声处理 20 分钟,滤过,滤液蒸干,残渣加甲醇 2ml 使溶解,作为供试品溶液。另取连翘对照药材 1g,同法制成对照药材溶液。照薄层色谱法(通则 0502)试验,吸取上述两种溶液各 2μl,分别点于同一用 0.1%氢氧化钠溶液制备的硅胶 G 薄层板上,以三氯甲烷-乙酸乙酯-甲醇-甲酸(40∶5∶10∶0.2)为展开剂,展开,取出,晾干,喷以 10%硫酸乙醇溶液,在 105℃ 加热至斑点显色清晰。供试品色谱中,在与对照药材色谱相应的位置上,显相同颜色的斑点。

(3)取〔鉴别〕(2)项下的供试品溶液,蒸干,残渣加水 20ml 使溶解,再加盐酸 2ml,置水浴上加热回流 30 分钟,立即冷却,用乙醚振摇提取 2 次,每次 20ml,合并乙醚液,挥干,残渣加三氯甲烷 1ml 使溶解,作为供试品溶液。另取大黄对照药材 0.1g,加甲醇 20ml,超声处理 20 分钟,滤过,滤液蒸干,残渣加水 10ml 使溶解,再加盐酸 1ml,自"置水浴上加热回流"起同法制成对照药材溶液。再取大黄素对照品、大黄酚对照品,加甲醇制成每 1ml 各含 1mg 的混合溶液,作为对照品溶液。照薄层色谱法(通则 0502)试验,吸取上述三种溶液各 4μl,分别点于同一硅胶 G 薄层板上,以石油醚(30~60℃)-乙酸乙酯-甲酸(15∶5∶1)的上层溶液为展开剂,展开,取出,晾干,置紫外光灯(365nm)下检视。供试品色谱中,在与对照药材色谱和对照品色谱相应的位置上,显相同颜色的荧光斑点;置氨蒸气中熏后,置日光下检视,显相同的红色斑点。

【检查】 应符合丸剂项下有关的各项规定(通则 0108)。

【含量测定】 照高效液相色谱法(通则 0512)测定。

色谱条件与系统适用性试验 以十八烷基硅烷键合硅胶为填充剂;以乙腈-0.05mol/L 磷酸二氢钾溶液(28∶72)为流动相;检测波长为 265nm,柱温 35℃。理论板数按盐酸小檗碱峰计算应不低于 3000。

对照品溶液的制备 取盐酸小檗碱对照品适量,精密称定,加甲醇制成每 1ml 含 20μg 的溶液,即得。

供试品溶液的制备 取本品水蜜丸,研碎,取约 0.5g,精密称定;或取小蜜丸或重量差异项下的大蜜丸,剪碎,混匀,取约 1g,精密称定。置具塞锥形瓶中,精密加入盐酸-甲醇(1∶100)混合溶液 50ml,密塞,称定重量,加热回流 1 小时,放冷,再称定重量,用盐酸-甲醇(1∶100)混合溶液补足减失的重量,摇匀,滤过,取续滤液,即得。

测定法 分别精密吸取对照品溶液 5μl 与供试品溶液 10μl,注入液相色谱仪,测定,即得。

本品含黄连以盐酸小檗碱($C_{20}H_{17}NO_4 \cdot HCl$)计,水蜜丸每 1g 不得少于 0.80mg;小蜜丸每 1g 不得少于 0.40mg;大蜜丸每丸不得少于 2.0mg。

【功能与主治】 清热解毒,凉血活血。用于热毒壅滞、气滞血瘀所致的系统性红斑狼疮。

【用法与用量】 口服。水蜜丸一次 5.4g,小蜜丸一次 10g,大蜜丸一次 2 丸,一日 2 次;系统性红斑狼疮急性期:一次服用量加 1 倍,一日 3 次。

【注意】 孕妇禁用。

【规格】 水蜜丸 每 100 丸重 30g;大蜜丸 每丸重 5g

【贮藏】 密封。

疳 积 散
Ganji San

【处方】 石燕(煅)100g　　　煅石决明 100g
　　　　使君子仁 100g　　　炒鸡内金 50g
　　　　谷精草 50g　　　　威灵仙 50g
　　　　茯苓 100g

【制法】 以上七味,粉碎成细粉,过筛,混匀,即得。

【性状】 本品为灰黄色的粉末;味微涩。

【鉴别】 (1)取本品,置显微镜下观察:不规则分枝状团块无色,遇水合氯醛试液溶化;菌丝无色或淡棕色,直径 4~6μm(茯苓)。网纹细胞类圆形或椭圆形,壁不规则网状增厚,微木化(使君子仁)。腺毛头部长圆形,1~4 细胞,表面有细密网状纹;柄多为单细胞(谷精草)。

(2)取本品约 0.5g,置试管中,加稀盐酸 2ml,即泡沸,放出二氧化碳气体,此气体遇氢氧化钙试液生成白色沉淀;滤过,取滤液,照钙盐的鉴别方法(通则 0301)试验,显相同的反应。

【检查】 应符合散剂项下有关的各项规定(通则 0115)。

【功能与主治】 消积化滞。用于食滞脾胃所致的疳证,症见不思乳食、面黄肌瘦、腹部膨胀、消化不良。

【用法与用量】 用热米汤加少量糖调服。一次 9g,一日 2 次;三岁以内小儿酌减。

【贮藏】 密闭,防潮。

益 元 散
Yiyuan San

【处方】 滑石 600g　　　甘草 100g
　　　　朱砂 30g

【制法】 以上三味,滑石、甘草粉碎成细粉;朱砂水飞成极细粉,与上述粉末配研,过筛,混匀,即得。

【性状】　本品为浅粉红色的粉末,手捻有润滑感;味甜。

【鉴别】　(1)取本品,置显微镜下观察:不规则块片无色,有层层剥落痕迹(滑石)。纤维束周围薄壁细胞含草酸钙方晶,形成晶纤维(甘草)。不规则细小颗粒暗棕红色,有光泽,边缘暗黑色(朱砂)。

(2)取本品 2g,加盐酸 1ml、三氯甲烷 15ml,加热回流 1 小时,放冷,滤过。滤液蒸干,残渣加乙醇 1ml 使溶解,作为供试品溶液。另取甘草次酸对照品,加无水乙醇制成每 1ml 含 1mg 的溶液,作为对照品溶液。照薄层色谱法(通则 0502)试验,吸取上述两种溶液各 5μl,分别点于同一硅胶 G 薄层板上,以石油醚(30~60℃)-甲苯-乙酸乙酯-冰醋酸(10:20:7:0.5)为展开剂,展开,取出,晾干,喷以 10%磷钼酸乙醇溶液,在 105℃加热约 5 分钟。供试品色谱中,在与对照品色谱相应的位置上,显相同颜色的斑点。

【检查】　应符合散剂项下有关的各项规定(通则 0115)。

【含量测定】　**朱砂**　取本品 2.5g,精密称定,置 250ml 烧瓶中,加硫酸 10ml 与硝酸钾 1.5g,缓缓加热使朱砂溶解,放冷,加 1%硝酸溶液 10ml,摇匀,冷却,用垂熔漏斗滤过,用 1%硝酸溶液 40ml 分次洗涤漏斗和烧瓶,洗液并入滤液中,滴加 1%高锰酸钾溶液至显粉红色(以 2 分钟内不消失为度),再滴加 2%硫酸亚铁溶液恰至红色消失,加硫酸铁铵指示液 2ml,用硫氰酸铵滴定液(0.05mol/L)滴定。每 1ml 硫氰酸铵滴定液(0.05mol/L)相当于 5.815mg 的硫化汞(HgS)。

本品每 1g 含朱砂以硫化汞(HgS)计,应为 35~42mg。

甘草　照高效液相色谱法(通则 0512)测定。

色谱条件与系统适用性试验　以十八烷基硅烷键合硅胶为填充剂;以甲醇-0.2mol/L 醋酸铵溶液-冰醋酸(47:52:1)为流动相;检测波长为 250nm。理论板数按甘草酸峰计算应不低于 3000。

对照品溶液的制备　取甘草酸铵对照品适量,精密称定,用流动相溶解并制成每 1ml 含 0.2mg 的溶液,即得(相当于每 1ml 含甘草酸 0.1959mg)。

供试品溶液的制备　取本品 2g,精密称定,置具塞锥形瓶中,精密加入流动相 50ml,称定重量,密塞,超声处理(功率 180W,频率 42kHz)45 分钟,放冷,再称定重量,用流动相补足减失的重量,摇匀,滤过,取续滤液,即得。

测定法　分别精密吸取对照品溶液与供试品溶液各 10μl,注入液相色谱仪,测定,即得。

本品每 1g 含甘草以甘草酸($C_{42}H_{62}O_{16}$)计,不得少于 2.7mg。

【功能与主治】　清暑利湿。用于感受暑湿,身热心烦,口渴喜饮,小便短赤。

【用法与用量】　调服或煎服。一次 6g,一日 1~2 次。

【贮藏】　密闭,防潮。

益气养血口服液

Yiqi Yangxue Koufuye

【处方】

人参 8.3g	黄芪 83.4g
党参 75g	麦冬 50g
当归 33.3g	炒白术 33.3g
地黄 33.3g	制何首乌 30g
五味子 25g	陈皮 33.3g
地骨皮 25g	鹿茸 1.7g
淫羊藿 50g	

【制法】　以上十三味,鹿茸切片,加水煎煮二次,每次 3 小时,合并煎液,滤过,滤液浓缩至相对密度为 1.20~1.25(20℃),加三倍量乙醇,静置 24 小时,滤过,回收乙醇,备用;其余党参等十二味,加水煎煮二次,第一次 3 小时,第二次 2 小时,合并煎液,滤过,滤液浓缩至适量,与鹿茸提取液合并,加入蔗糖 133g、炼蜜 267g,煮沸 30 分钟,放冷,加入橘子香精 0.5ml、羟苯乙酯 1g,加水至 1000ml,搅匀,滤过,即得。

【性状】　本品为棕黄色至棕褐色的液体;味甜、微苦。

【鉴别】　(1)取本品 10ml,用水饱和的正丁醇振摇提取 3 次,每次 5ml,合并正丁醇液,用氨试液洗涤 3 次,每次 5ml,正丁醇液蒸干,残渣加稀乙醇 1ml 使溶解,加在中性氧化铝柱(100~120 目,2g,内径为 1~1.5cm)上,用 40%乙醇 50ml 洗脱,收集洗脱液,蒸干,残渣加水 1ml 使溶解,通过 D101 型大孔吸附树脂柱(内径为 1.2~1.5cm,柱高为 12cm),依次用水 20ml、40%乙醇 30ml 洗脱,弃去洗脱液,继用 70%乙醇 50ml 洗脱,收集洗脱液,蒸干,残渣加甲醇 1ml 使溶解,作为供试品溶液。另取黄芪甲苷对照品,加甲醇制成每 1ml 含 0.5mg 的溶液,作为对照品溶液。照薄层色谱法(通则 0502)试验,吸取供试品溶液 4μl、对照品溶液 5μl,分别点于同一硅胶 G 薄层板上,以三氯甲烷-甲醇-水(13:7:2)10℃以下放置的下层溶液为展开剂,展开,取出,晾干,喷以 10%硫酸乙醇溶液,在 105℃加热至斑点显色清晰,分别置日光和紫外光灯(365nm)下检视。供试品色谱中,在与对照品色谱相应的位置上,日光下显相同颜色的斑点;紫外光下显相同颜色的荧光斑点。

(2)取本品 10ml,用环己烷洗涤 3 次,每次 5ml,水溶液用乙酸乙酯振摇提取 3 次,每次 5ml,合并乙酸乙酯液,蒸干,残渣加甲醇 1ml 使溶解,作为供试品溶液。另取陈皮对照药材 1g,加水 30ml,煎煮 1 小时,滤过,滤液浓缩至 10ml,同法制成对照药材溶液。照薄层色谱法(通则 0502)试验,吸取上述两种溶液各 4μl,分别点于同一硅胶 G 薄层板上,以乙酸乙酯-甲醇-吡啶-水(100:17:5:13)为展开剂,展开,展距约 3cm,取出,晾干,再以甲苯-乙酸乙酯-甲酸-水(20:10:1:1)的上层溶液为展开剂,展开,展距约 8cm,取出,晾干,喷以三氯化铝试液,置紫外光灯(365nm)下检视。供试品色谱中,在与对照药材色谱相应的位置上,显相同颜色的荧光斑点。

【检查】 相对密度 应为 1.15~1.19(通则 0601)。

pH 值 应为 3.8~5.0(通则 0631)。

其他 应符合合剂项下有关的各项规定(通则 0181)。

【含量测定】 照高效液相色谱法(通则 0512)测定。

色谱条件与系统适用性试验 以十八烷基硅烷键合硅胶为填充剂;以乙腈-0.05%磷酸溶液(26∶74)为流动相;检测波长为 270nm。理论板数按淫羊藿苷峰计算应不低于 1500。

对照品溶液的制备 取淫羊藿苷对照品适量,精密称定,加甲醇制成每 1ml 含 0.1mg 的溶液,即得。

供试品溶液的制备 精密量取本品 3ml,置 10ml 量瓶中,加甲醇适量,超声处理(功率 250W,频率 33kHz)30 分钟,放冷,加甲醇至刻度,摇匀,取上清液,滤过,取续滤液,即得。

测定法 分别精密吸取对照品溶液 10μl 与供试品溶液 20μl,注入液相色谱仪,测定,即得。

本品每 1ml 含淫羊藿以淫羊藿苷($C_{33}H_{40}O_{15}$)计,不得少于 0.12mg。

【功能与主治】 益气养血。用于气血不足所致的气短心悸、面色不华、体虚乏力。

【用法与用量】 口服。一次 15~20ml,一日 3 次。

【规格】 每支装 10ml

【贮藏】 密封。

益气通络颗粒
Yiqi Tongluo Keli

【处方】 黄芪 833g　　　　丹参 417g

川芎 250g　　　　红花 250g

地龙 83g

【制法】 以上五味,取丹参、川芎,加 3 倍量 70%乙醇浸泡三次,每次 48 小时,合并乙醇提取液,滤过,回收乙醇至无乙醇味,备用;药渣与其余黄芪等三味,加水煎煮三次,每次煎煮 1 小时,合并煎液,滤过,滤液浓缩至相对密度为 1.04~1.06(60℃),与醇提部分合并,继续浓缩至相对密度为 1.25~1.30(80℃)的清膏。取清膏加入糊精、甜菊素适量,喷雾干燥,制成颗粒 1000g,即得。

【性状】 本品为棕色至棕褐色颗粒;气微,味微苦。

【鉴别】 (1)取本品 4g,研细,加甲醇 30ml,超声处理 30 分钟,滤过,滤液回收溶剂至干,残渣加水 10ml 使溶解,用水饱和的正丁醇振摇提取二次,每次 20ml,合并正丁醇液,用氨试液洗涤二次,每次 20ml,分取正丁醇液,回收溶剂至干,残渣加甲醇 1ml 使溶解,作为供试品溶液。另取丹参对照药材 0.5g,加甲醇 5ml,超声处理 20 分钟,滤过,滤液作为对照药

材溶液。再取丹参酮ⅡA对照品,加乙醇制成每 1ml 含 1mg 的溶液,作为对照品溶液。照薄层色谱法(通则 0502)试验,吸取上述三种溶液各 5~10μl,分别点于同一硅胶 G 薄层板上,以甲苯-乙酸乙酯-冰醋酸(18∶1∶1)为展开剂,展开,取出,晾干,置日光下检视。供试品色谱中,在与对照药材色谱及对照品色谱相应的位置上,显相同颜色的斑点。

(2)取本品 12g,研细,加乙醚 20ml,超声处理 5 分钟,滤过,滤液挥干,残渣加乙醚 2ml 使溶解,作为供试品溶液。另取川芎对照药材 0.5g,加乙醚 5ml,时时振摇,浸泡 1 小时,滤过,滤液作为对照药材溶液。照薄层色谱法(通则 0502)试验,吸取上述两种溶液各 10μl,分别点于同一硅胶 G 薄层板上,以正己烷-乙酸乙酯(9∶1)为展开剂,展开,取出,晾干,置紫外光灯(365nm)下检视。供试品色谱中,在与对照药材色谱相应的位置上,显相同颜色的荧光斑点。

(3)取红花对照药材 1g,加水 100ml,煎煮 1 小时,趁热滤过,滤液浓缩至 5ml,加甲醇 20ml 混匀,静置,滤过,滤液回收溶剂至干,残渣加水 10ml 使溶解,用水饱和的正丁醇振摇提取二次,每次 20ml,合并正丁醇液,用氨试液洗涤二次,每次 20ml,分取正丁醇液,回收溶剂至干,残渣加甲醇 1ml 使溶解,作为对照药材溶液。照薄层色谱法(通则 0502)试验,吸取〔鉴别〕(1)项下供试品溶液和上述对照药材溶液各 10μl,分别点于同一硅胶 G 薄层板上,以乙醚-二氯甲烷-甲醇(6∶4∶0.5)为展开剂,置用浓氨试液预饱和的层析缸内,展开,取出,晾干,置紫外光灯(365nm)下检视。供试品色谱中,在与对照药材色谱相应的位置上,显相同颜色的斑点。

【检查】 应符合颗粒剂项下有关的各项规定(通则 0104)。

【含量测定】 黄芪 照高效液相色谱法(通则 0512)测定。

色谱条件与系统适用性试验 以十八烷基硅烷键合硅胶为填充剂;以乙腈-水(33∶67)为流动相;用蒸发光散射检测器检测。理论板数按黄芪甲苷峰计算应不低于 4000。

对照品溶液的制备 取黄芪甲苷对照品适量,精密称定,加甲醇制成每 1ml 含 0.6mg 的溶液,即得。

供试品溶液的制备 取装量差异项下的本品,研细,取约 10g,精密称定,加氢氧化钠 1g,精密加入甲醇 100ml,密塞,称定重量,加热回流 1 小时,放冷,再称定重量,用甲醇补足减失的重量,摇匀,滤过,精密量取续滤液 50ml,蒸干,残渣加热水 10ml 分次使溶解,放冷,用水饱和正丁醇振摇提取四次,每次 20ml,合并正丁醇提取液,回收溶剂至干,残渣加甲醇使溶解,并转移至 5ml 量瓶中,加甲醇稀释至刻度,摇匀,滤过,取续滤液,即得。

测定法 分别精密吸取对照品溶液 5μl、10μl 与供试品溶液 5μl,注入液相色谱仪,测定,用外标两点法对数方程计算,即得。

本品每袋含黄芪以黄芪甲苷($C_{41}H_{68}O_{14}$)计,不得少于 5.5mg。

丹参 照高效液相色谱法(通则 0512)测定。

色谱条件与系统适用性试验 以十八烷基硅烷键合硅胶为填充剂;以乙腈-0.05%三氟乙酸溶液(27:73)为流动相,检测波长为 286nm。理论板数按丹酚酸 B 计算应不低于 5000。

对照品溶液的制备 取丹酚酸 B 对照品适量,精密称定,加甲醇制成每 1ml 含 $80\mu g$ 的溶液,即得。

供试品溶液的制备 取装量差异项下的本品,研细,取约 0.5g,精密称定,置具塞锥形瓶中,精密加入 70%甲醇溶液 25ml,密塞,称定重量,超声处理(功率 400W,频率 40kHz)30 分钟,放冷,再称定重量,用 70%甲醇补足减失的重量,摇匀,滤过,取续滤液,即得。

测定法 精密吸取对照品溶液与供试品溶液各 $10\mu l$,注入液相色谱仪,测定,即得。

本品每袋含丹参以丹酚酸 B($C_{36}H_{30}O_{16}$)计,不得少于 30.0mg。

【功能与主治】 益气活血,祛瘀通络。用于中风病中经络(轻中度脑梗死)恢复期气虚血瘀证。症见半身不遂、口舌歪斜、言语謇涩或不语、偏身麻木、面色㿠白、气短乏力、自汗。

【用法与用量】 冲服。一次 1 袋,一日 3 次。疗程 4 周。

【规格】 每袋装 12g

【贮藏】 密封。

益气维血颗粒

Yiqi Weixue Keli

【处方】 猪血提取物 130g   黄芪 100g
        大枣 100g

【制法】 以上三味,猪血提取物粉碎成细粉,黄芪、大枣加水煎煮二次,每次 2 小时,合并煎液,滤过,滤液浓缩至相对密度为 1.18~1.21(60℃)的清膏;加入猪血提取物细粉、蔗糖、糊精、香兰素等适量,混匀,制成颗粒,干燥,加入甜橙油 2.33g,混匀,制成 1000g,即得。

【性状】 本品为棕色至棕褐色的颗粒;气香,味甜。

【鉴别】 (1)取本品 0.5g,加稀硫酸 2ml 使溶解,置水浴中加热 2 分钟,振摇,滤过,取滤液 2 滴于滤纸上,晾干,置紫外光灯(365nm)下检视,显红色荧光。

(2)取黄芪对照药材 1.5g,加水 25ml,煎煮 2 小时,滤过,滤液用水饱和的正丁醇振摇提取 3 次,每次 5ml,合并正丁醇液,用 2%氢氧化钠溶液洗涤 2 次,每次 5ml,弃去碱液,再用水洗涤 2 次,每次 5ml,弃去水液,正丁醇液回收溶剂至干,残渣加甲醇 2ml 使溶解,作为对照药材溶液。照薄层色谱法(通则 0502)试验,吸取[含量测定]黄芪项下的供试品溶液 10~15μl 与上述对照药材溶液 4μl,分别点于同一硅胶 G 薄层板上,以乙酸乙酯-丁酮-甲酸-水(5:3:1:1)为展开剂,展开,

取出,晾干,喷以 10%硫酸乙醇溶液,在 105℃加热至斑点显色清晰,分别置日光及紫外光灯(365nm)下检视。供试品色谱中,在与对照药材色谱相应的位置上,日光下,显相同颜色的斑点;紫外光下,显相同颜色的荧光斑点。

【检查】 应符合颗粒剂项下有关的各项规定(通则 0104)。

【含量测定】 **铁** 对照品溶液的制备 精密量取铁元素标准溶液(1000μg/ml) 10ml,置 100ml 量瓶中,加 0.5mol/L 硝酸溶液稀释至刻度,摇匀,即得(100μg/ml)。

标准曲线的制备 精密量取对照品溶液 0ml、0.5ml、1ml、2ml、3ml、4ml,分别置 100ml 量瓶中,加 0.5mol/L 硝酸溶液稀释至刻度,摇匀。取上述各溶液,照原子吸收分光光度法(通则 0406 第一法),在 248.3nm 波长处测定。以吸光度为纵坐标,浓度为横坐标,绘制标准曲线。

测定法 取装量差异项下的本品,研细,取约 60mg,精密称定,置 10ml 试管中,加硝酸 1ml,置沸水浴中消化至溶液呈棕色透明,加 30%过氧化氢溶液 0.3ml,继续置沸水浴中加热 30 分钟,再加 30%过氧化氢溶液 0.2ml,置沸水浴中消化至溶液澄清透明,放冷,转移至 10ml 量瓶中,用水稀释至刻度,摇匀。照标准曲线制备项下的方法,依法测定吸光度,从标准曲线上读出供试品溶液中相当于铁的量(μg),计算,即得。

本品每袋含铁(Fe)不得少于 3.0mg。

黄芪 照高效液相色谱法(通则 0512)测定。

色谱条件与系统适用性试验 以十八烷基硅烷键合硅胶为填充剂;以乙腈-水(35:65)为流动相;蒸发光散射检测器检测。理论板数按黄芪甲苷峰计算应不低于 4000。

对照品溶液的制备 取黄芪甲苷对照品适量,精密称定,加甲醇制成每 1ml 含 0.40mg 的溶液,即得。

供试品溶液的制备 取装量差异项下的本品,研细,取约 6g,精密称定,置具塞锥形瓶中,精密加入甲醇 20ml,密塞,称定重量,超声处理(功率 50W,频率 40kHz)40 分钟,放冷,再称定重量,用甲醇补足减失的重量,摇匀,离心 10 分钟,精密量取上清液 10ml,回收溶剂至干,残渣加水 10ml,微热使溶解,用水饱和的正丁醇振摇提取 3 次,每次 20ml,合并正丁醇液,用氨试液洗涤 2 次,每次 20ml,弃去氨试液,取正丁醇液回收溶剂至干,残渣加甲醇使溶解,并转移至 2ml 量瓶中,加甲醇稀释至刻度,摇匀,即得。

测定法 分别精密吸取对照品溶液 5μl、20μl,供试品溶液 20μl,注入液相色谱仪,测定,以外标两点法对数方程计算,即得。

本品每袋含黄芪以黄芪甲苷($C_{41}H_{68}O_{14}$)计,不得少于 0.16mg。

【功能与主治】 补血益气。用于气血两虚所致的面色萎黄或苍白、眩晕、神疲乏力、少气懒言、自汗、唇舌色淡、脉细弱;缺铁性贫血见于上述证候者。

【用法与用量】 口服,成人一次 10g,一日 3 次;儿童一次 10g,一日 2 次;三岁以下儿童一次 5g,一日 2 次;或遵

医嘱。

【注意】　偶见恶心、呕吐、腹泻、便秘。可自行缓解或停药后症状消失。

【规格】　每袋装 10g

【贮藏】　遮光,密封。

附:猪血提取物质量标准

猪血提取物

本品为猪血经加工制成的提取物。

〔制法〕　取经检疫合格的鲜猪血,除去水液,有形成分经粉碎机高速破碎,收集血浆,静置 30 分钟,除杂猪血(粒状余物和泡沫),加入乙醇适量煮沸,放冷至 40~50℃,离心分离,收集固形物,加乙醇适量浸泡 10 小时以上,离心分离,上清液回收乙醇,收集固形物,加入木瓜酶适量,混匀,干燥,粉碎成细粉,即得。

〔性状〕　本品为棕色的粉末;气微腥。

〔鉴别〕　取本品 0.2g,加稀硫酸 2ml 使溶解,置水浴中加热 2 分钟,振摇,滤过,取滤液 2 滴点于滤纸上,晾干,置紫外光灯(365nm)下检视,显红色荧光。

〔检查〕　水分　不得过 7.5%(通则 0832 第二法)。

总灰分　不得过 3.0%(通则 2302)。

重金属　取本品 1.0g,依法检查(通则 0821 第二法),含重金属不得过 20mg/kg。

砷盐　取本品 1.0g,依法检查(通则 0822 第一法),含砷量不得过 2mg/kg。

〔含量测定〕　血红素　对照品溶液的制备　取氯化血红素 10mg,精密称定,置 100ml 量瓶中,加碱化血红素溶剂 80ml 使溶解,并加碱化血红素溶剂至刻度,摇匀,即得(每 1ml 含氯化血红素 0.1mg)。

标准曲线的制备　精密量取对照品溶液 3.0ml、4.0ml 与 5.0ml 分别置 10ml 量瓶中,加入碱化血红素溶剂使成 10ml,摇匀,以碱化血红素溶剂为空白,照紫外-可见分光光度法(通则 0401),在 575nm 波长处测定吸光度,以吸光度为纵坐标,浓度为横坐标,绘制标准曲线。

测定法　取本品约 15mg,精密称定,置 10ml 量瓶中,加碱化血红素溶剂至 8ml,置水浴加热 20 分钟,取出,冷却,精密加碱化血红素溶剂至 10ml,摇匀,以碱化血红素溶剂为空白,在 575nm 的波长处测定吸光度,从标准曲线上读出供试品溶液中血红素的含量,计算,即得。

本品按干燥品计算,含血红素以氯化血红素($C_{34}H_{32}ClFeN_4O_4$)计,不得少于 1.54%。

铁　对照品溶液的制备　精密量取铁元素标准溶液(1000μg/ml)10ml,置 100ml 量瓶中,加 0.5mol/L 硝酸溶液稀释至刻度,摇匀,即得(100μg/ml)。

标准曲线的制备　精密量取对照品溶液 0ml、0.5ml、1ml、2ml、3ml、4ml,分别置 100ml 量瓶中,加 0.5mol/L 硝酸溶液稀释至刻度,摇匀。取上述各溶液,照原子吸收分光光度法(通则 0406 第一法),在 248.3nm 波长处测定。以吸光度为纵坐标,浓度为横坐标,绘制标准曲线。

测定法　取本品约 10mg,精密称定,置 10ml 量瓶中,加硝酸 1ml,置沸水浴加热至溶液呈棕色透明,加 30% 过氧化氢溶液 0.3ml,继续置沸水浴加热 30 分钟,再加 30% 过氧化氢溶液 0.2ml,置沸水浴加热至溶液澄清透明,冷却,加水稀释至刻度,摇匀。照标准曲线制备项下的方法,依法测定吸光度,从标准曲线上读出供试品溶液中相当于铁的量(μg),计算,即得。

本品按干燥品计算,含铁(Fe)不得少于 0.23%。

〔贮藏〕　密封。

注:碱化血红素溶剂的配制　取氢氧化钠 0.4g,加水 70ml 使溶解,加入聚乙二醇辛基苯甲醚(Triton X-100)1.0ml,移至 100ml 量瓶中,加水至刻度,摇匀,即得。

益气聪明丸
Yiqi Congming Wan

【处方】　升麻 60g　　　　　葛根 60g
　　　　　黄柏(炒)20g　　　白芍 20g
　　　　　蔓荆子 30g　　　　党参 100g
　　　　　黄芪 100g　　　　　炙甘草 100g

【制法】　以上八味,粉碎成细粉,过筛,混匀。每 100g 粉末加炼蜜 40~50g 与适量水制丸,干燥,即得。

【性状】　本品为棕色至棕黑色的水蜜丸;气微,味甜。

【鉴别】　(1)取本品粉末,置显微镜下观察:淀粉粒单粒球形,直径 3~37μm,脐点点状、裂缝状或星状;复粒由 2~10 分粒组成(葛根)。纤维成束或散离,壁厚,表面有纵裂纹,两端常断裂成须状,或较平截(黄芪)。纤维鲜黄色,常成束,周围细胞含草酸钙方晶,形成晶纤维,含晶细胞壁木化增厚;石细胞鲜黄色,类圆形或纺锤形,有的呈分枝状,枝端锐尖,壁厚,层纹明显(黄柏)。

(2)取本品 9g,研细,加硅藻土 5g,拌匀,加无水乙醇 50ml,超声处理 30 分钟,滤过,滤液蒸干,残渣加水 20ml 使溶解,用乙醚振摇提取 2 次,每次 20ml,合并乙醚液,挥干,残渣加无水乙醇 1ml 使溶解,作为供试品溶液。另取升麻对照药材 1g,加无水乙醇 20ml,同法制成对照药材溶液。再取异阿魏酸对照品,加无水乙醇制成每 1ml 含 1mg 的溶液,作为对照品溶液。照薄层色谱法(通则 0502)试验,吸取上述三种溶液各 5μl 分别点于同一硅胶 G 薄层板上,以甲苯-二氯甲烷-冰醋酸(6:5:0.5)为展开剂,展开,取出,晾干,置紫外光灯(365nm)下检视。供试品色谱中,在与对照药材色谱和对照品色谱相应的位置上,显相同颜色的荧光斑点。

(3)取本品 10g,研细,加水 80ml,超声处理 15 分钟,离心,取上清液,用水饱和的正丁醇振摇提取 3 次,每次 15ml,合并正丁醇液提取液,用正丁醇饱和的水 15ml 洗涤,分取正丁醇液,回收溶剂至干,残渣加无水乙醇 1ml 使溶解,加在中性氧化铝柱(100～200 目,2g,内径为 1.5～2cm)上,用甲醇 20ml 洗脱,收集洗脱液,回收溶剂至干,残渣加无水乙醇 1ml 使溶解,作为供试品溶液。另取白芍对照药材 1g,加水 80ml,同法制成对照药材溶液。再取芍药苷对照品,加无水乙醇制成每 1ml 含 1mg 的溶液,作为对照品溶液。照薄层色谱法(通则 0502)试验,吸取供试品溶液 10μl、对照药材溶液 10μl 与对照品溶液 2μl,分别点于同一硅胶 G 薄层板上,以二氯甲烷-甲醇-水(16∶3∶0.2)为展开剂,展开,取出,晾干,喷以 5%香草醛硫酸溶液,在 105℃加热至斑点显色清晰。供试品色谱中,在与对照药材色谱和对照品色谱相应的位置上,显相同颜色的斑点。

(4)取本品 1g,研细,加甲醇 5ml,加热回流 15 分钟,滤过,取滤液,补加甲醇至 5ml,作为供试品溶液。另取黄柏对照药材 0.1g,同法制成对照药材溶液。再取盐酸小檗碱对照品,加甲醇制成每 1ml 含 0.5mg 的溶液,作为对照品溶液。照薄层色谱法(通则 0502)试验,吸取上述三种溶液各 1μl,分别点于同一硅胶 G 薄层板上,以甲苯-异丙醇-乙酸乙酯-甲醇-浓氨溶液(12∶3∶6∶3∶1)为展开剂,置氨蒸气预饱和的展开缸内,展开,取出,晾干,置紫外光灯(365nm)下检视。供试品色谱中,在与对照药材色谱和对照品色谱相应的位置上,显相同颜色的荧光斑点。

(5)取本品 3g,研细,加入 0.5%氢氧化钠甲醇溶液 30ml,振摇提取 1 小时,超声处理 30 分钟,取出,放冷,滤过,滤液回收溶剂至干,残渣加水 20ml 溶解,加在 D101 型大孔吸附树脂柱(内径为 1cm,柱高 7cm)上,用水洗脱至无色,再用 40%乙醇 50ml 洗脱,弃去洗脱液,用 70%乙醇 30ml 洗脱,收集流出液及洗脱液,蒸干,残渣加甲醇 1ml 使溶解,作为供试品溶液。另取黄芪甲苷对照品,加甲醇制成每 1ml 含 1mg 的溶液,作为对照品溶液。照薄层色谱法(通则 0502)试验,吸取供试品溶液 10μl、对照品溶液 5μl,分别点于同一硅胶 G 薄层板上,以三氯甲烷-甲醇-水(13∶7∶2)的下层溶液为展开剂,展开,取出,晾干,喷以 10%硫酸乙醇溶液,在 105℃加热至斑点显色清晰。供试品色谱中,在与对照品色谱相应的位置上,日光下显相同的棕褐色斑点;紫外光(365nm)下显相同的橙黄色荧光斑点。

【检查】　应符合丸剂项下有关的各项规定(通则 0108)。

【含量测定】　葛根素　照高效液相色谱法(通则 0512)测定。

色谱条件与系统适用性试验　以十八烷基硅烷键合硅胶为填充剂;以甲醇-水(20∶80)为流动相;检测波长为 250nm。理论板数按葛根素峰计算应不低于 4000。

对照品溶液的制备　取葛根素对照品适量,精密称定,加 30%乙醇制成每 1ml 含 25μg 的溶液,即得。

供试品溶液的制备　取本品适量,研细,取约 0.5g,精密称定,置具塞锥形瓶中,精密加入 30%乙醇 50ml,称定重量,加热回流 30 分钟,放冷,再称定重量,用 30%乙醇补足减失

的重量,摇匀,滤过,取续滤液,即得。

测定法　分别精密吸取对照品溶液与供试品溶液各 10μl,注入液相色谱仪,测定,即得。

本品每 1g 含葛根以葛根素(C_{21}H_{20}O_9)计,不得少于 1.4mg。

芍药苷　照高效液相色谱法(通则 0512)测定。

色谱条件与系统适用性试验　以十八烷基硅烷键合硅胶为填充剂;以乙腈-0.015%冰醋酸溶液(12∶88)为流动相;检测波长为 232nm。理论板数按芍药苷峰计算应不低于 2500。

对照品溶液的制备　取芍药苷对照品适量,精密称定,加甲醇制成每 1ml 含 25μg 的溶液,即得。

供试品溶液的制备　取本品适量,研细,取约 3.0g,精密称定,置具塞锥形瓶中,精密加入稀乙醇 50ml,称定重量,超声处理(功率 240W,频率 45kHz)30 分钟,放冷,再称定重量,用稀乙醇补足减失的重量,摇匀,滤过,取续滤液,即得。

测定法　分别精密吸取对照品溶液与供试品溶液各 10μl,注入液相色谱仪,测定,即得。

本品每 1g 含白芍以芍药苷(C_{23}H_{28}O_{11})计,不得少于 0.34mg。

【功能与主治】　益气升阳,聪耳明目。用于视物昏花,耳聋耳鸣。

【用法与用量】　口服。一次 9g,一日 1 次。

【贮藏】　密闭,防潮。

益 心 丸
Yixin Wan

【处方】　红参 882g　　　　　牛角尖粉 294g
　　　　　蟾酥 147g　　　　　冰片 176g
　　　　　红花 59g　　　　　　人工牛黄 353g
　　　　　附片(黑顺片)353g　人工麝香 59g
　　　　　三七 382g　　　　　安息香 176g
　　　　　珍珠 206g

【制法】　以上十一味,红参、红花、蟾酥、附片(黑顺片)分别粉碎成粗粉,用 60%乙醇作溶剂,浸渍 24 小时,渗漉,收集渗漉液,回收乙醇,浓缩成稠膏;珍珠、三七分别粉碎成细粉;冰片研细,与牛角尖粉、人工牛黄、人工麝香混匀,过筛;安息香用 75%乙醇溶化,与上述稠膏、药粉搅拌混匀,加入淀粉 200～400g,搅匀,制成软材,制成 10 万丸,于 60℃以下干燥,用活性炭包衣,打光,即得。

【性状】　本品为黑色的浓缩丸;气香,味苦、凉、有麻舌感。

【鉴别】　(1)取本品,置显微镜下观察:不规则碎片呈灰白色或灰黄色,稍具光泽,表面有灰棕色色素颗粒,并有不规则纵长裂缝(牛角尖粉)。不规则碎块无色或淡绿色,半透明,有光泽,有时可见细密波状纹理(珍珠)。

（2）取本品 20 丸，研细，加乙酸乙酯 20ml，超声处理20分钟，滤过，滤液挥干，残渣加甲醇 1ml 使溶解，作为供试品溶液。另取蟾酥对照药材 0.2g，加甲醇 10ml，加热回流 30 分钟，滤过，滤液作为对照药材溶液。照薄层色谱法（通则0502）试验，吸取上述两种溶液各 5μl，分别点于同一硅胶 G 薄层板上，以环己烷-三氯甲烷-丙酮（4∶3∶3）为展开剂，展开，取出，晾干，喷以 10％硫酸乙醇溶液，在 105℃加热至斑点显色清晰，置紫外光灯（365nm）下检视。供试品色谱中，在与对照药材色谱相应的位置上，显相同颜色的荧光斑点。

（3）取本品 40 丸，研细，加乙醚 10ml，浸渍 10 分钟，时时振摇，滤过，滤液挥干，残渣加无水乙醇 1ml 使溶解，作为供试品溶液。另取冰片对照品，加无水乙醇制成每 1ml 含 10mg 的溶液，作为对照品溶液。照薄层色谱法（通则 0502）试验，吸取上述两种溶液各 2μl，分别点于同一硅胶 G 薄层板上，以环己烷-乙酸乙酯（4∶1）为展开剂，展开，取出，晾干，喷以 1％香草醛硫酸溶液，在 105℃加热至斑点显色清晰。供试品色谱中，在与对照品色谱相应的位置上，显相同颜色的斑点。

（4）取麝香酮对照品，加无水乙醇制成每 1ml 含 5mg 的溶液，作为对照品溶液。照薄层色谱法（通则 0502）试验，吸取〔鉴别〕（3）项下的供试品溶液 4μl 及上述对照品溶液 2μl，分别点于同一硅胶 G 薄层板上，以石油醚（60～90℃）-二氯甲烷（2∶3）为展开剂，展开，取出，晾干，喷以二硝基苯肼试液。供试品色谱中，在与对照品色谱相应的位置上，显相同颜色的斑点。

【检查】 乌头碱限量　取本品 100 丸，研细，加氨试液 5ml，振摇 10 分钟，加乙醚 30ml，振摇提取 30 分钟，浸渍 2 小时，分取乙醚液，蒸干，残渣用无水乙醇溶解使成 1.0ml，作为供试品溶液。另取乌头碱对照品，加无水乙醇制成每 1ml 含 1.0mg 的溶液，作为对照品溶液。照薄层色谱法（通则 0502）试验，吸取供试品溶液 10μl、对照品溶液 2μl，分别点于同一用 1％氢氧化钠溶液制备的硅胶 G 薄层板上，以正己烷-乙酸乙酯（4∶7）为展开剂，展开，取出，晾干，喷以稀碘化铋钾试液。供试品色谱中，在与对照品色谱相应位置上出现的斑点应小于对照品的斑点，或不出现斑点。

其他　应符合丸剂项下有关的各项规定（通则 0108）。

【含量测定】 蟾酥　照高效液相色谱法（通则 0512）测定。

色谱条件与系统适用性试验　以十八烷基硅烷键合硅胶为填充剂；以乙腈-0.5％磷酸二氢钾溶液（50∶50）（用磷酸调节至 pH3.2）为流动相；检测波长为 296nm；柱温为 40℃。理论板数按华蟾酥毒基峰计算应不低于 4000。

对照品溶液的制备　取华蟾酥毒基对照品、脂蟾毒配基对照品适量，精密称定，加甲醇制成每 1ml 含华蟾酥毒基 35μg、脂蟾毒配基 25μg 的混合溶液，即得。

供试品溶液的制备　取本品适量，研细，取约 0.22g，精密称定，置具塞锥形瓶中，精密加入乙酸乙酯 50ml，密塞，称定重量，超声处理（功率 300W，频率 50kHz）40 分钟，放冷，再称定重量，用乙酸乙酯补足减失的重量，摇匀，滤过，精密量取续滤液 20ml，挥干，残渣用甲醇溶解并转移至 5ml 量瓶中，加

甲醇至刻度，摇匀，滤过，取续滤液，即得。

测定法　分别精密吸取对照品溶液与供试品溶液各 20μl，注入液相色谱仪，测定，即得。

本品每 1g 含蟾酥以华蟾酥毒基（$C_{26}H_{34}O_6$）和脂蟾毒配基（$C_{24}H_{32}O_4$）的总量计，不得少于 2.5mg。

红参和三七　照高效液相色谱法（通则 0512）测定。

色谱条件与系统适用性试验　以十八烷基硅烷键合硅胶为填充剂；以乙腈为流动相 A，以水为流动相 B，按下表中的规定进行梯度洗脱；检测波长为 203nm。理论板数按人参皂苷 Rg_1 峰计算应不低于 5000。

时间（分钟）	流动相 A（％）	流动相 B（％）
0～50	19	81
50～55	19→81	81→19
55～70	81	19

对照品溶液的制备　取人参皂苷 Rg_1 对照品适量，精密称定，加甲醇制成每 1ml 含 0.4mg 的溶液，即得。

供试品溶液的制备　取本品适量，研细，取约 0.90g，精密称定，置索氏提取器中，加乙醚适量，加热回流 3 小时，弃去乙醚液，药渣挥干，连同滤纸筒移入具塞锥形瓶中，精密加入水饱和的正丁醇 50ml，称定重量，加热回流 2 小时，放冷，再称定重量，用水饱和的正丁醇补足减失的重量，摇匀，静置，精密量取上清液 25ml，置分液漏斗中，用氨试液洗涤 2 次（15ml，10ml），再用正丁醇饱和的水 10ml 洗涤，正丁醇液蒸干，残渣用甲醇溶解，转移至 5ml 量瓶中，加甲醇至刻度，摇匀，滤过，取续滤液，即得。

测定法　分别精密吸取对照品溶液与供试品溶液各 10μl，注入液相色谱仪，测定，即得。

本品每 1g 含红参和三七以人参皂苷 Rg_1（$C_{42}H_{72}O_{14}$）计，不得少于 2.0mg。

【功能与主治】 益气温阳，活血止痛。用于心气不足、心阳不振、瘀血闭阻所致的胸痹，症见胸闷心痛，心悸气短、畏寒肢冷、乏力自汗；冠心病心绞痛见上述证候者。

【用法与用量】 舌下含服或吞服。一次 1～2 丸，一日 1～2 次。

【注意】 孕妇禁用，月经期慎用。

【规格】 每 10 丸重 0.22g

【贮藏】 密封。

益心宁神片
Yixin Ningshen Pian

【处方】 人参茎叶总皂苷 10g　　　藤合欢 1000g
　　　　五味子 500g　　　　　　灵芝 500g

【制法】 以上四味，五味子粉碎成粗粉，加 75％乙醇，温

浸 30 分钟,回流提取 2 次,第一次 2.5 小时,第二次 2 小时,合并提取液,浓缩至稠膏状;取藤合欢、灵芝,加水煎煮 2 次,第一次 2 小时,第二次 1.5 小时,滤过,合并滤液,浓缩至稠膏状,与上述稠膏合并,干燥,粉碎成细粉,加入人参茎叶总皂苷及适量淀粉、硬脂酸镁、滑石粉,混匀,制成颗粒,压制成 1000 片,包糖衣或薄膜衣;或压制成 600 片,包薄膜衣,即得。

【性状】 本品为糖衣片或薄膜衣片,除去包衣后显棕色至棕褐色;味苦。

【鉴别】 (1)取本品 5 片(大片);或取 10 片(小片),糖衣片除去糖衣,研细,取 1.5g,加乙醇 15ml,振摇,滤过,取少量滤液,置蒸发皿中蒸干,滴加三氯化锑试液数滴,再蒸干,显紫色。

(2)取本品 2 片(大片);或取 4 片(小片),糖衣片除去糖衣,研细,加三氯甲烷 25ml,加热回流 30 分钟,滤过,滤液蒸干,残渣加三氯甲烷 1ml 使溶解,作为供试品溶液。另取五味子甲素对照品、五味子乙素对照品,加三氯甲烷制成每 1ml 各含 0.5mg 的混合溶液,作为对照品溶液。照薄层色谱法(通则 0502)试验,吸取供试品溶液 10～20μl、对照品溶液 4μl,分别点于同一硅胶 GF_{254} 薄层板上,以石油醚(30～60℃)-甲酸乙酯-甲酸(15：5：1)的上层溶液为展开剂,展开,取出,晾干,置紫外光灯(254nm)下检视。供试品色谱中,在与对照品色谱相应的位置上,显相同颜色的斑点。

【检查】 应符合片剂项下有关的各项规定(通则 0101)。

【含量测定】 照高效液相色谱法(通则 0512)测定。

色谱条件与系统适用性试验 以十八烷基硅烷键合硅胶为填充剂;以乙腈-0.05％磷酸溶液(20：80)为流动相;检测波长为 203nm。理论板数按人参皂苷 Re 峰计算应不低于 5000。

对照品溶液的制备 取人参皂苷 Rg_1 对照品与人参皂苷 Re 对照品适量,精密称定,加甲醇制成每 1ml 含人参皂苷 Rg_1 0.15mg、人参皂苷 Re 0.25mg 的混合溶液,即得。

供试品溶液的制备 取本品 20 片,糖衣片除去糖衣,精密称定,研细,取约 3g,精密称定,置具塞锥形瓶中,精密加入甲醇 50ml,密塞,称定重量,超声处理(功率 250W,频率 33kHz)30 分钟,放冷,再称定重量,用甲醇补足减失的重量,摇匀,滤过,取续滤液,即得。

测定法 分别精密吸取供试品溶液 5～10μl、对照品溶液 5μl,注入液相色谱仪,测定,即得。

本品每片含人参茎叶总皂苷以人参皂苷 Rg_1 ($C_{42}H_{72}O_{14}$)和人参皂苷 Re($C_{48}H_{82}O_{18}$)的总量计,小片不得少于 2.40mg,大片不得少于 4.0mg。

【功能与主治】 补气生津,养心安神。用于心气不足、心阴亏虚所致的失眠多梦、心悸、记忆力减退;神经衰弱见上述证候者。

【用法与用量】 口服。一次 5 片(小片),或一次 3 片(大片),一日 3 次。

【规格】 (1)薄膜衣小片 每片重 0.31g

(2)薄膜衣大片 每片重 0.52g

【贮藏】 密封。

益心通脉颗粒
Yixin Tongmai Keli

【处方】 黄芪 266g   人参 44g
北沙参 333g   玄参 222g
丹参 333g   川芎 222g
郁金 222g   炙甘草 133g

【制法】 以上八味,丹参、人参加 75％乙醇,加热回流 4 小时,滤过,滤液减压回收乙醇,并浓缩至适量;药渣与其余川芎等六味加水煎煮二次,每次 1.5 小时,合并煎液,滤过,滤液减压浓缩至适量;与丹参和人参的提取物合并,减压干燥,粉碎成细粉,与适量糊精混匀,制成颗粒,干燥,制成 1000g,即得。

【性状】 本品为棕色至棕褐色的颗粒;味甘、微苦。

【鉴别】 (1)取本品 5g,研细,加乙醇 20ml,超声处理 5 分钟,滤过,滤液蒸干,残渣加甲醇 1ml 使溶解,作为供试品溶液。另取川芎对照药材 0.5g,同法制成对照药材溶液。再取丹参酮ⅡA 对照品,加甲醇制成每 1ml 含 1mg 的溶液,作为对照品溶液。照薄层色谱法(通则 0502)试验,吸取上述三种溶液各 10μl,分别点于同一硅胶 G 薄层板上,以甲苯-乙酸乙酯(19：1)为展开剂,展开,取出,晾干。供试品色谱中,在与丹参酮ⅡA 对照品色谱相应的位置上,显相同颜色的斑点;置紫外光灯(365nm)下检视,在与川芎对照药材色谱相应的位置上,显相同颜色的荧光斑点。

(2)取本品 10g,研细,加甲醇 50ml,加热回流 30 分钟,滤过,滤液蒸干,残渣加水 30ml 使溶解,用乙醚 30ml 振摇提取,弃去乙醚液,用水饱和的正丁醇振摇提取 2 次,每次 40ml,合并正丁醇液,用 0.1mol/L 氢氧化钠溶液 40ml 洗涤,再用正丁醇饱和的水洗涤至中性,分取正丁醇液,蒸干,残渣加水 5ml 使溶解,通过 D101 型大孔吸附树脂柱(内径为 0.9cm,柱高为 12cm),先后用水和 30％乙醇各 50ml 洗脱,弃去洗脱液,继用 70％乙醇 50ml 洗脱,收集洗脱液,蒸干,残渣加甲醇 1ml 使溶解,作为供试品溶液。另取人参皂苷 Rg_1 对照品、黄芪甲苷对照品,分别加甲醇制成每 1ml 含 1mg 的溶液,作为对照品溶液。照薄层色谱法(通则 0502)试验,吸取供试品溶液 10μl、上述两种对照品溶液各 4μl,分别点于同一硅胶 G 薄层板上,以三氯甲烷-甲醇-水(13：7：2)10℃ 以下放置的下层溶液为展开剂,展开,取出,晾干,喷以 10％硫酸乙醇溶液,在 105℃ 加热至斑点显色清晰。供试品色谱中,在与对照品色谱相应的位置上,显相同颜色的斑点。

【检查】 应符合颗粒剂项下有关的各项规定(通则 0104)。

【含量测定】 照高效液相色谱法(通则 0512)测定。

色谱条件与系统适用性试验 以十八烷基硅烷键合硅胶为填充剂;以甲醇-水(76:24)为流动相;检测波长为 268nm。理论板数按丹参酮 II_A 峰计算应不低于 4500。

对照品溶液的制备 取丹参酮 II_A 对照品适量,精密称定,置棕色量瓶中,加甲醇制成每 1ml 含 20μg 的溶液,即得。

供试品溶液的制备 取装量差异项下的本品,混匀,取适量,研细,取约 5g,精密称定,置棕色具塞锥形瓶中,加二氯甲烷-甲醇(1:1)混合溶液 20ml,密塞,超声处理(功率 250W,频率 33kHz)30 分钟,滤过,滤液转移至 50ml 棕色量瓶中,用二氯甲烷-甲醇(1:1)混合溶液洗涤容器与滤器,洗液并入同一量瓶中,并稀释至刻度,摇匀,精密量取 20ml,减压蒸干,残渣用适量甲醇溶解,并转移至 5ml 棕色量瓶中,加甲醇至刻度,摇匀,滤过,取续滤液,即得。

测定法 分别精密吸取对照品溶液与供试品溶液各 10μl,注入液相色谱仪,测定,即得。

本品每袋含丹参以丹参酮 II_A($C_{19}H_{18}O_3$)计,不得少于 0.40mg。

【功能与主治】 益气养阴,活血通络。用于气阴两虚、瘀血阻络所致的胸痹,症见胸闷心痛、心悸气短、倦怠汗出、咽喉干燥;冠心病心绞痛见上述证候者。

【用法与用量】 温开水冲服。一次 1 袋,一日 3 次。4 周为一疗程,或遵医嘱。

【规格】 每袋装 10g

【贮藏】 密封。

益 心 舒 丸
Yixinshu Wan

【处方】 人参 300g　　　麦冬 300g
　　　　黄芪 300g　　　五味子 200g
　　　　丹参 400g　　　川芎 200g
　　　　山楂 300g

【制法】 以上七味,人参粉碎成细粉;五味子、丹参用 85% 乙醇加热回流提取二次,第一次 3 小时,第二次 1.5 小时,滤过,滤液合并,减压回收乙醇并浓缩至相对密度为 1.12～1.15(20℃)的清膏;其余麦冬等四味加水煎煮二次,第一次 2.5 小时,第二次 1.5 小时,合并煎液,滤过,滤液浓缩至约 1000ml,加入一倍量的 85% 乙醇,混匀,静置过夜,滤过,滤液回收乙醇并浓缩至相对密度为 1.30～1.36(80℃)的稠膏,与上述五味子和丹参清膏合并,加入人参细粉及适量甘露醇、微晶纤维素,混匀,制丸,制成 1000g,干燥,即得。

【性状】 本品为黄棕色至红棕色的浓缩水丸;气微,味微苦。

【鉴别】 (1)取本品 4g,研细,加甲醇 40ml,超声处理 30 分钟,滤过,滤液蒸干,残渣加水 20ml 使溶解,用三氯甲烷振摇提取 3 次,每次 20ml,弃去三氯甲烷液,水层用水饱和的正丁醇振摇提取 3 次,每次 20ml,合并正丁醇液,用 0.5% 氢氧化钠溶液洗涤 3 次,每次 15ml,再用水洗涤 3 次,每次 15ml,分取正丁醇液,蒸干,残渣加甲醇 1ml 使溶解,作为供试品溶液。另取人参皂苷 Rg_1 对照品、人参皂苷 Rb_1 对照品、人参皂苷 Re 对照品和黄芪甲苷对照品,分别加甲醇制成每 1ml 含 0.5mg 的溶液,作为对照品溶液。照薄层色谱法(通则 0502)试验,吸取供试品溶液 1～3μl、对照品溶液各 5μl,分别点于同一硅胶 G 薄层板上,以三氯甲烷-乙酸乙酯-甲醇-水(15:40:22:10)10℃ 以下放置分层的下层溶液为展开剂,展开,取出,晾干,喷以 10% 硫酸乙醇溶液,在 105℃ 加热至斑点显色清晰,分别置日光和紫外光灯(365nm)下检视。供试品色谱中,在与对照品色谱相应的位置上,日光下显相同颜色的斑点;紫外光下显相同颜色的荧光斑点。

(2)取本品 3g,研细,加三氯甲烷 20ml,超声处理 15 分钟,滤过,滤液挥至 1ml,作为供试品溶液。另取丹参对照药材 1g,加三氯甲烷 20ml,同法制成对照药材溶液。再取丹参酮 II_A 对照品,加甲醇制成每 1ml 含 1mg 的溶液,作为对照品溶液。照薄层色谱法(通则 0502)试验,吸取上述三种溶液各 5μl,分别点于同一硅胶 G 薄层板上,以甲苯-乙酸乙酯(9:1)为展开剂,展开,取出,晾干,置日光下检视。供试品色谱中,在与对照品色谱相应的位置上,显相同颜色的斑点;在与对照药材色谱相应的位置上,显相同颜色的主斑点。

(3)取本品 3g,研细,加二氯甲烷 20ml,加热回流 30 分钟,滤过,滤液蒸干,残渣加二氯甲烷 1ml 使溶解,作为供试品溶液。另取五味子对照药材 1g,同法制成对照药材溶液。再取五味子甲素对照品和五味子乙素对照品,分别加甲醇制成每 1ml 含 1mg 的溶液,作为对照品溶液。照薄层色谱法(通则 0502)试验,吸取上述四种溶液各 2～5μl,分别点于同一硅胶 GF_{254} 薄层板上,以石油醚(30～60℃)-甲酸乙酯-甲酸(15:5:1)的上层溶液为展开剂,展开,取出,晾干,置紫外光灯(254nm)下检视。供试品色谱中,在与对照药材色谱和对照品色谱相应的位置上,显相同颜色的斑点。

(4)取本品 2.5g,研细,加水 30ml,再加盐酸 3ml,摇匀,加热回流 1 小时,冷却,用二氯甲烷振摇提取 2 次,每次 30ml,合并二氯甲烷液,浓缩至 4ml,作为供试品溶液。另取麦冬对照药材 1g,加水 30ml,煎煮 10 分钟,滤过,滤液加盐酸 3ml,同法制成对照药材溶液。照薄层色谱法(通则 0502)试验,吸取供试品溶液 2μl、对照药材溶液 3μl,分别点于同一硅胶 G 薄层板上,以二氯甲烷-丙酮(4:1)为展开剂,展开,取出,晾干,喷以 10% 硫酸乙醇溶液,在 105℃ 加热至斑点显色清晰,置日光下检视。供试品色谱中,在与对照药材色谱相应的位置上,显相同颜色的斑点。

【检查】 应符合丸剂项下有关的各项规定(通则 0108)。

【含量测定】 **人参** 照高效液相色谱法(通则 0512)

测定。

色谱条件与系统适用性试验　以十八烷基硅烷键合硅胶为填充剂;以乙腈为流动相 A,以水为流动相 B,按下表中的规定进行梯度洗脱;检测波长为 203nm。理论板数按人参皂苷 Rg₁峰计算应不低于 4000。

时间(分钟)	流动相 A(%)	流动相 B(%)
0～35	19	81
35～55	19→29	81→71
55～70	29	71
70～100	29→40	71→60

对照品溶液的制备　取人参皂苷 Rg₁对照品、人参皂苷 Re 对照品和人参皂苷 Rb₁对照品适量,精密称定,加甲醇制成每 1ml 含人参皂苷 Rg₁0.5mg、人参皂苷 Re 0.5mg、人参皂苷 Rb₁0.8mg 的混合溶液,即得。

供试品溶液的制备　取装量差异项下的本品适量,研细,取约 4g,精密称定,置索氏提取器中,加三氯甲烷-乙醚(1:1)的混合溶液适量,加热回流 3 小时,药渣挥去溶剂,连同滤纸筒移入具塞锥形瓶中,加入 2%氢氧化钾甲醇溶液 50ml,加热回流 1 小时,放冷,滤过,用少量甲醇洗涤药渣及容器 3 次,合并洗液和滤液,蒸干,残渣加水 50ml 使溶解,用水饱和的正丁醇提取 4 次(20ml,20ml,10ml,10ml),合并正丁醇液,分别用氨试液、1%磷酸二氢钾溶液、正丁醇饱和的水各 40ml 洗涤,弃去洗涤液,正丁醇液蒸干,残渣用甲醇溶解并转移至 10ml 量瓶中,加甲醇至刻度,摇匀,滤过,取续滤液,即得。

测定法　分别精密吸取对照品溶液与供试品溶液各 10μl,注入液相色谱仪,测定,即得。

本品每袋含人参以人参皂苷 Rg₁(C₄₂H₇₂O₁₄)和人参皂苷 Re(C₄₈H₈₂O₁₈)的总量计,不得少于 1.20mg;以人参皂苷 Rb₁(C₅₄H₉₂O₂₃)计,不得少于 0.90mg。

丹参　照高效液相色谱法(通则 0512)测定。

色谱条件与系统适用性试验　以十八烷基硅烷键合硅胶为填充剂;以甲醇-乙腈-0.5%甲酸溶液(28:8:64)为流动相;检测波长为 286nm。理论板数按丹酚酸 B 计算应不低于 2000。

对照品溶液的制备　取丹酚酸 B 对照品适量,精密称定,加甲醇制成每 1ml 含 0.1mg 的溶液,即得。

供试品溶液的制备　取装量差异项下的本品适量,研细,取约 1.5g,精密称定,置具塞锥形瓶中,精密加入 75%甲醇 50ml,称定重量,加热回流 1 小时,放冷,再称定重量,用 75%甲醇补足减失的重量,摇匀,滤过,取续滤液,即得。

测定法　分别精密吸取对照品溶液与供试品溶液各 10μl,注入液相色谱仪,测定,即得。

本品每袋含丹参以丹酚酸 B(C₃₆H₃₀O₁₆)计,不得少于 3.0mg。

【功能与主治】　益气复脉,活血化瘀,养阴生津。用于气阴两虚,瘀血阻脉所致的胸痹,症见胸痛胸闷,心悸气短,脉结代;冠心病心绞痛见上述证候者。

【用法与用量】　口服。一次 1 袋,一日 3 次。

【规格】　每袋装 2g

【贮藏】　密封,置干燥处。

益 心 舒 片
Yixinshu Pian

【处方】

人参 300g	麦冬 300g
黄芪 300g	五味子 200g
丹参 400g	川芎 200g
山楂 300g	

【制法】　以上七味,人参粉碎成细粉;五味子、丹参用 85%乙醇加热回流提取二次,第一次 3 小时,第二次 1.5 小时,滤过,滤液合并,减压回收乙醇并浓缩至相对密度为 1.12～1.15(55℃)的清膏;其余麦冬等四味加水煎煮二次,第一次 2.5 小时,第二次 1.5 小时,合并煎液,滤过,滤液浓缩至相对密度为 1.05～1.16(60℃)的清膏,加入一倍量的 85%乙醇,混匀,静置过夜,滤过,滤液回收乙醇并浓缩至相对密度为 1.30～1.36(60℃)的稠膏,与上述五味子和丹参清膏合并,加入人参细粉及淀粉适量,混匀,制粒,干燥,加入硬脂酸镁适量,压制成 1000 片,包薄膜衣,即得。

【性状】　本品为薄膜衣片,除去薄膜衣后显灰棕色至棕褐色;味酸、苦、微甘。

【鉴别】　(1)取本品 5 片,除去薄膜衣,研细,取 2g,加甲醇 40ml,超声处理 30 分钟,滤过,滤液蒸干,残渣加水 20ml 使溶解,用三氯甲烷振摇提取 3 次,每次 20ml,弃去三氯甲烷液,水层用水饱和的正丁醇振摇提取 3 次,每次 20ml,合并正丁醇液,用 0.5%氢氧化钠溶液洗涤 3 次,每次 15ml,再用水洗涤 3 次,每次 15ml,分取正丁醇液,蒸干,残渣加甲醇 1ml 使溶解,作为供试品溶液。另取人参皂苷 Rg₁对照品、人参皂苷 Rb₁对照品、人参皂苷 Re 对照品和黄芪甲苷对照品,分别加甲醇制成每 1ml 含 0.5mg 的溶液,作为对照品溶液。照薄层色谱法(通则 0502)试验,吸取供试品溶液 1～3μl、对照品溶液各 5μl,分别点于同一硅胶 G 薄层板上,以三氯甲烷-乙酸乙酯-甲醇-水(15:40:22:10)10℃以下放置分层的下层溶液为展开剂,展开,取出,晾干,喷以 10%硫酸乙醇溶液,在 105℃加热至斑点显色清晰,分别置日光和紫外光灯(365nm)下检视。供试品色谱中,在与对照品色谱相应的位置上,日光下显相同颜色的斑点;紫外光(365nm)下显相同颜色的荧光斑点。

(2)取本品 5 片,除去薄膜衣,研细,取 2g,加三氯甲烷 20ml,超声处理 15 分钟,滤过,滤液挥至 1ml,作为供试品溶液。另取丹参对照药材 1g,加三氯甲烷 20ml,同法制成对照药材溶液。再取丹参酮ⅡA 对照品,加甲醇制成每 1ml 含 1mg

的溶液,作为对照品溶液。照薄层色谱法(通则0502)试验,吸取上述三种溶液各5μl,分别点于同一硅胶 G 薄层板上,以甲苯-乙酸乙酯(9:1)为展开剂,展开,取出,晾干,置日光下检视。供试品色谱中,在与对照品色谱相应的位置上,显相同颜色的斑点;在与对照药材色谱相应的位置上,显相同颜色的主斑点。

(3)取本品 6 片,除去薄膜衣,研细,取 2.5g,加二氯甲烷20ml,加热回流 30 分钟,滤过,滤液蒸干,残渣加二氯甲烷1ml 使溶解,作为供试品溶液。另取五味子对照药材1g,同法制成对照药材溶液。取五味子甲素对照品和五味子乙素对照品,分别加甲醇制成每1ml 含 1mg 的溶液,作为对照品溶液。照薄层色谱法(通则0502)试验,吸取上述四种溶液各 2～5μl,分别点于同一硅胶 GF$_{254}$ 薄层板上,以石油醚(30～60℃)-甲酸乙酯-甲酸(15:5:1)的上层溶液为展开剂,展开,取出,晾干,置紫外光灯(254nm)下检视。供试品色谱中,在与对照药材色谱和对照品色谱相应的位置上,显相同颜色的斑点。

(4)取本品 5 片,除去薄膜衣,研细,取 2g,加水 30ml,再加盐酸 3ml,摇匀,加热回流 1 小时,冷却,用二氯甲烷振摇提取 2 次,每次 30ml,合并二氯甲烷液,浓缩至 4ml,作为供试品溶液。另取麦冬对照药材 1g,加水 30ml,煎煮 10 分钟,滤过,滤液加盐酸 3ml,同法制成对照药材溶液。照薄层色谱法(通则0502)试验,吸取供试品溶液 2μl、对照药材溶液 3μl,分别点于同一硅胶 G 薄层板上,以二氯甲烷-丙酮(4:1)为展开剂,展开,取出,晾干,喷以 10%硫酸乙醇溶液,在 105℃加热至斑点显色清晰,置日光下检视。供试品色谱中,在与对照药材色谱相应的位置上,显相同颜色的斑点。

【检查】 应符合片剂项下有关的各项规定(通则0101)。

【含量测定】 人参 照高效液相色谱法(通则0512)测定。

色谱条件与系统适用性试验 以十八烷基硅烷键合硅胶为填充剂;以乙腈为流动相 A,以水为流动相 B,按下表中的规定进行梯度洗脱;检测波长为 203nm。理论板数按人参皂苷 Rg$_1$ 峰计算应不低于 4000。

时间(分钟)	流动相 A(%)	流动相 B(%)
0～35	19	81
35～55	19→29	81→71
55～70	29	71
70～100	29→40	71→60

对照品溶液的制备 取人参皂苷 Rg$_1$ 对照品、人参皂苷 Re 对照品和人参皂苷 Rb$_1$ 对照品适量,精密称定,加甲醇制成每 1ml 含人参皂苷 Rg$_1$ 0.5mg、人参皂苷 Re 0.5mg、人参皂苷 Rb$_1$ 0.8mg 的混合溶液,即得。

供试品溶液的制备 取本品 10 片,除去薄膜衣,精密称定,研细,取约 2g,精密称定,置索氏提取器中,加三氯甲烷-乙醚(1:1)的混合溶液适量,加热回流 3 小时,药渣挥去溶剂,

连同滤纸筒移入具塞锥形瓶中,加入 2%氢氧化钾甲醇溶液50ml,加热回流 1 小时,放冷,滤过,用少量甲醇洗涤药渣及容器 3 次,合并洗液和滤液,蒸干,残渣加水 50ml 使溶解,用水饱和的正丁醇提取 4 次(20ml,20ml,10ml,10ml),合并正丁醇液,分别用氨试液、1%磷酸二氢钾溶液、正丁醇饱和的水各40ml 洗涤,弃去洗涤液,正丁醇液蒸干,残渣用甲醇溶解并转移至 10ml 量瓶中,加甲醇至刻度,摇匀,滤过,取续滤液,即得。

测定法 分别精密吸取对照品溶液与供试品溶液各10μl,注入液相色谱仪,测定,即得。

本品每片含人参以人参皂苷 Rg$_1$(C$_{42}$H$_{72}$O$_{14}$)和人参皂苷 Re(C$_{48}$H$_{82}$O$_{18}$)的总量计,不得少于 0.60mg;以人参皂苷 Rb$_1$(C$_{54}$H$_{92}$O$_{23}$)计,不得少于 0.45mg。

丹参 照高效液相色谱法(通则0512)测定。

色谱条件与系统适用性试验 以十八烷基硅烷键合硅胶为填充剂;以甲醇-乙腈-0.5%甲酸溶液(28:8:64)为流动相,检测波长为 286nm。理论板数按丹酚酸 B 计算应不低于 2000。

对照品溶液的制备 取丹酚酸 B 对照品适量,精密称定,加甲醇制成每 1ml 含 0.1mg 的溶液,即得。

供试品溶液的制备 取本品 10 片,除去薄膜衣,精密称定,研细,取约 1g,精密称定,置具塞锥形瓶中,精密加入 75%甲醇 50ml,称定重量,加热回流 1 小时,放冷,再称定重量,用75%甲醇补足减失的重量,摇匀,滤过,取续滤液,即得。

测定法 分别精密吸取对照品溶液与供试品溶液各10μl,注入液相色谱仪,测定,即得。

本品每片含丹参以丹酚酸 B(C$_{36}$H$_{30}$O$_{16}$)计,不得少于 1.5mg。

【功能与主治】 益气复脉,活血化瘀,养阴生津。用于气阴两虚,瘀血阻脉所致的胸痹,症见胸痛胸闷,心悸气短,脉结代;冠心病心绞痛见上述证候者。

【用法与用量】 口服。一次 2 片,一日 3 次。

【规格】 每片重 0.6g

【贮藏】 密封,置干燥处。

益心舒胶囊

Yixinshu Jiaonang

【处方】 人参 200g　　　　麦冬 200g
　　　　五味子 133g　　　黄芪 200g
　　　　丹参 267g　　　　川芎 133g
　　　　山楂 200g

【制法】 以上七味,人参粉碎成细粉;五味子、丹参用85%乙醇回流提取二次,第一次 3 小时,第二次 1.5 小时,滤过,合并滤液,减压回收乙醇并浓缩至相对密度为 1.25～

1.30(80℃);其余麦冬等四味加水煎煮二次,第一次 2.5 小时,第二次 1.5 小时,滤过,合并滤液,浓缩至相对密度为 1.10~1.15(80℃),加入一倍量的 85% 乙醇,混匀,静置,滤过,滤液回收乙醇并浓缩至适量,与上述五味子和丹参的提取物合并,加入人参细粉及适量淀粉,混匀,干燥,粉碎成细粉,装胶囊,制成 1000 粒,即得。

【性状】　本品为硬胶囊,内容物为黄棕色至棕褐色的粉末,气微香,味微苦。

【鉴别】　(1)取本品内容物 1g,加甲醇 10ml,加热回流 1 小时,放冷,滤过,滤液蒸干,残渣加水 20ml 使溶解,滤过,滤液用乙醚振摇提取 2 次,每次 10ml,弃去乙醚液,水溶液用水饱和的正丁醇振摇提取 3 次,每次 10ml,合并正丁醇液,用正丁醇饱和的水洗涤 2 次,每次 10ml,分取正丁醇液,蒸干,残渣加甲醇 1ml 使溶解,作为供试品溶液。另取人参皂苷 Rg$_1$ 对照品,加甲醇制成每 1ml 含 0.5mg 的溶液,作为对照品溶液。照薄层色谱法(通则 0502)试验,吸取上述两种溶液各 5μl,分别点于同一硅胶 G 薄层板上,以三氯甲烷-甲醇-水 (13:7:2)5~10℃放置分层的下层溶液为展开剂,展开,取出,晾干,喷以 10% 硫酸乙醇溶液,在 105℃加热至斑点显色清晰。供试品色谱中,在与对照品色谱相应位置上,显相同颜色的斑点;置紫外光灯(365nm)下检视,显相同颜色的荧光斑点。

(2)取本品内容物 5g,加三氯甲烷-乙醚(1:1)的混合溶液 20ml,超声处理 30 分钟,取药渣,挥去溶剂,加甲醇 20ml,加热回流 30 分钟,滤过,滤液蒸干,残渣加水 30ml 使溶解,用水饱和的正丁醇振摇提取 2 次,每次 20ml,合并正丁醇液,用氨试液洗涤 2 次,每次 25ml,再用正丁醇饱和的水洗涤 2 次,每次 25ml,正丁醇液蒸干,残渣加甲醇 0.5ml 使溶解,作为供试品溶液。另取黄芪甲苷对照品,加甲醇制成每 1ml 含 2mg 的溶液作为对照品溶液。照薄层色谱法(通则 0502)试验,吸取供试品溶液 15μl、对照品溶液 10μl,分别点于同一硅胶 G 薄层板上,以三氯甲烷-甲醇-水(13:7:2)10℃以下放置分层的下层溶液为展开剂,展开,取出,晾干,喷以 10% 硫酸乙醇溶液,在 105℃加热至斑点显色清晰。供试品色谱中,在与对照品色谱相应位置上,显相同颜色的斑点;置紫外光灯(365nm)下检视,显相同颜色的荧光斑点。

(3)取本品内容物 10g,加硅藻土 10g,加水 25ml,拌匀,在 80℃干燥 20 分钟,加乙酸乙酯 60ml,加热回流 1 小时,滤过,滤液蒸干,残渣加乙醇 1ml 使溶解,作为供试品溶液。另取麦冬对照药材 1g,加水 100ml,煎煮 15 分钟,滤过,滤液用盐酸调节 pH 值至 1,用乙醚 30ml 振摇提取,乙醚液挥干,残渣加乙醇 1ml 使溶解,作为对照药材溶液。照薄层色谱法(通则 0502)试验,吸取上述两种溶液各 10μl,分别点于同一硅胶 G 薄层板上,以三氯甲烷-丙酮(4:1)为展开剂,展开,取出,晾干,喷以 10% 硫酸乙醇溶液,在 105℃加热至斑点显色清晰。供试品色谱中,在与对照药材色谱相应位置上,显相同颜色的斑点。

(4)取本品内容物 10g,加三氯甲烷 20ml,加热回流 30 分钟,滤过,滤液蒸干,残渣加三氯甲烷 1ml 使溶解,作为供试品溶液。另取五味子对照药材 1g,同法制成对照药材溶液。再取五味子甲素对照品,加甲醇制得每 1ml 含 1mg 的溶液作为对照品溶液。照薄层色谱法(通则 0502)试验,吸取上述三种溶液各 2~5μl,分别点于同一硅胶 GF$_{254}$ 薄层板上,以石油醚(30~60℃)-甲酸乙酯-甲酸(15:5:1)的上层溶液为展开剂,展开,取出,晾干,置紫外光灯(254nm)下检视。供试品色谱中,在与对照药材色谱和对照品色谱相应的位置上,显相同颜色的荧光斑点。

【检查】　应符合胶囊剂项下有关的各项规定(通则 0103)。

【含量测定】　人参　照高效液相色谱法(通则 0512)测定。

色谱条件与系统适用性试验　以十八烷基硅烷键合硅胶为填充剂;以乙腈-0.1% 磷酸溶液(20:80)为流动相;检测波长为 203nm。理论板数以人参皂苷 Re 峰计算应不低于 2500。

对照品溶液的制备　取人参皂苷 Rg$_1$ 对照品、人参皂苷 Re 对照品适量,精密称定,分别加甲醇制成每 1ml 含人参皂苷 Rg$_1$ 0.5mg 的溶液和每 1ml 含人参皂苷 Re 0.4mg 的溶液,即得。

供试品溶液的制备　取 30 粒本品的内容物,精密称定,混匀,取约 4g,精密称定,置索氏提取器中,加三氯甲烷-乙醚(1:1)的混合溶液适量,加热回流 3 小时,药渣挥去溶剂,连同滤纸筒移入具塞锥形瓶中,加入 2% 氢氧化钾甲醇溶液 50ml,加热回流 1 小时,放冷,滤过,用少量甲醇洗涤药渣及容器 3 次,合并洗液和滤液,蒸干,残渣加水 50ml 使溶解,用水饱和的正丁醇提取 4 次(20ml,20ml,10ml,10ml),合并正丁醇液,分别用氨试液、1% 磷酸二氢钾溶液、正丁醇饱和的水各 40ml 洗涤,弃去洗涤液,正丁醇液蒸干,残渣用甲醇溶解并转移至 5ml 量瓶中,用甲醇稀释至刻度,摇匀,滤过,取续滤液,即得。

测定法　分别精密吸取对照品溶液与供试品溶液各 10μl,注入液相色谱仪,测定,即得。

本品每粒含人参以人参皂苷 Rg$_1$(C$_{42}$H$_{72}$O$_{14}$)和人参皂苷 Re(C$_{48}$H$_{82}$O$_{18}$)的总量计,不得少于 0.40mg。

丹参　照高效液相色谱法(通则 0512)测定。

色谱条件与系统适用性试验　以十八烷基硅烷键合硅胶为填充剂;以甲醇-乙腈-0.5% 甲酸溶液(28:8:64)为流动相;检测波长为 286nm。理论板数以丹酚酸 B 峰计算不低于 2000。

对照品溶液的制备　取丹酚酸 B 对照品适量,精密称定,加甲醇制成每 1ml 含 0.14mg 的溶液,即得。

供试品溶液的制备　取装量差异项下的本品内容物,混匀,取约 1g,精密称定,置具塞锥形瓶中,精密加入 75% 甲醇 50ml,称定重量,加热回流 1 小时,放冷,再称定重量,用 75%

甲醇补足减失的重量,摇匀,滤过,取续滤液,即得。

测定法　分别精密吸取对照品溶液与供试品溶液各10μl,注入液相色谱仪,测定,即得。

本品每粒含丹参以丹酚酸 B($C_{36}H_{30}O_{16}$)计,不得少于 1.0mg。

【功能与主治】 益气复脉,活血化瘀,养阴生津。用于气阴两虚,瘀血阻脉所致的胸痹,症见胸痛胸闷、心悸气短、脉结代;冠心病心绞痛见上述证候者。

【用法与用量】 口服。一次 3 粒,一日 3 次。

【规格】 每粒装 0.4g

【贮藏】 密封。

益心舒颗粒
Yixinshu Keli

【处方】

人参 150g	麦冬 150g
黄芪 150g	五味子 100g
丹参 200g	川芎 100g
山楂 150g	

【制法】 以上七味,人参粉碎成细粉;五味子、丹参用 85%乙醇加热回流提取二次,第一次 3 小时,第二次 1.5 小时,滤过,滤液合并,减压回收乙醇并浓缩至相对密度为 1.12～1.15(60℃)的清膏;其余麦冬等四味加水煎煮二次,第一次 2.5 小时,第二次 1.5 小时,合并煎液,滤过,滤液浓缩至相对密度为 1.20～1.30(60℃)的清膏,加入一倍量的 85%乙醇,混匀,静置过夜,滤过,滤液回收乙醇并浓缩至相对密度为 1.30～1.36(80℃)的稠膏,与上述五味子和丹参清膏合并,加入人参细粉、蔗糖 600g 及糊精 140g,混匀,制成颗粒,干燥,制成 1000g;或加入人参细粉及适量糊精、甜菊苷,混匀,制成颗粒,干燥,制成 1000g(无蔗糖)即得。

【性状】 本品为黄棕色至棕褐色的颗粒;味甜、微苦。

【鉴别】 (1)取本品 10g,研细,加甲醇 40ml,超声处理 30 分钟,滤过,滤液蒸干,残渣加水 20ml 使溶解,用三氯甲烷振摇提取 3 次,每次 20ml,弃去三氯甲烷液,水层用水饱和的正丁醇振摇提取 3 次,每次 20ml,合并正丁醇液,用 0.5%氢氧化钠溶液洗涤 3 次,每次 15ml,再用水洗涤 3 次,每次 15ml,分取正丁醇液,蒸干,残渣加甲醇 1ml 使溶解,作为供试品溶液。另取人参皂苷 Rg1 对照品、人参皂苷 Rb1 对照品、人参皂苷 Re 对照品和黄芪甲苷对照品适量,分别加甲醇制成每 1ml 含 0.5mg 的溶液,作为对照品溶液。照薄层色谱法(通则 0502)试验,吸取供试品溶液 2～5μl,对照品溶液各 5μl,分别点于同一硅胶 G 薄层板上,以三氯甲烷-乙酸乙酯-甲醇-水(15:40:22:10)10℃以下放置分层的下层溶液为展开剂,展开,取出,晾干,喷以 10%硫酸乙醇溶液,在 105℃加热至斑点显色清晰,分别置日光和紫外光灯(365nm)下检

视。供试品色谱中,在与对照品色谱相应的位置上,日光下显相同颜色的斑点;紫外光下显相同颜色的荧光斑点。

(2)取本品 7g,研细,加三氯甲烷 20ml,超声处理 15 分钟,滤过,滤液挥至 1ml,作为供试品溶液。另取丹参对照药材 1g,加三氯甲烷 20ml,同法制成对照药材溶液。再取丹参酮ⅡA 对照品,加甲醇制成每 1ml 含 1mg 的溶液,作为对照品溶液。照薄层色谱法(通则 0502)试验,吸取上述三种溶液各 5μl,分别点于同一硅胶 G 薄层板上,以甲苯-乙酸乙酯(9:1)为展开剂,展开,取出,晾干,置日光下检视。供试品色谱中,在与对照品色谱相应的位置上,显相同颜色的斑点;在与对照药材色谱相应的位置上,显相同颜色的主斑点。

(3)取本品 7g,研细,加二氯甲烷 40ml,加热回流 30 分钟,滤过,滤液蒸干,残渣加二氯甲烷 1ml 使溶解,作为供试品溶液。另取五味子对照药材 1g,同法制成对照药材溶液。再取五味子甲素对照品和五味子乙素对照品,分别加甲醇制成每 1ml 含 1mg 的溶液,作为对照品溶液。照薄层色谱法(通则 0502)试验,吸取上述四种溶液各 1～2μl,分别点于同一硅胶 GF254 薄层板上,以石油醚(30～60℃)-甲酸乙酯-甲酸(15:5:1)的上层溶液为展开剂,展开,取出,晾干,置紫外光灯(254nm)下检视。供试品色谱中,在与对照药材色谱和对照品色谱相应的位置上,显相同颜色的斑点。

(4)取本品 5g,研细,加水 30ml,再加盐酸 3ml,摇匀,加热回流 1 小时,冷却,用二氯甲烷振摇提取 2 次,每次 30ml,合并二氯甲烷液,浓缩至 4ml,作为供试品溶液。另取麦冬对照药材 1g,加水 30ml,煎煮 10 分钟,滤过,滤液加盐酸 3ml,同法制成对照药材溶液。照薄层色谱法(通则 0502)试验,吸取供试品溶液 2μl、对照药材溶液 3μl,分别点于同一硅胶 G 薄层板上,以二氯甲烷-丙酮(4:1)为展开剂,展开,取出,晾干,喷以 10%硫酸乙醇溶液,在 105℃加热至斑点显色清晰,置日光下检视。供试品色谱中,在与对照药材色谱相应的位置上,显相同颜色的斑点。

【检查】 应符合颗粒剂项下有关的各项规定(通则 0104)。

【含量测定】 人参　照高效液相色谱法(通则 0512)测定。

色谱条件与系统适用性试验　以十八烷基硅烷键合硅胶为填充剂;以乙腈为流动相 A,以水为流动相 B,按下表中的规定进行梯度洗脱;检测波长为 203nm。理论板数按人参皂苷 Rg1 峰计算应不低于 4000。

时间(分钟)	流动相A(%)	流动相B(%)
0～35	19	81
35～55	19→29	81→71
55～70	29	71
70～100	29→40	71→60

对照品溶液的制备　取人参皂苷 Rg1 对照品、人参皂苷 Re 对照品和人参皂苷 Rb1 对照品适量,精密称定,加甲醇制

成每 1ml 含人参皂苷 Rg_1 0.5mg、人参皂苷 Re 0.5mg、人参皂苷 Rb_1 0.5mg 的混合溶液,即得。

供试品溶液的制备　取装量差异项下的本品,混匀,取适量,研细,取约 10g,精密称定,置索氏提取器中,加三氯甲烷-乙醚(1:1)的混合溶液适量,加热回流 3 小时,药渣挥去溶剂,连同滤纸筒移入具塞锥形瓶中,加入 2% 氢氧化钾甲醇溶液 50ml,加热回流 1 小时,放冷,滤过,用少量甲醇洗涤药渣及容器 3 次,合并洗液和滤液,蒸干,残渣加水 50ml 使溶解,用水饱和的正丁醇提取 4 次(20ml,20ml,10ml,10ml),合并正丁醇液,分别用氨试液、1% 磷酸二氢钾溶液、正丁醇饱和的水各 40ml 洗涤,弃去洗液,正丁醇液蒸干,残渣用甲醇溶解并转移至 10ml 量瓶中,加甲醇至刻度,摇匀,滤过,取续滤液,即得。

测定法　分别精密吸取对照品溶液与供试品溶液各 $10\mu l$,注入液相色谱仪,测定,即得。

本品每袋含人参以人参皂苷 Rg_1($C_{42}H_{72}O_{14}$)和人参皂苷 Re($C_{48}H_{82}O_{18}$)的总量计,不得少于 1.20mg;以人参皂苷 Rb_1($C_{54}H_{92}O_{23}$)计,不得少于 0.90mg。

丹参　照高效液相色谱法(通则 0512)测定。

色谱条件与系统适用性试验　以十八烷基硅烷键合硅胶为填充剂;以甲醇-乙腈-0.5% 甲酸溶液(25:8:67)为流动相,检测波长为 286nm。理论板数按丹酚酸 B 计算应不低于 2000。

对照品溶液的制备　取丹酚酸 B 对照品适量,精密称定,加甲醇制成每 1ml 含 0.1mg 的溶液,即得。

供试品溶液的制备　取装量差异项下的本品,混匀,取适量,研细,取约 3g,精密称定,置具塞锥形瓶中,精密加入 75% 甲醇 50ml,称定重量,加热回流 1 小时,放冷,再称定重量,用 75% 甲醇补足减失的重量,摇匀,滤过,取续滤液,即得。

测定法　分别精密吸取对照品溶液与供试品溶液各 $10\mu l$,注入液相色谱仪,测定,即得。

本品每袋含丹参以丹酚酸 B($C_{36}H_{30}O_{16}$)计,不得少于 3.0mg。

【功能与主治】　益气复脉,活血化瘀,养阴生津。用于气阴两虚,瘀血阻脉所致的胸痹,症见胸痛胸闷,心悸气短,脉结代;冠心病心绞痛见上述证候者。

【用法与用量】　开水冲服。一次 1 袋,一日 3 次。

【规格】　(1)每袋装 4g　(2)每袋装 4g(无蔗糖)

【贮藏】　密封。

益 心 酮 片
Yixintong Pian

【处方】　山楂叶提取物 32g

【制法】　取山楂叶提取物,与淀粉 32g、糊精 25g、蔗糖 5g 混匀,制成颗粒,在 60℃ 以下干燥,加入适量滑石粉、硬脂

酸镁,混匀,压制成 1000 片,包糖衣或薄膜衣,即得。

【性状】　本品为糖衣片或薄膜衣片,除去包衣后显浅棕色;气特异,味苦。

【鉴别】　取本品 1 片,除去包衣,研细,加甲醇 10ml 振摇使溶解,滤过,滤液作为供试品溶液。另取牡荆素鼠李糖苷对照品,加甲醇制成每 1ml 含 1mg 的溶液,作为对照品溶液。照薄层色谱法(通则 0502)试验,吸取上述两种溶液各 2~3μl,分别点于同一硅胶 GF_{254} 薄层板上,以乙酸乙酯-甲醇-水(25:5:3)为展开剂,展开,取出,晾干,置紫外光灯(254nm)下检视。供试品色谱中,在与对照品色谱相应位置上,显相同颜色的斑点。

【检查】　应符合片剂项下有关的各项规定(通则 0101)。

【含量测定】　照高效液相色谱法(通则 0512)测定。

色谱条件与系统适用性试验　以十八烷基硅烷键合硅胶为填充剂;以四氢呋喃-甲醇-乙腈-醋酸-水(38:3:3:4:152)为流动相;检测波长为 360nm。理论板数按牡荆素鼠李糖苷峰计算应不低于 2500。

对照品溶液的制备　取牡荆素葡萄糖苷对照品和牡荆素鼠李糖苷对照品适量,精密称定,加 60% 乙醇制成每 1ml 分别含 30μg 和 100μg 的混合溶液,即得。

供试品溶液的制备　取本品 10 片,除去包衣,精密称定,研细,精密称取适量(约相当于山楂叶提取物 25mg)置 25ml 量瓶中,加 60% 乙醇适量,振摇使山楂叶提取物溶解并稀释至刻度,摇匀,滤过,取续滤液,即得。

测定法　分别精密吸取对照品溶液与供试品溶液各 $10\mu l$,注入液相色谱仪,测定,即得。

本品每片含山楂叶提取物以牡荆素葡萄糖苷($C_{27}H_{30}O_{15}$)和牡荆素鼠李糖苷($C_{27}H_{30}O_{14}$)的总量计,不得少于 3.3mg。

【功能与主治】　活血化瘀,宣通血脉。用于瘀血阻脉所致的胸痹,症见胸闷憋气、心前区刺痛、心悸健忘、眩晕耳鸣;冠心病心绞痛、高脂血症、脑动脉供血不足见上述证候者。

【用法与用量】　口服。一次 2~3 片,一日 3 次。

【规格】　每片含山楂叶提取物 32mg

【贮藏】　密封。

益心酮分散片
Yixintong Fensanpian

【处方】　山楂叶提取物 32g

【制法】　取山楂叶提取物,与微晶纤维素 48g、羟丙纤维素 12g、羧甲基淀粉钠 3g 混匀,取柠檬酸、糖精钠用 70% 的乙醇适量溶解,制成颗粒,60℃ 以下干燥,加入羟丙纤维素 3g、微粉硅胶 1g,混匀,压制成 1000 片〔规格(1)〕;或取山楂叶提取物,加入适量辅料,混匀,制成颗粒,干燥,加入硬脂酸镁等

辅料,混匀,压制成 1000 片〔规格(2)〕;或取山楂叶提取物、微晶纤维素 88g,乳糖 100g,羧甲淀粉钠 20g,阿司帕坦 7.5g,分别过 100 目筛,混匀,用水适量制成颗粒,60℃ 以下干燥,加入硬脂酸镁 2.5g,混匀,压制成 1000 片〔规格(3)〕;或取山楂叶提取物与微晶纤维素、乳糖及部分低取代羟丙基纤维素等辅料,混匀,制成颗粒,干燥,再加入剩余的低取代羟丙基纤维素、微粉硅胶,混匀,压制成 1000 片〔规格(4)〕,即得。

【性状】 本品为棕黄色至黄褐色的片;气特异,味涩、微苦。

【鉴别】 取本品,照〔含量测定〕项下的方法试验,供试品色谱中应呈现与对照品色谱峰保留时间相对应的色谱峰。

【检查】 取本品,照溶出度与释放度测定法(通则 0931 第三法),以水 200ml 为溶剂,转速为每分钟 75 转,依法操作,经 30 分钟时,取样 10ml,滤过,取续滤液,作为供试品溶液;另取重量差异项下的本品,研细,取约 1 片的量,精密称定,置 200ml 量瓶中,加水适量,超声处理(功率 600W,频率 33kHz)30 分钟,取出,放冷,用水稀释至刻度,摇匀,滤过,取续滤液作为对照溶液。精密吸取供试品溶液、对照溶液和〔含量测定〕项下的对照品溶液各 10μl,照〔含量测定〕项下色谱条件进行试验,测定,以对照品色谱峰定位,以供试品溶液、对照溶液的相应色谱峰进行计算,牡荆素葡萄糖苷和牡荆素鼠李糖苷的溶出度均不得少于 70%。

其他 应符合片剂项下有关的各项规定(通则 0101)。

【含量测定】 照高效液相色谱法(通则 0512)测定。

色谱条件与系统适用性试验 以十八烷基硅烷键合硅胶为填充剂;以四氢呋喃-甲醇-乙腈-醋酸-水(38:3:3:4:152)为流动相;检测波长为 330nm。理论板数按牡荆素鼠李糖苷峰计算应不低于 2500。

对照品溶液的制备 取牡荆素葡萄糖苷对照品、牡荆素鼠李糖苷对照品适量,精密称定,加 60% 乙醇制成每 1ml 分别含 30μg 和 100μg 的混合溶液,即得。

供试品溶液的制备 取重量差异项下本品,研细,精密取适量(约相当于山楂叶提取物 25mg),置 25ml 量瓶中,加 60% 乙醇适量,振摇使溶解并稀释至刻度,摇匀,滤过,取续滤液,即得。

测定法 分别精密吸取对照品溶液与供试品溶液各 5μl,注入液相色谱仪,测定,即得。

本品每片含山楂叶提取物以牡荆素葡萄糖苷($C_{27}H_{30}O_{15}$)和牡荆素鼠李糖苷($C_{27}H_{30}O_{14}$)的总量计,不得少于 3.3mg。

【功能与主治】 活血化瘀,宣通血脉。用于瘀血阻脉所致的胸痹,症见胸闷憋气、心前区刺痛、心悸健忘、眩晕耳鸣;冠心病心绞痛、高脂血症、脑动脉供血不足见上述证候者。

【用法与用量】 口服。一次 2～3 片,一日 3 次。

【注意】 (1)孕妇慎用。(2)服药期间忌食辛辣刺激肥甘厚味食物。

【规格】 (1)每片重 0.1g(每片含山楂叶提取物 32mg)
(2)每片重 0.16g(每片含山楂叶提取物 32mg) (3)、(4)

每片重 0.25g(每片含山楂叶提取物 32mg)

【贮藏】 密封。

益心酮滴丸
Yixintong Diwan

【处方】 山楂叶提取物 6.4g

【制法】 取山楂叶提取物,加聚乙二醇 6000 24.0g、泊洛沙姆 188 6.0g 混匀,加热使熔融,加入无水乙醇 10ml,不断搅拌至熔融均匀,保温,滴入甲基硅油中,制成 1000 丸〔规格(1)〕;或将聚乙二醇 6000 24.0g、泊洛沙姆 188 6.0g 加热使熔融,加入山楂叶提取物,搅拌均匀,保温,滴入甲基硅油中,制成 1000 丸〔规格(2)〕;或将聚乙二醇 6000 9.4g 和聚乙二醇 4000 14.2g,加热使熔融,再加入山楂叶提取物,搅拌均匀,保温,滴入二甲硅油中,制成 1000 丸〔规格(3)〕,除去表面冷却剂,即得。

【性状】 本品为黄棕色至棕褐色的滴丸;味微苦、涩。

【鉴别】 取本品,照〔含量测定〕项下的方法试验。供试品色谱中应呈现与牡荆素葡萄糖苷对照品和牡荆素鼠李糖苷对照品色谱保留时间相对应的色谱峰。

【检查】 应符合丸剂项下有关的各项规定(通则 0108)。

【含量测定】 照高效液相色谱法(通则 0512)测定。

色谱条件与系统适用性试验 以十八烷基硅烷键合硅胶为填充剂;以四氢呋喃-甲醇-乙腈-醋酸-水(38:3:3:4:152)为流动相;检测波长为 330nm。理论板数按牡荆素鼠李糖苷峰计算应不低于 2500。

对照品溶液的制备 取牡荆素葡萄糖苷对照品、牡荆素鼠李糖苷对照品适量,精密称定,加 60% 乙醇制成每 1ml 分别含 30μg 和 100μg 的混合溶液,即得。

供试品溶液的制备 取重量差异项下本品 15 丸,精密称定,置 100ml 量瓶中,加 60% 乙醇约 80ml,超声处理(功率 300W,频率 50kHz)使溶解,放冷,并稀释至刻度,摇匀,滤过,取续滤液,即得。

测定法 分别精密吸取对照品溶液与供试品溶液各 10μl,注入液相色谱仪,测定,即得。

本品每丸含山楂叶提取物以牡荆素葡萄糖苷($C_{27}H_{30}O_{15}$)和牡荆素鼠李糖苷($C_{27}H_{30}O_{14}$)的总量计,不得少于 0.66mg。

【功能与主治】 活血化瘀,宣通血脉。用于瘀血阻脉所致的胸痹,症见胸闷憋气、心前区刺痛、心悸健忘、眩晕耳鸣;冠心病心绞痛、高脂血症、脑动脉供血不足见上述证候者。

【用法与用量】 口服。一次 10～15 丸,一日 3 次。

【注意】 (1)孕妇慎用。(2)偶见胃部不适。

【规格】 (1)、(2)每丸重 36.4mg(每丸含山楂叶提取物 6.4mg) (3)每丸重 30mg(每丸含山楂叶提取物 6.4mg)

【贮藏】 密封,置阴凉处。

益母丸

Yimu Wan

【处方】　益母草 480g　　　当归 240g
　　　　川芎 120g　　　　　木香 45g

【制法】　以上四味,粉碎成细粉,过筛,混匀。每 100g 粉末加炼蜜 200～220g 制成小蜜丸或大蜜丸,即得。

【性状】　本品为棕褐色的小蜜丸或大蜜丸;气香,味苦、微甜。

【鉴别】　(1)取本品,置显微镜下观察:非腺毛 1～3 细胞,稍弯曲,壁有疣状突起(益母草)。薄壁细胞纺锤形,壁略厚,有极微细的斜向交错纹理(当归)。螺纹导管直径 14～50μm,增厚壁互相连结,似网状螺纹导管(川芎)。木纤维成束,长梭形,直径16～24μm,壁稍厚,纹孔横裂缝状,十字形或人字状(木香)。

(2)取本品 9g,剪碎,加硅藻土 4.5g,研匀,加乙醚 50ml,加热回流 1 小时,放冷,滤过,滤液回收溶剂至干,残渣加乙酸乙酯 1ml 使溶解,作为供试品溶液。另取川芎对照药材 1g、当归对照药材 0.5g,分别加乙醚 30ml,同法制备对照药材溶液。照薄层色谱法(通则 0502)试验,吸取上述三种溶液各 10μl,分别点于同一硅胶 G 薄层板上,以正己烷-乙酸乙酯(9：1)为展开剂,展开,取出,晾干,置紫外光灯(365nm)下检视。供试品色谱中,在与对照药材色谱相应的位置上,显相同颜色的荧光斑点。

(3)取本品 9g,剪碎,加硅藻土 4.5g,研匀,加三氯甲烷 50ml,超声处理 30 分钟,滤过,滤液回收溶剂至干,残渣加三氯甲烷 2ml 使溶解,作为供试品溶液。另取木香烃内酯对照品、去氢木香内酯对照品,分别加三氯甲烷制成每 1ml 含 0.5mg 的溶液,作为对照品溶液。照薄层色谱法(通则 0502)试验,吸取供试品溶液 5～10μl、对照品溶液 5μl,分别点于同一硅胶 G 薄层板上,以环己烷-丙酮(10：3)为展开剂,展开,取出,晾干,喷以 2% 香草醛的 10% 硫酸乙醇溶液,加热至斑点显色清晰。供试品色谱中,在与对照品色谱相应的位置上,显相同颜色的斑点。

【检查】　应符合丸剂项下有关的各项规定(通则 0108)。

【含量测定】　照高效液相色谱法(通则 0512)测定。

色谱条件与系统适用性试验　强阳离子交换(SCX)色谱柱;以 15mmol/L 磷酸二氢钾溶液(含 0.04% 三乙胺和 0.15% 磷酸)为流动相;检测波长为 192nm。理论板数按盐酸水苏碱峰计算应不低于 3000。

对照品溶液的制备　取盐酸水苏碱对照品适量,精密称定,加流动相制成每 1ml 含 80μg 的溶液,即得。

供试品溶液的制备　取重量差异项下的本品,剪碎,混匀,取约 9g,精密称定,取硅藻土 9g,精密称定,递增法研匀,取约 1/2 量,精密称定,置具塞锥形瓶中,精密加入乙醇 50ml,称定重量,加热回流 1 小时,放冷,再称定重量,用乙醇补足减失的重量,摇匀,滤过,精密量取续滤液 25ml,加在氧化铝-活性炭低压层析柱(将 100～200 目的中性氧化铝 7.5g 与层析用活性炭 2.5g 混合,干法装柱;柱内径为 2.5cm,带 G4 筛板)上,以乙醇 100ml 减压洗脱,收集洗脱液,回收溶剂至干,残渣用流动相溶解,转移至 10ml 量瓶中,并稀释至刻度,摇匀,滤过,取续滤液,即得。

测定法　分别精密吸取对照品溶液 10μl 与供试品溶液 20μl,注入液相色谱仪,测定,即得。

本品每丸含益母草以盐酸水苏碱($C_7H_{13}NO_2 \cdot HCl$)计,不得少于 3.5mg。

【功能与主治】　行气活血,调经止痛。用于气滞血瘀所致的月经量少、错后、有血块、小腹疼痛、经行痛减、产后恶露不净。

【用法与用量】　口服。小蜜丸一次 9g(45 丸),大蜜丸一次 1 丸,一日 2 次。

【注意】　孕妇及月经过多者禁用。

【规格】　小蜜丸每 100 丸重 20g;大蜜丸每丸重 9g

【贮藏】　密封。

益母草口服液

Yimucao Koufuye

【处方】　益母草 500g

【制法】　取益母草,加水煎煮三次,第一次 2 小时,第二次 1.5 小时,第三次 1 小时,煎液滤过,滤液合并,浓缩至相对密度为 1.06～1.08(80℃),冷却,加等量的乙醇,搅匀,静置 24 小时,滤过,滤液减压回收乙醇并浓缩至相对密度为 1.10～1.12(70℃),加水稀释至约 900ml,冷藏,滤过,滤液中加 0.4g 糖精钠使溶解,加水至 1000ml,搅匀,滤过,灌装,灭菌,即得。

【性状】　本品为棕红色的澄清液体;味甜、微苦。

【鉴别】　取盐酸水苏碱对照品,加 70% 乙醇制成每 1ml 含 2mg 的溶液,作为对照品溶液。照薄层色谱法(通则 0502)试验,吸取〔含量测定〕项下的供试品溶液及上述对照品溶液各 5μl,分别点于同一硅胶 G 薄层板上,以丙酮-无水乙醇-盐酸(10：6：1)为展开剂,展开,取出,晾干,在 105℃ 加热 15 分钟至展开剂中残留盐酸完全挥尽,放冷,喷以 10% 硫酸乙醇溶液,在 105℃ 烘干,再喷以稀碘化铋钾试液-1% 三氯化铁乙醇溶液(10：1)混合溶液至斑点显色清晰。供试品色谱中,在与对照品色谱相应的位置上,显相同颜色的斑点。

【检查】　**相对密度**　应为 1.01～1.03(通则 0601)。

pH 值　应为 5.0～6.0(通则 0631)。

其他　应符合合剂项下有关的各项规定(通则 0181)。

【含量测定】 精密量取本品 10ml,用稀盐酸调节 pH 值至 1~2,通过 732 钠型阳离子交换树脂柱(内径为 2cm,柱高为 15cm),用水洗脱至流出液无色,弃去洗脱液,再用氨溶液(2→13)200ml 洗脱,收集洗脱液,蒸干,残渣用 70％乙醇溶解并转移至 10ml 量瓶中,加 70％乙醇至刻度,摇匀,滤过,取续滤液作为供试品溶液。另取盐酸水苏碱对照品适量,精密称定,加 70％乙醇制成每 1ml 含 2mg 的溶液,作为对照品溶液。照薄层色谱法(通则 0502)试验,精密吸取供试品溶液 8μl、对照品溶液 2μl 与 8μl,分别交叉点于同一硅胶 G 薄层板上,以丙酮-无水乙醇-盐酸(10∶6∶1)为展开剂,展开,取出,晾干,在 105℃加热 15 分钟至薄层板上残留盐酸完全挥尽,放冷,喷以 10％硫酸乙醇溶液,在 105℃烘干,再喷以稀碘化铋钾试液-1％三氯化铁乙醇溶液(10∶1)混合溶液至斑点显色清晰,晾干,在薄层板上覆盖同样大小的玻璃板,周围用胶布固定,照薄层色谱法(通则 0502 薄层色谱扫描法)进行扫描,波长 $\lambda_S = 527nm$,测量供试品吸光度积分值与对照品吸光度积分值,计算,即得。

本品每 1ml 含盐酸水苏碱($C_7H_{13}NO_2 \cdot HCl$)不得少于 0.90mg。

【功能与主治】 活血调经。用于血瘀所致的月经不调、产后恶露不绝,症见经水量少、淋漓不净、产后出血时间过长;产后子宫复旧不全见上述证候者。

【用法与用量】 口服。一次 10~20ml,一日 3 次;或遵医嘱。

【注意】 孕妇禁用。

【规格】 每支装 10ml

【贮藏】 密封。

益 母 草 片
Yimucao Pian

【处方】 本品为益母草制成的浸膏片。

【制法】 取益母草,切碎,加水煎煮二次,每次 2 小时,合并煎液,滤过,滤液浓缩至每 1g 含盐酸水苏碱 20mg 以上的浸膏,用乙醇提取三次,减压回收乙醇至每 1g 益母草浸膏含盐酸水苏碱 150mg 以上(按附注方法测定)。每 100g 浸膏,加微晶纤维素、淀粉、氢氧化铝等辅料适量,制成颗粒,压制成 1000 片或 500 片,包糖衣或薄膜衣,即得。

【性状】 本品为糖衣片或薄膜衣片,除去包衣后显棕黄色至棕褐色;味略苦。

【鉴别】 取本品 5 片,除去包衣,研细,加沸水 30ml 使溶解,放冷,离心(转速为每分钟 3000 转),取上清液,加在聚酰胺柱(80~100 目,3g,湿法装柱)上,用水 50ml 洗脱,弃去水洗脱液,再用 20％乙醇 50ml 洗脱,弃去 20％乙醇洗脱液,继

用 70％乙醇 50ml 洗脱,收集洗脱液,蒸干,残渣加甲醇 1ml 使溶解,离心,取上清液作为供试品溶液。另取益母草对照药材 1g,加水煎煮 1 小时,放冷,滤过,滤液浓缩至约 30ml,用乙酸乙酯振摇提取 2 次,每次 30ml,合并乙酸乙酯提取液,蒸干,残渣加甲醇 1ml 使溶解,作为对照药材溶液。照薄层色谱法(通则 0502)试验,吸取上述两种溶液各 5μl,分别点于同一高效硅胶 G 薄层板上,以乙酸乙酯-丁酮-甲酸-水(5∶3∶1∶1)为展开剂,展开,取出,晾干,喷以 1％三氯化铝乙醇溶液,在 105℃加热约 5 分钟,置紫外光灯(365nm)下检视。供试品色谱中,在与对照药材色谱相应的位置上,显相同颜色的荧光斑点。

【检查】 应符合片剂项下有关的各项规定(通则 0101)。

【含量测定】 照高效液相色谱法(通则 0512)测定。

色谱条件与系统适用性试验 强阳离子交换(SCX)色谱柱;以乙腈-0.05mol/L 磷酸二氢钾溶液-磷酸(15∶85∶0.15)为流动相;检测波长为 192nm。理论板数按盐酸水苏碱峰计算应不低于 2000。

对照品溶液的制备 取盐酸水苏碱对照品适量,精密称定,加甲醇制成每 1ml 含 0.5mg 的溶液,即得。

供试品溶液的制备 取本品 10 片,除去包衣,精密称定,研细,取约 0.5g,精密称定,置具塞锥形瓶中,精密加入 0.5％盐酸甲醇溶液 25ml,密塞,称定重量,超声处理(功率 250W,频率 33kHz)30 分钟,放冷,再称定重量,用 0.5％盐酸甲醇溶液补足减失的重量,摇匀,滤过,取续滤液,即得。

测定法 精密吸取对照品溶液与供试品溶液各 10μl,注入液相色谱仪,测定,即得。

本品每片含益母草以盐酸水苏碱($C_7H_{13}NO_2 \cdot HCl$)计,小片不得少于 9.0mg,大片不得少于 18.0mg。

【功能与主治】 活血调经。用于血瘀所致的月经不调、产后恶露不绝,症见月经量少、淋漓不净、产后出血时间过长;产后子宫复旧不全见上述证候者。

【用法与用量】 口服。一次 3~4 片〔规格(1)、规格(2)〕,一日 2~3 次;或一次 1~2 片〔规格(3)〕,一日 3 次。

【注意】 孕妇禁用。

【规格】 (1)糖衣片(片心重 0.25g) (2)薄膜衣片 每片重 0.28g (3)薄膜衣片 每片重 0.6g

【贮藏】 密封。

注:益母草浸膏含量测定方法 取浸膏约 0.5g,精密称定,置烧杯中,加 0.1mol/L 盐酸溶液 5ml,浸泡后搅匀,分次用 0.1mol/L 盐酸溶液将混悬物移入 50ml 量瓶中,至体积约为 40ml,密塞,振摇 15 分钟,用 0.1mol/L 盐酸溶液稀释至刻度,摇匀,滤过,弃去初滤液,精密量取续滤液 20ml,置 100ml 烧杯中,加 0.1mol/L 盐酸溶液 10ml,在水浴上加热至 50~60℃,滴加新配制的硫氰酸铬铵溶液(1.5→100)20ml,充分搅拌,放冷,置水浴中搅拌 10 分钟,在冰箱中放置过夜,用称定重量的 4 号垂熔漏斗滤过,沉淀用冰冷的 0.05mol/L 盐酸

溶液(每 100ml 中加入上述硫氰酸铬铵溶液 10 滴)20ml 分次洗涤,抽干,于 80℃ 干燥 30 分钟,再于 105℃ 干燥至恒重,即得。每 1mg 沉淀相当于 0.3885mg 盐酸水苏碱。

益母草胶囊
Yimucao Jiaonang

【处方】　益母草 2500g

【制法】　取益母草,切碎,加水煎煮三次,第一次 1 小时,第二、三次每次 1 小时,合并煎液,滤过,滤液浓缩至相对密度为 1.14~1.18(60~70℃),放冷,加入等量的乙醇,搅匀,静置 12 小时,滤过,滤渣用 45% 乙醇洗涤,洗液与滤液合并,减压回收乙醇,浓缩成稠膏,加入适量的淀粉,混匀,于 60~80℃ 干燥,粉碎,过筛,装入胶囊,制成 1000 粒,即得。

【性状】　本品为硬胶囊,内容物为浅棕黄色至黄褐色的粉末;味苦。

【鉴别】　取本品内容物 0.7g,加乙醇 30ml,加热回流 1 小时,放冷,滤过,滤液浓缩至 5ml,加在已处理好的活性炭-中性氧化铝柱(活性炭 0.5g;氧化铝 100~120 目,2g,柱内径为 10mm)上,用乙醇 30ml 洗脱,收集洗脱液,蒸干,残渣加乙醇 1ml 使溶解,作为供试品溶液。另取盐酸水苏碱对照品,加乙醇制成每 1ml 含 5mg 的溶液,作为对照品溶液。照薄层色谱法(通则 0502)试验,吸取上述两种溶液各 5~10μl,分别点于同一硅胶 G 薄层板上,以正丁醇-盐酸-水(4:1:0.5)为展开剂,展开,取出,晾干,喷以稀碘化铋钾试液,置日光下检视。供试品色谱中,在与对照品色谱相应的位置上,显相同颜色的斑点。

【检查】　应符合胶囊剂项下有关的各项规定(通则 0103)。

【含量测定】　照高效液相色谱法(通则 0512)测定。

色谱条件与系统适用性试验　强阳离子交换(SCX)色谱柱;以 15mmol/L 磷酸二氢钾溶液(含 0.05% 三乙胺,0.1% 磷酸,调节 pH 值至 2.30)为流动相;检测波长为 192nm。理论板数按盐酸水苏碱峰计算应不低于 5000。

对照品溶液的制备　取盐酸水苏碱对照品适量,精密称定,加水制成每 1ml 含 0.2mg 的溶液,即得。

供试品溶液的制备　取装量差异项下的本品内容物,混匀,取 1g,精密称定,置具塞锥形瓶中,精密加入水 100ml,称定重量,超声处理(功率 250W,频率 33kHz)30 分钟,放冷,再称定重量,用水补足减失的重量,摇匀,滤过,取续滤液,即得。

测定法　精密吸取对照品溶液与供试品溶液各 10μl,注入液相色谱仪,测定,即得。

本品每粒含益母草以盐酸水苏碱($C_7H_{13}NO_2 \cdot HCl$)计,不得少于 6.2mg。

【功能与主治】　活血调经。用于血瘀所致的月经不调、

产后恶露不绝,症见经水量少,淋漓不净、产后出血时间过长;产后子宫复旧不全见上述证候者。

【用法与用量】　口服。一次 2~4 粒,一日 3 次。

【注意】　孕妇禁用。

【规格】　每粒装 0.36g(相当于饮片 2.5g)

【贮藏】　密封。

益母草颗粒
Yimucao Keli

【处方】　益母草 1350g

【制法】　取益母草,切碎,加水煎煮 3 小时,煎液滤过,滤液浓缩至相对密度为 1.04(90~95℃)的清膏,静置,取上清液,浓缩至相对密度为 1.36~1.38(83℃)的稠膏;或浓缩至相对密度为 1.15~1.18(50℃)的清膏,清膏经喷雾干燥成浸膏粉,加蔗糖 600g 和适量的糊精,混匀,制成颗粒,干燥,制成 1000g〔规格(1)〕;或加糊精、甜菊素适量;或加糊精、淀粉适量,分别制成颗粒,干燥,制成 333g〔规格(2)〕;或加糊精及淀粉适量,制成颗粒,干燥,制成 267g〔规格(3)〕。或取益母草,切碎,加水适量,于 95℃±3℃ 动态浸提 2 小时,浸出液经固液分离,超速离心,澄清液减压浓缩至相对密度为 1.10(50℃)的清膏,喷雾干燥成细粉,加糊精、麦芽糊精及甜菊素适量,混匀,制成颗粒,干燥,制成 133g〔规格(4)〕,即得。

【性状】　本品为棕黄色至棕褐色的颗粒;味甜、微苦或味苦、微甜或微苦(无甜菊素或蔗糖)。

【鉴别】　(1)取本品 5g〔规格(1)〕、2g〔规格(2)、规格(3)〕或 1g〔规格(4)〕,加沸水 30ml 使溶解,放冷,离心(3000 转/分钟),取上清液,加于聚酰胺柱(80~100 目,3g,湿法装柱)上,用水 50ml 洗脱,弃去水洗脱液,再用 20% 乙醇 50ml 洗脱,弃去 20% 乙醇洗脱液,最后用 70% 乙醇 50ml 洗脱,收集洗脱液,蒸干,残渣加甲醇 1ml 使溶解,离心,取上清液作为供试品溶液。另取益母草对照药材 1g,加水 50ml 煮沸 1 小时,放冷,滤过,滤液浓缩至约 30ml,加乙酸乙酯振摇提取 2 次,每次 30ml,合并乙酸乙酯提取液,蒸干,残渣加甲醇 1ml 使溶解,作为对照药材溶液。照薄层色谱法(通则 0502)试验,吸取上述两种溶液各 5μl,分别点于同一高效硅胶 G 薄层板上,以乙酸乙酯-丁酮-甲酸-水(5:3:1:1)为展开剂,展开,取出,晾干,喷以 1% 三氯化铝乙醇溶液,在 105℃ 烘约 5 分钟,置紫外光灯(365nm)下检视。供试品色谱中,在与对照药材色谱相应的位置上,显相同颜色的荧光斑点。

(2)在〔含量测定〕项下的色谱图中,供试品色谱中应呈现与对照品色谱峰保留时间相对应的色谱峰。

【检查】　应符合颗粒剂项下有关的各项规定(通则 0104)。

【含量测定】 照高效液相色谱法(通则 0512)测定。

色谱条件与系统适用性试验 以强阳离子交换键合硅胶为填充剂(SCX-强阳离子交换树脂柱);以乙腈 - 0.05mol/L 磷酸二氢钾-磷酸(15：85：0.15)为流动相;检测波长为192nm。理论板数按盐酸水苏碱峰计算,应不低于 2000。

对照品溶液的制备 取盐酸水苏碱对照品适量,精密称定,加甲醇制成每 1ml 含 0.1mg 的溶液,即得。

供试品溶液的制备 取装量差异项下的本品,混匀,取适量,研细,取约 1g〔规格(1)〕、0.4g〔规格(2)、规格(3)〕或 0.2g〔规格(4)〕,精密称定,置具塞锥形瓶中,精密加入 0.5％盐酸甲醇溶液 25ml,密塞,称定重量,超声处理(功率 250W,频率33kHz)30 分钟,放冷,再称定重量,用 0.5％盐酸甲醇溶液补足减失的重量,摇匀,滤过,取续滤液,即得。

测定法 分别精密吸取对照品溶液与供试品溶液各10μl,注入液相色谱仪,测定,即得。

本品每袋含益母草以盐酸水苏碱($C_7H_{13}NO_2 \cdot HCl$)计,不得少于 27.0mg。

【功能与主治】 活血调经。用于血瘀所致的月经不调、产后恶露不绝,症见经水量少、淋漓不净、产后出血时间过长;产后子宫复旧不全见上述证候者。

【用法与用量】 开水冲服。一次 1 袋,一日 2 次。

【注意】 孕妇禁用。

【规格】 每袋装(1)15g (2)5g(无蔗糖) (3)4g(无蔗糖、甜菊素) (4)2g(无蔗糖)

【贮藏】 密封。

益 母 草 膏

Yimucao Gao

本品为益母草经加工制成的煎膏。

【制法】 取益母草 1000g,切碎,加水煎煮二次,每次 2小时,合并煎液,滤过,滤液浓缩至相对密度为 1.21～1.25(80℃)的清膏。每 100g 清膏加红糖 200g,加热溶化,混匀,浓缩至规定的相对密度,即得。

【性状】 本品为棕黑色稠厚的半流体;气微,味苦、甜。

【鉴别】 在〔含量测定〕项色谱图中,供试品色谱中应呈现与对照品色谱保留时间一致的色谱峰。

【检查】 **相对密度** 应不低于 1.36(通则 0183)。

其他 应符合煎膏剂项下有关的各项规定(通则 0183)。

【含量测定】 照高效液相色谱法(通则 0512)测定。

色谱条件与系统适用性试验 以强阳离子交换键合硅胶为填充剂;以乙腈-0.05mol/L 磷酸二氢钾溶液-磷酸(15：85：0.15)为流动相;检测波长为 192nm。理论板数按盐酸水苏碱峰计算应不低于 2000。

对照品溶液的制备 取盐酸水苏碱对照品适量,精密称定,加甲醇制成每 1ml 含 0.3mg 的溶液,即得。

供试品溶液的制备 取本品,摇匀,取约 1g,精密称定,置具塞锥形瓶中,精密加入 0.5％盐酸甲醇溶液 25ml,称定重量,超声处理(功率 250W,频率 33kHz)30 分钟,放冷,再称定重量,用 0.5％盐酸甲醇溶液补足减失的重量,摇匀,滤过,取续滤液,即得。

测定法 分别精密吸取对照品溶液与供试品溶液各10μl,注入液相色谱仪,测定,即得。

本品每 1g 含盐酸水苏碱($C_7H_{13}NO_2 \cdot HCl$)计,不得少于 3.6mg。

【功能与主治】 活血调经。用于血瘀所致的月经不调、产后恶露不绝,症见月经量少、淋漓不净、产后出血时间过长;产后子宫复旧不全见上述证候者。

【用法与用量】 口服。一次 10g,一日 1～2 次。

【注意】 孕妇禁用。

【规格】 (1)每瓶装 120g (2)每瓶装 125g (3)每瓶装 250g

【贮藏】 密封。

益肾化湿颗粒

Yishen Huashi Keli

【处方】

人参 170.5g	黄芪 341g
白术 51.1g	茯苓 51.1g
泽泻 51.1g	清半夏 170.5g
羌活 85.2g	独活 85.2g
防风 85.2g	柴胡 51.1g
黄连 34.1g	白芍 85.2g
陈皮 68.2g	炙甘草 170.5g
生姜 50g	大枣 100g

【制法】 以上十六味,人参、黄芪、茯苓、大枣,加水煎煮三次,每次 1 小时,煎液滤过,滤液浓缩至相对密度约 1.2(60～65℃)的稠膏。其余白术等十二味加水煎煮三次,第一次 2 小时,同时提取挥发油,另器保存。第二、三次各 1 小时,煎液滤过,滤液浓缩至相对密度约 1.15(60～65℃)的稠膏,放冷后,加乙醇使含醇量为 60％,搅匀,静置 12 小时以上,取上清液,减压浓缩至相对密度约 1.2(60～65℃)的稠膏,与人参等的稠膏合并,加糊精适量,喷雾制粒,干燥,喷入挥发油(溶于少量乙醇),混匀,制成 1000g,即得。

【性状】 本品为棕褐色的颗粒;味苦。

【鉴别】 (1)取本品内容物 4g,加水 40ml 使溶解,离心10 分钟,取上清液,用乙醚振摇提取 3 次,每次 30ml,合并乙醚液,备用;分取水液 10ml(其余水液备用),用水饱和正丁醇振摇提取 3 次,每次 10ml,合并正丁醇液,用氨试液洗涤 3次,每次 30ml,弃去氨试液,正丁醇液回收溶剂至干,残渣加甲醇 1ml 使溶解,作为供试品溶液。另取人参对照药材

0.5g,黄芪对照药材 1g,分别加水 40ml,煎煮 30 分钟,滤过,滤液自"用水饱和正丁醇振摇提取 3 次"起,同法制成对照药材溶液。再取人参皂苷 Rb$_1$ 对照品、人参皂苷 Re 对照品、人参皂苷 Rg$_1$ 对照品及黄芪甲苷对照品,加甲醇制成每 1ml 各含 1mg 的混合溶液,作为对照品溶液。照薄层色谱法(通则 0502)试验,吸取上述四种溶液各 1～2μl,分别点于同一硅胶 G 薄层板上,以正丁醇-乙酸乙酯-氨溶液(5→50)(4∶1∶5)的上层溶液为展开剂,置氨蒸气预饱和 15 分钟的展开缸内展开,取出,晾干,喷以 10％硫酸乙醇溶液,在 105℃加热至斑点显色清晰,分别置日光及紫外光灯(365nm)下检视。供试品色谱中,在与对照药材色谱和对照品色谱相应的位置上,日光下显相同颜色的斑点;紫外光下显相同颜色的荧光斑点。

(2)取〔鉴别〕(1)项下的备用乙醚液,挥干,残渣加甲醇 1ml 使溶解,作为供试品溶液。另取独活对照药材 0.5g,加水 30ml,煎煮 30 分钟,滤过,滤液加乙醚振摇提取 3 次,每次 30ml,合并乙醚液,挥干,残渣加甲醇 1ml 使溶解,作为对照药材溶液。照薄层色谱法(通则 0502)试验,吸取供试品溶液 10μl、对照药材溶液 5～10μl,分别点于同一硅胶 G 薄层板上,以正己烷-二氯甲烷-乙酸乙酯(2∶1∶1)为展开剂,展开,取出,晾干,置紫外光灯(365nm)下检视。供试品色谱中,在与对照药材色谱相应的位置上,显相同颜色的荧光斑点。

(3)取本品内容物 4g,加乙醇 15ml,超声处理 30 分钟,滤过,滤液浓缩至 5ml,作为供试品溶液。另取黄连对照药材 0.2g,同法制成对照药材溶液。再取盐酸小檗碱对照品,加甲醇制成每 1ml 含 0.5mg 的溶液,作为对照品溶液。照薄层色谱法(通则 0502)试验,吸取供试品溶液与对照药材溶液各 5μl、对照品溶液 2μl,分别点于同一硅胶 G 薄层板上使成条带状,以甲苯-乙酸乙酯-甲醇-异丙醇-水(6∶3∶2∶1.5∶0.3)为展开剂,置氨蒸气预饱和 15 分钟的展开缸内展开,取出,晾干,置紫外光灯(365nm)下检视。供试品色谱中,在与对照药材色谱和对照品色谱相应的位置上,显相同颜色的荧光斑点。

(4)取〔鉴别〕(1)项下的备用水液,用水饱和正丁醇振摇提取 3 次,每次 20ml,合并正丁醇液,回收溶剂至干,残渣加甲醇 2ml 使溶解,作为供试品溶液。另取白芍对照药材 0.5g,加水 40ml,煎煮 30 分钟,滤过,滤液自"用水饱和正丁醇振摇提取 3 次"起,同法制成对照药材溶液。再取芍药苷对照品,加甲醇制成每 1ml 含 1mg 的溶液,作为对照品溶液。照薄层色谱法(通则 0502)试验,吸取供试品溶液 10μl 与对照药材溶液 5μl、对照品溶液 2μl,分别点于同一硅胶 G 薄层板上,以三氯甲烷-甲醇(6∶1)为展开剂,展开,取出,晾干,喷以 5％茴香醛硫酸溶液,在 105℃加热至斑点显色清晰。供试品色谱中,在与对照药材色谱和对照品色谱相应的位置上,显相同颜色的斑点。

(5)取陈皮对照药材 0.3g,加乙醇 15ml,超声处理 30 分钟,滤过,滤液浓缩至 5ml,作为对照药材溶液。另取橙皮苷对照品,加甲醇制成每 1ml 含 0.4mg 的溶液,作为对照品溶液。照薄层色谱法(通则 0502)试验,吸取〔鉴别〕(3)项下的供试品溶液及上述对照药材溶液各 5μl、对照品溶液 2μl,分别点于同一硅胶 G 薄层板上使成条带状,以三氯甲烷-甲醇-水(28∶10∶1)为展开剂,展开,取出,晾干,喷以 5％三氯化铝乙醇溶液,在 105℃加热数分钟,置紫外光灯(365nm)下检视。供试品色谱中,在与对照药材色谱和对照品色谱相应的位置上,显相同颜色的荧光斑点。

(6)取甘草对照药材 0.5g,加水 40ml,煎煮 30 分钟,滤过,滤液用水饱和正丁醇振摇提取 3 次,每次 20ml,合并正丁醇液,回收溶剂至干,残渣加甲醇 2ml 使溶解,作为对照药材溶液。照薄层色谱法(通则 0502)试验,吸取〔鉴别〕(4)项下的供试品溶液及上述对照药材溶液各 5μl,分别点于同一硅胶 G 薄层板上使成条带状,以乙酸乙酯-冰醋酸-甲酸-水(15∶1∶1∶2)为展开剂,展开,取出,晾干,喷以 10％硫酸乙醇溶液,在 105℃加热至斑点显色清晰。供试品色谱中,在与对照药材色谱相应的位置上,显相同颜色的斑点。

【检查】　应符合颗粒剂项下有关的各项规定(通则 0104)。

【含量测定】　照高效液相色谱法(通则 0512)测定。

色谱条件与系统适用性试验　以十八烷基硅烷键合硅胶为填充剂;以乙腈为流动相 A,以水为流动相 B,按下表中的规定进行梯度洗脱;采用蒸发光散射检测器检测。理论板数按人参皂苷 Rg$_1$ 峰计算应不低于 6000。

时间(分钟)	流动相 A(％)	流动相 B(％)
0～35	19	81
35～55	19→29	81→71
55～70	29	71
70～100	29→40	71→60

对照品溶液的制备　取人参皂苷 Rg$_1$ 对照品、人参皂苷 Re 对照品、人参皂苷 Rb$_1$ 对照品和黄芪甲苷对照品适量,精密称定,加甲醇制成每 1ml 含人参皂苷 Rg$_1$ 0.08mg、人参皂苷 Re 0.13mg、人参皂苷 Rb$_1$ 0.20mg 和黄芪甲苷 0.07mg 的混合溶液,即得。

供试品溶液的制备　取本品,混匀,研细,取约 4g,精密称定,置具塞锥形瓶中,精密加水 50ml,称定重量,超声处理(功率 300W,频率 37kHz)30 分钟,放冷,再称定重量,用水补足减失的重量,离心 10 分钟,取上清液 25ml,加乙醚振摇提取 3 次,每次 30ml,弃去乙醚液,水液再用水饱和正丁醇振摇提取 5 次,每次 25ml,合并正丁醇液,用氨试液充分洗涤 2 次,每次 40ml,合并氨试液,用水饱和正丁醇振摇提取 2 次,每次 20ml,合并正丁醇液,回收溶剂至干,残渣加甲醇适量溶解,转移至 5ml 量瓶中,加甲醇稀释至刻度,摇匀,滤过,取续滤液,即得。

测定法　分别精密吸取对照品溶液 10μl、20μl,供试品溶液 10～20μl,注入液相色谱仪,测定,用外标两点法对数方程计算,即得。

本品每 1g 含人参以人参皂苷 Rg$_1$(C$_{42}$H$_{72}$O$_{14}$)、人参皂

苷 Re（$C_{48}H_{82}O_{18}$）和人参皂苷 Rb_1（$C_{54}H_{92}O_{23}$）总量计，不得少于 0.86mg；含黄芪以黄芪甲苷（$C_{41}H_{68}O_{14}$）计，不得少于 0.18mg。

【功能与主治】 升阳补脾，益肾化湿，利水消肿。用于慢性肾小球肾炎（肾功能：SCr＜2mg/dl）脾虚湿盛证出现的蛋白尿，兼见水肿，疲倦乏力，畏寒肢冷，纳少。

【用法与用量】 开水冲服。一次 1 袋，一日 3 次。疗程为 2 个月。

【规格】 每袋装 10g

【贮藏】 密封。

益肾灵颗粒
Yishenling Keli

【处方】
枸杞子 200g	女贞子 300g
附子（制）20g	芡实（炒）300g
车前子（炒）100g	补骨脂（炒）200g
覆盆子 200g	五味子 50g
桑椹 200g	沙苑子 250g
韭菜子（炒）100g	淫羊藿 150g
金樱子 200g	

【制法】 以上十三味，加水煎煮二次，每次 2 小时，合并煎液，滤过，滤液静置 12 小时，滤取上清液，浓缩至适量，加适量的蔗糖粉，搅匀，制成颗粒，低温干燥，制成 2500g；或加适量的糊精、甜菊素，混匀，干燥，制成颗粒1000g，即得。

【性状】 本品为黄棕色的颗粒；味甜、微苦。

【鉴别】 （1）取本品 10g 或 4g（无蔗糖），研细，加乙醇 25ml，加热回流 30 分钟，滤过，滤液蒸干，残渣加乙酸乙酯 1ml 使溶解，作为供试品溶液。另取补骨脂素对照品、异补骨脂素对照品，加乙酸乙酯制成每 1ml 各含 1mg 的混合溶液，作为对照品溶液。照薄层色谱法（通则 0502）试验，吸取上述两种溶液各 5μl，分别点于同一硅胶 G 薄层板上，以石油醚（60～90℃）-乙酸乙酯（2：1）为展开剂，展开，取出，晾干，喷以 10%氢氧化钠乙醇溶液，置紫外光灯（365nm）下检视。供试品色谱中，在与对照品色谱相应的位置上，显相同颜色的荧光斑点。

（2）取本品 20g 或 8g（无蔗糖），研细，加乙醇 50ml，超声处理 30 分钟，滤过，滤液蒸干，残渣加乙醇 1ml 使溶解，作为供试品溶液。另取淫羊藿苷对照品，加甲醇制成每 1ml 含 1mg 的溶液，作为对照品溶液。照薄层色谱法（通则 0502）试验，吸取上述两种溶液各 10μl，分别点于同一硅胶 G 薄层板上，以乙酸乙酯-丁酮-甲酸-水（10：1：1：1）为展开剂，展开，取出，晾干，喷以三氯化铝试液，在 105℃加热 5 分钟，置紫外光灯（365nm）下检视。供试品色谱中，在与对照品色谱相应的位置上，显相同颜色的荧光斑点。

（3）取本品 20g 或 8g（无蔗糖），研细，加乙醚 50ml，超声处理 30 分钟，滤过，滤渣挥干，残渣加水饱和的正丁醇 50ml，加热回流 1 小时，放冷，滤过，滤液蒸干，残渣加水约 10ml 使溶解，通过 AB-8 大孔树脂柱（内径为 1cm，柱高为 12cm），用水 50ml 洗脱，弃去洗脱液，继用 70%乙醇 50ml 洗脱，收集洗脱液，蒸干，残渣加甲醇 2ml 使溶解，作为供试品溶液。另取红景天苷对照品，加甲醇制成每 1ml 含 1mg 的溶液，作为对照品溶液。照薄层色谱法（通则 0502）试验，吸取上述两种溶液各 5μl，分别点于同一硅胶 G 薄层板上，以三氯甲烷-丙酮-甲醇-水（6：1：3：1）的下层溶液为展开剂，展开，取出，晾干，用碘蒸气熏至斑点显色清晰。供试品色谱中，在与对照品色谱相应的位置上，显相同颜色的斑点。

【检查】 **乌头碱限量** 取本品 95g 或 38g（无蔗糖），研细，加乙醚 200ml、氨试液 15ml，超声处理 30 分钟，乙醚液用稀盐酸振摇提取 4 次，每次 15ml，合并提取液，用浓氨试液调 pH 值至 10，用乙醚振摇提取 4 次，每次 25ml，合并乙醚提取液，蒸干，残渣用无水乙醇溶解使成 0.5ml，作为供试品溶液。另取乌头碱对照品适量，加无水乙醇制成每 1ml 含 1.0mg 的溶液，作为对照品溶液。照薄层色谱法（通则 0502）试验，吸取供试品溶液 20μl、对照品溶液 5μl，分别点于同一硅胶 G 薄层板上，以环己烷-乙酸乙酯-二乙胺（21：6：1.5）为展开剂，展开，取出，晾干，喷以稀碘化铋钾试液。供试品色谱中，在与对照品色谱相应的位置上出现的斑点应小于对照品的斑点，或不出现斑点。

其他 应符合颗粒剂项下有关的各项规定（通则 0104）。

【含量测定】 照高效液相色谱法（通则 0512）测定。

色谱条件与系统适用性试验 以十八烷基硅烷键合硅胶为填充剂；以乙腈-水（26：74）为流动相，检测波长为 270nm。理论板数按淫羊藿苷峰计算应不低于 1500。

对照品溶液的制备 取淫羊藿苷对照品适量，精密称定，加甲醇制成每 1ml 含 50μg 的溶液，即得。

供试品溶液的制备 取装量差异项下的本品，混匀，取适量，研细，取 3.5g 或 1.4g（无蔗糖），精密称定，置具塞锥形瓶中，精密加 70%乙醇 25ml，密塞，称定重量，浸泡 12 小时，超声处理（功率 250W，频率 50kHz）30 分钟，放冷，再称定重量，用 70%乙醇补足减失的重量，摇匀，滤过，取滤液，即得。

测定法 分别精密吸取对照品溶液 5μl 与供试品溶液 20μl，注入液相色谱仪，测定，即得。

本品每袋含淫羊藿以淫羊藿苷（$C_{33}H_{40}O_{15}$）计，不得少于 2.0mg。

【功能与主治】 温阳补肾。用于肾气亏虚、阳气不足所致的阳痿、早泄、遗精或弱精症。

【用法与用量】 开水冲服。一次 1 袋，一日 3 次。

【规格】 （1）每袋装 20g （2）每袋装 8g（无蔗糖）

【贮藏】 密封。

益肺清化膏
Yifei Qinghua Gao

【处方】 黄芪 250g　　　　党参 125g
北沙参 100g　　　麦冬 75g
仙鹤草 125g　　　拳参 100g
败酱草 83g　　　　白花蛇舌草 167g
川贝母 75g　　　　紫菀 75g
桔梗 75g　　　　　苦杏仁 100g
甘草 50g

【制法】 以上十三味,党参、败酱草、白花蛇舌草、桔梗、川贝母用乙醇回流提取 1.5 小时,滤过,药渣备用,滤液回收乙醇并浓缩至相对密度为 1.35～1.40(60℃)的稠膏,其余苦杏仁等八味及上述药渣,加水煎煮二次,第一次 1.5 小时,第二次 1 小时,合并煎液,滤过,滤液浓缩至相对密度为 1.28～1.32(60℃)的稠膏,将上述两种稠膏合并,混匀。每 100g 稠膏加炼蜜 20g,加入制成总量 0.3％的苯甲酸钠,加热,充分搅匀,即得。

【性状】 本品为深棕色稠厚的半流体;味苦、微甜。

【鉴别】 (1)取本品 2g,加无水乙醇 10ml,超声处理 15 分钟,滤过,滤液蒸干,残渣加无水乙醇 1ml 使溶解,作为供试品溶液。另取白花蛇舌草对照药材 0.5g,同法制成对照药材溶液。照薄层色谱法(通则 0502)试验,吸取上述两种溶液各 4μl,分别点于同一硅胶 G 薄层板上,以环己烷-三氯甲烷-乙酸乙酯-甲醇(20∶5∶4∶2)为展开剂,展开,取出,晾干,喷以 10％硫酸乙醇溶液,在 105℃加热 5 分钟,置紫外光灯(365nm)下检视。供试品色谱中,在与对照药材色谱相应的位置上,显相同颜色的荧光斑点。

(2)取〔含量测定〕供试品溶液的制备项下 30％乙醇洗脱液,蒸至无醇味,放冷,加乙酸乙酯提取 3 次,每次 20ml,合并乙酸乙酯液,蒸干,残渣加甲醇 1ml 使溶解,作为供试品溶液。另取甘草对照药材 0.5g,加甲醇 20ml,超声处理 30 分钟,滤过,滤液蒸干,残渣加甲醇 1ml 使溶解,作为对照药材溶液。照薄层色谱法(通则 0502)试验,吸取供试品溶液 4～10μl、对照药材溶液 2μl,分别点于同一硅胶 G 薄层板上,以乙酸乙酯-甲酸-冰醋酸-水(15∶1∶1∶2)为展开剂,展开,取出,晾干,喷以 10％硫酸乙醇溶液,加热至斑点显色清晰,分别置日光及紫外光灯(365nm)下检视。供试品色谱中,在与对照药材色谱相应的位置上,日光下显相同颜色的斑点;紫外光下显相同颜色的荧光斑点。

(3)取本品 10g,加乙酸乙酯 30ml,超声处理 30 分钟,滤过,滤液蒸干,残渣加乙酸乙酯 1ml 使溶解,作为供试品溶液。另取紫菀对照药材 0.5g,加水 40ml,煎煮 10 分钟,滤过,滤液加乙酸乙酯 20ml 振摇提取,分取乙酸乙酯液,蒸干,残渣加乙酸乙酯 1ml 使溶解,作为对照药材溶液。再取没食子酸对照

品,加甲醇制成每 1ml 含 0.5mg 的溶液,作为对照品溶液。照薄层色谱法(通则 0502)试验,吸取上述三种溶液各 4μl,分别点于同一硅胶 G 薄层板上,以甲苯-乙酸乙酯-甲醇-甲酸(20∶10∶1∶1)为展开剂,展开,取出,晾干,置紫外光灯(365nm)下检视。供试品色谱中,在与对照药材色谱相应的位置上,显相同颜色的荧光斑点;喷以 5％三氯化铁乙醇溶液,在与对照品色谱相应的位置上,显相同颜色的斑点。

【检查】 相对密度 应为 1.30～1.35(通则 0183)。

其他 应符合煎膏剂项下有关的各项规定(通则 0183)。

【含量测定】 照高效液相色谱法(通则 0512)测定。

色谱条件与系统适用性试验 以十八烷基硅烷键合硅胶为填充剂;以乙腈-水(36∶64)为流动相;蒸发光散射检测器检测。理论板数按黄芪甲苷峰计算应不低于 8000。

对照品溶液的制备 取黄芪甲苷对照品适量,精密称定,加甲醇制成每 1ml 含 0.3mg 的溶液,即得。

供试品溶液的制备 取本品约 4g,精密称定,置锥形瓶中,加 1％氢氧化钠溶液 50ml 使溶解,通过 D101 型大孔吸附树脂柱(内径为 1.5cm,柱高为 20cm),以 1％氢氧化钠溶液 20ml 洗脱,弃去碱液,再用水 100ml 洗脱,弃去水液,继用 30％乙醇 50ml 洗脱,收集 30％乙醇洗脱液,备用,最后用 90％乙醇 75ml 洗脱,收集 90％乙醇洗脱液,减压浓缩至约 1ml,用 50％甲醇转移至 10ml 量瓶中,加 50％甲醇至刻度,摇匀,即得。

测定法 分别精密吸取对照品溶液 10μl、20μl,供试品溶液 20μl,注入液相色谱仪,测定,用外标两点法对数方程计算,即得。

本品每 1g 含黄芪以黄芪甲苷($C_{41}H_{68}O_{14}$)计,不得少于 0.12mg。

【功能与主治】 益气养阴,清热解毒,化痰止咳。用于气阴两虚所致的气短、乏力、咳嗽、咯血、胸痛;晚期肺癌见上述证候者的辅助治疗。

【用法与用量】 口服。一次 20g,一日 3 次。2 个月为一疗程,或遵医嘱。

【注意】 偶见恶心、腹泻。

【规格】 (1)每瓶装 60g　　(2)每瓶装 120g　　(3)每袋装 20g

【贮藏】 密封,置阴凉处。

益 脑 片
Yinao Pian

【处方】 龟甲胶 38.6g　　　远志 193.3g
龙骨 387.3g　　　灵芝 387.3g
五味子 49.3g　　　麦冬 193.3g
石菖蒲 193.3g　　　党参 111.0g

人参 66.6g   茯苓 387.3g

【制法】 以上十味,除龟甲胶外,人参、茯苓 96.8g 分别粉碎成细粉,剩余茯苓及远志等其余七味加水煎煮二次,第一次 3 小时,第二次 2 小时,滤过,合并滤液,浓缩成相对密度为 1.20(60℃)的稠膏,加入人参、茯苓细粉与溶化后的龟甲胶,充分混匀,干燥,粉碎成细粉,用 50%乙醇制成颗粒,干燥,压制成 1000 片,包薄膜衣,即得。

【性状】 本品为薄膜衣片,除去包衣后显棕色至棕褐色;味微苦、甘。

【鉴别】 (1)取本品,置显微镜下观察:树脂道碎片含金黄色至黄棕色分泌物;草酸钙簇晶直径 18～32μm,棱角锐尖(人参)。不规则分枝状团块无色,遇水合氯醛液溶化;菌丝无色或淡棕色,直径 4～6μm(茯苓)。

(2)取本品 20 片,除去包衣,研细,加甲醇 25ml,超声处理 30 分钟,滤过,滤液蒸干,残渣加水 25ml 使溶解,用水饱和正丁醇振摇提取 2 次,每次 20ml,合并正丁醇液,用氨试液 25ml 振摇提取,弃去正丁醇液,氨试液用盐酸调节 pH 值至 1～2,再用水饱和的正丁醇振摇提取 2 次,每次 25ml,合并正丁醇液,回收溶剂至干,残渣加甲醇 1ml 使溶解,作为供试品溶液。另取远志对照药材 0.5g,同法制成对照药材溶液。照薄层色谱法(通则 0502)试验,吸取供试品溶液 3μl、对照药材溶液 2μl,分别点于同一硅胶 G 薄层板上,以甲苯-乙酸乙酯-甲醇-甲酸(17:10:1:1.2)为展开剂,展开,取出,晾干,喷以 2%香草醛硫酸溶液,在 105℃加热至斑点显色清晰。供试品色谱中,在与对照药材色谱相应的位置上,显相同颜色的斑点。

(3)取本品 20 片,除去包衣,研细,加水 6ml 使湿润,加水饱和正丁醇 20ml,超声处理 30 分钟,滤过,滤液用氨试液 50ml 洗涤,弃去氨试液,取正丁醇液回收溶剂至干,残渣加甲醇 1ml 使溶解,作为供试品溶液。另取人参对照药材 1g,加水 1ml 使湿润,同法制成对照药材溶液。再取人参皂苷 Rg₁ 对照品、人参皂苷 Rb₁ 对照品、人参皂苷 Re 对照品,加甲醇制成每 1ml 各含 2mg 的混合溶液,作为对照品溶液。照薄层色谱法(通则 0502)试验,吸取供试品溶液和对照品溶液各 5～10μl,对照药材溶液 2μl,分别点于同一硅胶 G 薄层板上,以三氯甲烷-甲醇-水(7:3:0.5)为展开剂,展开,取出,晾干,喷以 10%硫酸乙醇溶液,在 105℃加热至斑点显色清晰。供试品色谱中,在与对照药材色谱和对照品色谱相应的位置上,显相同颜色的斑点。

(4)取本品 20 片,除去包衣,研细,加石油醚(60～90℃)30ml,超声处理 30 分钟,滤过,滤液蒸干,残渣加甲醇 1ml 使溶解,作为供试品溶液。另取茯苓对照药材 1g,同法制成对照药材溶液。照薄层色谱法(通则 0502)试验,吸取上述两种溶液各 5μl,分别点于同一硅胶 G 薄层板上,以甲苯-乙酸乙酯-甲酸(20:4:0.4)为展开剂,展开,取出,晾干,置紫外光灯(365nm)下检视。供试品色谱中,在与对照药材色谱相应的位置上,显相同颜色的荧光斑点。

【检查】 应符合片剂项下有关的各项规定(通则 0101)。

【含量测定】 照高效液相色谱法(通则 0512)测定。

色谱条件与系统适用性试验 以十八烷基硅烷键合硅胶为填充剂;以乙腈为流动相 A,以 0.1%磷酸溶液为流动相 B;按下表中的规定进行梯度洗脱;检测波长为 250nm。理论板数按五味子醇甲峰计算应不低于 3000。

时间(分钟)	流动相 A(%)	流动相 B(%)
0～18	50→35	50→65
18～19	35→50	65→50
19～24	50	50
24～25	50→60	50→40
25～30	60	40
30～31	60→70	40→30
31～37	70	30
37～38	70→75	30→25
38～55	75	25

对照品溶液的制备 取五味子醇甲对照品适量,精密称定,加甲醇制成每 1ml 含 15μg 的溶液,即得。

供试品溶液的制备 取本品 20 片,除去包衣,精密称定,研细,取约 2g,精密称定,精密加入甲醇 20ml,密塞,称定重量,超声处理(功率 500W,频率 40kHz)30 分钟,放冷,再称定重量,用甲醇补足减失的重量,摇匀,滤过,取续滤液,即得。

测定法 分别精密吸取对照品溶液与供试品溶液各 10μl,注入液相色谱仪,测定,即得。

本品每粒含五味子以五味子醇甲(C₂₄H₃₂O₇)计,不得少于 35μg。

【功能与主治】 补气养阴,滋肾健脑,益智安神。用于心肝肾不足,气阴两虚所致的体倦头晕,失眠多梦,记忆力减退;神经衰弱,脑动脉硬化见上述证候者。

【用法与用量】 口服。一次 3 片,一日 3 次。

【规格】 每片重 0.3g

【贮藏】 密封。

益脑宁片
Yinaoning Pian

【处方】

炙黄芪 100g	党参 100g
麦芽 100g	制何首乌 100g
灵芝 100g	女贞子 70g
墨旱莲 70g	槲寄生 70g
天麻 30g	钩藤 40g
丹参 70g	赤芍 40g
地龙 30g	山楂 100g
琥珀 10g	

【制法】 以上十五味,天麻、琥珀、麦芽及制何首乌 50g 粉碎成细粉;丹参、女贞子及槲寄生用 70%乙醇回流提取三

次,第一次 3 小时,第二次 2 小时,第三次 1 小时,滤过,合并滤液,回收乙醇并浓缩成稠膏,干燥,粉碎;丹参等三味的药渣与剩余制何首乌 50g 及其余炙黄芪等八味加水煎煮三次,第一、二次每次 2 小时,第三次 1 小时,煎液滤过,滤液合并,浓缩至相对密度为 1.30～1.32(80℃),干燥,粉碎,加入上述细粉及适量辅料,制颗粒,干燥,压制成 1000 片,包糖衣或薄膜衣,即得。

【性状】　本品为糖衣片或薄膜衣片,除去包衣后显黄褐色至棕褐色;味甘、微涩。

【鉴别】　(1)取本品,置显微镜下观察:草酸钙簇晶直径 20～80μm(制何首乌)。表皮细胞纵列,有一个长细胞与两个短细胞相间连接,长细胞壁厚,波状弯曲,木化(麦芽)。

(2)取本品 10 片,除去包衣,研细,加水饱和的正丁醇 40ml,超声处理 30 分钟,滤过,滤液蒸干,残渣用乙醚浸泡 3 次(5ml,5ml,5ml),每次约 2 分钟,合并乙醚液,备用;残渣加甲醇 2ml 使溶解,作为供试品溶液。另取齐墩果酸对照品,加甲醇制成每 1ml 含 1mg 的溶液,作为对照品溶液。照薄层色谱法(通则 0502)试验,吸取上述两种溶液各 3～6μl,分别点于同一硅胶 G 薄层板上,以正己烷-乙酸乙酯-甲酸(3:1:0.1)为展开剂,展开,取出,晾干,喷以 10%硫酸乙醇溶液,在 105℃加热至斑点显色清晰。供试品色谱中,在与对照品色谱相应的位置上,显相同颜色的斑点。

(3)取赤芍对照药材 1g,加水饱和的正丁醇 20ml,超声处理 20 分钟,滤过,滤液用正丁醇饱和的水 15ml 洗涤,弃去水洗液,正丁醇液蒸干,残渣加甲醇 1ml 使溶解,作为对照药材溶液。再取芍药苷对照品,加甲醇制成每 1ml 含 1mg 的溶液,作为对照品溶液。照薄层色谱法(通则 0502)试验,吸取〔鉴别〕(2)项下的供试品溶液及上述对照药材溶液和对照品溶液各 5～10μl,分别点于同一硅胶 G 薄层板上,以三氯甲烷-乙酸乙酯-甲醇-甲酸(40:5:10:0.2)为展开剂,展开,取出,晾干,喷以 5%香草醛硫酸溶液,在 105℃加热至斑点显色清晰。供试品色谱中,在与对照药材色谱和对照品色谱相应的位置上,显相同颜色的斑点。

(4)取〔鉴别〕(2)项下的备用乙醚溶液,挥干,残渣加甲醇 1ml 使溶解,作为供试品溶液。另取何首乌对照药材 0.5g,加乙醚 15ml,超声处理 10 分钟,滤过,滤液浓缩至约 1ml,作为对照药材溶液。再取大黄素对照品,加甲醇制成每 1ml 含 1mg 的溶液,作为对照品溶液。照薄层色谱法(通则 0502)试验,吸取上述三种溶液各 5～10μl,分别点于同一硅胶 G 薄层板上,以正己烷-乙酸乙酯-甲酸(3:1:0.1)为展开剂,展开,取出,晾干,置紫外光灯(365nm)下检视。供试品色谱中,在与对照药材色谱和对照品色谱相应的位置上,显相同颜色的荧光斑点。

(5)取〔鉴别〕(2)项下剩余的供试品溶液,蒸干,残渣用水饱和的正丁醇 15ml 溶解,加氨试液 15ml、氯化钠 2g,振摇提取,分取正丁醇液,用正丁醇饱和的水 15ml 洗涤,正丁醇液蒸干,残渣加甲醇 1ml 使溶解,作为供试品溶液。另取黄芪甲苷

对照品,加甲醇制成每 1ml 含 1mg 的溶液,作为对照品溶液。照薄层色谱法(通则 0502)试验,吸取上述两种溶液各 5～10μl,分别点于同一硅胶 G 薄层板上,以三氯甲烷-甲醇-水(13:7:2)的下层溶液为展开剂,展开,取出,晾干,喷以 10%硫酸乙醇溶液,在 105℃加热至斑点显色清晰,分别置日光及紫外光灯(365nm)下检视。供试品色谱中,在与对照品色谱相应的位置上,日光下显相同颜色的斑点;紫外光下显相同颜色的荧光斑点。

【检查】　应符合合片剂项下有关的各项规定(通则 0101)。

【含量测定】　照高效液相色谱法(通则 0512)测定(避光操作)。

色谱条件与系统适用性试验　以十八烷基硅烷键合硅胶为填充剂;以乙腈-水(16:84)为流动相;检测波长为 320nm。理论板数按 2,3,5,4'-四羟基二苯乙烯-2-O-β-D-葡萄糖苷峰计算应不低于 2000。

对照品溶液的制备　取 2,3,5,4'-四羟基二苯乙烯-2-O-β-D-葡萄糖苷对照品适量,精密称定,加稀乙醇制成每 1ml 含 30μg 的溶液,即得。

供试品溶液的制备　取本品 10 片,除去包衣,精密称定,研细,取约 1g,精密称定,置具塞锥形瓶中,精密加入稀乙醇 25ml,密塞,称定重量,摇匀,放置 30 分钟,超声处理(功率 250W,频率 40kHz)20 分钟,再称定重量,用稀乙醇补足减失的重量,摇匀,离心,取上清液,滤过,取续滤液,即得。

测定法　分别精密吸取对照品溶液与供试品溶液各 10μl,注入液相色谱仪,测定,即得。

本品每片含制何首乌以 2,3,5,4'-四羟基二苯乙烯-2-O-β-D-葡萄糖苷($C_{20}H_{22}O_9$)计,不得少于 0.38mg。

【功能与主治】　益气补肾,活血通脉,用于气虚血瘀、肝肾不足所致的中风、胸痹,症见半身不遂、口舌歪斜、言语謇涩、肢体麻木或胸痛、胸闷、憋气;中风后遗症、冠心病心绞痛及高血压病见上述证候者。

【用法与用量】　口服。一次 4～5 片,一日 3 次。

【注意】　孕妇慎用。

【规格】　(1)薄膜衣片　每片重 0.37g

(2)糖衣片(片心重 0.35g)

【贮藏】　密封。

烧 伤 灵 酊

Shaoshangling Ding

【处方】　虎杖 200g　　　　　　黄柏 50g
　　　　　　冰片 10g

【制法】　以上三味,虎杖、黄柏粉碎成粗粉,混匀,用 80%乙醇作溶剂,浸渍 48 小时后缓缓渗漉,收集渗漉液适量,以 80%乙醇和水调整至 1000ml,使含醇量为 70%～75%,滤

过,加入冰片,搅拌均匀,分装,即得。

【性状】 本品为红棕色或深棕色的澄清液体。

【鉴别】 (1)取本品 10ml,置锥形瓶中,加盐酸 5 滴,水浴中加热回流 20 分钟,取出,放至室温,加 1%氢氧化钠溶液 30ml,移至分液漏斗中,以乙酸乙酯 30ml 振摇提取,弃去水液层,乙酸乙酯液用 1%氢氧化钠溶液洗涤 2 次,每次 20ml,弃去氢氧化钠液,乙酸乙酯液蒸干,残渣加 2%盐酸甲醇溶液 2ml 使溶解,作为供试品溶液。另取黄柏对照药材 0.1g,加 2%盐酸甲醇溶液 10ml,超声处理 10 分钟,滤过,滤液作为对照药材溶液;再取盐酸小檗碱对照品,加甲醇制成每 1ml 含 0.1mg 的溶液,作为对照品溶液。照薄层色谱法(通则 0502)试验,吸取上述三种溶液各 4μl,分别点于同一硅胶 G 薄层板上,以甲苯-异丙醇-乙酸乙酯-甲醇-浓氨试液(12:3:6:3:1)为展开剂,置氨蒸气饱和的展开缸内展开,取出,晾干,置紫外光灯(365nm)下检视。供试品色谱中,在与对照药材及对照品色谱相应的位置上,显相同的黄色荧光斑点。

(2)取本品作为供试品溶液。另取虎杖对照药材 0.5g,加 80%乙醇 10ml,振摇提取 5 分钟,滤过,滤液作为对照药材溶液。照薄层色谱法(通则 0502)试验,吸取上述两种溶液各 4μl,分别点于同一硅胶 G 薄层板上,以石油醚(30~60℃)-甲酸乙酯-甲酸(15:5:1)的上层溶液为展开剂,展开,取出,晾干。供试品色谱中,在与对照药材色谱相应的位置上,显相同颜色的斑点;置紫外光灯(365nm)下检视,显相同颜色的荧光斑点。

【检查】 相对密度 应为 0.84~0.90(通则 0601)。

乙醇量 应为 70%~75%(通则 0711)。

其他 应符合酊剂项下有关的各项规定(通则 0120)。

【含量测定】 照高效液相色谱法(通则 0512)测定。

色谱条件与系统适用性试验 以十八烷基硅烷键合硅胶为填充剂;以甲醇-0.1%磷酸溶液(85:15)为流动相;检测波长为 254nm。理论板数按大黄素峰计算应不低于 2000。

对照品溶液的制备 取大黄素对照品适量,精密称定,用无水乙醇制成每 1ml 含 10μg 的溶液,即得。

供试品溶液的制备 精密量取本品 2ml,加硅胶(色谱用,60~160 目)1g,置温水浴上蒸干,加在硅胶柱(色谱用,60~160 目,2g,内径为 1.7cm)上,用石油醚(60~90℃)-甲酸乙酯-甲酸(100:100:2)混合溶液 90ml 分次减压洗脱,收集洗脱液,置 100ml 量瓶中,并用混合溶剂稀释至刻度,摇匀,即得。

测定法 分别精密吸取对照品溶液与供试品溶液各 10μl,注入液相色谱仪,测定,即得。

本品每 1ml 含虎杖以大黄素($C_{15}H_{10}O_5$)计,不得少于 0.35mg。

【功能与主治】 清热燥湿,解毒消肿,收敛止痛。用于各种原因引起的Ⅰ、Ⅱ度烧伤。

【用法与用量】 外用。喷洒于洁净的创面,不需包扎。一日 3~4 次。

【规格】 每瓶装 (1)50ml (2)100ml

【贮藏】 遮光,密封,置阴凉处。

宽胸气雾剂
Kuanxiong Qiwuji

【处方】 檀香油 70ml　　　蓽茇油 15ml
高良姜油 32ml　　细辛油 23ml
冰片 22.5g

【制法】 以上五味,除冰片外,其余细辛油等四味,混匀,置 40℃水浴上,加入冰片,微热使溶解,以无水乙醇调整总量至 625ml,混匀,过滤,灌封,压入抛射剂,即得。

【性状】 本品为定量阀门气雾剂,在耐压容器中的药液为浅黄色的澄清液体;喷出时具特异香气,味苦、微辛辣。

【鉴别】 (1)取本品,喷出适量,加无水乙醇制成每 1ml 含 0.5ml 的溶液,作为供试品溶液。另取檀香油对照品,加无水乙醇制成每 1ml 含 0.1ml 的溶液,作为对照品溶液。照薄层色谱法(通则 0502)试验,吸取上述两种溶液各 2μl,分别点于同一硅胶 G 薄层板上,以石油醚(60~90℃)-乙酸乙酯(19:1)为展开剂,展开,取出,晾干,喷以 5%香草醛硫酸溶液,加热至斑点显色清晰,置日光下检视。供试品色谱中,在与对照品色谱相应的位置上,显相同颜色的斑点。

(2)取高良姜对照药材 5g,加水 200ml,用挥发油测定器提取挥发油,自测定器上端加入乙酸乙酯 3ml,加热至微沸,并保持微沸 2 小时,放冷,分取乙酸乙酯液,作为对照药材溶液。照薄层色谱法(通则 0502)试验,吸取〔鉴别〕(1)项下的供试品溶液 3μl、上述对照药材溶液 5μl,分别点于同一硅胶 H 薄层板上,以石油醚(60~90℃)-乙酸乙酯(19:1)为展开剂,展开,取出,晾干,喷以 5%香草醛硫酸溶液,加热至斑点显色清晰,置日光下检视。供试品色谱中,在与对照药材色谱相应的位置上,显相同颜色的斑点。

(3)取本品,喷出适量,加无水乙醇制成每 1ml 含 0.1ml 的溶液,作为供试品溶液。另取细辛对照药材 2g,加二氯甲烷 5ml,低温超声处理 1 小时,滤过,滤液作为对照药材溶液。照气相色谱法(通则 0521)试验,以聚乙二醇 20000(PEG-20M)为固定相的毛细管柱,柱温为 60℃。吸取供试品溶液与对照药材溶液各 0.5~1μl,注入气相色谱仪,测定。供试品色谱中,应呈现与对照药材色谱保留时间相同的色谱峰。

【检查】 乙醇量 照乙醇量测定法(通则 0711)测定。

色谱条件与系统适用性试验 以键合交联聚乙二醇为固定相的毛细管柱(柱长为 30m,内径为 0.53mm,膜厚度为 1.0μm);柱温为程序升温:起始温度为 50℃,维持 2 分钟,以每分钟 10℃的速率升温至 110℃,维持 5 分钟;进样口温度为 190℃;检测器温度为 220℃。理论板数按正丙醇峰计算应不低于 8000,乙醇峰与正丙醇峰的分离度应大于 2.0。

校正因子测定　精密量取恒温至 20℃ 的无水乙醇 4ml、5ml、6ml，分别置 100ml 量瓶中，分别精密加入恒温至 20℃ 的正丙醇（内标物质）5ml，用水稀释至刻度，摇匀，分别精密移取上述溶液 1ml，分别置 100ml 量瓶中，加水稀释至刻度，摇匀，作为对照品溶液。取上述三种对照溶液各 1μl，注入气相色谱仪，分别连续进样 3 次，测定峰面积，计算校正因子，所得校正因子的相对标准偏差不得大于 2.0%。

测定法　取本品 5 瓶，除去帽盖，精密称定，分别在铝盖上钻一小孔，插入连有干燥引流管的注射针头（勿与药液面接触），引流管另一端放入盛有 50ml 水的 200ml 量瓶中，待抛射剂缓缓排出后，除去铝盖及阀门，内容物移入上述量瓶中，将注射针头、引流管、铝盖、阀门及容器用水洗涤数次后，合并洗液至上述 200ml 量瓶中，再精密加入恒温至 20℃ 的正丙醇 10ml，用水稀释至刻度，摇匀，分取下层水液，精密量取 1ml，置 100ml 量瓶中，用水稀释至刻度，摇匀，作为供试品溶液。精密量取 1μl，注入气相色谱仪，测定，即得。另将空瓶连同阀门和铝盖洗净烘干，称定总重，求出内容物的重量，供计算用。

本品乙醇量应为 27%（ml/g）～42%（ml/g）。

其他　应符合气雾剂项下有关的各项规定（通则 0113）。

【特征图谱】　照气相色谱法（通则 0521）测定。

色谱条件与系统适用性试验　以 5% 二苯基-95% 二甲基聚硅氧烷为固定相的石英毛细管柱（柱长为 30m，内径为 0.32mm，膜厚度为 0.25μm）；柱温为程序升温：初始温度为 65℃，保持 5 分钟，以每分钟 5℃ 的速率升温至 130℃，保持 5 分钟，以每分钟 1℃ 的速率升温至 135℃，保持 5 分钟，以每分钟 2.5℃ 的速率升温至 160℃，保持 5 分钟，以每分钟 0.5℃ 的速率升温至 162℃，保持 5 分钟，再以每分钟 6℃ 的速率升温至 250℃。进样口温度为 240℃，检测器温度为 250℃；分流进样，分流比为 20∶1。理论板数按桉油精峰计算应不低于 100000。

参照物溶液的制备　取桉油精对照品适量，精密称定，置 10ml 量瓶中，加无水乙醇制成每 1ml 含 2μg 的溶液，即得。

供试品溶液的制备　取本品，喷出适量，精密量取 1ml，置 10ml 量瓶中，以无水乙醇稀释至刻度，摇匀，即得。

测定法　分别精密吸取参照物溶液和供试品溶液各 1μl，注入气相色谱仪，测定，记录色谱图，即得。

供试品特征图谱中应呈现 12 个特征峰，其中与桉油精参照物峰保留时间相对应的峰为 S 峰，计算各特征峰与 S 峰的相对保留时间，其相对保留时间应在规定值的 ±5% 之内。规定值为 0.885（峰 1）、1.254（峰 3）、1.268（峰 4）、1.288（峰 5）、1.603（峰 6）、2.008（峰 7）、2.396（峰 8）、2.721（峰 9）、3.255（峰 10）、3.488（峰 11）、3.517（峰 12）。

【含量测定】　照气相色谱法（通则 0521）测定。

色谱条件与系统适用性试验　以聚乙二醇 20000（PEG-20M）为固定相的毛细管柱（柱长为 30m，内径为 0.32mm，膜厚度为 0.25μm）；柱温为 100℃。理论板数按龙脑峰计算应不低于 5000。

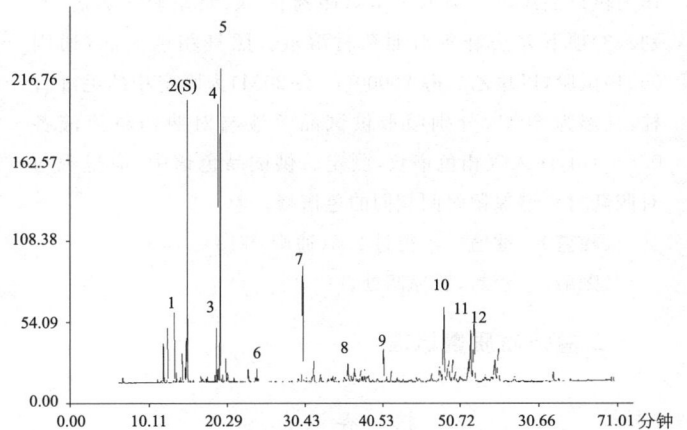

对照特征图谱
峰 2（S）：桉油精

校正因子的测定　取萘适量，精密称定，加无水乙醇制成每 1ml 含 2mg 的溶液，作为内标溶液。另取龙脑对照品 10mg，精密称定，置 25ml 量瓶中，精密加入内标溶液 5ml，加无水乙醇稀释至刻度，摇匀，吸取 1μl，注入气相色谱仪，测定，计算校正因子。

测定法　精密量取本品药液 1ml，置 50ml 量瓶中，精密加入内标溶液 10ml，加无水乙醇稀释至刻度，混匀，吸取 1μl，注入气相色谱仪，测定，即得。

本品每 1ml 含冰片以龙脑（$C_{10}H_{18}O$）计，不得少于 18.0mg。

【功能与主治】　辛温通阳，理气止痛。用于阴寒阻滞、气机郁痹所致的胸痹，症见胸闷、心痛、形寒肢冷；冠心病心绞痛见上述证候者。

【用法与用量】　将瓶倒置，喷口对准舌下喷，一日 2～3 次。

【规格】　（1）每瓶含内容物 5.8g，其中药液 2.7ml（含挥发油 0.6ml），每瓶 60 揿，每揿重 69mg

（2）每瓶装 20ml，内含挥发油 2ml

【贮藏】　密封，置凉暗处。

附：1. 细辛油质量标准

细　辛　油

本品为马兜铃科植物北细辛 *Asarum heterotro poides* Fr. Schmidt var. *mandshuricum*（Maxim.）Kitag.、汉城细辛 *Asarum sieboldii* Miq. var. *seoulense* Nakai 或华细辛 *Asarum sieboldii* Miq. 的干燥根和根茎经水蒸气蒸馏提取的挥发油。

〔性状〕　本品为淡黄色至绿色的澄清液体；具有细辛特有的香气，味辛辣。

本品在甲醇、乙醇、乙醚、三氯甲烷中易溶，在水中微溶。

相对密度　应为 0.962～1.062（通则 0601）。

折光率　应为 1.489～1.509（通则 0622）。

〔鉴别〕　取本品，加无水乙醇制成每 1ml 含 3μl 的溶液，作为供试品溶液。另取细辛对照药材 2g，照宽胸气雾剂〔鉴别〕(3)项下方法制备对照药材溶液。照气相色谱法（通则0521)试验，以聚乙二醇20000(PEG-20M)为固定相的毛细管柱，柱温为60℃，分别吸取供试品溶液与对照药材溶液各0.5～1μl，注入气相色谱仪，测定。供试品色谱中，应呈现与对照药材色谱保留时间相同的色谱峰。

〔检查〕 **酸值** 不得过 2.5(通则0713)。

〔贮藏〕 密封，置凉暗处。

2.檀香油质量标准

檀 香 油

本品为檀香科植物檀香 *Santalum album* L. 树干的干燥心材经水蒸气蒸馏提取的挥发油。

〔性状〕 本品为淡黄色至黄色略有黏性的澄清液体，具有檀香特有的香气。

本品在甲醇、乙醇、乙醚、三氯甲烷中易溶，溶于6倍量70%乙醇，在水中微溶。

相对密度 在25℃时应为0.944～0.984(通则0601)。

折光率 应为1.478～1.508(通则0622)。

〔鉴别〕 取本品，加无水乙醇制成每1ml含50μl的溶液，作为供试品溶液。另取檀香油对照品，加无水乙醇制成每1ml含50μl的溶液，作为对照品溶液。照薄层色谱法（通则0502)试验，吸取上述两种溶液各2μl，分别点于同一硅胶 G 薄层板上，以石油醚(60～90℃)-乙酸乙酯(19:1)为展开剂，展开，取出，晾干，喷以5%香草醛硫酸溶液，加热至斑点显色清晰，置日光下检视。供试品色谱中，在与对照品色谱相应的位置上，显相同颜色的斑点。

〔检查〕 **酸值** 不得过 3.0(通则0713)。

〔贮藏〕 密封，置凉暗处。

3.高良姜油质量标准

高 良 姜 油

本品为姜科植物高良姜 *Alpinia officinarum* Hance 的根茎经水蒸气蒸馏提取的挥发油。

〔性状〕 本品为黄色澄明液体，有特异性香气，味微苦、清凉而辛辣。

本品在甲醇、乙醇、乙醚、三氯甲烷中易溶，在水中微溶。

相对密度 应为0.873～0.913(通则0601)。

折光率 应为1.461～1.491(通则0622)。

〔鉴别〕 取本品，加无水乙醇制成每1ml含50μl的溶液，作为供试品溶液。另取高良姜对照药材 5g，照宽胸气雾剂〔鉴别〕(2)项下方法制备对照药材溶液。照薄层色谱法（通则0502)试验，吸取供试品溶液2μl、对照药材溶液5μl，分别点于同一硅胶 H 薄层板上，以石油醚(60～90℃)-乙酸乙酯(19:1)为展开剂，展开，取出，晾干，喷以5%香草醛硫酸溶

液，加热至斑点显色清晰，置日光下检视。供试品色谱中，在与对照药材色谱相应的位置上，显相同颜色的斑点。

〔检查〕 **酸值** 不得过 4.0(通则0713)。

〔贮藏〕 避光，密封，置阴凉处。

4.荜茇油质量标准

荜 茇 油

本品为胡椒科植物荜茇 *Piper longum* L. 的干燥近成熟或成熟果穗经水蒸气蒸馏提取的挥发油。

〔性状〕 本品为浅黄色至黄绿色澄明液体，有特异香气，味淡而后微辛。

本品在甲醇、乙醇、乙醚、三氯甲烷中易溶，在水中微溶。

相对密度 应为0.832～0.892(通则0601)。

折光率 应为1.480～1.500(通则0622)。

〔检查〕 **酸值** 不得过 2.5(通则0713)。

〔鉴别〕 取本品，加无水乙醇制成每1ml含10μl的溶液，作为供试品溶液。另取荜茇对照药材 5g，加水 200ml，用挥发油测定器提取挥发油，自测定器上端加入乙酸乙酯3ml，加热至微沸，并保持微沸 2 小时，放冷，分取乙酸乙酯液，作为对照药材溶液。照气相色谱法（通则0521)试验，以聚乙二醇20000(PEG-20M)为固定相的毛细管柱，柱温为程序升温，初始温度为100℃，保持 5 分钟，以每分钟 1℃ 的速率升温至115℃，分别吸取供试品溶液与对照药材溶液各0.5～1μl，注入气相色谱仪。供试品色谱中应呈现与对照药材色谱保留时间相同的色谱峰。

〔贮藏〕 避光，密封，置阴凉处。

凉解感冒合剂

Liangjie Ganmao Heji

【处方】 大青叶 206g   牛蒡子 176g
         紫荆皮 147g   荆芥 147g
         马勃 295g   薄荷 118g
         桔梗 88g

【制法】 以上七味，紫荆皮、荆芥、薄荷加水蒸馏，收集挥发油、芳香水 100ml，备用；药渣与其余大青叶等四味，加水煎煮二次，第一次 2 小时，第二次 1.5 小时，合并煎液，滤过，滤液浓缩至相对密度为 1.10～1.15(55℃)的清膏，加入挥发油、芳香水、聚山梨酯80 适量、单糖浆 200ml、甜菊糖1g、山梨酸钾2g，加水至1000ml，搅匀，滤过，灌装，灭菌，即得。

【性状】 本品为深褐色的液体，久置有少量摇之易散的沉淀；气微香，味微苦、凉。

【鉴别】 (1)取本品 50ml，加水 200ml，照挥发油测定法（通则2204)测定，自测定器上端加水使充满刻度，并溢流入烧瓶中，再加石油醚(60～90℃)2ml，加热并保持微沸 3 小时，

静置,放冷,分取石油醚层,作为供试品溶液。另取荆芥对照药材 2g,加水 100ml,同法制成对照药材溶液。再取薄荷脑对照品,加石油醚(60～90℃)制成每 1ml 含 2mg 的溶液,作为对照品溶液。照薄层色谱法(通则 0502)试验,吸取供试品溶液 5μl、对照药材溶液 5μl、对照品溶液 2μl,分别点于同一硅胶 G 薄层板上,以正己烷-乙酸乙酯(17：3)为展开剂,展开,取出,晾干,喷以香草醛-浓硫酸-乙醇(1：1：18)混合液,在 105℃加热至斑点显色清晰。供试品色谱中,在与对照药材色谱相应的位置上,显相同颜色的主斑点;在与对照品色谱相应的位置上,显相同颜色的斑点。

(2)取本品 20ml,加硅藻土 5g,混匀,置水浴上蒸干,加三氯甲烷 30ml,加热回流 1 小时,弃去三氯甲烷液,残渣挥干溶剂,加水饱和的正丁醇 40ml,加热回流 2 小时,滤过,滤液回收溶剂至干,残渣加乙醇 1ml 使溶解,作为供试品溶液。另取牛蒡子对照药材 1.2g,加三氯甲烷 10ml,同法制成对照药材溶液。照薄层色谱法(通则 0502)试验,吸取供试品溶液 1μl、对照药材溶液 2μl,分别点于同一硅胶 G 薄层板上,以三氯甲烷-甲醇-水(40：10：1)为展开剂,展开,取出,晾干,喷以稀硫酸溶液,在 110℃加热约 15 分钟。供试品色谱中,在与对照药材色谱相应的位置上,显相同颜色的斑点。

(3)取本品 10ml,加 7%硫酸乙醇-水(1：1)混合溶液 10ml,加热回流 3 小时,放冷,用三氯甲烷振摇提取二次,每次 20ml,合并三氯甲烷液,加水洗涤二次,每次 30ml,弃去洗液,三氯甲烷液用无水硫酸钠脱水,滤过,滤液回收溶剂至干,残渣加甲醇 1ml 使溶解,作为供试品溶液。另取桔梗对照药材 1g,加水 30ml,水浴加热 30 分钟,滤过,滤液浓缩至 10ml,同法制成对照药材溶液。照薄层色谱法(通则 0502)试验,吸取供试品溶液 10μl、对照药材溶液 5μl,分别点于同一硅胶 G 薄层板上,以三氯甲烷-乙醚(2：1)为展开剂,展开,取出,晾干,喷以 10%硫酸乙醇溶液,105℃加热至斑点显色清晰。供试品色谱中,在与对照药材色谱相应的位置上,显相同颜色的主斑点。

(4)取本品 10ml,低温蒸至近干,加二氯甲烷 30ml,加热回流 30 分钟,滤过,滤液低温浓缩至 1ml,作为供试品溶液。另取马勃对照药材 1g,加水 20ml,加热回流 30 分钟,滤过,滤液蒸干,同法制成对照药材溶液。照薄层色谱法(通则 0502)试验,吸取供试品溶液 20μl、对照药材溶液 5μl,分别点于同一硅胶 G 薄层板上,以环己烷-丙酮-乙醚(10：1：2)为展开剂,展开,取出,晾干,置紫外光灯(365nm)下检视。供试品色谱中,在与对照药材色谱相应的位置上,显相同颜色的荧光主斑点。

【检查】 相对密度 应不低于 1.08(通则 0601)。

pH 值 应为 4.5～6.5(通则 0631)。

其他 应符合合剂项下有关的各项规定(通则 0181)。

【含量测定】 牛蒡子 照高效液相色谱法(通则 0512)测定。

色谱条件与系统适用性试验 以十八烷基硅烷键合硅胶为填充剂;以乙腈-水(30：70)为流动相;检测波长为 280nm。

理论板数按牛蒡苷峰计算应不低于 2000。

对照品溶液的制备 取牛蒡苷对照品适量,精密称定,加甲醇制成每 1ml 含 50μg 的溶液,即得。

供试品溶液的制备 精密量取本品 1ml,加在已处理好的大孔树脂柱(大孔吸附树脂 D101 型和 D201 型以 1：1 的比例混合,湿法装柱,柱内径 1.5cm,高 15cm,用水 200ml 预洗)上,用水 100ml 洗脱,弃去洗脱液,再用乙醇 100ml 洗脱,收集洗脱液,蒸干,残渣用甲醇溶解并转移至 50ml 量瓶中,加甲醇至刻度,摇匀,滤过,取续滤液,即得。

测定法 分别精密吸取对照品溶液与供试品溶液各 5μl,注入液相色谱仪,测定,即得。

本品每 1ml 含牛蒡子以牛蒡苷($C_{27}H_{34}O_{11}$)计,不得少于 2.50mg。

大青叶 照高效液相色谱法(通则 0512)测定。

色谱条件与系统适用性试验 以十八烷基硅烷键合硅胶为填充剂;以甲醇-乙腈-水(5：4：91)为流动相,检测波长为 260nm。理论板数按腺苷峰计算应不低于 2000。

对照品溶液的制备 取腺苷对照品适量,精密称定,加水制成每 1ml 含 10μg 的溶液,即得。

供试品溶液的制备 精密量取本品 10ml,置具塞锥形瓶中,水浴蒸干,放至室温,精密加入 30%甲醇 50ml,称定重量,密塞,超声处理(功率 500W,频率 40kHz)30 分钟,放至室温,再称定重量,用 30%甲醇补足减失的重量,摇匀,滤过,取续滤液,即得。

测定法 分别精密吸取对照品溶液与供试品溶液各 10μl,注入液相色谱仪,测定,即得。

本品每 1ml 含大青叶以腺苷($C_{10}H_{13}N_5O_4$)计,不得少于 40μg。

【功能与主治】 辛凉解表、疏风清热。用于风热感冒引起的发热、恶风、头痛、鼻塞流涕、咳嗽、咽喉肿痛。

【用法与用量】 口服。一次 10ml,一日 2 次。

【注意】 (1)风寒表证忌用。(2)忌食辛辣油腻。

【规格】 每支装 10ml

【贮藏】 密封,置阴凉处。

消肿止痛酊

Xiaozhong Zhitong Ding

【处方】 木香 71g　　　　防风 71g

荆芥 71g　　　　细辛 71g

五加皮 71g　　　桂枝 71g

牛膝 71g　　　　川芎 71g

徐长卿 71g　　　白芷 106g

莪术 71g　　　　红杜仲 106g

大罗伞 152g　　　小罗伞 106g

两面针 152g　　　　　黄藤 144g

栀子 152g　　　　　　三棱 106g

沉香 49g　　　　　　　樟脑 83g

薄荷脑 83g

【制法】 以上二十一味，除樟脑、薄荷脑外，其余木香等十九味粉碎成粗粉，用 53％乙醇作溶剂，浸渍 28 小时后，缓缓渗漉，收集漉液 8700ml，另器保存；取樟脑、薄荷脑加适量乙醇使溶解，与上述漉液混匀，加 53％乙醇至 10000ml，混匀，静置，滤过，即得。

【性状】 本品为黄褐色的澄清液体；气芳香，味辛、苦。

【鉴别】 (1)取本品 50ml，置水浴上蒸至近干，加硅藻土 3g，研匀，加石油醚(60～90℃)40ml，超声处理 30 分钟，滤过，药渣备用。滤液蒸干，残渣加乙酸乙酯 1ml 使溶解，作为供试品溶液。另取木香对照药材、川芎对照药材各 1g，分别加石油醚(60～90℃)10ml，超声处理 10 分钟，滤过，滤液作为对照药材溶液。照薄层色谱法(通则 0502)试验，吸取上述三种溶液各 2～5μl，分别点于同一硅胶 G 薄层板上，以甲苯-乙酸乙酯(10：1)为展开剂，展开，取出，晾干，置紫外光灯(365nm)下检视。供试品色谱中，在与川芎对照药材色谱相应的位置上，显相同颜色的荧光斑点；再喷以香草醛-硫酸-乙醇溶液(0.5：2：8)，在 105℃加热至斑点显色清晰。供试品色谱中，在与木香对照药材色谱相应的位置上，显相同颜色的斑点。

(2)取〔鉴别〕(1)项下的备用药渣，挥尽石油醚，加乙酸乙酯 40ml，加热回流 1 小时，放冷，滤过，滤液蒸干，残渣加甲醇 1ml 使溶解，作为供试品溶液。另取栀子对照药材 1g，同法制成对照药材溶液。再取栀子苷对照品，加甲醇制成每 1ml 含 1mg 的溶液，作为对照品溶液。照薄层色谱法(通则 0502)试验，吸取上述三种溶液各 2～5μl，分别点于同一硅胶 G 薄层板上，以三氯甲烷-甲醇(3：1)为展开剂，展开，取出，晾干，喷以 10％硫酸乙醇溶液，在 105℃加热至斑点显色清晰。供试品色谱中，在与对照药材色谱和对照品色谱相应的位置上，显相同颜色的斑点。

【检查】 **总固体** 精密量取本品 20ml，置已干燥至恒重的蒸发皿中，于水浴上蒸干，在 105℃干燥 3 小时，移至干燥器中，冷却 30 分钟，迅速精密称定重量，遗留残渣不得少于 2.0％。

乙醇量 应为 47％～57％(通则 0711)。

其他 应符合酊剂项下有关的各项规定(通则 0120)。

【含量测定】 **黄藤** 照高效液相色谱法(通则 0512)测定。

色谱条件与系统适用性试验 以十八烷基硅烷键合硅胶为填充剂；以乙腈-0.4％磷酸溶液(22：78)为流动相；检测波长为 345nm。理论板数按盐酸巴马汀峰计算应不低于 4000。

对照品溶液的制备 取盐酸巴马汀对照品适量，精密称定，加甲醇制成每 1ml 含 40μg 的溶液，即得。

供试品溶液的制备 精密量取本品 5ml，精密加入盐酸-甲醇(1：100)混合溶液 5ml，密塞，称定重量，超声处理(功率

320W，频率 40kHz)15 分钟，放冷，再称定重量，用盐酸-甲醇(1：100)混合溶液补足减失的重量，摇匀，滤过，取续滤液，即得。

测定法 分别精密吸取对照品溶液与供试品溶液各 10μl，注入液相色谱仪，测定，即得。

本品每 1ml 含黄藤以盐酸巴马汀($C_{21}H_{22}NO_4 \cdot HCl$)计，不得少于 56μg。

樟脑、薄荷脑 照气相色谱法(通则 0521)测定。

色谱条件与系统适用性试验 聚乙二醇 20000(PEG-20M)毛细管柱(柱长为 30m，内径为 0.53mm，膜厚度为 1μm)；柱温为程序升温，初始温度为 120℃，保持 2 分钟，以每分钟 3℃的速率升温至 180℃，保持 3 分钟。理论板数按樟脑峰计算应不低于 20000。

校正因子测定 取萘适量，加乙醇制成每 1ml 含 6mg 的溶液，作为内标溶液。另取樟脑对照品 25mg、薄荷脑对照品 25mg，精密称定，置同一 25ml 量瓶中，精密加入内标溶液 2ml，加稀乙醇溶解并稀释至刻度，摇匀，吸取 1μl，注入气相色谱仪，测定，计算校正因子。

测定法 精密量取本品 3ml，置 25ml 量瓶中，精密加入内标溶液 2ml，加稀乙醇至刻度，摇匀。吸取 1μl，注入气相色谱仪，测定，即得。

本品每 1ml 含樟脑($C_{10}H_{16}O$)应为 6.7～10.0mg；含薄荷脑($C_{10}H_{20}O$)应为 6.2～10.4mg。

【功能与主治】 舒筋活络，消肿止痛。用于跌打扭伤，风湿骨痛，无名肿毒及腮腺炎肿痛。用于治疗手、足、耳部位的 I 度冻疮(急性期)，症见局部皮肤肿胀、瘙痒、疼痛。

【用法与用量】 外用，擦患处。口服，一次 5～10ml，一日 1～2 次；必要时饭前服用。用于冻疮：外用，擦患处，待自然干燥后，再涂搽一遍，一日 2 次，疗程 7 天。

【注意】 (1)偶见局部刺痛。(2)孕妇禁用。(3)对本品过敏者禁用。(4)破损皮肤禁用。(5)对乙醇过敏者禁用。(6)过敏体质或对多种药物过敏者慎用。

【贮藏】 密封，置阴凉处。

消炎止咳片

Xiaoyan Zhike Pian

【处方】　胡颓子叶 167g　　　　桔梗 125g

太子参 167g　　　　　百部 83g

罂粟壳 10g　　　　　　麻黄 21g

黄荆子 104g　　　　　南沙参 31g

穿心莲 104g

【制法】 以上九味，太子参、桔梗、百部加水煎煮三次，第一次 4 小时，第二次 3 小时，第三次 2 小时；合并煎液，滤过；胡颓子叶加水煎煮 4 小时，滤过，与上述滤液合并，浓缩成清膏；其余麻黄等五味粉碎成细粉，过筛，混匀，与上述清膏混

合,搅匀,加辅料适量,制成颗粒,干燥,压制成 1000 片,包糖衣或薄膜衣,即得。

【性状】 本品为糖衣片或薄膜衣片,除去包衣后显污绿色至棕褐色;气微,味苦。

【鉴别】 (1)取本品,置显微镜下观察:果皮内表皮细胞表面观长多角形、长方形或长条形,直径 20～65μm;垂周壁厚,纹孔及孔沟明显(罂粟壳)。纤维表面有多数微小草酸钙砂晶或方晶,形成嵌晶纤维(麻黄)。非腺毛 1～3 个细胞,具壁疣(黄荆子)。

(2)取本品 1 片,糖衣片除去糖衣,研细,加乙醇 15ml,超声处理15 分钟,滤过,滤液蒸干,残渣加乙醇 2ml 使溶解,作为供试品溶液。另取桔梗对照药材 0.2g,加乙醇 10ml,同法制成对照药材溶液。照薄层色谱法(通则 0502)试验,吸取上述两种溶液各 2μl,分别点于同一硅胶 G 薄层板上,以正丁醇-冰醋酸-水(4:1.5:1.5)为展开剂,展开,取出,晾干,喷以 10%硫酸乙醇溶液,在 105℃加热至斑点显色清晰。供试品色谱中,在与对照药材色谱相应的位置上,显相同颜色的斑点。

(3)取黄荆子对照药材 0.1g,加乙醇 15ml,超声处理15 分钟,滤过,滤液蒸干,残渣加乙醇 2ml 使溶解,作为对照药材溶液。照薄层色谱法(通则 0502)试验,吸取〔鉴别〕(2)项下的供试品溶液及上述对照药材溶液各 3μl,分别点于同一硅胶 G 薄层板上,以乙酸丁酯-甲醇-水(3:1:1)的上层溶液为展开剂,展开,取出,晾干,置紫外光灯(365nm)下检视。供试品色谱中,在与对照药材色谱相应的位置上,显相同颜色的荧光主斑点。

(4)在〔含量测定〕麻黄、罂粟壳项下的色谱图中,供试品色谱中应呈现与吗啡、盐酸麻黄碱、盐酸伪麻黄碱、磷酸可待因与盐酸罂粟碱对照品保留时间相对应的色谱峰。

(5)在〔含量测定〕穿心莲项下的色谱图中,供试品色谱中应呈现与穿心莲内酯、脱水穿心莲内酯对照品保留时间相对应的色谱峰。

【检查】 应符合片剂项下有关的各项规定(通则 0101)。

【含量测定】 麻黄、罂粟壳 照高效液相色谱法(通则 0512)测定。

色谱条件与系统适用性试验 以十八烷基硅烷键合硅胶为填充剂;以乙腈为流动相 A,以 0.1%磷酸溶液为流动相 B,按下表中的规定进行梯度洗脱;吗啡、盐酸麻黄碱、盐酸伪麻黄碱、磷酸可待因的检测波长为 210nm,盐酸罂粟碱的检测波长为251nm;柱温为 30℃。理论板数按吗啡峰计算应不低于 6000。

时间(分钟)	流动相 A(%)	流动相 B(%)
0～25	4	96
25～35	4→10	96→90
35～45	10→20	90→80
45～55	20	80
55～60	20→25	80→75
60～70	25	75

对照品溶液的制备 取吗啡对照品、磷酸可待因对照品、盐酸罂粟碱对照品、盐酸麻黄碱对照品、盐酸伪麻黄碱对照品适量,精密称定,分别加甲醇制成每 1ml 含吗啡 0.1mg、磷酸可待因 0.01mg、盐酸罂粟碱 0.01mg、盐酸麻黄碱 0.2mg、盐酸伪麻黄碱 0.1mg 的对照品储备液,分别精密量取吗啡对照品储备液 2ml、盐酸麻黄碱对照品储备液 5ml、盐酸伪麻黄碱对照品储备液 5ml、磷酸可待因对照品储备液 3ml、盐酸罂粟碱对照品储备液 3ml,置同一 50ml 量瓶中,加乙腈-浓氨溶液(95:5)混合溶液,稀释至刻度,摇匀,即得(每 1ml 含吗啡 4μg、磷酸可待因 0.6μg、盐酸罂粟碱 0.6μg、盐酸麻黄碱 20μg、盐酸伪麻黄碱 10μg)。

供试品溶液的制备 取本品 10 片,除去包衣,精密称定,研细,取约 1g,精密称定,置具塞锥形瓶中,精密加入 0.1mol/L 盐酸溶液 50ml,密塞,称定重量,加热回流 1 小时,放冷,再称定重量,用 0.1mol/L 盐酸溶液补足减失的重量,摇匀,离心(每分钟 4000 转)5 分钟,取上清液,滤过,精密量取续滤液25ml,加在固相萃取柱(以混合型阳离子交换反相吸附剂为填充剂,150mg,6ml,用甲醇、水各 6ml 预洗)上,依次用 0.1mol/L 盐酸溶液、甲醇各 6ml 洗脱,弃去洗脱液,继用新制的乙腈-浓氨试液(95:5)混合溶液 10ml 洗脱,收集洗脱液置10ml 量瓶中,加上述混合溶液稀释至刻度,摇匀,即得。

测定法 分别精密吸取对照品溶液与供试品溶液各 15μl,注入液相色谱仪,测定,即得。

本品每片含罂粟壳以吗啡($C_{17}H_{19}NO_3$)计,应为 5～45μg;以吗啡($C_{17}H_{19}NO_3$)、磷酸可待因($C_{18}H_{21}NO_3 \cdot H_3PO_4$)、盐酸罂粟碱($C_{20}H_{21}NO_4 \cdot HCl$)的总量计,应为 6～60$\mu$g;含麻黄以盐酸麻黄碱($C_{10}H_{15}NO \cdot HCl$)与盐酸伪麻黄碱($C_{10}H_{15}NO \cdot HCl$)的总量计,不得少于 0.10mg。

穿心莲 照高效液相色谱法(通则 0512)测定。

色谱条件与系统适用性试验 以十八烷基硅烷键合硅胶为填充剂;以乙腈为流动相 A,以水为流动相 B,按下表中的规定进行梯度洗脱;检测波长为 251nm;柱温为 30℃。理论板数按穿心莲内酯峰计算应不低于10000。

时间(分钟)	流动相 A(%)	流动相 B(%)
0～10	20	80
10～20	20→25	80→75
20～30	25	75
30～40	25→35	75→65
40～55	35	65

对照品溶液的制备 取穿心莲内酯对照品、脱水穿心莲内酯对照品适量,精密称定,加甲醇制成每 1ml 含穿心莲内酯 60μg、脱水穿心莲内酯 20μg 的混合溶液,即得。

供试品溶液的制备 取本品 10 片,除去包衣,精密称定,研细,取约 0.5g,精密称定,置具塞锥形瓶中,精密加入甲醇25ml,密塞,称定重量,加热回流 30 分钟,放冷,再称定重量,用甲醇补足减失的重量,摇匀,滤过,取续滤液,即得。

测定法　分别精密吸取对照品溶液与供试品溶液各 10μl，注入液相色谱仪，测定，即得。

本品每片含穿心莲以穿心莲内酯（$C_{20}H_{30}O_5$）和脱水穿心莲内酯（$C_{20}H_{28}O_4$）的总量计，不得少于 0.65mg。

【注意】　儿童禁服；孕妇忌服；不宜常服。

【功能与主治】　消炎，镇咳，化痰，定喘。用于咳嗽痰多，胸满气逆。气管炎见上述证候者。

【用法与用量】　口服。一次 2 片，一日 3 次。

【规格】　（1）糖衣片（片心重 0.3g、0.4g）

（2）薄膜衣片（每片重 0.3g、0.31g、0.35g、0.41g、0.42g）

【贮藏】　密封。

消炎止痛膏

Xiaoyan Zhitong Gao

【处方】　颠茄流浸膏 200g　　樟脑 80g
冰片 100g　　　　　　薄荷脑 280g
麝香草酚 68g　　　　　盐酸苯海拉明 16g
水杨酸甲酯 60g　　　　桉油 40g

【制法】　以上八味，混匀；另取橡胶 820g、氧化锌 960g、松香 600g、羊毛脂 100g，制成基质，再加入上述颠茄流浸膏与樟脑等八味，搅匀，制成涂料，进行涂膏，切段，盖衬，切成小块，即得。

【性状】　本品为淡黄色的片状橡胶膏；气芳香。

【鉴别】　（1）取本品 10 片〔规格（1）〕，或 5 片〔规格（2）〕，除去盖衬，剪成小块，置 250ml 烧瓶中，加乙醇 100ml，加热回流 1 小时，取乙醇液，浓缩至约 2ml，加 5% 硫酸溶液 20ml，搅拌，滤过，滤液加氨试液使成碱性，用三氯甲烷振摇提取 2 次（30ml，20ml），合并三氯甲烷液，蒸干，残渣加无水乙醇 1ml 使溶解，作为供试品溶液。另取硫酸天仙子胺对照品，加无水乙醇制成每 1ml 含 2mg 的溶液，作为对照品溶液。照薄层色谱法（通则 0502）试验，吸取上述供试品及对照品溶液各 10～20μl，分别点于同一硅胶 G 薄层板上，以丙酮-水-浓氨试液（90：7：3）为展开剂，展开，取出，晾干，在 100～105℃干燥 5～10 分钟，趁热喷以稀碘化铋钾试液。供试品色谱中，在与硫酸天仙子胺对照品色谱相应的位置上，显相同颜色的斑点。

（2）取本品 4 片〔规格（1）〕或 2 片〔规格（2）〕，除去盖衬，剪成小块，置 500ml 圆底烧瓶中，加水 200ml，照挥发油测定法（通则 2204）测定，自测定器上端加水使充满刻度部分，并溢流入烧瓶中为止，再加乙酸乙酯 5ml，加热至沸腾，并保持微沸 1 小时，放冷，分取乙酸乙酯层，置 25ml 量瓶中，加乙酸乙酯至刻度，摇匀，作为供试品溶液。取樟脑对照品、冰片对照品、薄荷脑对照品、麝香草酚对照品和水杨酸甲酯对照品适量，加乙酸乙酯制成每 1ml 含樟脑 0.2mg、冰片 1.2mg、薄荷脑 2.5mg、麝香草酚 1mg 和水杨酸甲酯 1mg 的混合溶液，作

为对照品溶液。照气相色谱法（通则 0521）试验，以聚乙二醇 20000（PEG-20M）为固定相的毛细管柱（柱长为 30m，内径为 0.32mm，膜厚度为 0.25μm）；柱温为程序升温：初始温度 90℃，保持 5 分钟后，以每分钟 5℃ 的速率升温至 170℃，保持 10 分钟，进样口温度 200℃，检测器温度 250℃，分流比 2：1。分别吸取对照品溶液与供试品溶液各 1μl，注入气相色谱仪，测定。供试品色谱中，应呈现与对照品色谱峰保留时间相同的色谱峰。

【检查】　阿托品　取硫酸天仙子胺对照品、硫酸阿托品对照品，分别加无水乙醇制成每 1ml 各含 2mg 的溶液，作为对照品溶液。照薄层色谱法（通则 0502）试验，吸取上述对照品溶液及〔鉴别〕（1）项下供试品溶液各 10～20μl，分别点于同一硅胶 G 薄层板上，以丙酮-水-浓氨试液（90：7：3）为展开剂，展开，取出，晾干，在 100～105℃干燥 5～10 分钟，趁热依次喷以稀碘化铋钾试液及 10% 亚硝酸钠溶液（临用新配），放置 5～10 分钟。供试品色谱中，在与硫酸天仙子胺对照品相应位置上的斑点应由棕色变为红棕色，不得出现与硫酸阿托品相同的灰蓝色斑点。

含膏量　取本品，用乙醚作溶剂，依法检查（通则 0122 第一法）。每 100cm² 中含膏量应为 1.5～1.9g。

黏附性　取本品（剪成 4.0cm×5cm）5 片，作为供试品。照贴膏剂黏附力测定法（通则 0952 第二法）测定，取供试品固定于试验板表面，加载 1000g 砝码，30 分钟后取出，测量供试品在试验板上的位移值，即得。

本品平均位移值不得大于 5mm。

其他　应符合贴膏剂项下有关的各项规定（通则 0122）。

【功能与主治】　消炎，活血，镇痛。用于神经性疼痛，关节痛，头痛等。

【用法与用量】　外用，贴于患处。一次 1～2 片，一日 1～2 次。

【注意】　孕妇慎用。

【规格】　（1）4.0cm×6.5cm　　（2）7.0cm×10.0cm

【贮藏】　密封，置阴凉处。

消炎利胆片

Xiaoyan Lidan Pian

【处方】　穿心莲 868g　　　　溪黄草 868g
苦木 868g

【制法】　以上三味，穿心莲、苦木用 80%～85% 乙醇加热提取二次，每次 2 小时，提取液滤过，滤液合并，回收乙醇并浓缩成稠膏；溪黄草加水煎煮二次，煎液滤过，滤液合并，浓缩至相对密度为 1.20～1.25（55～60℃），加五倍量 70% 乙醇，搅匀，静置 24 小时，滤过，滤液回收乙醇并浓缩至适量，与上述稠膏合并，混匀，干燥，加适量辅料，混匀，制成颗粒，干燥，

压制成 1000 片或 500 片,包糖衣或薄膜衣,即得。

【性状】 本品为糖衣片或薄膜衣片,除去包衣后显灰绿色至褐绿色;味苦。

【鉴别】 (1)取本品 1 片,除去包衣,研细,取 0.2g,加乙醇 30ml,超声处理 30 分钟,滤过,滤液浓缩至 5ml,作为供试品溶液。另取穿心莲对照药材 1g,同法制成对照药材溶液。再取穿心莲内酯对照品、脱水穿心莲内酯对照品,加甲醇制成每 1ml 各含 1mg 的混合溶液,作为对照品溶液。照薄层色谱法(通则 0502)试验,吸取供试品溶液及对照药材溶液各 1μl,对照品溶液 3μl,分别点于同一硅胶 GF$_{254}$ 薄层板上,以三氯甲烷-乙酸乙酯-甲醇(4:3:0.4)为展开剂,展开,取出,晾干,置紫外光灯(254nm)下检视。供试品色谱中,在与对照药材色谱和对照品色谱相应的位置上,显相同颜色的斑点。

(2)取本品 2 片,除去包衣,研细,取 0.5g,加水 50ml,加热回流 30 分钟,放冷,离心,取上清液,用乙酸乙酯振摇提取 2 次,每次 40ml,合并乙酸乙酯液,回收溶剂至干,残渣加甲醇 2ml 使溶解,作为供试品溶液。另取溪黄草对照药材 0.2g,同法制成对照药材溶液。照薄层色谱法(通则 0502)试验,吸取上述两种溶液各 2～5μl,分别点于同一硅胶 GF$_{254}$ 薄层板上,以三氯甲烷-丁酮-乙酸乙酯-甲酸(10:1.5:3:0.5)为展开剂,展开,取出,晾干,置紫外光灯(365nm)下检视。供试品色谱中,在与对照药材色谱相应的位置上,显相同颜色的荧光斑点。

(3)取苦木对照药材 0.1g,照〔鉴别〕(2)项下供试品溶液的制备方法操作,残渣加甲醇 5ml 使溶解,作为对照药材溶液。照薄层色谱法(通则 0502)试验,吸取〔鉴别〕(2)项下的供试品溶液 3μl 及上述对照药材溶液 1μl,分别点于同一硅胶 G 薄层板上,以三氯甲烷-乙酸乙酯-甲酸(4:1:0.1)为展开剂,展开,取出,晾干,置紫外光灯(365nm)下检视。供试品色谱中,在与对照药材色谱相应的位置上,显相同颜色的荧光斑点。

【检查】 应符合片剂项下有关的各项规定(通则 0101)。

【浸出物】 取本品 20 片,除去包衣,研细,取约 2g,精密称定,精密加入无水乙醇 100ml,依法(通则 2201 醇溶性浸出物测定法——热浸法)测定。按干燥品计不得少于 36%。

【含量测定】 照高效液相色谱法(通则 0512)测定。

色谱条件与系统适用性试验 以十八烷基硅烷键合硅胶为填充剂;以甲醇-水(55:45)为流动相;穿心莲内酯检测波长为 225nm;脱水穿心莲内酯检测波长为 254nm。理论板数按脱水穿心莲内酯峰计算均应不低于 2000。

对照品溶液的制备 取穿心莲内酯对照品和脱水穿心莲内酯对照品适量,精密称定,加 50%甲醇制成每 1ml 含穿心莲内酯 80μg、脱水穿心莲内酯 0.20mg 的溶液,摇匀,即得。

供试品溶液的制备 取本品 10 片,除去包衣,精密称定,研细,取约 0.3g,精密称定,置具塞锥形瓶中,精密加入 70%乙醇 50ml,密塞,称定重量,超声处理(功率 250W,频率 40kHz)30 分钟,放冷,再称定重量,用 70%乙醇补足减失的重量,摇匀,滤过。精密量取续滤液 5ml,置中性氧化铝柱(200～300 目,4g,内径为 1.5cm)上,用 70%乙醇 30ml 洗脱,收集洗脱液,蒸至近干,加甲醇使溶解,转移至 5ml 量瓶中,加甲醇稀释至刻度,摇匀,滤过,取续滤液,即得。

测定法 分别精密吸取对照品溶液与供试品溶液各 10μl,注入液相色谱仪,测定,即得。

本品每片含穿心莲以穿心莲内酯(C$_{20}$H$_{30}$O$_5$)和脱水穿心莲内酯(C$_{20}$H$_{28}$O$_4$)的总量计,小片和糖衣片不得少于 5.0mg;大片不得少于 10.0mg。其中,每片含穿心莲内酯(C$_{20}$H$_{30}$O$_5$),小片和糖衣片不得少于 3.5mg;大片不得少于 7.0mg。

【功能与主治】 清热,祛湿,利胆。用于肝胆湿热所致的胁痛、口苦;急性胆囊炎、胆管炎见上述证候者。

【用法与用量】 口服。一次 6 片〔规格(1)、规格(3)〕或 3 片〔规格(2)〕,一日 3 次。

【注意】 服药期间忌烟酒及油腻厚味食物。

【规格】 (1)薄膜衣小片(0.26g,相当于饮片 2.6g)
(2)薄膜衣大片(0.52g,相当于饮片 5.2g)
(3)糖衣片(片心重 0.25g,相当于饮片 2.6g)

【贮藏】 密封。

消炎退热颗粒
Xiaoyan Tuire Keli

【处方】 大青叶 400g   蒲公英 400g
紫花地丁 150g   甘草 50g

【制法】 以上四味,加水煎煮二次,每次 2 小时,煎液滤过,滤液合并,浓缩至相对密度为 1.25～1.30(80℃),加 3 倍量乙醇,搅拌,静置 24 小时,滤过,滤液浓缩至相对密度为 1.20(80℃),加蔗糖 950g 及淀粉适量,制成颗粒,干燥,制成 1000g;或加淀粉适量,制成 300g,即得。

【性状】 本品为黄棕色至棕褐色的颗粒;味甜、微苦。

【鉴别】 (1)取本品 20g 或 6g(无蔗糖),加水 50ml 使溶解,用乙醚振摇提取 2 次,每次 30ml,合并乙醚液,挥干,残渣加甲醇 0.5ml 使溶解,作为供试品溶液。另取靛玉红对照品,加乙醚制成每 1ml 含 0.5mg 的溶液,作为对照品溶液。照薄层色谱法(通则 0502)试验,吸取上述两种溶液各 10μl,分别点于同一硅胶 G 薄层板上,以甲苯-丙酮(4:1)为展开剂,展开,取出,晾干。供试品色谱中,在与对照品色谱相应的位置上,显相同颜色的斑点。

(2)取秦皮乙素对照品,加甲醇制成每 1ml 含 0.5mg 的溶液,作为对照品溶液。照薄层色谱法(通则 0502)试验,吸取〔鉴别〕(1)项下的供试品溶液与上述对照品溶液各 2～5μl,分别点于同一硅胶 G 薄层板上,以甲苯-乙酸乙酯-甲酸(5:3:1)的上层溶液为展开剂,展开,取出,晾干,置紫外光灯(365nm)下检视。供试品色谱中,在与对照品色谱相应的位置上,显相同颜色的荧光斑点。

(3)取甘草对照药材 1g,加水 50ml,煎煮 30 分钟,放冷,滤过,滤液按〔鉴别〕(1)项下供试品溶液制备方法制成对照药材溶液。照薄层色谱法(通则 0502)试验,吸取〔鉴别〕(1)项下的供试品溶液及上述对照药材溶液各 10μl,分别点于同一硅胶 G 薄层板上,以甲苯-乙酸乙酯-冰醋酸(14∶4∶0.5)为展开剂,展开,取出,晾干,喷以 10%硫酸乙醇溶液,在 105℃加热至斑点显色清晰。供试品色谱中,在与对照药材色谱相应的位置上,显两个或两个以上相同颜色的斑点。

【检查】 应符合颗粒剂项下有关的各项规定(通则 0104)。

【含量测定】 照高效液相色谱法(通则 0512)测定。

色谱条件与系统适用性试验 以十八烷基硅烷键合硅胶为填充剂;以甲醇-水-冰醋酸(20∶80∶0.5)为流动相;检测波长为 353nm。理论板数按秦皮乙素峰计算应不低于 3000。

对照品溶液的制备 取秦皮乙素对照品适量,精密称定,加甲醇制成每 1ml 含 10μg 的溶液,即得。

供试品溶液的制备 取装量差异项下的本品,研细,取 2g 或 0.6g(无蔗糖),精密称定,置具塞锥形瓶中,精密加入甲醇 25ml,密塞,称定重量,超声处理(功率 320W,频率 40kHz)30 分钟,放冷,再称定重量,用甲醇补足减失的重量,摇匀,滤过,取续滤液,即得。

测定法 分别精密吸取对照品溶液与供试品溶液各 10μl,注入液相色谱仪,测定,即得。

本品每袋含紫花地丁以秦皮乙素($C_9H_6O_4$)计,不得少于 0.30mg。

【功能与主治】 清热解毒,凉血消肿。用于外感热病、热毒壅盛证,症见发热头痛、口干口渴、咽喉肿痛;上呼吸道感染见上述证候者,亦用于疮疖肿痛。

【用法与用量】 口服。一次 1 袋,一日 4 次。

【注意】 服药期间忌辛辣。

【规格】 每袋装 (1)3g(无蔗糖) (2)10g

【贮藏】 密封。

消咳喘胶囊

Xiaokechuan Jiaonang

【处方】 满山红 1000g

【制法】 取满山红,加 40%乙醇约 5000ml,密闭,温浸(30～40℃)7 日,每日搅拌 2～3 次,滤过,药渣压榨,榨出液与滤液合并,静置,滤过,滤液回收乙醇,喷雾干燥,粉末加淀粉适量,混匀,装入胶囊或混匀,制成颗粒,装入胶囊,制成 1000 粒,即得。

【性状】 本品为硬胶囊,内容物为棕黄色至棕褐色的颗粒及粉末;气微,味苦、涩。

【鉴别】 取本品内容物 1g,研细,加乙醇 20ml,超声处理 20 分钟,滤过,滤液蒸干,残渣加 40%乙醇,分三次置水浴上加热溶解,每次 10ml,趁热滤过,合并滤液,蒸去乙醇,水溶液加乙醚振摇提取 2 次,每次 15ml,合并乙醚液,挥干,残渣加甲醇 1ml 使溶解,作为供试品溶液。另取满山红对照药材 2g,加 40%乙醇 40ml,超声处理 15 分钟,滤过,滤液蒸去乙醇,加水至 30ml,用乙醚振摇提取 2 次,每次 20ml,合并乙醚液,挥干,残渣加甲醇 1ml 使溶解,作为对照药材溶液。再取杜鹃素对照品,加甲醇制成每 1ml 含 1mg 的溶液,作为对照品溶液。照薄层色谱法(通则 0502)试验,吸取上述三种溶液各 5μl,分别点于同一硅胶 G 薄层板上,以甲苯-乙酸乙酯-甲酸(7∶2∶0.5)为展开剂,置用展开剂饱和 15 分钟的展开缸内,展开,取出,晾干,喷以三氯化铝试液,在 105℃加热至斑点显色清晰,置紫外光灯(365nm)下检视。供试品色谱中,在与对照药材色谱和对照品色谱相应的位置上,显相同颜色的荧光斑点。

【检查】 应符合胶囊剂项下有关的各项规定(通则 0103)。

【浸出物】 取本品内容物约 3g,精密称定,照醇溶性浸出物测定法(通则 2201)项下的热浸法测定,用乙醇作溶剂,不得少于 15.0%。

【含量测定】 总黄酮

对照品溶液的制备 取芦丁对照品适量,精密称定,加 60%乙醇制成每 1ml 含 60μg 的溶液,即得。

标准曲线的制备 精密量取对照品溶液 0.5ml、1.0ml、2.0ml、3.0ml、4.0ml 与 5.0ml,分别置 10ml 量瓶中,各加 0.1mol/L 三氯化铝溶液 2ml,1mol/L 醋酸钾溶液 3ml,加 60%乙醇稀释至刻度,放置 30 分钟,以相应的试剂为空白,照紫外-可见分光光度法(通则 0401)试验,在 420nm 波长处测定吸收度,以吸收度为纵坐标、浓度为横坐标,绘制标准曲线。

测定法 取装量差异项下的本品内容物,混匀,研细,取约 0.2g,精密称定,精密加入 60%乙醇 50ml,称定重量,超声处理 30 分钟(功率 250W,频率 33kHz),放冷,再称定重量,用 60%乙醇补足减失的重量,摇匀,滤过,弃去初滤液,精密量取续滤液 1ml,置 10ml 量瓶中,照标准曲线制备项下的方法,自"加 0.1mol/L 三氯化铝溶液"起,依法测定吸收度,另精密量取续滤液 1ml,置 10ml 量瓶中,加 60%乙醇至 10ml 作空白,从标准曲线上读出供试品溶液中相当于芦丁的量,计算,即得。

本品每粒含总黄酮以芦丁($C_{27}H_{30}O_{16}$)计,不得少于 10.0mg。

杜鹃素 高效液相色谱法(通则 0512)测定。

色谱条件与系统适用性试验 以十八烷基硅烷键合硅胶为填充剂;甲醇-水(60∶40)为流动相;检测波长为 295nm。理论板数按杜鹃素峰计算应不低于 3000。

对照品溶液的制备 取杜鹃素对照品适量,精密称定,加甲醇制成每 1ml 含 20μg 的溶液,即得。

供试品溶液的制备 取装量差异项下的本品内容物,混匀,研细,取约 0.5g,精密称定,精密加入 80％甲醇 50ml,称定重量,超声处理 30 分钟(功率 250W,频率 33kHz),放冷,再称定重量,用 80％甲醇补足减失的重量,摇匀,滤过,取续滤液,即得。

测定法 分别精密吸取对照品溶液与供试品溶液各 10μl,注入液相色谱仪,测定,即得。

本品每粒含满山红以杜鹃素($C_{17}H_{16}O_5$)计,不得少于 0.25mg。

【功能与主治】 止咳,祛痰,平喘。用于寒痰阻肺所致的咳嗽气喘、咯痰色白;慢性支气管炎见上述证候者。

【用法与用量】 口服。一次 2 粒;一日 3 次,小儿酌减。

【注意】 偶见口干、恶心、呕吐及头晕等,一般 1～3 日后可自行消失。

【规格】 每粒装 0.35g

【贮藏】 密封,置阴凉干燥处。

消咳喘糖浆

Xiaokechuan Tangjiang

【处方】 满山红 200g

【制法】 含醇糖浆 取满山红,加 40％乙醇 950ml,密闭,温浸(30～40℃)7 日,每日搅拌 2～3 次,滤过,药渣压榨,榨出液与滤液合并,静置,滤过,加蔗糖 350g,加热搅拌使溶解,煮沸 30 分钟,冷却至 30℃,加 40％乙醇至 1000ml,混匀,静置,滤过,即得。

无醇糖浆 取满山红,加 40％乙醇 950ml 及 1.9ml 聚乙二醇 400,密闭,温浸(30～40℃)7 日,每日搅拌 2～3 次,滤过,药渣压榨,榨出液与滤液合并,回收乙醇,静置,滤过,加蔗糖 600g,加热搅拌使溶解,煮沸 30 分钟,冷却至 30℃,加入山梨酸钾 3g、薄荷脑 0.1g,搅拌使溶解,加水至 1000ml,混匀,静置,滤过,即得。

【性状】 本品为红褐色的液体;气香,味甜、辛、苦。

【鉴别】 取本品 25ml,加乙醚振摇提取 2 次,每次 15ml,合并乙醚液,蒸干,残渣分 3 次加 40％乙醇各 10ml,加热溶解,趁热滤过,合并滤液,蒸去乙醇,水溶液加乙醚振摇提取 2 次,每次 15ml,合并乙醚液,蒸干,残渣加三氯甲烷 1ml 使溶解,作为供试品溶液。另取满山红对照药材 5g,加乙醚 50ml,超声处理 15 分钟,滤过,滤液蒸干,残渣加 40％乙醇 30ml,同法制成对照药材溶液。照薄层色谱法(通则 0502)试验,吸取上述两种溶液各 5μl,分别点于同一硅胶 G 薄层板上,以正己烷-乙酸乙酯-甲醇(5：5：0.2)为展开剂,展开,取出,晾干,置紫外光灯(365nm)下检视。供试品色谱中,在与对照药材色谱相应的位置上,显相同颜色的荧光斑点。

【检查】 乙醇量 取本品含醇糖浆,依法测定(通则 0711),含乙醇量应为 20％～28％。

相对密度 应不低于 1.08(通则 0601)。

其他 应符合糖浆剂项下有关的各项规定(通则 0116)。

【含量测定】 总黄酮

对照品溶液的制备 取芦丁对照品适量,精密称定,加 60％乙醇制成每 1ml 含芦丁 60μg 的溶液,即得。

标准曲线的制备 精密量取对照品溶液 0.5ml、1ml、2ml、3ml、4ml 与 5ml,分别置 10ml 量瓶中,各加 0.1mol/L 三氯化铝溶液 2ml、1mol/L 醋酸钾溶液 3ml,加 60％乙醇至刻度,摇匀,放置 30 分钟;以相应试剂为空白。照紫外-可见分光光度法(通则 0401),在 420nm 波长处测定吸光度,以吸光度为纵坐标、浓度为横坐标,绘制标准曲线。

测定法 精密量取本品 2ml,置 50ml 量瓶中,加 60％乙醇至刻度,摇匀,精密量取 1ml,置 10ml 量瓶中,照标准曲线的制备项下的方法,自"加 0.1mol/L 三氯化铝溶液"起依法操作,制成供试品溶液。另精密量取本品 2ml,置 50ml 量瓶中,加 60％乙醇稀释至刻度,精密量取 1ml,置 10ml 量瓶中,加 60％乙醇至刻度,摇匀,作空白,依法测定吸光度,从标准曲线上读出供试品溶液中芦丁的重量,计算,即得。

本品每 1ml 含总黄酮以芦丁($C_{27}H_{30}O_{16}$)计,不得少于 2.0mg。

杜鹃素 照高效液相色谱法(通则 0512)测定。

色谱条件与系统适用性试验 以十八烷基硅烷键合硅胶为填充剂;以甲醇-水(60：40)为流动相;检测波长为 295nm。理论板数按杜鹃素峰计算应不低于 3000。

对照品溶液的制备 取杜鹃素对照品适量,精密称定,加甲醇制成每 1ml 含 10μg 的溶液,即得。

供试品溶液的制备 精密量取本品 3ml,置 25ml 量瓶中,加甲醇至刻度,摇匀,滤过,取续滤液,即得。

测定法 分别精密吸取对照品溶液与供试品溶液各 20μl,注入液相色谱仪,测定,即得。

本品每 1ml 含满山红以杜鹃素($C_{17}H_{16}O_5$)计,不得少于 50μg。

【功能与主治】 止咳,祛痰,平喘。用于寒痰阻肺所致的咳嗽气喘、咯痰色白;慢性支气管炎见上述证候者。

【用法与用量】 口服。一次 10ml,一日 3 次;小儿酌减。

【规格】 每瓶装 (1)50ml (2)100ml

【贮藏】 密封。

消食退热糖浆

Xiaoshi Tuire Tangjiang

【处方】 柴胡 100g   黄芩 150g

知母 100g   青蒿 150g

槟榔 100g   厚朴 100g

水牛角浓缩粉 33g   牡丹皮 50g
荆芥穗 50g   大黄 50g

【制法】 以上十味,牡丹皮、荆芥穗、厚朴,加 60％乙醇,加热回流提取二次,每次 1.5 小时,合并提取液,滤过,滤液备用;水牛角浓缩粉装袋,与其余柴胡等六味加水煎煮二次,每次 2 小时,合并煎液,滤过,滤液浓缩至适量,与上述滤液合并,混匀,静置,滤过,滤液回收乙醇,浓缩至适量,加入单糖浆 590ml 和苯甲酸钠 2.9g,制成1000ml,搅匀,灌装,即得。

【性状】 本品为棕色的澄清液体;味甜、微苦。

【鉴别】 (1)取本品 25ml,用乙醚 15ml 振摇提取,分取乙醚液,挥干,残渣加乙酸乙酯 2ml 使溶解,作为供试品溶液。另取大黄对照药材 1.5g,加乙醚 15ml,浸泡过夜,滤过,滤液挥干,残渣加乙酸乙酯 2ml 使溶解,作为对照药材溶液。照薄层色谱法(通则 0502)试验,吸取上述两种溶液各 2～6μl,分别点于同一硅胶 G 薄层板上,以甲苯-乙酸乙酯-甲醇-甲酸-水(60∶20∶4∶1∶10)的上层溶液为展开剂,展开,取出,晾干,置紫外光灯(365nm)下检视。供试品色谱中,在与对照药材色谱相应的位置上,显相同颜色的荧光斑点;置氨蒸气中熏后,置日光下检视,显相同的红色斑点。

(2)取〔鉴别〕(1)项下的供试品溶液,加乙酸乙酯 10ml,作为供试品溶液。另取青蒿对照药材 1.5g,加乙醚 15ml,浸泡过夜,滤过,滤液挥干,残渣加乙酸乙酯 2ml 使溶解,作为对照药材溶液。照薄层色谱法(通则 0502)试验,吸取上述两种溶液各 2～6μl,分别点于同一硅胶 G 薄层板上,以甲苯-乙酸乙酯-甲醇-甲酸-水(60∶20∶4∶1∶10)的上层溶液为展开剂,展开,取出,晾干,置紫外光灯(365nm)下检视。供试品色谱中,在与对照药材色谱相应的位置上,显相同颜色的荧光斑点。

(3)取本品 40ml,用稀盐酸调节 pH 值至 1～2,用乙醚振摇提取 2 次,每次 20ml,合并乙醚液,挥干,残渣加乙酸乙酯 1ml 使溶解,作为供试品溶液。另取厚朴酚对照品与和厚朴酚对照品,加乙酸乙酯制成每 1ml 各含 1mg 的混合溶液,作为对照品溶液。照薄层色谱法(通则 0502)试验,吸取上述两种溶液各 5～10μl,分别点于同一高效硅胶 G 薄层板上,以石油醚(30～60℃)-甲酸乙酯-甲酸(15∶5∶1)的上层溶液为展开剂,展开,取出,晾干,喷以 5％香草醛硫酸溶液,加热至斑点显色清晰。供试品色谱中,在与对照品色谱相应的位置上,显相同颜色的斑点。

【检查】 **相对密度** 应为 1.10～1.23(通则 0601)。

pH 值 应为 4.0～6.0(通则 0631)。

其他 应符合糖浆剂项下有关的各项规定(通则 0116)。

【含量测定】 照高效液相色谱法(通则 0512)测定。

色谱条件与系统适用性试验 以十八烷基硅烷键合硅胶为填充剂;以甲醇-水-冰醋酸(40∶60∶1)为流动相;检测波长为 280nm。理论板数按黄芩苷峰计算应不低于 7000。

对照品溶液的制备 取黄芩苷对照品适量,精密称定,加

稀乙醇制成每 1ml 含 25μg 的溶液,即得。

供试品溶液的制备 精密量取本品 5ml,置 100ml 量瓶中,加稀乙醇适量,振摇,用稀乙醇稀释至刻度,摇匀,精密量取 15ml,置 100ml 量瓶中,加稀乙醇至刻度,摇匀,滤过,取续滤液即得。

测定法 分别精密吸取对照品溶液与供试品溶液各 10μl,注入液相色谱仪,测定,即得。

本品每 1ml 含黄芩以黄芩苷($C_{21}H_{18}O_{11}$)计,不得少于 1.7mg。

【功能与主治】 清热解毒,消食通便。用于小儿外感时邪、内兼食滞所致的感冒,症见高热不退、脘腹胀满、大便不畅;上呼吸道感染、急性胃肠炎见上述证候者。

【用法与用量】 口服。周岁以内一次 5ml,一至三岁一次 10ml,四至六岁一次 15ml,七至十岁一次 20ml,十岁以上一次 25ml,一日 2～3 次。

【注意】 脾虚腹泻者忌服。

【规格】 每瓶装 (1)60ml (2)100ml (3)120ml

【贮藏】 密封。

消 络 痛 片

Xiaoluotong Pian

【处方】 芫花条 1500g   绿豆 150g

【制法】 以上两味,将芫花条切成 5～10cm 的短条,与绿豆(包煎)加水煎煮二次,每次 2 小时,合并煎液,滤过,滤液浓缩至稠膏状,干燥,粉碎成细粉,加糊精、淀粉适量,混匀,制成颗粒,压制成 1000 片,包糖衣,即得。

【性状】 本品为糖衣片,除去包衣后显棕褐色;气微,味苦、麻。

【鉴别】 取本品,除去包衣,研细,取 0.2g,加乙醇 5ml,超声处理 30 分钟,滤过,滤液浓缩至 1ml,作为供试品溶液。另取芫花条对照药材 0.5g,同法制成对照药材溶液。照薄层色谱法(通则 0502)试验,吸取上述两种溶液各 5μl,分别点于同一硅胶 G 薄层板上,以环己烷-乙酸乙酯-甲酸(10∶10∶0.1)为展开剂,展开,取出,晾干,置紫外光灯(365nm)下检视。供试品色谱中,在与对照药材色谱相应的位置上,显相同的蓝色荧光斑点。

【检查】 应符合片剂项下有关的各项规定(通则 0101)。

【浸出物】 取本品 20 片,除去包衣,精密称定,研细,取约 2g,精密称定,依法(通则 2201 醇溶性浸出物测定法——热浸法)用乙醇 50ml 作溶剂,本品每片含醇溶性浸出物不得少于 30mg。

【含量测定】 照高效液相色谱法(通则 0512)测定。

色谱条件与系统适用性试验 以十八烷基硅烷键合硅胶为填充剂;以甲醇-0.2％磷酸溶液(55∶45)为流动相;检测波

长为 346nm。理论板数按西瑞香素峰计算应不低于 3000。

对照品溶液的制备　取西瑞香素对照品适量,精密称定,置棕色量瓶中,加甲醇制成每 1ml 含 10μg 的溶液,即得。

供试品溶液的制备　取本品 20 片,除去包衣,精密称定,研细,取约 1g,精密称定,置具塞锥形瓶中,精密加入甲醇 25ml,称定重量,加热回流 1 小时,放冷,再称定重量,用甲醇补足减失的重量,摇匀,滤过,取续滤液,即得。

测定法　分别精密吸取对照品溶液与供试品溶液各 20μl,注入液相色谱仪,测定,即得。

本品每片含芫花条以西瑞香素($C_{19}H_{12}O_7$)计,不得少于 0.090mg。

【功能与主治】　散风祛湿。用于风湿阻络所致的痹病,症见肢体关节疼痛;风湿性关节炎见上述证候者。

【用法与用量】　口服。一次 2~4 片,一日 3 次。饭后服用。

【注意】　孕妇禁用;用药后如出现月经过多、胃部发热感或关节疼痛加剧现象,可适当减量或遵医嘱;忌食辛辣等刺激性食物。

【规格】　片心重 0.25g

【贮藏】　密封。

消络痛胶囊
Xiaoluotong Jiaonang

【处方】　芫花条 3000g　　　　　　　　　绿豆 300g

【制法】　以上两味,将芫花条切成 5~10cm 的短条,与绿豆(包煎)加水煎煮二次,每次 2 小时,合并煎液,滤过,滤液浓缩至稠膏状,干燥,粉碎成细粉,取绿豆药渣 70℃干燥,粉碎成细粉,取适量与干膏粉混匀,装入胶囊,制成 1000 粒,即得。

【性状】　本品为硬胶囊,内容物为棕褐色的粉末;气微,味苦、麻。

【鉴别】　取本品内容物,研细,取 0.1g,加乙醇 5ml,超声处理 30 分钟,滤过,滤液浓缩至 1ml,作为供试品溶液。另取芫花条对照药材 0.5g,同法制成对照药材溶液。照薄层色谱法(通则 0502)试验,吸取上述两种溶液各 5μl,分别点于同一硅胶 G 薄层板上,以环己烷-乙酸乙酯-甲酸(10:10:0.1)为展开剂,展开,取出,晾干,置紫外光灯(365nm)下检视。供试品色谱中,在与对照药材色谱相应的位置上,显相同的蓝色荧光斑点。

【检查】　应符合胶囊剂项下有关的各项规定(通则 0103)。

【浸出物】　取本品 20 粒的内容物,精密称定,研细,取约 2g,精密称定,用乙醇 50ml 作溶剂,依法(通则 2201 醇溶性浸出物测定法——热浸法)测定。本品每粒含醇溶性浸出物不

得少于 60mg。

【含量测定】　照高效液相色谱法(通则 0512)测定。

色谱条件与系统适用性试验　以十八烷基硅烷键合硅胶为填充剂;以甲醇-0.2%磷酸溶液(55:45)为流动相;检测波长为 346nm。理论板数按西瑞香素峰计算应不低于 3000。

对照品溶液的制备　取西瑞香素对照品适量,精密称定,置棕色量瓶中,加甲醇制成每 1ml 含 10μg 的溶液,即得。

供试品溶液的制备　取装量差异项下的本品内容物,研细,取约 0.6g,精密称定,置具塞锥形瓶中,精密加入甲醇 25ml,称定重量,加热回流 1 小时,放冷,再称定重量,用甲醇补足减失的重量,摇匀,滤过,取续滤液,即得。

测定法　分别精密吸取对照品溶液与供试品溶液各 20μl,注入液相色谱仪,测定,即得。

本品每粒含芫花条以西瑞香素($C_{19}H_{12}O_7$)计,不得少于 0.18mg。

【功能与主治】　散风祛湿。用于风湿阻络所致的痹病,症见肢体关节疼痛;风湿性关节炎见上述证候者。

【用法与用量】　口服。一次 1~2 粒,一日 3 次。饭后服用。

【注意】　孕妇禁用;用药后如出现月经过多、胃部发热感或关节疼痛加剧现象,可适当减量或遵医嘱;忌食辛辣等刺激性食物。

【规格】　每粒装 0.3g

【贮藏】　密封。

消栓口服液
Xiaoshuan Koufuye

【处方】

黄芪 2000g	当归 200g
赤芍 200g	地龙 100g
川芎 100g	桃仁 100g
红花 100g	

【制法】　以上七味,加水煎煮三次,第一次 1.5 小时,第二、三次各 1 小时,合并煎液,滤过,滤液减压浓缩至相对密度为 1.18~1.22(50℃)的清膏,加乙醇使含醇量达 75%,静置,取上清液,回收乙醇,浓缩至约 400ml,加蔗糖 180g,加热溶解,放冷,滤过,加入苯甲酸钠 3g,加水至 1000ml,混匀,灌封,灭菌,即得。

【性状】　本品为棕黄色至棕褐色的液体;气香,味甜、微苦。

【鉴别】　(1)取本品 20ml,通过 D101 型大孔吸附树脂柱(内径为 1cm,柱高为 12cm),用水 50ml 洗脱,弃去水液,再用 40%乙醇 30ml 洗脱,收集洗脱液,蒸干。残渣加水 20ml 使溶解,用水饱和的正丁醇振摇提取 2 次,每次 15ml,合并正丁

醇液,蒸干,残渣加甲醇 2ml 使溶解,作为供试品溶液。另取芍药苷对照品,加甲醇制成每 1ml 含 1mg 的溶液,作为对照品溶液。照薄层色谱法(通则 0502)试验,吸取上述两种溶液各 10μl,分别点于同一硅胶 G 薄层板上,以三氯甲烷-乙酸乙酯-甲醇-甲酸(40:5:10:0.2)为展开剂,展开,取出,晾干,喷以 5%香草醛硫酸溶液,在 105℃加热至斑点显色清晰。供试品色谱中,在与对照品色谱相应的位置上,显相同颜色的斑点。

(2)取本品 20ml,加稀盐酸调节 pH 值至 2～3,再用乙酸乙酯振摇提取 3 次,每次 30ml,合并乙酸乙酯液,蒸干,残渣加甲醇 1ml 使溶解,作为供试品溶液。另取当归对照药材、川芎对照药材各 0.5g,分别加 1%碳酸氢钠溶液 50ml,超声处理 20 分钟,滤过,滤液同法制成对照药材溶液。照薄层色谱法(通则 0502)试验,吸取上述三种溶液各 10μl,分别点于同一硅胶 G 薄层板上,以乙醚-三氯甲烷-甲酸(10:50:1)为展开剂,展开,取出,晾干,置紫外光灯(365nm)下检视。供试品色谱中,在与对照药材色谱相应的位置上,显相同颜色的荧光斑点。

【检查】 相对密度 应为 1.04～1.10(通则 0601)。

pH 值 应为 5.0～6.5(通则 0631)。

其他 应符合合剂项下有关的各项规定(通则 0181)。

【含量测定】 照高效液相色谱法(通则 0512)测定。

色谱条件与系统适用性试验 以十八烷基硅烷键合硅胶为填充剂;以乙腈-水(35:65)为流动相;蒸发光散射检测器检测。理论板数按黄芪甲苷峰计算应不低于 2000。

对照品溶液的制备 取黄芪甲苷对照品适量,精密称定,加甲醇制成每 1ml 含 0.5mg 的溶液,即得。

供试品溶液的制备 精密量取本品 10ml,用乙醚振摇提取 2 次,每次 20ml,弃去乙醚液,用水饱和的正丁醇振摇提取 6 次,每次 20ml,合并正丁醇液,用氨试液洗涤 3 次,每次 40ml,弃去氨试液,正丁醇液蒸干,残渣加甲醇溶解并转移至 5ml 量瓶中,加甲醇至刻度,摇匀,滤过,取续滤液,即得。

测定法 分别精密吸取对照品溶液 10μl、20μl,供试品溶液 5～10μl,注入液相色谱仪,测定,用外标两点法对数方程计算,即得。

本品每 1ml 含黄芪以黄芪甲苷($C_{41}H_{68}O_{14}$)计,不得少于 0.32mg。

【功能与主治】 补气活血通络。用于中风气虚血瘀证,症见半身不遂、口舌歪斜、言语謇涩、气短乏力、面色㿠白;缺血性中风见上述证候者。

【用法与用量】 口服。一次 10ml,一日 3 次。

【注意】 (1)孕妇禁服。(2)凡阴虚阳亢,风火上扰,痰浊蒙蔽者禁用。

【规格】 每支装 10ml

【贮藏】 密封,置阴凉处。

消栓肠溶胶囊
Xiaoshuan Changrong Jiaonang

【处方】 黄芪 900g　　　　当归 90g
　　　　赤芍 90g　　　　　地龙 45g
　　　　川芎 45g　　　　　桃仁 45g
　　　　红花 45g

【制法】 以上七味,黄芪、当归与川芎加 3 倍量 70%乙醇,浸渍 1 小时后,加热回流二次,每次 2 小时,滤过,合并滤液,备用;药渣与赤芍、桃仁、红花加水煎煮三次,每次 2 小时,滤过,合并滤液,加入上述醇提液,浓缩成相对密度为 1.15～1.25(83℃)的清膏,加乙醇使含醇量达 65%,静置,取上清液,浓缩至适量,加入辅料适量,干燥,粉碎成细粉。地龙用水洗净,匀浆,加水静置提取二次,合并上清液,浓缩,干燥,粉碎成细粉。合并上述细粉,混匀,装入胶囊,制成 1000 粒,即得。

【性状】 本品为肠溶胶囊,内容物为淡棕黄色的粉末;气微香,味微甜。

【鉴别】 (1)取本品内容物 1.2g,加乙醇 30ml,超声处理 30 分钟,滤过,滤液蒸干,残渣加甲醇 2ml 使溶解,加在氧化铝柱(200 目,3g,柱内径为 1.0～1.5cm)上,用乙醇 80ml 洗脱,收集洗脱液,蒸干,残渣加甲醇 1ml 使溶解,作为供试品溶液。另取赤芍对照药材 0.5g,加甲醇 10ml,超声处理 20 分钟,滤过,滤液蒸干,残渣加甲醇 1ml 使溶解,作为对照药材溶液。再取芍药苷对照品,加甲醇制成每 1ml 含 1mg 的溶液,作为对照品溶液。照薄层色谱法(通则 0502)试验,吸取供试品溶液 10μl、对照药材溶液和对照品溶液各 5μl,分别点于同一硅胶 G 薄层板上,以三氯甲烷-甲醇(5:1)为展开剂,展开,取出,晾干,喷以 5%香草醛硫酸溶液,在 105℃加热至斑点显色清晰,置日光下检视。供试品色谱中,在与对照药材色谱和对照品色谱相应的位置上,显相同颜色的斑点。

(2)取本品内容物 2g,加环己烷 30ml,超声处理 20 分钟,滤过,滤液回收溶剂至干,残渣加环己烷 1ml 使溶解,作为供试品溶液。另取当归对照药材、川芎对照药材各 0.5g,分别加环己烷 20ml,同法制成对照药材溶液。照薄层色谱法(通则 0502)试验,吸取上述三种溶液各 5μl,分别点于同一硅胶 G 薄层板上,以环己烷-乙酸乙酯(9:1)为展开剂,展开,取出,晾干,置紫外光灯(365nm)下检视。供试品色谱中,在与对照药材色谱相应的位置上,显相同颜色的荧光斑点。

【检查】 水分 不得过 9.0%(通则 0832 第三法,干燥温度 60℃)。

微生物限度 照非无菌产品微生物限度检查:微生物计数法(通则 1105)和控制菌检查法(通则 1106)及非无菌药品微生物限度标准(通则 1107 非无菌含药材原粉的中药制剂的微生物限度标准　固体口服给药制剂)检查,应符合规定。

其他 应符合胶囊剂项下有关的各项规定(通则 0103)。

【效价测定】 **标准品溶液的制备** 取蚓激酶标准品,用0.9%氯化钠溶液制成浓度分别为每1ml中含10000、8000、6000、4000、2000单位的溶液。

供试品溶液的制备 取本品内容物,研细,取4.4～5.9g(约相当于480000U～650000U),精密称定,置250ml量瓶中,加0.9%氯化钠溶液使溶解,并稀释至刻度,摇匀,滤过,取续滤液,作为供试品溶液,即得(必要时,取本品适量,加0.9%氯化钠溶液使溶解并稀释成标准曲线范围内的浓度)。

测定法 取纤维蛋白原溶液39ml,置烧杯中,边搅拌边加入55℃琼脂糖溶液39ml,凝血酶溶液3.0ml,立即混匀,快速倒入直径14cm培养皿中,室温水平放置1小时,打孔。精密量取蚓激酶标准品溶液各10μl和供试品溶液10μl,分别点于同一平皿中,加盖,置37℃恒温箱中反应18小时,取出,用卡尺测量溶圈垂直两直径。以蚓激酶标准品单位数的对数为横坐标,垂直两直径乘积的对数为纵坐标,绘制标准曲线。将供试品垂直两直径乘积的对数代入标准曲线回归方程,计算供试品效价单位数。标准品与供试品应各做两点,以平均值计算。

本品每粒活性以蚓激酶计,应不得少于21600单位。

【含量测定】 照高效液相色谱法(通则0512)测定。

色谱条件与系统适用性试验 以十八烷基硅烷键合硅胶为填充剂;以乙腈-水(36：64)为流动相;蒸发光散射检测器检测。理论板数按黄芪甲苷峰计算应不低于4000。

对照品溶液的制备 取黄芪甲苷对照品适量,精密称定,加甲醇制成每1ml含0.1mg的溶液,即得。

供试品溶液的制备 取装量差异项下的本品内容物,混匀,取约0.2g,精密称定,加水20ml,水浴加热回流1小时,用水饱和的正丁醇振摇提取4次,每次40ml,合并正丁醇液,加浓氨试液30ml洗涤1次,放置2小时以上,分取正丁醇液,回收溶剂至干,残渣加甲醇适量使溶解并转移至5ml量瓶中,加甲醇稀释至刻度,摇匀,即得。

测定法 分别精密吸取对照品溶液5μl、10μl,供试品溶液10μl,注入液相色谱仪,测定,用外标两点法对数方程计算,即得。

本品每粒含黄芪以黄芪甲苷($C_{41}H_{68}O_{14}$)计,不得少于0.25mg。

【功能与主治】 补气,活血,通络。用于缺血性中风气虚血瘀证,症见眩晕,肢麻,瘫软,昏厥,半身不遂,口眼㖞斜,语言謇涩,面色㿠白,气短乏力。

【用法与用量】 口服。一次2粒,一日3次。饭前半小时服用。或遵医嘱。

【注意】 (1)孕妇忌服。(2)阴虚阳亢证及出血性倾向者慎服。

【规格】 每粒装0.2g

【贮藏】 密封,置阴凉干燥处。

注：1. 磷酸盐缓冲液(pH 7.8)的配制 取磷酸氢二钠3.58g,加水使溶解并稀释至1000ml,作为A液;取磷酸二氢

钠($NaH_2PO_4 \cdot 2H_2O$)0.78g,加水使溶解并稀释至500ml,作为B液;将A、B两液混合至pH 7.8。

2. 工作溶液的配制 取磷酸盐缓冲液(pH 7.8)与0.9%氯化钠溶液(1：17)混合。

3. 琼脂糖溶液的配制 取琼脂糖1.5g,加工作溶液100ml,加热溶解。

4. 纤维蛋白原溶液的配制 取纤维蛋白原适量,加工作溶液制成每1ml中含1.5mg的可凝蛋白溶液。

5. 凝血酶溶液的配制 取凝血酶,加0.9%氯化钠溶液制成每1ml中含1BP单位的溶液。

消 栓 颗 粒
Xiaoshuan Keli

【处方】

黄芪 5000g	当归 500g
赤芍 500g	地龙 250g
红花 250g	川芎 250g
桃仁 250g	

【制法】 以上七味,加水煎煮三次,第一次1.5小时;第二、三次各1小时,合并煎液,滤过,滤液浓缩至相对密度为1.07～1.12(50℃)的浸膏,喷雾干燥,制成颗粒1000g,即得。

【性状】 本品为棕黄色至棕褐色的颗粒;气微酸,味苦。

【鉴别】 (1)取本品2g,加水20ml使溶解,用水饱和的正丁醇振摇提取2次,每次20ml,合并正丁醇液,用水洗涤2次,每次20ml,弃去水液,正丁醇液蒸干,残渣加乙醇1ml使溶解,作为供试品溶液。另取芍药苷对照品,加乙醇制成每1ml含2mg的溶液,作为对照品溶液。照薄层色谱法(通则0502)试验,吸取上述两种溶液各5μl,分别点于同一硅胶G薄层板上,以二氯甲烷-乙酸乙酯-甲醇-甲酸(40：5：10：0.2)为展开剂,展开,取出,晾干,喷以5%香草醛硫酸溶液,热风吹至斑点显色清晰,置日光下检视。供试品色谱中,在与对照品色谱相应的位置上,显相同颜色的斑点。

(2)取本品2g,加水20ml使溶解,滤过,滤液用乙酸乙酯-甲酸(19：1)混合溶液20ml振摇提取,分取乙酸乙酯液,蒸干,残渣加甲醇1ml使溶解,作为供试品溶液。另取阿魏酸对照品,加甲醇制成每1ml含0.5mg的溶液,作为对照品溶液。照薄层色谱法(通则0502)试验,吸取上述两种溶液各2μl,分别点于同一硅胶G薄层板上,以环己烷-乙酸乙酯-甲酸(20：10：1)为展开剂,展开,取出,晾干,喷以1%三氯化铁溶液-1%铁氰化钾(1：1)溶液临用新制的混合溶液,置日光下检视。供试品色谱中,在与对照品色谱相应的位置上,显相同颜色的斑点。

(3)取黄芪甲苷对照品,加甲醇制成每1ml含1mg的溶液,作为对照品溶液。照薄层色谱法(通则0502)试验,吸取〔含量测定〕项下的供试品溶液和上述对照品溶液各2μl,分别

点于同一硅胶 G 薄层板上,以二氯甲烷-甲醇-水(13:7:2)10℃以下放置过夜的下层溶液为展开剂,展开,取出,晾干,喷以 10％硫酸乙醇溶液,在 105℃加热至斑点显色清晰,置日光下检视。供试品色谱中,在与对照品色谱相应的位置上,显相同颜色的斑点。

(4)取本品 4g,加水 30ml 使溶解,用乙醚振摇提取 2 次,每次 30ml,合并乙醚液,加入 1mol/L 氢氧化钠溶液 15ml 洗涤,分取乙醚层,加入无水硫酸钠 1g,滤过,滤液挥干,残渣加甲醇 1ml 使溶解,作为供试品溶液。另取红花对照药材 1g,加水 150ml,煎煮 30 分钟,滤过,滤液浓缩至约 30ml,自"用乙醚振摇提取"起,同法制成对照药材溶液。照薄层色谱法(通则 0502)试验,吸取上述两种溶液各 20μl,分别点于同一硅胶 GF$_{254}$薄层板上,以二氯甲烷-乙酸乙酯-冰醋酸(5:4:1)为展开剂,展开,取出,晾干,置紫外光灯(254nm)下检视。供试品色谱中,在与对照药材色谱相应的位置上,显相同颜色的斑点。

【检查】 水分 不得过 5.0％(通则 0832 第三法)。

其他 应符合颗粒剂项下有关的各项规定(通则 0104)。

【含量测定】 照高效液相色谱法(通则 0512)测定。

色谱条件与系统适用性试验 以十八烷基硅烷键合硅胶为填充剂;以乙腈-水(35:65)为流动相;蒸发光散射检测器。理论板数以黄芪甲苷峰计算应不低于 3000。

对照品溶液的制备 取黄芪甲苷对照品适量,精密称定,加甲醇制成每 1ml 含 0.5mg 的溶液,即得。

供试品溶液的制备 取装量差异项下的本品,研细,取 3g,精密称定,加水 40ml 使溶解,转移至分液漏斗中,用水 10ml 洗涤容器,洗液并入同一分液漏斗中,用水饱和的正丁醇振摇提取 3 次,每次 25ml,合并正丁醇液,用氨试液洗涤 2 次,每次 20ml,弃去氨液,再用正丁醇饱和的水 20ml 洗涤,弃去洗液,正丁醇液蒸干,残渣加甲醇适量使溶解,转移至 10ml 量瓶中,加甲醇至刻度,摇匀,即得。

测定法 分别精密吸取对照品溶液 10μl、20μl,供试品溶液 5～10μl,注入液相色谱仪,测定,用外标两点法对数方程计算,即得。

本品每袋含黄芪以黄芪甲苷(C$_{41}$H$_{68}$O$_{14}$)计,不得少于 6.0mg。

【功能与主治】 补气活血通络。用于中风气虚血瘀证,症见半身不遂,口舌歪斜,言语謇涩,气短乏力,面色㿠白;缺血性中风见上述证候者。

【用法与用量】 开水冲服。一次 1 袋,一日 3 次。

【注意】 (1)孕妇禁服。(2)凡阴虚阳亢,风火上扰,痰浊蒙蔽者禁用。

【规格】 每袋装 4g

【贮藏】 密封。

消栓通络片
Xiaoshuan Tongluo Pian

【处方】 川芎 287g   丹参 215g
          黄芪 431g   泽泻 144g
          三七 144g   槐花 72g
          桂枝 144g   郁金 144g
          木香 72g   冰片 5.7g
          山楂 144g

【制法】 以上十一味,冰片研细,三七粉碎成细粉;其余川芎等九味加水煎煮三次,合并煎液,滤过,滤液减压浓缩成相对密度为 1.17～1.19(80℃)的清膏,加入三七细粉,干燥,制成颗粒,干燥,加入冰片细粉,混匀,压制成1000片,包糖衣或薄膜衣,即得。

【性状】 本品为糖衣片或薄膜衣片,除去包衣后显褐色;气香,味微苦。

【鉴别】 (1)取本品适量,除去包衣,研细,取 2g,加热升华,升华物加 5％香草醛硫酸溶液 2～3 滴,显紫红色。

(2)取本品 4 片,除去包衣,研细,加乙醚 10ml,振摇提取,滤过,弃去滤液,药渣用水润湿,加水饱和的正丁醇 10ml,振摇提取 10 分钟,浸泡 2 小时,取上清液,残渣再加水饱和的正丁醇 10ml,振摇提取,取上清液,与第一次提取的上清液合并,用 3 倍量正丁醇饱和的水洗涤,取正丁醇液,蒸干,残渣加甲醇 1ml 使溶解,作为供试品溶液。另取人参皂苷 Rb$_1$ 对照品、人参皂苷 Rg$_1$ 对照品及三七皂苷 R$_1$ 对照品,加甲醇制成每 1ml 各含 2.5mg 的混合溶液,作为对照品溶液。照薄层色谱法(通则 0502)试验,吸取供试品溶液 5μl,对照品溶液 10μl,分别点于同一硅胶 G 薄层板上,以正丁醇-乙酸乙酯-水(4:1:5)的上层溶液为展开剂,展开,取出,晾干,喷以 10％硫酸乙醇溶液,加热至斑点显色清晰。供试品色谱中,在与对照品色谱相应的位置上,显相同颜色的斑点。

(3)取本品 8 片,除去包衣,研细,加甲醇 30ml,超声处理 30 分钟,放冷,滤过,滤液蒸干,残渣加水 20ml 使溶解,加水饱和的正丁醇振摇提取 2 次,第一次 30ml,第二次 20ml,合并正丁醇液,用 1％氢氧化钠溶液洗涤 2 次,每次 20ml,再用正丁醇饱和的水洗涤 2 次,每次 15ml,取正丁醇液蒸干,残渣加甲醇 2ml 使溶解,作为供试品溶液。另取黄芪甲苷对照品,加甲醇制成每 1ml 含 0.5mg 的溶液,作为对照品溶液。照薄层色谱法(通则 0502)试验,吸取上述两种溶液各 5μl,分别点于同一硅胶 G 薄层板上,以三氯甲烷-乙酸乙酯-甲醇-水(15:40:22:10)10℃以下放置的下层溶液为展开剂,展开,取出,晾干,喷以 10％硫酸乙醇溶液,在 105℃加热至斑点显色清晰。供试品色谱中,在与对照品色谱相应的位置上,显相同颜色的斑点。

(4)取本品 10 片,除去包衣,研细,加甲醇 30ml,超声处理 20 分钟,放冷,滤过,滤液蒸干,残渣加水 25ml 使溶解,用水饱和的正丁醇 30ml 振摇提取,取正丁醇液,蒸干,残渣加甲醇 2ml 使溶解,作为供试品溶液。另取芦丁对照品,加甲醇制成每 1ml 含 4mg 的溶液,作为对照品溶液。照薄层色谱法(通则 0502)试验,吸取上述两种溶液各 2μl,分别点于同一以含 4％醋酸钠的羧甲基纤维素钠溶液为黏合剂的硅胶 G 薄层板上,以乙酸乙酯-甲酸-水(8：1：1)为展开剂,展开,取出,晾干,喷以三氯化铝试液,放置 20 分钟后检视。供试品色谱中,在与对照品色谱相应的位置上,显相同颜色的斑点。

【检查】 应符合片剂项下有关的各项规定(通则 0101)。

【含量测定】 照高效液相色谱法(通则 0512)测定。

色谱条件与系统适用性试验 以十八烷基硅烷键合硅胶为填充剂;以乙腈-0.05％磷酸溶液(20：80)为流动相;检测波长为 203nm。理论板数按人参皂苷 Rg_1 峰计算应不低于 2000。

对照品溶液的制备 取人参皂苷 Rg_1 对照品适量,精密称定,加甲醇制成每 1ml 含 0.2mg 的溶液,即得。

供试品溶液的制备 取本品 20 片,除去包衣,精密称定,研细,取约 2g,精密称定,置具塞锥形瓶中,精密加入甲醇 50ml,密塞,称定重量,加热回流 3 小时,放冷,再称定重量,用甲醇补足减失的重量,摇匀,滤过,精密量取续滤液 25ml,蒸干,残渣用水 20ml 分次溶解,转移至分液漏斗中,用水饱和的正丁醇振摇提取 4 次(30ml,30ml,20ml,20ml),合并正丁醇液,用 1％氢氧化钠溶液洗涤 2 次,每次 25ml,再用正丁醇饱和的水洗涤 2 次,每次 25ml,取正丁醇液,蒸干,残渣用甲醇溶解,转移至 25ml 量瓶中,加甲醇稀释至刻度,摇匀,滤过,取续滤液,即得。

测定法 分别精密吸取对照品溶液与供试品溶液各 10μl,注入液相色谱仪,测定,即得。

本品每片含三七以人参皂苷 Rg_1($C_{42}H_{72}O_{14}$)计,不得少于 1.8mg。

【功能与主治】 活血化瘀,温经通络。用于瘀血阻络所致的中风,症见神情呆滞、言语謇涩、手足发凉、肢体疼痛;缺血性中风及高脂血症见上述证候者。

【用法与用量】 口服。一次 6 片,一日 3 次。

【注意】 禁食生冷、辛辣、动物油脂食物。

【规格】 薄膜衣片 每片重 0.38g

【贮藏】 密封。

消栓通络胶囊

Xiaoshuan Tongluo Jiaonang

【处方】 川芎 287g 丹参 215g
    黄芪 431g 泽泻 144g
    三七 144g 槐花 72g
    桂枝 144g 郁金 144g
    木香 72g   冰片 5.7g
    山楂 144g

【制法】 以上十一味,冰片研细,三七粉碎成细粉,其余川芎等九味加水煎煮三次,合并煎液,滤过,滤液减压浓缩至相对密度为 1.17～1.19(80℃)的清膏,加入三七细粉,干燥,粉碎,制粒,干燥,加入冰片细粉,混匀,装入胶囊,制成 1000 粒,即得。

【性状】 本品为硬胶囊,内容物为棕黄色至棕褐色的颗粒和粉末;气香,味微苦。

【鉴别】 (1)取本品内容物 3g,加 2％氢氧化钾甲醇溶液 30ml,加热回流 1 小时,放冷,滤过,滤液蒸干,残渣加水 15ml 使溶解,用水饱和的正丁醇振摇提取 3 次,每次 20ml,合并正丁醇液,用 1％氢氧化钠溶液 30ml 洗涤,再用正丁醇饱和的水洗涤 2 次,每次 30ml,取正丁醇液蒸干,残渣加甲醇 1ml 使溶解,作为供试品溶液。另取黄芪甲苷对照品,加甲醇制成每 1ml 含 1mg 的溶液,作为对照品溶液。照薄层色谱法(通则 0502)试验,吸取供试品溶液 2～5μl、对照品溶液 5μl,分别点于同一硅胶 G 薄层板上,以三氯甲烷-甲醇-水(13：7：2)的下层溶液为展开剂,展开,取出,晾干,喷以 10％硫酸乙醇溶液,在 105℃加热至斑点显色清晰。供试品色谱中,在与对照品色谱相应的位置上,显相同颜色的斑点。

(2)取本品内容物 1.5g,加水 40ml,超声处理 30 分钟,离心,取上清液用稀盐酸调节 pH 值至 2～3,用乙酸乙酯振摇提取 2 次,每次 20ml,合并提取液,蒸干,残渣加乙酸乙酯 1ml 使溶解,作为供试品溶液。另取川芎对照药材 1g,加水 20ml,同法制成对照药材溶液。再取阿魏酸对照品,加甲醇制成每 1ml 含 0.5mg 的溶液,作为对照品溶液。照薄层色谱法(通则 0502)试验,吸取供试品溶液 2～5μl、对照药材溶液及对照品溶液各 2μl,分别点于同一硅胶 G 薄层板上,以甲苯-乙酸乙酯-甲酸(20：10：1)为展开剂,展开,取出,晾干,喷以 1％铁氰化钾溶液和 1％三氯化铁溶液(1：1)混合溶液(临用配制)。供试品色谱中,在与对照药材色谱和对照品色谱相应的位置上,显相同颜色的斑点。

(3)取本品内容物 1.5g,加乙酸乙酯 5ml,浸泡 20 分钟,时时振摇,滤过,滤液作为供试品溶液。另取冰片对照品,加无水乙醇制成每 1ml 含 1mg 的溶液,作为对照品溶液。照薄层色谱法(通则 0502)试验,吸取上述两种溶液各 5μl,分别点于同一硅胶 G 薄层板上,以石油醚(60～90℃)-甲苯-乙酸乙酯(9：1：1)为展开剂,展开,取出,晾干,喷以 5％香草醛硫酸溶液,在 105℃加热至斑点显色清晰。供试品色谱中,在与对照品色谱相应的位置上,显相同颜色的斑点。

【检查】 应符合胶囊剂项下有关的各项规定(通则 0103)。

【含量测定】 照高效液相色谱法(通则 0512)测定。

色谱条件与系统适用性试验 以十八烷基硅烷键合硅胶

为填充剂;以乙腈-0.05％磷酸溶液(21∶79)为流动相;检测波长为 203nm。理论板数按人参皂苷 Rg$_1$ 峰计算应不低于 5000。

对照品溶液的制备　取人参皂苷 Rg$_1$ 对照品适量,精密称定,加甲醇制成每 1ml 含 0.5mg 的溶液,即得。

供试品溶液的制备　取装量差异项下的本品内容物,混匀,研细,取约 2g,精密称定,置具塞锥形瓶中,精密加入甲醇 50ml,密塞,称定重量,加热回流提取 2 小时,放冷,再称定重量,用甲醇补足减失的重量,摇匀,滤过,精密量取续滤液 25ml,置水浴上蒸干,残渣加水 30ml 使溶解,转移至分液漏斗中,用乙醚振摇提取 2 次,每次 20ml,弃去乙醚液,水溶液用水饱和的正丁醇振摇提取 4 次,每次 20ml,合并正丁醇液,用氨试液洗涤 2 次,每次 30ml,再用正丁醇饱和的水洗涤 2 次,每次 20ml,分取正丁醇液,回收溶剂至干,残渣用甲醇溶解,转移至 10ml 量瓶中,加甲醇至刻度,摇匀,滤过,取续滤液,即得。

测定法　分别精密吸取对照品溶液 10μl 与供试品溶液 5～10μl,注入液相色谱仪,测定,即得。

本品每粒含三七以人参皂苷 Rg$_1$(C$_{42}$H$_{72}$O$_{14}$)计,不得少于 2.0mg。

【功能与主治】　活血化瘀,温经通络。用于瘀血阻络所致的中风,症见神情呆滞、言语謇涩、手足发凉、肢体疼痛;缺血性中风及高脂血症见上述证候者。

【用法与用量】　口服。一次 6 粒,一日 3 次;或遵医嘱。

【注意】　禁食生冷、辛辣、动物油脂食物。

【规格】　每粒装 0.37g

【贮藏】　密封。

消栓通络颗粒

Xiaoshuantongluo Keli

【处方】

川芎 120g		丹参 90g	
黄芪 180g		泽泻 60g	
三七 60g		槐花 30g	
桂枝 60g		郁金 60g	
木香 30g		冰片 2.4g	
山楂 60g			

【制法】　以上十一味,冰片研细,三七粉碎成细粉,其余川芎等九味加水煎煮三次,煎液滤过,滤液合并,减压浓缩成稠膏,加入可溶性淀粉,与上述冰片、三七细粉及甜菊素混匀,制颗粒,干燥,制成 500g;或取稠膏,加入蔗糖和糊精适量,与上述冰片、三七细粉混匀,制颗粒,干燥,制成 1000g,即得。

【性状】　本品为棕黄色的颗粒;气香,味微苦。

【鉴别】　(1)取本品 10g 或 5g(无蔗糖),研细,加水 50ml,超声处理 30 分钟,离心,取上清液,用稀盐酸调节 pH 值至 2,用乙酸乙酯振摇提取 2 次,每次 20ml,合并乙酸乙酯

提取液,蒸干,残渣加乙酸乙酯 1ml 使溶解,作为供试品溶液。另取川芎对照药材 1g,加水 20ml,同法制成对照药材溶液。再取阿魏酸对照品,加甲醇制成每 1ml 含 0.5mg 的溶液,作为对照品溶液。照薄层色谱法(通则 0502)试验,吸取上述三种溶液各 1μl,分别点于同一硅胶 G 薄层板上,以甲苯-乙酸乙酯-甲酸(20∶10∶1)为展开剂,展开,取出,晾干,喷以 1％铁氰化钾溶液与 1％三氯化铁溶液等体积的混合溶液(临用配制)。供试品色谱中,在与对照药材色谱和对照品色谱相应的位置上,显相同颜色的斑点。

(2)取本品 10g 或 5g(无蔗糖),研细,加 2％氢氧化钾甲醇溶液 30ml,加热回流 2 小时,放冷,离心,取上清液,蒸干,残渣加水 15ml 使溶解,用水饱和的正丁醇振摇提取 3 次,每次 20ml,合并正丁醇提取液,用 1％氢氧化钠溶液 30ml 洗涤,再用正丁醇饱和的水洗涤 2 次,每次 30ml,取正丁醇液,蒸干,残渣加甲醇 1ml 使溶解,作为供试品溶液。另取黄芪甲苷对照品,加甲醇制成每 1ml 含 1mg 的溶液,作为对照品溶液。照薄层色谱法(通则 0502)试验,吸取供试品溶液 2～5μl、对照品溶液 4μl,分别点于同一硅胶 G 薄层板上,以三氯甲烷-甲醇-水(13∶7∶2)10℃以下放置分层的下层溶液为展开剂,展开,取出,晾干,喷以 10％硫酸乙醇溶液,在 105℃加热至斑点显色清晰。供试品色谱中,在与对照品色谱相应的位置上,显相同颜色的斑点。

(3)取三七对照药材 1g,同〔含量测定〕项下的供试品溶液制备方法制成对照药材溶液。再取人参皂苷 Rg$_1$ 对照品,加甲醇制成每 1ml 含 1mg 的溶液,作为对照品溶液。照薄层色谱法(通则 0502)试验,吸取〔含量测定〕项下的供试品溶液 5μl,上述对照药材溶液与对照品溶液各 2μl,分别点于同一硅胶 G 薄层板上,以三氯甲烷-甲醇-水(13∶7∶2)10℃以下放置分层的下层溶液为展开剂,展开,取出,晾干,喷以 10％硫酸乙醇溶液,在 105℃加热至斑点显色清晰。供试品色谱中,在与对照药材色谱和对照品色谱相应的位置上,显相同颜色的斑点。

(4)取本品 10g 或 5g(无蔗糖),研细,加甲醇 50ml,超声处理 20 分钟,放冷,滤过,滤液蒸干,残渣用水 30ml 溶解,用乙酸乙酯 40ml 洗涤,再用水饱和的正丁醇振摇提取 2 次,每次 30ml,合并正丁醇提取液,蒸干,残渣加甲醇 1ml 使溶解,作为供试品溶液。另取芦丁对照品,加甲醇制成每 1ml 含 4mg 的溶液,作为对照品溶液。照薄层色谱法(通则 0502)试验,吸取上述两种溶液各 2μl,分别点于同一以含 4％醋酸钠的羧甲基纤维素钠溶液为黏合剂的硅胶 G 薄层板上使成条状,以乙酸乙酯-甲醇-水(8∶1∶1)为展开剂,展开,取出,晾干,喷以 1％三氯化铝溶液,放置过夜,供试品色谱中,在与对照品色谱相应的位置上,显相同颜色的条斑。

(5)取本品 2g 或 1g(无蔗糖),研细,加乙酸乙酯 15ml,加热回流 20 分钟,放冷,滤过,滤液挥干,残渣加无水乙醇 1ml 使溶解,作为供试品溶液。另取冰片对照品,加无水乙醇制成

每 1ml 含 1mg 的溶液,作为对照品溶液。照薄层色谱法(通则 0502)试验,吸取上述两种溶液各 3μl,分别点于同一硅胶 G 薄层板上,以石油醚(60～90℃)-乙酸乙酯(17:3)为展开剂,展开,取出,晾干,喷以 5%香草醛硫酸溶液,在 105℃加热至斑点显色清晰。供试品色谱中,在与对照品色谱相应的位置上,显相同颜色的斑点。

【检查】 应符合颗粒剂项下有关的各项规定(通则 0104)。

【含量测定】 照高效液相色谱法(通则 0512)测定。

色谱条件与系统适用性试验 以十八烷基硅烷键合硅胶为填充剂;以甲醇-水(54:46)为流动相;检测波长为 203nm。理论板数按人参皂苷 Rg$_1$ 峰计算应不低于 2700。

对照品溶液的制备 取人参皂苷 Rg$_1$ 对照品适量,精密称定,加甲醇制成每 1ml 含 0.3mg 的溶液,即得。

供试品溶液的制备 取装量差异项下的本品内容物,混匀,取适量,研细,取 3g 或 1.5g(无蔗糖),精密称定,置索氏提取器中,加三氯甲烷适量,加热回流 1.5 小时,弃去三氯甲烷液,残渣挥干,再置索氏提取器中,加甲醇适量,加热回流 3 小时,取提取液,蒸干,残渣用水 10ml 溶解,用水饱和的正丁醇振摇提取 4 次(15ml,15ml,10ml,10ml),合并正丁醇提取液,用 5%氢氧化钠溶液洗涤 3 次(15ml,15ml,10ml),再用正丁醇饱和的水洗涤 2 次,每次 20ml,分取正丁醇液,蒸干,残渣用少量甲醇溶解,转移至 5ml 量瓶中,加甲醇至刻度,摇匀,滤过,取续滤液,即得。

测定法 分别精密吸取对照品溶液与供试品溶液各 5μl,注入液相色谱仪,测定,即得。

本品每袋含三七以人参皂苷 Rg$_1$(C$_{42}$H$_{72}$O$_{14}$)计,不得少于 9.0mg。

【功能与主治】 活血化瘀、温经通络。用于瘀血阻络所致的中风,症见神情呆滞、言语謇涩、手足发凉、肢体疼痛;缺血性中风及高脂血症见上述证候者。

【用法与用量】 口服。一次 1 袋,一日 3 次。

【注意】 禁食生冷、辛辣,动物油脂食物。

【规格】 (1)每袋装 6g(无蔗糖) (2)每袋装 12g

【贮藏】 密封。

消眩止晕片
Xiaoxuan Zhiyun Pian

【处方】
火炭母 400g		鸡矢藤 100g
姜半夏 50g		白术 50g
天麻 50g		丹参 100g
当归 25g		白芍 40g
茯苓 50g		木瓜 40g
枳实 25g		砂仁 5g
石菖蒲 50g		白芷 15g

【制法】 以上十四味,天麻、茯苓、砂仁、白芷粉碎成细粉,过筛;白术、当归、石菖蒲、姜半夏、枳实水蒸气蒸馏提取挥发油,水溶液另器收集;蒸馏后的药渣与其余火炭母、鸡矢藤等五味混合,加水煎煮四次,第一次加 10 倍量的水,浸泡半小时,以后各次均用 8 倍量的水,每次煎煮 40 分钟。合并煎煮液与蒸馏后的水溶液,静置,滤过,滤液减压浓缩成相对密度为 1.35～1.38(50℃)的稠膏,加入上述天麻、茯苓等细粉及淀粉、糊精适量,混匀,制成颗粒,干燥,放冷。喷加白术、当归等提取的挥发油及适量硬脂酸镁、滑石粉,混匀,压制成 1000 片,包糖衣,即得。

【性状】 本品为糖衣片,除去糖衣后显浅褐色;气香,味微苦。

【鉴别】 (1)取本品置显微镜下观察:不规则分枝团块无色,遇水合氯醛液溶化;菌丝无色或浅棕色,直径 4～6μm(茯苓)。内种皮石细胞黄棕色或棕红色,表面观类多角形,壁厚、胞腔含硅质块(砂仁)。草酸钙针晶成束或散在,长 25～75μm(天麻)。油管碎片含黄棕色分泌物(白芷)。

(2)取本品 20 片,研细,加乙醚 50ml,超声处理 30 分钟,滤过,滤渣备用;滤液低温蒸干,残渣加乙酸乙酯 1ml 使溶解,作为供试品溶液。另取欧前胡素对照品、异欧前胡素对照品,加乙酸乙酯制成每 1ml 各含 1mg 的混合溶液,作为对照品溶液。照薄层色谱法(通则 0502)试验,吸取上述供试品溶液 10μl、对照品溶液 5μl,分别点于同一硅胶 G 薄层板上,以石油醚(30～60℃)-乙醚(3:2)为展开剂,展开,取出,晾干,置紫外光灯(365nm)下检视。供试品色谱中,在与对照品色谱相应的位置上,显相同颜色的荧光斑点。

(3)取〔鉴别〕(2)项下的滤渣,挥干乙醚,加水 50ml 与稀盐酸 1ml,搅拌 5 分钟,离心,取上清液,加正丁醇-乙酸乙酯(1:1)混合溶液 40ml,振摇提取,弃去正丁醇-乙酸乙酯(1:1)混合溶液,水液加浓氨试液 1ml,混匀,加正丁醇-乙酸乙酯(1:1)混合溶液 40ml 振摇提取,取正丁醇-乙酸乙酯(1:1)混合溶液,蒸干,残渣加甲醇 0.5ml 使溶解,作为供试品溶液。另取辛弗林对照品,加甲醇制成每 1ml 含 0.5mg 的溶液,作为对照品溶液。照薄层色谱法(通则 0502)试验,吸取上述两种溶液各 10μl,分别点于同一硅胶 G 薄层板上,以二氯甲烷-甲醇(10:2)为展开剂,氨蒸气中饱和 15 分钟,展开,取出,晾干,在 105℃烘约 10 分钟,放冷,喷以 0.5%茚三酮乙醇溶液,在 105℃加热至斑点显色清晰。供试品色谱中,在与对照品色谱相应的位置上,显相同颜色的斑点。

(4)取本品 20 片,研细,加水 50ml,搅拌 5 分钟,离心,取上清液,加乙醚 30ml 振摇提取(水液备用),乙醚液蒸干,残渣加甲醇 1ml 使溶解,作为供试品溶液。另取原儿茶醛对照品,加甲醇制成每 1ml 含 0.5mg 的溶液,作为对照品溶液。照薄层色谱法(通则 0502)试验,吸取上述供试品溶液 5～10μl、对照品溶液 5μl,分别点于同一硅胶 G 薄层板上,以二氯甲烷-甲醇-甲酸(13.5:1.2:0.3)为展开剂,展开,取出,晾干,喷以 2%三氯化铁乙醇溶液,热风吹至斑点显色清晰。供试品色谱中,在与对照品色谱相应的位置上,显相同颜色的斑点。

(5)取〔鉴别〕(4)项下的水液,加乙酸乙酯 30ml 振摇提取(水液备用),取乙酸乙酯液蒸干,残渣加甲醇 2ml 使溶解,作为供试品溶液。另取火炭母对照药材 2g,加乙醇 25ml,加热回流 30 分钟,滤过,滤液蒸干,残渣加甲醇 2ml 使充分溶解,取上清液作为对照药材溶液。照薄层色谱法(通则 0502)试验,吸取上述供试品溶液 5～10μl,对照药材溶液 10μl,分别点于同一硅胶 G 薄层板上,以乙酸乙酯-甲酸-水(20:1:1)为展开剂,展开,取出,晾干,喷以含 2% 硼酸的 5% 草酸乙醇溶液,在 80℃加热约 10 分钟,置紫外光灯(365nm)下检视。供试品色谱中,在与对照药材色谱相应的位置上,显相同颜色的荧光斑点。

(6)取〔鉴别〕(5)项下的水液,加水饱和的正丁醇 30ml 振摇提取,取正丁醇液(必要时离心),蒸干,残渣加水 10ml 使溶解,通过 D101 型大孔吸附树脂柱(直径 1.5cm,高 12cm),以水 100ml 洗脱,弃去水液,再以 10% 乙醇 50ml 洗脱,收集洗脱液,备用,再用 40% 乙醇 50ml 洗脱,收集洗脱液,蒸干,残渣加甲醇 1ml 使溶解,作为供试品溶液。另取芍药苷对照品,加甲醇制成每 1ml 含 1mg 的溶液,作为对照品溶液。照薄层色谱法(通则 0502)试验,吸取上述两种溶液各 5μl,分别点于同一硅胶 G 薄层板上,以二氯甲烷-甲醇-水(14:3:0.2)为展开剂,展开,取出,晾干,喷以 5% 香草醛硫酸溶液,热风吹至斑点显色清晰。供试品色谱中,在与对照品色谱相应的位置上,显相同颜色的斑点。

(7)取〔鉴别〕(6)项下的 10% 乙醇洗脱液,蒸干,残渣加甲醇 1ml 使溶解,作为供试品溶液。另取天麻素对照品,加甲醇制成每 1ml 含 0.5mg 的溶液,作为对照品溶液。照薄层色谱法(通则 0502)试验,吸取上述供试品溶液 5～10μl,对照品溶液 5μl,分别点于同一硅胶 G 薄层板上,以三氯甲烷-甲醇(3:1)为展开剂,展开,取出,晾干,喷以 10% 磷钼酸乙醇溶液,在 105℃加热至斑点显色清晰。供试品色谱中,在与对照品色谱相应的位置上,显相同颜色的斑点。

【检查】 应符合片剂项下有关的各项规定(通则 0101)。

【浸出物】 取本品,除去糖衣,研细,取约 3g,精密称定,以乙醇为溶剂,照醇溶性浸出物测定法项下的热浸法(通则 2201)测定,每片不得少于 42mg。

【含量测定】 照高效液相色谱法(通则 0512)测定。

色谱条件与系统适用性试验 以十八烷基硅烷键合硅胶为填充剂;以乙腈-0.1% 甲酸溶液(23:77)为流动相,检测波长为 286nm。理论板数按丹酚酸 B 峰计算应不低于 3000。

对照品溶液的制备 取丹酚酸 B 对照品适量,精密称定,加甲醇制成每 1ml 含 0.14mg 的溶液,即得。

供试品溶液的制备 取本品 10 片,除去糖衣,精密称定,研细,取约相当于 4 片的重量,精密称定,置具塞锥形瓶中,精密加入 50% 甲醇 25ml,称定重量,超声处理(功率 250W,频率 33kHz)30 分钟,放冷,再称定重量,用 50% 甲醇补足减失的重量,摇匀,离心,上清液滤过,取续滤液,即得。

测定法 分别精密吸取对照品溶液与供试品溶液各

10μl,注入液相色谱仪,测定,即得。

本品每片含丹参以丹酚酸 B($C_{36}H_{30}O_{16}$)计,不得少于 0.80mg。

【功能与主治】 豁痰,化瘀,平肝。用于因肝阳挟痰瘀上扰所致眩晕;脑动脉硬化见上述证候者。

【用法与用量】 口服。一次 5 片,一日 3 次,4 周为一个疗程。

【规格】 片心重 0.35g(相当于饮片 1g)

【贮藏】 密封。

消 银 片
Xiaoyin Pian

【处方】 地黄 91g　　　　　牡丹皮 46g
　　　　　赤芍 46g　　　　　当归 46g
　　　　　苦参 46g　　　　　金银花 46g
　　　　　玄参 46g　　　　　牛蒡子 46g
　　　　　蝉蜕 23g　　　　　白鲜皮 46g
　　　　　防风 23g　　　　　大青叶 46g
　　　　　红花 23g

【制法】 以上十三味,金银花、红花粉碎成细粉;其余地黄等十一味酌予碎断,用 70% 乙醇浸渍 12 小时,滤过,滤液备用;药渣再加 70% 乙醇适量,加热回流 12 小时,滤过,合并滤液,回收乙醇至无醇味,浓缩成稠膏,与上述细粉及适量的淀粉、硬脂酸镁混匀,干燥,粉碎,制成颗粒,干燥,压制成 1000 片,包糖衣或薄膜衣,即得。

【性状】 本品为糖衣片或薄膜衣片,除去包衣后显棕褐色;味苦。

【鉴别】 (1)取本品 10 片,除去包衣,研细,用三氯甲烷 20ml 加热回流提取 20 分钟,放冷,滤过,滤液浓缩至 1ml,作为供试品溶液。另取靛玉红对照品、苦参碱对照品,分别加三氯甲烷制成每 1ml 含 1mg 的溶液,作为对照品溶液。照薄层色谱法(通则 0502)试验,吸取供试品溶液 10～20μl,对照品溶液各 5μl,分别点于同一硅胶 G 薄层板上,以甲苯-丙酮-甲醇(16:6:1)为展开剂,置氨蒸气预饱和的展开缸内,展开,取出,晾干。供试品色谱中,在与靛玉红对照品色谱相应的位置上,显相同颜色的斑点;喷以改良碘化铋钾试液,在与苦参碱对照品色谱相应的位置上,显相同颜色的斑点。

(2)取本品 10 片,除去包衣,研细,加乙醚 10ml,密塞,摇匀,放置过夜,滤过,滤液挥干,残渣加乙酸乙酯 1ml 使溶解,作为供试品溶液。另取丹皮酚对照品,加乙酸乙酯制成每 1ml 含 2mg 的溶液,作为对照品溶液。照薄层色谱法(通则 0502)试验,吸取供试品溶液 10～20μl,对照品溶液 10μl,分别点于同一硅胶 G 薄层板上使成条状,以甲苯为展开剂,展开,取出,晾干,喷以盐酸酸性 5% 三氯化铁乙醇溶液,加热至斑点显色清晰。供试品色谱中,在与对照品色谱相应的位置上,显相同颜色的条斑。

(3)取本品 10 片,除去包衣,研细,加乙醇 20ml,超声处理 30 分钟,滤过,滤液蒸干,残渣加水 15ml 使溶解,滤过,滤液用乙醚振摇提取 2 次,每次 15ml,弃去乙醚液,水溶液用水饱和的正丁醇振摇提取 3 次,每次 15ml,合并正丁醇提取液,蒸干,残渣加乙醇 1ml 使溶解,作为供试品溶液。另取芍药苷对照品,加乙醇制成每 1ml 含 1mg 的溶液,作为对照品溶液。照薄层色谱法(通则 0502)试验,吸取上述两种溶液各 5～10μl,分别点于同一硅胶 G 薄层板上,以三氯甲烷-乙酸乙酯-甲醇-甲酸(40:5:10:0.2)为展开剂,展开,取出,晾干,喷以 5% 香草醛硫酸溶液,加热至斑点显色清晰。供试品色谱中,在与对照品色谱相应的位置上,显相同颜色的斑点。

(4)取牛蒡苷对照品,加乙醇制成每 1ml 含 1mg 的溶液,作为对照品溶液。照薄层色谱法(通则 0502)试验,吸取〔鉴别〕(3)项下的供试品溶液及上述对照品溶液各 5～10μl,分别点于同一硅胶 G 薄层板上,以三氯甲烷-乙酸乙酯-甲醇-甲酸(40:5:10:0.2)为展开剂,展开,取出,晾干,喷以 10% 硫酸乙醇溶液,在 105℃加热至斑点显色清晰。供试品色谱中,在与对照品色谱相应的位置上,显相同颜色的斑点。

(5)取白鲜皮对照药材 1g,加乙醚 10ml,浸渍过夜,滤过,滤液蒸干,残渣加乙酸乙酯 1ml 使溶解,作为对照药材溶液。照薄层色谱法(通则 0502)试验,吸取〔鉴别〕(1)项下的供试品溶液及上述对照药材溶液各 10～20μl,分别点于同一硅胶 G 薄层板上,以甲苯-丙酮(20:1)为展开剂,展开,取出,晾干,置紫外光灯(365nm)下检视。供试品色谱中,在与对照药材色谱相应的位置上,显相同颜色的荧光斑点。

【检查】　应符合片剂项下有关的各项规定(通则 0101)。

【含量测定】　赤芍和牡丹皮　照高效液相色谱法(通则 0512)测定。

色谱条件与系统适用性试验　以十八烷基硅烷键合硅胶为填充剂;以乙腈-0.05mol/L 磷酸二氢钾溶液(12:88)为流动相;检测波长为 230nm。理论板数按芍药苷峰计算应不低于 5000。

对照品溶液的制备　取芍药苷对照品适量,精密称定,加甲醇制成每 1ml 含 0.15mg 的溶液,即得。

供试品溶液的制备　取本品 20 片,除去包衣,精密称定,研细,取约 3g,精密称定,置具塞锥形瓶中,精密加入甲醇 50ml,密塞,称定重量,超声处理(功率 250W,频率 40kHz)20 分钟,放冷,再称定重量,用甲醇补足减失的重量,摇匀,滤过,取续滤液,即得。

测定法　分别精密吸取对照品溶液与供试品溶液各 5μl,注入液相色谱仪,测定,即得。

本品每片含赤芍和牡丹皮以芍药苷($C_{23}H_{28}O_{11}$)计,不得少于 0.60mg。

苦参　照高效液相色谱法(通则 0512)测定。

色谱条件与系统适用性试验　以十八烷基硅烷键合硅胶为填充剂;以乙腈-0.1% 磷酸溶液(20:80)(三乙胺调节 pH 值至 8.0)为流动相;检测波长为 220nm。理论板数按苦参碱峰计算应不低于 4000。

对照品溶液的制备　取苦参碱对照品适量,精密称定,加流动相制成每 1ml 含 0.2mg 的溶液,即得。

供试品溶液的制备　取本品 30 片,除去包衣,精密称定,研细,取约 3.5g,精密称定,置具塞锥形瓶中,加浓氨试液 1ml 和三氯甲烷 30ml,密塞,摇匀,放置过夜,滤过,容器及残渣用三氯甲烷 15ml 分 3 次洗涤,洗液与滤液合并,蒸干,残渣用流动相溶解,转移至 25ml 量瓶中,用流动相稀释至刻度,摇匀,滤过,取续滤液,即得。

测定法　分别精密吸取对照品溶液与供试品溶液各 10μl,注入液相色谱仪,测定,即得。

本品每片含苦参以苦参碱($C_{15}H_{24}N_2O$)计,不得少于 0.30mg。

【功能与主治】　清热凉血,养血润肤,祛风止痒。用于血热风燥型白疕和血虚风燥型白疕,症见皮疹为点滴状、基底鲜红色、表面覆有银白色鳞屑,或皮疹表面覆有较厚的银白色鳞屑、较干燥、基底淡红色、瘙痒较甚。

【用法与用量】　口服。一次 5～7 片,一日 3 次。一个月为一疗程。

【规格】　(1)薄膜衣片　每片重 0.32g
(2)糖衣片(片心重 0.3g)

【贮藏】　密封。

消银胶囊
Xiaoyin Jiaonang

【处方】　地黄 91g　　牡丹皮 46g
赤芍 46g　　当归 46g
苦参 46g　　金银花 46g
玄参 46g　　牛蒡子 46g
蝉蜕 23g　　白鲜皮 46g
防风 23g　　大青叶 46g
红花 23g

【制法】　以上十三味,金银花、红花粉碎成细粉;其余地黄等十一味酌予碎断,用 7 倍量 70% 乙醇浸渍 12 小时,滤过,滤液备用;药渣再加 70% 乙醇适量,加热回流 12 小时,滤过,合并滤液,回收乙醇至无醇味,浓缩成稠膏,与上述细粉混匀,低温干燥,粉碎成细粉,加入适量辅料,混匀,制粒,干燥,装入胶囊,制成 1000 粒,即得。

【性状】　本品为硬胶囊,内容物为棕褐色的颗粒及粉末;味苦。

【鉴别】　(1)取本品内容物 3g,研细,加三氯甲烷 20ml,加热回流 20 分钟,放冷,滤过,滤液浓缩至 1ml,作为供试品溶液。另取丹皮酚对照品，加三氯甲烷制成每 1ml 含 1mg 的溶液，作为对照品溶液。再取白鲜皮对照药材 1g，加乙醚 10ml，浸渍过夜，滤过，滤液蒸干，残渣加乙酸乙酯 1ml 使溶解，作为对照药材溶液。照薄层色谱法（通则 0502）试验，吸取供试品溶液及上述对照药材溶液各 10～20μl、对照品溶液 10μl，分别点于同一硅胶 G 薄层板上使成条状，以甲苯-丙酮（20∶1）为展开剂，展开，取出，晾干。置紫外光灯（365nm）下检视，供试品色谱中，在与白鲜皮对照药材色谱相应的位置上，显相同颜色的荧光条斑；喷以盐酸酸性 5% 三氯化铁乙醇溶液，加热至斑点显色清晰，供试品色谱中，在与丹皮酚对照品色谱相应的位置上，显相同颜色的条斑。

（2）取本品内容物 3g，研细，加乙醇 20ml，超声处理 30 分钟，滤过，滤液蒸干，残渣加水 15ml 使溶解，滤过，滤液用乙醚振摇提取 2 次，每次 15ml，弃去乙醚液，再用水饱和的正丁醇振摇提取 3 次，每次 15ml，合并正丁醇液，蒸干，残渣加甲醇 1ml 使溶解，作为供试品溶液。另取芍药苷对照品、牛蒡苷对照品，分别加甲醇制成每 1ml 含 1mg 的溶液，作为对照品溶液。照薄层色谱法（通则 0502）试验，吸取供试品溶液 5～10μl、对照品溶液各 5μl，分别点于同一硅胶 G 薄层板上，以二氯甲烷-甲醇-水（18∶3.5∶0.6）10℃以下放置的下层溶液为展开剂，展开，取出，晾干，喷以 5% 香草醛硫酸溶液，在 105℃加热至斑点显色清晰。供试品色谱中，在与对照品色谱相应的位置上，显相同颜色的斑点。

（3）取苦参碱对照品、靛玉红对照品，分别加三氯甲烷制成每 1ml 含 1mg 的溶液，作为对照品溶液。照薄层色谱法（通则 0502）试验，吸取〔鉴别〕（1）项下的供试品溶液 10～20μl 及上述对照品溶液各 5μl，分别点于同一硅胶 G 薄层板上，以甲苯-丙酮-甲醇（16∶6∶1）为展开剂，置氨蒸气预饱和的展开缸内，展开，取出，晾干。供试品色谱中，在与靛玉红对照品色谱相应的位置上，显相同颜色的斑点；喷以改良碘化铋钾试液，在与苦参碱对照品色谱相应的位置上，显相同颜色的斑点。

（4）取本品内容物 3g，研细，加甲醇 20ml，加热回流 1 小时，滤过，滤液蒸干，残渣加水 10ml 使溶解，滤液用乙酸乙酯振摇提取 2 次，每次 10ml，合并乙酸乙酯液，蒸干，残渣加甲醇 2ml 使溶解，作为供试品溶液。另取金银花对照药材 1g，同法制成对照药材溶液。再取绿原酸对照品，加甲醇制成每 1ml 含 0.5mg 的溶液，作为对照品溶液。照薄层色谱法（通则 0502）试验，吸取上述三种溶液各 1μl，分别点于同一聚酰胺薄膜上，以醋酸为展开剂，展开，取出，晾干，置紫外光灯（365nm）下检视。供试品色谱中，在与对照药材色谱和对照品色谱相应的位置上，显相同颜色的荧光斑点。

（5）取本品内容物 1.5g，研细，加丙酮 6ml，水 1.5ml，振摇 10 分钟，滤过，滤液作为供试品溶液。另取红花对照药材 0.1g，同法制成对照药材溶液。照薄层色谱法（通则 0502）试

验，吸取上述两种溶液各 5μl，分别点于同一硅胶 G 薄层板上，以乙酸乙酯-甲酸-水-甲醇（7∶2∶3∶0.3）为展开剂，展开，取出，晾干。供试品色谱中，在与对照药材色谱相应的位置上，显相同颜色的斑点。

【检查】 应符合胶囊剂项下有关的各项规定（通则 0103）。

【含量测定】 **赤芍、牡丹皮** 照高效液相色谱法（通则 0512）测定。

色谱条件与系统适用性试验 以十八烷基硅烷键合硅胶为填充剂；以乙腈-0.1% 磷酸溶液（12∶88）为流动相；检测波长为 230nm。理论板数按芍药苷峰计算应不低于 5000。

对照品溶液的制备 取芍药苷对照品适量，精密称定，加甲醇制成每 1ml 含 80μg 的溶液，即得。

供试品溶液的制备 取装量差异项下的本品内容物，研细，取约 1.5g，精密称定，置具塞锥形瓶中，精密加入甲醇 50ml，密塞，称定重量，超声处理（功率 250W，频率 40kHz）30 分钟，放冷，再称定重量，用甲醇补足减失的重量，摇匀，滤过，取续滤液，即得。

测定法 分别精密吸取对照品溶液与供试品溶液各 10μl，注入液相色谱仪，测定，即得。

本品每粒含赤芍和牡丹皮以芍药苷（$C_{23}H_{28}O_{11}$）计，不得少于 0.60mg。

苦参 照高效液相色谱法（通则 0512）测定。

色谱条件与系统适用性试验 以十八烷基硅烷键合硅胶为填充剂；以乙腈-0.1% 磷酸溶液（20∶80）（三乙胺调节 pH 值至 8.0）为流动相；检测波长为 220nm；柱温 30℃。理论板数按苦参碱峰计算应不低于 4000。

对照品溶液的制备 取苦参碱对照品适量，精密称定，加甲醇制成每 1ml 含 0.2mg 的溶液，即得。

供试品溶液的制备 取装量差异项下的本品内容物，研细，取约 1.5g，精密称定，置具塞锥形瓶中，加浓氨试液 1ml 和三氯甲烷 30ml，密塞，轻轻摇匀，放置过夜，滤过，容器及残渣用三氯甲烷 15ml 分 3 次洗涤，洗液与滤液合并，蒸干，残渣加甲醇溶解，转移至 25ml 量瓶中，用甲醇稀释至刻度，摇匀，滤过，取续滤液，即得。

测定法 分别精密吸取对照品溶液 5μl 与供试品溶液 10μl，注入液相色谱仪，测定，即得。

本品每粒含苦参以苦参碱（$C_{15}H_{24}N_2O$）计，不得少于 0.30mg。

【功能与主治】 清热凉血，养血润肤，祛风止痒。用于血热风燥型白疕和血虚风燥型白疕，症见皮疹为点滴状、基底鲜红色、表面覆有银白色鳞屑，或皮疹表面覆有较厚的银白色鳞屑、较干燥、基底淡红色、瘙痒较甚。

【用法与用量】 口服。一次 5～7 粒，一日 3 次。一个月为一疗程。

【规格】 每粒装 0.3g

【贮藏】 密封，置阴凉处。

消 痔 软 膏

Xiaozhi Ruangao

【处方】 熊胆粉 18g　　　　地榆 250g
冰片 25g

【制法】 以上三味,熊胆粉、冰片分别研成中粉,备用;地榆加水煎煮三次,滤过,滤液合并,浓缩成稠膏,喷雾干燥,粉碎成最细粉,与上述熊胆粉和冰片粉混匀,加入适量白凡士林及适量羊毛脂,混匀,制成 1000g,即得。

【性状】 本品为棕褐色的软膏。

【鉴别】 (1)取本品 3g,加无水乙醇 10ml,搅拌均匀,超声处理 15 分钟,作为供试品溶液。另取冰片对照品,加无水乙醇制成每 1ml 含 5mg 溶液,作为对照品溶液。照薄层色谱法(通则 0502)试验,吸取上述两种溶液各 6μl,分别点于同一硅胶 G 薄层板上,以甲苯-乙酸乙酯(9:1)为展开剂,展开,取出,晾干,喷以 10%磷钼酸乙醇溶液,在 105℃加热至斑点显色清晰。供试品色谱中,在与对照品色谱相应的位置上,显相同颜色的斑点。

(2)取本品 2g,加水 20ml,超声处理 10 分钟,滤过,滤液加盐酸 1ml,用乙醚振摇提取 2 次,每次 10ml,合并乙醚液,蒸干,残渣加甲醇 1ml 使溶解,作为供试品溶液。另取地榆对照药材 1g,同法制成对照药材溶液。再取没食子酸对照品,加甲醇制成每 1ml 含 1mg 的溶液,作为对照品溶液。照薄层色谱法(通则 0502)试验,吸取上述三种溶液各 5μl,分别点于同一硅胶 G 薄层板上,以甲苯(用水饱和)-乙酸乙酯-甲酸(6:3:1)为展开剂,展开,取出,晾干,喷以 1%三氯化铁乙醇溶液。供试品色谱中,在与对照药材色谱和对照品色谱相应的位置上,显相同颜色的斑点。

【检查】 应符合软膏剂项下有关的各项规定(通则 0109)。

【含量测定】 地榆 照高效液相色谱法(通则 0512)测定。

色谱条件与系统适用性试验 以十八烷基硅烷键合硅胶为填充剂;以甲醇-0.3%磷酸溶液(3:97)为流动相;检测波长为 272nm。理论板数按没食子酸峰计算应不低于 3000。

对照品溶液的制备 取没食子酸对照品适量,精密称定,加 50%甲醇制成每 1ml 含 50μg 的溶液,即得。

供试品溶液的制备 取装量项下的本品,混匀,取约 2g,精密称定,精密加入 50%甲醇 50ml,称定重量,加热回流 60 分钟,取出,放冷,再称定重量,用 50%甲醇补足减失的重量,摇匀,滤过,取续滤液,即得。

测定法 分别精密吸取对照品溶液与供试品溶液各 10μl,注入液相色谱仪,测定,即得。

本品每 1g 含地榆以没食子酸($C_7H_6O_5$)计,不得少于 0.60mg。

熊胆粉 照高效液相色谱法(通则 0512)测定。

色谱条件与系统适用性试验 以十八烷基硅烷键合硅胶为填充剂;以甲醇-0.03mol/L 磷酸二氢钠溶液(65:35)为流动相;检测波长为 205nm。理论板数按牛磺熊去氧胆酸钠峰计算应不低于 1500。

对照品溶液的制备 取牛磺熊去氧胆酸钠对照品适量,精密称定,加甲醇制成每 1ml 含 1mg 的溶液,即得(折合牛磺熊去氧胆酸为 0.957mg)。

供试品溶液的制备 取装量项下的本品,混匀,取约 2g,精密称定,加硅藻土 5g,混匀,置索氏提取器中,加石油醚(60~90℃)适量,加热回流提取 3 小时,弃去石油醚液,药渣挥去石油醚,用甲醇 40ml 浸渍过夜,再加甲醇适量,加热回流 5 小时,用 40%氢氧化钠溶液调节 pH 值至 9~10,滤过,用碱性甲醇(取甲醇适量,用 40%氢氧化钠溶液调节 pH 值至 9~10)15ml 分次洗涤滤纸和滤渣,洗涤液与滤液合并,蒸干,残渣用流动相适量溶解,转移至 10ml 量瓶中,加流动相至刻度,摇匀,滤过,取续滤液,即得。

测定法 分别精密吸取对照品溶液与供试品溶液各 10μl,注入液相色谱仪,测定,即得。

本品每 1g 含熊胆粉以牛磺熊去氧胆酸($C_{26}H_{45}NO_6S$)计,不得少于 2.80mg。

【功能与主治】 凉血止血,消肿止痛。用于炎性、血栓性外痔及Ⅰ、Ⅱ期内痔属风热瘀阻或湿热壅滞证。

【用法与用量】 外用。用药前用温水清洗局部,治疗内痔:将注入头轻轻插入肛内,把药膏推入肛内;治疗外痔:将药膏均匀涂敷患处,外用清洁纱布覆盖。一次 2~3g,一日 2 次。

【注意】 忌食辛辣、厚味食物。

【规格】 每支装 (1)2.5g (2)5g

【贮藏】 密闭,置干燥处。

消 痤 丸

Xiaocuo Wan

【处方】 升麻 9.47g　　　　柴胡 30.31g
麦冬 34.10g　　　　野菊花 22.73g
黄芩 28.42g　　　　玄参 39.79g
石膏 56.84g　　　　石斛 39.79g
龙胆 39.79g　　　　大青叶 39.79g
金银花 28.42g　　　　竹茹 18.95g
蒲公英 28.42g　　　　淡竹叶 22.73g
夏枯草 22.73g　　　　紫草 22.73g

【制法】 以上十六味,取升麻、柴胡、麦冬、黄芩、玄参、石斛、龙胆、金银花、石膏九味的各二分之一量混合,粉碎成细粉,过筛;将以上九味剩余部分与其余野菊花等七味加水煎煮二次,每次 2 小时,合并煎液,滤过,滤液减压浓缩至相对密度为 1.21~1.25(80℃)的稠膏,取稠膏的三分之二量,加入上述粉末,混匀,干燥,过筛,混匀,用剩余的三分之一量稠膏加适量水泛丸,制成 1000 丸,干燥,包衣,即得。

【性状】 本品为黑色的浓缩丸,丸芯显黑褐色;气微香,味苦。

【鉴别】 (1)取本品,置显微镜下观察:石细胞黄棕色或无色,类长方形、类圆形或形状不规则,层纹明显,直径约至 94μm(玄参)。外皮层细胞表面观纺锤形,每个细胞由横壁分隔成数个小细胞(龙胆)。纤维表面类圆形细胞中含有小圆形硅质块,排列成行(石斛)。韧皮纤维淡黄色、梭形,壁厚,孔沟细(黄芩)。油管含淡黄色或黄棕色条状分泌物,直径 8～25μm(柴胡)。花粉粒类球形,直径约至 76μm,外壁有刺状雕纹,具 3 个萌发孔(金银花)。不规则片状结晶无色,有平直纹理(石膏)。

(2)取本品 5g,研细,加水 30ml,盐酸 1.5ml,加热回流 10 分钟,放冷,滤过,滤液加三氯甲烷振摇提取 2 次,每次 15ml,合并三氯甲烷提取液,蒸干,残渣加甲醇 1ml 使溶解,作为供试品溶液。另取麦冬对照药材 1g,加水 20ml,煎煮 10 分钟,滤过,滤液加盐酸 1.5ml 同法制成对照药材溶液。照薄层色谱法(通则 0502)试验,吸取上述两种溶液各 5μl,分别点于同一硅胶 G 薄层板上,以三氯甲烷-丙酮(4:1)为展开剂,展开,取出,晾干,喷以 10% 硫酸乙醇溶液,在 105℃加热至斑点显色清晰。供试品色谱中,在与对照药材色谱相应的位置上,显相同颜色的主斑点。

(3)取本品 5g,研细,加水饱和的正丁醇 20ml,超声处理 30 分钟,滤过,滤液蒸干,残渣加甲醇 2ml 使溶解,作为供试品溶液。另取玄参对照药材 1g,同法制成对照药材溶液。照薄层色谱法(通则 0502)试验,吸取上述两种溶液各 5μl,分别点于同一硅胶 G 薄层板上,以正丁醇-冰醋酸-水(7:1:2)为展开剂,展开,取出,晾干,喷以香草醛硫酸试液。供试品色谱中,在与对照药材色谱相应的位置上,显相同颜色的主斑点。

(4)取本品 5g,研细,加三氯甲烷 20ml,加热回流 1 小时,滤过,滤液浓缩至约 1ml,作为供试品溶液。另取靛玉红对照品适量,加三氯甲烷制成每 1ml 含 0.25mg 的溶液,作为对照品溶液。照薄层色谱法(通则 0502)试验,吸取上述供试品溶液 5～10μl,对照品溶液 2μl,分别点于同一硅胶 G 薄层板上,以正己烷-乙酸乙酯(2:1)为展开剂,展开,取出,晾干。供试品色谱中,在与对照品色谱相应的位置上,显相同颜色的斑点。

【检查】 应符合丸剂项下有关的各项规定(通则 0108)。

【含量测定】 照高效液相色谱法(通则 0512)测定。

色谱条件及系统适用性试验 以十八烷基硅烷键合硅胶为填充剂;以甲醇-水-磷酸(47:53:0.2)为流动相;检测波长为 316nm。理论板数按黄芩苷峰计算应不低于 3000。

对照品溶液的制备 取黄芩苷对照品适量,精密称定,加甲醇制成每 1ml 含 50μg 的溶液,即得。

供试品溶液的制备 取重量差异项下的本品适量,研细,取约 0.2g,精密称定,置 25ml 量瓶中,加 70%甲醇约 20ml,超声处理(功率 250W,频率 40kHz)30 分钟,放冷,加 70%甲醇至刻度,摇匀,滤过,取续滤液,即得。

测定法 分别精密吸取对照品溶液与供试品溶液各 10μl,注入液相色谱仪,测定,即得。

本品每 1 丸含黄芩以黄芩苷($C_{21}H_{18}O_{11}$)计,不得少于 1.0mg。

【功能与主治】 清热利湿,解毒散结。用于湿热毒邪聚结肌肤所致的粉刺,症见颜面皮肤光亮油腻、黑头粉刺、脓疱、结节,伴有口苦、口黏、大便干;痤疮见上述证候者。

【用法与用量】 口服。一次 30 粒,一日 3 次。

【注意】 孕妇及脾胃虚寒者慎用;忌食辛辣、油腻之品。

【规格】 每 10 丸重 2g

【贮藏】 密封。

消 痛 贴 膏
Xiaotong Tiegao

本品系藏族验方。由独一味、姜黄等药味加工而成。

【性状】 本品为附在胶布上的药芯袋,内容物为黄色至黄褐色的粉末;具特殊香气。润湿剂为黄色至橙黄色的液体;气芳香。

【鉴别】 药芯袋 (1)取本品内容物 2g,加乙醇 10ml,加热回流 10 分钟,滤过,滤液作为供试品溶液。另取独一味对照药材 1g,同法制成对照药材溶液。照薄层色谱法(通则 0502)试验,吸取上述两种溶液各 10μl,分别点于同一硅胶 G 薄层板上,以三氯甲烷-甲醇(8:2)为展开剂,展开,取出,晾干,喷以磷钼酸试液,在 105℃加热至斑点显色清晰,置日光下检视。供试品色谱中,在与对照药材色谱相应的位置上,显相同颜色的斑点。

(2)取本品内容物 2.5g,加甲醇 25ml,超声处理 30 分钟,滤过,滤液作为供试品溶液。另取姜黄素对照品,加甲醇制成每 1ml 含 0.15mg 的溶液,作为对照品溶液。照薄层色谱法(通则 0502)试验,吸取上述两种溶液各 2μl,分别点于同一硅胶 G 薄层板上,以甲苯-甲醇-冰醋酸(30:3:1)为展开剂,展开,取出,晾干,置日光下检视。供试品色谱中,在与对照品色谱相应的位置上,显相同颜色的斑点。

润湿剂 (3)取本品 5ml,置具塞试管中,加乙酸乙酯 5ml,振摇 1 分钟,静置,取上层液,滤过,滤液作为供试品溶液。另取冰片对照品,加乙酸乙酯制成每 1ml 含 1mg 的溶液,作为对照品溶液。照气相色谱法(通则 0521)试验,以聚乙二醇 20000(PEG-20M)为固定相的毛细管柱(柱长为 30m,柱内径为 0.32mm,膜厚度为 0.25μm),柱温为程序升温,起始温度为 50℃,保持 4 分钟后,以每分钟 50℃的速率升温至 190℃。吸取对照品溶液与供试品溶液各 1μl,注入气相色谱仪。供试品色谱中应呈现与对照品色谱峰保留时间相同的色谱峰。

【检查】　**药芯袋**　装量差异　取本品 5 贴,揭去覆盖膜,剥下药芯袋,分别精密称定每袋内容物的重量,每袋装量与标示装量相比较,平均装量不得少于标示装量,每袋装量不得少于标示装量的 93%。

润湿剂　装量差异　取本品 5 袋,将内容物分别倒入经校正的干燥量筒内,尽量倾净,在室温下检视,每袋装量与标示装量相比较,平均装量不得少于标示装量,每袋装量不得少于标示装量的 93%。

【含量测定】　照高效液相色谱法(通则 0512)测定。

色谱条件与系统适用性试验　以十八烷基硅烷键合硅胶为填充剂;以乙腈为流动相 A,以水为流动相 B;按下表中的规定进行梯度洗脱,柱温:25℃;检测波长为 235nm。理论板数按山栀苷甲酯峰计算应不低于 6000。

时间(分钟)	流动相 A(%)	流动相 B(%)
0～15	10	90
15～35	12→18	88→82
35～50	18→100	82→0
50～55	10	90

对照品溶液的制备　取山栀苷甲酯对照品、8-O-乙酰山栀苷甲酯对照品适量,精密称定,加甲醇制成每 1ml 各含 50μg 的混合溶液,即得。

供试品溶液的制备　取药芯袋装量差异项下的本品内容物(过三号筛)约 0.8g,精密称定,置具塞锥形瓶中,精密加入 70%甲醇 25ml,称定重量,加热回流 60 分钟,放冷,再称定重量,用 70%甲醇补足减失的重量,摇匀,滤过,取续滤液,即得。

测定法　精密吸取对照品溶液与供试品溶液各 10μl,注入液相色谱仪,测定,即得。

本品每 1g 含独一味以山栀苷甲酯($C_{17}H_{26}O_{11}$)和 8-O-乙酰山栀苷甲酯($C_{19}H_{28}O_{12}$)的总量计,不得少于 0.60mg。

【功能与主治】　活血化瘀,消肿止痛。用于急慢性扭挫伤、跌打瘀痛、骨质增生、风湿及类风湿疼痛、落枕、肩周炎、腰肌劳损和陈旧性伤痛。

【用法与用量】　外用。将小袋内润湿剂均匀涂于药芯袋表面,润湿后直接敷于患处或穴位。每贴敷 24 小时。

【规格】　药芯袋　每贴装(1)1.2g　(2)1g
　　　　　润湿剂　每袋装(1)2.5ml　(2)2.0ml

【贮藏】　密封。

消 渴 丸

Xiaoke Wan

【处方】　葛根 265g　　　　　地黄 159g
　　　　　黄芪 53g　　　　　　天花粉 265g
　　　　　玉米须 265g　　　　　南五味子 53g
　　　　　山药 26.5g　　　　　格列本脲 0.25g

【制法】　以上八味,葛根、地黄、玉米须、天花粉加水煎煮 5 小时,滤过,滤液浓缩至适量;黄芪、南五味子、山药粉碎成细粉,与上述部分浓缩液拌匀,干燥,粉碎,过筛,混匀,用剩余浓缩液制丸,干燥,加入格列本脲,用黑氧化铁和滑石粉的糊精液包衣,制成 1000 丸,即得。

【性状】　本品为黑色的包衣浓缩水丸;味甘、酸、微涩。

【鉴别】　(1)取本品,置显微镜下观察:纤维成束或散离,直径 8～30μm,壁厚,两端常纵裂成帚状(黄芪)。种皮表皮石细胞黄棕色,表面观类多角形,壁较厚,孔沟细密,胞腔含暗棕色物(南五味子)。淀粉粒三角状卵形或矩圆形,直径 24～40μm,脐点短缝状或人字状(山药)。

(2)取本品 3g,粉碎,加甲醇 30ml,超声处理 15 分钟,滤过,滤液蒸干,残渣加甲醇 2ml 使溶解,作为供试品溶液。另取葛根对照药材 0.6g,同法制成对照药材溶液。再取葛根素对照品,加甲醇制成每 1ml 含 0.4mg 的溶液,作为对照品溶液。照薄层色谱法(通则 0502)试验,吸取上述三种溶液各 2μl,分别点于同一硅胶 G 薄层板上,以二氯甲烷-乙酸乙酯-甲醇-水(5:8:4:0.5)为展开剂,展开,取出,晾干,置紫外光灯(365nm)下检视。供试品色谱中,在与对照药材色谱相应的位置上,显相同颜色的荧光主斑点;在与对照品色谱相应的位置上,显相同颜色的荧光斑点。

(3)取本品 5g,粉碎,加甲醇 30ml,超声处理 20 分钟,滤过,滤液蒸干,残渣加水饱和的正丁醇 30ml,超声处理 15 分钟,滤过,滤液用 1%氢氧化钠溶液洗涤 3 次,每次 20ml,弃去洗涤液,再用正丁醇饱和的水洗涤 2 次,每次 30ml,弃去水洗液,正丁醇液蒸干,残渣加甲醇 1ml 使溶解,作为供试品溶液。另取黄芪甲苷对照品,加甲醇制成每 1ml 含 1mg 的溶液,作为对照品溶液。照薄层色谱法(通则 0502)试验,吸取上述两种溶液各 3μl,分别点于同一硅胶 G 薄层板上,以二氯甲烷-乙酸乙酯-甲醇-水(10:20:11:5)10℃以下放置的下层溶液为展开剂,展开,取出,晾干,喷以 10%硫酸乙醇溶液,在 105℃加热至斑点显色清晰,分别置日光和紫外光灯(365nm)下检视。供试品色谱中,在与对照品色谱相应的位置上,日光下显相同的棕褐色斑点;紫外光下显相同的橙黄色荧光斑点。

(4)取本品 3g,粉碎,加三氯甲烷 20ml,超声处理 30 分钟,滤过,滤液蒸干,残渣加甲醇 2ml 使溶解,作为供试品溶液。另取南五味子对照药材 1g,同法制成对照药材溶液。再取五味子甲素对照品,加甲醇制成每 1ml 含 1mg 的溶液,作为对照品溶液。照薄层色谱法(通则 0502)试验,吸取上述三种溶液各 2μl,分别点于同一硅胶 GF₂₅₄ 薄层板上,以石油醚(60～90℃)-乙酸乙酯-甲酸(20:5:1)10℃以下放置的上层溶液为展开剂,展开,取出,晾干,置紫外光灯(254nm)下检视。供试品色谱中,在与对照药材色谱相应的位置上,显相同颜色的主斑点;在与对照品色谱相应的位置上,显相同颜色的斑点。

【检查】　**格列本脲含量均匀度**　取本品 5 丸,研细,全部移入具塞锥形瓶中,同〔含量测定〕格列本脲项下的方法,自"精密加入甲醇 50ml"起,依法测定,计算每 5 丸的含量。限度为 ±25%,应符合规定(通则 0941)。

重量差异 应符合丸剂项下的有关规定(通则 0108)。

其他 应符合丸剂项下有关的各项规定(通则 0108)。

【含量测定】 葛根 照高效液相色谱法(通则 0512)测定。

色谱条件与系统适用性试验 以十八烷基硅烷键合硅胶为填充剂;以甲醇-水(25：75)为流动相;检测波长为 250nm。理论板数按葛根素峰计算应不低于 3000。

对照品溶液的制备 取葛根素对照品适量,精密称定,加 30% 乙醇制成每 1ml 含 40μg 的溶液,即得。

供试品溶液的制备 取本品适量,研细,取约 0.2g,精密称定,置具塞锥形瓶中,精密加入 30% 乙醇 50ml,密塞,称定重量,超声处理(功率 250W,频率 33kHz)20 分钟,放冷,再称定重量,用 30% 乙醇补足减失的重量,摇匀,滤过,取续滤液,即得。

测定法 分别精密吸取对照品溶液与供试品溶液各 10μl,注入液相色谱仪,测定,即得。

本品每 10 丸含葛根以葛根素($C_{21}H_{20}O_9$)计,不得少于 18.8mg。

格列本脲 照高效液相色谱法(通则 0512)测定。

色谱条件与系统适用性试验 以十八烷基硅烷键合硅胶为填充剂;以乙腈-0.05mol/L 磷酸二氢铵(12：13)为流动相;检测波长为 228nm。理论板数按格列本脲峰计算应不低于 5000。

对照品溶液的制备 取格列本脲对照品适量,精密称定,加甲醇制成每 1ml 含 25μg 的溶液,即得。

供试品溶液的制备 取本品,研成细粉(过五号筛),取适量(约相当于格列本脲 1.25mg),精密称定,置具塞锥形瓶中,精密加入甲醇 50ml,密塞,称定重量,超声处理(功率 250W,频率 33kHz)40 分钟,放冷,再称定重量,用甲醇补足减失的重量,摇匀,滤过,取续滤液,即得。

测定法 分别精密吸取对照品溶液与供试品溶液各 10μl,注入液相色谱仪,测定,即得。

本品含格列本脲($C_{23}H_{28}ClN_3O_5S$)应为标示量的 80.0%～120.0%。

【功能与主治】 滋肾养阴,益气生津。用于气阴两虚所致的消渴病,症见多饮、多尿、多食、消瘦、体倦乏力、眠差、腰痛;2 型糖尿病见上述证候者。

【用法与用量】 口服。一次 5～10 丸,一日 2～3 次。饭前用温开水送服。或遵医嘱。

【注意】 本品含格列本脲,严格按处方药使用,并注意监测血糖。

【规格】 每 10 丸重 2.5g(含格列本脲 2.5mg)

【贮藏】 密封。

消 渴 平 片
Xiaokeping Pian

【处方】

人参 15g		黄连 15g	
天花粉 375g		天冬 38g	
黄芪 375g		丹参 112g	
枸杞子 90g		沙苑子 112g	
葛根 112g		知母 75g	
五倍子 38g		五味子 38g	

【制法】 以上十二味,取天花粉 120g、人参、黄连粉碎成细粉;剩余天花粉与黄芪、天冬、枸杞子、沙苑子加水煎煮三次,第一次 1.5 小时,第二次 45 分钟,第三次 30 分钟,合并煎液,滤过,浓缩至适量;其余丹参等五味粉碎成粗粉,用 60% 乙醇回流提取二次,每次 2 小时,合并提取液,滤过,滤液回收乙醇后与上述浓缩液合并,继续浓缩至适量,干燥,粉碎,与天花粉等细粉混匀或加入适量淀粉和羟丙基纤维素或糊精,制粒,干燥,压制成 1000 片,包薄膜衣,即得。

【性状】 本品为薄膜衣片,除去包衣后显黄棕色至棕褐色;气香,味苦。

【鉴别】 (1)取本品 10 片,研细,加乙醚 30ml,超声处理 15 分钟,滤过,滤液回收溶剂至干,残渣加乙酸乙酯 1ml 使溶解,作为供试品溶液。另取丹参对照药材 1g,同法制成对照药材溶液。再取丹参酮 II_A 对照品,加乙酸乙酯制成每 1ml 含 2mg 的溶液,作为对照品溶液。照薄层色谱法(通则 0502)试验,吸取供试品溶液 20μl、对照药材溶液与对照品溶液各 5μl,分别点于同一硅胶 G 薄层板上,以甲苯-乙酸乙酯(19：1)为展开剂,展开,取出,晾干。供试品色谱中,在与对照药材色谱和对照品色谱相应的位置上,显相同颜色的斑点。

(2)取本品 20 片,研细,加三氯甲烷 50ml,超声处理 30 分钟,滤过,滤液回收溶剂至干,残渣加三氯甲烷 2ml 使溶解,作为供试品溶液。另取五味子对照药材 1g,同法制成对照药材溶液。再取五味子甲素和五味子乙素对照品,分别加三氯甲烷制成每 1ml 各含 1mg 的溶液,作为对照品溶液。照薄层色谱法(通则 0502)试验,吸取供试品溶液 20μl、对照药材溶液与对照品溶液各 5μl,分别点于同一硅胶 GF_{254} 薄层板上,以石油醚(30～60℃)-甲酸乙酯-甲酸(15：5：1)的上层溶液为展开剂,展开,取出,晾干,置紫外光灯(254nm)下检视。供试品色谱中,在与对照药材色谱和对照品色谱相应的位置上,显相同颜色的斑点。

(3)取本品 20 片,研细,加甲醇 35ml,超声处理 30 分钟,滤过,滤液作为供试品溶液。另取五倍子对照药材 0.5g,加甲醇 5ml,同法制成对照药材溶液。再取没食子酸对照品,加甲醇制成每 1ml 含 1mg 的溶液,作为对照品溶液。照薄层色谱法(通则 0502)试验,吸取供试品溶液 3μl、对照药材溶液和对照品溶液各 2μl,分别点于同一高效硅胶 GF_{254} 薄层板上,以三氯甲烷-甲酸乙酯-甲酸(5:5:1)为展开剂,展开,取出,晾干,置紫外光灯(254nm)下检视。供试品色谱中,在与对照药材色谱和对照品色谱相应的位置上,显相同颜色的斑点。

(4)取本品 2 片,研细,加浓氨试液 2ml 润湿,加三氯甲烷 20ml,超声处理 30 分钟,放冷,滤过,滤液回收溶剂至干,残渣加甲醇 1.5ml 使溶解,作为供试品溶液。另取黄连对照药材 0.25g,加甲醇 25ml,超声处理 30 分钟,滤过,取续滤液,作为对照药材溶液。再取盐酸小檗碱对照品,加甲醇制成每 1ml 含 0.5mg 的溶液,作为对照品溶液。照薄层色谱法(通则 0502)试验,吸取供试品溶液、对照药材溶液与对照品溶液各 1μl,分别点于同一高效硅胶 G 薄层板上,以甲苯-乙酸乙酯-甲醇-异丙醇-水(6:3:2:1.5:0.3)为展开剂,置用浓氨试液预饱和 20 分钟的展开缸内,展开,取出,晾干,置紫外光灯(365nm)下检视。供试品色谱中,在与对照药材色谱和对照品色谱相应的位置上,显相同颜色的荧光斑点。

(5)取本品 20 片,研细,加热水使润湿,加硅藻土适量混匀,加乙酸乙酯 100ml,超声处理 30 分钟,放冷,滤过,滤液回收溶剂至干,残渣加甲醇 2ml 使溶解,作为供试品溶液。另取葛根对照药材 0.5g,加甲醇 20ml,放置 2 小时,滤过,滤液回收溶剂至干,残渣加甲醇 1.5ml 使溶解,滤过,取续滤液,作为对照药材溶液。再取葛根素对照品,加甲醇制成每 1ml 含 1mg 的溶液,作为对照品溶液。照薄层色谱法(通则 0502)试验,吸取供试品溶液、对照药材溶液与对照品溶液各 2μl,分别点于同一硅胶 G 薄层板上,以三氯甲烷-甲醇-水(7:2.5:0.25)为展开剂,展开,取出,晾干,置紫外光灯(365nm)下检视。供试品色谱中,在与对照药材色谱和对照品色谱相应的位置上,显相同颜色的荧光斑点。

【检查】 应符合片剂项下有关的各项规定(通则 0101)。

【含量测定】 黄连 照高效液相色谱法(通则 0512)测定。

色谱条件与系统适用性试验 以十八烷基硅烷键合硅胶为填充剂;以乙腈-0.1%磷酸溶液(每 100ml 加十二烷基磺酸钠 0.1g)(48:52)为流动相;检测波长为 265nm。理论板数按盐酸小檗碱峰计算应不低于 4000。

对照品溶液的制备 取盐酸小檗碱对照品适量,精密称定,加甲醇制成每 1ml 含 10μg 的溶液,即得。

供试品溶液的制备 取重量差异项下的本品,研细,取 0.3g,精密称定,置具塞锥形瓶中,精密加入盐酸-甲醇(1:100)50ml,密塞,称定重量,置 60℃水浴中加热 15 分钟,取出,超声处理(功率 250W,频率 40kHz)30 分钟,放冷,再称定重量,用盐酸-甲醇(1:100)补足减失的重量,摇匀,滤过,取续滤液,即得。

测定法 分别精密吸取对照品溶液与供试品溶液各 5μl,注入液相色谱仪,测定,即得。

本品每片含黄连以盐酸小檗碱($C_{20}H_{17}NO_4 \cdot HCl$)计,不得少于 0.50mg。

黄芪 照高效液相色谱法(通则 0512)测定。

色谱条件与系统适应性试验 以十八烷基硅烷键合硅胶为填充剂;以乙腈-水(32:68)为流动相;蒸发光散射检测器检测。理论板数按黄芪甲苷峰计算应不低于 4000。

对照品溶液的制备 取黄芪甲苷对照品适量,精密称定,加甲醇制成每 1ml 含 0.2mg 的溶液,即得。

供试品溶液的制备 取重量差异项下的本品,研细,取约 6g,精密称定,置具塞锥形瓶中,加甲醇 50ml,加热回流 45 分钟,放冷,滤过,用少量甲醇分次洗涤锥形瓶及滤纸,滤液和洗液合并,回收溶剂至干,残渣加水 20ml 使溶解,用水饱和的正丁醇振摇提取 4 次,每次 40ml,合并正丁醇提取液,用氨试液洗涤 2 次,每次 40ml,弃去氨液,正丁醇液回收溶剂至干,残渣加甲醇适量使溶解,并转移至 10ml 量瓶中,加甲醇至刻度,摇匀,即得。

测定法 分别精密吸取对照品溶液 10μl、20μl,供试品溶液 10μl,注入液相色谱仪,测定,用外标两点法对数方程计算,即得。

本品每片含黄芪以黄芪甲苷($C_{41}H_{68}O_{14}$)计,不得少于 0.090mg。

【功能与主治】 益气养阴,清热泻火。用于阴虚燥热,气阴两虚所致的消渴病,症见口渴喜饮、多食、多尿、消瘦、气短、乏力、手足心热;2 型糖尿病见上述证候者。

【用法与用量】 口服。一次 6~8 片;一日 3 次,或遵医嘱。

【注意】 孕妇慎用。

【规格】 (1)每片重 0.34g   (2)每片重 0.55g

【贮藏】 密封。

消 渴 灵 片
Xiaokeling Pian

【处方】 地黄 208g   五味子 16g
        麦冬 104g   牡丹皮 16g
        黄芪 104g   黄连 10g
        茯苓 18g   红参 10g
        天花粉 104g   石膏 52g
        枸杞子 104g

【制法】 以上十一味,茯苓、天花粉、石膏、红参、黄连、牡丹皮粉碎成细粉,其余地黄等五味加水煎煮二次,第一次 3 小时,第二次 2 小时,煎液滤过,滤液合并,静置 12 小时,取上清液,减压浓缩至适量,与上述粉末混合,干燥,粉碎成细粉,加入糊精、淀粉适量混匀,制成颗粒,干燥,压制成 1000 片,或包薄膜衣,即得。

【性状】 本品为棕色至棕褐色的片,或为薄膜衣片,除去包衣后显棕色至棕褐色;味苦、甘。

【鉴别】 (1)取本品,置显微镜下观察:不规则分枝状团块无色,遇水合氯醛试液溶化;菌丝无色或淡棕色,直径 4～6μm(茯苓)。不规则片状结晶无色,有平直纹理(石膏)。

(2)取本品 5 片,研细,加甲醇 10ml,超声处理 15 分钟,滤过,滤液蒸干,残渣加甲醇 2ml 使溶解,作为供试品溶液。另取黄连对照药材 50mg,同法制成对照药材溶液。再取盐酸小檗碱对照品,加甲醇制成每 1ml 含 0.5mg 的溶液,作为对照品溶液。照薄层色谱法(通则 0502)试验,吸取上述三种溶液各 1μl,分别点于同一硅胶 G 薄层板上,以正丁醇-冰醋酸-水(7:1:2)为展开剂,展开,取出,晾干,置紫外光灯(365nm)下检视。供试品色谱中,在与对照药材色谱相应的位置上,显三个相同颜色的荧光斑点;在与对照品色谱相应的位置上,显相同的黄色荧光斑点。

(3)取本品 10 片,研细,加水 50ml,加热回流 30 分钟,放冷,滤过,滤液用乙酸乙酯振摇提取 2 次,每次 40ml,合并乙酸乙酯提取液,蒸干,残渣加乙酸乙酯 1ml 使溶解,作为供试品溶液。另取枸杞子对照药材 0.5g,同法制成对照药材溶液。照薄层色谱法(通则 0502)试验,吸取上述两种溶液各 10μl,分别点于同一硅胶 G 薄层板上,以石油醚(60～90℃)-乙酸乙酯-甲酸(2:3:1)为展开剂,展开,取出,晾干,置紫外光灯(365nm)下检视。供试品色谱中,在与对照药材色谱相应的位置上,显相同颜色的荧光斑点。

【检查】 应符合片剂项下有关的各项规定(通则 0101)。

【功能与主治】 益气养阴,清热泻火,生津止渴。用于气阴两虚所致的消渴病,症见多饮、多食、多尿、消瘦、气短乏力;2 型轻型、中型糖尿病见上述证候者。

【用法与用量】 口服。一次 8 片,一日 3 次。

【注意】 孕妇忌服,忌食辛辣。

【规格】 (1)素片 每片重 0.36g
(2)薄膜衣片 每片重 0.37g

【贮藏】 密封。

消 瘀 康 片

Xiaoyukang Pian

【处方】 当归 125g   苏木 125g
木香 100g   赤芍 125g
泽兰 125g   乳香 37.5g
地黄 125g   泽泻 125g
没药 37.5g   川芎 125g
川木通 125g   川牛膝 187.5g
桃仁 125g   续断 125g
甘草 62.5g   红花 125g
香附 100g

【制法】 以上十七味,取乳香、没药粉碎成细粉,其余当归等十五味加 85% 乙醇回流提取二次,每次 1.5 小时,合并

提取液,滤过,滤液减压回收乙醇至相对密度约为 1.32(60℃)的清膏,60℃减压干燥,干膏粉碎成细粉;药渣加水煎煮二次,每次 2 小时,合并药液,滤过,滤液减压浓缩至相对密度为 1.35～1.38(60℃)的稠膏,80℃以下减压干燥,干膏粉碎成细粉,加入上述乳香、没药细粉及低取代羟丙纤维素、交联聚维酮、微晶纤维素、淀粉适量,混匀,制成颗粒,干燥,加入微晶硅胶适量,混匀,压制成 1000 片,包薄膜衣,即得。

【性状】 本品为薄膜衣片,除去薄膜衣后显棕褐色至褐色;味苦、甘。

【鉴别】 (1)取本品 10 片,除去薄膜衣,研细,取 3g,加乙醚 30ml,超声处理 30 分钟,滤过,滤液用水洗涤 3 次,每次 30ml,弃去水液,乙醚液挥干,残渣加无水乙醇 1ml 使溶解,作为供试品溶液。另取当归对照药材、川芎对照药材各 0.5g,分别加乙醚 20ml,超声处理 30 分钟,滤过,滤液挥干,残渣加无水乙醇 1ml 使溶解,作为对照药材溶液。照薄层色谱法(通则 0502)试验,吸取供试品溶液 10μl、对照药材溶液各 5μl,分别点于同一硅胶 G 薄层板上,以环己烷-乙酸乙酯(9:1)为展开剂,展开,取出,晾干,置紫外光灯(365nm)下检视。供试品色谱中,在与对照药材色谱相应的位置上,显相同颜色的荧光斑点。

(2)取本品 15 片,除去薄膜衣,研细,取 5g,加乙醇 30ml,超声处理 5 分钟,用脱脂棉滤过,滤液蒸干,残渣加乙醇 2ml 使溶解,作为供试品溶液。另取苏木对照药材 1g,加乙醇 10ml,超声处理 30 分钟,滤过,滤液作为对照药材溶液。照薄层色谱法(通则 0502)试验,吸取上述两种溶液各 5μl,分别点于同一自制硅胶 G 薄层板上,以甲苯-乙酸乙酯-水-甲酸(20:10:1:1)的上层溶液为展开剂,展开,取出,晾干,置日光下检视。供试品色谱中,在与对照药材色谱相应的位置上,显相同颜色的斑点。

(3)取本品 10 片,除去薄膜衣,研细,取 2.5g,加甲醇 15ml,超声处理 15 分钟,滤过,滤液作为供试品溶液。另取木香对照药材 1g,同法制成对照药材溶液。照薄层色谱法(通则 0502)试验,吸取上述两种溶液各 5μl,分别点于同一硅胶 G 薄层板上,以甲苯-甲醇(27:1)为展开剂,展开,取出,晾干,喷以 5% 香草醛硫酸溶液,加热至斑点显色清晰。供试品色谱中,在与对照药材色谱相应的位置上,显相同颜色的斑点。

(4)取本品 15 片,除去薄膜衣,研细,取 7g,加水 70ml,煎煮 10 分钟,用脱脂棉滤过,滤液加乙酸乙酯振摇提取 3 次,每次 30ml,合并乙酸乙酯液,蒸干,残渣加甲醇 1ml 使溶解,作为供试品溶液。另取地黄对照药材 3g,加水 80ml,煎煮 1 小时,滤过,滤液同法制成对照药材溶液。照薄层色谱法(通则 0502)试验,吸取上述两种溶液各 10μl,分别点于同一硅胶 G 薄层板上,以甲苯-乙酸乙酯(1:1)为展开剂,展开,取出,晾干,喷以 2,4-二硝基苯肼乙醇试液,放置约 10 分钟至斑点显色清晰。供试品色谱中,在与对照药材色谱相应的位置上,显相同颜色的斑点。

（5）取乳香对照药材、没药对照药材各 0.5g，分别加乙醚 20ml，超声处理 20 分钟，滤过，滤液挥干，残渣加无水乙醇 1ml 使溶解，作为对照药材溶液。照薄层色谱法（通则 0502）试验，吸取〔鉴别〕（1）项下的供试品溶液 10μl、上述对照药材溶液各 5μl，分别点于同一硅胶 G 薄层板上，以环己烷-乙酸乙酯（7：2）为展开剂，展开，取出，晾干，喷以 5％香草醛硫酸溶液，加热至斑点显色清晰。供试品色谱中，在与对照药材色谱相应的位置上，显相同颜色的斑点。

【检查】　应符合片剂项下有关的各项规定（通则 0101）。

【浸出物】　取本品，照浸出物测定法项下的冷浸法（通则 2201）测定，用正丁醇作溶剂，不得少于 6.0％。

【含量测定】　照高效液相色谱法（通则 0512）测定。

色谱条件与系统适用性试验　以十八烷基硅烷键合硅胶为填充剂；以甲醇-水（35：65）为流动相；检测波长为 230nm。理论板数按芍药苷峰计算应不低于 2000。

对照品溶液的制备　取芍药苷对照品适量，精密称定，加甲醇制成每 1ml 含 50μg 的溶液，即得。

供试品溶液的制备　取本品 20 片，除去薄膜衣，精密称定，研细，取约 0.3g，精密称定，置具塞锥形瓶中，精密加入甲醇 25ml，密塞，称定重量，超声处理（功率 250W，频率 40kHz）30 分钟，放冷，再称定重量，用甲醇补足减失的重量，摇匀，滤过，取续滤液，即得。

测定法　分别精密吸取对照品溶液与供试品溶液各 20μl，注入液相色谱仪，测定，即得。

本品每片含赤芍以芍药苷（$C_{23}H_{18}O_{11}$）计，不得少于 1.5mg。

【功能与主治】　活血化瘀，消肿止痛。用于治疗颅内血肿吸收期。

【用法与用量】　口服。一次 3～4 片，一日 3 次，或遵医嘱。

【注意】　孕妇忌服。

【规格】　每片重 0.62g

【贮藏】　密封。

消瘀康胶囊

Xiaoyukang Jiaonang

【处方】

当归 125g	苏木 125g
木香 100g	赤芍 125g
泽兰 125g	乳香 37.5g
地黄 125g	泽泻 125g
没药 37.5g	川芎 125g
川木通 125g	川牛膝 187.5g
桃仁 125g	续断 125g
甘草 62.5g	红花 125g

香附 100g

【制法】　以上十七味，取乳香、没药粉碎成细粉，其余当归等十五味加 85％乙醇回流提取二次，每次 1.5 小时，合并提取液，滤过，滤液回收乙醇，浓缩，干燥成干浸膏；药渣加水煎煮二次，每次 2 小时，滤过，浓缩，干燥成干浸膏；合并上述干膏，粉碎成细粉，与上述乳香、没药细粉混匀，装入胶囊，制成 1000 粒，即得。

【性状】　本品为硬胶囊，内容物为棕褐色至褐色的颗粒和粉末；味甘、苦。

【鉴别】　（1）取本品内容物 1.5g，加乙醚 30ml，超声处理 20 分钟，滤过，滤液用水洗涤 3 次，每次 30ml，弃去水液，乙醚液挥干，残渣加无水乙醇 1ml 使溶解，作为供试品溶液。另取当归对照药材、川芎对照药材各 0.5g，分别加乙醚 20ml，超声处理 20 分钟，滤过，滤液挥干，残渣加无水乙醇 1ml 使溶解，作为对照药材溶液。照薄层色谱法（通则 0502）试验，吸取供试品溶液 10μl、对照药材溶液各 5μl，分别点于同一硅胶 G 薄层板上，以环己烷-乙酸乙酯（9：1）为展开剂，展开，取出，晾干，置紫外光灯（365nm）下检视。供试品色谱中，在与对照药材色谱相应的位置上，显相同颜色的荧光斑点。

（2）取本品内容物 1g，加乙醇 10ml，超声处理 5 分钟，滤过，滤液作为供试品溶液。另取苏木对照药材 1g，同法制成对照药材溶液。照薄层色谱法（通则 0502）试验，吸取上述两种溶液各 5μl，分别点于同一硅胶 G 薄层板上，以甲苯-乙酸乙酯-水-甲酸（20：10：1：1）的上层溶液为展开剂，展开，取出，晾干。供试品色谱中，在与对照药材色谱相应的位置上，显相同颜色的斑点。

（3）取本品内容物 1g，加甲醇 10ml，超声处理 5 分钟，滤过，滤液作为供试品溶液。另取木香对照药材 1g，同法制成对照药材溶液。照薄层色谱法（通则 0502）试验，吸取上述两种溶液各 5μl，分别点于同一硅胶 G 薄层板上，以甲苯-甲醇（27：1）为展开剂，展开，取出，晾干，喷以 5％香草醛硫酸溶液，加热至斑点显色清晰。供试品色谱中，在与对照药材色谱相应的位置上，显相同颜色的斑点。

（4）取本品内容物 5g，加水 70ml，煎煮 10 分钟，用脱脂棉滤过，滤液加乙酸乙酯振摇提取 3 次，每次 30ml，合并乙酸乙酯液，蒸干，残渣加甲醇 1ml 使溶解，作为供试品溶液。另取地黄对照药材 3g，加水 80ml，煎煮 1 小时，滤过，滤液同法制成对照药材溶液。照薄层色谱法（通则 0502）试验，吸取上述两种溶液各 10μl，分别点于同一硅胶 G 薄层板上，以甲苯-乙酸乙酯（1：1）为展开剂，展开，取出，晾干，喷以 2,4-二硝基苯肼乙醇试液，放置约 10 分钟至斑点显色清晰。供试品色谱中，在与对照药材色谱相应的位置上，显相同颜色的斑点。

（5）取乳香对照药材、没药对照药材各 0.5g，分别加乙醚 20ml，超声处理 20 分钟，滤过，滤液挥干，残渣加无水乙醇 1ml 使溶解，作为对照药材溶液。照薄层色谱法（通则 0502）试验，吸取〔鉴别〕（1）项下的供试品溶液 10μl 及上述两种对照药材溶液各 5μl，分别点于同一硅胶 G 薄层板上，以环己烷-

乙酸乙酯(7：2)为展开剂,展开,取出,晾干,喷以 5％香草醛硫酸溶液,加热至斑点显色清晰。供试品色谱中,在与对照药材色谱相应的位置上,显相同颜色的斑点。

【检查】　应符合胶囊剂项下有关的各项规定(通则0103)。

【浸出物】　取本品,照浸出物测定法项下的冷浸法(通则2201)测定,用正丁醇作溶剂,不得少于 6.0％。

【含量测定】　照高效液相色谱法(通则0512)测定。

　色谱条件与系统适用性试验　以十八烷基硅烷键合硅胶为填充剂;以甲醇-水(22：78)为流动相;检测波长为 230nm。理论板数按芍药苷峰计算应不低于 2000。

　对照品溶液的制备　取芍药苷对照品适量,精密称定,加甲醇制成每 1ml 含 20μg 的溶液,即得。

　供试品溶液的制备　取装量差异项下的本品内容物,研细,取约 0.2g,精密称定,置具塞锥形瓶中,精密加入甲醇25ml,密塞,称定重量,超声处理(功率 200W,频率 40kHz)30 分钟,放冷,再称定重量,用甲醇补足减失的重量,摇匀,滤过,取续滤液,即得。

　测定法　分别精密吸取对照品溶液与供试品溶液各10μl,注入液相色谱仪,测定,即得。

　本品每粒含赤芍以芍药苷($C_{23}H_{18}O_{11}$)计,不得少于 1.5mg。

【功能与主治】　活血化瘀,消肿止痛。用于治疗颅内血肿吸收期。

【用法与用量】　口服。一次 3～4 粒,一日 3 次,或遵医嘱。

【注意】　孕妇忌服。

【规格】　每粒装 0.4g

【贮藏】　密封。

消　瘿　丸
Xiaoying Wan

【处方】　昆布 300g　　　海藻 200g
　　　　　蛤壳 50g　　　　浙贝母 50g
　　　　　桔梗 100g　　　　夏枯草 50g
　　　　　陈皮 100g　　　　槟榔 100g

【制法】　以上八味,粉碎成细粉,过筛,混匀。每 100g 粉末加炼蜜 110～130g 制成大蜜丸,即得。

【性状】　本品为褐色的大蜜丸;味咸、涩。

【鉴别】　(1)取本品 12g,剪碎,加硅藻土 8g,研匀,加三氯甲烷 50ml、浓氨试液 7.5ml,超声处理 30 分钟,滤过,滤液加稀盐酸 10ml、水 20ml,振摇,分取酸水层,加氨试液调节pH 值至 8～9,用三氯甲烷振摇提取 2 次,每次 10ml,合并三氯甲烷提取液,蒸干,残渣加甲醇 0.5ml 使溶解,作为供试品

溶液。另取槟榔对照药材 1g,加三氯甲烷 20ml 及浓氨试液3ml,同法制成对照药材溶液。照薄层色谱法(通则0502)试验,吸取上述两种溶液各 10μl,分别点于同一用 1％氢氧化钠溶液制备的硅胶 G 薄层板上,以苯-三氯甲烷-甲醇(10：4：1)为展开剂,展开,取出,晾干,喷以碘化铋钾试液。供试品色谱中,在与对照药材色谱相应的位置上,显相同颜色的斑点。

(2)取本品 12g,剪碎,加硅藻土 8g,研匀,加甲醇 100ml,超声处理 30 分钟,滤过,滤液蒸干,残渣加乙醇 3ml 使溶解,上清液作为供试品溶液。另取陈皮对照药材 1g,加甲醇20ml,同法制成对照药材溶液。再取橙皮苷对照品,加甲醇制成饱和溶液,作为对照品溶液。照薄层色谱法(通则0502)试验,吸取供试品溶液 2～4μl、对照药材溶液和对照品溶液各2μl,分别点于同一用 0.5％氢氧化钠溶液制备的硅胶 G 薄层板上,以乙酸乙酯-甲醇-水(100：17：13)为展开剂,展开,展距约 3cm,取出,晾干,再以甲苯-乙酸乙酯-甲醇-水(20：10：1：1)的上层溶液为展开剂,展开,展距约 8cm,取出,晾干,喷以 1％三氯化铝乙醇溶液,置紫外光灯(365nm)下检视。供试品色谱中,在与对照药材色谱相应的位置上,显相同颜色的荧光主斑点;在与对照品色谱相应的位置上,显相同颜色的荧光斑点。

【检查】　应符合丸剂项下有关的各项规定(通则0108)。

【功能与主治】　散结消瘿。用于痰火郁结所致的瘿瘤初起;单纯型地方性甲状腺肿见上述证候者。

【用法与用量】　口服。一次 1 丸,一日 3 次,饭前服用;小儿酌减。

【规格】　每丸重 3g

【贮藏】　密封。

消　糜　栓
Xiaomi Shuan

【处方】　人参茎叶皂苷 25g　　　紫草 500g
　　　　　黄柏 500g　　　　　　苦参 500g
　　　　　枯矾 400g　　　　　　冰片 200g
　　　　　儿茶 500g

【制法】　以上七味,儿茶、枯矾粉碎成细粉,冰片研细;黄柏、苦参、紫草加水煎煮三次,第一次 2 小时,第二次、第三次各 1 小时,合并煎液,滤过,滤液浓缩至相对密度为 1.10(80℃)的清膏,加乙醇使含醇量为 75％,静置 24 小时,滤过,回收乙醇,浓缩至相对密度为 1.36(80℃)的稠膏,干燥,粉碎成细粉,与上述细粉及人参茎叶皂苷粉混匀;另取聚氧乙烯单硬脂酸酯及甘油 22g,混合加热熔化,温度保持在 40℃±2℃,加入上述细粉,搅匀,注入栓剂模,冷却,制成1000粒,即得。

【性状】　本品为褐色至棕褐色的栓剂;气特异。

【鉴别】　(1)取本品 1 粒,置具塞锥形瓶中,在 90℃水浴

中加热融化，取出，趁热加入乙酸乙酯 50ml，充分振摇，放冷，置 0℃以下放置 20 分钟，取出，滤过，取初滤液，作为供试品溶液。另取冰片对照品，加乙酸乙酯制成每 1ml 含 5mg 的溶液，作为对照品溶液。照薄层色谱法（通则 0502）试验，吸取上述两种溶液各 2μl，分别点于同一硅胶 G 薄层板上，以环己烷-乙酸乙酯（17：3）为展开剂，展开，取出，晾干，喷以 5％香草醛硫酸溶液，在 105℃加热至斑点显色清晰。供试品色谱中，在与对照品色谱相应的位置上，显相同颜色的斑点。

（2）取儿茶对照药材 0.2g，加甲醇 10ml，浸渍 20 分钟，滤过，滤液作为对照药材溶液。照薄层色谱法（通则 0502）试验，吸取〔鉴别〕（1）项下的供试品溶液及上述对照药材溶液各 2μl，分别点于同一硅胶 G 薄层板上，以三氯甲烷-甲醇-甲酸（20：5：2）为展开剂，展开，取出，晾干，喷以 5％香草醛硫酸溶液，在 105℃加热至斑点显色清晰。供试品色谱中，在与对照药材色谱相应的位置上，显相同颜色的斑点。

【检查】　应符合栓剂项下有关的各项规定（通则 0107）。

【含量测定】　照高效液相色谱法（通则 0512）测定。

色谱条件与系统适用性试验　以十八烷基硅烷键合硅胶为填充剂；以乙腈-0.05％磷酸溶液（20：80）为流动相；检测波长为 203nm；柱温 40℃。理论板数按人参皂苷 Re 峰计算应不低于 2500。

对照品溶液的制备　取人参皂苷 Re 对照品适量，精密称定，加甲醇制成每 1ml 含 0.25mg 的溶液，即得。

供试品溶液的制备　取重量差异项下的本品，剪碎，取约 6g，精密称定，置具塞锥形瓶中，精密加入水饱和的正丁醇 100ml，称定重量，加热回流 1 小时，放冷，再称定重量，用水饱和的正丁醇补足减失的重量，摇匀，滤过，精密量取续滤液 50ml，置分液漏斗中，用正丁醇饱和的氨试液洗涤 2 次，每次 50ml，再用正丁醇饱和的水 50ml 洗涤，分取正丁醇液，蒸干，残渣加甲醇适量使溶解，转移至 10ml 量瓶中，加甲醇至刻度，摇匀，置 0℃以下放置 15 分钟，取出，立即滤过，取续滤液，放至室温，即得。

测定法　分别精密吸取对照品溶液与供试品溶液各 20μl，注入液相色谱仪，测定，即得。

本品每粒含人参茎叶皂苷以人参皂苷 Re（$C_{48}H_{82}O_{18}$）计，不得少于 2.4mg。

【功能与主治】　清热解毒，燥湿杀虫，祛腐生肌。用于湿热下注所致的带下病，症见带下量多、色黄、质稠、腥臭、阴部瘙痒；滴虫性阴道炎、霉菌性阴道炎、非特异性阴道炎、宫颈糜烂见上述证候者。

【用法与用量】　阴道给药。一次 1 粒，一日 1 次。

【注意】　妊娠期忌用。

【规格】　每粒重 3g

【贮藏】　30℃以下密闭保存。

消 癥 丸
Xiaozheng Wan

【处方】

柴胡 125g	香附 125g
酒大黄 83.4g	青皮 83.4g
川芎 83.4g	莪术 83.4g
土鳖虫 83.4g	浙贝母 83.4g
当归 125g	白芍 125g
王不留行 83.4g	

【制法】　以上十一味，取酒大黄半量，粉碎成细粉，备用。浙贝母、王不留行加 70％乙醇，回流提取二次，每次 2 小时，滤过，合并滤液，静置约 16 小时，滤过，滤液回收乙醇并浓缩成清膏，备用。香附、青皮、川芎、莪术和当归水蒸气蒸馏 6 小时提取挥发油，蒸馏后的水溶液滤过，备用；挥发油用倍他环糊精包结，包结物低温干燥。其余半量酒大黄等四味，加水煎煮三次，每次 1 小时，滤过，合并滤液，与上述蒸馏后的水溶液，浓缩至相对密度为 1.05～1.10（50℃），静置约 16 小时，离心，取上清液浓缩成清膏，和上述醇提清膏混合后，继续浓缩至相对密度为 1.15～1.20（50℃）的清膏，取 90％左右的清膏喷雾干燥，其余清膏继续浓缩至 1.35～1.38（50℃）的稠膏。将喷雾干燥粉和适量酒大黄细粉、倍他环糊精包结物混合，加入适量糊精混匀，用 55％～75％浓度的乙醇制丸，再取剩余酒大黄细粉，适量稠膏将丸滚圆，干燥，用剩余稠膏、适量滑石粉和活性炭包衣，虫白蜡打光，制成 1000 丸，即得。

【性状】　本品为黑色炭衣浓缩水丸，丸芯为黑褐色；气芳香，味微咸苦。

【鉴别】　（1）取〔正丁醇浸出物〕项下的浸出物，加甲醇 5ml 使溶解，作为供试品溶液。另取柴胡对照药材 0.5g，加甲醇 20ml 超声处理 20 分钟，滤过，滤液浓缩至约 5ml，作为对照药材溶液。再取柴胡皂苷 a 对照品，加甲醇制成每 1ml 含 0.5mg 的溶液，作为对照品溶液。照薄层色谱法（通则 0502）试验，吸取上述三种溶液各 5μl，分别点于同一硅胶 G 薄层板上，以乙酸乙酯-乙醇-水（8：2：1）为展开剂，展开，取出，晾干，喷以 2％对二甲基苯甲醛的 40％硫酸溶液，在 60℃加热至斑点显色清晰，分别置日光及紫外光灯（365nm）下检视。供试品色谱中，在与对照药材色谱及对照品色谱相应的位置上，日光下显相同颜色的斑点；紫外光下显相同颜色的荧光斑点。

（2）取本品 2g，研细，加甲醇 20ml，加热回流 20 分钟，滤过，取滤液 10ml，回收溶剂至干，残渣加水 2ml 使溶解，通过 D101 大孔吸附树脂柱（内径 1.5cm，长 9cm，柱上端加 1g 中性氧化铝），先以水 100ml 洗脱，弃去洗液，再以 2％吡啶甲醇 50ml 洗脱，收集洗脱液，回收溶剂至干，残渣加甲醇 1ml 使溶解，作为供试品溶液。另取青皮对照药材 0.3g，加甲醇 10ml，加热回流 20 分钟，滤过，滤液浓缩至 1ml，作为对照药材溶液。再取橙皮苷对照品,加甲醇制成饱和溶液,作为对照品溶液。照薄层色谱法(通则 0502)试验,吸取上述三种溶液各 5~10μl,分别点于同一硅胶 G 薄层板上,以乙酸乙酯-甲醇-水(100:17:13)为展开剂,展至约 8cm,取出,晾干,再以甲苯-乙酸乙酯-甲酸-水(20:10:1:1)的上层溶液为展开剂,展至约 16cm,取出,晾干,喷以三氯化铝试液,置紫外光灯(365nm)下检视。供试品色谱中,在与对照药材色谱和对照品色谱相应的位置上,显相同颜色的荧光斑点。

(3)取本品 10g,研细,加浓氨试液 2ml 与三氯甲烷 50ml,放置过夜,滤过,滤液回收溶剂至干,残渣加乙醇 1ml 使溶解,拌入少许中性氧化铝,水浴上拌匀干燥,加置中性氧化铝柱(100~200 目,2g,内径约 15mm)上,用乙醇 50ml 洗脱,收集洗脱液,蒸干,残渣加乙醇 1ml 使溶解,作为供试品溶液。另取浙贝母对照药材 1g,加浓氨试液 2ml 与三氯甲烷 20ml,放置过夜,滤过,滤液回收溶剂至干,残渣加乙醇 1ml 使溶解,作为对照药材溶液。再取贝母素甲对照品,加乙醇制成每 1ml 含 2mg 的溶液,作为对照品溶液。照薄层色谱法(通则 0502)试验,吸取供试品溶液及对照药材溶液各 10μl,对照品溶液 5μl,分别点于同一硅胶 G 薄层板上,以乙酸乙酯-甲醇-浓氨试液(17:1:1)为展开剂,展开,取出,晾干,喷以稀碘化铋钾试液。供试品色谱中,在与对照药材色谱和对照品色谱相应的位置上,显相同颜色的斑点。

(4)取芍药苷对照品,加乙醇制成每 1ml 含 1mg 的溶液,作为对照品溶液。照薄层色谱法(通则 0502)试验,吸取〔鉴别〕(2)项下的供试品溶液及上述对照品溶液各 5μl,分别点于同一硅胶 G 薄层板上,以三氯甲烷-乙酸乙酯-甲醇-甲酸(40:5:10:0.2)为展开剂,展开,取出,晾干,喷以 5%香草醛硫酸溶液,加热至斑点显色清晰。供试品色谱中,在与对照品色谱相应的位置上,显相同颜色的斑点。

【检查】 应符合丸剂项下有关的各项规定(通则 0108)。

【正丁醇浸出物】 取本品约 4g,研细,精密称定,置锥形瓶中,加甲醇 100ml,密塞,称定重量,加热回流 1 小时,放至室温,再称定重量,用甲醇补足减失的重量,摇匀,滤过,弃去初滤液,精密量取续滤液 50ml,回收溶剂至干,残渣加 10%氢氧化钠溶液 5ml 使溶解,并转移至分液漏斗中,加水 25ml 洗涤容器,洗液并入同一分液漏斗中,摇匀,用水饱和正丁醇振摇提取 4 次,每次 30ml,合并正丁醇提取液,加水洗涤 2 次,每次 40ml,弃去水液,正丁醇液置已干燥至恒重的蒸发皿中,在水浴上蒸干后,于 105℃干燥 3 小时,置干燥器中冷却 30 分钟,迅速精密称定重量,计算,即得。本品含正丁醇浸出物不得少于 1.2%。

【特征图谱】 照气相色谱法(通则 0521)测定。

色谱条件与系统适用性试验 以交联 5%苯基甲基聚硅氧烷为固定相的毛细管柱(柱长为 30m,柱内径为 0.25mm,膜厚度为 0.25μm);柱温为程序升温:初始温度 45℃,保持 5 分钟,以每分钟 5℃的速度升温至 150℃,保持 16 分钟,再以每分钟 30℃的速度升温至 190℃,保持 5 分钟,最后以每分钟

30℃的速度升温至 260℃,保持 5 分钟;进样口温度为 240℃,检测器温度为 280℃;不分流进样;流速为每分钟 1.5ml。理论板数按 α-香附酮峰计算应不低于 100000。

参照物溶液的制备 取 α-香附酮对照品适量,加乙酸乙酯制成每 1ml 含 0.1mg 的溶液,即得。

供试品溶液的制备 取本品 20 丸,置研钵中,加入少量水,浸泡过夜,适当研细后,用总量约 400ml 水分次转移至圆底烧瓶中。照挥发油测定法甲法(通则 2204),自提取器上端加入乙酸乙酯 2ml,提取挥发油,提取完全后分取乙酸乙酯层,用乙酸乙酯适量分次洗涤挥发油测定器,合并乙酸乙酯液,通过铺有无水硫酸钠的漏斗滤过至 10ml 量瓶中,加乙酸乙酯至刻度,摇匀,即得。

测定法 分别吸取参照物溶液和供试品溶液各 1μl,注入气相色谱仪,测定,即得。

供试品特征图谱中应呈现 8 个特征峰,与 α-香附酮参照物相应的峰为 S 峰,计算各特征峰与 S 峰的相对保留时间,其相对保留时间应在规定值±0.04 之内;规定值为:0.33(峰 1)、0.62(峰 2)、0.68(峰 3)、0.79(峰 4)、0.87(峰 5)、0.91(峰 6)、0.98(峰 7)、1.00(峰 8,S)。

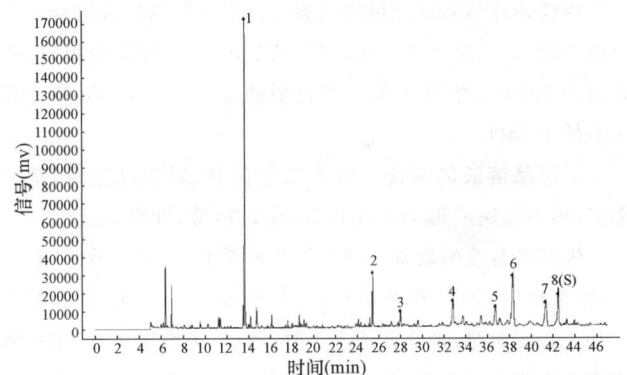

对照特征图谱

峰 1:D-柠檬烯　　峰 4:莪术酮　　峰 5:丁烯基苯酞
峰 7:藁本内酯　　峰 8(S):α-香附酮

【含量测定】 酒大黄 照高效液相色谱法(通则 0512)测定。

色谱条件与系统适用性试验 以十八烷基硅烷键合硅胶为填充剂;以甲醇-水-冰醋酸(75:25:1)为流动相;检测波长为 254nm。理论板数按大黄素峰计算应不低于 3000。

对照品溶液的制备 精密称取芦荟大黄素对照品、大黄酸对照品、大黄素对照品、大黄酚对照品、大黄素甲醚对照品适量,加甲醇分别制成每 1ml 含大黄酸、大黄素、大黄酚各 150μg,芦荟大黄素、大黄素甲醚各 75μg 的溶液;分别精密量取上述对照品溶液各 2ml,混匀,即得(每 1ml 含大黄酸、大黄素、大黄酚各 30μg,芦荟大黄素、大黄素甲醚各 15μg)。

供试品溶液的制备 取重量差异项下的本品,研细,取约 0.5g,精密称定,置具塞锥形瓶中,精密加入甲醇 25ml,称定重量,加热回流 30 分钟,放冷,再称定重量,用甲醇补足减失

的重量,摇匀,滤过,精密量取续滤液 10ml,置 50ml 烧瓶中,挥去甲醇,加水 10ml,盐酸 1ml,加热回流 30 分钟,立即冷却,并转移至分液漏斗中,用少量三氯甲烷洗涤容器,并入分液漏斗中,以三氯甲烷振摇提取 5 次,每次 30ml,合并三氯甲烷液,以水 50ml 洗涤,弃去水液,三氯甲烷液回收溶剂至干,残渣加甲醇定量转移至 10ml 量瓶中,并稀释至刻度,摇匀,滤过,即得。

测定法　分别精密吸取对照品溶液与供试品溶液各 5μl,注入液相色谱仪,测定,即得。

本品每丸含酒大黄以芦荟大黄素($C_{15}H_{10}O_5$)、大黄酸($C_{15}H_8O_6$)、大黄素($C_{15}H_{10}O_5$)、大黄酚($C_{15}H_{10}O_4$)和大黄素甲醚($C_{16}H_{12}O_5$)的总量计,不得少于 0.60mg。

【功能与主治】　舒肝行气、活血化瘀、软坚散结。用于气滞血瘀痰凝所致的乳腺增生病。症见乳房肿块,乳房胀痛或刺痛,可伴胸胁疼痛,善郁易怒,胸闷,脘痞纳呆,月经量少色暗,经行腹痛,舌暗红或有瘀点、瘀斑,苔薄白或白腻,脉弦或涩。

【用法与用量】　口服。饭后服用。一次 10 粒,一日 3 次,8 周为一个疗程。

【注意】　(1)经期停用;妊娠期、哺育期以及准备妊娠的妇女禁用。(2)严重月经紊乱或功能性子宫出血者禁用。(3)出现腹痛、腹泻及胃部不适可减量服用或停用。

【规格】　每丸重 0.2g

【贮藏】　密封。

润肺止嗽丸
Runfei Zhisou Wan

【处方】
天冬 15g		地黄 9g
天花粉 15g		瓜蒌子(蜜炙)15g
蜜桑白皮 15g		炒紫苏子 9g
炒苦杏仁 6g		紫菀 15g
浙贝母 9g		款冬花 15g
桔梗 6g		醋五味子 15g
前胡 6g		醋青皮 15g
陈皮 9g		炙黄芪 9g
炒酸枣仁 9g		黄芩 15g
知母 9g		淡竹叶 9g
炙甘草 6g		

【制法】　以上二十一味,粉碎成细粉,过筛,混匀。每 100g 粉末加炼蜜 110~120g 制成大蜜丸,干燥,即得。

【性状】　本品为黄褐色至棕褐色的大蜜丸;味甜、微苦。

【鉴别】　(1)取本品,置显微镜下观察:石细胞浅黄棕色,长方形或长条形,直径 50~110μm,纹孔极细密(天冬)。薄壁组织灰棕色至黑棕色,细胞多皱缩,内含棕色核状物(地

黄)。花粉粒球形,直径约至 32μm,外壁有刺,较尖(款冬花)。种皮石细胞呈淡黄棕色,表面观呈多角形,壁较厚,孔沟细密,胞腔含深棕色物(醋五味子)。内种皮细胞棕黄色,表面观长方形或类方形,垂周壁连珠状增厚(炒酸枣仁)。纤维淡黄色,梭形,壁厚,孔沟细(黄芩)。草酸钙针晶成束或散在,长 26~110μm(知母)。表皮细胞狭长,垂周壁深波状弯曲,有气孔,保卫细胞哑铃状(淡竹叶)。纤维束周围薄壁细胞含草酸钙方晶,形成晶纤维(炙甘草)。

(2)取本品 10g,剪碎,加硅藻土 5g,研匀,加三氯甲烷 30ml,加热回流 1 小时,滤过,滤液蒸干,残渣加甲醇 1ml 使溶解,作为供试品溶液。另取前胡对照药材 0.5g,同法制成对照药材溶液。照薄层色谱法(通则 0502)试验,吸取上述两种溶液各 2μl,分别点于同一硅胶 G 薄层板上,以石油醚(60~90℃)-乙酸乙酯(3:1)为展开剂,展开,取出,晾干,置紫外光灯(254nm)下检视。供试品色谱中,在与对照药材色谱相应的位置上,显相同颜色的斑点。

(3)取本品 10g,剪碎,加硅藻土 5g,研匀,加甲醇 30ml,超声处理 30 分钟,滤过,滤液蒸干,残渣加水 20ml 使溶解,加盐酸调 pH 值至 1~2,用乙酸乙酯振摇提取 2 次,每次 20ml,合并乙酸乙酯液,蒸干,残渣加甲醇 1ml 使溶解,作为供试品溶液。另取黄芩对照药材 1g,同法制成对照药材溶液。照薄层色谱法(通则 0502)试验,吸取上述两种溶液各 0.5~1μl,分别点于同一聚酰胺薄膜上,以甲苯-乙酸乙酯-甲醇-甲酸(10:3:1:2)为展开剂,置以展开剂预饱和 30 分钟的展开缸中,展开,取出,晾干,喷以 1%三氯化铁乙醇溶液。供试品色谱中,在与对照药材色谱相应的位置上,显相同颜色的斑点。

(4)取五味子对照药材 1g,同〔鉴别〕(2)项下的供试品溶液制备方法制成对照药材溶液。另取五味子甲素对照品、五味子醇甲对照品,分别加甲醇制成每 1ml 含 1mg 的溶液,作为对照品溶液。照薄层色谱法(通则 0502)试验,吸取〔鉴别〕(2)项下的供试品溶液及上述三种对照溶液各 2~3μl,分别点于同一硅胶 GF₂₅₄ 薄层板上,以石油醚(30~60℃)-甲酸乙酯-甲酸(15:5:1)的上层溶液为展开剂,展开,取出,晾干,置紫外光灯(254nm)下检视。供试品色谱中,在与对照药材色谱和对照品色谱相应的位置上,分别显相同颜色的斑点。

【检查】　应符合丸剂项下有关的各项规定(通则 0108)。

【含量测定】　照高效液相色谱法(通则 0512)测定。

色谱条件与系统适用性试验　以十八烷基硅烷键合硅胶为填充剂;以甲醇-0.1%磷酸溶液(50:50)为流动相;柱温 40℃;检测波长为 280nm。理论板数按黄芩苷计算应不低于 2500。

对照品溶液的制备　取黄芩苷对照品适量,精密称定,加甲醇制成每 1ml 含黄芩苷 10μg 的溶液,即得。

供试品溶液的制备　取重量差异项下的本品适量,剪碎,取约 1g,精密称定,至具塞锥形瓶中,精密加入 70%乙醇 50ml,称定重量,超声处理(功率 250W,频率 40kHz)30 分钟,

放冷,再称定重量,用 70％乙醇补足减失的重量,摇匀,滤过,精密量取续滤液 2ml,置 10ml 量瓶中,加甲醇至刻度,摇匀,滤过,取续滤液,即得。

测定法　分别精密吸取对照品溶液与供试品溶液各 10μl,注入液相色谱仪,测定,即得。

本品每丸含黄芩以黄芩苷($C_{21}H_{18}O_{11}$)计,不得少于 10.0mg。

【功能与主治】　润肺定喘,止嗽化痰。用于肺气虚弱所致的咳嗽喘促、痰涎壅盛、久嗽声哑。

【用法与用量】　口服。一次 2 丸,一日 2 次。

【注意】　忌食油腻食物。

【规格】　每丸重 6g

【贮藏】　密封。

烫 伤 油
Tangshangyou

【处方】　马尾连 93g　　　　紫草 62.4g
　　　　　黄芩 93g　　　　　冰片 5g
　　　　　地榆 62.4g　　　　大黄 62.4g

【制法】　以上六味,取马尾连、大黄、紫草、地榆、黄芩用麻油 1300g 浸泡 24 小时后炸至枯黄,滤过,立即加入蜂蜡 20g,待油温降至 60℃左右,加入冰片,搅拌使溶解,降至室温,加入苯酚 4.5ml,搅匀,即得。

【性状】　本品为棕红色的油状液体。

【鉴别】　(1)取本品 20g,用 2％氢氧化钠溶液 20ml 振摇提取,提取液用稀盐酸调节 pH 值至酸性,用三氯甲烷振摇提取 2 次,每次 20ml,合并三氯甲烷液,蒸干,残渣加乙醇 1ml 使溶解,作为供试品溶液。另取紫草对照药材 0.5g,用麻油 13g 浸泡 24 小时后直火加热 5 分钟,冷却后,取油层,同法制成对照药材溶液。照薄层色谱法(通则 0502)试验,吸取上述两种溶液各 10μl,分别点于同一硅胶 G 薄层板上,以石油醚(30～60℃)-甲酸乙酯-甲酸(15：5：1)的上层溶液为展开剂,展开,取出,晾干,置紫外光灯(365nm)下检视。供试品色谱中,在与对照药材色谱相应的位置上,显相同颜色的荧光斑点。置氨蒸气中熏后,显相同颜色的斑点。

(2)取黄芩素对照品,加甲醇制成每 1ml 含 1mg 的溶液,作为对照品溶液。照薄层色谱法(通则 0502)试验,吸取〔鉴别〕(1)项下的供试品溶液及上述对照品溶液各 5μl,分别点于同一硅胶 G 薄层板上,以甲苯-乙酸乙酯-甲醇-甲酸(10：3：1：2)为展开剂,展开,取出,晾干,喷以 5％三氯化铁乙醇溶液。供试品色谱中,在与对照品色谱相应的位置上,显相同颜色的斑点。

(3)取大黄酚对照品、大黄素甲醚对照品,加甲醇制成每 1ml 各含 0.5mg 的混合溶液,作为对照品溶液。照薄层色谱

法(通则 0502)试验,吸取〔鉴别〕(1)项下的供试品溶液及上述对照品溶液各 2μl,分别点于同一硅胶 G 薄层板上,以石油醚(30～60℃)-甲酸乙酯-甲酸(15：5：1)的上层溶液为展开剂,展开,取出,晾干,置紫外光灯(365nm)下检视。供试品色谱中,在与对照品色谱相应的位置上,显相同颜色的荧光斑点。置氨蒸气中熏后,斑点变为红色。

【检查】　**折光率**　应为 1.472～1.476(通则 0622)。

其他　应符合搽剂项下有关的各项规定(通则 0117)。

【含量测定】　照气相色谱法(通则 0521)测定。

色谱条件与系统适用性试验　改性聚乙二醇毛细管柱(柱长为 30m,内径为 0.25mm,膜厚度为 0.25μm);柱温为程序升温,初始温度为 130℃,保持 15 分钟,以每分钟 30℃的速率升温至 200℃,保持 5 分钟;分流进样,分流比为 10：1。理论板数按龙脑峰计算应不低于 5000,异龙脑、龙脑峰的分离度应符合规定。

校正因子测定　取冰片对照品适量,精密称定,加乙酸乙酯制成每 1ml 含 0.40mg 的溶液,作为对照品溶液。另取水杨酸甲酯适量,加乙酸乙酯制成每 1ml 含 0.80mg 的溶液,作为内标溶液。精密量取对照品溶液 5ml,置 10ml 量瓶中,精密加入内标溶液 2ml,加乙酸乙酯至刻度,摇匀,吸取 1μl,注入气相色谱仪,测定,以冰片中龙脑峰面积和异龙脑峰面积的总和计算校正因子。

测定法　取本品约 0.5g,精密称定,置 10ml 量瓶中,精密加入内标溶液 2ml,加乙酸乙酯使溶解并稀释至刻度,摇匀,滤过,吸取续滤液 1μl,注入气相色谱仪,测定,即得。

本品每 1g 含冰片($C_{10}H_{18}O$)不得少于 3.0mg。

【功能与主治】　清热解毒,凉血祛腐止痛。用于Ⅰ、Ⅱ度烧烫伤和酸碱灼伤。

【用法与用量】　外用。创面经消毒清洗后,用棉球将药涂于患处,盖于伤面,必要时可用纱布浸药盖于创面。

【注意】　孕妇慎用;忌食辛辣食物。

【规格】　每瓶装 30g

【贮藏】　密封。

诺迪康胶囊
Nuodikang Jiaonang

本品为圣地红景天经加工制成的硬胶囊。

【性状】　本品为硬胶囊,内容物为浅黄棕色至棕黑色的颗粒及粉末,气香,味苦、涩。

【鉴别】　取红景天苷对照品,加甲醇制成每 1ml 含 0.1mg 的溶液,作为对照品溶液。照薄层色谱法(通则 0502)试验,吸取〔含量测定〕项下的供试品溶液和上述对照品溶液各 10μl,分别点于同一硅胶 G 薄层板上,以三氯甲烷-甲醇(4：1)为展开剂,展开,取出,晾干,置碘蒸气中熏至斑点显色

清晰。供试品色谱中,在与对照品色谱相应的位置上,显相同颜色的斑点。

【检查】 应符合胶囊剂项下的有关规定(通则 0103)。

【指纹图谱】 照高效液相色谱法(通则 0512)。

色谱条件与系统适用性试验 以十八烷基硅烷键合硅胶为填充剂(色谱柱:Agilent Zorbax SB-C18 250mm × 4.6mm);以乙腈为流动相 A,0.3%冰醋酸溶液(V/V)为流动相 B,按下表中的规定进行梯度洗脱;流速为 0.8ml/min;柱温 40℃;检测波长为 278nm。理论板数按红景天苷峰计算应不低于 5000。

时间(分钟)	流动相 A(%)	流动相 B(%)
0～50	7→35	93→65
50～60	35	65

参照物溶液的制备 取红景天苷对照品适量,精密称定,加甲醇制成每 1ml 含 0.1mg 的溶液,即得。

供试品溶液的制备 取本品内容物,研细,取约 0.1g,精密称定,置具塞锥形瓶中,精密加入 50%甲醇 10ml,称定重量,超声处理(功率 160W,频率 40kHz)30 分钟,放冷,再称定重量,用 50%甲醇溶液补足减失的重量,摇匀,滤过,取续滤液,即得。

测定法 分别精密吸取参照物溶液和供试品溶液各 10μl,注入液相色谱仪,测定,记录 60 分钟的色谱图。

按中药色谱指纹图谱相似度评价系统计算,供试品指纹图谱与对照指纹图谱的相似度应不低于 0.90。

色谱峰积分参数:最小峰面积为不少于总峰面积的 0.5%。

【含量测定】 总黄酮

对照品溶液的制备 取芦丁对照品适量,精密称定,加无水乙醇制成每 1ml 含芦丁 0.25mg 的溶液,即得。

标准曲线的制备 精密量取对照品溶液 1ml、2ml、3ml、4ml、5ml,分别置 25ml 量瓶中,各加无水乙醇至 5ml,分别依次加入 5%亚硝酸钠溶液 1ml,摇匀,放置 6 分钟,加 10%硝酸铝溶液 1ml,摇匀,放置 6 分钟,加氢氧化钠试液(临用配制)15ml,再加无水乙醇至刻度,摇匀,放置 15 分钟,以相应试剂为空白,照紫外-可见分光光度法(通则 0401),在 500nm 的波长处测定吸光度,以吸光度为纵坐标,浓度为横坐标,绘制标准曲线。

测定法 取装量差异项下的本品内容物,研细,混匀,取约 0.6g,精密称定,置具塞锥形瓶中,加无水乙醇 30ml,水浴加热回流 1 小时,趁热滤过,滤液置 100ml 量瓶中,用无水乙醇 30ml 分次洗涤烧瓶及滤器(15ml、10ml、5ml),洗液并入同一量瓶中,放冷至室温,加无水乙醇至刻度,摇匀。精密量取 5ml,分别置于 25ml 量瓶中,照标准曲线制备项下自"分别依次加入 5%亚硝酸钠溶液 1ml"起,依法测定吸光度,从标准曲线上读出供试品溶液中含芦丁的重量(mg),计算,即得。

本品每粒含总黄酮以芦丁($C_{27}H_{30}O_{16}$)计,应不少

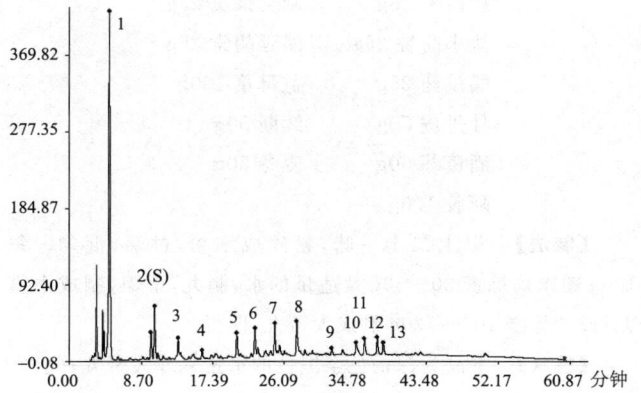

对照指纹图谱

峰 S:红景天苷

于 5.0mg。

红景天苷 照高效液相色谱法(通则 0512)测定。

色谱条件与系统适用性试验 以十八烷基硅烷键合硅胶为填充剂;以甲醇-水(15:85)为流动相;检测波长为 275nm。理论板数按红景天苷峰计算应不低于 2000。

对照品溶液的制备 取红景天苷对照品适量,精密称定,加甲醇制成每 1ml 含 0.13mg 的溶液,即得。

供试品溶液的制备 取装量差异项下的本品内容物,研细,混匀,取约 0.5g,精密称定,置具塞锥形瓶中,精密加入甲醇 50ml,称定重量,超声处理(功率 160W,频率 40kHz)30 分钟,放冷,再称定重量,用甲醇补足减失的重量,混匀,滤过,取续滤液,即得。

测定法 分别精密吸取对照品溶液及供试品溶液各 10μl,注入液相色谱仪,测定,即得。

本品每粒含圣地红景天以红景天苷($C_{14}H_{20}O_7$)计,应不得少于 3.0mg。

【功能与主治】 益气活血,通脉止痛。用于气虚血瘀所致胸痹,症见胸闷、刺痛或隐痛、心悸气短、神疲乏力、少气懒言、头晕目眩;冠心病心绞痛见上述证候者。

【用法与用量】 口服。一次 1～2 粒,一日 3 次。

【注意】 孕妇慎用。

【规格】 每粒装 0.28g

【贮藏】 密封。

调 经 丸

Tiaojing Wan

【处方】

当归 75g	酒白芍 75g
川芎 50g	熟地黄 100g
醋艾炭 50g	醋香附 200g
陈皮 50g	清半夏 50g
茯苓 59g	甘草 15g

炒白术 75g   制吴茱萸 25g

盐小茴香 25g   醋延胡索 25g

醋没药 25g   益母草 100g

牡丹皮 50g   续断 50g

酒黄芩 50g   麦冬 50g

阿胶 100g

【制法】 以上二十一味，粉碎成细粉，过筛，混匀。每 100g 粉末加炼蜜 30～50g 及适量的水，制丸，干燥，制成水蜜丸；或加炼蜜 100～120g 制成大蜜丸，即得。

【性状】 本品为深褐色至黑色的水蜜丸或大蜜丸；气微，味苦、微甘辛。

【鉴别】 (1) 取本品，置显微镜下观察：不规则分枝状团块无色，遇水合氯醛液溶化；菌丝无色或淡棕色，直径 4～6μm(茯苓)。纤维束周围薄壁细胞含草酸钙方晶，形成晶纤维(甘草)。薄壁组织灰棕色至黑棕色，细胞多皱缩，内含棕色核状物(熟地黄)。纤维成束，红棕色或黄棕色，细胞壁厚(香附)。

(2) 取本品水蜜丸 12g，研碎；或取大蜜丸 15g，剪碎，加硅藻土 10g，研匀，加乙醚 50ml，超声处理 20 分钟，滤过，残渣挥去乙醚备用。滤液挥干，残渣加无水乙醇 2ml 使溶解，作为供试品溶液。另取当归对照药材、川芎对照药材各 0.1g，分别加乙醚 10ml，同法制成对照药材溶液。照薄层色谱法(通则 0502)试验，吸取上述三种溶液各 5μl，分别点于同一硅胶 G 薄层板上，以正己烷-乙酸乙酯(4：1)为展开剂，展开，取出，晾干，置紫外光灯(365nm)下检视。供试品色谱中，在与对照药材色谱相应的位置上，显相同颜色的荧光主斑点。

(3) 取〔鉴别〕(2) 项下挥去乙醚的备用残渣，加乙醇 30ml，超声处理 30 分钟，滤过，滤液蒸干，残渣加水 5ml，微热使溶解，放冷，通过 D101 型大孔吸附树脂柱(内径为 1.5cm，柱高为 12cm)，用 50ml 水洗，弃去水液，再用 70% 乙醇 50ml 洗脱，收集洗脱液，蒸干，残渣加乙醇 1ml 使溶解，作为供试品溶液。另取芍药苷对照品，加乙醇制成每 1ml 含 0.5mg 的溶液，作为对照品溶液。照薄层色谱法(通则 0502)试验，吸取上述两种溶液各 5μl，分别点于同一硅胶 G 薄层板上，以二氯甲烷-乙酸乙酯-甲醇-甲酸(40：5：10：0.2)为展开剂，展开，取出，晾干，喷以 5% 香草醛硫酸溶液，在 105℃ 加热至斑点显色清晰。供试品色谱中，在与对照品色谱相应的位置上，显相同颜色的斑点。

(4) 取本品水蜜丸 6g，研碎；或取大蜜丸 9g，剪碎，加硅藻土 6g，研匀，加乙醇 30ml，超声处理 30 分钟，滤过，滤液蒸干，残渣加乙醇 2ml 使溶解，作为供试品溶液。另取吴茱萸次碱对照品，加乙醇制成每 1ml 含 0.2mg 的溶液，作为对照品溶液。照薄层色谱法(通则 0502)试验，吸取上述两种溶液各 10μl，分别点于同一硅胶 G 薄层板上，以环己烷-乙酸乙酯-甲醇-三乙胺(19：5：1：1)为展开剂，展开，取出，晾干，喷以 10% 硫酸乙醇溶液，晾干，置紫外光灯(365nm)下检视。供试品色谱中，在与对照品色谱相应的位置上，显相同颜色的荧光斑点。

(5) 取本品水蜜丸 6g，研碎；或取大蜜丸 9g，剪碎，加硅藻土 6g，研匀，加甲醇-浓氨试液(20：1)50ml，浸渍 1 小时，时时振摇，加热回流 1 小时，滤过，滤液蒸干，残渣加甲醇 2ml 使溶解，作为供试品溶液。另取延胡索对照药材 0.5g，同法制成对照药材溶液。再取延胡索乙素对照品，加甲醇制成每 1ml 含 0.1mg 的溶液，作为对照品溶液。照薄层色谱法(通则 0502)试验，吸取上述三种溶液各 10μl，分别点于同一用 1% 氢氧化钠溶液制备的硅胶 G 薄层板上，以甲苯-丙酮(9：2)为展开剂，展开，取出，晾干，置碘缸中约 3 分钟后取出，挥尽板上吸附的碘后，置紫外光灯(365nm)下检视。供试品色谱中，在与对照药材色谱相应的位置上，显相同颜色的荧光主斑点，在与对照品色谱相应的位置上，显相同颜色的荧光斑点。

(6) 取本品水蜜丸 24g，研碎；或取大蜜丸 36g，剪碎，加硅藻土 25g，研匀，加入无水乙醇 80ml，加热回流 30 分钟，放冷，滤过，滤液蒸干，残渣加水 15ml 使溶解，加在中性氧化铝柱(100～200 目，10g，内径为 1.5cm)上，用水洗脱至无色，收集洗脱液，浓缩至约 10ml，用盐酸调节 pH 值至 1～2，通过已处理好的强酸性阳离子交换树脂柱(内径为 1.5cm，柱高为 10cm)上，用水洗脱至无色，弃去水液，再以浓氨试液-水(20：80)200ml 洗脱，收集洗脱液，蒸干，残渣加无水乙醇 2ml 使溶解，作为供试品溶液。另取盐酸水苏碱对照品，加无水乙醇制成每 1ml 含 1mg 的溶液，作为对照品溶液。照薄层色谱法(通则 0502)试验，吸取上述两种溶液各 10μl，分别点于同一硅胶 G 薄层板上，以丙酮-无水乙醇-盐酸(10：10：1)为展开剂，展开，取出，晾干，喷以稀碘化铋钾试液，再喷以 5% 的亚硝酸钠溶液，立即观察。供试品色谱中，在与对照药材色谱和对照品色谱相应的位置上，显相同颜色的斑点。

(7) 取本品水蜜丸 4g，研碎；或取大蜜丸 6g，剪碎，加硅藻土 3g，研匀，加甲醇 30ml，超声处理 20 分钟，滤过，滤液蒸干，残渣加水 30ml 使溶解，加石油醚(30～60℃)振摇提取 2 次，每次 20ml，弃去石油醚，水液用稀盐酸调节 pH 值至 2～3，用乙酸乙酯振摇提取 2 次，每次 20ml，合并乙酸乙酯液，蒸干，残渣加甲醇 1ml 使溶解，作为供试品溶液。另取黄芩苷对照品，加甲醇制成每 1ml 含 0.25mg 的溶液，作为对照品溶液。照薄层色谱法(通则 0502)试验，吸取上述两种溶液各 2μl，分别点于同一聚酰胺薄膜上，以醋酸为展开剂，展开，取出，晾干，喷以 5% 三氯化铁溶液。供试品色谱中，在与对照品色谱相应的位置上，显相同颜色的斑点。

【检查】 应符合丸剂项下有关的各项规定(通则 0108)。

【含量测定】 照高效液相色谱法(通则 0512)测定。

色谱条件与系统适用性试验 以十八烷基硅烷键合硅胶为填充剂，以乙腈-水(12.5：87.5)为流动相；检测波长为 232nm。理论板数按芍药苷峰计算应不低于 4000。

对照品溶液的制备 取芍药苷对照品适量，精密称定，加稀乙醇制成每 1ml 含 50μg 的溶液，即得。

供试品溶液的制备 取水蜜丸，研碎，取 6g；或取重量差异项下的大蜜丸，剪碎，混匀，取 1g，精密称定，置具塞锥形瓶中,精密加入稀乙醇 25ml,密塞,称定重量,加热回流 40 分钟,放冷,再称定重量,用稀乙醇补足减失的重量,摇匀,滤过,取续滤液,即得。

测定法　分别精密吸取对照品溶液 10μl 与供试品溶液 20μl,注入液相色谱仪,测定,即得。

本品含酒白芍、牡丹皮以芍药苷($C_{23}H_{28}O_{11}$)计,水蜜丸每 1g 不得少于 0.60mg;大蜜丸每丸不得少于 3.6mg。

【功能与主治】　理气活血,养血调经。用于气滞血瘀所致月经不调、痛经,症见月经延期、经期腹痛、经血量少、或有血块,或见经前乳胀、烦躁不安、崩漏带下。

【用法与用量】　口服。水蜜丸一次 6g,大蜜丸一次 1 丸,一日 2 次。

【注意】　孕妇禁服。

【规格】　(1)水蜜丸　每 100 粒重 10g

(2)大蜜丸　每丸重 9g

【贮藏】　密封。

调经止痛片

Tiaojing Zhitong Pian

【处方】　当归 320g　　　　党参 213g

川芎 80g　　　　　香附(炒)80g

益母草 213g　　　　泽兰 80g

大红袍 213g

【制法】　以上七味,川芎、香附(炒)、泽兰粉碎成细粉,其余当归等四味加水煎煮三次,每次 2 小时,煎液滤过,滤液合并,浓缩成稠膏状,加入上述细粉,混匀,干燥,粉碎成细粉,制颗粒,干燥,压制成 1000 片,包糖衣或薄膜衣,即得。

【性状】　本品为糖衣片或薄膜衣片,除去包衣后,显浅棕色至棕褐色;味甜、微麻涩。

【鉴别】　(1)取本品,置显微镜下观察:分泌细胞类圆形,含黄棕色至红棕色分泌物,其周围细胞作放射状排列(香附)。木栓细胞黄棕色,壁薄,微波状弯曲,多层重叠(川芎)。

(2)取本品除去包衣,研细,取约 10g,加乙醚 30ml,冷浸 1 小时,滤过,滤液挥干,残渣加乙酸乙酯 0.5ml 使溶解,作为供试品溶液。另取川芎对照药材、当归对照药材各 1g,同法制备,残渣加乙酸乙酯 5ml 使溶解,作为对照药材溶液。再取 α-香附酮对照品,加乙酸乙酯制成 1ml 含 10μl 的溶液,作为对照品溶液。照薄层色谱法(通则 0502)试验,吸取供试品溶液及对照药材溶液各 5μl、对照品溶液 2μl,分别点于同一硅胶 G 薄层板上,以正己烷-乙酸乙酯(9∶1)为展开剂,展开,取出,晾干,置紫外光灯(365nm)下检视。供试品色谱中,在与对照药材色谱相应的位置上,显相同颜色的荧光斑点。喷以二硝基苯肼试液,放置 10 分钟,在与对照品色谱相应的位置上,显相同颜色的斑点。

(3)取本品除去包衣,研细,取约 5g,加丙酮 30ml,超声处理 30 分钟,滤过,滤液蒸干,残渣加石油醚(30～60℃)约 10ml,浸泡 2 分钟,倾去石油醚,挥干,残渣加无水乙醇 1ml 使溶解,作为供试品溶液。另取熊果酸对照品,加无水乙醇制成 1ml 含 1mg 的溶液,作为对照品溶液。照薄层色谱法(通则 0502)试验,吸取上述两种溶液各 3μl,分别点于同一硅胶 G 薄层板上,以正己烷-乙酸乙酯-甲酸(20∶8∶0.1)为展开剂,展开,取出,晾干,喷以 10% 硫酸乙醇溶液,在 105℃ 加热至斑点显色清晰。供试品色谱中在与对照品色谱相应的位置上显相同颜色的斑点。

【检查】　应符合片剂项下有关的各项规定(通则 0101)。

【含量测定】　照高效液相色谱法(通则 0512)。

色谱条件与系统适用性试验　以十八烷基硅烷键合硅胶为填充剂;以甲醇-0.1% 磷酸溶液(30∶70)为流动相;检测波长为 320nm。理论板数按阿魏酸峰计算应不低于 3000。

对照品溶液的制备　取阿魏酸对照品适量,精密称定,置棕色量瓶中,加甲醇制成每 1ml 含 8μg 的溶液,即得。

供试品溶液的制备　取本品 20 片,除去包衣,精密称定,研细,取约 2g,精密称定,置具塞锥形瓶中,精密加入 70% 甲醇 25ml,密塞,称定重量,超声处理(功率 250W,频率 33kHz)10 分钟,加热回流 30 分钟,放冷,再称定重量,用 70% 甲醇补足减失的重量,摇匀,滤过,取续滤液,即得。

测定法　分别精密吸取对照品溶液与供试品溶液各 10μl,注入液相色谱仪,测定,即得。

本品每片含当归、川芎总量以阿魏酸($C_{10}H_{10}O_4$)计,不得少于 50μg。

【功能与主治】　益气活血,调经止痛。用于气虚血瘀所致的月经不调、痛经、产后恶露不绝,症见经行后错、经水量少、有血块、行经小腹疼痛、产后恶露不净。

【用法与用量】　口服。一次 6 片,一日 3 次。

【注意】　孕妇禁用。

【规格】　(1)薄膜衣片　每片重 0.35g

(2)糖衣片(片心重 0.4g)

【贮藏】　密封。

调经促孕丸

Tiaojing Cuyun Wan

【处方】　鹿茸(去毛)5g　　　炙淫羊藿 10g

仙茅 10g　　　　　续断 10g

桑寄生 10g　　　　菟丝子 15g

枸杞子 10g　　　　覆盆子 10g

山药 30g　　　　　莲子(去芯)10g

茯苓 15g　　　　　黄芪 10g

白芍 15g　　　　　炒酸枣仁 10g

　　　　钩藤 10g　　　　　　丹参 15g

　　　　赤芍 15g　　　　　　鸡血藤 30g

【制法】　以上十八味,粉碎成细粉,过筛,混匀。每 100g 粉末用炼蜜 40～50g 加适量的水泛丸,干燥,制成水蜜丸,包胶衣,即得。

【性状】　本品为棕褐色的水蜜丸;味甘、微苦。

【鉴别】　(1)取本品,置显微镜下观察:种皮栅状细胞 2 列,内列较外列长,有光辉带(菟丝子)。非腺毛单细胞,壁厚,木化,脱落后残迹似石细胞状(覆盆子)。不规则分枝状团块无色,遇水合氯醛试液溶化;菌丝无色或淡棕色,直径 4～6μm(茯苓)。内种皮细胞棕黄色,表面观长方形或类方形,垂周壁连珠状增厚(炒酸枣仁)。

　　(2)取本品 5g,研碎,加三氯甲烷 20ml,超声处理 20 分钟,滤过,滤液浓缩至 0.5ml,作为供试品溶液。另取丹参对照药材 0.5g,同法制成对照药材溶液。照薄层色谱法(通则 0502)试验,吸取上述两种溶液各 6μl,分别点于同一硅胶 G 薄层板上,以甲苯-乙酸乙酯(19∶1)为展开剂,展开,取出,晾干。供试品色谱中,在与对照药材色谱相应的位置上,显相同颜色的斑点。

　　(3)取本品 1g,研碎,加甲醇 60ml,加热回流 1 小时,滤过,滤液蒸干,残渣加水 15ml 使溶解,用水饱和的正丁醇振摇提取 3 次,每次 20ml,合并正丁醇液,用 1% 氢氧化钠溶液洗涤 2 次(100ml,50ml),再用正丁醇饱和的水 50ml 洗涤,取正丁醇液,蒸干,残渣加甲醇 2ml 使溶解,作为供试品溶液。另取黄芪对照药材 1g,加甲醇 30ml,同法制成对照药材溶液。再取黄芪甲苷对照品,加甲醇制成每 1ml 含 1mg 的溶液,作为对照品溶液。照薄层色谱法(通则 0502)试验,吸取供试品溶液 5μl,对照药材溶液与对照品溶液各 3μl,分别点于同一硅胶 G 薄层板上,以三氯甲烷-甲醇-水(13∶7∶2)10℃ 以下放置的下层溶液为展开剂,展开,取出,晾干,喷以 10% 硫酸乙醇溶液,在 105℃ 加热至斑点显色清晰。供试品色谱中,在与对照药材色谱和对照品色谱相应的位置上,显相同颜色的斑点;置紫外光灯(365nm)下检视,显相同颜色的荧光斑点。

　　(4)取本品 5g,加水 100ml,煮沸 30 分钟,放冷,用脱脂棉滤过,滤液用乙酸乙酯提取 2 次(40ml,20ml),合并乙酸乙酯液,蒸干,残渣加乙酸乙酯 1ml 使溶解,作为供试品溶液。另取枸杞子对照药材 0.5g,加水 40ml,煎煮 15 分钟,放冷,滤过,滤液加乙酸乙酯 20ml 振摇提取,分取乙酸乙酯液浓缩至 1ml,作为对照药材溶液。照薄层色谱法(通则 0502)试验,吸取上述两种溶液各 5μl,分别点于同一硅胶 G 薄层板上,以三氯甲烷-乙酸乙酯-甲酸(3∶1∶0.1)为展开剂,展开,取出,晾干,置紫外光灯(365nm)下检视。供试品色谱中,在与对照药材色谱相应的位置上,显相同颜色的荧光斑点。

【检查】　应符合丸剂项下有关的各项规定(通则 0108)。

【含量测定】　照高效液相色谱法(通则 0512)测定。

　　色谱条件与系统适用性试验　以十八烷基硅烷键合硅胶为填充剂;以甲醇-水(26∶74)为流动相;检测波长为 230nm;柱温 35℃。理论板数按芍药苷峰计算应不低于 2500。

　　对照品溶液的制备　取芍药苷对照品适量,精密称定,加甲醇制成每 1ml 含 0.1mg 的溶液,即得。

　　供试品溶液的制备　取重量差异项下的本品,研细,取约 1.5g,精密称定,置索氏提取器中,加乙醚适量,加热回流提取 3 小时,弃去乙醚液,药渣挥干,连同滤纸筒置同一具塞锥形瓶中,精密加入甲醇 50ml,密塞,称定重量,超声处理(功率 250W,频率 25kHz)30 分钟,放冷,再称定重量,用甲醇补足减失的重量,摇匀,滤过,精密量取续滤液 25ml,蒸干,残渣加水适量使溶解,通过 D101 型大孔吸附树脂柱(内径为 1.5cm,柱高为 12cm),用水洗至洗脱液无色,弃去水洗脱液,继用稀乙醇洗脱,收集续洗脱液 100ml,蒸干,残渣加甲醇适量使溶解,转移至 25ml 量瓶中,加甲醇至刻度,摇匀,滤过,取续滤液,即得。

　　测定法　分别精密吸取对照品溶液与供试品溶液各 10μl,注入液相色谱仪,测定,即得。

　　本品每 1g 含白芍、赤芍以芍药苷($C_{23}H_{28}O_{11}$)计,不得少于 1.0mg。

【功能与主治】　温肾健脾,活血调经。用于脾肾阳虚、瘀血阻滞所致的月经不调、闭经、痛经、不孕,症见月经后错、经水量少、有血块、行经小腹冷痛、经水日久不行、久不受孕、腰膝冷痛。

【用法与用量】　口服。一次 5g(50 丸),一日 2 次。自月经周期第五天起连服 20 天;无周期者每月连服 20 天,连服三个月或遵医嘱。

【注意】　阴虚火旺、月经量过多者不宜服用。

【规格】　每 100 丸重 10g

【贮藏】　密封。

调经养血丸
Tiaojing yangxue Wan

【处方】　当归 60g　　　　　炒白芍 30g

　　　　香附(制)100g　　　陈皮 10g

　　　　熟地黄 60g　　　　川芎 30g

　　　　炙甘草 15g　　　　大枣 80g

　　　　白术(炒)60g　　　续断 30g

　　　　砂仁 15g　　　　　酒黄芩 20g

【制法】　以上十二味,砂仁粉碎成细粉;大枣煮熟去皮、核,制成枣泥;其余当归等十味粉碎成粗粉,与上述枣泥搅匀,烘干,粉碎成细粉,过筛,再与上述砂仁细粉混匀,另取生姜 20g,加水煎煮二次,每次 30 分钟,姜液滤过;每 100g 粉末加炼蜜 35g 与生姜煎液泛丸或制丸,干燥,即得。

【性状】　本品为黑色的水蜜丸;气微香,味甘、微苦。

【鉴别】　(1)取本品,置显微镜下观察:草酸钙簇晶直径

18～32μm,存在于薄壁细胞中,常排列成行,或一个细胞中含数个簇晶(炒白芍)。分泌细胞类圆形,含淡黄棕色至红棕色分泌物,其周围细胞作放射状排列(香附)。草酸钙簇晶直径15～50μm,散在或存在于皱缩的薄壁细胞中,有时数个排列成紧密的条状(续断)。纤维束周围薄壁细胞含草酸钙方晶,形成晶纤维(炙甘草)。韧皮纤维淡黄色,梭形,壁厚,孔沟细(酒黄芩)。石细胞淡黄色,类圆形、多角形、长方形或少数纺锤形,直径37～64μm(白术)。

(2)取本品 10g,研细,加乙醚 50ml,静置 1 小时,超声处理 15 分钟,滤过,滤液蒸干,加乙酸乙酯 1ml 使溶解,作为供试品溶液。另取香附对照药材 1g,同法制成对照药材溶液。再取 α-香附酮对照品,加乙酸乙酯制成每 1ml 含 1mg 的溶液,作为对照品溶液。照薄层色谱法(通则 0502)试验,吸取上述三种溶液各 5μl,分别点于同一硅胶 G 薄层板上,以正己烷-乙酸乙酯(9:1)为展开剂,展开,取出,晾干,喷以二硝基苯肼试液,放置片刻,置日光下检视。供试品色谱中,在与对照药材色谱和对照品色谱相应的位置上,显相同颜色的斑点。

(3)取本品 10g,研细,加甲醇 50ml,加热回流 30 分钟,滤过,滤液蒸干,残渣加水 25ml 使溶解,用水饱和正丁醇振摇提取 2 次,每次 25ml,合并正丁醇液,置水浴上蒸干,残渣加甲醇 10ml 使溶解,加在中性氧化铝柱(100～200 目,6g,柱内径为 1.5cm)上,用乙酸乙酯-甲醇(3:1)30ml 洗脱,弃去洗脱液,用乙酸乙酯-甲醇(1:1)30ml 洗脱,收集洗脱液,蒸干,残渣加甲醇 1ml 使溶解,作为供试品溶液。另取芍药苷对照品,加乙醇制成每 1ml 含 1mg 的溶液,作为对照品溶液。照薄层色谱法(通则 0502)试验,吸取上述两种溶液各 1μl,分别点于同一硅胶 G 薄层板上,以乙酸乙酯-丁酮-甲酸-水(10:7:1:1)为展开剂,展开,取出,晾干,喷以 5%香草醛硫酸溶液,加热至斑点显色清晰,置日光下检视。供试品色谱中,与对照品色谱相应的位置上,显相同颜色的斑点。

(4)取本品 10g,加乙酸乙酯-甲醇(3:1)的混合溶液 50ml,加热回流 30 分钟,放冷,滤过,滤液蒸干,残渣加甲醇 5ml 使溶解,取上清液作为供试品溶液。另取黄芩对照药材 1g,同法制成对照药材溶液。再取黄芩素对照品、汉黄芩素对照品,分别加甲醇制成每 1ml 含 0.5mg 的溶液,作为对照品溶液。照薄层色谱法(通则 0502)试验,吸取上述四种溶液各 5μl,分别点于同一硅胶 G 薄层板上,以甲苯-乙酸乙酯-甲醇-甲酸(10:3:1:2)为展开剂,置预饱和 30 分钟的展开缸内,展开,取出,晾干,喷以 5%三氯化铁乙醇溶液。供试品色谱中,在与对照药材色谱和对照品色谱相应的位置上,显相同颜色的斑点。

【检查】 应符合丸剂项下有关的各项规定(通则 0108)。

【含量测定】 照高效液相色谱法(通则 0512)测定。

色谱条件与系统适用性试验 以十八烷基硅烷键合硅胶为填充剂;以甲醇-0.2%磷酸溶液(47:53)为流动相;检测波长为 278nm。理论板数按黄芩苷峰计算应不低于 2500。

对照品溶液的制备 取黄芩苷对照品适量,精密称定,加 70%乙醇制成每 1ml 含 50μg 的溶液,即得。

供试品溶液的制备 取重量差异项下的本品,研细,取约 1g,精密称定,置具塞锥形瓶中,精密加入 70%乙醇 50ml,密塞,称定重量,超声处理(功率 400W,频率 50kHz)45 分钟,放冷,再称定重量,用 70%乙醇补足减失的重量,摇匀,滤过,取续滤液,即得。

测定法 分别精密吸取对照品溶液与供试品溶液各 5μl,注入液相色谱仪,测定,即得。

本品每 1g 含黄芩以黄芩苷($C_{21}H_{18}O_{11}$)计,不得少于 1.5mg。

【功能与主治】 补血,理气,调经。用于血虚气滞,月经不调,腰酸腹胀,赤白带下。

【用法与用量】 口服。一次 9g,一日 2 次。

【规格】 每 100 丸重 7.5g

【贮藏】 密封。

调经活血片
Tiaojing Huoxue Pian

【处方】

木香 33.3g	川芎 33.3g
醋延胡索 33.3g	当归 100g
熟地黄 66.7g	赤芍 66.7g
红花 50g	乌药 50g
白术 50g	丹参 100g
醋香附 100g	制吴茱萸 16.7g
泽兰 100g	鸡血藤 100g
菟丝子 133.3g	

【制法】 以上十五味,将木香、川芎、醋延胡索及当归 66.7g 粉碎成细粉;剩余当归与其余熟地黄等十一味加水煎煮二次,第一次 3 小时,第二次 2 小时,滤过,合并滤液,浓缩,喷雾干燥,加入上述细粉和羧甲基淀粉钠,混匀,制粒,干燥,加入硬脂酸镁适量,混匀,压制成 1000 片,包糖衣,即得。

【性状】 本品为糖衣片,除去包衣后显棕色;气香,味苦。

【鉴别】 (1)取本品,置显微镜下观察:木纤维成束,长梭形,直径 16～24μm,壁稍厚,纹孔口横裂缝状,十字状或人字状(木香)。厚壁组织碎片绿黄色,细胞类多角形或略延长,壁稍弯曲,有的连珠状增厚,纹孔细密(醋延胡索)。

(2)取本品 12 片,除去包衣,研细,加浓氨试液 3ml 使湿润,再加二氯甲烷 20ml,密塞,摇匀,浸渍 1 小时,时时振摇,滤过,滤液蒸干,残渣加甲醇 1ml 使溶解,作为供试品溶液。另取延胡索对照药材 1g,同法制成对照药材溶液。再取延胡索乙素对照品,加甲醇制成每 1ml 含 1mg 的溶液,作为对照品溶液。照薄层色谱法(通则 0502)试验,吸取上述供试品溶液 10μl,对照药材溶液及对照品溶液各 2μl,分别点于同一硅胶 G 薄层板上,以正己烷-二氯甲烷-甲醇-二乙胺(10:6:

1：0.05)为展开剂,展开,取出,晾干,置碘蒸气中熏约 3 分钟取出,挥尽板上吸附的碘后,置紫外光灯(365nm)下检视。供试品色谱中,在与对照药材色谱及对照品色谱相应的位置上,显相同颜色的荧光斑点。

(3)取本品 35 片,除去包衣,研细,加二氯甲烷 30ml,超声处理 30 分钟,滤过,滤液浓缩至 1ml,作为供试品溶液。另取木香对照药材 1g,同法制成对照药材溶液。照薄层色谱法(通则 0502)试验,吸取上述两种溶液各 10μl,分别点于同一硅胶 G 薄层板上,以石油醚(60～90℃)-甲酸乙酯-甲酸(15：5：1)的上层溶液为展开剂,展开,取出,晾干,喷以 1%香草醛硫酸溶液,在 105℃加热至斑点显色清晰。供试品色谱中,在与对照药材色谱相应的位置上,显相同颜色的斑点。

(4)取本品 18 片,除去包衣,研细,加乙醚 20ml,超声处理 10 分钟,滤过,滤液挥干,残渣加乙醚 1ml 使溶解,作为供试品溶液。另取当归对照药材、川芎对照药材各 0.5g,分别同法制成对照药材溶液。照薄层色谱法(通则 0502)试验,吸取上述三种溶液各 10μl,分别点于同一硅胶 G 薄层板上,以正己烷-乙酸乙酯(9：1)为展开剂,展开,取出,晾干,置紫外光灯(365nm)下检视。供试品色谱中,在与对照药材色谱相应的位置上,显相同颜色的荧光斑点。

(5)取本品 35 片,除去包衣,研细,加乙醇 20ml,超声处理 10 分钟,滤过,滤液蒸干,残渣加水 20ml 使溶解,用水饱和的正丁醇振摇提取 2 次,每次 20ml,合并正丁醇提取液,蒸干,残渣加乙醇 1ml 使溶解,作为供试品溶液。另取赤芍对照药材 2g,同法制成对照药材溶液。照薄层色谱法(通则 0502)试验,吸取上述两种溶液各 10μl,分别点于同一硅胶 G 薄层板上,以二氯甲烷-乙酸乙酯-甲醇-甲酸(40：5：10：1)为展开剂,展开,取出,晾干,喷以 5%香草醛硫酸溶液,在 105℃加热至斑点显色清晰。供试品色谱中,在与对照药材色谱相应的位置上,显相同颜色的斑点。

【检查】 应符合片剂项下有关的各项规定(通则 0101)。

【含量测定】 照高效液相色谱法(通则 0512)测定。

色谱条件与系统适用性试验 以十八烷基硅烷键合硅胶为填充剂;以甲醇-0.2%磷酸溶液(65：35)为流动相,检测波长为 225nm。理论板数按木香烃内酯峰计算应不低于 3000。

对照品溶液的制备 取木香烃内酯对照品和去氢木香内酯对照品各适量,精密称定,加甲醇制成每 1ml 各含 50μg 的混合溶液,即得。

供试品溶液的制备 取本品 20 片,除去包衣,精密称定,研细,取约 2g,精密称定,置具塞锥形瓶中,精密加入甲醇 50ml,密塞,称定重量,超声处理(功率 500W,频率 40kHz) 40 分钟,取出,放冷,再称定重量,用甲醇补足减失的重量,摇匀,滤过,取续滤液,即得。

测定法 分别精密吸取对照品溶液 5μl 与供试品溶液 10μl,注入液相色谱仪,测定,即得。

本品每片含木香以木香烃内酯($C_{15}H_{20}O_2$)和去氢木香内酯($C_{15}H_{18}O_2$)的总量计,不得少于 0.36mg。

【功能与主治】 养血活血,行气止痛。用于气滞血瘀兼血虚所致月经不调、痛经,症见经行错后、经水量少、行经小腹胀痛。

【用法与用量】 口服。一次 5 片,一日 3 次。

【注意】 孕妇禁服。

【规格】 糖衣片(片心重 0.34g)

【贮藏】 密封。

调经活血胶囊
Tiaojing Huoxue Jiaonang

【处方】

木香 33.3g	川芎 33.3g
醋延胡索 33.3g	当归 100g
熟地黄 66.7g	赤芍 66.7g
红花 50g	乌药 50g
白术 50g	丹参 100g
醋香附 100g	制吴茱萸 16.7g
泽兰 100g	鸡血藤 100g
菟丝子 133.3g	

【制法】 以上十五味,木香、川芎、醋延胡索及当归 66.7g 粉碎成细粉,备用。剩余当归与其余熟地黄等十一味加水煎煮二次,第一次 3 小时,第二次 2 小时,合并煎液,滤过,滤液浓缩至适量,喷雾干燥,得干膏粉,加入上述细粉,混匀,制粒,干燥,加入羧甲基淀粉钠 8g、硬脂酸镁 2g,混匀,装入胶囊,制成 1000 粒〔规格(1)〕;或滤液浓缩成相对密度约为 1.32～1.35(60℃)的稠膏,加入上述细粉,混匀,制粒,60℃干燥,混匀,装入胶囊;或滤液浓缩成相对密度为 1.05～1.17(70℃)的清膏,喷雾干燥,与上述细粉混匀,制粒,干燥,装入胶囊,制成 800 粒〔规格(2)〕,即得。

【性状】 本品为硬胶囊,内容物为浅棕色至棕色的颗粒和粉末;气香,味苦。

【鉴别】 (1)取本品,置显微镜下观察:木纤维多成束,长梭形,直径 16～24μm,纹孔口横裂缝状、十字状或人字状(木香)。木栓细胞深黄棕色,表面观呈多角形,微波状弯曲(川芎)。下皮厚壁细胞绿黄色,细胞类多角形、或类方形或长条形,壁稍弯曲,木化,有的成连珠状增厚,纹孔细密(醋延胡索)。韧皮薄壁细胞纺锤形,壁略厚,表面有极微细的斜向交错纹理,有时可见菲薄的横隔(当归)。

(2)取本品 12 粒〔规格(1)〕或 10 粒〔规格(2)〕的内容物,加乙酸乙酯 20ml,超声处理 30 分钟,滤过,滤液回收溶剂至干,残渣加乙酸乙酯 1ml 使溶解,作为供试品溶液。另取木香对照药材 0.5g,同法制成对照药材溶液。照薄层色谱法(通则 0502)试验,吸取供试品溶液 5～10μl、对照药材溶液 10μl,分别点于同一硅胶 G 薄层板上,以二氯甲烷-环己烷(5：1)为展开剂,展开,取出,晾干,喷以 5%香草醛硫酸溶液,在 105℃

加热至斑点显色清晰,置日光下检视。供试品色谱中,在与对照药材色谱相应的位置上,显相同颜色的两个主斑点。

(3)取本品 12 粒〔规格(1)〕或 10 粒〔规格(2)〕的内容物,加乙醚 30ml,超声处理 20 分钟,滤过,滤液回收溶剂至干,残渣加乙醇 1ml 使溶解,作为供试品溶液。另取当归对照药材 1g、川芎对照药材 0.5g,分别同法制成对照药材溶液。照薄层色谱法(通则 0502)试验,吸取上述三种溶液各 10μl,分别点于同一硅胶 G 薄层板上,以环己烷-乙酸乙酯(9:1)为展开剂,展开,取出,晾干,置紫外光灯(365nm)下检视。供试品色谱中,在与对照药材色谱相应的位置上,显相同颜色的荧光斑点。

(4)取本品 12 粒〔规格(1)〕或 10 粒〔规格(2)〕的内容物,加浓氨试液 6ml 使湿润,再加二氯甲烷 30ml,密塞,摇匀,超声处理 30 分钟,滤过,滤液回收溶剂至干,残渣加甲醇 1ml 使溶解,作为供试品溶液。另取延胡索对照药材 0.5g,加浓氨试液 2ml 使湿润,同法制成对照药材溶液。再取延胡索乙素对照品,加无水乙醇制成每 1ml 含 1mg 的溶液,作为对照品溶液。照薄层色谱法(通则 0502)试验,吸取供试品溶液、对照药材溶液各 10μl、对照品溶液 5μl,分别点于同一以含 1% 氢氧化钠的羧甲基纤维素钠溶液为黏合剂的硅胶 G 薄层板上,以甲苯-丙酮(9:2)为展开剂,展开,取出,晾干,置碘蒸气中熏至斑点显色清晰,挥尽板上吸附的碘后置紫外光灯(365nm)下检视。供试品色谱中,在与对照药材色谱和对照品色谱相应的位置上,显相同颜色的荧光斑点。

(5)取本品 12 粒〔规格(1)〕或 10 粒〔规格(2)〕的内容物,加乙醇 30ml,超声处理 30 分钟,放冷,滤过,滤液蒸干,残渣加水 20ml 使溶解,用水饱和的正丁醇振摇提取 3 次,每次 15ml,合并正丁醇提取液,回收溶剂至干,残渣加乙醇 2ml 使溶解,作为供试品溶液。另取赤芍对照药材 1g,同法制成对照药材溶液。照薄层色谱法(通则 0502)试验,吸取供试品溶液 10μl、对照药材溶液 5μl,分别点于同一硅胶 G 薄层板上,以二氯甲烷-乙酸乙酯-甲醇-甲酸(40:5:10:0.2)为展开剂,展开,取出,晾干,喷以 5% 香草醛硫酸溶液,在 105℃ 加热至斑点显色清晰,置日光下检视。供试品色谱中,在与对照药材色谱相应的位置上,显相同颜色的斑点。

(6)取本品 12 粒〔规格(1)〕或 10 粒〔规格(2)〕的内容物,加水 20ml,研磨 10 分钟,离心,取上清液加盐酸调节 pH 值至 2,用乙酸乙酯振摇提取 2 次,每次 20ml,合并乙酸乙酯提取液,回收溶剂至干,残渣加无水乙醇 1ml 使溶解,作为供试品溶液。另取原儿茶醛对照品,加无水乙醇制成每 1ml 含 1mg 的溶液,作为对照品溶液。照薄层色谱法(通则 0502)试验,吸取供试品溶液 10μl、对照品溶液 5μl,分别点于同一硅胶 G 薄层板上,以二氯甲烷-丙酮-甲酸(60:5:2)为展开剂,展开,取出,晾干,喷以 5% 三氯化铁乙醇溶液,置日光下检视。供试品色谱中,在与对照品色谱相应的位置上,显相同颜色的斑点。

(7)取本品 12 粒〔规格(1)〕或 10 粒〔规格(2)〕的内容物,

加水 50ml,煎煮 30 分钟,滤过,滤液用乙酸乙酯 30ml 振摇提取,取乙酸乙酯液回收溶剂至干,残渣加甲醇 1ml 使溶解,作为供试品溶液。另取熟地黄对照药材 1g,加甲醇 10ml,超声处理 30 分钟,滤过,滤液蒸干,残渣加甲醇 1ml 使溶解,作为对照药材溶液。照薄层色谱法(通则 0502)试验,吸取供试品溶液 5μl、对照药材溶液 10μl,分别点于同一硅胶 G 薄层板上,以石油醚(60~90℃)-乙酸乙酯(1:1)为展开剂,展开,取出,晾干,喷以 2,4-二硝基苯肼乙醇试液,置日光下检视。供试品色谱中,在与对照药材色谱相应的位置上,显相同的黄色斑点。

【检查】　应符合胶囊剂项下有关的各项规定(通则 0103)。

【含量测定】　**木香**　照高效液相色谱法(通则 0512)测定。

色谱条件与系统适用性试验　以十八烷基硅烷键合硅胶为填充剂;以甲醇-水(60:40)为流动相;检测波长为 225nm。理论板数按木香烃内酯峰计算应不低于 3000。

对照品溶液的制备　取木香烃内酯对照品、去氢木香内酯对照品适量,精密称定,加甲醇制成每 1ml 各含 50μg 的混合溶液,即得。

供试品溶液的制备　取装量差异项下的本品内容物适量,研细,取约 1g,精密称定,置具塞锥形瓶中,精密加入甲醇 25ml,密塞,称定重量,放置 1 小时,超声处理(功率 300W,频率 25kHz)30 分钟,放冷,再称定重量,用甲醇补足减失的重量,摇匀,滤过,取续滤液,即得。

测定法　分别精密吸取对照品溶液与供试品溶液各 10μl,注入液相色谱仪,测定,即得。

本品每粒含木香以木香烃内酯($C_{15}H_{20}O_2$)和去氢木香内酯($C_{15}H_{18}O_2$)的总量计,〔规格(1)〕不得少于 0.50mg;〔规格(2)〕不得少于 0.65mg。

赤芍　照高效液相色谱法(通则 0512)测定。

色谱条件与系统适用性试验　以十八烷基硅烷键合硅胶为填充剂;以甲醇-水(25:75)为流动相;检测波长为 230nm。理论板数按芍药苷峰计算应不低于 3000。

对照品溶液的制备　取芍药苷对照品适量,精密称定,加甲醇制成每 1ml 含 50μg 的溶液,即得。

供试品溶液的制备　取〔含量测定〕木香项下的供试品溶液,即得。

测定法　分别精密吸取对照品溶液与供试品溶液各 5μl,注入液相色谱仪,测定,即得。

本品每粒含赤芍以芍药苷($C_{23}H_{28}O_{11}$)计,〔规格(1)〕不得少于 0.40mg;〔规格(2)〕不得少于 0.50mg。

【功能与主治】　养血活血,行气止痛。用于气滞血瘀兼血虚所致月经不调、痛经,症见经行错后、经水量少、行经小腹胀痛。

【用法与用量】　口服。〔规格(1)〕一次 5 粒;〔规格(2)〕一次 4 粒,一日 3 次。

【注意】　孕妇禁服。

【规格】　(1)每粒含饮片 1.033g(每粒装 0.4g,每粒装 0.41g)　(2)每粒含饮片 1.292g(每粒装 0.38g)

【贮藏】　密封。

调胃消滞丸

Tiaowei Xiaozhi Wan

【处方】　姜厚朴 60g　　　　羌活 60g
广东神曲 60g　　　枳壳 30g
香附(四制)6g　　　姜半夏 60g
防风 60g　　　　　前胡 60g
川芎(白酒蒸)6g　　白芷 60g
薄荷 60g　　　　　砂仁 60g
草果 30g　　　　　木香 6g
豆蔻 60g　　　　　茯苓 60g
苍术(泡)60g　　　广藿香 6g
乌药(醋蒸)60g　　甘草 30g
紫苏叶 60g　　　　陈皮(蒸)60g

【制法】　以上二十二味,粉碎,过筛,混匀。用水泛丸,干燥,用黑氧化铁和滑石粉包衣,干燥,即得。

【性状】　本品为包衣水丸,除去包衣后,显灰黄色;气香,味微苦、辛。

【鉴别】　(1)取本品,置显微镜下观察:不规则分枝状团块无色,遇水合氯醛试液溶化;菌丝无色或淡棕色,直径4～6μm(茯苓)。石细胞类方形、椭圆形、卵圆形或不规则分枝状,直径 11～65μm,有时可见层纹(姜厚朴)。纤维束周围薄壁细胞含草酸钙方晶,形成晶纤维(甘草)。

(2)取本品 4g,研细,加二氯甲烷 40ml,超声处理 30 分钟,滤过,滤液加在中性氧化铝柱(100～200 目,5g,内径为 1.5cm)上,用乙酸乙酯 30ml 洗脱,收集流出液和洗脱液,蒸干,残渣加甲醇 1ml 使溶解,作为供试品溶液。另取川芎对照药材 0.5g,加二氯甲烷 10ml,超声处理 30 分钟,滤过,滤液蒸干,残渣加甲醇 1ml 使溶解,作为对照药材溶液。照薄层色谱法(通则 0502)试验,吸取供试品溶液 4μl、对照药材溶液 1μl,分别点于同一硅胶 G 薄层板上,以正己烷-乙酸乙酯(9:1)为展开剂,展开,取出,晾干,置紫外光灯(365nm)下检视。供试品色谱中,在与对照药材色谱相应的位置上,显相同颜色的荧光斑点。

(3)取羌活对照药材 0.5g,加二氯甲烷 10ml,超声处理 30 分钟,滤过,同〔鉴别〕(2)项下供试品溶液的制备方法,自"滤液加在中性氧化铝柱"起,同法制成对照药材溶液。照薄层色谱法(通则 0502)试验,吸取〔鉴别〕(2)项下的供试品溶液 4μl、上述对照药材溶液 4μl,分别点于同一硅胶 G 薄层板上,以乙醚-甲苯-二氯甲烷(1:1:5)为展开剂,展开,取出,

晾干,置紫外光灯(365nm)下检视。供试品色谱中,在与对照药材色谱相应的位置上,显相同颜色的荧光主斑点。

(4)取〔鉴别〕(2)项下的供试品溶液,加甲醇稀释 5 倍,作为供试品溶液。另取前胡对照药材 0.5g,加二氯甲烷 10ml,超声处理 30 分钟,滤过,滤液蒸干,残渣加甲醇 5ml 使溶解,作为对照药材溶液。再取白花前胡甲素对照品,加甲醇制成每 1ml 含 0.5mg 的溶液,作为对照品溶液。照薄层色谱法(通则 0502)试验,吸取供试品溶液 5μl,对照药材溶液与对照品溶液各 1μl,分别点于同一硅胶 G 薄层板上,以甲苯-二氯甲烷-乙醚(4:5:1)为展开剂,展开,取出,晾干,置紫外光灯(365nm)下检视。供试品色谱中,在与对照药材与对照品色谱相应的位置上,显相同颜色的荧光主斑点。

【检查】　应符合丸剂项下有关的各项规定(通则 0108)。

【含量测定】　照高效液相色谱法(通则 0512)测定。

色谱条件与系统适用性试验　以十八烷基硅烷键合硅胶为填充剂;以乙腈-5%醋酸溶液(60:40)为流动相;检测波长为 294nm。理论板数按厚朴酚峰计算应不低于 4000。

对照品溶液的制备　取厚朴酚对照品、和厚朴酚对照品适量,精密称定,分别加甲醇制成每 1ml 含厚朴酚 40μg、和厚朴酚 20μg 的溶液,即得。

供试品溶液的制备　取本品研细,取粉末(过三号筛)约 1g,精密称定,置具塞锥形瓶中,精密加入甲醇 50ml,密塞,称定重量,超声处理(功率 250W,频率 40kHz)40 分钟,放冷,再称定重量,用甲醇补足减失的重量,摇匀,滤过,取续滤液,即得。

测定法　分别精密吸取对照品溶液与供试品溶液各 10μl,注入液相色谱仪,测定,即得。

本品每瓶(袋)含厚朴以厚朴酚($C_{18}H_{18}O_2$)与和厚朴酚($C_{18}H_{18}O_2$)的总量计,不得少于 2.1mg。

【功能与主治】　疏风解表,散寒化湿,健胃消食。用于感冒属风寒夹湿、内伤食滞证,症见恶寒发热、头痛身困、食少纳呆、嗳腐吞酸、腹痛泄泻。

【用法与用量】　口服。一次 2.2g,一日 2 次。

【规格】　每瓶或每袋装 2.2g

【贮藏】　密封。

注:香附(四制)　除去毛须及杂质。取净香附,按每 100kg 净香附用生姜 6kg(榨汁),白酒 6kg,食盐 2kg,醋 6kg,与香附拌匀至辅料被吸尽,置锅内蒸透,取出,干燥。

川芎(白酒蒸)　除去杂质,分开大小,略泡,洗净,润透,切薄片,干燥。取净川芎,加白酒拌匀,蒸透,取出,干燥。每 100kg 川芎用白酒 10kg。

苍术(泡)　除去杂质,洗净,刨中片。取净苍术,置沸米泔水中,再煮沸,取出,用清水迅速漂洗,沥干水,干燥。米泔水制法:用 2kg 米粉加水至 100kg,充分搅拌,即得。

乌药(醋蒸)　除去杂质,洗净,切薄片,干燥(如为片时,除去细根)。取净乌药,加醋拌匀,蒸至醋被药料吸干为度,取

出,干燥。每100kg乌药用醋20kg。

陈皮(蒸)　除去杂质,洗净,蒸透,80℃以下干燥。

通天口服液

Tongtian Koufuye

【处方】　川芎 127g　　　　赤芍 53g
　　　　天麻 21g　　　　　羌活 42g
　　　　白芷 42g　　　　　细辛 10g
　　　　菊花 53g　　　　　薄荷 84g
　　　　防风 15g　　　　　茶叶 63g
　　　　甘草 21g

【制法】　以上十一味,川芎、羌活、细辛、菊花、防风、薄荷加水蒸馏,收集蒸馏液 800ml,蒸馏后的水溶液另器收集;药渣与赤芍、天麻、白芷、甘草加水煎煮二次,每次 1 小时,合并煎液,滤过;茶叶加新鲜沸水浸泡二次,每次 20 分钟,合并浸出液,滤过,加入上述滤液及蒸馏后的水溶液,减压浓缩至相对密度为 1.14(70℃)的清膏,静置;冷至室温后加乙醇使含醇量达 65%,搅匀,冷藏 24 小时,滤过,滤液减压回收乙醇至相对密度为 1.18(70℃)的清膏,加入上述蒸馏液(用适量聚山梨酯 80 增溶),加水至 980ml,再用 10%氢氧化钠溶液调节pH 值至 4.5～6.5,加水至1000ml,搅匀,静置,滤过,即得。

【性状】　本品为棕色的液体;气香,味辛、微苦涩。

【鉴别】　(1)取本品 30ml,加乙醚振摇提取 2 次,每次 20ml,合并乙醚液,水层备用。醚液挥干,残渣加乙酸乙酯 1ml 使溶解,作为供试品溶液。另取川芎对照药材 1g,加乙醚冷浸 4 小时,时时振摇,滤过,滤液挥干,残渣加乙酸乙酯 2ml 使溶解,作为对照药材溶液。再取薄荷脑对照品,加乙醇制成每 1ml 含 2mg 的溶液,作为对照品溶液。照薄层色谱法(通则 0502)试验,吸取供试品溶液 5μl,对照药材溶液和对照品溶液各 2μl,分别点于同一硅胶 G 薄层板上,以正己烷-乙酸乙酯(9:1)为展开剂,展开,取出,晾干,置紫外光灯(365nm)下检视。供试品色谱中,在与对照药材色谱相应的位置上,显相同颜色的荧光斑点;喷以 5%香草醛硫酸溶液,在 105℃加热至斑点显色清晰,置日光下检视。供试品色谱中,在与对照品色谱相应的位置上,显相同颜色的斑点。

(2)取[鉴别](1)项下备用的水溶液,用水饱和的正丁醇振摇提取 2 次,每次 20ml,合并正丁醇液,加水 20ml 洗涤,取正丁醇液蒸干,残渣加甲醇 2ml 使溶解,作为供试品溶液。另取芍药苷对照品,加甲醇制成每 1ml 含 2mg 的溶液,作为对照品溶液。照薄层色谱法(通则 0502)试验,吸取上述两种溶液各 3μl,分别点于同一硅胶 G 薄层板上,以三氯甲烷-乙酸乙酯-甲醇-浓氨试液(8:1:4:1)为展开剂,展开,取出,晾干,喷以 5%香草醛硫酸溶液,在 105℃加热至斑点显色清晰。供试品色谱中,在与对照品色谱相应的位置上,显相同颜色的斑点。

(3)取甘草对照药材 0.5g,加乙醇 10ml,加热回流 1 小时,放冷,滤过,滤液浓缩至 1ml,作为对照药材溶液。照薄层色谱法(通则 0502)试验,吸取[鉴别](2)项下的供试品溶液与上述对照药材溶液各 5μl,分别点于同一硅胶 G 薄层板上,以三氯甲烷-甲醇-水(40:10:1)为展开剂,展开,取出,晾干,喷以 10%硫酸乙醇溶液,在 105℃加热至斑点显色清晰。供试品色谱中,在与对照药材色谱相应的位置上,显相同颜色的主斑点。

【检查】　相对密度　应不低于 1.01(通则 0601)。

pH 值　应为 4.5～6.5(通则 0631)。

其他　应符合合剂项下有关的各项规定(通则 0181)。

【含量测定】　照高效液相色谱法(通则 0512)测定。

色谱条件与系统适用性试验　以十八烷基硅烷键合硅胶为填充剂;以甲醇-水(30:70)为流动相;检测波长为 230nm。理论板数按芍药苷峰计算应不低于 5000。

对照品溶液的制备　取芍药苷对照品适量,精密称定,加稀乙醇制成每 1ml 含 0.1mg 的溶液,即得。

供试品溶液的制备　精密量取本品 2ml,置 25ml 量瓶中,加稀乙醇稀释至刻度,摇匀,离心,取上清液,即得。

测定法　分别精密吸取对照品溶液与供试品溶液各 10μl,注入液相色谱仪,测定,即得。

本品每 1ml 含赤芍以芍药苷($C_{23}H_{28}O_{11}$)计,不得少于 0.45mg。

【功能与主治】　活血化瘀,祛风止痛。用于瘀血阻滞、风邪上扰所致的偏头痛,症见头部胀痛或刺痛、痛有定处、反复发作、头晕目眩,或恶心呕吐、恶风。

【用法与用量】　口服。第一日:即刻、服药 1 小时后、2 小时后、4 小时后各 10ml,以后每 6 小时服 10ml。第二日、三日:一次 10ml,一日 3 次。3 天为一疗程,或遵医嘱。

【注意】　出血性脑血管病、阴虚阳亢患者和孕妇禁服。

【规格】　每支装 10ml

【贮藏】　密封。

通心络胶囊

Tongxinluo Jiaonang

本品系由人参、水蛭、全蝎、赤芍、蝉蜕、土鳖虫、蜈蚣、檀香、降香、乳香(制)、酸枣仁(炒)、冰片经加工制成的胶囊。

【性状】　本品为硬胶囊,内容物为灰棕色至灰褐色的颗粒和粉末;气香、微腥,味微咸、苦。

【鉴别】　(1)取本品内容物 5g,加水 60ml,超声处理 20 分钟,滤过(或离心),取滤液(或上清液),蒸干,残渣加甲醇 20ml 使溶解,滤过,滤液加在中性氧化铝柱(100～200 目,3g,内径为 1cm)上,用甲醇 10ml 洗脱,弃去流出液和洗脱液,再用水 30ml 洗脱,收集洗脱液,蒸干,残渣加甲醇 1ml 使溶解,作为供试品溶液。另取水蛭对照药材 1g,加水 30ml,同法制成对照药材溶液。照薄层色谱法(通则 0502)试验,吸取上述两种溶液各 1μl,分别点于同一聚酰胺薄膜上,以丙酮-4%醋酸钠溶液(3∶10)为展开剂,展开,取出,晾干,置紫外光灯(254nm)下检视。供试品色谱中,在与对照药材色谱相应的位置上,显相同颜色的荧光主斑点。

(2)取本品内容物 6g,加乙醇 30ml,超声处理 15 分钟,滤过,滤液蒸干,残渣用乙醚浸泡 2 次(每次 2 分钟),每次 5ml,倾去乙醚液,残渣挥净乙醚,加水 10ml 使溶解,通过 D101 型大孔吸附树脂柱(内径为 1.5cm,柱高为 12cm,依次用乙醇、水预洗)上,以水 150ml 洗脱,弃去洗脱液,再用 70%乙醇 80ml 洗脱,收集洗脱液,蒸干,残渣加甲醇 1ml 使溶解,作为供试品溶液。另取人参皂苷 Rg₁ 对照品、人参皂苷 Re 对照品、人参皂苷 Rb₁ 对照品,加甲醇制成每 1ml 各含 0.5mg 的混合溶液,作为对照品溶液。照薄层色谱法(通则 0502)试验,吸取上述两种溶液各 5μl,分别点于同一硅胶 G 薄层板上,以三氯甲烷-甲醇-水(13∶7∶2)10℃以下放置的下层溶液为展开剂,展开,取出,晾干,喷以 2%香草醛硫酸溶液,在 105℃加热至斑点显色清晰。供试品色谱中,在与对照品色谱相应的位置上,显相同颜色的斑点。

(3)取本品内容物 0.5g,加石油醚(60~90℃)5ml,振摇 3 分钟,静置,取上清液作为供试品溶液。另取冰片对照品,加石油醚(60~90℃)制成每 1ml 含 1mg 的溶液,作为对照品溶液。照薄层色谱法(通则 0502)试验,吸取上述两种溶液各 5μl,分别点于同一硅胶 G 薄层板上,以甲苯-丙酮(10∶1)为展开剂,展开,取出,晾干,喷以 2%香草醛硫酸溶液,在 105℃加热至斑点显色清晰。供试品色谱中,在与对照品色谱相应的位置上,显相同颜色的斑点。

(4)取本品内容物 3g,加乙醇 20ml,超声处理 10 分钟,滤过,滤液蒸干,残渣加无水乙醇 2ml 使溶解,作为供试品溶液。另取乳香对照药材 1g,加无水乙醇 5ml,超声处理 20 分钟,滤过,滤液作为对照药材溶液。照薄层色谱法(通则 0502)试验,吸取供试品溶液 2~5μl、对照药材溶液 5μl,分别点于同一硅胶 G 薄层板上,以石油醚(60~90℃)-乙醚(15∶1)为展开剂,展开,取出,晾干,喷以 2%对二甲氨基苯甲醛的 10%硫酸乙醇溶液,在 105℃加热至斑点显色清晰。供试品色谱中,在与对照药材色谱相应的位置上,显相同颜色的主斑点。

【检查】 粒度 取本品 10 粒,倾出内容物,混匀,称取 0.012g,精密加入甘油醋酸试液 5ml,超声处理 10 分钟,取出,摇匀,立即取一滴置载玻片上,覆以盖玻片(22mm×22mm),同法制备 5 片。在 200 倍显微镜下,检视测量粒子直径(短径),每片随机检视 5 个视野,共计 25 个视野,平均每个视野直径(短径)大于 75μm 的粒子个数不得超过 8 个。

其他 应符合胶囊剂项下有关的各项规定(通则 0103)。

【含量测定】 照高效液相色谱法(通则 0512)测定。

色谱条件与系统适用性试验 以十八烷基硅烷键合硅胶

为填充剂;以乙腈-水(15∶85)为流动相;检测波长为 230nm。理论板数按芍药苷峰计算应不低于 3000。

对照品溶液的制备 取芍药苷对照品约 10mg,精密称定,置 100ml 量瓶中,加甲醇溶解并稀释至刻度,摇匀,精密量取 5ml,置 50ml 量瓶中,加 70%甲醇至刻度,摇匀,即得(每 1ml 含芍药苷 10μg)。

供试品溶液的制备 取装量差异项下的本品内容物,混匀,取约 0.25g,精密称定,置具塞锥形瓶中,精密加入 70%甲醇 25ml,密塞,称定重量,超声处理(功率为 250W,频率为 40kHz)50 分钟,放冷,再称定重量,用 70%甲醇补足减失的重量,摇匀,滤过,精密量取续滤液 10ml,置 25ml 量瓶中,加 70%甲醇至刻度,摇匀,滤过,取续滤液,即得。

测定法 分别精密吸取对照品溶液与供试品溶液各 10μl,注入液相色谱仪,测定,即得。

本品每粒含赤芍以芍药苷($C_{23}H_{28}O_{11}$)计,不得少于 0.30mg。

【功能与主治】 益气活血,通络止痛。用于冠心病心绞痛属心气虚乏、血瘀络阻证,症见胸部憋闷,刺痛、绞痛,固定不移,心悸自汗,气短乏力,舌质紫暗或有瘀斑,脉细涩或结代。亦用于气虚血瘀络阻型中风病,症见半身不遂或偏身麻木,口舌歪斜,言语不利。

【用法与用量】 口服。一次 2~4 粒,一日 3 次。

【注意】 出血性疾患、孕妇及妇女经期及阴虚火旺型中风禁用。

【规格】 每粒装 0.26g

【贮藏】 密封。

通 乐 颗 粒
Tongle Keli

【处方】 何首乌 600g   地黄 600g
           当归 300g   麦冬 300g
           玄参 300g   麸炒枳壳 150g

【制法】 以上六味,加水煎煮二次,合并煎液,滤过,滤液浓缩至适量,加入糊精适量或加入糊精和乳糖适量,搅匀,干燥,制粒,制成 1000g,即得。

【性状】 本品为浅棕色至棕褐色的颗粒;味微甜、苦。

【鉴别】 (1)取本品 3g,研细,加甲醇 30ml,超声处理 30 分钟,滤过,滤液蒸干,残渣加水 20ml 使溶解,加盐酸 1ml,加热回流 30 分钟,放冷,用三氯甲烷振摇提取 3 次,每次 20ml,合并三氯甲烷液,用 5%碳酸钠溶液振摇提取 2 次,每次 30ml,水层用稀盐酸调节 pH 值至 1~2,再用三氯甲烷振摇提取 2 次,每次 30ml,合并三氯甲烷液,蒸干,残渣加乙醇 1ml 使溶解,作为供试品溶液。另取何首乌对照药材 0.5g,同法制成对照药材溶液。再取大黄素对照品,加乙醇制成每

1ml 含 1mg 的溶液,作为对照品溶液。照薄层色谱法(通则 0502)试验,吸取供试品溶液 5μl、对照药材溶液和对照品溶液各 2μl,分别点于同一硅胶 G 薄层板上,以石油醚(30~60℃)-甲酸乙酯-甲酸(15:5:1)的上层溶液为展开剂,展开,取出,晾干,置紫外光灯(365nm)下检视。供试品色谱中,在与对照药材色谱相应的位置上,显相同颜色的荧光主斑点;在与对照品色谱相应的位置上,显相同颜色的荧光斑点;置氨蒸气中熏后,斑点变为红色。

(2)取本品 3g,研细,加甲醇 30ml,超声处理 30 分钟,滤过,滤液蒸干,残渣加水 10ml 使溶解,用正丁醇振摇提取 2 次,每次 30ml,合并正丁醇液,用氨试液洗涤 2 次,每次 20ml,取正丁醇液,蒸干,残渣加乙醇 2ml 使溶解,作为供试品溶液。另取玄参对照药材 1g,同法制成对照药材溶液。再取哈巴俄苷对照品,加乙醇制成每 1ml 含 1mg 的溶液,作为对照品溶液。照薄层色谱法(通则 0502)试验,吸取供试品溶液 5μl,对照药材溶液和对照品溶液各 2μl,分别点于同一用 1%氢氧化钠溶液制备的硅胶 G 薄层板上,以三氯甲烷-甲醇-水(10:3:0.2)为展开剂,展开,取出,晾干,喷以 5%香草醛硫酸溶液,在 105℃加热至斑点显色清晰。供试品色谱中,在与对照药材色谱相应的位置上,显相同颜色的主斑点;在与对照品色谱相应的位置上,显相同颜色的斑点。

(3)取本品 2g,研细,加甲醇 30ml,超声处理 30 分钟,滤过,滤液蒸干,残渣加水 10ml 使溶解,加在聚酰胺柱(30~60 目,5g,内径为 1.5cm,湿法装柱)上,先用水 100ml 洗脱,弃去水液,继用 35%乙醇 100ml 洗脱,收集洗脱液,蒸干,残渣加乙醇 2ml 使溶解,作为供试品溶液。另取枳壳对照药材 0.5g,同法制成对照药材溶液。再取柚皮苷对照品,加乙醇制成 1ml 含 1mg 的对照品溶液。照薄层色谱法(通则 0502)试验,吸取上述三种溶液各 2μl,分别点于同一硅胶 G 薄层板上,以三氯甲烷-甲醇-水(13:7:2)10℃以下放置的下层液为展开剂,展开,取出,晾干,喷以三氯化铝试液,在 105℃加热 3 分钟,置紫外光灯(365nm)下检视。供试品色谱中,在与对照药材色谱和对照品色谱相应的位置上,显相同颜色的荧光斑点。

【检查】　应符合颗粒剂项下有关的各项规定(通则 0104)。

【含量测定】　照高效液相色谱法(通则 0512)测定。

色谱条件与系统适用性试验　以十八烷基硅烷键合硅胶为填充剂;以乙腈-水(22:78)为流动相;检测波长为 320nm。理论板数按 2,3,5,4'-四羟基二苯乙烯-2-O-β-D-葡萄糖苷峰计算应不低于 3000。

对照品溶液的制备　取 2,3,5,4'-四羟基二苯乙烯-2-O-β-D-葡萄糖苷对照品适量,精密称定,置棕色量瓶中,加稀乙醇制成每 1ml 含 30μg 的溶液,即得。

供试品溶液的制备　取装量差异项下的本品内容物,混匀,取适量,研细,取约 0.5g,精密称定,置 50ml 棕色量瓶中,加稀乙醇 40ml,超声处理(功率 250W,频率 33kHz)30 分钟,放冷,用稀乙醇稀释至刻度,摇匀,滤过,取续滤液,即得。

测定法　分别精密吸取对照品溶液与供试品溶液各 10μl,注入液相色谱仪,测定,即得。

本品每袋含何首乌以 2,3,5,4'-四羟基二苯乙烯-2-O-β-D-葡萄糖苷($C_{20}H_{22}O_9$)计,不得少于 12.0mg。

【功能与主治】　滋阴补肾,润肠通便。用于阴虚便秘,症见大便秘结、口干、咽燥、烦热,以及习惯性、功能性便秘见于上述证候者。

【用法与用量】　开水冲服。一次 2 袋,一日 2 次。2 周为一疗程,或遵医嘱。

【注意】　偶见上腹部不适或大便难以控制,一般不影响继续治疗。

【规格】　每袋装 6g

【贮藏】　密封。

通 关 散
Tongguan San

【处方】　猪牙皂 500g　　　　　鹅不食草 250g
　　　　　细辛 250g

【制法】　以上三味,粉碎成细粉,过筛,混匀,即得。

【性状】　本品为浅黄褐色的粉末;气香,味辛,有刺鼻感。

【鉴别】　取本品,置显微镜下观察:果皮表皮细胞红棕色,表面观类多角形,壁较厚,表面有微细颗粒;纤维束淡黄色,周围细胞含草酸钙方晶及少数簇晶,形成晶纤维,并常伴有类方形厚壁细胞(猪牙皂)。叶的组织碎片有不定式气孔,直径约 14μm,副卫细胞 4~6(鹅不食草)。下皮细胞类长方形,壁细波状弯曲,夹有类方形或长圆形分泌细胞(细辛)。

【检查】　应符合散剂项下有关的各项规定(通则 0115)。

【功能与主治】　通关开窍。用于痰浊阻窍所致的气闭昏厥、牙关紧闭、不省人事。

【用法与用量】　每用少许,吹鼻取嚏。

【注意】　孕妇慎用。

【规格】　每瓶装 1.5g

【贮藏】　密闭。

通 乳 颗 粒
Tongru Keli

【处方】　黄芪 44.44g　　　　　熟地黄 33.33g
　　　　　通草 44.44g　　　　　瞿麦 44.44g
　　　　　天花粉 33.33g　　　　路路通 44.44g
　　　　　漏芦 44.44g　　　　　党参 44.44g
　　　　　当归 44.44g　　　　　川芎 33.33g

白芍(酒炒)33.33g　　王不留行 66.67g

柴胡 33.33g　　穿山甲(烫)3.17g

鹿角霜 22.22g

【制法】 以上十五味,除漏芦、当归、川芎、柴胡外,其余黄芪等十一味,加水煎煮二次,第一次 2 小时,第二次 1.5 小时,合并煎液,滤过,滤液浓缩成稠膏,备用。取漏芦等四味,加 6 倍量 70%乙醇加热回流二次,每次 1 小时,滤过,合并滤液,回收乙醇并浓缩成稠膏,与上述稠膏合并。加入蔗糖适量,制成颗粒,干燥,制成1000g;或加入适量的可溶性淀粉、糊精、甜菊素,制成颗粒,干燥,制成 333g(无蔗糖),即得。

【性状】 本品为棕黄色至棕褐色的颗粒;味甜或味微苦(无蔗糖)。

【鉴别】 (1)取本品 30g 或 10g(无蔗糖),研细,加甲醇50ml,超声处理 20 分钟,滤过,滤液蒸干,残渣加水 15ml 使溶解,加水饱和的正丁醇振摇提取 2 次,每次 20ml,合并提取液,用氨试液洗涤 2 次(30ml,20ml),取正丁醇液蒸干,残渣加甲醇 1ml 使溶解,作为供试品溶液。另取黄芪甲苷对照品,加甲醇制成每 1ml 含 0.5mg 的溶液,作为对照品溶液。照薄层色谱法(通则 0502)试验,吸取供试品溶液 10~20μl、对照品溶液 5μl,分别点于同一硅胶 G 薄层板上,以三氯甲烷-甲醇-水(13:7:2)10℃以下放置的下层溶液为展开剂,展开,取出,晾干,喷以 10%硫酸乙醇溶液,在 105℃加热至斑点显色清晰。供试品色谱中,在与对照品色谱相应的位置上,显相同颜色的斑点,置紫外光灯(365nm)下检视,显相同颜色的荧光斑点。

(2)取本品 20g 或 6.7g(无蔗糖),研细,加甲醇 40ml,超声处理 20 分钟,放冷,滤过,滤液蒸干,残渣加水 15ml 使溶解,用乙酸乙酯振摇提取 2 次,每次 20ml,合并提取液,蒸干,残渣加乙酸乙酯 1ml 使溶解,作为供试品溶液。另取漏芦对照药材 1g,加甲醇 20ml,同法制成对照药材溶液。照薄层色谱法(通则 0502)试验,吸取供试品溶液 10~20μl、对照药材溶液 10μl,分别点于同一硅胶 G 薄层板上,以环己烷-丁酮(4:1)为展开剂,展开,取出,晾干,置紫外光灯(365nm)下检视。供试品色谱中,在与对照药材色谱相应的位置上,显相同颜色的荧光主斑点。

【检查】 应符合颗粒剂项下有关的各项规定(通则0104)。

【含量测定】 照高效液相色谱法(通则 0512)测定。

色谱条件与系统适用性试验 以十八烷基硅烷键合硅胶为填充剂;以甲醇-乙腈-0.025mol/L 磷酸溶液(每1000ml 含三乙胺 1.8ml)(1.5:13.5:85)为流动相;检测波长为230nm。理论板数按芍药苷峰计算应不低于 5000。

对照品溶液的制备 取芍药苷对照品适量,精密称定,加甲醇制成每 1ml 含 15μg 的溶液,即得。

供试品溶液的制备 取装量差异项下的本品内容物,研细,取 5g 或 1.7g(无蔗糖),精密称定,置锥形瓶中,加甲醇40ml,超声处理(功率 250W,频率 33kHz)40 分钟,放冷,滤

过,滤液置 50ml 量瓶中,用甲醇适量洗涤容器和滤器,洗液并入同一量瓶中,加甲醇至刻度,摇匀,滤过,取续滤液,即得。

测定法 分别精密吸取对照品溶液与供试品溶液各10μl,注入液相色谱仪,测定,即得。

本品每袋含白芍以芍药苷($C_{23}H_{28}O_{11}$)计,〔规格(1)〕与〔规格(3)〕不得少于 1.5mg;〔规格(2)〕不得少于 3.0mg。

【功能与主治】 益气养血,通络下乳。用于产后气血亏损,乳少,无乳,乳汁不通。

【用法与用量】 口服。一次 30g 或 10g(无蔗糖),一日3 次。

【规格】 (1)每袋装 15g　(2)每袋装 30g　(3)每袋装 5g(无蔗糖)

【贮藏】 密封。

通幽润燥丸

Tongyou Runzao Wan

【处方】 麸炒枳壳 80g　　木香 10g

姜厚朴 80g　　桃仁(去皮)20g

红花 20g　　当归 20g

炒苦杏仁 20g　　火麻仁 20g

郁李仁 20g　　熟地黄 20g

地黄 20g　　黄芩 80g

槟榔 20g　　熟大黄 80g

大黄 40g　　甘草 10g

【制法】 以上十六味,粉碎成细粉,过筛,混匀。每 100g粉末加炼蜜 110~120g 制成大蜜丸,即得。

【性状】 本品为黑色至黑褐色的大蜜丸;气微,味苦。

【鉴别】 (1)取本品,置显微镜下观察:花粉粒球形或椭圆形,直径约至 60μm,外壁有刺,具 3 个萌发孔(红花)。薄壁细胞纺锤形,壁略厚,表面有极微细的斜向交错纹理(当归)。薄壁组织灰棕色至黑棕色,细胞多皱缩,内含棕色核状物(熟地黄、地黄)。韧皮纤维淡黄色,梭形,壁厚,孔沟细(黄芩)。草酸钙簇晶大,直径20~140μm(熟大黄、大黄)。纤维束周围薄壁细胞含草酸钙方晶,形成晶纤维(甘草)。

(2)取本品 10g,剪碎,加乙醚 20ml,浸泡过夜,滤过,滤液蒸干,残渣加乙醇 1ml 使溶解,作为供试品溶液。另取木香对照药材 0.5g,同法制成对照药材溶液。照薄层色谱法(通则0502)试验,吸取上述两种溶液各 3μl,分别点于同一硅胶 G薄层板上,以三氯甲烷-环己烷(5:1)为展开剂,展开,取出,晾干,喷以 1%香草醛硫酸溶液,在 105℃加热至斑点显色清晰。供试品色谱中,在与对照药材色谱相应的位置上,显相同颜色的斑点。

(3)取本品 15g,剪碎,加硅藻土 6g,研匀,加甲醇 30ml,超声处理 30 分钟,放冷,滤过,滤液蒸干,残渣加稀盐酸 20ml

使溶解,用石油醚(30～60℃)振摇提取 2 次,每次 20ml,合并石油醚液,用 2%氢氧化钠溶液振摇提取 2 次,每次 20ml,合并碱液,用盐酸调节 pH 值至 1～2,用石油醚(30～60℃)振摇提取 2 次,每次 20ml,合并石油醚液,用无水硫酸钠适量脱水,蒸干,残渣加乙醇 1ml 使溶解,作为供试品溶液。另取厚朴酚对照品与和厚朴酚对照品,加乙醇制成每 1ml 各含 1mg 的混合溶液,作为对照品溶液。照薄层色谱法(通则 0502)试验,吸取供试品溶液 10μl 与对照品溶液 3μl,分别点于同一硅胶 GF$_{254}$薄层板上,以甲苯-甲醇(27：1)为展开剂,展开,取出,晾干,置紫外光灯(254nm)下检视。供试品色谱中,在与对照品色谱相应位置上,显相同颜色的斑点。

(4)取本品 6g,剪碎,加硅藻土 3g,研匀,加甲醇 30ml,超声处理 30 分钟,滤过,滤液蒸干,残渣加水 20ml 使溶解,用盐酸调节 pH 值至 1～2,用乙酸乙酯振摇提取 2 次,每次 20ml,合并乙酸乙酯液,蒸干,残渣加甲醇 1ml 使溶解,作为供试品溶液。另取黄芩对照药材 1g,加甲醇 30ml,同法制成对照药材溶液。照薄层色谱法(通则 0502)试验,吸取上述两种溶液各 0.5～1μl,分别点于同一聚酰胺薄膜上,以乙酸乙酯-丁酮-甲酸-水(5：3：1：1)为展开剂,置用展开剂预饱和 30 分钟的展开缸内,展开,取出,晾干,喷以 1%三氯化铁乙醇溶液。供试品色谱中,在与对照药材色谱相应的位置上,显相同颜色的斑点。

(5)取本品 6g,剪碎,加硅藻土 3g,研匀,加甲醇 30ml,超声处理 20 分钟,放冷,滤过,滤液蒸干,残渣加水 10ml 使溶解,再加盐酸 1ml,加热回流 30 分钟,立即冷却,用乙醚振摇提取 2 次,每次 20ml,合并乙醚液,蒸干,残渣加乙醇 1ml 使溶解,作为供试品溶液。另取大黄对照药材 0.1g,加甲醇 30ml,同法制成对照药材溶液。再取大黄素对照品、大黄酚对照品,加甲醇制成每 1ml 各含 1mg 的混合溶液,作为对照品溶液。照薄层色谱法(通则 0502)试验,吸取上述三种溶液各 2～4μl,分别点于同一硅胶 H 薄层板上,以石油醚(30～60℃)-甲酸乙酯-甲酸(15：5：1)为展开剂,展开,取出,晾干,置紫外光灯(365nm)下检视。供试品色谱中,在与对照药材色谱和对照品色谱相应的位置上,显相同的橙黄色荧光斑点;置氨蒸气中熏后,斑点变为红色。

【检查】 应符合丸剂项下有关的各项规定(通则 0108)。

【含量测定】 照高效液相色谱法(通则 0512)测定。

色谱条件与系统适用性试验 以十八烷基硅烷键合硅胶为填充剂;以乙腈-水(19：81)为流动相;检测波长为 283nm;柱温 40℃。理论板数按柚皮苷峰计算应不低于 2500。

对照品溶液的制备 精密称取柚皮苷对照品适量,加甲醇制成每 1ml 含 50μg 的溶液,即得。

供试品溶液的制备 取重量差异项下的本品,剪碎,取约 1g,精密称定,置具塞锥形瓶中,精密加入 70%乙醇 50ml,称定重量,超声处理(功率 250W,频率 40kHz)30 分钟,放冷,再称定重量,用 70%乙醇补足减失的重量,摇匀,滤过,取续滤液即得。

测定法 分别精密吸取对照品溶液与供试品溶液各 5μl,注入液相色谱仪,测定,即得。

本品每丸含麸炒枳壳以柚皮苷(C$_{27}$H$_{32}$O$_{14}$)计,不得少于 15.0mg。

【功能与主治】 清热导滞,润肠通便。用于胃肠积热所致的便秘,症见大便不通、脘腹胀满、口苦尿黄。

【用法与用量】 口服。一次 1～2 丸,一日 2 次。

【注意】 孕妇禁用;年老体弱者慎用。

【规格】 每丸重 6g

【贮藏】 密封。

通脉养心口服液
Tongmai Yangxin Koufuye

【处方】
地黄 100g	鸡血藤 100g
麦冬 60g	甘草 60g
制何首乌 60g	阿胶 60g
五味子 60g	党参 60g
醋龟甲 40g	大枣 40g
桂枝 20g	

【制法】 以上十一味,醋龟甲加水煎煮 2 小时后,加入鸡血藤、党参、大枣煎煮二次,第一次 4 小时,第二次 2 小时,煎液滤过,滤液合并,浓缩至相对密度为 1.05～1.15(50℃),加 80%乙醇使含醇量达 60%,取适量,加入阿胶,加热溶解,并入上述乙醇液中,混匀,静置 24 小时,滤过,滤液备用;其余地黄等六味用 80%乙醇作溶剂,浸渍 48 小时后进行渗漉,收集渗漉液 1200ml,与上述提取液合并,静置 24 小时,滤过,滤液减压回收乙醇至相对密度为 1.01～1.05(60℃),加入蜂蜜 160g、苯甲酸钠 3g,加水至 1000ml,混匀,静置 7 天,滤过,即得。

【性状】 本品为红棕色的液体;味甜、微苦。

【鉴别】 (1)取本品 20ml,加盐酸 2ml,再加三氯甲烷 20ml,加热回流 1 小时,放冷,分取三氯甲烷液,酸液再用三氯甲烷 20ml,振摇提取,合并三氯甲烷液,蒸干,残渣加三氯甲烷 1ml 使溶解,作为供试品溶液。另取制何首乌对照药材 0.25g,加乙醇 50ml,加热回流 1 小时,滤过,滤液浓缩至约 5ml,作为对照药材溶液。再取大黄素对照品,加三氯甲烷制成每 1ml 含 0.5mg 的溶液,作为对照品溶液。照薄层色谱法(通则 0502)试验,分别吸取供试品溶液 10μl、对照药材溶液和对照品溶液各 5μl,分别点于同一硅胶 G 薄层板上,以甲苯-乙酸乙酯-甲酸(15：2：1)为展开剂,展开,取出,晾干,置紫外光灯(365nm)下检视。供试品色谱中,在与对照药材色谱和对照品色谱相应的位置上,显相同颜色的荧光斑点;用氨蒸气熏后,置日光下检视,斑点变为红色。

(2)取本品 20ml,用 5%氢氧化钠溶液调节 pH 值至 10,

用乙醚 20ml 振摇提取,分取乙醚液(水层备用),蒸干,残渣加三氯甲烷 1ml 使溶解,作为供试品溶液。另取五味子对照药材 1g,加三氯甲烷 20ml,加热回流 30 分钟,滤过,滤液蒸干,残渣加三氯甲烷 1ml 使溶解,作为对照药材溶液。再取五味子醇甲对照品,加三氯甲烷制成每 1ml 含 1mg 的溶液,作为对照品溶液。照薄层色谱法(通则 0502)试验,分别吸取上述三种溶液各 10μl,分别点于同一硅胶 GF₂₅₄薄层板上,以环己烷-乙酸乙酯-甲醇(6:3:1)为展开剂,展开,取出,晾干,置紫外光灯(254nm)下检视。供试品色谱中,在与对照药材色谱和对照品色谱相应位置上,显相同颜色的斑点。

(3)取〔鉴别〕(2)项下的备用水层,加乙酸乙酯 20ml 振摇提取,分取乙酸乙酯液,蒸干,残渣加乙醇 1ml 使溶解,作为供试品溶液。另取芒柄花素对照品,加甲醇制成每 1ml 含 1mg 的溶液,作为对照品溶液。照薄层色谱法(通则 0502)试验,分别吸取上述两种溶液各 10μl,分别点于同一硅胶 G 薄层板上,以三氯甲烷-甲醇(30:1)为展开剂,展开,取出,晾干,置紫外光灯(365nm)下检视。供试品色谱中,在与对照品色谱相应位置上,显相同颜色的荧光斑点。

【检查】 相对密度 应不低于 1.05(通则 0601)。

pH 值 应为 4.0~5.5(通则 0631)。

微生物限度 取本品,细菌计数采用培养基稀释法(取原液 1ml 等量分注 5 个平皿);霉菌和酵母菌计数采用平皿法;大肠埃希菌检查采用供试液直接接种于 100ml 增菌培养基,依法检查(通则 1105、通则 1106、通则 1107),应符合规定。

其他 应符合合剂项下有关的各项规定(通则 0181)。

【含量测定】 照高效液相色谱法(通则 0512)测定。

色谱条件与系统适用性试验 以十八烷基硅烷键合硅胶为填充剂;以乙腈-冰醋酸-水(42:2:58)为流动相;检测波长为 254nm。理论板数按甘草酸峰计算应不低于 5000。

对照品溶液的制备 取甘草酸铵对照品适量,精密称定,加稀乙醇制成每 1ml 含 0.1mg 的溶液,即得(每 1ml 含甘草酸铵对照品 0.1mg,折合甘草酸为 0.09795mg)。

供试品溶液的制备 精密量取本品 5ml,置 10ml 量瓶中,用稀乙醇稀释至刻度,摇匀,滤过,取续滤液,即得。

测定法 分别精密吸取对照品溶液 10μl 与供试品溶液 5μl,注入液相色谱仪,测定,即得。

本品每 1ml 含甘草以甘草酸($C_{42}H_{62}O_{16}$)计,不得少于 0.24mg。

【功能与主治】 益气养阴,通脉止痛。用于冠心病气阴两虚证,症见胸痛、胸闷、心悸、气短、脉弦细。

【用法与用量】 口服。一次 10ml,一日 2 次。

【注意】 孕妇慎用。

【规格】 每支装 10ml

【贮藏】 密封。

通脉养心丸

Tongmai Yangxin Wan

【处方】 地黄 100g　　　　鸡血藤 100g
　　　　麦冬 60g　　　　　甘草 60g
　　　　制何首乌 60g　　　阿胶 60g
　　　　五味子 60g　　　　党参 60g
　　　　醋龟甲 40g　　　　大枣 40g
　　　　桂枝 20g

【制法】 以上十一味,地黄、麦冬、甘草、制何首乌、阿胶、桂枝粉碎成细粉;其余鸡血藤等五味加水煎煮二次,每次 3 小时,滤过,滤液合并,滤液浓缩成稠膏,加入上述细粉,搅匀,制丸,外层加滑石粉适量,干燥,制成 450g,包糖衣或薄膜衣,即得。

【性状】 本品为包糖衣或包薄膜衣的浓缩水丸,除去包衣后显棕褐色;味甘、苦。

【鉴别】 (1)取本品,置显微镜下观察:薄壁组织灰棕色至黑棕色,细胞多皱缩,内含棕色核状物(地黄)。草酸钙簇晶直径约至 80μm(制何首乌)。纤维束周围薄壁细胞含草酸钙方晶,形成晶纤维(甘草)。草酸钙针晶成束或散在,长 24~50μm,直径约 3μm(麦冬)。射线细胞径向纵断面呈类方形或长方形,壁连珠状增厚,常与木纤维连结(桂枝)。

(2)取本品 2g,研细,加乙醇 50ml,加热回流 1 小时,滤过,滤液蒸干,残渣加乙醇 2ml 使溶解,作为供试品溶液。另取制何首乌对照药材 0.25g,加乙醇 25ml,同法制成对照药材溶液。再取大黄素对照品,加三氯甲烷制成每 1ml 含 0.5mg 的溶液,作为对照品溶液。照薄层色谱法(通则 0502)试验,吸取供试品溶液 5~10μl、对照药材及对照品溶液各 5μl,分别点于同一硅胶 G 薄层板上,以甲苯-乙酸乙酯-甲酸(15:2:1)为展开剂,展开,取出,晾干,置紫外光灯(365nm)下检视。供试品色谱中,在与对照药材色谱和对照品色谱相应的位置上,显相同颜色的荧光斑点;置氨蒸气中熏后,斑点变为红色。

(3)取本品 3.5g,研细,取适量加三氯甲烷 50ml,加热回流 30 分钟,滤过,滤液蒸干,残渣加三氯甲烷 1ml 使溶解,作为供试品溶液。另取五味子对照药材 1g,加三氯甲烷 20ml,同法制成对照药材溶液。另取五味子醇甲对照品,加三氯甲烷制成每 1ml 含 1mg 的溶液,作为对照品溶液。照薄层色谱法(通则 0502)试验,吸取上述三种溶液各 10μl,分别点于同一硅胶 GF₂₅₄薄层板上,以环己烷-乙酸乙酯-甲醇(6:3:1)为展开剂,展开,取出,晾干,置紫外光灯(254nm)下检视。供试品色谱中,在与对照药材色谱和对照品色谱相应的位置上,显相同颜色的斑点。

【检查】 应符合丸剂项下有关的各项规定(通则 0108)。

【含量测定】 照高效液相色谱法(通则 0512)测定。

色谱条件与系统适用性试验 以十八烷基硅烷键合硅胶

为填充剂;以乙腈-水-冰醋酸(42:58:2)为流动相;检测波长为254nm。理论板数按甘草酸峰计算应不低于8000。

对照品溶液的制备　取甘草酸铵对照品适量,精密称定,加稀乙醇制成每1ml含0.1mg的溶液,即得(折合成甘草酸为0.09795mg)。

供试品溶液的制备　取本品适量,研细,取约0.5g,精密称定,置具塞锥形瓶中,精密加入稀乙醇25ml,密塞,称定重量,超声处理(功率为200W,频率为40kHz)30分钟,放冷,再称定重量,用稀乙醇补足减失的重量,摇匀,滤过,取续滤液,即得。

测定法　分别精密吸取对照品溶液与供试品溶液各10μl,注入液相色谱仪,测定,即得。

本品每1g含甘草以甘草酸($C_{42}H_{62}O_{16}$)计,不得少于1.8mg。

【功能与主治】　益气养阴,通脉止痛。用于冠心病心绞痛及心律不齐之气阴两虚证,症见胸痛、胸闷、心悸、气短、脉结代。

【用法与用量】　口服。一次40丸,一日1～2次。

【规格】　每10丸重1g

【贮藏】　密封。

通宣理肺丸
Tongxuan Lifei Wan

【处方】　紫苏叶 144g　　　前胡 96g
　　　　　桔梗 96g　　　　苦杏仁 72g
　　　　　麻黄 96g　　　　甘草 72g
　　　　　陈皮 96g　　　　半夏(制)72g
　　　　　茯苓 96g　　　　枳壳(炒)96g
　　　　　黄芩 96g

【制法】　以上十一味,粉碎成细粉,过筛,混匀。每100g粉末用炼蜜35～45g加适量的水泛丸,干燥,制成水蜜丸;或加炼蜜130～160g制成大蜜丸,即得。

【性状】　本品为黑棕色至黑褐色的水蜜丸或大蜜丸;味微甜,略苦。

【鉴别】　(1)取本品,置显微镜下观察:不规则分枝状团块无色,遇水合氯醛试液溶化;菌丝无色或淡棕色,直径4～6μm(茯苓)。韧皮纤维淡黄色,梭形,壁厚,孔沟细(黄芩)。纤维束周围薄壁细胞含草酸钙方晶,形成晶纤维(甘草)。气孔特异,保卫细胞侧面观似哑铃状(麻黄)。草酸钙方晶成片存在于薄壁组织中(陈皮)。草酸钙针晶成束,长32～144μm,存在于黏液细胞中或散在(半夏)。石细胞橙黄色,贝壳状,壁较厚,较宽一边纹孔明显(苦杏仁)。联结乳管直径14～25μm,含淡黄色颗粒状物(桔梗)。油管含金黄色分泌物(前胡)。叶肉组织中有细小草酸钙簇晶,直径4～8μm

(紫苏叶)。

(2)取本品水蜜丸 4g,研碎;或取大蜜丸 6g,剪碎,加硅藻土 5g,研匀,过三号筛,加乙醚20ml与浓氨试液1ml,密塞,放置2小时,时时振摇,滤过,药渣用乙醚15ml分3次洗涤,滤过,合并滤液,加盐酸乙醇溶液(1→20)1ml,摇匀,蒸干,残渣用甲醇2ml溶解,滤过,滤液作为供试品溶液。另取盐酸麻黄碱对照品,加甲醇制成每1ml含1mg的溶液,作为对照品溶液。照薄层色谱法(通则0502)试验,吸取上述两种溶液各10μl,分别点于同一硅胶 G 薄层板上,以三氯甲烷-甲醇-浓氨试液(40:7:1)为展开剂,展开,取出,晾干,喷以茚三酮试液,在105℃加热至斑点显色清晰。供试品色谱中,在与对照品色谱相应的位置上,显相同颜色的斑点。

(3)取本品水蜜丸 6g,研碎;或取大蜜丸 12g,剪碎,加水20ml,研细,移入500ml圆底烧瓶中,加水230ml,照挥发油测定法(通则2204)试验,加入石油醚(60～90℃)1.5ml,加热并保持微沸2小时,放冷,取石油醚层作为供试品溶液。另取紫苏叶对照药材 0.7g,置500ml圆底烧瓶中,加水250ml与玻璃珠数粒,同法制成对照药材溶液。照薄层色谱法(通则0502)试验,吸取上述两种溶液各10μl,分别点于同一硅胶 G 薄层板上,以石油醚(60～90℃)-乙酸乙酯(19:1)为展开剂,展开,取出,晾干,喷以5%香草醛盐酸溶液,在105℃加热5分钟,立即取出。供试品色谱中,在与对照药材色谱相应的位置上,显相同颜色的斑点。

(4)取本品水蜜丸 4g,研碎;或取大蜜丸 6g,剪碎,加硅藻土 4g,研匀,过三号筛,置锥形瓶中,加甲醇15ml,振摇30分钟,滤过,取上清液作为供试品溶液。另取黄芩苷对照品,加甲醇制成每1ml含1mg的溶液,作为对照品溶液。照薄层色谱法(通则0502)试验,吸取上述两种溶液各5μl,分别点于同一硅胶 G 薄层板上,以乙酸乙酯-丁酮-醋酸-水(10:7:5:3)的上层溶液为展开剂,展开,取出,晾干,喷以1%三氯化铁乙醇溶液。供试品色谱中,在与对照品色谱相应的位置上,显相同颜色的斑点。

【检查】　应符合丸剂项下有关的各项规定(通则0108)。

【含量测定】　照高效液相色谱法(通则0512)测定。

色谱条件与系统适用性试验　以十八烷基硅烷键合硅胶为填充剂;以乙腈-0.02mol/L磷酸二氢钾溶液(含 0.2%三乙胺,用磷酸调节至 pH2.7)(3:97)为流动相;检测波长为210nm。理论板数按盐酸麻黄碱峰计算应不低于3000。

对照品溶液的制备　取盐酸麻黄碱对照品适量,精密称定,加盐酸甲醇溶液(1→1000)制成每1ml含 60μg 的溶液,即得。

供试品溶液的制备　取本品水蜜丸适量,研细,取约2g,精密称定;或取重量差异项下的大蜜丸,剪碎,混匀,取约2g,精密称定,加硅藻土2g,研匀。置索氏提取器中,加浓氨试液3ml,乙醇10ml与乙醚适量,置水浴上加热回流至提取液无色,放冷,将乙醚提取液移至蒸发皿中,滤纸和容器用少量乙醚洗涤,洗液并入蒸发皿中,挥干,残渣用盐酸甲醇溶液(1→

1000)溶解,转移至 10ml 量瓶中,加盐酸甲醇溶液(1→1000)至刻度,摇匀,滤过,取续滤液,即得。

测定法 分别精密吸取对照品溶液与供试品溶液各 10μl,注入液相色谱仪,测定,即得。

本品含麻黄以盐酸麻黄碱(C₁₀H₁₅NO·HCl)计,水蜜丸每 1g 不得少于 0.30mg;大蜜丸每丸不得少于 1.2mg。

【功能与主治】 解表散寒,宣肺止嗽。用于风寒束表、肺气不宣所致的感冒咳嗽,症见发热、恶寒、咳嗽、鼻塞流涕、头痛、无汗、肢体酸痛。

【用法与用量】 口服。水蜜丸一次 7g,大蜜丸一次 2 丸,一日 2～3 次。

【规格】 (1)水蜜丸　每 100 丸重 10g

(2)大蜜丸　每丸重 6g

【贮藏】 密封。

通宣理肺片

Tongxuan Lifei Pian

【处方】

紫苏叶 180g	前胡 120g
桔梗 120g	苦杏仁 90g
麻黄 120g	甘草 90g
陈皮 120g	半夏(制)90g
茯苓 120g	麸炒枳壳 120g
黄芩 120g	

【制法】 以上十一味,取半夏(制)及麸炒枳壳 48g 粉碎成细粉,备用;紫苏叶、陈皮用水蒸气蒸馏法提取挥发油,收集挥发油,备用;药液滤过,药渣再加水煎煮 2 小时,滤过,合并滤液,备用;苦杏仁压榨去油,药渣与剩余的麸炒枳壳,用 85% 乙醇加热回流提取二次,每次 2 小时,合并 85% 乙醇提取液,滤过,滤液回收乙醇,备用;其余前胡等六味加水煎煮二次,每次 2 小时,合并煎液,滤过,滤液与上述两种备用药液合并,减压浓缩至相对密度为 1.34～1.38(50℃)的稠膏,加入上述半夏(制)、麸炒枳壳细粉,混匀,干燥;干膏加淀粉适量,粉碎成细粉,混匀,制成颗粒,干燥,喷入上述挥发油,加入硬脂酸镁适量,混匀,压制成 1000 片,包糖衣或薄膜衣,即得。

【性状】 本品为糖衣片或薄膜衣片,除去包衣后显灰棕色至棕褐色;气香,味微苦。

【鉴别】 (1)取本品 10 片,除去包衣,研细,加乙醚 20ml 与浓氨试液 1ml,密塞,放置 2 小时,时时振摇,滤过,滤液加盐酸乙醇溶液(1→10)1ml,摇匀,蒸干,残渣加甲醇 1ml 使溶解,作为供试品溶液。另取盐酸麻黄碱对照品,加甲醇制成每 1ml 含 1mg 的溶液,作为对照品溶液。照薄层色谱法(通则 0502)试验,吸取上述两种溶液各 8～10μl,分别点于同一硅胶 G 薄层板上,以三氯甲烷-甲醇-浓氨试液(40:7:1)为展开剂,展开,取出,晾干,喷以茚三酮试液,在 105℃加热至斑点

显色清晰,置日光下检视。供试品色谱中,在与对照品色谱相应的位置上,显相同颜色的斑点。

(2)取本品 8 片,除去包衣,研细,加乙醇 25ml,加热回流 30 分钟,滤过,滤液蒸干,残渣加水 10ml 使溶解,用乙酸乙酯振摇提取 2 次,每次 15ml,合并乙酸乙酯液,蒸干,残渣加无水乙醇 1ml 使溶解,作为供试品溶液。另取枳壳对照药材 0.5g,加乙酸乙酯 10ml,加热回流 30 分钟,滤过,滤液蒸干,残渣加无水乙醇 1ml 使溶解,作为对照药材溶液。照薄层色谱法(通则 0502)试验,吸取上述两种溶液各 10～15μl,分别点于同一硅胶 G 薄层板上,以环己烷-乙酸乙酯-甲酸(10:2:0.2)为展开剂,展开,取出,晾干,置紫外光灯(365nm)下检视。供试品色谱中,在与对照药材色谱相应的位置上,显相同颜色的荧光主斑点。

(3)取本品 8 片,除去包衣,研细,加乙醇 25ml,加热回流 30 分钟,滤过,滤液蒸干,残渣加乙醇 1ml 使溶解,作为供试品溶液。另取黄芩苷对照品,加甲醇制成每 1ml 含 1mg 的溶液,作为对照品溶液。照薄层色谱法(通则 0502)试验,吸取上述两种溶液各 10μl,分别点于同一含 4% 醋酸钠的羧甲基纤维素钠溶液为黏合剂的硅胶 G 薄层板上,以乙酸乙酯-丁酮-甲酸-水(5:3:1:1)为展开剂,展开,取出,晾干,喷以 1% 三氯化铁乙醇溶液,置日光下检视。供试品色谱中,在与对照品色谱相应的位置上,显相同颜色的斑点。

(4)取甘草对照药材 0.4g,加水 40ml,加热煮沸 20 分钟,滤过,滤液用乙酸乙酯振摇提取 2 次,每次 10ml,合并乙酸乙酯液,蒸干,残渣加乙醇 1ml 使溶解,作为对照药材溶液。照薄层色谱法(通则 0502)试验,吸取〔鉴别〕(2)项下的供试品溶液及上述对照药材溶液各 5～10μl,分别点于同一硅胶 G 薄层板上,以三氯甲烷-甲醇-水(10:2.5:0.25)为展开剂,展开,取出,晾干,喷以 10% 硫酸乙醇溶液,在 105℃加热至斑点显色清晰,置日光下检视。供试品色谱中,在与对照药材色谱相应的位置上,显相同颜色的斑点。

(5)取本品 24 片,研细,置 500ml 圆底烧瓶中,加水 250ml 与玻璃珠数粒,连接挥发油测定器,自测定器上端加水至刻度,并溢流入烧瓶为止,再加石油醚(60～90℃)1ml,连接冷凝器,加热至沸,并保持微沸 2 小时,放冷,取石油醚层,作为供试品溶液。另取紫苏叶对照药材 1g,同法制成对照药材溶液。照薄层色谱法(通则 0502)试验,吸取上述两种溶液各 10μl,分别点于同一硅胶 GF₂₅₄ 薄层板上,以石油醚(60～90℃)-乙酸乙酯(15:1)为展开剂,展开,取出,晾干,置紫外光灯(254nm)下检视。供试品色谱中,在与对照药材色谱相应的位置上,显相同颜色的斑点。

(6)取本品 15 片,研细,加甲醇 40ml,加热回流 30 分钟,放冷,滤过,滤液蒸干,残渣加甲醇 2ml 使溶解,滤过,滤液作为供试品溶液。另取陈皮对照药材 1g,同法制成对照药材溶液。再取橙皮苷对照品,加甲醇制成饱和溶液,作为对照品溶液。照薄层色谱法(通则 0502)试验,吸取上述三种溶液各 10μl,分别点于同一含 0.5% 氢氧化钠溶液制备的

羧甲基纤维素钠为黏合剂的硅胶 G 薄层板上,以乙酸乙酯-甲醇-水(10:1.7:1.3)为展开剂,展开,取出,晾干,喷以 0.5%三氯化铝乙醇溶液,置紫外光灯(365nm)下检视。供试品色谱中,在与对照药材色谱相应的位置上,显相同颜色的荧光主斑点;在与对照品色谱相应的位置上,显相同颜色的荧光斑点。

【检查】 应符合片剂项下有关的各项规定(通则 0101)。

【含量测定】 黄芩 照高效液相色谱法(通则 0512)测定。

色谱条件与系统适用性试验 以十八烷基硅烷键合硅胶为填充剂;以甲醇-0.2%磷酸溶液(47:53)为流动相;检测波长为274nm。理论板数按黄芩苷峰计算应不低于 3000。

对照品溶液的制备 取黄芩苷对照品适量,精密称定,加甲醇制成每 1ml 含 50μg 的溶液,即得。

供试品溶液的制备 取装量差异项下的本品,研细,取约 0.5g,精密称定,置具塞锥形瓶中,精密加入 50%甲醇 50ml,称定重量,超声处理(功率 250W,频率 40kHz)30 分钟,放冷,再称定重量,用 50%甲醇补足减失的重量,摇匀,滤过,取续滤液,即得。

测定法 分别精密吸取对照品溶液 10μl 与供试品溶液 5μl,注入液相色谱仪,测定,即得。

本品每片含黄芩以黄芩苷($C_{21}H_{18}O_{11}$)计,不得少于 2.5mg。

麻黄 照高效液相色谱法(通则 0512)测定。

色谱条件与系统适用性试验 以十八烷基硅烷键合硅胶为填充剂;以乙腈-0.3%三乙胺的 0.02mol/L 磷酸二氢钾溶液(用磷酸调节 pH 值至 3.0)(4:96)为流动相;检测波长为210nm。理论板数按盐酸麻黄碱峰计算应不低于 4000。

对照品溶液的制备 取盐酸麻黄碱对照品、盐酸伪麻黄碱对照品适量,精密称定,加 0.1mol/L 盐酸溶液制成每 1ml 含盐酸麻黄碱 30μg、盐酸伪麻黄碱 15μg 的混合溶液,即得。

供试品溶液的制备 取装量差异项下的本品,研细,取约 1g,精密称定,置具塞锥形瓶中,精密加水 50ml,密塞,称定重量,超声处理(功率 500W,频率 40kHz)30 分钟,放冷,再称定重量,用水补足减失的重量,摇匀,滤过,精密量取续滤液 25ml,加浓氨试液 1ml,用乙醚振摇提取 4 次,每次 30ml,合并乙醚液,加 5%盐酸乙醇溶液 1ml,放置 30 分钟,蒸干,残渣加水溶解并转移至 10ml 量瓶中,加水至刻度,摇匀,滤过,取续滤液,即得。

测定法 分别精密吸取对照品溶液与供试品溶液各 10μl,注入液相色谱仪,测定,即得。

本品每片含麻黄以盐酸麻黄碱($C_{10}H_{15}NO·HCl$)和盐酸伪麻黄碱($C_{10}H_{15}NO·HCl$)的总量计,不得少于 0.20mg。

【功能与主治】 解表散寒,宣肺止咳。用于风寒束表、肺气不宣所致的感冒咳嗽,症见发热、恶寒、咳嗽、鼻塞流涕、头痛、无汗、肢体酸痛。

【用法与用量】 口服。一次 4 片,一日 2～3 次。

【规格】 (1)薄膜衣每片重 0.3g (2)糖衣片(片心重 0.29g)

【贮藏】 密封。

通宣理肺胶囊
Tongxuan Lifei Jiaonang

【处方】
紫苏叶 343g	前胡 229g
桔梗 229g	苦杏仁 171g
麻黄 229g	甘草 171g
陈皮 229g	姜半夏 171g
茯苓 229g	枳壳(炒)229g
黄芩 229g	

【制法】 以上十一味,取茯苓 76.3g 粉碎成细粉;紫苏叶提取挥发油,挥发油用倍他环糊精包结,蒸馏后的水溶液另器收集;剩余茯苓、苦杏仁和姜半夏,加 80%乙醇回流提取二次,每次 2 小时,上清液减压回收乙醇,浓缩成相对密度为 1.10～1.15(80℃)的清膏。药渣加入上述紫苏叶的药液及药渣,与前胡等其余七味加水煎煮二次,每次 2 小时,合并煎液,滤过,滤液浓缩至相对密度为 1.14～1.16(85℃),加乙醇使含醇量达 70%,取上清液减压回收乙醇,浓缩至相对密度为 1.20～1.25(85℃)的稠膏,与上述清膏合并,继续浓缩至相对密度为 1.35～1.40(85℃)的稠膏,加入上述茯苓细粉,混匀,干燥,粉碎,加入挥发油包结物及适量淀粉,混匀,装入胶囊,制成 1000 粒,即得。

【性状】 本品为硬胶囊,内容物为混有白色粉末的棕色粉末;味苦。

【鉴别】 (1)取本品内容物 0.72g,研细,加甲醇 15ml,加热回流 30 分钟,放冷,滤过,滤液浓缩至约 1ml,作为供试品溶液。另取黄芩苷对照品,加甲醇制成每 1ml 含 1mg 的溶液,作为对照品溶液。照薄层色谱法(通则 0502)试验,吸取上述两种溶液各 1～2μl,分别点于同一聚酰胺薄膜上,以醋酸为展开剂,展开,取出,晾干,喷以 1%三氯化铁乙醇溶液。供试品色谱中,在与对照品色谱相应的位置上,显相同颜色的斑点。

(2)取本品内容物 2.4g,研细,加甲醇 40ml,加热回流 30 分钟,放冷,滤过,滤液蒸干,残渣加甲醇 2ml 使溶解,滤过,滤液作为供试品溶液。另取橙皮苷对照品,加甲醇制成饱和溶液,作为对照品溶液。照薄层色谱法(通则 0502)试验,吸取上述两种溶液各 5μl,分别点于同一以含 0.5%氢氧化钠溶液的羧甲基纤维素钠为黏合剂的硅胶 G 薄层板上,以乙酸乙酯-甲醇-水(10:1.7:1.3)为展开剂,展开,取出,晾干,喷以 0.5%三氯化铝乙醇溶液,置紫外光灯(365nm)下检视。供试品色谱中,在与对照品色谱相应的位置上,显相同颜色的荧光斑点。

（3）取本品内容物 3.6g，置 500ml 圆底烧瓶中，加水 250ml 与玻璃珠数粒，连接挥发油测定器，自测定器上端加水至刻度，并溢入烧瓶为止，再加石油醚（60～90℃）1ml，连接冷凝器，加热至沸，并保持微沸 2 小时，放冷，取石油醚层作为供试品溶液。另取紫苏叶对照药材 0.9g，同法制成对照药材溶液。照薄层色谱法（通则 0502）试验，吸取上述两种溶液各 10μl，分别点于同一硅胶 G 薄层板上，以石油醚（60～90℃）-乙酸乙酯（15∶1）为展开剂，展开，取出，晾干，喷以 5％香草醛盐酸溶液，在 105℃加热至斑点显色清晰。供试品色谱中，在与对照药材色谱相应的位置上，显相同颜色的主斑点。

（4）取本品内容物 2g，加甲醇 30ml，加热回流 1 小时，放冷，滤过，滤液蒸干，残渣加水 40ml 使溶解，加水饱和的正丁醇振摇提取 2 次，每次 30ml，合并正丁醇液，用水洗涤 3 次，每次 20ml，弃去洗液，正丁醇液蒸干，残渣加乙醇 1ml 使溶解，作为供试品溶液。另取甘草对照药材 0.5g，同法制成对照药材溶液。照薄层色谱法（通则 0502）试验，吸取上述两种溶液各 10μl，分别点于同一硅胶 G 薄层板上，以三氯甲烷-甲醇-水（40∶10∶1）为展开剂，展开，取出，晾干，喷以 10％硫酸乙醇溶液，在 105℃加热至斑点显色清晰。供试品色谱中，在与对照药材色谱相应的位置上，显相同颜色的斑点。

【检查】 应符合胶囊剂项下有关的各项规定（通则 0103）。

【含量测定】 照高效液相色谱法（通则 0512）测定。

色谱条件与系统适用性试验 以十八烷基硅烷键合硅胶为填充剂；以乙腈-0.2％十二烷基磺酸钠溶液（用磷酸调节 pH 值至 2.0）（35∶65）为流动相；检测波长为 210nm。理论板数按盐酸麻黄碱峰计算应不低于 4000。

对照品溶液的制备 精密称取盐酸麻黄碱对照品、盐酸伪麻黄碱对照品适量，加水制成每 1ml 含盐酸麻黄碱 40μg、盐酸伪麻黄碱 20μg 的混合溶液，即得。

供试品溶液的制备 取装量差异项下的本品内容物，研细，取约 1g，精密称定，置具塞锥形瓶中，精密加水 50ml，密塞，称定重量，超声处理（功率 500W，频率 40kHz）30 分钟，取出，放冷，再称定重量，用水补足减失的重量，摇匀，滤过，精密量取续滤液 25ml，加浓氨试液 1ml，用乙醚振摇提取 4 次，每次 30ml，合并提取液，加 5％盐酸乙醇溶液 1ml，摇匀，放置 30 分钟，蒸干，残渣加水溶解并转移至 10ml 量瓶中，加水至刻度，摇匀，滤过，取续滤液，即得。

测定法 分别精密吸取对照品溶液 10μl 与供试品溶液 10～20μl，注入液相色谱仪，测定，即得。

本品每粒含麻黄以盐酸麻黄碱（$C_{10}H_{15}NO \cdot HCl$）和盐酸伪麻黄碱（$C_{10}H_{15}NO \cdot HCl$）的总量计，不得少于 0.22mg。

【功能与主治】 解表散寒，宣肺止嗽。用于风寒束表、肺气不宣所致的感冒咳嗽，症见发热、恶寒、咳嗽、鼻塞流涕、头痛、无汗、肢体酸痛。

【用法与用量】 口服。一次 2 粒，一日 2～3 次。

【规格】 每粒装 0.36g

【贮藏】 密封。

通宣理肺颗粒
Tongxuan Lifei Keli

【处方】 紫苏叶 144g   前胡 96g

桔梗 96g   苦杏仁 72g

麻黄 96g   甘草 72g

陈皮 96g   半夏（制）72g

茯苓 96g   麸炒枳壳 96g

黄芩 96g

【制法】 以上十一味，紫苏叶蒸馏提取挥发油，收集挥发油，蒸馏后的水溶液另器收集；药渣与其余前胡等十味加水煎煮二次，每次 2 小时，煎液滤过，滤液合并，静置 6～8 小时，上清液与蒸馏后的水溶液合并，浓缩成稠膏，加蔗糖粉适量，混匀，制成颗粒；或上清液与蒸馏后的水溶液合并，浓缩至相对密度为 1.05～1.06（80～85℃），加入蔗糖 640g 和糊精 210g，制成颗粒；或上清液与蒸馏后的水溶液合并，浓缩至相对密度为 1.12～1.13（50℃）的清膏，取清膏，加糊精适量，制成颗粒，干燥，喷加紫苏叶挥发油，制成 1000g 或 333g（无蔗糖），即得。

【性状】 本品为黄棕色的颗粒；气香，味甜、微苦或气香、味微苦（无蔗糖）。

【鉴别】 （1）取本品 90g 或 30g（无蔗糖），置圆底烧瓶中，加水 250ml，连接挥发油测定器，自测定器上端加水至刻度并溢流入烧瓶中为止，再加石油醚（60～90℃）1.5ml，连接回流冷凝器，加热至沸并保持微沸 2 小时，放冷，取石油醚液作为供试品溶液。另取紫苏叶对照药材 0.7g，同法制成对照药材溶液。照薄层色谱法（通则 0502）试验，吸取供试品溶液 5～10μl、对照药材溶液 10μl，分别点于同一硅胶 G 薄层板上，以石油醚（60～90℃）-乙酸乙酯（19∶1）为展开剂，展开，取出，晾干，喷以二硝基苯肼试液，放置 15 分钟后，置日光下检视。供试品色谱中，在与对照药材色谱相应的位置上，显相同颜色的斑点。

（2）取本品 10g 或 3g（无蔗糖），研细，加水 20ml，超声处理 10 分钟，用盐酸调节 pH 值至 3.5，用乙酸乙酯振摇提取 2 次，每次 15ml，合并乙酸乙酯提取液，回收溶剂至干，残渣加甲醇 2ml 使溶解，作为供试品溶液。另取黄芩苷对照品，加甲醇制成每 1ml 含 1mg 的溶液，作为对照品溶液。照薄层色谱法（通则 0502）试验，吸取供试品溶液 1μl、对照品溶液 2μl，分别点于同一硅胶 G 薄层板上，以正丁醇-冰醋酸-水（7∶1∶2）为展开剂，展开，取出，晾干，喷以 2％三氯化铁乙醇溶液，置日光下检视。供试品色谱中，在与对照品色谱相应的位置上，显相同颜色的斑点。

（3）取本品 5g 或 2g（无蔗糖），研细，加甲醇 20ml，超声处理 20 分钟，滤过，滤液浓缩至约 2ml，与适量硅藻土拌匀，再加甲醇 10ml，滤过，滤液浓缩至 1ml，作为供试品溶液。另取橙皮苷对照品，加甲醇制成饱和溶液，作为对照品溶液。照薄层色谱法（通则 0502）试验，吸取上述两种溶液各 1μl，分别点于同一硅胶 G 薄层板上，以乙酸乙酯-甲醇-水（100∶17∶13）为展开剂，展开，展距约 3cm，取出，晾干，再以甲苯-乙酸乙酯-甲酸-水（20∶10∶1∶1）为展开剂，展开，展距约 8cm，取出，晾干，喷以 3% 三氯化铝乙醇溶液，置紫外光灯（365nm）下检视。供试品色谱中，在与对照品色谱相应的位置上，显相同颜色的荧光斑点。

（4）取本品 2.5g 或 1g（无蔗糖），研细，加三氯甲烷-水-盐酸（10∶10∶3）46ml，加热回流 3 小时，滤过，分取三氯甲烷液，蒸干，残渣加甲醇 1ml 使溶解，作为供试品溶液。另取桔梗对照药材 2g，同法制成对照药材溶液。照薄层色谱法（通则 0502）试验，吸取供试品溶液 5μl，对照药材溶液 10μl，分别点于同一硅胶 G 薄层板上，以环己烷-乙酸乙酯-冰醋酸（3∶2∶1）为展开剂，展开，取出，晾干，喷以 10% 硫酸乙醇溶液，在 105℃ 加热至斑点显色清晰。供试品色谱中，在与对照药材色谱相应的位置上，显相同颜色的斑点。

（5）取本品 20g 或 3g（无蔗糖），加水 50ml 使溶解，离心，取上清液，通过 D101 型大孔吸附树脂柱（柱长 12cm，柱内径约 1cm，湿法装柱，用水 50ml 预洗），用水洗至洗脱液近无色，再用 60% 乙醇 30ml 洗脱，收集洗脱液，蒸干，残渣加甲醇 2ml 使溶解，取上清液作为供试品溶液。另取甘草对照药材 0.5g，加水 30ml，加热回流 30 分钟，滤过，滤液浓缩至 20ml，同法制成对照药材溶液。照薄层色谱法（通则 0502）试验，吸取上述两种溶液各 2μl，分别点于同一硅胶 G 薄层板上，以正丁醇-乙醇-浓氨试液（10∶4∶3）为展开剂，展开，取出，晾干，喷以 10% 硫酸乙醇溶液，在 105℃ 加热至斑点显色清晰。供试品色谱中，在与对照药材色谱相应的位置上，显相同颜色的斑点。

【检查】 应符合颗粒剂项下有关的各项规定（通则 0104）。

【含量测定】 照高效液相色谱法（通则 0512）测定。

色谱条件与系统适用性试验 以极性乙醚连接苯基键合硅胶为填充剂；以甲醇-0.092% 磷酸溶液（含 0.04% 三乙胺和 0.02% 二正丁胺）（1∶99）为流动相；检测波长为 210nm。理论板数按盐酸麻黄碱峰计算应不低于 5000。

对照品溶液的制备 取盐酸麻黄碱对照品、盐酸伪麻黄碱对照品适量，精密称定，加甲醇制成每 1ml 含盐酸麻黄碱 20μg、盐酸伪麻黄碱 6μg 的混合溶液，即得。

供试品溶液的制备 取装量差异项下的本品，混匀，取适量，研细，取约 3g 或 1g（无蔗糖），精密称定，置具塞锥形瓶中，精密加入甲醇 25ml，密塞，称定重量，超声处理（功率 500W，频率 40kHz）20 分钟，放冷，再称定重量，用甲醇补足

减失的重量，摇匀，加中性氧化铝（100～200 目）2g，密塞，振摇 5 分钟，滤过，取续滤液，即得。

测定法 分别精密吸取对照品溶液与供试品溶液各 5～10μl，注入液相色谱仪，测定，即得。

本品每袋含麻黄以盐酸麻黄碱（$C_{10}H_{15}NO \cdot HCl$）和盐酸伪麻黄碱（$C_{10}H_{15}NO \cdot HCl$）的总量计，不得少于 1.35mg。

【功能与主治】 解表散寒，宣肺止咳。用于风寒束表、肺气不宣所致的感冒咳嗽，症见发热、恶寒、咳嗽、鼻塞流涕、头痛、无汗、肢体疫痛。

【用法与用量】 开水冲服。一次 1 袋，一日 2 次。

【注意】 高血压、癫痫、中风、心律不齐患者慎用。

【规格】 （1）每袋装 9g （2）每袋装 3g（无蔗糖）

【贮藏】 密封。

通络祛痛膏
Tongluo Qutong Gao

【处方】

当归 100g	川芎 62g
红花 62g	山柰 62g
花椒 72g	胡椒 62g
丁香 30g	肉桂 62g
荜茇 62g	干姜 62g
大黄 62g	樟脑 44g
冰片 30g	薄荷脑 30g

【制法】 以上十四味，大黄、红花粉碎成粗粉，备用；除樟脑、冰片和薄荷脑外，其余当归等九味，粉碎成粗粉，蒸馏提取挥发油，收集挥发油，备用；药渣控干后与大黄、红花粗粉混合，用 90% 乙醇作溶剂，浸渍 24 小时后进行渗漉，收集初漉液 1000ml，药渣继续用 70% 乙醇渗漉，收集续漉液 2500ml，合并渗漉液，减压浓缩至相对密度不低于 1.25 的稠膏（60℃），备用；另取橡胶、松香等制成的基质，加入上述浸膏、樟脑、冰片、薄荷脑及上述挥发油，混匀，制成涂料，进行涂膏，切段，盖衬，切成小块，即得。

【性状】 本品为淡黄色至淡棕色的片状橡胶膏；气芳香。

【鉴别】 （1）取本品三片，剪成小块，除去盖衬，置 250ml 圆底烧瓶中，加水 150ml，照挥发油测定法（通则 2204）试验。自测定器上端加水使充满刻度部分，并溢流入烧瓶为止，再加甲苯 2ml，连接回流冷凝管，加热至沸腾，并保持微沸 4 小时，放冷，圆底烧瓶中水液备用；将挥发油测定器中的液体移至分液漏斗中，分取甲苯液，作为供试品溶液。另取当归和川芎对照药材各 1g，分别加乙酸乙酯 15ml，超声处理 20 分钟，滤过，滤液作为对照药材溶液。再取丁香酚对照品，加乙酸乙酯制成每 1ml 含 2μl 的溶液，作为对照品溶液。照薄层色谱法（通则 0502）试验，吸取上述四种溶液各 1～2μl，分别点于同一硅胶 G 薄层板上，以甲苯-乙酸乙酯-甲酸（38∶2∶0.1）为展开

剂,展开,取出,晾干,置紫外光灯(365nm)下检视。供试品色谱中,在与对照药材色谱相应的位置上,显相同颜色的荧光斑点;喷以 5% 香草醛硫酸溶液,在 105℃ 加热至斑点显色清晰,供试品色谱中,在与对照品色谱相应的位置上,显相同颜色的斑点。

(2)取〔鉴别〕(1)项下备用的水液,滤过,滤液浓缩至约 20ml,加盐酸 2ml,加热回流 1 小时,冷却,用乙醚振摇提取 2 次,每次 20ml,合并乙醚液,蒸干,残渣加三氯甲烷 1ml 使溶解,作为供试品溶液。另取大黄对照药材 0.1g,加水 20ml,自"加盐酸 2ml"起,同法制成对照药材溶液。再取大黄素对照品,加甲醇制成每 1ml 含 1mg 的溶液,作为对照品溶液。照薄层色谱法(通则 0502)试验,吸取上述三种溶液各 5～10μl,分别点于同一硅胶 H 薄层板上,以石油醚(30～60℃)-甲酸乙酯-甲酸(15:5:1)的上层溶液为展开剂,展开,取出,晾干。供试品色谱中,在与对照药材和对照品色谱相应的位置上,显相同的黄色斑点;置氨蒸气中熏后,斑点变为红色。

【检查】 含膏量 取本品,用三氯甲烷作溶剂,依法检查(通则 0122),每 100cm² 的含膏量不得少于 1.6g。

黏附性 剪取长 70mm、宽 25mm 的本品 5 片作为供试品,照贴膏剂黏附力测定法(通则 0952 第二法)测定,取供试品固定于试验板表面,沿供试品长度方向加载 200g 砝码,30 分钟后取出,测量供试品在试验板上的位移值,即得。

本品平均位移值不得大于 2.5mm。

其他 应符合贴膏剂项下有关的各项规定(通则 0122)。

【含量测定】 照气相色谱法(通则 0521)测定。

色谱条件与系统适用性试验 以聚乙二醇 20000(PEG-20M)为固定相的毛细管柱(柱长为 30m,柱内径为 0.32mm,膜厚为 0.25μm);柱温为 140℃。理论板数按萘峰计算应不低于 10000。

校正因子测定 取萘对照品适量,精密称定,加乙酸乙酯制成每 1ml 含 5mg 的溶液,作为内标溶液。另分别精密称取樟脑对照品 50mg、冰片对照品 20mg 和薄荷脑对照品 20mg,置 25ml 量瓶中,精密加入内标溶液 5ml,加乙酸乙酯至刻度,摇匀,精密吸取 1μl,注入气相色谱仪,测定,计算校正因子。

测定法 取本品 210cm²,剪成小块,除去盖衬,置 250ml 圆底烧瓶中,加水 150ml,照挥发油测定法(通则 2204)试验。自测定器上端加水使充满刻度部分,并溢流入烧瓶为止,再加甲苯 2ml,连接回流冷凝管,加热至沸腾,并保持微沸 4 小时,放冷,将挥发油测定器中的液体移至分液漏斗中,分取甲苯液,通过铺有适量无水硫酸钠的漏斗滤过,滤液置 25ml 量瓶中,用乙酸乙酯适量依次洗涤冷凝管、挥发油测定器、分液漏斗及漏斗,洗涤液与上述甲苯液合并,精密加入内标溶液 5ml,加乙酸乙酯稀释至刻度,摇匀,滤过,吸取续滤液 1μl,注入气相色谱仪,测定,即得。

本品每 100cm² 含樟脑($C_{10}H_{16}O$)不得少于 36.0mg,含冰片以龙脑($C_{10}H_{18}O$)和异龙脑($C_{10}H_{18}O$)的总量计不得少于 21.0mg,含薄荷脑($C_{10}H_{20}O$)不得少于 21.0mg。

【功能与主治】 活血通络,散寒除湿,消肿止痛。用于腰部、膝部骨性关节病瘀血停滞、寒湿阻络证,症见关节刺痛或钝痛,关节僵硬,屈伸不利,畏寒肢冷。用于颈椎病(神经根型)瘀血停滞、寒湿阻络证,症见颈项疼痛、肩臂疼痛、颈项活动不利、肢体麻木、畏寒肢冷、肢体困重等。

【用法与用量】 外用,贴患处。腰部、膝部骨性关节病,一次 1～2 贴,一日 1 次,15 天为一疗程;颈椎病(神经根型),一次 2 贴,一日 1 次,21 天为一疗程。

【注意】 (1)偶见贴敷处皮肤瘙痒、潮红、红疹,过敏性皮炎。(2)皮肤破损处忌用。(3)对橡胶膏剂过敏者慎用。(4)每次贴敷不宜超过 12 小时,防止贴敷处发生过敏。临床试验中 1 例出现心慌、心悸、恶心,无法判断和药物的关系。

【规格】 7cm×10cm

【贮藏】 密封。

通窍耳聋丸
Tongqiao Erlong Wan

【处方】

北柴胡 60g		龙胆 48g	
芦荟 48g		熟大黄 48g	
黄芩 120g		青黛 48g	
天南星(矾炙)48g		木香 60g	
醋青皮 90g		陈皮 48g	
当归 90g		栀子(姜炙)60g	

【制法】 以上十二味,粉碎成细粉,过筛,混匀,用水泛丸,干燥,将滑石粉碎成极细粉,包衣,打光,即得。

【性状】 本品为白色光亮的水丸,除去包衣后呈绿褐色;味苦。

【鉴别】 (1)取本品粉末,置显微镜下观察:韧皮纤维淡黄色,梭形,壁厚,孔沟细(黄芩)。油管含淡黄色或黄棕色条状分泌物(北柴胡)。木纤维成束,长梭形,直径 16～24μm,壁稍厚,纹孔口横裂缝状、十字状或人字状(木香)。不规则块片或颗粒蓝色(青黛)。草酸钙簇晶大,直径 60～140μm(熟大黄)。种皮石细胞黄色或淡棕色,多破碎,完整者长多角形、长方形或不规则形,壁厚,有大的圆形纹孔,胞腔棕红色(栀子)。草酸钙方晶成片存在于无色薄壁组织中(陈皮)。

(2)取本品 5g,研细,加甲醇 50ml,超声处理 30 分钟,滤过,滤液蒸干,残渣加 2% 氢氧化钠溶液 20ml,加热使溶解,移至分液漏斗中,用水饱和的正丁醇振摇提取二次,每次 20ml,合并正丁醇液,蒸干,残渣加水 5ml 使溶解,通过 D101 型大孔吸附树脂柱(柱内径为 1.5cm,柱高为 12cm),以水 80ml 洗脱,弃去水液,再以 20% 乙醇 80ml 洗脱,弃去洗脱液,继以 70% 乙醇 100ml 洗脱,收集洗脱液,蒸干,残渣加甲醇 2ml 使溶解,作为供试品溶液。另取北柴胡对照药材粉末 0.5g,加甲醇 20ml,超声处理 10 分钟,同法制成对照药材溶液。照薄层色谱法(通则 0502)试验,吸取上述两种溶液各 3μl,分别点于同一硅胶 G 薄层板上,使成条状,以三氯甲烷-甲醇-水(30∶10∶1)为展开剂,展开,取出,晾干,喷以 2%对二甲氨基苯甲醛的 40%硫酸溶液,在 105℃加热至斑点显色清晰,分别置日光和紫外光灯(365nm)下检视。供试品色谱中,在与对照药材色谱相应的位置上,日光下显相同颜色的斑点,紫外光下显相同颜色的荧光斑点。

(3)取本品 5g,研细,加 17%氨溶液 10ml,润湿,加二氯甲烷 30ml,超声处理 15 分钟,滤过,滤液蒸干,残渣加二氯甲烷 2ml 使溶解,作为供试品溶液。另取龙胆对照药材 0.5g,加 17%氨溶液 1ml 润湿,加二氯甲烷 10ml,超声处理 15 分钟,滤过,滤液蒸干,残渣加二氯甲烷 1ml 使溶解,作为对照药材溶液。照薄层色谱法(通则 0502)试验,吸取上述两种溶液各 5μl,分别点于同一硅胶 G 薄层板上,以二氯甲烷-乙醇(15∶1.5)为展开剂,展开,取出,晾干,置紫外光灯(365nm)下检视。供试品色谱中,在与对照药材色谱相应的位置上,显相同颜色的荧光斑点。

(4)取本品 6g,研细,加三氯甲烷 40ml,超声处理 15 分钟,滤过,滤液备用,滤渣挥干,残渣加甲醇 50ml,超声处理 30 分钟,滤过,滤液蒸干,残渣加甲醇 2ml 使溶解,作为供试品溶液。另取芦荟对照药材 0.5g,加甲醇 20ml,超声处理 15 分钟,滤过,滤液蒸干,残渣加甲醇 2ml 使溶解,作为对照药材溶液。再取芦荟苷对照品,加甲醇制成每 1ml 含 5mg 的溶液,作为对照品溶液。照薄层色谱法(通则 0502)试验,吸取上述三种溶液各 5μl,分别点于同一硅胶 G 薄层板上,以乙酸乙酯-甲醇-水(100∶17∶13)为展开剂,展开,取出,晾干,喷以 10%氢氧化钾甲醇溶液,置紫外光灯(365nm)下检视。供试品色谱中,在与对照药材色谱和对照品色谱相应的位置上,显相同颜色的荧光斑点。

(5)取本品 2g,加三氯甲烷 30ml,超声处理 15 分钟,滤过,滤液蒸干,残渣加甲醇 1ml 使溶解,作为供试品溶液。另取大黄对照药材粉末 0.1g,同法制成对照药材溶液。再取大黄酚对照品,加甲醇制成每 1ml 含 1mg 的溶液,作为对照品溶液。照薄层色谱法(通则 0502)试验,吸取上述三种溶液各 3μl,分别点于同一硅胶 G 薄层板上,以石油醚(60~90℃)-乙酸乙酯-甲酸(15∶5∶1)的上层溶液为展开剂,展开,取出,晾干,置紫外光灯(365nm)下检视。供试品色谱中,在对照药材色谱和对照品色谱相应的位置上,显相同颜色的荧光斑点,置氨蒸气中熏后,置日光下检视,斑点显红色。

(6)取〔鉴别〕(4)项下三氯甲烷溶液,作为供试品溶液。另取青黛对照药材 0.1g,加三氯甲烷 5ml,同法制成对照药材溶液。照薄层色谱法(通则 0502)试验,吸取上述两种溶液各 5μl,分别点于同一硅胶 G 薄层板上,以甲苯-三氯甲烷-丙酮(5∶4∶1)为展开剂,展开,取出,晾干,置日光下检视。供试品色谱中,在与对照药材色谱相应的位置上,显相同颜色的斑点。

(7)取〔鉴别〕(4)项下三氯甲烷溶液,挥至约 15ml,作为

供试品溶液。另取木香对照药材粉末 0.1g,加三氯甲烷 10ml,超声处理 5 分钟,滤过,滤液作为对照药材溶液。再取去氢木香烃内酯对照品,加甲醇制成每 1ml 含 0.5mg 的溶液,作为对照品溶液。照薄层色谱法(通则 0502)试验,吸取上述三种溶液各 5μl,分别点于同一硅胶 G 薄层板上,以甲苯-甲醇(27∶1)为展开剂,展开,取出,晾干,喷以 5%香草醛硫酸试液,在 105℃加热至斑点显色清晰,置日光下检视。供试品色谱中,在与对照药材色谱和对照品色谱相应的位置上,显相同颜色的斑点。

【检查】 土大黄苷 取本品 6g,研细,加甲醇 30ml,超声处理 15 分钟,滤过,滤液蒸干,残渣加甲醇 2ml 溶解,作为供试品溶液。另取土大黄苷对照品,加甲醇制成每 1ml 含 0.5mg 的溶液,作为对照品溶液。照薄层色谱法(通则 0502)试验,吸取上述两种溶液各 5μl,分别点于同一硅胶 G 薄层板上,以三氯甲烷-甲醇-水-甲酸(10∶3∶0.3∶0.2)为展开剂,展开,取出,晾干,置紫外光灯(365nm)下检视。供试品色谱中,在与对照品色谱相应的位置上,不得显相同颜色的荧光斑点。

其他 应符合丸剂项下有关的各项规定(通则 0108)。

【含量测定】 龙胆 照高效液相色谱法(通则 0512)测定。

色谱条件与系统适用性试验 以十八烷基硅烷键合硅胶为填充剂;以甲醇-水(25∶75)为流动相;检测波长为 270nm。理论板数按龙胆苦苷峰计算应不低于 3000。

对照品溶液的制备 取龙胆苦苷对照品适量,精密称定,加甲醇制成每 1ml 含 0.1mg 的溶液,即得。

供试品溶液的制备 取本品,研细,取约 1g,精密称定,精密加入甲醇 20ml,称定重量,加热回流 15 分钟,放冷,再称定重量,用甲醇补足减失的重量,摇匀,滤过,取续滤液,即得。

测定法 分别精密吸取对照品溶液与供试品溶液各 10μl,注入液相色谱仪,测定,即得。

本品每 1g 含龙胆以龙胆苦苷($C_{16}H_{20}O_9$)计,不得少于 0.38mg。

黄芩 照高效液相色谱法(通则 0512)测定。

色谱条件与系统适用性试验 以十八烷基硅烷键合硅胶为填充剂;以甲醇-水-磷酸(47∶53∶0.2)为流动相;检测波长为 278nm。理论板数按黄芩苷峰计算应不低于 2500。

对照品溶液的制备 取黄芩苷对照品适量,精密称定,加 70%乙醇制成每 1ml 含 60μg 的溶液,即得。

供试品溶液的制备 取本品,研细,取约 0.2g,精密称定,精密加入 70%乙醇 50ml,称定重量,超声处理(功率 250W,频率 40kHz)30 分钟,放冷,称定重量,用 70%乙醇补足减失的重量,摇匀,滤过,取续滤液,即得。

测定法 分别精密吸取对照品溶液与供试品溶液各 10μl,注入液相色谱仪,测定,即得。

本品每 1g 含黄芩以黄芩苷($C_{21}H_{18}O_{11}$)计,不得少于 8.0mg。

【功能与主治】 清肝泻火，通窍润便。用于肝经热盛，头目眩晕，耳聋蝉鸣，耳底肿痛，目赤口苦，胸膈满闷，大便燥结。

【用法与用量】 口服。一次 6g，一日 2 次。

【注意】 忌食辛辣，孕妇忌服。

【规格】 每 100 粒重 6g

【贮藏】 密封，防潮。

通窍鼻炎片
Tongqiao Biyan Pian

【处方】 炒苍耳子 200g　　　　防风 150g
　　　　黄芪 250g　　　　　　白芷 150g
　　　　辛夷 150g　　　　　　炒白术 150g
　　　　薄荷 50g

【制法】 以上七味，取白芷、炒白术 80g 粉碎成细粉，剩余炒白术及其余炒苍耳子等五味，加水煎煮二次，每次 2 小时，合并煎液，滤过，滤液减压浓缩至适量，与上述粉末混匀，干燥，粉碎，制成颗粒，压制成 1000 片，包糖衣或薄膜衣，即得。

【性状】 本品为糖衣片或薄膜衣片，除去包衣后显黄棕色至棕褐色；味微苦、辛凉。

【鉴别】 (1) 取本品，置显微镜下观察，草酸钙针晶细小，长 10～32μm，不规则地充塞于薄壁细胞中（炒白术）。

(2) 取本品 10 片，糖衣片除去糖衣，研细，加石油醚 (60～90℃) 10ml，超声处理 20 分钟，滤过，药渣备用，滤液挥散至约 1ml，作为供试品溶液。另取白芷对照药材 0.1g，加石油醚 (60～90℃) 1ml，超声处理 20 分钟，放置，取上清液作为对照药材溶液。照薄层色谱法（通则 0502）试验，吸取上述两种溶液各 10μl，分别点于同一硅胶 G 薄层板上，以石油醚 (30～60℃)-乙醚 (3：2) 为展开剂，展开，取出，晾干，置紫外光灯 (365nm) 下检视。供试品色谱中，在与对照药材色谱相应的位置上，显相同颜色的荧光斑点。

(3) 取〔鉴别〕(2) 项下石油醚提取后的备用药渣，挥干，加正丁醇 15ml，加热回流 2 小时，滤过，滤液用 1% 氢氧化钠溶液洗涤 3 次，每次 15ml，取正丁醇液，用正丁醇饱和的水洗至中性，正丁醇液蒸干，残渣加甲醇 2ml 使溶解，作为供试液。另取黄芪甲苷对照品，加甲醇制成每 1ml 含 1mg 的溶液，作为对照品溶液。照薄层色谱法（通则 0502）试验，吸取上述两种溶液各 5～10μl，分别点于同一硅胶 G 薄层板上，以三氯甲烷-甲醇-水 (63：35：10) 10℃ 以下放置的下层溶液为展开剂，展开，取出，晾干，喷以 10% 硫酸乙醇溶液，在 105℃ 加热至斑点显色清晰，分别置日光及紫外光灯 (365nm) 下检视。供试品色谱中，在与对照品色谱相应的位置上，日光下显相同颜色的斑点；紫外光下显相同颜色的荧光斑点。

(4) 取本品 10 片，糖衣片除去糖衣，研细，加石油醚 (60～90℃) 30ml，超声处理 5 分钟，滤过，弃去石油醚溶液，残渣

加甲醇 30ml，超声处理 15 分钟，滤过，滤液蒸干，残渣加水 5ml 使溶解，放冷，加在 D101 型大孔吸附树脂柱（内径为 10～15mm，柱高为 12cm）上，分别用水、20% 甲醇、30% 甲醇各 40ml 依次洗脱，收集 30% 甲醇洗脱液，蒸干，残渣加甲醇 1ml 使溶解，作为供试品溶液。另取苍耳子对照药材 1g，同法制成对照药材溶液。照薄层色谱法（通则 0502）试验，吸取上述两种溶液各 10μl，分别点于同一硅胶 G 薄层板上，以三氯甲烷-乙酸乙酯-甲醇-甲酸-水 (3：10：2：2：2) 为展开剂，展开，取出，晾干，置碘蒸气中熏至斑点显色清晰。供试品色谱中，在与对照药材色谱相应的位置上，显相同颜色的主斑点。

【检查】 应符合片剂项下有关的各项规定（通则 0101）。

【含量测定】 照高效液相色谱法（通则 0512）测定。

色谱条件与系统适用性试验 以十八烷基硅烷键合硅胶为填充剂；以甲醇-水 (54：46) 为流动相；检测波长为 248nm。理论板数按欧前胡素峰计算应不低于 5000。

对照品溶液的制备 取欧前胡素对照品适量，精密称定，加甲醇制成每 1ml 含 15μg 的溶液，即得。

供试品溶液的制备 取本品 20 片，糖衣片除去糖衣，精密称定，研细，取约 2g，精密称定，置具塞锥形瓶中，精密加入甲醇 25ml，称定重量，超声处理（功率 250W，频率 50kHz）30 分钟，放冷，再称定重量，用甲醇补足减失的重量，摇匀，滤过，取续滤液，即得。

测定法 分别精密吸取对照品溶液与供试品溶液各 10μl，注入液相色谱仪，测定，即得。

本品每片含白芷以欧前胡素 ($C_{16}H_{14}O_4$) 计，不得少于 60μg。

【功能与主治】 散风固表，宣肺通窍。用于风热蕴肺、表虚不固所致的鼻塞时轻时重、鼻流清涕或浊涕、前额头痛；慢性鼻炎、过敏性鼻炎、鼻窦炎见上述证候者。

【用法与用量】 口服。一次 5～7 片，一日 3 次。

【规格】 薄膜衣片　每片重 0.3g（相当于饮片 1.1g）

【贮藏】 密封。

通窍鼻炎胶囊
Tongqiao Biyan Jiaonang

【处方】 炒苍耳子 300g　　　　防风 225g
　　　　黄芪 375g　　　　　　白芷 225g
　　　　辛夷 225g　　　　　　炒白术 225g
　　　　薄荷 75g

【制法】 以上七味，白芷、炒白术 125g，粉碎成细粉，剩余炒白术与其余炒苍耳子等五味，加水煎煮二次，每次 2 小时，合并煎液，滤过，滤液减压浓缩至相对密度为 1.28～1.32 (80℃) 的清膏，与上述粉末混匀，干燥，粉碎，装入胶囊，制成 1000 粒，即得。

【性状】　本品为硬胶囊,内容物为棕黄色至棕色的粉末;气微香,味微苦。

【鉴别】　(1)取本品,置显微镜下观察:草酸钙针晶细小,长 10～32μm,不规则地充塞于薄壁细胞中(炒白术)。草酸钙簇晶呈圆簇状或类圆形,半透明,直径 6～18μm(白芷)。

(2)取本品内容物 10g,研细,加石油醚(60～90℃)30ml,超声处理 20 分钟,滤过,药渣备用,滤液挥至 1ml,作为供试品溶液。另取白芷对照药材 0.1g,加石油醚(60～90℃)1ml,超声处理 20 分钟,放置,取上清液作为对照药材溶液。照薄层色谱法(通则 0502)试验,吸取上述两种溶液各 10μl,分别点于同一硅胶 G 薄层板上,以石油醚(30～60℃)-乙醚(3：2)为展开剂,展开,取出,晾干,置紫外光灯(365nm)下检视。供试品色谱中,在与对照药材色谱相应的位置上,显相同颜色的荧光斑点。

(3)取〔鉴别〕(2)项下石油醚提取后的药渣,挥干,加正丁醇 15ml,加热回流 2 小时,滤过,滤液用 1%氢氧化钠溶液洗涤 3 次,每次 15ml,正丁醇液用正丁醇饱和的水洗至中性,取正丁醇液回收溶剂至干,残渣加甲醇 2ml 使溶解,作为供试品溶液。另取黄芪甲苷对照品,加甲醇制成每 1ml 含 1mg 的溶液,作为对照品溶液。照薄层色谱法(通则 0502)试验,吸取上述两种溶液各 5～10μl,分别点于同一硅胶 G 薄层板上,以三氯甲烷-甲醇-水(63：35：10)10℃以下放置的下层溶液为展开剂,展开,取出,晾干,喷以 10%硫酸乙醇溶液,在105℃加热至斑点显色清晰,分别置日光及紫外光灯(365nm)下检视。供试品色谱中,在与对照品色谱相应的位置上,日光下显相同颜色的斑点;紫外光下显相同颜色的荧光斑点。

(4)取本品内容物 5g,研细,加石油醚(60～90℃)30ml,超声处理 5 分钟,滤过,滤渣挥去石油醚,加甲醇 30ml,超声处理 15 分钟,滤过,滤液回收溶剂至干,残渣加水 5ml 使溶解,放冷,加于 D101 型大孔吸附树脂柱(内径为 10～15mm,柱高为 12cm)上,分别用水、20%甲醇、30%甲醇各 40ml,依次洗脱,收集 30%甲醇洗脱液,回收溶剂至干,残渣加甲醇 1ml 使溶解,作为供试品溶液。另取苍耳子对照药材 1g,同法制成对照药材溶液。照薄层色谱法(通则 0502)试验,吸取上述两种溶液各 10μl,分别点于同一硅胶 G 薄层板上,以三氯甲烷-乙酸乙酯-甲醇-甲酸-水(3：10：2：2：2)为展开剂,展开,取出,晾干,碘蒸气熏至斑点显色清晰。供试品色谱中,在与对照药材色谱相应的位置上,显相同颜色的主斑点。

(5)取白术对照药材 1g,加石油醚(60～90℃)40ml,超声处理 30 分钟,滤过,滤液回收溶剂至干,残渣加乙酸乙酯 5ml 使溶解,作为对照药材溶液。照薄层色谱法(通则 0502)试验,吸取〔鉴别〕(2)项下的供试品溶液与上述对照药材溶液各 10μl,分别点于同一硅胶 G 薄层板上,以石油醚(60～90℃)-甲苯-乙酸乙酯(15：3：3)为展开剂,展开,取出,晾干,喷以 10%硫酸乙醇溶液,在 105℃加热至斑点显色清晰,置紫外光灯(365nm)下检视。供试品色谱中,在与对照药材色谱相应的位置上,显相同颜色的荧光斑点。

【检查】　应符合胶囊剂项下有关的各项规定(通则 0103)。

【含量测定】　白芷　照高效液相色谱法(通则 0512)测定。

色谱条件与系统适用性试验　以十八烷基硅烷键合硅胶为填充剂;以甲醇-水(54：46)为流动相;检测波长为 248nm。理论板数按欧前胡素峰计算应不低于 5000。

对照品溶液的制备　取欧前胡素对照品适量,精密称定,加甲醇制成每 1ml 含 15μg 的溶液,即得。

供试品溶液的制备　取本品 30 粒,倾出内容物,精密称定,研细,取约 1.5g,精密称定,置具塞锥形瓶中,精密加入甲醇 25ml,称定重量,超声处理(功率 250W,频率 50kHz)30 分钟,放冷,再称定重量,用甲醇补足减失的重量,摇匀,滤过,取续滤液,即得。

测定法　分别精密吸取对照品溶液与供试品溶液各 10μl,注入液相色谱仪,测定,即得。

本品每粒含白芷以欧前胡素($C_{16}H_{14}O_4$)计,不得少于 0.10mg。

黄芪　照高效液相色谱法(通则 0512)测定。

色谱条件与系统适用性试验　以十八烷基硅烷键合硅胶为填充剂;以乙腈-水(32：68)为流动相;蒸发光散射检测器检测。理论板数按黄芪甲苷峰计算应不低于 3000。

对照品溶液的制备　取黄芪甲苷对照品适量,精密称定,加甲醇制成每 1ml 含 0.5mg 的溶液,即得。

供试品溶液的制备　取本品 30 粒,倾出内容物,精密称定,研细,取约 4g,精密称定,置索氏提取器中,加甲醇 50ml,加热回流 4 小时,提取液回收溶剂并浓缩至干,残渣加水 10ml,微热使溶解,用水饱和的正丁醇振摇提取 4 次,每次 40ml,合并正丁醇液,用氨试液充分洗涤 2 次,每次 40ml,弃去氨液,正丁醇液回收溶剂至干,残渣加水 5ml 使溶解,放冷,通过 D101 型大孔吸附树脂柱(内径为 1.5cm,柱高为 12cm),以水 50ml 洗脱,弃去水液,再用 40%乙醇 30ml 洗脱,弃去洗脱液,继用 70%乙醇 80ml 洗脱,收集洗脱液,回收溶剂至干,用甲醇溶解并转移至 5ml 量瓶中,加甲醇至刻度,摇匀,即得。

测定法　精密吸取对照品溶液 5μl、15μl,供试品溶液 10μl,注入液相色谱仪,测定,以外标两点法对数方程计算,即得。

本品每粒含黄芪以黄芪甲苷($C_{41}H_{68}O_{14}$)计,不得少于 0.20mg。

【功能与主治】　散风固表,宣肺通窍。用于风热蕴肺、表虚不固所致的鼻塞时轻时重、鼻流清涕或浊涕、前额头痛;慢性鼻炎、过敏性鼻炎、鼻窦炎见上述证候者。

【用法与用量】　口服。一次 4～5 粒,一日 3 次。

【规格】　每粒装 0.4g

【贮藏】　密封。

通窍鼻炎颗粒

Tongqiao Biyan Keli

【处方】 炒苍耳子 600g　　　　防风 450g
　　　　　黄芪 750g　　　　　　白芷 450g
　　　　　辛夷 450g　　　　　　炒白术 450g
　　　　　薄荷 150g

【制法】 以上七味，白芷、炒白术 250g，粉碎成细粉，剩余炒白术与其余炒苍耳子等五味，加水煎煮二次，每次 2 小时，合并煎液，滤过，滤液减压浓缩至相对密度为 1.28～1.32(80℃) 的清膏，与上述粉末混匀，干燥，粉碎，制成颗粒 1000g，即得。

【性状】 本品为棕色至棕褐色的颗粒，气微香，味微苦。

【鉴别】 (1)取本品，置显微镜下观察：草酸钙针晶细小，长 10～32μm，不规则地充塞于薄壁细胞中(炒白术)。草酸钙簇晶呈圆簇状或类圆形，半透明，直径 6～18μm(白芷)。

(2)取本品 10g，研细，加石油醚(60～90℃)30ml，超声处理 20 分钟，滤过，药渣备用，滤液挥至 1ml，作为供试品溶液。另取白芷对照药材 0.1g，加石油醚(60～90℃)1ml，超声处理 20 分钟，放置，取上清液作为对照药材溶液。照薄层色谱法(通则 0502)试验，吸取上述两种溶液各 10μl，分别点于同一硅胶 G 薄层板上，以石油醚(30～60℃)-乙醚(3：2)为展开剂，展开，取出，晾干，置紫外光灯(365nm)下检视。供试品色谱中，在与对照药材色谱相应的位置上，显相同颜色的荧光斑点。

(3)取〔鉴别〕(2)项下石油醚提取后的药渣，挥干溶剂，加正丁醇 15ml，加热回流 2 小时，滤过，滤液用 1%氢氧化钠溶液洗涤 3 次，每次 15ml，正丁醇液用正丁醇饱和的水洗至中性，取正丁醇液回收溶剂至干，残渣加甲醇 2ml 使溶解，作为供试品溶液。另取黄芪甲苷对照品，加甲醇制成每 1ml 含 1mg 的溶液，作为对照品溶液。照薄层色谱法(通则 0502)试验，吸取上述两种溶液各 5～10μl，分别点于同一硅胶 G 薄层板上，以三氯甲烷-甲醇-水(63：35：10)10℃以下放置的下层溶液为展开剂，展开，取出，晾干，喷以 10%硫酸乙醇溶液，在 105℃加热至斑点显色清晰，分别置日光及紫外光灯(365nm)下检视。供试品色谱中，在与对照品色谱相应的位置上，日光下显相同颜色的斑点；紫外光下显相同颜色的荧光斑点。

(4)取本品 5g，研细，加石油醚(60～90℃)30ml，超声处理 5 分钟，滤过，弃去石油醚液，残渣加甲醇 30ml，超声处理 15 分钟，滤过，滤液回收溶剂至干，残渣加水 5ml 使溶解，放冷，加于 D101 型大孔吸附树脂柱(内径为 10～15mm，柱高为 12cm)上，分别用水、20%甲醇、30%甲醇各 40ml，依次洗脱，收集 30%甲醇洗脱液，浓缩至干，残渣加甲醇 1ml 使溶解，作为供试品溶液。另取苍耳子对照药材 1g，同法制成对照药材溶液。照薄层色谱法(通则 0502)试验，吸取上述两种溶液各 10μl，分别点于同一硅胶 G 薄层板上，以三氯甲烷-乙酸乙酯-甲醇-甲酸-水(3：10：2：2：2)为展开剂，展开，取出，晾干，

碘蒸气熏至斑点显色清晰。供试品色谱中，在与对照药材色谱相应的位置上，显相同颜色的主斑点。

(5)取白术对照药材 1g，加石油醚(60～90℃)40ml，超声处理 30 分钟，滤过，滤液回收溶剂至干，残渣加乙酸乙酯 5ml 使溶解，作为对照药材溶液。照薄层色谱法(通则 0502)试验，吸取〔鉴别〕(2)项下的供试品溶液及上述对照药材溶液各 10μl，分别点于同一硅胶 G 薄层板上，以石油醚(60～90℃)-甲苯-乙酸乙酯(5：1：1)为展开剂，展开，取出，晾干，喷以 10%硫酸乙醇溶液，在 105℃加热至斑点显色清晰，置紫外光灯(365nm)下检视。供试品色谱中，在与对照药材色谱相应的位置上，显相同颜色的荧光斑点。

【检查】 应符合颗粒剂项下有关的各项规定(通则 0104)。

【含量测定】 **白芷** 照高效液相色谱法(通则 0512)测定。

色谱条件与系统适用性试验　以十八烷基硅烷键合硅胶为填充剂；以甲醇-水(54：46)为流动相；检测波长为 248nm。理论板数按欧前胡素峰计算应不低于 5000。

对照品溶液的制备　取欧前胡素对照品适量，精密称定，加甲醇制成每 1ml 含 15μg 的溶液，即得。

供试品溶液的制备　取装量差异项下的本品，研细，取约 2g，精密称定，置具塞锥形瓶中，精密加入甲醇 25ml，称定重量，超声处理(功率 250W，频率 50kHz)30 分钟，放冷，再称定重量，用甲醇补足减失的重量，摇匀，滤过，取续滤液，即得。

测定法　分别精密吸取对照品溶液与供试品溶液各 10μl，注入液相色谱仪，测定，即得。

本品每袋含白芷以欧前胡素($C_{16}H_{14}O_4$)计，不得少于 0.40mg。

黄芪 照高效液相色谱法(通则 0512)测定。

色谱条件与系统适用性试验　以十八烷基硅烷键合硅胶为填充剂；以乙腈-水(32：68)为流动相；蒸发光散射检测器检测。理论板数按黄芪甲苷峰计算应不低于 4000。

对照品溶液的制备　取黄芪甲苷对照品适量，精密称定，加甲醇制成每 1ml 含 0.5mg 的溶液，即得。

供试品溶液的制备　取装量项下的本品，研细，取约 4g，精密称定，置索氏提取器中，加甲醇 50ml，加热回流 4 小时，提取液回收溶剂并浓缩至干，残渣加水 10ml，微热使溶解，用水饱和的正丁醇振摇提取 4 次，每次 40ml，合并正丁醇液，用氨试液充分洗涤 2 次，每次 40ml，弃去氨液，正丁醇液回收溶剂至干，残渣加水 5ml 使溶解，放冷，通过 D101 型大孔吸附树脂柱(内径为 1.5cm，柱高为 12cm)，以水 50ml 洗脱，弃去水液，再用 40%乙醇 30ml 洗脱，弃去洗脱液，继用 70%乙醇 80ml 洗脱，收集洗脱液，蒸干，用甲醇溶解并转移至 5ml 量瓶中，加甲醇至刻度，摇匀，即得。

测定法　精密吸取对照品溶液 5μl、15μl，供试品溶液 10μl，注入液相色谱仪，测定，以外标两点法对数方程计算，即得。

本品每袋含黄芪以黄芪甲苷($C_{41}H_{68}O_{14}$)计，不得少于 0.80mg。

【功能与主治】 散风固表，宣肺通窍。用于风热蕴肺、表

虚不固所致的鼻塞时轻时重、鼻流清涕或浊涕、前额头痛；慢性鼻炎、过敏性鼻炎、鼻窦炎见上述证候者。

【用法与用量】 开水冲服。一次 1 袋，一日 3 次。

【规格】 每袋装 2g

【贮藏】 密封。

通窍镇痛散
Tongqiao Zhentong San

【处方】

石菖蒲 125g		郁金 125g	
荜茇 125g		醋香附 125g	
木香 125g		丁香 125g	
檀香 125g		沉香 125g	
苏合香 125g		安息香 125g	
冰片 37.5g		乳香 125g	

【制法】 以上十二味，乳香、安息香、冰片分别研细；苏合香用乙醇溶解，滤过；其余石菖蒲等八味粉碎成细粉，加苏合香乙醇液，搅匀，低温干燥，粉碎成细粉，过筛，混匀，与上述乳香等三味细粉配研，过筛，混匀，即得。

【性状】 本品为棕色至深棕色的粉末；气香，味微苦、辛。

【鉴别】 （1）取本品，置显微镜下观察：菊糖团块形状不规则，有时可见微细放射状纹理，加热溶解（木香）。管状分泌细胞，界限不甚明显，狭细，长短不一，内含红棕色分泌物（檀香）。

（2）取本品 10g，加乙醚 30ml，超声处理 10 分钟，滤过，滤液挥干，残渣加乙醇 1ml 使溶解，作为供试品溶液。另取木香对照药材 1g，加乙醚 10ml，同法制成对照药材溶液。照薄层色谱法（通则 0502）试验，吸取上述两种溶液各 5μl，分别点于同一硅胶 G 薄层板上，以环己烷-丙酮（10∶3）为展开剂，展开，取出，晾干，喷以 1% 香草醛硫酸溶液，在 105℃ 加热至斑点显色清晰。供试品色谱中，在与对照药材色谱相应的位置上，显相同颜色的斑点。

（3）取本品 3g，加乙酸乙酯 20ml，超声处理 10 分钟，滤过，滤液作为供试品溶液。另取丁香酚对照品，加无水乙醇制成每 1ml 含 50μg 的溶液，作为对照品溶液。照气相色谱法（通则 0521）试验，聚乙二醇 20000（PEG-20M）毛细管柱（柱长为 30m，内径为 0.32mm，膜厚度为 0.25μm）；柱温为 130℃。分别取对照品溶液与供试品溶液适量，注入气相色谱仪。供试品色谱中，应呈现与对照品色谱峰保留时间相同的色谱峰。

（4）取本品 3g，加无水乙醇 20ml，超声处理 10 分钟，滤过，滤液作为供试品溶液。另取冰片对照品，加无水乙醇制成每 1ml 含 2mg 的溶液，作为对照品溶液。照气相色谱法（通则 0521）试验，聚乙二醇 20000（PEG-20M）毛细管柱（柱高为 30m，柱内径为 0.32mm，膜厚度为 0.25μm）；柱温为 120℃。分别取对照品溶液与供试品溶液适量，注入气相色谱仪。供试品色谱中，应呈现与对照品色谱峰保留时间相同的色谱峰。

【检查】 应符合散剂项下有关的各项规定（通则 0115）。

【含量测定】 照高效液相色谱法（通则 0512）测定。

色谱条件与系统适用性试验 以十八烷基硅烷键合硅胶为填充剂；以乙腈-水（45∶55）为流动相；检测波长 343nm。理论板数按胡椒碱峰计算应不低于 1500。

对照品溶液的制备 取胡椒碱对照品适量，精密称定，置棕色量瓶中，加乙醇制成每 1ml 含 20μg 的溶液，即得。

供试品溶液的制备 取本品适量，混匀，取约 0.5g，精密称定，精密加入乙醇 50ml，称定重量，加热回流 2 小时，放冷，再称定重量，用乙醇补足减失的重量，摇匀，滤过，取续滤液，即得。

测定法 分别精密吸取对照品溶液与供试品溶液各 5μl，注入液相色谱仪，测定，即得。

本品每 1g 含荜茇以胡椒碱（$C_{17}H_{19}NO_3$）计，不得少于 1.5mg。

【功能与主治】 行气活血，通窍止痛。用于痰瘀闭阻，心胸憋闷疼痛，或中恶气闭，霍乱，吐泻。

【用法与用量】 姜汤或温开水送服。一次 3g，一日 2 次。

【注意】 孕妇禁用；忌气恼、辛辣食物。

【规格】 每瓶装 3g

【贮藏】 密封。

通痹片
Tongbi Pian

【处方】

制马钱子 13.28g		金钱白花蛇 2.21g	
蜈蚣 2.21g		全蝎 2.21g	
地龙 2.21g		僵蚕 2.21g	
乌梢蛇 2.21g		天麻 2.21g	
人参 0.74g		黄芪 8.86g	
当归 13.28g		羌活 2.21g	
独活 2.21g		防风 2.21g	
麻黄 2.21g		桂枝 2.21g	
附子（黑顺片）2.21g		制川乌 2.21g	
薏苡仁 13.28g		麸炒苍术 13.28g	
麸炒白术 13.28g		桃仁 4.43g	
红花 2.95g		炒没药 2.21g	
炮山甲 2.21g		醋延胡索 2.21g	
牡丹皮 2.21g		北刘寄奴 2.21g	
王不留行 2.21g		鸡血藤 4.43g	
酒香附 2.21g		木香 2.21g	
枳壳 2.21g		砂仁 1.85g	
路路通 2.21g		木瓜 2.21g	
川牛膝 2.21g		续断 2.21g	
伸筋草 2.21g		大黄 2.21g	
朱砂 2.21g			

【制法】 以上四十一味，除朱砂外，其余四十味粉碎成细

粉,朱砂水飞成极细粉,与上述药粉配研,加辅料适量混匀,制粒,压制成 1000 片,包糖衣,即得。

【性状】　本品为糖衣片,除去糖衣后,显浅棕色至棕褐色;味腥、微苦。

【鉴别】　(1)取本品,置显微镜下观察:肌纤维无色至淡棕色,微波状弯曲,有时呈垂直交错排列(地龙)。体壁碎片淡黄色至黄色,有网状纹理及圆形毛窝,有时可见棕褐色刚毛(全蝎)。花粉粒类圆形或椭圆形,直径约 $60\mu m$,外壁有刺,具 3 个萌发孔(红花)。石细胞圆形、长圆形或类多角形,壁厚,胞腔含橙红色或棕色物(鸡血藤)。草酸钙簇晶大,直径 $60\sim140\mu m$(大黄)。单细胞非腺毛形似纤维,多碎断,基部膨大似石细胞,木化(制马钱子)。

(2)取本品 10 片,除去糖衣,研细,加乙醚 20ml,超声处理 15 分钟,滤过,滤液浓缩至约 1ml,作为供试品溶液。另取当归对照药材 1g,同法制成对照药材溶液。照薄层色谱法(通则 0502)试验,吸取上述两种溶液各 $5\mu l$,分别点于同一硅胶 G 薄层板上,以环己烷-乙酸乙酯(9:1)为展开剂,展开,取出,晾干,置紫外光灯(365nm)下检视。供试品色谱中,在与对照药材色谱相应的位置上,显相同颜色的荧光斑点。

(3)取本品 10 片,除去糖衣,研细,加甲醇 30ml,加热回流 1 小时,滤过,滤液蒸干,残渣加水 15ml 使溶解,用水饱和的正丁醇振摇提取 3 次,每次 20ml,合并正丁醇液,用正丁醇饱和的 1%氢氧化钠溶液洗涤 2 次,每次 15ml,再用正丁醇饱和的水洗涤 2 次,每次 30ml,弃去洗涤液,正丁醇液蒸干,残渣加甲醇 1ml 使溶解,作为供试品溶液。另取黄芪甲苷对照品,加甲醇制成每 1ml 含 1mg 的溶液,作为对照品溶液。照薄层色谱法(通则 0502)试验,吸取供试品溶液 $5\mu l$、对照品溶液 $2\mu l$,分别点于同一硅胶 G 薄层板上,以三氯甲烷-乙酸乙酯-甲醇-水(15:40:22:10)10℃以下放置的下层溶液为展开剂,展开,取出,晾干,喷以 10%硫酸乙醇溶液,在 105℃加热至斑点显色清晰。供试品色谱中,在与对照品色谱相应的位置上,显相同颜色的斑点;置紫外光灯(365nm)下检视,显相同颜色的荧光斑点。

【检查】　应符合片剂项下有关的各项规定(通则 0101)。

【含量测定】　照高效液相色谱法(通则 0512)测定。

色谱条件与系统适用性试验　以十八烷基硅烷键合硅胶为填充剂;以乙腈-0.01mol/L 庚烷磺酸钠与 0.02mol/L 磷酸二氢钾等量混合溶液(用 10%磷酸溶液调节 pH 值至 2.8)(21:79)为流动相;检测波长为 260nm。理论板数按士的宁峰计算应不低于 5000。

对照品溶液的制备　取马钱子碱对照品约 10mg,士的宁对照品约 14mg,精密称定,置 50ml 量瓶中,加三氯甲烷适量使溶解并稀释至刻度,摇匀。精密量取 1ml,置 10ml 量瓶中,加甲醇稀释至刻度,摇匀,即得(每 1ml 含马钱子碱 $20\mu g$,士的宁 $28\mu g$)。

供试品溶液的制备　取本品 20 片,除去糖衣,精密称定,研细,取约 2g,精密称定,置具塞锥形瓶中,加氢氧化钠试液 6ml,混匀使湿润,放置 30 分钟,精密加入三氯甲烷 25ml,密

塞,称定重量,置水浴中加热回流 2 小时,放冷,再称定重量,用三氯甲烷补足减失的重量,摇匀,分取三氯甲烷液,用铺有少量无水硫酸钠的滤纸滤过,弃去初滤液,精密吸取续滤液 3ml,置 5ml 量瓶中,用甲醇稀释至刻度,摇匀,即得。

测定法　分别精密吸取对照品溶液与供试品溶液各 $10\mu l$,注入液相色谱仪,测定,即得。

本品每片含制马钱子以士的宁($C_{21}H_{22}N_2O_2$)计,应为 $0.14\sim0.25mg$;以马钱子碱($C_{23}H_{26}N_2O_4$)计,不得少于 0.090mg。

【功能与主治】　祛风胜湿,活血通络,散寒止痛,调补气血。用于寒湿闭阻、瘀血阻络、气血两虚所致的痹病,症见关节冷痛、屈伸不利;风湿性关节炎、类风湿性关节炎见上述证候者。

【用法与用量】　口服。一次 2 片,一日 2～3 次,饭后服用或遵医嘱。

【注意】　孕妇、儿童禁用。肝肾功能损害与高血压患者慎用;不可过量、久服;忌食生冷油腻食物。

【规格】　片心重 0.3g

【贮藏】　密封。

通痹胶囊

Tongbi Jiaonang

【处方】

制马钱子 26.56g	金钱白花蛇 4.42g
蜈蚣 4.42g	全蝎 4.42g
地龙 4.42g	僵蚕 4.42g
乌梢蛇 4.42g	天麻 4.42g
人参 1.48g	黄芪 17.72g
当归 26.56g	羌活 4.42g
独活 4.42g	防风 4.42g
麻黄 4.42g	桂枝 4.42g
附子(黑顺片)4.42g	制川乌 4.42g
薏苡仁 26.56g	苍术(炒)26.56g
麸炒白术 26.56g	桃仁 8.86g
红花 5.90g	没药(炒)4.42g
炮山甲 4.42g	醋延胡索 4.42g
牡丹皮 4.42g	北刘寄奴 4.42g
王不留行 4.42g	鸡血藤 8.86g
香附(酒制)4.42g	木香 4.42g
枳壳 4.42g	砂仁 3.70g
路路通 4.42g	木瓜 4.42g
川牛膝 4.42g	续断 4.42g
伸筋草 4.42g	大黄 4.42g
朱砂 4.42g	

【制法】　以上四十一味,除制马钱子、附子(黑顺片)、制川乌和朱砂外,其余三十七味粉碎成细粉,制马钱子、附子(黑顺片)、制川乌粉碎成细粉,朱砂水飞成极细粉,与上述粉末混

匀,制成颗粒,干燥,装入胶囊,制成 1000 粒,即得。

【性状】 本品为硬胶囊,内容物为浅棕色至棕褐色的颗粒和粉末;味腥,微苦。

【鉴别】 (1)取本品,置显微镜下观察:体壁碎片淡黄色至黄色,有网状纹理及圆形毛窝,有时可见棕褐色刚毛(全蝎)。花粉粒圆球形或椭圆形,直径约至 60μm,外壁有刺,具 3 个萌发孔(红花)。石细胞圆形、长圆形或类多角形,壁厚,胞腔含橙红色或棕色物(鸡血藤)。草酸钙簇晶大,直径 60～140μm(大黄)。单细胞非腺毛形似纤维,多碎断,基部膨大似石细胞,木化(制马钱子)。体壁碎片无色,表面有极细的菌丝体(僵蚕)。

(2)取本品内容物 1.5g,研细,加乙醚 20ml,超声处理 15 分钟,滤过,滤液浓缩至约 1ml,作为供试品溶液。另取当归对照药材 1g,同法制成对照药材溶液。照薄层色谱法(通则 0502)试验,吸取上述两种溶液各 5μl,分别点于同一硅胶 G 薄层板上,以环己烷-乙酸乙酯(9:1)为展开剂,展开,取出,晾干,置紫外光灯(365nm)下检视。供试品色谱中,在与对照药材色谱相应的位置上,显相同颜色的荧光斑点。

(3)取本品内容物 3g,研细,加甲醇 30ml,加热回流 1 小时,滤过,滤液蒸干,残渣加水 15ml 使溶解,用水饱和的正丁醇振摇提取 3 次,每次 20ml,合并正丁醇提取液,用正丁醇饱和的 1%氢氧化钠溶液洗涤 2 次,每次 15ml,再用正丁醇饱和的水洗涤 2 次,每次 30ml,弃去洗涤液,正丁醇液蒸干,残渣加甲醇 1ml 使溶解,作为供试品溶液。另取黄芪甲苷对照品,加甲醇制成每 1ml 含 1mg 的溶液,作为对照品溶液。照薄层色谱法(通则 0502)试验,吸取供试品溶液 5μl、对照品溶液 2μl,分别点于同一硅胶 G 薄层板上,以三氯甲烷-乙酸乙酯-甲醇-水(15:40:22:10)10℃以下放置的下层溶液为展开剂,展开,取出,晾干,喷以 10%硫酸乙醇溶液,在 105℃ 加热至斑点显色清晰,分别置日光和紫外光灯(365nm)下检视。供试品色谱中,在与对照品色谱相应的位置上,日光下显相同颜色的斑点;紫外光下显相同颜色的荧光斑点。

【检查】 应符合胶囊剂项下有关的各项规定(通则 0103)。

【含量测定】 照高效液相色谱法(通则 0512)测定。

色谱条件与系统适用性试验 以十八烷基硅烷键合硅胶为填充剂;以乙腈-0.01mol/L 庚烷磺酸钠与 0.02mol/L 磷酸二氢钾等量混合溶液(用 10%磷酸溶液调节 pH 值至 2.8)(21:79)为流动相;检测波长为 260nm。理论板数按士的宁峰计算应不低于 5000。

对照品溶液的制备 取马钱子碱对照品 10mg、士的宁对照品 14mg,精密称定,置 50ml 量瓶中,加三氯甲烷适量使溶解并稀释至刻度,摇匀。精密量取 1ml,置 10ml 量瓶中,加甲醇至刻度,摇匀,即得(每 1ml 含马钱子碱 20μg,士的宁 28μg)。

供试品溶液的制备 取装量差异项下的本品内容物,研细,取约 1g,精密称定,置具塞锥形瓶中,加氢氧化钠试液 6ml,混匀使湿润,放置 30 分钟,精密加三氯甲烷 25ml,密塞,称定重量,加热回流 2 小时,放冷,再称定重量,用三氯甲烷补足减失的重量,摇匀,分取三氯甲烷液,用铺有少量无水硫酸

钠的滤纸滤过,弃去初滤液,精密吸取续滤液 3ml,置 5ml 量瓶中,加甲醇至刻度,摇匀,滤过,取续滤液,即得。

测定法 分别精密吸取对照品溶液与供试品溶液各 10μl,注入液相色谱仪,测定,即得。

本品每粒含制马钱子以士的宁($C_{21}H_{22}N_2O_2$)计,应为 0.28～0.50mg;以马钱子碱($C_{23}H_{26}N_2O_4$)计,不得少于 0.18mg。

【功能与主治】 祛风胜湿,活血通络,散寒止痛,调补气血。用于寒湿闭阻,瘀血阻络,气血两虚所致痹病,症见关节冷痛,屈伸不利;风湿性关节炎,类风湿性关节炎见有上述证候者。

【用法与用量】 口服。一次 1 粒,一日 2～3 次,饭后服用或遵医嘱。

【注意】 (1)孕妇、儿童禁用。(2)肝肾功能损害与高血压患者慎用。(3)不可过量久服。(4)忌食生冷油腻食物。

【规格】 每粒装 0.31g

【贮藏】 密封。

桑姜感冒片
Sangjiang Ganmao Pian

【处方】 桑叶 300g   菊花 120g
        紫苏叶 160g   连翘 160g
        苦杏仁 160g   干姜 100g

【制法】 以上六味,取桑叶 150g 粉碎成细粉;剩余桑叶与其余菊花等五味加水煎煮三次,第一次 1.5 小时,第二、三次各 1 小时,合并煎液,滤过,滤液浓缩至适量,加入桑叶细粉,混匀,干燥,粉碎,制成颗粒,干燥,压制成 1000 片,包糖衣;或压制成 500 片,包薄膜衣,即得。

【性状】 本品为糖衣片或薄膜衣片,除去包衣后显褐色;味微苦。

【鉴别】 (1)取本品,置显微镜下观察:上表皮有含钟乳体大型晶细胞,钟乳体直径 47～77μm;草酸钙簇晶直径 5～16μm(桑叶)。

(2)取本品糖衣片 5 片,除去糖衣,或薄膜衣片 3 片,除去薄膜衣,研细,加乙醇 30ml,加热回流 30 分钟,滤过,滤液蒸干,残渣用水 20ml 溶解,滤过,滤液通过 D101 型大孔吸附树脂柱(柱内径为 1.5cm,柱高为 10cm),用 30%乙醇 40ml 洗脱,弃去洗脱液,继用 70%乙醇 70ml 洗脱,收集洗脱液,蒸干,残渣加甲醇 1ml 使溶解,作为供试品溶液。另取连翘苷对照品,加甲醇制成每 1ml 含 1mg 的溶液,作为对照品溶液。照薄层色谱法(通则 0502)试验,吸取供试品溶液 10μl、对照品溶液 5μl,分别点于同一硅胶 G 薄层板上,以三氯甲烷-甲醇(5:1)为展开剂,展开,取出,晾干,喷以 10%硫酸乙醇溶液,在 100℃ 加热至斑点显色清晰。供试品色谱中,在与对照品色谱相应的位置上,显相同颜色的斑点。

(3)取〔含量测定〕项下的供试品溶液作为供试品溶液。

另取苦杏仁苷对照品,加甲醇制成每1ml含0.2mg的溶液,作为对照品溶液。照高效液相色谱法(通则0512)试验,以十八烷基硅烷键合硅胶为填充剂;以甲醇-水(18:82)为流动相;检测波长为210nm。理论板数按苦杏仁苷峰计算应不低于3000。分别吸取对照品溶液与供试品溶液各10μl,注入液相色谱仪,供试品色谱中,应呈现与苦杏仁苷对照品色谱峰保留时间相同的色谱峰。

【检查】 应符合片剂项下有关的各项规定(通则0101)。

【含量测定】 照高效液相色谱法(通则0512)测定。

色谱条件与系统适用性试验 以十八烷基硅烷键合硅胶为填充剂;以甲醇-乙腈-水(12:18:70)为流动相;检测波长为230nm。理论板数按连翘苷峰计算应不低于3500。

对照品溶液的制备 取连翘苷对照品适量,精密称定,加甲醇制成每1ml含20μg的溶液,即得。

供试品溶液的制备 取本品20片,除去包衣,精密称定,研成细粉,取约1g,精密称定,置具塞锥形瓶中,精密加入甲醇20ml,称定重量,超声处理(功率250W,频率33kHz)45分钟,放冷,再称定重量,用甲醇补足减失的重量,摇匀,滤过,取续滤液,即得。

测定法 分别精密吸取对照品溶液与供试品溶液各10μl,注入液相色谱仪,测定,即得。

本品每片含连翘以连翘苷($C_{27}H_{34}O_{11}$)计,糖衣片不得少于0.08mg,薄膜衣片不得少于0.16mg。

【功能与主治】 散风清热,宣肺止咳。用于外感风热、痰浊阻肺所致的感冒,症见发热头痛、咽喉肿痛、咳嗽痰白。

【用法与用量】 口服。一次3~4片(糖衣片)或1~2片(薄膜衣片),一日3次。

【规格】 (1)糖衣片(片心重0.25g)

(2)薄膜衣片 每片重0.5g

【贮藏】 密封。

桑菊感冒丸

Sangju Ganmao Wan

【处方】 桑叶558g 菊花222g

连翘336g 薄荷素油1.2ml

苦杏仁444g 桔梗444g

甘草180g 芦根444g

【制法】 以上八味,桔梗、菊花、甘草粉碎成细粉,与苦杏仁288g研成细粉,备用;桑叶、连翘、芦根及余下的苦杏仁156g加水煎煮(苦杏仁水沸时加入)二次,每次2~3小时,合并煎液,静置,滤过,滤液浓缩成相对密度为1.33~1.36(25℃)的稠膏,与上述粉末混匀,低温干燥,粉碎成细粉,以开水泛丸(薄荷素油在泛丸起母后将其喷洒在母子上),低温干燥,打光,即得。

【性状】 本品为棕黑色的浓缩水丸;气微香,味微苦、辛。

【鉴别】 (1)取本品,置显微镜下观察:纤维束周围薄壁

细胞含草酸钙方晶,形成晶纤维(甘草)。花粉粒类圆形,直径24~34μm,外壁有刺,长3~5μm,具3个萌发孔(菊花)。石细胞橙黄色,贝壳形,壁较厚,较宽的一边纹孔明显(苦杏仁)。

(2)取本品2g,研细,加甲醇20ml,超声处理30分钟,滤过,滤液蒸干,残渣加水20ml使溶解,用水饱和的正丁醇振摇提取2次,每次20ml,合并正丁醇液,用正丁醇饱和的水20ml洗涤,正丁醇液蒸干,残渣加甲醇1ml使溶解,作为供试品溶液。另取连翘对照药材1g,加甲醇20ml,超声处理30分钟,同法制成对照药材溶液。再取连翘苷对照品,加甲醇制成每1ml含1mg的溶液,作为对照品溶液。照薄层色谱法(通则0502)试验,吸取上述三种溶液各5μl,分别点于同一硅胶G薄层板上,以三氯甲烷-甲醇-甲酸(9:1:0.1)为展开剂,展开,取出,晾干,喷以10%硫酸乙醇溶液,在105℃加热至斑点显色清晰。供试品色谱中,在与对照药材色谱和对照品色谱相应的位置上,显相同颜色的斑点。

(3)取本品3g,研细,加7%硫酸乙醇溶液-水(1:3)混合溶液30ml,加热回流1.5小时,放冷,用三氯甲烷振摇提取2次,每次20ml,合并三氯甲烷液,蒸干,残渣加甲醇1ml使溶解,作为供试品溶液。另取桔梗对照药材2g,加7%硫酸乙醇溶液-水(1:3)混合溶液30ml,加热回流3小时,放冷,同法制成对照药材溶液。照薄层色谱法(通则0502)试验,吸取上述两种溶液各5μl,分别点于同一硅胶G薄层板上,以三氯甲烷-乙醚(4:6)为展开剂,展开,取出,晾干,喷以10%硫酸乙醇溶液,在105℃加热至斑点显色清晰。供试品色谱中,在与对照药材色谱相应的位置上,显相同颜色的斑点。

(4)取甘草对照药材1g,加乙醇10ml,超声处理30分钟,放冷,滤过,滤液蒸干,残渣加无水乙醇0.5ml使溶解,作为对照药材溶液。照薄层色谱法(通则0502)试验,吸取〔鉴别〕(2)项下的供试品溶液及上述对照药材溶液各5μl,分别点于同一用1%氢氧化钠溶液制备的硅胶G薄层板上,以乙酸乙酯-甲酸-冰醋酸-水(15:1.5:1:2)为展开剂,展开,取出,晾干,喷以10%硫酸乙醇溶液,在105℃加热至斑点显色清晰。供试品色谱中,在与对照药材色谱相应的位置上,显相同颜色的斑点。

【检查】 应符合丸剂项下有关的各项规定(通则0108)。

【含量测定】 照高效液相色谱法(通则0512)测定。

色谱条件与系统适用性试验 以十八烷基硅烷键合硅胶为填充剂;以乙腈-水(22:78)为流动相;检测波长为202nm。理论板数按连翘苷峰计算应不低于3000。

对照品溶液的制备 取连翘苷对照品适量,精密称定,加50%甲醇制成每1ml含40μg的溶液,即得。

供试品溶液的制备 取本品适量,研细,混匀,取约2g,精密称定,置具塞锥形瓶中,精密加入甲醇25ml,密塞,称定重量,超声处理(功率500W,频率40kHz)30分钟,放冷,再称定重量,用甲醇补足减失的重量,摇匀,滤过,精密量取续滤液10ml,蒸干,残渣加水20ml使溶解,用三氯甲烷振摇提取5次,每次20ml,合并三氯甲烷液,回收溶剂至干,残渣用50%甲醇溶解,转移至10ml量瓶中,加50%甲醇至刻度,摇匀,滤

过,取续滤液,即得。

测定法 分别精密吸取对照品溶液 10μl 与供试品溶液 10～20μl,注入液相色谱仪,测定,即得。

本品每 1g 含连翘以连翘苷($C_{27}H_{34}O_{11}$)计,不得少于 0.18mg。

【功能与主治】 疏风清热,宣肺止咳。用于风热感冒初起,头痛,咳嗽,口干,咽痛。

【用法与用量】 口服。一次 25～30 丸,一日 2～3 次。

【规格】 每 100 粒重 15g

【贮藏】 密封。

桑菊感冒片
Sangju Ganmao Pian

【处方】 桑叶 465g   菊花 185g
连翘 280g   薄荷素油 1ml
苦杏仁 370g   桔梗 370g
甘草 150g   芦根 370g

【制法】 以上八味,除薄荷素油外,桔梗粉碎成细粉;连翘提取挥发油;药渣与其余桑叶等五味加水煎煮二次(苦杏仁压榨去油后,在水沸时加入),每次 2 小时,合并煎液,滤过,滤液浓缩成稠膏,加入桔梗细粉及适量辅料,混匀,制成颗粒,干燥,放冷,喷加薄荷素油和连翘挥发油,混匀,压制成1000片,或包糖衣或薄膜衣,即得。

【性状】 本品为浅棕色至棕褐色的片;或为糖衣片或薄膜衣片,除去包衣后显浅棕色至棕褐色;气微香,味微苦。

【鉴别】 (1)取本品 5 片,糖衣片除去包衣,研细,加甲醇 20ml,超声处理 30 分钟,滤过,滤液蒸干,残渣用水 20ml 溶解,用水饱和的正丁醇振摇提取 2 次,每次 20ml,合并正丁醇液,用正丁醇饱和的水 20ml 洗涤,正丁醇液蒸干,残渣加甲醇 1ml 使溶解,作为供试品溶液。另取连翘苷对照品,加甲醇制成每 1ml 含 1mg 的溶液,作为对照品溶液。照薄层色谱法(通则 0502)试验。吸取上述两种溶液各 5μl,分别点于同一硅胶 G 薄层板上,以三氯甲烷-甲醇-甲酸(9:1:0.1)为展开剂,展开,取出,晾干,喷以 10%硫酸乙醇溶液,在 105℃加热至斑点显色清晰。供试品色谱中,在与对照品色谱相应的位置上,显相同颜色的斑点。

(2)取本品 7 片,糖衣片除去包衣,研细,加三氯甲烷-水-盐酸(10:10:3)的混合溶液 30ml,置水浴中加热回流 1 小时,分取三氯甲烷液,蒸干,残渣加甲醇 1ml 使溶解,作为供试品溶液。另取桔梗对照药材 2g,同法制成对照药材溶液。照薄层色谱法(通则 0502)试验,吸取供试品溶液 10～20μl、对照药材溶液 10μl,分别点于同一硅胶 G 薄层板上,以三氯甲烷-甲醇(20:1)为展开剂,展开,取出,晾干,喷以 10%硫酸乙醇溶液,在 105℃加热至斑点显色清晰。供试品色谱中,在与

对照药材色谱相应的位置上,显相同颜色的斑点。

(3)取甘草对照药材 1g,加乙醇 20ml,加热回流 30 分钟,放冷,滤过,滤液蒸干,残渣加乙醇 1ml 使溶解,作为对照药材溶液。照薄层色谱法(通则 0502)试验,吸取〔鉴别〕(1)项下的供试品溶液和上述对照药材溶液各 5μl,分别点于同一用 1%氢氧化钠溶液制备的硅胶 G 薄层板上,以乙酸乙酯-甲酸-冰醋酸-水(15:1:1:2)为展开剂,展开,取出,晾干,喷以 10%硫酸乙醇溶液,在 105℃加热至斑点显色清晰。供试品色谱中,在与对照药材色谱相应的位置上,显相同颜色的斑点。

【检查】 应符合片剂项下有关的各项规定(通则 0101)。

【含量测定】 照高效液相色谱法(通则 0512)测定。

色谱条件与系统适用性试验 以十八烷基硅烷键合硅胶为填充剂;以乙腈-水(25:75)为流动相;检测波长为 230nm。理论板数按连翘苷峰计算应不低于 3000。

对照品溶液的制备 取连翘苷对照品适量,精密称定,加甲醇制成每 1ml 含 40μg 的溶液,即得。

供试品溶液的制备 取本品 20 片,糖衣片和薄膜衣片除去包衣,精密称定,研细,取约 2g,精密称定,置具塞锥形瓶中,精密加入甲醇 25ml,密塞,称定重量,超声处理(功率 250W,频率 50kHz)30 分钟,放冷,再称定重量,用甲醇补足减失的重量,摇匀,滤过,精密量取续滤液 5ml,蒸干,残渣用水 20ml 溶解,用三氯甲烷振摇提取 5 次,每次 20ml,合并三氯甲烷液,回收溶剂至干,残渣用 50%甲醇溶解,转移至 5ml 量瓶中,加 50%甲醇至刻度,摇匀,离心,取上清液;或滤过,取续滤液,即得。

测定法 分别精密吸取对照品溶液与供试品溶液各 10μl,注入液相色谱仪,测定,即得。

本品每片含连翘以连翘苷($C_{27}H_{34}O_{11}$)计,不得少于 0.10mg。

【功能与主治】 疏风清热,宣肺止咳。用于风热感冒初起,头痛,咳嗽,口干,咽痛。

【用法与用量】 口服。一次 4～8 片,一日 2～3 次。

【规格】 薄膜衣片 每片重 0.62g

【贮藏】 密封。

桑菊感冒合剂
Sangju Ganmao Heji

【处方】 桑叶 200g   菊花 80g
连翘 120g   薄荷 64g
苦杏仁 160g   桔梗 160g
甘草 64g   芦根 160g

【制法】 以上八味,苦杏仁压榨去脂肪油后,用水蒸气蒸馏,收集蒸馏液 160ml;薄荷提取挥发油后,备用,药渣与其余桑叶等六味加水煎煮三次,第一次 2 小时,第二次 1.5 小时,

第三次 1 小时,煎液滤过,滤液合并,浓缩至 840ml,加入苯甲酸钠 3g 或羟苯乙酯 0.5g,放冷,加入上述蒸馏液、挥发油,加水至 1000ml,搅匀,即得。

【性状】 本品为棕褐色至棕黑色的液体;气芳香,味微苦。

【鉴别】 (1)取本品 10ml,蒸至近干,加甲醇 20ml,超声处理 30 分钟,滤过,滤液蒸干,残渣加水 20ml 使溶解,用水饱和的正丁醇振摇提取 2 次,每次 20ml,合并正丁醇液,用正丁醇饱和的水 20ml 洗涤,取正丁醇液蒸干,残渣加甲醇 1ml 使溶解,作为供试品溶液。另取连翘对照药材 1g,加甲醇 20ml,超声处理 30 分钟,同法制成对照药材溶液。再取连翘苷对照品,加甲醇制成每 1ml 含 1mg 的溶液,作为对照品溶液。照薄层色谱法(通则 0502)试验,吸取供试品溶液及对照药材溶液各 20μl,对照品溶液 5μl,分别点于同一硅胶 G 薄层板上,以三氯甲烷-甲醇-甲酸(9:1:0.1)为展开剂,展开,取出,晾干,喷以 10%硫酸乙醇溶液,在 105℃加热至斑点显色清晰。供试品色谱中,在与对照药材色谱和对照品色谱相应的位置上,显相同颜色的斑点。

(2)取本品 25ml,蒸至近干,加 7%硫酸乙醇溶液-水(1:3)混合溶液 30ml,加热回流 1.5 小时,放冷,用三氯甲烷振摇提取 2 次,每次 20ml,合并三氯甲烷液,蒸干,残渣加甲醇 1ml 使溶解,作为供试品溶液。另取桔梗对照药材 2g,加 7%硫酸乙醇溶液-水(1:3)混合溶液 30ml,加热回流 3 小时,放冷,同法制成对照药材溶液。照薄层色谱法(通则 0502)试验,吸取上述两种溶液各 20μl,分别点于同一硅胶 G 薄层板上,以乙醚-三氯甲烷(6:4)为展开剂,展开,取出,晾干,喷以 10%硫酸乙醇溶液,在 105℃加热至斑点显色清晰。供试品色谱中,在与对照药材色谱相应的位置上,显相同颜色的斑点。

(3)取甘草对照药材 1g,加乙醇 10ml,超声处理 30 分钟,滤过,滤液蒸干,残渣加无水乙醇 0.5ml 使溶解,作为对照药材溶液。照薄层色谱法(通则 0502)试验,吸取〔鉴别〕(1)项下的供试品溶液和上述对照药材溶液各 20μl,分别点于同一用 1%氢氧化钠溶液制备的硅胶 G 薄层板上,以乙酸乙酯-甲酸-冰醋酸-水(15:1.5:1:2)为展开剂,展开,取出,晾干,喷以 10%硫酸乙醇溶液,在 105℃加热至斑点显色清晰。供试品色谱中,在与对照药材色谱相应的位置上,显相同颜色的斑点。

【检查】 相对密度 应不低于 1.04(通则 0601)。

pH 值 应为 4.0~6.0(通则 0631)。

其他 应符合合剂项下有关的各项规定(通则 0181)。

【含量测定】 照高效液相色谱法(通则 0512)测定。

色谱条件与系统适用性试验 以十八烷基硅烷键合硅胶为填充剂;以乙腈-水(20:80)为流动相;检测波长为 202nm。理论板数按连翘苷峰计算应不低于 3000。

对照品溶液的制备 取连翘苷对照品适量,精密称定,加 50%甲醇制成每 1ml 含 40μg 的溶液,即得。

供试品溶液的制备 精密量取本品 20ml,置 25ml 量瓶中,加稀盐酸稀释至刻度,摇匀,离心,精密量取上清液 15ml,加氨试液调节 pH 值至中性,用乙酸乙酯振摇提取 6 次,每次 15ml,合并乙酸乙酯液,蒸干,残渣加 50%甲醇使溶解,转移至 10ml 量瓶中,加 50%甲醇至刻度,摇匀,滤过,取续滤液,即得。

测定法 分别精密吸取对照品溶液与供试品溶液各 10μl,注入液相色谱仪,测定,即得。

本品每 1ml 含连翘以连翘苷($C_{27}H_{34}O_{11}$)计,不得少于 0.030mg。

【功能与主治】 疏风清热,宣肺止咳。用于风热感冒初起,头痛,咳嗽,口干,咽痛。

【用法与用量】 口服。一次 15~20ml,一日 3 次,用时摇匀。

【规格】 (1)每支装 10ml (2)每瓶装 100ml

【贮藏】 密封,置阴凉处。

桑葛降脂丸

Sangge Jiangzhi Wan

【处方】 桑寄生 252g　　葛根 252g
山药 210g　　大黄 42g
山楂 210g　　丹参 252g
红花 126g　　泽泻 168g
茵陈 168g　　蒲公英 168g

【制法】 以上十味,红花与其余九味各取半量,粉碎成细粉。其余加水煎煮二次,合并煎液,滤过。滤液浓缩至适量,与上述细粉混匀,干燥,粉碎成细粉,过筛,混匀,用水泛丸,干燥,制成 1000g,即得。

【性状】 本品为黄棕色至棕褐色的浓缩水丸;气微,味微苦。

【鉴别】 (1)取本品,置显微镜下观察:非腺毛"T"字形(茵陈)。薄壁细胞类圆形,有椭圆形纹孔,集成纹孔群(泽泻)。

(2)取〔含量测定〕项下的供试品溶液 10ml,蒸干,残渣加甲醇 1ml 使溶解,作为供试品溶液。另取葛根素对照品,加甲醇制成每 1ml 含 0.5mg 的溶液,作为对照品溶液。照薄层色谱法(通则 0502)试验,吸取上述两种溶液各 10μl,分别点于同一硅胶 G 薄层板上,以三氯甲烷-乙酸乙酯-甲醇-水(2:4:2:1)的下层溶液为展开剂,展开,取出,晾干,置紫外光灯(365nm)下检视。供试品色谱中,在与对照品色谱相应的位置上,显相同颜色的荧光斑点。

(3)取本品 5g,研细,加乙醚 20ml,浸渍 1 小时,滤过,滤液挥干,残渣加乙酸乙酯 1ml 使溶解,作为供试品溶液。另取丹参对照药材 1g,同法制成对照药材溶液。再取丹参酮 IIA 对照品,加乙酸乙酯制成每 1ml 含 2mg 的溶液,作为对照品溶液。照薄层色谱法(通则 0502)试验,吸取上述三种溶液各 5～8μl,分别点于同一硅胶 G 薄层板上,以甲苯-乙酸乙酯(19：1)为展开剂,展开,取出,晾干。供试品色谱中,在与对照药材色谱及对照品色谱相应的位置上,显相同颜色的斑点。

(4)取本品 1g,研细,加甲醇 20ml,超声处理 20 分钟,滤过,滤液蒸干,残渣加三氯甲烷 2ml 使溶解,作为供试品溶液。另取蒲公英对照药材 1g,加甲醇 20ml,同法制成对照药材溶液。照薄层色谱法(通则 0502)试验,吸取上述两种溶液各 5μl,分别点于同一硅胶 G 薄层板上,以三氯甲烷为展开剂,展开,取出,晾干,喷以 10% 硫酸乙醇溶液,加热至斑点显色清晰。供试品色谱中,在与对照药材色谱相应的位置上,显相同颜色的斑点。

(5)取本品 2.5g,研细,加甲醇 20ml,浸渍 1 小时,时时振摇,滤过,滤液蒸干,残渣加水 10ml 使溶解,加盐酸 1ml,置水浴上加热回流 30 分钟,立即冷却,用乙醚振摇提取 2 次,每次 20ml,合并乙醚液,挥干,残渣加三氯甲烷 1ml 使溶解,作为供试品溶液。另取大黄对照药材 0.1g,同法制成对照药材溶液。再取大黄素对照品,加甲醇制成每 1ml 含 1mg 的溶液,作为对照品溶液。照薄层色谱法(通则 0502)试验,吸取上述三种溶液各 4μl,分别点于同一硅胶 H 薄层板上,以石油醚(30～60℃)-甲酸乙酯-甲酸(15：5：1)的上层溶液为展开剂,展开,取出,晾干,置紫外光灯(365nm)下检视。供试品色谱中,在与对照药材色谱和对照品色谱相应的位置上,显相同的橙黄色荧光斑点;置氨蒸气中熏后,斑点变为红色。

【检查】 应符合丸剂项下有关的各项规定(通则 0108)。

【含量测定】 照高效液相色谱法(通则 0512)测定。

色谱条件与系统适用性试验 以十八烷基硅烷键合硅胶为填充剂;以甲醇-水(25：75)为流动相;检测波长为 250nm。理论板数按葛根素峰计算应不低于 4000。

对照品溶液的制备 取葛根素对照品适量,精密称定,加 30% 乙醇制成每 1ml 含 60μg 的溶液,即得。

供试品溶液的制备 取本品适量,研细,取约 0.5g,精密称定,置锥形瓶中,精密加入 30% 乙醇 50ml,称定重量,超声处理 30 分钟(功率 250W,频率 59kHz)放冷,再称定重量,用 30% 乙醇补足减失的重量,摇匀,滤过,取续滤液,即得。

测定法 分别精密吸取对照品溶液与供试品溶液各 10μl,注入液相色谱仪,测定,即得。

本品每 1g 含葛根以葛根素($C_{21}H_{20}O_9$)计,不得少于 4.0mg。

【功能与主治】 补肾健脾,通下化瘀,清热利湿。用于脾肾两虚、痰浊血瘀型高脂血症。

【用法与用量】 口服。一次 4g,一日 3 次;或遵医嘱。

【注意】 脾虚便溏者慎服;孕妇禁用。

【规格】 每 30 丸重 1g

【贮藏】 密封。

理 中 丸
Lizhong Wan

【处方】 党参 75g　　　　土白术 75g
　　　　炙甘草 75g　　　　炮姜 50g

【制法】 以上四味,粉碎成细粉,过筛,混匀。每 100g 粉末加炼蜜 110～120g 制成大蜜丸,即得。

【性状】 本品为黄棕色至棕褐色的大蜜丸;味甜而辣。

【鉴别】 (1)取本品 5g,切碎,加硅藻土 5g,研匀,加乙醚 50ml,加热回流 1 小时,取出,放冷,滤过,药渣备用,滤液挥干,残渣加乙酸乙酯 1ml 使溶解,作为供试品溶液。另取白术对照药材 0.5g,同法制成对照药材溶液。照薄层色谱法(通则 0502)试验,吸取上述两种溶液各 10μl,分别点于同一硅胶 G 薄层板上,以石油醚(60～90℃)-乙酸乙酯(50：1)为展开剂,展开,取出,晾干,喷以 5% 香草醛硫酸溶液,在 100℃ 加热至斑点显色清晰。供试品色谱中,在与对照药材色谱相应的位置上,显相同颜色的主斑点。

(2)取〔鉴别〕(1)项下乙醚提取后的药渣,加甲醇 50ml,加热回流 1 小时,滤过,滤液蒸干,残渣加水 40ml 使溶解,用正丁醇振摇提取 3 次,每次 20ml,合并正丁醇液,用水洗涤 3 次,每次 20ml,取正丁醇液,蒸干,残渣加甲醇 2ml 使溶解,作为供试品溶液。另取甘草对照药材 0.5g,同法制成对照药材溶液。照薄层色谱法(通则 0502)试验,吸取上述供试品溶液 2～5μl、对照药材溶液 2μl,分别点于同一用 1% 氢氧化钠溶液制备的硅胶 G 薄层板上,以乙酸乙酯-甲酸-冰醋酸-水(15：1：1：2)为展开剂,展开,取出,晾干,喷以 10% 硫酸乙醇溶液,在 100℃ 加热至斑点显色清晰,置紫外光灯(365nm)下检视。供试品色谱中,在与对照药材色谱相应的位置上,显相同颜色的荧光斑点。

(3)取本品 10g,切碎,加硅藻土 10g,研匀,加正己烷 60ml,超声处理 40 分钟,取出,放冷,滤过,滤液浓缩至约 1ml,作为供试品溶液。另取干姜对照药材 0.5g,加正己烷 30ml,同法制成对照药材溶液。照薄层色谱法(通则 0502)试验,吸取供试品溶液 10μl,对照药材溶液 5μl,分别点于同一硅胶 G 薄层板上,以石油醚(60～90℃)-乙酸乙酯(8：5)为展开剂,展开,取出,晾干,喷以 10% 磷钼酸乙醇溶液,在 105℃ 加热至斑点显色清晰。供试品色谱中,在与对照药材色谱相应的位置上,显相同颜色的主斑点。

(4)取本品 10g,切碎,加硅藻土 10g,研匀,加三氯甲烷 80ml,加热回流 1 小时,取出,放冷,滤过,滤液蒸干,残渣加乙酸乙酯 1ml 使溶解,作为供试品溶液。另取党参对照药材 0.5g,加三氯甲烷 30ml,同法制成对照药材溶液。照薄层色谱法(通则 0502)试验,吸取上述两种溶液各 10μl,分别点于同一硅胶 GF₂₅₄ 薄层板上使成条状,以三氯甲烷-乙酸乙酯-甲醇-水(3：8：5：2)为展开剂,10℃ 以下展开,取出,晾干,喷以5%磷钼酸乙醇溶液,在120℃加热至斑点显色清晰。供试品色谱中,在与对照药材色谱相应的位置上,显一个相同的蓝色条斑。

【检查】 应符合丸剂项下有关的各项规定(通则0108)。

【含量测定】 照高效液相色谱法(通则0512)测定。

色谱条件与系统适用性试验 以十八烷基硅烷键合硅胶为填充剂;以乙腈-0.017mol/L磷酸(36:64)为流动相;检测波长为250nm。理论板数按甘草酸铵峰计算应不低于3000。

对照品溶液的制备 取甘草酸铵对照品适量,精密称定,加60%甲醇制成每1ml含30μg的溶液,即得(每1ml相当于甘草酸29.385μg)。

供试品溶液的制备 取本品重量差异项下的大蜜丸,切碎,取约1g,精密称定,置具塞锥形瓶中,精密加入甲醇-0.017mol/L磷酸溶液(13:7)50ml,密塞,称定重量,放置过夜,超声处理(功率250W,频率33kHz)1小时,取出,放冷,再称定重量,用甲醇-0.017mol/L磷酸溶液(13:7)补足减失的重量,摇匀,滤过,取续滤液,即得。

测定法 分别精密吸取对照品溶液与供试品溶液各10μl,注入液相色谱仪,测定,即得。

本品每丸含甘草以甘草酸($C_{42}H_{62}O_{16}$)计,不得少于11.9mg。

【功能与主治】 温中散寒,健胃。用于脾胃虚寒,呕吐泄泻,胸满腹痛,消化不良。

【用法与用量】 口服。一次1丸,一日2次。小儿酌减。

【注意】 忌食生冷油腻,不宜消化的食物。

【规格】 每丸重9g

【贮藏】 密封。

培元通脑胶囊

Peiyuan Tongnao Jiaonang

【处方】

制何首乌 429g		熟地黄 286g	
天冬 286g		醋龟甲 46g	
鹿茸 23g		酒苁蓉 114g	
肉桂 24g		赤芍 49g	
全蝎 48g		烫水蛭 96g	
地龙 49g		炒山楂 142g	
茯苓 48g		炙甘草 29g	

【制法】 以上十四味,鹿茸、全蝎、烫水蛭、地龙、肉桂分别粉碎成细粉;醋龟甲加水煎煮三次,每次6小时,滤过,滤液合并;其余制何首乌等八味加水浸泡1小时,煎煮三次,每次1.5小时,滤过,合并滤液,加入上述醋龟甲煎液,减压浓缩至相对密度为1.28~1.33(60~70℃)的稠膏;加入全蝎、地龙粉末,混匀,干燥,粉碎成细粉,加入鹿茸、烫水蛭、肉桂细粉,混匀,加辅料适量,装入胶囊,制成1000粒,即得。

【性状】 本品为硬胶囊,内容物为棕褐色的粉末;气特异,味咸、辛。

【鉴别】 (1)取本品,置显微镜下观察:石细胞类圆形或类方形,壁一面菲薄(肉桂)。体壁碎片淡黄色,有网状纹理及圆形毛窝,有时可见棕褐色刚毛;肌纤维成层,无色,微波状弯曲,有时呈垂直交错排列(全蝎)。基本组织细胞类圆形或类椭圆形,无色,分布颗粒状物质(熟地黄)。骨碎片棕色或淡灰色,呈不规则形,骨陷窝呈类圆形或类梭形,边缘骨小管中呈放射状沟纹;残留毛茸表面由薄而透明的扁平细胞作复瓦状排列的毛小皮所包围,髓质断续或无,灰黑色或灰棕色(鹿茸)。

(2)取本品内容物5g,加乙醇50ml,加热回流1小时,滤过,滤液回收溶剂至干,残渣加1mol/L硫酸溶液20ml,置沸水浴中加热水解20分钟,取出,放冷,加水20ml,用乙醚振摇提取3次,每次20ml,合并乙醚提取液,挥干,残渣加甲醇5ml使溶解,作为供试品溶液。另取何首乌对照药材3g,加乙醇30ml,加热回流1小时,滤过,滤液回收溶剂至干,残渣加甲醇5ml使溶解,作为对照药材溶液。照薄层色谱法(通则0502)试验,吸取上述两种溶液各8μl,分别点于同一以0.2%羧甲基纤维素钠为黏合剂的硅胶H薄层板上,以石油醚(30~60℃)-甲酸乙酯-甲酸(15:5:1)的上层溶液为展开剂,展开,取出,晾干,置氨蒸气中熏约1分钟,置日光下检视。供试品色谱中,在与对照药材色谱相应的位置上,显相同颜色的斑点。

(3)取本品内容物5g,加乙醚20ml,超声处理20分钟,滤过,滤液室温挥至约1ml,作为供试品溶液。另取桂皮醛对照品,加乙醇制成每1ml含1μl的溶液,作为对照品溶液。照薄层色谱法(通则0502)试验,吸取供试品溶液10μl、对照品溶液2μl,分别点于同一硅胶G薄层板上,以石油醚(60~90℃)-乙酸乙酯(17:3)为展开剂,展开,取出,晾干,喷以2,4-二硝基苯肼试液,置日光下检视。供试品色谱中,在与对照品色谱相应的位置上,显相同颜色的斑点。

(4)取本品内容物10g,加无水乙醇100ml,加热回流1小时,放冷,滤过,滤液回收溶剂至干,残渣加水30ml使溶解,加入氯化钠使成饱和溶液,充分搅拌,滤过,滤液用水饱和的正丁醇振摇提取2次,每次20ml,合并正丁醇液,浓缩至约1ml,加适量中性氧化铝,拌匀,干燥,加在中性氧化铝柱(100~200目,3g,内径为1cm)上,以乙酸乙酯-甲醇(3:1)混合溶液30ml洗脱,弃去洗脱液,再以乙酸乙酯-甲醇(1:1)混合溶液50ml洗脱,收集洗脱液,回收溶剂至干,残渣加甲醇1ml使溶解,作为供试品溶液。另取芍药苷对照品,加甲醇制成1ml含2mg的溶液,作为对照品溶液。照薄层色谱法(通则0502)试验,吸取上述两种溶液各5~10μl,分别点于同一硅胶G薄层板上,以三氯甲烷-乙酸乙酯-甲醇-甲酸(40:5:10:1)为展开剂,展开,取出,晾干,喷以5%香草醛硫酸溶液,在105℃加热至斑点显色清晰,置日光下检视。供试品色谱中,在与对照品色谱相应的位置上,显相同颜色的斑点。

（5）取本品内容物 3g，加甲醇 30ml，超声处理 15 分钟，滤过，滤液回收溶剂至干，残渣加甲醇 5ml 使溶解，作为供试品溶液。另取松果菊苷对照品，加甲醇制成每 1ml 含 0.5mg 的溶液，作为对照品溶液。照薄层色谱法（通则 0502）试验，吸取上述两种溶液各 1μl，分别点于同一聚酰胺薄膜上，以甲醇-乙酸-水（2：1：7）为展开剂，展开，取出，晾干，置紫外光灯（365nm）下检视。供试品色谱中，在与对照品色谱相应的位置上，显相同颜色的荧光斑点。

【检查】 应符合胶囊剂项下有关的各项规定（通则 0103）。

【浸出物】 取本品内容物 2g，精密称定，用乙醇 50ml 作溶剂，依法（通则 2201 醇溶性浸出物测定法——热浸法）测定。本品含醇溶性浸出物不得少于 20%。

【含量测定】 避光操作。照高效液相色谱法（通则 0512）测定。

色谱条件与系统适用性试验 以十八烷基硅烷键合硅胶为填充剂；以乙腈-水（15：85）为流动相；检测波长为 320nm。理论板数按 2,3,5,4'-四羟基二苯乙烯-2-O-β-D 葡萄糖苷峰计算应不低于 6000。

对照品溶液的制备 取 2,3,5,4'-四羟基二苯乙烯-2-O-β-D 葡萄糖苷对照品适量，精密称定，加稀乙醇制成每 1ml 含 25μg 的溶液，即得。

供试品溶液的制备 取装量差异项下的本品内容物，研细，取约 0.6g，精密称定，置具塞锥形瓶中，精密加入稀乙醇 25ml，密塞，称定重量，加热回流 30 分钟，放冷，再称定重量，用稀乙醇补足减失的重量，摇匀，滤过，取续滤液，即得。

测定法 分别精密吸取对照品溶液与供试品溶液各 10μl，注入液相色谱仪，测定，即得。

本品每粒含制何首乌以 2,3,5,4'-四羟基二苯乙烯-2-O-β-D 葡萄糖苷（$C_{20}H_{22}O_9$）计，不得少于 0.46mg。

【功能与主治】 益肾填精，息风通络。用于肾元亏虚，瘀血阻络证，症见半身不遂、口眼歪斜、言语謇涩、半身麻木、眩晕耳鸣、腰膝酸软、脉沉细；缺血性中风中经络恢复期见上述证候者。

【用法与用量】 口服。一次 3 粒，一日 3 次。

【注意】 孕妇禁用，产妇慎用。忌辛辣、油腻，禁烟酒。个别患者服药后出现恶心，一般不影响继续服药。偶见嗜睡、乏力，继续服药能自行缓解。

【规格】 每粒装 0.6g

【贮藏】 密封。

培 坤 丸

Peikun Wan

【处方】 炙黄芪 48g　　　　陈皮 32g
　　　　炙甘草 8g　　　　　炒白术 48g
　　　　北沙参 16g　　　　　茯苓 32g
　　　　酒当归 80g　　　　　麦冬 32g
　　　　川芎 16g　　　　　　炒酸枣仁 32g
　　　　酒白芍 16g　　　　　砂仁 9g
　　　　杜仲炭 32g　　　　　核桃仁 20g
　　　　盐胡芦巴 40g　　　　醋艾炭 16g
　　　　龙眼肉 32g　　　　　山茱萸（制）32g
　　　　制远志 4g　　　　　　熟地黄 64g
　　　　五味子（蒸）8g

【制法】 以上二十一味，粉碎成细粉，过筛，混匀。另取酥油 4g，熔化，加入上述粉末，混匀。每 100g 粉末加炼蜜 90～100g 制成小蜜丸或大蜜丸，即得。

【性状】 本品为黑褐色的小蜜丸或大蜜丸；气微香，味甜。

【鉴别】 （1）取本品，置显微镜下观察：薄壁组织灰棕色至黑棕色，细胞多皱缩，内含棕色的核状物（熟地黄）。纤维成束或散离，壁厚，表面有纵裂纹，两端断裂成帚状或较平截（炙黄芪）。不规则分枝状团块无色，遇水合氯醛液溶化；菌丝无色或淡棕色（茯苓）。草酸钙针晶成束或散在，长约 24～50μm，直径约 3μm（麦冬）。橡胶丝成条或扭曲成团，表面显颗粒性（杜仲）。内种皮细胞棕黄色，表面观长方形或类方形，垂周壁连珠状增厚（酸枣仁）。

（2）取本品 10g，剪碎，加硅藻土 8g，研匀，加稀乙醇 100ml，超声处理 30 分钟，滤过，滤液蒸干，残渣加水 50ml 使溶解，加乙醚洗涤 2 次，每次 50ml，弃去乙醚液，水液加水饱和的正丁醇振摇提取 2 次，每次 30ml，合并正丁醇液，回收溶剂至干，残渣加水 5ml 使溶解，通过 D101 型大孔吸附树脂柱（内径为 1cm，柱高为 12cm），用水 50ml 洗脱，弃去水液，再用 40% 乙醇 50ml 洗脱，收集洗脱液，蒸干，残渣加丙酮 1ml 使溶解，作为供试品溶液。另取芍药苷对照品，加乙醇制成每 1ml 含 1mg 的溶液，作为对照品溶液。照薄层色谱法（通则 0502）试验，吸取上述供试品溶液 10μl、对照品溶液 5μl，分别点于同一硅胶 G 薄层板上，以三氯甲烷-乙酸-乙酸乙酯-甲醇-浓氨试液（8：1：4：1）为展开剂，展开，取出，晾干，喷以 5% 香草醛硫酸溶液，在 105℃ 加热至斑点显色清晰。供试品色谱中，在与对照品色谱相应的位置上，显相同颜色的斑点。

（3）取本品 2g，剪碎，置具塞锥形瓶中，加 50% 甲醇 25ml，超声处理 15 分钟使溶散，加热回流 1 小时，放冷，摇匀，滤过，量取续滤液 10ml，加在中性氧化铝柱（100～200 目，4g，内径为 1cm）上，用 40% 甲醇 50ml 洗脱，收集流出液及洗脱液，蒸干，残渣加 50% 甲醇 10ml 使溶解，作为供试品溶液。另取马钱苷对照品适量，加 50% 甲醇制成每 1ml 约含 20μg 的溶液，作为对照品溶液。照高效液相色谱法（通则 0512）试验，以十八烷基硅烷键合硅胶为填充剂；以乙腈-水（15：85）为流动相；检测波长为 240nm。分别吸取对照品溶液与供试品溶液各 10μl，注入液相色谱仪。在供试品色谱中应呈现与对照品色谱峰保留时间相同的色谱峰。

【检查】 应符合丸剂项下有关的各项规定（通则 0108）。

【含量测定】　照高效液相色谱法(通则0512)测定。

色谱条件与系统适用性试验　以十八烷基硅烷键合硅胶为填充剂;以甲醇-水-醋酸(35:61:4)为流动相;检测波长为283nm。理论板数按橙皮苷峰计算应不低于3000。

对照品溶液的制备　取橙皮苷对照品适量,精密称定,加甲醇制成每1ml含40μg的溶液,即得。

供试品溶液的制备　取本品适量,剪碎,取约2g,精密称定,置具塞锥形瓶中,精密加入甲醇50ml,称定重量,超声处理(功率250W,33kHz)45分钟,放冷,再称定重量,用甲醇补足减失的重量,摇匀,滤过,取续滤液,即得。

测定法　分别精密吸取对照品溶液与供试品溶液各10μl,注入液相色谱仪,测定,即得。

本品每1g含陈皮以橙皮苷($C_{28}H_{34}O_{15}$)计,不得少于0.80mg。

【功能与主治】　补气血,滋肝肾。用于妇女血亏,消化不良,月经不调,赤白带下,小腹冷痛,气血衰弱,久不受孕。

【用法与用量】　用黄酒或温开水送服。小蜜丸一次9g,大蜜丸一次1丸,一日2次。

【注意】　抑郁气滞,内有湿者忌服。

【规格】　小蜜丸每45丸重9g;大蜜丸每丸重9g

【贮藏】　密封。

黄氏响声丸

Huangshi Xiangsheng Wan

【处方】
薄荷	浙贝母
连翘	蝉蜕
胖大海	酒大黄
川芎	方儿茶
桔梗	诃子肉
甘草	薄荷脑

【制法】　以上十二味,除薄荷脑外,取酒大黄、川芎、诃子肉、浙贝母、薄荷、方儿茶粉碎成粗粉,其余连翘等五味加水煎煮二次,每次1.5小时,合并煎液,静置沉淀,滤过,滤液浓缩至适量,与大黄等粗粉拌匀,干燥,粉碎成细粉,加入薄荷脑,混匀。制丸,包糖衣或炭衣,即得。

【性状】　本品为糖衣或炭衣浓缩水丸,除去包衣后显褐色或棕褐色;味苦、清凉。

【鉴别】　(1)取本品,除去包衣,研细,取2g,加无水乙醇20ml,超声处理30分钟,滤过,滤液蒸干,残渣加甲醇1ml使溶解,作为供试品溶液。另取大黄对照药材1g,同法制成对照药材溶液。再取大黄素对照品,加甲醇制成每1ml含1mg的溶液,作为对照品溶液。照薄层色谱法(通则0502)试验,吸取供试品溶液3μl、对照药材溶液5μl、对照品溶液1μl,分别点于同一硅胶G薄层板上,以石油醚(30~60℃)-甲酸乙

酯-甲酸(15:5:1)的上层溶液为展开剂,展开,取出,晾干,置紫外光灯(365nm)下检视。供试品色谱中,在与对照药材色谱和对照品色谱相应的位置上,显相同的橙黄色荧光斑点,置氨蒸气中熏后,斑点变为红色。

(2)取本品,除去包衣,研细,取10g,加乙醚60ml,超声处理20分钟,滤过,药渣备用,滤液挥干,残渣加乙酸乙酯1ml使溶解,作为供试品溶液。另取川芎对照药材0.5g,加乙醚30ml,同法制成对照药材溶液。照薄层色谱法(通则0502)试验,吸取上述两种溶液各5~10μl,分别点于同一硅胶G薄层板上,以环己烷-乙酸乙酯(9:1)为展开剂,展开,取出,晾干,置紫外光灯(365nm)下检视。供试品色谱中,在与对照药材色谱相应的位置上,显相同颜色的荧光斑点。

(3)取〔鉴别〕(2)项下乙醚提取后的备用药渣,挥干,加甲醇60ml,超声处理40分钟,滤过,滤液蒸干,残渣加水40ml使溶解,用水饱和的正丁醇振摇提取3次,每次20ml,合并正丁醇液,用正丁醇饱和的水洗涤3次,每次30ml,正丁醇液蒸干,残渣加甲醇2ml使溶解,作为供试品溶液。另取甘草对照药材1g,加乙醚40ml,超声处理20分钟,滤过,弃去滤液,取滤渣挥干,同法制成对照药材溶液。照薄层色谱法(通则0502)试验,吸取上述两种溶液各10μl,分别点于同一硅胶G薄层板上,以甲苯-三氯甲烷-甲醇(10:10:1)为展开剂,二次展开,展距均为8cm,取出,晾干,置紫外光灯(365nm)下检视。供试品色谱中,在与对照药材色谱相应的位置上,显相同颜色的荧光斑点。

【检查】　应符合丸剂项下有关的各项规定(通则0108)。

【含量测定】　照高效液相色谱法(通则0512)测定。

色谱条件与系统适用性试验　以十八烷基硅烷键合硅胶为填充剂;以乙腈-二乙胺-水(65:0.03:35)为流动相;用蒸发光散射检测器检测。理论板数以贝母素甲峰计算应不低于4000。

对照品溶液的制备　取贝母素甲对照品和贝母素乙对照品适量,精密称定,加甲醇制成每1ml含贝母素甲0.25mg和贝母素乙0.15mg的混合溶液,即得。

供试品溶液的制备　取本品适量,除去包衣,精密称定,研细,取约4g,精密称定,滴加浓氨试液-乙醇(1:1)混合溶液6ml使湿润,密塞,放置30分钟,加乙醚-三氯甲烷-乙醇(50:16:5)混合溶液50ml,超声处理(功率250W,频率50Hz,水浴温度为30℃以下)1小时,滤过,滤渣用乙醚-三氯甲烷-乙醇(50:16:5)混合溶液适量洗涤,合并滤液及洗液,置温水浴上挥干,残渣用甲醇溶解并转移至5ml量瓶中,加甲醇稀释至刻度,摇匀,即得。

测定法　精密吸取对照品溶液10μl、20μl与供试品溶液20μl,注入液相色谱仪,测定,用外标两点法对数方程分别计算贝母素甲、贝母素乙的含量,即得。

本品每1g含浙贝母以贝母素甲($C_{27}H_{45}NO_3$)和贝母素乙($C_{27}H_{43}NO_3$)的总量计,不得少于0.20mg。

【功能与主治】　疏风清热,化痰散结,利咽开音。用于风

热外束、痰热内盛所致的急、慢性喉痹,症见声音嘶哑、咽喉肿痛、咽干灼热、咽中有痰、或寒热头痛、或便秘尿赤;急慢性喉炎及声带小结、声带息肉初起见上述证候者。

【用法与用量】 口服。一次 8 丸〔规格(1)〕或一次 6 丸〔规格(2)〕或一次 20 丸〔规格(3)〕,一日 3 次,饭后服用;儿童减半。

【注意】 胃寒便溏者慎用。

【规格】 (1)炭衣丸 每丸重 0.1g

(2)炭衣丸 每丸重 0.133g

(3)糖衣丸 每瓶装 400 丸

【贮藏】 密封。

黄芪生脉颗粒
Huangqi Shengmai Keli

【处方】 炙黄芪 600g   党参 400g

麦冬 400g   五味子 100g

南五味子 100g

【制法】 以上五味,加水煎煮二次,第一次 2 小时,第二次 1.5 小时,滤过,滤液合并,离心,取上清液减压浓缩至适量,加糊精适量,混匀,干燥,制成 1000g,即得。

【性状】 本品为灰黄色至棕黄色的颗粒;味微酸、微甜。

【鉴别】 (1)取本品 10g,研细,加水 30ml,超声处理 30 分钟,滤过,滤液用三氯甲烷振摇提取 2 次,每次 30ml,合并三氯甲烷液,蒸干,残渣加三氯甲烷 0.5ml 使溶解,作为供试品溶液。另取五味子醇甲对照品,加三氯甲烷制成每 1ml 含 1mg 的溶液,作为对照品溶液。照薄层色谱法(通则 0502)试验,吸取供试品溶液 10μl,对照品溶液 5μl,分别点于同一硅胶 GF_{254} 薄层板上,以环己烷-乙酸乙酯-甲醇(6∶3∶1)为展开剂,展开,取出,晾干,置紫外光灯(254nm)下检视。供试品谱中,在与对照品色谱相应的位置上,显相同颜色的斑点。

(2)取本品 5g,研细,加甲醇 20ml,超声处理 30 分钟,滤过,滤液蒸干,残渣加甲醇 2ml 使溶解,作为供试品溶液。另取党参对照药材 2g,同法制成对照药材溶液。照薄层色谱法(通则 0502)试验,吸取上述两种溶液各 10μl,分别点于同一硅胶 G 薄层板上,以甲苯-乙酸乙酯-甲酸(15∶5∶2)为展开剂,展开,取出,晾干,喷以 10% 硫酸乙醇溶液,在 105℃ 加热至斑点显色清晰,置日光下检视。供试品色谱中,在与对照药材色谱相应的位置上,显相同颜色的斑点。

【检查】 应符合颗粒剂项下有关的各项规定(通则 0104)。

【含量测定】 照高效液相色谱法(通则 0512)测定。

色谱条件与系统适用性试验 以十八烷基硅烷键合硅胶为填充剂;以乙腈-水(36∶64)为流动相;用蒸发光散射检测器检测。理论板数按黄芪甲苷峰计算应不低于 4000。

对照品溶液的制备 取黄芪甲苷对照品适量,精密称定,加甲醇制成每 1ml 含 0.2mg 的溶液,即得。

供试品溶液的制备 取装量差异项下的本品,混匀,取适量,研细,取约 5g,精密称定,精密加入甲醇 50ml,密塞,称定重量,超声处理(功率 500W,频率 40kHz)45 分钟,放冷,再称定重量,用甲醇补足减失的重量,摇匀,滤过,精密量取续滤液 25ml,蒸干,残渣加水 20ml 使溶解,用水饱和的正丁醇振摇提取 4 次,每次 20ml,合并正丁醇液,用氨试液洗涤 2 次,每次 40ml,弃去氨液,正丁醇液蒸干,残渣加甲醇使溶解,并转移至 5ml 量瓶中,加甲醇至刻度,摇匀,滤过,取续滤液,即得。

测定法 精密吸取对照品溶液 5μl、10μl,供试品溶液 10μl,注入液相色谱仪,测定,以外标两点法对数方程计算,即得。

本品每袋含黄芪以黄芪甲苷($C_{41}H_{68}O_{14}$)计,不得少于 0.95mg。

【功能与主治】 益气滋阴,养心行滞。用于气阴两虚,血脉瘀阻引起的胸痹心痛,症见胸痛、胸闷、心悸、气短;冠心病、心绞痛见上述证候者。

【用法与用量】 口服。一次 1 袋,一日 3 次。

【注意】 根据病情需要,必要时,应配合其他治疗措施。

【规格】 每袋装 5g

【贮藏】 密封。

黄芪健胃膏
Huangqi Jianwei Gao

【处方】 黄芪 407g   白芍 244g

桂枝 122g   生姜 122g

甘草 122g   大枣 122g

【制法】 以上六味,生姜、桂枝用水蒸气蒸馏提取挥发油;蒸馏后的水溶液收集备用;药渣与其余黄芪等四味加水煎煮二次,每次 2 小时,合并煎液并与蒸馏后的水溶液合并,滤过,滤液静置,倾取上清液,浓缩至相对密度为 1.18～1.20(80℃)的稠膏,另取饴糖 814g 制成糖浆,加入稠膏,搅匀,继续浓缩至规定量,待冷,加入苯甲酸钠 3g 及上述挥发油,搅匀,制成 1000g,即得。

【性状】 本品为深棕色的稠厚的半流体;气香,味甜,微辛。

【鉴别】 (1)取本品 40g,加乙醚振摇提取 2 次,每次 30ml,弃去乙醚液,用水饱和的正丁醇振摇提取 2 次,每次 40ml,合并正丁醇液,分成二份,一份(另一份备用)用氨试液洗涤 2 次(15ml,10ml),正丁醇液蒸干,残渣加甲醇 1ml 使溶解,作为供试品溶液。另取黄芪甲苷对照品,加甲醇制成每 1ml 含 1mg 的溶液,作为对照品溶液。照薄层色谱法(通则 0502)试验,吸取上述二种溶液各 2μl,分别点于同一硅胶 G 薄层板上,以〔乙酸乙酯-正丁醇-水(1∶4∶5)的上层溶液〕-甲醇(10：1)为展开剂，展开，取出，晾干，喷以硫酸乙醇溶液(1→10)，在 105℃加热至斑点显色清晰，分别置日光及紫外光灯(365nm)下检视。供试品色谱中，在与对照品色谱相应位置上，分别显相同颜色的斑点或橙黄色荧光斑点。

(2)取〔鉴别〕(1)项下的另一份正丁醇液，用水 15ml 洗涤，正丁醇液蒸干，残渣加甲醇 4ml 使溶解，作为供试品溶液。另取白芍对照药材 0.5g，加乙醇 10ml，超声处理 20 分钟，滤过，滤液浓缩至约 1ml，作为对照药材溶液。再取芍药苷对照品，加乙醇制成每 1ml 含 1mg 的溶液，作为对照品溶液。照薄层色谱法(通则 0502)试验，吸取上述三种溶液各 4μl，分别点于同一硅胶 G 薄层板上，使成条状，用乙酸乙酯-甲酸-冰醋酸-水(15：1：1：2)为展开剂，展开，取出，晾干，喷以 5% 香草醛硫酸溶液，热风吹至斑点显色清晰。供试品色谱中，在与对照药材色谱和对照品色谱相应位置上，显相同的蓝紫色斑点。

(3)取〔鉴别〕(2)项下的供试品溶液作为供试品溶液。另取甘草对照药材 0.5g，加水 10ml，加热回流 30 分钟，放冷，滤过，滤液用水饱和的正丁醇振摇提取 2 次，每次 15ml，合并正丁醇液，用水 10ml 洗涤，正丁醇液蒸干，残渣加甲醇 1ml 使溶解，作为对照药材溶液。照薄层色谱法(通则 0502)试验，吸取上述两种溶液各 5μl，分别点于同一硅胶 G 薄层板上，使成条状，以乙酸乙酯-甲酸-冰醋酸-水(15：1：1：2)为展开剂，展开，取出，晾干，喷以硫酸乙醇溶液(1→10)，热风吹至斑点显色清晰，置紫外光灯(365nm)下检视。供试品色谱中，在与对照药材色谱相应位置上，显相同颜色的荧光主斑点。

【检查】 相对密度 应不低于 1.34(通则 0183)。

其他 应符合煎膏剂项下有关的各项规定(通则 0183)。

【含量测定】 照高效液相色谱法(通则 0512)测定。

色谱条件与系统适用性试验 以十八烷基硅烷键合硅胶为填充剂；以乙腈-0.1%磷酸溶液(13：87)为流动相；检测波长为 230nm。理论板数按芍药苷峰计算应不低于 3500。

对照品溶液的制备 取芍药苷对照品适量，精密称定，加甲醇制成每 1ml 含 20μg 的溶液，即得。

供试品溶液的制备 取本品 1g，精密称定，置 25ml 量瓶中，加 30%乙醇适量，振摇使溶解，再加 30%乙醇稀释至刻度，摇匀，滤过，精密量取续滤液 5ml，通过 D101 型大孔吸附树脂柱(内径为 1cm，柱高为 16cm)，用 30%乙醇 100ml 洗脱，收集洗脱液，蒸干，残渣用水 5ml 使溶解，并转移至 25ml 量瓶中，加甲醇稀释至刻度，摇匀，滤过，取续滤液，即得。

测定法 分别精密吸取对照品溶液与供试品溶液各 10μl，注入液相色谱仪，测定，即得。

本品每 1g 含白芍以芍药苷($C_{23}H_{28}O_{11}$)计，不得少于 2.0mg。

【功能与主治】 补气温中，缓急止痛。用于脾胃虚寒所致的胃痛，症见胃痛拘急、畏寒肢冷、喜温喜按、心悸自汗；胃、十二指肠溃疡见上述证候者。

【用法与用量】 口服，一次 15～20g，一日 2 次。

【注意】 消化道出血时慎服。

【规格】 每瓶装 100g

【贮藏】 密封。

黄 芪 颗 粒

Huangqi Keli

【处方】 黄芪 1000g

【制法】 取黄芪加水煎煮二次，第一次 3 小时，第二次 2 小时，合并煎液，滤过，滤液浓缩至相对密度约为 1.21～1.24(60℃)，加乙醇使含乙醇量为 70%，搅匀，静置，取上清液回收乙醇，浓缩成相对密度为 1.31～1.33(60℃)的清膏。加蔗糖粉及糊精适量，制成颗粒，低温干燥，制成 1000g〔规格(1)〕或 667g〔规格(2)〕；或加辅料适量，制成颗粒，低温干燥，制成 267g(无蔗糖)〔规格(3)〕，即得。

【性状】 本品为淡黄色至棕黄色的颗粒；味甜或味微甜、苦(无蔗糖)。

【鉴别】 取本品半袋，研细，加水 25ml，超声处理 30 分钟，滤过，滤液用水饱和正丁醇振摇提取 2 次，每次 25ml，合并正丁醇提取液，用氨试液洗涤 2 次，每次 30ml，分取正丁醇液蒸干，残渣加甲醇 1ml 使溶解，作为供试品溶液。另取黄芪对照药材 1g，加水适量煎煮 30 分钟，放冷，滤过，滤液同法制成对照药材溶液。再取黄芪甲苷对照品适量，加甲醇制成每 1ml 含 2mg 的溶液，作为对照品溶液。照薄层色谱法(通则 0502)试验，吸取上述三种溶液各 5μl，分别点于同一硅胶 G 薄层板上，以三氯甲烷-甲醇-水(13：7：2)的下层溶液为展开剂，展开，取出，晾干，喷以 10%硫酸乙醇溶液，在 105℃加热至斑点显色清晰。供试品色谱中，在与对照药材色谱和对照品色谱相应的位置上，显相同颜色的斑点；置紫外光灯(365nm)下显检视，显相同颜色的荧光斑点。

【检查】 应符合颗粒剂项下有关的各项规定(通则 0104)。

【含量测定】 照高效液相色谱法(通则 0512)测定。

色谱条件与系统适用性试验 以十八烷基硅烷键合硅胶为填充剂；以乙腈-水(35：65)为流动相；蒸发光散射检测器检测。理论板数按黄芪甲苷峰计算应不低于 4000。

对照品溶液的制备 取黄芪甲苷对照品适量，精密称定，加甲醇制成每 1ml 含 0.4mg 的溶液，即得。

供试品溶液的制备 取本品装量差异项下内容物，研细，取 10g〔规格(1)〕或 7g〔规格(2)〕或 3g〔规格(3)〕，精密称定，精密加水 50ml，称定重量，超声处理(功率 720W，频率 40kHz)30 分钟，再称定重量，用水补足减失的重量，摇匀，滤过，精密量取续滤液 25ml，用水饱和的正丁醇振摇提取 4 次，每次 25ml，合并正丁醇提取液，用氨试液洗涤 3 次，每次 30ml，弃去洗液，分取正丁醇液蒸干，残渣用甲醇溶解并转移至 5ml 量瓶中,加甲醇稀释至刻度,摇匀,即得。

测定法 精密吸取对照品溶液 $10\mu l$、$20\mu l$,供试品溶液 $10\sim20\mu l$,注入液相色谱仪,测定,以外标两点法对数方程计算,即得。

本品每袋含黄芪以黄芪甲苷($C_{41}H_{68}O_{14}$)计,不得少于 3.0mg。

【功能与主治】 补气固表,利尿,托毒排脓,生肌。用于气短心悸,虚脱,自汗,体虚浮肿,久泻,脱肛,子宫脱垂,痈疽难溃,疮口久不愈合。

【用法与用量】 开水冲服。一次 1 袋,一日 2 次。

【规格】 (1)每袋装 15g (2)每袋装 10g (3)每袋装 4g(无蔗糖)

【贮藏】 密封。

黄杨宁片
Huangyangning Pian

【处方】 环维黄杨星 D 0.5g

【制法】 取环维黄杨星 D,加辅料适量,制成颗粒,干燥,压制成 1000 片或 500 片,即得。

【性状】 本品为白色或微黄色的片;味苦。

【鉴别】 (1)取本品适量,研细,取粉末适量(约相当于环维黄杨星 D 10mg),加三氯甲烷 20ml,搅拌使溶解,滤过,滤液分成两份,分别置水浴上蒸干。一份加冰醋酸溶液(1→20)1ml 使溶解,加碘化铋钾试液 1~2 滴,即生成橙红色沉淀;另一份加乙醇 1ml 与硫酸 2ml,即显橙红色。

(2)取本品,研细,取粉末适量(约相当于环维黄杨星 D 10mg),加水和氢氧化钠试液各 2ml,摇匀后,加三氯甲烷 10ml,振摇提取 10 分钟,静置,分取三氯甲烷层,滤过,滤液作为供试品溶液。另取环维黄杨星 D 对照品,加三氯甲烷制成每 1ml 含 1mg 的溶液,作为对照品溶液。照薄层色谱法(通则 0502)试验,吸取上述两种溶液各 $10\mu l$,分别点于同一硅胶 G 薄层板上,以三氯甲烷-丙酮-二乙胺(25:20:2)为展开剂,展开,取出,晾干,喷以稀碘化铋钾试液。供试品色谱中,在与对照品色谱相应的位置上,显相同颜色的斑点。

【检查】 含量均匀度 取本品 10 片,分别置量瓶中,各加 0.05mol/L 磷酸二氢钠缓冲液至刻度(约相当于每 1ml 含环维黄杨星 D 0.01mg),80℃水浴温浸 1.5 小时后取出,冷却至室温,摇匀,离心 6 分钟(转速为每分钟 3000 转),分别取上清液作为供试品溶液,照含量测定项下的方法测定含量。每片的含量与平均含量相比较,差异大于 ±15% 的不得多于 1 片,并不得超过 ±25%。

其他 应符合片剂项下有关的各项规定(通则 0101)。

【含量测定】 对照品溶液的制备 取环维黄杨星 D 对照品约 25mg,精密称定,置 250ml 量瓶中,加甲醇 70ml 使溶解,用 0.05mol/L 磷酸二氢钠缓冲液稀释至刻度,摇匀,精密量取 10ml,置 100ml 量瓶中,用 0.05mol/L 磷酸二氢钠缓冲液稀释至刻度,摇匀,即得(每 1ml 含环维黄杨星 D 10μg)。

供试品溶液的制备 取本品 20 片,精密称定,研细,精密称取适量(约相当于环维黄杨星 D 0.5mg),置 50ml 量瓶中,加 0.05mol/L 磷酸二氢钠缓冲液至近刻度,80℃水浴温浸 1.5 小时后取出,冷却至室温,加 0.05mol/L 磷酸二氢钠缓冲液至刻度,摇匀,离心 6 分钟(转速为每分钟 3000 转),取上清液,即得。

测定法 精密量取对照品溶液与供试品溶液各 5ml,分别置分液漏斗中,各精密加入溴麝香草酚蓝溶液(取溴麝香草酚蓝 18mg,置 250ml 量瓶中,加甲醇 5ml 使溶解,加 0.05mol/L 磷酸二氢钠缓冲液至刻度,摇匀,即得)5ml,摇匀,立即分别精密加入三氯甲烷 10ml,振摇 2 分钟,静置 1.5 小时,分取三氯甲烷层,置含 0.5g 无水硫酸钠的具塞试管中,振摇,静置,取上清液,照紫外-可见分光光度法(通则 0401),在 410nm 的波长处分别测定吸光度,计算,即得。

本品每片含环维黄杨星 D($C_{26}H_{46}N_2O$),应为标示量的 90.0%~110.0%。

【功能与主治】 行气活血,通络止痛。用于气滞血瘀所致的胸痹心痛、脉结代;冠心病、心律失常见上述证候者。

【用法与用量】 口服。一次 1~2mg,一日 2~3 次。

【规格】 (1)每片含环维黄杨星 D 0.5mg (2)每片含环维黄杨星 D 1mg

【贮藏】 遮光,密封。

黄连上清丸
Huanglian Shangqing Wan

【处方】

黄连 10g	栀子(姜制)80g
连翘 80g	炒蔓荆子 80g
防风 40g	荆芥穗 80g
白芷 80g	黄芩 80g
菊花 160g	薄荷 40g
酒大黄 320g	黄柏(酒炒)40g
桔梗 80g	川芎 40g
石膏 40g	旋覆花 20g
甘草 40g	

【制法】 以上十七味,粉碎成细粉,过筛,混匀。用水制丸,干燥,制成水丸;或每 100g 粉末用炼蜜 30~40g 加适量的水制丸,干燥,制成水蜜丸;或每 100g 粉末加炼蜜 150~170g 制成大蜜丸或小蜜丸,即得。

【性状】 本品为暗黄色至黄褐色的水丸、黄棕色至棕褐色的水蜜丸或黑褐色的大蜜丸或小蜜丸;气芳香,味苦。

【鉴别】 (1)取本品水丸或水蜜丸 2g,研细,加甲醇

10ml,超声处理 20 分钟,滤过,滤液蒸干,残渣加甲醇 1ml 使溶解,作为供试品溶液。或取大蜜丸或小蜜丸 3g,剪碎,加甲醇 15ml,研磨使分散,超声处理 20 分钟,滤过,滤液蒸干,残渣用甲醇 2ml,分 2 次,轻摇 10 秒钟,取上清液,作为供试品溶液。另取川芎对照药材 0.2g,加甲醇 3ml,超声处理 10 分钟,上清液作为对照药材溶液。照薄层色谱法(通则 0502)试验,吸取上述两种溶液各 3~5μl,分别点于同一硅胶 G 薄层板上,以环己烷-乙酸乙酯(9:1)为展开剂,展开,取出,晾干,置紫外光灯(365nm)下检视。供试品色谱中,在与对照药材色谱相应的位置上,显相同颜色的荧光斑点。

(2)取大黄对照药材 0.5g,加甲醇 3ml,超声处理 10 分钟,取上清液作为对照药材溶液。照薄层色谱法(通则 0502)试验,吸取上述对照药材溶液与〔鉴别〕(1)项下的供试品溶液各 3~5μl,分别点于同一硅胶 G 薄层板上,以环己烷-乙酸乙酯-甲酸(12:3:0.1)为展开剂,展开约 3cm,取出,晾干,再置同一展开剂中展开 10cm,取出,晾干,置紫外光灯(365nm)下检视。供试品色谱中,在与大黄对照药材色谱相应位置上,显相同的黄色荧光主斑点。

(3)取栀子对照药材 0.2g,甘草对照药材 0.1g,分别加甲醇 3ml,超声处理 10 分钟,取上清液作为对照药材溶液。照薄层色谱法(通则 0502)试验,吸取〔鉴别〕(1)项下的供试品溶液及上述对照药材溶液各 3~6μl,分别点于同一硅胶 G 薄层板上,以环己烷-异丙醇-乙酸乙酯-甲醇-浓氨试液(12:3:6:3.5:1)为展开剂,展开至 11cm 以上,取出,晾干,置紫外光灯(365nm)下检视。供试品色谱中,在与甘草对照药材色谱相应的位置上,显 1~2 个相同颜色的荧光斑点;喷以 5% 的香草醛硫酸溶液-乙醇(1:6)的混合溶液,在 105℃ 加热至斑点显色清晰,供试品色谱中,在与栀子对照药材色谱相应的位置上,至少显一个相同颜色的斑点。

(4)取黄连对照药材 0.03g,黄芩对照药材 0.2g,分别加甲醇 3ml,超声处理 10 分钟,取上清液作为对照药材溶液。照薄层色谱法(通则 0502)试验,吸取〔鉴别〕(1)项下的供试品溶液及上述对照药材溶液各 3~5μl,分别点于同一以羧甲基纤维素钠为黏合剂的硅胶 GF_{254} 薄层板上,以乙酸乙酯-丁酮-甲酸-水(10:7:1:1)为展开剂,展开,取出,晾干,置紫外光灯(365nm)下检视。供试品色谱中,在与黄连对照药材色谱相应的位置上,显相同颜色的荧光主斑点;再喷以 2% 酸性三氯化铁乙醇溶液,供试品色谱中,在与黄芩对照药材色谱相应的位置上显相同颜色主斑点。

【检查】 重金属 取本品水丸或水蜜丸 15g,研碎,或取大蜜丸或小蜜丸 30g,剪碎。取约 1g,精密称定,照炽灼残渣检查法(通则 0841)炽灼至完全灰化。取遗留的残渣,依法检查(通则 0821第二法),含重金属不得过 25mg/kg。

砷盐 取本品水丸或水蜜丸 15g、大蜜丸 5 丸、小蜜丸 30g,研碎或剪碎,过二号筛,取 1.0g,称定重量,加无砷氢氧化钙 1g,加少量水,搅匀,烘干,用小火缓缓炽灼至炭化,再在 500~600℃ 炽灼至完全灰化(同时作空白,留做标准砷斑用),

放冷,加盐酸 7ml 使溶解,再加水 21ml,依法检查(通则 0822第一法),含砷量不得过 2mg/kg。

其他 应符合丸剂项下有关的各项规定(通则 0108)。

【含量测定】 黄连、黄柏 照高效液相色谱法(通则 0512)测定。

色谱条件与系统适用性试验 以十八烷基硅烷键合硅胶为填充剂;以乙腈-0.033mol/L 磷酸二氢钾溶液(35:65)为流动相;检测波长为 424nm。理论板数按盐酸小檗碱峰计算应不低于 4000。

对照品溶液的制备 取盐酸小檗碱对照品适量,精密称定,加甲醇制成每 1ml 含 10μg 的溶液,即得。

供试品溶液的制备 取本品水丸或水蜜丸,研碎,取 0.6g,精密称定;或取重量差异项下的大蜜丸或小蜜丸,剪碎,取 1g,精密称定,置具塞锥形瓶中,精密加入盐酸-甲醇(1:100)混合溶液 10ml,密塞,称定重量,置 50℃ 水浴中加热 15 分钟,取出,放冷,超声处理(功率 250W,频率 33kHz)30 分钟,放冷,再称定重量,用甲醇补足减失的重量,摇匀,离心,滤过,精密量取上清液 2ml,低温挥干,残渣用甲醇适量使溶解并转移至碱性氧化铝柱(100~200 目,8g,内径为 1cm)上,用甲醇 35ml 洗脱,收集洗脱液,蒸干,残渣加甲醇适量使溶解并转移至 2ml 量瓶中,加甲醇至刻度,摇匀,滤过,取续滤液,即得。

测定法 分别精密吸取对照品溶液与供试品溶液各 5~10μl,注入液相色谱仪,测定,即得。

本品含黄连、黄柏以盐酸小檗碱($C_{20}H_{17}NO_4 \cdot HCl$)计,水丸每 1g 不得少于 0.26mg;水蜜丸每 1g 不得少于 0.19mg;大蜜丸每丸不得少于 0.60mg,小蜜丸每 1g 不得少于 0.10mg。

酒大黄 照高效液相色谱法(通则 0512)测定。

色谱条件与系统适用性试验 以十八烷基硅烷键合硅胶为填充剂;以乙腈-甲醇-0.1% 磷酸溶液(42:23:35)为流动相;检测波长为 254nm。理论板数按大黄酚峰计算应不低于 3000。

对照品溶液的制备 取大黄酚对照品和大黄素对照品适量,精密称定,加甲醇制成每 1ml 含大黄酚 15μg、大黄素 5μg 的混合溶液,即得。

供试品溶液的制备 (1)取本品水丸或水蜜丸,研细,取 0.5g,精密称定;或取重量差异项下的大蜜丸或小蜜丸,剪碎,混匀,取 1g,精密称定,置具塞锥形瓶中,精密加入甲醇-盐酸(10:1)的混合溶液 25ml,称定重量,大蜜丸浸泡 10 小时以上,超声处理使溶散,置 80℃ 水浴中加热回流 30 分钟,若瓶壁有黏附物,须超声处理去除,再称定重量,用甲醇补足减失的重量,摇匀,滤过,精密吸取续滤液 5ml,置 10ml 量瓶中,加 2% 的氢氧化钠溶液 2ml,加甲醇至刻度,摇匀,滤过,取续滤液,用于测定总大黄酚和总大黄素的含量。

(2)取水丸或水蜜丸粉末 0.3g,精密称定;或剪碎的大蜜丸或小蜜丸 0.7g,精密称定,置具塞锥形瓶中,精密加入甲醇

25ml,称定重量,大蜜丸浸泡 10 小时以上,用玻棒研磨使样品溶散,用数滴甲醇冲洗玻棒于锥形瓶中,超声处理(功率160W,频率 50kHz)30 分钟,放冷,再称定重量,用甲醇补足减失的重量,或挥散至原重量,摇匀,滤过,取续滤液,用于测定游离大黄酚和游离大黄素的含量。

测定法 分别精密吸取对照品溶液与上述两种供试品溶液各 10～20µl,注入液相色谱仪,测定,计算总大黄酚和总大黄素的总量与游离大黄酚和游离大黄素的总量;用总大黄酚和总大黄素的总量与游离大黄酚和游离大黄素总量的差值,作为结合蒽醌中的大黄酚和大黄素的总量,即得。

本品含酒大黄以总大黄酚($C_{15}H_{10}O_4$)和总大黄素($C_{15}H_{10}O_5$)的总量计,水丸每 1g 不得少于 1.8mg,水蜜丸每 1g 不得少于 1.3mg,大蜜丸每丸不得少于 4.0mg,小蜜丸每 1g 不得少于 0.67mg;以结合蒽醌中的大黄酚($C_{15}H_{10}O_4$)和大黄素($C_{15}H_{10}O_5$)的总量计,水丸每 1g 不得少于 0.7mg,水蜜丸每 1g 不得少于 0.5mg,大蜜丸每丸不得少于 1.5mg,小蜜丸每 1g 不得少于 0.25mg。

【功能与主治】 散风清热,泻火止痛。用于风热上攻、肺胃热盛所致的头晕目眩、暴发火眼、牙齿疼痛、口舌生疮、咽喉肿痛、耳痛耳鸣、大便秘结、小便短赤。

【用法与用量】 口服。水丸或水蜜丸一次 3～6g,小蜜丸一次 6～12g(30～60 丸),大蜜丸一次 1～2 丸,一日 2 次。

【注意】 忌食辛辣食物;孕妇慎用;脾胃虚寒者禁用。

【规格】 水丸每袋装 6g;水蜜丸每 40 丸重 3g;小蜜丸每 100 丸重 20g;大蜜丸每丸重 6g

【贮藏】 密封。

黄连上清片
Huanglian Shangqing Pian

【处方】
黄连 5g		栀子 40g	
连翘 40g		炒蔓荆子 40g	
防风 20g		荆芥穗 40g	
白芷 40g		黄芩 40g	
菊花 80g		薄荷 20g	
大黄 160g		黄柏 20g	
桔梗 40g		川芎 20g	
石膏 20g		旋覆花 10g	
甘草 20g			

【制法】 以上十七味,大黄、白芷、黄连、石膏粉碎成细粉;连翘、荆芥穗、薄荷提取挥发油,药渣加水煎煮二次,每次1 小时,滤过,合并滤液并浓缩成清膏;其余旋覆花等十味用70%乙醇加热回流 2 小时,滤过,滤液回收乙醇并浓缩成清膏,药渣再加水煎煮二次,每次 1 小时,滤过,合并滤液并浓缩成清膏;合并三种清膏,浓缩至适量,与大黄等粉末混匀;或清

膏喷雾干燥后,与大黄等粉末混匀;加入适量辅料,制成颗粒,干燥,喷入连翘等挥发油,混匀,压制成 1000 片,包糖衣或薄膜衣,即得。

【性状】 本品为糖衣片或薄膜衣片,除去包衣后显黄棕色至棕褐色;气香,味苦。

【鉴别】 (1)取本品 10 片,除去包衣,研细,加甲醇30ml,加热回流 30 分钟,滤过,滤液蒸干,残渣加 1%盐酸溶液 25ml,加热回流 1 小时,放冷,用乙醚振摇提取 2 次,每次20ml,合并乙醚液,蒸干,残渣加甲醇 2ml 使溶解,作为供试品溶液。另取大黄对照药材 0.1g,加甲醇 10ml,同法制成对照药材溶液。再取大黄素对照品,加甲醇制成每 1ml 含 1mg的溶液,作为对照品溶液。照薄层色谱法(通则 0502)试验,吸取上述三种溶液各 2～4µl,分别点于同一硅胶 G 薄层板上,以石油醚(30～60℃)-甲酸乙酯-甲酸(15:5:1)的上层溶液为展开剂,展开,取出,晾干,置紫外光灯(365nm)下检视。供试品色谱中,在与对照药材色谱和对照品色谱相应的位置上,显相同颜色的荧光斑点;置氨蒸气中熏后,斑点变为红色。

(2)取本品 5 片,除去包衣,研细,加甲醇 10ml,超声处理30 分钟,滤过,滤液作为供试品溶液。另取黄连对照药材0.1g,同法制成对照药材溶液。再取盐酸小檗碱对照品,加甲醇制成每 1ml 含 0.2mg 的溶液,作为对照品溶液。照薄层色谱法(通则 0502)试验,吸取上述三种溶液各 2µl,分别点于同一硅胶 G 薄层板上,以甲苯-异丙醇-乙酸乙酯-甲醇-水(6:1.5:3:1.5:0.3)为展开剂,置氨蒸气饱和的展开缸内,展开,取出,晾干,置紫外光灯(365nm)下检视。供试品色谱中,在与对照药材色谱和对照品色谱相应的位置上,显相同的黄色荧光斑点。

(3)取本品 10 片,除去包衣,研细,加乙醚 30ml,超声处理 10 分钟,滤过,弃去乙醚液,药渣挥干溶剂,加乙酸乙酯40ml,加热回流 1 小时,滤过,滤液蒸干,残渣加甲醇 1ml 使溶解,作为供试品溶液。另取栀子苷对照品,加甲醇制成每1ml 含 1mg 的溶液,作为对照品溶液。照薄层色谱法(通则0502)试验,吸取上述两种溶液各 2～4µl,分别点于同一硅胶G 薄层板上,以乙酸乙酯-丙酮-甲酸-水(10:6:2:0.5)为展开剂,展开,取出,晾干,喷以 10%硫酸乙醇溶液,加热至斑点显色清晰。供试品色谱中,在与对照品色谱相应的位置上,显相同颜色的斑点。

【检查】 重金属 取本品 10 片,除去包衣,研细,称取约1.0g,照炽灼残渣检查法(通则 0841)炽灼至完全灰化。取遗留的残渣,依法(通则 0821 第二法)检查,含重金属不得过20mg/kg。

砷盐 取本品 10 片,除去包衣,研细,称取 1.0g,加无砷氢氧化钙 1g,加少量水,搅匀,烘干,用小火缓缓炽灼至炭化,再在 500～600℃炽灼至完全灰化(同时作空白,留做标准砷斑用),放冷,加盐酸 7ml 使溶解,再加水 21ml,依法(通则0822 第一法)检查,含砷量不得过 2mg/kg。

其他　应符合片剂项下有关的各项规定(通则 0101)。

【含量测定】　照高效液相色谱法(通则 0512)测定。

色谱条件与系统适用性试验　以十八烷基硅烷键合硅胶为填充剂；以乙腈-0.033mol/L 磷酸二氢钾溶液(35∶65)为流动相；检测波长为 345nm。理论板数按盐酸小檗碱峰计算应不低于 4000。

对照品溶液的制备　取盐酸小檗碱对照品适量,精密称定,加甲醇制成每 1ml 含 20μg 的溶液,即得。

供试品溶液的制备　取本品 10 片,除去包衣,精密称定,研细,取约 1g,精密称定,置具塞锥形瓶中,精密加入盐酸-甲醇(1∶100)混合溶液 10ml,称定重量,置 50℃水浴中加热 15 分钟,取出,放冷,超声处理(功率 250W,频率 33kHz)30 分钟,放冷,再称定重量,用甲醇补足减失的重量,摇匀,滤过,精密量取续滤液 2ml,低温挥干溶剂,残渣用甲醇适量使溶解,加在碱性氧化铝柱(100～200 目,8g,内径为 1cm)上,用甲醇 35ml 洗脱,收集洗脱液,蒸干,残渣加甲醇使溶解,并转移至 10ml 量瓶中,加甲醇稀释至刻度,摇匀,即得。

测定法　分别精密吸取对照品溶液与供试品溶液各 10μl,注入液相色谱仪,测定,即得。

本品每片含黄连、黄柏以盐酸小檗碱($C_{20}H_{17}NO_4$·HCl)计,不得少于 0.27mg。

【功能与主治】　散风清热,泻火止痛。用于风热上攻、肺胃热盛所致的头晕目眩、暴发火眼、牙齿疼痛、口舌生疮、咽喉肿痛、耳痛耳鸣、大便秘结、小便短赤。

【用法与用量】　口服。一次 6 片,一日 2 次。

【注意】　忌食辛辣食物；孕妇慎用；脾胃虚寒者禁用。

【规格】　(1)薄膜衣片　每片重 0.31g

(2)糖衣片(片心重 0.3g)

【贮藏】　密封。

黄连上清胶囊

Huanglian Shangqing Jiaonang

【处方】
黄连 8.78g		栀子(姜制)70.23g	
连翘 70.23g		炒蔓荆子 70.23g	
防风 35.11g		荆芥穗 70.23g	
白芷 70.23g		黄芩 70.23g	
菊花 140.46g		薄荷 35.11g	
酒大黄 280.92g		黄柏(酒炙)35.11g	
桔梗 70.23g		川芎 35.11g	
石膏 35.11g		旋覆花 17.57g	
甘草 35.11g			

【制法】　以上十七味,酒大黄、黄连粉碎成细粉；连翘、荆芥穗、薄荷加水蒸馏 4 小时,收集挥发油,挥发油用倍他环糊精包合,备用；蒸馏后的水溶液另器收集,其余栀子等十二味

加水煎煮二次,每次 2 小时(第一次煎沸后加入黄芩),煎液滤过,滤液合并,与蒸馏后的水溶液合并,浓缩,加入酒大黄和黄连的细粉,制成颗粒,干燥,加入挥发油包合物,混匀,制成 1000 粒,即得。

【性状】　本品为硬胶囊,内容物为棕黄色至棕褐色的颗粒和粉末；气微香,味苦。

【鉴别】　(1)取本品内容物 1g,研细,加甲醇 10ml,加热回流 15 分钟,滤过,滤液作为供试品溶液。另取盐酸小檗碱对照品适量,加甲醇制成每 1ml 含 0.2mg 的溶液,作为对照品溶液。照薄层色谱法(通则 0502)试验,吸取上述两种溶液各 1μl,分别点于同一硅胶 G 薄层板上,以甲苯-乙酸乙酯-异丙醇-甲醇-水(6∶3∶1.5∶1.5∶0.3)为展开剂,置氨蒸气预饱和的展开缸内,展开,取出,晾干,置紫外光灯(365nm)下检视。供试品色谱中,在与对照品色谱相应的位置上,显相同颜色的荧光斑点。

(2)取本品内容物 8g,研细,加乙醚 80ml,加热回流 1 小时,滤过,弃去乙醚液,药渣挥尽乙醚,加乙酸乙酯 80ml,加热回流 1 小时,滤过,滤液加活性炭 1.5g,振摇,滤过,滤液蒸干,残渣加甲醇 1ml 使溶解,作为供试品溶液。另取栀子苷对照品,加甲醇制成每 1ml 含 1mg 的溶液,作为对照品溶液。照薄层色谱法(通则 0502)试验,吸取上述两种溶液各 2μl,分别点于同一硅胶 GF$_{254}$ 薄层板上,以乙酸乙酯-丙酮-甲酸-水(5∶5∶1∶1)为展开剂,展开,取出,晾干,置紫外光灯(254nm)下检视；再喷以 10%硫酸乙醇溶液,在 105℃加热至斑点显色清晰,置日光下检视。供试品色谱中,在与对照品色谱相应的位置上,均显相同颜色的斑点。

(3)取本品内容物 7g,研细,加甲醇 50ml,超声处理 30 分钟,滤过,滤液蒸干,残渣加水 20ml,微热使溶解,放冷,用乙醚振摇提取 2 次,每次 25ml,弃去乙醚液,水溶液用水饱和的正丁醇振摇提取 2 次,每次 25ml,合并正丁醇提取液,蒸干,残渣加甲醇 5ml 使溶解,加在中性氧化铝柱(100～200 目,10g,柱内径为 10～20mm,湿法装柱)上,用 40%甲醇 100ml 洗脱,收集洗脱液,蒸干,残渣加甲醇 1ml 使溶解,作为供试品溶液。另取连翘苷对照品,加甲醇制成每 1ml 含 1mg 的溶液,作为对照品溶液。照薄层色谱法(通则 0502)试验,吸取供试品溶液 5μl、对照品溶液 2μl,分别点于同一硅胶 G 薄层板上,以三氯甲烷-甲醇(9∶1)为展开剂,展开,取出,晾干,喷以醋酐-硫酸(20∶1)的混合溶液,加热至斑点显色清晰,置日光下检视。供试品色谱中,在与对照品色谱相应的位置上,显相同颜色的斑点。

(4)取本品内容物 4g,研细,加甲醇 40ml,超声处理 20 分钟,滤过,滤液蒸干,残渣加水 10ml,微热使溶解,放冷,用稀盐酸调节 pH 值至 1～2,用乙酸乙酯振摇提取 2 次,每次 15ml,合并乙酸乙酯提取液,蒸干,残渣加甲醇 1ml 使溶解,作为供试品溶液。另取黄芩苷对照品,加甲醇制成每 1ml 含 1mg 的溶液,作为对照品溶液。照薄层色谱法(通则 0502)试验,吸取上述两种溶液各 2μl,分别点于同一硅胶 G 薄层板

上,以乙酸乙酯-丁酮-甲酸-水(5:3:1:1)为展开剂,展开,取出,晾干,喷以 1％三氯化铁乙醇溶液,置日光下检视。供试品色谱中,在与对照品色谱相应的位置上,显相同颜色的斑点。

(5)取本品内容物 0.3g,研细,加甲醇 20ml,浸渍 1 小时,滤过,取滤液 5ml,蒸干,残渣加水 10ml 使溶解,再加盐酸1ml,加热回流 30 分钟,立即冷却,用乙醚振摇提取 2 次,每次20ml,合并乙醚提取液,蒸干,残渣加三氯甲烷 1ml 使溶解,作为供试品溶液。另取大黄对照药材 0.1g,同法制成对照药材溶液。再取大黄酸对照品,加甲醇制成每 1ml 含 1mg 的溶液,作为对照品溶液。照薄层色谱法(通则 0502)试验,吸取上述三种溶液各 1μl,分别点于同一以羧甲基纤维素钠为黏合剂硅胶 H 薄层板上,以石油醚(30～60℃)-甲酸乙酯-甲酸(15:5:1)的上层溶液为展开剂,展开,取出,晾干,置紫外光灯(365nm)下检视。供试品色谱中,在与对照药材色谱相应的位置上,显相同的 5 个橙黄色荧光斑点;在与对照品色谱相应的位置上,显相同的橙黄色荧光斑点。置氨蒸气中熏后,置日光下检视,斑点显红色。

(6)取本品内容物 4g,研细,加 1％碳酸氢钠溶液 50ml,超声处理 30 分钟,离心,取上清液,用稀盐酸调节 pH 值至2～3,用乙醚振摇提取 2 次,每次 25ml,合并乙醚提取液,挥干,残渣加甲醇 2ml 使溶解,作为供试品溶液。另取阿魏酸对照品适量,加甲醇制成每 1ml 含 1mg 的溶液,作为对照品溶液。照薄层色谱法(通则 0502)试验,吸取供试品溶液 4μl、对照品溶液 2μl,分别点于同一硅胶 G 薄层板上,以甲苯-乙酸乙酯-甲酸(4:3:0.1)为展开剂,展开,取出,晾干,喷以 1％三氯化铁溶液与 1％铁氰化钾溶液等量的混合溶液(临用时配制),置日光下检视。供试品色谱中,在与对照品色谱相应的位置上,显相同颜色的斑点。

(7)取本品内容物 8g,研细,加乙醚 50ml,超声处理 30 分钟,滤过,弃去乙醚液,药渣挥去乙醚,加甲醇 40ml,超声处理30 分钟,滤过,滤液蒸干,残渣加水 20ml 使溶解,用水饱和的正丁醇振摇提取 3 次,每次 20ml,合并正丁醇提取液,蒸干,残渣加甲醇 5ml 使溶解,加在中性氧化铝柱(100～200 目,10g,柱内径为 10～20mm)上,用甲醇 80ml 洗脱,收集洗脱液,蒸干,残渣加甲醇 2ml 使溶解,作为供试品溶液。另取甘草对照药材 1g,加乙醚 20ml,同法制成对照药材溶液。照薄层色谱法(通则 0502)试验,吸取供试品溶液 8μl、对照药材溶液 5μl,分别点于同一硅胶 G 薄层板上,以甲苯-乙酸乙酯-甲醇(7:3:1)为展开剂,展开,取出,晾干,置紫外光灯(365nm)下检视。供试品色谱中,在与对照药材色谱相应的位置上,显相同颜色的荧光斑点。

【检查】 应符合胶囊剂项下有关的各项规定(通则0103)。

【含量测定】 黄连 黄柏 照高效液相色谱法(通则0512)测定。

色谱条件与系统适用性试验 以十八烷基硅烷键合硅胶为填充剂;以乙腈-0.1mol/L 磷酸二氢钾溶液-0.025mol/L 十二烷基硫酸钠溶液(50:25:25)为流动相;检测波长为265nm。理论板数按盐酸小檗碱峰计算应不低于 3000。

对照品溶液的制备 取盐酸小檗碱对照品适量,精密称定,加盐酸-甲醇(1:100)混合溶液制成每 1ml 含 60μg 的溶液,即得。

供试品溶液的制备 取装量差异项下的本品内容物,混匀,研细,取约 0.3g,精密称定,置具塞锥形瓶中,精密加入盐酸-甲醇(1:100)的混合溶液 25ml,密塞,称定重量,置 50℃水浴中加热 15 分钟,放冷,超声处理(功率 150W,频率40kHz)30 分钟,放冷,再称定重量,用盐酸-甲醇(1:100)的混合溶液补足减失的重量,摇匀,滤过,精密量取续滤液 5ml,置 10ml 量瓶中,加盐酸-甲醇(1:100)混合溶液至刻度,摇匀,即得。

测定法 精密吸取对照品溶液与供试品溶液各 10μl,注入液相色谱仪,测定,即得。

本品每粒含黄连和黄柏以盐酸小檗碱($C_{20}H_{17}NO_4 \cdot$ HCl)计,不得少于 0.65mg。

大黄 照高效液相色谱法(通则 0512)测定。

色谱条件与系统适用性试验 以十八烷基硅烷键合硅胶为填充剂;以甲醇-0.1％磷酸溶液(85:15)为流动相;检测波长为254nm。理论板数按大黄素峰计算应不低于 2000。

对照品溶液的制备 取大黄素对照品、大黄酚对照品适量,精密称定,加甲醇制成每 1ml 含大黄素 4μg、大黄酚 8μg 的混合溶液,即得。

供试品溶液的制备 取装量差异项下的本品内容物,混匀,研细(过三号筛),取约 0.35g,精密称定,置具塞锥形烧瓶中,精密加入甲醇 50ml,称定重量,置水浴上加热回流 1 小时,放冷,再称定重量,用甲醇补足减失的重量,摇匀,滤过,精密量取续滤液 10ml,置烧瓶中,蒸干,残渣加 2.5mol/L 硫酸20ml、三氯甲烷 20ml,置水浴中加热回流 1 小时,立即冷却,移至分液漏斗中,用少量三氯甲烷洗涤容器,洗液并入分液漏斗中,分取三氯甲烷液,酸液再用三氯甲烷振摇提取 3 次,每次 15ml,合并三氯甲烷液,蒸干,残渣用甲醇溶解并转移至25ml 量瓶中,加甲醇至刻度,摇匀,即得。

测定法 精密吸取对照品溶液与供试品溶液各 10μl,注入液相色谱仪,测定,即得。

本品每粒含酒大黄以大黄素($C_{15}H_{10}O_5$)和大黄酚($C_{15}H_{10}O_4$)的总量计,不得少于 1.3mg。

黄芩 照高效液相色谱法(通则 0512)测定。

色谱条件与系统适用性试验 以十八烷基硅烷键合硅胶为填充剂;以甲醇-0.4％磷酸溶液(47:53)为流动相;检测波长为280nm。理论板数按黄芩苷峰计算应不低于 4000。

对照品溶液的制备 取黄芩苷对照品适量,精密称定,加甲醇制成每 1ml 含 40μg 的溶液,即得。

供试品溶液的制备 取装量差异项下的本品内容物,混匀,研细,取约 0.14g,精密称定,置具塞锥形瓶中,精密加入

70％乙醇 25ml,密塞,称定重量,超声处理(功率 250W,频率 33kHz)45 分钟,放冷,再称定重量,用 70％乙醇补足减失的重量,摇匀,滤过,取续滤液,即得。

测定法　精密吸取对照品溶液与供试品溶液各 10μl,注入液相色谱仪,测定,即得。

本品每粒含黄芩以黄芩苷($C_{21}H_{18}O_{11}$)计,不得少于 2.8mg。

【功能与主治】　散风清热、泻火止痛。用于风热上攻、肺胃热盛所致的头晕目眩、暴发火眼、牙齿疼痛、口舌生疮、咽喉肿痛、耳痛耳鸣、大便秘结、小便短赤。

【用法与用量】　口服。一次 2 粒,一日 2 次。

【注意】　忌食辛辣食物;孕妇慎用;脾胃虚寒者禁用。

【规格】　每粒装 0.4g

【贮藏】　密封。

黄连上清颗粒
Huanglian Shangqing Keli

【处方】　黄连 24g　　　　　栀子(姜制)192g
　　　　　连翘 192g　　　　　炒蔓荆子 192g
　　　　　防风 96g　　　　　荆芥穗 192g
　　　　　白芷 192g　　　　　黄芩 192g
　　　　　菊花 384g　　　　　薄荷 96g
　　　　　酒大黄 768g　　　　黄柏(酒炙)96g
　　　　　桔梗 192g　　　　　川芎 96g
　　　　　石膏 96g　　　　　旋覆花 48g
　　　　　甘草 96g

【制法】　以上十七味,酒大黄 576g 与黄连、黄柏(酒炙)、白芷粉碎,过筛,混匀,取细粉 600g,备用;剩余粗粒与防风、桔梗、剩余的酒大黄用 70％乙醇做溶剂,浸渍 24 小时后进行渗漉,收集渗漉液,回收乙醇后浓缩至适量;荆芥穗、薄荷、川芎蒸馏提取挥发油,收集挥发油;蒸馏后的水溶液另器收集;药渣与其余旋覆花等八味加水煎煮二次,第一次 2 小时,第二次 1.5 小时,煎液滤过,滤液合并,浓缩至适量,与渗漉浓缩液和荆芥穗等三味的水溶液合并,浓缩,加入上述细粉,混匀,制成颗粒,干燥,喷入上述挥发油,混匀,密闭 8 小时,制成 1000g,即得。

【性状】　本品为棕褐色的颗粒;味微苦。

【鉴别】　(1)取本品 2g,研细,加甲醇 20ml,加热回流 20 分钟,滤过,滤液作为供试品溶液。另取盐酸小檗碱对照品,加甲醇制成每 1ml 含 1mg 的溶液,作为对照品溶液。照薄层色谱法(通则 0502)试验,吸取上述两种溶液各 2μl,分别点于同一硅胶 G 薄层板上,以甲苯-乙酸乙酯-异丙醇-甲醇-水(4:2:1:1:0.2)为展开剂,置氨蒸气预饱和的展开缸内,展开,取出,晾干,置紫外光灯(365nm)下检视。供试品色谱中,在与对照品色谱相应的位置上,显相同颜色的荧光斑点。

(2)取本品 0.5g,研细,加乙酸乙酯 25ml,加热回流 1 小时,滤过,滤液蒸干,残渣加甲醇 1ml 使溶解,作为供试品溶液。另取栀子苷对照品,加甲醇制成每 1ml 含 1mg 的溶液,作为对照品溶液。照薄层色谱法(通则 0502)试验,吸取上述两种溶液各 5μl,分别点于同一硅胶 G 薄层板上,以乙酸乙酯-丙酮-甲酸-水(12:8:1:1)为展开剂,展开,取出,晾干,喷以 10％硫酸乙醇溶液,在 105℃加热至斑点显色清晰,置日光下检视。供试品色谱中,在与对照品色谱相应的位置上,显相同颜色的斑点。

(3)取本品 8g,研细,加乙醚 40ml,超声处理 30 分钟,滤过,弃去乙醚液,药渣挥去乙醚,加甲醇 40ml,超声处理 30 分钟,滤过,滤液蒸干,残渣加水 20ml 使溶解,用乙醚振摇提取 3 次,每次 20ml,弃去乙醚液,水溶液再用水饱和的正丁醇振摇提取 3 次,每次 20ml,合并正丁醇提取液,蒸干,残渣加甲醇 5ml 使溶解,加于 D101 型大孔吸附树脂柱(柱内径为 10~20mm,柱高为 10cm)上,用 40％甲醇 50ml 洗脱,弃去洗脱液,再用 70％甲醇 80ml 洗脱,收集洗脱液,蒸干,残渣加甲醇 2ml 使溶解,作为供试品溶液。另取连翘对照药材 1g,加乙醚 20ml,超声处理 15 分钟,滤过,弃去乙醚液,药渣挥去乙醚,加甲醇 20ml,超声处理 20 分钟,滤过,滤液蒸干,残渣加甲醇 1ml 使溶解,作为对照药材溶液。另取连翘苷对照品适量,加甲醇制成每 1ml 含 1mg 的溶液,作为对照品溶液。照薄层色谱法(通则 0502)试验,吸取供试品溶液 10μl、对照药材溶液 6~10μl、对照品溶液 4μl,分别点于同一硅胶 G 薄层板上,以三氯甲烷-甲醇(8:1)为展开剂,展开,取出,晾干,喷以 10％硫酸乙醇溶液,在 105℃加热至斑点显色清晰,置日光下检视。供试品色谱中,在与对照药材色谱和对照品色谱相应的位置上,显相同颜色的斑点。

(4)取本品 2g,研细,加甲醇 10ml,超声处理 15 分钟,滤过,滤液蒸干,残渣加水 20ml,加热使溶解,加盐酸调节 pH 值至 2~3,加乙酸乙酯振摇提取 3 次,每次 10ml,合并乙酸乙酯提取液,蒸干,残渣加甲醇 1ml 使溶解,作为供试品溶液。另取黄芩苷对照品,加甲醇制成每 1ml 含 1mg 的溶液,作为对照品溶液。照薄层色谱法(通则 0502)试验,吸取供试品溶液 10μl、对照品溶液 5μl,分别点于同一以含 4％醋酸钠的羧甲基纤维素钠溶液为黏合剂的硅胶 G 薄层板上,以乙酸乙酯-丁酮-甲酸-水(5:3:1:1)为展开剂,展开,取出,晾干,喷以 1％三氯化铁乙醇溶液,置日光下检视。供试品色谱中,在与对照品色谱相应的位置上,显相同颜色的斑点。

(5)取本品 2g,研细,加甲醇 20ml,超声处理 30 分钟,滤过,取滤液 5ml,蒸干,残渣加水 10ml 使溶解,再加盐酸 1ml,加热回流 30 分钟,立即冷却,用乙醚振摇提取 2 次,每次 20ml,合并乙醚提取液,蒸干,残渣加三氯甲烷 1ml 使溶解,作为供试品溶液。另取大黄对照药材 0.1g,同法制成对照药材溶液。照薄层色谱法(通则 0502)试验,吸取供试品溶液 10μl、对照药材溶液 5μl,分别点于同一以羧甲基纤维素钠为黏合剂的硅胶 H 薄层板上,以石油醚(30～60℃)-甲酸乙酯-甲酸(15:5:1)的上层溶液为展开剂,展开,取出,晾干,置紫外光灯(365nm)下检视。供试品色谱中,在与对照药材色谱相应的位置上,显相同颜色的荧光斑点。置氨蒸气中熏后,置日光下检视,斑点显红色。

(6)取本品 10g,研细,加石油醚(60～90℃)50ml,超声处理 30 分钟,滤过,滤液回收溶剂至 5ml,加在中性氧化铝柱(100～200 目,10g,柱内径为 10～20mm)上,用三氯甲烷 80ml 洗脱,收集洗脱液,挥干,残渣加石油醚(60～90℃)2ml使溶解,作为供试品溶液。另取川芎对照药材 1g,加石油醚(60～90℃)20ml,超声处理 30 分钟,滤过,滤液挥干,残渣加石油醚(60～90℃)2ml 使溶解,作为对照药材溶液。照薄层色谱法(通则 0502)试验,吸取供试品溶液 8μl、对照药材溶液 5μl,分别点于同一硅胶 G 薄层板上,以环己烷-乙酸乙酯(4:1)为展开剂,展开,取出,晾干,置紫外光灯(365nm)下检视。供试品色谱中,在与对照药材色谱相应的位置上,显相同颜色的荧光斑点。

(7)取本品 8g,研细,加乙醚 50ml,超声处理 30 分钟,滤过,弃去乙醚液,药渣挥去乙醚,加甲醇 40ml,超声处理 30 分钟,滤过,滤液蒸干,残渣加水 20ml 使溶解,用水饱和的正丁醇振摇提取 3 次,每次 20ml,合并正丁醇提取液,蒸干,残渣加甲醇 5ml 使溶解,加在中性氧化铝柱(100～200 目,10g,柱内径为 10～20mm)上,用甲醇 80ml 洗脱,收集洗脱液,蒸干,残渣加甲醇 2ml 使溶解,作为供试品溶液。另取甘草对照药材 1g,加乙醚 20ml,同法制成对照药材溶液。照薄层色谱法(通则 0502)试验,吸取供试品溶液 8μl、对照药材溶液 5μl,分别点于同一硅胶 G 薄层板上,以甲苯-乙酸乙酯-甲醇(7:3:1)为展开剂,展开,取出,晾干,置紫外光灯(365nm)下检视。供试品色谱中,在与对照药材色谱相应的位置上,显相同颜色的荧光斑点。

【检查】 重金属 取本品 1.0g,称定重量,照炽灼残渣检查法(通则 0841)炽灼至完全灰化。取遗留的残渣,依法(通则 0821 第二法)检查,重金属含量不得过 25mg/kg。

砷盐 取本品 1.0g,称定重量,加无砷氢氧化钙 1g,加少量水,搅匀,烘干,用小火缓缓炽灼至炭化,再在 500～600℃炽灼至完全灰化(同时做空白,留做标准砷斑用),放冷,残渣加盐酸 7ml 使溶解,再加水 21ml,依法(通则 0822 第一法)检查,砷含量不得过 2mg/kg。

其他 应符合颗粒剂项下有关的各项规定(通则 0104)。

【含量测定】 黄连 黄柏 照高效液相色谱法(通则 0512)测定。

色谱条件与系统适用性试验 以十八烷基硅烷键合硅胶为填充剂;以乙腈-0.05mol/L 磷酸二氢钾溶液(用磷酸调 pH 值至 3.0)(50:50)(溶液中含十二烷基硫酸钠 0.025mol/L)为流动相;检测波长为 345nm。理论板数按盐酸小檗碱峰计算应不低于 5000。

对照品溶液的制备 取盐酸小檗碱对照品适量,精密称

定,加甲醇制成每 1ml 含 40μg 的溶液,即得。

供试品溶液的制备 取装量差异项下的本品,混匀,取适量,研细,取约 1g,精密称定,置具塞锥形瓶中,精密加入甲醇-盐酸(100:1)的混合溶液 25ml,称定重量,置 50℃水浴中温浸 15 分钟,再超声处理(功率 80W,频率 50kHz)40 分钟,放冷,再称定重量,用甲醇-盐酸(100:1)的混合溶液补足减失的重量,摇匀,滤过,取续滤液,即得。

测定法 精密吸取对照品溶液与供试品溶液各 20μl,注入液相色谱仪,测定,即得。

本品每袋含黄连和黄柏以盐酸小檗碱($C_{20}H_{17}NO_4 \cdot HCl$)计,不得少于 3.0mg。

黄芩 照高效液相色谱法(通则 0512)测定。

色谱条件与系统适用性试验 以十八烷基硅烷键合硅胶为填充剂;甲醇-0.4%磷酸溶液(47:53)为流动相;检测波长为 280nm。理论板数按黄芩苷峰计算应不低于 4000。

对照品溶液的制备 取黄芩苷对照品适量,精密称定,加甲醇制成每 1ml 含 40μg 的溶液,即得。

供试品溶液的制备 取装量差异项下的本品,混匀,取适量,研细,取约 0.3g,精密称定,置具塞锥形瓶中,精密加入70%乙醇 25ml,密塞,称定重量,超声处理(功率 250W,频率33kHz)45 分钟,放冷,再称定重量,用 70%乙醇补足减失的重量,摇匀,滤过,取续滤液,即得。

测定法 精密吸取对照品溶液与供试品溶液各 10μl,注入液相色谱仪,测定,即得。

本品每袋含黄芩以黄芩苷($C_{21}H_{18}O_{11}$)计,不得少于 5.2mg。

【功能与主治】 散风清热,泻火止痛。用于风热上攻、肺胃热盛所致的头晕目眩、暴发火眼、牙齿疼痛、口舌生疮、咽喉肿痛、耳痛耳鸣、大便秘结、小便短赤。

【用法与用量】 口服。一次 1 袋,一日 2 次。

【注意】 忌食辛辣食物;孕妇慎用;脾胃虚寒者禁用。

【规格】 每袋装 2g

【贮藏】 密封。

黄 连 胶 囊

Huanglian Jiaonang

【处方】 黄连 250g

【制法】 取黄连,粉碎成细粉,混匀,装入胶囊,制成1000 粒,即得。

【性状】 本品为硬胶囊,内容物为黄褐色粉末;气微,味极苦。

【鉴别】 取本品内容物 50mg,加甲醇 5ml,超声处理 15分钟,滤过,取滤液作为供试品溶液。另取黄连对照药材,同法制成对照药材溶液。再取盐酸小檗碱对照品,加甲醇制成每 1ml 含 0.5mg 的溶液,作为对照品溶液。照薄层色谱法

(通则 0502)试验,吸取上述三种溶液各 1μl,分别点于同一硅胶 G 薄层板上,以甲苯-异丙醇-乙酸乙酯-甲醇-浓氨试液(6:1.5:3:1.5:0.5)为展开剂,置氨蒸气饱和的展开缸内,展开,取出,晾干,置紫外光灯(365nm)下检视。供试品色谱中,在与对照药材色谱和对照品色谱相应的位置上,显相同的黄色荧光斑点。

【检查】 应符合胶囊剂项下有关的各项规定(通则 0103)。

【含量测定】 照高效液相色谱法(通则 0512)测定。

色谱条件与系统适用性试验 以十八烷基硅烷键合硅胶为填充剂;以乙腈-0.05mol/L 磷酸二氢钾溶液(用磷酸调 pH 值至 3.0)(25:75)为流动相;检测波长为 345nm。理论板数按盐酸小檗碱峰计算应不低于 3000。

对照品溶液的制备 取盐酸小檗碱对照品适量,精密称定,加盐酸-甲醇(1:100)的混合溶液制成每 1ml 含 30μg 的溶液,即得。

供试品溶液的制备 取装量差异项下的本品内容物,研细,取约 0.1g,精密称定,置 100ml 容量瓶中,加入盐酸-甲醇(1:100)混合溶液适量,超声处理(功率 300W,频率 50kHz)20 分钟,放冷,用盐酸-甲醇(1:100)混合溶液稀释至刻度,摇匀,滤过,精密量取续滤液 2ml,置 10ml 量瓶中,用盐酸-甲醇(1:100)混合溶液稀释至刻度,摇匀,即得。

测定法 分别精密吸取对照品溶液与供试品溶液各 10μl,注入液相色谱仪,测定,即得。

本品每粒含黄连以盐酸小檗碱($C_{20}H_{17}NO_4 \cdot HCl$)计,不得少于 9.0mg。

【功能与主治】 清热燥湿,泻火解毒。用于湿热蕴毒所致的痢疾、黄疸,症见发热、黄疸、吐泻、纳呆、尿黄如茶、目赤吞酸、牙龈肿痛或大便脓血。

【用法与用量】 口服。一次 2~6 粒,一日 3 次。

【注意】 脾胃虚寒者慎用;忌辛辣、油腻、黏滑及不易消化的食品。

【规格】 每粒装 0.25g

【贮藏】 密封。

黄疸肝炎丸
Huangdan Ganyan Wan

【处方】 茵陈 64g   滇柴胡 48g
　　　　 炒栀子 48g   青叶胆 16g
　　　　 醋延胡索 48g 郁金(醋炙)32g
　　　　 醋香附 48g   麸炒枳壳 48g
　　　　 槟榔 48g   青皮 32g
　　　　 佛手 32g   酒白芍 64g
　　　　 甘草 16g

【制法】 以上十三味,粉碎成细粉,过筛,混匀。每 100g 粉末加炼蜜 160~180g 制成大蜜丸,即得。

【性状】 本品为黄棕色至棕褐色的大蜜丸;味苦、微甜。

【鉴别】 (1)取本品,置显微镜下观察:草酸钙簇晶直径 18~32μm,存在于薄壁细胞中,常排列成行,或一个细胞中含有数个簇晶(酒白芍)。果皮含晶石细胞类圆形或多角形,直径 17~31μm,壁厚,胞腔内含草酸钙方晶(炒栀子)。内胚乳细胞碎片无色,壁较厚,有较大的类圆形纹孔(槟榔)。分泌细胞类圆形,含淡黄棕色至红棕色分泌物,其周围细胞作放射状排列(醋香附)。

(2)取本品 1 丸,剪碎,加乙醇 20ml,浸渍 1 小时,时时振摇,滤过,滤液蒸干,残渣加水 10ml 使溶解,滤过,用水饱和的正丁醇提取 3 次,每次 10ml,合并提取液,用水 30ml 洗涤,分取正丁醇液,蒸干,残渣加乙醇 1ml 使溶解,作为供试品溶液。另取芍药苷对照品,加乙醇制成每 1ml 含 1mg 的溶液,作为对照品溶液。照薄层色谱法(通则 0502)试验,吸取供试品溶液 15~20μl,对照品溶液 10μl,分别点于同一硅胶 G 薄层板上,以三氯甲烷-乙酸乙酯-甲醇(8:1:4)为展开剂,在氨蒸气饱和的展开缸下展开,取出,晾干,喷以 5%香草醛硫酸溶液,在 105℃加热至斑点显色清晰。供试品色谱中,在与对照品色谱相应的位置上,显相同颜色的斑点。

(3)取本品 1 丸,剪碎,加硅藻土 9g,研匀,加乙醇 50ml,加热回流 30 分钟,滤过,滤液蒸干,残渣加乙醇 2ml 使溶解,加在中性氧化铝柱(100~120 目,2g,内径为 5mm)上,用乙醇 2ml 洗脱,洗脱液蒸干,残渣加甲醇 1ml 使溶解,作为供试品溶液。另取獐芽菜苦苷对照品,加甲醇制成每 1ml 含 2mg 的溶液,作为对照品溶液。照薄层色谱法(通则 0502)试验,吸取供试品溶液 30~40μl,对照品溶液 10μl,分别点于同一硅胶 GF₂₅₄ 薄层板上,以三氯甲烷-甲醇(17:3)为展开剂,展开,取出,晾干,置紫外光灯(254nm)下检视。供试品色谱中,在与对照品色谱相应的位置上,显相同颜色的斑点。

(4)取本品 2 丸,剪碎,加硅藻土 10g,研匀,加甲醇 50ml,加热回流 1 小时,滤过,滤液挥干,残渣加水 20ml 使溶解,用乙醚 20ml 振摇提取 2 次,弃去乙醚液,水液用水饱和的正丁醇振摇提取 2 次,每次 20ml,合并正丁醇液,用水洗涤 2 次,取正丁醇液蒸干,残渣加甲醇 1ml 使溶解,作为供试品溶液。另取延胡索乙素对照品,加甲醇制成每 1ml 含 0.5mg 的溶液,作为对照品溶液。照薄层色谱法(通则 0502)试验,吸取上述两种溶液各 5~10μl,分别点于同一用 1%氢氧化钠溶液制备的硅胶 G 薄层板上,以乙酸乙酯-甲酸-冰醋酸-水(15:1:1:2)为展开剂,展开,取出,晾干,置紫外光灯(365nm)下检视。供试品色谱中,在与对照品色谱相应的位置上,显相同颜色的荧光斑点。

【检查】 应符合丸剂项下有关的各项规定(通则 0108)。

【含量测定】 照高效液相色谱法(通则 0512)测定。

色谱条件与系统适用性试验 以十八烷基硅烷键合硅胶为填充剂;以乙腈-水(10:90)为流动相;检测波长为 238nm。

理论板数按栀子苷峰计算应不低于 2000。

对照品溶液的制备 取栀子苷对照品适量,精密称定,加甲醇制成每 1ml 含 50μg 的溶液,即得。

供试品溶液的制备 取重量差异项下的本品适量,剪碎,取约 2g,精密称定,置具塞锥形瓶中,精密加入 70% 乙醇 25ml,密塞,称定重量,超声处理(功率 160W,频率 50kHz)1 小时,放冷,再称定重量,用 70% 乙醇补足减失的重量,摇匀,滤过,取续滤液,即得。

测定法 分别精密吸取对照品溶液与供试品溶液各 10μl,注入液相色谱仪,测定,即得。

本品每丸含栀子以栀子苷($C_{17}H_{24}O_{10}$)计,不得少于 4.5mg。

【功能与主治】 舒肝理气,利胆退黄。用于肝气不舒、湿热蕴结所致的黄疸,症见皮肤黄染、胸胁胀痛、小便短赤;急性肝炎、胆囊炎见上述证候者。

【用法与用量】 口服。一次 1～2 丸,一日 3 次。

【注意】 孕妇、肝硬化及脾胃虚寒者慎用。

【规格】 每丸重 9g

【贮藏】 密封。

黄 藤 素 片

Huangtengsu Pian

【处方】 黄藤素 300g

【制法】 取黄藤素,加适量辅料制成软材,制颗粒,干燥,压成 3000 片(小片),即得;或压成 1000 片(大片)或 3000 片(小片),包薄膜衣,即得。

【性状】 本品为素片或薄膜衣片,素片或薄膜衣片除去包衣后显黄色;味苦。

【鉴别】 (1)取本品粉末适量(约相当于黄藤素 50mg),加乙醇 10ml,搅拌使溶解,滤过,滤液蒸干,残渣加水 5ml,缓缓加热使溶解,加氢氧化钠试液 2 滴,显橙红色,放冷,滤过,取滤液,加丙酮 4 滴,即出现浑浊,放置后,生成橙黄色沉淀。取上清液,加丙酮 1 滴,如仍出现浑浊,再加丙酮适量使沉淀完全,滤过,滤液显氯化物的鉴别反应(通则 0301)。

(2)取本品粉末适量(约相当于黄藤素 1mg),加乙醇 10ml,搅拌使溶解,滤过,滤液作为供试品溶液。另取盐酸巴马汀对照品,加甲醇制成每 1ml 含 0.1mg 的溶液,作为对照品溶液。照薄层色谱法(通则 0502)试验,吸取上述两种溶液各 2μl,分别点于同一硅胶 G 薄层板上,以甲苯-乙酸乙酯-异丙醇-甲醇-浓氨试液(12:6:3:3:1)为展开剂,置氨蒸气饱和的展开缸内,展开,取出,晾干,置紫外光灯下检视。供试品色谱中,在与对照品色谱相应的位置上,显相同颜色的荧光斑点。

【检查】 盐酸小檗碱 取本品粉末适量(约相当于黄藤素 5mg),加甲醇 10ml,搅拌使溶解,滤过,滤液作为供试品溶液。另取盐酸小檗碱对照品,加甲醇制成每 1ml 含 0.1mg 的溶液,作为对照品溶液。照薄层色谱法(通则 0502)试验,吸取上述两种溶液各 2μl,分别点于同一硅胶 G 薄层板上,以甲苯-乙酸乙酯-异丙醇-甲醇-浓氨试液(12:6:3:3:1)为展开剂,置氨蒸气饱和的展开缸内,展开,取出,晾干,置紫外光灯(365nm)下检视。供试品色谱中,在与对照品色谱相应的位置上,不得显相同颜色的荧光斑点。

其他 应符合片剂项下有关的各项规定(通则 0101)。

【含量测定】 照高效液相色谱法(通则 0512)测定。

色谱条件与系统适用性试验 以十八烷基硅烷键合硅胶为填充剂;以乙腈-0.4% 磷酸溶液(32:68)为流动相;柱温为 40℃;检测波长为 345nm。理论板数按盐酸巴马汀峰计算应不低于 5000。

对照品溶液的制备 取盐酸巴马汀对照品适量,精密称定,加 1% 盐酸甲醇溶液制成每 1ml 含 30μg 的溶液,即得。

供试品溶液的制备 取本品 20 片,称定重量,研细,取粉末适量(约相当于黄藤素 100mg),精密称定,置 100ml 量瓶中,加入 1% 盐酸甲醇溶液适量,超声处理(功率 300W,频率 50kHz)30 分钟,放冷,加 1% 盐酸甲醇溶液至刻度,摇匀,滤过,精密量取续滤液 1ml 置 25ml 量瓶中,加 1% 盐酸甲醇溶液至刻度,摇匀,即得。

测定法 分别精密吸取对照品溶液与供试品溶液各 5μl,注入液相色谱仪,测定,即得。

本品含黄藤素以盐酸巴马汀($C_{21}H_{21}NO_4 \cdot HCl$)计,应为标示量的 90.0%～110.0%。

【功能与主治】 清热解毒。用于妇科炎症,菌痢,肠炎,呼吸道及泌尿道感染,外科感染,眼结膜炎。

【用法与用量】 口服。大片一次 1 片,小片 2～4 片,一日 3 次。

【规格】 (1)每片含黄藤素 0.3g(大片) (2)每片含黄藤素 0.1g(小片)

【贮藏】 密封。

萆薢分清丸

Bixie Fenqing Wan

【处方】 粉萆薢 320g　　　石菖蒲 60g

甘草 160g　　　乌药 80g

盐益智仁 40g

【制法】 以上五味,粉碎成细粉,过筛,混匀,用水泛丸,干燥。将滑石粉碎成极细粉包衣,打光,干燥,即得。

【性状】 本品为白色光亮的水丸,除去包衣后呈灰棕色;味甜、微苦。

【鉴别】 (1)取本品,置显微镜下观察:木化薄壁细胞淡黄色或黄色,成片或单个散在,长椭圆形、纺锤形或长梭形,一端常狭尖或有分枝,壁稍厚,纹孔横裂缝状,孔沟明显(粉萆薢)。内种皮厚壁细胞红棕色,表面观多角形,壁厚,非木化,胞腔内含硅质块;断面观细胞1列,栅状,内壁及侧壁极厚,胞腔偏外侧,内含硅质块(盐益智仁)。韧皮纤维单个散在,呈长梭形,末端钝圆或稍尖,直径 13～43μm,长至 500μm,壁厚 6～15μm,胞腔较大或狭长(乌药)。

(2)取本品 2g,研细,加甲醇 20ml,超声处理 30 分钟,滤过,滤液加乙醚 60ml,边加边振摇,静置 3 小时,滤过,弃去滤液,残渣挥干乙醚,加 2mol/L 盐酸溶液 50ml,加热回流 1 小时,取出,放冷,滤过,弃去滤液,滤渣加水洗至中性,连同滤纸一并置具塞锥形瓶中,加乙醚 30ml,超声处理 20 分钟,滤过,滤液挥干,残渣加乙醚 1ml 使溶解,作为供试品溶液。另取粉萆薢对照药材 0.5g,同法制成对照药材溶液。再取薯蓣皂苷元对照品,加乙醚制成每 1ml 含 0.1mg 的溶液,作为对照品溶液。照薄层色谱法(通则 0502)试验,吸取上述三种溶液各 5μl,分别点于同一硅胶 G 薄层板上,以二氯甲烷-丙酮(9.5:0.5)为展开剂,展开,取出,晾干,喷以 10% 硫酸乙醇溶液,在 105℃加热至斑点显色清晰。供试品色谱中,在与对照药材色谱和对照品色谱相应的位置上,显相同颜色的斑点。

(3)取本品 5g,研细,加乙醚 40ml,加热回流 1 小时,滤过,弃去滤液,残渣加甲醇 30ml,加热回流 1 小时,滤过,滤液蒸干,残渣加水 40ml 使溶解,用正丁醇振摇提取 3 次,每次 20ml,合并正丁醇液,用水洗涤 3 次,每次 20ml,弃去水洗液,正丁醇液蒸干,残渣加甲醇 1ml 使溶解,作为供试品溶液。另取甘草对照药材 1g,同法制成对照药材溶液。照薄层色谱法(通则 0502)试验,吸取上述两种溶液各 2μl,分别点于同一硅胶 G 薄层板上,以乙酸乙酯-甲酸-冰醋酸-水(15:1:1:2)为展开剂,展开,取出,晾干,喷以 10% 硫酸乙醇溶液,在 105℃加热至斑点显色清晰,置紫外光灯(365nm)下检视。供试品色谱中,在与对照药材色谱相应的位置上,显相同颜色的荧光斑点。

【检查】 应符合丸剂项下有关的各项规定(通则 0108)。

【含量测定】 照高效液相色谱法(通则 0512)测定。

色谱条件与系统适用性试验 以十八烷基硅烷键合硅胶为填充剂;以甲醇-0.2mol/L 醋酸铵溶液-冰醋酸(56:43:1)为流动相;检测波长为 250nm。理论板数按甘草酸峰计算应不低于 5000。

对照品溶液的制备 取甘草酸单铵盐对照品适量,精密称定,加流动相制成每 1ml 含 0.2mg 的溶液,即得(折合甘草酸为 0.1959mg)。

供试品溶液的制备 取本品,研细,取约 1.5g,精密称定,精密加入流动相 50ml,称定重量,加热回流 1 小时,取出,放冷,再称定重量,用流动相补足减失的重量,摇匀,滤过,取续滤液,即得。

测定法 分别精密吸取对照品溶液与供试品溶液各 10μl,注入液相色谱仪,测定,即得。

本品每 1g 含甘草以甘草酸($C_{42}H_{62}O_{16}$)计,不得少于 3.0mg。

【功能与主治】 分清化浊,温肾利湿。用于肾不化气、清浊不分所致的白浊、小便频数。

【用法与用量】 口服。一次 6～9g,一日 2 次。

【注意】 忌食油腻、茶、醋及辛辣刺激性物。

【规格】 每 20 丸重 1g

【贮藏】 密闭,防潮。

梅花点舌丸

Meihua Dianshe Wan

【处方】 牛黄 60g　　　　珍珠 90g
人工麝香 60g　　　蟾酥(制)60g
熊胆粉 30g　　　　雄黄 30g
朱砂 60g　　　　　硼砂 30g
葶苈子 30g　　　　乳香(制)30g
没药(制)30g　　　血竭 30g
沉香 30g　　　　　冰片 30g

【制法】 以上十四味,除人工麝香、牛黄、蟾酥(制)、熊胆粉、冰片外,珍珠水飞或粉碎成极细粉;朱砂、雄黄分别水飞成极细粉,其余硼砂等六味粉碎成细粉。将人工麝香、牛黄、蟾酥(制)、熊胆粉、冰片研细,与上述粉末(朱砂除外)配研,过筛,混匀。取上述粉末,用水泛丸,低温干燥,用朱砂粉末包衣,打光,即得。

【性状】 本品为朱红色的包衣水丸,除去包衣后显棕黄色至棕色;气香,味苦、麻舌。

【鉴别】 (1)取本品,置显微镜下观察:种皮内表皮细胞黄色,多角形或长多角形,壁稍厚(葶苈子)。纤维管胞壁稍厚,有具缘纹孔,纹孔口人字状或十字状(沉香)。不规则块片血红色,周围液体显姜黄色,渐变红色(血竭)。不规则碎块无色或淡绿色,半透明,具光泽,有时可见细密波状纹理(珍珠)。无定形团块淡黄棕色,埋有细小方形结晶(人工麝香)。不规则碎块金黄色或橙黄色,有光泽(雄黄)。

(2)取本品 3g,研细,加甲醇 20ml,加热回流 1 小时,放冷,滤过,取滤液 10ml,蒸干,残渣加 10% 氢氧化钠溶液 5ml,在 120℃加热 2 小时,放冷,加水 10ml,用乙酸乙酯振摇提取 2 次,每次 20ml,弃去乙酸乙酯液,水液加盐酸调节 pH 值至 2～3,用乙醚振摇提取 2 次,每次 30ml,合并乙醚液,挥干,残渣加乙醇 1ml 使溶解,作为供试品溶液。另取胆酸对照品、熊去氧胆酸对照品、鹅去氧胆酸对照品,加乙醇制成每 1ml 各含 1mg 的混合溶液,作为对照品溶液。照薄层色谱法(通则 0502)试验,吸取上述两种溶液各 2μl,分别点于同一硅胶 G 薄层板上,以异辛烷-乙酸乙酯-冰醋酸(15:7:5)为展开剂,在相对湿度 40% 以下展开,取出,晾干,喷以 10% 硫酸乙醇溶液,在 105℃ 加热至斑点呈色清晰,置紫外光灯(365nm)下检视。供试品色谱中,在与对照品色谱相应的位置上,显相同颜色的荧光斑点。

(3)取本品 3g,研细,加乙醚 10ml,密塞,振摇 10 分钟,滤过,滤液作为供试品溶液。另取麝香酮对照品,加乙醇制成每 1ml 含 5mg 的溶液,作为对照品溶液。照薄层色谱法(通则 0502)试验,吸取供试品溶液 10μl,对照品溶液 2μl,分别点于同一硅胶 G 薄层板上,以石油醚(60～90℃)-二氯甲烷(2:3)为展开剂,展开,取出,晾干,喷以二硝基苯肼试液。供试品色谱中,在与对照品色谱相应的位置上,显相同颜色的斑点。

(4)取本品 6g,研细,进行微量升华,升华物加无水乙醇 1ml 使溶解,作为供试品溶液。另取冰片对照品,加无水乙醇制成每 1ml 含 2mg 的溶液,作为对照品溶液。照薄层色谱法(通则 0502)试验,吸取供试品溶液 3μl,对照品溶液 1μl,分别点于同一硅胶 G 薄层板上,以环己烷-乙酸乙酯(17:3)为展开剂,展开,取出,晾干,喷以 1% 香草醛硫酸溶液,在 105℃ 加热至斑点显色清晰。供试品色谱中,在与对照品色谱相应的位置上,显相同颜色的斑点。

【检查】 猪去氧胆酸　取本品适量,研细,取粉末 0.1g,加甲醇 50ml,加热回流 3 小时,滤过,滤液蒸干,残渣加乙醇 5ml 超声使溶解,离心,取上清液作为供试品溶液。另取猪去氧胆酸对照品适量,加乙醇制成每 1ml 含 0.50mg 的溶液,作为对照品溶液。照薄层色谱法(通则 0502)试验,精密吸取上述两种溶液各 5μl,分别点于同一硅胶 G 薄层板上,以环己烷-乙酸乙酯-36% 乙酸-甲醇(20:25:2:3)的上层溶液为展开剂,展开 2 次,取出,晾干,喷以 10% 硫酸乙醇溶液,置 105℃ 加热至斑点显色清晰,分别置日光及紫外光灯(365nm)下检视。供试品色谱中,在与对照品色谱相应的位置上,日光下不得显相同颜色的斑点;紫外光下不得显相同颜色的荧光斑点。

游离胆红素　照高效液相色谱法(通则 0512)测定(避光操作)。

色谱条件与系统适用性试验　同〔含量测定〕胆红素项下。

对照品溶液的制备　取胆红素对照品适量,精密称定,加二氯甲烷制成每 1ml 含 6.5μg 的溶液,即得。

供试品溶液的制备　取本品适量,研细,取粉末约 33mg,精密称定,置具塞锥形瓶中,精密加入二氯甲烷 20ml,密塞,称定重量,涡旋至充分混匀,冰浴超声处理(功率 500W,频率 53kHz)10 分钟,再称定重量,用二氯甲烷补足减失的重量,摇匀,离心(转速为每分钟 4000 转),分取二氯甲烷液,滤过,取续滤液,即得。

测定法　分别精密吸取对照品溶液与供试品溶液各 5μl,注入液相色谱仪,测定,即得。

供试品色谱中,在与对照品色谱峰保留时间相对应的位置上出现的色谱峰面积应小于对照品色谱峰面积或不出现色谱峰。

其他　应符合丸剂项下有关的各项规定(通则 0108)。

【含量测定】　蟾酥　照高效液相色谱法(通则 0512)测定。

色谱条件与系统适用性试验　以十八烷基硅烷键合硅胶为填充剂;以乙腈-水(65:35)为流动相;检测波长为 296nm。理论板数按华蟾酥毒基峰计算应不低于 1500。

对照品溶液的制备　取华蟾酥毒基对照品适量,精密称定,加甲醇制成每 1ml 含 30μg 的溶液,即得。

供试品溶液的制备　取重量差异项下的本品,研细,取约 0.4g,精密称定,置 50ml 量瓶中,加甲醇 40ml,超声处理(功率 250W,频率 33kHz)30 分钟,取出,放冷,加甲醇稀释至刻度,摇匀,滤过,取续滤液,即得。

测定法　分别精密吸取对照品溶液与供试品溶液各 10μl,注入液相色谱仪,测定,即得。

本品每丸含蟾酥以华蟾酥毒基($C_{26}H_{34}O_6$)计,不得少于 0.16mg。

胆红素　照高效液相色谱法(通则 0512)测定(避光操作)。

色谱条件与系统适用性试验　以十八烷基硅烷键合硅胶为填充剂;以乙腈-1% 冰醋酸溶液(95:5)为流动相;检测波长为 450nm。理论板数按胆红素峰计算应不低于 3000。

对照品溶液的制备　取胆红素对照品适量,精密称定,加二氯甲烷制成每 1ml 含 10μg 的溶液,即得。

供试品溶液的制备　取重量差异项下的本品适量,研细,取粉末 10mg,精密称定,置具塞锥形瓶中,加入 10% 草酸溶液 2ml,密塞,涡旋混匀,精密加入水饱和的二氯甲烷 25ml,密塞,称定重量,超声处理(功率 500W,频率 53kHz,水温 25～35℃)20 分钟,放冷,再称定重量,用水饱和二氯甲烷补足减失的重量,摇匀,离心(转速为每分钟 4000 转),分取二氯甲烷液,滤过,取续滤液,即得。

测定法　分别精密吸取对照品溶液与供试品溶液各 5μl,注入液相色谱仪,测定,即得。

本品每丸含牛黄以胆红素($C_{33}H_{36}N_4O_6$)计,不得少于 1.7mg。

【功能与主治】　清热解毒,消肿止痛。用于火毒内盛所致的疔疮痈肿初起、咽喉牙龈肿痛、口舌生疮。

【用法与用量】　口服。一次 3 丸,一日 1～2 次;外用,用醋化开,敷于患处。

【注意】　孕妇忌服。

【规格】 每 10 丸重 1g

【贮藏】 密封。

排 石 颗 粒

Paishi Keli

【处方】 连钱草 1038g　　　盐车前子 156g
木通 156g　　　徐长卿 156g
石韦 156g　　　忍冬藤 260g
滑石 260g　　　瞿麦 156g
苘麻子 156g　　　甘草 260g

【制法】 以上十味，取连钱草 156g，加水煎煮二次，第一次 3 小时，第二次 2 小时，合并煎液，滤过，滤液浓缩至相对密度约为 1.20（50℃）的清膏，备用；取剩余的连钱草及其余车前子等九味，加水煎煮二次，第一次 3 小时，第二次 2 小时，合并煎液，滤过，滤液浓缩至相对密度约为 1.24（50℃）的清膏，放冷，加乙醇适量，静置，取上清液，回收乙醇并浓缩至相对密度约为 1.20（50℃）的清膏，与上述清膏合并，混匀。取清膏喷雾干燥，加蔗糖适量制成颗粒；或取清膏加蔗糖及其他辅料适量，制粒，干燥，制成1000g；或取清膏加糊精适量制成颗粒，干燥，制成 250g（无蔗糖），即得。

【性状】 本品为浅黄色至棕褐色的颗粒或混悬性颗粒（无蔗糖）；气微，味甜、略苦或味微甜、微苦（无蔗糖）。

【鉴别】 (1) 取本品 1 袋，研细，加乙酸乙酯 50ml，超声处理 30 分钟，滤过，滤液回收溶剂至干，残渣加无水乙醇 0.5ml 使溶解，作为供试品溶液。另取熊果酸对照品，加无水乙醇制成每1ml 含 0.5mg 的溶液，作为对照品溶液。照薄层色谱法（通则 0502）试验，吸取上述两种溶液各 5μl，分别点于同一硅胶 G 薄层板上，以甲苯-乙酸乙酯-甲酸（24∶10∶1）为展开剂，展开，取出，晾干，喷以 10% 硫酸乙醇溶液，在 105℃加热至斑点显色清晰，置日光下检视。供试品色谱中，在与对照品色谱相应的位置上，显相同颜色的斑点。

(2) 取本品 1 袋，研细，加甲醇 50ml，超声处理 30 分钟，滤过，滤液回收溶剂至干，残渣加水 30ml 使溶解，用水饱和的正丁醇振摇提取 3 次，每次 20ml，合并正丁醇液，取半量正丁醇液（余量备用），用正丁醇饱和的氨试液 10ml 洗涤，再用正丁醇饱和的水 10ml 洗涤，正丁醇液回收溶剂至干，残渣加甲醇 1ml 使溶解，作为供试品溶液。另取马钱苷对照品，加甲醇制成每1ml 含 1mg 的溶液，作为对照品溶液。照薄层色谱法（通则 0502）试验，吸取上述两种溶液各 10μl，分别点于同一硅胶 G 薄层板上，以乙酸乙酯-乙醇-甲酸（10∶2∶0.2）为展开剂，展开，取出，晾干，喷以 5% 香草醛硫酸溶液，在 105℃加热至斑点显色清晰，置日光下检视。供试品色谱中，在与对照品色谱相应的位置上，显相同颜色的斑点。

(3) 取鉴别(2)项下备用的正丁醇液，用正丁醇饱和的水 10ml 洗涤，正丁醇液回收溶剂至干，残渣加甲醇 1ml 使溶解，作为供试品溶液。另取甘草对照药材 0.5g，加甲醇 50ml，超声处理 30 分钟，滤过，滤液回收溶剂至干，残渣加甲醇1ml 使溶解，作为对照药材溶液。照薄层色谱法（通则 0502）试验，吸取上述两种溶液各 2μl，分别点于同一硅胶 G 薄层板上，以乙酸乙酯-甲酸-冰醋酸-水（15∶1∶1∶2）为展开剂，展开，取出，晾干，喷以 10% 硫酸乙醇溶液，在 105℃加热至斑点显色清晰，置紫外光灯（365nm）下检视。供试品色谱中，在与对照药材色谱相应的位置上，显相同颜色的黄色荧光斑点。

【检查】 应符合颗粒剂项下有关的各项规定（通则 0104）。

【含量测定】 总黄酮　对照品溶液的制备　取无水芦丁对照品约 20mg，精密称定，置 100ml 量瓶中，加 50% 甲醇适量，振摇使溶解，并稀释至刻度，摇匀，即得（每 1ml 含无水芦丁 0.2mg）。

标准曲线的制备　精密量取对照品溶液 1ml、2ml、3ml、4ml、5ml，分别置 10ml 量瓶中，各加 50% 甲醇至 5ml，加 5% 亚硝酸钠溶液 0.3ml，摇匀，放置 6 分钟，加 10% 硝酸铝溶液 0.3ml，摇匀，放置 6 分钟，加氢氧化钠试液 4ml，再加 50% 甲醇至刻度，摇匀。以相应的溶液为空白。照紫外-可见分光光度法（通则 0401），在 510nm 的波长处测定吸光度，以吸光度为纵坐标、浓度为横坐标，绘制标准曲线。

测定法　取装量差异项下的本品，研细，取约 5g 或约 1g（无蔗糖），精密称定，置具塞锥形瓶中，精密加入甲醇 100ml，密塞，称定重量，加热回流提取 20 分钟，放冷，再称定重量，用甲醇补足减失的重量，摇匀，滤过，精密量取续滤液 25ml，置 50ml 量瓶中，加水至刻度，摇匀。精密量取 2ml，置 10ml 量瓶中，加 50% 甲醇至刻度，摇匀，作为空白对照。另精密量取 2ml，置 10ml 量瓶中，照标准曲线制备项下的方法，自"加 50% 甲醇至 5ml"起，依法立即测定吸光度，从标准曲线上读出供试品溶液中无水芦丁的量，计算，即得。

本品每袋含总黄酮以无水芦丁（$C_{27}H_{30}O_{16}$）计，不得少于 0.12g。

连钱草　照高效液相色谱法（通则 0512）测定。

色谱条件与系统适用性试验　以十八烷基硅烷键合硅胶为填充剂；以乙腈-0.1% 磷酸溶液（20∶80）为流动相；检测波长为 330nm。理论板数按迷迭香酸峰计算应不低于 5000。

对照品溶液的制备　取迷迭香酸对照品适量，精密称定，加 60% 丙酮溶液制成每 1ml 含 10μg 的溶液，即得。

供试品溶液的制备　取装量差异项下的本品，研细，取约 2g 或约 0.5g（无蔗糖），精密称定，置具塞锥形瓶中，精密加入 60% 丙酮溶液 50ml，密塞，称定重量，超声处理（功率 300W，频率 45kHz）60 分钟，放冷，再称定重量，用 60% 丙酮溶液补足减失的重量，摇匀，滤过，取续滤液，即得。

测定法　分别精密吸取对照品溶液与供试品溶液各

$10\mu l$,注入液相色谱仪,测定,即得。

本品每袋含连钱草以迷迭香酸($C_{18}H_{16}O_8$)计,不得少于 4.0mg。

【功能与主治】　清热利水,通淋排石。用于下焦湿热所致的石淋,症见腰腹疼痛、排尿不畅或伴有血尿;泌尿系结石见上述证候者。

【用法与用量】　开水冲服。一次 1 袋,一日 3 次;或遵医嘱。

【规格】　(1)每袋装 20g　(2)每袋装 5g(无蔗糖)

【贮藏】　密封。

控 涎 丸
Kongxian Wan

【处方】　醋甘遂 300g　　　　　红大戟 300g
　　　　　白芥子 300g

【制法】　以上三味,粉碎成细粉,过筛,混匀。另取米粉或黄米粉 240g,调稀糊。取上述粉末,用稀糊泛丸,干燥,即得。

【性状】　本品为棕褐色带有淡黄色斑点的糊丸;味微辛、辣。

【鉴别】　取本品,置显微镜下观察:无节乳管存在于薄壁组织中(甘遂)。色素细胞黄棕色或红棕色,长圆形或延长成管状;草酸钙针晶成束或散在(红大戟)。种皮栅状细胞表面观细小,多角形,壁厚,侧面观类长方形,侧壁及内壁增厚(白芥子)。

【检查】　应符合丸剂项下有关的各项规定(通则 0108)。

【功能与主治】　涤痰逐饮。用于痰涎水饮停于胸膈,胸胁隐痛,咳喘痛甚,痰不易出,瘰疬,痰核。

【用法与用量】　用温开水或枣汤、米汤送服。一次 1~3g,一日 1~2 次。

【注意】　孕妇忌服;体虚者慎用。

【贮藏】　密封。

虚寒胃痛颗粒
Xuhan Weitong Keli

【处方】　炙黄芪 335.8g　炙甘草 224.0g
　　　　　桂枝 224.0g　　党参 335.8g
　　　　　白芍 335.8g　　高良姜 134.4g
　　　　　大枣 224.0g　　干姜 44.8g

【制法】　以上八味,高良姜、干姜水蒸气蒸馏提取挥发油,蒸馏后的水溶液另器收集;其余炙黄芪等六味加水煎煮二

次,第一次 2 小时,第二次 1 小时,合并煎液,与提取挥发油后的水溶液合并,滤过,滤液浓缩至适量,加 3 倍量乙醇,静置12 小时,取上清液,回收乙醇,浓缩至适量,加适量蔗糖粉及糊精,制成颗粒,干燥,放冷,喷入挥发油,混匀,制成1000g;或加入适量糊精,制成颗粒,干燥,放冷,喷入挥发油,混匀,制成600g,即得。

【性状】　本品为淡棕黄色至棕黄色的颗粒;味辛、甘。

【鉴别】　(1)取本品 15g 或 9g(无蔗糖),研细,用水 40ml溶解,用乙醚振摇提取 2 次,每次 40ml,弃去乙醚液,水溶液用水饱和的正丁醇振摇提取 2 次,每次 40ml,合并正丁醇液,用 0.5%氢氧化钠溶液洗涤 2 次,每次 40ml,正丁醇液用水洗至中性,置水浴上蒸干,残渣加甲醇 1ml 使溶解,作为供试品溶液。另取黄芪甲苷对照品,加甲醇制成每 1ml 含 1mg 的溶液,作为对照品溶液。照薄层色谱法(通则 0502)试验,吸取供试品溶液 $10\mu l$、对照品溶液 $2\mu l$,分别点于同一硅胶 G 薄层板上,以三氯甲烷-乙酸乙酯-甲醇-水(15:40:22:10)10℃以下放置的下层溶液为展开剂,展开,取出,晾干,喷以 10%硫酸乙醇溶液,在 105℃加热至斑点显色清晰,分别置日光及紫外光灯(365nm)下检视。供试品色谱中,在与对照品色谱相应的位置上,日光下显相同颜色的斑点;紫外光下显相同的橙黄色荧光斑点。

(2)取本品 15g 或 9g(无蔗糖),加水 40ml 使溶解,离心,上清液用正丁醇振摇提取 2 次,每次 20ml,合并正丁醇液,蒸干,残渣加乙醇 1ml 使溶解,作为供试品溶液。另取芍药苷对照品,加乙醇制成每 1ml 含 2mg 的溶液,作为对照品溶液。照薄层色谱法(通则 0502)试验,吸取上述两种溶液各 $10\mu l$,分别点于同一硅胶 G 薄层板上,以三氯甲烷-甲醇(4:1)为展开剂,展开,取出,晾干,喷以 5%香草醛硫酸溶液,在 105℃加热至斑点显色清晰。供试品色谱中,在与对照品色谱相应的位置上,显相同颜色的斑点。

(3)取本品 20g 或 12g(无蔗糖),研细,加乙醚 50ml,超声处理 15 分钟,滤过,滤液加无水硫酸钠 1g 脱水,滤过,滤液蒸干,残渣加无水乙醇 1ml 使溶解,作为供试品溶液。另取肉桂酸对照品适量,加无水乙醇制成每 1ml 含 1mg 的溶液,作为对照品溶液。照薄层色谱法(通则 0502)试验,吸取供试品溶液 $15\mu l$,对照品溶液 $10\mu l$,分别点于同一硅胶 GF_{254} 薄层板上,以正己烷-乙醚-冰醋酸(5:5:0.1)为展开剂,展开,取出,晾干,置紫外光灯(254nm)下检视。供试品色谱中,在与对照品色谱相应的位置上,显相同的暗紫色斑点。

(4)取甘草对照药材 1g,加水 40ml 使溶解,振摇 5 分钟,滤过,滤液用正丁醇振摇提取 2 次,每次 20ml,合并正丁醇液,蒸干,残渣加乙醇 1ml 使溶解,作为对照药材溶液。照薄层色谱法(通则 0502)试验,吸取〔鉴别〕(2)项下的供试品溶液及上述对照药材溶液各 5~10μl,分别点于同一硅胶 G 薄层板上,以乙酸乙酯-甲酸-冰醋酸-水(15:1:1:2)为展开

剂,展开,取出,晾干,喷以 10%硫酸乙醇溶液,在 105℃加热至斑点显色清晰。供试品色谱中,在与对照药材色谱相应的位置上,显相同颜色的斑点。

【检查】 应符合颗粒剂项下有关的各项规定(通则0104)。

【含量测定】 **炙黄芪** 照高效液相色谱法(通则0512)测定。

色谱条件与系统适用性试验 以十八烷基硅烷键合硅胶为填充剂;以乙腈-水(35:65)为流动相;用蒸发光散射检测器检测。理论板数以黄芪甲苷峰计算应不低于4000。

对照品溶液的制备 精密称取黄芪甲苷对照品适量,加甲醇制成每1ml含0.5mg的溶液,即得。

供试品溶液的制备 取装量差异项下的本品内容物,混匀,研细,取约6.5g或4g(无蔗糖),精密称定,加甲醇50ml,加热回流1小时,放冷,滤过,用适量甲醇洗涤滤渣及滤器,合并滤液,蒸干,残渣加水10ml,微热使溶解,用水饱和的正丁醇振摇提取3次(40ml,30ml,20ml),合并正丁醇液,用氨试液充分洗涤2次,每次40ml,弃去洗涤液,正丁醇液蒸干,残渣用甲醇溶解并转移至5ml量瓶中,加甲醇至刻度,摇匀,即得。

测定法 精密吸取对照品溶液5μl与15μl,供试品溶液20μl,注入液相色谱仪,测定,以外标两点法对数方程计算,即得。

本品每袋含炙黄芪以黄芪甲苷($C_{41}H_{68}O_{14}$)计,不得少于0.50mg。

白芍 照高效液相色谱法(通则0512)测定。

色谱条件与系统适用性试验 以十八烷基硅烷键合硅胶为填充剂;以甲醇-0.02mol/L磷酸二氢钾溶液(28:72)为流动相;检测波长为230nm。理论板数按芍药苷峰计算应不低于4000。

对照品溶液的制备 取芍药苷对照品适量,精密称定,加甲醇制成每1ml含50μg的溶液,即得。

供试品溶液的制备 取装量差异项下的本品内容物,混匀,取适量,研细,取约1g或0.6g(无蔗糖),精密称定,置100ml量瓶中,加水80ml,超声处理(功率250W,频率33kHz)30分钟,放冷,加水至刻度,摇匀,滤过,取续滤液,即得。

测定法 分别精密吸取对照品溶液与供试品溶液各5~10μl,注入液相色谱仪,测定,即得。

本品每袋含白芍以芍药苷($C_{23}H_{28}O_{11}$)计,不得少于8.0mg。

【功能与主治】 益气健脾,温胃止痛。用于脾虚胃弱所致的胃痛,症见胃脘隐痛、喜温喜按、遇冷或空腹加重;十二指肠球部溃疡、慢性萎缩性胃炎见上述证候者。

【用法与用量】 开水冲服。一次1袋,一日3次。

【规格】 (1)每袋装5g (2)每袋装3g(无蔗糖)
【贮藏】 密封。

野菊花栓

Yejuhua Shuan

【处方】 野菊花10000g

【制法】 取野菊花加水煎煮三次,第一次2小时,第二次1小时,第三次40分钟,合并煎液,滤过,滤液浓缩至相对密度为1.10(50~60℃)的清膏,加乙醇使含醇量为60%,静置,取上清液,回收乙醇并浓缩至相对密度为1.17(50℃)的清膏,再加乙醇使含醇量为80%,静置,取上清液,回收乙醇,并浓缩成稠膏(约800g)。取混合脂肪酸甘油酯1380g,加热使熔化,保温(40℃±2℃)备用。将60%乙醇300g加入野菊花稠膏中,搅拌均匀,再加入保温的基质中,搅匀,灌入栓剂模中;或取聚乙二醇1600g,加热使熔化,加入野菊花稠膏,随加随搅拌,搅匀,倾入涂有润滑剂的栓剂模中,制成1000粒,即得。

【性状】 本品为棕色至深棕色鱼雷形栓剂。

【鉴别】 本品研碎,取0.5g,加石油醚(60~90℃)5ml,置50℃水浴中温浸15分钟,时时振摇,倾去上清液,药渣再用石油醚同法处理1次,弃去石油醚液,药渣挥尽溶剂,加甲醇20ml,在60℃水浴中浸渍15分钟,时时振摇,放冷,滤过,滤液作为供试品溶液。另取野菊花对照药材0.2g,加石油醚(60~90℃)10ml,在50℃水浴中温浸30分钟,弃去石油醚,药渣挥尽溶剂,加甲醇10ml,加热回流30分钟,放冷,滤过,滤液作为对照药材溶液。再取蒙花苷对照品,加甲醇制成每1ml含0.2mg的溶液,作为对照品溶液。照薄层色谱法(通则0502)试验,吸取上述三种溶液各3μl,分别点于同一硅胶G薄层板上,以乙酸乙酯-丁酮-甲酸-水(5:3:1:1)为展开剂,展开,取出,晾干,喷以三氯化铝试液,略加热至干,置紫外光灯(365nm)下检视。供试品色谱中,在与对照药材色谱和对照品色谱相应的位置上,分别显相同颜色的荧光斑点。

【检查】 应符合栓剂项下有关的各项规定(通则0107)。

【含量测定】 照高效液相色谱法(通则0512)测定。

色谱条件与系统适用性试验 以十八烷基硅烷键合硅胶为填充剂;以甲醇-水-冰醋酸(54:44:2)为流动相;检测波长为326nm。理论板数按蒙花苷峰计算应不低于2500。

对照品溶液的制备 取蒙花苷对照品适量,精密称定,加甲醇制成每1ml含40μg的溶液,即得。

供试品溶液的制备 取重量差异项下的本品5粒,在60℃水浴中加热使熔化,取出,在不断搅拌下冷却至室温,取约0.8g,精密称定,置10ml具塞离心管中,加石油醚(60~90℃)5ml,50℃超声处理(功率250W,频率33kHz)15分钟,取出,离心,倾去上清液,药渣再用石油醚(60～90℃)同法处理一次,弃去石油醚液,药渣挥尽溶剂,加甲醇适量使溶解,转移至 100ml 量瓶中,加甲醇适量,在 60℃ 超声处理(功率 250W,频率 33kHz)30 分钟,放冷,用甲醇稀释至刻度,摇匀,滤过,取续滤液,即得。

测定法　分别精密吸取对照品溶液与供试品溶液各 10μl,注入液相色谱仪,测定,即得。

本品每粒含野菊花以蒙花苷($C_{28}H_{32}O_{14}$)计,不得少于 5.0mg。

【适应症】　抗菌消炎。用于前列腺炎及慢性盆腔炎等疾病。

【用法与用量】　肛门给药。一次 1 粒,一日 1～2 次;或遵医嘱。

【规格】　每粒重 2.4g

【贮藏】　(1)基质为混合脂肪酸甘油酯的栓:密闭,在 20℃ 以下保存。(2)基质为聚乙二醇的栓:密闭,在 30℃ 以下保存。

蛇胆川贝软胶囊
Shedan Chuanbei Ruanjiaonang

【处方】　蛇胆汁 21.4g　　　川贝母 128.6g

【制法】　以上二味,川贝母粉碎成细粉,与蛇胆汁混匀,干燥,粉碎成细粉,加入适量聚山梨酯 80,植物油等辅料,用胶体磨研细,制成软胶囊 1000 粒,即得。

【性状】　本品为软胶囊,内容物为浅黄色的油状混悬物;味微苦。

【鉴别】　(1)取本品 5 粒的内容物,加石油醚(30～60℃)5ml,振摇,静置使沉淀,弃去石油醚液,残渣加乙醇 10ml,振摇 10 分钟,滤过,滤液蒸干,残渣加甲醇 1ml 使溶解,作为供试品溶液。另取蛇胆汁对照药材,加甲醇制成每 1ml 含 5mg 的溶液,作为对照药材溶液。照薄层色谱法(通则 0502)试验,吸取上述两种溶液各 2μl,分别点于同一硅胶 G 薄层板上,以甲苯-异丙醇-甲醇-冰醋酸-水(8:4:3:2:1)为展开剂,展开,取出,晾干,喷以 10% 硫酸乙醇溶液,在 105℃ 加热至斑点显色清晰,置紫外光灯(365nm)下检视。供试品色谱中,在与对照药材色谱相应的位置上,显相同颜色的荧光斑点。

(2)取本品 30 粒的内容物,用三氯甲烷洗涤 2 次,每次 20ml,滤过,弃去滤液,残渣加三氯甲烷 20ml 和浓氨试液 2ml,加热回流 30 分钟,取出,放冷,滤过,滤液蒸干,残渣加甲醇 1ml 使溶解,作为供试品溶液。另取川贝母对照药材 4g,同法制成对照药材溶液。照薄层色谱法(通则 0502)试验,吸取上述两种溶液各 20μl,分别点于同一硅胶 G 薄层板上,使

成条状,以正己烷-乙酸乙酯-二乙胺(10:10:1)为展开剂,展开,取出,晾干,喷以稀碘化铋钾试液,再用碘蒸气熏至斑点显色清晰。供试品色谱中,在与对照药材色谱相应的位置上,显相同颜色的斑点。

【检查】　应符合胶囊剂项下有关的各项规定(通则 0103)。

【含量测定】　照高效液相色谱法(通则 0512)测定。

色谱条件与系统适用性试验　以十八烷基硅烷键合硅胶为填充剂;以甲醇-0.4% 磷酸二氢钾溶液(用磷酸调节 pH 值至 3.0)(70:30)为流动相;检测波长为 200nm。理论板数按牛磺胆酸钠峰计算应不低于 4000。

对照品溶液的制备　取牛磺胆酸钠对照品适量,精密称定,加流动相制成每 1ml 含 0.2mg 的溶液,即得。

供试品溶液的制备　取装量差异项下的本品内容物,混匀,取约 1.2g,精密称定,精密加入乙腈-0.4% 磷酸二氢钾溶液(用磷酸调节 pH 值至 3.0)(30:70)10ml,称定重量,超声处理(功率 250W,频率 50kHz)30 分钟,放冷,再称定重量,用上述溶液补足减失的重量,摇匀,取上清液离心(转速为每分钟 5000 转)10 分钟,弃去上层油状物,取下层溶液,滤过,取续滤液,即得。

测定法　分别精密吸取对照品溶液与供试品溶液各 20μl,注入液相色谱仪,测定,即得。

本品每粒含蛇胆汁以牛磺胆酸钠($C_{26}H_{44}NNaO_7S$)计,不得少于 0.24mg。

【功能与主治】　清肺,止咳,除痰。用于肺热咳嗽,痰多。

【用法与用量】　口服。一次 2～4 粒,一日 2～3 次。

【规格】　每粒装 0.3g

【贮藏】　密封。

蛇胆川贝胶囊
Shedan Chuanbei Jiaonang

【处方】　蛇胆汁 49g　　　　川贝母 295g

【制法】　以上二味,川贝母粉碎成细粉,与蛇胆汁混匀,干燥,粉碎,过筛,装入胶囊,制成 1000 粒,即得。

【性状】　本品为硬胶囊,内容物为浅黄色至浅棕色的粉末;味甘、微苦。

【鉴别】　(1)取本品置显微镜下观察:淀粉粒广卵形或贝壳形,直径 40～64μm,脐点短缝状、人字状或马蹄状,层纹可察见(川贝母)。

(2)取本品内容物 3g,加三氯甲烷-乙醇(7:3)混合溶液 20ml,摇匀,温浸 20 分钟,时时振摇,滤过(药渣备用),滤液蒸干,残渣加乙醇 1ml 使溶解,作为供试品溶液。另取蛇胆汁对照药材,加乙醇制成每 1ml 含 5mg 的溶液,作为对照药材溶

液。再取牛磺胆酸钠对照品,加乙醇制成每1ml含0.5mg的溶液,作为对照品溶液。照薄层色谱法(通则0502)试验,吸取上述三种溶液各8μl,分别点于同一硅胶G薄层板上,以异戊醇-冰醋酸-水(9:4:3)为展开剂,展开,取出,晾干,喷以10%硫酸乙醇溶液,在105℃加热至斑点显色清晰,置紫外光灯(365nm)下检视。供试品色谱中,在与对照药材色谱和对照品色谱相应的位置上,显相同颜色的荧光斑点。

(3)取〔鉴别〕(2)项下的备用药渣,加三氯甲烷30ml、浓氨试液5ml,加热回流30分钟,取出,放冷,滤过,滤液蒸干,残渣加甲醇1ml使溶解,作为供试品溶液。另取川贝母对照药材3g,同法制成对照药材溶液。照薄层色谱法(通则0502)试验,吸取供试品溶液4μl,对照药材溶液8μl,分别点于同一硅胶G薄层板上,以环己烷-乙酸乙酯-二乙胺(12:10:1)为展开剂,展开,取出,晾干,依次喷以稀碘化铋钾试液和亚硝酸钠试液。供试品色谱中,在与对照药材色谱相应的位置上,显相同颜色的斑点。

【检查】 应符合胶囊剂项下有关的各项规定(通则0103)。

【含量测定】 照高效液相色谱法(通则0512)测定。

色谱条件与系统适用性试验 以十八烷基硅烷键合硅胶为填充剂;以甲醇-0.4%磷酸二氢钾溶液(65:35)为流动相;检测波长为205nm。理论板数按牛磺胆酸钠峰计算应不低于3000。

对照品溶液的制备 取牛磺胆酸钠对照品适量,精密称定,加甲醇制成每1ml含0.2mg的溶液,即得。

供试品溶液的制备 取装量差异项下的本品内容物,混匀,取约1g,精密称定,加水15ml,振摇,用水饱和的正丁醇振摇提取3次,每次20ml,合并正丁醇提取液,用水洗涤2次,每次5ml,弃去水液,正丁醇液蒸干,残渣加甲醇使溶解并转移至10ml量瓶中,加甲醇至刻度,摇匀,滤过,取续滤液,即得。

测定法 分别精密吸取对照品溶液与供试品溶液各10μl,注入液相色谱仪,测定,即得。

本品每粒含蛇胆汁以牛磺胆酸钠($C_{26}H_{44}NNaO_7S$)计,不得少于0.40mg。

【功能与主治】 清肺,止咳,祛痰。用于肺热咳嗽,痰多。

【用法与用量】 口服。一次1~2粒,一日2~3次。

【规格】 每粒装0.3g

【贮藏】 密封。

蛇胆川贝散

Shedan Chuanbei San

【处方】 蛇胆汁100g   川贝母600g

【制法】 以上二味,川贝母粉碎成细粉,与蛇胆汁混匀,

干燥,粉碎,过筛,即得。

【性状】 本品为浅黄色至浅棕黄色的粉末;味甘、微苦。

【鉴别】 (1)取本品,置显微镜下观察:淀粉粒广卵形或贝壳形,直径40~64μm,脐点短缝状、人字状或马蹄状,层纹可察见(川贝母)。

(2)取本品3g,加三氯甲烷-乙醇(7:3)的混合液20ml,摇匀,温浸20分钟,时时振摇,滤过,药渣备用;滤液蒸干,残渣加乙醇2ml使溶解,作为供试品溶液。另取蛇胆汁对照药材,加乙醇制成每1ml含5mg的溶液,作为对照药材溶液。再取牛磺胆酸钠对照品,加乙醇制成每1ml含0.5mg的溶液,作为对照品溶液。照薄层色谱法(通则0502)试验,吸取上述三种溶液各5μl,分别点于同一用0.5%氢氧化钠溶液制备的硅胶G薄层板上,以甲苯-异丙醇-甲醇-冰醋酸-水(8:4:3:2:1)为展开剂,展开,取出,晾干,喷以10%硫酸乙醇溶液,在105℃加热至斑点显色清晰,置紫外光灯(365nm)下检视。供试品色谱中,在与对照药材色谱和对照品色谱相应的位置上,显相同颜色的荧光斑点。

(3)取〔鉴别〕(2)项下的备用药渣,加三氯甲烷30ml、浓氨试液5ml,加热回流30分钟,放冷,滤过,滤液蒸干,残渣加甲醇1ml使溶解,作为供试品溶液。另取川贝母对照药材3g,同法制成对照药材溶液。照薄层色谱法(通则0502)试验,吸取上述两种溶液各20μl,分别点于同一硅胶G薄层板上使成条状,以正己烷-乙酸乙酯-二乙胺(12:10:1)为展开剂,展开,取出,晾干,依次喷以稀碘化铋钾试液和亚硝酸钠试液。供试品色谱中,在与对照药材色谱相应的位置上,显相同颜色的条斑。

【检查】 应符合散剂项下有关的各项规定(通则0115)。

【含量测定】 照高效液相色谱法(通则0512)测定。

色谱条件与系统适用性试验 以十八烷基硅烷键合硅胶为填充剂;以甲醇-0.4%磷酸二氢钾溶液(用磷酸调节至pH3.0)(70:30)为流动相;检测波长为200nm。理论板数按牛磺胆酸钠峰计算应不低于5000。

对照品溶液的制备 取牛磺胆酸钠对照品适量,精密称定,加流动相制成每1ml含0.2mg的溶液,即得。

供试品溶液的制备 取装量差异项下的本品,混匀,取约1.5g,精密称定,置具塞锥形瓶中,精密加入乙腈-0.4%磷酸二氢钾溶液(用磷酸调节pH值至3.0)(30:70)的混合溶液25ml,称定重量,超声处理(功率250W,频率50kHz)30分钟,放冷,再称定重量,用上述混合溶液补足减失的重量,摇匀,离心(转速为每分钟5000转)10分钟,取上清液,滤过,取续滤液,即得。

测定法 分别精密吸取对照品溶液与供试品溶液各20μl,注入液相色谱仪,测定,即得。

本品每1g含蛇胆汁以牛磺胆酸钠($C_{26}H_{44}NNaO_7S$)计,不得少于1.2mg。

【功能与主治】　清肺,止咳,除痰。用于肺热咳嗽,痰多。

【用法与用量】　口服。一次 0.3～0.6g,一日 2～3 次。

【规格】　每瓶装　(1)0.3g　(2)0.6g

【贮藏】　密封。

蛇胆陈皮片

Shedan Chenpi Pian

【处方】　蛇胆汁 26g　　　　　　陈皮 156g

【制法】　以上二味,陈皮粉碎成细粉,过筛,与蛇胆汁混匀,干燥,研成细粉,加糊精等适量,制成颗粒,干燥,压制成 1000 片;或压制成 500 片,包薄膜衣,即得。

【性状】　本品为棕黄色至棕褐色的片或薄膜衣片,薄膜衣片除去包衣后显棕黄色至棕褐色;气微香,味甘、辛、微苦。

【鉴别】　(1)取本品,置显微镜下观察:草酸钙方晶成片存在于薄壁组织中(陈皮)。

(2)取本品 5 片或 3 片(薄膜衣片),研细,加甲醇 30ml,超声处理 1 小时,滤过,滤液蒸干,残渣加水 30ml 使溶解,用正丁醇振摇提取 2 次,每次 30ml,合并正丁醇液,用氨试液洗涤 2 次,每次 30ml,再用正丁醇饱和的水洗涤 3 次,每次 30ml,分取正丁醇液,蒸干,残渣用乙醇 1ml 使溶解,作为供试品溶液。另取蛇胆汁对照药材 10mg,加正丁醇 20ml,超声处理 30 分钟,滤过,滤液用氨试液洗涤 2 次,每次 15ml,再用正丁醇饱和的水洗 3 次,每次 15ml,分取正丁醇液,蒸干,残渣用乙醇 1ml 使溶解,作为对照药材溶液。再取牛磺胆酸钠对照品,加乙醇制成每 1ml 含 1mg 的溶液,作为对照品溶液。照薄层色谱法(通则 0502)试验,吸取上述三种溶液各 5μl,分别点于同一硅胶 G 薄层板上,以正丁醇-冰醋酸-水(10∶1∶8)的上层溶液为展开剂,展开,取出,晾干,喷以 10% 硫酸乙醇溶液,在 105℃ 加热数分钟,置紫外光灯(365nm)下检视。供试品色谱中,在与对照药材色谱和对照品色谱相应的位置上,显相同颜色的荧光斑点。

(3)取本品适量,研细,取约 0.1g,加甲醇 10ml,超声处理 20 分钟,滤过,滤液作为供试品溶液。另取橙皮苷对照品,加甲醇制成饱和溶液,作为对照品溶液。照薄层色谱法(通则 0502)试验,吸取上述两种溶液各 5μl,分别点于同一硅胶 G 薄层板上,以乙酸乙酯-甲醇-水(100∶17∶13)为展开剂,展开,取出,晾干,喷以 10% 三氯化铝乙醇溶液,置紫外光灯(365nm)下检视。供试品色谱中,在与对照品色谱相应的位置上,显相同颜色的荧光斑点。

【检查】　应符合片剂项下有关的各项规定(通则 0101)。

【含量测定】　照高效液相色谱法(通则 0512)测定。

色谱条件与系统适用性试验　以十八烷基硅烷键合硅胶为填充剂;以乙腈-0.1% 磷酸溶液(22∶78)为流动相;检测波长为 284nm。理论板数按橙皮苷峰计算应不低于 3000。

对照品溶液的制备　取橙皮苷对照品适量,精密称定,加甲醇制成每 1ml 含 40μg 的溶液,即得。

供试品溶液的制备　取重量差异项下本品,研细,取约 0.1g,精密称定,精密加入甲醇 50ml,称定重量,加热回流 30 分钟,放冷,再称定重量,用甲醇补足减失的重量,摇匀,滤过,取续滤液,即得。

测定法　分别精密吸取对照品溶液与供试品溶液各 5μl,注入液相色谱仪,测定,即得。

本品每片含陈皮以橙皮苷($C_{28}H_{34}O_{15}$)计,素片不得少于 5.0mg,薄膜衣片不得少于 10.0mg。

【功能与主治】　理气化痰,祛风和胃。用于痰浊阻肺,胃失和降,咳嗽、呕逆。

【用法与用量】　口服。一次 2～4 片或 1～2 片(薄膜衣片),一日 3 次。

【规格】　(1)素片　每片重 0.22g

(2)素片　每片重 0.32g

(3)薄膜衣片　每片重 0.4g

【贮藏】　密封。

蛇胆陈皮胶囊

Shedan Chenpi Jiaonang

【处方】　蛇胆汁 49g　　　　　　陈皮(蒸)295g

【制法】　以上二味,陈皮(蒸)粉碎成细粉,与蛇胆汁混匀,干燥,粉碎,过筛,装入胶囊,制成 1000 粒,即得。

【性状】　本品为硬胶囊,内容物为黄棕色至红棕色的粉末;气微香,味甘、辛、微苦。

【鉴别】　(1)取本品,置显微镜下观察:草酸钙方晶成片存在于果皮薄壁组织中(陈皮)。

(2)取本品内容物 1.5g,加甲醇 30ml,超声处理 1 小时,滤过,滤液蒸干,残渣加水 30ml 使溶解,用正丁醇振摇提取 2 次,每次 30ml,合并正丁醇液,用氨试液洗涤 2 次,每次 30ml,弃去氨液,正丁醇液再用正丁醇饱和的水洗涤 3 次,每次 30ml,分取正丁醇液,蒸干,残渣用乙醇 1ml 使溶解,作为供试品溶液。另取蛇胆汁对照药材 10mg,加正丁醇 20ml,超声处理 30 分钟,滤过,滤液用氨试液洗涤 2 次,每次 15ml,弃去氨试液,正丁醇液再用正丁醇饱和的水洗涤 3 次,每次 15ml,分取正丁醇液,蒸干,残渣用乙醇 1ml 使溶解,作为对照药材溶液。再取牛磺胆酸钠对照品,加乙醇制成每 1ml 含 1mg 的溶液,作为对照品溶液。照薄层色谱法(通则 0502)试验,吸取上述三种溶液各 5μl,分别点于同一硅胶 G 薄层板上,以正丁醇-冰醋酸-水(10∶1∶8)的上层溶液为展开剂,展开,取出,晾干,喷以 10%硫酸乙醇溶液,在 105℃加热数分钟,置紫外光灯(365nm)下检视。供试品色谱中,在与对照药材色谱和对照品色谱相应的位置上,显相同颜色的荧光斑点。

(3)取本品内容物 0.1g,加甲醇 10ml,超声处理 20 分钟,滤过,滤液作为供试品溶液。另取橙皮苷对照品,加甲醇制成饱和溶液,作为对照品溶液。照薄层色谱法(通则 0502)试验,吸取上述两种溶液各 5μl,分别点于同一硅胶 G 薄层板上,以乙酸乙酯-甲醇-水(100:17:13)为展开剂,展开,取出,晾干,喷以 10%三氯化铝乙醇溶液,置紫外光灯(365nm)下检视。供试品色谱中,在与对照品色谱相应的位置上,显相同颜色的荧光斑点。

【检查】 应符合胶囊剂项下有关的各项规定(通则 0103)。

【含量测定】 照高效液相色谱法(通则 0512)测定。

色谱条件与系统适用性试验 以十八烷基硅烷键合硅胶为填充剂;以乙腈-0.1%磷酸溶液(22:78)为流动相;检测波长为 284nm。理论板数按橙皮苷峰计算应不低于 3000。

对照品溶液的制备 取橙皮苷对照品适量,精密称定,加甲醇制成每 1ml 含 0.1mg 的溶液,即得。

供试品溶液的制备 取装量差异项下的本品内容物,研细,取约 0.1g,精密称定,置烧瓶中,精密加入甲醇 50ml,称定重量,加热回流 30 分钟,放冷,再称定重量,用甲醇补足减失的重量,摇匀,滤过,取续滤液,即得。

测定法 分别精密吸取对照品溶液与供试品溶液各 5μl,注入液相色谱仪,测定,即得。

本品每粒含陈皮以橙皮苷($C_{28}H_{34}O_{15}$)计,不得少于 10.0mg。

【功能与主治】 理气化痰,祛风和胃。用于痰浊阻肺,胃失和降,咳嗽、呕逆。

【用法与用量】 口服。一次 1~2 粒,一日 2~3 次。

【规格】 每粒装 0.3g

【贮藏】 密封,置阴凉干燥处。

蛇胆陈皮散

Shedan Chenpi San

【处方】 蛇胆汁 100g 陈皮(蒸)600g

【制法】 以上二味,陈皮(蒸)粉碎成细粉,与蛇胆汁混匀,干燥,粉碎,过筛,即得。

【性状】 本品为黄棕色至红棕色的粉末;气微香,味甘、微辛、微苦。

【鉴别】 (1)取本品,置显微镜下观察:草酸钙方晶成片

存在于薄壁组织中(陈皮)。

(2)取本品 1.5g,加乙醇 5ml,搅匀,温热约 1 小时,时时振摇,滤过,滤液作为供试品溶液。另取蛇胆汁对照药材,加乙醇制成每 1ml 含 5mg 的溶液,作为对照药材溶液。再取牛磺胆酸钠对照品,加乙醇制成每 1ml 含 0.5mg 的溶液,作为对照品溶液。照薄层色谱法(通则 0502)试验,吸取上述三种溶液各 3μl,分别点于同一硅胶 G 薄层板上,以甲苯-异丙醇-甲醇-冰醋酸-水(8:4:3:2:1)为展开剂,展开,取出,晾干,喷以 10%硫酸乙醇溶液,在 105℃加热至斑点显色清晰,置紫外光灯(365nm)下检视。供试品色谱中,分别在与对照药材色谱和对照品色谱相应的位置上,显相同颜色的荧光斑点。

(3)取陈皮对照药材 1g,按〔鉴别〕(2)项下供试品溶液的制备方法,制成对照药材溶液。另取橙皮苷对照品,加甲醇制成饱和溶液,作为对照品溶液。照薄层色谱法(通则 0502)试验,吸取〔鉴别〕(2)项下的供试品溶液及上述对照药材溶液、对照品溶液各 2μl,分别点于同一用 0.5%氢氧化钠溶液制备的硅胶 G 薄层板上,以乙酸乙酯-甲醇-水(100:17:13)为展开剂,展开,展距 3cm,取出,晾干;再以甲苯-乙酸乙酯-甲酸-水(20:10:1:1)的上层溶液为展开剂,展开,展距 8cm,取出,晾干,喷以 1%三氯化铝乙醇溶液,置紫外光灯(365nm)下检视。供试品色谱中,在与对照药材色谱和对照品色谱相应的位置上,显相同颜色的荧光斑点。

【检查】 应符合散剂项下有关的各项规定(通则 0115)。

【含量测定】 照高效液相色谱法(通则 0512)测定。

色谱条件与系统适用性试验 以十八烷基硅烷键合硅胶为填充剂;以甲醇-0.1%磷酸溶液(40:60)为流动相;检测波长为 283nm。理论板数按橙皮苷峰计算应不低于 2000。

对照品溶液的制备 取橙皮苷对照品适量,精密称定,加甲醇制成每 1ml 含 80μg 的溶液。精密量取 5ml,置 10ml 量瓶中,加水至刻度,摇匀,即得(每 1ml 中含橙皮苷 40μg)。

供试品溶液的制备 取本品约 0.25g,精密称定,置 50ml 量瓶中,加甲醇 40ml,超声处理(功率 250W,频率 50kHz)30 分钟,放冷,加甲醇至刻度,摇匀,滤过,精密量取续滤液 1ml,置 10ml 量瓶中,加 50%甲醇至刻度,摇匀,即得。

测定法 分别精密吸取对照品溶液与供试品溶液各 20μl,注入液相色谱仪,测定,即得。

本品每 1g 含陈皮以橙皮苷($C_{28}H_{34}O_{15}$)计,不得少于 30.0mg。

【功能与主治】 理气化痰,祛风和胃。用于痰浊阻肺,胃失和降,咳嗽,呕逆。

【用法与用量】 口服。一次 0.3~0.6g,一日 2~3 次。

【规格】 每瓶装 (1)0.3g (2)0.6g

【贮藏】 密封。

银丹心脑通软胶囊

Yindan Xinnaotong Ruanjiaonang

【处方】　银杏叶 500g　　　　　　丹参 500g

　　　　　灯盏细辛 300g　　　　　绞股蓝 300g

　　　　　山楂 400g　　　　　　　大蒜 400g

　　　　　三七 200g　　　　　　　艾片 10g

【制法】　以上八味,艾片研成极细粉;大蒜提取大蒜油;三七破碎成粗粉备用;银杏叶粉碎,加稀乙醇加热回流提取二次,每次 2 小时,合并提取液,回收乙醇并浓缩至适量,加在已处理好的大孔吸附树脂柱上,依次用水及 80% 乙醇洗脱,收集相应的洗脱液,回收乙醇,减压干燥,粉碎成极细粉;丹参加乙醇加热回流提取二次,每次 1.5 小时,滤过,合并滤液,回收乙醇,浓缩,干燥,粉碎成极细粉;药渣加水煎煮二次,每次 2 小时,滤过,合并滤液,浓缩至相对密度为 1.13~1.15(50℃)的清膏,加入乙醇使含醇量达 70%,搅匀,静置,回收乙醇,浓缩,干燥,粉碎成极细粉;灯盏细辛加水煎煮二次,每次 2 小时,滤过,合并滤液,浓缩至相对密度为 1.12~1.15(50℃),加入乙醇使醇量达 70%,搅匀,静置,取上清液,回收乙醇,浓缩,干燥,粉碎成极细粉;其余绞股蓝、山楂及三七粗粉,加水煎煮二次,每次 2 小时,滤过,合并滤液,浓缩至相对密度为 1.13~1.15(50℃),加入乙醇使含醇量达 70%,搅匀,静置,取上清液,回收乙醇,浓缩,干燥,粉碎成极细粉;将上述极细粉、大蒜油及蜂蜡 25g、大豆磷脂 8.4g、植物油 220g 混合均匀,压制成 1000 粒,即得。

【性状】　本品为软胶囊,内容物为棕色至棕褐色的膏状物;气辛,味微苦。

【鉴别】　(1)取本品内容物 1g,加水 20ml,搅拌使溶散,用石油醚(30~60℃)振摇提取 2 次,每次 20ml,弃去石油醚,水液用乙醚振摇提取 3 次,每次 20ml,合并乙醚液,回收溶剂至干,残渣加乙酸乙酯 2ml 使溶解,取上清液作为供试品溶液。另取丹参酮 II_A 对照品,加乙酸乙酯制成每 1ml 含 2mg 的溶液,作为对照品溶液。照薄层色谱法(通则 0502)试验,吸取上述两种溶液各 5~10μl,分别点于同一硅胶 G 薄层板上,以石油醚(30~60℃)-甲苯-乙酸乙酯(1:18:1)为展开剂,展开,取出,晾干,置日光下检视。供试品色谱中,在与对照品色谱相应的位置上,显示相同颜色的斑点。

(2)取本品内容物 1.5g,加石油醚(30~60℃)20ml,振摇提取,弃去石油醚,残渣加稀乙醇 30ml,加热回流 30 分钟,滤过,滤液挥至无醇味,残渣加水 20ml,微热使溶解,趁热过滤,放冷,滤液用盐酸调节 pH 值至 1~2,加乙酸乙酯振摇提取 2 次,每次 15ml,合并乙酸乙酯液,回收溶剂至干,残渣加甲醇 1ml 使溶解,作为供试品溶液。另取灯盏细辛对照药材 1g,自"加稀乙醇 30ml"起,同法制成对照药材溶液。再取野黄芩苷

对照品,加甲醇制成每 1ml 含 1mg 的溶液,作为对照品溶液。照薄层色谱法(通则 0502)试验,吸取上述三种溶液各 2μl,分别点于同一聚酰胺薄膜上使成条带状,以冰醋酸-乙醇(4:1)为展开剂,展开,取出,晾干,喷以 2% 三氯化铁乙醇溶液,置日光下检视。供试品色谱中,在与对照药材和对照品色谱相应的位置上,显相同颜色的斑点。

(3)取本品内容物 2g,加石油醚(30~60℃)20ml,振摇提取,弃去石油醚,残渣加甲醇 20ml,加热回流 15 分钟,滤过,滤液回收溶剂至干,残渣加水 20ml,微热使溶解,加水饱和的正丁醇 25ml 振摇提取,正丁醇提取液加氨试液 25ml 洗涤,弃去氨液,再用正丁醇饱和的水洗涤 2 次,每次 25ml,弃去水液,正丁醇液回收溶剂至干,残渣加甲醇 1ml 使溶解,作为供试品溶液。另取三七对照药材 0.5g,加水 5 滴,拌匀,加甲醇 20ml,加热回流 15 分钟,滤过,滤液蒸干,残渣加水 20ml,微热使溶解,加水饱和的正丁醇 25ml 振摇提取,正丁醇提取液用正丁醇饱和的水洗涤 2 次,每次 25ml,弃去水液,正丁醇液回收溶剂至干,残渣加甲醇 1ml 使溶解,同法制成对照药材溶液。再取三七皂苷 R_1 对照品,加甲醇制成每 1ml 含 1mg 的溶液,作为对照品溶液。照薄层色谱法(通则 0502)试验,吸取上述三种溶液各 2~3μl,分别点于同一硅胶 G 薄层板上,以三氯甲烷-甲醇-水(13:7:2)10℃以下放置的下层溶液为展开剂,展开,取出,晾干,喷以 10% 硫酸乙醇溶液,在 105℃ 加热至斑点显色清晰,置日光下检视。供试品色谱中,在与对照药材色谱和对照品色谱相应的位置上,显相同颜色的斑点。

【检查】　应符合胶囊剂项下有关的各项规定(通则 0103)。

【含量测定】　丹参　照高效液相色谱法(通则 0512)测定。

色谱条件与系统适用性试验　以十八烷基硅烷键合硅胶为填充剂;以乙腈-水-醋酸(5:160:1)为流动相;检测波长为 280nm。理论板数按丹参素钠峰计算应不低于 3000。

对照品溶液的制备　取丹参素钠对照品适量,精密称定,加 50% 甲醇制成每 1ml 含 32μg 的溶液(相当于每 1ml 含丹参素 28.8μg),即得。

供试品溶液的制备　取装量差异项下的本品内容物,混匀,取约 0.8g,精密称定,置具塞离心管中,加石油醚(60~90℃)振摇提取 2 次,每次 10ml,离心,弃去石油醚,残渣用热水溶散,转移至 50ml 量瓶中,超声处理(功率 250W,频率 40kHz)30 分钟,放冷,加水稀释至刻度,摇匀,滤过,取续滤液,即得。

测定法　分别精密吸取对照品溶液与供试品溶液各 10μl,注入液相色谱仪,测定,即得。

本品每粒含丹参以丹参素($C_9H_{10}O_5$)计,不得少于 0.45mg。

总黄酮醇苷　照高效液相色谱法(通则 0512)测定。

色谱条件与系统适用性试验　以十八烷基硅烷键合硅胶为填充剂;以甲醇-0.4%磷酸溶液(50∶50)为流动相;检测波长为 360nm。理论板数按槲皮素峰计算应不低于 2500。

对照品溶液的制备　取槲皮素对照品,山柰酚对照品和异鼠李素对照品适量,精密称定,加甲醇制成每 1ml 含槲皮素 30μg、山柰酚 30μg 和异鼠李素 20μg 的混合溶液,即得。

供试品溶液的制备　取装量差异项下的本品内容物,混匀,取约 0.8g,精密称定,加甲醇-25%盐酸溶液(4∶1)的混合溶液 25ml,加热回流 30 分钟,放冷,用脱脂棉滤过,滤液置 50ml 量瓶中,加甲醇稀释至刻度,摇匀,滤过,取续滤液,即得。

测定法　分别精密吸取对照品溶液与供试品溶液各 10μl,注入液相色谱仪,测定,分别计算槲皮素、山柰酚、异鼠李素的含量,按下式换算成总黄酮醇苷的含量。

$$总黄酮醇苷的含量 = (槲皮素含量 + 山柰酚含量 + 异鼠李素含量) \times 2.51$$

本品每粒含总黄酮醇苷,不得少于 2.0mg。

【功能与主治】　苗医:蒙修,蒙柯,陇蒙柯,给俄,告俄蒙给。中医:活血化瘀、行气止痛,消食化滞。用于气滞血瘀引起的胸痹,胸闷,气短,心悸等;冠心病心绞痛、高脂血症、脑动脉硬化、中风、中风后遗症见上述证候者。

【用法与用量】　口服。一次 2~4 粒,一日 3 次。

【规格】　每粒装 0.4g

【贮藏】　密封。

银杏叶口服液

Yinxingye Koufuye

【处方】　银杏叶提取物 8g

【制法】　取银杏叶提取物,加 75%乙醇约 320ml 使溶解,加入蔗糖 150g,加水至 800ml,搅拌使溶解,用 20%碳酸钠溶液调节 pH 至 6.5~7.0,60℃保温 30 分钟以上,再用 20%碳酸钠溶液调节 pH 至 6.5~7.0,加水至 1000ml,混匀,滤过,灌封,灭菌,即得。

【性状】　本品为棕黄色至棕色的澄明液体;味甜、苦涩、辛凉。

【鉴别】　(1)取本品 25ml,用水饱和正丁醇振摇提取 2 次,每次 30ml,合并正丁醇液,回收溶剂至干,残渣加乙醇 2ml 使溶解,作为供试品溶液。另取银杏叶对照提取物 0.2g,加正丁醇 15ml,置水浴中温浸 15 分钟并时时振摇,放冷,滤过,滤液回收溶剂至干,残渣加乙醇 2ml 使溶解,作为对照提取物溶液。照薄层色谱法(通则 0502)试验,吸取上述两种溶液各 3μl,分别点于同一以含 4%醋酸钠的羧甲基纤维素钠溶

液为黏合剂的硅胶 G 薄层板上,以乙酸乙酯-丁酮-甲酸-水(5∶3∶1∶1)为展开剂,展开,取出,晾干,喷以 3%三氯化铝乙醇溶液,置紫外光灯(365nm)下检视。供试品色谱中,在与对照提取物色谱相应的位置上,显相同颜色的荧光斑点。

(2)取本品,照〔含量测定〕萜类内酯项下的方法试验。供试品色谱中应呈现与银杏内酯 A 对照品、银杏内酯 B 对照品和银杏内酯 C 对照品保留时间相对应的色谱峰。

【检查】　黄酮苷元峰面积比　〔含量测定〕总黄酮醇苷项下的供试品色谱中,槲皮素峰与山柰酚峰的峰面积比应为 0.8~1.5。

相对密度　应为 1.00~1.10(通则 0601)。

pH 值　应为 5.0~7.0(通则 0631)。

乙醇量　应为 15%~25%(通则 0711)。

其他　应符合合剂项下有关的各项规定(通则 0181)。

【含量测定】　总黄酮醇苷　照高效液相色谱法(通则 0512)测定。

色谱条件与系统适用性试验　以十八烷基硅烷键合硅胶为填充剂;以甲醇-0.4%磷酸溶液(50∶50)为流动相;检测波长为 360nm。理论板数按槲皮素峰计算应不低于 2500。

对照品溶液的制备　取槲皮素对照品适量,精密称定,加甲醇制成每 1ml 含 30μg 的溶液,即得。

供试品溶液的制备　精密量取本品 5ml,通过已处理好的 D101 型大孔吸附树脂柱(内径为 1.5cm,柱高为 10cm),用水 100ml 洗脱,弃去洗脱液,再用乙醇 100ml 洗脱,收集乙醇洗脱液,蒸干,残渣加甲醇-25%盐酸溶液(4∶1)的混合溶液 25ml,摇匀,置水浴中加热回流 30 分钟,迅速冷却至室温,转移至 50ml 量瓶中,加甲醇稀释至刻度,摇匀,滤过,取续滤液,即得。

测定法　分别精密吸取对照品溶液与供试品溶液各 10μl,注入液相色谱仪,测定,以槲皮素对照品的峰面积为对照,分别按下表相对应的校正因子计算槲皮素、山柰酚和异鼠李素的含量,用待测成分色谱峰与槲皮素色谱峰的相对保留时间确定槲皮素、山柰酚和异鼠李素的峰位,其相对保留时间应在规定值的±5%范围之内(若相对保留时间偏离超过 5%,则应以相应成分的对照品确证为准),即得。相对保留时间及校正因子(F)见下表:

待测成分(峰)	相对保留时间	校正因子(F)
槲皮素	1.00	1.0000
山柰酚	1.77	1.0020
异鼠李素	2.00	1.0890

$$总黄酮醇苷含量 = (槲皮素含量 + 山柰酚含量 + 异鼠李素含量) \times 2.51$$

本品每支含总黄酮醇苷不得少于 19.2mg。

萜类内酯　照高效液相色谱法(通则 0512)测定。

色谱条件与系统适用性试验　以十八烷基硅烷键合硅胶

为填充剂;以甲醇为流动相 A,以 0.1%甲酸溶液为流动相 B,按下表中的规定进行梯度洗脱;用蒸发光散射检测器检测。理论板数按银杏内酯 A 峰计算应不低于 5000。

时间(分钟)	流动相 A(%)	流动相 B(%)
0～25	25→48	75→52
25～30	48→90	52→10

对照品溶液的制备 取银杏内酯 A 对照品、银杏内酯 B 对照品、银杏内酯 C 对照品适量,精密称定,加甲醇制成每 1ml 各含银杏内酯 A 0.75mg、银杏内酯 B 0.5mg、银杏内酯 C 0.25mg 的混合溶液,作为对照品溶液。

供试品溶液的制备 精密量取本品 20ml,蒸干,残渣加磷酸盐缓冲液(取磷酸氢二钠 1.19g 与磷酸二氢钾 8.25g,加水 1000ml 使溶解,用氢氧化钠试液或磷酸调节 pH 值至 5.8)10～15ml 分次超声处理使分散,移至多孔性硅藻土液液萃取柱(规格:最大上样体积 20ml)或硅藻土柱(填料:545 型,16g,内径为 2.5cm)上,待缓冲液全部吸附于硅藻土后,静置 15 分钟,用乙酸乙酯 100ml 洗脱,收集洗脱液,回收溶剂至干,残渣加甲醇超声使溶解,转移至 5ml 量瓶中,加甲醇至刻度,摇匀,滤过,取续滤液,即得。

测定法 分别精密吸取对照品溶液 5μl、10μl,供试品溶液 5μl,注入液相色谱仪,测定,用外标两点法对数方程分别计算银杏内酯 A、银杏内酯 B 和银杏内酯 C 的含量,即得。

本品每支含萜类内酯以银杏内酯 A($C_{20}H_{24}O_9$)、银杏内酯 B($C_{20}H_{24}O_{10}$)和银杏内酯 C($C_{20}H_{24}O_{11}$)的总量计,不得少于 3.2mg。

【功能与主治】 活血化瘀通络。用于瘀血阻络引起的胸痹心痛、中风、半身不遂、舌强语謇;冠心病稳定型心绞痛、脑梗死见上述证候者。

【用法与用量】 口服。一次 10ml,一日 3 次;或遵医嘱,4 周为一疗程。

【规格】 每支装 10ml(含黄酮醇苷 19.2mg、萜类内酯 3.2mg)

【贮藏】 密封,置阴凉处。

银 杏 叶 片
Yinxingye Pian

【处方】 银杏叶提取物 40g

【制法】 取银杏叶提取物,加辅料适量,制成颗粒,压制成 1000 片〔规格(1)〕或 500 片〔规格(2)〕,包糖衣或薄膜衣,即得。

【性状】 本品为糖衣片或薄膜衣片,除去包衣后显浅棕黄色至棕褐色;味微苦。

【鉴别】 (1)取本品适量(约相当于含总黄酮醇苷 48mg),除去包衣,研细,加正丁醇 15ml,置水浴中温浸 15 分钟并时时振摇,放冷,滤过,滤液蒸干,残渣加乙醇 2ml 使溶解,作为供试品溶液。另取银杏叶对照提取物 0.2g,同法制成对照提取物溶液。照薄层色谱法(通则 0502)试验,吸取上述两种溶液各 3μl,分别点于同一以含 4%醋酸钠的羧甲基纤维素钠溶液为黏合剂的硅胶 G 薄层板上,以乙酸乙酯-丁酮-甲醇-水(5:3:1:1)为展开剂,展开,取出,晾干,喷以 3%三氯化铝乙醇溶液,分别置日光及紫外光(365nm)下检视。供试品色谱中,在与对照提取物色谱相应的位置上,日光下显相同颜色的斑点,紫外光下显相同颜色的荧光斑点。

(2)取本品,照〔含量测定〕萜类内酯项下的方法试验。供试品色谱中应呈现与银杏叶总内酯对照提取物色谱保留时间相对应的色谱峰。

【检查】 黄酮苷元峰面积比 〔含量测定〕总黄酮醇苷项下的供试品色谱中,槲皮素峰与山柰酚峰的峰面积比应为 0.8～1.5。

其他 应符合片剂项下有关的各项规定(通则 0101)。

【含量测定】 总黄酮醇苷 照高效液相色谱法(通则 0512)测定。

色谱条件与系统适用性试验 以十八烷基硅烷键合硅胶为填充剂;以甲醇-0.4%磷酸溶液(50:50)为流动相;检测波长为 360nm。理论板数按槲皮素峰计算应不低于 2500。

对照品溶液的制备 取槲皮素对照品适量,精密称定,加甲醇制成每 1ml 含 30μg 的溶液,即得。

供试品溶液的制备 取本品 10 片,除去包衣,精密称定,研细,取约相当于总黄酮醇苷 9.6mg 的粉末,精密称定,加甲醇-25%盐酸溶液(4:1)的混合溶液 25ml,摇匀,置水浴中加热回流 30 分钟,迅速冷却至室温,转移至 50ml 量瓶中,用甲醇稀释至刻度,摇匀,滤过,取续滤液,即得。

测定法 分别精密吸取对照品溶液与供试品溶液各 10μl,注入液相色谱仪,测定,以槲皮素对照品的峰面积为对照,分别按下表相对应的校正因子计算槲皮素、山柰酚和异鼠李素的含量,用待测成分色谱峰与槲皮素色谱峰的相对保留时间确定槲皮素、山柰酚、异鼠李素的峰位,其相对保留时间应在规定值的±5%范围之内(若相对保留时间偏离超过 5%,则应以相应成分的对照品确证为准),即得。相对保留时间及校正因子(F)见下表:

待测成分(峰)	相对保留时间	校正因子(F)
槲皮素	1.00	1.0000
山柰酚	1.77	1.0020
异鼠李素	2.00	1.0890

总黄酮醇苷含量=(槲皮素含量+山柰酚含量+异鼠李素含量)×2.51

本品每片含总黄酮醇苷〔规格(1)〕不得少于9.6mg,〔规格(2)〕不得少于19.2mg。

萜类内酯 照高效液相色谱法(通则0512)测定。

色谱条件与系统适用性试验 以十八烷基硅烷键合硅胶为填充剂;以正丙醇-四氢呋喃-水(1:15:84)为流动相;用蒸发光散射检测器检测。理论板数按白果内酯峰计算应不低于2500。

对照提取物溶液的制备 取银杏叶总内酯对照提取物适量,精密称定,加甲醇制成每1ml含2.5mg的溶液,即得。

供试品溶液的制备 取本品20片,除去包衣,精密称定,研细,取相当于萜类内酯19.2mg的粉末,精密称定,置具塞锥形瓶中,精密加入甲醇50ml,密塞,称定重量,超声处理(功率250W,频率33kHz)20分钟,放冷,再称定重量,用甲醇补足减失的重量,摇匀,滤过,精密量取续滤液20ml,回收甲醇至干,残渣加水10ml,置水浴中温热使溶散,加2%盐酸溶液2滴,用乙酸乙酯振摇提取4次(15ml,10ml,10ml,10ml),合并提取液,用5%醋酸钠溶液20ml洗涤,分取醋酸钠液,用乙酸乙酯10ml洗涤,合并乙酸乙酯提取液及洗液,用水洗涤2次,每次20ml,合并水液,用乙酸乙酯10ml洗涤,合并乙酸乙酯液,回收溶剂至干,残渣用甲醇溶解并转移至5ml量瓶中,加甲醇至刻度,摇匀,即得。

测定法 分别精密吸取对照提取物溶液5μl、20μl及供试品溶液20μl,注入液相色谱仪,测定,用外标两点法对数方程分别计算白果内酯、银杏内酯A、银杏内酯B和银杏内酯C的含量,即得。

本品每片含萜类内酯以白果内酯($C_{15}H_{18}O_8$)、银杏内酯A($C_{20}H_{24}O_9$)、银杏内酯B($C_{20}H_{24}O_{10}$)和银杏内酯C($C_{20}H_{24}O_{11}$)的总量计,〔规格(1)〕不得少于2.4mg,〔规格(2)〕不得少于4.8mg。

【功能与主治】 活血化瘀通络。用于瘀血阻络引起的胸痹心痛、中风、半身不遂、舌强语謇;冠心病稳定型心绞痛、脑梗死见上述证候者。

【用法与用量】 口服。〔规格(1)〕一次2片、〔规格(2)〕一次1片,一日3次;或遵医嘱。

【规格】 (1)每片含总黄酮醇苷9.6mg、萜类内酯2.4mg
(2)每片含总黄酮醇苷19.2mg、萜类内酯4.8mg

【贮藏】 密封。

银杏叶软胶囊
Yinxingye Ruanjiaonang

【处方】 银杏叶提取物40g

【制法】 取银杏叶提取物,加辅料适量,混合,压制成软胶囊1000粒〔规格(1)〕或500粒〔规格(2)〕,即得。

【性状】 本品为软胶囊,内容物为浅棕黄色至棕褐色的黏稠状液体或膏状物;味微苦。

【鉴别】 (1)取本品内容物适量(约相当于含总黄酮醇苷48mg),加正丁醇15ml,置水浴中温浸15分钟并时时振摇,放冷,滤过,滤液蒸干,残渣加乙醇2ml使溶解,作为供试品溶液。另取银杏叶对照提取物0.2g,同法制成对照提取物溶液。照薄层色谱法(通则0502)试验,吸取上述两种溶液各3μl,分别点于同一以含4%醋酸钠的羧甲基纤维素钠溶液为黏合剂的硅胶G薄层板上,以乙酸乙酯-丁酮-甲酸-水(5:3:1:1)为展开剂,展开,取出,晾干,喷以3%三氯化铝乙醇溶液,置紫外光灯(365nm)下检视。供试品色谱中,在与对照提取物色谱相应的位置上,显相同颜色的荧光斑点。

(2)取本品,照〔含量测定〕萜类内酯项下的方法试验。供试品色谱中应呈现与银杏叶总内酯对照提取物色谱保留时间相对应的色谱峰。

【检查】 黄酮苷元峰面积比 〔含量测定〕总黄酮醇苷项下的供试品色谱中,槲皮素峰与山奈酚峰的峰面积比应为0.8~1.4。

其他 应符合胶囊剂项下有关的各项规定(通则0103)。

【含量测定】 总黄酮醇苷 照高效液相色谱法(通则0512)测定。

色谱条件与系统适用性试验 以十八烷基硅烷键合硅胶为填充剂;以甲醇-0.4%磷酸溶液(50:50)为流动相;检测波长为360nm。理论板数按槲皮素峰计算应不低于2500。

对照品溶液的制备 取槲皮素对照品适量,精密称定,加甲醇制成每1ml含30μl的溶液,即得。

供试品溶液的制备 取装量差异项下的本品内容物,混匀,取约相当于总黄酮醇苷19.2mg的内容物,精密称定,置具塞锥形瓶中,精密加入甲醇20ml,密塞,称定重量,置水浴中加热回流30分钟(每隔10分钟,振摇使内容物溶散),取出,放冷,再称定重量,用甲醇补足减失的重量,摇匀,滤过,精密量取续滤液10ml,置锥形瓶中,加甲醇10ml、25%盐酸溶液5ml,摇匀,置水浴中加热回流30分钟,迅速冷却至室温,转移至50ml量瓶中,用甲醇稀释至刻度,摇匀,滤过,取续滤液,即得。

测定法 分别精密吸取对照品溶液与供试品溶液各10μl,注入液相色谱仪,测定,以槲皮素对照品的峰面积为对照,分别按下表相对应的校正因子(F)计算槲皮素、山奈酚和异鼠李素的含量,用待测成分色谱峰与槲皮素色谱峰的相对保留时间确定槲皮素、山奈酚、异鼠李素的峰位,其相对保留时间应在规定值的±5%范围之内(若相对保留时间偏离超过5%,则应以相应成分的对照品确证),即得。

待测成分(峰)	相对保留时间	校正因子(F)
槲皮素	1.00	1.0000
山奈酚	1.77	1.0020
异鼠李素	2.00	1.0890

总黄酮醇苷含量＝（槲皮素含量＋山柰酚含量＋异鼠李素含量）×2.51

本品每粒含总黄酮醇苷〔规格（1）〕不得少于 9.6mg,〔规格（2）〕不得少于 19.2mg。

萜类内酯　照高效液相色谱法（通则 0512）测定。

色谱条件与系统适用性试验　以十八烷基硅烷键合硅胶为填充剂；以正丙醇-四氢呋喃-水（1∶33∶66）为流动相；用蒸发光散射检测器检测。理论板数按白果内酯峰计算应不低于 2500。

对照提取物溶液的制备　取银杏叶总内酯对照提取物适量，精密称定，加甲醇制成每 1ml 含 2.5mg 的溶液，即得。

供试品溶液的制备　取本品 30 粒内容物，精密称定，混匀，取约相当于萜类内酯 19.2mg 的内容物，精密称定，置具塞锥形瓶中，精密加入甲醇 50ml,密塞，称定重量，置水浴中加热回流 30 分钟（每隔 10 分钟，振摇使内容物溶散），取出，放冷，再称定重量，用甲醇补足减失的重量，摇匀，滤过，精密量取续滤液 20ml,回收甲醇至干，残渣加水 10ml,置水浴中温热使溶散，加 2% 盐酸溶液 2 滴，用乙酸乙酯振摇提取 4 次（15ml,10ml,10ml,10ml）,合并乙酸乙酯提取液，用 5% 醋酸钠溶液 20ml 洗涤，分取醋酸钠液，用乙酸乙酯 10ml 振摇提取，合并乙酸乙酯提取液，用水洗涤 2 次，每次 20ml,合并水洗液，用乙酸乙酯 10ml 洗涤，合并乙酸乙酯液，回收乙酸乙酯至干，残渣用丙酮适量溶解并转移至 5ml 量瓶中，加丙酮至刻度，摇匀，即得。

测定法　分别精密吸取对照提取物溶液 5μl、20μl 及供试品溶液 20μl,注入液相色谱仪，测定，用外标两点法对数方程分别计算白果内酯、银杏内酯 A、银杏内酯 B 和银杏内酯 C 的含量，即得。

本品每粒含萜类内酯以白果内酯（$C_{15}H_{18}O_8$）、银杏内酯 A（$C_{20}H_{24}O_9$）、银杏内酯 B（$C_{20}H_{24}O_{10}$）和银杏内酯 C（$C_{20}H_{24}O_{11}$）的总量计，〔规格（1）〕不得少于 2.4mg,〔规格（2）〕不得少于 4.8mg。

【功能与主治】　活血化瘀通络。用于瘀血阻络引起的胸痹心痛、中风、半身不遂、舌强语謇；冠心病稳定型心绞痛、脑梗死见上述证候者。

【用法与用量】　口服。〔规格（1）〕一次 2 粒，〔规格（2）〕一次 1 粒，一日 3 次；或遵医嘱。

【规格】　（1）每粒含总黄酮醇苷 9.6mg、萜类内酯 2.4mg（2）每粒含总黄酮醇苷 19.2mg、萜类内酯 4.8mg

【贮藏】　密封，置阴凉干燥处。

银杏叶胶囊

Yinxingye Jiaonang

【处方】　银杏叶提取物 40g

【制法】　取银杏叶提取物，加辅料适量，混合均匀或制成颗粒，装入胶囊，制成 1000 粒〔规格（1）〕或 500 粒〔规格（2）〕或 240 粒〔规格（3）〕,即得。

【性状】　本品为硬胶囊，内容物为浅棕黄色至棕褐色的粉末或颗粒和粉末；味微苦。

【鉴别】　（1）取本品内容物适量（约相当于含总黄酮醇苷 48mg）,研细，加正丁醇 15ml,置水浴中温浸 15 分钟并时时振摇，放冷，滤过，滤液蒸干，残渣加乙醇 2ml 使溶解，作为供试品溶液。另取银杏叶对照提取物 0.2g,加正丁醇 15ml,同法制成对照提取物溶液。照薄层色谱法（通则 0502）试验，吸取上述两种溶液各 3μl,分别点于同一以含 4% 醋酸钠的羧甲基纤维素钠溶液为黏合剂的硅胶 G 薄层板上，以乙酸乙酯-丁酮-甲酸-水（5∶3∶1∶1）为展开剂，展开，取出，晾干，喷以 3% 三氯化铝乙醇溶液，分别置日光及紫外光灯（365nm）下检视。供试品色谱中，在与对照提取物色谱相应的位置上，日光下显相同颜色的斑点，紫外光下显相同颜色的荧光斑点。

（2）取本品，照〔含量测定〕萜类内酯项下的方法试验。供试品色谱中应呈现与银杏叶总内酯对照提取物色谱保留时间相对应的色谱峰。

【检查】　**黄酮苷元峰面积比**　〔含量测定〕总黄酮醇苷项下的供试品色谱中，槲皮素峰与山柰酚峰的峰面积比应为 0.8～1.3。

其他　应符合胶囊剂项下有关的各项规定（通则 0103）。

【含量测定】　**总黄酮醇苷**　照高效液相色谱法（通则 0512）测定。

色谱条件与系统适用性试验　以十八烷基硅烷键合硅胶为填充剂；以甲醇-0.4% 磷酸溶液（50∶50）为流动相；检测波长为 360nm。理论板数按槲皮素峰计算应不低于 2500。

对照品溶液的制备　取槲皮素对照品适量，精密称定，加甲醇制成每 1ml 含 30μg 的溶液，即得。

供试品溶液的制备　取装量差异项下的本品内容物，混匀，研细，取约相当于总黄酮醇苷 9.6mg 的粉末，精密称定，加甲醇-25% 盐酸溶液（4∶1）的混合溶液 25ml,摇匀，置水浴中加热回流 30 分钟，迅速冷却至室温，转移至 50ml 量瓶中，用甲醇稀释至刻度，摇匀，滤过，取续滤液，即得。

测定法　分别精密吸取对照品溶液与供试品溶液各 10μl,注入液相色谱仪，测定，以槲皮素对照品的峰面积为对照，分别按下表相对应的校正因子计算槲皮素、山柰酚和异鼠李素的含量，用待测成分色谱峰与槲皮素色谱峰的相对保留时间确定槲皮素、山柰酚、异鼠李素的峰位，其相对保留时间应在规定值的 ±5% 范围之内（若相对保留时间偏离超过 5%,则应以相应成分的对照品确证为准）,即得。相对保留时间及校正因子（F）见下表：

待测成分（峰）	相对保留时间	校正因子（F）
槲皮素	1.00	1.0000
山柰酚	1.77	1.0020
异鼠李素	2.00	1.0890

总黄酮醇苷含量=(槲皮素含量+山奈酚含量+异鼠李
素含量)×2.51

本品每粒含总黄酮醇苷〔规格(1)〕不得少于 9.6mg,〔规格(2)〕不得少于 19.2mg,〔规格(3)〕不得少于 40mg。

萜类内酯　照高效液相色谱法(通则 0512)测定。

色谱条件与系统适用性试验　以十八烷基硅烷键合硅胶为填充剂;以正丙醇-四氢呋喃-水(1:15:84)为流动相;用蒸发光散射检测器检测。理论板数按白果内酯峰计算应不低于 2500。

对照提取物溶液的制备　取银杏叶总内酯对照提取物适量,精密称定,加甲醇制成每 1ml 含 2.5mg 的溶液,即得。

供试品溶液的制备　取装量差异项下的本品内容物,混匀,研细,取相当于萜类内酯 19.2mg 的粉末,精密称定,置具塞锥形瓶中,精密加入甲醇 50ml,密塞,称定重量,超声处理(功率 250W,频率 33kHz)20 分钟,放冷,再称定重量,用甲醇补足减失的重量,摇匀,滤过,精密量取续滤液 20ml,回收甲醇,残渣加水 10ml,置水浴中温热使溶散,加 2%盐酸溶液 2 滴,用乙酸乙酯振摇提取 4 次(15ml、10ml、10ml、10ml),合并乙酸乙酯提取液,用 5%醋酸钠溶液 20ml 洗涤,分取醋酸钠液,用乙酸乙酯 10ml 振摇提取,合并乙酸乙酯提取液,用水洗涤 2 次,每次 20ml,合并水洗液,用乙酸乙酯 10ml 洗涤,合并乙酸乙酯液,回收乙酸乙酯至干,残渣用适量丙酮溶解并转移至 5ml 量瓶中,加丙酮至刻度,摇匀,即得。

测定法　分别精密吸取对照提取物溶液 5μl、20μl 及供试品溶液 20μl,注入液相色谱仪,测定,用外标两点法对数方程分别计算白果内酯、银杏内酯 A、银杏内酯 B 和银杏内酯 C 的含量,即得。

本品每粒含萜类内酯以白果内酯($C_{15}H_{18}O_8$)、银杏内酯 A($C_{20}H_{24}O_9$)、银杏内酯 B($C_{20}H_{24}O_{10}$)和银杏内酯 C($C_{20}H_{24}O_{11}$)的总量计,〔规格(1)〕不得少于 2.4mg,〔规格(2)〕不得少于 4.8mg,〔规格(3)〕不得少于 10mg。

【功能与主治】　活血化瘀通络。用于瘀血阻络引起的胸痹心痛、中风、半身不遂、舌强语謇;冠心病稳定型心绞痛、脑梗死见上述证候者。

【用法与用量】　口服。〔规格(1)〕一次 2 粒或一次 1 粒〔规格(2)〕,一日 3 次;或遵医嘱。

【规格】　(1)每粒含总黄酮醇苷 9.6mg、萜类内酯 2.4mg

(2)每粒含总黄酮醇苷 19.2mg、萜类内酯 4.8mg

(3)每粒装 0.25g(含总黄酮醇苷 40mg、萜类内酯 10mg)

【贮藏】　密封。

银杏叶滴丸

Yinxingye Diwan

【处方】　银杏叶提取物 16g

【制法】　取银杏叶提取物,加 44g 聚乙二醇 4000,加热熔化,混匀,滴入甲基硅油冷却剂中,制成 1000 丸,除去表面油迹,或包薄膜衣,即得。

【性状】　本品为棕褐色的滴丸或薄膜衣滴丸,除去包衣后显棕褐色;味苦。

【鉴别】　(1)取本品 13 丸,研细,加温水 15ml 溶解,用含 1%盐酸的乙酸乙酯溶液振摇提取 2 次,每次 15ml,合并乙酸乙酯液,蒸干,残渣加甲醇 2ml 使溶解,作为供试品溶液。另取银杏叶对照提取物 0.2g,同法制成对照提取物溶液。照薄层色谱法(通则 0502)试验,吸取上述两种溶液各 1μl,分别点于同一以含 4%醋酸钠的羧甲基纤维素钠溶液为黏合剂的硅胶 G 薄层板上,以乙酸乙酯-丁酮-甲酸-水(5:3:1:1)为展开剂,展开,取出,晾干,喷以 3%三氯化铝乙醇溶液,置紫外光灯(365nm)下检视。供试品色谱中,在与对照提取物色谱相应的位置上,显相同颜色的荧光斑点。

(2)取本品,照〔含量测定〕萜类内酯项下的方法试验,供试品色谱中应呈现与银杏叶总内酯对照提取物色谱保留时间相对应的色谱峰。

【检查】　**黄酮苷元峰面积比**　按〔含量测定〕项下的总黄酮醇苷色谱计算,槲皮素与山奈酚的峰面积比应为 0.8~1.4。

其他　应符合丸剂项下有关的各项规定(通则 0108)。

【含量测定】　**总黄酮醇苷**　照高效液相色谱法(通则 0512)测定。

色谱条件与系统适用性试验　以十八烷基硅烷键合硅胶为填充剂;以甲醇-0.4%磷酸溶液(50:50)为流动相;检测波长为 360nm。理论板数按槲皮素峰计算应不低于 2500。

对照品溶液的制备　取槲皮素对照品适量,精密称定,加甲醇制成每 1ml 含 30μg 的溶液,即得。

供试品溶液的制备　取本品 20 丸,精密称定,研细,混匀,取 0.15g,精密称定,加甲醇 20ml,超声处理(功率 120W,频率 40kHz)使完全溶解,加 25%盐酸溶液 5ml,加热回流 30 分钟,迅速冷却至室温,转移至 50ml 量瓶中,用甲醇稀释至刻度,摇匀,滤过,取续滤液,即得。

测定法　分别精密吸取对照品溶液与供试品溶液各 10μl,注入液相色谱仪,测定,以槲皮素对照品的峰面积为对照,分别按下表相对应的校正因子计算槲皮素、山奈酚和异鼠李素的含量,用待测成分色谱峰与槲皮素色谱峰的相对保留时间确定槲皮素、山奈酚、异鼠李素的峰位,其相对保留时间应在规定值的±10%范围之内(若相对保留时间偏离超过

10%，则应以相应成分的对照品确证)，即得。相对保留时间及校正因子(F)见下表：

待测成分(峰)	相对保留时间	校正因子(F)
槲皮素	1.00	1.0000
山柰酚	1.77	1.0020
异鼠李素	2.00	1.0890

总黄酮醇苷含量＝(槲皮素含量＋山柰酚含量＋异鼠李素含量)×2.51

本品每丸含总黄酮醇苷应为 3.84～5.84mg。

萜类内酯　照高效液相色谱法(通则 0512)测定。

色谱条件与系统适用性试验　以十八烷基硅烷键合硅胶为填充剂；以正丙醇-四氢呋喃-水(1∶33∶66)为流动相；用蒸发光散射检测器检测。理论板数按白果内酯峰计算应不低于 2500；白果内酯峰与银杏内酯 A 峰的分离度应大于 1.5。

对照提取物溶液的制备　取银杏叶总内酯对照提取物适量，精密称定，加甲醇制成每 1ml 含 2.5mg 的溶液，即得。

供试品溶液的制备　取本品 20 丸，精密称定，研细，混匀，取 0.5g，精密称定，用温水 10ml 分次溶解，加 2%盐酸溶液 2 滴，用乙酸乙酯振摇提取 4 次(15ml,10ml,10ml,10ml)，合并提取液，用 5%醋酸钠溶液 20ml 提取，分取醋酸钠液，用乙酸乙酯 10ml 提取，合并乙酸乙酯液，用水洗涤 2 次，每次 20ml，分取水液，用乙酸乙酯 10ml 提取，合并乙酸乙酯液，回收至干，残渣用甲醇溶解并转移至 5ml 量瓶中，加甲醇至刻度，摇匀，即得。

测定法　分别精密吸取对照品溶液 5μl、10μl，供试品溶液 5μl，注入液相色谱仪，测定，用外标两点法对数方程分别计算白果内酯、银杏内酯 A、银杏内酯 B、银杏内酯 C 的含量，即得。

本品每丸含萜类内酯以白果内酯($C_{15}H_{18}O_8$)、银杏内酯 A($C_{20}H_{24}O_9$)、银杏内酯 B($C_{20}H_{24}O_{10}$)和银杏内酯 C($C_{20}H_{24}O_{11}$)的总量计，应为 0.96～2.80mg。

【功能与主治】　活血化瘀通络。用于瘀血阻络引起的胸痹心痛、中风、半身不遂、舌强语謇；冠心病稳定型心绞痛、脑梗死见上述证候者。

【用法与用量】　口服。一次 5 丸，一日 3 次；或遵医嘱。

【规格】　(1)每丸重 60mg　(2)薄膜衣丸　每丸重 63mg

【贮藏】　密封，避光。

银 屑 灵 膏
Yinxieling Gao

【处方】
苦参 40g	甘草 40g
白鲜皮 54g	防风 40g
土茯苓 81g	蝉蜕 54g
黄柏 27g	地黄 54g
山银花 54g	赤芍 27g
连翘 40g	当归 40g

【制法】　以上十二味，将山银花、连翘、防风、蝉蜕加水煎煮二次，每次 1 小时，滤过，合并煎液；其余苦参等八味，加水煎煮三次，每次 1 小时，滤过，合并煎液；合并以上药液，减压浓缩至相对密度为 1.23(20℃)的清膏；另取蔗糖 600g，加水适量，加热溶解，滤过，与上述清膏混匀，加苯甲酸钠 2g，混匀，制成 1000g，即得。

【性状】　本品为黑褐色稠厚的半流体；味甜、微苦。

【鉴别】　(1)取本品 33g，加水至 100ml，摇匀，取 30ml(余量备用)，加水至 50ml，加浓氨试液调节 pH 值至 9～10，用三氯甲烷提取 2 次，每次 30ml，合并三氯甲烷液，蒸干，残渣加甲醇 1ml 使溶解，作为供试品溶液。另取苦参对照品，加甲醇制成每 1ml 含 1mg 的溶液，作为对照品溶液。照薄层色谱法(通则 0502)试验，吸取上述两种溶液各 2～5μl，分别点于同一硅胶 G 薄层板上，以甲苯-乙酸乙酯-丙酮-浓氨试液(2∶4∶3∶0.2)为展开剂，展开，取出，晾干，喷以改良碘化铋钾试液。供试品色谱中，在与对照品色谱相应的位置上，显相同颜色的斑点。

(2)取〔鉴别〕(1)项下水溶液 50ml，加稀盐酸调节 pH 值至 2～3，用乙酸乙酯提取 2 次，每次 30ml，合并乙酸乙酯液，蒸干，残渣加甲醇 1ml 使溶解，作为供试品溶液。另取绿原酸对照品，加甲醇制成每 1ml 含 1mg 的溶液，作为对照品溶液。照薄层色谱法(通则 0502)试验，吸取上述两种溶液各 1～3μl，分别点于同一聚酰胺薄膜上，以甲苯-乙酸乙酯-甲酸-冰醋酸-水(2∶30∶2∶2∶4)的上层溶液为展开剂，展开，取出，晾干，喷以 10%三氯化铁溶液。供试品色谱中，在与对照品色谱相应的位置上，显相同颜色的斑点。

(3)取〔鉴别〕(1)项下水溶液 20ml，加水稀释至 50ml，摇匀，用正丁醇提取 2 次，每次 20ml，合并正丁醇液，蒸干，残渣加甲醇 2ml 使溶解，加在中性氧化铝柱(100～200 目，3g，内径为 1cm)上，加甲醇 15ml 洗脱，收集洗脱液，蒸至约 3～5ml，作为供试品溶液。另取黄柏对照药材 0.1g，加甲醇 3ml，振摇提取 10 分钟，取上清液作为对照药材溶液。再取盐酸小檗碱对照品，加甲醇制成每 1ml 含 0.5mg 的溶液，作为对照品溶液。照薄层色谱法(通则 0502)试验，吸取上述三种溶液各 1～2μl，分别点于同一硅胶 G 薄层板上，以正丁醇-冰醋酸-水(7∶1∶2)为展开剂，展开，取出，晾干，置紫外光灯(365nm)下检视。供试品色谱中，在与对照药材色谱和对照品色谱相应的位置上，显相同颜色的荧光斑点。

【检查】　相对密度　应不低于 1.30(通则 0183)。

其他　应符合煎膏剂项下有关的各项规定(通则 0183)。

【含量测定】　照高效液相色谱法(通则 0512)测定。

色谱条件与系统适用性试验　以十八烷基硅烷键合硅胶为填充剂；以乙腈-三乙胺-冰醋酸-水(34∶1∶1∶64)为流动

相;检测波长为 265nm。理论板数按盐酸小檗碱峰计算应不低于 3000。

对照品溶液的制备 取盐酸小檗碱对照品适量,精密称定,加盐酸-甲醇(1:100)混合溶液制成每 1ml 含 10μg 的溶液,即得。

供试品溶液的制备 取本品约 3g,精密称定,置 50ml 量瓶中,加盐酸-甲醇(1:100)混合溶液 30ml,超声处理(功率 250W,频率 33kHz)30 分钟,放冷,用盐酸-甲醇(1:100)混合溶液稀释至刻度,摇匀,滤过,取续滤液,即得。

测定法 分别精密吸取对照品溶液与供试品溶液各 10μl,注入液相色谱仪,测定,即得。

本品每 1g 含黄柏以盐酸小檗碱($C_{20}H_{17}NO_4 \cdot HCl$)计,不得少于 0.20mg。

【功能与主治】 清热燥湿,活血解毒。用于湿热蕴肤,郁滞不通所致的白疕,症见皮损呈红斑湿润、偶有浅表小脓疱,多发于四肢屈侧部位;银屑病见上述证候者。

【用法与用量】 口服。一次 33g,一日 2 次。或遵医嘱。

【注意】 孕妇禁用;忌食刺激性食物。

【规格】 (1)每袋装 33g (2)每瓶装 100g (3)每瓶装 300g

【贮藏】 密封。

银黄口服液
Yinhuang Koufuye

【处方】 金银花提取物(以绿原酸计)2.4g
黄芩提取物(以黄芩苷计)24g

【制法】 以上二味,黄芩提取物加水适量使溶解,用 8% 氢氧化钠溶液调节 pH 值至 8,滤过,滤液与金银花提取物合并,用 8% 氢氧化钠溶液调节 pH 值至 7.2,煮沸 1 小时,滤过,加入单糖浆适量,加水至近全量,搅匀,用 8% 氢氧化钠溶液调节 pH 值至 7.2,加水至 1000ml,滤过,灌封,灭菌,即得。

【性状】 本品为红棕色的澄清液体;味甜、微苦。

【特征图谱】 照高效液相色谱法(通则 0512)测定。

色谱条件与系统适用性试验 以十八烷基硅烷键合硅胶为填充剂;以乙腈为流动相 A,以 0.4% 磷酸溶液为流动相 B,按下表中的规定进行梯度洗脱;检测波长为 327nm。理论板数按绿原酸峰计算应不低于 2000。

时间(分钟)	流动相 A(%)	流动相 B(%)
0～15	5→20	95→80
15～30	20→30	80→70
30～40	30	70

参照物溶液的制备 同〔含量测定〕金银花提取物对照品溶液的制备项下。

供试品溶液的制备 同〔含量测定〕金银花提取物项下。

测定法 分别精密吸取参照物溶液与供试品溶液各 10μl,注入液相色谱仪,记录色谱图,即得。

供试品色谱中应呈现 7 个特征峰,与参照物峰相对应的峰为 S 峰,计算各特征峰与 S 峰的相对保留时间,其相对保留时间应在规定值的 ±5% 之内。规定值为:0.76(峰 1)、1.00(峰 2)、1.05(峰 3)、1.80(峰 4)、1.87(峰 5)、2.01(峰 6)、2.33(峰 7)。

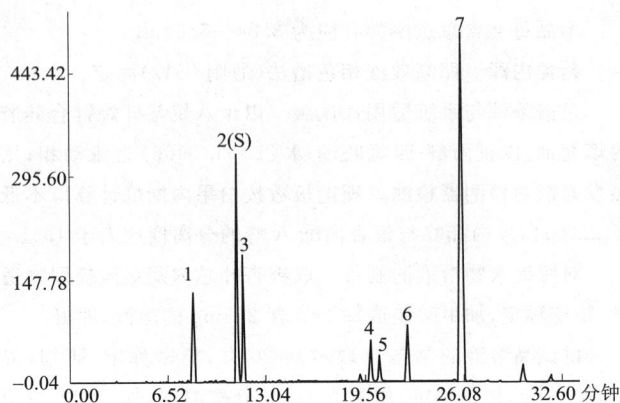

对照特征图谱

峰 1:新绿原酸 峰 2:绿原酸 峰 3:隐绿原酸
峰 4:3,4-O-二咖啡酰奎宁酸 峰 5:3,5-O-二咖啡酰奎宁酸
峰 6:4,5-O-二咖啡酰奎宁酸 峰 7:黄芩苷

【检查】 山银花 照高效液相色谱法(通则 0512)测定。

色谱条件与系统适用性试验 以十八烷基硅烷键合硅胶为填充剂,以乙腈为流动相 A,以 0.4% 醋酸溶液为流动相 B,按〔特征图谱〕的规定进行梯度洗脱;用蒸发光散射检测器检测。理论板数按灰毡毛忍冬皂苷乙峰计算应不低于 5000。

对照品溶液的制备 取灰毡毛忍冬皂苷乙对照品,精密称定,加 50% 甲醇制成每 1ml 含 0.12mg 的溶液,即得。

供试品溶液的制备 同〔含量测定〕金银花提取物项下。

测定法 分别精密吸取对照品溶液与供试品溶液各 20μl,注入液相色谱仪,测定,即得。

供试品色谱中不得呈现与对照品色谱峰保留时间相对应的色谱峰。

相对密度 应不低于 1.10(通则 0601)。

pH 值 应为 5.0～7.0(通则 0631)。

其他 应符合合剂项下有关的各项规定(通则 0181)。

【含量测定】 金银花提取物 照高效液相色谱法(通则 0512)测定。

色谱条件与系统适用性试验 同〔特征图谱〕项下。

对照品溶液的制备 取绿原酸对照品适量,精密稳定,置棕色量瓶中,加 50% 甲醇制成每 1ml 含 40μg 的溶液,即得。

供试品溶液的制备 精密量取本品 1ml,置 50ml 棕色量瓶中,加 50% 甲醇稀释至刻度,摇匀,滤过,取续滤液,即得。

测定法 分别精密吸取对照品溶液与供试品溶液各

10μl,注入液相色谱仪,测定,即得。

本品每 1ml 含金银花提取物以绿原酸($C_{16}H_{18}O_9$)计,不得少于 1.7mg。

黄芩提取物　照高效液相色谱法(通则 0512)测定。

色谱条件与系统适用性试验　以十八烷基硅烷键合硅胶为填充剂;以甲醇-水-磷酸(50:50:0.2)为流动相;检测波长为 274nm。理论板数按黄芩苷峰计算应不低于 2500。

对照品溶液的制备　取黄芩苷对照品适量,精密称定,加 50%甲醇制成每 1ml 含 50μg 的溶液,即得。

供试品溶液的制备　精密量取本品 1ml,置 50ml 量瓶中,加水稀释至刻度,摇匀,精密量取 3ml,置 25ml 量瓶中,加 50%甲醇稀释至刻度,摇匀,滤过,取续滤液,即得。

测定法　分别精密吸取对照品溶液与供试品溶液各 10μl,注入液相色谱仪,测定,即得。

本品每 1ml 含黄芩提取物以黄芩苷($C_{21}H_{18}O_{11}$)计,不得少于 18.0mg。

【功能与主治】　清热疏风,利咽解毒。用于外感风热、肺胃热盛所致的咽干、咽痛、喉核肿大、口渴、发热;急慢性扁桃体炎、急慢性咽炎、上呼吸道感染见上述证候者。

【用法与用量】　口服。一次 10～20ml,一日 3 次;小儿酌减。

【规格】　每支装 10ml

【贮藏】　密封。

附:金银花提取物质量标准

金银花提取物

〔制法〕　取金银花 1000g,加 15%乙醇回流提取二次,每次 1 小时,合并提取液,减压浓缩至相对密度为 1.15～1.18(60℃)的清膏,加乙醇使含醇量达 65%,静置 24 小时,取上清液,减压浓缩至相对密度为 1.15～1.18(60℃),加水至 750g,密闭,冷藏 24 小时以上,取上清液,即得。

〔性状〕　本品为红棕色的液体;气微,味微苦。

〔特征图谱〕　照高效液相色谱法(通则 0512)测定。

色谱条件与系统适用性试验　参照物溶液的制备　同银黄口服液〔特征图谱〕项下。

供试品溶液的制备　同〔含量测定〕项下。

测定法　分别精密吸取参照物溶液与供试品溶液各 10μl,注入液相色谱仪,记录色谱图,即得。

供试品色谱中应呈现 6 个特征峰,与参照物峰相对应的峰为 S 峰,计算各特征峰与 S 峰的相对保留时间,其相对保留时间应在规定值的±5%之内。规定值为:0.76(峰 1)、1.00(峰 2)、1.05(峰 3)、1.80(峰 4)、1.87(峰 5)、2.01(峰 6)。

〔检查〕　**山银花**　照高效液相色谱法(通则 0512)测定。

色谱条件与系统适用性试验　对照品溶液的制备　同银黄口服液〔检查〕山银花项下。

供试品溶液的制备　同〔含量测定〕项下。

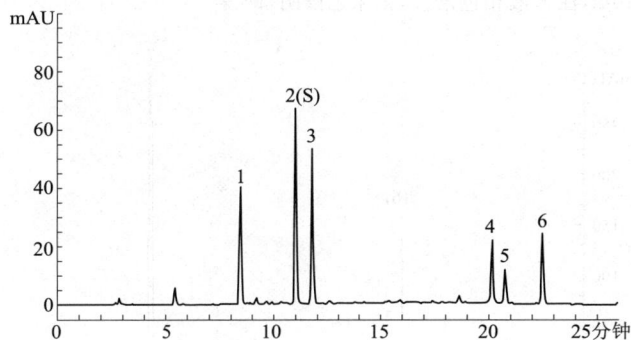

对照特征图谱
峰 1:新绿原酸　峰 2:绿原酸　峰 3:隐绿原酸
峰 4:3,4-O-二咖啡酰奎宁酸　峰 5:3,5-O-二咖啡酰奎宁酸
峰 6:4,5-O-二咖啡酰奎宁酸

测定法　分别精密吸取对照品溶液与供试品溶液各 20μl,注入液相色谱仪,测定,即得。

供试品色谱中不得呈现与对照品色谱峰保留时间相对应的色谱峰。

〔含量测定〕　精密量取本品 1ml,置 100ml 量瓶中,加 50%甲醇稀释至刻度,作为供试品溶液。照银黄口服液〔含量测定〕金银花提取物项下方法测定,即得。本品每 1ml 含绿原酸($C_{16}H_{18}O_9$)不得少于 3.6mg。

〔贮藏〕　密闭,遮光。

〔制剂〕　银黄口服液

银　黄　丸
Yinhuang Wan

【处方】　金银花提取物 400g　　　　黄芩提取物 160g

【制法】　以上二味,加入微晶纤维素 160g,玉米淀粉 280g,混匀,以 60%的乙醇制得软材,挤压制丸,制成 1000g,即得。

【性状】　本品为棕黄色至黄棕色的浓缩水丸;味微苦。

【特征图谱】　照高效液相色谱法(通则 0512)测定。

色谱条件与系统适用性试验　以十八烷基硅烷键合硅胶为填充剂;以乙腈为流动相 A,以 0.4%磷酸溶液为流动相 B,按下表中的规定进行梯度洗脱;检测波长为 327nm。理论板数按绿原酸峰计算应不低于 2000。

时间(分钟)	流动相 A(%)	流动相 B(%)
0～15	5→20	95→80
15～30	20→30	80→70
30～40	30	70

参照物溶液的制备　同〔含量测定〕金银花提取物项下对照品溶液的制备。

供试品溶液的制备　同〔含量测定〕金银花提取物项下。

测定法　分别精密吸取参照物溶液与供试品溶液各

10μl,注入液相色谱仪,记录色谱图,即得。

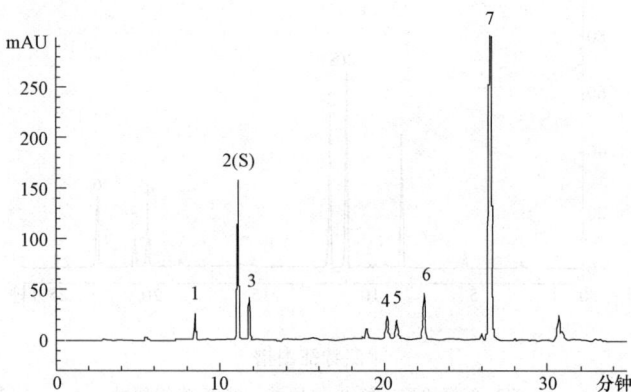

对照特征图谱

峰 1:新绿原酸　　峰 2:绿原酸　　峰 3:隐绿原酸

峰 4:3,4-O-二咖啡酰奎宁酸　　峰 5:3,5-O-二咖啡酰奎宁酸

峰 6:4,5-O-二咖啡酰奎宁酸　　峰 7:黄芩苷

供试品色谱中应呈现 7 个特征峰,与参照物峰相对应的峰为 S 峰,计算各特征峰与 S 峰的相对保留时间,其相对保留时间应在规定值的 ±10% 范围之内。规定值为:0.76(峰 1)、1.00(峰 2)、1.05(峰 3)、1.80(峰 4)、1.87(峰 5)、2.01(峰 6)、2.33(峰 7)。

【检查】 山银花　照高效液相色谱法(通则 0512)测定。

色谱条件与系统适用性试验　以十八烷基硅烷键合硅胶为填充剂,以乙腈为流动相 A,以 0.4% 醋酸溶液为流动相 B,按〔特征图谱〕的规定进行梯度洗脱;用蒸发光散射检测器检测。理论板数按灰毡毛忍冬皂苷乙峰计算应不低于 5000。

对照品溶液的制备　取灰毡毛忍冬皂苷乙对照品,精密称定,加 50% 甲醇制成每 1ml 含 0.12mg 的溶液,即得。

供试品溶液的制备　同〔含量测定〕金银花提取物项下。

测定法　分别精密吸取对照品溶液与供试品溶液各 20μl,注入液相色谱仪,测定,即得。

供试品色谱中不得呈现与对照品色谱峰保留时间相对应的色谱峰。

其他　应符合丸剂项下有关的各项规定(通则 0108)。

【含量测定】 金银花提取物　照高效液相色谱法(通则 0512)测定。

色谱条件与系统适用性试验　同〔特征图谱〕项下。

对照品溶液的制备　取绿原酸对照品适量,精密称定,置棕色量瓶中,加 50% 甲醇制成每 1ml 含 40μg 的溶液,即得。

供试品溶液的制备　取本品适量,研细,取约 0.25g,精密称定,置 100ml 棕色量瓶中,加 50% 甲醇 80ml,超声处理(功率 500W,频率 40kHz)30 分钟,放冷,加 50% 甲醇至刻度,摇匀,滤过,取续滤液,即得。

测定法　分别精密吸取对照品溶液与供试品溶液各 10μl,注入液相色谱仪,测定,即得。

本品每 1g 含金银花提取物以绿原酸($C_{16}H_{18}O_9$)计,不得少于 5.2mg。

黄芩提取物　照高效液相色谱法(通则 0512)测定。

色谱条件与系统适用性试验　以十八烷基硅烷键合硅胶为填充剂;以甲醇-水-磷酸(50:50:0.2)为流动相;检测波长为 274nm。理论板数按黄芩苷峰计算应不低于 2500。

对照品溶液的制备　取黄芩苷对照品适量,精密称定,加 50% 甲醇制成每 1ml 含 50μg 的溶液,即得。

供试品溶液的制备　精密量取〔含量测定〕金银花提取物项下供试品溶液 2ml,置 10ml 量瓶中,加 50% 甲醇至刻度,摇匀,滤过,取续滤液,即得。

测定法　分别精密吸取对照品溶液与供试品溶液各 10μl,注入液相色谱仪,测定,即得。

本品每 1g 含黄芩提取物以黄芩苷($C_{21}H_{18}O_{11}$)计,不得少于 108mg。

【功能与主治】　清热疏风,利咽解毒。用于外感风热、肺胃热盛所致的咽干、咽痛、喉核肿大、口渴、发热;急慢性扁桃体炎、急慢性咽炎、上呼吸道感染见上述证候者。

【用法与用量】　口服。一次 0.5～1g,一日 4 次。

【规格】　每 32 丸重 1g(含提取物 0.56g)

【贮藏】　密封,置阴凉干燥处保存。

附:金银花提取物质量标准

金银花提取物

〔制法〕　取金银花,加水煎煮三次,第一、二次每次 1 小时,第三次 0.5 小时,煎液滤过,滤液合并,减压浓缩至相对密度为 1.20～1.30(60℃),干燥,粉碎,即得。

〔性状〕　本品为棕黄色至黄棕色的粉末;气微,味微苦。

〔特征图谱〕　照高效液相色谱法(通则 0512)测定。

色谱条件与系统适用性试验　参照物溶液的制备　同银黄丸〔特征图谱〕项下。

供试品溶液的制备　同〔含量测定〕项下。

测定法　分别精密吸取参照物溶液与供试品溶液各 10μl,注入液相色谱仪,记录色谱图,即得。

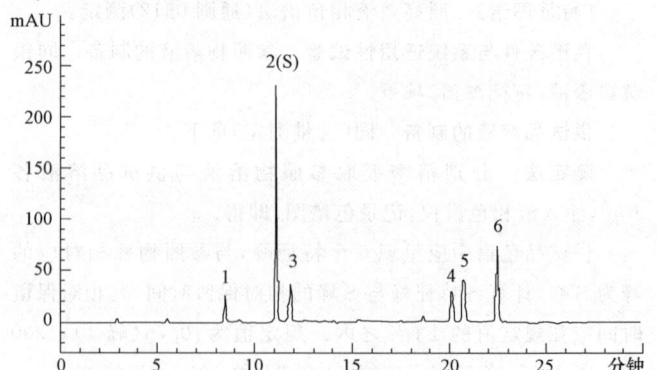

对照特征图谱

峰 1:新绿原酸　　峰 2:绿原酸　　峰 3:隐绿原酸

峰 4:3,4-O-二咖啡酰奎宁酸　　峰 5:3,5-O-二咖啡酰奎宁酸

峰 6:4,5-O-二咖啡酰奎宁酸

供试品色谱中应呈现 6 个特征峰,与参照物峰相对应的峰为 S 峰,计算各特征峰与 S 峰的相对保留时间,其相对保留时间应在规定值的±5％之内。规定值为:0.76(峰 1)、1.00(峰 2)、1.05(峰 3)、1.80(峰 4)、1.87(峰 5)、2.01(峰 6)。

〔检查〕**山银花**　照高效液相色谱法(通则 0512)测定。

色谱条件与系统适用性试验　对照品溶液的制备　同银黄丸〔检查〕山银花项下。

供试品溶液的制备　同〔含量测定〕项下。

测定法　分别精密吸取对照品溶液与供试品溶液各 20μl,注入液相色谱仪,测定,即得。

供试品色谱中不得呈现与对照品色谱峰保留时间相对应的色谱峰。

水分　不得过 6.0％(通则 0832 第二法)。

〔**含量测定**〕　照高效液相色谱法(通则 0512)测定。

色谱条件与系统适用性试验　对照品溶液的制备　同银黄丸〔含量测定〕金银花提取物项下。

供试品溶液的制备　取本品 0.1g,精密称定,置 100ml 量瓶中,加 50％甲醇适量,超声处理(功率 500W,频率 40kHz)30 分钟,放冷,加 50％甲醇至刻度,摇匀,滤过,取续滤液,即得。

测定法　精密吸取对照品溶液与供试品溶液各 10μl,注入液相色谱仪,测定,即得。

本品按干燥品计算,含绿原酸($C_{16}H_{18}O_9$)不得少于 1.5％。

〔**贮藏**〕　密闭,遮光。

银　黄　片
Yinhuang Pian

【**处方**】　金银花提取物 100g　　黄芩提取物 40g

【**制法**】　以上二味,加淀粉适量,混匀,压制成 1000 片,包糖衣或薄膜衣,即得。

【**性状**】　本品为糖衣片或薄膜衣片,除去包衣后显黄色至棕黄色;味微苦。

【**特征图谱**】　照高效液相色谱法(通则 0512)测定。

色谱条件与系统适用性试验　以十八烷基硅烷键合硅胶为填充剂;以乙腈为流动相 A,以 0.4％磷酸溶液为流动相 B,按下表中的规定进行梯度洗脱;检测波长为 327nm。理论板数按绿原酸峰计算应不低于 2000。

时间(分钟)	流动相A(％)	流动相B(％)
0～15	5→20	95→80
15～30	20→30	80→70
30～40	30	70

参照物溶液的制备　同〔含量测定〕金银花提取物项下对照品溶液的制备。

供试品溶液的制备　同〔含量测定〕金银花提取物项下。

测定法　分别精密吸取参照物溶液 10μl、供试品溶液 20μl,注入液相色谱仪,记录色谱图,即得。

供试品色谱中应呈现 7 个特征峰,与参照物峰相对应的峰为 S 峰,计算各特征峰与 S 峰的相对保留时间,其相对保留时间应在规定值的±5％之内。规定值为:0.76(峰 1)、1.00(峰 2)、1.05(峰 3)、1.80(峰 4)、1.87(峰 5)、2.01(峰 6)、2.33(峰 7)。

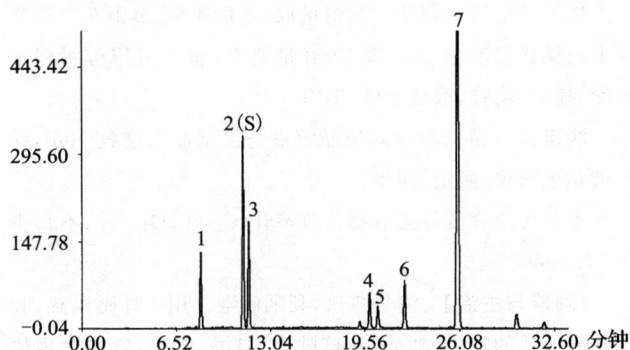

对照特征图谱

峰 1:新绿原酸　　峰 2:绿原酸　　峰 3:隐绿原酸

峰 4:3,4-O-二咖啡酰奎宁酸　峰 5:3,5-O-二咖啡酰奎宁酸

峰 6:4,5-O-二咖啡酰奎宁酸　　峰 7:黄芩苷

【**检查**】　**山银花**　照高效液相色谱法(通则 0512)测定。

色谱条件与系统适用性试验　以十八烷基硅烷键合硅胶为填充剂,以乙腈为流动相 A,以 0.4％醋酸溶液为流动相 B,按〔特征图谱〕的规定进行梯度洗脱;用蒸发光散射检测器检测。理论板数按灰毡毛忍冬皂苷乙峰计算应不低于 5000。

对照品溶液的制备　取灰毡毛忍冬皂苷乙对照品,精密称定,加 50％甲醇制成每 1ml 含 0.12mg 的溶液,即得。

供试品溶液的制备　同〔含量测定〕金银花提取物项下。

测定法　分别精密吸取对照品溶液与供试品溶液各 20μl,注入液相色谱仪,测定,即得。

供试品色谱中不得呈现与对照品色谱峰保留时间相对应的色谱峰。

其他　应符合片剂项下有关的各项规定(通则 0101)。

【**含量测定**】　**金银花提取物**　照高效液相色谱法(通则 0512)测定。

色谱条件与系统适用性试验　同〔特征图谱〕项下。

对照品溶液的制备　取绿原酸对照品适量,精密称定,加 50％甲醇制成每 1ml 含 40μg 的溶液,即得。

供试品溶液的制备　取本品 10 片,除去包衣,精密称定,研细,取约 0.2g,精密称定,置 50ml 量瓶中,加 50％甲醇适量,超声处理(功率 500W,频率 40kHz)30 分钟,放冷,加 50％甲醇至刻度,摇匀,滤过,取续滤液,即得。

测定法　精密吸取对照品溶液与供试品溶液各 10μl,注入液相色谱仪,测定,即得。

本品每片含金银花提取物以绿原酸（$C_{16}H_{18}O_9$）计，不得少于 1.3mg。

黄芩提取物 照高效液相色谱法（通则 0512）测定。

色谱条件与系统适用性试验 以十八烷基硅烷键合硅胶为填充剂；以甲醇-水-磷酸（50：50：0.2）为流动相；检测波长为 274nm。理论板数按黄芩苷峰计算应不低于 2500。

对照品溶液的制备 取黄芩苷对照品适量，精密称定，加 50%甲醇制成每 1ml 含 50μg 的溶液，即得。

供试品溶液的制备 精密量取〔含量测定〕金银花提取物项下的供试品溶液 2ml，置 10ml 量瓶中，加 50%甲醇稀释至刻度，摇匀，滤过，取续滤液，即得。

测定法 精密吸取对照品溶液与供试品溶液各 10μl，注入液相色谱仪，测定，即得。

本品每片含黄芩提取物以黄芩苷（$C_{21}H_{18}O_{11}$）计，不得少于 27.0mg。

【功能与主治】 清热疏风，利咽解毒。用于外感风热、肺胃热盛所致的咽干、咽痛、喉核肿大、口渴、发热；急慢性扁桃体炎、急慢性咽炎、上呼吸道感染见上述证候者。

【用法与用量】 口服。一次 2～4 片，一日 4 次。

【规格】 （1）糖衣片（片心重 0.25g） （2）薄膜衣片 每片重 0.27g

【贮藏】 密封。

附：金银花提取物质量标准

金银花提取物

〔制法〕 取金银花，加水煎煮三次，第一、二次每次 1 小时，第三次 0.5 小时，煎液滤过，滤液合并，减压浓缩至相对密度为 1.13～1.18（70℃），加入淀粉适量，搅拌均匀，干燥，即得。

〔性状〕 本品为淡黄色至棕黄色的粉末；气微，味微苦。

〔特征图谱〕 照高效液相色谱法（通则 0512）测定。

色谱条件与系统适用性试验 参照物溶液的制备 同银黄片〔特征图谱〕项下。

供试品溶液的制备 同〔含量测定〕项下。

测定法 分别精密吸取参照物溶液 10μl、供试品溶液 20μl，注入液相色谱仪，记录色谱图，即得。

供试品色谱中应呈现 6 个特征峰，与参照物峰相对应的峰为 S 峰，计算各特征峰与 S 峰的相对保留时间，其相对保留时间应在规定值的±5%之内。规定值为：0.76（峰 1）、1.00（峰 2）、1.05（峰 3）、1.80（峰 4）、1.87（峰 5）、2.01（峰 6）。

〔检查〕 **山银花** 照高效液相色谱法（通则 0512）测定。

色谱条件与系统适用性试验 对照品溶液的制备 同银黄片山银花〔检查〕项下。

供试品溶液的制备 同〔含量测定〕项下。

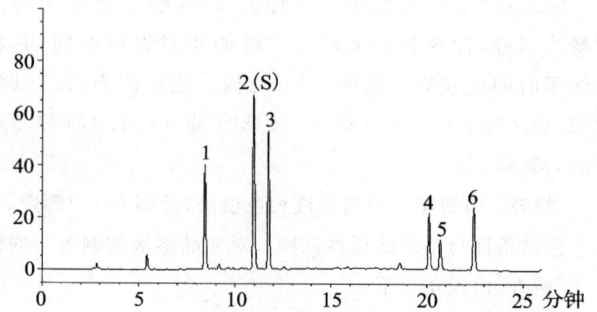

对照特征图谱

峰 1：新绿原酸 峰 2：绿原酸 峰 3：隐绿原酸
峰 4：3,4-O-二咖啡酰奎宁酸 峰 5：3,5-O-二咖啡酰奎宁酸
峰 6：4,5-O-二咖啡酰奎宁酸

测定法 分别精密吸取对照品溶液与供试品溶液各 20μl，注入液相色谱仪，测定，即得。

供试品色谱中不得呈现与对照品色谱峰保留时间相对应的色谱峰。

水分 不得过 6.0%（通则 0832 第二法）。

〔含量测定〕 照高效液相色谱法（通则 0512）测定。

色谱条件与系统适用性试验 对照品溶液的制备 同银黄片〔含量测定〕金银花提取物项下。

供试品溶液的制备 取本品 0.1g，精密称定，置 100ml 量瓶中，加 50%甲醇适量，超声处理（功率 500W，频率 40kHz）30 分钟，放冷，加 50%甲醇至刻度，摇匀，滤过，取续滤液，即得。

测定法 精密吸取对照品溶液与供试品溶液各 10μl，注入液相色谱仪，测定，即得。

本品按干燥品计算，含绿原酸（$C_{16}H_{18}O_9$）不得少于 1.5%。

〔贮藏〕 密闭，遮光。

银 黄 颗 粒
Yinhuang Keli

【处方】 金银花提取物 100g 黄芩提取物 40g

【制法】 以上二味，加蔗糖 800g 与淀粉适量，粉碎成细粉，混匀，制成颗粒，60℃以下干燥，制成 1000g〔规格（1）、规格（2）〕；或加糊精与蛋白糖（或 50%～60%甜菊素乙醇溶液）适量，混匀，制成颗粒，60℃以下干燥，制成 1000g〔规格（3）〕、750g〔规格（4）〕或 500g〔规格（5）、规格（6）〕（无蔗糖），即得。

【性状】 本品为淡黄色至棕黄色的颗粒；味甜、微苦。

【特征图谱】 照高效液相色谱法（通则 0512）测定。

色谱条件与系统适用性试验 以十八烷基硅烷键合硅胶为填充剂；以乙腈为流动相 A，以 0.4%磷酸溶液为流动相 B，按下表中的规定进行梯度洗脱；检测波长为 327nm。理论板数按绿原酸峰计算应不低于 2000。

时间(分钟)	流动相A(%)	流动相B(%)
0～15	5→20	95→80
15～30	20→30	80→70
30～40	30	70

参照物溶液的制备 同〔含量测定〕金银花提取物对照品溶液的制备项下。

供试品溶液的制备 同〔含量测定〕金银花提取物项下。

测定法 分别精密吸取参照物溶液 10μl、供试品溶液 20μl,注入液相色谱仪,记录色谱图,即得。

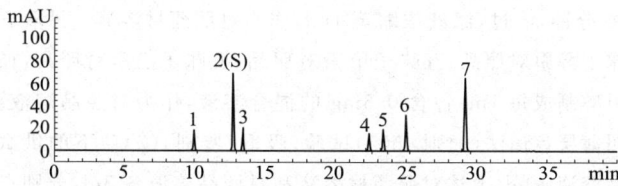

对照特征图谱

峰1:新绿原酸　峰2:绿原酸　峰3:隐绿原酸

峰4:3,4-O-二咖啡酰奎宁酸　峰5:3,5-O-二咖啡酰奎宁酸

峰6:4,5-O-二咖啡酰奎宁酸　峰7:黄芩苷

供试品色谱中应呈现 7 个特征峰,与参照物峰相对应的峰为 S 峰,计算各特征峰与 S 峰的相对保留时间,其相对保留时间应在规定值的 ±5% 之内。规定值为:0.76(峰1)、1.00(峰2)、1.05(峰3)、1.80(峰4)、1.87(峰5)、2.01(峰6)、2.33(峰7)。

【检查】 山银花 照高效液相色谱法(通则0512)测定。

色谱条件与系统适用性试验 以十八烷基硅烷键合硅胶为填充剂,以乙腈为流动相 A,以 0.4% 醋酸溶液为流动相 B,按〔特征图谱〕的规定进行梯度洗脱;用蒸发光散射检测器检测。理论板数按灰毡毛忍冬皂苷乙峰计算应不低于 5000。

对照品溶液的制备 取灰毡毛忍冬皂苷乙对照品,精密称定,加 50% 甲醇制成每 1ml 含 0.12mg 的溶液,即得。

供试品溶液的制备 同〔含量测定〕金银花提取物项下。

测定法 分别精密吸取对照品溶液与供试品溶液各 20μl,注入液相色谱仪,测定,即得。

供试品色谱中不得呈现与对照品色谱峰保留时间相对应的色谱峰。

其他 应符合颗粒剂项下有关的各项规定(通则0104)。

【含量测定】 金银花提取物 照高效液相色谱法(通则0512)测定。

色谱条件与系统适用性试验 同〔特征图谱〕项下。

对照品溶液的制备 取绿原酸对照品适量,精密称定,置棕色量瓶中,加 50% 甲醇制成每 1ml 含 40μg 的溶液,即得。

供试品溶液的制备 取装量差异项下的本品,研细,取适量(相当于金银花提取物 33.3mg),精密称定,置 50ml 棕色量瓶中,加 50% 甲醇 40ml,超声处理(功率 500W,频率 40kHz)

30 分钟,放冷,加 50% 甲醇至刻度,摇匀,滤过,取续滤液,即得。

测定法 分别精密吸取对照品溶液 10μl、供试品溶液 20μl,注入液相色谱仪,测定,即得。

本品每袋含金银花提取物以绿原酸($C_{16}H_{18}O_9$)计,〔规格(1)、规格(3)、规格(4)、规格(5)〕不得少于 5.0mg;〔规格(2)、规格(6)〕不得少于 10.0mg。

黄芩提取物 照高效液相色谱法(通则0512)测定。

色谱条件与系统适用性试验 以十八烷基硅烷键合硅胶为填充剂;以甲醇-水-磷酸(50:50:0.2)为流动相;检测波长为 274nm。理论板数按黄芩苷峰计算应不低于 2500。

对照品溶液的制备 取黄芩苷对照品适量,精密称定,加 50% 甲醇制成每 1ml 含 50μg 的溶液,即得。

供试品溶液的制备 精密量取〔含量测定〕金银花提取物项下的供试品溶液 3ml,置 10ml 量瓶中,加 50% 甲醇稀释至刻度,摇匀,滤过,取续滤液,即得。

测定法 分别精密吸取对照品溶液与供试品溶液各 10μl,注入液相色谱仪,测定,即得。

本品每袋含黄芩提取物以黄芩苷($C_{21}H_{18}O_{11}$)计,〔规格(1)、规格(3)、规格(4)、规格(5)〕不得少于 122mg;〔规格(2)、规格(6)〕不得少于 244mg。

【功能与主治】 清热疏风,利咽解毒。用于外感风热、肺胃热盛所致的咽干、咽痛、喉核肿大、口渴、发热;急慢性扁桃体炎、急慢性咽炎、上呼吸道感染见上述证候者。

【用法与用量】 开水冲服。一次 1～2 袋〔规格(1)、(3)、规格(4)、规格(5)〕或一次 0.5～1 袋〔规格(2)、(6)〕,一日 2 次。

【规格】 (1)每袋装 4g　(2)每袋装 8g　(3)每袋装 4g(无蔗糖)　(4)每袋装 3g(无蔗糖)　(5)每袋装 2g(无蔗糖)　(6)每袋装 4g(无蔗糖)

【贮藏】 密封,防潮。

注:金银花提取物质量标准见"银黄片"项下。

银黄清肺胶囊

Yinhuang Qingfei Jiaonang

【处方】

葶苈子 60g	蜜麻黄 37.5g
苦杏仁 45g	浙贝母 45g
枇杷叶 45g	大青叶 30g
石菖蒲 45g	穿山龙 45g
一枝蒿 30g	银杏叶 45g
五味子 15g	枳实 15g
生石膏 60g	甘草 15g

【制法】 以上十四味,蜜麻黄粉碎成最细粉,备用;葶苈子、苦杏仁、浙贝母、枳实、五味子加 70% 乙醇室温浸渍三次,

每次 24 小时,滤过,合并滤液,回收乙醇并减压浓缩至相对密度为 1.00～1.10(50℃)的浸膏,备用;药渣与其余枇杷叶等八味,加水煎煮二次,每次 1 小时,合并煎液,减压浓缩至相对密度约为 1.05～1.15(50℃)的浸膏;将上述两种浸膏合并,浓缩至相对密度约为 1.15～1.25(50℃)的浸膏,真空干燥成干浸膏,粉碎成细粉,加入上述蜜麻黄最细粉及淀粉适量,混匀,制粒,装入胶囊,制成 1000 粒,即得。

【性状】 本品为硬胶囊,内容物为黄棕色至棕褐色的颗粒及粉末;味苦。

【鉴别】 (1)取本品内容物,置显微镜下观察:气孔特异,保卫细胞侧面观似哑铃状(蜜麻黄)。

(2)取本品内容物 1g,研细,加无水乙醇 20ml,超声处理 30 分钟,滤过,滤液蒸干,残渣加无水乙醇 1ml 使溶解,作为供试品溶液。另取葶苈子(独行菜)对照药材 1g,加 70％甲醇 20ml 加热回流 30 分钟,放冷,滤过,滤液回收溶剂至干,残渣加甲醇 4ml 使溶解,作为对照药材溶液。照薄层色谱法(通则 0502)试验,吸取上述两种溶液各 10μl,分别点于同一硅胶 G 薄层板上,以乙酸乙酯-甲酸-水(8：3：1)为展开剂,展开,取出,晾干,喷以改良碘化铋钾试液,置日光下检视。供试品色谱中,在与对照药材色谱相应的位置上,显相同颜色的斑点。

(3)取本品内容物 3g,加 0.05mol/L 盐酸溶液 20ml,超声处理 30 分钟,滤过,滤液用浓氨溶液调节 pH 值至 10,用三氯甲烷振摇提取 3 次,每次 20ml,合并三氯甲烷液,回收溶剂至干,残渣加甲醇 0.5ml 使溶解,作为供试品溶液。另取浙贝母对照药材及麻黄对照药材各 1g,分别加浓氨溶液 1ml 使湿润,再加三氯甲烷 20ml,超声处理 30 分钟,滤过,滤液回收溶剂至干,残渣加甲醇 2ml 使溶解,作为对照药材溶液。再取贝母素甲对照品、贝母素乙对照品、盐酸麻黄碱对照品,加甲醇制成每 1ml 各含 0.5mg 的混合溶液,作为对照品溶液。照薄层色谱法(通则 0502)试验,吸取上述四种溶液各 5μl,分别点于同一硅胶 G 薄层板上,以三氯甲烷-甲醇-浓氨溶液(20：5：0.5)为展开剂,展开,取出,晾干,喷以 0.2％茚三酮乙醇溶液,在 105℃加热至斑点显色清晰,置日光下检视。供试品色谱中,在与麻黄对照药材色谱和盐酸麻黄碱对照品色谱相应的位置上,显相同颜色的斑点。再喷以改良碘化铋钾试液,置日光下检视。供试品色谱中,在与浙贝母对照药材色谱和贝母素甲对照品、贝母素乙对照品色谱相应的位置上,显相同颜色的斑点。

(4)取苦杏仁苷对照品,加甲醇制成每 1ml 含 0.5mg 的溶液,作为对照品溶液。照薄层色谱法(通则 0502)试验,吸取〔鉴别〕(2)项下供试品溶液及上述对照品溶液各 5～10μl,分别点于同一硅胶 G 薄层板上,以乙酸乙酯-甲醇-水(20：5：3)为展开剂,展开,取出,晾干,喷以 10％硫酸乙醇溶液,在 105℃加热至斑点显色清晰,置日光下检视。供试品色谱中,在与对照品相应的位置上,显相同颜色的斑点。

(5)取穿山龙对照药材 2g,加无水乙醇 20ml,超声处理 30 分钟,放冷,滤过,滤液浓缩至约 1ml,作为对照药材溶液。照薄层色谱法(通则 0502)试验,吸取〔鉴别〕(2)项下供试品溶液及上述对照药材溶液各 5μl,分别点于同一硅胶 G 薄层板上,以三氯甲烷-甲醇(20：1)为展开剂,展开,取出,晾干,喷以 5％磷钼酸乙醇溶液,在 105℃加热至斑点清晰,置日光下检视。供试品色谱中,在与对照药材色谱相应的位置上,显相同颜色的斑点。

(6)取五味子对照药材 1g,加无水乙醇 20ml,超声处理 30 分钟,滤过,滤液浓缩至 1ml,作为对照药材溶液。另取五味子醇甲对照品、五味子甲素对照品、五味子乙素对照品,加甲醇制成每 1ml 各含 0.5mg 的混合溶液,作为对照品溶液。照薄层色谱法(通则 0502)试验,吸取〔鉴别〕(2)项下的供试品溶液 10μl、上述对照药材溶液和对照品溶液各 5μl,分别点于同一硅胶 GF$_{254}$ 薄层板上,以环己烷-乙酸乙酯(2：1)为展开剂,展开,取出,晾干,置紫外光灯(254nm)下检视,供试品色谱中,在与对照药材色谱和对照品色谱相应的位置上,显相同颜色的斑点。

(7)取本品 1g,研细,加甲醇 20ml,超声处理 30 分钟,滤过,滤液浓缩至干,残渣加甲醇 1ml 使溶解,作为供试品溶液。另取枳实对照药材 1g,同法制备对照药材溶液。再取辛弗林对照品,加甲醇制成每 1ml 含 0.5mg 的溶液,作为对照品溶液。照薄层色谱法(通则 0502)试验,吸取供试品溶液 5～10μl、上述对照药材溶液和对照品溶液各 5μl,分别点于同一硅胶 G 薄层板上,以三氯甲烷-甲醇-浓氨溶液(10：5：0.5)为展开剂,展开,取出,晾干,喷以 0.2％茚三酮乙醇溶液,在 105℃加热至斑点显色清晰,置日光下检视。供试品色谱中,在与对照药材色谱和对照品色谱相应的位置上,显相同颜色的斑点。

【检查】 重金属及有害元素 照铅、镉、砷、汞、铜测定法(通则 2321 电感耦合等离子体质谱法或原子吸收分光光度法)测定,铅不得过 5mg/kg;镉不得过 0.3mg/kg;砷不得过 2mg/kg;汞不得过 0.2mg/kg;铜不得过 20mg/kg。

其他 应符合胶囊剂项下有关的各项规定(通则 0103)。

【含量测定】 蜜麻黄 照高效液相色谱法(通则 0512)测定。

色谱条件与系统适用性试验 以十八烷基硅烷键合硅胶为填充剂;以乙腈-0.02mol/L 磷酸二氢钾溶液(含 0.2％三乙胺,用磷酸调节 pH 值为 2.7)(1：99)为流动相;检测波长为 210nm。理论板数按盐酸麻黄碱峰计算应不低于 2000。

对照品溶液的制备 取盐酸麻黄碱对照品、盐酸伪麻黄碱对照品适量,精密称定,加甲醇制成每 1ml 含盐酸麻黄碱 30μg、盐酸伪麻黄碱 20μg 的混合溶液,即得。

供试品溶液的制备 取本品 20 粒的内容物,精密称定,混匀,研细,取约 1g,精密称定,置具塞锥形瓶中,精密加入 0.05mol/L 盐酸溶液 50ml,摇匀,称定重量,超声处理(功率 300W,频率 40kHz)30 分钟,放冷,再称定重量,用 0.05mol/L 盐酸溶液补足减失的重量,摇匀,滤过,取续滤液,即得。

测定法　分别精密吸取对照品溶液与供试品溶液各 5μl,注入液相色谱仪,测定,即得。

本品每粒含蜜麻黄以盐酸麻黄碱($C_{10}H_{15}NO \cdot HCl$)和盐酸伪麻黄碱($C_{10}H_{15}NO \cdot HCl$)的总量计,不得少于 0.27mg。

五味子　照高效液相色谱法(通则 0512)测定。

色谱条件与系统适用性试验　以十八烷基硅烷键合硅胶为填充剂;乙腈-水(46∶54)为流动相;检测波长为 250nm。理论板数按五味子醇甲峰计算应不低于 5000。

对照品溶液的制备　取五味子醇甲对照品适量,精密称定,加甲醇制成每 1ml 含 15μg 的溶液,即得。

供试品溶液的制备　取装量差异项下的本品内容物,混匀,研细,取约 0.5g,精密称定,置具塞锥形瓶中,精密加入 70%乙醇 25ml,称定重量,超声处理(功率 300W,频率 40kHz)30 分钟,放冷,用 70%乙醇补足减失的重量,摇匀,滤过,取续滤液,即得。

测定法　分别精密吸取对照品溶液与供试品溶液各 10μl,注入液相色谱仪,测定,即得。

本品每粒含五味子以五味子醇甲($C_{24}H_{32}O_7$)计,不得少于 42μg。

【功能与主治】　清肺化痰,止咳平喘。用于慢性支气管炎急性发作之痰热壅肺证,症见咳嗽咯痰,痰黄而粘,胸闷气喘,发热口渴,便干尿黄,舌红,苔黄腻。

【用法与用量】　口服。一次 3 粒,一日 3 次。7 天为一疗程。

【注意】　(1)孕妇忌服。

(2)本品成分中含有麻黄碱,心动过速、高血压患者慎用。

(3)注意慎与强心苷类药物合用。

(4)请注意掌握疗程和用量,勿长时间连续使用。

(5)少数患者用药后出现心悸。

【规格】　每粒装 0.15g

【贮藏】　密封。

附:葶苈子　为十字花科植物独行菜 *Lepidium apetalum* Willd. 的干燥成熟种子。

银翘双解栓

Yinqiao Shuangjie Shuan

【处方】　连翘 1860.46g　金银花 930.23g
　　　　　黄芩 1023.26g　丁香叶 465.12g

【制法】　以上四味,连翘、金银花加水煎煮二次,每次 40 分钟,合并煎液,滤过,滤液浓缩成相对密度为 1.20～1.25

(60℃)的清膏,放冷,加入乙醇使含醇量达 70%,静置 12 小时滤过,滤液备用;丁香叶加水煎煮二次,每次 40 分钟,合并煎液,滤过,滤液浓缩成相对密度为 1.20～1.25(60℃)的清膏,放冷,加入乙醇使含醇量达 70%,静置 12 小时,滤过,滤液与上述滤液合并,回收乙醇,浓缩至相对密度为 1.32～1.42(60℃)的稠膏;黄芩粉碎成粗粉(过 20 目筛),加水煎煮三次,第一次 2 小时,第二次、第三次各 1 小时,煎液分次滤过,滤液浓缩成相对密度为 1.0～1.05(80℃)的清膏,于 80℃时用 2mol/L 盐酸调节 pH 值至 1.0～2.0,保温 1 小时,静置 12 小时,滤过,药渣加 6～8 倍量水,用 40%氢氧化钠溶液调节 pH 值至 7.0～7.5,并使其溶解,加入等量乙醇,搅拌,滤过,滤液于 80℃时用 2mol/L 盐酸调节 pH 值至 1.0～2.0,保温 1 小时,静置 12 小时,滤过,药渣用水洗至 pH 值为 5.0,继用 50%乙醇洗至 pH 值为 7.0,再用乙醇精制,得黄芩提取物。将黄芩提取物加入上述稠膏中,用 40%氢氧化钠溶液调节 pH 值至 7,在水浴中加热,缓缓加入 14.54ml 聚山梨酯 80、羊毛脂 58.15g、山梨醇单棕榈酸酯 46.52g、半合成脂肪酸甘油酯 774.19g,溶解后混匀,注入栓剂模中,冷却,制成1000 粒(1.5g/粒)或 1500 粒(1.0g/粒),即得。

【性状】　本品为黄棕色子弹形栓剂。

【鉴别】　(1)取本品 1 粒,加水 20ml,温热使溶解,放冷,滤过,滤液蒸干,残渣加 75%乙醇 1ml 使溶解,作为供试品溶液。另取黄芩苷对照品、绿原酸对照品,分别加 75%乙醇制成每 1ml 含 0.4mg 的溶液,作为对照品溶液。照薄层色谱法(通则 0502)试验,吸取上述三种溶液各 1μl,分别点于同一聚酰胺薄膜上,以醋酸为展开剂,展开,取出,晾干,置紫外光灯(365nm)下检视。供试品色谱中,在与对照品色谱相应的位置上,显相同颜色的荧光斑点。

(2)取本品 1 粒,加水 20ml,温热使溶解,放冷,滤过,滤液蒸干,残渣加甲醇 1ml 使溶解,作为供试品溶液。另取连翘对照药材 0.5g,加甲醇 10ml,加热回流 20 分钟,滤过,滤液作为对照药材溶液。照薄层色谱法(通则 0502)试验,吸取上述两种溶液各 2μl,分别点于同一硅胶 G 薄层板上,以三氯甲烷-甲醇(5∶1)为展开剂,展开,取出,晾干,喷以 10%硫酸乙醇溶液,在 105℃加热至斑点显色清晰。供试品色谱中,在与对照药材色谱相应的位置上,显相同颜色的斑点。

【检查】　应符合栓剂项下有关的各项规定(通则 0107)。

【含量测定】　黄芩　照高效液相色谱法(通则 0512)测定。

色谱条件与系统适用性试验　以十八烷基硅烷键合硅胶为填充剂;以甲醇-冰醋酸-水(50∶1∶50)为流动相;检测波长为 276nm。理论板数按黄芩苷峰计算应不低于 1600。

对照品溶液的制备　取黄芩苷对照品适量,精密称定,加 50%甲醇制成每 1ml 含 0.1mg 的溶液,即得。

供试品溶液的制备 取重量差异项下的本品 2 粒,剪碎,混匀,取约 0.1g,精密称定,置 50ml 烧杯中,加水 30ml,加热使溶解,冷却,滤过,滤液置 50ml 量瓶中,用水洗涤容器与滤器,洗液并入同一量瓶中,加水至刻度,摇匀,滤过,取续滤液,即得。

测定法 分别精密吸取对照品溶液与供试品溶液各 5μl,注入液相色谱仪,测定,即得。

本品每粒含黄芩以黄芩苷($C_{21}H_{18}O_{11}$)计,〔规格(1)〕不得少于 45mg;〔规格(2)〕不得少于 67.5mg。

金银花 照高效液相色谱法(通则 0512)测定。

色谱条件与系统适用性试验 以十八烷基硅烷键合硅胶为填充剂;以甲醇-冰醋酸-水(15:1:85)为流动相;检测波长为 324nm。理论板数按绿原酸峰计算应不低于 2000。

对照品溶液的制备 取绿原酸对照品适量,精密称定,置棕色量瓶中,加水制成每 1ml 含 10μg 的溶液,即得。

供试品溶液的制备 取重量差异项下的本品,剪碎,混匀,取约 0.5g,精密称定,置锥形瓶中,加热水 40ml 使溶解,放冷,滤过,滤液置 100ml 量瓶中,容器与滤器用热水洗涤 2 次(30ml,20ml),洗液并入同一棕色量瓶中,加水至刻度,摇匀,滤过,取续滤液,即得。

测定法 分别精密吸取对照品溶液与供试品溶液各 20μl,注入液相色谱仪,测定,即得。

本品每粒含金银花以绿原酸($C_{16}H_{18}O_9$)计,〔规格(1)〕不得少于 1.7mg;〔规格(2)〕不得少于 2.7mg。

【功能与主治】 疏解风热,清肺泻火。用于外感风热,肺热内盛所致的发热、微恶风寒、咽喉肿痛、咳嗽、痰白或黄、口干微渴、舌红苔白或黄、脉浮数或滑数;上呼吸道感染、扁桃体炎、急性支气管炎见上述证候者。

【用法与用量】 肛门给药。一次 1 粒,一日 3 次;儿童用量酌减。

【注意】 应在排便后纳入肛门,以利药物迅速吸收。

【规格】 (1)每粒重 1g (2)每粒重 1.5g

【贮藏】 30℃以下密闭贮存。

银翘伤风胶囊

Yinqiao Shangfeng Jiaonang

【处方】 山银花 132g　　连翘 132g
　　　　牛蒡子 79g　　　桔梗 79g
　　　　芦根 79g　　　　薄荷 79g
　　　　淡豆豉 66g　　　甘草 66g
　　　　淡竹叶 53g　　　荆芥 53g
　　　　人工牛黄 5g

【制法】 以上十一味,荆芥、薄荷及连翘 66g 提取挥发油,药渣与淡竹叶、芦根、牛蒡子、山银花、淡豆豉加水煎煮二次,每次 2 小时,滤过,合并滤液,浓缩成稠膏。桔梗、甘草及剩余的连翘粉碎成细粉,与稠膏混匀,干燥,粉碎,配研加入人工牛黄,过筛,混匀,再喷入薄荷等三味的挥发油,混匀,装入胶囊,制成 1000 粒,即得。

【性状】 本品为硬胶囊,内容物为黄褐色至棕褐色的粉末;气芳香,味苦、辛。

【鉴别】 (1)取本品,置显微镜下观察:内果皮纤维上下层纵横交错,纤维短梭形(连翘)。纤维束周围薄壁细胞含草酸钙方晶,形成晶纤维(甘草)。

(2)取本品内容物 1.5g,加石油醚(30~60℃)50ml,超声处理 30 分钟,滤过,滤液浓缩至 2ml,作为供试品溶液。另取连翘对照药材 0.5g,加石油醚(30~60℃)50ml,同法制成对照药材溶液。照薄层色谱法(通则 0502)试验,吸取上述两种溶液各 1~2μl,分别点于同一硅胶 G 薄层板上,以正己烷-三氯甲烷-乙酸乙酯(9:1:0.6)为展开剂,展开,取出,晾干,喷以茴香醛试液,在 105℃加热至斑点显色清晰。供试品色谱中,在与对照药材色谱相应的位置上,显相同颜色的斑点。

(3)取本品内容物 1g,加二氯甲烷 30ml,超声处理 20 分钟,滤过,滤液蒸干,残渣加甲醇 1ml 使溶解,作为供试品溶液。另取人工牛黄对照药材 10mg,置 5ml 具塞试管中,加甲醇至 2ml,超声处理 20 分钟,放冷,补足减失的甲醇,取上清液作为对照药材溶液。再取胆酸对照品、猪去氧胆酸对照品,加甲醇制成每 1ml 各含 1mg 的混合溶液,作为对照品溶液。照薄层色谱法(通则 0502)试验,吸取供试品溶液 6μl、对照药材溶液和对照品溶液各 2μl,分别点于同一硅胶 G 薄层板上,以正己烷-乙酸乙酯-甲醇-醋酸(20:25:3:2)的上层溶液为展开剂,展开,取出,晾干,喷以 10%硫酸乙醇溶液,在 105℃加热至斑点显色清晰,置紫外光灯(365nm)下检视。供试品色谱中,在与对照药材色谱和对照品色谱相应的位置上,显相同颜色的荧光斑点。

【检查】 应符合胶囊剂项下有关的各项规定(通则 0103)。

【含量测定】 照高效液相色谱法(通则 0512)测定。

色谱条件与系统适用性试验 以十八烷基硅烷键合硅胶为填充剂;以乙腈-0.4%磷酸溶液(11:89)为流动相;检测波长为 327nm。理论板数按绿原酸峰计算应不低于 5000。

对照品溶液的制备 取绿原酸对照品适量,精密称定,置棕色量瓶中,加 80%甲醇制成每 1ml 含 26μg 的溶液,即得。

供试品溶液的制备 取装量差异项下的本品内容物 0.3g,精密称定,置具塞锥形瓶中,精密加入 80%甲醇 50ml,称定重量,超声处理(功率 250W,频率 45kHz)30 分钟,放冷,再称定重量,用 80%甲醇补足减失的重量,摇匀,滤过,取续滤液,即得。

测定法 分别精密吸取对照品溶液与供试品溶液各 5μl,

注入液相色谱仪,测定,即得。

本品每粒含山银花以绿原酸($C_{16}H_{18}O_9$)计,不得少于 0.80mg。

【功能与主治】 疏风解表,清热解毒。用于外感风热,温病初起,发热恶寒,高热口渴,头痛目赤,咽喉肿痛。

【用法与用量】 口服。一次 4 粒,一日 3 次。

【规格】 每粒装 0.3g

【贮藏】 密封。

银 翘 散
Yinqiao San

【处方】

金银花 100g	连翘 100g
桔梗 60g	薄荷 60g
淡豆豉 50g	淡竹叶 40g
牛蒡子 60g	荆芥 40g
芦根 100g	甘草 40g

【制法】 以上十味,粉碎成细粉,过筛,混匀,即得。

【性状】 本品为棕黄色的粉末;气特异,味微甘而凉。

【鉴别】 (1)取本品,置显微镜下观察:花粉粒类球形,直径约至 $76\mu m$,外壁有刺状雕纹,具三个萌发孔(金银花)。内果皮纤维上下层纵横交错,纤维短梭形(连翘)。联结乳管直径 $14\sim25\mu m$,含淡黄色细颗粒状物(桔梗)。非腺毛,多碎断,完整者 $1\sim8$ 细胞,常弯曲,直径 $10\sim43\mu m$,壁厚,微具疣状突起(薄荷)。下表皮的长细胞与短细胞交替排列或数个相连,垂周壁薄,波状弯曲,可见气孔,保卫细胞哑铃形,副卫细胞近圆三角形(淡竹叶)。草酸钙方晶成片存在于黄色的中果皮薄壁细胞中,含晶细胞界限不明显(牛蒡子)。宿萼表皮细胞垂周壁深波状弯曲(荆芥)。纤维束周围薄壁细胞含草酸钙方晶,形成晶纤维(甘草)。

(2)取本品 1.3g,加甲醇 5ml,超声处理 30 分钟,滤过,取滤液作为供试品溶液。另取金银花对照药材 0.5g,同法制成对照药材溶液。再取绿原酸对照品,加甲醇制成每 1ml 含 1mg 的溶液,作为对照品溶液。照薄层色谱法(通则 0502)试验,吸取上述三种溶液各 $5\mu l$,分别点于同一硅胶 H 薄层板上,以乙酸丁酯-甲酸-水($7:2.5:2.5$)的上层溶液为展开剂,展开,取出,晾干,置紫外光灯(365nm)下检视。供试品色谱中,在与对照药材色谱和对照品色谱相应的位置上,显相同颜色的荧光斑点。

(3)取本品 4g,加水 80ml,煎煮 30 分钟,滤过,滤液用乙酸乙酯振摇提取 2 次,每次 25ml,合并乙酸乙酯液,蒸干,残渣加 30%乙醇 5ml 使溶解,通过 D101 型大孔吸附树脂柱(内径为 1cm,柱高为 24cm),用 30%乙醇 50ml 洗脱,弃去洗脱液,再用稀乙醇 50ml 洗脱,收集洗脱液,浓缩至干,残渣加甲醇 2ml 使溶解作为供试品溶液。另取连翘对照药材 2g,同法

制成对照药材溶液。再取连翘苷对照品,加甲醇制成每 1ml 含 2mg 的溶液,作为对照品溶液。照薄层色谱法(通则 0502)试验,吸取上述三种溶液各 $5\mu l$,分别点于同一硅胶 G 薄层板上,以三氯甲烷-甲醇-冰醋酸($17:2:1$)为展开剂,展开,取出,晾干,喷以 5%香草醛硫酸溶液,在 105℃加热至斑点显色清晰。供试品色谱中,在与对照药材色谱和对照品色谱相应的位置上,显相同颜色的斑点。

【检查】 应符合散剂项下有关的各项规定(通则 0115)。

【含量测定】 照高效液相色谱法(通则 0512)测定。

色谱条件与系统适用性试验 以十八烷基硅烷键合硅胶为填充剂;以甲醇-水($35:65$)为流动相;检测波长为 280nm。理论板数按牛蒡苷峰计算应不低于 2500。

对照品溶液的制备 取牛蒡苷对照品适量,精密称定,加 50%甲醇制成每 1ml 含 $80\mu g$ 的溶液,即得。

供试品溶液的制备 取本品适量,混匀,取约 0.5g,精密称定,置具塞锥形瓶中,精密加入 50%甲醇 25ml,密塞,称定重量,超声处理(功率 250W,频率 35kHz)30 分钟,放冷,再称定重量,用 50%甲醇补足减失的重量,摇匀,滤过,取续滤液,即得。

测定法 分别精密吸取对照品溶液与供试品溶液各 $10\mu l$,注入液相色谱仪,测定,即得。

本品每 1g 含牛蒡子以牛蒡苷($C_{27}H_{34}O_{11}$)计,不得少于 3.7mg。

【功能与主治】 辛凉透表,清热解毒。用于外感风寒,发热头痛,口干咳嗽,咽喉疼痛,小便短赤。

【用法与用量】 温开水吞服或开水泡服。一次 1 袋,一日 $2\sim3$ 次。

【规格】 每袋装 6g

【贮藏】 密闭,防潮。

银翘解毒丸(浓缩蜜丸)
Yinqiao Jiedu Wan

【处方】

金银花 200g	连翘 200g
薄荷 120g	荆芥 80g
淡豆豉 100g	牛蒡子(炒)120g
桔梗 120g	淡竹叶 80g
甘草 100g	

【制法】 以上九味,金银花、桔梗粉碎成细粉;薄荷、荆芥提取挥发油,蒸馏后的水溶液另器收集;药渣与其余连翘等五味加水煎煮二次,每次 2 小时,滤过,合并滤液;滤液与上述水溶液合并,浓缩成稠膏,加入金银花、桔梗细粉,混匀,干燥,粉碎成细粉,喷加薄荷、荆芥挥发油,混匀。每 100g 粉末加炼蜜 $80\sim90g$ 制成浓缩蜜丸,即得。

【性状】 本品为棕褐色的浓缩蜜丸;气芳香,味微甜而

苦、辛。

【鉴别】 (1)取本品,置显微镜下观察:花粉粒类球形,直径约76μm,外壁有刺状雕纹,具3个萌发孔;草酸钙簇晶成片,直径5~17μm,存在于薄壁细胞中(金银花)。联结乳管直径14~25μm,含淡黄色颗粒状物(桔梗)。

(2)取本品6g,剪碎,加水100ml,加热煮沸30分钟,放冷,滤过,滤液用盐酸调节pH值至2,用乙醚振摇提取2次,每次30ml,合并乙醚提取液,挥干,残渣加乙醇1ml使溶解,作为供试品溶液。另取连翘对照药材1g,同法制成对照药材溶液。照薄层色谱法(通则0502)试验,吸取上述两种溶液各5~10μl,分别点于同一硅胶G薄层板上,以三氯甲烷-乙酸乙酯-甲醇(20:0.5:0.5)为展开剂,展开,取出,晾干,喷以10%硫酸乙醇溶液,在105℃加热至斑点显色清晰。供试品色谱中,在与对照药材色谱相应的位置上,显相同颜色的斑点。

(3)取本品6g,剪碎,加石油醚(60~90℃)20ml,密塞,时时振摇,浸渍过夜,滤过,滤液挥散至约1ml,作为供试品溶液。另取荆芥对照药材0.8g,加石油醚(60~90℃)20ml,同法制成对照药材溶液。再取薄荷脑对照品,加乙醇制成每1ml含2mg的溶液,作为对照品溶液。照薄层色谱法(通则0502)试验,吸取上述三种溶液各10μl,分别点于同一硅胶G薄层板上,以正己烷-乙酸乙酯(17:3)为展开剂,展开,取出,晾干,喷以茴香醛试液,在105℃加热至斑点显色清晰。供试品色谱中,在与对照药材色谱和对照品色谱相应的位置上,显相同颜色的斑点。

(4)取本品6g,剪碎,加甲醇30ml,加热回流1小时,滤过,滤液蒸干,残渣加水40ml使溶解,用正丁醇振摇提取3次,每次20ml,合并正丁醇提取液,用水洗涤3次,每次20ml,正丁醇液蒸干,残渣加甲醇5ml使溶解,作为供试品溶液。另取甘草对照药材1g,同法制成对照药材溶液。照薄层色谱法(通则0502)试验,吸取上述两种溶液各2~5μl,分别点于同一硅胶G薄层板上,以石油醚(30~60℃)-甲苯-乙酸乙酯-冰醋酸(10:20:9:0.5)为展开剂,展开,取出,晾干,置紫外光灯(365nm)下检视。供试品色谱中,分别在与对照药材色谱相应的位置上,显相同颜色的荧光斑点。

(5)取本品6g,剪碎,加盐酸-水(10:3)溶液25ml,摇匀,再加三氯甲烷20ml,加热回流1小时,放冷,滤过,滤液蒸干,残渣加乙醇1ml使溶解,作为供试品溶液。另取桔梗对照药材1g,同法制成对照药材溶液。照薄层色谱法(通则0502)试验,吸取上述两种溶液各5~10μl,分别点于同一硅胶G薄层板上,以正己烷-乙酸乙酯-冰醋酸(3:2:1)为展开剂,展开,取出,晾干,喷以稀硫酸试液,在105℃加热至斑点显色清晰。供试品色谱中,在与对照药材色谱相应的位置上,显相同颜色的斑点。

(6)取本品6g,剪碎,加入甲醇20ml,振摇5分钟,放置过夜,滤过,滤液作为供试品溶液。另取金银花对照药材1g,同法制成对照药材溶液。再取绿原酸对照品,加甲醇制成每1ml含1mg的溶液,作为对照品溶液。照薄层色谱法(通则0502)试验,吸取上述三种溶液各2~5μl,分别点于同一硅胶G薄层板上,以乙酸丁酯-甲酸-水(10:2:3)的上层溶液为展开剂,展开,取出,晾干,置紫外光灯(365nm)下检视。供试品色谱中,在与对照药材色谱和对照品色谱相应的位置上,显相同颜色的荧光斑点。

【检查】 应符合丸剂项下有关的各项规定(通则0108)。

【含量测定】 照高效液相色谱法(通则0512)测定。

色谱条件与系统适用性试验 以十八烷基硅烷键合硅胶为填充剂;以乙腈-0.1%磷酸溶液(21:79)为流动相;检测波长为280nm。理论板数按牛蒡苷峰计算应不低于3000。

对照品溶液的制备 取牛蒡苷对照品适量,精密称定,加甲醇制成每1ml含0.2mg的溶液,即得。

供试品溶液的制备 取本品适量,剪碎,混匀,取1.4g,精密称定,置具塞锥形瓶中,精密加入甲醇25ml,密塞,称定重量,超声处理(功率480W,频率40kHz)1小时,放冷,再称定重量,用甲醇补足减失的重量,摇匀,滤过,取续滤液,即得。

测定法 分别精密吸取对照品溶液与供试品溶液各10μl,注入液相色谱仪,测定,即得。

本品每丸含牛蒡子以牛蒡苷($C_{27}H_{34}O_{11}$)计,不得少于7.5mg。

【功能与主治】 疏风解表,清热解毒。用于风热感冒,症见发热头痛、咳嗽口干、咽喉疼痛。

【用法与用量】 用芦根汤或温开水送服。一次1丸,一日2~3次。

【规格】 每丸重3g

【贮藏】 密封。

银翘解毒片

Yinqiao Jiedu Pian

【处方】 金银花200g　　　连翘200g
薄荷120g　　　荆芥80g
淡豆豉100g　　　牛蒡子(炒)120g
桔梗120g　　　淡竹叶80g
甘草100g

【制法】 以上九味,金银花、桔梗分别粉碎成细粉,过筛;薄荷、荆芥提取挥发油,蒸馏后的水溶液另器收集;药渣与连翘、牛蒡子(炒)、淡竹叶、甘草加水煎煮二次,每次2小时,滤过,合并滤液;淡豆豉加水煮沸后,于80℃温浸二次,每次2小时,合并浸出液,滤过。合并以上各药液,浓缩成稠膏,加入金银花、桔梗细粉及淀粉或滑石粉适量,混匀,制成颗粒,干燥,放冷,加入硬脂酸镁,喷加薄荷、荆芥挥发油,混匀,压制成

1000 片,或包薄膜衣,即得。

【性状】 本品为浅棕色至棕褐色的片或薄膜衣片,除去包衣后显浅棕色至棕褐色;气芳香,味苦、辛。

【鉴别】 (1)取本品,置显微镜下观察:花粉粒类球形,直径约 76μm,外壁有刺状雕纹,具 3 个萌发孔;草酸钙簇晶成片,直径 5~17μm,存在于薄壁细胞中(金银花)。联结乳管直径 14~25μm,含淡黄色颗粒状物(桔梗)。

(2)取本品 10 片,薄膜衣片除去包衣,研细,加乙醇 20ml,加热回流 1 小时,放冷,滤过,滤液蒸干,残渣加乙醇 2ml 使溶解,滤过,滤液作为供试品溶液。另取金银花对照药材 0.3g,加乙醇 20ml,加热回流 20 分钟,放冷,滤过,滤液蒸干,残渣加乙醇 2ml 使溶解,滤过,滤液作为对照药材溶液。再取绿原酸对照品,加甲醇制成每 1ml 含 1mg 的溶液,作为对照品溶液。照薄层色谱法(通则 0502)试验,吸取上述三种溶液各 1~2μl,分别点于同一硅胶 G 薄层板上,以乙酸丁酯-甲酸-水(7:2.5:2.5)的上层溶液为展开剂,展开,取出,晾干,置紫外光灯(365nm)下检视。供试品色谱中,在与对照药材色谱和对照品色谱相应的位置上,显相同颜色的荧光斑点。

(3)取连翘对照药材 1g,加水 40ml,置水浴中浸渍 1 小时,滤过,滤液蒸干,残渣加乙醇 20ml,加热回流 20 分钟,放冷,滤过,滤液蒸干,残渣加乙醇 2ml 使溶解,滤过,滤液作为对照药材溶液。照薄层色谱法(通则 0502)试验,吸取上述对照药材溶液 2μl 及〔鉴别〕(2)项下的供试品溶液 10μl 分别点于同一硅胶 G 薄层板上,以三氯甲烷-甲醇(20:1)为展开剂,展开,取出,晾干,喷以醋酐-硫酸(20:1)混合溶液,在 105℃加热至斑点显色清晰,放冷,置紫外光灯(365nm)下检视。供试品色谱中,在与对照药材色谱相应的位置上,显相同颜色的荧光斑点。

(4)取本品 10 片,薄膜衣片除去包衣,研细,加石油醚(60~90℃)20ml,密塞,超声处理 20 分钟,滤过,滤液挥至约 1ml,作为供试品溶液。另取荆芥对照药材 0.4g,加石油醚(60~90℃)20ml,同法制成对照药材溶液。再取薄荷脑对照品,加乙醇制成每 1ml 含 2mg 的溶液,作为对照品溶液。照薄层色谱法(通则 0502)试验,吸取供试品溶液 2~5μl、对照品溶液 5μl、对照药材溶液 1μl,分别点于同一硅胶 G 薄层板上,以正己烷-乙酸乙酯(17:3)为展开剂,展开,取出,晾干,喷以 5%香草醛硫酸溶液,在 105℃加热至斑点显色清晰。供试品色谱中,在与对照药材色谱和对照品色谱相应的位置上,显相同颜色的斑点。

(5)取牛蒡子对照药材 1.2g、甘草对照药材 1g,分别加乙醇 20ml,加热回流 1 小时,滤过,滤液蒸干,残渣分别加乙醇 2ml 使溶解,滤过,滤液作为对照药材溶液。照薄层色谱法(通则 0502)试验,吸取〔鉴别〕(2)项下的供试品溶液 2~5μl 及上述两种对照药材溶液各 2μl,分别点于同一硅胶 G 薄层板上,以三氯甲烷-甲醇-水(40:10:1)为展开剂,展开,取出,晾干,喷以 10%硫酸乙醇溶液,在 105℃加热至斑点显色

清晰。供试品色谱中,分别在与对照药材色谱相应的位置上,显相同颜色的斑点。

【检查】 应符合片剂项下有关的各项规定(通则 0101)。

【含量测定】 金银花 照高效液相色谱法(通则 0512)测定。

色谱条件与系统适用性试验 以十八烷基硅烷键合硅胶为填充剂;以乙腈-0.3%磷酸溶液(10:90)为流动相;检测波长为 327nm。理论板数按绿原酸峰计算不得低于 3000。

对照品溶液的制备 取绿原酸对照品适量,精密称定,置棕色量瓶中,加 50%甲醇制成每 1ml 含 30μg 的溶液,即得。

供试品溶液的制备 取本品 10 片,薄膜衣片除去包衣,精密称定,研细,取约 0.3g,精密称定,置具塞锥形瓶中,精密加入 50%甲醇 50ml,密塞,称定重量,超声处理(功率 250W,频率 35kHz)20 分钟,放冷,再称定重量,用甲醇补足减失的重量,摇匀,滤过,取续滤液,即得。

测定法 分别精密吸取对照品溶液与供试品溶液各 10μl,注入液相色谱仪,测定,即得。

本品每片含金银花以绿原酸($C_{16}H_{18}O_9$)计,不得少于 2.7mg。

连翘 照高效液相色谱法(通则 0512)测定。

色谱条件与系统适用性试验 以十八烷基硅烷键合硅胶为填充剂;以乙腈-水(19:81)为流动相;检测波长为 230nm。理论板数按连翘苷峰计算不得低于 3000。

对照品溶液的制备 取连翘苷对照品适量,精密称定,加甲醇制成每 1ml 含 25μg 的溶液,即得。

供试品溶液的制备 取本品 10 片,薄膜衣片除去包衣,精密称定,研细,取约 2g,精密称定,置具塞锥形瓶中,精密加入甲醇 50ml,密塞,称定重量,超声处理(功率 250W,频率 35kHz)30 分钟,放冷,再称定重量,用甲醇补足减失的重量,摇匀,滤过,精密量取续滤液 25ml,蒸至近干,加中性氧化铝 0.5g 拌匀,加在中性氧化铝柱(100~200 目,1g,内径为 1~1.5cm)上,用 70%乙醇 80ml 洗脱,收集洗脱液,浓缩至干,残渣加 50%甲醇适量使溶解,转移至 10ml 量瓶中,并稀释至刻度,摇匀,滤过,取续滤液,即得。

测定法 分别精密吸取对照品溶液与供试品溶液各 10μl,注入液相色谱仪,测定,即得。

本品每片含连翘以连翘苷($C_{27}H_{34}O_{11}$)计,不得少于 0.10mg。

【功能与主治】 疏风解表,清热解毒。用于风热感冒,症见发热头痛、咳嗽口干、咽喉疼痛。

【用法与用量】 口服。一次 4 片,一日 2~3 次。

【规格】 (1)素片 每片重 0.5g

(2)薄膜衣片 每片重 0.52g

【贮藏】 密封。

银翘解毒软胶囊

Yinqiao Jiedu Ruanjiaonang

【处方】 金银花 400g　　　　连翘 400g

薄荷 240g　　　　　荆芥 160g

淡豆豉 200g　　　　牛蒡子(炒)240g

桔梗 240g　　　　　淡竹叶 160g

甘草 200g

【制法】 以上九味,金银花加 80％乙醇回流提取二次,每次 1 小时,滤过,合并滤液,回收乙醇,浓缩至相对密度为 1.28～1.30(80℃)的稠膏;淡豆豉加水煮沸后,于 80℃温浸二次,每次 2 小时,滤过,合并滤液,备用;薄荷、荆芥、连翘提取挥发油,蒸馏后的水溶液另器收集;药渣与牛蒡子(炒)、淡竹叶、甘草、桔梗加水煎煮二次,每次 2 小时,滤过,合并滤液;合并以上药液,浓缩至相对密度为 1.18～1.20(80℃)的清膏,离心,上清液浓缩至相对密度为 1.28～1.30(80℃)的稠膏,与金银花稠膏合并,减压干燥,粉碎成细粉,加入挥发油与适量大豆油及辅料适量,混匀,过筛,压制成软胶囊 1000 粒,即得。

【性状】 本品为软胶囊,内容物为棕褐色油膏状物;气香,味苦。

【鉴别】 (1)取本品内容物 3g,加无水乙醇 20ml,超声处理 30 分钟,滤过,滤液浓缩至约 2ml,作为供试品溶液。另取荆芥对照药材 0.8g,同法制成对照药材溶液。照薄层色谱法(通则 0502)试验,吸取上述两种溶液各 5～10μl,分别点于同一硅胶 G 薄层板上,以正己烷-乙酸乙酯(17：3)为展开剂,展开,取出,晾干,喷以茴香醛试液,在 105℃加热至斑点显色清晰。供试品色谱中,在与对照药材色谱相应的位置上,显相同颜色的斑点。

(2)取连翘对照药材 2g,加无水乙醇 20ml,超声处理 30 分钟,滤过,滤液浓缩至约 2ml,作为对照药材溶液,照薄层色谱法(通则 0502)试验,吸取〔鉴别〕(1)项下的供试品溶液及上述对照药材溶液各 2～5μl,分别点于同一硅胶 G 薄层板上,以三氯甲烷-甲醇(20：1)为展开剂,展开,取出,晾干,喷以醋酐-硫酸(20：1)溶液,在 105℃加热至斑点显色清晰,放冷,置紫外光灯(365nm)下检视。供试品色谱中,在与对照药材色谱相应的位置上,显相同颜色的荧光斑点。

(3)取牛蒡子对照药材 1.2g,加无水乙醇 20ml,超声处理 30 分钟,滤过,滤液浓缩至约 2ml,作为对照药材溶液。照薄层色谱法(通则 0502)试验,吸取〔鉴别〕(1)项下的供试品溶液及上述对照药材溶液各 2～5μl,分别点于同一硅胶 G 薄层板上,以甲苯-乙酸乙酯-甲酸(15：8：0.5)为展开剂,展开,展距 12cm 以上,取出,晾干,喷以 20％硫酸溶液,在 105℃加热至斑点显色清晰。供试品色谱中,在与对照药材色谱相应

的位置上,显相同颜色的斑点。

(4)取本品内容物 3g,加 20％盐酸溶液 20ml 及三氯甲烷 25ml,置水浴中加热回流 1 小时,放冷,分取三氯甲烷层,水浴蒸干,残渣加甲醇溶解并转移至 5ml 量瓶中,用甲醇稀释至刻度,作为供试品溶液。另取甘草次酸对照品适量,加甲醇制成每 1ml 含 0.1mg 的溶液,作为对照品溶液。照高效液相色谱法(通则 0512)试验,以十八烷基硅烷键合硅胶为填充剂,以乙腈-0.1％磷酸溶液(70：30)为流动相,检测波长为 250nm,理论板数按甘草次酸峰计算应不低于 1000。分别吸取上述两种溶液各 10μl 注入液相色谱仪,记录色谱图。供试品色谱中,应呈现与对照品色谱峰保留时间相一致的色谱峰。

(5)取本品内容物 3g,加石油醚(60～90℃)20ml,超声处理 10 分钟,滤过,滤液浓缩至约 5ml,离心,取上清液作为供试品溶液。另取薄荷脑对照品适量,加石油醚(60～90℃)制成每 1ml 含 70μg 的溶液,作为对照品溶液。照气相色谱法(通则 0521)试验,以 5％苯基甲基硅烷共聚物为固定相的毛细管色谱柱(柱长为 30m,内径为 0.32mm,膜厚度为 0.25μm);柱温为程序升温,起始温度为 50℃,保持 1 分钟,以每分钟 20℃的速率升温至 100℃,保持 2 分钟,再以每分钟 5℃的速率升温至 150℃,保持 5 分钟。分别吸取上述两种溶液各 1μl,注入气相色谱仪,记录色谱图。供试品色谱中,应呈现与对照品色谱峰保留时间相一致的色谱峰。

【检查】 应符合胶囊剂项下有关的各项规定(通则 0103)。

【含量测定】 照高效液相色谱法(通则 0512)测定。

色谱条件与系统适用性试验 以十八烷基硅烷键合硅胶为填充剂;以乙腈-0.1％磷酸溶液(9：91)为流动相;检测波长为 327nm,理论板数按绿原酸峰计算应不低于 1000。

对照品溶液的制备 取绿原酸对照品适量,精密称定,置棕色量瓶中,加甲醇制成每 1ml 含 30μg 的溶液(10℃以下保存),即得。

供试品溶液的制备 取装量差异项下的本品内容物,混匀,取约 1g,精密称定,置具塞锥形瓶中,加入石油醚(30～60℃)40ml,水浴回流 1 小时,滤过,弃去石油醚液,药渣和滤纸挥干,精密加甲醇 50ml,密塞,称定重量,超声处理(功率 500W,频率 50kHz)30 分钟,放冷,再称定重量,用甲醇补足减失的重量,摇匀,滤过,取续滤液,即得。

测定法 分别精密吸取对照品溶液与供试品溶液各 10μl,注入液相色谱仪,测定,即得。

本品每粒含金银花以绿原酸($C_{16}H_{18}O_9$)计,不得少于 1.8mg。

【功能与主治】 疏风解表,清热解毒。用于风热感冒,症见发热头痛、咳嗽口干、咽喉疼痛。

【用法与用量】 口服。一次 2 粒,一日 3 次。

【规格】 每粒装 0.45g

【贮藏】 密封,置阴凉干燥处(不超过 20℃)。

银翘解毒胶囊

Yinqiao Jiedu Jiaonang

【处方】 金银花 200g　　　　连翘 200g
　　　　薄荷 120g　　　　　荆芥 80g
　　　　淡豆豉 100g　　　　牛蒡子(炒)120g
　　　　桔梗 120g　　　　　淡竹叶 80g
　　　　甘草 100g

【制法】 以上九味,金银花、桔梗分别粉碎成细粉;薄荷、荆芥提取挥发油,蒸馏后的水溶液另器收集;药渣与连翘、牛蒡子(炒)、淡竹叶、甘草加水煎煮二次,每次 2 小时,合并煎液,滤过,滤液备用;淡豆豉加水煮沸后,于 80℃温浸二次,每次 2 小时,合并浸出液,滤过,滤液与上述滤液及蒸馏后的水溶液合并,浓缩成稠膏,加入金银花、桔梗细粉,混匀,制成颗粒,干燥,放冷,喷加薄荷等挥发油,混匀,装入胶囊,制成1000粒,即得。

【性状】 本品为硬胶囊,内容物为浅棕色至棕褐色的颗粒和粉末;气芳香,味苦、辛。

【鉴别】 (1)取本品,置显微镜下观察:花粉粒类球形,直径约 76μm,外壁有刺状雕纹,具 3 个萌发孔;草酸钙簇晶成片,直径 5～17μm,存在于薄壁细胞中(金银花)。联结乳管直径 14～25μm,含淡黄色颗粒状物(桔梗)。

(2)取本品内容物 4g,研细,加石油醚(30～60℃)20ml,密塞,时时振摇,浸渍过夜,滤过,滤液挥至 1ml,作为供试品溶液。另取荆芥对照药材 0.8g,加石油醚(30～60℃)20ml,同法制成对照药材溶液。再取薄荷脑对照品,加乙醇制成每 1ml 含 2mg 的溶液,作为对照品溶液。照薄层色谱法(通则 0502)试验,吸取上述三种溶液各 10μl,分别点于同一硅胶 G 薄层板上,以正己烷-乙酸乙酯(17∶3)为展开剂,展开,取出,晾干,喷以茴香醛试液,在 105℃加热至斑点显色清晰。供试品色谱中,在与对照药材色谱和对照品色谱相应的位置上,显相同颜色的斑点。

(3)取本品内容物 4g,研细,加乙醇 20ml,加热回流 1 小时,放冷,滤过,滤液蒸干,残渣加乙醇 2ml 使溶解,滤过,滤液作为供试品溶液。另取连翘对照药材 2g,加水 40ml,加热回流 1 小时,滤过,滤液蒸干,残渣加乙醇 2ml 使溶解,作为对照药材溶液,照薄层色谱法(通则 0502)试验,吸取上述两种溶液各 10μl,分别点于同一硅胶 G 薄层板上,以三氯甲烷-甲醇(20∶1)为展开剂,展开,取出,晾干,喷以醋酐-硫酸(20∶1)

溶液,在 105℃加热至斑点显色清晰,放冷,置紫外光灯(365nm)下检视。供试品色谱中,在与对照药材色谱相应的位置上,显相同颜色的荧光斑点。

(4)取牛蒡子对照药材 1.2g,甘草对照药材 1g,分别加乙醇 20ml,加热回流 1 小时,滤过,滤液蒸干,残渣分别加乙醇 2ml 使溶解,滤过,滤液作为对照药材溶液。照薄层色谱法(通则 0502)试验,吸取〔鉴别〕(3)项下的供试品溶液及上述两种对照药材溶液各 10μl,分别点于同一硅胶 G 薄层板上,以三氯甲烷-甲醇-水(40∶10∶1)为展开剂,展开,取出,晾干,喷以 10%硫酸乙醇溶液,在 105℃加热至斑点显色清晰。供试品色谱中,在与对照药材色谱相应的位置上,分别显相同颜色的斑点。

(5)取本品内容物 4g,研细,加甲醇 20ml,摇匀,放置 12 小时,滤过,滤液作为供试品溶液。另取金银花对照药材 0.5g,加甲醇 20ml,同法制成对照药材溶液。再取绿原酸对照品,加甲醇制成每 1ml 含 1mg 的溶液,作为对照品溶液。照薄层色谱法(通则 0502)试验,吸取上述三种溶液各 10μl,分别点于同一硅胶 H 薄层板上,以乙酸乙酯-甲酸-水(10∶2∶3)的上层溶液为展开剂,展开,取出,晾干,置紫外光灯(365nm)下检视。供试品色谱中,在与对照药材色谱和对照品色谱相应的位置上,显相同颜色的荧光斑点。

【检查】 应符合胶囊剂项下有关的各项规定(通则 0103)。

【含量测定】 照高效液相色谱法(通则 0512)测定。

色谱条件与系统适用性试验 以十八烷基硅烷键合硅胶为填充剂;以甲醇-三乙胺-冰醋酸-水(18∶0.3∶1∶85)为流动相;检测波长为 324nm。理论板数按绿原酸峰计算应不低于 3000。

对照品溶液的制备 取绿原酸对照品适量,精密称定,置棕色量瓶中,加 50%甲醇制成每 1ml 含 35μg 的溶液,即得。

供试品溶液的制备 取装量差异项下的本品内容物,研细,取约 0.25g,精密称定,置 50ml 棕色量瓶中,加 50%甲醇 40ml,超声处理(功率 260W,频率 40kHz)30 分钟,放冷,用 50%甲醇稀释至刻度,摇匀,滤过,取续滤液,即得。

测定法 分别精密吸取对照品溶液与供试品溶液各 10μl,注入液相色谱仪,测定,即得。

本品每粒含金银花以绿原酸($C_{16}H_{18}O_9$)计,不得少于 2.4mg。

【功能与主治】 疏风解表,清热解毒。用于风热感冒,症见发热头痛、咳嗽口干、咽喉疼痛。

【用法与用量】 口服。一次 4 粒,一日 2～3 次。

【规格】 每粒装 0.4g

【贮藏】 密封。

银翘解毒颗粒

Yinqiao Jiedu Keli

【处方】　金银花 200g　　　　连翘 200g
　　　　　薄荷 120g　　　　　荆芥 80g
　　　　　淡豆豉 100g　　　　牛蒡子(炒)120g
　　　　　桔梗 120g　　　　　淡竹叶 80g
　　　　　甘草 100g

【制法】　以上九味,取薄荷、荆芥、连翘蒸馏提取挥发油,蒸馏后的水溶液另器收集;其余金银花等六味分别粉碎,加水煎煮二次,每次 1 小时,滤过;合并滤液及上述水溶液,浓缩成相对密度为 1.33～1.35(80℃)的清膏,取清膏,加蔗糖粉、糊精及乙醇适量,制成颗粒,干燥,制成1120g,喷加上述薄荷等挥发油,混匀;或浓缩至相对密度为 1.08～1.10(60℃)的清膏,喷雾干燥,制成干膏粉,取干膏粉加乳糖和硬脂酸镁适量,混合,喷入上述薄荷等挥发油,混匀,制成颗粒 373.3g(含乳糖),即得。

【性状】　本品为浅棕色的颗粒;味甜、微苦,或味淡、微苦(含乳糖)。

【鉴别】　(1)取本品 10g 或 3.3g(含乳糖),研细,加石油醚(60～90℃)20ml,密塞,时时振摇,浸渍过夜,滤过,滤液挥散至 1ml,作为供试品溶液。另取荆芥对照药材 0.8g,加石油醚(60～90℃)20ml,同法制成对照药材溶液。再取薄荷脑对照品,加乙醇制成每 1ml 含 2mg 的溶液,作为对照品溶液。照薄层色谱法(通则 0502)试验,吸取上述三种溶液各 10μl,分别点于同一硅胶 G 薄层板上,以正己烷-乙酸乙酯(17∶3)为展开剂,展开,取出,晾干,喷以茴香醛试液,在 105℃加热至斑点显色清晰。供试品色谱中,分别在与对照药材色谱和对照品色谱相应的位置上,显相同颜色的斑点。

(2)取本品 5g 或 1.7g(含乳糖),研细,加乙醇 20ml,加热回流 1 小时,放冷,滤过,滤液蒸干,残渣加乙醇 2ml使溶解,滤过,滤液作为供试品溶液。另取连翘对照药材 2g,加水 40ml,置水浴中浸渍 1 小时,滤过,滤液蒸干,残渣加乙醇 20ml,同法制成对照药材溶液。照薄层色谱法(通则 0502)试验,吸取上述两种溶液各 10μl,分别点于同一硅胶 G 薄层板上,以三氯甲烷-甲醇(20∶1)为展开剂,展开,取出,晾干,喷以醋酐-硫酸(20∶1)溶液,在 105℃加热至斑点显色清晰,放冷,置紫外光灯(365nm)下检视。供试品色谱中,在与对照药材色谱相应的位置上,显相同颜色的荧光斑点。

(3)取牛蒡子对照药材 1.2g,甘草对照药材 1g,各加乙醇 20ml,加热回流 1 小时,滤过,滤液蒸干,残渣分别加乙醇 2ml使溶解,滤过,滤液作为对照药材溶液。照薄层色谱法(通则 0502)试验,吸取〔鉴别〕(2)项下的供试品溶液和上述两种对

照药材溶液各 10μl,分别点于同一硅胶 G 薄层板上,以三氯甲烷-甲醇-水(40∶10∶1)为展开剂,展开,取出,晾干,喷以10％硫酸乙醇溶液,在 105℃加热至斑点显色清晰。供试品色谱中,分别在与两种对照药材色谱相应的位置上,显相同颜色的斑点。

【检查】　水分　含乳糖颗粒应不得过 7.0％(通则0832)。

其他　应符合颗粒剂项下有关的各项规定(通则0104)。

【含量测定】　照高效液相色谱法(通则 0512)测定。

色谱条件与系统适用性试验　以十八烷基硅烷键合硅胶为填充剂;以乙腈-0.3％磷酸溶液(9∶91)为流动相;检测波长为 327nm。理论板数按绿原酸峰计算应不低于 3000。

对照品溶液的制备　取绿原酸对照品适量,精密称定,置棕色量瓶中,加 50％甲醇制成每 1ml 含 15μg 的溶液,即得。

供试品溶液的制备　取装量差异项下的本品,研细,取约 0.7g 或 0.2g(含乳糖),精密称定,置具塞锥形瓶中,精密加入 50％甲醇 50ml,超声处理(功率 250W,频率 40kHz)10 分钟,放冷,用 50％甲醇补足减失的重量,摇匀,滤过,取续滤液,即得。

测定法　分别精密吸取对照品溶液 10μl 与供试品溶液各 10～20μl,注入液相色谱仪,测定,即得。

本品每袋含金银花以绿原酸($C_{16}H_{18}O_9$)计,不得少于 6.0mg 或不得少于 3.0mg(含乳糖)。

【功能与主治】　疏风解表,清热解毒。用于风热感冒,症见发热头痛、咳嗽口干、咽喉疼痛。

【用法与用量】　开水冲服。一次 15g 或 5g(含乳糖),一日 3 次;重症者加服 1 次。

【规格】　每袋装　(1)15g　(2)2.5g(含乳糖)

【贮藏】　密封。

银蒲解毒片

Yinpu Jiedu Pian

【处方】　山银花 562.5g　　　蒲公英 750g
　　　　　野菊花 562.5g　　　紫花地丁 937.5g
　　　　　夏枯草 562.5g

【制法】　以上五味,取部分蒲公英粉碎成细粉,备用;剩余的蒲公英与其余四味加水煎煮二次,滤过,合并滤液,滤液减压浓缩至适量,冷却,加乙醇 2.5 倍量,充分搅拌,静置,滤过,滤液回收乙醇并浓缩至稠膏,加入蒲公英细粉及硬脂酸镁适量,制成颗粒,干燥,压制成 1000 片,包糖衣,即得。

【性状】　本品为糖衣片,除去糖衣后显棕色至棕褐色;味苦涩。

【鉴别】　(1)取本品 4 片,除去糖衣,研细,加石油醚(30～60℃)20ml,加热回流 40 分钟,滤过,滤液低温浓缩至约 2ml,作为供试品溶液。另取蒲公英对照药材 1g,同法制成对照药材溶液。照薄层色谱法(通则 0502)试验,吸取上述两种溶液各 10μl,分别点于同一硅胶 G 薄层板上,以石油醚(30～60℃)-乙酸乙酯(22∶3)为展开剂,展开,取出,晾干,喷以 1%香草醛硫酸溶液,在 105℃加热至斑点显色清晰。供试品色谱中,在与对照药材色谱相应的位置上,显相同颜色的斑点。

(2)取本品 5 片,除去糖衣,研细,加乙醇 25ml,超声处理 1 小时,滤过,滤液蒸干,残渣加水 15ml 使溶解,用石油醚(30～60℃)25ml 振摇提取,弃去石油醚液,再用水饱和的正丁醇 25ml 振摇提取,分取正丁醇液,用氨试液洗涤 2 次,每次 25ml,取正丁醇液蒸干,残渣加甲醇 1ml 使溶解,作为供试品溶液。另取山银花对照药材 1g,同法制成对照药材溶液。照薄层色谱法(通则 0502)试验,吸取上述两种溶液各 2～5μl,分别点于同一硅胶 G 薄层板上,以三氯甲烷-甲醇-甲酸(20∶15∶2)为展开剂,展开,取出,晾干,喷以 10%硫酸乙醇溶液,在 105℃加热至斑点显色清晰。供试品色谱中,在与对照药材色谱相应的位置上,显相同颜色的斑点。

(3)取本品 5 片,除去糖衣,研细,加乙醇 20ml,加热回流 1 小时,滤过,滤液蒸干,残渣用石油醚(30～60℃)浸泡 2 次,每次 15ml(约 2 分钟),倾去石油醚液,残渣加乙醇 1ml 使溶解,作为供试品溶液。另取熊果酸对照品,加乙醇制成每 1ml 含 1mg 的溶液,作为对照品溶液。照薄层色谱法(通则 0502)试验,吸取供试品溶液 10μl,对照品溶液 2μl,分别点于同一硅胶 G 薄层板上,以环己烷-三氯甲烷-乙酸乙酯-冰醋酸(20∶5∶8∶0.5)为展开剂,展开,取出,晾干,喷以 10%硫酸乙醇溶液,在 105℃加热至斑点显色清晰。供试品色谱中,在与对照品色谱相应的位置上,显相同颜色的斑点;置紫外光灯(365nm)下检视,显相同颜色的荧光斑点。

【检查】　应符合片剂项下有关的各项规定(通则 0101)。

【含量测定】　照高效液相色谱法(通则 0512)测定。

色谱条件与系统适用性试验　以十八烷基硅烷键合硅胶为填充剂;以甲醇-0.4%磷酸溶液(32∶68)为流动相;检测波长为 334nm。理论板数按蒙花苷峰计算应不低于 5000。

对照品溶液的制备　取蒙花苷对照品适量,精密称定,加甲醇,制成每 1ml 含 40μg 的溶液(必要时加热),即得。

供试品溶液的制备　取本品 20 片,除去糖衣,精密称定,研细,取约 0.7g,精密称定,置具塞锥形瓶中,精密加入甲醇 50ml,密塞,称定重量,加热回流 1 小时,取出,放冷,再

称定重量,用甲醇补足减失的重量,摇匀,滤过,取续滤液,即得。

测定法　分别精密吸取对照品溶液 10μl 和供试品溶液 10～20μl,注入液相色谱仪,测定,即得。

本品每片含野菊花以蒙花苷($C_{28}H_{32}O_{14}$)计,不得少于 0.20mg。

【功能与主治】　清热解毒。用于风热型急性咽炎,症见咽痛、充血,咽干或具灼热感,舌苔薄黄;湿热型肾盂肾炎,症见尿频短急,灼热疼痛,头身疼痛,小腹坠胀,肾区叩击痛。

【用法与用量】　口服。一次 4～5 片,一日 3～4 次,小儿酌减。

【规格】　糖衣片(片心重 0.35g)

【贮藏】　密封。

甜梦口服液(甜梦合剂)

Tianmeng Koufuye

【处方】

刺五加 53g	黄精 67g
蚕蛾 13g	桑椹 33g
党参 40g	黄芪 40g
砂仁 5g	枸杞子 40g
山楂 160g	熟地黄 27g
炙淫羊藿 27g	陈皮 27g
茯苓 27g	制马钱子 1.3g
法半夏 27g	泽泻 40g
山药 27g	

【制法】　以上十七味,加水煎煮二次,第一次 1.5 小时,第二次 1 小时,合并煎液,滤过,滤液浓缩至相对密度为 1.18～1.20(70℃)的清膏,加乙醇使含醇量达 65%,静置,取上清液回收乙醇,浓缩至相对密度为 1.16～1.20(65℃)的清膏,加水适量,冷藏,滤过,加山梨酸钾 2g,加水至 1000ml,灭菌,灌封,即得。

【性状】　本品为棕红色的液体;味酸甜、微苦。

【鉴别】　(1)取本品 40ml,用乙酸乙酯振摇提取 3 次,每次 20ml,合并乙酸乙酯液,蒸干,残渣加甲醇 1ml 使溶解,作为供试品溶液。另取刺五加对照药材 5g,加甲醇 50ml,加热回流 30 分钟,滤过,滤液蒸干,残渣加水 25ml 使溶解,用乙酸乙酯振摇提取 3 次,每次 20ml,合并乙酸乙酯液,蒸干,残渣加甲醇 1ml 使溶解,作为对照药材溶液。再取异嗪皮啶对照品,加甲醇制成每 1ml 含 1mg 的溶液,作为对照品溶液。照薄层色谱法(通则 0502)试验,吸取上述三种溶液各 5μl,分别点于同一硅胶 G 薄层板上,以甲苯-乙酸乙酯-甲酸(20∶4∶0.5)为展开剂,展开,取出,晾干,置紫外光灯(365nm)下检视。供试品色谱中,在与对照药材色谱和对照品色谱相应的

位置上,显相同颜色的荧光斑点。

(2)取本品 50ml,用水饱和的正丁醇振摇提取 3 次,每次 20ml,合并正丁醇液,用 1% 氢氧化钠溶液洗涤 3 次,每次 20ml,再用正丁醇饱和的水洗涤 3 次,每次 20ml,弃去洗涤液,正丁醇液蒸干,残渣加甲醇 1ml 使溶解,作为供试品溶液。另取黄芪甲苷对照品,加甲醇制成每 1ml 含 1mg 的溶液,作为对照品溶液。照薄层色谱法(通则 0502)试验,吸取供试品溶液 5μl、对照品溶液 2μl,分别点于同一硅胶 G 薄层板上,以三氯甲烷-甲醇-水(13:7:2)10℃以下放置的下层液为展开剂,展开,取出,晾干,喷以 10% 硫酸乙醇溶液,在 105℃加热至斑点显色清晰,分别置日光和紫外光灯(365nm)下检视。供试品色谱中,在与对照品色谱相应的位置上,显相同颜色的斑点或荧光斑点。

(3)取枸杞子对照药材 1g,加甲醇 25ml,加热回流 30 分钟,滤过,滤液蒸干,残渣加水 25ml 使溶解,用乙酸乙酯振摇提取 3 次,每次 20ml,合并乙酸乙酯液,蒸干,残渣加甲醇 1ml 使溶解,作为对照药材溶液。照薄层色谱法(通则 0502)试验,吸取〔鉴别〕(1)项下供试品溶液和上述对照药材溶液各 5μl,分别点于同一硅胶 G 薄层板上,以三氯甲烷-甲醇(15:1)为展开剂,展开,取出,晾干,置紫外光灯(365nm)下检视。供试品色谱中,在与对照药材色谱相应的位置上,显相同颜色的荧光斑点。

(4)取本品 20ml,用乙醚 10ml 振摇提取,弃去乙醚液,再用乙酸乙酯振摇提取 3 次,每次 20ml,合并乙酸乙酯提取液,用水洗涤 2 次,每次 20ml,弃去洗涤液,乙酸乙酯液蒸干,残渣加甲醇 1ml 使溶解,作为供试品溶液。另取淫羊藿苷对照品,加甲醇制成每 1ml 含 1mg 的溶液,作为对照品溶液。照薄层色谱法(通则 0502)试验,吸取供试品溶液 5μl、对照品溶液 2μl,分别点于同一硅胶 G 薄层板上,以乙酸乙酯-甲醇-水(100:15:10)为展开剂,展开,取出,晾干,喷以 2% 三氯化铝乙醇溶液,在 105℃加热 5~10 分钟,置紫外光灯(365nm)下检视。供试品色谱中,在与对照品色谱相应的位置上,显相同颜色的荧光斑点。

(5)取橙皮苷对照品,加甲醇制成饱和溶液,作为对照品溶液。照薄层色谱法(通则 0502)试验,吸取〔鉴别〕(4)项下供试品溶液和上述对照品溶液各 5μl,分别点于同一用 0.5% 氢氧化钠溶液制备的硅胶 G 薄层板上,以乙酸乙酯-甲醇-水(100:20:13)为展开剂,展开,展距约 5cm,取出,晾干,再以甲苯-乙酸乙酯-甲酸-水(20:10:1:1)的上层溶液为展开剂,展约 12cm,取出,晾干,喷以 2% 三氯化铝乙醇溶液,置紫外光灯(365nm)下检视。供试品色谱中,在与对照品色谱相应的位置上,显相同颜色的荧光斑点。

【检查】 相对密度 应不低于 1.03(通则 0601)。

pH 值 应为 3.4~4.5(通则 0631)。

其他 应符合合剂项下有关的各项规定(通则 0181)。

【含量测定】 照高效液相色谱法(通则 0512)测定。

色谱条件与系统适用性试验 以十八烷基硅烷键合硅胶为填充剂;以乙腈-0.05% 磷酸溶液(25:75)为流动相;检测波长为 270nm。理论板数按淫羊藿苷峰计算应不低于 2500。

对照品溶液的制备 取淫羊藿苷对照品适量,精密称定,加 70% 甲醇制成每 1ml 含 20μg 的溶液,即得。

供试品溶液的制备 精密量取本品 10ml,置 25ml 量瓶中,加甲醇至近刻度,超声处理(功率 500W,频率 50kHz)10 分钟,放冷,用甲醇稀释至刻度,摇匀,滤过,取续滤液,即得。

测定法 精密吸取对照品溶液 10μl 与供试品溶液 20μl,注入液相色谱仪,测定,即得。

本品每 1ml 含淫羊藿以淫羊藿苷($C_{33}H_{40}O_{15}$)计,不得少于 15.0μg。

【功能与主治】 益气补肾,健脾和胃,养心安神。用于头晕耳鸣,视减听衰,失眠健忘,食欲不振,腰膝酸软,心慌气短,中风后遗症;对脑功能减退、冠状血管疾患、脑血管栓塞及脱发也有一定作用。

【用法与用量】 口服。一次 10~20ml,一日 2 次。

【规格】 每支装 (1)10ml (2)20ml (3)100ml

【贮藏】 密封。

甜 梦 胶 囊
Tianmeng Jiaonang

【处方】 刺五加 178g   黄精 222g
蚕蛾 44g   桑椹 111g
党参 133g   黄芪 133g
砂仁 18g   枸杞子 133g
山楂 533g   熟地黄 89g
炙淫羊藿 89g   陈皮 89g
茯苓 89g   制马钱子 4.4g
法半夏 89g   泽泻 133g
山药 89g

【制法】 以上十七味,加水煎煮二次,第一次 1.5 小时,第二次 1 小时,合并煎液,滤过,滤液浓缩至相对密度为 1.18~1.20(70℃),加乙醇使含醇量达 65%,静置,取上清液,回收乙醇,浓缩至稠膏状,减压干燥,粉碎,加入淀粉、微晶纤维素、硬脂酸镁及滑石粉适量,混匀,制颗粒,装入胶囊,制成 1000 粒,即得。

【性状】 本品为硬胶囊,内容物为棕色至棕褐色的颗粒和粉末;味微甜、酸。

【鉴别】 (1)取本品内容物 3g,加甲醇 50ml,加热回流 30 分钟,滤过,滤液蒸干,残渣加水 25ml 使溶解,用乙酸乙酯振摇提取 3 次,每次 20ml,合并乙酸乙酯提取液,蒸干,残渣加甲醇 1ml 使溶解,作为供试品溶液。另取刺五加对照药材 5g,同法制成对照药材溶液。再取异嗪皮啶对照品,加甲醇制成每 1ml 含 1mg 的溶液,作为对照品溶液。照薄层色谱法(通则 0502)试验,吸取上述三种溶液各 5μl,分别点于同一硅胶 G 薄层板上,以甲苯-乙酸乙酯-甲酸(20:4:0.5)为展开剂,展开,取出,晾干,置紫外光灯(365nm)下检视。供试品色谱中,在与对照药材色谱和对照品色谱相应的位置上,显相同颜色的荧光斑点。

(2)取本品内容物 6g,加甲醇 100ml,加热回流 2 小时,滤过,滤液蒸干,残渣加水 50ml 使溶解,用水饱和的正丁醇振摇提取 3 次,每次 20ml,合并正丁醇液,用 1% 氢氧化钠溶液洗涤 3 次,每次 20ml,再用正丁醇饱和的水洗涤 3 次,每次 20ml,弃去洗涤液,正丁醇液蒸干,残渣加甲醇 1ml 使溶解,作为供试品溶液。另取黄芪甲苷对照品,加甲醇制成每 1ml 含 1mg 的溶液,作为对照品溶液。照薄层色谱法(通则 0502)试验,吸取供试品溶液 5μl、对照品溶液 2μl,分别点于同一硅胶 G 薄层板上,以三氯甲烷-甲醇-水(13:7:2)10℃ 以下放置的下层液为展开剂,展开,取出,晾干,喷以 10% 硫酸乙醇溶液,于 105℃ 烘至斑点显色清晰,分别置日光及紫外光灯(365nm)下检视。供试品色谱中,在与对照品色谱相应的位置上,显相同颜色的斑点或荧光斑点。

(3)取枸杞子对照药材 1g,加甲醇 25ml,加热回流 30 分钟,滤过,滤液蒸干,残渣加水 25ml 使溶解,用乙酸乙酯振摇提取 3 次,每次 20ml,合并乙酸乙酯液,蒸干,残渣加甲醇 1ml 使溶解,作为对照药材溶液。照薄层色谱法(通则 0502)试验,吸取〔鉴别〕(1)项下供试品溶液和上述对照药材溶液各 5μl,分别点于同一硅胶 G 薄层板上,以三氯甲烷-甲醇(15:1)为展开剂,展开,取出,晾干,置紫外光灯(365nm)下检视。供试品色谱中,在与对照药材色谱相应的位置上,显相同颜色的荧光斑点。

(4)取本品内容物 3g,加甲醇 50ml,加热回流 30 分钟,滤过,滤液蒸干,残渣加水 25ml 使溶解,用乙醚 10ml 提取,弃去乙醚液,再用乙酸乙酯振摇提取 3 次,每次 20ml,合并乙酸乙酯液,用水洗涤 2 次,每次 20ml,弃去洗涤液,乙酸乙酯液蒸干,残渣加甲醇 1ml 使溶解,作为供试品溶液。另取淫羊藿苷对照品,加甲醇制成每 1ml 含 1mg 的溶液,作为对照品溶液。照薄层色谱法(通则 0502)试验,吸取供试品溶液 5μl、对照品溶液 2μl,分别点于同一硅胶 G 薄层板上,以乙酸乙酯-甲醇-水(100:15:10)为展开剂,展开,取出,晾干,喷以 2% 三氯化铝乙醇溶液,在 105℃ 加热 5~10 分钟,置紫外光灯(365nm)下检视。供试品色谱中,在与对照品色谱相应的位置上,显相同颜色的荧光斑点。

(5)取橙皮苷对照品,加甲醇制成饱和溶液,作为对照品溶液。照薄层色谱法(通则 0502)试验,吸取〔鉴别〕(4)项下供试品溶液和上述对照品溶液各 5μl,分别点于同一用 0.5% 氢氧化钠溶液制备的硅胶 G 薄层板上,以乙酸乙酯-甲醇-水(100:20:13)为展开剂,展距约 5cm,取出,晾干,再以甲苯-乙酸乙酯-甲酸-水(20:10:1:1)的上层溶液为展开

剂,展开约 12cm,取出,晾干,喷以三氯化铝试液,置紫外光灯(365nm)下检视。供试品色谱中,在与对照品色谱相应的位置上,显相同颜色的荧光斑点。

【检查】 应符合胶囊剂项下有关的各项规定(通则 0103)。

【含量测定】 照高效液相色谱法(通则 0512)测定。

色谱条件与系统适用性试验 以十八烷基硅烷键合硅胶为填充剂;乙腈-0.05% 磷酸溶液(25:75)为流动相;检测波长为 270nm。理论板数按淫羊藿苷峰计算应不低于 2500。

对照品溶液的制备 取淫羊藿苷对照品适量,精密称定,加 70% 甲醇制成每 1ml 含 20μg 的溶液,即得。

供试品溶液的制备 取装量差异项下的本品内容物,研细,取约 2g,精密称定,置具塞锥形瓶中,精密加入 70% 甲醇 50ml,密塞,称定重量,超声处理(功率 500W,频率 50kHz)45 分钟,放冷,再称定重量,用 70% 甲醇补足减失的重量,摇匀,滤过,取续滤液,即得。

测定法 精密吸取对照品溶液 10μl 与供试品溶液 20μl,注入液相色谱仪,测定,即得。

本品每粒含淫羊藿以淫羊藿苷($C_{33}H_{40}O_{15}$)计,不得少于 65.0μg。

【功能与主治】 益气补肾,健脾和胃,养心安神。用于头晕耳鸣,视减听衰,失眠健忘,食欲不振,腰膝酸软,心慌气短,中风后遗症;对脑功能减退,冠状血管疾患,脑血管栓塞及脱发也有一定作用。

【用法与用量】 口服。一次 3 粒,一日 2 次。

【规格】 每粒装 0.4g

【贮藏】 密封。

得 生 丸
Desheng Wan

【处方】 益母草 600g   当归 200g
         白芍 200g   柴胡 100g
         木香 50g   川芎 50g

【制法】 以上六味,粉碎成细粉,过筛,混匀。每 100g 粉末加炼蜜 190~210g 制成大蜜丸,即得。

【性状】 本品为黑棕色的大蜜丸;气微香,味苦。

【鉴别】 (1)取本品,置显微镜下观察:薄壁细胞纺锤形,壁略厚,有极微细的斜向交错纹理(当归)。草酸钙簇晶 18~32μm,存在于薄壁细胞中,常排列成行或一个细胞中含有数个簇晶(白芍)。非腺毛 1~3 细胞,稍弯曲,壁有疣状突起(益母草)。油管含淡黄色或黄棕色条状分泌物,直径 8~25μm(柴胡)。

(2)取本品 9g,剪碎,加硅藻土 4g,研匀,加乙醇 60ml,超声处理 30 分钟,滤过,滤液蒸干,残渣用水 15ml 溶解,用水饱和的正丁醇振摇提取 2 次,每次 20ml,合并正丁醇液,用水洗

涤 2 次,每次 20ml,弃去水洗液,正丁醇液蒸干,残渣加甲醇 1ml 使溶解,作为供试品溶液。另取芍药苷对照品,加甲醇制成每 1ml 含 1mg 的溶液,作为对照品溶液。照薄层色谱法(通则 0502)试验,吸取上述两种溶液各 5μl,分别点于同一硅胶 G 薄层板上,以三氯甲烷-乙酸乙酯-甲醇-甲酸(40∶5∶10∶0.2)为展开剂,展开,取出,晾干,喷以 5% 香草醛硫酸溶液,加热至斑点显色清晰。供试品色谱中,在与对照品色谱相应的位置上,显相同颜色的斑点。

(3)取本品 18g,剪碎,加硅藻土 7g,研匀,加乙醇 60ml,加热回流 30 分钟,放冷,滤过,滤液蒸干,残渣用水 20ml 溶解,移至分液漏斗中,用乙醚振摇提取 3 次,每次 20ml,分取水层,挥尽乙醚,用水饱和的正丁醇振摇提取 3 次,每次 20ml,合并正丁醇提取液,用等体积氨试液洗涤,再用正丁醇饱和的水洗涤 3 次,每次 20ml,正丁醇液置水浴上蒸干,残渣加无水乙醇 1ml 使溶解,作为供试品溶液。另取柴胡对照药材 0.5g,自"加乙醇 60ml"起,同法制成对照药材溶液。照薄层色谱法(通则 0502)试验,吸取上述两种溶液各 3μl,分别点于同一硅胶 G 板上,以三氯甲烷-甲醇-水(13∶7∶2)10℃ 以下放置分层的下层溶液为展开剂,展开,取出,晾干,喷以含 2% 对二甲氨基苯甲醛的 40% 硫酸乙醇溶液,在 105℃ 加热至斑点显色清晰,分别置日光和紫外光灯(365nm)下检视。供试品色谱中,在与对照药材色谱相应的位置上,日光下显相同颜色的斑点,紫外光下显相同颜色的荧光斑点。

【检查】 水分 不得过 15%(通则 0832 第四法)。

其他 应符合丸剂项下有关的各项规定(通则 0108)。

【含量测定】 照高效液相色谱法(通则 0512)测定。

色谱条件与系统适用性试验 以十八烷基硅烷键合硅胶为填充剂;以乙腈-水(14∶86)为流动相;检测波长为 230nm。理论板数按芍药苷峰计算应不低于 2000。

对照品溶液的制备 取芍药苷对照品适量,精密称定,加甲醇制成每 1ml 含 20μg 的溶液,即得。

供试品溶液的制备 取重量差异项下的本品,剪碎,混匀,取 0.5g,精密称定,置具塞锥形瓶中,精密加入 30% 甲醇 25ml,密塞,称定重量,超声处理(功率 160W,频率 40kHz)30 分钟,放冷,再称定重量,用 30% 甲醇补足减失的重量,摇匀,滤过,取续滤液,即得。

测定法 分别精密吸取对照品溶液与供试品溶液各 10μl,注入液相色谱仪,测定,即得。

本品每丸含白芍以芍药苷($C_{23}H_{28}O_{11}$)计,不得少于 7.2mg。

【功能与主治】 养血化瘀,舒肝调经。用于气滞血瘀所致的月经不调、痛经,症见月经量少有血块、经行后期或前后不定、经行小腹胀痛,或有癥瘕痞块。

【用法与用量】 口服。一次 1 丸,一日 2 次。

【注意】 孕妇忌服。

【规格】 每丸重 9g

【贮藏】 密封。

麻 仁 丸
Maren Wan

【处方】 火麻仁 200g　　　　苦杏仁 100g
大黄 200g　　　　　　枳实(炒)200g
姜厚朴 100g　　　　　炒白芍 200g

【制法】 以上六味,除火麻仁、苦杏仁外,其余大黄等四味粉碎成细粉,再与火麻仁、苦杏仁掺研成细粉,过筛,混匀。每 100g 粉末用炼蜜 30～40g 加适量的水制丸,干燥,制成水蜜丸;或加炼蜜 90～110g 制成小蜜丸或大蜜丸,即得。

【性状】 本品为黄褐色至棕褐色的水蜜丸、小蜜丸或大蜜丸;味苦。

【鉴别】 (1)取本品,置显微镜下观察:石细胞橙黄色,贝壳形,壁较厚,较宽一边纹孔明显(苦杏仁)。草酸钙簇晶大,直径 60～140μm(大黄)。草酸钙簇晶直径 18～32μm,存在于薄壁细胞中,常排列成行,或一个细胞中含有数个簇晶(炒白芍)。草酸钙方晶成片存在于薄壁组织中(枳实)。油细胞椭圆形或类圆形,直径 50～80μm,含棕黄色油状物(姜厚朴)。

(2)取本品水蜜丸 2g,研细,加甲醇 4ml,超声处理 10 分钟,滤过,滤液作为供试品溶液;或取小蜜丸或大蜜丸 4g,剪碎,加甲醇 15ml,研磨使分散,超声处理 10 分钟,滤过,滤液蒸干,残渣用甲醇 2ml,分 2 次,各轻摇 10 秒钟,分取上清液,作为供试品溶液。另取大黄对照药材、火麻仁对照药材各 0.3g 与厚朴对照药材 0.2g,分别加甲醇 3ml,超声处理 10 分钟,取上清液作为对照药材溶液。照薄层色谱法(通则 0502)试验,吸取上述对照药材溶液各 2～3μl、供试品溶液 5～8μl,分别点于同一硅胶 GF_{254} 薄层板上,以环己烷-乙酸乙酯-甲酸(12∶3∶0.1)为展开剂,展开,取出,晾干,置紫外光灯(365nm)下检视,供试品色谱中,在与大黄对照药材色谱和厚朴对照药材色谱相应的位置上,分别显相同颜色的荧光斑点;置紫外光灯(254nm)下检视,供试品色谱中,在与厚朴对照药材色谱相应的位置上,显相同颜色的主斑点;喷以 5% 的香草醛硫酸溶液,在 105℃ 加热至斑点显色清晰,供试品色谱中,在与火麻仁对照药材色谱相应的位置上,显相同颜色的主斑点。

(3)取枳实对照药材 0.3g,加甲醇 3ml,超声处理 10 分钟,取上清液作为对照药材溶液。照薄层色谱法(通则 0502)试验,吸取〔鉴别〕(2)项下的供试品溶液及上述对照药材溶液各 3～5μl,分别点于同一硅胶 G 薄层板上,以环己烷-乙酸乙酯-甲酸(5.5∶4.5∶0.1)为展开剂,展开,取出,晾干,置紫外光灯(365nm)下检视。供试品色谱中,在与对照药材色谱相应的位置上,显相同颜色的荧光主斑点。

(4)取白芍对照药材 0.3g,加甲醇 3ml,超声处理 10 分钟,取上清液作为对照药材溶液。照薄层色谱法(通则 0502)

试验,吸取上述对照药材溶液与〔鉴别〕(2)项下的供试品溶液各 3～5μl,分别点于同一硅胶 G 薄层板上,以三氯甲烷-乙酸乙酯-甲醇-浓氨试液(8:1:4:1)为展开剂,展开,取出,晾干,喷以 5% 的香草醛硫酸溶液-乙醇(1:6)的混合溶液,在 105℃加热至斑点显色清晰。供试品色谱中,在与对照药材色谱相应的位置上,显相同颜色的主斑点。

【检查】 应符合丸剂项下有关的各项规定(通则 0108)。

【含量测定】 照高效液相色谱法(通则 0512)测定。

色谱条件与系统适用性试验 以十八烷基硅烷键合硅胶为填充剂;以乙腈-甲醇-0.1% 磷酸溶液(42:23:35)为流动相;检测波长为 254nm。理论板数按大黄酚峰计算应不低于 3000。

对照品溶液的制备 取大黄酚对照品和大黄素对照品适量,精密称定,加甲醇制成每 1ml 含大黄酚 15μg、大黄素 5μg 的混合溶液,即得。

供试品溶液的制备 (1)取本品水蜜丸适量,粉碎(过 50 目筛),取 0.8g,精密称定;或取小蜜丸或重量差异项下的大蜜丸,剪碎,混匀,取 1g,精密称定,置具塞锥形瓶中,精密加入甲醇-盐酸(10:1)的混合溶液 25ml,称定重量,小蜜丸或大蜜丸浸泡 10 小时以上,超声处理使溶散,置 80℃水浴中加热回流 30 分钟,若瓶壁有黏附物,须超声处理去除,再称定重量,用甲醇补足减失的重量,摇匀,滤过,精密吸取续滤液 2ml,置 5ml 量瓶中,加 2% 的氢氧化钠溶液 1ml,加甲醇至刻度,摇匀,滤过,续滤液,用于测定总大黄酚和总大黄素的含量。

(2)取水蜜丸粉末 0.5g,精密称定;或剪碎的小蜜丸或大蜜丸 1g,精密称定,置具塞锥形瓶中,精密加入甲醇 25ml,称定重量,小蜜丸或大蜜丸浸泡 10 小时以上,用玻棒研磨使样品溶散,用数滴甲醇冲洗玻棒于锥形瓶中,超声处理(功率为 160W,频率为 50kHz)30 分钟,放冷,再称定重量,用甲醇补足减失的重量,或挥散至原重量,摇匀,滤过,取续滤液,用于测定游离大黄酚和游离大黄素的含量。

测定法 分别精密吸取对照品溶液与上述两种供试品溶液各 10～20μl,注入液相色谱仪,测定,计算总大黄酚和总大黄素的总量与游离大黄酚和游离大黄素的总量;用总大黄酚和总大黄素的总量与游离大黄酚和游离大黄素总量的差值,作为结合蒽醌中的大黄酚和大黄素的总量,即得。

本品含大黄以总大黄酚($C_{15}H_{10}O_4$)和总大黄素($C_{15}H_{10}O_5$)的总量计,水蜜丸每 1g 不得少于 1.3mg,小蜜丸每 1g 不得少于 0.75mg,大蜜丸每丸不得少于 6.8mg;以结合蒽醌中的大黄酚($C_{15}H_{10}O_4$)和大黄素($C_{15}H_{10}O_5$)的总量计,水蜜丸每 1g 不得少于 0.39mg,小蜜丸每 1g 不得少于 0.30mg,大蜜丸每丸不得少于 2.7mg。

【功能与主治】 润肠通便。用于肠热津亏所致的便秘,症见大便干结难下、腹部胀满不舒;习惯性便秘见上述证

候者。

【用法与用量】 口服。水蜜丸一次 6g,小蜜丸一次 9g,大蜜丸一次 1 丸,一日 1～2 次。

【规格】 大蜜丸 每丸重 9g

【贮藏】 密封。

麻仁润肠丸

Maren Runchang Wan

【处方】 火麻仁 120g 炒苦杏仁 60g
大黄 120g 木香 60g
陈皮 120g 白芍 60g

【制法】 以上六味,粉碎成细粉,过筛,混匀。每 100g 粉末加炼蜜 140～160g 制成大蜜丸,即得。

【性状】 本品为黄褐色的大蜜丸;气微香,味苦、微甘。

【鉴别】 (1)取本品,置显微镜下观察:草酸钙簇晶大,直径 60～140μm(大黄)。草酸钙方晶成片存在于薄壁细胞中(陈皮)。草酸钙簇晶直径 18～32μm,存在于薄壁细胞中,常排列成行,或一个细胞中含有数个簇晶(白芍)。

(2)取本品 4g,剪碎,加甲醇 15ml,研磨使溶散,超声处理 10 分钟,滤过,滤液蒸干,残渣用甲醇 2ml,分 2 次,轻摇 10 秒钟,分取上清液,作为供试品溶液。另取大黄对照药材 0.3g,木香对照药材和火麻仁对照药材各 0.2g,分别加甲醇 3ml,超声处理 10 分钟,上清液作为对照药材溶液。照薄层色谱法(通则 0502)试验,吸取上述四种溶液各 3～6μl,分别点于同一硅胶 GF₂₅₄ 薄层板上,以环己烷-乙酸乙酯-甲酸(12:2:0.2)为展开剂,展开,取出,晾干,置紫外光灯(365nm)下检视。供试品色谱中,在与大黄对照药材色谱相应的位置上,显相同颜色的荧光斑点;喷以 5% 的香草醛硫酸溶液-乙醇(1:6)的混合溶液,热风吹至木香对照药材色谱中呈现蓝色斑点,供试品色谱中,在与木香对照药材色谱相应的位置上,显相同颜色的斑点;再继续加热至所有斑点都呈现,供试品色谱中,在与火麻仁对照药材色谱相应位置上,显至少三个相同颜色的斑点。

(3)取陈皮对照药材 0.25g,加甲醇 3ml,超声处理 10 分钟,取上清液作为对照药材溶液。照薄层色谱法(通则 0502)试验,吸取上述对照药材溶液与〔鉴别〕(2)项下的供试品溶液各 4～6μl,分别点于同一硅胶 G 薄层板上,以环己烷-乙酸乙酯-甲酸(5.5:4.5:0.1)为展开剂,展开,取出,晾干,置紫外光灯(365nm)下检视。供试品色谱中,在与对照药材色谱相应的位置上,显相同颜色的荧光斑点。

(4)取白芍对照药材 0.25g,加甲醇 3ml,超声处理 10 分钟,取上清液作为对照药材溶液。照薄层色谱法(通则 0502)试验,吸取上述对照药材溶液与〔鉴别〕(2)项下的供试品溶液

各 4～6μl,分别点于同一硅胶 G 薄层板上,以三氯甲烷-乙酸乙酯-甲醇-浓氨试液(8:1:4:1)为展开剂,展开,取出,晾干,喷以 5% 的香草醛硫酸溶液-乙醇(1:6)的混合溶液,在 105℃ 加热至斑点显色清晰。供试品色谱中,在与对照药材色谱相应的位置上,显相同颜色的主斑点。

【检查】 应符合丸剂项下有关的各项规定(通则 0108)。

【含量测定】 照高效液相色谱法(通则 0512)测定。

大黄 色谱条件与系统适用性试验 以十八烷基硅烷键合硅胶为填充剂;以甲醇-0.1% 磷酸溶液(85:15)为流动相,检测波长为 254nm。理论板数按大黄素峰计算均应不低于 2000。

对照品溶液的制备 取大黄素对照品和大黄酚对照品适量,精密称定,加甲醇制成每 1ml 含大黄素 5μg,大黄酚 10μg 的混合溶液,即得。

供试品溶液的制备 取重量差异项下的本品,剪碎,混匀,取约 1g,精密称定,加硅藻土 1.5g,研匀,置索氏提取器中,加乙醇适量,加热回流提取至提取液无色,提取液移至 50ml 量瓶中,加乙醇至刻度,摇匀,精密量取 10ml,置烧瓶中,回收溶剂至近干,加盐酸-30% 乙醇(1:10)混合溶液 15ml,置水浴中加热水解 1 小时,立即冷却,用三氯甲烷强力振摇提取 4 次,每次 15ml,合并三氯甲烷液,回收三氯甲烷至干,残渣用甲醇溶解,转移至 10ml 量瓶中,加甲醇至刻度,摇匀,滤过,取续滤液,即得。

测定法 分别精密吸取对照品溶液与供试品溶液各 10μl,注入液相色谱仪,测定,即得。

本品每丸含大黄以大黄素($C_{15}H_{10}O_5$)和大黄酚($C_{15}H_{10}O_4$)总量计,不得少于 4.0mg。

陈皮 色谱条件与系统适用性试验 以十八烷基硅烷键合硅胶为填充剂;以甲醇为流动相 A,0.1% 磷酸溶液为流动相 B,按下表中的规定进行梯度洗脱;检测波长为 283nm。理论板数按橙皮苷峰计算应不低于 3000。

时间(分钟)	流动相 A(%)	流动相 B(%)
0～20	40	60
20～45	40→80	60→20

对照品溶液的制备 取橙皮苷对照品适量,精密称定,加甲醇制成每 1ml 含 100μg 的溶液,即得。

供试品溶液的制备 取本品大蜜丸,剪碎,取约 1g,精密称定,置乳钵中,加入硅藻土约 1.5g,研匀,置具塞锥形瓶中,另取少量硅藻土置上述乳钵中,研磨,并入上述锥形瓶中精密加入甲醇 50ml,密塞,称定重量,加热回流 1 小时,放冷,再称定重量,用甲醇补足减失的重量,摇匀,滤过,取续滤液,即得。

测定法 分别精密吸取对照品溶液与供试品溶液各 10μl,注入液相色谱仪,测定,即得。

本品每丸含陈皮以橙皮苷($C_{28}H_{34}O_{15}$)计,不得少于 12mg。

【功能与主治】 润肠通便。用于肠胃积热,胸腹胀满,大便秘结。

【用法与用量】 口服。一次 1～2 丸,一日 2 次。

【注意】 孕妇忌服。

【规格】 每丸重 6g

【贮藏】 密封。

麻仁滋脾丸

Maren Zipi Wan

【处方】 大黄(制)160g　　　火麻仁 80g
　　　　　当归 80g　　　　　姜厚朴 40g
　　　　　炒苦杏仁 40g　　　麸炒枳实 40g
　　　　　郁李仁 40g　　　　白芍 30g

【制法】 以上八味,大黄(制)、当归、姜厚朴、麸炒枳实、白芍分别粉碎成细粉,再与其余火麻仁等三味共同粉碎成细粉,过筛,混匀。每 100g 粉末加炼蜜 80～100g,制成小蜜丸或大蜜丸,即得。

【性状】 本品为深棕色至黑褐色的大蜜丸或黑褐色的小蜜丸;气微香,味苦。

【鉴别】 (1)取本品,置显微镜下观察:草酸钙簇晶大,直径 60～140μm(大黄)。石细胞分枝状,壁厚,层纹明显(姜厚朴)。草酸钙方晶成片存在于薄壁组织中(麸炒枳实)。草酸钙簇晶直径 18～32μm,存在于薄壁细胞中,常排列成行,或一个细胞中含有数个簇晶(白芍)。

(2)取本品 5g,剪碎,加硅藻土 3g,研匀,加石油醚(30～60℃)30ml,超声处理 30 分钟,滤过,滤液挥干,残渣加乙酸乙酯 1ml 使溶解,作为供试品溶液。另取当归对照药材 0.5g,加石油醚(30～60℃)20ml,超声处理 10 分钟,同法制成对照药材溶液。照薄层色谱法(通则 0502)试验,吸取上述两种溶液各 5μl,分别点于同一硅胶 G 薄层板上,以正己烷-乙酸乙酯-甲醇(8:1:1)为展开剂,展开,取出,晾干,置紫外光灯(365nm)下检视。供试品色谱中,在与对照药材色谱相应的位置上,显相同颜色的荧光斑点。

(3)取枳实对照药材 1g,加石油醚(30～60℃)20ml,超声处理 10 分钟,滤过,滤液挥干,残渣加乙酸乙酯 1ml 使溶解,作为对照药材溶液。照薄层色谱法(通则 0502)试验,吸取〔鉴别〕(2)项下的供试品溶液 5～8μl、上述对照药材溶液 5μl,分别点于同一高效硅胶 G 薄层板上,以环己烷-丙酮(10:3)为展开剂,展开,取出,晾干,置紫外光灯(365nm)下检视。供试品色谱中,在与对照药材色谱相应的位置上,显相同颜色的荧光斑点。

(4)取本品 10g,剪碎,加硅藻土 3g,研匀,加 50% 甲醇 30ml,超声处理 30 分钟,滤过,用石油醚(30～60℃)振摇提取

2 次,每次 20ml,合并石油醚液,挥干,残渣加乙酸乙酯 1ml 使溶解,作为供试品溶液。另取厚朴酚对照品,加甲醇制成每 1ml 含 1mg 的溶液,作为对照品溶液。照薄层色谱法(通则 0502)试验,吸取上述两种溶液各 5μl,分别点于同一硅胶 G 薄层板上,以环己烷-乙酸乙酯(3:1)为展开剂,展开,取出,晾干,喷以 5%香草醛硫酸溶液,加热至斑点显色清晰。供试品色谱中,在与对照品色谱相应的位置上,显相同颜色的斑点。

(5)取本品 9g,剪碎,加水 30ml,超声处理 45 分钟,离心,吸取上清液 15ml,加在聚酰胺柱(80～100 目,3g,内径为 1cm)上,用 60ml 水洗脱,收集洗脱液,用正丁醇振摇提取 2 次,每次 20ml,合并正丁醇液,用氨试液洗涤 2 次,每次 20ml,弃去氨试液,正丁醇液蒸干,残渣加甲醇 1ml 使溶解,作为供试品溶液。另取芍药苷对照品,加甲醇制成每 1ml 含 1mg 的溶液,作为对照品溶液。照薄层色谱法(通则 0502)试验,吸取供试品溶液 10μl,对照品溶液 5μl,分别点于同一硅胶 G 薄层板上,以三氯甲烷-乙酸乙酯-甲醇-甲酸(40:5:10:0.2)为展开剂,展开,取出,晾干,喷以 5%香草醛硫酸溶液,加热至斑点显色清晰。供试品色谱中,在与对照品色谱相应的位置上,显相同颜色的斑点。

【检查】 应符合丸剂项下有关的各项规定(通则 0108)。

【含量测定】 照高效液相色谱法(通则 0512)测定。

色谱条件与系统适用性试验 以十八烷基硅烷键合硅胶为填充剂;以甲醇-0.1%磷酸溶液(85:15)为流动相;检测波长为 254nm。理论板数按大黄素峰计算应不低于 1500。

对照品溶液的制备 取大黄素对照品、大黄酚对照品适量,精密称定,加乙酸乙酯-无水乙醇(1:2)混合溶液制成每 1ml 含大黄素 10μg,大黄酚 25μg 的混合溶液,即得。

供试品溶液的制备 取重量差异项下的本品,剪碎,取约 2g,精密称定,置具塞锥形瓶中,精密加入甲醇 50ml,密塞,称定重量,加热回流提取 1 小时,放冷,再称定重量,用甲醇补足减失的重量,摇匀,滤过,精密量取续滤液 5ml,置烧瓶中,回收甲醇至干,残渣加盐酸溶液(1→10)10ml,再加三氯甲烷 10ml,置水浴上加热回流提取 1 小时,立即冷却,移至分液漏斗中,分取三氯甲烷层,酸液再用三氯甲烷振摇提取 3 次,每次 15ml,合并三氯甲烷液,回收溶剂至干,残渣加乙酸乙酯-无水乙醇(1:2)混合溶液溶解,转移至 10ml 量瓶中并稀释至刻度,摇匀,滤过,取续滤液,即得。

测定法 分别精密吸取对照品溶液与供试品溶液各 10μl,注入液相色谱仪,测定,即得。

本品含大黄以大黄素($C_{15}H_{10}O_5$)和大黄酚($C_{15}H_{10}O_4$)的总量计,小蜜丸每 1g 不得少于 0.70mg,大蜜丸每丸不得少于 6.3mg。

【功能与主治】 润肠通便,消食导滞。用于胃肠积热、肠燥津伤所致的大便秘结、胸腹胀满、饮食无味、烦躁不宁、舌红少津。

【用法与用量】 口服。小蜜丸一次 9g(45 丸),大蜜丸一次 1 丸,一日 2 次。

【注意】 孕妇慎用。

【规格】 (1)小蜜丸每 100 丸重 20g (2)大蜜丸每丸重 9g

【贮藏】 密封,置阴凉干燥处。

痔 宁 片
Zhining Pian

【处方】

地榆炭 417.0g	侧柏叶炭 417.0g
地黄 333.4g	槐米 280.0g
酒白芍 280.0g	荆芥炭 166.8g
当归 280.0g	黄芩 280.0g
枳壳 166.8g	刺猬皮(制)166.8g
乌梅 166.8g	甘草 83.4g

【制法】 以上十二味,当归、枳壳提取挥发油,蒸馏后的水溶液另器收集,药渣与其余地榆炭等十味,加水煎煮二次,每次 3 小时,滤过,合并滤液,滤液与上述蒸馏后的水溶液合并,减压浓缩至相对密度为 1.30～1.35(80℃)的清膏,低温干燥,粉碎,制粒,喷入上述挥发油,压片,制成 1000 片,包薄膜衣,即得。

【性状】 本品为薄膜衣片,除去薄膜衣后显黑褐色,味苦微酸。

【鉴别】 (1)取本品 10 片,除去薄膜衣,研细,加乙酸乙酯 30ml,加热回流 1 小时,放冷,滤过,滤液浓缩至约 2ml,作为供试品溶液。另取地黄对照药材 2g,同法制成对照药材溶液。照薄层色谱法(通则 0502)试验,吸取上述两种溶液各 10μl,分别点于同一硅胶 G 薄层板上,以甲苯-乙酸乙酯(1:1)为展开剂,展开,取出,晾干,喷以二硝基苯肼乙醇试液。供试品色谱中,在与对照药材色谱相应的位置上,显相同颜色的斑点。

(2)取本品 20 片,除去薄膜衣,研细,加水 10ml,研匀,加硅藻土 20g,研匀,加乙醇 60ml,超声处理 20 分钟,滤过,滤液浓缩至约 1ml,加在中性氧化铝柱(200 目,5g,内径为 10～15mm,80%乙醇湿法装柱)上,用 80%乙醇 50ml 洗脱,收集洗脱液,蒸干,残渣加乙醇 2ml 使溶解,作为供试品溶液。另取芍药苷对照品,加乙醇制成每 1ml 含 2mg 的溶液,作为对照品溶液。照薄层色谱法(通则 0502)试验,吸取上述两种溶液各 10μl,分别点于同一硅胶 G 薄层板上,以三氯甲烷-乙酸乙酯-甲醇-甲酸(40:5:10:0.2)为展开剂,展开,取出,晾干,喷以 5%香草醛硫酸溶液,加热至斑点显色清晰。供试品色谱中,在与对照品色谱相应的位置上,显相同颜色的斑点。

（3）取本品 6 片，除去薄膜衣，研细，加乙醇 20ml，超声处理 20 分钟，放冷，滤过，滤液浓缩至约 1ml，作为供试品溶液。另取当归对照药材 0.5g，加乙醇 10ml，同法制成对照药材溶液。照薄层色谱法（通则 0502）试验，吸取上述供试品溶液 10μl、对照药材溶液 3μl，分别点于同一硅胶 G 薄层板上，以环己烷-乙酸乙酯（9∶1）为展开剂，展开，取出，立即置紫外光灯（365nm）下检视。供试品色谱中，在与对照药材色谱相应的位置上，显相同颜色的荧光斑点。

（4）取本品 2 片，除去薄膜衣，研细，加乙酸乙酯 20ml，加热回流 1 小时，放冷，滤过，滤液蒸干，残渣加甲醇 1ml 使溶解，作为供试品溶液。另取柚皮苷对照品，加甲醇制成每 1ml 含 1mg 的溶液，作为对照品溶液。照薄层色谱法（通则 0502）试验，吸取上述两种溶液各 2μl，分别点于同一聚酰胺薄膜上，以正丁醇-乙醇-水（1∶4∶5）为展开剂，展开，取出，晾干，喷以三氯化铝试液，置紫外光灯（365nm）下检视。供试品色谱中，在与对照品色谱相应的位置上，显相同颜色的荧光斑点。

（5）取黄芩苷对照品，加甲醇制成每 1ml 含 50μg 的溶液，作为对照品溶液。照高效液相色谱法（通则 0512）试验，以十八烷基硅烷键合硅胶为填充剂，以乙腈-0.4％磷酸（25∶75）为流动相，检测波长为 276nm，分别吸取〔含量测定〕项下的供试品溶液与上述对照品溶液各 10μl，注入液相色谱仪。供试品色谱中应呈现与对照品色谱峰保留时间一致的色谱峰。

【检查】 应符合片剂项下有关的各项规定（通则 0101）。

【浸出物】 取本品 10 片，除去薄膜衣，精密称定，研细，取约 2g，精密称定，用无水乙醇作溶剂，依法（通则 2201 醇溶性浸出物测定法——热浸法）测定。

本品每片含醇溶性浸出物不得少于 45mg。

【含量测定】 照高效液相色谱法（通则 0512）测定。

色谱条件与系统适用性试验 用十八烷基硅烷键合硅胶为填充剂，以甲醇-二甲基甲酰胺-0.4％磷酸溶液（35∶2∶65）为流动相，检测波长为 350nm，理论板数按芦丁峰计算应不低于 2000。

对照品溶液的制备 取芦丁对照品适量，精密称定，加甲醇制成每 1ml 含 0.1mg 的溶液，即得。

供试品溶液的制备 取本品 10 片，除去薄膜衣，精密称定，研细，取约 1g，精密称定，置具塞锥形瓶中，精密加入甲醇 50ml，密塞，称定重量，超声处理（功率 300W，频率 25kHz）30 分钟，放冷，再称定重量，用甲醇补足减失的重量，摇匀，滤过，取续滤液，即得。

测定法 分别精密吸取对照品溶液与供试品溶液各 15μl，注入液相色谱仪，测定，即得。

本品每片含槐米以芦丁（$C_{27}H_{30}O_{16}$）计，不得少于 10.0mg。

【功能与主治】 清热凉血，润燥疏风。用于实热内结或湿热瘀滞所致的痔疮出血、肿痛。

【用法与用量】 口服。一次 3～4 片，一日 3 次。

【注意】 孕妇慎用；忌食辛辣食物。

【规格】 每片重 0.48g

【贮藏】 密封。

痔炎消颗粒

Zhiyanxiao Keli

【处方】

火麻仁 150g	紫珠叶 150g
槐花 75g	山银花 75g
地榆 75g	白芍 60g
三七 5g	白茅根 150g
茵陈 75g	枳壳 50g

【制法】 以上十味，除三七外，其余火麻仁等九味药材，粉碎，加水煎煮二次，每次 2 小时，滤过，合并滤液并浓缩至相对密度为 1.07～1.12（90℃）的清膏，加入乙醇使含醇量达 70％，搅匀，静置，滤过，残渣再用 70％乙醇适量洗涤，合并滤液，回收乙醇，并继续浓缩至相对密度为 1.20～1.26（30℃）的清膏。另取三七粗粉，用 70％乙醇加热提取三次，每次 2 小时，提取液滤过，滤液回收乙醇后，浓缩至相对密度为 1.20～1.26（30℃）的清膏，上述二种清膏合并，加入适量蔗糖粉，混匀，制成颗粒，干燥，制成 1000g。或加入甘露醇、阿司帕坦、甜菊素适量，制粒（无蔗糖），干燥，制成颗粒 300g，即得。

【性状】 本品为棕色至棕褐色或棕褐色至深棕褐色（无蔗糖）的颗粒；味苦、甜或微甜（无蔗糖），微涩。

【鉴别】 （1）取本品 10g 或 3g（无蔗糖），加水 30ml 使溶解，用乙酸乙酯提取 2 次，每次 20ml，合并乙酸乙酯液，蒸干，残渣加甲醇 1ml 使溶解，作为供试品溶液。另取没食子酸对照品、绿原酸对照品，加甲醇分别制成每 1ml 含 1mg 的溶液，作为对照品溶液。照薄层色谱法（通则 0502）试验，吸取上述三种溶液各 4μl，分别点于同一硅胶 H 薄层板上，以乙酸丁酯-甲酸-水（14∶5∶5）10℃以下放置过夜后的上层溶液为展开剂，展开，取出，晾干，置紫外光灯（365nm）下检视。供试品色谱中，在与绿原酸对照品色谱相应的位置上，显相同颜色的荧光斑点。喷以 5％三氯化铁乙醇溶液，供试品色谱中，在与没食子酸对照品色谱相应的位置上，显相同颜色的斑点。

（2）取本品 20g 或 5g（无蔗糖），加甲醇 100ml，超声处理 30 分钟，滤过，滤液蒸至近干，残渣加水 30ml，用水饱和的正丁醇提取 2 次，每次 25ml，合并正丁醇液，加入 1％氢氧化钠溶液洗涤 2 次，每次 15ml，弃去 1％氢氧化钠溶液，继续用正丁醇饱和的水洗涤 2 次，每次 15ml，正丁醇液置水浴上蒸干，残渣加甲醇 1ml 使溶解，作为供试品溶液。另取三七对照药材 0.1g,加 70%乙醇 20ml,超声处理 30 分钟,滤过,滤液蒸干,残渣加甲醇 1ml 使溶解,作为对照药材溶液。照薄层色谱法(通则 0502)试验,吸取供试品溶液 5～10μl,对照药材溶液 5μl,分别点于同一硅胶 G 薄层板上,以三氯甲烷-甲醇-水(13:7:2)10℃以下放置的下层溶液为展开剂,展开,取出,晾干,喷以 10%硫酸乙醇溶液,在 105℃加热至斑点显色清晰。供试品色谱中,在与对照药材色谱相应的位置上,显相同颜色的主斑点;置紫外光灯(365nm)下检视,显相同颜色的荧光主斑点。

(3)取芍药苷对照品,加甲醇制成每 1ml 含 1mg 的溶液,作为对照品溶液。照薄层色谱法(通则 0502)试验,吸取上述对照品溶液及〔鉴别〕(2)项下供试品溶液各 10μl,分别点于同一硅胶 G 薄层板上,以三氯甲烷-甲醇-水(13:6:2)10℃以下放置的下层溶液为展开剂,展开,展距 12～14cm,取出,晾干,喷以 5%香草醛硫酸溶液,在 105℃加热至斑点显色清晰。供试品色谱中,在与对照品色谱相应的位置上,显相同颜色的斑点。

【检查】 应符合颗粒剂项下有关的各项规定(通则 0104)。

【含量测定】 照高效液相色谱法(通则 0512)测定。

色谱条件与系统适用性试验 以十八烷基硅烷键合硅胶为填充剂;以甲醇-1%冰醋酸(32:68)为流动相;检测波长为 257nm。理论板数按芦丁峰计算应不低于 2000。

对照品溶液的制备 取芦丁对照品适量,精密称定,加 50%甲醇溶解,制成每 1ml 含 100μg 的溶液,即得。

供试品溶液的制备 取装量差异项下本品,研细,取约 1g,精密称定,置具塞锥形瓶中,精密加无水甲醇 100ml,密塞,称定重量,超声处理(功率 250W,频率 33kHz)45 分钟,放冷,再称定重量,用无水甲醇补足减失的重量,摇匀,滤过。精密量取续滤液 50ml,蒸干,残渣用 50%甲醇溶解并稀释至 10ml,滤过,取续滤液,即得(含蔗糖)。

取装量差异项下本品,研细,取约 0.5g,精密称定,置具塞锥形瓶中,精密加 50%甲醇 50ml,密塞,称定重量,超声处理(功率 250W,频率 33kHz)45 分钟,放冷,再称定重量,用 50%甲醇补足减失的重量,摇匀,滤过,取续滤液,即得(无蔗糖)。

测定法 分别精密吸取对照品溶液与供试品溶液各 10μl,注入液相色谱仪,测定,即得。

本品每袋含槐花以无水芦丁($C_{27}H_{30}O_{16}$)计,不得少于 16.0mg。

【功能与主治】 清热解毒,润肠通便,止血,止痛,消肿。用于血热毒盛所致的痔疮肿痛、肛裂疼痛及痔疮手术后大便困难、便血及老年人便秘。

【用法与用量】 口服。一次 1～2 袋,一日 3 次。

【注意】 孕妇慎用;忌食辛辣食物。

【规格】 (1)每袋装 10g (2)每袋装 3g(无蔗糖)

【贮藏】 密封。

痔 疮 片
Zhichuang Pian

【处方】 大黄 323g   蒺藜 323g
功劳木 645g   白芷 323g
冰片 16g   猪胆粉 4g

【制法】 以上六味,取白芷 162g 粉碎成细粉;剩余白芷与蒺藜、功劳木加水煎煮二次,每次 2 小时,滤过,合并滤液;大黄加水煎煮二次,每次 1 小时,滤过,合并滤液;上述两种滤液合并,浓缩成稠膏,再加入白芷粉、猪胆粉,混匀,制粒,干燥;将冰片研细与适量淀粉混匀,再研细,与上述颗粒混匀后,加淀粉、滑石粉适量,混匀,压制成 1000 片,包糖衣或薄膜衣,即得。

【性状】 本品为糖衣片或薄膜衣片,除去包衣后显棕色至棕褐色;气芳香,味苦、凉。

【鉴别】 (1)取本品 5 片,除去包衣,研细,加三氯甲烷 5ml,振摇 5 分钟,滤过,滤液作为供试品溶液。另取冰片对照品,加三氯甲烷制成每 1ml 含 1mg 的溶液,作为对照品溶液。照薄层色谱法(通则 0502)试验,吸取上述两种溶液各 5μl,分别点于同一硅胶 G 薄层板上,以石油醚(30～60℃)-乙酸乙酯(17:3)为展开剂,展开,取出,晾干,喷以 1%香草醛硫酸溶液,在 105℃加热至斑点显色清晰。供试品色谱中,在与对照品色谱相应的位置上,显相同颜色的斑点。

(2)取本品 5 片,除去包衣,研细,加乙醇 20ml,超声处理 20 分钟,滤过,滤液蒸干,残渣加甲醇 1ml 使溶解,作为供试品溶液。另取大黄对照药材 0.1g,同法制成对照药材溶液。照薄层色谱法(通则 0502)试验,吸取上述两种溶液各 5μl,分别点于同一硅胶 G 薄层板上,使成条状,以正己烷-乙酸乙酯-甲酸(30:10:0.5)的上层溶液为展开剂,展开,取出,晾干,置紫外光灯(365nm)下检视。供试品色谱中,在与对照药材色谱相应的位置上,显相同的黄色荧光条斑;置氨气中熏后,条斑变为红色。

(3)取本品 5 片,除去包衣,研细,加甲醇 7ml,超声处理 10 分钟,滤过,滤液作为供试品溶液。另取白芷对照药材 0.5g,同法制成对照药材溶液。照薄层色谱法(通则 0502)试验,吸取上述两种溶液各 10μl,分别点于同一硅胶 G 薄层板上,以甲苯-乙酸乙酯(9:1)为展开剂,展开,取出,晾干,置紫外光灯(365nm)下检视。供试品色谱中,在与对照药材色谱相应的位置上,显相同颜色的荧光斑点。

(4)取本品 7 片,除去包衣,研细,加甲醇 10ml,加热至微沸,滤过,滤液作为供试品溶液。另取功劳木对照药材 0.5g,同法制成对照药材溶液。照薄层色谱法(通则 0502)试验,吸取上述两种溶液各 10μl，分别点于同一硅胶 G 薄层板上，以正丁醇-醋酸-水（7∶1∶2）的上层溶液为展开剂，展开，取出，晾干，置紫外光灯（365nm）下检视。供试品色谱中，在与对照药材色谱相应的位置上，显相同颜色的荧光斑点；再喷以稀碘化铋钾试液，斑点变为橙红色。

【检查】 应符合片剂项下有关的各项规定（通则 0101）。

【含量测定】 照高效液相色谱法（通则 0512）测定。

色谱条件与系统适用性试验 以十八烷基硅烷键合硅胶为填充剂；以甲醇-0.1%磷酸溶液（78∶22）为流动相；检测波长为 254nm。理论板数按大黄素峰计算应不低于 5000。

对照品溶液的制备 取大黄素对照品、大黄酚对照品适量，精密称定，加甲醇制成每 1ml 含大黄素 8μg、大黄酚 12μg 的混合溶液，即得。

供试品溶液的制备 取本品 20 片，除去包衣，精密称定，研细，取 1.5g，精密称定，置具塞锥形瓶中，精密加入甲醇 25ml，密塞，称定重量，超声处理（功率 400W，频率 40kHz）40 分钟，放冷，再称定重量，用甲醇补足减失的重量，摇匀，滤过，精密量取续滤液 10ml，蒸干，残渣加 30%甲醇-盐酸（10∶1）的混合溶液 15ml，超声处理 2 分钟，加热回流 1 小时，立即冷却，用三氯甲烷振摇提取 4 次，每次 15ml，合并三氯甲烷液，蒸干，残渣用甲醇溶解并转移至 25ml 量瓶中，加甲醇至刻度，摇匀，滤过，取续滤液，即得。

测定法 分别精密吸取对照品溶液与供试品溶液各 10μl，注入液相色谱仪，测定，即得。

本品每片含大黄以大黄素（$C_{15}H_{10}O_5$）和大黄酚（$C_{15}H_{10}O_4$）的总量计，不得少于 0.10mg。

【功能与主治】 清热解毒，凉血止痛，祛风消肿。用于各种痔疮，肛裂，大便秘结。

【用法与用量】 口服。一次 4～5 片，一日 3 次。

【规格】 （1）薄膜衣片　每片重 0.3g

（2）糖衣片（片心重 0.3g）

【贮藏】 密封。

痔 疮 胶 囊

Zhichuang Jiaonang

【处方】 大黄 323g　　　蒺藜 323g

功劳木 645g　　白芷 323g

冰片 16g　　　猪胆粉 4g

【制法】 以上六味，取白芷 161.5g 粉碎成细粉，剩余白芷与蒺藜、功劳木加水煎煮二次，每次 2 小时，滤过，合并滤液；大黄加水煎煮二次，每次 1 小时，滤过，合并滤液。合并上述两种滤液，加入猪胆粉，浓缩成相对密度为 1.25～1.30（60℃）的稠膏，真空干燥，粉碎成细粉，加入上述白芷粉及适量淀粉，或适量微晶纤维素和交联羧甲基纤维素钠，混匀，制成颗粒。冰片研细，与适量辅料混匀后加入上述颗粒中，混合均匀，装入胶囊，制成 1000 粒，即得。

【性状】 本品为硬胶囊，内容物为棕色至棕褐色颗粒和粉末；气芳香；味苦、凉。

【鉴别】 （1）取本品内容物 1.5g，加三氯甲烷 5ml，振摇 5 分钟，滤过，滤液作为供试品溶液。另取冰片对照品，加三氯甲烷制成每 1ml 含 1mg 的溶液，作为对照品溶液。照薄层色谱法（通则 0502）试验，吸取上述两种溶液各 5μl，分别点于同一硅胶 G 薄层板上，以石油醚（30～60℃）-乙酸乙酯（17∶3）为展开剂，展开，取出，晾干，喷以 1%香草醛硫酸溶液，在 105℃加热至斑点显色清晰。供试品色谱中，在与对照品色谱相应的位置上，显相同颜色的斑点。

（2）取本品内容物 1.5g，加乙醇 20ml，超声处理 20 分钟，滤过，滤液蒸干，残渣加甲醇 1ml 使溶解，作为供试品溶液。另取大黄对照药材 0.1g，同法制成对照药材溶液。照薄层色谱法（通则 0502）试验，吸取上述两种溶液各 5μl，分别点于同一硅胶 G 薄层板上使成条状，以石油醚（30～60℃）-甲酸乙酯-甲酸（15∶5∶1）的上层溶液为展开剂，展开，取出，晾干，置紫外光灯（365nm）下检视。供试品色谱中，在与对照药材色谱相应的位置上，显相同的黄色荧光条斑；置氨蒸气中熏后，条斑变为红色。

（3）取本品内容物 1.5g，加乙醚 10ml，浸泡 1 小时，时时振摇，滤过，滤液蒸干，残渣加乙酸乙酯 1ml 使溶解，作为供试品溶液。另取白芷对照药材 0.5g，同法制成对照药材溶液。照薄层色谱法（通则 0502）试验，吸取上述两种溶液各 10μl，分别点于同一硅胶 G 薄层板上，以石油醚（30～60℃）-乙醚（3∶2）为展开剂，在 25℃以下展开，取出，晾干，置紫外光灯（365nm）下检视。供试品色谱中，在与对照药材色谱相应的位置上，显相同颜色的荧光斑点。

（4）取本品内容物 2g，加甲醇 10ml，加热至微沸，滤过，滤液作为供试品溶液。另取功劳木对照药材 0.5g，同法制成对照药材溶液。照薄层色谱法（通则 0502）试验，吸取上述两种溶液各 2μl，分别点于同一硅胶 G 薄层板上，以正丁醇-醋酸-水（7∶1∶2）的上层溶液为展开剂，展开，取出，晾干，置紫外光灯（365nm）下检视。供试品色谱中，在与对照药材色谱相应的位置上，显相同颜色的荧光斑点；再喷以稀碘化铋钾试液，斑点变为橙红色。

【检查】 土大黄苷 照高效液相色谱法（通则 0512）测定。

取本品内容物 0.5g，加甲醇 25ml，加热回流 1 小时，滤过，取续滤液 5ml，加水 5ml，摇匀，滤过，滤液作为供试品溶液。另取土大黄苷对照品适量，加 50%甲醇制成每 1ml 含 1mg 的溶液，作为对照品溶液。照高效液相色谱法（通则 0512）试验，以十八烷基硅烷键合硅胶为填充剂，乙腈-甲醇-水（7∶20∶73）为流动相，检测波长为 320nm。分别吸取上述两种溶液各 10μl,注入液相色谱仪,供试品色谱图中,不得出现与对照品色谱峰保留时间相对应的色谱峰。

其他　应符合胶囊剂项下有关的各项规定(通则 0103)。

【含量测定】　**功劳木**　照高效液相色谱法(通则 0512)测定。

色谱条件与系统适用性试验　以十八烷基硅烷键合硅胶为填充剂;以乙腈-0.05mol/L 磷酸二氢钾溶液(用磷酸调节 pH 值至 3.0)(23∶77)为流动相;检测波长为 346nm。理论板数按盐酸小檗碱峰计算应不低于 5000。

对照品溶液的制备　取盐酸小檗碱对照品和盐酸巴马汀对照品适量,精密称定,加流动相制成每 1ml 含盐酸小檗碱 30μg、盐酸巴马汀 50μg 的混合溶液,即得。

供试品溶液的制备　取本品 20 粒的内容物,混匀,取约 1.0g,精密称定,置具塞锥形瓶中,精密加入盐酸-甲醇(1∶100)混合溶液 50ml,密塞,称定重量,超声处理(功率 560W,频率 40kHz)45 分钟,放冷,再称定重量,用盐酸-甲醇(1∶100)混合溶液补足减失的重量,摇匀,滤过,精密量取续滤液 5ml,蒸干,残渣加流动相使溶解,转移至 5ml 量瓶中,稀释至刻度,摇匀,滤过,取续滤液,即得。

测定法　分别精密吸取对照品溶液和供试品溶液各 10μl,注入液相色谱仪,测定,即得。

本品每粒含功劳木以盐酸小檗碱($C_{20}H_{17}NO_4 \cdot HCl$)和盐酸巴马汀($C_{21}H_{21}NO_4 \cdot HCl$)的总量计,不得少于 1.2mg。

大黄　照高效液相色谱法(通则 0512)测定。

色谱条件与系统适用性试验　以十八烷基硅烷键合硅胶为填充剂;以甲醇-0.1%磷酸溶液(85∶15)为流动相;检测波长为 254nm。理论板数按大黄素峰计算应不低于 5000。

对照品溶液的制备　取大黄素对照品和大黄酚对照品适量,精密称定,加甲醇制成每 1ml 含大黄素 25μg、大黄酚 50μg 的混合溶液,即得。

供试品溶液的制备　取装量差异项下的本品内容物,混匀,取约 1.5g,精密称定,置具塞锥形瓶中,精密加入甲醇 25ml,密塞,称定重量,加热回流 40 分钟,放冷,再称定重量,用甲醇补足减失的重量,摇匀,滤过,精密量取续滤液 10ml,蒸干,残渣加 30%甲醇-盐酸(10∶1)混合溶液 15ml,超声处理 2 分钟,加热回流 60 分钟,立即冷却,用三氯甲烷振摇提取 4 次,每次 15ml,合并三氯甲烷液,蒸干,残渣用甲醇溶解并转移至 25ml 量瓶中,加甲醇稀释至刻度,摇匀,滤过,取续滤液,即得。

测定法　分别精密吸取对照品溶液和供试品溶液各 10μl,注入液相色谱仪,测定,即得。

本品每粒含大黄以大黄素($C_{15}H_{10}O_5$)和大黄酚($C_{15}H_{10}O_4$)的总量计,不得少于 0.50mg。

【功能与主治】　清热解毒,凉血止痛,祛风消肿。用于各种痔疮,肛裂,大便秘结。

【用法与用量】　口服。一次 4～5 粒,一日 3 次。

【规格】　每粒装(1)0.38g　(2)0.4g

【贮藏】　密封。

痔 康 片
Zhikang Pian

【处方】　豨莶草 360g　　　　金银花 216g
　　　　　槐花 216g　　　　　地榆炭 216g
　　　　　黄芩 216g　　　　　大黄 96g

【制法】　以上六味,大黄粉碎成细粉;地榆炭加水煎煮二次,第一次 2 小时,第二次 1 小时,合并煎液,滤过,滤液备用;其余豨莶草等四味加水煎煮二次,第一次 2 小时,第二次 1 小时,合并煎液,滤过,滤液浓缩至相对密度为 1.08～1.15(80℃)的清膏,加乙醇使含醇量约为 70%,放置过夜,滤过,滤液回收乙醇,与上述滤液合并,浓缩至相对密度为 1.38(40℃)的稠膏,加入大黄细粉,混匀,在 70℃干燥,粉碎,加入辅料适量,制成颗粒,压制成 1000 片,包薄膜衣,即得。

【性状】　本品为薄膜衣片,除去包衣后显棕色至棕褐色;味苦、涩。

【鉴别】　(1)取本品 10 片,除去包衣,研细,加乙醚 50ml,加热回流 30 分钟,弃去乙醚液,药渣挥干,加甲醇 40ml,加热回流 1 小时,趁热滤过,滤液蒸干,残渣加水 20ml 使溶解,滤过,用水饱和的正丁醇振摇提取 4 次(40ml,30ml,30ml,20ml),合并正丁醇液,用 4%氢氧化钠溶液洗涤 3 次,每次 50ml,再用正丁醇饱和的水洗涤至中性,取正丁醇液,蒸干,残渣加甲醇 2ml 使溶解,作为供试品溶液。另取豨莶草对照药材 2g,同法制成对照药材溶液。照薄层色谱法(通则 0502)试验,吸取上述两种溶液各 5μl,分别点于同一硅胶 G 薄层板上,以三氯甲烷-丙酮-甲醇-甲酸-水(10∶10∶5∶1∶5)的下层溶液为展开剂,展开,取出,晾干,喷以 5%香草醛硫酸溶液,在 105℃加热至斑点显清晰。供试品色谱中,在与对照药材色谱相应的位置上,显相同颜色的斑点。

(2)取本品 10 片,除去包衣,研细,加乙醚 50ml,回流提取 30 分钟,放冷,弃去乙醚液,药渣挥干,加甲醇 40ml,超声处理 40 分钟,滤过,滤液蒸干,残渣加水 20ml 使溶解,通过 D101 型大孔吸附树脂柱(内径 1.8cm,柱高为 7cm),用水 90ml 洗脱,收集洗脱液,蒸干,残渣加甲醇 2.5ml 使溶解,滤过,滤液作为供试品溶液。另取绿原酸对照品,加甲醇制成每 1ml 含 0.5mg 的溶液,作为对照品溶液。照薄层色谱法(通则 0502)试验,吸取上述两种溶液各 2μl,分别点于同一聚酰胺薄膜上,以醋酸为展开剂,展开,取出,晾干,置紫外光灯(365nm)下检视。供试品色谱中,在与对照品色谱相应的位置上,显相同颜色的荧光斑点。

（3）取本品 10 片，除去包衣，研细，加甲醇 15ml，超声处理 30 分钟，滤过，滤液蒸干，残渣加三氯甲烷 1ml 使溶解，作为供试品溶液。另取大黄酚对照品和大黄素对照品，加三氯甲烷分别制成每 1ml 含 0.1mg 的溶液，作为对照品溶液。照薄层色谱法（通则 0502）试验，吸取上述三种溶液各 10μl，分别点于同一硅胶 G 薄层板上，以正己烷-乙酸乙酯-甲酸（30：10：0.5）为展开剂，展开，取出，晾干，置氨蒸气中熏至斑点显色清晰。供试品色谱中，在与对照品色谱相应的位置上，显相同颜色的斑点。

【检查】　应符合片剂项下有关的各项规定（通则 0101）。

【含量测定】　照高效液相色谱法（通则 0512）测定。

色谱条件与系统适用性试验　以十八烷基硅烷键合硅胶为填充剂；以甲醇-冰醋酸-水（30：2：70）为流动相；检测波长为 260nm。理论板数按芦丁峰计算应不低于 1500。

对照品溶液的制备　取芦丁对照品适量，精密称定，加甲醇制成每 1ml 含 20μg 的溶液，即得。

供试品溶液的制备　取本品 20 片，除去包衣精密称定，研细，取约 0.2g，精密称定，置索氏提取器中，加甲醇适量，加热回流提取 4 小时至提取液近无色，放冷，转移至 100ml 量瓶中，用少量甲醇洗涤容器，洗液并入同一量瓶中，加甲醇至刻度，摇匀，滤过，取续滤液，即得。

测定法　分别精密吸取对照品溶液与供试品溶液各 5μl，注入液相色谱仪，测定，即得。

本品每片含槐花以芦丁（$C_{27}H_{30}O_{16}$）计，不得少于 3.8mg。

【功能与主治】　清热凉血，泻热通便。用于热毒风盛或湿热下注所致的便血、肛门肿痛、有下坠感；一、二期内痔见上述证候者。

【用法与用量】　口服。一次 3 片，一日 3 次。7 天为一疗程，或遵医嘱。

【注意】　（1）孕妇禁用。

（2）部分患者服药后可有轻度腹泻，减少服药量后可缓解。

（3）本品不宜用于门静脉高压症，习惯性便秘导致的内痔需配合原发病治疗。

【规格】　每片重 0.3g

【贮藏】　密封。

康尔心胶囊
Kang'erxin Jiaonang

【处方】　三七 150g　　　　人参 80g
　　　　　麦冬 80g　　　　　丹参 120g
　　　　　枸杞子 150g　　　　何首乌 120g
　　　　　山楂 230g

【制法】　以上七味，三七粉碎成细粉，其余人参等六味，

加水适量浸渍过夜，80℃ 温浸两次，第一次 1 小时，第二次 2 小时，浸液滤过，合并滤液，浓缩成相对密度为 1.25～1.30（70℃）的清膏，加入淀粉适量或淀粉和磷酸氢钙适量，低温干燥，粉碎成细粉，加入三七粉混匀，制粒，装入胶囊，制成 1000 粒，即得。

【性状】　本品为硬胶囊，内容物为棕黄色至棕褐色的颗粒和粉末；气微香，味微苦。

【鉴别】　（1）取本品内容物 2g，加乙醚 10ml，超声处理 5 分钟，滤过，弃去滤液，药渣加甲醇 25ml，加热回流 30 分钟，放冷，滤过，滤液回收溶剂至干，残渣加水 25ml 使溶解，加水饱和的正丁醇振摇提取 2 次，每次 25ml，合并正丁醇提取液，用氨试液 20ml 洗涤，再加正丁醇饱和的水洗涤 2 次，每次 25ml，正丁醇液回收溶剂至干，残渣加甲醇 1ml 使溶解，作为供试品溶液。另取人参对照药材、三七对照药材各 0.5g，同法制成对照药材溶液。再取人参皂苷 Rg_1 对照品、人参皂苷 Rb_1 对照品、三七皂苷 R_1 对照品，加甲醇制成每 1ml 各含 1mg 的溶液，作为对照品溶液。照薄层色谱法（通则 0502）试验，吸取上述四种溶液各 3μl，分别点于同一硅胶 G 薄层板上，以三氯甲烷-乙酸乙酯-甲醇-水（15：40：22：10）10℃ 以下放置的下层溶液为展开剂，展开，取出，晾干，喷以 10% 硫酸乙醇溶液，在 105℃ 加热至斑点显色清晰，置日光下检视。供试品色谱中，在与对照药材色谱和对照品色谱相应的位置上，显相同颜色的斑点。

（2）取本品内容物 4g，加盐酸溶液（9→100）40ml，超声处理 30 分钟，离心，取上清液，加乙酸乙酯振摇提取 3 次，每次 20ml，合并乙酸乙酯提取液，回收溶剂至干，残渣加水 20ml 使溶解，通过 D101 型大孔吸附树脂柱（5g，内径为 1.5cm），先用水 50ml 洗脱，弃去洗脱液，再用 50% 乙醇 30ml 洗脱，收集洗脱液，蒸干，残渣加甲醇 1ml 使溶解，作为供试品溶液。另取丹参素钠对照品，加甲醇制成每 1ml 含 0.5mg 的溶液，作为对照品溶液。照薄层色谱法（通则 0502）试验，吸取上述两种溶液各 10μl，分别点于同一硅胶 G 薄层板上，以三氯甲烷-丙酮-甲酸（25：10：4）为展开剂，展开，取出，晾干，喷以 2% 三氯化铁乙醇溶液，105℃ 加热至斑点显色清晰，置日光下检视。供试品色谱中，在与对照品色谱相应的位置上，显相同颜色的斑点。

（3）取本品内容物 3g，加水 50ml，加热回流 15 分钟，放冷，离心，取上清液，加乙酸乙酯振摇提取 2 次，每次 20ml，合并乙酸乙酯提取液，浓缩至 1ml，作为供试品溶液。另取枸杞子对照药材 1g，同法制成对照药材溶液。照薄层色谱法（通则 0502）试验，吸取上述两种溶液各 10μl，分别点于同一硅胶 G 薄层板上，以石油醚（30～60℃）-乙醚（1：6）为展开剂，展开，取出，晾干，置紫外光灯（365nm）下检视。供试品色谱中，在与对照药材色谱相应的位置上，显相同颜色的荧光斑点。

（4）取本品内容物 4g，加甲醇 25ml，加热回流 1 小时，放冷，滤过，滤液回收溶剂至干，残渣加水 20ml 使溶解，再加盐

酸 2ml,水浴加热 30 分钟,立即冷却,加乙醚振摇提取 2 次,每次 25ml,合并乙醚提取液,回收溶剂至干,残渣加二氯甲烷 1ml 使溶解,作为供试品溶液。另取何首乌对照药材 0.5g,同法制成对照药材溶液。再取大黄素对照品,加甲醇制成每 1ml 含 1mg 的溶液,作为对照品溶液。照薄层色谱法(通则 0502)试验,吸取供试品溶液 5μl、对照药材及对照品溶液各 3μl,分别点于同一硅胶 G 薄层板上,以石油醚(30～60℃)-甲酸乙酯-甲酸(15:5:1)上层溶液为展开剂,展开,取出,晾干,置紫外光灯(365nm)下检视。供试品色谱中,在与对照药材色谱和对照品色谱相应的位置上,显相同颜色的斑点。

【检查】　应符合胶囊剂项下有关的各项规定(通则 0103)。

【含量测定】　照高效液相色谱法(通则 0512)测定。

色谱条件与系统适用性试验　以十八烷基硅烷键合硅胶为填充剂;以乙腈为流动相 A,以水为流动相 B,按下表中的规定进行梯度洗脱,检测波长为 203nm。理论板数按人参皂苷 Rg_1 峰计算应不低于 6000。

时间(分钟)	流动相 A(%)	流动相 B(%)
0～45	19	81
45～65	19→29	81→71
65～90	29	71
90～105	29→40	71→60
105～110	40→19	60→81
110～120	19	81

对照品溶液的制备　取三七皂苷 R_1 对照品、人参皂苷 Rg_1 对照品和人参皂苷 Rb_1 对照品适量,分别精密称定,加甲醇制成每 1ml 含三七皂苷 R_1 0.1mg、人参皂苷 Rg_1 0.2mg、人参皂苷 Rb_1 0.2mg 的混合溶液,即得。

供试品溶液的制备　取装量差异项下的本品内容物,研细,取约 0.5g,精密称定,置锥形瓶中,精密加入甲醇 25ml,称定重量,加热回流 1 小时,放冷,再称定重量,用甲醇补足减失的重量,摇匀,滤过,取续滤液,即得。

测定法　精密吸取对照品溶液与供试品溶液各 10μl,注入液相色谱仪,测定,即得。

本品每粒含三七和人参以三七皂苷 R_1($C_{47}H_{80}O_{18}$)、人参皂苷 Rg_1($C_{42}H_{72}O_{14}$)、人参皂苷 Rb_1($C_{54}H_{92}O_{23}$)的总量计,不得少于 4.0mg。

【功能与主治】　益气养阴,活血止痛。用于气阴两虚、瘀血阻络所致的胸痹,症见胸闷心痛、心悸气短、腰膝酸软、耳鸣眩晕;冠心病心绞痛见上述证候者。

【用法与用量】　口服。一次 4 粒,一日 3 次。

【规格】　每粒装 0.4g

【贮藏】　密封。

康 妇 软 膏

Kangfu Ruangao

【处方】　白芷 145g　　蛇床子 145g
　　　　　花椒 145g　　土木香 30g
　　　　　冰片 30g

【制法】　以上五味,除冰片外,其余白芷等四味用水蒸气蒸馏,分别收集芳香水和水煎液,芳香水进行重蒸馏,得精馏液;水煎液滤过,滤液浓缩至相对密度约为 1.20(25℃)的清膏,加乙醇使含醇量达 70%,静置,取上清液用 10%氢氧化钠溶液调节 pH 值至 8,静置过夜,回收乙醇,灭菌 30 分钟,与精馏液合并,搅匀,备用;冰片研为细粉,过筛,备用。另将油相硬脂酸、羊毛脂、液体石蜡与水相三乙醇胺、甘油、蒸馏水分别加热至 70℃,在搅拌下将水相加入油相中,冷却至 40℃,加入 3.6g 对羟基苯甲酸乙酯,搅匀,制成基质。取上述液,加热至 50～60℃,加入基质中,搅拌,加入冰片细粉,搅匀,制成软膏 1000g,即得。

【性状】　本品为淡黄棕色的软膏;气清香。

【鉴别】　(1)取本品约 10g,置具塞锥形瓶中,加入三氯甲烷 50ml,振摇使溶解,用热水(80℃)洗涤 2 次,每次 50ml,轻轻振摇,微热使分层,转移至分液漏斗中,分取三氯甲烷液,通过装有无水乙酸钠的漏斗,滤液置冰箱中(-4℃)放置 1 小时,迅速滤过,滤液浓缩至 2ml,加三氯甲烷 3ml,转移至 5ml 量瓶中,再置冰箱中(-4℃)放置 15 分钟,迅速滤过,滤液作为供试品溶液。另取冰片对照品,加三氯甲烷制成每 1ml 含 1mg 的溶液,作为对照品溶液。照薄层色谱法(通则 0502)试验,吸取上述两种溶液各 2μl,分别点于同一硅胶 G 薄层板上,以环己烷-乙酸乙酯(17:3)为展开剂,展开,取出,晾干,喷以 2%香草醛 50%硫酸乙醇溶液。在 105℃加热至斑点显色清晰。供试品色谱中,在与对照品色谱相应的位置上,显相同颜色的斑点。

(2)取蛇床子对照药材 2g,加乙醚 20ml,浸泡 1 小时,超声处理 10 分钟,滤过,滤液浓缩至 2ml,作为对照药材溶液。照薄层色谱法(通则 0502)试验,吸取〔鉴别〕(1)项下的供试品溶液及上述对照药材溶液各 2μl,分别点于同一硅胶 G 薄层板上,以甲苯-乙酸乙酯(8:0.4)为展开剂,展开,取出,晾干,喷以 10%硫酸乙醇溶液,在 105℃加热至斑点显色清晰,立即置紫外光灯(365nm)下检视。供试品色谱中,在与对照药材色谱相应的位置上,显相同颜色的荧光斑点。

【检查】　应符合软膏剂项下有关的各项规定(通则 0109)。

【含量测定】　照气相色谱法(通则 0521)测定。

色谱条件与系统适用性试验　DB-FFAP 毛细管柱(柱长 30m,柱内径 0.25mm,膜厚度为 0.25μm);柱温 110℃;理论板数按龙脑峰计算应不低于 2500。

校正因子测定 取正十五烷适量,精密称定,加三氯甲烷制成每 1ml 含 5mg 的溶液,作为内标溶液。另取龙脑对照品 7.5mg,精密称定,置 10ml 量瓶中,精密加入内标溶液 2ml,加三氯甲烷至刻度,摇匀,吸取 1μl,注入气相色谱仪,测定,计算校正因子。

测定法 取本品 0.5g,精密称定,置具塞锥形瓶中,精密加入内标溶液 2ml 与三氯甲烷 8ml,密塞,振摇使溶解,置(−4℃)放置 20 分钟,滤过,吸取续滤液 1μl,注入气相色谱仪,测定,即得。

本品每 1g 含冰片以龙脑($C_{10}H_{18}O$)计,应为 13～19mg。

【功能与主治】 祛风燥湿,杀虫止痒。用于湿热下注所致的阴痒、带下病,症见外阴红肿、瘙痒、带下量多、色黄;外阴炎、外阴溃疡、阴道炎见上述证候者。

【用法与用量】 外用。涂于洗净的患处,一日 2～4 次。

【规格】 每管装 10g

【贮藏】 密闭,避光。

康妇消炎栓

Kangfu Xiaoyan Shuan

【处方】 苦参 690g 败酱草 1150g
紫花地丁 920g 穿心莲 1150g
蒲公英 2230g 猪胆粉 100g
紫草(新疆紫草)1150g 芦荟 33g

【制法】 以上八味,除猪胆粉、芦荟外,其余苦参等六味加水煎煮二次,第一次 2 小时,第二次 1.5 小时,煎液滤过,滤液合并,浓缩成稠膏,于 70℃ 以下干燥,粉碎成细粉,与猪胆粉、芦荟细粉混合均匀。另取混合脂肪酸甘油酯 966.7～1015.3g,于 45℃ 以下熔化,加入上述细粉,混合均匀,浇模,冷却,制成 1000 粒,即得。

【性状】 本品为黑褐色的栓剂。

【鉴别】 (1)取本品 2 粒,加乙醇 30ml,加热回流 30 分钟,放置过夜,滤过,滤液蒸干,残渣用水 40ml 分次溶解,滤过,滤液置分液漏斗中,加浓氨试液 0.5ml,摇匀,用三氯甲烷振摇提取 2 次,每次 15ml,合并三氯甲烷液,蒸干,残渣加无水乙醇 1ml 使溶解,作为供试品溶液。另取苦参碱对照品,加无水乙醇制成每 1ml 含 1mg 的溶液,作为对照品溶液。照薄层色谱法(通则 0502)试验,吸取上述两种溶液各 4μl,分别点于同一硅胶 G 薄层板上,以环己烷-三氯甲烷-甲醇-浓氨试液(25∶50∶6∶2)的下层溶液为展开剂,置用氨蒸气饱和的展开缸内展开,取出,晾干,喷以稀碘化铋钾试液。供试品色谱中,在与对照品色谱相应的位置上,显相同颜色的斑点。

(2)取本品 1 粒,加甲醇 30ml,加热回流 30 分钟,放置过夜,滤过,滤液蒸干,残渣加甲醇 1ml 使溶解,作为供试品溶液。另取芦荟苷对照品,加甲醇制成每 1ml 含 1mg 的溶液,作为对照品溶液。照薄层色谱法(通则 0502)试验,吸取上述两种溶液各 5μl,分别点于同一硅胶 G 薄层板上,以乙酸乙酯-甲醇-水(100∶17∶13)为展开剂,展开,取出,晾干,喷以 10% 氢氧化钾甲醇溶液,置紫外光灯(365nm)下检视。供试品色谱中,在与对照品色谱相应的位置上,显相同颜色的荧光斑点。

(3)取本品 1 粒,加 10% 氢氧化钠溶液 20ml,置水浴上使溶化,放置过夜,用脱脂棉滤过,滤液置水浴中加热回流 4 小时,取出,放冷,用盐酸调节至 pH 2～3,用乙酸乙酯振摇提取 2 次,每次 15ml,合并乙酸乙酯液,蒸干,残渣加乙醇 1ml 使溶解,作为供试品溶液。另取猪去氧胆酸对照品,加乙醇制成每 1ml 含 1mg 的溶液,作为对照品溶液。照薄层色谱法(通则 0502)试验,吸取供试品溶液 3～5μl,对照品溶液 3μl,分别点于同一硅胶 G 薄层板上,以异辛烷-乙醚-正丁醇-冰醋酸-水(10∶5∶3∶5∶1)的上层溶液为展开剂,展开,取出,晾干,喷以 10% 硫酸乙醇溶液,在 105℃ 加热至斑点显色清晰,分别置日光及紫外光灯(365nm)下检视。供试品色谱中,在与对照品色谱相应的位置上,日光下显相同颜色的斑点,紫外光下显相同颜色的荧光斑点。

【检查】 pH 值 取本品 2 粒,加水 30ml,置水浴上使溶化,放冷,滤过,取滤液,依法(通则 0631)测定。pH 值应为 5.0～7.0。

其他 应符合栓剂项下有关的各项规定(通则 0107)。

【含量测定】 照高效液相色谱法(通则 0512)测定。

色谱条件与系统适用性试验 以十八烷基硅烷键合硅胶为填充剂;以乙腈-0.1% 磷酸溶液(20∶80)(用三乙胺调节至 pH 8.0)为流动相;检测波长为 220nm。理论板数按苦参碱峰计算应不低于 4000。

对照品溶液的制备 取苦参碱对照品适量,精密称定,加流动相制成每 1ml 含 0.2mg 的溶液,即得。

供试品溶液的制备 取重量差异项下的本品,切碎,混匀,取约 2.6g,精密称定,置具塞锥形瓶中,精密加入 0.1mol/L 盐酸溶液 50ml,称定重量,加热回流提取 30 分钟,放冷,再称定重量,用 0.1mol/L 盐酸溶液补足减失的重量,在 0～4℃ 放置过夜,滤过,精密量取滤液 20ml,置分液漏斗中,用浓氨试液调节 pH 值至 9～10,用三氯甲烷振摇提取 4 次,每次 15ml,合并三氯甲烷提取液,蒸干,残渣用适量流动相溶解,置 10ml 量瓶中,用流动相稀释至刻度,摇匀,即得。

测定法 分别精密吸取对照品溶液与供试品溶液各 10μl,注入液相色谱仪,测定,即得。

本品每粒含苦参以苦参碱($C_{15}H_{24}N_2O$)计,不得少于 3.7mg。

【功能与主治】 清热解毒,利湿散结,杀虫止痒。用于湿热、湿毒所致的带下病、阴痒,症见下腹胀痛或腰骶胀痛,带下量多,色黄,阴部瘙痒,或有低热,神疲乏力,便干或溏而不爽,小便黄;盆腔炎、附件炎、阴道炎见上述证候者。

【用法与用量】　直肠给药,一次 1 粒,一日 1～2 次。

【规格】　每粒重 2.0g

【贮藏】　密封,置阴凉处。

康莱特软胶囊

Kanglaite Ruanjiaonang

【处方】　注射用薏苡仁油 450g

【制法】　将注射用薏苡仁油与维生素 E 0.34g 搅匀,制成软胶囊 1000 粒,即得。

【性状】　本品为软胶囊,内容物为淡黄色或黄色的油状液体;气微、味淡。

【特征图谱】　取薏苡仁油对照提取物,加乙腈-二氯甲烷(65:35)制成每 1ml 含 1mg 的溶液,作为对照提取物溶液。照〔含量测定〕甘油三油酸酯项下的色谱条件试验,分别吸取〔含量测定〕甘油三油酸酯项下的供试品溶液、对照品溶液及上述对照提取物溶液各 10μl,注入液相色谱仪,分析时间为 50 分钟。供试品色谱图中,应呈现与甘油三油酸酯对照品色谱峰保留时间一致的色谱峰;并呈现与薏苡仁油对照提取物色谱峰保留时间一致的 7 个主要色谱峰。

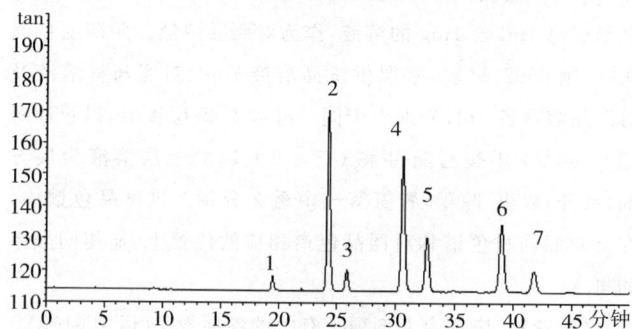

对照特征图谱
峰 6:甘油三油酸酯

【检查】　酸值　应不大于 0.5(通则 0713)。

碘值　应为 100～108(通则 0713)。

脂肪酸组分　取装量差异项下的本品内容物约 10mg,置 10ml 量瓶中,加 0.4mol/L 氢氧化钾甲醇溶液 2ml,加乙醚-正己烷溶液(2:1)2ml,摇匀,静置 45 分钟后,加饱和的氯化钠溶液 6ml,振摇,静置使分层,取上清液作为供试品溶液。照气相色谱法(通则 0521)测定,用键合交联聚乙二醇毛细管色谱柱(柱长 30m,内径 0.32mm,液膜厚度 0.25μm),柱温为 190℃。分流进样,进样 1μl,脂肪酸出峰顺序依次为十六烷酸、十八烷酸、十八烯酸和十八二烯酸,扣除溶剂峰后,按峰面积归一化法计算,各脂肪酸占总峰面积的百分比应分别为 11%～15%、1.0%～2.5%、45%～53% 和 34%～40%。

【其他】　应符合胶囊剂项下有关的各项规定(通则 0103)。

【含量测定】　甘油三酯　取装量差异项下的本品内容物 1.3g,精密称定,置 250ml 锥形瓶中,精密加入乙醇制氢氧化钾滴定液(0.5mol/L)25ml,加热回流 30 分钟,用乙醇 10ml 冲洗冷凝管的内壁和塞的下部,放冷,加酚酞指示液 5 滴,用盐酸滴定液(0.5mol/L)滴定至溶液粉红色刚好褪去,加热至沸,如溶液又出现粉红色,再继续滴定至粉红色刚好褪去,同时做空白试验。每 1ml 乙醇制氢氧化钾滴定液(0.5mol/L)相当于 145.16mg 甘油三酯。

本品每粒含注射用薏苡仁油以甘油三酯计,应为 0.405～0.495g。

甘油三油酸酯　照高效液相色谱法(通则 0512)测定。

色谱条件与系统适用性试验　以十八烷基硅烷键合硅胶为填充剂;以乙腈-二氯甲烷(65:35)为流动相;流速为每分钟 0.5ml;柱温 35℃;蒸发光散射检测器检测。理论板数按甘油三油酸酯峰计算应不低于 5000。

对照品溶液的制备　取甘油三油酸酯对照品适量,精密称定,加流动相制成每 1ml 含 0.2mg 的溶液,即得。

供试品溶液的制备　取装量差异项下的本品内容物约 50mg,精密称定,置 50ml 量瓶中,加流动相溶解并稀释至刻度,摇匀,即得。

测定法　分别精密吸取对照品溶液 5μl、10μl,供试品溶液 5～10μl,注入液相色谱仪,测定,用外标两点法对数方程计算,即得。

本品每粒含注射用薏苡仁油以甘油三油酸酯($C_{57}H_{104}O_6$)计,不得少于 50.0mg。

【功能与主治】　益气养阴,消癥散结。适用于手术前及不宜手术的脾虚痰湿型、气阴两虚型原发性非小细胞肺癌。

【用法与用量】　口服。一次 6 粒,一日 4 次。宜联合放、化疗使用。

【注意】　孕妇忌服。

【规格】　每粒装 0.45g

【贮藏】　遮光、密封,置阴凉干燥处。

羚羊角胶囊

Lingyangjiao Jiaonang

【处方】　羚羊角 150g

【制法】　取羚羊角,锉研成最细粉,混匀,装入胶囊,制成 1000 粒或 500 粒,即得。

【性状】　本品为硬胶囊,内容物为白色或类白色的粉末;气微腥,味淡。

【鉴别】　(1)取本品,置显微镜下观察:不规则碎块稍有光泽,均匀分布裂缝状或长圆形孔隙(羚羊角)。

(2)取本品内容物 0.9g,加石油醚(60～90℃)20ml,加热回流 1.5 小时,滤过,弃去滤液,药渣挥去石油醚后,再加 70％乙醇 20ml,加热回流 2.5 小时,滤过,滤液蒸干,残渣加 70％乙醇 1ml 使溶解,作为供试品溶液。另取羚羊角对照药材,同法制成对照药材溶液。照薄层色谱法(通则 0502)试验,吸取上述两种溶液各 10μl,分别点于同一硅胶 G 薄层板上,以正丁醇-冰醋酸-水(3：1：1)为展开剂,展开,取出,晾干,喷以茚三酮试液,加热至斑点显色清晰。供试品色谱中,在与对照药材色谱相应的位置上,显相同颜色的斑点。

【检查】 应符合胶囊剂项下有关的各项规定(通则 0103)。

【含量测定】 取装量差异项下的本品内容物约 0.2g,精密称定,照氮测定法(通则 0704 第一法)测定,即得。

本品每粒含总氮(N),〔规格(1)〕不得少于 12.5mg,〔规格(2)〕不得少于 25.0mg。

【功能与主治】 平肝息风,清肝明目,散血解毒。用于肝风内动,肝火上扰,血热毒盛所致的高热惊痫,神昏痉厥,子痫抽搐,癫痫发狂,头痛眩晕,目赤,翳障,温毒发斑。

【用法与用量】 口服。一次 0.3～0.6g,一日 1 次。

【规格】 每粒装 (1)0.15g (2)0.3g

【贮藏】 密封。

羚羊清肺丸
Lingyang Qingfei Wan

【处方】

浙贝母 40g	蜜桑白皮 25g
前胡 25g	麦冬 25g
天冬 25g	天花粉 50g
地黄 50g	玄参 50g
石斛 100g	桔梗 50g
蜜枇杷叶 50g	炒苦杏仁 25g
金果榄 25g	金银花 50g
大青叶 25g	栀子 50g
黄芩 25g	板蓝根 25g
牡丹皮 25g	薄荷 25g
甘草 15g	熟大黄 25g
陈皮 30g	羚羊角粉 6g

【制法】 以上二十四味,除羚羊角粉外,其余浙贝母等二十三味,粉碎成细粉,过筛。将羚羊角粉与浙贝母等细粉配研,过筛,混匀。每 100g 粉末加炼蜜 140～160g 制成小蜜丸或大蜜丸,即得。

【性状】 本品为黑色的小蜜丸或大蜜丸;味微苦。

【鉴别】 (1)取本品,置显微镜下观察:草酸钙簇晶大,直径 60～140μm(熟大黄)。花粉粒类圆形,直径约 76μm,外壁有刺状雕纹,具 3 个萌发孔(金银花)。韧皮纤维淡黄色,梭

形,壁厚,孔沟细(黄芩)。石细胞黄棕色或无色,类长方形、类圆形或形状不规则,直径约 94μm,胞腔较大(玄参)。纤维表面类圆形细胞中含细小圆形硅质块,排列成行(石斛)。种皮石细胞黄色或棕黄色,多破碎,完整者长多角形、长方形或形状不规则,壁厚,有大的圆形纹孔,胞腔棕红色(栀子)。

(2)取本品 20g,剪碎,加硅藻土 10g,研匀,加水饱和的正丁醇 60ml,超声处理 20 分钟,滤过,滤液蒸干,残渣加乙醇 1ml 使溶解,加入中性氧化铝少量,拌匀,蒸干,加在中性氧化铝柱(100～200 目,3g,内径为 1～1.5cm)上,以甲醇 50ml 洗脱,收集洗脱液,蒸干,残渣加乙醇 1ml 使溶解,作为供试品溶液。另取栀子苷对照品,加乙醇制成每 1ml 含 2mg 的溶液,作为对照品溶液。照薄层色谱法(通则 0502)试验,吸取上述供试品溶液 15μl、对照品溶液 2μl,分别点于同一硅胶 G 薄层板上,以乙酸乙酯-丙酮-甲酸-水(5：5：1：1)为展开剂,展开,取出,晾干,喷以 5％香草醛硫酸溶液,加热至斑点显色清晰。供试品色谱中,在与对照品色谱相应的位置上,显相同颜色的斑点。

(3)取本品 12g,剪碎,加硅藻土 6g,研匀,加甲醇 50ml,超声处理 20 分钟,滤过,滤液蒸干,残渣加水 20ml 使溶解,再加盐酸 2ml,加热回流 30 分钟,立即冷却,用三氯甲烷振摇提取 2 次,每次 25ml,合并三氯甲烷液,蒸干,残渣加三氯甲烷 1ml 使溶解,作为供试品溶液。另取大黄对照药材 0.1g,加甲醇 15ml,同法制成对照药材溶液。再取大黄素对照品,加甲醇制成每 1ml 含 1mg 的溶液,作为对照品溶液。照薄层色谱法(通则 0502)试验,吸取供试品溶液 10μl、对照药材溶液及对照品溶液各 4μl,分别点于同一硅胶 G 薄层板上,以石油醚(30～60℃)-甲酸乙酯-甲酸(15：5：1)的上层溶液为展开剂,展开,取出,晾干,置氨蒸气中熏 2 分钟。供试品色谱中,在与对照药材色谱和对照品色谱相应的位置上,显相同颜色的斑点。

【检查】 应符合丸剂项下有关的各项规定(通则 0108)。

【含量测定】 照高效液相色谱法(通则 0512)测定。

色谱条件与系统适用性试验 以十八烷基硅烷键合硅胶为填充剂;以甲醇-水-磷酸(20：80：0.1)为流动相;检测波长为 327nm;柱温 40℃。理论板数按绿原酸峰计算应不低于 2500。

对照品溶液的制备 取绿原酸对照品适量,精密称定,置棕色量瓶中,加甲醇制成每 1ml 含 30μg 的溶液,即得。

供试品溶液的制备 取重量差异项下的本品,剪碎,取约 1g,精密称定,置具塞锥形瓶中,精密加入 70％甲醇 25ml,称定重量,加热回流 30 分钟,放冷,再称定重量,用 70％甲醇补足减失的重量,摇匀,滤过,取续滤液,即得。

测定法 分别精密吸取对照品溶液与供试品溶液各 10μl,注入液相色谱仪,测定,即得。

本品含金银花以绿原酸($C_{16}H_{18}O_9$)计,小蜜丸每 1g 不

得少于 0.33mg,大蜜丸每丸不得少于 2.0mg。

【功能与主治】 清肺利咽,清瘟止嗽。用于肺胃热盛,感受时邪,身热头晕,四肢酸懒,咳嗽痰盛,咽喉肿痛,鼻衄咳血,口干舌燥。

【用法与用量】 口服。小蜜丸一次 6g(30 丸),大蜜丸一次 1 丸,一日 3 次。

【规格】 (1)小蜜丸每 100 丸重 20g   (2)大蜜丸每丸重 6g

【贮藏】 密封。

羚羊清肺颗粒
Lingyang Qingfei Keli

【处方】

浙贝母 31.7g	蜜桑白皮 19.8g
前胡 19.8g	麦冬 19.8g
天冬 19.8g	天花粉 39.6g
地黄 39.6g	玄参 39.6g
石斛 79.3g	桔梗 39.6g
蜜枇杷叶 39.6g	炒苦杏仁 19.8g
金果榄 19.8g	金银花 39.6g
大青叶 19.8g	栀子 39.6g
黄芩 19.8g	板蓝根 19.8g
牡丹皮 19.8g	薄荷 19.8g
甘草 11.9g	熟大黄 19.8g
陈皮 23.8g	羚羊角粉 4.8g

【制法】 以上二十四味,除羚羊角粉外,薄荷、陈皮提取挥发油,蒸馏后的水溶液另器收集;其余浙贝母等二十一味,加水煎煮二次,第一次 2 小时,第二次 1 小时,滤过,滤液合并,与上述蒸馏后的水溶液合并,浓缩至相对密度为 1.30(50℃)的稠膏。取稠膏 1 份,加入蔗糖粉 3 份,糊精 1 份及羚羊角粉,制粒,干燥,加入上述薄荷等挥发油,混匀,制成颗粒 1000g,即得。

【性状】 本品为棕黄色至棕褐色的颗粒;味甜、微苦。

【鉴别】 (1)取本品,置显微镜下观察:不规则碎块稍有光泽,均匀分布裂缝状或长圆形孔隙(羚羊角粉)。

(2)取本品 5 袋,研细,加甲醇 60ml,加热回流 30 分钟,放冷,滤过,滤液蒸干,残渣加水 10ml 使溶解,用乙醚洗涤 2 次,每次 15ml,弃去乙醚液,水液再用水饱和的正丁醇振摇提取 4 次,每次 15ml,合并正丁醇液,蒸干,残渣加甲醇 2ml 使溶解,作为供试品溶液。另取栀子苷对照品,加甲醇制成每 1ml 含 1mg 的溶液,作为对照品溶液。再取甘草苷对照品,加甲醇制成每 1ml 含 1mg 的溶液,作为对照品溶液。照薄层色谱法(通则 0502)试验,吸取供试品溶液 2~5μl,对照品溶液各 2μl,分别点于同一硅胶 G 薄层板上,以乙酸乙酯-丁酮-甲酸-水(10:5:1:1)为展开剂,展开,取出,晾干,喷以 10%

硫酸乙醇溶液,在 105℃加热至斑点显色清晰,置紫外光灯(365nm)下检视。供试品色谱中,在与对照品色谱相应的位置上,显相同颜色的荧光斑点。

(3)取本品 5 袋,研细,加甲醇 50ml,浸泡过夜,超声处理 30 分钟,放冷,滤过,滤液蒸干,残渣加甲醇 2ml 使溶解,作为供试品溶液。另取黄芩苷对照品,加甲醇制成每 1ml 含 1mg 的溶液,作为对照品溶液。照薄层色谱法(通则 0502)试验,吸取上述两种溶液各 5~10μl,分别点于同一以含 4% 醋酸钠的羧甲基纤维素钠为黏合剂的硅胶 G 薄层板上,以乙酸乙酯-丁酮-甲酸-水(5:3:1:1)为展开剂,展开,取出,晾干,喷以 1% 三氯化铁乙醇溶液。供试品色谱中,在与对照品色谱相应的位置上,显相同颜色的斑点。

(4)取本品 5 袋,研细,加甲醇 50ml,浸泡过夜,超声处理 30 分钟,放冷,滤过,滤液蒸干,残渣加水 20ml 使溶解,再加盐酸 2ml,水浴加热回流 30 分钟,立即冷却,用二氯甲烷振摇提取 2 次,每次 25ml,合并二氯甲烷液,蒸干,残渣加甲醇 1ml 使溶解,作为供试品溶液。另取大黄对照药材 50mg,加甲醇 20ml,同法制成对照药材溶液。照薄层色谱法(通则 0502)试验,吸取上述两种溶液各 2~5μl,分别点于同一硅胶 G 薄层板上,以石油醚(60~90℃)-甲酸乙酯-甲酸(15:5:1)的上层溶液为展开剂,展开,取出,晾干,置紫外光灯(365nm)下检视。供试品色谱中,在与对照药材色谱相应的位置上,显相同颜色的荧光斑点。

(5)取陈皮对照药材 0.3g,加甲醇 20ml,同〔鉴别〕(2)项下供试品溶液制备方法,同法制成对照药材溶液。再取橙皮苷对照品,加甲醇制成饱和溶液,作为对照品溶液。照薄层色谱法(通则 0502)试验,吸取〔鉴别〕(2)项下的供试品溶液及上述对照药材溶液和对照品溶液各 1~2μl,分别点于同一聚酰胺薄膜上,以二氯甲烷-丙酮-甲醇(5:1:1)为展开剂,展开,取出,晾干,喷以三氯化铝试液,热风吹干,置紫外光灯(365nm)下检视。供试品色谱中,在与对照品色谱相应的位置上,显相同颜色的荧光斑点;在与对照药材色谱相应的位置上,显三个相同颜色的荧光斑点。

【检查】 应符合颗粒剂项下的有关规定(通则 0104)。

【含量测定】 照高效液相色谱法(通则 0512)测定。

色谱条件与系统适用性试验 以十八烷基硅烷键合硅胶为填充剂;以甲醇-0.5% 醋酸溶液(15:85)为流动相;检测波长为 327nm。理论板数按绿原酸峰计算应不低于 2500。

对照品溶液的制备 取绿原酸对照品适量,精密称定,置棕色量瓶中,加甲醇制成每 1ml 含 10μg 的溶液,即得。

供试品溶液的制备 取装量差异项下的本品内容物,研细,取约 2g,精密称定,置 50ml 棕色量瓶中,精密加入甲醇 25ml,密塞,称定重量,超声处理(功率 250W,频率 33kHz)30 分钟,放冷,再称定重量,用甲醇补足减失的重量,摇匀,滤过,取续滤液,即得。

测定法 分别精密吸取对照品溶液与供试品溶液各 10μl,注入液相色谱仪,测定,即得。

本品每袋含金银花以绿原酸（$C_{16}H_{18}O_9$）计，不得少于 0.60mg。

【功能与主治】 清肺利咽，清瘟止嗽。用于肺胃热盛，感受时邪，身热头晕，四肢酸懒，咳嗽痰盛，咽喉肿痛，鼻衄咳血，口干舌燥。

【用法与用量】 开水冲服。一次 1 袋，一日 3 次。

【规格】 每袋装 6g

【贮藏】 密封，置干燥处。

羟羊感冒片
Lingyang Ganmao Pian

【处方】 羟羊角 3.4g　　　牛蒡子 109g
　　　　淡豆豉 68g　　　　金银花 164g
　　　　荆芥 82g　　　　　连翘 164g
　　　　淡竹叶 82g　　　　桔梗 109g
　　　　薄荷素油 0.68ml　　甘草 68g

【制法】 以上十味，羟羊角锉研成细粉；桔梗及金银花 82g 粉碎成细粉，过筛，与羟羊角粉配研，混匀；荆芥、连翘提取挥发油，蒸馏后的水溶液另器保存；药渣与淡竹叶、牛蒡子、甘草、淡豆豉加水煎煮二次，每次 2 小时，合并煎液，滤过，滤液加入上述水溶液，浓缩至适量；剩余金银花热浸二次，每次 2 小时，合并浸出液，滤过，滤液浓缩至适量，与上述浓缩液合并，继续浓缩，成稠膏，加入羟羊角、桔梗等细粉及辅料适量，混匀，制成颗粒，干燥；或将合并后的浓缩液喷雾干燥成干膏粉，加入羟羊角、桔梗等细粉及辅料适量，混匀，制成颗粒。喷加薄荷素油及上述挥发油，混匀，压制成1000片，包糖衣或薄膜衣，即得。

【性状】 本品为糖衣片或薄膜衣片，除去包衣后，显黄棕色至棕褐色；气香，味甜。

【鉴别】 (1)取本品 7 片，除去包衣，研细，加水 50ml，加热回流 30 分钟，放冷，滤过，滤液用盐酸溶液(1→2)调节 pH 值至 2，用乙醚振摇提取 2 次，每次 30ml，合并乙醚提取液，蒸干，残渣加乙醇 2ml 使溶解，滤过，滤液作为供试品溶液。另取连翘对照药材 1g，同法制成对照药材溶液。照薄层色谱法(通则 0502)试验，吸取上述两种溶液各 5～7µl，分别点于同一硅胶 G 薄层板上，以甲苯-乙酸乙酯-醋酸(20：10：0.5)为展开剂，展开，取出，晾干，喷以 10％硫酸乙醇溶液，在 105℃加热至斑点显色清晰。供试品色谱中，在与对照药材色谱相应的位置上，显相同颜色的斑点。

(2)取本品 10 片，除去包衣，研细，加 7％硫酸乙醇-水(1：3)的混合溶液 20ml，加热回流 3 小时，放冷，用三氯甲烷振摇提取 2 次，每次 20ml，合并三氯甲烷液，加水 30ml 振摇洗涤，弃去洗液，三氯甲烷液用无水硫酸钠脱水，滤过，滤液蒸干，残渣加甲醇 1ml 使溶解，作为供试品溶液。另取桔梗对照药材 1g，同法制成对照药材溶液。照薄层色谱法(通则 0502)

试验，吸取上述两种溶液各 5～7µl，分别点于同一硅胶 G 薄层板上，以乙醚-三氯甲烷(1：1)为展开剂，展开，取出，晾干，喷以 10％硫酸乙醇溶液，在 105℃加热至斑点显色清晰。供试品色谱中，在与对照药材色谱相应的位置上，显相同颜色的斑点。

(3)取本品 10 片，除去包衣，研细，加乙醇 20ml，超声处理 30 分钟，滤过，滤液蒸干，残渣加水 15ml 使溶解，用水饱和的正丁醇振摇提取 3 次，每次 15ml，合并正丁醇液，用正丁醇饱和的水洗涤 2 次，每次 15ml，取正丁醇液蒸干，残渣加甲醇 1ml 使溶解，加在中性氧化铝柱(60～100 目，2g，内径为 1cm)上，用甲醇 50ml 洗脱，收集洗脱液，蒸干，残渣加甲醇 2ml 使溶解，作为供试品溶液。另取甘草对照药材 1g，同法处理至"取正丁醇液蒸干"，残渣加甲醇 1ml 使溶解，作为对照药材溶液。照薄层色谱法(通则 0502)试验，吸取上述两种溶液各 3～5µl，分别点于同一硅胶 G 薄层板上，以甲苯-乙酸乙酯-甲醇(7：3：1)为展开剂，展开，取出，晾干，置紫外光灯(365nm)下检视。供试品色谱中，在与对照药材色谱相应的位置上，显相同颜色的荧光斑点。

【检查】 应符合片剂项下有关的各项规定(通则 0101)。

【含量测定】 照高效液相色谱法(通则 0512)测定。

色谱条件与系统适用性试验 以十八烷基硅烷键合硅胶为填充剂；以乙腈-水(25：75)为流动相；检测波长为 280nm。理论板数按牛蒡苷峰计算应不低于 4000。

对照品溶液的制备 取牛蒡苷对照品适量，精密称定，加甲醇制成每 1ml 含 0.1mg 的溶液，即得。

供试品溶液的制备 取本品 10 片，除去包衣，精密称定，研细，取适量(约相当于 1 片重量)，精密称定，置具塞锥形瓶中，精密加入 50％甲醇 20ml，密塞，称定重量，超声处理(功率 250W，频率 33kHz)20 分钟，放冷，再称定重量，用 50％甲醇补足减失的重量，摇匀，滤过，取续滤液，即得。

测定法 分别精密吸取对照品溶液与供试品溶液各 10µl，注入液相色谱仪，测定，即得。

本品每片含牛蒡子以牛蒡苷($C_{27}H_{34}O_{11}$)计，不得少于 1.52mg。

【功能与主治】 清热解表。用于流行性感冒，症见发热恶风、头痛头晕、咳嗽、胸闷、咽喉肿痛。

【用法与用量】 口服。一次 4～6 片，一日 2 次。

【规格】 (1)薄膜衣片　每片重 0.32g
(2)薄膜衣片　每片重 0.36g

【贮藏】 密封。

断 血 流 片
Duanxueliu Pian

【处方】 断血流 4500g

【制法】 取断血流，切段，加水煎煮二次，每次 1.5 小时，合并煎液,滤过,滤液浓缩至相对密度为 1.15(80℃),加 1.7 倍量的乙醇,充分搅拌,静置 24 小时,取上清液,减压浓缩成稠膏状,干燥成干膏,加辅料适量,制成颗粒,压制成1000片,包糖衣或薄膜衣,即得。

【性状】 本品为糖衣片或薄膜衣片,除去包衣后显棕褐色;味苦、微涩。

【鉴别】 取本品 2 片,研细,加甲醇 10ml,加热回流 30 分钟,滤过,滤液加在中性氧化铝柱(100～200 目,10g,内径为1～1.5cm)上,用 40% 甲醇 40ml 洗脱,收集洗脱液,蒸干,残渣加水 30ml 使溶解,用水饱和的正丁醇振摇提取 2 次,每次 20ml,合并正丁醇液,用水洗涤 2 次,每次 20ml,取正丁醇液蒸干,残渣加甲醇 1ml 使溶解,作为供试品溶液。另取醉鱼草皂苷Ⅳb 对照品,加甲醇制成每 1ml 含 1mg 的溶液,作为对照品溶液。照薄层色谱法(通则 0502)试验,吸取上述两种溶液各 2μl,分别点于同一硅胶 G 薄层板上,以三氯甲烷-甲醇-冰醋酸-水(7:3:1:0.3)为展开剂,展开,取出,晾干,喷以 10% 硫酸乙醇溶液,在 105℃加热至斑点显色清晰。供试品色谱中,在与对照品色谱相应的位置上,显相同的紫蓝色斑点。

【检查】 应符合片剂项下有关的各项规定(通则 0101)。

【含量测定】 照高效液相色谱法(通则 0512)测定。

色谱条件与系统适用性试验 以十八烷基硅烷键合硅胶为填充剂;以甲醇-水(80:20)为流动相;检测波长为 250nm。理论板数按醉鱼草皂苷Ⅳb 峰计算应不低于 3000。

对照品溶液的制备 取醉鱼草皂苷Ⅳb 对照品适量,精密称定,加甲醇制成每 1ml 含 15μg 的溶液,即得。

供试品溶液的制备 取本品 20 片,除去包衣,精密称定,研细,取约 0.3g,精密称定,置具塞锥形瓶中,加甲醇 20ml,密塞,超声处理(功率 220W,频率 50kHz)15 分钟,滤过,滤渣再加甲醇 20ml,超声处理 15 分钟,滤过,合并滤液,蒸干,残渣加水 30ml 使溶解,移入分液漏斗中,用水饱和的正丁醇振摇提取 4 次,每次 20ml,合并正丁醇液,用正丁醇饱和的氨试液 30ml 洗涤,再用正丁醇饱和的水洗涤 2 次,每次 30ml,分取正丁醇液,回收正丁醇至干,残渣用甲醇溶解,转移至 100ml 量瓶中,加甲醇至刻度,摇匀,滤过,取续滤液,即得。

测定法 分别精密吸取对照品溶液与供试品溶液各 20μl,注入液相色谱仪,测定,即得。

本品每片含醉鱼草皂苷Ⅳb($C_{48}H_{78}O_{18}$),不得少于 1.2mg。

【功能与主治】 凉血止血。用于血热妄行所致的月经过多、崩漏、吐血、衄血、咯血、尿血、便血、血色鲜红或紫红;功能失调性子宫出血、子宫肌瘤出血及多种出血症、单纯性紫癜、原发性血小板减少性紫癜见上述证候者。

【用法与用量】 口服。一次 3～6 片,一日 3 次。

【规格】 薄膜衣片 每片重 0.35g

【贮藏】 密封。

断血流胶囊
Duanxueliu Jiaonang

【处方】 断血流 4500g

【制法】 取断血流,加水煎煮二次,每次 1.5 小时,煎液滤过,滤液合并,浓缩至相对密度为 1.15(80℃)的清膏,加 1.7 倍量的乙醇,充分搅拌,静置 24 小时,取上清液,浓缩至适量,干燥成干膏,粉碎,加淀粉适量,装入胶囊,制成 1000 粒,即得。

【性状】 本品为硬胶囊,内容物为棕褐色的粉末;味苦、微涩。

【鉴别】 取本品 1g,研细,加甲醇 20ml,超声处理 15 分钟,滤过,滤渣再加甲醇 10ml,超声处理 15 分钟,滤过,合并滤液,蒸干,残渣加甲醇 2ml 使溶解,加在中性氧化铝柱(100～200 目,10g,内径为 1～1.5cm)上,用 40% 甲醇 40ml 洗脱,收集洗脱液,蒸干,残渣加水 30ml 使溶解,用水饱和的正丁醇振摇提取 2 次,每次 20ml,合并正丁醇液,用水洗涤 2 次,每次 20ml,取正丁醇液蒸干,残渣加甲醇 3ml 使溶解,作为供试品溶液。另取醉鱼草皂苷Ⅳb 对照品,加甲醇制成每 1ml 含 1mg 的溶液,作为对照品溶液。照薄层色谱法(通则 0502)试验,吸取上述两种溶液各 2μl,分别点于同一硅胶 G 薄层板上,以三氯甲烷-甲醇-冰醋酸-水(7:3:1:0.3)为展开剂,展开,取出,晾干,喷以 10% 硫酸乙醇溶液,在 105℃加热至斑点显色清晰。供试品色谱中,在与对照品色谱相应的位置上,显相同颜色的斑点。

【检查】 应符合胶囊剂项下有关的各项规定(通则 0103)。

【含量测定】 照高效液相色谱法(通则 0512)测定。

色谱条件与系统适用性试验 以十八烷基硅烷键合硅胶为填充剂;以甲醇-水(75:25)为流动相;检测波长为 250nm。理论板数按醉鱼草皂苷Ⅳb 峰计算应不低于 3000。

对照品溶液的制备 取醉鱼草皂苷Ⅳb 对照品适量,精密称定,加甲醇制成每 1ml 含 40μg 的溶液,即得。

供试品溶液的制备 取装量差异项下的本品内容物,研细,取约 0.2g,精密称定,置具塞锥形瓶中,加甲醇 20ml,密塞,超声处理(功率 220W,频率 50kHz)15 分钟,滤过,滤渣再加甲醇 20ml,超声处理(功率 220W,频率 50kHz)15 分钟,滤过,合并滤液,蒸干,残渣加水 30ml 使溶解,用水饱和的正丁醇振摇提取 4 次,每次 20ml,合并正丁醇液,用正丁醇饱和的氨试液 30ml 洗涤,弃去洗涤液,再用正丁醇饱和的水洗涤 2 次,每次 30ml,分取正丁醇液,回收正丁醇至干,残渣用甲醇适量溶解,转移至 25ml 量瓶中,加甲醇至刻度,摇匀,滤过,取续滤液,即得。

测定法 分别精密吸取对照品溶液与供试品溶液各 10μl,注入液相色谱仪,测定,即得。

本品每粒含醉鱼草皂苷Ⅳb($C_{48}H_{78}O_{18}$),不得少于 1.2mg。

【功能与主治】　凉血止血。用于血热妄行所致的月经过多、崩漏、吐血、衄血、咯血、尿血、便血,血色鲜红或紫红;功能失调性子宫出血、子宫肌瘤出血及多种出血症、单纯性紫癜、原发性血小板减少性紫癜见上述证候者。

【用法与用量】　口服。一次 3～6 粒,一日 3 次。

【规格】　每粒装 0.35g

【贮藏】　密封。

断血流颗粒

Duanxueliu Keli

【处方】　断血流 1200g

【制法】　取断血流,加水煎煮二次,每次 1.5 小时,合并煎液,滤过,滤液浓缩至相对密度为 1.15(85℃)的清膏,加入乙醇使含醇量为 63％,搅匀,静置 24 小时,取上清液回收乙醇并浓缩至相对密度为 1.25(80℃)的清膏。取清膏加蔗糖、糊精及甜菊素适量,混匀,制成颗粒,干燥,制成1000g;或取清膏加蔗糖、糊精,混匀,制成颗粒,干燥,制成 650g,即得。

【性状】　本品为棕黄色至棕褐色的颗粒;味甜、微苦。

【鉴别】　取本品 2g(每袋装 10g)或 1.3g(每袋装 6.5g),研细,加甲醇 40ml,超声处理 15 分钟,滤过,滤渣再加甲醇 20ml,超声处理 15 分钟,滤过,合并滤液,蒸干,残渣加甲醇 2ml 使溶解,加在中性氧化铝柱(100～200 目,10g,内径为 1cm)上,用 40％甲醇 60ml 洗脱,收集洗脱液,蒸干,残渣加水 30ml 使溶解,用水饱和的正丁醇振摇提取 2 次,每次 20ml,合并正丁醇液,蒸干,残渣加甲醇 5ml 使溶解,作为供试品溶液。另取醉鱼草皂苷 Ⅳb 对照品,加甲醇制成每1ml 含 1mg 的溶液,作为对照品溶液。照薄层色谱法(通则 0502)试验,吸取供试品溶液 1μl、对照品溶液 2μl,分别点于同一硅胶 G 薄层板上,以三氯甲烷-甲醇-冰醋酸-水(7:3:1:0.5)为展开剂,展开,取出,晾干,喷以 10％硫酸乙醇溶液,在 110℃加热至斑点显色清晰。供试品色谱中,在与对照品色谱相应的位置上,显相同的紫蓝色斑点;置紫外光灯(365nm)下检视,显相同的棕红色荧光斑点。

【检查】　应符合颗粒剂项下有关的各项规定(通则 0104)。

【含量测定】　照高效液相色谱法(通则 0512)测定。

色谱条件与系统适用性试验　以十八烷基硅烷键合硅胶为填充剂;以甲醇-水(80:20)为流动相;检测波长为 250nm。理论板数按醉鱼草皂苷 Ⅳb 峰计算应不低于 3000。

对照品溶液的制备　取醉鱼草皂苷 Ⅳb 对照品适量,精密称定,加甲醇制成每 1ml 含 10μg 的溶液,即得。

供试品溶液的制备　取装量差异项下的本品,研细,取约 0.5g,精密称定,加甲醇 30ml,超声处理(功率 220W,频率 50kHz)15 分钟,滤过,滤渣再加甲醇 30ml,超声处理 15 分钟,滤过,合并滤液,蒸干,残渣加水 30ml 使溶解,移入分液漏斗中,加水饱和的正丁醇振摇提取 4 次,每次 20ml,合并正丁醇液,用正丁醇饱和的氨试液 30ml 洗涤,再用正丁醇饱和的水洗涤 2 次,每次 30ml,取正丁醇液蒸干,残渣用甲醇溶解,转移至 50ml 量瓶中,加甲醇至刻度,摇匀,滤过,取续滤液,即得。

测定法　分别精密吸取对照品溶液与供试品溶液各 20μl,注入液相色谱仪,测定,即得。

本品每袋含断血流以醉鱼草皂苷 Ⅳb($C_{48}H_{78}O_{18}$)计,不得少于 5.0mg。

【功能与主治】　凉血止血。用于血热妄行所致的月经过多、崩漏、吐血、衄血、咯血、尿血、便血、血色鲜红或紫红;功能失调性子宫出血、子宫肌瘤出血及多种出血症、单纯性紫癜、原发性血小板减少性紫癜见上述证候者。

【用法与用量】　口服。一次 1 袋,一日 3 次。

【规格】　每袋装　(1)10g　(2)6.5g

【贮藏】　密封。

清开灵口服液

Qingkailing Koufuye

【处方】　胆酸 3.25g　　　　珍珠母 50.0g
　　　　　猪去氧胆酸 3.75g　栀子 25.0g
　　　　　水牛角 25.0g　　　 板蓝根 200.0g
　　　　　黄芩苷 5.0g　　　　金银花 60.0g

【制法】　以上八味,水牛角磨粉;板蓝根、栀子、金银花加水煎煮二次,每次 1 小时,合并煎液,滤过,滤液浓缩至相对密度为 1.15～1.20(50℃)的清膏,放冷,加乙醇适量,静置,滤过,回收乙醇,加水适量,静置。将水牛角粉、珍珠母加硫酸适量,水解,滤过,滤液用 15％氢氧化钙溶液调节 pH 值至 4,滤过,滤液浓缩至相对密度为 1.05～1.10(50℃),放冷,加乙醇适量,静置,滤过,回收乙醇,加水适量,静置。胆酸、猪去氧胆酸加乙醇适量使溶解。将上述药材提取液与水解液合并,混匀,加至胆酸、猪去氧胆酸乙醇液中,加乙醇适量,静置,滤过,滤液回收乙醇,加水适量,静置,加入黄芩苷,调节 pH 值使溶解,加入矫味剂适量并加水至1000ml,用氢氧化钠调节 pH 值至 7.2～7.5,搅匀,静置,滤过,即得。

【性状】　本品为棕红色的液体;味甜、微苦。

【鉴别】　(1)取本品 5ml,蒸干,残渣加乙醇 1ml 使溶解,作为供试品溶液。另取胆酸对照品、猪去氧胆酸对照品,加乙醇制成每 1ml 各含 1mg 的混合溶液,作为对照品溶液。照薄层色谱法(通则 0502)试验,吸取上述两种溶液各 10μl,分别点于同一硅胶 G 薄层板上,以正己烷-乙酸乙酯-甲醇-醋酸(20:25:6:4)的上层溶液为展开剂,展开,取出,晾干,喷以 5％硫酸乙醇溶液,在 105℃加热至斑点显色清晰。供试品色谱中,在与对照品色谱相应的位置上,显相同颜色的斑点。

（2）取本品 10ml，浓缩至 2ml，通过 D101 型大孔吸附树脂柱（内径为 1cm，柱高为 10cm），以水 100ml 洗脱，弃去水液，再用 70％乙醇 50ml 洗脱，收集洗脱液，蒸干，残渣加甲醇 1ml 使溶解，作为供试品溶液。另取栀子苷对照品，加乙醇制成每 1ml 含 1mg 的溶液，作为对照品溶液。照薄层色谱法（通则 0502）试验，吸取上述两种溶液各 5μl，分别点于同一硅胶 G 薄层板上，以乙酸乙酯-丙酮-甲酸-水（5：5：1：1）为展开剂，展开，取出，晾干，喷以 10％硫酸乙醇溶液，在 105℃加热至斑点显色清晰。供试品色谱中，在与对照品色谱相应的位置上，显相同颜色的斑点。

（3）取本品 10ml，加稀盐酸 0.5ml，用乙酸乙酯 20ml 振摇提取，分取乙酸乙酯液，蒸干，残渣加甲醇 2ml 使溶解，作为供试品溶液。另取金银花对照药材 0.5g，加水 30ml，加热煮沸 30 分钟，放冷，滤过，滤液浓缩至约 10ml，加稀盐酸 0.5ml，同法制成对照药材溶液。照薄层色谱法（通则 0502）试验，吸取上述两种溶液各 1μl，分别点于同一聚酰胺薄膜上，以三氯甲烷-甲醇-甲酸（8：2：0.5）为展开剂，展开，取出，晾干，置紫外光灯（365nm）下检视。供试品色谱中，在与对照药材色谱相应的位置上，显相同颜色的荧光斑点。

【检查】　**相对密度**　应不低于 1.02（通则 0601）。

pH 值　应为 6.0～7.8（通则 0631）。

其他　应符合合剂项下有关的各项规定（通则 0181）。

【含量测定】　**胆酸**　照高效液相色谱法（通则 0512）测定。

色谱条件与系统适用性试验　以十八烷基硅烷键合硅胶为填充剂；以乙腈-水-磷酸（35：65：0.1）为流动相；柱温 40℃；检测波长为 192nm。理论板数按胆酸峰计算应不低于 5000。

对照品溶液的制备　取胆酸对照品适量，精密称定，加 60％乙腈制成每 1ml 中含 1mg 的溶液，即得。

供试品溶液的制备　精密量取本品 10ml，加乙酸乙酯 20ml 与稀盐酸 0.5ml，振摇提取，分取乙酸乙酯，水液再用乙酸乙酯振摇提取 3 次（20ml，15ml，15ml），合并乙酸乙酯液，蒸干，残渣加 60％乙腈适量使溶解，并转移至 25ml 量瓶中，用 60％乙腈稀释至刻度，摇匀，滤过，取续滤液，即得。

测定法　分别精密吸取对照品溶液与供试品溶液各 10μl，注入液相色谱仪，测定，即得。

本品每 1ml 含胆酸（$C_{24}H_{40}O_5$）应为 1.50～3.50mg。

栀子　照高效液相色谱法（通则 0512）测定。

色谱条件与系统适用性试验　以十八烷基硅烷键合硅胶为填充剂；以乙腈-水（10：90）为流动相；检测波长为 238nm。理论板数按栀子苷峰计算应不低于 3000。

对照品溶液的制备　取栀子苷对照品适量，精密称定，加甲醇制成每 1ml 含 30μg 的溶液，即得。

供试品溶液的制备　精密量取本品 20ml，置具塞锥形瓶中，精密加入磷酸溶液（1→3）1ml，混匀，置 2～10℃放置 1 小时，取出，放至室温，离心（转速每分钟 3000 转）20 分钟，精密量取上清液 5ml，置 50ml 量瓶中，加甲醇稀释至刻度，摇匀，滤过，取续滤液，即得。

测定法　分别精密吸取对照品溶液与供试品溶液各 10μl，注入液相色谱仪，测定，即得。

本品每 1ml 含栀子以栀子苷（$C_{17}H_{24}O_{10}$）计，不得少于 0.20mg。

黄芩苷　照高效液相色谱法（通则 0512）测定。

色谱条件与系统适用性试验　以十八烷基硅烷键合硅胶为填充剂；以四氢呋喃-甲醇-0.055％磷酸溶液（10：40：60）为流动相；检测波长为 278nm。理论板数按黄芩苷峰计算应不低于 4500。

对照品溶液的制备　取黄芩苷对照品适量，精密称定，加 70％乙醇制成每 1ml 含 30μg 的溶液，即得。

供试品溶液的制备　精密量取本品 1ml，置离心管中，滴加 6mol/L 盐酸溶液 1 滴，搅匀，离心（转速为每分钟 4000 转）至澄清，弃去上清液，沉淀加 70％乙醇适量，置水浴（70℃）中振摇使溶解，转移至 50ml 量瓶中，放冷，用 70％乙醇稀释至刻度，摇匀，精密量取 1ml，置 5ml 量瓶中，用 70％乙醇稀释至刻度，摇匀，即得。

测定法　分别精密吸取对照品溶液与供试品溶液各 10μl，注入液相色谱仪，测定，即得。

本品每 1ml 含黄芩苷（$C_{21}H_{18}O_{11}$）不得少于 3.5mg。

总氮量　精密量取本品 3ml，置 250ml 凯氏烧瓶中，加硫酸钾（或无水硫酸钠）-硫酸铜（10：1）0.5g，硫酸 5ml，加热至溶液近无色，放冷，转移至 25ml 量瓶中，加水至刻度，摇匀，精密量取 5ml，加入蒸馏瓶 C 中，照氮测定法（通则 0704 第二法）测定，即得。

本品每 1ml 含总氮（N）应为 2.2～3.0mg。

【功能与主治】　清热解毒，镇静安神。用于外感风热时毒、火毒内盛所致高热不退、烦躁不安、咽喉肿痛、舌质红绛、苔黄、脉数者；上呼吸道感染、病毒性感冒、急性化脓性扁桃体炎、急性咽炎、急性气管炎、高热等病症属上述证候者。

【用法与用量】　口服。一次 20～30ml，一日 2 次；儿童酌减。

【注意】　久病体虚患者如出现腹泻时慎用。

【规格】　每支装 10ml

【贮藏】　密封。

注：黄芩苷标准见清开灵注射液项下。

清开灵片
Qingkailing Pian

【处方】　胆酸 13g　　　　　　珍珠母 200g

　　　　　猪去氧胆酸 15g　　　栀子 100g

　　　　　水牛角 100g　　　　　板蓝根 800g

黄芩苷20g　　　　　　金银花240g

【制法】 以上八味，板蓝根、栀子加水煎煮二次，滤过，合并滤液并浓缩成清膏，放冷，加乙醇适量，静置，滤过，回收乙醇，浓缩成稠膏，备用。金银花加热水浸泡，滤过，药渣加水煎煮，滤过，合并滤液并浓缩成流浸膏，放冷，加乙醇适量，静置，滤过，回收乙醇，浓缩成稠膏，备用。水牛角磨粉，加到2mol/L氢氧化钡溶液中，加热水解，水解液滤过备用。珍珠母磨粉，加到2mol/L硫酸溶液中，加热水解，趁热滤过，放冷后除去析出结晶，滤液在温热条件下加到水牛角水解液中，加氢氧化钡调节pH值至4，放置，除去沉淀，滤液浓缩至适量，放冷，用20％氢氧化钠溶液调节pH值至7，冷藏，滤过，滤液浓缩成稠膏，与上述浓缩液合并，加入黄芩苷、胆酸、猪去氧胆酸及辅料，混匀，低温干燥，粉碎成细粉，制粒，压制成1000片，包薄膜衣，即得。

【性状】 本品为薄膜衣片，除去包衣后显棕褐色；味苦。

【鉴别】 (1)照〔含量测定〕项下黄芩苷测定方法试验，供试品色谱中应呈现与对照品色谱峰保留时间相同的色谱峰。

(2)取本品1片，除去包衣，研细，加三氯甲烷10ml，充分振摇，滤过，滤液蒸干，残渣加乙醇1ml使溶解，作为供试品溶液。另取胆酸对照品、猪去氧胆酸对照品，加乙醇制成每1ml各含1mg的混合溶液，作为对照品溶液。照薄层色谱法(通则0502)试验，吸取上述两种溶液各5μl，分别点于同一硅胶G薄层板上，以异辛烷-乙酸乙酯-冰醋酸(15：7：5)为展开剂，展开，取出，晾干，喷以10％硫酸乙醇溶液，在105℃加热至斑点显色清晰，置紫外光灯(365nm)下检视。供试品色谱中，在与对照品色谱相应的位置上，显相同颜色的荧光斑点。

(3)取本品，除去包衣，研细，取约0.2g，加甲醇5ml，超声处理5分钟，滤过，滤液作为供试品溶液。另取金银花对照药材0.5g，加甲醇20ml，超声处理5分钟，滤过，滤液作为对照药材溶液。再取绿原酸对照品，加甲醇制成每1ml含0.1mg的溶液，作为对照品溶液。照薄层色谱法(通则0502)试验，吸取上述三种溶液各1～2μl，分别点于同一聚酰胺薄膜上，以醋酸为展开剂，展开，取出，晾干，置紫外光灯(365nm)下检视。供试品色谱中，在与对照药材色谱和对照品色谱相应的位置上，显相同颜色的荧光斑点。

(4)取本品，除去包衣，研细，取约3g，加水20ml，超声处理20分钟，用正丁醇振摇提取2次，每次30ml，合并正丁醇液，置水浴上蒸干，残渣加丙酮2ml使溶解，作为供试品溶液。另取栀子苷对照品，加丙酮制成每1ml含1mg的溶液，作为对照品溶液。照薄层色谱法(通则0502)试验，吸取上述两种溶液各5～10μl，分别点于同一硅胶G薄层板上，以乙酸乙酯-丙酮-甲酸-水(10：7：2：0.5)为展开剂，展开，取出，晾干，喷以10％硫酸乙醇溶液，在105℃加热至斑点显色清晰。供试品色谱中，在与对照品色谱相应的位置上，显相同颜色的斑点。

【检查】 应符合片剂项下有关的各项规定(通则0101)。

【含量测定】 **胆酸** 照高效液相色谱法(通则0512)测定。

色谱条件与系统适用性试验 以十八烷基硅烷键合硅胶为填充剂；以甲醇-1％冰醋酸溶液(75：25)为流动相；用蒸发光散射检测器检测。理论板数按胆酸峰计算应不低于5000。

对照品溶液的制备 取胆酸对照品适量，精密称定，加甲醇制成每1ml含0.2mg的溶液，即得。

供试品溶液的制备 取本品10片，除去包衣，精密称定，研细，取约1g，精密称定，置具塞锥形瓶中，精密加入甲醇50ml，密塞，称定重量，超声处理(功率180W，频率40kHz)30分钟，放至室温，再称定重量，用甲醇补足减失的重量，摇匀，滤过，取续滤液，即得。

测定法 精密吸取对照品溶液10μl、20μl，供试品溶液10μl，分别注入液相色谱仪，测定，以外标两点法对数方程计算，即得。

本品每片含胆酸($C_{24}H_{40}O_5$)应为10.4～15.6mg。

栀子 照高效液相色谱法(通则0512)测定。

色谱条件与系统适用性试验 以十八烷基硅烷键合硅胶为填充剂；以乙腈-水(11：89)为流动相；检测波长为238nm。理论板数按栀子苷峰计算应不低于3000。

对照品溶液的制备 取栀子苷对照品适量，精密称定，加50％甲醇制成每1ml含30μg的溶液，即得。

供试品溶液的制备 取本品10片，除去包衣，精密称定，研细，取约0.25g，精密称定，置具塞锥形瓶中，精密加入50％甲醇25ml，密塞，称定重量，超声处理(功率180W，频率40kHz)20分钟，放冷，再称定重量，用50％甲醇补足减失的重量，摇匀，滤过，取续滤液，即得。

测定法 分别精密吸取对照品溶液与供试品溶液各10μl，注入液相色谱仪，测定，即得。

本品每片含栀子以栀子苷($C_{17}H_{24}O_{10}$)计，不得少于1.0mg。

黄芩苷 照高效液相色谱法(通则0512)测定。

色谱条件与系统适用性试验 以十八烷基硅烷键合硅胶为填充剂；以甲醇-水-冰醋酸(45：55：1)为流动相；检测波长为274nm。理论板数按黄芩苷峰计算应不低于3000。

对照品溶液的制备 取黄芩苷对照品适量，精密称定，加50％甲醇制成每1ml含0.1mg的溶液，即得。

供试品溶液的制备 取本品20片，除去包衣，精密称定，研细，取约0.2g，精密称定，置100ml量瓶中，加50％甲醇适量，超声处理(功率180W，频率40kHz)15分钟，放至室温，加50％甲醇稀释至刻度，摇匀，滤过，取续滤液，即得。

测定法 分别精密吸取对照品溶液与供试品溶液各10μl，注入液相色谱仪，测定，即得。

本品每片含黄芩苷($C_{21}H_{18}O_{11}$)应为18.0～22.0mg。

总氮量 取本品10片，除去包衣，精密称定，研细，取约0.1g，精密称定，照氮测定法(通则0704第二法)测定，即得。

本品每片含总氮(N)应为4.7～7.0mg。

【功能与主治】 清热解毒，镇静安神。用于外感风热时毒、火毒内盛所致高热不退、烦躁不安、咽喉肿痛、舌质红绛、苔黄、脉数者;上呼吸道感染、病毒性感冒、急性化脓性扁桃体炎、急性咽炎、急性气管炎、高热等病症属上述证候者。

【用法与用量】 口服。一次 1~2 片,一日 3 次。儿童酌减或遵医嘱。

【注意】 久病体虚患者如出现腹泻时慎用。

【规格】 每片重 0.5g(含黄芩苷 20mg)

【贮藏】 密封。

清开灵软胶囊
Qingkailing Ruanjiaonang

【处方】 胆酸 13g 珍珠母 200g
猪去氧胆酸 15g 栀子 100g
水牛角 100g 板蓝根 800g
黄芩苷 20g 金银花 240g

【制法】 以上八味,板蓝根加水煎煮,滤过,滤液浓缩成清膏,加乙醇使含醇量达 60%,冷藏,取上清液减压回收乙醇至无醇味,放冷,用浓氨试液调节 pH 值至 8.5~9.0,冷藏,滤过,滤液除去氨后,备用。栀子加水煎煮,滤过,滤液浓缩成清膏,加乙醇使含醇量达 60%,冷藏,滤过,滤液减压回收乙醇后备用。金银花加水煮沸后保温 1 小时,滤过,滤液浓缩成清膏,用 20%石灰乳调节 pH 值至 12,取沉淀物,加入乙醇使混悬,用 50%硫酸溶液调节 pH 值至 3~4,滤过,滤液用 40%氢氧化钠溶液中和,使 pH 值至 6.5~7.0,滤过,滤液加去离子水使含醇量达 60%,冷藏,滤过,滤液减压回收乙醇后备用。取水牛角粉碎,加入 2mol/L 的氢氧化钡溶液,加热水解 6~7 小时,放置,倾取上清液备用。取珍珠母粉碎,加入 2mol/L 的硫酸溶液,加热水解 6~7 小时,放置,倾取上清液备用。取水牛角水解液,在搅拌下加于珍珠母水解液中,如混合液偏碱性再补加适量硫酸,使溶液呈酸性,放置,抽取上清液,沉淀用水煮沸洗涤,合并水解液与洗涤液,用氢氧化钠调 pH 值至 6.0~7.0,滤过,滤液减压浓缩至原药材总量的 2~3 倍量时,加乙醇使含醇量达 60%,冷藏 24 小时以上,滤过,滤液回收乙醇至无醇味。将上述备用药液顺序加入混合水解液中。取 75%乙醇溶入猪去氧胆酸、胆酸,加入混合药液中,浓缩成稠膏,加入以玉米油、大豆磷脂、蜂蜡制成的混合油基质适量,充分混合,用胶体磨研磨至完全均匀后,再加入黄芩苷,研磨至均匀,制成 1000 粒或 2000 粒,即得。

【性状】 本品为软胶囊,内容物为棕褐色至棕黑色的膏状物;气特异,味苦。

【鉴别】 (1)照〔含量测定〕黄芩苷项下的方法试验,供试品色谱中应呈现与对照品色谱峰保留时间相同的色谱峰。

(2)取本品内容物 0.4g,加乙醇 10ml,超声处理 20 分钟,滤过,滤液浓缩至约 1ml,作为供试品溶液。另取胆酸对照品、猪去氧胆酸对照品,加乙醇制成每 1ml 各含 1mg 的混

合溶液,作为对照品溶液。照薄层色谱法(通则 0502)试验,吸取上述两种溶液各 2μl,分别点于同一硅胶 G 薄层板上,以正己烷-乙酸乙酯-甲醇-乙酸(20∶25∶6∶4)的上层溶液为展开剂,展开,取出,晾干,喷以 10%硫酸乙醇溶液,在 100℃加热至斑点显色清晰,置紫外光灯(365nm)下检视。供试品色谱中,在与对照品色谱相应的位置上,显相同颜色的荧光斑点。

(3)取本品内容物 0.8g,加水 10ml,水浴中加热 2 分钟,时时振摇使分散,放冷,滤过,滤液加盐酸 1ml,混匀,离心(转速为每分钟 4500 转)20 分钟,取上清液,加乙酸乙酯 20ml,振摇提取,分取乙酸乙酯液,加适量无水硫酸钠脱水,滤过,乙酸乙酯液蒸干,残渣加甲醇 1ml 使溶解,作为供试品溶液。另取金银花对照药材 0.1g,加甲醇 5ml,超声处理 5 分钟,滤过,滤液作为对照药材溶液。再取绿原酸对照品,加甲醇制成每 1ml 含 0.1mg 的溶液,作为对照品溶液。照薄层色谱法(通则 0502)试验,吸取上述三种溶液各 2μl,分别点于同一聚酰胺薄膜上,以三氯甲烷-甲醇-甲酸(8∶2∶0.5)为展开剂,展开,取出,晾干,置紫外光灯(365nm)下检视。供试品色谱中,在与对照药材色谱和对照品色谱相应的位置上,显相同颜色的荧光斑点。

(4)取本品内容物 2g,加石油醚(60~90℃)20ml,超声处理 10 分钟,滤过,滤渣挥干,加甲醇 20ml,超声处理 15 分钟,滤过,滤液蒸干,残渣加水 2ml 使溶解,取上清液通过 D101 型大孔吸附树脂柱(内径为 1cm,柱高为 15cm,依次用乙醇、水预洗),以水 20ml 洗脱,弃去洗脱液,再在柱上加氨试液 2ml,用水洗脱至洗脱液呈中性,弃去洗脱液,继用 70%乙醇 30ml 洗脱,收集洗脱液,蒸干,残渣加甲醇浸泡 2 次,每次 2ml,每次 1 分钟,合并甲醇液,浓缩至约 1ml,作为供试品溶液。另取栀子苷对照品,加甲醇制成每 1ml 含 1mg 的溶液,作为对照品溶液。照薄层色谱法(通则 0502)试验,吸取上述两种溶液各 5μl,分别点于同一硅胶 G 薄层板上,以三氯甲烷-乙酸乙酯-甲醇-水(15∶40∶22∶12)10℃以下放置过夜的下层溶液为展开剂,展开,取出,晾干,喷以 10%硫酸乙醇溶液,在 100℃加热至斑点显色清晰。供试品色谱中,在与对照品色谱相应的位置上,显相同颜色的斑点。

【检查】 除崩解时限在人工胃液中试验外,其他应符合胶囊剂项下有关的各项规定(通则 0103)。

【含量测定】 胆酸 照高效液相色谱法(通则 0512)测定。

色谱条件与系统适用性试验 以十八烷基硅烷键合硅胶为填充剂;以甲醇-乙腈-0.5%冰醋酸溶液(49∶20∶31)为流动相;用蒸发光散射检测器检测。理论板数按胆酸峰计算应不低于 8000。

对照品溶液的制备 取胆酸对照品适量,精密称定,加甲醇制成每 1ml 含 0.4mg 的溶液,即得。

供试品溶液的制备 取装量差异项下的本品内容物,混匀,取约 0.8g,精密称定,置具塞锥形瓶中,精密加入 70%甲

醇 25ml,密塞,称定重量,超声处理(功率 160W,频率 40kHz)30 分钟,加热回流 1 小时,取出,稍冷,旋摇使分散,放冷,再称定重量,用 70% 甲醇补足减失的重量,摇匀,滤过,取续滤液,即得。

测定法　分别精密吸取对照品溶液 5μl、10μl 与供试品溶液 10μl,注入液相色谱仪,测定,以外标两点法对数方程计算,即得。

本品每粒含胆酸($C_{24}H_{40}O_5$),〔规格(1)〕应为 10.4～15.6mg,〔规格(2)〕应为 5.2～7.8mg。

栀子　照高效液相色谱法(通则 0512)测定。

色谱条件与系统适用性试验　以十八烷基硅烷键合硅胶为填充剂;以乙腈-水(9:91)为流动相;检测波长为 240nm。理论板数按栀子苷峰计算应不低于 6000。

对照品溶液的制备　取栀子苷对照品适量,精密称定,加甲醇制成每 1ml 含 20μg 的溶液,即得。

供试品溶液的制备　取装量差异项下的本品内容物,混匀,取约 1g,精密称定,精密加入水 25ml,称定重量,置水浴中加热 10 分钟,时时旋摇使分散,取出,放冷,再称定重量,用水补足减失的重量,摇匀,滤过,精密量取续滤液 10ml,精密加入磷酸溶液(1→3)1ml,混匀,在 2～10℃ 放置 1 小时,取出,放冷,离心(转速为每分钟 4500 转)20 分钟,精密量取上清液 5ml,置 10ml 量瓶中,加 4% 氢氧化钠溶液 2.5ml,加水稀释至刻度,摇匀,滤过,取续滤液,即得。

测定法　分别精密吸取对照品溶液与供试品溶液各 10μl,注入液相色谱仪,测定,即得。

本品每粒含栀子以栀子苷($C_{17}H_{24}O_{10}$)计,〔规格(1)〕不得少于 0.46mg,〔规格(2)〕不得少于 0.23mg。

黄芩苷　照高效液相色谱法(通则 0512)测定。

色谱条件与系统适用性试验　以十八烷基硅烷键合硅胶为填充剂;以甲醇-0.2% 磷酸溶液(43:57)为流动相;检测波长为 277nm。理论板数按黄芩苷峰计算应不低于 5000。

对照品溶液的制备　取黄芩苷对照品适量,精密称定,加甲醇制成每 1ml 含 0.1mg 的溶液,即得。

供试品溶液的制备　取装量差异项下的本品内容物,混匀,取约 0.1g,精密称定,精密加入 50% 甲醇 50ml,密塞,称定重量,超声处理(功率 160W,频率 40kHz,起始水温 40℃)40 分钟,自 20 分钟起时时旋摇使分散,放冷,再称定重量,用 50% 甲醇补足减失的重量,摇匀,滤过,取续滤液,即得。

测定法　分别精密吸取对照品溶液与供试品溶液各 5μl,注入液相色谱仪,测定,即得。

本品每粒含黄芩苷($C_{21}H_{18}O_{11}$),〔规格(1)〕应为 18.0～22.0mg,〔规格(2)〕应为 9.0～11.0mg。

总氮量　取装量差异项下的本品内容物,混匀,取约 0.1g,精密称定,照氮测定法(通则 0704 第二法)测定,即得。

本品每粒含总氮(N)〔规格(1)〕应为 3.7～5.6mg,〔规格(2)〕应为 1.8～2.8mg。

【功能与主治】　清热解毒,镇静安神。用于外感风热时

毒、火毒内盛所致高热不退、烦躁不安、咽喉肿痛、舌质红绛、苔黄、脉数者;上呼吸道感染、病毒性感冒、急性化脓性扁桃体炎、急性咽炎、急性气管炎、高热等病症属上述证候者。

【用法与用量】　口服。一次 1～2 粒〔规格(1)〕或 2～4 粒〔规格(2)〕,一日 3 次;儿童酌减或遵医嘱。

【注意】　久病体虚患者如出现腹泻时慎用。

【规格】　(1)每粒装 0.4g(含黄芩苷 20mg)　(2)每粒装 0.2g(含黄芩苷 10mg)

【贮藏】　密封,置阴凉干燥处。

清开灵泡腾片

Qingkailing Paotengpian

【处方】　胆酸 6.5g　　　　　珍珠母 100g
　　　　　猪去氧胆酸 7.5g　　栀子 50g
　　　　　水牛角 50g　　　　板蓝根 400g
　　　　　黄芩苷 10g　　　　金银花 120g

【制法】　以上八味,板蓝根、栀子加水煎煮二次,分次滤过,合并滤液并浓缩成清膏,放冷,加乙醇适量,静置,分取上清液,回收乙醇,浓缩成稠膏,备用。金银花加热水浸泡,滤过,药渣加水煎煮,滤过,合并滤液并浓缩成流浸膏,放冷,加乙醇适量,静置,滤过,回收乙醇,浓缩成稠膏,备用。水牛角磨粉,加到 2mol/L 氢氧化钡溶液中,加热水解,水解液滤过备用。珍珠母磨粉,加到 2mol/L 硫酸溶液中,加热水解,趁热滤过,放冷后除去析出结晶,滤液在温热条件下加到水牛角水解液中,加氢氧化钡调节 pH 值至 4,放置,除去沉淀,滤液浓缩至适量,放冷,用 20% 氢氧化钠溶液调节 pH 值至 7,冷藏,滤过,滤液浓缩成稠膏,与上述浓缩液合并,加入黄芩苷、胆酸、猪去氧胆酸及糊精适量,混匀,低温干燥,粉碎成细粉,备用。聚乙二醇 6000 加热熔融后,加入碳酸氢钠,混匀,放冷凝固后,粉碎成细粉,备用。将柠檬酸、甜蜜素过 80 目筛与上述备用细粉混匀,用乙醇制粒,低温干燥,压制成 1000 片,即得。

【性状】　本品为浅黄色至棕黄色的片;味甜、微苦。

【鉴别】　(1)照〔含量测定〕项下黄芩苷测定方法试验,供试品色谱中应呈现与对照品色谱峰保留时间相同的色谱峰。

(2)取本品 5 片,研细,加热水 40ml 使溶解,离心,取上清液,加乙酸乙酯振摇提取 2 次,每次 20ml,合并乙酸乙酯液,蒸干,残渣加乙醇 1ml 使溶解,作为供试品溶液。另取胆酸对照品、猪去氧胆酸对照品,加乙醇制成每 1ml 各含 2mg 的混合溶液,作为对照品溶液。照薄层色谱法(通则 0502)试验,吸取上述两种溶液各 4μl,分别点于同一硅胶 G 薄层板上,以异辛烷-乙酸乙酯-冰醋酸(15:7:5)为展开剂,展开,取出,晾干,喷以 10% 硫酸乙醇溶液,在 105℃ 加热至斑点显色清晰,置紫外光灯(365nm)下检视。供试品色谱中,在与对照

色谱相应的位置上，显相同颜色的荧光斑点。

（3）取本品 2 片，研细，加热水 50ml 使溶解，放冷，滤过，滤液蒸干，残渣加甲醇 2ml 使溶解，作为供试品溶液。另取金银花对照药材 0.5g，加甲醇 20ml，超声处理 5 分钟，滤过，滤液作为对照药材溶液。再取绿原酸对照品，加甲醇制成每 1ml 含 0.1mg 的溶液，作为对照品溶液。照薄层色谱法（通则 0502）试验，吸取上述三种溶液各 1～2μl，分别点于同一聚酰胺薄膜上，以醋酸为展开剂，展开，取出，晾干，置紫外光灯（365nm）下检视。供试品色谱中，在与对照药材色谱和对照品色谱相应的位置上，显相同颜色的荧光斑点。

（4）取本品 4 片，研细，加热水 50ml 使溶解，放冷，滤过，滤液用正丁醇振摇提取 2 次，每次 30ml，合并正丁醇液，置水浴上蒸干，残渣加丙酮 2ml 使溶解，作为供试品溶液。另取栀子苷对照品，加丙酮制成每 1ml 含 1mg 的溶液，作为对照品溶液。照薄层色谱法（通则 0502）试验，吸取上述两种溶液各 5～10μl，分别点于同一硅胶 G 薄层板上，以乙酸乙酯-丙酮-甲酸-水（10：7：2：0.5）为展开剂，展开，取出，晾干，喷以 10%硫酸乙醇溶液，在 105℃加热至斑点显色清晰。供试品色谱中，在与对照品色谱相应的位置上，显相同颜色的斑点。

【检查】　崩解时限　取本品 6 片，置 250ml 烧杯中，烧杯中盛有热水（70～80℃）200ml，有许多气泡放出，当气体停止逸出时，片剂应溶解或分散在水中，无聚集的颗粒剩余，各片均应在 5 分钟内崩解（通则 0921）。

其他　应符合片剂项下有关的各项规定（通则 0101）。

【含量测定】　胆酸　照高效液相色谱法（通则 0512）测定。

色谱条件与系统适用性试验　以十八烷基硅烷键合硅胶为填充剂；以甲醇-1%冰醋酸溶液（75：25）为流动相；用蒸发光散射检测器检测。理论板数按胆酸峰计算应不低于 5000。

对照品溶液的制备　取胆酸对照品适量，精密称定，加甲醇制成每 1ml 含 0.2mg 的溶液，即得。

供试品溶液的制备　取重量差异项下的本品，研细，取约 2g，精密称定，置 100ml 量瓶中，加热水（70～80℃）40ml，待完全泡腾后，放冷，加入甲醇 40ml，摇匀，超声处理（功率 180W，频率 40kHz）30 分钟，放至室温，加 50%甲醇稀释至刻度，摇匀，滤过，取续滤液，即得。

测定法　精密吸取对照品溶液 10μl、20μl 与供试品溶液 20μl，分别注入液相色谱仪，测定，以外标两点法对数方程计算，即得。

本品每片含胆酸（$C_{24}H_{40}O_5$）应为 5.2～7.8mg。

栀子　照高效液相色谱法（通则 0512）测定。

色谱条件与系统适用性试验　以十八烷基硅烷键合硅胶为填充剂；以乙腈-水（11：89）为流动相；检测波长为 238nm。理论板数按栀子苷峰计算应不低于 3000。

对照品溶液的制备　取栀子苷对照品适量，精密称定，加 50%甲醇制成每 1ml 含 30μg 的溶液，即得。

供试品溶液的制备　精密量取〔含量测定〕胆酸项下的供试品溶液 25ml，蒸干，残渣加 50%甲醇 5ml 使溶解，加在中性氧化铝柱（100～200 目，5g，内径为 1.8cm）上，用 50%甲醇 30ml 洗脱，收集洗脱液，蒸干，残渣加 50%甲醇使溶解，并转移置 10ml 量瓶中，加 50%甲醇稀释至刻度，摇匀，滤过，取续滤液，即得。

测定法　分别精密吸取对照品溶液与供试品溶液各 10μl，注入液相色谱仪，测定，即得。

本品每片含栀子以栀子苷（$C_{17}H_{24}O_{10}$）计，不得少于 0.50mg。

黄芩苷　照高效液相色谱法（通则 0512）测定。

色谱条件与系统适用性试验　以十八烷基硅烷键合硅胶为填充剂；以甲醇-水-冰醋酸（45：55：1）为流动相；检测波长为 274nm。理论板数按黄芩苷峰计算应不低于 3000。

对照品溶液的制备　取黄芩苷对照品适量，精密称定，加 50%甲醇制成每 1ml 含 50μg 的溶液，即得。

供试品溶液的制备　取重量差异项下的本品，研细，取约 0.8g，精密称定，置 100ml 量瓶中，加热水（70～80℃）40ml，待完全泡腾后，放冷，加入甲醇 40ml，摇匀，超声处理（功率 180W，频率 40kHz）30 分钟，放至室温，加 50%甲醇稀释至刻度，摇匀，滤过，取续滤液，即得。

测定法　分别精密吸取对照品溶液与供试品溶液各 10μl，注入液相色谱仪，测定，即得。

本品每片含黄芩苷（$C_{21}H_{18}O_{11}$）应为 9.0～11.0mg。

总氮量　取重量差异项下的本品，研细，取约 4g，精密称定，加热水 80ml，待完全泡腾后，放冷，转移置 100ml 量瓶中，加水稀释至刻度，摇匀，滤过，精密量取续滤液 5ml，照氮测定法（通则 0704 第二法）测定，即得。

本品每片含总氮（N）应为 3.9～5.9mg。

【功能与主治】　清热解毒，镇静安神。用于外感风热时毒、火毒内盛所致高热不退、烦躁不安、咽喉肿痛、舌质红绛、苔黄、脉数者；上呼吸道感染、病毒性感冒、急性化脓性扁桃体炎、急性咽炎、急性气管炎、高热等病症属上述证候者。

【用法与用量】　热水中泡腾溶解后服用。一次 2～4 片，一日 3 次。儿童酌减或遵医嘱。

【注意事项】　久病体虚患者如出现腹泻时慎用。

【规格】　每片重 1g（含黄芩苷 10mg）

【贮藏】　密封。

清开灵注射液

Qingkailing Zhusheye

【处方】　胆酸 3.25g　　　　　　珍珠母（粉）50.0g
　　　　　猪去氧胆酸 3.75g　　　栀子 25.0g
　　　　　水牛角（粉）25.0g　　　板蓝根 200.0g
　　　　　黄芩苷 5.0g　　　　　　金银花 60.0g

【制法】 以上八味,板蓝根加水煎煮二次,每次 1 小时,合并煎液,滤过,滤液浓缩至 200ml,加乙醇使含醇量达 60%,冷藏,滤过,滤液回收乙醇,加水,冷藏备用。栀子加水煎煮二次,第一次 1 小时,第二次 0.5 小时,合并煎液,滤过,滤液浓缩至 25ml,加乙醇使含醇量达 60%,冷藏,滤过,滤液回收乙醇,加水,冷藏备用。金银花加水煎煮二次,每次 0.5 小时,合并煎液,滤过,滤液浓缩至 60ml,加乙醇使含醇量达 75%,滤过,滤液调节 pH 值至 8.0,冷藏,回收乙醇,再加乙醇使含醇量达 85%,冷藏,滤过,滤液回收乙醇,加水,冷藏备用。水牛角粉用氢氧化钡溶液、珍珠母粉用硫酸分别水解 7~9 小时,滤过,合并滤液,调节 pH 值至 3.5~4.0,滤过,滤液加乙醇使含醇量达 60%,冷藏,滤过,滤液回收乙醇,加水,冷藏备用。将栀子液、板蓝根液和水牛角、珍珠母水解混合液合并后,加到胆酸、猪去氧胆酸的 75% 乙醇溶液中,混匀,加乙醇使含醇量达 75%,调节 pH 值至 7.0,冷藏,滤过,滤液回收乙醇,加水,冷藏备用。黄芩苷用注射用水溶解,调 pH 值至 7.5,加入金银花提取液,混匀,与上述各备用液合并,混匀,并加注射用水至 1000ml,再经活性炭处理后,冷藏,灌封,灭菌,即得。

【性状】 本品为棕黄色或棕红色的澄明液体。

【鉴别】 (1)取本品 10ml,置水浴上蒸干,放冷,残渣加乙醇 1ml 使溶解,取上清液作为供试品溶液。另取栀子苷对照品,加乙醇制成每 1ml 含 4mg 的溶液,作为对照品溶液。照薄层色谱法(通则 0502)试验,吸取上述两种溶液各 5μl,分别点于同一硅胶 G 薄层板上,以乙酸乙酯-丙酮-甲酸-水(5:5:1:1)为展开剂,展开,取出,晾干,喷以 10% 硫酸乙醇溶液,在 105℃加热至斑点显色清晰。供试品色谱中,在与对照品色谱相应的位置上,显相同颜色的斑点。

(2)取本品 1ml,加乙醇 2ml,混匀,作为供试品溶液。另取胆酸对照品、猪去氧胆酸对照品,加乙醇制成每 1ml 各含 1mg 的混合溶液,作为对照品溶液。照薄层色谱法(通则 0502)试验,吸取上述两种溶液各 5μl,分别点于同一硅胶 G 薄层板上,以异辛烷-乙酸乙酯-冰醋酸(15:7:5)为展开剂,展开,取出,晾干,喷以 10% 硫酸乙醇溶液,在 105℃加热至斑点显色清晰。供试品色谱中,在与对照品色谱相应的位置上,显相同颜色的斑点。

(3)取黄芩苷对照品,加 70% 乙醇制成每 1ml 含 1mg 的溶液,作为对照品溶液。照薄层色谱法(通则 0502)试验,吸取〔鉴别〕(2)项下的供试品溶液及上述对照品溶液各 2μl,分别点于同一聚酰胺薄膜上,以醋酸为展开剂,展开,取出,晾干,喷以 1% 三氯化铁乙醇溶液。供试品色谱中,在与对照品色谱相应的位置上,显相同颜色的斑点。

【指纹图谱】 照高效液相色谱法(通则 0512)测定。

色谱条件与系统适用性试验 以十八烷基硅烷键合硅胶为填充剂(色谱柱 Phenomenex Luna C18 250mm×4.6mm,5μm);以乙腈为流动相 A,以 0.1% 甲酸溶液为流动相 B,按下表中的规定进行梯度洗脱;流速为 0.5ml/min;检测波长为 254nm;柱温为 25℃。理论板数按栀子苷峰计算应不低于 100000。

时间(分钟)	流动相 A(%)	流动相 B(%)
0~42	0→12	100→88
42~65	12→19	88→81
65~75	19→100	81→0
75~85	100→0	0→100

参照物溶液的制备 取栀子苷对照品适量,精密称定,加甲醇制成每 1ml 含 0.2mg 的溶液,即得。

供试品溶液的制备 取本品,滤过,取续滤液,即得。

测定法 分别精密吸取参照物溶液与供试品溶液各 10μl,注入液相色谱仪,测定,记录 65 分钟内的色谱峰,即得。

本品指纹图谱中应呈现与栀子苷对照品色谱峰保留时间一致的色谱峰,并应出现 10 个共有峰,以 1、3、5、6、7、8、9、10(S)号峰为标记,经中药色谱指纹图谱相似度评价系统软件计算,与对照指纹图谱相比较,相似度不得低于 0.80。

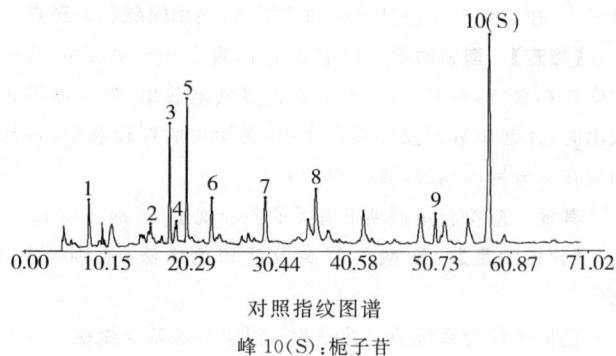

对照指纹图谱

峰 10(S):栀子苷

【检查】 **山银花** 取本品 20ml,加盐酸 3 滴,边加边搅拌,滤过,滤液加氢氧化钠试液调节 pH 值至 7,用水饱和的正丁醇振摇提取 2 次,每次 30ml,合并正丁醇液,用氨试液洗涤两次,每次 30ml,分取正丁醇层,蒸干,残渣加甲醇 2ml 使溶解,作为供试品溶液。另取灰毡毛忍冬皂苷乙对照品,加甲醇制成每 1ml 含 1mg 的溶液,作为对照品溶液。照薄层色谱法(通则 0502)试验,吸取上述两种溶液各 2μl,分别点于同一硅胶 G 薄层板上,以三氯甲烷-甲醇-水(6:4:1)为展开剂,展开,取出,晾干,喷以 10% 硫酸乙醇溶液,在 105℃加热至斑点显色清晰,供试品色谱中,在与对照品色谱相应的位置上,不得显相同颜色的斑点。

溶液的颜色 精密量取本品 1ml,置 50ml 量瓶中,加水稀释至刻度,摇匀,与黄色 10 号标准比色液(通则 0901 第一法)比较,应不得更深。

pH 值 应为 6.8~7.5(通则 0631)。

炽灼残渣 精密量取本品 5ml,依法测定(通则 0841),每 1ml 应为 3.0~8.5mg。

总固体 精密量取本品 2ml,置 105℃干燥至恒重的蒸发皿中,蒸干,在 105℃干燥 2 小时,移至干燥器中,冷却 30 分钟,迅速精密称定重量,每 1ml 遗留残渣应为 30～60mg。

有关物质　除蛋白质、树脂、草酸盐外,照注射剂有关物质检查法(通则 2400)检查,应符合规定。

蛋白质　取本品 1ml,加鞣酸试液 1～3 滴,不得出现浑浊。

树脂　取本品 5ml,加三氯甲烷 10ml,振摇提取,分取三氯甲烷液,置水浴上蒸干,残渣加冰醋酸 2ml 使溶解,置具塞试管中,加水 3ml,混匀,放置 30 分钟,可有轻微浑浊,不得出现絮状物或沉淀。

草酸盐　取本品 5ml,置离心管中,滴加 6mol/L 盐酸溶液 5 滴,搅匀,离心,吸取上清液,滤过,取滤液 2ml,调节 pH 值至 5～6,加 3%氯化钙溶液 2～3 滴,放置 10 分钟,不得出现沉淀。

重金属　精密量取本品 1ml,置坩埚中,蒸干,再缓缓炽灼至完全灰化,放冷,照重金属检查法(通则 0821 第一法)检查,含重金属不得过 10mg/kg。

异常毒性　取本品,依法检查(通则 1141),静脉注射给药,剂量按每只小鼠注射 0.5ml,应符合规定。

过敏反应　取本品,依法检查(通则 1147),应符合规定。

热原　取本品,依法检查(通则 1142),剂量按家兔体重每 1kg 注射 5ml,应符合规定。

溶血与凝聚　取本品,依法检查(通则 1148),应符合规定。

其他　应符合注射剂项下有关的各项规定(通则 0102)。

【含量测定】　**胆酸　猪去氧胆酸**　照高效液相色谱法(通则 0512)测定。

色谱条件与系统适用性试验　以十八烷基硅烷键合硅胶为填充剂;以甲醇-乙腈-0.1%甲酸溶液(68:17:15)为流动相;用蒸发光散射检测器检测。理论板数按胆酸峰计算应不低于 4000。

对照品溶液的制备　取胆酸对照品、猪去氧胆酸对照品适量,精密称定,加甲醇制成每 1ml 含胆酸 0.2mg 和猪去氧胆酸 0.1mg 的混合溶液,即得。

供试品溶液的制备　精密量取本品 1ml,置 10ml 量瓶中,加甲醇稀释至刻度,摇匀,滤过,取续滤液,即得。

测定法　分别精密吸取对照品溶液 5μl、15μl,供试品溶液 10μl,注入液相色谱仪,测定,以外标两点法对数方程计算,即得。

本品每 1ml 含胆酸($C_{24}H_{40}O_5$)应为 1.50～3.25mg;含猪去氧胆酸($C_{24}H_{40}O_4$)应为 1.00～3.20mg。

栀子　照高效液相色谱法(通则 0512)测定。

色谱条件与系统适用性试验　以十八烷基硅烷键合硅胶为填充剂;以乙腈-水(10:90)为流动相;检测波长为 238nm。理论板数按栀子苷峰计算应不低于 3000。

对照品溶液的制备　取栀子苷对照品适量,精密称定,加甲醇制成每 1ml 含 30μg 的溶液,即得。

供试品溶液的制备　精密量取本品 5ml,置 50ml 量瓶中,加甲醇稀释至刻度,摇匀,滤过,取续滤液,即得。

测定法　分别精密吸取对照品溶液与供试品溶液各 10μl,注入液相色谱仪,测定,即得。

本品每 1ml 含栀子以栀子苷($C_{17}H_{24}O_{10}$)计,不得少

于 0.10mg。

黄芩苷　照高效液相色谱法(通则 0512)测定。

色谱条件与系统适用性试验　以十八烷基硅烷键合硅胶为填充剂;以甲醇-水-磷酸(47:53:0.2)为流动相;检测波长为 276nm。理论板数按黄芩苷峰计算应不低于 3000。

对照品溶液的制备　取黄芩苷对照品适量,精密称定,置 100ml 量瓶中,加 70%乙醇适量使溶解,加流动相 1ml,再加 70%乙醇稀释至刻度,摇匀,精密量取 5ml,置 10ml 量瓶中,加 70%乙醇稀释至刻度,摇匀,即得(每 1ml 含黄芩苷 50μg)。

供试品溶液的制备　精密量取本品 1ml,置 100ml 量瓶中,加 70%乙醇稀释至刻度,摇匀,滤过,取续滤液,即得。

测定法　分别精密吸取对照品溶液与供试品溶液各 10μl,注入液相色谱仪,测定,即得。

本品每 1ml 含黄芩苷($C_{21}H_{18}O_{11}$),应为 3.5～5.5mg。

总氮量　精密量取本品 0.5ml,照氮测定法(通则 0704 第二法)测定,即得。

本品每 1ml 含总氮(N)应为 2.2～3.0mg。

【功能与主治】　清热解毒,化痰通络,醒神开窍。用于热病,神昏,中风偏瘫,神志不清;急性肝炎、上呼吸道感染、肺炎、脑血栓形成、脑出血见上述证候者。

【用法与用量】　肌内注射,一日 2～4ml。

重症患者静脉滴注,一日 20～40ml,以 10%葡萄糖注射液 200ml 或氯化钠注射液 100ml 稀释后使用。

【注意】　(1)有表证恶寒发热者、药物过敏史者慎用。

(2)如出现过敏反应应及时停药并做脱敏处理。

(3)本品如产生沉淀或浑浊时不得使用。如经 10%葡萄糖或氯化钠注射液稀释后,出现浑浊亦不得使用。

(4)药物配伍:到目前为止,已确认清开灵注射液不能与硫酸庆大霉素、青霉素 G 钾、肾上腺素、阿拉明、乳糖酸红霉素、多巴胺、山梗菜碱、硫酸美芬丁胺等药物配伍使用。

(5)清开灵注射液稀释以后,必须在 4 小时以内使用。

(6)输液速度:注意滴速勿快,儿童以 20～40 滴/分为宜,成年人以 40～60 滴/分为宜。

(7)除按〔用法与用量〕中说明使用以外,还可用 5%葡萄糖注射液、氯化钠注射液按每 10ml 药液加入 100ml 溶液稀释后使用。

【规格】　(1)每支装 2ml　(2)每支装 10ml

【贮藏】　密闭。

注:[1]胆酸　取本品 20mg,精密称定,置 100ml 量瓶中,加甲醇使溶解并稀释至刻度,摇匀,照清开灵注射液〔含量测定〕胆酸　猪去氧胆酸项下方法,依法测定。

本品含胆酸($C_{24}H_{40}O_5$)不得少于 80.0%。

[2]猪去氧胆酸　取本品 10mg,精密称定,置 100ml 量瓶中,加甲醇使溶解并稀释至刻度,摇匀;照清开灵注射液〔含量测定〕胆酸　猪去氧胆酸项下方法,依法测定。

本品含猪去氧胆酸($C_{24}H_{40}O_4$)不得少于 80.0%。

[3]黄芩苷　取本品 10mg,精密称定,置 100ml 量瓶中,

加70%乙醇适量使溶解,加流动相1ml,再加70%乙醇稀释至刻度,摇匀;精密量取5ml,置10ml量瓶中,加70%乙醇稀释至刻度,摇匀,照清开灵注射液〔含量测定〕黄芩苷项下方法,依法测定。

本品含黄芩苷($C_{21}H_{18}O_{11}$)不得少于90.0%。

清开灵胶囊
Qingkailing Jiaonang

【处方】 胆酸6.5g　　　　　珍珠母100g
猪去氧胆酸7.5g　　　栀子50g
水牛角50g　　　　　板蓝根400g
黄芩苷10g　　　　　金银花120g

【制法】 以上八味,将金银花、栀子、板蓝根分别用水煎煮,滤过,合并滤液,浓缩,减压干燥,分别研成细粉;将珍珠母磨粉后用酸水解、水牛角磨粉后用碱水解,合并水解液,中和,浓缩,减压干燥,研成细粉。将胆酸、猪去氧胆酸、黄芩苷及适量辅料加入上述四种粉末中,混匀,装入胶囊,制成胶囊1000粒〔规格(1)〕或500粒〔规格(2)〕,即得。

【性状】 本品为硬胶囊,内容物为浅棕色至棕褐色的粉末;味苦。

【鉴别】 (1)照〔含量测定〕项下黄芩苷测定方法试验,供试品色谱中应呈现与对照品色谱峰保留时间相同的色谱峰。

(2)取本品内容物0.6g〔规格(1)〕或0.48g〔规格(2)〕,研细,加三氯甲烷20ml,超声处理5分钟,滤过,滤液蒸干,残渣加乙醇1ml使溶解,作为供试品溶液。另取胆酸对照品、猪去氧胆酸对照品,加乙醇制成每1ml各含1mg的混合溶液,作为对照品溶液。照薄层色谱法(通则0502)试验,吸取上述两种溶液各5µl,分别点于同一硅胶G薄层板上,以异辛烷-乙酸乙酯-冰醋酸(15:7:5)为展开剂,展开,取出,晾干,喷以10%硫酸乙醇溶液,在105℃加热至斑点显色清晰,置紫外光灯(365nm)下检视。供试品色谱中,在与对照品色谱相应的位置上,显相同颜色的荧光斑点。

(3)取本品内容物1g〔规格(1)〕或0.8g〔规格(2)〕,研细,加甲醇10ml,超声处理5分钟,静置,滤过,滤液蒸干,残渣加甲醇1ml使溶解,作为供试品溶液。另取金银花对照药材0.5g,加甲醇20ml,超声处理5分钟,滤过,滤液作为对照药材溶液。再取绿原酸对照品,加甲醇制成每1ml含0.1mg的溶液,作为对照品溶液。照薄层色谱法(通则0502)试验,吸取上述三种溶液各1~2µl,分别点于同一聚酰胺薄膜上,以醋酸为展开剂,展开,取出,晾干,置紫外光灯(365nm)下检视。供试品色谱中,在与对照药材色谱和对照品色谱相应的位置上,显相同颜色的荧光斑点。

(4)取本品内容物1.5g〔规格(1)〕或1.2g〔规格(2)〕,研细,加水20ml,超声处理20分钟,用正丁醇振摇提取2次,每次30ml,合并正丁醇液,置水浴上蒸干,残渣加丙酮2ml使溶解,作为供试品溶液。另取栀子苷对照品,加丙酮制成每1ml含1mg的溶液,作为对照品溶液。照薄层色谱法(通则0502)试验,吸取上述两种溶液各5~10µl,分别点于同一硅胶G薄层板上,以乙酸乙酯-丙酮-甲酸-水(10:7:2:0.5)为展开剂,展开,取出,晾干,喷以10%硫酸乙醇溶液,在105℃加热至斑点显色清晰。供试品色谱中,在与对照品色谱相应的位置上,显相同颜色的斑点。

【检查】 应符合胶囊剂项下有关的各项规定(通则0103)。

【含量测定】 **胆酸** 照高效液相色谱法(通则0512)测定。

色谱条件与系统适用性试验 以十八烷基硅烷键合硅胶为填充剂;以甲醇-1%冰醋酸溶液(75:25)为流动相;用蒸发光散射检测器检测。理论板数按胆酸峰计算应不低于8000。

对照品溶液的制备 取胆酸对照品适量,精密称定,加甲醇制成每1ml含0.2mg的溶液,即得。

供试品溶液的制备 取装量差异项下的本品内容物,混匀,研细,取约0.4g〔规格(1)〕或0.32g〔规格(2)〕,精密称定,置50ml量瓶中,加入甲醇40ml,超声处理(功率180W,频率40kHz)30分钟,放至室温,加甲醇稀释至刻度,摇匀,滤过,取续滤液,即得。

测定法 精密吸取对照品溶液10µl、20µl与供试品溶液10~20µl,分别注入液相色谱仪,测定,以外标两点法对数方程计算,即得。

本品每粒含胆酸($C_{24}H_{40}O_5$)〔规格(1)〕应为5.2~7.8mg,〔规格(2)〕应为10.4~15.6mg。

栀子 照高效液相色谱法(通则0512)测定。

色谱条件与系统适用性试验 以十八烷基硅烷键合硅胶为填充剂;以乙腈-水(11:89)为流动相;检测波长为238nm。理论板数按栀子苷峰计算应不低于3000。

对照品溶液的制备 取栀子苷对照品适量,精密称定,加50%甲醇制成每1ml含30µg的溶液,即得。

供试品溶液的制备 取装量差异项下的本品内容物,研细,取约0.25g〔规格(1)〕或约0.2g〔规格(2)〕,精密称定,置具塞锥形瓶中,精密加入50%甲醇25ml,密塞,称定重量,超声处理(功率180W,频率40kHz)20分钟,放冷,再称定重量,用50%甲醇补足减失的重量,摇匀,滤过,取续滤液,即得。

测定法 分别精密吸取对照品溶液与供试品溶液各10µl,注入液相色谱仪,测定,即得。

本品每粒含栀子以栀子苷($C_{17}H_{24}O_{10}$)计,〔规格(1)〕不得少于0.50mg,〔规格(2)〕不得少于1.0mg。

黄芩苷 照高效液相色谱法(通则0512)测定。

色谱条件与系统适用性试验 以十八烷基硅烷键合硅胶为填充剂;以甲醇-冰醋酸-水(45:1:55)为流动相;检测波长为274nm。理论板数按黄芩苷峰计算应不低于3000。

对照品溶液的制备 取黄芩苷对照品适量,精密称定,加50%甲醇制成每1ml含0.1mg的溶液,即得。

供试品溶液的制备 取装量差异项下的本品内容物,混匀,研细,取约 0.25g〔规格(1)〕或约 0.2g〔规格(2)〕,精密称定,置 100ml 量瓶中,加甲醇 50ml,超声处理(功率 180W,频率 40kHz)10 分钟,放至室温,加水稀释至刻度,摇匀,滤过,取续滤液,即得。

测定法 精密吸取对照品溶液与供试品溶液各 5μl,分别注入液相色谱仪,测定,计算,即得。

本品每粒含黄芩苷($C_{21}H_{18}O_{11}$)〔规格(1)〕应为 9.0～11.0mg,〔规格(2)〕应为 18.0～22.0mg。

总氮量 取装量差异项下的本品内容物,研细,取本品 0.1g〔规格(1)〕或 0.08g〔规格(2)〕,精密称定,照氮测定法(通则 0704 第二法)测定,即得。

本品每粒含总氮(N)〔规格(1)〕应为 3.9～5.9mg,〔规格(2)〕应为 7.8～11.8mg。

【功能与主治】 清热解毒,镇静安神。用于外感风热时毒、火毒内盛所致高热不退、烦躁不安、咽喉肿痛、舌质红绛、苔黄、脉数者;上呼吸道感染、病毒性感冒、急性化脓性扁桃体炎、急性咽炎、急性气管炎、高热等病症属上述证候者。

【用法与用量】 口服。一次 2～4 粒〔规格(1)〕,一次 1～2 粒〔规格(2)〕,一日 3 次。儿童酌减或遵医嘱。

【注意】 久病体虚患者如出现腹泻时慎用。

【规格】 (1)每粒装 0.25g(含黄芩苷 10mg) (2)每粒装 0.40g(含黄芩苷 20mg)

【贮藏】 密封。

清开灵颗粒
Qingkailing Keli

【处方】 胆酸 13g　　　　　珍珠母 200g

猪去氧胆酸 15g　　　　栀子 100g

水牛角 100g　　　　　板蓝根 800g

黄芩苷 20g　　　　　金银花 240g

【制法】 (1)以上八味,板蓝根、栀子加水煎煮二次,第一次 1.5 小时,第二次 1 小时,合并煎液,滤过,滤液浓缩至相对密度为 1.12～1.16(80℃),加乙醇使含醇量达 60%,静置 24 小时,滤过,滤液回收乙醇,浓缩,干燥;金银花加水温浸半小时后,加水煎煮二次,每次 1.5 小时,合并煎液,滤过,滤液浓缩至相对密度为 1.20～1.25(80℃),加乙醇使含醇量达 60%,静置 24 小时,滤过,滤液回收乙醇,浓缩,干燥;水牛角磨粉,加入 4mol/L 氢氧化钡溶液中,煎煮 7 小时,趁热滤过;珍珠母加入到 4mol/L 盐酸溶液中,煎煮 7 小时,趁热滤过;滤液放冷后与水牛角滤液合并,滤过,滤液浓缩至相当于原料量的 2～3 倍时放冷,加乙醇使含醇量达 60%,搅匀,静置 24 小时,滤过,滤液回收乙醇,用 20% 氢氧化钠溶液调节至 pH 7,冷藏,滤过,滤液浓缩至相对密度为 1.36～1.40(60℃),用倍他环糊精包合,干燥,得水牛角、珍珠母包合粉。猪去氧胆

酸、胆酸用适量乙醇溶解,滤过,取滤液,或在滤液中加入橙油香精〔规格(2)〕,用倍他环糊精包合,干燥,得胆酸、猪去氧胆酸包合粉。将板蓝根和栀子浸膏粉、金银花浸膏粉、黄芩苷和上述两种包合粉与适量甘露醇、糊精和甜味剂混匀,制颗粒,干燥,制成 1500g〔规格(1)〕;或将板蓝根和栀子浸膏粉、金银花浸膏粉、黄芩苷和上述两种包合粉与适量蔗糖、糊精混匀,制颗粒,干燥,制成 3000g〔规格(2)〕,即得。

(2)以上八味,黄芩苷研成细粉;水牛角和珍珠母磨粉后制成水解液,猪去氧胆酸、胆酸溶于碱性水溶液中,加入倍他环糊精,包合;其余栀子等三味加水煎煮二次,煎液滤过,滤液合并,与上述水解液及胆酸液混匀,浓缩,与蔗糖粉、黄芩苷细粉混匀,干燥,制成颗粒 3000g〔规格(2)〕;或混匀后制颗粒,干燥,制成 10000g〔规格(3)〕,即得。

【性状】 本品为浅黄色或黄棕色至棕褐色的颗粒;味甜、微苦。

【鉴别】 (1)照黄芩苷含量测定项下的方法试验,供试品色谱中应呈现与黄芩苷对照品色谱峰保留时间相对应的色谱峰。

(2)取本品 1 袋的内容物,研细,加乙醇 20ml,超声处理 5 分钟,滤过,滤液蒸干,残渣加乙醇 1ml 使溶解,作为供试品溶液。另取胆酸、猪去氧胆酸对照品,加乙醇制成每 1ml 各含 1mg 的混合溶液,作为对照品溶液。照薄层色谱法(通则 0502)试验,吸取上述两种溶液各 5μl,分别点于同一硅胶 G 薄层板上,以异辛烷-乙酸乙酯-冰醋酸(15:7:5)为展开剂,展开,取出,晾干,喷以 10% 硫酸乙醇溶液,在 105℃加热至斑点显色清晰,置紫外光灯(365nm)下检视。供试品色谱中,在与对照品色谱相应的位置上,显相同颜色的荧光斑点。

(3)取本品 2 袋的内容物,研细,加甲醇 25ml,超声处理 5 分钟,滤过,滤液蒸干,残渣加甲醇 1ml 使溶解,作为供试品溶液。另取金银花对照药材 0.5g,加甲醇 20ml,同法制成对照药材溶液。再取绿原酸对照品,加甲醇制成每 1ml 含 0.1mg 的溶液,作为对照品溶液。照薄层色谱法(通则 0502)试验,吸取上述三种溶液各 1～2μl,分别点于同一聚酰胺薄膜上,以醋酸为展开剂,展开,取出,晾干,置紫外光灯(365nm)下检视。供试品色谱中,在与对照药材色谱和对照品色谱相应的位置上,显相同颜色的荧光斑点。

(4)取本品 3 袋的内容物,研细,加热水 40ml,充分振摇使溶解,放冷,用正丁醇振摇提取 2 次,每次 40ml,合并正丁醇提取液,蒸干,残渣加丙酮 2ml 使溶解,取上清液作为供试品溶液。另取栀子苷对照品,加丙酮制成每 1ml 含 1mg 的溶液,作为对照品溶液。照薄层色谱法(通则 0502)试验,吸取上述两种溶液各 5～10μl,分别点于同一硅胶 G 薄层板上,以乙酸乙酯-丙酮-甲酸-水(10:7:2:0.5)为展开剂,展开,取出,晾干,喷以 10% 硫酸乙醇溶液,在 105℃加热至斑点显色清晰,置日光下检视。供试品色谱中,在与对照品色谱相应的位置上,显相同颜色的斑点。

【检查】 应符合颗粒剂项下有关的各项规定(通则 0104)。

【含量测定】 黄芩苷 照高效液相色谱法（通则 0512）测定。

色谱条件与系统适用性试验 以十八烷基硅烷键合硅胶为填充剂；以甲醇-水-冰醋酸（45：55：1）为流动相；检测波长为 274nm。理论板数按黄芩苷峰计算应不低于 3000。

对照品溶液的制备 取黄芩苷对照品适量，精密称定，加 50％甲醇制成每 1ml 含 0.1mg 的溶液，即得。

供试品溶液的制备 取装量差异项下的本品，混匀，取适量，研细，取约 0.75g〔规格（1）〕、1.5g〔规格（2）〕或 5g〔规格（3）〕，精密称定，置 100ml 量瓶中，加 50％甲醇 80ml，超声处理（功率 180W，频率 40kHz）15 分钟，放冷，加 50％甲醇至刻度，摇匀，滤过，取续滤液，即得。

测定法 精密吸取对照品溶液与供试品溶液各 5μl，注入液相色谱仪，测定，即得。

本品每袋含黄芩苷（$C_{21}H_{18}O_{11}$）应为 18.0～22.0mg。

胆酸 照高效液相色谱法（通则 0512）测定。

色谱条件与系统适用性试验 以十八烷基硅烷键合硅胶为填充剂；以甲醇-1％醋酸溶液（75：25）为流动相；用蒸发光散射检测器检测。理论板数按胆酸峰计算应不低于 8000。

对照品溶液的制备 取胆酸对照品适量，精密称定，加甲醇制成每 1ml 含 0.2mg 的溶液，即得。

供试品溶液的制备 取装量差异项下的本品，混匀，取适量，研细，取约 1g〔规格（1）〕、2g〔规格（2）〕或 7g〔规格（3）〕，精密称定，置 50ml 量瓶中，精密加入水 25ml，振摇使溶解，再加甲醇 20ml，超声处理（功率 180W，频率 40kHz）30 分钟，放冷，加甲醇至刻度，摇匀，滤过，取续滤液，即得。

测定法 精密吸取对照品溶液 10μl 和 20μl、供试品溶液 20μl，注入液相色谱仪，测定，以外标两点法对数方程计算，即得。

本品每袋含胆酸（$C_{24}H_{40}O_5$）应为 10.4～15.6mg。

栀子 照高效液相色谱法（通则 0512）测定。

色谱条件与系统适用性试验 以十八烷基硅烷键合硅胶为填充剂；以乙腈-水（11：89）为流动相；检测波长为 238nm。理论板数按栀子苷峰计算应不低于 3000。

对照品溶液的制备 取栀子苷对照品适量，精密称定，加 50％甲醇制成每 1ml 含 30μg 的溶液，即得。

供试品溶液的制备 取装量差异项下的本品，混匀，取适量，研细，取约 0.4g〔规格（1）〕、0.8g〔规格（2）〕或 2.5g〔规格（3）〕，精密称定，置具塞锥形瓶中，精密加入 50％甲醇 25ml，密塞，称定重量，超声处理（功率 180W，频率 40kHz）20 分钟，放冷，再称定重量，用 50％甲醇补足减失的重量，摇匀，滤过，取续滤液，即得。

测定法 精密吸取对照品溶液与供试品溶液各 10μl，注入液相色谱仪，测定，即得。

本品每袋含栀子以栀子苷（$C_{17}H_{24}O_{10}$）计，不得少于 1.0mg。

总氮量 取装量差异项下的本品，混匀，取适量，研细，取 0.15g〔规格（1）〕、0.3g〔规格（2）〕或 1g〔规格（3）〕，精密称定，照氮测定法（通则 0704 第二法）测定，即得。

本品每袋含氮（N）量应为 11.0～15.0mg。

【功能与主治】 清热解毒，镇静安神。用于外感风热时毒、火毒内盛所致高热不退、烦躁不安、咽喉肿痛、舌质红绛、苔黄、脉数者；上呼吸道感染，病毒性感冒，急性化脓性扁桃体炎，急性咽炎，急性气管炎，高热等症属上述证候者。

【用法与用量】 口服。一次 1～2 袋，一日 2～3 次。儿童酌减，或遵医嘱。

【注意】 久病体虚患者如出现腹泻时慎用。

【规格】 （1）每袋装 1.5g（含黄芩苷 20mg，无蔗糖）
（2）每袋装 3g（含黄芩苷 20mg；含黄芩苷 20mg，橙香型）
（3）每袋装 10g（含黄芩苷 20mg）

【贮藏】 密封。

清气化痰丸

Qingqi Huatan Wan

【处方】 酒黄芩 100g　　瓜蒌仁霜 100g
半夏（制）150g　　胆南星 150g
陈皮 100g　　苦杏仁 100g
枳实 100g　　茯苓 100g

【制法】 以上八味，除瓜蒌仁霜外，其余酒黄芩等七味粉碎成细粉，与瓜蒌仁霜混匀，过筛。另取生姜 100g，捣碎，加水适量，压榨取汁，与上述粉末泛丸，干燥，即得。

【性状】 本品为灰黄色的水丸；气微，味苦。

【鉴别】 （1）取本品，置显微镜下观察：糊化淀粉团块无色（胆南星）。不规则分枝状团块无色，遇水合氯醛试液溶化；菌丝无色或淡棕色，直径 4～6μm（茯苓）。草酸钙针晶成束，长 32～144μm，存在于黏液细胞中或散在（半夏）。韧皮纤维淡黄色，棱形，壁厚，孔沟细（酒黄芩）。石细胞橙黄色，贝壳形，壁较厚，较宽一边纹孔明显（苦杏仁）。

（2）取本品 3g，研细，加甲醇 20ml，超声处理 30 分钟，滤过，滤液浓缩至约 1ml，作为供试品溶液。另取陈皮对照药材、枳实对照药材各 0.2g，分别同法制成对照药材溶液，再取橙皮苷对照品，加甲醇制成饱和溶液，作为对照品溶液。照薄层色谱法（通则 0502）试验，吸取上述四种溶液各 5μl，分别点于同一硅胶 G 薄层板上，以乙酸乙酯-甲醇-水（100：17：13）为展开剂，展至约 3cm，取出，晾干，再以甲苯-乙酸乙酯-甲酸-水（20：10：1：1）的上层溶液为展开剂，展至约 8cm，取出，晾干，喷以三氯化铝试液，置紫外光灯（365nm）下检视。供试品色谱中，在与对照药材色谱和对照品色谱相应的位置上，显相同颜色的荧光斑点。

（3）取辛弗林对照品，加甲醇制成每 1ml 含 0.5mg 的溶液，作为对照品溶液。照薄层色谱法（通则 0502）试验，吸取【鉴别】（2）项下的供试品溶液及上述对照品溶液各 5μl，分别点于同一硅胶 G 薄层板上，以正丁醇-冰醋酸-水（4：1：5）的上层溶液为展开剂,展开,取出,晾干,喷以 0.5％茚三酮乙醇溶液,在 105℃加热至斑点显色清晰。供试品色谱中,在与对照品色谱相应的位置上,显相同颜色的斑点。

(4)取本品 10g,研细,加乙醚 40ml,振摇提取 1 小时,滤过,滤液蒸干,残渣加乙酸乙酯 1ml 使溶解,作为供试品溶液。另取茯苓对照药材 1g,同法制成对照药材溶液。照薄层色谱法(通则 0502)试验,吸取上述两种溶液各 10μl,分别点于同一硅胶 G 薄层板上,以石油醚(30～60℃)-乙酸乙酯-丙酮(84：1：15)为展开剂,置以展开剂预饱和 15 分钟的展开缸内,展开,取出,晾干,置紫外光灯(365nm)下检视。供试品色谱中,在与对照药材色谱相应的位置上,显相同颜色的荧光斑点。

【检查】　应符合丸剂项下有关的各项规定(通则 0108)。

【含量测定】　照高效液相色谱法(通则 0512)测定。

色谱条件与系统适用性试验　以十八烷基硅烷键合硅胶为填充剂;以甲醇-水-冰醋酸(49：50：1)为流动相;检测波长为 276nm。理论板数按黄芩苷峰计算应不低于 4000。

对照品溶液的制备　取黄芩苷对照品适量,精密称定,加 70％乙醇制成每 1ml 含 20μg 的溶液,即得。

供试品溶液的制备　取本品,研细(过四号筛),取约 0.4g,精密称定,置 100ml 容量瓶中,加 70％乙醇 80ml,超声处理(功率 250W,频率 33kHz)60 分钟,放冷,加 70％乙醇稀释至刻度,摇匀,滤过,取续滤液,即得。

测定法　分别精密吸取对照品溶液与供试品溶液各 10μl,注入液相色谱仪,测定,即得。

本品每 1g 含黄芩以黄芩苷($C_{21}H_{18}O_{11}$)计,不得少于 6.5mg。

【功能与主治】　清肺化痰。用于痰热阻肺所致的咳嗽痰多、痰黄稠黏、胸腹满闷。

【用法与用量】　口服。一次 6～9g,一日 2 次;小儿酌减。

【贮藏】　密封。

清火栀麦丸
Qinghuo Zhimai Wan

【处方】　穿心莲 2000g　　　　栀子 250g
　　　　　麦冬 250g

【制法】　以上三味,取穿心莲 350g 与栀子粉碎成细粉,过筛;剩余的穿心莲与麦冬加水煎煮二次,每次 2 小时,合并煎液,滤过,滤液浓缩到相对密度为 1.25～1.35 的稠膏,加入上述细粉及辅料适量,混匀,制粒,制丸,过筛,干燥,制成 1000g,即得。

【性状】　本品为黑褐色的浓缩水丸;味极苦。

【鉴别】　(1)取本品,置显微镜下观察:叶表皮组织中含钟乳体晶细胞(穿心莲)。种皮石细胞黄色或淡棕色,多破碎,完整者长多角形、长方形或不规则形,壁厚,有大的圆形纹孔,

胞腔暗棕红色(栀子)。

(2)取本品 1.5g,研细,加 3.6％盐酸溶液(1→10)20ml,加热回流 1 小时,放冷,滤过,滤液加三氯甲烷振摇提取 2 次,每次 10ml,合并三氯甲烷液,回收溶剂至干,残渣加无水乙醇 2ml 使溶解,作为供试品溶液。另取麦冬对照药材 0.5g,加水 20ml,煎煮 1 小时,滤过,滤液浓缩成稠膏,自"加 3.6％盐酸溶液(1→10)20ml"起,同法制成对照药材溶液。照薄层色谱法(通则 0502)试验,吸取上述两种溶液各 5μl,分别点于同一硅胶 GF$_{254}$薄层板上,以三氯甲烷-丙酮(4：1)为展开剂,展开,取出,晾干,置紫外光灯(254nm)下检视。供试品色谱中,在与对照药材色谱相应的位置上,显相同颜色的斑点。

【检查】　应符合丸剂项下有关的各项规定(通则 0108)。

【特征图谱】　照高效液相色谱法(通则 0512)测定。

色谱条件与系统适用性试验　检测波长为 225nm,其他同〔含量测定〕项。

参照物溶液的制备　取栀子对照药材 0.1g、穿心莲对照药材 0.5g,置 50ml 量瓶中,加 70％甲醇适量,超声处理(功率 250W,频率 40kHz)30 分钟,放冷,加 70％甲醇至刻度,摇匀,滤过,取续滤液,即得。

对照品溶液的制备、供试品溶液的制备　同〔含量测定〕项。

测定法　精密吸取参照物溶液、对照品溶液与供试品溶液各 10μl,注入液相色谱仪,测定,即得。

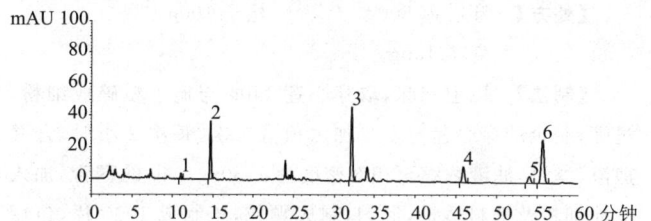

对照特征图谱

峰 2:栀子苷　峰 3:穿心莲内酯　峰 6:脱水穿心莲内酯

供试品色谱中应呈现与对照特征图谱相对应的 6 个主要色谱峰,其保留时间应与参照物色谱中 6 个主要色谱峰保留时间相对应;其中 2、3、6 号色谱峰应与栀子苷、穿心莲内酯、脱水穿心莲内酯对照品色谱峰保留时间相对应。

【含量测定】　照高效液相色谱法(通则 0512)测定。

色谱条件与系统适用性试验　以十八烷基硅烷键合硅胶为填充剂;以乙腈为流动相 A,水为流动相 B,按下表中的规定进行梯度洗脱;穿心莲内酯、脱水穿心莲内酯检测波长为 225nm,栀子苷检测波长为 238nm。理论板数按穿心莲内酯峰和脱水穿心莲内酯峰计算均应不低于 2000。

时间(分钟)	流动相 A(％)	流动相 B(％)
0～15	10→18	90→82
15～20	18→28	82→72
20～60	28→40	72→60

对照品溶液的制备 取栀子苷对照品、穿心莲内酯对照品、脱水穿心莲内酯对照品适量，精密称定，加甲醇制成每 1ml 含栀子苷 30μg 与穿心莲内酯、脱水穿心莲内酯各 20μg 的混合溶液，即得。

供试品溶液的制备 取本品研细，取约 0.3g，精密称定，置 50ml 量瓶中，加 70% 甲醇 40ml，超声处理(功率 250W，频率 40kHz)30 分钟，放冷，加 70% 甲醇至刻度，摇匀，滤过，取续滤液，即得。

测定法 精密吸取对照品溶液与供试品溶液各 10μl，注入液相色谱仪，测定，即得。

本品每 1g 含穿心莲以穿心莲内酯($C_{20}H_{30}O_5$)和脱水穿心莲内酯($C_{20}H_{28}O_4$)的总量计，不得少于 10.0mg；含栀子以栀子苷($C_{17}H_{24}O_{10}$)计，不得少于 3.8mg。

【功能与主治】 清热解毒，凉血消肿。用于肺胃热盛所致的咽喉肿痛、发热、牙痛、目赤。

【用法与用量】 口服。一次 0.8g，一日 2 次。

【规格】 每袋装 0.8g

【贮藏】 密封。

清火栀麦片
Qinghuo Zhimai Pian

【处方】 穿心莲 800g   栀子 100g
             麦冬 100g

【制法】 以上三味，取穿心莲 140g 与栀子粉碎成细粉，过筛；剩余的穿心莲与麦冬加水煎煮二次，每次 2 小时，合并煎液，滤过，滤液浓缩至相对密度为 1.30～1.40 的稠膏，加入上述细粉及辅料适量，混匀，制成颗粒，压制成 1000 片，包糖衣或薄膜衣，即得。

【性状】 本品为糖衣片或薄膜衣片，除去包衣后显褐绿色或黄褐色至棕褐色；味极苦。

【鉴别】 (1)取本品，置显微镜下观察：叶表皮组织中含钟乳体晶细胞(穿心莲)。种皮石细胞黄色或淡棕色，多破碎，完整者长多角形、长方形或不规则形，壁厚，有大的圆形纹孔，胞腔暗棕红色(栀子)。

(2)取本品 5 片，除去包衣，研细，加 3.6% 盐酸溶液(1→10)20ml，加热回流 1 小时，放冷，滤过，滤液加三氯甲烷振摇提取 2 次，每次 10ml，合并三氯甲烷液，回收溶剂至干，残渣加无水乙醇 2ml 使溶解，作为供试品溶液。另取麦冬对照药材 0.5g，加水 20ml，煎煮 1 小时，滤过，滤液浓缩成稠膏，自"加 3.6% 盐酸溶液(1→10)20ml"起，同法制成对照药材溶液。照薄层色谱法(通则 0502)试验，吸取上述两种溶液各 5μl，分别点于同一硅胶 GF_{254} 薄层板上，以三氯甲烷-丙酮(4∶1)为展开剂，展开，取出，晾干，置紫外光灯(254nm)下检视。供试品色谱中，在与对照药材色谱相应的位置上，显相同

颜色的斑点。

【检查】 应符合片剂项下有关的各项规定(通则 0101)。

【特征图谱】 照高效液相色谱法(通则 0512)测定。

色谱条件与系统适用性试验 检测波长为 225nm，其他同〔含量测定〕项。

参照物溶液的制备 取栀子对照药材 0.1g、穿心莲对照药材 0.5g，置 50ml 量瓶中，加 70% 甲醇适量，超声处理(功率 250W，频率 40kHz)30 分钟，放冷，加 70% 甲醇至刻度，摇匀，滤过，取续滤液，即得。

对照品溶液的制备、供试品溶液的制备 同〔含量测定〕项。

测定法 精密吸取参照物溶液、对照品溶液与供试品溶液各 10μl，注入液相色谱仪，测定，即得。

供试品色谱中应呈现与对照特征图谱相对应的 6 个主要色谱峰，其保留时间应与参照物色谱中 6 个主要色谱峰保留时间相对应；其中 2、3、6 号色谱峰应与栀子苷、穿心莲内酯、脱水穿心莲内酯对照品色谱峰保留时间相对应。

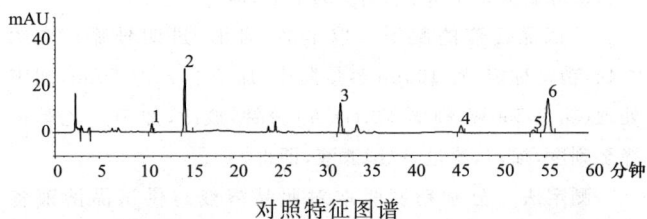

对照特征图谱

峰 2：栀子苷   峰 3：穿心莲内酯   峰 6：脱水穿心莲内酯

【含量测定】 照高效液相色谱法(通则 0512)测定。

色谱条件与系统适用性试验 以十八烷基硅烷键合硅胶为填充剂；以乙腈为流动相 A，水为流动相 B，按下表中的规定进行梯度洗脱；穿心莲内酯、脱水穿心莲内酯检测波长为 225nm，栀子苷检测波长为 238nm。理论板数按穿心莲内酯峰和脱水穿心莲内酯峰计算均应不低于 2000。

时间(分钟)	流动相 A(%)	流动相 B(%)
0～15	10→18	90→82
15～20	18→28	82→72
20～60	28→40	72→60

对照品溶液的制备 取栀子苷对照品、穿心莲内酯对照品、脱水穿心莲内酯对照品适量，精密称定，加甲醇制成每 1ml 含栀子苷 30μg 与穿心莲内酯、脱水穿心莲内酯各 20μg 的混合溶液，即得。

供试品溶液的制备 取本品 20 片，除去包衣，精密称定，研细，取约 0.3g，精密称定，置 50ml 量瓶中，加 70% 甲醇 40ml，超声处理(功率 250W，频率 40kHz)30 分钟，放冷，加 70% 甲醇至刻度，摇匀，滤过，取续滤液，即得。

测定法 精密吸取对照品溶液与供试品溶液各 10μl，注入液相色谱仪，测定，即得。

本品每片含穿心莲以穿心莲内酯（$C_{20}H_{30}O_5$）和脱水穿心莲内酯（$C_{20}H_{28}O_4$）的总量计，不得少于 2.0mg；含栀子以栀子苷（$C_{17}H_{24}O_{10}$）计，不得少于 1.5mg。

【功能与主治】　清热解毒，凉血消肿。用于肺胃热盛所致的咽喉肿痛、发热、牙痛、目赤。

【用法与用量】　口服。一次 2 片，一日 2 次。

【规格】　薄膜衣片　每片重　（1）0.27g　（2）0.31g（3）0.34g　（4）0.4g　（5）0.42g

【贮藏】　密封。

清火栀麦胶囊

Qinghuo Zhimai Jiaonang

【处方】　穿心莲800g　　　　　栀子100g
麦冬100g

【制法】　以上三味，取穿心莲135g 与栀子粉碎成细粉，过筛；剩余的穿心莲与麦冬加水煎煮二次，每次 2 小时，合并煎液，滤过，滤液浓缩至相对密度为 1.25～1.35 的稠膏，加入上述细粉及辅料适量，混匀，制成颗粒，装入胶囊，制成 1000 粒，即得。

【性状】　本品为硬胶囊，内容物为褐绿色或黄褐色至棕褐色的颗粒和粉末；味极苦。

【鉴别】　（1）取本品，置显微镜下观察：叶表皮组织中含钟乳体晶细胞（穿心莲）。种皮石细胞黄色或淡棕色，多破碎，完整者长多角形、长方形或不规则形，壁厚，有大的圆形纹孔，胞腔暗棕红色（栀子）。

（2）取本品内容物 1.5g，研细，加 3.6% 盐酸溶液（1→10）20ml，加热回流 1 小时，放冷，滤过，滤液加三氯甲烷振摇提取 2 次，每次 10ml，合并三氯甲烷液，回收溶剂至干，残渣加无水乙醇 2ml 使溶解，作为供试品溶液。另取麦冬对照药材 0.5g，加水 20ml，煎煮 1 小时，滤过，滤液浓缩成稠膏，自"加 3.6% 盐酸溶液（1→10）20ml"起，同法制成对照药材溶液。照薄层色谱法（通则 0502）试验，吸取上述两种溶液各 5μl，分别点于同一硅胶 GF$_{254}$ 薄层板上，以三氯甲烷-丙酮（4：1）为展开剂，展开，取出，晾干，置紫外光灯（254nm）下检视。供试品色谱中，在与对照药材色谱相应的位置上，显相同颜色的斑点。

【检查】　应符合胶囊剂项下有关的各项规定（通则 0103）。

【特征图谱】　照高效液相色谱法（通则 0512）测定。

色谱条件与系统适用性试验　检测波长为 225nm，其他同〔含量测定〕项。

参照物溶液的制备　取栀子对照药材 0.1g、穿心莲对照药材 0.5g，置 50ml 量瓶中，加 70% 甲醇适量，超声处理（功率 250W，频率 40kHz）30 分钟，放冷，加 70% 甲醇至刻度，摇匀，滤过，取续滤液，即得。

对照品溶液的制备、供试品溶液的制备　同〔含量测定〕项。

测定法　精密吸取参照物溶液、对照品溶液与供试品溶液各 10μl，注入液相色谱仪，测定，即得。

供试品色谱中应呈现与对照特征图谱相对应的 6 个主要色谱峰，其保留时间应与参照物色谱中 6 个主要色谱峰保留时间相对应；其中 2、3、6 号色谱峰应与栀子苷、穿心莲内酯、脱水穿心莲内酯对照品色谱峰保留时间相对应。

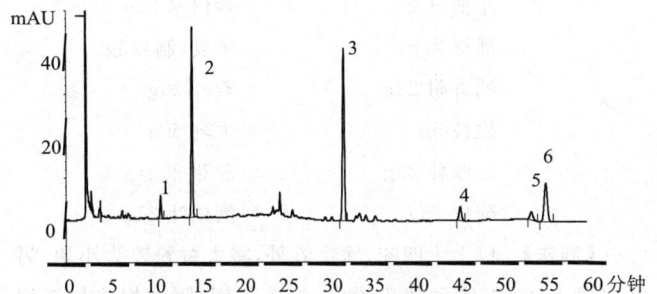

对照特征图谱

峰2：栀子苷　峰3：穿心莲内酯　峰6：脱水穿心莲内酯

【含量测定】　照高效液相色谱法（通则 0512）测定。

色谱条件与系统适用性试验　以十八烷基硅烷键合硅胶为填充剂；以乙腈为流动相 A，水为流动相 B，按下表中的规定进行梯度洗脱；穿心莲内酯、脱水穿心莲内酯检测波长为 225nm，栀子苷检测波长为 238nm。理论板数按穿心莲内酯峰和脱水穿心莲内酯峰计算均应不低于 2000。

时间（分钟）	流动相 A（%）	流动相 B（%）
0～15	10→18	90→82
15～20	18→28	82→72
20～60	28→40	72→60

对照品溶液的制备　取栀子苷对照品、穿心莲内酯对照品、脱水穿心莲内酯对照品适量，精密称定，加甲醇制成每 1ml 含栀子苷 30μg 与穿心莲内酯、脱水穿心莲内酯各 20μg 的混合溶液，即得。

供试品溶液的制备　取装量差异项下的本品内容物，混匀，研细，取约 0.3g，精密称定，置 50ml 量瓶中，加 70% 甲醇 40ml 超声处理（功率 250W，频率 40kHz）30 分钟，放冷，加 70% 甲醇至刻度，摇匀，滤过，取续滤液，即得。

测定法　精密吸取对照品溶液与供试品溶液各 10μl，注入液相色谱仪，测定，即得。

本品每粒含穿心莲以穿心莲内酯（$C_{20}H_{30}O_5$）和脱水穿心莲内酯（$C_{20}H_{28}O_4$）的总量计，不得少于 2.0mg；含栀子以栀子苷（$C_{17}H_{24}O_{10}$）计，不得少于 1.5mg。

【功能与主治】　清热解毒，凉血消肿。用于肺胃热盛所致的咽喉肿痛、发热、牙痛、目赤。

【用法与用量】 口服。一次2粒，一日2次。

【规格】 每粒装0.25g

【贮藏】 密封。

清 宁 丸
Qingning Wan

【处方】

大黄 600g	绿豆 25g
车前草 25g	炒白术 25g
黑豆 25g	半夏(制)25g
醋香附 25g	桑叶 25g
桃枝 5g	牛乳 50g
姜厚朴 25g	麦芽 25g
陈皮 25g	侧柏叶 25g

【制法】 以上十四味，除牛乳外，将大黄粉碎为小块，另取黄酒600g，与大黄拌于罐中，加盖封闭，隔水加热炖至酒尽，取出，低温干燥。其余绿豆等十二味，分别酌予碎断，分次水煎至味尽，去渣，合并煎液，滤过，滤液适当浓缩后加入牛乳，浸拌上述制成的大黄，再入罐中，加盖封闭，按上法炖至液尽，取出，低温干燥，研成细粉，过筛。每100g粉末用炼蜜35～50g加适量的水泛丸，干燥，制成水蜜丸；或每100g粉末加炼蜜100～120g制成大蜜丸，即得。

【性状】 本品为黑色的大蜜丸或黑褐色的水蜜丸；味苦。

【鉴别】 (1)取本品水蜜丸2.5g，研细，加甲醇4ml，超声处理10分钟，滤过，滤液作为供试品溶液；或取大蜜丸5g，剪碎，加甲醇15ml，研磨使溶散，超声处理10分钟，滤过，滤液蒸干，残渣用甲醇2ml，分2次溶解，每次轻摇10秒钟，分取上清液，作为供试品溶液。另取大黄对照药材0.3g，加甲醇3ml，超声处理10分钟，上清液作为对照药材溶液。照薄层色谱法(通则0502)试验，吸取上述两种溶液各3～6μl，分别点于同一硅胶G薄层板上，以环己烷-乙酸乙酯-甲酸(10：2：0.1)为展开剂，展开，取出，晾干，置紫外光灯(365nm)下检视。供试品色谱中，在与大黄对照药材色谱相应的位置上，显相同颜色的荧光斑点。

(2)取陈皮对照药材0.2g，加甲醇3ml，超声处理10分钟，上清液作为对照药材溶液。照薄层色谱法(通则0502)试验，吸取上述对照药材溶液与〔鉴别〕(1)项下的供试品溶液各3～6μl，分别点于同一硅胶GF254薄层板上，以环己烷-乙酸乙酯-甲酸(5.5：4.5：0.1)为展开剂，展开，取出，晾干，置紫外光灯(254nm)下检视，供试品色谱中，在与对照药材色谱相应的位置上，显一个相同颜色的斑点；再喷以10%硫酸乙醇溶液，在105℃加热至斑点显色清晰，置紫外光灯(365nm)下检视，供试品色谱中，在与对照药材色谱相应的位置上，显一个相同颜色的荧光斑点。

【检查】 应符合丸剂项下有关的各项规定(通则0108)。

【含量测定】 照高效液相色谱法(通则0512)测定。

色谱条件与系统适用性试验 以十八烷基硅烷键合硅胶为填充剂；以乙腈-甲醇-0.1%磷酸溶液(42：23：35)为流动相；检测波长为254nm。理论板数按大黄酚峰计算应不低于3000。

对照品溶液的制备 分别取大黄酚对照品和大黄素对照品适量，精密称定，加甲醇制成每1ml含大黄酚15μg、大黄素6μg的混合溶液，即得。

供试品溶液的制备 (1)取本品水蜜丸，研细，取0.15g，精密称定；或取重量差异项下的大蜜丸，剪碎，混匀，取0.3g，精密称定，置具塞锥形瓶中，精密加入甲醇-盐酸(10：1)的混合溶液25ml，称定重量，大蜜丸浸泡10小时以上，超声处理使溶散，置80℃水浴中加热回流30分钟，若瓶壁有黏附物，须超声处理去除，再称定重量，用甲醇补足减失的重量，摇匀，滤过，精密吸取续滤液2ml，置5ml量瓶中，加2%氢氧化钠溶液1ml，加甲醇至刻度，摇匀，滤过，取续滤液，用于测定总大黄酚和总大黄素的供试品溶液。

(2)取水蜜丸粉末0.15g，精密称定；或取上述剪碎的大蜜丸0.3g，精密称定，置具塞锥形瓶中，精密加入甲醇25ml，称定重量，大蜜丸浸泡10小时以上，用玻棒研磨使样品溶散，用数滴甲醇冲洗玻棒于锥形瓶中，超声处理(功率为160W，频率为50kHz)30分钟，放冷，再称定重量，用甲醇补足减失的重量，或挥散至原重量，摇匀，滤过，取续滤液，用于测定游离大黄酚和游离大黄素的供试品溶液。

测定法 分别精密吸取对照品溶液与上述两种供试品溶液各10～20μl，注入液相色谱仪，测定，计算总大黄酚和总大黄素的总量与游离大黄酚和游离大黄素的总量；用总大黄酚和总大黄素的总量与游离大黄酚和游离大黄素总量的差值，作为结合蒽醌中的大黄酚和大黄素的总量，即得。

本品含大黄以总大黄酚($C_{15}H_{10}O_4$)和总大黄素($C_{15}H_{10}O_5$)的总量计，水蜜丸每1g不得少于6.0mg，大蜜丸每丸不得少于31.5mg；以结合蒽醌中的大黄酚($C_{15}H_{10}O_4$)和大黄素($C_{15}H_{10}O_5$)的总量计，水蜜丸每1g不得少于2.1mg，大蜜丸每丸不得少于18.9mg。

【功能与主治】 清热泻火，消肿通便。用于火毒内蕴所致的咽喉肿痛、口舌生疮、头晕耳鸣、目赤牙痛、腹中胀满、大便秘结。

【用法与用量】 口服。水蜜丸一次6g，大蜜丸一次1丸，一日1～2次。

【注意】 孕妇忌服。

【规格】 (1)水蜜丸 每袋装6g
(2)大蜜丸 每丸重9g

【贮藏】 密封。

清肝利胆口服液

Qinggan Lidan Koufuye

【处方】　茵陈 428g　　　　　山银花 286g
栀子 71.5g　　　　　厚朴 71.5g
防己 143g

【制法】　以上五味,加水煎煮二次,滤过,合并滤液并浓缩至适量,加乙醇使含醇量达 70%,静置 24 小时,滤过,滤液回收乙醇,加水至 1000ml,搅拌静置,取上清液,加辅料适量,加水调整至 1000ml,搅匀,灌封,灭菌,即得。

【性状】　本品为棕红色澄明液体;味苦、甜。

【鉴别】　(1)取本品 10ml,用乙酸乙酯振摇提取 2 次,每次 20ml,合并乙酸乙酯液,蒸干,残渣加甲醇 1ml 使溶解,作为供试品溶液。另取茵陈对照药材 0.5g,加水 100ml,微沸 30 分钟,放冷,滤过,滤液浓缩至约 30ml,同法制成对照药材溶液。照薄层色谱法(通则 0502)试验,吸取供试品溶液 5~10μl、对照药材溶液 10μl,分别点于同一硅胶 G 薄层板上,以石油醚(60~90℃)-乙酸乙酯-甲醇(6:5:0.5)为展开剂,展开,取出,晾干,置紫外光灯(365nm)下检视。供试品色谱中,在与对照药材色谱相应的位置上,显相同颜色的荧光主斑点。

(2)取本品 10ml,用稀盐酸调节 pH 值至 4,离心,取上清液,通过聚酰胺柱(30~60 目,1g,内径为 1cm),用水洗至中性,再用丙酮 15ml 洗脱,收集丙酮洗脱液,蒸干,残渣加甲醇 1ml 使溶解,作为供试品溶液。另取绿原酸对照品,加甲醇制成每 1ml 含 1mg 的溶液,作为对照品溶液。照薄层色谱法(通则 0502)试验,吸取上述两种溶液各 1~2μl,分别点于同一聚酰胺薄膜上,以醋酸为展开剂,展开,取出,晾干,置紫外光灯(365nm)下检视。供试品色谱中,在与对照品色谱相应的位置上,显相同颜色的荧光斑点。

(3)取本品 30ml,用水饱和的正丁醇振摇提取 2 次,每次 30ml,合并正丁醇提取液,用氨试液 25ml 洗涤,弃去洗涤液,再用正丁醇饱和的水洗涤 2 次,每次 25ml,取正丁醇液,蒸干,残渣加甲醇 2ml 使溶解,作为供试品溶液。另取栀子苷对照品,加甲醇制成每 1ml 含 1mg 的溶液,作为对照品溶液。照薄层色谱法(通则 0502)试验,吸取上述两种溶液各 5μl,分别点于同一硅胶 G 薄层板上,以三氯甲烷-甲醇(11:2)为展开剂,展开,取出,晾干,喷以 10%硫酸乙醇溶液,在 105℃加热至斑点显色清晰。供试品色谱中,在与对照品色谱相应的位置上,显相同颜色的斑点。

【检查】　pH 值　应为 5.5~7.5(通则 0631)。

其他　应符合合剂项下有关的各项规定(通则 0181)。

【含量测定】　照高效液相色谱法(通则 0512)测定。

色谱条件与系统适用性试验　以十八烷基硅烷键合硅胶为填充剂;以乙腈-水(15:85)为流动相;检测波长为 238nm。理论板数按栀子苷峰计算应不低于 1500。

对照品溶液的制备　取栀子苷对照品适量,精密称定,加 50%甲醇制成每 1ml 含 30μg 的溶液,即得。

供试品溶液的制备　精密量取本品 2ml,置 50ml 量瓶中,加 50%甲醇至刻度,摇匀,滤过,取续滤液,即得。

测定法　分别精密吸取对照品溶液与供试品溶液各 10μl,注入液相色谱仪,测定,即得。

本品每 1ml 含栀子以栀子苷($C_{17}H_{24}O_{10}$)计,不得少于 0.60mg。

【功能与主治】　清利肝胆湿热。用于湿热蕴结肝胆所致的纳呆、胁痛、疲倦、乏力、尿黄、苔腻、脉弦。

【用法与用量】　口服。一次 20~30ml,一日 2 次,10 天为一疗程。

【注意】　忌烟酒及辛辣油腻食物。

【规格】　每支装 10ml

【贮藏】　避光,密封,置阴凉处。

清肝利胆胶囊

Qinggan Lidan Jiaonang

【处方】　茵陈 2140g　　　　　山银花 1430g
栀子 357.5g　　　　　厚朴 357.5g
防己 715g

【制法】　以上五味,加水煎煮二次,滤过,合并滤液并浓缩至适量,加乙醇使含醇量达 70%,静置 24 小时,滤过,滤液浓缩至适量,喷雾干燥,取干膏,加淀粉适量,粉碎,混匀,装入胶囊,制成 1000 粒,即得。

【性状】　本品为硬胶囊,内容物为棕黄色至黑褐色的粉末;味苦。

【鉴别】　(1)取本品内容物 1.4g,研细,加甲醇 20ml,超声处理 20 分钟,滤过,滤液蒸干,残渣加水 30ml 使溶解,用乙酸乙酯振摇提取 2 次,每次 30ml,合并乙酸乙酯液,蒸干,残渣加甲醇 1ml 使溶解,作为供试品溶液。另取茵陈对照药材 1g,加水 100ml,微沸 30 分钟,放冷,滤过,滤液浓缩至约 30ml,同法制成对照药材溶液。照薄层色谱法(通则 0502)试验,吸取供试品溶液 5~10μl、对照药材溶液 10μl,分别点于同一硅胶 G 薄层板上,以石油醚(60~90℃)-乙酸乙酯-甲醇(6:5:0.5)为展开剂,展开,取出,晾干,置紫外光灯(365nm)下检视。供试品色谱中,在与对照药材色谱相应的位置上,显相同颜色的荧光主斑点。

(2)取本品内容物 0.35g,加水 15ml 使溶解,用稀盐酸调节 pH 值至 4,离心,取上清液通过聚酰胺柱(40~60 目,1g,内径为 1cm),用水洗至中性,再用丙酮 15ml 洗脱,收集丙酮洗脱液,蒸干,残渣加甲醇 1ml 使溶解,作为供试品溶液。另取绿原酸对照品,加甲醇制成每 1ml 含 1mg 的溶液,作为对照品溶液。照薄层色谱法(通则 0502)试验,吸取上述两种溶液各 1～2μl,分别点于同一聚酰胺薄膜上,以醋酸为展开剂,展开,取出,晾干,置紫外光灯(365nm)下检视。供试品色谱中,在与对照品色谱相应的位置上,显相同颜色的荧光斑点。

(3)取本品内容物 1.4g,研细,加甲醇 20ml,超声处理 20 分钟,滤过,滤液蒸干,残渣加水 20ml 使溶解,用水饱和的正丁醇振摇提取 2 次,每次 25ml,合并正丁醇液,用氨试液 25ml 洗涤,弃去洗涤液,再用正丁醇饱和的水洗涤 2 次,每次 25ml,弃去水洗液,正丁醇液蒸干,残渣加甲醇 1ml 使溶解,作为供试品溶液。另取栀子苷对照品,加甲醇制成每 1ml 含 1mg 的溶液,作为对照品溶液。照薄层色谱法(通则 0502)试验,吸取供试品溶液 10μl、对照品溶液 5μl,分别点于同一硅胶 G 薄层板上,以三氯甲烷-甲醇(11:2)为展开剂,展开,取出,晾干,喷以 10% 硫酸乙醇溶液,加热至斑点显色清晰。供试品色谱中,在与对照品色谱相应的位置上,显相同颜色的斑点。

【检查】 应符合胶囊剂项下有关的各项规定(通则 0103)。

【含量测定】 照高效液相色谱法(通则 0512)测定。

色谱条件与系统适用性试验 以十八烷基硅烷键合硅胶为填充剂;以乙腈-水(10:90)为流动相;检测波长为 238nm。理论板数按栀子苷峰计算应不低于 3000。

对照品溶液的制备 取栀子苷对照品适量,精密称定,加 50% 甲醇制成每 1ml 含 60μg 的溶液,即得。

供试品溶液的制备 取装量差异项下的本品内容物,研细,取约 0.5g,精密称定,置具塞锥形瓶中,精密加入 50% 甲醇 50ml,密塞,称定重量,超声处理(功率 250W,频率 25kHz)30 分钟,放冷,再称定重量,用 50% 甲醇补足减失的重量,摇匀,滤过,取续滤液,即得。

测定法 分别精密吸取对照品溶液与供试品溶液各 10μl,注入液相色谱仪,测定,即得。

本品每粒含栀子以栀子苷($C_{17}H_{24}O_{10}$)计,不得少于 3.0mg。

【功能与主治】 清利肝胆湿热。用于湿热蕴结肝胆所致的纳呆、胁痛、疲倦、乏力、尿黄、苔腻、脉弦。

【用法与用量】 口服。一次 4～6 粒,一日 2 次,10 天为一疗程。

【注意】 忌烟酒及辛辣油腻食物。

【规格】 每粒装 0.35g

【贮藏】 密封。

清肺化痰丸
Qingfei Huatan Wan

【处方】 酒黄芩 60g   苦杏仁 60g
         瓜蒌子 60g   川贝母 30g
         胆南星(砂炒)30g   法半夏(砂炒)60g
         陈皮 60g   茯苓 60g
         麸炒枳壳 60g   蜜麻黄 30g
         桔梗 60g   白苏子 30g
         炒莱菔子 30g   蜜款冬花 30g
         甘草 30g

【制法】 以上十五味,粉碎成细粉,过筛,混匀。每 100g 粉末用炼蜜 35～50g 与适量的水,制成水蜜丸;或加炼蜜 140～160g 制成大蜜丸,即得。

【性状】 本品为棕褐色至黑褐色的水蜜丸或大蜜丸;味甜、苦、微麻。

【鉴别】 (1)取本品,置显微镜下观察:不规则分枝状团块无色,遇水合氯醛试液溶化,菌丝无色或淡棕色,直径 4～6μm(茯苓)。纤维淡黄色,梭形,壁厚,孔沟细(黄芩)。纤维束周围薄壁细胞含草酸钙方晶,形成晶纤维(甘草)。花粉粒球形,直径约至 32μm,外壁有刺,较尖(款冬花)。

(2)取本品水蜜丸 10g,研细,加水 10ml,搅匀;或取大蜜丸 18g,剪碎,加硅藻土 8g,水 6ml,研匀,再加水 15ml,超声处理 15 分钟,加乙酸乙酯 30ml,搅匀,超声处理 30 分钟,倾出上清液,残渣再加乙酸乙酯 15ml,超声处理 10 分钟,倾出上清液,合并上清液,加氨试液洗涤 2 次,每次 15ml,再用水洗涤 2 次,每次 15ml,取乙酸乙酯液回收溶剂至干,残渣加乙酸乙酯 1ml 使溶解,作为供试品溶液。另取陈皮对照药材、枳壳对照药材各 0.5g,分别加乙酸乙酯 20ml,超声处理 20 分钟,滤过,滤液回收溶剂至干,残渣加乙酸乙酯 1ml 使溶解,作为对照药材溶液。照薄层色谱法(通则 0502)试验,吸取供试品溶液 8～12μl、对照药材溶液各 5μl,分别点于同一以含 1% 氢氧化钠的羧甲基纤维素钠为黏合剂的硅胶 G 薄层板上,以正己烷-丙酮-乙酸乙酯(3:1:3)为展开剂,展开,取出,晾干,置紫外光灯(365nm)下检视。供试品色谱中,在与对照药材色谱相应的位置上,显相同颜色的荧光主斑点。

(3)取本品水蜜丸 10g,研细;或取大蜜丸 18g,剪碎,加硅藻土 6g,研匀,加浓氨溶液 2ml,乙醚 50ml,加热回流 30 分钟,滤过,滤液加盐酸乙醇液(1→20)4ml,摇匀,回收溶剂至干,残渣加甲醇 1ml 使溶解,脱脂棉滤过,滤液作为供试品溶液。另取盐酸麻黄碱对照品,加甲醇制成每 1ml 含 1mg 的溶液,作为对照品溶液。照薄层色谱法(通则 0502)试验,吸取供试品溶液 10～15μl、对照品溶液 5μl,分别点于同一硅胶 G 薄层板上,以三氯甲烷-甲醇-浓氨试液(20:4:0.5)为展开剂,展开,取出,晾干,喷以茚三酮试液,在 105℃ 加热至斑点显色清晰,置日光下检视。供试品色谱中,在与对照品色谱相应的位置上,显相同颜色的斑点。

(4)取本品水蜜丸 10g,研碎;或取大蜜丸 18g,剪碎,加硅藻土 4g,研匀,加正丁醇 50ml,超声处理 30 分钟,滤过,滤液回收溶剂至干,残渣加水 30ml,微热使溶解,加石油醚(60～90℃)洗涤 2 次,每次 15ml,弃去石油醚液,水液加 7% 硫酸乙醇溶液 10ml,加热回流 3 小时,放冷,加三氯甲烷振摇提取 2 次,每次 30ml,合并三氯甲烷提取液,加水 40ml 洗涤,弃去洗液,三氯甲烷液用无水硫酸钠 2g 脱水,滤过,滤液回收溶剂至干,残渣加甲醇 1ml 使溶解,作为供试品溶液。另取桔梗对照药材 1g,加 7％硫酸乙醇-水(1∶3)混合液 20ml,加热回流 3 小时,同法制成对照药材溶液。照薄层色谱法(通则 0502)试验,吸取上述两种溶液各 15～20μl,分别点于同一硅胶 G 薄层板上,以三氯甲烷-乙醚(1∶1)为展开剂,展开,取出,晾干,喷以 10％硫酸乙醇溶液,在 105℃加热至斑点显色清晰,置日光下检视。供试品色谱中,在与对照药材色谱相应的位置上,显相同颜色的斑点。

(5)取本品水蜜丸 6g,研细;或取大蜜丸 9g,剪碎,加硅藻土 4g,研匀,加乙醇 15ml,超声处理 30 分钟,滤过,滤液回收溶剂至干,残渣加甲醇 2ml 使溶解,作为供试品溶液。另取黄芩苷对照品,加甲醇制成每 1ml 含 1mg 溶液,作为对照品溶液。照薄层色谱法(通则 0502)试验,吸取供试品溶液 5～10μl,对照品溶液 5μl,分别点于同一以含 4％醋酸钠的羧甲基纤维素钠为黏合剂的硅胶 G 薄层板上,以乙酸乙酯-丁酮-甲酸-水(5∶3∶1∶1)为展开剂,薄层板置展开缸中预饱和 15 分钟,展开,取出,晾干,喷以 1％三氯化铁乙醇溶液,置日光下检视。供试品色谱中,在与对照品色谱相应的位置上,显相同颜色的斑点。

【检查】 应符合丸剂项下有关的各项规定(通则 0108)。

【含量测定】 照高效液相色谱法(通则 0512)测定。

色谱条件与系统适用性试验 以十八烷基硅烷键合硅胶为填充剂;以甲醇-0.3％磷酸溶液(39∶61)为流动相,检测波长为 278nm。理论板数按黄芩苷峰计算应不低于 2000。

对照品溶液的制备 取黄芩苷对照品适量,精密称定,加甲醇制成每 1ml 含 50μg 的溶液,即得。

供试品溶液的制备 取本品水蜜丸适量,研细,取约 0.3g,精密称定;或取重量差异项下的大蜜丸,剪碎,混匀,取约 0.5g,精密称定,置具塞锥形瓶中,精密加入 50％甲醇 25ml,密塞,称定重量,超声处理(功率 160W,频率 50kHz)30 分钟,取出,放冷,再称定重量,用 50％甲醇补足减失的重量,摇匀,滤过,取续滤液,即得。

测定法 精密吸取对照品溶液与供试品溶液各 10μl,注入液相色谱仪,测定,即得。

本品含黄芩以黄芩苷($C_{12}H_{18}O_{11}$)计,水蜜丸每 1g 不得少于 3.8mg;大蜜丸每丸不得少于 18.0mg。

【功能与主治】 降气化痰,止咳平喘。用于肺热咳嗽,痰多作喘,痰涎壅盛,肺气不畅。

【用法与用量】 口服。水蜜丸一次 6g,大蜜丸一次 1 丸,一日 2 次。

【规格】 (1)水蜜丸 每袋装 6g (2)大蜜丸 每丸重 9g

【贮藏】 密封。

清肺抑火丸

Qingfei Yihuo Wan

【处方】 黄芩 140g　　　　栀子 80g
知母 60g　　　　浙贝母 90g
黄柏 40g　　　　苦参 60g
桔梗 80g　　　　前胡 40g
天花粉 80g　　　　大黄 120g

【制法】 以上十味,粉碎成细粉,过筛,混匀。用水泛丸,干燥,制成水丸;或每 100g 粉末加炼蜜 130～150g 制成大蜜丸,即得。

【性状】 本品为淡黄色至黄褐色的水丸,或为棕褐色的大蜜丸;气微,味苦。

【鉴别】 (1)取本品,置显微镜下观察:淀粉粒卵圆形,直径 35～48μm,脐点点状、人字状或马蹄状,位于较小端,层纹细密(浙贝母)。韧皮纤维淡黄色,梭形,壁厚,孔沟细(黄芩)。纤维束鲜黄色,周围细胞含草酸钙方晶,形成晶纤维,含晶细胞的壁木化增厚(黄柏)。纤维束无色,周围薄壁细胞含草酸钙方晶,形成晶纤维(苦参)。草酸钙针晶成束或散在,长 26～110μm(知母)。草酸钙簇晶大,直径 60～140μm(大黄)。具缘纹孔导管大,多破碎,有的具缘纹孔呈六角形或斜方形,排列紧密(天花粉)。联结乳管直径 14～25μm,含淡黄色颗粒状物(桔梗)。种皮石细胞黄色或淡棕色,多破碎,完整者长多角形、长方形或形状不规则,壁厚,有大的圆形纹孔,胞腔棕红色(栀子)。

(2)取本品水丸 2g,研细;或大蜜丸 3g,剪碎,加硅藻土适量,研匀。加甲醇 20ml,超声处理 30 分钟,放冷,滤过,滤液蒸干,残渣加甲醇 2ml 使溶解,作为供试品溶液。另取黄芩苷对照品,加甲醇制成每 1ml 含 1mg 的溶液,作为对照品溶液。照薄层色谱法(通则 0502)试验,吸取上述两种溶液各 5μl,分别点于同一以含 4％醋酸钠的羧甲基纤维素钠溶液为黏合剂的硅胶 G 薄层板上,以乙酸乙酯-丁酮-甲酸-水(5∶3∶1∶1)为展开剂,薄层板置展开缸中预饱和 30 分钟,展开,取出,晾干,喷以 1％三氯化铁乙醇溶液。供试品色谱中,在与对照品色谱相应的位置上,显相同的暗绿色斑点。

(3)取本品水丸 6g,研细,或大蜜丸 9g,剪碎,加硅藻土适量,研匀。加甲醇 30ml,超声处理 20 分钟,放冷,滤过,滤液浓缩至 10ml,加在中性氧化铝柱(100～200 目,5g,内径为 1.5cm)上,用甲醇 30ml 洗脱,收集洗脱液,蒸干,残渣加甲醇 5ml 使溶解,作为供试品溶液。另取栀子苷对照品,加乙醇制成每 1ml 含 4mg 的溶液,作为对照品溶液。照薄层色谱法(通则 0502)试验,吸取上述两种溶液各 5μl,分别点于同一硅胶 G 薄层板上,以乙酸乙酯-丙酮-甲酸-水(5∶5∶1∶1)为展开剂,展开,取出,晾干,喷以硫酸乙醇(5→10)溶液,在 110℃加热至斑点显色清晰。供试品色谱中,在与对照品色谱相应的位置上,显相同颜色的斑点。

(4)取本品水丸 2g,研细,加浓氨试液 3ml、三氯甲烷 20ml,或大蜜丸 3g,剪碎,加硅藻土适量,研匀,加浓氨试液 5ml、三氯甲烷 40ml。加热回流 1 小时,放冷,滤过,滤液加 1%氢氧化钠溶液洗涤 2 次,每次 20ml,分取三氯甲烷液,蒸干,残渣加甲醇 2ml 使溶解,作为供试品溶液。另取盐酸小檗碱对照品,加甲醇制成每 1ml 含 0.5mg 的溶液,作为对照品溶液。照薄层色谱法(通则 0502)试验,吸取上述两种溶液各 2μl,分别点于同一硅胶 G 薄层板上,以甲苯-异丙醇-乙酸乙酯-甲醇-浓氨试液(12:3:6:3:1)为展开剂,置氨蒸气预饱和的展开缸内,展开,取出,晾干,置紫外光灯(365nm)下检视。供试品色谱中,在与对照品色谱相应的位置上,显相同颜色的荧光斑点。

(5)取本品水丸 6g,研细,加浓氨试液 2ml、三氯甲烷 30ml,或大蜜丸 9g,剪碎,加硅藻土适量,研匀,加浓氨试液 6ml、三氯甲烷 50ml。放置过夜,滤过,滤液蒸干,残渣加三氯甲烷 2ml 使溶解,作为供试品溶液。另取苦参碱对照品,加甲醇制成每 1ml 含 0.5mg 的溶液,作为对照品溶液。照薄层色谱法(通则 0502)试验,吸取上述两种溶液各 2μl,分别点于同一硅胶 G 薄层板上,以甲苯-乙酸乙酯-丙酮-浓氨试液(2:4:3:0.2)为展开剂,展开,取出,晾干,喷以稀碘化铋钾试液。供试品色谱中,在与对照品色谱相应的位置上,显相同颜色的斑点。

(6)取本品水丸 2g,研细,或大蜜丸 3g,剪碎,加硅藻土适量,研匀。加甲醇 20ml,浸渍 1 小时,超声处理 15 分钟,放冷,滤过,取滤液 5ml,蒸干,残渣加水 10ml 使溶解,再加盐酸 1ml,加热回流 30 分钟,立即冷却,用乙醚振摇提取 2 次,每次 20ml,合并乙醚液,挥干,残渣加甲醇 2ml 使溶解,作为供试品溶液。另取大黄对照药材 0.1g,同法制成对照药材溶液。照薄层色谱法(通则 0502)试验,吸取上述两种溶液各 2μl,分别点于同一硅胶 G 薄层板上,以石油醚(30~60℃)-甲酸乙酯-甲酸(15:5:1)的上层溶液为展开剂,展开,取出,晾干,置紫外光灯(365nm)下检视。供试品色谱中,在与对照药材色谱相应的位置上,显相同的五个橙黄色荧光斑点。置氨蒸气中熏后,置日光下检视,斑点变为红色。

【检查】 应符合丸剂项下有关的各项规定(通则 0108)。

【含量测定】 照高效液相色谱法(通则 0512)测定。

色谱条件与系统适用性试验 以十八烷基硅烷键合硅胶为填充剂;以甲醇-水-磷酸(38:62:0.3)为流动相;检测波长为 280nm。理论板数按黄芩苷峰计算应不低于 2000。

对照品溶液的制备 取黄芩苷对照品适量,精密称定,加 70%乙醇制成每 1ml 含 20μg 的溶液,即得。

供试品溶液的制备 取本品水丸,研细,取约 0.5g,精密称定;或取重量差异项下的大蜜丸剪碎,取约 0.5g,精密称定,加硅藻土适量,研匀。转移至 250ml 圆底烧瓶中,精密加入 70%乙醇 100ml,称定重量,加热回流 3 小时,放冷,再称定重量,用 70%乙醇补足减失的重量,摇匀,滤过,取续滤液,

即得。

测定法 分别精密吸取对照品溶液与供试品溶液各 10μl,注入液相色谱仪,测定,即得。

本品含黄芩以黄芩苷($C_{21}H_{18}O_{11}$)计,水丸每 1g 不得少于 4.5mg,大蜜丸每丸不得少于 50.0mg。

【功能与主治】 清肺止咳,化痰通便。用于痰热阻肺所致的咳嗽、痰黄稠黏、口干咽痛、大便干燥。

【用法与用量】 口服。水丸一次 6g,大蜜丸一次 1 丸,一日 2~3 次。

【注意】 孕妇慎用。

【规格】 大蜜丸每丸重 9g

【贮藏】 密封。

清肺消炎丸

Qingfei Xiaoyan Wan

【处方】 麻黄 250g　　石膏 750g
地龙 750g　　牛蒡子 250g
葶苈子 250g　　人工牛黄 100g
炒苦杏仁 60g　　羚羊角 30g

【制法】 以上八味,除人工牛黄外,羚羊角粉碎成极细粉,其余麻黄等六味粉碎成细粉,与上述羚羊角及人工牛黄粉末配研,混匀,过筛。加适量水,制成水丸,干燥;或每 100g 粉末用炼蜜 60~80g 加适量水泛丸,制成水蜜丸,干燥,即得。

【性状】 本品为灰棕色至棕色的水丸,或棕褐色的水蜜丸;气腥,味微辛、苦。

【鉴别】 (1)取本品,置显微镜下观察:气孔特异,保卫细胞侧面观呈哑铃状(麻黄)。不规则片状结晶无色,有平直纹理(石膏)。石细胞橙黄色,贝壳状,壁较厚,较宽一边纹孔明显(炒苦杏仁)。肌纤维无色至淡棕色,微波状弯曲,有时呈垂直交错排列(地龙)。种皮内表皮细胞黄色,多角形或长多角形,壁稍厚(葶苈子)。

(2)取本品 20 丸,研碎,加稀盐酸 10~20ml,放置 30 分钟,使溶解,滤过,滤液显钙盐(通则 0301)与硫酸盐(通则 0301)的鉴别反应。

(3)取本品 20 丸,研碎,加三氯甲烷 4ml,搅匀,放置 1 小时,取上清液作为供试品溶液。另取胆酸对照品,加无水乙醇制成每 1ml 含 2mg 的溶液,作为对照品溶液。照薄层色谱法(通则 0502)试验,吸取上述两种溶液各 1μl,分别点于同一硅胶 G 薄层板上,以乙醚-三氯甲烷-冰醋酸(2:2:1)为展开剂,展开,取出,晾干,喷以 10%硫酸乙醇溶液,在 105℃加热至斑点显色清晰,置紫外光灯(365nm)下检视。供试品色谱中,在与对照品色谱相应的位置上,显相同颜色的荧光斑点。

(4)取本品水丸 5g 或水蜜丸 10g,研碎,加三氯甲烷

20ml、盐酸 3ml，加热回流 1 小时，滤过，滤液蒸干，残渣加乙酸乙酯 15ml，加活性炭 0.5g，加热煮沸，滤过，滤液浓缩至 1ml，作为供试品溶液。另取牛蒡子对照药材 0.5g，同法制成对照药材溶液。照薄层色谱法（通则 0502）试验，吸取上述两种溶液各 6～10μl，分别点于同一硅胶 G 薄层板上，以石油醚（30～60℃）-甲苯-乙酸乙酯-冰醋酸（10：20：7：0.5）为展开剂，展开，取出，晾干，喷以盐酸酸性 5％三氯化铁乙醇溶液，在 105℃加热至斑点显色清晰。供试品色谱中，在与对照药材色谱相应的位置上，显相同颜色的斑点。

【检查】　水分　水丸不得过 9.0％（通则 0832 第五法）；水蜜丸不得过 14.0％（通则 0832）。

其他　应符合丸剂项下有关的各项规定（通则 0108）。

【含量测定】　照高效液相色谱法（通则 0512）测定。

色谱条件与系统适用性试验　以十八烷基硅烷键合硅胶为填充剂；以乙腈-0.02mol/L 磷酸二氢钾溶液（含 0.2％三乙胺，用磷酸调节至 pH 2.7）（4：96）为流动相；检测波长为 210nm。理论板数按盐酸麻黄碱峰计算应不低于 8000。

对照品溶液的制备　取盐酸麻黄碱、盐酸伪麻黄碱对照品适量，精密称定，加甲醇制成每 1ml 含盐酸麻黄碱、盐酸伪麻黄碱各 40μg 的混合溶液，即得。

供试品溶液的制备　取本品适量，研细，取约 2.0g，精密称定，精密加入甲醇 25ml，称定重量，超声处理（功率 500W，频率 40kHz）45 分钟，放冷，再称定重量，用甲醇补足减失的重量，摇匀，滤过，取续滤液，即得。

测定法　分别精密吸取对照品溶液与供试品溶液各 5～10μl，注入液相色谱仪，测定，即得。

本品每 1g 含麻黄以盐酸麻黄碱（$C_{10}H_{15}NO \cdot HCl$）和盐酸伪麻黄碱（$C_{10}H_{15}NO \cdot HCl$）的总量计，水丸不得少于 0.56mg，水蜜丸不得少于 0.34mg。

【功能与主治】　清肺化痰，止咳平喘。用于痰热阻肺，咳嗽气喘，胸胁胀痛，吐痰黄稠；上呼吸道感染、急性支气管炎、慢性支气管炎急性发作及肺部感染见上述证候者。

【用法与用量】　口服。周岁以内一次 10 丸，一至三岁一次 20 丸，三至六岁一次 30 丸，六至十二岁一次 40 丸，十二岁以上及成人一次 60 丸，一日 3 次。

【注意】　风寒表证引起的咳嗽、心功能不全者慎用。

【规格】　水丸每 60 丸重 5g；水蜜丸每 60 丸重 8g

【贮藏】　密封。

清　泻　丸
Qingxie Wan

【处方】　大黄 826g　　　　　　　黄芩 165g
　　　　　　枳实 83g　　　　　　　甘草 17g
　　　　　　朱砂粉 14g

【制法】　以上五味，除朱砂粉外，其余大黄等四味粉碎成细粉，过筛，混匀，用水泛丸，干燥，用朱砂粉等包衣，即得。

【性状】　本品为赭红色的包衣水丸，除去包衣后显褐黄色；味苦、涩。

【鉴别】　(1)取本品 1g，研细，加甲醇 20ml，浸泡 1 小时，滤过，取滤液 5ml，蒸干，残渣加水 10ml 使溶解，再加盐酸 1ml，加热回流 30 分钟，冷却，用乙醚振摇提取 2 次，每次 20ml，合并乙醚液，挥干，残渣加三氯甲烷 1ml 使溶解，作为供试品溶液。另取大黄对照药材 0.5g，同法制成对照药材溶液。照薄层色谱法（通则 0502）试验，吸取上述两种溶液各 2μl，分别点于同一硅胶 G 薄层板上，以石油醚（30～60℃）-甲酸乙酯-甲酸（15：5：1）的上层溶液为展开剂，展开，取出，晾干，置紫外光灯（365nm）下检视。供试品色谱中，在与对照药材色谱相应的位置上，显相同颜色的荧光斑点。

(2)取本品 2.5g，研细，加甲醇 10ml，超声处理 15 分钟，滤过，滤液浓缩至 5ml，作为供试品溶液。另取黄芩对照药材 0.4g，同法制成对照药材溶液。照薄层色谱法（通则 0502）试验，吸取上述两种溶液各 5μl，分别点于同一聚酰胺薄膜上，以甲苯-乙酸乙酯-甲醇-甲酸（10：3：1：2）为展开剂，置以展开剂预饱和 20 分钟的展开缸中，展开，取出，晾干，置紫外光灯（365nm）下检视。供试品色谱中，在与对照药材色谱相应的位置上，显三个相同的暗色主斑点。

(3)取本品 2.5g，研细，加无水乙醇-异丙醇（1：1）混合溶液 20ml，超声处理 20 分钟，滤过，滤液蒸干，残渣加水 15ml，超声使溶解，用三氯甲烷振摇提取 3 次（15ml，10ml，10ml），分取水液，蒸干，残渣加甲醇 1ml 使溶解，作为供试品溶液。另取枳实对照药材 0.5g，加入无水乙醇-异丙醇（1：1）混合溶液 10ml，超声处理 20 分钟，滤过，滤液蒸干，残渣加甲醇 1ml 使溶解，作为对照药材溶液。照薄层色谱法（通则 0502）试验，吸取供试品溶液 6μl、对照药材溶液 2μl，分别点于同一硅胶 G 薄层板上，以乙酸乙酯-甲醇-水（5.5：1.5：3）的上层溶液为展开剂，展开，取出，晾干，喷以 5％三氯化铝乙醇溶液，置紫外光灯（365nm）下检视。供试品色谱中，在与对照药材色谱相应位置上，显相同颜色的荧光斑点。

【检查】　应符合丸剂项下有关的各项规定（通则 0108）。

【含量测定】　大黄　照高效液相色谱法（通则 0512）测定。

色谱条件与系统适用性试验　以十八烷基硅烷键合硅胶为填充剂；以甲醇-0.1％磷酸溶液（80：20）为流动相；检测波长为 254nm。理论板数按大黄素峰计算应不低于 4000。

对照品溶液的制备　取大黄素对照品和大黄酚对照品适量，精密称定，加甲醇制成每 1ml 含大黄素 30μg、大黄酚 80μg 的混合溶液，即得。

供试品溶液的制备　取本品，研细，取粉末约 0.5g，精密称定，置具塞锥形瓶中，精密加入甲醇 20ml，密塞，称定重量，超声处理（功率 200W，频率 45kHz）40 分钟，放冷，再称定重量，用甲醇补足减失的重量，摇匀，滤过，精密量取续滤液 5ml 置平底烧瓶中，挥去甲醇，加 2.5mol/L 硫酸溶液 10ml，超声处理 5 分钟,再加入三氯甲烷 10ml,加热回流 1 小时,冷却,转移至分液漏斗中,用少量三氯甲烷洗涤容器,三氯甲烷液并入分液漏斗中,分取三氯甲烷层,酸液用三氯甲烷振摇提取 3 次,每次 10ml,合并三氯甲烷液,挥干,残渣加甲醇适量,超声使溶解并转移至 10ml 量瓶中,加甲醇至刻度,摇匀,滤过,取续滤液,即得。

测定法　分别精密吸取对照品溶液与供试品溶液各 10μl,注入液相色谱仪,测定,即得。

本品每 1g 含大黄以大黄素($C_{15}H_{10}O_5$)和大黄酚($C_{15}H_{10}O_4$)的总量计,不得少于 3.8mg。

朱砂粉　取本品,研细,取约 2g,精密称定,置 250ml 锥形瓶中,加硫酸 25ml 与硝酸钾 4g,加热使成微黄色溶液,放冷,缓缓加水 50ml,滴加 2% 高锰酸钾溶液至显粉红色,再滴加 2% 硫酸亚铁溶液至红色消失后,加硫酸铁铵指示液 2ml,用硫氰酸铵滴定液(0.02mol/L)滴定。每 1ml 硫氰酸铵滴定液(0.02mol/L)相当于 2.326mg 的硫化汞(HgS)。

本品每 1g 含朱砂粉以硫化汞(HgS)计,应为 12～15mg。

【功能与主治】　清热,通便,消滞。用于实热积滞所致的大便秘结。

【用法与用量】　口服。一次 5.4g。

【注意】　孕妇禁用。

【规格】　每袋装 5.4g

【贮藏】　密封。

清 降 片
Qingjiang Pian

【处方】　蚕沙 21g　　　　　　大黄 21g
　　　　　青黛 10g　　　　　　玄参 21g
　　　　　皂角子 21g　　　　　赤芍 21g
　　　　　板蓝根 21g　　　　　麦冬 21g
　　　　　连翘 21g　　　　　　牡丹皮 14g
　　　　　地黄 21g　　　　　　甘草 7g
　　　　　白茅根 21g　　　　　金银花 21g
　　　　　薄荷脑 0.052g　　　　川贝母 3g

【制法】　以上十六味,蚕沙、大黄、青黛、川贝母粉碎成细粉,过筛;玄参、皂角子用 80% 乙醇提取二次,每次 1.5 小时,合并乙醇提取液,浓缩成稠膏,相对密度为 1.30～1.35(60℃)。白茅根、金银花加水煎煮二次,第一次 30 分钟,第二次 15 分钟;赤芍、板蓝根、麦冬、连翘、牡丹皮、地黄、甘草加水煎煮二次,每次 1.5 小时,滤过,合并滤液,浓缩至相对密度为 1.30～1.40(60℃)的稠膏,与上述醇提稠膏合并,加入蚕沙等细粉及辅料适量,混匀,制粒,干燥,放冷,加入薄荷脑,混匀,压制成 1000 片(小片)或 500 片(大片),包薄膜衣,即得。

【性状】　本品为薄膜衣片,除去包衣后为绿褐色;味苦。

【鉴别】　(1)取本品 10 片(小片 20 片),除去包衣,研细,加石油醚(30～60℃)50ml,超声处理 45 分钟,滤过,弃去滤液,药渣挥去溶剂,加三氯甲烷 50ml,超声处理 45 分钟,滤过,药渣备用,滤液浓缩至约 2ml,作为供试品溶液。另取靛蓝对照品、靛玉红对照品,加三氯甲烷制成每 1ml 含靛蓝 1mg 和靛玉红 0.5mg 的混合溶液,作为对照品溶液。照薄层色谱法(通则 0502)试验,吸取供试品溶液 2～5μl、对照品溶液 5μl,分别点于同一硅胶 G 薄层板上,以甲苯-三氯甲烷-丙酮(5:4:1)为展开剂,展开,取出,晾干。供试品色谱中,在与对照品色谱相应的位置上,显相同颜色的斑点。

(2)取〔鉴别〕(1)项下的备用药渣,挥去溶剂,加甲醇 45ml,超声处理 45 分钟,滤过,滤液蒸干,残渣加水 20ml 使溶解,离心,取上清液,通过 D101 型大孔吸附树脂柱(柱内径为 1.5cm,柱高为 16cm),先后分别用 30% 乙醇和 70% 乙醇各 60ml 洗脱,收集 70% 乙醇洗脱液,蒸干,残渣加甲醇 2ml 使溶解,作为供试品溶液。另取连翘苷对照品,加甲醇制成每 1ml 含 1mg 的溶液,作为对照品溶液。照薄层色谱法(通则 0502)试验,吸取供试品溶液 5～10μl,对照品溶液 5μl,分别点于同一高效硅胶 G 薄层板上,以三氯甲烷-甲醇-无水甲酸(17:2:1.5)为展开剂,展开,取出,晾干,喷以 5% 香草醛硫酸溶液,在 105℃加热至斑点显色清晰。供试品色谱中,在与对照品色谱相应的位置上,显相同颜色的斑点。

(3)取本品 10 片(小片 20 片),除去包衣,研细,加石油醚(30～60℃)50ml,超声处理 45 分钟,滤过,弃去滤液,药渣挥干溶剂,加三氯甲烷 50ml,超声处理 45 分钟,滤过,弃去滤液,药渣挥干溶剂,加甲醇 40ml,加热回流 1 小时,滤过,滤液蒸干,残渣加水 20ml 使溶解,加在聚酰胺柱(80～100 目,3g,内径为 1.5cm,用水 50ml 预洗)上,先用水 60ml 洗脱,收集洗脱液,蒸干(再用乙醇 100ml 洗脱,收集洗脱液,备用),残渣加甲醇 2ml 使溶解,作为供试品溶液。另取芍药苷对照品,加甲醇制成每 1ml 含 1mg 的溶液,作为对照品溶液。照薄层色谱法(通则 0502)试验,吸取供试品溶液 5～10μl、对照品溶液 5μl,分别点于同一硅胶 G 薄层板上,以三氯甲烷-乙酸乙酯-甲醇-甲酸(40:5:10:0.2)为展开剂,展开,取出,晾干,喷以 5% 香草醛硫酸溶液,在 105℃加热至斑点显色清晰。供试品色谱中,在与对照品色谱相应的位置上,显相同颜色的斑点。

(4)取〔鉴别〕(3)项下的备用洗脱液,蒸干,残渣加甲醇 2ml 使溶解,作为供试品溶液。另取甘草对照药材 1g,加甲醇 30ml,加热回流 1 小时,滤过,滤液蒸干,残渣加水 10ml 使溶解,用水饱和正丁醇振摇提取 3 次,每次 10ml,合并正丁醇提取液,用水洗涤 2 次,每次 10ml,弃去水液,正丁醇液蒸干,残渣加甲醇 2ml 使溶解,作为对照药材溶液。照薄层色谱法(通则 0502)试验,吸取供试品溶液 5～10μl、对照药材溶液 2μl,分别点于同一硅胶 G 薄层板上,以三氯甲烷-甲醇-水(40:10:1)为展开剂,展开,取出,晾干,喷以 10% 硫酸乙醇溶液,在 105℃加热至斑点显色清晰,置紫外光灯(365nm)下检视。供试品色谱中,在与对照药材色谱相应的位置上,显相同颜色的荧光斑点。

(5)取本品 10 片(小片 20 片),除去包衣,研细,加甲醇 20ml,超声处理 10 分钟,滤过,滤液蒸干,残渣加水 10ml 使溶解,加盐酸 1ml,加热回流 30 分钟,放冷,用乙醚振摇提取 2 次,每次 20ml,合并乙醚液,蒸干,残渣加三氯甲烷 1ml 使溶解,作为供试品溶液。另取大黄对照药材 0.2g,加甲醇 20ml,同法制成对照药材溶液。照薄层色谱法(通则 0502)试验,吸取上述两种溶液各 5μl,分别点于同一硅胶 G 薄层板上,以正己烷-乙酸乙酯-甲酸(9:3:0.15)为展开剂,展开,取出,晾干,用氨蒸气熏 5 分钟显色,置日光下检视。供试品色谱中,在与对照药材色谱相应的位置上,显相同颜色的斑点。

【检查】 应符合片剂项下有关的各项规定(通则 0101)。

【含量测定】 照高效液相色谱法(通则 0512)测定。

色谱条件与系统适用性试验 以十八烷基硅烷键合硅胶为填充剂;以甲醇-0.1%磷酸溶液(85:15)为流动相;检测波长为 254nm。理论板数按大黄素峰计算应不低于 6000。

对照品溶液的制备 取大黄素对照品、大黄酚对照品适量,精密称定,加甲醇制成每 1ml 含大黄素 15μg,大黄酚 30μg 的混合溶液,即得。

供试品溶液的制备 取本品 10 片(小片 20 片),除去包衣,精密称定,取约 0.4g,精密称定,精密加入甲醇 25ml,称定重量,加热回流 1 小时,放冷,再称定重量,用甲醇补足减失的重量,摇匀,滤过,精密量取续滤液 10ml,置烧瓶中,减压回收溶剂至干,残渣加盐酸(22→100)溶液 10ml,超声处理 2 分钟,再加三氯甲烷 10ml,加热回流 1 小时,放冷,转移至分液漏斗中,用少量三氯甲烷洗涤容器,并入分液漏斗中,分取三氯甲烷层,酸液再用三氯甲烷振摇提取 3 次,每次 10ml,合并三氯甲烷液,减压回收溶剂至干,残渣加甲醇使溶解,转移至 10ml 量瓶中,加甲醇稀释至刻度,摇匀,滤过,取续滤液,即得。

测定法 分别精密吸取对照品溶液 5μl 及供试品溶液 10μl,注入液相色谱仪,测定,即得。

本品每片含大黄以大黄素($C_{15}H_{10}O_5$)和大黄酚($C_{15}H_{10}O_4$)的总量计,小片不得少于 90μg,大片不得少于 0.18mg。

【功能与主治】 清热解毒,利咽止痛。用于肺胃蕴热所致咽喉肿痛,发热烦躁,大便秘结;小儿急性咽炎,急性扁桃腺炎见以上证候者。

【用法与用量】 口服。小片:周岁一次 3 片,一日 2 次;三岁一次 4 片,一日 3 次;六岁一次 6 片,一日 3 次。大片:周岁一次 1.5 片,一日 2 次;三岁一次 2 片,一日 3 次;六岁一次 3 片,一日 3 次。

【规格】 (1)薄膜衣片 每片重 0.125g(小片) (2)薄膜衣片 每片重 0.25g(大片)

【贮藏】 密封,置阴凉干燥处。

清胃保安丸

Qingwei Baoan Wan

【处方】 麸炒白术 90g　　六神曲(麸炒)90g
陈皮 90g　　　　茯苓 90g
砂仁 90g　　　　醋青皮 90g
姜厚朴 90g　　　炒麦芽 90g
甘草 90g　　　　槟榔 90g
麸炒枳壳 90g　　枳实 90g
白酒曲 180g　　　炒山楂 360g

【制法】 以上十四味,粉碎成细粉,过筛,混匀。每 100g 粉末加炼蜜 120～130g 制成大蜜丸或小蜜丸,即得。

【性状】 本品为黄色至棕褐色的大蜜丸或小蜜丸;气香,味甜、酸。

【鉴别】 (1)取本品,置显微镜下观察:不规则分枝状团块无色,遇水合氯醛试液溶化;菌丝无色或淡棕色,直径 4～6μm(茯苓)。表皮细胞纵列,由 1 个长细胞与 2 个短细胞相间连接,长细胞壁厚,波状弯曲,木化(炒麦芽)。纤维束周围薄壁细胞含草酸钙方晶,形成晶纤维(甘草)。草酸钙针晶细小,不规则地充塞于薄壁细胞中(麸炒白术)。内胚乳细胞碎片无色,壁较厚,有较多大的类圆形纹孔(槟榔)。内种皮厚壁细胞黄棕色或棕红色,表面观类多角形,壁厚,胞腔内含硅质块(砂仁)。

(2)取本品 15g,剪碎,加硅藻土 6g,研匀,加乙醚 50ml,加热回流 30 分钟,放冷,滤过,药渣备用,滤液挥干,残渣加乙酸乙酯 1ml 使溶解,作为供试品溶液。另取白术对照药材 0.5g,加乙醚 15ml,同法制成对照药材溶液。照薄层色谱法(通则 0502)试验,吸取上述两种溶液各 10μl,分别点于同一硅胶 G 薄层板上,以石油醚(60～90℃)-乙酸乙酯(20:0.3)为展开剂,展开,取出,晾干,喷以 5%香草醛硫酸溶液,在 105℃加热至斑点显色清晰。供试品色谱中,在与对照药材色谱相应的位置上,显相同颜色的斑点。

(3)取山楂对照药材 1g,加乙酸乙酯 5ml,超声处理 15 分钟,滤过,滤液作为对照药材溶液。再取熊果酸对照品,加甲醇制成每 1ml 含 1mg 的溶液,作为对照品溶液。照薄层色谱法(通则 0502)试验,吸取〔鉴别〕(2)项下的供试品溶液及上述两种对照溶液各 5μl,分别点于同一硅胶 G 薄层板上,以环己烷-三氯甲烷-乙酸乙酯-甲酸(20:5:8:0.1)为展开剂,展开,取出,晾干,喷以 10%硫酸乙醇溶液,在 105℃加热至斑点显色清晰。供试品色谱中,在与对照药材色谱和对照品色谱相应的位置上,显相同的紫红色斑点;置紫外光灯(365nm)下检视,显相同的橙黄色荧光斑点。

(4)取本品 15g,剪碎,加水 40ml,加热回流 1 小时,离心,取上清液加乙酸乙酯 30ml 振摇提取,取乙酸乙酯液,蒸干,残渣加甲醇 1ml 使溶解,作为供试品溶液。另取橙皮苷对照品和柚皮苷对照品,分别加甲醇制成每 1ml 各含 0.5mg 的溶液,作为对照品溶液。照薄层色谱法(通则 0502)试验,吸取上述三种溶液各 5μl,分别点于同一硅胶 G 薄层板上,以三氯甲烷-甲醇-水(32:17:5)10℃ 以下放置过夜的下层溶液为展开剂,展开,展距约为 12cm,取出,晾干,喷以三氯化铝试液,置紫外光灯(365nm)下检视。供试品色谱中,在与对照品色谱相应的位置上,显相同颜色的荧光斑点。

(5)取〔鉴别〕(2)项下的药渣,加甲醇 40ml,超声处理 30 分钟,滤过,滤液蒸干,残渣加水 20ml 使溶解,用水饱和的正丁醇振摇提取 3 次,每次 20ml,合并正丁醇液,蒸干,残渣加甲醇 2ml 使溶解,作为供试品溶液。另取甘草对照药材 1g,同法制成对照药材溶液。照薄层色谱法(通则 0502)试验,吸取上述两种溶液各 10μl,分别点于同一硅胶 G 薄层板上,以乙酸乙酯-甲酸-冰醋酸-水(15:1:1:2)为展开剂,展开,取出,晾干,喷以 10% 硫酸乙醇溶液,在 105℃ 加热至斑点显色清晰,置紫外光灯(365nm)下检视。供试品色谱中,在与对照药材色谱相应的位置上,显相同颜色的荧光斑点。

(6)取本品 20g,剪碎,加硅藻土 8g,研匀,加浓氨试液 5ml,加三氯甲烷 50ml,超声处理 30 分钟,滤过,滤液用 5% 盐酸溶液 30ml 振摇提取,提取液用浓氨溶液调节 pH 值至 9~10,用三氯甲烷振摇提取 2 次,每次 20ml,合并三氯甲烷液,蒸干,残渣加三氯甲烷 1ml 使溶解,作为供试品溶液,另取槟榔对照药材 1g,加浓氨试液 1ml,加三氯甲烷 30ml,同法制成对照药材溶液。照薄层色谱法(通则 0502)试验,吸取上述两种溶液各 10μl,分别点于同一硅胶 G 薄层板上,以环己烷-乙酸乙酯-浓氨试液(7.5:7.5:0.2)为展开剂,置氨蒸气预饱和的展开缸内,展开,取出,晾干,喷以碘化铋钾试液。供试品色谱中,在与对照药材色谱相应的位置上,显相同颜色的斑点。

【检查】 应符合丸剂项下有关的各项规定(通则 0108)。

【含量测定】 照高效液相色谱法(通则 0512)测定。

色谱条件与系统适用性试验 以十八烷基硅烷键合硅胶为填充剂;以甲醇-水(50:50)为流动相;检测波长为 222nm。理论板数按厚朴酚峰计算应不低于 3000。

对照品溶液的制备 取厚朴酚对照品、和厚朴酚对照品适量,精密称定,加甲醇制成每 1ml 含厚朴酚 25μg、和厚朴酚 15μg 的混合溶液,即得。

供试品溶液的制备 取本品适量,剪碎,取约 0.7g,精密称定,加硅藻土 1g,研匀,置具塞锥形瓶中,精密加入甲醇 25ml,密塞,称定重量,超声处理(功率 300W,频率 40kHz)30 分钟,放冷,再称定重量,用甲醇补足减失的重量,摇匀,滤过,取续滤液,即得。

测定法 分别精密吸取对照品溶液与供试品溶液各 10μl,注入液相色谱仪,测定,即得。

本品每 1g 含姜厚朴以厚朴酚($C_{18}H_{18}O_2$)与和厚朴酚($C_{18}H_{18}O_2$)总量计,不得少于 0.43mg。

【功能与主治】 消食化滞,和胃止呕。用于食滞胃肠所致积滞,症见小儿停食、停乳、脘腹胀满、呕吐、心烦、口渴。

【用法与用量】 口服。小蜜丸一次 3g,大蜜丸一次 1 丸,一日 2 次。

【规格】 (1)小蜜丸每袋装 3g (2)大蜜丸每丸重 3g

【贮藏】 密闭,防潮。

清胃黄连丸(大蜜丸)
Qingwei Huanglian Wan

【处方】 黄连 80g　　　　石膏 80g
　　　　桔梗 80g　　　　甘草 40g
　　　　知母 80g　　　　玄参 80g
　　　　地黄 80g　　　　牡丹皮 80g
　　　　天花粉 80g　　　连翘 80g
　　　　栀子 200g　　　黄柏 200g
　　　　黄芩 200g　　　赤芍 80g

【制法】 以上十四味,粉碎成细粉,过筛,混匀。每 100g 粉末加炼蜜 110~130g 制成大蜜丸,即得。

【性状】 本品为棕褐色的大蜜丸;味微甜后苦。

【鉴别】 (1)取本品,置显微镜下观察:薄壁组织灰棕色至黑棕色,细胞多皱缩,内含棕色核状物(地黄)。纤维束鲜黄色,周围细胞含草酸钙方晶,形成晶纤维,含晶细胞壁木化增厚(黄柏)。纤维束鲜黄色,壁稍厚,纹孔明显(黄连)。韧皮纤维淡黄色,梭形,壁厚,孔沟细(黄芩)。纤维束几无色,周围薄壁细胞含草酸钙方晶,形成晶纤维(甘草)。内果皮纤维上下层纵横交错,纤维短梭形(连翘)。草酸钙针晶成束或散在,长 26~110μm(知母)。种皮石细胞黄色或淡棕色,多破碎,完整者长多角形、长方形或形状不规则,壁厚,有大的圆形纹孔,胞腔棕红色(栀子)。石细胞黄棕色或无色,类长方形、类圆形或形状不规则,直径约 94μm(玄参)。不规则片状结晶无色,有平直纹理(石膏)。

(2)取本品 2.5g,剪碎,加甲醇 15ml,研磨使分散,超声处理 10 分钟,滤过,滤液蒸干,残渣加甲醇 2ml 分 2 次轻摇,静置,取上清液作为供试品溶液。另取黄芩对照药材 0.3g、牡丹皮对照药材和连翘对照药材各 0.2g,分别加甲醇 3ml,超声处理 10 分钟,静置,取上清液作为对照药材溶液。照薄层色谱法(通则 0502)试验,吸取供试品溶液 8~10μl、对照药材溶液各 3~6μl,分别点于同一硅胶 GF_{254} 薄层板上,以环己烷-乙酸乙酯-甲酸(12:3:0.1)为展开剂,展开,取出,晾干。置紫外光灯(254nm)下检视,供试品色谱中,在与黄芩对照药材色谱相应的位置上,显相同颜色的斑点;喷以 2% 三氯化铝乙醇溶液,置紫外光灯(365nm)下检视,供试品色谱中,在与牡丹皮对照药材色谱相应的位置上,显相同颜色的荧光主斑点;再喷以 10% 硫酸乙醇溶液,在 105℃ 加热至斑点显色清晰,置紫外光灯(365nm)下检视,供试品色谱中,在与连翘对照药材色谱相应的位置上,显一个黄绿色的荧光斑点。

(3)取黄连对照药材 0.03g,加甲醇 4ml,超声处理 10 分钟,静置,取上清液作为对照药材溶液。照薄层色谱法(通则0502)试验,吸取对照药材溶液 2～3μl 和〔含量测定〕项下的对照品溶液和供试品溶液各 3～5μl,分别点于同一硅胶 G 薄层板上,以环己烷-乙酸乙酯-异丙醇-甲醇-浓氨试液(12∶6∶3∶3∶1)为展开剂,放入展开缸一侧的槽内,另槽中加入等体积的浓氨试液,预平衡数分钟,展开,取出,晾干,置紫外光灯(365nm)下检视。供试品色谱中,在与对照药材色谱和对照品色谱相应的位置上,显相同颜色的荧光斑点。

(4)取栀子对照药材 0.25g、甘草对照药材 0.1g,分别加甲醇 3ml,超声处理 10 分钟,静置,取上清液作为对照药材溶液。照薄层色谱法(通则 0502)试验,吸取对照药材溶液及〔鉴别〕(2)项下的供试品溶液各 3～5μl,分别点于同一硅胶 G 薄层板上,以环己烷-乙酸乙酯-异丙醇-甲醇-浓氨试液(12∶6∶3∶3∶1)为展开剂,展开,展距为 11cm 以上,取出,晾干。置紫外光灯(365nm)下检视,供试品色谱中,在与甘草对照药材色谱相应的位置上,至少显两个相同颜色的荧光斑点;喷以10%硫酸乙醇溶液,在 105℃加热至斑点显色清晰,供试品色谱中,在与栀子对照药材色谱相应的位置上,至少显一个相同颜色的斑点。

【检查】　应符合丸剂项下有关的各项规定(通则 0108)。

【含量测定】　取重量差异项下的本品,剪碎(直径 2mm 以下),取约 0.3g,精密称定,置具塞锥形瓶中,精密加盐酸-甲醇(1∶100)的混合溶液 25ml,密塞,称定重量,浸渍 10 小时以上,超声处理(功率 250W,频率 33kHz)45 分钟,放冷,再称定重量,用甲醇补足减失的重量,摇匀,滤过,取续滤液作为供试品溶液。另取盐酸小檗碱对照品适量,精密称定,加盐酸-甲醇(1∶100)的混合溶液制成每 1ml 含 20μg 的溶液,作为对照品溶液。照薄层色谱法(通则 0502)试验,精密吸取供试品溶液 2～3μl、对照品溶液 2μl 与 4μl,分别交叉点于同一硅胶 G 薄层板上,以环己烷-乙酸乙酯-甲醇-异丙醇-浓氨试液(12∶6∶3∶3∶1)为展开剂,放入展开缸一侧的槽内,另槽加入等体积的浓氨试液,预平衡数分钟后,展开,取出,挥干溶剂后,照薄层色谱法(通则 0502 薄层色谱扫描法)进行荧光扫描,激发波长:λ=334nm,测量供试品吸光度积分值与对照品吸光度积分值,计算,即得。

本品每丸含黄连、黄柏以盐酸小檗碱($C_{20}H_{17}NO_4 \cdot HCl$)计,不得少于 22.0mg。

【功能与主治】　清胃泻火,解毒消肿。用于肺胃火盛所致的口舌生疮,齿龈、咽喉肿痛。

【用法与用量】　口服。一次 1～2 丸,一日 2 次。

【注意】　孕妇慎用。

【规格】　每丸重 9g

【贮藏】　密封。

清胃黄连丸(水丸)
Qingwei Huanglian Wan

【处方】
黄连 80g	石膏 80g
桔梗 80g	甘草 40g
知母 80g	玄参 80g
地黄 80g	牡丹皮 80g
天花粉 80g	连翘 80g
栀子 200g	黄柏 200g
黄芩 200g	赤芍 80g

【制法】　以上十四味,粉碎成细粉,过筛,混匀,用水泛丸,干燥,即得。

【性状】　本品为黄色至深黄色的水丸;味微苦。

【鉴别】　(1)取本品,置显微镜下观察:薄壁组织灰棕色至黑棕色,细胞多皱缩,内含棕色核状物(地黄)。纤维束鲜黄色,周围细胞含草酸钙方晶,形成晶纤维,含晶细胞壁木化增厚(黄柏)。纤维束鲜黄色,壁稍厚,纹孔明显(黄连)。韧皮纤维淡黄色,梭形,壁厚,孔沟细(黄芩)。纤维束几无色,周围薄壁细胞含草酸钙方晶,形成晶纤维(甘草)。内果皮纤维上下层纵横交错,纤维短梭形(连翘)。草酸钙针晶成束或散在,长 26～110μm(知母)。种皮石细胞黄色或淡棕色,多破碎,完整者长多角形、长方形或形状不规则,壁厚,有大的圆形纹孔,胞腔棕红色(栀子)。石细胞黄棕色或无色,类长方形、类圆形或形状不规则,直径约 94μm(玄参)。不规则片状结晶无色,有平直纹理(石膏)。

(2)取本品 1g,研细,加甲醇 4ml,超声处理 10 分钟,滤过,滤液作为供试品溶液。另取黄芩对照药材 0.3g、牡丹皮对照药材和连翘对照药材各 0.2g,分别加甲醇 3ml,超声处理 10 分钟,静置,取上清液作为对照药材溶液。照薄层色谱法(通则 0502)试验,吸取供试品溶液 5～8μl、对照药材溶液各 3～6μl,分别点于同一硅胶 GF_{254} 薄层板上,以环己烷-乙酸乙酯-甲酸(12∶3∶0.1)为展开剂,展开,取出,晾干。置紫外光灯(254nm)下检视,供试品色谱中,在与黄芩对照药材色谱相应的位置上,显相同颜色的斑点;喷以 2%三氯化铝乙醇溶液,置紫外光灯(365nm)下检视,供试品色谱中,在与牡丹皮对照药材色谱相应的位置上,显相同颜色的荧光主斑点;再喷以 10%硫酸乙醇溶液,在 105℃加热至斑点显色清晰,置紫外光灯(365nm)下检视,供试品色谱中,在与连翘对照药材色谱相应的位置上,显一个黄绿色的荧光斑点。

(3)取黄连对照药材 0.03g,加甲醇 4ml,超声处理 10 分钟,静置,取上清液作为对照药材溶液。照薄层色谱法(通则 0502)试验,吸取〔含量测定〕项下的供试品溶液与盐酸小檗碱对照品溶液各 3～5μl、上述对照药材溶液 2～3μl,分别点于同一硅胶 G 薄层板上,以环己烷-乙酸乙酯-异丙醇-甲醇-浓氨试液(12∶6∶3∶3∶1)为展开剂,放入展开缸一侧的槽内,另槽中加入等体积的浓氨试液,预平衡数分钟,展开,取出,晾干,置紫外光灯(365nm)下检视。供试品色谱中,在与对照药材色谱和对照品色谱相应的位置上,显相同颜色的荧光斑点。

(4)取栀子对照药材 0.25g、甘草对照药材 0.1g,分别加甲醇 3ml,超声处理 10 分钟,静置,取上清液作为对照药材溶液。照薄层色谱法(通则 0502)试验,吸取〔鉴别〕(2)项下的供试品溶液和上述对照药材溶液各 3~5μl,分别点于同一硅胶 G 薄层板上,以环己烷-乙酸乙酯-异丙醇-甲醇-浓氨试液(12∶6∶3∶3∶1)为展开剂,展开,展距为 11cm 以上,取出,晾干,置紫外光灯(365nm)下检视。供试品色谱中,在与甘草对照药材色谱相应的位置上,显两个相同颜色的荧光斑点;喷以 10%硫酸乙醇溶液,在 105℃加热至斑点显色清晰,供试品色谱中,在与栀子对照药材色谱相应的位置上,至少显一个相同颜色的斑点。

【检查】 应符合丸剂项下有关的各项规定(通则 0108)。

【含量测定】 取装量差异项下的本品,研细(过三号筛),取约 0.1g,精密称定,置具塞锥形瓶中,精密加入盐酸-甲醇(1∶100)的混合溶液 25ml,密塞,称定重量,超声处理(功率 250W,频率 33kHz)45 分钟,放冷,再称定重量,用甲醇补足减失的重量,摇匀,滤过,取续滤液,作为供试品溶液。另取盐酸小檗碱对照品适量,精密称定,加盐酸-甲醇(1∶100)的混合溶液制成每 1ml 含 20μg 的溶液,作为对照品溶液。照薄层色谱法(通则 0502)试验,精密吸取供试品溶液 2~3μl、对照品溶液 2μl 与 4μl,分别交叉点于同一硅胶 G 薄层板上,以环己烷-乙酸乙酯-甲醇-异丙醇-浓氨试液(12∶6∶3∶3∶1)为展开剂,放入展开缸的一侧槽内。另槽加入等体积的浓氨试液,预平衡数分钟后,展开,取出,挥干溶剂后,照薄层色谱法(通则 0502 薄层色谱扫描法)进行荧光扫描,激发波长:$\lambda = 334nm$,测量供试品吸光度积分值与对照品吸光度积分值,计算,即得。

本品每 1g 含黄连、黄柏以盐酸小檗碱($C_{20}H_{17}NO_4 \cdot HCl$)计,不得少于 5.3mg。

【功能与主治】 清胃泻火,解毒消肿。用于肺胃火盛所致的口舌生疮,齿龈、咽喉肿痛。

【用法与用量】 口服。一次 9g,一日 2 次。

【规格】 每袋装 9g

【注意】 孕妇慎用。

【贮藏】 密封。

清胃黄连片
Qingwei Huanglian Pian

【处方】 黄连 62g   石膏 62g
桔梗 62g   甘草 31g

知母 62g   玄参 62g
地黄 62g   牡丹皮 62g
天花粉 62g   连翘 62g
栀子 156g   黄柏 156g
黄芩 156g   赤芍 62g

【制法】 以上十四味,取石膏 31g 粉碎成细粉,备用;黄芩照本版黄芩提取物的制备方法,制得黄芩提取物,备用;剩余石膏和黄连等十二味加水煎煮二次,每次 2 小时,滤过,合并滤液并浓缩成相对密度为 1.20(50~60℃)的稠膏,或将浓缩液喷雾干燥成干膏粉,加入石膏、黄芩提取物细粉及辅料适量,混匀,制成颗粒,干燥,压制成 1000 片,包糖衣〔规格(1)〕或薄膜衣〔规格(2)〕,即得。

以上十四味,加水热浸(80℃)0.5 小时后煎煮 1 小时,滤过,滤液浓缩成相对密度为 1.30~1.32(60~65℃)的清膏,干燥,加淀粉、糊精适量制成颗粒,压制成 500 片,包薄膜衣,即得〔规格(3)〕。

【性状】 本品为糖衣片或薄膜衣片,除去包衣后显棕色至棕褐色;味苦。

【鉴别】 (1)取本品 5 片,除去包衣,研细,加甲醇 30ml,超声处理 30 分钟,滤过,滤液浓缩至近干,加甲醇 2ml 使溶解,作为供试品溶液。另取栀子苷对照品,加甲醇制成每 1ml 含 1mg 的溶液,作为对照品溶液。照薄层色谱法(通则 0502)试验,吸取上述两种溶液各 2~4μl,分别点于同一硅胶 G 薄层板上,以乙酸乙酯-丙酮-甲酸-水(10∶6∶2∶0.5)为展开剂,展开,取出,晾干,喷以 5%香草醛硫酸溶液,在 105℃加热至斑点显色清晰。供试品色谱中,在与对照品色谱相应的位置上,显相同颜色的斑点。

(2)取黄芩苷对照品,加甲醇制成每 1ml 含 0.5mg 的溶液,作为对照品溶液。照薄层色谱法(通则 0502)试验,吸取〔鉴别〕(1)项下的供试品溶液及上述对照品溶液各 4μl,分别点于同一硅胶 G 薄层板上,以正丁醇-冰醋酸-水(7∶1∶2)为展开剂,展开,取出,晾干,喷以 5%三氯化铁乙醇溶液。供试品色谱中,在与对照品色谱相应的位置上,显相同颜色的斑点。

(3)取黄连对照药材 50mg,加甲醇 10ml,超声处理 30 分钟,滤过,滤液蒸干,残渣加甲醇 5ml 使溶解,作为对照药材溶液。另取盐酸小檗碱对照品,加甲醇制成每 1ml 含 0.5mg 的溶液,作为对照品溶液。照薄层色谱法(通则 0502)试验,吸取〔鉴别〕(1)项下的供试品溶液及上述对照药材与对照品溶液各 1~2μl,分别点于同一硅胶 G 薄层板上,以环己烷-乙酸乙酯-异丙醇-甲醇-水-三乙胺(6∶7∶2∶3∶1∶2)为展开剂,置用浓氨试液饱和 20 分钟的展开缸内,展开,取出,晾干,置紫外光灯(365nm)下检视。供试品色谱中,在与对照药材色谱相应的位置上,显 4 个以上相同颜色的黄色荧光斑点;在与对照品色谱相应的位置上,显相同颜色的荧光斑点。

(4)取本品 10 片,除去包衣,研细,加乙醚 40ml,加热回流 15 分钟,滤过,弃去滤液,滤渣挥干,加乙醇 40ml,加热回流 1 小时,放冷,滤过,滤液加盐酸 2ml,继续回流 1 小时,浓缩至约 5ml,加水 10ml,用甲苯 20ml 振摇提取,分取甲苯液,用 1% 氢氧化钠溶液 10ml 洗涤,再用水洗涤 3 次,每次 10ml,分取甲苯液,蒸干,残渣加甲苯 1ml 使溶解,作为供试品溶液。另取菝葜皂苷元对照品,加甲苯制成每 1ml 含 1mg 的溶液,作为对照品溶液。照薄层色谱法(通则 0502)试验,吸取上述两种溶液各 4μl,分别点于同一硅胶 G 薄层板上,以甲苯-丙酮(9:1)为展开剂,展开,取出,晾干,喷以 5% 香草醛硫酸溶液,在 105℃ 加热至斑点显色清晰。供试品色谱中,在与对照品色谱相应的位置上,显相同颜色的斑点。

【检查】 应符合片剂项下有关的各项规定(通则 0101)。

【含量测定】 照高效液相色谱法(通则 0512)测定。

色谱条件与系统适用性试验 以十八烷基硅烷键合硅胶为填充剂;以乙腈-0.05mol/L 磷酸二氢钠溶液(用磷酸调节 pH 值至 3.0)(30:70)为流动相;检测波长为 345nm。理论板数按盐酸小檗碱峰计算应不低于 9000。

对照品溶液的制备 取盐酸小檗碱对照品适量,精密称定,加甲醇制成每 1ml 含 30μg 的溶液,即得。

供试品溶液的制备 取本品 20 片,除去包衣,精密称定,研细,取约 0.4g,精密称定,置具塞锥形瓶中,精密加入甲醇-盐酸(100:1)混合溶液 50ml,密塞,称定重量,超声处理(功率 200W,频率 50kHz)30 分钟,放冷,再称定重量,用甲醇补足减失的重量,摇匀,滤过,取续滤液,即得。

测定法 分别精密吸取对照品溶液 10μl 与供试品溶液 5~10μl,注入液相色谱仪,测定,即得。

本品每片含黄连、黄柏以盐酸小檗碱($C_{20}H_{17}NO_4 \cdot HCl$)计,〔规格(1)、规格(2)〕不得少于 1.5mg;〔规格(3)〕不得少于 3.0mg。

【功能与主治】 清胃泻火,解毒消肿。用于肺胃火盛所致的口舌生疮,齿龈、咽喉肿痛。

【用法与用量】 口服。一次 8 片〔规格(1)、规格(2)〕或一次 4 片〔规格(3)〕,一日 2 次。

【规格】 (1)糖衣片(片心重 0.32g)

(2)薄膜衣片 每片重 0.33g

(3)薄膜衣片 每片重 0.33g

【贮藏】 密封。

清 咽 丸

Qingyan Wan

【处方】 桔梗 100g 北寒水石 100g
薄荷 100g 诃子肉 100g
甘草 100g 乌梅肉 100g
青黛 20g 硼砂(煅)20g
冰片 20g

【制法】 以上九味,青黛、冰片研细,其余桔梗等七味粉碎成细粉,与上述粉末配研,过筛,混匀。每 100g 粉末加炼蜜 100~130g 制成小蜜丸或大蜜丸,即得。

【性状】 本品为黑褐色的小蜜丸或大蜜丸;气清凉,味甜、酸、微苦。

【鉴别】 (1)取本品 12g,剪碎,加三氯甲烷 50ml,加热回流 3 小时,滤过,滤液浓缩至约 1ml,作为供试品溶液。另取靛蓝对照品与靛玉红对照品,加三氯甲烷制成每 1ml 各含 1mg 的混合溶液,作为对照品溶液。照薄层色谱法(通则 0502)试验,吸取上述两种溶液各 3μl,分别点于同一硅胶 G 薄层板上,以三氯甲烷-乙醇(9:1)为展开剂,展开,取出,晾干。供试品色谱中,在与对照品色谱相应的位置上,显相同颜色的斑点。

(2)取本品 2g,剪碎,加入硅藻土 1g,研细,加无水乙醇 30ml,超声处理 30 分钟,滤过,滤液浓缩至 1ml,作为供试品溶液。另取诃子对照药材 0.2g,同法制成对照药材溶液。再取没食子酸对照品,加无水乙醇制成每 1ml 含 1mg 的溶液,作为对照品溶液。照薄层色谱法(通则 0502)试验,吸取供试品溶液 5μl、对照药材溶液和对照品溶液各 4μl,分别点于同一硅胶 G 薄层板上,以甲苯-乙酸乙酯-甲酸-水(7:10:3:4)的上层溶液为展开剂,展开,取出,晾干,喷以 2% 三氯化铁乙醇溶液。供试品色谱中,在与对照药材色谱和对照品色谱相应的位置上,显相同颜色的斑点。

(3)取本品 6g,剪碎,置 500ml 圆底烧瓶中,加水 250ml,连接挥发油测定器,自测定器上端加水至刻度并溢流入烧瓶中为止,再加乙酸乙酯 3ml,连接回流冷凝管,加热至沸,并保持微沸 2 小时,放冷,分取乙酸乙酯层,用铺有少量无水硫酸钠的脱脂棉滤过,取滤液作为供试品溶液。另取薄荷脑对照品,加乙酸乙酯制成每 1ml 含 2mg 的溶液,作为对照品溶液。照气相色谱法(通则 0521)试验,同〔含量测定〕项下的方法。分别吸取对照品溶液 1μl 与供试品溶液 1~2μl,注入气相色谱仪。供试品色谱中,应呈现与对照品色谱峰保留时间相同的色谱峰。

【检查】 水分 不得过 17.0%(通则 0832)。

其他 应符合丸剂项下有关的各项规定(通则 0108)。

【含量测定】 照气相色谱法(通则 0521)测定。

色谱条件与系统适用性试验 聚乙二醇 20000(PEG-20M)的弹性石英毛细管柱(柱长为 30m,内径为 0.25mm,膜厚度为 0.25μm);柱温为 120℃。理论板数按龙脑峰计算应不低于 40000。

对照品溶液的制备 取冰片对照品适量,精密称定,加乙酸乙酯制成每 1ml 含 0.8mg 的溶液,即得。

供试品溶液的制备 取本品小蜜丸 1g,或取重量差异项下的大蜜丸,剪碎,混匀,取约 1g,精密称定,加入硅藻土 0.5g,研细,精密加入乙酸乙酯 10ml,密塞,称定重量,置冰浴中超声处理(功率 250W,频率 33kHz)30 分钟,放冷,再称定重量,用乙酸乙酯补足减失的重量,摇匀,离心(每分钟 3000 转),取上清液,即得。

测定法 分别精密吸取对照品溶液和供试品溶液各 1μl,注入气相色谱仪,测定,以龙脑峰、异龙脑峰面积之和计算,即得。

本品含冰片($C_{10}H_{18}O$)小蜜丸每 1g 不得少于 5.6mg;大蜜丸每丸不得少于 33.6mg。

【功能与主治】 清热利咽,生津止渴。用于肺胃热盛所致的咽喉肿痛、声音嘶哑、口舌干燥、咽下不利。

【用法与用量】 口服或含化。小蜜丸一次 6g,大蜜丸一次 1 丸,一日 2～3 次。

【注意】 忌食烟、酒、辛辣之物。

【规格】 小蜜丸每 30 丸重 6g;大蜜丸每丸重 6g

【贮藏】 密封,置阴凉干燥处。

清咽利膈丸
Qingyan Lige Wan

【处方】

射干 100g		连翘 100g
栀子 100g		黄芩 100g
熟大黄 25g		炒牛蒡子 100g
薄荷 100g		天花粉 100g
玄参 100g		荆芥穗 100g
防风 100g		桔梗 200g
甘草 150g		

【制法】 以上十三味,粉碎成细粉,过筛,混匀,用水泛丸,干燥,即得。

【性状】 本品为浅棕色至棕色的水丸;味微苦。

【鉴别】 (1)取本品,置显微镜下观察:草酸钙柱晶直径约至 34μm(射干)。韧皮纤维淡黄色,梭形,壁厚,孔沟细(黄芩)。草酸钙簇晶大,直径 60～140μm(熟大黄)。草酸钙方晶直径 3～9μm,成片存在于黄色的中果皮薄壁细胞中(炒牛蒡子)。淀粉粒复粒由 2～14 分粒组成,常由一个大的帽盔状分粒与几个小分粒复合(天花粉)。果皮石细胞淡黄棕色或淡黄色,多成片,细胞界限不明显,垂周壁稍厚,深波状弯曲,纹孔稀疏(荆芥穗)。

(2)取本品 3g,研细,加甲醇 30ml,超声处理 30 分钟,滤过,滤液蒸干,残渣加甲醇 1ml 使溶解,作为供试品溶液。另取黄芩苷对照品,加乙醇制成每 1ml 含 0.3mg 的溶液,作为对照品溶液。照薄层色谱法(通则 0502)试验,吸取上述两种溶液各 2μl,分别点于同一聚酰胺薄膜上,以乙酸乙酯-甲醇-甲酸(8:1:1)为展开剂,展开,取出,晾干,喷以 1% 三氯化铁乙醇溶液。供试品色谱中,在与对照品色谱相应的位置上,显相同颜色的斑点。

(3)取栀子苷对照品,加甲醇制成每 1ml 含 4mg 的溶液,作为对照品溶液。照薄层色谱法(通则 0502)试验,吸取〔鉴别〕(2)项下的供试品溶液及上述对照品溶液各 5μl,分别点于同一硅胶 G 薄层板上,以乙酸乙酯-丙酮-甲酸-水(5:5:1:1)为展开剂,展开,取出,晾干,喷以 10% 硫酸乙醇溶液,在 110℃ 加热至斑点显色清晰。供试品色谱中,在与对照品色谱相应的位置上,显相同颜色的斑点。

(4)取本品 3g,研细,加甲醇 30ml,超声处理 20 分钟,滤过,滤液蒸干,残渣加水 20ml 使溶解,加盐酸 2ml,加热回流 30 分钟,放冷,用乙醚振摇提取 2 次,每次 20ml,蒸干,残渣加乙酸乙酯 1ml 使溶解,作为供试品溶液。另取大黄对照药材 0.1g,加甲醇 20ml,同法制成对照药材溶液。照薄层色谱法(通则 0502)试验,吸取上述两种溶液各 5μl,分别点于同一硅胶 G 薄层板上,以石油醚(30～60℃)-甲酸乙酯-甲酸(15:5:1)的上层溶液为展开剂,展开,取出,晾干,置紫外光灯(365nm)下检视。供试品色谱中,在与对照药材色谱相应的位置上,显相同颜色的荧光斑点;置氨蒸气中熏后,斑点变为红色。

(5)取本品 2.5g,研细,加乙醚 30ml,加热回流 30 分钟,滤过,弃去滤液,药渣加甲醇 30ml,加热回流 1 小时,滤过,滤液蒸干,残渣加水 40ml 使溶解,用水饱和的正丁醇振摇提取 2 次,每次 20ml,合并正丁醇液,用水洗涤 2 次,每次 20ml,弃去水液,正丁醇液蒸干,残渣加甲醇 1ml 使溶解,作为供试品溶液。另取甘草对照药材 0.5g,加乙醚 20ml,同法制成对照药材溶液。照薄层色谱法(通则 0502)试验,吸取上述两种溶液各 2～5μl,分别点于同一硅胶 G 薄层板上,以三氯甲烷-甲醇-水(13:7:2)的下层溶液为展开剂,展开,取出,晾干,喷以 10% 硫酸乙醇溶液,在 105℃ 加热至斑点显色清晰。供试品色谱中,在与对照药材色谱相应的位置上,显相同颜色的斑点。

【检查】 应符合丸剂项下有关的各项规定(通则 0108)。

【含量测定】 照高效液相色谱法(通则 0512)测定。

色谱条件与系统适用性试验 以十八烷基硅烷键合硅胶为填充剂;以甲醇-0.2% 磷酸溶液(50:50)为流动相;检测波长为 280nm。理论板数按黄芩苷峰计算应不低于 2500。

对照品溶液的制备 取黄芩苷对照品适量,精密称定,加 50% 乙醇制成每 1ml 含 50μg 的溶液,即得。

供试品溶液的制备 取本品适量,研细,取约 0.5g,精密称定,置具塞锥形瓶中,精密加入 50% 乙醇溶液 50ml,密塞,称定重量,加热回流 2.5 小时,放冷,再称定重量,用 50% 乙醇补足减失的重量,摇匀,滤过,取续滤液,即得。

测定法 分别精密吸取对照品溶液和供试品溶液各 10μl,注入液相色谱仪,测定,即得。

本品每 1g 含黄芩以黄芩苷($C_{21}H_{18}O_{11}$)计,不得少于 5.0mg。

【功能与主治】 清热利咽,消肿止痛。用于外感风邪、脏腑积热所致的咽部红肿、咽痛、面红腮肿、痰涎壅盛、胸膈不利、口苦舌干、大便秘结、小便黄赤。

【用法与用量】 口服。一次 6g,一日 2 次。

【注意】 忌食辛辣、油腻、厚味食物。

【规格】 每 100 粒重 6g

【贮藏】 密封。

清咽润喉丸

Qingyan Runhou Wan

【处方】

射干 30g	山豆根 30g
桔梗 30g	炒僵蚕 15g
栀子(姜炙)15g	牡丹皮 30g
青果 30g	金果榄 15g
麦冬 45g	玄参 45g
知母 30g	地黄 45g
白芍 60g	浙贝母 30g
甘草 60g	冰片 6g
水牛角浓缩粉 3g	

【制法】 以上十七味,除水牛角浓缩粉外,冰片研成细粉,其余射干等十五味粉碎成细粉,过筛,混匀,与上述粉末配研,过筛,混匀。每 100g 粉末加炼蜜 45~65g 及适量水,制成水蜜丸,干燥,或每 100g 粉末加炼蜜 100~120g,制成大蜜丸,即得。

【性状】 本品为棕褐色至黑褐色的水蜜丸或黑褐色的大蜜丸;味甘、微苦而辛凉。

【鉴别】 (1)取本品,置显微镜下观察:草酸钙柱晶直径约 34μm(射干)。体壁碎片无色,表面有极细的菌丝体(炒僵蚕)。种皮石细胞黄色或淡棕色,多破碎,完整者长多角形、长方形或形状不规则,壁厚,有大的圆形纹孔,胞腔棕红色(栀子)。石细胞黄棕色或无色,类长方形,类圆形或形状不规则,层纹明显,直径约 94μm(玄参)。薄壁组织灰棕色至黑棕色、细胞多皱缩,内含棕色核状物(地黄)。淀粉粒卵圆形,直径 35~48μm,脐点点状,人字状或马蹄状,位于较小端,层纹细密(浙贝母)。

(2)取本品水蜜丸 8g,粉碎;或取大蜜丸 10g,剪碎,加硅藻土 3g,研匀,加乙醇 100ml,超声处理 30 分钟,滤过,滤液蒸干,残渣加水 20ml 使溶解,用乙醚洗涤 3 次,每次 15ml,弃去乙醚液,水液用水饱和正丁醇振摇提取 3 次,每次 20ml,合并正丁醇液,蒸干,残渣加乙醇 1ml 使溶解,加入中性氧化铝 0.5g,水浴上拌匀,干燥,加在中性氧化铝柱(100~200 目,2g,内径为 1~1.5cm)上,用甲醇 50ml 洗脱,收集洗脱液,蒸干,残渣加乙醇 1ml 使溶解,作为供试品溶液。另取芍药苷对照品,加乙醇制成每 1ml 含 2mg 的溶液,作为对照品溶液。照薄层色谱法(通则 0502)试验,吸取上述两种溶液各 5μl,分

别点于同一高效硅胶 G 薄层板上,以三氯甲烷-乙酸乙酯-甲醇-甲酸(30∶5∶10∶0.2)为展开剂,展开,取出,晾干,喷以 5%香草醛硫酸溶液,在 105℃加热至斑点显色清晰。供试品色谱中,在与对照品色谱相应的位置上,显相同颜色的斑点。

(3)取玄参对照药材 0.5g,加乙醇 50ml,同〔鉴别〕(2)项下供试品溶液的制备方法制成对照药材溶液。照薄层色谱法(通则 0502)试验,吸取〔鉴别〕(2)项下的供试品溶液 3μl 及上述对照药材溶液 1μl,分别点于同一硅胶 G 薄层板上,以三氯甲烷-甲醇-水(4∶1∶0.1)为展开剂,展开,取出,晾干,喷以 5%香草醛硫酸溶液,在 105℃加热至斑点显色清晰。供试品色谱中,在与对照药材色谱相应的位置上,显相同颜色的斑点。

(4)取本品水蜜丸 15g,粉碎;或取大蜜丸 20g,剪碎,加硅藻土 7g,研匀,加乙醚 100ml,低温回流 1 小时,滤过,滤液挥干,残渣加乙醚 1ml 使溶解,作为供试品溶液。另取丹皮酚对照品,加丙酮制成每 1ml 含 1mg 的溶液,作为对照品溶液。照薄层色谱法(通则 0502)试验,吸取上述两种溶液各 10μl,分别点于同一硅胶 G 薄层板上,以环己烷-乙酸乙酯(5∶1)为展开剂,展开,取出,晾干,喷以盐酸酸性 5%三氯化铁乙醇溶液,在 105℃加热至斑点显色清晰。供试品色谱中,在与对照品色谱相应的位置上,显相同颜色的斑点。

【检查】 应符合丸剂项下有关的各项规定(通则 0108)。

【含量测定】 照高效液相色谱法(通则 0512)测定。

色谱条件与系统适用性试验 以十八烷基硅烷键合硅胶为填充剂;以甲醇-水-磷酸(52∶48∶0.1)为流动相;柱温为 35℃;检测波长为 266nm。理论板数按次野鸢尾黄素峰计算应不低于 5000。

对照品溶液的制备 取次野鸢尾黄素对照品适量,精密称定,加甲醇制成每 1ml 含 5μg 的溶液,即得。

供试品溶液的制备 取本品水蜜丸,粉碎,取约 2g,精密称定;或取重量差异项下的大蜜丸,剪碎,混匀,取约 3g,精密称定,置具塞锥形瓶中,精密加入甲醇 25ml,密塞,称定重量,超声处理(功率 250W,频率 44kHz)30 分钟,取出,放冷,再称定重量,用甲醇补足减失的重量,摇匀,滤过,取续滤液,即得。

测定法 分别精密吸取对照品溶液与供试品溶液各 10μl,注入液相色谱仪,测定,即得。

本品含射干以次野鸢尾黄素($C_{20}H_{18}O_8$)计,水蜜丸每 1g 不得少于 30μg;大蜜丸每丸不得少于 65μg。

【功能与主治】 清热利咽,消肿止痛。用于风热外袭、肺胃热盛所致的胸膈不利、口渴心烦、咳嗽痰多、咽部红肿、咽痛、失音声哑。

【用法与用量】 温开水送服或含化。水蜜丸一次 4.5g,大蜜丸一次 2 丸,一日 2 次。

【注意】 孕妇及儿童慎用;忌食辛辣、油腻、厚味食物。

【规格】 水蜜丸每 100 粒重 10g;大蜜丸每丸重 3g

【贮藏】 密封。

清 音 丸

Qingyin Wan

【处方】 诃子肉 300g　　　　　川贝母 600g

百药煎 600g　　　　　乌梅肉 300g

葛根 600g　　　　　　茯苓 300g

甘草 600g　　　　　　天花粉 300g

【制法】 以上八味,粉碎成细粉,过筛,混匀。每 100g 粉末用炼蜜 40～50g 加适量的水泛丸,干燥,制成水蜜丸;或加炼蜜 110～130g 制成大蜜丸,即得。

【性状】 本品为褐色的水蜜丸或大蜜丸;味甘、微酸涩。

【鉴别】 (1)取本品,置显微镜下观察:不规则分枝状团块无色,遇水合氯醛试液溶化;菌丝无色或淡棕色,直径 4～6μm(茯苓)。淀粉粒广卵形或贝壳形,直径 40～64μm,脐点短缝状,人字状或马蹄状,层纹可察见(川贝母)。果皮纤维层淡黄色,斜向交错排列,壁较薄,有纹孔(诃子肉)。果皮非腺毛单细胞,平直或弯曲,胞腔内充满黄棕色物(乌梅肉)。

(2)取本品水蜜丸 10g,研碎;或取大蜜丸 12g,剪碎,加硅藻土 6g,研匀。加氨试液 10ml 及三氯甲烷 30ml,加热回流 1 小时,放冷,滤过,滤液用 0.1mol/L 盐酸溶液振摇提取 2 次,每次 20ml,合并盐酸液,加浓氨试液调节 pH 值至 10,用三氯甲烷振摇提取 2 次,每次 20ml,合并三氯甲烷液,蒸干,残渣加乙醇 0.5ml 使溶解,作为供试品溶液。另取川贝母对照药材 2g,自"加氨试液 10ml 起",同法制成对照药材溶液。照薄层色谱法(通则 0502)试验,吸取上述两种溶液各 10μl,分别点于同一硅胶 G 薄层板上,以正己烷-乙酸乙酯-二乙胺(12:10:1)为展开剂,展开,取出,晾干,依次喷以稀碘化铋钾试液和亚硝酸钠试液。供试品色谱中,在与对照药材色谱相应的位置上,显相同颜色的斑点。

(3)取本品水蜜丸 2g,研碎;或取大蜜丸 3g,剪碎。加甲醇 10ml,超声处理 30 分钟,放冷,滤过,滤液蒸干,残渣加甲醇 1ml 使溶解,作为供试品溶液。另取葛根素对照品,加甲醇制成每 1ml 含 1mg 的溶液,作为对照品溶液。照薄层色谱法(通则 0502)试验,吸取供试品溶液 5μl、对照品溶液 2μl,分别点于同一硅胶 H 薄层板上,以三氯甲烷-甲醇-水(28:10:1)为展开剂,展开,取出,晾干,置氨蒸气中熏数分钟,置紫外光灯(365nm)下检视。供试品色谱中,在与对照品色谱相应的位置上,显相同颜色的荧光斑点。

(4)取本品水蜜丸 2g,研碎;或取大蜜丸 3g,剪碎,加硅藻土 1.5g,研匀。加盐酸 2ml 及三氯甲烷 20ml,加热回流 1 小时,放冷,滤过,滤液蒸干,残渣加乙醇 1ml 使溶解,作为供试品溶液。另取甘草对照药材 0.5g,加盐酸 1ml 及三氯甲烷 15ml,同法制成对照药材溶液。再取甘草次酸对照品,加无水乙醇制成每 1ml 含 1mg 的溶液,作为对照品溶液。照薄层色谱法(通则 0502)试验,吸取供试品溶液 5μl、对照药材溶液

及对照品溶液各 3μl,分别点于同一硅胶 G 薄层板上,以石油醚(30～60℃)-甲苯-乙酸乙酯-冰醋酸(10:20:7:0.5)为展开剂,展开,取出,晾干,喷以 10% 磷钼酸乙醇溶液,在 105℃加热至斑点显色清晰。供试品色谱中,在与对照药材色谱和对照品色谱相应的位置上,显相同颜色的斑点。

【检查】 应符合丸剂项下有关的各项规定(通则 0108)。

【含量测定】 照高效液相色谱法(通则 0512)测定。

色谱条件与系统适用性试验 以十八烷基硅烷键合硅胶为填充剂;以甲醇-0.5% 醋酸溶液(20:80)为流动相;检测波长为 250nm。理论板数按葛根素峰计算应不低于 4000。

对照品溶液的制备 取葛根素对照品适量,精密称定,加甲醇制成每 1ml 含 30μg 的溶液,即得。

供试品溶液的制备 取本品水蜜丸,研碎,取约 0.6g,精密称定;或取重量差异项下的大蜜丸,剪碎,取约 1g,精密称定。置具塞锥形瓶中,精密加入甲醇 50ml,密塞,称定重量,超声处理(功率 250W,频率 33kHz)30 分钟,取出,放冷,再称定重量,用甲醇补足减失的重量,摇匀,滤过,取续滤液,即得。

测定法 分别精密吸取对照品溶液与供试品溶液各 5～10μl,注入液相色谱仪,测定,即得。

本品含葛根以葛根素($C_{21}H_{20}O_9$)计,水蜜丸每 1g 不得少于 2.3mg;大蜜丸每丸不得少于 4.5mg。

【功能与主治】 清热利咽,生津润燥。用于肺热津亏,咽喉不利,口舌干燥,声哑失音。

【用法与用量】 口服,温开水送服或噙化。水蜜丸一次 2g,大蜜丸一次 1 丸,一日 2 次。

【注意】 忌食辛辣食物。

【规格】 水蜜丸每 100 粒重 10g;大蜜丸每丸重 3g

【贮藏】 密封。

清宣止咳颗粒

Qingxuan Zhike Keli

【处方】 桑叶 180g　　　　　薄荷 90g

炒苦杏仁 90g　　　　桔梗 120g

白芍 120g　　　　　枳壳 90g

陈皮 120g　　　　　紫菀 120g

甘草 90g

【制法】 以上九味,薄荷、陈皮、枳壳提取挥发油,挥发油用倍他环糊精包结。蒸馏后的水液及药渣与其余桑叶等六味加水煎煮二次,每次 1 小时,合并煎液,滤过,滤液浓缩成稠膏,减压低温干燥成干膏约 250g,粉碎成细粉,加蔗糖粉、糊精适量,加入上述包结物,混匀,制成颗粒,干燥,制成 1000g,即得。

【性状】 本品为浅褐色或棕褐色的颗粒;气芳香,味甜、微苦。

【鉴别】 (1)取本品 1.8g,研细,加正丁醇 15ml,80℃温浸 1 小时,时时振摇,滤过,滤液回收溶剂至干,残渣加甲醇 2ml 使溶解,作为供试品溶液。另取桑叶对照药材 1g,同法制成对照药材溶液。照薄层色谱法(通则 0502)试验,吸取上述两种溶液各 10μl,分别点于同一硅胶 G 薄层板上,以乙酸乙酯-乙醇(3∶1)为展开剂,置氨蒸气预饱和 20 分钟的展开缸内展开,取出,晾干,喷以 1% 三氯化铝乙醇溶液,置紫外光灯(365nm)下检视。供试品色谱中,在与对照药材色谱相应的位置上,显相同颜色的荧光斑点。

(2)取本品 10g,研细,用乙醚振摇提取 3 次,每次 30ml,合并乙醚液,回收溶剂至干,残渣加乙酸乙酯 1ml 使溶解,作为供试品溶液。另取薄荷脑对照品,加乙酸乙酯制成每 1ml 含 2mg 的溶液,作为对照品溶液。照薄层色谱法(通则 0502)试验,吸取上述两种溶液各 5μl,分别点于同一硅胶 G 薄层板上,以正己烷-乙酸乙酯(7∶1)为展开剂,展开,取出,晾干,喷以香草醛硫酸试液,在 105℃加热至斑点显色清晰,置日光下检视。供试品色谱中,在与对照品色谱相应的位置上,显相同颜色的斑点。

(3)取本品 10g,研细,加 50%甲醇 50ml,超声处理 30 分钟,离心,取上清液回收溶剂至干,残渣加水 20ml,微热使溶解,用水饱和的正丁醇振摇提取 3 次,每次 20ml,合并正丁醇液,用氨试液 50ml 洗涤,弃去氨洗液,再用正丁醇饱和的水 50ml 洗涤,弃去水液,正丁醇液蒸干,残渣加甲醇 2ml 使溶解,作为供试品溶液。另取桔梗对照药材 1g,同法制成对照药材溶液。再取桔梗皂苷 D 对照品,加甲醇制成每 1ml 含 1mg 的溶液,作为对照品溶液。照薄层色谱法(通则 0502)试验,吸取上述三种溶液各 5μl,分别点于同一硅胶 G 薄层板上,以三氯甲烷-甲醇-水(13∶7∶2)10℃以下放置的下层溶液为展开剂,展至约 15cm,取出,晾干,喷以 10%硫酸乙醇溶液,在 105℃加热至斑点显色清晰,置日光下检视。供试品色谱中,在与对照药材色谱和对照品色谱相应的位置上,显相同颜色的斑点。

(4)取本品 10g,研细,加乙醚 40ml,加热回流 1 小时,滤过,弃去乙醚液,药渣回收溶剂至干,加甲醇 30ml,超声处理 30 分钟,滤过,滤液回收溶剂至干,残渣加水 40ml 使溶解,用水饱和的正丁醇振摇提取 3 次,每次 20ml,合并正丁醇液,用正丁醇饱和的水 50ml 洗涤,弃去水液,正丁醇液回收溶剂至干,残渣加甲醇 5ml 使溶解,作为供试品溶液。另取甘草对照药材 1g,同法制成对照药材溶液。再取甘草苷对照品,加甲醇制成每 1ml 含 1mg 的溶液,作为对照品溶液。照薄层色谱法(通则 0502)试验,吸取上述三种溶液各 2μl,分别点于同一用 1%氢氧化钠溶液制备的硅胶 G 薄层板上,以乙酸乙酯-甲酸-冰醋酸-水(15∶1∶1∶2)为展开剂,展开,取出,晾干,喷以 10%硫酸乙醇溶液,在 105℃加热至斑点显色清晰,分别置日光和紫外光灯(365nm)下检视。供试品色谱中,在与对照药材色谱和对照品色谱相应的位置上,日光下显相同颜色的斑点;紫外光下显相同颜色的荧光斑点。

【检查】 应符合颗粒剂项下有关的各项规定(通则 0104)。

【含量测定】 照高效液相色谱法(通则 0512)测定。

色谱条件与系统适用性试验 以十八烷基硅烷键合硅胶为填充剂;以乙腈为流动相 A,0.1%磷酸溶液为流动相 B,按下表中的规定进行梯度洗脱;芍药苷检测波长为 230nm,橙皮苷检测波长为 283nm。理论板数按芍药苷峰计算应不低于 2000。

时间(分钟)	流动相 A(%)	流动相 B(%)
0～30	12→25	88→75

对照品溶液的制备 取芍药苷对照品、橙皮苷对照品适量,精密称定,加甲醇制成每 1ml 分别含芍药苷 60μg、橙皮苷 60μg 的混合溶液,即得。

供试品溶液的制备 取装量差异项下的本品内容物,研细,取约 2.5g,精密称定,置具塞锥形瓶中,精密加入甲醇 50ml,称定重量,超声处理(功率 500W,频率 59kHz)30 分钟,放冷,再称定重量,用甲醇补足减失的重量,摇匀,滤过,取续滤液,即得。

测定法 分别精密吸取对照品溶液与供试品溶液各 10μl,注入液相色谱仪,测定,即得。

本品每袋含白芍以芍药苷($C_{23}H_{28}O_{11}$)计,不得少于 8.0mg;含陈皮以橙皮苷($C_{28}H_{34}O_{15}$)计,不得少于 7.0mg。

【功能与主治】 疏风清热,宣肺止咳。用于小儿外感风热咳嗽,症见咳嗽,咯痰,发热或鼻塞,流涕,微恶风寒,咽红或痛,苔薄黄。

【用法与用量】 开水冲服。一岁至三岁一次 5g;四岁至六岁一次 7.5g,七岁至十四岁一次 10g,一日 3 次。

【规格】 每袋装 10g

【贮藏】 密封。

清热灵颗粒
Qingreling Keli

【处方】 黄芩 250g   连翘 250g
大青叶 250g   甘草 50g

【制法】 以上四味,加水煎煮二次,每次 1.5 小时,合并煎液,滤过,滤液浓缩至相对密度为 1.20～1.25(80℃)的清膏,放冷,加入乙醇使含醇量达 58%～60%,静置 12 小时以上,取上清液滤过,滤液回收乙醇并浓缩至相对密度为 1.29～1.31(80℃)的稠膏,加入蔗糖粉 740g 及糊精适量制成颗粒,干燥,制成 1000g;或加入三氯蔗糖 0.42g,枸橼酸 1.67g 及糊精适量,制成颗粒,干燥,喷入甜橙香精 0.67g,制成 333g(无蔗糖),即得。

【性状】 本品为棕黄色至黄棕色的颗粒;味甜、微苦。

【鉴别】 (1)取本品 6g 或 2g(无蔗糖),研细,加甲醇

15ml,超声处理 15 分钟,滤过,滤液作为供试品溶液。另取黄芩苷对照品,加甲醇制成每 1ml 含 1mg 的溶液,作为对照品溶液。照薄层色谱法(通则 0502)试验,吸取上述两种溶液各 5μl,分别点于同一硅胶 G 薄层板上,以乙酸乙酯-丁酮-醋酸-水(10:7:5:3)的上层溶液为展开剂,展开,取出,晾干,喷以 1%三氯化铁乙醇溶液。供试品色谱中,在与对照品色谱相应的位置上,显相同颜色的斑点。

(2)取本品 15g 或 5g(无蔗糖),研细,加甲醇 40ml,超声处理 20 分钟,滤过,滤液蒸干,残渣加水 20ml 使溶解,用水饱和的正丁醇振摇提取 2 次,每次 20ml,合并正丁醇液,用氨试液 40ml 洗涤,再用正丁醇饱和的水洗涤 2 次,每次 25ml,分取正丁醇液,蒸干,残渣加甲醇 1ml 使溶解,作为供试品溶液。另取连翘苷对照品,加甲醇制成每 1ml 含 1mg 的溶液,作为对照品溶液。照薄层色谱法(通则 0502)试验,吸取上述两种溶液各 5μl,分别点于同一硅胶 G 薄层板上,以三氯甲烷-甲醇(5:1)为展开剂,展开,取出,晾干,喷以 10%硫酸乙醇溶液,在 105℃加热至斑点显色清晰。供试品色谱中,在与对照品色谱相应的位置上,显相同颜色的斑点。

(3)取本品 9g 或 3g(无蔗糖),研细,加三氯甲烷 50ml,加水 1ml,加热回流 1.5 小时,滤过,滤液蒸干,残渣加乙酸乙酯 1ml 使溶解,作为供试品溶液。另取靛玉红对照品,加乙酸乙酯制成每 1ml 含 1mg 的溶液,作为对照品溶液。照薄层色谱法(通则 0502)试验,吸取供试品溶液 10μl,对照品溶液 5μl,分别点于同一硅胶 G 薄层板上,以甲苯-丙酮-甲醇(16:6:1)为展开剂,置氨蒸气预饱和的展开缸内展开,取出,晾干。供试品色谱中,在与对照品色谱相应的位置上,显相同颜色的斑点。

【检查】 应符合颗粒剂项下有关的各项规定(通则 0104)。

【含量测定】 照高效液相色谱法(通则 0512)测定。

色谱条件与系统适用性试验 以十八烷基硅烷键合硅胶为填充剂;以甲醇-0.4%磷酸溶液(50:50)为流动相;检测波长为 280nm。理论板数按黄芩苷峰计算应不低于 2500。

对照品溶液的制备 取黄芩苷对照品适量,精密称定,加 70%乙醇制成每 1ml 含 10μg 的溶液,即得。

供试品溶液的制备 取装量差异项下的本品,研细,取约 0.54g 或约 0.18g(无蔗糖),精密称定,置具塞锥形瓶中,精密加入 70%乙醇 25ml,密塞,称定重量,超声处理(功率 300W,频率 50kHz)30 分钟,放冷,再称定重量,用 70%乙醇补足减失的重量,摇匀,滤过,精密量取续滤液 2ml,置 10ml 量瓶中,加 70%乙醇至刻度,摇匀,即得。

测定法 分别精密吸取对照品溶液与供试品溶液各 10μl,注入液相色谱仪,测定,即得。

本品每袋含黄芩以黄芩苷($C_{21}H_{18}O_{11}$)计,〔规格(1)〕不得少于 10.0mg;〔规格(2)〕、〔规格(3)〕不得少于 30.0mg。

【功能与主治】 清热解毒。用于感冒热邪壅肺证,症见发热、咽喉肿痛。

【用法与用量】 开水冲服。周岁以内一次 5g,一至六岁

一次 10g,一日 3 次;七岁以上一次 15g,一日 3~4 次。七岁以上一次 5g(无蔗糖),一日 3~4 次。

【规格】 (1)每袋装 5g　(2)每袋装 15g　(3)每袋装 5g(无蔗糖)

【贮藏】 密封。

清热凉血丸

Qingre Liangxue Wan

【处方】 黄芩 500g　　　　地黄 500g

【制法】 以上二味,粉碎成细粉,过筛,混匀,用水泛丸,干燥,即得。

【性状】 本品为棕色至棕褐色的水丸;味甘、苦。

【鉴别】 (1)取本品,置显微镜下观察:韧皮纤维淡黄色,梭形,壁厚,孔沟细(黄芩)。薄壁组织灰棕色至黑棕色,细胞多皱缩,内含棕色核状物(地黄)。

(2)取本品 1g,研细,加甲醇 20ml,加热回流 30 分钟,滤过,滤液作为供试品溶液。另取黄芩苷对照品,加甲醇制成每 1ml 含 1mg 的溶液,作为对照品溶液。照薄层色谱法(通则 0502)试验,吸取上述两种溶液各 5~10μl,分别点于同一含 4%醋酸钠的硅胶 G 薄层板上,以乙酸乙酯-丁酮-甲酸-水(10:7:2:2)为展开剂,展开,取出,晾干,喷以 1%三氯化铁乙醇溶液,置日光下检视。供试品色谱中,在与对照品色谱相应的位置上,显相同颜色的斑点。

【检查】 应符合丸剂项下有关的各项规定(通则 0108)。

【含量测定】 照高效液相色谱法(通则 0512)测定。

色谱条件与系统适用性试验 以十八烷基硅烷键合硅胶为填充剂;以甲醇-水-磷酸(47:53:0.2)为流动相;检测波长为 280nm。理论板数按黄芩苷峰计算应不低于 2000。

对照品溶液的制备 取黄芩苷对照品适量,精密称定,加甲醇制成每 1ml 含 0.1mg 的溶液,即得。

供试品溶液的制备 取本品适量,研细,取 0.2g,精密称定,置具塞锥形瓶中,精密加入 70%乙醇 100ml,称定重量,加热回流 30 分钟,放冷,再称定重量,用 70%乙醇补足减失的重量,摇匀,滤过,取续滤液,即得。

测定法 分别精密吸取对照品溶液与供试品溶液各 5μl,注入液相色谱仪,测定,即得。

本品每 1g 含黄芩以黄芩苷($C_{21}H_{18}O_{11}$)计,不得少于 32mg。

【功能与主治】 滋阴,清热,凉血。用于孕妇上焦火盛,头晕目眩,口舌生疮,耳鸣,牙痛,子烦。

【用法与用量】 口服。一次 6g,一日 1~2 次。

【注意】 痰湿气郁之子烦者忌服。

【规格】 每瓶装 6g

【贮藏】 密闭,防潮。

清热银花糖浆

Qingre Yinhua Tangjiang

【处方】 山银花 100g　菊花 100g
　　　　 白茅根 100g　通草 20g
　　　　 大枣 50g　甘草 20g
　　　　 绿茶叶 8g

【制法】 以上七味,加水煎煮二次,第一次 4 小时,第二次 3 小时,煎液滤过,合并滤液,浓缩至适量,加入蔗糖 650g,煮沸使溶解,滤过,加入苯甲酸钠 2g 使溶解,加水至 1000ml,混匀,即得。

【性状】 本品为棕色的黏稠液体;味甜、微苦。

【鉴别】 (1)取本品 20ml,加甲醇 60ml,混匀,静置,滤过,滤液蒸干,残渣用水 40ml 溶解,用乙酸乙酯振摇提取 3 次,每次 30ml,合并乙酸乙酯液,蒸干,残渣用甲醇 2ml 溶解,通过聚酰胺柱(14～30 目,2g,内径为 2cm),先后用水 50ml、70% 乙醇 50ml 和甲醇 50ml 洗脱,收集甲醇洗脱液,蒸干,残渣加甲醇 1ml 使溶解,作为供试品溶液。另取绿原酸对照品,加甲醇制成每 1ml 含 1mg 的溶液,作为对照品溶液。照薄层色谱法(通则 0502)试验,吸取供试品溶液 1～3μl、对照品溶液 2μl,分别点于同一硅胶 G 薄层板上,以乙酸丁酯-甲酸-水(14:5:5)的上层溶液为展开剂,展开,取出,晾干,置紫外光灯(365nm)下检视。供试品色谱中,在与对照品色谱相应的位置上,显相同颜色的荧光斑点。

(2)取本品 20ml,加甲醇 60ml,混匀,静置,滤过,滤液蒸干,残渣加水 30ml 使溶解,用水饱和的正丁醇振摇提取 3 次,每次 30ml,合并正丁醇液,用正丁醇饱和的水洗涤 2 次,每次 30ml,弃去水洗液,正丁醇液蒸干,残渣加甲醇 1ml 使溶解,作为供试品溶液。另取甘草酸铵对照品,加甲醇制成每 1ml 含 1mg 的溶液,作为对照品溶液。照薄层色谱法(通则 0502)试验,吸取上述两种溶液各 2μl,分别点于同一用 1% 氢氧化钠制备的硅胶 GF_{254} 薄层板上,以正丁醇-冰醋酸-水(6:1:3)的上层溶液为展开剂,展开,取出,晾干,置紫外光灯(254nm)下检视。供试品色谱中,在与对照品色谱相应的位置上,显相同颜色的斑点。

【检查】 相对密度　应不低于 1.27(通则 0601)。

其他　应符合糖浆剂项下有关的各项规定(通则 0116)。

【含量测定】 照高效液相色谱法(通则 0512)测定。

色谱条件与系统适用性试验　以十八烷基硅烷键合硅胶为填充剂;以乙腈-0.2% 磷酸溶液(10:90)为流动相;检测波长为 327nm。理论板数按绿原酸峰计算应不低于 2000。

对照品溶液的制备　取绿原酸对照品适量,精密称定,置棕色量瓶中,加 50% 甲醇制成每 1ml 含 15μg 的溶液,即得。

供试品溶液的制备　精密量取本品 2ml,置 100ml 棕色量瓶中,用 50% 甲醇稀释至刻度,摇匀,滤过,取续滤液,即得。

测定法　分别精密吸取对照品溶液与供试品溶液各 10μl,注入液相色谱仪,测定,即得。

本品每 1ml 含山银花和菊花以绿原酸($C_{16}H_{18}O_9$)计,不得少于 0.60mg。

【功能与主治】 清热解毒,通利小便。用于外感暑湿所致的头痛如裹、目赤口渴、小便不利。

【用法与用量】 口服。一次 20ml,一日 3 次。

【规格】 (1)每支装 10ml　(2)每支装 20ml　(3)每瓶装 60ml　(4)每瓶装 100ml　(5)每瓶装 120ml

【贮藏】 密封,置阴凉处。

清热解毒口服液

Qingre Jiedu Koufuye

【处方】 石膏 670g　金银花 134g
　　　　 玄参 107g　地黄 80g
　　　　 连翘 67g　栀子 67g
　　　　 甜地丁 67g　黄芩 67g
　　　　 龙胆 67g　板蓝根 67g
　　　　 知母 54g　麦冬 54g

【制法】 以上十二味,除金银花、黄芩外,其余石膏等十味先加水温浸 1 小时,煎煮(待煮沸后,再加入金银花和黄芩)二次,第一次 1 小时,第二次 40 分钟,滤过,合并滤液,滤液浓缩至相对密度约为 1.17(80℃),加入乙醇使含醇量达65%～70%,冷藏 48 小时,滤过,滤液回收乙醇,加矫味剂适量,加入活性炭 5g,加热 30 分钟,滤过,加水至 1000ml,滤过,灌封,灭菌,即得。

【性状】 本品为棕红色的液体;味甜、微苦。

【鉴别】 (1)取本品 10ml,蒸干,残渣加乙醇 5ml 使溶解,滤过,滤液浓缩至 2ml,作为供试品溶液。另取绿原酸对照品,加乙醇制成每 1ml 含 1mg 的溶液,作为对照品溶液。照薄层色谱法(通则 0502)试验,吸取上述两种溶液各 10μl,分别点于同一硅胶 G 薄层板上,以乙酸丁酯-甲酸-水(14:5:5)上层溶液为展开剂,展开,取出,晾干,置紫外光灯(365nm)下检视。供试品色谱中,在与对照品色谱相应的位置上,显相同颜色的荧光斑点。

(2)取本品 10ml,蒸干,残渣加丙酮 2ml 使溶解,取上清液作为供试品溶液。另取栀子苷对照品,加丙酮制成每 1ml 含 0.5mg 的溶液,作为对照品溶液。照薄层色谱法(通则 0502)试验,吸取上述两种溶液各 10μl,分别点于同一硅胶 G 薄层板上,以三氯甲烷-甲醇(3:1)为展开剂,展开,取出,晾干,喷以 10% 硫酸乙醇溶液,在 100℃ 加热至斑点显色清晰。供试品色谱中,在与对照品色谱相应的位置上,显相同颜色的斑点。

(3)取本品 20ml,加乙酸乙酯振摇提取 3 次,每次 20ml,合并乙酸乙酯液,蒸干,残渣加 30％乙醇 5ml 使溶解,通过 D101 型大孔吸附树脂柱(内径为 1cm,柱高为 24cm),用 30％乙醇 50ml 洗脱,弃去洗液,再用稀乙醇 50ml 洗脱,收集洗脱液,浓缩至干,残渣加甲醇 1ml 使溶解,作为供试品溶液。另取连翘苷对照品,加甲醇制成每 1ml 含 0.25mg 的溶液,作为对照品溶液。照薄层色谱法(通则 0502)试验,吸取上述两种溶液各 4μl,分别点于同一硅胶 G 薄层板上,以三氯甲烷-甲醇-冰醋酸(17：2：1)为展开剂,展开,取出,晾干,喷以 5％香草醛硫酸溶液,在 105℃加热至斑点显色清晰。供试品色谱中,在与对照品色谱相应的位置上,显相同颜色的斑点。

(4)取本品 40ml,加水饱和的正丁醇振摇提取 3 次,每次 30ml,合并正丁醇液,置水浴上蒸干,残渣加水 20ml 使溶解,加盐酸 2ml,加热回流 1 小时,取出,放冷,加甲苯振摇提取 2 次,每次 20ml,合并甲苯液,置水浴上蒸干,残渣加甲苯 1ml 使溶解,作为供试品溶液。另取菝葜皂苷元对照品,加甲苯制成每 1ml 含 5mg 的溶液,作为对照品溶液。照薄层色谱法(通则 0502)试验,吸取供试品溶液 15μl、对照品溶液 10μl,分别点于同一硅胶 G 薄层板上,以甲苯-丙酮(9：1)为展开剂,展开,取出,晾干,喷以 5％香草醛硫酸溶液,在 105℃加热至斑点显色清晰。供试品色谱中,在与对照品色谱相应的位置上,显相同颜色的斑点。

(5)取本品 40ml,加盐酸 2ml,加热煮沸 5 分钟,放冷,用三氯甲烷 30ml 振摇提取,分取三氯甲烷液,蒸干,残渣加三氯甲烷 1ml 使溶解,作为供试品溶液。另取麦冬对照药材 1g,加水 20ml,煎煮 10 分钟,滤过,滤液加盐酸 0.5ml,同法制成对照药材溶液。照薄层色谱法(通则 0502)试验,吸取上述两种溶液各 5μl,分别点于同一硅胶 G 薄层板上,以三氯甲烷-丙酮(4：1)为展开剂,展开,取出,晾干,喷以 10％硫酸乙醇溶液,在 105℃加热至斑点显色清晰。供试品色谱中,在与对照药材色谱相应的位置上,显相同颜色的斑点。

【检查】 pH 值 应为 4.5～6.5(通则 0631)。

其他 应符合合剂项下有关的各项规定(通则 0181)。

【含量测定】 照高效液相色谱法(通则 0512)测定。

色谱条件与系统适用性试验 以十八烷基硅烷键合硅胶为填充剂;以甲醇-水-磷酸(50：50：0.3)为流动相;检测波长为 276nm。理论板数按黄芩苷峰计算应不低于1000。

对照品溶液的制备 取黄芩苷对照品适量,精密称定,加 70％乙醇制成每 1ml 含 20μg 的溶液,即得。

供试品溶液的制备 精密量取本品 2ml,置 100ml 量瓶中,加 70％乙醇适量,振摇,用 70％乙醇稀释至刻度,摇匀,放置,滤过,取续滤液,即得。

测定法 分别精密吸取对照品溶液与供试品溶液各 10μl,注入液相色谱仪,测定,即得。

本品每 1ml 含黄芩以黄芩苷($C_{21}H_{18}O_{11}$)计,不得少于 1.0mg。

【功能与主治】 清热解毒。用于热毒壅盛所致的发热面

赤、烦躁口渴、咽喉肿痛;流感、上呼吸道感染见上述证候者。

【用法与用量】 口服。一次 10～20ml,一日 3 次;儿童酌减,或遵医嘱。

【规格】 每支装 10ml

【贮藏】 密封。

清热解毒片
Qingre Jiedu Pian

【处方】

生石膏 670g	金银花 134g
玄参 107g	地黄 80g
连翘 67g	栀子 67g
甜地丁 67g	黄芩 67g
龙胆 67g	板蓝根 67g
知母 54g	麦冬 54g

【制法】 以上十二味,连翘、黄芩粉碎成细粉;其余生石膏等十味加水煎煮三次,第一次温浸 2 小时后煎煮 1.5 小时,第二次 1.5 小时,第三次 1 小时。煎液滤过,合并滤液,浓缩成稠膏,加入上述细粉,混匀,干燥,粉碎成细粉,制粒,加 1％硬脂酸镁混匀,压制成 1000 片,包糖衣或薄膜衣,即得。

【性状】 本品为糖衣片或薄膜衣片,除去包衣后显棕黄色至棕褐色;气微,味苦。

【鉴别】 (1)取本品,置显微镜下观察:韧皮纤维淡黄色,梭形,壁厚,孔沟细(黄芩)。石细胞单个散在或成群,长条形、类圆形或长圆形,层纹及纹孔明显,壁厚薄不一(连翘)。

(2)取本品 3 片,除去包衣,研细,加甲醇 20ml,超声处理 10 分钟,滤过,滤液浓缩至 1ml,作为供试品溶液。另取金银花对照药材 0.5g,加甲醇 10ml,同法制成对照药材溶液。再取绿原酸对照品,加甲醇制成每 1ml 含 1mg 的溶液,作为对照品溶液。照薄层色谱法(通则 0502)试验,吸取供试品溶液 1～3μl、对照品及对照药材溶液各 1μl,分别点于同一硅胶 G 薄层板上,以乙酸丁酯-甲酸-水(7：2.5：2.5)的上层溶液为展开剂,展开,取出,晾干,置紫外光灯(365nm)下检视。供试品色谱中,在与对照药材色谱和对照品色谱相应的位置上,显相同颜色的荧光斑点。

(3)取本品 10 片,除去包衣,研细,加乙醇 20ml,超声处理 20 分钟,滤过,滤液回收溶剂至干,残渣加水 30ml 使溶解,用水饱和的正丁醇振摇提取 3 次,每次 30ml,合并正丁醇提取液,用氨试液洗涤 2 次,每次 30ml,弃去氨试液;用正丁醇饱和的水 30ml 洗涤,弃去水液,正丁醇提取液回收溶剂至干,残渣加水 15ml 使溶解,用乙酸乙酯振摇提取 2 次,每次 30ml,合并乙酸乙酯提取液,回收溶剂至干,残渣加少量甲醇使溶解,加在中性氧化铝柱(100～200 目,1g,内径 1.5cm)上,用甲醇 15ml 洗脱,收集洗脱液,回收溶剂至干,残渣加甲醇 1ml 使溶解,作为供试品溶液。另取哈巴俄苷

对照品、连翘苷对照品,加甲醇制成每1ml各含1mg的溶液,作为对照品溶液。照薄层色谱法(通则0502)试验,吸取供试品溶液20μl、对照品溶液2μl,分别点于同一硅胶G薄层板上,以三氯甲烷-甲醇(5:1)为展开剂,展开,取出,晾干,喷以5%香草醛硫酸溶液,在105℃加热至斑点显色清晰,置日光下检视。供试品色谱中,在与对照品色谱相应的位置上,显相同颜色的斑点。

(4)取本品5片,除去包衣,研细,加乙醇30ml,超声处理20分钟,滤过,滤液回收溶剂至干,残渣加水10ml使溶解,通过D101型大孔吸附树脂柱(内径为1.5cm,柱高为20cm),以水80ml洗脱,弃去水液,再用70%乙醇80ml洗脱,收集洗脱液,回收溶剂至干,残渣加甲醇2ml使溶解,滤过,滤液回收溶剂至干,残渣加丙酮2ml使溶解,作为供试品溶液。另取栀子对照药材0.5g,加70%乙醇10ml,超声处理20分钟,滤过,滤液作为对照药材溶液。再取栀子苷对照品,加丙酮制成每1ml含1mg的溶液,作为对照品溶液。照薄层色谱法(通则0502)试验,吸取供试品溶液和对照品溶液各10μl、对照药材溶液5μl,分别点于同一硅胶G薄层板上,以三氯甲烷-甲醇(3:1)为展开剂,展开,取出,晾干,喷以10%硫酸乙醇溶液,在105℃加热至斑点显色清晰,置日光下检视。供试品色谱中,在与对照药材色谱和对照品色谱相应的位置上,显相同颜色的斑点。

(5)取本品5片,除去包衣,研细,加水30ml,加盐酸2ml,加热回流1小时,放冷,滤过,滤液用三氯甲烷振摇提取3次,每次30ml,合并三氯甲烷提取液,回收溶剂至干,残渣加三氯甲烷1ml使溶解,作为供试品溶液。另取麦冬对照药材0.5g,同法制成对照药材溶液。照薄层色谱法(通则0502)试验,吸取供试品溶液10μl、对照药材溶液5μl,分别点于同一硅胶G薄层板上,以三氯甲烷-丙酮(4:1)为展开剂,展开,取出,晾干,喷以10%硫酸乙醇溶液,在105℃加热至斑点显色清晰,置日光下检视。供试品色谱中,在与对照药材色谱相应的位置上,显相同颜色的斑点。

【检查】 应符合片剂项下有关的各项规定(通则0101)。

【含量测定】 照高效液相色谱法(通则0512)测定。

色谱条件与系统适用性试验 以十八烷基硅烷键合硅胶为填充剂;以甲醇为流动相A,以0.2%磷酸溶液为流动相B,按下表中的规定进行梯度洗脱;检测波长为238nm。理论板数按栀子苷峰计算应不低于3000。

时间(分钟)	流动相A(%)	流动相B(%)
0~25	22	78
25~30	22→45	78→55
30~50	45	55

对照品溶液的制备 取黄芩苷对照品、栀子苷对照品适量,精密称定,加50%甲醇制成每1ml含黄芩苷110μg、栀子苷15μg的混合溶液,即得。

供试品溶液的制备 取本品20片,除去包衣,精密称定,研细,取0.5g,精密称定,置具塞锥形瓶中,加50%甲醇50ml,密塞,称定重量,超声处理(功率250W,频率50kHz)30分钟,放冷,再称定重量,用50%甲醇补足减失的重量,摇匀,滤过,取续滤液,即得。

测定法 精密吸取对照品溶液与供试品溶液各10μl,注入液相色谱仪,测定,即得。

本品每片含黄芩以黄芩苷($C_{21}H_{18}O_{11}$)计,不得少于4.2mg;含栀子以栀子苷($C_{17}H_{24}O_{10}$)计,不得少于0.6mg。

【功能与主治】 清热解毒。用于热毒壅盛所致的发热面赤、烦躁口渴、咽喉肿痛;流感、上呼吸道感染见上述证候者。

【用法与用量】 口服。一次4片,一日3次,儿童酌减。

【规格】 薄膜衣片 每片重(1)0.52g (2)0.37g (3)0.35g

【贮藏】 密封。

清热镇咳糖浆

Qingre Zhenke Tangjiang

【处方】 葶苈子26g 矮地茶26g
鱼腥草44g 荆芥35g
知母26g 前胡35g
板栗壳44g 浮海石44g

【制法】 以上八味,加水煎煮二次,第一次2小时,第二次1.5小时,滤过,合并滤液并浓缩至约650ml,静置,滤过,滤液备用。另取蔗糖450g加水适量煮沸溶解,加入上述浓缩液、苯甲酸2.5g、羟苯乙酯0.5g(苯甲酸和羟苯乙酯用少量乙醇溶解)和香精适量,加水至1000ml,搅匀,即得。

【性状】 本品为褐色至深褐色的黏稠液体;味甜。

【鉴别】 (1)取本品100ml,通过聚酰胺柱(30~60目,柱长为8cm,内径为2.5cm,湿法装柱),用水洗脱至洗脱液无色,弃去水液,再用50%乙醇200ml洗脱,弃去洗脱液,继用丙酮100ml洗脱,收集洗脱液,蒸干,残渣加甲醇1ml使溶解,作为供试品溶液。另取鱼腥草对照药材2g,加水50ml,加热回流1小时,放冷,滤过,滤液同法制成对照药材溶液。照薄层色谱法(通则0502)试验,吸取上述两种溶液各10μl,分别点于同一硅胶G薄层板上,以三氯甲烷-乙酸乙酯(4:1)为展开剂,展开,取出,晾干,置紫外光灯(365nm)下检视。供试品色谱中,在与对照药材色谱相应的位置上,显1~2个蓝色的荧光斑点。

(2)取本品10ml,加乙酸乙酯20ml,振摇提取,分取乙酸乙酯层,蒸干,残渣加甲醇1ml使溶解,作为供试品溶液。另取白花前胡对照药材0.5g,加甲醇30ml,超声处理15分钟,滤过,滤液蒸干,残渣加甲醇1ml使溶解,作为对照药材溶液。照薄层色谱法(通则0502)试验,吸取上述两种溶液各10μl,分别点于同一硅胶G薄层板上,以三氯甲烷-乙酸乙酯-丙酮

(8:1:1)为展开剂,展开,取出,晾干,喷以 20%高氯酸乙醇溶液,置紫外光灯(365nm)下检视。供试品色谱中,在与对照药材色谱相应的位置上,显相同颜色的荧光斑点。

【检查】　相对密度　应不低于 1.13(通则 0601)。

pH 值　应为 3.5～5.0(通则 0631)。

其他　应符合糖浆剂项下有关的各项规定(通则 0116)。

【含量测定】　照高效液相色谱法(通则 0512)测定。

色谱条件与系统适用性试验　以十八烷基硅烷键合硅胶为填充剂;以乙腈-水(10:90)为流动相;检测波长为 220nm。理论板数按岩白菜素峰计算应不低于 5000。

对照品溶液的制备　取岩白菜素对照品适量,精密称定,加甲醇制成每 1ml 含 15μg 的溶液,即得。

供试品溶液的制备　精密量取本品 2ml,置 10ml 量瓶中,加甲醇稀释至刻度,振摇,取上清液,即得。

测定法　分别精密吸取对照品溶液与供试品溶液各 20μl,注入液相色谱仪,测定,即得。

本品每 1ml 含矮地茶以岩白菜素($C_{14}H_{16}O_9$)计,不得少于 50μg。

【功能与主治】　清热、镇咳、祛痰。用于痰热蕴肺所致的咳嗽痰黄;感冒、咽炎见上述证候者。

【用法与用量】　口服。一次 15～20ml,一日 3 次。

【注意】　不宜久服。

【贮藏】　密封,置阴凉处。

清 眩 丸
Qingxuan Wan

【处方】　川芎 200g　　　　　白芷 200g
　　　　　薄荷 100g　　　　　荆芥穗 100g
　　　　　石膏 100g

【制法】　以上五味,粉碎成细粉,过筛,混匀。每 100g 粉末加炼蜜 110～130g 制成小蜜丸或大蜜丸,即得。

【性状】　本品为黑褐色的小蜜丸或大蜜丸;气微香,味微甜而后辛、凉。

【鉴别】　(1)取本品,置显微镜下观察:淀粉粒复粒由 8～12 分粒组成(白芷)。螺纹导管直径 14～50μm,增厚壁互相连接,似网状螺纹导管(川芎)。腺鳞头部 8 细胞,扁球形,直径约至 90μm,柄短、单细胞(薄荷)。花萼表皮细胞淡黄色,垂周壁波状弯曲(荆芥穗)。不规则片状结晶无色,有平直纹理(石膏)。

(2)取本品 6g,剪碎,加硅藻土 3g,研匀,加石油醚(60～90℃)20ml,密塞,时时振摇,浸渍过夜,滤过,滤液浓缩至约 1ml,作为供试品溶液。另取川芎对照药材、白芷对照药材各 1g,分别同法制成对照药材溶液。照薄层色谱法(通则 0502)试验,吸取上述三种溶液各 20μl,分别点于同一硅胶 G 薄层

板上,以正己烷-乙酸乙酯(17:3)为展开剂,展开,取出,晾干,置紫外光灯(365nm)下检视。供试品色谱中,在与川芎对照药材色谱相应的位置上,显相同的亮蓝色荧光斑点;在与白芷对照药材色谱相应的位置上,显相同的两个黄色荧光斑点。

【检查】　应符合丸剂项下有关的各项规定(通则 0108)。

【含量测定】　照高效液相色谱法(通则 0512)测定。

色谱条件与系统适用性试验　以十八烷基硅烷键合硅胶为填充剂;以甲醇-水(63:37)为流动相;检测波长为 248nm;柱温 40℃。理论板数按欧前胡素峰计算应不低于 2500。

对照品溶液的制备　取欧前胡素对照品适量,精密称定,加甲醇制成每 1ml 含 10μg 的溶液,即得。

供试品溶液的制备　取重量差异项下的本品,剪碎,取约 1g,精密称定,置具塞锥形瓶中,精密加入甲醇 25ml,密塞,称定重量,超声处理(功率 250W,频率 33kHz)45 分钟,放冷,再称定重量,用甲醇补足减失的重量,摇匀,滤过,取续滤液,即得。

测定法　分别精密吸取对照品溶液 5μl 与供试品溶液 10μl,注入液相色谱仪,测定,即得。

本品含白芷以欧前胡素($C_{16}H_{14}O_4$)计,小蜜丸每 1g 不得少于 67μg,大蜜丸每丸不得少于 0.40mg。

【功能与主治】　散风清热。用于风热头晕目眩,偏正头痛,鼻塞牙痛。

【用法与用量】　口服。小蜜丸一次 6～12g(30～60 丸),大蜜丸一次 1～2 丸,一日 2 次。

【规格】　(1)小蜜丸每 100 丸重 20g　(2)大蜜丸每丸重 6g

【贮藏】　密封。

清 眩 片
Qingxuan Pian

【处方】　川芎 400g　　　　　白芷 400g
　　　　　薄荷 200g　　　　　荆芥穗 200g
　　　　　石膏 200g

【制法】　以上五味,石膏 40g、白芷粉碎成细粉,剩余的石膏加水煎煮二次,第一次 3 小时,第二次 1 小时,滤过,合并滤液;川芎用 70%乙醇回流提取二次,第一次 3 小时,第二次 2 小时,滤过,合并滤液,回收乙醇;薄荷、荆芥穗提取挥发油至油尽,并滤取药液;合并以上各药液,减压浓缩至相对密度为 1.35～1.40(50℃)的稠膏,加入石膏、白芷细粉,混匀,干燥,与适量淀粉粉碎成细粉,混匀。加入淀粉糊及适量乙醇制粒,干燥,过筛整粒,加入 0.5%硬脂酸镁和薄荷、荆芥穗挥发油混匀,压制成 1000 片,即得。

【性状】　本品为浅棕色至棕褐色的片;气芳香,味苦、辛。

【鉴别】　(1)取本品 2 片,研细,加水 10ml,浸泡约 30 分

钟,滤过,滤液显硫酸盐(通则 0301)的鉴别反应。

(2)取本品 10 片,研细,加乙醚 20ml,振摇 15 分钟,滤过,滤液挥干,残渣加乙醇 1ml 使溶解,作为供试品溶液。另取白芷对照药材、川芎对照药材各 0.5g,分别同法制成对照药材溶液。照薄层色谱法(通则 0502)试验,吸取上述三种溶液各 5μl,分别点于同一硅胶 G 薄层板上,以石油醚(30～60℃)-乙醚(3∶2)为展开剂,在 10℃以下展开,取出,晾干,置紫外光灯(365nm)下检视。供试品色谱中,在与对照药材色谱相应的位置上,分别显相同颜色的荧光斑点。

(3)取本品 10 片,研细,加石油醚(60～90℃)20ml,密塞,时时振摇,放置过夜,滤过,滤液挥至 1ml,作为供试品溶液。另取荆芥穗对照药材 0.8g,同法制成对照药材溶液。照薄层色谱法(通则 0502)试验,吸取上述两种溶液各 3μl,分别点于同一硅胶 G 薄层板上,以石油醚(60～90℃)-乙酸乙酯(37∶3)为展开剂,展开,取出,晾干,喷以香草醛硫酸试液-乙醇(1∶4)的混合溶液,在 100℃加热至斑点显色清晰,置日光下检视。供试品色谱中,在与对照药材色谱相应的位置上,显相同颜色的斑点。

【检查】 应符合片剂项下有关的各项规定(通则 0101)。

【含量测定】 照高效液相色谱法(通则 0512)测定。

色谱条件与系统适用性试验 以十八烷基硅烷键合硅胶为填充剂;以甲醇-水(66∶34)为流动相;检测波长为 300nm。理论板数按欧前胡素峰计算应不低于 4000。

对照品溶液的制备 取欧前胡素对照品适量,精密称定,加甲醇制成每 1ml 含 10μg 的溶液,即得。

供试品溶液的制备 取重量差异项下的本品,研细,取约 1g,精密称定,置具塞锥形瓶中,精密加入 70%乙醇 50ml,密塞,称定重量,超声处理(功率 100W,频率 40kHz)40 分钟,取出,放冷,再称定重量,用 70%乙醇补足减失的重量,摇匀,静置,取上清液,滤过,取续滤液,即得。

测定法 分别精密吸取对照品溶液与供试品溶液各 10μl,注入液相色谱仪,测定,即得。

本品每片含白芷以欧前胡素($C_{16}H_{14}O_4$)计,不得少于 0.28mg。

【功能与主治】 散风解热。用于风热头晕目眩,偏正头痛,鼻塞牙痛。

【用法与用量】 口服。一次 4 片,一日 2 次。

【规格】 每片重 0.55g

【贮藏】 密封。

清眩治瘫丸

Qingxuan Zhitan Wan

【处方】 天麻 24g　　　　　酒蕲蛇 24g
　　　　僵蚕 24g　　　　　全蝎 12g

地龙 24g　　　　　铁丝威灵仙 28g
制白附子 24g　　　决明子 36g
牛膝 36g　　　　　没药(醋炙)24g
血竭 24g　　　　　丹参 36g
川芎 36g　　　　　赤芍 24g
玄参 24g　　　　　桑寄生 36g
葛根 28g　　　　　醋香附 36g
骨碎补 28g　　　　槐米 28g
郁金 24g　　　　　沉香 12g
枳壳(炒)72g　　　安息香 10g
人参(去芦)12g　　炒白术 36g
麦冬 24g　　　　　茯苓 36g
黄连 24g　　　　　黄芩 24g
地黄 24g　　　　　泽泻 36g
法半夏 20g　　　　黄芪 72g
山楂 36g　　　　　水牛角浓缩粉 12g
人工牛黄 10g　　　珍珠 10g
冰片 3g

【制法】 以上三十九味,除安息香、水牛角浓缩粉、人工牛黄、冰片外,珍珠水飞或粉碎成极细粉;其余天麻等三十四味粉碎成细粉;将安息香、水牛角浓缩粉、人工牛黄、冰片研细,与上述粉末,混匀。每 100g 粉末加炼蜜 140～160g 制成大蜜丸,即得。

【性状】 本品为棕褐色的大蜜丸;气芳香,味苦。

【鉴别】 (1)取本品,置显微镜下观察:体壁碎片无色,表面有极细的菌丝体(僵蚕)。体壁碎片淡黄色至黄色,有网状纹理及圆形毛窝,有时可见棕褐色刚毛(全蝎)。石细胞长方形,壁三面增厚,向外一面的壁菲薄,具显著孔沟(铁丝威灵仙)。种皮栅状细胞一列,其下细胞中含草酸钙簇晶及方晶(决明子)。不规则块片血红色,周围液体显姜黄色,渐变红色(血竭)。石细胞黄棕色或无色,类长方形、类圆形或形状不规则,层纹明显,直径约至 94μm(玄参)。分泌细胞类圆形,含淡黄棕色至红棕色分泌物,其周围细胞作放射状排列(醋香附)。草酸钙方晶成片存在于薄壁组织中(枳壳)。不规则颗粒状团块及分枝状团块无色,遇水合氯醛液渐溶化,菌丝无色或淡棕色,直径 3～8μm(茯苓)。韧皮纤维淡黄色,梭形,壁厚,孔沟细(黄芩)。薄壁细胞淡灰棕色至黑棕色,细胞多皱缩,内含棕色核状物(地黄)。薄壁细胞类圆形,有椭圆形纹孔,集成纹孔群(泽泻)。纤维成束或散离,壁厚,表面有纵裂纹,两端断裂成帚状或较平截(黄芪)。

(2)取本品 18g,剪碎,加硅藻土 9g,研匀,加乙醚 50ml,超声处理 20 分钟,滤过,滤渣备用,滤液挥至 1ml,作为供试品溶液。另取血竭对照药材 0.2g,加乙醚 5ml,超声处理 10 分钟,滤过,滤液作为对照药材溶液。照薄层色谱法(通则 0502)试验,吸取供试品溶液 6μl、对照药材溶液 3μl,分别点于同一硅胶 G 薄层板上,以甲苯-乙酸乙酯(9∶1)为展开剂,展开,取出,晾干,喷以 1%香草醛硫酸溶液。供试品色谱中,在与对照药材色谱相应的位置上,显相同颜色的斑点。

(3)取本品 18g,剪碎,加水 100ml,煮沸 30 分钟,放冷至室温,离心,倾出上清液,置水浴上浓缩至约 25ml,用稀盐酸调节 pH 值至 1～2,滤过,滤液用乙醚振摇提取 2 次,每次 25ml,合并乙醚液,用 0.1mol/L 盐酸溶液 15ml 洗涤,弃去洗涤液,乙醚液挥干,残渣加甲醇 0.5ml 使溶解,作为供试品溶液。另取丹参对照药材 1g,加水 50ml,同法制成对照药材溶液。照薄层色谱法(通则 0502)试验,吸取供试品溶液 6μl、对照药材溶液 3μl,分别点于同一高效硅胶 G 薄层板上,以三氯甲烷-丙酮-甲酸(8∶1∶0.8)为展开剂,展开,取出,晾干,喷以 5% 三氯化铁乙醇溶液。供试品色谱中,在与对照药材色谱相应的位置上,显相同颜色的斑点。

(4)取本品 9g,剪碎,加硅藻土 4.5g,研匀,加三氯甲烷 30ml,超声处理 20 分钟,滤过,滤液备用,滤渣挥干,加甲醇 30ml,超声处理 30 分钟,滤过,滤液浓缩至近干,残渣加水 30ml 使溶解,用稀盐酸调节 pH 值至 1～2,用乙酸乙酯 25ml 振摇提取,分取乙酸乙酯液,蒸干,残渣加甲醇 1ml 使溶解,作为供试品溶液。另取槐米对照药材 0.2g,加甲醇 5ml,超声处理 30 分钟,滤过,滤液作为对照药材溶液。照薄层色谱法(通则 0502)试验,吸取上述两种溶液各 5μl,分别点于同一硅胶 G 薄层板上,以乙酸乙酯-甲酸-水(8∶1∶1)为展开剂,展开,取出,晾干,喷以三氯化铝试液,热风吹干,置紫外光灯(365nm)下检视。供试品色谱中,在与对照药材色谱相应的位置上,显相同颜色的荧光斑点。

(5)取〔鉴别〕(4)项下的备用滤液,蒸干,残渣加甲醇 0.5ml 使溶解,作为供试品溶液。另取黄连对照药材 0.1g,加甲醇 10ml,超声处理 30 分钟,滤过,滤液作为对照药材溶液。再取盐酸小檗碱对照品,加甲醇制成每 1ml 含 0.5mg 的溶液,作为对照品溶液。照薄层色谱法(通则 0502)试验,吸取供试品溶液 6μl、对照药材溶液及对照品溶液各 1μl,分别点于同一硅胶 G 薄层板上,以甲苯-乙酸乙酯-异丙醇-甲醇-浓氨试液(12∶6∶3∶3∶1)为展开剂,置氨蒸气饱和的展开缸内,展开,取出,晾干,置紫外光灯(365nm)下检视。供试品色谱中,在与对照药材色谱和对照品色谱相应的位置上,显相同颜色的荧光斑点。

(6)取黄芩对照药材 1g,加甲醇 20ml,同〔鉴别〕(4)供试品溶液制备方法自"超声处理 30 分钟"起,同法制成对照药材溶液。照薄层色谱法(通则 0502)试验,吸取〔鉴别〕(4)项下供试品溶液及上述对照药材溶液各 1μl,分别点于同一聚酰胺薄膜上,以甲苯-乙酸乙酯-甲醇-无水甲酸(10∶3∶1∶2)为展开剂,展开,取出,晾干,喷以 5% 三氯化铁乙醇溶液。供试品色谱中,在与对照药材色谱相应的位置上,显相同颜色的斑点。

(7)取〔鉴别〕(2)项下的备用滤渣,挥干乙醚,加 2% 氢氧化钾甲醇溶液 50ml,加热回流 1 小时,放至室温,滤过,滤液蒸干,残渣加水 30ml 使溶解,以水饱和的正丁醇振摇提取 2 次,每次 25ml,合并正丁醇液,用 0.1mol/L 氢氧化钠溶液洗

涤 2 次,每次 20ml,弃去碱液,分取正丁醇液,蒸干,残渣加甲醇 1ml 使溶解,作为供试品溶液。另取黄芪甲苷对照品,加甲醇制成每 1ml 含 1mg 的溶液,作为对照品溶液。照薄层色谱法(通则 0502)试验,吸取上述两种溶液各 5μl,分别点于同一硅胶 G 薄层板上,以三氯甲烷-甲醇-水(13∶7∶2)的下层溶液为展开剂,展开二次,取出,晾干,喷以 10% 硫酸乙醇溶液,在 105℃加热至斑点显色清晰。供试品色谱中,在与对照品色谱相应的位置上,显相同颜色的斑点;置紫外光灯(365nm)下检视,显相同颜色的荧光斑点。

(8)取胆酸对照品,加甲醇制成每 1ml 含 2mg 的溶液,作为对照品溶液。照薄层色谱法(通则 0502)试验,吸取〔鉴别〕(5)项下的供试品溶液 6μl 及上述对照品溶液 3μl,分别点于同一高效硅胶 G 薄层板上,以正己烷-乙酸乙酯-甲醇-醋酸(20∶25∶7∶2)的上层溶液为展开剂,展开,取出,晾干,喷以 10% 硫酸乙醇溶液,在 105℃加热至斑点显色清晰,置紫外光灯(365nm)下检视。供试品色谱中,在与对照品色谱相应的位置上,显相同颜色的荧光斑点。

【检查】　应符合丸剂项下有关的各项规定(通则 0108)。

【含量测定】　照高效液相色谱法(通则 0512)测定。

色谱条件与系统适用性试验　以十八烷基硅烷键合硅胶为填充剂;以甲醇-水(21∶79)为流动相;检测波长为 250nm。理论板数按葛根素峰计算应不低于 1500。

对照品溶液的制备　取葛根素对照品适量,精密称定,加稀乙醇制成每 1ml 含 15μg 的溶液,即得。

供试品溶液的制备　取重量差异项下的本品,剪碎,取约 1g,精密称定,置具塞锥形瓶中,精密加入稀乙醇 50ml,密塞,称定重量,放置 1 小时,加热回流 30 分钟,放至室温,再称定重量,用稀乙醇补足减失的重量,摇匀,滤过,取续滤液,即得。

测定法　分别精密吸取对照品溶液 5μl 与供试品溶液 10μl,注入液相色谱仪,测定,即得。

本品每丸含葛根以葛根素($C_{21}H_{20}O_9$)计,不得少于 2.2mg。

【功能与主治】　平肝息风,化痰通络。用于肝阳上亢、肝风内动所致的头目眩晕、项强头胀、胸中烦热、惊恐虚烦、痰涎壅盛、言语不清、肢体麻木、口眼歪斜、半身不遂。

【用法与用量】　用温开水或黄酒送服。一次 1 丸,一日 2 次。

【注意】　孕妇禁用。

【规格】　每丸重 9g

【贮藏】　密封。

清脑降压片

Qingnao Jiangya Pian

【处方】　黄芩 100g　　　　夏枯草 60g
　　　　　槐米 60g　　　　　煅磁石 60g

牛膝 60g	当归 100g
地黄 40g	丹参 40g
水蛭 20g	钩藤 60g
决明子 100g	地龙 20g
珍珠母 40g	

【制法】 以上十三味，珍珠母、煅磁石、当归、钩藤粉碎成细粉，其余黄芩等九味加水煎煮二次，第一次 3 小时，第二次 2 小时，滤过，合并滤液，减压浓缩成膏，加入珍珠母等细粉和淀粉等辅料适量，混匀，制粒，干燥，压制成1000片，包糖衣或薄膜衣，即得。

【性状】 本品为糖衣片或薄膜衣片，除去包衣后显黑棕色；味微苦。

【鉴别】 (1)取本品，置显微镜下观察：不规则碎块表面多不平整，呈明显的颗粒性，有的呈层状结构，边缘为不规则锯齿状（珍珠母）。草酸钙砂晶存在于薄壁细胞中，有时含晶细胞连接成行（钩藤）。

(2)取本品 10 片，除去包衣，研细，加甲醇 20ml，超声处理 20 分钟，滤过，滤液浓缩至 2ml，作为供试品溶液。另取黄芩对照药材和槐米对照药材各 1g，同法分别制成对照药材溶液。再取黄芩苷对照品和芦丁对照品，分别加甲醇制成每 1ml 含 0.5mg 的溶液，作为对照品溶液。照薄层色谱法（通则 0502)试验，吸取上述五种溶液各 2~5μl，分别点于同一硅胶 G 薄层板上，以乙酸乙酯-甲醇-甲酸-水(8:1:1:1)为展开剂，展开，取出，晾干，喷以 2% 的三氯化铁乙醇溶液。供试品色谱中，在与对照药材色谱和对照品色谱相应的位置上，显相同颜色的斑点。

(3)取本品 15 片，除去包衣，研细，加正己烷 20ml，超声处理 30 分钟，滤过，滤液浓缩至 0.5ml，作为供试品溶液。另取当归对照药材 0.1g，加正己烷 10ml，同法制成对照药材溶液。照薄层色谱法（通则 0502)试验，吸取供试品溶液 5~10μl、对照药材溶液 1~2μl，分别点于同一硅胶 G 薄层板上，以正己烷-乙酸乙酯(9:1)为展开剂，展开，取出，晾干，置紫外光灯(365nm)下检视。供试品色谱中，在与对照药材色谱相应的位置上，显相同颜色的荧光斑点。

(4)取决明子对照药材 0.5g，加正己烷 10ml，超声处理 30 分钟，滤过，滤液浓缩至 0.5ml，作为对照药材溶液。照薄层色谱法（通则 0502)试验，吸取〔鉴别〕(3)项下的供试品溶液 10~20μl 及上述对照药材溶液 5~10μl，分别点于同一硅胶 G 薄层板上，以正己烷-乙酸乙酯-甲酸(10:1:1)的上层溶液为展开剂，展开，取出，晾干，置氨蒸气中熏至斑点显色清晰。供试品色谱中，在与对照药材色谱相应的位置上，显相同颜色的斑点。

(5)取丹参对照药材 1g，加水 40ml，煎煮 1.5 小时，放冷，滤过，滤液蒸干，残渣加甲醇 10ml，超声使溶解，滤过，滤液浓缩至 2ml，作为对照药材溶液。另取原儿茶醛对照品，加甲醇制成每 1ml 含 1mg 的溶液，作为对照品溶液。照薄层色谱法（通则 0502)试验，吸取〔鉴别〕(2)项下的供试品溶液 5~

10μl、上述对照药材溶液及对照品溶液各 2μl，分别点于同一硅胶 G 薄层板上，以甲苯-乙酸乙酯-甲酸(8:7:0.8)为展开剂，展开，取出，晾干，喷以二硝基苯肼试剂。供试品色谱中，在与对照药材色谱和对照品色谱相应的位置上，显相同颜色的斑点。

【检查】 应符合片剂项下有关的各项规定（通则 0101)。

【含量测定】 照高效液相色谱法（通则 0512)测定。

色谱条件与系统适用性试验 以十八烷基硅烷键合硅胶为填充剂；以甲醇-0.4%磷酸溶液(50:50)为流动相；检测波长为 278nm。理论板数按黄芩苷峰计算应不低于 3000。

对照品溶液的制备 取黄芩苷对照品适量，精密称定，加甲醇制成每 1ml 含 20μg 的溶液，即得。

供试品溶液的制备 取本品 10 片，除去包衣，精密称定，研细，取适量（约相当于 2 片重量)，精密称定，置具塞锥形瓶中，精密加入 70%乙醇 25ml，密塞，称定重量，超声处理（功率 220W，频率 50kHz)60 分钟，取出，放冷，再称定重量，用 70%乙醇补足减失的重量，摇匀，滤过。精密量取续滤液 5ml，置 50ml 量瓶中，加甲醇稀释至刻度，摇匀，滤过，取续滤液，即得。

测定法 分别精密吸取对照品溶液与供试品溶液各 10μl，注入液相色谱仪，测定，即得。

本品每片含黄芩以黄芩苷($C_{21}H_{18}O_{11}$)计，不得少于 2.8mg。

【功能与主治】 平肝潜阳。用于肝阳上亢所致的眩晕，症见头晕、头痛、项强、血压偏高。

【用法与用量】 口服。一次 4~6 片，一日 3 次。

【注意】 孕妇忌服。

【规格】 (1)薄膜衣片 每片重 0.33g

(2)糖衣片（片心重 0.30g)

【贮藏】 密封。

清脑降压胶囊

Qingnao Jiangya Jiaonang

【处方】 黄芩 132g	夏枯草 79g
槐米 79g	煅磁石 79g
牛膝 79g	当归 132g
地黄 53g	丹参 53g
水蛭 26g	钩藤 79g
决明子 132g	地龙 26g
珍珠母 53g	

【制法】 以上十三味，珍珠母、煅磁石、当归、钩藤粉碎成细粉；黄芩加水煎煮 3 小时，滤过，滤液浓缩成稠膏；药渣与其余夏枯草等八味加水煎煮二次，第一次 3 小时，第二次 2 小时，滤过，合并滤液，减压浓缩成稠膏；合并上述两种稠膏，加入珍珠母等细粉及淀粉适量，混匀，干燥，粉碎成细粉，装入胶

囊,制成 1000 粒,即得。

【性状】 本品为硬胶囊,内容物为棕色至黑棕色的粉末;味微苦。

【鉴别】 (1)取本品,置显微镜下观察:不规则碎块,表面多不平整,呈明显的颗粒性,有的呈层状结构,边缘为不规则锯齿状(珍珠母)。草酸钙砂晶存在于薄壁细胞中,有时含晶细胞连接成行(钩藤)。

(2)取本品内容物 4g,研细,加甲醇 20ml,超声处理 20 分钟,滤过,滤液浓缩至 2ml,作为供试品溶液。另取黄芩对照药材和槐米对照药材各 1g,分别同法制成对照药材溶液。再取黄芩苷对照品和芦丁对照品,分别加甲醇制成每 1ml 含 0.5mg 的溶液,作为对照品溶液。照薄层色谱法(通则 0502)试验,吸取上述五种溶液各 2~5μl,分别点于同一硅胶 G 薄层板上,以乙酸乙酯-甲醇-甲酸-水(8:1:1:1)为展开剂,展开,取出,晾干,喷以 2% 的三氯化铁乙醇溶液。供试品色谱中,在与对照药材色谱和对照品色谱相应的位置上,显相同颜色的斑点。

(3)取本品内容物 5g,研细,加正己烷 20ml,超声处理 30 分钟,滤过,滤液浓缩至 0.5ml,作为供试品溶液。另取当归对照药材 0.1g,加正己烷 10ml,同法制成对照药材溶液。照薄层色谱法(通则 0502)试验,吸取供试品溶液 5~10μl、对照药材溶液 1~2μl,分别点于同一硅胶 G 薄层板上,以正己烷-乙酸乙酯(9:1)为展开剂,展开,取出,晾干,置紫外光灯(365nm)下检视。供试品色谱中,在与对照药材色谱相应的位置上,显相同颜色的荧光斑点。

(4)取决明子对照药材 0.5g,加正己烷 10ml,超声处理 30 分钟,滤过,滤液浓缩至 0.5ml,作为对照药材溶液。照薄层色谱法(通则 0502)试验,吸取[鉴别](3)项下的供试品溶液 10~20μl、上述对照药材溶液 5~10μl,分别点于同一硅胶 G 薄层板上,以正己烷-乙酸乙酯-甲酸(10:1:1)的上层溶液为展开剂,展开,取出,晾干,置氨蒸气中熏至斑点显色清晰。供试品色谱中,在与对照药材色谱相应的位置上,显相同颜色的斑点。

(5)取丹参对照药材 1g,加水 40ml,煎煮 1.5 小时,放冷,滤过,滤液蒸干,残渣加甲醇 10ml,超声处理 20 分钟,滤过,滤液浓缩至 2ml,作为对照药材溶液。另取原儿茶醛对照品,加甲醇制成每 1ml 含 1mg 的溶液,作为对照品溶液。照薄层色谱法(通则 0502)试验,吸取[鉴别](2)项下的供试品溶液 5~10μl、上述对照药材溶液和对照品溶液各 2μl,分别点于同一硅胶 G 薄层板上,以甲苯-乙酸乙酯-甲酸(8:7:0.8)为展开剂,展开,取出,晾干,喷以二硝基苯肼试剂。供试品色谱中,在与对照药材色谱和对照品色谱相应的位置上,显相同颜色的斑点。

【检查】 应符合胶囊剂项下有关的各项规定(通则 0103)。

【含量测定】 照高效液相色谱法(通则 0512)测定。

色谱条件与系统适用性试验 以十八烷基硅烷键合硅胶

为填充剂;以甲醇-0.4% 磷酸溶液(50:50)为流动相;检测波长为 278nm。理论板数按黄芩苷峰计算应不低于 3000。

对照品溶液的制备 取黄芩苷对照品适量,精密称定,加甲醇制成每 1ml 含 20μg 的溶液,即得。

供试品溶液的制备 取装量差异项下的本品内容物,研细,取约 0.4g,精密称定,置具塞锥形瓶中,精密加入 70% 乙醇 25ml,密塞,称定重量,超声处理(功率 220W,频率 50kHz)1 小时,取出,放冷,再称定重量,用 70% 乙醇补足减失的重量,摇匀,滤过,精密量取续滤液 5ml,置 50ml 量瓶中,加甲醇稀释至刻度,摇匀,滤过,即得。

测定法 分别精密吸取对照品溶液与供试品溶液各 10μl,注入液相色谱仪,测定,即得。

本品每粒含黄芩以黄芩苷($C_{21}H_{18}O_{11}$)计,不得少于 7.5mg。

【功能与主治】 平肝潜阳。用于肝阳上亢所致的眩晕,症见头晕、头痛、项强、血压偏高。

【用法与用量】 口服。一次 3~5 粒,一日 3 次。

【注意】 孕妇忌服。

【规格】 每粒装 0.55g

【贮藏】 密封。

清脑降压颗粒

Qingnao Jiangya Keli

【处方】
黄芩 200g		夏枯草 120g	
槐米 120g		煅磁石 120g	
牛膝 120g		当归 200g	
地黄 80g		丹参 80g	
水蛭 40g		钩藤 120g	
决明子 200g		地龙 40g	
珍珠母 80g			

【制法】 以上十三味,珍珠母、煅磁石、当归、钩藤粉碎成细粉;其余黄芩等九味加水煎煮二次,滤过,滤液合并,减压浓缩成稠膏,加入珍珠母等细粉及糊精和蔗糖粉适量,混匀,干燥,粉碎成细粉,制粒,干燥,制成颗粒 1000g,即得。

【性状】 本品为棕色至棕褐色的混悬颗粒;味甘、微苦。

【鉴别】 (1)取本品,置显微镜下观察:不规则碎块,表面多不平整,呈明显的颗粒性,有的呈层状结构,边缘为不规则锯齿状(珍珠母)。草酸钙砂晶存在于薄壁细胞中,有时含晶细胞连接成行(钩藤)。

(2)取本品内容物 4g,研细,加甲醇 20ml,超声处理 20 分钟,滤过,滤液浓缩至 2ml,作为供试品溶液。另取黄芩对照药材和槐米对照药材各 1g,分别同法制成对照药材溶液。再取黄芩苷对照品和芦丁对照品,分别加甲醇制成每 1ml 含 0.5mg 的溶液,作为对照品溶液。照薄层色谱法(通则 0502)试验,吸取上述五种溶液各 2~5μl,分别点于同一硅胶 G 薄层板上,以乙酸乙酯-甲醇-甲酸-水(8∶1∶1∶1)为展开剂,展开,取出,晾干,喷以 2%的三氯化铁乙醇溶液。供试品色谱中,在与对照药材色谱和对照品色谱相应的位置上,显相同颜色的斑点。

(3)取本品内容物 5g,研细,加正己烷 40ml,加热回流 1 小时,滤过,滤液浓缩至 0.5ml,作为供试品溶液。另取当归对照药材 0.1g,加正己烷 20ml,同法制成对照药材溶液。照薄层色谱法(通则 0502)试验,吸取上述供试品溶液 5μl、对照药材溶液 2μl,分别点于同一硅胶 G 薄层板上,以正己烷-乙酸乙酯(9∶1)为展开剂,展开,取出,晾干,置紫外光灯(365nm)下检视。供试品色谱中,在与对照药材色谱相应的位置上,显相同的亮蓝白色荧光斑点。

(4)取决明子对照药材 0.5g,加正己烷 20ml,加热回流 1 小时,滤过,滤液浓缩至 0.5ml,作为对照药材溶液。照薄层色谱法(通则 0502)试验,吸取〔鉴别〕(3)项下的供试品溶液 10~20μl、上述对照药材溶液 5~10μl,分别点于同一硅胶 G 薄层板上,以正己烷-乙酸乙酯-甲酸(10∶1∶1)的上层溶液为展开剂,展开,取出,晾干,置氨蒸气中熏至斑点显色清晰。供试品色谱中,在与对照药材色谱相应的位置上,显相同颜色的斑点。

(5)取丹参对照药材 1g,加水 40ml,煎煮 1.5 小时,放冷,滤过,滤液蒸干,残渣加甲醇 10ml,超声处理 20 分钟,滤过,滤液浓缩至 2ml,作为对照药材溶液。另取原儿茶醛对照品,加甲醇制成每 1ml 含 1mg 的溶液,作为对照品溶液。照薄层色谱法(通则 0502)试验,吸取〔鉴别〕(2)项下的供试品溶液 5~10μl、上述对照药材溶液和对照品溶液各 2μl,分别点于同一硅胶 G 薄层板上,以甲苯-乙酸乙酯-甲酸(8∶7∶0.8)为展开剂,展开,取出,晾干,喷以二硝基苯肼试液。供试品色谱中,在与对照药材色谱和对照品色谱相应的位置上,显相同颜色的斑点。

【检查】　应符合颗粒剂项下有关的各项规定(通则 0104)。

【含量测定】　照高效液相色谱法(通则 0512)测定。

色谱条件与系统适用性试验　以十八烷基硅烷键合硅胶为填充剂;以甲醇-0.4%磷酸溶液(50∶50)为流动相;检测波长为 278nm。理论板数按黄芩苷峰计算应不低于 3000。

对照品溶液的制备　取黄芩苷对照品适量,精密称定,加甲醇制成每 1ml 含 20μg 的溶液,即得。

供试品溶液的制备　取装量差异项下的本品内容物适量,研细,取约 1g,精密称定,置具塞锥形瓶中,精密加入 70%乙醇 25ml,密塞,称定重量,超声处理(功率 220W,频率 50kHz)1 小时,取出,放冷,再称定重量,用 70%乙醇补足减失的重量,摇匀,滤过,精密量取续滤液 5ml,置 50ml 量瓶中,加甲醇稀释至刻度,摇匀,滤过,即得。

测定法　分别精密吸取对照品溶液与供试品溶液各 10μl,注入液相色谱仪,测定,即得。

本品每袋含黄芩以黄芩苷($C_{21}H_{18}O_{11}$)计,不得少于 10.0mg。

【功能与主治】　平肝潜阳。用于肝阳上亢所致的眩晕,症见头晕、头痛、项强、血压偏高。

【用法与用量】　开水冲服。一次 2~3g,一日 3 次。

【注意】　孕妇忌服。

【规格】　每袋装 2g

【贮藏】　密封。

清 淋 颗 粒
Qinglin Keli

【处方】
瞿麦 111g	萹蓄 111g
木通 111g	盐车前子 111g
滑石 111g	栀子 111g
大黄 111g	炙甘草 111g

【制法】　以上八味,加水煎煮三次,每次 1 小时,合并煎液,滤过,滤液浓缩至 1332ml,加乙醇使含醇量达 65%,充分搅拌,静置 24 小时,取上清液滤过,沉淀再加 65%乙醇适量,充分搅拌,静置 4 小时,取上清液滤过,并与上述滤液合并,减压回收乙醇,浓缩至相对密度为 1.28~1.30(80℃)的清膏,加蔗糖粉适量,混匀,用 45%乙醇制成颗粒,干燥,制成 1000g,即得。

【性状】　本品为黄褐色的颗粒;味甜、微苦。

【鉴别】　(1)取本品 10g,加甲醇 50ml,超声处理 30 分钟,滤过,滤液蒸干,残渣加水 20ml,盐酸 2ml 使溶解,水浴加热 30 分钟,放冷,用乙醚提取 3 次,每次 25ml,合并乙醚液,蒸干,残渣加甲醇 1ml 使溶解,作为供试品溶液。另取大黄对照药材 0.5g,同法制成对照药材溶液。再取大黄素对照品、大黄酚对照品、大黄酸对照品,加甲醇分别制成每 1ml 含 0.2mg 的溶液,作为对照品溶液。照薄层色谱法(通则 0502)试验,吸取供试品溶液 2μl,对照药材溶液及对照品溶液各 3μl,分别点于同一硅胶 G 薄层板上,以石油醚(30~60℃)-甲酸乙酯-甲酸(15∶5∶1)的上层溶液为展开剂,展开,取出,晾干,置紫外光灯(365nm)下检视。供试品色谱中,在与对照药材色谱相应的位置上,显相同的五个橙黄色荧光斑点;在与对照品色谱相应的位置上,显相同的橙黄色荧光斑点。

(2)取甘草次酸对照品,加无水乙醇制成每 1ml 含 1mg 的溶液,作为对照品溶液。照薄层色谱法(通则 0502)试验,吸取〔鉴别〕(1)项下的供试品溶液 2~4μl 及对照品溶液 2μl,分别点于同一硅胶 GF$_{254}$薄层板上,以石油醚(30~60℃)-甲苯-乙酸乙酯-冰醋酸(10∶20∶7∶0.5)为展开剂,展开,取出,晾干,置紫外光灯(254nm)下检视。供试品色谱中,在与对照品色谱相应的位置上,显相同颜色的斑点。

【检查】　应符合颗粒剂项下有关的各项规定(通则 0104)。

【含量测定】　照高效液相色谱法(通则 0512)测定。

色谱条件与系统适用性试验　以十八烷基硅烷键合硅胶

为填充剂；以乙腈-水（11∶89）为流动相；检测波长为238nm。理论板数按栀子苷峰计算应不低于4000。

对照品溶液的制备 取栀子苷对照品适量，精密称定，加甲醇制成每1ml含20μg的溶液，即得。

供试品溶液的制备 取装量差异项下的本品，研细，取约0.25g，精密称定，置具塞锥形瓶中，精密加入甲醇25ml，密塞，称定重量，超声处理（功率200W，频率40kHz）20分钟，放冷，再称定重量，用甲醇补足减失的重量，摇匀，滤过，取续滤液，即得。

测定法 分别精密吸取对照品溶液与供试品溶液各10μl，注入液相色谱仪，测定，即得。

本品每袋含栀子以栀子苷（$C_{17}H_{24}O_{10}$）计，不得少于14.0mg。

【功能与主治】 清热泻火，利水通淋。用于膀胱湿热所致的淋症、癃闭，症见尿频涩痛、淋沥不畅、小腹胀满、口干咽燥。

【用法与用量】 开水冲服。一次1袋。一日2次，小儿酌减。

【注意】 孕妇忌服，体质虚弱者不宜服。

【规格】 每袋装10g

【贮藏】 密封。

清暑益气丸
Qingshu Yiqi Wan

【处方】

人参 36g	黄芪（蜜炙）150g
炒白术 360g	苍术（米泔炙）144g
麦冬 72g	泽泻 60g
醋五味子 36g	当归 48g
黄柏 60g	葛根 348g
醋青皮 72g	陈皮 72g
六神曲（麸炒）84g	升麻 60g
甘草 120g	

【制法】 以上十五味，粉碎成细粉，过筛，混匀。每100g粉末加炼蜜120～130g，制成大蜜丸，即得。

【性状】 本品为黄褐色至棕褐色的大蜜丸；气微香，味甜。

【鉴别】 （1）取本品，置显微镜下观察：纤维束周围薄壁细胞含草酸钙方晶，形成晶纤维（甘草）。纤维束鲜黄色，周围细胞含草酸钙方晶，形成晶纤维，含晶细胞壁木化增厚（黄柏）。纤维成束或散离，壁厚，表面有纵裂纹，两端断裂成帚状或较平截（黄芪）。

（2）取本品9g，剪碎，加硅藻土5g，研匀，加甲醇20ml，超声处理30分钟，滤过，滤液作为供试品溶液。另取青皮对照药材、陈皮对照药材各0.5g，分别加甲醇10ml，同法制成对照药材溶液。照薄层色谱法（通则0502）试验，吸取上述三种溶液各4μl，分别点于同一聚酰胺薄膜上，以二氯甲烷-丙酮-甲醇（5∶1∶1）为展开剂，展开，取出，晾干，喷以1％三氯化铝乙醇溶液，加热约5分钟，置紫外光灯（365nm）下检视。供试品色谱中，在与对照药材色谱相应的位置上，显相同颜色的荧光斑点。

（3）取本品18g，剪碎，加乙醚60ml，回流1小时，滤过，滤液挥干，残渣加乙酸乙酯1ml使溶解，作为供试品溶液。另取当归对照药材0.5g，加乙醚15ml，超声处理5分钟，滤过，滤液挥干，残渣加乙酸乙酯1ml使溶解，作为对照药材溶液。照薄层色谱法（通则0502）试验，吸取上述两种溶液各5μl，分别点于同一硅胶G薄层板上，以环己烷-乙酸乙酯（9∶1）为展开剂，展开，取出，晾干，置紫外光灯（365nm）下检视。供试品色谱中，在与对照药材色谱相应的位置上，显相同颜色的荧光斑点。

（4）取白术对照药材1g，加乙醚10ml，超声处理5分钟，滤过，滤液挥干，残渣加乙酸乙酯1ml使溶解，作为对照药材溶液。照薄层色谱法（通则0502）试验，吸取〔鉴别〕（3）项下的供试品溶液及上述对照药材溶液各5μl，分别点于同一硅胶G薄层板上，以石油醚（60～90℃）为展开剂，展开，取出，晾干，喷以10％香草醛硫酸溶液，加热至斑点显色清晰。供试品色谱中，在与对照药材色谱相应的位置上，显相同颜色的斑点。

（5）取苍术对照药材0.5g，加乙醚10ml，超声处理15分钟，滤过，滤液挥干，残渣加乙酸乙酯1ml使溶解，作为对照药材溶液。照薄层色谱法（通则0502）试验，吸取〔鉴别〕（3）项下的供试品溶液及上述对照药材溶液各10μl，分别点于同一硅胶G薄层板上，以石油醚（60～90℃）为展开剂，展开，取出，晾干，喷以5％对二甲氨基苯甲醛的10％硫酸溶液，加热至斑点显色清晰。供试品色谱中，在与对照药材色谱相应的位置上，显相同的污绿色斑点。

（6）取本品9g，剪碎，加乙醚25ml，超声处理15分钟，滤过，弃去乙醚液，药渣挥干溶剂，加甲醇10ml，超声处理15分钟，滤过，滤液蒸干，残渣加甲醇1ml使溶解，作为供试品溶液。另取黄柏对照药材0.1g，同法制成对照药材溶液。再取盐酸小檗碱对照品，加甲醇制成每1ml含0.5mg的溶液，作为对照品溶液。照薄层色谱法（通则0502）试验，吸取上述三种溶液各5μl，分别点于同一硅胶G薄层板上，以甲苯-异丙醇-乙酸乙酯-甲醇-浓氨试液（12∶3∶6∶3∶1）为展开剂，置氨蒸气预饱和的展开缸内，展开，取出，晾干，置紫外光灯（365nm）下检视。供试品色谱中，在与对照药材色谱和对照品色谱相应的位置上，显相同的黄色荧光斑点。

（7）取本品9g，剪碎，加硅藻土5g，研匀，加乙醇30ml，加热回流2小时，滤过，滤液作为供试品溶液。另取葛根对照药材0.1g，浸泡2小时，滤过，滤液作为对照药材溶液。再取葛根素对照品，加甲醇制成每1ml含1mg的溶液，作为对照品溶液。照薄层色谱法（通则0502）试验，吸取上述三种溶液各3μl，分别点于同一硅胶G薄层板上，以三氯甲烷-甲醇-水（6∶4∶0.7）为展开剂，展开，取出，晾干，置紫外光灯

（365nm）下检视。供试品色谱中，在与对照药材色谱和对照品色谱相应的位置上，显相同颜色的荧光斑点。

【检查】　应符合丸剂项下有关的各项规定（通则0108）。

【含量测定】　照高效液相色谱法（通则0512）测定。

色谱条件与系统适用性试验　以十八烷基硅烷键合硅胶为填充剂；以甲醇-水（25∶75）为流动相；检测波长为250nm。理论板数按葛根素计算应不低于4000。

对照品溶液的制备　取葛根素对照品适量，精密称定，加30％乙醇制成每1ml含葛根素50μg的溶液，即得。

供试品溶液的制备　取重量差异项下的本品，剪碎，取约0.3g，精密称定，置具塞锥形瓶中，精密加入30％乙醇25ml，密塞，称定重量，超声处理（功率为200W，频率为40kHz）45分钟，放冷，再称定重量，用30％乙醇补足减失的重量，摇匀，滤过，取续滤液，即得。

测定法　分别精密吸取对照品溶液与供试品溶液各10μl，注入液相色谱仪，测定，即得。

本品每丸含葛根以葛根素（$C_{21}H_{20}O_9$）计，不得少于16.0mg。

【功能与主治】　祛暑利湿，补气生津。用于中暑受热，气津两伤，症见头晕身热、四肢倦怠、自汗心烦、咽干口渴。

【用法与用量】　姜汤或温开水送服。一次1丸，一日2次。

【注意】　忌食辛辣油腻之品。

【规格】　每丸重9g

【贮藏】　密封。

清喉利咽颗粒

Qinghou Liyan Keli

【处方】　黄芩36g　　　　　　西青果90g

桔梗54g　　　　　　竹茹36g

胖大海36g　　　　　橘红36g

枳壳36g　　　　　　桑叶36g

醋香附36g　　　　　紫苏子9g

紫苏梗9g　　　　　　沉香5.4g

薄荷脑0.054g

【制法】　以上十三味，除薄荷脑外，沉香提取挥发油备用，蒸馏后的水溶液滤过，备用；胖大海温浸，滤过，滤液备用；其余黄芩等十味加水煎煮，煎液滤过。合并以上滤液，静置，滤过，滤液浓缩成稠膏。取稠膏加入蔗糖粉适量，制成颗粒，干燥，过筛，加入薄荷脑、沉香挥发油，过筛，混匀，制成1155g；或取稠膏干燥，加入乳糖及蛋白糖适量，制成颗粒，干燥，过筛，加入薄荷脑、沉香挥发油，过筛，混匀，制成578g（含乳糖），即得。

【性状】　本品为黄棕色的颗粒；气香，味甜、微苦。

【鉴别】　（1）取本品5g或2.5g（含乳糖），研细，加丙酮

20ml，超声处理10分钟，滤过，滤液浓缩至2ml，作为供试品溶液。另取西青果对照药材1g，加丙酮10ml，超声处理10分钟，滤过，滤液作为对照药材溶液。照薄层色谱法（通则0502）试验，吸取上述两种溶液各5μl，分别点于同一硅胶G薄层板上，以三氯甲烷-乙酸乙酯-丙酮-冰醋酸（5∶2∶2∶1）为展开剂，展开，取出，晾干，喷以氨制硝酸银试液，在105℃加热至斑点显色清晰。供试品色谱中，在与对照药材色谱相应的位置上，显相同颜色的斑点。

（2）取本品20g或10g（含乳糖），研细，加乙酸乙酯40ml，加热回流30分钟，滤过，滤液浓缩至1ml，作为供试品溶液。另取柚皮苷对照品，加乙酸乙酯制成每1ml含1mg的溶液，作为对照品溶液。照薄层色谱法（通则0502）试验，吸取上述两种溶液各8μl，分别点于同一硅胶G薄层板上，以乙酸乙酯-丁酮-甲酸-水（5∶3∶1∶1）为展开剂，展开，取出，晾干，喷以5％三氯化铝乙醇溶液，在105℃加热数分钟，置紫外光灯（365nm）下检视。供试品色谱中，在与对照品色谱相应的位置上，显相同颜色的荧光斑点。

【检查】　应符合颗粒剂项下有关的各项规定（通则0104）。

【含量测定】　照高效液相色谱法（通则0512）测定。

色谱条件与系统适用性试验　以十八烷基硅烷键合硅胶为填充剂；以甲醇-冰醋酸-水（34∶1∶66）为流动相；检测波长为283nm。理论板数按黄芩苷峰计算应不低于3600。

对照品溶液的制备　取黄芩苷对照品适量，精密称定，加稀乙醇制成每1ml含50μg的溶液，即得。

供试品溶液的制备　取装量差异项下的本品内容物，研细，取约1g或0.5g（含乳糖），精密称定，置具塞锥形瓶中，精密加入水20ml，称定重量，加热使溶解，放冷，再称定重量，用水补足减失的重量，摇匀，精密加入乙醇20ml，摇匀，放置过夜，取上清液，滤过，取续滤液，即得。

测定法　分别精密吸取对照品溶液10μl与供试品溶液5～10μl，注入液相色谱仪，测定，即得。

本品每袋含黄芩以黄芩苷（$C_{21}H_{18}O_{11}$）计，不得少于13.0mg。

【功能与主治】　清热利咽，宽胸润喉。用于外感风热所致的咽喉发干、声音嘶哑；急慢性咽炎、扁桃体炎见上述证候者，常用有保护声带作用。

【用法与用量】　开水冲服。一次1袋，一日2～3次。

【规格】　（1）每袋装10g　（2）每袋装5g（含乳糖）

【贮藏】　密封。

清喉咽合剂

Qinghouyan Heji

【处方】　地黄180g　　　　　麦冬160g

玄参260g　　　　　连翘315g

黄芩 315g

【制法】 以上五味,粉碎成粗粉,用57%乙醇作溶剂,浸渍24小时后,以每分钟约 1ml 的速度缓缓渗漉,收集漉液约6000ml,减压回收乙醇并浓缩至约 1400ml,加水 800ml,煮沸30分钟,静置 48 小时,滤过,滤渣用少量水洗涤,洗液并入滤液中,减压浓缩至约1000ml,加苯甲酸钠 3g,搅匀,静置 24 小时,滤过,取滤液,加水使成1000ml,搅匀,即得。

【性状】 本品为棕褐色的澄清液体;味苦。

【鉴别】 (1)取本品 1ml,加甲醇 25ml,超声处理 20 分钟,滤过,滤液蒸干,残渣加甲醇 4ml 使溶解,作为供试品溶液。另取黄芩苷对照品,加甲醇制成每 1ml 含 1mg 的溶液,作为对照品溶液。照薄层色谱法(通则0502)试验,吸取上述两种溶液各 4μl,分别点于同一硅胶 G 薄层板上,以乙酸乙酯-丁酮-甲酸-水(5∶3∶1∶1)为展开剂,展开,取出,晾干,喷以1%三氯化铁乙醇溶液。供试品色谱中,在与对照品色谱相应的位置上,显相同的暗绿色斑点。

(2)取本品 10ml,用三氯甲烷振摇提取 3 次,每次 10ml,合并提取液,蒸干,残渣加甲醇2ml 使溶解,作为供试品溶液。另取连翘苷对照品,加甲醇制成每 1ml 含 2mg 的溶液,作为对照品溶液。照薄层色谱法(通则0502)试验,吸取上述两种溶液各 2μl,分别点于同一硅胶 G 薄层板上,以甲苯-丙酮-乙酸乙酯-甲酸-水(7∶8∶5∶1∶1)为展开剂,展开,取出,晾干,喷以香草醛硫酸试液,加热至斑点显色清晰。供试品色谱中,在与对照品色谱相应的位置上,显相同颜色的斑点。

(3)取本品 10ml,用乙酸乙酯振摇提取 2 次,每次 10ml,弃去乙酸乙酯液,再用水饱和的正丁醇振摇提取 2 次,每次10ml,合并正丁醇液,蒸干,残渣加甲醇 1ml 使溶解,作为供试品溶液。另取玄参对照药材 1g,加水饱和的正丁醇 20ml超声处理 30 分钟,滤过,滤液蒸干,残渣加甲醇 2ml 使溶解,作为对照药材溶液。照薄层色谱法(通则0502)试验,吸取上述两种溶液各 2μl,分别点于同一硅胶 G 薄层板上,以三氯甲烷-甲醇(13∶2)为展开剂,展开,取出,晾干,喷以香草醛硫酸试液,加热至斑点显色清晰。供试品色谱中,在与对照药材色谱相应的位置上,显相同颜色的斑点。

【检查】 相对密度 应为 1.02~1.10(通则0601)。

pH 值 应为 4.0~6.0(通则0631)。

其他 应符合合剂项下有关的各项规定(通则0181)。

【含量测定】 照高效液相色谱法(通则0512)测定。

色谱条件与系统适用性试验 以十八烷基硅烷键合硅胶为填充剂;以乙腈-0.2%磷酸溶液(28∶72)为流动相;检测波长为278nm。理论板数按黄芩苷峰计算应不低于 5000。

对照品溶液的制备 取黄芩苷对照品适量,精密称定,加甲醇制成每 1ml 含 0.2mg 的溶液,即得。

供试品溶液的制备 取本品 1.2g,精密称定,置 50ml 量瓶中,加甲醇适量,超声处理(功率 135W,频率 59kHz)20 分钟,取出,放冷,加甲醇至刻度,摇匀,精密量取 10ml,置 25ml 量瓶中,加甲醇稀释至刻度,摇匀,滤过,取续滤液,即得。

测定法 分别精密吸取对照品溶液与供试品溶液各 10μl,注入液相色谱仪,测定,即得。

本品每 1ml 含黄芩以黄芩苷($C_{21}H_{18}O_{11}$)计,不得少于 14mg。

【功能与主治】 养阴清肺,利咽解毒。用于阴虚燥热、火毒内蕴所致的咽部肿痛、咽干少津、咽部白腐有苔膜、喉核肿大;局限性的咽白喉、轻度中毒型白喉、急性扁桃体炎、咽峡炎见上述证候者。

【用法与用量】 口服。第一次 20ml,以后每次 10~15ml,一日 4 次;小儿酌减。

【规格】 (1)每瓶装 100ml　(2)每瓶装 150ml

【贮藏】 密封。

清　膈　丸

Qingge Wan

【处方】 金银花 60g　　　　连翘 60g
玄参 60g　　　　　射干 60g
山豆根 60g　　　　黄连 30g
熟大黄 30g　　　　龙胆 60g
石膏 30g　　　　　玄明粉 60g
桔梗 60g　　　　　麦冬 60g
薄荷 30g　　　　　地黄 45g
硼砂 30g　　　　　甘草 15g
人工牛黄 2.4g　　　冰片 6g
水牛角浓缩粉 6g

【制法】 以上十九味,除水牛角浓缩粉、人工牛黄外,冰片研细,其余金银花等十六味粉碎成细粉,过筛,混匀,与上述水牛角浓缩粉等三味粉末配研,过筛,混匀,每 100g 粉末加炼蜜 110~120g,制成大蜜丸,即得。

【性状】 本品为黑棕色的大蜜丸;气微香,味苦、甘。

【鉴别】 (1)取本品,置显微镜下观察:花粉粒类球形,直径约76μm,外壁有刺状雕纹,具 3 个萌发孔(金银花)。石细胞鲜黄色,单个或成群散在(黄连)。石细胞黄棕色或无色,类长方形、类圆形或形状不规则,层纹明显,直径约至94μm(玄参)。草酸钙柱晶直径约34μm(射干)。纤维束周围薄壁细胞含草酸钙方晶,形成晶纤维(甘草)。联结乳管直径 14~25μm,含淡黄色颗粒状物(桔梗)。草酸钙针晶呈细梭状或细杆状,不规则地充塞于薄壁细胞中(龙胆)。

(2)取本品 1 丸,剪碎,加乙醇 30ml,超声处理 10 分钟,滤过,滤液浓缩至约 1ml,作为供试品溶液。另取黄连对照药材 0.5g,加乙醇 10ml,同法制成对照药材溶液。照薄层色谱法(通则0502)试验,吸取上述两种溶液各 2~5μl,分别点于同一硅胶 G 薄层板上,以甲苯-异丙醇-乙酸乙酯-甲醇-浓氨试液(6∶1.5∶3∶1.5∶0.5)为展开剂,置氨蒸气饱和的展开缸内,展开,取出,晾干,置紫外光灯(365nm)下检视。供试品色谱中,在与对照药材色谱相应的位置上,显相同的黄色荧光斑点。

(3)取冰片对照品,加乙醇制成每 1ml 含 0.5mg 的溶液,作为对照品溶液。照薄层色谱法(通则 0502)试验,吸取〔鉴别〕(2)项下的供试品溶液及上述对照品溶液各 5μl,分别点于同一硅胶 G 薄层板上,以正己烷-乙酸乙酯(4:1)为展开剂,展开,取出,晾干,喷以 5% 香草醛硫酸溶液,热风吹至斑点显色清晰。供试品色谱中,在与对照品色谱相应的位置上,显相同颜色的斑点。

(4)取本品 5g,剪碎,加甲醇 30ml,超声处理 30 分钟,滤过,滤液浓缩至约 2ml,作为供试品溶液。另取射干对照药材 1g,加甲醇 10ml,同法制成对照药材溶液。照薄层色谱法(通则 0502)试验,吸取上述两种溶液各 5μl,分别点于同一硅胶 GF$_{254}$ 薄层板上,以乙酸乙酯-甲醇-水(20:2:1)为展开剂,展开,取出,晾干,置紫外灯光(254nm)下检视。供试品色谱中,在与对照药材色谱相应的位置上,显相同颜色的斑点。

(5)取龙胆苦苷对照品,加甲醇制成每 1ml 含 2mg 的溶液,作为对照品溶液。照薄层色谱法(通则 0502)试验,吸取〔鉴别〕(4)项下的供试品溶液及上述对照品溶液各 5μl,分别点于同一硅胶 GF$_{254}$ 薄层板上,以乙酸乙酯-甲醇-水(20:2:1)为展开剂,展开,取出,晾干,置紫外灯光(254nm)下检视。供试品色谱中,在与对照药材色谱相应的位置上,显相同颜色的斑点。

(6)取本品 9g,剪碎,加浓氨试液 5ml,浸渍 30 分钟,加三氯甲烷 30ml,超声处理 30 分钟,滤过,滤液蒸干,残渣加甲醇 1ml 使溶解,作为供试品溶液。另取山豆根对照药材 1g,同法制成对照药材溶液。照薄层色谱法(通则 0502)试验,吸取上述两种溶液各 5μl,分别点于同一硅胶 G 薄层板上,以三氯甲烷-甲醇-浓氨试液(4:1:0.1)为展开剂,展开,取出,晾干,喷以稀碘化铋钾试液。供试品色谱中,在与对照药材色谱相应的位置上,显相同颜色的斑点。

【检查】　应符合丸剂项下有关的各项规定(通则 0108)。

【含量测定】　照高效液相色谱法(通则 0512)测定。

色谱条件与系统适用性试验　以十八烷基硅烷键合硅胶为填充剂;以乙腈-0.05mol/L 磷酸二氢钠(用磷酸调节 pH 值至 3.0)(30:70)为流动相;检测波长为 265nm。理论板数按盐酸小檗碱峰计算应不低于 3000。

对照品溶液的制备　取盐酸小檗碱对照品适量,精密称定,加甲醇-盐酸(100:1)混合溶液制成每 1ml 含 23μg 的溶液,即得。

供试品溶液的制备　取重量差异项下的本品适量,剪碎,取约 1g,精密称定,置具塞锥形瓶中,精密加入甲醇-盐酸(100:1)混合溶液 50ml,密塞,称定重量,超声处理(功率 300W,频率 40kHz)30 分钟,放冷,再称定重量,用甲醇-盐酸(100:1)混合溶液补足减失的重量,摇匀,滤过,取续滤液,即得。

测定法　分别精密吸取对照品溶液与供试品溶液各 10μl,注入液相色谱仪,测定,即得。

本品每丸含黄连以盐酸小檗碱(C$_{20}$H$_{17}$NO$_4$·HCl)计,应不得少于 8.8mg。

【功能与主治】　清热利咽,消肿止痛。用于内蕴毒热引起的口渴咽干、咽喉肿痛、水浆难下、声哑失音、面赤腮肿、大便燥结。

【用法与用量】　口服。一次 1 丸,一日 2 次。

【注意】　孕妇及儿童慎用;忌食辛辣、油腻、厚味食物。

【规格】　每丸重 9g

【贮藏】　密封。

清瘟解毒丸

Qingwen Jiedu Wan

【处方】　大青叶 100g　　　　　连翘 75g
　　　　玄参 100g　　　　　天花粉 100g
　　　　桔梗 75g　　　　　　炒牛蒡子 100g
　　　　羌活 75g　　　　　　防风 50g
　　　　葛根 100g　　　　　柴胡 50g
　　　　黄芩 100g　　　　　白芷 50g
　　　　川芎 50g　　　　　　赤芍 50g
　　　　甘草 25g　　　　　　淡竹叶 100g

【制法】　以上十六味,粉碎成细粉,过筛,混匀。每 100g 粉末加炼蜜 60～80g 及适量的水,制丸,干燥,制成水蜜丸;或加炼蜜 150～170g 制成小蜜丸或大蜜丸,即得。

【性状】　本品为黑褐色的水蜜丸、小蜜丸或大蜜丸;气微香,味甘、苦。

【鉴别】　(1)取本品,置显微镜下观察:内果皮纤维上下层纵横交错,纤维短梭状(连翘)。石细胞黄棕色或无色,类长方形、类圆形或形状不规则,层纹明显,直径约至 94μm(玄参)。具缘纹孔导管大,多破碎,有的具缘纹孔成六角形或斜方形,排列紧密(天花粉)。内果皮石细胞表面观呈尖梭形或长圆形,镶嵌紧密,侧面观类长方形或长条形,壁厚,木化,纹孔横长(牛蒡子)。油管含金黄色分泌物(防风)。韧皮纤维淡黄色,梭形,壁厚,孔沟细(黄芩)。表皮细胞狭长,垂周壁深波状弯曲,有气孔,保卫细胞哑铃状;非腺毛单细胞,基部钝圆(淡竹叶)。

(2)取本品水蜜丸 6g,研碎;或取小蜜丸或大蜜丸 9g,剪碎,加硅藻土 3g,研匀,加乙醚 20ml,超声处理 5～10 分钟,滤过,药渣备用,滤液挥干,残渣加三氯甲烷 1ml 使溶解,作为供试品溶液。另取靛蓝对照品,加三氯甲烷制成每 1ml 含 1mg 的溶液,作为对照品溶液。照薄层色谱法(通则 0502)试验,吸取上述两种溶液各 5μl,分别点于同一硅胶 G 薄层板上,以甲苯-三氯甲烷-丙酮(5:4:1)为展开剂,展开,取出,晾干。

供试品色谱中,在与对照品色谱相应的位置上,显相同的蓝色斑点。

(3)取〔鉴别〕(2)项下的备用药渣,挥尽乙醚,加乙酸乙酯 20ml,超声处理 20 分钟,滤过,滤液蒸干,残渣加甲醇 1ml 使溶解,作为供试品溶液。另取葛根素对照品,加甲醇制成每 1ml 含 1mg 的溶液,作为对照品溶液。照薄层色谱法(通则 0502)试验,吸取供试品溶液 5μl、对照品溶液 2μl,分别点于同一硅胶 G 薄层板上,以三氯甲烷-甲醇-水(28:10:1)为展开剂,展开,取出,晾干,置紫外光灯(365nm)下检视。供试品色谱中,在与对照品色谱相应的位置上,显相同颜色的荧光斑点。

(4)取本品水蜜丸 3.5g,研碎;或取小蜜丸或大蜜丸 5g,剪碎,加硅藻土 2g,研匀,加 70%乙醇 50ml,加热回流 1 小时,放冷,滤过,滤液蒸干,残渣加水适量使溶解,加在聚酰胺柱(60~80 目,1g,内径为 1.0~1.5cm)上,用水 80ml 洗脱,弃去水液;再用 50%甲醇 50ml 洗脱,收集洗脱液,蒸干,残渣加甲醇 1ml 使溶解,作为供试品溶液。另取黄芩苷对照品,加甲醇制成每 1ml 含 1mg 的溶液,作为对照品溶液。照薄层色谱法(通则 0502)试验,吸取供试品溶液 4μl、对照品溶液 2μl,分别点于同一聚酰胺薄膜上,以乙酸乙酯-丁酮-醋酸-水(10:7:5:1)的上层溶液为展开剂,展开,取出,晾干,喷以 1%三氯化铁乙醇溶液。供试品色谱中,在与对照品色谱相应的位置上,显相同颜色的斑点。

(5)取本品水蜜丸 3.5g,研碎;或取小蜜丸或大蜜丸 5g,剪碎,加硅藻土 2g,研匀,加无水乙醇 50ml,加热回流 1 小时,滤过,滤液浓缩至 1ml,加中性氧化铝 2g,拌匀,烘干,加在中性氧化铝柱(100~200 目,3g,内径为 1.0~1.5cm)上,用乙醇 50ml 洗脱,收集洗脱液,蒸干,残渣加无水乙醇 1ml 使溶解,作为供试品溶液。另取牛蒡苷对照品,加乙醇制成每 1ml 含 1mg 的溶液,作为对照品溶液。照薄层色谱法(通则 0502)试验,吸取供试品溶液 5μl、对照品溶液 2μl,分别点于同一硅胶 G 薄层板上,以三氯甲烷-甲醇-水(40:8:1)为展开剂,展开,取出,晾干,喷以 10%硫酸乙醇溶液,在 105℃加热至斑点显色清晰。供试品色谱中,在与对照品色谱相应的位置上,显相同颜色的斑点。

【检查】 应符合丸剂项下有关的各项规定(通则 0108)。

【含量测定】 照高效液相色谱法(通则 0512)测定。

色谱条件与系统适用性试验 以十八烷基硅烷键合硅胶为填充剂;以甲醇-水-磷酸(47:53:0.2)为流动相;柱温 40℃;检测波长为 280nm。理论板数按黄芩苷峰计算应不低于 2500。

对照品溶液的制备 取黄芩苷对照品适量,精密称定,加 70%乙醇制成每 1ml 含 60μg 的溶液,即得。

供试品溶液的制备 取本品水蜜丸适量,粉碎成细粉,取约 1.0g,精密称定;或取重量差异项下的小蜜丸或大蜜丸,剪碎,混匀,取约 1.5g,精密称定,加入硅藻土 1.5g,研匀,转移至具塞锥形瓶中,精密加入 70%乙醇 50ml,密塞,称定重量,

超声处理(功率 250W,频率 50kHz)30 分钟,放冷,再称定重量,用 70%乙醇补足减失的重量,摇匀,滤过,取续滤液,即得。

测定法 分别精密吸取对照品溶液与供试品溶液各 5μl,注入液相色谱仪,测定,即得。

本品含黄芩以黄芩苷($C_{21}H_{18}O_{11}$)计,水蜜丸每 1g 不得少于 3.3mg,小蜜丸每 1g 不得少于 2.2mg,大蜜丸每丸不得少于 20.0mg。

【功能与主治】 清瘟解毒。用于外感时疫,憎寒壮热,头痛无汗,口渴咽干,疹腮,大头瘟。

【用法与用量】 口服。水蜜丸一次 12g;小蜜丸一次 18g(90 丸),大蜜丸一次 2 丸,一日 2 次;小儿酌减。

【规格】 (1)水蜜丸每 120 丸重 12g (2)小蜜丸每 100 丸重 20g (3)大蜜丸每丸重 9g

【贮藏】 密封。

添精补肾膏
Tianjing Bushen Gao

【处方】

党参 45g	制远志 45g
淫羊藿 45g	炙黄芪 45g
茯苓 45g	狗脊 45g
酒肉苁蓉 45g	熟地黄 60g
当归 45g	巴戟天(酒制)45g
盐杜仲 45g	枸杞子 45g
锁阳(酒蒸)45g	川牛膝 45g
龟甲胶 45g	鹿角胶 30g

【制法】 以上十六味,龟甲胶、鹿角胶加适量水溶化,其余党参等十四味,加水煎煮二次,每次 2 小时,滤过,合并滤液,浓缩至相对密度为 1.10~1.20(50~55℃)的清膏,加蔗糖 500g,溶解,煮沸,滤过,滤液与龟甲胶、鹿角胶液混匀,浓缩至规定的相对密度,即得。

【性状】 本品为棕褐色稠厚的半流体;味甜、微苦。

【鉴别】 (1)取本品 20g,加水 20ml 稀释,置分液漏斗中,用水饱和的正丁醇振摇提取 3 次,每次 40ml,合并正丁醇液,用氨试液洗涤 2 次,每次 30ml,再用正丁醇饱和的水洗涤 2 次,每次 30ml,分取正丁醇液,蒸干,残渣加甲醇 2ml 使溶解,作为供试品溶液。另取黄芪甲苷对照品,加甲醇制成每 1ml 含 1mg 的溶液,作为对照品溶液。照薄层色谱法(通则 0502)试验,吸取上述两种溶液各 5μl,分别点于同一硅胶 G 薄层板上,以二氯甲烷-甲醇-水(13:7:2)10℃以下放置的下层溶液为展开剂,10℃以下展开,取出,晾干,喷以 10%硫酸乙醇溶液,在 105℃加热至斑点显色清晰。供试品色谱中,在与对照品色谱相应的位置上,显相同颜色的斑点。

(2)取淫羊藿苷对照品,加甲醇制成每 1ml 含 1mg 的溶

液,作为对照品溶液。照薄层色谱法(通则 0502)试验,吸取对照品溶液及〔鉴别〕(1)项下供试品溶液各 3μl,分别点于同一硅胶 GF$_{254}$薄层板上,以乙酸乙酯-甲酸-丁酮-水(10∶1∶1∶1)为展开剂,展开,取出,晾干,置紫外光灯(254nm)下检视。供试品色谱中,在与对照品色谱相应的位置上,显相同颜色的斑点。

(3)取本品 40g,加水 20ml,混匀,加乙醚振摇提取两次,每次 40ml,合并乙醚液,挥干,残渣加乙醇 2ml 使溶解,作为供试品溶液。另取当归对照药材 0.5g,加乙醚 20ml,超声处理 10 分钟,滤过,滤液挥干,残渣加乙醇 2ml 使溶解,作为对照药材溶液。照薄层色谱法(通则 0502)试验,吸取对照药材溶液 3μl 及供试品溶液 5μl,分别点于同一硅胶 G 薄层板上,以环己烷-乙酸乙酯(4∶1)为展开剂,展开,取出,晾干,置紫外光灯(365nm)下检视。供试品色谱中,在与对照药材色谱相应的位置上,显相同颜色的荧光斑点。

【检查】　相对密度　应为 1.37～1.40(通则 0183)。

其他　应符合煎膏剂项下有关的各项规定(通则 0183)。

【含量测定】　照高效液相色谱法(通则 0512)测定。

色谱条件与系统适用性试验　以十八烷基硅烷键合硅胶为填充剂;以乙腈-水(27∶63)为流动相;检测波长为 270nm;理论板数按淫羊藿苷峰计算应不低于 5000。

对照品溶液的制备　取淫羊藿苷对照品适量,精密称定,加甲醇制成每 1ml 含淫羊藿苷 40μg 的溶液,摇匀,即得。

供试品溶液的制备　取本品 3g,精密称定,加水 20ml 使溶解,通过 D101 型大孔吸附树脂柱(内径为 1.5cm,柱高为 12cm),用水 200ml 洗脱至无色,弃去水液,再用乙醇 150ml 洗脱,收集洗脱液,蒸干,残渣加稀乙醇使溶解,转移至 5ml 量瓶中,加稀乙醇至刻度,摇匀,滤过,取续滤液,即得。

测定法　分别精密吸取对照品溶液与供试品溶液各 10μl,注入液相色谱仪,测定,即得。

本品每 1g 含淫羊藿以淫羊藿苷(C$_{33}$H$_{40}$O$_{15}$)计,不得少于 50μg。

【功能与主治】　温肾助阳,补益精血。用于肾阳亏虚、精血不足所致的腰膝痠软、精神萎靡、畏寒怕冷、阳痿遗精。

【用法与用量】　冲服或炖服。一次 9g,或遵医嘱。

【注意】　伤风感冒忌服。

【贮藏】　密封,置阴凉处。

寄生追风酒

Jisheng Zhuifeng Jiu

【处方】　独活 108g　　　　白芍 92g
　　　　　槲寄生 108g　　　熟地黄 92g
　　　　　杜仲(炒)108g　　牛膝 92g
　　　　　秦艽 92g　　　　　桂枝 77g
　　　　　防风 92g　　　　　细辛 46g
　　　　　党参 92g　　　　　甘草 46g
　　　　　当归 92g　　　　　川芎 46g
　　　　　茯苓 92g

【制法】　以上十五味,粉碎成粗粉,用白酒适量作溶剂,浸渍 10～15 天后,缓缓渗漉,收集漉液。另取蔗糖 3877g 制成糖浆,放至室温,加入上述漉液,搅匀,静置,滤过,制成 10000ml,即得。

【性状】　本品为棕色或黄棕色的澄清液体;味甜、微苦。

【鉴别】　(1)取本品 100ml,用乙醚振摇提取 2 次,每次 100ml,合并乙醚液,挥至近干,残渣加乙酸乙酯 1ml 使溶解,作为供试品溶液。另取独活对照药材 0.5g,加 30%乙醇 10ml,浸泡过夜,滤过,滤液用乙醚 10ml 振摇提取,取乙醚液,挥至约 2ml,作为对照药材溶液。照薄层色谱法(通则 0502)试验,吸取供试品溶液 2～5μl、对照药材溶液 5μl,分别点于同一硅胶 G 薄层板上,以环己烷-甲苯-乙酸乙酯(2∶1∶1)为展开剂,展开,取出,晾干,置紫外光灯(365nm)下检视。供试品色谱中,在与对照药材色谱相应的位置上,显相同颜色的荧光斑点。

(2)取桂皮醛对照品,加乙醇制成每 1ml 含 1μl 的溶液,作为对照品溶液。照薄层色谱法(通则 0502)试验,吸取〔鉴别〕(1)项下的供试品溶液 20μl 及上述对照品溶液 2μl,分别点于同一硅胶 G 薄层板上,以石油醚(60～90℃)-乙酸乙酯(17∶3)为展开剂,展开,取出,晾干,喷以二硝基苯肼乙醇试液。供试品色谱中,在与对照品色谱相应的位置上,显相同颜色的斑点。

(3)取本品 60ml,水浴蒸干,残渣加水 10ml 使溶解,用水饱和的正丁醇振摇提取 2 次,每次 30ml,合并正丁醇液,用正丁醇饱和的水 40ml 洗涤,弃去水液,正丁醇液蒸干,残渣加无水乙醇 1ml 使溶解,作为供试品溶液。另取甘草对照药材 1g,加水 80ml,煮沸 10 分钟,放冷,滤过,滤液同法制成对照药材溶液。照薄层色谱法(通则 0502)试验,吸取上述两种溶液各 5μl,分别点于同一硅胶 G 薄层板上,以三氯甲烷-乙酸乙酯-甲醇-甲酸(40∶5∶7∶1)为展开剂,展开,取出,晾干,喷以 10%硫酸乙醇溶液,在 105℃加热至斑点显色清晰。供试品色谱中,在与对照药材色谱相应的位置上,显相同颜色的斑点。

(4)取本品 120ml,用乙酸乙酯振摇提取 2 次,每次 50ml,弃去乙酸乙酯液,水层用水饱和的正丁醇振摇提取 2 次,每次 50ml,合并正丁醇液,用正丁醇饱和的水 50ml 洗涤,弃去水液,正丁醇液蒸干,残渣加乙醇 10ml 使溶解,加盐酸 1ml,水浴回流 1 小时,取出,浓缩至 5ml,加水 10ml,用石油醚(60～90℃)振摇提取 2 次,每次 15ml,合并石油醚液,蒸干,残渣加乙醇 1ml 使溶解,作为供试品溶液。另取齐墩果酸对照品,加乙醇制成每 1ml 含 1mg 的溶液,作为对照品溶液。照薄层色谱法(通则 0502)试验,吸取上述两种溶液各 5μl,分别点于同一硅胶 G 薄层板上,以三氯甲烷-甲醇(40∶1)为展开剂,展开,取出,晾干,喷以 10%硫酸乙醇溶液,在 105℃加热至斑点显色清晰,置紫外光灯(365nm)下检视。供试品色谱中,在与对照品色谱相应的位置上,显相同颜色的荧光斑点。

(5)取本品 50ml,水浴蒸干,残渣加水 10ml 使溶解,用水饱和的正丁醇振摇提取 2 次,每次 30ml,合并正丁醇液,用正丁醇饱和的水 40ml 洗涤,弃去水液,正丁醇液蒸干,残渣加无水乙醇 1ml 使溶解,加在中性氧化铝柱(100～200 目,3g,内径为 1cm)上,用无水乙醇 50ml 洗脱,收集洗脱液,蒸干,残渣加甲醇 1ml 使溶解,作为供试品溶液。另取芍药苷对照品,加乙醇制成每 1ml 含 1mg 的溶液,作为对照品溶液。照薄层色谱法(通则 0502)试验,吸取上述两种溶液各 5μl,分别点于同一硅胶 G 薄层板上,以三氯甲烷-甲醇-水(13：7：2)10℃以下放置的下层溶液为展开剂,展开,取出,晾干,喷以 5%香草醛硫酸溶液,在 105℃加热至斑点显色清晰。供试品色谱中,在与对照品色谱相应的位置上,显相同颜色的斑点。

【检查】 **乙醇量** 应为 28%～33%(通则 0711)。

总固体 精密量取本品 50ml,依法(通则 0185 第一法)检查。本品含总固体不得少于 2.0%(g/ml)。

其他 应符合酒剂项下有关的各项规定(通则 0185)。

【含量测定】 照高效液相色谱法(通则 0512)测定。

色谱条件及系统适用性试验 以十八烷基硅烷键合硅胶为填充剂;以甲醇-0.1mol/L 硫酸铵溶液(70：30)[用硫酸溶液(1→5)调节 pH 值为 2.5]为流动相;检测波长为 322nm。理论板数按蛇床子素峰计算应不低于 5000。

对照品溶液的制备 取蛇床子素对照品适量,精密称定,加甲醇制成每 1ml 含 15μg 的溶液,即得。

供试品溶液的制备 精密量取本品 10ml,置分液漏斗中,用乙醚振摇提取 3 次,每次 10ml,合并乙醚液,挥去乙醚,残渣用乙醇适量溶解并转移至 50ml 量瓶中,加乙醇稀释至刻度,摇匀,放置,离心,取上清液,即得。

测定法 精密吸取对照品溶液与供试品溶液各 10μl,注入液相色谱仪,测定,即得。

本品每 1ml 含独活以蛇床子素(C₁₅H₁₆O₃)计,不得少于 20μg。

本品每 1ml 含独活以蛇床子素($C_{15}H_{16}O_3$)计,不得少于 20μg。

【功能与主治】 补肝肾,祛风湿,止痹痛。用于肝肾两亏,风寒湿痹,腰膝冷痛,屈伸不利;风湿性关节炎、腰肌劳损、跌打损伤后期见上述证候者。

【用法与用量】 口服。一次 20～30ml,一日 2～3 次。

【注意】 湿热痹阻、关节红肿热痛者不宜。

【规格】 (1)每瓶装 120ml (2)每瓶装 180ml

【贮藏】 密封,置阴凉处。

颈复康颗粒
Jingfukang Keli

【处方】

羌活	川芎
葛根	秦艽
威灵仙	麸炒苍术
丹参	白芍
地龙(酒炙)	红花
乳香(制)	黄芪
党参	地黄
石决明	煅花蕊石
关黄柏	炒王不留行
燀桃仁	没药(制)
土鳖虫(酒炙)	

【制法】 以上二十一味,川芎、麸炒苍术、羌活、乳香(制)、没药(制)提取挥发油,挥发油用倍他环糊精包结,包结物干燥后备用;药渣及其余葛根等十六味加水煎煮二次,每次 2 小时,合并煎液,滤过,滤液减压浓缩,喷雾干燥。加入挥发油倍他环糊精包结物及适量乳糖、硬脂酸镁,混合均匀,制成颗粒,即得。

【性状】 本品为黄褐色至棕褐色的颗粒;味微苦。

【鉴别】 (1)取本品 2g,研细,加甲醇 25ml,超声处理 20 分钟,滤过,滤液蒸干,残渣加 0.5mol/L 盐酸溶液 10ml 使溶解,用乙酸乙酯振摇提取 2 次,每次 15ml,弃去乙酸乙酯液,水层用氨试液调节 pH 值至 12,用三氯甲烷振摇提取 2 次,每次 15ml,合并三氯甲烷液,回收溶剂至干,残渣加甲醇 1ml 使溶解,作为供试品溶液。另取关黄柏对照药材 0.1g,加甲醇 10ml,超声处理 20 分钟,滤过,滤液作为对照药材溶液。再取盐酸小檗碱对照品,加甲醇制成每 1ml 含 0.1mg 的溶液,作为对照品溶液。照薄层色谱法(通则 0502)试验,吸取上述三种溶液各 2μl,分别点于同一硅胶 G 薄层板上,以二甲苯-异丙醇-乙酸乙酯-甲醇-浓氨试液(10：3：6：3：1)为展开剂,另槽内加入等体积的浓氨试液,预饱和数分钟后,展开,取出,晾干,置紫外光灯(365nm)下检视。供试品色谱中,在与对照药材色谱和对照品色谱相应的位置上,显相同颜色的荧光斑点。

(2)取本品 2g,研细,加甲醇 50ml,超声处理 20 分钟,滤过,滤液回收溶剂至干,残渣加水适量使溶解,通过 D101 型大孔吸附树脂柱(内径为 1.5cm,柱高为 12cm),以水 30ml 洗脱,弃去水液,用氨试液 2ml 洗脱,再用水 80ml 洗脱,水液弃去;继用 40%乙醇 50ml 洗脱,洗脱液备用,最后用 70%乙醇 70ml 洗脱,收集洗脱液,蒸干,残渣加水饱和的正丁醇 20ml 使溶解,用氨试液 10ml 洗涤,取正丁醇液回收溶剂至干,残渣加无水乙醇 1ml 使溶解,作为供试品溶液。另取黄芪甲苷对照品,加甲醇制成每 1ml 含 1mg 的溶液,作为对照品溶液。照薄层色谱法(通则 0502)试验,吸取供试品溶液 10μl、对照品溶液 4μl,分别点于同一硅胶 G 薄层板上,以三氯甲烷-甲醇-水(13：6.5：2)10℃以下放置的下层溶液为展开剂,展开,取出,晾干,喷以 10%硫酸乙醇溶液,在 100℃加热至斑点显色清晰。供试品色谱中,在与对照品色谱相应的位置上,显相同颜色的斑点。

(3)取〔鉴别〕(2)项下 40%乙醇洗脱液,蒸干,残渣加水饱和的正丁醇 10ml 使溶解,取上清液,回收溶剂至干,残渣加甲醇 2ml 使溶解,作为供试品溶液。另取芍药苷对照品,加甲醇制成每 1ml 含 1mg 的溶液,作为对照品溶液。照薄层色谱法(通则 0502)试验,吸取上述两种溶液各 3μl,分别点于同一硅胶 G 薄层板上,以三氯甲烷-乙酸乙酯-甲醇-甲酸(40∶5∶10∶0.2)为展开剂,展开,取出,晾干,喷以 5% 香草醛硫酸溶液,加热至斑点显色清晰。供试品色谱中,在与对照品色谱相应的位置上,显相同颜色的斑点。

(4)取本品 5g,研细,加甲醇 50ml,超声处理 20 分钟,滤过,滤液回收溶剂至干,残渣加水 20ml 使溶解,用氨试液调节 pH 值至 12,用乙酸乙酯振摇提取 2 次,每次 20ml,弃去乙酸乙酯液,水液用稀盐酸调节 pH 值至 2,用乙酸乙酯振摇提取 2 次,每次 20ml,合并乙酸乙酯液,回收溶剂至干,残渣加甲醇 1ml 使溶解,作为供试品溶液。另取丹参素钠对照品,加甲醇制成每 1ml 含 1mg 的溶液,作为对照品溶液。照薄层色谱法(通则 0502)试验,吸取上述两种溶液各 3μl,分别点于同一硅胶 GF$_{254}$ 薄层板上,以三氯甲烷-乙酸乙酯-丙酮-甲酸(20∶10∶15∶4)为展开剂,展开,取出,晾干,置氨蒸气中熏后,置紫外光灯(365nm)下检视。供试品色谱中,在与对照品色谱相应的位置上,显相同颜色的荧光斑点。

(5)取本品 5g,置具塞锥形瓶中,加水 25ml,环己烷 5ml,85℃ 加热回流提取 30 分钟,放冷,离心(每分钟 3000 转)10 分钟,取环己烷层,回收溶剂至 2ml,作为供试品溶液。另取乳香对照药材 0.5g,加环己烷 5ml,超声处理 30 分钟,滤过,滤液作为对照药材溶液。照薄层色谱法(通则 0502)试验,吸取供试品溶液 5~10μl、对照药材溶液 2μl,分别点于同一硅胶 GF$_{254}$ 薄层板上,以正己烷-丙酮-冰醋酸(7∶2∶0.1)为展开剂,展开,取出,晾干,置紫外光灯(254nm)下检视。供试品色谱中,在与对照药材色谱相应的位置上,显相同颜色的两个主斑点。

【检查】 应符合颗粒剂项下有关的各项规定(通则 0104)。

【含量测定】 照高效液相色谱法(通则 0512)测定。

色谱条件与系统适用性试验 以十八烷基硅烷键合硅胶为填充剂;以甲醇-水-磷酸(25∶75∶0.2)为流动相;检测波长为 250nm。理论板数按葛根素峰计算应不低于 2000。

对照品溶液的制备 取葛根素对照品适量,精密称定,加甲醇制成每 1ml 含 50μg 的溶液,即得。

供试品溶液的制备 取装量差异项下的本品适量,研细,取约 0.5g,精密称定,置具塞锥形瓶中,精密加入甲醇 25ml,密塞,称定重量,超声处理(功率 160W,频率 50kHz)30 分钟,放冷,再称定重量,用甲醇补足减失的重量,摇匀,取上清液,滤过,取续滤液,即得。

测定法 分别精密吸取对照品溶液与供试品溶液各 5μl,注入液相色谱仪,测定,即得。

本品每袋含葛根以葛根素(C$_{21}$H$_{20}$O$_9$)计,不得少于 8.0mg。

【功能与主治】 活血通络,散风止痛。用于风湿瘀阻所致的颈椎病,症见头晕、颈项僵硬、肩背酸痛、手臂麻木。

【用法与用量】 60℃ 以下温开水冲服。一次 1~2 袋,一日 2 次。饭后服用。

【注意】 孕妇忌服。消化道溃疡、肾性高血压患者慎服或遵医嘱。如有感冒、发烧、鼻咽痛等患者,应暂停服用。

【规格】 每袋装 5g

【贮藏】 密封。

颈 舒 颗 粒
Jingshu Keli

【处方】 三七 333g   当归 333g
         川芎 333g   红花 333g
         天麻 333g   肉桂 222g
         人工牛黄 92.5g

【制法】 以上七味,当归、川芎、肉桂加水浸泡 1 小时,蒸馏提取挥发油,挥发油用倍他环糊精包合,备用;蒸馏后的水溶液另器保存;药渣备用。三七、天麻粉碎成最粗粉,加水浸泡 1 小时,煎煮 1 小时,滤过,滤液另器保存;药渣与当归等三味提油后的药渣及红花加水煎煮二次,第一次 1 小时,第二次 0.5 小时,煎液滤过,滤液与上述蒸馏后的水溶液、三七和天麻的水溶液合并,浓缩至相对密度为 1.30(50~60℃),加入人工牛黄、挥发油包合物及适量糊精,制成颗粒,干燥,制成 1000g,即得。

【性状】 本品为黄棕色至棕褐色的颗粒;气微香、味苦。

【鉴别】 (1)取本品 4g,研细,加甲醇 40ml,加热回流 30 分钟,放冷,滤过,滤液蒸干,残渣加水 30ml 使溶解,用乙醚振摇提取 2 次,每次 30ml,弃去乙醚液,再用水饱和正丁醇振摇提取 2 次,每次 30ml,合并正丁醇提取液,用 1% 氢氧化钠溶液洗涤 2 次,每次 50ml,再用正丁醇饱和的水 50ml 洗涤,正丁醇液蒸干,残渣加甲醇 1ml 使溶解,作为供试品溶液。另取三七对照药材 1g,加甲醇 20ml 同法制成对照药材溶液。再取三七皂苷 R$_1$ 对照品,加甲醇制成每 1ml 含 1mg 的溶液,作为对照品溶液。照薄层色谱法(通则 0502)试验,吸取上述三种溶液各 5~10μl,分别点于同一硅胶 G 薄层板上,以三氯甲烷-甲醇-水(13∶7∶2)的下层溶液为展开剂,展开,取出,晾干,喷以 10% 硫酸乙醇溶液,在 105℃ 加热至斑点显色清晰,置日光下检视。供试品色谱中,在与对照药材色谱和对照品色谱相应的位置上,显相同颜色的斑点。

(2)取本品 1g,研细,置具塞试管中,加 5% 醋酸甲醇溶液 2ml,浸渍约 5 小时并时时振摇,离心,取上清液作为供试品溶液。另取人工牛黄对照药材 0.1g,加甲醇 2ml,自"浸渍约 5 小时"起,同法制成对照药材溶液。再取胆酸对照品,加甲醇制成每 1ml 含 1mg 的溶液,作为对照品溶液。照薄层色谱法(通则 0502)试验,吸取上述三种溶液各 5μl,分别点于同一硅胶 G 薄层板上,以正己烷-乙酸乙酯-甲醇-醋酸(20:25:3:2)的上层溶液为展开剂,展开,取出,晾干,喷以 10%磷钼酸乙醇溶液,热风吹至斑点显色清晰,置日光下检视。供试品色谱中,在与对照药材色谱和对照品色谱相应的位置上,显相同颜色的斑点。

(3)取本品 1g,研细,置具塞试管中,加乙醇 2ml,浸渍约 5 小时并时时振摇,离心,取上清液作为供试品溶液。另取桂皮醛对照品,加乙醇制成每 1ml 含 1μl 的溶液,作为对照品溶液。照薄层色谱法(通则 0502)试验,吸取供试品溶液 10μl、对照品溶液 2μl,分别点于同一硅胶 G 薄层板上,以石油醚(30~60℃)-乙酸乙酯(17:3)为展开剂,展开,取出,晾干,喷以 2,4-二硝基苯肼乙醇试液,置日光下检视。供试品色谱中,在与对照品色谱相应的位置上,显相同颜色的斑点。

(4)取本品 6g,研细,加甲醇 50ml,加热回流 40 分钟,滤过,滤液蒸干,残渣加水 30ml,微热使溶解,用水饱和的正丁醇振摇提取 2 次,每次 35ml,合并正丁醇提取液,蒸干,残渣加水 5ml 使溶解,通过 D101 型大孔吸附树脂柱(柱内径为 1.5cm,柱高为 12cm),以水 50ml 洗脱,弃去水洗液,再用 10%乙醇 50ml 洗脱,洗脱液蒸干,残渣加无水乙醇 1ml 使溶解,作为供试品溶液。另取天麻对照药材 1g,加甲醇 20ml,同法制成对照药材溶液。照薄层色谱法(通则 0502)试验,吸取供试品溶液 10μl,对照药材溶液 5~10μl,分别点于同一硅胶 G 薄层板上,以三氯甲烷-乙酸乙酯-甲醇-甲酸(8:1:3:0.1)为展开剂,展开,取出,晾干,喷以 10%磷钼酸乙醇溶液,热风吹至斑点显色清晰,置日光下检视。供试品色谱中,在与对照药材色谱相应的位置上,显相同颜色的斑点。

(5)取本品 5g,研细,加沸水 50ml,搅拌使溶解,放冷,用乙醚振摇提取 2 次,每次 50ml,合并乙醚液,挥干,残渣加乙酸乙酯 1ml 使溶解,作为供试品溶液。另取当归对照药材、川芎对照药材各 1g,分别加乙醚 20ml,加热回流 30 分钟,放冷,滤过,滤液蒸干,残渣加乙酸乙酯 1ml 使溶解,作为对照药材溶液。照薄层色谱法(通则 0502)试验,吸取上述三种溶液各 5~10μl,分别点于同一硅胶 G 薄层板上,以正己烷-乙酸乙酯(9:1)为展开剂,展开,取出,晾干,置紫外光灯(365nm)下检视。供试品色谱中,在与对照药材色谱相应的位置上,显相同颜色的荧光斑点。

【检查】　应符合颗粒剂项下有关的各项规定(通则 0104)。

【含量测定】　三七　照高效液相色谱法(通则 0512)测定。

色谱条件与系统适用性试验　以十八烷基硅烷键合硅胶为填充剂;以乙腈为流动相 A,以水为流动相 B,按下表中的规定进行梯度洗脱;检测波长为 203nm。理论板数按人参皂苷 Rg₁ 峰计算应不低于 3000。

时间(min)	流动相 A(%)	流动相 B(%)
0~12	20	80
12~59	20→32	80→68
60~64	85	15
65~70	20	80

对照品溶液的制备　取人参皂苷 Rg₁ 对照品及人参皂苷 Rb₁ 对照品适量,精密称定,加甲醇制成每 1ml 各含 0.1mg 的混合溶液,即得。

供试品溶液的制备　取装量差异项下的本品,混匀,取适量,研细,取约 0.5g,精密称定,加乙醚 20ml,摇匀,放置 12 小时,滤过,弃去滤液,滤纸及滤渣挥去乙醚,精密加入甲醇 10ml,称定重量,超声处理(功率 250W,频率 50kHz)30 分钟,放冷,再称定重量,用甲醇补足减失的重量,摇匀,滤过,取续滤液,即得。

测定法　精密吸取对照品溶液与供试品溶液各 10μl,注入液相色谱仪,测定,即得。

本品每袋含三七以人参皂苷 Rg₁($C_{42}H_{72}O_{14}$)和人参皂苷 Rb₁($C_{54}H_{92}O_{23}$)的总量计,不得少于 15.0mg。

人工牛黄　照高效液相色谱法(通则 0512)测定。

色谱条件与系统适用性试验　以十八烷基硅烷键合硅胶为填充剂;以乙腈-0.2%磷酸溶液(35:65)为流动相;检测波长为 192nm。理论板数按胆酸峰计算应不低于 2000。

对照品溶液的制备　取胆酸对照品适量,精密称定,加 60%乙腈制成每 1ml 含 0.3mg 的溶液,即得。

供试品溶液的制备　取装量差异项下的本品,混匀,取适量,研细,取约 0.5g,精密称定,置具塞锥形瓶中,精密加入甲醇 10ml,超声处理(功率 250W,频率 50kHz)30 分钟,放冷,再称定重量,用甲醇补足减失的重量,摇匀,滤过,取续滤液,即得。

测定法　精密吸取对照品溶液与供试品溶液各 10μl,注入液相色谱仪,测定,即得。

本品每袋含人工牛黄以胆酸($C_{24}H_{40}O_5$)计,不得少于 40.0mg。

【功能与主治】　活血化瘀,温经通窍止痛。用于神经根型颈椎病瘀血阻络证,症见颈肩部僵硬、疼痛、患侧上肢窜痛。

【用法与用量】　温开水冲服。一次 1 袋,一日 3 次。1 个月为一疗程。

【注意】　孕妇禁用。忌生冷、油腻食物。过敏体质者慎用。

【规格】　每袋装 6g

【贮藏】　密封。

颈 痛 颗 粒
Jingtong Keli

【处方】　三七 250g　　　　川芎 750g

延胡索 500g　　　　羌活 1000g

白芍 750g   威灵仙 1000g

葛根 750g

【制法】 以上七味，三七粉碎成细粉；羌活、威灵仙提取挥发油，挥发油用倍他环糊精包结成包合物，于 50℃减压干燥，粉碎，备用；蒸馏后的水溶液另器收集；药渣加水煎煮 1 小时，滤过，滤液备用；葛根、白芍加水煎煮二次，第一次 1.5 小时，第二次 1 小时，合并煎液，滤过，与上述滤液和蒸馏后的水溶液合并，浓缩至相对密度为 1.10～1.15（50℃）的清膏，加乙醇使含醇量达 60%，搅匀，冷藏，滤过，滤渣用 60%乙醇洗涤一次，洗涤液滤过，与上述滤液合并，回收乙醇，浓缩至相对密度为 1.25～1.30（50℃）的稠膏；川芎、延胡索用乙醇加热回流提取二次，第一次 2 小时，第二次 1 小时，合并提取液，静置，滤过，滤液回收乙醇，浓缩至相对密度为 1.25～1.30（50℃）的稠膏；与上述稠膏合并，加入三七细粉、倍他环糊精包合物粉末和糊精适量，制成颗粒，干燥，制成 1000g，即得。

【性状】 本品为黄棕色的颗粒；气香，味辛、微苦。

【鉴别】 （1）取本品，置显微镜下观察：淀粉粒甚多，单粒圆形、半圆形或圆多角形，直径 4～30μm；复粒由 2～10 余分粒组成；树脂道碎片含黄色分泌物（三七）。

（2）取本品 3g，加乙醇 10ml，超声处理 30 分钟，滤过，取滤液作为供试品溶液。另取川芎对照药材 1g，加乙醚 10ml，超声处理 10 分钟，滤过，取滤液作为对照药材溶液。照薄层色谱法（通则 0502）试验，吸取供试品溶液 6μl、对照药材溶液 3μl，分别点于同一硅胶 G 薄层板上，以环己烷-乙酸乙酯（9：1）为展开剂，展开，取出，晾干，置紫外光灯（365nm）下检视。供试品色谱中，在与对照药材色谱相应的位置上，显相同颜色的荧光斑点。

（3）取本品 3g，加乙醇 50ml，加热回流 1 小时，放冷，滤过，滤液蒸干，残渣加水 10ml 使溶解，用浓氨试液调节 pH 值至 9～10，加乙醚提取 2 次，每次 20ml，合并乙醚液，挥干，残渣加无水乙醇 1ml 使溶解，作为供试品溶液。另取延胡索对照药材 1g，同法制成对照药材溶液。再取延胡索乙素对照品，加无水乙醇制成每 1ml 含 1mg 的溶液，作为对照品溶液。照薄层色谱法（通则 0502）试验，吸取供试品溶液与对照药材溶液各 6μl、对照品溶液 3μl，分别点于同一硅胶 G 薄层板上，以环己烷-三氯甲烷-甲醇（7.5：4：0.4）为展开剂，展开，取出，晾干，喷以稀碘化铋钾试液，置日光下检视。供试品色谱中，在与对照药材色谱和对照品色谱相应的位置上，显相同颜色的斑点。

（4）取本品 1g，加甲醇 5ml，超声处理 20 分钟，静置，取上清液作为供试品溶液。另取紫花前胡苷对照品，加甲醇制成每 1ml 含 0.5mg 的溶液，作为对照品溶液。照薄层色谱法（通则 0502）试验，吸取上述两种溶液各 2μl，分别点于同一用 3%醋酸钠溶液制备的硅胶 G 薄层板上，以三氯甲烷-甲醇（8：2）为展开剂，展开，取出，晾干，置紫外光灯（365nm）下检视。供试品色谱中，在与对照品色谱相应的位置上，显相同颜色的荧光斑点。

（5）取芍药苷对照品，加无水乙醇制成每 1ml 含 2mg 的溶液，作为对照品溶液。照薄层色谱法（通则 0502）试验，吸取〔鉴别〕（2）项下的供试品溶液 6μl、上述对照品溶液 3μl，分别点于同一硅胶 G 薄层板上，以三氯甲烷-乙酸乙酯-甲醇-甲酸（40：5：10：0.2）为展开剂，展开，取出，晾干，喷以 5%香草醛硫酸溶液，加热至斑点显色清晰，置日光下检视。供试品色谱中，在与对照品色谱相应的位置上，显相同颜色的斑点。

（6）取本品 1g，加甲醇 50ml，加热回流 2 小时，滤过，滤液浓缩至约 20ml，加盐酸 3ml，加热回流 1 小时，加水 10ml，放冷，加石油醚（60～90℃）25ml 振摇提取，石油醚液回收溶剂至干，残渣加无水乙醇 10ml 使溶解，作为供试品溶液。另取齐墩果酸对照品，加无水乙醇制成每 1ml 含 0.45mg 的溶液，作为对照品溶液。照薄层色谱法（通则 0502）试验，吸取上述两种溶液各 5μl，分别点于同一硅胶 G 薄层板上，以甲苯-乙酸乙酯-甲酸（20：3：0.2）为展开剂，薄层板预平衡 30 分钟，展开，展距 15cm 以上，取出，晾干，喷以 10%硫酸乙醇溶液，在 105℃加热至斑点显色清晰，置日光下检视。供试品色谱中，在与对照品色谱相应的位置上，显相同颜色的斑点。

（7）取葛根对照药材 0.8g，加乙醇 10ml，超声处理 30 分钟，滤过，取滤液作为对照药材溶液。另取葛根素对照品，加无水乙醇制成每 1ml 含 1mg 的溶液，作为对照品溶液。照薄层色谱法（通则 0502）试验，吸取〔鉴别〕（2）项下的供试品溶液 6μl、上述对照药材溶液和对照品溶液各 3μl，分别点于同一硅胶 G 薄层板上，以三氯甲烷-甲醇-水（7：2.5：0.2）为展开剂，展开，取出，晾干，置紫外光灯（365nm）下检视。供试品色谱中，在与对照药材色谱和对照品色谱相应的位置上，显相同颜色的荧光斑点。

【检查】 应符合颗粒剂项下有关的各项规定（通则 0104）。

【含量测定】 照高效液相色谱法（通则 0512）测定。

色谱条件与系统适用性试验 以十八烷基硅烷键合硅胶为填充剂；以乙腈为流动相 A，以水为流动相 B，按下表中的规定进行梯度洗脱；检测波长为 203nm。理论板数按三七皂苷 R_1 峰计算应不低于 3000。

时间（分钟）	流动相 A（%）	流动相 B（%）
0～17	18	82
17～50	18→36	82→64

对照品溶液的制备 取人参皂苷 Rg_1 对照品、人参皂苷 Rb_1 对照品和三七皂苷 R_1 对照品适量，精密称定，加甲醇制成每 1ml 含人参皂苷 Rg_1 0.5mg、人参皂苷 Rb_1 0.5mg、三七皂苷 R_1 0.1mg 的混合溶液，即得。

供试品溶液的制备 取装量差异项下的本品适量，研细，取约 1.3g，精密称定，加乙醚 40ml，加热回流 30 分钟，滤过，弃去乙醚液，药渣及滤纸挥尽乙醚，再精密加入甲醇 40ml，称定重量，加热回流 1 小时，放冷，再称定重量，用甲醇补足减失的重量，摇匀，滤过，精密量取续滤液 20ml，回收溶剂至干，残渣加水 10ml 使溶解，用水饱和的正丁醇振摇提取 5 次，每次

10ml,合并正丁醇提取液,用 2%碳酸钠溶液洗涤 2 次,每次 20ml,再用正丁醇饱和的水洗涤 2 次,每次 20ml,取正丁醇液回收溶剂至干,残渣用甲醇溶解,转移至 10ml 量瓶中,加甲醇稀释至刻度,摇匀,即得。

测定法 分别精密吸取对照品溶液与供试品溶液各 10μl,注入液相色谱仪,测定,即得。

本品每袋含三七以人参皂苷 Rg$_1$(C$_{42}$H$_{72}$O$_{14}$)、人参皂苷 Rb$_1$(C$_{54}$H$_{92}$O$_{23}$)及三七皂苷 R$_1$(C$_{47}$H$_{80}$O$_{18}$)的总量计,不得少于 50mg。

【功能与主治】 活血化瘀、行气止痛。用于神经根型颈椎病属血瘀气滞、脉络闭阻证。症见颈、肩及上肢疼痛,发僵或窜麻、窜痛。

【用法与用量】 开水冲服。一次 1 袋,一日 3 次,饭后服用。2 周为一疗程。

【注意】 (1)孕妇忌服。(2)消化道溃疡及肝肾功能减退者慎用。(3)长期服用应向医师咨询,定期监测肝肾功能。(4)忌与茶同饮。(5)过敏体质患者在用药期间可能有皮疹、瘙痒出现,停药后会逐渐消失,一般不需要做特殊处理。

【规格】 每袋装 4g

【贮藏】 密封。

维 C 银翘片

Wei C Yinqiao Pian

【处方】 山银花 180g　　　　连翘 180g

荆芥 72g　　　　　　淡豆豉 90g

淡竹叶 72g　　　　　牛蒡子 108g

芦根 108g　　　　　桔梗 108g

甘草 90g　　　　　　马来酸氯苯那敏 1.05g

对乙酰氨基酚 105g　维生素 C 49.5g

薄荷素油 1.08ml

【制法】 以上十三味,连翘、荆芥、山银花提取挥发油,药渣与淡竹叶、淡豆豉、芦根、桔梗、甘草加水煎煮二次,每次 2 小时,滤过,合并滤液;牛蒡子用 60%乙醇加热回流提取二次,每次 4 小时,滤过,合并滤液,回收乙醇,加入石蜡使溶解,冷却至石蜡浮于液面,除去石蜡层。合并上述药液,浓缩至适量,干燥成干膏粉,与适量的辅料制成颗粒,加入上述挥发油及薄荷素油混匀;对乙酰氨基酚、马来酸氯苯那敏和维生素 C 与适量的辅料混匀,制成颗粒,与上述颗粒压制成 1000 片(双层片),包薄膜衣。或合并上述药液,浓缩成稠膏,加入适量的辅料,干燥,粉碎,干浸膏粉与对乙酰氨基酚和马来酸氯苯那敏混匀,制成颗粒,加入上述挥发油及薄荷素油,混匀,与维生素 C 压制成 1000 片(夹心片或多层片),包糖衣或薄膜衣;或干浸膏粉与对乙酰氨基酚和用辅料包膜制成的维生素 C 微粒混匀,制成颗粒,干燥,加入马来酸氯苯那敏,混匀,加入上述挥发油及薄荷素油,压制成 1000 片,包糖衣或薄膜衣,即得。

【性状】 本品为糖衣片或薄膜衣片,除去包衣后显灰褐色层与白色层,或显灰褐色,夹杂有少许白点;气微,味微苦。

【鉴别】 (1)取本品 3 片,除去包衣,研细,用水湿润,加乙酸乙酯 20ml,超声处理 5 分钟,弃去乙酸乙酯液,残渣再加乙酸乙酯 20ml 重复处理 1 次,弃去乙酸乙酯液。残渣加入 1mol/L 盐酸溶液 5 滴,加乙酸乙酯 20ml,超声处理 5 分钟,取乙酸乙酯液,残渣再加乙酸乙酯 20ml 重复处理 2 次,合并乙酸乙酯液,蒸干,残渣加乙醇 2ml 使溶解,作为供试品溶液。另取山银花对照药材 1g,同法制成对照药材溶液。再取绿原酸对照品,加乙醇制成每 1ml 含 0.5mg 的溶液,作为对照品溶液。照薄层色谱法(通则 0502)试验,吸取上述三种溶液各 1μl,分别点于同一聚酰胺薄膜上使成条状,以甲苯-乙酸乙酯-甲酸-冰醋酸-水(1:15:1:1:2)的上层溶液为展开剂,展开,取出,晾干,置紫外光灯(365nm)下检视。供试品色谱中,在与对照药材色谱和对照品色谱相应的位置上,显相同颜色的荧光条斑。

(2)取本品 3 片,除去包衣,研细,加乙醇 20ml,加热回流 1 小时,滤过,滤液蒸干,残渣加乙醇 2ml 使溶解,吸取上清液,作为供试品溶液。另取连翘对照药材 1g,加水 40ml,沸水浴中浸渍 1 小时,滤过,滤液蒸干,残渣加乙醇 20ml,自"加热回流 1 小时"起,同法制成对照药材溶液。照薄层色谱法(通则 0502)试验,吸取上述两种溶液各 5～10μl,分别点于同一用 1%氢氧化钠溶液制备的硅胶 G 薄层板上,以二氯甲烷-甲醇(18:1)为展开剂,展开,取出,晾干,喷以醋酐-硫酸(20:1)混合溶液,在 110℃加热至斑点显色清晰。供试品色谱中,在与对照药材色谱相应的位置上,显相同颜色的斑点。

(3)取本品 5 片,除去包衣,研细,加三氯甲烷 30ml,加热回流 1 小时,滤过,滤液蒸干,残渣加乙醇 1ml 使溶解,作为供试品溶液。另取牛蒡子对照药材 0.5g,同法制成对照药材溶液。再取牛蒡苷对照品,加乙醇制成每 1ml 含 1mg 的溶液,作为对照品溶液。照薄层色谱法(通则 0502)试验,吸取上述三种溶液各 2～4μl,分别点于同一硅胶 G 薄层板上,以三氯甲烷-甲醇(20:3)为展开剂,展开,取出,晾干,喷以 10%硫酸乙醇溶液,在 110℃加热至斑点显色清晰。供试品色谱中,在与对照药材色谱和对照品色谱相应的位置上,显相同颜色的斑点。

【检查】 应符合片剂项下有关的各项规定(通则 0101)。

【含量测定】 **山银花** 照高效液相色谱法(通则 0512)测定。

色谱条件与系统适用性试验 以十八烷基硅烷键合硅胶为填充剂;以乙腈-1%冰醋酸溶液(6:94)为流动相;检测波长为 327nm。理论板数按绿原酸峰计算应不低于 1500。

对照品溶液的制备 取绿原酸对照品适量,精密称定,加甲醇制成每 1ml 含 30μg 的溶液,即得。

供试品溶液的制备 取本品 10 片,除去包衣,精密称定,研细,取约 1g,精密称定,置 100ml 量瓶中,加甲醇适量,超声处理(功率 300W,频率 40kHz)45 分钟,放冷,加甲醇稀释至刻度,摇匀,滤过,取续滤液,即得。

测定法　分别精密吸取对照品溶液与供试品溶液各 10μl,注入液相色谱仪,测定,即得。

本品每片含山银花以绿原酸(C₁₆H₁₈O₉)计,不得少于 1.5mg。

牛蒡子　照高效液相色谱法(通则 0512)测定。

色谱条件与系统适用性试验　以十八烷基硅烷键合硅胶为填充剂;以乙腈-1%冰醋酸溶液(20:80)为流动相;检测波长为 280nm。理论板数按牛蒡苷峰计算应不低于 1500。

对照品溶液的制备　取牛蒡苷对照品适量,精密称定,加甲醇制成每 1ml 含 50μg 的溶液,即得。

供试品溶液的制备　取〔含量测定〕山银花项下的供试品溶液作为供试品溶液。

测定法　分别精密吸取对照品溶液与供试品溶液各 10μl,注入液相色谱仪,测定,即得。

本品每片含牛蒡子以牛蒡苷(C₂₇H₃₄O₁₁)计,不得少于 2.5mg。

维生素 C　照高效液相色谱法(通则 0512)测定。

色谱条件与系统适用性试验　以氨基硅烷键合硅胶为填充剂;以乙腈-0.01mol/L 磷酸二氢钾(用磷酸调节 pH 值至 2.4)(70:30)为流动相;检测波长为 246nm。理论板数按维生素 C 峰计算应不低于 2000。

对照品溶液的制备　取维生素 C 对照品适量,精密称定,加 0.5%亚硫酸氢钠溶液(用磷酸调节 pH 值至 2.4)制成每 1ml 含 20μg 的溶液,即得。

供试品溶液的制备　取〔含量测定〕山银花项下的细粉约 0.1g(约相当于维生素 C 10mg),精密称定,置 50ml 量瓶中,加入 0.5%亚硫酸氢钠溶液(用磷酸调节 pH 值至 2.4;下同) 40ml,超声处理(功率 300W,频率 40kHz)5 分钟,放冷,加 0.5%亚硫酸氢钠溶液稀释至刻度,摇匀,滤过,精密吸取续滤液 1ml,置 10ml 量瓶中,加 0.5%亚硫酸氢钠溶液稀释至刻度,摇匀,即得。

测定法　分别精密吸取对照品溶液与供试品溶液各 10μl,注入液相色谱仪,测定,即得。

本品含维生素 C(C₆H₈O₆)应为标示量的 90.0%~110.0%。

对乙酰氨基酚　照高效液相色谱法(通则 0512)测定。

色谱条件与系统适用性试验　以十八烷基硅烷键合硅胶为填充剂;以甲醇-0.5%冰醋酸溶液(20:80)为流动相;检测波长为 249nm。理论板数按对乙酰氨基酚峰计算应不低于 1500。

对照品溶液的制备　取对乙酰氨基酚对照品适量,精密称定,加流动相制成每 1ml 含 80μg 的溶液,即得。

供试品溶液的制备　取〔含量测定〕山银花项下的细粉 0.02g(约相当于对乙酰氨基酚 4mg),精密称定,置 50ml 量瓶中,加流动相约 40ml,超声处理(功率 300W,频率 40kHz)1 分钟,放冷,加流动相至刻度,摇匀,滤过,取续滤液,即得。

测定法　分别精密吸取对照品溶液与供试品溶液各 10μl,注入液相色谱仪,测定,即得。

本品含对乙酰氨基酚(C₈H₉NO₂)应为标示量的 90.0%~110.0%。

马来酸氯苯那敏　照高效液相色谱法(通则 0512)测定。

色谱条件与系统适用性试验　以十八烷基硅烷键合硅胶为填充剂;以甲醇-含 1%三乙胺和 0.005mol/L 庚烷磺酸钠的 0.05mol/L 磷酸二氢钾溶液(用磷酸调节 pH 值至 3.0) (60:40)为流动相;检测波长为 264nm。理论板数按氯苯那敏峰计算应不低于 1000。

对照品溶液的制备　取马来酸氯苯那敏对照品适量,精密称定,加流动相制成每 1ml 含 40μg 的溶液,即得。

供试品溶液的制备　取〔含量测定〕山银花项下的细粉 1g(约相当于马来酸氯苯那敏 2mg),精密称定,置 50ml 量瓶中,加甲醇 15ml,超声处理(功率 300W,频率 40kHz)10 分钟,加三氯甲烷 30ml,摇匀,再超声处理 5 分钟,放冷,加三氯甲烷稀释至刻度,摇匀,滤过,精密量取续滤液 25ml,蒸干,残渣加 5%氢氧化钠溶液 10ml 使溶解,置分液漏斗中,蒸发皿用水 10ml 洗涤,洗液并入分液漏斗中,加 40%氢氧化钠溶液 8ml,用石油醚(30~60℃)振摇提取 4 次,每次 40ml,合并提取液,加 10%盐酸乙醇溶液 4ml(或分别于每次提取液中加入 1ml 的 10%盐酸乙醇溶液),置水浴上蒸干,残渣加甲醇 3ml 使溶解,移至 25ml 量瓶中,用适量流动相洗涤蒸发皿,洗液并入量瓶中,加流动相稀释至刻度,摇匀,滤过,取续滤液,即得。

测定法　分别精密吸取对照品溶液与供试品溶液各 10μl,注入液相色谱仪,测定,即得。

本品含马来酸氯苯那敏(C₁₆H₁₉ClN₂·C₄H₄O₄)应为标示量的 85.0%~115.0%。

【功能与主治】　疏风解表,清热解毒。用于外感风热所致的流行性感冒,症见发热、头痛、咳嗽、口干、咽喉疼痛。

【用法与用量】　口服。一次 2 片,一日 3 次。

【注意】　用药期间不宜驾驶车辆、管理机器及高空作业等;肝肾功能不全者慎用,或遵医嘱。

【规格】　每片含维生素 C 49.5mg、对乙酰氨基酚 105mg、马来酸氯苯那敏 1.05mg

【贮藏】　遮光,密封。

维血宁合剂

Weixuening Heji

【处方】
虎杖 115g	炒白芍 71.8g
仙鹤草 143.8g	地黄 115g
鸡血藤 143.8g	熟地黄 115g
墨旱莲 43.2g	太子参 57.6g

【制法】 以上八味,加水煎煮二次,每次 2 小时,滤过,合并滤液,滤液浓缩至相对密度为 1.20~1.22(65℃)的稠膏,放冷后加入二倍量乙醇,搅匀,静置 24 小时,滤过,沉淀加二倍量 60%乙醇,搅匀,静置,滤过,滤液与上述滤液合并,减压浓缩成相对密度为 1.10~1.12(70℃)的清膏,加入炼蜜 400g、苯甲酸钠 0.2g 及香精适量,搅匀,静置,滤过,制成 760ml,即得。

【性状】 本品为棕褐色的液体;气香,味甜、微苦。

【鉴别】 (1)取本品 20ml,用乙酸乙酯提取 2 次,每次 20ml,合并提取液,蒸干,残渣加甲醇 1ml 使溶解,作为供试品溶液。另取虎杖对照药材 1g,加甲醇 20ml,超声处理 30 分钟,滤过,滤液蒸干,残渣加乙酸乙酯 1ml 使溶解,作为对照药材溶液。照薄层色谱法(通则 0502)试验,吸取上述两种溶液各 5μl,分别点于同一硅胶 G 薄层板上,以甲苯-乙酸乙酯-甲酸(15:2:1)为展开剂,展开,取出,晾干,置紫外光灯(365nm)下检视。供试品色谱中,在与对照药材色谱相应的位置上,显相同颜色的荧光斑点。

(2)取本品 10ml,用水饱和正丁醇提取 2 次,每次 10ml,合并提取液,蒸干,残渣加甲醇 1ml 使溶解,作为供试品溶液。另取芍药苷对照品,加甲醇制成每 1ml 中含 1mg 的溶液,作为对照品溶液。照薄层色谱法(通则 0502)试验,吸取上述两种溶液各 10μl,分别点于同一硅胶 G 薄层板上,以三氯甲烷-乙酸乙酯-甲醇-甲酸(40:5:10:0.2)为展开剂,展开,取出,晾干,喷以 1%香草醛硫酸溶液,在 105℃加热至斑点显色清晰。供试品色谱中,在与对照品色谱相应的位置上,显相同颜色的斑点。

【检查】 相对密度 应为 1.17~1.20(通则 0601)。

其他 应符合合剂项下有关的各项规定(通则 0181)。

【含量测定】 照高效液相色谱法(通则 0512)测定(避光操作)。

色谱条件与系统适用性试验 以十八烷基硅烷键合硅胶为填充剂;以乙腈-水(23:77)为流动相;检测波长为 306nm。理论板数按虎杖苷峰计算应不低于 3000。

对照品溶液的制备 取虎杖苷对照品适量,精密称定,加稀乙醇制成每 1ml 含 15μg 的溶液,即得。

供试品溶液的制备 精密量取本品 2ml,置 25ml 量瓶中,加 80%甲醇稀释至刻度,摇匀,滤过,取续滤液,即得。

测定法 分别精密吸取对照品溶液和供试品溶液各 10μl,注入液相色谱仪,测定,即得。

本品每 1ml 含虎杖以虎杖苷($C_{20}H_{22}O_8$)计,不得低于 0.10mg。

【功能与主治】 滋阴养血,清热凉血。用于阴虚血热所致的出血;血小板减少症见上述证候者。

【用法与用量】 口服。一次 25~30ml,一日 3 次,小儿酌减或遵医嘱。

【规格】 (1)每瓶装 25ml (2)每瓶装 150ml (3)每瓶装 180ml (4)每瓶装 250ml

【贮藏】 密封,置阴凉处。

维血宁颗粒

Weixuening Keli

【处方】 虎杖 205.3g 炒白芍 128.3g
仙鹤草 256.7g 地黄 205.3g
鸡血藤 256.7g 熟地黄 205.3g
墨旱莲 77g 太子参 102.7g

【制法】 以上八味,加水煎煮二次,每次 2 小时,滤过,合并滤液,浓缩至相对密度为 1.10(80℃)的清膏,放冷,加乙醇使含醇量为 70%,搅匀,静置 24 小时,滤过,滤液减压浓缩后加入适量蔗糖粉,制成颗粒,干燥,制成 1000g;或加入适量的可溶性淀粉,制成颗粒,干燥,制成 400g(无蔗糖),即得。

【性状】 本品为浅黄棕色至黄棕色的颗粒;味甜、微苦或味微苦(无蔗糖)。

【鉴别】 (1)取本品 12.5g 或 5g(无蔗糖),加热水 20ml 使溶化,放冷,用乙酸乙酯提取 2 次,每次 20ml,合并提取液,蒸干,残渣加甲醇 1ml 使溶解,作为供试品溶液。另取虎杖对照药材 1g,加甲醇 20ml,超声处理 30 分钟,滤过,滤液蒸干,残渣加乙酸乙酯 1ml 使溶解,作为对照药材溶液。照薄层色谱法(通则 0502)试验,吸取上述两种溶液各 5μl,分别点于同一硅胶 G 薄层板上,以甲苯-乙酸乙酯-甲酸(15:2:1)为展开剂,展开,取出,晾干,置紫外光灯(365nm)下检视。供试品色谱中,在与对照药材色谱相应的位置上,显相同颜色的荧光斑点。

(2)取本品 12.5g 或 5g(无蔗糖),加热水 20ml 使溶化,放冷,用水饱和正丁醇提取 2 次,每次 10ml,合并提取液,蒸干,残渣加甲醇 1ml 使溶解,作为供试品溶液。另取芍药苷对照品,加甲醇制成每 1ml 中含 1mg 的溶液,作为对照品溶液。照薄层色谱法(通则 0502)试验,吸取上述两种溶液各 10μl,分别点于同一硅胶 G 薄层板上,以三氯甲烷-乙酸乙酯-甲醇-甲酸(40:5:10:0.2)为展开剂,展开,取出,晾干,喷以 1%香草醛硫酸溶液,在 105℃加热至斑点显色清晰。供试品色谱中,在与对照品色谱相应的位置上,显相同颜色的斑点。

【检查】 应符合颗粒剂项下有关的各项规定(通则 0104)。

【含量测定】 照高效液相色谱法(通则 0512)测定(避光操作)。

色谱条件与系统适用性试验 以十八烷基硅烷键合硅胶为填充剂;以乙腈-水(23:77)为流动相;检测波长为 306nm;理论板数按虎杖苷峰计算应不低于 3000。

对照品溶液的制备 取虎杖苷对照品适量,精密称定,加稀乙醇制成每 1ml 含 30μg 的溶液,即得。

供试品溶液的制备 取装量差异项下的本品,研细,取 2.5g 或 1g(无蔗糖),精密称定,置具塞锥形瓶中,精密加入

80％甲醇 25ml,密塞,称定重量,超声处理(功率 250W,频率 50kHz)30 分钟,放冷,再称定重量,用 80％甲醇补足减失的重量,摇匀,滤过,取续滤液,即得。

测定法　分别精密吸取对照品溶液和供试品溶液各 10μl,注入液相色谱仪,测定,即得。

本品每袋含虎杖以虎杖苷($C_{20}H_{22}O_8$)计,不得少于 4.0mg。

【**功能与主治**】　滋阴养血,清热凉血。用于阴虚血热所致的出血;血小板减少症见上述证候者。

【**用法与用量**】　开水冲服。一次 1 袋,一日 3 次。

【**规格**】　(1)每袋装 20g　(2)每袋装 8g(无蔗糖)

【**贮藏**】　密封。

琥珀还睛丸

Hupo Huanjing Wan

【**处方**】
琥珀 30g	菊花 45g
青葙子 45g	黄连 15g
黄柏 45g	知母 45g
石斛 40g	地黄 90g
麦冬 45g	天冬 45g
党参(去芦)45g	麸炒枳壳 45g
茯苓 45g	炙甘草 20g
山药 45g	炒苦杏仁 45g
当归 45g	川芎 45g
熟地黄 45g	枸杞子 45g
沙苑子 60g	菟丝子 45g
酒肉苁蓉 45g	杜仲(炭)45g
羚羊角粉 15g	水牛角浓缩粉 18g

【**制法**】　以上二十六味,除羚羊角粉、水牛角浓缩粉外,其余琥珀等二十四味粉碎成细粉,过筛,混匀,与上述羚羊角粉等二味细粉混匀,每 100g 粉末加炼蜜 100g 制成大蜜丸,即得。

【**性状**】　本品为黄褐色至黑褐色的大蜜丸;味甘、微苦。

【**鉴别**】　(1)取本品,置显微镜下观察:纤维束周围薄壁细胞含方晶,形成晶纤维(甘草)。纤维束鲜黄色,周围细胞含方晶形成晶纤维,含晶细胞壁木化增厚(黄柏)。种皮细胞暗棕红色,表面观多角形或长多角形,有网状增厚纹理(青葙子)。种皮栅状细胞 2 列,内列较外列长,有光辉带(菟丝子)。

(2)取本品 2 丸,剪碎,加乙醚 50ml,回流 1 小时,滤过,药渣备用,滤液挥干,残渣加乙酸乙酯 1ml 使溶解,作为供试品溶液。另取川芎对照药材、当归对照药材各 0.5g,分别加乙醚 15ml,超声处理 10 分钟,滤过,滤液挥干,残渣加乙酸乙酯 1ml 使溶解,作为对照药材溶液。照薄层色谱法(通则 0502)试验,吸取上述三种溶液各 3μl,分别点于同一硅胶 G

薄层板上,以正己烷-乙酸乙酯(9∶1)为展开剂,展开,取出,晾干,置紫外光灯(365nm)下检视。供试品色谱中,在与对照药材色谱相应的位置上,显相同颜色的荧光斑点。

(3)取茯苓对照药材 1g,加乙醚 15ml,超声处理 10 分钟,滤过,滤液挥干,残渣加乙酸乙酯 1ml 使溶解,作为对照药材溶液。照薄层色谱法(通则 0502)试验,吸取〔鉴别〕(2)项下的供试品溶液及上述对照药材溶液各 5μl,分别点于同一硅胶 G 薄层板上,以石油醚(60～90℃)-丙酮-乙酸乙酯(17∶3∶0.2)为展开剂,展开,取出,晾干,置紫外光灯(365nm)下检视。供试品色谱中,在与对照药材色谱相应的位置上,显相同颜色的荧光斑点。

(4)取〔鉴别〕(2)项下的备用药渣,挥干乙醚,残渣加甲醇 80ml,加热回流 1 小时,滤过,滤液蒸干,残渣加水 30ml 使溶解,用乙酸乙酯振摇提取 2 次,每次 30ml,合并乙酸乙酯液,蒸干,残渣加甲醇 1ml 使溶解,作为供试品溶液。另取柚皮苷对照品,加甲醇制成每 1ml 含 1mg 的溶液,作为对照品溶液。照薄层色谱法(通则 0502)试验,吸取上述两种溶液各 3μl,分别点于同一硅胶 G 薄层板上,以二氯甲烷-甲醇-水(32∶17∶5)的下层溶液为展开剂,展开,取出,晾干,喷以 2％三氯化铝甲醇溶液,置紫外光灯(365nm)下检视。供试品色谱中,在与对照品色谱相应的位置上,显相同颜色的荧光斑点。

(5)取本品 3 丸,剪碎,加水 80ml,煎煮 20 分钟,放冷,滤过,滤液用乙酸乙酯振摇提取 2 次,每次 40ml,合并乙酸乙酯液,蒸干,残渣加乙酸乙酯 1ml 使溶解,作为供试品溶液。另取枸杞子对照药材 1g,加水 50ml,同法制成对照药材溶液。照薄层色谱法(通则 0502)试验,吸取上述两种溶液各 5μl,分别点于同一硅胶 G 薄层板上,以三氯甲烷-乙酸乙酯-甲酸(2∶2∶1)为展开剂,展开,取出,晾干,置紫外光灯(365nm)下检视。供试品色谱中,在与对照药材色谱相应的位置上,显相同颜色的荧光斑点。

【**检查**】　应符合丸剂项下有关的各项规定(通则 0108)。

【**含量测定**】　照高效液相色谱法(通则 0512)测定。

色谱条件与系统适用性试验　以十八烷基硅烷键合硅胶为填充剂;以乙腈-0.05mol/L 磷酸二氢钠溶液(用磷酸调节 pH 值至 3)(23∶77)为流动相;检测波长为 265nm。理论板数按盐酸小檗碱峰计算应不低于 2000。

对照品溶液的制备　取盐酸小檗碱对照品适量,精密称定,加甲醇制成每 1ml 含 20μg 的溶液,即得。

供试品溶液的制备　取重量差异项下的本品,剪碎,取约 1g,精密称定,置具塞锥形瓶中,精密加入盐酸-甲醇(1∶100)的混合溶液 25ml,密塞,称定重量,加热回流 30 分钟,放冷,再称定重量,用盐酸-甲醇(1∶100)的混合溶液补足减失的重量,摇匀,滤过,取续滤液,即得。

测定法　分别精密吸取对照品溶液与供试品溶液各 10μl,注入液相色谱仪,测定,即得。

本品每丸含黄连、黄柏以盐酸小檗碱($C_{20}H_{17}NO_4$·

HCl)计,不得少于 4.6mg。

【功能与主治】 补益肝肾,清热明目。用于肝肾两亏、虚火上炎所致的内外翳障、瞳孔散大、视力减退、夜盲昏花、目涩羞明、迎风流泪。

【用法与用量】 口服。一次 2 丸,一日 2 次。

【注意】 忌食辛辣油腻食物。

【规格】 每丸重 6g

【贮藏】 密封。

琥珀抱龙丸
Hupo Baolong Wan

【处方】

山药(炒)256g	朱砂 80g
甘草 48g	琥珀 24g
天竺黄 24g	檀香 24g
枳壳(炒)16g	茯苓 24g
胆南星 16g	枳实(炒)16g
红参 24g	

【制法】 以上十一味,琥珀研成极细粉,朱砂水飞成极细粉;其余檀香等九味粉碎成细粉,与上述粉末配研,过筛,混匀。每 100g 粉末加炼蜜 90~110g 制成小蜜丸或大蜜丸,即得。

【性状】 本品为棕红色的小蜜丸或大蜜丸;味甘、微苦、辛。

【鉴别】 (1)取本品,置显微镜下观察:不规则分枝状团块无色,遇水合氯醛试液溶化;菌丝无色或淡棕色,直径 4~6μm(茯苓)。草酸钙针晶束存在于黏液细胞中,长 80~240μm,针晶束直径 2~8μm(山药)。含晶细胞方形或长方形,壁厚,木化,层纹明显,胞腔含草酸钙方晶(檀香)。不规则碎块淡黄绿色或棕黄色,透明或半透明(琥珀)。

(2)取本品 5.4g,剪碎,加硅藻土 3g,研细,加乙醚 60ml,超声处理 10 分钟,滤过,弃去乙醚液,药渣挥去溶剂,加甲醇 60ml,超声处理 30 分钟,滤过,滤液蒸干,残渣加水 30ml 使溶解,加盐酸 2ml 与三氯甲烷 20ml,加热回流 1 小时,放冷,分取三氯甲烷液,水层再用三氯甲烷 30ml 振摇提取,合并三氯甲烷液,蒸干,残渣加乙酸乙酯 1ml 使溶解,作为供试品溶液。另取甘草次酸对照品,加乙酸乙酯制成每 1ml 含 0.5mg 的溶液,作为对照品溶液。照薄层色谱法(通则 0502)试验,吸取上述两种溶液各 5μl,分别点于同一硅胶 GF₂₅₄ 薄层板上,以正己烷-乙酸乙酯-冰醋酸(15:4:1)为展开剂,展开,取出,晾干,置紫外光灯(254nm)下检视。供试品色谱中,在与对照品色谱相应的位置上,显相同颜色的斑点。

(3)取本品 5.4g,剪碎,加硅藻土 5g,研细,加甲醇 80ml,加热回流 2 小时,滤过,滤液蒸干,残渣加水 30ml 使溶解,用三氯甲烷振摇提取 2 次,每次 30ml,弃去三氯甲烷液,水液用正丁醇振摇提取 3 次,每次 30ml,合并正丁醇液,用氨试液洗

涤 2 次,每次 80ml,取正丁醇液蒸干,残渣加甲醇 1ml 使溶解,作为供试品溶液。另取人参对照药材 1g,同法制成对照药材溶液。再取人参皂苷 Re 对照品、人参皂苷 Rg₁ 对照品,加甲醇制成每 1ml 各含 1mg 的混合溶液,作为对照品溶液。照薄层色谱法(通则 0502)试验,吸取上述三种溶液各 5μl,分别点于同一硅胶 G 薄层板上,以三氯甲烷-乙酸乙酯-甲醇-水(15:40:22:10)10℃以下放置的下层溶液为展开剂,展开,取出,晾干,喷以 10%硫酸乙醇溶液,在 105℃加热至斑点显色清晰。供试品色谱中,在与对照药材色谱和对照品色谱相应的位置上,日光下显相同颜色的斑点,置紫外光灯(365nm)下检视,显相同颜色的荧光斑点。

【检查】 **砷盐** 取本品 0.4g,加氢氧化钙 0.4g,混匀,加水适量,搅匀,干燥后用小火烧灼至炭化,再在 500~600℃炽灼使完全灰化,放冷,残渣加盐酸 5ml 与适量的水使溶解成 28ml,依法(通则 0822 第一法)检查,含砷量不得过 5mg/kg。

其他 应符合丸剂项下有关的各项规定(通则 0108)。

【含量测定】 取重量差异项下的本品,剪碎,混匀,取约 1.8g,精密称定,置 250ml 锥形瓶中,加硫酸 10ml 与硝酸钾 1.5g,加热使溶解,放冷,加水 50ml 溶解后,滴加 1%高锰酸钾溶液至显粉红色,再滴加 2%硫酸亚铁溶液至红色消失,加硫酸铁铵指示液 2ml,用硫氰酸铵滴定液(0.1mol/L)滴定。每 1ml 硫氰酸铵滴定液(0.1mol/L)相当于 11.63mg 的硫化汞(HgS)。

本品含朱砂以硫化汞(HgS)计,小蜜丸每 1g 应为 59.4~80.0mg,大蜜丸每丸应为 107~144mg。

【功能与主治】 清热化痰,镇静安神。用于饮食内伤所致的痰食型急惊风,症见发热抽搐、烦躁不安、痰喘气急、惊痫不安。

【用法与用量】 口服。小蜜丸一次 1.8g(9 丸),大蜜丸一次 1 丸,一日 2 次;婴儿小蜜丸每次 0.6g(3 丸),大蜜丸每次 1/3 丸,化服。

【注意】 慢惊及久病、气虚者忌服。

【规格】 (1)小蜜丸每 100 丸 20g (2)大蜜丸每丸重 1.8g

【贮藏】 密封。

斑 秃 丸
Bantu Wan

【处方】

地黄 74g	熟地黄 74g
制何首乌 74g	当归 49g
丹参 49g	炒白芍 49g
五味子 49g	羌活 25g
木瓜 25g	

【制法】 以上九味,粉碎成细粉,过筛,混匀。每 100g 粉末加炼蜜 40～50g 与适量的水泛丸,制成水蜜丸,干燥;或加炼蜜 120～130g 制成大蜜丸,即得。

【性状】 本品为棕黑色的水蜜丸或黑褐色的大蜜丸;味甜而后涩。

【鉴别】 (1)取本品大蜜丸 12g,加等量硅藻土,研匀;或取水蜜丸 6g,研碎,加甲醇-甲酸(95：5)的混合溶液 80ml,浸渍过夜,加热回流 4 小时,放冷,滤过,滤渣用甲醇-甲酸(95：5)混合溶液 20ml 洗涤,合并滤液与洗涤液,水浴 80℃蒸至近干,残渣加 0.2mol/L 盐酸溶液 40ml,用乙醚提取 4 次,每次 30ml,合并醚液,用 5% 碳酸钠溶液提取 3 次,每次 30ml,弃去醚液,碱液用乙酸乙酯洗涤 2 次,每次 30ml,弃去乙酸乙酯液,碱液加盐酸调节 pH 值至 2～3,继用乙醚提取 4 次,每次 30ml,合并乙醚液,挥去乙醚,残渣加甲醇 1ml 使溶解,作为供试品溶液。另取阿魏酸对照品,加甲醇制成每 1ml 含 0.5mg 的溶液,作为对照品溶液。照薄层色谱法(通则 0502)试验,吸取上述两种溶液各 5μl,分别点于同一硅胶 G 薄层板上,以甲苯-甲醇-冰醋酸(30：3：1)为展开剂,10℃ 以下展开,取出,晾干,置紫外光灯(365nm)下检视。供试品色谱中,在与对照品色谱相应的位置上,显相同颜色的荧光斑点。

(2)取丹参对照药材 0.5g,加甲醇 20ml,加热回流 20 分钟,放冷,滤过,滤液蒸干,加水 20ml 使溶解,用乙醚提取 3 次,每次 20ml,合并乙醚液,挥干,残渣加甲醇 1ml 使溶解,作为对照药材溶液;再取丹参酮 IIA 对照品,加甲醇制成每 1ml 含 0.2mg 的溶液,作为对照品溶液。照薄层色谱法(通则 0502)试验,吸取〔鉴别〕(4)项下供试品溶液及上述两种对照溶液各 10μl,分别点于同一硅胶 G 薄层板上,以石油醚(30～60℃)-甲酸乙酯-甲酸(15：5：1)的上层溶液为展开剂,展开,取出,晾干。供试品色谱中,在与对照药材色谱和对照色谱相应的位置上,显相同颜色的斑点。

(3)取本品大蜜丸 12g,加等量硅藻土,研匀;或取水蜜丸 6g,研碎,加乙醚 80ml,浸渍过夜,加热回流提取 1 小时,放冷,滤过,弃去乙醚液,滤渣挥去乙醚,加 50% 乙醇 80ml,加热回流提取 1 小时,放冷,滤过,滤液蒸至近干,残渣加水 30ml 微热使溶解,用水饱和的正丁醇提取 3 次,每次 30ml,合并正丁醇液,用正丁醇饱和的水洗涤 3 次,每次 30ml,弃去水液,正丁醇液蒸干,残渣用乙醇 2ml 使溶解,作为供试品溶液。另取芍药苷对照品,加乙醇制成每 1ml 含 1mg 的溶液,作为对照品溶液。照薄层色谱法(通则 0502)试验,吸取上述两种溶液各 5μl,分别点于同一硅胶 G 薄层板上,以三氯甲烷-乙酸乙酯-甲醇-甲酸(40：5：10：0.2)为展开剂,展开,取出,晾干,喷以 5% 香草醛硫酸溶液,在 100℃ 加热至斑点显色清晰。供试品色谱中,在与对照品色谱相应的位置上,显相同颜色的斑点。

(4)取本品大蜜丸 10g,加等量硅藻土,研匀;或取水蜜丸 5g,研碎,加甲醇 60ml,加热回流 20 分钟,放冷,滤过,滤液蒸干,加水 20ml 使溶解,用乙醚提取 3 次,每次 20ml,合并乙醚液,挥干,残渣加甲醇 1ml 使溶解,作为供试品溶液。另取制何首乌对照药材 0.3g,同法制成对照药材溶液。照薄层色谱法(通则 0502)试验,吸取上述两种溶液各 10μl,分别点于同一硅胶 G 薄层板上,以正己烷-乙酸乙酯-甲醇-甲酸(8：2：1：0.2)为展开剂,展开,取出,晾干。供试品色谱中,在与对照药材色谱相应的位置上,显相同颜色的斑点。

【检查】 应符合丸剂项下有关的各项规定(通则 0108)。

【含量测定】 照高效液相色谱法(通则 0512)测定(避光操作)。

色谱条件与系统适用性试验 以十八烷基硅烷键合硅胶为填充剂;以乙腈-水(15：85)为流动相;检测波长为 320nm。理论板数按 $2,3,5,4'$-四羟基二苯乙烯-2-O-β-D-葡萄糖苷($C_{20}H_{22}O_9$)峰计算应不低于 2000。

对照品溶液的制备 取 $2,3,5,4'$-四羟基二苯乙烯-2-O-β-D-葡萄糖苷对照品适量,精密称定,加 50% 乙醇制成每 1ml 含 60μg 的溶液,即得。

供试品溶液的制备 取重量差异项下的本品大蜜丸,剪碎,取约 1.5g,或取水蜜丸 1.0g,精密称定,置具塞锥形瓶中,精密加入 50% 乙醇溶液 25ml,密塞,称定重量,摇匀,浸渍过夜,超声处理(功率 250W,频率 33kHz)30 分钟,放冷,再称定重量,用 50% 乙醇溶液补足减失的重量,摇匀,滤过,取续滤液,即得。

测定法 分别精密吸取对照品溶液 10μl 与供试品溶液 5～10μl,注入液相色谱仪,测定,即得。

本品含制何首乌以 $2,3,5,4'$-四羟基二苯乙烯-2-O-β-D-葡萄糖苷($C_{20}H_{22}O_9$)计,水蜜丸每 1g 不得少于 0.70mg;大蜜丸每丸不得少于 4.0mg。

【功能与主治】 补益肝肾,养血生发。用于肝肾不足、血虚风盛所致的油风,症见毛发成片脱落、或至全部脱落,多伴有头晕失眠、目眩耳鸣、腰膝酸软;斑秃、全秃、普秃见上述证候者。

【用法与用量】 口服。水蜜丸一次 5g;大蜜丸一次 1 丸,一日 3 次。

【注意】 本品不适用假发斑秃(患处头皮萎缩,不见毛囊口)及脂溢性皮炎;忌食辛辣食品。

【规格】 (1)水蜜丸每 10 丸重 1g (2)大蜜丸每丸重 9g

【贮藏】 密封。

越鞠二陈丸

Yueju Erchen Wan

【处方】 醋香附 100g　　麸炒苍术 100g
川芎 100g　　清半夏 100g
炒麦芽 100g　　六神曲(炒)100g

茯苓 100g   炒栀子 100g

陈皮 100g   甘草 50g

【制法】 以上十味，粉碎成细粉，过筛，混匀，用水泛丸，干燥，即得。

【性状】 本品为棕色的水丸；气香，味微苦。

【鉴别】 (1)取本品，置显微镜下观察：分泌细胞类圆形，含淡黄棕色至红棕色分泌物(醋香附)。草酸钙针晶细小，长 10~32μm，不规则地充塞于薄壁细胞中(麸炒苍术)。表皮细胞纵列，常由 1 个长细胞和 2 个短细胞相间连接，长细胞壁厚，波状弯曲(炒麦芽)。不规则分枝状团块无色，遇水合氯醛液溶化；菌丝无色或淡棕色，直径 4~6μm(茯苓)。种皮石细胞黄色或淡棕色，多破碎，完整者长多角形、长方形或不规则形，壁厚，有大的圆形纹孔，胞腔充满棕色物(炒栀子)。草酸钙方晶成片存在于薄壁组织中(陈皮)。纤维束周围薄壁细胞含草酸钙方晶，形成晶纤维(甘草)。

(2)取本品 5g，研细，加石油醚(30~60℃)50ml，超声处理 30 分钟，滤过，滤液低温蒸干，残渣加石油醚(30~60℃) 2ml 使溶解，作为供试品溶液。另取苍术对照药材 0.5g，同法制成对照药材溶液。照薄层色谱法(通则 0502)试验，吸取上述两种溶液各 6μl，分别点于同一硅胶 G 薄层板上，以石油醚(60~90℃)-乙酸乙酯(25∶1)为展开剂，展开，取出，晾干，喷以 5% 对二甲氨基苯甲醛的 10% 硫酸乙醇溶液，加热至斑点显色清晰，置日光下检视。供试品色谱中，在与对照药材色谱相应的位置上，显相同颜色的斑点。

(3)取本品 3g，研细，加乙醚 15ml，超声处理 15 分钟，滤过，滤液挥干，残渣加乙酸乙酯 1ml 使溶解，作为供试品溶液。另取川芎对照药材 0.3g，同法制成对照药材溶液。照薄层色谱法(通则 0502)试验，吸取上述两种溶液各 2μl，分别点于同一硅胶 G 薄层板上，以环己烷-乙酸乙酯(9∶1)为展开剂，展开，取出，晾干，置紫外光灯(365nm)下检视。供试品色谱中，在与对照药材色谱相应的位置上，显相同颜色的斑点。

(4)取本品 4g，研细，加 50% 甲醇 20ml，超声处理 30 分钟，滤过，滤液蒸干，残渣加水饱和的正丁醇提取 3 次，每次 15ml，合并正丁醇液，蒸干，残渣加甲醇 1ml 使溶解，作为供试品溶液。另取栀子苷对照品，加甲醇制成每 1ml 含 4mg 的溶液，作为对照品溶液。照薄层色谱法(通则 0502)试验，吸取上述两种溶液各 10μl，分别点于同一硅胶 G 薄层板上，以乙酸乙酯-丙酮-甲酸-水(5∶5∶1∶1)为展开剂，展开，取出，晾干，喷以 10% 硫酸乙醇溶液，在 105℃ 加热至斑点显色清晰，置日光下检视。供试品色谱中，在与对照品色谱相应的位置上，显相同颜色的斑点。

【检查】 应符合丸剂项下有关的各项规定(通则 0108)。

【含量测定】 照高效液相色谱法(通则 0512)测定。

色谱条件与系统适用性试验 以十八烷基硅烷键合硅胶为填充剂；以甲醇-醋酸-水(33∶4∶63)为流动相；检测波长为 283nm。理论板数按橙皮苷峰计算应不低于 2000。

对照品溶液的制备 取橙皮苷对照品适量，精密称定，加甲醇制成每 1ml 含 30μg 的溶液，即得。

供试品溶液的制备 取本品适量，研细，取约 1g，精密称定，置索氏提取器中，加石油醚(60~90℃)80ml，加热回流 1 小时，弃去石油醚，药渣挥干，加甲醇 80ml，加热回流至提取液无色，放冷，滤过，滤液置 100ml 量瓶中，用少量甲醇分数次洗涤容器，洗液并入同一量瓶中，加甲醇至刻度，摇匀，滤过，取续滤液，即得。

测定法 分别精密吸取对照品溶液与供试品溶液各 10μl，注入液相色谱仪，测定，即得。

本品每 1g 含陈皮以橙皮苷($C_{28}H_{34}O_{15}$)计，不得少于 3.0mg。

【功能与主治】 理气解郁，化痰和中。用于胸腹闷胀，嗳气不断，吞酸呕吐，消化不良，咳嗽痰多。

【用法与用量】 口服。一次 6~9g，一日 2 次。

【规格】 每 10 粒重 0.5g

【贮藏】 密封。

越 鞠 丸
Yueju Wan

【处方】 醋香附 200g   川芎 200g

炒栀子 200g   苍术(炒)200g

六神曲(炒)200g

【制法】 以上五味，粉碎成细粉，过筛，混匀，用水泛丸，干燥，即得。

【性状】 本品为深棕色至棕褐色的水丸；气香，味微涩、苦。

【鉴别】 (1)取本品，置显微镜下观察：分泌细胞类圆形，内含淡黄棕色至红棕色分泌物，其周围细胞作放射状排列(醋香附)。草酸钙针晶细小，长 10~32μm，不规则地充塞于薄壁细胞中(苍术)。种皮石细胞黄色或淡棕色，多破碎，完整者长多角形、长方形或形状不规则，壁厚，有大的圆形纹孔，胞腔棕红色(炒栀子)。

(2)取本品 3g，研碎，加乙醚 30ml，加热回流 1 小时，放冷，滤过，药渣备用，滤液挥去乙醚，残渣加乙酸乙酯 1ml 使溶解，作为供试品溶液。另取苍术对照药材 0.5g，同法制成对照药材溶液。照薄层色谱法(通则 0502)试验，吸取上述两种溶液各 5~10μl，分别点于同一硅胶 G 薄层板上，以石油醚(60~90℃)为展开剂，展开，取出，晾干，喷以 5% 对二甲氨基苯甲醛的 10% 硫酸乙醇溶液，加热至斑点显色清晰。供试品色谱中，在与对照药材色谱相应的位置上，显相同的深绿色斑点。

(3)取川芎对照药材 0.5g，按[鉴别](2)项下的供试品溶液制备方法制成对照药材溶液。照薄层色谱法(通则 0502)试验，吸取[鉴别](2)项下的供试品溶液与上述对照药材溶液各 5µl,分别点于同一硅胶 G 薄层板上,以正己烷-乙酸乙酯(9∶1)为展开剂,展开,取出,晾干,置紫外光灯(365nm)下检视。供试品色谱中,在与对照药材色谱相应的位置上,显相同颜色的荧光斑点。

(4)取〔鉴别〕(2)项下乙醚回流提取后的备用药渣,挥尽乙醚,加乙酸乙酯 30ml,加热回流 1 小时,放冷,滤过,滤液蒸干,残渣加甲醇 3ml 使溶解,滤过,滤液作为供试品溶液。另取栀子苷对照品,加甲醇制成每 1ml 含 1mg 的溶液,作为对照品溶液。照薄层色谱法(通则 0502)试验,吸取上述两种溶液各 5µl,分别点于同一硅胶 G 薄层板上,以乙酸乙酯-丙酮-甲酸-水(20∶14∶4∶1)为展开剂,展开,取出,晾干,喷以10%硫酸乙醇溶液,在 105℃加热至斑点显色清晰。供试品色谱中,在与对照品色谱相应的位置上,显相同颜色的斑点。

【检查】 应符合丸剂项下有关的各项规定(通则 0108)。

【含量测定】 照高效液相色谱法(通则 0512)测定。

色谱条件与系统适用性试验 以十八烷基硅烷键合硅胶为填充剂;以乙腈-水-磷酸(9∶91∶0.1)为流动相,检测波长为 240nm。理论板数按栀子苷峰计算应不低于 3000。

对照品溶液的制备 取栀子苷对照品适量,精密称定,加50%甲醇制成每 1ml 含 25µg 的溶液,即得。

供试品溶液的制备 取本品适量,研细,取约 0.1g,精密称定,置具塞锥形瓶中,精密加入 50%甲醇 50ml,密塞,称定重量,超声处理(功率 150W,频率 25kHz)30 分钟,放冷,再称定重量,用 50%甲醇补足减失的重量,摇匀,滤过,取续滤液,即得。

测定法 分别精密吸取对照品溶液与供试品溶液各20µl,注入液相色谱仪,测定,即得。

本品每 1g 含炒栀子以栀子苷($C_{17}H_{24}O_{10}$)计,不得少于 5.0mg。

【功能与主治】 理气解郁,宽中除满。用于胸脘痞闷,腹中胀满,饮食停滞,嗳气吞酸。

【用法与用量】 口服。一次 6~9g,一日 2 次。

【贮藏】 密封。

越鞠保和丸

Yueju Baohe Wan

【处方】 栀子(姜制)120g 六神曲(麸炒)120g
醋香附 120g 川芎 120g
苍术 120g 木香 60g
槟榔 60g

【制法】 以上七味,粉碎成细粉,过筛,混匀,用水泛丸,干燥,即得。

【性状】 本品为棕黄色至黄棕色的水丸;气微香,味微苦。

【鉴别】 (1)取本品,置显微镜下观察:种皮石细胞黄色或淡棕色,多破碎,完整者长多角形、长方形或形状不规则,壁厚,有大的圆形纹孔,胞腔棕红色(栀子)。分泌细胞类圆形,含淡黄棕色至红棕色分泌物,其周围细胞作放射状排列(醋香附)。草酸钙针晶细小,长 10~32µm,不规则地充塞于薄壁细胞中(苍术)。内胚乳细胞碎片白色,壁较厚,有较多大的类圆形纹孔(槟榔)。

(2)取本品 5g,研细,加正己烷 20ml,超声处理 10 分钟,滤过,滤液挥干,残渣加正己烷 2ml 使溶解,作为供试品溶液。另取川芎对照药材与木香对照药材各 1g,分别加正己烷10ml,超声处理 10 分钟,滤过,滤液挥干,残渣分别加正己烷1ml 使溶解,作为对照药材溶液。照薄层色谱法(通则 0502)试验,分别吸取上述三种溶液各 2~4µl,分别点于同一硅胶 G 薄层板上,以正己烷-乙酸乙酯(9∶1)为展开剂,展开,取出,晾干,置紫外光灯(365nm)下检视。供试品色谱中,在与川芎对照药材色谱相应的位置上,显相同颜色的荧光斑点;喷以5%香草醛硫酸溶液,加热至斑点显色清晰。供试品色谱中,在与木香对照药材色谱相应的位置上,显相同颜色的斑点。

【检查】 应符合丸剂项下有关的各项规定(通则 0108)。

【含量测定】 照高效液相色谱法(通则 0512)测定。

色谱条件与系统适用性试验 以十八烷基硅烷键合硅胶为填充剂;以乙腈-水(15∶85)为流动相;检测波长为 238nm。理论板数按栀子苷峰计算应不低于 6000。

对照品溶液的制备 取栀子苷对照品适量,精密称定,加甲醇制成每 1ml 含 80µg 的溶液,即得。

供试品溶液的制备 取本品适量,研细,取约 0.5g,精密称定,置具塞锥形瓶中,精密加入 70%甲醇 25ml,密塞,称定重量,超声处理(功率 50W,频率 50kHz)30 分钟,放冷,再称定重量,用 70%甲醇补足减失的重量,摇匀,滤过,取续滤液,即得。

测定法 分别精密吸取对照品溶液与供试品溶液各 5~10µl,注入液相色谱仪,测定,即得。

本品每 1g 含栀子以栀子苷($C_{17}H_{24}O_{10}$)计,不得少于 2.7mg。

【功能与主治】 舒肝解郁,开胃消食。用于气食郁滞所致的胃痛,症见脘腹胀痛、倒饱嘈杂、纳呆食少、大便不调;消化不良见上述证候者。

【用法与用量】 口服。一次 6g,一日 1~2 次。

【注意】 孕妇慎用;忌生冷、硬黏难消化食物。

【规格】 每袋装 6g

【贮藏】 密封。

散结镇痛胶囊

Sanjie Zhentong Jiaonang

【处方】 龙血竭 62g 三七 62g
浙贝母 100g 薏苡仁 176g

【制法】　以上四味,粉碎成细粉,过筛,混匀,制粒,装入胶囊,制成 1000 粒,即得。

【性状】　本品为硬胶囊,内容物为红褐色的颗粒及粉末;气香,味甘、苦。

【鉴别】　(1)取本品内容物 0.8g,加甲醇 10ml,超声处理 20 分钟,滤过,滤液回收溶剂至干,残渣加甲醇 2ml 使溶解,作为供试品溶液。另取龙血竭对照药材 0.1g,同法制成对照药材溶液。再取龙血素 A 对照品和龙血素 B 对照品,分别加甲醇制成每 1ml 含 1mg 的溶液,作为对照品溶液。照薄层色谱法(通则 0502)试验,吸取上述三种溶液各 2～5μl,分别点于同一硅胶 GF$_{254}$ 薄层板上,以石油醚(30～60℃)-乙酸乙酯(5:2)为展开剂,展开,取出,晾干,置紫外光灯(254nm)下检视。供试品色谱中,在与对照药材色谱和对照品色谱相应的位置上,显相同颜色的斑点。

(2)取本品内容物 6g,加甲醇 30ml,超声处理 30 分钟,滤过,滤液回收溶剂至干,残渣加水 20ml,微热使溶解,用乙醚振摇提取 2 次,每次 30ml,弃去乙醚液,水液用水饱和的正丁醇振摇提取 2 次,每次 20ml,合并正丁醇液,回收溶剂至干,残渣加甲醇 2ml 使溶解,作为供试品溶液。另取三七对照药材 1g,同法制成对照药材溶液。照薄层色谱法(通则 0502)试验,吸取上述两种溶液各 4μl,分别点于同一硅胶 G 薄层板上,以正丁醇-乙酸乙酯-水(4:1:5)的上层溶液为展开剂,展开,取出,晾干,喷以 10% 硫酸乙醇溶液,在 105℃ 加热至斑点显色清晰,分别置日光及紫外光灯(365nm)下检视。供试品色谱中,在与对照药材色谱相应的位置上,日光下显相同颜色的斑点;在紫外光下显相同颜色的荧光斑点。

(3)取本品内容物 6g,加稀盐酸 20ml,加热回流 1 小时,滤过,滤液用 40% 氢氧化钠溶液调节 pH 值至 8～10,放冷,用二氯甲烷振摇提取 3 次,每次 20ml,合并二氯甲烷液,用水 50ml 洗涤,分取二氯甲烷液,回收溶剂至干,残渣加甲醇 1ml 使溶解,作为供试品溶液。另取浙贝母对照药材 1g,同法制成对照药材溶液。再取贝母素甲对照品和贝母素乙对照品,分别加甲醇制成每 1ml 含 1mg 的溶液,作为对照品溶液。照薄层色谱法(通则 0502)试验,吸取供试品溶液 10μl,对照药材及对照品溶液各 5μl,分别点于同一硅胶 G 薄层板上,以乙酸乙酯-甲醇-浓氨试液(17:2:1)为展开剂,展开,取出,晾干,喷以碘化铋钾试液-3% 亚硝酸钠溶液(1:1)的混合溶液,置日光下检视。供试品色谱中,在与对照药材色谱及对照品色谱相应的位置上,显相同颜色的斑点。

【检查】　应符合胶囊剂项下有关的各项规定(通则 0103)。

【含量测定】　照高效液相色谱法(通则 0512)测定。

色谱条件与系统适用性试验　以十八烷基硅烷键合硅胶为填充剂;以乙腈-1% 醋酸溶液(42:58)为流动相;检测波长为 278nm。理论板数按龙血素 B 峰计算应不低于 5000。

对照品溶液的制备　取龙血素 A 对照品与龙血素 B 对照品适量,精密称定,加甲醇制成每 1ml 各含 70μg 的混合溶液,即得。

供试品溶液的制备　取装量差异项下的本品内容物,混匀,取约 1g,精密称定,置锥形瓶中,精密加入三氯甲烷 20ml,称定重量,加热回流 30 分钟,放冷,再称定重量,用三氯甲烷补足减失的重量,摇匀,滤过,精密量取续滤液 10ml,回收溶剂至干,残渣加甲醇适量使溶解并转移至 5ml 量瓶中,加甲醇至刻度,摇匀,即得。

测定法　分别精密吸取对照品溶液与供试品溶液各 10μl,注入液相色谱仪,测定,即得。

本品每粒含龙血竭以龙血素 A(C$_{17}$H$_{18}$O$_4$)与龙血素 B(C$_{18}$H$_{20}$O$_5$)的总量计,不得少于 0.45mg。

【功能与主治】　软坚散结,化瘀定痛。用于痰瘀互结兼气滞所致的继发性痛经、月经不调、盆腔包块、不孕;子宫内膜异位症见上述证候者。

【用法与用量】　口服。一次 4 粒,一日 3 次。于月经来潮第一天开始服药,连服 3 个月经周期为一疗程,或遵医嘱。

【规格】　每粒装 0.4g

【贮藏】　密封,置阴凉处。

葛 根 汤 片
Gegentang Pian

【处方】
葛根 667g		麻黄 500g	
白芍 334g		桂枝 334g	
甘草 334g		大枣 1222g	
生姜 500g			

【制法】　以上七味,取葛根、麻黄加水温浸 30 分钟,与其余白芍等五味,加水煎煮二次,每次加水 10 倍量,煎煮 30 分钟,滤过,合并滤液,于 70℃ 减压浓缩至相对密度为 1.25～1.30(70℃),于 70℃ 下减压干燥成干浸膏。取干浸膏粉碎成细粉,过筛,加入乳糖、微粉硅胶、硬脂酸镁适量,压制成 1000 片,包薄膜衣,即得。

【性状】　本品为薄膜衣片,除去包衣后显棕色;味甜、微苦。

【鉴别】　(1)取本品 5 片,研细,加甲醇 25ml,超声处理 30 分钟,滤过,滤液蒸干,残渣加甲醇 5ml 使溶解,作为供试品溶液。另取葛根对照药材 1g,同法制成对照药材溶液。再取葛根素对照品,加甲醇制成每 1ml 含 1mg 的溶液,作为对照品溶液。照薄层色谱法(通则 0502)试验,吸取上述三种溶液各 2μl,分别点于同一硅胶 G 薄层板上,以三氯甲烷-甲醇-水(28:10:1)为展开剂,展开,取出,晾干,置紫外光灯(365nm)下检视。供试品色谱中,在与对照药材色谱和对照品色谱相应的位置上,显相同颜色的荧光斑点。

(2)取本品 12 片,研细,加 50% 甲醇 50ml,超声处理 30 分钟,滤过,滤液蒸干,残渣加水 10ml 使溶解,加氨试液调节 pH 值至 9,用三氯甲烷提取 2 次,每次 10ml,合并三氯甲烷液,挥干,残渣加甲醇 1ml 使溶解,作为供试品溶液。另取麻黄对照药材 0.5g,同法制成对照药材溶液。再取盐酸麻黄碱对照品,加甲醇制成每 1ml 含 1mg 的溶液,作为对照品溶液。照薄层色谱法(通则 0502)试验,吸取上述三种溶液各 5μl,分别点于同一硅胶 G 薄层板上,以三氯甲烷-甲醇-浓氨试液(5∶12∶1)为展开剂,展开,取出,晾干,喷以茚三酮试液,在 105℃加热至斑点显色清晰,置日光下检视。供试品色谱中,在与对照药材色谱和对照品色谱相应的位置上,显相同颜色的斑点。

(3)取本品 7 片,研细,加乙醇 25ml,超声处理 30 分钟,滤过,滤液蒸干,残渣加水 10ml 使溶解,用乙酸乙酯振摇提取 2 次,每次 20ml,弃去乙酸乙酯液,水层用水饱和的正丁醇振摇提取 2 次,每次 20ml,合并正丁醇液,蒸干,残渣加甲醇 2ml 使溶解,作为供试品溶液。另取白芍对照药材 0.5g,加乙醇 25ml,超声处理 30 分钟,滤过,滤液蒸干,残渣加甲醇 2ml 使溶解,作为对照药材溶液。再取芍药苷对照品,加甲醇制成每 1ml 含 1mg 的溶液,作为对照品溶液。照薄层色谱法(通则 0502)试验,吸取供试品溶液 15μl、对照药材溶液和对照品溶液各 5μl,分别点于同一硅胶 G 薄层板上,以三氯甲烷-甲醇-水(13∶7∶2)10℃以下放置 12 小时的下层溶液为展开剂,展开,取出,晾干,喷以 5%香草醛硫酸溶液,在 105℃加热至斑点显色清晰,置日光下检视。供试品色谱中,在与对照药材色谱和对照品色谱相应的位置上,显相同颜色的斑点。

(4)取本品 5 片,研细,加盐酸 2ml、三氯甲烷 20ml,加热回流 1 小时,放冷,滤过,滤液蒸干,残渣加甲醇 2ml 使溶解,作为供试品溶液。另取甘草对照药材 0.5g,加 50%甲醇 20ml,超声处理 30 分钟,滤过,滤液蒸干,加盐酸 2ml、三氯甲烷 20ml,同法制成对照药材溶液。再取甘草次酸对照品,加甲醇制成每 1ml 含 0.5mg 的溶液,作为对照品溶液。照薄层色谱法(通则 0502)试验,吸取上述三种溶液各 5μl,分别点于同一硅胶 GF_{254} 薄层板上,以石油醚(30～60℃)-三氯甲烷-乙酸乙酯-冰醋酸(10∶20∶7∶0.5)为展开剂,展开,取出,晾干,置紫外光灯(254nm)下检视。供试品色谱中,在与对照药材色谱和对照品色谱相应的位置上,显相同颜色的斑点。

【检查】 应符合片剂项下有关的各项规定(通则 0101)。

【含量测定】 照高效液相色谱法(通则 0512)测定。

色谱条件与系统适用性试验 以十八烷基硅烷键合硅胶为填充剂;以甲醇-水(25∶75)为流动相;检测波长为 250nm。理论板数按葛根素峰计算应不低于 4000。

对照品溶液的制备 取葛根素对照品适量,精密称定,加 30%乙醇制成每 1ml 含 10μg 的溶液,即得。

供试品溶液的制备 取重量差异项下的本品,研细,取约 0.5g,精密称定,置具塞锥形瓶中,精密加入 30%乙醇 25ml,密塞,称定重量,超声处理(功率 300W,频率 40kHz)30 分钟,取出,放冷,再称定重量,用 30%乙醇补足减失的重量,摇匀,离心(转速为每分钟 4000 转)5 分钟。精密量取上清液 5ml,置 100ml 量瓶中,加 30%乙醇至刻度,摇匀,滤过,取续滤液

即得。

测定法 分别精密吸取对照品溶液与供试品溶液各 10μl,注入液相色谱仪,测定,即得。

本品每片含葛根以葛根素($C_{21}H_{20}O_9$)计,不得少于 6.2mg。

【功能与主治】 发汗解表,升津舒经。用于风寒感冒,症见:发热恶寒,鼻塞流涕,咳嗽咽痒,咯痰稀白,无汗,头痛身疼,项背强急不舒,苔薄白或薄白润,脉浮或浮紧。

【用法与用量】 口服。一次 6 片,一日 3 次。

【注意】 偶见轻度恶心。服用本品前已服用其他降压药者,在服用本品时,不宜突然减少或停用其他降压药物。可根据血压情况逐渐调整其他药。

【规格】 每片重 0.4g

【贮藏】 密封,防潮。

葛根汤颗粒

Gegentang Keli

【处方】 葛根 667g　　　　　麻黄 500g
　　　　白芍 334g　　　　　桂枝 334g
　　　　甘草 334g　　　　　大枣 1222g
　　　　生姜 500g

【制法】 以上七味,取葛根、麻黄加水温浸 30 分钟,与其余白芍等五味,加水煎煮二次,每次 30 分钟,合并煎液,滤过,滤液于 70℃减压浓缩至相对密度 1.48～1.53(70℃),取浸膏,加糊精 514g,搅拌均匀,制颗粒,干燥,粉碎成细粉,加甜菊素 6.7g,混匀,加 90%乙醇适量,制成颗粒,干燥,制成 1000g,即得。

【性状】 本品为棕色的颗粒;味甜、微苦。

【鉴别】 (1)取本品 2g,研细,加甲醇 25ml,超声处理 30 分钟,滤过,滤液蒸干,残渣加甲醇 5ml 使溶解,作为供试品溶液。另取葛根对照药材 1g,同法制成对照药材溶液。再取葛根素对照品,加甲醇制成每 1ml 含 1mg 的溶液,作为对照品溶液。照薄层色谱法(通则 0502)试验,吸取上述三种溶液各 2μl,分别点于同一硅胶 G 薄层板上,以三氯甲烷-甲醇-水(28∶10∶1)为展开剂,展开,取出,晾干,置紫外光灯(365nm)下检视。供试品色谱中,在与对照药材色谱和对照品色谱相应的位置上,显相同颜色的荧光斑点。

(2)取本品 4.5g,研细,加 50%甲醇 50ml,超声处理 30 分钟,滤过,滤液蒸干,残渣加水 10ml 使溶解,加氨试液调节 pH 值至 9,用三氯甲烷振摇提取 2 次,每次 10ml,合并三氯甲烷液,挥干,残渣加甲醇 1ml 使溶解,作为供试品溶液。另取麻黄对照药材 0.5g,同法制成对照药材溶液。再取盐酸麻黄碱对照品,加甲醇制成每 1ml 含 1mg 的溶液,作为对照品溶液。照薄层色谱法(通则 0502)试验,吸取供试品溶液 10μl、对照药材溶液和对照品溶液各 5μl,分别点于同一硅胶 G 薄

层板上,以三氯甲烷-甲醇-浓氨试液(5:12:1)为展开剂,展开,取出,晾干,喷以茚三酮试液,在 105℃加热至斑点显色清晰,置日光下检视。供试品色谱中,在与对照药材色谱和对照品色谱相应的位置上,显相同颜色的斑点。

(3)取本品 2.5g,研细,加乙醇 25ml,超声处理 30 分钟,滤过,滤液蒸干,残渣加水 10ml 使溶解,用乙酸乙酯振摇提取 2 次,每次 20ml,弃去乙酸乙酯液,水层用水饱和的正丁醇振摇提取 2 次,每次 20ml,合并正丁醇液,蒸干,残渣加甲醇 2ml 使溶解,作为供试品溶液。另取白芍对照药材 0.5g,加乙醇 25ml,超声处理 30 分钟,滤过,滤液蒸干,残渣加甲醇 2ml 使溶解,作为对照药材溶液。再取芍药苷对照品,加甲醇制成每 1ml 含 1mg 的溶液,作为对照品溶液。照薄层色谱法(通则 0502)试验,吸取供试品溶液 15μl、对照药材溶液和对照品溶液各 5μl,分别点于同一硅胶 G 薄层板上,以三氯甲烷-甲醇-水(13:7:2)10℃以下放置的下层溶液为展开剂,展开,取出,晾干,喷以 5％香草醛硫酸溶液,在 105℃加热至斑点显色清晰,置日光下检视。供试品色谱中,在与对照药材色谱和对照品色谱相应的位置上,显相同颜色的斑点。

(4)取本品 2g,研细,加盐酸 2ml、三氯甲烷 20ml,加热回流 1 小时,放冷,滤过,滤液蒸干,残渣加甲醇 2ml 使溶解,作为供试品溶液。另取甘草对照药材 0.5g,加 50％甲醇 20ml,超声处理 30 分钟,滤过,滤液蒸干,加盐酸 2ml、三氯甲烷 20ml,同法制成对照药材溶液。再取甘草次酸对照品,加甲醇制成每 1ml 含 0.5mg 的溶液,作为对照品溶液。照薄层色谱法(通则 0502)试验,吸取上述三种溶液各 5μl,分别点于同一硅胶 GF$_{254}$薄层板上,以石油醚(30～60℃)-三氯甲烷-乙酸乙酯-冰醋酸(10:20:7:0.5)为展开剂,展开,取出,晾干,置紫外光灯(254nm)下检视。供试品色谱中,在与对照药材色谱和对照品色谱相应的位置上,显相同颜色的斑点。

【检查】　应符合颗粒剂项下有关的各项规定(通则 0104)。

【含量测定】　照高效液相色谱法(通则 0512)测定。

色谱条件与系统适用性试验　以十八烷基硅烷键合硅胶为填充剂;以甲醇-水(25:75)为流动相;检测波长为 250nm。理论板数按葛根素峰计算应不低于 4000。

对照品溶液的制备　取葛根素对照品适量,精密称定,加 30％乙醇制成每 1ml 含 10μg 的溶液,即得。

供试品溶液的制备　取装量差异项下的本品,研细,取约 0.5g,精密称定,置具塞锥形瓶中,精密加入 30％乙醇 25ml,密塞,称定重量,超声处理(功率 300W,频率 40kHz)30 分钟,取出,放冷,再称定重量,用 30％乙醇补足减失的重量,摇匀,离心(转速为每分钟 4000 转)5 分钟。精密量取上清液 5ml,置 100ml 量瓶中,加 30％乙醇至刻度,摇匀,滤过,取续滤液,即得。

测定法　分别精密吸取对照品溶液与供试品溶液各 10μl,注入液相色谱仪,测定,即得。

本品每袋含葛根以葛根素(C$_{21}$H$_{20}$O$_9$)计,不得少于 40.0mg。

【功能与主治】　发汗解表,升津舒经。用于风寒感冒,症见:发热恶寒,鼻塞流涕,咳嗽咽痒,咯痰稀白,无汗,头痛身疼,项背强急不舒,苔薄白或薄白润,脉浮或浮紧。

【用法与用量】　开水冲服。一次 1 袋,一日 3 次。

【注意】　偶见轻度恶心。服用本品前已服用其他降压药者,在服用本品时,不宜突然减少或停用其他降压药物。可根据血压情况逐渐调整其他药物服用量。

【规格】　每袋装 6g

【贮藏】　密封,防潮。

葛根芩连丸
Gegen Qinlian Wan

【处方】　葛根 1000g　　　　　　黄芩 375g
　　　　　黄连 375g　　　　　　炙甘草 250g

【制法】　以上四味,取黄芩、黄连,分别用 50％乙醇作溶剂,浸渍 24 小时后进行渗漉,收集漉液,回收乙醇,并适当浓缩;葛根加水先煎 30 分钟,再加入黄芩、黄连药渣及炙甘草,继续煎煮二次,每次 1.5 小时,合并煎液,滤过,滤液浓缩至适量,加入上述浓缩液,继续浓缩成稠膏,减压低温干燥,粉碎成最细粉,用乙醇为湿润剂,泛丸,制成 300g,过筛,于 60℃以下干燥,即得。

【性状】　本品为深棕褐色至类黑色的浓缩水丸;气微,味苦。

【鉴别】　(1)取本品 0.5g,研细,加乙酸乙酯 20ml,超声处理 30 分钟,滤过,滤液蒸干,残渣加甲醇 2ml 使溶解,滤过,滤液作为供试品溶液。另取葛根对照药材 1g,加乙酸乙酯 20ml,同法制成对照药材溶液。再取葛根素对照品,加甲醇制成每 1ml 含 1mg 的溶液,作为对照品溶液。照薄层色谱法(通则 0502)试验,吸取供试品溶液及对照药材溶液各 10μl、对照品溶液 2μl,分别点于同一硅胶 G 薄层板上,以三氯甲烷-甲醇-水(20:5:0.5)为展开剂,展开,取出,晾干,置氨蒸气中熏 15 分钟,置紫外光灯(365nm)下检视。供试品色谱中,在与对照药材色谱和对照品色谱相应的位置上,显相同颜色的荧光斑点。

(2)取本品 1g,研细,加甲醇 40ml,加热回流 30 分钟,滤过,滤液蒸干,残渣加水 15ml 使溶解,滤过,滤液用稀盐酸调节 pH 值至 3.0～3.5,用乙酸乙酯振摇提取 2 次,每次 20ml,合并提取液,蒸干,残渣加无水乙醇 1ml 使溶解,作为供试品溶液。另取黄芩对照药材 1g,加水 50ml 煎煮,滤过,滤液自"用稀盐酸调节 pH 值至 3.0～3.5"起,同法制成对照药材溶液。再取黄芩苷对照品,加无水乙醇制成每 1ml 含 1mg 的溶液,作为对照品溶液。照薄层色谱法(通则 0502)试验,吸取上述三种溶液各 2～10μl,分别点于同一硅胶 G 薄层板上,以乙酸乙酯-丁酮-冰醋酸-水(5:2:1:1)为展开剂,展开,取出,晾干,喷以 1% 三氯化铁乙醇溶液,置日光下检视。供试品色谱中,在与对照药材色谱和对照品色谱相应的位置上,显相同颜色的斑点。

(3)取本品 1g,研细,加甲醇 10ml,超声处理 20 分钟,滤过,滤液作为供试品溶液。另取黄连对照药材 0.1g,同法制成对照药材溶液。再取盐酸小檗碱对照品,加甲醇制成每 1ml 含 0.5mg 的溶液,作为对照品溶液。照薄层色谱法(通则 0502)试验,吸取上述三种溶液各 1~5μl,分别点于同一硅胶 G 薄层板上,以甲苯-乙酸乙酯-异丙醇-甲醇-浓氨试液(12:6:3:3:1)为展开剂,置氨蒸气预平衡的展开缸内,展开,取出,晾干,置紫外光灯(365nm)下检视。供试品色谱中,在与对照药材色谱和对照品色谱相应的位置上,显相同颜色的荧光斑点。

【检查】 应符合丸剂项下有关的各项规定(通则 0108)。

【含量测定】 **葛根** 照高效液相色谱法(通则 0512)测定。

色谱条件与系统适用性试验 以十八烷基硅烷键合硅胶为填充剂;以甲醇-乙腈-水(6:8:86)为流动相;检测波长为 250nm。理论板数按葛根素峰计算应不低于 3000。

对照品溶液的制备 取葛根素对照品适量,精密称定,加甲醇制成每 1ml 含 60μg 的溶液,即得。

供试品溶液的制备 取本品适量,研细,取约 0.3g,精密称定,置具塞锥形瓶中,精密加入甲醇 50ml,密塞,称定重量,加热回流 1 小时,放冷,再称定重量,用甲醇补足减失的重量,摇匀,滤过,取续滤液,即得。

测定法 分别精密吸取对照品溶液与供试品溶液各 5μl,注入液相色谱仪,测定,即得。

本品每 1g 含葛根以葛根素($C_{21}H_{20}O_9$)计,不得少于 4.5mg。

黄连 照高效液相色谱法(通则 0512)测定。

色谱条件与系统适用性试验 以十八烷基硅烷键合硅胶为填充剂;以乙腈-0.05mol/L 磷酸二氢钾溶液(用磷酸调节 pH 值至 3.0)(25:75)为流动相;检测波长为 346nm。理论板数按盐酸小檗碱峰计算应不低于 4000。

对照品溶液的制备 取盐酸小檗碱对照品适量,精密称定,加甲醇制成每 1ml 含 40μg 的溶液,即得。

供试品溶液的制备 取本品适量,研细,取约 0.2g,精密称定,置 50ml 量瓶中,加入盐酸-甲醇(1:100)混合溶液约 40ml,密塞,超声处理(功率 320W,频率 40kHz)40 分钟,加混合溶液至刻度,摇匀,滤过,精密量取续滤液 5ml,蒸干,残渣用甲醇溶解并转移至 5ml 量瓶中,加甲醇至刻度,摇匀,滤过,取续滤液,即得。

测定法 分别精密吸取对照品溶液与供试品溶液各 10μl,注入液相色谱仪,测定,即得。

本品每 1g 含黄连以盐酸小檗碱($C_{20}H_{17}NO_4 \cdot HCl$)计,不得少于 9.0mg。

【功能与主治】 解肌透表,清热解毒,利湿止泻。用于湿热蕴结所致的泄泻腹痛、便黄而黏、肛门灼热;及风热感冒所致的发热恶风、头痛身痛。

【用法与用量】 口服。一次 3 袋;小儿一次 1 袋,一日 3 次;或遵医嘱。

【规格】 每袋装 1g

【贮藏】 密封。

葛根芩连片

Gegen Qinlian Pian

【处方】 葛根 1000g   黄芩 375g
        黄连 375g   炙甘草 250g

【制法】 以上四味,取葛根 225g,粉碎成细粉,剩余的葛根与炙甘草加水煎煮二次,每次 2 小时,合并煎液,滤过,滤液浓缩至适量;黄芩、黄连分别用 50% 乙醇作溶剂,浸渍 24 小时后进行渗漉,收集渗漉液,回收乙醇,与上述浓缩液合并,浓缩成稠膏,加入葛根细粉和辅料适量,混匀,干燥,制成颗粒,干燥,压制成 1000 片,或包糖衣或薄膜衣,即得。

【性状】 本品为黄棕色至棕色的片;或为糖衣片、薄膜衣片,除去包衣后显黄棕色至棕色;气微,味苦。

【鉴别】 (1)取本品 2 片,研细,加甲醇 10ml,超声处理 15 分钟,滤过,取滤液 1ml,用甲醇稀释至 5ml,作为供试品溶液。另取黄连对照药材 0.1g,加甲醇 10ml,超声处理 15 分钟,滤过,滤液作为对照药材溶液。再取葛根素对照品,加甲醇制成每 1ml 含 1mg 的溶液,作为对照品溶液。照薄层色谱法(通则 0502)试验,吸取上述三种溶液各 5μl,分别点于同一硅胶 G 薄层板上,以三氯甲烷-乙酸乙酯-甲醇-水(15:65:22:10)为展开剂,展开,取出,晾干,置紫外光灯(365nm)下检视。供试品色谱中,在与对照药材色谱和对照品色谱相应的位置上,显相同颜色的荧光斑点。

(2)取本品 4 片,研细,加甲醇 20ml,超声处理 30 分钟,滤过,滤液回收溶剂至干,残渣加水 20ml 使溶解,用水饱和的正丁醇振摇提取 3 次,每次 10ml,合并提取液,回收溶剂至干,残渣加甲醇 2ml 使溶解,作为供试品溶液。另取甘草苷对照品,加甲醇制成每 1ml 含 1mg 的溶液,作为对照品溶液。照薄层色谱法(通则 0502)试验,吸取上述两种溶液各 5μl,分别点于同一硅胶 G 薄层板上,以三氯甲烷-甲醇-水(13:6:2)的下层溶液为展开剂,展开,取出,晾干,喷以 10% 硫酸乙醇溶液,在 105℃ 加热至斑点显色清晰,置日光下检视。供试品色谱中,在与对照品色谱相应的位置上,显相同颜色的斑点。

【检查】 应符合片剂项下有关的各项规定(通则 0101)。

【特征图谱】 照高效液相色谱法(通则 0512)测定。

色谱条件与系统适用性试验 以 Agilent TC-C$_{18}$(柱长为 25cm,内径为 4.6mm,粒径为 5μm)为色谱柱;以甲醇为流动相 A,以 0.15% 三氟乙酸溶液为流动相 B,按下表中的规定进行梯度洗脱;检测波长为 250nm。理论板数按葛根素峰计算应不低于 6000。

时间(分钟)	流动相 A(%)	流动相 B(%)
0~25	23→30	77→70
25~26	30→35	70→65
26~39	35→42	65→58
39~40	42→45	58→55
40~55	45	55

测定法 分别精密吸取〔含量测定〕葛根、黄连项下的对照品溶液与供试品溶液各 10μl,注入液相色谱仪,测定,记录色谱图,即得。

供试品的特征图谱中应呈现 8 个特征峰,与葛根素参照物峰相对应的峰为 S1 峰,计算峰 1~5 与 S1 峰的相对保留时间,其相对保留时间应在规定值的 ±5% 之内,规定值为 0.63(峰 1)、1.00(峰 2)、1.11(峰 3)、1.30(峰 4)、1.42(峰 5);与盐酸小檗碱参照物峰相应的峰为 S2 峰,计算峰 6~8 与 S2 峰的相对保留时间,其相对保留时间应在规定值的 ±5% 之内,规定值为 1.00(峰 6)、1.03(峰 7)、1.08(峰 8)。

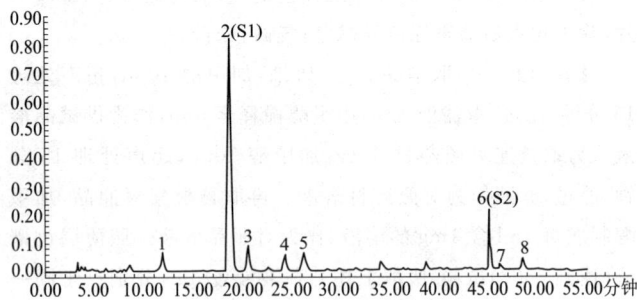

对照特征图谱

峰 2(S1):葛根素 峰 6(S2):盐酸小檗碱

【含量测定】 葛根、黄连 照高效液相色谱法(通则 0512)测定。

色谱条件与系统适用性试验 同〔特征图谱〕项下。葛根素检测波长为 250nm,盐酸小檗碱检测波长为 348nm。

对照品溶液的制备 取葛根素对照品、盐酸小檗碱对照品适量,精密称定,加甲醇制成每 1ml 含葛根素 0.15mg、盐酸小檗碱 0.1mg 的混合溶液,即得。

供试品溶液的制备 取本品 10 片,包衣片除去包衣,精密称定,研细,取约 0.2g,精密称定,置具塞锥形瓶中,精密加入甲醇-水(70∶30)的混合溶液 20ml,称定重量,超声处理(功率 300W,频率 40kHz)20 分钟,放冷,再称定重量,用甲醇-水(70∶30)的混合溶液补足减失的重量,混匀,滤过,取续滤液,即得。

测定法 分别精密吸取对照品溶液与供试品溶液各 10μl,注入液相色谱仪,测定,即得。

本品每片含葛根以葛根素($C_{21}H_{20}O_9$)计,不得少于 9.6mg;含黄连以盐酸小檗碱($C_{20}H_{17}NO_4 \cdot HCl$)计,不得少于 2.7mg。

黄芩 照高效液相色谱法(通则 0512)测定。

色谱条件与系统适用性试验 以十八烷基硅烷键合硅胶为填充剂;以甲醇-0.15% 三氟乙酸溶液(44∶56)为流动相;检测波长为 277nm。理论板数按黄芩苷峰计算应不低于 2500。

对照品溶液的制备 取黄芩苷对照品适量,精密称定,加甲醇制成每 1ml 含 0.15mg 的溶液,即得。

供试品溶液的制备 同〔含量测定〕葛根、黄连项下。

测定法 分别精密吸取对照品溶液与供试品溶液各 10μl,注入液相色谱仪,测定,即得。

本品每片含黄芩以黄芩苷($C_{21}H_{18}O_{11}$)计,不得少于 2.5mg。

【功能与主治】 解肌清热,止泻止痢。用于湿热蕴结所致的泄泻、痢疾,症见身热烦渴、下痢臭秽、腹痛不适。

【用法与用量】 口服。一次 3~4 片,一日 3 次。

【规格】 (1)素片 每片重 0.3g (2)素片 每片重 0.5g (3)糖衣片(片心重 0.3g) (4)薄膜衣片 每片重 0.3g

【贮藏】 密封。

葶 贝 胶 囊
Tingbei Jiaonang

【处方】 葶苈子 47.5g   蜜麻黄 9.6g
            川贝母 28.5g   苦杏仁 38.1g
            瓜蒌皮 28.5g   石膏 57g
            黄芩 38.1g   鱼腥草 47.5g
            旋覆花 19g   赭石 19g
            白果 9.6g   蛤蚧 47.5g
            桔梗 19.6g   甘草 19g

【制法】 以上十四味,石膏、赭石粉碎成细粉;葶苈子、苦杏仁加乙醇回流提取,滤过,滤液减压浓缩成清膏,药渣加 50% 乙醇回流提取,滤过,药渣再加水煎煮,滤过,合并滤液,减压浓缩成清膏,与上述乙醇提取的清膏合并,浓缩至适量,加入上述细粉混合制粒,65℃减压干燥,粉碎,过筛,其余蜜麻黄等十味粉碎成细粉,与上述粉末混匀,装入胶囊,制成 1000 粒,即得。

【性状】 本品为硬胶囊,内容物为棕红色至棕色的粉末;气微,味苦。

【鉴别】 (1)取本品,置显微镜下观察:淀粉粒广卵形或贝壳形,直径 5~64μm,脐点短缝状、人字状或马蹄状,层纹可察见(川贝母)。花粉粒类球形,直径 22~33μm,外壁有刺(旋覆花)。不规则块片结晶无色,有平直纹理(石膏)。肌肉纤维淡黄色,密布细密横纹,明暗相间,横纹呈平行的波峰状

（蛤蚧）。

（2）取本品内容物 2g，加乙醚 20ml、浓氨试液 1ml，加热回流 30 分钟，放冷，滤过，取滤液，加盐酸乙醇溶液（1→20）1ml，摇匀，挥干，残渣加甲醇 0.5ml 使溶解，作为供试品溶液。另取盐酸麻黄碱对照品，加甲醇制成每 1ml 含 1mg 的溶液，作为对照品溶液。照薄层色谱法（通则 0502）试验，吸取供试品溶液 10μl、对照品溶液 5μl，分别点于同一硅胶 G 薄层板上，以三氯甲烷-甲醇（5∶1）为展开剂，另槽加入浓氨试液预饱和 15 分钟，展开，取出，晾干，喷以茚三酮试液，加热至斑点显色清晰。供试品色谱中，在与对照品色谱相应的位置上，显相同颜色的斑点。

（3）取本品内容物 2g，加三氯甲烷 15ml、盐酸 1ml，加热回流 1 小时，滤过，滤液加活性炭 0.2g，振摇 5 分钟，滤过，滤液蒸干，残渣加甲醇 0.5ml 使溶解，作为供试品溶液。另取甘草次酸对照品，加甲醇制成每 1ml 含 1mg 的溶液，作为对照品溶液。照薄层色谱法（通则 0502）试验，吸取供试品溶液 5μl、对照品溶液 2μl，分别点于同一硅胶 G 薄层板上，以石油醚（30～60℃）-甲苯-乙酸乙酯-冰醋酸（10∶20∶7∶0.5）为展开剂，展开，取出，晾干，喷以 10％磷钼酸乙醇溶液，加热至斑点显色清晰。供试品色谱中，在与对照品色谱相应的位置上，显相同颜色的斑点。

【检查】 重金属 取本品内容物 1.0g，置坩埚中，缓缓炽灼至完全炭化，放冷，加硫酸 1ml，低温加热至硫酸除尽后，加硝酸 0.5ml，蒸干，至氧化氮蒸气除尽后，放冷，在 500～600℃炽灼使完全灰化，放冷，加 7mol/L 盐酸溶液 10ml，搅拌 5 分钟，滤过，滤渣用 7mol/L 盐酸溶液洗涤 3 次，每次 5ml，合并滤液，置分液漏斗中，用乙醚振摇提取 3 次，每次 20ml，弃去乙醚液，酸液置水浴上蒸干，加水 15ml，滴加氨试液至对酚酞指示液显中性，再加醋酸盐缓冲液（pH3.5）2ml，滤过，滤液置 25ml 纳氏比色管中，滤渣用水洗涤至刻度，依法（通则 0821 第一法）检查，含重金属不得过 15mg/kg。

砷盐 取本品内容物 2.0g，加氢氧化钙 1g，混匀，加水少量，搅匀，干燥后，缓缓炽灼至炭化，在 500～600℃炽灼至使完全灰化，放冷，缓缓加稀盐酸 5ml，搅拌 5 分钟，滤过，滤液置 50ml 量瓶中，滤渣用稀盐酸洗涤数次（注意泡沸），滤过，合并滤液，加稀盐酸至刻度，摇匀，精密量取 10ml，置 A 瓶中，加盐酸 4ml 与水 14ml，照标准砷斑的制备方法，自"再加碘化钾试液 5ml"起，依法（通则 0822 第一法）检查，含砷量不得过 5mg/kg。

其他 应符合胶囊剂项下有关的各项规定（通则 0103）。

【含量测定】 黄芩 照高效液相色谱法（通则 0512）测定。

色谱条件与系统适用性试验 以十八烷基硅烷键合硅胶为填充剂；以甲醇-二甲基甲酰胺-0.5％磷酸溶液（39∶4∶57）为流动相；检测波为 315nm。理论板数按黄芩苷峰计算应不低于 2000。

对照品溶液的制备 取黄芩苷对照品适量，精密称定，加

甲醇制成每 1ml 含 20μg 的溶液，作为对照品溶液。

供试品溶液的制备 取装量差异项下的本品内容物，研细，取约 0.2g，精密称定，置 50ml 量瓶中，加甲醇 40ml，摇匀，冷浸 24 小时，用甲醇稀释至刻度，摇匀，滤过，取续滤液，即得。

测定法 分别精密吸取对照品溶液与供试品溶液各 20μl，注入液相色谱仪，测定，即得。

本品每粒含黄芩以黄芩苷（$C_{21}H_{18}O_{11}$）计，不得少于 2.8mg。

苦杏仁 照高效液相色谱法（通则 0512）测定。

色谱条件与系统适用性试验 以十八烷基硅烷键合硅胶为填充剂；以甲醇-水（20∶80）为流动相；检测波长为 210nm。理论板数按苦杏仁苷峰计算应不低于 3000。

对照品溶液的制备 取苦杏仁苷对照品适量，精密称定，加甲醇制成每 1ml 含 0.1mg 的溶液，摇匀，即得。

供试品溶液的制备 取装量差异项下的本品内容物约 1g，精密称定，置锥形瓶中，精密加入甲醇 25ml，密塞，称定重量，超声处理（功率 250W，频率 33kHz）40 分钟，取出，放冷，再称定重量，用甲醇补足减失的重量，摇匀，滤过，取续滤液，即得。

测定法 分别精密吸取对照品溶液与供试品溶液各 10μl，注入液相色谱仪，测定，即得。

本品每粒含苦杏仁以苦杏仁苷（$C_{20}H_{27}NO_{11}$）计，不得少于 0.55mg。

【功能与主治】 清肺化痰，止咳平喘。用于痰热壅肺所致的咳嗽、咯痰、喘息、胸闷、苔黄或黄腻；慢性支气管炎急性发作见上述证候者。

【用法与用量】 饭后服用。每次 4 粒，一日 3 次；7 天为一疗程或遵医嘱。

【规格】 每粒装 0.35g

【贮藏】 密封。

雅叫哈顿散

Yajiao Hadun San

本品系傣族验方。

【处方】 小百部 100g   藤苦参 100g
         苦冬瓜 100g   箭根薯 100g
         羊耳菊根 100g   蔓荆子茎及叶 100g

【制法】 以上六味，粉碎成细粉，过筛，混匀，即得。

【性状】 本品为暗灰色的粉末；气微香，味微苦。

【鉴别】 （1）取本品，置显微镜下观察：草酸钙针晶长 40～60μm（小百部）。淀粉粒呈类圆形盔帽状，直径 5～25μm，脐点"一"字形、"V"字形或裂缝状，复粒由 2～3 分粒组成（藤苦参）。外果皮碎片有环式气孔，副卫细胞 4～5 个（苦冬瓜）。石细胞无色或黄色，呈类长方形，直径 20～25μm，壁

厚,木化,孔沟明显(箭根薯)。非腺毛 2～5 细胞,长 45～175μm,壁具疣突(蔓荆子茎及叶)。

(2)取本品 6g,加甲醇 25ml,超声处理 30 分钟,滤过,滤液蒸干,残渣加水 20ml 使溶解,用乙醚振摇提取 2 次,每次 20ml,弃去乙醚液,水层用水饱和的正丁醇振摇提取 2 次,每次 20ml,合并正丁醇液,蒸干,残渣加甲醇 2ml 使溶解,作为供试品溶液。另取箭根薯对照药材 1g,同法制成对照药材溶液。照薄层色谱法(通则 0502)试验,吸取上述两种溶液各 5μl,分别点于同一硅胶 G 薄层板上,以三氯甲烷-甲醇-水(13:7:2)的下层溶液为展开剂,展开,取出,晾干,喷以 10%硫酸乙醇溶液,在 105℃加热至斑点显色清晰,置紫外光灯(365nm)下检视。供试品色谱中,在与对照药材色谱相应的位置上,显相同的亮蓝色荧光斑点。

(3)取本品 6g,加乙醇 50ml,加热回流 30 分钟,滤过,滤液蒸干,残渣加甲醇 1ml 使溶解,作为供试品溶液。另取藤苦参对照药材 1g,同法制成对照药材溶液。照薄层色谱法(通则 0502)试验,吸收上述两种溶液各 3μl,分别点于同一硅胶 G 薄层板上,以石油醚(60～90℃)-丙酮(8:2)为展开剂,展开,取出,晾干,喷以 1%香草醛硫酸溶液,在 110℃加热至斑点显色清晰。供试品色谱中,在与对照药材色谱相应的位置上,显相同颜色的斑点。

【检查】 应符合散剂项下有关的各项规定(通则 0115)。

【功能与主治】 清热解毒,止痛止血。用于感冒发热,喉炎,胸腹胀痛,虚劳心悸,月经不调,产后流血。

【用法与用量】 口服。一次 3～9g,一日 3 次。

【规格】 每袋装 3g

【贮藏】 密闭。

紫 龙 金 片
Zilongjin Pian

【处方】 黄芪 678g　　当归 226g
白英 678g　　龙葵 678g
丹参 226g　　半枝莲 678g
蛇莓 339g　　郁金 226g

【制法】 以上八味,除丹参外,其余黄芪等七味加水煎煮二次,第一次 2 小时,第二次 1 小时,滤过,合并滤液,减压浓缩至相对密度为 1.24～1.30(60℃),干燥,得干膏粉;丹参提取三次,第一次加乙醇回流提取 1.5 小时,第二次加 50%乙醇回流提取 1.5 小时,第三次加水煎煮 2 小时,滤过,滤液与醇提取液合并,减压浓缩至相对密度为 1.24～1.30(60℃),减压干燥,得干膏粉。上述干膏粉合并,粉碎,过筛,加微晶纤维素适量,混匀,制粒,压制成 1000 片,包薄膜衣,即得。

【性状】 本品为薄膜衣片,除去薄膜衣后显棕色至深棕色;气微香,味微苦。

【鉴别】 (1)取本品 8 片,除去薄膜衣,研细,加乙醚 30ml,超声处理 10 分钟,滤过,滤液挥干,残渣加甲醇 2ml 使溶解,作为供试品溶液。另取丹参酮ⅡA 对照品,加甲醇制成每 1ml 含 0.5mg 的溶液,作为对照品溶液。照薄层色谱法(通则 0502)试验,吸取供试品溶液 2～6μl、对照品溶液 2μl,分别点于同一硅胶 G 薄层板上,以石油醚(60～90℃)-乙酸乙酯(17:3)为展开剂,展开,取出,晾干。供试品色谱中,在与对照品色谱相应的位置上,显相同颜色的斑点。

(2)取本品 15 片,除去薄膜衣,研细,加 1%碳酸氢钠溶液 50ml,超声处理 10 分钟,离心,取上清液,用稀盐酸调节 pH 值至 2～3,用乙醚提取 2 次,每次 30ml,合并乙醚液,挥干,残渣加甲醇 2ml 使溶解,作为供试品溶液。另取阿魏酸对照品,加甲醇制成每 1ml 含 1mg 的溶液,作为对照品溶液。照薄层色谱法(通则 0502)试验,吸取供试品溶液 4～6μl、对照品溶液 2μl,分别点于同一硅胶 G 薄层板上使成条状,以甲苯-乙酸乙酯-甲酸(4:3:0.1)为展开剂,展开,取出,晾干,喷以 1%三氯化铁乙醇溶液,在 105℃加热至斑点显色清晰。供试品色谱中,在与对照品色谱相应的位置上,显相同颜色的条斑。

(3)取本品 10 片,除去薄膜衣,研细,加甲醇 30ml,加热回流 30 分钟,滤过,滤液蒸干,残渣加 2mol/L 盐酸 50ml,加热回流 1 小时,滤过,取沉淀物加水洗至中性,干燥,加石油醚(60～90℃)30ml,加热回流 30 分钟,滤过,滤液挥干溶剂,残渣加甲醇 2ml 使溶解,作为供试品溶液。另取薯蓣皂苷元对照品,加甲醇制成每 1ml 含 0.5mg 的溶液,作为对照品溶液。照薄层色谱法(通则 0502)试验,吸取供试品溶液 4～8μl、对照品溶液 2μl,分别点于同一硅胶 G 薄层板上使成条状,以三氯甲烷-丙酮-甲酸(10:1:0.1)为展开剂,展开,取出,晾干,喷以 5%香草醛硫酸溶液,在 105℃加热至斑点显色清晰。供试品色谱中,在与对照品色谱相应的位置上,显相同颜色的条斑。

【检查】 应符合片剂项下有关的各项规定(通则 0101)。

【含量测定】 照高效液相色谱法(通则 0512)测定。

色谱条件与系统适用性试验 以十八烷基硅烷键合硅胶为填充剂;以乙腈-水(37:63)为流动相;用蒸发光散射检测器检测。理论板数按黄芪甲苷峰计算应不低于 2000。

对照品溶液的制备 取黄芪甲苷对照品适量,精密称定,加甲醇制成每 1ml 含 0.25mg 的溶液,即得。

供试品溶液的制备 取本品 20 片,除去薄膜衣,精密称定,研细,取约 2g,精密称定,置索氏提取器中,加 2%氢氧化钾的甲醇溶液 50ml,回流提取 8 小时,提取液蒸至近干,加水 20ml 使溶解,用乙酸乙酯提取 2 次,每次 20ml,分取水层备用,合并乙酸乙酯提取液,用水 15ml 洗涤,分取水层,与上述水液合并,用水饱和的正丁醇提取 4 次,每次 20ml,合并正丁醇提取液,用氨试液洗涤 3 次,每次 20ml,弃去洗液,正丁醇液蒸干,残渣加甲醇适量使溶解,转移至 5ml 量瓶中,加甲醇稀释至刻度,摇匀,即得。

测定法　精密吸取对照品溶液 5μl、10μl,供试品溶液 10μl,注入液相色谱仪,测定,以外标两点法对数方程计算,即得。

本品每片含黄芪以黄芪甲苷($C_{41}H_{68}O_{14}$)计,不得少于 0.15mg。

【功能与主治】　益气养血,清热解毒,理气化瘀。用于气血两虚证原发性肺癌化疗者,症见神疲乏力、少气懒言、头昏眼花、食欲不振、气短自汗、咳嗽、疼痛。

【用法与用量】　口服。一次 4 片,一日 3 次,与化疗同时使用。每 4 周为 1 周期,2 个周期为 1 疗程。

【注意】　孕妇禁用。

【规格】　每片重 0.65g

【贮藏】　密封。

紫地宁血散
Zidi Ningxue San

【处方】　大叶紫珠 2500g　　　　　　地稔 2500g

【制法】　以上二味,加水煎煮二次,第一次 1.5 小时,第二次 1 小时,滤过,滤液合并,浓缩成稠膏,加入适量淀粉,混匀,干燥,粉碎,过筛,混匀,制成 1000g,分装,即得。

【性状】　本品为黄棕色的粉末;味辛、苦、微涩。

【鉴别】　(1)取本品 12g,加温水 50ml,浸渍 20 分钟,滤过,滤液以水饱和的正丁醇溶液 40ml 振摇提取,正丁醇提取液用水洗涤 3 次,每次 20ml,取正丁醇液蒸干,残渣加甲醇 2ml 使溶解,作为供试品溶液。另取地稔对照药材 10g,加水煎煮 1 小时,滤过,滤液同法制成对照药材溶液。照薄层色谱法(通则 0502)试验,吸取上述两种溶液各 2μl,分别点于同一硅胶 G 薄层板上,以甲苯-乙酸乙酯-甲酸(10:6:0.45)为展开剂,展开,取出,晾干,置氨蒸气中熏约 5 分钟。供试品色谱中,在与对照药材色谱相应的位置上,显相同颜色的斑点。

(2)取本品 12g,加乙酸乙酯 50ml,超声处理 30 分钟,滤过,滤液蒸干,残渣加甲醇 1ml 使溶解,作为供试品溶液。另取大叶紫珠对照药材 10g,加水煎煮 1 小时,滤过,滤液用乙酸乙酯提取 3 次,每次 30ml,合并乙酸乙酯液,蒸干,残渣加甲醇 1ml 使溶解,作为对照药材溶液。照薄层色谱法(通则 0502)试验,吸取上述两种溶液各 2μl,分别点于同一硅胶 G 薄层板上,以乙酸乙酯-甲醇-浓氨试液(17:2:1)为展开剂,展开,取出,晾干,喷以 2% 三氯化铝乙醇溶液,在 105℃ 加热 1~2 分钟,置紫外光灯(365nm)下检视。供试品色谱中,在与对照药材色谱相应的位置上,显相同颜色的荧光斑点。

【检查】　应符合散剂项下有关的各项规定(通则 0115)。

【含量测定】　鞣质　取本品 4g,精密称定,照鞣质含量测定法(通则 2202)测定,即得。

本品每 1g 含鞣质不得少于 6.0mg。

地稔　照高效液相色谱法(通则 0512)测定。

色谱条件与系统适用性试验　以十八烷基硅烷键合硅胶为填充剂;以乙腈-0.1% 三乙胺的 0.1% 磷酸溶液(1:99)为流动相;检测波长为 273nm。理论板数按没食子酸峰计算应不低于 3000。

对照品溶液的制备　取没食子酸对照品适量,精密称定,加 80% 甲醇制成每 1ml 含 20μg 的溶液,即得。

供试品溶液的制备　取装量差异项下本品内容物适量,混匀,取约 1.5g,精密称定,置具塞锥形瓶中,精密加入 80% 甲醇 50ml,密塞,称定重量,超声处理(功率 250W,频率 50kHz)30 分钟,放冷,再称定重量,用 80% 甲醇补足减失的重量,摇匀,滤过,取续滤液,即得。

测定法　分别精密吸取对照品溶液与供试品溶液各 10μl,注入液相色谱仪,测定,即得。

本品每 1g 含地稔以没食子酸($C_7H_6O_5$)计,不得少于 0.60mg。

【功能与主治】　清热凉血,收敛止血。用于胃中积热所致的吐血、便血;胃及十二指肠溃疡出血见上述证候者。

【用法与用量】　口服。一次 8g,一日 3~4 次。

【规格】　每瓶装 4g

【贮藏】　密闭。

紫花烧伤软膏
Zihua Shaoshang Ruangao

【处方】　紫草 96g　　　　　　　　　地黄 72g
　　　　　熟地黄 36g　　　　　　　　冰片 36g
　　　　　黄连 64g　　　　　　　　　花椒 36g
　　　　　甘草 24g　　　　　　　　　当归 56g

【制法】　以上八味,地黄、熟地黄、甘草、紫草、当归,切成薄片;黄连粉碎成粗粉;冰片粉碎成细粉,备用。取麻油 960g,加热至约 200℃,保温约 5 分钟至油烟挥尽,加入地黄、熟地黄炸透,除去药渣;加入甘草、当归、黄连炸至枯黑色,除去药渣;待油温降至 160℃ 时,再加入紫草、花椒,微火炸枯,至油呈紫红色,除去药渣。滤过,滤液加入蜂蜡约 115g,待熔化后,倒入容器内,待油温降至 60~70℃ 时,加入冰片,搅匀,放冷,制成 1000g,即得。

【性状】　本品为紫红色至紫棕色的软膏;气微香。

【鉴别】　(1)取本品 12g,微量升华,取白色升华物,加新鲜配制的 1% 香草醛硫酸溶液 1 滴,液滴边缘渐显玫瑰红色。

(2)取本品 5g,置圆底烧瓶中,加水 50ml,连接挥发油测定器,自测定器上端加水使充满刻度部分,并溢流入烧瓶为止,再加乙酸乙酯 1ml,加热回流 30 分钟,吸取乙酸乙酯液,挥干,残渣加乙醇 1ml 使溶解,作为供试品溶液。另取当归对照药材 0.2g,加乙醇 10ml,超声处理 10 分钟,滤过,滤液蒸干,残渣加乙醇 1ml 使溶解,作为对照药材溶液。照薄层色谱法(通则 0502)试验,吸取上述两种溶液各 4μl,分别点于同一硅胶 G 薄层板上,以环己烷-乙酸乙酯(9∶1)为展开剂,展开,取出,晾干,置紫外光灯(365nm)下检视。供试品色谱中,在与对照药材色谱相应的位置上,显相同颜色的荧光斑点。

(3)取本品 8g,加石油醚(60～90℃)30ml,加热搅拌使溶解,用 2%氢氧化钠溶液 30ml 振摇提取,弃去石油醚层,水液加盐酸调至溶液略显红色,再加乙醚 30ml 振摇提取,分取提取液,挥至近干,残渣加乙醇 1ml 使溶解,作为供试品溶液。另取左旋紫草素对照品,加乙醇制成每 1ml 含 0.5mg 的溶液,作为对照品溶液。照薄层色谱法(通则 0502)试验,吸取供试品溶液 10μl、对照品溶液 5μl,分别点于同一硅胶 G 薄层板上,以甲苯-乙酸乙酯-甲酸(5∶1∶0.1)为展开剂,展开,取出,晾干。供试品色谱中,在与对照品色谱相应的位置上,显相同的紫红色斑点;再喷以 10%氢氧化钾甲醇溶液,斑点变为蓝色。

(4)取本品 10g,加石油醚(60～90℃)50ml,加热搅拌使溶解,加 1%盐酸溶液 50ml 振摇提取,分取酸水液,用浓氨试液调节 pH 值至 9～10,用三氯甲烷振摇提取 2 次(40ml、30ml),合并三氯甲烷液,挥干,残渣加 1%盐酸甲醇溶液 1ml 使溶解,作为供试品溶液。另取盐酸小檗碱对照品,加甲醇制成每 1ml 含 0.5mg 的溶液,作为对照品溶液。照薄层色谱法(通则 0502)试验,吸取上述两种溶液各 5μl,分别点于同一硅胶 G 薄层板上,以甲苯-异丙醇-乙酸乙酯-甲醇-水(6∶1.5∶3∶1.5∶0.3)为展开剂,置氨蒸气饱和的展开缸内,展开,取出,晾干,置紫外光灯(365nm)下检视。供试品色谱中,在与对照品色谱相应的位置上,显相同颜色的荧光斑点。

【检查】 酸值 应不大于 3.5(通则 0713,指示剂改为麝香草酚蓝)。

皂化值 应为 170～178(通则 0713)。

异物 取本品 1g,加三氯甲烷 20ml,微热使溶解,对光透视,不得有颗粒状物及焦屑。

其他 应符合软膏剂项下有关的各项规定(通则 0109)。

【含量测定】 照气相色谱法(通则 0521)测定。

色谱条件与系统适用性试验 以聚乙二醇 20000(PEG-20M)为固定相,涂布浓度为 10%,柱温为 140℃。理论板数按龙脑峰计算应不低于 1900。

校正因子测定 取冰片对照品适量,精密称定,加三氯甲烷制成每 1ml 含 0.84mg 的溶液,作为对照品溶液。另取苯甲醇适量,精密称定,加三氯甲烷制成每 1ml 含 2.6mg 的溶液,作为内标溶液。精密量取对照品溶液 5ml,置 10ml 量瓶中,精密加入内标溶液 2ml,加三氯甲烷稀释至刻度,摇匀,精密吸取 2μl,注入气相色谱仪,计算校正因子。

测定法 取本品约 0.15g,精密称定,置 10ml 量瓶中,精密加入内标溶液 2ml,加三氯甲烷使溶解并稀释至刻度,摇匀,精密吸取 2μl,注入气相色谱仪,测定,以龙脑和异龙脑峰面积之和计算,即得。

本品每 1g 含冰片以龙脑($C_{10}H_{18}O$)和异龙脑($C_{10}H_{18}O$)总量计,应为 29～43mg。

【功能与主治】 清热凉血,化瘀解毒,止痛生肌。用于Ⅰ、Ⅱ度以下烧伤、烫伤。

【用法与用量】 外用,清创后,将药膏均匀涂敷于创面,一日 1～2 次。采用湿润暴露疗法,必要时特殊部位可用包扎疗法或遵医嘱。

【注意】 忌食辛辣食物。

【规格】 (1)每支装 20g (2)每支装 40g

【贮藏】 密封,置阴凉处。

紫 金 锭
Zijin Ding

【处方】 山慈菇 200g   红大戟 150g
千金子霜 100g   五倍子 100g
人工麝香 30g   朱砂 40g
雄黄 20g

【制法】 以上七味,朱砂、雄黄分别水飞成极细粉;山慈菇、五倍子、红大戟粉碎成细粉;将人工麝香研细,与上述粉末及千金子霜配研,过筛,混匀。另取糯米粉 320g,加水做成团块,蒸熟,与上述粉末混匀,压制成锭,低温干燥,即得。

【性状】 本品为暗棕色至褐色的长方形或棍状的块体;气特异,味辛而苦。

【鉴别】 (1)取本品,置显微镜下观察:草酸钙针晶成束或散在,长约至 128μm,直径约 2μm(山慈菇)。色素细胞红棕色或黄棕色,长圆形或延长成管状(红大戟)。非腺毛 1 至数个细胞,有的顶端稍弯曲(五倍子)。不规则细小颗粒红棕色,有光泽,边缘暗黑色(朱砂)。不规则碎块金黄色或橙黄色,有光泽(雄黄)。

(2)取本品 0.5g,研细,置试管内,加入氢氧化钠试液 1～2ml 和锌粉少量,管口覆盖以硝酸银试液湿润的滤纸,将试管置水浴中加热,硝酸银试纸由黄转棕,最后变成黑色。

【检查】 应符合锭剂项下有关的各项规定(通则 0182)。

【功能与主治】 辟瘟解毒,消肿止痛。用于中暑,脘腹胀痛,恶心呕吐,痢疾泄泻,小儿痰厥;外治疔疮疖肿,痄腮,丹毒,喉风。

【用法与用量】 口服。一次 0.6～1.5g,一日 2 次。外用,醋磨调敷患处。

【注意】 孕妇忌服。

【规格】 每锭重 (1)0.3g (2)3g

【贮藏】 密闭,防潮。

紫 草 软 膏

Zicao Ruangao

【处方】 紫草 500g   当归 150g
          防风 150g   地黄 150g
          白芷 150g   乳香 150g
          没药 150g

【制法】 以上七味,除紫草外,乳香、没药粉碎成细粉,过筛;其余当归等四味酌予碎断,另取食用麻油6000g,同置锅内炸枯,去渣;将紫草用水湿润,置锅内炸至油呈紫红色,去渣,滤过。另加蜂蜡适量(每 10g 麻油加蜂蜡 2~4g)熔化,待温,加入上述粉末,搅匀,即得。

【性状】 本品为紫红色的软膏;具特殊的香气。

【鉴别】 取本品 10g,加石油醚(60~90℃)80ml 使溶解,用 2%氢氧化钠溶液振摇提取 2 次,每次 30ml,合并提取液,滴加盐酸使液面浮有红色油状物,加乙醚 80ml 振摇提取,分取乙醚液,挥干,残渣加无水乙醇 1ml 使溶解,作为供试品溶液。另取左旋紫草素对照品,加无水乙醇制成每 1ml 中含 0.2mg 的溶液,作为对照品溶液。照薄层色谱法(通则 0502)试验,吸取供试品溶液 10μl、对照品溶液 5μl,分别点于同一硅胶 G 薄层板上,以环己烷-甲苯-乙酸乙酯-甲酸(5:5:0.5:0.1)为展开剂,展开,取出,晾干。供试品色谱中,在与对照品色谱相应的位置上,显相同的紫红色斑点;喷以 10%氢氧化钾的乙醇溶液,斑点变为蓝色。

【检查】 应符合软膏剂项下有关的各项规定(通则 0109)。

【功能与主治】 化腐生肌,解毒止痛。用于热毒蕴结所致的溃疡,症见疮面疼痛、疮色鲜活、脓腐将尽。

【用法与用量】 外用,摊于纱布上贴患处,每隔 1~2 日换药一次。

【贮藏】 密闭,遮光。

紫 雪 散

Zixue San

【处方】 石膏 144g   北寒水石 144g
          滑石 144g   磁石 144g
          玄参 48g   木香 15g
          沉香 15g   升麻 48g
          甘草 24g   丁香 3g
          芒硝(制)480g   硝石(精制)96g
          水牛角浓缩粉 9g   羚羊角 4.5g
          人工麝香 3.6g   朱砂 9g

【制法】 以上十六味,石膏、北寒水石、滑石、磁石砸成小块,加水煎煮三次,玄参、木香、沉香、升麻、甘草、丁香用石膏等煎液煎煮三次,合并煎液,滤过,滤液浓缩成膏;芒硝(制)、硝石(精制)粉碎,兑入膏中,混匀,干燥,粉碎成细粉;羚羊角锉研成细粉;朱砂水飞成极细粉;将水牛角浓缩粉、人工麝香研细,与上述粉末配研,过筛,混匀,即得。

【性状】 本品为棕红色至灰棕色的粉末;气芳香,味咸、微苦。

【鉴别】 (1)取本品,置显微镜下观察:不规则细小颗粒暗棕红色,有光泽,边缘暗黑色(朱砂)。

(2)取本品少量,加水适量,振摇,滤过。取滤液 2ml,加等量硫酸,混合,放冷,加新配制的硫酸亚铁试液使成两液层,两液接界处显棕色。另取滤液 2ml,加氯化钡试液数滴,即生成白色沉淀,此沉淀在盐酸及硝酸中均不溶解。另取铂丝,用盐酸湿润后,蘸取滤液,置无色火焰中燃烧,火焰显鲜黄色。

(3)取本品 4.5g,加甲醇 30ml,超声处理 30 分钟,滤过,滤液蒸干,残渣加甲醇 1ml 使溶解,作为供试品溶液。另取甘草对照药材 1g,加甲醇 15ml,同法制成对照药材溶液。照薄层色谱法(通则 0502)试验,吸取上述两种溶液各 4~8μl,分别点于同一硅胶 G 薄层板上,以三氯甲烷-甲醇(8:2)为展开剂,展开,取出,晾干,喷以 10%硫酸乙醇溶液,加热至斑点显色清晰。供试品色谱中,在与对照药材色谱相应的位置上,显相同颜色的斑点;置紫外光灯(365nm)下检视,显相同颜色的荧光斑点。

(4)取本品 6g,加乙醚 30ml,超声处理 20 分钟,滤过,滤液挥至约 1ml,作为供试品溶液。另取升麻对照药材 1g,加乙醚 20ml,同法制成对照药材溶液。照薄层色谱法(通则 0502)试验,吸取上述两种溶液各 4~8μl,分别点于同一硅胶 G 薄层板上,以甲苯-三氯甲烷-冰醋酸(6:1:0.5)为展开剂,展开,取出,晾干,置紫外光灯(365nm)下检视。供试品色谱中,在与对照药材色谱相应的位置上,显相同颜色的荧光斑点。

(5)取本品 5g,置索氏提取器中,加乙醚 40ml,加热回流提取约 1 小时,挥去乙醚,残渣加环己烷 2ml 使溶解,作为供试品溶液。另取麝香酮对照品,加环己烷制成每 1ml 含 20μg 的溶液,作为对照品溶液。照气相色谱法(通则 0521)试验,以聚乙二醇戊二酸酯为固定相,涂布浓度为 1%,柱长为 2m,柱温为 140℃。分别吸取对照品溶液和供试品溶液各 2~5μl,注入气相色谱仪。供试品色谱中,应呈现与对照品色谱峰保留时间相同的色谱峰。

【检查】 重金属及有害元素 照铅、镉、砷、汞、铜测定法(通则 2321 原子吸收分光光度法)测定,铅不得过 5mg/kg;镉不得过 0.3mg/kg;砷不得过 2mg/kg;铜不得过 10mg/kg。

【其他】 应符合散剂项下有关的各项规定(通则 0115)。

【功能与主治】 清热开窍,止痉安神。用于热入心包、热动肝风证,症见高热烦躁、神昏谵语、惊风抽搐、斑疹吐衄、尿赤便秘。

【用法与用量】 口服。一次 1.5~3g,一日 2 次;周岁小儿一次 0.3g,五岁以内小儿每增一岁递增 0.3g,一日 1 次;五岁以上小儿酌情服用。

【注意】 孕妇禁用。

【规格】 (1)每瓶装 1.5g (2)每袋装 1.5g

【贮藏】 密封,置阴凉处。

暑 症 片
Shuzheng Pian

【处方】 猪牙皂 80g   细辛 80g
薄荷 69g   广藿香 69g
木香 46g   白芷 23g
防风 46g   陈皮 46g
清半夏 46g   桔梗 46g
甘草 46g   贯众 46g
枯矾 23g   雄黄 57g
朱砂 57g

【制法】 以上十五味,朱砂、雄黄分别水飞成极细粉;猪牙皂、细辛、白芷、枯矾、木香粉碎成细粉;广藿香、薄荷、陈皮加水蒸馏提取挥发油,并滤取药液;其余桔梗等五味加水煎煮二次,每次 2 小时,煎液与上述药液合并,浓缩至适量,加淀粉成浆,加入上述粉末,制成颗粒,低温干燥,加入上述挥发油,混匀,压制成1000片,即得。

【性状】 本品为浅棕黄色的片;气香,味辛。

【鉴别】 (1)取本品 1 片,研细,置白瓷蒸发皿中,加水 5ml,旋转摇动。蒸发皿底部应有朱红色沉淀和橘黄色沉淀。

(2)取本品 10 片,研细,加石油醚(60～90℃)20ml,超声处理 30 分钟,滤过,滤液挥干,残渣加乙酸乙酯 1ml 使溶解,作为供试品溶液。另取木香对照药材 0.5g,加石油醚(60～90℃)5ml,超声处理 30 分钟,滤过,滤液作为对照药材溶液。再取广藿香对照药材 0.5g,加石油醚(60～90℃)20ml,同法制成对照药材溶液。取百秋李醇对照品,加乙酸乙酯制成每 1ml 含 0.2mg 的溶液,作为对照品溶液。照薄层色谱法(通则 0502)试验,吸取上述四种溶液各 5μl,分别点于同一硅胶 G 薄层板上使成条状,以石油醚(60～90℃)-乙醚(3:2)为展开剂,展开,取出,晾干,喷以 5%香草醛硫酸溶液,在 105℃加热至斑点显色清晰。供试品色谱中,在与对照药材色谱和对照品色谱相应的位置上,显相同颜色的条斑。

(3)取本品 10 片,研细,加甲醇 20ml,超声处理 30 分钟,滤过,滤液浓缩至约 1ml,作为供试品溶液。另取陈皮对照药材 0.5g,加甲醇 5ml,超声处理 30 分钟,滤过,滤液作为对照药材溶液。再取橙皮苷对照品,加甲醇制成饱和溶液,作为对照品溶液。照薄层色谱法(通则 0502)试验,吸取上述三种溶液各 10μl,分别点于同一用 0.5%氢氧化钠溶液制备的硅胶 G 薄层板上使成条状,以乙酸乙酯-甲醇-水(100:17:13)为

展开剂,展开,展距 3cm,取出,晾干;再以甲苯-乙酸乙酯-甲酸-水(20:10:1:1)的上层溶液为展开剂,展开,展距 8cm,取出,晾干,喷以 5%三氯化铝乙醇溶液,置紫外光灯(365nm)下检视。供试品色谱中,在与对照药材色谱和对照品色谱相应的位置上,显相同颜色的荧光条斑。

【检查】 应符合片剂项下有关的各项规定(通则 0101)。

【浸出物】 取本品,依法(通则 2201 水溶性浸出物测定法——冷浸法)测定,不得少于 25.0%。

【含量测定】 取本品 20 片,精密称定,研细,取适量(约相当于 2 片的重量),精密称定,置 250ml 锥形瓶中,加硫酸 25ml、硝酸钾 2g,加热使成乳白色,放冷,加水 50ml,滴加 1%高锰酸钾溶液至显粉红色,再滴加 2%硫酸亚铁溶液至红色消失,加硫酸铁铵指示液 2ml,用硫氰酸铵滴定液(0.1mol/L)滴定。每 1ml 硫氰酸铵滴定液(0.1mol/L)相当于 11.63mg 的硫化汞(HgS)。

本品每片含朱砂以硫化汞(HgS)计,应为 48～60mg。

【功能与主治】 祛寒辟瘟,化浊开窍。用于夏令中恶昏厥,牙关紧闭,腹痛吐泻,四肢发麻。

【用法与用量】 口服。一次 2 片,一日 2～3 次;必要时将片研成细粉,取少许吹入鼻内取嚏。

【注意】 孕妇禁用。

【贮藏】 密封。

暑湿感冒颗粒
Shushi Ganmao Keli

【处方】 广藿香 194g   防风 130g
紫苏叶 194g   佩兰 194g
白芷 130g   苦杏仁 130g
大腹皮 130g   香薷 130g
陈皮 130g   生半夏 194g
茯苓 194g

【制法】 以上十一味,广藿香、紫苏叶、白芷、佩兰提取挥发油,药渣与其余苦杏仁等七味,加水煎煮三次,第一次 3 小时,第二次 2 小时,第三次 1 小时,合并煎液与蒸馏后药液,滤过,滤液浓缩至相对密度为 1.15～1.25(50℃)的清膏,喷雾干燥,加蔗糖 550g,糊精适量,混匀,用 70%乙醇制粒,干燥,喷入挥发油,混匀,制成 1000g;或以上十一味,加工成 2～3mm 的颗粒或薄片加水于 95℃±3℃动态提取 2 小时,同时收集挥发油,挥发油用倍他环状糊精包结。提取液高速离心,减压浓缩至相对密度 1.10 左右(60℃),喷雾干燥,加入辅料适量,和挥发油倍他环状糊精包结物混匀,干压制粒,制成 400g(无蔗糖),即得。

【性状】 本品为浅棕黄色至棕黄色颗粒;味苦。

【鉴别】 (1)取本品 4g 或 1.5g(无蔗糖),研细,加甲醇

40ml，超声处理 30 分钟，滤过，滤液蒸干，残渣加甲醇 1ml 使溶解，作为供试品溶液。另取陈皮对照药材 1g，同法制成对照药材溶液。再取橙皮苷对照品，加甲醇制成饱和溶液，作为对照品溶液，照薄层色谱法(通则 0502)试验，吸取供试品溶液及对照品溶液各 5μl，对照药材溶液 3μl，分别点于同一用 0.5%氢氧化钠溶液制备的硅胶 G 薄层板上，以乙酸乙酯-甲醇-水(100：17：13)为展开剂，展至约 3cm，取出，晾干，再以甲苯-乙酸乙酯-甲酸-水(20：10：1：1)的上层溶液为展开剂，展至约 8cm，取出，晾干，喷以三氯化铝试液，置紫外光灯(365nm)下检视。供试品色谱中，在与对照药材色谱和对照品色谱相应的位置上，显相同颜色的荧光主斑点。

(2)取防风对照药材 1g，加甲醇 20ml，超声处理 30 分钟，滤过，滤液蒸干，残渣加甲醇 1ml 使溶解，作为对照药材溶液。再取 5-O-甲基维斯阿米醇苷对照品，加甲醇制成每 1ml 含 1mg 的溶液，作为对照品溶液。照薄层色谱法(通则 0502)试验，吸取〔鉴别〕(1)项下的供试品溶液及对照品溶液各 5μl，对照药材溶液 3μl，分别点于同一硅胶 G 薄层板上，以三氯甲烷-甲醇(4：1)为展开剂，展开，取出，晾干，喷以 10%硫酸乙醇溶液，置紫外光灯(365nm)下检视。供试品色谱中，在与对照药材色谱相应的位置上，显相同颜色的荧光斑点；在与对照品色谱相应的位置上，显相同颜色的荧光斑点。

(3)取本品 8g 或 3g(无蔗糖)，研细，加石油醚(30～60℃)30ml，超声处理 20 分钟，滤过，滤液挥干，残渣加石油醚(60～90℃)1ml 使溶解，作为供试品溶液。另取广藿香对照药材 0.5g，同法制成对照药材溶液。再取百秋里醇对照品，加甲醇制成每 1ml 含 0.5mg 的溶液，作为对照品溶液。照薄层色谱法(通则 0502)试验，吸取供试品溶液 8μl，对照药材溶液 6μl 及对照品溶液 2μl，分别点于同一硅胶 G 薄层板上，以石油醚(30～60℃)-乙醚(7：3)为展开剂，展开，取出，晾干，喷以 5%香草醛硫酸溶液，在 105℃加热至斑点显色清晰，置日光下检视。供试品色谱中，在与对照药材色谱和对照品色谱相应的位置上，显相同颜色的斑点。

【检查】 应符合颗粒剂项下有关的各项规定(通则 0104)。

【含量测定】 照高效液相色谱法(通则 0512)测定。

色谱条件与系统适用性试验 以十八烷基硅烷键合硅胶为填充剂；以甲醇为流动相 A，以水为流动相 B，按下表中的规定进行梯度洗脱；检测波长为 290nm。理论板数按 5-O-甲基维斯阿米醇苷峰计算应不低于 5000。

时间(分钟)	流动相 A(%)	流动相 B(%)
0～10	20→30	80→70
10～50	30→40	70→60

对照品溶液的制备 取 5-O-甲基维斯阿米醇苷对照品、升麻素苷对照品适量，精密称定，加甲醇制成每 1ml 各含 20μg 的溶液，即得。

供试品溶液的制备 取装量差异项下的本品，研细，取约 4g 或 1.5g(无蔗糖)，精密称定，置具塞锥形瓶中，精密加入甲醇 50ml，称定重量，加热回流 2 小时，放冷，再称定重量，用甲醇补足减失的重量，摇匀，滤过，取续滤液，即得。

测定法 分别精密吸取对照品溶液与供试品溶液各 10μl，注入液相色谱仪，测定，即得。

本品每袋含防风以 5-O-甲基维斯阿米醇苷($C_{22}H_{28}O_{10}$)和升麻素苷($C_{22}H_{28}O_{11}$)的总量计，不得少于 2.0mg。

【功能与主治】 清暑祛湿，芳香化浊。用于暑湿感冒，症见胸闷呕吐，腹泻便溏，发热，汗出不畅。

【用法与用量】 口服。一次 1 袋，一日 3 次，小儿酌减。

【规格】 (1)每袋装 8g (2)每袋装 3g(无蔗糖)

【贮藏】 密封。

跌打七厘片
Dieda Qili Pian

【处方】

人工麝香 0.8g	三七 8g
血竭 16g	醋没药 32g
红花 48g	冰片 1.6g
朱砂 40g	醋乳香 32g
酒当归 80g	儿茶 40g

【制法】 以上十味，朱砂水飞成极细粉；人工麝香、血竭、冰片分别研成细粉；其余三七等六味粉碎成细粉，与上述朱砂、血竭细粉混匀，过筛，制成颗粒，干燥，加入人工麝香、冰片细粉及滑石粉 9g，混匀，压制成 1000 片，或包薄膜衣，即得。

【性状】 本品为棕红色的片或薄膜衣片，薄膜衣片除去包衣后显棕红色；具特异香气，味微苦、涩。

【鉴别】 (1)取本品，置显微镜下观察：不规则细小颗粒红棕色，有光泽，边缘暗黑色(朱砂)。花粉粒球形或椭圆形，直径 60μm，外壁有刺，具 3 个萌发孔(红花)。

(2)取本品 5 片，研细，加乙醚 50ml，超声处理 30 分钟，滤过，滤液低温蒸干，残渣加乙酸乙酯 1ml 使溶解，作为供试品溶液。另取当归对照药材 1g，加乙醚 20ml，超声处理 15 分钟，滤过，滤液浓缩至 1ml，作为对照药材溶液。照薄层色谱法(通则 0502)试验，吸取上述两种溶液各 5μl，分别点于同一硅胶 G 薄层板上，以环己烷-乙酸乙酯(14：1)为展开剂，展开，取出，晾干，置紫外光灯(365nm)下检视。供试品色谱中，在与对照药材色谱相应的位置上，显相同颜色的荧光斑点。

(3)取乳香、没药对照药材各 1g，分别加乙醚 10ml，超声处理 10 分钟，滤过，滤液挥干，残渣加乙酸乙酯 1ml 使溶解，作为对照药材溶液。照薄层色谱法(通则 0502)试验，吸取〔鉴别〕(2)项下的供试品溶液及上述两种对照药材溶液各 5μl，分别点于同一硅胶 G 薄层板上，以石油醚(60～90℃)-乙酸乙酯(9.5：0.5)为展开剂，展开，取出，晾干，喷以 5%香草醛硫酸溶液，在 100℃加热至斑点显色清晰，置日光下检视。供试品色谱中，在与对照药材色谱相应的位置上，显相同颜色的斑点。

(4)取儿茶对照药材 0.5g,加乙醚 20ml,超声处理 15 分钟,滤过,滤液挥干,残渣加甲醇 2ml 使溶解,作为对照药材溶液。照薄层色谱法(通则 0502)试验,吸取〔鉴别〕(2)项下的供试品溶液及上述对照药材溶液各 5µl,分别点于同一硅胶 G 薄层板上,以三氯甲烷-甲醇-甲酸(12∶3∶0.12)为展开剂,展开,取出,晾干,喷以 10%磷钼酸乙醇溶液,在 100℃加热至斑点显色清晰,置日光下检视。供试品色谱中,在与对照药材色谱相应的位置上,显相同颜色的斑点。

(5)取本品 20 片,研细,置索氏提取器中,加三氯甲烷适量,回流 2 小时,弃去三氯甲烷液,药渣挥干,加甲醇 60ml,加热回流 4 小时,放冷,滤过,滤液回收溶剂至干,残渣加 5%氢氧化钠溶液 5ml 使溶解,转移至分液漏斗中,再用水 5ml,分 2 次洗涤容器,洗液并入分液漏斗中,用水饱和的正丁醇振摇提取 4 次(10ml、10ml、5ml、5ml),合并正丁醇液,用正丁醇饱和的水洗涤 2 次,每次 5ml,取正丁醇液蒸干,残渣加甲醇 2ml 使溶解,作为供试品溶液。另取三七对照药材 0.5g,同法制成对照药材溶液。再取人参皂苷 Rb₁ 对照品、人参皂苷 Rg₁ 对照品及三七皂苷 R₁ 对照品,加甲醇制成每 1ml 各含 1mg 的混合溶液,作为对照品溶液。照薄层色谱法(通则 0502)试验,吸取上述三种溶液各 3~5µl,分别点于同一硅胶 G 薄层板上,以三氯甲烷-乙酸乙酯-甲醇-水(15∶40∶22∶10)10℃以下放置的下层溶液为展开剂,展开,取出,晾干,喷以 10%硫酸乙醇溶液,在 105℃加热至斑点显色清晰,分别置日光和紫外光灯(365nm)下检视。供试品色谱中,在与对照药材色谱和对照品色谱相应的位置上,日光下显相同颜色的斑点,紫外光下显相同颜色的荧光斑点。

(6)取本品 5 片,研细,照挥发油测定法(通则 2204)测定,自测定管上端加乙酸乙酯 2ml,缓缓加热至沸,并保持微沸 2 小时,放冷,分取乙酸乙酯液,用铺有少量无水硫酸钠的漏斗滤过,滤液加乙酸乙酯至 10ml,摇匀,作为供试品溶液。另取冰片对照品,加乙酸乙酯制成每 1ml 含 1mg 的溶液,作为对照品溶液。照气相色谱法(通则 0521)试验,以聚乙二醇20000(PEG-20M)为固定相的毛细管色谱柱(柱长为 30m,柱内径为 0.32mm,膜厚度为 0.25µm);柱温为 150℃。分别吸取对照品溶液和供试品溶液各 1µl,注入气相色谱仪。供试品色谱中应呈现与对照品色谱峰保留时间相对应的色谱峰。

【检查】 崩解时限 照崩解时限检查法(通则 0921)检查,应在 1 小时内全部崩解。

其他 应符合片剂项下有关的各项规定(通则 0101)。

【含量测定】 朱砂 取重量差异项下的本品,研细,取约 0.7g,精密称定,置锥形瓶中,加硫酸 20ml 与硝酸钾 2g,加热至完全溶解后保持微沸 1 小时,放冷,加水 50ml,并加 1%高锰酸钾溶液至显粉红色,再滴加 2%硫酸亚铁溶液至红色消失后,加硫酸铁铵指示液 2ml,用硫氰酸铵滴定液(0.1mol/L)滴定。每 1ml 硫氰酸铵滴定液(0.1mol/L)相当于 11.63mg 的硫化汞(HgS)。

本品每片含朱砂以硫化汞(HgS)计,应为 32.0~44.0mg。

血竭 照高效液相色谱法(通则 0512)测定。

色谱条件与系统适用性试验 以十八烷基硅烷键合硅胶为填充剂;以乙腈-0.05mol/L 磷酸二氢钠溶液(45∶55)为流动相;检测波长为 440nm。理论板数按血竭素峰计算应不低于 3000。

对照品溶液的制备 取血竭素高氯酸盐对照品适量,精密称定,置棕色容量瓶中,加 10%磷酸甲醇溶液制成每 1ml 含 10µg 的溶液,即得(血竭素重量＝血竭素高氯酸盐重量/1.377)。

供试品溶液的制备 取本品 20 片,精密称定,研细,过五号筛,取约 0.5g,精密称定,置具塞棕色瓶中,精密加入 10%磷酸甲醇溶液 25ml,密塞,称定重量,超声处理(功率 220W,50kHz)20 分钟,取出,放冷,再称定重量,用 10%磷酸甲醇液补足减失重量,摇匀,滤过,取续滤液,即得。

测定法 分别精密吸取对照品溶液与供试品溶液各 20µl,注入液相色谱仪,测定,即得。

本品每片含血竭以血竭素(C₁₇H₁₄O₃)计,不得少于 60µg。

【功能与主治】 活血,散瘀,消肿,止痛。用于跌打损伤,外伤出血。

【用法与用量】 口服。一次 1~3 片,一日 3 次;亦可用酒送服。

【注意】 肝肾功能不全、造血系统疾病、孕妇及哺乳期妇女禁用;本品含朱砂,不宜长期服用;本品为处方药,须在医生指导下使用;服用本品应定期检查血、尿中汞离子浓度,检查肝、肾功能,如超过规定限度者立即停用。

【规格】 (1)素片 每片重 0.3g (2)薄膜衣片 每片重 0.31g

【贮藏】 密封。

跌 打 丸
Dieda Wan

【处方】

三七 64g		当归 32g	
白芍 48g		赤芍 64g	
桃仁 32g		红花 48g	
血竭 48g		北刘寄奴 32g	
烫骨碎补 32g		续断 320g	
苏木 48g		牡丹皮 32g	
乳香(制)48g		没药(制)48g	
姜黄 24g		醋三棱 48g	
防风 32g		甜瓜子 32g	
枳实(炒)32g		桔梗 32g	
甘草 48g		木通 32g	

煅自然铜 32g　　　　土鳖虫 32g

【制法】 以上二十四味,粉碎成细粉,过筛,混匀。每100g 粉末加炼蜜 100～120g 制成小蜜丸或大蜜丸,即得。

【性状】 本品为黑褐色至黑色的小蜜丸或大蜜丸;气微腥,味苦。

【鉴别】 (1)取本品,置显微镜下观察:花粉粒球形或椭圆形,直径约至 60μm,外壁有刺,具 3 个萌发孔(红花)。纤维束橙黄色,周围薄壁细胞含草酸钙方晶,形成晶纤维(苏木)。纤维束浅黄色,周围薄壁细胞含草酸钙方晶,形成晶纤维(甘草)。石细胞橙黄色,贝壳形,壁较厚,较宽的一边纹孔明显(桃仁)。种皮石细胞金黄色,类长方形,壁厚,深波状弯曲,层纹明显,彼此紧密嵌合(甜瓜子)。草酸钙方晶成片存在于薄壁组织中(枳实)。油管含金黄色分泌物,直径为 30μm(防风)。联结乳管直径 14～25μm,含淡黄色颗粒状物(桔梗)。非腺毛浅黄色至浅棕色,1～2 细胞(北刘寄奴)。体壁碎片黄色或棕红色,有圆形毛窝,直径 8～24μm,可见长短不一的刚毛(土鳖虫)。

(2)取本品 5g,剪碎,加甲醇 50ml,加热回流 1 小时,放冷,滤过,滤液蒸干,残渣加水 20ml 使溶解,用水饱和的正丁醇振摇提取 3 次,每次 30ml,合并正丁醇提取液,用氨试液洗涤 2 次,每次 20ml,再用正丁醇饱和的水 20ml 洗涤,取正丁醇液,蒸干,残渣加甲醇 1ml 使溶解,作为供试品溶液。另取三七皂苷 R_1 对照品、人参皂苷 Rb_1 对照品、人参皂苷 Rg_1 对照品,加甲醇制成每 1ml 各含 1mg 的混合溶液,作为对照品溶液。照薄层色谱法(通则 0502)试验,吸取供试品溶液 2μl、对照品溶液 1μl,分别点于同一硅胶 G 薄层板上,以三氯甲烷-乙酸乙酯-甲醇-水(15:40:22:10)10℃ 以下放置的下层溶液为展开剂,展开,取出,晾干,喷以 10% 硫酸乙醇溶液,在 105℃ 加热至斑点显色清晰。供试品色谱中,在与对照品色谱相应的位置上,日光下显相同颜色的斑点;置紫外光灯(365nm)下检视,显相同颜色的荧光斑点。

(3)取本品 5g,剪碎,加乙酸乙酯 20ml,加热回流 1 小时,放冷,滤过,滤液挥干,残渣加乙酸乙酯 1ml 使溶解,作为供试品溶液。另取当归对照药材 1g,同法制成对照药材溶液。照薄层色谱法(通则 0502)试验,吸取供试品溶液 2μl、对照药材溶液 1μl,分别点于同一硅胶 G 薄层板上,以环己烷-乙酸乙酯(9:1)为展开剂,展开,取出,晾干,置紫外光灯(365nm)下检视。供试品色谱中,在与对照药材色谱相应的位置上,显相同颜色的荧光主斑点。

【检查】 应符合丸剂项下有关的各项规定(通则 0108)。

【含量测定】 照高效液相色谱法(通则 0512)测定。

色谱条件与系统适用性试验 以十八烷基硅烷键合硅胶为填充剂;以乙腈-0.05mol/L 磷酸二氢钠溶液(49:51)为流动相;检测波长为 440nm。理论板数按血竭素峰计算应不低于 4000。

对照品溶液的制备 取血竭素高氯酸盐对照品适量,精密称定,加 3% 磷酸甲醇溶液制成每 1ml 含血竭素高氯酸盐

20μg 的溶液(相当于 14.52μg 的血竭素),即得。

供试品溶液的制备 取重量差异项下的本品,剪碎,取约2g,精密称定,精密加入 3% 磷酸甲醇溶液 25ml,密塞,称定重量,加热回流 30 分钟,放冷,再称定重量,用 3% 磷酸甲醇溶液补足减失的重量,摇匀,离心,取上清液,即得。

测定法 分别精密吸取对照品溶液与供试品溶液各10μl,注入液相色谱仪,测定,即得。

本品含血竭以血竭素($C_{17}H_{14}O_3$)计,小蜜丸每 1g 不得少于 0.10mg,大蜜丸每丸不得少于 0.30mg。

【功能与主治】 活血散瘀,消肿止痛。用于跌打损伤,筋断骨折,瘀血肿痛,闪腰岔气。

【用法与用量】 口服。小蜜丸一次 3g,大蜜丸一次 1丸,一日 2 次。

【注意】 孕妇禁用。

【规格】 (1)小蜜丸每 10 丸重 2g　(2)大蜜丸每丸重 3g

【贮藏】 密封。

跌打活血散
Dieda Huoxue San

【处方】

红花 120g	当归 60g
血竭 14g	三七 20g
烫骨碎补 60g	续断 60g
乳香(炒)60g	没药(炒)60g
儿茶 40g	大黄 40g
冰片 4g	土鳖虫 40g

【制法】 以上十二味,除冰片外,三七粉碎成细粉;其余红花等十味粉碎成细粉;将冰片研细,与上述粉末配研,过筛,混匀,即得。

【性状】 本品为红棕色至红褐色的粉末;气香,味微苦。

【鉴别】 (1)取本品,置显微镜下观察:不规则碎块淡黄色,半透明,渗出油滴,加热后油滴溶化,现正方形草酸钙结晶(没药)。不规则团块无色或淡黄色,表面及周围扩散出众多细小颗粒,久置溶化(乳香)。不规则块片血红色,周围液体显姜黄色,渐变红色(血竭)。花粉粒球形或椭圆形,直径约至60μm,外壁有刺,具 3 个萌发孔(红花)。草酸钙簇晶直径约至 45μm,存在于淡棕黄色皱缩薄壁细胞中,常数个排列成行(续断)。草酸钙簇晶大,直径 60～140μm(大黄)。体壁碎片黄色或棕红色,有圆形毛窝,直径 8～24μm,可见长短不一的刚毛(土鳖虫)。

(2)取本品 3g,加甲醇 25ml,超声处理 20 分钟,滤过,滤液蒸干,残渣用水 50ml 溶解,再加盐酸 5ml,水浴加热 30 分钟,立即冷却,转移至分液漏斗中,用乙醚振摇提取 2 次,每次20ml,合并乙醚液,挥干,残渣加乙酸乙酯 2ml 使溶解,作为供试品溶液。另取大黄对照药材 0.05g,同法制成对照药材

溶液;取当归对照药材 2g,加乙醚 15ml,浸渍 30 分钟,时时振摇,滤过,滤液挥干,残渣加乙酸乙酯 1ml 使溶解,作为对照药材溶液。照薄层色谱法(通则 0502)试验,吸取上述三种溶液各 2μl,分别点于同一硅胶 G 薄层板上,以石油醚(30～60℃)-甲酸乙酯-甲酸(15:5:1)的上层溶液为展开剂,展开,取出,晾干,置紫外光灯(365nm)下检视。供试品色谱中,在与当归对照药材色谱相应的位置上,显相同的蓝色荧光斑点;在与大黄对照药材色谱相应的位置上,显相同的橙黄色荧光斑点;置氨蒸气中熏后,在与大黄对照药材色谱相应的位置上,显相同的五个红色斑点。

(3)取本品 3g,加甲醇 20ml,浸渍 30 分钟,超声处理 15分钟,滤过,滤液作为供试品溶液。再取儿茶对照药材 1g,同法制成对照药材溶液。照薄层色谱法(通则 0502)试验,吸取上述两种溶液各 2μl,分别点于同一硅胶 G 薄层板上,以三氯甲烷-甲醇-甲酸(20:5:2)为展开剂,展开,取出,晾干,喷以 5% 香草醛硫酸溶液,在 105℃ 加热至斑点显色清晰。供试品色谱中,在与对照药材色谱相应的位置上,显相同颜色的斑点。

【检查】 应符合散剂项下有关的各项规定(通则 0115)。

【功能与主治】 舒筋活血,散瘀止痛。用于跌打损伤,瘀血疼痛,闪腰岔气。

【用法与用量】 口服,温开水或黄酒送服,一次 3g,一日2 次。外用,以黄酒或醋调敷患处。

【注意】 皮肤破伤处不宜敷;孕妇禁用。

【规格】 每袋(瓶)装 3g

【贮藏】 密封。

跌打镇痛膏

Dieda Zhentong Gao

【处方】
土鳖虫 48g	生草乌 48g
马钱子 48g	大黄 48g
降香 48g	两面针 48g
黄芩 48g	黄柏 48g
虎杖 15g	冰片 24g
薄荷素油 30g	樟脑 60g
水杨酸甲酯 60g	薄荷脑 30g

【制法】 以上十四味,马钱子炒后与土鳖虫、生草乌、大黄、降香、两面针、黄芩、黄柏、虎杖粉碎成细粉,将冰片、薄荷素油、樟脑、水杨酸甲酯、薄荷脑等混合,得混合油料;另加0.7～0.9 倍重的由橡胶、松香等组成的基质与上述的细粉、混合油料制成涂料,进行涂膏,切断,盖衬,切块,即得。

【性状】 本品为棕黑色的片状橡胶膏,久置后膏背面有轻微泛黄;气芳香。

【鉴别】 (1)取含膏量检查项下残留物,置显微镜下观察:纤维束鲜黄色,周围细胞含草酸钙方晶,形成晶纤维,含晶细胞壁木化增厚(黄柏)。紫红色纤维、晶纤维成束或单个散在,壁厚,均木化(降香)。韧皮纤维淡黄色,梭形,壁厚,孔沟细(黄芩)。草酸钙簇晶大,直径 20～140μm(大黄)。单细胞非腺毛形似纤维,多碎断,基部膨大似石细胞,木化(马钱子)。体壁碎片黄色或棕红色,有圆形毛窝,直径 8～24μm,可见长短不一的刚毛(土鳖虫)。

(2)取〔挥发油〕项下挥发油测定器中的液体,加乙酸乙酯10ml 振摇提取,分取乙酸乙酯液,作为供试品溶液。另取薄荷脑对照品、冰片对照品、水杨酸甲酯对照品和樟脑对照品,加无水乙醇制成每 1ml 分别含 8mg、7mg、17mg 和 17mg 的混合溶液,作为对照品溶液。照气相色谱法(通则 0521)试验,以聚乙二醇 20000(PEG -20M)为固定液,涂布浓度为10%,柱长为 2m,柱温为 150℃。分别吸取对照品溶液和供试品溶液各 1μl,注入气相色谱仪。供试品色谱中应呈现与对照品色谱峰保留时间相同的色谱峰。

【检查】 士的宁 取本品 5 片,除去盖衬,剪成小块,置具塞锥形瓶中,加 1mol/L 盐酸溶液 60ml,浸泡过夜,超声处理 20 分钟,滤过,滤液置分液漏斗中,加浓氨试液调节 pH 值至 9～10,用乙醚振摇提取 3 次(30ml,20ml,20ml),合并乙醚液,加无水硫酸钠脱水,滤过,滤液蒸干,残渣加三氯甲烷使溶解,移至 2ml 量瓶中,加三氯甲烷至刻度,摇匀,作为供试品溶液。另取士的宁对照品适量,精密称定,加三氯甲烷制成每1ml 含 6mg 的溶液,作为对照品溶液。照薄层色谱法(通则0502)试验,精密吸取上述两种溶液各 10μl,分别点于同一硅胶 G 薄层板上,以甲苯-丙酮-乙醇-浓氨试液(4:5:0.6:0.4)为展开剂,展开,取出,晾干,喷以稀碘化铋钾试液。供试品色谱中,在与对照品色谱相应的位置上出现的斑点,应小于对照品斑点。

乌头碱 取乌头碱对照品适量,精密称定,加三氯甲烷制成每 1ml 含 0.4mg 的溶液,作为对照品溶液。照薄层色谱法(通则 0502)试验,精密吸取对照品溶液与〔检查〕士的宁项下的供试品溶液各 10μl,分别点于同一用 2% 氢氧化钠溶液制备的硅胶 G 薄层板上,以乙醚-甲醇(60:1)为展开剂,展开,取出,晾干,碘蒸气显色。供试品色谱中,在与对照品色谱相应的位置上出现的斑点,应小于对照品斑点或不出现斑点。

含膏量 取本品 2 片,用乙醚作溶剂,依法(通则 0122 第一法)检查。每 100cm² 含膏量不得低于 3.0g。

其他 应符合贴膏剂项下橡胶膏剂有关的各项规定(通则 0122)。

【挥发油】 取本品 2 片,每片切取 50cm²,除去盖衬,剪碎,照挥发油测定法(通则 2204 甲法)测定,每 100cm² 不得少于 0.3ml。

【功能与主治】 活血止痛,散瘀消肿,祛风胜湿。用于急、慢性扭挫伤,慢性腰腿痛,风湿关节痛。

【用法与用量】 外用,贴患处。

【注意】 孕妇及皮肤过敏者慎用。

【规格】　每贴　(1)10cm×7cm　(2)10cm×400cm
【贮藏】　密封。

蛤蚧补肾胶囊

Gejie Bushen Jiaonang

【处方】
蛤蚧 13g	淫羊藿 80g
麻雀(干)50g	当归 80g
黄芪 60g	牛膝 80g
枸杞子 80g	锁阳 80g
党参 100g	肉苁蓉 70g
熟地黄 120g	续断 80g
杜仲 120g	山药 100g
茯苓 100g	菟丝子 80g
胡芦巴 60g	狗鞭 40g
鹿茸 3.6g	

【制法】　以上十九味，茯苓、胡芦巴、菟丝子、鹿茸、狗鞭与山药 50g 粉碎成细粉，其余蛤蚧等十三味与剩余的山药加水煎煮四次，第一次 2 小时，第二、三、四次各 3 小时，煎液滤过，滤液合并，浓缩至相对密度为 1.30～1.40(75℃)的稠膏，加入上述粉末，干燥，粉碎，混匀，装入胶囊，制成 1000 粒，即得。

【性状】　本品为硬胶囊，内容物为浅黄棕色至棕褐色的粉末；味微苦。

【鉴别】　(1)取本品，置显微镜下观察：不规则分枝状团块无色，遇水合氯醛试液溶化，菌丝无色或淡棕色，直径 4～6μm(茯苓)。种皮栅状细胞 2 列，内列较外列长，有光辉带(菟丝子)。

(2)取本品内容物 10g，加甲醇 30ml，加热回流 1 小时，放冷，滤过，滤液蒸干，残渣加水 20ml 使溶解，用乙醚振摇提取 2 次，每次 30ml，挥去乙醚液，残渣加甲醇 1ml 使溶解，作为供试品溶液。另取枸杞子对照药材 1g，同法制成对照药材溶液。照薄层色谱法(通则 0502)试验，吸取上述两种溶液各 10μl，分别点于同一硅胶 G 薄层板上，以二氯甲烷-乙酸乙酯-甲酸(9：1：0.5)为展开剂，展开，取出，晾干，置紫外光灯(365nm)下检视。供试品色谱中，在与对照药材色谱相应的位置上，显相同颜色的荧光主斑点。

(3)取本品内容物 15g，加甲醇 50ml，加热回流 1 小时，滤过，滤液蒸干，残渣加水 40ml 使溶解，加三氯甲烷振摇提取 3 次，每次 30ml，弃去三氯甲烷液，水溶液用水饱和的正丁醇振摇提取 4 次，每次 30ml，合并正丁醇液，用氨试液洗涤 3 次，每次 50ml，弃去氨洗液，再用正丁醇饱和的水 50ml 洗涤，弃去水洗液，正丁醇液蒸干，残渣加水 10ml 使溶解，通过 D101 型大孔吸附树脂柱(内径为 1.5cm，柱高为 12cm)，依次用水及 40％乙醇各 100ml 洗脱，弃去洗脱液，继用 70％乙醇

100ml 洗脱，收集洗脱液，蒸干，残渣加甲醇 1ml 使溶解，作为供试品溶液。另取黄芪甲苷对照品，加甲醇制成每 1ml 含 1mg 的溶液，作为对照品溶液。照薄层色谱法(通则 0502)试验，吸取供试品溶液 10μl、对照品溶液 2μl，分别点于同一硅胶 G 薄层板上，以三氯甲烷-甲醇-水(13：6：2)10℃以下放置的下层溶液为展开剂，展开，取出，晾干，喷以 10％硫酸乙醇溶液，在 105℃加热至斑点显色清晰。供试品色谱中，在与对照品色谱相应的位置上，显相同颜色的斑点。

【检查】　应符合胶囊剂项下有关的各项规定(通则 0103)。

【含量测定】　照高效液相色谱法(通则 0512)测定。

色谱条件与系统适用性试验　以十八烷基硅烷键合硅胶为填充剂；以乙腈-水(25：75)为流动相；检测波长为 270nm。理论板数按淫羊藿苷峰计算应不低于 8000。

对照品溶液的制备　取淫羊藿苷对照品适量，精密称定，加稀乙醇制成每 1ml 含 5μg 的溶液，即得。

供试品溶液的制备　取装量差异项下的本品内容物，研细，取约 0.5g，精密称定，置具塞锥形瓶中，精密加入稀乙醇 15ml，密塞，称定重量，加热回流 30 分钟，放冷，再称定重量，用稀乙醇补足减失重量，摇匀，滤过，取续滤液，即得。

测定法　分别精密吸取对照品溶液与供试品溶液各 20μl，注入液相色谱仪，测定，即得。

本品每粒含淫羊藿以淫羊藿苷($C_{33}H_{40}O_{15}$)计，不得少于 0.10mg。

【功能与主治】　壮阳益肾，填精补血。用于身体虚弱，真元不足，小便频数。

【用法与用量】　口服。一次 3～4 粒，一日 2～3 次。

【规格】　每粒装 0.5g

【贮藏】　密封。

蛤蚧定喘丸

Gejie Dingchuan Wan

【处方】
蛤蚧 11g	瓜蒌子 50g
紫菀 75g	麻黄 45g
醋鳖甲 50g	黄芩 50g
甘草 50g	麦冬 50g
黄连 30g	百合 75g
炒紫苏子 25g	石膏 25g
炒苦杏仁 50g	煅石膏 25g

【制法】　以上十四味，粉碎成细粉，过筛，混匀。每 100g 粉末用炼蜜 10～25g 加适量的水泛丸，干燥，制成水蜜丸；或加炼蜜 70～100g，制成小蜜丸或大蜜丸，即得。

【性状】　本品为棕色至棕黑色的水蜜丸、黑褐色的小蜜丸或大蜜丸；气微，味苦、甜。

【鉴别】　(1)取本品，置显微镜下观察：气孔特异，保卫细

胞侧面观呈哑铃状(麻黄)。肌肉纤维淡黄色,密布细密横纹,明暗相间,横纹呈平行的波峰状(蛤蚧)。韧皮纤维淡黄色,梭形,壁厚,孔沟细(黄芩)。纤维束鲜黄色,壁稍厚,纹孔明显(黄连)。

(2)取本品水蜜丸 1.3g,研碎;或取小蜜丸或大蜜丸 2g,剪碎,加硅藻土 1g,研匀。加在氧化铝柱(100～120 目,5g,内径为 2.0cm)上,用无水乙醇 50ml 洗脱,收集洗脱液,蒸干,残渣加乙醇 2ml 使溶解,滤过,滤液作为供试品溶液。另取黄连对照药材 50mg,加甲醇 5ml,超声处理 15 分钟,滤过,滤液作为对照药材溶液。再取盐酸小檗碱对照品,加甲醇制成每 1ml 含 0.5mg 的溶液,作为对照品溶液。照薄层色谱法(通则 0502)试验,吸取上述三种溶液各 1～2μl,分别点于同一硅胶 G 薄层板上,以甲苯-乙酸乙酯-甲醇-异丙醇-浓氨试液(12∶6∶3∶3∶1)为展开剂,置氨蒸气预饱和的展开缸内,展开,取出,晾干,置紫外光灯(365nm)下检视。供试品色谱中,在与对照药材色谱和对照品色谱相应的位置上,显相同的黄色荧光斑点。

(3)取本品水蜜丸 2g,研碎;或取小蜜丸或大蜜丸 3g,剪碎,加硅藻土 1.5g,研匀。加 50％甲醇 15ml,超声处理 20 分钟,滤过,滤液蒸干,残渣加甲醇 5ml 使溶解,作为供试品溶液。另取黄芩苷对照品,加甲醇制成每 1ml 含 1mg 的溶液,作为对照品溶液。照薄层色谱法(通则 0502)试验,吸取上述两种溶液各 4μl,分别点于同一硅胶 GF$_{254}$ 薄层板上,以乙酸乙酯-丁酮-醋酸-水(10∶7∶5∶3)的上层溶液为展开剂,展开,取出,晾干,置紫外光灯(254nm)下检视。供试品色谱中,在与对照品色谱相应的位置上,显相同颜色的斑点;喷以盐酸酸性 5％三氯化铁乙醇溶液,置日光下检视,显相同的灰褐色斑点。

(4)取本品水蜜丸 6g,研碎;或取小蜜丸或大蜜丸 9g,剪碎,加硅藻土 5g,研匀。置具塞锥形瓶中,加浓氨试液 1ml 与乙醚 30ml,放置 2 小时,时时轻摇,滤过,药渣用乙醚 20ml 分 3 次洗涤,滤过,合并滤液,加盐酸乙醇(1→20)混合溶液 1ml,摇匀,蒸干,残渣加甲醇 1ml 使溶解,滤过,滤液作为供试品溶液。另取盐酸麻黄碱对照品,加甲醇制成每 1ml 含 1mg 的溶液,作为对照品溶液。照薄层色谱法(通则 0502)试验,吸取上述两种溶液各 4μl,分别点于同一硅胶 G 薄层板上,以三氯甲烷-甲醇-浓氨试液(40∶7∶1)为展开剂,展开,取出,晾干,喷以茚三酮试液,在 80℃加热至斑点显色清晰。供试品色谱中,在与对照品色谱相应的位置上,显相同颜色的斑点。

【检查】 应符合丸剂项下有关的各项规定(通则 0108)。

【含量测定】 黄芩 照高效液相色谱法(通则 0512)测定。

色谱条件与系统适用性试验 以十八烷基硅烷键合硅胶为填充剂;以甲醇-水-磷酸(45∶55∶0.2)为流动相;检测波长为 276nm。理论板数按黄芩苷峰计算应不低于 5000。

对照品溶液的制备 取黄芩苷对照品适量,精密称定,加

70％乙醇制成每 1ml 含 50μg 的溶液,即得。

供试品溶液的制备 取本品水蜜丸,研细,取约 0.5g,精密称定;或取小蜜丸,剪碎,取约 0.8g,精密称定;或取重量差异项下的大蜜丸,剪碎,取约 0.8g,精密称定。置具塞锥形瓶中,精密加入 70％乙醇 50ml,称定重量,温浸 1 小时后加热回流 30 分钟,放冷,再称定重量,用 70％乙醇补足减失的重量,摇匀,滤过,取续滤液,即得。

测定法 分别精密吸取对照品溶液与供试品溶液各 10μl,注入液相色谱仪,测定,即得。

本品含黄芩以黄芩苷(C$_{21}$H$_{18}$O$_{11}$)计,水蜜丸每 1g 不得少于 3.0mg;小蜜丸每 1g 不得少于 3.3mg;大蜜丸每丸不得少于 30.0mg。

麻黄 照高效液相色谱法(通则 0512)测定。

色谱条件与系统适用性试验 以十八烷基硅烷键合硅胶为填充剂;以乙腈-0.1％磷酸溶液(10∶90)为流动相;检测波长为 207nm。理论板数按盐酸麻黄碱峰计算应不低于 5000。

对照品溶液的制备 取盐酸麻黄碱对照品适量,精密称定,加流动相制成每 1ml 含 5μg 的溶液,即得。

供试品溶液的制备 取本品水蜜丸,研细,取约 2g,精密称定;或取小蜜丸,剪碎,取约 2g,精密称定;或取重量差异项下大蜜丸,剪碎,取约 2g,精密称定,置 1000ml 圆底烧瓶中,加 20％氢氧化钠溶液 120ml,摇匀,加氯化钠 7.5g,超声处理(功率 320W,频率 40kHz)10 分钟,蒸馏,用预先盛有 0.5mol/L盐酸溶液 5ml 的 100ml 量瓶收集蒸馏液近 95ml,放冷,加水至刻度,摇匀,超声处理(功率 320W,频率 40kHz)10 分钟,滤过,取续滤液,即得。

测定法 分别精密吸取对照品溶液和供试品溶液各 20μl,注入液相色谱仪,测定,即得。

本品含麻黄以盐酸麻黄碱(C$_{10}$H$_{15}$NO·HCl)计,水蜜丸每 1g 不得少于 0.30mg;小蜜丸每 1g 不得少于 0.25mg;大蜜丸每丸不得少于 2.3mg。

【功能与主治】 滋阴清肺,止咳平喘。用于肺肾两虚,阴虚肺热所致的虚劳久咳、年老哮喘、气短烦热、胸满郁闷、自汗盗汗。

【用法与用量】 口服。水蜜丸一次 5～6g,小蜜丸一次 9g,大蜜丸一次 1 丸,一日 2 次。

【规格】 (1)小蜜丸每 60 丸重 9g (2)大蜜丸每丸重 9g

【贮藏】 密封。

蛤蚧定喘胶囊
Gejie Dingchuan Jiaonang

【处方】	蛤蚧 28.2g	炒紫苏子 64.1g
	瓜蒌子 128.2g	炒苦杏仁 128.2g
	麻黄 115.4g	石膏 64.1g

甘草 128.2g	紫菀 192.3g
醋鳖甲 128.2g	黄芩 128.2g
麦冬 128.2g	黄连 76.9g
百合 192.3g	煅石膏 64.1g

【制法】 以上十四味,取麻黄粉碎成细粉;蛤蚧 19.7g、黄芩 89.7g、黄连 53.8g、煅石膏 44.8g 粉碎成细粉,剩余的蛤蚧、黄芩、黄连、煅石膏与其余甘草等九味加水煎煮二次,每次 3 小时,合并煎液,滤过,滤液合并,浓缩至相对密度为 1.16～1.20(80℃)的清膏,干燥,粉碎,与上述细粉混匀,加入滑石粉、明胶及淀粉适量,制粒,干燥,装入胶囊,制成 1000 粒,即得。

【性状】 本品为硬胶囊,内容物为黄棕色至棕色的颗粒与粉末;味苦。

【鉴别】 (1)取本品,置显微镜下观察:气孔特异,保卫细胞侧面观呈哑铃状(麻黄)。肌肉纤维淡黄色,密布细密横纹,明暗相间,横纹呈平行的波峰状(蛤蚧)。纤维束鲜黄色,壁稍厚,纹孔明显(黄连)。韧皮纤维淡黄色,梭形,壁厚,孔沟细(黄芩)。

(2)取本品内容物 0.5g,加甲醇 10ml,加热回流 15 分钟,放冷,滤过,滤液蒸干,残渣加甲醇 5ml 使溶解,滤过,滤液作为供试品溶液。另取黄连对照药材 50mg,加甲醇 5ml,同法制成对照药材溶液。再取盐酸小檗碱对照品,加甲醇制成每 1ml 含 0.5mg 的溶液,作为对照品溶液。照薄层色谱法(通则 0502)试验,吸取供试品溶液 3～5μl、对照药材溶液与对照品溶液各 1～2μl,分别点于同一硅胶 G 薄层板上,以甲苯-乙酸乙酯-甲醇-异丙醇-浓氨试液(12：6：3：3：1)为展开剂,置氨蒸气预饱和的展开缸内,展开,取出,晾干,置紫外光灯(365nm)下检视。供试品色谱中,在与对照药材色谱和对照品色谱相应的位置上,显相同颜色的荧光斑点。

(3)取黄芩苷对照品,加甲醇制成每 1ml 含 1mg 的溶液,作为对照品溶液。照薄层色谱法(通则 0502)试验,吸取〔鉴别〕(2)项下的供试品溶液及上述对照品溶液各 5μl,分别点于同一硅胶 G 薄层板上,以乙酸乙酯-丁酮-醋酸-水(10：7：5：3)的上层溶液为展开剂,展开,取出,晾干,喷以 1％三氯化铁乙醇溶液,置日光下检视。供试品色谱中,在与对照品色谱相应的位置上,显相同颜色的斑点。

(4)取本品内容物 0.5g,加浓氨试液 1ml 与乙醚 30ml,放置 2 小时,时时轻摇,滤过,药渣用乙醚 20ml 分 3 次洗涤,滤过,合并滤液,加盐酸乙醇(1→20)混合溶液 1ml,摇匀,蒸干,残渣加甲醇 1ml 使溶解,作为供试品溶液。另取盐酸麻黄碱对照品,加甲醇制成每 1ml 含 1mg 的溶液,作为对照品溶液。照薄层色谱法(通则 0502)试验,吸取上述两种溶液各 4μl,分别点于同一硅胶 G 薄层板上,以三氯甲烷-甲醇-浓氨试液(40：7：1)为展开剂,展开,取出,晾干,喷以茚三酮试液,在 80℃加热至斑点显色清晰,置日光下检视。供试品色谱中,在与对照品色谱相应的位置上,显相同颜色的斑点。

【检查】 应符合胶囊剂项下有关的各项规定(通则 0103)。

【含量测定】 黄芩 照高效液相色谱法(通则 0512)测定。

色谱条件与系统适用性试验 以十八烷基硅烷键合硅胶为填充剂;以甲醇-水-磷酸(45：55：0.2)为流动相;检测波长为 276nm。理论板数按黄芩苷峰计算应不低于 4000。

对照品溶液的制备 取黄芩苷对照品适量,精密称定,加 70％乙醇制成每 1ml 含 50μg 的溶液,即得。

供试品溶液的制备 取装量差异项下的本品内容物,研细,取约 0.12g,精密称定,置具塞锥形瓶中,精密加入 70％乙醇 50ml,称定重量,温浸 1 小时后加热回流 30 分钟,放冷,再称定重量,用 70％乙醇补足减失的重量,摇匀,滤过,取续滤液,即得。

测定法 分别精密吸取对照品溶液与供试品溶液各 10μl,注入液相色谱仪,测定,即得。

本品每粒含黄芩以黄芩苷($C_{21}H_{18}O_{11}$)计,不得少于 9.5mg。

麻黄 照高效液相色谱法(通则 0512)测定。

色谱条件与系统适用性试验 以十八烷基硅烷键合硅胶为填充剂;以乙腈-0.1％磷酸溶液(5：95)为流动相;检测波长为 207nm。理论板数按盐酸麻黄碱峰计算应不低于 8000。

对照品溶液的制备 取盐酸麻黄碱对照品、盐酸伪麻黄碱对照品适量,精密称定,加流动相制成每 1ml 含盐酸麻黄碱 20μg、盐酸伪麻黄碱 10μg 的混合溶液,即得。

供试品溶液的制备 取装量差异项下的本品内容物,研细,取约 0.25g,精密称定,置具塞锥形瓶中,精密加入 1.44％磷酸溶液 50ml,称定重量,超声处理(功率 600W,频率 40kHz)30 分钟,放冷,再称定重量,用 1.44％磷酸溶液补足减失的重量,摇匀,滤过,取续滤液,即得。

测定法 分别精密吸取对照品溶液 5μl 与供试品溶液 10μl,注入液相色谱仪,测定,即得。

本品每粒含麻黄以盐酸麻黄碱($C_{10}H_{15}NO·HCl$)和盐酸伪麻黄碱($C_{10}H_{15}NO·HCl$)的总量计,不得少于 1.2mg。

【功能与主治】 滋阴清肺,止咳平喘。用于肺肾两虚、阴虚肺热所致的虚劳咳喘、气短胸满、自汗盗汗。

【用法与用量】 口服。一次 3 粒,一日 2 次,或遵医嘱。

【规格】 每粒装 0.5g

【贮藏】 密封。

喉咽清口服液
Houyanqing Koufuye

【处方】

土牛膝 250g	马兰草 143g
车前草 71g	天名精 36g

【制法】 以上四味,加水煎煮二次,滤过,滤液合并,滤液浓缩成清膏。取单糖浆,与上述清膏合并,搅匀,冷却,备用;另取薄荷脑、苯甲酸钠、香精适量,加于上述药液中,加水至

1000ml,搅匀,静置,滤过,灌封,即得。

【性状】 本品为棕褐色的液体;味甜、微苦,具清凉感。

【鉴别】 （1）取本品 20ml,用乙醚振摇提取 2 次,每次 5ml,弃去乙醚液,水溶液用正丁醇 10ml 振摇提取,分取正丁醇液,浓缩至约 2ml,作为供试品溶液。另取土牛膝对照药材 5g,加水 150ml,煎煮 30 分钟,放冷,滤过,滤液浓缩至约 20ml,放冷,自"用乙醚振摇提取 2 次"起,同法制成对照药材溶液。照薄层色谱法（通则 0502）试验,吸取上述两种溶液各 10μl,分别点于同一硅胶 G 薄层板上,以乙酸乙酯-乙醇（4:1）为展开剂,展开,取出,晾干,喷以香草醛硫酸乙醇溶液（取香草醛 3g,加乙醇 100ml,再加硫酸 2ml,摇匀）,在 105℃加热至斑点显色清晰,置日光下检视。供试品色谱中,在与对照药材色谱相应的位置上,显相同颜色的斑点。

（2）取本品 20ml,用乙酸乙酯振摇提取 2 次,每次 20ml,合并乙酸乙酯液,蒸干,残渣加无水乙醇 1ml 使溶解,作为供试品溶液。另取马兰草对照药材 3g,加水约 150ml,煎煮 30 分钟,放冷,滤过,滤液浓缩至 20ml,放冷,自"用乙酸乙酯振摇提取 2 次"起,同法制成对照药材溶液。照薄层色谱法（通则 0502）试验,吸取上述两种溶液各 10μl,分别点于同一硅胶 G 薄层板上,以石油醚（60~90℃）-甲苯-乙酸乙酯-甲酸-水（10:10:10:1:1）的上层溶液为展开剂,展开,取出,晾干,置紫外光灯（365nm）下检视。供试品色谱中,在与对照药材色谱相应的位置上,显相同颜色的荧光斑点。

（3）取天名精对照药材 1g,照〔鉴别〕（2）项下对照药材溶液的制备方法,同法制成对照药材溶液。照薄层色谱法（通则 0502）试验,吸取〔鉴别〕（2）项下的供试品溶液与上述对照药材溶液各 10μl,分别点于同一硅胶 G 薄层板上,以甲苯-乙醇（9:1）为展开剂,展开,取出,晾干,喷以香草醛硫酸乙醇溶液,在 105℃加热至斑点显色清晰,置日光下检视。供试品色谱中,在与对照药材色谱相应的位置上,显相同颜色的斑点。

【检查】 **相对密度** 应不低于 1.06（通则 0601）。

pH 值 应为 4.5~6.0（通则 0631）。

其他 应符合合剂项下有关的各项规定（通则 0181）。

【含量测定】 照高效液相色谱法（通则 0512）测定。

色谱条件与系统适用性试验 以十八烷基硅烷键合硅胶为填充剂;以乙腈-甲醇-0.5%冰醋酸溶液（45:45:10）为流动相;检测波长为 210nm。理论板数按齐墩果酸峰计算应不低于 3000。

对照品溶液的制备 取齐墩果酸对照品适量,精密称定,加甲醇制成每 1ml 含 0.5mg 的溶液,即得。

供试品溶液的制备 精密量取本品 25ml,置 50ml 量瓶中,加无水乙醇至刻度,摇匀,离心,精密量取上清液 25ml,加盐酸 3ml,加热回流 1 小时,冷却,转移至分液漏斗中,用石油醚（60~90℃）振摇提取 6 次,每次 20ml,合并石油醚液,回收溶剂至干,残渣加甲醇适量使溶解,转移至 10ml 量瓶中,加甲醇至刻度,摇匀,滤过,取续滤液,即得。

测定法 分别精密吸取对照品溶液与供试品溶液各

10μl,注入液相色谱仪,测定,即得。

本品每 1ml 含土牛膝以齐墩果酸（$C_{30}H_{48}O_3$）计,不得少于 0.20mg。

【功能与主治】 清热解毒,利咽止痛。用于肺胃实热所致的咽部红肿、咽痛、发热、口渴、便秘;急性扁桃体炎、急性咽炎见上述证候者。

【用法与用量】 口服。一次 10~20ml,一日 3 次;小儿酌减或遵医嘱。

【注意】 忌食辛辣、油腻、厚味食物。

【规格】 每支装 10ml

【贮藏】 密封,置阴凉处。

喉 疾 灵 片

Houjiling Pian

【处方】

人工牛黄 9.1g	板蓝根 150g
诃子肉 125g	桔梗 150g
猪牙皂 25g	连翘 125g
天花粉 250g	珍珠层粉 9.1g
广东土牛膝 150g	冰片 9.1g
山豆根 250g	了哥王 250g

【制法】 以上十二味,冰片研细,人工牛黄及珍珠层粉分别过筛;诃子肉粉碎成细粉;其余板蓝根等八味加水煎煮二次,每次 2 小时,滤过,合并滤液,滤液浓缩成相对密度为 1.15~1.18（85~95℃）的清膏,加乙醇使含醇量达 63%,搅匀,静置过夜,滤过,滤渣用 75%乙醇洗涤,滤过,合并滤液,回收乙醇并浓缩成稠膏,加入诃子肉细粉,混匀,干燥,粉碎,过筛,加入人工牛黄、珍珠层粉及羧甲淀粉钠、淀粉适量,混匀,制粒,干燥。加入冰片细粉,加硬脂酸镁及二氧化硅适量,混匀,压制成 1000 片,包糖衣或薄膜衣,即得。

【性状】 本品为糖衣片或薄膜衣片,除去包衣后显棕色至棕褐色;气芳香,味苦。

【鉴别】 （1）取本品 4 片,除去包衣,研细,加甲醇 10ml,超声处理 10 分钟,滤过,滤液浓缩至 2ml,作为供试品溶液。另取人工牛黄对照药材 10mg,加甲醇 1ml,振摇,静置,取上清液作为对照药材溶液。照薄层色谱法（通则 0502）试验,吸取上述两种溶液各 1~2μl,分别点于同一硅胶 G 薄层板上,以二氯甲烷-乙酸乙酯-甲酸（5:5:1）为展开剂,展开,取出,晾干,喷以 10%硫酸乙醇溶液,在 105℃加热至斑点显色清晰,置紫外光灯（365nm）下检视。供试品色谱中,在与对照药材色谱相应的位置上,显相同颜色的荧光斑点。

（2）取没食子酸对照品,加乙醇制成每 1ml 含 1mg 的溶液,作为对照品溶液。照薄层色谱法（通则 0502）试验,吸取〔鉴别〕（1）项下的供试品溶液及上述对照品溶液各 2~5μl,分别点于同一硅胶 G 薄层板上,以二氯甲烷-乙酸乙酯-甲酸(7:5:1)为展开剂,展开,取出,晾干,喷以 2%三氯化铁乙醇溶液,置日光下检视。供试品色谱中,在与对照品色谱相应的位置上,显相同颜色的斑点。

(3)取本品 4 片,除去包衣,研细,加乙酸乙酯 20ml,超声处理 10 分钟,滤过,滤液挥干,残渣加甲醇 1ml 使溶解,作为供试品溶液。另取冰片对照品,加甲醇制成每 1ml 含 1mg 的溶液,作为对照品溶液。照薄层色谱法(通则 0502)试验,吸取上述两种溶液各 1μl,分别点于同一硅胶 G 薄层板上,以石油醚(60~90℃)-乙酸乙酯(10:1)为展开剂,展开,取出,晾干,喷以 5%磷钼酸乙醇溶液,在 105℃加热至斑点显色清晰,置日光下检视。供试品色谱中,在与对照品色谱相应的位置上,显相同颜色的斑点。

(4)取了哥王对照药材 0.5g,加甲醇 10ml,超声处理 10 分钟,滤过,滤液浓缩至 2ml,作为对照药材溶液。照薄层色谱法(通则 0502)试验,吸取〔鉴别〕(1)项下的供试品溶液及上述对照药材溶液各 3μl,分别点于同一硅胶 G 薄层板上,以石油醚(60~90℃)-乙酸乙酯-甲酸(6:5:1)为展开剂,展开,取出,晾干,置紫外光灯(365nm)下检视。供试品色谱中,在与对照药材色谱相应的位置上,显相同颜色的荧光斑点。

【检查】 应符合片剂项下有关的各项规定(通则 0101)。

【含量测定】 照高效液相色谱法(通则 0512)测定。

色谱条件与系统适用性试验 以十八烷基硅烷键合硅胶为填充剂;以乙腈-0.05%三乙胺溶液(用磷酸调节 pH 值至 7.0)(18:82)为流动相;检测波长为 220nm。理论板数按苦参碱峰计算应不低于 3000。

对照品溶液的制备 取苦参碱对照品适量,精密称定,加甲醇制成每 1ml 含 50μg 的溶液,即得。

供试品溶液的制备 取本品 20 片,除去包衣,精密称定,研细,取约 0.25g,精密称定,置具塞锥形瓶中,加浓氨试液 1ml 使润湿,精密加入三氯甲烷 25ml,密塞,称定重量,超声处理(功率 100W,频率 40kHz)30 分钟,放冷,再称定重量,用三氯甲烷补足减失的重量,摇匀,分取三氯甲烷液,用铺有少量无水硫酸钠的滤纸滤过,弃去初滤液,精密量取续滤液 10ml,蒸干,残渣加无水乙醇适量使溶解,转移至 10ml 量瓶中,加无水乙醇至刻度,摇匀,滤过,取续滤液,即得。

测定法 分别精密吸取对照品溶液与供试品溶液各 10μl,注入液相色谱仪,测定,即得。

本品每片含山豆根以苦参碱($C_{15}H_{24}N_2O$)计,不得少于 0.50mg。

【功能与主治】 清热解毒,散肿止痛。用于热毒内蕴所致的两腮肿痛、咽部红肿、咽痛;腮腺炎、扁桃体炎、急性咽炎、慢性咽炎急性发作及一般喉痛见上述证候者。

【用法与用量】 口服。一次 2~3 片,一日 2~4 次。

【注意】 孕妇慎用。

【规格】 (1)糖衣片(片心重 0.30g) (2)薄膜衣片 每片重 0.32g

【贮藏】 密封。

喉疾灵胶囊
Houjiling Jiaonang

【处方】 人工牛黄 9.1g   板蓝根 150g
河子肉 125g   桔梗 150g
猪牙皂 25g   连翘 125g
天花粉 250g   珍珠层粉 9.1g
广东土牛膝 150g   冰片 9.1g
山豆根 250g   了哥王 250g

【制法】 以上十二味,冰片研细,与人工牛黄及珍珠层粉混匀;河子肉粉碎成细粉;其余板蓝根等八味加水煎煮二次,每次 2 小时,滤过,合并滤液,滤液浓缩至相对密度为 1.15~1.18(85~95℃)的稠膏,加乙醇使含醇量为 63%,搅匀,静置过夜,滤过,滤渣用 75%乙醇洗涤,滤过,合并滤液,回收乙醇并浓缩至稠膏,加入河子肉粉,混匀,干燥,粉碎,过筛,加入其余粉末,混匀,装入胶囊,制成 1000 粒,即得。

【性状】 本品为硬胶囊,内容物为棕色至棕褐色的粉末;气芳香,味苦。

【鉴别】 (1)取本品内容物 1g,加甲醇 10ml,超声处理 10 分钟,滤过,滤液浓缩至 2ml,作为供试品溶液。另取人工牛黄对照药材 10mg,加甲醇 1ml,振摇,静置,取上清液作为对照药材溶液。照薄层色谱法(通则 0502)试验,吸取上述两种溶液各 1~2μl,分别点于同一硅胶 G 薄层板上,以二氯甲烷-乙酸乙酯-甲酸(5:5:1)为展开剂,展开,取出,晾干,喷以 10%硫酸乙醇溶液,在 105℃加热至斑点显色清晰,置紫外光灯(365nm)下检视。供试品色谱中,在与对照药材色谱相应的位置上,显相同颜色的荧光主斑点。

(2)取了哥王对照药材 0.5g,加甲醇 10ml,超声处理 10 分钟,滤过,滤液浓缩至 2ml,作为对照药材溶液。照薄层色谱法(通则 0502)试验,吸取〔鉴别〕(1)项下的供试品溶液及上述对照药材溶液各 3μl,分别点于同一硅胶 G 薄层板上,以石油醚(60~90℃)-乙酸乙酯-甲酸(6:5:1)为展开剂,展开,取出,晾干,置紫外光灯(365nm)下检视。供试品色谱中,在与对照药材色谱相应的位置上,显相同颜色的荧光斑点。

(3)取没食子酸对照品,加乙醇制成每 1ml 含 1mg 的溶液,作为对照品溶液。照薄层色谱法(通则 0502)试验,吸取〔鉴别〕(1)项下的供试品溶液及上述对照品溶液各 2~5μl,分别点于同一硅胶 G 薄层板上,以二氯甲烷-乙酸乙酯-甲酸(7:5:1)为展开剂,展开,取出,晾干,喷以 2%三氯化铁乙醇溶液。供试品色谱中,在与对照品色谱相应的位置上,显相同颜色的斑点。

(4)取本品内容物 1g,加乙酸乙酯 20ml,超声处理 10 分钟,滤过,滤液挥干,残渣加甲醇 1ml 使溶解,作为供试品溶液。另取冰片对照品,加甲醇制成每1ml含1mg的溶液作为对照品溶液。照薄层色谱法(通则0502)试验,吸取上述两种溶液各1μl,分别点于同一硅胶G薄层板上,以石油醚(60～90℃)-乙酸乙酯(10∶1)为展开剂,展开,取出,晾干,喷以5%磷钼酸乙醇溶液,在105℃加热至斑点显色清晰。供试品色谱中,在与对照品色谱相应的位置上,显相同颜色的斑点。

【检查】 应符合胶囊剂项下有关的各项规定(通则0103)。

【含量测定】 照高效液相色谱法(通则0512)测定。

色谱条件与系统适用性试验 以十八烷基硅烷键合硅胶为填充剂;以乙腈-0.05%三乙胺溶液(用磷酸调节pH值至7.0)(18∶82)为流动相;检测波长为220nm。理论板数按苦参碱峰计算应不低于3000。

对照品溶液的制备 取苦参碱对照品适量,精密称定,加甲醇制成每1ml含50μg的溶液,即得。

供试品溶液的制备 取装量差异项下的本品内容物,研细,取约0.25g,精密称定,置具塞锥形瓶中,加浓氨试液1ml使湿润,精密加入三氯甲烷25ml,密塞,称定重量,超声处理(功率100W,频率40kHz)30分钟,放冷,再称定重量,用三氯甲烷补足减失的重量,摇匀,分取三氯甲烷液,用铺有少量无水硫酸钠的滤纸滤过,弃去初滤液,精密量取续滤液10ml,蒸干,残渣加无水乙醇适量使溶解,转移至10ml量瓶中,加无水乙醇至刻度,摇匀,滤过,取续滤液,即得。

测定法 分别精密吸取对照品溶液与供试品溶液各10μl,注入液相色谱仪,测定,即得。

本品每粒含山豆根以苦参碱($C_{15}H_{24}N_2O$)计,不得少于0.50mg。

【功能与主治】 清热解毒,散肿止痛。用于热毒内蕴所致的两腮肿痛、咽部红肿、咽痛;腮腺炎、扁桃体炎、急性咽炎、慢性咽炎急性发作及一般喉痛见上述证候者。

【用法与用量】 口服。一次3～4粒,一日3次。

【注意】 孕妇慎服。

【规格】 每粒装0.25g

【贮藏】 密封。

注:广东土牛膝　为菊科植物华泽兰 *Eupatorium chinense* L. 的干燥根。

锁阳固精丸
Suoyang Gujing Wan

【处方】

锁阳20g	肉苁蓉(蒸)25g		
制巴戟天30g	补骨脂(盐炒)25g		
菟丝子20g	杜仲(炭)25g		
八角茴香25g	韭菜子20g		
芡实(炒)20g	莲子20g		
莲须25g	煅牡蛎20g		
龙骨(煅)20g	鹿角霜20g		
熟地黄56g	山茱萸(制)17g		
牡丹皮11g	山药56g		
茯苓11g	泽泻11g		
知母4g	黄柏4g		
牛膝20g	大青盐25g		

【制法】 以上二十四味,粉碎成细粉,过筛,混匀。每100g粉末用炼蜜30～40g加适量的水泛丸,干燥,用玉米朊包衣,晾干,制成水蜜丸;或加炼蜜110～130g制成小蜜丸或大蜜丸,即得。

【性状】 本品为棕褐色至黑褐色的水蜜丸、小蜜丸或大蜜丸;气微,味苦。

【鉴别】 (1)取本品,置显微镜下观察:不规则分枝状团块无色,遇水合氯醛试液溶化;菌丝无色或淡棕色,直径4～6μm(茯苓)。种皮栅状细胞2列,内列较外列长,有光辉带(菟丝子)。种皮石细胞表面观类多角形,壁极厚,波状弯曲,胞腔分枝状,内含棕黑色物(八角茴香)。石细胞稍分枝或似纤维状(巴戟天)。纤维束鲜黄色,周围细胞含草酸钙方晶,形成晶纤维,含晶细胞的壁木化增厚(黄柏)。木纤维成束,壁较薄,非木化,纹孔斜裂缝状、人字状或十字状(牛膝)。橡胶丝呈条状或扭曲成团,表面显颗粒性(杜仲)。薄壁组织灰棕色至黑棕色,细胞多皱缩,内含棕色核状物(熟地黄)。薄壁细胞类圆形,有椭圆形纹孔,集成纹孔群;内皮层细胞垂周壁波状弯曲,较厚,木化,有稀疏细孔沟(泽泻)。草酸钙针晶束存在于黏液细胞中,长80～240μm,针晶直径2～5μm(山药)。草酸钙针晶成束或散在,长26～110μm(知母)。果皮表皮细胞橙黄色,表面观类多角形,垂周壁连珠状增厚(山茱萸)。不规则块片半透明,边缘折光较强,表面有纤细短纹理和小孔及狭细裂隙(鹿角霜)。

(2)取本品水蜜丸6g,研碎;或取小蜜丸、大蜜丸9g,剪碎,加硅藻土5g,研匀。加石油醚(60～90℃)30ml,加热回流30分钟,滤过,药渣挥尽溶剂,加乙酸乙酯30ml,加热回流30分钟,滤过,滤液蒸干,残渣加乙酸乙酯1ml使溶解,作为供试品溶液。另取补骨脂对照药材0.2g,同法制成对照药材溶液。再取补骨脂素对照品、异补骨脂素对照品,加乙酸乙酯制成每1ml各含1mg的混合溶液,作为对照品溶液。照薄层色谱法(通则0502)试验,吸取供试品溶液及对照药材溶液各10μl,对照品溶液5μl,分别点于同一硅胶G薄层板上,以石油醚(60～90℃)-三氯甲烷-乙醚(5∶5∶1)为展开剂,展开,取出,晾干,置紫外光灯(365nm)下检视。供试品色谱中,在与对照药材色谱和对照品色谱相应的位置上,显相同颜色的荧光斑点。

(3)取本品水蜜丸6g,研碎;或取小蜜丸、大蜜丸9g,剪碎,加硅藻土6g,研匀。加乙醚30ml,加热回流1小时,滤过,滤液挥去乙醚,残渣加丙酮1ml使溶解,作为供试品溶液。另取丹皮酚对照品,加丙酮制成每1ml含1mg的溶液,作为对照溶液。照薄层色谱法(通则0502)试验,吸取供试品溶液

10～20μl、对照品溶液 5μl,分别点于同一硅胶 G 薄层板上,以环己烷-乙酸乙酯(3:1)为展开剂,展开,取出,晾干,喷以盐酸酸性 5%三氯化铁乙醇溶液,加热至斑点显色清晰。供试品色谱中,在与对照品色谱相应的位置上,显相同的蓝褐色斑点。

(4)取本品水蜜丸 6g,研碎;或取小蜜丸、大蜜丸 9g,剪碎。加甲醇 30ml,超声处理 30 分钟,滤过,滤液蒸干,残渣加甲醇 5ml,滤过,滤液作为供试品溶液。另取黄柏对照药材 0.1g,同法制成对照药材溶液。再取盐酸小檗碱对照品,加甲醇制成每 1ml 含 0.5mg 的溶液,作为对照品溶液。照薄层色谱法(通则 0502)试验,吸取供试品溶液 2μl、对照品溶液及对照药材溶液各 1μl,分别点于同一硅胶 G 薄层板上,以甲苯-异丙醇-乙酸乙酯-甲醇-浓氨试液(12:3:6:3:1)为展开剂,置氨蒸气预饱和的展开缸内,展开,取出,晾干,置紫外光灯(365nm)下检视。供试品色谱中,在与对照药材色谱和对照品色谱相应的位置上,显相同的黄色荧光斑点。

【检查】 应符合丸剂项下有关的各项规定(通则 0108)。

【功能与主治】 温肾固精。用于肾阳不足所致的腰膝酸软、头晕耳鸣、遗精早泄。

【用法与用量】 口服。水蜜丸一次 6g,小蜜丸一次 9g,大蜜丸一次 1 丸,一日 2 次。

【规格】 (1)水蜜丸每 100 丸重 10g (2)小蜜丸每 100 丸重 20g (3)大蜜丸每丸重 9g

【贮藏】 密封。

筋 痛 消 酊
Jintongxiao Ding

【处方】

乳香(制)9.6g	没药(制)9.6g
大黄 3.8g	红花 5.6g
煅自然铜 9.6g	三七 5.6g
血竭 9.6g	川芎 9.6g
郁金 3.8g	当归 15.4g
栀子 3.8g	刘寄奴 9.6g
紫荆皮 15.4g	儿茶 5.6g
白芷 3.8g	肉桂 5.6g
防风 3.8g	木香 3.8g
香附 9.6g	厚朴 5.6g
小茴香 5.6g	制川乌 2.0g
制草乌 2.0g	浙贝母 5.6g
天南星(制)5.6g	木瓜 9.6g
樟脑 20.0g	冰片 20.0g
木鳖子 5.6g	羌活 9.6g
陈皮 3.8g	

【制法】 以上三十一味,除冰片、樟脑外,其余乳香(制)等二十九味粉碎成中粉,用 70%乙醇作溶剂,浸渍 48 小时,缓缓渗漉,收集渗漉液 900ml,加入冰片、樟脑,搅拌,使完全溶解,加 70%乙醇使成 1000ml,搅匀,滤过,分装,即得。

【性状】 本品为深红棕色的澄清液体;气香。

【鉴别】 (1)取大黄素对照品,加乙醇制成每 1ml 含 0.1mg 的溶液,作为对照品溶液。照薄层色谱法(通则 0502)试验,吸取本品 10μl、对照品溶液 1μl,分别点于同一硅胶 G 薄层板上,以石油醚(60～90℃)-正己烷-甲酸乙酯-甲酸-水(2:6:3:0.2:1)的上层溶液为展开剂,展开,取出,晾干,分别置日光和紫外光灯(365nm)下检视。供试品色谱中,在与对照品色谱相应的位置上,显相同颜色的斑点或荧光斑点。

(2)取当归对照药材 0.15g、川芎对照药材 0.1g,分别加石油醚(60～90℃)5ml,超声处理 10 分钟,放置,取上清液作为对照药材溶液。照薄层色谱法(通则 0502)试验,吸取本品 2μl、当归对照药材溶液 3μl、川芎对照药材溶液 4μl,分别点于同一硅胶 G 薄层板上,以正己烷-乙酸乙酯-甲醇(12:0.4:0.4)为展开剂,展开,取出,晾干,置紫外光灯(365nm)下检视。供试品色谱中,在与对照药材色谱相应的位置上,分别显相同颜色的荧光斑点。

(3)取〔含量测定〕樟脑项下的供试品溶液作为供试品溶液。另取冰片对照品适量,加 70%乙醇制成每 1ml 含 2mg 的溶液,作为对照品溶液。照〔含量测定〕樟脑项下的方法试验。供试品色谱中应呈现与对照品色谱峰保留时间相同的色谱峰。

【检查】 相对密度 应为 0.90～0.95(通则 0601)。

pH 值 应为 4.5～6.0(通则 0631)。

乙醇量 应为 50%～60%(通则 0711)。

其他 应符合酊剂项下有关的各项规定(通则 0120)。

【含量测定】 大黄 照高效液相色谱法(通则 0512)测定。

色谱条件与系统适用性试验 以十八烷基硅烷键合硅胶为填充剂;以甲醇-0.1%磷酸溶液(75:25)为流动相;检测波长为 288nm。理论板数按大黄素峰计算应不低于 2000。

对照品溶液的制备 取大黄素对照品、大黄酚对照品适量,分别精密称定,加无水乙醇制成每 1ml 含大黄素、大黄酚各 10μg 的混合溶液,即得。

供试品溶液的制备 精密吸取本品 5ml,精密加盐酸乙醇溶液(6→100)3ml,摇匀,精密吸取 2ml,置于装有 3g 硅胶(100～200 目)的蒸发皿中,100℃干燥 30 分钟,放冷,搅匀,加在硅胶柱(100～200 目,3g,内径为 17mm,干法装柱)上,用石油醚(60～90℃)-甲酸乙酯-甲酸(50:50:1)的混合溶液 25ml 洗脱,收集洗脱液,低温蒸干,放冷,残渣用无水乙醇溶解并转移至 5ml 量瓶中,加无水乙醇稀释至刻度,摇匀,滤过,取续滤液,即得。

测定法 分别精密吸取对照品溶液 10μl 与供试品溶液 20μl,注入液相色谱仪,测定,即得。

本品每 1ml 含大黄以大黄素($C_{15}H_{10}O_5$)和大黄酚($C_{15}H_{10}O_4$)的总量计,不得少于 24μg。

樟脑 照气相色谱法(通则 0521)测定。

色谱条件与系统适用性试验 以聚乙二醇 20000(PEG-20M)毛细管柱(柱长为 30m,内径为 0.25mm,膜厚度为 0.25μm)为固定相;柱温为 140℃。理论板数按樟脑峰计算应不低于 1000。

校正因子测定 取薄荷脑对照品适量,精密称定,加 70%乙醇制成每 1ml 含 20mg 的溶液,作为内标溶液。另取樟脑对照品约 40mg,精密称定,置 10ml 量瓶中,精密加入内标溶液 2ml,加 70%乙醇稀释至刻度,摇匀,取 1μl,注入气相色谱仪,测定,计算校正因子。

测定法 精密量取本品 1ml,置 10ml 量瓶中,精密加入内标溶液 2ml,加 70%乙醇至刻度,摇匀,取 1μl,注入气相色谱仪,测定,即得。

本品每 1ml 含樟脑($C_{10}H_{16}O$)不得少于 18mg。

【功能与主治】 活血化瘀,消肿止痛。用于急性闭合性软组织损伤。

【用法与用量】 外用。用药棉浸渍药液 10～20ml,湿敷患处 1 小时,一日 3 次。

【注意】 孕妇禁用;开放性损伤禁用;偶见局部瘙痒、皮疹。

【规格】 (1)每瓶装 30ml　(2)每瓶装 80ml

【贮藏】 密封,置阴凉处。

舒心口服液

Shuxin Koufuye

【处方】 党参 225g　　　　　黄芪 225g

红花 150g　　　　　当归 150g

川芎 150g　　　　　三棱 150g

蒲黄 150g

【制法】 以上七味,取蒲黄置布袋内,同党参、黄芪、当归、川芎、三棱等五味,加水煎煮二次,第一次 2 小时,第二次 1.5 小时,再加入红花煎煮 20 分钟,合并煎液,滤过,滤液浓缩至相对密度为 1.20～1.25(20℃),加乙醇使含醇量达 70%,搅匀,静置 24 小时,滤过,滤液回收乙醇,减压浓缩至稠膏状,加水稀释,滤过,再加入蔗糖 100g 或甜菊素 0.3g 及苯甲酸钠 3g,调节 pH 值至规定范围,加水至 1000ml,搅匀,静置,滤过,灌封,灭菌,即得。

【性状】 本品为棕红色的澄清液体;气微香,味甜、微苦、涩。

【鉴别】 (1)取本品 20ml,置圆底烧瓶中,加盐酸 3ml,加热回流 30 分钟,放冷,滤过,滤液用石油醚(30～60℃)振摇提取 2 次,每次 20ml,弃去石油醚液,再用二氯甲烷振摇提取 3 次,每次 20ml,合并二氯甲烷提取液,残渣加二氯甲烷 1ml 使溶解,作为供试品溶液。另取党参对照药材 1g,加水适量,煎煮 1 小时,放冷,滤过,滤液浓缩至约 20ml,同法制成对照药材溶液。照薄层色谱法(通则 0502)试验,吸取上述两种溶液各 3μl,分别点于同一硅胶 G 薄层板上,以甲苯-乙酸乙酯-甲酸(20∶8∶0.5)为展开剂,展开,取出,晾干,喷以 10%硫酸乙醇溶液,在 105℃加热至斑点显色清晰。供试品色谱中,在与对照药材色谱相应的位置上,显相同颜色的斑点。

(2)取本品 20ml,用三氯甲烷振摇提取 2 次,每次 20ml,弃去三氯甲烷液,再用水饱和的正丁醇提取 3 次,每次 20ml,合并正丁醇提取液,用氨试液洗涤 2 次,每次 15ml,分取正丁醇液,蒸干,残渣加甲醇 2ml 使溶解,作为供试品溶液。另取黄芪甲苷对照品,加甲醇制成每 1ml 含 1mg 的溶液,作为对照品溶液。照薄层色谱法(通则 0502)试验,吸取供试品溶液 10μl,对照品溶液 5μl,分别点于同一硅胶 G 薄层板上,以三氯甲烷-甲醇-水(13∶7∶2)10℃以下放置的下层溶液为展开剂,展开,取出,晾干,喷以 10%硫酸乙醇溶液,在 105℃下加热至斑点显色清晰。供试品色谱中,在与对照品色谱相应的位置上,显相同颜色的斑点。

(3)取本品 20ml,用乙酸乙酯振摇提取两次,每次 20ml,合并乙酸乙酯提取液,用 1%氢氧化钠溶液振摇提取 2 次,每次 20ml,合并氢氧化钠提取液,用稀盐酸调节 pH 值至 5,再用乙酸乙酯振摇提取 2 次,每次 20ml,合并乙酸乙酯提取液,用无水硫酸钠脱水,蒸干,残渣加乙酸乙酯 1ml 使溶解,作为供试品溶液。另取红花对照药材 1g,加水适量,煎煮 1 小时,放冷,滤过,滤液浓缩至约 20ml,同法制成对照药材溶液。照薄层色谱法(通则 0502)试验,吸取上述两种溶液各 10μl,分别点于同一硅胶 G 薄层板上,以环己烷-乙酸乙酯-冰醋酸(7∶4∶1)为展开剂,展开,取出,晾干,置氨蒸气中熏 2 个小时后,置紫外光灯(365nm)下检视。供试品色谱中,在与对照药材色谱相应的位置上,显相同颜色的荧光斑点。

【检查】 相对密度 应不低于 1.05 或 1.03(无蔗糖)(通则 0601)。

pH 值 应为 4.5～6.5(通则 0631)。

其他 应符合合剂项下有关的各项规定(通则 0181)。

【含量测定】 照高效液相色谱法(通则 0512)测定。

色谱条件与系统适用性试验 以十八烷基硅烷键合硅胶为填充剂;以乙腈-水(35∶65)为流动相;用蒸发光散射检测器检测。理论板数按黄芪甲苷峰计算应不低于 4000。

对照品溶液的制备 取黄芪甲苷对照品适量,精密称定,加甲醇制成每 1ml 含 0.5mg 的溶液,即得。

供试品溶液的制备 精密量取本品 20ml,用水饱和的正丁醇振摇提取 4 次,每次 20ml,分取正丁醇提取液,用氨试液洗涤 2 次,每次 15ml,弃去氨试液,正丁醇液蒸干,残渣用甲醇溶解并转移至 5ml 量瓶中,加甲醇至刻度,摇匀,即得。

测定法 精密吸取对照品溶液 5μl 与 20μl、供试品溶液 20μl,注入液相色谱仪,测定,用外标两点法对数方程计算,即得。

本品每 1ml 含黄芪以黄芪甲苷($C_{41}H_{68}O_{14}$)计,不得少于 60μg。

【功能与主治】　补益心气,活血化瘀。用于心气不足,瘀血内阻所致的胸痹,症见胸闷憋气、心前区刺痛、气短乏力;冠心病心绞痛见上述证候者。

【用法与用量】　口服。一次 20ml,一日 2 次。

【注意】　孕妇慎用。

【规格】　每支装 20ml

【贮藏】　密封。

舒 心 糖 浆

Shuxin Tangjiang

【处方】　党参 150g　　　　　黄芪 150g
　　　　　红花 100g　　　　　当归 100g
　　　　　川芎 100g　　　　　三棱 100g
　　　　　蒲黄 100g

【制法】　以上七味,蒲黄装入布袋,与党参、黄芪、当归、川芎、三棱加水煎煮二次,第一次 2 小时,第二次 1.5 小时后加入红花煎煮 30 分钟,煎液滤过,滤液合并,浓缩至适量,加入蔗糖 650g 和苯甲酸钠 3g,煮沸使溶解,滤过,加水至 1000ml,搅匀,即得。

【性状】　本品为棕褐色的黏稠液体;气微,味甜、微苦。

【鉴别】　(1)取本品 20ml,加水 20ml,混匀,用三氯甲烷振摇提取 2 次,每次 20ml,弃去三氯甲烷液,用水饱和的正丁醇振摇提取 3 次,每次 20ml,合并正丁醇液,用氨试液洗涤 2 次,每次 15ml,分取正丁醇液,蒸干,残渣加甲醇 2ml 使溶解,作为供试品溶液。另取黄芪甲苷对照品,加甲醇制成每 1ml 含 1mg 的溶液,作为对照品溶液。照薄层色谱法(通则 0502)试验,吸取供试品溶液 10μl,对照品溶液 5μl,分别点于同一硅胶 G 薄层板上,以三氯甲烷-甲醇-水(13∶7∶2)10℃以下放置的下层溶液为展开剂,展开,取出,晾干,喷以 10% 硫酸乙醇溶液,在 105℃加热至斑点显色清晰。供试品色谱中,在与对照品色谱相应的位置上,显相同颜色的斑点。

(2)取本品 20ml,加水 20ml,混匀,加盐酸 3ml,加热回流 30 分钟,放冷,滤过,滤液用石油醚(30～60℃)振摇提取 2 次,每次 20ml,弃去石油醚液,再用二氯甲烷振摇提取 3 次,每次 20ml,合并二氯甲烷液,蒸干,残渣加甲醇 2ml 使溶解,作为供试品溶液。另取党参对照药材 1g,加水适量,煎煮 1 小时,放冷,滤过,滤液浓缩至约 20ml,同法制成对照药材溶液。照薄层色谱法(通则 0502)试验,吸取上述两种溶液各 3μl,分别点于同一硅胶 G 薄层板上,以甲苯-乙酸乙酯-甲酸(20∶8∶0.5)为展开剂,展开,取出,晾干,喷以 10% 硫酸乙醇溶液,在 105℃加热至斑点显色清晰。供试品色谱中,在与对照药材色谱相应的位置上,显相同颜色的斑点。

(3)取本品 20ml,用乙酸乙酯振摇提取 2 次,每次 20ml,

合并乙酸乙酯液,用 1% 氢氧化钠溶液振摇提取 2 次,每次 20ml,合并碱液,用稀盐酸调节 pH 值至 5,再用乙酸乙酯振摇提取 2 次,每次 20ml,合并乙酸乙酯液,用无水硫酸钠脱水后,滤过,滤液蒸干,残渣加乙酸乙酯 1ml 使溶解,作为供试品溶液。另取红花对照药材 1g,加水煎煮 1 小时,放冷,滤过,滤液浓缩至约 20ml,同法制成对照药材溶液。照薄层色谱法(通则 0502)试验,吸取上述两种溶液各 10μl,分别点于同一硅胶 G 薄层板上,以环己烷-乙酸乙酯-冰醋酸(7∶4∶1)为展开剂,展开,取出,晾干,置氨蒸气中熏 2 小时后,置紫外光灯(365nm)下检视。供试品色谱中,在与对照药材色谱相应的位置上,显相同颜色的荧光斑点。

【检查】　相对密度　应不低于 1.25(通则 0601)。

pH 值　应为 4.0～5.5(通则 0631)。

其他　应符合糖浆剂项下有关的各项规定(通则 0116)。

【含量测定】　照高效液相色谱法(通则 0512)测定。

色谱条件与系统适用性试验　以十八烷基硅烷键合硅胶为填充剂;以乙腈-水(35∶65)为流动相;用蒸发光散射检测器检测。理论板数按黄芪甲苷峰计算应不低于 6000。

对照品溶液的制备　取黄芪甲苷对照品适量,精密称定,加甲醇制成每 1ml 含 0.5mg 的溶液,即得。

供试品溶液的制备　取本品约 16g,精密称定,加水 20ml,混匀,用水饱和的正丁醇振摇提取 4 次,每次 20ml,合并正丁醇液,用氨试液洗涤 2 次,每次 15ml,弃去氨试液,正丁醇液蒸干,残渣加甲醇溶解,转移至 5ml 量瓶中,加甲醇至刻度,摇匀,滤过,取续滤液,即得。

测定法　分别精密吸取对照品溶液 5μl、20μl,供试品溶液 20μl,注入液相色谱仪,测定,以外标两点法对数方程计算,即得。

本品每 1g 含黄芪以黄芪甲苷($C_{41}H_{68}O_{14}$)计,不得少于 60μg。

【功能与主治】　补益心气,活血化瘀。用于心气不足,瘀血内阻所致的胸痹,症见胸闷憋气、心前区刺痛、气短乏力;冠心病心绞痛见上述证候者。

【用法与用量】　口服。一次 30～35ml,一日 2 次。

【注意】　孕妇慎用。

【规格】　每瓶装 100ml

【贮藏】　密封,置阴凉处。

舒尔经颗粒

Shu'erjing Keli

【处方】　当归 600g　　　　　白芍 400g
　　　　　赤芍 400g　　　　　醋香附 400g
　　　　　醋延胡索 300g　　　陈皮 333g
　　　　　柴胡 100g　　　　　牡丹皮 200g

桃仁 300g　　　　　　　牛膝 333g

益母草 500g

【制法】 以上十一味,当归、醋香附、牡丹皮用水蒸气蒸馏法提取芳香水,备用;蒸馏后的水溶液另器收集,药渣与其余白芍等八味加水煎煮二次,合并煎液,滤过,滤液与当归等蒸馏后的水溶液合并,浓缩至适量,与上述芳香水合并,加糊精、甜菊素适量,混匀,喷雾干燥,制成颗粒,制成 1000g,即得。

【性状】 本品为浅棕黄色至棕黄色的颗粒;味苦、微甜。

【鉴别】 (1)取本品 15g,研细,加乙醚 50ml,超声处理 15 分钟,滤过,滤液挥干,残渣加乙醇 1ml 使溶解,作为供试品溶液。另取当归对照药材 0.5g,加乙醚 20ml,同法制成对照药材溶液。照薄层色谱法(通则 0502)试验,吸取上述两种溶液各 10μl,分别点于同一硅胶 G 薄层板上,以正己烷-乙酸乙酯(9:1)为展开剂,展开,取出,晾干,置紫外光灯(365nm)下检视。供试品色谱中,在与对照药材色谱相应的位置上,显相同的亮蓝白色荧光斑点。

(2)取本品 20g,研细,加浓氨试液 2ml,拌匀,加三氯甲烷 100ml,超声处理 20 分钟,滤过,滤液蒸干,残渣加乙醇 1ml 使溶解,作为供试品溶液。另取延胡索乙素对照品,加乙醇制成每 1ml 含 1mg 的溶液,作为对照品溶液。照薄层色谱法(通则 0502)试验,吸取上述两种溶液各 5μl,分别点于同一用 1%氢氧化钠溶液制备的硅胶 G 薄层板上,以正己烷-三氯甲烷-甲醇(8:4:1)为展开剂,展开,取出,晾干,置碘蒸气中熏至斑点显色清晰,置紫外光灯(365nm)下检视。供试品色谱中,在与对照品色谱相应的位置上,显相同颜色的荧光斑点。

(3)取本品 2g,研细,加甲醇 10ml,超声处理 15 分钟,滤过,滤液作为供试品溶液。另取橙皮苷对照品,加甲醇制成饱和溶液,作为对照品溶液。照薄层色谱法(通则 0502)试验,吸取上述两种溶液各 4μl,分别点于同一用 0.5%氢氧化钠溶液制备的硅胶 G 薄层板上,以乙酸乙酯-甲醇-水(100:17:13)为展开剂,展开,取出,晾干,喷以三氯化铝试液,置紫外光灯(365nm)下检视。供试品色谱中,在与对照品色谱相应的位置上,显相同颜色的荧光斑点。

(4)取本品 20g,研细,加甲醇 100ml,加热回流 2 小时,放冷,滤过,滤液蒸干,残渣加 1%盐酸溶液 30ml 使溶解,加入 2%硫氰酸铬铵溶液 10ml(临用配制),冰浴中放置 30 分钟,滤过,沉淀用丙酮 10ml 分次溶解,再向丙酮溶液中加入 1%硝酸银溶液 10ml,待沉淀生成后,滤过,滤液蒸干,残渣加乙醇 1ml 使溶解,作为供试品溶液。另取益母草对照药材 1g,同法制成对照药材溶液。照薄层色谱法(通则 0502)试验,吸取上述两种溶液各 5μl,分别点于同一硅胶 G 薄层板上,以丙酮-无水乙醇-盐酸(10:10:1)为展开剂,展开,取出,晾干,喷以稀碘化铋钾试液。供试品色谱中,在与对照药材色谱相应的位置上,显相同颜色的斑点。

【检查】 应符合颗粒剂项下有关的各项规定(通则 0104)。

【含量测定】 照高效液相色谱法(通则 0512)测定。

色谱条件与系统适用性试验 以十八烷基硅烷键合硅胶为填充剂;以乙腈-水(20:80)为流动相;检测波长为 230nm。理论板数按芍药苷峰计算应不低于 6000。

对照品溶液的制备 精密称取芍药苷对照品适量,加甲醇制成每 1ml 含 40μg 的溶液,即得。

供试品溶液的制备 取装量差异项下的本品内容物,研细,取约 0.5g,精密称定,置具塞锥形瓶中,精密加入甲醇 50ml,称定重量,超声处理(功率 250W,频率 40kHz)30 分钟,放冷,再称定重量,用甲醇补足减失的重量,摇匀,滤过,精密量取续滤液 25ml,置 50ml 量瓶中,加水至刻度,摇匀,滤过,取续滤液,即得。

测定法 分别精密吸取对照品溶液与供试品溶液各 10μl,注入液相色谱仪,测定,即得。

本品每袋含白芍、赤芍、牡丹皮以芍药苷($C_{23}H_{28}O_{11}$)计,不得少于 90.0mg。

【功能与主治】 活血疏肝,止痛调经。用于痛经,症见月经将至前便觉性情急躁、胸乳胀痛或乳房有块、小腹两侧或一侧胀痛、经初行不畅、色暗或有血块。

【用法与用量】 开水冲服。一次 1 袋,一日 3 次;经前 3 日开始至月经行后 2 日止。

【注意】 忌辣及生冷,小腹冷痛者不宜服。

【规格】 每袋装 10g

【贮藏】 密封。

舒　肝　丸

Shugan Wan

【处方】 川楝子 150g　　　　醋延胡索 100g

酒白芍 120g　　　　片姜黄 100g

木香 80g　　　　　　沉香 100g

豆蔻仁 60g　　　　　砂仁 80g

姜厚朴 60g　　　　　陈皮 80g

麸炒枳壳 100g　　　　茯苓 100g

朱砂 27g

【制法】 以上十三味,朱砂水飞成极细粉,其余川楝子等十二味粉碎成细粉,与上述粉末配研,过筛,混匀。每 100g 粉末用炼蜜 65~85g 加适量的水泛丸,干燥,制成水蜜丸;或加炼蜜 170~180g 制成小蜜丸或大蜜丸;或用水(加入 4%炼蜜)泛丸,干燥,制成水丸,即得。

【性状】 本品为棕红色至棕色的水蜜丸、小蜜丸、大蜜丸或水丸;气微,味甘、后微苦。

【鉴别】 (1)取本品,置显微镜下观察:不规则分枝状团块无色,遇水合氯醛试液溶化;菌丝无色或淡棕色,直径 4~6μm(茯苓)。果皮纤维束旁的细胞中含草酸钙方晶或少数簇晶,形成晶纤维,含晶细胞壁厚薄不一,木化(川楝子)。内种皮厚壁细胞黄棕色或棕红色,表面观类多角形,壁厚,内含硅质块(砂仁)。石细胞分枝状,壁厚,层纹明显(姜厚朴)。草酸钙方晶成片存在于薄壁组织中(陈皮)。草酸钙簇晶直径18~32μm,存在于薄壁细胞中,常排列成行,或一个细胞中含有数个簇晶(白芍)。不规则细小颗粒暗棕红色,有光泽,边缘暗黑色(朱砂)。

(2)取本品水丸 2.5g 或水蜜丸 4g 或小蜜丸、大蜜丸 6g,用水淘洗,可得少量朱红色沉淀,取出,用盐酸湿润,在光洁铜片上轻轻摩擦,铜片表面即显银白色光泽,加热烘烤后,银白色消失。

(3)取本品水丸 2.5g 或水蜜丸 4g,研碎;或取小蜜丸、大蜜丸 6g,剪碎,加甲醇 40ml,加热回流 30 分钟,滤过,取滤液 1ml(剩余滤液备用),作为供试品溶液。另取橙皮苷对照品,加甲醇制成饱和溶液,作为对照品溶液。照薄层色谱法(通则 0502)试验,吸取供试品溶液 5μl、对照品溶液 2μl,分别点于同一聚酰胺薄膜上,以三氯甲烷-丙酮-甲醇(5:1:1)为展开剂,展开,取出,晾干,喷以三氯化铝试液,置紫外光灯(365nm)下检视。供试品色谱中,在与对照品色谱相应的位置上,显相同颜色的荧光斑点。

(4)取〔鉴别〕(3)项下剩余备用滤液回收溶剂至干,残渣加水 20ml 使溶解,分取 10ml(剩余水液备用),加浓氨试液调至碱性,用乙醚振摇提取 2 次,每次 15ml,合并乙醚液,挥干,残渣加甲醇 1ml 使溶解,作为供试品溶液。另取延胡索对照药材 1g,加甲醇 20ml,加热回流 30 分钟,滤过,滤液蒸干,同法制成对照药材溶液。照薄层色谱法(通则 0502)试验,吸取供试品溶液 10μl、对照药材溶液 5μl,分别点于同一硅胶 G 薄层板上,以环己烷-三氯甲烷-甲醇(7.5:4:1)为展开剂,展开,取出,晾干,置碘蒸气中熏至斑点显色清晰,取出,置紫外光灯(365nm)下检视。供试品色谱中,在与对照药材色谱相应的位置上,显相同颜色的荧光斑点。

(5)取〔鉴别〕(4)项下剩余备用水溶液,加盐酸调至酸性,用乙醚振摇提取 2 次,每次 15ml,合并乙醚液,挥干,残渣加甲醇 1ml 使溶解,作为供试品溶液。另取厚朴酚对照品与和厚朴酚对照品,加甲醇制成每 1ml 各含 1mg 的混合溶液,作为对照品溶液。照薄层色谱法(通则 0502)试验,吸取供试品溶液 10μl、对照品溶液 5μl,分别点于同一硅胶 GF$_{254}$ 薄层板上,以环己烷-乙酸乙酯(3:1)为展开剂,展开,取出,晾干,置紫外光灯(254nm)下检视。供试品色谱中,在与对照品色谱相应的位置上,显相同颜色的斑点。

(6)取本品水丸 4g 或水蜜丸 6g,研碎;或取小蜜丸、大蜜丸 6g,剪碎,加硅藻土 10g,研匀。加三氯甲烷 30ml,超声处理 30 分钟,滤过,滤液回收溶剂至干,残渣加三氯甲烷 2ml 使溶解,作为供试品溶液。另取木香对照药材 1g,加三氯甲烷 10ml,同法制成对照药材溶液。照薄层色谱法(通则 0502)试验,吸取上述两种溶液各 6μl,分别点于同一硅胶 G 薄层板上,以环己烷-三氯甲烷(1:5)为展开剂,展开,取出,晾干,喷以 1%香草醛硫酸溶液,加热至斑点显色清晰,置日光下检视。供试品色谱中,在与对照药材色谱相应的位置上,显相同颜色的斑点。

【检查】 应符合丸剂项下有关的各项规定(通则 0104)。

【含量测定】 照高效液相色谱法(通则 0512)测定。

色谱条件与系统适用性试验 以十八烷基硅烷键合硅胶为填充剂;以乙腈为流动相 A,以 0.05%磷酸溶液为流动相 B,按下表中的规定进行梯度洗脱,检测波长为 230nm。理论板数按芍药苷峰计算应不低于 8000。

时间(分钟)	流动相 A(%)	流动相 B(%)
0~40	15→25	85→75

对照品溶液的制备 取芍药苷对照品、柚皮苷对照品、橙皮苷对照品、新橙皮苷对照品适量,精密称定,加甲醇制成每 1ml 各含 50μg 的混合溶液,即得。

供试品溶液的制备 取本品水丸或水蜜丸,研细;或取小蜜丸或大蜜丸,剪碎;取约 0.8g,精密称定,置具塞锥形瓶中,精密加入甲醇 25ml,密塞,称定重量,加热回流 1 小时,取出,放冷,再称定重量,用甲醇补足减失的重量,摇匀,滤过,取续滤液,即得。

测定法 分别精密吸取对照品溶液与供试品溶液各 5μl,注入液相色谱仪,测定,即得。

本品含酒白芍以芍药苷($C_{23}H_{28}O_{11}$)计,水丸每 1g 不得少于 0.72mg,水蜜丸每 1g 不得少于 0.42mg,小蜜丸每 1g 不得少于 0.27mg,大蜜丸每丸不得少于 1.6mg;含麸炒枳壳以柚皮苷($C_{27}H_{32}O_{14}$)计,水丸每 1g 不得少于 2.0mg,水蜜丸每 1g 不得少于 1.2mg,小蜜丸每 1g 不得少于 0.75mg,大蜜丸每丸不得少于 4.5mg;以新橙皮苷($C_{28}H_{34}O_{15}$)计,水丸每 1g 不得少于 1.6mg,水蜜丸每 1g 不得少于 0.90mg,小蜜丸每 1g 不得少于 0.60mg,大蜜丸每丸不得少于 3.6mg;含陈皮以橙皮苷($C_{28}H_{34}O_{15}$)计,水丸每 1g 不得少于 1.0mg,水蜜丸每 1g 不得少于 0.55mg,小蜜丸每 1g 不得少于 0.40mg,大蜜丸每丸不得少于 2.4mg。

【功能与主治】 舒肝和胃,理气止痛。用于肝郁气滞,胸胁胀满,胃脘疼痛,嘈杂呕吐,嗳气泛酸。

【用法与用量】 口服。水丸一次 2.3g,水蜜丸一次 4g,小蜜丸一次 6g,大蜜丸一次 1 丸,一日 2~3 次。

【注意】 孕妇慎用。

【规格】 水丸每 20 丸重 2.3g;水蜜丸每 100 丸重 20g;小蜜丸每 100 丸重 20g;大蜜丸每丸重 6g

【贮藏】 密封。

舒肝丸(浓缩丸)

Shugan Wan

【处方】 川楝子 150g   醋延胡索 100g

片姜黄 100g	沉香 100g
酒白芍 120g	麸炒枳壳 100g
豆蔻仁 60g	茯苓 100g
陈皮 80g	朱砂 27g
砂仁 80g	姜厚朴 60g
木香 80g	

【制法】 以上十三味,朱砂水飞成极细粉;沉香、豆蔻仁、砂仁粉碎成细粉,与朱砂粉末配研,混匀;取茯苓以 45%乙醇为溶剂,其余川楝子等八味以 70%乙醇为溶剂,照流浸膏剂与浸膏剂项下的渗漉法(通则 0189),分别浸渍 24 小时后进行渗漉,收集并合并漉液,回收乙醇,减压浓缩成相对密度为 1.30～1.35(20℃)的稠膏,与上述粉末混匀,制丸,干燥,打光,即得。

【性状】 本品为棕红色的浓缩丸;气微,味微苦。

【鉴别】 (1)取本品,置显微镜下观察:纤维管胞壁略厚,有具缘纹孔,纹孔口人字状或十字状(沉香)。不规则细小颗粒暗棕红色,不光泽,边缘暗黑色(朱砂)。

(2)取本品 6 丸,用水淘洗,可得少量朱红色沉淀,取出,用盐酸湿润,在光洁铜片上轻轻摩擦,铜片表面即显银白色光泽,加热烘烤后,银白色即消失。

(3)取本品 1.2g,研碎,加甲醇 30ml,超声处理 30 分钟,滤过,滤液回收溶剂至干,残渣加氨试液 10ml 使溶解,用乙醚振摇提取 2 次,每次 15ml,合并乙醚液,蒸干,残渣加甲醇 1ml 使溶解,作为供试品溶液。另取延胡索对照药材 0.5g,同法制成对照药材溶液。照薄层色谱法(通则 0502)试验,吸取供试品溶液 5～10μl,对照药材溶液 5μl,分别点于同一硅胶 G 薄层板上,以环己烷-三氯甲烷-甲醇(15:2:0.5)为展开剂,展开,取出,晾干,置碘蒸气中熏至斑点显色清晰,取出,置紫外光灯(365nm)下检视。供试品色谱中,在与对照药材色谱相应的位置上,显相同颜色的荧光斑点。

(4)取本品 1.2g,研碎,加甲醇 30ml,超声处理 30 分钟,滤过,滤液回收溶剂至干,残渣加水 10ml 使溶解,加盐酸液调至 pH 值为 2,用乙醚振摇提取 2 次,每次 15ml,合并乙醚液,挥干,残渣加甲醇 1ml 使溶解,作为供试品溶液。另取厚朴酚对照品与和厚朴酚对照品,加甲醇制成每 1ml 各含 1mg 的混合溶液,作为对照品溶液。照薄层色谱法(通则 0502)试验,吸取供试品溶液 5～10μl,对照品溶液 5μl,分别点于同一硅胶 GF$_{254}$ 薄层板上,以石油醚(60～90℃)-乙酸乙酯-甲酸(17:3:0.4)为展开剂,展开,取出,晾干,置紫外光灯(254nm)下检视。供试品色谱中,在与对照品色谱相应的位置上,显相同颜色的斑点。

(5)取本品 1.2g,研碎,加三氯甲烷 30ml,超声处理 30 分钟,滤过,滤液回收溶剂至干,残渣加三氯甲烷 2ml 使溶解,作为供试品溶液。另取木香对照药材 0.2g,加三氯甲烷 10ml,同法制成对照药材溶液。照薄层色谱法(通则 0502)试验,吸取供试品溶液 5～10μl,对照药材溶液 2μl,分别点于同一硅胶 G 薄层板上,以环己烷-三氯甲烷(1:5)为展开剂,展开,取

出,晾干,喷以 1%香草醛硫酸溶液,加热至斑点显色清晰,置日光下检视。供试品色谱中,在与对照药材色谱相应的位置上,显相同颜色的斑点。

【检查】 应符合丸剂项下有关的各项规定(通则 0108)。

【含量测定】 照高效液相色谱法(通则 0512)测定。

色谱条件与系统适用性试验 以十八烷基硅烷键合硅胶为填充剂;以乙腈为流动相 A,以 0.05%磷酸溶液为流动相 B;按下表中的规定进行梯度洗脱;检测波长 230nm。理论板数按芍药苷峰计算应不低于 7000。

时间(分钟)	流动相 A(%)	流动相 B(%)
0～40	15→25	85→75

对照品溶液的制备 取芍药苷对照品、柚皮苷对照品、橙皮苷对照品、新橙皮苷对照品适量,精密称定,加甲醇制成每 1ml 各含 50μg 的混合溶液,即得。

供试品溶液的制备 取本品研细,取约 0.8g,精密称定,置具塞锥形瓶中,精密加入甲醇 25ml,密塞,称定重量,超声处理(功率 500W,频率 40kHz)1 小时,放冷,再称定重量,用甲醇补足减失的重量,摇匀,滤过,取续滤液,即得。

测定法 分别精密吸取对照品溶液与供试品溶液各 5μl,注入液相色谱仪,测定,即得。

本品每 1g 含酒白芍以芍药苷(C$_{23}$H$_{28}$O$_{11}$)计,不得少于 1.2mg;含陈皮以橙皮苷(C$_{28}$H$_{34}$O$_{15}$)计,不得少于 0.45mg;含麸炒枳壳以柚皮苷(C$_{27}$H$_{32}$O$_{14}$)计,不得少于 3.5mg,以新橙皮苷(C$_{28}$H$_{34}$O$_{15}$)计,不得少于 2.5mg。

【功能与主治】 舒肝和胃,理气止痛。用于肝郁气滞,胸胁胀满,胃脘疼痛,嘈杂呕吐,嗳气泛酸。

【用法与用量】 口服。一次 6 丸,一日 2～3 次。

【注意】 孕妇慎用。

【规格】 每 6 丸相当于原药材 2.182g

【贮藏】 密封。

舒肝平胃丸
Shugan Pingwei Wan

【处方】 姜厚朴 30g	陈皮 30g
麸炒枳壳 30g	法半夏 30g
苍术 60g	炙甘草 30g
焦槟榔 15g	

【制法】 以上七味,粉碎成细粉,过筛,混匀,另取生姜 9g 压榨取汁,残渣与红枣 9g,加水煎煮,滤过,滤液与生姜汁合并泛丸,干燥。每 1000g 丸用生赭石粉 188g 包衣,打光,即得。

【性状】 本品为赭红色的水丸,除去包衣后显黄褐色;味辛、微甜。

【鉴别】 (1)取本品,置显微镜下观察:石细胞分支状,

壁厚,层纹明显(姜厚朴)。草酸钙针晶成束,长 $32\sim144\mu m$,存在于黏液细胞中或散在(法半夏)。纤维束周围薄壁细胞含草酸钙方晶,形成晶纤维(炙甘草)。

(2)取本品 3g,研细,加乙醚 10ml,超声处理 5 分钟,滤过,滤液作为供试品溶液。另取苍术对照药材 1g,同法制成对照药材溶液。照薄层色谱法(通则 0502)试验,吸取上述两种溶液各 $5\mu l$,分别点于同一硅胶 G 薄层板上,以石油醚(30~60℃)-乙酸乙酯(50∶1)为展开剂,展开,取出,晾干,喷以 5%香草醛硫酸溶液,热风吹至斑点显色清晰。供试品色谱中,在与对照药材色谱相应的位置上,显相同颜色的斑点。

(3)取本品 3g,研细,加乙醚 20ml,振摇后,浸渍 30 分钟,滤过,滤液挥干,残渣加甲醇 1ml 使溶解,作为供试品溶液。另取厚朴酚对照品与和厚朴酚对照品,加甲醇制成每 1ml 各含 1mg 的混合溶液,作为对照品溶液。照薄层色谱法(通则 0502)试验,吸取上述两种溶液各 $5\mu l$,分别点于同一硅胶 G 薄层板上,以环己烷-甲苯-甲醇(1∶27∶1)为展开剂,展开,取出,晾干,喷以 1%香草醛硫酸溶液,热风吹至斑点显色清晰。供试品色谱中,在与对照品色谱相应的位置上,显相同颜色的斑点。

(4)取本品 3g,研细,加乙醚 40ml,加热回流 1 小时,滤过,弃去乙醚液,药渣加甲醇 30ml,加热回流 1 小时,滤过,滤液蒸干,残渣加水 40ml 使溶解,用水饱和的正丁醇振摇提取 3 次,每次 20ml,合并正丁醇液,用水洗涤 3 次,每次 20ml,正丁醇液蒸干,残渣加甲醇 1ml 使溶解,作为供试品溶液。另取甘草对照药材 1g,加甲醇 20ml,超声处理 20 分钟,滤过,滤液蒸干,残渣加甲醇 1ml 使溶解,作为对照药材溶液。照薄层色谱法(通则 0502)试验,分别吸取上述两种溶液各 $3\mu l$,分别点于同一硅胶 G 薄层板上,以乙酸乙酯-甲酸-冰醋酸-水(15∶1∶1∶2)为展开剂,展开,取出,晾干,喷以 10%硫酸乙醇溶液,热风吹至斑点显色清晰,置紫外光灯(365nm)下检视。供试品色谱中,在与对照药材色谱相应的位置上,显相同颜色的荧光斑点。

(5)取本品 3g,研细,加甲醇 30ml,超声处理 20 分钟,滤过,滤液蒸干,残渣加甲醇 1ml 使溶解,作为供试品溶液。另取枳壳对照药材、陈皮对照药材各 1g,同法制成对照药材溶液。再取橙皮苷对照品,加甲醇制成每 1ml 含 1mg 的溶液,作为对照品溶液。照薄层色谱法(通则 0502)试验,吸取上述四种溶液各 $5\mu l$,分别点于同一用 0.5%氢氧化钠溶液制备的硅胶 G 薄层板上,以乙酸乙酯-甲醇-水(100∶17∶13)为展开剂,置以展开剂预饱和 15 分钟的展开缸内,展开,展距约为 8cm,取出,晾干。再以甲苯-乙酸乙酯-甲酸-水(20∶10∶1∶1)的上层溶液为展开剂,置以展开剂预饱和 15 分钟的展开缸内,展开,展距约为 8cm,取出,晾干,喷以三氯化铝试液,置紫外光灯(365nm)下检视。供试品色谱中,在与对照药材色谱和对照品色谱相应位置上,显相同颜色的荧光斑点。

【检查】 应符合丸剂项下有关的各项规定(通则 0104)。

【含量测定】 照高效液相色谱法(通则 0512)测定。

色谱条件与系统适用性试验 以十八烷基硅烷键合硅胶为填充剂;以乙腈-水(45∶55)为流动相;检测波长为 222nm。理论板数按厚朴酚峰计算应不低于 3000。

对照品溶液的制备 取厚朴酚对照品、和厚朴酚对照品适量,精密称定,加甲醇制成每 1ml 含厚朴酚 $30\mu g$、和厚朴酚 $20\mu g$ 的混合溶液,摇匀,即得。

供试品溶液的制备 取本品适量,研细,取约 0.3g,精密称定,置具塞锥形瓶中,精密加入甲醇 25ml,密塞,称定重量,加热回流 1.5 小时,取出,放冷,再称定重量,用甲醇补足减失的重量,摇匀,滤过,取续滤液即得。

测定法 分别精密吸取对照品溶液与供试品溶液各 $10\mu l$,注入液相色谱仪,测定,即得。

本品每 1g 含厚朴以厚朴酚($C_{18}H_{18}O_2$)与和厚朴酚($C_{18}H_{18}O_2$)的总量计,不得少于 1.9mg。

【功能与主治】 舒肝和胃,化湿导滞。用于肝胃不和、湿浊中阻所致的胸胁胀满、胃脘痞塞疼痛、嘈杂嗳气、呕吐酸水、大便不调。

【用法与用量】 口服。一次 4.5g,一日 2 次。

【注意】 孕妇慎用。

【规格】 每 10 粒重 0.6g

【贮藏】 密封。

舒肝和胃丸
Shugan Hewei Wan

【处方】
醋香附 45g	白芍 45g
佛手 150g	木香 45g
郁金 45g	炒白术 60g
陈皮 75g	柴胡 15g
广藿香 30g	炙甘草 15g
莱菔子 45g	焦槟榔 45g
乌药 45g	

【制法】 以上十三味,粉碎成细粉,过筛,混匀。用水泛丸,干燥,制成水丸;或每 100g 粉末用炼蜜 70~85g 加适量的水泛丸,干燥,制成水蜜丸;或加炼蜜 120~130g 制成小蜜丸或大蜜丸,即得。

【性状】 本品为棕褐色的水丸或为棕褐色至棕黑色的水蜜丸、小蜜丸或大蜜丸;气特异,味甜。

【鉴别】 (1)取本品,置显微镜下观察:纤维束周围薄壁细胞含草酸钙方晶,形成晶纤维(炙甘草)。草酸钙针晶细小,长 $10\sim32\mu m$,不规则地充塞于薄壁细胞中(炒白术)。草酸钙簇晶直径 $18\sim32\mu m$,存在于薄壁细胞中,常排列成行,或一个细胞中含有数个簇晶(白芍)。木纤维长梭形,直径 $16\sim24\mu m$,壁稍厚,纹孔横裂缝状、十字状或人字状(木香)。草酸钙方晶成片存在于薄壁组织中(陈皮)。内胚乳细胞碎片无色,壁较厚,有较多大的类圆形纹孔(焦槟榔)。分泌细胞类圆形,含淡黄棕色至红棕色分泌物,其周围细胞作放射状排列(香附)。油管含淡黄色或黄棕色条状分泌物,直径 8～25μm(柴胡)。种皮栅状细胞黄色或棕红色,表面观多角形,壁厚(莱菔子)。

(2)取本品水丸 4.5g 或水蜜丸 7g,研碎;或取小蜜丸或大蜜丸 9g,剪碎,加硅藻土 9g,研匀。加甲醇 50ml,超声处理 20 分钟,滤过,滤液蒸干,残渣加水 30ml 使溶解,滤过,滤液用三氯甲烷振摇提取 2 次,每次 15ml,弃去三氯甲烷液,用水饱和的正丁醇振摇提取 4 次(15ml,15ml,10ml,10ml),合并正丁醇提取液,浓缩至约 1ml,加适量中性氧化铝,在水浴上拌匀,干燥,加在中性氧化铝柱(100 目,4g,内径为 1cm)上,以乙酸乙酯-乙醇(1:1)30ml 预洗,继用甲醇 40ml 洗脱,收集洗脱液,蒸干,残渣加乙醇 0.5ml 使溶解,作为供试品溶液。另取芍药苷对照品,加乙醇制成每 1ml 含 2mg 的溶液,作为对照品溶液。照薄层色谱法(通则 0502)试验,吸取供试品溶液 10μl、对照品溶液 5μl,分别点于同一硅胶 G 薄层板上,以三氯甲烷-乙酸乙酯-甲醇-甲酸(40:5:10:0.2)为展开剂,展开,取出,晾干,喷以 5% 香草醛硫酸溶液,加热至斑点显色清晰。供试品色谱中,在与对照品色谱相应的位置上,显相同颜色的斑点。

(3)取本品水丸 6g 或水蜜丸 9g,研碎;或取小蜜丸或大蜜丸 12g,剪碎,加硅藻土 5g,研匀。加无水乙醇 40ml,超声处理 20 分钟,滤过,滤液蒸干,残渣加无水乙醇 0.5ml 使溶解,作为供试品溶液。另取佛手对照药材 0.5g,加无水乙醇 10ml,同法制成对照药材溶液。照薄层色谱法(通则 0502)试验,吸取供试品溶液 10μl、对照药材溶液 2μl,分别点于同一硅胶 G 薄层板上,以环己烷-乙酸乙酯(3:1)为展开剂,展开,取出,晾干,置紫外光灯(365nm)下检视。供试品色谱中,在与对照药材色谱相应的位置上,显相同颜色的斑点。

【检查】 应符合丸剂项下有关的各项规定(通则 0104)。

【含量测定】 照高效液相色谱法(通则 0512)测定。

色谱条件与系统适用性试验 以十八烷基硅烷键合硅胶为填充剂;以乙腈-0.05mol/L 磷酸二氢钾溶液(14:86)为流动相;检测波长为 230nm。理论板数按芍药苷峰计算应不低于 2000。

对照品溶液的制备 取芍药苷对照品适量,精密称定,加稀乙醇制成每 1ml 含 16μg 的溶液,即得。

供试品溶液的制备 取本品水丸,研碎,取 0.4g,精密称定;或取本品水蜜丸研碎,取 0.55g,精密称定;或取小蜜丸或取重量差异项下的大蜜丸,剪碎,取 0.75g,精密称定,置具塞锥形瓶中,精密加入稀乙醇 25ml,密塞,称定重量,超声处理(功率 250W,频率 33kHz)30 分钟,放冷,再称定重量,用稀乙醇补足减失的重量,摇匀,离心,取上清液,滤过,取续滤液,即得。

测定法 分别精密吸取对照品溶液与供试品溶液各 10μl,注入液相色谱仪,测定,即得。

本品含白芍以芍药苷($C_{23}H_{28}O_{11}$)计,水丸每 1g 不得少于 0.66mg;水蜜丸每 1g 不得少于 0.44mg;小蜜丸每 1g 不得少于 0.33mg;大蜜丸每丸不得少于 2.0mg。

【功能与主治】 舒肝解郁,和胃止痛。用于肝胃不和,两胁胀满,胃脘疼痛,食欲不振,呃逆呕吐,大便失调。

【用法与用量】 口服。水丸一次 6g,水蜜丸一次 9g,小蜜丸一次 12g(60 丸),大蜜丸一次 2 丸,一日 2 次。

【规格】 (1)水蜜丸每 100 丸重 20g (2)小蜜丸每 100 丸重 20g (3)大蜜丸每丸重 6g (4)水丸每袋装 6g

【贮藏】 密封。

舒肝解郁胶囊

Shugan Jieyu Jiaonang

【处方】 贯叶金丝桃 1800g   刺五加 1500g

【制法】 以上两味,贯叶金丝桃加 70% 乙醇回流提取二次,每次 1 小时,合并提取液,滤过,滤液减压浓缩至相对密度约为 1.10(70℃)的浸膏,喷雾干燥得干浸膏粉;刺五加加水煎煮三次,每次 2 小时,合并煎液,滤过,滤液浓缩至相对密度约为 1.18(70℃)的浸膏,喷雾干燥得干浸膏粉。取上述两种干浸膏粉,加入预胶化淀粉适量,滑石粉 18g,硬脂酸镁 2g,混匀,装入胶囊,制成 1000 粒,即得。

【性状】 本品为硬胶囊,内容物为棕褐色至褐色的粉末;气香,味微苦。

【鉴别】 (1)取本品内容物 1g,加甲醇 20ml,超声处理 20 分钟,滤过,滤液回收溶剂至干,残渣加水 20ml 使溶解,用乙醚振摇提取二次,每次 20ml,弃去乙醚液,水液用乙酸乙酯振摇提取二次,每次 20ml,合并乙酸乙酯液,回收溶剂至干,残渣加甲醇 5ml 使溶解,作为供试品溶液。另取贯叶金丝桃对照药材 1g,加甲醇 20ml,同法制成对照药材溶液。照薄层色谱法(通则 0502)试验,吸取上述两种溶液各 2μl,分别点于同一硅胶 G 薄层板上,以乙酸乙酯-甲酸-水(15:1:1)为展开剂,展开,取出,晾干,喷以 1% 三氯化铝乙醇溶液,在 105℃加热约 2 分钟,置紫外光灯(365nm)下检视。供试品色谱中,在与对照药材色谱相应的位置上,显相同颜色的荧光斑点。

(2)取刺五加对照药材 1g,加甲醇 20ml,按〔鉴别〕(1)项下供试品溶液制备方法同法制成对照药材溶液。照薄层色谱法(通则 0502)试验,吸取〔鉴别〕(1)项下的供试品溶液及上述对照药材溶液各 10μl,分别点于同一硅胶 G 薄层板上,以甲苯-乙酸乙酯-甲醇(5:4:1)为展开剂,展开,取出,晾干,置紫外光灯(365nm)下检视。供试品色谱中,在与对照药材色谱相应的位置上,显相同颜色的荧光斑点。

【检查】 **吸光度** 取本品内容物 0.15g,精密称定,置 50ml 量瓶中,加甲醇 40ml,超声处理(功率 160W,频率 40kHz)20 分钟,放冷,加甲醇至刻度,摇匀,滤过,取续滤液,照紫外-可见分光光度法(通则 0401)测定,在 590nm 的波长处应有最大吸收,吸光度应不低于 0.28。

重金属 取本品,依法检查(通则 0821 第二法),不得过百万分之二十。

其他 应符合胶囊剂项下有关的各项规定(通则 0103)。

【含量测定】 贯叶金丝桃 照高效液相色谱法(通则 0512)测定。

色谱条件与系统适用性试验 以十八烷基硅烷键合硅胶为填充剂;以乙腈为流动相 A,以 0.1%磷酸溶液为流动相 B,按下表中的规定进行梯度洗脱;检测波长为 360nm。理论板数按金丝桃苷峰计算应不低于 3000。

时间(分钟)	流动相A(%)	流动相B(%)
0~25	16	84
25~40	16→65	84→35

对照品溶液的制备 取芦丁对照品、金丝桃苷对照品、异槲皮苷对照品和槲皮素对照品适量,精密称定,加甲醇制成每 1ml 含芦丁、槲皮素各 80μg,金丝桃苷、异槲皮苷各 60μg 的混合溶液,即得。

供试品溶液的制备 取装量差异项下的本品内容物,研细,取约 0.2g,精密称定,置具塞锥形瓶中,精密加入 60%乙醇 25ml,密塞,称定重量,超声处理(功率 250W,频率 40kHz)20 分钟,放冷,再称定重量,用 60%乙醇补足减失的重量,摇匀,滤过,取续滤液,即得。

测定法 分别精密吸取对照品溶液与供试品溶液各 5μl,注入液相色谱仪,测定,即得。

本品每粒含贯叶金丝桃以芦丁($C_{27}H_{30}O_{16}$)、金丝桃苷($C_{21}H_{20}O_{12}$)、异槲皮苷($C_{21}H_{20}O_{12}$)和槲皮素($C_{15}H_{10}O_7$)总量计,不得少于 5.0mg;其中,金丝桃苷($C_{21}H_{20}O_{12}$)不得少于 1.5mg。

刺五加 照高效液相色谱法(通则 0512)测定。

色谱条件与系统适用性试验 以十八烷基硅烷键合硅胶为填充剂;以甲醇为流动相 A,以水为流动相 B,按下表中的规定进行梯度洗脱;检测波长为 265nm。理论板数按紫丁香苷峰计算应不低于 3000。

时间(分钟)	流动相A(%)	流动相B(%)
0~22	18	82
22~27	18→100	82→0

对照品溶液的制备 取紫丁香苷对照品适量,精密称定,加甲醇制成每 1ml 含 10μg 的溶液,即得。

供试品溶液的制备 取装量差异项下的本品内容物,研细,取约 1g,精密称定,置具塞锥形瓶中,精密加入甲醇 50ml,密塞,称定重量,超声处理(功率 250W,频率 40kHz)20 分钟,放冷,再称定重量,用甲醇补足减失的重量,摇匀,滤过,取续滤液,即得。

测定法 分别精密吸取对照品溶液与供试品溶液各 5μl,

注入液相色谱仪,测定,即得。

本品每粒含刺五加以紫丁香苷($C_{17}H_{24}O_9$)计,不得少于 0.45mg。

【功能与主治】 舒肝解郁,健脾安神。用于轻、中度单相抑郁症属肝郁脾虚证者,症见情绪低落、兴趣下降、迟滞、失眠、多梦、紧张不安、急躁易怒、食少纳呆、胸闷、乏力、多汗、疼痛,舌苔白或腻,脉弦或细。

【用法与用量】 口服。一次 2 粒,一日 2 次,早晚各 1 次。疗程为 6 周。

【注意】 (1)偶见恶心呕吐、口干、头痛、头昏或晕厥、失眠、食欲减退或厌食、腹泻、便秘、视力模糊、皮疹、心慌、ALT 轻度升高。(2)肝功能不全的患者慎用。

【规格】 每粒装 0.36g

【贮藏】 密封。

舒泌通胶囊

Shumitong Jiaonang

【处方】 川木通 2000g   钩藤 1000g   野菊花 1000g   金钱草 230g

【制法】 以上四味,取金钱草粉碎成细粉,备用;钩藤等三味粉碎成粗粉,加水煎煮三次,第一次 2 小时,第二次 1.5 小时,第三次 1 小时,滤过,合并滤液,浓缩至相对密度 1.35～1.40(50℃)的稠膏,干燥,粉碎成细粉,与上述细粉混匀,装入胶囊,制成 1000 粒,即得。

【性状】 本品为硬胶囊,内容物为棕色至黑褐色的粉末;气微,味微苦、涩。

【鉴别】 (1)取本品内容物,置显微镜下观察:分泌道散在于叶肉组织中,直径约 45μm,含红棕色分泌物(金钱草)。

(2)取本品内容物 15g,加浓氨试液 10ml 使润湿,加三氯甲烷 100ml,加热回流 1 小时,滤过,药渣再加浓氨试液 2ml,三氯甲烷 50ml,加热回流 1 小时,滤过,合并滤液,滤液用 5%硫酸溶液振摇提取 2 次,每次 50ml,水液用浓氨试液调节 pH 值至 9～10,用三氯甲烷振摇提取 2 次,每次 50ml,分取三氯甲烷液,回收溶剂至干,残渣加乙醇 2ml 使溶解,作为供试品溶液。另取钩藤对照药材 2g,加浓氨试液 2ml,同法制成对照药材溶液。照薄层色谱法(通则 0502)试验,吸取上述两种溶液各 15μl,分别点于同一硅胶 G 薄层板上,以甲苯-三氯甲烷-丙酮-甲醇-氨水(4:5:4:3:0.8)为展开剂,展开,取出,晾干,喷以稀碘化铋钾试液,分别置日光及紫外光灯(365nm)下检视。供试品色谱中,在与对照药材色谱相应的位置上,日光下显相同颜色的斑点;紫外光下显相同颜色的荧光斑点。

(3)取本品内容物 3g,加甲醇 15ml,超声处理 30 分钟,放冷,滤过,滤液作为供试品溶液。另取野菊花对照药材 0.3g,同法制成对照药材溶液。照薄层色谱法(通则 0502)试验,吸

取上述两种溶液各 $3\mu l$,分别点于同一聚酰胺薄膜上,以乙酸乙酯-丁酮-三氯甲烷-甲酸-水(15:15:6:4:1)为展开剂,展开,取出,晾干,喷以 2% 三氯化铝乙醇溶液,热风吹干,置紫外光灯(365nm)下检视。供试品色谱中,在与对照药材色谱相应的位置上,显相同颜色的荧光斑点。

(4)取本品内容物 5g,加 80% 甲醇 50ml,加热回流 1 小时,放冷,滤过,滤液回收溶剂至干,残渣加水 10ml 使溶解,用乙醚振摇提取 2 次,每次 10ml,弃去乙醚液,水液加稀盐酸 10ml,置水浴中加热 1 小时,取出,迅速冷却,用乙酸乙酯振摇提取 2 次,每次 20ml,合并乙酸乙酯液,用水 30ml 洗涤,弃去水液,乙酸乙酯液回收溶剂至干,残渣加甲醇 1ml 使溶解,作为供试品溶液。另取金钱草对照药材 1g,同法制成对照药材溶液。照薄层色谱法(通则 0502)试验,吸取上述两种溶液各 $5\mu l$,分别点于同一硅胶 G 薄层板上,以甲苯-甲酸乙酯-甲酸(10:8:1)为展开剂,展开,取出,晾干,喷以 3% 三氯化铝乙醇溶液,在 105℃ 加热数分钟,置紫外光灯(365nm)下检视。供试品色谱中,在与对照药材色谱相应的位置上,显相同颜色的荧光斑点。

【检查】 应符合胶囊剂项下有关的各项规定(通则 0103)。

【含量测定】 蒙花苷 照高效液相色谱法(通则 0512)测定。

色谱条件与系统适用性试验 以十八烷基硅烷键合硅胶为填充剂;以甲醇-水-冰醋酸(53:46.5:0.5)为流动相;检测波长为 340nm。理论板数按蒙花苷峰计算应不低于 3000。

对照品溶液的制备 取蒙花苷对照品适量,精密称定,加甲醇制成每 1ml 含 $20\mu g$ 的溶液,即得。

供试品溶液的制备 取装量差异项下的本品内容物,混匀,取 0.5g,精密称定,置具塞锥形瓶中,精密加入甲醇 20ml,密塞,称定重量,加热回流 30 分钟,取出,放冷,再称定重量,用甲醇补足减失的重量,摇匀,滤过,取续滤液,即得。

测定法 分别精密吸取对照品溶液与供试品溶液各 $10\mu l$,注入液相色谱仪,测定,即得。

本品每粒含野菊花以蒙花苷($C_{28}H_{32}O_{14}$)计,不得少于 0.28mg。

绿原酸 照高效液相色谱法(通则 0512)测定。

色谱条件与系统适用性试验 以十八烷基硅烷键合硅胶为填充剂;以甲醇-水-冰醋酸-三乙胺(15:85:1:0.3)为流动相;检测波长为 328nm。理论板数按绿原酸峰计算应不低于 2500。

对照品溶液的制备 取绿原酸对照品适量,精密称定,置棕色量瓶中,加 50% 甲醇制成每 1ml 含 $40\mu g$ 的溶液,即得(10℃以下保存)。

供试品溶液的制备 取装量差异项下的本品内容物,混匀,取 0.4g,精密称定,置具塞锥形瓶中,精密加入 50% 甲醇 50ml,称定重量,超声处理(功率 250W,频率 35kHz)20 分钟,放冷,再称定重量,用 50% 甲醇补足减失的重量,摇匀,滤过,取续滤液,即得。

测定法 分别精密吸取对照品溶液与供试品溶液各 5~10μl,注入液相色谱仪,测定,即得。

本品每粒含野菊花以绿原酸($C_{16}H_{18}O_9$)计,不得少于 0.20mg。

【功能与主治】 清热解毒,利尿通淋,软坚散结。用于湿热蕴结所致癃闭,小便量少,热赤不爽;前列腺肥大见上述证候者。

【用法与用量】 口服。一次 2~4 粒,一日 3 次。

【注意事项】 (1)服药期间忌食酸、冷和辛辣食品。(2)服药后腹泻者可适当减量。(3)孕妇慎服。

【规格】 每粒装 0.35g

【贮藏】 密封。

舒 胆 胶 囊
Shudan Jiaonang

【处方】 大黄 172g　　　　金钱草 430g
　　　　枳实 215g　　　　柴胡 172g
　　　　栀子 215g　　　　延胡索 189g
　　　　黄芩 172g　　　　木香 215g
　　　　茵陈 215g　　　　薄荷脑 1g

【制法】 以上十味,薄荷脑研成细粉,取延胡索 32g、大黄 39g 粉碎成细粉;取黄芩 78g,粉碎成细粉。剩余的延胡索、黄芩、大黄与其余木香等六味加水煎煮二次,每次 2 小时,合并煎液,滤过,滤液浓缩至稠膏状,与延胡索、大黄细粉混匀,干燥,粉碎成细粉,加入黄芩细粉、薄荷脑细粉和淀粉适量,混匀,制粒,装入胶囊,制成 1000 粒,即得。

【性状】 本品为硬胶囊,内容物为棕色至棕褐色的粉末;味微苦涩、辛凉。

【鉴别】 (1)取本品,置显微镜下观察:草酸钙簇晶大,直径 60~140μm(大黄)。韧皮纤维淡黄色,梭形,壁厚,孔沟细(黄芩)。厚壁组织碎片绿黄色,细胞类多角形或略延长,壁稍弯曲,有的成连珠状增厚,纹孔细密(延胡索)。

(2)取本品内容物 6g,置具塞锥形瓶中,加乙醚 30ml,浸渍 1 小时,时时振摇,滤过,滤液备用;另取滤渣置水浴上挥尽乙醚,加甲醇 50ml,超声处理 20 分钟,滤过,取滤液 20ml(其余滤液备用),蒸干,残渣加稀盐酸 20ml 使溶解,用乙酸乙酯振摇提取 3 次,每次 15ml,酸水层溶液备用;合并乙酸乙酯液,蒸干,残渣加乙酸乙酯 2ml 使溶解,作为供试品溶液。另取大黄对照药材 0.8g,加水 150ml,煎煮 0.5 小时,滤过,滤液浓缩至约 20ml,加稀盐酸调节 pH 值至 1,用乙酸乙酯振摇提取 3 次,每次 15ml,合并乙酸乙酯液,蒸干,残渣加乙酸乙酯 1ml 使溶解,作为对照药材溶液。再取大黄素对照品、大黄素甲醚对照品,分别加无水乙醇制成每 1ml 含 1mg 的溶液,作为对照品溶液。照薄层色谱法(通则 0502)试验,吸取上述四种溶液各 2μl，分别点于同一硅胶 G 薄层板上，以正己烷-乙酸乙酯-甲酸(30∶10∶0.5)为展开剂，展开，取出，晾干，置紫外光灯(365nm)下检视。供试品色谱中，在与对照药材色谱和对照品色谱相应的位置上，显相同颜色的荧光斑点。

(3)取本品内容物 3g，加甲醇 30ml，超声处理 30 分钟，滤过，滤液蒸干，残渣加甲醇 10ml 溶解，加在中性氧化铝柱(100～200 目，5g，柱内径为 1cm)上，用甲醇 20ml 洗脱，收集洗脱液，蒸干，残渣加甲醇 1ml 使溶解，作为供试品溶液。另取枳实对照药材 1g，加水 100ml，煎煮 1 小时，滤过，滤液蒸干，残渣加无水乙醇 10ml，搅拌使溶解，滤过，滤液蒸干，残渣加甲醇 1ml 使溶解，作为对照药材溶液。再取辛弗林对照品，加甲醇制成每 1ml 含 1mg 的溶液，作为对照品溶液。照薄层色谱法(通则 0502)试验，吸取上述三种溶液各 4μl，分别点于同一硅胶 G 薄层板上，以三氯甲烷-甲醇(10∶3)为展开剂，置氨蒸气饱和 15 分钟的展开缸内展开，取出，晾干，喷以茚三酮试液，在 105℃加热至斑点显色清晰，置日光下检视。供试品色谱中，在与对照药材色谱和对照品色谱相应的位置上，显相同颜色的斑点。

(4)取〔鉴别〕(2)项下剩余的甲醇提取液，蒸干，残渣加水 25ml 使溶解，用乙酸乙酯振摇提取 3 次，每次 20ml，弃去乙酸乙酯液，继用水饱和的正丁醇振摇提取 3 次，每次 20ml，合并正丁醇液，用正丁醇饱和的水洗涤 3 次，每次 20ml，正丁醇液蒸干，残渣加无水乙醇 2ml 使溶解，作为供试品溶液。另取栀子苷对照品，加无水乙醇制成每 1ml 含 2mg 的溶液，作为对照品溶液。照薄层色谱法(通则 0502)试验，吸取上述两种溶液各 4μl，分别点于同一硅胶 G 薄层板上，以三氯甲烷-甲醇-浓氨溶液(30∶10∶1)为展开剂，展开，取出，晾干，喷以 10%硫酸乙醇溶液，在 105℃加热至斑点显色清晰。供试品色谱中，在与对照品色谱相应的位置上，显相同颜色的斑点。

(5)取〔鉴别〕(2)项下备用的酸水层溶液，用浓氨试液调节 pH 值至 10，用三氯甲烷振摇提取 3 次，每次 20ml，合并三氯甲烷提取液，蒸干，残渣加无水乙醇 2ml 使溶解，作为供试品溶液。另取延胡索对照药材 1g，加水 150ml，煎煮 0.5 小时，滤过，滤液浓缩至约 20ml，加浓氨试液调节 pH 值至 10，用三氯甲烷振摇提取 3 次，每次 20ml，合并三氯甲烷提取液，蒸干，残渣加无水乙醇 1ml 使溶解，作为对照药材溶液。再取延胡索乙素对照品，加无水乙醇制成每 1ml 含 1mg 的溶液，作为对照品溶液。照薄层色谱法(通则 0502)试验，吸取供试品溶液 2μl、对照药材溶液和对照品溶液各 1μl，分别点于同一硅胶 G 薄层板上，以正己烷-二氯甲烷-甲醇(12∶8∶1)为展开剂，展开，取出，晾干，用碘蒸气熏 10 分钟，取出，挥尽板上吸附的碘后，置紫外光灯(365nm)下检视。供试品色谱中，在与对照药材色谱和对照品色谱相应的位置上，显相同颜色的荧光斑点。

(6)取〔鉴别〕(2)项下备用的乙醚提取液，加在中性氧化铝柱(100～200 目，5g，柱内径为 1cm)上，用乙醚 10ml 洗脱，收集洗脱液，置 60℃水浴上挥去乙醚，残渣加乙酸乙酯 1ml

使溶解，作为供试品溶液。另取薄荷脑对照品，加乙酸乙酯制成每 1ml 含 2mg 的溶液，作为对照品溶液。照薄层色谱法(通则 0502)试验，吸取上述两种溶液各 5μl，分别点于同一硅胶 G 薄层板上，以正己烷-乙酸乙酯(17∶3)为展开剂，展开，取出，晾干，喷以 5%香草醛硫酸溶液，在 105℃加热至斑点显色清晰，置日光下检视。供试品色谱中，在与对照品色谱相应的位置上，显相同颜色的斑点。

【检查】 应符合胶囊剂项下有关的各项规定(通则 0103)。

【含量测定】 照高效液相色谱法(通则 0512)测定。

色谱条件与系统适用性试验 以十八烷基硅烷键合硅胶为填充剂；以甲醇-水-磷酸(45∶55∶0.2)为流动相；检测波长为 316nm。理论板数按黄芩苷峰计算应不低于 3000。

对照品溶液的制备 取黄芩苷对照品适量，精密称定，加 50%甲醇制成每 1ml 含 30μg 的溶液，即得。

供试品溶液的制备 取装量差异项下的本品内容物，混匀，取约 0.6g，精密称定，置具塞锥形瓶中，精密加入 50%甲醇 50ml，密塞，称定重量，超声处理(功率 320W，频率 35kHz)20 分钟，放冷，再称定重量，用 50%甲醇补足减失的重量，摇匀，滤过，精密量取续滤液 2ml，置 20ml 量瓶中，加 50%甲醇稀释至刻度，摇匀，即得。

测定法 分别精密吸取对照品溶液与供试品溶液各 10μl，注入液相色谱仪，测定，即得。

本品每粒含黄芩以黄芩苷($C_{21}H_{18}O_{11}$)计，不得少于 6.5mg。

【功能与主治】 疏肝利胆止痛，清热解毒排石。用于胆囊炎、胆管炎、胆道术后感染及胆道结石属湿热蕴结、肝胆气滞证候者。

【用法与用量】 口服。一次 4 粒，一日 4 次。

【注意】 寒湿困脾、脾虚便溏者慎用。

【规格】 每粒装 0.3g

【贮藏】 密封。

舒 胸 片
Shuxiong Pian

【处方】 三七 100g   红花 100g
川芎 200g

【制法】 以上三味，三七粉碎成细粉，过筛；川芎加水煎煮 2 小时，滤过，滤液另存，药渣与红花加水煎煮二次，每次 1 小时，合并三次煎液，滤过，滤液静置 24 小时，取上清液，滤过，滤液浓缩，干燥成干浸膏，粉碎成细粉，加入三七细粉，混匀，制成颗粒，干燥，压制成 1000 片，包糖衣或薄膜衣，即得。

【性状】 本品为糖衣片或薄膜衣片，除去包衣后显褐色；

气微,味苦。

【鉴别】 (1)取本品 20 片,除去包衣,研细,加乙醚 20ml,加热回流 1 小时,滤过,滤液挥干,残渣加乙醚 2ml 使溶解,作为供试品溶液。另取川芎对照药材 1g,加乙醚 10ml,浸泡 1 小时,滤过,滤液挥干,残渣加乙醚 2ml 使溶解,作为对照药材溶液。照薄层色谱法(通则 0502)试验,吸取上述两种溶液各 5~10μl,分别点于同一硅胶 G 薄层板上,以石油醚(30~60℃)-三氯甲烷(1:9)为展开剂,展开,取出,晾干,置紫外光灯(365nm)下检视。供试品色谱中,在与对照药材色谱相应的位置上,显相同颜色的荧光斑点。

(2)取本品 20 片,除去包衣,研细,加甲醇 30ml,加热回流 30 分钟,滤过,滤液蒸干,残渣用水 10ml 溶解,用水饱和的正丁醇振摇提取 2 次,每次 20ml,合并正丁醇提取液,用氨试液洗涤 2 次,每次 20ml,正丁醇液蒸干,残渣加甲醇 1ml 使溶解,作为供试品溶液。另取三七对照药材 0.2g,加甲醇 30ml,同法制成对照药材溶液。再取人参皂苷 Rb1、人参皂苷 Rg1 及三七皂苷 R1 对照品,加甲醇制成每 1ml 各含 1mg 的混合溶液,作为对照品溶液。照薄层色谱法(通则 0502)试验,吸取供试品溶液 2μl、对照药材溶液和对照品溶液各 2~4μl,分别点于同一硅胶 G 薄层板上,以三氯甲烷-乙酸乙酯-甲醇-水(15:40:22:10)5~10℃放置 12 小时的下层溶液为展开剂,展开,取出,晾干,喷以 10%硫酸乙醇溶液,在 110℃加热至斑点显色清晰,分别置日光和紫外光灯(365nm)下检视。供试品色谱中,在与对照药材色谱和对照品色谱相应的位置上,日光下显相同颜色的斑点;紫外光下显相同颜色的荧光斑点。

(3)取红花对照药材 1g,加水 100ml,煎煮 1 小时,用脱脂棉趁热滤过,滤液浓缩至 5ml,加甲醇 20ml,混匀,静置使沉淀,滤过,滤液蒸干,残渣用水 10ml 溶解,自"用水饱和的正丁醇振摇提取"起,同〔鉴别〕(2)项下的供试品溶液制备方法,同法制成对照药材溶液。照薄层色谱法(通则 0502)试验,吸取〔鉴别〕(2)项下的供试品溶液及上述对照药材溶液各 10μl,分别点于同一硅胶 G 薄层板上,以环己烷-乙醚-二氯甲烷(1:4:4)为展开剂,0~10℃预平衡 15 分钟,展开,取出,晾干,在氨气中熏 20 分钟,置紫外光灯(365nm)下检视。供试品色谱中,在与对照药材色谱相应的位置上,显相同颜色的荧光斑点。

【检查】 应符合片剂项下有关的各项规定(通则 0101)。

【含量测定】 照高效液相色谱法(通则 0512)测定。

色谱条件与系统适用性试验 以十八烷基硅烷键合硅胶为填充剂;以乙腈为流动相 A,以水为流动相 B,按下表中的规定进行梯度洗脱;检测波长为 203nm。理论板数按三七皂苷 R1 峰计算不应低于 4000。

时间(分钟)	流动相 A(%)	流动相 B(%)
0~12	19	81
12~60	19→36	81→64

对照品溶液的制备 取人参皂苷 Rg1 对照品、人参皂苷

Rb1 对照品和三七皂苷 R1 对照品适量,精密称定,加甲醇制成每 1ml 含人参皂苷 Rg1 0.2mg、人参皂苷 Rb1 0.2mg、三七皂苷 R1 0.05mg 的混合溶液,即得。

供试品溶液的制备 取本品 10 片,除去包衣,精密称定,研细,取约 0.5g,精密称定,置具塞锥形瓶中,精密加入甲醇 50ml,称定重量,放置过夜,置 80℃水浴中加热回流 2 小时,放冷,再称定重量,用甲醇补足减失的重量,摇匀,滤过,取续滤液,即得。

测定法 分别精密吸取对照品溶液与供试品溶液各 20μl,注入液相色谱仪,测定,即得。

本品每片含三七以人参皂苷 Rg1($C_{42}H_{72}O_{14}$)、人参皂苷 Rb1($C_{54}H_{92}O_{23}$)和三七皂苷 R1($C_{47}H_{80}O_{18}$)的总量计,不得少于 4.5mg。

【功能与主治】 活血化瘀,通络止痛。用于瘀血阻滞所致的胸痹,症见胸闷、心前区刺痛;冠心病心绞痛见上述证候者。

【用法与用量】 口服。一次 5 片,一日 3 次。

【注意】 孕妇慎用;热证所致瘀血忌用。

【规格】 (1)薄膜衣片 每片重 0.25g

(2)薄膜衣片 每片重 0.31g

(3)糖衣片(片心重 0.25g)

【贮藏】 密封。

舒 胸 胶 囊
Shuxiong Jiaonang

【处方】 三七 166.7g　　　　红花 166.7g
川芎 333.3g

【制法】 以上三味,三七粉碎成细粉,过筛;川芎加水煎煮 2 小时,滤过,滤液备用;药渣与红花加水煎煮二次,每次 1 小时,合并三次煎液,滤过,滤液静置 24 小时,取上清液,滤过,滤液浓缩,制成干浸膏,粉碎成细粉,加入三七细粉,混匀,制成颗粒,干燥,装入胶囊,制成 1000 粒,即得。

【性状】 本品为硬胶囊,内容物为黄棕色至棕褐色的颗粒和粉末;气微,味苦。

【鉴别】 (1)取本品内容物 3.5g,研细,加乙醚 20ml,加热回流 1 小时,滤过,滤液挥干,残渣加乙醚 2ml 使溶解,作为供试品溶液。另取川芎对照药材 1g,加乙醚 10ml,浸泡 1 小时,滤过,滤液挥干,残渣加乙醚 2ml 使溶解,作为对照药材溶液。照薄层色谱法(通则 0502)试验,吸取上述两种溶液各 5~10μl,分别点于同一硅胶 G 薄层板上,以石油醚(30~60℃)-三氯甲烷(1:9)为展开剂,展开,取出,晾干,置紫外光灯(365nm)下检视。供试品色谱中,在与对照药材色谱相应的位置上,显相同颜色的荧光斑点。

(2)取本品内容物 3.5g,研细,加甲醇 30ml,加热回流 30

分钟,滤过,滤液蒸干,残渣加水 10ml 使溶解,用水饱和的正丁醇振摇提取 2 次,每次 20ml,合并正丁醇液,用氨试液洗涤 2 次,每次 20ml,弃去洗涤液,正丁醇液蒸干,残渣加甲醇 1ml 使溶解,作为供试品溶液。另取三七对照药材 0.2g,加甲醇 30ml,同法制成对照药材溶液。再取人参皂苷 Rb_1 对照品、人参皂苷 Rg_1 对照品及三七皂苷 R_1 对照品,加甲醇制成每 1ml 各含 1mg 的混合溶液,作为对照品溶液。照薄层色谱法(通则 0502)试验,吸取供试品溶液 $2\mu l$、对照药材溶液和对照品溶液各 $2\sim4\mu l$,分别点于同一硅胶 G 薄层板上,以三氯甲烷-乙酸乙酯-甲醇-水(15:40:22:10)5$\sim$10℃放置 12 小时的下层溶液为展开剂,展开,取出,晾干,喷以 10% 硫酸乙醇溶液,在 110℃加热至斑点显色清晰。供试品色谱中,在与对照药材色谱和对照品色谱相应的位置上,显相同颜色的斑点,置紫外光灯(365nm)下检视,显相同颜色的荧光斑点。

(3)取红花对照药材 1g,加水 100ml,煎煮 1 小时,趁热滤过,滤液浓缩至 5ml,加甲醇 20ml,混匀,静置,滤过,滤液蒸干,残渣加水 10ml 使溶解,自"用水饱和的正丁醇振摇提取 2 次"起,同〔鉴别〕(2)项下的供试品溶液制备方法制成对照药材溶液。照薄层色谱法(通则 0502)试验,吸取〔鉴别〕(2)项下的供试品溶液及上述对照药材溶液各 $10\mu l$,分别点于同一硅胶 G 薄层板上,以环己烷-乙醚-二氯甲烷(1:4:4)为展开剂,0$\sim$10℃预平衡 15 分钟,展开,取出,晾干,在氨蒸气中熏 20 分钟,置紫外光灯(365nm)下检视。供试品色谱中,在与对照药材色谱相应的位置上,显相同颜色的荧光斑点。

【检查】　应符合胶囊剂项下有关的各项规定(通则 0103)。

【含量测定】　照高效液相色谱法(通则 0512)测定。

色谱条件与系统适用性试验　以十八烷基硅烷键合硅胶为填充剂;以乙腈为流动相 A,以水为流动相 B,按下表中的规定进行梯度洗脱;检测波长为 203nm。理论板数按三七皂苷 R_1 峰计算应不低于 4000。

时间(分钟)	流动相 A(%)	流动相 B(%)
0$\sim$12	19	81
12$\sim$60	19$\rightarrow$36	81$\rightarrow$64

对照品溶液的制备　取人参皂苷 Rg_1 对照品、人参皂苷 Rb_1 对照品和三七皂苷 R_1 对照品适量,精密称定,加甲醇制成每 1ml 含人参皂苷 Rg_1 0.2mg、人参皂苷 Rb_1 0.2mg、三七皂苷 R_1 0.05mg 的混合溶液,即得。

供试品溶液的制备　取装量差异项下的本品内容物,研细,取约 0.5g,精密称定,置具塞锥形瓶中,精密加入甲醇 50ml,密塞,称定重量,放置过夜,80℃加热回流 2 小时,放冷,再称定重量,用甲醇补足减失的重量,摇匀,滤过,取续滤液,即得。

测定法　分别精密吸取对照品溶液与供试品溶液各 $20\mu l$,注入液相色谱仪,测定,即得。

本品每粒含三七以人参皂苷 Rg_1($C_{42}H_{72}O_{14}$)、人参皂苷 Rb_1($C_{54}H_{92}O_{23}$)和三七皂苷 R_1($C_{47}H_{80}O_{18}$)的总量计,不得

少于 7.5mg。

【功能与主治】　活血化瘀,通络止痛。用于瘀血阻滞所致的胸痹,症见胸闷、心前区刺痛;冠心病心绞痛见上述证候者。

【用法与用量】　口服。一次 3 粒,一日 3 次。

【注意】　孕妇慎用;热证所致瘀血忌用。

【规格】　每粒装 0.35g

【贮藏】　密封。

舒 胸 颗 粒
Shuxiong Keli

【处方】　三七 166.7g　　　红花 166.7g
　　　　　川芎 333.3g

【制法】　以上三味,三七粉碎成最细粉,过筛;川芎加水煎煮 2 小时,滤过,滤液备用;药渣与红花加水煎煮二次,每次 1 小时,合并煎液,滤过,滤液与上述滤液合并,静置 24 小时,取上清液,滤过,滤液浓缩,干燥,制成干浸膏,粉碎成细粉,加入三七最细粉及糊精、乳糖适量,混匀,制成颗粒,干燥,制成 333g〔规格(1)〕;或加入三七最细粉及羧甲基纤维素钠、甜菊素、糊精适量,混匀,制成颗粒,干燥,制成 667g〔规格(2)〕;或加入三七最细粉及淀粉适量,混匀,制成颗粒,干燥,制成 1000g〔规格(3)〕,即得。

【性状】　本品为黄棕色至棕褐色的颗粒;气微,味苦。

【鉴别】　(1)取本品 4 袋内容物,研细,加乙醚 30ml,加热回流 1 小时,滤过,滤液挥干,残渣加乙醚 2ml 使溶解,作为供试品溶液。另取川芎对照药材 1g,加乙醚 10ml,浸泡 1 小时,滤过,滤液挥干,残渣加乙醚 2ml 使溶解,作为对照药材溶液。照薄层色谱法(通则 0502)试验,吸取上述两种溶液各 $5\sim10\mu l$,分别点于同一硅胶 G 薄层板上,以石油醚(30$\sim$60℃)-三氯甲烷(1:9)为展开剂,展开,取出,晾干,置紫外光灯(365nm)下检视。供试品色谱中,在与对照药材色谱相应的位置上,显相同颜色的荧光斑点。

(2)取本品 4 袋内容物,研细,加甲醇 30ml,加热回流 30 分钟,滤过,滤液蒸干,残渣加水 10ml 使溶解,用水饱和的正丁醇振摇提取 2 次,每次 20ml,合并正丁醇液,用氨试液洗涤 2 次,每次 20ml,弃去氨液,正丁醇液蒸干,残渣加甲醇 1ml 使溶解,作为供试品溶液。另取三七对照药材 0.2g,同法制成对照药材溶液。再取人参皂苷 Rb_1 对照品、人参皂苷 Rg_1 对照品及三七皂苷 R_1 对照品,加甲醇制成每 1ml 各含 1mg 的混合溶液,作为对照品溶液。照薄层色谱法(通则 0502)试验,吸取供试品溶液 $2\mu l$、对照药材溶液和对照品溶液各 $2\sim4\mu l$,分别点于同一硅胶 G 薄层板上,以三氯甲烷-乙酸乙酯-甲醇-水(15:40:22:10)5$\sim$10℃放置 12 小时的下层溶液为展开剂,展开,取出,晾干,喷以 10% 硫酸乙醇溶液,在

110℃加热至斑点显色清晰,分别置日光和紫外光灯(365nm)下检视。供试品色谱中,在与对照药材色谱和对照品色谱相应的位置上,日光下显相同颜色的斑点;紫外光灯下显相同颜色的荧光斑点。

(3)取红花对照药材 1g,加水 100ml,煎煮 1 小时,趁热滤过,滤液浓缩至 5ml,加甲醇 20ml,混匀,静置,滤过,滤液蒸干,残渣加水 10ml 使溶解,同〔鉴别〕(2)项下的供试品溶液制备方法制成对照药材溶液。照薄层色谱法(通则 0502)试验,吸取〔鉴别〕(2)项下的供试品溶液及上述对照药材溶液各 10μl,分别点于同一硅胶 G 薄层板上,以环己烷-乙醚-二氯甲烷(1∶4∶4)为展开剂,0～10℃预饱和 15 分钟,展开,取出,晾干,置氨蒸气中熏 20 分钟,置紫外光灯(365nm)下检视。供试品色谱中,在与对照药材色谱相应的位置上,显相同颜色的荧光斑点。

【检查】 应符合颗粒剂项下有关的各项规定(通则 0104)。

【含量测定】 照高效液相色谱法(通则 0512)测定。

色谱条件与系统适用性试验 以十八烷基硅烷键合硅胶为填充剂;以乙腈为流动相 A,以水为流动相 B,按下表中的规定进行梯度洗脱;检测波长为 203nm。理论板数按三七皂苷 R_1 峰计算不应低于 4000。

时间(分钟)	流动相 A(%)	流动相 B(%)
0～12	19	81
12～60	19→36	81→64

对照品溶液的制备 取人参皂苷 Rg_1 对照品、人参皂苷 Rb_1 对照品和三七皂苷 R_1 对照品适量,精密称定,加甲醇制成每 1ml 含人参皂苷 Rg_1 0.2mg、人参皂苷 Rb_1 0.2mg、三七皂苷 R_1 0.05mg 的混合溶液,即得。

供试品溶液的制备 取装量差异项下的本品内容物,研细,取 1/2 袋的量,精密称定,置具塞锥形瓶中,精密加入甲醇 50ml,密塞,称定重量,放置过夜,置 80℃水浴上加热回流 2 小时,放冷,再称定重量,用甲醇补足减失的重量,摇匀,滤过,取续滤液,即得。

测定法 分别精密吸取对照品溶液与供试品溶液各 20μl,注入液相色谱仪,测定,即得。

本品每袋含三七以人参皂苷 Rg_1($C_{42}H_{72}O_{14}$)、人参皂苷 Rb_1($C_{54}H_{92}O_{23}$)和三七皂苷 R_1($C_{47}H_{80}O_{18}$)的总量计,不得少于 22.5mg。

【功能与主治】 活血化瘀,通络止痛。用于瘀血阻滞所致的胸痹,症见胸闷、心前区刺痛;冠心病心绞痛见上述证候者。

【用法与用量】 口服。一次 1 袋,一日 3 次。

【注意】 孕妇慎用;热证所致瘀血忌用。

【规格】 (1)每袋装 1g (2)每袋装 2g (3)每袋装 3g

【贮藏】 密封。

舒 康 贴 膏
Shukang Tiegao

【处方】 山楂核精 3260g

【制法】 取山楂核精,浓缩至适量,加入处方量的 3.1～3.8 倍重的由橡胶、松香等制成的基质中,制成涂料,进行涂膏;盖衬,切片,或收卷,即得。

【性状】 本品为黄白色至灰黄色的片状橡胶膏;具烟熏气。

【鉴别】 剪取本品 7cm×20cm,除去盖衬,平展贴于医用纱布上,剪切成小片,置具塞锥形瓶中,加入 5% 氢氧化钠溶液 40ml,超声处理 30 分钟,放冷,倾出液体,边振摇边滴加盐酸,调节 pH 值至 5～6,转移置 500ml 圆底烧瓶中,连接挥发油测定器,自测定器上端加水使充满刻度部分,并溢流入烧瓶为止,再加乙酸乙酯 1ml,微沸回流 30 分钟,放冷,分取乙酸乙酯层,作为供试品溶液。另取愈创木酚对照品,加乙酸乙酯制成每 1ml 含 20μg 的溶液,作为对照品溶液。照气相色谱法(通则 0521)试验,采用 5% 苯基-95% 甲基聚硅氧烷为固定相的毛细管柱(柱长为 30m,内径为 0.25mm,膜厚度为 0.25μm),柱温为程序升温,初始温度 50℃,保持 5 分钟,以每分钟 10℃ 的速率升温至 220℃。分别取供试品溶液和对照品溶液各 1μl,注入气相色谱仪。供试品色谱中应呈现与对照品色谱峰保留时间相同的色谱峰。

【检查】 含膏量 取本品,用乙醚作溶剂,依法检查(通则 0122 第一法)。每 100cm² 含膏量不得少于 1.6g。

黏附力 剪取长 70mm、宽 25mm 的本品 5 片作为供试品,照贴膏剂黏附力试验(通则 0952 第二法)测定,取供试品固定于试验板表面,沿供试品长度方向加载 200g 砝码,30 分钟后取出,测量供试品在试验板上的位移值,即得。

本品平均位移值不得大于 2.5mm。

其他 应符合贴膏剂项下橡胶膏剂有关的各项规定(通则 0122)。

【功能与主治】 活血,化瘀,止痛。用于软组织闭合性急性损伤和慢性劳损。

【用法与用量】 贴患处。

【注意】 局部皮肤破损或过敏者禁用。

【规格】 (1)每贴 5cm×7cm (2)每贴 6cm×10cm (3)每贴 7cm×10cm (4)每贴 7cm×100cm

【贮藏】 密封。

附:山楂核精质量标准

山 楂 核 精

本品系由蔷薇科植物山里红 *Crataegus pinnatifida* Bge. var. *major* N. E. Br. 的核经干馏和精馏分离而得。

〔性状〕 本品为淡黄色或橙黄色的透明液体；具烟熏嗅气。本品 1 份能与 3 份 60% 乙醇相混溶。

相对密度 应为 1.00～1.03（通则 0601）。

折光率 应为 1.340～1.360（通则 0622）。

〔鉴别〕 (1)取本品约 1ml，加三氯化铁试液 5 滴，摇匀，放置片刻，即生成棕色絮状沉淀。

(2)取本品约 1ml，加二硝基苯肼试液 2～3 滴，生成橙红色沉淀。

(3)取本品 1.0ml，用水稀释至 100ml，摇匀，量取 2ml，用水稀释至 100ml，摇匀。照紫外-可见分光光度法（通则 0401）测定，在 276±2nm 的波长处有最大吸收。

(4)取本品 0.5ml，加入乙醇稀释至 50ml，摇匀，作为供试品溶液。另取愈创木酚对照品，加乙酸乙酯制成每 1ml 含 20μg 的溶液，作为对照品溶液。照气相色谱法（通则 0521）试验，以 5% 苯基-95% 甲基聚硅氧烷为固定相的毛细管柱（柱长为 30m，内径为 0.25mm，膜厚度为 0.25μm），柱温为程序升温，初始温度 50℃，保持 5 分钟，以每分钟 10℃ 的速率升温至 220℃。分别取供试品溶液和对照品溶液各 1μl，注入气相色谱仪。供试品色谱中应呈现与对照品色谱峰保留时间相同的色谱峰。

〔检查〕 **pH 值** 应为 2.0～4.0（通则 0631）。

〔含量测定〕 **含酸量** 精密量取本品 5ml，加新沸过的冷水 50ml 稀释后，加酚酞指示液 3 滴，用氢氧化钠滴定液（1mol/L）滴定，即得。每 1ml 的氢氧化钠滴定液（1mol/L）相当于 60.05mg 的 $C_2H_4O_2$。

本品含酸量以醋酸（$C_2H_4O_2$）计，不得少于 8.0%（g/ml）。

含酚量 对照品溶液的制备 取愈创木酚对照品适量，精密称定，加水制成每 1ml 含 0.1mg 的溶液，即得。

标准曲线的制备 精密量取对照品溶液 1.0ml、3.0ml、5.0ml、7.0ml、9.0ml，分别置 100ml 量瓶中，加水稀释至刻度，摇匀。分别精密量取 10ml，分别置 25ml 量瓶中；另取水 10ml 作空白，各加硼酸-氯化钾缓冲液（pH 8.3）（取 0.4mol/L 硼酸溶液 125ml，0.4mol/L 氯化钾溶液 125ml，0.2mol/L 氢氧化钠溶液 40ml，置 1000ml 量瓶中，用水稀释至刻度，摇匀）10ml，0.6% 氢氧化钠溶液 2.2ml，摇匀，加氯亚胺-2,6-二氯醌溶液（取氯亚胺-2,6-二氯醌 0.25g，加无水乙醇 30ml 使溶解，摇匀。取 1.0ml，加水至 15ml）2ml，再加硼酸-氯化钾缓冲液稀释至刻度，摇匀，放置 25 分钟，照紫外-可见分光光度法（通则 0401）在 560nm 的波长处分别测定吸光度。以吸光度为纵坐标，浓度为横坐标，绘制标准曲线。

测定法 取本品约 1g，精密称定，置 100ml 量瓶中，加水稀释至刻度，摇匀，精密量取 10ml，置 25ml 量瓶中，照标准曲线制备项下的方法，自"各加硼酸-氯化钾缓冲液"起，依法测定吸光度，从标准曲线上读出供试品溶液中愈创木酚的重量，计算，即得。

本品每 1g 含总酚以愈创木酚（$C_7H_8O_2$）计，不得少于 2.5mg。

〔贮藏〕 遮光，密封保存。

舒 筋 丸
Shujin Wan

【处方】 马钱子粉 115g　　麻黄 80g
独活 6g　　羌活 6g
桂枝 6g　　甘草 6g
千年健 6g　　牛膝 6g
乳香（醋制）6g　　木瓜 6g
没药（醋制）6g　　防风 6g
杜仲（盐制）3g　　地枫皮 6g
续断 3g

【制法】 以上十五味，除马钱子粉外，其余麻黄等十四味粉碎成细粉，与马钱子粉配研，混匀，过筛。每 100g 粉末加炼蜜 150～170g 制成大蜜丸，即得。

【性状】 本品为棕褐色的大蜜丸；味苦。

【鉴别】 (1)取本品 3g，剪碎，用浓氨试液 2ml 润湿，加三氯甲烷 20ml，超声处理 30 分钟，滤过，滤液蒸干，残渣加三氯甲烷 2ml 使溶解，作为供试品溶液。另取士的宁对照品、马钱子碱对照品，加三氯甲烷制成每 1ml 各含 1mg 的混合溶液，作为对照品溶液。照薄层色谱法（通则 0502）试验，吸取上述两种溶液各 10μl，分别点于同一硅胶 G 薄层板上，以甲苯-丙酮-乙醇-浓氨试液（20：25：3：2）为展开剂，展开，取出，晾干，喷以稀碘化铋钾试液。供试品色谱中，在与对照品色谱相应的位置上，显相同颜色的斑点。

(2)取盐酸麻黄碱对照品，加甲醇制成每 1ml 含 0.5mg 的溶液，作为对照品溶液。照薄层色谱法（通则 0502）试验，吸取〔鉴别〕(1)项下的供试品溶液及上述对照品溶液各 10μl，分别点于同一硅胶 G 薄层板上，以环己烷-三氯甲烷-乙醇-浓氨试液（15：45：15：2）为展开剂，展开，取出，晾干，喷以茚三酮试液，在 105℃ 加热至斑点显色清晰。供试品色谱中，在与对照品色谱相应的位置上，显相同颜色的斑点。

【检查】 应符合丸剂项下有关的各项规定（通则 0108）。

【含量测定】 照高效液相色谱法（通则 0512）测定。

色谱条件与系统适用性试验 以十八烷基硅烷键合硅胶为填充剂；以乙腈-0.01mol/L 庚烷磺酸钠溶液与 0.05mol/L 磷酸二氢钾溶液等量的混合溶液（用 10% 磷酸溶液调节至 pH 2.8）（21：79）为流动相；检测波长 254nm。理论板数按士的宁峰计算应不低于 5000。

对照品溶液的制备 取士的宁对照品适量，精密称定，加甲醇制成每 1ml 含 60μg 的溶液，即得。

供试品溶液的制备 取重量差异项下的本品，剪碎，混匀，取约 1.8g，精密称定，置具塞锥形瓶中，加水 3ml，置振荡器上振摇至完全溶散,加氢氧化钠试液 2ml,摇匀,加甲醇 50ml,超声处理(功率 400W,频率 40kHz)20 分钟,用铺有少量无水硫酸钠的滤纸滤过,滤液转移至 100ml 量瓶中,用甲醇洗涤药渣及滤器,洗液并入同一量瓶中,加甲醇至刻度,摇匀,精密量取 25ml,蒸干,残渣用甲醇溶解并转移至 10ml 量瓶中,加甲醇至刻度,摇匀,滤过,取续滤液,即得。

测定法　分别精密吸取对照品溶液与供试品溶液各 10μl,注入液相色谱仪,测定,即得。

本品每丸含马钱子粉以士的宁($C_{21}H_{22}N_2O_2$)计,应为 3.3～4.7mg。

【功能与主治】　祛风除湿,舒筋活血。用于风寒湿痹,四肢麻木,筋骨疼痛,行步艰难。

【用法与用量】　口服。一次 1 丸,一日 1 次。

【注意】　孕妇忌服。

【规格】　每丸重 3g

【贮藏】　密封。

舒筋活血定痛散
Shujin Huoxue Dingtong San

【处方】　乳香(醋炙)30g　　　没药(醋炙)30g
　　　　　当归 30g　　　　　　红花 30g
　　　　　醋延胡索 30g　　　　血竭 30g
　　　　　醋香附 30g　　　　　煅自然铜 30g
　　　　　骨碎补 30g

【制法】　以上九味,粉碎成细粉,过筛,混匀,即得。

【性状】　本品为红褐色的粉末;气微香,味微苦。

【鉴别】　(1)取本品 3g,加乙醚 15ml,超声处理 5 分钟,滤过,滤液作为供试品溶液。另取血竭对照药材 0.1g,同法制成对照药材溶液。照薄层色谱法(通则 0502)试验,吸取上述两种溶液各 5μl,分别点于同一硅胶 G 薄层板上,以三氯甲烷-甲醇(19:1)为展开剂,展开,取出,晾干。供试品色谱中,在与对照药材色谱相应的位置上,显相同颜色的斑点。

(2)取当归对照药材 1g,加乙醇 10ml,超声处理 20 分钟,滤过,滤液作为对照药材溶液。照薄层色谱法(通则 0502)试验,吸取〔鉴别〕(1)项下的供试品溶液及上述对照药材溶液各 5μl,分别点于同一硅胶 G 薄层板上,以正己烷-乙酸乙酯(9:1)为展开剂,展开,取出,晾干,置紫外光灯(365nm)下检视。供试品色谱中,在与对照药材色谱相应的位置上,显相同颜色的荧光斑点。

(3)取本品 5g,加 80%丙酮溶液 20ml,振摇 15 分钟,滤过,滤液作为供试品溶液。另取红花对照药材 0.5g,加 80%丙酮溶液 10ml,同法制成对照药材溶液。照薄层色谱法(通则 0502)试验,吸取上述两种溶液各 5μl,分别点于同一硅胶 G 薄层板上,以乙酸乙酯-甲醇-甲酸-水(7:0.4:2:3)为展

开剂,展开,取出,晾干。供试品色谱中,在与对照药材色谱相应的位置上,显相同颜色的斑点。

(4)取本品 20g,加水 50ml,超声处理 30 分钟,滤过,滤液加浓氨试液调至碱性,用乙醚振摇提取 3 次,每次 15ml,合并乙醚液,蒸干,残渣加甲醇 1ml 使溶解,作为供试品溶液。另取延胡索乙素对照品,加甲醇制成每 1ml 含 0.5mg 的溶液,作为对照品溶液。照薄层色谱法(通则 0502)试验,吸取上述两种溶液各 5μl,分别点于同一硅胶 G 薄层板上,以甲苯-丙酮(9:2)为展开剂,展开,取出,晾干,置碘蒸气中熏 3 分钟后取出,挥尽板上吸附的碘后,置紫外光灯(365nm)下检视。供试品色谱中,在与对照品色谱相应的位置上,显相同颜色的荧光斑点。

【检查】　应符合散剂项下有关的各项规定(通则 0115)。

【含量测定】　照高效液相色谱法(通则 0512)测定。

色谱条件与系统适用性试验　以十八烷基硅烷键合硅胶为填充剂;以乙腈-0.05mol/L 磷酸二氢钠溶液(40:60)为流动相;检测波长为 440nm;柱温 40℃。理论板数按血竭素峰计算应不低于 4000。

对照品溶液的制备　取血竭素高氯酸盐对照品适量,精密称定,置棕色量瓶中,加 3%磷酸甲醇溶液使溶解,制成每 1ml 含 0.5mg 的溶液。精密量取 1ml,置 10ml 棕色量瓶中,加甲醇至刻度,摇匀,即得(每 1ml 中含血竭素高氯酸盐 50μg,相当于血竭素 36.3μg)。

供试品溶液的制备　取本品 2.5g,精密称定,置具塞锥形瓶中,精密加入 3%磷酸甲醇溶液 50ml,密塞,称定重量,超声处理(功率 300W,频率 40kHz)30 分钟,放冷,再称定重量,用 3%磷酸甲醇溶液补足减失的重量,摇匀,滤过,精密量取续滤液 1ml,置 5ml 棕色量瓶中,加甲醇至刻度,摇匀,即得。

测定法　分别精密吸取对照品溶液与供试品溶液各 10μl,注入液相色谱仪,测定,即得。

本品每 1g 含血竭以血竭素($C_{17}H_{14}O_3$)计,不得少于 1.0mg。

【功能与主治】　舒筋活血,散瘀止痛。用于跌打损伤,闪腰岔气,伤筋动骨,血瘀肿痛。

【用法与用量】　温黄酒或温开水冲服。一次 6g,一日 2 次;外用白酒调敷患处。

【注意】　孕妇禁用;脾胃虚弱者慎用。

【规格】　每袋装 12g

【贮藏】　密封。

舒筋活络酒
Shujin Huoluo Jiu

【处方】　木瓜 45g　　　　　桑寄生 75g
　　　　　玉竹 240g　　　　　续断 30g

川牛膝 90g	当归 45g
川芎 60g	红花 45g
独活 30g	羌活 30g
防风 60g	白术 90g
蚕沙 60g	红曲 180g
甘草 30g	

【制法】 以上十五味，除红曲外，其余木瓜等十四味粉碎成粗粉，然后加入红曲；另取红糖 555g，溶解于白酒 11100g 中，用红糖酒作溶剂，浸渍 48 小时后，以每分钟 1～3ml 的速度缓缓渗漉，收集漉液，静置，滤过，即得。

【性状】 本品为棕红色的澄清液体；气香，味微甜、略苦。

【鉴别】 (1) 取本品 20ml，用石油醚(60～90℃)20ml 振摇提取，石油醚液蒸干，残渣加石油醚(60～90℃)2ml 使溶解，作为供试品溶液。另取当归对照药材、川芎对照药材各 1g，分别加石油醚(60～90℃)10ml，超声处理 10 分钟，滤过，滤液蒸干，残渣加石油醚(60～90℃)2ml 使溶解，作为对照药材溶液。照薄层色谱法(通则 0502)试验，吸取上述三种溶液各 10μl，分别点于同一硅胶 G 薄层板上，以石油醚(60～90℃)-乙酸乙酯(17：3)为展开剂，展开，取出，晾干，置紫外光灯(365nm)下检视。供试品色谱中，在与对照药材色谱相应的位置上，显相同颜色的荧光主斑点。

(2) 取本品 20ml，加在中性氧化铝柱(100～200 目，10g，内径为 1.5cm)上，收集流出液，蒸干，残渣用水 20ml 溶解，用水饱和的正丁醇振摇提取 3 次，每次 20ml，合并正丁醇提取液，用水洗涤 3 次，每次 20ml，正丁醇液蒸干，残渣加甲醇 1ml 使溶解，作为供试品溶液。另取甘草对照药材 1g，加乙醚 40ml，加热回流 1 小时，滤过，取药渣，加甲醇 30ml，加热回流 1 小时，滤过，滤液蒸干，残渣用水 40ml 溶解，用正丁醇振摇提取 3 次，每次 20ml，合并正丁醇提取液，加水洗涤 3 次，每次 20ml，蒸干，残渣加甲醇 5ml 使溶解，作为对照药材溶液。照薄层色谱法(通则 0502)试验，吸取上述两种溶液各 5～10μl，分别点于同一硅胶 G 薄层板上，以甲苯-乙酸乙酯-甲醇(7：3：1)为展开剂，展开，取出，晾干，置紫外光灯(365nm)下检视。供试品色谱中，在与对照药材色谱相应的位置上，显相同颜色的荧光斑点。

【检查】 乙醇量 应为 50%～57%(通则 0711)。

总固体 取本品适量，依法(通则 0185 第一法)检查。遗留残渣不得少于 1.1%(g/ml)。

其他 应符合酒剂项下有关的各项规定(通则 0185)。

【含量测定】 照高效液相色谱法(通则 0512)测定。

色谱条件与系统适用性试验 以十八烷基硅烷键合硅胶为填充剂；以乙腈为流动相 A，以 0.05% 磷酸溶液为流动相 B，按下表中的规定进行梯度洗脱；检测波长为 254nm。理论板数按升麻苷峰计算应不低于 5000。

时间(分钟)	流动相 A(%)	流动相 B(%)
0～30	12	88
30～50	12→20	88→80
50～60	20	80

对照品溶液的制备 取升麻苷对照品和 5-O-甲基维斯阿米醇苷对照品适量，精密称定，加 55% 乙醇制成每 1ml 含升麻苷 15μg、5-O-甲基维斯阿米醇苷 20μg 的混合溶液，即得。

供试品溶液的制备 精密量取本品 5ml，置具塞锥形瓶中，加入中性氧化铝 2.5g(100～200 目)，密塞，浸泡 5 分钟，摇匀，离心，取上清液，即得。

测定法 分别精密吸取对照品溶液与供试品溶液各 10μl，注入液相色谱仪，测定，即得。

本品每 1ml 含防风以升麻素苷($C_{22}H_{28}O_{11}$)和 5-O-甲基维斯阿米醇苷($C_{22}H_{28}O_{10}$)的总量计，不得少于 20μg。

【功能与主治】 祛风除湿，活血通络，养阴生津。用于风湿阻络、血脉瘀阻兼有阴虚所致的痹病，症见关节疼痛、屈伸不利、四肢麻木。

【用法与用量】 口服。一次 20～30ml，一日 2 次。

【注意】 孕妇慎用。

【贮藏】 密封，置阴凉处。

舒筋通络颗粒
Shujin Tongluo Keli

【处方】

骨碎补 450g	牛膝 450g
川芎 360g	天麻 300g
黄芪 450g	威灵仙 450g
地龙 360g	葛根 360g
乳香 180g	

【制法】 以上九味，乳香以水蒸气蒸馏法提取挥发油，收集挥发油，以倍他环糊精包合；其余骨碎补等八味，用 60% 乙醇回流提取三次，第一次 2 小时，第二、三次各 1 小时，滤过，合并滤液，回收乙醇，浓缩至相对密度为 1.32～1.35(50℃)的稠膏，减压干燥，粉碎，过 100 目筛，加入挥发油包合物及糊精、矫味剂适量，混匀，以 80% 乙醇制粒，60℃ 以下干燥，制成 1000g，即得。

【性状】 本品为棕褐色的颗粒；气微香，味甜而苦、辛。

【鉴别】 (1) 取本品 2.5g，研细，加乙酸乙酯-甲醇(4：1)混合溶液 25ml，超声处理 30 分钟，滤过，滤液回收溶剂至干，残渣加乙醇 5ml 使溶解，加在中性氧化铝柱(100～200 目，5g，内径为 15mm)上，用无水乙醇 25ml 洗脱，收集洗脱液，备用。继续用稀乙醇 40ml 洗脱，收集稀乙醇洗脱液，蒸干，残渣加乙醇 1ml 使溶解，作为供试品溶液。另取葛根对照药材

0.5g,同法收集稀乙醇洗脱液制成对照药材溶液。再取葛根素对照品,加乙醇制成1ml含1mg的溶液,作为对照品溶液。照薄层色谱法(通则0502)试验,吸取上述三种溶液各5μl,分别点于同一硅胶G薄层板上,以三氯甲烷-甲醇-水(15:5:0.5)为展开剂,展开,取出,晾干,在氨蒸气中熏1分钟,置紫外光灯(365nm)下检视。供试品色谱中,在与对照药材色谱和对照品色谱相应的位置上,显相同颜色的荧光斑点。

(2)取天麻对照药材0.5g,同〔鉴别〕(1)项下供试品溶液的制备方法,收集稀乙醇洗脱液制成对照药材溶液。另取天麻素对照品,加乙醇制成每1ml含1mg的溶液,作为对照品溶液。照薄层色谱法(通则0502)试验,吸取〔鉴别〕(1)项下的供试品溶液和上述两种对照溶液各5μl,分别点于同一硅胶G薄层板上,以三氯甲烷-甲醇-甲酸(6:2:0.15)为展开剂,展开,取出,晾干,喷以10%磷钼酸乙醇溶液,在105℃加热至斑点显色清晰,置日光下检视。供试品色谱中,在与对照药材色谱和对照品色谱相应的位置上,显相同颜色的斑点。

(3)取〔鉴别〕(1)项下备用的无水乙醇液,浓缩至1ml,作为供试品溶液。另取川芎对照药材0.2g,地龙对照药材1g,分别同法制成对照药材溶液。照薄层色谱法(通则0502)试验,吸取上述三种溶液各5μl,分别点于同一硅胶G薄层板上,以正己烷-乙酸乙酯(9:1)为展开剂,展开,取出,晾干,置紫外光灯(365nm)下检视。供试品色谱中,在与对照药材色谱相应的位置上,分别显相同颜色的荧光主斑点。

(4)取本品2.5g,研细,加甲醇50ml,超声处理30分钟,滤过,滤液回收溶剂至干,残渣加水30ml使溶解,用水饱和的正丁醇振摇提取2次,每次20ml,合并正丁醇液,用1%氢氧化钠溶液洗涤3次,每次20ml,弃去碱液,再用正丁醇饱和的水洗涤两次,每次20ml,弃去水液,正丁醇液回收溶剂至干,残渣加甲醇0.5ml使溶解,作为供试品溶液。另取黄芪甲苷对照品,加甲醇制成每1ml含1mg的溶液,作为对照品溶液。照薄层色谱法(通则0502)试验,吸取供试品溶液10μl,对照品溶液5μl,分别点于同一硅胶G薄层板上,以三氯甲烷-甲醇-甲酸(6:2:0.15)为展开剂,展开,取出,晾干,喷以10%硫酸乙醇溶液,在105℃加热至斑点显色清晰,置日光下检视。供试品色谱中,在与对照品色谱相应的位置上,显相同颜色的斑点。

(5)取本品2.5g,加70%乙醇40ml,加热回流30分钟,滤过,滤液蒸干,残渣加水25ml使溶解,用三氯甲烷20ml振摇提取,弃去三氯甲烷液,水液用水饱和的正丁醇振摇提取2次,每次20ml,合并正丁醇提取液,用正丁醇饱和的水20ml洗涤,弃去水液,取正丁醇液浓缩至约1ml,加入中性氧化铝(100~200目)5g,拌匀,挥尽溶剂,装入层析柱(内径为1cm)中,用乙酸乙酯-乙醇(4:1)的混合溶液40ml洗脱,收集洗脱液,蒸干,残渣加甲醇0.5ml使溶解,作为供试品溶液。另取牛膝对照药材1g,同法制成对照药材溶液。照薄层色谱法(通则0502)试验,吸取上述两种溶液各10μl,分别点于同一硅胶G薄层板上,以乙酸乙酯-乙醇(4:1)为展开剂,展开,取

出,晾干,喷以2%香草醛硫酸溶液,在105℃加热至斑点显色清晰,置日光下检视。供试品色谱中,在与对照药材色谱相应的位置上,显相同颜色的斑点。

【检查】 重金属 取本品1g,依法(通则0821第二法)检查,含重金属不得过百万分之十。

其他 应符合颗粒剂项下有关的各项规定(通则0104)。

【含量测定】 骨碎补 照高效液相色谱法(通则0512)测定。

色谱条件与系统适用性试验 以十八烷基硅烷键合硅胶为填充剂;以乙腈-0.1%磷酸溶液(18:82)为流动相;检测波长为283nm;柱温35℃。理论板数按柚皮苷峰计算应不低于3000。

对照品溶液的制备 取柚皮苷对照品适量,精密称定,加70%甲醇制成每1ml含柚皮苷50μg的溶液,即得。

供试品溶液的制备 取装量差异项下的本品适量,研细,取约1g,精密称定,置具塞锥形瓶中,精密加入70%甲醇25ml,称定重量,加热回流30分钟,放冷,再称定重量,用70%甲醇补足减失的重量,摇匀,滤过,取续滤液,即得。

测定法 精密吸取对照品溶液与供试品溶液各10μl,注入液相色谱仪,测定,即得。

本品每袋含骨碎补以柚皮苷($C_{27}H_{32}O_{14}$)计,不得少于12.0mg。

天麻 照高效液相色谱法(通则0512)测定。

色谱条件与系统适用性试验 以十八烷基硅烷键合硅胶为填充剂;以乙腈-水(2:98)为流动相;检测波长为220nm。理论板数按天麻素峰计算应不低于5000。

对照品溶液的制备 取天麻素对照品适量,精密称定,加30%甲醇制成每1ml含天麻素60μg的溶液,即得。

供试品溶液的制备 取装量差异项下的本品适量,研细,取约2.5g,精密称定,置具塞锥形瓶中,精密加入30%甲醇50ml,称定重量,加热回流30分钟,放冷,再称定重量,用30%甲醇补足减失的重量,摇匀,滤过,取续滤液,即得。

测定法 分别精密吸取对照品溶液与供试品溶液各10μl,注入液相色谱仪,测定,即得。

本品每袋含天麻以天麻素($C_{13}H_{18}O_7$)计,不得少于5.0mg。

【功能与主治】 补肝益肾,活血舒筋。用于颈椎病属肝肾阴虚,气滞血瘀证,症见头昏,头痛,胀痛或刺痛,耳聋,耳鸣,颈项僵直,颈、肩、背疼痛,肢体麻木,倦怠乏力,腰膝酸软,口唇色暗,舌质暗红或有瘀斑。

【用法与用量】 开水冲服。一次1袋,一日3次,1个月为一疗程。

【注意】 (1)有胃部疾病者或出血倾向者慎用,或遵医嘱。(2)本品服用后偶见胃部不适,轻度恶心及腹胀,腹泻等症状,停药后自行消失。(3)孕妇禁用。

【规格】 每袋装12g

【贮藏】 密封。

脾胃舒丸

Piweishu Wan

【处方】 鳖甲（制）50g　　炙黄芪 50g
陈皮 50g　　枳实 50g
白芍 50g　　麸炒白术 50g
醋香附 50g　　草果 50g
乌梅（炒）50g　　川芎 50g
焦槟榔 50g　　厚朴 50g

【制法】 以上十二味，粉碎成细粉，过筛，混匀。每 100g 粉末加炼蜜 120～140g 制成大蜜丸，即得。

【性状】 本品为棕褐色的大蜜丸；气微香，味苦、辛。

【鉴别】 （1）取本品，置显微镜下观察：石细胞成群或散在，多分枝状，壁厚，层纹明显（厚朴）。内胚乳碎片无色，壁较厚，有较多大的类圆形纹孔（焦槟榔）。纤维成束或散离，壁厚，表面有纵裂纹，两端断裂成帚状或较平截（炙黄芪）。草酸钙簇晶存于薄壁细胞中，常排列成行（白芍）。

（2）取本品 2 丸，剪碎，取 12g，加甲醇 30ml，超声处理 15 分钟，滤过，滤液蒸干，残渣加甲醇 5ml 使溶解，作为供试品溶液。另取厚朴对照药材 0.5g，加甲醇 5ml，同法制成对照药材溶液。再取厚朴酚对照品，加甲醇制成每 1ml 含 1mg 的溶液，作为对照品溶液。照薄层色谱法（通则 0502）试验，吸取上述三种溶液各 10μl，分别点于同一硅胶 GF$_{254}$ 薄层板上，以三氯甲烷-甲苯-乙酸乙酯（5：4：1）为展开剂，展开，取出，晾干，置紫外光灯（254nm）下检视。供试品色谱中，在与对照药材色谱和对照品色谱相应的位置上，显相同颜色的斑点。

（3）取本品 2 丸，剪碎，取 12g，加正己烷 30ml，超声处理 15 分钟，滤过，滤液浓缩至约 2ml，作为供试品溶液。另取白术对照药材 0.5g，加正己烷 10ml，同法制成对照药材溶液。照薄层色谱法（通则 0502）试验，吸取上述新制备的两种溶液各 10μl，分别点于同一硅胶 G 薄层板上，以石油醚（60～90℃）-乙酸乙酯（10：0.2）为展开剂，展开，取出，晾干，喷以 5%香草醛硫酸溶液，加热至斑点显色清晰。供试品色谱中，在与对照药材色谱相应的位置上，显相同颜色的斑点。

【检查】 应符合丸剂项下有关的各项规定（通则 0108）。

【含量测定】 照高效液相色谱法（通则 0512）测定。

色谱条件与系统适用性试验 以十八烷基硅烷键合硅胶为填充剂；以乙腈-0.1%磷酸溶液（14：86）为流动相；检测波长为 230nm。理论板数按芍药苷峰计算应不低于 4000。

对照品溶液的制备 取芍药苷对照品适量，精密称定，加 50%乙醇制成每 1ml 含 10μg 的溶液，即得。

供试品溶液的制备 取重量差异项下的本品，剪碎，混匀，取约 2.4g，精密称定，置 100ml 具塞锥形瓶中，精密加入 50%乙醇 50ml，称定重量，超声处理（功率 250W，频率 50kHz）30 分钟，放冷，再称定重量，用 50%乙醇补足减失的

重量，摇匀，滤过，精密量取续滤液 25ml，浓缩至干，残渣加水 10ml 分两次溶解，通过 D101 型大孔吸附树脂柱（内径 1.5cm，柱高为 15cm），以水 50ml 洗脱，弃去洗脱液，再以 50%乙醇 70ml 洗脱，收集洗脱液，置 100ml 量瓶中，加 50%乙醇至刻度，摇匀，滤过，取续滤液，即得。

测定法 分别精密吸取对照品溶液与供试品溶液各 10μl，注入液相色谱仪，测定，即得。

本品每丸含白芍以芍药苷（C$_{23}$H$_{28}$O$_{11}$）计，不得少于 3.5mg。

【功能与主治】 疏肝理气，健脾和胃，消积化食。用于消化不良，不思饮食，胃脘嘈杂，腹胀肠鸣，恶心呕吐，大便溏泻，胁肋胀痛，急躁易怒，头晕乏力，失眠多梦等症。对慢性胃炎，慢性肝炎，早期肝硬化出现上述证候者有效。

【用法与用量】 口服。一次 1 丸，一日 3 次。

【规格】 每丸重 9g

【贮藏】 密封。

猴头健胃灵片

Houtou Jianweiling Pian

【处方】 猴头菌丝体 160g　　海螵蛸 80g
醋延胡索 40g　　酒白芍 40g
醋香附 40g　　甘草 40g

【制法】 以上六味，取猴头菌丝体 80g，加水煎煮二次，每次 2 小时，滤过，合并滤液并减压浓缩至适量，加入剩余的猴头菌丝体，混匀，干燥，粉碎成细粉；其余海螵蛸等五味粉碎成细粉，过筛，灭菌，与上述细粉及适量的淀粉混匀，用 10%PVP 的 70%乙醇溶液制粒，加 0.5%硬脂酸镁，压制成 1000 片，包薄膜衣，即得。

【性状】 本品为薄膜衣片，除去薄膜衣后显棕黄色；气芳香，味甜、微苦。

【鉴别】 （1）取本品 8 片，研细，加乙酸乙酯 20ml，超声处理 30 分钟，滤过，滤液浓缩至 1ml，作为供试品溶液。另取猴头菌丝体对照药材 1g，同法制成对照药材溶液。再取麦角甾醇对照品，加甲醇制成每 1ml 含 0.5mg 的溶液，作为对照品溶液。照薄层色谱法（通则 0502）试验，吸取上述三种溶液各 10μl，分别点于同一硅胶 G 薄层板上，以石油醚（60～90℃）-乙酸乙酯-甲酸（7：3：0.1）为展开剂，展开，取出，晾干，喷以 10%硫酸乙醇溶液，在 105℃加热至斑点显色清晰，分别置日光和紫外光灯（365nm）下检视。供试品色谱中，在与对照药材色谱和对照品色谱相应的位置上，日光下显相同颜色的斑点；紫外光下显相同颜色的荧光斑点。

（2）取本品 14 片，研细，加甲醇 50ml，超声处理 30 分钟，滤过，滤液蒸干，残渣加水适量使溶解，加浓氨试液调至碱性，用乙醚振摇提取 3 次，每次 10ml，合并乙醚提取液，回收溶剂至干，残渣加甲醇 1ml 使溶解，作为供试品溶液。另取延胡索

对照药材 1g,同法制成对照药材溶液。再取延胡索乙素对照品,加甲醇制成每 1ml 含 1mg 的溶液,作为对照品溶液。照薄层色谱法(通则 0502)试验,吸取上述三种溶液各 4μl,分别点于同一以含 1%氢氧化钠的羧甲基纤维素钠溶液为黏合剂的硅胶 G 薄层板上,以环己烷-二氯甲烷-甲醇(15:8:2)为展开剂,展开,取出,晾干,置碘蒸气中熏至斑点显色清晰,置日光下检视。供试品色谱中,在与对照药材色谱和对照品色谱相应的位置上,显相同颜色的斑点;挥尽板上吸附的碘后,置紫外光灯(365nm)下检视,显相同颜色的荧光斑点。

(3)取本品 27 片,研细,置 500ml 圆底烧瓶中,加水 200ml,连接挥发油测定器,自测定器上端加水使充满刻度部分,并溢流入烧瓶为止,再加乙酸乙酯 2ml,连接回流冷凝管,加热回流 2 小时,分取乙酸乙酯液,作为供试品溶液。另取香附对照药材 1g,同法制成对照药材溶液。再取 α-香附酮对照品,加乙酸乙酯制成每 1ml 含 1mg 的溶液,作为对照品溶液。照薄层色谱法(通则 0502)试验,吸取上述三种溶液各 10μl,分别点于同一硅胶 GF$_{254}$薄层板上,以甲苯-乙酸乙酯-冰醋酸(92:5:5)为展开剂,展开,取出,晾干,置紫外光灯(254nm)下检视。供试品色谱中,在与对照药材色谱和对照品色谱相应的位置上,显相同颜色的斑点;喷以二硝基苯肼试液,放置片刻,斑点渐变为橙红色。

(4)取本品 14 片,研细,加乙醚 50ml,加热回流 1 小时,滤过,滤液弃去,药渣加甲醇 40ml,加热回流 1 小时,滤过,滤液回收溶剂至干,残渣加水 40ml 使溶解,用正丁醇提取 3 次,每次 20ml,合并正丁醇液,用水洗涤 3 次,每次 20ml,弃去水液,正丁醇液回收溶剂至干,残渣加甲醇 2ml 使溶解,作为供试品溶液。另取甘草对照药材 1g,同法制成对照药材溶液。再取芍药苷对照品,加乙醇制成每 1ml 含 1mg 溶液,作为对照品溶液。照薄层色谱法(通则 0502)试验,吸取上述三种溶液各 2μl,分别点于同一以含 1%氢氧化钠的羧甲基纤维素钠溶液为黏合剂的硅胶 G 薄层板上,以乙酸乙酯-甲酸-冰醋酸-水(15:1:1:2)为展开剂,展开,取出,晾干,喷以 5%香草醛硫酸溶液,在 105℃加热至斑点显色清晰,分别置日光和紫外光灯(365nm)下检视。供试品色谱中,在与对照药材色谱和对照品色谱相应的位置上,日光下显相同颜色的斑点;紫外光下显相同颜色的荧光斑点。

【检查】 应符合片剂项下有关的各项规定(通则 0101)。

【含量测定】 **酸性羧甲基纤维素酶活力** 对照品溶液的制备 取无水葡萄糖对照品适量,精密称定,加水制成每 1ml 含 2mg 的溶液,即得。

标准曲线的制备 精密量取对照品溶液 1.0ml、2.0ml、3.0ml、4.0ml、6.0ml、8.0ml,分别置 10ml 量瓶中,加水至刻度,摇匀。分别精密量取上述溶液 0.5ml,置 10ml 具塞刻度试管中,各精密加枸橼酸盐缓冲液(pH 4.8)1.5ml,混匀,立即精密加入 3,5-二硝基水杨酸试液 1.5ml,摇匀,置沸水浴中保温 15 分钟,取出,在冰水浴中冷却 10 分钟,再加水至刻度,摇匀,静置 90 分钟,以相应的试剂为空白,照紫外-可见分光

光度法(通则 0401),在 540nm 波长处测定吸光度,以吸光度为纵坐标,葡萄糖量(mg)为横坐标,绘制标准曲线。

测定法 取本品 10 片,研细,取约 4.0g(±0.1g),精密称定,置具塞锥形瓶中,精密加入水 100ml,密塞,旋转振摇(转速每分钟 200 转)60 分钟,滤过,作为供试品溶液(本液应临用新制)。精密量取 1%羧甲基纤维素钠溶液 1.5ml 置 10ml 具塞刻度试管中,精密加供试品溶液 0.5ml,混匀,置 50℃水浴中保温 30 分钟,取出,照标准曲线制备项下的方法,自“立即精密加入 3,5-二硝基水杨酸试液 1.5ml”起,依法测定吸光度,从标准曲线上读出供试品溶液中还原糖量(mg)。空白管加 1%羧甲基纤维素钠溶液 1.5ml,置 50℃水浴中保温 30 分钟,取出,立即精密加入 3,5-二硝基水杨酸试液 1.5ml,摇匀,精密加供试品溶液 0.5ml,混匀,照标准曲线制备项下的方法,自“沸水浴中保温 15 分钟”起,依法进行。按下式计算:

$$X = A \times 1/0.5 \times 100/W_1 \times 2 \times W_2$$

式中 X 为酸性羧甲基纤维素酶活力,U/片;

A 为吸光度在标准曲线上查得的还原糖量,mg;

W_1 为取样量,g;

W_2 为平均片重,g;

2 为时间换算系数。

1g 固体酶在 50℃±1℃、pH4.8 条件下,1 小时水解 1%羧甲基纤维素钠底物,产生出相当于 1mg 葡萄糖的还原糖量为一个酸性羧甲基纤维素酶活力单位,以 U/g 表示。

本品每片含酸性羧甲基纤维素酶活力不得低于 6U。

酒白芍 照高效液相色谱法(通则 0512)测定。

色谱条件与系统适用性试验 以十八烷基硅烷键合硅胶为填充剂;以甲醇-水(25:75)为流动相;检测波长为 230nm。理论板数按芍药苷峰计算应不低于 2000。

对照品溶液的制备 取芍药苷对照品适量,精密称定,加流动相制成每 1ml 含 20μg 的溶液,即得。

供试品溶液的制备 取本品 10 片,除去薄膜衣,精密称定,研成细粉,取约 0.5g,精密称定,置具塞锥形瓶中,精密加入稀乙醇 50ml,密塞,称定重量,充分振摇后,超声处理(功率 160W,频率 59kHz)30 分钟,放冷,再称定重量,用稀乙醇补足减失的重量,放置 30 分钟,摇匀,滤过,取续滤液,即得。

测定法 分别精密吸取对照品溶液与供试品溶液各 10μl,注入液相色谱仪,测定,即得。

本品每片含酒白芍以芍药苷(C$_{23}$H$_{28}$O$_{11}$)计,不得少于 0.60mg。

【功能与主治】 舒肝和胃,理气止痛。用于肝胃不和,胃脘胁肋胀痛,呕吐吞酸;慢性胃炎、胃及十二指肠溃疡见上述证候者。

【用法与用量】 口服。一次 4 片,一日 3 次。

【规格】 每片重 0.38g

【贮藏】 密封。

附：猴头菌丝体质量标准

猴头菌丝体

本品为齿菌科真菌猴头菌 Hericium erinaceus（Bull.）Pers. 经固体发酵而得到的菌丝体干燥粉末。

〔性状〕 本品为黄棕色至棕色粉末；气腥，味微咸。

〔鉴别〕 （1）取本品置显微镜下观察：孢子椭圆形至圆形，直径约 6μm，光滑，壁薄，半透明状；菌丝细长，常交错成团，或碎断散在，无色，直径约 6μm。

（2）取本品 1g，加 70% 乙醇 30ml，加热回流 30 分钟，滤过，滤液浓缩至约 5ml，作为供试品溶液。另取猴头菌丝体对照药材 1g，同法制成对照药材溶液。再取甘氨酸对照品、苏氨酸对照品、亮氨酸对照品、缬氨酸对照品、组氨酸对照品，分别加 70% 乙醇制成每 1ml 各含 0.5mg 的溶液，作为对照品溶液。照薄层色谱法（通则 0502）试验，吸取供试品溶液与对照药材溶液各 3μl、对照品溶液各 1μl，分别点于同一硅胶 G 薄层板上，以正丁醇-冰醋酸-水（8：3：1）为展开剂，展开，取出，晾干，喷以 0.2% 茚三酮乙醇溶液，在 105℃ 加热至斑点显色清晰，置日光下检视。供试品色谱中，在与对照药材色谱和对照品色谱相应的位置上，分别显相同颜色的斑点。

（3）取本品 1g，加乙酸乙酯 20ml，超声处理 30 分钟，滤过，滤液浓缩至约 1ml，作为供试品溶液。另取猴头菌丝体对照药材 1g，同法制成对照药材溶液。再取麦角甾醇对照品适量，加甲醇制成每 1ml 含 0.5mg 的溶液，作为对照品溶液。照薄层色谱法（通则 0502）试验，吸取上述三种溶液各 10μl，分别点于同一硅胶 G 薄层板上，以石油醚（60～90℃）-乙酸乙酯-甲酸（7：3：0.1）为展开剂，展开，取出，晾干，喷以 10% 硫酸乙醇溶液，在 105℃ 加热至斑点显色清晰，分别置日光和紫外光灯（365nm）下检视。供试品色谱中，在与对照药材色谱和对照品色谱相应的位置上，日光下显相同颜色的斑点；紫外光下显相同颜色的荧光斑点。

〔检查〕 水分 不得过 9.0%（通则 0832 第二法）。

总灰分 不得过 10.0%（通则 2302）。

〔水溶性浸出物〕 照水溶性浸出物测定法（通则 2201）项下的热浸法测定，不得少于 25.0%。

〔醇溶性浸出物〕 照醇溶性浸出物测定法（通则 2201）项下的热浸法测定，用乙醇作溶剂，不得少于 8.0%。

〔特征图谱〕 照高效液相色谱法（通则 0512）测定。

色谱条件与系统适用性试验 以十八烷基硅烷键合硅胶为填充剂（phenomenex Gemini C18 色谱柱，柱长为 25cm，内径为 4.6mm，粒径为 5μm）；以甲醇为流动相 A，以 1.0% 冰醋酸溶液为流动相 B，按下表中的规定进行梯度洗脱；柱温为 35℃；检测波长为 250nm。理论板数按麦角甾醇峰计算应不低于 5000。

时间（分钟）	流动相 A（%）	流动相 B（%）
0～20	90→100	10→0
20～35	100	0

参照物溶液的制备 取〔含量测定〕麦角甾醇项下对照品溶液作为参照物溶液。

供试品溶液的制备 取〔含量测定〕麦角甾醇项下供试品溶液即得。

测定法 分别精密吸取参照物溶液与供试品溶液各 10μl，注入液相色谱仪，测定，记录 35 分钟的色谱图，即得。

供试品特征图谱中应有 4 个特征峰，与麦角甾醇参照物相应的峰为 S 峰，计算特征峰 1～4 的相对保留时间，其相对保留时间应在规定值的 ±8% 以内，规定值为：0.48（峰 1）、0.81（峰 2）、1.00（峰 3）、1.14（峰 4）。

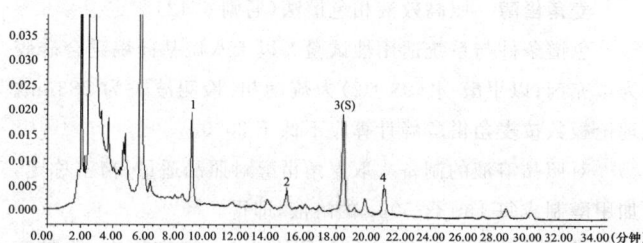

对照特征图谱
峰 3（S）：麦角甾醇

积分参数 峰宽为 30，阈值为 50，最小峰面积为 1000，最小峰高为 100。

〔含量测定〕 酸性羧甲基纤维素酶活力 对照品溶液的制备 取无水葡萄糖对照品适量，精密称定，加水制成每 1ml 含 3mg 的溶液，即得。

标准曲线的制备 精密量取对照品溶液 1.0ml、2.0ml、4.0ml、6.0ml、8.0ml，分别置 10ml 量瓶中，各加水至刻度，摇匀。分别精密量取上述溶液各 0.5ml，置 25ml 具塞刻度试管中，精密加入枸橼酸盐缓冲液（pH4.8）1.5ml，混匀，立即精密加入 3,5-二硝基水杨酸试液 1.5ml，摇匀，置沸水浴中保温 15 分钟，取出，置冰水浴中冷却 10 分钟，再加水至刻度，摇匀，静置 90 分钟，以相应的试剂为空白，照紫外-可见分光光度法（通则 0401），在 540nm 波长处测定吸光度，以吸光度为纵坐标，葡萄糖量（mg）为横坐标，绘制标准曲线。

测定法 取本品约 1.0g，精密称定，置具塞锥形瓶中，精密加水 100ml，密塞，旋转振摇（转速每分钟 200 转）60 分钟，滤过，作为供试品溶液（本液应临用新制）。精密量取 1% 羧甲基纤维素钠溶液 1.5ml，置 25ml 具塞刻度试管中，精密加入供试品溶液 0.5ml，混匀，置 50℃ 水浴中保温 30 分钟，取出，照标准曲线制备项下的方法，自"立即精密加入 3,5-二硝基水杨酸溶液 1.5ml"起，依法测定吸光度，从标准曲线上读出供试品溶液中含还原糖的重量（mg）。空白管加入 1％羧甲基纤维素钠溶液 1.5ml,置 50℃水浴中保温 30 分钟,取出,立即精密加入 3,5-二硝基水杨酸试液 1.5ml, 摇匀,精密加入供试品溶液 0.5ml,混匀,照标准曲线制备 项下的方法,自"置沸水浴中保温 15 分钟"起,依法进行。 按下式计算:

$$X = A \times 1/0.5 \times 100/W/(1-水分) \times 2$$

式中　X 为酸性羧甲基纤维素酶活力,U/g;

　　　A 为吸光度在标准曲线上查得的还原糖量,mg;

　　　W 为取样量,g;

　　　2 为时间换算系数。

1g 固体酶在 50℃±1℃、pH4.8 条件下,1 小时水解 1％ 羧甲基纤维素钠底物,产生出相当于 1mg 葡萄糖的还原糖量 为一个酸性羧甲基纤维素酶活力单位,以 U/g 表示。

本品按干燥品计算,每 1g 含酸性羧甲基纤维素酶活力不 得低于 150U。

麦角甾醇　照高效液相色谱法(通则 0512)测定。

色谱条件与系统适用性试验　以十八烷基硅烷键合硅胶 为填充剂;以甲醇-水(98∶2)为流动相;检测波长为 283nm。 理论板数按麦角甾醇峰计算应不低于 2000。

对照品溶液的制备　取麦角甾醇对照品适量,精密称定, 加甲醇制成每 1ml 含 50μg 的溶液,即得。

供试品溶液的制备　取本品约 2.0g,精密称定,置具塞 锥形瓶中,精密加甲醇 25ml,密塞,称定重量,超声处理(功率 300W,频率 30kHz)60 分钟,放冷,再称定重量,用甲醇补足 减失的重量,摇匀,滤过,取续滤液,即得。

测定法　分别精密吸取对照品溶液与供试品溶液各 10μl,注入液相色谱仪,测定,即得。

本品按干燥品计算,每 1g 含麦角甾醇($C_{28}H_{44}O$)不得少 于 0.50mg。

〔**贮藏**〕　置阴凉干燥处。

〔**制剂**〕　猴头健胃灵胶囊,猴头健胃灵片。

注:[1]3,5-二硝基水杨酸试液:取苯酚 6.9g,加 10％氢 氧化钠溶液 15ml 使溶解,用水稀释至 70ml,摇匀,再加亚硫 酸氢钠 6.9g,振摇使溶解(甲液);取酒石酸钾钠 255g,加 10％氢氧化钠溶液 300ml 使溶解,再加 1％的 3,5-二硝基水 杨酸溶液 880ml,摇匀(乙液);将甲液与乙液混合,摇匀,得黄 色的溶液,贮于棕色瓶中,4℃放置 7 天,备用。

[2]枸橼酸盐缓冲液(pH 4.8):分别精密量取 0.5mol/L 枸橼酸溶液 60ml、0.5mol/L 枸橼酸三钠溶液 100ml,混匀,精 密量取上述溶液 100ml,加水 800ml,以 3mol/L 盐酸溶液或 3mol/L 氢氧化钠溶液调节 pH 值至 4.8,移至 1000ml 量瓶 中,加水至刻度,摇匀,即得。

[3]1％羧甲基纤维素钠溶液:精密称取 1.0g 羧甲基纤维 素钠,置具塞锥形瓶中,精密加入枸橼酸盐缓冲液(pH4.8) 80ml,称定重量,85℃±5℃边加热边磁力搅拌至完全溶解, 放冷,再称定重量,用枸橼酸盐缓冲液(pH4.8)补足减失的重 量,摇匀,以 3mol/L 盐酸溶液或 3mol/L 氢氧化钠溶液调节

pH 值至 4.8,移至 100ml 量瓶中,加枸橼酸盐缓冲液 (pH4.8)至刻度,摇匀,即得。

猴头健胃灵胶囊

Houtou Jianweiling Jiaonang

【**处方**】　猴头菌丝体 160g　　　海螵蛸 80g

　　　　　醋延胡索 40g　　　　　酒白芍 40g

　　　　　醋香附 40g　　　　　　甘草 40g

【**制法**】　以上六味,取猴头菌丝体 80g,加水煎煮二次, 每次 2 小时,滤过,合并滤液并减压浓缩至适量,加入剩余的 猴头菌丝体,混匀,干燥,粉碎成细粉;其余海螵蛸等五味粉碎 成细粉,过筛,灭菌,与上述细粉及适量的淀粉混匀,装入胶 囊,制成 1000 粒,即得。

【**性状**】　本品为硬胶囊,内容物为棕黄色至棕褐色的粉 末;气芳香,味甜、微苦。

【**鉴别**】　(1)取本品内容物 3g,加乙酸乙酯 20ml,超声处 理 30 分钟,滤过,滤液浓缩至 1ml,作为供试品溶液。另取猴 头菌丝体对照药材 1g,同法制成对照药材溶液。再取麦角甾 醇对照品,加甲醇制成每 1ml 含 1mg 的溶液,作为对照品溶 液。照薄层色谱法(通则 0502)试验,吸取上述三种溶液各 10μl,分别点于同一硅胶 G 薄层板上,以石油醚(60～90℃)- 乙酸乙酯-甲酸(7∶3∶0.1)为展开剂,展开,取出,晾干,喷以 10％硫酸乙醇溶液,在 105℃加热至斑点显色清晰,分别置日 光和紫外光灯(365nm)下检视。供试品色谱中,在与对照药 材色谱和对照品色谱相应的位置上,日光下显相同颜色的斑 点;紫外光下显相同颜色的荧光斑点。

(2)取本品内容物 5g,加甲醇 50ml,超声处理 30 分钟,滤 过,滤液回收溶剂至干,残渣加水适量使溶解,加浓氨试液调 至碱性,用乙醚振摇提取 3 次,每次 10ml,合并乙醚提取液, 回收溶剂至干,残渣加甲醇 1ml 使溶解,作为供试品溶液。另 取延胡索对照药材 1g,同法制成对照药材溶液。再取延胡索 乙素对照品,加甲醇制成每 1ml 含 1mg 的溶液,作为对照品 溶液。照薄层色谱法(通则 0502)试验,吸取上述三种溶液 各 2μl,分别点于同一含 1％氢氧化钠的羧甲基纤维素钠溶 液为黏合剂的硅胶 G 薄层板上,以环己烷-二氯甲烷-甲醇 (15∶8∶2)为展开剂,展开,取出,晾干,置碘蒸气中熏至斑 点显色清晰,置日光下检视。供试品色谱中,在与对照药材 色谱和对照品色谱相应的位置上,显相同颜色的斑点;挥尽 板上吸附的碘后,置紫外光灯(365nm)下检视,显相同颜色 的荧光斑点。

(3)取本品内容物 10g,置 500ml 圆底烧瓶中,加水 200ml,连接挥发油测定器,自测定器上端加水使充满刻度部 分,并溢流入烧瓶为止,再加乙酸乙酯 2ml,连接回流冷凝管, 加热回流 2 小时,分取乙酸乙酯液,作为供试品溶液。另取香

附对照药材 1g，同法制成对照药材溶液。再取 α-香附酮对照品，加乙酸乙酯制成每 1ml 含 1mg 的溶液，作为对照品溶液。照薄层色谱法（通则 0502）试验，吸取上述三种溶液各 10μl，分别点于同一硅胶 GF$_{254}$薄层板上，以甲苯-乙酸乙酯-冰醋酸（92：5：5）为展开剂，展开，取出，晾干，置紫外光灯（254nm）下检视。供试品色谱中，在与对照药材色谱和对照品色谱相应的位置上，显相同颜色的斑点；喷以二硝基苯肼试液，放置片刻，斑点渐变为橙红色。

（4）取本品内容物 5g，加乙醚 50ml，加热回流 1 小时，滤过，滤液弃去，药渣加甲醇 40ml，加热回流 1 小时，滤过，滤液回收溶剂至干，残渣加水 40ml 使溶解，用正丁醇提取 3 次，每次 20ml，合并正丁醇液，用水洗涤 3 次，每次 20ml，弃去水液，正丁醇液回收溶剂至干，残渣加甲醇 2ml 使溶解，作为供试品溶液。另取甘草对照药材 1g，同法制成对照药材溶液。再取芍药苷对照品，加乙醇制成每 1ml 含 1mg 溶液，作为对照品溶液。照薄层色谱法（通则 0502）试验，吸取上述三种溶液各 2μl，分别点于同一以含 1%氢氧化钠的羟甲基纤维素钠为黏合剂的硅胶 G 薄层板上，以乙酸乙酯-甲酸-冰醋酸-水（15：1：1：2）为展开剂，展开，取出，晾干，喷以 5%香草醛硫酸溶液，在 105℃加热至斑点显色清晰，分别置日光和紫外光灯（365nm）下检视。供试品色谱中，在与对照药材色谱和对照品色谱相应的位置上，日光下显相同颜色的斑点；紫外光下显相同颜色的荧光斑点。

【检查】　应符合胶囊剂项下有关的各项规定（通则 0103）。

【含量测定】　酸性羧甲基纤维素酶活力　对照品溶液的制备　取无水葡萄糖对照品适量，精密称定，加水制成每 1ml 含 2mg 的溶液，即得。

标准曲线的制备　精密量取对照品溶液 1.0ml、2.0ml、3.0ml、4.0ml、6.0ml、8.0ml，分别置 10ml 量瓶中，加水至刻度，摇匀。分别精密量取上述溶液 0.5ml，置 10ml 具塞刻度试管中，各精密加枸橼酸盐缓冲液（pH 4.8）1.5ml，混匀，立即精密加入 3,5-二硝基水杨酸试液 1.5ml，摇匀，置沸水浴中保温 15 分钟，取出，在冰水浴中冷却 10 分钟，再加水至刻度，摇匀，静置 90 分钟，以相应的试剂为空白，照紫外-可见分光光度法（通则 0401），在 540nm 波长处测定吸光度，以吸光度为纵坐标，葡萄糖量（mg）为横坐标，绘制标准曲线。

测定法　取本品内容物适量，研细，取约 4.0g，精密称定，置具塞锥形瓶中，精密加水 100ml，密塞，旋转振摇（转速每分钟 200 转）60 分钟，滤过，作为供试品溶液（本液应临用新制）。精密量取 1%羧甲基纤维素钠溶液 1.5ml 置 10ml 具塞刻度试管中，精密加供试品溶液 0.5ml，混匀，置 50℃水浴中保温 30 分钟，取出，照标准曲线制备项下的方法，自"立即精密加入 3,5-二硝基水杨酸试液 1.5ml"起，依法测定吸光度，从标准曲线上读出供试品溶液中还原糖量（mg）。空白管加 1%羧甲基纤维素钠溶液 1.5ml，置 50℃水浴中保

温 30 分钟，取出，立即精密加入 3,5-二硝基水杨酸试液 1.5ml，摇匀，精密加供试品溶液 0.5ml，混匀，照标准曲线制备项下的方法，自"沸水浴中保温 15 分钟"起，依法进行。按下式计算：

$$X = A \times 1/0.5 \times 100/W_1 \times 2 \times W_2$$

式中　X 为酸性羧甲基纤维素酶活力，U/粒；

　　　A 为吸光度在标准曲线上查得的还原糖量，mg；

　　　W_1 为取样量，g；

　　　W_2 为平均装量，g；

　　　2 为时间换算系数。

1g 固体酶在 50℃±1℃、pH4.8 条件下，1 小时水解 1%羧甲基纤维素钠底物，产生出相当于 1mg 葡萄糖的还原糖量为一个酸性羧甲基纤维素酶活力单位，以 U/g 表示。

本品每粒含酸性羧甲基纤维素酶活力不得低于 6U。

酒白芍　照高效液相色谱法（通则 0512）测定。

色谱条件与系统适用性试验　以十八烷基硅烷键合硅胶为填充剂；以甲醇-水（25：75）为流动相；检测波长为 230nm。理论板数按芍药苷峰计算应不低于 2000。

对照品溶液的制备　取芍药苷对照品适量，精密称定，加流动相制成每 1ml 含 20μg 的溶液，即得。

供试品溶液的制备　取装量差异项下的本品内容物，研细，取约 0.5g，精密称定，置具塞锥形瓶中，精密加入稀乙醇 50ml，密塞，称定重量，充分振摇后，超声处理（功率 250W，频率 33kHz）30 分钟，放冷，再称定重量，用稀乙醇补足减失的重量，放置 30 分钟，摇匀，滤过，取续滤液，即得。

测定法　分别精密吸取对照品溶液与供试品溶液各 10μl，注入液相色谱仪，测定，即得。

本品每粒含酒白芍以芍药苷（C$_{23}$H$_{28}$O$_{11}$）计，不得少于 0.40mg。

【功能与主治】　舒肝和胃，理气止痛。用于肝胃不和，胃脘胁肋胀痛，呕吐吞酸；慢性胃炎、胃及十二指肠溃疡见上述证候者。

【用法与用量】　口服。一次 4 粒，一日 3 次；或遵医嘱。

【规格】　每粒装 0.34g

【贮藏】　密封。

注：[1]猴头菌丝体质量标准见猴头健胃灵片附项下。

[2]3,5-二硝基水杨酸试液、枸橼酸盐缓冲液（pH4.8）、1%羟甲基纤维素钠溶液配制见猴头健胃灵片附项下。

猴耳环消炎片

Hou'erhuan Xiaoyan Pian

【处方】　猴耳环浸膏 200g

【制法】　取猴耳环浸膏，加淀粉适量，混匀，制粒，干燥，加滑石粉、硬脂酸镁各适量，混匀，压制成 1000 片，包糖衣

或薄膜衣,即得。

【性状】 本品为糖衣片或薄膜衣片,除去包衣后显棕褐色至黑褐色;味涩,微苦。

【鉴别】 取本品 3 片,除去包衣,研碎,加乙醇 5ml,超声处理 15 分钟,滤过,滤液作为供试品溶液。另取猴耳环对照药材 2g,加乙醇 10ml,超声处理 15 分钟,滤过,滤液浓缩至 2ml,作为对照药材溶液。再取没食子酸对照品,加乙醇制成每 1ml 含 1mg 的溶液,作为对照品溶液。照薄层色谱法(通则 0502)试验,吸取上述三种溶液各 2μl,分别点于同一硅胶 HF$_{254}$薄层板上,以三氯甲烷-甲酸乙酯-甲酸(5:5:1)为展开剂,展开,取出,晾干,置紫外光灯(254nm)下检视。供试品色谱中,在与对照药材色谱和对照品色谱相应的位置上,显相同颜色的斑点。

【检查】 应符合片剂项下有关的各项规定(通则 0101)。

【浸出物】 取本品 20 片,除去包衣,精密称定,研细,取适量(约相当于 10 片),精密称定,用乙醇作溶剂,依法(通则 2201 醇溶性浸出物测定法——热浸法)测定。本品每片含醇溶性浸出物不得少于 50.0mg。

【含量测定】 照高效液相色谱法(通则 0512)测定。

色谱条件与系统适用性试验 以十八烷基硅烷键合硅胶为填充剂;以乙腈为流动相 A,以 0.2%磷酸溶液为流动相 B,按下表中的规定进行梯度洗脱;没食子酸检测波长为 270nm,槲皮苷检测波长为 350nm。理论板数按没食子酸峰计算应不低于 4000,按槲皮苷峰计算应不低于 10000。

时间(分钟)	流动相 A(%)	流动相 B(%)
0~15	5→25	95→75
15~25	25	75
25~27	25→30	75→70
27~40	30	70

对照品溶液的制备 取没食子酸对照品、槲皮苷对照品适量,精密称定,加甲醇制成每 1ml 含没食子酸 0.3mg、槲皮苷 15μg 的混合溶液,摇匀,即得。

供试品溶液的制备 取本品 20 片,除去包衣,精密称定,研细,取约 0.5g,精密称定,置具塞锥形瓶中,精密加入乙腈-0.2%磷酸溶液(25:75)50ml,密塞,称定重量,超声处理(功率 250W,频率 33kHz)20 分钟,放冷,再称定重量,用乙腈-0.2%磷酸溶液(25:75)补足减失的重量,摇匀,滤过,取续滤液,即得。

测定法 分别精密吸取对照品溶液与供试品溶液各 10μl,注入液相色谱仪,测定,即得。

本品每片含没食子酸(C$_7$H$_6$O$_5$)不得少于 8.0mg,槲皮苷(C$_{21}$H$_{20}$O$_{11}$)不得少于 0.25mg。

【功能与主治】 清热解毒,凉血消肿,止泻。用于上呼吸道感染,急性咽喉炎,急性扁桃体炎,急性肠胃炎,亦可用于细菌性痢疾。

【用法与用量】 口服。一次 3~4 片,一日 3 次。

【规格】 (1)薄膜衣片 每片重 0.24g(相当于猴耳环浸膏 0.2g)

(2)糖衣片(片心重 0.23g,相当于猴耳环浸膏 0.2g)

【贮藏】 密封。

附:猴耳环浸膏质量标准

猴耳环浸膏

本品为猴耳环经加工制成的浸膏。

〔制法〕 取猴耳环 1250g,加水煎煮二次,第一次 2 小时,第二次 1 小时,滤过,滤液合并,浓缩成稠膏,加淀粉适量混匀,干燥成浸膏约 200g,即得。

〔性状〕 本品为棕色至黑褐色的疏松不规则块或粉末;味涩,微苦。

〔鉴别〕 取本品细粉 0.5g,加乙醇 5ml,超声处理 15 分钟,滤过,滤液作为供试品溶液。另取猴耳环对照药材 2g,加乙醇 10ml,超声处理 15 分钟,滤过,滤液浓缩至 2ml,作为对照药材溶液。再取没食子酸对照品,加乙醇制成每 1ml 含 1mg 的溶液,作为对照品溶液。照薄层色谱法(通则 0502)试验,吸取上述三种溶液各 2μl,分别点于同一硅胶 HF$_{254}$薄层板上,以三氯甲烷-甲酸乙酯-甲酸(5:5:1)为展开剂,展开,取出,晾干,置紫外光灯(254nm)下检视。供试品色谱中,在与对照药材色谱和对照品色谱相应的位置上,显相同颜色的斑点。

〔检查〕 水分 不得过 8.0%(通则 0832 第二法)。

〔浸出物〕 取本品,用乙醇为溶剂,依法(通则 2201 醇溶性浸出物测定法——热浸法)测定。本品含醇溶性浸出物不得少于 28.0%。

〔含量测定〕 照高效液相色谱法(通则 0512)测定。

色谱条件与系统适用性试验 以十八烷基硅烷键合硅胶为填充剂;以乙腈为流动相 A,以 0.2%磷酸溶液为流动相 B,按下表中的规定进行梯度洗脱;没食子酸检测波长为 270nm,槲皮苷检测波长为 350nm。理论板数按没食子酸峰计算应不低于 4000,按槲皮苷峰计算应不低于 10000。

时间(分钟)	流动相 A(%)	流动相 B(%)
0~15	5→25	95→75
15~25	25	75
25~27	25→30	75→70
27~40	30	70

对照品溶液的制备 取没食子酸对照品、槲皮苷对照品适量,精密称定,加甲醇制成每 1ml 含没食子酸 0.3mg、槲皮苷 15μg 的混合溶液,摇匀,即得。

供试品溶液的制备 取本品研细,取约 0.4g,精密称定,置具塞锥形瓶中,精密加入乙腈-0.2%磷酸溶液(25:75)50ml,密塞,称定重量,超声处理(功率 250W,频率 33kHz)20 分钟,放冷,再称定重量,用乙腈-0.2%磷酸溶液(25:75)补足减失的重量,摇匀,滤过,取续滤液,即得。

测定法　分别精密吸取对照品溶液与供试品溶液各 $10\mu l$,注入液相色谱仪,测定,即得。

本品按干燥品计算,含没食子酸($C_7H_6O_5$)不得少于 5.0%,含槲皮苷($C_{21}H_{20}O_{11}$)不得少于 0.20%。

〔**贮藏**〕　密封。

〔**制剂**〕　猴耳环消炎片,猴耳环消炎胶囊

猴耳环消炎胶囊
Hou'erhuan Xiaoyan Jiaonang

【**处方**】　猴耳环浸膏 400g

【**制法**】　取猴耳环浸膏,加淀粉适量,混匀,制粒,干燥,加滑石粉、硬脂酸镁各适量,混匀,装入胶囊,制成 2000 粒〔规格(1)〕或 1000 粒〔规格(2)〕,即得。

【**性状**】　本品为硬胶囊,内容物为棕褐色至黑褐色的颗粒;味涩,微苦。

【**鉴别**】　取本品内容物 0.7g,研细,加乙醇 5ml,超声处理 15 分钟,滤过,滤液作为供试品溶液。另取猴耳环对照药材 2g,加乙醇 10ml,超声处理 15 分钟,滤过,滤液浓缩至 2ml,作为对照药材溶液。再取没食子酸对照品,加乙醇制成每 1ml 含 1mg 的溶液,作为对照品溶液。照薄层色谱法(通则 0502)试验,吸取上述三种溶液各 $2\mu l$,分别点于同一硅胶 HF_{254} 薄层板上,以三氯甲烷-甲酸乙酯-甲酸(5:5:1)为展开剂,展开,取出,晾干,置紫外光灯(254nm)下检视。供试品色谱中,在与对照药材色谱和对照品色谱相应的位置上,显相同颜色的斑点。

【**检查**】　应符合胶囊剂项下有关的各项规定(通则 0103)。

【**浸出物**】　取本品 20 粒,倾出内容物,精密称定,研细,取适量(约相当于猴耳环浸膏 2g),精密称定,用乙醇作溶剂,依法(通则 2201 醇溶性浸出物测定法——热浸法)测定。本品每粒含醇溶性浸出物,〔规格(1)〕不得少于 50.0mg,〔规格(2)〕不得少于 100.0mg。

【**含量测定**】　照高效液相色谱法(通则 0512)测定。

色谱条件与系统适用性试验　以十八烷基硅烷键合硅胶为填充剂;以乙腈为流动相 A,以 0.2%磷酸溶液为流动相 B,按下表中的规定进行梯度洗脱;没食子酸检测波长为 270nm,槲皮苷检测波长为 350nm。理论板数按没食子酸峰计算应不低于 4000,按槲皮苷峰计算应不低于 10000。

时间(分钟)	流动相 A(%)	流动相 B(%)
0～15	5→25	95→75
15～25	25	75
25～27	25→30	75→70
27～40	30	70

对照品溶液的制备　取没食子酸对照品、槲皮苷对照品适量,精密称定,加甲醇制成每 1ml 含没食子酸 0.3mg、槲皮苷 $15\mu g$ 的混合溶液,摇匀,即得。

供试品溶液的制备　取装量差异项下的本品内容物,混匀,取适量(约相当于猴耳环浸膏 0.4g),精密称定,置具塞锥形瓶中,精密加入乙腈-0.2%磷酸溶液(25:75)50ml,密塞,称定重量,超声处理(功率 250W,频率 33kHz)20 分钟,放冷,再称定重量,用乙腈-0.2%磷酸溶液(25:75)补足减失的重量,摇匀,滤过,取续滤液,即得。

测定法　分别精密吸取对照品溶液与供试品溶液各 $10\mu l$,注入液相色谱仪,测定,即得。

本品每粒含没食子酸($C_7H_6O_5$),〔规格(1)〕不得少于 8.0mg,〔规格(2)〕不得少于 16.0mg;含槲皮苷($C_{21}H_{20}O_{11}$),〔规格(1)〕不得少于 0.25mg,〔规格(2)〕不得少于 0.50mg。

【**功能与主治**】　清热解毒,凉血消肿,止泻。用于上呼吸道感染,急性咽喉炎,急性扁桃体炎,急性肠胃炎,亦可用于细菌性痢疾。

【**用法与用量**】　口服。一次 4 粒〔规格(1)〕或一次 2 粒〔规格(2)〕,一日 3 次。

【**规格**】　(1)每粒装 0.23g(含猴耳环浸膏 0.2g)
　　　　　　(2)每粒装 0.45g(含猴耳环浸膏 0.4g)

【**贮藏**】　密封。

注:猴耳环浸膏质量标准见猴耳环消炎片附项下。

痢必灵片
Libiling Pian

【**处方**】　苦参 277.8g　　　　白芍 138.9g
　　　　　　木香 83.3g

【**制法**】　以上三味,木香、白芍粉碎成细粉。苦参加水煎煮二次,第一次 2 小时,第二次 1.5 小时,合并煎液,滤过,滤液浓缩至稠膏状,与上述细粉混匀,制粒,低温干燥,压制成 1000 片,包糖衣;或压制成 500 片(小片)或 375 片(大片),包薄膜衣,即得。

【**性状**】　本品为糖衣片或薄膜衣片,除去包衣后显黄棕色;气微,味苦。

【**鉴别**】　(1)取本品,糖衣片除去包衣,研细,取 3g,加乙醚 30ml,超声处理 15 分钟,滤过,滤液挥干,残渣加甲醇 2ml 使溶解,取上清液作为供试品溶液。另取木香对照药材 0.5g,同法制成对照药材溶液。再取去氢木香内酯对照品,加甲醇制成每 1ml 含 0.5mg 的溶液,作为对照品溶液。照薄层色谱法(通则 0502)试验,吸取上述三种溶液各 $2\mu l$,分别点于同一硅胶 G 薄层板上,以环己烷-三氯甲烷-乙酸乙酯(8:40:0.5)为展开剂,展开,取出,晾干,喷以 1%香草醛硫酸溶液,在 105℃加热至斑点显色清晰。供试品色谱中,在与

对照药材色谱和对照品色谱相应的位置上,显相同颜色的斑点。

(2)取本品,糖衣片除去包衣,研细,取 2.5g,加甲醇 30ml,超声处理 30 分钟,滤过,滤液蒸干,残渣加水约 5ml 使溶解,通过 D101 型大孔吸附树脂柱(内径为 1.5cm,柱高为 12cm),以 80ml 水洗脱,弃去洗脱液,再用 20%乙醇 80ml 洗脱,收集 20%乙醇洗脱液,蒸干,残渣加甲醇 1ml 使溶解,作为供试品溶液。另取芍药苷对照品,加甲醇制成每 1ml 含 1mg 的溶液,作为对照品溶液。照薄层色谱法(通则 0502)试验,吸取上述两种溶液各 5µl,分别点于同一硅胶 G 薄层板上,以三氯甲烷-乙酸乙酯-甲醇-浓氨试液(20:4:8:1)为展开剂,展开,取出,晾干,喷以 1%香草醛硫酸溶液,在 105℃加热至斑点显色清晰。供试品色谱中,在与对照品色谱相应的位置上,显相同颜色的斑点。

【检查】 应符合片剂项下有关的各项规定(通则 0101)。

【含量测定】 照高效液相色谱法(通则 0512)测定。

色谱条件与系统适用性试验 以十八烷基硅烷键合硅胶为填充剂;以乙腈-甲醇-磷酸盐缓冲液(pH6.8)-三乙胺(18:18:70:0.1)为流动相;检测波长为 220nm。理论板数按苦参碱峰计算应不低于 4000。

对照品溶液的制备 取苦参碱对照品适量,精密称定,加甲醇制成每 1ml 含 0.25mg 的溶液,即得。

供试品溶液的制备 取本品 20 片,糖衣片除去包衣,精密称定,研细,取 1.5g,精密称定,加浓氨试液 2ml,再精密加入三氯甲烷 50ml,称定重量,加热回流 1 小时,放冷,再称定重量,用三氯甲烷补足减失的重量,摇匀,滤过,精密量取续滤液 25ml,蒸干,放冷,残渣加甲醇溶解,转移至 10ml 量瓶中,加甲醇至刻度,摇匀,滤过,取续滤液,即得。

测定法 分别精密吸取对照品溶液 10µl 与供试品溶液 5~10µl,注入液相色谱仪,测定,即得。

本品每片含苦参以苦参碱($C_{15}H_{24}N_2O$)计,糖衣片不得少于 1.8mg;薄膜衣片小片不得少于 3.6mg,大片不得少于 4.8mg。

【功能与主治】 清热,祛湿,止痢。用于大肠湿热所致的痢疾、泄泻,症见发热腹痛、大便脓血、里急后重。

【用法与用量】 口服。糖衣片:一次 8 片;薄膜衣片:小片一次 4 片或大片一次 3 片,一日 3 次;小儿酌减。

【规格】 (1)薄膜衣片 每片重 0.44g(小片)

(2)薄膜衣片 每片重 0.7g(大片)

【贮藏】 密封。

痧 药

Shayao

【处方】 丁香 21g 苍术 110g
天麻 126g 麻黄 126g
大黄 210g 甘草 84g
冰片 0.5g 人工麝香 10.5g
制蟾酥 63g 雄黄 126g
朱砂 126g

【制法】 以上十一味,除人工麝香、制蟾酥、冰片外,雄黄、朱砂分别水飞成极细粉;其余丁香等六味粉碎成细粉;将人工麝香、蟾酥、冰片研细,与上述粉末(朱砂除外)配研,过筛,混匀,用水泛丸,低温干燥,用朱砂包衣,打光,即得。

【性状】 本品为朱红色光亮的包衣水丸,除去包衣后显深黄色至黄棕色;气香,味甘、苦,有麻舌感。

【鉴别】 (1)取本品,置显微镜下观察:糊化多糖类物的组织碎片遇碘液显棕色或淡棕紫色(天麻)。草酸钙簇晶小,直径 7~11µm,存在于薄壁细胞中,常数个排列成行(丁香)。草酸钙簇晶大,直径 60~140µm(大黄)。气孔特异,保卫细胞侧面观似哑铃状(麻黄)。纤维束周围薄壁细胞含草酸钙方晶,形成晶纤维(甘草)。不规则碎块金黄色或橙黄色,有光泽(雄黄)。

(2)取本品 0.4g,研细,加浓氨试液 1ml、乙醚 15ml,密塞,浸泡过夜,再超声处理 15 分钟,加盐酸乙醇混合溶液(1→20)2ml,混匀,滤过,滤液蒸干,残渣加甲醇 1ml 使溶解,作为供试品溶液。另取盐酸麻黄碱对照品,加甲醇制成每 1ml 含 0.5mg 的溶液,作为对照品溶液。照薄层色谱法(通则 0502)试验,吸取上述两种溶液各 3µl,分别点于同一硅胶 G 薄层板上,以三氯甲烷-甲醇-浓氨试液(20:3.5:0.2)为展开剂,展开,取出,晾干,喷以茚三酮试液,在 105℃加热至斑点显色清晰。供试品色谱中,在与对照品色谱相应的位置上,显相同颜色的斑点。

(3)取本品 0.4g,研细,加乙醇 10ml,加热回流 30 分钟,滤过,滤液蒸干,残渣加乙醇 2ml 使溶解,作为供试品溶液。另取蟾酥对照药材 20mg,同法制成对照药材溶液。再取脂蟾毒配基对照品、华蟾酥毒基对照品,加乙醇分别制成每 1ml 含 1mg 的溶液,作为对照品溶液。照薄层色谱法(通则 0502)试验,吸取上述供试品溶液 3µl、对照药材溶液 3µl、对照品溶液各 2µl,分别点于同一硅胶 G 薄层板上,以环己烷-三氯甲烷-丙酮(4:3:3)为展开剂,展开,取出,晾干,喷以 10%硫酸乙醇溶液加热至斑点显色清晰。供试品色谱中,在与对照药材色谱与对照品色谱相应的位置上,显相同颜色的斑点。

(4)取本品 5g,研细,加乙醚 10ml,超声处理 5 分钟,滤过,滤液作为供试品溶液。另取苍术对照药材 0.2g,同法制成对照药材溶液。照薄层色谱法(通则 0502)试验,吸取上述两种溶液各 5µl,分别点于同一硅胶 G 薄层板上,以石油醚(60~90℃)为展开剂,展开,取出,晾干,喷以 5%对二甲氨基苯甲醛的 10%硫酸乙醇溶液,加热至斑点显色清晰。供试品色谱中,在与对照药材色谱相应的位置上,显相同颜色的斑点。

【检查】 应符合丸剂项下有关的各项规定(通则 0108)。

【含量测定】 照高效液相色谱法(通则 0512)测定。

色谱条件与系统适用性试验 以十八烷基硅烷键合硅胶为填充剂;以甲醇-0.1%磷酸溶液(78:22)为流动相;检测波长为 254nm。理论板数按大黄素峰计算应不低于 3000。

对照品溶液的制备 分别取大黄素和大黄酚对照品适量,精密称定,加甲醇制成每 1ml 含大黄素 10μg、大黄酚 25μg 的混合溶液,即得。

供试品溶液的制备 取重量差异项下的本品,研细,取约 1g,精密称定,置具塞锥形瓶中,精密加入乙醇 50ml,密塞,称定重量,置水浴上加热回流 1 小时,放冷,再称定重量,用乙醇补足减失的重量,摇匀,滤过,精密量取续滤液 20ml,置圆底烧瓶中,水浴蒸干,残渣加 30%乙醇-盐酸(10:1)混合溶液 20ml,加热回流 1 小时,立即冷却,用二氯甲烷振摇提取 4 次,每次 20ml,合并二氯甲烷提取液,回收二氯甲烷至干,残渣用甲醇溶解并转移至 20ml 量瓶中,加甲醇至刻度,摇匀,滤过,取续滤液,即得。

测定法 分别精密吸取对照品溶液与供试品溶液各 10μl,注入液相色谱仪,测定,即得。

本品每 10 丸含大黄以大黄素($C_{15}H_{10}O_5$)和大黄酚($C_{15}H_{10}O_4$)总量计,不得少于 0.67mg。

【功能与主治】 祛暑解毒,辟秽开窍。用于夏令贪凉饮冷,感受暑湿,症见猝然闷乱烦躁、腹痛吐泻、牙关紧闭、四肢逆冷。

【用法与用量】 口服。一次 10~15 丸,一日 1 次;小儿酌减,或遵医嘱。外用,研细吹鼻取嚏。

【注意】 按规定用量服用,不宜多服;孕妇禁用。

【规格】 每 33 丸重 1g

【贮藏】 密封。

痛风定片
Tongfengding Pian

【处方】 秦艽 350g 黄柏 250g
延胡索 250g 赤芍 250g
川牛膝 250g 泽泻 250g
车前子 250g 土茯苓 150g

【制法】 以上八味,土茯苓粉碎成细粉,备用。其余七味,加水浸泡 12 小时,煎煮二次,每次 1 小时,合并煎液,滤过,浓缩至相对密度约 1.20(80℃),真空干燥,粉碎成细粉,与上述土茯苓细粉混匀,制粒,干燥,整粒,加入硬脂酸镁适量,混匀,压制成 1000 片,包薄膜衣,即得。

【性状】 本品为薄膜衣片,除去薄膜衣后显灰褐色至褐色;味苦。

【鉴别】 (1)取本品,置显微镜下观察,具缘纹孔导管及管胞多见,具缘纹孔大多横向延长(土茯苓)。

(2)取〔含量测定〕黄柏项下备用的滤液,蒸干,残渣加乙醇 1ml 使溶解,作为供试品溶液。另取黄柏对照药材 0.1g,加盐酸甲醇溶液(1→100)10ml,超声处理 30 分钟,滤过,滤液蒸干,残渣加乙醇 1ml 使溶解,作为对照药材溶液。再取盐酸小檗碱对照品,加乙醇制成每 1ml 含 0.5mg 的溶液,作为对照品溶液。照薄层色谱法(通则 0502)试验,吸取上述三种溶液各 2μl,分别点于同一硅胶 G 薄层板上,以甲苯-乙酸乙酯-甲醇-异丙醇-浓氨试液(6:3:1.5:1.5:0.3)为展开剂,置于双槽展开缸内,另一槽加入等体积浓氨试液,预平衡 15 分钟,展开(温度 15~25℃),取出,晾干,置紫外光灯(365nm)下检视。供试品色谱中,在与对照药材色谱和对照品色谱相应的位置上,显相同颜色的荧光斑点。

(3)取本品 30 片,研细,加乙醇 50ml,超声处理 30 分钟,放冷,滤过,滤液蒸干,残渣加 5%盐酸溶液 30ml 使溶解,用乙醚洗涤二次,每次 30ml,弃去乙醚液,加浓氨试液调 pH 值至 10,用乙醚振摇提取三次,每次 20ml,合并乙醚液,蒸干,残渣加甲醇 1ml 使溶解,作为供试品溶液。另取延胡索对照药材 1g,加乙醇 50ml,超声处理 30 分钟,滤过,滤液蒸干,残渣加水 10ml 使溶解,加浓氨试液调至碱性,用乙醚振摇提取三次,每次 10ml,合并乙醚液,蒸干,残渣加甲醇 1ml 使溶解,作为对照药材溶液。再取延胡索乙素对照品,加乙醇制成每 1ml 含 1mg 的溶液,作为对照品溶液。照薄层色谱法(通则 0502)试验,吸取上述三种溶液各 5μl,分别点于同一硅胶 G 薄层板上,以甲苯-丙酮(9:2)为展开剂,展开,取出,晾干,置碘蒸气中熏约 3 分钟,取出,晾干,挥尽碘后,置紫外光灯(365nm)下检视。供试品色谱中,在与对照药材色谱和对照品色谱相应的位置上,显相同颜色的荧光斑点。

(4)取本品 20 片,研细,加乙醇 40ml,超声处理 40 分钟,滤过,滤液蒸干,残渣加水 30ml 使溶解,通过 D101 型大孔吸附树脂柱(柱内径为 1.5cm,柱高为 12cm),用水洗至洗脱液无色,再用 40%乙醇 150ml 洗脱,收集洗脱液,蒸干,残渣加乙醇 1ml 使溶解,作为供试品溶液。另取芍药苷对照品和龙胆苦苷对照品,分别加乙醇制成每 1ml 含 1mg 的溶液,作为对照品溶液。照薄层色谱法(通则 0502)试验,吸取上述对照品溶液各 2μl、供试品溶液 5μl,分别点于同一硅胶 GF$_{254}$ 薄层板上,以乙酸乙酯-甲醇-水(10:2:1)为展开剂,展开,取出,晾干,置紫外光灯(254nm)下检视。供试品色谱中,在与龙胆苦苷对照品色谱相应的位置上,显相同颜色的斑点;喷以 10%硫酸乙醇溶液,在 105℃烘至斑点显色清晰,置日光下检视。供试品色谱中,在与芍药苷和龙胆苦苷对照品色谱相应的位置上,显相同颜色的斑点。

【检查】 应符合片剂项下有关的各项规定(通则 0101)。

【含量测定】 黄柏 照高效液相色谱法(通则 0512)测定。

色谱条件与系统适用性试验 以十八烷基硅烷键合硅胶为填充剂;以乙腈-0.02mol/L 磷酸二氢钾的 0.1%磷酸溶液(28:72)为流动相;检测波长为 265nm。理论板数按盐酸小檗碱峰计算应不低于4000。

对照品溶液的制备 取盐酸小檗碱对照品适量,精密称定,加甲醇制成每1ml含20μg的溶液,即得。

供试品溶液的制备 取重量差异项下的本品,研细,取约0.4g,精密称定,置50ml量瓶中,加盐酸甲醇溶液(1→100)30ml,超声处理(功率180W,频率60kHz)30分钟,取出,放冷,用上述溶液稀释至刻度,摇匀,滤过,精密量取续滤液10ml(剩余滤液备用),置25ml量瓶中,加上述溶液稀释至刻度,摇匀,滤过,取续滤液,即得。

测定法 精密吸取对照品溶液与供试品溶液各5～10μl,注入液相色谱仪,测定,即得。

本品每片含黄柏以盐酸小檗碱($C_{20}H_{17}NO_4 \cdot HCl$)计,不得少于1.20mg。

秦艽 照高效液相色谱法(通则0512)测定。

色谱条件与系统适用性试验 以十八烷基硅烷键合硅胶为填充剂;以甲醇-0.1%磷酸溶液(1:4)为流动相;检测波长为254nm。理论板数按马钱苷酸和龙胆苦苷峰计算均应不低于3000。

对照品溶液的制备 取马钱苷酸对照品和龙胆苦苷对照品适量,精密称定,加甲醇制成每1ml含马钱苷酸0.10mg、龙胆苦苷0.25mg的混合溶液,即得。

供试品溶液的制备 取重量差异项下的本品,研细,取约1g,精密称定,置具塞锥形瓶中,精密加入甲醇25ml,称定重量,超声处理(功率180W,频率60kHz)45分钟,取出,放冷,用甲醇补足减失的重量,摇匀,滤过,取续滤液,即得。

测定法 精密吸取对照品溶液与供试品溶液各5～10μl,注入液相色谱仪,测定,即得。

本品每片含秦艽以马钱苷酸($C_{16}H_{24}O_{10}$)计,不得少于0.50mg;以龙胆苦苷($C_{16}H_{20}O_9$)计,不得少于2.0mg。

【功能与主治】 清热祛湿,活血通络定痛。用于湿热瘀阻所致的痹病,症见关节红肿热痛,伴有发热、汗出不解、口渴心烦、小便黄、舌红苔黄腻、脉滑数;痛风见上述证候者。

【用法与用量】 口服。一次4片,一日3次。

【注意】 孕妇慎用;服药后不宜立即饮茶。

【规格】 每片重0.4g

【贮藏】 密封。

痛风定胶囊
Tongfengding Jiaonang

【处方】 秦艽 350g 　　黄柏 250g
　　　　 延胡索 250g 　　赤芍 250g
　　　　 川牛膝 250g 　　泽泻 250g
　　　　 车前子 250g 　　土茯苓 150g

【制法】 以上八味,土茯苓粉碎成细粉备用。其余七味,

加水浸泡12小时,煎煮二次,合并煎液,滤过,滤液浓缩至适量,与上述细粉及适量淀粉混匀,制粒,干燥,粉碎,过筛,装入胶囊,制成1000粒,即得。

【性状】 本品为硬胶囊,内容物为黄褐色至棕褐色粉末;味苦。

【鉴别】 (1)取本品,置显微镜下观察:具缘纹孔导管及管胞多见,具缘纹孔大多横向延长(土茯苓)。

(2)取本品1g,加乙醇10ml,超声处理10分钟,滤过,滤液作为供试品溶液。另取黄柏对照药材0.1g,同法制成对照药材溶液。再取盐酸小檗碱对照品,加乙醇制成每1ml含0.5mg的溶液,作为对照品溶液。照薄层色谱法(通则0502)试验,吸取上述三种溶液各1μl,分别点于同一硅胶G薄层板上,以甲苯-异丙醇-乙酸乙酯-甲醇-浓氨试液(6:1.5:3:1.5:0.3)为展开剂,展开,取出,晾干,置紫外光灯(365nm)下检视。供试品色谱中,在与对照药材色谱和对照品色谱相应的位置上,显相同颜色的荧光斑点。

(3)取本品3g,加乙醇25ml,超声处理15分钟,滤过,滤液蒸干,残渣加水20ml使溶解,加氯化钠使成饱和溶液,充分搅拌,滤过,滤液用水饱和的正丁醇振摇提取2次,每次20ml,合并正丁醇液,蒸干,残渣加无水乙醇1ml使溶解,加适量氧化铝拌匀,置水浴上蒸干,加在中性氧化铝柱(100～200目,1g,内径为10mm)上,用乙酸乙酯-甲醇(3:1)30ml洗脱,弃去;再用乙酸乙酯-甲醇(1:1)30ml洗脱,收集洗脱液,蒸干,残渣加乙醇1ml使溶解,作为供试品溶液。另取芍药苷对照品,加乙醇制成每1ml含1mg的溶液,作为对照品溶液。照薄层色谱法(通则0502)试验,吸取上述两种溶液各10μl,分别点于同一硅胶G薄层板上,以三氯甲烷-乙酸乙酯-甲醇-甲酸(40:5:10:0.2)为展开剂,展开,取出,晾干,喷以5%香草醛硫酸溶液,加热至斑点显色清晰。供试品色谱中,在与对照品色谱相应的位置上,显相同颜色的斑点。

(4)取本品4g,加乙醇30ml,加热回流30分钟,放冷,滤过,滤液蒸干,残渣加水10ml使溶解,用浓氨试液调节pH值至8～9,用乙醚振摇提取2次,每次10ml,合并乙醚液,置水浴上蒸干,残渣加乙醇1ml使溶解,作为供试品溶液。另取延胡索对照药材2g,同法制成对照药材溶液。再取延胡索乙素对照品,加乙醇制成每1ml含1mg的溶液,作为对照品溶液。照薄层色谱法(通则0502)试验,吸取上述三种溶液各5μl,分别点于同一硅胶G薄层板上,以甲苯-丙酮(9:2)为展开剂,展开,取出,晾干,置碘蒸气中熏约3分钟,取出。供试品色谱中,在与对照药材色谱和对照品色谱相应的位置上,显相同的棕黄色斑点;挥尽碘后,置紫外光灯(365nm)下检视。供试品色谱中,在与对照药材色谱和对照品色谱相应的位置上,显相同颜色的荧光斑点。

(5)取龙胆苦苷对照品,加甲醇制成每1ml含1mg的溶液,作为对照品溶液。照薄层色谱法(通则0502)试验,吸取〔鉴别〕(3)项下的供试品溶液与上述对照品溶液各10μl,分别点于同一硅胶G薄层板上,以三氯甲烷-甲醇-水(30:10:3)

的下层溶液为展开剂,展开,取出,晾干,喷以 10% 硫酸乙醇溶液,在 105℃ 加热 5～8 分钟,置紫外光灯(365nm)下检视。供试品色谱中,在与对照品色谱相应的位置上,显相同颜色的荧光斑点。

【检查】 应符合胶囊剂项下有关的各项规定(通则 0103)。

【含量测定】 黄柏 照高效液相色谱法(通则 0512)测定。

色谱条件与系统适用性试验 以十八烷基硅烷键合硅胶为填充剂;以乙腈-0.1% 磷酸溶液(50∶50)(每 100ml 加十二烷基磺酸钠 0.1g)为流动相;检测波长为 265nm。理论板数按盐酸小檗碱峰计算应不低于 4000。

对照品溶液的制备 取盐酸小檗碱对照品适量,精密称定,加甲醇溶解并制成每 1ml 含 8μg 的溶液,即得。

供试品溶液的制备 取装量差异项下的本品内容物,研细,取约 0.1g,精密称定,置 50ml 量瓶中,加甲醇 30ml,超声处理(功率 180W,频率 60kHz)45 分钟,取出,放冷,用甲醇稀释至刻度,摇匀,滤过,取续滤液,即得。

测定法 分别精密吸取对照品溶液与供试品溶液各 10μl,注入液相色谱仪,测定,即得。

本品每粒含黄柏以盐酸小檗碱($C_{20}H_{17}NO_4 \cdot HCl$)计,不得少于 1.2mg。

秦艽 照高效液相色谱法(通则 0512)测定。

色谱条件与系统适用性试验 以十八烷基硅烷键合硅胶为填充剂;以甲醇-水(1∶4)为流动相;检测波长为 254nm。理论板数按龙胆苦苷峰计算应不低于 3000。

对照品溶液的制备 取龙胆苦苷对照品适量,精密称定,加甲醇溶解并制成每 1ml 含 0.11mg 的溶液,即得。

供试品溶液的制备 取装量差异项下的本品内容物,研细,取约 0.5g,精密称定,置 50ml 量瓶中,加甲醇 30ml,超声处理(功率 180W,频率 60kHz)45 分钟,取出,放冷,用甲醇稀释至刻度,摇匀,滤过,取续滤液,即得。

测定法 分别精密吸取对照品溶液与供试品溶液各 10μl,注入液相色谱仪,测定,即得。

本品每粒含秦艽以龙胆苦苷($C_{16}H_{20}O_9$)计,不得少于 2.0mg。

【功能与主治】 清热祛湿,活血通络定痛。用于湿热瘀阻所致的痹病,症见关节红肿热痛,伴有发热、汗出不解、口渴心烦、小便黄、舌红苔黄腻、脉滑数;痛风见上述证候者。

【用法与用量】 口服。一次 4 粒,一日 3 次。

【注意】 孕妇慎用;服药后不宜立即饮茶。

【规格】 每粒装 0.4g

【贮藏】 密封。

痛泻宁颗粒
Tongxiening Keli

【处方】 白芍 800g   青皮 800g
        薤白 500g   白术 500g

【制法】 以上四味,青皮、薤白、白术粉碎成粗粉,加水蒸馏 5 小时,收集挥发油,滤过,水溶液和药渣备用;取挥发油用倍他环糊精包结,包结物低温干燥(40℃),备用。取白芍加水煎煮二次,每次 1.5 小时,药渣和上述蒸馏后的药渣混合,煎煮 1.5 小时,滤过,合并煎液,加入上述蒸馏后的水溶液,浓缩至相对密度约为 1.10(50℃)的清膏,放冷,离心,上清液继续浓缩至相对密度为 1.10～1.15(50℃)的清膏,喷雾干燥,药粉与倍他环糊精包结物混匀,加入糊精适量,蛋白糖 30g,用适当浓度的乙醇制粒,干燥,制成 1000g,即得。

【性状】 本品为棕黄色的颗粒;味甜、微苦。

【鉴别】 (1)取本品 3g,研细,加甲醇 25ml,超声处理 30 分钟,放冷,滤过,滤液作为供试品溶液。另取芍药苷对照品,加甲醇制成每 1ml 含 1.5mg 的溶液,作为对照品溶液。照薄层色谱法(通则 0502)试验,吸取供试品溶液 8μl、对照品溶液 6μl,分别点于同一硅胶 G 薄层板上,以乙酸丁酯-甲醇-水(6∶6∶3.5)的上层溶液为展开剂,展开,取出,晾干,喷以 5% 香草醛的 50% 磷酸乙醇溶液,加热至斑点显色清晰,置日光下检视。供试品色谱中,在与对照品色谱相应的位置上,显相同颜色的斑点。

(2)取橙皮苷对照品,加甲醇制成饱和溶液,作为对照品溶液。照薄层色谱法(通则 0502)试验,吸取〔鉴别〕(1)项下的供试品溶液及上述对照品溶液各 4μl,分别点于同一硅胶 G 薄层板上,以乙酸乙酯-甲醇-水(100∶17∶3)为展开剂,展开约 3cm,取出,晾干,再以甲苯-乙酸乙酯-甲酸-水(20∶10∶1∶1)的上层溶液为展开剂,展开约 8cm,取出,晾干,喷以 1% 三氯化铝乙醇溶液,在 105℃ 加热 5 分钟,置紫外光灯(365nm)下检视。供试品色谱中,在与对照品色谱相应的位置上,显相同颜色的荧光斑点。

(3)取本品 5g,研细,加甲醇 10ml,超声处理 1 小时,再加石油醚(60～90℃)10ml,超声处理 5 分钟,滤过,取石油醚层作为供试品溶液。另取白术对照药材 0.5g,同法制成对照药材溶液。照薄层色谱法(通则 0502)试验,吸取供试品溶液 10μl、对照药材溶液 4μl,分别点于同一的硅胶 G 薄层板上,以石油醚(60～90℃)-乙酸乙酯(50∶1)为展开剂,展开,取出,晾干,喷以 10% 香草醛硫酸溶液,置日光下检视。供试品色谱中,在与对照药材色谱相应的位置上,显相同颜色的斑点。

【检查】 水分 照水分测定法(通则 0832 第三法)测定。

其他 应符合颗粒剂项下有关的各项规定(通则 0104)。

【含量测定】 照高效液相色谱法(通则 0512)测定。

色谱条件与系统适用性试验 以十八烷基硅烷键合硅胶为填充剂;以乙腈-0.1% 磷酸溶液(15∶85)为流动相;检测波长为 230nm。理论板数按芍药苷峰计算应不低于 6500。

对照品溶液的制备 取芍药苷对照品适量,精密称定,加甲醇制成每 1ml 含 60μg 的溶液,摇匀,即得。

供试品溶液的制备 取装量差异项下的本品内容物,研细,取约 0.2g,精密称定,置具塞锥形瓶中,精密加入甲醇 25ml,密塞,称定重量,超声处理(功率 250W,频率 33kHz)15

分钟,放冷,再称定重量,用甲醇补足减失的重量,摇匀,滤过,取续滤液,即得。

测定法　分别精密吸取对照品溶液与供试品溶液各 10μl,注入液相色谱仪,测定,即得。

本品每袋含白芍以芍药苷($C_{23}H_{28}O_{11}$)计,不得少于 24.0mg。

【功能与主治】　柔肝缓急,疏肝行气,理脾运湿。用于肝气犯脾所致的腹痛、腹泻、腹胀、腹部不适等症,肠易激综合征(腹泻型)等见上述证候者。

【用法与用量】　开水冲服。一次 1～2 袋,一日 3 次。

【规格】　每袋装 5g

【贮藏】　密封,置阴凉处。

痛 经 丸
Tongjing Wan

【处方】

当归 138g	白芍 92g
川芎 69g	熟地黄 184g
醋香附 138g	木香 23g
青皮 23g	山楂(炭)138g
延胡索 92g	炮姜 23g
肉桂 23g	丹参 138g
茺蔚子 46g	红花 46g
益母草 551.7g	五灵脂(醋炒)92g

【制法】　以上十六味,益母草、茺蔚子、丹参及熟地黄 46g 加水煎煮二次,合并煎液,滤过,滤液浓缩至适量;其余红花等十二味及剩余熟地黄粉碎成细粉,过筛,混匀。用上述浓缩液(酌留部分包衣)与适量的水泛丸,用剩余的浓缩液包衣,干燥,打光,制成1000g,即得。

【性状】　本品为棕黑色的浓缩水丸;味苦。

【鉴别】　(1)取本品,置显微镜下观察:花粉粒圆球形或椭圆形,直径约 60μm,外壁有刺,具 3 个萌发孔(红花)。厚壁组织碎片绿黄色,细胞类多角形或略延长,壁稍弯曲,有的连珠状增厚,纹孔细密(延胡索)。分隔纤维壁稍厚,非木化,斜纹孔明显(炮姜)。果皮石细胞淡紫红色、红色或黄棕色,类圆形或多角形,直径约 125μm(山楂)。石细胞类方形或类圆形,直径 32～88μm,壁一面菲薄(肉桂)。草酸钙方晶成片存在于薄壁组织中(青皮)。草酸钙簇晶直径 18～32μm,存在于薄壁细胞中,常排列成行,或一个细胞中含有数个簇晶(白芍)。分泌细胞类圆形,内含淡黄棕色至红棕色分泌物,其周围细胞作放射状排列(醋香附)。薄壁组织灰棕色至黑棕色,细胞多皱缩,内含棕色核状物(熟地黄)。

(2)取本品 2g,研细,加乙醇 5ml,冷浸 1 小时,时时振摇,滤过,滤液蒸干,残渣加乙醇 0.5ml 使溶解,作为供试品溶液。另取芍药苷对照品,加乙醇制成每 1ml 含 1mg 的溶液,作为

对照品溶液。照薄层色谱法(通则 0502)试验,吸取供试品溶液 3～4μl、对照品溶液 1μl,分别点于同一硅胶 G 薄层板上,以三氯甲烷-乙酸乙酯-甲醇-甲酸(40∶5∶10∶0.2)为展开剂,展开,取出,晾干,喷以 5%香草醛硫酸溶液,加热至斑点显色清晰。供试品色谱中,在与对照品色谱相应的位置上,显相同颜色的斑点。

(3)取本品 10g,研细,置具塞锥形瓶中,加浓氨试液 2ml 与三氯甲烷 40ml,密塞,摇匀,超声处理 45 分钟,滤过,滤液蒸干,残渣加三氯甲烷适量使溶解,加在中性氧化铝柱(100～200 目,2g,内径为 1cm)上,用三氯甲烷 30ml 洗脱,收集洗脱液,蒸干,残渣加三氯甲烷 2ml 使溶解,作为供试品溶液。另取延胡索乙素对照品,加乙醇制成每 1ml 含 1mg 的溶液,作为对照品溶液。照薄层色谱法(通则 0502)试验,吸取上述两种溶液各 10μl,分别点于同一硅胶 G 薄层板上,以正己烷-三氯甲烷-甲醇(10∶6∶1)为展开剂,展开,取出,晾干,喷以稀碘化铋钾试液。供试品色谱中,在与对照品色谱相应的位置上,显相同颜色的斑点。

(4)取本品 10g,研细,加乙醚 50ml,超声处理 30 分钟,滤过,滤液挥干,残渣加乙酸乙酯 2ml 使溶解,作为供试品溶液。另取当归对照药材 2g,加乙醚 20ml,同法制成对照药材溶液。照薄层色谱法(通则 0502)试验,吸取供试品溶液 10μl、对照药材溶液 5μl,分别点于同一硅胶 G 薄层板上,以正己烷-乙酸乙酯(9∶1)为展开剂,展开,取出,晾干,置紫外光灯(365nm)下检视。供试品色谱中,在与对照药材色谱相应的位置上,显相同颜色的荧光斑点。

【检查】　应符合丸剂项下有关的各项规定(通则 0108)。

【含量测定】　照高效液相色谱法(通则 0512)测定。

色谱条件与系统适用性试验　以十八烷基硅烷键合硅胶为填充剂;以甲醇-0.3%醋酸溶液(25∶75)为流动相;检测波长为 232nm。理论板数按芍药苷峰计算应不低于 2000。

对照品溶液的制备　取芍药苷对照品适量,精密称定,加 50%甲醇制成每 1ml 含 60μg 的溶液,即得。

供试品溶液的制备　取本品适量,研细,取约 2g,精密称定,置具塞锥形瓶中,精密加入甲醇 50ml,称定重量,加热回流 1 小时,放冷,再称定重量,用甲醇补足减失的重量,摇匀,滤过。精密量取续滤液 20ml,蒸干,残渣加 50%甲醇使溶解,并转移至 10ml 量瓶中,加 50%甲醇至刻度,摇匀,滤过,取续滤液,即得。

测定法　分别精密吸取对照品溶液与供试品溶液各 10μl,注入液相色谱仪,测定,即得。

本品每 1g 含白芍以芍药苷($C_{23}H_{28}O_{11}$)计,不得少于 0.58mg。

【功能与主治】　温经活血,调经止痛。用于下焦寒凝血瘀所致的痛经、月经不调,症见经行错后、经量少有血块、行经小腹冷痛、喜暖。

【用法与用量】　口服。一次 6～9g,一日 1～2 次,临经时服用。

【注意】　孕妇禁用。

【规格】　每瓶装 60g

【贮藏】　密封。

痛经宝颗粒
Tongjingbao Keli

【处方】　红花 750g　　　　当归 500g
　　　　　肉桂 300g　　　　三棱 500g
　　　　　莪术 500g　　　　丹参 750g
　　　　　五灵脂 500g　　　木香 300g
　　　　　延胡索(醋制)750g

【制法】　以上九味,肉桂、木香提取挥发油;药渣与其余红花等七味加水煎煮三次,第一次 1 小时,第二次、第三次各半小时,合并煎液,滤过,静置,取上清液,浓缩至相对密度为 1.10(80℃),放冷,加乙醇使含醇量达 70%,搅匀,静置,取上清液,回收乙醇并浓缩至适量,加蔗糖、糊精适量,制成颗粒,干燥,喷入上述挥发油的乙醇溶液,混匀,制成1000g;或加辅料适量,制成无蔗糖颗粒,干燥,喷入上述挥发油的乙醇溶液,混匀,制成 400g,即得。

【性状】　本品为黄色至棕黄色的颗粒,或为黄棕色至棕色的颗粒(无蔗糖);气香,味甜、微苦,或味微甜、微苦(无蔗糖)。

【鉴别】　(1)取本品 1 袋,加 0.1mol/L 盐酸溶液 20ml,搅拌使溶解,离心,分取上清液,用乙醚振摇提取 2 次,每次 20ml,合并乙醚提取液,挥干,残渣加乙醇 1ml 使溶解,作为供试品溶液。另取原儿茶醛对照品,加乙醇制成每 1ml 含 1mg 的溶液,作为对照品溶液。照薄层色谱法(通则 0502)试验,吸取供试品溶液 2μl、对照品溶液 1μl,分别点于同一硅胶 G 薄层板上,以三氯甲烷-丙酮-甲酸(60∶5∶2)为展开剂,展开,取出,晾干,喷以 10%三氯化铁乙醇溶液。供试品色谱中,在与对照品色谱相应的位置上,显相同颜色的斑点。

(2)取本品 2 袋,加水 40ml;无蔗糖颗粒加水 20ml,搅拌使溶解,离心,取上清液,用氨试液调节 pH 值至 9,用乙醚振摇提取 2 次,每次 20ml,合并乙醚提取液,挥干,残渣加乙醇 1ml 使溶解,作为供试品溶液。另取延胡索乙素对照品,加乙醇制成每 1ml 含 1mg 的溶液,作为对照品溶液。照薄层色谱法(通则 0502)试验,吸取供试品溶液 5μl、对照品溶液 1μl,分别点于同一用 1%氢氧化钠溶液制备的硅胶 G 薄层板上,以正己烷-三氯甲烷-甲醇(15∶8∶2)为展开剂,展开,取出,晾干,置碘蒸气中熏至斑点显色清晰,分别置日光和紫外光灯(365nm)下检视。供试品色谱中,在与对照品色谱相应的位置上,日光下显相同颜色的斑点;紫外光下,显相同的黄色荧光斑点。

(3)取木香对照药材 0.5g,加环己烷 1ml,浸渍 1 小时,取

上清液,作为对照药材溶液。照薄层色谱法(通则 0502)试验,吸取〔鉴别〕(2)项下的供试品溶液 5μl 及上述对照药材溶液 1μl,分别点于同一硅胶 G 薄层板上,以环己烷-丙酮(10∶3)为展开剂,展开,取出,晾干,喷以 5%香草醛硫酸溶液,加热至斑点显色清晰。供试品色谱中,在与对照药材色谱相应的位置上,显相同颜色的斑点。

【检查】　应符合颗粒剂项下有关的各项规定(通则 0104)。

【功能与主治】　温经化瘀,理气止痛。用于寒凝气滞血瘀,妇女痛经,少腹冷痛,月经不调,经色暗淡。

【用法与用量】　温开水冲服。一次 1 袋,一日 2 次,于月经前一周开始,持续至月经来三天后停服,连续服用 3 个月经周期。

【规格】　(1)每袋装 10g　(2)每袋装 4g(无蔗糖)

【贮藏】　密封。

普 乐 安 片
Pule'an Pian

【处方】　油菜花粉 500g

【制法】　取油菜花粉,粉碎成细粉,过筛,加入辅料适量,混匀,制粒,干燥,制成 1000 片,包薄膜衣,即得。

【性状】　本品为薄膜衣片,除去包衣后显黄色或棕黄色;味甜、微涩。

【鉴别】　(1)取本品,置显微镜下观察:花粉粒呈球形或近球形,极面观为裂圆形,直径 30～35μm,具三条萌发沟,无内孔,外壁厚度约 1.5μm,外层较厚,基柱末端稍膨大,造成球面轮廓呈波浪形,表面具网状纹饰,网眼细小,不规则,网脊和沟膜上呈模糊的颗粒状(油菜花粉)。

(2)取本品 2 片,研细,加甲醇 25ml,超声处理 10 分钟,滤过,滤液浓缩至 10ml,作为供试品溶液。另取油菜花粉对照药材 1g,同法制成对照药材溶液。照薄层色谱法(通则 0502)试验,吸取上述两种溶液各 5μl,分别点于同一硅胶 G 薄层板上,以乙酸乙酯-丁酮-甲醇-水(5∶3∶1∶1)为展开剂,展开,取出,晾干,喷以 3%三氯化铝乙醇溶液,在 105℃加热约 2 分钟,置紫外光灯(365nm)下检视。供试品色谱中,在与对照药材色谱相应的位置上,显相同颜色的荧光斑点。

(3)取本品 2 片,研细,加石油醚(60～90℃)10ml,超声处理 10 分钟,弃去石油醚液,药渣加丙酮 10ml,超声处理 30 分钟,离心,取上清液,作为供试品溶液。另取油菜花粉对照药材 1g,同法制成对照药材溶液。再取 β-谷甾醇对照品,加丙酮制成每 1ml 含 0.1mg 的溶液,作为对照品溶液。照薄层色谱法(通则 0502)试验,吸取上述三种溶液各 5μl,分别点于同一硅胶 G 薄层板上,以环己烷-乙酸乙酯-冰醋酸(9∶2∶0.2)为展开剂,展开,取出,晾干,喷以 5%磷钼酸乙醇溶液,在 105℃加热至斑点显色清晰。供试品色谱中,在与对照药材色

谱和对照品色谱相应的位置上,显相同颜色的斑点。

【检查】 应符合片剂项下有关的各项规定(通则 0101)。

【含量测定】 照高效液相色谱法(通则 0512)测定。

色谱条件与系统适用性试验 以十八烷基硅烷键合硅胶为填充剂;以甲醇-0.4％磷酸溶液(50∶50)为流动相;检测波长为 360nm。理论板数按槲皮素峰计算应不低于 2500。

对照品溶液的制备 取槲皮素对照品、山柰酚对照品适量,精密称定,加甲醇制成每 1ml 分别含 12μg、25μg 的混合溶液,即得。

供试品溶液的制备 取重量差异项下的本品,研细,取约 0.6g,精密称定,加 25％盐酸溶液-甲醇(1∶6)的混合溶液 40ml,置 80℃加热回流 30 分钟,迅速冷却至室温,移至 50ml 量瓶中,用甲醇 5ml 洗涤回流瓶,洗液并入同一量瓶中并加甲醇稀释至刻度,摇匀,滤过,取续滤液,即得。

测定法 分别精密吸取对照品溶液与供试品溶液各 10μl,注入液相色谱仪,测定,即得。

本品每片含油菜花粉以槲皮素($C_{15}H_{10}O_7$)和山柰酚($C_{15}H_{10}O_6$)的总量计不得少于 1.0mg。

【功能与主治】 补肾固本。用于肾气不固所致腰膝痠软、排尿不畅、尿后余沥或失禁;慢性前列腺炎及前列腺增生症见上述证候者。

【用法与用量】 口服。一次 3～4 片,一日 3 次。1 个月为一疗程。

【规格】 (1)每片重 0.57g(含油菜花粉 0.5g)
(2)每片重 0.64g(含油菜花粉 0.5g)

【贮藏】 密封。

注:油菜花粉 为十字花科植物油菜 *Brassica Campestis Linn.* 的花粉,经蜜蜂科昆虫中华蜜蜂 *Apis cerana Fabricius* 等工蜂采集,干燥。

普乐安胶囊
Pule'an Jiaonang

【处方】 油菜花粉 350g

【制法】 取油菜花粉,粉碎成细粉,过筛,加入糊精适量,混匀,用 10％糖浆制粒,干燥,装入胶囊,制成 1000 粒,即得。

【性状】 本品为硬胶囊,内容物为黄色或棕黄色的颗粒;气微,味甜、微涩。

【鉴别】 (1)取本品,置显微镜下观察:花粉粒呈球形或近球形,极面观为裂圆形,直径 30～35μm,具三条萌发沟,无内孔,外壁厚度约 1.5μm,外层较厚,基柱末端稍膨大,造成球面轮廓呈波浪形,表面具网状纹饰,网眼细小,不规则,网脊和沟膜上呈模糊的颗粒状(油菜花粉)。

(2)取本品内容物 1g,研细,加甲醇 25ml,超声处理 10 分钟,滤过,滤液浓缩至 10ml,作为供试品溶液。另取油菜花粉对照药材 1g,同法制成对照药材溶液。照薄层色谱法(通则 0502)试验,吸取上述两种溶液各 5μl,分别点于同一硅胶 G 薄层板上,以乙酸乙酯-丁酮-甲醇-水(5∶3∶1∶1)为展开剂,展开,取出,晾干,喷以 3％三氯化铝乙醇溶液,在 105℃加热约 2 分钟,置紫外光灯(365nm)下检视。供试品色谱中,在与对照药材色谱相应的位置上,显相同颜色的荧光斑点。

(3)取本品内容物 1g,研细,加石油醚(60～90℃)10ml,超声处理 10 分钟,弃去石油醚液,残渣加丙酮 10ml,超声处理 30 分钟,离心,取上清液,作为供试品溶液。另取油菜花粉对照药材 1g,同法制成对照药材溶液。再取 β-谷甾醇对照品,加丙酮制成每 1ml 含 0.1mg 的溶液,作为对照品溶液。照薄层色谱法(通则 0502)试验。吸取上述两种溶液各 5μl,分别点于同一硅胶 G 薄层板上,以环己烷-乙酸乙酯-冰醋酸(9∶2∶0.2)为展开剂,展开,取出,晾干,喷以 5％磷钼酸乙醇溶液,在 105℃加热至斑点显色清晰。供试品色谱中,在与对照药材色谱和对照品色谱相应的位置上,显相同颜色的斑点。

【检查】 水分 照水分测定法测定(通则 0832 第三法)不得过 9.0％。

其他 应符合胶囊剂项下有关的各项规定(通则 0103)。

【含量测定】 照高效液相色谱法(通则 0512)测定。

色谱条件与系统适用性试验 以十八烷基硅烷键合硅胶为填充剂;以甲醇-0.4％磷酸溶液(50∶50)为流动相;检测波长为 360nm。理论板数按槲皮素峰计算应不低于 2500。

对照品溶液的制备 取槲皮素对照品、山柰酚对照品适量,精密称定,加甲醇制成每 1ml 分别含 12μg、25μg 的混合溶液,即得。

供试品溶液的制备 取装量差异项下的本品内容物,研细,取约 0.5g,精密称定,加 25％盐酸溶液-甲醇(1∶6)的混合溶液 40ml,置 80℃加热回流 30 分钟,迅速冷却至室温,移至 50ml 量瓶中,用甲醇 5ml 洗涤回流瓶,洗液并入同一量瓶,加甲醇稀释至刻度,摇匀,滤过,取续滤液,即得。

测定法 分别精密吸取对照品溶液和供试品溶液各 10μl,注入液相色谱仪,测定,即得。

本品每粒含油菜花粉以槲皮素($C_{15}H_{10}O_7$)和山柰酚($C_{15}H_{10}O_6$)的总量计不得少于 0.8mg。

【功能与主治】 补肾固本。用于肾气不固所致腰膝痠软、排尿不畅、尿后余沥或失禁;慢性前列腺炎及前列腺增生症见上述证候者。

【用法与用量】 口服。一次 4～6 粒,一日 3 次。1 个月为一疗程。

【规格】 每粒装 0.375g

【贮藏】 密封。

注:油菜花粉 为十字花科植物油菜 *Brassica Campestis Linn.* 的花粉,经蜜蜂科昆虫中华蜜蜂 *Apis cerana Fabricius* 等工蜂采集,干燥。

湿 毒 清 片

Shiduqing Pian

【处方】　地黄 650g　　　　　　当归 500g
　　　　　丹参 300g　　　　　　蝉蜕 200g
　　　　　苦参 500g　　　　　　白鲜皮 500g
　　　　　甘草 200g　　　　　　黄芩 125g
　　　　　土茯苓 125g

【制法】　以上九味，黄芩、土茯苓粉碎成细粉，其余地黄等七味，加水煎煮二次，第一次 3 小时，第二次 2 小时，合并煎液，滤过，滤液浓缩至相对密度为 1.10～1.15(75℃)的清膏，加入 2 倍量乙醇，充分搅拌，静置 24 小时，滤取上清液，回收乙醇，减压浓缩至相对密度为 1.30～1.35(75℃)的稠膏，加入上述细粉和淀粉适量，混匀，制粒，干燥，加入羧甲淀粉钠 40g 和硬脂酸镁 5g，混匀，压制成 1000 片，包薄膜衣，即得〔规格(1)〕；或加入上述细粉，混匀，干燥，制粒，压制成 1000 片，包薄膜衣，即得〔规格(2)〕。

【性状】　本品为薄膜衣片，除去包衣后显棕黄色至棕褐色；味微苦。

【鉴别】　(1)取本品，置显微镜下观察：草酸钙针晶成束，长 40～144μm，直径 5μm(土茯苓)。韧皮纤维淡黄色，棱形，壁厚，孔沟细(黄芩)。

(2)取本品 5 片，研细，加水 30ml，超声处理 30 分钟，滤过，滤液用 0.5mol/L 盐酸溶液调节 pH 值至 1，用乙醚振摇提取 3 次，每次 30ml，合并乙醚提取液，挥干，残渣加无水乙醇 1.5ml 使溶解，作为供试品溶液。另取丹参素钠对照品、丹酚酸 B 对照品，加甲醇制成每 1ml 各含 1mg 的混合溶液，作为对照品溶液。照薄层色谱法(通则 0502)试验，吸取供试品溶液 4μl，对照品溶液 2μl，分别点于同一硅胶 G 薄层板上，以甲苯-乙酸乙酯-无水乙醇-甲酸(10：3：3：1.5)为展开剂，展开，取出，晾干，置氨蒸气中熏 3～5 分钟，取出，立即置紫外光灯(365nm)下检视。供试品色谱中，在与对照品色谱相应的位置上，显相同颜色的荧光斑点。

(3)取本品 5 片，研细，加甲醇 30ml，加热回流 30 分钟，放冷，滤过，滤液回收溶剂至近干，加少量聚酰胺，拌匀，挥干，加置聚酰胺柱(80～120 目，2g，柱内径为 1.6cm，湿法装柱)上，用水 50ml 洗脱，弃去水洗液，再用 30％甲醇 50ml、70％甲醇 50ml 依次洗脱，分别收集洗脱液，70％甲醇洗脱液备用；将 30％甲醇洗脱液回收溶剂至干，残渣加甲醇 1ml 使溶解，作为供试品溶液。另取甘草对照药材 1g，加甲醇 20ml，加热回流 15 分钟，取出，放冷，滤过，滤液回收溶剂至 2ml，作为对照药材溶液。照薄层色谱法(通则 0502)试验，吸取供试品溶液 6μl，对照药材溶液 2μl，分别点于同一用 1％氢氧化钠溶液制备的硅胶 G 薄层板上，以乙酸乙酯-甲酸-冰醋酸-水(15：1：1：2)为展开剂，展开，取出，晾干，喷以 10％硫酸乙醇溶液，

在 105℃加热至斑点显色清晰，置紫外光灯(365nm)下检视。供试品色谱中，在与对照药材色谱相应的位置上，显两个或两个以上相同的亮黄绿色荧光主斑点。

(4)取〔鉴别〕(3)项下的备用 70％甲醇洗脱液，回收溶剂至干，残渣加甲醇 2ml 使溶解，作为供试品溶液。另取黄芩对照药材 1g，加甲醇 20ml，加热回流 15 分钟，取出，放冷，滤过，滤液回收溶剂至 2ml，作为对照药材溶液。照薄层色谱法(通则 0502)试验，吸取供试品溶液 4μl，对照药材溶液 2μl，分别点于同一聚酰胺薄膜上，以甲苯-乙酸乙酯-甲醇-甲酸(10：3：1.1：2)为展开剂，置预饱和 30 分钟的展开缸内，展开，取出，晾干，置紫外光灯(365nm)下检视。供试品色谱中，在与对照药材色谱相应的位置上，显三个或以上相同的暗斑。

【检查】　应符合片剂项下有关的各项规定(通则 0101)。

【含量测定】　照高效液相色谱法(通则 0512)测定。

色谱条件与系统适用性试验　以十八烷基硅烷键合硅胶为填充剂；以甲醇-乙腈-磷酸盐缓冲液(pH6.8)(24：9：67)为流动相；检测波长为 208nm。理论板数按苦参碱峰计算应不低于 8000。

对照品溶液的制备　取苦参碱对照品适量，精密称定，加流动相制成每 1ml 含 0.1mg 的溶液，即得。

供试品溶液的制备　取本品 20 片，精密称定，研细，取约 0.8g，精密称定，置具塞锥形瓶中，加浓氨试液 1ml，精密加入三氯甲烷 25ml，密塞，称定重量，加热回流 30 分钟，取出，放冷，再称定重量，用三氯甲烷补足减失的重量，摇匀，滤过，精密量取续滤液 15ml，回收溶剂至干，残渣加流动相溶解，转移至 5ml 量瓶中，加流动相至刻度，摇匀，滤过，取续滤液，即得。

测定法　分别精密吸取对照品溶液与供试品溶液各 10μl，注入液相色谱仪，测定，即得。

本品每片含苦参以苦参碱($C_{15}H_{24}N_2O$)计，不得少于 0.70mg。

【功能与主治】　养血润肤，祛风止痒。用于血虚风燥所致的风瘙痒，症见皮肤干燥、脱屑、瘙痒，伴有抓痕、血痂、色素沉着；皮肤瘙痒症见上述证候者。

【用法与用量】　口服。一次 3～4 片，一日 3 次。

【注意】　(1)孕妇及过敏体质者慎用。(2)忌食辛辣、海鲜之品。

【规格】　(1)每片重 0.62g　(2)每片重 0.5g

【贮藏】　密封。

湿 毒 清 胶 囊

Shiduqing Jiaonang

【处方】　地黄 650g　　　　　　当归 500g
　　　　　丹参 300g　　　　　　蝉蜕 200g

苦参 500g	白鲜皮 500g
甘草 200g	黄芩 125g
土茯苓 125g	

【制法】 以上九味，黄芩、土茯苓粉碎成细粉，其余地黄等七味，加水煎煮二次，合并煎液，滤过，滤液浓缩至适量，加2倍量乙醇，搅匀，静置，滤取上清液，回收乙醇，减压浓缩至适量，与上述粉末混匀，干燥，粉碎成细粉，装入胶囊，制成1000粒，即得。

【性状】 本品为硬胶囊，内容物为浅黄棕色至棕褐色的粉末；味微苦。

【鉴别】 (1)取本品，置显微镜下观察：淀粉粒众多，单粒类圆形、椭圆形、半圆形或类多角形，直径 $10\sim48\mu m$，脐点点状、星状、三叉状、裂缝状；草酸钙针晶束长 $40\sim144\mu m$，直径 $5\mu m$(土茯苓)。纤维淡黄色，梭形，壁厚，孔沟细(黄芩)。

(2)取本品内容物1g，加乙酸乙酯20ml、10%盐酸溶液1ml，超声处理30分钟，滤过，滤液蒸干，残渣加乙醇1ml使溶解，作为供试品溶液。另取丹参对照药材1g，同法制成对照药材溶液。照薄层色谱法(通则0502)试验，吸取上述两种溶液各 $5\mu l$，分别点于同一硅胶 G 薄层板上，以甲苯-乙酸乙酯-无水乙醇-甲酸(10:3:3:1.5)为展开剂，展开，取出，晾干，置氨蒸气中熏 20 分钟，取出，置紫外光灯(365nm)下检视。供试品色谱中，在与对照药材色谱相应的位置上，显一个或一个以上相同颜色的荧光主斑点。

(3)取甘草对照药材 0.1g，按〔鉴别〕(2)项下供试品溶液的制备方法制成对照药材溶液。照薄层色谱法(通则0502)试验，吸取〔鉴别〕(2)项下的供试品溶液及上述对照药材溶液各 $5\mu l$，分别点于同一硅胶 G 薄层板上，以乙酸乙酯-无水乙醇-丙酮-氨试液(6:1:2:1)为展开剂，展开，取出，晾干，依次喷以三氯化铝试液和10%硫酸乙醇溶液，在105℃加热 5 分钟，置紫外光灯(365nm)下检视。供试品色谱中，在与对照药材色谱相应的位置上，显一个或一个以上相同颜色的荧光斑点。

(4)取本品内容物 0.5g，加甲醇10ml，超声处理15分钟，滤过，滤液蒸干，残渣加甲醇1ml使溶解，作为供试品溶液。另取黄芩苷对照品，加甲醇制成每1ml 含1mg 的溶液，作为对照品溶液。照薄层色谱法(通则0502)试验，吸取上述两种溶液各 $3\mu l$，分别点于同一硅胶 G 薄层板上，以正丁醇-冰醋酸-水(3:1:5)的上层溶液为展开剂，展开，取出，晾干，喷以5%三氯化铁乙醇溶液。供试品色谱中，在与对照品色谱相应的位置上，显相同颜色的斑点。

【检查】 应符合胶囊剂项下有关的各项规定(通则0103)。

【含量测定】 照高效液相色谱法(通则0512)测定。

色谱条件与系统适用性试验 以氨基键合硅胶为填充剂；以无水乙醇-乙腈-3%磷酸溶液(10:80:10)为流动相；检测波长为208nm。理论板数按苦参碱峰计算应不低于3000。

对照品溶液的制备 取苦参碱对照品适量，精密称定，加无水乙醇-乙腈(20:80)，制成每1ml 含 $50\mu g$ 的溶液，即得。

供试品溶液的制备 取装量差异项下的本品内容物，混匀，研细，取约 0.5g，精密称定，置具塞锥形瓶中，加浓氨试液1ml，精密加入三氯甲烷 25ml，密塞，称定重量，超声处理(功率250W，频率 50kHz)30 分钟，放冷，再称定重量，用三氯甲烷补足减失的重量，摇匀，滤过，精密量取续滤液 10ml，蒸干，残渣加无水乙醇溶解，转移至 10ml 量瓶中，加无水乙醇至刻度，摇匀，即得。

测定法 分别精密吸取对照品溶液与供试品溶液各 $10\mu l$，注入液相色谱仪，测定，即得。

本品每粒含苦参以苦参碱($C_{15}H_{24}N_2O$)计，不得少于 0.70mg。

【功能与主治】 养血润肤，祛风止痒。用于血虚风燥所致的风瘙痒，症见皮肤干燥、脱屑、瘙痒，伴有抓痕、血痂、色素沉着；皮肤瘙痒症见上述证候者。

【用法与用量】 口服。一次 $3\sim4$ 粒，一日 3 次。

【注意】 (1)孕妇及过敏体质者慎用。(2)忌食辛辣、海鲜之品。

【规格】 每粒装 0.5g

【贮藏】 密封。

湿 热 痹 片

Shirebi Pian

【处方】

苍术 43.9g	忍冬藤 87.8g
地龙 43.9g	连翘 65.8g
黄柏 43.9g	薏苡仁 87.8g
防风 43.9g	威灵仙 52.6g
防己 65.8g	川牛膝 65.8g
粉萆薢 65.8g	桑枝 87.8g

【制法】 以上十二味，连翘、薏苡仁、防己粉碎成细粉，其余地龙等九味药加水煎煮二次，每次 1.5 小时，滤过，滤液合并，浓缩至稠膏，与上述细粉及适量辅料混匀，制成颗粒，压制成 1000 片，包糖衣，即得。

【性状】 本品为糖衣片，除去包衣后显黄棕色；味苦。

【鉴别】 (1)取本品，置显微镜下观察：内胚乳细胞呈类多角形，壁菲薄，稍弯曲，胞腔充满淀粉粒(薏苡仁)。内果皮纤维上下层纵横交错，纤维短梭形(连翘)。

(2)取本品 30 片，除去包衣，研细，加乙醇50ml，加热回流 1 小时，滤过，滤液蒸干，残渣加1%盐酸溶液 15ml 使溶解，加浓氨试液调 pH 值至9，用三氯甲烷振摇提取二次，每次10ml，合并三氯甲烷液，蒸干，残渣加甲醇1ml使溶解，作为供试品溶液。另取粉防己碱对照品，加乙醇制成每 1ml 含1mg 的溶液，作为对照品溶液。照薄层色谱法(通则0502)试验,吸取供试品溶液 5～10μl、对照品溶液 2～5μl。分别点于同一硅胶 G 薄层板上,以三氯甲烷-丙酮-甲醇-浓氨试液(12∶2∶2∶0.1)为展开剂。展开,取出,晾干,喷以稀碘化铋钾试液,置日光下检视。供试品色谱中,在与对照品色谱相应位置上,显相同颜色的斑点。

(3)取本品 10 片,除去包衣,研细,加甲醇 30ml,超声处理 30 分钟,滤过,滤液蒸干,残渣加水 20ml 使溶解,用水饱和的正丁醇振摇提取 3 次,每次 30ml,合并正丁醇液,加 1%氢氧化钠溶液洗涤 2 次,每次 30ml,再用水 20ml 洗涤,取正丁醇液,蒸干,残渣加甲醇 2ml 使溶解,作为供试品溶液。另取连翘苷对照品,加甲醇制成每 1ml 含 1mg 的溶液,作为对照品溶液。照薄层色谱法(通则 0502)试验,吸取上述两种溶液各 5～10μl,分别点于同一硅胶 G 薄层板上,以三氯甲烷-乙酸乙酯-甲醇-水(15∶40∶22∶10)10℃以下放置的下层溶液为展开剂,展开,取出,晾干,喷以 10%硫酸乙醇溶液,在 105℃烘至斑点显色清晰,置日光下检视。供试品色谱中,在与对照品色谱相应的位置上,显相同颜色的斑点。

(4)取本品 5 片,除去包衣,研细,加浓氨试液 5ml,三氯甲烷 20ml,超声处理 15 分钟,滤过,滤液蒸干,残渣加甲醇 5ml 使溶解,作为供试品溶液。另取黄柏对照药材 0.1g,加浓氨试液 1ml,三氯甲烷 10ml,同法制成对照药材溶液。照薄层色谱法(通则 0502)试验,吸取上述两种溶液各 2～5μl,分别点于同一硅胶 G 薄层板上,以甲苯-乙酸乙酯-甲醇-异丙醇-浓氨试液(6∶3∶1.5∶1.5∶0.5)为展开剂,置氨蒸气饱和的层析缸内,展开,取出,晾干,置紫外光灯(365nm)下检视。供试品色谱中,在与对照药材色谱相应的位置上,显相同颜色的荧光斑点。

【检查】　应符合片剂项下有关的各项规定(通则 0101)。

【含量测定】　照高效液相色谱法(通则 0512)测定。

色谱条件与系统适用性试验　以十八烷基硅烷键合硅胶为填充剂;以乙腈-甲醇-水-冰醋酸(40∶30∶30∶1)(每 100ml 含十二烷基磺酸钠 0.41g)为流动相;检测波长为 280nm。理论板数按粉防己碱峰计算应不低于 4000。

对照品溶液制备　取粉防己碱对照品、防己诺林碱对照品适量,精密称定,加甲醇制成每 1ml 各含 0.1mg 的混合溶液,即得。

供试品溶液制备　取本品 20 片,除去包衣,精密称定,研细,取约 0.52g,精密称定,置具塞锥形瓶中,精密加入盐酸-甲醇(1∶100)混合溶液 25ml,密塞,称定重量,超声处理(功率 250W,频率 50kHz)30 分钟,放冷,再称定重量,用盐酸-甲醇(1∶100)混合溶液补足减失的重量,摇匀,滤过,取续滤液,即得。

测定法　分别精密吸取对照品溶液与供试品溶液各 2～5μl,注入液相色谱仪,测定,即得。

本品每片含防己以粉防己碱($C_{38}H_{42}N_2O_6$)和防己诺林碱($C_{37}H_{40}N_2O_6$)的总量计,不得少于 0.95mg。

【功能与主治】　祛风除湿,清热消肿,通络定痛。用于湿热痹阻证,其症状为肌肉或关节红肿热痛,有沉重感,步履艰难,发热,口渴不欲饮,小便短赤。

【用法与用量】　口服。一次 6 片,一日 3 次。

【规格】　片心重 0.25g

【贮藏】　密封。

温胃舒胶囊
Wenweishu Jiaonang

【处方】

党参 183g	附片(黑顺片)150g
炙黄芪 183g	肉桂 90g
山药 183g	肉苁蓉(酒蒸)183g
白术(清炒)183g	南山楂(炒)225g
乌梅 225g	砂仁 60g
陈皮 150g	补骨脂 183g

【制法】　以上十二味,砂仁粉碎成细粉;其余党参等十一味加水煎煮二次,第一次 1.5 小时,第二次 1 小时,合并煎液,滤过,滤液静置,取上清液浓缩至相对密度为 1.28～1.30(70℃)的清膏,加入砂仁细粉与适量滑石粉、淀粉及二氧化硅,混匀,制成颗粒,干燥,装入胶囊,制成 1000 粒,即得。

【性状】　本品为硬胶囊,内容物为棕黄色至棕褐色的细粉和颗粒;味微酸、苦。

【鉴别】　(1)取本品 5g,研细,加甲醇 30ml,超声处理 30 分钟,滤过,滤液蒸干。残渣加水 30ml 微热使溶解,用水饱和的正丁醇振摇提取 2 次,每次 30ml,合并正丁醇提取液,用氨试液洗涤 2 次,每次 30ml,弃去氨试液,取正丁醇液蒸干,残渣加水 5ml 使溶解,通过 D101 型大孔吸附树脂柱(内径为 1cm,柱高为 15cm),用水 50ml 洗脱,弃去水洗液,再用 40%乙醇 30ml 洗脱,弃去 40%乙醇液;继用 70%乙醇 80ml 洗脱,收集洗脱液,蒸干,残渣加甲醇 1ml 使溶解,作为供试品溶液。另取黄芪甲苷对照品,加甲醇制成每 1ml 含 1mg 的溶液,作为对照品溶液。照薄层色谱法(通则 0502)试验,吸取供试品溶液 10μl,对照品溶液 5μl,分别点于同一硅胶 G 薄层板上,以三氯甲烷-甲醇-水(13∶7∶2)10℃以下放置的下层溶液为展开剂,展开,取出,晾干,喷以 10%硫酸乙醇溶液,在 105℃加热至斑点显色清晰。供试品色谱中,在与对照品色谱相应的位置上,显相同颜色的斑点;置紫外光灯(365nm)下检视,显相同的橙黄色荧光斑点。

(2)取本品 3g,研细,加乙酸乙酯 15ml,加热回流 1 小时,滤过,滤液加在聚酰胺柱(14～30 目,4g,内径为 10mm,干法装柱)上,用水 80ml 洗脱,收集水洗脱液,蒸干,残渣加甲醇 1ml 使溶解,静置,取上清液作为供试品溶液。另取橙皮苷对照品,加甲醇制成饱和溶液,作为对照品溶液。照薄层色谱法(通则 0502)试验,吸取上述两种溶液各 5μl,分别点于同一硅胶 G 薄层板上,以乙酸乙酯-甲醇-水(100∶15∶10)为展开剂,展开,取出,晾干,喷以三氯化铝试液,置紫外光灯(365nm)下检视。供试品色谱中,在与对照品色谱相应的位置上,显相同颜色的荧光斑点。

(3)取本品 4g,研细,加水 10ml 使溶解,再缓慢加入乙醇 80ml,静置 30 分钟,滤过,滤液蒸干,残渣加稀盐酸 20ml、乙醚 30ml,加热回流 1 小时,放冷,分取乙醚层,酸液用乙醚 20ml 提取,合并乙醚液,挥干,残渣加乙醇 1.0ml 使溶解,作为供试品溶液。另取党参对照药材 2g,加水 30ml,加热回流 30 分钟,滤过,滤液浓缩至约 10ml,自"加入乙醇 80ml"起同法制成对照药材溶液。照薄层色谱法(通则 0502)试验,吸取上述两种溶液各 5μl,分别点于同一硅胶 G 薄层板上,以三氯甲烷-乙酸乙酯-甲酸(10:7:0.5)为展开剂,展开,取出,晾干,喷以 10% 硫酸乙醇溶液,在 105℃ 加热至斑点显色清晰。供试品色谱中,在与对照药材色谱相应的位置上,显相同颜色的主斑点。

(4)取本品 2g,研细,加乙醚 30ml,加热回流 30 分钟,放冷,滤过,滤液挥干,残渣加乙醇 1ml 使溶解,作为供试品溶液。另取补骨脂素对照品、异补骨脂素对照品,加乙醇制成每 1ml 各含 1mg 的混合溶液,作为对照品溶液。照薄层色谱法(通则 0502)试验,吸取上述供试品溶液 5μl、对照品溶液 2μl,分别点于同一硅胶 G 薄层板上,以正己烷-乙酸乙酯(4:1)为展开剂,展开,取出,晾干,喷以 10% 氢氧化钠甲醇溶液,晾干,置紫外光灯(365nm)下检视。供试品色谱中,在与对照品色谱相应的位置上,显相同颜色的荧光斑点。

【检查】 **乌头碱限量** 取本品 24 粒内容物,研细,置具塞锥形瓶中,加乙醚 150ml,振摇 10 分钟,加氨试液 8ml,振摇提取 30 分钟,放置 2 小时,分取醚层,蒸干,残渣加无水乙醇 1.0ml 使溶解,作为供试品溶液。另取乌头碱对照品适量,加无水乙醇制成每 1ml 含 2.0mg 的溶液,作为对照品溶液。照薄层色谱法(通则 0502)试验,吸取供试品溶液 15μl,对照品溶液 5μl,分别点于同一用 1% 氢氧化钠溶液制备的硅胶 G 薄层板上,以正己烷-乙酸乙酯-无水乙醇(7:3:1)为展开剂,展开,取出,晾干,喷以稀碘化铋钾试液。供试品色谱中,在与对照品色谱相应的位置上出现的斑点应小于对照品的斑点,或不出现斑点。

其他 应符合胶囊剂项下有关的各项规定(通则 0103)。

【含量测定】 照高效液相色谱法(通则 0512)测定。

色谱条件与系统适用性试验 以十八烷基硅烷键合硅胶为填充剂,以甲醇-0.4% 磷酸溶液(45:55)为流动相,检测波长为 246nm。理论板数按补骨脂素峰计算应不低于 3000。

对照品溶液的制备 取补骨脂素对照品、异补骨脂素对照品适量,精密称定,加甲醇制成每 1ml 各含 10μg 的混合溶液,即得。

供试品溶液的制备 取装量差异项下的本品内容物,研细,粉末过四号筛,混匀,取约 0.6g,精密称定,置索氏提取器中,加盐酸-甲醇(1:100)混合溶液适量,提取至无色,提取液浓缩至约 10ml,转移至 25ml 量瓶中,再加盐酸-甲醇(1:

100)混合溶液至刻度,摇匀,滤过,取续滤液,即得。

测定法 分别精密吸取对照品溶液与供试品溶液各 20μl,注入液相色谱仪,测定,即得。

本品每粒含补骨脂以补骨脂素($C_{11}H_6O_3$)和异补骨脂素($C_{11}H_6O_3$)的总量计,不得少于 0.30mg。

【功能与主治】 温中养胃,行气止痛。用于中焦虚寒所致的胃痛,症见胃脘冷痛、腹胀嗳气、纳差食少、畏寒无力;慢性萎缩性胃炎、浅表性胃炎见上述证候者。

【用法与用量】 口服。一次 3 粒,一日 2 次。

【注意】 胃大出血时禁用;忌食生冷,油腻及不易消化的食物。

【规格】 每粒装 0.4g

【贮藏】 密封。

渴乐宁胶囊
Kelening Jiaonang

【处方】 黄芪 312.5g　　　　黄精(酒炙)312.5g
　　　　地黄 312.5g　　　　太子参 312.5g
　　　　天花粉 312.5g

【制法】 以上五味,取太子参粉碎成细粉;其余黄芪等四味加水煎煮三次,滤过,合并滤液并浓缩至适量,加乙醇使含醇量达 60%,静置,滤过,回收乙醇并浓缩至稠膏状,加入上述太子参细粉,混匀,干燥,粉碎成细粉,装入胶囊,制成胶囊 1000 粒,即得。

【性状】 本品为硬胶囊,内容物为棕色至棕褐色的粉末;气微香,味甘、苦。

【鉴别】 (1)取本品内容物,置显微镜下观察:淀粉粒众多,单粒呈类圆形或半圆形,直径 4~20μm,脐点呈裂缝状;薄壁细胞含草酸钙簇晶(太子参)。

(2)取本品 5 粒的内容物,加乙酸乙酯 20ml,加热回流 1 小时,放冷,滤过,滤液浓缩至约 1ml,作为供试品溶液。另取黄芪对照药材 1g,同法制成对照药材溶液。照薄层色谱法(通则 0502)试验,吸取上述两种溶液各 5μl,分别点于同一硅胶 G 薄层板上,以三氯甲烷-甲醇(17:1)为展开剂,展开,取出,晾干,喷以碳酸钠试液,置紫外光灯(365nm)下检视。供试品色谱中,在与对照药材色谱相应的位置上,显相同颜色的荧光斑点。

(3)取本品 5 粒的内容物,加乙醇 20ml,加热回流 1 小时,放冷,滤过,滤液浓缩至约 5ml,作为供试品溶液。另取黄精对照药材 3g,同法制成对照药材溶液。照薄层色谱法(通则 0502)试验,吸取上述两种溶液各 5μl,分别点于同一硅胶 G 薄层板上,以三氯甲烷-甲醇-醋酸(5:4:1)为展开剂,展开,取出,晾干,喷以 2.5% 磷钼酸乙醇溶液,在 105℃ 加热至斑点显色清晰。供试品色谱中,在与对照药材色谱相应的位置上,显相同的蓝色斑点。

【检查】 应符合胶囊剂项下有关的各项规定(通则 0103)。

【含量测定】 照高效液相色谱法(通则 0512)测定。

色谱条件与系统适用性试验 以十八烷基硅烷键合硅胶为填充剂;以乙腈-水(30∶70)为流动相;用蒸发光散射检测器检测。理论板数按黄芪甲苷峰计算应不低于 4000。

对照品溶液的制备 取黄芪甲苷对照品适量,精密称定,加甲醇制成每 1ml 含 0.5mg 的溶液,即得。

供试品溶液的制备 取装量差异项下的本品内容物,研细,取约 6g,精密称定,精密加入甲醇 50ml,称定重量,加热回流 1 小时,放冷,再称定重量,加甲醇补足减失的重量,摇匀,滤过,精密量取续滤液 25ml,蒸干,残渣加水 30ml 分次溶解,用水饱和的正丁醇振摇提取 4 次,每次 40ml,合并正丁醇提取液,用浓氨试液洗涤 2 次,每次 50ml,弃去洗涤液,正丁醇液蒸干,残渣加甲醇溶解并转移至 5ml 量瓶中,加甲醇稀释至刻度,摇匀,滤过,取续滤液,即得。

测定法 分别精密吸取对照品溶液 10μl、20μl 与供试品溶液 20μl,注入液相色谱仪,测定,以外标两点法对数方程计算,即得。

本品每粒含黄芪以黄芪甲苷($C_{41}H_{68}O_{14}$)计,不得少于 0.12mg。

【功能与主治】 益气养阴,生津止渴。用于气阴两虚所致的消渴病,症见口渴多饮、五心烦热、乏力多汗、心慌气短;2 型糖尿病见上述证候者。

【用法与用量】 口服。一次 4 粒,一日 3 次,3 个月为一个疗程。

【规格】 每粒装 0.45g

【贮藏】 密封。

溃疡散胶囊

Kuiyangsan Jiaonang

【处方】

甘草 313g	白及 47g
延胡索 94g	泽泻 31g
海螵蛸 47g	薏苡仁 47g
黄芩 94g	天仙子 1.25g

【制法】 以上八味,甘草用氨水(1→100)渗漉,渗漉液浓缩成稠膏。其余延胡索等七味粉碎成细粉,与上述稠膏混匀,用 60% 乙醇制粒,干燥,装入胶囊,制成 1000 粒,即得。

【性状】 本品为硬胶囊,内容物为棕黄色的颗粒;气香,味甜。

【鉴别】 (1)取本品,置显微镜下观察:韧皮纤维淡黄色,梭形,壁厚,孔沟细(黄芩)。草酸钙针晶成束,长 27～88μm(白及)。不规则透明薄片,具细密条纹或网状纹理(海螵蛸)。淀粉粒极多,聚集成团,单粒,类圆形或多面形,脐点星状;复

粒少见,多为 2～3 分粒组成,层纹不明显(薏苡仁)。厚壁组织碎片绿黄色,细胞类多角形或略延长,壁稍弯曲,有的呈连珠状增厚,纹孔细密(延胡索)。

(2)取本品内容物 2g,加乙醇 40ml,加热回流 1 小时,放冷,滤过,滤液蒸干,残渣加水 10ml 使溶解,加浓氨试液使成碱性,用乙醚振摇提取 2 次,每次 20ml,合并乙醚提取液,挥干,残渣加乙醇 5ml 使溶解,作为供试品溶液。另取延胡索乙素对照品,加乙醇制成每 1ml 含 0.1mg 的溶液,作为对照品溶液。照薄层色谱法(通则 0502)试验,吸取供试品溶液 2μl、对照品溶液 1μl,分别点于同一硅胶 G 薄层板上,以正己烷-三氯甲烷-甲醇-二乙胺(10∶6∶1∶0.1)为展开剂,展开,取出,晾干,置碘蒸气中熏至斑点显色清晰,挥尽板上吸附的碘后,置紫外光灯(365nm)下检视。供试品色谱中,在与对照品色谱相应的位置上,显相同颜色的荧光斑点。

(3)取本品内容物 3g,加甲醇 20ml,超声处理 20 分钟,放冷,滤过,滤液浓缩至 1ml,加在聚酰胺柱(14～30 目,柱高为 15cm,柱内径为 1cm,湿法装柱)上,用水 120ml 洗脱,弃去洗脱液,再用 85% 乙醇 50ml 洗脱,收集洗脱液,蒸干,残渣加甲醇 1ml 使溶解,作为供试品溶液。另取黄芩苷对照品,加甲醇制成每 1ml 含 1mg 的溶液,作为对照品溶液。照薄层色谱法(通则 0502)试验,吸取供试品溶液 1～2μl、对照品溶液 2μl,分别点于同一含 4% 醋酸钠的羧甲基纤维素钠为黏合剂的硅胶 G 薄层板上,以乙酸乙酯-丁酮-甲酸-水(5∶3∶1∶1)为展开剂,展开,取出,晾干,喷以 1% 三氯化铁乙醇溶液,置日光下检视。供试品色谱中,在与对照品色谱相应的位置上,显相同颜色的斑点。

(4)取本品内容物 3g,加乙醇 30ml,加热回流 1 小时,放冷,滤过,滤液浓缩至 2ml,作为供试品溶液。另取甘草对照药材 2g,同法制成对照药材溶液。照薄层色谱法(通则 0502)试验,吸取上述两种溶液各 1μl,分别点于同一含 4% 醋酸钠的羧甲基纤维素钠为黏合剂的硅胶 H 薄层板上,以乙酸乙酯-甲酸-冰醋酸-水(15∶1∶1∶2)为展开剂,展开,取出,晾干,喷以 10% 硫酸乙醇溶液,在 105℃ 加热至斑点显色清晰,置日光下检视。供试品色谱中,在与对照药材色谱相应的位置上,显相同颜色的斑点。

【检查】 应符合胶囊剂项下有关的各项规定(通则 0103)。

【含量测定】 照高效液相色谱法(通则 0512)测定。

色谱条件与系统适用性试验 以十八烷基硅烷键合硅胶为填充剂;以甲醇-0.2mol/L 醋酸铵溶液-冰醋酸(57∶42∶1)为流动相;检测波长为 250nm。理论板数按甘草酸铵峰计算应不低于 2000。

对照品溶液的制备 取甘草酸铵对照品适量,精密称定,加流动相制成每 1ml 含甘草酸铵 50μg 的溶液,即得(甘草酸重量=甘草酸铵重量/1.0207)。

供试品溶液的制备 取装量差异项下的本品内容物,研细,取 0.3g,精密称定,置 50ml 量瓶中,加流动相适量,超声

处理(功率 250W,频率 40kHz)30 分钟,放冷,加流动相至刻度,摇匀,滤过,取续滤液,即得。

测定法　分别精密吸取对照品溶液与供试品溶液各 10μl,注入液相色谱仪,测定,即得。

本品每粒含甘草以甘草酸 ($C_{42}H_{62}O_{16}$) 计,不得少于 4.0mg。

【功能与主治】　理气和胃,制酸止痛。用于脾胃湿热,胃脘胀痛,胃酸过多;溃疡病,慢性胃炎见上述证候者。

【用法与用量】　口服。一次 5 粒,一日 3 次。

【规格】　每粒装 0.4g

【贮藏】　密封。

滑 膜 炎 片
Huamoyan Pian

【处方】

夏枯草 800g	女贞子 400g
枸骨叶 400g	黄芪 532g
防己 532g	薏苡仁 800g
土茯苓 532g	丝瓜络 400g
泽兰 240g	丹参 400g
当归 268g	川牛膝 268g
豨莶草 400g	

【制法】　以上十三味,加水煎煮二次,每次 2 小时,滤过,合并滤液,浓缩至相对密度为 1.05~1.14(66℃)的清膏,放冷,加乙醇使含醇量达 50%,搅匀,静置 24 小时以上,滤过,滤液回收乙醇,浓缩至相对密度为 1.34~1.36(66℃)的稠膏,减压干燥,粉碎成细粉,加入辅料适量,混匀,制粒;或取稠膏,加入淀粉、糊精适量,混匀,制粒,干燥,加入硬脂酸镁适量,压制成 1000 片,包薄膜衣,即得。

【性状】　本品为薄膜衣片,除去包衣后显棕色至棕黑色;味甜、微苦。

【鉴别】　(1)取本品 5 片,除去薄膜衣,研细,加甲醇 20ml,超声处理 30 分钟,滤过,滤液蒸干,残渣加水 20ml 使溶解,用水饱和的正丁醇振摇提取 2 次,每次 15ml,合并正丁醇液,用氨试液洗涤 2 次,每次 20ml,正丁醇液回收溶剂至干,残渣加甲醇 1ml 使溶解,作为供试品溶液。另取枸骨叶对照药材 2g,加水 30ml,煎煮 30 分钟,放冷,滤过,滤液自"用水饱和的正丁醇振摇提取 2 次"起同法制成对照药材溶液。照薄层色谱法(通则 0502)试验,吸取上述两种溶液各 10μl,分别点于同一硅胶 G 薄层板上,以三氯甲烷-甲醇-甲酸-水(30:10:1:1)为展开剂,展开,取出,晾干,喷以 10%硫酸乙醇溶液,在 105℃加热至斑点显色清晰,分别置日光和紫外光灯(365nm)下检视。供试品色谱中,在与对照药材色谱相应的位置上,日光下显相同颜色的斑点,紫外光下显相同颜色的荧光斑点。

(2)取黄芪甲苷对照品,加甲醇制成每 1ml 含 1mg 的溶液,作为对照品溶液。照薄层色谱法(通则 0502)试验,吸取〔鉴别〕(1)项下的供试品溶液与上述对照品溶液各 10μl,分别点于同一硅胶 G 薄层板上,以三氯甲烷-甲醇-水(13:7:2)的下层溶液为展开剂,展开,取出,晾干,喷以 10%硫酸乙醇溶液,在 105℃加热至斑点显色清晰,分别置日光和紫外光灯(365nm)下检视。供试品色谱中,在与对照药材色谱相应的位置上,日光下显相同颜色的斑点,紫外光下显相同颜色的荧光斑点。

(3)取本品 5 片,除去薄膜衣,研细,加三氯甲烷 20ml 及浓氨试液 2ml,加热回流 1 小时,滤过,滤液回收溶剂至干,残渣加甲醇 0.5ml 使溶解,作为供试品溶液。另取防己对照药材 0.5g,同法制成对照药材溶液。再取粉防己碱对照品、防己诺林碱对照品,加三氯甲烷制成每 1ml 各含 1mg 的混合溶液,作为对照品溶液。照薄层色谱法(通则 0502)试验,吸取供试品溶液 10μl、对照药材溶液和对照品溶液各 5μl,分别点于同一硅胶 G 薄层板上,以环己烷-二氯甲烷-丙酮-甲醇(10:8:1:1)为展开剂,置浓氨蒸气预饱和 15 分钟的展开缸内,展开,取出,晾干,喷以稀碘化铋钾试液,置日光下检视。供试品色谱中,在与对照药材色谱和对照品色谱相应的位置上,显相同颜色的斑点。

(4)取本品 5 片,除去薄膜衣,研细,加 5%碳酸氢钠溶液 20ml,超声处理 30 分钟,离心,取上清液,用盐酸调节 pH 值至 2~3,用乙醚振摇提取 2 次,每次 20ml,合并乙醚液,挥干,残渣加甲醇 1ml 使溶解,作为供试品溶液。另取丹参对照药材 0.5g,同法制成对照药材溶液。再取丹酚酸 B 对照品,加甲醇制成每 1ml 含 2mg 的溶液,作为对照品溶液。照薄层色谱法(通则 0502)试验,吸取上述三种溶液各 5~10μl,分别点于同一硅胶 GF$_{254}$ 薄层板上,以甲苯-三氯甲烷-乙酸乙酯-甲醇-甲酸(4:6:8:3:4)为展开剂,展开,取出,晾干,置紫外光灯(254nm)下检视。供试品色谱中,在与对照药材色谱和对照品色谱相应的位置上,显相同颜色的主斑点或斑点。

(5)取川牛膝对照药材 0.5g,加甲醇 5ml,超声处理 20 分钟,静置,取上清液作为对照药材溶液。照薄层色谱法(通则 0502)试验,吸取〔鉴别〕(1)项下的供试品溶液与上述对照药材溶液各 10μl,分别点于同一硅胶 G 薄层板上,以甲苯-三氯甲烷-丙酮(8:4:1)为展开剂,展开,取出,晾干,置紫外光灯(365nm)下检视。供试品色谱中,在与对照药材色谱相应的位置上,显相同颜色的荧光斑点。

(6)取奇壬醇对照品,加甲醇制成每 1ml 含 1mg 的溶液,作为对照品溶液。照薄层色谱法(通则 0502)试验,吸取〔鉴别〕(1)项下的供试品溶液与上述对照品溶液各 10μl,分别点于同一硅胶 G 薄层板上,以三氯甲烷-丙酮-甲醇-甲酸-水(10:10:5:1:5)的下层溶液为展开剂,展开,取出,晾干,喷以 5%香草醛硫酸溶液,在 105℃加热至斑点显色清晰,置日光下检视。供试品色谱中,在与对照品色谱相应的位置上,显相同颜色的斑点。

【检查】 应符合片剂项下有关的各项规定(通则 0101)。

【含量测定】 照高效液相色谱法(通则 0512)测定。

色谱条件与系统适用性试验 以十八烷基硅烷键合硅胶为填充剂;以乙腈-1.7%甲酸溶液(19:81)为流动相;检测波长为287nm。理论板数按丹酚酸 B 峰计算应不低于5000。

对照品溶液的制备 取丹酚酸 B 对照品适量,精密称定,加 75% 甲醇制成每 1ml 含 50μg 的溶液,即得。

供试品溶液的制备 取本品 20 片,除去薄膜衣,精密称定,研细,取约 0.5g,精密称定,置具塞锥形瓶中,精密加入 75% 甲醇 25ml,密塞,称定重量,超声处理(功率 250W,频率 40kHz)20 分钟,取出,放冷,再称定重量,用 75% 甲醇补足减失的重量,摇匀,滤过,取续滤液,即得。

测定法 分别精密吸取对照品溶液与供试品溶液各 10μl,注入液相色谱仪,测定,即得。

本品每片含丹参以丹酚酸 B($C_{36}H_{30}O_{16}$)计,不得少于 0.80mg。

【功能与主治】 清热祛湿,活血通络。用于湿热闭阻、瘀血阻络所致的痹病,症见关节肿胀疼痛、痛有定处、屈伸不利;急、慢性滑膜炎及膝关节术后见上述证候者。

【用法与用量】 口服。一次 3 片,一日 3 次。

【注意】 孕妇慎用。

【规格】 (1)薄膜衣片 每片重 0.5g (2)薄膜衣片 每片重 0.6g

【贮藏】 密封。

滑膜炎胶囊
Huamoyan Jiaonang

【处方】
夏枯草 800g	女贞子 400g
枸骨叶 400g	黄芪 532g
防己 532g	薏苡仁 800g
土茯苓 532g	丝瓜络 400g
泽兰 240g	丹参 400g
当归 268g	川牛膝 268g
豨莶草 400g	

【制法】 以上十三味,加水煎煮二次,每次 2 小时,滤过,合并滤液,浓缩至相对密度为 1.05~1.14(66℃)的清膏,放冷,加乙醇使含醇量达 50%,搅匀,静置 24 小时以上,滤过,滤液回收乙醇并浓缩至适量,加入糊精适量,制粒,干燥,加硬脂酸镁适量混匀,装入胶囊,制成 1000 粒,即得。

【性状】 本品为硬胶囊,内容物为棕色至棕褐色的颗粒和粉末;气微香,味微苦。

【鉴别】 (1)取本品内容物 2.5g,研细,加甲醇 20ml,超声处理 30 分钟,滤过,滤液蒸干,残渣加水 20ml 使溶解,用水饱和的正丁醇振摇提取 2 次,每次 15ml,合并正丁醇液,用氨试液洗涤 2 次,每次 20ml,正丁醇液回收溶剂至干,残渣加甲醇 1ml 使溶解,作为供试品溶液。另取枸骨叶对照药材 2g,加水 30ml,煎煮 30 分钟,放冷,滤过,滤液自"用水饱和的正丁醇振摇提取 2 次"起同法制成对照药材溶液。照薄层色谱法(通则 0502)试验,吸取上述两种溶液各 10μl,分别点于同一硅胶 G 薄层板上,以三氯甲烷-甲醇-甲酸-水(30:10:1:1)为展开剂,展开,取出,晾干,喷以 10% 硫酸乙醇溶液,在 105℃ 加热至斑点显色清晰,分别置日光和紫外光灯(365nm)下检视。供试品色谱中,在与对照药材色谱相应的位置上,日光下显相同颜色的斑点,紫外光下显相同颜色的荧光斑点。

(2)取黄芪甲苷对照品,加甲醇制成每 1ml 含 1mg 的溶液,作为对照品溶液。照薄层色谱法(通则 0502)试验,吸取〔鉴别〕(1)项下的供试品溶液与上述对照品溶液各 10μl,分别点于同一硅胶 G 薄层板上,以三氯甲烷-甲醇-水(13:7:2)的下层溶液为展开剂,展开,取出,晾干,喷以 10% 硫酸乙醇溶液,在 105℃ 加热至斑点显色清晰,分别置日光和紫外光灯(365nm)下检视。供试品色谱中,在与对照药材色谱相应的位置上,日光下显相同颜色的斑点,紫外光下显相同颜色的荧光斑点。

(3)取本品内容物 2.5g,研细,加三氯甲烷 20ml 及浓氨试液 2ml,加热回流 1 小时,滤过,滤液回收溶剂至干,残渣加甲醇 0.5ml 使溶解,作为供试品溶液。另取防己对照药材 0.5g,同法制成对照药材溶液。再取粉防己碱对照品、防己诺林碱对照品,加三氯甲烷制成每 1ml 各含 1mg 的混合溶液,作为对照品溶液。照薄层色谱法(通则 0502)试验,吸取供试品溶液 10μl、对照药材溶液和对照品溶液各 5μl,分别点于同一硅胶 G 薄层板上,以环己烷-二氯甲烷-丙酮-甲醇(10:8:1:1)为展开剂,置浓氨蒸气预饱和 15 分钟的展开缸内,展开,取出,晾干,喷以稀碘化铋钾试液,置日光下检视。供试品色谱中,在与对照药材色谱和对照品色谱相应的位置上,显相同颜色的斑点。

(4)取本品 5 粒的内容物,研细,加 5% 碳酸氢钠溶液 20ml,超声处理 30 分钟,离心,取上清液,用盐酸调节 pH 值至 2~3,用乙醚振摇提取 2 次,每次 20ml,合并乙醚液,挥干,残渣加甲醇 1ml 使溶解,作为供试品溶液。另取丹参对照药材 0.5g,同法制成对照药材溶液。再取丹酚酸 B 对照品,加甲醇制成每 1ml 含 2mg 的溶液,作为对照品溶液。照薄层色谱法(通则 0502)试验,吸取上述三种溶液各 5~10μl,分别点于同一硅胶 GF$_{254}$ 薄层板上,以甲苯-三氯甲烷-乙酸乙酯-甲醇-甲酸(4:6:8:3:4)为展开剂,展开,取出,晾干,置紫外光灯(254nm)下检视。供试品色谱中,在与对照药材色谱和对照品色谱相应的位置上,显相同颜色的主斑点或斑点。

(5)取川牛膝对照药材 0.5g,加甲醇 5ml,超声处理 20 分钟,静置,取上清液作为对照药材溶液。照薄层色谱法(通则 0502)试验,吸取〔鉴别〕(1)项下的供试品溶液与上述对照药材溶液各 10μl,分别点于同一硅胶 G 薄层板上,以甲苯-三氯甲烷-丙酮(8:4:1)为展开剂,展开,取出,晾干,置紫外光灯(365nm)下检视。供试品色谱中,在与对照药材色谱相应的位置上,显相同颜色的荧光斑点。

(6)取奇壬醇对照品,加甲醇制成每 1ml 含 1mg 的溶液,作为对照品溶液。照薄层色谱法(通则 0502)试验,吸取〔鉴别〕(1)项下的供试品溶液与上述对照品溶液各 10μl,分别点于同一硅胶 G 薄层板上,以三氯甲烷-丙酮-甲醇-甲酸-水(10∶10∶5∶1∶5)的下层溶液为展开剂,展开,取出,晾干,喷以 5%香草醛硫酸溶液,在 105℃加热至斑点显色清晰,置日光下检视。供试品色谱中,在与对照品色谱相应的位置上,显相同颜色的斑点。

【检查】 应符合胶囊剂项下有关的各项规定(通则 0103)。

【含量测定】 照高效液相色谱法(通则 0512)测定。

色谱条件与系统适用性试验 以十八烷基硅烷键合硅胶为填充剂;以乙腈-1.7%甲酸溶液(19∶81)为流动相;检测波长为 287nm。理论板数按丹酚酸 B 峰计算应不低于 5000。

对照品溶液的制备 取丹酚酸 B 对照品适量,精密称定,加 75%甲醇制成每 1ml 含 50μg 的溶液,即得。

供试品溶液的制备 取装量差异项下的本品内容物,研细,取约 0.5g,精密称定,置具塞锥形瓶中,精密加入 75%甲醇 25ml,密塞,称定重量,超声处理(功率 250W,频率 40kHz)20 分钟,取出,放冷,再称定重量,用 75%甲醇补足减失的重量,摇匀,滤过,取续滤液,即得。

测定法 分别精密吸取对照品溶液与供试品溶液各 10μl,注入液相色谱仪,测定,即得。

本品每粒含丹参以丹酚酸 B($C_{36}H_{30}O_{16}$)计,不得少于 0.80mg。

【功能与主治】 清热祛湿,活血通络。用于湿热闭阻、瘀血阻络所致的痹病,症见关节肿胀疼痛、痛有定处、屈伸不利;急、慢性滑膜炎及膝关节术后见上述证候者。

【用法与用量】 口服。一次 3 粒,一日 3 次。

【注意】 孕妇慎用。

【规格】 每粒装 0.5g

【贮藏】 密封。

滑膜炎颗粒

Huamoyan Keli

【处方】
夏枯草 200g	女贞子 100g
枸骨叶 100g	黄芪 133g
防己 133g	薏苡仁 200g
土茯苓 133g	丝瓜络 100g
泽兰 60g	丹参 100g
当归 67g	川牛膝 67g
豨莶草 100g	

【制法】 以上十三味,加水煎煮二次,每次 2 小时,滤过,合并滤液,浓缩为相对密度为 1.05～1.14(66℃)的清膏,放冷,加乙醇使含醇量达 50%,搅匀,静置 24 小时以上,滤过,滤液回收乙醇并浓缩至适量,加入蔗糖粉和糊精适量,制成颗粒,干燥,混匀,制成 1000g,即得。

【性状】 本品为棕色至棕褐色的颗粒;味甜、微苦。

【鉴别】 (1)取本品 12g,研细,加甲醇 30ml,超声处理 30 分钟,滤过,滤液蒸干,残渣加水 20ml 使溶解,用水饱和的正丁醇振摇提取 2 次,每次 15ml,合并正丁醇,用氨试液洗涤 2 次,每次 20ml,正丁醇液回收溶剂至干,残渣加甲醇 1ml 使溶解,作为供试品溶液。另取枸骨叶对照药材 2g,加水 30ml,煎煮 30 分钟,放冷,滤过,滤液自"用水饱和的正丁醇振摇提取 2 次"起同法制成对照药材溶液。照薄层色谱法(通则 0502)试验,吸取上述两种溶液各 10μl,分别点于同一硅胶 G 薄层板上,以三氯甲烷-甲醇-甲酸-水(30∶10∶1∶1)为展开剂,展开,取出,晾干,喷以 10%硫酸乙醇溶液,在 105℃加热至斑点显色清晰,分别置日光和紫外光灯(365nm)下检视。供试品色谱中,在与对照药材色谱相应的位置上,日光下显相同颜色的斑点,紫外光下显相同颜色的荧光斑点。

(2)取黄芪甲苷对照品,加甲醇制成每 1ml 含 1mg 的溶液,作为对照品溶液。照薄层色谱法(通则 0502)试验,吸取〔鉴别〕(1)项下的供试品溶液与上述对照品溶液各 10μl,分别点于同一硅胶 G 薄层板上,以三氯甲烷-甲醇-水(13∶7∶2)的下层溶液为展开剂,展开,取出,晾干,喷以 10%硫酸乙醇溶液,在 105℃加热至斑点显色清晰,分别置日光和紫外光灯(365nm)下检视。供试品色谱中,在与对照药材色谱相应的位置上,日光下显相同颜色的斑点,紫外光下显相同颜色的荧光斑点。

(3)取本品 12g,研细,加三氯甲烷 30ml 及浓氨试液 2ml,加热回流 1 小时,滤过,滤液回收溶剂至干,残渣加甲醇 0.5ml 使溶解,作为供试品溶液。另取防己对照药材 0.5g,同法制成对照药材溶液。再取粉防己碱对照品、防己诺林碱对照品,加三氯甲烷制成每 1ml 各含 1mg 的混合溶液,作为对照品溶液。照薄层色谱法(通则 0502)试验,吸取供试品溶液 10μl、对照药材溶液和对照品溶液各 5μl,分别点于同一硅胶 G 薄层板上,以环己烷-二氯甲烷-丙酮-甲醇(10∶8∶1∶1)为展开剂,置浓氨蒸气预饱和 15 分钟的展开缸中,展开,取出,晾干,喷以稀碘化铋钾试液,置日光下检视。供试品色谱中,在与对照药材色谱和对照品色谱相应的位置上,显相同颜色的斑点。

(4)取本品 12g,研细,加 5%碳酸氢钠溶液 30ml,超声处理 30 分钟,离心,取上清液,用盐酸调节 pH 值至 2～3,用乙醚振摇提取 2 次,每次 20ml,合并乙醚液,挥干,残渣加甲醇 1ml 使溶解,作为供试品溶液。另取丹参对照药材 0.5g,加 5%碳酸氢钠溶液 20ml,同法制成对照药材溶液。再取丹酚酸 B 对照品,加甲醇制成每 1ml 含 2mg 的溶液,作为对照品溶液。照薄层色谱法(通则 0502)试验,吸取上述三种溶液各 5~10μl,分别点于同一硅胶 GF₂₅₄薄层板上,以甲苯-三氯甲烷-乙酸乙酯-甲醇-甲酸(4:6:8:3:4)为展开剂,展开,取出,晾干,置紫外光灯(254nm)下检视。供试品色谱中,在与对照药材色谱和对照品色谱相应的位置上,显相同颜色的主斑点或斑点。

(5)取川牛膝对照药材 0.5g,加甲醇 5ml,超声处理 20 分钟,静置,取上清液作为对照药材溶液。照薄层色谱法(通则 0502)试验,吸取〔鉴别〕(1)项下的供试品溶液与上述对照药材溶液各 10μl,分别点于同一硅胶 G 薄层板上,以甲苯-三氯甲烷-丙酮(8:4:1)为展开剂,展开,取出,晾干,置紫外光灯(365nm)下检视。供试品色谱中,在与对照药材色谱相应的位置上,显相同颜色的荧光斑点。

(6)取奇壬醇对照品,加甲醇制成每 1ml 含 1mg 的溶液,作为对照品溶液。照薄层色谱法(通则 0502)试验,吸取〔鉴别〕(1)项下的供试品溶液与上述对照品溶液各 10μl,分别点于同一硅胶 G 薄层板上,以三氯甲烷-丙酮-甲醇-甲酸-水(10:10:5:1:5)的下层溶液为展开剂,展开,取出,晾干,喷以 5%香草醛硫酸溶液,在 105℃加热至斑点显色清晰,置日光下检视。供试品色谱中,在与对照品色谱相应的位置上,显相同颜色的斑点。

【检查】 应符合颗粒剂项下有关的各项规定(通则 0104)。

【含量测定】 照高效液相色谱法(通则 0512)测定。

色谱条件与系统适用性试验 以十八烷基硅烷键合硅胶为填充剂;以乙腈-1.7%甲酸溶液(19:81)为流动相;检测波长为 287nm。理论板数按丹酚酸 B 峰计算应不低于 5000。

对照品溶液的制备 取丹酚酸 B 对照品适量,精密称定,加 75%甲醇制成每 1ml 含 50μg 的溶液,即得。

供试品溶液的制备 取装量差异项下的本品内容物,研细,取约 2g,精密称定,置具塞锥形瓶中,精密加入 75%甲醇 25ml,密塞,称定重量,超声处理(功率 250W,频率 40kHz)20 分钟,取出,放冷,再称定重量,用 75%甲醇补足减失的重量,摇匀,滤过,取续滤液,即得。

测定法 分别精密吸取对照品溶液与供试品溶液各 10μl,注入液相色谱仪,测定,即得。

本品每袋含丹参以丹酚酸 B($C_{36}H_{30}O_{16}$)计,不得少于 2.4mg。

【功能与主治】 清热祛湿,活血通络。用于湿热闭阻、瘀血阻络所致的痹病,症见关节肿胀疼痛、痛有定处、屈伸不利;急、慢性滑膜炎及膝关节术后见上述证候者。

【用法与用量】 口服。一次 1 袋,一日 3 次。

【注意】 糖尿病患者忌服。孕妇慎用。

【规格】 每袋装 12g

【贮藏】 密封。

滋心阴口服液
Zixinyin Koufuye

【处方】 麦冬 500g　　　　　　赤芍 400g
北沙参 200g　　　　　三七 100g

【制法】 以上四味,麦冬、北沙参加水煎煮三次,合并煎液,滤过,滤液浓缩至适量,加乙醇,静置,滤过,滤液备用;三七粉碎成粗粉,用 75%乙醇回流提取三次,合并提取液,滤过,滤液回收乙醇,备用;药渣加水煎煮三次,合并煎液,滤液浓缩至适量,加乙醇,静置,滤过,滤液与上述麦冬、北沙参的滤液合并,回收乙醇,药液备用;赤芍加水煎煮三次,合并煎液,滤过,滤液浓缩至适量,用 1%氢氧化钠溶液调节 pH 值,加明胶溶液适量,使沉淀完全,滤过,滤液浓缩至适量,加乙醇,静置,滤过,滤液再加乙醇,静置,滤过,滤液回收乙醇,浓缩至适量,与上述各备用药液合并,冷藏 24 小时,滤过,滤液加入附加剂适量,灌装,灭菌,即得。

【性状】 本品为红棕色的澄清液体;气微香,味甜、微苦。

【鉴别】 取本品 5ml,用水饱和的正丁醇振摇提取 3 次(20ml,10ml,10ml),合并正丁醇液,用正丁醇饱和的水洗涤 2 次,每次 10ml,正丁醇液蒸干,残渣加乙醇 10ml 使溶解,作为供试品溶液。另取三七皂苷 R₁ 对照品,加甲醇制成每 1ml 含 1mg 的溶液,作为对照品溶液。照薄层色谱法(通则 0502)试验,吸取上述两种溶液各 5μl,分别点于同一硅胶 G 薄层板上,以三氯甲烷-甲醇-水(13:7:2)5~10℃放置的下层溶液为展开剂,展开,取出,晾干,喷以 10%硫酸乙醇溶液,在 105℃加热至斑点显色清晰。供试品色谱中,在与对照品色谱相应的位置上,显相同颜色的斑点。

【检查】 相对密度 应不低于 1.06(通则 0601)。

pH 值 应为 5.0~7.0(通则 0631)。

其他 应符合合剂项下有关的各项规定(通则 0181)。

【含量测定】 照高效液相色谱法(通则 0512)测定。

色谱条件与系统适用性试验 以十八烷基硅烷键合硅胶为填充剂;以甲醇-水-冰醋酸(25:75:0.2)为流动相;检测波长为 235nm。理论板数按芍药苷峰计算应不低于 3600。

对照品溶液的制备 取芍药苷对照品适量,精密称定,加 50%甲醇制成每 1ml 含 20μg 的溶液,即得。

供试品溶液的制备 精密量取本品 10ml,置 25ml 量瓶中,加甲醇至刻度,摇匀,静置 1 小时以上,取上清液,滤过,精密量取续滤液 2ml,加在中性氧化铝柱(100~200 目,2g,内径为 1cm,用水 10ml 预洗)上,以水 25ml 洗脱,收集洗脱液至 25ml 量瓶中,加水至刻度,摇匀,滤过,取续滤液,即得。

测定法 分别精密吸取对照品溶液 10μl 与供试品溶液 20μl,注入液相色谱仪,测定,即得。

本品每 1ml 含赤芍以芍药苷($C_{23}H_{28}O_{11}$)计,不得少于 0.4mg。

【功能与主治】　滋养心阴，活血止痛。用于阴虚血瘀所致的胸痹，症见胸闷胸痛、心悸怔忡、五心烦热、夜眠不安、舌红少苔；冠心病心绞痛见上述证候者。

【用法与用量】　口服。一次 10ml，一日 3 次。

【规格】　每支装 10ml

【贮藏】　密封。

滋心阴胶囊

Zixinyin Jiaonang

【处方】　麦冬 2500g　　　　赤芍 2000g
　　　　　北沙参 1000g　　　三七 500g

【制法】　以上四味，麦冬、北沙参加水煎煮三次，滤过，合并滤液，滤液浓缩至适量，加乙醇，静置，滤过，滤液备用；三七粉碎成粗粉，用 75% 乙醇加热回流提取三次，滤过，合并滤液，滤液回收乙醇，备用；药渣加水煎煮三次，滤过，合并滤液，滤液浓缩至适量，加乙醇，静置，滤过，滤液与上述麦冬、北沙参的滤液合并，回收乙醇，药液备用；赤芍加水煎煮三次，滤过，合并滤液，滤液浓缩至适量，用 1% 氢氧化钠溶液调节 pH 值，加明胶溶液适量，使沉淀完全，滤过，滤液浓缩至适量，加乙醇，静置，滤过，滤液再加乙醇，静置，滤过，滤液回收乙醇，浓缩至适量，与上述各备用药液合并，冷藏，滤过，滤液浓缩至适量，喷雾干燥，粉碎成细粉，制粒，干燥，装入胶囊，制成 1000 粒，即得。

【性状】　本品为硬胶囊，内容物为黄棕色至黑褐色的颗粒；气微香，味微苦。

【鉴别】　(1) 取本品内容物 0.7g，加水 50ml，超声处理 30 分钟，离心，取上清液，滤过，滤液通过聚酰胺柱(40～60 目，5g，内径为 2cm，湿法装柱)，用水 50ml 洗脱，收集流出液与洗脱液，置水浴上蒸至约 20ml，用水饱和的正丁醇振摇提取 2 次，每次 20ml，合并正丁醇液，蒸干，残渣加无水乙醇 2ml 使溶解，作为供试品溶液。另取芍药苷对照品，加无水乙醇制成每 1ml 含 1mg 的溶液，作为对照品溶液。照薄层色谱法(通则 0502)试验，吸取上述两种溶液各 5μl，分别点于同一硅胶 G 薄层板上，以三氯甲烷-甲醇-水(13：7：2)10℃ 以下放置的下层溶液为展开剂，展开，取出，晾干，喷以 1% 香草醛的 10% 硫酸乙醇溶液，在 105℃ 加热至斑点显色清晰。供试品色谱中，在与对照品色谱相应的位置上，显相同颜色的斑点。

(2) 取本品内容物 0.7g，加无水乙醇 50ml，加热回流 1 小时，放冷，滤过，滤液蒸干，残渣加水 30ml 使溶解，用水饱和的正丁醇振摇提取 3 次(30ml，20ml，20ml)，合并正丁醇液，用正丁醇饱和的氨试液洗涤 2 次，每次 30ml，弃去氨液，再用正丁醇饱和的水洗涤 2 次，每次 30ml，弃去水液，正丁醇液蒸干，残渣加水 3ml 使溶解，通过 D101 型大孔吸附树脂柱(内径为 1.5cm，柱高为 12cm)，用水 50ml 洗脱，弃去水液，再用

40% 乙醇 30ml 洗脱，弃去洗脱液，继用 70% 乙醇 50ml 洗脱，收集洗脱液，蒸干，残渣加甲醇 1ml 使溶解，作为供试品溶液。另取三七对照药材 1g，同法制成对照药材溶液。再取人参皂苷 Rb₁ 对照品、人参皂苷 Rg₁ 对照品及三七皂苷 R₁ 对照品，加甲醇制成每 1ml 各含 1mg 的混合溶液，作为对照品溶液。照薄层色谱法(通则 0502)试验，吸取上述三种溶液各 5μl，分别点于同一硅胶 G 薄层板上，以三氯甲烷-甲醇-水(13：7：2)10℃ 以下放置的下层溶液为展开剂，展开，取出，晾干，喷以 10% 硫酸乙醇溶液，在 110℃ 加热至斑点显色清晰。供试品色谱中，在与对照药材色谱和对照品色谱相应的位置上，显相同颜色的斑点。

【检查】　应符合胶囊剂项下有关的各项规定(通则 0103)。

【含量测定】　照高效液相色谱法(通则 0512)测定。

色谱条件与系统适用性试验　以十八烷基硅烷键合硅胶为填充剂；以乙腈-0.1% 磷酸溶液(13：87)为流动相；检测波长为 230nm。理论板数按芍药苷峰计算应不低于 1500。

对照品溶液的制备　取芍药苷对照品约 10mg，精密称定，置 100ml 量瓶中，加甲醇溶解并稀释至刻度，摇匀，精密量取 5ml，置 50ml 量瓶中，加流动相稀释至刻度，摇匀，即得(每 1ml 含芍药苷 10μg)。

供试品溶液的制备　取装量差异项下的本品内容物，研细，取约 0.1g，精密称定，置具塞锥形瓶中，精密加入甲醇 20ml，密塞，称定重量，加热回流 1 小时，放冷，再称定重量，用甲醇补足减失的重量，摇匀，滤过，精密量取续滤液 2ml，置 10ml 量瓶中，加流动相至刻度，摇匀，即得。

测定法　分别精密吸取对照品溶液与供试品溶液各 10～20μl，注入液相色谱仪，测定，即得。

本品每粒含赤芍以芍药苷(C₂₃H₂₈O₁₁)计，不得少于 3.0mg。

【功能与主治】　滋养心阴，活血止痛。用于阴虚血瘀所致的胸痹，症见胸闷胸痛、心悸怔忡、五心烦热、夜眠不安、舌红少苔；冠心病心绞痛见上述证候者。

【用法与用量】　口服。一次 2 粒，一日 3 次。

【规格】　每粒装 0.35g

【贮藏】　密封，置干燥处。

滋心阴颗粒

Zixinyin Keli

【处方】　麦冬 833.3g　　　　赤芍 666.7g
　　　　　北沙参 333.3g　　　三七 166.7g

【制法】　以上四种，麦冬、北沙参加水煎煮三次，滤过，合并滤液，滤液浓缩至适量，加乙醇，静置，滤过，滤液备用；三七粉碎成粗粉，用 75% 乙醇加热回流提取三次，滤过，合并滤

液,滤液回收乙醇,药液备用;药渣加水煎煮三次,滤过,合并滤液,滤液浓缩至适量,加乙醇,静置,滤过,滤液与上述麦冬、北沙参的滤液合并,回收乙醇,药液备用;赤芍加水煎煮三次,滤过,合并滤液,滤液浓缩至适量,用 1%氢氧化钠溶液调节 pH 值,加明胶溶液适量,使沉淀完全,滤过,滤液浓缩至适量,加乙醇,静置,滤过,滤液再加乙醇,静置,滤过,滤液回收乙醇,浓缩至适量,与上述各备用药液合并,冷藏,滤过,滤液浓缩至稠膏,取稠膏,加糊精及乙醇适量,制粒,干燥,制成颗粒 1000g,即得。

【性状】　本品为淡棕黄色至棕色的颗粒;气微香,味微苦。

【鉴别】　(1)取本品 6g,研细,加水 50ml,超声处理 30 分钟,离心,取上清液,滤过,滤液通过聚酰胺柱(40～60 目,5g,内径为 2cm,湿法装柱),用水 50ml 洗脱,收集流出液与洗脱液,置水浴上蒸至约 20ml,用水饱和的正丁醇振摇提取 2 次,每次 20ml,合并正丁醇液,蒸干,残渣加无水乙醇 2ml 使溶解,作为供试品溶液。另取芍药苷对照品,加无水乙醇制成每 1ml 含 1mg 的溶液,作为对照品溶液。照薄层色谱法(通则 0502)试验,吸取上述两种溶液各 5μl,分别点于同一硅胶 G 薄层板上,以三氯甲烷-甲醇-水(13:7:2)10℃以下放置的下层溶液为展开剂,展开,取出,晾干,喷以 1%香草醛的 10%硫酸乙醇溶液,在 105℃加热至斑点显色清晰。供试品色谱中,在与对照品色谱相应的位置上,显相同颜色的斑点。

(2)取本品 6g,加无水乙醇 50ml,加热回流 1 小时,放冷,滤过,滤液蒸干,残渣加水 30ml 使溶解,用水饱和的正丁醇振摇提取 3 次(30ml,20ml,20ml),合并正丁醇液,用正丁醇饱和的氨试液洗涤 2 次,每次 30ml,弃去氨液,再用正丁醇饱和的水洗涤 2 次,每次 30ml,弃去水液,正丁醇液蒸干,残渣加水 3ml 使溶解,通过 D101 型大孔吸附树脂柱(内径为 1.5cm,柱高为 12cm),用水 50ml 洗脱,弃去水液,再用 40%乙醇 30ml 洗脱,弃去洗脱液,继用 70%乙醇 50ml 洗脱,收集洗脱液,蒸干,残渣加甲醇 1ml 使溶解,作为供试品溶液。另取三七对照药材 1g,同法制成对照药材溶液。再取人参皂苷 Rb$_1$ 对照品、人参皂苷 Rg$_1$ 对照品及三七皂苷 R$_1$ 对照品,加甲醇制成每 1ml 各含 1mg 的混合溶液,作为对照品溶液。照薄层色谱法(通则 0502)试验,吸取上述三种溶液各 5μl,分别点于同一硅胶 G 薄层板上,以三氯甲烷-甲醇-水(13:7:2)10℃以下放置的下层溶液为展开剂,展开,取出,晾干,喷以 10%硫酸乙醇溶液,在 110℃加热至斑点显色清晰。供试品色谱中,在与对照药材色谱和对照品色谱相应的位置上,显相同颜色的斑点。

【检查】　应符合颗粒项下有关的各项规定(通则 0104)。

【含量测定】　照高效液相色谱法(通则 0512)测定。

色谱条件与系统适用性试验　以十八烷基硅烷键合硅胶为填充剂;以乙腈-0.1%磷酸溶液(13:87)为流动相;检测波长为 230nm。理论板数按芍药苷峰计算应不低于 1500。

对照品溶液的制备　取芍药苷对照品约 10mg,精密称定,置 100ml 量瓶中,加甲醇溶解并稀释至刻度,摇匀,精密量取 5ml,置 50ml 量瓶中,加流动相稀释至刻度,摇匀,即得(每 1ml 含芍药苷 10μg)。

供试品溶液的制备　取装量差异项下的本品,研细,取约 0.5g,精密称定,置具塞锥形瓶中,精密加入甲醇 20ml,密塞,称定重量,加热回流 1 小时,放冷,再称定重量,用甲醇补足减失的重量,摇匀,滤过,精密量取续滤液 2ml,置 10ml 量瓶中,加流动相至刻度,摇匀,即得。

测定法　分别精密吸取对照品溶液与供试品溶液各 10～20μl,注入液相色谱仪,测定,即得。

本品每袋含赤芍以芍药苷(C$_{23}$H$_{28}$O$_{11}$)计,不得少于于 6.0mg。

【功能与主治】　滋养心阴,活血止痛。用于阴虚血瘀所致的胸痹,症见胸闷胸痛、心悸怔忡、五心烦热、夜眠不安、舌红少苔;冠心病心绞痛见上述证候者。

【用法与用量】　口服。一次 1 袋,一日 3 次。

【规格】　每袋装 6g

【贮藏】　密封。

滋补生发片
Zibu Shengfa Pian

【处方】　当归 60g　　　　地黄 45g
　　　　　川芎 30g　　　　桑椹 45g
　　　　　黄芪 60g　　　　黑芝麻 90g
　　　　　桑叶 30g　　　　制何首乌 90g
　　　　　菟丝子 45g　　　枸杞子 45g
　　　　　侧柏叶 45g　　　熟地黄 75g
　　　　　女贞子 60g　　　墨旱莲 60g
　　　　　鸡血藤 45g

【制法】　以上十五味,取制何首乌 30g、当归、侧柏叶、川芎粉碎成细粉;其余地黄等十一味与剩余何首乌,加水煎煮二次,每次 3 小时,合并煎液,滤过。滤液浓缩至相对密度为 1.30～1.34(80℃)的稠膏,加入制何首乌等细粉及辅料适量,混匀,制成颗粒,干燥,压制成 1000 片,包糖衣或薄膜衣,即得。

【性状】　本品为糖衣片或薄膜衣片,除去包衣后显棕色至黑褐色;气微,味苦。

【鉴别】　(1)取本品,置显微镜下观察:薄壁细胞纺锤形,壁略厚,有极微细的斜向交错纹理(当归)。气孔凹陷形,保卫细胞较大,侧面观呈哑铃状(侧柏叶)。草酸钙簇晶直径约至 80μm(制何首乌)。

(2)取本品 25 片,除去包衣,研细,加甲醇 60ml,加热回流 1 小时,放冷,滤过,滤液蒸干,残渣加水 30ml 使溶解,用水饱和的正丁醇提取 2 次,每次 20ml,合并正丁醇提取液,用氨试液充分洗涤 2 次,每次 20ml,弃去氨洗液,正丁醇液蒸干,残渣加水 5ml 使溶解,放冷,通过 D101 型大孔吸附树脂柱(柱内径为 1.5cm,柱高为 12cm),用水 50ml 洗脱,弃去洗脱液,再用 40% 乙醇 30ml 洗脱,弃去洗脱液,继用 70% 乙醇 80ml 洗脱,收集洗脱液,蒸干,残渣加甲醇 1ml 使溶解,作为供试品溶液。另取黄芪甲苷对照品,加甲醇制成每 1ml 含 1mg 的溶液,作为对照品溶液。照薄层色谱法(通则 0502)试验,吸取供试品溶液 3～5μl、对照品溶液 8μl,分别点于同一硅胶 G 薄层板上,以三氯甲烷-乙酸乙酯-甲醇-水(20：40：22：10)10℃以下放置 12 小时的下层溶液为展开剂,展开,取出,晾干,喷以 10% 硫酸乙醇溶液,在 105℃ 加热至斑点显色清晰,置紫外光灯(365nm)下检视。供试品色谱中,在与对照品色谱相应的位置上,显相同颜色的荧光斑点。

(3)取本品 20 片,除去包衣,研细,加乙酸乙酯 30ml,超声处理 20 分钟,滤过,滤液挥干,残渣加乙酸乙酯 2ml 使溶解,作为供试品溶液。另取当归、川芎对照药材各 1g,分别同供试品溶液制备方法制成对照药材溶液。照薄层色谱法(通则 0502)试验,吸取上述两种溶液各 2～5μl,分别点于同一硅胶 G 薄层板上,以正己烷-乙酸乙酯(9：1)为展开剂,展开,取出,晾干,置紫外光灯(365nm)下检视。供试品色谱中,在与对照药材色谱相应的位置上,显相同颜色的荧光斑点。

(4)取〔鉴别〕(3)项下的供试品溶液,即得。另取枸杞子对照药材 0.5g,加水 35ml,加热煮沸 15 分钟,放冷,滤过,滤液用乙酸乙酯 15ml 振摇提取,提取液浓缩至约 1ml,作为对照药材溶液。照薄层色谱法(通则 0502)试验,吸取上述两种溶液各 5μl,分别点于同一硅胶 G 薄层板上,以甲苯-乙酸乙酯-甲酸(15：5：2)为展开剂,展开,取出,晾干,置紫外光灯(365nm)下检视。供试品色谱中,在与对照药材色谱相应的位置上,显相同颜色的荧光斑点。

【检查】 应符合片剂项下有关的各项规定(通则 0101)。

【含量测定】 照高效液相色谱法(通则 0512)测定。(避光操作)

色谱条件与系统适用性试验 以十八烷基硅烷键合硅胶为填充剂;以乙腈-水(22：78)为流动相;检测波长为 320nm。理论板数按 2,3,5,4'-四羟基二苯乙烯-2-O-β-D-葡萄糖苷峰计算应不低于 3000。

对照品溶液的制备 取 2,3,5,4'-四羟基二苯乙烯-2-O-β-D-葡萄糖苷对照品适量,精密称定,加甲醇制成每 1ml 含 20μg 的溶液,即得。

供试品溶液的制备 取本品 10 片,除去包衣,精密称定,研细,取约 0.2g,精密称定,置具塞锥形瓶中,精密加入稀乙醇 25ml,密塞,称定重量,超声处理(功率 350W,频率 50kHz)30 分钟,放冷,再称定重量,用稀乙醇补足减失的重量,摇匀,滤过,取续滤液,即得。

测定法 分别精密吸取对照品溶液与供试品溶液各 10μl,注入液相色谱仪,测定,即得。

本品每片含制何首乌以 2,3,5,4'-四羟基二苯乙烯-2-O-β-D-葡萄糖苷($C_{20}H_{22}O_9$)计,不得少于 0.45mg。

【功能与主治】 滋补肝肾,益气养荣,活络生发。用于脱发症。

【用法与用量】 口服。一次 6～8 片,一日 3 次,小儿酌减。

【注意】 孕妇及合并其他疾病者遵医嘱。

【规格】 (1)糖衣片 片心重 0.30g

(2)糖衣片 片心重 0.38g

(3)薄膜衣片 每片重 0.31g

(4)薄膜衣片 每片重 0.38g

【贮藏】 密封。

滋肾健脑颗粒
Zishen Jiannao Keli

【处方】 龟甲 60g　　　　　鹿角 240g
楮实子 75g　　　　枸杞子 45g
人参 22.5g　　　　茯苓 20g

【制法】 以上六味,龟甲、鹿角加水煎煮二次,每次 12 小时,合并煎液,滤过,滤液备用。其余楮实子等四味,加水煎煮二次,第一次 2 小时,第二次 1.5 小时,合并煎液,滤过,滤液与上述滤液合并,浓缩至相对密度为 1.24～1.26(80℃)的稠膏,加适量糖粉,制成颗粒,干燥,制成 1000g,即得。

【性状】 本品为浅棕黄色的颗粒;味甜。

【鉴别】 (1)取本品 10g,加水 70ml,加热回流 30 分钟,放冷,离心,取上清液,用乙酸乙酯 30ml 振摇提取,提取液浓缩至 5ml,作为供试品溶液。另取枸杞子对照药材 0.5g,同法制成对照药材溶液。照薄层色谱法(通则 0502)试验,吸取上述两种溶液各 20μl,分别点于同一硅胶 G 薄层板上,以乙酸乙酯-三氯甲烷-甲酸(3：2：1)为展开剂,展开,取出,晾干,置紫外光灯(365nm)下检视。供试品色谱中,在与对照药材色谱相应的位置上,显相同颜色的荧光斑点。

(2)取本品 40g,加三氯甲烷 100ml,加热回流 1 小时,放冷,离心,弃去三氯甲烷液,药渣挥干溶剂,加水饱和正丁醇 40ml,超声处理 30 分钟,放冷,离心,上清液加 3 倍量氨试液,摇匀,放置分层,取上层液回收溶剂至干,残渣加甲醇 1ml 使溶解,作为供试品溶液。另取人参对照药材 1g,加三氯甲烷 40ml,同法制成对照药材溶液。再取人参皂苷 Rg₁ 对照品,加甲醇制成每 1ml 含 2mg 的溶液,作为对照品溶液。照薄层色谱法(通则 0502)试验,吸取供试品溶液 20μl,对照药材溶液及对照品溶液各 1～5μl,分别点于同一硅胶 G 薄层板上,以三氯甲烷-乙酸乙酯-甲醇-水(15：40：22：10)10℃以下放置的下层溶液为展开剂,展开,取出,晾干,喷以 10% 硫酸乙醇溶液,在 105℃ 加热至斑点显色清晰,分别置日光及紫外光灯(365nm)下检视。供试品色谱中,在与对照药材色谱和对照品色谱相应位置上,分别显相同颜色的斑点或荧光斑点。

(3)取本品 40g,加乙醇 100ml,超声处理 30 分钟,离心,取上清液,蒸干,残渣加乙醇 0.5ml 使溶解,作为供试品溶液。另取茯苓对照药材 1g,加乙醇 50ml,同法制成对照药材溶液。照薄层色谱法(通则 0502)试验,吸取供试品溶液 20μl,对照品溶液 2μl,分别点于同一硅胶 G 薄层板上,以石油醚(60~90℃)-乙醚(3:2)为展开剂,展开,取出,晾干,置紫外光灯(365nm)下检视。供试品色谱中,在与对照药材色谱相应的位置上,显相同颜色的荧光斑点。

(4)取本品 10g,加 1% 碳酸氢铵溶液 50ml,超声处理 30 分钟,用滤纸滤过,再用 0.22μm 微孔滤膜滤过,取续滤液 100μl,置微量进样瓶中,加胰蛋白酶 10μl(取序列分析用胰蛋白酶,加 1% 碳酸氢铵溶液制成每 1ml 中含 1mg 的溶液,临用时配制),摇匀,37℃ 恒温酶解 12 小时,作为供试品溶液。另取龟甲胶对照药材、鹿角胶对照药材各 0.1g,加 1% 碳酸氢铵溶液 50ml,超声处理 30 分钟,摇匀,用 0.22μm 微孔滤膜滤过,同法制成对照药材溶液。照高效液相色谱-质谱法(通则 0512 或通则 0431)试验,以十八烷基硅烷键合硅胶为填充剂(色谱柱内径为 2.1mm);以乙腈为流动相 A,以 0.1% 甲酸溶液为流动相 B,按下表中规定进行梯度洗脱;流速为每分钟 0.3ml。采用质谱检测器,电喷雾正离子模式(ESI+),进行多反应监测(MRM),选择质荷比(m/z)631.3(双电荷)→546.4 和 631.3(双电荷)→921.4 作为龟甲检测离子对,选择质荷比(m/z)765.4(双电荷)→554.0 和 765.4(双电荷)→733.0 作为鹿角检测离子对。取龟甲胶对照药材溶液、鹿角胶对照药材溶液,进样 5μl,按上述检测离子对测定的 MRM 色谱峰的信噪比均应大于 3:1。

时间(分钟)	流动相 A(%)	流动相 B(%)
0~25	5→20	95→80
25~40	20→50	80→50

吸取供试品溶液 5μl,注入高效液相色谱-质谱联用仪,测定。以质荷比(m/z)631.3(双电荷)→546.4 和 631.3(双电荷)→921.4 离子对提取的供试品离子流图中,应同时呈现与龟甲胶对照药材色谱保留时间一致的色谱峰。以质荷比(m/z)765.4(双电荷)→554.0 和 765.4(双电荷)→733.0 离子对提取的供试品离子流图中,呈现出与鹿角胶对照药材色谱保留时间一致的色谱峰。

【检查】 应符合颗粒剂项下有关的各项规定(通则 0104)。

【含量测定】 照高效液相色谱法(通则 0512)测定。

色谱条件与系统适用性试验 以辛烷基硅烷键合硅胶为填充剂;以 0.06mol/L 醋酸钠溶液(用冰醋酸调 pH 6.40)-乙腈(200:30)为流动相 A,以乙腈-水(50:50)为流动相 B,按下表中的规定进行梯度洗脱;检测波长为 360nm。理论板数按 L-羟脯氨酸峰计算应不低于 5000。

时间(分钟)	流动相 A(%)	流动相 B(%)
0~5	90	10
5~25	90→80	10→20
25~30	80→30	20→70
30~45	30→10	70→90
45~50	10→5	90→95

对照品溶液的制备 取门冬氨酸对照品、谷氨酸对照品、L-羟辅氨酸对照品、丝氨酸对照品、甘氨酸对照品、苏氨酸对照品、脯氨酸对照品、丙氨酸对照品、缬氨酸对照品、异亮氨酸对照品、亮氨酸对照品、苯丙氨酸对照品和盐酸赖氨酸对照品适量,精密称定,加 0.1mol/L 盐酸溶液制成每 1ml 分别含门冬氨酸、谷氨酸、L-羟脯氨酸、甘氨酸、脯氨酸、丙氨酸 40μg,含苏氨酸、丝氨酸、缬氨酸、异亮氨酸、亮氨酸、苯丙氨酸、盐酸赖氨酸 10μg 的混合溶液,即得。(赖氨酸重量=盐酸赖氨酸/1.25)

标准曲线的制备 精密量取对照品溶液 1ml、2ml、4ml、8ml、15ml,分别加 0.1mol/L 盐酸溶液至 25ml。分别精密量取 1ml,置 10ml 棕色量瓶中,各加 0.5mol/L 碳酸钠缓冲液(以 0.5mol/L 碳酸钠调 0.5mol/L 碳酸氢钠至 pH9.0)1.0ml 和 1% 2,4-二硝基氟苯的乙腈溶液 1.0ml,摇匀,60℃ 水浴暗处放置 60 分钟。取出,冷却后,加入 0.02mol/L 醋酸铵溶液至刻度,摇匀,滤过,取续滤液,即得。取 0.1mol/L 盐酸溶液 1ml,同法制备空白液。精密吸取上述溶液各 20μl,注入液相色谱仪,测定,扣除试剂峰。以各对照品浓度为横坐标,峰面积值为纵坐标,绘制标准曲线。

供试品溶液的制备 取本品,研细,取约 1g,精密称定,置具塞锥形瓶中,精密加入 0.1mol/L 盐酸溶液 25ml,超声处理(功率 50W,频率 40kHz)30 分钟,放至室温,滤过。精密量取滤液 2ml,加入盐酸 2ml,105℃ 放置 24 小时。取出冷却后,转移至 25ml 量瓶中,加入 6mol/L 氢氧化钠溶液 4ml,加 0.1mol/L 盐酸溶液稀释至刻度。摇匀,滤过,精密量取续滤液 1ml,照标准曲线的制备项下的方法,自"置 10ml 棕色量瓶中"起,同法操作,即得。

测定法 精密吸取供试品溶液 20μl,注入液相色谱仪,测定,从标准曲线上读出供试品中相当于各氨基酸的量,计算,即得。

本品每 1g 含门冬氨酸($C_4H_7NO_4$)、谷氨酸($C_5H_9NO_4$)、L-羟脯氨酸($C_5H_9NO_3$)、甘氨酸($C_2H_5NO_2$)、脯氨酸($C_5H_9NO_2$)、丙氨酸($C_3H_7NO_2$)、苏氨酸($C_4H_9NO_3$)、丝氨酸($C_3H_7NO_3$)、缬氨酸($C_5H_{11}NO_2$)、异亮氨酸($C_6H_{13}NO_2$)、亮氨酸($C_6H_{13}NO_2$)、苯丙氨酸($C_9H_{11}NO_2$)、赖氨酸($C_9H_{14}N_2O_2$)的总量不得少于 18.0mg。

【功能与主治】 补气养血,填精益髓。用于健忘症,精神衰弱,腰膝酸软,神疲乏力。

【用法与用量】 开水冲服。一次 20g,一日 2 次。

【规格】 每袋装 20g

【贮藏】 密封。

强力天麻杜仲丸

Qiangli Tianma Duzhong Wan

【处方】 天麻 73.08g 盐杜仲 77.59g
制草乌 9.13g 炮附片 9.13g
独活 45.57g 藁本 53.87g
玄参 53.87g 当归 91.35g
地黄 146.05g 川牛膝 53.87g
槲寄生 53.87g 羌活 91.35g

【制法】 以上十二味，粉碎成细粉，过筛，混匀。每 100g 粉末加炼蜜 30～50g 与适量的水，泛丸，干燥，制成水蜜丸，即得。

【性状】 本品为黑褐色的水蜜丸；气微香，味微甜、略苦麻。

【鉴别】 (1)取本品，置显微镜下观察：石细胞黄棕色或无色，类长方形、类圆形或形状不规则，层纹明显，直径 22～94μm（玄参）。橡胶丝呈条状或扭曲成团，表面带颗粒性（杜仲）。薄壁组织灰棕色，细胞多皱缩，内含棕色核状物（地黄）。薄壁细胞含草酸钙砂晶（川牛膝）。草酸钙簇晶存在薄壁细胞中（槲寄生）。

(2)取本品 5g，研细，加乙醚 30ml，加热回流 30 分钟，放冷，滤过，滤液挥干，残渣加无水乙醇 1ml 使溶解，作为供试品溶液。另取独活、当归对照药材各 0.5g，分别加乙醚 10ml，超声处理 10 分钟，滤过，滤液作为对照药材溶液。照薄层色谱法（通则 0502）试验，吸取上述三种溶液各 2～5μl，分别点于同一硅胶 G 薄层板上，以石油醚（60～90℃）-乙酸乙酯（85：15）为展开剂，展开，取出，晾干，置紫外光灯（365nm）下检视。供试品色谱中，在与对照药材色谱相应的位置上，显相同颜色的荧光斑点。

(3)取本品 5g，研细，加石油醚（60～90℃）20ml，加热回流 20 分钟，放冷，滤过，滤液挥干，残渣加无水乙醇 1ml 使溶解，作为供试品溶液。另取羌活对照药材 0.5g，同法制成对照药材溶液。照薄层色谱法（通则 0502）试验，吸取供试品溶液 10μl、对照药材溶液 3～5μl，分别点于同一硅胶 GF₂₅₄薄层板上，以石油醚（60～90℃）-乙酸乙酯（85：15）为展开剂，展开，取出，晾干，置紫外光灯（254nm）下检视。供试品色谱中，在与对照药材色谱相应的位置上，显相同颜色的斑点。

(4)取本品 15g，研细，加水 40ml，超声处理 1 小时，离心，上清液用乙酸乙酯振摇提取 2 次，每次 30ml，弃去乙酸乙酯液，水层用水饱和的正丁醇振摇提取 2 次，每次 30ml，合并正丁醇液，用氨试液洗涤 2 次，每次 50ml，再用水洗涤 2 次，每次 50ml，正丁醇液蒸干，残渣加乙醇 1ml 使溶解，作为供试品溶液。另取玄参对照药材 1g，加水 20ml，同法制成对照药材溶液。照薄层色谱法（通则 0502）试验，吸取上述两种溶液各 10μl，分别点于同一硅胶 G 薄层板上，以三氯甲烷-甲醇（5：

1）为展开剂，展开，取出，晾干，喷以 5% 香草醛硫酸溶液，在 105℃加热至斑点显色清晰，放置 20 分钟后，置日光下检视。供试品色谱中，在与对照药材色谱相应的位置上，显相同颜色的主斑点。

(5)取地黄对照药材 2g，加乙酸乙酯 20ml，超声处理 30 分钟，滤过，滤液蒸干，残渣加无水乙醇 1ml 使溶解，作为对照药材溶液。照薄层色谱法（通则 0502）试验，吸取〔检查〕乌头碱限量项下的供试品溶液及上述对照药材溶液各 5～10μl，分别点于同一硅胶 G 薄层板上，以环己烷-乙酸乙酯（6：4）为展开剂，展开，取出，晾干，置日光下检视。供试品色谱中，在与对照药材色谱相应的位置上，显相同颜色的斑点。

【检查】 **乌头碱限量** 取本品 10.0g，研细，加氨试液 4ml 使湿润，混匀，加乙醚 50ml，密塞，摇匀，放置过夜，摇匀，滤过，滤液蒸干，残渣用无水乙醇使溶解，并稀释至 2.0ml，作为供试品溶液。另取乌头碱对照品，加无水乙醇制成每 1ml 含 2.0mg 的溶液，作为对照品溶液。照薄层色谱法（通则 0502）试验，吸取供试品溶液 10μl、对照品溶液 2μl，分别点于同一硅胶 G 薄层板上，以环己烷-乙酸乙酯-二乙胺（8：6：1）为展开剂，展开，取出，晾干，喷以稀碘化铋钾试液。供试品色谱中，在与对照品色谱相应的位置上，出现的斑点应小于对照品的斑点或不出现斑点。

重金属 取本品，研细，取约 1g，精密称定，照炽灼残渣检查法（通则 0841）炽灼至完全灰化。取遗留的残渣，依法检查（通则 0821 第二法），含重金属不得过百万分之三十。

其他 应符合丸剂项下有关的各项规定（通则 0108）。

【含量测定】 照高效液相色谱法（通则 0512）测定。

色谱条件与系统适用性试验 以十八烷基硅烷键合硅胶为填充剂；以乙腈-0.05% 磷酸溶液（1.6：98.4）为流动相；检测波长为 221nm。理论板数按天麻素峰计算应不低于 2000。

对照品溶液的制备 取天麻素对照品适量，精密称定，加流动相制成每 1ml 含 40μg 的溶液，即得。

供试品溶液的制备 取本品适量，研细，取 1g，精密称定，加甲醇 50ml，加热回流 1 小时，放冷，滤过，滤器及残渣用甲醇 15ml 分次洗涤，洗液并入滤液中，回收溶剂至干，残渣加流动相溶解并转移至 25ml 量瓶中，加流动相至刻度，摇匀，滤过，取续滤液，即得。

测定法 分别精密吸取对照品溶液与供试品溶液各 10μl，注入液相色谱仪，测定，即得。

本品每 1g 含天麻以天麻素（$C_{13}H_{18}O_7$）计，不得少于 0.15mg。

【功能与主治】 散风活血，舒筋止痛。用于中风引起的筋脉掣痛，肢体麻木，行走不便，腰腿酸痛，头痛头昏。

【用法与用量】 口服。一次 12 丸，一日 2～3 次。

【规格】 每丸重 0.25g

【贮藏】 密封。

强力枇杷胶囊

Qiangli Pipa Jiaonang

【处方】　枇杷叶 517.5g　　　　罂粟壳 375g
　　　　　百部 112.5g　　　　　　白前 67.5g
　　　　　桑白皮 45g　　　　　　　桔梗 45g
　　　　　薄荷脑 1.125g

【制法】　以上七味,除薄荷脑外,其余枇杷叶等六味加水煎煮二次,每次 2 小时,合并煎液,滤过,滤液浓缩至相对密度约为 1.30(80℃)的稠膏,加淀粉约为稠膏的 1/2 量,混匀,60～70℃干燥,粉碎成粗粉;薄荷脑用适量乙醇溶解,喷洒在粗粉上,混匀,装入胶囊,制成 1000 粒,即得。

【性状】　本品为硬胶囊,内容物为黄棕色的颗粒和粉末;气芳香,味苦。

【鉴别】　(1)取本品内容物 1.5g,研细,加甲醇 30ml,超声处理 30 分钟,滤过,滤液蒸干,残渣加水 30ml 使溶解,用水饱和正丁醇振摇提取 2 次,每次 50ml,合并正丁醇液,用氨试液 50ml 洗涤,分取正丁醇液,蒸干,残渣加甲醇 0.5ml 使溶解,作为供试品溶液。另取枇杷叶对照药材 1g,加水 100ml,煎煮 30 分钟,放冷,滤过,滤液浓缩至 30ml,自"用水饱和正丁醇振摇提取 2 次"起同法制成对照药材溶液。照薄层色谱法(通则 0502)试验,吸取上述两种溶液各 10μl,分别点于同一硅胶 G 薄层板上,以环己烷-乙酸乙酯-冰醋酸(12:2:0.2)为展开剂,展开,取出,晾干,喷以 10%硫酸乙醇溶液,在 105℃加热约 5 分钟,置紫外光灯(365nm)下检视。供试品色谱中,在与对照药材色谱相应的位置上,显相同颜色的荧光斑点。

(2)取本品内容物 3g,研细,置圆底烧瓶中,加水 100ml,照挥发油测定法(通则 2204)测定,自测定器上端加水使充满刻度部分,并溢流入烧瓶中为止,再加乙酸乙酯 2ml,加热至沸并保持微沸 30 分钟,放冷,分取乙酸乙酯液,作为供试品溶液。另取薄荷脑对照品,加乙酸乙酯制成每 1ml 含 1mg 的溶液,作为对照品溶液。照薄层色谱法(通则 0502)试验,吸取上述两种溶液各 4μl,分别点于同一硅胶 G 薄层板上,以环己烷-乙酸乙酯(17:3)为展开剂,展开,取出,晾干,喷以 5%香草醛硫酸溶液,置 110℃加热至斑点显色清晰。供试品色谱中,在与对照品色谱相应的位置上,显相同颜色的斑点。

(3)取本品内容物 1.5g,研细,加氨试液 2ml 与三氯甲烷 20ml,超声处理 1 小时,三氯甲烷液蒸干,残渣加甲醇 1ml 使溶解,作为供试品溶液。另取吗啡对照品、磷酸可待因对照品和盐酸罂粟碱对照品,加甲醇制成每 1ml 各含 1mg 的混合溶液,作为对照品溶液。照薄层色谱法(通则 0502)试验,吸取供试品溶液 10μl、对照品溶液 5μl,分别点于同一硅胶 G 薄层板上,以环己烷-丙酮-乙醇-浓氨试液(20:20:3:1)为展开剂,展开,取出,晾干,喷以稀碘化铋钾试液。供试品色谱中,

在与对照品色谱相应的位置上,显相同颜色的斑点。

(4)取本品内容物 6g,研细,加 7%硫酸乙醇-水(1:3)溶液 40ml,加热回流 3 小时,放冷,滤过,滤液用三氯甲烷振摇提取 2 次,每次 20ml,合并三氯甲烷液,加水 30ml 洗涤,弃去洗液,三氯甲烷液用无水硫酸钠脱水,滤过,滤液蒸干,残渣加甲醇 1ml 使溶解,作为供试品溶液。另取桔梗对照药材 1g,加 7%硫酸乙醇-水(1:3)溶液 40ml,加热回流 3 小时,放冷,自"用三氯甲烷振摇提取 2 次"起同法制成对照药材溶液。照薄层色谱法(通则 0502)试验,吸取上述两种溶液各 10μl,分别点于同一硅胶 G 薄层板上,以三氯甲烷-乙醚(2:1)为展开剂,展开,取出,晾干,喷以 10%硫酸乙醇溶液,在 105℃加热至斑点显色清晰。供试品色谱中,在与对照药材色谱相应的位置上,显相同颜色的主斑点。

【检查】　应符合胶囊剂项下有关的各项规定(通则 0103)。

【含量测定】　照高效液相色谱法(通则 0512)测定。

色谱条件与系统适用性试验　以十八烷基硅烷键合硅胶为填充剂;以乙腈-0.01mol/L 庚烷磺酸钠溶液与 0.02mol/L 磷酸二氢钾溶液的等量混合液(用 10%磷酸调 pH 值至 2.8)(13:87)为流动相;检测波长为 220nm。理论板数按吗啡峰计算应不低于 2000。

对照品溶液的制备　取吗啡对照品适量,精密称定,置棕色量瓶中,加 5%醋酸的 20%甲醇溶液制成每 1ml 含 10μg 的溶液,即得。

供试品溶液的制备　取装量差异项下的本品内容物,研细,取约 0.2g,精密称定,置具塞锥形瓶中,精密加入 5%醋酸的 20%甲醇溶液 25ml,密塞,称定重量,超声处理(功率 250W,频率 25kHz)30 分钟,取出,放冷,再称定重量,用 5%醋酸的 20%甲醇溶液补足减失的重量,摇匀,滤过,取续滤液,即得。

测定法　分别精密吸取对照品溶液与供试品溶液各 10μl,注入液相色谱仪,测定,即得。

本品每粒含罂粟壳以吗啡($C_{17}H_{19}O_3N$)计,应为 0.11～0.75mg。

【功能与主治】　养阴敛肺,镇咳祛痰。用于久咳痨嗽,支气管炎。

【用法与用量】　口服。一次 2 粒,一日 3 次。

【注意】　本品含罂粟壳,不宜长期使用;孕妇、哺乳期妇女及儿童慎用。

【规格】　每粒装 0.3g

【贮藏】　密封。

强力枇杷膏(蜜炼)

Qiangli Pipa Gao

【处方】　枇杷叶 69g　　　　　罂粟壳 50g
　　　　　百部 15g　　　　　　白前 9g

桑白皮 6g　　　　　　桔梗 6g

薄荷脑 0.15g

【制法】　以上七味,除薄荷脑外,其余枇杷叶等六味加水煎煮二次,每次 2 小时,合并煎液,滤过,滤液浓缩至约 100ml,加苯甲酸钠 2.5g,搅拌使溶解,加炼蜜约 100ml、饴糖 750ml,继续加热至沸,保持 60 分钟,稍冷,加入枸橼酸 0.5g、用乙醇溶解的枇杷香精适量及薄荷脑,搅拌,混匀,加炼蜜至 1000ml,混匀,即得。

【性状】　本品为黄棕色稠厚的半流体;气香,味甜。

【鉴别】　(1)取本品 30ml,加水 30ml,混匀,用水饱和的正丁醇振摇提取 2 次,每次 50ml,合并正丁醇液,用氨试液 50ml 洗涤,分取正丁醇液,回收溶剂至干,残渣加甲醇 0.5ml 使溶解,作为供试品溶液。另取枇杷叶对照药材 1g,加水 100ml,煎煮 30 分钟,放冷,滤过,取滤液浓缩至 30ml,自"用水饱和的正丁醇振摇提取 2 次"起同法制成对照药材溶液。照薄层色谱法(通则 0502)试验,吸取供试品溶液 10μl、对照药材溶液 5μl,分别点于同一硅胶 G 薄层板上,以环己烷-乙酸乙酯-冰醋酸(12:2:0.2)为展开剂,展开,取出,晾干,喷以 10%硫酸乙醇溶液,在 105℃加热约 5 分钟,置紫外光灯(365nm)下检视。供试品色谱中,在与对照药材色谱相应的位置上,显相同颜色的荧光斑点。

(2)取本品 50ml,置圆底烧瓶中,加水 100ml,照挥发油测定法(通则 2204)测定,自测定器上端加水使充满刻度部分,并溢流入烧瓶中为止,再加乙酸乙酯 2ml,加热至沸并保持微沸 30 分钟,放冷,分取乙酸乙酯液,作为供试品溶液。另取薄荷脑对照品,加乙酸乙酯制成每 1ml 含 1mg 的溶液,作为对照品溶液。照薄层色谱法(通则 0502)试验,吸取供试品溶液 5μl、对照品溶液 10μl,分别点于同一硅胶 G 薄层板上,以环己烷-乙酸乙酯(17:3)为展开剂,展开,取出,晾干,喷以 5%香草醛硫酸溶液,在 105℃加热至斑点显色清晰,置日光下检视。供试品色谱中,在与对照品色谱相应的位置上,显相同颜色的斑点。

(3)取本品 30ml,加水 50ml,混匀,用浓氨试液调节 pH 值至 9~10,用乙醚振摇提取 3 次,每次 40ml,合并乙醚液,回收溶剂至干,残渣加甲醇 1ml 使溶解,作为供试品溶液。另取吗啡对照品、磷酸可待因对照品和盐酸罂粟碱对照品,加甲醇制成每 1ml 各含 1mg 的混合溶液,作为对照品溶液。照薄层色谱法(通则 0502)试验,吸取供试品溶液 10μl、对照品溶液 5μl,分别点于同一硅胶 G 薄层板上,以环己烷-丙酮-乙醇-浓氨试液(20:20:3:1)为展开剂,展开,取出,晾干,依次喷以稀碘化铋钾试液、亚硝酸钠乙醇试液和 10%硫酸乙醇溶液,置日光下检视。供试品色谱中,在与对照品色谱相应的位置上,显相同颜色的斑点。

(4)取本品 20ml,加 7%硫酸乙醇-水(1:3)混合溶液 40ml,混匀,加热回流 3 小时,放冷,用二氯甲烷振摇提取 2 次,每次 50ml,合并二氯甲烷液,加水 50ml 洗涤,取二氯甲烷液用无水硫酸钠脱水,滤过,滤液回收溶剂至干,残渣加甲醇

1ml 使溶解,作为供试品溶液。另取桔梗对照药材 1g,自"加 7%硫酸乙醇-水(1:3)混合溶液 40ml"起,同法制成对照药材溶液。照薄层色谱法(通则 0502)试验,吸取供试品溶液 2~5μl、对照药材溶液 10μl,分别点于同一硅胶 G 薄层板上,以三氯甲烷-乙醚(2:1)为展开剂,展开,取出,晾干,喷以 10%硫酸乙醇溶液,在 105℃加热至斑点显色清晰,置日光下检视。供试品色谱中,在与对照药材色谱相应的位置上,显相同颜色的主斑点。

【检查】　相对密度　应不低于 1.30(通则 0183)。

其他　应符合煎膏剂项下有关的各项规定(通则 0183)。

【含量测定】　吗啡　照高效液相色谱法(通则 0512)测定。

色谱条件与系统适用性试验　以十八烷基硅烷键合硅胶为填充剂;以乙腈-0.01mol/L 庚烷磺酸钠溶液与 0.02mol/L 磷酸二氢钾溶液的等量混合液(用 10%磷酸溶液调节 pH 值至 2.8)(13:87)为流动相;检测波长为 220nm。理论板数按吗啡峰计算应不低于 2000。

对照品溶液的制备　取吗啡对照品适量,精密称定,置棕色量瓶中,加含 5%醋酸的 20%甲醇制成每 1ml 含 15μg 的溶液,即得。

供试品溶液的制备　取本品约 5g,精密称定,置 25ml 量瓶中,加含 5%醋酸的 20%甲醇溶解并稀释至刻度,摇匀,滤过,取续滤液,即得。

测定法　分别精密吸取对照品溶液与供试品溶液各 10μl,注入液相色谱仪,测定,即得。

本品每 1g 含罂粟壳以吗啡($C_{17}H_{19}NO_3$)计,应为 15.0~100.0μg。

磷酸可待因　照高效液相色谱法(通则 0512)测定。

色谱条件与系统适用性试验　以十八烷基硅烷键合硅胶为填充剂;以乙腈-0.1mol/L 磷酸二氢钠溶液(8:92)为流动相;检测波长为 212nm。理论板数按磷酸可待因峰计算应不低于 3000。

对照品溶液的制备　取磷酸可待因对照品适量,精密称定,加甲醇制成每 1ml 含 16μg 的溶液,即得。

供试品溶液的制备　取本品约 10g,精密称定,加 0.5mol/L 氢氧化钠溶液 30ml,摇匀,用三氯甲烷振摇提取 4 次,每次 40ml,合并三氯甲烷液,60℃以下减压回收溶剂至干,残渣加甲醇溶解并转移至 10ml 量瓶中,加甲醇至刻度,摇匀,滤过,取续滤液,即得。

测定法　分别精密吸取对照品溶液与供试品溶液各 10μl,注入液相色谱仪,测定,即得。

本品每 1g 含罂粟壳以磷酸可待因($C_{18}H_{21}NO_3 \cdot H_3PO_4$)计,应为 5.0~25.0μg。

【功能与主治】　养阴敛肺,镇咳祛痰。用于久咳劳嗽、支气管炎。

【用法与用量】　口服。一次 20g,一日 3 次,小儿酌减。

【规格】　(1)每瓶装 180g　(2)每瓶装 240g　(3)每瓶

装 300g

【贮藏】 密封,置阴凉处。

强力枇杷露

Qiangli Pipa Lu

【处方】 枇杷叶 69g   罂粟壳 50g
百部 15g   白前 9g
桑白皮 6g   桔梗 6g
薄荷脑 0.15g

【制法】 以上七味,除薄荷脑外,其余枇杷叶等六味加水煎煮二次,每次 2 小时,合并煎液,滤过,滤液浓缩至适量,加苯甲酸钠 2.5g,搅拌使溶解,加蔗糖 600g,继续加热至沸,保持 20 分钟,静置,滤过,加入枸橼酸适量、用乙醇溶解的香精适量及薄荷脑,搅拌,混匀,静置,滤过,加水至 1000ml,混匀,即得。

【性状】 本品为棕色至深棕色的液体;气香,味甜。

【鉴别】 (1)取本品 30ml,用水饱和的正丁醇 30ml 振摇提取,分取正丁醇液,用氨试液 30ml 洗涤,弃去氨洗液,正丁醇液回收溶剂至干,残渣加甲醇 1ml 使溶解,作为供试品溶液。另取枇杷叶对照药材 4g,加水 150ml,煎煮 1 小时,滤过,取滤液,同法制成对照药材溶液。照薄层色谱法(通则 0502)试验,吸取供试品溶液 10μl、对照药材溶液 5μl,分别点于同一硅胶 G 薄层板上,以环己烷-乙酸乙酯-冰醋酸(8∶4∶0.1)为展开剂,展开,取出,晾干,喷以 10％硫酸乙醇溶液,在 105℃加热至斑点显色清晰,分别置日光和紫外光灯(365nm)下检视。供试品色谱中,在与对照药材色谱相应的位置上,日光下显相同颜色的主斑点;紫外光下显相同颜色的荧光主斑点。

(2)取本品 20ml,用浓氨试液调节 pH 值至 11～13,用水饱和的正丁醇振摇提取 2 次,每次 20ml,合并正丁醇液,回收溶剂至干,残渣加甲醇 1ml 使溶解,作为供试品溶液。另取罂粟壳对照药材 1g,加甲醇 20ml,加热回流 30 分钟,趁热滤过,滤液回收溶剂至干,残渣加甲醇 1ml 使溶解,作为对照药材溶液。再取吗啡对照品、磷酸可待因对照品和盐酸罂粟碱对照品,加甲醇制成每 1ml 各含 1mg 的混合溶液,作为对照品溶液。照薄层色谱法(通则 0502)试验,吸取上述三种溶液各 4～8μl,分别点于同一硅胶 G 薄层板上,以甲苯-丙酮-乙醇-浓氨试液(20∶20∶3∶1)为展开剂,展开,取出,晾干,依次喷以稀碘化铋钾试液和亚硝酸钠乙醇试液,置日光下检视。供试品色谱中,在与对照药材色谱和对照品色谱相应的位置上,显相同颜色的斑点。

(3)取本品 40ml,用石油醚(30～60℃)40ml 振摇提取,分取石油醚液,挥干,残渣加乙醇 1ml 使溶解,作为供试品溶液。另取薄荷脑对照品,加乙醇制成每 1ml 含 1mg 的溶液,作为对照品溶液。照薄层色谱法(通则 0502)试验,吸取供试

品溶液 10μl、对照品溶液 5μl,分别点于同一硅胶 G 薄层板上,以石油醚(30～60℃)-乙酸乙酯(5∶1)为展开剂,展开,取出,晾干,喷以香草醛硫酸试液-乙醇(1∶4)的混合溶液,在 100℃加热至斑点显色清晰,置日光下检视。供试品色谱中,在与对照品色谱相应的位置上,显相同颜色的斑点。

【检查】 相对密度 应不低于 1.19(通则 0601)。

pH 值 应为 4.0～6.0(通则 0631)。

其他 应符合糖浆剂项下有关的各项规定(通则 0116)。

【含量测定】 照高效液相色谱法(通则 0512)测定。

色谱条件与系统适用性试验 以十八烷基硅烷键合硅胶为填充剂;以乙腈-0.1％磷酸溶液(3∶97)为流动相;检测波长为 210nm。理论板数按吗啡峰计算应不低于 1000。

对照品溶液的制备 取吗啡对照品适量,精密称定,加流动相制成每 1ml 含 50μg 的溶液,即得。

供试品溶液的制备 精密量取本品 25ml,用氨试液调节 pH 值至 10～11,用水饱和的正丁醇振摇提取 3 次,每次 25ml,合并正丁醇液,回收溶剂至干,残渣加流动相适量使溶解,转移至 25ml 棕色量瓶中,加流动相至刻度,摇匀,即得。

测定法 分别精密吸取对照品溶液与供试品溶液各 10μl,注入液相色谱仪,测定,即得。

本品每 1ml 含罂粟壳以吗啡($C_{17}H_{19}NO_3$)计,应为 0.02～0.15mg。

【功能与主治】 养阴敛肺,镇咳祛痰。用于久咳劳嗽、支气管炎。

【用法与用量】 口服。一次 15ml,一日 3 次,小儿酌减。

【注意】 (1)儿童、孕妇、哺乳期妇女禁用。(2)糖尿病患者慎用。(3)本品含罂粟壳,不宜久服。

【规格】 每瓶装(1)100ml (2)120ml (3)150ml (4)180g

【贮藏】 密封,置阴凉处。

强力定眩胶囊

Qiangli Dingxuan Jiaonang

【处方】 天麻 273g   盐杜仲 273g
野菊花 670g   杜仲叶 839g
川芎 335g

【制法】 以上 5 味,取天麻 137g,粉碎成细粉,过筛,灭菌,备用;另取剩余天麻粉碎成粗粉,用 60％乙醇回流提取二次,第一次 2 小时,第二次 1.5 小时,合并提取液,回收乙醇并浓缩成相对密度为 1.35～1.40(60℃)的稠膏,备用;天麻药渣与盐杜仲、杜仲叶加水煎煮三次,第一次 2 小时,第二次 1.5 小时,第三次 1 小时,川芎、野菊花加水煎煮二次,第一次 1.5 小时,第二次 1 小时,合并煎液,滤过,滤液浓缩至相对密度为 1.35～1.40(60℃)的稠膏;合并上述稠膏,减压干燥成

干膏,粉碎成细粉,加入天麻细粉及淀粉适量,混匀,制粒(或制粒,包薄膜衣),装入胶囊,制成 1000 粒,即得。

【性状】 本品为硬胶囊,内容物为棕褐色至棕黑色的颗粒和粉末;气芳香,味微苦。

【鉴别】 (1)取本品内容物适量,置显微镜下观察:草酸钙针晶成束或散在,长 24～75μm(天麻)。

(2)取本品 5 粒的内容物,研细,加 70%甲醇 10ml,超声处理 30 分钟,滤过,滤液作为供试品溶液。另取天麻对照药材 0.5g,同法制成对照药材溶液。再取天麻素对照品,加甲醇制成每 1ml 含 1mg 的溶液,作为对照品溶液。照薄层色谱法(通则 0502)试验,吸取上述溶液各 5μl,分别点于同一硅胶 G 薄层板上,以乙酸乙酯-甲醇-水(9:1:0.2)为展开剂,展开,取出,晾干,喷以 10%磷钼酸乙醇溶液,在 105℃加热至斑点显色清晰,置日光下检视。供试品色谱中,在与对照药材色谱和对照品色谱相应的位置上,显相同颜色的斑点。

(3)取本品 10 粒的内容物,研细,加甲醇 20ml,加热回流 30 分钟,滤过,滤液回收溶剂至干,残渣加水 20ml,盐酸 1ml 使溶解,用乙酸乙酯 30ml 振摇提取,乙酸乙酯液回收溶剂至干,残渣加甲醇 1ml 使溶解,作为供试品溶液。另取野菊花对照药材 2g,加水 20ml,煎煮 30 分钟,滤过,滤液同供试品溶液制备方法,自加"盐酸 1ml"起,同法制成对照药材溶液。再取蒙花苷对照品,加甲醇制成每 1ml 含 0.3mg 的溶液,作为对照品溶液。照薄层色谱法(通则 0502)试验,吸取上述三种溶液各 1μl,分别点于同一聚酰胺薄膜上,以乙酸乙酯-丁酮-三氯甲烷-甲酸-水(15:15:6:4:1)为展开剂,展开,取出,晾干,喷以 5%三氯化铝乙醇溶液,热风吹干,置紫外光灯(365nm)下检视。供试品色谱中,在与对照药材色谱和对照品色谱相应的位置上,显相同颜色的荧光斑点。

【检查】 应符合胶囊剂项下有关的各项规定(通则 0103)。

【含量测定】 照高效液相色谱法(通则 0512)测定。

色谱条件与系统适用性试验 以十八烷基硅烷键合硅胶为填充剂;以乙腈-0.05%磷酸溶液(3:97)为流动相,流速 0.8ml/min;检测波长为 220nm。理论板数按天麻素峰计算应不低于 5000。

对照品溶液的制备 取天麻素对照品适量,精密称定,加流动相制成每 1ml 含 20μg 的溶液,即得。

供试品溶液的制备 取装量差异项下的本品内容物,研细,取约 0.35g,精密称定,置具塞锥形瓶中,精密加入稀乙醇 50ml,称定重量,超声处理(功率 250W,频率 25kHz)30 分钟,放至室温,再称定重量,用稀乙醇补足减失的重量,滤过,精密量取续滤液 10ml,浓缩至近干,加乙腈-水(3:97)混合溶液溶解,转移至 10ml 量瓶中,并稀释至刻度,摇匀,滤过,取续滤液,即得。

测定法 分别精密吸取对照品溶液与供试品溶液各 5μl,注入液相色谱仪,测定,即得。

本品每粒含天麻以天麻素($C_{13}H_{18}O_7$)计,不得少于

0.60mg。

【功能与主治】 降压、降脂、定眩。用于高血压、动脉硬化、高血脂症以及上述诸病引起的头痛、头晕、目眩、耳鸣、失眠。

【用法与用量】 口服。一次 4～6 粒,一日 3 次。

【规格】 每粒装(1)0.35g (2)0.4g

【贮藏】 密封。

强阳保肾丸
Qiangyang Baoshen Wan

【处方】

炙淫羊藿 36g	阳起石(煅,酒淬)36g
酒肉苁蓉 36g	盐胡芦巴 48g
盐补骨脂 48g	醋五味子 42g
沙苑子 36g	蛇床子 36g
覆盆子 48g	韭菜子 42g
麸炒芡实 60g	肉桂 24g
盐小茴香 30g	茯苓 36g
制远志 36g	

【制法】 以上十五味,粉碎成细粉,过筛,混匀,用水泛丸,干燥。每 1000g 用滑石粉 111g 包内衣,再用朱砂粉末 28g、滑石粉 111g 配研均匀,包外衣,打光,干燥,即得。

【性状】 本品为粉红色光亮的包衣水丸,除去包衣后显灰黑色;味微苦。

【鉴别】 (1)取本品,置显微镜下观察:不规则分枝状团块无色,遇水合氯醛溶化;菌丝无色或淡棕色,直径 4～6μm(茯苓)。淀粉粒大多为复粒,类球形,由极多分粒组成,分粒细小,类多角形或多角形,直径 1～5μm(麸炒芡实)。种皮石细胞呈淡黄色或淡黄棕色,表面观呈多角形,壁较厚,孔沟细密,胞腔含深棕色物(醋五味子)。非腺毛单细胞,壁厚,木化,脱落后残迹似石细胞状(覆盆子)。纤维单个散在,长梭形,直径 24～50μm,壁厚,木化(肉桂)。

(2)取本品 10g,研细,加 70%乙醇 50ml,超声处理 1 小时,滤过,滤液蒸干,残渣加水 40ml 使溶解,用水饱和的正丁醇振摇提取 3 次,每次 25ml,合并正丁醇液,用 1%氢氧化钠溶液洗涤 3 次,每次 20ml,弃去洗液,再用正丁醇饱和的水洗涤 2 次,每次 20ml,取正丁醇液蒸干,残渣加甲醇 1ml 使溶解,作为供试品溶液。另取淫羊藿苷对照品,加甲醇制成每 1ml 含 0.5mg 的溶液,作为对照品溶液。照薄层色谱法(通则 0502)试验,吸取上述两种溶液各 2μl,分别点于同一硅胶 G 薄层板上,以三氯甲烷-丁酮-甲醇-甲酸-水(6:6:4:0.5:1)为展开剂,展开,取出,晾干,喷以 5%三氯化铝乙醇溶液,晾干,置紫外光灯(365nm)下检视。供试品色谱中,在与对照品色谱相应的位置上,显相同颜色的荧光斑点。

(3)取本品 6g,研细,加无水乙醇 30ml,超声处理 30 分

钟,滤过,滤液蒸干,残渣加水 10ml 使溶解,用乙酸乙酯振摇提取 2 次,每次 10ml,合并乙酸乙酯液,蒸干,残渣加无水乙醇 2ml 使溶解,加入中性氧化铝 1.5g(100～200 目),拌匀,挥尽无水乙醇,加在中性氧化铝柱(100～200 目,3g,内径为 1.5cm)上,用乙酸乙酯 30ml 洗脱,收集洗脱液,蒸干,残渣加无水乙醇 1ml 使溶解,作为供试品溶液。另取补骨脂对照药材 0.25g,加无水乙醇 10ml,自"超声处理 30 分钟"起,同法制成对照药材溶液。照薄层色谱法(通则 0502)试验,吸取上述两种溶液各 1μl,分别点于同一硅胶 G 薄层板上,以石油醚(30～60℃)-乙醚-乙酸乙酯(13∶1∶2)为展开剂,20℃ 以下展开,取出,晾干,喷以 10% 氢氧化钠乙醇溶液,晾干,置紫外光灯(365nm)下检视。供试品色谱中,在与对照药材色谱相应的位置上,显相同颜色的荧光斑点。

(4)取蛇床子对照药材 0.3g,加无水乙醇 10ml,超声处理 30 分钟,滤过,滤液蒸干,残渣加水 10ml 使溶解,用乙酸乙酯振摇提取 2 次,每次 10ml,合并乙酸乙酯液,蒸干,残渣加无水乙醇 2ml 使溶解,作为对照药材溶液。再取蛇床子素对照品,加无水乙醇制成每 1ml 含 1mg 的溶液,作为对照品溶液。照薄层色谱法(通则 0502)试验,吸取〔鉴别〕(3)项下的供试品溶液及上述对照药材溶液和对照品溶液各 1μl,分别点于同一硅胶 G 薄层板上,以石油醚(30～60℃)-乙醚-乙酸乙酯(13∶1∶2)为展开剂,展开,取出,晾干,置紫外光灯(365nm)下检视。供试品色谱中,在与对照药材色谱和对照品色谱相应的位置上,显相同颜色的荧光斑点。

(5)取本品 2g,研细,加甲醇 30ml,超声处理 30 分钟,滤过,滤液蒸干,残渣加水 20ml 使溶解,用石油醚(60～90℃)振摇提取 2 次,每次 20ml,合并石油醚液,蒸干,残渣加乙酸乙酯 1ml 使溶解,作为供试品溶液。另取五味子对照药材 0.5g,加甲醇 10ml,自"超声处理 30 分钟"起,同法制成对照药材溶液。再取五味子醇甲对照品,加乙酸乙酯制成每 1ml 含 1mg 的溶液,作为对照品溶液。照薄层色谱法(通则 0502)试验,吸取上述三种溶液各 5μl,分别点于同一硅胶 GF$_{254}$ 薄层板上,以环己烷-乙酸乙酯(3∶2)为展开剂,展开,取出,晾干,置紫外光灯(254nm)下检视。供试品色谱中,在与对照药材色谱和对照品色谱相应的位置上,显相同颜色的斑点。

【检查】 应符合丸剂项下有关的各项规定(通则 0108)。

【含量测定】 照高效液相色谱法(通则 0512)测定。

色谱条件与系统适用性试验 以十八烷基硅烷键合硅胶为填充剂;以乙腈-0.05% 磷酸溶液(25∶75)为流动相;柱温 30℃;检测波长为 270nm。理论板数按淫羊藿苷峰计算应不低于 5000。

对照品溶液的制备 取淫羊藿苷对照品适量,精密称定,加 70% 甲醇制成每 1ml 含 5μg 的溶液,摇匀,即得。

供试品溶液的制备 取本品,研细,取约 1g,精密称定,加 70% 甲醇 20ml,加热回流 1 小时,放冷,滤过,用 70% 甲醇分次洗涤容器,滤液与洗液合并,置 50ml 量瓶中,加 70% 甲醇至刻度,摇匀,滤过,取续滤液,即得。

测定法 分别精密吸取对照品溶液与供试品溶液各 20μl,注入液相色谱仪,测定,即得。

本品每 1g 含淫羊藿以淫羊藿苷(C$_{33}$H$_{40}$O$_{15}$)计,不得少于 0.19mg。

【功能与主治】 补肾助阳。用于肾阳不足所致的腰酸腿软、精神倦怠、阳痿遗精。

【用法与用量】 口服。一次 6g,一日 2 次。

【规格】 每 100 丸重 6g

【贮藏】 密封。

强 肾 片
Qiangshen Pian

【处方】 鹿茸 12.5g　　　　　　山药 125g
　　　　　山茱萸 62.5g　　　　熟地黄 125g
　　　　　枸杞子 62.5g　　　　丹参 125g
　　　　　补骨脂 62.5g　　　　牡丹皮 62.5g
　　　　　桑椹 62.5g　　　　　益母草 125g
　　　　　茯苓 125g　　　　　　泽泻 62.5g
　　　　　盐杜仲 62.5g　　　　人参茎叶总皂苷 3.75g

【制法】 以上十四味,鹿茸、牡丹皮和山药适量粉碎成细粉,与人参茎叶总皂苷混匀。丹参粉碎成粗粉,用 70% 乙醇作溶剂,浸渍,渗漉,收集渗漉液,减压回收乙醇并浓缩至成稠膏。其余山茱萸等九味药与剩余的山药加水煎煮二次,滤过,合并滤液,静置;取上清液减压浓缩至成稠膏,与上述稠膏、药粉及辅料适量混匀,制成颗粒,干燥,压制成 1000 片,包糖衣或薄膜衣;或压制成 500 片,包薄膜衣,即得。

【性状】 本品为糖衣片或薄膜衣片,除去包衣后显褐色至深褐色;味甜、微苦。

【鉴别】 (1)取本品,置显微镜下观察:未骨化的骨组织淡灰色或近无色,边缘及表面均不整齐,具不规则的块状突起,其间隐约可见条状纹理(鹿茸)。淀粉粒三角状卵形或矩圆形,直径 24～40μm,脐点呈短缝状或人字状(山药)。草酸钙簇晶散在或存在于薄壁细胞中,有时数个排列成行(牡丹皮)。

(2)取本品适量,研细,取 5g,置圆底烧瓶中,照挥发油测定法(通则 2204 乙法)试验,用环己烷 1ml 替代二甲苯加入测定器中,保持微沸 30 分钟后停止加热,取环己烷液作为供试品溶液。另取丹皮酚对照品,加环己烷制成每 1ml 含 2mg 的溶液,作为对照品溶液。照薄层色谱法(通则 0502)试验,吸取上述两种溶液各 5μl,分别点于同一硅胶 G 薄层板上,以环己烷-乙酸乙酯(3∶1)为展开剂,展开,取出,晾干,喷以酸性 5% 三氯化铁乙醇溶液(5% 三氯化铁乙醇溶液 10ml 加稀盐酸 2 滴),在 105℃ 加热至斑点显色清晰。供试品色谱中,在与对照品色谱相应的位置上,显相同颜色的斑点。

【检查】 应符合片剂项下有关的各项规定(通则 0101)。

【含量测定】 照高效液相色谱法(通则 0512)测定。

色谱条件与系统适用性试验 以十八烷基硅烷键合硅胶为填充剂;以甲醇-水(42∶58)为流动相;检测波长为 245nm。理论板数按补骨脂素峰计算应不低于 5000。

对照品溶液的制备 分别取补骨脂素对照品、异补骨脂素对照品适量,精密称定,加甲醇制成每 1ml 各含 10μg 的溶液,即得。

供试品溶液的制备 取本品 20 片,除去包衣,精密称定,研细,取约 0.9g,精密称定,置具塞锥形瓶中,精密加入甲醇 50ml,称定重量,超声处理(功率 300W,频率 40kHz)40 分钟,取出,放冷,用甲醇补足减失的重量,摇匀,滤过,取续滤液,即得。

测定法 分别精密吸取对照品溶液与供试品溶液各 10μl,注入液相色谱仪,测定,即得。

本品每片含补骨脂以补骨脂素($C_{11}H_6O_3$)和异补骨脂素($C_{11}H_6O_3$)的总量计,〔规格(1)、规格(3)〕不得少于 0.20mg;〔规格(2)〕不得少于 0.40mg。

【功能与主治】 补肾填精,益气壮阳。用于阴阳两虚所致的肾虚水肿、腰痛、遗精、阳痿、早泄、夜尿频数;慢性肾炎和久治不愈的肾盂肾炎见上述证候者。

【用法与用量】 口服。一次 4～6 片〔规格(1)、规格(3)〕或一次 2～3 片〔规格(2)〕,一日 3 次,小儿酌减。

【注意】 孕妇慎用。

【规格】 (1)薄膜衣片 每片重 0.31g

(2)薄膜衣片 每片重 0.63g

(3)糖衣片(片心重 0.30g)

【贮藏】 密封。

疏风定痛丸

Shufeng Dingtong Wan

【处方】 马钱子粉 200g　　麻黄 300g

乳香(醋制)100g　　没药(醋制)100g

千年健 30g　　　　自然铜(煅)30g

地枫皮 30g　　　　桂枝 30g

牛膝 30g　　　　　木瓜 30g

甘草 30g　　　　　杜仲(盐炙)30g

防风 30g　　　　　羌活 30g

独活 30g

【制法】 以上十五味,除马钱子粉外,其余麻黄等十四味粉碎成细粉,过筛,与马钱子粉配研,混匀。每 100g 粉末用炼蜜 60～80g 和适量水泛丸,干燥,制成水蜜丸;或加炼蜜 140～160g 制成小蜜丸或大蜜丸,即得。

【性状】 本品为棕黑色或灰黑色的水蜜丸,或为灰黑色的小蜜丸或大蜜丸;气辛香,味苦、酸。

【鉴别】 (1)取本品,置显微镜下观察:气孔特异,保卫细胞侧面观呈哑铃状(麻黄)。石细胞大,呈类三角形、椭圆形或不规则形,直径 198～253μm,壁厚,层纹明显,胞腔内含深红色物(地枫皮)。

(2)取本品水蜜丸 2g,研碎;或取小蜜丸、大蜜丸 3g,剪碎,加硅藻土适量,研细,加浓氨试液 1ml 与三氯甲烷 30ml,超声处理 30 分钟,滤过,滤液用硫酸溶液(3→100)30ml 分 2 次振摇提取,合并提取液,加浓氨试液使呈碱性,用三氯甲烷 30ml 分 2 次振摇提取,合并三氯甲烷提取液,蒸干,残渣加三氯甲烷 5ml 使溶解,作为供试品溶液。另取士的宁对照品,加三氯甲烷制成每 1ml 含 0.4mg 的溶液,作为对照品溶液。照薄层色谱法(通则 0502)试验,吸取上述两种溶液各 5～10μl,分别点于同一硅胶 GF$_{254}$ 薄层板上,以甲苯-丙酮-乙醇-浓氨试液(16∶12∶1∶4)的上层溶液为展开剂,展开,取出,晾干,置紫外光灯(254nm)下检视。供试品色谱中,在与对照品色谱相应的位置上,显相同颜色的斑点。

【检查】 应符合丸剂项下有关的各项规定(通则 0108)。

【含量测定】 照高效液相色谱法(通则 0512)测定。

色谱条件与系统适用性试验 以十八烷基硅烷键合硅胶为填充剂;以乙腈-0.01mol/L 庚烷磺酸钠溶液与 0.05mol/L 磷酸二氢钾溶液的等量混合溶液(用 10% 磷酸溶液调节至 pH 2.8)(21∶79)为流动相;检测波长为 254nm。理论板数按士的宁峰计算应不低于 5000。

对照品溶液的制备 取士的宁对照品适量,精密称定,加甲醇制成每 1ml 含 60μg 的溶液,即得。

供试品溶液的制备 取本品水蜜丸 10g,研碎,混匀,取 1.3g,精密称定;或取重量差异项下的小蜜丸 30 丸、大蜜丸 5 丸,剪碎,混匀,取 1.9g,精密称定,置具塞锥形瓶中,加水 3ml,置振荡器上振摇至完全溶散,加氢氧化钠试液 2ml,摇匀,加甲醇 50ml,超声处理(功率 400W,频率 40kHz)20 分钟,用铺有少量无水硫酸钠的滤纸滤过,滤液置 100ml 量瓶中,用甲醇洗涤残渣及滤器,洗液并入同一量瓶中,加甲醇至刻度,摇匀,精密量取 25ml,蒸干,残渣用甲醇溶解并转移至 10ml 量瓶中,加甲醇至刻度,摇匀,滤过,取续滤液,即得。

测定法 分别精密吸取对照品溶液 5μl 与供试品溶液 10μl,注入液相色谱仪,测定,即得。

本品水蜜丸每 1g 含马钱子粉以士的宁($C_{21}H_{22}N_2O_2$)计,应为 0.8～1.0mg;小蜜丸每 1g 含马钱子粉以士的宁($C_{21}H_{22}N_2O_2$)计,应为 0.60～0.80mg;大蜜丸每丸含马钱子粉以士的宁($C_{21}H_{22}N_2O_2$)计,应为 3.3～4.1mg。

【功能与主治】 祛风散寒,活血止痛。用于风寒湿闭阻、瘀血阻络所致的痹病,症见关节疼痛、冷痛、刺痛或疼痛致甚、屈伸不利、局部恶寒、腰腿疼痛、四肢麻木及跌打损伤所致的局部肿痛。

【用法与用量】 口服。水蜜丸一次 4g(20 丸),小蜜丸一次 6g,大蜜丸一次 1 丸,一日 2 次。

【注意】 按规定量服用,不宜多服;体弱者慎服;孕妇忌服。

【规格】 (1)水蜜丸 每 100 丸重 20g (2)小蜜丸 每 100 丸重 20g (3)大蜜丸 每丸重 6g

【贮藏】 密封。

疏风活络丸

Shufenghuoluo Wan

【处方】

制马钱子 375g	秦艽 188g
麻黄 625g	木瓜 313g
虎杖 313g	甘草 188g
菝葜 313g	防风 188g
桂枝 313g	桑寄生 188g

【制法】 以上十味,粉碎成细粉,过筛,混匀。每 100g 粉末加炼蜜 135～145g 制成大蜜丸,即得。

【性状】 本品为棕褐色的大蜜丸;味微甜、苦。

【鉴别】 (1)取本品,置显微镜下观察:非腺毛单细胞,基部膨大似石细胞,壁极厚,多碎断,木化(马钱子)。气孔特异,保卫细胞侧面观似哑铃状;皮部纤维细长,直径 10～24μm,壁极厚,非木化或木化,初生壁上布满微小类方形晶,形成嵌晶纤维,胞腔线形(麻黄)。石细胞类方形或类圆形,直径 30～64μm,壁厚,有的一面菲薄(桂枝)。石细胞类圆形、类方形或形状不规则,直径 22～52μm,壁较厚或极厚,孔纹和孔沟明显,胞腔内有的含方晶(桑寄生)。

(2)取本品 2.5g,剪碎,加硅藻土 2.5g,研匀,加甲醇 20ml,超声处理 15 分钟,滤过,滤液回收溶剂至近干,残渣用甲醇 1ml 使溶解,作为供试品溶液。另取秦艽对照药材 0.5g,加甲醇 10ml,自"超声处理 15 分钟"起,同法制成对照药材溶液。再取龙胆苦苷对照品,加甲醇制成每 1ml 含 1mg 的溶液,作为对照品溶液。照薄层色谱法(通则 0502)试验,吸取供试品溶液 2μl、对照药材溶液 3μl、对照品溶液 2μl,分别点于同一硅胶 GF$_{254}$ 薄层板上,以乙酸乙酯-甲醇-水(10：2：1)为展开剂,展开,取出,晾干,置紫外光灯(254nm)下检视。供试品色谱中,在与对照药材色谱和对照品色谱相应的位置上,显相同颜色的斑点。

(3)取本品 2.5g,剪碎,加硅藻土 2.5g,研匀,加二氯甲烷 20ml,超声处理 30 分钟,滤过,滤液回收溶剂至干,残渣加甲醇 1ml 使溶解,作为供试品溶液。另取木瓜对照药材 0.5g,自"加二氯甲烷 20ml"起,同法制成对照药材溶液。再取熊果酸对照品,加甲醇制成每 1ml 含 0.5mg 的溶液,作为对照品溶液。照薄层色谱法(通则 0502)试验,吸取供试品溶液 3μl、对照药材和对照品溶液各 2μl,分别点于同一硅胶 G 薄层板上,以环己烷-乙酸乙酯-丙酮-甲酸(6：0.5：1：0.1)为展开剂,展开,取出,晾干,喷以 10%硫酸乙醇溶液,在 105℃加热

至斑点显色清晰,分别置日光和紫外光灯(365nm)下检视。供试品色谱中,在与对照药材色谱和对照品色谱相应的位置上,日光下显相同颜色的斑点;紫外光下显相同颜色的荧光斑点。

(4)取本品 1 丸,剪碎,加硅藻土 4g,研匀,加盐酸 2.5ml 使浸润,加二氯甲烷 50ml,加热回流 1 小时,放冷,滤过,滤液蒸干,残渣加无水乙醇 1ml 使溶解,作为供试品溶液。另取虎杖对照药材 0.2g,加盐酸 1ml 使浸润,加二氯甲烷 25ml,自"加热回流 1 小时"起,同法制成对照药材溶液。再取大黄素、大黄素甲醚对照品,加甲醇制成每 1ml 各含 0.2mg 的混合溶液,作为对照品溶液。照薄层色谱法(通则 0502)试验,吸取上述三种溶液各 1～2μl,分别点于同一硅胶 G 薄层板上,以石油醚(30～60℃)-甲酸乙酯-甲酸(15：5：1)的上层溶液为展开剂,展开,取出,晾干,置日光下检视。供试品色谱中,在与对照药材色谱和对照品色谱相应的位置上,显两个相同的黄色斑点;置氨蒸气中熏后,斑点变为红色。

(5)取本品 5g,剪碎,加水 30ml 和水饱和的正丁醇 50ml,摇匀,超声处理 30 分钟(时时振摇),放冷,分取正丁醇层,回收溶剂至干,残渣加水 5ml 使溶解,滤过,滤液通过 C18 固相萃取小柱(500mg,用甲醇、水各 10ml 预洗),依次以水 20ml、甲醇 10ml 洗脱,收集甲醇洗脱液,回收溶剂至干,残渣加甲醇 1ml 使溶解,作为供试品溶液。另取甘草对照药材 0.2g,加甲醇 20ml,超声处理 15 分钟,滤过,滤液回收溶剂至干,残渣加甲醇 1ml 使溶解,作为对照药材溶液。照薄层色谱法(通则 0502)试验,吸取上述供试品溶液 2μl、对照药材溶液 1μl,分别点于同一硅胶 G 薄层板上,以乙酸乙酯-甲酸-冰醋酸-水(15：1：1：2)为展开剂,展开 15cm,取出,晾干,喷以 10%硫酸乙醇溶液,在 105℃加热至斑点显色清晰,置紫外光灯(365nm)下检视。供试品色谱中,在与对照药材色谱相应的位置上,显相同颜色的荧光斑点。

(6)取本品 5g,剪碎,加硅藻土 5g,混匀,研匀,加丙酮 30ml,超声处理 30 分钟,滤过,滤液回收溶剂至干,残渣加甲醇 1ml 使溶解,作为供试品溶液。另取防风对照药材 0.5g,自"加丙酮 30ml"起,同法制成对照药材溶液。照薄层色谱法(通则 0502)试验,吸取供试品溶液 20μl、对照药材溶液 2μl,分别点于同一硅胶 G 薄层板上,以三氯甲烷-甲醇(4：1)为展开剂,展开 15cm,取出,晾干,喷以 10%硫酸乙醇溶液,在 105℃加热 1 分钟,置紫外光灯(365nm)下检视。供试品色谱中,在与对照药材色谱相应的位置上,显相同颜色的荧光斑点。

【检查】 应符合丸剂项下有关的各项规定(通则 0108)。

【含量测定】 马钱子 照高效液相色谱法(通则 0512)测定。

色谱条件与系统适用性试验 以十八烷基硅烷键合硅胶为填充剂;以乙腈-0.01mol/L 庚烷磺酸钠与 0.02mol/L 磷酸二氢钾等量混合溶液(用 10%磷酸溶液调 pH 值至 2.8)(16：84)为流动相;检测波长为 260nm。理论板数按士的宁峰计算应不低于 5000。

对照品溶液的制备 取马钱子碱对照品、士的宁对照品

适量,精密称定,加 0.5％磷酸溶液(0.5→100)制成每 1ml 含马钱子碱 5μg、士的宁 10μg 的混合溶液,即得。

供试品溶液的制备 取重量差异项下的本品 5 丸,剪碎,混匀,取约 0.5g,精密称定,置具塞锥形瓶中,精密加入 0.5％磷酸溶液(0.5→100)50ml,称定重量,振摇使溶散,加热回流提取 1 小时,放冷,用上述 0.5％磷酸溶液补足减失的重量,摇匀,滤过,取续滤液,即得。

测定法 精密吸取对照品溶液与供试品溶液各 20μl,注入液相色谱仪,测定,即得。

本品每丸含马钱子以士的宁($C_{21}H_{22}N_2O_2$)计,应为 3.1～7.2mg;以马钱子碱($C_{23}H_{26}N_2O_4$)计,不得少于 2.0mg。

麻黄 照高效液相色谱法(通则 0512)测定。

色谱条件与系统适用性试验 以十八烷基硅烷键合硅胶为填充剂;以乙腈-0.2％磷酸溶液(含 0.3％三乙胺)(2：98)为流动相;检测波长为 207nm。理论板数按盐酸麻黄碱峰计算应不低于 3000。

对照品溶液的制备 取盐酸麻黄碱对照品、盐酸伪麻黄碱对照品适量,精密称定,加磷酸溶液(1.44→100)制成每 1ml 含盐酸麻黄碱 12.5μg、盐酸伪麻黄碱 5μg 的混合溶液,即得。

供试品溶液的制备 取重量差异项下的本品 5 丸,剪碎,混匀,取约 1g,精密称定,置具塞锥形瓶中,精密加入磷酸溶液(1.44→100)50ml,称定重量,振摇使溶散,加热回流提取 20 分钟,取出,放冷,用上述 1.44％磷酸溶液补足减失的重量,摇匀,滤过,取续滤液,即得。

测定法 精密吸取对照品溶液与供试品溶液各 20μl,注入液相色谱仪,测定,即得。

本品每丸含麻黄以盐酸麻黄碱($C_{10}H_{15}NO \cdot HCl$)和盐酸伪麻黄碱($C_{10}H_{15}NO \cdot HCl$)的总量计,不得少于 4.0mg。

【功能与主治】 祛风散寒,除湿通络。用于风寒湿闭阻所致的痹病,症见关节疼痛、局部畏恶风寒、四肢麻木、腰背疼痛。

【用法与用量】 口服。一次半丸,一日 2 次,或于睡前服 1 丸。

【注意】 (1)高血压患者及孕妇慎用。(2)不得超量服用。

【规格】 每丸重 7.8g

【贮藏】 密封。

疏风解毒胶囊

Shufeng Jiedu Jiaonang

【处方】 虎杖 450g　　　　连翘 360g
　　　　　板蓝根 360g　　　柴胡 360g

　　　败酱草 360g　　　　马鞭草 360g
　　　芦根 270g　　　　　甘草 180g

【制法】 以上八味,虎杖、板蓝根粉碎成粗颗粒,加 5 倍量 70％乙醇加热回流 2 小时,滤过;药渣再加 3 倍量 70％乙醇加热回流 1 小时,滤过,滤液合并,回收乙醇并减压浓缩至相对密度为 1.35～1.40(60℃)的稠膏,备用。连翘、柴胡加水,提取挥发油 4 小时,分取挥发油,备用。滤过,滤液和药渣备用。其余败酱草等四味与柴胡、连翘提取挥发油后药渣合并,加水煎煮二次,第一次 2 小时,第二次 1 小时,滤过,滤液与上述备用滤液合并,减压浓缩至相对密度为 1.35～1.40(60℃)的稠膏,备用。取糊精、微粉硅胶各 50g,混匀,加入上述醇提与水提稠膏中,搅匀,真空干燥,粉碎,加入适量糊精调整重量至 520g,喷入挥发油(用适量无水乙醇稀释),过筛,混匀,装入胶囊,制成 1000 粒,即得。

【性状】 本品为硬胶囊,内容物为深棕色至棕褐色的颗粒或粉末;气香,味苦。

【鉴别】 (1)取本品 1 粒的内容物,加甲醇 10ml,超声处理 15 分钟,滤过,滤液蒸干,残渣加 8％盐酸溶液 10ml,超声处理 2 分钟,加二氯甲烷 10ml,加热回流 30 分钟,取出,放冷,分取二氯甲烷液,挥干溶剂,残渣加二氯甲烷 1ml 使溶解,作为供试品溶液。另取虎杖对照药材 0.5g,同法制成对照药材溶液。再取大黄素对照品,加甲醇制成每 1ml 含 0.5mg 的溶液,作为对照品溶液。照薄层色谱法(通则 0502)试验,吸取上述三种溶液各 5μl,分别点于同一硅胶 G 薄层板上,以石油醚(30～60℃)-甲酸乙酯-甲酸(15：5：1)的上层溶液为展开剂,展开,取出,晾干,置紫外光灯(365nm)下检视。供试品色谱中,在与对照药材色谱和对照品色谱相应的位置上,显相同颜色的荧光斑点;置氨蒸气中熏后,斑点变为红色。

(2)在〔含量测定〕连翘项的色谱图,供试品色谱应呈现与对照品色谱峰保留时间相对应的色谱峰。

(3)取本品内容物适量,研细,取约 6g,加甲醇 50ml,超声处理 20 分钟,放冷,滤过,滤液蒸干,残渣加水 20ml 使溶解,用三氯甲烷振摇提取二次,每次 20ml,分取水液,再用乙酸乙酯振摇提取三次,每次 20ml,合并乙酸乙酯液,回收溶剂至干,残渣加甲醇 1ml 使溶解,作为供试品溶液。另取甘草对照药材 1g,加甲醇 20ml,超声处理 20 分钟,放冷,同法制成对照药材溶液。再取甘草苷对照品,加甲醇制成每 1ml 含 1mg 的溶液,作为对照品溶液。照薄层色谱法(通则 0502)试验,分别吸取上述溶液各 2μl,分别点于同一硅胶 H 薄层板上,以三氯甲烷-甲醇-乙酸乙酯-甲酸-水(18：6：3：0.4：0.15)为展开剂,展开,取出,晾干,喷以 10％硫酸乙醇溶液,在 105℃加热至斑点显色清晰。供试品色谱中,在与对照药材色谱和对照品色谱相应的位置上,日光下显相同颜色的主斑点和斑点;紫外光(365nm)下显相同颜色的荧光主斑点和荧光斑点。

【检查】 应符合胶囊剂项下有关的各项规定(通则 0103)。

【含量测定】 **连翘** 照高效液相色谱法(通则 0512)测定。

色谱条件与系统适用性试验 以十八烷基硅烷键合硅胶为填充剂；以乙腈-0.1％三乙胺溶液(19∶81)为流动相；检测波长为277nm。理论板数按连翘苷峰计算应不低于3000。

对照品溶液的制备 取连翘苷对照品适量，精密称定，加流动相制成每1ml含40μg的溶液，即得。

供试品溶液的制备 取装量差异项下的本品，研细，取约2g，精密称定，精密加入甲醇50ml，称定重量，超声处理(功率360W，频率50kHz)30分钟，取出，放冷，称定重量，用甲醇补足减失的重量，摇匀，滤过，精密量取续滤液25ml，加在中性氧化铝柱(100~200目，15g，内径为1.5cm)上，用甲醇25ml洗脱，弃去洗脱液，再用80％甲醇100ml洗脱，收集洗脱液，蒸干，残渣加流动相适量，超声处理(功率360W，频率50kHz)2分钟使溶解，转移至10ml量瓶中，加流动相至刻度，摇匀，滤过，取续滤液，即得。

测定法 分别精密吸取对照品溶液与供试品溶液各10μl，注入液相色谱仪，测定，即得。

本品每粒含连翘以连翘苷($C_{27}H_{34}O_{11}$)计，不得少于0.20mg。

虎杖 照高效液相色谱法(通则0512)测定。

色谱条件与系统适用性试验 以十八烷基硅烷键合硅胶为填充剂；以乙腈-水(15∶85)为流动相；检测波长为306nm。理论板数按虎杖苷峰计算应不低于3000。

对照品溶液的制备 取虎杖苷对照品适量，精密称定，加稀乙醇制成每1ml含50μg的溶液，即得。

供试品溶液的制备 取装量差异项下的本品，研细，取约0.15g，精密称定，精密加入稀乙醇25ml，称定重量，超声处理(功率360W，频率50kHz)15分钟，取出，放冷，称定重量，用稀乙醇补足减失的重量，摇匀，滤过，取续滤液，即得。

测定法 分别精密吸取对照品溶液与供试品溶液各10μl，注入液相色谱仪，测定，即得。

本品每粒含虎杖以虎杖苷($C_{20}H_{22}O_8$)计，不得少于3.0mg。

【功能与主治】 疏风清热，解毒利咽。用于急性上呼吸道感染属风热证，症见发热、恶风、咽痛、头痛、鼻塞、流浊涕、咳嗽。

【用法与用量】 口服。一次4粒，一日3次。

【规格】 每粒装0.52g(相当于饮片2.7g)

【贮藏】 密封。

疏痛安涂膜剂
Shutong'an Tumoji

【处方】 透骨草143g   伸筋草143g

             红花48g   薄荷脑6.7g

【制法】 以上四味，除薄荷脑外，其余透骨草等三味加水适量，用稀醋酸调节pH值至4~5，煎煮三次，每次1小时，煎

液滤过，滤液合并，浓缩至相对密度为1.12~1.16(80℃)，加乙醇使含醇量达60％，放置过夜，滤过，滤液备用。另取聚乙烯醇(药膜树脂04)100g，加50％乙醇适量使溶解，加入上述备用液，再加薄荷脑及甘油8.3g，搅匀，加50％乙醇调整总量至1000ml，即得。

【性状】 本品为棕红色黏稠状的液体。

【鉴别】 (1)取本品50ml，浓缩至约15ml，放冷，用氢氧化钠试液调节pH值至10~11，涂布于玻璃板上，待成膜后揭下，剪碎，加三氯甲烷100ml，加热回流1小时，放冷，滤过，滤液蒸干，残渣加三氯甲烷1ml使溶解，作为供试品溶液。另取伸筋草对照药材7g，加水适量，用醋酸调节pH值至4~5，煎煮二次，每次1小时，放冷，滤过，滤液浓缩至约20ml，加氢氧化钠试液调节pH值至10~11，用三氯甲烷振摇提取3次，每次30ml，合并三氯甲烷液，蒸干，残渣加三氯甲烷1ml使溶解，作为对照药材溶液。照薄层色谱法(通则0502)试验，吸取上述两种溶液各20μl，分别点于同一硅胶G薄层板上，以三氯甲烷-甲醇-浓氨试液(10∶0.8∶0.2)为展开剂，展开，取出，晾干，喷以稀碘化铋钾试液。供试品色谱中，在与对照药材色谱相应的位置上，显相同颜色的斑点。

(2)取本品20ml，用乙醚振摇提取3次，每次20ml，合并乙醚液，蒸干，残渣加乙醚1ml使溶解，作为供试品溶液。另取薄荷脑对照品，加乙醚制成每1ml含1mg的溶液，作为对照品溶液。照薄层色谱法(通则0502)试验，吸取上述两种溶液各2μl，分别点于同一硅胶G薄层板上，以石油醚-甲苯-乙酸乙酯(7∶2∶1)为展开剂，展开，取出，晾干，喷以香草醛硫酸试液，在105℃加热至斑点显色清晰。供试品色谱中，在与对照品色谱相应的位置上，显相同颜色的斑点。

【检查】 **pH值** 应为4.5~6.5(通则0631)。

乙醇量 应为42％~52％(通则0711)。

其他 应符合涂膜剂项下有关的各项规定(通则0119)。

【含量测定】 照气相色谱法(通则0521)测定。

色谱条件与系统适用性试验 聚乙二醇20000(PEG-20M)毛细管柱(柱长为30m，内径为0.32mm，膜厚度为0.25μm)；柱温为120℃；分流进样，分流比为6∶1。理论板数按薄荷脑峰计算应不低于5000。

对照品溶液的制备 取薄荷脑对照品适量，精密称定，加乙酸乙酯制成每1ml含1mg的溶液，即得。

供试品溶液的制备 取本品20g，精密称定，置具塞锥形瓶中，加水10ml，混匀，加乙酸乙酯30ml，密塞，超声处理(功率300W，频率40kHz)30分钟，转移至分液漏斗中，分取乙酸乙酯层，水层用乙酸乙酯振摇提取3次(20ml、15ml、15ml)，合并乙酸乙酯液，转移至100ml量瓶中，加乙酸乙酯至刻度，摇匀，即得。

测定法 分别精密吸取对照品溶液与供试品溶液各1μl，注入气相色谱仪，测定，即得。

本品每1g含薄荷脑($C_{10}H_{20}O$)不得少于4.7mg。

【功能与主治】 舒筋活血，消肿止痛。用于风中经络、脉

络瘀滞所致的头面疼痛、口眼歪斜,或跌打损伤所致的局部肿痛;头面部神经痛、面神经麻痹、急慢性软组织损伤见上述证候者。

【用法与用量】 涂患处或有关穴位。一日 2～3 次。

【注意】 孕妇慎用;皮肤破损处不宜使用;偶有过敏性皮疹,停药后即可恢复。

【规格】 每瓶装 20ml

【贮藏】 密封,置阴凉处。

蒲元和胃胶囊

Puyuan Hewei Jiaonang

【处方】　延胡索 66g　　　　香附 43g
　　　　　　醋乳香 22g　　　　蒲公英 132g
　　　　　　枯矾 22g　　　　　甘草 65g

【制法】 以上六味,延胡索、醋乳香、枯矾粉碎成细粉;香附用水蒸气蒸馏提取挥发油,用倍他环糊精按 1∶10(V/W) 比例包结,干燥,粉碎,备用。蒸馏后的药液另器收集。药渣与蒲公英、甘草加水煎煮二次,每次 2 小时,合并煎液和上述药液,减压浓缩成相对密度为 1.20～1.25(55℃) 的清膏,加入上述细粉中,加淀粉适量,混匀,制成颗粒,70℃干燥,加入倍他环糊精包结物,混匀,装入胶囊,制成 1000 粒,即得。

【性状】 本品为硬胶囊,内容物为棕黄色至黄棕色的颗粒及粉末;气微香,味微苦。

【鉴别】 (1)取本品内容物 6g,加甲醇 50ml,超声处理 30 分钟,滤过,滤液加中性氧化铝(100～200 目)5g,振摇数分钟,滤过,滤液蒸干,残渣加水 20ml 使溶解,加浓氨试液调节 pH 值至 9～10,用乙醚振摇提取 3 次,每次 10ml,合并乙醚液,挥干,残渣加甲醇 2ml 使溶解,作为供试品溶液。另取延胡索对照药材 1g,加甲醇 50ml,超声处理 30 分钟,滤过,滤液蒸干,同法制成对照药材溶液。再取延胡索乙素对照品,加甲醇制成每 1ml 含 0.5mg 的溶液,作为对照品溶液。照薄层色谱法(通则 0502)试验,吸取上述三种溶液各 2～3μl,分别点于同一用 1%氢氧化钠溶液制备的硅胶 G 薄层板上,以甲苯-丙酮(9∶2)为展开剂,展开,取出,晾干,以碘蒸气熏至斑点显色清晰,取出,挥尽板上吸附的碘后,置紫外光灯(365nm)下检视。供试品色谱中,在与对照药材色谱和对照品色谱相应的位置上,显相同颜色的荧光斑点。

(2)取本品内容物 20g,加水 300ml,连接挥发油测定器,自测定器顶端加水到刻度并溢流入烧瓶中为止,再加入乙酸乙酯 2ml,加热回流 2 小时,放冷,取乙酸乙酯液作为供试品溶液。另取 α-香附酮对照品,加乙酸乙酯制成每 1ml 含 1mg 的溶液,作为对照品溶液。照薄层色谱法(通则 0502)试验,吸取上述两种溶液各 5μl,分别点于同一硅胶 G 薄层板上,以环己烷-乙酸乙酯(9∶1)为展开剂,展开,取出,晾干,喷以二

硝基苯肼试液,放置片刻,置日光下检视。供试品色谱中,在与对照品色谱相应的位置上,显相同颜色的斑点。

(3)取本品内容物 3g,加无水乙醇 20ml,超声处理 20 分钟,取上清液作为供试品溶液。另取乳香对照药材 1g,加无水乙醇 10ml,同法制成对照药材溶液。照薄层色谱法(通则 0502)试验,吸取供试品溶液 10μl、对照药材溶液 5μl,分别点于同一硅胶 G 薄层板上,以石油醚(30～60℃)为展开剂,在 4～10℃展开,取出,晾干,喷以 10% 香草醛硫酸溶液,在 105℃加热至斑点显色清晰。供试品色谱中,在与对照药材色谱相应的位置上,显相同颜色的斑点。

(4)取本品内容物 3g,加 50%甲醇 20ml,加热回流 30 分钟,滤过,滤液蒸干,残渣加甲醇 2ml 使溶解,作为供试品溶液。另取蒲公英对照药材 2g,同法制成对照药材溶液。照薄层色谱法(通则 0502)试验,吸取供试品溶液 5μl、对照药材溶液 3μl,分别点于同一硅胶 G 薄层板上,以乙酸丁酯-甲酸-水(14∶5∶5)的上层溶液为展开剂,展开,取出,晾干,置紫外光灯(365nm)下检视。供试品色谱中,在与对照药材色谱相应的位置上,显相同颜色的荧光斑点。

(5)取本品内容物 3g,加乙醇 30ml,加热回流 2 小时,冷却至室温,滤过,滤液蒸干,残渣加水 20ml 使溶解,用水饱和的正丁醇振摇提取 3 次,每次 20ml,合并正丁醇液,用正丁醇饱和的水 30ml 洗涤,弃去水液,正丁醇液蒸干,残渣加无水乙醇 2ml 使溶解,作为供试品溶液。另取甘草对照药材 1g,同法制成对照药材溶液。照薄层色谱法(通则 0502)试验,吸取上述供试品溶液 10μl、对照药材溶液 5μl,分别点于同一用 1%氢氧化钠溶液制备的硅胶 G 薄层板上,以乙酸乙酯-甲酸-冰醋酸-水(15∶1∶1∶2)为展开剂,展开,取出,晾干,喷以 10%硫酸乙醇溶液,在 105℃加热至斑点显色清晰。供试品色谱中,在与对照药材色谱相应的位置上,显相同颜色的斑点。

【检查】 应符合胶囊剂项下有关的各项规定(通则 0103)。

【含量测定】 延胡索　照高效液相色谱法(通则 0512)测定。

色谱条件与系统适用性试验　以十八烷基硅烷键合硅胶为填充剂;以乙腈-0.1%磷酸溶液(用三乙胺调节 pH 值至 6.0)(35∶65)为流动相;检测波长为 280nm。理论板数按延胡索乙素峰计算应不低于 3000。

对照品溶液的制备　取延胡索乙素对照品适量,精密称定,加甲醇制成每 1ml 含 40μg 的溶液,即得。

供试品溶液的制备　取装量差异项下的本品内容物,混匀,研细,取约 2.5g,精密称定,置具塞锥形瓶中,精密加入甲醇-浓氨试液(10∶1)的混合溶液 50ml,密塞,称定重量,加热回流 1 小时,放冷,再称定重量,用甲醇-浓氨试液(10∶1)的混合溶液补足减失的重量,摇匀,滤过,精密量取续滤液 25ml,加在中性氧化铝柱(100～200 目,5g,内径 1～1.5cm)上,用甲醇 20ml 洗脱,合并流出液和洗脱液,蒸干,残渣加甲

醇溶解并转移至 5ml 量瓶中,加甲醇至刻度,摇匀,滤过,取续滤液,即得。

测定法 分别精密吸取对照品溶液与供试品溶液各 $10\mu l$,注入液相色谱仪,测定,即得。

本品每粒含延胡索以延胡索乙素($C_{21}H_{25}NO_4$)计,不得少于 $30.0\mu g$。

甘草 照高效液相色谱法(通则 0512)测定。

色谱条件与系统适用性试验 以十八烷基硅烷键合硅胶为填充剂;以甲醇-0.1%磷酸溶液(62:38)为流动相;检测波长为 250nm。理论板数按甘草酸峰计算应不低于 5000。

对照品溶液的制备 取甘草酸铵对照品适量,精密称定,加 70%乙醇制成每 1ml 含 $40\mu g$ 的溶液,即得(甘草酸重量=甘草酸铵重量/1.0207)。

供试品溶液的制备 取装量差异项下的本品内容物,混匀,研细,取约 1.5g,精密称定,置具塞锥形瓶中,精密加入 70%乙醇 100ml,称定重量,超声处理(功率 250W,频率 40kHz)30 分钟,放冷,再称定重量,用 70%乙醇补足减失的重量,摇匀,滤过,取续滤液,即得。

测定法 分别精密吸取对照品溶液与供试品溶液各 $10\mu l$,注入液相色谱仪,测定,即得。

本品每粒含甘草以甘草酸($C_{42}H_{62}O_{16}$)计,不得少于 0.34mg。

【功能与主治】 行气和胃止痛。用于胃脘胀痛、嗳气反酸、烦躁易怒、胁胀;胃及十二指肠溃疡属气滞证者。

【用法与用量】 口服。饭后半小时服用,一次 4 粒,一日 3 次。疗程 6 周。

【规格】 每粒装 0.25g

【贮藏】 密封。

蒲地蓝消炎口服液

Pudilan Xiaoyan Koufuye

【处方】 蒲公英 500g　　　板蓝根 188g
苦地丁 125g　　　黄芩 188g

【制法】 以上四味,蒲公英、板蓝根、苦地丁加水煎煮二次,每次 1 小时,滤过,合并滤液,浓缩至相对密度为 1.13～1.15(60～70℃)的清膏,加乙醇使含醇量为 75%,放置 48 小时,滤过,滤液回收乙醇,加水至 500ml,放置 48 小时,滤过,滤液用 10%氢氧化钠溶液调节 pH 值至 6.5,备用。黄芩投入沸水中,煎煮二次,每次先煎煮 10 分钟,用 10%氢氧化钠溶液调节 pH 值至 6.5,再煎煮 1 小时,滤过,合并滤液,浓缩至相对密度为 1.08～1.11(60～70℃)的清膏,调节 pH 值至 6.5,加乙醇使含醇量达 50%,放置 24 小时,过滤,滤液回收乙醇,加一倍量的水,混匀,滤过,滤液于 80℃保温,用盐酸调节 pH 值至 1.5,保温 0.5 小时,放置 24 小时,滤过,沉淀物用 70%乙醇洗至中性,得黄芩苷粗品;加水 500ml,80℃保温,溶解,同时用 10%氢氧化钠溶液调节 pH 值至 6.5,与上述备用药液合并,加入 0.5%的甜菊糖苷,加水至 1000ml,分装,灭菌 30 分钟,即得。

【性状】 本品为棕红色至深棕色的液体;气微香,味甜、微苦。

【鉴别】 (1)取本品 10ml,用乙酸乙酯振摇提取 2 次,每次 20ml,合并乙酸乙酯液,回收溶剂至干,残渣加甲醇 1ml 使溶解,作为供试品溶液。另取咖啡酸对照品,加甲醇制成每 1ml 含 0.5mg 的溶液,作为对照品溶液。照薄层色谱法(通则 0502)试验,吸取上述两种溶液各 $6\mu l$,分别点于同一硅胶 G 薄层板上,以三氯甲烷-甲醇-甲酸(9:1:0.5)为展开剂,展开,取出,晾干,置紫外光灯(365nm)下检视。供试品色谱中,在与对照品色谱相应的位置上,显相同颜色的荧光斑点。

(2)取本品 20ml,加浓氨试液调节 pH 值至 10～11,用三氯甲烷振摇提取 3 次,每次 10ml,合并三氯甲烷液,用盐酸溶液(1→50)振摇提取 3 次,每次 10ml,合并盐酸溶液,用浓氨试液调节 pH 值至 10～11,用三氯甲烷振摇提取 3 次,每次 10ml,合并三氯甲烷液,回收溶剂至干,残渣加三氯甲烷 0.5ml 使溶解,作为供试品溶液。另取苦地丁对照药材 3g,加水 50ml,煎煮 30 分钟,放冷,滤过,滤液同法制成对照药材溶液。照薄层色谱法(通则 0502)试验,吸取上述两种溶液各 $10\mu l$,分别点于同一以 0.4%氢氧化钠溶液制备的硅胶 G 薄层板上,以正己烷-三氯甲烷-甲醇(6:2:0.5)为展开剂,展开,取出,晾干,喷以稀碘化铋钾溶液,置日光下检视。供试品色谱中,在与对照药材色谱相应的位置上,显相同颜色的斑点。

(3)取本品 20ml,用乙醚振摇提取 3 次,每次 20ml,合并乙醚液,回收溶剂至干,残渣加甲醇 0.5ml 使溶解,作为供试品溶液。另取(R,S)-告依春对照品,加甲醇制成每 1ml 含 0.5mg 的溶液,作为对照品的溶液。照薄层色谱法(通则 0502)试验,吸取上述两种溶液各 $5\mu l$,分别点于同一硅胶 GF_{254} 薄层板上,以石油醚(60～90℃)-乙酸乙酯(1:2)为展开剂,置氨蒸气饱和 15 分钟的层析缸内,展开,取出,晾干,置紫外光灯(254nm)下检视。供试品色谱中,在与对照品色谱相应的位置上,显相同颜色的斑点。

【检查】 **相对密度** 应不低于 1.02(通则 0601)。

pH 值 应为 5.0～7.0(通则 0631)。

其他 应符合合剂项下有关的各项规定(通则 0181)。

【含量测定】 **黄芩** 照高效液相色谱法测定(通则 0512)。

色谱条件与系统适应性试验 以十八烷基硅烷键合硅胶为填充剂;以甲醇-水-磷酸(44:56:0.2)为流动相;检测波长为 280nm。理论板数按黄芩苷峰计算应不低于 2500。

对照品溶液的制备 取黄芩苷对照品适量,精密称定,加甲醇制成每 1ml 含 $50\mu g$ 的溶液,即得。

供试品溶液的制备 精密量取本品 1ml,置 50ml 量瓶中,加甲醇至刻度,摇匀。精密量取 5ml,置 10ml 量瓶中,加甲醇至刻度,摇匀,即得。

测定法 分别精密吸取对照品溶液和供试品溶液各 10μl,注入液相色谱仪,测定,即得。

本品每 1ml 含黄芩以黄芩苷（$C_{21}H_{18}O_{11}$）计,不得少于 6.0mg。

蒲公英 照高效液相色谱法测定（通则 0512）。

色谱条件与系统适应性试验 以十八烷基硅烷键合硅胶为填充剂;以乙腈-0.2%磷酸溶液（22:78）为流动相;检测波长为 326nm。理论板数按菊苣酸峰计算应不低于 4000。

对照品溶液的制备 取菊苣酸对照品适量,精密称定,加甲醇制成每 1ml 含 12μg 的溶液,即得。

供试品溶液的制备 精密量取本品 1ml,置 20ml 量瓶中,加 70%乙醇至刻度,摇匀,即得。

测定法 分别精密吸取对照品溶液与供试品溶液各 10μl,注入液相色谱仪,测定,即得。

本品每 1ml 含蒲公英以菊苣酸（$C_{22}H_{18}O_{12}$）计,不得少于 0.12mg。

【功能与主治】 清热解毒,消肿利咽。用于疖肿、腮腺炎、咽炎、扁桃体炎。

【用法与用量】 口服。一次 10ml,一日 3 次,小儿酌减。如有沉淀,摇匀后服用。

【规格】 每支装 10ml

【贮藏】 密封。

蒲地蓝消炎胶囊

Pudilan Xiaoyan Jiaonang

【处方】 黄芩 271g　　　　蒲公英 722g
　　　　苦地丁 180g　　　　板蓝根 271g

【制法】 以上四味,取黄芩 150g 粉碎成细粉,过筛,备用。其余黄芩粉碎成最粗粉,加 60%乙醇回流提取三次,每次 3 小时,合并提取液,滤过;或其余黄芩加 60%乙醇提取二次,第一次 3 小时,第二次 2 小时,滤过,合并二次滤液;滤液减压回收乙醇,浓缩成稠膏。蒲公英、苦地丁加水煎煮二次,每次 1 小时,合并煎液,滤过。取板蓝根加水煮沸后温浸（80～90℃）二次,每次 1 小时,滤过,合并滤液,加入上述水煎液,浓缩成相对密度为 1.28～1.34（50℃）的稠膏;加入上述乙醇浓缩膏,60℃减压干燥,粉碎成细粉,加入黄芩细粉及淀粉适量,用乙醇制粒,60℃干燥;或加入上述醇提取浓缩膏、黄芩细粉,减压干燥,粉碎,混匀;装入胶囊,制成 1000 粒,即得。

【性状】 本品为硬胶囊,内容物为棕黄色至棕褐色的颗粒和粉末;气微,味苦。

【鉴别】 （1）取本品内容物,研细,置显微镜下观察:韧皮

纤维淡黄色,梭形,壁厚,孔沟细（黄芩）。

（2）取本品内容物 1g,研细,加水 50ml,加热回流 30 分钟,放冷,离心,取上清液,用稀盐酸调节 pH 值至 3～4,用乙酸乙酯振摇提取 2 次,每次 30ml,合并乙酸乙酯提取液,回收溶剂至干,残渣加甲醇 1ml 使溶解,作为供试品溶液。另取黄芩对照药材 1g,加水 50ml,煎煮 30 分钟,滤过,滤液用稀盐酸调节 pH 值至 3～4,自"用乙酸乙酯振摇提取 2 次"起,同法制成对照药材溶液。再取黄芩素对照品和汉黄芩素对照品,加甲醇制成每 1ml 各含 1mg 的混合溶液,作为对照品溶液。照薄层色谱法（通则 0502）试验,吸取上述三种溶液各 2μl,分别点于同一硅胶 G 薄层板上,以甲苯-甲酸乙酯-甲酸（10:4:1）为展开剂,展开,取出,晾干,喷以 5%三氯化铁乙醇溶液,置日光下检视。供试品色谱中,在与对照药材色谱和对照品色谱相应的位置上,显相同颜色的斑点。

（3）取本品内容物 2g,研细,加甲醇 20ml,超声处理 30 分钟,滤过,滤液回收溶剂至干,残渣加水 10ml 使溶解,用乙酸乙酯振摇提取 2 次,每次 10ml,合并乙酸乙酯液,回收溶剂至干,残渣加甲醇 1ml 使溶解,作为供试品溶液。另取蒲公英对照药材 1g,加水 50ml,煎煮 30 分钟,滤过,滤液自"用乙酸乙酯振摇提取 2 次"起,同法制成对照药材溶液。再取咖啡酸对照品,加甲醇制成每 1ml 含 0.5mg 的溶液,作为对照品溶液。照薄层色谱法（通则 0502）试验,吸取上述三种溶液各 2μl,分别点于同一硅胶 G 薄层板上,以二氯甲烷-甲醇-甲酸（9:1:0.5）为展开剂,置以展开剂预饱和 15 分钟的展开缸内,展开,取出,晾干,置紫外光灯（365nm）下检视。供试品色谱中,在与对照药材色谱和对照品色谱相应的位置上,显相同颜色的荧光斑点。

（4）取本品内容物 2g,研细,加浓氨试液 1ml 使湿润,加三氯甲烷 20ml,加热回流 2 小时,滤过,滤液回收溶剂至干,残渣加三氯甲烷 1ml 使溶解,作为供试品溶液。另取苦地丁对照药材 1g,同法制成对照药材溶液。照薄层色谱法（通则 0502）试验,吸取供试品溶液 8～15μl,对照药材溶液 5μl,分别点于同一硅胶 G 薄层板上,使成条带状,以环己烷-三氯甲烷-甲醇（7:2:1）为展开剂,置氨蒸气预饱和 15 分钟的展开缸内,展开,取出,晾干,喷以稀碘化铋钾试液,再置碘蒸气中熏 10 分钟,置日光下检视。供试品色谱中,在与对照药材色谱相应的位置上,显相同颜色的斑点。

（5）取本品内容物 8g,研细,加 10%甲醇 100ml,超声处理 45 分钟,放冷,滤过,滤液用乙酸乙酯振摇提取 2 次,每次 80ml,合并乙酸乙酯提取液,浓缩至 5ml,加在中性氧化铝柱（100～200 目,5g,柱内径为 1.5cm）上,用乙酸乙酯 80ml 洗脱,收集洗脱液,回收溶剂至近干,加乙酸乙酯约 0.5ml 使溶解,作为供试品溶液。另取（R,S）-告依春对照品,加甲醇制成每 1ml 含 0.5mg 的溶液,作为对照品溶液。照薄层色谱法（通则 0502）试验,吸取供试品溶液 10μl,对照品溶液 5μl,分别点于同一硅胶 GF$_{254}$ 薄层板上,使成条带状,以石油醚（60～90℃）-乙酸乙酯（1:2）为展开剂,置氨蒸气预饱和 15 分钟的

展开缸内,展开,取出,晾干,置紫外光灯(254nm)下检视。供试品色谱中,在与对照品色谱相应的位置上,显相同颜色的斑点。

【检查】 应符合胶囊剂项下有关的各项规定(通则0103)。

【含量测定】 黄芩　照高效液相色谱法(通则0512)测定。

色谱条件与系统适用性试验 以十八烷基硅烷键合硅胶为填充剂;以甲醇-0.4%磷酸溶液(40:60)为流动相;检测波长为280nm。理论板数按黄芩苷峰计算应不低于5000。

对照品溶液的制备 取黄芩苷对照品适量,精密称定,加80%甲醇制成每1ml含60μg的溶液,即得。

供试品溶液的制备 取装量差异项下的本品内容物,研细,取约0.5g,精密称定,置具塞锥形瓶中,精密加入80%甲醇100ml,密塞,称定重量,超声处理(功率380W,频率37kHz)45分钟,取出,放冷,再称定重量,用80%甲醇补足减失的重量,摇匀,滤过,精密量取续滤液2ml,置10ml量瓶中,加80%甲醇稀释至刻度,摇匀,即得。

测定法 分别精密吸取对照品溶液与供试品溶液各10μl,注入液相色谱仪,测定,即得。

本品每粒含黄芩以黄芩苷($C_{21}H_{18}O_{11}$)计,不得少于18.5mg。

蒲公英　照高效液相色谱法(通则0512)测定。

色谱条件与系统适用性试验 以十八烷基硅烷键合硅胶为填充剂;以乙腈为流动相A,0.2%磷酸溶液为流动相B,按下表中的规定进行梯度洗脱;检测波长为326nm。理论板数按菊苣酸峰计算应不低于5000。

时间(分钟)	流动相 A(%)	流动相 B(%)
0~25	22	78
25~35	22→50	78→50

对照品溶液的制备 取菊苣酸对照品适量,精密称定,加75%甲醇制成每1ml含40μg的溶液,即得。

供试品溶液的制备 取装量差异项下的本品内容物,研细,取约1g,精密称定,置具塞锥形瓶中,精密加入75%甲醇50ml,密塞,称定重量,超声处理(功率380W,频率37kHz)45分钟,取出,放冷,再称定重量,用75%甲醇补足减失的重量,摇匀,滤过,取续滤液,即得。

测定法 分别精密吸取对照品溶液与供试品溶液各5μl,注入液相色谱仪,测定,即得。

本品每粒含蒲公英以菊苣酸($C_{22}H_{18}O_{12}$)计,不得少于0.40mg。

【功能与主治】 清热解毒,消肿利咽。用于疖肿、腮腺炎、咽炎、扁桃体炎。

【用法与用量】 口服。一次3~5粒,一日4次。小儿酌减。

【规格】 每粒装0.4g

【贮藏】 密封,置阴凉干燥处。

槐　角　丸
Huaijiao Wan

【处方】

槐角(清炒)200g	地榆炭100g
黄芩100g	麸炒枳壳100g
当归100g	防风100g

【制法】 以上六味,粉碎成细粉,过筛,混匀。每100g粉末用炼蜜45~55g加适量的水泛丸,干燥,制成水蜜丸;或加炼蜜130~150g制成小蜜丸或大蜜丸,即得。

【性状】 本品为黑褐色至黑色的水蜜丸、小蜜丸或大蜜丸;味苦、涩。

【鉴别】 (1)取本品,置显微镜下观察:种皮栅状细胞1列,长100~190μm(槐角)。韧皮纤维细长,稍弯曲,壁稍厚,非木化(地榆炭)。韧皮纤维淡黄色,梭形,壁厚,孔沟细(黄芩)。油管含金黄色分泌物,直径约30μm(防风)。

(2)取本品水蜜丸1.5g,研碎;或取小蜜丸或大蜜丸2g,剪碎,加等量硅藻土,研匀。加石油醚(30~60℃)20ml,浸渍2小时,时时振摇,滤过,弃去石油醚液,药渣挥尽溶剂,加甲醇20ml超声处理30分钟,滤过,滤液回收溶剂至干。残渣加水0.5ml使溶解,通过聚酰胺柱(40目,2g,内径为0.8~1cm)上,用水50ml洗脱,弃去水液,再用乙醇50ml洗脱,收集洗脱液,回收溶剂至干,残渣加甲醇1ml使溶解,作为供试品溶液。另取芦丁对照品,加甲醇制成每1ml含1mg的溶液,作为对照品溶液。照薄层色谱法(通则0502)试验,吸取供试品溶液3μl、对照品溶液2μl,分别点于同一高效硅胶G薄层板[用磷酸盐缓冲液(pH7.0)浸板]上,以乙酸乙酯-甲酸-水(8:1:1)为展开剂,展开,取出,晾干,喷以10%三氯化铝乙醇溶液,加热至斑点显色清晰,置紫外光灯(365nm)下检视。供试品色谱中,在与对照品色谱相应的位置上,显相同颜色的荧光斑点。

(3)取本品水蜜丸5g,研碎,置圆底烧瓶中,加含10%盐酸的50%甲醇溶液40ml;或取小蜜丸或大蜜丸5g,剪碎,加含10%盐酸的50%甲醇溶液40ml分次研磨转移至圆底烧瓶中。加热回流2小时,放冷,滤过,滤液用乙醚振摇提取3次,每次15ml,合并乙醚液,挥干,残渣用10%乙醇10ml溶解,通过D101型大孔吸附树脂柱(内径为1.5cm,柱高为5cm,用水30ml预处理),收集流出液,回收溶剂至干,残渣加甲醇1ml使溶解,作为供试品溶液。另取地榆对照药材和槐角对照药材各2g,加含10%盐酸的50%甲醇溶液40ml,同法制成对照药材溶液。再取没食子酸对照品,加甲醇制成每1ml含0.5mg的溶液,作为对照品溶液。照薄层色谱法(通则0502)试验,吸取供试品溶液20μl、对照药材溶液和对照品溶液各 5μl，分别点于同一硅胶 G 薄层板上，以甲苯（用水饱和）-乙酸乙酯-甲酸（6：3：1）为展开剂，展开，取出，晾干，喷以 1％三氯化铁乙醇溶液，置日光下检视。供试品色谱中，在与对照品色谱和对照药材色谱相应的位置上，显相同颜色的斑点。

(4) 取本品水蜜丸 5g，研碎；或取小蜜丸或大蜜丸 9g，剪碎，加等量硅藻土，研匀。加甲醇 30ml，超声处理 20 分钟，滤过，滤液回收溶剂至干，残渣加水 10ml 使溶解，再加浓氨试液 3 滴，滤过，滤液加盐酸 3 滴，离心，弃去上清液，沉淀加甲醇 2ml 使溶解，滤过，滤液作为供试品溶液。另取黄芩苷对照品，加甲醇制成每 1ml 含 1mg 的溶液，作为对照品溶液。照薄层色谱法（通则 0502）试验，吸取供试品溶液 10μl、对照品溶液 5μl，分别点于同一高效硅胶 G 薄层板上，以二氯甲烷-甲苯-乙酸乙酯-甲醇-甲酸（6：6：4：4：4）为展开剂，取出，晾干，喷以 2％三氯化铁乙醇溶液，置日光下检视。供试品色谱中，在与对照品色谱相应的位置上，显相同颜色的斑点。

(5) 取本品水蜜丸 2.5g，研碎，置锥形瓶中，加乙醇 15ml；或取小蜜丸或大蜜丸 2.5g，置乳钵中，用乙醇 15ml 研磨，并转移至锥形瓶中，超声处理 15 分钟，滤过，滤液作为供试品溶液。另取当归对照药材 0.2g，同法制成对照药材溶液。照薄层色谱法（通则 0502）试验，吸取供试品溶液 10μl、对照药材溶液 2μl，分别点于同一硅胶 G 薄层板上，以环己烷-乙酸乙酯（9：1）为展开剂，展开，取出，晾干，置紫外光灯（365nm）下检视。供试品色谱中，在与对照药材色谱相应的位置上，显相同颜色的荧光斑点。

【检查】 应符合丸剂项下有关的各项规定（通则 0108）。

【含量测定】 照高效液相色谱法（通则 0512）测定。

色谱条件与系统适用性试验 以键合苯基多孔硅胶微球为填充剂；以 2％冰醋酸溶液为流动相 A，以甲醇-乙腈（2：1）混合溶液为流动相 B，流速每分钟 1.2ml；按下表中的规定进行梯度洗脱；槐角苷检测波长为 260nm，柚皮苷和黄芩苷检测波长为 280nm；柱温：50℃；理论板数按槐角苷峰计算应不低于 10000。

时间（分钟）	流动相 A（%）	流动相 B（%）
0~23	89	11
23~50	89→73	11→27
51~57	10	90

对照品溶液的制备 取槐角苷对照品、柚皮苷对照品和黄芩苷对照品适量，精密称定，加甲醇制成每 1ml 含槐角苷 40μg、柚皮苷 20μg 和黄芩苷 48μg 的混合溶液，即得。

供试品溶液的制备 取水蜜丸，研细；或取小蜜丸或重量差异项下的大蜜丸，剪碎，取约 0.25g，精密称定，置乳钵中，分别用 50％甲醇 40ml 分次研磨，转移至 50ml 量瓶中，超声处理（功率 250W，频率 33kHz）30 分钟，放冷，加 50％甲醇稀释至刻度，摇匀，滤过，取续滤液，即得。

测定法 分别精密吸取对照品溶液与供试品溶液各 5μl，注入液相色谱仪，测定，即得。

本品含槐角以槐角苷（$C_{21}H_{20}O_{10}$）计，水蜜丸每 1g 不得少于 6.6mg，小蜜丸每 1g 不得少于 4.1mg，大蜜丸每丸不得少于 37.0mg；含枳壳以柚皮苷（$C_{27}H_{32}O_{14}$）计，水蜜丸每 1g 不得少于 3.2mg，小蜜丸每 1g 不得少于 2.0mg，大蜜丸每丸不得少于 18.0mg；含黄芩以黄芩苷（$C_{21}H_{18}O_{11}$）计，水蜜丸每 1g 不得少于 7.3mg，小蜜丸每 1g 不得少于 4.5mg，大蜜丸每丸不得少于 40.5mg。

【功能与主治】 清肠疏风，凉血止血。用于血热所致的肠风便血、痔疮肿痛。

【用法与用量】 口服。水蜜丸一次 6g，小蜜丸一次 9g，大蜜丸一次 1 丸，一日 2 次。

【规格】 大蜜丸每丸重 9g

【贮藏】 密封。

感冒止咳颗粒

Ganmao Zhike Keli

【处方】 柴胡 100g 　　　山银花 75g
　　　　葛根 100g 　　　青蒿 75g
　　　　连翘 75g 　　　　黄芩 75g
　　　　桔梗 50g 　　　　苦杏仁 50g
　　　　薄荷脑 0.15g

【制法】 以上九味，除薄荷脑外，其余柴胡等八味，加水煎煮二次，每次 4 小时，煎液滤过，滤液合并，浓缩至适量，加入蔗糖和糊精，制成颗粒，干燥，薄荷脑加乙醇适量溶解后，喷入颗粒中，混匀，制成 1000g；或将浓缩液喷雾干燥成细粉，加糊精适量及薄荷脑（用倍他环糊精适量包结），混匀，干法制粒，制成 300g（无蔗糖），即得。

【性状】 本品为黄色至棕黄色颗粒；味甜、微苦，具清凉感，或味微苦，具清凉感（无蔗糖）。

【鉴别】 (1) 取本品 10g 或 3g（无蔗糖），研细，加水 100ml，加热回流 30 分钟，放冷，滤过，滤液用盐酸溶液（1→2）调节 pH 值至 2，用乙醚振摇提取 2 次，每次 30ml，合并乙醚提取液，挥干，残渣加乙醇 1ml 使溶解，作为供试品溶液。另取连翘对照药材 1g，加水 50ml，同法制成对照药材溶液。照薄层色谱法（通则 0502）试验，吸取供试品溶液 10μl、对照药材溶液 5μl，分别点于同一硅胶 G 薄层板上，以三氯甲烷-乙酸乙酯-甲醇（20：0.5：0.5）为展开剂，展开，取出，晾干，喷以 10％硫酸乙醇溶液，在 105℃加热至斑点显色清晰。供试品色谱中，在与对照药材色谱相应的位置上，显相同颜色的主斑点。

(2) 取本品 10g 或 3g（无蔗糖），研细，加甲醇 30ml，超声处理 10 分钟，滤过，滤液蒸干，残渣加甲醇 3ml 使溶解，作为供试品溶液。另取葛根素对照品,加甲醇制成每 1ml 含 1mg 的溶液,作为对照品溶液。照薄层色谱法(通则 0502)试验,吸取上述两种溶液各 2～4μl,分别点于同一硅胶 GF₂₅₄ 薄层板上,以三氯甲烷-甲醇(3:1)为展开剂,展开,取出,晾干,置紫外光灯(254nm)检视。供试品色谱中,在与对照品色谱相应的位置上,显相同颜色的斑点。

(3)取本品 10g 或 3g(无蔗糖),研细,加乙酸乙酯,超声处理 2 次,每次 5 分钟,每次 30ml,弃去乙酸乙酯液,残渣加 1mol/L 盐酸溶液 0.25ml,加乙酸乙酯,超声处理 2 次,每次 5 分钟,每次 20ml,合并乙酸乙酯液,蒸干,残渣加乙醇 1ml 使溶解,作为供试品溶液。另取绿原酸对照品,加甲醇制成每 1ml 含 1mg 的溶液,作为对照品溶液。照薄层色谱法(通则 0502)试验,吸取上述两种溶液各 1～2μl,分别点于同一聚酰胺薄膜上,使成条状,以甲苯-乙酸乙酯-甲酸-冰醋酸-水(1:15:1:1:2)的上层溶液为展开剂,展开,取出,晾干,置紫外光灯(365nm)下检视。供试品色谱中,在与对照品色谱相应位置上,显相同颜色的荧光条斑。

【检查】　应符合颗粒剂项下有关的各项规定(通则 0104)。

【含量测定】　照高效液相色谱法(通则 0512)测定。

色谱条件与系统适用性试验　以十八烷基硅烷键合硅胶为填充剂;以甲醇-水-磷酸(50:50:0.2)为流动相;检测波长为 280nm。理论板数按黄芩苷峰计算应不低于 3000。

对照品溶液的制备　取黄芩苷对照品适量,精密称定,加甲醇制成每 1ml 含 60μg 的溶液,即得。

供试品溶液的制备　取装量差异项下的本品,研细,取约 1g 或 0.3g(无蔗糖),精密称定,置具塞锥形瓶中,精密加入 70%乙醇 25ml,密塞,称定重量,超声处理(功率 480W,频率 40kHz)30 分钟,放冷,再称定重量,用 70%乙醇补足减失的重量,摇匀,滤过,精密量取续滤液 10ml,置 25ml 量瓶中,加 70%乙醇至刻度,摇匀,滤过,取续滤液,即得。

测定法　分别精密吸取对照品溶液与供试品溶液各 10μl,注入液相色谱仪,测定,即得。

本品每袋含黄芩以黄芩苷($C_{21}H_{18}O_{11}$)计,不得少于 20.0mg。

【功能与主治】　清热解表,止咳化痰。用于外感风热所致的感冒,症见发热恶风、头痛鼻塞、咽喉肿痛、咳嗽、周身不适。

【用法与用量】　开水冲服。一次 1 袋,一日 3 次。

【规格】　(1)每袋装 10g　(2)每袋装 3g(无蔗糖)

【贮藏】　密封,置干燥处。

感冒止咳糖浆
Ganmao Zhike Tangjiang

【处方】　柴胡 100g　　　　　　　山银花 75g
　　　　　葛根 100g　　　　　　　青蒿 75g
　　　　　连翘 75g　　　　　　　　黄芩 75g
　　　　　桔梗 50g　　　　　　　　苦杏仁 50g
　　　　　薄荷脑 0.15g

【制法】　以上九味,除薄荷脑用适量乙醇溶解外,其余柴胡等八味加水煎煮二次,每次 4 小时,煎液滤过,滤液合并,浓缩至适量,加入蔗糖 450g,煮沸溶解,滤过,放冷;加入薄荷脑乙醇溶液及苯甲酸 2.5g、羟苯乙酯 0.1g,加水至 1000ml,搅匀,即得。

【性状】　本品为深棕色的澄清液体;味甜、微苦,具清凉感。

【鉴别】　(1)取本品 10ml,加甲醇 10ml,振摇,滤过,滤液蒸干,残渣加甲醇 2ml 使溶解,离心,取上清液作为供试品溶液。另取葛根素对照品,加甲醇制成每 1ml 含 1mg 的溶液,作为对照品溶液。照薄层色谱法(通则 0502)试验,吸取供试品溶液 5～10μl、对照品溶液 1～3μl,分别点于同一硅胶 GF₂₅₄ 薄层板上,以三氯甲烷-甲醇(7:3)为展开剂,展开,取出,晾干,置紫外光灯(254nm)下检视。供试品色谱中,在与对照品色谱相应的位置上,显相同颜色的斑点。

(2)取本品 20ml,用乙酸乙酯振摇提取 2 次,每次 20ml,合并乙酸乙酯液,蒸干,残渣加甲醇 0.5ml 使溶解,作为供试品溶液。另取黄芩苷对照品,加甲醇制成每 1ml 含 1mg 的溶液,作为对照品溶液。照薄层色谱法(通则 0502)试验,吸取上述两种溶液各 3～6μl,分别点于同一硅胶 G 薄层板上,以乙酸乙酯-丁酮-甲酸-水(5:3:1:1)为展开剂,展开,取出,晾干,喷以 1%三氯化铁乙醇溶液。供试品色谱中,在与对照品色谱相应的位置上,显相同颜色的斑点。

(3)取本品 5ml,用水饱和的正丁醇 5ml 振摇提取,分取正丁醇液,用氨溶液(取浓氨试液 1ml 加水至 10ml)5ml 振摇提取,分取下层液,用稀盐酸溶液调节 pH 值至 3,再用乙酸乙酯 10ml 振摇提取,分取乙酸乙酯液,蒸干,残渣加甲醇 1ml 使溶解,作为供试品溶液。另取绿原酸对照品,加甲醇制成每 1ml 含 1mg 的溶液,作为对照品溶液。照薄层色谱法(通则 0502)试验,吸取上述两种溶液各 1μl,分别点于同一聚酰胺薄膜上,以醋酸为展开剂,展开,取出,晾干,置紫外光灯(365nm)下检视。供试品色谱中,在与对照品色谱相应的位置上,显相同颜色的荧光斑点。

【检查】　**相对密度**　应不低于 1.13(通则 0601)。

其他　应符合糖浆剂项下有关的各项规定(通则 0116)。

【含量测定】　照高效液相色谱法测定(通则 0512)。

色谱条件与系统适用性试验　以十八烷基硅烷键合硅胶为填充剂;以甲醇-水-磷酸(35:65:0.3)为流动相;检测波长为 280nm。理论板数按黄芩苷峰计算应不低于 3000。

对照品溶液的制备　取黄芩苷对照品适量,精密称定,加 50%甲醇制成每 1ml 含 15μg 的溶液,即得。

供试品溶液的制备　精密量取本品 1ml,置 50ml 量瓶中,加 50%甲醇至刻度,摇匀,滤过,取续滤液,即得。

测定法　分别精密吸取对照品溶液与供试品溶液各

10µl，注入液相色谱仪，测定，即得。

本品每 1ml 含黄芩以黄芩苷（$C_{21}H_{18}O_{11}$）计，不得少于 2.0mg。

【功能与主治】 清热解表，止咳化痰。用于外感风热所致的感冒，症见发热恶风、头痛鼻塞、咽喉肿痛、咳嗽、周身不适。

【用法与用量】 口服。一次 10ml，一日 3 次。

【贮藏】 密封，置阴凉处。

感冒退热颗粒
Ganmao Tuire Keli

【处方】 大青叶 435g　　　　板蓝根 435g
　　　　连翘 217g　　　　　　拳参 217g

【制法】 以上四味，加水煎煮二次，每次 1.5 小时，合并煎液，滤过，滤液浓缩至相对密度约为 1.08（90～95℃）的清膏，待冷至室温，加等量的乙醇使沉淀，静置，取上清液浓缩至相对密度为 1.20（60℃）的清膏，加等量的水，搅拌，静置 8 小时。取上清液浓缩成相对密度为 1.38～1.40（60℃）的稠膏，加蔗糖粉、糊精及乙醇适量，制成颗粒，干燥，制成1000g；或取上清液浓缩成相对密度为1.09～1.11（60℃）的清膏，加糊精、矫味剂适量，混匀，喷雾干燥，制成250g（无蔗糖），即得。

【性状】 本品为棕黄色的颗粒；味甜、微苦或味苦、微甜（无蔗糖）。

【鉴别】 （1）取本品 1 袋，加水 50ml 使溶解，滤过，滤液用乙醚振摇提取 2 次（40ml，30ml），合并乙醚液，浓缩至约 0.5ml，作为供试品溶液。另取靛玉红对照品，加乙醚制成每 1ml 含 0.05mg 的溶液，作为对照品溶液。照薄层色谱法（通则 0502）试验，吸取上述两种溶液各 15µl，分别点于同一硅胶 G 薄层板上，以甲苯-三氯甲烷-丙酮（5：4：1）为展开剂，展开，取出，晾干。供试品色谱中，在与对照品色谱相应的位置上，显相同颜色的斑点。

（2）取本品 5g 或 1.25g（无蔗糖），研细，加甲醇 25ml，冰浴中超声处理 20 分钟，滤过，滤液蒸干，残渣加甲醇 2ml 使溶解，作为供试品溶液。另取连翘苷对照品，加甲醇制成每 1ml 含 1mg 的溶液，作为对照品溶液。照薄层色谱法（通则 0502）试验，吸取上述两种溶液各 5～10µl，分别点于同一硅胶 G 薄层板上，以三氯甲烷-甲醇-甲酸（9：2：0.1）为展开剂，展开，取出，晾干，喷以 10％硫酸乙醇溶液，在 105℃加热至斑点显色清晰。供试品色谱中，在与对照品色谱相应的位置上，显相同颜色的斑点。

【检查】 应符合颗粒剂项下有关的各项规定（通则 0104）。

【含量测定】 照高效液相色谱法（通则 0512）测定。

色谱条件与系统适用性试验 以十八烷基硅烷键合硅胶

为填充剂；以乙腈-水（20：80）为流动相；检测波长为 277nm。理论板数按连翘苷峰计算应不低于 5000。

对照品溶液的制备 取连翘苷对照品适量，精密称定，加 50％甲醇制成每 1ml 含 20µg 的溶液，即得。

供试品溶液的制备 取装量差异项下的本品，研细，取 5g 或 1.25g（无蔗糖），精密称定，用甲醇加热回流 2 次，每次 25ml，每次 30 分钟，滤过，残渣及滤器用甲醇 15ml 分次洗涤，洗液与滤液合并，蒸干，残渣加稀乙醇 10ml 使溶解，加在中性氧化铝柱（100～200 目，3g，内径为 1cm）上，用稀乙醇 70ml 洗脱，收集洗脱液，蒸干，残渣用 50％甲醇溶解，转移至 25ml 量瓶中，加 50％甲醇至刻度，摇匀，滤过，取续滤液，即得。

测定法 分别精密吸取对照品溶液与供试品溶液各 20µl，注入液相色谱仪，测定，即得。

本品每袋含连翘以连翘苷（$C_{27}H_{34}O_{11}$）计，不得少于 1.2mg。

【功能与主治】 清热解毒，疏风解表。用于上呼吸道感染、急性扁桃体炎、咽喉炎属外感风热、热毒壅盛证，症见发热、咽喉肿痛。

【用法与用量】 开水冲服。一次 1～2 袋，一日 3 次。

【规格】 每袋装 （1）18g （2）4.5g（无蔗糖）

【贮藏】 密封。

感冒清热口服液
Ganmao Qingre Koufuye

【处方】 荆芥穗 250g　　　　薄荷 75g
　　　　防风 125g　　　　　　柴胡 125g
　　　　紫苏叶 75g　　　　　　葛根 125g
　　　　桔梗 75g　　　　　　　苦杏仁 100g
　　　　白芷 75g　　　　　　　苦地丁 250g
　　　　芦根 200g

【制法】 以上十一味，取荆芥穗、薄荷、紫苏叶提取挥发油，蒸馏后的水溶液另器收集；药渣与其余防风等八味加水煎煮二次，每次 1.5 小时，合并煎液，滤过，滤液与上述蒸馏后的水溶液合并，浓缩至相对密度为 1.18～1.20（70℃）的清膏，冷藏，滤过。加蔗糖 150g，搅拌使溶解。取上述挥发油加聚山梨酯80 10g，充分混匀，加入上述清膏，再加山梨酸钾 3g，加水至 1000ml，搅匀，离心，滤过，灌装，灭菌，即得。

【性状】 本品为棕褐色的液体；味苦、微甜。

【鉴别】 （1）取本品 40ml，加石油醚（30～60℃）30ml，振摇提取，分取石油醚层，挥至 0.5ml，作为供试品溶液。另取荆芥穗对照药材 1g，加石油醚（30～60℃）10ml，浸渍 1 小时，滤过，滤液挥至 0.5ml，作为对照药材溶液。照薄层色谱法（通则 0502）试验，吸取上述两种溶液各 10µl，分别点于同一硅胶 G 薄层板上,以正己烷-乙酸乙酯(17:3)为展开剂,展开,取出,晾干,置紫外光灯(365nm)下检视。供试品色谱中,在与对照药材色谱相应的位置上,显相同的一个蓝色荧光斑点。

(2)取本品 2ml,加聚酰胺 2g,研匀,加乙醇 20ml,搅匀,滤过,滤液蒸干,残渣加甲醇 1ml 使溶解,作为供试品溶液。另取葛根素对照品,加甲醇制成每 1ml 含 1mg 的溶液,作为对照品溶液。照薄层色谱法(通则 0502)试验,吸取上述两种溶液各 5μl,分别点于同一硅胶 G 薄层板上,以三氯甲烷-甲醇-水(7:2.5:0.25)为展开剂,展开,取出,晾干,置紫外光灯(365nm)下检视。供试品色谱中,在与对照品色谱相应的位置上,显相同颜色的荧光斑点。

(3)取本品 10ml,加浓氨试液调节 pH 值至 12,用三氯甲烷振摇提取 2 次,每次 25ml,合并三氯甲烷液,蒸干,残渣加三氯甲烷 1ml 使溶解,作为供试品溶液。另取苦地丁对照药材 1g,加水 50ml,超声处理 10 分钟,滤过,滤液加浓氨试液调节 pH 值至 12,同法制成对照药材溶液。照薄层色谱法(通则 0502)试验,吸取上述两种溶液各 10μl,分别点于同一硅胶 G 薄层板上,以甲苯-乙醚-二氯甲烷(10:5:14)为展开剂,展开,取出,晾干,喷以改良碘化铋钾试液。供试品色谱中,在与对照药材色谱相应的位置上,显相同颜色的斑点。

(4)取本品 10ml,用乙醚振摇提取 2 次,每次 15ml,弃去乙醚液,水液用水饱和的正丁醇振摇提取 2 次,每次 20ml,合并正丁醇液,加氨试液 40ml,摇匀,分取正丁醇液,蒸干,残渣加甲醇 1ml 使溶解,作为供试品溶液。另取防风对照药材 1g,加丙酮 20ml,超声处理 20 分钟,滤过,滤液蒸干,残渣加甲醇 1ml 使溶解,作为对照药材溶液。再取升麻素苷对照品和 5-O-甲基维斯阿米醇苷对照品,分别加甲醇制成每 1ml 含 1mg 的溶液,作为对照品溶液。照薄层色谱法(通则 0502)试验,吸取供试品溶液 8μl、对照药材溶液和对照品溶液各 2μl,分别点于同一硅胶 GF$_{254}$ 薄层板上,以三氯甲烷-甲醇(4:1)为展开剂,展开二次,取出,晾干,置紫外光灯(254nm)下检视。供试品色谱中,在与对照药材色谱和对照品色谱相应的位置上,显相同颜色的斑点。

【检查】 相对密度 应不低于 1.10(通则 0601)。

pH 值 应为 3.5~5.5(通则 0631)。

其他 应符合合剂项下有关的各项规定(通则 0181)。

【正丁醇提取物】 精密量取本品 25ml,用水饱和的正丁醇振摇提取 3 次(40ml,20ml,20ml),合并正丁醇液,置已干燥至恒重的蒸发皿中,蒸干,于 105℃干燥 4 小时,置干燥器中冷却 30 分钟,迅速精密称定重量。本品含正丁醇提取物不得少于 1.5%。

【含量测定】 照高效液相色谱法(通则 0512)测定。

色谱条件与系统适用性试验 以十八烷基硅烷键合硅胶为填充剂;以甲醇-水(24:76)为流动相;检测波长为 250nm。理论板数按葛根素峰计算应不低于 4000。

对照品溶液的制备 取葛根素对照品适量,精密称定,加

30%乙醇制成每 1ml 含 25μg 的溶液,即得。

供试品溶液的制备 取装量项下的本品,混匀,精密量取 1ml,置 100ml 量瓶中,加 30%乙醇适量,超声处理(功率 250W,频率 33kHz)10 分钟,放冷,再加 30%乙醇稀释至刻度,摇匀,滤过,取续滤液,即得。

测定法 分别精密吸取对照品溶液与供试品溶液各 20μl,注入液相色谱仪,测定,即得。

本品每 1ml 含葛根以葛根素(C$_{21}$H$_{20}$O$_9$)计,不得少于 1.5mg。

【功能与主治】 疏风散寒,解表清热。用于风寒感冒,头痛发热,恶寒身痛,鼻流清涕,咳嗽,咽干。

【用法与用量】 口服。一次 10ml,一日 2 次。

【规格】 每支装 10ml

【贮藏】 密封,置阴凉处。

感冒清热咀嚼片

Ganmao Qingre Jujuepian

【处方】

荆芥穗 750g	薄荷 225g
防风 375g	柴胡 375g
紫苏叶 225g	葛根 375g
桔梗 225g	苦杏仁 300g
白芷 225g	苦地丁 750g
芦根 600g	

【制法】 以上十一味,荆芥穗、薄荷、紫苏叶混合后加水浸泡 2 小时,水蒸气蒸馏 6 小时,提取挥发油,蒸馏后的水溶液另器收集,药渣备用;挥发油用倍他环糊精包合,冷藏过夜,滤过,包结物低温(40℃)干燥,粉碎成细粉。药渣与其余防风等八味加水煎煮二次,每次 1.5 小时,合并煎液,滤过,滤液与上述水溶液合并,浓缩至相对密度为 1.25~1.30(60℃)的稠膏,减压干燥,粉碎成细粉,和上述挥发油包合物细粉混合,加入阿司帕坦 37.5g 及甘露醇适量,混匀,制粒,干燥,压制成 1000 片,即得。

【性状】 本品为棕褐色至深褐色的异形片;具特异香气,味酸甜而微苦。

【鉴别】 (1)取本品 6 片,研细,加石油醚(30~60℃)30ml,超声处理 30 分钟,滤过,药渣备用,取滤液挥至 0.5ml,作为供试品溶液。另取荆芥穗对照药材 1g,加石油醚(30~60℃)15ml,超声处理 30 分钟,滤过,滤液加活性炭 0.2g,搅拌,滤过,滤液挥至 0.5ml,作为对照药材溶液。再取胡薄荷酮对照品,加乙酸乙酯制成每 1ml 含 0.5mg 的溶液,作为对照品溶液。照薄层色谱法(通则 0502)试验,吸取供试品溶液和对照药材溶液各 10μl、对照品溶液 5μl,分别点于同一硅胶 G 薄层板上,以正己烷-乙酸乙酯(17:3)为展开剂,展开,取出,晾干,喷以茴香醛硫酸乙醇溶液[茴香醛-硫酸-无水乙醇

（1∶1∶18）〕，热风吹至斑点显色清晰。供试品色谱中，在与对照药材色谱和对照品色谱相应的位置上，分别显相同颜色的斑点。

（2）取〔鉴别〕（1）项下的备用药渣挥干溶剂，加水 30ml，超声处理 15 分钟，用铺有少量棉花的漏斗滤过，滤液用水饱和的正丁醇振摇提取 2 次，每次 20ml，合并正丁醇液，加氨试液 40ml，振摇提取，分取正丁醇液，蒸干，残渣加甲醇 1ml 使溶解，滤过，滤液作为供试品溶液。另取荆芥穗对照药材 1g，加水 40ml，煎煮 1 小时，放冷，滤过，滤液用水饱和的正丁醇振摇提取 3 次（20ml，15ml，15ml），合并正丁醇液，蒸干，残渣加甲醇 1ml 使溶解，作为对照药材溶液。照薄层色谱法（通则 0502）试验，吸取上述两种溶液各 5µl，分别点于同一硅胶 G 薄层板上，以三氯甲烷-乙酸乙酯-甲醇-浓氨试液（8∶2∶4∶1）为展开剂，展开，取出，晾干，喷以 2％香草醛硫酸溶液，在 105℃加热至斑点显色清晰。供试品色谱中，在与对照药材色谱相应的位置上，显相同颜色的斑点。

（3）取白芷对照药材和防风对照药材各 1g，分别加水 40ml，煎煮 1 小时，放冷，滤过，滤液用乙酸乙酯振摇提取 3 次（20ml，15ml，15ml），合并乙酸乙酯液，蒸干，残渣加甲醇 1ml 使溶解，作为对照药材溶液。照薄层色谱法（通则 0502）试验，吸取〔鉴别〕（2）项下的供试品溶液及上述对照药材溶液各 5µl，分别点于同一硅胶 G 薄层板上，以三氯甲烷-甲醇（10∶1）为展开剂，展开，取出，晾干，置紫外光灯（254nm）下检视。供试品色谱中，在与对照药材色谱相应的位置上，显相同颜色的荧光斑点。

（4）取柴胡对照药材 0.5g，加水 50ml，煎煮 1 小时，放冷，滤过，滤液用水饱和的正丁醇振摇提取 2 次，每次 20ml，合并正丁醇液，蒸干，残渣加甲醇 1ml 使溶解，作为对照药材溶液。照薄层色谱法（通则 0502）试验，吸取〔鉴别〕（2）项下的供试品溶液 8µl 与上述对照药材溶液 4µl，分别点于同一硅胶 G 薄层板上，以三氯甲烷-甲醇-水（13∶7∶2）10℃以下放置的下层溶液为展开剂，展开，取出，晾干，喷以 1％对二甲氨基苯甲醛的 10％硫酸乙醇溶液，在 105℃加热至斑点显色清晰，分别置日光及紫外光灯（365nm）下检视。供试品色谱中，在与对照药材色谱相应的位置上，日光下显相同颜色的主斑点；紫外光下显相同的黄色荧光斑点。

（5）取葛根素对照品，加甲醇制成每 1ml 含 1mg 的溶液，作为对照品溶液。照薄层色谱法（通则 0502）试验，吸取〔鉴别〕（2）项下的供试品溶液及上述对照品溶液各 5µl，分别点于同一硅胶 G 薄层板上，以三氯甲烷-甲醇-水（28∶10∶1）为展开剂，展开，取出，晾干，置氨蒸气中熏数分钟，置紫外光灯（365nm）下检视。供试品色谱中，在与对照品色谱相应的位置上，显相同颜色的荧光斑点。

（6）取本品 4 片，研细，加 7％硫酸乙醇溶液-水（1∶3）混合液 20ml，加热回流 3 小时，放冷，用三氯甲烷振摇提取 2 次，每次 20ml，合并三氯甲烷液，加水 30ml 洗涤，弃去洗液，三氯甲烷液用无水硫酸钠脱水，滤过，滤液蒸干，残渣加甲醇

0.5ml 使溶解，滤过，滤液作为供试品溶液。另取桔梗对照药材 1g，同法制成对照药材溶液。照薄层色谱法（通则 0502）试验，吸取上述两种溶液各 5～10µl，分别点于同一硅胶 G 薄层板上，以三氯甲烷-乙醚（1∶1）为展开剂，展开，取出，晾干，喷以 10％硫酸乙醇溶液，在 105℃加热至斑点显色清晰。供试品色谱中，在与对照药材色谱相应的位置上，显相同颜色的斑点。

（7）取本品 20 片，研细，取 16g，加浓氨试液润湿，加三氯甲烷 20ml，冷浸过夜，滤过，滤液蒸干，残渣加三氯甲烷 1ml 使溶解，作为供试品溶液。另取苦地丁对照药材 0.5g，加浓氨试液润湿，加三氯甲烷 10ml，同法制成对照药材溶液。照薄层色谱法（通则 0502）试验，吸取上述两种溶液各 10µl，分别点于同一含 0.4％氢氧化钠的硅胶 G 薄层板上，以甲苯-乙醚-二氯甲烷（10∶5∶14）为展开剂，展开，取出，晾干，喷以改良碘化铋钾试液。供试品色谱中，在与对照药材色谱相应的位置上，显相同颜色的斑点。

【检查】　应符合片剂项下有关的各项规定（通则 0101）。

【含量测定】　照高效液相色谱法（通则 0512）测定。

色谱条件与系统适用性试验　以十八烷基硅烷键合硅胶为填充剂；以乙腈-水（11∶89）为流动相；检测波长为 250nm。理论板数按葛根素峰计算应不低于 4500。

对照品溶液的制备　取葛根素对照品适量，精密称定，加 30％乙醇制成每 1ml 含 50µg 的溶液，即得。

供试品溶液的制备　取重量差异项下的本品，研细，取约 0.3g，精密称定，置具塞锥形瓶中，精密加入 30％乙醇 25ml，密塞，称定重量，超声处理（功率 250W，频率 40kHz）30 分钟，放冷，再称定重量，用 30％乙醇补足减失的重量，摇匀，滤过，取续滤液，即得。

测定法　分别精密吸取对照品溶液与供试品溶液各 10µl，注入液相色谱仪，测定，即得。

本品每片含葛根以葛根素（$C_{21}H_{20}O_9$）计，不得少于 5.5mg。

【功能与主治】　疏风散寒、解表清热。用于风寒感冒，头痛发热，恶寒身痛，鼻流清涕，咳嗽咽干。

【用法与用量】　咀嚼溶化后吞服。一次 2 片，一日 2 次。

【规格】　每片重 1.5g

【贮藏】　密封。

感冒清热胶囊

Ganmao Qingre Jiaonang

【处方】

荆芥穗 500g	薄荷 150g
防风 250g	柴胡 250g
紫苏叶 150g	葛根 250g
桔梗 150g	苦杏仁 200g

白芷 150g   苦地丁 500g

芦根 400g

【制法】 以上十一味，取荆芥穗、薄荷、紫苏叶提取挥发油，蒸馏后的水溶液另器收集；药渣与其余防风等八味加水煎煮二次，合并煎液，滤过，滤液与上述水溶液合并，浓缩成稠膏，干燥，粉碎成细粉，过筛，加入上述荆芥穗等挥发油，混匀，装入胶囊，制成 1000 粒，即得。

【性状】 本品为硬胶囊，内容物为棕褐色的粉末；气香，味苦。

【鉴别】 (1) 取本品内容物 5g，加石油醚 (30～60℃) 40ml，超声处理 30 分钟，滤过，药渣备用，取滤液挥至 0.5ml，作为供试品溶液。另取荆芥穗对照药材 1g，加石油醚 (30～60℃) 15ml，超声处理 30 分钟，滤过，滤液加入约 0.2g 活性炭搅拌，滤过，滤液挥至 0.5ml，作为对照药材溶液。再取胡薄荷酮对照品，加乙酸乙酯制成每 1ml 含 0.5mg 的溶液，作为对照品溶液。照薄层色谱法 (通则 0502) 试验，吸取供试品溶液和对照药材溶液各 10μl、对照品溶液 5μl，分别点于同一硅胶 G 薄层板上，以正己烷-乙酸乙酯 (17∶3) 为展开剂，展开，取出，晾干，喷以茴香醛硫酸乙醇溶液 [茴香醛∶硫酸∶无水乙醇 (1∶1∶18)]，热风吹至斑点显色清晰。供试品色谱中，在与对照药材色谱和对照品色谱相应的位置上，显相同颜色的斑点。

(2) 取 [鉴别] (1) 项下的备用药渣，加水 30ml，超声处理 20 分钟，滤过，滤液用水饱和的正丁醇振摇提取 2 次，每次 20ml，离心 (转速为每分钟 3000 转) 5 分钟，合并正丁醇液，加氨试液 40ml，振摇，分取正丁醇液，蒸干，残渣加甲醇 1ml 使溶解，作为供试品溶液。另取荆芥穗对照药材 1g，加水 40ml，煎煮 1 小时，放冷，滤过，滤液用水饱和的正丁醇振摇提取 3 次 (20ml、15ml、15ml)，合并正丁醇液，蒸干，残渣加甲醇 1ml 使溶解，作为对照药材溶液。照薄层色谱法 (通则 0502) 试验，吸取上述两种溶液各 5μl，分别点于同一硅胶 G 薄层板上，以三氯甲烷-乙酸乙酯-甲醇-浓氨试液 (8∶2∶4∶1) 为展开剂，展开，取出，晾干，喷以 2% 香草醛硫酸溶液，在 105℃ 加热至斑点显色清晰。供试品色谱中，在与对照药材色谱相应的位置上，显相同颜色的斑点。

(3) 取白芷对照药材、防风对照药材各 1g，分别加水 40ml，煎煮 1 小时，放冷，滤过，滤液用乙酸乙酯振摇提取 3 次 (20ml、15ml、15ml)，合并乙酸乙酯液，蒸干，残渣加甲醇 1ml 使溶解，作为对照药材溶液。照薄层色谱法 (通则 0502) 试验，吸取 [鉴别] (2) 项下的供试品溶液及上述对照药材溶液各 5μl，分别点于同一硅胶 G 薄层板上，以三氯甲烷-甲醇 (10∶1) 为展开剂，展开，取出，晾干，置紫外光灯 (254nm) 下检视。供试品色谱中，在与对照药材色谱相应的位置上，显相同颜色的荧光斑点。

(4) 取柴胡对照药材 0.5g，加水 50ml，煎煮 1 小时，放冷，滤过，滤液用水饱和的正丁醇振摇提取 2 次，每次 20ml，合并正丁醇液，蒸干，残渣加甲醇 1ml 使溶解，作为对照药材溶液。

照薄层色谱法 (通则 0502) 试验，吸取 [鉴别] (2) 项下的供试品溶液 10μl 与上述对照药材溶液 4μl，分别点于同一硅胶 G 薄层板上，以三氯甲烷-甲醇-水 (13∶7∶2) 10℃ 以下放置的下层溶液为展开剂，展开，取出，晾干，喷以 1% 对二甲氨基苯甲醛的 10% 硫酸乙醇溶液，在 105℃ 加热至斑点显色清晰，分别置日光及紫外光灯 (365nm) 下检视。供试品色谱中，在与对照药材色谱相应的位置上，日光下显相同颜色的主斑点；紫外光下显相同的黄色荧光斑点。

(5) 取葛根素对照品，加甲醇制成每 1ml 含 1mg 的溶液，作为对照品溶液。照薄层色谱法 (通则 0502) 试验，吸取 [鉴别] (2) 项下的供试品溶液及上述对照品溶液各 5μl，分别点于同一硅胶 G 薄层板上，以三氯甲烷-甲醇-水 (28∶10∶1) 为展开剂，展开，取出，晾干，置氨蒸气中熏数分钟，置紫外光灯 (365nm) 下检视。供试品色谱中，在与对照品色谱相应的位置上，显相同颜色的荧光斑点。

(6) 取本品内容物 3g，研细，加 7% 硫酸乙醇溶液-水 (1∶3) 混合液 20ml，加热回流 3 小时，放冷，用三氯甲烷振摇提取 2 次，每次 20ml，合并三氯甲烷液，加水 30ml 洗涤，弃去洗液，三氯甲烷液用无水硫酸钠脱水，滤过，滤液蒸干，残渣加甲醇 0.5ml 使溶解，作为供试品溶液。另取桔梗对照药材 1g，同法制成对照药材溶液。照薄层色谱法 (通则 0502) 试验，吸取上述两种溶液各 5～10μl，分别点于同一硅胶 G 薄层板上，以三氯甲烷-乙醚 (1∶1) 为展开剂，展开，取出，晾干，喷以 10% 硫酸乙醇溶液，在 105℃ 加热至斑点显色清晰。供试品色谱中，在与对照药材色谱相应的位置上，显相同颜色的斑点。

(7) 取本品内容物 3g，加浓氨试液润湿，加三氯甲烷 20ml，冷浸过夜，滤过，滤液蒸干，残渣加三氯甲烷 1ml 使溶解，作为供试品溶液。另取苦地丁对照药材 0.5g，加浓氨试液润湿，加三氯甲烷 10ml，同法制成对照药材溶液。照薄层色谱法 (通则 0502) 试验，吸取上述两种溶液各 10μl，分别点于同一含 0.4% 氢氧化钠的硅胶 G 薄层板上，以甲苯-乙醚-二氯甲烷 (10∶5∶14) 为展开剂，展开，取出，晾干，喷以改良碘化铋钾试液。供试品色谱中，在与对照药材色谱相应的位置上，显相同颜色的斑点。

【检查】 应符合胶囊剂项下有关的各项规定 (通则 0103)。

【浸出物】 取本品内容物 3g，精密称定，照醇溶性浸出物测定法 (通则 2201) 项下的热浸法测定，用乙醇作溶剂，不得少于 11.0%。

【含量测定】 照高效液相色谱法 (通则 0512) 测定。

色谱条件与系统适用性试验 以十八烷基硅烷键合硅胶为填充剂；以乙腈-水 (11∶89) 为流动相；检测波长为 250nm。理论板数按葛根素峰计算应不低于 4500。

对照品溶液的制备 取葛根素对照品适量，精密称定，30% 乙醇制成每 1ml 含 16μg 的溶液，即得。

供试品溶液的制备 取装量差异项下的本品内容物，研细,取约 0.1g,精密称定,置具塞锥形瓶中,精密加入 30%乙醇 50ml,密塞,称定重量,超声处理(功率 250W,频率 33kHz)20 分钟,放冷,再称定重量,用 30%乙醇补足减失的重量,摇匀,滤过,取续滤液,即得。

测定法　分别精密吸取对照品溶液与供试品溶液各 10μl,注入液相色谱仪,测定,即得。

本品每粒含葛根以葛根素(C$_{21}$H$_{20}$O$_9$)计,不得少于 2.5mg。

【功能与主治】　疏风散寒,解表清热。用于风寒感冒,头痛发热,恶寒身痛,鼻流清涕,咳嗽咽干。

【用法与用量】　口服。一次 3 粒,一日 2 次。

【规格】　每粒装 0.45g

【贮藏】　密封,置阴凉干燥处。

感冒清热颗粒

Ganmao Qingre Keli

【处方】　荆芥穗 200g　　　薄荷 60g
　　　　　防风 100g　　　柴胡 100g
　　　　　紫苏叶 60g　　　葛根 100g
　　　　　桔梗 60g　　　　苦杏仁 80g
　　　　　白芷 60g　　　　苦地丁 200g
　　　　　芦根 160g

【制法】　以上十一味,取荆芥穗、薄荷、紫苏叶提取挥发油,蒸馏后的水溶液另器收集;药渣与其余防风等八味加水煎煮二次,合并煎液,滤过,滤液与上述水溶液合并。合并液浓缩成相对密度为 1.32~1.35(50℃)的清膏,取清膏,加蔗糖、糊精及乙醇适量,制成颗粒,干燥,加入上述挥发油,混匀,制成 1600g〔规格(1)〕;或加入辅料适量,混匀,干燥,加入上述挥发油,混匀,制成 800g〔规格(2)〕或 533g〔规格(3)〕(无蔗糖);或将合并液减压浓缩至相对密度为 1.08~1.10(55℃)的药液,喷雾干燥,制成干膏粉,取干膏粉,加乳糖适量,混合,加入上述挥发油,混匀,制成颗粒 400g〔规格(4)〕,即得(含乳糖)。

【性状】　本品为棕黄色的颗粒,味甜、微苦;或为棕褐色的颗粒,味微苦(无蔗糖或含乳糖)。

【鉴别】　(1)取本品 4 袋,置挥发油提取器中,连接挥发油提取器,加水 200ml,自提取器上端加乙酸乙酯 1ml,加热回流 2 小时,收集乙酸乙酯液,作为供试品溶液。另取荆芥穗对照药材 1g,同法制成对照药材溶液。再取胡薄荷酮对照品,加乙酸乙酯制成每 1ml 含 0.5mg 的溶液,作为对照品溶液。照薄层色谱法(通则 0502)试验,吸取供试品溶液和对照药材溶液各 10μl,对照品溶液 5μl,分别点于同一硅胶 G 薄层板上,以正己烷-乙酸乙酯(17:3)为展开剂,展开,取出,晾干,喷以茴香醛硫酸乙醇溶液〔茴香醛-硫酸-无水乙醇(1:

1:18)〕,热风吹至斑点显色清晰。供试品色谱中,在与对照药材色谱和对照品色谱相应的位置上,显相同颜色的斑点。

(2)取本品半袋,研细,加水 30ml 使溶解,用乙醚振摇提取 2 次,每次 15ml,弃去乙醚液,水液用水饱和的正丁醇振摇提取 2 次,每次 20ml,合并正丁醇液,加氨试液 40ml,振摇,分取正丁醇液,蒸干,残渣加甲醇 1ml 使溶解,作为供试品溶液。另取荆芥穗对照药材 1g,加水 40ml,煎煮 1 小时,放冷,滤过,滤液用水饱和的正丁醇振摇提取 3 次(20ml,15ml,15ml),合并正丁醇液,蒸干,残渣加甲醇 1ml 使溶解,作为对照药材溶液。照薄层色谱法(通则 0502)试验,吸取上述两种溶液各 5μl,分别点于同一硅胶 G 薄层板上,以三氯甲烷-乙酸乙酯-甲醇-浓氨试液(8:2:4:1)为展开剂,展开,取出,晾干,喷以 2%香草醛硫酸溶液,在 105℃加热至斑点显色清晰。供试品色谱中,在与对照药材色谱相应的位置上,显相同颜色的斑点。

(3)取白芷对照药材、防风对照药材各 1g,分别加水 40ml,煎煮 1 小时,放冷,滤过,滤液用乙酸乙酯振摇提取 3 次(20ml,15ml,15ml),合并乙酸乙酯液,蒸干,残渣加甲醇 1ml 使溶解,作为对照药材溶液。照薄层色谱法(通则 0502)试验,吸取〔鉴别〕(2)项下的供试品溶液及上述对照药材溶液各 5μl,分别点于同一硅胶 G 薄层板上,以三氯甲烷-甲醇(10:1)为展开剂,展开,取出,晾干,置紫外光灯(254nm)下检视。供试品色谱中,在与对照药材色谱相应的位置上,显相同颜色的荧光斑点。

(4)取柴胡对照药材 0.5g,加水 50ml,煎煮 1 小时,放冷,滤过,滤液用水饱和的正丁醇振摇提取 2 次,每次 20ml,合并正丁醇液,蒸干,残渣加甲醇 1ml 使溶解,作为对照药材溶液。照薄层色谱法(通则 0502)试验,吸取〔鉴别〕(2)项下的供试品溶液 8μl 与上述对照药材溶液 4μl,分别点于同一硅胶 G 薄层板上,以三氯甲烷-甲醇-水(13:7:2)10℃以下放置的下层溶液为展开剂,展开,取出,晾干,喷以 1%对二甲氨基苯甲醛的 10%硫酸乙醇溶液,在 105℃加热至斑点显色清晰,分别置日光及紫外光灯(365nm)下检视。供试品色谱中,在与对照药材色谱相应的位置上,日光下显相同颜色的主斑点:紫外光下显相同的黄色荧光斑点。

(5)取葛根素对照品,加甲醇制成每 1ml 含 1mg 的溶液,作为对照品溶液。照薄层色谱法(通则 0502)试验,吸取〔鉴别〕(2)项下的供试品溶液及上述对照品溶液各 5μl,分别点于同一硅胶 G 薄层板上,以三氯甲烷-甲醇-水(28:10:1)为展开剂,展开,取出,晾干,置氨蒸气中熏数分钟,置紫外光灯(365nm)下检视。供试品色谱中,在与对照品色谱相应的位置上,显相同颜色的荧光斑点。

(6)取本品半袋,研细,加 7%硫酸乙醇溶液-水(1:3)混合液 20ml,加热回流 3 小时,放冷,用三氯甲烷振摇提取 2 次,每次 20ml,合并三氯甲烷液,加水 30ml 洗涤,弃去洗液,三氯甲烷液用无水硫酸钠脱水,滤过,滤液蒸干,残渣加甲醇

0.5ml 使溶解,作为供试品溶液。另取桔梗对照药材 1g,同法制成对照药材溶液。照薄层色谱法(通则 0502)试验,吸取上述两种溶液各 5～10μl,分别点于同一硅胶 G 薄层板上,以三氯甲烷-乙醚(1∶1)为展开剂,展开,取出,晾干,喷以 10%硫酸乙醇溶液,在 105℃加热至斑点显色清晰。供试品色谱中,在与对照药材色谱相应的位置上,显相同颜色的斑点。

(7)取本品 1 袋,研细,加水 50ml 使溶解,加浓氨试液调节 pH 值至 12,用三氯甲烷振摇提取 2 次,每次 25ml,分取三氯甲烷层,蒸干,残渣加三氯甲烷 1ml 使溶解,作为供试品溶液。另取苦地丁对照药材 1g,加水 50ml,超声处理 10 分钟,滤过,滤液加浓氨试液调节 pH 值至 12,同法制成对照药材溶液。照薄层色谱法(通则 0502)试验,吸取上述两种溶液各 10μl,分别点于同一含 0.4%氢氧化钠的羧甲基纤维素钠溶液为黏合剂的硅胶 G 薄层板上,以甲苯-乙醚-二氯甲烷(10∶5∶14)为展开剂,展开,取出,晾干,喷以改良碘化铋钾试液。供试品色谱中,在与对照药材色谱相应的位置上,显相同颜色的斑点。

【检查】　水分　含乳糖颗粒应不得过 7.0%。

其他　应符合颗粒剂项下有关的各项规定(通则 0104)。

【含量测定】　照高效液相色谱法(通则 0512)测定。

色谱条件与系统适用性试验　以十八烷基硅烷键合硅胶为填充剂;以乙腈-水(11∶89)为流动相;检测波长为 250nm。理论板数按葛根素峰计算应不低于 4500。

对照品溶液的制备　取葛根素对照品适量,精密称定,加 30%乙醇制成每 1ml 含 16μg 的溶液,即得。

供试品溶液的制备　取装量差异项下的本品,研细,取约 0.8g〔规格(1)〕,或取约 0.4g〔规格(2)〕,或取约 0.27g〔规格(3)〕,或取约 0.2g〔规格(4)〕,精密称定,置具塞锥形瓶中,精密加入 30%乙醇 50ml,密塞,称定重量,超声处理(功率 250W,频率 33kHz)20 分钟,放冷,再称定重量,用 30%乙醇补足减失的重量,摇匀,滤过,取续滤液,即得。

测定法　分别精密吸取对照品溶液与供试品溶液各 10μl,注入液相色谱仪,测定,即得。

本品每袋含葛根以葛根素($C_{21}H_{20}O_9$)计,不得少于 10.0mg。

【功能与主治】　疏风散寒,解表清热。用于风寒感冒,头痛发热,恶寒身痛,鼻流清涕,咳嗽咽干。

【用法与用量】　开水冲服。一次 1 袋,一日 2 次。

【规格】　每袋装　(1)12g　(2)6g(无蔗糖)　(3)4g(无蔗糖)　(4)3g(含乳糖)

【贮藏】　密封。

感冒舒颗粒
Ganmaoshu Keli

【处方】

大青叶 278g		连翘 417g	
荆芥 167g		防风 167g	
薄荷 167g		牛蒡子 167g	
桔梗 167g		白芷 167g	
甘草 83g			

【制法】　以上九味,取连翘、荆芥、薄荷各 1/3 量提取挥发油,蒸馏后的水溶液另器收集;药渣与剩余部分及其余大青叶等六味加水煎煮二次,每次 1.5 小时,合并煎液,滤过,滤液浓缩至相对密度为 1.20～1.25(90℃)的清膏,加乙醇使含醇量达 60%,静置 24 小时,分取上清液,减压回收乙醇至无醇味,并继续浓缩至相对密度为 1.33(65℃)的稠膏,加蔗糖、糊精适量,混匀,制成颗粒,干燥,喷加挥发油,混匀,制成 1000g,即得。

【性状】　本品为浅棕色至棕色的颗粒;味甜而后酸、苦。

【鉴别】　(1)取本品 15g,研细,加水 50ml,搅拌使溶解,离心,取上清液,用水饱和的正丁醇振摇提取 3 次,每次 20ml,合并正丁醇提取液,用氨试液洗涤 2 次,每次 20ml,分取正丁醇液,水浴蒸干,残渣加甲醇 1ml 使溶解,作为供试品溶液。另取连翘对照药材 1g,加水 40ml,置水浴中加热回流 1 小时,取出,滤过,滤液置水浴上蒸干,残渣加乙醇 20ml,回流提取 30 分钟,滤过,滤液蒸干,残渣加甲醇 1ml 使溶解,作为对照药材溶液。照薄层色谱法(通则 0502)试验,吸取上述两种溶液各 5μl,分别点于同一硅胶 G 薄层板上,以三氯甲烷-甲醇(20∶1)为展开剂,展开,取出,晾干,喷以醋酐-硫酸(20∶1)溶液,在 105℃加热至斑点显色清晰。供试品色谱中,在与对照药材色谱相应的位置上,显相同颜色的斑点;置紫外光灯(365nm)下检视,显相同颜色的荧光斑点。

(2)取牛蒡子对照药材 1g,加乙醇 20ml,加热回流 1 小时,滤过,滤液蒸干,残渣加乙醇 2ml 使溶解,滤过,滤液作为对照药材溶液。照薄层色谱法(通则 0502)试验,吸取对照药材溶液及〔鉴别〕(1)项下的供试品溶液各 5μl,分别点于同一硅胶 G 薄层板上,以三氯甲烷-甲醇-水(40∶10∶1)为展开剂,展开,取出,晾干,喷以 10%硫酸乙醇溶液,在 105℃加热至斑点显色清晰。供试品色谱中,在与对照药材色谱相应的位置上,显相同颜色的斑点。

(3)取本品 15g,研细,加水 60ml 使溶解(必要时加热,放冷),滤过,取滤液加乙醚振摇提取 2 次,每次 40ml,合并乙醚液,挥干,残渣加三氯甲烷 0.5ml 使溶解,作为供试品溶液。另取靛玉红对照品,加三氯甲烷制成每 1ml 含 0.1mg 的溶液,作为对照品溶液。照薄层色谱法(通则 0502)试验,吸取上述两种溶液各 6μl,分别点于同一硅胶 G 薄层板上,以石油醚(30～60℃)-乙酸乙酯(7∶3)为展开剂,展开,取出,晾干。供试品色谱中,在与对照品色谱相应的位置上,显相同颜色的斑点。

【检查】　应符合颗粒剂项下有关的各项规定(通则 0104)。

【含量测定】　照高效液相色谱法(通则 0512)测定。

色谱条件与系统适用性试验　以十八烷基硅烷键合硅胶为填充剂;以乙腈-水(23∶77)为流动相;检测波长为 280nm。

理论板数按牛蒡苷峰计算应不低于 3000。

对照品溶液的制备　取牛蒡苷对照品适量,精密称定,加甲醇制成每 1ml 含 0.25mg 的溶液,即得。

供试品溶液的制备　取装量差异项下的本品适量,研细,取约 1.5g,精密称定,置具塞锥形瓶中,精密加入甲醇 25ml,密塞,称定重量,超声处理(功率 250W,频率 33kHz)20 分钟,放冷,再称定重量,用甲醇补足减失的重量,摇匀,滤过,取续滤液,即得。

测定法　分别精密吸取对照品溶液与供试品溶液各 10μl,注入液相色谱仪,测定,即得。

本品每袋含牛蒡子以牛蒡苷($C_{27}H_{34}O_{11}$)计,不得少于 30.0mg。

【功能与主治】　疏风清热,发表宣肺。用于风热感冒,头痛体困,发热恶寒,鼻塞流涕,咳嗽咽痛。

【用法与用量】　开水冲服。一次 1 袋,一日 3 次;病情较重者,首次可加倍。

【规格】　每袋装 15g

【贮藏】　密封。

暖 脐 膏
Nuanqi Gao

【处方】

当归 80g	白芷 80g
乌药 80g	小茴香 80g
八角茴香 80g	木香 40g
香附 80g	乳香 20g
母丁香 20g	没药 20g
肉桂 20g	沉香 20g
人工麝香 3g	

【制法】　以上十三味,乳香、母丁香、没药、肉桂、沉香粉碎成细粉,与人工麝香配研,过筛,混匀;其余当归等七味酌予碎断,与食用植物油 4800g 同置锅内炸枯,去渣,滤过,炼至滴水成珠;另取红丹 1500～2100g,加入油内搅匀,收膏,将膏浸泡于水中。取膏,用文火熔化,加入上述粉末,搅匀,分摊于布或纸上,即得。

【性状】　本品为摊于布或纸上的黑膏药。

【鉴别】　取本品,除去裱背,剪碎,取 3g,置锥形瓶中,加二氯甲烷 60ml,在 80℃水浴中加热回流 30 分钟,放冷,滤过,滤渣用二氯甲烷分次洗涤至滤液近无色,挥干溶剂,残渣用水合氯醛试液透化后,置显微镜下观察:具缘纹孔导管常碎断,纹孔密,可见内含淡黄色或黄棕色树脂状物(沉香)。石细胞类长方形或类圆形,壁一面菲薄(肉桂)。

【检查】　**软化点**　应为 55～70℃(通则 2102)。

其他　应符合膏药项下有关的各项规定(通则 0186)。

【功能与主治】　温里散寒,行气止痛。用于寒凝气滞,少

腹冷痛,脘腹痞满,大便溏泻。

【用法与用量】　外用,加温软化,贴于脐上。

【注意】　孕妇禁用。

【规格】　每张净重　(1)3g　(2)15g　(3)30g

【贮藏】　密闭,置阴凉干燥处。

催 汤 丸
Cuitang Wan

本品系藏族验方。

【处方】

藏木香膏 30g	藏木香 20g
悬钩子茎(去皮、心)90g	宽筋藤(去皮)50g
干姜 20g	诃子肉 36g
余甘子 40g	毛诃子(去核)20g
螃蟹甲 60g	

【制法】　以上九味,除藏木香膏外,其余藏木香等八味粉碎成粗粉,过筛,混匀,用藏木香膏与水制丸,干燥,即得。

【性状】　本品为灰黄色的浓缩水丸,表面粗糙,纤维碎末明显;气香,味苦、辛、微咸。

【鉴别】　(1)取本品,置显微镜下观察:纤维多碎断,壁厚,有裂纹,纹孔及孔沟不明显;薄壁细胞类圆形或类多角形,胞腔内含草酸钙砂晶、方晶及圆簇状结晶(悬钩子茎)。厚壁细胞类方形或类圆形,壁不均匀增厚,木化,层纹隐约可见,胞腔内含草酸钙方晶;非腺毛 1～2 细胞,直径 7～20μm,有的含黄色或棕黄色物(毛诃子)。淀粉粒单粒长卵形、广卵形或形状不规则,直径 25～32μm,脐点点状,位于较小端,层纹明显(干姜)。

(2)取本品 4g,研碎,加水 20ml,浸泡 10 分钟,加入正己烷-乙酸乙酯(1:1)的混合溶液 20ml,冷浸 3 小时,离心,取上清液,浓缩至 1ml,作为供试品溶液。另取藏木香对照药材 0.5g,同法制成对照药材溶液。照薄层色谱法(通则 0502)试验,吸取上述两种溶液各 2μl,分别点于同一硅胶 G 薄层板上,以石油醚(60～90℃)-乙酸乙酯(4:1)为展开剂,展开,取出,晾干,喷以 5% 香草醛硫酸溶液,加热至斑点显色清晰。供试品色谱中,在与对照药材色谱相应的位置上,显相同的两个紫色斑点。

(3)取本品 6g,研碎,加三氯甲烷 20ml,超声处理 30 分钟,滤过,滤液浓缩至 1ml,作为供试品溶液。另取悬钩子茎对照药材 2g,同法制成对照药材溶液。照薄层色谱法(通则 0502)试验,吸取上述两种溶液各 10μl,分别点于同一硅胶 G 薄层板上,以石油醚(60～90℃)-乙酸乙酯(4:1)为展开剂,展开,取出,晾干,置紫外光灯(365nm)下检视。供试品色谱中,在与对照药材色谱相应的位置上,显相同颜色的荧光斑点。

(4)取本品 5g,研细,加甲醇 10ml,超声处理 30 分钟,滤

过,滤液作为供试品溶液。另取宽筋藤对照药材 1g,同法制成对照药材溶液。照薄层色谱法(通则 0502)试验,吸取上述两种溶液各 10μl,分别点于同一硅胶 G 薄层板上,以甲苯-乙酸乙酯-甲酸(5:4:1)为展开剂,展开,取出,晾干,喷以 5% 磷钼酸乙醇溶液,在 105℃加热至斑点显色清晰。供试品色谱中,在与对照药材色谱相应的位置上,显相同颜色的斑点。

(5)取本品 3g,研细,加乙醇 10ml,加热回流 15 分钟,滤过,滤液作为供试品溶液。另取螃蟹甲对照药材 1g,同法制成对照药材溶液。照薄层色谱法(通则 0502)试验,吸取供试品溶液 5~10μl,对照药材溶液 5μl,分别点于同一硅胶 G 薄层板上,以三氯甲烷-甲醇-水(13:7:2)的下层溶液为展开剂,展开,取出,晾干,喷以 10% 硫酸乙醇溶液,在 105℃加热至斑点显色清晰。供试品色谱中,在与对照药材色谱相应的位置上,显相同颜色的斑点。

【检查】 水分 不得过 8.0%(通则 0832)。

其他 除溶散时限不检查外,其他应符合丸剂项下有关的各项规定(通则 0108)。

【功能与主治】 清热解表,止咳止痛。用于感冒初起,咳嗽头痛,关节酸痛;防治流行性感冒。

【用法与用量】 水煎服,用冷水约 400ml 浸泡 1~2 小时后,煎至约 300ml,趁热服汤。一次 1~2 丸,一日 3 次。

【注意】 肾病患者慎用。

【规格】 每丸重 4g

【贮藏】 密闭,防潮。

微达康口服液
Weidakang Koufuye

【处方】 刺五加 150g   黄芪 150g
陈皮 90g   熟地黄 180g
女贞子 150g   附子(制)45g
淫羊藿 150g

【制法】 以上七味,取刺五加粗粉,加 7 倍量的 75% 乙醇,连续回流提取 12 小时,滤过,滤液回收乙醇,浓缩成浸膏;其余黄芪等六味加水煎煮三次,第一次 4 小时,第二、三次各 2 小时,煎液合并,滤过,滤液静止 24 小时,取上清液减压浓缩至相对密度为 1.05~1.08(20℃测)的清膏,与上述刺五加浸膏合并。另取苯甲酸钠 2g,用少量水溶解,加入蜂蜜 550g 中,煮沸 20 分钟,趁热滤过,与上述清膏合并,放至室温,加乙醇使含醇量达 5%,加水调整总量至 1000ml,搅匀,滤过,灌封,即得。

【性状】 本品为深棕色的澄清液体;味甜,微苦。

【鉴别】 (1)取本品 3ml,加三氯甲烷 5ml 振摇提取,分取三氯甲烷液,作为供试品溶液。另取刺五加对照药材 0.5g,加乙醇 5ml,加热回流 10 分钟,放冷,滤过,滤液蒸干,

残渣加三氯甲烷 2ml 使溶解,作为对照药材溶液。照薄层色谱法(通则 0502)试验,吸取上述两种溶液各 10μl,分别点于同一硅胶 G 薄层板上,以环己烷-三氯甲烷-乙醇(4:12:1)为展开剂,展开,取出,晾干,置紫外光灯(365nm)下检视。供试品色谱中,在与对照药材色谱相应的位置上,显相同的蓝色荧光斑点。

(2)取本品 5ml,加三氯甲烷 30ml 振摇提取,弃去三氯甲烷液,水液用水饱和的正丁醇振摇提取 3 次,每次 20ml,合并正丁醇液,用氨试液洗涤 2 次,每次 50ml,分取正丁醇液,回收溶剂至干,残渣加甲醇 2ml 使溶解,作为供试品溶液。另取黄芪甲苷对照品,加甲醇制成每 1ml 含 0.5mg 的溶液,作为对照品溶液。照薄层色谱法(通则 0502)试验,吸取上述两种溶液各 5μl,分别点于同一硅胶 G 薄层板上,以三氯甲烷-甲醇-水(13:7:2)10℃以下放置的下层溶液为展开剂,展开,取出,晾干,喷以 10% 硫酸乙醇溶液,在 105℃加热至斑点显色清晰,置日光下检视。供试品色谱中,在与对照品色谱相应的位置上,显相同颜色的斑点。

(3)取本品 5ml,加 85% 乙醇 4ml,加三氯甲烷 5ml 振摇提取,分取三氯甲烷液,作为供试品溶液。另取淫羊藿苷对照品,加甲醇制成每 1ml 含 0.2mg 的溶液,作为对照品溶液。照薄层色谱法(通则 0502)试验,吸取上述两种溶液各 5μl,分别点于同一硅胶 G 薄层板上,以乙酸乙酯-甲醇-水(100:17:13)为展开剂,展开,取出,晾干,喷以 5% 三氯化铝乙醇溶液,略加热至干,置紫外光灯(365nm)下检视。供试品色谱中,在与对照品色谱相应的位置上,显相同颜色的荧光斑点。

(4)取本品 3ml,加水 10ml,用盐酸调节 pH 值至 2~3,用乙酸乙酯振摇提取 2 次,每次 30ml,合并乙酸乙酯液,回收溶剂至干,残渣加乙酸乙酯 1ml 使溶解,作为供试品溶液。另取女贞子对照药材 1g,加水 100ml,煎煮 30 分钟,滤过,滤液浓缩至 20ml,同法制成对照药材溶液。照薄层色谱法(通则 0502)试验,吸取上述两种溶液各 10μl,分别点于同一硅胶 G 薄层板上,以甲苯-乙酸乙酯-甲酸(5:3:0.3)为展开剂,展开,取出,晾干,喷以 5% 香草醛硫酸溶液,置日光下检视。供试品色谱中,在与对照药材色谱相应的位置上,显紫红色的斑点。

(5)取本品 3ml,加水 20ml,加石油醚(60~90℃)振摇提取二次,每次 20ml,弃去石油醚液,水液用乙酸乙酯振摇提取 2 次,每次 20ml,合并乙酸乙酯液,回收溶剂至干,残渣加甲醇 1ml 使溶解,作为供试品溶液。另取橙皮苷对照品,加甲醇制成饱和溶液,作为对照品溶液。照薄层色谱法(通则 0502)试验,吸取供试品溶液 10μl,对照品溶液 5μl,分别点于同一硅胶 G 薄层板上,以乙酸乙酯-甲醇-水(100:17:13)为展开剂,展开,展距约 5cm,取出,晾干,再以甲苯-乙酸乙酯-甲酸-水(20:10:1:1)的上层溶液为展开剂,展开,展距约 8cm,取出,晾干,喷以 5% 三氯化铝乙醇溶液,置紫外光灯(365nm)下检视。供试品色谱中,在与对照品色谱相应的位置上,显相同颜色的荧光斑点。

【检查】　相对密度　应为 1.17～1.19(通则 0601)。

pH 值　应为 3.5～5.0(通则 0631)。

其他　应符合合剂项下有关的各项规定(通则 0181)。

【含量测定】　照高效液相色谱法(通则 0512)测定。

色谱条件与系统适用性试验　以十八烷基硅烷键合硅胶为填充剂;以甲醇-水(20：80)为流动相;检测波长为 265nm;理论板数按紫丁香苷峰计算应不低于 2000。

对照品溶液的制备　取紫丁香苷对照品适量,精密称定,加甲醇制成每 1ml 含 20μg 的溶液,即得。

供试品溶液的制备　精密量取本品 5ml,置 25ml 量瓶中,加甲醇至刻度,摇匀,滤过,取滤液,即得。

测定法　分别精密吸取对照品溶液 5μl 与供试品溶液 10μl,注入液相色谱仪,测定,即得。

本品每支含刺五加以紫丁香苷($C_{17}H_{24}O_9$)计,不得少于 0.34mg。

【功能与主治】　扶正固本,补肾安神。用于肾虚所致体虚乏力、失眠多梦,食欲不振;肿瘤放疗、化疗引起的白细胞、血小板减少,免疫功能降低下见上述证候者。

【用法与用量】　口服。用于肿瘤放疗、化疗及射线损伤:一次 40ml,一日 3 次;一周后,一次 20ml,一日 3 次。用于微波损伤:一次 20ml,一日 2 次。

【规格】　每支装 10ml

【贮藏】　密闭,置阴凉处。

愈风宁心片

Yufeng Ningxin Pian

【处方】　葛根 1000g

【制法】　取葛根 150g,粉碎成细粉,剩余葛根,用 80%～90%乙醇加热回流三次,第一次 4 小时,第二次、第三次各 3 小时,滤过,合并滤液,回收乙醇,减压浓缩至相对密度为 1.40(50℃)的稠膏。取稠膏,与葛根细粉混匀,干燥,粉碎,制成颗粒,干燥,压制成 1000 片,包糖衣或薄膜衣,即得。

【性状】　本品为糖衣片或薄膜衣片,除去包衣后显棕褐色;味微苦、甜。

【鉴别】　取本品 2 片,除去包衣,研细,加乙酸乙酯 20ml,超声处理 20 分钟,滤过,滤液蒸干,残渣加甲醇 1ml 使溶解,作为供试品溶液。另取葛根素对照品,加甲醇制成每 1ml 含 1mg 的溶液,作为对照品溶液。照薄层色谱法(通则 0502)试验,吸取上述两种溶液各 2μl,分别点于同一硅胶 G 薄层板上,以三氯甲烷-甲醇-水(7：2.5：0.25)为展开剂,展开,取出,晾干,置紫外光灯(365nm)下检视。供试品色谱中,在与对照品色谱相应的位置上,显相同颜色的荧光斑点。

【检查】　应符合片剂项下有关的各项规定(通则 0101)。

【含量测定】　照高效液相色谱法(通则 0512)测定。

色谱条件与系统适用性试验　以十八烷基硅烷键合硅胶为填充剂;以甲醇-水(25：75)为流动相;检测波长为 250nm。理论板数按葛根素峰计算应不低于 2000。

对照品溶液的制备　取葛根素对照品适量,精密称定,加 30%乙醇制成每 1ml 含 80μg 的溶液,即得。

供试品溶液的制备　取本品 10 片,除去包衣,精密称定,研细,取 50mg,精密称定,置具塞锥形瓶中,精密加入 30%乙醇 50ml,密塞,称定重量,超声处理(功率 250W,频率 33kHz)20 分钟,放冷,再称定重量,用 30%乙醇补足减失的重量,摇匀,滤过,取续滤液,即得。

测定法　分别精密吸取对照品溶液与供试品溶液各 10μl,注入液相色谱仪,测定,即得。

本品每片含葛根以葛根素($C_{21}H_{20}O_9$)计,不得少于 13.0mg。

【功能与主治】　解痉止痛,增强脑及冠脉血流量。用于高血压头晕,头痛,颈项疼痛,冠心病,心绞痛,神经性头痛,早期突发性耳聋。

【用法与用量】　口服。一次 5 片,一日 3 次。

【规格】　薄膜衣片　每片重 0.25g

【贮藏】　密封。

愈风宁心胶囊

Yufeng Ningxin Jiaonang

【处方】　葛根 1250g

【制法】　取葛根 187.5g,粉碎成细粉,剩余葛根,用 80%～90%乙醇加热回流三次,第一次 4 小时,第二、三次各 3 小时,滤过,合并滤液,回收乙醇,减压浓缩至相对密度为 1.40(50℃)的稠膏;取稠膏与葛根细粉混匀,干燥,粉碎,过筛,装入胶囊,制成 1000 粒,即得。

【性状】　本品为硬胶囊,内容物为黄褐色至棕褐色的粉末;气微香,味微苦。

【鉴别】　取本品内容物 1g,加乙酸乙酯 20ml,超声处理 20 分钟,滤过,滤液蒸干,残渣加甲醇 1ml 使溶解,作为供试品溶液。另取葛根素对照品,加甲醇制成每 1ml 含 1mg 的溶液,作为对照品溶液。照薄层色谱法(通则 0502)试验,吸取上述两种溶液各 2μl,分别点于同一硅胶 G 薄层板上,以三氯甲烷-甲醇-水(7：2.5：0.25)为展开剂,展开,取出,晾干,置紫外光灯(365nm)下检视。供试品色谱中,在与对照品色谱相应的位置上,显相同颜色的荧光斑点。

【检查】　应符合胶囊剂项下有关的各项规定(通则 0103)。

【含量测定】　照高效液相色谱法(通则 0512)测定。

色谱条件与系统适用性试验　以十八烷基硅烷键合硅胶为填充剂;以甲醇-0.3%醋酸溶液(25：75)为流动相;检测波

长为 250nm。理论板数按葛根素峰计算应不低于 2000。

对照品溶液的制备　取葛根素对照品适量，精密称定，用 30％乙醇制成每 1ml 含 0.1mg 的溶液，即得。

供试品溶液的制备　取装量差异项下的本品内容物，研细，取 0.1g，精密称定，置 50ml 量瓶中，加 30％乙醇 40ml，超声处理（功率 250W，频率 33kHz）20 分钟，放冷，加 30％乙醇至刻度，摇匀，滤过，取续滤液，即得。

测定法　分别精密吸取对照品溶液与供试品溶液各 10μl，注入液相色谱仪，测定，即得。

本品每粒含葛根以葛根素（$C_{21}H_{20}O_9$）计，不得少于 20.0mg。

【功能与主治】　解痉止痛，增强脑及冠脉血流量。用于高血压头晕，头痛，颈项疼痛，冠心病，心绞痛，神经性头痛，早期突发性耳聋。

【用法与用量】　口服。一次 4 粒，一日 3 次。

【规格】　每粒装 0.4g

【贮藏】　密封。

腰痛丸
Yaotong Wan

【处方】

杜仲叶（盐炒）100g	盐补骨脂 75g
狗脊（制）75g	续断 75g
当归 100g	赤芍 40g
炒白术 75g	牛膝 75g
泽泻 50g	肉桂 25g
乳香（制）25g	土鳖虫（酒炒）40g

【制法】　以上十二味，粉碎成细粉，过筛，混匀。每 100g 粉末用炼蜜 15g 与适量的水制成水蜜丸，干燥，即得。

【性状】　本品为棕褐色至棕黑色的水蜜丸；气微香，味微苦、甘、辛。

【鉴别】　(1) 取本品，置显微镜下观察：橡胶丝多无色，条状或扭曲，直径 5～10μm，表面粗糙显颗粒性（杜仲叶）。种皮栅状细胞淡棕色或红棕色，表面观类多角形，壁稍厚，胞腔内含红棕色物（补骨脂）。草酸钙簇晶直径 7～41μm，存在于薄壁细胞中常排列成行或一个细胞中含有数个簇晶（赤芍）。体壁碎片黄色或棕红色，有圆形毛窝，直径 8～24μm，可见长短不一的刚毛（土鳖虫）。石细胞类圆形或长方形，直径 32～88μm，壁一面菲薄（肉桂）。

(2) 取本品 5g，研细，加甲醇 80ml，冷浸 30 分钟，超声处理 30 分钟，滤过，滤液蒸干，残渣加水 20ml 使溶解，加乙醚 40ml 振摇提取，弃去乙醚液，水层加水饱和的正丁醇振摇提取 3 次，每次 30ml，合并提取液，正丁醇液再用氨试液 40ml 洗涤 1 次，弃去氨液，再用正丁醇饱和的水洗涤 2 次，每次 40ml，弃去水液，正丁醇液蒸干，残渣加乙醇 2ml 使溶解，作

为供试品溶液。另取芍药苷对照品，加乙醇制成每 1ml 含 2mg 的溶液，作为对照品溶液。照薄层色谱法（通则 0502）试验，吸取上述两种溶液各 5μl，分别点于同一硅胶 G 薄层板上，以三氯甲烷-乙酸乙酯-甲醇-甲酸（40：5：10：0.2）为展开剂，展开，取出，晾干，喷以 5％香草醛硫酸溶液，加热至斑点显色清晰。供试品色谱中，在与对照品色谱相应的位置上，显相同颜色的斑点。

(3) 取续断对照药材 1g，同〔鉴别〕(2) 项下供试品溶液制备方法制成对照药材溶液。另取川续断皂苷Ⅵ对照品，加甲醇制成每 1ml 含 5mg 的溶液，作为对照品溶液。照薄层色谱法（通则 0502）试验，吸取〔鉴别〕(2) 项下的供试品溶液与上述对照药材溶液和对照品溶液各 5μl，分别点于同一硅胶 G 薄层板上，以三氯甲烷-甲醇-水（13：7：2）10℃ 以下放置的下层溶液为展开剂，展开，取出，晾干，喷以 5％磷钼酸乙醇溶液，120℃ 加热至斑点显色清晰。供试品色谱中，在与对照药材色谱和对照品色谱相应的位置上，显相同颜色的斑点。

(4) 取本品 1.5g，研细，加乙醇 20ml，冷浸 30 分钟，超声处理 10 分钟，滤过，滤液蒸干，残渣加乙醇 2ml 使溶解，作为供试品溶液。另取当归对照药材 0.5g，同法制成对照药材溶液。照薄层色谱法（通则 0502）试验，吸取上述两种溶液各 5μl，分别点于同一硅胶 G 薄层板上，以正己烷-乙酸乙酯（7：1）为展开剂，展开，取出，晾干，置紫外光灯（365nm）下检视。供试品色谱中，在与对照药材色谱相应的位置上，显相同颜色的荧光斑点。

【检查】　应符合丸剂项下有关的各项规定（通则 0108）。

【含量测定】　照高效液相色谱法（通则 0512）测定。

色谱条件与系统适用性试验　以十八烷基硅烷键合硅胶为填充剂；以甲醇-0.1mol/L 磷酸氢二钠溶液（用磷酸调节 pH 值至 7）（35：65）为流动相；柱温 35℃；检测波长为 246nm。理论板数按异补骨脂素峰计算应不低于 5000。

对照品溶液的制备　取补骨脂素对照品、异补骨脂素对照品适量，精密称定，加甲醇制成每 1ml 含补骨脂素 12μg、异补骨脂素 6μg 的混合溶液，即得。

供试品溶液的制备　取本品适量，研细，取约 0.5g，精密称定，置具塞锥形瓶中，精密加入甲醇 25ml，密塞，称定重量，冷浸 1 小时，加热回流 1 小时，放冷，再称定重量，用甲醇补足减失的重量，摇匀，滤过，取续滤液，即得。

测定法　分别精密吸取对照品溶液与供试品溶液各 10μl，注入液相色谱仪，测定，即得。

本品每 1g 含补骨脂以补骨脂素（$C_{11}H_6O_3$）和异补骨脂素（$C_{11}H_6O_3$）的总量计，不得少于 0.60mg。

【功能与主治】　补肾活血，强筋止痛。用于肾阳不足、瘀血阻络所致的腰痛及腰肌劳损。

【用法与用量】　用盐水送服。一次 9g，一日 2 次。

【注意】　孕妇禁用；阴虚火旺及实热者慎用。

【规格】　(1) 每 10 粒重 0.75g　(2) 每 10 粒重 1g

【贮藏】　密封。

腰 痛 片

Yaotong Pian

【处方】　杜仲叶(盐炒)108g　　　盐补骨脂 81g
　　　　　续断 81g　　　　　　　当归 108g
　　　　　炒白术 81g　　　　　　牛膝 81g
　　　　　肉桂 27g　　　　　　　乳香(制)27g
　　　　　狗脊(制)81g　　　　　赤芍 43g
　　　　　泽泻 54g　　　　　　　土鳖虫(酒炒)43g

【制法】　以上十二味,取泽泻、赤芍、肉桂与当归 43g,续断 27g,粉碎成细粉,过筛,混匀。剩余的当归粉碎成粗粉,用 60%乙醇作溶剂,进行渗漉,乳香用 90%乙醇作溶剂,进行渗漉,分别收集渗漉液,回收乙醇,浓缩成稠膏,混匀;将剩余的续断与其余杜仲叶(盐炒)等七味加水煎煮二次,每次 2 小时,滤过,合并滤液,浓缩成稠膏。上述稠膏与粉末混匀,加入淀粉适量,混匀,制粒,干燥,压制成 1000 片,包薄膜衣或糖衣,即得。

【性状】　本品为薄膜衣片或糖衣片,除去包衣后显褐色;气微香,味苦。

【鉴别】　(1)取本品,置显微镜下观察:草酸钙簇晶直径 7～41μm,存在于薄壁细胞中,常排列成行或一个细胞中含有数个簇晶(赤芍)。石细胞类圆形或长方形,直径 32～88μm,壁一面菲薄(肉桂)。

(2)取本品 15 片,除去包衣,研细,加甲醇 80ml,冷浸 30 分钟,超声处理 30 分钟,滤过,滤液蒸干,残渣加水 20ml 使溶解,加乙醚 40ml 振摇提取,弃去乙醚液,水层加水饱和的正丁醇振摇提取 3 次,每次 30ml,合并提取液,用正丁醇饱和的水洗涤 2 次,每次 40ml,弃去洗涤液,正丁醇液再用氨试液 40ml 洗涤,弃去洗液,正丁醇液蒸干,残渣加乙醇 2ml 使溶解,作为供试品溶液。另取续断对照药材 1g,同法制成对照药材溶液。再取川续断皂苷Ⅵ对照品,加甲醇制成每 1ml 含 5mg 的溶液,作为对照品溶液。照薄层色谱法(通则 0502)试验,吸取上述三种溶液各 5μl,分别点于同一硅胶 G 薄层板上,以三氯甲烷-甲醇-水(13:7:2)10℃以下放置的下层溶液为展开剂,展开,取出,晾干,喷以 5%磷钼酸乙醇溶液,在 120℃加热至斑点显色清晰。供试品色谱中,在与对照药材色谱和对照品色谱相应的位置上,显相同颜色的斑点。

(3)取本品 5 片,除去包衣,研细,加乙醇 20ml,冷浸 30 分钟,超声处理 10 分钟,滤过,滤液蒸干,残渣加乙醇 2ml 使溶解,作为供试品溶液。另取当归对照药材 0.5g,同法制成对照药材溶液。照薄层色谱法(通则 0502)试验,吸取上述两种溶液各 5μl,分别点于同一硅胶 G 薄层板上,以正己烷-乙酸乙酯(7:1)为展开剂,展开,取出,晾干,置紫外光灯(365nm)下检视。供试品色谱中,在与对照药材色谱相应的位置上,显相同颜色的荧光斑点。

(4)取芍药苷对照品,加乙醇制成每 1ml 含 2mg 的溶液,作为对照品溶液。照薄层色谱法(通则 0502)试验,吸取〔鉴别〕(2)项下的供试品溶液和上述对照品溶液各 5μl,分别点于同一硅胶 G 薄层板上,以三氯甲烷-乙酸乙酯-甲醇-甲酸(40:5:10:0.2)为展开剂,展开,取出,晾干,喷以 5%香草醛硫酸溶液,加热至斑点显色清晰。供试品色谱中,在与对照品色谱相应的位置上,显相同颜色的斑点。

【检查】　应符合片剂项下有关的各项规定(通则 0101)。

【含量测定】　照高效液相色谱法(通则 0512)测定。

色谱条件与系统适用性试验　以十八烷基硅烷键合硅胶为填充剂;以甲醇-0.1mol/L 磷酸氢二钠溶液(用磷酸调节 pH 值至 7)(35:65)为流动相;柱温 35℃;检测波长为 246nm。理论板数按异补骨脂素峰计算应不低于 5000。

对照品溶液的制备　取补骨脂素对照品、异补骨脂素对照品适量,精密称定,加甲醇制成每 1ml 含补骨脂素 12μg、异补骨脂素 6μg 的混合溶液,即得。

供试品溶液的制备　取本品 20 片,除去包衣,精密称定,研细,取 1g,精密称定,置具塞锥形瓶中,精密加入甲醇 50ml,密塞,称定重量,冷浸 1 小时,超声处理(功率 400W,频率 50kHz)45 分钟,取出,放冷,再称定重量,用甲醇补足减失的重量,摇匀,滤过,取续滤液,即得。

测定法　分别精密吸取对照品溶液与供试品溶液各 10μl,注入液相色谱仪,测定,即得。

本品每片含补骨脂以补骨脂素($C_{11}H_6O_3$)和异补骨脂素($C_{11}H_6O_3$)的总量计,不得少于 0.10mg。

【功能与主治】　补肾活血,强筋止痛。用于肾阳不足、瘀血阻络所致的腰痛及腰肌劳损。

【用法与用量】　用盐水送服。一次 6 片,一日 3 次。

【注意】　孕妇禁用;阴虚火旺及有实热者慎用。

【规格】　(1)薄膜衣片　每片重 0.35g
(2)糖衣片(片心重 0.35g)

【贮藏】　密封。

腰痛宁胶囊

Yaotongning Jiaonang

【处方】　马钱子粉(调制)120g　　　土鳖虫 21g
　　　　　川牛膝 21g　　　　　　　甘草 21g
　　　　　麻黄 21g　　　　　　　　乳香(醋制)21g
　　　　　没药(醋制)21g　　　　　全蝎 21g
　　　　　僵蚕(麸炒)21g　　　　　麸炒苍术 21g

【制法】　以上十味,除马钱子粉(调制)外,其余土鳖虫等九味粉碎成细分,与马钱子粉(调制)配研,过筛,混匀,装胶囊,即得。

【性状】　本品为硬胶囊,内容物为黄棕色至黄褐色的粉末;气微香,味微苦。

【鉴别】 (1)取本品,置显微镜下观察:不规则团块无色或淡黄色,表面及周围扩散出众多小颗粒,久置溶化(乳香)。不规则碎块淡黄色,半透明,渗出油滴(没药)。单细胞非腺毛,多碎断,形似纤维,基部膨大似石细胞(马钱子粉)。气孔特异,保卫细胞侧面似电话听筒状(麻黄)。体壁碎片淡黄色至黄色,有网状纹理及圆形毛窝,有时可见棕褐色刚毛(全蝎)。纤维束周围薄壁细胞含草酸钙方晶,形成晶纤维(甘草)。体壁碎片无色,表面有极细的菌丝体(僵蚕)。体壁碎片黄色或棕红色,有圆形毛窝,直径 8~24μm,有的具长短不一的刚毛(土鳖虫)。

(2)取本品内容物 1g,加三氯甲烷 10ml,浓氨试液 0.5ml,超声处理 15 分钟,滤过,滤液作为供试品溶液。另取马钱子碱对照品及士的宁对照品,分别加三氯甲烷制成每 1ml 含 0.1mg 及 0.4mg 的溶液,作为对照品溶液。照薄层色谱法(通则 0502)试验,吸取上述三种溶液各 4~10μl,分别点于同一硅胶 G 薄层板上,以甲苯-丙酮-乙醇-浓氨试液(8∶6∶0.5∶2)的上层溶液为展开剂,展开,取出,晾干,喷以稀碘化铋钾试液。供试品色谱中,在与对照品色谱相应的位置上,显相同颜色的斑点。

(3)取本品内容物 15g,置 500ml 圆底烧瓶中,加水 300ml,连接挥发油提取器,自测定器顶端加水至刻度,并溢流入瓶中为止,再加入正己烷 1ml,微沸提取 2 小时,放冷,分取正己烷液,作为供试品溶液,水溶液备用。另取苍术对照药材 0.5g,加正己烷 2ml,超声处理 15 分钟,滤过,滤液作为对照药材溶液。照薄层色谱法(通则 0502)试验,吸取上述供试品溶液 10μl,对照药材溶液 5μl,分别点于同一硅胶 G 薄层板上,以石油醚(60~90℃)-乙酸乙酯(10∶0.1)为展开剂,展开,取出,晾干,喷以 5%对二甲氨基苯甲醛的 10%硫酸乙醇溶液,在 105℃加热至斑点清晰。供试品色谱中,在与对照药材色谱相应的位置上,显相同颜色的主斑点。

(4)取〔鉴别〕(3)项下的备用水溶液,滤过,滤液浓缩至约 80ml,滤过,残渣用水洗涤 2 次,每次 10ml,与滤液合并,加乙醚提取 3 次,每次 30ml,弃去乙醚液,水溶液再用三氯甲烷振摇提取 4 次,每次 30ml,合并三氯甲烷液,蒸干,残渣加三氯甲烷 1ml 使溶解,作为供试品溶液。另取川牛膝对照药材 1g,加水 100ml,加热回流 1 小时,滤过,滤液自"加乙醚提取 3 次"起,同供试品溶液制备方法制成对照药材溶液。照薄层色谱法(通则 0502)试验,吸取上述两种溶液各 5μl,分别点于同一硅胶 G 薄层板上,以正己烷-三氯甲烷-丙酮(8∶4∶1)为展开剂,展开,取出,晾干,置紫外光灯(365nm)下检视。供试品色谱中,在与对照药材色谱相应的位置上,显相同颜色的荧光斑点。

(5)取本品内容物 4.5g,加 10%乙醇 50ml,加 1mol/L 盐酸溶液 10ml,加热回流 1 小时,滤过,滤液中加盐酸 2.3ml,加热回流 2 小时,放冷,滤过,滤液加三氯甲烷振摇提取 3 次,每次 10ml,合并三氯甲烷提取液,用 5%碳酸钠溶液振摇提取 3

次,每次 10ml,合并碳酸钠溶液,用乙醚提取 3 次,每次 5ml,弃去乙醚液,水液加盐酸调节 pH 值至 1~2,用三氯甲烷振摇提取 3 次,每次 10ml,合并三氯甲烷液,蒸干,残渣加无水乙醇 1ml 使溶解,作为供试品溶液。另取甘草对照药材 0.2g,同法制成对照药材溶液。照薄层色谱法(通则 0502)试验,吸取上述两种溶液各 10μl,分别点样于同一高效硅胶 G 薄层板上,以石油醚(30~60℃)-正己烷-乙酸乙酯-冰醋酸(5∶15∶7∶0.5)为展开剂,展开,取出,晾干,喷以 5%香草醛的 10%硫酸乙醇溶液,在 105℃加热至斑点显色清晰。供试品色谱中,在与对照药材色谱相应的位置上,显相同颜色的主斑点。

【检查】 应符合胶囊剂项下有关的各项规定(通则 0103)。

【指纹图谱】 照高效液相色谱法(通则 0512)测定。

色谱条件与系统适用性试验 以十八烷基硅烷键合硅胶为填充剂;以乙腈为流动相 A,以含 0.2%甲酸和 0.2%三乙胺的水溶液为流动相 B,按下表中的规定进行梯度洗脱;柱温为 25℃;检测波长为 254nm。理论板数按士的宁峰计算应不低于 6000。

时间(分钟)	流动相 A(%)	流动相 B(%)
0~20	8→18	92→82
20~50	18→98	82→2
50~60	98	2

参照物溶液的制备 取士的宁对照品适量,加三氯甲烷制成每 1ml 含 0.5mg 的溶液。精密量取上述对照品溶液 2ml,置 10ml 量瓶中,用甲醇稀释至刻度,摇匀,滤过,取续滤液,即得(每 1ml 中含士的宁 0.1mg)。

供试品溶液的制备 取装量差异项下的本品内容物,混匀,取 2.0g,精密称定,置 50ml 具塞锥形瓶中,精密加入甲醇 25ml,再加入浓盐酸 0.63ml,密塞,摇匀,称定重量,超声处理(功率 450W,频率 40kHz)45 分钟,取出,放冷,再称定重量,用甲醇补足减失的重量,摇匀,滤过,取续滤液,即得。

测定法 分别精密吸取参照物溶液与供试品溶液各 10μl,注入液相色谱仪,记录 60 分钟的色谱图,测定,即得。

按中药色谱指纹图谱相似度评价系统计算,供试品指纹图谱与对照指纹图谱的相似度不得低于 0.87。

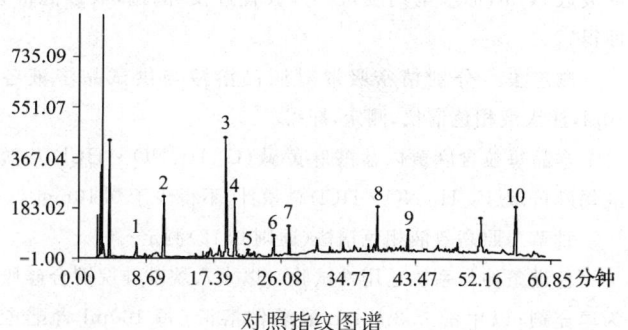

对照指纹图谱

【含量测定】 马钱子粉 照高效液相色谱法(通则 0512)测定。

色谱条件与系统适用性试验 以十八烷基硅烷键合硅胶为填充剂;以乙腈-0.01mol/L 庚烷磺酸钠与 0.02mol/L 磷酸二氢钾等量混合溶液(用 10% 磷酸调节 pH 值至 2.8)(21:79)为流动相;检测波长为 260nm。理论板数按士的宁峰计算应不低于 4000。

对照品溶液的制备 分别取士的宁对照品、马钱子碱对照品适量,精密称定,加三氯甲烷制成每 1ml 分别含 0.5mg、0.25mg 的溶液。分别精密量取上述两种对照品溶液各 2ml,置同一 10ml 量瓶中,用甲醇稀释至刻度,摇匀,即得混合对照品溶液(每 1ml 中含士的宁 100μg 和马钱子碱 50μg)。

供试品溶液的制备 取装量差异项下的本品内容物,研细,取 1g,精密称定,置具塞锥形瓶中,精密加入三氯甲烷 20ml、氢氧化钠试液 1ml,密塞,摇匀,称定重量,放置 30 分钟,加热回流 1 小时,放冷,再称定重量,用三氯甲烷补足减失的重量,摇匀,滤过,精密量取续滤液 2ml,置 5ml 的量瓶中,用甲醇稀释至刻度,摇匀,滤过,取续滤液,即得。

测定法 分别精密吸取对照品溶液与供试品溶液各 10μl,注入液相色谱仪,测定,即得。

本品每粒含马钱子粉以士的宁($C_{21}H_{22}N_2O_2$)计,应为 1.15~1.40mg;以马钱子碱($C_{23}H_{26}N_2O_4$)计,应为 0.55~0.90mg。

麻黄 照高效液相色谱法(通则 0512)测定。

色谱条件与系统适用性试验 以十八烷基硅烷键合硅胶为填充剂;以乙腈-0.02mol/L 磷酸二氢钾溶液(含 0.2% 三乙胺,用磷酸调节 pH 值至 2.7)(3:97)为流动相;检测波长为 210nm。理论板数按盐酸麻黄碱峰计算应不低于 5000。

对照品溶液的制备 分别取盐酸麻黄碱和盐酸伪麻黄碱对照品适量,精密称定,加 0.025mol/L 盐酸溶液制成每 1ml 含盐酸麻黄碱 25μg 和盐酸伪麻黄碱 15μg 的溶液,即得。

供试品溶液的制备 取装量差异项下的本品内容物适量,研细,取 5g,精密称定,置1000ml 蒸馏瓶中,加入氯化钠 7g,加蒸馏水 30ml,再加 20% 氢氧化钠溶液 100ml,混匀,蒸馏,用预先盛 0.5mol/L 盐酸溶液 4ml 的 100ml 量瓶收集蒸馏液近 95ml,加水至刻度,摇匀,放置过夜,滤过,取续滤液,即得。

测定法 分别精密吸取对照品溶液与供试品溶液各 10μl,注入液相色谱仪,测定,即得。

本品每粒含麻黄以盐酸麻黄碱($C_{10}H_{15}NO \cdot HCl$)及盐酸伪麻黄碱($C_{10}H_{15}NO \cdot HCl$)总量计,不得少于 0.10mg。

甘草 照高效液相色谱法(通则 0512)测定。

色谱条件与系统适用性试验 以十八烷基硅烷键合硅胶为填充剂;以甲醇-0.2mol/L 醋酸铵溶液(每 100ml 含醋酸 1ml)(60:40)为流动相;检测波长为 250nm。理论板数按甘草酸铵峰计算应不低于 3000。

对照品溶液的制备 取甘草酸铵对照品适量,精密称定,加甲醇制成每 1ml 含 85μg 的溶液,即得(相当于每 1ml 含甘草酸 83.26μg)。

供试品溶液的制备 取装量差异项下的本品内容物,研细,取约 2g,精密称定,置具塞锥形瓶中,加入三氯甲烷 25ml,密塞,超声处理(功率 250W,频率 40kHz)30 分钟,放至室温,滤过,弃去滤液挥干,将滤纸与药渣放回具塞锥形瓶中,精密加入流动相 25ml,密塞,称定重量,超声处理(功率 250W,频率 40kHz)30 分钟,放冷,再称定重量,用流动相补足减失的重量,摇匀,滤过,取续滤液,即得。

测定法 分别精密吸取对照品溶液与供试品溶液各 10μl,注入液相色谱仪,测定,即得。

本品每粒含甘草以甘草酸($C_{42}H_{62}O_{16}$)计,不得少于 0.30mg。

【功能与主治】 消肿止痛,疏散寒邪,温经通络。用于寒湿瘀阻经络所致的腰椎间盘突出症、坐骨神经痛、腰肌劳损、腰肌纤维炎、风湿性关节痛,症见腰腿痛、关节痛及肢体活动受限者。

【用法与用量】 黄酒兑少量温开水送服。一次 4~6 粒,一日 1 次。睡前半小时服或遵医嘱。

【注意】 孕妇及儿童禁用;心脏病、高血压及脾胃虚寒者慎用;不可过量久服。

【规格】 每粒装 0.3g

【贮藏】 密封。

附:马钱子粉(调制)质量标准

马钱子粉(调制)

〔制法〕 取制马钱子,粉碎成细粉,照〔含量测定〕项下的方法测定士的宁含量后,加适量淀粉,使含量符合规定,混匀,即得。

〔性状〕 本品为黄褐色粉末;气微香,味极苦。

〔鉴别〕 取本品粉末 0.5g,加三氯甲烷-乙醇(10:1)混合溶液 5ml 与浓氨试液 0.5ml,密塞,振摇 5 分钟,放置 2 小时,滤过,滤液作为供试品溶液。另取士的宁对照品、马钱子碱对照品,加三氯甲烷制成每 1ml 各含 2mg 的混合溶液,作为对照品溶液。照薄层色谱法(通则 0502)试验,吸取上述两种溶液各 10μl,分别点于同一硅胶 G 薄层板上,以甲苯-丙酮-乙醇-浓氨试液(4:5:0.6:0.4)为展开剂,展开,取出,晾干,喷以稀碘化铋钾试液。供试品色谱中,在与对照品色谱相应的位置上,显相同颜色的斑点。

〔检查〕 **水分** 照水分测定法(通则 0832 第二法)测定,不得过 14.0%。

〔含量测定〕 照高效液相色谱法(通则 0512)测定。

色谱条件与系统适用性试验 以十八烷基硅烷键合硅胶为填充剂;以乙腈-0.01mol/L 庚烷磺酸钠与 0.02mol/L 磷酸二氢钾等量混合溶液(用 10% 磷酸调节 pH 值至 2.8)(21:79)为流动相;检测波长为 260nm。理论板数按士的宁峰计算应不低于5000。

对照品溶液的制备　分别取士的宁对照品、马钱子碱对照品适量，精密称定，分别加三氯甲烷制成每1ml含0.6mg及0.5mg的溶液，摇匀。分别精密量取2ml，置同一10ml量瓶中，用甲醇稀释至刻度，摇匀，即得（每1ml中含士的宁0.12mg、马钱子碱0.1mg）。

供试品溶液的制备　取本品粉末约0.5g，精密称定，置具塞锥形瓶中，加氢氧化钠试液3ml，混匀，放置30分钟，精密加入三氯甲烷20ml，密塞，称定重量，置水浴中回流提取2小时，放冷，再称定重量，用三氯甲烷补足减失的重量，摇匀，分取三氯甲烷提取液，用铺有少量无水硫酸钠的滤纸滤过，弃去初滤液，精密量取续滤液3ml，置10ml量瓶中，加甲醇至刻度，摇匀，即得。

测定法　分别精密吸取对照品溶液与供试品溶液各10μl，注入液相色谱仪，测定，即得。

本品按干燥品计算，含士的宁（$C_{21}H_{22}N_2O_2$）应为1.09%～1.15%。

〔**性味与归经**〕　苦、温；有大毒。归肝、脾经。

〔**功能与主治**〕　通络止痛，散结消肿。

〔**用法**〕　入腰痛宁胶囊用。

〔**贮藏**〕　密闭保存，置干燥处。

腰痹通胶囊

Yaobitong Jiaonang

【**处方**】　三七335g　　　　　川芎445g

　　　　　　延胡索445g　　　　白芍445g

　　　　　　牛膝445g　　　　　狗脊335g

　　　　　　熟大黄335g　　　　独活335g

【**制法**】　以上八味，取三七半量粉碎成细粉；剩余三七与延胡索、川芎、独活粉碎成粗粉，用75%乙醇作溶剂渗漉，渗漉液回收乙醇并浓缩成清膏；其余白芍等四味加水浸透后煎煮，滤过，滤液浓缩至适量，加入乙醇使含醇量达60%，静置，滤过，滤液回收乙醇并浓缩至适量，加入乙醇使含醇量达80%，静置，滤过，滤液回收乙醇并浓缩成清膏，将上述清膏合并，加入三七细粉和适量的糊精，喷雾干燥，加入适量糊精，混匀，制成颗粒，装入胶囊，制成1000粒，即得。

【**性状**】　本品为硬胶囊，内容物为棕黄色至棕褐色的颗粒；气香，味辛、微苦。

【**鉴别**】　(1)取本品内容物2g，研细，加甲醇50ml，加热回流提取1小时，滤过，滤液蒸干，残渣加水20ml使溶解，用水饱和的正丁醇振摇提取2次，每次20ml，合并正丁醇提取液，用正丁醇饱和的水洗涤2次，每次20ml，分取正丁醇液，蒸干，残渣加甲醇2ml使溶解，作为供试品溶液。另取三七对照药材0.5g，同法制成对照药材溶液。

再取三七皂苷R_1对照品，加甲醇制成每1ml含0.5mg的溶液，作为对照品溶液。照薄层色谱法（通则0502）试验，吸取上述三种溶液各5μl，分别点于同一硅胶G薄层板上，以三氯甲烷-乙酸乙酯-甲醇-水（15∶40∶22∶10）10℃以下放置分层的下层溶液为展开剂，展开，取出，晾干，喷以10%硫酸乙醇溶液，在105℃加热至斑点显色清晰。供试品色谱中，在与对照药材色谱和对照品色谱相应的位置上，显相同颜色的斑点；置紫外光灯（365nm）下检视，显相同颜色的荧光斑点。

(2)取本品内容物2g，研细，加甲醇20ml，超声处理10分钟，滤过，滤液蒸干，残渣加水10ml使溶解，用浓氨试液调节pH值至9～10，用乙醚振摇提取2次，每次20ml，合并乙醚液，挥干，残渣加甲醇1ml使溶解，作为供试品溶液。另取延胡索对照药材1g，同法制成对照药材溶液。再取延胡索乙素对照品，加甲醇制成每1ml含1mg的溶液，作为对照品溶液。照薄层色谱法（通则0502）试验，吸取上述三种溶液各3μl，分别点于同一用1%氢氧化钠溶液制备的硅胶G薄层板上，以环己烷-三氯甲烷-甲醇（10∶4∶1）为展开剂，展开，取出，晾干，用碘蒸气熏至斑点显色清晰。供试品色谱中，在与对照药材色谱和对照品色谱相应的位置上，显相同颜色的斑点；挥尽板上吸附的碘后，置紫外光灯（365nm）下检视，显相同颜色的荧光斑点。

(3)取本品内容物2g，研细，加乙醚20ml，加热回流1小时，滤过，滤液蒸干，残渣加乙酸乙酯2ml使溶解，作为供试品溶液。另取川芎对照药材0.5g，同法制成对照药材溶液。照薄层色谱法（通则0502）试验，吸取上述两种溶液各2μl，分别点于同一硅胶G薄层板上，以环己烷-乙酸乙酯（9∶1）为展开剂，展开，取出，晾干，置紫外光灯（365nm）下检视。供试品色谱中，在与对照药材色谱相应的位置上，显相同颜色的荧光斑点。

(4)取本品内容物2g，研细，加甲醇10ml，超声处理5分钟，取上清液，作为供试品溶液。另取白芍对照药材0.5g，加甲醇10ml，超声处理5分钟，滤过，滤液蒸干，残渣加甲醇1ml使溶解，作为对照药材溶液。再取芍药苷对照品，加甲醇制成每1ml含1mg的溶液，作为对照品溶液。照薄层色谱法（通则0502）试验，吸取上述三种溶液各5μl，分别点于同一硅胶G薄层板上，以三氯甲烷-乙酸乙酯-甲醇-甲酸（40∶5∶10∶0.2）为展开剂，展开，取出，晾干，喷以5%香草醛硫酸溶液，在105℃加热至斑点显色清晰。供试品色谱中，在与对照药材色谱和对照品色谱相应的位置上，显相同颜色的斑点。

(5)取本品内容物2g，研细，加甲醇20ml，浸渍1小时，滤过，取滤液10ml，蒸干，残渣加水10ml使溶解，再加盐酸1ml，加热回流30分钟，取出，立即冷却，用乙醚振摇提取2次，每次20ml，合并乙醚液，蒸干，残渣加三氯甲烷2ml使溶解，作为供试品溶液。另取大黄对照药材0.1g，同法制成对照药材溶液。再取大黄素对照品、大黄酚对照品，加甲醇制成每 1ml 各含 1mg 的混合溶液,作为对照品溶液。照薄层色谱法(通则 0502)试验,吸取上述三种溶液各 4μl,分别点于同一硅胶 G 薄层板上,以石油醚(30~60℃)-甲酸乙酯-甲酸(15:5:1)的上层溶液为展开剂,展开,取出,晾干,置氨蒸气中熏至斑点显色清晰。供试品色谱中,在与对照药材色谱和对照品色谱相应的位置上,显相同颜色的斑点。

(6)取本品内容物 2g,研细,加乙醚 20ml,超声处理 20 分钟,滤过,滤液蒸干,残渣加三氯甲烷 2ml 使溶解,作为供试品溶液。另取独活对照药材 1g,同法制成对照药材溶液。照薄层色谱法(通则 0502)试验,吸取上述两种溶液各 2μl,分别点于同一硅胶 G 薄层板上,以环己烷-甲苯-乙酸乙酯(2:1:1)为展开剂,展开,取出,晾干,置紫外光灯(365nm)下检视。供试品色谱中,在与对照药材色谱相应的位置上,显相同颜色的荧光斑点。

【检查】 应符合胶囊剂项下有关的各项规定(通则 0103)。

【含量测定】 照高效液相色谱法(通则 0512)测定。

色谱条件与系统适用性试验 以十八烷基硅烷键合硅胶为填充剂;以乙腈为流动相 A,以水为流动相 B,按下表中的规定进行梯度洗脱;检测波长为 203nm。理论板数按人参皂苷 Rg$_1$ 峰计算应不低于 6000。

时间(分钟)	流动相 A(%)	流动相 B(%)
0~40	15→23	85→77
40~90	23→30	77→70
90~100	30	70
100~120	15	85

对照品溶液的制备 取人参皂苷 Rg$_1$ 对照品、人参皂苷 Rb$_1$ 对照品适量,精密称定,加甲醇制成每 1ml 各含人参皂苷 Rg$_1$ 0.2mg、人参皂苷 Rb$_1$ 0.15mg 的混合溶液,即得。

供试品溶液的制备 取装量差异项下的本品内容物,研细,取约 0.5g,精密称定,置具塞锥形瓶中,精密加入甲醇 50ml,密塞,称定重量,加热回流提取 1 小时,放冷,再称定重量,用甲醇补足减失的重量,摇匀,滤过,精密量取续滤液 25ml,蒸干,残渣加水 20ml 使溶解,用水饱和的正丁醇振摇提取 5 次(20ml,20ml,15ml,15ml,10ml),合并正丁醇提取液,再用正丁醇饱和的水洗涤 3 次,每次 30ml,弃去水液,分取正丁醇提取液,蒸干,残渣加甲醇适量使溶解,并转移至 25ml 量瓶中,加甲醇稀释至刻度,摇匀,滤过,取续滤液,即得。

测定法 分别精密吸取对照品溶液与供试品溶液各 10μl,注入液相色谱仪,测定,即得。

本品每粒含三七以人参皂苷 Rg$_1$(C$_{42}$H$_{72}$O$_{14}$)和人参皂苷 Rb$_1$(C$_{54}$H$_{92}$O$_{23}$)的总量计,不得少于 8.5mg。

【功能与主治】 活血化瘀,祛风除湿,行气止痛。用于血瘀气滞、脉络闭阻所致腰痛,症见腰腿疼痛、痛有定处、痛处拒按、轻者俯仰不便、重者剧痛不能转侧;腰椎间盘突出症见上述证候者。

【用法与用量】 口服。一次 3 粒,一日 3 次,宜饭后服用。30 天为一疗程。

【注意】 孕妇忌服;消化性溃疡患者慎服或遵医嘱。

【规格】 每粒装 0.42g

【贮藏】 密封。

解肌宁嗽丸

Jieji Ningsou Wan

【处方】
紫苏叶 48g	前胡 80g
葛根 80g	苦杏仁 80g
桔梗 80g	半夏(制)80g
陈皮 80g	浙贝母 80g
天花粉 80g	枳壳 80g
茯苓 64g	木香 24g
玄参 80g	甘草 64g

【制法】 以上十四味,粉碎成细粉,过筛,混匀。每 100g 粉末加炼蜜 100~120g 制成大蜜丸,即得。

【性状】 本品为黑绿色或棕褐色的大蜜丸;味微苦、辛。

【鉴别】 (1)取本品,置显微镜下观察:淀粉粒卵圆形,直径 35~48μm,脐点点状、人字状或马蹄状,位于较小端,层纹细密(浙贝母)。不规则分枝状团块无色,遇水合氯醛试液溶化;菌丝无色或淡棕色,直径 4~6μm(茯苓)。叶肉组织中含细小草酸钙簇晶,直径 4~8μm(紫苏叶)。草酸钙针晶成束,长 32~144μm,存在于黏液细胞中或散在,纤细(半夏)。草酸钙方晶成片存在于薄壁组织中(陈皮)。联结乳管直径 14~25μm,含淡黄色颗粒状物(桔梗)。石细胞橙黄色,贝壳形,壁较厚,较宽一边纹孔明显(苦杏仁)。石细胞黄棕色或无色,类长方形、类圆形或形状不规则,层纹明显,直径约至 94μm(玄参)。纤维束周围薄壁细胞含草酸钙方晶,形成晶纤维(甘草)。纤维成束,周围细胞含草酸钙方晶,形成晶纤维,含晶细胞的壁木化增厚(葛根)。具缘纹孔导管大,多破碎,有的具缘纹孔呈六角形或斜方形,排列紧密(天花粉)。

(2)取本品 10g,剪碎,加 50% 甲醇 50ml,超声处理 30 分钟,滤过,滤液蒸干,残渣用水 20ml 溶解,用乙酸乙酯振摇提取 3 次,每次 20ml,合并乙酸乙酯提取液,蒸干,残渣加甲醇 2ml 使溶解,作为供试品溶液。另取橙皮苷对照品,加甲醇制成饱和溶液,作为对照品溶液。照薄层色谱法(通则 0502)试验,吸取上述两种溶液各 5μl,分别点于同一硅胶 G 薄层板上,以乙酸乙酯-甲醇-水(100:17:13)为展开剂,展开,取出,晾干,喷以三氯化铝试液,置紫外光灯(365nm)下检视。供试品色谱中,在与对照品色谱相应的位置上,显相同颜色的荧光斑点。

（3）取葛根素对照品，加甲醇制成每 1ml 含 1mg 的溶液，作为对照品溶液。照薄层色谱法（通则 0502）试验，吸取〔鉴别〕（2）项下的供试品溶液及上述对照品溶液各 5μl，分别点于同一硅胶 G 薄层板上，以三氯甲烷-甲醇-氨试液（7∶3∶0.4）为展开剂，展距 8cm，取出，晾干，再以三氯甲烷-甲醇-水（7∶2.5∶0.25）为展开剂，展开，取出，晾干，置紫外光灯（365nm）下检视。供试品色谱中，在与对照品色谱相应的位置上，显相同颜色的荧光斑点。

（4）取木香对照药材 1g，加乙酸乙酯 20ml，超声处理 15 分钟，滤过，滤液浓缩至约 5ml，作为对照药材溶液。照薄层色谱法（通则 0502）试验，吸取〔鉴别〕（2）项下的供试品溶液及上述对照药材溶液各 10μl，分别点于同一硅胶 G 薄层板上，以三氯甲烷-环己烷（5∶1）为展开剂，展开，取出，晾干，喷以 5%香草醛硫酸溶液，在 105℃加热至斑点显色清晰。供试品色谱中，在与对照药材色谱相应的位置上，显相同颜色的斑点。

（5）取本品 10g，剪碎，加 50%甲醇 50ml，超声处理 30 分钟，放冷，滤过，滤液蒸干，残渣用水 20ml 溶解，用正丁醇振摇提取 3 次，每次 20ml，合并正丁醇提取液，蒸干，残渣加甲醇 2ml 使溶解，作为供试品溶液。另取甘草对照药材 1g，加 50%甲醇 20ml，同法制成对照药材溶液。照薄层色谱法（通则 0502）试验，吸取上述两种溶液各 5μl，分别点于同一硅胶 G 薄层板上，以三氯甲烷-甲醇（20∶1）为展开剂，展开，取出，晾干，喷以 10%硫酸乙醇溶液，在 105℃加热至斑点显色清晰，分别置日光和紫外光灯（365nm）下检视。供试品色谱中，在与对照药材色谱相应的位置上，日光下显相同颜色的斑点；紫外光下显相同颜色的荧光斑点。

（6）取本品 20g，剪碎，加 7%硫酸乙醇溶液-水（1∶3）的混合溶液 100ml，加热回流 3 小时，放冷，用三氯甲烷振摇提取 2 次，每次 20ml，合并三氯甲烷液，加水 30ml 洗涤，弃去洗涤液，三氯甲烷液用无水硫酸钠脱水，滤过，滤液蒸干，残渣加甲醇 1ml 使溶解，作为供试品溶液。另取桔梗对照药材 1g，加 7%硫酸乙醇溶液-水（1∶3）的混合溶液 50ml，同法制成对照药材溶液。照薄层色谱法（通则 0502）试验，吸取上述两种溶液各 10μl，分别点于同一硅胶 G 薄层板上，以乙醚-三氯甲烷（1∶1）为展开剂，展开，取出，晾干，喷以 10%硫酸乙醇溶液，在 105℃加热至斑点显色清晰。供试品色谱中，在与对照药材色谱相应的位置上，显相同颜色的斑点。

【检查】 应符合丸剂项下有关的各项规定（通则 0108）。

【含量测定】 照高效液相色谱法（通则 0512）测定。

色谱条件与系统适用性试验 以十八烷基硅烷键合硅胶为填充剂；以甲醇-0.1%磷酸溶液（38∶62）为流动相；检测波长为 283nm。理论板数按柚皮苷峰计算应不低于 2000。

对照品溶液的制备 取柚皮苷对照品适量，精密称定，加 50%甲醇制成每 1ml 含 60μg 的溶液，即得。

供试品溶液的制备 取重量差异项下的本品，剪碎，混

匀，取约 2g，精密称定，置具塞锥形瓶中，精密加入 50%甲醇 50ml，密塞，称定重量，超声处理（功率 300W，频率 40kHz）45 分钟，放冷，再称定重量，用 50%甲醇补足减失的重量，摇匀，滤过，取续滤液，即得。

测定法 分别精密吸取对照品溶液与供试品溶液各 10μl，注入液相色谱仪，测定，即得。

本品每丸含枳壳以柚皮苷（$C_{27}H_{32}O_{14}$）计，不得少于 3.7mg。

【功能与主治】 解表宣肺，止咳化痰。用于外感风寒、痰浊阻肺所致的小儿感冒发热、咳嗽痰多。

【用法与用量】 口服。小儿周岁一次半丸，二至三岁一次 1 丸，一日 2 次。

【规格】 每丸重 3g

【贮藏】 密封。

解郁安神颗粒

Jieyu Anshen Keli

【处方】

柴胡 80g	大枣 60g
石菖蒲 80g	姜半夏 60g
炒白术 60g	浮小麦 200g
制远志 80g	炙甘草 60g
炒栀子 80g	百合 200g
胆南星 80g	郁金 80g
龙齿 200g	炒酸枣仁 100g
茯苓 100g	当归 60g

【制法】 以上十六味，加水煎煮三次，第一次 3 小时，第二、三次各 2 小时，煎液滤过，滤液合并，浓缩至干，粉碎，加入蔗糖粉适量，制颗粒，干燥，制成 1000g；或加入糊精、阿司帕坦适量，制颗粒，干燥，制成 400g（无蔗糖），即得。

【性状】 本品为棕色至棕褐色的颗粒；气微腥，味甜、微苦，或味苦、微甜（无蔗糖）。

【鉴别】 （1）取本品 10g 或 5g（无蔗糖），研细，加甲醇 30ml，超声处理 30 分钟，滤过，滤液蒸干，残渣加甲醇 1ml 使溶解，作为供试品溶液。另取远志对照药材 1g，同法制成对照药材溶液。照薄层色谱法（通则 0502）试验，吸取上述两种溶液各 5μl，分别点于同一硅胶 G 薄层板上，以环己烷-丙酮（7∶3）为展开剂，展开，取出，晾干，置紫外光灯（254nm）下检视。供试品色谱中，在与对照药材色谱相应的位置上，显相同颜色的荧光斑点。

（2）取本品 15g 或 8g（无蔗糖），研细，加甲醇 50ml，超声处理 30 分钟，滤过，滤液蒸干，残渣用水 20ml 溶解，用水饱和的正丁醇振摇提取 2 次，每次 20ml，合并正丁醇提取液，用氨试液洗涤 2 次，每次 20ml，再用正丁醇饱和的水 15ml 洗涤，弃去洗涤液，正丁醇液蒸干，残渣加甲醇 1ml 使溶解，作为供

试品溶液。另取柴胡对照药材 1g，加甲醇 20ml，同法制成对照药材溶液。照薄层色谱法（通则 0502）试验，吸取上述两种溶液各 2μl，分别点于同一硅胶 G 薄层板上，以三氯甲烷-乙酸乙酯-甲醇-水（15：40：22：10）10℃ 以下放置的下层溶液为展开剂，展开，取出，晾干，喷以 1% 对二甲氨基苯甲醛的 40% 硫酸乙醇溶液，在 60℃ 加热至斑点显色清晰，置紫外光灯（365nm）下检视。供试品色谱中，在与对照药材色谱相应的位置上，显相同颜色的荧光斑点。

（3）取甘草对照药材 0.5g，加甲醇 20ml，同〔鉴别〕（2）项下供试品溶液的制备方法，制成对照药材溶液。照薄层色谱法（通则 0502）试验，吸取〔鉴别〕（2）项下的供试品溶液与上述对照药材溶液各 2μl，分别点于同一硅胶 G 薄层板上，以乙酸乙酯-冰醋酸-甲酸-水（15：1：1：2）为展开剂，展开，取出，晾干，喷以 10% 硫酸乙醇溶液，在 105℃ 加热至斑点显色清晰，置紫外光灯（365nm）下检视。供试品色谱中，在与对照药材色谱相应的位置上，显相同颜色的荧光斑点。

【检查】 应符合颗粒剂项下的有关规定（通则 0104）。

【含量测定】 照高效液相色谱法（通则 0512）测定。

色谱条件与系统适用性试验 以十八烷基硅烷键合硅胶为填充剂；以乙腈-水（15：85）为流动相；检测波长为 236nm。理论板数按栀子苷峰计算应不低于 3000。

对照品溶液的制备 取栀子苷对照品适量，精密称定，加甲醇制成每 1ml 含 30μg 的溶液，即得。

供试品溶液的制备 取装量差异项下的本品内容物，研细，取约 1g 或 0.5g（无蔗糖），精密称定，置具塞锥形瓶中，精密加入甲醇 20ml，称定重量，加热回流 40 分钟，放冷，再称定重量，用甲醇补足减失的重量，摇匀，滤过，取续滤液，即得。

测定法 分别精密吸取对照品溶液 10μl 与供试品溶液 5~10μl，注入液相色谱仪，测定，即得。

本品每袋含炒栀子以栀子苷（$C_{17}H_{24}O_{10}$）计，不得少于 3.0mg。

【功能与主治】 舒肝解郁，安神定志。用于情志不畅、肝郁气滞所致的失眠、心烦、焦虑、健忘；神经官能症、更年期综合征见上述证候者。

【用法与用量】 开水冲服。一次 1 袋，一日 2 次。

【规格】 （1）每袋装 5g （2）每袋装 2g（无蔗糖）

【贮藏】 密封。

痹 祺 胶 囊
Biqi Jiaonang

【处方】 马钱子粉 24.84g   地龙 2.48g
         党参 37.27g   茯苓 37.27g
         白术 37.27g   川芎 49.69g

丹参 24.84g   三七 24.84g
牛膝 24.84g   甘草 37.27g

【制法】 以上十味，除马钱子粉外，其余九味粉碎成细粉，混匀，与马钱子粉套研，装入胶囊，制成 1000 粒，即得。

【性状】 本品为硬胶囊，内容物为浅黄棕色的粉末；味苦。

【鉴别】（1）取本品，置显微镜下观察：不规则分枝状团块无色，遇水合氯醛液溶化；菌丝无色或淡棕色，直径 4~6μm（茯苓）。纤维束周围薄壁细胞含草酸钙方晶，形成晶纤维（甘草）。草酸钙砂晶存在于薄壁细胞中（牛膝）。草酸钙针晶细小，长 10~32μm，不规则地充塞于薄壁细胞中（白术）。非腺毛单细胞，多碎断，基部膨大似石细胞，木化（马钱子粉）。肌纤维无色至淡棕色，微波状弯曲，有时呈垂直交错排列（地龙）。

（2）取本品内容物 4g，加水 4ml，搅匀，加水饱和的正丁醇 20ml，密塞，振摇 10 分钟，放置 2 小时，离心，取上清液，加正丁醇饱和的水 50ml，摇匀，放置使分层（必要时离心），分取正丁醇层，蒸干，残渣加甲醇 1ml 使溶解，作为供试品溶液。另取人参皂苷 Rb_1 对照品、人参皂苷 Rg_1 对照品及三七皂苷 R_1 对照品，加甲醇制成每 1ml 各含 2.5mg 的混合溶液，作为对照品溶液。照薄层色谱法（通则 0502）试验，吸取上述两种溶液各 5~10μl，分别点于同一硅胶 G 薄层板上，以正丁醇-乙酸乙酯-水（4：1：5）的上层溶液为展开剂，展开，取出，晾干，喷以 10% 硫酸乙醇溶液，在 105℃ 加热至斑点显色清晰。供试品色谱中，在与对照品色谱相应的位置上，显相同颜色的斑点。

（3）取本品内容物 2g，置具塞锥形瓶中，加三氯甲烷 20ml，加浓氨试液 1ml，摇匀，放置 24 小时，充分振摇，滤过，滤液用硫酸溶液（3→100）提取 3 次，每次 15ml，合并硫酸溶液，加浓氨试液调节 pH 值使呈碱性，用三氯甲烷振摇提取 4 次，每次 15ml，合并三氯甲烷液，蒸干，残渣加三氯甲烷 5ml 使溶解，作为供试品溶液。另取士的宁对照品、马钱子碱对照品，加三氯甲烷制成每 1ml 含 0.4mg 的混合溶液，作为对照品溶液。照薄层色谱法（通则 0502）试验，吸取上述两种溶液各 8μl，分别点于同一硅胶 G 薄层板上，以甲苯-丙酮-乙醇-浓氨试液（8：6：0.5：2）的上层溶液为展开剂，展开，取出，晾干，喷以稀碘化铋钾试液。供试品色谱中，在与对照品色谱相应的位置上，显相同颜色的斑点。

（4）取本品内容物 1g，加乙醚 20ml，超声处理 10 分钟，滤过，滤液挥干，残渣加乙酸乙酯 2ml 使溶解，作为供试品溶液。另取川芎对照药材 1g，同法制成对照药材溶液。照薄层色谱法（通则 0502）试验，吸取上述两种溶液各 1~2μl，分别点于同一硅胶 G 薄层板上，以正己烷-乙酸乙酯（9：1）为展开剂，展开，取出，晾干，置紫外光灯（365nm）下检视。供试品色谱中，在与对照药材色谱相应的位置上，显相同颜色的荧光斑点。

（5）取本品内容物 1g，加乙醚 40ml，加热回流 1 小时，滤过,弃去乙醚液,残渣挥干溶剂,加甲醇 30ml,加热回流 1 小时,滤过,滤液蒸干,残渣加水 40ml 使溶解,用正丁醇振摇提取 3 次,每次 20ml,合并正丁醇液,用水洗涤 3 次,每次 20ml,分取正丁醇液,蒸干,残渣加甲醇 2ml 使溶解,作为供试品溶液。另取甘草对照药材 1g,同法制成对照药材溶液。照薄层色谱法(通则 0502)试验,吸取上述两种溶液各 1~2μl,分别点于同一用 1%氢氧化钠溶液制备的硅胶 G 薄层板上,以乙酸乙酯-甲酸-冰醋酸-水(15:1:1:2)为展开剂,展开,取出,晾干,喷以 10%硫酸乙醇溶液,在 105℃加热至斑点显色清晰,置紫外光灯(365nm)下检视。供试品色谱中,在与对照药材色谱相应的位置上,显相同颜色的荧光斑点。

【检查】 水分 不得过 10.0%(通则 0832)。

其他 应符合胶囊剂项下有关的各项规定(通则 0103)。

【含量测定】 照高效液相色谱法(通则 0512)测定。

色谱条件与系统适用性试验 以十八烷基硅烷键合硅胶为填充剂;以乙腈-水-磷酸(24:76:0.1)(每 1000ml 中加戊烷磺酸钠 1.74g)为流动相;检测波长为 254nm。理论板数按士的宁峰计算应不低于 6000。士的宁峰与马钱子碱峰的分离度应符合要求。

对照品溶液的制备 取士的宁对照品、马钱子碱对照品适量,精密称定,加流动相制成每 1ml 中含士的宁 25μg 与马钱子碱 17μg 的混合溶液,即得。

供试品溶液的制备 取装量差异项下的本品内容物,研细,取 0.3g,精密称定,精密加入三氯甲烷 25ml,加入浓氨试液 2.5ml,密塞,称定重量,加热回流 30 分钟,放冷,再称定重量,用三氯甲烷补足减失的重量,摇匀,分取三氯甲烷层,精密量取 15ml,蒸干,残渣加流动相使溶解,转移至 5ml 量瓶中,用流动相稀释至刻度,摇匀,即得。

测定法 分别精密吸取对照品溶液与供试品溶液各 10μl,注入液相色谱仪,测定,即得。

本品每粒含马钱子粉以士的宁($C_{21}H_{22}N_2O_2$)计,应为 0.21~0.36mg,马钱子碱($C_{23}H_{26}N_2O_4$)不得少于 0.09mg。

【功能与主治】 益气养血,祛风除湿,活血止痛。用于气血不足,风湿瘀阻,肌肉关节酸痛,关节肿大、僵硬变形或肌肉萎缩,气短乏力;风湿、类风湿性关节炎,腰肌劳损,软组织损伤属上述证候者。

【用法与用量】 口服。一次 4 粒,一日 2~3 次。

【注意】 孕妇禁服。

【规格】 每粒装 0.3g

【贮藏】 密封。

附:马钱子粉质量标准

马钱子粉

本品为马钱子的炮制加工品。

〔制法〕 取制马钱子,粉碎成细粉,照马钱子〔含量测定〕项下的方法测定士的宁含量后,加适量淀粉,使含量符合规

定,混匀,即得。

〔性状〕 本品为黄褐色粉末;气微香,味极苦。

〔鉴别〕 取本品粉末 0.2mg,加三氯甲烷-乙醇(10:1)混合溶液 5ml 与浓氨试液 0.5ml,密塞,振摇 5 分钟,放置 2 小时,滤过,取滤液作为供试品溶液。另取士的宁对照品、马钱子碱对照品,加三氯甲烷制成每 1ml 各含 2mg 的混合溶液,作为对照品溶液。照薄层色谱法(通则 0502)试验,吸取上述两种溶液各 10μl,分别点于同一硅胶 G 薄层板上,以甲苯-丙酮-乙醇-浓氨试液(4:5:0.6:0.4)为展开剂,展开,取出,晾干,喷以稀碘化铋钾试液。供试品色谱中,在与对照品色谱相应的位置上,显相同颜色的斑点。

〔检查〕 水分 不得过 14.0%(通则 0832 第二法)。

〔含量测定〕 照高效液相色谱法(通则 0512)测定。

色谱条件与系统适用性试验 以十八烷基硅烷键合硅胶为填充剂;以乙腈-水-磷酸(24:76:0.1)(每 1000ml 中加戊烷磺酸钠 1.74g)为流动相;检测波长为 254nm。理论板数按士的宁峰计算应不低于 6000。士的宁峰与马钱子碱峰的分离度应符合要求。

对照品溶液的制备 取士的宁对照品、马钱子碱对照品适量,精密称定,加流动相制成每 1ml 中含士的宁 25μg 与马钱子碱 17μg 的混合溶液,即得。

供试品溶液的制备 取本品粉末(过三号筛)约 0.1g,精密称定,精密加入三氯甲烷 25ml,加入浓氨试液 2.5ml,密塞,称定重量,加热回流 30 分钟,放冷,再称定重量,用三氯甲烷补足减失的重量,摇匀,分取三氯甲烷层,精密量取 15ml,蒸干,残渣加流动相使溶解,转移至 5ml 量瓶中,并稀释至刻度,摇匀,即得。

测定法 分别精密吸取对照品溶液与供试品溶液各 10μl,注入液相色谱仪,测定,即得。

本品按干燥品计算,含士的宁($C_{21}H_{22}N_2O_2$)应为 1.13%~1.17%,马钱子碱($C_{23}H_{26}N_2O_4$)不得少于 0.72%。

〔贮藏〕 密闭保存,置干燥处。

〔制剂〕 痹祺胶囊

瘀血痹胶囊

Yuxuebi Jiaonang

【处方】

乳香(制)60g	没药(制)60g
红花 100g	威灵仙 150g
川牛膝 150g	香附(制)120g
姜黄 100g	当归 100g
丹参 200g	川芎 150g
炙黄芪 150g	

【制法】 取川牛膝和半量的丹参、炙黄芪粉碎,过 100 目筛备用;取丹参、炙黄芪各半量及其余药材加水煎煮两

次,第一次2小时,第二次1.5小时,合并药液,滤过,静置12小时,取上清液浓缩至相对密度为1.25~1.30(50℃)的稠膏备用;将稠膏和药粉混匀、制粒、干燥、整粒、过筛,分装成1000粒,即得。

【性状】　本品为硬胶囊,内容物为黄棕色的粉末;味辛、微甘。

【鉴别】　(1)取本品,置显微镜下观察:草酸钙砂晶存在于薄壁细胞中(川牛膝)。纤维成束或散离,壁厚,表面有纵裂纹,两端常断裂成帚状或较平截(黄芪)。

(2)取本品内容物10g,加乙醇50ml,回流提取2小时,滤过,取滤液浓缩至约20ml,加盐酸3ml,加热回流1小时,加水10ml,放冷,加石油醚(60~90℃)25ml,振摇提取,石油醚蒸干,残渣加无水乙醇5ml使溶解,作为供试品溶液。另取威灵仙对照药材2.5g,同法制成对照药材溶液。照薄层色谱法(通则0502)试验,吸取上述两种溶液各5μl,分别点于同一硅胶G薄层板上,以甲苯-乙酸乙酯-甲酸(20:3:0.2)为展开剂,薄层板置展开缸中预平衡30分钟,展开,取出,晾干,喷以10%硫酸乙醇溶液,在105℃加热至斑点显色清晰。供试品色谱中,在与对照药材色谱相应的位置上,显相同颜色的斑点。

(3)取本品内容物2g,加水200ml,煎煮1小时,离心,上清液浓缩至约15ml,加10%氢氧化钠溶液调节pH值至8~10,用三氯甲烷提取两次,每次20ml,合并三氯甲烷液,蒸干,残渣加三氯甲烷1ml使溶解,作为供试品溶液。另取当归对照药材、川芎对照药材各1g,同法分别制成对照药材溶液。照薄层色谱法(通则0502)试验,吸取上述三种溶液各5~10μl,分别点于同一硅胶G薄层板上,以石油醚(30~60℃)-三氯甲烷-三乙胺(6:2:0.5)为展开剂,展开,取出,晾干,置紫外光灯(365nm)下检视。供试品色谱中,在与对照药材色谱相应的位置上,显相同颜色的荧光斑点。

(4)取本品内容物20g,研细,加甲醇40ml,回流提取1小时,放冷,滤过,滤液蒸干。残渣加水20ml使溶解,用水饱和的正丁醇提取2次,每次20ml,合并正丁醇提取液,用氨试液洗涤2次,每次20ml,再用正丁醇饱和的水洗涤2次,每次20ml,弃去水液,正丁醇液蒸干,残渣加甲醇1ml使溶解,作为供试品溶液。另取黄芪甲苷对照品,加甲醇制成每1ml含1mg的溶液,作为对照品溶液。照薄层色谱法(通则0502)试验,吸取供试品溶液5~10μl、对照品溶液2~5μl,分别点于同一硅胶G薄层板上,以三氯甲烷-甲醇-水(13:7:2)10℃以下放置的下层溶液为展开剂,薄层板置展开缸中预平衡15分钟,展开,取出,晾干,喷以10%硫酸乙醇溶液,在105℃加热至斑点显色清晰。供试品色谱中,在与对照品色谱相应的位置上,显相同颜色的斑点;置紫外光灯(365nm)下检视,显相同颜色的荧光斑点。

【检查】　应符合胶囊剂项下有关的各项规定(通则0103)。

【含量测定】　照高效液相色谱法(通则0512)测定。

色谱条件与系统适用性试验　以十八烷基硅烷键合硅胶为填充剂;以甲醇-乙腈-甲酸-水(30:10:1:59)为流动相;检测波长为286nm。理论板数按丹酚酸B峰计算应不低于5000。

对照品溶液的制备　取丹酚酸B对照品适量,精密称定,加75%甲醇制成每1ml含0.1mg的溶液,即得。

供试品溶液的制备　取装量差异项下的本品内容物,研细,取约0.3g,精密称定,置具塞锥形瓶内,精密加入75%甲醇溶液50ml,密塞,称定重量,加热回流提取1小时,放冷,称定重量,用75%甲醇溶液补足减失的重量,摇匀,滤过,取续滤液,即得。

测定法　分别精密吸取对照品溶液与供试品溶液各5~10μl,注入液相色谱仪,测定,即得。

本品每粒含丹参以丹酚酸B($C_{36}H_{30}O_{16}$)计,不得少于2.8mg。

【功能与主治】　活血化瘀,通络止痛。用于瘀血阻络所致的痹病,症见肌肉关节剧痛、痛处拒按、固定不移、可有硬节或瘀斑。

【用法与用量】　口服。一次6粒,一日3次;或遵医嘱。

【注意】　孕妇禁用;脾胃虚弱者慎用。

【规格】　每粒装0.4g

【贮藏】　密封。

瘀血痹颗粒
Yuxuebi Keli

【处方】　乳香(制)120g　　　　没药(制)120g
　　　　　红花200g　　　　　　威灵仙300g
　　　　　川牛膝300g　　　　　香附(制)240g
　　　　　姜黄200g　　　　　　当归200g
　　　　　丹参400g　　　　　　川芎300g
　　　　　炙黄芪300g

【制法】　以上十一味,除红花外,川芎、香附(制)、姜黄提取挥发油,剩余药液备用;其余乳香(制)等七味加水煎煮两次,第一次2小时,第二次1小时,第二次煎煮前加入红花,合并煎液和提取挥发油的剩余药液,滤过,滤液浓缩至相对密度为1.10~1.15(50℃)的清膏,加入三倍量乙醇,静置12小时,取上清液,回收乙醇,浓缩至相对密度为1.20~1.30(50℃)稠膏;取稠膏加蔗糖粉制粒,混匀,干燥,制成1000g,喷入挥发油,混匀,分装,即得。

【性状】　本品为棕黄色至棕色的颗粒;气香,味甜。

【鉴别】　(1)取本品10g,加三氯甲烷40ml,超声处理1小时,滤过,滤液蒸干,残渣加三氯甲烷1ml使溶解,作为供试品溶液。另取川牛膝对照药材0.5g,加三氯甲烷25ml,同法制成对照药材溶液。照薄层色谱法(通则0502)试验,吸取上述两种溶液各 10μl,分别点于同一硅胶 G 薄层板上,以甲苯-甲醇(9:1)为展开剂,展开,取出,晾干,置紫外光灯(365nm)下检视。供试品色谱中,在与对照药材色谱相应的位置上,显相同颜色的荧光斑点。

(2)取本品 2.5g,加水 200ml,煎煮 1 小时,离心,取上清液浓缩至约 15ml,加 10%氢氧化钠溶液调节 pH 值至 8～10,用三氯甲烷提取 2 次,每次 20ml,合并三氯甲烷液,蒸干,残渣加三氯甲烷 1ml 使溶解,作为供试品溶液。另取当归对照药材、川芎对照药材各 1g,同法分别制成对照药材溶液。照薄层色谱法(通则 0502)试验,吸取上述三种溶液各 5～10μl,分别点于同一硅胶 G 薄层板上,以石油醚(30～60℃)-三氯甲烷-三乙胺(6:2:0.5)为展开剂,展开,取出,晾干,置紫外光灯(365nm)下检视。供试品色谱中,在与对照药材色谱相应的位置上,显相同颜色的荧光斑点。

(3)取本品 20g,研细,加甲醇 50ml,超声处理 30 分钟,滤过,滤液蒸干。残渣加水 20ml 使溶解,用水饱和的正丁醇提取 2 次,每次 20ml,合并正丁醇提取液,用氨试液洗涤 2 次,每次 20ml,再用正丁醇饱和的水洗涤 2 次,每次 20ml,弃去水液,正丁醇液蒸干,残渣加甲醇 1ml 使溶解,作为供试品溶液。另取黄芪甲苷对照品,加甲醇制成每 1ml 含 1mg 的溶液,作为对照品溶液。照薄层色谱法(通则 0502)试验,吸取供试品溶液 10μl,对照品溶液 2～5μl,分别点于同一硅胶 G 薄层板上,以三氯甲烷-甲醇-水(13:7:2)10℃ 以下放置的下层溶液为展开剂,薄层板置展开缸中,预饱和 15 分钟,展开,取出,晾干,喷以 10%硫酸乙醇溶液,在 105℃加热至斑点显色清晰。供试品色谱中,在与对照品色谱相应的位置上,显相同颜色的斑点;置紫外光灯(365nm)下检视,显相同的橙黄色荧光斑点。

【检查】 应符合颗粒剂项下有关的各项规定(通则 0104)。

【含量测定】 照高效液相色谱法(通则 0512)测定。

色谱条件与系统适用性试验 以十八烷基硅烷键合硅胶为填充剂;以甲醇-乙腈-甲酸-水(30:10:1:59)为流动相;检测波长 286nm。理论板数按丹酚酸 B 峰计算应不低于 5000。

对照品溶液的制备 取丹酚酸 B 对照品适量,精密称定,加 75%甲醇制成每 1ml 含 50μg 的溶液,即得。

供试品溶液的制备 取装量差异项下的本品,研细,取约 0.7g,精密称定,置具塞锥形瓶内,精密加入 75%甲醇溶液 50ml,密塞,称定重量,超声处理(功率 250W,频率 50kHz)30 分钟,放冷,再称定重量,用 75%甲醇溶液补足减失的重量,摇匀,滤过,取续滤液,即得。

测定法 分别精密吸取对照品溶液与供试品溶液各 10μl,注入液相色谱仪,测定,即得。

本品每袋含丹参以丹酚酸 B($C_{36}H_{30}O_{16}$)计,不得少于 25.0mg。

【功能与主治】 活血化瘀,通络止痛。用于瘀血阻络所致的痹病,症见肌肉关节剧痛、痛处拒按、固定不移、可有硬节或瘀斑。

【用法与用量】 开水冲服。一次 1 袋,一日 3 次。

【注意】 孕妇禁用;脾胃虚弱者慎用。

【规格】 每袋装 10g

【贮藏】 密封。

痰 饮 丸
Tanyin Wan

【处方】 肉桂 167g　　　　淡附片 250g
　　　　苍术 500g　　　　麸炒白术 500g
　　　　炒紫苏子 333g　　炒莱菔子 500g
　　　　干姜 167g　　　　炒白芥子 250g
　　　　炙甘草 167g

【制法】 以上九味,白术、肉桂粉碎成细粉;炒紫苏子、炒莱菔子、炒白芥子压榨,取脂肪油,药渣另器收集;苍术、干姜分别用水蒸气蒸馏提取挥发油,药渣另器收集;将淡附片、炙甘草及上述各药渣加水煎煮三次,第一次 2 小时,第二、三次各 1.5 小时,煎液滤过,滤液合并,浓缩成稠膏。将上述药粉、脂肪油、挥发油及稠膏混合均匀,制丸,低温干燥,打光,制成 1000g,即得。

【性状】 本品为棕褐色至黑褐色的浓缩水丸;气微香,味辛、微苦。

【鉴别】 (1)取本品,置显微镜下观察:草酸钙针晶细小,不规则地充塞于薄壁细胞(麸炒白术)。石细胞类长方形或类圆形,壁一面菲薄(肉桂)。

(2)取本品 20g,研细,加乙醚 40ml,加热回流 1 小时,滤过,滤渣加甲醇 30ml,加热回流 1 小时,滤过,滤液蒸干,残渣加水 40ml 使溶解,用正丁醇振摇提取 3 次,每次 20ml,合并正丁醇液,用水洗涤 3 次,每次 20ml,正丁醇液蒸干,残渣加甲醇 5ml 使溶解,作为供试品溶液。另取甘草对照药材 1g,同法制成对照药材溶液。照薄层色谱法(通则 0502)试验,吸取上述两种溶液各 1～2μl,分别点于同一用 1%氢氧化钠溶液制备的硅胶 G 薄层板上,以乙酸乙酯-甲酸-冰醋酸-水(15:1:1:2)为展开剂,展开,取出,晾干,喷以 10%硫酸乙醇溶液,在 100℃加热至斑点显色清晰,置紫外光灯(365nm)下检视。供试品色谱中,在与对照药材色谱相应的位置上,显相同颜色的荧光斑点。

(3)取本品 5g,研细,加正己烷 15ml,超声处理 15 分钟,滤过,滤液作为供试品溶液。另取白术对照药材 0.5g,同法制成对照药材溶液。照薄层色谱法(通则 0502)试验,吸取上述两种溶液各 10μl(临用配制),分别点于同一硅胶 G 薄层板上,以石油醚(60～90℃)-乙酸乙酯(50:1)为展开剂,展开,取出,晾干,喷以 5%香草醛硫酸溶液,加热至斑点显色清晰。

供试品色谱中,在与对照药材色谱相应的位置上,显相同颜色的斑点,并应显有一桃红色主斑点。

(4)取本品 20g,研细,置 500ml 圆底烧瓶中,加水 300ml 与玻璃珠数粒,连接挥发油测定器,自测定器上端加水使充满刻度部分,并溢流入烧瓶时为止,再加入二甲苯 1ml,连接回流冷凝管,加热至沸,并保持微沸 2 小时,放冷,分取二甲苯层作为供试品溶液。另取桂皮醛对照品,加乙醇制成每 1ml 含 1μl 的溶液,作为对照品溶液。照薄层色谱法(通则 0502)试验,吸取供试品溶液 5μl、对照品溶液 2μl,分别点于同一硅胶 G 薄层板上,以石油醚(60~90℃)-乙酸乙酯(17:3)为展开剂,展开,取出,晾干,喷以二硝基苯肼乙醇试液。供试品色谱中,在与对照品色谱相应的位置上,显相同颜色的斑点。

【检查】 应符合丸剂项下有关的各项规定(通则 0108)。

【含量测定】 照高效液相色谱法(通则 0512)测定。

色谱条件与系统适用性试验 以十八烷基硅烷键合硅胶为填充剂;以乙腈-0.017mol/L 磷酸溶液(35:65)为流动相;检测波长为 250nm。理论板数按甘草酸峰计算应不低于 2000。

对照品溶液的制备 取甘草酸铵对照品适量,精密称定,加流动相制成每 1ml 含 30μg 的溶液,即得(折合甘草酸为 27.24μg)。

供试品溶液的制备 取本品适量,研细,混匀,取约 1g,精密称定,置具塞锥形瓶中,精密加入流动相 25ml,密塞,称定重量,超声处理(功率 300W,频率 26kHz)30 分钟,放冷,再称定重量,用流动相补足减失的重量,摇匀,滤过,精密量取续滤液 5ml,蒸干,残渣加水 20ml 溶解,用水饱和的正丁醇振摇提取 3 次,每次 20ml,合并正丁醇液,蒸干,残渣加甲醇溶解,转移至 5ml 量瓶中,加甲醇至刻度,摇匀,滤过,取续滤液,即得。

测定法 分别精密吸取对照品溶液与供试品溶液各 10μl,注入液相色谱仪,测定,即得。

本品每 1g 含炙甘草以甘草酸($C_{42}H_{62}O_{16}$)计,不得少于 0.40mg。

【功能与主治】 温补脾肾,助阳化饮。用于脾肾阳虚、痰饮阻肺所致的咳嗽、气促发喘、咯吐白痰、畏寒肢冷、腰疫背冷、腹胀食少。

【用法与用量】 口服。一次 14 丸,一日 2 次,儿童酌减。

【注意】 孕妇禁服。心脏病、高血压患者慎用。

【规格】 每丸重 0.18g

【贮藏】 密封。

新血宝胶囊
Xinxuebao Jiaonang

【处方】 鸡血藤 373g　　　　黄芪 227g
　　　　大枣 63g　　　　　　当归 45g
　　　　白术 73g　　　　　　陈皮 20g
　　　　硫酸亚铁 57g

【制法】 以上七味,当归、白术、陈皮粉碎成粗粉;硫酸亚铁干燥,粉碎成细粉;鸡血藤加水煎煮二次,滤过,滤液合并,浓缩成稠膏,干燥,粉碎成细粉;黄芪、大枣加水煎煮二次,滤过,滤液合并,浓缩成稠膏,加入当归等三味的粗粉,混匀,干燥,粉碎成细粉,加入鸡血藤干膏粉、硫酸亚铁细粉和适量的淀粉及硬脂酸镁,混匀,装入胶囊,制成 1000 粒,即得。

【性状】 本品为硬胶囊,内容物为棕黄色至棕褐色的粉末;气香,味微苦、甘,有铁腥味。

【鉴别】 (1)取本品,置显微镜下观察:草酸钙针晶细小,长 10~32μm,不规则充塞于薄壁细胞中或散在(白术)。

(2)取本品 10 粒的内容物,加乙醚 50ml,超声处理 10 分钟,滤过,滤液挥干,残渣加乙酸乙酯 1ml 使溶解,作为供试品溶液。另取当归对照药材 0.5g,同法制成对照药材溶液。照薄层色谱法(通则 0502)试验,吸取供试品溶液 20μl、对照药材溶液 4μl,分别点于同一硅胶 G 薄层板上,以正己烷-乙酸乙酯(9:1)为展开剂,展开,取出,晾干,置紫外光灯(365nm)下检视。供试品色谱中,在与对照药材色谱相应的位置上,显相同颜色的荧光斑点。

(3)取本品 10 粒的内容物,加甲醇 50ml,加热回流 30 分钟,滤过,滤液蒸干,残渣加水 50ml 使溶解,用水饱和正丁醇振摇提取 2 次(50ml,30ml),合并正丁醇液,用正丁醇饱和的水洗涤 2 次,每次 30ml,正丁醇液蒸干,残渣加甲醇 2ml 使溶解,作为供试品溶液。另取橙皮苷对照品,加甲醇制成饱和溶液,作为对照品溶液。照薄层色谱法(通则 0502)试验,吸取上述两种溶液各 2μl,分别点于同一用 0.5%氢氧化钠溶液制备的硅胶 G 薄层板上,以乙酸乙酯-甲醇-水(100:17:13)为展开剂,展开,取出,晾干,喷以三氯化铝试液,置紫外光灯(365nm)下检视。供试品色谱中,在与对照品色谱相应的位置上,显相同颜色的荧光斑点。

【检查】 **水分** 取本品,依法(通则 0832 第四法)测定,不得过 11.0%。

其他 应符合胶囊剂项下有关的各项规定(通则 0103)。

【含量测定】 **硫酸亚铁**

对照品溶液的制备 取硫酸亚铁对照品 0.4g,精密称定,置 100ml 量瓶中,加硫酸溶液(1→20)1ml 和水 80ml 使溶解,加水至刻度,摇匀,精密量取 2ml,置 100ml 量瓶中,加水至刻度,摇匀,即得(每 1ml 中含硫酸亚铁 80μg)(临用配制)。

标准曲线的制备 精密量取对照品溶液 1ml,2ml,4ml,6ml,8ml,分别置 25ml 量瓶中,加水 10ml,再加 1%盐酸羟胺溶液 1ml 及 0.2%2,2-联吡啶乙醇溶液 1ml,混匀,加水至刻度,摇匀;以相应的溶液为空白。照紫外-可见分光光度法(通则 0401),在 522nm 的波长处测定吸光度,以吸光度为纵坐标、浓度为横坐标绘制标准曲线。

测定法 取装量差异项下的本品内容物,混匀,取 0.5g,精密称定,置 500ml 量瓶中,加硫酸溶液(1→20)5ml 和水

200ml,混匀,加水至刻度,摇匀,滤过,精密量取续滤液 1ml,置 25ml 量瓶中,照标准曲线的制备项下的方法,自"加水 10ml"起,依法测定吸光度,从标准曲线上读出供试品溶液中硫酸亚铁的量,计算,即得。

本品每粒含硫酸亚铁($FeSO_4 \cdot 7H_2O$)应为 48～71mg。

黄芪 照高效液相色谱法(通则 0512)测定。

色谱条件与系统适用性试验 以十八烷基硅烷键合硅胶为填充剂;以乙腈-水(37:63)为流动相;用蒸发光散射检测器检测。理论板数按黄芪甲苷峰计算应不低于 4000。

对照品溶液的制备 取黄芪甲苷对照品适量,精密称定,加甲醇制成每 1ml 含 0.2mg 的溶液,即得。

供试品溶液的制备 取本品 20 粒,倾出内容物,精密称定,混匀,取约 2g,精密称定,加入 80％甲醇 50ml,超声处理(功率 250W,频率 50kHz)40 分钟,放冷,滤过,用适量 80％甲醇分次洗涤容器和残渣,合并滤液,蒸干,残渣加水 30ml,微热使溶解,用水饱和的正丁醇振摇提取 4 次,每次 20ml,合并正丁醇液,用 1％氢氧化钾溶液 40ml 洗涤,再用正丁醇饱和的水洗涤 2 次,每次 15ml,正丁醇液置水浴上蒸干,残渣加甲醇溶解并转移至 5ml 量瓶中,加甲醇至刻度,摇匀,即得。

测定法 精密吸取对照品溶液 $10\mu l$、$20\mu l$,供试品溶液 $10\sim20\mu l$,注入液相色谱仪,测定,以外标两点法对数方程计算,即得。

本品每粒含黄芪以黄芪甲苷($C_{41}H_{68}O_{14}$)计,不得少于 0.10mg。

【功能与主治】 补血益气,健脾和胃。用于缺铁性贫血所致的气血两虚证。

【用法与用量】 口服。一次 2 粒,一日 3 次。10～20 天为一疗程。

【注意】 饭后服;忌与茶、咖啡及含鞣酸类药物合用。

【规格】 每粒装 0.25g

【贮藏】 密封。

新 雪 颗 粒
Xinxue Keli

【处方】

磁石 516g		石膏 258g	
滑石 258g		南寒水石 258g	
硝石 516g		芒硝 516g	
栀子 132g		竹心 1320g	
广升麻 258g		穿心莲 1320g	
珍珠层粉 54g		沉香 78g	
人工牛黄 54g		冰片 13.8g	

【制法】 以上十四味,人工牛黄研成细粉;取穿心莲中的叶 60g,粉碎成细粉;磁石、石膏、南寒水石、滑石加水煎煮二次,每次 3 小时,滤过,滤液合并,加入剩余的穿心莲、竹心、栀子、沉香(单包)及广升麻(单包),加水煎煮二次,第一次 3 小时,第二次 2 小时,滤过,滤液合并,滤液浓缩至稠膏,加入芒硝和硝石,加热混匀;取适量广升麻和沉香的药渣,在 100℃以下干燥,粉碎成细粉。取上述稠膏,加入穿心莲细粉、珍珠层粉、人工牛黄细粉、适量淀粉及广升麻和沉香的药渣细粉,混匀,制成颗粒,干燥,用适量红氧化铁上色或上色后包薄膜衣;用适量乙醇溶解冰片,喷入颗粒中,制成 1000 袋(瓶),即得。

【性状】 本品为红褐色至棕褐色的颗粒或薄膜衣颗粒;气香,味苦、微咸。

【鉴别】 (1)取本品 1g,研细,加水 5ml,振摇,滤过。取滤液 1ml,加氯化钡试液 2 滴,即生成白色沉淀,该沉淀在盐酸或硝酸中均不溶解。另取滤液 2ml,加醋酸铅试液 2 滴,即生成白色沉淀,该沉淀在醋酸铵试液或氢氧化钠试液中均能溶解。

(2)取本品 0.2g,研细,置坩埚中,加热炽灼成白色后,加水 2ml 使溶解,滤过,滤液中加入新配制的亚硝酸钴钠试液 1～2 滴和醋酸 3～4 滴,即生成黄色沉淀。

(3)取本品 1.5g,研细,加正己烷 10ml,充分振摇,放置 30 分钟,滤过,滤渣备用,滤液作为供试品溶液。另取冰片对照品,加乙醇制成每 1ml 含 5mg 的溶液,作为对照品溶液。照薄层色谱法(通则 0502)试验,吸取供试品溶液 5～$10\mu l$,对照品溶液 $2\mu l$,分别点于同一硅胶 G 薄层板上,以二氯甲烷为展开剂,展开,取出,晾干,喷以 5％磷钼酸乙醇溶液,在 105℃加热至斑点显色清晰。供试品色谱中,在与对照品色谱相应的位置上,显相同颜色的斑点。

(4)取〔鉴别〕(3)项下的备用滤渣,加甲醇 10ml,超声处理 20 分钟,滤过,作为供试品溶液。另取人工牛黄对照药材 50mg,加甲醇 5ml,超声处理 20 分钟,滤过,滤液作为对照药材溶液。再取胆酸对照品,加甲醇制成每 1ml 含 1mg 的溶液,作为对照品溶液。照薄层色谱法(通则 0502)试验,吸取上述三种溶液各 $2\mu l$,分别点于同一硅胶 G 薄层板上,以正己烷-乙酸乙酯-醋酸-甲醇(20:25:2:3)的上层溶液为展开剂,展开,取出,晾干,喷以 10％硫酸乙醇溶液,在 105℃加热至斑点显色清晰,置紫外光灯(365nm)下检视。供试品色谱中,在与对照药材色谱和对照品色谱相应的位置上,显相同颜色的荧光斑点。

(5)取〔鉴别〕(4)项下供试品溶液蒸干,残渣加水 5ml 使溶解,离心 15 分钟(转速为每分钟 3000 转),上清液通过十八烷基硅烷键合硅胶固相萃取小柱(500mg),以水 10ml 洗脱,弃去水液,再用甲醇 15ml 洗脱,收集洗脱液,蒸干,残渣加甲醇 1ml 使溶解,作为供试品溶液。另取栀子对照药材 0.5g,加甲醇 5ml,超声处理 20 分钟,滤过,滤液作为对照药材溶液。再取栀子苷对照品,加甲醇制成每 1ml 含 2mg 的溶液,作为对照品溶液。照薄层色谱法(通则 0502)试验,吸取上述三种溶液各 6～$10\mu l$,分别点于同一硅胶 H 薄层板上,使成条状,以乙酸乙酯-丙酮-甲酸-水(5:5:1:1)为展开剂,展开,取出,晾干,喷以 10%硫酸乙醇溶液,在 105℃加热至斑点显色清晰。供试品色谱中,在与对照药材色谱和对照品色谱相应的位置上,显相同颜色的斑点。

【检查】 除溶化性不检查外,其他应符合颗粒剂项下有关的各项规定(通则 0104)。

【含量测定】 照高效液相色谱法(通则 0512)测定。

色谱条件与系统适用性试验 以十八烷基硅烷键合硅胶为填充剂;以甲醇-水(55:45)为流动相;穿心莲内酯检测波长为 225nm,脱水穿心莲内酯检测波长为 254nm。理论板数按穿心莲内酯峰和脱水穿心莲内酯峰计算均应不低于 4000。

对照品溶液的制备 取穿心莲内酯对照品和脱水穿心莲内酯对照品适量,精密称定,加甲醇制成每 1ml 各含 15μg 和 50μg 的混合溶液,即得。

供试品溶液的制备 取装量差异项下的本品,混匀,取适量,研细,取约 2g,精密称定,置具塞锥形瓶中,精密加入甲醇 20ml,密塞,称定重量,超声处理(功率 250W,频率 33kHz)20 分钟,放冷,再称定重量,用甲醇补足减失的重量,摇匀,离心,精密量取上清液 5ml,加在中性氧化铝柱(200~300 目,4g,内径为 1.5cm)上,用甲醇洗脱,收集洗脱液,置 25ml 量瓶中,加甲醇至刻度,摇匀,即得。

测定法 分别精密吸取对照品溶液与供试品溶液各 20μl,注入液相色谱仪,测定,即得。

本品每袋(瓶)含穿心莲以穿心莲内酯($C_{20}H_{30}O_5$)和脱水穿心莲内酯($C_{20}H_{28}O_4$)的总量计,不得少于 3.3mg。

【功能与主治】 清热解毒。用于外感热病、热毒壅盛证,症见高热、烦躁;扁桃体炎、上呼吸道感染、气管炎、感冒见上述证候者。

【用法与用量】 口服。一次 1 袋(瓶),一日 2 次。

【规格】 每袋(瓶)装 (1)1.5g (2)1.53g(薄膜衣颗粒)

【贮藏】 密封。

新 清 宁 片
Xinqingning Pian

【处方】 熟大黄 300g

【制法】 取熟大黄粉碎成细粉,加乙醇适量,制成颗粒,干燥,加淀粉及硬脂酸镁适量,混匀,压制成 1000 片,包糖衣或薄膜衣,即得。

【性状】 本品为糖衣片或薄膜衣片,除去包衣后显棕黑色;味微苦、涩。

【鉴别】 (1)取本品,除去包衣,研细,取粉末少量,进行微量升华,可见菱状针晶或羽状结晶。

(2)取本品,除去包衣,研细,取 0.1g,加甲醇 20ml,浸渍 1 小时,滤过,取滤液 5ml,蒸干,残渣加水 10ml 使溶解,再加

盐酸 1ml,置水浴上加热回流 30 分钟,立即冷却,用乙醚振摇提取 2 次,每次 20ml,合并提取液,蒸干,残渣加三氯甲烷 1ml 使溶解,作为供试品溶液。另取大黄对照药材 0.1g,同法制成对照药材溶液。照薄层色谱法(通则 0502)试验,吸取上述两种溶液各 4μl,分别点于同一硅胶 H 薄层板上,以石油醚(30~60℃)-甲酸乙酯-甲酸(15:5:1)的上层溶液为展开剂,展开,取出,晾干,置紫外光灯(365nm)下检视。供试品色谱中,在与对照药材色谱相应的位置上,显相同的五个橙黄色荧光主斑点;置氨蒸气中熏后,斑点变为红色。

【检查】 应符合片剂项下有关的各项规定(通则 0101)。

【含量测定】 照高效液相色谱法(通则 0512)测定。

色谱条件与系统适用性试验 以十八烷基硅烷键合硅胶为填充剂;以乙腈-甲醇-1‰磷酸溶液(35:37:28)为流动相;检测波长为 254nm。理论板数按大黄素峰计算应不低于 3000。

对照品溶液的制备 取大黄素对照品、大黄酚对照品适量,精密称定,分别加甲醇制成每 1ml 含大黄素 20μg、含大黄酚 40μg 的溶液,即得。

供试品溶液的制备 取本品 20 片,除去包衣,精密称定,研细,取约 0.1g,精密称定,置具塞锥形瓶中,精密加入甲醇 50ml,密塞,称定重量,加热回流 1.5 小时,取出,放冷,再称定重量,用甲醇补足减失的重量,摇匀,滤过,精密量取续滤液 25ml,回收甲醇至干,残渣加盐酸溶液(2→27)27ml,加入三氯甲烷 20ml,置水浴中加热回流 30 分钟,立即冷却,移至分液漏斗中,用少量三氯甲烷洗涤容器,洗液并入同一分液漏斗中,分取三氯甲烷层,水液用三氯甲烷振摇提取 3 次(15ml,10ml,10ml),弃去水液,合并三氯甲烷液,以无水硫酸钠适量脱水,滤过,滤液回收三氯甲烷至干,残渣加乙酸乙酯 2ml 使溶解,置 10ml 量瓶中,加甲醇至刻度,摇匀,滤过,取续滤液,即得。

测定法 分别精密吸取对照品溶液与供试品溶液各 10μl,注入液相色谱仪,测定,即得。

本品每片含熟大黄以大黄素($C_{15}H_{10}O_5$)和大黄酚($C_{15}H_{10}O_4$)的总量计,不得少于 1.8mg。

【功能与主治】 清热解毒,泻火通便。用于内结实热所致的喉肿、牙痛、目赤、便秘、下痢、发热;感染性炎症见上述证候者。

【用法与用量】 口服。一次 3~5 片,一日 3 次;必要时可适当增量;学龄前儿童酌减或遵医嘱;用于便秘,临睡前服 5 片。

【规格】 薄膜衣片每片重 0.31g

【贮藏】 密封。

新 癀 片
Xinhuang Pian

【处方】 肿节风　　　　　　三七
人工牛黄　　　　　　猪胆粉

　肖梵天花　　　　　　　　珍珠层粉
　水牛角浓缩粉　　　　　　红曲
　吲哚美辛

【性状】　本品为淡棕灰色至棕色的片；气香、微腥，味苦。

【鉴别】　(1)取本品，置显微镜下观察：淀粉粒单粒呈圆形、半圆形或圆多角形，直径 5～39μm，复粒由 2～10 余分粒组成(三七)。不规则碎片几乎无色，大小不一，表面有细纹理，具光泽(珍珠层粉)。星状毛，胞腔明显(肖梵天花)。

　(2)取本品 2 片，研细，加甲醇 10ml，加热回流 3 小时，放冷，滤过，滤渣用少量甲醇洗涤，合并滤液与洗涤液，浓缩至 5ml，作为供试品溶液。另取胆酸对照品、猪去氧胆酸对照品，加甲醇制成每 1ml 各含 1mg 的混合溶液，作为对照品溶液。照薄层色谱法(通则 0502)试验，吸取上述两种溶液各 10μl，分别点于同一硅胶 G 薄层板上，以甲苯-乙酸乙酯-甲酸 (12:4:1)为展开剂，展开，取出，晾干，喷以 10% 磷钼酸乙醇溶液，在 105℃加热约 10 分钟。供试品色谱中，在与对照品色谱相应的位置上，显相同颜色的斑点。

　(3)取本品 5 片，研细，加水约 5 滴，搅匀，再加以水饱和的正丁醇 10ml，密塞，振摇约 10 分钟，放置 2 小时，离心，取上清液，加入 3 倍量正丁醇饱和的水，摇匀，放置使分层(必要时离心)取正丁醇层，蒸干，残渣加甲醇 1ml 使溶解，作为供试品溶液。另取人参皂苷 Rb$_1$ 对照品、人参皂苷 Rg$_1$ 对照品及三七皂苷 R$_1$ 对照品，加甲醇制成每 1ml 各含 2.5mg 的混合溶液，作为对照品溶液。照薄层色谱法(通则 0502)试验，吸取上述两种溶液各 6μl，分别点于同一硅胶 G 薄层板上，以正丁醇-乙酸乙酯-水(4:1:5)的上层溶液为展开剂，展开，取出，晾干，喷以硫酸溶液(1→10)，在 105℃加热约 10 分钟。供试品色谱中，在与对照品色谱相应的位置上，显相同颜色的斑点。

【检查】　应符合片剂项下有关的各项规定(通则 0101)。

【含量测定】　肿节风　照高效液相色谱法(通则 0512)测定。

　色谱条件与系统适用性试验　以十八烷基硅烷键合硅胶为填充剂；以乙腈-0.1% 磷酸溶液(20:80)为流动相；检测波长为 344nm。理论板数按异秦皮啶峰计算应不低于 2000。

　对照品溶液的制备　取异秦皮啶对照品适量，精密称定，加甲醇制成每 1ml 含 10μg 的溶液，即得。

　供试品溶液的制备　取重量差异项下的本品，研细(过四号筛)，取约 0.5g，精密称定，置具塞锥形瓶中，精密加入甲醇 25ml，密塞，称定重量，超声处理(功率 300W，频率 25kHz)20 分钟，放冷，再称定重量，用甲醇补足减失的重量，摇匀，滤过，取续滤液，即得。

　测定法　分别精密吸取对照品溶液与供试品溶液各 10μl，注入液相色谱仪，测定，即得。

　本品每片含肿节风以异秦皮啶(C$_{11}$H$_{10}$O$_5$)计，不得少于 60μg。

　吲哚美辛　照高效液相色谱法(通则 0512)测定。

　色谱条件与系统适用性试验　以十八烷基硅烷键合硅胶为填充剂；以甲醇-0.25% 冰醋酸溶液(75:25)为流动相；检测波长为 254nm。理论板数按吲哚美辛峰计算应不低于 2000。

　对照品溶液的制备　取吲哚美辛对照品适量，精密称定，加甲醇制成每 1ml 含 0.14mg 的溶液，即得。

　供试品溶液的制备　取重量差异项下的本品，研细(过四号筛)，取约 0.3g，精密称定，置具塞锥形瓶中，精密加入甲醇 50ml，密塞，称定重量，超声处理(功率 300W，频率 25kHz)30 分钟，取出，放冷，再称定重量，用甲醇补足减失的重量，摇匀，滤过，取续滤液，即得。

　测定法　分别精密吸取对照品溶液与供试品溶液各 10μl，注入液相色谱仪，测定，即得。

　本品每片含吲哚美辛(C$_{19}$H$_{16}$ClNO$_4$)应为 5.8～7.8mg。

【功能与主治】　清热解毒，活血化瘀，消肿止痛。用于热毒瘀血所致的咽喉肿痛、牙痛、痹痛、胁痛、黄疸、无名肿毒。

【用法与用量】　口服。一次 2～4 片，一日 3 次，小儿酌减。外用，用冷开水调化，敷患处。

【注意】　活动性溃疡病、消化道出血及病史者、溃疡性结肠炎及病史者、癫痫、帕金森病及精神病患者，支气管哮喘者，血管神经性水肿者，肝肾功能不全者，对本品、阿司匹林或其他非甾体抗炎药过敏者禁用；孕妇、哺乳期妇女禁用。

【规格】　每片重 0.32g

【贮藏】　密封。

满山红油胶丸

Manshanhongyou Jiaowan

【处方】　满山红油 50g

【制法】　取满山红油，加入大豆油适量，混匀，制成软胶囊 1000 粒或 500 粒，即得。

【性状】　本品为黄棕色透明的胶丸，内容物为黄棕色油状液体；有特异香气。

【鉴别】　取本品内容物适量(约相当于满山红油 0.1g)，加正己烷 5ml 使溶解，加在硅胶柱(120～150 目，3g，内径为 1cm，用正己烷湿法装柱，上加无水硫酸钠 3g)上，用正己烷 50ml 洗脱，弃去洗脱液，再用正己烷-乙酸乙酯(50:1)50ml 洗脱，收集洗脱液，作为供试品溶液。另取杜牛儿酮对照品，加正己烷制成每 1ml 含 0.5mg 的溶液，作为对照品溶液。照薄层色谱法(通则 0502)试验，吸取上述两种溶液各 10μl，分别点于同一硅胶 G 薄层板上，以正己烷-乙酸乙酯(14:1)为展开剂，展开，取出，晾干，喷以香草醛硫酸试液，在 105℃加热至斑点显色清晰。供试品色谱中，在与对照品色谱相应的位置上，显相同颜色的斑点。

【检查】　应符合胶囊剂项下有关的各项规定(通则 0103)。

【含量测定】　**满山红油**　取本品 40 粒,照挥发油测定法(通则 2204 甲法)测定,所得挥发油量按相对密度为 0.940 计算,即得。

本品每粒含满山红油应为标示量的 90.0%～110.0%。

牻牛儿酮　照气相色谱法(通则 0521)测定。

色谱条件与系统适用性试验　以交联 5% 苯基甲基聚硅氧烷为固定相的毛细管柱(柱长为 30m,内径为 0.25mm,膜厚度为 0.25μm),柱温 130℃。理论板数按牻牛儿酮峰计算应不低于 50000。

对照品溶液的制备　取牻牛儿酮对照品适量,精密称定,加甲醇制成每 1ml 含 0.5mg 的溶液,即得。

供试品溶液的制备　取本品内容物适量(约相当于满山红油 0.1g),精密称定,置 50ml 量瓶中,加正己烷使溶解并稀释至刻度,摇匀,即得。

测定法　分别精密吸取对照品溶液与供试品溶液各 1μl,注入液相色谱仪,测定,即得。

本品每粒含满山红油以牻牛儿酮($C_{15}H_{22}O$)计,〔规格(1)〕不得少于 10.0mg;〔规格(2)〕不得少于 20.0mg。

【功能与主治】　止咳祛痰。用于寒痰犯肺所致的咳嗽、咳痰色白;急、慢性支气管炎见上述证候者。

【用法与用量】　口服。一次 0.05～0.1g,一日 2～3 次。

【规格】　(1)每丸含满山红油 0.05g　(2)每丸含满山红油 0.1g

【贮藏】　密封。

裸花紫珠片

Luohuazizhu Pian

【处方】　裸花紫珠干浸膏 500g

【制法】　取裸花紫珠干浸膏,加辅料适量,制成颗粒,压制成 1000 片,包薄膜衣,即得。

【性状】　本品为薄膜衣片,除去包衣后显棕黑色;味涩、微苦。

【鉴别】　取本品 2 片,除去包衣,研细,加水 150ml,煎煮,保持微沸 1 小时,放冷,离心,取上清液加氯化钠 5g,振摇使溶解,用乙酸乙酯 40ml 振摇提取,取乙酸乙酯液,回收溶剂至干,残渣加甲醇 1ml 使溶解,作为供试品溶液。另取裸花紫珠对照药材 1g,同法制成对照药材溶液。照薄层色谱法(通则 0502)试验,吸取上述两种溶液各 10～20μl,分别点于同一用 0.5% 氢氧化钠溶液制备的硅胶 G 薄层板上,以乙酸乙酯-甲醇-浓氨试液(17：2：1)为展开剂,展开,取出,晾干,喷以 3% 三氯化铝乙醇溶液,在 105℃ 加热 5 分钟,置紫外光灯(365nm)下检视。供试品色谱中,在与对照药材色谱相应的位置上,显相同颜色的荧光斑点。

【检查】　应符合片剂项下有关的各项规定(通则 0101)。

【含量测定】　照高效液相色谱法(通则 0512)测定。

色谱条件与系统适用性试验　以十八烷基硅烷键合硅胶为填充剂;以乙腈为流动相 A,以 0.1% 甲酸溶液为流动相 B,按下表中的规定进行梯度洗脱;木犀草苷检测波长为 350nm,毛蕊花糖苷检测波长为 330nm;柱温为 35℃。理论板数按木犀草苷峰和毛蕊花糖苷峰计算均应不低于 5000。

时间(分钟)	流动相 A(%)	流动相 B(%)
0～50	14	86
50～51	14→80	86→20
51～61	80	20

对照品溶液的制备　取木犀草苷对照品、毛蕊花糖苷对照品适量,精密称定,分别加 70% 甲醇制成每 1ml 含木犀草苷 20μg、毛蕊花糖苷 40μg 的溶液,即得。

供试品溶液的制备　取本品 20 片,除去包衣,精密称定,取约 0.8g,精密称定,置具塞锥形瓶中,精密加入 70% 甲醇 50ml,称定重量,超声处理(功率 500W,频率 40kHz)40 分钟,放冷,再称定重量,用 70% 甲醇补足减失的重量,摇匀,滤过,取续滤液,作为木犀草苷供试品溶液。另精密量取续滤液 5ml,置 50ml 量瓶中,加 70% 甲醇稀释至刻度,摇匀,作为毛蕊花糖苷供试品溶液。

测定法　分别精密吸取对照品溶液与供试品溶液各 10μl,注入液相色谱仪,测定,即得。

本品每片含裸花紫珠以木犀草苷($C_{21}H_{20}O_{11}$)计,不得少于 0.50mg;以毛蕊花糖苷($C_{29}H_{36}O_{15}$)计,不得少于 8.0mg。

【功能与主治】　清热解毒,收敛止血。用于血热毒盛所致的呼吸道、消化道出血及细菌感染性炎症。

【用法与用量】　口服。一次 2 片,一日 3 次。

【规格】　每片含干浸膏 0.5g

【贮藏】　密封。

附：裸花紫珠干浸膏质量标准

裸花紫珠干浸膏

本品为裸花紫珠经加工制成的干浸膏。

〔制法〕　取裸花紫珠,加水煎煮二次,第一次 2 小时,第二次 1 小时,合并煎液,滤过,滤液浓缩至相对密度为 1.30～1.35(80℃)的稠膏,干燥,即得。

〔性状〕　本品为深棕色至棕黑色的粉末;味涩、微苦。

〔鉴别〕　取本品 0.7g,加水 150ml,煎煮,保持微沸 1 小时,放冷,离心,取上清液加氯化钠 5g,振摇使溶解,用乙酸乙酯 40ml 振摇提取,取乙酸乙酯液,回收溶剂至干,残渣加甲醇 1ml 使溶解,作为供试品溶液。另取裸花紫珠对照药材 1g,同法制成对照药材溶液。照薄层色谱法(通则 0502)试验,吸取上述两种溶液各 10～20μl,分别点于同一用 0.5% 氢氧化钠溶液制备的硅胶 G 薄层板上,以乙酸乙酯-甲醇-浓氨试液

(17：2：1)为展开剂,展开,取出,晾干,喷以 3% 三氯化铝乙醇溶液,在 105℃ 加热 5 分钟,置紫外光灯(365nm)下检视。供试品色谱中,在与对照药材色谱相应的位置上,显相同颜色的荧光斑点。

〔检查〕 **水分** 不得过 7.0%(通则 0832 第二法)。

〔含量测定〕 照高效液相色谱法(通则 0512)测定。

色谱条件与系统适用性试验 以十八烷基硅烷键合硅胶为填充剂;以乙腈为流动相 A,以 0.1% 甲酸溶液为流动相 B,按下表中的规定进行梯度洗脱;柱温为 35℃;木犀草苷检测波长为 350nm,毛蕊花糖苷检测波长为 330nm。理论板数按木犀草苷峰和毛蕊花糖苷峰计算均应不低于 5000。

时间(分钟)	流动相 A(%)	流动相 B(%)
0～50	14	86
50～51	14→80	86→20
51～61	80	20

对照品溶液的制备 取木犀草苷对照品、毛蕊花糖苷对照品适量,精密称定,分别加 70% 甲醇制成每 1ml 含木犀草苷 20μg、毛蕊花糖苷 40μg 的溶液,即得。

供试品溶液的制备 取本品,研细,取约 0.7g,精密称定,置具塞锥形瓶中,精密加入 70% 甲醇 50ml,称定重量,超声处理(功率 500W,频率 40kHz)40 分钟,放冷,再称定重量,用 70% 甲醇补足减失的重量,摇匀,滤过,取续滤液,作为木犀草苷测定用供试品溶液。另精密量取续滤液 5ml,置 50ml 量瓶中,加 70% 甲醇稀释至刻度,摇匀,作为毛蕊花糖苷测定用供试品溶液。

测定法 分别精密吸取对照品溶液与供试品溶液各 10μl,注入液相色谱仪,测定,即得。

本品按干燥品计算,含木犀草苷($C_{21}H_{20}O_{11}$)不得少于 0.10%,含毛蕊花糖苷($C_{29}H_{36}O_{15}$)不得少于 1.6%。

〔规格〕 每 1g 干浸膏相当于原药材 5g

〔贮藏〕 密封,置干燥处。

裸花紫珠胶囊

Luohuazizhu Jiaonang

【处方】 裸花紫珠干浸膏 200g

【制法】 取裸花紫珠干浸膏,加淀粉适量,制粒,干燥,装入胶囊,制成 1000 粒〔规格(1)〕或 667 粒〔规格(2)〕或 606 粒〔规格(3)〕,即得。

【性状】 本品为硬胶囊,内容物为深棕色至棕黑色的颗粒和粉末;味涩、微苦。

【鉴别】 取本品内容物 1g,加水 150ml,煎煮,保持微沸 1 小时,放冷,离心,取上清液加氯化钠 5g,振摇使溶解,用乙酸乙酯 40ml 振摇提取,取乙酸乙酯液,回收溶液至干,残渣加

甲醇 1ml 使溶解,作为供试品溶液。另取裸花紫珠对照药材 1g,同法制成对照药材溶液。照薄层色谱法(通则 0502)试验,吸取上述两种溶液各 10～20μl,分别点于同一用 0.5% 氢氧化钠溶液制备的硅胶 G 薄层板上,以乙酸乙酯-甲醇-浓氨试液(17：2：1)为展开剂,展开,取出,晾干,喷以 3% 三氯化铝乙醇溶液,在 105℃ 加热 5 分钟,置紫外光灯(365nm)下检视。供试品色谱中,在与对照药材色谱相应的位置上,显相同颜色的荧光斑点。

【检查】 应符合胶囊剂项下有关的各项规定(通则 0103)。

【含量测定】 照高效液相色谱法(通则 0512)测定。

色谱条件与系统适用性试验 以十八烷基硅烷键合硅胶为填充剂,以乙腈为流动相 A,以 0.1% 甲酸溶液为流动相 B,按下表中的规定进行梯度洗脱;柱温为 35℃;木犀草苷检测波长为 350nm、毛蕊花糖苷检测波长为 330nm。理论板数按木犀草苷峰和毛蕊花糖苷峰计算均应不低于 5000。

时间(分钟)	流动相 A(%)	流动相 B(%)
0～50	14	86
50～51	14→80	86→20
51～61	80	20

对照品溶液的制备 取木犀草苷对照品、毛蕊花糖苷对照品适量,精密称定,分别加 70% 甲醇制成每 1ml 含木犀草苷 20μg、毛蕊花糖苷 40μg 的溶液,即得。

供试品溶液的制备 取装量差异项下的本品内容物,研细,取约 1g,精密称定,置具塞锥形瓶中,精密加入 70% 甲醇 50ml,称定重量,超声处理(功率 500W,频率 40kHz)40 分钟,放冷,再称定重量,用 70% 甲醇补足减失的重量,摇匀,滤过,取续滤液,作为木犀草苷测定用供试品溶液。另精密量取续滤液 5ml,置 50ml 量瓶中,加 70% 甲醇稀释至刻度,摇匀,作为毛蕊花糖苷测定用供试品溶液。

测定法 分别精密吸取对照品溶液与供试品溶液各 10μl,注入液相色谱仪,测定,即得。

本品每粒含裸花紫珠以木犀草苷($C_{21}H_{20}O_{11}$)计,〔规格(1)〕不得少于 0.20mg,〔规格(2)〕不得少于 0.30mg,〔规格(3)〕不得少于 0.33mg;以毛蕊花糖苷($C_{29}H_{36}O_{15}$)计,〔规格(1)〕不得少于 3.2mg,〔规格(2)〕不得少于 4.8mg,〔规格(3)〕不得少于 5.3mg。

【功能与主治】 清热解毒,收敛止血。用于血热毒盛所致的呼吸道、消化道出血及细菌感染性炎症。

【用法与用量】 口服。一次 3～5 粒〔规格(1)〕、一次 2～3 粒〔规格(2)〕,一日 3～4 次或一次 3 粒〔规格(3)〕,一日 3 次。

【规格】 (1)每粒装 0.3g(含干浸膏 0.2g) (2)每粒装 0.4g(含干浸膏 0.3g) (3)每粒装 0.33g(含干浸膏 0.33g)

【贮藏】 密封。

注：裸花紫珠干浸膏质量标准见裸花紫珠片附项下。

障 眼 明 片

Zhangyanming Pian

【处方】
石菖蒲 22g　　　　　决明子 30g
肉苁蓉 37g　　　　　葛根 37g
青葙子 30g　　　　　党参 48g
蔓荆子 30g　　　　　枸杞子 48g
车前子 37g　　　　　白芍 45g
山茱萸 24g　　　　　甘草 22g
菟丝子 61g　　　　　升麻 7g
薏仁(去内果皮)37g　　菊花 37g
密蒙花 37g　　　　　川芎 30g
酒黄精 37g　　　　　熟地黄 61g
关黄柏 30g　　　　　黄芪 48g

【制法】 以上二十二味,决明子、蔓荆子、菟丝子、青葙子、车前子加沸水浸渍,再加入其余石菖蒲等十七味加水煎煮二次,滤过,合并滤液,浓缩成稠膏,加淀粉、糊精适量,混匀,干燥,粉碎,加羧甲淀粉钠适量,混合均匀,用乙醇制粒,混合均匀,压制成 1000 片包糖衣或薄膜衣;或压制成 500 片,包薄膜衣,即得。

【性状】 本品为糖衣片或薄膜衣片,除去包衣后显棕褐色;味甘,微酸。

【鉴别】 (1)取本品适量,除去包衣,研细,取 1g,加水 30ml,水浴上加热 15 分钟,放冷,离心,取上清液,加乙酸乙酯 25ml 提取,水液备用,乙酸乙酯液蒸干,残渣加乙酸乙酯 1ml 使溶解,作为供试品溶液。另取葛根对照药材 1g,加乙醇 30ml,加热回流 40 分钟,放冷,滤过,滤液蒸干,残渣加水 15ml 使溶解,加乙酸乙酯提取 2 次,每次 20ml,合并提取液,蒸干,残渣加乙酸乙酯 0.5ml 使溶解,作为对照药材溶液。再取葛根素对照品,加无水乙醇制成每 1ml 含 0.4mg 的溶液,作为对照品溶液。照薄层色谱法(通则 0502)试验,吸取上述三种溶液各 5μl,分别点于同一硅胶 G 薄层板上,以三氯甲烷-甲醇-水(7:3:0.3)为展开剂,展开,取出,晾干,用氨蒸气熏后,置紫外光灯(365nm)下检视。供试品色谱中,在与对照药材色谱和对照品色谱相应的位置上,显相同颜色的荧光斑点。

(2)取枸杞子对照药材 0.5g,同〔鉴别〕(1)供试品溶液的制备方法制成对照药材溶液。照薄层色谱法(通则 0502)试验,吸取〔鉴别〕(1)项下的供试品溶液 5μl、上述对照药材溶液 5μl,分别点于同一硅胶 G 薄层板上,以甲苯-三氯甲烷-乙酸乙酯-甲醇(4:5:1:0.5)为展开剂,展开,取出,晾干,置紫外光灯(365nm)下检视。供试品色谱中,在与对照药材色谱相应的位置上,显相同颜色的荧光斑点。

(3)取本品适量,除去包衣,研细,取 6g,加 60% 乙醇 30ml,超声处理 30 分钟,滤过,滤液蒸干,残渣加水 20ml 使溶解,用水饱和的正丁醇振摇提取 2 次,每次 30ml,合并正丁

醇液,蒸干,残渣加乙醇 20ml 使溶解,加在中性氧化铝柱(200～300 目,4g,内径为 1cm,湿法装柱)上,用乙醇 10ml 洗脱,收集流出液及洗脱液,蒸干,残渣加甲醇 1ml 使溶解,作为供试品溶液。另取白芍对照药材 0.5g,加甲醇 20ml,超声处理 20 分钟,滤过,滤液浓缩至约 1ml,作为对照药材溶液。再取芍药苷对照品,加甲醇制成每 1ml 含 1mg 的溶液,作为对照品溶液。照薄层色谱法(通则 0502)试验,吸取供试品溶液 5～10μl、对照药材溶液 5μl、对照品溶液 2μl,分别点于同一以含 1% 氢氧化钠的羧甲基纤维素钠为黏合剂的硅胶 G 薄层板上,使成条状,以乙酸乙酯-甲酸-冰醋酸-水(15:1:1:2)为展开剂,展开,取出,晾干,喷以 5% 香草醛硫酸溶液,在 105℃ 加热至斑点显色清晰。供试品色谱中,在与对照药材色谱和对照品色谱相应的位置上,显相同的蓝紫色条斑。

(4)取本品适量,除去包衣,研细,取 3g,加乙醚 20ml,加热回流 20 分钟,倾去乙醚液,药渣挥干,加乙醇 30ml,加热回流 40 分钟,滤过,滤液蒸干,残渣加水 15ml 使溶解,用乙酸乙酯提取 2 次,每次 20ml,弃去乙酸乙酯液,水液用水饱和的正丁醇振摇提取 2 次,每次 25ml,合并正丁醇液,蒸干,残渣加甲醇 4ml 使溶解,通过以十八烷基硅烷键合硅胶为填充剂的小柱,再加甲醇 10ml 洗脱,合并甲醇液,蒸干,残渣加甲醇 1ml 使溶解,作为供试品溶液。另取蒙花苷对照品,加甲醇制成每 1ml 含 0.2mg 的溶液,作为对照品溶液。照薄层色谱法(通则 0502)试验,吸取供试品溶液 1～2μl、对照品溶液 1μl,分别点于同一聚酰胺薄膜上,以二氯甲烷-乙酸乙酯-丁酮-甲酸-水(8:15:15:2:1)为展开剂,展开,取出,晾干,喷以 5% 三氯化铝乙醇溶液,吹干,置紫外光灯(365nm)下检视。供试品色谱中,在与对照品色谱相应的位置上,显相同颜色的荧光斑点。

(5)取〔鉴别〕(1)项下的备用水溶液,用氨试液调节 pH 值至 10 以上,用二氯甲烷 40ml 振摇提取,提取液用无水硫酸钠脱水,滤过,滤液蒸干,残渣加无水乙醇 1ml 使溶解,作为供试品溶液。另取关黄柏对照药材 0.2g,加酸性乙醇 20ml,加热回流 30 分钟,滤过,滤液蒸干,残渣加水 15ml 使溶解,用氨试液调节 pH 值至 10 以上,同法制成对照药材溶液。再取盐酸小檗碱对照品,加甲醇制成每 1ml 含 0.03mg 的溶液,作为对照品溶液。照薄层色谱法(通则 0502)试验,吸取上述三种溶液各 2μl,分别点于同一硅胶 G 薄层板上,以正丁醇-冰醋酸-水(14:2:5)为展开剂,展开,取出,晾干,置紫外光灯(365nm)下检视。供试品色谱中,在与对照药材色谱和对照品色谱相应的位置上,显相同颜色的荧光斑点。

【检查】 应符合片剂项下有关的各项规定(通则 0101)。

【含量测定】 照高效液相色谱法(通则 0512)测定。

色谱条件与系统适用性试验 以十八烷基硅烷键合硅胶为填充剂;以甲醇-水(29:71)为流动相;检测波长为 250nm。理论板数按葛根素峰计算应不低于 2500。

对照品溶液的制备 取葛根素对照品适量,精密称定,加 30% 乙醇制成每 1ml 含葛根素 25μg 的溶液,即得。

供试品溶液的制备　取本品 20 片,除去包衣,精密称定,研细,取约 0.4g,精密称定,精密加入 30%乙醇 50ml,称定重量,超声处理 30 分钟(功率 300W,频率 40kHz),放冷,再称定重量,用 30%的乙醇补足减失的重量,离心,取上清液过滤,取续滤液,即得。

测定法　分别精密吸取对照品溶液和供试品溶液各 10μl,注入液相色谱仪,测定,即得。

本品每片含葛根以葛根素($C_{21}H_{20}O_9$)计,〔规格(1)、规格(3)〕不得少于 0.30mg;〔规格(2)〕不得少于 0.60mg。

【功能与主治】　补益肝肾,退翳明目。用于肝肾不足所致的干涩不舒、单眼复视、腰膝酸软,或轻度视力下降;早、中期老年性白内障见上述证候者。

【用法与用量】　口服。一次 4 片〔规格(1)、规格(3)〕或一次 2 片〔规格(2)〕,一日 3 次。

【注意】　忌食辛辣食物。

【规格】　(1)薄膜衣片　每片重 0.21g

(2)薄膜衣片　每片重 0.42g

(3)糖衣片(片心重 0.21g)

【贮藏】　密封。

障　翳　散
Zhangyi San

【处方】

丹参 111g	红花 111g
茺蔚子 111g	青葙子 111g
决明子 222g	蝉蜕 222g
没药 111g	黄芪 111g
昆布 111g	海藻 111g
木通 111g	炉甘石(水飞)111g
牛胆干膏 12g	羊胆干膏 18g
珍珠 40g	琥珀 30g
天然冰片 80g	人工麝香 40g
硼砂 20g	海螵蛸 200g
盐酸小檗碱 20g	维生素 B_2 40g
山药 100g	无水硫酸钙 40g
荸荠粉 160g	

【制法】　以上二十五味,人工麝香、天然冰片分别研成极细粉,备用;将茺蔚子、青葙子用纱布包扎,与丹参、红花、决明子、蝉蜕、没药、黄芪、昆布、海藻、木通用水浸渍 3 小时后,加水煎煮二次,每次 1.5 小时,合并煎液,滤过,滤液浓缩至约 1400ml,加乙醇使含醇量达 75%,冷藏 24 小时,取上清液,浓缩至相对密度为 1.16~1.18(20℃)的清膏,加入炉甘石(水飞),混匀,烘干,粉碎成极细粉,药粉备用;其余牛胆干膏等十一味,烘干,分别研成极细粉,加入上述炉甘石等的极细粉与辅料适量,混匀,过筛,与上述人工麝香等极细粉配研,混匀,

制成 1000g,即得。

【性状】　本品为黄色的粉末;气芳香。与滴眼用溶液混合后为浅棕黄色混悬液。

【鉴别】　(1)取本品粉末 1g,加稀盐酸 20ml,超声处理 30 分钟,滤过,滤液用乙酸乙酯 20ml 振摇提取,水层备用,分取乙酸乙酯液,用 5%醋酸钠溶液 20ml 振摇提取,弃去乙酸乙酯液,5%醋酸钠溶液用盐酸调节 pH 值至 1~2,用乙酸乙酯 20ml 振摇提取,分取乙酸乙酯液,蒸干,残渣加无水乙醇 0.5ml 使溶解,作为供试品溶液。另取丹参素钠对照品,加 20%甲醇制成每 1ml 含 1mg 的溶液,作为对照品溶液。照薄层色谱法(通则 0502)试验,吸取供试品溶液 5μl、对照品溶液 1μl,分别点于同一硅胶 G 薄层板上,以甲苯-乙酸乙酯-三氯甲烷-甲醇-98%甲酸(2:2:3:0.5:2)为展开剂,展开,取出,晾干,置氨蒸气中熏 15 分钟后取出,放置半小时以上,置紫外光灯(365nm)下检视。供试品色谱中,在与对照品色谱相应的位置上,显相同颜色的荧光斑点。

(2)取〔鉴别〕(1)项下的备用水溶液,加三氯甲烷 15ml,加热回流 30 分钟,放冷,分取三氯甲烷液,水层再用三氯甲烷 10ml 振摇提取,合并三氯甲烷液,蒸干,残渣加无水乙醇 0.5ml 使溶解,作为供试品溶液。另取大黄酚对照品、大黄素对照品,加无水乙醇制成每 1ml 各含 0.1mg 的混合溶液,作为对照品溶液。照薄层色谱法(通则 0502)试验,吸取供试品溶液 10μl、对照品溶液 2μl,分别点于同一硅胶 G 薄层板上,以石油醚(30~60℃)-正己烷-甲酸乙酯-甲酸(1:3:1.5:0.01)为展开剂,展开,取出,晾干,置紫外光灯(365nm)下检视。供试品色谱中,在与对照品色谱相应的位置上,显相同颜色的荧光斑点。

(3)取本品粉末 0.2g,加甲醇 10ml,超声处理 20 分钟,滤过,滤液作为供试品溶液。另取盐酸小檗碱对照品、牛磺胆酸钠对照品,加甲醇制成每 1ml 分别含 0.4mg 和 1mg 的混合溶液,作为对照品溶液。照薄层色谱法(通则 0502)试验,吸取供试品溶液 5μl、对照品溶液 2μl,分别点于同一硅胶 G 薄层板上,以甲苯-异丙醇-冰醋酸-甲醇-水(8:4:2:3:1)为展开剂,展开,取出,晾干,置紫外光灯(365nm)下检视。供试品色谱中,在与盐酸小檗碱对照品色谱相应的位置上,显相同的黄色荧光斑点;喷以 10%硫酸乙醇溶液,在 105℃加热至斑点显色清晰,置紫外光灯(365nm)下检视。供试品色谱中,在与牛磺胆酸钠对照品色谱相应的位置上,显相同颜色的荧光斑点。

(4)取天然冰片对照品,加无水乙醇-正己烷(1:9)制成每 1ml 含 2mg 的溶液,作为对照品溶液。照〔含量测定〕人工麝香项下的色谱条件试验,分别吸取〔含量测定〕人工麝香项下供试品溶液和上述对照品溶液各 1μl,注入气相色谱仪。供试品色谱中,应呈现与对照品色谱峰保留时间相同的色谱峰。

【检查】　粒度　取本品 5 支粉末与滴眼用溶液 40ml 混合制成滴眼用混悬液,照眼用制剂〔粒度〕项下检查(通则

0105)应符合规定。

微生物限度 取本品 10 支粉末与滴眼用溶液 80ml 混合制成滴眼用混悬液,作为供试液。取供试液适量,依法检查(通则 1105),细菌数每 1ml 不得过 100 个;霉菌和酵母菌每 1ml 不得过 10 个;金黄色葡萄球菌、铜绿假单胞菌、大肠埃希菌每 1ml 不得检出;沙门菌每 10ml 不得检出。

其他 应符合散剂项下有关的各项规定(通则 0115);滴眼用混悬液还应符合眼用制剂项下有关的各项规定(通则 0105)。

【含量测定】 **维生素 B₂** 照高效液相色谱法(通则 0512)测定(避光操作)。

色谱条件与系统适用性试验 以十八烷基硅烷键合硅胶为填充剂;以甲醇-水(29:71)为流动相;检测波长为 267nm。理论板数按维生素 B_2 峰计算应不低于 2000。

对照品溶液的制备 取维生素 B_2 对照品适量,精密称定,置棕色量瓶中,加 1% 醋酸溶液置水浴上加热使溶解,制成每 1ml 含 20μg 的溶液,即得。

供试品溶液的制备 取装量差异项下的本品,研匀,取约 50mg,精密称定,置 100ml 棕色量瓶中,加入 1% 醋酸溶液 80ml,置水浴上加热 20 分钟,放冷,加 1% 醋酸溶液稀释至刻度,摇匀,滤过,取续滤液,即得。

测定法 分别精密吸取对照品溶液与供试品溶液各 10μl,注入液相色谱仪,测定,即得。

本品每 1g 含维生素 B_2($C_{17}H_{20}N_4O_6$)应为 32.0~48.0mg。

人工麝香 照气相色谱法(通则 0521)测定。

色谱条件与系统适用性试验 以聚乙二醇 20000(PEG-20M)毛细管柱(柱长为 30m,内径为 0.32mm,膜厚度为 0.25μm)。柱温为程序升温,初始温度为 60℃,以每分钟 15℃ 的速率升至 110℃,再以每分钟 6℃ 的速率升至 230℃;分流进样,分流比 1:1。理论板数按麝香酮峰计算应不低于 10000。

校正因子测定 取水杨酸甲酯适量,精密称定,加无水乙醇-正己烷(1:9)制成每 1ml 含 50μg 的溶液,作为内标溶液。另取麝香酮对照品适量,精密称定,加内标溶液制成每 1ml 含 30μg 的溶液,摇匀,吸取 2μl,注入气相色谱仪,测定,计算校正因子。

测定法 取装量差异项下的本品,研匀,取约 0.12g,精密称定,置 10ml 的具塞离心管中,精密加入内标溶液 5ml,密塞,超声处理(功率 300W,频率 50kHz)30 分钟,离心(转速为每分钟 4000 转),吸取上清液 2μl,注入气相色谱仪,测定,即得。

本品每 1g 含人工麝香以麝香酮($C_{16}H_{30}O$)计,不得少于 0.47mg。

【功能与主治】 行滞祛瘀,退障消翳。用于老年性白内障及角膜翳属气滞血瘀证。

【用法与用量】 外用。临用时,将本品倒入滴眼用溶液瓶中,摇匀后滴入眼睑内,一次 2~3 滴,一日 3~4 次,或

遵医嘱。

【注意】 孕妇禁用。

【规格】 每瓶装 0.3g

【贮藏】 密封。

附:1. 滴眼用溶液质量标准

滴眼用溶液

〔制法〕 取氯化钠 9g 和羟苯乙酯 0.3g(用少量乙醇溶解),加注射用水适量使溶解,再加注射用水至 1000ml,灭菌,即得。

〔性状〕 本品为无色澄明的液体。

〔鉴别〕 本品显钠盐(通则 0301)与氯化物(通则 0301)的鉴别反应。

〔检查〕 **pH 值** 应为 6.0~8.0(通则 0631)。

其他 应符合眼用制剂项下有关的各项规定(通则 0105)。

〔规格〕 每瓶装 8ml

〔贮藏〕 遮光密封,置阴凉处。

2. 牛胆干膏质量标准

牛 胆 干 膏

本品由牛科动物牛 *Bos taurus domesticus* Gmelin 的胆汁低温浓缩并干燥制成的干膏。

〔性状〕 本品为黄棕色至黄褐色的粉末;味苦,有吸湿性。

〔鉴别〕 取本品约 50mg,加甲醇 10ml,超声处理 10 分钟,静置,取上清液作为供试品溶液。另取牛胆粉对照药材 50mg,同法制成对照药材溶液。照薄层色谱法(通则 0502)试验,吸取上述两种溶液各 4μl,分别点于同一硅胶 G 薄层板上,以甲苯-冰醋酸-水(7.5:10:0.3)为展开剂,展开,取出,晾干,喷以 10% 磷钼酸乙醇溶液,在 105℃ 加热约 5 分钟。供试品色谱中,在与对照药材色谱相应的位置上,显相同颜色的斑点。

〔检查〕 **水分** 不得过 5.0%(通则 0832 第二法)。

猪胆粉 取本品 0.1g,加甲醇 10ml,超声处理 20 分钟,滤过,滤液置水浴上蒸至近干,用 2.5mol/L 氢氧化钠溶液 5ml 分次溶解,并转入具塞试管中,置水浴上水解 5 小时,取出,放冷,滴加盐酸调节 pH 值至 2~3,用乙酸乙酯振摇提取 3 次,每次 10ml,合并乙酸乙酯液,浓缩至干,残渣加甲醇 1ml 使溶解,作为供试品溶液。另取猪去氧胆酸对照品,加甲醇制成每 1ml 含 1mg 的溶液,作为对照品溶液。照薄层色谱法(通则 0502)试验,吸取上述两种溶液 2μl,分别点于同一硅胶 G 薄层板上,以异辛烷-正丁醚-冰醋酸(8:5:5)为展开剂,展开,取出,晾干,喷以 10% 磷钼酸乙醇溶液,在 105℃ 加热至斑点显色清晰。供试品色谱中,在与对照品色谱相应的位置上不得显相同颜色的斑点。

〔含量测定〕 **对照品溶液的制备** 取胆酸对照品 12.5mg,精密称定,置 25ml 量瓶中,加 60％醋酸溶液使溶解,并稀释至刻度,摇匀,即得(每 1ml 中含胆酸 0.5mg)。

标准曲线的制备 精密量取对照品溶液 0.2ml、0.4ml、0.6ml、0.8ml 与 1ml,分别置具塞试管中,各管加入 60％醋酸溶液稀释成 1.0ml,再分别加新制的糠醛溶液(1→100)各 1.0ml,在冰浴中放置 5 分钟,精密加入硫酸溶液(取硫酸 50ml 与水 65ml 混合)13ml,混匀,在 70℃ 水浴中加热 10 分钟,迅速移至冰浴中,放置 2 分钟,以相应的试剂为空白。照紫外-可见分光光度法(通则 0401),在 605nm 波长处测定吸光度,以吸光度为纵坐标,浓度为横坐标,绘制标准曲线。

测定法 取本品约 60mg,精密称定,加 60％醋酸溶液适量,充分研磨,转移至 50ml 量瓶中,用 60％醋酸溶液稀释至刻度,摇匀,滤过,弃去初滤液,精密量取续滤液各 1ml 分别置甲、乙两个具塞试管中,于甲管中加新制的糠醛溶液 1ml,乙管中加水 1ml 作空白,照标准曲线的制备项下的方法,自"在冰浴中放置 5 分钟"起,依法测定吸光度。从标准曲线上读出供试品溶液中含胆酸的重量,计算,即得。

本品按干燥品计算,含胆酸($C_{24}H_{40}O_5$)不得少于 42.0％。

〔贮藏〕 密封,置干燥处。

3. 羊胆干膏质量标准

羊胆干膏

本品由牛科动物山羊 *Capra hircus* Linnaeus 或绵羊 *Ovis aries* Linnaeus 的胆汁低温浓缩并干燥制成的干膏。

〔性状〕 本品为棕黄色的粉末;味苦,有吸湿性。

〔鉴别〕 取本品约 50mg,加甲醇 10ml,超声处理 10 分钟,静置,取上清液作为供试品溶液。另取羊胆粉对照药材 50mg,同法制成对照药材溶液。再取牛磺胆酸钠对照品,加甲醇制成每 1ml 含 1mg 的溶液,作为对照品溶液。照薄层色谱法(通则 0502)试验,吸取上述三种溶液各 4µl,分别点于同一硅胶 G 薄层板上,以甲苯-异丙醇-冰醋酸-甲醇-水(8∶4∶2∶3∶1)为展开剂,展开,取出,晾干,喷以 10％硫酸乙醇溶液,在 105℃加热至斑点显色清晰,置紫外光灯(365nm)下检视。供试品色谱中,在与对照药材色谱和对照品色谱相应的位置上,显相同颜色的蓝色荧光斑点。

〔检查〕 **水分** 不得过 5.0％(通则 0832 第二法)。

猪胆粉 取本品 0.1g,加甲醇 10ml,超声处理 20 分钟,滤过,滤液置水浴上蒸至近干,用 2.5mol/L 氢氧化钠溶液 5ml 分次溶解,并转入具塞试管中,置水浴上水解 5 小时,取出,放冷,滴加盐酸调节 pH 值至 2～3,用乙酸乙酯振摇提取 3 次,每次 10ml,合并乙酸乙酯液,浓缩至干,残渣加甲醇 1ml 使溶解,作为供试品溶液。另取猪去氧胆酸对照品,加甲醇制成每 1ml 含 1mg 的溶液,作为对照品溶液。照薄层色谱法(通则 0502)试验,吸取上述两种溶液各 2µl,分别点于同一硅

胶 G 薄层板上,以异辛烷-正丁醚-冰醋酸(8∶5∶5)为展开剂,展开,取出,晾干,喷以 10％磷钼酸乙醇溶液,在 105℃加热至斑点显色清晰。供试品色谱中,在与对照品色谱相应的位置上不得显相同颜色的斑点。

〔含量测定〕 **对照品溶液的制备** 取胆酸对照品 12.5mg,精密称定,置 25ml 量瓶中,加 60％醋酸溶液使溶解,并稀释至刻度,摇匀,即得(每 1ml 中含胆酸 0.5mg)。

标准曲线的制备 精密量取对照品溶液 0.2ml、0.4ml、0.6ml、0.8ml 与 1ml,分别置具塞试管中,各管加 60％醋酸溶液稀释成 1.0ml,再分别加新制的糠醛溶液(1→100)各 1.0ml,在冰浴中放置 5 分钟,精密加入硫酸溶液(取硫酸 50ml 与水 65ml 混合)13ml,混匀,在 70℃ 水浴中加热 10 分钟,迅速移至冰浴中,放置 2 分钟,以相应的试剂为空白。照紫外-可见分光光度法(通则 0401),在 605nm 波长处测定吸光度,以吸光度为纵坐标,浓度为横坐标,绘制标准曲线。

测定法 取本品约 60mg,精密称定,加 60％醋酸溶液适量,充分研磨,转移至 50ml 量瓶中,用 60％醋酸溶液稀释至刻度,摇匀,滤过,弃去初滤液,精密量取续滤液各 1ml,分别置甲、乙两个具塞试管中,于甲管中加新制的糠醛溶液 1ml,乙管中加水 1ml 作空白,照标准曲线的制备项下的方法,自"在冰浴中放置 5 分钟"起,依法测定吸光度。从标准曲线上读出供试品溶液中含胆酸的重量,计算,即得。

本品按干燥品计算,含胆酸($C_{24}H_{40}O_5$)不得少于 33.9％。

〔贮藏〕 密封,置干燥处。

槟榔四消丸(大蜜丸)
Binglang Sixiao Wan

【处方】 槟榔 200g　　　　酒大黄 400g
炒牵牛子 400g　　　　猪牙皂(炒)50g
醋香附 200g　　　　五灵脂(醋炙)200g

【制法】 以上六味,粉碎成细粉,过筛,混匀。每 100g 粉末加炼蜜 110～130g 制成大蜜丸,即得。

【性状】 本品为黄褐色的大蜜丸;气微香,味甜、苦、微辛。

【鉴别】 (1)取本品,置显微镜下观察:草酸钙簇晶大,直径 60～140µm(酒大黄)。分泌细胞类圆形,含黄棕色至红棕色分泌物,其周围细胞作放射状排列;纤维束红棕色或黄棕色,细长,壁甚厚(醋香附)。纤维束淡黄色,周围细胞含草酸钙方晶及少数簇晶,形成晶纤维,并常伴有类方形厚壁细胞(猪牙皂)。种皮栅状细胞淡棕色或棕色,长 48～80µm(炒牵牛子)。内胚乳细胞碎片无色,壁较厚,有较多大的类圆形纹孔(槟榔)。

(2)取本品 12g,剪碎,加甲醇 8ml,研磨使溶散,加乙醚

20ml,在 60℃ 水浴中加热回流 30 分钟,滤过,滤液加水 5ml,振摇,分取乙醚液,用无水硫酸钠 1g 脱水,乙醚液挥干,残渣加甲醇 1ml 使溶解,作为供试品溶液。另取大黄对照药材、槟榔对照药材各 0.3g,分别加甲醇 3ml,超声处理 10 分钟,取上清液作为对照药材溶液。照薄层色谱法(通则 0502)试验,吸取上述三种溶液各 3～6μl,分别点于同一硅胶 G 薄层板上,以环己烷-乙酸乙酯-甲酸(12:3:0.1)为展开剂,展开,取出,晾干,置紫外光灯(365nm)下检视。供试品色谱中,在与两种对照药材色谱相应的位置上,分别显相同颜色的荧光斑点。

(3)取香附对照药材 0.5g,加甲醇 3ml,超声处理 10 分钟,取上清液作为对照药材溶液。照薄层色谱法(通则 0502)试验,吸取上述对照药材溶液和〔鉴别〕(2)项下的供试品溶液各 5～6μl,分别点于同一硅胶 GF$_{254}$ 薄层板上,以环己烷-乙酸乙酯(9.3:1)为展开剂,展开,展距 11cm,取出,晾干。置紫外光灯(254nm)下检视,供试品色谱中,在与对照药材色谱相应的位置上,显相同颜色的斑点;喷以 10% 硫酸乙醇溶液,在 105℃ 加热至斑点显色清晰,在室温放置 20～30 分钟,置紫外光灯(365nm)下检视。供试品色谱中,在与对照药材色谱相应的位置上,显一个相同的蓝紫色荧光斑点。

【检查】 应符合丸剂项下有关的各项规定(通则 0108)。

【含量测定】 照高效液相色谱法(通则 0512)测定。

色谱条件与系统适用性试验 以十八烷基硅烷键合硅胶为填充剂;以乙腈-甲醇-0.1% 磷酸溶液(42:23:35)为流动相;检测波长为 254nm。理论板数按大黄酚峰计算应不低于 3000。

对照品溶液的制备 取大黄酚对照品和大黄素对照品适量,精密称定,加甲醇制成每 1ml 含大黄酚 15μg、大黄素 5μg 的混合溶液,即得。

供试品溶液的制备 (1)取重量差异项下的本品,剪碎,混匀,取 1.1g,精密称定,置具塞锥形瓶中,精密加入甲醇-盐酸(10:1)的混合溶液 25ml,称定重量,浸泡 10 小时以上,超声处理使溶散,置 80℃ 水浴中加热回流 30 分钟,若瓶壁有黏附物,须超声处理去除,放冷,再称定重量,用甲醇补足减失的重量,摇匀,滤过,精密量取续滤液 2ml,置 5ml 量瓶中,加 2% 的氢氧化钠溶液 1ml,加甲醇至刻度,摇匀,滤过,取续滤液,用于测定总大黄酚和总大黄素的含量。

(2)取上述剪碎的本品 0.8g,精密称定,置具塞锥形瓶中,精密加入甲醇 25ml,称定重量,浸泡 10 小时以上,用玻棒研磨使样品溶散,用数滴甲醇冲洗玻棒与锥形瓶中,超声处理(功率 160W,频率 50kHz)30 分钟,放冷,再称定重量,用甲醇补足减失的重量或挥散至原重量,摇匀,滤过,取续滤液,用于测定游离大黄酚和游离大黄素的含量。

测定法 分别精密吸取对照品溶液与上述两种供试品溶液各 10～20μl,注入液相色谱仪,测定,计算总大黄酚和总大黄素的总量与游离大黄酚和游离大黄素的总量;用总大黄酚

和总大黄素的总量和游离大黄酚和大黄素的总量的差值作为结合蒽醌中的大黄酚和大黄素的总量,即得。

本品每丸含酒大黄以总大黄酚($C_{15}H_{10}O_4$)和大黄素($C_{15}H_{10}O_5$)的总量计,不得少于 9.4mg;以结合蒽醌中的大黄酚($C_{15}H_{10}O_4$)和大黄素($C_{15}H_{10}O_5$)的总量计,不得少于 2.8mg。

【功能与主治】 消食导滞,行气泻水。用于食积痰饮,消化不良,脘腹胀满,嗳气吞酸,大便秘结。

【用法与用量】 口服。一次 1 丸,一日 2 次。

【注意】 孕妇忌服。

【规格】 每丸重 9g

【贮藏】 密封。

槟榔四消丸(水丸)

Binglang Sixiao Wan

【处方】 槟榔 200g   酒大黄 400g
             炒牵牛子 400g   猪牙皂(炒)50g
             醋香附 200g   五灵脂(醋炙)200g

【制法】 以上六味,粉碎成细粉,过筛,混匀,用水泛丸,干燥,即得。

【性状】 本品为浅褐色至褐色的水丸;气微香,味苦、辛。

【鉴别】 (1)取本品,置显微镜下观察:草酸钙簇晶大,直径 60～140μm(酒大黄)。分泌细胞类圆形,含黄棕色至红棕色分泌物,其周围细胞作放射状排列;纤维束红棕色或黄棕色,细长,壁甚厚(醋香附)。纤维束淡黄色,周围细胞含草酸钙方晶及少数簇晶,形成晶纤维,并常伴有类方形厚壁细胞(猪牙皂)。种皮栅状细胞淡棕色或棕色,长 48～80μm(炒牵牛子)。内胚乳细胞碎片无色,壁较厚,有较多大的类圆形纹孔(槟榔)。

(2)取本品 5g,研细,加甲醇 3ml 和乙醚 15ml,振摇混匀,在 60℃ 水浴中加热回流 30 分钟,滤过,滤液加水 5ml,振摇,乙醚层用无水硫酸钠 1g 脱水,乙醚液挥干,残渣加甲醇 1ml 使溶解,作为供试品溶液。另取大黄对照药材、槟榔对照药材各 0.3g,分别加甲醇 3ml,超声处理 10 分钟,取上清液作为对照药材溶液。照薄层色谱法(通则 0502)试验,吸取上述三种溶液各 3～6μl,分别点于同一硅胶 G 薄层板上,以环己烷-乙酸乙酯-甲酸(12:3:0.1)为展开剂,展开,取出,晾干,置紫外光灯(365nm)下检视。供试品色谱中,在与对照药材色谱相应的位置上,分别显相同颜色的荧光斑点。

(3)取香附对照药材 0.5g,加甲醇 3ml,超声处理 10 分钟,取上清液作为对照药材溶液。照薄层色谱法(通则 0502)试验,吸取对照药材溶液与〔鉴别〕(2)项下的供试品溶液各 5～6μl,分别点于同一硅胶 GF$_{254}$ 薄层板上,以环己烷-乙酸乙酯(9.3:1)为展开剂,展开,展距 11cm,取出,晾干,置紫外光

灯(254nm)下检视。供试品色谱中,在与对照药材色谱相应的位置上,显相同颜色的斑点;喷以 10％硫酸乙醇溶液,在 105℃加热至斑点显色清晰,在室温放置 20～30 分钟,置紫外光灯(365nm)下检视,供试品色谱中,在与对照药材色谱相应的位置上,显一个相同的蓝紫色荧光斑点。

【检查】 应符合丸剂项下有关的各项规定(通则 0108)。

【含量测定】 照高效液相色谱法(通则 0512)测定。

色谱条件与系统适用性试验 以十八烷基硅烷键合硅胶为填充剂;以乙腈-甲醇-0.1％磷酸溶液(42:23:35)为流动相;检测波长为 254nm。理论板数按大黄酚峰计算应不低于 3000。

对照品溶液的制备 取大黄酚对照品和大黄素对照品适量,精密称定,加甲醇制成每 1ml 含大黄酚 25μg、大黄素 5μg 的混合溶液,即得。

供试品溶液的制备 (1)取本品适量,粉碎(过三号筛),取 0.8g,精密称定,置具塞锥形瓶中,精密加入甲醇-盐酸(10:1)的混合溶液 25ml,称定重量,置 80℃水浴中加热回流 30 分钟,若瓶壁有黏附物,须超声处理去除,放冷,再称定重量,用甲醇补足减失的重量,摇匀,滤过,精密量取续滤液 2ml,置 5ml 量瓶中,加 2％的氢氧化钠溶液 1ml,加甲醇至刻度,摇匀,滤过,取续滤液,用于测定总大黄酚和大黄素的含量。

(2)取上述粉末 0.6g,精密称定,置具塞锥形瓶中,精密加入甲醇 25ml,称定重量,超声处理(功率 160W,频率 50kHz)30 分钟,放冷,再称定重量,用甲醇补足减失的重量,摇匀,滤过,取续滤液,用于测定游离大黄酚和大黄素的含量。

测定法 分别精密吸取对照品溶液与上述两种供试品溶液各 10～20μl,注入液相色谱仪,测定,计算总大黄酚和总大黄素的总量与游离大黄酚和游离大黄素的总量;用总大黄酚和总大黄素的总量与游离大黄酚和游离大黄素的总量的差值作为结合蒽醌中的大黄酚和大黄素的总量,即得。

本品每 1g 含酒大黄以总大黄酚($C_{15}H_{10}O_4$)和总大黄素($C_{15}H_{10}O_5$)的总量计,不得少于 2.3mg;以结合蒽醌中的大黄酚($C_{15}H_{10}O_4$)和大黄素($C_{15}H_{10}O_5$)的总量计,不得少于 0.7mg。

【功能与主治】 消食导滞,行气泻水。用于食积痰饮,消化不良,脘腹胀满,嗳气吞酸,大便秘结。

【用法与用量】 口服。一次 6g,一日 2 次。

【注意】 孕妇忌服。

【贮藏】 密闭,防潮。

稀红通络口服液
Xihong Tongluo Koufuye

【处方】 酒豨莶草 600g　　　红花 50g
　　　　　川牛膝 50g

【制法】 以上三味,加水煎煮二次,每次 30 分钟,合并煎液,滤过,滤液浓缩至相对密度为 1.10～1.12(50℃)的清膏,放冷,加入甜菊素 3g 和药用黄酒 100ml,搅匀,加水至 1000ml,混匀,滤过,分装,即得。

【性状】 本品为棕黄色至棕褐色的液体;气特异,味微酸。

【鉴别】 (1)取本品 10ml,加水 5ml,加正丁醇振摇提取 2 次,每次 15ml,合并提取液,回收溶剂至干,残渣加甲醇 1ml 使溶解,作为供试品溶液。另取豨莶草对照药材 2g,加甲醇 30ml,超声处理 30 分钟,滤过,滤液蒸干,残渣加甲醇 1ml 使溶解,作为对照药材溶液。再取奇壬醇对照品,加甲醇制成每 1ml 含 0.5mg 的溶液,作为对照品溶液。照薄层色谱法(通则 0502)试验,吸取上述三种溶液各 5μl,分别点于同一硅胶 G 薄层板上,以三氯甲烷-甲醇(4:1)为展开剂,展开,取出,晾干。喷以 5％香草醛硫酸溶液,105℃加热至斑点显色清晰,置日光下检视。供试品色谱中,在与对照药材色谱和对照品色谱相应的位置上,显相同颜色的斑点。

(2)取川牛膝对照药材 1g,加甲醇 20ml,超声处理 30 分钟,滤过,滤液蒸干,残渣加甲醇 1ml 使溶解,作为对照药材溶液。照薄层色谱法(通则 0502)试验,吸取〔鉴别〕(1)项下的供试品溶液与上述对照药材溶液各 5μl,分别点于同一硅胶 G 薄层板上,以三氯甲烷-甲酸-水(6:4:1)下层溶液为展开剂,展开,取出,晾干,置紫外光灯(365nm)下检视。供试品色谱中,在与对照药材色谱相应的位置上,显相同颜色的荧光斑点。

【检查】 pH 值 应为 4.5～6.5(通则 0631)。

相对密度 应为 1.00～1.05(通则 0601)。

其他 应符合合剂项下有关的各项规定(通则 0181)。

【含量测定】 照高效液相色谱法(通则 0512)测定。

色谱条件与系统适用性试验 以十八烷基硅烷键合硅胶为填充剂;以乙腈-水(24:76)为流动相;检测波长为 215nm。理论板数按奇壬醇峰计算应不低于 5000。

对照品溶液的制备 取奇壬醇对照品适量,精密称定,加甲醇制成每 1ml 含 50μg 的溶液,即得。

供试品溶液的制备 精密量取本品 5ml,置 50ml 量瓶中,加入甲醇适量,超声处理(功率为 250W,频率为 50Hz)10 分钟,放冷,加甲醇至刻度,摇匀,滤过,取续滤液,即得。

测定法 分别精密吸取对照品溶液及供试品溶液各 10μl,注入液相色谱仪,测定,即得。

本品每 1ml 含豨莶草以奇壬醇($C_{20}H_{34}O_4$)计,不得少于 0.24mg。

【功能与主治】 祛风活血,通络止痛。用于瘀血阻络所致的中风病,症见偏瘫,肢体麻木,语言不利。

【用法与用量】 口服。一次 10ml,一日 3 次;或遵医嘱。

【注意】 孕妇禁用。

【规格】 每支装 10ml

【贮藏】 密封,置阴凉处。

豨莶丸

Xixian Wan

【处方】 豨莶草 1000g

【制法】 取豨莶草,切碎,取出粗茎 500g,加水煎煮二次,每次 2 小时,煎液滤过,滤液合并,浓缩成稠膏;剩余豨莶草用黄酒1000g浸拌,置罐中,加盖密闭,隔水加热至酒被吸尽,与上述稠膏混合,干燥,粉碎成细粉,过筛,混匀。每 100g 粉末加炼蜜 170～200g 制成大蜜丸,即得。

【性状】 本品为黑色的大蜜丸;气微、味甜、微苦。

【鉴别】 取本品 1 丸,剪碎,加硅藻土 3g,研匀,加甲醇 20ml,超声处理 15 分钟,滤过,滤液作为供试品溶液。另取奇壬醇对照品,加甲醇制成每 1ml 含 0.1mg 的溶液,作为对照品溶液。照薄层色谱法(通则 0502)试验,吸取上述两种溶液各 5μl,分别点于同一硅胶 G 薄层板上,以三氯甲烷-甲醇(4:1)为展开剂,展开,取出,晾干,喷以 5% 香草醛硫酸溶液,在 105℃加热至斑点显色清晰。供试品色谱中,在与对照品色谱相应的位置上,显相同颜色的斑点。

【检查】 应符合丸剂项下有关的各项规定(通则 0108)。

【含量测定】 照高效液相色谱法(通则 0512)测定。

色谱条件与系统适用性试验 以十八烷基硅烷键合硅胶为填充剂;以乙腈-水(18:82)为流动相;检测波长为 215nm。理论板数按奇壬醇峰计算应不低于 3000。

对照品溶液的制备 取奇壬醇对照品适量,精密称定,加甲醇制成每 1ml 含 0.1mg 的溶液,即得。

供试品溶液的制备 取重量差异项下的本品,剪碎,混匀,取约 9g,精密称定,加硅藻土 3g,研匀,置圆底烧瓶中,加石油醚(60～90℃)150ml,加热回流 2 小时,滤过,滤渣挥尽溶剂,精密加入甲醇 50ml,称定重量,加热回流提取 2 小时,放冷,再称定重量,用甲醇补足减失的重量,摇匀,滤过,精密量取续滤液 15ml,蒸干,残渣用甲醇溶解,并转移至 5ml 量瓶中,加甲醇至刻度,摇匀,滤过,取续滤液,即得。

测定法 分别精密吸取对照品溶液 20μl 与供试品溶液 10～20μl,注入液相色谱仪,测定,即得。

本品每丸含豨莶草以奇壬醇($C_{20}H_{34}O_4$)计,不得少于 2.0mg。

【功能与主治】 清热祛湿,散风止痛。用于风湿热阻络所致的痹病,症见肢体麻木、腰膝痠软、筋骨无力、关节疼痛。亦用于半身不遂,风疹湿疮。

【用法与用量】 口服。一次 1 丸,一日 2～3 次。

【规格】 每丸重 9g

【贮藏】 密封。

豨莶通栓丸

Xixian Tongshuan Wan

【处方】

豨莶草(蜜酒炙)400g	胆南星 160g
清半夏 160g	酒当归 160g
天麻 120g	秦艽 120g
川芎 120g	三七 120g
桃仁 80g	水蛭 120g
红花 120g	冰片 8g
人工麝香 8g	

【制法】 以上十三味,除人工麝香、冰片外,其余豨莶草(蜜酒炙)等十一味粉碎成细粉;人工麝香、冰片分别研细,过筛,与其他十一味混匀。每 100g 粉末加炼蜜 90～110g 制成大蜜丸,即得。

【性状】 本品为棕黑色的大蜜丸;气芳香,味微苦。

【鉴别】 (1)取本品,置显微镜下观察:头状大腺毛头部类圆形或半圆形,由数十个至百余个细胞组成(蜜酒炙豨莶草)。薄壁细胞纺锤形,壁略厚,有极微细的斜向交错纹理(酒当归)。花粉粒黄色或橙黄色,外壁有较密的刺状突起,并具三个萌发孔(红花)。

(2)取本品 1 丸,剪碎,加水 5ml 浸润,再加乙醚 50ml,超声处理 30 分钟,滤过,滤液挥至 1ml,作为供试品溶液。另取当归对照药材、川芎对照药材各 0.5g,加乙醚 20ml,同法制成对照药材溶液。照薄层色谱法(通则 0502)试验,吸取上述供试品溶液 10μl、对照药材溶液各 5μl,分别点于同一硅胶 G 薄层板上,以正己烷-乙酸乙酯(4:1)为展开剂,展开,取出,晾干,置紫外光灯(365nm)下检视。供试品色谱中,在与对照药材色谱相应的位置上,显相同颜色的荧光斑点。

(3)取本品 1 丸,剪碎,加浓氨试液 5ml 浸润,三氯甲烷 50ml,密塞,摇匀,放置过夜,超声处理 15 分钟,滤过,滤液回收溶剂至干,残渣加甲醇 1ml 使溶解,作为供试品溶液。另取秦艽对照药材 1g,加浓氨试液 1ml 浸润,再加三氯甲烷 20ml,同法制成对照药材溶液。照薄层色谱法(通则 0502)试验,吸取上述两种溶液各 10μl,分别点于同一硅胶 G 薄层板上,以乙醚-丙酮(5:1)为展开剂,展开,取出,晾干,置紫外光灯(365nm)下检视。供试品色谱中,在与对照药材色谱相应的位置上,显相同颜色的斑点。

(4)取三七对照药材 0.5g,按〔含量测定〕项下供试液制备方法,同法制成对照药材溶液。另取人参皂苷 Rg₁ 对照品、人参皂苷 Rb₁ 对照品及三七皂苷 R₁ 对照品,加甲醇制成每 1ml 各含 1mg 的混合溶液,作为对照品溶液。照薄层色谱法(通则 0502)试验,吸取〔含量测定〕项下的供试品溶液及上述两种溶液各 10μl,分别点于同一硅胶 G 薄层板上,以乙酸乙酯-正丁醇-水(1:4:5)的上层溶液为展开剂,展开,取出,晾干,喷以 10% 硫酸乙醇溶液,在 105℃加热至斑点显色清晰,置日光下检视。供试品色谱中,在与对照药材色谱和对照品色谱相应的位置上,显相同颜色的斑点。

(5)取桃仁对照药材 1g,加乙醚 20ml,超声处理 15 分钟,滤过,滤液作为对照药材溶液。再取冰片对照品,加乙醚制成每 1ml 含 1mg 的溶液,作为对照品溶液。照薄层色谱法(通则 0502)试验,吸取[鉴别](2)项下的供试品溶液及上述对照药材及对照品溶液各 2μl,分别点于同一硅胶 G 薄层板上,以石油醚(60~90℃)-乙酸乙酯(15:2)为展开剂,展开,取出,晾干,喷以 5% 香草醛硫酸溶液,在 105℃ 加热至斑点显色清晰,置日光下检视。供试品色谱中,在与对照药材色谱和对照品色谱相应的位置上,显相同颜色的斑点。

(6)取本品 1 丸,剪碎,加水 5ml 浸润,再加乙醚 50ml,振荡 30 分钟,滤过,滤液回收溶剂至干,残渣加无水乙醇 2ml 使溶解,作为供试品溶液。另取麝香酮对照品,加无水乙醇制成每 1ml 含 80μg 的溶液,作为对照品溶液。照气相色谱法(通则 0521)试验,以硝基对苯二甲酸改性的聚乙二醇(DB-FFAP)(柱长为 30m,柱内径 0.32mm,涂膜厚度为 0.25μm)为色谱柱,柱温为 200℃。分别吸取对照品溶液、供试品溶液各 1μl,注入气相色谱仪。供试品色谱中应呈现与对照品色谱峰保留时间相对应的色谱峰。

【检查】 应符合丸剂项下有关的各项规定(通则 0108)。

【含量测定】 照高效液相色谱法(通则 0512)测定。

色谱条件与系统适用性试验 以十八烷基硅烷键合硅胶为填充剂;以乙腈为流动相 A,以水为流动相 B,按下表中的规定进行梯度洗脱;检测波长为 203nm。理论板数按三七皂苷 R_1 峰计算应不低于 10000。

时间(分钟)	流动相 A(%)	流动相 B(%)
0~12	19	81
12~60	19→36	81→64

对照品溶液的制备 取人参皂苷 Rg_1 对照品、人参皂苷 Rb_1 对照品和三七皂苷 R_1 对照品适量,精密称定,加甲醇制成每 1ml 含人参皂苷 Rg_1 0.4mg、人参皂苷 Rb_1 0.4mg、三七皂苷 R_1 0.1mg 的混合溶液,即得。

供试品溶液的制备 取重量差异项下的本品,剪碎,取约 5.4g,精密称定,置具塞锥形瓶中,精密加入 70% 乙醇 100ml,称定重量,超声处理(功率 250W,频率 50kHz)30 分钟,放置过夜,再超声处理(功率 250W,频率 50kHz)30 分钟,放冷,再称定重量,用 70% 乙醇补足减失的重量,摇匀,滤过,精密量取续滤液 75ml,蒸干,残渣加水 30ml 使溶解,用乙醚振摇提取 2 次,每次 15ml,弃去乙醚液,再用水饱和的正丁醇振摇提取 3 次(40ml、30ml、20ml),合并正丁醇提取液,用正丁醇饱和的氨试液 50ml 洗涤,正丁醇液回收溶剂至干,残渣加甲醇溶解并转移至 10ml 量瓶中,加甲醇至刻度,摇匀,滤过,取续滤液,即得。

测定法 分别精密吸取对照品溶液与供试品溶液各

10μl,注入液相色谱仪,测定,即得。

本品每丸含三七以人参皂苷 Rg_1($C_{42}H_{72}O_{14}$)、人参皂苷 Rb_1($C_{54}H_{92}O_{23}$)和三七皂苷 R_1($C_{47}H_{80}O_{18}$)的总量计,不得少于 11.0mg。

【功能与主治】 活血化瘀,祛风化痰,舒筋活络,醒脑开窍。用于缺血性中风风痰瘀阻脉络引起的中经络,症见半身不遂、偏身麻木、口舌歪斜、语言謇涩。

【用法与用量】 口服。一次 1 丸,一日 3 次。

【注意】 服用本品后,极个别病例可能出现嗜睡,面部发热,头痛等症状,继续用药可逐渐消失。孕妇及出血性中风(脑溢血)急性期禁用。

【规格】 每丸重 9g

【贮藏】 密封,置干燥处。

注:稀莶草(蜜酒炙) 取净稀莶草,加蜂蜜、黄酒拌匀,蒸透,晾干。每 100kg,用蜂蜜、黄酒各 12.5kg。

稀莶通栓胶囊

Xixian Tongshuan Jiaonang

【处方】稀莶草(蜜酒炙)400g　　胆南星 160g
清半夏 160g　　酒当归 160g
天麻 120g　　秦艽 120g
川芎 120g　　三七 120g
桃仁 80g　　水蛭 120g
红花 120g　　冰片 8g
人工麝香 8g

【制法】 以上十三味,天麻、三七粉碎成细粉;稀莶草(蜜酒炙)、胆南星、水蛭加水煎煮三次,每次 1.5 小时,合并煎液,滤过,滤液浓缩至相对密度为 1.30(50℃)的稠膏。酒当归、川芎、秦艽水蒸气蒸馏提取挥发油 4 小时,挥发油以倍他环糊精包合,冷藏,抽滤,吹干,粉碎,制成包合物细粉;蒸馏后的水溶液另器收集,药渣加水煎煮二次,每次 1.5 小时,合并煎液,滤过,滤液与上述水溶液合并,浓缩至相对密度至 1.30(50℃)的稠膏。桃仁、红花、清半夏加 80% 乙醇回流提取 2 次,第一次 2 小时,第二次 1 小时,合并提取液,回收乙醇,并浓缩为相对密度为 1.30(50℃)的稠膏。合并上述三种清膏,加入天麻和三七细粉,干燥,加入冰片和人工麝香,粉碎成细粉,与挥发油包合物细粉充分混匀,装入胶囊,制成 1000 粒,即得。

【性状】 本品为硬胶囊,内容物为棕黄色至棕褐色的粉末;气芳香,味苦。

【鉴别】 (1)取本品 9 粒的内容物,加乙醚 50ml,超声处理 30 分钟,滤过,滤液挥至 1ml,作为供试品溶液。另取当归对照药材、川芎对照药材各 0.5g,加乙醚 20ml,同法制成对照药材溶液。照薄层色谱法(通则 0502)试验,吸取上述供试品溶液与对照药材溶液各 5μl,分别点于同一硅胶 G 薄层板上,以正己烷-乙酸乙酯(4:1)为展开剂,展开,取出,晾干,置紫外光灯(365nm)下检视。供试品色谱中,在与对照药材色谱相应的位置上,显相同颜色的荧光斑点。

(2)取本品 3 粒的内容物,加浓氨试液 2ml 浸润,再加三氯甲烷 20ml,密塞,摇匀,放置过夜,超声处理 15 分钟,滤过,滤液回收溶剂至干,残渣加甲醇 1ml 使溶解,作为供试品溶液。另取秦艽对照药材 1g,加浓氨试液 1ml 浸润,再加三氯甲烷 20ml,同法制成对照药材溶液。照薄层色谱法(通则 0502)试验,吸取上述两种溶液各 10μl,分别点于同一硅胶 G 薄层板上,以乙醚-丙酮(5:1)为展开剂,展开,取出,晾干,置紫外光灯(365nm)下检视。供试品色谱中,在与对照药材色谱相应的位置上,显相同颜色的荧光斑点。

(3)取三七对照药材 0.5g,按〔含量测定〕项下供试品溶液制备方法,同法制成对照药材溶液。另取人参皂苷 Rg₁ 对照品、人参皂苷 Rb₁ 对照品及三七皂苷 R₁ 对照品,加甲醇制成每 1ml 各含 1mg 的混合溶液,作为对照品溶液。照薄层色谱法(通则 0502)试验,吸取〔含量测定〕项下的供试品溶液及上述两种溶液各 10μl,分别点于同一硅胶 G 薄层板上,以正丁醇-乙酸乙酯-水(4:1:5)的上层溶液为展开剂,展开,取出,晾干,喷以 10% 硫酸乙醇溶液,在 105℃ 加热至斑点显色清晰,置日光下检视。供试品色谱中,在与对照药材色谱和对照品色谱相应的位置上,显相同颜色的斑点。

(4)取桃仁对照药材 1g,加乙醚 20ml,超声处理 15 分钟,滤过,滤液作为对照药材溶液。再取冰片对照品,加乙醚制成每 1ml 含 1mg 的溶液,作为对照品溶液。照薄层色谱法(通则 0502)试验,吸取〔鉴别〕(1)项下的供试品溶液及上述两种溶液各 2μl,分别点于同一硅胶 G 薄层板上,以石油醚(60~90℃)-乙酸乙酯(15:2)为展开剂,展开,取出,晾干,喷以 5% 香草醛硫酸溶液,在 105℃ 加热至斑点显色清晰,置日光下检视。供试品色谱中,在与对照药材色谱和对照品色谱相应的位置上,显相同颜色的斑点。

(5)取本品 3 粒的内容物,加乙醚 20ml,振荡 30 分钟,滤过,滤液挥干,残渣加无水乙醇 2ml 使溶解,作为供试品溶液。另取麝香酮对照品,加无水乙醇制成每 1ml 含 80μg 的溶液,作为对照品溶液。照气相色谱法(通则 0521)试验,以硝基对苯二甲酸改性的聚乙二醇(DB-FFAP)(柱长为 30m、柱内径 0.32mm、涂膜厚度为 0.25μm)为色谱柱,柱温为 200℃。分别吸取上述两种溶液各 1μl,注入气相色谱仪。供试品色谱中应呈现与对照品色谱峰保留时间相对应的色谱峰。

【检查】 应符合胶囊剂项下有关的各项规定(通则 0103)。

【含量测定】 照高效液相色谱法(通则 0512)测定。

色谱条件与系统适用性试验 以十八烷基硅烷键合硅胶为填充剂;以乙腈为流动相 A,以水为流动相 B,按下表中的规定进行梯度洗脱;检测波长为 203nm。理论板数按三七皂苷 R₁ 峰计算应不低于 10000。

时间(分钟)	流动相 A(%)	流动相 B(%)
0~12	19	81
12~60	19→36	81→64

对照品溶液的制备 取人参皂苷 Rg₁ 对照品、人参皂苷 Rb₁ 对照品和三七皂苷 R₁ 对照品适量,精密称定,加甲醇制成每 1ml 含人参皂苷 Rg₁ 0.4mg、人参皂苷 Rb₁ 0.4mg、三七皂苷 R₁ 0.1mg 的混合溶液,即得。

供试品溶液的制备 取装量差异项下的本品内容物,混匀,取约 1.2g,精密称定,置具塞锥形瓶中,精密加入 70% 乙醇 50ml,称定重量,超声处理(功率 250W,频率 50kHz)30 分钟,放置过夜,再超声处理(功率 250W,频率 50kHz)30 分钟,放冷,再称定重量,用 70% 乙醇补足减失的重量,摇匀,滤过,精密量取续滤液 25ml,蒸干,残渣加水 30ml 使溶解,用乙醚振摇提取 2 次,每次 15ml,弃去乙醚液,再用水饱和的正丁醇振摇提取 3 次(40ml、30ml、20ml),合并正丁醇提取液,再用正丁醇饱和的氨试液 50ml 洗涤,正丁醇液回收溶剂至干,残渣加甲醇溶解并转移至 10ml 量瓶中,加甲醇至刻度,摇匀,滤过,取续滤液,即得。

测定法 分别精密吸取对照品溶液与供试品溶液各 10μl,注入液相色谱仪,测定,即得。

本品每粒含三七以人参皂苷 Rg₁($C_{42}H_{72}O_{14}$)、人参皂苷 Rb₁($C_{54}H_{92}O_{23}$)和三七皂苷 R₁($C_{47}H_{80}O_{18}$)的总量计,不得少于 3.6mg。

【功能与主治】 活血化瘀,祛风化痰,舒筋活络,醒脑开窍。用于缺血性中风风痰瘀阻脉络证引起的半身不遂、偏身麻木、口舌歪斜,语言謇涩。

【用法与用量】 口服。一次 3 粒,一日 3 次,4 周为一疗程。

【注意】 服用本品后,极个别病例可能出现嗜睡,面部发热,头痛等症状,继续用药可逐渐消失。孕妇及出血性中风(脑溢血)急性期禁用。

【规格】 每粒装 0.37g

【贮藏】 密封,置阴凉处。

注:豨莶草(蜜酒炙)取豨莶草段,用蜜酒炒至微黄。

豨 桐 丸

Xitong Wan

【处方】 豨莶草 250g 臭梧桐叶 500g

【制法】 以上二味,豨莶草 75g、臭梧桐叶 150g 粉碎成细粉,备用;其余豨莶草、臭梧桐叶加水煎煮二次,合并煎液,滤过,滤液浓缩成相对密度为 1.30(80℃)的清膏;加入上述细粉,混匀,干燥,粉碎,过筛(酌留适量包衣),用水泛丸,干燥,包衣,即得。

【性状】 本品为黑色的浓缩水丸;除去包衣后显棕色,

味微苦。

【鉴别】 （1）取本品1g，研细，加甲醇25ml，超声处理30分钟，放冷，滤过，滤液蒸干，残渣加水20ml使溶解，用乙酸乙酯振摇提取2次，每次20ml，合并乙酸乙酯液，用5％碳酸钠溶液振摇提取2次，每次20ml，合并碱液，用盐酸调节pH值至2～3，用乙醚振摇提取2次，每次20ml，合并乙醚液，蒸干，残渣加甲醇1ml使溶解，作为供试品溶液。另取臭梧桐叶对照药材1g，加水煎煮15分钟，放冷，滤过，滤液浓缩至约20ml，自"用乙酸乙酯振摇提取2次"起，同法制成对照药材溶液。照薄层色谱法（通则0502）试验，吸取上述两种溶液各5～10μl，分别点于同一硅胶G薄层板上，以甲苯-乙酸乙酯-甲酸（5：2：1）为展开剂，展开，取出，晾干，喷以5％三氯化铝乙醇溶液，105℃加热至斑点显色清晰，置紫外光灯（365nm）下检视。供试品色谱中，在与对照药材色谱相应的位置上，显相同颜色的荧光主斑点。

（2）取本品，照〔含量测定〕项下的方法试验，供试品色谱中应呈现与奇壬醇对照品色谱峰保留时间相同的色谱峰。

【检查】 应符合丸剂项下有关的各项规定（通则0108）。

【含量测定】 照高效液相色谱法（通则0512）测定。

色谱条件与系统适用性试验 以十八烷基硅烷键合硅胶为填充剂；以乙腈-水-冰醋酸（25：75：0.1）为流动相；检测波长为215nm。理论板数按奇壬醇峰计算应不低于3000。

对照品溶液的制备 取奇壬醇对照品适量，精密称定，加甲醇制成每1ml含0.1mg的溶液，即得。

供试品溶液的制备 取本品，研细，取约1g，精密称定，置索氏提取器中，加乙醇适量，回流提取至提取液无色，放冷，提取液回收乙醇至干，残渣加水25ml微热使溶解，用水饱和的正丁醇振摇提取3次，每次25ml，合并正丁醇提取液，用正丁醇饱和的氨试液洗涤2次，每次30ml，正丁醇液回收溶剂至干，残渣加甲醇溶解，移至5ml量瓶中，加甲醇至刻度，摇匀，滤过，取续滤液，即得。

测定法 分别精密吸取对照品溶液与供试品溶液各20μl，注入液相色谱仪，测定，即得。

本品每1g含豨莶草以奇壬醇（$C_{20}H_{34}O_4$）计，不得少于0.25mg。

【功能与主治】 清热祛湿，散风止痛。用于风湿热痹，症见关节红肿热痛；风湿性关节炎见上述证候者。

【用法与用量】 口服。一次10丸，一日3次。

【注意】 寒湿痹病者慎用；忌食辛辣油腻食物。

【规格】 每10丸重1.6g

【贮藏】 密封。

豨 桐 胶 囊
Xitong Jiaonang

【处方】 豨莶草790g　　　　臭梧桐叶1580g

【制法】 以上二味，加水煎煮二次，每次2小时，合并煎液，滤过，浓缩成稠膏，干燥，粉碎，或加入淀粉适量，装入胶囊，制成1000粒，即得。

【性状】 本品为硬胶囊，内容物为深棕色的细小颗粒；气微，味苦。

【鉴别】 （1）取本品内容物0.5g，研细，加甲醇25ml，超声处理30分钟，放冷，滤过，滤液蒸干，残渣加水20ml使溶解，用乙酸乙酯振摇提取2次，每次20ml，合并乙酸乙酯液，用5％碳酸钠溶液振摇提取2次，每次20ml，合并碱液，用盐酸调节pH值至2～3，用乙醚振摇提取2次，每次20ml，合并乙醚液，蒸干，残渣加甲醇1ml使溶解，作为供试品溶液。另取臭梧桐叶对照药材1g，加水煎煮15分钟，放冷，滤过，滤液浓缩至约20ml，自"用乙酸乙酯振摇提取2次"起，同法制成对照药材溶液。照薄层色谱法（通则0502）试验，吸取上述两种溶液各5～10μl，分别点于同一硅胶G薄层板上，以甲苯-乙酸乙酯-甲酸（5：2：1）为展开剂，展开，取出，晾干，喷以5％三氯化铝乙醇溶液，105℃加热至斑点显色清晰，置紫外光灯（365nm）下检视。供试品色谱中，在与对照药材色谱相应的位置上，显相同颜色的荧光主斑点。

（2）取本品内容物，照〔含量测定〕项下的方法试验。供试品色谱中应呈现与奇壬醇对照品色谱峰保留时间相同的色谱峰。

【检查】 应符合胶囊剂项下有关的各项规定（通则0103）。

【含量测定】 照高效液相色谱法（通则0512）测定。

色谱条件与系统适用性试验 以十八烷基硅烷键合硅胶为填充剂；以乙腈-水-冰醋酸（25：75：0.1）为流动相；检测波长为215nm。理论板数按奇壬醇峰计算应不低于3000。

对照品溶液的制备 取奇壬醇对照品适量，精密称定，加甲醇制成每1ml含0.1mg的溶液，即得。

供试品溶液的制备 取装量差异项下的本品内容物，研细，取0.5g，精密称定，置索氏提取器中，加乙醇适量，加热回流3小时，放冷，提取液回收乙醇至干，残渣加水25ml微热使溶解，用水饱和的正丁醇振摇提取3次，每次25ml，合并正丁醇提取液，用正丁醇饱和的氨试液洗涤2次，每次30ml，正丁醇液回收溶剂至干，残渣加甲醇溶解，移至5ml量瓶中，加甲醇至刻度，摇匀，滤过，取续滤液，即得。

测定法 分别精密吸取对照品溶液与供试品溶液各20μl，注入液相色谱仪，测定，即得。

本品每粒含豨莶草以奇壬醇（$C_{20}H_{34}O_4$）计，不得少于0.18mg。

【功能与主治】 清热祛湿，散风止痛。用于风湿热痹，症见关节红肿热痛；风湿性关节炎见上述证候者。

【用法与用量】 口服。一次2～3粒，一日3次。

【注意】 寒湿痹病者慎用；忌食辛辣油腻食物。

【规格】 （1）每粒装0.25g （2）每粒装0.4g

【贮藏】 密封。

稳 心 片

Wenxin Pian

【处方】 党参 675g 黄精 900g

三七 135g 琥珀 90g

甘松 450g

【制法】 以上五味,琥珀粉碎成细粉,备用;甘松水蒸气蒸馏提取挥发油,用倍他环糊精包合,滤液及药渣分别另器收集;三七粉碎成粗粉,用乙醇回流提取二次,滤液合并,减压浓缩至相对密度为 1.32～1.35(60℃)的清膏;另取党参、黄精与三七、甘松药渣一起加水煎煮二次,合并煎液,与甘松蒸馏后的滤液合并浓缩至相对密度为 1.15～1.20(60℃)的清膏,放置至室温,搅拌下加乙醇使含醇量达 65%,冷藏 48 小时,滤取上清液,减压浓缩至相对密度为 1.32～1.35(60℃)的清膏,与三七清膏合并,混匀,加入羟丙甲基纤维素 25g,微晶纤维素适量及琥珀细粉,混匀,用乙醇制粒,40℃干燥,整粒,加入甘松挥发油倍他环糊精包合物及硬脂酸镁,混匀,压制成 1000 片,包薄膜衣,即得。

【性状】 本品为薄膜衣片,除去包衣后显黄色至黄褐色;味微苦。

【鉴别】 (1)取本品 2 片,研细,加甲醇 25ml,超声处理 30 分钟,滤过,滤液回收溶剂至干,残渣加甲醇 5ml 使溶解,作为供试品溶液。另取党参对照药材 0.5g,同法制备,残渣加甲醇 1ml 使溶解,作为对照药材溶液。照薄层色谱法(通则 0502)试验,吸取供试品溶液 2μl、对照药材溶液 5μl,分别点于同一硅胶 G 薄层板上,以石油醚(30～60℃)-甲酸乙酯-甲酸(25:5:1)的上层溶液为展开剂,展开,取出,晾干,喷以 10%硫酸乙醇溶液,105℃加热至斑点显色清晰,置紫外光灯(365nm)下检视。供试品色谱中,在与对照药材色谱相应的位置上,显相同颜色的荧光斑点。

(2)取本品 5 片,研细,加水饱和的正丁醇 30ml,浸泡 12 小时,超声处理 1 小时,滤过,滤液用 2%氢氧化钠溶液洗涤 2 次,每次 15ml,再用正丁醇饱和的水 30ml 洗涤,弃去洗涤液,正丁醇液回收溶剂至干,残渣加甲醇 2ml 使溶解,作为供试品溶液。另取三七对照药材 0.5g,同法制成对照药材溶液。再取三七皂苷 R₁对照品,加甲醇制成每 1ml 含 2mg 的溶液,作为对照品溶液。照薄层色谱法(通则 0502)试验,吸取上述三种溶液各 3μl,分别点于同一硅胶 G 薄层板上,以三氯甲烷-甲醇-水(13:7:2)10℃以下放置 12 小时的下层溶液为展开剂,展开,取出,晾干,喷以 10%硫酸乙醇溶液,105℃加热至斑点显色清晰,置日光下检视。供试品色谱中,在与对照药材色谱和对照品色谱相应的位置上,显相同颜色的斑点。

(3)取本品 2 片,研细,加甲醇 10ml,超声处理 10 分钟,滤过,滤液作为供试品溶液。另取黄精对照药材 0.1g,加甲醇 3ml,同法制成对照药材溶液。照薄层色谱法(通则 0502)

试验,吸取上述供试品溶液 5μl、对照药材溶液 2μl,分别点于同一硅胶 G 薄层板上,以正丁醇-甲醇-水(8:3:1)为展开剂,展开,取出,晾干,喷以 2%茚三酮乙醇溶液,105℃加热至斑点显色清晰,置日光下检视。供试品色谱中,在与对照药材色谱相应的位置上,显相同颜色的斑点。

【检查】 应符合片剂项下有关的各项规定(通则 0101)。

【含量测定】 照高效液相色谱法(通则 0512)测定。

色谱条件与系统适用性试验 以十八烷基硅烷键合硅胶为填充剂;以乙腈为流动相 A,以水为流动相 B,按下表中的规定进行梯度洗脱;柱温为 25℃;检测波长为 203nm。理论板数按人参皂苷 Rg₁峰计算应不低于 6000。

时间(分钟)	流动相 A(%)	流动相 B(%)
0～15	19	81
15～30	19→22	81→78
30～55	22→38	78→62

对照品溶液的制备 取三七皂苷 R₁对照品、人参皂苷 Rg₁对照品、人参皂苷 Rb₁对照品适量,精密称定,加甲醇制成每 1ml 含三七皂苷 R₁ 0.04mg、人参皂苷 Rg₁ 0.15mg 和人参皂苷 Rb₁ 0.10mg 的混合溶液,即得。

供试品溶液的制备 取重量差异项下的本品,研细,取约 1.0g,精密称定,置具塞锥形瓶中,精密加入甲醇 25ml,密塞,称定重量,超声处理(功率 300W,频率 40kHz)45 分钟,取出,放冷,再称定重量,用甲醇补足减失的重量,摇匀,滤过,取续滤液,即得。

测定法 分别精密吸取对照品溶液 10μl,供试品溶液 5～10μl,注入液相色谱仪,测定,即得。

本品每片含三七以三七皂苷 R₁($C_{47}H_{80}O_{18}$)、人参皂苷 Rg₁($C_{42}H_{72}O_{14}$)和人参皂苷 Rb₁($C_{54}H_{92}O_{23}$)的总量计,不得少于 4.25mg。

【功能与主治】 益气养阴,活血化瘀。用于气阴两虚,心脉瘀阻所致的心悸不宁、气短乏力、胸闷胸痛;室性早搏、房性早搏见上述证候者。

【用法与用量】 口服。一次 4 片,一日 3 次,或遵医嘱。

【注意】 孕妇慎用。缓慢性心律失常禁用。

【规格】 每片重 0.5g

【贮藏】 密封。

稳 心 胶 囊

Wenxin Jiaonang

【处方】 党参 675g 黄精 900g

三七 135g 琥珀 90g

甘松 450g

【制法】 以上五味,琥珀粉碎成细粉,备用;甘松水蒸气蒸馏提取挥发油,用倍他环糊精包合,滤液及药渣分别另器收集;三七粉碎成粗粉,用乙醇回流提取二次,滤液合并,减压浓缩至相对密度为 1.32～1.35(60℃)的清膏;另取党参、黄精与三七、甘松药渣一起加水煎煮二次,合并煎液,与甘松蒸馏后的滤液合并浓缩至相对密度为 1.15～1.20(60℃)的清膏,放置至室温,搅拌下加乙醇使含醇量达 65％,冷藏 48 小时,滤取上清液,减压浓缩至相对密度为 1.32～1.35(60℃)的清膏,与三七清膏合并,混匀,70℃干燥,粉碎成细粉,与琥珀细粉混匀,用适量乙醇制粒,40℃干燥,整粒,加入甘松挥发油倍他环糊精包合物配研混匀,装入胶囊,制成 1000 粒,即得。

【性状】 本品为硬胶囊,内容物为黄色至黄褐色的颗粒;味微苦。

【鉴别】 (1)取本品内容物 0.9g,研细,加甲醇 25ml,超声处理 30 分钟,滤过,滤液回收溶剂至干,残渣加甲醇 5ml 使溶解,作为供试品溶液。另取党参对照药材 0.5g,同法制备,残渣加甲醇 1ml 使溶解,作为对照药材溶液。照薄层色谱法(通则 0502)试验,吸取供试品溶液 2μl、对照药材溶液 5μl,分别点于同一硅胶 G 薄层板上,以石油醚(30～60℃)-甲酸乙酯-甲酸(25：5：1)的上层溶液为展开剂,展开,取出,晾干,喷以 10％硫酸乙醇溶液,105℃加热至斑点显色清晰,置紫外光灯(365nm)下检视。供试品色谱中,在与对照药材色谱相应的位置上,显相同颜色的荧光斑点。

(2)取本品内容物 2.5g,研细,加水饱和的正丁醇 30ml,浸泡 12 小时,超声处理 1 小时,滤过,滤液用 2％氢氧化钠溶液洗涤 2 次,每次 15ml,再用正丁醇饱和的水 30ml 洗涤,弃去洗涤液,正丁醇液回收溶剂至干,残渣加甲醇 2ml 使溶解,作为供试品溶液。另取三七对照药材 0.5g,同法制成对照药材溶液。再取三七皂苷 R$_1$对照品,加甲醇制成每 1ml 含 2mg 的溶液,作为对照品溶液。照薄层色谱法(通则 0502)试验,吸取上述三种溶液各 3μl,分别点于同一硅胶 G 薄层板上,以三氯甲烷-甲醇-水(13：7：2)10℃以下放置 12 小时的下层溶液为展开剂,展开,取出,晾干,喷以 10％硫酸乙醇溶液,105℃加热至斑点显色清晰,置日光下检视。供试品色谱中,在与对照药材色谱和对照品色谱相应的位置上,显相同颜色的斑点。

(3)取本品内容物 1g,研细,加甲醇 10ml,超声处理 10 分钟,滤过,滤液作为供试品溶液。另取黄精对照药材 0.1g,加甲醇 3ml,同法制成对照药材溶液。照薄层色谱法(通则 0502)试验,吸取上述供试品溶液 5μl、对照药材溶液 2μl,分别点于同一硅胶 G 薄层板上,以正丁醇-甲醇-水(8：3：1)为展开剂,展开,取出,晾干,喷以 2％茚三酮乙醇溶液,105℃加热至斑点显色清晰,置日光下检视。供试品色谱中,在与对照药材色谱相应的位置上,显相同颜色的斑点。

【检查】 应符合胶囊剂项下有关的各项规定(通则 0103)。

【含量测定】 照高效液相色谱法(通则 0512)测定。

色谱条件与系统适用性试验 以十八烷基硅烷键合硅胶为填充剂;以乙腈为流动相 A,以水为流动相 B,按下表中的规定进行梯度洗脱;柱温为 25℃;检测波长为 203nm。理论板数按人参皂苷 Rg$_1$峰计算应不低于 6000。

时间(分钟)	流动相 A(％)	流动相 B(％)
0～15	19	81
15～30	19→22	81→78
30～55	22→38	78→62

对照品溶液的制备 取三七皂苷 R$_1$对照品、人参皂苷 Rg$_1$对照品、人参皂苷 Rb$_1$对照品适量,精密称定,加甲醇制成每 1ml 含三七皂苷 R$_1$0.04mg、人参皂苷 Rg$_1$0.15mg 和人参皂苷 Rb$_1$0.1mg 的混合溶液,即得。

供试品溶液的制备 取装量差异项下的本品,研细,取约 1.0g,精密称定,置具塞锥形瓶中,精密加入甲醇 25ml,密塞,称定重量,超声处理(功率 300W,频率 40kHz)45 分钟,取出,放冷,再称定重量,用甲醇补足减失的重量,摇匀,滤过,取续滤液,即得。

测定法 分别精密吸取对照品溶液 10μl,供试品溶液 5～10μl,注入液相色谱仪,测定,即得。

本品每粒含三七以三七皂苷 R$_1$(C$_{47}$H$_{80}$O$_{18}$)、人参皂苷 Rg$_1$(C$_{42}$H$_{72}$O$_{14}$)和人参皂苷 Rb$_1$(C$_{54}$H$_{92}$O$_{23}$)的总量计,不得少于 4.25mg。

【功能与主治】 益气养阴,活血化瘀。用于气阴两虚,心脉瘀阻所致的心悸不宁、气短乏力、胸闷胸痛;室性早搏、房性早搏见上述证候者。

【用法与用量】 口服。一次 4 粒,一日 3 次,或遵医嘱。

【注意】 孕妇慎用。缓慢性心律失常禁用。

【规格】 每粒装 0.45g

【贮藏】 密封。

稳 心 颗 粒
Wenxin Keli

【处方】 党参 300g　　　　　黄精 400g
　　　　三七 60g　　　　　琥珀 40g
　　　　甘松 200g

【制法】 以上五味,琥珀粉碎成细粉,甘松提取挥发油,提取后的水溶液另器收集;三七粉碎成粗粉,用 80％乙醇回流提取二次,每次 2 小时,滤过,滤液合并,减压浓缩至适宜的清膏,药渣加水煎煮二次,第一次 2 小时,第二次 1.5 小时,煎液合并;党参、黄精加水煎煮二次,第一次 2 小时,第二次 1.5 小时,煎液与上述煎液合并,滤过;滤液浓缩至相对密度为 1.20～1.30(60℃)的清膏,加乙醇使含醇量达 65％,搅拌,静置 24 小时,滤过,滤液减压浓缩至适宜的稠膏,与三七清膏合并,混匀。加入上述琥珀细粉、蔗糖 518g、倍他环糊精 100g、阿司帕坦 2.47g、糊精适量,混匀,制粒,干燥,喷入甘松挥发油,混匀,制成颗粒 1000g;或加入上述琥珀细粉、阿司帕坦、糊精与可溶性淀粉适量,混匀,制粒,干燥,喷入甘松挥发油,混匀,制成颗粒 556g(无蔗糖),分装,即得。

【性状】 本品为棕黄色至棕色的颗粒;味甜、微苦或味微苦(无蔗糖)。

【鉴别】 (1)取本品 5g 或 3g(无蔗糖),研细,加甲醇 25ml,超声处理 30 分钟,滤过,滤液蒸干,残渣加水 2ml 使溶解,加在中性氧化铝柱(100~200 目,5g,内径为 10~15mm)上,用甲醇 30ml 洗脱,收集洗脱液,蒸干,残渣加甲醇 2ml 使溶解,作为供试品溶液。另取党参对照药材 0.5g,加甲醇 20ml,同法制成对照药材溶液。照薄层色谱法(通则 0502)试验,吸取上述两种溶液各 2μl,分别点于同一硅胶 G 薄层板上,以正丁醇-冰醋酸-水(7:1:0.5)为展开剂,展开,取出,晾干,喷以 10%硫酸乙醇溶液,在 105℃加热 5 分钟,置紫外光灯(365nm)下检视。供试品色谱中,在与对照药材色谱相应的位置上,显相同颜色的荧光主斑点。

(2)取本品 9g 或 5g(无蔗糖),研细,加水饱和的正丁醇 30ml,浸泡 12 小时,超声处理 1 小时,滤过,滤液用 2%氢氧化钠溶液洗涤 2 次,每次 15ml,再用正丁醇饱和的水 30ml 洗涤,弃去洗涤液,正丁醇液蒸干,残渣加甲醇 2ml 使溶解,作为供试品溶液。另取三七对照药材 0.5g,加水饱和的正丁醇 30ml,同法制成对照药材溶液。再取三七皂苷 R_1 对照品,加甲醇制成每 1ml 含 2mg 的溶液,作为对照品溶液。照薄层色谱法(通则 0502)试验,吸取上述三种溶液各 2μl,分别点于同一硅胶 G 薄层板上,以三氯甲烷-甲醇-水(13:7:2)10℃以下放置的下层溶液为展开剂,展开,取出,晾干,喷以 10%硫酸乙醇溶液,在 105℃加热至斑点显色清晰。供试品色谱中,在与对照药材色谱和对照品色谱相应的位置上,显相同颜色的斑点。

(3)取本品 2g 或 1g(无蔗糖),研细,加甲醇 10ml,超声处理 10 分钟,滤过,滤液作为供试品溶液。另取黄精对照药材 0.1g,加甲醇 3ml,同法制成对照药材溶液。照薄层色谱法(通则 0502)试验,吸取上述两种溶液各 2μl,分别点于同一硅胶 G 薄层板上,以正丁醇-冰醋酸-水(8:3:1)为展开剂,展开,取出,晾干,喷以 2%茚三酮乙醇溶液,在 105℃加热至斑点显色清晰。供试品色谱中,在与对照药材色谱相应的位置上,显相同颜色的斑点。

【检查】 应符合颗粒剂项下有关的各项规定(通则 0104)。

【含量测定】 照高效液相色谱法(通则 0512)测定。

色谱条件与系统适用性试验 以十八烷基硅烷键合硅胶为填充剂;以乙腈为流动相 A,水为流动相 B,按下表中的规定进行梯度洗脱;检测波长为 203nm。理论板数按人参皂苷 Rg_1 峰计算应不低于 2000。

时间(分钟)	流动相 A(%)	流动相 B(%)
0~14	20→27	80→73
14~35	27→38	73→62
35~37	38→50	62→50
37~40	50	50
40~42	50→20	50→80
42~50	20	80

对照品溶液的制备 取三七皂苷 R_1 对照品、人参皂苷 Rg_1 对照品、人参皂苷 Rb_1 对照品适量,精密称定,加甲醇制成每 1ml 含三七皂苷 R_1 0.04mg、人参皂苷 Rg_1 0.1mg、人参皂苷 Rb_1 0.1mg 的混合溶液,摇匀,即得。

供试品溶液的制备 取装量差异项下的本品,研细,取约 2g 或 1g(无蔗糖),精密称定,置具塞锥形瓶中,精密加水饱和的正丁醇 50ml,密塞,称定重量,浸泡 12 小时,超声处理(功率 300W,频率 40kHz)1 小时,放冷,再称定重量,用水饱和的正丁醇补足减失的重量,摇匀,滤过,精密量取续滤液 25ml,用 2%氢氧化钠溶液洗涤 2 次,每次 30ml,弃去碱液,再用正丁醇饱和的水 30ml 洗涤,弃去洗涤液,正丁醇液蒸干,残渣加甲醇溶解并转移至 10ml 量瓶中,用甲醇稀释至刻度,摇匀,滤过,取续滤液,即得。

测定法 分别精密吸取对照品溶液与供试品溶液各 5~10μl,注入液相色谱仪,测定,即得。

本品每袋含三七以三七皂苷 R_1($C_{47}H_{80}O_{18}$)、人参皂苷 Rg_1($C_{42}H_{72}O_{14}$)和人参皂苷 Rb_1($C_{54}H_{92}O_{23}$)的总量计,不得少于 17.0mg。

【功能与主治】 益气养阴,活血化瘀。用于气阴两虚,心脉瘀阻所致的心悸不宁、气短乏力、胸闷胸痛;室性早搏、房性早搏见上述证候者。

【用法与用量】 开水冲服。一次 1 袋,一日 3 次,或遵医嘱。

【注意】 孕妇慎用。缓慢性心律失常禁用。

【规格】 (1)每袋装 9g (2)每袋装 5g(无蔗糖)

【贮藏】 密封。

慢支固本颗粒

Manzhi Guben Keli

【处方】 黄芪 750g 白术 500g
当归 500g 防风 250g

【制法】 以上四味,加水煎煮二次,每次 1.5 小时,同时收集蒸馏液 1000ml,备用;滤过,合并滤液,离心,取上清液减压浓缩至相对密度为 1.20(80℃)的清膏,加入上述蒸馏液及糊精适量,混匀,制粒,干燥,制成颗粒 1000g,即得。

【性状】　本品为灰黄色至黄棕色的颗粒；气微香，味微甘、辛。

【鉴别】　(1)照薄层色谱法(通则0502)试验，吸取〔含量测定〕黄芪项下的供试品溶液与对照品溶液各 3μl，分别点于同一硅胶 G 薄层板上，以三氯甲烷-甲醇-水(13：7：2)10℃以下放置的下层溶液为展开剂，展开，取出，晾干，喷以 10% 硫酸乙醇溶液，在 105℃ 加热至斑点显色清晰。供试品色谱中，在与对照品色谱相应的位置上，显相同颜色的斑点。

(2)取本品 5g，研细，加甲醇 30ml，超声处理 20 分钟，滤过，滤液蒸干，残渣加乙醇 10ml 使溶解，滤过，滤液浓缩至 1ml，作为供试品溶液。另取防风对照药材 1g，同法制成对照药材溶液。再取升麻素苷对照品、5-O-甲基维斯阿米醇苷对照品，加乙醇制成每 1ml 各含 0.5mg 的混合溶液，作为对照品溶液。照薄层色谱法(通则0502)试验，吸取上述三种溶液各 5μl，分别点于同一硅胶 GF254 薄层板上，以三氯甲烷-甲醇(4：1)为展开剂，展开，取出，晾干，置紫外光灯(254nm)下检视。供试品色谱中，在与对照药材色谱和对照品色谱相应的位置上，显相同颜色的斑点。

(3)取本品，照〔含量测定〕当归项下的方法试验，供试品色谱中应呈现与对照品色谱峰保留时间相同的色谱峰。

【检查】　应符合颗粒剂项下有关的各项规定(通则0104)。

【含量测定】　当归　照高效液相色谱法(通则 0512)测定。

色谱条件与系统适用性试验　以十八烷基硅烷键合硅胶为填充剂；以甲醇-2%醋酸溶液(22：78)为流动相；检测波长为 324nm。理论板数按阿魏酸峰计算应不低于 3000。

对照品溶液的制备　取阿魏酸对照品适量，精密称定，置棕色量瓶中加甲醇制成每 1ml 含 20μg 的溶液，即得。

供试品溶液的制备　取装量差异项下的本品内容物，研细，取约 2.5g，精密称定，加热水 20ml 使溶解，放冷，用乙酸乙酯振摇提取 4 次，每次 20ml，合并乙酸乙酯液，蒸干，残渣用甲醇溶解并转移至 10ml 量瓶中，加甲醇至刻度，摇匀，滤过，取续滤液，即得。

测定法　分别精密吸取对照品溶液与供试品溶液各 10μl，注入液相色谱仪，测定，即得。

本品每袋含当归以阿魏酸($C_{10}H_{10}O_4$)计，不得少于 1.0mg。

黄芪　照高效液相色谱法(通则0512)测定。

色谱条件与系统适用性试验　以十八烷基硅烷键合硅胶为填充剂；以乙腈-水(35：65)为流动相；蒸发光散射检测器检测。理论板数按黄芪甲苷峰计算应不低于 3000。

对照品溶液的制备　取黄芪甲苷对照品适量，精密称定，加甲醇制成每 1ml 含 0.4mg 的溶液，即得。

供试品溶液的制备　取装量差异项下的本品内容物，研细，取约 3g，精密称定，加热水 35ml 使溶解，用水饱和的正丁醇加热回流 3 次，每次 40ml，15 分钟，合并正丁醇液，用氨试液洗涤 3 次，每次 20ml，弃去氨液，正丁醇液蒸干，残渣用甲醇溶解并转移至 5ml 量瓶中，加甲醇至刻度，摇匀，滤过，取续滤液，即得。

测定法　分别精密吸取对照品溶液 5μl，20μl，供试品溶液 10μl，注入液相色谱仪，测定，以外标两点法对数方程计算，即得。

本品每袋含黄芪以黄芪甲苷($C_{41}H_{68}O_{14}$)计，不得少于 2.4mg。

【功能与主治】　补肺健脾，固表和营。用于慢性支气管炎缓解期之肺脾气虚证，症见乏力，自汗，恶风寒，咳嗽，咯痰，易感冒，食欲不振。

【用法与用量】　开水冲服。一次 1 袋，一日 2 次。

【规格】　每袋装 10g

【贮藏】　密封。

慢肝解郁胶囊

Mangan Jieyu Jiaonang

【处方】
当归 31g	白芍 41g
三棱 10g	柴胡 31g
茯苓 31g	白术 20g
甘草 20g	薄荷 20g
丹参 85g	麦芽 136g
香橼 68g	川楝子 17g
延胡索 34g	

【制法】　以上十三味，当归、柴胡、薄荷、三棱、茯苓、丹参、延胡索粉碎成细粉；其余白芍等六味，加水煎煮二次，第一次 3 小时，第二次 2 小时，合并煎液，滤过，滤液浓缩成浸膏，加当归等细粉，混匀，于 80℃ 以下干燥，粉碎，过筛，混匀，装入胶囊，制成 1000 粒，即得。

【性状】　本品为硬胶囊，内容物为黄棕色至棕色的粉末；气辛，味微苦。

【鉴别】　(1)取本品，置显微镜下观察：不规则分枝状团块无色，遇水合氯醛液溶化，菌丝无色或淡棕色，直径 4～6μm(茯苓)。油管含淡黄色或黄棕色条状分泌物，直径 8～25μm(柴胡)。厚壁组织碎片绿黄色，细胞类多角形或略延长，壁稍弯曲，有的连珠状增厚，纹孔细密(延胡索)。

(2)取本品内容物 5g，加乙醇 30ml，超声处理 30 分钟，滤过，滤液蒸干，残渣加 80% 甲醇 30ml 使溶解，加在中性氧化铝柱(200～300 目，5g，柱内径为 1cm，干法装柱)上，用 80% 甲醇 80ml 洗脱，收集洗脱液，蒸干，残渣加乙醇 1ml 使溶解，作为供试品溶液。另取白芍对照药材 0.5g，加乙醇 10ml，超声处理 10 分钟，滤过，滤液蒸干，残渣加乙醇 1ml 使溶解，作为对照药材溶液。再取芍药苷对照品，加乙醇制成每 1ml 含 0.5mg 的溶液，作为对照品溶液。照薄层色谱法(通则0502)

试验,吸取上述三种溶液各 5μl,分别点于同一硅胶 G 薄层板上,以三氯甲烷-乙酸乙酯-甲醇-甲酸(40∶5∶10∶0.2)为展开剂,展开,取出,晾干,喷以 5%香草醛硫酸溶液,在 105℃加热至斑点显色清晰,置日光下检视。供试品色谱中,在与对照药材色谱和对照品色谱相应的位置上,显相同颜色的斑点。

(3)取本品内容物 3.8g,加乙醚 20ml,室温放置 1 小时,滤过,滤液挥干,残渣加乙酸乙酯 0.5ml 使溶解,作为供试品溶液。另取丹参对照药材 1g,加乙醚 5ml,同法制成对照药材溶液。再取丹参酮 ⅡA 对照品,加乙酸乙酯制成每 1ml 含 2mg 的溶液,作为对照品溶液。照薄层色谱法(通则 0502)试验,吸取供试品溶液 10μl、对照药材溶液及对照品溶液各 5μl,分别点于同一硅胶 G 薄层板上,以甲苯-乙酸乙酯(19∶1)为展开剂,展开,取出,晾干,置日光下检视。供试品色谱中,在与对照药材色谱和对照品色谱相应的位置上,显相同颜色的斑点。

(4)取本品内容物 3g,加甲醇 50ml,超声处理 30 分钟,滤过,滤液蒸干,残渣加水 20ml 使溶解,加浓氨试液调节 pH 值至 10,用乙醚振摇提取 3 次,每次 10ml,合并乙醚提取液,挥干,残渣加甲醇 1ml 使溶解,作为供试品溶液。另取延胡索对照药材 1g,同法制成对照药材溶液。再取延胡索乙素对照品,加甲醇制成每 1ml 含 0.5mg 的溶液,作为对照品溶液。照薄层色谱法(通则 0502)试验,吸取上述三种溶液各 3μl,分别点于同一硅胶 G 薄层板上,以甲苯-丙酮(9∶2)为展开剂,展开,取出,晾干,置碘蒸气中熏约 3 分钟后,取出,挥尽板上吸附的碘后,置紫外光灯(365nm)下检视。供试品色谱中,在与对照药材色谱和对照品色谱相应的位置上,显相同颜色的荧光斑点。

【检查】 应符合胶囊剂项下有关的各项规定(通则 0103)。

【含量测定】 白芍 照高效液相色谱法(通则 0512)测定。

色谱条件与系统适用性试验 以十八烷基硅烷键合硅胶为填充剂;以乙腈-0.1%磷酸溶液(13∶87)为流动相;检测波长为 230nm。理论板数按芍药苷峰计算应不低于 2000。

对照品溶液的制备 取芍药苷对照品适量,精密称定,加稀乙醇制成每 1ml 含 50μg 的溶液,即得。

供试品溶液的制备 取本品 20 粒,精密称定内容物重量,混匀,研细,取约 2g,精密称定,置具塞锥形瓶中,精密加入稀乙醇 50ml,称定重量,超声处理(功率 150W,频率 20kHz)30 分钟,放冷,再称定重量,用稀乙醇补足减失的重量,摇匀,滤过,取续滤液,即得。

测定法 分别精密吸取对照品溶液与供试品溶液各 5μl,注入液相色谱仪,测定,即得。

本品每粒含白芍以芍药苷($C_{23}H_{28}O_{11}$)计,不得少于 0.20mg。

丹参 照高效液相色谱法(通则 0512)测定。

色谱条件与系统适用性试验 以十八烷基硅烷键合硅胶为填充剂;以甲醇-乙腈-甲酸-水(30∶10∶1∶59)为流动相;

检测波长为 286nm。理论板数按丹酚酸 B 峰计算应不低于 2000。

对照品溶液的制备 取丹酚酸 B 对照品适量,精密称定,加 75%甲醇制成每 1ml 含 0.1mg 的溶液,即得。

供试品溶液的制备 取装量差异项下的本品内容物,混匀,研细,取约 0.25g,精密称定,置具塞锥形瓶中,精密加入 75%甲醇 25ml,称定重量,加热回流 1 小时,放冷,再称定重量,用 75%甲醇补足减失的重量,摇匀,滤过,取续滤液,即得。

测定法 分别精密吸取对照品溶液与供试品溶液各 10μl,注入液相色谱仪,测定,即得。

本品每粒含丹参以丹酚酸 B($C_{36}H_{30}O_{16}$)计,不得少于 2.0mg。

【功能与主治】 疏肝解郁,健脾养血。用于肝郁脾虚所致的肝区胀痛,胸闷不舒,食欲不振,腹胀便溏者;迁延性肝炎或慢性肝炎见上述证候者。

【用法与用量】 口服。一次 4 粒,一日 3 次。

【规格】 每粒装 0.25g

【贮藏】 密封。

鼻 炎 片
Biyan Pian

【处方】
苍耳子 520g	辛夷 52g
防风 52g	连翘 104g
野菊花 52g	五味子 52g
桔梗 52g	白芷 52g
知母 52g	荆芥 52g
甘草 104g	黄柏 52g
麻黄 26g	细辛 26g

【制法】 以上十四味,取白芷、桔梗和部分黄柏粉碎成细粉;辛夷、野菊花、细辛、荆芥用蒸馏法提取挥发油,蒸馏后的水溶液另器收集;麻黄、知母、五味子粉碎成粗粉,用 60%乙醇为溶剂进行渗漉,收集漉液,回收乙醇;剩余黄柏及其余苍耳子等四味加水煎煮二次,每次 2 小时,合并煎液,加入上述蒸馏后的水溶液及漉液,浓缩至相对密度约为 1.25,喷雾干燥成细粉,加入上述白芷等细粉,混匀,制成颗粒,干燥,喷加上述挥发油,压制成小片 1000 片,包糖衣;压制成大片 600 片,包薄膜衣,即得。

【性状】 本品为糖衣片或薄膜衣片,除去包衣后显棕色;气香,味苦。

【鉴别】 (1)取本品,置显微镜下观察:淀粉粒复粒由 8~12 分粒组成(白芷)。联结乳管直径 14~25μm,含淡黄色颗粒状物(桔梗)。

(2)取本品糖衣片 20 片或薄膜衣片 12 片,除去包衣,研细,加乙醚 60ml,超声处理 20 分钟,滤过,滤液挥去乙醚,残渣加乙酸乙酯 1ml 使溶解,作为供试品溶液。另取白芷对照药材 0.5g,加乙醚 20ml,同法制成对照药材溶液。照薄层色谱法(通则 0502)试验,吸取上述两种溶液各 5μl,分别点于同一硅胶 G 薄层板上,以石油醚(60~90℃)-乙醚(3：2)为展开剂,展开,取出,晾干,置紫外光灯(365nm)下检视。供试品色谱中,在与对照药材色谱相应的位置上,显相同颜色的荧光主斑点。

(3)取本品糖衣片 20 片或薄膜衣片 12 片,除去包衣,研细,加乙醚 60ml,回流提取 1 小时,滤过,取滤液,先用 5％碳酸钠溶液洗涤 3 次,每次 15ml,弃去碳酸钠液,继用 1％氢氧化钠溶液振摇提取 3 次,每次 20ml,合并氢氧化钠液,用稀盐酸调节 pH 至酸性,加乙醚振摇提取 3 次,每次 20ml,合并乙醚液,挥干,残渣加乙醇 1ml 使溶解,作为供试品溶液。另取连翘对照药材 1g,同法制成对照药材溶液。照薄层色谱法(通则 0502)试验,吸取供试品溶液 10μl、对照药材溶液 2μl,分别点于同一用 2％氢氧化钠溶液制备的硅胶 G 薄层板上,以三氯甲烷-乙酸乙酯-甲醇(10：5：1)为展开剂,展开,取出,晾干,喷以 10％硫酸乙醇溶液,在 105℃加热至斑点显色清晰。供试品色谱中,在与对照药材色谱相应的位置上,显相同颜色的斑点。

(4)取本品糖衣片 10 片或薄膜衣片 6 片,除去包衣,研细,加乙酸乙酯 30ml,超声处理 30 分钟,滤过,滤液蒸干,残渣加甲醇适量使溶解,加在中性氧化铝柱(100~200 目,3g,内径为 1cm,湿法装柱,用甲醇预洗)上,用甲醇 20ml 洗脱,收集洗脱液,蒸干,残渣加甲醇 1ml 使溶解,作为供试品溶液。另取木兰脂素对照品,加甲醇制成每 1ml 含 1mg 的溶液,作为对照品溶液。照薄层色谱法(通则 0502)试验,吸取供试品溶液 10μl、对照品溶液 5μl,分别点于同一硅胶 H 薄层板上,以三氯甲烷-乙醚(5：1)为展开剂,展开,取出,晾干,喷以 10％硫酸乙醇溶液,在 90℃加热至斑点显色清晰。供试品色谱中,在与对照品色谱相应的位置上,显相同的紫红色斑点。

【检查】 应符合片剂项下有关的各项规定(通则 0101)。

【含量测定】 照高效液相色谱法(通则 0512)测定。

色谱条件与系统适用性试验 以十八烷基硅烷键合硅胶为填充剂;以乙腈-水(38：62)为流动相;检测波长为 278nm。理论板数按木兰脂素峰计算应不低于 7000。

对照品溶液的制备 取木兰脂素对照品适量,精密称定,加甲醇制成每 1ml 含 6μg 的溶液,即得。

供试品溶液的制备 取本品 10 片,除去包衣,精密称定,研细,取约 1g,精密称定,置具塞锥形瓶中,精密加入甲醇 25ml,密塞,称定重量,超声处理(功率 150W,频率 25kHz)30 分钟,放冷,再称定重量,用甲醇补足减失的重量,摇匀,滤过。精密量取续滤液 5ml,加在中性氧化铝柱(100~200 目,2g,内径为 1cm,湿法装柱,用甲醇预洗)上,用甲醇适量洗脱,收集洗脱液至 10ml 量瓶中,收集至近 10ml,加甲醇至刻度,摇匀,滤过,取续滤液,即得。

测定法 分别精密吸取对照品溶液与供试品溶液各 20μl,注入液相色谱仪,测定,即得。

本品每片含辛夷以木兰脂素($C_{23}H_{28}O_7$)计,糖衣片不得少于 60μg;薄膜衣片不得少于 0.10mg。

【功能与主治】 祛风宣肺,清热解毒。用于急、慢性鼻炎风热蕴肺证,症见鼻塞、流涕、发热、头痛。

【用法与用量】 口服。一次 3~4 片(糖衣片)或一次 2 片(薄膜衣片),一日 3 次。

【规格】 薄膜衣片 每片重 0.5g

【贮藏】 密封。

鼻炎灵片
Biyanling Pian

【处方】 炒苍耳子 310g 辛夷 230g
白芷 46g 细辛 46g
黄芩 46g 川贝母 62g
淡豆豉 62g 薄荷脑 4.9g

【制法】 以上八味,除薄荷脑外,炒苍耳子粉碎成粗粉,加 70％乙醇加热回流 5 小时,滤过,回收乙醇,减压浓缩成稠膏。药渣加水煎煮 2.5 小时,取上清液与上述稠膏合并,浓缩成清膏,辛夷、细辛分别提取挥发油;黄芩、川贝母、白芷、淡豆豉粉碎成细粉。将上述细粉、清膏与轻质氧化镁 20g 及适量辅料混匀,制成颗粒,低温干燥,放冷,加薄荷脑及上述挥发油,混匀,压制成 1000 片,包糖衣或薄膜衣,即得。

【性状】 本品为糖衣片或薄膜衣片,除去包衣后显灰褐色;气香,味辛。

【鉴别】 (1)取本品,置显微镜下观察:淀粉粒广卵形或贝壳形,直径 32~60μm,脐点短缝状、人字状或马蹄状,层纹可察见(川贝母)。纤维淡黄色,梭形,壁厚,孔沟细(黄芩)。种皮栅状细胞棕红色(淡豆豉)。

(2)取本品 5 片,研细,加石油醚(30~60℃)10ml,振摇 10 分钟,滤过,取滤液 2ml,挥干,残渣加 1％香草醛硫酸溶液 2~3 滴,即显棕色,放置逐渐变为紫红色。

(3)取本品 10 片,除去包衣,研细,加乙醚 60ml,超声处理 20 分钟,滤过,滤液回收溶剂至 1ml,作为供试品溶液。另取白芷对照药材 0.5g,同法制成对照药材溶液。再取欧前胡素对照品,加乙酸乙酯制成每 1ml 含 1mg 的溶液,作为对照品溶液。照薄层色谱法(通则 0502)试验,吸取供试品溶液 10μl、对照药材及对照品溶液各 4μl,分别点于同一硅胶 G 薄层板上,以石油醚(30~60℃)-乙醚(3：2)为展开剂,展开,取出,晾干,置紫外光灯(365nm)下检视。供试品色谱中,在与对照药材色谱和对照品色谱相应的位置上,显相同颜色的荧光斑点。

(4)取本品 20 片,除去包衣,研细,加甲醇 20ml,超声处理 30 分钟,滤过,滤液浓缩至约 1ml,加在聚酰胺柱(14～30 目,柱高为 15cm,柱内径为 1.5cm,干法装柱)上,用水 125ml 洗脱,弃去洗脱液,再用 85％乙醇溶液 50ml 洗脱,收集洗脱液,蒸干,残渣加甲醇 1ml 使溶解,作为供试品溶液。另取黄芩对照药材 1g,同法制成对照药材溶液。再取黄芩苷对照品,加甲醇制成每 1ml 含 1mg 的溶液,作为对照品溶液。照薄层色谱法(通则 0502)试验,吸取供试品溶液 5～15μl,对照药材及对照品溶液各 2μl,分别点于同一以含 4％醋酸钠的羧甲基纤维素钠溶液为黏合剂的硅胶 G 薄层板上,以乙酸乙酯-丁酮-甲酸-水(5∶3∶1∶1)为展开剂,展开,取出,晾干,喷以 1％三氯化铁乙醇溶液,置日光下检视。供试品色谱中,在与对照药材色谱和对照品色谱相应的位置上,显相同颜色的斑点。

(5)取本品 10 片,除去包衣,研细,加三氯甲烷-乙醇(7∶3)混合溶液 30ml,摇匀,温浸 20 分钟,时时振摇,滤过,药渣挥干溶剂,加三氯甲烷 30ml,浓氨试液 5ml,加热回流 30 分钟,取出,放冷,滤过,滤液回收溶剂至干,残渣加甲醇 0.5ml 使溶解,作为供试品溶液。另取川贝母对照药材 2g,同法制成对照药材溶液。照薄层色谱法(通则 0502)试验,吸取上述两种溶液各 10～20μl,分别点于同一硅胶 G 薄层板上,以正己烷-乙酸乙酯-二乙胺(12∶10∶1)为展开剂,展开,取出,晾干,依次喷以稀碘化铋钾试液和 0.5％亚硝酸钠溶液,置日光下检视。供试品色谱中,在与对照药材色谱相应的位置上,显相同颜色的斑点。

【检查】 应符合片剂项下有关的各项规定(通则 0101)。

【含量测定】 照高效液相色谱法(通则 0512)测定。

色谱条件与系统适用性试验 以十八烷基硅烷键合硅胶为填充剂;以乙腈-0.2％磷酸溶液(20∶80)为流动相;检测波长为 276nm。理论板数按黄芩苷峰计算应不低于 6000。

对照品溶液的制备 取黄芩苷对照品适量,精密称定,加 50％甲醇制成每 1ml 含 60μg 的溶液,即得。

供试品溶液的制备 取本品 20 片,除去包衣,精密称定,研细,取约 0.5g,精密称定,置具塞锥形瓶中,精密加入流动相 50ml,密塞,称定重量,超声处理(功率 250W,频率 40kHz)40 分钟,放冷,再称定重量,用流动相补足减失的重量,摇匀,滤过,取续滤液,即得。

测定法 分别精密吸取对照品溶液与供试品溶液各 10μl,注入液相色谱仪,测定,即得。

本品每片含黄芩以黄芩苷($C_{21}H_{18}O_{11}$)计,不得少于 2.4mg。

【功能与主治】 通窍消肿,祛风退热。用于慢性鼻窦炎、鼻炎及鼻塞头痛,浊涕臭气,嗅觉失灵。

【用法与用量】 饭后温开水送服。一次 2～4 片,一日 3 次,2 周为一疗程。

【注意】 服药期间,忌辛辣食物。

【规格】 (1)糖衣片(片心重 0.3g)

(2)薄膜衣片 每片重 0.3g

(3)薄膜衣片 每片重 0.31g

【贮藏】 密封。

鼻炎通喷雾剂

Biyantong Penwuji

【处方】 盐酸麻黄碱 5g   黄芩苷 20g
山银花 300g   辛夷油 2ml
冰片 1g

【制法】 以上五味,黄芩苷加水适量,搅匀,加 40％氢氧化钠溶液适量使溶解,用稀盐酸调节 pH 值至 6.5～7.5,药液备用。山银花加水煎煮二次,滤过,合并滤液,浓缩至相对密度约为 1.05(50℃)的清膏,放冷,加 20％石灰乳,调节 pH 值至 12,滤过,沉淀物加乙醇适量,用 50％硫酸溶液调节 pH 值至 3.5～4.0,搅匀,滤过,滤液用 40％氢氧化钠溶液调节 pH 值至 6.5～7.0,密封,冷藏 2～3 天,滤过,滤液回收乙醇,浓缩至约 25ml,加水搅匀,用活性炭处理,滤过,滤液备用。盐酸麻黄碱加水溶解备用。冰片、辛夷油加乙醇溶解,再加入 21g 聚山梨酯 80,搅匀,加入上述药液,再加入亚硫酸氢钠 0.8g、苯甲醇 10g,混匀,加水至近总量,搅匀,调节 pH 值至 6.0～7.0,滤过,加水至 1000ml,搅匀,灌装,即得。

【性状】 本品喷雾剂,药液为黄棕色至棕褐色的澄清液体。

【鉴别】 (1)取本品 30ml,加氢氧化钙 1g,搅拌 10 分钟,离心,取上清液,加石油醚(30～60℃)30ml,振摇提取,分取石油醚液,加 6mol/L 盐酸溶液 1ml 和水 10ml 洗涤 2 次,弃去洗液,石油醚液加无水硫酸钠 0.2g,搅匀,离心,分取石油醚液,挥至 1ml,作为供试品溶液。另取辛夷对照药材 1g,照挥发油测定法(通则 2204 甲法)试验,测定管加乙酸乙酯 2ml,加热至沸,并保持微沸 1 小时,分取乙酸乙酯液,加无水硫酸钠 0.2g,搅匀,离心,取乙酸乙酯液作为对照药材溶液。再取冰片对照品,加石油醚(30～60℃)制成每 1ml 含 3mg 的溶液,作为对照品溶液。照薄层色谱法(通则 0502)试验,吸取上述供试品溶液 10μl,对照药材溶液和对照品溶液各 5～6μl,分别点于同一硅胶 G 薄层板上,使成条状,以石油醚(30～60℃)-乙酸乙酯(8∶1)为展开剂,展开,取出,晾干,喷以 2％香草醛的 10％硫酸乙醇溶液,在 105℃加热至斑点显色清晰。供试品色谱中,在与对照药材色谱相应的位置上,显 2 个以上相同颜色的条斑;与对照品色谱相应的位置上,显相同颜色的条斑。

(2)取本品 10ml,加乙醚 20ml,轻轻振摇提取,分取水液,蒸干,残渣加甲醇 3ml 使溶解,滤过,滤液作为供试品溶液。另取山银花对照药材 1g,加甲醇 5ml,超声处理 10 分钟,滤过,滤液作为对照药材溶液。再取绿原酸对照品,加甲醇制成每 1ml 含 1mg 的溶液,作为对照品溶液。照薄层色谱法

（通则 0502）试验，吸取上述三种溶液各 2～5μl，分别点于同一硅胶 G 薄层板上，以乙酸丁酯-甲酸-水（7：2.5：2.5）的上层溶液为展开剂，展开，取出，晾干，置紫外光灯（365nm）下检视。供试品色谱中，在与对照药材色谱和对照品色谱相应的位置上，显相同颜色的荧光斑点。

【检查】　pH 值　应为 4.5～7.0（通则 0631）。

喷射试验　取本品 4 瓶，除去帽盖，分别揿压试喷数次后，擦净，精密称定，除另有规定外，揿压喷射 5 次，擦净，分别精密称定，按上法重复操作 3 次，计算每瓶每揿平均喷射量，应为 0.063～0.095g。

其他　应符合鼻用制剂项下有关的各项规定（通则 0106）。

【含量测定】　黄芩苷　照高效液相色谱法（通则 0512）测定。

色谱条件与系统适用性试验　以十八烷基硅烷键合硅胶为填充剂；以甲醇-0.2％磷酸溶液（52：48）为流动相；检测波长为 280nm。理论板数按黄芩苷峰计算应不低于 2000。

对照品溶液的制备　取黄芩苷对照品适量，精密称定，加稀乙醇制成每 1ml 含 0.1mg 的溶液，即得。

供试品溶液的制备　精密量取本品 0.5ml，置 100ml 量瓶中，加 6mol/L 盐酸溶液 2 滴，温水加热 3 分钟，摇匀，放冷，加稀乙醇至刻度，摇匀，滤过，取续滤液，即得。

测定法　分别精密吸取对照品溶液与供试品溶液各 10μl，注入液相色谱仪，测定，即得。

本品每 1ml 含黄芩苷（$C_{21}H_{18}O_{11}$）应为标示量的 85.0％～115.0％。

盐酸麻黄碱　照高效液相色谱法（通则 0512）测定。

色谱条件与系统适用性试验　以十八烷基硅烷键合硅胶为填充剂；以甲醇-含 0.009mol/L 庚烷磺酸钠溶液和 1％三乙胺的 0.05mol/L 磷酸二氢钾溶液（磷酸调节 pH 值至 3.0）（40：60）为流动相；检测波长为 213nm。理论板数按盐酸麻黄碱峰计算应不低于 1000。

对照品溶液的制备　取盐酸麻黄碱对照品适量，精密称定，加流动相制成每 1ml 含 0.1mg 的溶液，即得。

供试品溶液的制备　精密量取本品 1ml，置 25ml 量瓶中，加 0.3％氢氧化钙溶液（用前摇匀）约 20ml，温水加热 5 分钟，冷却至室温，超声处理（功率 300W，频率 40kHz）1 分钟，加 0.3％氢氧化钙溶液至刻度，摇匀，滤过，精密量取续滤液 5ml，置蒸发皿中，加 6mol/L 盐酸溶液 3 滴，摇匀，蒸干，残渣加流动相适量使溶解，转移至 10ml 量瓶中，加流动相至刻度，摇匀，滤过，取续滤液，即得。

测定法　分别精密吸取对照品溶液与供试品溶液各 10μl，注入液相色谱仪，测定，即得。

本品每 1ml 含盐酸麻黄碱（$C_{10}H_{15}NO \cdot HCl$）应为标示量的 85.0％～115.0％。

【功能与主治】　散风清热，宣肺通窍。用于风热蕴肺所致的鼻塞，鼻流清涕或浊涕，发热，头痛；急、慢性鼻炎见上述证候者。

【用法与用量】　喷入鼻腔内，一次 1～2 揿；一日 2～4 次。1 个月为一疗程。

【规格】　（1）每瓶装 10ml　（2）每瓶装 15ml（每 1ml 含黄芩苷 20mg，盐酸麻黄碱 5mg）

【贮藏】　遮光，密闭。

附：辛夷油质量标准

辛 夷 油

本品为木兰科植物望春花 *Magnolia biondii* Pamp.、玉兰 *Magnolia denudata* Desr. 或武当玉兰 *Magnolia sprengeri* Pamp. 的干燥花蕾经水蒸气蒸馏提取的挥发油。

〔性状〕　本品为浅黄色至黄色的澄清液体；有辛夷的特异香气，味辛。

〔鉴别〕　取本品 0.05ml，加石油醚（60～90℃）1ml 使溶解，作为供试品溶液。另取辛夷对照药材 1g，照挥发油测定法（通则 2204 甲法）试验，测定管加石油醚（60～90℃）2ml，加热至沸并保持微沸 1 小时，分取石油醚液，加无水硫酸钠 0.2g，搅匀，脱水，上清液作为对照药材溶液。照薄层色谱法（通则 0502）试验，吸取上述两种溶液各 1μl，分别点于同一硅胶 G 薄层板上，以石油醚（30～60℃）-乙酸乙酯（80：7）为展开剂，展开，取出，晾干，喷以 2％香草醛的 10％硫酸乙醇溶液，在 105℃加热至斑点显色清晰。供试品色谱中，在与对照药材色谱相应的位置上，显相同颜色的斑点。

〔检查〕　相对密度　应为 0.870～0.940（通则 0601）。

折光率　应为 1.457～1.487（通则 0622）。

〔贮藏〕　遮光，密封，置阴凉处。

鼻 炎 康 片
Biyankang Pian

【处方】　
广藿香 206g	苍耳子 257g
鹅不食草 257g	麻黄 129g
野菊花 129g	当归 166g
黄芩 109g	猪胆粉 13g
薄荷油 0.92g	马来酸氯苯那敏 1g

【制法】　以上十味，广藿香、苍耳子、鹅不食草、麻黄、野菊花加水煎煮二次，煎液滤过，滤液合并，浓缩至适量，干燥成干膏粉，备用；当归加 60％乙醇，加热回流提取二次，滤过，滤液回收乙醇并浓缩至适量，加入辅料适量，干燥成干膏粉，备用；黄芩加水煎煮二次，煎液滤过，滤液合并，浓缩至适量，干燥成干膏粉，备用。取上述各干膏粉，加入猪胆粉、马来酸氯苯那敏及适量的辅料，混匀，制成颗粒，加入薄荷油，混匀，压制成 1000 片，包薄膜衣，即得。

【性状】　本品为薄膜衣片，除去包衣后显浅褐色至棕褐色;味微甘而苦涩,有凉感。

【鉴别】 (1)取本品 6 片,研细,加浓氨试液 0.5ml、三氯甲烷 30ml,超声处理 15 分钟,放冷,滤过,滤液蒸干,残渣加甲醇 1ml 使溶解,滤过,滤液作为供试品溶液。另取盐酸麻黄碱对照品,加甲醇制成每 1ml 含 1mg 的溶液,作为对照品溶液。照薄层色谱法(通则 0502)试验,吸取上述两种溶液各 4μl,分别点于同一硅胶 G 薄层板上,以正丁醇-冰醋酸-水(8:2:1)为展开剂,展开,取出,晾干,喷以茚三酮试液,在 105℃加热至斑点显色清晰。供试品色谱中,在与对照品色谱相应的位置上,显相同颜色的斑点。

(2)取本品 5 片,研细,加甲醇 10ml,超声处理 15 分钟,放冷,滤过,滤液作为供试品溶液。另取野菊花对照药材 0.2g,加甲醇 10ml,同法制成对照药材溶液。再取蒙花苷对照品,加甲醇制成每 1ml 含 0.2mg 的溶液,作为对照品溶液。照薄层色谱法(通则 0502)试验,吸取上述三种溶液各 2~4μl,分别点于同一聚酰胺薄膜上,以乙酸乙酯-丁酮-三氯甲烷-甲酸-水(15:15:6:4:1)为展开剂,展开,取出,晾干,喷以三氯化铝试液,热风吹干,置紫外光灯(365nm)下检视。供试品色谱中,在与对照药材色谱和对照品色谱相应的位置上,显相同颜色的荧光斑点。

(3)取本品 6 片,研细,加乙醇 5ml,超声处理 15 分钟,放冷,滤过,滤液作为供试品溶液。另取当归对照药材 0.5g,同法制成对照药材溶液。再取马来酸氯苯那敏对照品,加乙醇制成每 1ml 含 1mg 的溶液,作为对照品溶液。照薄层色谱法(通则 0502)试验,吸取上述三种溶液各 2~5μl,分别点于同一硅胶 G 薄层板上,以石油醚(60~90℃)-乙酸乙酯(12:1)为展开剂,展开,取出,晾干,置紫外光灯(365nm)下检视。供试品色谱中,在与对照药材色谱相应的位置上,显相同颜色的荧光斑点。再以乙酸乙酯-甲醇(16:1)为展开剂,置用氨蒸气饱和的展开缸内,展开,取出,晾干。再喷以稀碘化铋钾试液,置日光下检视。供试品色谱中,在与对照品色谱相应的位置上,显相同颜色的斑点。

(4)取黄芩对照药材 0.5g,加甲醇 5ml,超声处理 15 分钟,放冷,滤过,滤液作为对照药材溶液。再取黄芩苷对照品,加甲醇制成每 1ml 含 1mg 的溶液,作为对照品溶液。照薄层色谱法(通则 0502)试验,吸取〔鉴别〕(2)项下的供试品溶液及上述两种溶液各 2~4μl,分别点于同一聚酰胺薄膜上,以醋酸为展开剂,展开,取出,晾干,喷以 2%的三氯化铁乙醇溶液。供试品色谱中,在与对照药材色谱和对照品色谱相应的位置上,显相同颜色的斑点。

(5)取本品 5 片,研细,加乙醇 30ml,超声处理 15 分钟,放冷,滤过,滤液蒸干,残渣加 10%氢氧化钠溶液 5ml,于 120℃加热 4 小时,放冷,滴加盐酸调节 pH 值至 2~3,用石油醚(30~60℃)洗涤 2 次,每次 20ml,弃去石油醚液,用乙酸乙酯振摇提取 2 次,每次 20ml,合并乙酸乙酯液,用水洗涤 2 次,每次 20ml,弃去水液,乙酸乙酯液蒸干,残渣加乙醇 5ml 使溶解,作为供试品溶液。另取猪去氧胆酸对照品,加乙醇制

成每 1ml 含 1mg 的溶液,作为对照品溶液。照薄层色谱法(通则 0502)试验,吸取上述两种溶液各 2~4μl,分别点于同一硅胶 G 薄层板上,以新鲜配制的异辛烷-乙醚-正丁醇-冰醋酸-水(10:5:3:5:1)的上层溶液为展开剂,展开,取出,晾干,喷以 10%硫酸乙醇溶液,在 105℃加热至斑点显色清晰。供试品色谱中,在与对照品色谱相应的位置上,显相同颜色的斑点。

【检查】 应符合片剂项下有关的各项规定(通则 0101)。

【含量测定】 黄芩 照高效液相色谱法(通则 0512)测定。

色谱条件与系统适用性试验 以十八烷基硅烷键合硅胶为填充剂;以甲醇-0.4%磷酸溶液(45:55)为流动相;检测波长为 280nm。理论板数按黄芩苷峰计算应不低于 2000。

对照品溶液的制备 取黄芩苷对照品适量,精密称定,加 70%乙醇制成每 1ml 含 30μg 的溶液,即得。

供试品溶液的制备 取本品 10 片,精密称定,研细,取约 0.2g,精密称定,置具塞锥形瓶中,精密加入 70%乙醇 100ml,密塞,称定重量,超声处理(功率 250W,频率 40kHz)30 分钟,放冷,再称定重量,用 70%乙醇补足减失的重量,摇匀,滤过,取续滤液,即得。

测定法 分别精密吸取对照品溶液与供试品溶液各 10μl,注入液相色谱仪,测定,即得。

本品每片含黄芩以黄芩苷($C_{21}H_{18}O_{11}$)计,不得少于 3.9mg。

马来酸氯苯那敏 照高效液相色谱法(通则 0512)测定。

色谱条件与系统适用性试验 以十八烷基硅烷键合硅胶为填充剂;以甲醇-0.05mol/L 磷酸二氢钾溶液(含 1%三乙胺和 0.005mol/L 庚烷磺酸钠,用磷酸调节 pH 值至 3.0)(60:40)为流动相;检测波长为 264nm。理论板数按马来酸氯苯那敏峰计算应不低于 2000。

对照品溶液的制备 取马来酸氯苯那敏对照品适量,精密称定,加甲醇制成每 1ml 含 1.3mg 的溶液,精密吸取 1ml,置 25ml 量瓶中,用流动相稀释至刻度,摇匀,即得(每 1ml 中含马来酸氯苯那敏 52μg)。

供试品溶液的制备 取本品 10 片,精密称定,研细,取约 1g,精密称定,置 50ml 量瓶中,加甲醇 15ml,超声处理(功率 250W,频率 40kHz)10 分钟,加三氯甲烷 30ml,摇匀,再超声处理(功率 250W,频率 40kHz)5 分钟,放冷,加三氯甲烷至刻度,摇匀,滤过,精密吸取续滤液 25ml,蒸干,残渣用 5%氢氧化钠溶液 10ml(必要时置水浴上加热)使溶解,置分液漏斗中,蒸发皿用水 10ml 洗涤,洗液并入分液漏斗中,加 40%氢氧化钠溶液 8ml,摇匀,用石油醚(30~60℃)振摇提取 4 次(50ml、40ml、40ml、40ml),合并提取液,加 10%盐酸乙醇溶液 4ml,蒸干,残渣用甲醇 5ml(必要时置水浴上加热)使溶解,转移至 25ml 量瓶中,蒸发皿用适量流动相(必要时置水浴上加热)洗涤,洗涤液并入量瓶中,放冷,加流动相至刻度,摇匀,滤过,取续滤液,即得。

测定法 分别精密吸取对照品溶液与供试品溶液各 10μl，注入液相色谱仪，测定，即得。

本品每片含马来酸氯苯那敏（$C_{16}H_{19}ClN_2 \cdot C_4H_4O_4$）应为标示量的 80.0%～120.0%。

【功能与主治】 清热解毒，宣肺通窍，消肿止痛。用于风邪蕴肺所致的急、慢性鼻炎，过敏性鼻炎。

【用法与用量】 口服。一次 4 片，一日 3 次。

【注意】 孕妇及高血压患者慎用，用药期间不宜驾驶车辆、管理机器及高空作业等。忌食辛辣食物；不宜过量、久服。

【规格】 每片重 0.37g（含马来酸氯苯那敏 1mg）

【贮藏】 密封。

鼻 咽 灵 片
Biyanling Pian

【处方】

山豆根 203g	茯苓 102g
天花粉 102g	茅莓根 203g
麦冬 102g	半枝莲 203g
玄参 203g	石上柏 407g
党参 162g	白花蛇舌草 203g

【制法】 以上十味，山豆根粉碎成细粉，其余茯苓等九味加水煎煮 4 小时，煎液滤过，滤液浓缩至适量，与山豆根粉混匀，干燥，粉碎成细粉，加入适量辅料制粒，再加入适量辅料混匀，压制成 1000 片，包糖衣或薄膜衣，即得。

【性状】 本品为糖衣片或薄膜衣片，除去包衣后显棕褐色；味苦、微涩。

【鉴别】 （1）取本品 3 片，除去包衣，研细，加三氯甲烷 10ml、浓氨试液 0.2ml，振摇 15 分钟，滤过，滤液蒸干，残渣加三氯甲烷 0.5ml 使溶解，作为供试品溶液。另取山豆根对照药材 0.5g，同法制成对照药材溶液。再取苦参碱对照品，加三氯甲烷制成每 1ml 含 2mg 的溶液，作为对照品溶液。照薄层色谱法（通则 0502）试验，吸取上述三种溶液各 2μl，分别点于同一硅胶 G 薄层板上，以甲苯-乙酸乙酯-丙酮-浓氨试液（2:4:3:0.2）为展开剂，展开，取出，晾干，喷以稀碘化铋钾试液。供试品色谱中，在与对照药材色谱和对照品色谱相应的位置上，显相同颜色的斑点。

（2）取本品 5 片，研细，加甲醇 30ml，超声处理 30 分钟，放冷，滤过，滤液蒸干，残渣加水 20ml 使溶解，超声处理 10 分钟，放冷，滤过，滤液用水饱和的正丁醇振摇提取 2 次，每次 20ml，合并正丁醇提取液，蒸干，残渣加甲醇 1ml 使溶解，作为供试品溶液。另取半枝莲对照药材 1g，加甲醇 20ml，同法制成对照药材溶液。照薄层色谱法（通则 0502）试验，吸取上述两种溶液各 4μl，分别点于同一聚酰胺薄膜上，以三氯甲烷-乙酸乙酯-甲醇-冰醋酸（3:2:2:1.5）为展开剂，展开，取出，晾干，喷以 5% 三氯化铝乙醇溶液，置紫外光灯（365nm）下

检视。供试品色谱中，在与对照药材色谱相应的位置上，显相同颜色的荧光斑点。

（3）取本品 10 片，研细，加甲醇 50ml，超声处理 30 分钟，放冷，滤过，滤液蒸干，残渣加水 30ml 使溶解，超声处理 10 分钟，放冷，滤过，滤液加 0.5ml 浓氨试液，摇匀，用水饱和的正丁醇振摇提取 2 次，每次 30ml，合并正丁醇提取液，用正丁醇饱和的水洗涤 2 次，每次 40ml，弃去水液，正丁醇液蒸干，残渣加甲醇 1ml 使溶解，作为供试品溶液。另取玄参对照药材 1.5g，加甲醇 20ml，同法制成对照药材溶液。再取哈巴俄苷对照品，加甲醇制成每 1ml 含 1mg 的溶液，作为对照品溶液。照薄层色谱法（通则 0502）试验，吸取上述三种溶液各 6μl，分别点于同一硅胶 G 薄层板上，以乙酸丁酯-甲酸-水（7:2.5:2.5）的上层溶液为展开剂，展开，取出，晾干，喷以香草醛硫酸试液，105℃ 加热至斑点显色清晰。供试品色谱中，在与对照药材色谱和对照品色谱相应的位置上，显相同颜色的斑点。

【检查】 应符合片剂项下有关的各项规定（通则 0101）。

【含量测定】 照高效液相色谱法（通则 0512）测定。

色谱条件与系统适用性试验 以十八烷基硅烷键合硅胶为填充剂；以乙腈-0.02mol/L 磷酸二氢铵溶液（每 1000ml 0.02mol/L 磷酸二氢铵溶液中加入十二烷基硫酸钠 2.00g，磷酸 1.0ml）（33:67）为流动相；检测波长为 205nm。理论板数按苦参碱峰计算应不低于 3500。

对照品溶液的制备 取苦参碱对照品适量，精密称定，加甲醇制成每 1ml 含 35μg 的溶液，即得。

供试品溶液的制备 取本品 20 片，除去包衣，精密称定，研细，取约 0.5g，精密称定，置 50ml 量瓶中，加浓氨试液-甲醇（1:1）混合溶液 1ml，润湿，放置 30 分钟，加三氯甲烷-甲醇（7:3）混合溶液约 35ml，超声处理（功率 250W，频率 45kHz）30 分钟，放冷，加三氯甲烷-甲醇（7:3）混合溶液至刻度，摇匀，滤过，精密量取续滤液 10ml，蒸干，残渣加甲醇溶解并转移至 10ml 量瓶中，加甲醇至刻度，摇匀，滤过，取续滤液，即得。

测定法 分别精密吸取对照品溶液与供试品溶液各 5μl，注入液相色谱仪，测定，即得。

本品每片含山豆根以苦参碱（$C_{15}H_{24}N_2O$）计，不得少于 1.1mg。

【功能与主治】 解毒消肿，益气养阴。用于火毒蕴结、耗气伤津所致的口干、咽痛、咽喉干燥灼热、声嘶、头痛、鼻塞、流脓涕或涕中带血；急慢性咽炎、口腔炎、鼻咽炎见上述证候者。亦用于鼻咽癌放疗、化疗辅助治疗。

【用法与用量】 口服。一次 5 片，一日 3 次。

【注意】 孕妇及儿童慎用；忌食辛辣等刺激性食物及油炸食物。

【规格】 （1）糖衣片（片心重 0.38g） （2）薄膜衣片每片重 0.39g

【贮藏】 密封。

鼻咽清毒颗粒

Biyan Qingdu Keli

【处方】　野菊花 390g　　　　　苍耳子 390g
　　　　　重楼 390g　　　　　　茅莓根 390g
　　　　　两面针 195g　　　　　夏枯草 195g
　　　　　龙胆 117g　　　　　　党参 117g

【制法】　以上八味，加水煎煮二次，第一次 2 小时，第二次 1 小时，合并煎液，滤过，滤液浓缩至适量，加入乙醇使含醇量为 60%，放置，滤过，滤液回收乙醇，静置，滤过，滤液浓缩至稠膏状，加入蔗糖粉适量，混匀，制成颗粒，干燥，制成 1000g，即得。

【性状】　本品为浅棕黄色至棕褐色的颗粒；味先甜后苦。

【鉴别】　(1)取本品 5g，加热水 10ml 使溶解，放冷，用水饱和的正丁醇振摇提取 2 次，每次 20ml，合并正丁醇液，蒸干，残渣加甲醇 5ml 使溶解，滤过，滤液作为供试品溶液。另取野菊花对照药材 0.5g，加水 20ml，加热至沸腾 15 分钟，自"放冷，用水饱和的正丁醇振摇提取 2 次"起，同法制成对照药材溶液。再取蒙花苷对照品，加甲醇制成每 1ml 含 0.2mg 的溶液，作为对照品溶液。照薄层色谱法(通则 0502)试验，吸取上述三种溶液各 2μl，分别点于同一聚酰胺薄膜上，以正己烷-乙酸乙酯-丁酮-甲酸(2：5：5：1)为展开剂，展开，取出，晾干，喷以 2% 三氯化铝乙醇溶液，热风吹干，置紫外光灯(365nm)下检视。供试品色谱中，在与对照药材色谱和对照品色谱相应的位置上，显相同颜色的荧光斑点。

(2)取本品 20g，加盐酸溶液(1→50)50ml，置水浴中加热使溶解，再用 20% 氢氧化钠溶液调节 pH 值至 11～12，置分液漏斗中，加乙酸乙酯振摇提取 2 次，每次 30ml，合并乙酸乙酯液，置水浴上蒸干，残渣加甲醇 1ml 使溶解，作为供试品溶液。另取两面针对照药材 0.5g，加 60% 乙醇 20ml，超声处理 20 分钟，滤过，滤液浓缩至 5ml，加盐酸溶液(1→50)50ml，置水浴加热 20 分钟，放冷，滤过，自"再用 20% 氢氧化钠溶液调节 pH 值至 11～12"起，同法制成对照药材溶液。照薄层色谱法(通则 0502)试验，吸取供试品溶液 6～12μl、对照药材溶液 2μl，分别点于同一硅胶 G 薄层板上，以正己烷-乙酸乙酯-甲醇-异丙醇-浓氨试液(20：5：1：1：0.12)为展开剂，薄层板置展开缸中预饱和 20 分钟，展开，取出，晾干，置紫外光灯(365nm)下检视。供试品色谱中，在与对照药材色谱相应的位置上，显相同颜色的荧光斑点。

【检查】　应符合颗粒剂项下有关的各项规定(通则 0104)。

【含量测定】　照高效液相色谱法(通则 0512)测定。

　　色谱条件与系统适用性试验　以十八烷基硅烷键合硅胶为填充剂；以甲醇-水(30：70)为流动相；检测波长为 270nm。理论板数按龙胆苦苷峰计算应不低于 4000。

　　对照品溶液的制备　取龙胆苦苷对照品适量，精密称定，加 30% 甲醇制成每 1ml 含 40μg 的溶液，即得。

　　供试品溶液的制备　取装量差异项下的本品，混匀，取适量，研细，取约 1g，精密称定，置 25ml 量瓶中，加 30% 甲醇 20ml，超声处理(功率 250W，频率 50kHz)10 分钟，放冷，加 30% 甲醇至刻度，摇匀，滤过，取续滤液，即得。

　　测定法　精密吸取对照品溶液与供试品溶液各 20μl，注入液相色谱仪，测定，即得。

本品每 1g 含龙胆以龙胆苦苷($C_{16}H_{20}O_9$)计，不得少于 0.50mg。

【功能与主治】　清热解毒，化痰散结。用于痰热毒瘀蕴结所致的鼻咽部慢性炎症，鼻咽癌放射治疗后分泌物增多。

【用法与用量】　口服。一次 20g，一日 2 次，30 天为一疗程。

【注意】　孕妇及儿童慎用；忌食辛辣食物。

【规格】　(1)每袋装 10g　　(2)每瓶装 120g

【贮藏】　密封。

鼻 渊 丸

Biyuan Wan

【处方】　苍耳子 672g　　　　　辛夷 126g
　　　　　金银花 42g　　　　　　茜草 42g
　　　　　野菊花 42g

【制法】　以上五味，辛夷、金银花、野菊花提取挥发油，备用；药渣与苍耳子加水煎煮二次，每次 3 小时，合并煎液，滤过，滤液浓缩至相对密度为 1.10～1.20(60℃)的清膏，加乙醇使含醇量为 60%，搅拌，静置，滤过，沉淀用 60% 乙醇洗涤，洗液并入滤液中，滤液备用；茜草用 70% 乙醇作溶剂，缓缓渗漉，收集渗漉液 175～200ml，漉液与上述滤液合并，回收乙醇并浓缩成稠膏状，加入淀粉适量，混匀，于 70℃ 干燥，粉碎成细粉，过筛。加入上述辛夷等挥发油、炼蜜与水适量，泛制成 1000 丸，低温干燥，打光，即得。

【性状】　本品为黑褐色的浓缩水蜜丸；气微香，味辛、微苦、涩。

【鉴别】　(1)取本品 3g，研细，加乙酸乙酯 30ml，浸泡 20 分钟，超声处理 10 分钟，滤过，滤液蒸干，残渣加甲醇 1ml 使溶解，作为供试品溶液。另取辛夷对照药材 0.5g，同法制成对照药材溶液。再取木兰脂素对照品，加甲醇制成每 1ml 含 1mg 的溶液，作为对照品溶液。照薄层色谱法(通则 0502)试验，吸取上述三种溶液各 5μl，分别点于同一硅胶 G 薄层板上，以二氯甲烷-乙酸乙酯(9：1)为展开剂，展开，取出，晾干，喷以 10% 硫酸乙醇溶液，在 90℃ 加热至斑点显色清晰，置紫外光灯(365nm)下检视。供试品色谱中，在与对照药材色谱和对照品色谱相应的位置上,显相同颜色的荧光斑点。

(2)取本品 5g,研细,加甲醇 30ml,超声处理 30 分钟,滤过,滤液蒸干,残渣加水适量使溶解,通过 D101 型大孔吸附树脂柱(内径为 1～1.5cm,柱高为 5cm,湿法装柱),用水 100ml 洗脱,弃去水洗液,再用 20% 甲醇 100ml 洗脱,收集洗脱液,蒸干,残渣加甲醇 1ml 使溶解,作为供试品溶液。另取苍耳子对照药材 2g,加 50% 甲醇 40ml,回流提取 2 小时,滤过,滤液蒸干,残渣加甲醇 20ml 微热使溶解,浓缩至 2ml,滤过,滤液作为对照药材溶液。照薄层色谱法(通则 0502)试验,吸取上述两种溶液各 10μl,分别点于同一硅胶 G 薄层板上,以三氯甲烷-乙酸乙酯-甲醇-水-甲酸(3：10：2：2：2)2～10℃放置过夜的下层溶液为展开剂,展开,取出,晾干,置碘蒸气中熏至斑点显色清晰。供试品色谱中,在与对照药材色谱相应的位置上,显相同颜色的斑点。

(3)取本品 5g,研细,用水湿润,加乙酸乙酯超声处理 2 次,每次 20ml,5 分钟,弃去乙酸乙酯液,残渣加 1mol/L 盐酸溶液 5 滴,加乙酸乙酯 40ml,超声处理 10 分钟,乙酸乙酯液蒸干,残渣加乙醇 1ml 使溶解,作为供试品溶液。另取绿原酸对照品,加乙醇制成每 1ml 含 0.5mg 的溶液,作为对照品溶液。照薄层色谱法(通则 0502)试验,吸取上述两种溶液各 1μl,分别点于同一聚酰胺薄膜上,以甲苯-乙酸乙酯-甲酸-冰醋酸-水(1：15：1：1：2)的上层溶液为展开剂,展开,取出,晾干,置紫外光灯(365nm)下检视。供试品色谱中,在与对照品色谱相应的位置上,显相同颜色的荧光斑点。

【检查】 应符合丸剂项下有关的各项规定(通则 0108)。

【含量测定】 照高效液相色谱法(通则 0512)测定。

色谱条件与系统适用性试验 以十八烷基硅烷键合硅胶为填充剂;以乙腈-水(38：62)为流动相;检测波长为 278nm。理论板数按木兰脂素峰计算应不低于 6000。

对照品溶液的制备 取木兰脂素对照品适量,精密称定,加甲醇制成每 1ml 含 15μg 的溶液,即得。

供试品溶液的制备 取重量差异项下的本品,研细,取约 5g,精密称定,置具塞锥形瓶中,精密加甲醇 25ml,密塞,称定重量,超声处理(功率 250W,频率 33kHz)20 分钟,放冷,再称定重量,用甲醇补足减失的重量,摇匀,滤过,精密量取续滤液 5ml,加在中性氧化铝柱(100～200 目,2g,内径为 1cm)上,用甲醇 20ml 洗脱,收集洗脱液,置 25ml 量瓶中,加甲醇至刻度,摇匀,滤过,即得。

测定法 分别精密吸取对照品溶液与供试品溶液各 10μl,注入液相色谱仪,测定,即得。

本品每 1 丸含辛夷以木兰脂素($C_{23}H_{28}O_7$)计,不得少于 48μg。

【功能与主治】 祛风宣肺,清热解毒,通窍止痛。用于鼻塞鼻渊,通气不畅,流涕黄浊,嗅觉不灵,头痛,眉棱骨痛。

【用法与用量】 口服。一次 12 丸,一日 3 次。

【规格】 每 10 丸重 2g

【贮藏】 密封。

鼻 渊 片
Biyuan Pian

【处方】 苍耳子 672g　　　　辛夷 126g
金银花 42g　　　　茜草 42g
野菊花 42g

【制法】 以上五味,金银花、辛夷、野菊花提取挥发油,蒸馏后的水溶液另器收集;药渣与苍耳子加水煎煮二次,每次 3 小时,合并煎液,滤过,滤液和蒸馏后的水溶液合并,浓缩至相对密度为 1.10～1.20(80℃)的清膏,加乙醇使含醇量达 60%,搅拌,静置,滤过;沉淀用 60% 乙醇洗涤,洗涤液并入滤器中。另取茜草粉碎成粗粉,用 70% 乙醇作溶剂,浸渍 24 小时后,缓缓渗漉,收集渗漉液约 250ml,渗漉液与上述滤液合并,回收乙醇,浓缩成稠膏,加入淀粉适量,混匀,于 70℃ 干燥,粉碎成细粉,制成颗粒,喷入挥发油,混匀,压制成 1000 片,包糖衣〔规格(1)〕,或包薄膜衣〔规格(2)〕;或压制成 500 片,包薄膜衣〔规格(3)〕,即得。

【性状】 本品为糖衣片或薄膜衣片,除去包衣后显褐色;气微香,味微苦、辛、涩。

【鉴别】 (1)取本品 8 片〔规格(1)、规格(2)〕或 4 片〔规格(3)〕,除去包衣,研细,加乙酸乙酯 30ml,超声处理 20 分钟,滤过,滤液回收溶剂至干,残渣加甲醇 1ml 使溶解,作为供试品溶液。另取辛夷对照药材 0.5g,同法制成对照药材溶液。再取木兰脂素对照品,加甲醇制成每 1ml 含 1mg 的溶液,作为对照品溶液。照薄层色谱法(通则 0502)试验,吸取供试品溶液 5～10μl、对照药材溶液和对照品溶液各 2μl,分别点于同一硅胶 G 薄层板上,以二氯甲烷-乙酸乙酯(9：1)为展开剂,展开,取出,晾干,喷以 10% 硫酸乙醇溶液,在 90℃ 加热至斑点显色清晰,置紫外光灯(365nm)下检视。供试品色谱中,在与对照药材色谱和对照品色谱相应的位置上,显相同颜色的荧光斑点。

(2)取本品 6 片〔规格(1)、规格(2)〕或 3 片〔规格(3)〕,除去包衣,研细,用水润湿,加乙酸乙酯超声处理 2 次,每次 20ml,每次 5 分钟,弃去乙酸乙酯液,残渣加 1mol/L 盐酸溶液 5 滴,加乙酸乙酯 40ml,超声处理 10 分钟,滤过,滤液回收溶剂至干,残渣加乙醇 1ml 使溶解,作为供试品溶液。另取绿原酸对照品,加乙醇制成每 1ml 含 0.5mg 的溶液,作为对照品溶液。照薄层色谱法(通则 0502)试验,吸取上述两种溶液各 1μl,分别点于同一聚酰胺薄膜上,以甲苯-乙酸乙酯-甲酸-冰醋酸-水(1：15：1：1：2)的上层溶液为展开剂,展开,取出,晾干,置紫外光灯(365nm)下检视。供试品色谱中,在与对照品色谱相应的位置上,显相同颜色的荧光斑点。

(3)取本品 12 片〔规格(1)、规格(2)〕或 6 片〔规格(3)〕,除去包衣,研细,加甲醇 20ml,超声处理 30 分钟,滤过,滤液回收溶剂至干,残渣加甲醇 1ml 使溶解,作为供试品溶液。另取茜草对照药材0.5g,同法制成对照药材溶液。再取大叶茜草素对照品,加甲醇制成每1ml含1mg的溶液,作为对照品溶液。照薄层色谱法(通则0502)试验,吸取供试品溶液15μl、对照药材溶液和对照品溶液各2μl,分别点于同一硅胶G薄层板上,以石油醚(60~90℃)-丙酮(4:1)为展开剂,展开,取出,晾干,立即置紫外光灯(365nm)下检视。供试品色谱中,在与对照药材色谱和对照品色谱相应的位置上,显相同颜色的荧光斑点。

【检查】 应符合片剂项下有关的各项规定(通则0101)。

【含量测定】 照高效液相色谱法(通则0512)测定。

色谱条件与系统适用性试验 以十八烷基硅烷键合硅胶为填充剂;以乙腈-水(38:62)为流动相;检测波长为278nm。理论板数按木兰脂素峰计算应不低于6000。

对照品溶液的制备 取木兰脂素对照品适量,精密称定,加甲醇制成每1ml含30μg的溶液,即得。

供试品溶液的制备 取本品20片,除去包衣,精密称定,研细,取约2g〔规格(1)、规格(2)〕或1g〔规格(3)〕,精密称定,置具塞锥形瓶中,精密加入甲醇25ml,密塞,称定重量,超声处理(功率250W,频率33kHz)30分钟,放冷,再称定重量,用甲醇补足减失的重量,摇匀,滤过,精密量取续滤液10ml,加在中性氧化铝柱(100~200目,2g,柱内径为1cm)上,用甲醇30ml洗脱,收集洗脱液,回收溶剂至干,残渣用少量甲醇分次超声溶解,转移至10ml量瓶中,加甲醇至刻度,摇匀,滤过,取续滤液,即得。

测定法 分别精密吸取对照品溶液与供试品溶液各20μl,注入液相色谱仪,测定,即得。

本品每片含辛夷以木兰脂素($C_{23}H_{28}O_7$)计,〔规格(1)、规格(2)〕不得少于0.10mg;〔规格(3)〕不得少于0.20mg。

【功能与主治】 祛风宣肺,清热解毒,通窍止痛。用于鼻塞鼻渊,通气不畅,流涕黄浊,嗅觉不灵,头痛,眉棱骨痛。

【用法与用量】 口服。一次6~8片〔规格(1)、规格(2)〕或一次3~4片〔规格(3)〕,一日3次。

【规格】 (1)糖衣片(片心重0.32g,0.1g) (2)薄膜衣片 每片重0.36g (3)薄膜衣片 每片重0.515g

【贮藏】 密封。

鼻渊通窍颗粒
Biyuan Tongqiao Keli

【处方】	辛夷20g	炒苍耳子60g
	麻黄40g	白芷60g
	薄荷20g	藁本10g
	黄芩40g	连翘40g
	野菊花40g	天花粉40g
	地黄60g	丹参40g
	茯苓80g	甘草10g

【制法】 以上十四味,取辛夷、薄荷、藁本、野菊花提取挥发油,蒸馏后的水溶液另器收集;其余炒苍耳子等十味加水煎煮2小时,滤过,药渣加入上述辛夷等四味提取挥发油后的药渣,再加水煎煮二次,每次1小时,滤过,滤液合并,加入上述辛夷等四味蒸馏后的水溶液,浓缩至相对密度为1.35~1.40(60℃)的稠膏,加蔗糖粉590g,糊精适量,混匀,制成颗粒,干燥,放冷,喷加上述辛夷等挥发油,混匀,制成1000g,即得。

【性状】 本品为棕色至棕褐色的颗粒;气微香,味甜、微苦。

【鉴别】 (1)取本品45g,研细,加乙醚150ml,超声处理30分钟,滤过,滤液回收溶剂至干,残渣加甲醇1ml使溶解,作为供试品溶液。另取木兰脂素对照品,加甲醇制成每1ml含0.2mg的溶液,作为对照品溶液。照薄层色谱法(通则0502)试验,吸取供试品溶液15μl、对照品溶液10μl,分别点于同一硅胶G薄层板上使成条状,以三氯甲烷-乙醚(5:1)为展开剂,展开,取出,晾干,喷以10%硫酸乙醇溶液,在90℃加热至斑点显色清晰,置日光下检视。供试品色谱中,在与对照品色谱相应的位置上,显相同颜色的条斑。

(2)取本品25g,研细,加甲醇100ml,超声处理30分钟,滤过,滤液回收溶剂至干,残渣加水30ml使溶解,用氨试液调节pH值至11~13,加乙醚-乙醇(8:2)混合溶液振摇提取2次,每次10ml,合并提取液,低温(60℃)挥去溶剂,残渣加乙醇1ml使溶解,作为供试品溶液。另取盐酸麻黄碱对照品,加乙醇制成每1ml含1mg的溶液,作为对照品溶液。照薄层色谱法(通则0502)试验,吸取上述两种溶液各5μl,分别点于同一硅胶G薄层板上,以三氯甲烷-甲醇-浓氨试液(20:5:0.5)为展开剂,展开,取出,晾干,喷以茚三酮试液,在105℃加热至斑点显色清晰,置日光下检视。供试品色谱中,在与对照品色谱相应的位置上,显相同颜色的斑点。

(3)取本品35g,研细,加甲醇100ml,超声处理30分钟,滤过,滤液回收溶剂至干,残渣加水30ml使溶解,加石油醚(30~60℃)振摇提取3次,每次20ml,合并石油醚液(水溶液备用),回收溶剂至干,残渣加乙醇1ml使溶解,作为供试品溶液。另取欧前胡素对照品,加乙醇制成每1ml含0.5mg的溶液,作为对照品溶液。照薄层色谱法(通则0502)试验,吸取供试品溶液6μl、对照品溶液3μl,分别点于同一硅胶G薄层板上,以石油醚(60~90℃)-乙醚(1:1)为展开剂,展开,取出,晾干,置紫外光灯(365nm)下检视。供试品色谱中,在与对照品色谱相应的位置上,显相同颜色的荧光斑点。

(4)取〔鉴别〕(3)项下的备用水溶液,用盐酸调节pH值至3~4,用乙酸乙酯振摇提取2次,每次30ml,合并乙酸乙酯液,回收溶剂至干,残渣加甲醇2ml使溶解,作为供试品溶液。另取黄芩苷对照品,加甲醇制成每1ml含1mg的溶液,作为对照品溶液。照薄层色谱法(通则0502)试验,吸取上述两种溶液各2μl,分别点于同一聚酰胺薄膜上,以乙酸乙酯-甲醇-

甲酸（8∶1∶1）为展开剂，展开，取出，晾干，喷以 1% 三氯化铁乙醇溶液，置日光下检视。供试品色谱中，在与对照品色谱相应的位置上，显相同颜色的斑点。

（5）取本品 7g，研细，加石油醚（30～60℃）20ml，超声处理 30 分钟，滤过，弃去滤液，药渣挥干，加甲醇 20ml，超声处理 30 分钟，滤过，滤液回收溶剂至干，残渣加甲醇 1ml 使溶解，作为供试品溶液。另取连翘对照药材 0.5g，同法制成对照药材溶液。再取连翘苷对照品，加甲醇制成每 1ml 含 0.5mg 的溶液，作为对照品溶液。照薄层色谱法（通则 0502）试验，吸取上述三种溶液各 5μl，分别点于同一硅胶 G 薄层板上，以三氯甲烷-甲醇（8∶1）为展开剂，展开，取出，晾干，喷以 10% 硫酸乙醇溶液，在 105℃加热至斑点显色清晰，置日光下检视。供试品色谱中，在与对照药材主斑点和对照品色谱相应的位置上，显相同颜色的斑点。

（6）取本品 15g，研细，加甲醇 30ml，超声处理 30 分钟，滤过，滤液回收溶剂至干，残渣加水 25ml 使溶解，用 0.5mol/L 盐酸溶液调节 pH 值至 1～2，用乙醚振摇提取 3 次，每次 30ml，合并乙醚液，回收溶剂至干，残渣加甲醇 2ml 使溶解，作为供试品溶液。另取丹酚酸 B 对照品，加甲醇制成每 1ml 含 1mg 的溶液，作为对照品溶液。照薄层色谱法（通则 0502）试验，吸取上述两种溶液各 2μl，分别点于同一聚酰胺薄膜上，以丙酮-醋酸-浓氨试液（10∶25∶1）为展开剂，展开，取出，晾干，置氨蒸气中熏 5 分钟，置紫外光灯（365nm）下检视。供试品色谱中，在与对照品色谱相应的位置上，显相同颜色的荧光斑点。

【检查】 应符合颗粒剂项下有关的各项规定（通则 0104）。

【含量测定】 照高效液相色谱法（通则 0512）测定。

色谱条件与系统适用性试验 以十八烷基硅烷键合硅胶为填充剂；以乙腈-0.2% 磷酸溶液-三乙胺（3.8∶96∶0.2）为流动相；检测波长为 210nm。理论板数按盐酸麻黄碱峰计算应不低于 3000，盐酸麻黄碱与盐酸伪麻黄碱的分离度应符合要求。

对照品溶液的制备 取盐酸麻黄碱对照品、盐酸伪麻黄碱对照品适量，精密称定，加水制成每 1ml 含盐酸麻黄碱 15μg、盐酸伪麻黄碱 5μg 的混合溶液，即得。

供试品溶液的制备 取装量差异项下的本品，研细，取约 10g，精密称定，置蒸馏瓶中，加 20% 氢氧化钠溶液 300ml，振摇，加热蒸馏，馏出液导入装有 0.5mol/L 盐酸溶液 10ml 的 200ml 量瓶中，俟馏出液约达 190ml 时，停止蒸馏，放冷，加水至刻度，摇匀，滤过，取续滤液，即得。

测定法 分别精密吸取对照品溶液与供试品溶液各 20μl，注入液相色谱仪，测定，即得。

本品每袋含麻黄以盐酸麻黄碱（$C_{10}H_{15}NO \cdot HCl$）和盐酸伪麻黄碱（$C_{10}H_{15}NO \cdot HCl$）的总量计，不得少于 3.0mg。

【功能与主治】 疏风清热，宣肺通窍。用于急鼻渊（急性鼻窦炎）属外邪犯肺证，症见前额或颧骨部压痛，鼻塞时作，流涕黏白或黏黄，或头痛，或发热，苔薄黄或白，脉浮。

【用法与用量】 开水冲服。一次 1 袋，一日 3 次。

【注意】 偶见腹泻。

【规格】 每袋装 15g

【贮藏】 密闭，防潮。

鼻渊舒口服液
Biyuanshu Koufuye

【处方】
苍耳子 218g	辛夷 182g
薄荷 273g	白芷 218g
黄芩 182g	栀子 218g
柴胡 182g	细辛 54.5g
川芎 218g	黄芪 454.5g
川木通 182g	桔梗 182g
茯苓 273g	

【制法】 以上十三味，除黄芩外，其余苍耳子等十二味加水适量，搅拌蒸馏，收集初馏液适量，再重蒸馏，收集重蒸馏液适量，冷藏备用。药渣加热水动态提取 0.5 小时，离心过滤，滤液浓缩至适量，放冷，加乙醇，使含醇量达 70%，搅拌，静置 20 小时以上，取上清液，回收乙醇，浓缩至适量，冷藏备用。黄芩加水动态提取 2 小时，离心过滤，浓缩，加酸沉淀，取沉淀物，加入上述两种冷藏备用液，搅匀，加入 9ml 聚山梨酯 80 与单糖浆适量，或加环拉酸钠适量（无蔗糖），加水至 1000ml，用氢氧化钠溶液调节 pH 值至 7.0～8.0，搅匀，冷藏，滤过，即得。

【性状】 本品为棕黄色至棕褐色的液体；具有特异香气，味甜、微苦。

【鉴别】 （1）取本品 20ml，加乙醇 30ml，充分振摇，静置 30 分钟，滤过，滤液蒸干，残渣加水 20ml 使溶解，用水饱和的正丁醇振摇提取 2 次，每次 20ml，合并正丁醇液，蒸干，残渣加乙醇 5ml 使溶解，滤过，滤液蒸干，残渣加甲醇 1ml 使溶解，作为供试品溶液。另取栀子苷对照品，加甲醇制成每 1ml 含 1mg 的溶液，作为对照品溶液。照薄层色谱法（通则 0502）试验，吸取上述两种溶液各 5μl，分别点于同一硅胶 G 薄层板上，以三氯甲烷-甲醇-水（13∶7∶2）10℃以下放置过夜的下层溶液为展开剂，展开，取出，晾干，喷以 10% 硫酸乙醇溶液，在 105℃加热至斑点显色清晰。供试品色谱中，在与对照品色谱相应的位置上，显相同颜色的斑点。

（2）取本品 50ml，用三氯甲烷振摇提取 2 次，每次 30ml，合并三氯甲烷液，蒸至近干，加甲醇 1ml 使溶解，作为供试品溶液。另取川芎对照药材 0.5g，加三氯甲烷 20ml，浸渍 30 分钟，时时振摇，滤过，滤液同法制成对照药材溶液。照薄层色谱法（通则 0502）试验，吸取上述两种溶液各 10μl，分别点于同一硅胶 G 薄层板上，以石油醚（60～90℃）-乙酸乙酯（9∶1）为展开剂，展开，取出，晾干，置紫外光灯（365nm）下检视。供试品色谱中,在与对照药材色谱相应的位置上,显相同颜色的荧光斑点。

(3)取本品 5ml,加乙醚振摇提取 2 次,每次 10ml,弃去乙醚液,水液加盐酸调节 pH 值至 2～3。用乙酸乙酯振摇提取 2 次,每次 10ml,合并乙酸乙酯液,蒸干,残渣加甲醇 1ml 使溶解,作为供试品溶液。另取黄芩苷对照品,加甲醇制成每 1ml 含 1mg 的溶液,作为对照品溶液。照薄层色谱法(通则 0502)试验,吸取上述两种溶液各 1～2μl,分别点于同一用 4％醋酸钠溶液制备的硅胶 G 薄层板上,以乙酸乙酯-丁酮-甲酸-水(5：3：1：1)为展开剂,展开,取出,晾干,喷以 2％三氯化铁乙醇溶液。供试品色谱中,在与对照品色谱相应的位置上,显相同颜色的斑点。

(4)取本品 30ml,通过 D101 型大孔吸附树脂柱(内径为 1.5cm,柱高为 12cm),用 1％氢氧化钠溶液 100ml 洗脱,弃去洗脱液,再用水洗至洗脱液中性,弃去水液,继用 30％乙醇 30ml 洗脱,弃去 30％乙醇液,最后用 70％乙醇 60ml 洗脱,收集洗脱液,浓缩至约 1ml,加中性氧化铝(100～200 目)2g,拌匀,蒸干,用 40％甲醇 30ml 分次搅拌洗涤,滤过,滤液蒸干,残渣加甲醇 1ml 使溶解,作为供试品溶液。另取黄芪甲苷对照品,加甲醇制成每 1ml 含 0.5mg 的溶液,作为对照品溶液。照薄层色谱法(通则 0502)试验,吸取供试品溶液 10μl、对照品溶液 5μl,分别点于同一硅胶 G 薄层板上,以三氯甲烷-甲醇-水(13：7：2)10℃以下放置过夜的下层溶液为展开剂,展开,取出,晾干,喷以 10％硫酸乙醇溶液,在 105℃加热至斑点显色清晰。供试品色谱中,在与对照品色谱相应的位置上,显相同颜色的斑点;置紫外光灯(365nm)下检视,显相同颜色的荧光斑点。

【检查】 相对密度 应不低于 1.08 或不低于 1.04(无蔗糖)(通则 0601)。

pH 值 应为 5.0～7.5(通则 0631)。

其他 应符合合剂项下有关的各项规定(通则 0181)。

【含量测定】 照高效液相色谱法(通则 0512)测定。

色谱条件与系统适用性试验 以十八烷基硅烷键合硅胶为填充剂;以甲醇-0.2％磷酸溶液(30：70)为流动相;检测波长为 238nm。理论板数按栀子苷峰计算应不低于 3000。

对照品溶液的制备 取栀子苷对照品适量,精密称定,加甲醇制成每 1ml 含 30μg 的溶液,即得。

供试品溶液的制备 精密量取本品 1ml,置 100ml 量瓶中,加 50％甲醇溶液稀释至刻度,摇匀,滤过,取续滤液,即得。

测定法 分别精密吸取对照品溶液与供试品溶液各 10μl,注入液相色谱仪,测定,即得。

本品每 1ml 含栀子以栀子苷($C_{17}H_{24}O_{10}$)计,不得少于 2.0mg。

【功能与主治】 疏风清热,祛湿通窍。用于鼻炎、鼻窦炎属肺经风热及胆腑郁热证者。

【用法与用量】 口服。一次 10ml,一日 2～3 次,7 天为

一疗程。

【规格】 每支装 10ml

【贮藏】 密封。

鼻渊舒胶囊
Biyuanshu Jiaonang

【处方】
苍耳子 339g		辛夷 283g	
薄荷 424g		白芷 339g	
黄芩 283g		栀子 339g	
柴胡 283g		细辛 85g	
川芎 339g		黄芪 706g	
川木通 283g		桔梗 283g	
茯苓 424g			

【制法】 以上十三味,除黄芩外,其余辛夷等十二味加水蒸馏,收集挥发油,备用。药渣加水煎煮 2 次,煎液滤过,滤液合并,浓缩成清膏,分取二分之一量,醇沉,搅匀,静置 24 小时,取上清液回收乙醇,并浓缩至适量,与上述剩余浓缩液合并,混匀,喷雾干燥,得细粉,备用;黄芩加水煎煮 3 次,煎液滤过,滤液合并,浓缩至适量,放冷,用盐酸调节 pH 值至 1～2,静置 24 小时,分取沉淀,80℃以下干燥,粉碎;与上述细粉、挥发油混匀,制成颗粒,加入硬脂酸镁适量,混匀,装入胶囊,制成 1000 粒,即得。

【性状】 本品为硬胶囊,内容物为棕黄色至棕褐色的颗粒和粉末;味苦。

【鉴别】 (1)取本品内容物 2.4g,研细,加甲醇 30ml,超声处理 20 分钟,滤过,滤液蒸干,残渣加水 20ml 使溶解,用水饱和的正丁醇提取 2 次,每次 20ml,合并正丁醇液,用氨试液洗涤 2 次,每次 25ml,分取正丁醇液,蒸干,残渣加甲醇 1ml 使溶解,作为供试品溶液。另取黄芪甲苷对照品,加甲醇制成每 1ml 含 0.5mg 的溶液,作为对照品溶液。再取栀子苷对照品,加甲醇制成每 1ml 含 1mg 的溶液,作为对照品溶液。照薄层色谱法(通则 0502)试验,吸取上述供试品溶液 5～10μl、对照品溶液 5μl,分别点于同一硅胶 G 薄层板上,以三氯甲烷-甲醇-水(13：7：2)10℃以下放置的下层溶液为展开剂,20℃以下展开,取出,晾干,喷以 10％硫酸乙醇溶液,在 105℃加热至斑点显色清晰。供试品色谱中,在与对照品色谱相应的位置上,显相同颜色的斑点;置紫外光灯(365nm)下检视,显相同颜色的荧光斑点。

(2)取本品内容物 0.3g,加水 20ml 使溶解,用乙醚提取 2 次,每次 30ml,弃去乙醚液,水液加稀盐酸调节 pH 值至 2～3,用乙酸乙酯提取 2 次,每次 20ml,合并乙酸乙酯液,蒸干,残渣加甲醇 2ml 使溶解,作为供试品溶液。另取黄芩苷对照品,加甲醇制成每 1ml 含 1mg 的溶液,作为对照品溶液。照薄层色谱法(通则 0502)试验,吸取上述两种溶液各 1～2μl,

分别点于同一以含 4％醋酸钠的羧甲基纤维素钠溶液为黏合剂的硅胶 G 薄层板上，以乙酸乙酯-丁酮-甲酸-水（5：3：1：1）为展开剂，展开，取出，晾干，喷以 2％三氯化铁乙醇溶液。供试品色谱中，在与对照品色谱相应的位置上，显相同颜色的斑点。

（3）取本品内容物 4.5g，加水 50ml 使溶解，用三氯甲烷振摇提取 2 次，每次 30ml，合并三氯甲烷液，加无水硫酸钠适量，振摇，滤过，滤液挥干，残渣加甲醇 1ml 使溶解，作为供试品溶液。另取川芎对照药材 0.5g，加三氯甲烷 20ml，超声处理 20 分钟，滤过，滤液挥干，残渣加甲醇 1ml 使溶解，作为对照药材溶液。照薄层色谱法（通则 0502）试验，吸取上述两种溶液各 5～10μl，分别点于同一硅胶 G 薄层板上，以石油醚（60～90℃）-乙酸乙酯（9：1）为展开剂，展开，取出，晾干，置紫外光灯（365nm）下检视。供试品色谱中，在与对照药材色谱相应的位置上，显相同颜色的荧光斑点。

【检查】 应符合胶囊剂项下有关的各项规定（通则 0103）。

【含量测定】 照高效液相色谱法（通则 0512）测定。

色谱条件与系统适用性试验 以十八烷基硅烷键合硅胶为填充剂；以甲醇-0.2％磷酸溶液（30：70）为流动相；检测波长为 238nm。理论板数按栀子苷峰计算应不低于 3000。

对照品溶液的制备 取栀子苷对照品适量，精密称定，加甲醇制成每 1ml 含 40μg 的溶液，即得。

供试品溶液的制备 取装量差异项下的本品内容物，研细，取约 0.3g，精密称定，置 100ml 量瓶中，加 50％甲醇溶液 80ml，超声处理（功率 250W，频率 33kHz）15 分钟，放冷，加 50％甲醇溶液至刻度，摇匀，滤过，取续滤液，即得。

测定法 分别精密吸取对照品溶液与供试品溶液各 10μl，注入液相色谱仪，测定，即得。

本品每粒含栀子以栀子苷（$C_{17}H_{24}O_{10}$）计，不得少于 3.5mg。

【功能与主治】 疏风清热，祛湿通窍。用于鼻炎、鼻窦炎属肺经风热及胆腑郁热证者。

【用法与用量】 口服。一次 3 粒，一日 3 次。7 天为一疗程或遵医嘱。

【规格】 每粒装 0.3g

【贮藏】 密封。

鼻窦炎口服液

Bidouyan Koufuye

【处方】

辛夷 148g		荆芥 148g	
薄荷 148g		桔梗 148g	
竹叶柴胡 126g		苍耳子 126g	
白芷 126g		川芎 126g	
黄芩 112g		栀子 112g	
茯苓 186g		川木通 126g	
黄芪 304g		龙胆草 34g	

【制法】 以上十四味，辛夷、荆芥、薄荷、竹叶柴胡用水蒸气蒸馏提取芳香水，蒸馏后的药渣与其余桔梗等十味加水煎煮三次，每次 1 小时，合并煎液，滤过，滤液浓缩至适量，静置，取上清液，滤过，滤液中加入上述芳香水与适量防腐剂，混匀，加水至 1000ml，搅匀，滤过，灌封，灭菌，即得。

【性状】 本品为深棕黄色至深棕褐色的液体；气芳香，味苦。

【鉴别】 （1）取本品 20ml，用 20％氢氧化钠溶液调节 pH 值至 12，用三氯甲烷振摇提取 2 次，每次 20ml，合并三氯甲烷提取液，蒸干，残渣加三氯甲烷 1ml 使溶解，作为供试品溶液。另取白芷对照药材 1g，加水煎煮 30 分钟，放冷，滤过，取滤液，同法制成对照药材溶液。照薄层色谱法（通则 0502）试验，吸取上述两种溶液各 10μl，分别点于同一硅胶 G 薄层板上，以三氯甲烷-甲醇（9：1）为展开剂，置氨蒸气预饱和的展开缸内，展开，取出，晾干，置紫外光灯（365nm）下检视。供试品色谱中，在与对照药材色谱相应的位置上，显相同颜色的荧光斑点。

（2）取本品 10ml，用稀盐酸调节 pH 值至 2，用乙酸乙酯振摇提取 2 次，每次 20ml，合并乙酸乙酯液，蒸干，残渣加甲醇 2ml 使溶解，作为供试品溶液。另取黄芩苷对照品，加甲醇制成每 1ml 含 2mg 的溶液，作为对照品溶液。照薄层色谱法（通则 0502）试验，吸取上述两种溶液各 2μl，分别点于同一硅胶 G 薄层板上，以乙酸丁酯-甲酸-水（7：4：3）的上层溶液为展开剂，展开，取出，晾干，喷以 2％三氯化铁乙醇溶液。供试品色谱中，在与对照品色谱相应的位置上，显相同颜色的斑点。

（3）取本品 10ml，用水饱和的正丁醇振摇提取 3 次，每次 20ml，合并正丁醇提取液，用氨试液振摇洗涤 3 次，每次 20ml，再用正丁醇饱和的水洗涤 3 次，每次 20ml，弃去洗涤液，正丁醇液浓缩至适量，加在中性氧化铝柱（100～200 目，5g，内径为 1～1.5cm）上，用 40％甲醇 30ml 洗脱，收集洗脱液，蒸干，残渣加甲醇 2ml 使溶解，作为供试品溶液。另取黄芪甲苷对照品，加甲醇制成每 1ml 含 1mg 的溶液，作为对照品溶液。照薄层色谱法（通则 0502）试验，吸取供试品溶液 4～10μl、对照品溶液 4μl，分别点于同一硅胶 G 薄层板上，以三氯甲烷-乙酸乙酯-甲醇-水（15：40：22：10）10℃以下放置的下层溶液为展开剂，展开，取出，晾干，喷以 10％硫酸乙醇溶液，在 105℃加热至斑点显色清晰，分别置日光和紫外光灯（365nm）下检视。供试品色谱中，在与对照品色谱相应的位置上，日光下显相同颜色的斑点；紫外光下显相同颜色的荧光斑点。

【检查】 相对密度 应不低于 1.03（通则 0601）。

pH 值 应为 4.5～6.8（通则 0631）。

其他 应符合合剂项下有关的各项规定（通则 0181）。

【含量测定】 照高效液相色谱法(通则 0512)测定。

色谱条件与系统适用性试验 以十八烷基硅烷键合硅胶为填充剂;以甲醇-水-磷酸(47∶53∶0.2)为流动相;检测波长为 278nm。理论板数按黄芩苷峰计算应不低于 3000。

对照品溶液的制备 取黄芩苷对照品适量,精密称定,加甲醇制成每 1ml 含 60μg 的溶液,即得。

供试品溶液的制备 取装量项下的本品,混匀,精密量取 1ml,置 50ml 量瓶中,加水至刻度,摇匀,离心,取上清液,即得。

测定法 分别精密吸取对照品溶液与供试品溶液各 10μl,注入液相色谱仪,测定,即得。

本品每 1ml 含黄芩以黄芩苷(C$_{21}$H$_{18}$O$_{11}$)计,不得少于 1.0mg。

【功能与主治】 疏散风热,清热利湿,宣通鼻窍。用于风热犯肺、湿热内蕴所致的鼻塞不通、流黄稠涕;急慢性鼻炎、鼻窦炎见上述证候者。

【用法与用量】 口服。一次 10ml,一日 3 次;20 天为一疗程。

【规格】 每支装 10ml

【贮藏】 密封,遮光,置阴凉处。

注:竹叶柴胡 为伞形科植物竹叶柴胡 Bupleurum marginatum Wall. ex DC. 的干燥全草。

鲜益母草胶囊
Xian Yimucao Jiaonang

【处方】 鲜益母草 6200g

【制法】 鲜益母草匀浆,离心,滤过,滤液减压浓缩至适量,干燥,加糊精适量,制粒,干燥,加入硬脂酸镁适量,混匀,装入胶囊,制成 1000 粒,即得。

【性状】 本品为硬胶囊,内容物为浅绿色至绿色的颗粒和粉末;气微,味苦。

【鉴别】 取本品,照〔含量测定〕项下的方法试验,供试品色谱中应呈现与对照品保留时间相同的色谱峰。

【检查】 应符合胶囊剂项下有关的各项规定(通则 0103)。

【含量测定】 照高效液相色谱法(通则 0512)测定。

色谱条件与系统适用性试验 以丙基酰胺键合硅胶为填充剂;以乙腈-0.2％醋酸溶液(80∶20)为流动相;蒸发光散射检测器检测。理论板数按盐酸水苏碱峰计算应不低于 6000。

对照品溶液的制备 取盐酸水苏碱对照品适量,精密称定,加 70％乙醇制成每 1ml 含 0.5mg 的溶液,即得。

供试品溶液的制备 取装量差异项下的本品内容物,研细,取约 0.2g,精密称定,置 25ml 量瓶中,加入 70％乙醇适

量,超声处理(功率 400W,频率 50kHz)30 分钟,放冷,加 70％乙醇至刻度,摇匀,滤过,取续滤液,即得。

测定法 分别精密吸取对照品溶液 5μl、10μl,供试品溶液 10～20μl,注入液相色谱仪,测定,以外标两点法对数方程计算,即得。

本品每粒含鲜益母草以盐酸水苏碱(C$_7$H$_{13}$NO$_2$·HCl)计,不得少于 8.4mg。

【功能与主治】 活血调经。用于血瘀所致的月经不调、产后恶露不绝,症见经水量少、淋漓不净、产后出血时间过长;产后子宫复旧不全见上述证候者。

【用法与用量】 口服。一次 2～4 粒,一日 3 次。

【注意】 孕妇禁用。

【规格】 每粒装 0.4g

【贮藏】 密封。

精制冠心口服液
Jingzhi Guanxin Koufuye

【处方】 丹参 456g   赤芍 228g
         川芎 228g   红花 228g
         降香 152g

【制法】 以上五味,除红花外,其余丹参等四味加水煎煮三次,第一次 2 小时,第二次 1.5 小时,第三次 1 小时,滤过,滤液合并;红花加水适量,80℃温浸二次,第一次 2 小时,第二次 1 小时,滤过,与上述滤液合并,浓缩至适量。另取蔗糖 100g 及苯甲酸钠 2g,加水适量,煮沸使溶解,滤过,滤液与上述浓缩液混匀,加水至 1000ml,搅匀,滤过,灌封,即得。

【性状】 本品为棕褐色的液体;味微甜、微苦。

【鉴别】 (1)取本品 10ml,加稀盐酸调节 pH 值至 2,加乙酸乙酯 20ml 振摇提取,提取液回收溶剂至干,残渣加甲醇 2ml 使溶解,作为供试品溶液。另取丹参对照药材 0.5g,加水适量,煎煮 30 分钟,滤过,滤液加水至 20ml,自"加稀盐酸调节 pH 值至 2"起,同法制成对照药材溶液。照薄层色谱法(通则 0502)试验,吸取上述两种溶液各 2μl,分别点于同一硅胶 G 薄层板上,以三氯甲烷-丙酮-甲酸(25∶10∶4)为展开剂,展开,取出,晾干,氨蒸气熏后,放置 10 分钟,置紫外光灯(365nm)下检视。供试品色谱中,在与对照药材色谱相应的位置上,显相同颜色的荧光主斑点。

(2)取本品 20ml,加乙醚 25ml 振摇提取,分取乙醚液,水液备用,乙醚液以无水硫酸钠脱水,挥干,残渣加乙酸乙酯 1ml 使溶解,作为供试品溶液。另取川芎对照药材 0.2g,加甲醇 2ml,超声处理 10 分钟,静置,取上清液作为对照药材溶液。照薄层色谱法(通则 0502)试验,吸取供试品溶液 10μl、对照药材溶液 2μl,分别点于同一硅胶 G 薄层板上,以正己烷-甲苯-乙酸乙酯(9∶2∶1)为展开剂,展开,取出,晾干,置紫外

光灯(365nm)下检视。供试品色谱中,在与对照药材色谱相应的位置上,显相同颜色的荧光主斑点。

(3)取〔鉴别〕(2)项下的备用水液,用水饱和的正丁醇振摇提取 2 次,每次 20ml,合并正丁醇液,加水 30ml 洗涤,取正丁醇液,回收溶剂至干,残渣加水 10ml,加热约 3 分钟,搅拌使溶解,放冷,以少量脱脂棉滤过,滤液加于聚酰胺柱(2g,80~100 目,柱内径为 1.5~2cm,干法装柱)上,依次以水 25ml、20% 甲醇 15ml 洗脱,合并上述两种洗脱液,备用。继以 75% 甲醇 30ml 洗脱,收集洗脱液,回收溶剂至干,残渣加甲醇 1ml 使溶解,作为供试品溶液。另取红花对照药材 0.2g,加甲醇 10ml,超声处理 15 分钟,滤过,滤液回收溶剂至干,残渣加水 10ml 搅拌使溶解,以脱脂棉滤过,滤液自"加于聚酰胺柱……"起同法制成对照药材溶液。照薄层色谱法(通则 0502)试验,吸取上述两种溶液各 5μl,分别点于同一硅胶 G 薄层板上,以乙酸乙酯-丙酮-甲酸-水(6∶3∶0.3∶1)为展开剂,展开,取出,晾干,喷以含 2% 三氯化铝的 10% 硫酸乙醇溶液,在 105℃ 加热至斑点显色清晰,置紫外光灯(365nm)下检视。供试品色谱中,在与对照药材色谱相应的位置上,显相同颜色的荧光主斑点。

(4)取〔鉴别〕(3)项下的备用洗脱液,用水饱和的正丁醇 20ml 振摇提取,分取正丁醇液,回收溶剂至干,残渣加甲醇 1ml 使溶解,作为供试品溶液。另取芍药苷对照品,加甲醇制成每 1ml 含 2mg 的溶液,作为对照品溶液。照薄层色谱法(通则 0502)试验,吸取上述两种溶液各 2μl,分别点于同一硅胶 G 薄层板上,以三氯甲烷-乙酸乙酯-甲醇-甲酸(40∶5∶10∶0.2)为展开剂,展开,取出,晾干,喷以 2% 香草醛硫酸溶液,在 105℃ 加热至斑点显色清晰,置日光下检视。供试品色谱中,在与对照品色谱相应的位置上,显相同颜色的斑点。

【检查】 相对密度 应不低于 1.10(通则 0601)。

pH 值 应为 4.0~6.0(通则 0631)。

其他 应符合合剂项下有关的各项规定(通则 0181)。

【含量测定】 照高效液相色谱法(通则 0512)测定。

色谱条件与系统适用性试验 以十八烷基硅烷键合硅胶为填充剂;以乙腈为流动相 A,以 0.1% 磷酸溶液为流动相 B,按下表中的规定进行梯度洗脱;检测波长为 230nm。理论板数按芍药苷峰计算应不低于 8000。

时间(分钟)	流动相 A(%)	流动相 B(%)
0~20	14	86
20~30	14→19	86→81
30~43	19→20	81→80
43~70	20→24	80→76
70~77	24	76

对照品溶液的制备 取芍药苷对照品、丹酚酸 B 对照品适量,精密称定,加 75% 甲醇制成每 1ml 各含 0.1mg 的混合溶液,即得。

供试品溶液的制备 精密量取本品 2ml,置 50ml 量瓶中,加 75% 甲醇至刻度,摇匀,滤过,取续滤液,即得。

测定法 精密吸取对照品溶液与供试品溶液各 5μl,注入液相色谱仪,测定,即得。

本品每 1ml 含丹参以丹酚酸 B($C_{36}H_{30}O_{16}$)计,不得少于 1.8mg;含赤芍以芍药苷($C_{23}H_{28}O_{11}$)计,不得少于 2.5mg。

【功能与主治】 活血化瘀。用于瘀血内停所致的胸痹,症见胸闷、心前区刺痛;冠心病心绞痛见上述证候者。

【用法与用量】 口服。一次 10ml,一日 2~3 次。

【规格】 每支装 10ml

【贮藏】 密封,置阴凉处。

精制冠心片
Jingzhi Guanxin Pian

【处方】 丹参 375g　　　　　赤芍 187.5g
　　　　川芎 187.5g　　　　红花 187.5g
　　　　降香 125g

【制法】 以上五味,降香提取挥发油,蒸馏后的水溶液另器收集;其余赤芍等四味用 85% 乙醇加热回流二次,第一次 3 小时,第二次 2 小时,滤过,合并滤液,回收乙醇,与上述水溶液合并,减压浓缩至相对密度为 1.35~1.40(50℃)的稠膏,加辅料适量,制成颗粒,干燥,加入降香挥发油,混匀,压制成 1000 片,包糖衣或薄膜衣,即得。

【性状】 本品为糖衣片或薄膜衣片,除去包衣后显棕色至棕褐色;气微香,味微苦、辛。

【鉴别】 (1)取本品 5 片,糖衣片除去糖衣,研细,加乙醚 20ml,超声处理 15 分钟,滤过,滤液挥干,残渣加乙酸乙酯 1ml 使溶解,作为供试品溶液。另取丹参对照药材 0.2g,加甲醇 2ml,超声处理 10 分钟,静置,取上清液作为对照药材溶液。照薄层色谱法(通则 0502)试验,吸取上述两种溶液各 5μl,分别点于同一硅胶 G 薄层板上,以石油醚(60~90℃)-乙酸乙酯(8∶3)为展开剂,展开,取出,晾干,置日光下检视。供试品色谱中,在与对照药材色谱相应的位置上,显相同颜色的主斑点。

(2)取川芎对照药材 0.2g,加甲醇 2ml,超声处理 10 分钟,静置,取上清液作为对照药材溶液。照薄层色谱法(通则 0502)试验,吸取〔鉴别〕(1)项下的供试品溶液及上述对照药材溶液各 2μl,分别点于同一硅胶 G 薄层板上,以正己烷-甲苯-乙酸乙酯(9∶2∶1)为展开剂,展开,取出,晾干,置紫外光灯(365nm)下检视。供试品色谱中,在与对照药材色谱相应的位置上,显相同颜色的荧光主斑点。

(3)取本品 15 片,糖衣片除去糖衣,研细,加甲醇 30ml,摇散,超声处理 30 分钟,滤过,滤液回收溶剂至干,残渣加水 20ml,加热搅拌使溶解,放冷,以脱脂棉滤过,滤液用水饱和的正丁醇振摇提取 2 次,每次 20ml,合并正丁醇液,加水 15ml

洗涤,取正丁醇液回收溶剂至干,残渣加水 10ml,加热约 3 分钟,充分搅拌使溶解,放冷,以少量脱脂棉滤过,滤液加于聚酰胺柱(2g,80～100 目,柱内径为 1.5～2cm,干法装柱)上,依次以水 25ml、20%甲醇 15ml 洗脱,合并上述两种洗脱液,备用。继以 75%甲醇 30ml 洗脱,收集洗脱液,回收溶剂至干,残渣加甲醇 1ml 使溶解,作为供试品溶液。另取红花对照药材 0.2g,加甲醇 10ml,超声处理 15 分钟,滤过,滤液回收溶剂至干,残渣加水 10ml 使溶解,以脱脂棉滤过,滤液自"加于聚酰胺柱……"起同法制成对照药材溶液。照薄层色谱法(通则 0502)试验,吸取上述两种溶液各 5μl,分别点于同一硅胶 G 薄层板上,以乙酸乙酯-丙酮-甲酸-水(6:3:0.3:1)为展开剂,展开,取出,晾干,喷以含 2%三氯化铝的 10%硫酸乙醇溶液,在 105℃加热至斑点显色清晰,置紫外光灯(365nm)下检视。供试品色谱中,在与对照药材色谱相应的位置上,显相同颜色的荧光主斑点。

(4)取〔鉴别〕(3)项下的备用洗脱液,用水饱和的正丁醇 20ml 振摇提取,分取正丁醇液,回收溶剂至干,残渣加甲醇 1ml 使溶解,作为供试品溶液。另取芍药苷对照品,加甲醇制成每 1ml 含 2mg 的溶液,作为对照品溶液。照薄层色谱法(通则 0502)试验,吸取上述两种溶液各 2μl,分别点于同一硅胶 G 薄层板上,以三氯甲烷-乙酸乙酯-甲醇-甲酸(40:5:10:0.2)为展开剂,展开,取出,晾干,喷以 2%香草醛硫酸溶液,在 105℃加热至斑点显色清晰,置日光下检视。供试品色谱中,在与对照品色谱相应位置上,显相同颜色的斑点。

【检查】 应符合片剂项下有关的各项规定(通则 0101)。

【含量测定】 照高效液相色谱法(通则 0512)测定。

色谱条件与系统适用性试验 以十八烷基硅烷键合硅胶为填充剂;以乙腈为流动相 A,以 0.1%磷酸溶液为流动相 B,按下表中的规定进行梯度洗脱;芍药苷、丹酚酸 B 检测波长为 230nm,丹参酮 II_A 检测波长为 270nm。理论板数按芍药苷峰计算应不低于 8000。

时间(分钟)	流动相 A(%)	流动相 B(%)
0～20	14	86
20～30	14→19	86→81
30～43	19→20	81→80
43～70	20→24	80→76
70～77	24	76
77～78	24→75	76→25
78～92	75	25
92～100	75→90	25→10

对照品溶液的制备 取芍药苷对照品、丹酚酸 B 对照品、丹参酮 II_A 对照品适量,精密称定,加甲醇制成每 1ml 各含芍药苷 80μg、丹酚酸 B 0.16mg、丹参酮 II_A 10μg 的混合溶液,即得。

供试品溶液的制备 取本品 10 片,除去包衣,精密称定,研细,取约 0.5g,精密称定,精密加入 75%甲醇 25ml,密塞,

称定重量,超声处理(功率 400W,频率 40kHz)40 分钟,放冷,再称定重量,用 75%甲醇补足减失的重量,摇匀,滤过,取续滤液,即得。

测定法 分别精密吸取对照品溶液与供试品溶液各 5μl,注入液相色谱仪,测定,即得。

本品每片含丹参以丹酚酸 B($C_{36}H_{30}O_{16}$)计,不得少于 2.0mg,以丹参酮 II_A($C_{19}H_{18}O_3$)计,不得少于 0.20mg;含赤芍以芍药苷($C_{23}H_{28}O_{11}$)计,不得少于 0.80mg。

【功能与主治】 活血化瘀。用于瘀血内停所致的胸痹,症见胸闷、心前区刺痛;冠心病心绞痛见上述证候者。

【用法与用量】 口服。一次 6～8 片,一日 3 次。

【规格】 薄膜衣片 (1)每片重 0.32g (2)每片重 0.35g (3)每片重 0.38g

【贮藏】 密封。

精制冠心软胶囊
Jingzhi Guanxin Ruanjiaonang

【处方】 丹参 562.5g　　　　　赤芍 281.3g
川芎 281.3g　　　　　红花 281.3g
降香 187.5g

【制法】 以上五味,降香提取挥发油,蒸馏后的水溶液另器收集;其余赤芍等四味用 85%乙醇加热回流提取二次,第一次 3 小时,第二次 2 小时,滤过,滤液合并,回收乙醇,与上述水溶液合并,减压浓缩至相对密度为 1.35～1.40(50℃)的稠膏,加入降香挥发油,混匀,加入玉米油或大豆油基质至 500g,用胶体磨研匀,球磨机研细,过筛,制成 1000 粒,即得。

【性状】 本品为软胶囊,内容物为含有棕黄色至棕褐色悬浮浸膏的油状物;气微香,味微苦。

【鉴别】 (1)取本品内容物 2g,加乙醇 20ml,充分搅拌,滤过,滤液低温蒸至约 1ml,作为供试品溶液。另取丹参对照药材 0.2g,加甲醇 2ml,超声处理 10 分钟,静置,取上清液作为对照药材溶液。照薄层色谱法(通则 0502)试验,吸取上述两种溶液各 5μl,分别点于同一硅胶 G 薄层板上,以石油醚(60～90℃)-乙酸乙酯(8:3)为展开剂,展开,取出,晾干,置日光下检视。供试品色谱中,在与对照药材色谱相应的位置上,显相同颜色的主斑点。

(2)取川芎对照药材 0.2g,加甲醇 2ml,超声处理 10 分钟,静置,取上清液作为对照药材溶液。照薄层色谱法(通则 0502)试验,吸取〔鉴别〕(1)项下的供试品溶液及上述对照药材溶液各 2μl,分别点于同一硅胶 G 薄层板上,以正己烷-甲苯-乙酸乙酯(9:2:1)为展开剂,展开,取出,晾干,置紫外光灯(365nm)下检视。供试品色谱中,在与对照药材色谱相应的位置上,显相同颜色的荧光主斑点。

(3)取本品内容物 3g,加石油醚(30～60℃)30ml 振摇使

分散,滤过,残渣再加石油醚(30～60℃)20ml 重复上述操作,弃去石油醚液,残渣挥干溶剂,加甲醇 30ml,超声处理 20 分钟,滤过,滤液回收溶剂至干,残渣加水 20ml,加热搅拌使溶解,放冷,以脱脂棉滤过,滤液用水饱和的正丁醇振摇提取 2 次,每次 20ml,合并正丁醇液,加水 15ml 洗涤,取正丁醇液回收溶剂至干,残渣加水 10ml,加热约 3 分钟,充分搅拌使溶解,放冷,以脱脂棉滤过,滤液加于聚酰胺柱(2g,80～100 目,柱内径为 1.5～2cm,干法装柱)上,依次以水 25ml、20％甲醇 15ml 洗脱,合并上述两种洗脱液,备用。继以 75％甲醇 30ml 洗脱,收集洗脱液,回收溶剂至干,残渣加甲醇 1ml 使溶解,作为供试品溶液。另取红花对照药材 0.2g,加甲醇 10ml,超声处理 15 分钟,滤过,滤液回收溶剂至干,残渣加水 10ml 使溶解,以脱脂棉滤过,滤液自"加于聚酰胺柱……"起同法制成对照药材溶液。照薄层色谱法(通则 0502)试验,吸取上述两种溶液各 5μl,分别点于同一硅胶 G 薄层板上,以乙酸乙酯-丙酮-甲酸-水(6∶3∶0.3∶1)为展开剂,展开,取出,晾干,喷以含 2％三氯化铝的 10％硫酸乙醇溶液,在 105℃加热至斑点显色清晰,置紫外光灯(365nm)下检视。供试品色谱中,在与对照药材色谱相应的位置上,显相同颜色的荧光主斑点。

(4)取〔鉴别〕(3)项下的备用洗脱液,用水饱和的正丁醇 20ml 振摇提取,分取正丁醇液,回收溶剂至干,残渣加甲醇 1ml 使溶解,作为供试品溶液。另取芍药苷对照品,加甲醇制成每 1ml 含 2mg 的溶液,作为对照品溶液。照薄层色谱法(通则 0502)试验,吸取供试品溶液 5μl、对照品溶液 2μl,分别点于同一硅胶 G 薄层板上,以三氯甲烷-乙酸乙酯-甲醇-甲酸(40∶5∶10∶0.2)为展开剂,展开,取出,晾干,喷以 2％香草醛硫酸溶液,在 105℃加热至斑点显色清晰,置日光下检视。供试品色谱中,在与对照品色谱相应位置上,显相同颜色的斑点。

【检查】 应符合胶囊剂项下有关的各项规定(通则 0103)。

【含量测定】 丹参、赤芍 照高效液相色谱法(通则 0512)测定。

色谱条件与系统适用性试验 以十八烷基硅烷键合硅胶为填充剂;以乙腈为流动相 A,以 0.1％磷酸溶液为流动相 B,按下表中的规定进行梯度洗脱;检测波长为 230nm。理论板数按芍药苷峰计算应不低于 8000。

时间(分钟)	流动相 A(％)	流动相 B(％)
0～20	14	86
20～30	14→19	86→81
30～43	19→20	81→80
43～70	20→24	80→76
70～77	24	76

对照品溶液的制备 取芍药苷对照品、丹酚酸 B 对照品适量,精密称定,加 50％甲醇制成每 1ml 各含 15μg 的混合溶液,即得。

供试品溶液的制备 取装量差异项下的本品内容物,混匀,取 0.3g,精密称定,精密加入 50％甲醇-丙酮-磷酸(100∶30∶0.3)混合溶液 50ml,称定重量,70℃加热回流 1 小时,取出,趁热摇匀,放冷,再称定重量,用 50％甲醇-丙酮-磷酸(100∶30∶0.3)混合溶液补足减失的重量,摇匀,滤过,取续滤液,即得。

测定法 精密吸取对照品溶液与供试品溶液各 20μl,注入液相色谱仪,测定,即得。

本品每粒含丹参以丹酚酸 B($C_{36}H_{30}O_{16}$)计,不得少于 3.0mg;含赤芍以芍药苷($C_{23}H_{28}O_{11}$)计,不得少于 1.2mg。

丹参 照高效液相色谱法(通则 0512)测定。

色谱条件与系统适用性试验 以十八烷基硅烷键合硅胶为填充剂;以乙腈为流动相 A,以 0.1％磷酸溶液为流动相 B,按下表中的规定进行梯度洗脱;检测波长为 270nm。理论板数按丹参酮ⅡA峰计算应不低于 18000。

时间(分钟)	流动相 A(％)	流动相 B(％)
0～5	65	35
5～25	65→90	35→10

对照品溶液的制备 取丹参酮ⅡA对照品适量,精密称定,加甲醇制成每 1ml 含 7μg 的溶液,即得。

供试品溶液的制备 取装量差异项下的本品内容物,混匀,取 0.3g,精密称定,精密加入甲醇 50ml,称定重量,超声处理(功率 400W,频率 40kHz)20 分钟,轻摇使分散,70℃加热回流 1 小时,取出,趁热摇匀,放冷,再称定重量,用甲醇补足减失的重量,摇匀,滤过,取续滤液,即得。

测定法 精密吸取对照品溶液与供试品溶液各 10μl,注入液相色谱仪,测定,即得。

本品每粒含丹参以丹参酮ⅡA($C_{19}H_{18}O_3$)计,不得少于 0.30mg。

【功能与主治】 活血化瘀。用于瘀血内停所致的胸痹,症见胸闷、心前区刺痛;冠心病心绞痛见上述证候者。

【用法与用量】 口服。一次 4～5 粒,一日 3 次。

【规格】 每粒装 0.5g

【贮藏】 密封。

精制冠心颗粒
Jingzhi Guanxin Keli

【处方】 丹参 351g 赤芍 175g
川芎 175g 红花 175g
降香 117g

【制法】 以上五味,除红花外,其余丹参等四味加水煎煮三次,第一次 2 小时,第二次 1.5 小时,第三次 1 小时,合并煎液,滤过;红花加水适量,80℃温浸二次,第一次 2 小时,第二次 1 小时,合并浸液,滤过,与上述滤液合并,浓缩至稠膏状,在 80℃ 干燥,粉碎成细粉,加入蔗糖和糊精适量,混匀,制成颗粒,干燥,制成 1000g,即得。

【性状】　本品为棕色至棕褐色的颗粒;味微甜、微苦。

【鉴别】　(1)取本品 1.3g,加水 20ml 使溶解,离心,取上清液,加稀盐酸调节 pH 值至 2,加乙酸乙酯 20ml,振摇提取,提取液置水浴上蒸干,残渣加甲醇 2ml 使溶解,作为供试品溶液。另取丹参对照药材 0.5g,加水 20ml,煎煮 30 分钟,滤过,滤液加水至 20ml,同法制成对照药材溶液。再取丹参素钠对照品,加甲醇制成每 1ml 含 1mg 的溶液,作为对照品溶液。照薄层色谱法(通则 0502)试验,吸取上述三种溶液各 2μl,分别点于同一硅胶 G 薄层板上,以三氯甲烷-丙酮-甲酸(25:10:4)为展开剂,展开,取出,晾干,置氨蒸气中熏后,放置 10 分钟,置紫外光灯(365nm)下检视。供试品色谱中,在与对照药材色谱和对照品色谱相应的位置上,显相同颜色的荧光斑点。

(2)取本品 13g,研细,加水 20ml 使溶解,加乙醚 25ml 振摇提取,离心,分取乙醚液,以无水硫酸钠脱水,乙醚液挥干,残渣加乙酸乙酯 1ml 使溶解,作为供试品溶液。另取川芎对照药材 0.2g,加甲醇 2ml,超声处理 10 分钟,静置,取上清液作为对照药材溶液。照薄层色谱法(通则 0502)试验,吸取供试品溶液 10μl,对照药材溶液 2μl,分别点于同一硅胶 G 薄层板上,以正己烷-甲苯-乙酸乙酯(9:2:1)为展开剂,展开,取出,晾干,置紫外光灯(365nm)下检视。供试品色谱中,在与对照药材色谱相应的位置上,显相同颜色的荧光主斑点。

(3)取本品 26g,加甲醇 50ml,加热回流 1 小时,滤过,滤液回收溶剂至干,残渣加水 20ml,加热搅拌使溶解,放冷,以脱脂棉滤过,滤液用水饱和的正丁醇振摇提取 2 次,每次 20ml,合并正丁醇液,加水 15ml 洗涤,取正丁醇液,回收溶剂至干,残渣加水 10ml,加热约 3 分钟,充分搅拌使溶解,放冷,以少量脱脂棉滤过,滤液加于聚酰胺柱(2g,80～100 目,柱内径为 1.5～2cm,干法装柱)上,依次以水 25ml、20% 甲醇 15ml 洗脱,合并上述两种洗脱液,备用。继以 75% 甲醇 30ml 洗脱,收集洗脱液,回收溶剂至干,残渣加甲醇 1ml 使溶解,作为供试品溶液。另取红花对照药材 0.2g,加甲醇 10ml,超声处理 15 分钟,滤过,滤液回收溶剂至干,残渣加水 10ml 搅拌使溶解,以脱脂棉滤过,滤液自"加于聚酰胺柱……"起同法制成对照药材溶液。照薄层色谱法(通则 0502)试验,吸取上述两种溶液各 5μl,分别点于同一硅胶 G 薄层板上,以乙酸乙酯-丙酮-甲酸-水(6:3:0.3:1)为展开剂,展开,取出,晾干,喷以含 2% 三氯化铝的 10% 硫酸乙醇溶液,在 105℃ 加热至斑点显色清晰,置紫外光灯(365nm)下检视。供试品色谱中,在与对照药材色谱相应的位置上,显相同颜色的荧光主斑点。

(4)取〔鉴别〕(3)项下的备用洗脱液,用水饱和的正丁醇 20ml 振摇提取,分取正丁醇液,回收溶剂至干,残渣加甲醇 1ml 使溶解,作为供试品溶液。另取芍药苷对照品,加甲醇制成每 1ml 含 2mg 的溶液,作为对照品溶液。照薄层色谱法

(通则 0502)试验,吸取上述两种溶液各 2μl,分别点于同一硅胶 G 薄层板上,以三氯甲烷-乙酸乙酯-甲醇-甲酸(40:5:10:0.2)为展开剂,展开,取出,晾干,喷以 2% 香草醛硫酸溶液,在 105℃ 加热至斑点显色清晰,置日光下检视。供试品色谱中,在与对照品色谱相应位置上,显相同颜色的斑点。

【检查】　应符合颗粒剂项下有关的各项规定(通则 0104)。

【含量测定】　照高效液相色谱法(通则 0512)测定。

色谱条件与系统适用性试验　以十八烷基硅烷键合硅胶为填充剂;以乙腈为流动相 A,以 0.1% 磷酸溶液为流动相 B,按下表中的规定进行梯度洗脱;检测波长为 230nm。理论板数按芍药苷峰计算应不低于 8000。

时间(分钟)	流动相 A(%)	流动相 B(%)
0～20	14	86
20～30	14→19	86→81
30～43	19→20	81→80
43～70	20→24	80→76
70～77	24	76

对照品溶液的制备　取芍药苷对照品、丹酚酸 B 对照品适量,精密称定,加 75% 甲醇制成每 1ml 各含 15μg 的混合溶液,即得。

供试品溶液的制备　取装量差异项下的本品适量,研细,取约 0.5g,精密称定,精密加入 75% 甲醇 50ml,密塞,称定重量,超声处理(功率 400W,频率 40kHz)40 分钟,放冷,再称定重量,用 75% 甲醇补足减失的重量,摇匀,离心,取上清液,即得。

测定法　精密吸取对照品溶液与供试品溶液各 20μl,注入液相色谱仪,测定,即得。

本品每袋含丹参以丹酚酸 B($C_{36}H_{30}O_{16}$)计,不得少于 18.0mg;含赤芍以芍药苷($C_{23}H_{28}O_{11}$)计,不得少于 25.0mg。

【功能与主治】　活血化瘀。用于瘀血内停所致的胸痹,症见胸闷、心前区刺痛;冠心病心绞痛见上述证候者。

【用法与用量】　开水冲服。一次 1 袋,一日 2～3 次。

【规格】　每袋装 13g

【贮藏】　密封。

熊　胆　胶　囊
Xiongdan Jiaonang

【处方】　熊胆粉 50g

【制法】　取熊胆粉,研细,干燥,装入胶囊,制成 250 粒;或加淀粉等辅料适量,混匀,干燥,装入胶囊,制成 1000 粒,即得。

【性状】　本品为硬胶囊,内容物为浅黄棕色粉末;味苦、

微腥。

【鉴别】 （1）取本品内容物适量（相当于熊胆粉 0.06g），加乙醇 5ml 使溶解，滤过，滤液蒸干，残渣加 10%氢氧化钠溶液 5ml，置水浴上加热水解 8 小时（或 120℃水解 2 小时），放冷，滴加盐酸调节 pH 值至 2～3，用乙酸乙酯振摇提取 2 次，每次 10ml，合并乙酸乙酯液，蒸干，残渣加乙醇 5ml 使溶解，静置，取上清液作为供试品溶液。另取熊去氧胆酸对照品、鹅去氧胆酸对照品和胆酸对照品，加乙醇制成 1ml 各含 0.5mg 的混合溶液，作为对照品溶液。照薄层色谱法（通则 0502）试验，吸取上述两种溶液各 4μl，分别点于同一硅胶 G 薄层板上，以异辛烷-异戊醚-正丁醇-冰醋酸-水（10：5：3：5：1）的上层溶液（临用配制）为展开剂，展开，取出，晾干，喷以 10%硫酸乙醇溶液，在 105℃加热至斑点显色清晰，置紫外光灯（365nm）下检视。供试品色谱中，在与对照品色谱相应的位置上，显相同颜色的荧光斑点。

（2）取本品，照〔含量测定〕项下的方法试验。供试品色谱中，应呈现与对照品主峰保留时间相同的色谱峰。

【检查】 猪胆 取猪去氧胆酸对照品，加乙醇制成 1ml 含 0.5mg 的溶液，作为对照品溶液。照薄层色谱法（通则 0502）试验，吸取〔鉴别〕（1）项下的供试品溶液和上述对照品溶液各 4μl，分别点于同一硅胶 G 薄层板上，以异辛烷-异戊醚-正丁醇-冰醋酸-水（10：5：3：5：1）的上层溶液（临用配制）为展开剂，展开，取出，晾干，喷以 10%硫酸乙醇溶液，在 105℃加热至斑点显色清晰，置紫外光灯（365nm）下检视。供试品色谱中，在与对照品色谱相应的位置上，不得显相同颜色的荧光斑点。

其他 应符合胶囊剂项下有关的各项规定（通则 0103）。

【含量测定】 照高效液相色谱法（通则 0512）测定。

色谱条件与系统适用性试验 以十八烷基硅烷键合硅胶为填充剂；以甲醇-磷酸二氢钠溶液（0.03mol/L）（68：32）（用磷酸调节 pH 值至 4.4）为流动相；检测波长为 210nm；柱温为 40℃。理论板数按牛磺熊去氧胆酸峰计算应不低于 2500。

对照品溶液的制备 取牛磺熊去氧胆酸钠对照品适量，精密称定，加甲醇制成每 1ml 含 1mg 的溶液，即得（相当于牛磺熊去氧胆酸 0.957 8mg）。

供试品溶液的制备 取装量差异项下的本品内容物，研细，混匀，取适量（相当于熊胆粉 0.12g），精密称定，置 50ml 量瓶中，加甲醇适量，超声处理（功率 300W，频率 50kHz）10 分钟，放冷，用甲醇稀释至刻度，摇匀，滤过，取续滤液，即得。

测定法 分别精密吸取对照品溶液与供试品溶液各 5～10μl，注入液相色谱仪，测定，即得。

本品每粒含熊胆粉以牛磺熊去氧胆酸（$C_{26}H_{45}NO_6S$）计，规格（1）不得少于 60.0mg；规格（2）不得少于 15.0mg。

【功能与主治】 清热，平肝，明目。用于惊风抽搐，咽喉肿痛。

【用法与用量】 口服。一次 1 粒〔规格（1）〕或一次 2～3 粒〔规格（2）〕，一日 3 次。

【规格】 （1）每粒装 0.2g（含熊胆粉 0.2g） （2）每粒装 0.25g（含熊胆粉 50mg）

【贮藏】 密封。

熊胆救心丸
Xiongdan Jiuxin Wan

【处方】 熊胆粉 0.2g 　　　　　蟾酥 1.67g
冰片 2g 　　　　　　　　人工麝香 0.2g
人参 6.7g 　　　　　　　珍珠 3.4g
人工牛黄 0.5g 　　　　　猪胆粉 1.5g
水牛角浓缩粉 1.67g

【制法】 以上九味，除熊胆粉、蟾酥、冰片、人工麝香、人工牛黄分别研成极细粉外，其余珍珠等四味粉碎成细粉，熊胆粉等五味极细粉与珍珠等四味的细粉及淀粉等辅料配研，过筛，混匀，以水泛丸，低温干燥，制成 1000 粒，用百草霜包衣，即得。

【性状】 本品为黑色的水丸；气香，味先苦而后有持久的麻辣感。

【鉴别】 （1）取本品 2.5g，研细，加乙醚 20ml，超声处理 10 分钟，滤过，药渣备用，滤液挥干，残渣加乙酸乙酯 1ml 使溶解，作为供试品溶液。另取冰片对照品适量，加乙酸乙酯制成每 1ml 含 5mg 的溶液，作为对照品溶液。照薄层色谱法（通则 0502）试验，吸取上述两种溶液各 2μl，分别点于同一硅胶 G 薄层板上，以环己烷-乙酸乙酯（17：2）为展开剂，展开，取出，晾干，喷以 1%香草醛硫酸溶液，在 105℃加热至斑点显色清晰。供试品色谱中，在与对照品色谱相应的位置上，显相同颜色的斑点。

（2）取麝香酮对照品，加乙醚制成每 1ml 含 5mg 的溶液，作为对照品溶液。照薄层色谱法（通则 0502）试验，吸取上述对照品溶液 2μl 与〔鉴别〕（1）项下的供试品溶液 15μl，分别点于同一硅胶 G 薄层板上，以甲苯为展开剂，展开，取出，晾干，喷以 2,4-二硝基苯肼试液。供试品色谱中，在与对照品色谱相应位置上，显相同颜色的斑点。

（3）取〔鉴别〕（1）项下的药渣，加水饱和的正丁醇 20ml，超声处理 30 分钟，分取正丁醇液，用 3 倍量氨试液洗涤 2 次，弃去洗涤液，正丁醇液蒸干，残渣加甲醇 1ml 使溶解，作为供试品溶液。另取人参皂苷 Rb_1 对照品、人参皂苷 Re 对照品及人参皂苷 Rg_1 对照品，加甲醇制成每 1ml 各含 1mg 的溶液，作为对照品溶液。照薄层色谱法（通则 0502）试验，吸取上述四种溶液各 2μl，分别点于同一硅胶 G 薄层板上，以三氯甲烷-甲醇-水（13：7：2）10℃以下放置的下层溶液为展开剂，展开，取出，晾干，喷以 10%硫酸乙醇溶液，在 105℃加热至斑点显色清晰。供试品色谱中，在与对照品色谱相应的位置上，显相同颜色的斑点。

（4）取本品 1g，研细，加乙酸乙酯 20ml，超声处理 30 分钟，滤过，滤液蒸干，残渣加甲醇 1ml 使溶解，作为供试品溶液。另取人工牛黄对照药材 50mg，加乙酸乙酯 2ml，振摇提取 10 分钟，滤过，滤液作为对照药材溶液。照薄层色谱法（通则 0502）试验，吸取上述两种溶液各 5μl，分别点于同一硅胶 G 薄层板上，以石油醚（60～90℃）-三氯甲烷-乙酸乙酯-甲醇（1:8:4:2）为展开剂，展开，取出，晾干，喷以 5％磷钼酸乙醇溶液，在 105℃加热 10 分钟。供试品色谱中，在与对照药材色谱相应位置上，显相同颜色的斑点。

（5）取脂蟾毒配基对照品和华蟾酥毒基对照品，加甲醇制成每 1ml 各含 1mg 的溶液，作为对照品溶液。照薄层色谱法（通则 0502）试验，吸取上述对照品溶液及〔鉴别〕（3）项下的供试品溶液各 5μl，分别点于同一硅胶 G 薄层板上，以环己烷-三氯甲烷-丙酮（4:3:3）为展开剂，展开，取出，晾干，喷以 20％硫酸乙醇溶液，在 105℃加热至斑点显色清晰，置紫外光灯（365nm）下检视。供试品色谱中，在与对照品色谱相应的位置上，显相同颜色的荧光斑点。

（6）取本品 1g，研细，加甲醇 20ml，加热回流 1 小时，放冷，滤过，滤液蒸干，残渣加 10％氢氧化钠溶液 10ml，置水浴中加热 5 小时，放冷，滴加盐酸调节 pH 值至 2～3，用乙酸乙酯振摇提取 2 次，每次 20ml，合并乙酸乙酯液，蒸干，残渣加乙醇 4ml 使溶解，作为供试品溶液。另取熊去氧胆酸对照品，加乙醇制成每 1ml 含 1mg 的溶液，作为对照品溶液。照薄层色谱法（通则 0502）试验，吸取上述两种溶液各 1μl，分别点于同一硅胶 G 薄层板上，以异辛烷-乙醚-正丁醇-冰醋酸-水（10:5:3:5:1）的上层溶液为展开剂，展开 15cm，取出，晾干，喷以 10％硫酸乙醇溶液，在 105℃加热至斑点显色清晰，置紫外光灯（365nm）下检视。供试品色谱中，在与对照品色谱相应的位置上，显相同颜色的荧光斑点。

【检查】　应符合丸剂项下有关的各项规定（通则 0108）。

【含量测定】　照高效液相色谱法（通则 0512）测定。

色谱条件与系统适用性试验　以十八烷基硅烷键合硅胶为填充剂；以乙腈-0.5％磷酸二氢钾溶液（50:50）（用磷酸调节 pH 值至 3.2）为流动相；检测波长为 296nm；柱温 40℃。理论板数按华蟾酥毒基峰、脂蟾毒配基峰计算均应不低于 4000。

对照品溶液的制备　分别取华蟾酥毒基对照品和脂蟾毒配基对照品适量，精密称定，加甲醇制成每 1ml 含华蟾酥毒基 85μg、脂蟾毒配基 10μg 的溶液，摇匀，即得。

供试品溶液的制备　取本品 60 粒，研细，取约 0.65g，精密称定，置具塞锥形瓶中，精密加入甲醇 20ml，称定重量，加热回流 1 小时，放冷，再称定重量，用甲醇补足减失的重量，摇匀，滤过，取续滤液，即得。

测定法　分别精密吸取对照品溶液与供试品溶液各 20μl，注入液相色谱仪，测定，即得。

本品每 1g 含蟾酥以华蟾酥毒基（$C_{26}H_{34}O_6$）和脂蟾毒配基（$C_{24}H_{32}O_4$）的总量计，不得少于 3.0mg。

【功能与主治】　强心益气，芳香开窍。用于心气不足所致的胸痹，症见胸闷、心痛、气短、心悸。

【用法与用量】　口服。一次 2 粒，一日 3 次。

【注意】　小儿及孕妇禁用。

【规格】　每 10 粒重 0.25g

【贮藏】　密封。

熊胆痔灵栓
Xiongdan Zhiling Shuan

【处方】　熊胆粉 1.05g　　　　　冰片 40g
　　　　　煅炉甘石 202g　　　　珍珠母 202g
　　　　　胆糖膏 202g　　　　　蛋黄油 202g

【制法】　将煅炉甘石、珍珠母、冰片分别粉碎成细粉，混合，过 120 目筛；熊胆粉用配研法加入胆糖膏中；将半合成脂肪酸酯加热至 50～60℃，加入煅炉甘石等细粉及蛋黄油、胆糖膏等，搅拌，混匀，注模，冷却，制成 1000 粒，即得。

【性状】　本品为棕黄色至棕色的栓剂。

【鉴别】　（1）取本品 2 粒，研碎，加水 10ml，加盐酸 1ml，置水浴中温热，充分搅拌，使基质熔化，放冷，滤过，取滤液 3ml，加亚铁氰化钾试液 2 滴，即生成白色絮状沉淀或夹有蓝色沉淀；另取滤液 3ml，加稀硫酸酸化，再加 0.5％硫酸铜试液 2 滴及硫氰酸汞铵试液数滴，即生成紫色沉淀。

（2）取本品 2 粒，加水 25ml，置水浴中加热并搅拌使溶解，静置，放冷，滤过，滤液用乙醚 20ml 振摇提取，弃去乙醚层，水层加 20％氢氧化钠溶液 10ml，加热挥尽乙醚，加热回流 5 小时，放冷，加盐酸调节 pH 值至 2～3，加乙酸乙酯振摇提取 2 次，每次 10ml，合并乙酸乙酯液，浓缩至约 2ml，作为供试品溶液。另取胆酸对照品、熊去氧胆酸对照品、猪去氧胆酸对照品和鹅去氧胆酸对照品，加甲醇制成每 1ml 各含 1mg 的混合溶液，作为对照品溶液。照薄层色谱法（通则 0502）试验，吸取供试品溶液 2～6μl 及对照品溶液 2μl，分别点于同一硅胶 G 薄层板上，以异辛烷-乙醚-正丁醇-冰醋酸-水（10:5:3:5:1）的上层溶液（临用配制）为展开剂，展开 15cm，取出，晾干，喷以 10％硫酸乙醇溶液，在 105℃加热至斑点显色清晰，置紫外光灯（365nm）下检视。供试品色谱中，在与对照品色谱相应的位置上，显相同颜色的荧光斑点。

（3）取本品 1 粒，研碎，置坩埚中，覆盖表面皿，置水浴上加热，收集升华物，用石油醚（60～90℃）溶解升华物，使成 1ml，作为供试品溶液。另取冰片对照品，加石油醚（60～90℃）制成每 1ml 含 2mg 的溶液，作为对照品溶液。照薄层色谱法（通则 0502）试验，吸取供试品溶液 4～8μl 及对照品溶液 2μl，分别点于同一硅胶 G 薄层板上，以正己烷-乙酸乙酯（5:1）为展开剂，展开，取出，晾干，喷以 10％香草醛硫酸溶液，在 105℃加热至斑点显色清晰。供试品色谱中，在与对照品色谱相应的位置上,显相同颜色的斑点。

【检查】 应符合栓剂项下有关的各项规定(通则 0107)。

【含量测定】 照气相色谱法(通则 0521)测定。

色谱条件及系统适用性试验 以聚乙二醇 20000(PEG-20M)为固定相的毛细管柱(柱长为 30m,柱内径为 0.25mm,膜厚度为 0.5μm);柱温为 130℃;分流进样,分流比为 10∶1。理论板数按龙脑峰计算应不低于 10000。

校正因子测定 取水杨酸甲酯适量,加环己烷制成每 1ml 含 1.5mg 的溶液,作为内标溶液。另取龙脑对照品约 10mg,精密称定,置 10ml 量瓶中,加内标溶液使溶解,并稀释至刻度,摇匀,吸取 1μl,注入气相色谱仪,测定,计算校正因子。

测定法 取重量差异项下的本品,剪碎,混匀,取约 2g,精密称定,置具塞锥形瓶中,精密加入内标溶液 25ml,混匀,密塞,称定重量,超声处理(功率 250W,频率 33kHz)20 分钟,放冷,再称定重量,用环己烷补足减失的重量,摇匀,放置,取上清液,滤过,取续滤液 1μl,注入气相色谱仪,测定,即得。

本品每粒含冰片以龙脑(C$_{10}$H$_{18}$O)计,不得少于 18.0mg。

【功能与主治】 清热解毒,消肿止痛,敛疮生肌,止血。用于痔疮肿痛出血,痔漏,肠风下血,肛窦炎及内痔手术出血。

【用法与用量】 直肠给药。一次 1 粒,一日 2 次。

【规格】 每粒重 2g

【贮藏】 密封,置阴凉处。

附:胆糖膏质量标准

胆 糖 膏

〔处方〕 猪胆粉 10kg

〔制法〕 取蔗糖 100kg,加入纯化水适量加热融化后加入猪胆粉,加热浓缩至相对密度为 1.25～1.35(80℃)的稠膏,即得。

〔性状〕 本品为棕褐色的稠厚的半流体;气腥,味苦。

〔鉴别〕 取本品 1g,加 10％氢氧化钠 10ml,120℃加热 4 小时,放冷,滴加盐酸调节 pH 值至 2～3,摇匀,加乙酸乙酯 10ml,振摇提取,乙酸乙酯液蒸干,残渣加乙醇 2ml 使溶解,作为供试品溶液。另取猪去氧胆酸对照品,加乙醇制成每 1ml 含 1mg 的溶液,作为对照品溶液。照薄层色谱法(通则 0502)试验,吸取上述两种溶液各 2μl,分别点于同一硅胶 G 薄层板上,以异辛烷-乙醚-正丁醇-冰醋酸-水(10∶5∶3∶5∶1)的上层溶液(临用配制)为展开剂,展开,取出,晾干,喷以 10％硫酸乙醇溶液,在 105℃加热至斑点显色清晰。供试品色谱中,在与对照品色谱相应的位置上,显相同颜色的斑点。

〔检查〕 **牛、羊胆** 取牛胆对照药材,羊胆对照药材各 0.1g,按〔鉴别〕项下的供试品溶液制备方法,同法制成对照药材溶液。照薄层色谱法(通则 0502)试验,吸取〔鉴别〕项下的

供试品溶液及上述两种对照药材溶液各 2μl,分别点于同一硅胶 G 薄层板上,照〔鉴别〕项下方法展开,显色,不得显与对照药材完全一致的斑点。

异性有机物 取本品 0.5g,加水 10ml 使溶解,滤过,取不溶物,置显微镜下观察,不得有植物组织、动物组织或淀粉粒等。

熊胆痔灵膏
Xiongdan Zhiling Gao

【处方】 熊胆粉 1.05g   冰片 40g
        煅炉甘石 202g   珍珠母 202g
        胆糖膏 202g   蛋黄油 202g

【制法】 以上六味,煅炉甘石、珍珠母、冰片分别粉碎成最细粉,过筛,混匀;蛋黄油、熊胆粉、胆糖膏加入凡士林 151g,温热使熔化,加入上述粉末,混匀,制成 1000g,分装,即得。

【性状】 本品为棕黄色的软膏;具清香气。

【鉴别】 (1)取本品 2g,加乙醇 10ml,超声处理 10 分钟,滤过,残渣加乙醇 10ml,超声处理 5 分钟,滤过,弃去乙醇提取液,药渣加稀盐酸 10ml,煮沸数分钟,放冷,滤过,取滤液 3ml,加亚铁氰化钾试液 2 滴,即生成白色絮状沉淀或夹带有蓝色的沉淀;另取滤液 3ml,加稀硫酸酸化,再加 0.5％硫酸铜试液 2 滴及硫氰酸汞氨试液数滴,即生成紫色沉淀。

(2)取本品 10g,加水 25ml,置水浴中加热并搅拌使溶解,静置,放冷,滤过,滤液用乙醚 20ml 振摇提取,弃去乙醚层,水层加 20％氢氧化钠溶液 10ml,加热挥尽乙醚,加热回流 5 小时,放冷,加盐酸调节 pH 值至 2～3,加乙酸乙酯振摇提取 2 次,每次 10ml,合并乙酸乙酯液,浓缩至约 2ml,作为供试品溶液。另取胆酸对照品、熊去氧胆酸对照品、猪去氧胆酸对照品和鹅去氧胆酸对照品,加甲醇制成每 1ml 各含 1mg 的混合溶液,作为对照品溶液。照薄层色谱法(通则 0502)试验,吸取供试品溶液 2～6μl 及对照品溶液 2μl,分别点于同一硅胶 G 薄层板上,以异辛烷-乙醚-正丁醇-冰醋酸-水(10∶5∶3∶5∶1)的上层溶液(临用配制)为展开剂,展开,展距 12cm,取出,晾干,喷以 10％硫酸乙醇溶液,在 105℃加热至斑点显色清晰,置紫外光灯(365nm)下检视。供试品色谱中,在与对照品色谱相应的位置上,显相同颜色的荧光斑点。

(3)取本品 1g,加乙酸乙酯 10ml,超声处理 20 分钟,放冷,滤过,滤液浓缩至约 5ml,作为供试品溶液。另取冰片对照品,加乙酸乙酯制成每 1ml 含 2mg 的溶液,作为对照品溶液。照薄层色谱法(通则 0502)试验,吸取上述两种溶液各 2μl,分别点于同一硅胶 G 薄层板上,以正己烷-乙酸乙酯(5∶1)为展开剂,展开,取出,晾干,喷以 10％香草醛硫酸溶液,在 105℃加热至斑点显色清晰。供试品色谱中,在与对照

品色谱相应的位置上,显相同颜色的斑点。

【检查】 应符合软膏剂项下有关的各项规定(通则0109)。

【含量测定】 照气相色谱法(通则0521)测定。

色谱条件及系统适用性试验 以聚乙二醇20000(PEG-20M)为固定相的毛细管柱(柱长为 0.30m,柱内径为 0.25mm,膜厚度为 0.25μm);柱温为 130℃;分流进样,分流比为 10:1。理论板数按龙脑峰计算应不低于10000。

校正因子测定 取水杨酸甲酯适量,加环己烷制成每 1ml 含 1.5mg 的溶液,作为内标溶液。另取龙脑对照品约 10mg,精密称定,置 10ml 量瓶中,加内标溶液使溶解,并稀释至刻度,摇匀,吸取 1μl,注入气相色谱仪,测定,计算校正因子。

测定法 取本品约 1g,精密称定,置具塞锥形瓶中,精密加入内标溶液 25ml,混匀,密塞,称定重量,超声处理(功率 250W,频率 33kHz)20 分钟,放冷,再称定重量,用环己烷补足减失的重量,摇匀,滤过,吸取续滤液 1μl,注入气相色谱仪,测定,即得。

本品每1g含冰片以龙脑($C_{10}H_{18}O$)计,不得少于 18.0mg。

【功能与主治】 清热解毒,消肿止痛,敛疮生肌,止痒,止血。用于痔疮肿痛出血,痔漏,肠风下血,肛窦炎及内痔手术出血。

【用法与用量】 外用,洗净肛门,涂布于肛门内外,一日 2 次。

【规格】 每管装 10g

【贮藏】 密封,置阴凉处。

注:胆糖膏质量标准见熊胆痔灵栓质量标准后附。

缩 泉 丸
Suoquan Wan

【处方】 山药 300g　　　　益智仁(盐炒)300g
　　　　乌药 300g

【制法】 以上三味,粉碎成细粉,过筛,混匀,用水泛丸,干燥,即得。

【性状】 本品为淡棕色的水丸;味微咸。

【鉴别】 (1)取本品,置显微镜下观察:淀粉粒三角状卵形或矩圆形,直径 24~40μm,脐点短缝状或人字状(山药)。内种皮厚壁细胞黄棕色或棕色,表面观多角形,壁厚,非木化,胞腔含硅质块(益智仁)。

(2)取本品 6g,研细,置具塞锥形瓶中,加石油醚(30~60℃)30ml,密闭浸泡过夜,滤过,滤液挥干,残渣加石油醚(30~60℃)1ml 使溶解,作为供试品溶液。另取益智仁对照药材 1g,同法制成对照药材溶液。照薄层色谱法(通则0502)试验,吸取上述两种溶液各 5μl,分别点于同一硅胶 GF_{254} 薄

层板上,以环己烷-乙酸乙酯(9:1)为展开剂,展开,取出,晾干,置紫外光灯(254nm)下检视。供试品色谱中,在与对照药材色谱相应的位置上,显相同颜色的斑点。

(3)取乌药对照药材 1g,加石油醚(30~60℃)30ml,浸泡过夜,滤过,滤液挥干,残渣加石油醚(30~60℃)1ml 使溶解,作为对照药材溶液。照薄层色谱法(通则0502)试验,吸取[鉴别](2)项下的供试品溶液及上述对照药材溶液各 5μl,分别点于同一硅胶 G 薄层板上,以甲苯-乙酸乙酯(15:1)为展开剂,展开,取出,晾干,置紫外光灯(365nm)下检视。供试品色谱中,在与对照药材色谱相应的位置上,显相同颜色的荧光斑点。

【检查】 应符合丸剂项下有关的各项规定(通则0108)。

【含量测定】 照高效液相色谱法(通则0512)测定。

色谱条件与系统适用性试验 以十八烷基硅烷键合硅胶为填充剂;以乙腈-水(44:56)为流动相;检测波长为 235nm。理论板数按乌药醚内酯峰计算应不低于6000。

对照品溶液的制备 取乌药醚内酯对照品适量,精密称定,加甲醇制成每 1ml 含 20μg 的溶液,即得。

供试品溶液的制备 取装量差异项下本品适量,研细,取 3g,精密称定,置具塞锥形瓶中,精密加入甲醇 50ml,密塞,称定重量,超声处理(功率 250W,频率 40kHz)1 小时,放冷,再称定重量,用甲醇补足减失重量,摇匀,滤过,取续滤液,即得。

测定法 分别精密吸取对照品溶液与供试品溶液各 10μl,注入液相色谱仪,测定,即得。

本品每1g含乌药以乌药醚内酯($C_{15}H_{16}O_4$)计,不得少于 0.09mg。

【功能与主治】 补肾缩尿。用于肾虚所致的小便频数、夜间遗尿。

【用法与用量】 口服。一次 3~6g,一日 3 次。

【规格】 每 20 粒重 1g

【贮藏】 密封。

缩 泉 胶 囊
Suoquan Jiaonang

【处方】 山药 343g　　　　益智仁 343g
　　　　乌药 343g

【制法】 以上三味,取山药 103g 粉碎成细粉,备用;益智仁、乌药及剩余的山药加乙醇回流提取二次,每次 1 小时,滤过,滤液合并,减压浓缩至相对密度为 1.30~1.65(60℃)的清膏,备用;药渣加水煎煮二次,每次 1 小时,滤过,滤液合并,减压浓缩至相对密度为 1.12~1.20(60℃)的清膏,备用;两种清膏分别于 65~75℃ 干燥成干浸膏,干浸膏与山药细粉混合粉碎,加入淀粉适量,混匀,制粒,装胶囊,制成1000 粒,即得。

【性状】 本品为硬胶囊,内容物为棕黄色至棕褐色的颗粒及粉末;气香,味微苦。

【鉴别】 (1)取本品,置显微镜下观察:淀粉粒单粒扁卵形、三角状卵形、类圆形或矩圆形,直径 8~35μm,脐点点状、人字状、十字状或短缝状,可见层纹;草酸钙针晶束存在于黏液细胞中,长约至 240μm,针晶粗 2~5μm(山药)。

(2)取本品内容物 2g,置具塞锥形瓶中,加石油醚(30~60℃)20ml,超声处理 20 分钟,滤过,滤液挥干,残渣加石油醚(30~60℃)1ml 使溶解,作为供试品溶液。另取乌药对照药材、益智对照药材各 1g,同法制成对照药材溶液。照薄层色谱法(通则 0502)试验,吸取上述三种溶液各 5μl,分别点于同一硅胶 GF$_{254}$ 薄层板上,以环己烷-乙酸乙酯(17:3)为展开剂,展开,取出,晾干,置紫外光灯(254nm)下检视。供试品色谱中,在与益智对照药材色谱相应的位置上,显相同颜色的斑点;再喷以 5%香草醛硫酸溶液,在 105℃加热至斑点显色清晰,在与乌药对照药材色谱相应的位置上,显相同颜色的斑点。

【检查】 应符合胶囊剂项下有关的各项规定(通则 0103)。

【含量测定】 乌药 照高效液相色谱法(通则 0512)测定。

色谱条件与系统适用性试验 以十八烷基硅烷键合硅胶为填充剂;以乙腈-含 0.5%甲酸和 0.1%三乙胺溶液(10:90)为流动相;检测波长为 280nm。理论板数按去甲异波尔定峰计算应不低于 5000。

对照品溶液的制备 取去甲异波尔定对照品适量,精密称定,加甲醇-盐酸溶液(0.5→100)(2:1)制成每 1ml 含 20μg 的溶液,即得。

供试品溶液的制备 取装量差异项下的本品内容物约 0.3g,精密称定,置 25ml 量瓶中,加甲醇-盐酸溶液(0.5→100)(2:1)适量,超声处理(功率 300W,频率 30kHz)10 分钟,放冷,加甲醇-盐酸溶液(0.5→100)(2:1)稀释至刻度,摇匀,滤过,取续滤液,即得。

测定法 分别精密吸取对照品溶液与供试品溶液各 10μl,注入液相色谱仪,测定,即得。

本品每粒含乌药以去甲异波尔定(C$_{18}$H$_{19}$NO$_4$)计,不得少于 0.40mg。

山药 照高效液相色谱法(通则 0512)测定。

色谱条件与系统适用性试验 以丙基酰胺键合硅胶为填充剂;以乙腈-水(90:10)为流动相;检测波长为 191nm。理论板数按尿囊素峰计算应不低于 3000。

对照品溶液的制备 取尿囊素对照品适量,精密称定,加甲醇-盐酸溶液(0.5→100)(2:1)制成每 1ml 含 25μg 的溶液,即得。

供试品溶液的制备 取乌药〔含量测定〕项下的供试品溶液,即得。

测定法 分别精密吸取对照品溶液与供试品溶液各

10μl,注入液相色谱仪,测定,即得。

本品每粒含山药以尿囊素(C$_4$H$_6$N$_4$O$_3$)计,不得少于 0.48mg。

【功能与主治】 补肾缩尿。用于肾虚所致的小便频数、夜间遗尿。

【用法与用量】 口服。成人一次 6 粒,五岁以上儿童一次 3 粒,一日 3 次。

【规格】 每粒装 0.3g

【贮藏】 密封,置阴凉干燥处。

增 液 颗 粒

Zengye Keli

【处方】 玄参 270g　　　地黄 216g
麦冬 216g

【制法】 以上三味,加温水浸泡 2~4 小时,煎煮 1.5 小时,滤过,滤液浓缩至相对密度为 1.18~1.22(60℃)的清膏,放冷,加 2 倍量乙醇使沉淀,静置 20 小时,滤过,滤液回收乙醇,浓缩至适量,加蔗糖粉和糊精适量,制成颗粒,干燥,制成 1000g,即得。

【性状】 本品为棕黄色至黄棕色的颗粒;气微香,味甜、微苦涩。

【鉴别】 (1)取本品 5g,研细,加热水 20ml,搅拌使溶解,加盐酸 1ml,加热并保持微沸 5 分钟,放冷,用三氯甲烷 15ml 振摇提取,分取三氯甲烷液,浓缩至 1ml,作为供试品溶液。另取麦冬对照药材 1g,加水 20ml,煎煮 10 分钟,滤过,滤液加盐酸 1ml,同法制成对照药材溶液。照薄层色谱法(通则 0502)试验,吸取上述两种溶液各 2μl,分别点于同一硅胶 G 薄层板上,以三氯甲烷-丙酮(4:1)为展开剂,展开,取出,晾干,喷以 10%硫酸乙醇溶液,在 105℃加热至斑点显色清晰,置日光下检视。供试品色谱中,在与对照药材色谱相应的位置上,显相同颜色的斑点。

(2)取本品,照〔含量测定〕项下的方法试验,供试品色谱中应呈现与对照品色谱峰保留时间相对应的色谱峰。

【检查】 应符合颗粒剂项下有关的各项规定(通则 0104)。

【含量测定】 照高效液相色谱法(通则 0512)测定。

色谱条件与系统适用性试验 以十八烷基硅烷键合硅胶为填充剂;以乙腈-0.1%磷酸溶液(27:73)为流动相;检测波长为 278nm。理论板数按哈巴俄苷峰计算应不低于 2000。

对照品溶液的制备 取哈巴俄苷对照品适量,精密称定,加 50%甲醇制成每 1ml 含 15μg 的溶液,即得。

供试品溶液的制备 取装量差异项下的本品适量,混匀,研细,取约 2g,精密称定,置具塞锥形瓶中,精密加入 50%甲醇 25ml,称定重量,超声处理(功率 500W,频率 40kHz)20 分钟,放冷,再称定重量,用50%甲醇补足减失的重量,摇匀,滤过,取续滤液,即得。

测定法　分别精密吸取对照品溶液与供试品溶液各10μl,注入液相色谱仪,测定,即得。

本品每袋含玄参以哈巴俄苷(C_{24}H_{30}O_{11})计,不得少于1.0mg。

【**功能与主治**】　养阴生津,清热润燥。用于热邪伤阴、津液不足所引起的阴虚内热,口干咽燥,大便燥结;亦可用于感染性疾患高热所致体液耗损的辅助用药。

【**用法与用量**】　开水冲服。一次1袋,一日3次。

【**规格**】　每袋装20g

【**贮藏**】　密封。

镇心痛口服液

Zhenxintong Koufuye

【**处方**】　　党参333g　　　　　　三七99g
　　　　　　醋延胡索166g　　　　地龙222g
　　　　　　薤白222g　　　　　　炒葶苈子222g
　　　　　　肉桂33g　　　　　　冰片2g
　　　　　　薄荷脑0.5g

【**制法**】　以上九味,肉桂提取挥发油(挥发油加入0.3ml聚山梨酯80,搅匀),药渣备用;三七、醋延胡索用75%乙醇回流提取二次,每次3小时,药渣备用,药液滤过,回收乙醇,并浓缩至相对密度为1.08～1.10(25℃),加水适量搅匀,调节pH值至3.8,冷藏48小时以上,滤过,滤液、沉淀物分别另器保存备用;上述药渣与党参、地龙、薤白、炒葶苈子混合,加水煎煮二次,第一次2小时,第二次1.5小时,滤过,合并滤液,滤液浓缩至相对密度为1.16～1.18(25℃),加乙醇使含醇量达70%,搅拌,静置,滤过,滤液备用,沉淀与上述沉淀合并,用含1%盐酸的70%乙醇洗涤,洗液滤过,滤液与上述滤液合并,回收乙醇至无醇味,加入冰片、薄荷脑溶液(将冰片、薄荷脑加4倍量95%乙醇溶解,缓慢加入到约13ml含有10%聚山梨酯80的热水溶液中,搅匀)及上述挥发油溶液,加入蔗糖83g,甜菊素0.5g,搅匀,调节pH值至规定范围,加水调整总量至1000ml,搅匀,滤过,灌封,即得。

【**性状**】　本品为深棕红色液体;气香,味苦,微酸。

【**鉴别**】　(1)取本品30ml,用乙醚30ml振摇提取,弃去乙醚液,水液加盐酸3ml,加热回流1小时,放冷,用三氯甲烷振摇提取3次,每次30ml,合并三氯甲烷液,蒸干,残渣加三氯甲烷1ml使溶解,作为供试品溶液。另取党参对照药材1g,加水50ml,加热回流30分钟,滤过,滤液浓缩至约30ml,自"加盐酸3ml"起,同法制成对照药材溶液。照薄层色谱法(通则0502)试验,吸取上述两种溶液各5μl,分别点于同一硅胶G薄层板上,以甲苯-乙酸乙酯-甲酸(20∶4∶0.5)为展开

剂,展开,取出,晾干,喷以10%硫酸乙醇溶液,在105℃加热至斑点显色清晰。供试品色谱中,在与对照药材色谱相应的位置上,显相同颜色的斑点。

(2)取本品20ml,加乙醚振摇提取2次,每次20ml,乙醚液备用;水液用水饱和的正丁醇振摇提取3次,每次40ml,合并正丁醇液,用正丁醇饱和的水洗涤2次,每次40ml,正丁醇液蒸干,残渣加甲醇2ml使溶解,作为供试品溶液。另取三七对照药材1g,加80%乙醇50ml,加热回流1小时,放冷,滤过,滤液蒸干,残渣加水20ml使溶解,同法制成对照药材溶液。再取人参皂苷Rb_1对照品、人参皂苷Rg_1对照品及三七皂苷R_1对照品,加甲醇制成每1ml各含1mg的混合溶液,作为对照品溶液。照薄层色谱法(通则0502)试验,吸取上述三种溶液各5μl,分别点于同一硅胶G薄层板上,以三氯甲烷-甲醇-水(13∶7∶2)10℃以下放置的下层溶液为展开剂,展开,取出,晾干,喷以10%硫酸乙醇溶液,在105℃加热至斑点显色清晰。供试品色谱中,在与对照药材色谱和对照品色谱相应的位置上,显相同颜色的斑点。

(3)取本品20ml,加浓氨试液调节pH值至10～11,用三氯甲烷振摇提取4次,每次20ml,合并三氯甲烷液,回收溶剂至干,残渣加乙醇2ml使溶解,作为供试品溶液。另取延胡索对照药材1g,加80%乙醇50ml,加热回流1小时,放冷,滤过,滤液蒸干,残渣加水20ml使溶解,同法制成对照药材溶液。再取延胡索乙素对照品,加乙醇制成每1ml含1mg的溶液,作为对照品溶液。照薄层色谱法(通则0502)试验,吸取供试品溶液和对照药材溶液各5μl、对照品溶液2μl,分别点于同一用1%氢氧化钠溶液制备的硅胶G薄层板上,以正己烷-三氯甲烷-甲醇(7.5∶4∶1)为展开剂,置用展开剂预饱和15分钟的展开缸内,展开,取出,晾干,置碘蒸气中熏至斑点显色清晰,挥尽板上吸附的碘,置紫外光灯(365nm)下检视。供试品色谱中,在与对照药材色谱和对照品色谱相应的位置上,显相同颜色的荧光斑点。

(4)取〔鉴别〕(2)项下乙醚提取液,挥干,残渣加无水乙醇1ml使溶解,作为供试品溶液。另取薄荷脑对照品、冰片对照品适量,加无水乙醇制成每1ml各含0.5mg的混合溶液,作为对照品溶液。照薄层色谱法(通则0502)试验,吸取上述两种溶液各2μl,分别点于同一硅胶G薄层板上,以石油醚(30～60℃)-乙酸乙酯(19∶2)为展开剂,二次展开,第一次展至4cm,第二次展至8cm,取出,晾干,喷以5%香草醛硫酸溶液,在105℃加热至斑点显色清晰。供试品色谱中,在与对照品色谱相应的位置上,显相同颜色的斑点。

【**检查**】　**相对密度**　应不低于1.10(通则0601)。

pH值　应为4.0～6.0(通则0631)。

其他　应符合合剂项下有关的各项规定(通则0181)。

【**含量测定**】　照高效液相色谱法(通则0512)测定。

色谱条件与系统适用性试验　以十八烷基硅烷键合硅胶为填充剂;以乙腈为流动相A,以水为流动相B,按下表中的规定进行梯度洗脱;检测波长为203nm。理论板数按人参皂

苷 Rg_1 峰计算应不低于 8000。

时间(分钟)	流动相 A(%)	流动相 B(%)
0～12	15→19	85→81
12～29	19	81
29～53	19→33	81→67
53～70	33	67

对照品溶液的制备 取人参皂苷 Rg_1 对照品、人参皂苷 Rb_1 对照品和三七皂苷 R_1 对照品适量,精密称定,加 70％甲醇制成每 1ml 含人参皂苷 $Rg_1$0.4mg、人参皂苷 $Rb_1$0.4mg、三七皂苷 $R_1$0.1mg 的混合溶液,即得。

供试品溶液的制备 精密量取本品 10ml,置分液漏斗中,用三氯甲烷提取 2 次,每次 20ml,水液用水饱和的正丁醇振摇提取 4 次,每次 40ml,合并正丁醇液,蒸干,残渣加 70％甲醇适量使溶解,转移至 25ml 量瓶中,加 70％甲醇稀释至刻度,摇匀,即得。

测定法 分别精密吸取对照品溶液与供试品溶液各 10μl,注入液相色谱仪,测定,即得。

本品每 1ml 含三七以人参皂苷 Rg_1($C_{42}H_{72}O_{14}$)、人参皂苷 Rb_1($C_{54}H_{92}O_{23}$)和三七皂苷 R_1($C_{47}H_{80}O_{18}$)的总量计,不得少于 2.0mg。

【功能与主治】 益气活血,通络化痰。用于气虚血瘀、痰阻脉络、心阳失展所致的胸痹,症见胸痛、胸闷、心悸、气短、乏力肢冷;冠心病心绞痛见上述证候者。

【用法与用量】 口服。一次 20ml,一日 3 次;或遵医嘱。

【注意】 孕妇慎用;本品久存后可出现轻微沉淀,请振摇均匀后服用,不影响功效。

【规格】 (1)每支装 10ml (2)每支装 20ml

【贮藏】 密封,置阴凉处。

镇咳宁口服液

Zhenkening Koufuye

【处方】 甘草流浸膏 40ml 桔梗 80g
盐酸麻黄碱 0.8g 桑白皮 20g

【制法】 以上四味,桔梗、桑白皮分别用 40％乙醇作溶剂,浸渍,渗漉,收集桔梗渗漉液 240ml、桑白皮渗漉液 60ml,合并上述两种渗漉液,加入甘草流浸膏、盐酸麻黄碱和酒石酸锑钾 0.1g,混匀,加水至约 900ml,加聚山梨酯 807.0g、山梨酸 1.5g、甜菊糖 0.5g,加水至 1000ml,混匀,滤过,灌装,灭菌,即得。

【性状】 本品为棕红色的液体;气芳香,味甜。

【鉴别】 (1)取本品 20ml,加乙酸乙酯振摇提取 2 次,每次 20ml,合并乙酸乙酯液,回收溶剂至干,残渣加甲醇 1ml 使溶解,作为供试品溶液。另取甘草对照药材 0.5g,加水 100ml,煎煮 30 分钟,滤过,滤液浓缩至约 20ml,自"用乙酸乙酯振摇提取 2 次"起,同法制成对照药材溶液。照薄层色谱法(通则0502)试验,吸取上述两种溶液各 5μl,分别点于同一硅胶 G 薄层板上,以三氯甲烷-甲醇-水(40:10:1)为展开剂,展开,取出,晾干,喷以 10％硫酸乙醇溶液,在 105℃加热至斑点显色清晰,置日光下检视。供试品色谱中,在与对照药材色谱相应的位置上,显相同颜色的斑点。

(2)取本品 20ml,加水饱和正丁醇振摇提取 3 次,每次 20ml,弃去正丁醇液,水液加盐酸 2ml,水浴中加热回流 1 小时,放冷,用三氯甲烷振摇提取 2 次,每次 20ml,合并三氯甲烷液,加水 40ml 洗涤,弃去水液,三氯甲烷液回收溶剂至干,残渣加甲醇 1ml 使溶解,作为供试品溶液。另取桔梗对照药材 1g,加水 100ml,煎煮 30 分钟,用少量脱脂棉滤过,滤液浓缩至约 20ml,自"加水饱和正丁醇振摇提取 3 次"起,同法制成对照药材溶液。照薄层色谱法(通则0502)试验,吸取上述两种溶液各 5～10μl,分别点于同一硅胶 G 薄层板上,以三氯甲烷-丙酮(4:1)为展开剂,展开,取出,晾干,喷以 10％硫酸乙醇溶液,在 105℃加热至斑点显色清晰,置日光下检视。供试品色谱中,在与对照药材色谱相应的位置上,显相同颜色的斑点。

(3)取本品 5ml,加浓氨试液 1ml,加乙醚振摇提取 2 次,每次 10ml,合并乙醚提取液,加酸性乙醇溶液(乙醇 20ml,加盐酸 1ml,混匀)1ml,混匀,蒸干,残渣加甲醇 1ml 使溶解,作为供试品溶液。另取盐酸麻黄碱对照品,加甲醇制成每 1ml 含 1mg 的溶液,作为对照品溶液。照薄层色谱法(通则 0502)试验,吸取上述两种溶液各 3～5μl,分别点于同一硅胶 G 薄层板上,以三氯甲烷-甲醇-浓氨试液(20:3.5:0.5)为展开剂,展开,取出,晾干,喷以茚三酮试液,在 105℃加热至斑点显色清晰,置日光下检视。供试品色谱中,在与对照品色谱相应的位置上,显相同颜色的斑点。

【检查】 pH 值 应为 4.5～6.5(通则0631)。

其他 应符合合剂项下有关的各项规定(通则0181)。

【含量测定】 甘草流浸膏 照高效液相色谱法(通则0512)测定。

色谱条件与系统适用性试验 以十八烷基硅烷键合硅胶为填充剂;以乙腈-0.05％磷酸溶液(36:64)为流动相;检测波长为 250nm。理论板数按甘草酸峰计算应不低于 3000。

对照品溶液的制备 取甘草酸铵对照品适量,精密称定,加 70％乙醇制成每 1ml 含 50μg 的溶液,即得(甘草酸重量＝甘草酸铵重量/1.0207)。

供试品溶液的制备 精密量取本品 2ml,置 25ml 量瓶中,加 70％乙醇稀释至刻度,摇匀,滤过,取续滤液,即得。

测定法 分别精密吸取对照品溶液与供试品溶液各 10μl,注入液相色谱仪,测定,即得。

本品每 1ml 含甘草流浸膏以甘草酸($C_{42}H_{62}O_{16}$)计,不得少于 0.60mg。

盐酸麻黄碱 照高效液相色谱法(通则 0512)测定。

色谱条件与系统适用性试验 以十八烷基硅烷键合硅胶为填充剂;以乙腈-0.02mol/L 磷酸二氢钾溶液(含 0.1%三乙胺,磷酸调节 pH 值至 2.7)(4:100)为流动相;检测波长为 210nm。理论板数按盐酸麻黄碱峰计算应不低于 5000。

对照品溶液的制备 取盐酸麻黄碱对照品适量,精密称定,加 0.01mol/L 盐酸溶液制成每 1ml 含 80μg 的溶液,即得。

供试品溶液的制备 精密量取本品 5ml,置 50ml 量瓶中,加 0.01mol/L 盐酸溶液稀释至刻度,摇匀,滤过,取续滤液,即得。

测定法 分别精密吸取对照品溶液与供试品溶液各 10μl,注入液相色谱仪,测定,即得。

本品每 1ml 含盐酸麻黄碱($C_{10}H_{15}NO \cdot HCl$)应为 0.72~0.88mg。

【功能与主治】 止咳,平喘,祛痰。用于风寒束肺所致的咳嗽、气喘、咯痰;支气管炎、支气管哮喘见上述证候者。

【用法与用量】 口服。一次 10ml,一日 3 次。

【注意】 (1)在医生指导下用药。(2)冠心病、心绞痛及甲状腺功能亢进患者及运动员慎用。

【规格】 每支装 10ml

【贮藏】 密封,置阴凉处。

镇咳宁颗粒
Zhenkening Keli

【处方】 甘草流浸膏 100ml　　　　桔梗 200g
　　　　盐酸麻黄碱 2g　　　　　　桑白皮 50g

【制法】 以上四味,桔梗、桑白皮分别用 40%乙醇作溶剂,浸渍,渗漉,收集桔梗渗漉液 600ml、桑白皮渗漉液 150ml;合并上述两种渗漉液,加入甘草流浸膏,回收乙醇,减压浓缩至相对密度为 1.18~1.20(70℃)的清膏,加入盐酸麻黄碱及适量可溶性淀粉、蔗糖粉,混匀,制成颗粒,干燥,制成 1000g,即得。

【性状】 本品为黄棕色的颗粒;味甜。

【鉴别】 (1)取本品 5g,加 50%乙醇 50ml,加热回流 30 分钟,滤过,滤液浓缩至约 5ml,加水 15ml,混匀,用乙酸乙酯振摇提取 2 次,每次 20ml,合并乙酸乙酯液(水液备用),回收溶剂至干,残渣加甲醇 1ml 使溶解,作为供试品溶液。另取甘草对照药材 0.5g,加水 100ml,煎煮 30 分钟,用少量脱脂棉滤过,滤液浓缩至 20ml,自"用乙酸乙酯振摇提取 2 次"起,同法制成对照药材溶液。照薄层色谱法(通则 0502)试验,吸取上述两种溶液各 5~10μl,分别点于同一硅胶 G 薄层板上,以三氯甲烷-甲醇-水(40:10:1)为展开剂,展开,取出,晾干,喷以 10%硫酸乙醇溶液,在 105℃加热至斑点显色清晰,置日光

下检视。供试品色谱中,在与对照药材色谱相应的位置上,显相同颜色的斑点。

(2)取〔鉴别〕(1)项下备用的水溶液,用水饱和正丁醇振摇提取 2 次,每次 20ml,弃去正丁醇液,水液加盐酸 2ml,置沸水浴中加热回流 1 小时,取出,立即冷却,用三氯甲烷振摇提取 2 次,每次 20ml,合并三氯甲烷提取液,加水 60ml 洗涤,三氯甲烷液回收溶剂至干,残渣加甲醇 2ml 使溶解,作为供试品溶液。另取桔梗对照药材 1g,加水 100ml,煎煮 30 分钟,用少量脱脂棉滤过,滤液浓缩至 20ml,自"用水饱和正丁醇振摇提取 2 次"起,同法制成对照药材溶液。照薄层色谱法(通则 0502)试验,吸取上述两种溶液各 5~10μl,分别点于同一硅胶 G 薄层板上,以三氯甲烷-丙酮(4:1)为展开剂,展开,取出,晾干,喷以 10%硫酸乙醇溶液,在 105℃加热至斑点显色清晰,置日光下检视。供试品色谱中,在与对照药材色谱相应的位置上,显相同颜色的斑点。

(3)取本品 2g,加水 10ml 和氨试液 5ml 使溶解,用乙醚-三氯甲烷-乙醇(25:8:2.5)混合液 30ml 振摇提取,静置,分取上层液,加酸性乙醇(取乙醇 20ml,加盐酸 1ml,混匀)1ml,混匀,蒸干,残渣加甲醇 1ml 使溶解,作为供试品溶液。另取盐酸麻黄碱对照品,加甲醇制成每 1ml 含 1mg 的溶液,作为对照品溶液。照薄层色谱法(通则 0502)试验,吸取上述两种溶液各 5μl,分别点于同一硅胶 G 薄层板上,以三氯甲烷-甲醇-浓氨试液(20:3.5:0.5)为展开剂,展开,取出,晾干,喷以茚三酮试液,105℃加热至斑点显色清晰,置日光下检视。供试品色谱中,在与对照品色谱相应的位置上,显相同颜色的斑点。

【检查】 应符合颗粒剂项下有关的各项规定(通则 0104)。

【含量测定】 **甘草流浸膏** 照高效液相色谱法(通则 0512)测定。

色谱条件与系统适用性试验 以十八烷基硅烷键合硅胶为填充剂;以乙腈-0.05%磷酸溶液(36:64)为流动相;检测波长为 250nm。理论板数按甘草酸峰计算应不低于 3000。

对照品溶液的制备 取甘草酸铵对照品适量,精密称定,加 70%乙醇制成每 1ml 含 0.1mg 的溶液,即得(甘草酸重量=甘草酸铵重量/1.0207)。

供试品溶液的制备 取装量差异项下的本品,研细,取约 2g,精密称定,置具塞锥形瓶中,精密加入 70%乙醇 50ml,称定重量,超声处理(功率 500W,频率 40kHz)30 分钟,取出,放冷,再称定重量,用 70%乙醇补足减失的重量,摇匀,滤过,取续滤液,即得。

测定法 分别精密吸取对照品溶液和供试品溶液各 10μl,注入液相色谱仪,测定,即得。

本品每袋含甘草流浸膏以甘草酸($C_{42}H_{62}O_{16}$)计,不得少于 3.0mg。

盐酸麻黄碱 照高效液相色谱法(通则 0512)测定。

色谱条件与系统适用性试验 以十八烷基硅烷键合硅胶

为填充剂；以乙腈-0.02mol/L 磷酸二氢钾溶液（含 0.1％三乙胺，用磷酸调节 pH 值至 2.7）（4∶100）为流动相；检测波长为 210nm。理论板数按盐酸麻黄碱峰计算应不低于 5000。

对照品溶液的制备　取盐酸麻黄碱对照品适量，精密称定，用 0.01mol/L 盐酸溶液制成每 1ml 含 0.04mg 的溶液，即得。

供试品溶液的制备　精密量取〔含量测定〕甘草流浸膏项下的供试品溶液 5ml，置 10ml 量瓶中，加 0.01mol/L 盐酸溶液稀释至刻度，摇匀，即得。

测定法　分别精密吸取对照品溶液和供试品溶液各 10μl，注入液相色谱仪，测定，即得。

本品每袋含盐酸麻黄碱（$C_{10}H_{15}NO \cdot HCl$），应为 3.6～4.4mg。

【功能与主治】　止咳，平喘，祛痰。用于风寒束肺所致的咳嗽、气喘、咯痰；支气管炎、支气管哮喘见上述证候者。

【用法与用量】　口服。一次 2～4g，一日 3 次。

【注意】　（1）在医生指导下用药。（2）冠心病、心绞痛及甲状腺功能亢进患者及运动员慎用。

【规格】　每袋装 2g

【贮藏】　密封，置阴凉干燥处。

镇咳宁糖浆
Zhenkening Tangjiang

【处方】　甘草流浸膏 40ml　　　　桔梗 80g
　　　　　盐酸麻黄碱 0.8g　　　　桑白皮 20g

【制法】　以上四味，桔梗、桑白皮分别用 40％乙醇作溶剂，浸渍，渗漉，收集桔梗渗漉液 240ml、桑白皮渗漉液 60ml。另取蔗糖 600g 制成单糖浆，待糖浆温度降至 60℃以下，加入甘草流浸膏、桔梗渗漉液、桑白皮渗漉液、盐酸麻黄碱与羟苯乙酯 0.1g、香草香精 2ml，搅匀，加水使成 1000ml，混匀，滤过，即得。

【性状】　本品为深褐色的黏稠液体；气芳香，味甜。

【鉴别】　（1）在〔含量测定〕项的色谱图中，供试品色谱中应呈现与对照品色谱峰保留时间相对应的色谱峰。

（2）取本品 2ml，加硅藻土 1g，拌匀，置水浴上蒸干，加乙醇 30ml，超声处理 30 分钟，滤过，滤液蒸干，残渣加乙醇 2ml 使溶解，作为供试品溶液。另取桔梗对照药材 0.1g，加乙醇 15ml，同法制成对照药材溶液。照薄层色谱法（通则 0502）试验，吸取上述两种溶液各 5μl，分别点于同一硅胶 G 薄层板上，以三氯甲烷-甲醇-甲酸（16∶10∶1）为展开剂，展开，取出，晾干，喷以 10％硫酸乙醇溶液，在 105℃加热至斑点显色清晰。供试品色谱中，在与对照药材色谱相应的位置上，显相同颜色的斑点。

【检查】　相对密度　应为 1.20～1.27（通则 0601）。

其他　应符合糖浆剂项下有关的各项规定（通则 0116）。

【含量测定】　盐酸麻黄碱、甘草流浸膏　照高效液相色谱法（通则 0512）测定。

色谱条件与系统适用性试验　以十八烷基硅烷键合硅胶为填充剂；以乙腈为流动相 A，以 0.1％磷酸溶液为流动相 B，按下表进行梯度洗脱；盐酸麻黄碱的检测波长为 205nm，甘草苷、甘草酸的检测波长为 237nm。理论板数按盐酸麻黄碱峰计算应不低于 8000。

时间（分钟）	流动相（A％）	流动相（B％）
0～10	8	92
10～12	8→20	92→80
12～20	20	80
20～22	20→38	80→62
22～45	38	62

对照品溶液的制备　分别取盐酸麻黄碱对照品、甘草苷对照品、甘草酸铵对照品适量，精密称定，加稀乙醇制成每 1ml 含盐酸麻黄碱 60μg、甘草苷 25μg、甘草酸（甘草酸重量＝甘草酸铵重量/1.0207）120μg 的溶液，即得。

供试品溶液的制备　精密量取本品 2ml，置 25ml 量瓶中，加稀乙醇稀释至刻度，摇匀，滤过，取续滤液，即得。

测定法　分别精密吸取对照品溶液与供试品溶液各 10μl，注入液相色谱仪，测定，即得。

本品每 1ml 含盐酸麻黄碱（$C_{10}H_{15}NO \cdot HCl$）应为 0.72～0.88mg；含甘草流浸膏以甘草苷（$C_{21}H_{22}O_9$）计，不得少于 0.045mg，以甘草酸（$C_{42}H_{62}O_{16}$）计，不得少于 0.65mg。

【功能与主治】　止咳，平喘，祛痰。用于风寒束肺所致的咳嗽、气喘、咯痰；支气管炎、支气管哮喘见上述证候者。

【用法与用量】　口服。一次 5～10ml，一日 3 次。

【注意】　（1）在医生指导下用药。（2）冠心病、心绞痛及甲状腺功能亢进患者及运动员慎用。

【贮藏】　密封。

镇脑宁胶囊
Zhennaoning Jiaonang

【处方】　猪脑粉 16.79g　　　　细辛 37.31g
　　　　　丹参 52.24g　　　　　水牛角浓缩粉 7.46g
　　　　　川芎 52.24g　　　　　天麻 7.46g
　　　　　葛根 52.24g　　　　　藁本 37.31g
　　　　　白芷 52.24g

【制法】　以上九味，除猪脑粉、水牛角浓缩粉外，其余细辛等七味粉碎成细粉，过筛，加入猪脑粉、水牛角浓缩粉，混匀，装入胶囊，制成 1000 粒，即得。

【性状】 本品为硬胶囊,内容物为浅棕黄色的粉末;有特异香气,味微苦。

【鉴别】 (1)取本品,置显微镜下观察:纤维成束,周围细胞含草酸钙方晶,形成晶纤维,含晶细胞壁木化增厚(葛根)。不规则碎块淡灰白色或灰黄色,稍具光泽,表面有灰棕色色素颗粒,并有不规则纵长裂缝(水牛角浓缩粉)。

(2)取本品内容物 6g,加乙醚 50ml,振摇 1 小时,滤过,滤液挥干,残渣加乙酸乙酯 1ml 使溶解,作为供试品溶液。另取丹参酮ⅡA对照品,加乙酸乙酯制成每 1ml 含 2mg 的溶液,作为对照品溶液。照薄层色谱法(通则 0502)试验,吸取供试品溶液 5μl、对照品溶液 2μl,分别点于同一硅胶 G 薄层板上,以甲苯-乙酸乙酯(19:1)为展开剂,展开,取出,晾干。供试品色谱中,在与对照品色谱相应的位置上,显相同颜色的斑点。

(3)取欧前胡素对照品、异欧前胡素对照品,加乙酸乙酯制成每 1ml 各含 1mg 的混合溶液,作为对照品溶液。另取白芷对照药材 1g,加乙醚 20ml,振摇 1 小时,滤过,滤液挥干,残渣加乙酸乙酯 1ml 使溶解,作为对照药材溶液。照薄层色谱法(通则 0502)试验,吸取〔鉴别〕(2)项下的供试品溶液 2μl、上述对照品溶液及对照药材溶液各 5μl,分别点于同一高效硅胶 G 薄层板上,以石油醚(30~60℃)-乙醚(3:2)为展开剂,在 25℃以下展开,取出,晾干,置紫外光灯(365nm)下检视。供试品色谱中,在与对照药材色谱和对照品色谱相应的位置上,显相同颜色的荧光斑点。

(4)取本品内容物 2g,加甲醇 20ml,超声处理 30 分钟,滤过,滤液回收溶剂至干,残渣加乙酸乙酯 1ml 使溶解,作为供试品溶液。另取川芎对照药材、藁本对照药材各 1g,同法制成对照药材溶液。照薄层色谱法(通则 0502)试验,吸取上述三种溶液各 10μl,分别点于同一硅胶 G 薄层板上,以正己烷-乙酸乙酯(9:1)为展开剂,展开,取出,晾干,置紫外光灯(365nm)下检视。供试品色谱中,在与对照药材色谱相应的位置上,显相同颜色的荧光斑点。

(5)取本品内容物 6g,置索氏提取器中,加乙醚 50ml,回流提取至无色,弃去乙醚液,残渣挥干溶剂,置具塞锥形瓶中,加稀乙醇 50ml,超声处理 30 分钟,放冷,滤过,滤液加在中性氧化铝柱(200~300 目,5g,柱内径为 1cm)上,以稀乙醇 20ml 洗脱,收集洗脱液,蒸干,残渣用乙腈-水(3:97)混合溶液 10ml 溶解,摇匀,滤过,滤液作为供试品溶液。另取天麻素对照品,加乙腈-水(3:97)混合溶液制成每 1ml 含 0.03mg 的溶液,作为对照品溶液。照高效液相色谱法(通则 0512)试验,以十八烷基硅烷键合硅胶为填充剂;以乙腈-0.05%磷酸溶液(2:98)为流动相;检测波长为 220nm。理论板数按天麻素峰计算应不低于 3000。分别吸取上述两种溶液各 10μl,注入液相色谱仪。供试品色谱中应呈现与对照品色谱峰保留时间相对应的色谱峰。

【检查】 应符合胶囊剂项下有关的各项规定(通则 0103)。

【含量测定】 葛根 照高效液相色谱法(通则 0512)测定。

色谱条件与系统适用性试验 以十八烷基硅烷键合硅胶为填充剂;以甲醇-水(25:75)为流动相;检测波长为 250nm。理论板数按葛根素峰计算应不低于 4000。

对照品溶液的制备 取葛根素对照品适量,精密称定,加 30%乙醇制成每 1ml 含 60μg 的溶液,即得。

供试品溶液的制备 取装量差异项下的本品内容物,混匀,取约 1g,精密称定,加硅藻土 1g,研匀,置索氏提取器中,加石油醚(60~90℃)适量,加热回流提取 4 小时,弃去石油醚液,药渣挥尽石油醚,连同滤纸筒一并置具塞锥形瓶中,精密加入 30%乙醇 50ml,密塞,称定重量,超声处理(功率 250W,频率 50kHz)40 分钟,放冷,再称定重量,用 30%乙醇补足减失的重量,混匀,滤过,取续滤液,即得。

测定法 分别精密吸取对照品溶液 10μl 与供试品溶液 10μl,注入液相色谱仪,测定,即得。

本品每粒含葛根以葛根素($C_{21}H_{20}O_9$)计,不得少于 0.80mg。

丹参酮类 照高效液相色谱法(通则 0512)测定。

色谱条件与系统适用性试验 以十八烷基硅烷键合硅胶为填充剂;以乙腈-0.02%磷酸溶液(61:39)为流动相;柱温为 30℃;流速为每分钟 0.8ml;检测波长为 270nm。理论板数按丹参酮ⅡA峰计算应不低于 6000。

对照品溶液的制备 取丹参酮ⅡA对照品适量,精密称定,置棕色量瓶中,加甲醇制成每 1ml 含 20 μg 的溶液,即得。

供试品溶液的制备 取本品 20 粒内容物,精密称定,混匀,取约 2.4g,精密称定,置具塞锥形瓶中,精密加入甲醇 50ml,称定重量,超声处理(功率 250W,频率 42kHz)30 分钟,放冷,再称定重量,用甲醇补足减失的重量,摇匀,滤过,取续滤液,即得。

测定法 分别精密吸取对照品溶液与供试品溶液各 5μl,注入液相色谱仪,测定。以丹参酮ⅡA对照品为参照,以其相应的峰为 S 峰,计算隐丹参酮、丹参酮Ⅰ的相对保留时间,其相对保留时间应在规定值的±5%范围之内。相对保留时间及校正因子见下表。

待测成分(峰)	相对保留时间	校正因子
隐丹参酮	0.54	1.14
丹参酮Ⅰ	0.58	1.30
丹参酮ⅡA	1.00	1.00

以丹参酮ⅡA对照品的峰面积为对照,按上表中相对应的校正因子计算隐丹参酮、丹参酮Ⅰ、丹参酮ⅡA的含量。

本品每粒含丹参以丹参酮ⅡA($C_{19}H_{18}O_3$)、隐丹参酮($C_{19}H_{20}O_3$)和丹参酮Ⅰ($C_{18}H_{12}O_3$)的总量计,不得少于 0.11mg。

丹酚酸 B 照高效液相色谱法(通则 0512)测定。

色谱条件与系统适用性试验 以十八烷基硅烷键合硅胶为填充剂;以甲醇-乙腈-甲酸-水(30∶10∶1∶59)为流动相;检测波长为 286nm。理论板数按丹酚酸 B 峰计算应不低于 3000。

对照品溶液的制备 取丹酚酸 B 对照品适量,精密称定,加 75％甲醇制成每 1ml 含 60μg 的溶液,即得。

供试品溶液的制备 取装量差异项下的本品内容物,混匀,取约 0.5g,精密称定,置具塞锥形瓶中,精密加入 75％甲醇 50ml,称定重量,超声处理(功率 250W,频率 50kHz)1 小时,取出,放冷,再称定重量,用 75％甲醇补足减失的重量,摇匀,滤过,取续滤液,即得。

测定法 分别精密吸取对照品溶液与供试品溶液各 10μl,注入液相色谱仪,测定,即得。

本品每粒含丹参以丹酚酸 B($C_{36}H_{30}O_{16}$)计,不得少于 1.05mg。

【功能与主治】 熄风通络。用于风邪上扰所致的头痛头昏、恶心呕吐、视物不清、肢体麻木、耳鸣;血管神经性头痛、高血压、动脉硬化见上述证候者。

【用法与用量】 口服。一次 4～5 粒,一日 3 次。

【规格】 每粒装 0.3g

【贮藏】 密封。

附:猪脑粉质量标准

猪 脑 粉

〔制法〕 取健康新鲜猪脑 1000g,去除杂质,洗净,匀浆,用丙酮脱脂脱胆固醇,共三次,分别滤过,回收丙酮。脱脂脱胆固醇后的滤渣用纯化水调成浆状,加入中性蛋白酶水解,真空干燥,粉碎,备用。

〔性状〕 本品为淡黄色至棕色颗粒状粉末或块状物。

〔鉴别〕 取本品 0.2g,加水 20ml 溶解,滤过,以滤液作为供试品溶液进行以下试验:

(1)取供试品溶液 5ml,加茚三酮试液数滴,加热,溶液显蓝紫色。

(2)取供试品溶液 5ml,加 10％的氢氧化钠溶液 2ml 使呈碱性,加数滴 0.5％硫酸铜溶液,溶液显蓝紫色。

〔检查〕 **酸度** 取本品 0.5g,加新沸过的冷水 50ml 搅匀,测定,pH 值应为 5.0～7.0(通则 0631)。

干燥失重 取本品,在 80℃真空干燥至恒重,减失重量不得超过 4％(通则 0831)。

炽灼残渣 不得过 7.5％(通则 0841)。

〔含量测定〕 取本品约 0.4g,精密称定,照氮测定法(通则 0704 第一法)测定。

本品按干燥品计算,含总氮(N)应为 7.0％～9.0％。

〔贮藏〕 遮光,阴凉密封保存。

澳泰乐颗粒
Aotaile Keli

【处方】 返魂草1000g 郁金50g
黄精50g 白芍15g
麦芽100g

【制法】 以上五味,酌予碎断,加水煎煮三次,煎液滤过,滤液合并,浓缩至适量,加蔗糖适量,混合,制成颗粒,干燥,整粒,制成 1500g;或加蔗糖、糊精适量,混合,制成颗粒,干燥,整粒,制成 500g,即得。

【性状】 本品为浅棕黄色至棕褐色的颗粒,味甜或味微甜。

【鉴别】 (1)取本品 30g〔规格(1)〕或 10g〔规格(2)〕,研细,加水饱和的乙醚 30ml,浸渍 2 小时(25～40℃),时时振摇,滤过,滤液挥干,残渣加乙醇 1ml 使溶解,作为供试品溶液。另取返魂草对照药材 5g,加水 100ml,煎煮 30 分钟,放冷,滤过,滤液加乙醚提取 2 次,每次 30ml,合并乙醚液,挥干,残渣加乙醇 1ml 使溶解,作为对照药材溶液。照薄层色谱法(通则 0502)试验,吸取上述两种溶液各 5μl,分别点于同一硅胶 G 薄层板上,以石油醚(60～90℃)-乙醚(3∶5)为展开剂,展开,取出,晾干,置碘蒸气中熏至斑点显色清晰。供试品色谱中,在与对照药材色谱相应的位置上,显相同的黄色斑点。

(2)取本品 45g〔规格(1)〕或 15g〔规格(2)〕,研细,加甲醇 60ml,超声处理 30 分钟,滤过,滤液蒸干,残渣加水 30ml 使溶解,加三氯甲烷 30ml 提取,水层加水饱和正丁醇提取 2 次,每次 30ml,合并正丁醇提取液,用氨试液 30ml 洗涤,再用正丁醇饱和的水 30ml 洗涤,取正丁醇液,蒸干,残渣加甲醇 1ml 使溶解,作为供试品溶液。另取白芍对照药材 0.5g,加乙醇 10ml,振摇 5 分钟,滤过,滤液蒸干,残渣加甲醇 1ml 使溶解,作为对照药材溶液。再取芍药苷对照品,加甲醇制成每 1ml 含 0.5mg 的溶液,作为对照品溶液。照薄层色谱法(通则 0502)试验,分别吸取上述三种溶液各 3～5μl,分别点于同一硅胶 G 薄层板上,以三氯甲烷-乙酸乙酯-甲醇-甲酸(40∶5∶10∶0.2)为展开剂,展开,取出,晾干,喷以 5％香草醛硫酸溶液,加热至斑点显色清晰。供试品色谱中,在与对照药材色谱和对照品色谱相应的位置上,显相同颜色的斑点。

【检查】 应符合颗粒剂项下有关的各项规定(通则 0104)。

【含量测定】 **返魂草** 照高效液相色谱法(通则 0512)测定。

色谱条件与系统适用性试验 以十八烷基硅烷键合硅胶为填充剂;以甲醇-水-冰醋酸(14∶86∶1)为流动相;检测波长为 224nm。理论板数按 4-羟基苯乙酸峰计算应不低于 8000。

对照品溶液的制备 取 4-羟基苯乙酸对照品适量,精密称定,加甲醇制成每 1ml 含 40μg 的溶液,即得。

供试品溶液的制备　取装量差异项下的本品,研细,取 3.6g〔规格(1)〕或取 1.2g〔规格(2)〕,精密称定,置具塞锥形瓶中,精密加入甲醇 100ml,密塞,称定重量,超声处理(功率 250W,频率 50kHz)1 小时,取出,放冷,再称定重量,用甲醇补足减失的重量,摇匀,滤过,精密量取续滤液 50ml,蒸干,残渣用甲醇溶解并转移至 5ml 量瓶中,加甲醇稀释至刻度,摇匀,即得。

测定法　分别精密吸取对照品溶液与供试品溶液各 10μl,注入液相色谱仪,测定,即得。

本品每袋含返魂草以 4-羟基苯乙酸($C_8H_8O_3$)计,不得少于 1.3mg。

白芍　照高效液相色谱法(通则 0512)测定。

色谱条件与系统适用性试验　以十八烷基硅烷键合硅胶为填充剂;以甲醇-水(25:75)为流动相;检测波长为 230nm。理论板数按芍药苷峰计算应不低于 2500。

对照品溶液的制备　取芍药苷对照品适量,精密称定,加甲醇制成每 1ml 含 50μg 的溶液,即得。

供试品溶液的制备　取装量差异项下的本品,研细,取 3g〔规格(1)〕或取 1g〔规格(2)〕,精密称定,置索氏提取器中,加乙醇适量,加热回流提取 4 小时,提取液回收乙醇至干,残渣加水 10ml,使溶解,通过 D101 型大孔吸附树脂柱(内径为 1cm,柱高为 12cm),先加氨试液 2ml,再以水 50ml 洗脱,弃去洗脱液,继以 80% 乙醇洗脱,弃去初流出液 4ml,收集续流出液 50ml,蒸干,残渣用甲醇溶解,转移至 5ml 量瓶中,加甲醇至刻度,摇匀,即得。

测定法　分别精密吸取对照品溶液与供试品溶液各 10μl,注入液相色谱仪,测定,即得。

本品每袋含白芍以芍药苷($C_{23}H_{28}O_{11}$)计,不得少于 0.65mg。

【功能与主治】　舒肝理气、清热解毒。用于肝郁毒蕴所致的胁肋胀痛、口苦纳呆、乏力;慢性肝炎见上述证候者。

【用法与用量】　口服。一次 1 袋,一日 3 次。

【注意】　忌酒及辛辣油腻食物。

【规格】　(1)每袋装 15g　(2)每袋装 5g

【贮藏】　密封。

颠茄片

Dianqie Pian

【处方】　颠茄浸膏 10g

【制法】　取颠茄浸膏,加辅料适量,压制成 1000 片,即得。

【性状】　本品为浅棕色或棕色的片。

【鉴别】　取本品 20 片,研细,加浓氨试液 1ml 和乙醚 30ml,超声处理 30 分钟,滤过,滤液挥干,残渣加甲醇 0.5ml

使溶解,作为供试品溶液。另取硫酸天仙子胺对照品、硫酸阿托品对照品,分别加甲醇制成每 1ml 各含 3mg 的溶液,作为对照品溶液。照薄层色谱法(通则 0502)试验,吸取上述三种溶液各 10~20μl,分别点于同一硅胶 G 薄层板上,以丙酮-水-浓氨试液(90:7:3)为展开剂,展开,取出,晾干,置 100~105℃ 干燥 5 分钟,放冷,喷以稀碘化铋钾试液。供试品色谱中,在与硫酸天仙子胺对照品色谱相应的位置上,显相同颜色的斑点;再喷以 10% 亚硝酸钠溶液,放置 5~15 分钟,供试品色谱中,在与硫酸天仙子胺对照品相应位置上的斑点应由橘黄色或棕色变为红棕色。

【检查】　**阿托品**　在喷以 10% 亚硝酸钠溶液的〔鉴别〕色谱图中,供试品色谱中的主斑点不得出现与硫酸阿托品一致的灰蓝色斑点。

其他　应符合片剂项下有关的各项规定(通则 0101)。

【特征图谱】　照高效液相色谱法(通则 0512)测定。

色谱条件与系统适用性试验　以十八烷基硅烷键合硅胶为填充剂;以甲醇为流动相 A,0.05% 磷酸溶液为流动相 B,按下表中的规定进行梯度洗脱;检测波长为 344nm。理论板数按东莨菪内酯峰计算应不低于 5000。

时间(分钟)	流动相 A(%)	流动相 B(%)
0~5	3→15	97→85
5~60	15→60	85→40

参照物溶液的制备　取东莨菪内酯对照品适量,精密称定,加 50% 甲醇制成每 1ml 含 6μg 的溶液,即得。

供试品溶液的制备　取本品 100 片,精密称定,研细,精密称取约相当于 50 片的量,置具塞锥形瓶中,精密加入 50% 甲醇 25ml,称定重量,超声处理(功率 400W,频率 58kHz)15 分钟,放冷,再称定重量,用 50% 甲醇补足减失的重量,摇匀,滤过,取续滤液,即得。

测定法　分别精密吸取参照物溶液与供试品溶液各 10μl,注入液相色谱仪,测定,即得。

供试品特征图谱中应有 6 个特征峰,与参照物峰相应的峰为 S 峰,计算各特征峰与 S 峰的相对保留时间,其相对保留时间应在规定值的 ±5% 之内。规定值为 0.897(峰 1)、0.965(峰 2)、1.000〔峰 3(S)〕、1.354(峰 4)、1.473(峰 5)、1.528(峰 6)。计算峰 1、峰 5 与 S 峰的相对峰面积,峰 1 的相对峰面积不得小于 0.30,峰 5 的相对峰面积不得小于 0.10。

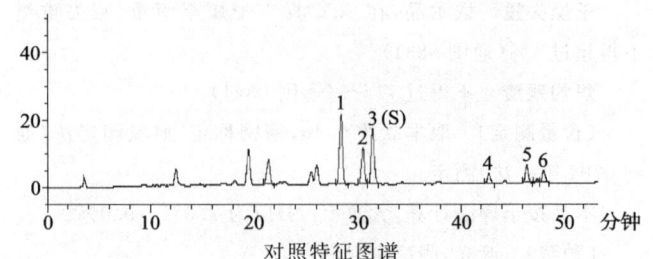

对照特征图谱

峰 3(S):东莨菪内酯

参考色谱柱:月旭公司 XB C18(250mm×4.5mm,5μm)

【含量测定】 硫酸天仙子胺　照高效液相色谱法（通则0512）测定。

色谱条件与系统适用性试验　以十八烷基硅烷键合硅胶为填充剂；以乙腈-0.25%十二烷基磺酸钠的0.004%磷酸溶液（40∶60）为流动相；检测波长为210nm。理论板数按硫酸天仙子胺峰计算应不低于2000。

对照品溶液的制备　取硫酸天仙子胺对照品适量，精密称定，加50%甲醇制成每1ml含0.2mg的溶液，即得。

测定法　分别精密吸取对照品溶液与〔特征图谱〕项下供试品溶液各10μl，注入液相色谱仪，测定，即得。

本品每片含生物碱以硫酸天仙子胺（$C_{34}H_{46}N_2O_6 \cdot H_2SO_4$）计，应为0.070～0.120mg。

东莨菪内酯　照高效液相色谱法（通则0512）测定。

色谱条件与系统适用性试验　同〔特征图谱〕项下。

对照品溶液的制备　同〔特征图谱〕项下参照物溶液的制备。

测定法　分别精密吸取对照品溶液与〔特征图谱〕项下的供试品溶液各10μl，注入液相色谱仪，测定，即得。

本品每片含东莨菪内酯（$C_{10}H_8O_4$）不得少于2.2μg。

【适应症】 抗胆碱药，解除平滑肌痉挛，抑制腺体分泌。用于胃及十二指肠溃疡，胃肠道、肾、胆绞痛等。

【用法与用量】 口服。一次10～30mg，一日30～90mg；极量：一次50mg，一日150mg。

【注意】 青光眼患者忌服。

【规格】 每片含颠茄浸膏10mg

【贮藏】 密封。

颠 茄 酊

Dianqie Ding

【处方】 颠茄草1000g

【制法】 取颠茄草粗粉，照颠茄浸膏的〔制法〕项下制得稠膏，测定生物碱的含量后，加85%乙醇适量，并用水稀释，使含生物碱和乙醇量均符合规定，静置，俟澄清，滤过，即得。

【性状】 本品为棕红色或棕绿色的液体；气微臭。

【鉴别】 取本品7ml，加水10ml，加浓氨试液1ml，摇匀，用乙醚30ml振摇提取，乙醚液挥干，残渣加甲醇0.5ml使溶解，作为供试品溶液。另取硫酸天仙子胺对照品、硫酸阿托品对照品，分别加甲醇制成每1ml含3mg的溶液，作为对照品溶液。照薄层色谱法（通则0502）试验，吸取上述三种溶液各10～20μl，分别点于同一硅胶G薄层板上，以丙酮-水-浓氨试液（90∶7∶3）为展开剂，展开，取出，晾干，置100～105℃干燥5分钟，放冷，喷以稀碘化铋钾试液。供试品色谱中，在与硫酸天仙子胺对照品色谱相应的位置上，显相同颜色的斑点；

再喷以10%亚硝酸钠溶液，放置5～15分钟，供试品色谱中，在与硫酸天仙子胺对照品相应位置上的斑点应由橘黄色或棕色变为红棕色。

【检查】 阿托品　在喷以10%亚硝酸钠溶液的〔鉴别〕色谱图中，供试品色谱中的主斑点不得出现与硫酸阿托品一致的灰蓝色斑点。

乙醇量　应为60%～70%（通则0711）。

其他　应符合酊剂项下有关的各项规定（通则0120）。

【特征图谱】 照高效液相色谱法（通则0512）测定。

色谱条件与系统适用性试验　以十八烷基硅烷键合硅胶为填充剂；以甲醇为流动相A，0.05%磷酸溶液为流动相B，按下表中的规定进行梯度洗脱；检测波长为344nm。理论板数按东莨菪内酯峰计算应不低于5000。

时间（分钟）	流动相A（%）	流动相B（%）
0～5	3→15	97→85
5～60	15→60	85→40

参照物溶液的制备　取东莨菪内酯对照品适量，精密称定，加50%甲醇制成每1ml含10μg的溶液，即得。

供试品溶液的制备　取本品滤过，取续滤液，即得。

测定法　分别精密吸取参照物溶液与供试品溶液各10μl，注入液相色谱仪，测定，即得。

供试品特征图谱中应有6个特征峰，与参照物峰相应的峰为S峰，计算各特征峰与S峰的相对保留时间，其相对保留时间应在规定值的±5%之内。规定值为0.897（峰1）、0.965（峰2）、1.000[峰3（S）]、1.354（峰4）、1.473（峰5）、1.528（峰6）。计算峰1、峰5与S峰的相对峰面积，峰1的相对峰面积不得小于0.30，峰5的相对峰面积不得小于0.10。

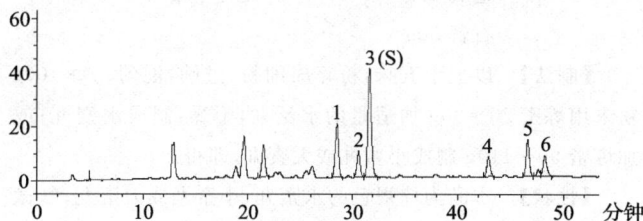

对照特征图谱

峰3（S）：东莨菪内酯

参考色谱柱：月旭公司 XB C18（250mm×4.5mm，5μm）

【含量测定】 硫酸天仙子胺　照高效液相色谱法（通则0512）测定。

色谱条件与系统适用性试验　以十八烷基硅烷键合硅胶为填充剂；以乙腈-0.25%十二烷基磺酸钠的0.004%磷酸溶液（40∶60）为流动相；检测波长为210nm。理论板数按硫酸天仙子胺峰计算应不低于2000。

对照品溶液的制备　取硫酸天仙子胺对照品适量，精密称定,加 50％甲醇制成每 1ml 中含 0.25mg 的溶液,即得。

测定法　分别精密吸取对照品溶液与〔特征图谱〕项下供试品溶液各 10μl,注入液相色谱仪,测定,即得。

本品每 1ml 含生物碱以硫酸天仙子胺($C_{34}H_{46}N_2O_6 \cdot H_2SO_4$)计,应为 0.25～0.36mg。

东莨菪内酯　照高效液相色谱法(通则 0512)测定。

色谱条件与系统适用性试验　同〔特征图谱〕项下。

对照品溶液的制备　同〔特征图谱〕项下参照物溶液的制备。

测定法　分别精密吸取对照品溶液与〔特征图谱〕项下的供试品溶液各 10μl,注入液相色谱仪,测定,即得。

本品每 1ml 含东莨菪内酯($C_{10}H_8O_4$)不得少于 8.0μg。

【适应症】　抗胆碱药,解除平滑肌痉挛,抑制腺体分泌。用于胃及十二指肠溃疡,胃肠道、肾、胆绞痛等。

【用法与用量】　口服。常用量:一次 0.3～1ml,一日 1～3ml;极量:一次 1.5ml,一日 4.5ml。

【注意】　青光眼患者忌服。

【贮藏】　遮光,密封,置阴凉处。

橘 红 丸

Juhong Wan

【处方】　化橘红 75g　　　　陈皮 50g
　　　　　　半夏(制)37.5g　　茯苓 50g
　　　　　　甘草 25g　　　　　桔梗 37.5g
　　　　　　苦杏仁 50g　　　　炒紫苏子 37.5g
　　　　　　紫菀 37.5g　　　　款冬花 25g
　　　　　　瓜蒌皮 50g　　　　浙贝母 50g
　　　　　　地黄 50g　　　　　麦冬 50g
　　　　　　石膏 50g

【制法】　以上十五味,粉碎成细粉,过筛,混匀。每 100g 粉末用炼蜜 20～30g 加适量的水泛丸,干燥,制成水蜜丸;或加炼蜜 90～110g 制成小蜜丸或大蜜丸,即得。

【性状】　本品为棕褐色的水蜜丸、小蜜丸或大蜜丸;气微香,味甜、微苦。

【鉴别】　(1)取本品,置显微镜下观察:不规则分枝状团块无色,遇水合氯醛试液溶化;菌丝无色或淡棕色,直径 4～6μm(茯苓)。纤维束周围薄壁细胞含草酸钙方晶,形成晶纤维(甘草)。石细胞橙黄色,贝壳形,壁较厚,较宽一边纹孔明显(苦杏仁)。种皮细胞类圆形、长圆形或形状不规则,壁网状增厚似花纹样(炒紫苏子)。花粉粒球形,直径约至 32μm,外壁有刺,较尖(款冬花)。下皮细胞长方形,垂周壁波状弯曲,有的含紫色色素(紫菀)。

(2)取本品水蜜丸 3.6g,研碎;或取小蜜丸或大蜜丸 6g,剪碎,加硅藻土 3g,研匀。加乙酸乙酯 40ml,加热回流 1 小

时,放冷,滤过,滤液蒸干,残渣加甲醇 1ml 使溶解,作为供试品溶液。另取陈皮对照药材 1g,加甲醇 10ml,超声处理 10 分钟,滤过,滤液作为对照药材溶液。照薄层色谱法(通则 0502)试验,吸取供试品溶液 5μl、对照药材溶液 2μl,分别点于同一硅胶 G 薄层板上,以三氯甲烷-甲醇(19∶1)为展开剂,展开,取出,晾干,置紫外光灯(365nm)下检视。供试品色谱中,在与对照药材色谱相应的位置上,显相同颜色的荧光主斑点。

(3)取本品水蜜丸 3.6g,或取小蜜丸或大蜜丸 6g,加水 30ml,研匀。加盐酸 1ml,加热回流 1 小时,放冷,滤过,滤液用三氯甲烷振摇提取 2 次,每次 30ml,合并三氯甲烷液,蒸干,残渣加三氯甲烷 2ml 使溶解,作为供试品溶液。另取麦冬对照药材 1g,加水 30ml,同法制成对照药材溶液。照薄层色谱法(通则 0502)试验,吸取供试品溶液 5μl、对照药材溶液 2μl,分别点于同一硅胶 G 薄层板上,以三氯甲烷-丙酮(4∶1)为展开剂,展开,取出,晾干,喷以 10％硫酸乙醇溶液,在 105℃加热至斑点显色清晰。供试品色谱中,在与对照药材色谱相应的位置上,显相同的墨绿色斑点。

【检查】　应符合丸剂项下有关的各项规定(通则 0108)。

【含量测定】　照高效液相色谱法(通则 0512)测定。

色谱条件与系统适用性试验　以十八烷基硅烷键合硅胶为填充剂;以甲醇-醋酸-水(30∶4∶60)为流动相;检测波长为 283nm。理论板数按柚皮苷峰计算应不低于 2000。

对照品溶液的制备　取柚皮苷对照品适量,精密称定,加甲醇制成每 1ml 含 70μg 的溶液,即得。

供试品溶液的制备　取本品水蜜丸适量,研碎,取约 1.5g,精密称定;或取小蜜丸或取重量差异项下的大蜜丸,剪碎,取约 2g,精密称定。置具塞锥形瓶中,精密加入流动相 50ml,密塞,称定重量,放置使溶散,超声处理(功率 250W,频率 20kHz)30 分钟,放冷,再称定重量,用流动相补足减失的重量,摇匀,滤过(不易滤时可先离心,取上清液),取续滤液,即得。

测定法　分别精密吸取对照品溶液 10μl 与供试品溶液 10～20μl,注入液相色谱仪,测定,即得。

本品含化橘红以柚皮苷($C_{27}H_{32}O_{14}$)计,水蜜丸每 1g 不得少于 1.0mg;小蜜丸每 1g 不得少于 0.6mg;大蜜丸每丸(1)不得少于 1.9mg,(2)不得少于 3.8mg。

【功能与主治】　清肺,化痰,止咳。用于痰热咳嗽,痰多,色黄黏稠,胸闷口干。

【用法与用量】　口服。水蜜丸一次 7.2g,小蜜丸一次 12g,大蜜丸一次 2 丸(每丸重 6g)或 4 丸(每丸重 3g),一日 2 次。

【规格】　水蜜丸每 100 丸重 10g;大蜜丸每丸重　(1)3g (2)6g

【贮藏】　密封。

橘　红　片

Juhong Pian

【处方】　化橘红 174.4g　　　　陈皮 116.3g
　　　　　法半夏 87.2g　　　　　茯苓 116.3g
　　　　　甘草 58.1g　　　　　　桔梗 87.2g
　　　　　苦杏仁 116.3g　　　　炒紫苏子 87.2g
　　　　　紫菀 87.2g　　　　　　款冬花 58.1g
　　　　　瓜蒌皮 116.3g　　　　浙贝母 116.3g
　　　　　地黄 116.3g　　　　　麦冬 116.3g
　　　　　石膏 116.3g

【制法】　以上十五味，化橘红、陈皮蒸馏提取挥发油，收集挥发油；蒸馏后的水溶液另器收集；法半夏、茯苓、浙贝母、桔梗、石膏粉碎成细粉；甘草、紫苏子、紫菀、麦冬加水煎煮二次，第一次 3 小时，第二次 1 小时，煎液滤过，滤液合并；款冬花加水热浸二次，第一次 2 小时，第二次 1 小时，浸渍液滤过，滤液合并；瓜蒌皮、地黄用 48% 乙醇作溶剂；苦杏仁用 80% 乙醇作溶剂，分别加热回流提取二次，第一次 3 小时，第二次 2 小时，提取液滤过，滤液合并，回收乙醇，与上述蒸馏后的水溶液、滤液合并，减压浓缩至相对密度为 1.35～1.40（50℃），加入法半夏等五味的细粉，混匀，干燥，粉碎成细粉，制颗粒，干燥，喷加化橘红和陈皮的挥发油，混匀，压制成 1000 片，即得。

【性状】　本品为浅黄棕色至黄褐色的片；气香，味微甘、苦。

【鉴别】　(1) 取本品，置显微镜下观察：不规则分枝状团块无色，遇水合氯醛液溶化；菌丝无色或淡棕色，直径 4～6μm（茯苓）。淀粉粒卵圆形，直径 35～48μm，脐点点状，人字状或马蹄状，位于较小端，层纹细密（浙贝母）。草酸钙针晶成束，长 32～144μm，存在于黏液细胞中或散在（法半夏）。不规则片状结晶无色，有平直纹理（石膏）。

(2) 取本品 20 片，研细，加二氯甲烷 20ml 与浓氨试液 3ml，超声处理 30 分钟，放置过夜，滤过，滤液蒸干，残渣加二氯甲烷 2ml 使溶解，作为供试品溶液。另取贝母素甲对照品、贝母素乙对照品，加二氯甲烷制成每 1ml 含 1mg 的溶液，作为对照品溶液。照薄层色谱法（通则 0502）试验，吸取供试品溶液 15μl、对照品溶液 5μl，分别点于同一硅胶 G 薄层板上，以乙酸乙酯-甲醇-浓氨试液（17：2：1）为展开剂，展开，取出，晾干，喷以稀碘化铋钾试液，置日光下检视。供试品色谱中，在与对照品色谱相应的位置上，显相同颜色的斑点。

(3) 取本品 10 片，研细，加甲醇 30ml，超声处理 15 分钟，滤过，滤液蒸干，残渣加水 20ml 使溶解，用乙酸乙酯振摇提取 2 次，每次 15ml，合并乙酸乙酯提取液，蒸干，残渣加甲醇 2ml 使溶解，作为供试品溶液。另取橙皮苷对照品，加甲醇制成每

1ml 含 1mg 的溶液，作为对照品溶液。照薄层色谱法（通则 0502）试验，吸取上述两种溶液各 5μl，分别点于同一硅胶 G 薄层板上，以乙酸乙酯-甲醇-水（100：17：13）为展开剂，展开，取出，晾干，再以甲苯-乙酸乙酯-甲酸-水（20：10：1：1）的上层溶液为展开剂，展开，取出，晾干，喷以 3% 三氯化铝乙醇溶液，在 105℃ 加热 3 分钟，置紫外光灯（365nm）下检视。供试品色谱中，在与对照品色谱相应的位置上，显相同颜色的荧光斑点。

【检查】　应符合片剂项下有关的各项规定（通则 0101）。

【含量测定】　照高效液相色谱法（通则 0512）测定。

色谱条件与系统适用性试验　以十八烷基硅烷键合硅胶为填充剂；以乙腈-水（20：80）为流动相；检测波长为 283nm。理论板数按柚皮苷峰计算应不低于 2500。

对照品溶液的制备　取柚皮苷对照品适量，精密称定，加甲醇制成每 1ml 含 40μg 的溶液，即得。

供试品溶液的制备　取重量差异项下的本品，研细，取 0.5g，精密称定，置具塞锥形瓶中，精密加入 70% 甲醇 25ml，密塞，称定重量，超声处理（功率 500W，频率 40kHz）40 分钟，放冷，再称定重量，用 70% 甲醇补足减失的重量，摇匀，滤过，取续滤液，即得。

测定法　精密吸取对照品溶液与供试品溶液各 5μl，注入液相色谱仪，测定，即得。

本品每片含化橘红和陈皮以柚皮苷（$C_{27}H_{32}O_{14}$）计，不得少于 0.9mg。

【功能与主治】　清肺，化痰，止咳。用于痰热咳嗽，痰多，色黄黏稠，胸闷口干。

【用法与用量】　口服。一次 6 片，一日 2 次。

【规格】　每片重 0.6g

【贮藏】　密封。

橘　红　胶　囊

Juhong Jiaonang

【处方】　化橘红 166.7g　　　　陈皮 111g
　　　　　法半夏 83g　　　　　　茯苓 111g
　　　　　甘草 55.5g　　　　　　桔梗 83g
　　　　　苦杏仁 111g　　　　　炒紫苏子 83g
　　　　　紫菀 83g　　　　　　　款冬花 55.5g
　　　　　瓜蒌皮 111g　　　　　浙贝母 111g
　　　　　地黄 111g　　　　　　麦冬 111g
　　　　　石膏 111g

【制法】　以上十五味，陈皮粉碎成细粉；其余化橘红等十四味加水煎煮二次，每次 2 小时，煎液滤过，滤液浓缩至相对密度为 1.25～1.30（50℃），加入陈皮细粉，混匀，减压干燥，粉碎成细粉，加淀粉适量，混匀，喷雾制粒，干燥，加硬脂酸镁、

微粉硅胶适量,混匀,装入胶囊,制成 1000 粒,即得。

【性状】 本品为硬胶囊,内容物为棕褐色的粉末和颗粒;味苦,微甜。

【鉴别】 (1)取本品,置显微镜下观察:草酸钙方晶成片存在于薄壁组织中(陈皮)。

(2)取本品内容物 1g,置坩埚内,缓缓加热至炭化,加水 5ml,搅拌数分钟,滤过,取滤液 1ml,加氯化钡试液 1 滴,产生白色沉淀。

(3)取本品内容物 5g,加乙酸乙酯 25ml,超声处理 30 分钟,滤过,滤渣备用,滤液蒸干,残渣加乙酸乙酯 2ml 使溶解,作为供试品溶液。另取陈皮对照药材 0.5g,加乙酸乙酯 15ml,同法制成对照药材溶液。照薄层色谱法(通则 0502)试验,吸取上述两种溶液各 2～5μl,分别点于同一硅胶 G 薄层板上,以环己烷-丙酮(9∶7)为展开剂,展开,取出,晾干,置紫外光灯(365nm)下检视。供试品色谱中,在与对照药材色谱相应的位置上,显相同颜色的荧光斑点。

(4)取〔鉴别〕(3)项下的备用滤渣,挥干,加甲醇 20ml,超声处理 30 分钟,滤过,滤液蒸干,残渣加水 20ml 使溶解,用水饱和的正丁醇振摇提取 2 次,每次 20ml,合并正丁醇提取液,用水 20ml 洗涤,分取正丁醇液,蒸干,残渣加甲醇 4ml 使溶解,取上清液作为供试品溶液。另取甘草对照药材 1g,加水 50ml,煎煮 30 分钟,离心 10 分钟,取上清液,自"用水饱和的正丁醇振摇提取 2 次"起,同法制成对照药材溶液。照薄层色谱法(通则 0502)试验,吸取上述两种溶液各 5～10μl,分别点于同一以含 1%氢氧化钠的羧甲基纤维素钠溶液为黏合剂的硅胶 G 薄层板上,以乙酸乙酯-甲酸-冰醋酸-水(15∶1∶1∶2)为展开剂,展开,取出,晾干,喷以 10%硫酸乙醇溶液,在 105℃加热至斑点显色清晰,置紫外光灯(365nm)下检视。供试品色谱中,在与对照药材色谱相应的位置上,显相同颜色的荧光主斑点。

(5)取本品内容物 5g,加浓氨试液 6ml、三氯甲烷 30ml,混匀并振摇 10 分钟,放置过夜,滤过,滤液蒸干,残渣加三氯甲烷 0.5ml 使溶解,作为供试品溶液。另取浙贝母对照药材 0.5g,同法制成对照药材溶液。再取贝母素甲对照品和贝母素乙对照品,分别加三氯甲烷制成每 1ml 含 0.5mg 的溶液,作为对照品溶液。照薄层色谱法(通则 0502)试验,吸取上述四种溶液各 5～10μl,分别点于同一硅胶 G 薄层板上,以乙酸乙酯-甲醇-浓氨试液(38∶1∶1)为展开剂,展开,取出,晾干,喷以稀碘化铋钾试液,置日光下检视。供试品色谱中,在与对照药材色谱和对照品色谱相应的位置上,显相同颜色的斑点。

【检查】 应符合胶囊剂项下有关的各项规定(通则 0103)。

【含量测定】 照高效液相色谱法(通则 0512)测定。

色谱条件与系统适用性试验 以十八烷基硅烷键合硅胶为填充剂;以甲醇-水-醋酸(35∶61∶4)为流动相;检测波长为 283nm。理论板数按橙皮苷峰计算应不低于 2000。

对照品溶液的制备 取柚皮苷对照品、橙皮苷对照品适量,精密称定,加甲醇制成每 1ml 含柚皮苷 50μg、橙皮苷 0.2mg 的混合溶液,即得。

供试品溶液的制备 取装量差异项下的本品内容物,混匀,研细,取约 1g,精密称定,置具塞锥形瓶中,精密加入甲醇 25ml,称定重量,加热回流 1 小时,放冷,再称定重量,用甲醇补足减失的重量,摇匀,滤过,取续滤液,即得。

测定法 精密吸取对照品溶液与供试品溶液各 5～10μl,注入液相色谱仪,测定,即得。

本品每粒含化橘红和陈皮以橙皮苷($C_{28}H_{34}O_{15}$)计,不得少于 3.4mg;含化橘红以柚皮苷($C_{27}H_{32}O_{14}$)计,不得少于 0.90mg。

【功能与主治】 清肺,化痰,止咳。用于痰热咳嗽,痰多,色黄黏稠,胸闷口干。

【用法与用量】 口服。一次 5 粒,一日 2 次。

【规格】 每粒装 0.5g

【贮藏】 密封。

橘 红 颗 粒
Juhong Keli

【处方】 化橘红 70.8g　　　　陈皮 47.2g
　　　　法半夏 35.4g　　　　茯苓 47.2g
　　　　甘草 23.6g　　　　　桔梗 35.4g
　　　　苦杏仁 47.2g　　　　炒紫苏子 35.4g
　　　　紫菀 35.4g　　　　　款冬花 23.6g
　　　　瓜蒌皮 47.2g　　　　浙贝母 47.2g
　　　　地黄 47.2g　　　　　麦冬 47.2g
　　　　石膏 47.2g

【制法】 以上十五味,加水煎煮二次,每次 2 小时,合并煎液,静置,滤过,滤液浓缩至相对密度为 1.32～1.34(70～75℃)的稠膏,取稠膏 1 份,加蔗糖粉 3 份,糊精 1 份及乙醇适量,制粒,干燥,制成颗粒 1000g,即得。

【性状】 本品为棕黄色至深棕色的颗粒;味甜。

【鉴别】 (1)取本品 5g,研细,加乙酸乙酯 30ml,加热回流 1 小时,放冷,滤过,滤液蒸干,残渣加乙醇 1ml 使溶解,作为供试品溶液。另取陈皮对照药材 0.2g,同法制成对照药材溶液。再取橙皮苷对照品,加甲醇制成饱和溶液,作为对照品溶液。照薄层色谱法(通则 0502)试验,吸取供试品溶液 10μl、对照药材溶液和对照品溶液各 2μl,分别点于同一硅胶 G 薄层板上,以乙酸乙酯-甲醇-水(100∶17∶13)为展开剂,展至约 3cm,取出,晾干,再以甲苯-乙酸乙酯-甲酸-水(20∶10∶1∶1)的上层溶液为展开剂,展至约 8cm,取出,晾干,喷以三氯化铝试液,置紫外光灯(365nm)下检视。供试品色谱中,在与对照药材色谱相应的位置上,显相同颜色的荧光主斑点,在与对照品色谱相应的位置上,显相同颜色的荧光斑点。

(2)取本品 33g,加浓氨试液 12ml 润湿,再加三氯甲烷 100ml,加热回流 1 小时,放冷,滤过,滤液蒸干,残渣加甲醇 1ml 使溶解,作为供试品溶液。另取贝母素甲对照品、贝母素乙对照品适量,加甲醇制成每 1ml 含贝母素甲 0.2mg、贝母素乙 0.15mg 的混合溶液,作为对照品溶液。照高效液相色谱法(通则 0512)试验,以十八烷基硅烷键合硅胶为填充剂;以乙腈-水-二乙胺(70:30:0.3)为流动相;蒸发光散射检测器检测。分别精密吸取对照品溶液 5μl,供试品溶液 10～20μl,注入液相色谱仪,记录色谱图。供试品色谱中应呈现与对照品色谱峰保留时间相同的色谱峰。

【检查】 应符合颗粒剂项下有关的各项规定(通则 0104)。

【含量测定】 照高效液相色谱法(通则 0512)测定。

色谱条件与系统适用性试验 以十八烷基硅烷键合硅胶为填充剂;以甲醇-醋酸-水(33:2:65)为流动相;检测波长为 283nm。理论板数按柚皮苷峰计算应不低于 2000。

对照品溶液的制备 取柚皮苷对照品适量,精密称定,加 40%甲醇制成每 1ml 含 50μg 的溶液,即得。

供试品溶液的制备 取装量差异项下的本品,研细,取约 0.4g,精密称定,置具塞锥形瓶中,精密加入 40%甲醇 10ml,称定重量,超声处理(功率 140W,频率 42kHz)30 分钟,放冷,再称定重量,用 40%甲醇补足减失的重量,摇匀,滤过,取续滤液,即得。

测定法 分别精密吸取对照品溶液与供试品溶液各 10μl,注入液相色谱仪,测定,即得。

本品每袋含化橘红以柚皮苷($C_{27}H_{32}O_{14}$)计,不得少于 8.8mg。

【功能与主治】 清肺,化痰,止咳。用于痰热咳嗽,痰多,色黄黏稠,胸闷口干。

【用法与用量】 开水冲服。一次 1 袋,一日 2 次。

【规格】 每袋装 11g

【贮藏】 密封。

橘红化痰丸

Juhong Huatan Wan

【处方】

化橘红	75g	锦灯笼	100g
川贝母	75g	炒苦杏仁	100g
罂粟壳	75g	五味子	75g
白矾	75g	甘草	75g

【制法】 以上八味,粉碎成细粉,过筛,混匀。每 100g 粉末加炼蜜 100～120g 制成大蜜丸,即得。

【性状】 本品为棕色的大蜜丸;味苦。

【鉴别】 (1)取本品,置显微镜下观察:淀粉粒广卵形或贝壳形,直径 40～60μm,脐点短缝状、人字状或马蹄状,层纹可察见(川贝母)。表皮细胞淡黄色,表面观类多角形,内含草酸钙方晶(化橘红)。种皮表皮石细胞淡黄棕色,表面观类多角形,壁较厚,孔沟极细密,胞腔内含深棕色物(五味子)。纤维束周围薄壁细胞含草酸钙方晶,形成晶纤维(甘草)。

(2)取本品 9g,剪碎,加甲醇 30ml,超声处理 30 分钟,滤过,滤液蒸干,残渣用水 15ml、石油醚(60～90℃)10ml,分次交替溶解,全部转移至分液漏斗中,振摇提取,分取石油醚液,水液加石油醚(60～90℃)10ml 振摇提取,合并石油醚液(水溶液备用),水浴蒸干,残渣加乙酸乙酯 1ml 使溶解,作为供试品溶液。另取五味子对照药材 0.5g,同法制成对照药材溶液。再取五味子醇甲对照品、五味子甲素对照品、五味子乙素对照品,分别加乙酸乙酯制成每 1ml 各含 1mg、1mg、2mg 的溶液,作为对照品溶液。照薄层色谱法(通则 0502)试验,吸取供试品溶液 2～4μl、五味子对照药材溶液和上述三种对照品溶液各 2μl,分别点于同一高效硅胶 GF$_{254}$ 薄层板上,使成条状,以甲苯-乙酸乙酯-甲酸(25:6:1.5)的上层溶液为展开剂,展开,取出,晾干,置紫外光灯(254nm)下检视。供试品色谱中,在与对照药材色谱和对照品色谱相应的位置上,显相同颜色的条斑。

(3)取〔鉴别〕(2)项下的备用水溶液,用水饱和的正丁醇振摇提取 2 次,每次 10ml,合并正丁醇液,蒸干,残渣加水 8ml 使溶解,用脱脂棉滤过,滤液通过聚酰胺小柱(100～200 目,1g,内径为 1cm),用水 25ml 洗脱,弃去洗脱液,继以 50%乙醇 25ml 洗脱,收集洗脱液,蒸干,残渣加甲醇 1ml 使溶解,作为供试品溶液。另取柚皮苷对照品,加甲醇制成每 1ml 含 1mg 的溶液,作为对照品溶液。照薄层色谱法(通则 0502)试验,吸取上述两种溶液各 2μl,分别点于同一硅胶 G 薄层板上,以三氯甲烷-甲醇-水(28:10:1)为展开剂,展开,取出,晾干,喷以 5%三氯化铝乙醇溶液,置紫外光灯(365nm)下检视。供试品色谱中,在与对照品色谱相应的位置上,显相同颜色的荧光斑点。

【检查】 水分 不得过 18.0%(通则 0832 第四法)。

其他 应符合丸剂项下有关的各项规定(通则 0108)。

【含量测定】 照高效液相色谱法(通则 0512)测定。

色谱条件与系统适用性试验 以十八烷基硅烷键合硅胶为填充剂;以乙腈-0.05mol/L 磷酸二氢钾溶液-0.005mol/L 庚烷磺酸钠溶液(10:45:45)为流动相;检测波长为 220nm。理论板数按吗啡峰计算应不低于 3500。

对照品溶液的制备 取吗啡对照品适量,精密称定,加甲醇制成每 1ml 含 0.25mg 的溶液,精密量取 5ml,置 50ml 量瓶中,加甲醇-氨水溶液(5→100)(25:75)稀释至刻度,摇匀,即得。

供试品溶液的制备 取重量差异项下的本品,剪碎,取约 9g,精密称定,置具塞锥形瓶中,精密加入 0.5mol/L 盐酸溶液 100ml,密塞,振摇使溶散,超声处理(功率 160W,频率

40kHz)30 分钟,放冷,滤过,精密量取续滤液 10ml,加在固相萃取小柱(以混合型阳离子交换反相吸附剂为填充剂的固相萃取柱,6ml /150mg,30μm,预先依次用甲醇、水各 6ml 洗脱)上,依次以 0.1mol/L 盐酸溶液、甲醇各 5ml 洗脱,弃去洗脱液,放置 5 分钟,继用甲醇-氨水溶液(5→100)(25:75)5ml 洗脱于 5ml 量瓶中,并加该洗脱溶剂至刻度,摇匀,滤过,即得。

测定法　分别精密吸取对照品溶液与供试品溶液各 10μl,注入液相色谱仪,测定,即得。

本品每丸含罂粟壳以吗啡(C₁₇H₁₉NO₃)计,应为 0.50~1.89mg。

【功能与主治】　敛肺化痰,止咳平喘。用于肺气不敛,痰浊内阻,咳嗽,咯痰,喘促,胸膈满闷。

【用法与用量】　口服。一次 1 丸,一日 2 次。

【注意】　不宜久服。

【规格】　每丸重 9g

【贮藏】　密封。

橘红痰咳液

Juhong Tanke Ye

【处方】

化橘红 300g	蜜百部 30g
茯苓 30g	半夏(制)30g
白前 50g	甘草 10g
苦杏仁 100g	五味子 20g

【制法】　以上八味,化橘红、苦杏仁用水蒸气蒸馏,收集蒸馏液 80ml,药渣与其余蜜百部等六味,加水煎煮二次,每次 2 小时,合并煎液,滤过,滤液浓缩至相对密度为 1.25~1.35 (80℃)的清膏,加乙醇使含醇量为 75%~80%,静置 24 小时,取上清液,回收乙醇并浓缩至相对密度为 1.18~1.20 (80℃)的清膏,加蔗糖 400g,蜂蜜 100g,苯甲酸钠 3g,羟苯乙酯 0.3g,搅拌使溶解,加入上述蒸馏液,混匀,滤过,放冷,加香精和薄荷脑适量,加水至1000ml,搅匀,即得。

【性状】　本品为棕色的液体;气芳香,味甜、微苦。

【鉴别】　取本品 5ml,加乙酸乙酯 10ml 振摇提取,分取乙酸乙酯液,蒸干,残渣加无水乙醇 1ml 使溶解,作为供试品溶液。另取化橘红对照药材 0.3g,加甲醇 10ml,置水浴上加热回流 20 分钟,滤过,滤液蒸干,残渣加无水乙醇 1ml 使溶解,作为对照药材溶液。照薄层色谱法(通则 0502)试验,吸取上述两种溶液各 2μl,分别点于同一硅胶 G 薄层板上,以甲苯-乙酸乙酯-甲酸-水(2:3:0.3:0.3)为展开剂,展开,取出,晾干,喷以 3% 三氯化铝乙醇溶液,置紫外光灯(365nm)下检视。供试品色谱中,在与对照药材色谱相应的位置上,显相同颜色的荧光斑点。

【检查】　**相对密度**　应不低于 1.16(通则 0601)。

pH 值　应为 4.0~6.0(通则 0631)。

其他　应符合合剂项下有关的各项规定(通则 0181)。

【含量测定】　照高效液相色谱法(通则 0512)测定。

色谱条件与系统适用性试验　以十八烷基硅烷键合硅胶为填充剂;以甲醇-冰醋酸-水(70:3:130)为流动相;检测波长为 283nm。理论板数按柚皮苷峰计算应不低于 4500。

对照品溶液的制备　取柚皮苷对照品适量,精密称定,加甲醇制成每 1ml 含 60μg 的溶液,即得。

供试品溶液的制备　精密量取本品 10ml,加乙酸乙酯振摇提取 6 次,每次 10ml,合并乙酸乙酯液,回收至干,残渣加甲醇使溶解,转移至 100ml 量瓶中,加甲醇至刻度,摇匀,滤过,取续滤液,即得。

测定法　分别精密吸取对照品溶液与供试品溶液各 10μl,注入液相色谱仪,测定,即得。

本品每 1ml 含化橘红以柚皮苷(C₂₇H₃₂O₁₄)计,不得少于 1.0mg。

【功能与主治】　理气化痰,润肺止咳。用于痰浊阻肺所致的咳嗽、气喘、痰多;感冒、支气管炎、咽喉炎见上述证候者。

【用法与用量】　口服。一次 10~20ml,一日 3 次。

【注意】　风热者忌用。

【规格】　每支装 10ml

【贮藏】　密封。

醒脑再造胶囊

Xingnao Zaizao Jiaonang

【处方】

黄芪 162.2g	淫羊藿 94.6g
石菖蒲 40.5g	红参 33.8g
三七 27g	地龙 27g
当归 33.8g	红花 27g
粉防己 27g	赤芍 27g
炒桃仁 27g	石决明 27g
天麻 27g	仙鹤草 27g
炒槐花 27g	炒白术 27g
胆南星 27g	葛根 27g
玄参 27g	黄连 27g
连翘 27g	泽泻 27g
川芎 27g	枸杞子 27g
全蝎(去钩)6.8g	制何首乌 40.5g
决明子 27g	沉香 13.5g
制白附子 13.5g	细辛 13.5g
木香 13.5g	炒僵蚕 6.8g
猪牙皂 13.5g	冰片 13.5g
珍珠(豆腐制)20.3g	大黄 13.5g

【制法】　以上三十六味,珍珠和冰片分别研成细粉,猪牙

皂、炒僵蚕、细辛、沉香、全蝎(去钩)、黄连、天麻、三七、红参粉碎成细粉,其余黄芪等二十五味加水煎煮两次,第一次 3 小时,第二次 2 小时,合并煎液,滤过,滤液浓缩至相对密度为 1.20～1.25(80℃)的清膏,加入猪牙皂等细粉,混匀,干燥,粉碎,制粒,再加入珍珠和冰片粉末,混匀,装入胶囊,制成 1000 粒,即得。

【性状】　本品为硬胶囊,内容物为黄褐色至黑褐色的颗粒和粉末;气香,味甜、微苦凉。

【鉴别】　(1)取本品,置显微镜下观察:纤维束淡黄色,周围细胞含草酸钙方晶及少数簇晶,形成晶纤维,并常伴有类方形厚壁细胞(猪牙皂)。体壁碎片淡黄色至黄色,有网状纹理及圆形毛窝,有时可见棕褐色刚毛(全蝎)。纤维束鲜黄色,壁稍厚,纹孔明显(黄连)。

(2)取本品 40 粒内容物,研细,加甲醇 80ml 超声处理 40 分钟,滤过,滤液蒸干,加水 40ml 使溶解,用乙醚振摇提取 2 次,每次 30ml,分取水层,用水饱和正丁醇振摇提取 2 次,每次 30ml,分取正丁醇液,蒸干,残渣加甲醇 2ml 使溶解,作为供试品溶液。另取葛根对照药材 2g,加甲醇 20ml,超声处理 30 分钟,滤过,滤液蒸干,残渣加甲醇 2ml 使溶解,作为对照药材溶液。再取葛根素对照品,加甲醇制成每 1ml 含 1mg 的溶液,作为对照品溶液。照薄层色谱法(通则 0502)试验,吸取上述三种溶液各 3μl,分别点于同一硅胶 H 薄层板上,使成条状,以三氯甲烷-甲醇-水(7:2.5:0.25)为展开剂,展开,取出,晾干,置紫外光灯(365nm)下检视。供试品色谱中,在与对照药材色谱和对照品色谱相应的位置上,显相同颜色的荧光条斑。

(3)取黄连对照药材 1g,加甲醇 10ml,加热回流 30 分钟,滤过,滤液作为对照药材溶液。另取盐酸小檗碱对照品,加甲醇制成每 1ml 含 0.5mg 的溶液,作为对照品溶液。照薄层色谱法(通则 0502)试验,吸取〔含量测定〕项下的供试品溶液 10μl、上述对照药材溶液和对照品溶液各 2μl,分别点于同一硅胶 G 薄层板上,以甲苯-异丙醇-乙酸乙酯-甲醇-浓氨试液(6:1.5:3:1.5:0.5)为展开剂,置氨蒸气饱和的展开缸内,展开,取出,晾干,置紫外光灯(365nm)检视。供试品色谱中,在与对照药材色谱和对照品色谱相应的位置上,显相同颜色的荧光斑点。

(4)取本品 10 粒内容物,置蒸发皿中,上盖一表面皿,置水浴上加热 10 分钟,用无水乙醇 0.5ml 溶解表面皿上的升华物,作为供试品溶液。另取冰片对照品,加丙酮制成每 1ml 含 1mg 的溶液,作为对照品溶液。照薄层色谱法(通则 0502)试验,吸取上述两种溶液各 2μl,分别点于同一硅胶 G 薄层板上,以环己烷-乙酸乙酯(17:3)为展开剂,展开,取出,晾干,喷以 5%香草醛硫酸溶液,加热至斑点显色清晰。供试品色谱中,在与对照品色谱相应的位置上,显相同颜色的斑点。

【检查】　应符合胶囊剂项下有关的各项规定(通则 0103)。

【含量测定】　照高效液相色谱法(通则 0512)测定。

色谱条件与系统适用性试验　以十八烷基硅烷键合硅胶为填充剂,以乙腈-水(29:71)为流动相;用蒸发光散射检测器检测。理论板数按黄芪甲苷峰计算应不低于 8000。

对照品溶液的制备　取黄芪甲苷对照品适量,精密称定,加甲醇制成每 1ml 含 0.1mg 的溶液,即得。

供试品溶液的制备　取本品 20 粒内容物,精密称定,研细,取约 3.5g,精密称定,置索氏提取器中,加甲醇 40ml,冷浸过夜,再加甲醇适量,加热回流至无色,提取液回收甲醇并浓缩至干,残渣加水 20ml,微热使溶解,用水饱和的正丁醇振摇提取 4 次,每次 40ml,合并正丁醇提取液,用氨试液充分洗涤 3 次,每次 40ml,取正丁醇液蒸干,残渣加水 10ml 微热使溶解,放冷,通过 D101 型大孔吸附树脂柱(内径为 1.5cm,柱高为 15cm),用水 80ml 洗脱,弃去水液,再用 40%乙醇 80ml 洗脱,弃去洗脱液,继用 70%乙醇 100ml 洗脱,收集洗脱液,蒸干,用甲醇溶解并转移至 10ml 量瓶中,加甲醇至刻度,摇匀,即得。

测定法　精密吸取对照品溶液 10μl、20μl,供试品溶液 20μl,注入液相色谱仪,测定,以外标两点法对数方程计算,即得。

本品每粒含黄芪以黄芪甲苷($C_{41}H_{68}O_{14}$)计,不得少于 0.060mg。

【功能与主治】　化痰醒脑,祛风活络。用于风痰闭阻清窍所致的神志不清、言语謇涩、口角流涎、筋骨痠痛、手足拘挛、半身不遂;脑血栓恢复期及后遗症见上述证候者。

【用法与用量】　口服。一次 4 粒,一日 2 次。

【注意】　孕妇禁用。

【规格】　每粒装 0.35g

【贮藏】　密封。

瘫闭舒胶囊

Longbishu Jiaonang

【处方】　补骨脂 300g　　　　　益母草 480g
　　　　金钱草 300g　　　　　海金沙 300g
　　　　琥珀 30g　　　　　　　山慈菇 240g

【制法】　以上六味,琥珀粉碎成细粉,其余补骨脂等五味加水煎煮二次,滤过,合并滤液并减压浓缩成清膏,喷雾干燥,与琥珀细粉及适量淀粉混合均匀,装入胶囊,制成 1000 粒〔规格(1)〕或 667 粒〔规格(2)〕,即得。

【性状】　本品为硬胶囊,内容物为棕黄色至棕色的粉末;味微苦。

【鉴别】　(1)取本品内容物 1.5g,加乙酸乙酯 30ml,加热回流 1 小时,放冷,滤过,滤液蒸干,残渣加乙酸乙酯 1ml 使溶解,作为供试品溶液。另取补骨脂素对照品、异补骨脂素对照品,加乙酸乙酯制成每 1ml 各含 2mg 的混合溶液,作为对照品溶液。照薄层色谱法（通则 0502）试验，吸取上述两种溶液各 4～8μl，分别点于同一硅胶 G 薄层板上，以正己烷-乙酸乙酯（8∶2）为展开剂，展开，取出，晾干，喷以 1% 氢氧化钠乙醇溶液，置紫外光灯（365nm）下检视。供试品色谱中，在与对照品色谱相应的位置上，显相同颜色的荧光斑点。

（2）取本品内容物 2g，加乙醇 30ml，超声处理 20 分钟，滤过，滤液浓缩至约 5ml，加在活性炭-中性氧化铝柱（活性炭 60～80 目，0.6g；中性氧化铝 100～200 目，2g；混匀，装柱，内径为 1cm）上，用 80% 乙醇 30ml 洗脱，收集洗脱液，蒸干，残渣加盐酸溶液（6→1000）10ml 使溶解，滤过，滤液置水浴上蒸至近干，残渣加乙醇 1ml，轻摇，取上清液作为供试品溶液。另取盐酸水苏碱对照品，加乙醇制成每 1ml 含 3mg 的溶液，作为对照品溶液。照薄层色谱法（通则 0502）试验，吸取上述两种溶液各 5μl，分别点于同一硅胶 G 薄层板上，以正丁醇-乙酸乙酯-盐酸（8∶1∶3）为展开剂，展开，取出，晾干，喷以稀碘化铋钾试液，放置 2 小时后检视。供试品色谱中，在与对照品色谱相应的位置上，显相同颜色的斑点。

【检查】　应符合胶囊剂项下有关的各项规定（通则 0103）。

【含量测定】　照高效液相色谱法（通则 0512）测定。

色谱条件与系统适用性试验　以十八烷基硅烷键合硅胶为填充剂；以乙腈-水（35∶65）为流动相；检测波长为 246nm。理论板数按补骨脂素峰计算应不低于 7000。

对照品溶液的制备　分别取补骨脂素对照品、异补骨脂素对照品适量，精密称定，加甲醇制成每 1ml 各含 10μg 的混合溶液，即得。

供试品溶液的制备　取装量差异项下的本品内容物，研细，取约 0.3g，精密称定，置具塞锥形瓶中，精密加入甲醇 25ml，密塞，称定重量，超声处理（功率 250W，频率 50kHz）30 分钟，放冷，再称定重量，用甲醇补足减失的重量，摇匀，滤过，精密量取续滤液 5ml，置 25ml 量瓶中，加 65% 甲醇至刻度，摇匀，滤过，取续滤液，即得。

测定法　精密吸取对照品溶液与供试品溶液各 10μl，注入液相色谱仪，测定，即得。

本品每粒含补骨脂以补骨脂素（$C_{11}H_6O_3$）和异补骨脂素（$C_{11}H_6O_3$）的总量计，〔规格（1）〕不得少于 1.2mg；〔规格（2）〕不得少于 1.8mg。

【功能与主治】　益肾活血，清热通淋。用于肾气不足、湿热瘀阻所致的癃闭，症见腰膝酸软、尿频、尿急、尿痛、尿线细，伴小腹拘急疼痛；前列腺增生症见上述证候者。

【用法与用量】　口服。一次 3 粒〔规格（1）〕或一次 2 粒〔规格（2）〕，一日 2 次。

【规格】　（1）每粒装 0.3g　　（2）每粒装 0.45g

【贮藏】　密封。

瘫清片
Longqing Pian

【处方】　泽泻 174g　　　　　　车前子 35g
　　　　　败酱草 348g　　　　　金银花 174g
　　　　　牡丹皮 174g　　　　　白花蛇舌草 348g
　　　　　赤芍 174g　　　　　　仙鹤草 174g
　　　　　黄连 174g　　　　　　黄柏 174g

【制法】　以上十味，泽泻粉碎成细粉，过筛，备用；白花蛇舌草、仙鹤草、金银花、败酱草加水煎煮二次，每次 1 小时，滤过，合并滤液，滤液浓缩成相对密度为 1.25～1.30（50℃）的清膏；其余车前子等五味用 60% 乙醇加热回流三次，第一次 3 小时，第二次 2 小时，第三次 1 小时，滤过，合并滤液，回收乙醇，浓缩成相对密度为 1.25～1.30（50℃）的清膏。与上述清膏合并，加入泽泻细粉及辅料适量，混匀，制粒，干燥，压制成 1000 片，或包薄膜衣，即得。

【性状】　本品为棕色至棕褐色的片或薄膜衣片，除去包衣后显棕色至棕褐色；气芳香，味微苦。

【鉴别】　（1）取本品，置显微镜下观察：薄壁细胞类圆形，具多数椭圆形纹孔，集成纹孔群；淀粉粒较多，单粒长卵形、类球形或椭圆形，直径 3～14μm，脐点人字状、短缝状、星状或三叉状；复粒由 2～3 分粒组成（泽泻）。

（2）取本品 8 片，薄膜衣片除去包衣，研细，加甲醇 40ml，加热回流 1 小时，滤过，滤液浓缩至 5ml，作为供试品溶液。另取黄连对照药材 50mg，加甲醇 5ml，加热回流 15 分钟，滤过，滤液补加甲醇使成 5ml，作为对照药材溶液。再取盐酸小檗碱对照品，加甲醇制成每 1ml 含 0.5mg 的溶液，作为对照品溶液。照薄层色谱法（通则 0502）试验，吸取上述三种溶液各 1～2μl，分别点于同一硅胶 G 薄层板上，以甲苯-异丙醇-乙酸乙酯-甲醇-浓氨试液（12∶3∶6∶3∶1）为展开剂，置氨蒸气饱和的展开缸内，展开，取出，晾干，置紫外光灯（365nm）下检视。供试品色谱中，在与对照药材色谱和对照品色谱相应的位置上，显相同颜色的荧光斑点。

（3）取本品 8 片，薄膜衣除去包衣，研细，加乙醚 10ml，浸渍，超声处理 20 分钟，滤过，滤液挥干，残渣加丙酮 2ml 使溶解，作为供试品溶液。另取丹皮酚对照品，加丙酮制成每 1ml 含 1mg 的溶液，作为对照品溶液。照薄层色谱法（通则 0502）试验，吸取上述两种溶液各 10μl，分别点于同一硅胶 G 薄层板上，以环己烷-乙酸乙酯（3∶1）为展开剂，展开，取出，晾干，喷以盐酸酸性 5% 三氯化铁乙醇溶液，在 105℃ 加热至斑点显色清晰。供试品色谱中，在与对照品色谱相应的位置上，显相同颜色的斑点。

（4）取本品 16 片，薄膜衣除去包衣，研细，加水 50ml，置水浴上加热 30 分钟，滤过，滤液用乙酸乙酯振摇提取 3 次，每次 30ml，合并乙酸乙酯液，浓缩至 2ml，作为供试品溶液。另取芍药苷对照品,加乙醇制成每 1ml 含 1mg 的溶液,作为对照品溶液。照薄层色谱法(通则 0502)试验,吸取上述两种溶液各 10μl,分别点于同一硅胶 G 薄层板上,以三氯甲烷-甲醇-水(7:3:1)的下层溶液为展开剂,展开,取出,晾干,喷以硫酸乙醇溶液(1→2),在 105℃加热至斑点显色清晰。供试品色谱中,在与对照品色谱相应的位置上,显相同颜色的斑点。

【检查】 应符合片剂项下有关的各项规定(通则 0101)。

【含量测定】 照高效液相色谱法(通则 0512)测定。

色谱条件与系统适用性试验 以十八烷基硅烷键合硅胶为填充剂;以乙腈-0.05mol/L 磷酸二氢钠溶液(用磷酸调节 pH 值至 3.0)(30:70)为流动相;检测波长为 270nm。理论板数按盐酸小檗碱峰计算应不低于 4200。

对照品溶液的制备 取盐酸小檗碱对照品适量,精密称定,加稀乙醇制成每 1ml 含 25μg 的溶液,即得。

供试品溶液的制备 取重量差异项下的本品,薄膜衣片除去包衣,精密称定,研细,取约 0.1g,精密称定,置具塞锥形瓶中,精密加入稀乙醇 50ml,密塞,称定重量,超声处理(功率 250W,频率 33kHz)30 分钟,放冷,再称定重量,用稀乙醇补足减失的重量,摇匀,滤过,取续滤液,即得。

测定法 分别精密吸取对照品溶液与供试品溶液各 10μl,注入液相色谱仪,测定,即得。

本品每片含黄连、黄柏以盐酸小檗碱($C_{20}H_{17}NO_4 \cdot HCl$)计,不得少于 3.0mg。

【功能与主治】 清热解毒,凉血通淋。用于下焦湿热所致的热淋,症见尿频、尿急、尿痛、腰痛、小腹坠胀;亦用于慢性前列腺炎湿热蕴结兼瘀血证,症见小便频急,尿后余沥不尽,尿道灼热,会阴少腹腰骶部疼痛或不适等。

【用法与用量】 口服。一次 6 片,一日 2 次;重症:一次 8 片,一日 3 次。

【注意】 体虚胃寒者不宜服用。

【规格】 每片重 0.6g

【贮藏】 密封。

瘫 清 胶 囊

Longqing Jiaonang

【处方】

泽泻 261g		车前子 52.5g	
败酱草 522g		金银花 261g	
牡丹皮 261g		白花蛇舌草 522g	
赤芍 261g		仙鹤草 261g	
黄连 261g		黄柏 261g	

【制法】 以上十味,泽泻粉碎成细粉,过筛,备用;金银花、败酱草、白花蛇舌草、仙鹤草加水煎煮二次,每次 1 小时,合并煎液,滤过,滤液浓缩至相对密度为 1.25~1.30(50℃)的清膏;其余车前子等五味用 60%乙醇加热回流提取三次,

第一次 3 小时,第二次 2 小时,第三次 1 小时,合并提取液,滤过,滤液回收乙醇,并浓缩至相对密度为 1.25~1.30(50℃)的清膏。合并上述清膏,加入泽泻细粉,混匀,低温减压干燥(65℃),粉碎成细粉,加入淀粉适量,混匀,加入 85%乙醇适量,制粒,干燥,整粒,加入微粉硅胶适量,混匀,装入胶囊,制成 1500 粒〔规格(1)〕;或合并上述清膏,加入泽泻细粉,混匀,干燥,制成颗粒,干燥,装入胶囊,制成 1000 粒〔规格(2)〕,即得。

【性状】 本品为硬胶囊,内容物为棕褐色至褐色的颗粒及粉末;气芳香,味微苦。

【鉴别】 (1)取本品,置显微镜下观察:薄壁细胞类圆形,具椭圆形纹孔,集成纹孔群;内皮层细胞垂周壁波状弯曲,较厚,木化,有稀疏细孔沟(泽泻)。

(2)取本品内容物 1g,研细,加甲醇 15ml,超声处理 30 分钟,滤过,滤液回收溶剂至干,残渣加甲醇 5ml 使溶解,作为供试品溶液。另取黄连对照药材、黄柏对照药材各 0.25g,同法制成对照药材溶液。再取盐酸小檗碱对照品,加甲醇制成每 1ml 含 0.5mg 的溶液,作为对照品溶液。照薄层色谱法(通则 0502)试验,吸取上述四种溶液各 1μl,分别点于同一硅胶 G 薄层板上,以甲苯-乙酸乙酯-甲醇-异丙醇-浓氨试液(6:3:1.5:1.5:0.5)为展开剂,置用氨蒸气预饱和 20 分钟的展开缸内,展开,取出,晾干,置紫外光灯(365nm)下检视。供试品色谱中,在与对照药材色谱和对照品色谱相应的位置上,显相同颜色的荧光斑点。

(3)取〔鉴别〕(2)项下的供试品溶液,75℃水浴蒸干,残渣加水 10ml,微热使溶解,用乙醚振摇提取 3 次,每次 15ml,合并乙醚液(水液备用),挥干,残渣加丙酮 0.5ml 使溶解,作为供试品溶液。另取丹皮酚对照品,加丙酮制成每 1ml 含 1mg 的溶液,作为对照品溶液。照薄层色谱法(通则 0502)试验,吸取上述两种溶液各 5~10μl,分别点于同一硅胶 G 薄层板上,使成条带状,以环己烷-乙酸乙酯(7:1)为展开剂,展开,取出,晾干,喷以盐酸酸性 5%三氯化铁乙醇溶液,在 105℃加热至斑点显色清晰,置日光下检视。供试品色谱中,在与对照品色谱相应的位置上,显相同颜色的斑点。

(4)取〔鉴别〕(3)项下乙醚提取后的备用水液,用稀盐酸调节 pH 值至 2~3,用乙酸乙酯振摇提取 3 次,每次 15ml,合并乙酸乙酯液,蒸干,残渣加甲醇 1ml 使溶解,作为供试品溶液。另取金银花对照药材 0.3g,加甲醇 8ml,超声处理 30 分钟,滤过,滤液作为对照药材溶液。再取绿原酸对照品,加甲醇制成每 1ml 含 1mg 的溶液,作为对照品溶液。照薄层色谱法(通则 0502)试验,吸取上述三种溶液各 1~2μl,分别点于同一聚酰胺薄膜上,使成条状,以乙酸乙酯-甲醇-甲酸(8:1:1)为展开剂,展开,取出,晾干,置紫外光灯(365nm)下检视。供试品色谱中,在与对照药材色谱和对照品色谱相应的位置上,显相同颜色的荧光斑点。

(5)取本品内容物约 5g,研细,加水 50ml,加热 30 分钟,放冷,离心 5 分钟,上清液用乙酸乙酯振摇提取 3 次,每次

30ml,合并乙酸乙酯液,回收溶剂至干,残渣加甲醇1ml使溶解,作为供试品溶液。另取芍药苷对照品,加甲醇制成每1ml含1mg的溶液,作为对照品溶液。照薄层色谱法(通则0502)试验,吸取供试品溶液5～10μl,对照品溶液10μl,分别点于同一硅胶G薄层板上,以三氯甲烷-乙酸乙酯-甲醇-甲酸(40:5:10:0.2)为展开剂,展开,取出,晾干,喷以5%香草醛硫酸溶液,在105℃加热至斑点显色清晰,置日光下检视。供试品色谱中,在与对照品色谱相应的位置上,显相同颜色的斑点。

【检查】 应符合胶囊剂项下有关的各项规定(通则0103)。

【含量测定】 黄连、黄柏 照高效液相色谱法(通则0512)测定。

色谱条件与系统适用性试验 以十八烷基硅烷键合硅胶为填充剂;以乙腈-0.05mol/L磷酸二氢钾溶液(50:50)(每100ml中加十二烷基硫酸钠0.4g,再以磷酸调节pH值至4.0)为流动相;检测波长为345nm。理论板数按盐酸小檗碱峰计算应不低于5000。

对照品溶液的制备 取盐酸小檗碱对照品适量,精密称定,加甲醇制成每1ml含20μg的溶液,即得。

供试品溶液的制备 取装量差异项下的本品内容物,混匀,研细,取约0.1g,精密称定,置具塞锥形瓶中,精密加入甲醇-盐酸(100:0.2)的混合溶液25ml,密塞,称定重量,超声处理(功率250W,频率40kHz)30分钟,放冷,再称定重量,用甲醇补足减失的重量,摇匀,滤过,取续滤液,即得。

测定法 分别精密吸取对照品溶液与供试品溶液各10μl,注入液相色谱仪,测定,即得。

本品每粒含黄连、黄柏以盐酸小檗碱($C_{20}H_{17}NO_4 \cdot HCl$)计,〔规格(1)〕不得少于5.7mg;〔规格(2)〕不得少于8.5mg。

黄柏 照高效液相色谱法(通则0512)测定。

色谱条件与系统适用性试验 以十八烷基硅烷键合硅胶为填充剂;以乙腈-0.1%磷酸溶液(每100ml中加十二烷基磺酸钠0.2g)(36:64)为流动相;检测波长为284nm。理论板数按盐酸黄柏碱峰计算应不低于5000。

对照品溶液的制备 取盐酸黄柏碱对照品适量,精密称定,加流动相制成每1ml含20μg的溶液,即得。

供试品溶液的制备 取装量差异项下的本品内容物,混匀,研细,取约1g,精密称定,置具塞锥形瓶中,精密加入流动相25ml,密塞,称定重量,超声处理(功率250W,频率40kHz)30分钟,放冷,再称定重量,用流动相补足减失的重量,摇匀,离心,取上清液,即得。

测定法 分别精密吸取对照品溶液与供试品溶液各10μl,注入液相色谱仪,测定,即得。

本品每粒含黄柏以盐酸黄柏碱($C_{20}H_{23}NO_4 \cdot HCl$)计,〔规格(1)〕不得少于0.36mg;〔规格(2)〕不得少于0.54mg。

【功能与主治】 清热解毒,凉血通淋。用于下焦湿热所致的热淋,症见尿频、尿急、尿痛、尿短、腰痛、小腹坠胀。

【用法与用量】 口服。〔规格(1)〕一次6粒,一日2次,重症一次8粒,一日3次;〔规格(2)〕一次4粒,一日2次,重症一次5～6粒,一日3次。

【注意】 体虚胃寒者不宜服用。

【规格】 (1)每粒装0.4g (2)每粒装0.5g

【贮藏】 密封。

糖尿乐胶囊
Tangniaole Jiaonang

【处方】 天花粉208.6g 山药208.6g
黄芪52g 红参31.3g
地黄52g 枸杞子31.3g
知母31.3g 天冬15.6g
茯苓21g 山茱萸21g
五味子15.6g 葛根21g
炒鸡内金21g

【制法】 以上十三味,除红参外,取山药104.3g、天花粉104.3g、炒鸡内金,粉碎成粗粉;剩余山药和天花粉与其余地黄等九味加水煎煮二次,每次2小时,合并煎液,滤过,滤液浓缩成相对密度为1.10～1.30(50～60℃测)的稠膏;加入山药、天花粉,炒鸡内金粗粉,干燥,与红参一同粉碎成细粉,混匀,装入胶囊,制成1000粒,即得。

【性状】 本品为硬胶囊,内容物为黄棕色至棕褐色粉末,味辛,微苦。

【鉴别】 (1)取本品,置显微镜下观察:淀粉粒单粒类圆形,扁卵形,矩圆形,直径8～35μm,脐点点状、人字状、十字状或短缝状,层纹隐约可见(山药)。淀粉粒单粒类球形,半圆形或盔帽形,直径6～48μm,脐点点状、短缝状或人字状;复粒由2～14分粒组成,常由一个大的分粒与几个小分粒复合(天花粉)。不规则团块或不规则片状,淡黄色或近无色,呈碎玻璃碴样,棱角分明,有的可见线状纹理(鸡内金)。

(2)取本品内容物8g,研细,加三氯甲烷50ml,超声处理30分钟,滤过,取三氯甲烷液,备用;药渣挥干溶剂,连同滤纸置具塞锥形瓶中,加入水饱和正丁醇60ml,超声处理30分钟,滤过,滤液用1%氢氧化钠溶液洗涤2次,每次25ml,弃去碱液,再用正丁醇饱和的水轻轻摇洗3次,每次30ml,弃去水液,分取正丁醇液,蒸干,残渣加甲醇1ml使溶解,作为供试品溶液。另取红参对照药材0.5g,同法制成对照药材溶液。照薄层色谱法(通则0502)试验,吸取上述两种溶液各10μl,分别点于同一硅胶G薄层板上,以三氯甲烷-甲醇-水(13:7:2)10℃以下放置的下层溶液为展开剂,展开,取出,晾干,喷以10%硫酸乙醇溶液,在105℃加热至斑点显色清晰,置日光下检视。供试品色谱中,在与对照药材色谱相应的位置上,显相同颜色的斑点。

（3）取本品内容物 6g,研细,加水 60ml,加热煮沸 10 分钟,放冷,离心,取上清液,用乙酸乙酯振摇提取 2 次,每次 30ml,合并乙酸乙酯液,蒸干,残渣加甲醇 1ml 使溶解,作为供试品溶液。另取枸杞子对照药材 0.5g,同法制成对照药材溶液。照薄层色谱法(通则 0502)试验,吸取上述两种溶液各 5μl,分别点于同一硅胶 G 薄层板上,以三氯甲烷-丙酮-甲酸(8:1:3)的下层溶液为展开剂,展开,取出,晾干,置紫外光灯(365nm)下检视。供试品色谱中,在与对照药材色谱相应的位置上,显相同颜色的荧光斑点。

（4）取〔鉴别〕(2)项下备用三氯甲烷液蒸干,残渣加乙酸乙酯 1ml 使溶解,作为供试品溶液。另取五味子对照药材 1g,同法制成对照药材溶液。照薄层色谱法(通则 0502)试验,吸取上述两种溶液各 5μl,分别点于同一硅胶 GF$_{254}$ 薄层板上,以石油醚(30~60℃)-甲酸乙酯-甲酸(15:5:1)的上层溶液为展开剂,展开,取出,晾干,置紫外光灯(254nm)下检视。供试品色谱中,在与对照药材色谱相应的位置上,显相同颜色的斑点。

（5）取本品内容物 2g,研细,加甲醇 30ml,超声处理 20 分钟,滤过,滤液蒸干,残渣加甲醇 1ml 使溶解,作为供试品溶液。另取葛根对照药材 1g,同法制成对照药材溶液。再取葛根素对照品,加甲醇制成每 1ml 含 1mg 的溶液,作为对照品溶液。照薄层色谱法(通则 0502)试验,吸取上述三种溶液各 5μl,分别点于同一硅胶 G 薄层板上使成条状,以三氯甲烷-甲醇-水(7:2.5:0.25)为展开剂,展开,取出,晾干,喷以 0.2% 氢氧化钠的 50% 乙醇溶液,置紫外光灯(365nm)下检视。供试品色谱中,在与对照药材和对照品色谱相应的位置上,显相同颜色的荧光斑点。

【检查】　应符合胶囊剂项下有关的各项规定(通则 0103)。

【含量测定】　照高效液相色谱法(通则 0512)测定。

色谱条件与系统适用性试验　以十八烷基硅烷键合硅胶为填充剂;以甲醇-水(24:76)为流动相;检测波长为 250nm。理论板数按葛根素峰计算应不低于 4000。

对照品溶液的制备　取葛根素对照品适量,精密称定,加 30% 乙醇制成每 1ml 含 50μg 的溶液,即得。

供试品溶液的制备　取装量差异项下的本品内容物,研细,取约 1g,精密称定,置具塞锥形瓶中,精密加入 30% 乙醇 25ml,称定重量,超声处理(功率 250W,频率 25kHz)20 分钟,放冷,再称定重量,用 30% 乙醇补足减失的重量,摇匀,滤过,取续滤液,即得。

测定法　分别精密吸取对照品溶液与供试品溶液各 5μl,注入液相色谱仪,测定,即得。

本品每粒含葛根以葛根素(C$_{21}$H$_{20}$O$_9$)计,不得少于 0.30mg。

【功能与主治】　益气养阴,生津止渴。用于气阴两虚所致的消渴病,症见多食、多饮、多尿、消瘦、四肢无力。

【用法与用量】　口服。一次 3~4 粒,一日 3 次。

【注意】　严忌含糖食物,烟酒。

【规格】　每粒装 0.3g

【贮藏】　密封。

糖 脉 康 片
Tangmaikang Pian

【处方】　黄芪 240g　　　　　　地黄 260g
　　　　　赤芍 260g　　　　　　丹参 240g
　　　　　牛膝 150g　　　　　　麦冬 150g
　　　　　葛根 150g　　　　　　桑叶 150g
　　　　　黄连 50g　　　　　　　黄精 150g
　　　　　淫羊藿 200g

【制法】　以上十一味,加水煎煮二次,温度控制在 90℃±5℃,第一次 1.5 小时,第二次 1 小时,合并煎液,滤过,滤液浓缩至相对密度为 1.20~1.25(80℃)的清膏。取清膏加入微粉硅胶 200g,制粒,干燥,加入 0.5% 硬脂酸镁混匀,压制成 1000 片,包薄膜衣,即得。

【性状】　本品为薄膜衣片,除去包衣后显黄棕色至棕褐色;气微香,味微甜、微涩、微苦。

【鉴别】　(1)取黄芪甲苷对照品,加甲醇制成每 1ml 含 1mg 的溶液,作为对照品溶液。照薄层色谱法(通则 0502)试验,吸取〔含量测定〕黄芪项下的供试品溶液及上述对照品溶液各 10μl,分别点于同一硅胶 G 薄层板上,以三氯甲烷-甲醇-水(13:6:2)10℃ 以下放置的下层溶液为展开剂,展开,取出,晾干,喷以 10% 硫酸乙醇溶液,在 105℃ 加热至斑点显色清晰,分别置日光和紫外光灯(365nm)下检视。供试品色谱中,在与对照品色谱相应的位置上,日光下显相同颜色的斑点;紫外光下显相同颜色的荧光斑点。

（2）取本品 4 片,除去包衣,研细,加甲醇 20ml,超声处理 30 分钟,滤过,滤液蒸干,残渣加水 20ml 使溶解,用水饱和的正丁醇液振摇提取 2 次,每次 20ml,合并正丁醇液,用氨试液洗涤 2 次,每次 40ml,分取正丁醇液,蒸干,残渣加甲醇 1ml 使溶解,作为供试品溶液。另取芍药苷对照品,加乙醇制成每 1ml 含 1mg 的溶液,作为对照品溶液。照薄层色谱法(通则 0502)试验,吸取上述两种溶液各 10μl,分别点于同一硅胶 G 薄层板上,以三氯甲烷-乙酸乙酯-甲醇-甲酸(40:5:10:0.2)为展开剂,展开,取出,晾干,喷以 5% 香草醛硫酸溶液,热风吹至斑点显色清晰,置日光下检视。供试品色谱中,在与对照品色谱相应的位置上,显相同颜色的斑点。

（3）取本品 6 片,除去包衣,加 70% 乙醇 40ml,超声处理 30 分钟,滤过,滤液加盐酸 4ml,加热回流 1 小时,浓缩至约 20ml,用石油醚(60~90℃)振摇提取 2 次,每次 15ml,合并石油醚液,蒸干,残渣加乙醇 0.5ml 使溶解,作为供试品溶液。另取齐墩果酸对照品,加乙醇制成每 1ml 含 1mg 的溶液,作为对照品溶液。照薄层色谱法(通则0502)试验,吸取供试品溶液20μl、对照品溶液10μl,分别点于同一硅胶G薄层板上,以三氯甲烷-甲醇(40:1)为展开剂,展开,取出,晾干,喷以磷钼酸试液,热风吹至斑点显色清晰,置日光下检视。供试品色谱中,在与对照品色谱相应的位置上,显相同颜色的斑点。

(4)取本品3片,除去包衣,研细,加甲醇20ml,超声处理30分钟,滤过,滤液蒸干,残渣加甲醇1ml使溶解,作为供试品溶液。另取黄连对照药材0.5g,加甲醇10ml,同法制成对照药材溶液。再取盐酸小檗碱对照品,加甲醇制成每1ml含1mg的溶液,作为对照品溶液。照薄层色谱法(通则0502)试验,吸取上述三种溶液各2~5μl,分别点于同一硅胶G薄层板上,以正丁醇-冰醋酸-水(7:1:2)为展开剂,展开,取出,晾干,置紫外光灯(365nm)下检视。供试品色谱中,在与对照药材色谱和对照品色谱相应的位置上,显相同颜色的荧光斑点。

(5)取葛根素对照品,加甲醇制成每1ml含1mg的溶液,作为对照品溶液。照薄层色谱法(通则0502)试验,吸取〔鉴别〕(4)项下的供试品溶液及上述对照品溶液各2~5μl,分别点于同一硅胶G薄层板上,以二氯甲烷-甲醇-水(7:3:0.5)为展开剂,展开,取出,晾干,置紫外光灯(365nm)下检视。供试品色谱中,在与对照品色谱相应的位置上,显相同颜色的荧光斑点。

(6)取本品2片,除去包衣,研细,加水20ml,超声处理20分钟,取出,放冷,滤过,滤液加盐酸1滴,摇匀,用乙酸乙酯振摇提取2次,每次20ml,合并乙酸乙酯液,蒸干,残渣加甲醇1ml使溶解,作为供试品溶液。另取丹酚酸B对照品,加甲醇制成每1ml含1mg的溶液,作为对照品溶液。照薄层色谱法(通则0502)试验,吸取上述两种溶液各10μl,分别点于同一硅胶G薄层板上,以甲苯-二氯甲烷-乙酸乙酯-甲醇-甲酸(2:3:4:0.5:2)为展开剂,展开,取出,晾干,喷以2%三氯化铁乙醇溶液,在105℃加热至斑点显色清晰,置日光下检视。供试品色谱中,在与对照品色谱相应的位置上,显相同颜色的斑点。

(7)取本品4片,除去包衣,研细,加甲醇20ml,超声处理30分钟,滤过,滤液蒸干,残渣加水20ml使溶解,加乙酸乙酯振摇提取2次,每次20ml,合并乙酸乙酯液,蒸干,残渣加甲醇1ml使溶解,作为供试品溶液。另取淫羊藿苷对照品,加甲醇制成每1ml含1mg的溶液,作为对照品溶液。照薄层色谱法(通则0502)试验,吸取上述两种溶液各2~5μl,分别点于同一硅胶G薄层板上,以乙酸乙酯-丁酮-甲酸-水(10:1:1:1)为展开剂,展开,取出,晾干,喷以三氯化铝试液,在105℃加热10分钟,置紫外光灯(365nm)下检视。供试品色谱中,在与对照品色谱相应的位置上,显相同颜色的荧光斑点。

【检查】 应符合片剂项下有关的各项规定(通则0101)。

【含量测定】 赤芍 照高效液相色谱法(通则0512)测定。

色谱条件与系统适用性试验 以十八烷基硅烷键合硅胶

为填充剂;以异丙醇-甲醇-冰醋酸-水(2:25:2:71)为流动相;检测波长为232nm。理论板数按芍药苷峰计算应不低于7000。

对照品溶液的制备 取芍药苷对照品适量,精密称定,加稀乙醇制成每1ml含60μg的溶液,即得。

供试品溶液的制备 取本品10片,除去包衣,精密称定,研细,取约0.3g,精密称定,置具塞锥形瓶中,精密加入稀乙醇25ml,称定重量,超声处理(功率250W,频率50kHz)20分钟,放冷,再称定重量,用稀乙醇补足减失的重量,摇匀,滤过,取续滤液,即得。

测定法 分别精密吸取对照品溶液与供试品溶液各10μl,注入液相色谱仪,测定,即得。

本品每片含赤芍以芍药苷($C_{23}H_{28}O_{11}$)计,不得少于1.0mg。

黄芪 照高效液相色谱法(通则0512)测定。

色谱条件与系统适用性试验 以十八烷基硅烷键合硅胶为填充剂;以乙腈-水(35:65)为流动相;用蒸发光散射检测器检测。理论板数按黄芪甲苷峰计算应不低于4500。

对照品溶液的制备 取黄芪甲苷对照品适量,精密称定,加甲醇制成每1ml含0.2mg的溶液,即得。

供试品溶液的制备 取本品20片,除去包衣,精密称定,研细,取约3g,精密称定,加水30ml,超声处理(功率250W,频率40kHz)30分钟,离心,取上清液,残渣用水10ml分次洗涤,合并洗液与上清液,用水饱和的正丁醇振摇提取4次,每次30ml,合并正丁醇液,用氨试液洗涤4次,每次30ml,分取正丁醇液,回收溶剂至干,残渣加甲醇适量使溶解,并转移至5ml量瓶中,加甲醇至刻度,摇匀,滤过,取续滤液,即得。

测定法 精密吸取对照品溶液3μl、10μl,供试品溶液10~20μl,注入液相色谱仪,测定,以外标两点法对数方程计算,即得。

本品每片含黄芪以黄芪甲苷($C_{41}H_{68}O_{14}$)计,不得少于60μg。

【功能与主治】 养阴清热,活血化瘀,益气固肾。用于糖尿病气阴两虚兼血瘀所致的倦怠乏力、气短懒言、自汗、盗汗、五心烦热、口渴喜饮、胸中闷痛、肢体麻木或刺痛、便秘、舌质红少津、舌体胖大、苔薄或花剥、或舌黯有瘀斑、脉弦细或细数,或沉涩等症及2型糖尿病并发症见上述证候者。

【用法与用量】 口服。一次5片,一日3次。

【注意】 孕妇慎服或遵医嘱。

【规格】 每片重0.6g

【贮藏】 密封。

糖脉康胶囊

Tangmaikang Jiaonang

【处方】 黄芪200g   地黄216.7g
赤芍216.7g   丹参200g

牛膝 125g　　　　　　　　麦冬 125g

葛根 125g　　　　　　　　桑叶 125g

黄连 41.7g　　　　　　　黄精 125g

淫羊藿 166.7g

【制法】　以上十一味,加水煎煮二次,温度控制在 90℃±5℃,第一次 1.5 小时,第二次 1 小时,合并煎液,滤过,滤液浓缩至相对密度为 1.20～1.25(80℃)的清膏。取清膏加入约 167g 微粉硅胶,制粒,干燥,装入胶囊,制成 1000 粒,即得。

【性状】　本品为硬胶囊,内容物为黄棕色至棕褐色的粉末;气微香,味微苦。

【鉴别】　(1)取黄芪甲苷对照品,加甲醇制成每 1ml 含 1mg 的溶液,作为对照品溶液。照薄层色谱法(通则 0502)试验,吸取[含量测定]黄芪项下的供试品溶液及上述对照品溶液各 10μl,分别点于同一硅胶 G 薄层板上,以三氯甲烷-甲醇-水(13:6:2)10℃ 以下放置的下层溶液为展开剂,展开,取出,晾干,喷以 10% 硫酸乙醇溶液,在 105℃ 加热至斑点显色清晰,分别置日光和紫外光灯(365nm)下检视。供试品色谱中,在与对照品色谱相应的位置上,日光下显相同颜色的斑点,紫外光下显相同颜色的荧光斑点。

(2)取本品 5 粒,倾出内容物,加甲醇 20ml,超声处理 30 分钟,滤过,滤液蒸干,残渣加水 20ml 使溶解,用水饱和的正丁醇液振摇提取 2 次,每次 20ml,合并正丁醇液,用氨试液洗涤 2 次,每次 40ml,分取正丁醇液,蒸干,残渣加甲醇 1ml 使溶解,作为供试品溶液。另取芍药苷对照品,加乙醇制成每 1ml 含 1mg 的溶液,作为对照品溶液。照薄层色谱法(通则 0502)试验,吸取上述两种溶液各 10μl,分别点于同一硅胶 G 薄层板上,以三氯甲烷-乙酸乙酯-甲醇-甲酸(40:5:10:0.2)为展开剂,展开,取出,晾干,喷以 5% 香草醛硫酸溶液,热风吹至斑点显色清晰,置日光下检视。供试品色谱中,在与对照品色谱相应的位置上,显相同颜色的斑点。

(3)取本品 8 粒,倾出内容物,加 70% 乙醇 40ml,超声处理 30 分钟,滤过,滤液加盐酸 4ml,加热回流 1 小时,浓缩至约 20ml,用石油醚(60～90℃)振摇提取 2 次,每次 15ml,合并石油醚提取液,蒸干,残渣加乙醇 0.5ml 使溶解,作为供试品溶液。另取齐墩果酸对照品,加乙醇制成每 1ml 含 1mg 的溶液,作为对照品溶液。照薄层色谱法(通则 0502)试验,吸取上述供试品溶液 20μl、对照品溶液 10μl,分别点于同一硅胶 G 薄层板上,以三氯甲烷-甲醇(40:1)为展开剂,展开,取出,晾干,喷以磷钼酸试液,热风吹至斑点显色清晰,置日光下检视。供试品色谱中,在与对照品色谱相应的位置上,显相同颜色的斑点。

(4)取本品内容物 2g,加甲醇 20ml,超声处理 30 分钟,滤过,滤液蒸干,残渣加甲醇 1ml 使溶解,作为供试品溶液。另取黄连对照药材 0.5g,加甲醇 10ml,同法制成对照药材溶液。再取盐酸小檗碱对照品,加甲醇制成每 1ml 含 1mg 的溶液,作为对照品溶液。照薄层色谱法(通则 0502)试验,吸取上述三种溶液各 2～5μl,分别点于同一硅胶 G 薄层板上,以正丁醇-冰醋酸-水(7:1:2)为展开剂,展开,取出,晾干,置紫外光灯(365nm)下检视。供试品色谱中,在与对照药材色谱和对照品色谱相应的位置上,显相同颜色的荧光斑点。

(5)取葛根素对照品,加甲醇制成每 1ml 含 1mg 的溶液,作为对照品溶液。照薄层色谱法(通则 0502)试验,吸取[鉴别](4)项下的供试品溶液及上述对照品溶液各 2～5μl,分别点于同一硅胶 G 薄层板上,以二氯甲烷-甲醇-水(7:3:0.5)为展开剂,展开,取出,晾干,置紫外光灯(365nm)下检视。供试品色谱中,在与对照品色谱相应的位置上,显相同颜色的荧光斑点。

(6)取本品内容物 1.5g,加水 20ml,超声处理 20 分钟,取出,放冷,滤过,滤液加盐酸 1 滴,摇匀,用乙酸乙酯振摇提取 2 次,每次 20ml,合并乙酸乙酯液,蒸干,残渣加甲醇 1ml 使溶解,作为供试品溶液。另取丹酚酸 B 对照品,加甲醇制成每 1ml 含 1mg 的溶液,作为对照品溶液。照薄层色谱法(通则 0502)试验,吸取上述两种溶液各 10μl,分别点于同一硅胶 G 薄层板上,以甲苯-二氯甲烷-乙酸乙酯-甲醇-甲酸(2:3:4:0.5:2)为展开剂,展开,取出,晾干,喷以 2% 三氯化铁乙醇溶液,在 105℃ 加热至斑点显色清晰,置日光下检视。供试品色谱中,在与对照品色谱相应的位置上,显相同颜色的斑点。

(7)取本品内容物 2.5g,加甲醇 20ml,超声处理 30 分钟,滤过,滤液蒸干,残渣加水 20ml 使溶解,加乙酸乙酯振摇提取 2 次,每次 20ml,合并乙酸乙酯液,蒸干,残渣加甲醇 1ml 使溶解,作为供试品溶液。另取淫羊藿苷对照品,加甲醇制成每 1ml 含 1mg 的溶液,作为对照品溶液。照薄层色谱法(通则 0502)试验,吸取上述两种溶液各 2～5μl,分别点于同一硅胶 G 薄层板上,以乙酸乙酯-丁酮-甲酸-水(10:1:1:1)为展开剂,展开,取出,晾干,喷以三氯化铝试液,在 105℃ 加热 10 分钟,置紫外光灯(365nm)下检视。供试品色谱中,在与对照品色谱相应的位置上,显相同颜色的荧光斑点。

【检查】　应符合胶囊剂项下有关的各项规定(通则 0103)。

【含量测定】　赤芍　照高效液相色谱法(通则 0512)测定。

色谱条件与系统适用性试验　以十八烷基硅烷键合硅胶为填充剂;以异丙醇-甲醇-冰醋酸-水(2:25:2:71)为流动相;检测波长为 232nm。理论板数按芍药苷峰计算应不低于 7000。

对照品溶液的制备　取芍药苷对照品适量,精密称定,加稀乙醇制成每 1ml 含 60μg 的溶液,即得。

供试品溶液的制备　取装量差异项下的本品内容物,研细,取约 0.3g,精密称定,置具塞锥形瓶中,精密加入稀乙醇 25ml,称定重量,超声处理(功率 250W,频率 50kHz)20 分钟,放冷,再称定重量,用稀乙醇补足减失的重量,摇匀,滤过,取续滤液,即得。

测定法　分别精密吸取对照品溶液与供试品溶液各 10μl,注入液相色谱仪,测定,即得。

本品每粒含赤芍以芍药苷（$C_{23}H_{28}O_{11}$）计，不得少于 0.85mg。

黄芪 照高效液相色谱法（通则 0512）测定。

色谱条件与系统适用性试验 以十八烷基硅烷键合硅胶为填充剂；以乙腈-水（35∶65）为流动相；用蒸发光散射检测器检测。理论板数按黄芪甲苷峰计算应不低于 4500。

对照品溶液的制备 取黄芪甲苷对照品适量，精密称定，加甲醇制成每 1ml 含 0.2mg 的溶液，即得。

供试品溶液的制备 取装量差异项下的本品内容物，研细，取约 3g，精密称定，加水 30ml，超声处理（功率 250W，频率 40kHz）30 分钟，离心，取上清液，残渣用水 10ml 分次洗涤，合并洗液与上清液，用水饱和的正丁醇振摇提取 4 次，每次 30ml，合并正丁醇液，用氨试液洗涤 4 次，每次 30ml，分取正丁醇液，蒸干，残渣加甲醇溶解并转移至 5ml 量瓶中，加甲醇至刻度，摇匀，滤过，取续滤液，即得。

测定法 精密吸取对照品溶液 3μl、10μl，供试品溶液 10~20μl，注入液相色谱仪，测定，以外标两点法对数方程计算，即得。

本品每粒含黄芪以黄芪甲苷（$C_{41}H_{68}O_{14}$）计，不得少于 50μg。

【功能与主治】 养阴清热，活血化瘀，益气固肾。用于糖尿病气阴两虚兼血瘀所致的倦怠乏力、气短懒言、自汗、盗汗、五心烦热、口渴喜饮、胸中闷痛、肢体麻木或刺痛、便秘、舌质红少津、舌体胖大、苔薄或花剥、或舌黯有瘀斑、脉弦细或细数、或沉涩等症及 2 型糖尿病并发症见上述证候者。

【用法与用量】 口服。一次 6 粒，一日 3 次。

【注意】 孕妇慎服或遵医嘱。

【规格】 每粒装 0.5g

【贮藏】 密封。

糖脉康颗粒
Tangmaikang Keli

【处方】

黄芪 240g	地黄 260g
赤芍 260g	丹参 240g
牛膝 150g	麦冬 150g
葛根 150g	桑叶 150g
黄连 50g	黄精 150g
淫羊藿 200g	

【制法】 以上十一味，加水煎煮两次，温度控制在 90℃±5℃，第一次 1.5 小时，第二次 1 小时，合并煎液，滤过，滤液浓缩至相对密度为 1.20~1.25（80℃）的浸膏。以糊精和淀粉为辅料，按清膏与辅料之比约为 2∶1，用流化喷雾制粒法制粒，分装，即得。

【性状】 本品为黄棕色至棕褐色的颗粒；气微香，味微苦。

【鉴别】（1）取本品 8g，加水 20ml，温热使溶解，用稀盐酸调节 pH 值为 2~3，用乙醚振摇提取 2 次，每次 25ml，合并乙醚液，挥干，残渣加无水乙醇 1ml 使溶解，作为供试品溶液。另取原儿茶醛对照品，加无水乙醇制成每 1ml 含 0.2mg 的溶液，作为对照品溶液。照薄层色谱法（通则 0502）试验，吸取上述两种溶液各 10μl，分别点于同一硅胶 G 薄层板上，以甲苯-乙酸乙酯-甲酸（8∶5∶0.8）为展开剂，展开，取出，晾干，喷以 2% 间苯三酚乙醇溶液和硫酸（1∶1）混合液。供试品色谱中，在与对照品色谱相应的位置上，显相同颜色的斑点。

（2）取本品 50g，加 70% 乙醇 300ml，超声处理 30 分钟，滤过，取滤液 160ml（剩余滤液备用）浓缩至约 20ml，用水饱和的正丁醇振摇提取 3 次，每次 20ml。合并提取液，用水洗涤 2 次，每次 20ml，弃去水层，取正丁醇提取液，浓缩至约 2ml，加中性氧化铝（100~200 目）2g，拌匀，蒸干。加在中性氧化铝柱（100~200 目，2g，内径为 1.2cm）上，用乙酸乙酯-甲醇（1∶1）混合溶液 50ml 洗脱，收集洗脱液，蒸干，残渣加乙醇 1ml 使溶解，作为供试品溶液。另取芍药苷对照品，加乙醇制成每 1ml 含 1mg 的溶液，作为对照品溶液。照薄层色谱法（通则 0502）试验，吸取上述两种溶液各 10μl，分别点于同一硅胶 G 薄层板上，以三氯甲烷-乙酸乙酯-甲醇-甲酸（40∶5∶10∶0.2）为展开剂，展开，取出，晾干，喷以 5% 香草醛硫酸溶液，加热至斑点显色清晰。供试品色谱中，在与对照品色谱相应的位置上，显相同颜色的斑点。

（3）取盐酸小檗碱对照品，加乙醇制成每 1ml 含 0.5mg 的溶液，作为对照品溶液。照薄层色谱法（通则 0502）试验，吸取〔鉴别〕(2) 项下的供试品溶液 10μl，上述对照品溶液 5μl，分别点于同一硅胶 G 薄层板上，以正丁醇-冰醋酸-水（7∶1∶2）为展开剂，展开，取出，晾干，置紫外光灯（365nm）下检视。供试品色谱中，在与对照品色谱相应的位置上，显相同颜色的荧光斑点。

（4）取〔鉴别〕(2) 项下的 70% 乙醇提取液 40ml，加盐酸 4ml，加热回流 1 小时，浓缩至约 20ml，用石油醚（60~90℃）振摇提取 2 次，每次 15ml，合并提取液，蒸干，残渣加乙醇 0.5ml 使溶解，作为供试品溶液。另取齐墩果酸对照品，加乙醇制成每 1ml 含 1mg 的溶液，作为对照品溶液。照薄层色谱法（通则 0502）试验，吸取上述供试品溶液 20μl，对照品溶液 10μl，分别点于同一硅胶 G 薄层板上，以三氯甲烷-甲醇（40∶1）为展开剂，展开，取出，晾干，喷以磷钼酸试液，在 110℃ 加热 10 分钟。供试品色谱中，在与对照品色谱相应的位置上，显相同颜色的斑点。

【检查】 应符合颗粒剂项下有关的各项规定（通则 0104）。

【含量测定】 芍药苷 照高效液相色谱法（通则 0512）测定。

色谱条件与系统适用性试验 以十八烷基硅烷键合硅胶为填充剂；以异丙醇-甲醇-冰醋酸-水（2∶25∶2∶71）为流动相；检测波长为 232nm。理论板数按芍药苷峰计算应不少于 7000。

对照品溶液的制备　取芍药苷对照品适量,精密称定,加 50%乙醇制成每 1ml 含 0.08mg 的溶液,即得。

供试品溶液的制备　取装量差异项下的本品内容物,研细,取 0.2g,精密称定,置具塞锥形瓶中,加 50%乙醇 17ml,密塞,超声处理(功率 250W,频率 33kHz)20 分钟,放至室温后,转移至 25ml 量瓶中,用 50%乙醇分次洗涤容器。洗液并入同一量瓶中,以 50%乙醇稀释至刻度,摇匀,离心,取上清液,即得。

测定法　分别精密吸取对照品溶液与供试品溶液各 10μl,注入液相色谱仪,测定,即得。

本品每袋含赤芍以芍药苷($C_{23}H_{28}O_{11}$)计,不得少于 5.0mg。

黄芪甲苷　照高效液相色谱法(通则 0512)测定。

色谱条件与系统适用性试验　以十八烷基硅烷键合硅胶为填充剂;以乙腈-水(35∶65)为流动相;用蒸发光散射检测器检测。理论板数按黄芪甲苷峰计算应不低于 4500。

对照品溶液的制备　取黄芪甲苷对照品适量,精密称定,加甲醇制成每 1ml 含 0.2mg 的溶液,即得。

供试品溶液的制备　取装量差异项下的本品内容物,研细,取 10g,精密称定,加水 30ml 使溶解,离心,取上清液,残渣用水 10ml 分次洗涤,合并洗液与上清液,用水饱和的正丁醇振摇提取 4 次,每次 30ml,合并正丁醇液,用氨试液洗涤 4 次,每次 30ml,分取正丁醇液,蒸干,残渣加甲醇溶解并转移至 5ml 量瓶中,加甲醇至刻度,摇匀,滤过,取续滤液,即得。

测定法　精密吸取对照品溶液 3μl、10μl,供试品溶液 10～20μl,注入液相色谱仪,测定,以外标两点法对数方程计算,即得。

本品每袋含黄芪以黄芪甲苷($C_{41}H_{68}O_{14}$)计,不得少于 0.32mg。

【功能与主治】　养阴清热,活血化瘀,益气固肾。用于糖尿病气阴两虚兼血瘀所致的倦怠乏力、气短懒言、自汗、盗汗、五心烦热、口渴喜饮、胸中闷痛、肢体麻木或刺痛、便秘、舌质红少津、舌体胖大、苔薄或花剥、或舌黯有瘀斑、脉弦细或细数,或沉涩等症及 2 型糖尿病并发症见上述证候者。

【用法与用量】　口服。一次 1 袋,一日 3 次。

【注意】　孕妇慎服或遵医嘱。

【规格】　每袋装 5g

【贮藏】　密封。

避　瘟　散
Biwen San

【处方】

檀香 156g	零陵香 18g
白芷 42g	香排草 180g
姜黄 18g	玫瑰花 42g
甘松 18g	丁香 42g
木香 36g	人工麝香 1.4g
冰片 138g	朱砂 662g
薄荷脑 138g	

【制法】　以上十三味,除人工麝香、冰片、薄荷脑外,朱砂水飞成极细粉;其余檀香等九味粉碎成细粉,过筛,混匀;将冰片、薄荷脑同研至液化,另加入甘油 276g,搅匀。将人工麝香研细,与上述粉末配研,过筛,混匀,与液化的冰片和薄荷脑研匀,即得。

【性状】　本品为朱红色的粉末;气香,味凉。

【鉴别】　取本品 0.5g,加石油醚(30～60℃)10ml,振摇数分钟,滤过,滤液低温浓缩至约 2ml,作为供试品溶液。另取薄荷脑对照品、冰片对照品,加石油醚(30～60℃)制成每 1ml 各含 0.5mg 的混合溶液,作为对照品溶液。照薄层色谱法(通则 0502)试验,吸取上述两种溶液各 10μl,分别点于同一硅胶 G 薄层板上,以石油醚(60～90℃)-甲苯-乙酸乙酯(9∶2∶1)为展开剂,展开,展距 17cm,取出,晾干,喷以 10%磷钼酸乙醇溶液,加热至斑点显色清晰。供试品色谱中,在与对照品色谱相应的位置上,显相同颜色的斑点。

【检查】　应符合散剂项下有关的各项规定(通则 0115)。

【含量测定】　取装量差异项下的本品,混匀,研细,取 0.5g,精密称定,置锥形瓶中,加硝酸钾 3g 与硫酸 20ml,先用小火缓缓加热,再加大火力至溶液呈无色或微带黄色,放冷,加水 50ml,加 1%高锰酸钾溶液至溶液显粉红色,再滴加 2%硫酸亚铁溶液至红色消失后,加硫酸铁铵指示液 2ml,用硫氰酸铵滴定液(0.1mol/L)滴定。每 1ml 硫氰酸铵滴定液(0.1mol/L)相当于 11.63mg 的硫化汞(HgS)。

本品每 1g 含朱砂以硫化汞(HgS)计,应为 0.30～0.40g。

【功能与主治】　祛暑避秽,开窍止痛。用于夏季暑邪引起的头目眩晕、头痛鼻塞、恶心、呕吐、晕车晕船。

【用法与用量】　口服。一次 0.6g。外用适量,吸入鼻孔。

【规格】　每盒装 0.6g

【贮藏】　密封,置阴凉干燥处。

黛　蛤　散
Daige San

【处方】

青黛 30g	蛤壳 300g

【制法】　以上二味,粉碎成细粉,过筛,混匀,即得。

【性状】　本品为灰蓝色的粉末;味淡。

【鉴别】　(1)取本品,滴加稀盐酸,即产生气泡,此气通入氢氧化钙试液中,即生成白色沉淀。

(2)取本品,加水 10ml 及稀盐酸 10ml,搅匀,滤过,取滤液 1ml,加甲基红指示液 2 滴,用氨试液中和,再滴加盐酸至恰呈酸性,加草酸铵试液 1～2 滴,即生成白色沉淀;该沉淀不溶于醋酸,可溶于盐酸。

(3)取本品 2g,加三氯甲烷 5ml,振摇数分钟,滤过,滤液作为供试品溶液。另取靛蓝对照品、靛玉红对照品,加三氯甲烷制成每 1ml 各含 1mg 的混合溶液,作为对照品溶液。照薄层色谱法(通则 0502)试验,吸取上述两种溶液各 5μl,分别点于同一硅胶 G 薄层板上,以甲苯-三氯甲烷-丙酮(5:4:1)为展开剂,展开,取出,晾干。供试品色谱中,在与对照品色谱相应的位置上,显相同颜色的斑点。

【检查】　应符合散剂项下有关的各项规定(通则 0115)。

【功能与主治】　清肝利肺,降逆除烦。用于肝火犯肺所致的头晕耳鸣、咳嗽吐衄、痰多黄稠、咽膈不利、口渴心烦。

【用法与用量】　口服。一次 6g,一日 1 次,随处方入煎剂。

【贮藏】　密闭,防潮。

藤 丹 胶 囊
Tengdan Jiaonang

【处方】　钩藤 431g　　　夏枯草 340g
　　　　　猪胆膏 46g　　　桑寄生 366g
　　　　　丹参 303g　　　　车前子 229g
　　　　　川芎 200g　　　　三七 46g
　　　　　防己 300g　　　　黄芪 300g

【制法】　以上十味,取猪胆膏和三七粉碎成细粉,备用。丹参用 75％乙醇加热回流二次,第一次回流 2 小时,第二次回流 1.5 小时,合并提取液,滤过,滤液回收乙醇,备用。川芎加水,蒸馏 6 小时,收集挥发油,备用;蒸馏后的水液另器收集。以上两味药渣与其余六味(车前子袋装,钩藤后下)加水煎煮三次,第一次浸泡 30 分钟,煎煮 2 小时,第二次同时加入钩藤煎煮 1.5 小时;第三次煎煮 1 小时,合并三次煎液与上述川芎的水液,滤过,滤液薄膜减压浓缩至相对密度为 1.38(60℃)的稠膏,加入上述丹参醇提物,搅匀,干燥,粉碎成细粉,加入上述猪胆膏和三七的细粉,混匀,制粒,干燥,喷入川芎挥发油,密闭,装入胶囊,制成 1000 粒,即得。

【性状】　本品为硬胶囊,内容物为棕褐色的颗粒及粉末;味苦。

【鉴别】　(1)取本品内容物 2g,加乙醚 10ml,振摇数分钟后放置 20 分钟,滤过,滤液挥去乙醚,残渣滴加 5％香草醛硫酸溶液,放置数分钟,边缘呈紫红色。

(2)取本品内容物 10g,加甲醇 50ml,超声处理 30 分钟,滤过,滤液回收溶剂至干,残渣加水 40ml 使溶解,用石油醚(60～90℃)振摇提取 4 次,每次 30ml,弃去石油醚液,水液用乙酸乙酯振摇提取 3 次,每次 30ml,合并乙酸乙酯液,再用

1％氢氧化钠溶液洗涤 2 次,每次 20ml,弃去碱液,乙酸乙酯液回收溶剂至干,残渣加甲醇 2ml 使溶解,作为供试品溶液;另取川芎对照药材 0.5g,加甲醇 20ml,同法制成对照药材溶液。照薄层色谱法(通则 0502)试验,吸取上述两种溶液各 5～10μl,分别点于同一硅胶 GF$_{254}$ 薄层板上,以环己烷-三氯甲烷-乙酸乙酯-甲酸(2:1:10:0.1)为展开剂,展开,取出,晾干,置紫外光灯(254nm)下检视。供试品色谱中,在与对照药材色谱相应的位置上,显相同颜色的斑点。

(3)取本品内容物 10g,加乙酸乙酯 30ml,超声处理 30 分钟,滤过,滤液回收溶剂至干,残渣加甲醇 1ml 使溶解,作为供试品溶液。另取猪去氧胆酸对照品,加甲醇制成每 1ml 含 2mg 的溶液,作为对照品溶液。照薄层色谱法(通则 0502)试验,吸取上述两种溶液各 2～5μl,分别点于同一硅胶 G 薄层板上,以异辛烷-乙酸乙酯-冰醋酸(7:3:2)为展开剂,展开,取出,晾干,喷以 10％硫酸乙醇溶液,在 110℃加热至斑点显色清晰。供试品色谱中,在与对照品色谱相应的位置上,显相同颜色的斑点;置紫外光灯(365nm)下检视,显相同颜色的荧光斑点。

(4)取本品内容物 5g,置索氏提取器中,加乙醚适量,回流提取至无色,弃去乙醚液,挥去乙醚,加甲醇适量,放置过夜,回流提取至无色,回收甲醇至干,残渣加水 30ml 使溶解,用水饱和的正丁醇振摇提取 3 次,每次 30ml,合并正丁醇提取液,用氨试液洗涤 2 次,每次 80ml,分取正丁醇液,回收溶剂至干,残渣加甲醇 5ml 溶解,作为供试品溶液。另取黄芪甲苷对照品,加甲醇制成每 1ml 含 1mg 的溶液;再取人参皂苷 Rb$_1$ 对照品、人参皂苷 Rg$_1$ 对照品及三七皂苷 R$_1$ 对照品,加甲醇制成每 1ml 各含 1mg 的混合溶液,作为对照品溶液。照薄层色谱法(通则 0502)试验,吸取上述三种溶液各 5μl,分别点于同一硅胶 G 薄层板上,以三氯甲烷-甲醇-甲酸-水(13:6.5:0.5:2)10℃以下放置的下层溶液为展开剂,展开,取出,晾干,喷以 10％硫酸乙醇溶液,在 105℃加热至斑点显色清晰。供试品色谱中,在与对照品色谱相应的位置上,显相同颜色的斑点。

(5)取本品内容物 15g,加乙醚 50ml,超声处理 30 分钟,滤过,滤液挥干,残渣加乙酸乙酯 1ml 使溶解,作为供试品溶液。另取丹参对照药材 1g,同法制成对照药材溶液。再取丹参酮 II$_A$ 对照品,加乙酸乙酯制成每 1ml 含 1mg 的溶液,作为对照品溶液。照薄层色谱法(通则 0502)试验,吸取上述三种溶液各 10μl,分别点于同一硅胶 G 薄层板上,以石油醚(60～90℃)-乙酸乙酯(4:1)为展开剂,展开,取出,晾干。供试品色谱中,在与对照药材色谱及对照品色谱相应的位置上,显相同颜色的斑点。

(6)取本品内容物 10g,加甲醇 100ml,超声处理 30 分钟,滤过,滤液通过中性氧化铝柱(中性氧化铝 100～200 目,105℃烘约 1 小时,8g,内径为 1.5～2cm),流出液 60℃回收溶剂至干,残渣加水 10ml 溶解,加氨水调节 pH 值至 9～10,加乙醚振摇提取 2 次,每次 20ml,合并乙醚提取液,挥干,残渣

加甲醇 1ml 使溶解,作为供试品溶液。另取防己对照药材 1g,同法制成对照药材溶液。再取粉防己碱对照品、防己诺林碱对照品,加甲醇制成每 1ml 含 1mg 的混合溶液,作为对照品溶液。照薄层色谱法(通则 0502)试验,吸取上述三种溶液各 5μl,分别点于同一用 1%氢氧化钠溶液制备的硅胶 G 薄层板上,以二氯甲烷-丙酮-甲醇(6:1:1)为展开剂,展开,取出,晾干,喷以稀碘化铋钾试液。供试品色谱中,在与对照药材色谱和对照品色谱相应的位置上,显相同的橙红色斑点。

【检查】 应符合胶囊剂项下有关的各项规定(通则 0103)

【浸出物】 照醇溶性浸出物测定法(通则 2201)项下的热浸法测定,用 75%乙醇为溶剂,浸出物不得少于 40.0%。

【含量测定】 三七 照高效液相色谱法(通则 0512)测定。

色谱条件与系统适用性试验 以十八烷基硅烷键合硅胶为填充剂;以乙腈为流动相 A,以 0.1%磷酸溶液为流动相 B,按下表中的规定进行梯度洗脱;检测波长为 203nm。理论板数以三七皂苷 R_1 峰计算应不低于 4000。

时间(分钟)	流动相 A(%)	流动相 B(%)
0~12	19	81
12~40	19→21	81→79
40~60	21	79
60~75	21→29	79→71
75~115	29→36	71→64

对照品溶液的制备 取人参皂苷 Rg_1 对照品、人参皂苷 Rb_1 对照品及三七皂苷 R_1 对照品适量,精密称定,加甲醇制成每 1ml 含人参皂苷 Rg_1 1.0mg、人参皂苷 Rb_1 0.8mg、三七皂苷 R_1 0.2mg 的混合溶液,即得。

供试品溶液的制备 取装量差异项下的本品内容物,研细,取约 1g,精密称定,置具塞锥形瓶中,精密加入水饱和的正丁醇 50ml,密塞,称定重量,加热回流 1 小时,放冷,再称定重量,用水饱和的正丁醇补足减失的重量,摇匀,滤过,精密量取续滤液 25ml,用氨试液洗涤 2 次(15ml、10ml),取正丁醇液,回收溶剂至干,残渣加甲醇使溶解,转移至 2ml 量瓶中,加甲醇至刻度,摇匀,滤过,取续滤液,即得。

测定法 分别精密吸取对照品溶液与供试品溶液各 10μl,注入液相色谱仪,测定,即得。

本品每粒含三七以三七皂苷 R_1($C_{47}H_{80}O_{18}$)、人参皂苷 Rg_1($C_{42}H_{72}O_{14}$)、人参皂苷 Rb_1($C_{54}H_{92}O_{23}$)的总量计,不得少于 2.2mg。

丹参 照高效液相色谱法(通则 0512)测定。

色谱条件与系统适用性试验 以十八烷基硅烷键合硅胶为填充剂;以乙腈-1%甲酸溶液(20:80)为流动相;检测波长为 286nm。理论板数以丹酚酸 B 峰计算应不低于 2000。

对照品溶液的制备 取丹酚酸 B 对照品适量,精密称定,加 75%甲醇制成每 1ml 含 0.3mg 的溶液,即得。

供试品溶液的制备 取装量差异项下的本品内容物,取

0.5g,精密称定,置具塞锥形瓶中,精密加入 75%甲醇 25ml,密塞,称定重量,超声处理(功率 250W,频率 40kHz)30 分钟,放冷,再称定重量,用 75%甲醇补足减失的重量,摇匀,滤过,取续滤液,即得。

测定法 分别精密吸取对照品溶液与供试品溶液各 10μl,注入液相色谱仪,测定,即得。

本品每粒含丹参以丹酚酸 B($C_{36}H_{30}O_{16}$)计,不得少于 3.6mg。

【功能与主治】 平肝息风,泻火养阴,舒脉通络。用于高血压病Ⅰ、Ⅱ级肝阳上亢、阴血不足证,症见头痛、眩晕、耳鸣、烦躁、失眠、心悸、腰膝酸软、口咽干燥、舌红或有瘀斑、苔黄或少苔、脉弦数或细而数者。

【用法与用量】 口服。高血压病Ⅰ级,一次 3 粒,一日 3 次;高血压病Ⅱ级,一次 5 粒,一日 3 次,饭后服用。疗程 4 周。

【禁忌】 (1)妊娠或哺乳妇女禁用。(2)对本药过敏者、合并有肝肾和造血系统等严重原发性疾病者忌用。

【规格】 每粒装 0.4g

【贮藏】 密封。

礞石滚痰丸
Mengshi Guntan Wan

【处方】 金礞石(煅)40g　　　　　沉香 20g
　　　　黄芩 320g　　　　　　　熟大黄 320g

【制法】 以上四味,粉碎成细粉,过筛,混匀,用水泛丸,干燥,即得。

【性状】 本品为棕色至棕褐色的水丸;味苦。

【鉴别】 (1)取本品,置显微镜下观察:类长方形或不规则形块片淡黄棕色(金礞石)。纤维管胞壁略厚,有具缘纹孔,纹孔口人字形或十字形(沉香)。韧皮纤维淡黄色,梭形,壁厚,孔沟细(黄芩)。草酸钙簇晶大,直径 60~140μm(熟大黄)。

(2)取本品 0.5g,研细,加甲醇 20ml,浸渍 1 小时,滤过,滤液蒸干,残渣加水 10ml 使溶解,再加盐酸 1ml,加热回流 30 分钟,放冷,用乙醚分 2 次提取,每次 20ml,合并乙醚液,挥干,残渣加三氯甲烷 1ml 使溶解,作为供试品溶液。另取大黄对照药材 0.1g,同法制成对照药材溶液。照薄层色谱法(通则 0502)试验,吸取上述两种溶液各 10μl,分别点于同一硅胶 G 薄层板上,以石油醚(30~60℃)-甲酸乙酯-甲酸(15:5:1)的上层溶液为展开剂,展开,取出,晾干,置紫外光灯(365nm)下检视。供试品色谱中,在与对照药材色谱相应的位置上,显相同的橙黄色荧光斑点;置氨蒸气中熏后,日光下检视,斑点变为红色。

(3)取本品 0.5g,研细,加乙醚 30ml,超声处理 30 分钟,

滤过,弃去乙醚液,药渣挥干溶剂,加甲醇 30ml,超声处理 30 分钟,滤过,滤液蒸干,残渣加水 20ml 使溶解,用盐酸调节 pH 值至 1～2,用乙酸乙酯振摇提取 2 次,每次 20ml,合并乙酸乙酯液,蒸干,残渣加甲醇 2ml 使溶解,作为供试品溶液。另取黄芩苷对照品,加甲醇制成每 1ml 含 1mg 的溶液,作为对照品溶液。照薄层色谱法(通则 0502)试验,吸取上述两种溶液各 4μl,分别点于同一硅胶 G 薄层板上,以乙酸乙酯-丁酮-甲酸-水(5∶3∶1∶1)为展开剂,展开,取出,晾干,喷以 5％三氯化铁乙醇溶液。供试品色谱中,在与对照品色谱相应的位置上,显相同颜色的斑点。

【检查】 应符合丸剂项下有关的各项规定(通则 0108)。

【含量测定】 黄芩 照高效液相色谱法(通则 0512)测定。

色谱条件与系统适用性试验 以十八烷基硅烷键合硅胶为填充剂;以甲醇-水-磷酸(46∶54∶0.2)为流动相;检测波长为 280nm。理论板数按黄芩苷峰计算应不低于 6000。

对照品溶液的制备 取黄芩苷对照品适量,精密称定,加 70％乙醇制成每 1ml 含 0.1mg 的溶液,即得。

供试品溶液的制备 取本品,研细,取 0.3g,精密称定,置具塞锥形瓶中,精密加入 70％乙醇 50ml,称定重量,超声处理(功率 200W,频率 40kHz)45 分钟,放冷,再称定重量,用 70％乙醇补足减失的重量,摇匀,滤过,精密量取续滤液 5ml,置 10ml 量瓶中,用 70％乙醇稀释至刻度,摇匀,即得。

测定法 分别精密吸取对照品溶液 5μl 与供试品溶液 5～10μl,注入液相色谱仪,测定,即得。

本品每 1g 含黄芩以黄芩苷($C_{21}H_{18}O_{11}$)计,不得少于 32.0mg。

熟大黄 照高效液相色谱法(通则 0512)测定。

色谱条件与系统适用性试验 以十八烷基硅烷键合硅胶为填充剂;以乙腈-甲醇-0.1％磷酸溶液(42∶23∶35)为流动相;检测波长为 254nm。理论板数按大黄酚峰计算应不低于 3000。

对照品溶液的制备 取大黄酚对照品和大黄素对照品适量,精密称定,加甲醇制成每 1ml 含大黄酚 10μg、大黄素 5μg 的混合溶液,即得。

供试品溶液的制备 (1)取本品适量,粉碎成粉末(过三号筛),取 0.5g,精密称定,置具塞锥形瓶中,精密加入甲醇-盐酸(10∶1)的混合溶液 25ml,称定重量,置 80℃水浴中加热回流 30 分钟,若瓶壁有黏附物,须超声处理去除,再称定重量,用甲醇补足减失的重量,摇匀,滤过,精密吸取续滤液 2ml,置 10ml 量瓶中,加 2％的氢氧化钠溶液 1ml,加甲醇至刻度,摇匀,滤过,取续滤液,用于测定总大黄酚和总大黄素的含量。

(2)取本品粉末 0.3g,精密称定,置具塞锥形瓶中,精密加入甲醇 25ml,称定重量,超声处理(功率 160W,频率 50kHz)30 分钟,放冷,再称定重量,用甲醇补足减失的重量,摇匀,滤过,取续滤液,用于测定游离大黄酚和游离大黄素的含量。

测定法 分别精密吸取对照品溶液与上述两种供试品溶液各 10～20μl,注入液相色谱仪,测定,计算总大黄酚和总大黄素的总量与游离大黄酚和游离大黄素的总量;用总大黄酚和总大黄素的总量与游离大黄酚和游离大黄素的总量的差值,作为结合蒽醌中的大黄酚和大黄素的总量,即得。

本品每 1g 含熟大黄以总大黄酚($C_{15}H_{10}O_4$)和总大黄素($C_{15}H_{10}O_5$)的总量计,不得少于 3.0mg;以结合蒽醌中的大黄酚($C_{15}H_{10}O_4$)和大黄素($C_{15}H_{10}O_5$)的总量计,不得少于 0.5mg。

【功能与主治】 逐痰降火。用于痰火扰心所致的癫狂惊悸,或喘咳痰稠、大便秘结。

【用法与用量】 口服。一次 6～12g,一日 1 次。

【注意】 孕妇忌服。

【规格】 每袋(瓶)装 6g

【贮藏】 密闭,防潮。

鹭鸶咯丸

Lusika Wan

【处方】

麻黄 12g	苦杏仁 60g
石膏 60g	甘草 12g
细辛 6g	炒紫苏子 60g
炒芥子 12g	炒牛蒡子 30g
瓜蒌皮 60g	射干 30g
青黛 30g	蛤壳 60g
天花粉 60g	栀子(姜炙)60g
人工牛黄 5g	

【制法】 以上十五味,除人工牛黄外,其余麻黄等十四味粉碎成细粉;将人工牛黄研细,与上述粉末配研,过筛,混匀。每 100g 粉末加炼蜜 90～100g 制成大蜜丸,即得。

【性状】 本品为黑绿色的大蜜丸;气微,味甜、苦。

【鉴别】 (1)取本品,置显微镜下观察:不规则片状结晶无色,有平直纹理(石膏)。具缘纹孔导管大,多破碎,有的具缘纹孔呈六角形或斜方形,排列紧密(天花粉)。果皮含晶石细胞类圆形或多角形,直径 17～31μm,壁厚,胞腔内含草酸钙方晶(栀子)。种皮细胞类圆形、长圆形或形状不规则,壁网状增厚似花纹样(炒紫苏子)。不规则块片或颗粒蓝色(青黛)。草酸钙柱晶直径约至 34μm(射干)。气孔特异,保卫细胞侧面观似哑铃状(麻黄)。内果皮石细胞表面观呈尖棱形或长圆形,镶嵌紧密,侧面观类长方形或长条形,壁厚,木化,纹孔横长(炒牛蒡子)。纤维束周围薄壁细胞含草酸钙方晶,形成晶纤维(甘草)。

(2)取本品 9g,剪碎,加乙酸乙酯 20ml,加热回流 30 分钟,滤过,滤液蒸干,残渣加三氯甲烷 1ml 使溶解,作为供试品溶液。另取靛蓝对照品、靛玉红对照品,加三氯甲烷制成每

1ml 各含 1mg 的混合溶液,作为对照品溶液。照薄层色谱法(通则 0502)试验,吸取上述两种溶液各 5μl,分别点于同一硅胶 G 薄层板上,以甲苯-三氯甲烷-丙酮(5:4:1)为展开剂,展开,取出,晾干。供试品色谱中,在与对照品色谱相应的位置上,显相同颜色的斑点。

(3)取本品 15g,剪碎,加硅藻土 7.5g,研匀,加三氯甲烷 30ml,加热回流 1 小时,放冷,滤过,滤液蒸干,残渣加乙醇 1ml 使溶解,作为供试品溶液。另取牛蒡苷对照品,加乙醇制成每 1ml 含 5mg 的溶液,作为对照品溶液。照薄层色谱法(通则 0502)试验,吸取供试品溶液 3μl、对照品溶液 2μl,分别点于同一硅胶 GF$_{254}$ 薄层板上,以三氯甲烷-甲醇(20:3)为展开剂,展开,取出,晾干,置紫外光灯(254nm)下检视。供试品色谱中,在与对照品色谱相应的位置上,显相同颜色的斑点。

(4)取本品 6g,剪碎,加硅藻土 3g,研匀,加乙醚 25ml,浸渍 1 小时,时时振摇,滤过,弃去乙醚液,药渣挥尽乙醚,加乙酸乙酯 25ml,超声处理 30 分钟,放冷,滤过,滤液蒸干,残渣加乙醇 1ml 使溶解,作为供试品溶液。另取栀子对照药材 0.5g,同法制成对照药材溶液。再取栀子苷对照品,加乙醇制成每 1ml 含 1mg 的溶液,作为对照品溶液。照薄层色谱法(通则 0502)试验,吸取供试品溶液 5μl、对照药材溶液及对照品溶液各 3μl,分别点于同一硅胶 G 薄层板上,以乙酸乙酯-丙酮-甲酸-水(12:10:1:1)为展开剂,展开,取出,晾干,喷以 5%香草醛硫酸溶液,在 105℃加热至斑点显色清晰。供试品色谱中,在与对照药材色谱和对照品色谱相应的位置上,显相同颜色的斑点。

(5)取胆酸对照品、猪去氧胆酸对照品,分别加乙醇制成每 1ml 含 1mg 的溶液,作为对照品溶液。照薄层色谱法(通则 0502)试验,吸取〔鉴别〕(4)项下的供试品溶液 1μl 及上述对照品溶液各 3μl,分别点于同一硅胶 G 薄层板上,以乙醚-三氯甲烷-冰醋酸(2:2:1)为展开剂,展开,取出,晾干,喷以 10%硫酸乙醇溶液,在 105℃加热至斑点显色清晰,置紫外光灯(365nm)下检视。供试品色谱中,在与对照品色谱相应的位置上,显相同颜色的荧光斑点。

【检查】 应符合丸剂项下有关的各项规定(通则 0108)。

【含量测定】 照高效液相色谱法(通则 0512)测定。

色谱条件与系统适用性试验 以十八烷基硅烷键合硅胶为填充剂;以乙腈-水(15:85)为流动相;检测波长为 238nm。理论板数按栀子苷峰计算应不低于 1500。

对照品溶液的制备 取栀子苷对照品适量,精密称定,加甲醇制成每 1ml 含 30μg 的溶液,即得。

供试品溶液的制备 取重量差异项下的本品,剪碎,取约 0.5g,精密称定,置具塞锥形瓶中,精密加入甲醇 50ml,密塞,称定重量,超声处理(功率 250W,频率 50kHz)30 分钟,放冷,再称定重量,用甲醇补足减失的重量,摇匀,滤过,取续滤液,即得。

测定法 分别精密吸取对照品溶液 10μl 与供试品溶液 20μl,注入液相色谱仪,测定,即得。

本品每丸含栀子以栀子苷(C$_{17}$H$_{24}$O$_{10}$)计,不得少于 1.4mg。

【功能与主治】 宣肺、化痰、止咳。用于痰浊阻肺所致的顿咳、咳嗽,症见咳嗽阵作、痰鸣气促、咽干声哑;百日咳见上述证候者。

【用法与用量】 梨汤或温开水送服。一次 1 丸,一日 2次。

【规格】 每丸重 1.5g

【贮藏】 密封。

藿香正气口服液
Huoxiang Zhengqi Koufuye

【处方】

苍术 80g	陈皮 80g
厚朴(姜制)80g	白芷 120g
茯苓 120g	大腹皮 120g
生半夏 80g	甘草浸膏 10g
广藿香油 0.8ml	紫苏叶油 0.4ml

【制法】 以上十味,厚朴(姜制)加 60%乙醇加热回流 1 小时,取乙醇液备用;苍术、陈皮、白芷加水蒸馏,收集蒸馏液,蒸馏后的水溶液滤过,备用;大腹皮加水煎煮二次,滤过;茯苓加水煮沸后于 80℃温浸二次,滤过;生半夏用水泡至透心后,另加干姜 6.8g,加水煎煮二次,滤过。合并上述各滤液,浓缩至相对密度为 1.10～1.20(50℃)的清膏,加入甘草浸膏,混匀,加入 2 倍量乙醇使沉淀,滤过,滤液与厚朴乙醇提取液合并,回收乙醇,加入吐温 80 与广藿香油、紫苏叶油的混合液及上述蒸馏液,混匀,加水使全量成 1025ml,用氢氧化钠溶液调节 pH 值至 5.8～6.2,静置,滤过,灌装,灭菌,即得。

【性状】 本品为棕色的澄清液体;味辛、微甜。

【鉴别】 (1)取本品 20ml,用石油醚(30～60℃)振摇提取 2 次,每次 25ml,合并石油醚提取液,低温蒸干,残渣加乙酸乙酯 1ml 使溶解,作为供试品溶液。另取百秋李醇对照品,加乙酸乙酯制成每 1ml 含 1mg 的溶液。再取厚朴酚对照品、和厚朴酚对照品,分别加甲醇制成每 1ml 含 1mg 的溶液,作为对照品溶液。照薄层色谱法(通则 0502)试验,吸取供试品溶液 10μl、对照品溶液各 5μl,分别点于同一硅胶 G 薄层板上,以石油醚(60～90℃)-乙酸乙酯-甲酸(85:15:2)为展开剂,展开,取出,晾干,喷以 5%香草醛硫酸溶液,在 100℃加热至斑点显色清晰。供试品色谱中,在与百秋李醇对照品色谱相应的位置上,显相同的紫红色斑点;在与厚朴酚、和厚朴酚对照品色谱相应的位置上,显相同颜色的斑点。

(2)取本品 20ml,加乙醚 20ml,振摇提取,分取乙醚层,挥至约 2ml,作为供试品溶液。另取欧前胡素对照品,加乙醚制成每 1ml 含 1mg 的溶液,作为对照品溶液。照薄层色谱法(通则 0502)试验,吸取上述两种溶液各 10μl,分别点于同一硅胶 G 薄层板上,以环己烷-乙酸乙酯(4:1)为展开剂,展开,取出,晾干,置紫外光灯(365nm)下检视。供试品色谱中,在与对照品色谱相应的位置上,显相同颜色的荧光斑点。

(3)取苍术对照药材 1g,加甲醇 10ml,超声处理 30 分钟,滤过,滤液蒸干,残渣加甲醇 1ml 使溶解,作为对照药材溶液。照薄层色谱法(通则 0502)试验,吸取[鉴别](2)项下供试品溶液及上述对照药材溶液各 10μl,分别点于同一硅胶 G 薄层板上,以石油醚(60~90℃)-乙酸乙酯(19:1)为展开剂,展开,取出,晾干,喷以 5% 对二甲氨基苯甲醛的 10% 硫酸乙醇溶液,加热至斑点显色清晰。供试品色谱中,在与对照药材色谱相应的位置上,显相同的一个污绿色主斑点。

(4)取本品 30ml,用稀盐酸调节 pH 值至 4.4 以下,用乙醚振摇提取 2 次,每次 10ml,弃去乙醚液,用水饱和的正丁醇振摇提取 3 次,每次 10ml,合并正丁醇液,用水洗涤 2 次,每次 10ml,弃去水液,正丁醇液蒸干,残渣加甲醇 2ml 使溶解,作为供试品溶液。另取甘草对照药材 1g,加乙醚 20ml,加热回流 15 分钟,滤过,弃去乙醚液,药渣挥干溶剂,加甲醇 20ml,超声处理 30 分钟,滤过,滤液蒸干,残渣加水 20ml 使溶解,用正丁醇振摇提取 3 次,同法制成对照药材溶液。再取甘草酸铵对照品,加甲醇制成每 1ml 含 2mg 的溶液,作为对照品溶液。照薄层色谱法(通则 0502)试验,吸取上述三种溶液各 4μl,分别点于同一硅胶 GF$_{254}$ 薄层板上,以正丁醇-甲醇-氨溶液(8→10)(5:1.5:2)为展开剂,展开,取出,晾干,置紫外光灯(254nm)下检视。供试品色谱中,在与对照药材色谱和对照品色谱相应的位置上,显相同颜色的斑点。

(5)取本品 15ml,通过十八烷基硅烷键合硅胶固相萃取小柱[先依次用甲醇 10ml、甲醇-水(1:10)3ml 与水 6ml 冲洗],用水 3ml 冲洗,真空抽滤 3 分钟,再用丙酮洗脱,收集洗脱液 2ml,作为供试品溶液。另取紫苏烯对照品、紫苏醛对照品,加无水乙醇制成每 1ml 含紫苏烯 0.1mg 与紫苏醛 0.2mg 的混合溶液,作为对照品溶液。照气相色谱法(通则 0521)试验,以 50% 苯基-50% 甲基聚硅氧烷为固定相的毛细管柱(柱长为 30m,柱内径为 0.25mm,膜厚度为 0.25μm);柱温为程序升温:初始温度为 60℃,保持 1 分钟,以每分钟 4℃ 的速率升温至 150℃,保持 1 分钟,再以每分钟 15℃ 的速率升温至 250℃,保持 3 分钟;分流比 20:1。分别吸取对照品溶液与供试品溶液各 1μl,注入气相色谱仪。供试品色谱中应呈现与对照品色谱峰保留时间相同的色谱峰。

【检查】 相对密度 应不低于 1.01(通则 0601)。

pH 值 应为 4.5~6.5(通则 0631)。

其他 应符合合剂项下有关的各项规定(通则 0181)。

【含量测定】 厚朴 照高效液相色谱法(通则 0512)测定。

色谱条件与系统适用性试验 以十八烷基硅烷键合硅胶为填充剂;以甲醇-异丙醇-水(36:21:36)为流动相;检测波长为 294nm。理论板数按厚朴酚峰计算应不低于 5000。

对照品溶液的制备 取厚朴酚对照品、和厚朴酚对照品适量,精密称定,分别加甲醇制成每 1ml 含厚朴酚 0.1mg、和厚朴酚 0.05mg 的溶液,即得。

供试品溶液的制备 精密量取本品 5ml,加盐酸 2 滴,用三氯甲烷振摇提取 3 次,每次 10ml,合并三氯甲烷液,蒸干,残渣用甲醇溶解,转移至 10ml 量瓶中,加甲醇至刻度,摇匀,滤过,取续滤液,即得。

测定法 分别精密吸取对照品溶液与供试品溶液各 10μl,注入液相色谱仪,测定,即得。

本品每 1ml 含厚朴以厚朴酚($C_{18}H_{18}O_2$)与和厚朴酚($C_{18}H_{18}O_2$)的总量计,不得少于 0.30mg。

陈皮 照高效液相色谱法(通则 0512)测定。

色谱条件与系统适用性试验 以十八烷基硅烷键合硅胶为填充剂;以甲醇-0.4% 醋酸溶液(35:65)为流动相;检测波长为 283nm。理论板数按橙皮苷峰计算应不低于 2000。

对照品溶液的制备 取橙皮苷对照品适量,精密称定,加甲醇制成每 1ml 含 60μg 的溶液,即得。

供试品溶液的制备 精密量取本品 10ml,置 25ml 量瓶中,加甲醇稀释至刻度,摇匀,滤过,取续滤液,即得。

测定法 分别精密吸取对照品溶液与供试品溶液各 5μl,注入液相色谱仪,测定,即得。

本品每 1ml 含陈皮以橙皮苷($C_{28}H_{34}O_{15}$)计,不得少于 0.10mg。

【功能与主治】 解表化湿,理气和中。用于外感风寒、内伤湿滞或夏伤暑湿所致的感冒,症见头痛昏重、胸膈痞闷、脘腹胀痛、呕吐泄泻;胃肠型感冒见上述证候者。

【用法与用量】 口服。一次 5~10ml,一日 2 次,用时摇匀。

【规格】 每支装 10ml

【贮藏】 密封。

附:紫苏叶油质量标准

紫 苏 叶 油

本品为唇形科植物紫苏 Perilla frutescens(L.)Britt. 的干燥叶(或带嫩枝叶)经水蒸气蒸馏提取的挥发油。

〔性状〕 本品为浅黄色或黄色的澄清液体,有紫苏的特异香气,味微辛辣。露置空气中或贮存日久,色渐变深,质渐浓稠。

本品在乙醇、乙醚或石油醚中易溶,在水中几乎不溶。

比旋度 取本品 5g,精密称定,置 100ml 量瓶中,加乙醇适量使溶解,摇匀,20℃ 恒温 1 小时,定容至刻度,依法测定(通则 0621),比旋度应为 -96°~-180°。

折光率 应为 1.485~1.495(通则 0622)。

〔鉴别〕 取本品约 30mg,加无水乙醇-正己烷(1:1)混合溶液 1ml,摇匀,作为供试品溶液。另取紫苏叶油对照提取物 30mg,同法制成对照提取物溶液。再取紫苏醛对照品适量,加无水乙醇-正己烷(1:1)混合溶液制成每 1ml 含 1mg 的溶液,作为对照品溶液。照气相色谱法(通则 0521)试验,以交联 5%苯基甲基聚硅氧烷为固定相的毛细管柱(柱长为 30m,内径为 0.32mm,膜厚度为 0.25μm);柱温为程序升温:初始温度为 60℃,保持 10 分钟,以每分钟 8℃的速率升温至 115℃,保持 30 分钟,再以每分钟 15℃的速率升温至 230℃,保持 5 分钟,分流比 30:1。分别吸取以上三种溶液各 1μl,注入气相色谱仪,记录色谱图。除溶剂峰外,供试品色谱中应呈现与对照提取物色谱峰保留时间相同的主色谱峰,与对照品色谱峰保留时间相同的色谱峰。

〔检查〕　乙醇中的不溶物　取本品 1ml,加乙醇 5ml,摇匀,溶液应澄清(25℃)。

〔含量测定〕　照气相色谱法(通则 0521)测定。

色谱条件与系统适用性试验　以交联 5%苯基甲基聚硅氧烷为固定相的毛细管柱(柱长为 30m,柱内径为 0.32mm,膜厚度为 0.25μm);柱温为程序升温:初始温度为 60℃,保持 10 分钟,以每分钟 8℃的速率升温至 115℃,保持 2 分钟,再以每分钟 30℃的速率升温至 230℃,保持 4 分钟;分流比 15:1。理论板数以紫苏醛峰计算应不低于 50000。

对照品溶液的制备　取紫苏醛对照品、紫苏烯对照品适量,精密称定,加无水乙醇-正己烷(1:1)混合溶液制成每 1ml 分别含紫苏醛 1mg、紫苏烯 1mg 的混合溶液,即得。

供试品溶液的制备　取本品约 20mg,精密称定,置 10ml 量瓶中,加无水乙醇-正己烷(1:1)混合溶液至刻度,摇匀,即得。

测定法　分别精密吸取对照品溶液和供试品溶液各 1μl,注入气相色谱仪,测定,即得。

本品含紫苏烯($C_{10}H_{14}O$)不得少于 20%;含紫苏醛($C_{10}H_{14}O$)不得少于 25%。

藿香正气水

Huoxiang Zhengqi Shui

【处方】　苍术 160g　　　　陈皮 160g
　　　　　厚朴(姜制)160g　　白芷 240g
　　　　　茯苓 240g　　　　　大腹皮 240g
　　　　　生半夏 160g　　　　甘草浸膏 20g
　　　　　广藿香油 1.6ml　　　紫苏叶油 0.8ml

【制法】　以上十味,苍术、陈皮、厚朴(姜制)、白芷分别用 60%乙醇作溶剂,浸渍 24 小时后进行渗漉,前三种各收集初漉液 400ml,后一种收集初漉液 500ml,备用;继续渗漉,收集续漉液,浓缩后并入初漉液中。茯苓加水煮沸后,80℃温浸二次,第一次 3 小时,第二次 2 小时,取汁;生半夏用冷水浸泡,每 8 小时换水一次,泡至透心后,另加干姜 13.5g,加水煎煮二次,第一次 3 小时,第二次 2 小时;大腹皮加水煎煮 3 小时;

甘草浸膏打碎后水煮化开;合并上述提取液,滤过,滤液浓缩至适量。广藿香油、紫苏叶油用乙醇适量溶解。合并以上溶液,混匀,用乙醇与水适量调整乙醇含量,并使全量成 2050ml,静置,滤过,灌装,即得。

【性状】　本品为深棕色的澄清液体(贮存略有沉淀);味辛、苦。

【鉴别】　(1)取本品 20ml,用环己烷振摇提取 2 次,每次 25ml,合并环己烷液,低温蒸干,残渣加环己烷 1ml 使溶解,作为供试品溶液。另取苍术对照药材 0.5g,加环己烷 2ml,超声处理 15 分钟,滤过,滤液作为对照药材溶液。照薄层色谱法(通则 0502)试验,吸取上述供试品溶液 8μl、对照药材溶液 5μl,分别点于同一硅胶 G 薄层板上,以石油醚(60~90℃)-乙酸乙酯(20:1)为展开剂,展开,取出,晾干,喷以 5%的对二甲氨基苯甲醛 10%硫酸乙醇溶液,加热至斑点显色清晰。供试品色谱中,在与对照药材色谱相应的位置上,显相同颜色的斑点。

(2)取本品 20ml,用石油醚(30~60℃)振摇提取 2 次,每次 25ml,石油醚液备用;水溶液用乙酸乙酯振摇提取 3 次,每次 20ml,合并乙酸乙酯液,蒸干,残渣加甲醇 2ml 使溶解,作为供试品溶液。另取陈皮对照药材 1g,加甲醇 20ml,超声处理 30 分钟,滤过,滤液蒸干,残渣加甲醇 1ml 使溶解,作为对照药材溶液。再取橙皮苷对照品,加甲醇制成饱和溶液,作为对照品溶液。照薄层色谱法(通则 0502)试验,吸取上述三种溶液各 5μl,分别点于同一硅胶 G 薄层板上,以乙酸乙酯-甲醇-水(100:17:10)为展开剂,展开,取出,晾干,喷以 5%三氯化铝乙醇溶液,加热 5 分钟,置紫外光灯(365nm)下检视。供试品色谱中,在与对照药材色谱和对照品色谱相应的位置上,显相同颜色的荧光斑点。再喷以 5%香草醛硫酸溶液,加热至斑点显色清晰。供试品色谱中,在与对照药材色谱和对照品色谱相应的位置上,显相同颜色的斑点。

(3)取〔鉴别〕(2)项下的石油醚提取液,低温蒸干,残渣加乙酸乙酯 1ml 使溶解,作为供试品溶液。另取厚朴酚对照品、和厚朴酚对照品,分别加甲醇制成每 1ml 含 1mg 的溶液,作为对照品溶液。照薄层色谱法(通则 0502)试验,吸取上述三种溶液各 2μl 分别点于同一硅胶 G 薄层板上,以石油醚(60~90℃)-乙酸乙酯-甲酸(85:15:2)为展开剂,展开,取出,晾干,喷以 5%香草醛硫酸溶液,加热至斑点显色清晰。供试品色谱中,在与对照品色谱相应的位置上,显相同颜色的斑点。

(4)取百秋李醇对照品,加乙酸乙酯制成每 1ml 含 2mg 的溶液,作为对照品溶液。照薄层色谱法(通则 0502)试验,取〔鉴别〕(3)项下的供试品溶液 6μl、上述对照品溶液 2μl,分别点于同一硅胶 G 薄层板上,以石油醚(60~90℃)-乙酸乙酯-甲酸(85:15:2)为展开剂,展开,取出,晾干,喷以 5%香草醛硫酸溶液,加热至斑点显色清晰。供试品色谱中,在与对照品色谱相应的位置上,显相同颜色的斑点。

(5)取白芷对照药材 0.5g,加乙醚 10ml,浸渍 1 小时,不断振摇,滤过,滤液挥干,残渣加乙酸乙酯 1ml 使溶解,作为对照药材溶液。另取欧前胡素对照品、异欧前胡素对照品,加乙酸乙酯制成每 1ml 各含 1mg 的混合溶液,作为对照品溶液。照薄层色谱法(通则 0502)试验,吸取〔鉴别〕(3)项下的供试品溶液、上述对照药材溶液和对照品溶液各 4μl,分别点于同一硅胶 G 薄层板上,以石油醚(30～60℃)-乙醚(3:2)为展开剂,展开,取出,晾干,置紫外光灯(365nm)下检视。供试品色谱中,在与对照药材色谱和对照品色谱相应的位置上,显相同颜色的荧光斑点。

(6)取本品 30ml,蒸至无醇味,用乙醚振摇提取 2 次,每次 10ml,弃去乙醚液,用正丁醇振摇提取 3 次,每次 10ml,合并正丁醇提取液,用水洗涤 2 次,每次 10ml,弃去水液,正丁醇液蒸干,残渣加甲醇 2ml 使溶解,作为供试品溶液。另取甘草对照药材 1g,加乙醚 20ml,加热回流 15 分钟,滤过,弃去乙醚液,药渣挥干溶剂,加甲醇 20ml,超声处理 30 分钟,滤过,滤液蒸干,残渣加水 20ml 使溶解,自"用正丁醇振摇提取 3 次"起,同法制成对照药材溶液。再取甘草酸铵对照品,加甲醇制成每 1ml 含 2mg 的溶液,作为对照品溶液。照薄层色谱法(通则 0502)试验,吸取上述三种溶液各 4μl,分别点于同一硅胶 GF$_{254}$ 薄层板上,以正丁醇-甲醇-氨溶液(8→10)(5:1.5:2)为展开剂,展开,取出,晾干,置紫外光灯(254nm)下检视。供试品色谱中,在与对照药材色谱和对照品色谱相应的位置上,显相同颜色的斑点。

【检查】　乙醇量　应为 40%～50%(通则 0711)。

装量　取供试品 5 支,将内容物分别倒入经校正的干燥量筒内,在室温下检视,每支装量与标示装量相比较,少于标示装量的不得多于 1 支,并不得少于标示装量的 95%。

其他　应符合酊剂项下有关的各项规定(通则 0120)。

【含量测定】　厚朴　照高效液相色谱法(通则 0512)测定。

色谱条件与系统适用性试验　以十八烷基硅烷键合硅胶为填充剂;以甲醇-乙腈-水(40:20:40)为流动相;检测波长 294nm。理论板数按厚朴酚峰计算应不低于 5000。

对照品溶液的制备　取厚朴酚对照品、和厚朴酚对照品适量,精密称定,分别加甲醇制成每 1ml 含厚朴酚 0.2mg、和厚朴酚 0.1mg 的溶液,即得。

供试品溶液的制备　精密量取本品 5ml,加盐酸 2 滴,用三氯甲烷振摇提取 3 次,每次 10ml,合并三氯甲烷液,蒸干,残渣用甲醇溶解并转移至 10ml 量瓶中,加甲醇至刻度,摇匀,精密量取 5ml,置 10ml 量瓶中,加甲醇至刻度,摇匀,滤过,取续滤液,即得。

测定法　分别精密吸取对照品溶液与供试品溶液各 10μl,注入液相色谱仪,测定,即得。

本品每 1ml 含厚朴以厚朴酚(C$_{18}$H$_{18}$O$_2$)及和厚朴酚(C$_{18}$H$_{18}$O$_2$)总量计,不得少于 0.58mg。

陈皮　照高效液相色谱法(通则 0512)测定。

色谱条件与系统适用性试验　以十八烷基硅烷键合硅胶为填充剂;以乙腈-0.05mol/L 磷酸二氢钠溶液(用磷酸调节

pH 值至 3.0)(20:80)为流动相;检测波长为 284nm。理论板数按橙皮苷峰计算应不低于 5000。

对照品溶液的制备　取橙皮苷对照品适量,精密称定,加甲醇制成每 1ml 含 60μg 的溶液,即得。

供试品溶液的制备　精密量取本品 10ml,置 25ml 量瓶中,加 50%乙醇适量,振摇,用 50%乙醇稀释至刻度,摇匀,滤过,取续滤液,即得。

测定法　分别精密吸取对照品溶液与供试品溶液各 10μl,注入液相色谱仪,测定,即得。

本品每 1ml 含陈皮以橙皮苷(C$_{28}$H$_{34}$O$_{15}$)计,不得少于 0.18mg。

【功能与主治】　解表化湿,理气和中。用于外感风寒、内伤湿滞或夏伤暑湿所致的感冒,症见头痛昏重、胸膈痞闷、脘腹胀痛、呕吐泄泻;胃肠型感冒见上述证候者。

【用法与用量】　口服。一次 5～10ml,一日 2 次,用时摇匀。

【规格】　每支装 10ml

【贮藏】　密封。

藿香正气软胶囊

Huoxiang Zhengqi Ruanjiaonang

【处方】

苍术 195g	陈皮 195g
厚朴(姜制)195g	白芷 293g
茯苓 293g	大腹皮 293g
生半夏 195g	甘草浸膏 24.4g
广藿香油 1.95ml	紫苏叶油 0.98ml

【制法】　以上十味,苍术、陈皮、厚朴(姜制)、白芷用乙醇提取二次,合并乙醇提取液,浓缩成清膏;茯苓、大腹皮加水煎煮二次,煎液滤过,滤液合并;生半夏用冷水浸泡,每 8 小时换水一次,泡至透心后,另加干姜 16.5g,加水煎煮二次,煎液滤过,滤液合并;合并二次滤液,浓缩后醇沉,取上清液浓缩成清膏;甘草浸膏打碎后水煮化开,醇沉,取上清液浓缩制成清膏;将上述各清膏合并,加入广藿香油、紫苏叶油与适量辅料,混匀,制成软胶囊 1000 粒,即得。

【性状】　本品为软胶囊,内容物为棕褐色的膏状物;气芳香,味辛、苦。

【鉴别】　(1)取本品 4 粒的内容物,加硅藻土 1g,研匀,加环己烷 20ml,超声处理 15 分钟,滤过,滤液低温蒸干,残渣加正己烷 2ml 使溶解,作为供试品溶液。另取苍术对照药材 0.5g,加正己烷 2ml,超声处理 15 分钟,滤过,滤液作为对照药材溶液。照薄层色谱法(通则 0502)试验,吸取上述两种溶液各 5μl,分别点于同一硅胶 G 薄层板上,以石油醚(60～90℃)-乙酸乙酯(20:1)为展开剂,展开,取出,晾干,喷以 5%对二甲氨基苯甲醛的 10%硫酸乙醇溶液,加热至斑点显色清晰。供试品色谱中,在与对照药材色谱相应的位置上,显相同颜色的斑点。

(2)取本品 7 粒的内容物,加硅藻土 2g,研匀,加水 20ml,超声处理 30 分钟,滤过,滤液用乙酸乙酯振摇提取 2 次,每次 20ml,合并乙酸乙酯,蒸干,残渣加甲醇 2ml 使溶解,作为供试品溶液。另取陈皮对照药材 1g,加甲醇 20ml,超声处理 30 分钟,滤过,滤液蒸干,残渣加甲醇 1ml 使溶解,作为对照药材溶液。再取橙皮苷对照品,加甲醇制成饱和溶液,作为对照品溶液。照薄层色谱法(通则 0502)试验,吸取上述三种溶液各 5μl,分别点于同一硅胶 G 薄层板上,以乙酸乙酯-甲醇-水(100:17:10)为展开剂,展开,取出,晾干,喷以 5% 三氯化铝乙醇溶液,加热数分钟,置紫外光灯(365nm)下检视。供试品色谱中,在与对照药材色谱和对照品色谱相应的位置上,显相同颜色的荧光斑点。再喷以 5% 香草醛硫酸溶液,加热至斑点显色清晰。供试品色谱中,在与对照药材色谱和对照品色谱相应的位置上,显相同颜色的斑点。

(3)取本品 2 粒的内容物,加乙醚 10ml 使溶解,滤过,滤液作为供试品溶液。另取厚朴酚对照品、和厚朴酚对照品,加甲醇制成每 1ml 各含 1mg 的混合溶液,作为对照品溶液。照薄层色谱法(通则 0502)试验,吸取上述两种溶液各 2μl,分别点于同一硅胶 G 薄层板上,以石油醚(60~90℃)-乙酸乙酯-甲酸(85:15:2)为展开剂,展开,取出,晾干,喷以 5% 香草醛硫酸溶液,加热至斑点显色清晰。供试品色谱中,在与对照品色谱相应的位置上,显相同颜色的斑点。

(4)取百秋李醇对照品,加乙酸乙酯制成每 1ml 含 2mg 的溶液,作为对照品溶液。照薄层色谱法(通则 0502)试验,吸取〔鉴别〕(3)项下的供试品溶液 6μl、上述对照品溶液 2μl,分别点于同一硅胶 G 薄层板上,以石油醚(60~90℃)-乙酸乙酯-甲酸(85:15:2)为展开剂,展开,取出,晾干,喷以 5% 香草醛硫酸溶液,加热至斑点显色清晰。供试品色谱中,在与对照品色谱相应的位置上,显相同颜色的斑点。

(5)取本品 2 粒的内容物,加乙醚 10ml 使溶解,滤过,滤液挥干,残渣加乙酸乙酯 1ml 使溶解,作为供试品溶液。取白芷对照药材 0.5g,加乙醚 10ml,浸渍 1 小时,不断振摇,滤过,滤液挥干,残渣加乙酸乙酯 1ml 使溶解,作为对照药材溶液。另取欧前胡素对照品、异欧前胡素对照品,加乙酸乙酯制成每 1ml 各含 1mg 的混合溶液,作为对照品溶液。照薄层色谱法(通则 0502)试验,吸取上述三种溶液各 4μl,分别点于同一硅胶 G 薄层板上,以石油醚(30~60℃)-乙醚(3:2)为展开剂,展开,取出,晾干,置紫外光灯(365nm)下检视。供试品色谱中,在与对照药材色谱和对照品色谱相应的位置上,显相同颜色的荧光斑点。

(6)取本品 4 粒的内容物,加硅藻土 2g,研匀,加乙醚 40ml,加热回流 15 分钟,滤过,弃去乙醚液,药渣挥干溶剂,加甲醇 40ml,超声处理 30 分钟,滤过,滤液蒸干,残渣加水 20ml 使溶解,用正丁醇振摇提取 3 次,每次 10ml,合并正丁醇液,用水洗涤 2 次,每次 10ml,弃去水液,正丁醇液蒸干,残渣加

甲醇 2ml 使溶解,作为供试品溶液。另取甘草对照药材 1g,加乙醚 20ml,加热回流 15 分钟,滤过,弃去乙醚液,药渣挥干溶剂,加甲醇 20ml,自"超声处理 30 分钟"起,同法制成对照药材溶液。再取甘草酸铵对照品,加甲醇制成每 1ml 含 2mg 的溶液,作为对照品溶液。照薄层色谱法(通则 0502)试验,吸取上述三种溶液各 4μl,分别点于同一硅胶 GF$_{254}$ 薄层板上,以正丁醇-甲醇-氨溶液(8→10)(5:1.5:2)为展开剂,展开,取出,晾干,置紫外光灯(254nm)下检视。供试品色谱中,在与对照药材色谱和对照品色谱相应的位置上,显相同颜色的斑点。

【检查】 装量差异 取本品 10 粒,照胶囊剂〔装量差异〕项下(通则 0103)依法检查,装量差异限度应在 ±15% 以内,超出装量差异限度的不得多于 2 粒,并不得有 1 粒超出限度一倍。

崩解时限 照崩解时限检查法(通则 0921)检查,应在 1.5 小时内全部崩解并通过筛网(囊壳碎片除外)。如有 1 粒不能完全崩解,应另取 6 粒按上述方法复试,均应符合规定。用人工胃液检查时,可选择活力为 3800~10000U/g 的胃蛋白酶。

其他 应符合胶囊剂项下有关的各项规定(通则 0103)。

【含量测定】 厚朴 照高效液相色谱法(通则 0512)测定。

色谱条件与系统适用性试验 以十八烷基硅烷键合硅胶为填充剂;以甲醇-水(75:25)为流动相;检测波长为 294nm。理论板数按厚朴酚峰计算应不低于 5600。

对照品溶液的制备 取厚朴酚对照品与和厚朴酚对照品适量,精密称定,加甲醇制成每 1ml 含厚朴酚 50μg、和厚朴酚 40μg 的混合溶液,即得。

供试品溶液的制备 取装量差异项下的本品内容物,混匀,取约 0.25g,精密称定,置具塞锥形瓶中,精密加入稀乙醇 50ml,密塞,称定重量,超声处理(功率 250W,频率 33kHz)10 分钟,放冷,再称定重量,用稀乙醇补足减失的重量,摇匀,滤过,取续滤液,即得。

测定法 分别精密吸取对照品溶液 10μl 与供试品溶液 20μl,注入液相色谱仪,测定,即得。

本品每粒含厚朴以厚朴酚($C_{18}H_{18}O_2$)与和厚朴酚($C_{18}H_{18}O_2$)总量计,不得少于 3.0mg。

陈皮 照高效液相色谱法(通则 0512)测定。

色谱条件与系统适用性试验 以十八烷基硅烷键合硅胶为填充剂;以乙腈-0.05mol/L 磷酸二氢钠溶液(用磷酸调节 pH 值至 3.0)(20:80)为流动相;检测波长为 284nm。理论板数按橙皮苷峰计算应不低于 5000。

对照品溶液的制备 取橙皮苷对照品适量,精密称定,加甲醇制成每 1ml 含 60μg 的溶液,即得。

供试品溶液的制备 取装量差异项下的本品内容物约 0.2g,精密称定,置具塞锥形瓶中,精密加入甲醇 25ml,称定重量,超声处理(功率 250W,频率 33kHz)50 分钟,放冷,再称

定重量,用甲醇补足减失的重量,摇匀,滤过,取续滤液,即得。

测定法   分别精密吸取对照品溶液与供试品溶液各 $10\mu l$,注入液相色谱仪,测定,即得。

本品每粒含陈皮以橙皮苷($C_{28}H_{34}O_{15}$)计,不得少于 3.0mg。

【功能与主治】   解表化湿,理气和中。用于外感风寒、内伤湿滞或夏伤暑湿所致的感冒,症见头痛昏重、胸膈痞闷、脘腹胀痛、呕吐泄泻;胃肠型感冒见上述证候者。

【用法与用量】   口服。一次 2～4 粒,一日 2 次。

【规格】   每粒装 0.45g

【贮藏】   密封,置阴凉干燥处。

藿香正气滴丸
Huoxiang Zhengqi Diwan

【处方】

苍术 160g		陈皮 160g	
姜厚朴 160g		白芷 240g	
茯苓 240g		大腹皮 240g	
生半夏 160g		甘草浸膏 20g	
广藿香油 1.6ml		紫苏叶油 0.8ml	

【制法】   以上十味,苍术、陈皮、白芷、姜厚朴加 70% 乙醇回流提取二次,第一次 2 小时,第二次 1 小时,滤过,滤液减压回收乙醇,浓缩至相对密度为 1.15～1.20(75℃±1℃),备用;茯苓、大腹皮加水煎煮二次,第一次 2 小时,第二次 1 小时,煎液滤过,滤液减压浓缩至相对密度为 1.05～1.15(75℃±1℃),加入甘草浸膏,混合备用;生半夏加水浸泡,每 8 小时换水一次,泡至透心后,另加干姜 13.5g,加水煎煮二次,第一次 3 小时,第二次 2 小时,煎液滤过,滤液浓缩至相对密度为 1.02～1.04(75℃±1℃),加入乙醇使含醇量达 60%～65%,静置,取上清液,回收乙醇,药液与上述浓缩液合并,浓缩至相对密度为 1.30～1.35(75℃±1℃)的稠膏。取适量的聚乙二醇 6000,加热使熔融(65～85℃),加入广藿香油、紫苏叶油及上述稠膏,混匀,滴制成丸,包薄膜衣,制成约 1066g,即得。

【性状】   本品为薄膜衣滴丸,除去包衣后显黄棕色至棕色;气香,味辛、微甜、苦。

【鉴别】   (1)取本品 5.2g,压破包衣,加水 20ml,超声处理使溶解,加环己烷 20ml 振摇提取,分取环己烷液(水层备用),低温回收溶剂至干,残渣加乙酸乙酯 1ml 使溶解,作为供试品溶液。另取苍术对照药材 0.5g,加环己烷 2ml,超声处理 15 分钟,滤过,滤液作为对照药材溶液。照薄层色谱法(通则 0502)试验,吸取上述两种溶液各 2～5μl,分别点于同一硅胶 G 薄层板上,以石油醚(60～90℃)-乙酸乙酯(20:1)为展开剂,展开,取出,晾干,喷以 5% 对二甲氨基苯甲醛的 10% 硫酸乙醇溶液,加热至斑点显色清晰,置日光下检视。供试品色谱中,在与对照药材色谱相应的位置上,显相同颜色的主斑点。

(2)取白芷对照药材 0.5g,加乙醚 10ml,浸渍 1 小时,时时振摇,滤过,滤液挥干,残渣加乙酸乙酯 1ml 使溶解,作为对照药材溶液。另取欧前胡素对照品、异欧前胡素对照品,加乙酸乙酯制成每 1ml 各含 1mg 的混合溶液,作为对照品溶液。照薄层色谱法(通则 0502)试验,吸取〔鉴别〕(1)项下的供试品溶液及上述对照药材与对照品溶液各 3～5μl,分别点于同一硅胶 G 薄层板上,以石油醚(30～60℃)-乙醚(3:2)为展开剂,展开,取出,晾干,置紫外光灯(254nm)下检视。供试品色谱中,在与对照药材色谱和对照品色谱相应的位置上,显相同颜色的荧光斑点。

(3)取百秋李醇对照品,加乙酸乙酯制成每 1ml 含 1mg 的溶液。再取厚朴酚对照品、和厚朴酚对照品,加甲醇制成每 1ml 各含 1mg 的混合溶液,作为对照品溶液。照薄层色谱法(通则 0502)试验,吸取〔鉴别〕(1)项下供试品溶液及上述对照品溶液各 2～5μl,分别点于同一硅胶 G 薄层板上,以石油醚(60～90℃)-乙酸乙酯-甲酸(85:15:2)为展开剂,展开,取出,晾干,喷以 5% 香草醛硫酸溶液,加热至斑点显色清晰,置日光下检视。供试品色谱中,在与对照品色谱相应的位置上,显相同颜色的斑点。

(4)取〔鉴别〕(1)项下的水层,用乙酸乙酯振摇提取 3 次,每次 20ml,合并乙酸乙酯液(水层备用),回收溶剂至干,残渣加甲醇 2ml 使溶解,作为供试品溶液。另取陈皮对照药材 0.3g,加甲醇 20ml,超声处理 30 分钟,滤过,滤液回收溶剂至干,残渣加甲醇 1ml 使溶解,作为对照药材溶液。再取橙皮苷对照品,加甲醇制成饱和溶液,作为对照品溶液。照薄层色谱法(通则 0502)试验,吸取供试品溶液 5～7μl,对照药材溶液与对照品溶液各 1～3μl,分别点于同一用 4% 醋酸钠溶液制备的硅胶 G 薄层板上,以乙酸乙酯-甲醇-水(100:17:10)为展开剂,展开,取出,晾干,喷以 5% 三氯化铝乙醇溶液,置紫外光灯(365nm)下检视。供试品色谱中,在与对照药材色谱和对照品色谱相应的位置上,显相同颜色的荧光斑点。

(5)取〔鉴别〕(4)项下的水层,加正丁醇振摇提取 3 次,每次 10ml,合并正丁醇液,用水洗涤 2 次,每次 10ml,弃去水液,正丁醇液回收溶剂至干,残渣加甲醇 2ml 使溶解,作为供试品溶液。另取甘草酸铵对照品,加甲醇制成每 1ml 含 2mg 的溶液,作为对照品溶液。照薄层色谱法(通则 0502)试验,吸取上述两种溶液各 2～4μl,分别点于同一硅胶 GF_{254} 薄层板上,以正丁醇-甲醇-氨溶液(8→10)(5:1.5:2)为展开剂,展开,取出,晾干,置紫外光灯(254nm)下检视。供试品色谱中,在与对照品色谱相应的位置上,显相同颜色的斑点。

【检查】   应符合丸剂项下有关的各项规定(通则 0108)。

【含量测定】   照高效液相色谱法(通则 0512)测定。

色谱条件与系统适用性试验   以十八烷基硅烷键合硅胶为填充剂;以乙腈为流动相 A,以 0.5% 冰醋酸溶液为流动相 B,按下表中的规定进行梯度洗脱;检测波长为 294nm。理论板数按橙皮苷峰计算应不低于 5000。

时间（分钟）	流动相 A(%)	流动相 B(%)
0.00～11.00	22	78
11.00～11.01	22→46	78→54
11.01～56.00	46	54
56.00～56.01	46→90	54→10
56.01～58.00	90	10

对照品溶液的制备 取橙皮苷对照品、厚朴酚对照品、和厚朴酚对照品适量，精密称定，加甲醇制成每 1ml 含橙皮苷 140μg、厚朴酚 70μg、和厚朴酚 40μg 的混合溶液，即得。

供试品溶液的制备 取装量差异项下的本品适量，压破包衣，取约 1g，精密称定，置具塞锥形瓶中，精密加入甲醇 25ml，密塞，称定重量，超声处理（功率 200W，频率 40kHz）15 分钟，放冷，再称定重量，用甲醇补足减失的重量，摇匀，滤过，取续滤液，即得。

测定法 分别精密吸取对照品溶液与供试品溶液各 10μl，注入液相色谱仪，测定，即得。

本品每袋含厚朴以厚朴酚（$C_{18}H_{18}O_2$）及和厚朴酚（$C_{18}H_{18}O_2$）的总量计，不得少于 2.6mg；含陈皮以橙皮苷（$C_{28}H_{34}O_{15}$）计，不得少于 3.1mg。

【功能与主治】 解表化湿，理气和中。用于外感风寒、内伤湿滞或夏伤暑湿所致的感冒，症见头痛昏重、胸膈痞闷、脘腹胀痛、呕吐泄泻；胃肠型感冒见上述证候者。

【用法与用量】 口服。一次 1～2 袋，一日 2 次。

【规格】 每袋装 2.6g

【贮藏】 密封，置阴凉干燥处。

藿 胆 丸
Huodan Wan

【处方】 广藿香叶 4000g　　猪胆粉 315g

【制法】 取广藿香叶粉碎成细粉，过筛；取猪胆粉用乙醇加热回流，滤过，滤液回收乙醇，减压干燥，磨成细粉，与广藿香叶细粉混匀，用水泛丸，干燥，以滑石粉-黑氧化铁（1：1）包衣，干燥，即得。

【性状】 本品为黑色的包衣水丸，除去包衣后显灰棕色至棕褐色；气特异，味苦。

【鉴别】 （1）取本品 4g，研成粗粉，置具塞锥形瓶中，加乙醚 20ml，振摇，放置过夜，滤过，滤液挥去乙醚，残渣加乙酸乙酯 1ml 使溶解，作为供试品溶液。另取广藿香对照药材 1g，加乙醚 20ml，同法制成对照药材溶液。再取百秋李醇对照品，加乙酸乙酯制成每 1ml 含 1mg 的溶液，作为对照品溶液。照薄层色谱法（通则 0502）试验，吸取供试品溶液和对照品溶液各 1～2μl，对照药材溶液 5μl，分别点于同一硅胶 G 薄层板上，以石油醚（30～60℃）-乙酸乙酯-冰醋酸（95：5：0.2）为展开剂，展开，取出，晾干，喷以 5% 三氯化铁乙醇溶液，加热至斑点显色清晰。供试品色谱中，在与对照药材色谱和对照品色谱相应的位置上，显相同颜色的斑点。

（2）取猪去氧胆酸对照品、鹅去氧胆酸对照品，加无水乙醇制成每 1ml 各含 1mg 的混合溶液，作为对照品溶液。照薄层色谱法（通则 0502）试验，吸取对照品溶液和〔含量测定〕项下的供试品溶液各 2μl，分别点于同一硅胶 G 薄层板上，以正己烷-乙酸乙酯-甲醇-醋酸（20：25：3：2）的上层溶液为展开剂，展开，取出，晾干，喷以 10% 硫酸乙醇溶液，在 105℃ 加热至斑点显色清晰。供试品色谱中，在与对照品色谱相应的位置上，显相同颜色的斑点；置紫外光灯（365nm）下检视，显相同颜色的荧光斑点。

【检查】 应符合丸剂项下有关的各项规定（通则 0108）。

【含量测定】 照高效液相色谱法（通则 0512）测定。

色谱条件与系统适用性试验 以十八烷基硅烷键合硅胶为填充剂；以乙腈-0.1% 冰醋酸溶液（50：50）为流动相；蒸发光散射检测器检测。理论板数按猪去氧胆酸峰计算应不低于 4000。

对照品溶液的制备 取猪去氧胆酸对照品、鹅去氧胆酸对照品适量，精密称定，加甲醇制成每 1ml 各含 0.2mg 的混合溶液，即得。

供试品溶液的制备 取本品适量，研细，取约 0.6g，精密称定，置锥形瓶中，加入 10% 氢氧化钠溶液 25ml，摇匀，用橡胶塞密封，在高压灭菌锅中 120℃ 皂化 5 小时，冷却，转移至 50ml 量瓶中，加水分次洗涤容器并稀释至刻度，摇匀，滤过。精密量取续滤液 25ml，用盐酸调节 pH 值至 1，用二氯甲烷振摇提取 4 次（40ml，40ml，30ml，30ml），提取液均用同一铺有少量无水硫酸钠的脱脂棉滤过，用二氯甲烷 20ml 分次洗涤无水硫酸钠及滤器，洗液并入滤液，回收二氯甲烷至干，残渣加甲醇溶解并转移至 10ml 量瓶中，加甲醇至刻度，摇匀，滤过，取续滤液，即得。

测定法 分别精密吸取对照品溶液各 10μl、20μl，供试品溶液 10～20μl，注入液相色谱仪，测定，用外标两点法对数方程计算，即得。

本品每 1g 含猪胆粉以猪去氧胆酸（$C_{24}H_{40}O_4$）和鹅去氧胆酸（$C_{24}H_{40}O_4$）的总量计，不得少于 12.0mg。

【功能与主治】 芳香化浊，清热通窍。用于湿浊内蕴、胆经郁火所致的鼻塞、流清涕或浊涕、前额头痛。

【用法与用量】 口服。一次 3～6g，一日 2 次。

【贮藏】 密封。

藿 胆 片
Huodan Pian

【处方】 广藿香叶提取物 62.5g　　猪胆粉 93.75g

【制法】 以上二味，加淀粉、糊精各 20g，制成颗粒，于

50～55℃干燥,加硬脂酸镁适量,混匀,压制成1000片,包糖衣,即得。

【性状】　本品为糖衣片;除去糖衣后显淡褐色;具有引湿性,气芳香,味苦。

【鉴别】　(1)取本品10片,研细,加乙醚30ml,振摇,放置过夜,滤过,滤液挥去乙醚,残渣加乙酸乙酯1ml使溶解,作为供试品溶液。另取百秋李醇对照品,加乙酸乙酯制成每1ml含1mg的溶液,作为对照品溶液。照薄层色谱法(通则0502)试验,吸取上述两种溶液各5μl,分别点于同一硅胶G薄层板上,以石油醚(30～60℃)-乙酸乙酯-冰醋酸(95:5:0.2)为展开剂,展开,取出,晾干,喷以5%三氯化铁乙醇溶液,加热至斑点显色清晰。供试品色谱中,在与对照品色谱相应的位置上,显相同颜色的斑点。

(2)取〔含量测定〕项下的剩余供试品溶液,蒸干,残渣加甲醇2ml使溶解,作为供试品溶液。另取猪去氧胆酸对照品、鹅去氧胆酸对照品,加无水乙醇制成每1ml各含1mg的混合溶液,作为对照品溶液。照薄层色谱法(通则0502)试验,吸取上述两种溶液各2μl,分别点于同一硅胶G薄层板上,以异辛烷-乙醚-正丁醇-冰醋酸-水(10:5:3:5:1)的上层溶液(临用配制)为展开剂,展开,取出,晾干,喷以10%硫酸乙醇溶液,在105℃加热至斑点显色清晰。供试品色谱中,在与对照品色谱相应的位置上,显相同颜色的斑点;置紫外光灯(365nm)下检视显相同颜色的荧光斑点。

【检查】　应符合片剂项下有关的各项规定(通则0101)。

【含量测定】　照高效液相色谱法(通则0512)测定。

色谱条件与系统适用性试验　以十八烷基硅烷键合硅胶为填充剂;以乙腈-0.1%冰醋酸(50:50)为流动相;用蒸发光散射检测器检测。理论板数按猪去氧胆酸峰计算应不低于7000。

对照品溶液的制备　取猪去氧胆酸对照品和鹅去氧胆酸对照品适量,精密称定,加甲醇制成每1ml中含猪去氧胆酸0.25mg和鹅去氧胆酸0.13mg的溶液,即得。

供试品溶液的制备　取本品20片,除去糖衣,精密称定,研细,取约0.4g,精密称定,置50ml锥形瓶中,加10%氢氧化钠溶液10ml,用牛皮纸将瓶口盖上,置立式灭菌锅中,于120℃、压力103kPa加热4小时,放冷,离心,上清液移至100ml量瓶中,药渣加水3ml,旋涡震荡洗涤,离心,取上清液再重复洗涤两次,洗液并入量瓶中,用盐酸调节pH值至6～7,用甲醇稀释至刻度,摇匀,滤过,取续滤液,作为供试品溶液。

测定法　精密吸取对照品溶液5μl、10μl与供试品溶液10μl,注入液相色谱仪,测定,以外标两点法对数方程计算,即得。

本品每片含猪胆粉以猪去氧胆酸($C_{24}H_{40}O_4$)和鹅去氧胆酸($C_{24}H_{40}O_4$)的总量计,不得少于10.0mg。

【功能与主治】　芳香化浊,清热通窍,用于湿浊内蕴、胆经郁火所致的鼻塞、流清涕或浊涕、前额头痛。

【用法与用量】　口服。一次3～5片,一日2～3次;儿童酌减或饭后服用,遵医嘱。

【规格】　片心重0.2g

【贮藏】　密封,置阴凉处。

附:广藿香叶提取物质量标准

广藿香叶提取物

〔制法〕　取广藿香叶,粉碎成粗粉,照酊剂项下浸渍法(通则0120),用10倍量乙醇分二次浸渍,第一次加6倍量,第二次加4倍量,合并浸出液,滤过,滤液减压浓缩至相对密度为1.25～1.35(50℃),干燥,粉碎,即得。

〔性状〕　本品为淡褐色或褐色的粉末;有广藿香特殊芳香,味苦。

〔鉴别〕　取本品约0.05g,加乙醇10ml,振摇使溶解,滤过,滤液用0.1mol/L的盐酸溶液调节至酸性,滴加醋酸铜饱和溶液,应有沉淀生成。

〔检查〕　干燥失重　取本品,置五氧化二磷干燥器中,于60℃减压干燥至恒重,减失重量不得过10.0%(通则0831)。

癣 宁 搽 剂
Xuanning Chaji

【处方】　土荆皮80g　　　　关黄柏80g
　　　　白鲜皮80g　　　　徐长卿50g
　　　　苦参50g　　　　　石榴皮53g
　　　　洋金花53g　　　　南天仙子33g
　　　　地肤子33g　　　　樟脑30g

【制法】　以上十味,除樟脑外,其余土荆皮等九味粉碎成粗粉,混匀,用75%酸性乙醇作溶剂,浸渍后,缓缓渗漉,收集初漉液保存,继续渗漉,收集续漉液,浓缩,加入初漉液混合。取樟脑与羟苯乙酯0.5g,加乙醇溶解,与上述漉液混匀,静置,滤过,搅匀,制成1000ml,即得。

【性状】　本品为棕红色的澄清液体;具特异香气。

【鉴别】　(1)取本品5ml,蒸干,残渣加甲醇5ml使溶解,作为供试品溶液。另取土荆皮对照药材0.5g,加甲醇10ml,超声处理20分钟,滤过,滤液作为对照药材溶液。再取土荆皮乙酸对照品,加甲醇制成每1ml含0.2mg的溶液,作为对照品溶液。照薄层色谱法(通则0502)试验,吸取上述三种溶液各6μl,分别点于同一硅胶G薄层板上,以甲苯-乙酸乙酯-甲酸(14:4:0.5)为展开剂,展开,取出,晾干,喷以10%硫酸乙醇溶液,在105℃加热至斑点显色清晰,置紫外光灯(365nm)下检视。供试品色谱中,在与对照药材色谱和对照品色谱相应的位置上,显相同颜色的荧光斑点。

(2)取本品50ml,置水浴上蒸至近干,加水40ml,搅拌均匀,用稀盐酸调节 pH 值至 2,滤过,再用浓氨试液调节 pH 值至 13,用 1,2-二氯乙烷振摇提取 5 次,每次 10ml,合并 1,2-二氯乙烷液,用水洗涤 2 次,每次 20ml,取 1,2-二氯乙烷液,蒸干,残渣加甲醇 1ml 使溶解,作为供试品溶液。另取关黄柏对照药材 0.1g,加甲醇 15ml,超声处理 30 分钟,滤过,滤液浓缩至约 1ml,作为对照药材溶液。再取盐酸小檗碱对照品,加甲醇制成每 1ml 含 0.5mg 的溶液,作为对照品溶液。照薄层色谱法(通则 0502)试验,吸取上述三种溶液各 5μl,分别点于同一硅胶 G 薄层板上,以正丁醇-冰醋酸-水(7:1:2)为展开剂,展开,取出,晾干,置紫外光灯(365nm)下检视。供试品色谱中,在与对照药材色谱和对照品色谱相应的位置上,显相同颜色的荧光斑点。

(3)取苦参对照药材 0.5g,加乙醇 15ml,超声处理 30 分钟,滤过,滤液浓缩至约 1ml,作为苦参对照药材溶液。再取苦参碱对照品,加甲醇制成每 1ml 含 0.5mg 的溶液,作为苦参碱对照品溶液。另取洋金花对照药材 1g,加浓氨试液 1ml、1,2-二氯乙烷 15ml,摇匀,浸渍 3 小时,超声处理 1 小时,滤过,滤液蒸干,残渣加甲醇 0.5ml 使溶解,作为洋金花对照药材溶液。再取硫酸阿托品对照品、氢溴酸东莨菪碱对照品,加甲醇制成每 1ml 各含 4mg 的混合溶液,作为对照品溶液。照薄层色谱法(通则 0502)试验,吸取〔鉴别〕(2)项下的供试品溶液及上述四种溶液各 10μl,分别点于同一硅胶 G 薄层板上,以甲苯-乙酸乙酯-丙酮-甲醇-浓氨试液(10:10:2:2:0.5)为展开剂,置氨蒸气饱和的展开缸内,展开,展距 18cm,取出,晾干,依次喷以亚硫酸钠的 75% 乙醇饱和溶液和碘化铋钾试液。供试品色谱中,分别在与对照药材色谱和对照品色谱相应的位置上,显相同颜色的斑点。

【检查】　**pH 值**　应为 3.0~5.0(通则 0631)。

乙醇量　应不低于 60%(通则 0711)。

其他　应符合搽剂项下有关的各项规定(通则 0117)。

【含量测定】　照高效液相色谱法(通则 0512)测定。

色谱条件与系统适用性试验　以十八烷基硅烷键合硅胶为填充剂;以乙腈-0.05mol/L 磷酸钠溶液(38:62)(每 1000ml 加十二烷基磺酸钠 1g、三乙胺 0.2ml,用磷酸调节 pH 值至 2.5)为流动相;检测波长为 348nm。理论板数按盐酸小檗碱峰计算应不低于 2000。

对照品溶液的制备　取盐酸小檗碱对照品适量,精密称定,加流动相制成每 1ml 含 20μg 的溶液,即得。

供试品溶液的制备　精密量取本品 3ml,置 25ml 量瓶中,加流动相稀释至刻度,摇匀,即得。

测定法　分别精密吸取对照品溶液 10μl 与供试品溶液 5~10μl,注入液相色谱仪,测定,即得。

本品每 1ml 含黄柏以盐酸小檗碱($C_{20}H_{17}NO_4 \cdot HCl$)计,不得少于 0.17mg。

【功能与主治】　清热除湿,杀虫止痒,有较强的抗真菌作用。用于脚癣、手癣、体癣、股癣皮肤癣症。

【用法与用量】　外用,涂擦或喷于患处。一日 2~3 次。

【贮藏】　密封。

癣 湿 药 水
Xuanshi Yaoshui

【处方】

土荆皮 250g	蛇床子 125g
大风子仁 125g	百部 125g
防风 50g	当归 100g
凤仙透骨草 125g	侧柏叶 100g
吴茱萸 50g	花椒 125g
蝉蜕 75g	斑蝥 3g

【制法】　以上十二味,斑蝥粉碎成细粉,其余土荆皮等十一味粉碎成粗粉,与斑蝥粉末混匀,用乙醇 3 份与冰醋酸 1 份的混合液作溶剂,浸渍 48 小时后,缓缓渗漉,收集渗漉液 6700ml,静置,取上清液,加入香精适量,搅匀,即得。

【性状】　本品为深黄绿色的澄清液体;具醋酸的特臭。

【鉴别】　取本品 5ml,蒸干,残渣加水 5ml 使溶解,用乙醚振摇提取 2 次,每次 10ml,合并乙醚液,加碳酸氢钠饱和溶液 5ml,振摇,分取乙醚液,挥干,残渣加乙醚 1ml 使溶解,作为供试品溶液。另取蛇床子对照药材 0.5g,加冰醋酸-乙醇(1:3)溶液 10ml,浸渍 24 小时,滤过,滤液挥干,按供试品溶液制备方法自“残渣加水 5ml”起,同法制成蛇床子对照药材溶液;取当归对照药材 0.1g,加乙醚 2ml,浸渍数小时,取上清液作为当归对照药材溶液。再取蛇床子素对照品,加甲醇制成每 1ml 含 2mg 的溶液,作为对照品溶液。照薄层色谱法(通则 0502)试验,吸取供试品溶液 4μl、对照药材溶液各 2μl、对照品溶液 1μl,分别点于同一硅胶 G 薄层板上,以正己烷-乙酸乙酯(17:3)为展开剂,展开,取出,晾干,置紫外光灯(365nm)下检视。供试品色谱中,在与对照药材色谱相应的位置上,分别显相同颜色的荧光主斑点;在与对照品色谱相应的位置上,显相同颜色的荧光斑点。

【检查】　**相对密度**　应为 0.86~0.92(通则 0601)。

总固体　取本品适量,滤过,精密量取 25ml,置干燥至恒重的蒸发皿中,蒸干,在 105℃干燥 3 小时,移至干燥器中,冷却 30 分钟,迅速称定重量,遗留残渣不得少于 0.75g。

醋酸量　精密量取本品 2ml,置 100ml 量瓶中,加新沸过的冷水至刻度,摇匀,精密量取 25ml,加新沸过的冷水 10ml 与酚酞指示液 2~3 滴,用氢氧化钠滴定液(0.1mol/L)滴定,至溶液显粉红色,即得。每 1ml 氢氧化钠滴定液(0.1mol/L)相当于 6.005mg 的醋酸($C_2H_4O_2$)。本品含醋酸量不得少于 10%。

【功能与主治】　祛风除湿,杀虫止痒。用于风湿虫毒所致的鹅掌风、脚湿气,症见皮肤丘疹、水疱、脱屑,伴有不同程度瘙痒。

【用法与用量】　外用。擦于洗净的患处,一日 3~4 次;治疗灰指甲应先除去空松部分,使药易渗入。

【注意】　切忌入口,严防触及眼、鼻、口腔等黏膜处。

【贮藏】　密封。

矐 油 搽 剂
Huanyou Chaji

【处方】　矐油 970g　　　　　　　　冰片 30g

【制法】　以上二味,冰片研成细粉;将矐油熬炼,除去水分,滤过,冷却后,加入冰片细粉,混匀,制成 1000g,即得。

【性状】　本品为淡黄色半透明黏稠液体;气辛凉。

【鉴别】　取本品 2g,加硅藻土 6g,研匀,加甲醇 25ml,超声处理 10 分钟,滤过,滤液低温蒸干,残渣加甲醇 1ml 使溶解,作为供试品溶液。另取矐油对照药材 2g,同法制成对照药材溶液。再取冰片对照品,加甲醇制成每 1ml 含 2mg 的溶液,作为对照品溶液。照薄层色谱法(通则 0502)试验,吸取上述三种溶液各 3～5μl,分别点于同一硅胶 G 薄层板上,以环己烷-乙酸乙酯(17∶3)为展开剂,展开,取出,晾干,喷以 5%香草醛硫酸溶液,加热至斑点显色清晰。供试品色谱中,在与对照药材色谱和对照品色谱相应的位置上,显相同颜色的斑点。

【检查】　折光率　应为 1.462～1.474(通则 0622)。

酸值　应不大于 10.0(通则 0713)。

羰基值　应不大于 80.0(通则 2303)。

过氧化值　应不大于 1.0(通则 2303)。

其他　应符合搽剂项下有关的各项规定(通则 0117)。

【功能与主治】　清热解毒,消肿止痛。用于烧伤,烫伤,皮肤肿痛。

【用法与用量】　外用。涂抹患处。

【注意】　忌食辛辣厚味食物。

【规格】　(1)每瓶装 15g　(2)每瓶装 30g

【贮藏】　密封,置阴凉处。

癫 痫 平 片
Dianxianping Pian

【处方】　石菖蒲 214g　　　　　　僵蚕 54g
全蝎 54g　　　　　　　　蜈蚣 36g
石膏 714g　　　　　　　白芍 214g
煅磁石 300g　　　　　　煅牡蛎 107g
猪牙皂 107g　　　　　　柴胡 214g
硼砂 70g

【制法】　以上十一味,石菖蒲低温(60℃)干燥 16 小时,粉碎,过筛,取细粉 150g,备用;余下石菖蒲粗粉与其余僵蚕等十味加水煎煮二次,每次 1 小时,合并煎液,滤过,滤液静置 12 小时,取上清液,减压浓缩至相对密度为 1.20～1.30

(60℃)的清膏。加入上述石菖蒲细粉与蔗糖适量、碳酸钙 8g,混匀,制成颗粒,压制成 1000 片,或包薄膜衣,即得。

【性状】　本品为棕褐色的片,或为薄膜衣片,除去包衣后显棕褐色;气香,味微咸。

【鉴别】　(1)取本品,置显微镜下观察:纤维束周围薄壁细胞含草酸钙方晶,形成晶纤维;油细胞圆形,直径约 50μm,含黄色或黄棕色油状物(石菖蒲)。

(2)取本品 4 片,研细,加石油醚(60～90℃)30ml,加热回流 30 分钟,滤过,滤液挥干,残渣加乙酸乙酯 1ml 使溶解,作为供试品溶液。另取石菖蒲对照药材 0.5g,同法制成对照药材溶液。照薄层色谱法(通则 0502)试验,吸取上述两种溶液各 5μl,分别点于同一硅胶 G 薄层板上,以石油醚(60～90℃)-乙酸乙酯(4∶1)为展开剂,展开,取出,晾干,喷以 5%香草醛硫酸溶液,热风吹至斑点显色清晰,置日光下检视。供试品色谱中,在与对照药材色谱相应的位置上,显相同颜色的斑点。

(3)取本品 30 片,研细,加硅藻土约 5g,混匀,加甲醇 80ml,加热回流 1 小时,滤过,滤液回收溶剂至干,残渣加水 30ml 使溶解,用水饱和的正丁醇振摇提取 3 次,每次 20ml,合并正丁醇液,用水洗涤 2 次,每次 20ml,弃去水液,正丁醇液浓缩至近干,加中性氧化铝 0.5g,在水浴上搅匀,干燥,加在中性氧化铝柱(200 目,1g,柱内径为 10～15mm)上,以乙酸乙酯-甲醇(1∶1)30ml 洗脱,收集洗脱液,回收溶剂至干,残渣加乙醇 1ml 使溶解,作为供试品溶液。另取芍药苷对照品,加乙醇制成每 1ml 含 2mg 的溶液,作为对照品溶液。照薄层色谱法(通则 0502)试验,吸取上述两种溶液各 10μl,分别点于同一硅胶 G 薄层板上,以三氯甲烷-乙酸乙酯-甲醇-甲酸(40∶5∶10∶0.2)为展开剂,展开,取出,晾干,喷以 5%香草醛硫酸溶液,热风吹至斑点显色清晰,置日光下检视。供试品色谱中,在与对照品色谱相应的位置上,显相同颜色的斑点。

(4)取本品 10 片,研细,加甲醇 10ml,超声处理 30 分钟,滤过,滤液回收溶剂至干,残渣加水 10ml 使溶解,用乙酸乙酯 10ml 振摇提取,分取乙酸乙酯液,回收溶剂至干,残渣加甲醇 1ml 使溶解,作为供试品溶液。另取猪牙皂对照药材 1g,加水 100ml,煎煮 30 分钟,滤过,滤液自"用乙酸乙酯 10ml 振摇提取"起,同法制成对照药材溶液。照薄层色谱法(通则 0502)试验,吸取上述两种溶液各 5μl,分别点于同一硅胶 G 薄层板上,以甲苯-乙酸乙酯-甲酸(14∶4∶0.5)为展开剂,展开,取出,晾干,喷以 10%硫酸乙醇溶液,晾干,置紫外光灯(365nm)下检视。供试品色谱中,在与对照药材色谱相应的位置上,显相同颜色的荧光斑点。

(5)取本品 20 片,研细,加甲醇 30ml,超声处理 30 分钟,滤过,滤液回收溶剂至干,残渣加水 20ml 使溶解,用水饱和的正丁醇振摇提取 2 次,每次 20ml,合并正丁醇液,用氨试液洗涤 2 次,每次 40ml,弃去氨试液,正丁醇液回收溶剂至干,残渣加甲醇 2ml 使溶解,作为供试品溶液。另取柴胡对照药材

0.5g,加水 100ml,煎煮 30 分钟,滤过,滤液自"用水饱和的正丁醇振摇提取 2 次"起,同法制成对照药材溶液。照薄层色谱法(通则 0502)试验,吸取上述两种溶液各 5μl,分别点于同一硅胶 G 薄层板上,以乙酸乙酯-乙醇-水(8：2：1)为展开剂,展开,取出,晾干,喷以 2% 对二甲氨基苯甲醛的 40% 硫酸溶液,在 105℃加热至斑点显色清晰,置紫外光灯(365nm)下检视。供试品色谱中,在与对照药材色谱相应的位置上,显相同颜色的荧光斑点。

【检查】　应符合片剂项下有关的各项规定(通则 0101)。

【含量测定】　石菖蒲　照高效液相色谱法(通则 0512)测定。

色谱条件与系统适用性试验　以十八烷基硅烷键合硅胶为填充剂;以甲醇-水(65：35)为流动相;检测波长 252nm。理论板数按 β-细辛醚峰计算应不低于 5000。

对照品溶液的制备　取 β-细辛醚对照品适量,精密称定,加甲醇制成 1ml 含 70μg 的溶液,即得。

供试品溶液的制备　取重量差异项下的本品,研细,取约 0.5g,精密称定,置具塞锥形瓶中,精密加入稀乙醇 50ml,密塞,称定重量,超声处理(功率 250W,频率 50kHz)30 分钟,放冷,再称定重量,用稀乙醇补足减失的重量,摇匀,滤过,取续滤液,即得。

测定法　分别精密吸取对照品溶液与供试品溶液各 10μl,注入液相色谱仪,测定,即得。

本品每片含石菖蒲以 β-细辛醚($C_{12}H_{16}O_3$)计,不得少于 0.70mg。

白芍　照高效液相色谱法(通则 0512)测定。

色谱条件与系统适用性试验　以十八烷基硅烷键合硅胶为填充剂;以甲醇-异丙醇-醋酸-水(25：2：2：71)为流动相;检测波长 230nm。理论板数按芍药苷峰计算应不低于 2000。

对照品溶液的制备　取芍药苷对照品适量,精密称定,加甲醇制成 1ml 含 30μg 的溶液,即得。

供试品溶液的制备　取重量差异项下的本品,研细,取约 1.5g,精密称定,置具塞锥形瓶中,精密加入稀乙醇 50ml,密塞,称定重量,超声处理(功率 250W,频率 50kHz)30 分钟,放冷,再称定重量,用稀乙醇补足减失的重量,摇匀,滤过,取续滤液,即得。

测定法　分别精密吸取对照品溶液与供试品溶液各 20μl,注入液相色谱仪,测定,即得。

本品每片含白芍以芍药苷($C_{23}H_{28}O_{11}$)计,不得少于 0.20mg。

【功能与主治】　豁痰开窍,平肝清热,熄风定痫。用于风痰闭阻所致癫痫。

【用法与用量】　口服。一次 5～7 片,一日 2 次,小儿酌减或遵医嘱。

【禁忌】　孕妇忌服。

【规格】　每片重 0.3g

【贮藏】　密封。

癫痫康胶囊

Dianxiankang Jiaonang

【处方】

天麻 66.67g	石菖蒲 166.67g
僵蚕 100g	胆南星 100g
川贝母 33.33g	丹参 111.11g
远志 100g	全蝎 66.67g
麦冬 100g	淡竹叶 66.67g
生姜 66.67g	琥珀 33.33g
人参 33.33g	冰片 11.11g
人工牛黄 16.67g	

【制法】　以上十五味,除人工牛黄、冰片外,琥珀、全蝎、人参、僵蚕粉碎成细粉;其余天麻等九味加水煎煮二次,煎液滤过,滤液合并,浓缩至适量,加入上述细粉,混匀,干燥,粉碎成细粉,过筛,再与人工牛黄、冰片配研,混匀,过筛,装入胶囊,制成 1000 粒即得。

【性状】　本品为硬胶囊,内容物为黄棕色的粉末;气清香,味苦。

【鉴别】　(1)取本品,置显微镜下观察:草酸钙簇晶直径 20～68μm,棱角锐尖(人参)。体壁碎片无色,表面有极细的菌丝体(僵蚕)。体壁碎片淡黄色至黄色,有网状纹理及圆形毛窝,有时可见棕褐色刚毛(全蝎)。

(2)取本品内容物 2g,研细,加乙醚 30ml,超声处理 10 分钟,放冷,滤过,滤液挥干,残渣加无水乙醇 2ml 使溶解,取上清液,作为供试品溶液。另取胆酸对照品,加甲醇制成每 1ml 含 2mg 的溶液,作为对照品溶液。照薄层色谱法(通则 0502)试验,吸取上述两种溶液各 3μl,分别点于同一硅胶 G 薄层板上,以异辛烷-乙酸乙酯-冰醋酸(15：7：5)为展开剂,展开,取出,晾干,喷以 10% 硫酸乙醇溶液,在 105℃加热至斑点显色清晰,置紫外光灯(365nm)下检视。供试品色谱中,在与对照品色谱相应的位置上,显相同颜色的荧光斑点。

(3)取本品内容物 2g,研细,加乙醚 30ml,超声处理 10 分钟,放冷,滤过,滤液挥干,残渣加乙酸乙酯 5ml 使溶解,作为供试品溶液。另取冰片对照品,加乙酸乙酯制成每 1ml 含 1mg 的溶液,作为对照品溶液。照薄层色谱法(通则 0502)试验,吸取上述两种溶液各 3μl,分别点于同一硅胶 G 薄层板上,以环己烷-乙酸乙酯(17：3)为展开剂,展开,取出,晾干,喷以 5% 香草醛硫酸溶液,在 105℃加热至斑点显色清晰。供试品色谱中,在与对照品色谱相应的位置上,显相同颜色的斑点。

(4)取本品内容物 4g,研细,加水饱和的正丁醇 30ml,超声处理 30 分钟,放冷,滤过,滤液蒸干,残渣加水 2ml 使溶解,通过 D101 型大孔吸附树脂柱(内径为 1cm,柱高为 12cm),用 25% 乙醇 100ml 洗脱,收集洗脱液,蒸干,残渣加甲醇 3ml 使溶解,作为供试品溶液。另取天麻素对照品,加甲醇制成每

1ml 含 1mg 的溶液,作为对照品溶液。照薄层色谱法(通则 0502)试验,吸取供试品溶液 10μl、对照品溶液 5μl,分别点于同一硅胶 G 薄层板上,以三氯甲烷-乙酸乙酯-甲醇-甲酸(8∶1∶3∶0.1)为展开剂,展开,取出,晾干,喷以 10% 磷钼酸乙醇溶液,在 120℃加热至斑点显色清晰。供试品色谱中,在与对照品色谱相应的位置上,显相同颜色的斑点。

【检查】 应符合胶囊剂项下有关的各项规定(通则 0103)。

【含量测定】 照高效液相色谱法(通则 0512)测定。

色谱条件与系统适用性试验 以十八烷基硅烷键合硅胶为填充剂;以甲醇-1% 冰醋酸溶液(5∶95)为流动相;检测波长为 280nm。理论板数按丹参素峰计算应不低于 2000。

对照品溶液的制备 取丹参素钠对照品适量,精密称定,加甲醇制成每 1ml 含 0.04mg 的溶液,即得(相当于每 1ml 含丹参素 0.036mg)。

供试品溶液的制备 取装量差异项下的本品,研细,取约 1g,精密称定,置具塞锥形瓶中,精密加入甲醇 25ml,密塞,称定重量,超声处理(功率 250W,频率 33kHz)30 分钟,取出,放冷,再称定重量,用甲醇补足减失的重量,摇匀,滤过,取续滤液,即得。

测定法 分别精密吸取对照品溶液与供试品溶液各 10μl,注入液相色谱仪,测定,即得。

本品每粒含丹参以丹参素($C_9H_{10}O_5$)计,不得少于 0.13mg。

【功能与主治】 镇惊熄风,化痰开窍。用于癫痫风痰闭阻,痰火扰心,神昏抽搐,口吐涎沫者。

【用法与用量】 口服。一次 3 粒,一日 3 次。

【规格】 每粒装 0.3g

【贮藏】 密封。

麝香风湿胶囊

Shexiang Fengshi Jiaonang

【处方】 制川乌 15g　　　　　　全蝎 10g
　　　　　地龙(酒洗)25g　　　黑豆(炒)25g
　　　　　蜂房(酒洗)30g　　　人工麝香 0.5g
　　　　　乌梢蛇(去头酒浸)200g

【制法】 以上七味,除人工麝香外,其余制川乌等六味粉碎成细粉,人工麝香研细,与上述粉末配研,过筛,混匀,装入胶囊,制成 1000 粒,即得。

【性状】 本品为硬胶囊,内容物为灰黄色至灰褐色的粉末;气腥,味微咸。

【鉴别】 (1)取本品,置显微镜下观察:石细胞长方形或类方形,壁稍厚(制川乌)。体壁碎片淡黄色至黄色,有网状纹理及圆形毛窝,有时可见棕褐色刚毛(全蝎)。骨碎片近无色

或淡灰色,呈不规则形,可见密集的骨小管(乌梢蛇)。

(2)取本品,照〔含量测定〕项下方法试验。供试品色谱中应呈现与对照品色谱峰保留时间相同的色谱峰。

【检查】 乌头碱限量 取本品内容物 20g,加浓氨试液 60ml,搅匀,加乙醚 200ml,振摇 30 分钟,放置 2 小时,分取乙醚液,蒸干,残渣用无水乙醇溶解使成 5ml,作为供试品溶液。另取乌头碱对照品适量,加无水乙醇制成每 1ml 含 0.6mg 的溶液,作为对照品溶液。照薄层色谱法(通则 0502)试验,吸取供试品溶液 10μl、对照品溶液 5μl,分别点于同一硅胶 G 薄层板上,以乙酸乙酯-丙酮-浓氨试液(40∶2∶0.3)为展开剂,展开,取出,晾干,喷以稀碘化铋钾试液。供试品色谱中,在与对照品色谱相应的位置上出现的斑点应小于对照品斑点,或不出现斑点。

其他 应符合胶囊剂项下有关的各项规定(通则 0103)。

【含量测定】 总氮量 取装量差异项下的本品内容物,研匀,取约 0.3g,精密称定,照氮测定法(通则 0704 第一法)测定,即得。

本品每粒含总氮(N)应不少于 20.0mg。

人工麝香 照气相色谱法(通则 0521)测定。

色谱条件与系统适用性试验 以 100% 二甲基聚硅氧烷为固定相的毛细管柱(柱长为 10m,柱内径为 0.32mm,膜厚度为 0.25μm);柱温为 180℃。理论板数按麝香酮峰计算应不低于 2000。

对照品溶液的制备 取麝香酮对照品适量,精密称定,加无水乙醇制成每 1ml 含 15μg 的溶液,即得。

供试品溶液的制备 取本品 40 粒,精密称定内容物的重量,研匀,取约 5g,精密称定,精密加入无水乙醇 25ml,密塞,振摇,放置 24 小时,充分振摇,滤过,取续滤液,即得。

测定法 分别精密吸取对照品溶液与供试品溶液各 1μl,注入气相色谱仪,测定,即得。

本品每粒含人工麝香以麝香酮($C_{16}H_{30}O$)计,不得少于 13.5μg。

【功能与主治】 祛风散寒,除湿活络。用于风寒湿闭阻所致的痹病,症见关节疼痛、局部畏恶风寒、屈伸不利、手足拘挛。

【用法与用量】 口服。一次 4~5 粒,一日 3 次。

【注意】 孕妇儿童禁用;不可过量、久服;忌食生冷。

【规格】 每粒装 0.3g

【贮藏】 密封。

麝香抗栓胶囊

Shexiangkangshuan Jiaonang

【处方】 人工麝香 1.362g　　　羚羊角 3.4g
　　　　　全蝎 6.8g　　　　　乌梢蛇 34.1g

三七 17g	僵蚕 17g
水蛭（制）17g	川芎 17g
天麻 17g	大黄 17g
红花 34.1g	胆南星 17g
鸡血藤 68.1g	赤芍 34.1g
粉葛 34.1g	地黄 34.1g
黄芪 68.1g	忍冬藤 68.1g
当归 34.1g	络石藤 68.1g
地龙 34.1g	豨莶草 68.1g

【制法】　以上二十二味，人工麝香研成细粉；羚羊角粉碎成细粉；天麻、三七、乌梢蛇、大黄、川芎、水蛭（制）、红花、全蝎、胆南星、僵蚕粉碎成细粉；其余忍冬藤等十味，加水煎煮二次，合并煎液，滤过，滤液浓缩至适量，与上述天麻等十味的粉末混匀，干燥，粉碎；将人工麝香细粉和羚羊角细粉与上述粉末配研，加入适量的淀粉，混匀，装入胶囊，制成 1000 粒，即得。

【性状】　本品为硬胶囊，内容物为棕黄色的粉末；气辛，味甘。

【鉴别】　(1)取本品，置显微镜下观察：花粉粒类圆形或椭圆形或橄榄形，直径 60μm，具 3 个萌发孔（红花）。不规则碎块稍有光泽，均匀布有裂缝状或长圆形孔隙（羚羊角）。

(2)取本品内容物 2g，加乙醚 40ml，超声处理 15 分钟，滤过，滤渣挥干乙醚，残渣加水饱和的正丁醇 30ml，超声处理 15 分钟，滤过，滤液用等量浓氨试液洗涤，弃去洗涤液，取正丁醇液，蒸干，残渣加甲醇 1ml 使溶解，作为供试品溶液。另取三七皂苷 R_1 对照品和人参皂苷 Rg_1 对照品，加甲醇制成每 1ml 各含 1mg 的混合溶液，作为对照品溶液。照薄层色谱法（通则 0502）试验，吸取上述供试品溶液 5μl、对照品溶液 2μl，分别点于同一硅胶 G 薄层板上，以三氯甲烷-甲醇-水（13：7：2）10℃ 以下放置的下层溶液为展开剂，展开，取出，晾干，喷以 10% 硫酸乙醇溶液，在 105℃ 加热至斑点显色清晰。供试品色谱中，在与对照品色谱相应的位置上，显相同颜色的斑点。

(3)取本品内容物 3g，加甲醇 20ml，超声处理 20 分钟，滤过，滤液蒸干，残渣加水 10ml 使溶解，再加盐酸 1ml，加热回流 30 分钟，立即冷却，用乙醚振摇提取 2 次，每次 20ml，合并乙醚液，蒸干，残渣加三氯甲烷 1ml 使溶解，作为供试品溶液。另取大黄对照药材 0.1g，同法制成对照药材溶液。照薄层色谱法（通则 0502）试验，吸取上述两种溶液各 5μl，分别点于同一硅胶 H 薄层板上，以石油醚（30～60℃）-甲酸乙酯-甲酸（15：5：1）的上层溶液为展开剂，展开，取出，晾干，置紫外光灯（365nm）下检视。供试品色谱中，在与对照药材色谱相应的位置上，显相同颜色的荧光斑点。

(4)取本品内容物 3g，加乙醚 20ml，超声处理 5 分钟，滤过，滤液挥至 2ml，作为供试品溶液。另取川芎对照药材 0.5g，加乙醚 20ml，同法制成对照药材溶液。照薄层色谱法（通则 0502）试验，吸取上述两种溶液各 5μl，分别点于同一硅胶 G 薄层板上，以正己烷-乙酸乙酯（9：1）为展开剂，展开，

取出，晾干，置紫外光灯（365nm）下检视。供试品色谱中，在与对照药材色谱相应的位置上，显相同颜色的荧光斑点。

(5)取本品内容物 5g，加乙醚 50ml，密塞，放置 1 小时，时时振摇，滤过，取滤液 25ml，挥干，残渣加乙酸乙酯 2ml 使溶解，作为供试品溶液。另取麝香酮对照品，加乙酸乙酯制成每 1ml 含 0.25mg 的溶液，作为对照品溶液。照气相色谱法（通则 0521）试验，以聚乙二醇 20000（PEG-20M）为固定相，柱温为 180℃，理论板数按麝香酮峰计应不低于 2000。分别吸取对照品溶液与供试品溶液各 1μl，注入气相色谱仪。供试品色谱中应呈现与对照品色谱峰保留时间相同的色谱峰。

【检查】　应符合胶囊剂项下有关的各项规定（通则 0103）。

【含量测定】　照高效液相色谱法（通则 0512）测定。

色谱条件与系统适用性试验　以十八烷基硅烷键合硅胶为填充剂；以甲醇-0.3% 磷酸溶液（25：75）为流动相；检测波长为 250nm。理论板数按葛根素峰计算应不低于 4000。

对照品溶液的制备　取葛根素对照品适量，精密称定，加甲醇制成每 1ml 含 8μg 的溶液，即得。

供试品溶液的制备　取装量差异项下的本品内容物，混匀，取约 0.6g，精密称定，置具塞锥形瓶中，精密加入 30% 乙醇 20ml，密塞，称定重量，超声处理（功率 300W，频率 25kHz）30 分钟，取出，放冷，再称定重量，用 30% 乙醇补足减失的重量，混匀，滤过，取续滤液，即得。

测定法　分别精密吸取对照品溶液与供试品溶液各 10μl，注入液相色谱仪，测定，即得。

本品每粒含粉葛以葛根素（$C_{21}H_{20}O_9$）计，不得少于 0.07mg。

【功能与主治】　通络活血，醒脑散瘀。用于中风气虚血瘀症，症见半身不遂、言语不清、头昏目眩。

【用法与用量】　口服。一次 4 粒，一日 3 次。

【注意】　孕妇禁用。

【规格】　每粒装 0.25g

【贮藏】　密封。

麝香保心丸

Shexiang Baoxin Wan

【处方】

人工麝香	人参提取物
人工牛黄	肉桂
苏合香	蟾酥
冰片	

【制法】　以上七味，除苏合香外，其余人工麝香等六味共研成细粉，以苏合香加适量白酒泛丸，干燥，即得。

【性状】　本品为黑褐色有光泽的水丸，破碎后断面为棕黄色；味苦、辛凉，有麻舌感。

【鉴别】　(1)取本品 0.9g，研碎，加石油醚（30～60℃）

40ml,浸渍 30 分钟,时时振摇,弃去石油醚液,药渣挥干,加三氯甲烷 40ml,超声处理 20 分钟,滤过,药渣备用,滤液蒸干,残渣加三氯甲烷 0.5ml 使溶解,作为供试品溶液。另取脂蟾毒配基对照品,加三氯甲烷制成每 1ml 含 1mg 的溶液,作为对照品溶液。照薄层色谱法(通则 0502)试验,吸取供试品溶液 6μl,对照品溶液 2μl,分别点于同一硅胶 G 薄层板上,以环己烷-三氯甲烷-丙酮(4:3:3)为展开剂,展开,取出,晾干,喷以 10%硫酸乙醇溶液,在 105℃加热至斑点显色清晰,分别置日光及紫外光灯(365nm)下检视。供试品色谱中,在与对照品色谱相应的位置上,日光下显相同的蓝绿色斑点;紫外光下显相同的浅灰黄色荧光斑点。

(2)取〔鉴别〕(1)项下的备用药渣,挥干,加水饱和的正丁醇 20ml,超声处理 30 分钟,滤过,滤液用 0.5%氢氧化钠溶液振摇洗涤 2 次,每次 20ml,再用水洗涤至呈中性,正丁醇液蒸干,残渣加甲醇 0.5ml 使溶解,作为供试品溶液。另取人参对照药材 1g,同法制成对照药材溶液。再取人参皂苷 Rb₁ 对照品、人参皂苷 Re 对照品、人参皂苷 Rg₁ 对照品,加甲醇制成每 1ml 各含 2mg 的混合溶液,作为对照品溶液。照薄层色谱法(通则 0502)试验,吸取上述三种溶液各 1~2μl,分别点于同一硅胶 G 薄层板上,以三氯甲烷-乙酸乙酯-甲醇-水(15:40:22:10)10℃以下放置的下层溶液为展开剂,展开,取出,立即吹干,喷以 10%硫酸乙醇溶液,在 110℃加热至斑点显色清晰,分别置日光及紫外光灯(365nm)下检视。供试品色谱中,在与对照药材色谱相应的位置上,日光下显相同颜色的斑点,紫外光下显相同颜色的荧光斑点;在与对照品色谱相应的位置上,日光下显相同的紫红色斑点,紫外光下显相同的一个黄色和两个橙色荧光斑点。

(3)取本品 2g,研碎,加乙醚 5ml,振摇,超声处理 5 分钟,离心,取上清液,作为供试品溶液;药渣备用。另取麝香酮对照品,加乙醚制成每 1ml 含 0.1mg 的溶液,作为对照品溶液。照气相色谱法(通则 0521)试验,以聚乙二醇 20000(PEG-20M)和 5%二苯基-95%二甲基聚硅氧烷为混合固定相,涂布浓度分别为 1.64%和 1.32%,柱长为 2m,柱温为 180℃。分别吸取对照品溶液与供试品溶液适量,注入气相色谱仪。供试品色谱中应呈现与对照品色谱峰保留时间相同的色谱峰。

(4)取肉桂酸对照品,加乙醚制成每 1ml 含 0.2mg 的溶液,作为对照品溶液。照薄层色谱法(通则 0502)试验,吸取〔鉴别〕(3)项下的供试品溶液及上述对照品溶液各 5μl,分别点于同一硅胶 GF₂₅₄ 薄层板上,以石油醚(30~60℃)-正己烷-甲酸乙酯-甲酸(10:30:15:1)为展开剂,展开,取出,晾干,置紫外光灯(254nm)下检视。供试品色谱中,在与对照品色谱相应的位置上,显相同颜色的斑点。

(5)取〔鉴别〕(3)项下的备用药渣,挥干,加甲醇 5ml,超声处理 20 分钟,放置使澄清,取上清液,作为供试品溶液。另取胆酸对照品、去氧胆酸对照品,分别加乙醇制成每 1ml 含 0.5mg 和 0.1mg 的溶液,作为对照品溶液。照薄层色谱法(通则 0502)试验,吸取上述三种溶液各 3μl,分别点于同一高

效硅胶 G 薄层板上,以三氯甲烷-乙醚-冰醋酸(2:2:1)为展开剂,展开,取出,晾干,喷以 10%硫酸乙醇溶液,在 105℃加热至斑点显色清晰,置紫外光灯(365nm)下检视。供试品色谱中,在与对照品色谱相应的位置上,显相同颜色的荧光斑点。

(6)取本品 0.5g,研碎,加乙酸乙酯 10ml,超声处理 5 分钟,离心,取上清液,作为供试品溶液。另取冰片对照品,加乙酸乙酯制成每 1ml 含 3mg 的溶液,作为对照品溶液。照薄层色谱法(通则 0502)试验,吸取上述两种溶液各 2μl,分别点于同一硅胶 G 薄层板上,以甲苯-丙酮(9:1)为展开剂,展开,取出,晾干,喷以 5%香草醛硫酸溶液,在 105℃加热至斑点显色清晰。供试品色谱中,在与对照品色谱相应的位置上,显相同颜色的斑点。

【检查】 重量差异 取本品 10 丸,以 1 丸为 1 份,依法(通则 0108)检查,重量差异限度不得过±15%。

溶散时限 不得过 15 分钟(通则 0108)。

其他 应符合丸剂项下有关的各项规定(通则 0108)。

【含量测定】 蟾酥 照高效液相色谱法(通则 0512)测定。

色谱条件与系统适用性试验 以十八烷基硅烷键合硅胶为填充剂;以乙腈-0.5%磷酸二氢钾溶液(50:50)(用磷酸调节 pH 值为 3.2)为流动相;检测波长为 296nm。理论板数按华蟾酥毒基峰计算应不低于 9000。

对照品溶液的制备 取脂蟾毒配基对照品和华蟾酥毒基对照品适量,精密称定,加甲醇制成每 1ml 各含 50μg 的溶液,即得。

供试品溶液的制备 取本品 80 丸,精密称定,研细,取约 0.5g,精密称定,置具塞锥形瓶中,精密加入甲醇 10ml,密塞,称定重量,超声处理(功率 350W,频率 50kHz)30 分钟,放冷,再称定重量,用甲醇补足减失的重量,摇匀,滤过,取续滤液,即得。

测定法 分别精密吸取对照品溶液与供试品溶液各 10μl,注入液相色谱仪,测定,即得。

本品每丸含蟾酥以脂蟾毒配基(C₂₄H₃₂O₄)和华蟾酥毒基(C₂₆H₃₄O₆)的总量计,应为 18~56μg。

人参提取物 照高效液相色谱法(通则 0512)测定。

色谱条件与系统适用性试验 以十八烷基硅烷键合硅胶为填充剂;以乙腈为流动相 A,以水为流动相 B,按下表中的规定进行梯度洗脱;检测波长为 203nm。理论板数按人参皂苷 Rg₁ 峰计算应不低于 8000,人参皂苷 Rg₁ 与人参皂苷 Re 的分离度应大于 1.8。

时间(分钟)	流动相 A(%)	流动相 B(%)
0~28	20	80
28~38	20→29	80→71
38~50	29→100	71→0
50~60	100→20	0→80

对照品溶液的制备 取人参皂苷 Rg₁ 对照品与人参皂

苷 Re 对照品适量,精密称定,加甲醇制成每 1ml 中含人参皂苷 Rg₁ 0.15mg 和人参皂苷 Re 0.14mg 的混合溶液,即得。

供试品溶液的制备　取本品 120 丸,精密称定,研细,取约 1g,精密称定,置索氏提取器中,加二氯甲烷适量,加热回流提取至回流液无色,弃去二氯甲烷液,药渣挥去二氯甲烷,加甲醇回流提取至回流液无色(约 5 小时),提取液蒸干,残渣用水饱和的正丁醇 25ml 溶解,用正丁醇饱和的氨试液洗涤 3 次,每次 25ml,弃去洗涤液,再用正丁醇饱和的水洗涤 3 次,每次 25ml,取正丁醇液,蒸干,残渣用甲醇溶解并转移至 10ml 量瓶中,加甲醇至刻度,摇匀,滤过,取续滤液,即得。

测定法　分别精密吸取对照品溶液与供试品溶液各 10μl,注入液相色谱仪,测定,即得。

本品每丸含人参提取物以人参皂苷 Rg₁($C_{42}H_{72}O_{14}$)和人参皂苷 Re($C_{48}H_{82}O_{18}$)的总量计,不得少于 40μg。

【功能与主治】　芳香温通,益气强心。用于气滞血瘀所致的胸痹,症见心前区疼痛、固定不移;心肌缺血所致的心绞痛、心肌梗死见上述证候者。

【用法与用量】　口服。一次 1～2 丸,一日 3 次;或症状发作时服用。

【注意】　孕妇禁用。

【规格】　每丸重 22.5mg

【贮藏】　密封。

附:人参提取物质量标准

人参提取物

〔性状〕　本品为棕黄色至棕褐色的块状物或粉末,有吸湿性。

〔鉴别〕　取本品粉末 0.4g,加三氯甲烷 40ml,加热回流 1 小时,弃去三氯甲烷液,药渣挥尽溶剂,用水 0.5ml 拌匀使湿润,加水饱和的正丁醇 10ml,超声处理 30 分钟,吸取上清液,加三倍量氨试液,摇匀,取正丁醇液,蒸干,残渣加甲醇 1ml 使溶解,作为供试品溶液。另取人参对照药材 1g,同法制成对照药材溶液。再取人参皂苷 Rb₁ 对照品、人参皂苷 Re 对照品、人参皂苷 Rf 对照品及人参皂苷 Rg₁ 对照品,加甲醇制成每 1ml 各含 2mg 的混合溶液,作为对照品溶液。照薄层色谱法(通则 0502)试验,吸取上述三种溶液各 1～2μl,分别点于同一高效硅胶 G 薄层板上,以三氯甲烷-乙酸乙酯-甲醇-水(15:40:22:10)10℃ 以下放置的下层溶液为展开剂,展开,取出,晾干,喷以 10% 硫酸乙醇溶液,在 105℃ 加热至斑点显色清晰,分别置日光和紫外光灯(365nm)下检视。供试品色谱中,在与对照药材色谱和对照品色谱相应的位置上,日光下显相同颜色的斑点;紫外光下显相同颜色的荧光斑点。

〔含量测定〕　照高效液相色谱法(通则 0512)测定。

色谱条件与系统适用性试验　以十八烷基硅烷键合硅胶为填充剂;以乙腈为流动相 A,以水为流动相 B,按下表中的

规定进行梯度洗脱;检测波长为 203nm。理论板数按人参皂苷 Rg₁ 峰计算应不低于 6000,人参皂苷 Rg₁ 与人参皂苷 Re 的分离度应大于 1.8。

时间(分钟)	流动相 A(%)	流动相 B(%)
0～35	19	81
35～55	19→29	81→71
55～70	29	71
70～75	29→100	71→0
75～85	100→19	0→81

对照品溶液的制备　取人参皂苷 Rg₁ 对照品与人参皂苷 Re 对照品适量,精密称定,加甲醇制成每 1ml 中含人参皂苷 Rg₁ 0.15mg 和人参皂苷 Re 0.14mg 的混合溶液,即得。

供试品溶液的制备　取本品粉末 0.4g,精密称定,置索氏提取器中,加三氯甲烷适量,加热回流 3 小时,弃去三氯甲烷液,药渣挥尽溶剂,连同滤纸筒移入 100ml 锥形瓶中,精密加入水饱和正丁醇 50ml,密塞,放置过夜,超声处理(功率 250W,频率 50kHz)30 分钟,滤过,弃去初滤液,精密量取续滤液 25ml,蒸干,残渣用甲醇溶解并转移至 5ml 量瓶中,加甲醇至刻度,摇匀,滤过,取续滤液,即得。

测定法　分别精密吸取对照品溶液与供试品溶液各 10μl,注入液相色谱仪,测定,即得。

本品含人参皂苷 Rg₁($C_{42}H_{72}O_{14}$)和人参皂苷 Re($C_{48}H_{82}O_{18}$)的总量不得少于 0.7%。

麝香祛痛气雾剂
Shexiang Qutong Qiwuji

【处方】

人工麝香 0.33g	红花 1g
樟脑 30g	独活 1g
冰片 20g	龙血竭 0.33g
薄荷脑 10g	地黄 20g
三七 0.33g	

【制法】　以上九味,取人工麝香、三七、红花,分别用 50% 乙醇 10ml 分三次浸渍,每次 7 天,合并浸渍液,滤过,滤液备用;地黄用 50% 乙醇 100ml 分三次浸渍,每次 7 天,合并浸渍液,滤过,滤液备用;龙血竭、独活分别用乙醇 10ml 分三次浸渍,每次 7 天,合并浸渍液,滤过,滤液备用;冰片、樟脑加乙醇 100ml,搅拌使溶解,再加入 50% 乙醇 700ml,混匀;加入上述各浸渍液,混匀;将薄荷脑用适量 50% 乙醇溶解,加入上述药液中,加 50% 乙醇至总量为 1000ml,混匀,静置,滤过,灌装,封口,充入抛射剂适量,即得。

【性状】　本品为非定量阀门气雾剂,在耐压容器中的药液为橙红色澄清液体;气芳香。

【鉴别】　(1)取本品,照〔含量测定〕项下的方法试验,供试品色谱中应呈现与对照品色谱峰保留时间相同的色谱峰。

(2)取〔含量测定〕项下剩余药液 50ml,加水 200ml,摇匀,

用石油醚(30~60℃)提取 2 次,每次 100ml,合并石油醚液,自然挥干,残渣用无水乙醇 2ml 使溶解,取上清液作为供试品溶液。另取麝香酮对照品适量,加无水乙醇制成每 1ml 含 0.1mg 的溶液,作为对照品溶液。照气相色谱法(通则 0521)试验,聚乙二醇 20000(PEG-20M)毛细管柱(柱长为 30m,内径为 0.32mm,膜厚度为 0.5μm),柱温为程序升温:起始温度为 130℃,保持 5 分钟,以每分钟 0.8℃的速率升温至 180℃,保持 2 分钟,再以每分钟 20℃的速率升温至 220℃,保持 5 分钟。分别吸取对照品溶液与供试品溶液各 1μl,注入气相色谱仪,测定。供试品色谱中,应呈现与对照品色谱峰保留时间相同的色谱峰。

【检查】 乙醇量 应为 47%~57%(通则 0711)。

喷射速率 应不低于 0.8g/s(通则 0113)。

其他 应符合气雾剂项下有关的各项规定(通则 0113)。

【含量测定】 照气相色谱法(通则 0521)测定。

色谱条件与系统适用性试验 聚乙二醇 20000(PEG-20M)毛细管柱(柱长为 30m,内径为 0.53mm,膜厚度为 1.0μm),柱温为 160℃。理论板数按樟脑峰计算应不低于 20000。

校正因子测定 取萘适量,精密称定,加无水乙醇制成每 1ml 含 4mg 的溶液,作为内标溶液。另取樟脑对照品、薄荷脑对照品、冰片对照品各 30mg、10mg、20mg,精密称定,置同一 50ml 量瓶中,精密加入内标溶液 5ml,加无水乙醇至刻度,摇匀,吸取 1μl,注入气相色谱仪,计算校正因子。

测定法 取本品,除去帽盖,冷却至 5℃,在铝盖上钻一小孔,插入连有干燥橡皮管的注射针头(勿与药液面接触),橡皮管另一端放入水中,待抛射剂缓缓排出后,除去铝盖,精密量取药液 1ml,置 50ml 量瓶中,精密加入内标溶液 5ml,加无水乙醇至刻度,摇匀,作为供试品溶液。吸取 1μl,注入气相色谱仪,测定,冰片以龙脑峰、异龙脑峰面积之和计算,即得。

本品每 1ml 中含樟脑($C_{10}H_{16}O$)应为 25.5~34.5mg;含薄荷脑($C_{10}H_{20}O$)应为 8.5~11.5mg;含冰片($C_{10}H_{18}O$)应为 17.0~23.0mg。

【功能与主治】 活血祛瘀,舒经活络,消肿止痛。用于各种跌打损伤,瘀血肿痛,风湿瘀阻,关节疼痛。

【用法与用量】 外用。喷涂患处,按摩 5~10 分钟至患处发热,一日 2~3 次;软组织扭伤严重或有出血者,将药液喷湿的棉垫敷于患处。

【注意】 孕妇慎用;乙醇过敏者慎用。

【规格】 每瓶内容物重 72g,含药液 56ml

【贮藏】 遮光,30℃以下密封贮存。

麝香祛痛搽剂

Shexiang Qutong Chaji

【处方】 人工麝香 0.33g　　　　红花 1g

樟脑 30g	独活 1g
冰片 20g	龙血竭 0.33g
薄荷脑 10g	地黄 20g
三七 0.33g	

【制法】 以上九味,取人工麝香、三七、红花,分别用 50%乙醇 10ml 分三次浸渍,每次 7 天,合并浸渍液,滤过,滤液备用;地黄用 50%乙醇 100ml 分三次浸渍,每次 7 天,合并浸渍液,滤过,滤液备用;龙血竭、独活分别用乙醇 10ml 分三次浸渍,每次 7 天,合并浸渍液,滤过,滤液备用;冰片、樟脑加乙醇 100ml 搅拌使溶解,再加入 50%乙醇 700ml,混匀,加入上述各浸渍液,混匀;将薄荷脑用适量 50%乙醇溶解,加入上述药液中,加 50%乙醇至总量为 1000ml,混匀,静置,滤过,即得。

【性状】 本品为橙黄色至棕黄色的澄清液体;气芳香。

【鉴别】 (1)取本品,照〔含量测定〕项下的方法试验,供试品色谱中应呈现与对照品色谱峰保留时间相同的色谱峰。

(2)取本品 50ml,加水 200ml,摇匀,用石油醚(30~60℃)振摇提取 2 次,每次 100ml,合并石油醚液,自然挥干,残渣用无水乙醇 2ml 使溶解,取上清液作为供试品溶液。另取麝香酮对照品适量,加无水乙醇制成每 1ml 含 0.1mg 的溶液,作为对照品溶液。照气相色谱法(通则 0521)试验,聚乙二醇 20000(PEG-20M)毛细管柱(柱长为 30m,内径为 0.32mm,膜厚度为 0.5μm),柱温为程序升温:起始温度为 130℃,保持 5 分钟,以每分钟 0.8℃的速率升温至 180℃,保持 2 分钟,再以每分钟 20℃的速率升温至 220℃,保持 5 分钟。分别吸取对照品溶液与供试品溶液各 1μl,注入气相色谱仪,测定。供试品色谱中,应呈现与对照品色谱峰保留时间相同的色谱峰。

【检查】 乙醇量 应为 47%~57%(通则 0711)。

其他 应符合搽剂项下有关的各项规定(通则 0117)。

【含量测定】 照气相色谱法(通则 0521)测定。

色谱条件与系统适用性试验 聚乙二醇 20000(PEG-20M)毛细管柱(柱长为 30m,内径为 0.53mm,膜厚度为 1.0μm),柱温为 160℃;理论板数按樟脑峰计算应不低于 20000。

校正因子测定 取萘适量,精密称定,加无水乙醇制成每 1ml 含 4mg 的溶液,作为内标溶液。另取樟脑对照品、薄荷脑对照品、冰片对照品各 30mg、10mg、20mg,精密称定,置同一 50ml 量瓶中,精密加入内标溶液 5ml,加无水乙醇稀释至刻度,摇匀,吸取 1μl,注入气相色谱仪,计算校正因子。

测定法 精密量取本品 1ml,置 50ml 量瓶中,精密加入内标溶液 5ml,加无水乙醇稀释至刻度,摇匀,吸取 1μl,注入气相色谱仪,测定,冰片以龙脑峰、异龙脑峰面积之和计算,即得。

本品每 1ml 含樟脑($C_{10}H_{16}O$)应为 25.5~34.5mg;含薄荷脑($C_{10}H_{20}O$)应为 8.5~11.5mg;含冰片($C_{10}H_{18}O$)应为 17.0~23.0mg。

【功能与主治】 活血祛瘀,舒经活络,消肿止痛。用于各种跌打损伤，瘀血肿痛，风湿瘀阻，关节疼痛。

【用法与用量】 外用。涂搽患处，按摩 5～10 分钟至患处发热，一日 2～3 次；软组织扭伤严重或有出血者，将药液浸湿的棉垫敷于患处。

【注意】 孕妇慎用；乙醇过敏者慎用。

【规格】 每瓶装 56ml

【贮藏】 遮光，30℃以下密封贮存。

麝香脑脉康胶囊
Shexiangnaomaikang Jiaonang

【处方】

山羊角 240g	天麻 100g
水牛角浓缩粉 50g	大黄 20g
桃仁 50g	三七 60g
丹参 150g	地龙 140g
穿山甲 25g	川芎 100g
莱菔子 30g	人工麝香 0.02g

【制法】 以上十二味，水牛角浓缩粉备用；人工麝香研细；三七、穿山甲、山羊角、大黄粉碎成细粉；其余丹参等六味酌予碎断，加 7 倍量 80%乙醇，加热回流提取两次，每次 1.5 小时，滤过，滤液回收乙醇并浓缩至相对密度 1.18～1.22（85℃）的清膏，药渣加 8 倍量水煎煮 1 小时，滤过，滤液浓缩至相对密度 1.30～1.40（85℃）的稠膏，与上述清膏合并，干燥，粉碎成细粉，与水牛角浓缩粉、人工麝香细粉和三七等细粉合并，加入硬脂酸镁适量，混匀，装入胶囊，制成 1000 粒，即得。

【性状】 本品为硬胶囊，内容物为浅黄色至棕黄色的粉末；气微香，味淡，微涩。

【鉴别】（1）取本品内容物 2g，加乙醚 10ml，超声处理 10 分钟，滤过，滤液挥干，残渣加乙酸乙酯 1ml 使溶解，作为供试品溶液。另取丹参酮 II_A 对照品，加乙酸乙酯制成每 1ml 含 2mg 的溶液，作为对照品溶液。照薄层色谱法（通则 0502）试验，吸取上述两种溶液各 5μl，分别点于同一硅胶 G 薄层板上，以甲苯-乙酸乙酯（19：1）为展开剂，展开，取出，晾干。供试品色谱中，在与对照品色谱相应的位置上，显相同颜色的斑点。

（2）取本品内容物 2g，加 70%乙醇 20ml，超声处理 20 分钟，滤过，滤液回收溶剂至干，残渣加乙醇 2ml 使溶解，作为供试品溶液。另取天麻素对照品，加乙醇制成每 1ml 含 0.5mg 的溶液，作为对照品溶液。照薄层色谱法（通则 0502）试验，吸取上述两种溶液各 5μl，分别点于同一硅胶 G 薄层板上，以乙酸乙酯-甲醇-水（9：1：0.2）为展开剂，展开，取出，晾干，喷以 10%磷钼酸乙醇溶液，在 105℃加热至斑点显色清晰，置日光下检视。供试品色谱中，在与对照品色谱相应的位置上，显相同颜色的斑点。

（3）取川芎对照药材 0.5g，加乙醇 10ml，超声处理 20 分钟，滤过，滤液作为对照药材溶液。照薄层色谱法（通则 0502）试验，吸取〔鉴别〕（2）项下的供试品溶液及上述对照药材溶液各 5μl，分别点于同一硅胶 G 薄层板上，以三氯甲烷为展开剂，展开，取出，晾干，置紫外光灯（365nm）下检视。供试品色谱中，在与对照药材色谱相应的位置上，显相同颜色的荧光斑点。

（4）取本品内容物 3.5g，加甲醇 20ml，浸渍 1 小时，滤过，滤液回收溶剂至干，残渣加水 20ml 使溶解，再加盐酸 1ml，加热回流 30 分钟，立即冷却，用乙醚振摇提取 2 次，每次 20ml，合并乙醚液，回收溶剂至干，残渣加三氯甲烷 1ml 使溶解，作为供试品溶液。另取大黄对照药材 0.5g，同法制成对照药材溶液。照薄层色谱法（通则 0502）试验，吸取上述两种溶液各 5μl，分别点于同一硅胶 G 薄层板上，以石油醚（30～60℃）-甲酸乙酯-甲酸（15：5：1）的上层溶液为展开剂，展开，取出，晾干，置紫外光灯（365nm）下检视。供试品色谱中，在与对照药材色谱相应的位置上，显相同颜色的荧光斑点。

【检查】 应符合胶囊剂项下有关的各项规定（通则 0103）。

【含量测定】 照高效液相色谱法（通则 0502）测定。

色谱条件与系统适用性试验 以十八烷基硅烷键合硅胶为填充剂；以乙腈为流动相 A，以水为流动相 B，按下表中的规定进行梯度洗脱；检测波长为 203nm。理论板数按三七皂苷 R_1 峰计算应不低于 4000。

时间（分钟）	流动相 A（%）	流动相 B（%）
0～12	19	81
12～60	19→36	81→64

对照品溶液的制备 取人参皂苷 Rg_1 对照品、人参皂苷 Rb_1 对照品和三七皂苷 R_1 对照品适量，精密称定，加甲醇制成每 1ml 含人参皂苷 Rg_1 0.4mg、人参皂苷 Rb_1 0.4mg、三七皂苷 R_1 0.1mg 的混合溶液，即得。

供试品溶液的制备 取本品 20 粒的内容物，精密称定，混匀，取约 5g，精密称定，精密加入甲醇 50ml，密塞，称定重量，放置过夜，置 80℃水浴上保持微沸 2 小时，放冷，再称定重量，用甲醇补足减失的重量，摇匀，滤过，取续滤液，即得。

测定法 分别精密吸取对照品溶液与供试品溶液各 10μl，注入液相色谱仪，测定，即得。

本品每粒含三七以人参皂苷 Rg_1（$C_{42}H_{72}O_{14}$）、人参皂苷 Rb_1（$C_{54}H_{92}O_{23}$）和三七皂苷 R_1（$C_{47}H_{80}O_{18}$）三者的总量计，不得少于 3.0mg。

【功能与主治】 具有平肝熄风，化瘀通络，豁痰开窍的功效。用于风痰瘀血、痹阻脉络证的缺血性中风中经络（脑梗塞恢复期）。症见半身不遂，偏身麻木，口舌㖞斜，语言謇涩。

【用法与用量】 口服。一次 4 粒，一日 3 次。15 天为一疗程。

【规格】 每粒装 0.51g

【贮藏】 密封。

麝香通心滴丸

Shexiang Tongxin Diwan

【处方】 人工麝香   人参茎叶总皂苷

        蟾酥   丹参

        人工牛黄   熊胆粉

        冰片

【制法】 以上七味,丹参加水煎煮三次,煎液滤过,滤液合并,减压浓缩至适量,加乙醇醇沉,静置,再加乙醇醇沉,静置,上清液回收乙醇并减压浓缩至适量;取蟾酥,加水研磨分散,加乙醇调整含醇量,混匀,冷藏,滤过,滤液加适量氯化钠,冷藏,滤过,滤液回收乙醇并浓缩至适量,在一定温度下减压干燥,粉碎。将人工牛黄、人参茎叶总皂苷、丹参清膏、熊胆粉用适量水湿润,蟾酥提取物及冰片分别用适量乙醇湿润,人工麝香、红氧化铁及黑氧化铁各适量、聚山梨酯 80 适量,分别加入到熔融的聚乙二醇 6000 中,混匀,滴入二甲硅油中,制成滴丸,晾干,制成 1000 丸,包薄膜衣,即得。

【性状】 本品为薄膜衣滴丸,除去包衣后显棕红色至棕色;气香,味微苦而有持久的麻辣感。

【鉴别】 (1)取本品 12g,加水 50ml 温热使溶解,用乙醚振摇提取 3 次,每次 30ml,合并乙醚液,低温挥干,残渣加乙醚 1ml 使溶解,作为供试品溶液。另取麝香酮对照品,加乙醚制成每 1ml 含 2mg 的溶液,作为对照品溶液。照气相色谱法(通则 0521)试验,以交联 5% 苯基甲基聚硅氧烷(HP-5MS)为固定相的弹性石英毛细管柱(柱长 30m,内径 0.32mm,膜厚度 0.25μm),柱温为程序升温,起始温度为 180℃,保持 2 分钟,以每分钟 10℃的速率升至 200℃,保持 5 分钟。分别吸取对照品溶液与供试品溶液各适量,注入气相色谱仪,测定。供试品色谱中应呈现与对照品色谱峰保留时间相对应的色谱峰。

(2)取本品 1g,研碎,加乙醇 20ml,静置 3 小时,时时振摇,再超声处理 20 分钟,冷藏过夜,滤过,滤液浓缩至近干,残渣加甲醇 2ml 使溶解,作为供试品溶液。另取人参皂苷 Rg1 对照品、人参皂苷 Re 对照品,分别加甲醇制成每 1ml 各含 0.5mg 的溶液,作为对照品溶液。照薄层色谱法(通则 0502)试验,吸取上述三种溶液各 5μl,分别点于同一硅胶 G 薄层板上,以三氯甲烷-乙酸乙酯-甲醇-水(15：40：22：10)10℃以下放置的下层溶液为展开剂,展开,取出,晾干,喷以 10%硫酸乙醇溶液,在 105℃加热至斑点显色清晰。供试品色谱中,在与对照品色谱相应的位置上,显相同颜色的斑点。

(3)取丹参素钠对照品,加甲醇制成每 1ml 含 1mg 的溶液,作为对照品溶液。照薄层色谱法(通则 0502)试验,吸取〔鉴别〕(2)项下的供试品溶液及上述对照品溶液各 5μl,分别点于同一硅胶 G 薄层板上,以二氯甲烷-丙酮-甲酸(10：4：1.6)为展开剂,展开,取出,晾干,喷以 1% 铁氰化钾溶液与

2% 三氯化铁溶液(1：1)(临用新制)的混合溶液,置日光下检视。供试品色谱中,在与对照品色谱相应的位置上,显相同颜色的斑点。

(4)在〔含量测定〕蟾酥项下的色谱图中,供试品色谱中应呈现与对照品色谱峰保留时间相对应的色谱峰。

(5)取冰片对照品,加甲醇制成每 1ml 含 1mg 的溶液,作为对照品溶液。照薄层色谱法(通则 0502)试验,吸取〔含量测定〕冰片项下的供试品溶液及上述对照品溶液各 5μl,分别点于同一硅胶 G 薄层板上,以石油醚 (60～90℃)-乙酸乙酯(9：1)为展开剂,展开,取出,晾干,喷以 5% 香草醛硫酸溶液,于 105℃加热至斑点显色清晰。供试品色谱中,在与对照品色谱相应的位置上,显相同颜色的斑点。

(6)取本品 1g,研碎,加乙醇 20ml,超声处理 20 分钟,冷藏过夜,滤过,滤液浓缩至近干,残渣加 20%氢氧化钠溶液 5ml,置水浴中(90～95℃)加热水解 8 小时,放冷,加盐酸调节 pH 值至 1～2,加水 10ml,摇匀,用乙醚振摇提取 2 次,每次 20ml,合并乙醚液,挥去乙醚,残渣加甲醇 1ml 使溶解,作为供试品溶液。另取熊去氧胆酸对照品,加甲醇制成每 1ml 含 1mg 的溶液,作为对照品溶液。照薄层色谱法(通则 0502)试验,吸取上述两种溶液各 5μl,分别点于同一硅胶 G 薄层板上,以异辛烷-乙醚-冰醋酸-正丁醇-水(10：5：5：3：1)为展开剂,展开,取出,晾干,喷以 10%硫酸乙醇溶液,于 105℃加热至斑点显色清晰。供试品色谱中,在与对照品色谱相应的位置上,显相同颜色的斑点。

(7)取本品 1g,研碎,加丙酮 20ml,加热回流 1 小时,冷藏过夜,滤过,滤液浓缩至近干,残渣加甲醇 2ml 使溶解,作为供试品溶液。另取牛胆粉对照药材 10mg,同法制成对照药材溶液。照薄层色谱法(通则 0502)试验,吸取上述两种溶液各 10μl,分别点于同一硅胶 G 薄层板上,以正己烷-乙酸乙酯-醋酸-甲醇(20：25：2：3)为展开剂,展开,取出,晾干,喷以 10%硫酸乙醇溶液,于 105℃加热至斑点显色清晰。供试品色谱中,在与对照药材色谱相应的位置上,显相同颜色的主斑点。

【检查】 应符合丸剂项下有关的各项规定(通则 0108)。

【含量测定】 蟾酥 照高效液相色谱法(通则 0512)测定。

色谱条件与系统适用性试验 以十八烷基硅烷键合硅胶为填充剂;以 0.5% 磷酸二氢钾溶液(磷酸调 pH＝3.2)-乙腈(50：50)为流动相;检测波长为 296nm,柱温为 40℃。理论板数按脂蟾毒配基峰计算应不低于 1500。

对照品溶液的制备 取脂蟾毒配基和华蟾酥毒基对照品适量,精密称定,加甲醇制成每 1ml 含脂蟾毒配基 25μg、华蟾酥毒基 50μg 的混合溶液,即得。

供试品溶液的制备 取本品 30 丸,精密称定,压破薄膜衣,置 25ml 量瓶中,加甲醇适量,超声处理(功率 250W,频率 40kHz)2 小时,取出,放冷,用甲醇稀释至刻度,摇匀,滤过,取续滤液,即得。

测定法　分别精密吸取对照品溶液 10μl 与供试品溶液 20μl,注入液相色谱仪,测定,即得。

本品每丸含蟾酥以华蟾酥毒基($C_{26}H_{34}O_6$)和脂蟾毒配基($C_{24}H_{32}O_4$)的总量计,应为 35~70μg。

冰片　照气相色谱法(通则 0521)测定。

色谱条件与系统适用性试验　以交联 5% 苯基甲基聚硅氧烷(HP-5MS)为固定相的弹性石英毛细管柱(柱长 30m,内径 0.32mm,膜厚度 0.25μm);柱温为程序升温,初始温度为 70℃,保持 2 分钟,以每分钟 10℃ 的速率升至 110℃,保持 3 分钟;进样口温度为 220℃;检测器温度为 250℃。理论板数按萘峰计算应不低于 10000。

校正因子测定　取萘适量,精密称定,加乙酸乙酯制成每 1ml 含 1mg 的溶液,作为内标溶液。另取冰片对照品适量,精密称定,加乙酸乙酯制成每 1ml 含 1.5mg 的溶液,作为对照品溶液。精密量取对照品溶液 1ml,内标溶液 1ml,混匀,吸取 1μl,注入气相色谱仪,测定,计算校正因子。

测定法　取本品 40 丸,精密称定,置圆底烧瓶中,加水 100ml,照挥发油测定法(通则 2204),自测定器上端加水使其充满刻度部分,再加乙酸乙酯约 2ml,连接冷凝管,加热提取 3 小时,放至室温,分取乙酸乙酯层,测定器再用乙酸乙酯洗涤数次,洗液与提取液合并,用铺有无水硫酸钠的漏斗滤过,滤液置 10ml 量瓶中,用乙酸乙酯稀释至刻度,摇匀,精密量取 1ml,精密加入内标溶液 1ml,混匀,吸取 1μl,注入气相色谱仪,测定,即得。

本品每丸含冰片($C_{10}H_{18}O$)应为 0.30~0.60mg。

人参茎叶总皂苷　照高效液相色谱法(通则 0512)测定。

色谱条件与系统适用性试验　以十八烷基硅烷键合硅胶为填充剂;以乙腈为流动相 A,以水为流动相 B,按下表中的规定进行梯度洗脱;柱温为 30℃;检测波长为 203nm。理论板数按人参皂苷 Re 峰计算应不低于 3000。

时间(分钟)	流动相 A(%)	流动相 B(%)
0~25	20	80
25~40	20→26	80→74
40~45	26→37	74→63
45~62	37→41	63→59

对照品溶液的制备　取人参皂苷 Rg_1 对照品、人参皂苷 Re 对照品、人参皂苷 Rd 对照品适量,精密称定,加甲醇制成每 1ml 含人参皂苷 Rg_1 0.20mg、人参皂苷 Re 0.50mg 和人参皂苷 Rd 0.20mg 的混合溶液,即得。

供试品溶液的制备　取本品 40 丸,精密称定,压破薄膜衣,置索氏提取器中,加入三氯甲烷适量,加热回流 7 小时,弃去三氯甲烷液,药渣挥干溶剂,连同滤纸筒移入锥形瓶中,精密加入水饱和正丁醇 50ml,称定重量,密塞,放置过夜,超声处理(功率 500W,频率 40kHz)60 分钟,取出,放冷,再称定重量,用水饱和正丁醇补足减失的重量,摇匀,离心(4000 转/分)20 分钟,滤过,精密量取续滤液 25ml,置蒸发皿中蒸干,残渣

加甲醇溶解并转移至 5ml 量瓶中,加甲醇稀释至刻度,摇匀,离心(5000 转/分)10 分钟,滤过,取续滤液,即得。

测定法　分别精密吸取对照品溶液 10μl 与供试品溶液 20μl,注入液相色谱仪,测定,即得。

本品每丸含人参茎叶总皂苷以人参皂苷 Rg_1($C_{42}H_{72}O_{14}$)、人参皂苷 Re($C_{48}H_{82}O_{18}$)和人参皂苷 Rd($C_{48}H_{82}O_{18}$)的总量计,不得少于 0.060mg。

【功能与主治】　芳香益气通脉,活血化瘀止痛。用于冠心病稳定型劳累性心绞痛气虚血瘀证,症见胸痛胸闷,心悸气短,神倦乏力。

【用法与用量】　口服。一次 2 丸,一日 3 次。

【注意】　(1)极个别患者用药后出现身热、颜面潮红、停止服药后很快缓解;极个别患者可出现舌麻辣感。较高剂量服用可导致 ALT 升高。(2)孕妇禁用。(3)肝肾功能不全者慎用。(4)本品含有毒性药材蟾酥,请按说明书规定剂量服用。(5)临床试验期间,有 1 例出现中度青光眼、眼压增高;1 例轻度身热、颜面潮红;1 例轻度胃脘部胀痛不适。这 3 例受试者均已缓解,认为与试验的药物可能无关。(6)运动员慎用。

【规格】　每丸重 35mg

【贮藏】　密封,置阴凉处。

麝香痔疮栓

Shexiang Zhichuang Shuan

【处方】

人工麝香 0.6g	珍珠 0.6g
冰片 67.5g	炉甘石粉 135g
三七 15g	五倍子 75g
人工牛黄 6.3g	颠茄流浸膏 30ml

【制法】　以上八味,除人工牛黄、颠茄流浸膏外,其余珍珠等六味分别粉碎成细粉;颠茄流浸膏与部分炉甘石细粉混合,烘干,过筛,并与人工牛黄和剩余的炉甘石细粉及上述细粉混匀。取混合脂肪酸甘油酯 1112.7g 和二甲亚砜 67.5g,加热融化,在温度为 60~70℃ 时加入上述药粉,搅拌均匀,注入栓模,冷却,制成 1000 粒,即得。

【性状】　本品为灰黄色至棕褐色弹头形或鱼雷形的栓剂;气清香。

【鉴别】　(1)取本品 5 粒,加水 5ml,加 10% 氢氧化钠溶液 5ml,加热煮沸 5 分钟,放冷,静置使沉淀。取沉淀少许,置显微镜下观察:非腺毛 1 至数个细胞,有的顶端稍弯曲(五倍子)。不规则碎块无色或淡绿色,半透明,有光泽,有时可见细密波状纹理(珍珠)。

(2)取本品 3 粒,加 5% 碳酸钠溶液 50ml,置水浴上温热使融化,放冷,静置,滤过,滤液用稀盐酸调节 pH 值至 1,用二氯甲烷振摇提取 2 次,每次 20ml,合并二氯甲烷液,回收溶剂

至干，残渣加乙醇1ml使溶解，作为供试品溶液。另取胆酸对照品、猪去氧胆酸对照品，加乙醇制成每1ml各含1mg的混合溶液，作为对照品溶液。照薄层色谱法（通则0502）试验，吸取供试品溶液5μl、对照品溶液2μl，分别点于同一硅胶G薄层板上，以环己烷-乙酸乙酯-甲醇-醋酸（20：25：3：2）的上层溶液为展开剂，展开，取出，晾干，喷以10%磷钼酸乙醇溶液，在105℃加热至斑点显色清晰，置日光下检视。供试品色谱中，在与对照品色谱相应的位置上，显相同颜色的斑点。

（3）取本品5粒，切碎，加甲醇30ml，置水浴上温热使融化，超声处理20分钟，滤过，滤液回收溶剂至干，残渣用水20ml溶解，用乙醚振摇提取2次，每次20ml，水层再用水饱和的正丁醇振摇提取2次，每次20ml，合并正丁醇提取液，用正丁醇饱和的水洗涤2次，每次20ml，正丁醇提取液回收溶剂至干，残渣加甲醇1ml使溶解，作为供试品溶液。另取人参皂苷Rg₁对照品，加甲醇制成每1ml含1mg的溶液，作为对照品溶液。照薄层色谱法（通则0502）试验，吸取供试品溶液10μl、对照品溶液2μl，分别点于同一硅胶G薄层板上，以二氯甲烷-甲醇-水（13：7：2）10℃以下放置过夜的下层溶液为展开剂，展开，取出，晾干，喷以10%硫酸乙醇溶液，在105℃加热至斑点显色清晰，置日光下检视。供试品色谱中，在与对照品色谱相应的位置上，显相同颜色的斑点。

（4）取本品5粒，切碎，加稀盐酸40ml，置50℃±2℃水浴上温热搅拌10分钟，冰浴冷却2小时，滤过，取滤液，加浓氨试液30ml强力振摇2分钟，再加入二氯甲烷，强力振摇提取2次，每次30ml，分取二氯甲烷液，回收溶剂至干，残渣加二氯甲烷1ml使溶解，作为供试品溶液。另取硫酸阿托品对照品，加甲醇制成每1ml含1mg的溶液，作为对照品溶液。照薄层色谱法（通则0502）试验，吸取供试品溶液20μl、对照品溶液10μl，分别点于同一硅胶G薄层板上，以乙酸乙酯-甲醇-浓氨试液（17：2：1）为展开剂，展开，取出，晾干，喷以稀碘化铋钾试液，置日光下检视。供试品色谱中，在与对照品色谱相应的位置上，显相同颜色的斑点。

【检查】　应符合栓剂项下有关的各项规定（通则0107）。

【含量测定】　冰片　照气相色谱法（通则0521）测定。

色谱条件与系统适用性试验　用聚乙二醇20000（PEG-20M）毛细管柱（柱长为30m，柱内径为0.32mm，膜厚度为1.0μm）；柱温为160℃。理论板数按龙脑峰计算，应不低于10000。

校正因子测定　取水杨酸甲酯适量，精密称定，加环己烷-乙酸乙酯（1：1）制成每1ml含0.3mg的溶液，作为内标溶液。另取龙脑对照品适量，精密称定，加入内标溶液制成每1ml含0.2mg的溶液，吸取1μl，注入气相色谱仪，计算校正因子。

测定法　取重量差异项下的本品，剪碎，混匀，取约0.1g，精密称定，置具塞锥形瓶中，精密加入内标溶液10ml，混匀，称定重量，超声处理（功率200W，频率53kHz）5分钟，放冷，再称定重量，用环己烷-乙酸乙酯（1：1）补足减失的重

量，摇匀，滤过，吸取续滤液1μl，注入气相色谱仪，测定，即得。

本品每粒含冰片以龙脑（C₁₀H₁₈O）计，不得少于19.8mg。

炉甘石粉　取重量差异项下的本品，切碎，混匀，取约0.4g，精密称定，置坩埚中，电炉上小火灼烧至无黑烟，移至800℃马弗炉中炽灼2.5小时，放冷，用盐酸溶液（5→100）冲洗3次，每次15ml，洗液并入锥形瓶中，分别加入浓氨试液10ml、水25ml、氨-氯化铵缓冲液（pH10.0）10ml，摇匀，再加30%三乙醇胺15ml与铬黑T指示剂少量，用乙二胺四醋酸二钠滴定液（0.05mol/L）滴至溶液由紫红色变为纯蓝色，即得。每1ml乙二胺四醋酸二钠滴定液（0.05mol/L）相当于4.069mg氧化锌（ZnO）。

本品每粒含炉甘石粉以氧化锌（ZnO）计，不得少于73.0mg。

【功能与主治】　清热解毒，消肿止痛，止血生肌。用于大肠热盛所致的大便出血、血色鲜红、肛门灼热疼痛；各类痔疮和肛裂见上述证候者。

【用法与用量】　早晚或大便后塞于肛门内。一次1粒，一日2次，或遵医嘱。

【注意】　孕妇慎用。

【规格】　每粒重1.5g

【贮藏】　30℃以下密闭贮存。

麝香跌打风湿膏
Shexiang Dieda Fengshi Gao

【处方】　跌打风湿流浸膏300g　　颠茄流浸膏300g
　　　　　枫香脂225g　　　　　　冰片120g
　　　　　薄荷油120g　　　　　　丁香罗勒油20g
　　　　　樟脑120g　　　　　　　肉桂油40g
　　　　　水杨酸甲酯200g　　　　人工麝香0.4g

【制法】　以上十味，颠茄流浸膏适当浓缩，与其余跌打风湿流浸膏等九味及3.6～4.0倍量的由橡胶、锌钡白或氧化锌、松香、液状石蜡、凡士林等组成的基质，混合制成涂料，进行涂膏，切段，盖衬，切块，即得。

【性状】　本品为黄白色至黄褐色的片状橡胶膏；气香。

【鉴别】　（1）取本品10片，除去盖衬，剪成细条状，加1%盐酸乙醇溶液100ml浸泡，密塞，超声处理1小时，滤过，滤液挥去乙醇，加1%盐酸溶液30ml，超声处理15分钟，滤过，滤液加浓氨试液使成碱性（pH值10～11），加三氯甲烷轻轻振摇提取3次，每次30ml，合并提取液，蒸干，残渣加无水乙醇0.5ml使溶解，作为供试品溶液。另取马钱子对照药材0.5g，加无水乙醇5ml与浓氨试液0.5ml，超声处理30分钟，取出，放冷，滤过，滤液作为对照药材溶液。再取士的宁对照品、马钱子碱对照品、硫酸阿托品对照品，加无水乙醇制成每

1ml 含士的宁 0.5mg、马钱子碱 0.5mg 以及硫酸阿托品 1mg 的混合溶液，作为混合对照品溶液。照薄层色谱法（通则 0502）试验，吸取上述三种溶液各 5μl，分别点于同一硅胶 G 薄层板上，以甲苯-丙酮-乙醇-浓氨试液（4∶5∶0.8∶0.4）为展开剂，展开，取出，晾干，喷以稀碘化铋钾试液。供试品色谱中，在与对照药材色谱和对照品色谱相应的位置上，显相同颜色的斑点。

（2）取本品 6 片，除去盖衬，剪碎，加入甲醇 80ml，超声处理 30 分钟，静置，倾出上清液，蒸干，残渣加乙酸乙酯 1ml 使溶解，作为供试品溶液。另取欧前胡素对照品，加乙酸乙酯制成每 1ml 含 1mg 的溶液，作为对照品溶液。照薄层色谱法（通则 0502）试验，吸取供试品溶液 4μl 和对照品溶液 2μl，分别点于同一硅胶 G 薄层板上，以石油醚（30～60℃）-乙醚（3∶2）为展开剂，展开，取出，晾干，置紫外光灯（365nm）下检视。供试品色谱中，在与对照品色谱相应的位置上显相同颜色的荧光斑点。

（3）取冰片对照品、薄荷脑对照品、樟脑对照品、水杨酸甲酯对照品、桂皮醛对照品、丁香酚对照品适量，分别加乙酸乙酯制成每 1ml 各含 0.5mg 的溶液，作为对照品溶液。照〔含量测定〕项下的方法试验，分别取〔含量测定〕项下的供试品溶液及上述对照品溶液适量，注入气相色谱仪。供试品色谱中应呈现与对照品色谱峰保留时间相同的色谱峰。

【检查】 **含膏量** 取本品，用乙醚作溶剂，依法（通则 0122）检查，每 100cm² 不少于 1.7g。

黏附性 取本品 5 片，照贴膏剂黏附力测定法（通则 0952 第二法——持黏力的测定）测定，试片固定于试验板表面，沿试片长度方向，加载 500g 砝码，记录测试时间，20 分钟内取出，试片在试验板上不得发生位移。

其他 应符合贴膏剂项下有关的各项规定（通则 0122）。

【含量测定】 照气相色谱法（通则 0521）测定。

色谱条件与系统适用性试验 以聚乙二醇 20000（PEG-20M）为固定相的毛细管柱（柱长为 30m，内径为 0.25mm，膜厚度为 0.5μm）；柱温为程序升温：初始温度 100℃，以每分钟 4℃ 的速率升温至 200℃，保持 6 分钟；分流进样，分流比 10∶1。理论板数按水杨酸甲酯峰计算应不低于 50000。

校正因子测定 取萘适量，精密称定，加乙酸乙酯制成每 1ml 含 1mg 的溶液，作为内标溶液。另取水杨酸甲酯对照品 12.5mg，精密称定，精密加入乙酸乙酯 25ml 和内标溶液 5ml，摇匀，吸取 1μl，注入气相色谱仪，测定，计算校正因子。

测定法 取本品 10 片，除去盖衬，精密称定，剪碎，混匀，取相当于 1 片的重量，精密称定，精密加入乙酸乙酯 25ml，称定重量，加热回流 30 分钟，取出，立即放冰浴中冷却，放置至室温，再称定重量，用乙酸乙酯补足减失的重量，精密加入内标溶液 5ml，摇匀，滤过，取续滤液，吸取 1μl，注入气相色谱

仪，测定，即得。

本品每片含水杨酸甲酯（$C_8H_8O_3$）不得少于 8.0mg。

【功能与主治】 祛风除湿，化瘀止痛。用于风湿痛，跌打损伤，肿痛。

【用法与用量】 外用，贴敷洗净患处。

【注意】 孕妇慎用。

【规格】 6cm×10cm

【贮藏】 密闭。

附：跌打风湿流浸膏质量标准

跌打风湿流浸膏

本品为红花、生马钱子、生草乌、生川乌、荆芥、连钱草、防风、白芷、山柰、干姜共十味药经加工制成的流浸膏。

〔制法〕 取红花 1 份，生马钱子、生草乌、生川乌各 2 份，荆芥、连钱草、防风各 4 份，白芷、山柰、干姜各 6 份，粉碎成粗粉，加 90％ 乙醇加热回流提取两次。第一次 4 小时，第二次 2 小时，合并提取液，滤过，回收乙醇，浓缩至相对密度为 1.05～1.15（20～30℃）的浸膏，即得。

〔性状〕 本品为棕黑色的流浸膏；有特殊气味。

〔鉴别〕 （1）取本品 1g，加等量硅藻土，搅拌均匀，加乙醇 20ml，密塞，超声处理 10 分钟，取出，放冷，滤过，滤液蒸干，残渣加无水乙醇 1ml 使溶解，作为供试品溶液。另取马钱子对照药材 0.5g，加无水乙醇 5ml 与浓氨试液 0.5ml，超声处理 30 分钟，取出，放冷，滤过，滤液作为对照药材溶液。再取士的宁对照品、马钱子碱对照品，加无水乙醇制成每 1ml 各含 1mg 的混合溶液，作为对照品溶液。照薄层色谱法（通则 0502）试验，吸取上述三种溶液各 5μl，分别点于同一硅胶 G 薄层板上，以甲苯-丙酮-乙醇-浓氨试液（4∶5∶0.8∶0.4）为展开剂，展开，取出，晾干，喷以稀碘化铋钾试液。供试品色谱中，在与对照药材色谱和对照品色谱相应的位置上，显相同颜色的荧光斑点。

（2）取本品 0.5g，加入甲醇 2ml，用力振摇提取，静置，取上清液，作为供试品溶液。另取白芷对照药材 0.5g，加甲醇 20ml，超声处理 15 分钟，滤过，滤液蒸干，残渣加乙酸乙酯 1ml 溶解，作为对照药材溶液。再取欧前胡素对照品，加乙酸乙酯制成每 1ml 含 1mg 的溶液，作为对照品溶液。照薄层色谱法（通则 0502）试验，吸取上述供试品溶液 5μl、对照药材溶液和对照品溶液各 2μl，分别点于同一硅胶 G 薄层板上，以石油醚（30～60℃）-乙醚（3∶2）为展开剂，展开，取出，晾干，置紫外光灯（365nm）下检视。供试品色谱中，在与对照药材色谱和对照品色谱相应的位置上，显相同颜色的荧光斑点。

〔检查〕 **不溶物** 取本品 2g，加 85％ 乙醇 30ml，搅拌使溶解，静置 3 分钟后观察，不得有焦屑等异物。

相对密度 应为 1.05～1.15(通则 0601)。

麝香舒活搽剂

Shexiang Shuhuo Chaji

【处方】 樟脑 28.6g　　　　　冰片 17.1g

薄荷脑 6.4g　　　　　红花 0.911g

三七 0.438g　　　　　人工麝香 0.009g

血竭 0.435g　　　　　地黄 19.77g

【制法】 以上八味,取人工麝香、血竭分别用 95%乙醇 7.3ml 浸渍 14 天,红花、三七分别用 60%乙醇 7.6ml 浸渍 14 天,地黄用 60%乙醇 124ml 浸渍 14 天,分别滤过,滤液备用;另取樟脑、冰片,分别研细,混合,加乙醇 71ml,搅拌使溶解,加入上述各浸渍液混合,加 50%乙醇 780ml,混匀,加入薄荷脑,搅拌使溶解,加 50%乙醇至 1000ml,密封,静置 60 小时,滤过,即得。

【性状】 本品为橙黄色至棕黄色的澄清液体;气香。

【鉴别】 (1)取本品 1ml 作为供试品溶液。另取冰片对照品、薄荷脑对照品,加乙醇分别制成每 1ml 各含 20mg 及 10mg 的溶液,作为对照品溶液。照薄层色谱法(通则 0502)试验,吸取上述三种溶液各 5µl,分别点于同一硅胶 G 薄层板上,以正己烷-乙酸乙酯(17:3)为展开剂,展开,取出,晾干,喷以 5%茴香醛硫酸溶液,加热至斑点显色清晰。供试品色谱中,在与对照品色谱相应的位置上,显相同颜色的斑点。

(2)取本品 50ml,蒸干,残渣加无水乙醇 1ml 使溶解,作为供试品溶液。另取血竭对照药材 0.1g,加无水乙醇 0.5ml 使溶解,作为对照药材溶液。照薄层色谱法(通则 0502)试验,吸取供试品溶液 5～10µl、对照药材溶液 3µl,分别点于同一硅胶 G 薄层板上,以三氯甲烷-甲醇(19:1)为展开剂,展开,取出,晾干。供试品色谱中,在与对照药材色谱相应的位置上,显相同颜色的斑点。

(3)取地黄对照药材 1g,加无水乙醇 20ml,超声处理 15 分钟,滤过,滤液浓缩至 1ml,作为对照药材溶液。照薄层色谱法(通则 0502)试验,吸取〔鉴别〕(2)项下的供试品溶液 5～10µl、对照药材溶液 10µl,分别点于同一硅胶 G 薄层板上,以三氯甲烷-甲醇(40:1)为展开剂,展开,取出,晾干。供试品色谱中,在与对照药材色谱相应的位置上,显相同颜色的斑点。

【检查】 **乙醇量** 应为 50%～58%(通则 0711)。

总固体 精密量取本品 25ml,置 105℃已干燥至恒重的蒸发皿中,蒸干,在 105℃干燥 3 小时,置干燥器中冷却 30 分钟,称定重量,计算。本品遗留残渣不得少于 0.5%。

醚溶性提取物 精密量取本品 25ml,加石油醚(30～60℃)25ml,振摇提取,分取石油醚层,置干燥至恒重的蒸发皿中,挥尽溶剂,置硫酸干燥器中干燥 6 小时,精密称定重量,计算。本品含醚溶性提取物不得少于 3.5%。

其他 应符合搽剂项下有关的各项规定(通则 0117)。

【含量测定】 照气相色谱法(通则 0521)测定。

色谱条件与系统适用性试验 聚乙二醇 20000(PEG-20M)毛细管柱(柱长为 30m,柱内径为 0.53mm,膜厚度为 0.32µm),柱温 160℃。理论板数按樟脑峰计算应不低于 12000。

校正因子测定 取萘适量,精密称定,加无水乙醇制成每 1ml 含 4mg 的溶液,作为内标溶液。另取樟脑对照品 6mg,精密称定,置 10ml 量瓶中,精密加入内标溶液 1ml,加无水乙醇稀释至刻度,摇匀,吸取 1µl,注入气相色谱仪,计算校正因子。

测定法 精密量取本品 1ml,置 50ml 量瓶中,精密加入内标溶液 5ml,加无水乙醇稀释至刻度,摇匀,吸取 1µl,注入气相色谱仪,测定,计算,即得。

本品每 1ml 含樟脑($C_{10}H_{16}O$)应为 24.3～32.9mg。

【功能与主治】 活血散瘀,消肿止痛。用于闭合性新旧软组织损伤和肌肉疲劳疼痛及风湿痹痛。

【用法与用量】 外用适量,局部按摩或涂搽患处。

【注意】 孕妇及皮肤破损处禁用。使用过程中若出现皮疹等皮肤过敏者应停用。

【贮藏】 密封,置阴凉处。

麝香镇痛膏

Shexiang Zhentong Gao

【处方】 人工麝香 0.125g　　　生川乌 50g

水杨酸甲酯 50g　　　　颠茄流浸膏 96g

辣椒 480g　　　　　　红茴香根 200g

樟脑 140g

【制法】 以上七味,人工麝香研成细粉,分别用乙醚适量和无水乙醇适量浸渍,倾取上清液,静置,滤过,滤液备用;辣椒、生川乌、红茴香根粉碎成粗粉,用 90%乙醇作溶剂进行渗漉,收集漉液,俟有效成分完全漉出,回收乙醇,浓缩成稠膏;另取橡胶 410g、氧化锌 440g、松香 380g、凡士林 80g、羊毛脂 60g,搅匀,制成基质,再加入颠茄流浸膏、樟脑、水杨酸甲酯和上述滤液、稠膏,制成涂料。进行涂膏,切段,盖衬,切成小块,即得。

【性状】 本品为淡棕色的片状橡胶膏;气芳香。

【鉴别】 (1)取本品 10 片,除去盖衬,剪成小块,置 250ml 烧瓶中,加乙醇 100ml,加热回流 1 小时,取乙醇液,浓缩至约 2ml,加 5%硫酸溶液 20ml,搅拌,滤过,滤液置分液漏斗中,加氨试液使成碱性,用二氯甲烷振摇提取 2 次(30ml、20ml),合并二氯甲烷液,蒸干,残渣加无水乙醇 1ml 使溶解,作为供试品溶液。另取硫酸阿托品对照品，加无水乙醇制成每 1ml 含 2mg 的溶液，作为对照品溶液。照薄层色谱法（通则 0502）试验，吸取供试品溶液 20μl、对照品溶液 5μl，分别点于同一硅胶 G 薄层板上，以乙酸乙酯-甲醇-浓氨试液（17：2：1）为展开剂，展开，取出，晾干，喷以稀碘化铋钾试液。供试品色谱中，在与对照品色谱相应的位置上，显相同颜色的斑点。

（2）取本品 2 片，除去盖衬，剪成小块，置 250ml 烧瓶中，加水 100ml，连接挥发油测定器，自测定器上端加水使充满刻度部分，并溢流入烧瓶为止，再加乙酸乙酯 5ml，加热回流 1 小时，将挥发油测定器中的液体移至分液漏斗中，静置分层，分取乙酸乙酯液，置 50ml 量瓶中，加乙酸乙酯至刻度，摇匀，作为供试品溶液。另取樟脑对照品、水杨酸甲酯对照品，加乙酸乙酯制成每 1ml 含樟脑 0.8mg、水杨酸甲酯 0.5mg 的混合溶液，作为对照品溶液。照气相色谱法（通则 0521）试验，以聚乙二醇 20000（PEG-20M）为固定相的毛细管柱（柱长为 30m，内径为 0.32mm，膜厚度为 0.3μm）；柱温为程序升温：初始温度为 90℃，保持 5 分钟后，以每分钟 5℃的速率升温至 170℃，保持 15 分钟。分别吸取对照品溶液与供试品溶液各 1μl，注入气相色谱仪，测定。供试品色谱中，应呈现与对照品色谱峰保留时间相同的色谱峰。

【检查】　含膏量　取本品，用乙醚作溶剂，依法检查（通则 0122 第一法）。每 100cm² 的含膏量不得少于 1.6g。

黏附力测定　取本品（裁剪成 5cm×5cm）3 片作为供试品，照贴膏剂黏附力测定法（通则 0952 第二法）测定，取供试品固定于试验板表面，加载 500g 砝码，记录脱落时间，即得。

本品平均脱落时间不得少于 24 小时。

其他　应符合贴膏剂项下有关的各项规定（通则 0122）。

【功能与主治】　散寒，活血，镇痛。用于风湿性关节痛，关节扭伤。

【用法与用量】　贴患处。

【注意】　孕妇及皮肤破损处禁用；使用中如皮肤发痒或变红，应立即停用。

【规格】　7cm×10cm

【贮藏】　密闭，避热。

蠲　哮　片
Juanxiao Pian

【处方】　葶苈子 418g　　　青皮 418g
　　　　　陈皮 418g　　　　黄荆子 625g
　　　　　槟榔 418g　　　　大黄 125g
　　　　　生姜 100g

【制法】　以上七味，生姜榨汁，大黄粉碎成细粉；陈皮、青

皮、黄荆子、槟榔、葶苈子（用棉布包扎）用水蒸气蒸馏，收集蒸馏液；蒸馏后的水溶液滤过，备用；残渣再加水煎煮一次，滤过，与上述滤液合并，浓缩至相对密度为 1.08～1.15（80℃）的清膏，加入乙醇使含醇量为 65%，静置 24 小时，滤过，滤液回收乙醇，浓缩至相对密度为 1.25～1.30（80℃）的稠膏，加入大黄细粉，干燥，粉碎成细粉，加入淀粉和乙醇适量，制成颗粒，干燥，喷入姜汁及蒸馏液，混匀，加入淀粉适量，压制成 1000 片，包薄膜衣，即得。

【性状】　本品为薄膜衣片，除去包衣后显褐色；气清香，味苦。

【鉴别】　（1）取本品 5 片，除去包衣，研碎，加乙酸乙酯 30ml，加热回流 30 分钟，滤过，滤液加 5%碳酸钠溶液振摇提取 2 次，每次 15ml，碱液加盐酸调节 pH 值至 2～3，用乙酸乙酯振摇提取 2 次，每次 15ml，合并乙酸乙酯液，用水洗至中性，蒸干，残渣加甲醇 2.5ml 使溶解，作为供试品溶液。另取黄荆子对照药材 0.2g，同法制成对照药材溶液。照薄层色谱法（通则 0502）试验，吸取上述两种溶液各 2μl，分别点于同一以羧甲基纤维素钠为黏合剂的硅胶 G 薄层板上使成条状，以正己烷-三氯甲烷-甲醇-甲酸（5：3.6：0.3：0.1）为展开剂，展开，取出，晾干，喷以醋酐-硫酸-无水乙醇（1：1：5）溶液，在 105℃加热至斑点显色清晰，置紫外光灯（365nm）下检视。供试品色谱中，在与对照药材色谱相应的位置上，显相同颜色的荧光斑点。

（2）取本品 10 片，除去包衣，研细，加甲醇 50ml，超声处理 20 分钟，滤过，取滤液 5ml，蒸干，残渣加水 10ml 使溶解，再加盐酸 1ml，置水浴上加热 30 分钟，立即冷却，用乙醚振摇提取 2 次，每次 20ml，合并乙醚液，蒸干，残渣加三氯甲烷 1ml 使溶解，作为供试品溶液。另取大黄对照药材 0.1g，同法制成对照药材溶液。照薄层色谱法（通则 0502）试验，吸取上述两种溶液各 4μl，分别点于同一以羟甲基纤维素钠为黏合剂的硅胶 H 薄层板上，以石油醚（60～90℃）-乙酸乙酯-甲酸（15：5：1）为展开剂，展开，取出，晾干，置氨蒸气中熏至斑点显色清晰。供试品色谱中，在与对照药材色谱相应的位置上，显相同颜色的斑点。

（3）取本品 10 片，除去包衣，研细，加氨试液 1ml 湿润，加三氯甲烷 20ml，加热回流 1 小时，滤过，滤液加 5%盐酸溶液 20ml，振摇提取，分取酸水层，用浓氨试液调节 pH 值至 8～9，用三氯甲烷振摇提取 2 次，每次 5ml，分取三氯甲烷液，低温蒸干，残渣加三氯甲烷 1ml 使溶解，作为供试品溶液。另取槟榔对照药材 1.5g，同法制成对照药材溶液。照薄层色谱法（通则 0502）试验，吸取上述两种溶液各 10μl，分别点于同一硅胶 G 薄层板上使成条状，以三氯甲烷-甲醇（19：1）为展开剂，展开，取出，晾干，喷以碘化铋钾试液，置碘缸中至斑点显色清晰。供试品色谱中，在与对照药材色谱相应的位置上，显相同颜色的斑点。

【检查】　应符合片剂项下有关的各项规定（通则 0101）。

【含量测定】　照高效液相色谱法（通则 0512）测定。

色谱条件与系统适用性试验　以十八烷基硅烷键合硅胶为填充剂；以甲醇-冰醋酸-水（30∶1∶70）为流动相；检测波长为 285nm。理论板数按橙皮苷峰计算应不低于 1500。

对照品溶液的制备　取橙皮苷对照品适量，精密称定，加甲醇制成每 1ml 含 30μg 的溶液，即得。

供试品溶液的制备　取本品 10 片，除去包衣，研细，取约 0.2g，精密称定，置索氏提取器中，加甲醇适量，置 80℃ 水浴中加热回流提取 4 小时，至提取液近无色，提取液转移至 100ml 量瓶中，用少量甲醇洗涤容器，洗液并入同一量瓶中，放冷，加甲醇至刻度，摇匀，滤过，取续滤液即得。

测定法　分别精密吸取对照品溶液与供试品溶液各 5μl，注入液相色谱仪，测定，即得。

本品每片含青皮和陈皮以橙皮苷（$C_{28}H_{34}O_{15}$）计，不得少于 3.0mg。

【功能与主治】　泻肺除壅，涤痰祛瘀，利气平喘。用于支气管哮喘急性发作期热哮痰瘀伏肺证，症见气粗痰涌、痰鸣如吼、咳呛阵作、痰黄稠厚。

【用法与用量】　口服。一次 8 片，一日 3 次，饭后服用。7 天为一疗程。

【注意】　（1）孕妇及久病体虚、脾胃虚弱便溏者禁用。

（2）服药后如出现大便偏稀、轻度腹痛，属正常现象，可继续用药或减少用量。

【规格】　每片重 0.3g

【贮藏】　密封。

索　引

索　引

中 文 索 引

（按汉语拼音顺序排列）

汉语拼音索引

C

G

Q

R

S

拉丁名索引

A

B

拉丁学名索引